Inhalt – Kurzübersicht

1 Grundlagen zum Pflegeverständnis   1

2 Professionelles Pflegehandeln   21

3 Organisation der Pflege   45

4 Pflegewissenschaft   85

5 Lebensphasen   113

6 Pflege als Interaktion   163

7 Patienteninformation, -schulung   201

8 Gesundheitsförderung und Prävention   213

9 Rehabilitation   243

10 Palliativpflege   267

11 Pflegeprozess   297

12 Beobachten, Beurteilen und Intervenieren   311

13 Sofortmaßnahmen in der Pflege   573

14 Der Weg zur Diagnose und die Mithilfe der Pflegenden bei der Diagnosefindung   599

15 Heilmethoden und Aufgaben der Pflegenden bei der Therapie   623

16 Pflege von Menschen mit Herzerkrankungen   695

17 Pflege von Menschen mit Kreislauf- und Gefäßerkrankungen   727

18 Pflege von Menschen mit Lungenerkrankungen   755

19 Pflege von Menschen mit Erkrankungen des Magen-Darm-Traktes   795

20 Pflege von Menschen mit Erkrankungen von Leber, Gallenwegen, Pankreas und Milz   837

21 Pflege von Menschen mit endokrinologischen, stoffwechsel- und ernährungsbedingten Erkrankungen   863

22 Pflege von Menschen mit hämatologischen und onkologischen Erkrankungen   899

23 Pflege von Menschen mit rheumatischen Erkrankungen   929

24 Pflege von Menschen mit orthopädischen Erkrankungen   947

25 Pflege von Menschen mit traumatologischen Erkrankungen   981

26 Pflege von Menschen mit Infektionskrankheiten   1015

27 Pflege von Menschen mit Erkrankungen des Immunsystems   1051

28 Pflege von Menschen mit Haut- und Geschlechtskrankheiten   1063

29 Pflege von Menschen mit Erkrankungen der Niere und der ableitenden Harnwege   1095

30 Pflege von Frauen mit gynäkologischen Erkrankungen und bei Schwangerschaft, Geburt und Wochenbett   1143

31 Pflege von Menschen mit Augenerkrankungen   1231

32 Pflege von Menschen mit Hals-Nasen-Ohren-Erkrankungen   1253

33 Pflege von Menschen mit neurologischen und neurochirurgischen Erkrankungen   1281

34 Pflege von Menschen mit psychischen Erkrankungen   1337

35 Laborwerte   1391

    Index   1397

36 Grundlagen der Anästhesiologie und Anästhesiepflege ☞ 🖥

37 Pflege im OP ☞ 🖥

38 Grundlagen der Intensivmedizin und Intensivpflege ☞ 🖥

Abkürzungsverzeichnis

↑	Werte ansteigend bzw oberhalb der Norm	**Min., min**	Minute
↓	Werte abfallend bzw unterhalb der Norm	**µg**	Mikrogramm (10^{-6} g)
☞	vergleiche mit, siehe, Querverweis	**µl**	Mikroliter (10^{-6} l)
<	kleiner	**mg**	Milligramm
>	größer	**ml**	Milliliter
®	Registered Name, Handelsname	**ms**	Millisekunde(n)
A, Aa.	Arterie, Arterien (lat Arteria, Arteriae)	**N., Nn.**	Nerv, Nerven (lat Nervus, Nervi)
Abb.	Abbildung	**ng**	Nanogramm (10^{-9} g)
Abk.	Abkürzung	**nl**	Nanoliter (10^{-9} l)
Amp.	Ampulle	**NW**	Nebenwirkung(en)
AZ	Allgemeinzustand	**OP**	Operation
BB	Blutbild	**Pat.**	Patient, Patientin
BSG	Blutsenkungsgeschwindigkeit	**pg**	Pikogramm (10^{-12} g)
BZ	Blutzucker (korrekt: Blutglukosekonzentration)	**pl**	Pikoliter (10^{-12} l)
bzw.	beziehungsweise	**p. m.**	post mortem (lat „nach dem Tode")
ca.	circa (ungefähr)	**Rö**	Röntgen
Ch	Charrière (1 Ch = $^{1}/_{3}$ mm Durchmesser)	**RR**	Blutdruck (Riva Rocci)
d. h.	das heißt	**s. c.**	subkutan (unter die Haut)
EKG	Elektrokardiogramm	**Sek., s**	Sekunde
evtl.	eventuell	**Std.**	Stunde
fl	Femtoliter (10^{-15} Liter)	**Supp.**	Suppositorium (Zäpfchen)
ggf.	gegebenenfalls	**Tab.**	Tabelle
h	Stunde	**Tabl.**	Tablette(n)
IE	Internationale Einheit	**Tr.**	Tropfen
i. m.	intramuskulär	**U**	Unit (engl Einheit)
i. v.	intravenös	**u. a.**	unter anderem
kg	Kilogramm	**usw.**	und so weiter
kJ	Kilojoule	**u. U.**	unter Umständen
KG	Körpergewicht	**v. a.**	vor allem
l	Liter	**V. a.**	Verdacht auf
lat.	lateinisch	**V., Vv.**	Vene, Venen (lat Vena, Venae)
M.	Morbus	**Vit.**	Vitamin(e)
M., Mm.	Muskel, Muskeln	**z. B.**	zum Beispiel
max.	maximal	**ZVD**	Zentraler Venendruck
mind.	mindestens	**zz., zzt.**	zurzeit

PFLEGE HEUTE

Mit Textbeiträgen von:

Maren Asmussen-Clausen (Kap. 8.3.3, 12.8), Krankenschwester, Diplom-Pädagogin, Kinästhetiktrainerin, Tinglev (DK)

Hans Beck (Kap. 19 ARDS, Grundlagen der Intensivmedizin und Intensivpflege), Fachkrankenpfleger für Intensivpflege, Lehrer für Pflegeberufe, Nürnberg

Werner Bernig (Kap. 12.1), Hygienefachkraft, Heilpraktiker, Singen

Brunni Beth (Kap. 6.2–6.6), Krankenschwester, Diplom-Pädagogin, Köln

Erika Bilen (Kap. 31), Krankenschwester, Lübeck

Ruth Brüggemann (Kap. 4.3.7, 6.2), Diplom-Pflegepädagogin, Dozentin für Didaktik und Fachdidaktik in der Lehrerausbildung für Pflege, Hogeschool Arnhem/Nijmegen, Nijmegen (NL)

Annerose Bürger-Mildenberger (Kap. 12.7, 19), Krankenschwester, Lehrerin für Pflege, Pflegeberaterin, Gutachterin, Östringen

Bärbel Dangel (Kap. 3.3.4: Pflegerische Entlassungsplanung, 9), Krankenschwester, Diplom-Pflegewirtin, Institut für Pflege- und Gesundheitswissenschaft, Berlin

Anneke de Jong (Kap. 4.3), MScN, PhD (cand), wissenschaftliche Mitarbeiterin am Insitut für Pflegewissenschaft der Privaten Universität Witten/Herdecke, Hogeschool van Utrecht, Utrecht (NL)

Thomas Fischer (Kap. 12.12), Diplom-Pflegewirt (FH), Master of Public Health (MPH), Charité, Berlin

Dr. med. Gotthilf Fischle (Kap. Grundlagen der Anästhesiologie und Anästhesiepflege), Berufsgenossenschaftliche Unfallklinik Tübingen, Tübingen

Prof. Dr. paed. Andreas Fröhlich (Kap. 12.11.3.5), Professur für Allgemeine Sonderpädagogik, Universität Landau/Pfalz, Kaiserslautern

Heiko Gerlach (Kap. Biologisches und soziales Geschlecht, Veränderungen des Selbstbildes durch Krankheit, Sexualität), Altenpfleger, Diplom-Pflegewirt, Frankfurt a. M.

Prof. Dr. med. Gerhard Grevers (Kap. 31), München

Prof. Dr. med. Annette Hasenburg (Kap. 30), Freiburg i. Br.

Prof. Dr. phil. Wolfgang M. Heffels (Kap. 1), Professur für Erziehungswissenschaft und Berufspädagogik, Katholische Fachhochschule Fachbereich Gesundheitswesen, Köln

Bernd Hein (Kap. 3), Krankenpfleger, Journalist, München

Eva Hellinger (Tab. 3.20), Krankenschwester, München

Rosi Hertlein (Kap. 21.6), Krankenschwester, Diabetesberaterin, Bad Windsheim

Siegfried Huhn (Kap. 12.6.5.9, 12.8.5.5, 12.11.3.3), Krankenpfleger, Gesundheitswissenschaftler (MHSc), Pflegeberater, Berlin

Michael Isfort (Kap. 2), Diplom-Pflegewissenschaftler (FH), Deutsches Institut für angewandte Pflegeforschung, Köln

Ulrich Kamphausen (Kap. 14, 15), Krankenpfleger, Lehrer für Pflegeberufe, Leiter der Schule für Ergotherapie Neustadt-S. H., Wangels

Maria Katryniok (Kap. 23), Krankenschwester, Stationsleitung, Bad Bramstedt

Tilman Kommerell (Kap. 5.1–5.3, 8), Lehrer für Pflegeberufe, Friedrichshafen

Peter König (Kap. 3.2.3, 11), Diplom-Pflegewirt (FH), Pflegedienstleiter Klinik für Tumorbiologie, Freiburg

Linda Kümmel (Kap. 31), Krankenschwester, Lübeck

Tuula Lindemeyer (Kap. 5.1 PDL), Kinderkrankenschwester, Diplom-Kauffrau, Leiterin Pflege und Servicemanagement, Klinikum Bogenhausen, München

Mag. Dr. Hanna Mayer (Kap. 2.1, 2.2), diplomierte Gesundheits- und Krankenschwester, Pädagogin, Lehrbeauftragte für Pflegewissenschaft- und Forschung, Wien (A)

Dr. med. Nicole Menche (Kap. 5.6, 13–35), Langen/Hessen

Ute Michaelis (Kap. 12.7.1.6), Physiotherapeutin, Diplom-Medizinpädagogin, Bad Nauheim

Peter Nydahl (Kap. 12.11.3.5), Krankenpfleger, Kurs- und Weiterbildungsleiter für Basale Stimulation in der Pflege, Kiel

Prof. Dr. rer. med. Eva Maria Panfil (Kap. 12.5.1.4, 17.2.3), Fachhochschule Frankfurt a. M., Fachbereich Pflege und Gesundheit; Frankfurt a. M.

Dr. med. Herbert Renz-Polster (Kap. 5.6, 13, 30.23–30.24, 31), Facharzt für Kinder- und Jugendmedizin, Vogt

Dr. med. Annia Röhl (Kap. 23), Bad Berleburg

Sylvia Röhm-Kleine (Kap. 12.2–12.3, 18), Fachkrankenschwester für Anästhesie- und Intensivmedizin, Lehrerin für Pflegeberufe, Qualitätsmanagerin, BSc (cand.), Lehrbeauftragte Hochschule Fulda, Schlitz-Rimbach

Matthias Richter (Kap. 13.14), Krankenpfleger, Rettungsassistent, Dozent, Praxisanleiter, Organisatorischer Leiter Rettungsdienst, Chemnitz

Walter Schädle (Kap. 32), Krankenpfleger, Stationsleitung, Babenhausen/Klosterbeuren

Dr. Wolfgang Schmidbauer (Kap. 6.6.4, 8.3.1–8.3.2, 7.12.5), Diplom-Psychologe, Psychotherapeut, München

Dr. med. Angela Simon-Jödicke (Kap. 5.7,10, 15.6, 34), Liebefeld (CH)

Angelika Warmbrunn (Kap. 5.4, Pflegephänomene), Lehrerin für Gesundheits- und Pflegeberufe, Fachbuchautorin, Münster

Ute Weidlich (Kap. 3.5), Krankenschwester, Lehrerin für Pflegeberufe/PDL, Qualitätsmanagerin, EFQM-Assessorin, Pinneberg

Bettina Weiß (Kap. 3.3.5), Krankenschwester, Lehrerin für Pflegeberufe, Berufsfachschule für Krankenpflege Roding, Hohenwarth

Dr. Angelika Zegelin-Abt (Kap. 7, 12.8.4.6), Krankenschwester, Lehrerin für Pflegeberufe, wissenschaftliche Mitarbeiterin am Institut für Pflegewissenschaft der Privaten Universität Witten/Herdecke, Dortmund

Prof. Dr. phil. Andrea Zielke-Nadkarni (Kap. 6.1), Professorin für Pflegepädagogik, FH Münster, Münster

Michael Zimmer (Kap. 15.10, 24, 25, Pflege im OP), Fachkrankenpfleger für Anästhesie und Intensivpflege, Fachwirt für Sozial- und Gesundheitswesen, Qualitätsmanager, Bammental

Unter Mitarbeit von:

Beate Augustyn (Kap. 10), Krankenschwester, Palliativfachkraft, Trainerin für Palliative Care, Master of Palliative Care, Vorstandsmitglied der Deutschen Gesellschaft für Palliativmedizin, München

Peter Bergen (Kap. 12.1, 26), Krankenpfleger, Hygienefachkraft, Hildesheim

Dr. med. Annette Bonowitz (Kap. 28), München

Denise Both (Kap. 30.21.4), Stillberaterin, Füssen

Michaela Brandstätter (Kap. 15.10.4, 15.10.5), Produktmanagement für klinische Ernährungstherapie, Frankfurt a. M.

Dr. med. Karl-Heinz Brinker (34), Facharzt für Psychiatrie/Psychotherapie, Fachklinik für Psychiatrie, Psychotherapie und Neurologie, Münster

Birgit Dammshäuser (Kap. 33.5.6), Fachkrankenschwester in der Rehabilitation, Pflegeaufbaukursinstruktorin Bobath (BIKA), Praxisanleiterin, Haina-Hüttenrode

Prof. Dr. med Rainer Dierkesmann (Kap. 18), Stuttgart

Dr. med. Fred Dieterle (Kap. 21.6), Bad Windsheim

Kathrin Dümke (Kap. 30), Krankenschwester, Pflegeexpertin, Freiburg

PD Dr. med Andreas Eigler (Kap. 19, 20), München

Martina Gühne (Kap. 34), Fachkrankenschwester für Psychiatrie, Münster

Claudia Hemgesberg (Kap. 16, 17), Krankenschwester, Starnberg

Franziska Irmscher (Kap. 20), Krankenschwester, Leipzig

Dr. med. Bernd Jung (Kap. 22), Wiesbaden

Herbert Koch (Kap. 22, 12.5.2.4), Fachkrankenpfleger Onkologie, Stationsleitung, Dozent, Klinikum Augsburg, Neusäß

Dr. med. Stefan Krautzig (Kap. 17, 18, 30), Garbsen

Claudia Kuster (Kap. 33), Pflegeexpertin (Rehabilitation), Bern (CH)

Matthias Meier (Kap. 29), Krankenpfleger, Münster

Kerstin Protz (Kap. 15.9), Krankenschwester, Managerin im Sozial- und Gesundheitswesen, Sachverständige für Pflege (BDSF), Hamburg

Prof. Dr. med. Hanns-Peter Scharf (Kap. 24), Mannheim

Prof. Dr. med. Karl-Hermann Staubach (Kap. 25), Lübeck

Thorsten Stindl (Kapitel: Grundlagen der Anästhesiologie und Anästhesiepflege, Intensivmedizin und Intensivpflege), Krankenpfleger, Fachpfleger für Intensivmedizin und Anästhesiologie, Wendlingen

Pia Stroborn (Kap. 12), Kinderkrankenschwester, Diplom-Pflegepädagogin, Mainz

Dr. med. Michael Teepker, (Kap. 33), Marburg

PFLEGE HEUTE

LEHRBUCH FÜR PFLEGEBERUFE

4., VOLLSTÄNDIG ÜBERARBEITETE AUFLAGE

KONZEPTION UND HERAUSGABE DER 4. AUFLAGE:
LEKTORAT PFLEGE UND
DR. MED. NICOLE MENCHE, LANGEN/HESSEN

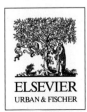

URBAN & FISCHER München

Zuschriften und Kritiken an
Elsevier GmbH, Urban & Fischer Verlag, Lektorat Pflege, Hackerbrücke 6, 80335 München
pflege@elsevier.de

Wichtiger Hinweis für den Benutzer
Die Erkenntnisse in Pflege und Medizin unterliegen laufendem Wandel durch Forschung und klinische Erfahrungen.
Verlag, Herausgeber und Autoren haben viel Arbeit darauf verwendet, dass die Angaben (insbesondere die therapeutischen
Angaben zu Indikationen, Dosierungen und unerwünschten Wirkungen von Therapieverfahren) und Interpretationen in diesem
Werk dem Wissensstand bei Fertigstellung entsprechen. Trotz sorgfältiger Recherche, Manuskripterstellung und Satzkorrektur
können jedoch Fehler nicht ausgeschlossen werden. Daher übernehmen Verlag, Herausgeber und Autoren keine Garantie
und keinerlei Haftung für die Vollständigkeit und Richtigkeit der Angaben und der daraus resultierenden Folgen. Besonders
bei medizinischen Handlungsanweisungen und Dosierungen ist der Benutzer angehalten, z. B. anhand von Fachinformationen
zu überprüfen, ob die angegebenen Daten dem aktuellen Erkenntnisstand entsprechen und seine Verordnung in eigener
Verantwortung zu treffen.

Bibliographische Information Der Deutschen Nationalbibliothek
Die Deutsche Nationalbibliothek verzeichnet diese Publikation in der Deutschen Nationalbibliographie;
detaillierte bibliographische Daten sind im Internet über http://dnb.d-nb.de abrufbar.

Alle Rechte vorbehalten
1. Auflage September 1997
2. Auflage August 2001
3. Auflage Juli 2004
4. Auflage Juli 2007

09   10   11   5   4   3

© Elsevier GmbH, München
Der Urban & Fischer Verlag Verlag ist ein Imprint der Elsevier GmbH.

Für Copyright in Bezug auf das verwendete Bildmaterial siehe Abbildungsnachweis auf S. XII.

Das Werk einschließlich aller seiner Teile ist urheberrechtlich geschützt. Jede Verwertung außerhalb der engen Grenzen des
Urheberrechtsgesetzes ist ohne Zustimmung des Verlages unzulässig und strafbar. Das gilt insbesondere für Vervielfältigungen,
Übersetzungen, Mikroverfilmungen und die Einspeicherung und Verarbeitung in elektronischen Systemen.

Planung: Tilmann Klare, Martina Lauster, München
Projektmanagement: Tilmann Klare, München
Lektorat: Stephan Grunst, Tilmann Klare, Martina Lauster, Hilke Nüssler, München; Lektorat Pfitzer: Ina Brandt,
          Barbara Pschichholz, Stuttgart
Redaktionelle Mitarbeit: Bernd Hein, Wolfgang Mayr, München
Bildlektorat: Martina Gärtner, München
Herstellung: Hildegard Graf, München
Satz und Bildbearbeitung: Kösel, Krugzell
Umschlagfotos: © GettyImages/Photodisc
Umschlaggestaltung: SpieszDesign, Neu-Ulm
Druck: Firmengruppe Appl, aprinta druck, Wemding
Bindung: MIB Conzella, Pfarrkirchen

Printed in Germany

ISBN 987-3-437-28140-2

Aktuelle Informationen finden Sie im Internet unter den Adressen **www.elsevier.de** und **www.elsevier.com**

Vorwort zur 4. Auflage

10 Jahre *Pflege heute!*
10 Jahre Qualität – Aktualität – Kompetenz

Seit 10 Jahren ist *Pflege heute* für Pflegende in Ausbildung und Praxis der verlässliche Begleiter: für Auszubildende und Lehrer als umfassendes und aktuelles Lehrbuch, für Lehrer zusätzlich als ein Buch zur Unterrichtsvorbereitung und für Pflegende in der ambulanten und stationären Praxis als kompetentes Nachschlagewerk. Als ein solcher Begleiter ist *Pflege heute* den Wandel und die Veränderungen in der Pflege mitgegangen, immer am Puls der Zeit, einen Schritt voraus und doch Bewährtem verpflichtet.

Der in den vergangenen Jahren wohl wichtigste Einschnitt in die organisatorische und inhaltliche Gestaltung der Ausbildung zur Gesundheits- und (Kinder-)Krankenpflege ist die Einführung des neuen Krankenpflegegesetzes und der damit verbundenen Ausbildungs- und Prüfungsverordnung im Januar 2004. Der Einfluss dieser Reform war und ist nachhaltig: nicht nur, weil die Ausbildungsverantwortlichen intensiv an der Umsetzung der curricularen wie organisatorischen Erfordernissen gearbeitet haben und immer noch arbeiten, sondern weil der in den letzten Jahren spürbare Paradigmenwechsel gesetzlich verankert wurde:

▶ Pflege als eigenständige Profession
▶ Pflegende als Berufsgruppe, die sich von der Medizinorientierung löst und nicht nur kranke Menschen, sondern ebenso gesunde und von Pflegebedürftigkeit oder Krankheit bedrohte Menschen begleitet
▶ Pflegehandeln als Interaktion mit Menschen aller Altersgruppen, d.h. Pflegende unterstützen Menschen in allen Lebensphasen von der Geburt bis zum Tod.

Dieser Aufbruch hat schon die Überarbeitung zur 3. Auflage bestimmt und setzt sich in der 4. Auflage von *Pflege heute* konsequent fort. Ziel der Herausgeber und Autoren war es, die vom Gesetz geforderten und für den Berufsalltag erforderlichen Kompetenzen in Struktur und Inhalt des Buches dem Lernenden und Lehrenden umfassend und nachvollziehbar anzubieten.

Ein neues Gesetz – eine neue Gliederung

Das neue Krankenpflegegesetz und die damit verbundene Ausbildungs- und Prüfungsverordnung nehmen in den Themenbereichen viele neue Inhalte auf. Diese Gewichtung der Themenbereiche findet sich in der Gliederung der ersten Hälfte von *Pflege heute* wieder.

Themen wie Pflegewissenschaft, Beratung, Rehabilitation, Palliativpflege sowie Gesundheitsförderung und Prävention bilden jeweils ein eigenes, ausführliches Kapitel und zeigen damit die gewachsene Bedeutung dieser pflegerischen Handlungsfelder. Die verschiedenen Dimensionen von Pflege: präventiv – kurativ – rehabilitativ – palliativ, durchziehen das gesamte Buch.

Von herausragender Bedeutung für die 4. Auflage von Pflege heute ist die Einführung des Kapitels 12: Beobachten, Beurteilen und Intervenieren. Pflegende von heute benötigen zur Bewältigung ihrer beruflichen Anforderungen ein umfassende Handlungskompetenz. Um in jeder Pflegesituation richtig zu handeln, erfassen und beurteilen Pflegende zunächst den Zustand eines Menschen, wählen begründet passende Maßnahmen aus und führen diese durch. Die Wahrnehmung des einzelnen Menschen in seinem Umfeld steht dabei im Mittelpunkt, unabhängig davon, in welchem Berufsfeld Pflege stattfindet, sei es im Krankenhaus, in der häuslichen Pflege, in einem Altenheim oder Hospiz.

Dieses Vorgehen der Pflegenden in ihrer alltäglichen Praxis war leitend für die inhaltliche Gestaltung des Kapitels 12. In zwölf Teilkapiteln werden zentrale Tätigkeiten der Pflegenden dargestellt, etwa die Beobachtung und Beurteilung der Atmung sowie der notwendigen pflegerischen Interventionen, oder auch des Kreislaufs, des Bewusstseins oder Schmerzes. Dieses Prinzip und die Struktur des Kapitels 12 findet sich in den Kapiteln zur Pflege von Menschen mit speziellen Erkrankungen wieder.

Mit dieser Gliederung löst sich *Pflege heute* in der 4. Auflage von den ATLs. Auszubildende lernen auf diese Weise, ihr Pflegehandeln personenbezogen zu gestalten und kritisch pflegewissenschaft-

lich zu reflektieren, ohne auf die Pflegetheorie der ATLs festgelegt zu sein.

Pflege stellt den Menschen in den Mittelpunkt

Menschen stehen im Mittelpunkt pflegerischer Tätigkeiten: Menschen jeglichen Alters, Menschen in unterschiedlichen Lebensphasen, Menschen in verschiedenen Situationen und im unterschiedlichen Umfeld. Diesem Grundsatz folgend schildert Kapitel 5 alle Phasen des Menschen, von der Geburt bis zum Tod, mit geistigen und körperlichen Entwicklungsstufen, mit möglichen einschneidenden Erlebnissen und Krisen, verbunden mit pflegerischen Interventionen, wie z.B. Copingstrategien.

Im gesamten Buch wird die Pflege von Menschen aller Altersgruppen dargestellt. Dies bedeutet, dass bei der pflegerischen Beobachtung und Beurteilung eines Menschen und der Auswahl der entsprechenden Intervention stets die altersentsprechenden Bedürfnisse im Fokus der Beschreibung sind.

„Professionell pflegen" heißt personenbezogen pflegen

Personenbezogen pflegen heißt, alle pflegerischen Maßnahmen auf die besondere, individuelle Situation eines Menschen abzustimmen. Dieser Anspruch zieht sich wie ein roter Faden durch *Pflege heute*.

Er beginnt in Kapitel 1: Grundlagen des Pflegeverständnisses, mit der Reflexion des Einzelnen, wie Menschsein definiert werden kann, welche grundsätzlichen Aspekte des Menschseins sich formulieren lassen und zu welchen ethischen Fragestellungen und Antworten dieses Nachdenken führen kann.

Dieses Kennenlernen der (eigenen) ethischen Ansprüche ist Voraussetzung für eine Pflege, die die Situation des pflegebedürftigen oder kranken Menschen in ihrer Besonderheit wahrnimmt und darauf angemessen reagiert. Folgerichtig setzt sich der rote Faden in Kapitel 6: Pflege als Interaktion, fort. Als Grundlage *personenbezogener Pflege* werden zu Eingang des Kapitels die verschiedenen Einflussfaktoren der Persönlichkeitsbildung wie z.B. Familie, Kultur,

V

Rolle, Geschlecht, Bildung grundsätzlich dargestellt. Ihre Kenntnis fördert gelingende Kommunikation, wie sie im weiteren Verlauf des Kapitels beschrieben wird.

Sind Ethik und Kommunikation allgemeine Grundlagen *personenbezogener Pflege,* wird sie konkret und detailliert insbesondere in Kapitel 12: Beobachten – Beurteilen – Intervenieren, und den Kapiteln: Pflege von Menschen mit speziellen Erkrankungen. Hier sind es die einleitenden Überblicksdarstellungen *Zur Situation des Patienten,* die auf die Besonderheiten des betroffenen Menschen eingehen und die adäquaten Pflegeinterventionen entwickeln

Ausbilden bedeutet die berufliche Handlungskompetenz fördern

Das neue Krankenpflegegesetz spiegelt das veränderte Bild der Pflege wider und gibt neue thematische Schwerpunkte für die Ausbildung vor. Neben dieser inhaltlichen Veränderung erfolgt eine pädagogisch-didaktische Neuorientierung in der Pflegeausbildung, in deren Zentrum der Erwerb der beruflichen Handlungskompetenz steht. Die Neuordnung nach Themenbereichen wendet sich bewusst von der Fächerorientierung ab und ebnet den Weg zum Unterrichten nach dem Lernfeldkonzept im Sinne der Handlungsorientierung.

Pflege heute liefert Fachwissen in aktueller, leicht verständlicher und gut einprägsamer Form und orientiert sich bei der Auswahl der Inhalte am beruflichen Alltag der Pflegenden. Komplexe Handlungsabläufe werden in Text und Abbildungsserien anschaulich erläutert. Querverweise innerhalb des Buches und Hinweise zu weiterführender Literatur regen zu vertiefendem Wissenserwerb und vernetztem Denken an. Damit ist *Pflege heute* das ideale Lehrwerk im Rahmen eines selbstgesteuerten Lernprozesses.

Ein Lehrbuch hat Grenzen

Aber *Pflege heute* versucht, diese Grenzen zu sprengen. Zahlreiche zusätzliche Materialien, etwa Kapitel zur Intensivpflege, Texte und Abbildungen zur Vertiefung, Formulare, nicht zuletzt mehr als 30 Fallbeispiele und weiterführende, fortlaufend aktualisierte Literatur, findet der Leser im Internet unter www.pflegeheute.de. Dies vermehrt nicht nur den Inhalt des Buches, sondern bietet innovativen Zugang zu aktuellem Pflegewissen – zum Nutzen des Lesers.

Pflege heute – auch in Zukunft fördernder und verlässlicher Begleiter

Die vielfältige Fortentwicklung von *Pflege heute* in der 4. Auflage dient dem Ziel, dem im Krankenpflegegesetz formulierten Anspruch an die Pflege in unserer Gesellschaft nachzukommen und den Auszubildenden und Pädagogen ein Lehrwerk an die Hand zu geben, das – wie in der Vergangenheit – ein fördernder und verlässlicher Partner ist.

Ihre Herausgeber, Autorinnen und Autoren

Vorwort zur 3. Auflage

„Versprochen ist versprochen!" Im Vorwort der 2. Auflage von *Pflege heute* haben wir Ihnen zugesichert, uns weiterhin für die Fortentwicklung dieses Lehrbuchs einzusetzen. Dieses Versprechen haben wir gehalten – mit den veränderten Anforderungen an die Pflegenden hat sich auch *Pflege heute* weiterentwickelt.

Allen Veränderungen voran ist das neue Krankenpflegegesetz zu nennen. Nach einer Gültigkeitsdauer von 18 Jahren wurde das bisherige Gesetz von 1985 am 1. Januar 2004 durch ein neues Krankenpflegegesetz abgelöst. Die Änderungen, die das neue Gesetz mit sich bringt, spiegeln sich in *Pflege heute* wider.

Das neue Krankenpflegegesetz sieht gemeinsame Ausbildungsinhalte vor. Somit werden sich angehende Gesundheits- und Krankenpfleger im Unterricht intensiver als bisher mit der Pflege von kranken Kindern auseinander setzen. Entsprechend ist die Pflege von Kindern im gesamten Buch stärker berücksichtigt.

Ein weiterer Aspekt für die Fortentwicklung von *Pflege heute* ist das veränderte Selbstverständnis der Pflegenden. Lange galt die größte Berufsgruppe des Gesundheitswesens, die Pflege, als Assistenzberuf der Medizin. Heute denken die Pflegenden anders.

Pflegewissenschaft und -forschung werden immer wichtiger. So fordert das neue Krankenpflegegesetz, die Pflege nach aktuellen wissenschaftlichen Erkenntnissen auszurichten. Beim Lesen von *Pflege heute* werden Ihnen daher immer wieder Kästen zur Pflegeforschung begegnen, die Ihnen pflegewissenschaftliche Studien vorstellen. Im zweiten Kapitel sehen Sie zudem, wie spannend – und praxisnah – Pflegewissenschaft sein kann.

Was aber bedeutet eine Krankheit, ein Pflegeproblem für einen Patienten? Wie fühlt sich ein Mensch, der z.B. inkontinent ist? Um auf dieses Pflegephänomen oder auf ähnliche eingehen zu können, ist es wichtig, zu wissen, wie ein Patient eine solche Situation erlebt. Daher gibt es in *Pflege heute* nun Kästen zu Pflegephänomenen. Sie beschreiben das Erleben der Patienten in bestimmten Lebenssituationen. Zudem zeigen sie Mittel und Wege auf, wie die Pflegenden den Patienten in solchen Situationen unterstützen können.

Eine weitere Änderung in der neuen Auflage betrifft die Aufteilung von *Pflege heute.* Teil I behandelt nach wie vor die Grundlagen der Pflege. Dieser Teil berücksichtigt besonders das oben beschriebene Selbstverständnis der Pflegenden – Pflegeforschung und Gesundheitsförderung erhalten einen besonderen Stellenwert. Die „Unterstützung bei den ATL" als Grundlage für alle Pflegetätigkeiten ist in Kapitel 7 geblieben.

Teil II beschreibt die Pflege in besonderen Lebensabschnitten und -situationen: von der Schwangerschaft und Geburt bis zur Endphase des Lebens. Aber auch die Pflege von Menschen mit Schmerzen, die prä- und postoperative Pflege sowie die Pflege in Notfallsituationen stellen besondere Lebenssituationen dar und finden sich im zweiten Teil wieder.

Mit der Pflege von Menschen mit speziellen Erkrankungen beschäftigt sich Teil III. Dieser beginnt mit zwei Kapiteln zu Grundlagen der Diagnostik und Therapie, es folgen Kapitel zur Pflege bei Erkrankungen der einzelnen Organe bzw. Organsysteme.

Teil IV schließlich beschreibt die Pflege in besonderen Bereichen. Hier findet sich neben der Anästhesie- sowie Intensivpflege auch ein Kapitel zur Pflege im OP. *Pflege heute* trägt dem nun gesetzlich vorgeschriebenen längeren Einsatz in der häuslichen Pflege Rechnung. Dementsprechend werden im Kapitel zur häuslichen Pflege die pflegerischen und rechtlichen Besonderheiten dieses Arbeitsfeldes vorgestellt.

Der letzte Teil des Buches, Teil V, bietet wie gewohnt einen Anhang mit hilfreichen Informationen zu Laborwerten und ein ausführliches Register zum schnellen Nachschlagen.

In *Pflege heute* bleibt der integrative Ansatz von Pflege und Medizin, von Gesundheit und Krankheit unverändert – wer kranke Menschen pflegen möchte, benötigt Kenntnisse auch über den gesunden Menschen. Der Vernetzung von pflegerischem Wissen, wie sie die Themenbereiche der Ausbildungs- und Prüfungsverordnung fordern, wird dieses Lehrbuch gerecht: Auf diese Weise werden Auszubildende die Zusammenhänge von Gesundheit und Krankheit, von Pflege und Therapie nachvollziehbar.

Zu guter Letzt: „Gut ist uns nicht gut genug!" Dieses Motto wird weiterhin für uns gelten. Auch in Zukunft werden wir daran arbeiten, dass *Pflege heute* sich den wandelnden Anforderungen im Gesundheitswesen und in der Pflegeausbildung gerecht wird. Von entscheidender Bedeutung sind dabei Ihre Anregungen. Daher bitten wir Sie auch jetzt wieder um Ihre Mithilfe: Sagen Sie uns, was Ihnen an *Pflege heute* gefällt! Sagen Sie uns aber bitte auch, was Ihnen an *Pflege heute* nicht gefällt! Sie nutzen dieses Buch in Ihrer täglichen Arbeit – sei es als Auszubildende(r), als Lehrende(r) oder examinierte Pflegefachkraft auf der Station. Somit wissen Sie am besten, was für Ihre Arbeit noch hilfreich wäre oder verbessert werden könnte. Schließlich soll *Pflege heute* Ihren Bedürfnissen gerecht werden – heute und auch in zukünftigen Auflagen.

Herausgeberinnen und Herausgeber,
Autorinnen und Autoren

Vorwort zur 1. Auflage

Seit über 30 Jahren existieren einführende Lehrbücher „speziell" für die Pflegeberufe. In der Praxis sind Lehrende und Lernende mit diesem Lehrbuchmaterial aber unzufrieden.

Ein neuer Ansatz: Pflege heute

In fünfjähriger Vorbereitung ist in Zusammenarbeit mit vielen Berufstätigen, Lehrerinnen und Lehrern für Pflegeberufe, Ärztinnen und Ärzten sowie Auszubildenden in der Krankenpflege ein neues Lehrbuch herangewachsen. Wegweisend für den Neubeginn waren folgende Leitgedanken:

Was wichtig ist, muss drinstehen

Pflege heute begleitet KrankenpflegeschülerInnen während der Ausbildung und soll Lernhilfe, Nachschlagewerk und nicht zuletzt Arbeitsmittel im Unterricht sein.

Dies ist ein hoher und umfassender Anspruch, für dessen Einlösung eine Menge an Fakten und Zusammenhängen im Buch unterzubringen war. Ihn einzulösen führte oft bis an die Grenze des zur Verfügung stehenden Platzes. Und um diese Grenzen, sprich um die zur Verfügung stehenden Druckseiten, haben Pflegende und Ärzte als Autoren, Herausgeber und das Lektorat Pflege oft gerungen. Konsens war aber stets: Was für die Pflege von heute wichtig ist, ist für *Pflege heute* richtig. Und dass *Pflege heute* etwas schwergewichtiger daherkommt, dokumentiert letztlich nur, wie groß das notwendige Fachwissen ist, das Pflegende heutzutage zur optimalen Berufsausübung brauchen.

„Pflegen können" heißt „entscheiden können"

Grundlage für diese Entscheidungen bildet die Pflege zusammen mit der Medizin und den Sozialwissenschaften. Daher geht dieses Lehrbuch über eine Auflistung krankheitsbedingter Pflegehandlungen hinaus und ermöglicht eine intensive Beschäftigung mit den häufigen Erkrankungen des Menschen. In Verbindung mit dem Verständnis der sozialen Situation und der Lebensphase des Patienten können so angemessene Pflege-Entscheidungen getroffen und ausgeführt werden.

Pflege ist Kopf-, Herz- und Handwerk

Professionell pflegen kann nur, wer auf der Höhe des aktuellen Wissens ist. Auf rund 1600 Seiten sind jedoch nicht „nur" Fakten auf Fakten aneinander gereiht: Impulse für eine (empathische) Sicht der Pflege vermitteln die einführenden Kapitel und vor allem das Kapitel 7 „Hilfestellung bei den ATL".

Zu spüren, welche Bedürfnisse und Wünsche ein von Pflege teilweise abhängiger Mensch an die ihn Betreuenden hat, ist nicht zuletzt die Aufgabe des „Herzens".

Sinnvolle Betonung der praktischen Inhalte

Unbestritten ist: Wer professionell pflegen will, kommt um die theoretische Auseinandersetzung mit sozialwissenschaftlichen Bedürfnismodellen und Pflegetheorien bis hin zu philosophischen Grundüberlegungen nicht herum. Deshalb setzt sich *Pflege heute* auch mit den gängigsten Pflegemodellen auseinander.

Dennoch wissen wir, dass in den ersten Monaten und Jahren der Berufsausübung die praktischen Probleme im Vordergrund stehen. *Pflege heute* erkennt diese Tatsache an, weshalb im Vordergrund des Lehrbuches die praxisrelevante Information steht. Dies schließt auch die visuell orientierte Vermittlung von Pflegetätigkeiten und Handlungsketten, etwa durch ausführliche Fotoserien, mit ein.

Dieses Bemühen um Weitergabe praktischer Kompetenz hat weiter Eingang gefunden in der Entwicklung eines Farbleitsystemes sowie der stets gleichen inneren Gliederung der Kapitel von *Pflege heute*, beides Faktoren, die die praktische Arbeit mit dem Lehrbuch nochmals erleichtern sollen.

Ein Lehrbuch hat Grenzen

Natürlich kann die Lektüre eines noch so praxisbezogenen Lehrbuches den Unterricht und das Einüben praktischer Fähigkeiten nicht ersetzen. Lernende in der Krankenpflege finden hier aber sicher alles, was sie vor dem ersten „Praxisversuch" wissen müssen.

Pflege heute – kein bequemes Lehrbuch

Pflege heute ist kein bequemes Lehrbuch: Weder verschweigt es, dass es in der Pflege eine ganze Menge zu lernen gibt, noch dass dieses Lernen auch nach der Ausbildung ein Berufsleben lang weitergehen muss, soll der Anspruch einer professionellen Pflege auch langfristig eingelöst werden.

Unser Wunsch: Ihre Kritik

Dieser Lernprozess ist jedoch nicht auf den Leser beschränkt – genauso werden Autorinnen und Autoren von Ihren Praxiserfahrungen mit diesem Lehrbuch profitieren. Von Ihren Kritiken möchten wir lernen, insbesondere, ob wir bei Stoffauswahl, vermitteltem Pflegewissen oder didaktischen Hilfen Ihren Bedürfnissen genügen. Ganz herzlich bitten daher Verlag und Mitarbeiter um Ihre Zuschrift, z. B. mit Hilfe des im Buch eingelegten „Meckerzettels".

Wir werden uns intensiv um die weitere Fortentwicklung dieses Lehrbuches bemühen.

Herausgeberinnen und Herausgeber, Autorinnen und Autoren

Geleitwort zur 4. Auflage

„Nichts ist so beständig wie der Wandel", sagt ein häufig benutztes Sprichwort. Diese Tatsache trifft insbesondere auch auf die Bildungsliteratur für die Pflegeberufe zu. Der im Wesentlichen durch die Neuordnung der gesetzlichen Grundlagen für die Pflegeausbildung eingeleitete Paradigmenwechsel hat die Notwendigkeit einer adäquaten Pflegeliteratur nachdrücklich unterstrichen. Das neue Bildungsverständnis im Sinne von vernetztem Denken, effidenzbasiertem Pflegewissen sowie die Integration von Bezugswissenschaften sind die Basis einer modernen pflegeberuflichen Bildung. Die Umsetzung dieser neuen Bildung wird in den verschieden Modellversuchen unterschiedlich durchgeführt. Bei allen Neuordnungen wird jedoch auch deutlich, dass der Wandel vom Assistenzberuf der Medizin hin zu einem neuen selbstbewussten, auf eigenem Wissen basierenden Berufsverständnis von den Berufsangehörigen mitgetragen wird. Es findet der Wechsel von der reinen funktionalen Versorgung zur pflegerischen Interaktion mit Menschen aller Altersgruppen zunehmend auch in der Praxis statt.

Pflege als eigenständige Profession und das neue Verständnis von Pflegehandeln werden durch die vorliegende 4. Auflage von *Pflege heute* konsequent unterstützt und setzen damit die 10-jährige Tradition moderner Pflegeliteratur fort.

Die in der Ausbildungs- und Prüfungsverordnung für die Pflegeberufe vorgegebene Ordnung der Themenbereiche findet sich in dieser Auflage des Buches wieder. Das beschriebene Basiswissen der Pflege wurde im Vergleich zur vorherigen Auflage stark überarbeitet und ausgebaut, um das Fundament für das oben beschriebene neue Verständnis von Pflege weiter zu untermauern. Dies findet sich in den Kapiteln Professionelles Pflegehandeln, Pflege als Interaktion sowie im Bereich Patienteninformation, Schulung und Beratung wieder. Nachdrücklich werden der Paradigmenwechsel und die neuen Handlungsfelder von Pflegenden deutlich. Mit der neuen Systematik innerhalb der 4. Auflage unterstützen die Herausgeber, Autorinnen und Autoren die Entwicklung von Handlungskompetenz, Sozialkompetenz und Kommunikationskompetenz in herausragender Form.

Pflege heute setzt in der heute vorliegenden 4. Auflage konsequent den eingeschlagenen Weg aus den vorherigen Auflagen fort, baut diesen dort, wo es erforderlich ist, aus und unterstützt damit nachdrücklich den veränderten Bildungsauftrag in der Pflege. Die Zusammenhänge zwischen der Pflegewissenschaft und den anderen Bezugswissenschaften werden auch hier sehr anschaulich und nachvollziehbar dargestellt und durch die verschiedensten Querverweise belegt. Die Notwendigkeit des vernetzten Lernens als Forderung aus den neuen normativen Vorgaben wird erfüllt. Die neu aufgenommenen textlichen Heraushebungen durch das Einfügen von Merkkästen sowie der Einbezug der häuslichen Pflege runden dieses Lehrbuch ab. Besonders hervorzuheben sind auch in dieser Auflage das Literaturverzeichnis sowie die Kontaktanschriften am Ende jedes Kapitels. Hierdurch wird der Rückgriff auf Primärliteratur ermöglicht und damit der Anspruch an wissenschaftliches Arbeiten erfüllt.

Pflege heute hat mit dieser Auflage auf Veränderungen flexibel reagiert und ist damit fester Bestandteil einer qualitätsorientierten und auf Kompetenzen ausgerichteten Pflegeausbildung. Hierdurch wird ein entscheidender Beitrag für die Sicherstellung der Pflege in Deutschland geleistet.

Michael Breuckmann, April 2007
BUNDESAUSSCHUSS
der Lehrerinnen und Lehrer
für Pflegeberufe e.V.

Neu oder stark überarbeitet in der 4. Auflage von *Pflege heute*

Kapitel 1: Grundlagen zum Pflegeverständnis
▸ Aspekte des Menschseins, Menschenbilder, Individualethik, Sozialethik, Verantwortungsethik, Pflegeethik

Kapitel 2: Professionelles Pflegehandeln
▸ Entwicklung der beruflichen Pflege
  – Pflege aus Nächstenliebe
  – Vom Dienen zum Tun
▸ Bildung in der Pflege
  – Wissen, Qualifikationen und Kompetenzen in der Pflege, Entwicklung der Berufegesetze, Internationale Entwicklungen (Bologna-Prozess, Kopenhagen-Prozess) …
  – Weiterbildungen
▸ Berufliche Interessenvertretungen in der Pflege
  – Berufsverbände, Gewerkschaften, Pflegekammer

Kapitel 3: Organisation der Pflege
▸ Pflege im Gesundheitswesen: Zahlen, Daten, Fakten zur Pflege
▸ Finanzierung: Krankenhausfinanzierung, Finanzierung der häuslichen Pflege, Leistungserfassung
▸ Strukturen und Prozesse in der Pflege
▸ Recht
▸ Pflege und Ökologie

Kapitel 4: Pflegewissenschaft
▸ Pflege als Wissenschaft
  – Theoretische Grundlagen
  – Die Anfänge der Pflegewissenschaft
▸ Pflegeforschung
▸ Pflegetheorien und -modelle

Kapitel 5: Lebensphasen
▸ Konzepte der Persönlichkeitsentwicklung: Exogenistisches, endogenistisches, konstruktivistisches uns systemisches Persönlichkeitsmodell
▸ Entwicklungspsychologie
▸ Sozialisationstheorien
▸ Bei der Bewältigung unterstützen: Lebensbewältigung (Coping), Bewältigung besonderer Ereignisse Biografiearbeit in der Pflege
▸ Begleitung in den einzelnen Lebensphasen

Kapitel 6: Interaktion
▸ Personenbezogene Interaktion: Einflussfaktor Familie, Rolle, Geschlecht, soziale Schicht/gesellschaftliches Milieu, Bildung, Armut, Kultur, Religion, Alter
▸ Pflege als kommunikativer Prozess, Kommunikationsmodelle, Gespräche führen, Konfliktmanagement, Interaktion in Gruppen und Teams

Kapitel 7: Patienteninformation, -schulung und -beratung: Definition, Psychologie, Pädagogik, Vorgehen

Kapitel 8: Gesundheitsförderung und Prävention
▸ Gesundheit – Prävention – Gesundheitsförderung: Definition von Gesundheit, Krankheit und Pflegebedürftigkeit, Gesundheitsförderung und Prävention, Pathogenese und Salutogenese, Gesundheitspsychologie, Stress und Coping, Gesundheitsförderung in Gesellschaft und Politik
▸ Pflege und Gesundheitsförderung
▸ Berufliche Gesundheitsförderung: u. a. NEXT-Studie der EU

Kapitel 9: Rehabilitation
▸ Bedeutung von Rehabilitation und Pflege
▸ Rehabilitationsschwerpunkte in speziellen Altersgruppen: Frührehabilitation behinderter Neugeborener, Rehabilitation alter Menschen
▸ Rehabilitationsschwerpunkte nach ausgewähltem Krankheitsgeschehen: Schlaganfall, Hüftgelenks-Totalendoprothese, Asthma bronchiale

Kapitel 10: Palliativpflege
▸ Palliativpflege – Palliativmedizin – Thanatologie

Kapitel 11: Pflegeprozess

Kapitel 12: Beobachten – Beurteilen – Intervenieren
▸ Beobachten, Beurteilen und Intervenieren: Grundlagen (inkl. Hygiene)
▸ Atmung
▸ Herz-Kreislauf-System
▸ Körpertemperatur
▸ Haut

▸ Ernährung
▸ Ausscheidung
  – Urin
  – Stuhl
  – Erbrechen
▸ Bewegung
▸ Kommunikation
▸ Schlaf
▸ Bewusstsein
▸ Schmerz

Kapitel 13: Sofortmaßnahmen in der Pflege: Anpassung an die neuen Reanimationsrichtlinien von 2005, *neues* Kapitel zum Massenanfall von Verletzten, Erkrankten und Beteiligten (MANV)

Kapitel 15: Heilmethoden und Aufgaben der Pflegenden bei der Therapie:
▸ Medikamentöse Schmerztherapie
▸ Wundversorgung (unter besonderer Betonung der chronischen Wunden)
▸ Integration der prä- und postoperativen Pflege

Kapitel 16–34: Pflege von Menschen mit speziellen Erkrankungen

Grundsätzlich:
▸ Neu: Situation des Patienten
▸ Neu: Beobachten, Beurteilen und Intervenieren (siehe Kapitel 12)
▸ Neu: Kästen zur „Prävention und Gesundheitsberatung"
▸ Neu: Einbeziehen der häuslichen Pflege

Des Weiteren, z. B.
▸ Raucherentwöhnung, Pulsoximetrie (Kapitel 18: Pflege von Menschen mit Lungenerkrankungen)
▸ Pflege bei (krebsassoziierter) Fatigue (Kapitel 22: Pflege von Menschen mit hämatologischen und onkologischen Erkrankungen)
▸ Lichttherapie, Arzneimittelexantheme (Kapitel 28: Pflege von Menschen mit Haut- Geschlechtskrankheiten)

Pflege heute optimal nutzen:
Benutzerhinweise

Wo ist das Inhaltsverzeichnis?

Pflege heute enthält kein ausführliches Gesamtinhaltsverzeichnis am Anfang des Buches. Eine Kurzübersicht über die einzelnen Kapitel finden Sie im vorderen Buchdeckel. Am Anfang eines jeden Kapitels finden Sie eine Übersichtsseite mit einer ausführlichen Kapitelgliederung. Weiter hat das Buch ein sehr ausführliches Register mit ca. 14 000 Einträgen, über das sich am schnellsten eine gesuchte Information finden lässt.

Farbleitsystem

Das Buch nutzt bei den Überschriften und „Textkästen" ein durchgängiges Farbleitsystem. So lässt sich der jeweilige Informationsschwerpunkt des nachfolgenden Textes auf einen Blick erkennen. Dabei werden folgende Leitfarben verwendet:

Leitfarbe Grün

Informationsschwerpunkt Pflege, z. B.

> Eine umfassende und genaue Beobachtung eines Menschen und dessen Umwelt ist die Grundlage, um konkrete Handlungen zielgerichtet zu planen, durchzuführen und zu evaluieren.

Leitfarbe Blau

Informationsschwerpunkt Krankheitslehre, klinische Medizin und Pharmakotherapie (*Arzneimittelbehandlung*, Pharma-Info: Ausführliche Übersicht der Einsatzgebiete, Vor- und Nachteile einer Arzneimittelgruppe und sich bei der Therapie ergebende Pflegeprobleme), z. B.

> Die **Duplex-** und dabei insbesondere die **Farb-Duplex-Sonographie** (Grundprinzipien ☞ 14.6.7) genießen mittlerweile in der Gefäßdiagnostik einen sehr hohen Stellenwert und haben zusammen mit CT- und MR-Angiographie viele rein diagnostische Angiographien ersetzt.

🔗 Pharma-Info 16.20: Nitrate

Nitrate werden insbesondere bei der Koronaren Herzkrankheit eingesetzt. Sie lindern die Beschwerden, haben aber keinen Einfluss auf die Prognose. Ihre Wirkung beruht auf einer …

Leitfarbe Gelb

„Textkästen" mit Definitionen im „Telegrammstil", z. B.

> **Wahrnehmen:** Zufälliges, nicht absichtliches Erkennen und Verarbeiten von Sinneseindrücken.
>
> **Beobachten:** Aufmerksames, methodisches und zielgerichtetes Wahrnehmen, um Informationen zu gewinnen und Entscheidungen zu treffen.

Leitfarbe Rot

Warnhinweise und Hinweise auf häufige, vermeidbare Fehler in der Pflege. Ebenfalls „Notfall-Kästen" mit den Erstmaßnahmen bei häufigen Notfällen.

> **Vorsicht**
>
> Bei Patienten mit *arteriellen* Gefäßerkrankungen darf das betroffene Bein auf keinen Fall hochgelagert werden, da dies die Durchblutungsstörungen fördern würde. Das Bein wird vielmehr leicht abwärts gelagert.

> **Notfall**
>
> Plötzlich einsetzende oder sich verschlimmernde Beinschmerzen sind zwar auch bei venösen Verschlüssen möglich. Typisch sind sie aber für den akuten Verschluss einer Extremitätenarterie und somit ein Notfall.

Abbildungen

Studieren Sie das Bildmaterial! Ein Bild sagt mehr als viele Worte – über 2000 Abbildungen machen gerade die schwierigen Zusammenhänge anschaulich.

Die Abbildungen sind jeweils kapitelweise nummeriert, wobei die Tabellen

der leichteren Auffindbarkeit wegen mit den Bildern und „Pharma-Infos" durchlaufend mitgezählt wurden.

Vernetzungen und Querverweise

Die Texte eines Lehrbuchs für Pflegeberufe lassen sich nicht wie eine Perlenkette Fakt für Fakt und Satz für Satz aneinanderreihen. Die alle körperlichen, psychischen und sozialen Funktionen umfassenden Anforderungen der Pflege bilden ein hochgradig *vernetztes* System. *Pflege heute* erleichtert hier das Lernen durch viele tausend (Quer-)Verweise, die Anknüpfungspunkte bieten, um erfolgreich zu lernen und Inhalte zu vernetzen.

Gewichtete Terminologie

In der Pflege und Medizin herrscht ein Neben- oder Durcheinander von lateinischen, griechischen, deutschen und neuerdings auch englischen Fachbegriffen. Dieses Buch hilft Ihnen, den jeweils gängigsten Begriff zu erkennen. Bei der Erstnennung eines Begriffes werden die zugehörigen Fachwörter in allen relevanten Versionen bzw. Sprachen vorgestellt, der am häufigsten verwendete wird in Fettschrift und die weniger gebräuchlichen werden in Klammern und Kursivschrift genannt, z. B.

▶ **Objektivität** *(Sachlichkeit)* stellt sicher, dass die Ergebnisse der Beobachtung frei von Werturteilen, Wünschen oder Emotionen des Beobachters sind und die Realität so genau wie möglich wiedergegeben ist
▶ **Angeborene Herzfehler** *(kongenitale Herzfehler, kongenitale Herzvitien)*: Angeborene Fehlbildungen des Herzens, der Herzklappen und/oder der herznahen großen Gefäße

Abkürzungen

Die im Werk verwendeten Abkürzungen finden Sie vorne (gegenüber dem sog. Schmutztitel) im Buch. Eine Liste der wichtigsten medizinischen Fachbegriffe ist am Ende des Buches abgedruckt.

Kleingedrucktes

Anliegen der Autorinnen und Autoren war es, die Inhalte von *Pflege heute* an den Bedürfnissen der Pflegenden auszurichten und eine Überfrachtung des Buches mit Detailwissen zu vermeiden. Dennoch hat jede Klinik durch ihre jeweils besondere fachliche Ausrichtung eigene Schwerpunkte in der Ausbildung, weshalb oft weitere klinische Informationen mit abgedeckt werden mussten. Daher wurden auch Informationen aufgenommen, die nicht für alle Pflegenden von Bedeutung sind.

Inhalte, die nicht zentrale Bausteine der entsprechenden Kapitel darstellen, wurden daher in kleinerer Schrift gehalten.

Geschlechter- und Personenansprache

Die Autorinnen und Autoren haben lange darüber nachgedacht, wie sie in der Schreibweise der Tatsache gerecht werden können, dass Patienten, Pflegende, Ärzte und Angehörige anderer Berufsgruppen Frauen *und* Männer sind.

Die konsequente Lösung, nämlich die durchgängige Verwendung der femininen *und* maskulinen Schreibweise, würde die Lesbarkeit der Texte erheblich erschweren, z.B. Patient/Patientin. Deshalb wird in diesem Buch immer nur eine Form oder ein neutraler Begriff, z.B. „Pflegende", verwendet – gemeint sind dabei aber stets beide Geschlechter!

Berufsbezeichnung für Pflegende

Mit Einführung des neuen Krankenpflegegesetzes lautet die Berufsbezeichnung Gesundheits- und Krankenpflegerin/ -pfleger bzw. Gesundheits- und Kinderkrankenpflegerin/-pfleger. Hierbei handelt es sich um eine geschützte Berufsbezeichnung. Alle Personen, die bereits die Berufsbezeichnung Krankenschwester bzw. -pfleger oder Kinderkrankenschwester bzw. -pfleger tragen, dürfen sich seit dem 1. Januar 2004 ebenfalls Gesundheits- und Krankenpflegerin usw. nennen.

Diese Berufsbezeichnungen sind für die Lesbarkeit eher umständlich und lang. Daher wird in *Pflege heute* in der Regel von Pflegenden oder Pflegekraft gesprochen. Gemeint sind hiermit stets die Personen, die eine dreijährige Ausbildung absolviert und das Recht erworben haben, eine der oben genannten Berufsbezeichnungen zu tragen. Die Auszubildenden in diesen Berufen werden ebenfalls einbezogen, wenngleich sie viele Pflegetätigkeiten erst nach Abschluss der Ausbildung eigenverantwortlich ausführen dürfen.

Im allgemeinen Sprachgebrauch werden auch Angehörige als „Pflegende" bezeichnet, z.B. wenn sie einen pflegebedürftigen Verwandten zu Hause betreuen. Um hier eine Unterscheidung zu treffen, werden pflegende Angehörige stets als „Angehörige" und nicht als „Pflegende" bezeichnet.

Ringe und Uhren

Die Unfallverhütungsvorschriften schreiben vor, dass Schmuck oder Uhren bei allen Handlungen abzulegen sind, bei denen sie die Infektions- oder Verletzungsgefahr erhöhen. Da jedoch nicht umfassend dargelegt wird, wann genau dies der Fall ist, werden die Vorschriften von Haus zu Haus unterschiedlich interpretiert und gehandhabt.

Relativ einig sind sich die Kliniken in dem Punkt, dass Schmuck und Uhren immer dann abzulegen sind, wenn sie den Patienten oder die Pflegeperson selbst in bestimmten Situationen verletzen können, z.B. beim Betten eines Patienten.

Unterschiedlich bewertet wird jedoch die Infektionsgefahr durch das Tragen von Schmuck und Uhren. Während mancherorts bei jeder Verrichtung am Patienten von einer erhöhten Infektionsgefahr durch Uhren oder Schmuck ausgegangen wird, sehen andere Kliniken dies nur bei Patienten mit geschwächter Abwehr oder offenen Verletzungen, so dass sie nur in diesen Fällen verlangen, Schmuck und Uhren abzulegen.

Entsprechend finden sich in *Pflege heute* Bilder, auf denen Personen Schmuck und Uhren tragen, weil sie in dem jeweiligen Haus bei diesen Verrichtungen als nicht infektionsgefährdend angesehen werden und deshalb dort erlaubt sind. Dies gilt vor allem für glattberandete Eheringe, bei denen nach Ansicht vieler Experten die Infektions- und auch Verletzungsgefahr vernachlässigbar ist. Da *Pflege heute* in diesem Punkt also keine allgemein verbindliche Aussage machen kann, werden die Leser gebeten, sich nach den Richtlinien des eigenen Hauses zu erkundigen und danach zu handeln.

Literatur und Kontaktadressen

Neu gestaltet ist die Angabe von Literatur und Kontaktadressen am Ende eines jeden Kapitels. Als Erstes finden Sie hier den Literaturnachweis; diese Angaben beziehen sich auf die Literatur, die die Autoren bei der Erstellung ihrer Texte verwendet haben, dies können Artikel aus Zeitschriften, Bücher, aber auch Webseiten sein. Um im Text die Literaturquellen eindeutig zuordnen zu können, sind die Nachweise nummeriert und mit einem Buchsymbol gekennzeichnet.

In der Rubrik „Weiterführende Literatur" erhalten Sie Anregungen zu weiterer Literatur; diese ist dem entsprechenden Abschnitt, auf dessen Thema sich die Literatur bezieht, zugeordnet. Ebenso wurde bei den Kontaktadressen verfahren, auch hier können Sie anhand der Ziffer und des Briefsymbols sehen, zu welchem Abschnitt sie gehören. Die Kontaktadressen bieten Ihnen die Möglichkeit, z.B. zu Experten und/oder Selbsthilfegruppen Kontakt aufzunehmen.

Zusätzliches und Vertiefendes

Zusätzlich zu dem Text im Lehrbuch finden Sie weiterführendes Material online unter www.pflegeheute.de. Dies sind Fallbeispiele zu jedem Kapitel, vertiefende oder zusätzliche Texte oder Abbildungen. Das Symbol verweist auf Online-Material, das dem Buch zugeordnet ist.

Abbildungsnachweis

Der Verweis auf die jeweilige Abbildungsquelle befindet sich bei allen Abbildungen im Buch am Ende des Legendentextes in eckigen Klammern. Alle nicht besonders gekennzeichneten Grafiken und Abbildungen © Elsevier GmbH, München.

A300 Reihe Klinik- und Praxisleitfaden, Elsevier GmbH, Urban & Fischer Verlag, München

A300-157 S. Adler, Lübeck, in Verbindung mit der Reihe Klinik- und Praxisleitfaden, Elsevier GmbH, Urban & Fischer Verlag, München

A300-190 G. Raichle, Ulm, in Verbindung mit der Reihe Klinik- und Praxisleitfaden, Urban & Fischer Verlag, München

A300-215 S. Weinert-Spieß, Neu-Ulm, in Verbindung mit der Reihe Klinik- und Praxisleitfaden, Urban & Fischer Verlag, München

A400 Reihe Pflege konkret, Elsevier GmbH, Urban & Fischer Verlag, München

A400-116 R. Young, Ulm, in Verbindung mit der Reihe Pflege konkret, Elsevier GmbH, Urban & Fischer Verlag, München

A400-117 P. Schweitrieg, Stuttgart, in Verbindung mit der Reihe Pflege konkret, Urban & Fischer Verlag, München

A400-157 S. Adler, Lübeck, in Verbindung mit der Reihe Pflege konkret, Elsevier GmbH, Urban & Fischer Verlag, München

A400-190 G. Raichle, Ulm, in Verbindung mit der Reihe Pflege konkret, Elsevier GmbH, Urban & Fischer Verlag, München

A400-215 S. Weinert-Spieß, Neu-Ulm, in Verbindung mit der Reihe Pflege konkret, Elsevier GmbH, Urban & Fischer Verlag, München

B110 K. Lieb: Fünferband Konservative Fächer, 1. Aufl., Jungjohann Verlag, Ulm und Lübeck, 1995

B117 L. Blohm: Klinische Radiologie, 1. Aufl., Jungjohann Verlag, Ulm und Lübeck 1992

B152 H. M. Hackenberg: EKG-Übungsbuch, 3. Aufl., Jungjohann Verlag, Ulm/Lübeck, 1995

C104 Steuer, Junghannß: Hygiene und Infektionsverhütung in Alten- und Pflegeheimen der Rehabilitation und Sozialstationen, 1. Aufl., Gustav Fischer Verlag, Stuttgart 1995

C113 W. Schönberger, Kinderheilkunde, 1. Aufl., Gustav und Fischer Verlag , Stuttgart 1992

C154 H. Kleinig, P. Sitte: Zellbiologie, 3. Aufl., Gustav Fischer Verlag, Stuttgart 1992

C160 T. Fujita, K. Tanaka, J. Tokunaga: Zellen und Gewebe, 1. Aufl., Gustav Fischer Verlag, Stuttgart, 1986

E112 M. Beutel: Der frühe Verlust eines Kindes, Hogrefe Verlag, Göttingen, 1996

E121 C. Bienstein, G. Schröder, M. Braun, K.-D. Neander : Dekubitus. Die Herausforderung für Pflegende, 1. Aufl., Georg Thieme Verlag, Stuttgart, 1997

E123 N. Roper, W. Logan, A. J. Tierney: Elemente der Krankenpflege, 4. Aufl., Recom Verlag, Fritzlar, 1994

E158 W.-G. Schiller, T. Weinke: Infektionslehre kompakt, 6. Aufl., Ullstein Mosby GmbH & Co. KG, Wiesbaden, 1993

E177 Kawohl Verlag, Wesel

E179-168 M. Classen, V. Diehl, K. Kochsiek: Innere Medizin, 4. Aufl., Urban & Schwarzenberg, München, 1998

E179-170 G. Rassner: Dermatologie, Lehrbuch und Atlas, 5. Aufl., Urban & Schwarzenberg, München, 1997

E193 W. Krause, T. Nikolaus, Demographische Entwicklung (1992). In. Geriatrie, Springer, Berlin Heidelberg New York

E210 C. Forbes, W. Jackson: Slide Atlas of Clinical Medicine, Vol. 1 – 6, Times Mirror International Publishers Limited, London

E221 Kohlhammer – Deutscher Gemeindeverlag GmbH, Stuttgart

E224-002 K. H. Knoll: Hygiene in Gesundheitseinrichtungen, Wissenschaftliche Verlagsgesellschaft, Stuttgart 2000

E244 Krapohl Verlag, Grevenbroich

E277 M. Freund, F. Heckner: Praktikum der mikroskopischen Hämatologie, 10. Aufl., Urban & Fischer Verlag, München 2001

E278 A. V. Hoffbrand, P. Moss, J. Pettit: Essential Haematology, 4ed., Blackwell Publishing 2001

E279 M. R. Howard, P. J. Hamilton: Haematology, 2nd ed., Elsevier, Churchill Livingstone 2002

E282 J. J. Kanski: Clinical Ophtalmology – A Systematic Approach. 5th ed.,Elsevier, Butterworth-Heinemann, 2003

E283 F.A. Mettler: Essentials of radiology, 2nd ed., Elsevier Saunders 2005

E284 R. McRae, A. W. G. Kinninmonth: Orthopaedics and Trauma, 1. Aufl. , Elsevier, Churchill Livingstone, 1997

F148 C. L. Hicks et al. In Pain 93 (2001), 93:173 – 183,International Association for the Study of Pain (IASP)

F207 R. Inglis et al.: Weichteildefektversorgung durch dynamische Wundrandextension, das Corset-Verfahren, in: Klinik Magazin, Nr. 1, Jg. 10, Verlag für Medizinische Publikationen, Stade, 1994

J660 MEV Verlag GmbH, Augsburg

J665 Getty Images/Brand X Pictures

J666 Getty Images/PhotoDisc

J667 GettyImages/Digital Vision

J668 Corbis

J669 Digital Stock, USA

J680-001 R. Frommann, laif Fotoarchiv, Köln

J745-009 C. S., Panther Media GmbH, München

J782 BilderBox, Thening

J784-004 B. Leitner, adpic Bildagentur, Bonn

J784-005 R. Haid, adpic Bildagentur, Bonn

K103 H. v. Heidenhaber, München

K111 I. Nazyrov, Berlin

K113 R. Mamerow, Hamburg

K115 A. Walle, Hamburg

K119 A. Krabbe, Gerolsbach

K150 K. Loges, Arge Lola, Stuttgart

K151 T. Oberheitmann, Witten

K155 O. Ungerer, Kirchheim

K157 W. Krüper, Bielefeld

K183 E. Weimer, Würselen

K199 G. Mikes, Brunn/Geb.

K206 R. Frommann, Hamburg

K225 DOEHRINGs, Lübeck

K303 G. Westrich, Berlin

K307 S. Stempkowski, Utting

K314 W. C. Marsch, Universitätsklinik und Poliklinik für Dermatologie und Venerologie, Martin-Luther-Universität Halle

L100 M. von Papen, Köln

L109 G. u. A. Cornford, Reinheim

L115 R. Dunkel, Berlin

L116 R. Young, Ulm

L157 S. Adler, Lübeck

L190 G. Raichle, Ulm

L215 S. Weinert-Spieß, Neu-Ulm

M105 Herausgeber; nach einer Vorlage des Städtischen Krankenhauses Überlingen

M114 M. Braun, Cuxhaven

M117 G. Grevers, München

M120 M. Stock, Hirschberg

M123 T. Dirschka, Ennepetal

M138 H. Beck, Nürnberg

M139 J. Klingelhöfer, München

M141 T. Kommerell, Friedrichshafen

M148 C. Ravenschlag, Münster

M158 K.-L. Krämer, Köln

M161 M. Zimmer, Bammental

M180 V. Hach-Wunderle, Frankfurt

M181 S. Krautzig, Hannover

M206 A. Zegelin-Abt, Dortmund

M207 M. Koop, Idstein-Niederrod

M221 R. Mamerow, Rostock

M230 W. Bernig, Singen

M239 M. Bartoszek, Essen

M253 M. Brandstätter, Frankfurt

M257 J. Schlachter, Berlin

M259 B. Marscheider, Edertal

M260 A. Enke, Sinzig

M265 R. Kirstein, Darmstadt

M270 W. Schädle,Babenhausen

M281 K.-H. Staubach, Park-Krankenhaus Leipzig-Südost GmbH

M289 G. Motzkus, Heidelberg

M291 K. Protz, Hamburg; K. Protz: Moderne Wundversorgung, 4. Aufl., Elsevier GmbH, Urban & Fischer Verlag München 2007

M292 B. Dammshäuser, Haina-Hüttenrode

M294 B. Hein, München

N308 D. Noltensmeier, Detmold

N309 B. König, Rödental

N321 M. Özgen, Berlin

N325 D. Burghardt, Darmstadt

N353 G. Komesker, Köln

O124 K. Kühnel, München

O131 M. Kortenhaus, Vöhringen

O133 F. Koch, München

O136 H. Eisele, Aalen

O137 M. Haible, Ulm

O147 H. Regener, Erzhausen

O160 W. Mönig, Gaienhofen

O166 M. Assmussen-Clausen, Dänemark

O167 L. Juchli, Zürich

O168 K. Wilk, München

O177 S. Schmidt, München

O199 C. Schwerdt, München

O200 C. Kosel, München

O203 H. Reuter, Friedberg

O216 R. Michel, Huglfing

O342 A. Fingerhut, Laatzen

O350 A. Weimer, Würselen

O359 R. Papadopoulos, München

O402 T. Klare, München

O403 U. Sure, Münster

O405 S. Schröder, München

O407 H. Krabbe, Gerolsbach

O408 M. Gärtner, Gauting

O410 R. Drischel-Kubasek, München

O438 H. Zinsmeister, Stuttgart

O452 A. Mönsters, Wiefelstede

O454 M. Lauster, München

R101 G. Gruber, A. Hansch: Interaktiver Atlas der Blickdiagnostik in der Inneren Medizin, Urban & Fischer Verlag, München, 1999

R110-19 H. Rössler, W. Rüther: Orthopädie und Unfallchirurgie. 19. Aufl., Elsevier GmbH, Urban & Fischer, München 2005

R114 H. Thiel, M. Jensen: Psychiatrie für Pflegeberufe, 3. A., Urban & Fischer Verlag, München, 2001

R125 E. Christophers, M. Stän-ders: Haut und Geschlechts-krankheiten, 7. Aufl., Elsevier GmbH, Urban & Fischer Verlag, München 2003

R126 P. Altmeyer, T. Dirschka, R. Hartwig: Klinikleitfaden Dermatologie 2. Aufl., Elsevier GmbH, Urban & Fischer Verlag, München 2003

R132 M. Classen, V. Diehl, K. Kochsiek: Innere Medizin, 5. Aufl., Elsevier GmbH, Urban & Fischer Verlag, München 2003

R135 A. Muntau: Intensivkurs Pädiatrie, 3. Aufl., Elsevier GmbH, Urban & Fischer Verlag, München 2004

R154 M. Földi, Lehrbuch der Lymphologie. 6. Aufl. Elsevier GmbH, Urban & Fischer Verlag, München 2005

R162 G. Rassner: Dermatologie, Lehrbuch und Atlas, 8. Aufl., Elsevier GmbH, Urban & Fischer Verlag, München 2006

R167 H. Kretschmer: Reisemedi-zin, 2. Aufl., Elsevier GmbH, Urban & Fischer Verlag, 2005

R168 G. Gruber, A. Hansch: CD-Rom: Interaktiver Atlas der Blickdiagnostik, 2. Aufl., Else-vier GmbH, Urban & Fischer Verlag, München 2005

R172 C. Mims, H. Dockrell: Me-dical Microbiology, 3rd edtition, Elsevier, Mosby, 2004

R173 M. Oethinger: Mikrobiolo-gie und Immunologie, 11. Aufl., Elsevier GmbH, Urban & Fischer Verlag, München 2004

R175 W. Böcker, H. Denk, P. Heitz: Pathologie, 3. Aufl., Elsevier GmbH, Urban & Fischer Verlag, München 2006

R178 C. Hick, A. Hick: Kurz-lehrbuch Physiologie.4.Aufl., Urban & Fischer Verlag, Mün-chen 2002

R179 A. Meves: Intensivkurs Dermatologie, 1. Aufl., Elsevier GmbH, Urban & Fischer Verlag, München 2006

R182 M. Engelhardt: Sportver-letzungen, 1. Aufl., Elsevier GmbH, Urban & Fischer Verlag, München 2006

R183 A. Feige, A. Rempe, W. Würfel, J. Jawny, A. Rohde: Frauenheilkunde, 1. Aufl., Elsevier GmbH, Urban & Fischer Verlag, München 2005

R184 K. J. Bühling, Friedmann: Intensivkurs Gynäkologie und Geburtshilfe, 1. Aufl., Elsevier GmbH, Urban & Fischer Verlag, München 2003

R185 Pitkin et al.: Obstretrics and Gynaecology, Elsevier, Churchill Livingstone 2003

R186 G. Gruber, A. Hansch: Kompaktatlas Blickdiagnostik, Elsevier GmbH, Urban & Fischer Verlag, München 2006

R187 T. Ditzinger: Illusionen des Sehens, Elsevier GmbH, Spek-trum Akademischer Verlag, Heidelberg 2006

R188 B. Dammshäuser, Bobath – Konzept in der Pflege,1. Aufl., Elsevier GmbH, Urban & Fischer Verlag, München 2005

R189 R. Marre: Klinische Infek-tiologie, 1. Aufl., Urban & Fi-scher Verlag, München 2000

R190 D. Michalk, E. Schönau: Differentialdiagnose Pädiatrie, 2. Aufl., Elsevier GmbH, Urban & Fischer Verlag, München 2004

R191 B. Dangel et al.: Rehabili-tation Pflegebedürftiger, 1. Aufl., Elsevier GmbH, Urban & Fischer Verlag, München 2005

R192 A. M. Kiger: Teaching for Health, 3.ed., Elsevier, Churchill Livingstone 2004

R193 U. Hinkelmann, M. Fleischhauer: Die Endopro-these, 2. Aufl., Elsevier GmbH, Urban & Fischer Verlag 2007

R194 M. Kiechle: Gynäkologie und Geburtshilfe, 1. Aufl., Elsevier GmbH, Urban & Fischer Verlag, München 2007

S009 H. Bartels: Physiologie, 7. Aufl., Elsevier GmbH, Urban & Fischer Verlag, München 2003

S008 G. Kauffmann et al.: Radi-ologie, Urban & Schwarzenberg, München, 1996

S008-3 G. Kauffmann: Radio-logie, 3. Aufl., Elsevier GmbH, Urban & Fischer Verlag, Mün-chen 2006

S010-1-16 A. Benninghoff: Ana-tomie, Bd. 1., 16. Aufl., Urban & Schwarzenberg, München – Wien – Baltimore, 2002

S100 M. Classen et al.: Differen-tialdiagnose, Innere Medizin, Ur-ban & Schwarzenberg, München, 1998

S130-4 P. Deetjen,E.-J. Speck-mann, J. Hescheler: Physiolo-gie, 4. Aufl. Elsevier GmbH, Urban & Fischer Verlag, München 2005

T004 L.-A. Hotze, Schilddrüsen-praxis, Mainz-Kastel

T102 R. Hehrmann, Evangeli-sche Diakonissenanstalt, Stutt-gart

T112 J. Bennek, Universität Leipzig, Kinderchirurgie, Leip-zig

T113 G. Schuirer, Universität Münster, Radiologie, Münster

T114 L. Weißbach, Krankenhaus am Urban, Abteilung für Urolo-gie, Berlin

T116 J. W. Thüroff, Klinikum für Urologie und Kinderurologie, Wuppertal

T122 A. Lentner, Aachen

T125 U. Stierle, Lübeck

T127 P. Scriba, München

T128 U. Augenstein, Singen

T129 W. Kriegel, Aachen

T132 T. Schneider, Quedlinburg

T133 Deutsche Klinik für Fort-pflanzungsmedizin, Bad Münster

T134 F. Müller, Adelebsen

T135 G. Köster, Göttingen

T144 Klinikum Aachen, Abteilung HNO, Aachen

T159 M. Russ, Unfallchirurgie Bietigheim

T161 U. Bärsch, Kerckhoff-Klinik, Bad Nauheim

T164 M. Claßen, Klinikum links der Weser, Klinik für Kinder- und Jugendmedizin, Bremen

T165 H. Höffken, Marburg-Bauer-bach

T166 C. Schmidt, Bielefeld

T170 E. Walthers, Marburg-Bauer-bach

T173 U. Vogel, Tübingen

T177 Enzkreis-Kliniken, Mühl-acker

T179 Klinikum Großhadern, München

T180 W. Stoll, Münster

T192 K. Goerke, Marburg

T193 A. Hasenburg, Herne

T195 R. Bühler, Giengen/Brenz

T196 P. Kaiser, Müllheim

T197 B. Danz, Ulm

T220 Wald-Klinikum Gera gGmbH, Department für Allge-mein-, Viszeral-und Kinderchiru-gie

T221 Institut für Pflege-und Ge-sundheitswissenschaft, Berlin

T345 Klinik für Knochenmark-transplantation und Hämatologie/ Onkologie, Idar-Oberstein

T353 Klinik für Neurologie, Alfried Krupp Krankenhaus, Essen

T354 A. Walser-Liegl, Klinikum Starnberg, Med. Klinik, Einheit für Palliativmedizin

U106 R. Cegla GmbH & Co. KG, Medizinisch-Technische Geräte, Montabaur

U107 Novo Nordisk Pharma GmbH, Mainz

U117 Sanofi-Aventis Deutschland GmbH, Frankfurt

U118 Rölke Pharma Senioren-produkte, Hamburg

U120 Bode Chemie GmbH & Co., Hamburg

U127 E. Tosse & Co. mbH, Ham-burg

U130 Novartis Consumer Health, München

U131 TechniMed AG, Basel

U133 KCI Medizinprodukte GmbH, Höchstadt/Eich

U135 Hoechst AG, Bad Soden am Taunus

U136 Hoffmann-La Roche AG, Basel

U140 Tyco Healthcare Deutschland GmbH, Neustadt/Donau

U142 Abbott GmbH, Wiesbaden

U143 Hollister Incorporated, Unterföhring

U143-002 AMEDA, Ardo medical, Herrsching

U144 Medela Medizintechnik GmbH & Co Handels KG, Eching

U151 Russka ®, ist ein eingetragenes Zeichen der Firma Ludwig Bertram GmbH, Laatzen,

U163 Roche Diagnostics GmbH, Mannheim

U182 MEDIMEX Holfeld GmbH & Co., Hamburg

U220 AD. KRAUTH medical, GmbH & Co. KG, Fachbereich cardiovascular, Hamburg

U222 Fresenius Kabi Deutschland GmbH, Bad Homburg

U222-1 Fresenius Medical Care, Bad Homburg

U223 B. Braun Petzold AG, Melsungen

U225 Lilly Deutschland GmbH, Bad Homburg

U228 ConvaTec, München

U234 Böhringer Ingelheim Pharma KG, Ingelheim

U235 MPP Medizin- und Pflegebedarf, Leichlingen

U237 Beckmann Coulter GmbH, Krefeld

U242 Allergopharma Joachim Ganzer KG, Reinbek

V064 Macherey-Nagel GmbH & Co. KG, Düren

V067 PARI GmbH, Starnberg

V068 Rehavista GmbH, Berlin

V073 Braun GmbH, Kronberg

V075 Völker AG, Witten

V083 Weinmann Geräte für Medizin GmbH & Co. KG, Hamburg

V095 HINZ FABRIK GmbH, Berlin

V096 Tomed Dr. Toussaint GmbH, Bensheim

V097 Rentex Vertriebs GmbH & Co. KG, Hagen

V098 Ortopedia GmbH, Kiel

V099 DAN PRODUKTE, Pflegedokumentation GmbH, Siegen

V107 MED.SSE-System GmbH, Fürth

V108 HEIWASCH, Bad Nauheim

V112 St. Jude Medical GmbH, Nürnberg

V121 MEYRA-ORTOPEDIA Vertriebsgesellschaft mbH, Vlotho

V130 Coloplast GmbH, Hamburg

V133 Baxter Deutschland GmbH, Unterschleißheim

V137 Siemens AG, Erlangen

V141 Maquet GmbH & Co. KG, Rastatt

V143 Thomashilfen GmbH, Bremervörde

V150 Heinz Kurz GmbH Medizintechnik, Dußlingen

V152 Pajunk GmbH, Feinwerk-Medizintechnologie, Geisingen

V153 Sarstedt AG & Co., Nümbrecht

V155 Beiersdorf AG, Hamburg

V156 Servox Medizintechnik GmbH, Troisdorf

V157 Lohmann GmbH, Neuwied

V158 AMOENA GmbH & Co., Raubling

V159 Reck Medizintechnik, Betzenweiler

V161 Optiplan GmbH, Düsseldorf

V162 Dräger Medical AG & Co. KG, Lübeck

V163 Thämert, Orthopädische Hilfsmittel GmbH & Co. KG, Burgwedel

V164 Otto Bock Healthcare, Duderstadt

V174 Janssen-Cilag GmbH, Neuss

V179 IVAC Medizintechnik GmbH, Gießen

V185 OMRON Medizintechnik Handels GmbH, Mannheim

V191 Brandschutz Consult Ingenieurgesellschaft mbH, Leipzig

V203 Erlau AG, Aalen

V212 Tüshaus Med. Produkte GmbH, Velen

V214 Cook Deutschland GmbH, Mönchengladbach

V216 GN ReSound GmbH, Münster

V218 Olympus Optical Co. GmbH, Hamburg

V220 Paul Hartmann AG, Heidenheim

V225 Photo-CD-Archiv Studio Dieter Schleifenbaum, Hamburg

V226 Gazelle Technologies Inc., USA

V228 Synthes GmbH, Umkirch

V319 Pall Medical GmbH, Dreieich

V320 Aircast Europa GmbH, Neubeuern

V321 B+P Beatmungsprodukte GmbH, Neunkirchen

V328 astra Zeneca, Wedel

V330 Smith Nephew Wound Management, Lohfelden

V331 Petermann GmbH, Dornbühl

V334 SD-nostik Vertrieb und Beratung, Sinsheim

V335 IVAX Pharma GmbH, Neuss

V336 Roche Diagnostics gmbH, Mannheim

V379 Teleflex medical S.A., Le Faget

V385 Meiko Maschinenbau GmbH & Co. KG, Offenburg

V394 Andreas Fahl Medizintechnik-Vertrieb GmbH, Köln

V408 Kimberly-Clarke, Weinheim

V416 BioMonde GmbH, Tübingen

V418 ITI-Innovative Technik Ilting, Essen

V420 Teleflex Medical GmbH, Kernen

V421 Rehavista GmbH, Bremen

V422 Amazonas GmbH, München

V428 Gillette Gruppe Deutschland GmbH & Co. oHG Geschäftsbereich Oral Care, Kronberg im Taunus

V429 TeachScreen Software GmbH, Bad Birnbach

W188 Bundesdruckerei, Berlin

W195 Klinikum Nürnberg Süd, Intensivstation, Nürnberg

W222 Deutsche Hospiz Stiftung, Dortmund

W230 Arbeitsgemeinschaft Heimbeatmung und Respiratorentwöhnung e.V., Gauting

W231 Bayerischer Blinden- und Sehbehindertenbund e.V., München

W233 Bundeszentrale für gesundheitliche Aufklärung, Köln

W234 Moby Dick, Hamburg

W242 Deutsche Atemwegsliga e.V./DAK

W245 Deutsche Gesellschaft für Ernährung e.V., Bonn

W262 DKMS gemeinnützige Gesellschaft mbH, Köln

W267 DBfK-Bundesverband, Berlin

W270 Fachhochschule Frankfurt am Main, Dokumentationsstelle Pflege/Hilde-Steppe-Archiv

W271 Deutsche Gesellschaft für Palliativmedizin e.V., Bonn

X112 C. Tönshoff, Stuttgart

X124 O. Fritsche, Walldorf

X211 U. Sulkowski, Münster

X223 DelphisArt – Deva B. Doege, München

X228 Arbeitskreis Jugendzahnpflege, Bonn

X229 Kaiserswerther Diakonie, Düsseldorf

X230 Petra Kelly Archiv im Archiv Grünes Gedächtnis, Berlin

X231 Anonyme Alkoholiker Interessengemeinschaft e.V., München

X232 Deutsche Verkehrswacht, Meckenheim

X233 N. Erichsen, Datenbank Lisk, Carelit

X236 Stiftung Pflege e.V., Berlin

X237 Caritas Regensburg, Pressestelle

Freisteller
Kap. 1 Bibel O124 Schilderwald, Paar, Freunde J666 Hilfe beim Gehen, Gespräch K115 **Kap. 2** Doktorhut J666 **Kap. 3** Justitia J668 Notaufnahme J660 Wassertropfen J660 **Kap. 5** Säugling V226 Kleinkind, Tagebuch J668 Kindergartenkind J667 Schulkind, Jugendliche, Vierzigjähriger, Siebzigjähriger J666 Zwanzigjährige J660 **Kap. 6** Häuser K115, Mann J668, Frau J668 **Kap. 9** Frühstücksbrett V143 **Kap. 10** Logo DGP W271, Engel J666 **Kap. 12.6** Obst J660 **Kap. 12.7** Baby mit Windel J668 Kind auf Töpfchen J666 Nierenschale O408 **Kap. 12.8** Bett J666 **Kap. 12.10** Gähnen J666 **Kap. 12.11** Kind vor Spiegel O402 **Kap.12.12** Schmerz J666

Kapiteleingangsfotos
Kap. 1: DOEHRINGs, Lübeck
Kap. 2, 3, 7, 11, 12, 14–33: A. Walle, Hamburg
Kap. 4: Stockbyte
Kap. 5: Corbis, USA
Kap. 6: W. Krüper, Bielefeld
Kap. 8: T. Klare, München
Kap. 9: Deutsche Atemwegsliga e.V./DAK
Kap. 10: F. Koch, Rohrbach
Kap.13: Digital Stock, USA
Kap. 34: Engels Verlagsbüro, München

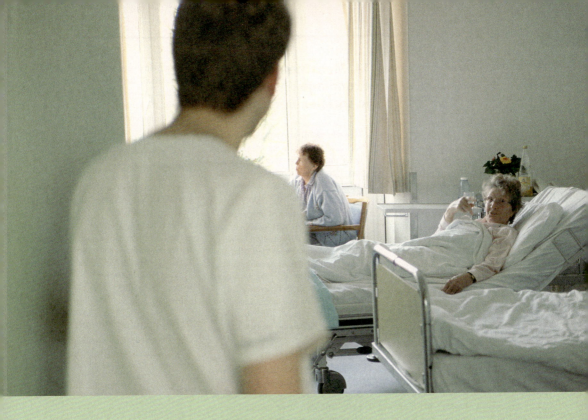

1 Grundlagen zum Pflegeverständnis

1.1	**Menschenbilder als Grundlage des Handelns in sozialen Berufen** 2	1.2.2	Individualethiken 7	1.3.3	Das Einstehen für die getroffene Entscheidung und die ausgeführte Handlungsoption 16
		1.2.3	Sozialethiken 8		
		1.3	**Das verantwortliche Handeln** 10	1.4	**Pflegeethik** 16
1.1.1	Aspekte des Menschseins 2				
1.1.2	Individuelle und wissenschaftliche Menschenbilder 6	1.3.1	Die Entscheidungsdimension des verantwortlichen Handelns 11	1.4.1	Das Erstrebenswerte in der Pflege 17
1.2	**Ethik und ethisch** 7			1.4.2	Die unterschiedlichen Bereiche einer Pflegeethik 18
1.2.1	Gegenstandsbereich der Ethik und ethischer Überlegungen ... 7	1.3.2	Die Ermittlung der besten Handlungsoption 14	**Literatur** 20

Grundlagen zum Pflegeverständnis

Was ist der Mensch?

Zu Beginn ihrer Ausbildung lernen angehende Handwerker die berufstypischen Werkstoffe kennen: Jeder Schreiner lernt etwas über *das* Holz, jeder Schlosser etwas über *das* Metall. Trotz der Vielzahl verschiedener Hölzer und Metalle gibt es *allgemein gültige* Aussagen über den jeweiligen Werkstoff: Holz „arbeitet", Metalle leiten den elektrischen Strom.

Auf die Pflegeausbildung kann dies nicht so einfach übertragen werden: Der Mensch ist nicht mit einem Werkstoff zu vergleichen: es gibt *den* Menschen nicht. Aber Pflegende arbeiten mit Menschen.

Die Pflegenden stehen durch ihren Beruf in der Verantwortung, sich auf einen anderen, pflegebedürftigen Menschen einzulassen und ihr Handeln so zu bestimmen, dass der Pflegebedürftige sich als Individuum angenommen fühlt und sich die „Dienstleistung Pflege" an seinen Vorstellung vom guten und erfüllten Leben orientiert. Zu einem fachlichen und *zugleich* mitmenschlichen Handeln benötigen sie daher Kenntnisse vom Menschen und seinem Verhalten in Gesundheit und Krankheit sowie von ethischen Entscheidungsprozessen.

Grundlegend für ein Pflegeverständnis (der professionellen Pflege) ist, welches **Menschenbild** und welches **ethische Grundverständnis** die Pflegenden haben. Beides beeinflusst maßgeblich den zwischenmenschlichen Umgang. Ob der Einzelne Menschen grundsätzlich achtet, ob er versucht, sie so zu verstehen, wie sie sich selbst sehen und ihre Welt deuten, und was er sich erlaubt oder nicht erlaubt, bestimmt das, was das pflegerische Handeln ausmacht.

1.1 Menschenbilder als Grundlage des Handelns in sozialen Berufen

> **Menschenbild:** Vorstellung von dem, was den Menschen als Mensch ausweist und ihn von Steinen, Pflanzen und Tieren unterscheidet. Aus dieser Anschauung heraus resultiert das Handeln im menschlichen Miteinander.
>
> **Reflexion:** Nachdenken über sich, andere oder anderes, z. B. die Natur, die Art und Weise des gesellschaftlichen Zusammenlebens oder den Sinn des Lebens. Dies führt zu Annahmen über den Gegenstand des Nachdenkens und zugleich zu Erkenntnissen über die eigene Persönlichkeit. Das „Ich-denke-über-…-nach" ist Voraussetzung einer Beziehung zu sich und zu anderen.

Das Nachdenken über die Frage „Was ist der Mensch?" führt im Allgemeinen zum Nachdenken über ein **Menschenbild**. Dieses Vermögen, über sich und andere nachzudenken, sein Handeln bewusst zu bestimmen und die Welt zu gestalten, macht den Menschen außergewöhnlich: im Vergleich mit Pflanzen und Tieren hat er die höchste Stufe der Evolution erreicht.

Sich ein Menschenbild machen zu können, erklärt wohl das Besondere des Menschen, doch wie der Mensch sich verhalten soll, ist damit noch längst nicht geklärt. Mensch zu sein beantwortet also nicht automatisch die Frage, welche Normen für das Menschsein gelten. Insofern stellt sich die grundsätzliche Frage, wie Menschsein verstanden und definiert werden kann. Im Folgenden werden verschiedene Aspekte des Menschseins vorgestellt, die nebeneinander und miteinander vorkommen können.

1.1.1 Aspekte des Menschseins

Die Reflexion über das Menschsein lässt eine Einteilung in verschiedene **Aspekte des Menschseins** zu:
- Der abhängige Mensch
- Der bedürftige und lebensfrohe Mensch
- Der empfindende und lernende Mensch
- Das Streben des Menschen nach einem sinnerfüllten Leben
- Der vernünftige und unvernünftige Mensch

Der abhängige Mensch

Der Mensch lebt in verschiedenen Abhängigkeiten. Diese Abhängigkeiten bestimmen ihn als Subjekt. Er ist abhängig von
- Seinen Genen
- Seiner Umwelt
- Der Endlichkeit des Lebens.

Die **Abhängigkeit von seinen Genen** prägt den Menschen in seiner *Körperlichkeit* und beeinflusst *seine psychische Veranlagung* (seine Neigungen). Während die körperliche Ausprägung, etwa Körpergröße oder Augen- und Haarfarbe, genetisch bestimmt ist, ist die Ausprägung der psychischen Veranlagung nur disponiert. Disponiert bedeutet, es besteht eine bestimmte Veranlagung, deren konkrete Ausprägung jedoch vom Handelnden selbst und den vorhandenen Möglichkeiten in der Umwelt abhängt. So kann die Veranlagung eines Kindes zum Musizieren davon beeinflusst werden, ob die Eltern diesen Wunsch erkennen und diese Veranlagung fördern. Des Weiteren bestimmen die Disziplin und das Engagement des Kindes die Ausprägung der Musikalität.

Die **Abhängigkeit von seiner Umwelt** erfährt der Mensch durch das, was ihm in der Welt vorgegeben ist, etwa Kultur, Staatsform oder klimatische Bedingungen. Er wird zu einem bestimmten Zeitpunkt in eine spezielle Familienstruktur, in einen bestimmten Staat, in eine bestimmte Region hineingeboren. Diese äußeren Gegebenheiten werden durch die Sprache, die gelebten Normen und Sitten, die Gewohnheiten der Familie und die technischen Möglichkeiten konkretisiert.

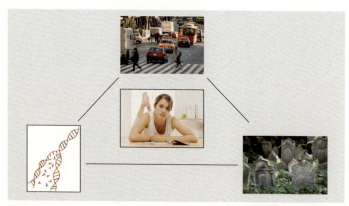

Abb. 1.1: Der Mensch als *abhängiges* Subjekt. [J660, J666, J668, S009]

Alles derart Vorgegebene hat einen Einfluss auf die Entwicklung des Einzelnen. Nicht zuletzt wird der Mensch durch andere Menschen und deren Kultur stark beeinflusst; dieser Prozess wird als *Enkulturation* bezeichnet.

Die **Abhängigkeit von der Endlichkeit** erfährt der Mensch durch die *Befristung* seines Lebens. Das Leben ist nicht unendlich, es beginnt mit der Geburt und endet mit dem Tod. Diese Befristung gibt dem Leben seinen Wert. Da der Mensch nicht „alle Zeit der Welt" hat, sondern nur über ein begrenztes, unklares Zeitkontingent verfügt, besteht der Wert des Lebens darin, die Vorstellungen der persönlichen Lebensgestaltung in dieser Frist zu verwirklichen. Der Mensch kann folglich nur während seiner irdischen Zeit seine Potentiale entfalten.

> **Abhängigkeiten bestimmen das Subjektsein**
>
> Die Abhängigkeit von Genen, Umwelt und Endlichkeit bestimmt das Subjektsein des Menschen. Gleichzeitig ist der Einzelne durch diese drei Dimensionen mit allen anderen Menschen vereint, da jedem Gene, die Endlichkeit und eine Umwelt vorgegeben sind. Diese äußere Verbundenheit ist eine grundlegende Verwandtschaft der Menschen.

Der bedürftige und lebensfrohe Mensch

Der Mensch hat **angeborene** *(primäre)* und **erworbene** *(sekundäre)* **Bedürfnisse.** Die angeborenen Bedürfnisse gelten als biologisch sinnvoll, da sie der Lebens- und Arterhaltung dienen. Zu ihnen gehören beispielsweise die lebensnotwendigen Bedürfnisse nach Schlaf, Essen und Trinken, Sexualität, Sauerstoffzufuhr und Bewegung.

Die erworbenen Bedürfnisse werden im Laufe des Lebens erlernt. Dies hat zwei Folgen: Jeder Mensch kann unterschiedliche Bedürfnisse erlernen und jedes erworbene Bedürfnis kann individuell entstehen. Zu den erworbenen Bedürfnissen wird die gesamte Palette der Interessen und Leidenschaften bis hin zu den Süchten gezählt: also all das, was der Mensch sich wünscht, gerne hat und im Laufe seines Lebens lieben und schätzen lernt, z.B. Liebe, Anerkennung, Macht und Besitz.

> Das *Typische von Bedürfnissen* besteht darin, dass sich das Bedürfnis aufbaut und nach Befriedigung sucht, um sich dann, wenn eine Befriedigung erfolgt ist, erneut aufzubauen. Angeborene und erworbene Bedürfnisse sind folglich *Impulse,* die im Anschluss an eine Befriedigung nach unbestimmter Zeit erneut als Impuls auftreten.

Bedürfnisbefriedigung

Die Art und Weise der **Bedürfnisbefriedigung** ist von mindestens drei Faktoren abhängig:
- Vom jeweiligen Bedürfnis
- Vom kulturellen Umgang mit dem Bedürfnis
- Von der Individualität des Einzelnen.

Das Beispiel des erworbenen Bedürfnisses nach Rauchen einer Zigarette verdeutlicht, dass die Umsetzung der Bedürfnisbefriedigung vom kulturell Vorgegebenen abhängt. Wenn beispielsweise das Rauchen in einem bestimmten Gebäude untersagt ist und der Raucher seiner Bedürfnisbefriedigung unter Einhaltung dieser Norm nachkommen möchte, so wird er einen anderen als den verbotenen Ort zur Befriedigung seiner Sucht Rauchen aufsuchen.

Lebensfrohe Lebensgestaltung

Die Bedürfnisbefriedigung kann sich im Laufe eines Lebens in ihrer qualitativen und quantitativen Form verändern; steht beim Kind z.B. das Spielen im Vordergrund, kann dieses Bedürfnis im Erwachsenenalter vermindert weite bestehen und können andere Bedürfnisse hinzukommen. Grundsätzlich ist das Handeln des Einzelnen darauf ausgelegt, seine angeborenen und erworbenen Bedürfnisse zu befriedigen. Die Bedürfnisbefriedigung ist Voraussetzung dafür, sein **Leben lebensfroh zu gestalten.**

Betrachtet man in diesem Zusammenhang die von dem amerikanischen Psychologen *Abraham Maslow* entwickelte Bedürfnispyramide (☞ Abb. 4.11), dann ist das Leben ein ständiges Streben nach Befriedigung angeborener und erworbener Bedürfnisse. Lebensfroh ist ein Mensch also dann, wenn es ihm gelingt, seine Bedürfnisse stetig zu befriedigen. Eine bedürfniserfüllende Lebensführung ist das, wonach der Mensch im Allgemeinen den Wert seines Lebens oder des Lebens anderer bestimmt.

Der empfindende und lernende Mensch

Der Mensch grenzt sich über seine Sinnesorgane (Hören, Sehen, Fühlen, Riechen, Schmecken) und sein Denk- und Empfindungsorgan (Gehirn) von anderen Menschen ab. Er *erkennt* und *empfindet* sich als eigenständiges Wesen, als ein Individuum mit eigenen Gefühlen und Gedanken sowie einer eigenen Biografie.

Empfindungen begleiten jeden Menschen in allen Phasen seines bewussten Lebens. Sie entscheiden mit darüber, ob und in welcher Form der Mensch lernt. Lernen ist ein bewusster Vorgang eines Menschen in Auseinandersetzung mit sich, anderen Menschen, Natur und Kultur(en). Seine Empfindungen und die Fähigkeit zum Lernen machen den Menschen zum weltoffenen, sich selbst und seine Handlungen gestaltendes Wesen. Durch seine geistig aktive Auseinandersetzung mit sich, anderen Menschen, Natur und Kultur(en) lernt er und entwickelt hierdurch sein Verständnis von sich selbst, seinen Wertvorstellungen und seinen Idealen.

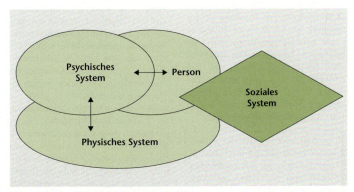

Abb. 1.2: Der Mensch und die Wechselbeziehung seiner Systeme.

Aus diesem entwickelten Verständnis heraus handelt der Mensch.

> „Man lernt von außen nach innen. Von innen nach außen bildet man sich"
>
> *(Ernst Freiherr von Feuchtersleben).*

Der **empfindende und lernende Mensch** empfindet und lernt in vierfacher Weise:
► Er empfindet und lernt sein körperliches System kennen
► Er empfindet und lernt sich als psychisches System kennen
► Er empfindet und lernt sich in Auseinandersetzung mit anderen Menschen in sozialen Systemen über sein Person-Sein kennen
► Er empfindet und lernt andere Menschen als Personen und somit als Ausdruck ihres jeweils anderen psychischen Systems kennen.

Um dieses Lernen meistern zu können, braucht der Mensch das Vermögen, sich selbst und andere Menschen in bestimmten Situationen deuten zu können, um vor diesem Hintergrund für sich angemessene Handlungsoptionen wahrzunehmen.

Neben dieser personalen Kompetenz, sein psychisches System zu entwickeln, ist jeder Mensch heutzutage gefordert, sich seinen Platz in der Gesellschaft zu erarbeiten. Der Schul- und Berufsabschluss sowie mögliche Zusatzqualifikationen stellen wesentliche Voraussetzungen zur Einnahme einer derartigen gesellschaftlich anerkannten Position dar. Darüber hinaus wird nach Einnahme einer bestimmten Position die Erbringung bestimmter Leistungen erwartet. In unserer Leistungsgesellschaft kann jeder Mensch folglich alles werden, wenn er über die notwendigen Qualifikationen verfügt, durch seine Leistungen überzeugt und Personen kennt, die ihn fördern. Die personalen Kompetenzen, die zu erwerbenden Qualifikationen und die tagtäglich im Unternehmen zu erbringende Leistung unterliegen einem lebenslangen Lernprozess. Das Sprichwort „Was Hänschen nicht lernt, lernt Hans nimmermehr" ist folglich nicht lang haltbar, da der Mensch ein Leben lang lernen kann und dies heute auch mehr denn je von der Gesellschaft gefordert wird.

> Der Mensch als empfindendes und lernendes Wesen gestaltet durch lebenslange Lernprozesse sein psychisches System, sein Person-Sein und auch seine gesellschaftliche Position.

Psychisches und physisches System

Indem er sich erkennt und empfindet, entwickelt jeder Mensch sein eigenes **psychisches System** der Verarbeitung von Gefühlen, Erlebnissen, Erfahrungen. Das psychische System steht mit dem **physischen System**, dem Körper, in Verbindung.

Diese Verbindung führt einerseits medizinisch zur Psychosomatik und andererseits psychologisch zum Ausbau eines Körperempfindens mit der Ausbildung eines eigenen Körpersinns, z.B. einem bestimmten Schönheitsideal. So kann das psychische System Schmerzen als (über-)lebenswichtige Warnsignale oder körperliche Veränderungen als zu „bekämpfende" Alterungsphänomene wahrnehmen. Umgekehrt kann psychisches Erleben zu dauernder Stress zu körperlichen (somatischen; *griech.* soma = Körper) Erscheinungen führen, z.B. zu Magenschmerzen. Das psychisches System und physische System (Leib als beseelter Körper) arbeiten miteinander, „kommunizieren", obwohl sie weitgehend autonom voneinander arbeiten. Mit dem Begriff *psychosomatisch* beschreibt man diese Wechselbeziehung zwischen seelischen und körperlichen Vorgängen.

Person und psychisches System

Das **psychische System** des Einzelnen, also sein gesamtes Denken und Fühlen, spiegelt sich nicht einfach im Auftreten als Person wider. Diesen Unterschied veranschaulicht der Satz „Man kann dem Menschen nur vor den Kopf gucken", denn was er tatsächlich denkt und fühlt, bleibt dem Gegenüber letztlich unzugänglich. Das psychische System entscheidet je nach Situation, was es von sich preisgibt.

Wenn der Einzelne auf einen anderen oder eine Gruppe trifft, stößt sein psychisches System auf ein **soziales System.** Soziale Systeme entstehen, wenn Menschen innerhalb eines Sozialverbandes (Familie, Arbeit, Verein) miteinander kommunizieren. Die Person ist nun *der* Teil jedes Einzelnen, der in einem sozialen System in Erscheinung tritt und an der Kommunikation teilnimmt. Sie ist weniger, als das gesamte psychische System des Einzelnen beinhaltet. Dieses Person-Sein, das nach griechischem Ursprung bedeutet, „eine Rolle im Theaterstück zu übernehmen", „eine Maske aufsetzen", macht den Schutz des psychischen Systems vor der Willkür anderer aus.

Beispielsweise können sich Lebenspartner innerhalb ihrer vier Wände auf andere Weise austauschen als der einzelne von ihnen am jeweiligen Arbeitsplatz mit Kollegen. Ernste psychische Probleme, die auf eine berufliche Überlastung zurückgehen, kann der eine dem anderen Partner wie selbstverständlich mitteilen, wird diese aber seinen Kollegen gegenüber eher verschweigen.

Jedes psychische System entscheidet durch sein Person-Sein darüber, welche Informationen es von sich bewusst anderen Personen in einem sozialen System preisgibt. Inwieweit jedoch der Einzelne über nonverbale Signale (nonverbale Kommunikation ☞ 6.2.2) mehr von sich preisgibt als er will, hängt davon ab, inwieweit er sein nonverbales Verhalten zu kontrollieren vermag. Andererseits kommt es auch darauf an, wie gut sein Gegenüber in der Lage ist, nonverbale Informationen zu entschlüsseln.

Das Streben des Menschen nach einem sinnerfüllten Leben

Wäre der Mensch *nur* ein bedürfnisorientiertes Wesen (☞ oben), dann würde er sein Leben nur von einer Bedürfnisbefriedigung zur nächsten gestalten. Im **Streben nach einem sinnerfüllten Leben** sucht der Mensch jedoch nach einer dauerhaft anzustrebenden Ausrichtung. Erst durch die Beantwortung dieser Frage wird das Leben sinnvoll, weil es eine Ausrichtung hat, die nicht nur einem Bedürfnis unterliegt, sondern dem Leben eine Orientierung gewährt.

Fragen nach dem Sinn des Lebens

Diese Orientierung ist es, die der Einzelne in seinem Leben sucht, die ihn erfüllt und seinem Leben einen Sinn gibt. Jeder Mensch entscheidet für sich, woran er sich orientiert. Insofern gibt es in der Beantwortung der Frage nach dem Sinn des Lebens vielfältige, von Mensch zu Mensch unterschiedliche Antworten. Menschen stellen sich folgende Fragen:
► Warum soll ich „moralisch" sein, d.h. warum soll ich das Gute anstreben und das Böse/das Schlechte ablehnen?
► Warum ist das Leben nicht nur eine Lustveranstaltung?
► Was ist mir im Leben wichtig oder welche Lebensziele habe ich und welche verfolge ich konsequent?
► Glaube ich an ein Leben nach dem Tode und wenn ja, welche Bedeutung hat dies für mein Leben?

1.1 Menschenbild

► Was macht mein Leben aus, wenn ich meine sekundären Bedürfnisse nicht mehr so befriedigen kann, wie ich es eigentlich möchte?

Sinndimensionen des Menschen

Diese und ähnliche Fragen führen zu den **Sinndimensionen des Menschen.** Sie geben dem Leben eine grundsätzliche Ausrichtung. Diese kann zwei Richtungen umfassen, die einander ergänzen:

► **Homo faber,** ein schaffender Menschen mit der Kategorie Erfolg oder Misserfolg

► **Homo amans,** der erlebende, begegnende und liebende Mensch.

Während der *Homo faber* (*lat.* faber = Arbeiter) nach Erfolg (Geld, Macht, Statussymbole, Ansehen) strebt und sich somit auf äußere Werte ausrichtet, besinnt sich der *homo amans* (*lat.* amans = liebend) auf seine inneren Werte (Begegnung mit Menschen, Begegnung mit Gott, Begegnung mit sich als kreativem, sittlichem und spirituellem Wesen).

Gestaltung der individuellen Lebensräume

Konkret werden diese Dimensionen in der **Gestaltung** der **individuellen Lebensräume,** in denen der Mensch sich jeweils teilweise realisiert. Er wählt, bestimmt und gestaltet diese Räume durch sein Verhalten (mit). Ob er in der Familie, im Freundeskreis, im Vereinsleben, im Arbeitsleben oder in anderen Räumen ein erfolgreiches und erfülltes Leben lebt, liegt an der Bestimmung seiner Sinndimension. Es ist seine Entscheidung, ob er sich in diesen Lebensräumen an Erfolgskriterien orientiert („mein Haus, meine Frau, meine Kinder, mein Auto, meine Freunde, meine Karriere"), oder ob er in der selbstlosen Förderung anderer Menschen, der Anteilnahme an Freude und Leid anderer, dem geselligen Miteinander oder dem gütigen Handeln einen eigenständigen Wert sieht und damit das erfolgsorientierte Handeln mit einem erfüllungsorientierten Handeln kombinieren kann oder nicht.

Der Erfolg geht mit einem Erfolgsgefühl einher und bedarf zu seiner Erhaltung eines erneuten Erfolgs. Stillstand heißt hier Rückschritt. Beim erfüllungsorientierten Handeln hingegen ist das Erfüllungsgefühl unabhängig von gesellschaftlich anerkannten Erfolgszuschreibungen. Seine Kinder aufwachsen zu sehen, den Frühling zu erleben, auf sein Leben zurückzuschauen und festzustellen, „ja, es war gut und schön", Freunde zu haben und mit diesen Feste zu feiern kann eine Erfüllung geben, die mit materiellen oder gesellschaftlichen Erfolgszuschreibungen nicht gemessen werden kann.

Bei der Suche nach einem sinnerfüllten Leben geht es also nicht darum, ein „Heiliger" zu werden oder den Freuden des Lebens zu entsagen, sondern neben den angeborenen und erworbenen Bedürfnissen eine Orientierung zu haben, die auch Kraft in Verzweiflung oder Not gibt. Die gewählte Sinndimension nimmt den Menschen ein, erfüllt ihn und leitet sein Handeln. Dieses sinnerfüllte Leben übersteigt die Bedürftigkeit des Menschen durch eine selbst gesetzte Idee von einer wichtigen und für sein Leben wesentlich zu erfüllenden Aufgabe, die nur durch Selbsttätigkeit ausgeführt werden kann. Es handelt sich sozusagen um eine *Vision,* die durch das Tätigwerden als *Mission* angestrebt wird.

Existentielle Frustration

Entfällt diese Sinndimension, kann im Menschen eine Situation der existentiellen Frustration entstehen. Eine **existentielle Frustration** (existentiell = auf das unmittelbare Dasein bezogen) erleben beispielsweise Personen, die sich zeitlebens über ihre Arbeit definiert haben und dann in den nicht gewollten sog. Ruhestand treten müssen; existentiell frustriert können auch Eltern sein, die sich über die Erziehung und Versorgung ihrer Kinder definiert haben, die jetzt das Elternhaus verlassen haben. Sinnkrisen können auch entstehen, wenn eine für das Leben handlungsleitende und selbstbestätigende Idee, etwa eine politische Überzeugung, verloren geht. Ein Beispiel hierfür kann das Ende der DDR sein und die Wirkung dieses Umstandes auf diejenigen Bürger, die von der Überlegenheit bzw. Richtigkeit ihres sozialistischen Staatswesens überzeugt gewesen sind.

Der vernünftige und unvernünftige Mensch

Der **Mensch kann sowohl vernünftig als auch unvernünftig sein.** Jedem ist bewusst, dass Rauchen, Schlafmangel, übermäßiger Alkoholkonsum und Fast-Food-Kost ungesund sind und es vernünftig wäre, nicht zu rauchen, genügend zu schlafen und sich ausgewogen zu ernähren. Dennoch gibt es viele Menschen, die rauchen oder sich ungesund ernähren.

Doch was bedeutet eigentlich „vernünftig sein"? Zunächst ist Vernunft von Verstand zu unterscheiden und aufeinander zu beziehen. Der **Verstand** ist die geistige Kraft des Menschen, Wissens- und Könnensbestände aufzunehmen, abzuspeichern und wiederzugeben. Jeder Mensch hat einen individuellen Wissensfundus, auf den er zugreifen kann und sich somit seines Wissens bedient. Inwieweit der einzelne Mensch bei der Gestaltung seines Tun und Lassens während seines Lebens auf diese Wissensvorräte tatsächlich zurückgreift, kann sehr unterschiedlich sein.

Vernünftig sein bedeutet demnach, sich zunächst seines Wissens zu bemächtigen und bei nicht ausreichendem Wissen sein Tun oder Lassen solange auszusetzen, bis diese Wissenslücke gefüllt ist und man „weiß, was zu tun oder zu lassen ist".

Eine Handlung „nach bestem Wissen und Gewissen" zu tun, setzt somit Verstand voraus. Das Handeln „nach bestem Gewissen", die *Ge*wissenhaftigkeit, verlangt allerdings mehr, nämlich **Vernunft.** Ein Tun und Lassen ist dann gewissenhaft, wenn alle denkbaren Aspekte innerhalb eines Entscheidungsvorganges bedacht worden sind und die Entscheidung auf diejenige Handlungsoption fällt, die als die günstigste Alternative bestimmt wurde.

> Gewissenhaftigkeit ist folglich ein Ausdruck für einen rationalen Entscheidungsvorgang, der darauf abzielt, die beste Handlungsoption für ein Tun oder Lassen zu bestimmen.

Etwas „nach bestem Gewissen" zu tun stellt darüber hinaus die Frage nach der individuellen Ausrichtung von Tun oder Lassen (☞ oben). Diese Ausrichtung bestimmt die Qualität des Handelns. Eine alkoholisierte Person kann vor der Fragestellung stehen: „Soll ich mit dem Auto nach Hause fahren oder ein Taxi bestellen?" Eine solche Frage lässt sich erst mit Gewissenhaftigkeit lösen, wenn eine richtungsweisende *Sollensperspektive* in die Überlegungen einfließt. Die beste Maßnahme, Geld zu sparen, wäre die Heimfahrt mit dem eigenen Auto. Die Ausrichtung auf die eigene und fremde Sicherheit wäre, sich für die Heimfahrt mit dem Taxi zu entscheiden. Vernunft als Fähigkeit des Menschen, seinem Leben einen Sinn zu geben und daraufhin konsequent zu handeln, meint, sich für etwas „für gut Gehaltenes" zu entscheiden, auch wenn es vordergründig mit höheren (psychischen oder materiellen) Kosten verbunden ist.

> Das Gute ist durch jeden Einzelnen in jeder Handlung neu zu bestimmen und führt zum verantwortlichen Handeln.

1.1.2 Individuelle und wissenschaftliche Menschenbilder

Das Bild von einem bestimmten oder vielen Menschen beeinflusst maßgeblich den zwischenmenschlichen Umgang – das Miteinander. Einem Freund begegnet man anders als einer unsympathischen Person. Im Privatleben kann man sich die Menschen, mit denen man seine Freizeit verbringt, weitgehend aussuchen. Im beruflichen Umgang hat man hierauf nur wenig Einfluss. Insbesondere in sozialen Dienstleistungsberufen wie der Gesundheits- und Krankenpflege steht der Dienst am hilfs- oder pflegebedürftigen Menschen im Vordergrund. Berufliches Handeln hier nur nach Sympathie und Antipathie auszurichten, wird weder dem Pflege- oder Hilfsbedürftigen noch dem Anspruch einer qualifizierten professionellen Pflege (☞ 2.2) gerecht.

Vielmehr bedarf das berufliche Handeln zur Vereinigung von Fachlichkeit und Mitmenschlichkeit eines reflektierten (überdachten) Menschenbilds. „Denn wie ich den Menschen sehe und verstehe, so pflege ich ihn." Im Folgenden werden unterschiedliche Menschenbilder vorgestellt:
▸ Das individuelle Menschenbild
▸ Wissenschaftliche Menschenbilder

Individuelles Menschenbild

Jeder Mensch entwickelt, ohne darüber nachzudenken, ein Bild davon, was der Mensch ist. Das **individuelle Menschenbild** ist von Mensch zu Mensch verschieden, weil jeder durch seine persönliche Entwicklung, durch Werte und Normen (☞ 1.1.1) sowie vielfältige Einflüsse unterschiedlich geprägt ist. Nicht der Mensch im Allgemeinen, sondern der konkrete Mensch oder eine bestimmte Personengruppe wird auf Grund eigener Erfahrungen, Wertmaßstäbe und Beobachtungen eingeschätzt und bewertet.

In der Pflege spielen die individuellen Menschenbilder und Wertvorstellungen eine große Rolle, so spiegeln sich in den Erwartungen, mit denen Pflegende dem Pflegebedürftigen gegenübertreten, eigene Vorstellungen und Erfahrungen wider.

> Indem man sich mit allgemein gültigen Aussagen zum Menschen beschäftigt, können sich die eigenen Annahmen über den Menschen zu einem neuen Bild vom Menschen verändern.

Wissenschaftliche Menschenbilder

Durch systematisches Nachdenken über den Menschen entstehen **wissenschaftliche Menschenbilder** mit allgemein gültigen Aussagen über Menschen. Jede Einzelwissenschaft beschäftigt sich jedoch nur mit Teilaspekten des Menschen. Je nach Blickrichtung der Wissenschaft wird der Mensch als naturwissenschaftliches, sozio-kulturelles, weltgestaltendes, wert- und sinnbestimmendes oder glaubendes Wesen bestimmt. Erst die Zusammenfassung aller Auffassungen eröffnet den Blick auf den Menschen in seiner Vielfalt.

Naturwissenschaftliches Menschenbild: Der Mensch als Maschine

Im **naturwissenschaftlichen Menschenbild** wird der Mensch auf das Schema „Ursache und Wirkung" reduziert. Sowohl der menschliche Körper als auch seine Handlungen werden hierdurch erklärbar und ggf. beeinflussbar: Die naturwissenschaftliche Medizin führt Krankheiten auf bestimmte Ursachen, z.B. Gen- bzw. Zelldefekte, zurück. Die Psychologie erklärt menschliches Verhalten durch psychologische Gesetzmäßigkeiten und entwickelt danach Behandlungsverfahren (☞ 34.4). Gesund zu sein heißt hier, funktionstüchtig zu sein.

Sozialwissenschaftliches Menschenbild: Der Mensch als von Sprache und Regeln abhängiges Wesen

Der Mensch ist ein soziales Wesen, d.h. er ist – zumindest im Kindesalter – auf andere angewiesen und lebt darüber hinaus meist in Gemeinschaft mit anderen Menschen. In den verschiedenen Lebenswelten wie Elternhaus, Freundeskreis, Arbeitsstätte usw. lernt der Mensch über die Sprache die jeweiligen Regeln, Werte und Erwartungsanforderungen kennen: Er weiß, was von ihm erwartet wird, wann er oder etwas gelobt wird. Das **sozialwissenschaftliche Menschenbild** basiert auf der Grundannahme, dass der Mensch unterschiedliche Rollen (☞ 6.1.3)

einnimmt (Tochter, Schwester, Freundin, Geliebte, Angestellte) und mithilfe der Kommunikation (☞ 6.2) die Umwelt wahrnimmt und gestaltet. Aus der sozialwissenschaftlichen Perspektive betrachtet ist der Mensch keine triviale Maschine, die einfach zu bedienen und zu berechnen ist, sondern Teil eines sozialen Miteinanders, an das er sich einerseits anpassen, das er andererseits aber auch mitgestalten kann.

Kultur- und gesellschaftswissenschaftliches Menschenbild: Der Mensch als Weltgestalter

Kultur ist all das, was der Mensch geschaffen hat: von der Spülmaschine bis zur Genforschung, der gesetzlichen Bestimmungen oder die vielfältigen Vorstellungen von „dem Normalen". Die **Kultur- bzw. Gesellschaftswissenschaften** wie Politik-, Rechts-, Kunst-, Technikwissenschaften oder die Ökonomie beschäftigen sich mit den Bedingungen des menschlichen Lebens und suchen nach Antworten, wie die Kultur im Hinblick auf den Menschen verbessert werden kann. Zentrale Fragen sind die gerechte Gestaltung der Gesellschaft, die Versorgung des Menschen mit allen notwendigen Gütern, die Sicherheit der Menschen innerhalb eines Staates und zwischen den Staaten sowie die Gestaltung eines solidarischen Miteinanders zwischen Reich und Arm, Krank und Gesund, Alt und Jung, Mann und Frau.

Philosophisches Menschenbild: Der Mensch als Werk seiner Selbst

Geht man davon aus, dass der Mensch mit seiner geistigen Kraft (Wissen, Erfahrung, Normbewusstsein) sich selbst und sein Handeln bestimmen kann, dann kann der Mensch nach Auffassung des Pädagogen *Johann Heinrich Pestalozzi* „Werk seiner Selbst" werden. Das **philosophische Menschenbild** betrachtet unter anderem die Fähigkeit des Menschen, seinem Leben einen Sinn zu geben, und zum anderen, durch sein Handeln diesem Lebenssinn zu entsprechen.

> Die philosophische Frage nach dem Sinn des Lebens brachte Aristoteles auf die griffige Formel „Lebe gut und handle recht". Darunter verstand er, genieße das Leben, feiere Feste, gönn dir was (lebe gut), aber beachte dabei, dass du deine Mitmenschen gut behandelst und ihnen keinen Schaden zufügst (handle recht).

Das philosophische Menschenbild überträgt dem Einzelnen die Verantwortung, seine Persönlichkeit zu entwickeln sowie zu einem friedvollen und gerechten Miteinander beizutragen. Der Einzelne wird aufgefordert, am Fortschritt des Menschen und der Menschheit durch die Übernahme von Eigenverantwortung mitzuarbeiten.

Theologisches Menschenbild: Der Mensch als gläubiges Wesen

Ein **theologisches Menschenbild** – unabhängig von einer konkreten Glaubensrichtung – geht davon aus, dass der Mensch seine letztendliche Bestimmung nicht in Beweiszusammenhängen, sondern im Glauben findet. Der gläubige Mensch identifiziert sich mit „seiner" Lehre und sucht Wege, sein Leben an den Geboten und Botschaften seines Glaubens zu orientieren. Der Glaube hilft dem Gläubigen, in den Ereignissen des Lebens eine tiefere Bedeutung zu sehen, und gewährt ihm dadurch Hoffnung und Zuversicht.

1.2 Ethik und ethisch

1.2.1 Gegenstandsbereich der Ethik und ethischer Überlegungen

Ethik beschäftigt sich mit der unterschiedlichen Lebensgestaltung des Menschen (☞ 1.1) und der Art und Weise, wie das menschliche Miteinander geregelt ist oder geregelt werden kann. Ethik thematisiert demnach einerseits das gute Handeln innerhalb der persönlichen Lebensvorstellungen von einem erfüllten Leben und andererseits die Organisation und Ausrichtung des Zusammenlebens von Menschen in speziellen Kontexten.

Ethisch hingegen sind alle Denkvorgänge eines Menschen, der Gutes beabsichtigt und danach fragt, ob er das, was er machen möchte, auch umsetzen soll. Ein *Mensch handelt ethisch,* wenn er seine Einstellungen zu sich und zu anderen Menschen, Dingen und Vorgängen hinterfragt. Eine derartige *Selbstreflexion* ist ein Prüfstein, durch den das eigene Tun und Lassen gerechtfertigt wird.

Ethische Überlegungen

Mit **ethischen Überlegungen** findet folglich eine Überprüfung dessen statt, was der einzelne Mensch oder eine Gruppe

von Menschen *mit Gründen für gut erklärt.*

Die Aussage „lieber zehn Jahre genussorientiert als zwanzig Jahre asketisch leben" ist ein Beispiel für ein *lustorientiertes Lebenskonzept,* das besagt: „Ich will mein Leben in vollen Zügen genießen". Auf der Basis einer derartigen Lebensvorstellung vom erfüllten Leben würde der genussorientierte Mensch ganz andere Handlungsweisen für gut halten als jener Mensch, der an einer langen Lebenszeit interessiert ist. Eine genussorientierte Lebensorientierung lässt sich jedoch genauso rechtfertigen wie eine asketische Lebensorientierung. Es gibt also nicht *die* Ethik und auch nicht *das* Ethische.

> Unterschiedliche Vorstellungen vom guten Leben und die daraus resultierenden Handlungsweisen unterliegen einer unterschiedlichen Rechtfertigung.

Individual- und Sozialethik

Die **Individual-** und **Sozialethiken** sowie die *individual-* und *sozialethischen Überlegungen* stehen allerdings in Beziehung miteinander. Die allgemein bekannte goldene Regel „Was du nicht willst, das man dir tut, das füg auch keinem anderen zu" verweist auf diese Beziehung. Gemeint ist, dass jeder Einzelne sein Handeln daran prüft, ob er gleiches erleben will. So lässt sich fragen: Möchte ich von anderen Menschen betrogen werden? Möchte ich von anderen Menschen beleidigt werden? Möchte ich, dass andere Menschen mein Eigentum missachten? Kann ich wollen, dass andere Menschen mich körperlich verletzen? Die Verneinung dieser Fragen würde dann dazu führen, vergleichbare Handlungsweisen selbst nicht auszuführen.

> Anderen kein Leid und keinen Schaden zuzuführen und ein friedvolles Miteinander zu stiften und zu erhalten, erfordert eine behutsames Miteinanderumgehen, welches durch zu verinnerlichende allgemein anerkannte Regeln bestimmt werden kann.

Diese *wechselseitige Verbundenheit zwischen Individualethik und Sozialethik* sowie individualethisch und sozialethisch kommt zum Beispiel auch in folgender Freiheitsdefinition zum Vorschein: „Die Freiheit des Einzelnen endet dort, wo die

Freiheit des Anderen beginnt!" Jeder Mensch soll danach die Wahlfreiheit des anderen beachten. Die einfache Frage, „ob jemand mitkommen möchte", eröffnet eine „Ja- oder Nein-Entscheidung" und gewährleistet damit die freie Wahlentscheidung des Einzelnen. Eine Handlung, in die ein anderer Mensch nicht eingewilligt hat, ist demnach „Freiheits-Missbrauch", da der Handelnde sich eine Handlungsfreiheit herausnimmt, welche die Entscheidungsfreiheit des Anderen missachtet.

1.2.2 Individualethiken

Individualethiken thematisieren die Bedürfnisse des Einzelnen vor dem Hintergrund des Sozialen. Die Individualethik fragt nach den *Lebensvorstellungen, Haltungen* und *Einstellungen des Menschen* und den damit verbundenen Handlungsweisen. Sie betont die Pflichten des Einzelnen gegenüber sich und anderen und hebt damit die *Eigenverantwortung zur Gestaltung seines eigenen Lebens* im Kontext eines gelebten sozialen Miteinanders hervor.

Lebensvorstellungen des Menschen

Um die **Lebensvorstellung** des Einzelnen zu erkennen, hilft die Frage: „Worauf darf der Mensch im Leben hoffen?" Diese Frage kann in vierfacher Weise beantwortet werden: Das Leben ist
▸ Eine diesseitige, andauernde Party
▸ Ein diesseitiges, anstrengendes Werk
▸ Ein diesseitiges, anstrengendes Werk mit „Party-Einlagen"
▸ Ein Werk in der Hoffnung auf eine jenseitige Erlösung.

Die Lebensvorstellungen der Menschen unterscheiden sich. Sie können im *Diesseits* zum Tragen kommen oder eher auf ein *Jenseits* gerichtet sein.

In Lebensvorstellungen, die im Diesseits verwirklicht werden sollen, kann man sich das Leben als eine Veranstaltung vorstellen, in der es darum geht, die Anzahl der Glücksmomente zu erhöhen. Das Leben ist darauf ausgerichtet, diese Glücksmomente zu erstreben und einzufangen.

Vorstellung einer Glückswürdigkeit

Dies sieht in der Vorstellung einer *Glückswürdigkeit* ganz anders aus. Hier besteht die Annahme, dass einem Menschen erst

Grundlagen zum Pflegeverständnis

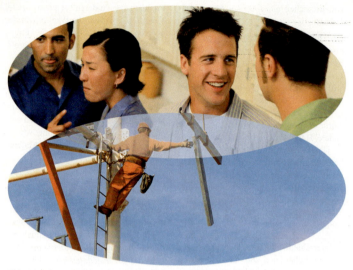

Abb. 1.3: Lebensvorstellungen des Menschen: Die Verbindung von Lust- und Leistungsprinzip. [J666]

nach (mit Mühe) getanem Werk Glück zusteht. Nicht das Gefühl, sondern die Würdigkeit, ein Werk geschaffen zu haben, erfreut den Menschen und führt zum Glück.

Leistungsprinzip und Lustprinzip
Diese beiden Vorstellungen können aber auch kombiniert werden. Dabei werden beide Vorstellungen in einer Verbindung von *Leistungsprinzip* und *Lustprinzip* in eine neue Idee des guten und erfüllten Lebens integriert: Das Leben fordert dem Menschen eine Menge ab (Leistungsprinzip) und gibt ihm zugleich auch Freude (Lustprinzip). In diesem Modell ergänzen sich also Arbeit und Spaß (☞ auch 1.3.1).

Glaubensgebundene Lebensvorstellungen
In den Vorstellungen, dass das Leben ein zu erbringendes Werk in der Hoffnung auf eine jenseitige Erlösung ist, kommen alle *glaubensgebundenen Lebensvorstellungen* zum Ausdruck. Der gläubige Mensch erfährt ein göttliches Gegenüber, ein Du, welches Kraft, Liebe, Orientierung und Mahnung in der Hoffnung auf ein nicht zu Wissendes, nur zu glaubendes Leben nach dem Tode gewährt.

Die Lebensgestaltung aus einem Glauben heraus verbindet den Einzelnen mit einer Glaubensgemeinschaft, dem Gehalt des zu Glaubenden und dessen Ritualen. Leistungs- und Lustprinzip ordnen sich in den glaubensgebundenen Lebensvorstellungen unter. Hier geht es darum, sein Leben entsprechend des Glaubengehaltes zu gestalten.

Glaubensgebundene Lebensvorstellung ☞ auch 6.1.8, 5.4.4, 10.3.5

Haltungen und Einstellungen des Menschen

> Das, was der Einzelne für ein *gutes und erfülltes Leben* hält, beeinflusst Haltungen und Einstellungen des Menschen.

Haltungen sind übergeordnete Wertentscheidungen. Hiermit ist nichts Konkretes, sondern Abstraktes, Grundsätzliches gemeint. Insofern geht es bei der Frage nach den Haltungen eines Menschen etwa nicht um den konkret ausgeübten Beruf, den konkreten anderen Menschen, die konkrete Krankheit oder den konkreten Umgang mit der Freizeit, sondern allgemein darum, welche Grundsätze der Einzelne zum beruflichen Handeln, zu anderen Menschen, zu Bildung, Krankheit, Gesundheit, Gewalt und zur Gestaltung seiner Freizeit hat. Folglich kann ein Mensch Anhänger der demokratischen Idee sein, sich aber im Beruf gezwungen fühlen, dieses Prinzip nicht vollständig umsetzen zu können.

Einstellungen hingegen sind *auf Dauer getroffene* und an konkrete Personen, Dinge oder Vorgänge gebundene *Wertentscheidungen*. So kann eine andere Person für sympathisch, eine bestimmte Sportart, eine politische Partei oder auch eine bestimmte Form der Freizeitgestaltung für gut gehalten werden, während anderes nicht akzeptiert oder anerkannt wird. Die Einstellungen sind folglich bewertende Festlegungen des Einzelnen; sie hängen von dem ab, was von ihm zum guten und erfüllten Leben gerechnet wird.

> **Die individuelle Lebensvorstellung bestimmt die Haltungen und Einstellungen des Menschen.** Aus ihnen resultieren Wertentscheidungen über die Aktivitäten im Leben.

1.2.3 Sozialethiken

Sozialethiken beleuchten das Miteinander von Menschen und können nach Reichweite ihrer Aussagen auch nach dem jeweils gültigen Maßstab des Guten unterschieden werden.

Sozialethiken nach ihrer Reichweite
Allgemeine Sozialethiken
Allgemeine Sozialethiken beschreiben Grundsätzliches. Ohne Einschränkung und weitere Bedingungen werden Fragen wie „Darf man Lügen, Töten, Stehlen, Schmerzen oder Leid zufügen oder sein Recht mit Gewalt durchsetzen?" thematisiert.

Spezielle Sozialethiken
Spezielle Sozialethiken sind gekennzeichnet durch eine Bedingung, eine Betrachtung eines definierten Bereichs. Unterscheiden lassen sich:
▶ Gesellschaftsethik
▶ Handlungsfeldethik
▶ Organisationsethik
▶ Berufsethik

Zur Erläuterung dieser Unterscheidung werden diese in Bezug auf das Gesundheits- und Sozialwesen dargestellt.
▶ *Gesellschaftsethik:* Hier steht für das Gesundheits- und Sozialwesen seit Jahren die Frage im Raum, wie die Kosten im Gesundheits- und Sozialwesen einerseits reduziert werden und andererseits gerechter auf die Bürger verteilt werden können. Es geht demnach auch um den Schutz des Einzelnen im Verhältnis zum Leistungsvermögen einer Solidargemeinschaft. Zentral ist hier die Frage: wofür soll die Gemeinschaft der Versicherten und wofür der Einzelne Verantwortung übernehmen?

1.2 Ethik und ethisch

▶ *Handlungsfeldethik:* Im Gesundheitswesen geht es um die Gesund-Werdung und im Sozialwesen um die Hilfeleistungen zum würdevollen Leben. Alle Personen, die sich in diesen Handlungsfeldern bewegen, kennen die jeweilige Handlungslogik. Im Gesundheitswesen geht es um Gesundheitsförderung, Bekämpfung von Krankheiten oder Minderung von Leid. Im Sozialwesen geht es um die Bereitstellung von Hilfen zur Führung eines sozial angemessenen Lebens

▶ *Organisationsethik:* Eine Organisation wie ein Krankenhaus, ein Altenheim oder ein ambulanter Pflegedienst sieht sich mehreren Bedingungen ausgesetzt. Jede Leitung einer Einrichtung ist gefordert, dafür zu sorgen, dass unter den gegebenen wirtschaftlichen Verhältnissen die Organisation ihren Auftrag so erfüllt, dass sie wirtschaftlich erfolgreich arbeitet und so am Markt bestehen bleibt. Diese Mindest-

forderung zur Eigenerhaltung wird darüber hinaus heute vielfach von Leitbildern der Organisation ergänzt. Sätze wie „der Kunde ist König" oder „der Mitarbeiter ist unser höchstes Gut" sind Aussagen, die in die Abläufe des Unternehmens integriert werden müssen. *Organisationsethische Überlegungen* beziehen sich also darauf, wie ethische Aussagen in gelebte Prozessabläufe über- und umgesetzt werden können

▶ *Berufsethik:* Jeder Beruf kann eine Berufsethik entwickeln. Eine Berufsethik beinhaltet für die Berufsmitglieder grundsätzliche Aussagen, denen sie entsprechen sollen. Die Berufsmitglieder verpflichten sich, bestimmte Prinzipien in ihrem beruflichen Handeln zu beachten. Für alle sozialen Dienstleistungsberufe (Pflegende, Ärzte, Physiotherapeuten, Ergotherapeuten usw.) sind hier fünf Prinzipen relevant:

– Respektiere das Selbstbestimmungsrecht des Einzelnen (*Autonomie-Prinzip*)
– Sorge dich um das Wohlergehen des Einzelnen (*Beneficence-Prinzip*)
– Trage zur Verbesserung des allgemeinen Wohls bei (*Utilitäts-Prinzip*)
– Füge keinem Menschen Schaden/Leiden zu (*Nonmaleficence-Prinzip*)
– Führe deinen Dienst gewissenhaft aus (*Fidelity-Prinzip*).

Für eine Berufsethik der Pflegenden und eine Berufsethik der Ärzte werden hier die berufsethischen Aussagen zweier Berufsvertretungen exemplarisch dargestellt (☞ Kästen).

Sozialethiken und ihre Gütekriterien

Die **Gütekriterien** sind der Maßstab, nach dem Handeln im sozialen Miteinander für „gut" erklärt und damit ethisch gerechtfertigt werden kann. Neben der

---

ICN-Ethikkodex für Pflegende
Präambel

Die Pflegende hat vier grundlegende Aufgaben:

▶ Gesundheit zu fördern, Krankheit zu verhüten, Gesundheit wiederherzustellen, Leiden zu lindern. Es besteht ein universeller Bedarf an Pflege.

▶ Untrennbar von Pflege ist die Achtung der Menschenrechte, einschließlich des Rechts auf Leben, auf Würde und auf respektvolle Behandlung. Sie wird ohne Rücksicht auf das Alter, Behinderung oder Krankheit, das Geschlecht, den Glauben, die Hautfarbe, die Kultur, die Nationalität, die politische Einstellung, die Rasse oder den sozialen Status ausgeübt.

▶ Die Pflegende übt ihre berufliche Tätigkeit zum Wohle des Einzelnen, der Familie und der sozialen Gemeinschaft aus; sie koordiniert ihre Dienstleistungen mit denen anderer beteiligter Gruppen.

Der Kodex

Der ICN-Ethikkodex für Pflegende hat vier Grundelemente, die den Standard ethischer Verhaltensweisen bestimmen.

Elemente des Ethikkodex

1. Pflegende und ihre Mitmenschen

Die grundlegende berufliche Verantwortung der Pflegenden gilt dem pflegebedürftigen Menschen.

Bei ihrer beruflichen Tätigkeit fördert die Pflegende ein Umfeld, in dem die Menschenrechte, die Wertvorstellungen, die Sitten

und Gewohnheiten sowie der Glaube des Einzelnen, der Familie und der sozialen Gemeinschaft respektiert werden.

Die Pflegende gewährleistet, dass der Pflegebedürftige ausreichende Informationen erhält, auf die er seine Zustimmung zu seiner pflegerischen Versorgung und Behandlung gründen kann.

Die Pflegende behandelt jede persönliche Information vertraulich und geht verantwortungsvoll mit der Informationsweitergabe um.

Die Pflegende teilt mit der Gesellschaft die Verantwortung, Maßnahmen zugunsten der gesundheitlichen und sozialen Bedürfnisse der Bevölkerung, besonders der von benachteiligten Gruppen, zu veranlassen und zu unterstützen.

Die Pflegende ist auch mitverantwortlich für die Erhaltung und den Schutz der natürlichen Umwelt vor Ausbeutung, Verschmutzung, Abwertung und Zerstörung.

2. Pflegende und die Berufsausübung

Die Pflegende ist persönlich verantwortlich und rechenschaftspflichtig für die Ausübung der Pflege sowie für die Wahrung ihrer fachlichen Kompetenz durch kontinuierliche Fortbildung.

Die Pflegende achtet auf ihre eigene Gesundheit, um ihre Fähigkeit zur Berufsausübung zu erhalten und sie nicht zu beeinträchtigen.

Die Pflegende beurteilt die individuellen Fachkompetenzen, wenn sie Verantwortung übernimmt oder delegiert.

Die Pflegende soll in ihrem beruflichen Handeln jederzeit auf ein persönliches Verhalten

achten, das dem Ansehen der Profession dient und das Vertrauen der Bevölkerung in sie stärkt.

Die Pflegende gewährleistet bei der Ausübung ihrer beruflichen Tätigkeit, dass der Einsatz von Technologie und die Anwendung neuer wissenschaftlicher Erkenntnisse vereinbar sind mit der Sicherheit, der Würde und den Rechten des Menschen.

3. Pflegende und die Profession

Die Pflegende übernimmt die Hauptrolle bei der Festlegung und Umsetzung von Standards für die Pflegepraxis, das Pflegemanagement, die Pflegeforschung und Pflegebildung.

Die Pflegende wirkt aktiv an der Weiterentwicklung der wissenschaftlichen Grundlagen der Profession mit.

Durch ihren Berufsverband setzt sich die Pflegende dafür ein, dass gerechte soziale und wirtschaftliche Arbeitsbedingungen in der Pflege geschaffen und erhalten werden.

4. Pflegende und ihre Kollegen

Die Pflegende sorgt für eine gute Zusammenarbeit mit den Kollegen aus der Pflege und anderen Professionen.

Die Pflegende greift zum Schutz des Patienten ein, wenn sein Wohl durch einen Kollegen oder eine andere Person gefährdet ist." (🕮 1)

Hinweis: Pflegende sind Personen, die die Profession Pflege ausüben: Gesundheits- und Krankenpfleger(in), Gesundheits- und Kinderkrankenpfleger(in), Altenpfleger/in.

9

1 Grundlagen zum Pflegeverständnis

Genfer Ärzte-Gelöbnis

Bei meiner Aufnahme in den ärztlichen Berufsstand gelobe ich feierlich, mein Leben in den Dienst der Menschlichkeit zu stellen. Ich werde meinen Beruf mit Gewissenhaftigkeit und Würde ausüben. Die Erhaltung und Wiederherstellung der Gesundheit meines Patienten soll oberstes Gebot meines Handelns sein. Ich werde alle mir anvertrauten Geheimnisse auch über den Tod des Patienten hinaus wahren. Ich werde mit allen meinen Kräften die Ehre und die edle Überlieferungen des ärztlichen Berufes aufrechterhalten und bei der Ausübung meiner ärztlichen Pflichten keinen Unterschied machen weder nach Religion, Nationalität, Rasse, noch nach Parteizugehörigkeit oder sozialer Stellung. Ich werde jedem Menschenleben von der Empfängnis an Ehrfurcht entgegenbringen und selbst unter Bedrohung meine ärztliche Kunst nicht im Widerspruch zu den Geboten der Menschlichkeit anwenden. Ich werde meinen Lehrern und Kollegen die schuldige Achtung erweisen. Dies alles verspreche ich feierlich auf meiner Ehre. (🕮 2)

Verantwortungsethik (☞ 1.3) können weitere sieben unterschiedliche Formen unterschieden werden, nach denen ein „gut" bestimmt werden kann.

- *Hedonistisch*: Liegt ein Handeln vor, das mit der Argumentation geführt wird, dass die eigene Lust gesteigert oder eigenes Leid vermindert werden soll, dann liegt ein hedonistischer (*griech.* hedone = Lust) Maßstab des guten Handelns zu Grunde
- *Utilitaristisch*: Der Maßstab des guten Handelns ist im Utilitarismus (*lat.* utilitas = Nutzen) dann gegeben, wenn die meisten Menschen, die von der Handlung betroffen sind, von dieser profitieren. Gut heißt damit, alles ist erlaubt, wenn die Mehrheit hiervon einen Vorteil hat
- *Legalistisch*: Entspricht eine Handlung dem geltenden Recht, kann sie als „gut" bezeichnet werden. Gesetzeswidriges Handeln ist in diesem Denksystem kein gutes Handeln. In dieser Denkkategorie wird das gesetzte Recht zur Legitimierung (*lat.* lex = Gesetz) des eigenen Handelns
- *Moralisch*: Handlungen, die den Funktionserwartungen, den Routinen, den Gewohnheiten, dem Traditionellen, also dem, was in einem Sozialverband üblich ist, entspricht, sind moralisch gut. Oder anders formuliert: Werden Handlungen ausgeführt, die dem Üblichen widersprechen, kann dies von anderen im Sozialverband negativ bewertet werden
- *Personalistisch*: Ein personalistisch gutes Handeln liegt dann vor, wenn eine bestimmte Handlung so ausgeführt wird, wie eine Autoritätsperson dies von einem anderen erwartet. Die Triebfeder, den Erwartungen einer Autoritätsperson zu entsprechen, geht zurück auf ein „Gefallen-Wollen", einem „Anderen Verfallen-Sein", ihm „Hörig-Sein". Weil eine derartige Autoritätsperson sagt, das ist „gut", ist es auch für die beeinflusste andere Person „gut"

- *Gehorsamkeitsethisch*: In der Gehorsamkeitsethik geht es darum, dass es eine klassische Befehlsstruktur mit Gehorsamkeitsanspruch gibt. Gut ist ein Handeln dann, wenn der Befehlsempfänger den Befehl ordnungsgemäß ausführt
- *Gesinnungsethik*: Anders als bei der Gehorsamkeitsethik, wo es um die bedingungslose Befolgung einer Anordnung geht, liegt bei der Gesinnungsethik eine eigene innere Verpflichtung vor, sein Handeln so und nicht anders zu bestimmen.

Gesinnungsethisch gut ist eine Handlung dann, wenn sie mit der entsprechenden Weltanschauung übereinstimmt. Wird eine Weltanschauung von einer Person vertreten, kann sie entweder nur danach handeln oder nicht. Beispielsweise ist bei den Zeugen Jehovas die Ablehnung einer Bluttübertragung gesinnungsethisch erklärbar. Hier passt das Handeln in ein Weltbild mit einer Ja- oder Nein-Handlungsmöglichkeit. Als gesinnungsethisch bezeichnet man eine Handlung also, wenn ihre Umsetzung die Erfüllung eines absoluten moralischen Gebotes ist, unabhängig von ihren tatsächlichen Folgen

- *Prinzipienethik*: Entgegen der Gesinnungsethik geht es bei der Prinzipienethik darum, dass der Einzelne einige nicht mehr hinterfragbare Grundsätze

für die Gestaltung seines Lebens gefasst hat. Je nach Situation entscheidet er sich für ein Prinzip und damit gegen andere Prinzipien.

Diese „Güterabwägung" lässt sich am Beispiel Patientenwille und Patientenwohl verdeutlichen. Soll bei einem Patienten mit sehr hoher Dekubitusgefährdung ein Lagerungswechsel durchgeführt werden, obwohl der Patient dies nicht wünscht? Vor dem Hintergrund der Prinzipienethik kann hier nur *ein* Prinzip berücksichtigt werden

- *Verantwortungsethik*: Das verantwortliche Handeln ist ein Abwägungsverfahren zur Bestimmung dessen, was in der jeweiligen Situation das begründbar Bestmögliche ist. Das setzt eine fachliche Kompetenz (Qualifikation) sowie das Verstehen der Lebenswirklichkeit der an der Handlung beteiligten Personen voraus, um dann in einem gestuften Abwägungsverfahren (☞ 1.3.1, Tab. 1.4) das jeweils bestmöglich zu Verantwortende zu bestimmen.

1.3 Das verantwortliche Handeln

Die **Verantwortungsethik** ist eine heute anerkannte und die anderen Ethiken verbindende Theorie, die an dieser Stelle ausgiebig vorgestellt wird.

Entscheidungsphasen	Entscheidungsschritte (☞ Text)
Entscheidungsvoraussetzungen	1. Handlungsmächtigkeit
	2. Wohlwollen
Orientierungen	3. Ermittlung der Funktionserwartungen
	4. Bedenken der Gemeinwohlerwartungen
Handlungsoptionen	5. Bestimmung der Handlungsoption
Ausrichtung der wertgebundenen Entscheidung	6. Die regulative Idee des Guten als Verantwortung für die Lebensgestaltung

Tab. 1.4: Algorithmus zum verantwortlichen Entscheiden. Der Algorithmus beinhaltet alle wesentlichen Aspekte, ohne dass hierdurch die inhaltliche Entscheidung vorweggenommen wird.

1.3 Das verantwortliche Handeln

Das **verantwortliche Handeln** ist zunächst einmal ein Handeln als solches. Handeln ist ein *bewusstes Tun oder Lassen* des Menschen und geht insofern über Verhalten hinaus, als dass der Mensch nicht nur aus Gewohnheit oder Routine heraus agiert, sondern sein Tun oder Lassen begründet.

> Ver-antwort-lich heißt, Antwort geben zu können, warum man in einer Situation das eine unternommen und vieles andere nicht getan hat.

Das mit „guten Gründen" ausgeführte Handeln ist folglich ein verantwortliches Handeln und beinhaltet drei Dimensionen:
- Die *Entscheidungsdimension* – die Bestimmung der besten Handlungsoption zur Klärung der folgenden Fragen:
  - Worum geht es? – als eigentliche Fragestellung
  - Was kann ich tun? – als mögliche Handlungsoptionen
  - Was soll ich tun? – als beste Handlungsoption
- Die *Ausführungsdimension* – die Umsetzung der zuvor getroffenen Entscheidung
- Die *Haftungsdimension* – das Einstehen für die absehbaren Folgen der umgesetzten Entscheidung.

1.3.1 Die Entscheidungsdimension des verantwortlichen Handelns

> Wenn Entscheidungen getroffen werden sollen, kann dies nach einem Entscheidungsfindungsmodell erfolgen. Die **Entscheidungsfindung** erfolgt nach einem formalisierten Ablaufplan (Algorithmus ☞ Tab. 1.4), die Entscheidung selbst liegt beim Einzelnen.

Handlungsmächtigkeit

Handlungsmächtigkeit beinhaltet, dass der Handelnde sich darüber im Klaren ist, ob er über das zur Entscheidung und Ausführung der Handlung notwendige (Fach-)Wissen (Know-how) verfügt oder nicht.

Wenn das notwendige (Fach-)Wissen und das praktische Vermögen fehlen, muss die Entscheidung oder Ausführung delegiert oder auf einen späteren Zeitpunkt verschoben werden.

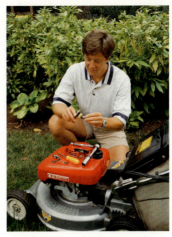

Abb. 1.5: Fachwissen vorhanden? Wenn beispielsweise eine Person die Notwendigkeit zum Reparieren des Rasenmähers zwar erkennt, aber die Reparatur nicht beherrscht, dann wäre das eigenständige Reparieren verantwortungslos, d. h. mit keinen guten Gründen vertretbar, wegen der absehbaren Folgen sogar unvernünftig. [J666]

Wohlwollen

Unter **Wohlwollen** wird *im Allgemeinen* verstanden, dass ein Mensch einem anderen Menschen etwas *Gutes tun* möchte. Er geht davon aus, auf bestimmte Weise dem anderen zu helfen, ihm unter die Arme zu greifen, ihn zu entlasten und hierfür eine Anerkennung zu erfahren. Sei es ein dankbares Lächeln oder anerkennende Worte.

Wohlwollen als paternalistische Handlung

Die wohlwollende Handlungsweise beinhaltet die Annahme, etwas in bester Absicht für einen anderen zu tun, und kann als ein **paternalistisches Handeln** bezeichnet werden. Ethisch vertretbar ist ein solches Handeln *nur* bei Personen mit eingeschränkter Geschäftsfähigkeit. Paternalistisches Handeln gegenüber Menschen, die selbstständig ihre Entscheidung treffen können, ist nicht vertretbar.

Wohlwollen als Eindenken in die Wirklichkeit eines anderen

Wohlwollen lässt sich darüber hinaus verstehen als **Eindenken in die Wirklichkeit eines anderen Menschen**. Während der Vorgang des Einfühlens das eigene Gefühl favorisiert und die subjektiven Gefühle des anderen missachtet werden könnten, geht das Eindenken damit einher, dass der Einzelne sich in die Situation eines jeden anderen „Hinein-Denken" kann. Nicht ein Gefühl für den anderen ist entscheidend, sondern die Fähigkeit, die erlebte und empfundene Wirklichkeit des anderen in sich entstehen zu lassen.

Die Situation eines anderen Menschen kann durch Denkvorgänge nachempfunden werden, ohne die eigene Souveränität zu verlieren, das heißt, ohne selber emotional und faktisch in diese Situation verwickelt zu sein. Diese Souveränität eröffnet einen anderen Blickwinkel auf ein Problem, womit sich neue Lösungsalternativen ergeben können.

> Wohlwollend ist jemand, der sich bei Entscheidungen, die Folgen für einen anderen Menschen haben können, die Lage des Betroffenen vor Augen führt und dies mit zur Grundlage seiner Entscheidung macht. Insofern ist Wohlwollen gleichermaßen eine Voraussetzung zum verantwortlichen Handeln als auch eine Entscheidungsgrundlage.

Ermittlung der Funktionserwartungen

Funktionserwartungen beinhalten situationsbedingte, voneinander unabhängige Anforderungen an Menschen in ihre Funktionen als Inhaber bestimmter sozialer Rollen (☞ 6.1.2). So soll z. B. die Gesundheits- und Krankenpflegerin dem Arzt zur Seite stehen, den Patienten verstehen, sich für dessen Belange Zeit nehmen und zugleich innerhalb eines bestimmten Zeitraums alle erforderlichen Verrichtungen erledigen.

Solche und ähnliche Funktionserwartungen beinhalten allgemeine Anforderungen an einen Rolleninhaber, die im Einzelfall nicht immer miteinander vereinbar sind oder denen man im Einzelfall nicht entsprechen will. Wenn wie in diesem Beispiel an eine Person innerhalb *derselben* Rolle verschiedene, teils unvereinbare Erwartungen herangetragen werden, bezeichnet man dies als *Intrarollenkonflikt*. Im Gegensatz dazu existiert ein *Interrollenkonflikt*, wenn ein Akteur in *unterschiedlichen* Rollen konkurrierenden Anforderungen ausgesetzt ist (z. B. Rolle als Erwerbstätige versus Rolle als Mutter).

Funktionserwartungen sind folglich allgemeine moralische und ggf. personalisierte Anforderungen an den Rolleninhaber, die mit der Absicht auf Erfüllung gestellt werden.

1 Grundlagen zum Pflegeverständnis

Beispielsweise gilt in einem Supermarkt die Unternehmensphilosophie „Der Kunde ist König". Für den Marktleiter bedeutet dies darauf zu achten, dass keine langen Warteschlangen entstehen. An der Kasse einer Kassiererin, die ein angespanntes Verhältnis zum Marktleiter hat, entsteht jedoch aufgrund starken Andrangs eine Warteschlange. Ein älterer Herr, der für das Sonntagsessen noch dringend einkaufen muss, zählt langsam sein „Kleingeld". Die nachfolgenden Kunden beginnen zu protestieren.

Aus diesem Beispiel wird deutlich, dass das verantwortliche Handeln mit der Ermittlung der konkreten Funktionserwartungen einhergeht. Die einander konkurrierenden Erwartungsanforderungen sind hier dadurch gegeben, dass innerhalb einer Situation mehrere unterschiedliche Anforderungen, die nicht alle gleichzeitig zu erfüllen sind, auftreten und den Handelnden vor die Frage stellen: was kann und soll ich tun? Was für Handlungsmöglichkeiten hat die Kassiererin und welche der möglichen Lösungen ist die beste?

Ergebnis des Abwägens ist das Soll

Die beste Handlungsmöglichkeit ist das Ergebnis eines Abwägungsvorganges, der das verantwortliche Handeln repräsentiert. Dieses Ergebnis stellt ein **Soll**, also ein auszuführendes Handeln dar. Dieses Soll wird je nach Situation unterschiedlich interpretiert; es ist aber immer das, was sich nach Abwägen aller Handlungsoptionen mit guten Gründen vertreten lässt. Dieses Abwägen aller Handlungsoptionen fußt auf dem Wollen, in jeder Situation das Gute herauszufinden und es dann umzusetzen bzw. auszuführen. Dies bedarf der Herausbildung einer Verantwortungshaltung, die den Einzelnen dazu bringt, den Abwägungsvorgang durchzuführen.

> „Es ist überall nichts in der Welt ... zu denken möglich, was ohne Einschränkung für gut gehalten werden könnte, als allein ein guter Wille." (Kant, Einleitungssatz des ersten Abschnittes in Grundlegung der Metaphysik der Sitten, BA 1,2)

Bewusstwerdung der Funktionserwartungen

Um in einer bestimmten Situation das herauszufinden, was der Einzelne verantworten kann, ist der Entscheider gefordert, sich zunächst die vorhandenen Funk-

tionserwartungen bewusst zu machen: „Wer erwartet was von mir?" Bezogen auf das Beispiel bedeutet dies, sich klar zu machen: „Was erwarten der Vorgesetzte, was der ältere Herr als Kunde, was die Kunden in der Schlange von ihr?", und was sind meine eigenen Vorstellungen?

Dieser erste Schritt der Bewusstwerdung der Funktionserwartungen „wer erwartet was von mir" stellt die **Ermittlung der Funktionserwartungen** dar. Indem sich der Einzelne die Funktionserwartungen bewusst macht, klärt er sich selbst über die bestehenden Interessen innerhalb der Situation auf. Mit dieser Selbstaufklärung wirkt er einem „Instrumentalisiert-Werden" entgegen und fördert die Eigenständigkeit.

> „Aufklärung ist der Ausgang des Menschen aus seiner selbstverschuldeten Unmündigkeit. Unmündigkeit ist das Unvermögen, sich seines Verstandes ohne Leitung eines anderen zu bedienen. ... Sapere aude! Habe Mut dich deines eigenen Verstandes zu bedienen!" (Kant, Was ist Aufklärung?)

Bedenken der Gemeinwohlerwartungen

Das **Bedenken der Gemeinwohlerwartungen** beinhaltet das bewusste Einholen allgemeingültiger Normen (*lat.* norma = Regel). *Allgemeingültige Normen* sind die innerhalb einer Gesellschaft und in Organisationen anerkannten und für gut befundenen Verhaltenserwartungen. Sie umfassen gesetzliche und moralische Aussagen. Beide Aussagensysteme eint, dass sie für ein friedvolles Leben im sozialen Miteinander stehen.

Im Sinne des von *Immanuel Kant* beschriebenen Kategorischen Imperativs „*Handle nur nach derjenigen Maxime, durch die du zugleich wollen kannst, dass sie ein allgemeines Gesetz werde*" (📖 3) oder der in der Bibel (Markus 12.30; Lukas 6.31, Matthäus 7.12) grundgelegten goldenen Regel „*Was du nicht willst, das man dir tut, das füg auch keinem anderen zu!*" geht es darum, dass sich der Handelnde in einer verantwortlichen Entscheidung dieser allgemeingültigen gesetzlichen und moralischen Aussagen bewusst wird.

> Das Bedenken der Gemeinwohlerwartungen heißt, den konkreten Fall auf ein allgemeingültig Anerkanntes zu beziehen.

Am Beispiel der Kassiererin bestehen hier keine zu beachtenden gesetzlichen Bestimmungen, sondern das Handeln unterliegt in diesem Fall nur moralischen Grundsätzen. Wie geht man mit älteren Menschen im Geschäftsleben um? Wenn der Einkauf im Supermarkt den Funktionserwartungen „schnell und billig" unterliegt, dann wird derjenige, der diesem Prinzip nicht entspricht, als störend erlebt. Die funktionalistische, also auf das „reibungslose Funktionieren" eines Menschen bezogene Erwartung der Schnelligkeit – ohne Berücksichtigung anderer Faktoren oder Zusammenhänge – führt dazu, dass alle Personen, die bei dieser Schnelligkeit nicht mithalten können, Missachtung erfahren.

Allgemeingültig anerkannt ist, dass jeder Mensch gleich ist und in seinem Handeln solange frei ist, wie er nicht die Rechte anderer Menschen negativ beeinflusst. Vor dieser allgemeinen Moralforderung heißt die zu stellende allgemeine Toleranzfrage hier: Kann eine Einschränkung der Freiheitsrechte älterer Menschen in Bezug auf die Einkaufszeiten vorgenommen werden?

Im Sinne von Kants *Kategorischem Imperativ* oder der *goldenen Regel* kann gefragt werden: Kann man wirklich wollen, dass werktätige Menschen den nicht mehr am Produktionsprozess beteiligten Menschen vorschreiben, wann sie was tun sollen, in diesem Fall, wann sie einzukaufen haben? Mit welcher Argumentation könnte eine solche Forderung eine allgemeine Zustimmung finden? Vom störungsfreien Schnelligkeitsprinzip her betrachtet ist der ältere Herr hinderlich, er hält den Betrieb auf. Auf der Gemeinwohlebene hingegen kann diese Meinung korrigiert werden. Hier erscheint der ältere Herr nicht in rein funktionaler Betrachtung, sondern als gleichwertige Person, der die gleiche Beachtung wie allen anderen Personen entgegengebracht wird.

Auf der *Funktionsebene* stehen konkurrierende Erwartungsanforderungen nebeneinander, auf der *Gemeinwohlebene* wird auf ein Sollendes geschaut, das allgemein gültig werden soll. Was kann und soll die Kassiererin nun tun?

12

1.3 Das verantwortliche Handeln

Bestimmung der Handlungsoption

Das Bedenken der Gemeinwohlerwartungen führt dazu, dass den Funktionserwartungen etwas Allgemeingültiges entgegengehalten wird. Diese Besinnung auf allgemein anerkannte Vorstellungen bedarf nun letztlich der **Bestimmung der Handlungsoption**.

Bei der Bestimmung der Handlungsoption geht es darum festzustellen, was unter Beachtung des Allgemeinen getan werden kann. Die Frage „Was *kann* ich tun?" erweitert den Handlungsspielraum. Alle denkbaren Handlungsoptionen können nun einem *begründeten Abwägungsverfahren* unterzogen werden.

Begründetes Abwägen

In diesem Abwägungsverfahren geht es zunächst darum, sich die *Handlungsmöglichkeiten bewusst zu machen* und anschließend darum, die einzelnen *Vor- und Nachteile* dieser Handlungsmöglichkeiten einschließlich der absehbaren Folgen der jeweiligen Maßnahme miteinander in *Beziehung zu setzen*. Hierdurch lässt sich die Frage „Was *soll* ich tun?" konkret beantworten. Denn nach Abwägung der einzelnen Handlungsoptionen ist dann eine Entscheidung darüber zu treffen, welche der Handlungsoptionen in dieser Situation als die beste bestimmt werden kann.

Am Beispiel der Kassiererin sind für sie folgende Handlungsoptionen möglich:

▶ Dem Kunden durch Gesten zeigen, dass er schneller machen soll
▶ Den Kunden deutlich zum schnelleren Zahlen auffordern
▶ Ein stillschweigendes Aushalten der Situation
▶ Eine freundliche Zuwendung zum Kunden
▶ Eine freundliche Zuwendung zum Kunden mit Blick auf die Warteschlange und der Aussage: „Nur kein Stress – jeder ist hier zu jeder Zeit willkommen, ob Jung oder Alt, schnell oder langsam, hier ist der Kunde König! Ich denke, dafür hat jeder in der Warteschlange Verständnis!"

Diese fünf beispielhaft aufgeführten Optionen verdeutlichen, dass immer auch ein anderes Handeln möglich ist. Darüber hinaus wird ersichtlich, dass mit jeder Option Vor- und Nachteile einhergehen. Die ersten beiden hier aufgeführten

Handlungsoptionen sind aufgrund der Gemeinwohlorientierung nicht mit guten Gründen vertretbar. Die drei anderen Möglichkeiten sind jedoch vertretbar. Vor dem Hintergrund der Folgeabwägungen, z. B. dass der Einkaufsleiter beobachten könnte, was die Kassiererin tut, könnte die Kassiererin sich für die fünfte Handlungsmöglichkeit entscheiden und diese dann auch umsetzen. Hierdurch würde sie die Funktionserwartung „schnell und billig" dem Leitsatz „Der Kunde ist König" unterordnen, den ungeduldigen Kunden in der Warteschlange deutlich vermitteln, worum es geht und dem Marktleiter signalisieren, dass sie das Problem im Griff hat.

Das Soll ist an ein Können gebunden

Ein jedes Sollen wird folglich an ein Können gebunden und setzt einen rationalen Abwägungsprozess voraus. Das Soll ist als ein über den Entscheidungsprozess des verantwortlichen Handelns zu bestimmendes Gut vorstellbar. **Das Soll ist die Qualität des Handelns,** die keine Utopie ist, sondern eine in der jeweiligen Situation mit guten Gründen zu rechtfertigende Lösung darstellt. Dieses verantwortliche Handeln erfordert von dem Einzelnen, das Verantwortbare einer Situation bestimmen zu wollen. Dazu sucht er nach der besten Handlungsoption in der jeweiligen Situation.

> Bei der Bestimmung der Handlungsoption ist entscheidend, wie der Einzelne innerhalb unterschiedlicher Kontexte das bestimmt, was das Gute ist. Folglich ist die **Entwicklung eines ethischen Bewusstseins** gleichzeitig die Entwicklung einer Idee vom guten und erfüllten Leben, die dem Einzelnen zur Orientierung dient (☞ 1.2.2). Diese Idee prägt das Verantwortungsgefühl des Einzelnen für sein Leben.

Die erstrebenswerte Idee des Guten als Verantwortung für die Lebensgestaltung
Aspekte des Menschseins

Der Mensch als von seinen Genen, der Endlichkeit und der sozialen Welt abhängiges Wesen verfügt über ein psychisches System, welches sich durch einen eigenständigen Denk-, Empfindungs-, Er-

lebens-, Gedächtnis- und Gewissensapparat auszeichnet, und er verfügt über die Fähigkeit, sich über sein Person-Sein (☞ 1.1.1) in der sozialen Welt darzustellen.

Der Mensch hat zusätzlich das Vermögen, sein Selbst und seine Wirkweisen als Mitglied einer sozialen Kommunikationsgemeinschaft auszubilden. Hierbei ist er sowohl Mitglied unterschiedlicher Gruppierungen als auch einsames Subjekt.

Der Mensch fungiert mithin immer in mehreren Rollen, ist zum Beispiel Schüler, Freund, Sohn, Neffe, Sportkamerad, zugleich aber auch selbst erlebender, selbst fühlender, selbst denkender, selbst sprechender und selbst handelnder Mensch.

Ich- und Sozialorientierung des Menschen

Der Mensch ist einerseits auf andere Menschen angewiesen, also „sozial orientiert", und erlebt sich andererseits als eigenständige individuelle Einheit und ist „ich-orientiert". Beide Bereiche fließen in der Sinn-Dimension des einzelnen Menschen zusammen und verbinden sich miteinander. **Hier wird die allgemeine Frage nach dem erfüllten und guten Leben konkret.**

Der Mensch trifft Entscheidungen

Der einzelne Mensch entscheidet, in welchem Lebensraum er sich wie engagiert. Abgesehen von einigen wenigen vorbestimmten Lebensräumen, wie z. B. das Aufwachsen in einer bestimmten Familie, dem damit einhergehenden Wohnumfeld sowie dem Nachkommen der Schulpflicht, gestaltet jeder zusehends sein eigenes Leben.

Der Einzelne entscheidet, wie er seiner Schulpflicht nachkommt, wie und womit er sich in seiner Freizeit beschäftigt, welche Lebensweise ihm entspricht und gefällt, ob er eher dem Single-Dasein oder einer Partnerschaft den Vorzug gibt, und innerhalb einer Partnerschaft, ob er eher kinderlos leben will oder eine Familie gründen möchte. Des Weiteren entscheidet der Einzelne darüber, wie er mit seinen persönlichen Möglichkeiten umgeht, welche Freundschaften wie gepflegt werden und wofür er sein Geld ausgibt.

Entscheidungen nach Auswahlkriterien

Hierbei unterliegen die einzelnen Lebensräume unterschiedlichen Auswahl-

13

kriterien: dem Lustprinzip, dem Leistungsprinzip und dem Folgeprinzip.

- Mit dem **Lustprinzip** ist der Bereich angesprochen, der zum einen für die Auswahl eines Lebensraumes steht (Freizeitgestaltung) und zum anderen auch maßgeblich das Handeln in den gelebten Lebensräumen auszeichnet. „Nein, dazu habe ich jetzt keine Lust" ist eine gängige Aussage, die den Einzelnen auf jeweils spezifische Weise in seinen Aktivitäten drosselt, wohingegen die Feststellung „das bereitet mir Vergnügen" zu dazu notwendigen Aktivitäten anspornt. Das Lustprinzip gestaltet folglich jeden Bereich des Lebens, in dem der Mensch mögliche Aktivitäten für sich als positiv oder negativ bewertet und ihnen damit gern oder ungern nachkommt.
- Das **Leistungsprinzip** beinhaltet die Erfüllung bestimmter Erwartungsansprüche innerhalb eines jeden Lebensraumes. Diesen Erwartungen kann vollständig, zum Teil oder gar nicht entsprochen werden. Soziologisch repräsentieren die Rollenerwartungen das Leistungsprinzip. Sozial wird an diesen Erwartungsstrukturen gemessen, inwieweit man den allgemeinen Anforderungen entspricht oder nicht, wobei Fragen der Erwartungserfüllung zum dritten Bereich, dem Folgeprinzip, führen.
- Das **Folgeprinzip** ist der Bereich, in dem jeder Mensch für sein Tun und Lassen die Folgen trägt. Wenn beispielsweise ein Arbeitnehmer zum wiederholten Mal aus Bequemlichkeit unentschuldigt seiner Arbeit nicht nachkommt, dann wird er nicht nur mit arbeitsrechtlichen Konsequenzen konfrontiert werden, sondern möglicherweise auch Konflikte mit den Kollegen bekommen, die seine Arbeit miterledigen mussten. Die *Folgeüberlegungen* sind also Überlegungen zu möglichen Konsequenzen des eigenen Handelns.

Gestaltung der Rollen des Einzelnen

Das Lust-, Leistungs- und Folgeprinzip bestimmen darüber hinaus auch die **Gestaltung aller Rollen.** Eine alleinerziehende Mutter mit zwei Kindern ist womöglich zugleich leitende Mitarbeiterin in einem großen Unternehmen, hat zwei gute Freundinnen, ist in einem Kegelverein aktiv und muss ein Haus, einen Garten und zwei Haustiere unterhalten.

Sie kann sich fragen: „Erfüllt mich mein Leben" oder: „Bin ich mit meinem Leben zufrieden?"

Die Beantwortung zielt auf die eigenverantwortliche Wahrnehmung der Lebensgestaltung ab. Hierbei ist der Fragesteller kein unbeschriebenes Blatt, d. h., er kann schon vollzogene Schritte nicht ungeschehen machen. Ein schon erworbener Schulabschluss kann beispielsweise zwar erweitert werden, aber er begleitet den Menschen in allen neuen beruflichen Bewerbersituationen. Folglich wird über die Frage nach der Lebensgestaltung das Vergangene im Hinblick auf ein Zukünftiges in der Gegenwart vereint.

> Ausschlaggebend ist die individuell zu beantwortende Frage, was der Einzelne unter einem guten und erfüllten Leben versteht und wie er dieses Leben füllt. Der Einzelne trägt die Verantwortung für die Gestaltung seines Lebens, indem er darüber entscheidet, in welchen Lebensräumen er sich aufhält und wie er in diesen Lebensräumen seine verschiedenen Rollen ausgestaltet. Eine sich bewusste Vorstellung vom guten und erfüllten Leben machen, gibt der Wahrnehmung der vielfältigen Rollen in unterschiedlichen Lebensräumen eine Orientierung, auf die hin das Leben ausgerichtet werden kann. Insofern geht die Sinndimension des Lebens dem Handeln voraus. Sie bestimmt bewusst oder unbewusst, woraufhin die Summe der Handlungsweisen eines Menschen gerichtet ist.

1.3.2 Die Ermittlung der besten Handlungsoption

Die Form, wie die beste Handlungsoption ermittelt wird, hängt davon ab, um welchen Gegenstandsbereich es sich bei der Entscheidung handelt:
- Des Einzelnen
- Des konkreten Miteinanders
- Des normativen Miteinanders.

Der Gegenstandsbereich des Einzelnen

Der Mensch ist genetisch disponiert und wird in seinem Denken, Fühlen und Handeln von erlebten Kulturgemeinschaften über die Funktionsanforderungen seiner Rollen beeinflusst (☞ 1.1.1). Dennoch kann er sich als psychisches System selbst bilden. Er kann ein Vermögen über Fähigkeiten und Fertigkeiten aufbauen und sein Selbst herausbilden.

Die Herausbildung seines Selbst oder seiner Persönlichkeit entsteht durch selbst vollzogene Festlegungen: Was man selbst von sich hält *(Selbstachtung)*, welches Körperbewusstsein man von sich selbst entwickelt *(Körperbild)*, wer man ist *(Selbstbewusstheit)* und welche Ziele und Vorstellungen man verfolgt, um ein erfülltes Leben zu leben *(Selbstkonzept)*. Was man für gut oder schlecht hält, schön oder unschön, richtig oder falsch, sind weitere Festlegungen des einzelnen Menschen.

Ungeachtet der Tatsache, inwieweit diese Festlegungen bewusst oder unbewusst erfolgen und ob sie rational oder irrational getroffen werden, beeinflussen sie die Persönlichkeit eines Menschen, sein Selbst. Betrachtet man zum Beispiel die Berufswahl, die Freizeitgestaltung oder die Bedürfnisbefriedigung oder auch die Beantwortung der Frage nach einem sinnvollen Leben, lässt sich die Eigenständigkeit des jeweiligen psychischen Systems erkennen, welches die unverwechselbare Individualität des Einzelnen beinhaltet.

Der Gegenstandsbereich des konkreten Miteinanders

Unterschiedliche Beziehungsformen

Als soziales Wesen ist der Mensch in unterschiedlicher Weise mit anderen Menschen verbunden. Nach dem Grad der Intimität der mitgeteilten Informationen und einem damit einhergehenden Vertrauensverhältnis können **drei unterschiedliche Beziehungsformen** differenziert werden:
- *Private Beziehungen.* Der intimen Freundin, dem intimen Freund werden Informationen über sich selbst anvertraut, die man ansonsten kaum einem anderen Menschen anvertrauen würde (engste Beziehungsform)
- *Persönliche Beziehungen.* Die Akteure kennen sich, vertrauen einander und tauschen persönliche Neigungen, Vorlieben, Wünsche, Vorstellungen und Eigenarten miteinander aus. Graduell weist diese Be-

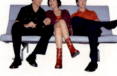

ziehungsform jedoch im Vergleich zu der privaten Beziehungsform eine nicht so enge Intimitäts- bzw. Beziehungsstruktur auf. Informationen über die eigene Privatheit werden nicht oder nur sehr selektiv mitgeteilt
▶ *Öffentliche Beziehungen.* Sie stellen die weiteste Form der Beziehungskonstellation dar. Die ausgesprochenen Informationen könnten im Prinzip allen Menschen mitgeteilt werden. Hierbei handelt es sich um eine Kommunikationsform, in der ein Austausch allgemeiner Informationen, vorzugsweise Sachinformationen, oder Small Talk stattfindet. Informationen zur Privatheit und persönlichen Eigenarten werden nicht ausgetauscht. Diese Beziehungsform kann sehr wohl freundlich gestaltet werden und in unterschiedlichen Formen stattfinden, z. B. Empfang, Besprechungen oder Sitzungen.

Dialogpartner als Berater

Die unterschiedlichen Beziehungsformen legen nahe, dass es einen Unterschied macht, worüber man sich in welcher Beziehungsform austauscht. Jedoch bleibt bei all diesen Beziehungsformen eines immer gleich: **der Dialogpartner bleibt in einer Beratungsfunktion** zur Findung der besten Handlungsoption, und derjenige, der fragt, bleibt in der Funktion des Entscheiders. Er hat zu entscheiden, ob und inwieweit er dem Rat des Dialogpartners Folge leistet.

Eine besondere Form der Findung der besten Handlungsoption besteht darin, einen Experten stellvertretend für sich selbst tätig werden zu lassen. Einen Juristen, einen Operateur oder einen Steuerberater zu engagieren, eine Werkstatt aufzusuchen, bedeutet, bestimmte Dienstleistungen wahrzunehmen, welche die beste Handlungsoption in der entsprechenden Lebenslage gewährleisten.

Hier **sucht der einzelne Mensch Rat und Tat** bei anderen Menschen. Diese Informationen dienen der Entscheidungsvorbereitung über die zu treffende beste Handlungsoption.

Die Voraussetzung für einen solchen Dialog ist in dreifacher Weise zu bestimmen: Der Entscheider braucht das Vermögen zum Argumentationshandeln. Dies beinhaltet die Bereitschaft, bei besseren Argumenten von seinem ursprünglichen Standpunkt Abstand zu nehmen, sowie ein Vermögen, die Grenzen der eigenen Kompetenz erkennen zu können.

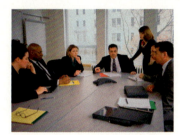

Abb. 1.6: *Öffentliche Beziehung* innerhalb einer Sitzung. [J666]

Der Gegenstandsbereich des normativen Miteinanders

Zum Gegenstandsbereich der Gestaltung des normativen Miteinanders gehören alle Formen der Aushandlung erwartungsbezogener Vorgaben. Hierzu zählen der Umgang mit Institutionen, der Willensbildungsprozess in demokratischen Staatsformen und die Entwicklung strategischer Handlungsweisen.

Institutionen

Institutionen umfassen alle Verhaltensabläufe, die mit dem Etikett „selbstverständlich" ausgezeichnet werden. Sie sind nicht gleichzusetzen mit dem Begriffsinhalt der Organisation. Denn Institutionen kommen in allen gesellschaftlichen Gruppierungen und Organisationen vor. Als selbstverständliche Verhaltensweisen werde Institutionen überwiegend ohne weitere Hinterfragung ausgeführt. „Das wird hier schon immer so gemacht" ist eine Aussage, die institutionalisierte Sachverhalte wiedergibt. Institutionen sind Gewohnheiten, Rituale, welche mit Routinehandlungen gleichgesetzt werden können. Sie symbolisieren das, was durch Menschen kulturell geprägt und von verinnerlicht wurde.

Die entscheidende Frage ist, inwieweit diese Institutionen unter sich verändernden Bedingungen noch relevant sind, geht es doch bei den meisten Veränderungsprozessen in der Familie oder in Organisationen darum, Institutionen zu verändern. Das Schwierige hierbei ist, dass etwas verändert werden soll, was von den meisten Menschen innerhalb einer Gruppe für selbstverständlich gehalten wird. Als Beispiel kann eine Veränderung von Verhaltensweisen in einer Familie herangezogen werden. Diese hat bestimmte Essgewohnheiten entwickelt. Wenn diese verändert werden sollen, weil zum Beispiel die Familienmitglieder allesamt

übergewichtig sind, dann reichen sowohl Informationen als auch die Erkenntnis alleine nicht aus, sondern es bedarf spezieller Interventionen.

Willensbildungsprozess

Der **Willensbildungsprozess** in demokratischen Staatsformen lebt von der aktiven Teilnahme der Bevölkerung. Die vom Volk ausgehende Macht ist nicht nur im Grundgesetz der Bundesrepublik Deutschland verankert, sondern repräsentiert auch den Grundgedanken demokratischen Miteinanders. Unabhängig davon, ob es sich um eine direkte oder indirekte Demokratie handelt, unterliegt die konkrete Ausgestaltung der Demokratie einem Willensbildungsprozess, der sich durch die Organisation von Mehrheiten ausweist. Das Mehrheitsprinzip als Form des Erfolgreichen erfordert einen langen Atem, sind doch Mehrheiten für das zu Erreichende in unterschiedlichsten Gremien zu organisieren.

Der Willensbildungsprozess in demokratischen Staatsformen lebt aus verantwortungsethischer Sicht von Personen, die sich in vorhandene oder neu zu gründende Vereinigungen für ein gerechtes Miteinander innerhalb des Staates engagieren. Als ein beeindruckendes Beispiel kann der Umweltschutz angeführt werden. Noch vor 30 Jahren war dies in der Bundesrepublik kein Thema, bis eine kleine Splittervereinigung, „Die Grünen", ihn zum Thema werden ließen.

Entwicklung strategischer Handlungsweisen

Ein strategisches Handeln umfasst ein rational geplantes Agieren einer oder mehrerer Personen zur Erreichung eines Ziels. Strategisches Handeln findet wahrscheinlich in allen Kontexten, in denen Menschen miteinander agieren, statt: Sei es die Strategie eines Einzelnen, der über-

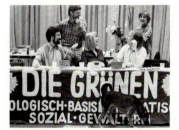

Abb. 1.7: Von der basisdemokratischen, ökologisch orientierten Splittergruppe zur etablierten Partei: „Die Grünen". [X230]

legt, wie er seinen Partner dazu bewegt, mit ihm am Wochenende ins Kino zu gehen, oder die Strategie einer Gruppe zur Frage, wie gewerkschaftliche Forderungen am besten realisiert werden können. In Strategien sind die Interessen mehr oder weniger offenkundig.

Eine besondere Form der Strategie ist die Intrige, bei der die jeweiligen Interessen verdeckt oder versteckt im Dunklen bleiben.

Verantwortungsethisch ist hier zu fragen, welche Ziele strategisch verfolgt werden und welche Maßnahmen zur Zielerreichung gewählt werden (Zweck-Mittel-Relation), einschließlich der Folgen dieser Maßnahmen.

1.3.3 Das Einstehen für die getroffene Entscheidung und die ausgeführte Handlungsoption

Verantwortung übernehmen

Wurde eine Handlung vollzogen, trägt der Einzelne sowohl ethisch als auch juristisch hierfür Verantwortung, sofern er bei der Ausführung der Handlung geschäftsfähig war. Verantwortung übernehmen heißt damit, für sein Tun oder Lassen und die damit verbundenen absehbaren Folgen einzustehen. Einstehen bedeutet, sich seiner **Urheberschaft bewusst zu sein** und damit wiederum verantwortlich umzugehen. Treten nach einer verantwortungsvollen Handlung negative Folgen auf, wird das zu Verantwortende sowie der Umgang mit diesen Folgen erneut zum Gegenstand der Suche nach der bestmöglichen Handlungsoption.

Innere und äußere Form der Verantwortung

Unter verantwortungsethischen Gesichtspunkten ist das Eingeständnis des urheberrechtlich zu Verantwortenden vom Umgang mit den Folgen zu trennen. Ersteres betrifft die innere Verfassung, Letzteres die äußere Verfassung des Menschen. Die *innere Verfassung* meint die Haltung des Einzelnen zum Umgang mit Fehlern. Die *äußere Verfassung* stellt den beobachtbaren Bereich in Bezug auf die Aktionsweisen im Umgang mit den Folgen dar.

Wenn beispielsweise ein Mensch einem anderen Menschen einen Schaden zugefügt hat, ist es unter juristischer Perspektive für den Schadenverursacher ratsam, sich in dieser Sache durch einen Anwalt beraten und vertreten zu lassen. Diese

äußere Form der Verantwortlichkeit ist das eine.

Etwas ganz anderes ist die innere Form der Verantwortlichkeit. Hier geht es darum, eine Haltung zu entwickeln, die besagt, dass man aus verantwortungsethischer Sicht aus Fehlern lernen kann und soll. Insofern ist beim Einstehen für sein Tun und Lassen zwischen der nach außen gewendeten Darstellung und der inneren Verarbeitung der urheberrechtlichen Verantwortlichkeit zu differenzieren.

Beispielsweise wird ein Patient versehentlich zur Röntgenabteilung gefahren, obwohl ein anderer Patient gemeint war. Der Irrtum fällt erst nach vier Stunden auf. Wie gehen die Beteiligten in einer solchen Situation miteinander um? Wie wird dem Patienten die Situation erklärt? Aus organisatorischer Sicht ist die zentrale Frage: „Wie kann derartiges zukünftig vermieden werden?". Die Beantwortung dieser Fragen zielt auf die äußere Verfassung. Welche Konsequenzen der Einzelne jedoch hieraus zieht, ob er beispielsweise das gezeigte Fehlverhalten aufrichtig bedauert und in Zukunft vermeiden möchte, betrifft die innere Verfassung des Menschen.

1.4 Pflegeethik

Pflegeethik beschäftigt sich als Sozialethik mit den gesellschaftlichen Rahmenbedingungen von Pflege, dem Handlungsfeld Pflege, der Erscheinungsform von Pflege in unterschiedlichen Organisationen wie dem Krankenhaus, dem Altenheim, den ambulanten Diensten, den Rehabilitationseinrichtungen und Hospizen und dem verantwortlichen Handeln von Pflegenden. Hierbei sind zwei unterschiedliche Betrachtungsweisen interessant:

▶ Die *deskriptive Pflegeethik*, eine beobachtende, erfassende Betrachtungsweise, also: Was liegt vor oder was ist üblich? Das ist die Erfassung der zurzeit gelebten moralischen Erwartungen in der Pflege

▶ Die *normative Pflegeethik*, eine gestaltende, auf ein festgelegtes „gut" hin ausgerichtete Betrachtungsweise: Was könnte wie und warum für die zu Pflegenden verbessert werden? Das ist die Bestimmung dessen, was in Pflegesituationen realistisch angestrebt werden soll.

Wendet man diese Betrachtungsweisen auf das verantwortliche Handeln von Pflegenden in einer speziellen Pflegesituation an, kann die allgemeine Aussa-

ge zu den Betrachtungsweisen wie folgt verdeutlicht werden:

Pflegekraft P. betritt ein Patientenzimmer und sieht, dass Herr F., ein 54-jähriger Patient, der vor drei Tagen mit einem Herzinfarkt in die Klinik eingeliefert wurde, aufgeregt im Bett sitzt. Bestimmend sagt er: „Bitte bringen Sie mir sofort einen Nachtstuhl!" P. weiß, dass der Patient nach dem Behandlungsstandard noch Bettruhe einhalten soll.

Diese oder ähnliche Situationen, in denen ein Konflikt zwischen unterschiedlichen Funktionserwartungen (☞ 1.3.1) und berufsethischen Prinzipien besteht, kommen in der Pflegepraxis häufig vor. In diesem Beispiel wird die Pflegekraft gefordert, eine Entscheidung zu treffen, die sowohl die Funktionsebene (☞ 1.3.1) wie auch die Gemeinwohlebene (☞ 1.3.1) berücksichtigt. Auf der Funktionsebene steht der konkrete Patientenwillen gegen die ärztliche Anordnung der Bettruhe.

Auf der Gemeinwohlebene steht das Selbstbestimmungsrecht des Patienten *(Autonomie-Prinzip)* im Gegensatz zum allgemeinen Regelwissen, d.h., was im Allgemeinen der Gesundheit des Patienten nützlich ist *(Nonmaleficence-Prinzip)*. Soll P. dem Wunsch des Patienten nach einem Nachtstuhl oder der Funktionsnorm Steckbecken entsprechen? Um in der direkten Pflege verantwortlich zu handeln, müssen Pflegende zwischen konkurrierenden Normen abwägen. Durch eine rationale Auseinandersetzung kann die Handlungsoption bestimmt werden, die das Beste für den Patienten und die Sache darstellt.

▶ **Ermittlung der Funktionserwartungen:** Auf dieser ersten Stufe ist die Normenkollision wahrzunehmen. Der Wunsch des Patienten kann mit anderen Normen in Konkurrenz treten

▶ Auf der zweiten Stufe, der **Orientierung an den Gemeinwohlerwartungen,** vergewissert sich die Pflegekraft über die möglichen juristischen und berufsethischen Konsequenzen ihres Handelns. Wann und mit welchen Gründen kann die Pflegekraft von bestehenden Pflege- und Behandlungsstandards abweichen? „Bin ich handlungsmächtig, d.h. verfüge ich über die notwendigen Kenntnisse und Fertigkeiten zum eigenverantwortlichen Handeln in der gegeben Situation?"

▶ Auf der dritten Stufe wird die Gewissensverantwortung durch die **Bestimmung der bestmöglichen Handlungs-**

1.4 Pflegeethik

1

option wahrgenommen. Hier überprüft die Pflegekraft die mitmenschliche Zumutbarkeit der Handlungsmöglichkeiten unter Berücksichtigung fachsachlicher, organisatorischer, rechtlicher und allgemein-ethischer Bedingungen. Die beste Handlungsoption ist dann die, welche alle Aspekte bestmöglich miteinander verbindet bzw. das geringste Übel für die beteiligten Personen darstellt.

Die Pflegekraft muss in jedem Einzelfall neu entscheiden. Durch das dreistufige Abwägungsverfahren kann die Pflegende in vergleichbaren Pflegesituationen zu unterschiedlich begründbaren Handlungsweisen kommen. In dem oben angeführten Beispiel wird es entscheidend darauf ankommen, wie die Pflegekraft die Gefahr der Nachtstuhlbenutzung für die Herz-Kreislaufsituation in Abwägung zur psychischen Belastung bei einer Nachtstuhlverweigerung einschätzt. Daraus bildet sie dann ein für die jeweilige Situation mit (guten) Gründen geltendes qualifiziertes Urteil zur Bewältigung dieser Situation.

Dieses Beispiel macht deutlich, dass ethische Überlegungen auf zwei grundsätzlich verschiedene Weisen beschrieben werden können.
- ▶ **Deskriptive (beschreibende) Betrachtung:** Was ist das Übliche (Funktionserwartungen ☞ auch 1.3.1)? Was erwartet der Patient vom Pflegenden, wie sieht der Behandlungsstandard aus und was würden die Kollegen üblicherweise tun?
  Deskriptive Ethiken beschreiben folglich, was herkömmlich gemacht wird!
- ▶ **Normative (gestaltende) Betrachtungsweise:** Was könnte alles getan werden?, und welche dieser Möglichkeiten ist vor dem Hintergrund der Soll-Vorstellung von Pflege die beste Handlungsoption?
  Normative Ethiken bestimmen das Handeln auf der Basis eines Entscheidungsverhaltens.

Beide Betrachtungsweisen greifen ineinander und bestimmen das, was verantwortliches Handeln von Pflegenden auszeichnet. Dazu ist zu bestimmen, was das Erstrebenswerte in der Pflege ist.

1.4.1 Das Erstrebenswerte in der Pflege

Pflege als personenbezogene Dienstleistung ist ein spezielles Tätigwerden zu-

gunsten eines anderen Menschen. Die Aussage von Berufseinsteigern, warum sie den Pflegeberuf erlernen möchten, beinhaltet in der Regel, „anderen Menschen helfen zu wollen!" Diese allgemeine Aussage ist zu präzisieren und zu beantworten. Woraufhin werden Pflegende tätig oder, was ist **das Erstrebenswerte in der Pflege?**

Mitwirkung bei der Lebensgestaltung von Pflegebedürftigen

Eine Mutter pflegt ihren Säugling oder kümmert sich als Tochter um ihren pflegebedürftigen Vater. Eine Gesundheits- und Krankenpflegerin informiert einen Patienten über zu beachtende Verhaltensweisen oder führt bestimmte Prophylaxen durch. All diese Tätigkeiten haben ein bestimmtes Ziel: die **Mitwirkung der Pflegenden an der Lebensgestaltung des Pflegebedürftigen** (☞ Tab. 1.8).

Durch die Mitwirkung der Pflegenden an der Lebensgestaltung erfährt der Pflegebedürftige, dass sein Leben wert- und sinnvoll ist.

Bei all diesen Pflegeanlässen kommt das Pflegerische darin zum Ausdruck, dass sich die Pflegenden – nach Bearbeitung akut lebensbedrohlicher Situationen – darum bemühen, den Pflegebedürftigen in seiner Lebenssituation zu verstehen, um dann mit ihm in einem Dialog zu ermitteln, wie er sein Leben gestalten kann und will.

Die nachfolgenden Pflegeanlässen zeigen beispielhaft die ideale Mitwirkung der Pflegenden bei der Lebensgestaltung von Pflegebedürftigen:
- ▶ Herr Schmitz, 45 Jahre, Polizist, verheiratet, zwei Kinder, wurde im Dienst tätlich angegriffen und zog sich eine Gehirnerschütterung zu. Der Arzt ordnete Bettruhe und Beobachtung an. Als *situative Kompensation* (☞ Tab.

1.8) führen die Pflegenden die Beobachtung durch. Inwieweit darüber hinaus Pflegeleistungen notwendig werden, hängt von der einzuschätzenden Lebenswirklichkeit des Patienten ab. Hier könnten zwei Einschätzungsergebnisse unterschiedliche Interventionen rechtfertigen. Der Patient will
- – Freundliche Pflegende, die ihre Beobachtungsaufgabe gut ausführen
- – Freundliche Pflegende, die neben ihrer Beobachtungsaufgabe auch mit ihm über sein Erlebtes sprechen.

Grundsätzlich ist aber davon auszugehen, dass der Polizist in dieser Pflegesituation für seine Lebensgestaltung verantwortlich ist und insofern nur kurzfristig einer angemessenen situativen Kompensation bedarf
- ▶ Ganz anders sieht die Mitwirkung bei der Lebensgestaltung von chronisch Kranken aus. Hier sind die Pflegenden gefordert,
- – Die krankheitsbezogene Pflege auszuführen oder den Erkrankten und seine Angehörigen darin zu beraten und zu schulen
- – Die Verarbeitung dieser Lebenssituation und Veränderungen für den Alltag zu beachten und darauf einzugehen. Man denke nur daran, was es für eine Familie bedeutet, wenn die haushaltsführende Person ihren Aufgaben nicht mehr in vollem Umfang nachkommen kann.

Das *Erstrebenswerte in der Pflege* ist eine Mitwirkung der Pflegenden an der Lebensgestaltung des Patienten in einer Form, bei der der Pflegebedürftige sein Leben als wertvoll und sinnvoll erleben und es dementsprechend gestalten kann. Der Pflegebedürftige, der auf die Hilfe anderer Menschen angewiesen, aber geistig in der Lage ist, eigenverantwortliche Entscheidungen zu treffen, erhält durch die Pflegenden *ein Angebot* zur Gestaltung seiner jeweiligen Lebensräume.

Für diejenigen Patienten, die nicht mehr oder noch nicht eigenverantwortliche

Zustand	Akute Erkran-kung	Chronische Erkrankung	Situatives Unvermögen	Entwicklungs-bedingtes Unvermögen	Spezielle Leidphäno-mene
Erschei-nungsbild	z. B. frischer Herzinfarkt	z. B. Morbus Parkinson	z. B. Verkehrs-unfall	z. B. ein Säugling	z. B. Sterbe-situation
Aus-richtung der Pflege	Lebens-erhaltung	Lebens-bewältigung	Situative Kompensation	Entwicklungs-fördernde Prävention	Sterbebei-stand, Trauer-bewältigung

Tab. 1.8: Mitwirkung der Pflege bei der Lebensgestaltung von Pflegebedürftigen.

Entscheidungen treffen können, gewährleisten die Pflegenden eine Gestaltung der Lebensvollzüge, entweder nach dem mutmaßlichen Willen des Patienten oder nach einem allgemein anerkannten Patientenwohl.

Hierbei erfährt der Gestaltungswille des entscheidungsfähigen Patienten eine Einschränkung: Der Patient kann von keiner Pflegekraft erwarten, dass sie gesetzeswidrige oder von ihr ethisch nicht vertretbare Tätigkeiten ausführt.

Mit dieser Einschränkung ist die Pflege als Mithilfe zur wertvollen und sinnvollen Lebensgestaltung von pflegebedürftigen Menschen innerhalb ihrer Lebensräume zu bestimmen. Die Grundlage dieser Pflege ist die **ethische Grundnorm der Mitmenschlichkeit**, ein unveräußerliches, nicht zur Disposition stehendes Gut.

1.4.2 Die unterschiedlichen Bereiche einer Pflegeethik

Vor dem Hintergrund der Soll-Vorstellung der Pflege als *Mithilfe an der Lebensgestaltung des Menschen* zur wertvollen und sinnvollen Lebensführung sind die Aussagen der Pflegeethik auf unterschiedliche Bereiche zu beziehen. In den nachfolgenden vier Teilaspekten der Pflegeethik sind jeweils eigene Fragestellungen zu *be*antworten und folglich zu *ver*antworten.

Handlungsfeld Pflege

Das **Handlungsfeld Pflege** umfasst alle Personen, Organisationen, Vereinigungen und Berufsgruppen innerhalb einer Gesellschaft, die sich mit der auszuübenden Gesundheits- und Krankenpflege, Gesundheits- und Kinderkrankenpflege, Familien- und Sozialpflege, Altenpflege und der Pflege Sterbender beschäftigen. Das Handlungsfeld Pflege repräsentiert das gesellschaftliche Meinungsbild über die Bedeutung von Pflege.

Drei wesentliche Aspekte kennzeichnen die Stellung der Pflege:
▶ **Bedeutung der Pflege in unserer Gesellschaft** (☞ Kap. 3)
▶ **Pflege als Frauenberuf zwischen Nächstenliebe und akademischem Abschluss.** Pflege erfährt durch die Kultur der jüdisch-christlichen Nächstenliebe in unserer Gesellschaft eine besondere Stellung. Die Dienst-

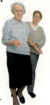

leistung Pflege wird heute überwiegend von Frauen ausgeübt. Nach dem Grad der Bezahlung und der Qualifizierung der Pflegenden kann diese Dienstleistung zwischen Nächstenliebe, Arbeit, Beruf oder Profession eingeordnet werden (☞ auch 2.1.1).

Überwiegend wird Pflege als unbezahlte Tätigkeit in Familien ausgeübt. Bei pflegebedürftigen Menschen, die Anspruch auf Pflegegeld haben, wird die Pflegearbeit entlohnt. Neben diesen Laienpflegenden stehen die qualifiziert Pflegenden. Während die Berufsausbildung für die Pflegenden heute als normal angesehen wird, besteht eine Kontroverse darüber, ob und in welcher Form Pflegende für das Handlungsfeld Pflege akademisch qualifiziert werden sollen. Insofern ist der Grad der Qualifikation wie auch die adäquate Entlohnung der Pflegenden in unserer Gesellschaft umstritten. Grundsätzlich wird den Pflegenden im Handlungsfeld Pflege jedoch ein hohes moralisches Ansehen zuteil; Pflegende werden häufig mit dem Persönlichkeitsbild „dafür muss man geboren oder besonders geprägt/gestrickt sein" belegt
▶ **Pflege als Dienstleistung für die Gesellschaft.** Betrachtet man *Pflege* als eine Gesamtaufgabe akut oder zukünftig zu gestaltender Rahmenbedingungen für pflegebedürftige Menschen, stellt sich die Frage, wer diese Aufgabe wahrnehmen soll? Unter dieser Perspektive sind tradierte Berufs- und Organisationsgrenzen zu überwinden, damit gemeinsam die notwendigen gesellschaftlichen Pflegeleistungen bewältigt werden.

Verantwortungsethisch (☞ auch 1.3) lassen sich im Handlungsfeld Pflege folgende Fragen stellen:
▶ Welchen Einfluss üben Pflegende auf ihr Handlungsfeld aus?
▶ Inwieweit sind Pflegende in Bezug auf gesellschaftsrelevante Fragestellungen interessiert, informiert und engagiert?
▶ Wie stellt sich der Pflegende selbst im Handlungsfeld Pflege dar?

Handlungsfeldethik Pflege

Die **Handlungsfeldethik Pflege** thematisiert das Meinungsbild zur Pflege und die Stellung der Pflege in der Gesell-

schaft. Die Handlungsfeldethik Pflege fragt die berufsmäßigen Vertreter der Pflege nach der Art und Weise der (argumentativen und lobbyistischen) Vertretung und Darstellung des Pflegeberufs nach außen. Die Mitwirkung der Pflegenden an dem Meinungsbild von Pflege in der Gesellschaft ist eine nicht delegierbare Mitverantwortung. Die Wahrnehmung dieser Mitverantwortung kann jedoch unterschiedlich aussehen.

Gesellschaftsethik Pflege

Stand bei der Handlungsfeldethik die Einflussnahme eines jeden Pflegenden auf das Meinungsbild von Pflege in der Gesellschaft zur Beantwortung an, geht es bei der **Gesellschaftsethik Pflege** um Politik. Vor dem Hintergrund der Arbeitsmarkt- und Wirtschaftspolitik steht die Gesundheits- und Sozialpolitik vor schwierigen Fragen der *Verteilungsgerechtigkeit* (☞ 🖥). Die Gesellschaftsethik Pflege beschäftigt sich nun mit den politischen Fragen zur Sicherstellung einer ausreichenden Pflege.
▶ Wie und wo sollen die Pflegebedürftigen gepflegt werden?
▶ Was ist die Pflege im Vergleich zu anderen Aufgaben des Sozialstaates wert?

Die Beantwortung dieser Fragen fordert zweierlei: ein *gemeinsames* Eintreten der verschiedenen politischen Organe der Pflege für die Pflegebedürftigen (Lobbyarbeit) und das Wissen eines jeden Pflegenden über die Abhängigkeit der Pflege von der Politik, um auf Veränderungen mit einer bewussten Meinung reagieren und Einfluss nehmen zu können.

Organisationsethik Pflege

Eine Organisation ist eine Einrichtung, die einen Auftrag hat und arbeitsteilig organisiert ist. Das Krankenhaus als Or-

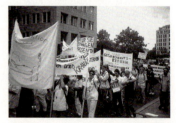

Abb. 1.9: Durch Demonstrationen können Pflegende auf ihre Meinung in Beruf und Gesellschaft aufmerksam machen und ihre Verantwortung für das Meinungsbild Pflege wahrnehmen. [K157]

1.4 Pflegeethik

1

ganisation hat einen anderen Auftrag und eine andere Arbeitsorganisation als Altenheime, Hospize oder ambulante Pflegedienste. Die **Organisationsethik Pflege** beschäftigt sich mit Fragen der _Unternehmensausrichtung_ (Unternehmensphilosophie und Leitbildentwicklung) und der _Unternehmenskultur_ (Ethikkomitees, Qualitätsmanagement). Hierbei nehmen erfolgreiche organisationsethische Auseinandersetzungen sowohl einen _top-down-_ (hierarchisch „von oben") als auch einen _bottom-up-_ (hierarchisch „von unten") Verlauf. Damit geht einher, dass ethische Auseinandersetzungen von der Unternehmensleitung unter Beteiligung der betroffenen Mitarbeiter initiiert und geführt werden.

> Organisationsethische Ausrichtungen beeinflussen konkrete Prozesse im Unternehmen indirekt: Sie sollen dem Handeln der Organisationsmitglieder eine Orientierung in täglichen Entscheidungssituationen geben.

Unternehmensleitbild

Das **Unternehmensleitbild** macht grundsätzliche Aussagen zur Organisationsethik und bindet diese in Form von Leitsätzen an die Prozesse im Unternehmen an. Inwieweit diese Aussagen in die gelebte Unternehmenskultur einmünden, hängt maßgeblich von den Führungsqualitäten leitender Mitarbeiter ab.

Ethikkomitees

Ethikkomitees werden von der Unternehmensleitung eingesetzt, um konkrete und immer wiederkehrende ethische Fragen im Unternehmen grundsätzlich zu lösen. Ethikkomitees entwickeln ethische Empfehlungen für das Unternehmen. Das hierfür einzurichtende Gremium diskutiert beispielsweise die Fragen, worauf ein Arzt achten sollte, wenn ein Therapieabbruch ansteht oder welche Prinzipien und organisatorischen Möglichkeiten vorzusehen sind, damit die Pflege von Patienten in der letzten Phase ihres Lebens würdevoll sein kann.

Ethische Empfehlungen können von der Unternehmensführung zu _Leitlinien_ übernommen werden, die dann verbindlich für die Akteure im Unternehmen werden. Ethikkomitees können also folgende Funktionen haben:

▸ Öffentlichkeitsarbeit, um auf das Thema Ethik im Unternehmen aufmerksam zu machen

▸ Schulungen im Bereich Ethik (z.B. ethische Fallbesprechungen) zu initiieren, ggf. auch zu planen und durchzuführen

▸ Kontaktaufnahme zu allen an der Fragestellung des Problems beteiligten Personen zur Problemerhellung und Bearbeitung.

▸ Kontaktaufnahme mit anderen Ethikkomitees zum Informationsaustausch.

Ethische Fallbesprechungen

Die Etablierung von **ethischen Fallbesprechungen** erfordert zunächst die Qualifizierung der Mitarbeiter zur Führung einer solchen Sitzung sowie die Entwicklung eines Gesprächsverlaufs-Protokolls, das das Beratungsgespräch strukturiert und inhaltlich festhält.

Initiiert werden kann eine ethische Fallbesprechung von jeder Berufsgruppe, die bei einem vorliegenden Fall bei geplanten oder schon durchgeführten Interventionen Probleme sieht. Nach Einberufung einer Fallbesprechung sich ausgewählte Personen auf eine ethische Fragestellung hin vorbereiten. Während der Sitzung, die von einem Moderator geleitet wird, werden die Argumente für und gegen die geplanten oder schon durchgeführten Interventionen ausgetauscht. Ziel dieser Besprechung ist es, dass durch den gleichberechtigten Austausch der unterschiedlichen Argumente in Bezug auf die Lebensgestaltung des Pflegebedürftigen die für ihn beste Handlungsoption gefunden wird. Die Frage nach der Humanität wird gestellt und einer bestmöglichen Beantwortung zugeführt.

Alternativ zu ethischen Fallbesprechungen kann das Unternehmen auch von der Möglichkeit Gebrauch machen, interne und externe Ethikberater zu konsultieren.

Qualitätsmanagement

Das **Qualitätsmanagement** (_QM_ ☞ 3.5) ist als gesetzlicher Auftrag formuliert (SGB V, SGB XI), dem sich die Einrichtungen stellen müssen. Dazu definieren

Unternehmen ihre Qualitätsansprüche und -angebote und beschreiben, wie sie diese Leistungen umsetzen. Im Qualitätsmanagement geht es letztlich auch um eine Art der gesetzlich geforderten Selbstkontrolle, die an die Wahrnehmung von Führungsaufgaben gebunden ist.

Im Bereich der Organisationsethik stellt das Qualitätsmanagement ein methodisches Instrument bereit, mit dessen Hilfe das Handeln im Unternehmen auf ein „gut" hin systematisch reflektiert werden kann. Für das Beschwerdemanagement (☞ 3.5.4) ließe sich z.B. der PDCA-Zyklus anwenden (☞ Tab. 1.10): Alle Kunden (Patienten, Bewohner, Angehörige, Besucher etc.) erhalten die Möglichkeit, Beschwerden, Verbesserungsvorschläge oder Lob zu äußern. Jede schriftliche Beschwerde soll laut _Plan_ beispielsweise innerhalb von sechs Wochen durch zuständige Personen bearbeitet werden (Qualitätskriterium). In der Überprüfung der Umsetzung wird sich zeigen, ob und inwieweit dieser Qualitätsanspruch realisiert wurde oder werden konnte. Aus den Ergebnissen der Überprüfung _(Check)_ geht hervor, ob eine Änderung der selbst gesetzten Planung oder eine Korrektur der Umsetzung und damit eine entsprechende Intervention durch die Verantwortlichen initiiert werden muss _(Act)_.

Handlungsethik Pflege

Ethische Reflexion ☞ 🖥

Die **Handlungsethik Pflege** hinterfragt das Tun und Lassen eines jeden Pflegenden in seiner ethischen Dimension. Handeln ist in diesem Zusammenhang nicht nur als ein geplantes Agieren zu verstehen, sondern schließt Verhaltensweisen, die ohne großartige Denkanstrengung ausgeführt werden, oder persönliche Werthaltungen als Einstellungen oder Haltungen mit ein.

Die Pflegeethik, die das Handeln der Pflegenden beleuchtet, will Pflegende zum Nachdenken anregen: Ist das, was ich tue, auch das, was ich kann, von dem

P	Plan	Festlegung, wie ein Ablauf geplant und geregelt ist (Qualitätskriterien und Überprüfungsinstrumente)
D	Do	Umsetzung des im Plan Formulierten in die Routine
C	Check	Überprüfung des Durchgeführten am Soll-Ist; ggf. neuen Interventionsplan erstellen
A	Act	Erneute Ausführung mit verändertem Plan oder korrigiertem Do

Tab. 1.10: PDCA-Zyklus als ein geeignetes Instrument im Qualitätsmanagement.

19

Grundlagen zum Pflegeverständnis

ich überzeugt bin und das ich mit guten Gründen vertreten kann? Oder handle bzw. verhalte ich mich hin und wieder so, dass ich mein Tun oder Lassen nicht rechtfertigen kann? Insofern lässt sich im Interesse des verantwortlichen Handelns im Pflegealltag (☞ 1.3) fragen:

▸ Führe ich nur die Maßnahmen durch, derer ich handlungsmächtig bin?
▸ Inwieweit bemühe ich mich, die jeweilige Lebenswirklichkeit des zu Pflegenden in mir entstehen zu lassen?
▸ Inwieweit agiere ich im Pflegealltag nach meinem Lust- oder Frustprinzip oder lasse Vernunft walten (d. h. bin besonnen und aufmerksam)?
▸ Inwieweit bin ich in der Lage, die Funktionserwartungen von Seiten des Patienten und dessen Bezugspersonen, meine eigenen Erwartungen und die der Organisation unter Berücksichtigung der Gemeinwohlerwartungen persönlich auf die Idee der Pflege hin auszugleichen?

▸ Inwieweit engagiere ich mich für das Wohl der Pflegebedürftigen im Handlungsfeld Pflege?
▸ Inwieweit bin ich auf der Gesellschaftsebene politisch aktiv?

In Bezug auf die Haltung und Einstellung der Berufsinhaber zu Menschen und zum Pflegeberuf lässt sich fragen:

▸ Inwieweit achte ich den einzelnen Menschen als autonomes Wesen?
▸ Inwieweit nehme ich meine Befindlichkeiten in der Rolle des Pflegenden zurück?
▸ Inwieweit bin ich bereit, mich auf Neuerungen in der Pflege einzulassen, mich zu bilden?
▸ Habe ich Angst vor Sanktionen und inwieweit beeinflussen diese Ängste mein Handeln?
▸ Habe ich meine Emotionen in der Gewalt oder gibt es Situationen, in denen sie mich überwältigen?
▸ Wie gehe ich mit der Wahrheit am Krankenbett und im Stationsteam um?

▸ Inwieweit setze ich mich mit dem Leitbild der Organisation auseinander?
▸ Inwieweit bin ich tolerant und ab wo beginnt meine Intoleranz?
▸ Wie sehe ich meine Verantwortlichkeit als Auszubildender in der Pflege im Spannungsfeld zu anderen Aktivitäten?
▸ Inwieweit übernehme ich für meine Ausbildung Verantwortung?
▸ Wie weit darf die Loyalität zu Kollegen und zur Organisation gehen?
▸ Welche Vorstellungen habe ich vom guten und erfüllten Leben?

Diese und noch viele weitere Fragen markieren das, was die Handlungsethik Pflege zum Gegenstand erhebt. Nicht die großen Themen der Mediziner und Juristen sind hierbei von besonderem Interesse, sondern die im Einflussbereich des beruflichen Alltags der Pflegenden liegenden Entscheidungshandlungen sind der Gegenstand, der einer ethischen Betrachtung zu unterziehen ist.

Literatur

📖 Literaturnachweis

1. International Council of Nurses: ICN-Ethikkodex für Pflegende. Deutsche Übersetzung des Deutschen Berufsverbands für Pflegeberufe, 2001.
2. Weltärztebund 1948; vgl. Bundesärztekammer: Berufsordnung für Ärzte, 2003.
3. Kant, I.: Grundlegung der Metaphysik der Sitten, BA 52. In: Weischedel, W. (Hrsg.): Werke in zwölf Bänden. Suhrkamp, Frankfurt a. M. 1974.

Vertiefende Literatur

Heffels, W. M.: Pflege gestalten. Eine Grundlegung zum verantwortlichen Pflegehandeln. Mabuse Verlag, Frankfurt a. M. 2003.

Krappmann, L.; Schneewind, K.A.; Vascovics, L.A. (Hrsg.): Menschenbilder in der modernen Gesellschaft. Thieme, Stuttgart 1999.

Luhmann, N.: Soziologische Aufklärung, Bd. 6: Die Soziologie und der Mensch. 2. Aufl., VS, Wiesbaden 2005.

Milfull, I.; Strobl, Ch. (Hrsg.): Das fragwürdige Subjekt: Menschenbilder im 20. Jahrhundert. Pustet, Regensburg 2004.

Oerter, R.: Menschenbilder in der modernen Gesellschaft. Lucius & Lucius, Stuttgart 1999.

Raab, J. (Hrsg.): Klassische Menschenbilder. Pustet, Regensburg 2004.

Steinkamp, N.; Gordijn, B.: Ethik in der Klinik – ein Arbeitsbuch. Zwischen Leitbild und Stationsalltag. Luchterhand Verlag, Neuwied 2003.

Steinvorth, U.: Was ist Vernunft? Eine philosophische Einführung. C. H. Beck, München 2002.

Weidner, F.: Professionelle Pflegepraxis und Gesundheitsförderung. Mabuse Verlag, Frankfurt a. M. 1995.

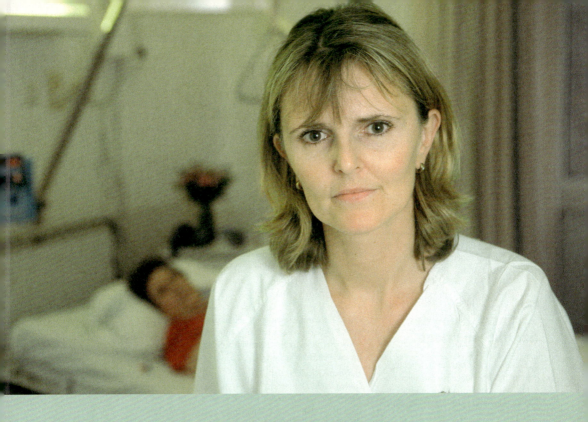

2 Professionelles Pflegehandeln

2.1	Entwicklung der beruflichen Pflege 22	2.2.5	Weiterbildungen in der Pflege 29	2.5	Pflege auf dem Weg zur Profession 37
2.1.1	Pflege aus Nächstenliebe 22	2.2.6	Fortbildungen für Pflegende ... 29	2.5.1	Merkmale einer Profession ... 37
2.1.2	Vom Dienen zum Tun 23	2.2.7	Studiengänge in der Pflege ... 30	2.5.2	Merkmale professionellen Pflegehandelns 38
2.2	Bildung in der Pflege 24	2.3	Formen pflegerischer Unterstützung 31	2.5.3	Professionelles Pflegehandeln und Patientenfallkonferenzen 40
2.2.1	Wissen, Qualifikationen und Kompetenzen in der Pflege ... 24	2.3.1	Selbstpflege 31	2.6	Berufliche Interessen- vertretungen in der Pflege 41
2.2.2	Entwicklung der Berufsgesetze der Krankenpflege 26	2.3.2	Informelle Pflege 32	2.6.1	Berufsverbände 41
2.2.3	Internationale Entwicklungen 27	2.4	Pflege- und Berufs- verständnis 32	2.6.2	Gewerkschaften 41
2.2.4	Grundausbildung in den Pflegeberufen 28	2.4.1	Pflegeverständnis 33	2.6.3	Vision: Pflegekammern 42
		2.4.2	Berufsverständnis der Pflege .. 36		Literatur und Kontaktadressen 43

2 Professionelles Pflegehandeln

Fallbeispiel ☞ 🖵

Heute erscheint es Pflegenden selbstverständlich, dass sie den Pflegeberuf in speziellen Schulen im Rahmen einer mehrjährigen Berufsausbildung erlernen. Doch die Wurzeln der beruflichen Pflege in Deutschland sind noch jung (☞ 🖵). Dieses Kapitel zeigt die **Entwicklung der Pflege** von einer vorberuflichen Tätigkeit über einen anerkannten Pflegeberuf hin zum **professionellen Handeln in der Pflege** auf. Darüber hinaus soll beschrieben werden, wie vielschichtig pflegerisches Handeln ist, welche Kompetenzen benötigt werden und welche pflegerischen Unterstützungsformen in unserer Gesellschaft relevant sind.

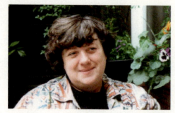

Abb. 2.1: Hilde Steppe (1947–1999) erforschte seit 1978 intensiv die Geschichte der Pflege und baute Anfang der neunziger Jahre in der Fachhochschule Frankfurt a. M. die Dokumentationsstelle Pflege auf. Als Hommage an die Gründerin wurde dem Archiv nach ihrem Tod der Untertitel Hilde-Steppe-Archiv hinzugefügt (✉ 1). In zahlreichen Beiträgen und wissenschaftlichen Veröffentlichungen widmete sie sich der geschichtlichen Entwicklung der Pflege. [W270]

2.1 Entwicklung der beruflichen Pflege

> „Geschichte ist nicht nur Geschehenes, sondern Geschichtetes – also der Boden, auf dem wir stehen und bauen." Hans von Keler (*1925), dt. Theologe.

Um die derzeitige Situation der beruflichen Pflege zu verstehen, ist das Wissen um die geschichtliche Entwicklung der Pflege von großer Bedeutung. Die Aufarbeitung der eigenen Geschichte und die Kenntnis der gesellschaftlichen Entwicklungen sind notwendig, um zu verstehen, welche Aufgaben im Rahmen der Gesundheitsversorgung der Pflege und welche anderen Berufsgruppen im Gesundheitswesen zuerkannt werden. Auch die Wahrnehmung des (Pflege-)Berufes in der Gesellschaft und verbreitete Meinungen, die über den Beruf bestehen, sind so zu erklären.

Der Geschichte der Krankenpflege wird daher in der Ausbildung eine entsprechende Bedeutung beigemessen. An der Fachhochschule Frankfurt a. M. existiert eine umfassende Sammlung geschichtlicher Dokumente, das *Hilde-Steppe-Archiv* (☞ Abb. 2.1).

Die **Geschichte der Pflege** ist so alt wie die Geschichte der Menschen selbst. Schließlich kommen alle Menschen als „der Pflege bedürftig" zur Welt. Die natürliche Bindung der Mutter zum Kind, die Sorge, die Unterstützung bei allen Alltagsaktivitäten, z. B. bei der Nahrungsaufnahme, die mit Erkrankungen von Kindern entwickelten Heilmethoden; all dies sind Kennzeichen so genannter *informeller Pflege* (☞ 2.3.2). Die Wurzeln der ersten Beschreibungen von Heilrezepten, von „Rhythmen, die sich positiv auf einen Menschen auswirken", gehen bis weit vor unsere Zeitmessung zurück.

Bei den Griechen, den Römern, überall finden sich Zeugnisse, die auf pflegerische und medizinische Inhalte zurückgeführt werden können. Dabei gab es anfänglich keine Trennung zwischen Heilkunst und Pflege. Die Griechen sahen beispielsweise in der „Diätetik", der Einhaltung von Regeln für eine gesunde Lebensweise, einen wesentlichen Zugang, um kranke Menschen heilen zu können. Heute ist das ursprüngliche Wort noch in dem Begriff der „Diät" enthalten, hat jedoch eine vollständig andere Bedeutung erlangt und ist auf Ernährungsfragen reduziert (☞ 12.6).

2.1.1 Pflege aus Nächstenliebe

> „Liebe deinen Nächsten wie dich selbst" verstehen Christen als Auftrag tätiger Nächstenliebe.

Christliches Wertesystem

Maßgeblich zur Entwicklung der Pflege in Europa hat die **Verbreitung des christlichen Glaubens** und des damit verbundenen Wertesystems beigetragen. Insbesondere im Mittelalter wird die Versorgung von Armen und Kranken als Aufgabe einer „Caritas", also dem Dienst am Menschen, gesehen. Zunächst war Pflege demnach eher religiöse Lebensaufgabe als Beruf. Sich um Arme, Kranke, Siechende und Behinderte zu bemühen, war Ausdruck einer christlich geprägten Lebenshaltung. Pflege war daher in der Regel auch mit dem Ordensleben in christlichen Gemeinschaften verknüpft und bedurfte einer christlichen Gesinnung, aber *keiner Ausbildung*.

Zu den wichtigsten Aufgaben der Pflege zählten neben der Armenspeisung und der Versorgung mit Kleidern auch Trost spenden und Beistand leisten sowie die Beerdigung von Verstorbenen. Neben den ordensgebundenen christlichen Vereinigungen fanden sich bereits im späten Mittelalter Frauen zusammen, die *Beginen*, die ihr Leben der pflegerischen Arbeit in den Hospitälern und in der Hauskrankenpflege widmeten. Sie waren keine Ordensfrauen im eigentlichen Sinne, lebten aber in ähnlichen Strukturen und waren tiefreligiös.

Mit der Zerstörung vieler Klöster im dreißigjährigen Krieg (1618–1648) werden auch viele an Kirchen angesiedelte Armenhäuser zerstört oder aufgegeben und durch öffentliche Spitäler ersetzt.

Pflege als Aufgabe der Frauen

Die Sorge um Kranke und Bedürftige, die vormals vor allem von Ordensfrauen geleistet wurde, war und blieb jedoch eine typische **Aufgabe von Frauen**. Das erklärt sich aus dem damaligen gesellschaftlichen Rollenverständnis: Männer gingen der Erwerbstätigkeit nach und hatten mit der Erziehung oder der Versorgung ihrer Kinder oder Familienangehörigen kaum Berührung. Die verheiratete Frau kümmerte sich in der Familie um Ältere und Kranke oder Behinderte, die Unverheiratete aus gutem Hause oder Witwe tat ehrenamtlich in Spitälern oder Pflegeanstalten.

Die damalige Vorstellung der klassischen Rollenverteilungen hat auch Auswirkungen auf die Frage nach den notwendigen Kompetenzen und Qualifikationen der Pflegenden. So gelten das gute sittliche Verhalten der Frau, eine bedingungslose Unterordnung unter die männlich dominierte Medizin und eine „angeborene" Fürsorglichkeit als wichtige Grundvoraussetzungen einer pflegerischen Tätigkeit. Dies geht u. a. auch aus einem 1679 erschienen Lehrbuch zur Krankenpflege von *Georg Detharding* hervor. Dieses Denken zieht sich bis weit in die Neuzeit hinein und wirkt heute noch nach.

2.1.2 Vom Dienst am Kranken zum beruflichen Tun

Einführung von Pflegeausbildungen

Erst 1781 wird eine erste „Ausbildung" im Bereich der Pflege durch den Mediziner *Franz Anton May* initiiert. Er gründet eine Krankenwärterschule, die eine dreimonatige Ausbildung zur Berufsausübung vorsieht. Die Krankenwärter waren jedoch gesellschaftlich gering angesehen und ihre Bezahlung war schlecht.

1836 gründen *Friederike Fliedner* und ihr Mann, der protestantische Geistliche *Theodor Fliedner*, in Kaiserswerth den „Evangelischen Verein für christliche Krankenpflege", um den zunehmenden sozialen Problemen der Industrialisierung zu begegnen. Die **Kaiserswerther Diakonie** umfasste eine protestantische Krankenpflegeschule, die erstmals eine theoretische und eine praktische Ausbildung für die Krankenpflege vorsah. Die „Diakonissinnen" lebten gemeinsam und stammten meist aus gutem Hause.

Fliedner betrachtete die Krankenpflege als eine religiös motivierte Aufgabe. Die Krankenpflegerinnen wurden von Fliedner daher auch geistlich unterwiesen. Er sah die Aufgabe der Pflegerinnen vor allem in der Hinwendung zum Kranken, ohne dabei die Kompetenzen der Ärzte zu berühren oder eigene Anordnungen zu treffen. Das Ansehen der gut ausgebildeten Diakonissinnen in der Gesellschaft und in den Krankenhäusern, in denen sie Anstellungsverträge erhielten, war sehr hoch. Die berühmteste Absolventin der Diakonie ist *Florence Nightingale* (☞ 4.1.2).

Gesellschaftliche Einflüsse prägten weiterhin die Entwicklung der Pflege. Zahlreiche Kriege im 19. Jahrhundert gehen mit der Notwendigkeit der Versorgung von zahlreichen Kriegsverwundeten in den Lazaretten einher. Für diese Aufgabe war man auf die Mitarbeit von freiwilligen Frauen angewiesen, die meist in vaterländischen Frauenvereinen organisiert waren. In diesen Zeitraum fällt auch die Gründung des **Roten Kreuzes**, das sich zunächst vor allem dieser Aufgabe widmete. Im Zuge der Gründung des Internationalen Komitees vom Roten Kreuz (1863) entstehen zahlreiche Schwesternschaften, die ausgebildet werden, um sich der Versorgung in den Lazaretten anzunehmen.

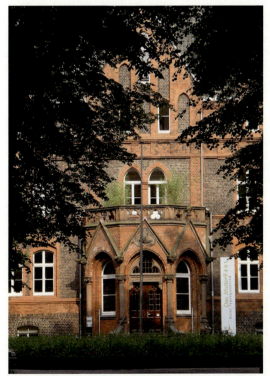

Abb. 2.2: Mutterhaus der Kaiserswerther Anstalten. [X229]

Veränderung der Pflege durch beginnende Emanzipation

Mit der aufkommenden Frauenbewegung und einer Emanzipation vom rein männlich dominierten Gesellschaftsmodell geht auch eine Veränderung in der beruflichen Entwicklung der Pflege einher. Die „modernen Frauen" wirken mit bei der Gestaltung der Gesellschaft und fordern, einer abgesicherten und bezahlten Arbeit nachgehen zu dürfen. Das klassische Rollenmodell gerät ins Wanken.

Ende des 18. Jahrhunderts arbeiten im Zivilbereich neben den zahlreichen geistlichen Pflegenden und den Diakonissinnen auch sog. **„freie Schwestern"** in den Krankenhäusern und in den Wohnungen von Kranken. Sie hatten jedoch meist keinen Arbeitsschutz sowie sehr unterschiedliche Bezahlungen und Arbeitsbedingungen. Zudem mussten sie sich damit konfrontiert sehen, dass sie von pflegenden Ordensschwestern und Diakonissinnen nicht als gleichwertige Berufsangehörige angesehen wurden. So erklärt sich der oft verwendete Begriff der „wilden Schwestern".

> Die berufliche Entwicklung der Pflege ist somit keineswegs ein widerspruchsfreier Weg, der von Pflegenden gemeinsam angestrebt und gemeinschaftlich entwickelt wurde. Hier spiegeln sich Traditionen und gesellschaftliches Denken sowie theologische Beeinflussungen wider, die zu Kontroversen innerhalb der unterschiedlichen Gruppierungen der beruflich Pflegenden führten. Die unterschiedliche Tradition und geschichtliche Entwicklung zeigt sich auch heute noch in den verschiedenen berufsständischen Organisationen, die sich jedoch unter dem Dach des „Deutschen Pflegerates" zu einer gemeinsamen Organisation aller Pflegenden über konfessionelle und berufsspezifische Grenzen hinweg zusammengeschlossen haben (☞ 2.6.1).

Agnes Karll (1868–1927) ist die Erste, die in Deutschland eine **Berufsorganisation** in der Pflege gründet. 1903 initiierte sie in Berlin die „*Berufsorganisation der Krankenpflegerinnen Deutschlands sowie der Säuglings- und Wohlfahrtspflegerinnen (BO)*", aus der der DBfK (Deutscher Berufsverband für Pflegeberufe) hervorging (☞ 2.6.1). Karll forderte, Pflege als Beruf jeder Frau zugänglich zu machen ohne den Zwang, in einen Orden eintreten zu müssen. Doch auch bei ihr sieht man aus heutiger Sicht die tief verwurzelte Sichtweise auf den Pflegeberuf als einen, der der weiblichen Natur entspringt.

> „Wir wollen durch unsere Organisation beweisen, daß bei dem heutigen wachsenden Selbständigkeitsbedürfnis der deutschen Frau, auch außerhalb der bisherigen Verbände sich ein tüchtiger, selbstloser und hingebender Pflegerinnenbestand entwickeln kann (...)" (📖 1)

Agnes Karll knüpft internationale Verbindungen zu anderen Organisationen von Pflegenden und trägt wesentlich dazu bei, dass sich die Situation für freiberufliche Schwestern verändert und es zu ersten gesetzlichen Regelungen über den Pflegeberuf kommt. 1906 werden die „Vorschriften über die staatliche Prüfung von Krankenpflegepersonen" eingeführt, die unter anderem eine einjährige Ausbildung als Voraussetzung beschreiben. Damit wurde erstmals geregelt, dass es einer ordentlichen Prüfung und Ausbildung zur Erlangung der Berufszulassung bedurfte. 1928 entstehen die ersten Vereine für Hauskrankenpflege, die sich der ambulanten Versorgung zuwenden. Im Zuge dieser gesetzlichen und gesellschaftlichen Entwicklungen entstehen an zahlreichen Krankenhäusern Ausbildungsstätten für Pflegende, um das eigene Personal entsprechend ausbilden zu können.

Der Übergang vom Dienst am Kranken hin zum Beruf „Krankenpflege" war demnach fließend. Durch Vorschriften zur Berufszulassung, die Berufsausbildung und die Prüfungsvorschriften änderten sich jedoch nicht automatisch die Arbeitsbedingungen. Erst 1924 wurde der bis dahin übliche Zwölfstundentag auf einen Achtstundentag für das Personal in Krankenanstalten begrenzt.

> Die Geschichte der Pflege ist immer auch eine Geschichte um die Ausbildung von Pflegenden. Sie ist demnach eine Geschichte über die **Bildung in der Pflege**.

2.2 Bildung in der Pflege

Geschichtlich betrachtet ist der Pflege*beruf* relativ neu. Die Inhalte des pflegerischen Tuns, das berufliche Selbstverständnis und die gesetzlich formulierten Ansprüche an Pflegende sind immer Ausdruck einer gesellschaftlichen Perspektive. Insofern kann davon ausgegangen werden, dass sich der Pflegeberuf in einem ständigen Wandel befindet und weiterhin befinden wird.

> **Bildung:** Entfaltung oder Entwicklung der Fähigkeiten eines Menschen aus seinen Anlagen, angeregt und gesteuert durch seine Erziehung. Der Begriff Bildung bezeichnet sowohl den Prozess *(sich bilden)* als auch den Zustand *(gebildet sein)*.

Über Bildung wird viel diskutiert. Für die einen ist es Ziel, für die anderen der Weg. Die einen meinen bestimmen zu können, was dazu führt, gebildet zu sein, andere bestimmen die Inhalte des Wissens, das benötigt wird, um gebildet zu sein. Bildungsfragen schließen auch die Betrachtung von Methoden des Lehrens und Lernens ein. In der Pflege ist dies von besonderer Bedeutung, denn neben dem „Lernort" Schule sind es vor allem die Praxisstätten, in denen Bildung und Lernen erfolgen soll.

Der Reformpädagoge *Hartmut von Hentig* hat sechs Maßstäbe aufstellt, an denen sich Bildung messen lassen kann. Diese sind auch für pflegepädagogische Überlegungen interessant, weil sie als wesentlichen Inhalt Maßstäbe einer Menschlichkeit beinhalten (📖 2):

▸ Abscheu vor und Abwehr von Unmenschlichkeit
▸ Die Wahrnehmung von Glück
▸ Die Fähigkeit und der Wille, sich zu verständigen
▸ Ein Bewusstsein von der Geschichtlichkeit der eigenen Existenz
▸ Wachheit für letzte Fragen
▸ Bereitschaft zur Selbstverantwortung und Verantwortung im Gemeinwesen.

2.2.1 Wissen, Qualifikationen und Kompetenzen in der Pflege

Eine der wesentlichen Fragen für die Bildung in der Pflege ist, was das **Ziel der Bildungsarbeit** sein kann. Es stellt sich die Frage nach dem „Endprodukt" der pädagogischen Bemühungen. Reicht es aus, wenn bestimmte pflegerische Techniken sachlich richtig durchgeführt werden können? Reicht es aus, wenn ein bestimmtes Wissen vorhanden ist, beispielsweise wenn die Anatomie des Herzens bekannt ist und die unterschiedlichen Erkrankungen des Reizleitungssystems richtig benannt werden? Welcher zusätzlichen Eigenschaften bedarf ein Mensch, wenn er sich zu einer „guten" Pflegekraft entwickeln soll? Welche Charaktereigenschaften sollen ausgebildet bzw. in besonderem Maße geschult werden? Wie kann man Auszubildende oder Schüler so qualifizieren, dass sie sich zukünftig neue Inhalte selbst erschließen und erarbeiten können?

Das Wissen in der modernen Gesellschaft verdoppelt sich alle fünf Jahre und eine Ausbildung reicht nicht aus, um alles vermitteln zu können, was es an Wissen im Bereich der Pflege gibt. Es muss also immer eine Auswahl an Themen und Inhalten getroffen werden und an einzelnen Beispielen, also exemplarisch, gelehrt und gelernt werden. Die Diskussion um diese Fragen hat eine Fülle unterschiedlicher Konzepte und Antworten hervorgebracht. Einig ist man sich in der Pädagogik und in der Pflegepädagogik vor allem in einigen Grundannahmen. Eine davon lautet: **Bildung ist Selbstbildung!** Jeder Mensch lernt für sich selbst und bildet seine Fähigkeiten und Fertigkeiten selbst aus. Man kann andere Personen unterrichten, ihnen etwas zeigen, aber bilden muss sich jeder Mensch selbst.

Aufgabe der Pädagogik ist vor allem, die Bedingungen zu schaffen, unter denen Bildung ermöglicht wird. Zudem reicht es heute nicht mehr aus, einmal etwas zu erlernen und es dann über die gesamte Dauer seiner beruflichen Tätigkeit immer

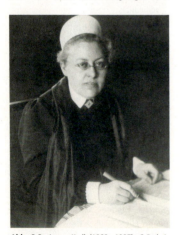

Abb. 2.3: Agnes Karll (1868–1927), Gründerin der „Berufsorganisation der Krankenpflegerinnen Deutschlands sowie der Säuglings- und Wohlfahrtspflegerinnen (BO)". [W267]

2.2 Bildung in der Pflege

gleich anzuwenden. Erforderlich ist heute **lebenslanges Lernen**, und dafür bedarf es der Fähigkeit, Wissen selbst zu erschließen, zu sortieren und zu verarbeiten. Dies gilt nicht nur für Berufe, in denen sich durch die Einführung von neuen Geräten Fertigungstechniken verändern. Insbesondere ist dies wichtig in Berufen, die auf persönlichem Kontakt basieren und mit der Beantwortung von Hilfebedürftigkeit und Krankheit einhergehen.

Das Wesen des Pflegewissens

Pflege als Wissenschaft ☞ 4.1

Peggy L. Chinn und *Maeona K. Kramer*, zwei amerikanische Pflegewissenschaftlerinnen, haben sich intensiv mit der Frage beschäftigt, was **das Wesen des Pflegewissens** ist (📖 3). Für sie gibt es vier Wissensbestände, die erst im Zusammenspiel die Gesamtheit des pflegerischen Wissens ergeben:

▸ *Persönliches Wissen* in der Pflege
▸ *Empirie:* Der wissenschaftliche Aspekt der Pflege
▸ *Ethik:* Moralische Erkenntnis in der Pflege
▸ *Intuition:* die Kunst des Pflegens.

Wissen ist für Chinn und Kramer also nicht nur das, was an wissenschaftlichen Tatsachen, an reinem Faktenwissen bekannt ist. Das wäre lediglich der Teilaspekt des **empirischen Wissens** in der Pflege.

Daneben bedarf es **ethisches Wissen**, womit nicht gemeint ist, dass es immer eindeutige Regeln gibt, was richtig und gut ist. Ethisch vertretbare Entscheidungen zu treffen bedeutet oftmals, sich mit widersprüchlichen Wertmaßstäben, Interessen oder Grundsätzen auseinanderzusetzen. Manchmal befinden sich Pflegende in einem ethischen Dilemma. Hier gibt es kein ganz richtig und kein ganz falsch, sondern nur Alternativen, von denen keine völlig akzeptabel ist. Solche Situationen zu erkennen, sich darüber klar zu werden, warum man welche Entscheidung trifft, das sind Elemente des ethisch-moralischen Wissens (Ethik ☞ Kap. 1).

Persönliches Wissen in der Pflege bezieht sich auf die inneren Erfahrungen im Laufe der Entwicklung zu einem bewussten Selbst. Das setzt vor allem voraus, dass man sich mit sich selbst auseinandersetzt, sich reflektiert. Für Chinn und Kramer ist persönliches Wissen notwendig, um das Selbst vom Anderen abzugrenzen. Dies ist in der Pflege zum Beispiel notwendig, wenn man eine therapeutische Nähe zum Patienten aufbauen möchte, aber eine innere Distanz behalten muss.

Daneben gibt es auch den Bereich der Intuition, der sich nicht mehr über Sprache ausdrücken lässt, sondern mit einer besonderen Form der Wahrnehmung verbunden ist. **Intuitives Wissen** macht es möglich, Situationen oder Schwierigkeiten zu erspüren und wahrzunehmen, die noch nicht Wirklichkeit geworden sind. Beispielsweise werden so von sehr erfahrenen Pflegeexperten (☞ unten) Vorzeichen einer bedrohlichen Krise eines Patienten erspürt.

Die Stufen der Pflegekompetenz

Patricia Benner hat sich mit der Frage beschäftigt, wie Pflegende im Laufe ihrer beruflichen Tätigkeit lernen, Situationen einzuschätzen und wahrzunehmen – sog. klinisches Einschätzungsvermögen entwickeln. Daraus hat sie hat ein **Stufenmodell der Kompetenzentwicklung** im Pflegebereich entwickelt.

▸ Ein **Neuling** braucht zum Einstieg in den Beruf Regeln, die er anwenden kann. Er braucht zum Beispiel messbare und eindeutige Daten, um einen Patienten oder den Zustand eines Patienten sicher einschätzen zu können. Solche Werte sind zum Beispiel Blutdruckwerte, Temperatur, Gewicht oder Pulsfrequenz. Ohne solche Werte und das Wissen um die entsprechenden Normwerte kann eine Einschätzung nicht vorgenommen werden.
Regeln werden auch für Handlungen benötigt, zum Beispiel für die Durchführung einer bestimmten Pflegetätigkeit. Regeln sind notwendig, weil noch keine Erfahrungen mit vielen gleichen Situationen stattgefunden haben. So ist am Anfang in der Ausbildung jeder Einsatz in einem anderen medizinischen Bereich eine völlig neue Lernsituation, die mit neuen Regeln verbunden ist. Ein Neuling tut gut daran, sich diesen Regeln zu widmen und sie zu erlernen.

▸ **Fortgeschrittene Anfänger** haben schon mehrfach gleiche Situationen erlebt oder ähnliche Patienten betreut. Der fortgeschrittene Anfänger kennt also Regeln und hat diese schon angewendet, wohingegen manche Regeln bei einem Neuling erst in der Theorie bekannt sind, aber nicht in Anwendung waren. Fortgeschrittene Anfänger arbeiten jedoch ähnlich regelgeleitet wie Neulinge. Sie sind in der Lage, Ausschnitte einer Situation zu erfassen, aber nicht die gesamte Situation. So können sie zum Beispiel bei einem Patienten Infusionen kontrollieren und erfassen, sind aber noch nicht in der Lage, gleichzeitig zu erkennen, dass der Patientennachbar gerade Schwierigkeiten bei dem Versuch hat, sich aufzurichten

▸ Ein **kompetent Pflegender** hat Situationen schon vielfach erlebt und kann beispielsweise die Situation in einem Patientenzimmer schnell und umfassend erfassen. Kompetent Pflegende zeichnen sich nach Benner dadurch aus, dass sie anfangen, ihre Handlungen auf längerfristige Ziele oder Pläne auszurichten, über deren Bedeutung sie sich bewusst sind. Das kann im Einzelfall auch die Verletzung einer Regel beinhalten. So könnte eine Regel heißen, dass man den Patienten jeden Tag mobilisiert, und ein Neuling wird sich an die Verordnung und Regel halten, ein fortgeschrittener Anfänger auch. Kompetent Pflegende weichen ggf. davon ab, verlieren jedoch das Gesamtziel der Mobilisation dabei nicht aus den Augen. Benner geht davon aus, dass man zwei oder drei Jahre im gleichen Arbeitsfeld gearbeitet haben muss, um auch alle weiteren Merkmale dieser Kompetenzstufe zu erfüllen

▸ **Erfahrene Pflegende** nehmen Situationen als Ganzes und nicht mehr in ihren einzelnen Aspekten wahr. Sie richten sich nicht mehr nach einzelnen Regeln oder einzelnen Zielen, sondern richten ihr Handeln nach Grundsätzen aus. Situationen werden nicht mehr „durchdacht", sondern auf der Grundlage der umfassenden Erfahrungen spontan begriffen. Bei Bedarf greifen sie auf ihr umfassendes Wissen zurück und können dieses auch entsprechend erläutern. Ihr klinisches Einschätzungsvermögen ist sehr gut ausgebildet und sie beherrschen Situationen und Krisen

▸ Die **Pflegeexperten** sind für Benner Personen, die über ein hohes Maß an Erfahrung in ein und demselben Arbeitsbereich verfügen. Sie sind in der Lage, Situationen intuitiv zu erfassen. Beispielsweise werden so bedrohliche Situationen eines Patient erspürt, bevor sich klare messbare Zeichen ergeben. Ein septischer Schock beispielsweise würde von einem Pflegeexperten wahrgenommen werden, bevor sich Zeichen wie Blutdruck und Puls bereits verändert haben. Dies geht einher mit einem „Gespür" für eine Situation, das man nur schwer in Worte fassen oder vermitteln kann.

Die Entwicklung der unterschiedlichen Stufen erfolgt nicht automatisch über eine Routine oder Arbeitszeit, und Pflegeexperten sind nicht sehr häufig oder überall anzutreffen. Bemerkenswert ist, dass Benner festgestellt hat, dass die Entwicklung von Stufe eins bis Stufe drei gleichförmig, also linear, verläuft. Bei der Stufe vier ist dies nicht mehr der Fall. Hier kommt es plötzlich zu einem Sprung.

Schlüsselqualifikationen

Faktenwissen und das Anwenden oder Nachmachen einer Tätigkeit reichen nicht aus, um eine qualifizierte Pflegekraft zu sein oder zu werden. Man berücksichtigt in diesem Falle nur Teilaspekte des pflegerischen Wissens oder bleibt auf einer relativ niedrigen Kompetenzstufe. Mit dieser Erkenntnis begann in der Berufspädagogik die Diskussion um das **Konzept der Schlüsselqualifikationen** (☞ 🖳).

Es ging nicht mehr um die „Fachqualifikation" als einzige Dimension der Qualifizierungsbemühung, sondern um eine längerfristige Bildung, die verschiedene Dimension einschließt. Vielfach werden darunter die folgenden Qualifikationen verstanden:

▸ **Fachliche Dimension:** Kenntnisse, Fähigkeiten und Fertigkeiten sammeln, durchdringen und anwenden
▸ **Soziale Dimension:** Fähigkeit zur Zusammenarbeit im Team, Kommunikations- und Konfliktfähigkeit, Empathiefähigkeit bei gleichzeitiger Wahrung der Distanz
▸ **Personale Dimension:** Selbstständigkeit, Verantwortungsbewusstsein, (Lern-)Motivation, Kritikfähigkeit, Reflexionsfähigkeit
▸ **Methodische Dimension:** Lernen, wie man lernt, Techniken des Wissenserwerbs und der Beurteilung von Wissen.

Konzept der Kompetenz

Das **Konzept der Kompetenz** hat in der Berufspädagogik zunehmend das Qualifikationskonzept (☞ oben) abgelöst. Kompetenzen werden vor dem Hintergrund spezifischer Situationen diskutiert. Das heißt, es werden Pflegesituationen ermittelt und beschrieben, und anschließend überlegt, welche Kompetenzen benötigt werden, um die Situation bewältigen zu können (☞ 🖳).

Grundsätzlich soll beim Kompetenzkonzept der Lernende befähigt werden, seine Handlungsmöglichkeiten zu erweitern. Damit ändern sich auch die Vermittlungsmethoden. Problemorientiertes Lernen, bei dem der Lernende eine Aufgabe gestellt bekommt und dann eigenständig die Erarbeitung mit abschließender Präsentation seiner Erkenntnisse und Lösungswege vornimmt, sind Beispiele für die Veränderung, die mit der Ausrichtung an Kompetenzen ganz praktisch verbunden sind.

Ursprünglich beinhaltet der Kompetenzbegriff jedoch zweierlei Bedeutungen. Zum einen wird darunter die besondere Befähigung einer Person verstanden: Jemand ist kompetent. Auf der anderen Seite ist Kompetenz gleichermaßen etwas, was einem von außen zugesprochen wird: Jemand hält einen anderen für kompetent, weil er etwas Bestimmtes kann oder weiß (☞ 🖳).

2.2.2 Entwicklung der Berufsgesetze der Krankenpflege

Es gibt eine Vielzahl von Berufen, zu deren Tätigkeiten das Pflegen, Betreuen und Versorgen von Menschen gehört, z. B.

▸ Gesundheits- und Krankenpflegerin/-pfleger bzw. Krankenschwester/Krankenpfleger
▸ Gesundheits- und Kinderkrankenpflegerin/-pfleger bzw. Kinderkrankenschwester/Kinderkrankenpfleger
▸ Krankenpflegehelferin/-helfer
▸ Altenpflegerin/Altenpfleger
▸ Altenpflegehelferin/Altenpflegehelfer
▸ Hebamme/Entbindungspfleger
▸ Heilerziehungspflegerin/-pfleger
▸ Familienpflegerin/-pfleger
▸ Dorfhelferin/Dorfhelfer.

Den genannten Berufen gemeinsam ist, dass es Vorschriften zur Erlangung des Berufes und damit auch Vorschriften zur Erlaubnis des Tragens der Berufsbezeichnung gibt. Für die Krankenpflege lässt sich der Weg wie folgt beschreiben:

Eine erste gesetzliche Regelung über die Ausbildung in der Krankenpflege wurde im Jahr 1906 erlassen. Sie verordnete eine einjährige Ausbildung und eine Abschlussprüfung für die Pflegenden. 1942 wurde im Rahmen einer Reform eine zweijährige Berufsausbildung für den Pflegebereich gesetzlich geregelt; mit dem Krankenpflegegesetz von 1957 wurde diese auf drei Jahre erhöht. 1985 erfolgte eine weitere Veränderung des

Krankenpflegegesetzes, das vor allem die Inhalte der Berufsausbildung näher beschrieb.

Im Jahr 2003 wurde nach langer Vorarbeit und politischer Diskussion ein neues **Krankenpflegegesetz** verabschiedet. Seit dem 01.01.2004 ist das aktuelle Krankenpflegegesetz gültig, das heißt in Kraft gesetzt. Die neuen Berufsbezeichnungen lauten: *Gesundheits- und Krankenpflegerin/Gesundheits- und Krankenpfleger* und *Gesundheits- und Kinderkrankenpflegerin/Gesundheits- und Kinderkrankenpfleger*. Letztlich sind mit dem neuen Krankenpflegegesetz zwar zwei Berufsbilder erhalten geblieben, allerdings mit umfangreichen gemeinsamen Ausbildungsanteilen. Auch die pädagogische Diskussion um die Kompetenz (☞ 2.2.1) hat Eingang in die neue Gesetzgebung gefunden: Im Krankenpflegegesetz wird der Kompetenzbegriff verwendet, zum einen als Ausbildungsziel gemäß § 3 sowie zum anderen in § 11 im Zusammenhang mit den Pflichten der Schülerin bzw. des Schülers. (☞ 🖳)

Gegenüber dem alten Krankenpflegegesetz von 1985 wurden erhebliche Veränderungen vorgenommen:

▸ Zusammenlegung (Integration) von Gesundheits- und Kranken- und Gesundheits- und Kinderkrankenpflegeausbildung
▸ Erhöhung des theoretischen Stundenanteils von 1600 auf 2100
▸ Verringerung des praktischen Ausbildungsanteils von 3000 auf 2500 Stunden
▸ Hochschulqualifikation neu eingestellter Schulleitungen
▸ Ausreichende Zahl fachlich qualifizierter Lehrer mit Hochschulqualifikation
▸ Erweiterung der Ausbildung um präventive, palliative und rehabilitative Anteile
▸ Erhöhung der praktischen Ausbildung vor allem im Bereich der ambulanten Dienste
▸ Sicherstellung der praktischen Ausbildung in den Ausbildungsstätten durch Praxisanleiter
▸ Übertragung der Gesamtverantwortung der Ausbildung auf die Schulen
▸ Verzicht auf ein Mindestalter als Bedingung einer Berufszulassung
▸ Änderung der Zusammensetzung und der erforderlichen Qualifikationen im Prüfungsausschuss
▸ Änderung der Fehlzeitenregelung
▸ Anpassung an EU-Recht und Anerkennung gleichwertiger Ausbildungen.

	Gesetzliche Grundlage der Ausbildung und Prüfung	Dauer der Ausbildung	Berufsbezeichnung
Gesundheits- und Krankenpflege	Ausbildungs- und Prüfungsverordnung für die Berufe in der Krankenpflege (KrPflAPrV) vom 10.11.2003	3 Jahre	▸ Gesundheits- und Krankenpfleger ▸ Gesundheits- und Krankenpflegerin
Gesundheits- und Kinderkrankenpflege	Ausbildungs- und Prüfungsverordnung für die Berufe in der Krankenpflege (KrPflAPrV) vom 10.11.2003	3 Jahre	▸ Gesundheits- und Kinderkrankenpfleger ▸ Gesundheits- und Kinderkrankenpflegerin
Gesundheits- und Krankenpflegehilfe	Landesrechtlich geregelte schulische Ausbildung an Berufsfachschulen für Krankenpflegehilfe	1 Jahr	▸ Gesundheits- und Krankenpflegehelfer ▸ Gesundheits- und Krankenpflegehelferin
Altenpflege	Ausbildungs- und Prüfungsverordnung für den Beruf der Altenpflegerin und des Altenpflegers (Altenpflege-Ausbildungs- und Prüfungsverordnung – AltPflAPrV) vom 26.11.2002, zuletzt geändert durch Artikel 5 des Gesetzes vom 23.03.2005	3 Jahre	▸ Altenpfleger ▸ Altenpflegerin
Altenpflegehilfe	Landesrechtlich geregelte schulische Ausbildung an Berufsfachschulen oder Fachschulen. Nur in Hamburg handelt es sich um einen Bildungsgang im Rahmen einer dualen Ausbildung nach dem Berufsbildungsgesetz	Die Ausbildung dauert in Vollzeit in der Regel 1 Jahr. In Schleswig-Holstein und Mecklenburg-Vorpommern dauert sie 1 $\frac{1}{2}$ Jahre, in Hamburg (duale Ausbildung) 2–3 Jahre	▸ Altenpflegehelfer ▸ Altenpflegehelferin

Tab. 2.4: Verschiedene Ausbildungen von Pflegeberufen im Vergleich.

Neben den Berufsgesetzen und den Ausbildungs- und Prüfungsverordnungen haben auch andere Gesetzgebungen Einfluss auf die Pflegebildungslandschaft. Im **Krankenhausfinanzierungsgesetz** haben sich diesbezüglich die folgenden Änderungen ergeben:

▸ Änderung des Anrechnungsverhältnisses von examinierten Pflegekräfte zu Schülern von 1 : 7 auf 1 : 9,5
▸ Umstellung der Finanzierung der Ausbildung auf der Basis von Anteilen des neuen Krankenhausfinanzierungssystems (**D**iagnosis **R**elated **G**roups, kurz DRGs ☞ 3.2.1). (☞ 🖥)

„Schwester" oder „Pfleger" darf sich jeder nennen. Die Berufsbezeichnungen „Gesundheits- und (Kinder-)Krankenpflegerin", „Gesundheits- und (Kinder-)Krankenpfleger" bzw. „(Kinder-)Krankenschwester", „(Kinder-)Krankenpfleger" und „Altenpflegerin" bzw. „Altenpfleger" dagegen sind gesetzlich geschützt und dürfen nur mit einer entsprechenden Ausbildung und nach bestandener Prüfung geführt werden.

2.2.3 **Internationale Entwicklungen**

Neben den nationalen Gesetzen haben sich im Zuge der Europäisierung und Internationalisierung die Regeln geändert,

wie ein Land seine Bildungsprozesse in der beruflichen Qualifizierung zu gestalten hat. Der Blick über die eigene Landesgrenze hinaus ist daher hilfreich, wenn man die Entwicklungen im eigenen Land verstehen und beurteilen möchte (☞ Tab. 2.5).

Neben den verschiedenen Qualifikationen auf unterschiedlichen Bildungsniveaus in unterschiedlichen Schul- oder Hochschularten, existieren auch erhebliche Unterschiede bezüglich der Dauer der Ausbildung (zwischen drei und vier Jahren) und den entsprechenden Möglichkeiten der anschließenden Spezialisierung. In vielen Ländern gibt es beispielsweise keine Erstausbildung im Bereich der Kinderkrankenpflege wie in Deutschland. Diese kann als zusätzliche Qualifikation erst im Anschluss an eine allgemein qualifizierende Ausbildung erworben werden.

Zwei Entwicklungen haben Einfluss auf die Bildungslandschaft in Europa genommen:

▸ Der Bologna-Prozesss
▸ Der Kopenhagen-Prozess.

Der Bologna-Prozesss

Im Jahr 1999 unterzeichneten Vertreter aus 29 europäischen Ländern in Bologna eine Erklärung mit dem Ziel, bis 2010 einen gemeinsamen europäischen Hochschulraum zu schaffen. Dazu gehören europaweit einheitliche Studienabschlüsse mit vergleichbaren Kriterien und Studienstrukturen.

Die Vorbereitung und Umsetzung dieser Erklärung wird als **Bologna-Prozess** bezeichnet. Die Umsetzung ist für die unterzeichneten Länder zwar gesetzlich nicht verpflichtend, dennoch wurden im Anschluss an die Erklärung zahlreiche Landesgesetze entsprechend geän

Hochschule (Universität oder Fachhochschule)	Berufs(fach)schule und/oder Schule des Gesundheitswesens	Hochschule und Berufs(fach)schule
▸ Spanien ▸ Portugal ▸ Griechenland ▸ Italien ▸ Großbritannien ▸ Irland ▸ Schweden ▸ Finnland ▸ Dänemark	▸ Deutschland ▸ Österreich ▸ Luxemburg ▸ Schweiz ▸ Frankreich	▸ Belgien ▸ Niederlande

Tab. 2.5: Exemplarische Übersicht über die Pflegeausbildung in europäischen Ländern.

dert. In Deutschland liegt die Umsetzung im Zuständigkeitsbereich der Bundesländer.

Bachelor- und Master-Abschlüsse

Ein Ziel des Bologna-Prozesses ist ein einheitliches, zweistufiges System von Studienabschlüssen. Damit soll die internationale Vergleichbarkeit der Abschlüsse selbst hergestellt werden. In Deutschland gibt es beispielsweise bislang zahlreiche Diplom- und Magisterstudiengänge (☞ 2.2.7), die jedoch nicht oder nur schwer zu vergleichen sind mit Abschlüssen in England oder Skandinavien. Das behindert die Möglichkeit der Hochschulabsolventen, in einem anderen europäischen Land arbeiten zu können. Doch genau dies ist das Ziel der europäischen Union. Jeder soll die Freiheit haben, in dem Land zu arbeiten, in dem er arbeiten möchte oder eine entsprechende Anstellung bekommt. Dafür müssen aber die ausbildungs- und hochschulpolitischen Rahmenbedingungen angeglichen werden. Für den Hochschulbereich ist dieser Prozess in vollem Gange. Zweistufigkeit des Studiums meint, dass es zwei unterschiedliche Niveaus des akademischen Abschlusses geben wird:

Der **Bachelor-Abschluss** ist als erster berufsqualifizierender Abschluss der künftige Regelabschluss eines Hochschulstudiums. Bachelor-Studiengänge vermitteln die für die Berufsqualifizierung notwendigen wissenschaftlichen Grundlagen, Methodenkompetenz und berufsfeldbezogene Qualifikationen. In aller Regel dauert ein Bachelorstudiengang sechs Semester, also drei Jahre. Bislang dauerten die Diplomstudiengänge meist mindestens vier Jahre. (☞ 🖥)

Der zweite und anschließende Studienabschluss ist der **Master.** Er führt einen Bachelor-Studiengang fachlich fort, vertieft ihn oder erweitert ihn fächerübergreifend. Der Zugang setzt einen ersten berufsqualifizierenden Hochschulabschluss (Bachelor, Magister, Diplom, Staatsexamen) oder einen äquivalenten Abschluss voraus. Die Regelstudienzeit dauert zwischen einem Jahr und zwei Jahren. Derzeit findet an den deutschen Hochschulen die Umstellung von den bisherigen Diplomstudiengängen auf Bachelor- und Masterstudiengänge statt. Das gilt auch für die Pflegestudiengänge (☞ 2.2.7), denn in den kommenden Jahren werden die bisherigen Abschlüsse ansonsten nicht mehr staatlich anerkannt werden.

Aber nicht nur die Vergleichbarkeit der Studienabschlüsse ist ein Ziel des Bologna-Prozesses. Ebenso soll erleichtert werden, einen Teil seines Studiums in einem anderen Land zu absolvieren und die dort erbrachten Leistungen in vollem Umfang auch auf das Studium in Deutschland angerechnet zu bekommen. Das funktioniert nicht, wenn man das alte System von Leistungsnachweisen (Scheinen in Fächern) und Studienzeiten (Semesterstundenanzahl) zugrunde legt. Aus diesem Grunde gibt es eine europäische Initiative, die ein anderes Bewertungssystem für Studienleistungen beschreibt. Das European Credit Transfer System (ECTS) ist ein solches vergleichbares Bewertungssystem. (☞ 🖥)

Der Kopenhagen-Prozess

Mit dem **Kopenhagen-Prozess** wurde 2002 eine weitere europaweite Entwicklung angestoßen. Analog zum Bewertungssystem für Studienleistungen soll auch für die grundständischen Berufsausbildungen das europäisches Kreditpunktesystem (**E**uropean **C**redit **S**ystem **for V**ocational **E**ducation and **T**raining, *kurz* ECVET) zur besseren Vergleichbarkeit und gegenseitigen Anerkennung der Berufe geschaffen werden. Langfristig soll so eine wesentlich bessere Vergleichbarkeit der Ausbildungen erzielt werden und auch die Möglichkeit geschaffen werden, dass im Ausland erworbene Qualifikationen in der Aus- oder Weiterbildung in Deutschland anerkannt werden.

2.2.4 Grundausbildung in den Pflegeberufen

Entwicklung der Berufsgesetze der Krankenpflege ☞ 2.2.2

Bislang erfolgten die unterschiedlichen pflegerischen Grundausbildungen in Deutschland im Rahmen einer dreijährigen Ausbildung. Der theoretische und praktische Unterricht fand meist in Vollzeitform an staatlichen bzw. staatlich anerkannten Krankenpflegeschulen statt, die häufig an Krankenhäusern angegliedert sind.

Die Bezeichnungen der Schulen, an denen für die Krankenpflege ausgebildet wird, sind nicht einheitlich. So gibt es neben den staatlich anerkannten Krankenpflegeschulen auch Berufsfachschulen für Krankenpflege bzw. Gesundheit. Manchmal werden sie auch medizinische Schulen genannt.

Die **Grundausbildung in den Pflegeberufen** befindet sich derzeit in einem starken Wandel. Zunehmende Anforderungen an professionelle pflegerische Dienstleistungen, geänderte gesellschaftliche Rahmenbedingungen, die Angleichung der Ausbildungsordnungen innerhalb der Europäischen Union sowie die Einrichtung von Studiengängen für Pflege (☞ 2.2.7) an Fachhochschulen und Universitäten haben die Ausbildung bereits verändert und werden sie weiter verändern. Das betrifft nicht nur die Inhalte der Ausbildung, sondern geht darüber hinaus. Was in anderen Ländern beinahe unbekannt ist, hat in Deutschland eine lange Tradition, die sich aus der Geschichte ergibt: die Ausbildung von drei unterschiedlichen pflegerischen Berufen, die sich in der Ausrichtung vor allem nach dem Lebensalter der betreuten Patienten unterscheiden. Eine spezielle Ausbildung zum Altenpfleger ist in Europa nicht verbreitet und führt zu Schwierigkeiten bei der gegenseitigen Anerkennung von Berufsabschlüssen.

Langfristiges Ziel ist auch in Deutschland eine einheitliche Pflege-Grundausbildung, der eine spätere Spezialisierung in Krankenpflege, Kinderkrankenpflege und Altenpflege bzw. gerontologische Pflege anschließt *(Integrative Ausbildung)*. Dieses Modell gibt es bereits in einigen europäischen Staaten, z.B. den Niederlanden und in Großbritannien. Die Änderung des Altenpflegegesetzes im Jahr 2000, mit der Regelung einer bundesweit einheitlichen dreijährigen Ausbildung, ermöglicht auch in Deutschland Modellversuche einer integrativen Pflegeausbildung von Gesundheits- und Krankenpflege, Gesundheits- und Kinderkrankenpflege und Altenpflege.

Dabei sind zwei unterschiedliche Modelle auszumachen. Bei dem *integrativen Modell* werden in einer Grundausbildung für Kinderkrankenpflege, Krankenpflege und Altenpflege einheitliche Inhalte vermittelt, erst im zweiten Ausbildungsabschnitt erfolgt eine Differenzierung. *Generalistische Pflegeausbildungen* dagegen erstrecken sich während der gesamten Ausbildungszeit für alle drei Berufe annähernd auf dieselben Unterrichtsinhalte. (☞ 🖥)

Eine weitere Veränderung im Bereich der pflegerischen Grundausbildung ergibt sich durch die Veränderung der Bildungslandschaft an den Fachhochschulen und

Universitäten. Mit der Umstellung der Studiengänge auf die internationalen Abschlüsse des „Bachelor" und „Master" (☞ 2.2.3) entstehen in Modellprojekten neue Bildungsformen auch für die Pflege. Der „Bachelor" ist ein internationaler Studienabschluss, der auf eine berufliche Erstqualifikation hin ausgerichtet ist. Im Bereich der pflegerischen Grundausbildung erproben derzeit erste Hochschulen eine pflegerische Ausbildung im Rahmen eines Bachelor-Studienganges. Dabei werden meist in Kooperation mit staatlich anerkannten Krankenpflegeschulen Teile der Ausbildung an einer Krankenpflegeschule oder Berufsfachschule unterrichtet und zusätzliche Inhalte an der Fachhochschule gelehrt. So ergibt sich eine Verlängerung der Ausbildungszeit, die jedoch zugleich eine hochschulische Erstqualifizierung beinhaltet.

Die Grenzen zwischen einer Ausbildung und einem Studium im Bereich der Pflege haben sich somit verschoben und werden fließend ineinander übergehen. Es ist davon auszugehen, dass es zukünftig nicht mehr nur einen Weg geben wird, um einen Berufsabschluss zu erwerben. In anderen Ländern, z. B. den Niederlanden, ist das seit Jahren eine Normalität. (✉ 2)

2.2.5 Weiterbildungen in der Pflege

> **Weiterbildung:** Wiederaufnahme organisierten Lernens nach abgeschlossener Ausbildung zur Erreichung eines zusätzlichen qualifizierenden Abschlusses *(Deutscher Bildungsrat).*

Eine **Weiterbildung in der Pflege** schließt sich an die grundständige Ausbildung (☞ 2.2.4) an, um sich für eine entsprechende Tätigkeit oder ein berufliches Betätigungsfeld zu spezialisieren. Hier sind oftmals spezielle Kenntnisse und Fähigkeiten erforderlich, die im Rahmen der Grundausbildung nicht umfassend vermittelt werden. So bedarf es besonderer Kenntnisse über medizinische Geräte (z. B. Beatmungsgeräte, Dialysegeräte), wenn man auf einer Intensivstation oder in der anästhesiologischen Abteilung eines Krankenhauses arbeitet. Strebt man die Leitung einer Station, eines Wohnbereiches oder einer Abteilung an, bedarf es der zusätzlichen Qualifizierung um Kenntnisse über Mitarbeiterführung und erweitertes betriebswirtschaftliches

Wissen. Dies sind Beispiele für typische Weiterbildungen. So vielfältig die beruflichen Felder der Pflege sind, so vielfältig sind auch die Weiterbildungsangebote für eine fachliche Vertiefung (☞ 3.7.1).

Viele der bekannten Weiterbildungen folgen im Aufbau und im Umfang den Empfehlungen der **Deutschen Krankenhausgesellschaft** *(DKG).* Diese Regelungen sind zwar nicht bindend, doch richten sich die Inhalte und die Prüfungen der meisten Weiterbildungsinstitute danach. Vielfach wurden die Empfehlungen auch in landesspezifischen Gesetzen oder Regelungen/Erlassen aufgenommen, damit eine Bezeichnung (z. B. Fachkrankenschwester für Intensivpflege und Anästhesie) geschützt erfolgt. Dies erschien notwendig, um durch Vorgaben ein bestimmtes Qualitätsniveau in den Fachweiterbildungen zu garantieren. In vielen Bundesländern existieren daher besondere Bestimmungen für die folgenden Weiterbildungen (☞ 3.7.1):

- ▶ Intensivpflege/Anästhesie
- ▶ Operationsdienst
- ▶ Endoskopie
- ▶ Psychiatrische Pflege
- ▶ Nephrologie
- ▶ Onkologie
- ▶ Pflege in der Rehabilitation
- ▶ Hygienefachkraft
- ▶ Gerontopsychiatrie
- ▶ Ambulante Pflege
- ▶ Praxisanleitung
- ▶ Stationsleitung
- ▶ Pflegedienstleitung
- ▶ Lehrer/-in für Pflegeberufe.

Die Weiterbildungen zur Pflegedienstleitung und zur Lehrerin/zum Lehrer für Pflegeberufe wurde durch die Studiengänge der Pflegepädagogik und des Pflegemanagements weitgehend ersetzt. (☞ 🖥)

Ähnlich wie die Ausbildung in einer ständigen Weiterentwicklung begriffen ist, werden sich auch die Weiterbildungen ständig verändern. Neben den traditionellen Weiterbildungsstätten werden auch an Hochschulen künftig Qualifizierungen angeboten werden, die sich auf ein bestimmtes berufliches Feld beziehen. Es ist davon auszugehen, dass langfristig einige der genannten Weiterbildungen im Rahmen von Bachelor-Abschlüssen (☞ 2.2.3) erworben werden können.

Daneben ist auszumachen, dass sich Fachgesellschaften gründen, die ihrerseits spezifische Anforderungen an Weiterbildungen formulieren, z. B. die *Deut-*

sche Gesellschaft für Care und Case Management (DGCC, ✉ 3). Hier werden in einem Standard die Voraussetzungen für die Anerkennung als zertifizierte Case Managerinnen bzw. als zertifizierter Case Manager formuliert. Gleiches gilt für Ausbilder für Case Management.

2.2.6 Fortbildungen in der Pflege

Eine stetige Bereitschaft, das Fachwissen und -können auf einem hohen Stand zu halten, ist unbedingte Voraussetzung für die Berufsqualifikation.

Man müsste eigentlich davon ausgehen, dass jede Pflegekraft ein Interesse daran hat, ihr Wissen aktuell zu halten und auszubauen. Dazu können z. B. Fachzeitschriften eine Hilfestellung sein oder aber die private Recherche in Internetforen und Wissensbörsen. An einem systematischen Wissensaufbau oder der Aktualisierung haben auch die Arbeitgeber ein großes Interesse. Daher gibt es auch ein Anrecht von Mitarbeitern auf Fortbildungstage, die der Arbeitgeber meist nicht nur mit einer Freistellung, sondern vielfach auch mit einer finanziellen Hilfe unterstützt.

Eine **Fortbildung** muss nicht notwendigerweise außerhalb des Betriebes stattfinden. Innerhalb der großen Institutionen, die Pflegende beschäftigen, gibt es oftmals eine eigene Abteilung *Innerbetriebliche Fortbildung* (kurz *IBF*), die regelmäßig Fortbildungen zu Pflegethemen anbietet. Meist findet sich in den Einrichtungen ein ganzer Katalog von Tagesveranstaltungen oder kürzeren Maßnahmen, die einer Fortbildung zugerechnet werden können. Auch Einweisungen in neue Geräte oder aber das Vorstellen eines neuen Präparates entsprechen einer Fortbildung. Gleiches gilt für den Besuch einer Fachmesse oder eines Kongresses mit Vorträgen und Seminaren. Darüber hinaus gibt es weitere Veranstalter, etwa die Berufsverbände oder auch Buch- und Zeitschriftenverlage, die Seminare oder Tagungen mit Fortbildungscharakter anbieten.

Während Weiterbildungen auf ein neues Aufgabengebiet vorbereiten, also in der Regel mit einem Wechsel der Position oder des Arbeitsplatzes verbunden sind, haben Fortbildungen die Aufgabe, die Qualifikation des Mitarbeiters an seinem Arbeitsplatz zu erhalten bzw. auszubauen. Eine Fortbildung muss jedoch nicht unbedingt ein spezifisches Pflegethema beinhalten. Es gibt auch Fortbildungen allgemeiner Art wie beispielsweise EDV-Schulungen, um den Umgang mit Tabellenkalkulation und Schreibprogrammen zu erlernen.

Themenschwerpunkte berufsspezifischer Fortbildungen können etwa sein:
- Pflegeinformatik: EDV in der Pflege, computergestützte Patientenverwaltung und Leistungsanforderung, computergestützte Pflegeplanung
- Arbeitstechniken: z.B. rückenschonende Arbeitsweise und neue Pflegemethoden
- Maßnahmen der Qualitätssicherung
- Pflegekonzepte wie Kinästhetik, Basale Stimulation®, Alternative Pflegemethoden (Wickel und Auflagen) oder Pflege nach dem Bobath-Konzept
- Betriebswirtschaftliche Themen: z.B. Krankenhausfinanzierung, Leistungsmessung in der Pflege
- Rechtliche Themen: z.B. Dokumentation, Haftungsrecht in der Pflege
- Psychosoziale Themen: Kommunikation, Selbstreflexion, Sterbebegleitung.

In anderen Ländern, zum Beispiel in Großbritannien, ist für jede Pflegekraft regelmäßig der Nachweis zu erbringen, dass sie sich fortgebildet hat. Dazu müssen bei der Registrierungsstelle Zertifikate oder Teilnahmebescheinigungen eingereicht werden. So zeigen die Pflegekräfte, dass sie sich ständig um ein aktuelles Wissen in ihrem Beruf bemühen. Ohne entsprechende Fortbildungen verlieren Pflegende ihre Registrierung und damit auch die Zulassung für die Berufsausübung.

In Deutschland existiert eine Initiative, die auf eine freiwillige Registrierung der Pflegekräfte setzt. Es gibt jedoch keine gesetzliche Verpflichtung dazu. Unter dem Dach des *Deutschen Pflegerates* (DPR) wurde in Potsdam eine solche Registrierungsstelle eingerichtet. Für die beruflich Pflegenden selbst, aber auch die Arbeitgeber gilt die *Registrierung als Qualitätsprädikat,* da nur diejenigen sich als registrierte beruflich Pflegende ausweisen dürfen, die entsprechende Qualifizierungsnachweise über ihre Fortbildungen erbringen. Jede der Fortbildungen wird nach der Dauer und der Art bewertet. Alle zwei Jahre benötigt man den Nachweis einer bestimmten Punktanzahl, um die Registrierung verlängern zu lassen. (✉ 4)

2.2.7 Studiengänge in der Pflege
Akademisierung der Pflege

Dass Pflegende berufsspezifisch studieren können, ist in den deutschsprachigen Ländern eine relativ neue Möglichkeit, die eine lange politische Vorgeschichte hat. Studiengänge in der Pflege gibt es in Deutschland erst seit knapp 20 Jahren. Die *Akademisierung der Pflege* begann international betrachtet in den USA, Großbritannien und Skandinavien in der ersten Hälfte des 20. Jahrhunderts. Im deutschsprachigen Raum erfolgte sie erst später: In der ehemaligen DDR wurden Mitte der 1960er Jahre, in der Bundesrepublik in den späten 1980er Jahren erste **Studiengänge für Pflege** eingerichtet. Mittlerweile gibt es in Deutschland ca. 45 unterschiedliche Studiengänge im Pflegebereich mit einer kaum noch überschaubaren Zahl an unterschiedlichen Studienangeboten. Meist ist es so, dass an einer Hochschule unterschiedliche Studiengänge angeboten werden. Klassischerweise dauerte ein Studium vier Jahre oder acht Semester und schloss mit einem Diplom ab. Durch die Neuordnung und internationale Anpassung kann ein akademischer Studienabschluss nun schon nach drei Jahren erworben werden (☞ 2.2.3).

Auch bei den deutschsprachigen Nachbarn finden sich entsprechende Entwicklungen in den letzten Jahren. Im Jahr 2000 eröffnete an der Universität Basel das erste Schweizer Institut für Pflegewissenschaft. An der FHS in St. Gallen, Hochschule für Angewandte Wissenschaften, begann im September 2006 der erste Fachhochschulstudiengang Pflege in der Ostschweiz.

In Österreich gibt es Studiengänge in Hall in Tirol, Salzburg, Graz und Wien.

Bemerkenswert dabei ist, dass in vielen Studiengängen nicht ein Abitur (Matura) die alleinige notwendige Voraussetzung zum Studium ist, sondern eine abgeschlossene pflegerische Ausbildung, mehrjährige Berufstätigkeit und ggf. eine entsprechende abgeschlossene Weiterbildung. Damit steht allen Pflegenden die Möglichkeit zu einem Studium und somit zu einer weiteren Karriere in der Pflege offen. Die Durchlässigkeit für die Pflegeberufe in den so genannten „tertiären Bildungsbereich" (Hochschulen) ist somit verwirklicht.

Studiengänge in Deutschland

In Deutschland haben sich unterschiedliche Studienrichtungen in der Pflege ergeben. Meist sind dies:
- Pflegemanagement
- Pflegepädagogik
- Pflegewissenschaft
- Praktische Pflege.

Daneben können Pflegende selbstverständlich auch in anderen Bereichen ein Studium aufnehmen. Hier gelten jedoch meist die üblichen Aufnahmekriterien für eine Hochschulzugangsberechtigung.

Grundsätzlich ist es das Ziel von Studiengängen, die Studenten mit theoretischen Gedanken zu konfrontieren und mit wissenschaftlichem Arbeiten vertraut zu machen. Studierende sollen qualifiziert werden wissenschaftliche Texte zu lesen, zu analysieren und auch selbst verfassen zu können.

Die Art und Weise des Studierens unterscheidet sich in den jeweiligen Standorten. So gibt es Hochschulen, an denen Pflegende berufsbegleitend studieren können. Das bedeutet, dass sie bspw. für zwei feste Tage in der Woche an die entsprechende Hochschule gehen und dort studieren und die restlichen Tage in der Woche weiter in ihrem Beruf arbeiten. Das Pensum von einer Semesterwoche wird hier auf zwei aufeinanderfolgende Tage gelegt. Das schränkt die persönliche Wahlfreiheit für Kurse und andere Studienangebote ein.

Eine andere Möglichkeit besteht in einem Vollzeitstudium. Hier kann man die notwendigen Kurse im Verlauf eines Semesters belegen und hat vielfach stärkere Wahlmöglichkeiten. Die Art des Studiums hat keinen Einfluss auf die Anerkennung des Titels oder die Qualität der Lehre. Studiengänge müssen von unab-

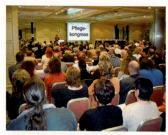

Abb. 2.6: Das Angebot an Tagungen, Kongressen oder Fachmessen, auf denen sich Pflegende informieren oder mit Fachleuten austauschen können, hat in den letzten Jahren stark zugenommen. [0133]

hängigen Institutionen begutachtet werden, um eine Anerkennung des Studienabschlusses zu bekommen (Akkreditierung). Sind Studiengänge akkreditiert, dann ist es aus Sicht des Studenten egal, wo man studiert hat. Das schließt auch die Frage mit ein, ob man an einer Fachhochschule oder an einer Universität studiert hat. Die Masterabschlüsse sind an beiden Hochschularten gleichermaßen zu erlangen.

Mit der Entwicklung durch den Bologna-Prozess (☞ 2.2.3) werden die Hochschulen selbst in einen noch stärkeren Wettbewerb treten. Wer sich einen Überblick über verschiedene Studienangebote verschaffen möchte, wird schnell im Internet fündig. (✉ 5) (☞ 💻)

Im Pflegebereich gibt es prinzipiell unterschiedliche Richtungen, die studiert werden können (☞ Tab. 2.7).

Auffallend sind die unterschiedlichen Bezeichnungen für ein und dasselbe Studium. So heißen Managementabsolventen entweder Dipl.-Pflegewirt/in oder Dipl.-Pflegemanager/in. Das liegt an der Freiheit der Hochschule, ihre Abschlüsse entsprechend zu benennen. In Zukunft wird es daneben auch noch weitere Abschlüsse geben, die sich durch die Einführung der Bachelor- und Masterstudiengänge (☞ 2.2.3) ergeben. Damit liegt ein sehr breites Spektrum an unterschiedlichen Abschlüssen vor.

Mit dem Absolvieren eines Studiums hören jedoch die Qualifizierungsmöglichkeiten in der Pflege nicht auf. Nach fünf Jahren Studium (Masterabschluss) ist es möglich, eine weiterführende wissenschaftliche Kariere anzustreben und im Rahmen eines Promotionsprogramms

den Doktortitel zu erlangen. Der **Doktorgrad** gilt als ein sehr hoher akademischer Abschluss und ist Voraussetzung für eine Professur an einer Hochschule. Prinzipiell können Pflegende, die einen Masterabschluss haben, in allen möglichen Bereichen eine Doktorarbeit erstellen. Vor der Akademisierung der Pflege in Deutschland haben Pflegende zum Beispiel im Bereich der Soziologie, der Erziehungswissenschaft oder anderer Studiengänge promoviert. Anders als zum Beispiel in Amerika – hier gibt es seit 1924 Promotionsstudiengänge – ist in Deutschland die Möglichkeit zur speziellen Promotion in pflegewissenschaftlichen Feld neu. (☞ 💻)

Der Weg für Pflegende bis zu einer Promotion im eigenen Fachgebiet ist lang. Zählt man die Ausbildungszeit, die mindestens zweijährige Berufszeit und die Studienzeit von fünf Jahren zusammen, so sind es oft zehn Jahre nach Ausbildungsbeginn, bis man eine Promotionsarbeit aufnehmen kann. Dafür sollte man noch einmal ca. 2–3 Jahre einrechnen. So erklärt es sich, dass promovierte Pflegende oftmals im Durchschnitt älter sind als promovierte Ärzte oder andere Akademiker, die nach dem Abitur zur Universität gehen und im Anschluss oder innerhalb ihres Studiums promovieren.

2.3 Formen pflegerischer Unterstützung

Berufliche Pflege ☞ 2.1, 2.5

In den voran gegangenen Kapiteln wurde der Weg der *beruflichen Pflege* aufge-

zeigt. Aber nicht jede pflegerische Tätigkeit ist gleichzusetzen mit der Arbeit von beruflich Pflegenden. Nicht immer ist die Unterstützung durch ausgebildete „Profis" notwendig. Manchmal können Angehörige oder Freunde ausreichend Unterstützung geben oder aber man kann sich sogar selbst helfen (Selbstpflege).

Für eine **pflegerische Unterstützung** braucht man keine Genehmigung, da es in Deutschland keine Arbeitsbereiche oder Tätigkeiten gibt, die ausschließlich von examinierten Pflegenden vorgenommen werden dürfen. So kann eine Ehefrau ihrem Mann oder ihrem Kind Injektionen verabreichen, z. B. Insulin, und muss für diese Tätigkeit keinen ambulanten Pflegedienst beauftragen. Welche Formen der pflegerischen Unterstützung es gibt und wie lassen sie sich voneinander unterscheiden?

2.3.1 Selbstpflege

Selbstpflege nach Orem ☞ 4.3.2

> **Selbstpflege:** Bereitschaft, Verantwortung für die eigene Gesunderhaltung zu übernehmen. Diese umfasst zielgerichtete Maßnahmen zum Erhalt und zur Wiederherstellung der eigenen körperlichen und psychischen Gesundheit und des Wohlbefindens.

Pflege wird nicht immer von anderen Personen durchgeführt. Jeder, der krank war, hat im Rahmen der **Selbstpflege** eigenständig Maßnahmen ergriffen, um wieder gesund zu werden oder das eigene Wohlbefinden trotz Krankheit zu steigern. Eine zweite Decke, eine Wärmflasche oder der Schal um den Hals sind Maßnahmen, die im Rahmen der Selbstpflege bei einer

Fachrichtung	Hochschulart	Hochschulabschluss	Berufsfeld
Pflegepädagogik	Fachhochschule	▸ Dipl. Pflegepädagoge/in ▸ Dipl. Berufspädagoge/in – Pflege ▸ Master of Nursing Education	▸ Lehre an einer Krankenpflegeschule oder Berufsschule für Gesundheitswesen ▸ Freiberufliche Fortbildungstätigkeit
Lehramt an beruflichen Schulen Lehramt Pflegewissenschaft	Universität	▸ Erstes Staatsexamen	
Medizinpädagogik	Universität	Dipl. Medizinpädagoge	
Pflegemanagement	Fachhochschule	▸ Dipl. Pflegemanager/in ▸ Dipl. Pflegewirt/in ▸ Master of Arts ▸ Master of Science	▸ Leitung eines Bereiches oder Einrichtung ▸ Qualitätsmanagement ▸ Projektmanagement
Pflegewissenschaft	Universität	▸ Bachelor of Science in Nursing ▸ Master of Science in Nursing	Wissenschaftliche Tätigkeit an einem Institut, an einer Hochschule oder in Einrichtungen
Praktische Pflege	Fachhochschule	Bachelor of Nursing	Praktische Pflegetätigkeit

Tab. 2.7: Überblick über häufige Pflegestudienfachrichtungen, die Hochschule und Abschlüsse sowie das entsprechende Berufsfeld.

Erkältung ergriffen werden. Selbstpflege ist ein integraler Bestandteil des Lebens und begleitet den Menschen auch dann, wenn er nicht krank ist, sondern sich gesund erhält. Die unterschiedlichen Aktivitäten zum Ausgleich eines anstrengenden Berufes wie Sport treiben, Musik hören oder selber machen, Bücher lesen, Freunde treffen, kochen etc. sind Elemente der Selbstpflege.

Jeder Mensch muss im Laufe seines Lebens erlernen und herausfinden, was für ihn eine angemessene Form der Selbstpflege ist. Was für den einen Menschen pure Entspannung ist, kann für den anderen nur eine neue Form des Stresses sein. Zudem entwickeln sich die Selbstpflegeerfordernisse und die Arten der Selbstpflege im Laufe eines Lebens erheblich weiter. Sie sind abhängig vom Entwicklungsgrad. Die Selbstpflege eines Kindes sieht anders aus als die eines Erwachsenen. Das für die Selbstpflege notwendige Wissen und entsprechende Fertigkeiten werden in Familie, Kindergarten und Schule erlernt, gehen aber oft nicht sehr in die Tiefe.

Auch im Bereich des Gesundheitswesens hat die Selbstpflege einen wichtigen Stellenwert. Mit der weiteren Ressourcenverknappung im Gesundheitswesen wird jeder Einzelne zukünftig stärker gefordert, seine Selbstpflegekompetenz und sein Wissen auszubauen.

Der Begriff der Selbstpflege beinhaltet keine Bewertung über den Wissensstand oder die Qualität, der der Selbstpflege zugrunde liegt. Heute verfügen immer mehr junge Patienten mit chronischen Erkrankungen, beispielsweise junge Diabetiker (☞ 21.6), HIV-Infizierte (☞ 27.1.3) oder an Multipler Sklerose Erkrankte (☞ 33.8.6), über sehr fundiertes Wissen bezüglich ihrer Erkrankung und möglicher Therapien. Viele Betroffene wissen genau, welche Maßnahmen und diagnostischen Prozeduren wie durchgeführt werden sollen, damit sie möglichst geringe Schmerzen oder Probleme haben.

Selbsthilfegruppen, also Zusammenschlüsse von Betroffenen, sind inzwischen zu großen Organisationen geworden. Sie veröffentlichen eigene Broschüren und Ratgeber, unterhalten umfangreiche Netzwerke und beteiligen sich an politischen Diskussionen zur Finanzierung von Gesundheitsleistungen. (✉ 6)

2.3.2 Informelle Pflege

> **Informelle Pflege** (*Angehörigenpflege, Nächstenpflege,* früher *Laienpflege*): Übernahme von Tätigkeiten, die der Pflegebedürftige allein nicht mehr ausüben kann, und die durch direkte Bezugspersonen ohne pflegerische Ausbildung, z. B. Angehörige, Nachbarn oder Freunde, geleistet werden.

Die Hilfe und Unterstützung durch Angehörige nahm von jeher eine wichtige Rolle ein. Vor Einführung der Sozialversicherungen (Renten-, Kranken-, Pflege-, Unfall- und Arbeitslosenversicherung) war die Familie die wichtigste Stütze, die bei Krankheit oder Pflegebedürftigkeit ein Überleben sichern konnte. In anderen Kulturen ist dies nach wie vor der Fall. Nicht selten gelten Kinder als Garanten für eine Absicherung im Alter, bei Gebrechlichkeit und im Falle einer Krankheit. (☞ 🖥)

Wesentliche Abgrenzung der **informellen Pflege** zur formellen oder professionellen Pflege ist, dass examinierte Pflegende Merkmale des professionellen Pflegehandelns (☞ 2.5.2) aufweisen sollten, also zum Beispiel ihr Handeln begründen und vor dem Hintergrund von wissenschaftlichem Wissen erläutern können. Sie sind also verpflichtet, ihre Handlungen und Entscheidungen darzulegen. Informell Pflegende brauchen dies nicht. Sie können sich stärker auf ihre Intuition verlassen und führen keine Dokumentationen über die Pflegeverläufe und den Pflegeprozess (☞ Kap. 11).

Mit dem Einsatz hoch entwickelter technischer Geräte in der häuslichen Pflege wie Heimbeatmung oder Heimdialyse steigen auch die Anforderungen an die informelle Pflege durch Angehörige. Sie kann heute ähnlich anspruchsvolle Aufgaben umfassen, wie sie beruflich Pflegende leisten. Es gibt Angehörige, die durch die jahrelange Beschäftigung und

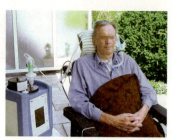

Abb. 2.9: Informelle Pflege oder Angehörigenpflege sagt nichts über die Qualität aus. Vielerorts werden sogar Schwerstkranke mit aufwendigen medizinischen Geräten ausschließlich durch Angehörige betreut. [W230]

Spezialisierung auf eine Person ein so hohes Wissen um die Bedürftigkeit und die richtige Form der Behandlung oder die entsprechende Dosierung und Wirkungsweise eines Medikamentes haben, dass eine ausgebildete Pflegekraft hier nicht benötigt wird.

> Durch angeeignetes Wissen und den ständigen Umgang mit dem Pflegebedürftigen sind viele Laien „Experten" in der Pflege ihres Angehörigen. Ihre Kompetenzen beziehen sich jedoch nur auf den Angehörigen und können nicht beruflich genutzt werden.

In vielen Fällen kommt informelle Pflege den Bedürfnissen der Pflegebedürftigen stärker entgegen als die berufliche Pflege, weil sich die Betroffenen lieber von einem Bekannten pflegen lassen als von einem fremden „Pflegeprofi".

Auch die informelle Pflege verfügt über eigene Organisationen: Betroffenenverbände geben Informationen, Ratschläge und Hilfen an andere weiter. Angehörige tauschen sich auf Treffen der Selbsthilfegruppen aus und berichten über ihre Erfahrungen und Erlebnisse. (☞ 🖥)

2.4 Pflege- und Berufsverständnis

Alle Menschen, die pflegen oder pflegebedürftig sind, haben Vorstellungen davon, was sie unter Pflege verstehen (☞ 🖥). Die zentralen Aufgaben der Pflege sind:

▶ Gesundheit zu erhalten und zu fördern (☞ Kap. 8)
▶ Durch Krankheit, Behinderung oder Lebenskrisen entstandene Beeinträchtigungen wo möglich zu beseitigen oder erträglicher zu gestalten

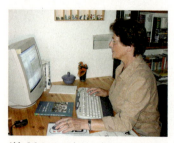

Abb. 2.8: Immer mehr Menschen nutzen das Internet als Wissensquelle. Damit steigt der Anteil gut informierter Patienten. [O407]

2.4 Pflege- und Berufsverständnis **2**

▶ In der Auseinandersetzung mit „Unausweichlichem" zu begleiten, sei es im Sterben oder mit einer unheilbaren Krankheit zu leben (☞ Kap. 10).

Wie grenzen sich darüber hinaus die Begriffe des Pflegeverständnisses und des Berufsverständnisses voneinander ab?

2.4.1 Pflegeverständnis

In Deutschland gibt es ca. 640 000 Gesundheits- und (Kinder-)Krankenpflegerinnen und -pfleger sowie Altenpflegerinnen und Altenpfleger. Zusammen mit angelernten Kräften sind es ca. eine Millionen Personen, die beruflich pflegerische Tätigkeiten ausüben. Vor diesem Hintergrund lässt sich erahnen, dass das **Pflegeverständnis** dieser Personen sehr unterschiedlich sein wird.

Individuelles Pflegeverständnis

Das **individuelle Pflegeverständnis** wird beeinflusst durch:
▶ Persönliche Erfahrungen in der Familie und im Umfeld
▶ Eigene ethische und moralische Werte
▶ Religiöse Überzeugungen
▶ Gesellschaftliche Zuschreibungen und Festlegungen
▶ Ziele und Perspektiven im Beruf
▶ Berufsqualifikation, Berufssozialisation und Berufserfahrung sowie dem Berufsfeld
▶ Das Wissen um theoretische Modelle und die Auseinandersetzung damit (Reflexion).

Durch die aktive Auseinandersetzung mit der Frage *„ Was ist Pflege – (für mich)?"* wird das eigene Pflegeverständnis bewusst. Vor dem Hintergrund der vielen beruflichen Aufgaben und unterschiedlichen Tätigkeitsfelder kann es keine einheitliche Antwort aller Pflegenden auf diese Frage geben. Vielfach entwickelt sich das Pflegeverständnis im Laufe der beruflichen Ausbildung und Tätigkeit und verändert sich ggf. mehrfach.

Bei der Auseinandersetzung mit der Frage kann auch gezielt nach Quellen gesucht werden, die einem bei der Reflexion und Formulierung des eigenen Pflegeverständnisses behilflich sein können. So haben sich Pflegetheoretikerinnen aus vielen verschiedenen Ansätzen und Perspektiven heraus mit der Frage beschäftigt, was denn Pflege sei. Pflegetheorien (☞ 4.3) als übergeordnete Denkmodelle, aus denen sich konkret Anforderungen an

Pflegende und Inhalte einer Pflegeausbildung ableiten lassen, können Formulierungshilfen für das eigene Pflegeverständnis geben.

Pflegetheorien beeinflussen das Denken über Pflege und können sich so auch auf das Handeln in der Pflege auswirken. Sich mit Pflegetheorien zu beschäftigen, kann das eigene Pflegeverständnis bereichern oder auch verändern. Dabei geht es nicht um die Frage, welcher Theoretikerin man sich anschließt oder ob es sinnvoll erscheint, eine einzige Theorie in die pflegerische Praxis umzusetzen. Vielmehr kann man mit Hilfe von theoretischen Beschreibungen von Pflege das eigene Pflegeverständnis im Spiegel einer Pflegetheorie abgleichen, betrachten und diskutieren.

Institutionelles Pflegeverständnis

Das **Pflegeverständnis der Institution** wird in vielen Einrichtungen in einem Pflegeleitbild (☞ 1.4.2) festgeschrieben und in Patientenbroschüren, Internetseiten etc. veröffentlicht. Vielfach wurden solche Pflegeleitbilder nach einer umfangreichen Beschäftigung mit den theoretischen Grundlagen der Pflege in Arbeitsgruppen erstellt. Die Beschreibungen im Pflegeleitbild entsprechen den grundsätzlichen Ausrichtungen und sollen vor allem den Kunden/Patienten verdeutlichen, welcher Anspruch an die pflegerische Arbeit gestellt wird. Darüber hinaus haben die Mitarbeiter und beispielsweise auch Bewerber die Möglichkeit zu prüfen, ob sich ihr Pflegeverständnis mit dem der Einrichtung deckt.

Gesetzgeberisches Pflegeverständnis

In den Gesetzen spiegelt sich das gesellschaftliche Pflegeverständnis wider. Denn der Gesetzgeber setzt das um, was gesellschaftlich ausgehandelt ist. In Deutschland hat der Gesetzgeber z. B. im XI. Sozialgesetzbuch definiert, was unter „Pflegebedürftigkeit" zu verstehen ist. Pflegebedürftig sind dieser Definition nach Personen, die wegen einer körperlichen, geistigen oder seelischen Krankheit oder Behinderung für die gewöhnlichen und regelmäßig wiederkehrenden Verrichtungen im Ablauf des täglichen Lebens auf Dauer, voraussichtlich für mindestens sechs Monate, in erheblichem oder höherem Maße der Hilfe bedürfen. Beschreibungen im Gesetz können er-

heblich von dem abweichen, was Betroffene unter Pflegebedürftigkeit verstehen oder aber beruflich Pflegende und (Pflege-)Wissenschaftler als Aufgabe der Pflege definieren würden.

Denn im Gesetz spiegeln sich Sichtweisen eines gesellschaftlichen Pflegeverständnisses wider, das immer auch einen Konsens vor dem Hintergrund der Finanzierungsmöglichkeit darstellt.

Auch der Stellenwert der Pflege selbst wird in Gesetzen beschrieben und festgelegt. Ein Grundsatz des SGB XI, also des Gesetzes, das die Pflegebedürftigkeit regelt, lautet: *Prävention und Rehabilitation vor Pflege* (§ 5 SGB XI). Pflege wird oftmals beschrieben als eine Versorgungsleistung, die ausgeführt werden soll, wenn es für die Betroffenen keine andere Möglichkeit der Gesundheitsversorgung mehr gibt. Traditionell werden Ansätze der Gesundheitsarbeit nacheinander beschrieben (🕮 4). Sie folgen der Logik unterschiedlicher Gesundheitsstadien – vom Gesunden zum Unheilbaren.
▶ Förderung
▶ Prävention
▶ Kuration
▶ Rehabilitation
▶ Pflege.

Nach diesem traditionellen Pflegeverständnis wird Pflege am Ende einer „Versorgungskette" als Alternative zur Gesundheitsarbeit betrachtet und nicht als integraler Teil der Gesundheitsarbeit selbst verstanden.

Wissenschaftliches Pflegeverständnis

Mit dem „alten" Modell (☞ oben) kann präventive Gesundheitsarbeit (☞ Kap. 8) – die Pflegende heute als eine ihrer Aufgaben betrachten – nicht begründet oder erklärt werden.

Die Pflegewissenschaftler *Anne Ströbel* und *Frank Weidner* haben das **erweiterte Modell der Gesundheitsarbeit** entwickelt (☞ Abb. 2.10), das die vielfältigen Aufgaben der Pflege widerspiegelt. Pflege setzt sich zusammen aus den fünf unterschiedlichen Strategien der Gesundheitsarbeit – von Prävention bis Kompensation – je nach Bedarf und Ausrichtung der notwendigen Handlungen. Die einzelnen Bestandteile beschreiben also nicht eine Versorgungsform oder sind einer bestimmten Berufsgruppe in der Gesundheitsarbeit zugeordnet.

33

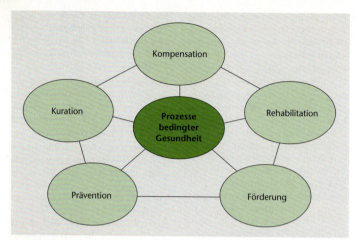

Abb. 2.10: Erweitertes Modell der Gesundheitsarbeit nach Ströbel und Weidner (📖 5). Die Beschreibung *Prozesse bedingter Gesundheit* hält fest, dass der Mensch nicht vollständig gesund oder krank ist, sondern dass sich Gesundsein und Kranksein in einem permanenten Fluss befinden. Dieser Wechsel erfordert unterschiedliche Pflegestrategien.

Ströbel weist auf das Missverständnis hin, das mit dem Begriff „Pflege" in der Gesetzgebung verbunden ist (☞ oben). Hier wird der Begriff oft als Synonym für „Kompensation" verwendet, wobei in ihrem Modell die Kompensation nur ein Teilbereich, also eine Strategie der Gesundheitsarbeit ist.

Gesundheitsförderliche Pflege

Gesundheitsförderung und Prävention
☞ *Kap. 8*

Das Thema der Gesundheitsförderung ist nicht neu, hat jedoch in den vorangegangenen Jahren wesentlich an Bedeutung gewonnen. Schon im Krankenpflegegesetz von 1985 gehörte das *Anleiten zu gesundheitsförderndem Verhalten* zu den beschriebenen Aufgaben der Pflegenden.

Die Beschäftigung mit Modellen der *Salutogenese*, also der Gesunderhaltung, im Gegensatz zum klassischen (naturwissenschaftlichen) Modell der Krankheitslehre, hat wesentlich zur inhaltlichen Klärung beitragen können (☞ auch 8.1.3).

Präventive Pflege

Prävention ist ein fester Bestandteil in der Gesundheitsversorgung. Pflegende führen immer wieder präventive Maßnahmen durch. (📖 6) Der gesamte Bereich der prophylaktischen Tätigkeiten kann der Strategie der Prävention zugeordnet werden. Eine Anleitung eines Patienten zur Muskelpumpentätigkeit im Bett, um eine Thrombose (☞ 17.7.3) zu verhindern, ist eine solche präventive Tätigkeit. Präventiv ausgerichtet sind auch die Sturzpräventions- und Inkontinenzberatung (☞ 12.8.4.5, 12.7.1.6). Ebenso kann die Ermittlung der Einschätzung eines bestimmten Risikos anhand von Einschätzungsinstrumenten als eine präventive Leistung beschrieben werden. Mit dem erweiterten Modell der Gesundheitsarbeit (☞ oben) hat die präventive Strategie in der Gesundheitsarbeit auch in der Pflege einen festen Platz erlangt.

Kurative Pflege

Kuration leitet sich in seiner Herkunft und Bedeutung vom lateinischen *curatio* (= heilen) ab. Pflege und heilen – passt das zusammen? Diese Frage stellen sich viele, die mit Pflege eher eine betreuende und begleitende Tätigkeit verbinden.

Der Kuration kann die wohl größte Bedeutung bei der Gesundheitsarbeit beigemessen werden. In erster Linie wird damit jedoch die ärztliche Tätigkeit verbunden, also die Heilung von einer Erkrankung durch Medikation, Operation oder konservative Therapie. Aber auch andere, nichtärztliche Berufe leisten in der Gesundheitsarbeit kurative Beiträge. Beispielsweise sind auch Heilpraktiker erfolgreich in der Behandlung von Schmerzen oder Allergien und Physiotherapeuten bei der Behandlung von Gelenkbeschwerden oder Rückenschmerzen oder zahlreicher anderer Erkrankungen.

Kuration ist demnach nicht nur eine ärztliche Tätigkeit, sondern reiht sich als eine der möglichen Strategien in die Gesundheitsarbeit ein. Auch Pflegende leisten einen hohen Anteil an kurativer Arbeit. Die Gabe von verordneten Medikamenten oder die Wundversorgung sind typische Elemente der kurativen Pflege. Patienten Atemhilfe zu geben (z. B. durch das Absaugen oder durch sekretlösende Lagerungen) oder mittels basal stimulierender Einreibungen den Schlaf zu fördern sind Beispiele für kurative Maßnahmen.

Rehabilitative Pflege

Rehabilitation ☞ *Kap. 9*

Mit **Rehabilitation** wird vielfach eine bestimmte Örtlichkeit verbunden, nämlich die Rehabilitationsklinik oder die „Reha-Abteilung" innerhalb einer Klinik. Rehabilitation ist aber eine Zielbeschreibung und fällt daher in den Bereich der Gesundheitsstrategien.

Die Definition der Rehabilitation (☞ 9.2.1, 15.1.3) ist insofern weit gefasst, als sie Elemente der Prävention mit aufgreift, wie die Vorbeugung von Folgen einer Erkrankung oder deren Verschlechterungen. Aus Sicht der medizinischen Rehabilitation ist dies verständlich, denn die Übergänge der Konzepte sind teilweise fließend und eine Rehabilitation ohne eine Prävention erscheint kaum sinnvoll.

Prävention und Rehabilitation lassen sich aber dahingehend abgrenzen, dass eine Rehabilitation ein vorheriges gesundheitsgefährdendes Ereignis voraussetzt, eine Prävention nicht. Das kann im Rahmen einer Rehabilitation eine Erkrankung, ein Unfall oder etwas anderes sein. In den Rehabilitationskliniken werden dann Elemente der Prävention mit berücksichtigt.

Im sozialen Bereich wird unter Rehabilitation auch die Wiedereingliederung eines Straffälligen in die Gesellschaft verstanden. Rehabilitation wird auch betrieben, wenn Erwerbslose wieder in den Arbeitsmarkt integriert werden. Allgemein meint „Rehabilitation" also die „Wiedereingliederung". Diese Perspektive nehmen auch Pflegende in besonderem Maße ein.

Pflegerische Rehabilitation findet immer dann statt, wenn man sich darum bemüht, den Patienten wieder in die Selbstständigkeit zu führen. Alle Trainings mit einem Patienten sind Elemente der Rehabilitation. Die frühe Mobilisation nach einer Operation, das Kontinenztraining (☞

2.4 Pflege- und Berufsverständnis

12.7.1.6) oder das Trainieren einer eigenständigen Stomaversorgung (☞ 12.7.2.5) sind Teilbereiche der rehabilitativen pflegerischen Arbeit. Viele weitere Aktivitäten gehen in diese Richtung. Einem Patienten die Utensilien für eine Körperpflegemaßnahme zu richten und anzureichen, ist genauso Teil der Rehabilitation, wie einem Diabetiker den Umgang mit einem „Pen" zu erläutern und es zu trainieren.

Diskussion: Aktivierende Pflege

Nicht selten wird statt rehabilitativer Pflege der Begriff der **aktivierenden Pflege** verwendet.

> **Aktivierende Pflege:** Hilfe zur Selbsthilfe leisten. Der Patient lernt mit Unterstützung der Pflegenden, die Krankheit zu überwinden oder auszugleichen. Ihr Ziel ist die weitestgehende Selbstständigkeit des Patienten.

Die Aktivierung entspringt der gesellschaftlichen Auffassung eines eigenständigen, selbstbestimmten und aktiven Lebens. Im Pflegeversicherungsgesetz SGB XI wird der Begriff als Grundausrichtung für alle pflegerischen Bemühungen verwendet.

Zitat SGB XI: „Die Pflege soll auch die Aktivierung des Pflegebedürftigen zum Ziel haben, um vorhandene Fähigkeiten zu erhalten und, soweit dies möglich ist, verlorene Fähigkeiten zurückzugewinnen. Um der Gefahr einer Vereinsamung des Pflegebedürftigen entgegenzuwirken, sollen bei der Leistungserbringung auch die Bedürfnisse des Pflegebedürftigen nach Kommunikation berücksichtigt werden."

Die Generalisierung einer einzelnen Strategie als „richtige" birgt jedoch Gefahren hin und deutet auf ein undifferenziertes Pflegeverständnis hin. Viele beruflich Pflegenden – insbesondere im Bereich der stationären Altenhilfe – haben Bedenken, ob eine „Aktivierung" in jedem Falle den Vorzug habe. Aktivierende Pflege würde in letzter Konsequenz bedeuten, dass der Patient oder Bewohner alle Maßnahmen, die er selber ausführen kann, auch ausführen soll. Durch die bessere finanzielle Ausstattung aktivierender pflegerischer Maßnahmen gegenüber anderen wurden besondere Leistungsanreize geschaffen, deren Vorteile inzwischen in Zweifel gezogen werden müssen.

Betrachtet man alle pflegerischen Handlungen ausschließlich unter dem Aspekt einer Aktivierung, so führt dies ggf. zu Überforderungen eines Patienten oder Bewohners. Ein Bewohner kann durch die morgendliche Aktivierung so erschöpft sein, dass er den anschließenden Vormittag nicht an anderen sozialen Aktivitäten teilnehmen kann und immer wieder einschläft. Er wurde zwar aktiviert, jedoch auf Kosten der Teilhabe an anderen Aktivitäten. Hinzu kommt, dass mit einer Aktivierung ein Ziel für die Pflege definiert wird, das nicht immer realisierbar erscheint. Beispielsweise ist bei der palliativen Betreuung (☞ Kap. 10) eines sterbenden Menschen in einem Krankenhaus oder einem stationären Altenpflegeheim die Aktivierung kein angemessenes Ziel und keine angemessene Strategie des Pflegehandelns.

Die Aktivierung ist genauso sinnvoll einzusetzen wie andere Strategien, zum Beispiel die Kompensation (kompensatorische Pflege ☞ unten).

Rehabilitative Pflege hat aktivierende Anteile. Das folgende Beispiel soll dies verdeutlichen:

Eine Krankenpflegeschülerin versorgt eine Patientin, die vor zwei Tagen mit einem Bandscheibenvorfall in die Klinik eingeliefert wurde, der konservativ behandelt wird. Da die Patientin sich wieder gut erholt hat, erlaubt ihr der Arzt aufzustehen. Sie soll in den nächsten zwei Tagen wieder entlassen werden und die Behandlung ambulant weiterführen. Die Patientin möchte sich am Waschbecken waschen. Beim Zusammensuchen der Waschutensilien fällt ihr eine Zeitung vom Nachttisch auf den Boden.

Die spontane, hilfsbereite Reaktion der Schülerin wäre nun eventuell, die Zeitung aufzuheben. Dies wäre aber nicht die *beste* Lösung. Die Patientin lernt dabei nämlich nicht, sich in einer vergleichbaren Situation selbst zu helfen. Da sie in wenigen Tagen wieder entlassen werden soll, ergibt sich durch die Zeitung eine gute Möglichkeit einer Lernsequenz für die Patientin. So kann sie angeleitet Eigenständigkeit wiedererlangen, die Bewegungen kontrolliert ausführen und absprechen. Wird ihr diese Lernmöglichkeit genommen und keine andere geboten, so bleibt sie entweder von anderen abhängig oder aber es bleibt eine Unsicherheit bei ihr bestehen. In der häuslichen Umgebung wird sie sich dann fragen, welche Bewegungen sie wie durchführen darf und ob das, was sie sich überlegt hat, auch medizinisch-pflegerisch richtig ist.

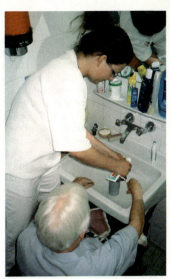

Abb. 2.11: Aktivierende Pflege bedarf einer genauen Einschätzung der Belastbarkeit eines Patienten, um ihn nicht zu überfordern. [K113]

Rehabilitative Pflege (☞ oben) würde im oben genannten Beispiel bedeuten, der Patientin zu zeigen, wie sie die Zeitung ohne Beugung der Wirbelsäule aufheben kann. Dies ist für die Patientin zunächst mühsamer und auch die Pflegekraft braucht dafür mehr Zeit. Auf Dauer gesehen ist aber die Hilfe zur Selbsthilfe der einzige Weg zur Gesundung, d. h. zur weitgehenden Unabhängigkeit von fremder Hilfe.

Kompensatorische Pflege

> **Kompensatorische (ausgleichende) Pflege:** Etwas für jemanden tun, der dies nicht selbst kann.

Das, was unter dem Begriff der „Pflege" in der Sozialgesetzgebung verstanden wird, entspricht heute im wissenschaftlichen Pflegeverständnis eher der Kompensation. Gibt es keine andere sinnvolle Strategie und die Wiedererlangung der Fähigkeiten ist kurz- oder langfristig gestört, ist eine **kompensatorische Pflege** anzuwenden. Dies entspricht einer vollständigen Übernahme der Verrichtung oder Leistung.

„Sie können nicht ...? Warten Sie, ich helfe Ihnen!" Unter „Helfen" wird alltagsweltlich oft ein höflich zuvorkommendes Verhalten verstanden wie z. B. einem älteren Menschen über die Straße zu helfen, einer Frau die schwere Ein-

35

kaufstasche zu tragen oder sich schnell zu bücken, um einen fallen gelassenen Gegenstand aufzuheben. Kompensatorische Pflege meint jedoch mehr als Höflichkeit und eine kleine Unterstützung. Häufig wird eine Kompensation mit anderen Strategien kombiniert. Zum Beispiel wird ein beatmungspflichtiger Patient, der im Wachkoma liegt, in einen Sessel mobilisiert. Die Mobilisation dient dem Positionswechsel sowie der Druckentlastung und hat somit rehabilitative und präventive Anteile. Die Atmung muss während der gesamten Lagerung unterstützt werden, was z. B. durch den manuellen Einsatz eines Ambubeutels sichergestellt wird. Dies wäre eine Kompensation. Gleiches gilt für die vollständige Übernahme einer Körperpflege oder aber der Ernährung des Patienten über eine Sonde. Hier werden anstelle des Patienten Tätigkeiten durchgeführt, die er alleine und ohne Hilfe nicht mehr durchführen könnte.

Kompensatorische Pflege kann auch dann angezeigt sein, wenn es abzuwägen gilt, was für den Patienten jenseits der anstehenden Tätigkeit oder Verrichtungen im Gesamtverlauf im Vordergrund steht. In dem Beispiel aus der stationären Altenhilfeeinrichtung – morgendliche Versorgung mit Mobilisation – wäre eine kompensatorische Pflege ggf. sinnvoller einzusetzen. Erzielt der Patient oder Bewohner durch die kompensatorische Pflege einen wesentlichen Gewinn – hier zum Beispiel die längere Aufmerksamkeit am Vormittag dadurch, dass er nicht so erschöpft ist –, sollte eine kompensatorische Pflege durchgeführt werden.

Kompensatorische Pflege kann auch der Beziehungsaufnahme dienen und dem Patienten Sicherheit geben. Dies ist zum Beispiel der Fall, wenn man die Versorgung eines künstlichen Darmausgangs bei einem Patienten vornimmt, der eigentlich intakte Funktionen der Arme und Hände hat und über eine ausreichende Koordination verfügt. Ist er jedoch „noch nicht bereit", sich mit der neuen Situation und dem Darmausgang zu arrangieren, kann eine stabile kompensatorische Pflege hilfreich sein, um im Kontakt zu bleiben und den richtigen Zeitpunkt des Trainingsbeginns zu erfassen. Zu bedenken ist jedoch, dass durch eine ständige kompensatorische Pflege eine Abhängigkeit des Patienten von der professionellen Pflege unterstützt wird, die nicht immer gewünscht ist.

Die Auswahl der (Pflege-)Strategie hängt vom individuellen Patientenzustand und seinen Zielen sowie Möglichkeiten ab. Die Pflegenden wägen vor dem Hintergrund der Fähigkeiten des Patienten ab, welche Strategien sinnvoll erscheinen und entscheiden welche Tätigkeiten sich daraus ableiten lassen und besprechen sie ggf. gemeinschaftlich im Team. Hilfreich kann es auch sein, die Handlungsstrategien in der Pflegedokumentation zu vermerken, damit Kollegen wissen, welche Maßnahme unter welchem Fokus durchgeführt wurde.

2.4.2 Berufsverständnis der Pflege

Während sich das Pflegeverständnis darauf bezieht, wie der Einzelne Pflege betrachtet und ausrichtet, so beschreibt das **Berufsverständnis** Haltungen und Verhaltensnormen für eine Berufsgruppe. Pflegeorganisationen bemühen sich darum, ein einheitliches Berufsverständnis zu formulieren. Sie beschreiben die *Kernelemente* und *Ziele* der Pflege sowie die grundsätzliche Ausrichtung *des gesamten Berufsstandes* der Pflegenden.

Eine solche Organisation ist der Weltbund der Krankenpflegenden, der International Council of Nurses (ICN).

> **Definition der Pflege – International Council of Nurses (ICN):**
> „Pflege umfasst die eigenverantwortliche Versorgung und Betreuung, allein oder in Kooperation mit anderen Berufsangehörigen, von Menschen aller Altersgruppen, von Familien oder Lebensgemeinschaften, sowie von Gruppen und sozialen Gemeinschaften, ob krank oder gesund, in allen Lebenssituationen (Settings). Pflege schließt die Förderung der Gesundheit, Verhütung von Krankheiten und die Versorgung und Betreuung kranker, behinderter und sterbender Menschen ein. Weitere Schlüsselaufgaben der Pflege sind Wahrnehmung der Interessen und Bedürfnisse (Advocacy), Förderung einer sicheren Umgebung, Forschung, Mitwirkung in der Gestaltung der Gesundheitspolitik sowie im Management des Gesundheitswesens und in der Bildung." (📖 7)

Mit dieser Definition wird ein sehr breites Spektrum an Aufgabengebieten und Ver-

sorgungsstrukturen für die Pflege beschrieben. Denn die Definition soll weltweit Gültigkeit haben. Diese Definition muss also auf die Arbeit einer Gemeindeschwester in einem afrikanischen Ort genauso zutreffen wie auf die Arbeit einer Intensivpflegekraft in Kanada. Das Problem einer so umfassenden Definition ist jedoch, dass sie das zu beschreibende Berufsfeld nicht mehr eindeutig von anderen Bereichen abgrenzt. Die Definition würde sicher auch für Mediziner Gültigkeit haben. Eindeutigere Beschreibungen und Definitionen sind jedoch nur dann möglich, wenn man eine Einengung auf einen bestimmten Arbeitsbereich oder eine Pflegesituation vornimmt.

Eine etwas andere Berufsdefinition beschreibt der Schweizer Berufsverband der Pflegefachfrauen und Pflegefachmänner (SBK):

> „Die Gesundheits- und Krankenpflege befasst sich mit den Auswirkungen und Folgen von aktuellen oder potentiellen gesundheitlichen Beeinträchtigungen und ihrer Behandlungen auf das Alltagsleben einzelner Menschen, ihrer Angehörigen und von Gruppen. Die Gesundheits- und Krankenpflege leistete einen wichtigen Beitrag zur Gesundheitsförderung und Gesundheitserhaltung. Die beruflich Pflegenden motivieren Menschen, gesundheitserhaltende und gesundheitsfördernde Verhaltensweisen zu übernehmen. Sie unterstützen diese Menschen, ihren Alltag den sich daraus ergebenden Veränderungen anzupassen."

Das Berufsverständnis wird nicht nur in den Definitionen über Pflege beschrieben. Eine Ausrichtung der pflegerischen Arbeit hat immer auch ethische und moralische Wertmaßstäbe zu berücksichtigen. Pflegerische Arbeit ist dadurch gekennzeichnet, dass es Arbeit mit Menschen ist. Im Gegensatz zu anderen personellen Dienstleitungen (Friseur, Verkauf, Gastronomie etc.) werden die Leistungen der Pflege aber nicht auf der Basis einer Freiwilligkeit der Aufsuchenden getroffen. Patienten suchen es sich nicht aus, dass sie der Hilfe bedürfen. Pflegerische Arbeit heißt, sich mit existentiell Betroffenen Menschen zu beschäftigen, die der Pflege bedürfen. Die besonderen Anforderungen und auch Verpflichtungen, die damit verbunden sind, werden in einem Ethikkodex beschrieben (Kodex = Niederschrift von Normen, Re-

2.5 Pflege auf dem Weg zur Profession

geln). Erstmals wurde ein internationaler Ethikkodex für Pflegende 1953 vom International Council of Nurses (ICN) verabschiedet (☞ 1.2.3).

Der ICN-Ethikkodex für Pflegende hat vier Grundelemente, die den Standard ethischer Verhaltensweise bestimmen. Der Kodex beschreibt, wie Pflegende mit den Mitmenschen umgehen und was sie während der Berufsausübung beachten. Beispielsweise werden solche Aspekte in Form von zentralen Aussagen formuliert: „Die Pflegende gewährleistet bei der Ausübung ihrer beruflichen Tätigkeit, dass der Einsatz von Technologie und die Anwendung neuer wissenschaftlicher Erkenntnisse vereinbar sind mit der Sicherheit, der Würde und den Rechten der Menschen" (☐ 8).

Darüber hinaus sind zentrale Aspekte bestimmt, die der grundsätzlichen Entwicklung des Berufes dienen und es wird beschrieben, wie das Verhalten gegenüber Kollegen gestaltet werden sollte.

> **In der Präambel (Einleitung) des ICN-Ethikkodex heißt es:**
> „Untrennbar von Pflege ist die Achtung der Menschenrechte, einschließlich des Rechtes auf Leben, auf Würde und auf respektvolle Behandlung. Sie wird ohne Unterschied auf das Alter, Behinderung oder Krankheit, das Geschlecht, den Glauben, die Hautfarbe, die Kultur, die Nationalität, die politische Einstellung, die Rasse oder den sozialen Status ausgeübt." (☐ 9)

Nicht nur der Weltbund der Krankenpflegenden hat einen solchen Kodex. Auch nationale Organisationen beschreiben zentrale Wertvorstellungen und auch Verhaltensanforderungen, die mit der Berufsausübung verbunden sind (☞ Abb. 2.12).

2.5 Pflege auf dem Weg zur Profession

Pflege als Beruf

Erst seit Anfang des 20. Jahrhunderts ist die **Pflege als Beruf** anerkannt und erfordert seither eine Ausbildung (☞ 2.2.2).

> **Beruf:** Öffentlich anerkannte, wirtschaftlich orientierte Tätigkeit, die ein bestimmtes, durch Ausbildung erworbenes Wissen voraussetzt und der Sicherung des Lebensunterhalts dient.

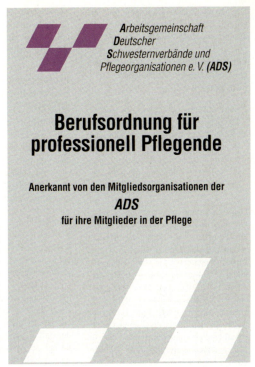

Abb. 2.12: Die Arbeitsgemeinschaft Deutscher Schwesternschaften und Pflegeorganisationen (ADS) hat eine Berufsordnung erstellt. Der Titel: „Berufsordnung für professionell Pflegende. Anerkannt von den Mitgliedsorganisationen der ADS für ihre Mitglieder in der Pflege" verweist darauf, dass es sich um einen Konsens in dieser Berufsorganisation handelt.

Um als Beruf anerkannt zu werden, musste die Pflege die (soziologischen) Kriterien erfüllen, die für einen Beruf allgemein gelten:
▶ Erwerbstätigkeit
▶ (Gesetzliche geregelte) Ausbildung (☞ 2.2.4)
▶ Bestimmung von Tätigkeiten, die durch Berufsangehörige durchgeführt werden dürfen
▶ Spezielle Interessenvertretungen, in denen Berufsangehörige sich organisieren (☞ 2.6). (☐ 10)

Diese Kriterien erfüllt der Krankenpflegeberuf. (☞ 🖥)

> **Profession im berufssoziologischen Sinn:** Besonderer Beruf, der zentrale Werte der Gesellschaft vertritt und Aufgaben erfüllt, die für den Fortbestand der Gesellschaft insgesamt notwendig sind. Für die Ausübung wird ein besonderes Maß an wissenschaftlich gewonnenem Fachwissen bzw. Fachkönnen benötigt. (☐ 11)
>
> **Professionalisierung:** Weiterentwicklung eines Berufes zu einer Profession im berufssoziologischen Sinn.

Den Weg von einer Tätigkeit über einen Beruf hin zu einer wissenschaftlichen Disziplin nennt man „**Professionalisierung**". Professionsdebatten wurden oftmals geführt, um einen vorhandenen Beruf gesellschaftlich aufzuwerten oder um Strategien zu entwickeln, wie eine gesellschaftliche Aufwertung langfristig erzielt werden kann. Den Status einer Profession zu erlangen, scheint aus vielerlei Gründen attraktiv zu sein. Dennoch ist es in der Pflege nicht unumstritten, ob man sich an der Diskussion beteiligen soll. Kritiker sehen darin vor allem die Sehnsucht nach einer äußeren Bestätigung der Arbeit, ohne die inhaltliche Arbeit tatsächlich weiterzuentwickeln. In diesem Falle wäre die Professionsdiskussion ausschließlich berufspolitisch dominiert. Eine andere Meinung ist, dass sich im Rahmen der Professionalisierung erhebliche inhaltliche Weiterentwicklungen für die Pflege erreichen lassen.

2.5.1 Merkmale einer Profession

Erste Analysen über eine professionelle Pflege konzentrierten sich auf die **Merkmale**, die einen Beruf als Profession kennzeichnen. In einzelnen Analysen wurden Merkmalslisten mit bis zu 50 Einzelkriterien entwickelt.

Die Merkmale einer Profession bzw. deren Angehöriger können in drei Aussagen zusammengefasst werden:

Professionsangehörige erbringen zentralwertbezogene Leistungen

Zentralwert: Besonders zu schützendes Gut, von dessen Verlust jedes Mitglied der Gesellschaft bedroht sein kann. Die Erhaltung und Wiederherstellung erfordert ein besonderes und spezialisiertes Wissen. Zentralwerte sind z. B. Gesundheit, Recht, Moral.

Die Gesellschaft betrachtet einen Beruf nur dann als Profession, wenn sie das Handlungsfeld des Berufs als **zentralwertbezogen** erachtet. Potentiell ist jeder Mensch besonderen Gefahren ausgesetzt und das Zusammenleben zwischen Menschen ist geprägt von Vereinbarungen, die den Einzelnen schützen und ihm Sicherheit geben sollen. Eine Profession leistet für den Fortbestand einer Gesellschaft einen besonderen Beitrag, der von keiner anderen Berufsgruppe geleistet werden kann. Für die „klassischen" Professionen und ihre Vertreter sind die Zentralwerte unstrittig:

▸ Mediziner entwickeln Lösungen gegen die Bedrohung durch Krankheit und Tod. *Zentralwert: Gesundheit*
▸ Juristen gewährleisten die Einhaltung der Rechtsordnung und schützen den Einzelnen gegen die Bedrohung durch Willkür und Ungerechtigkeit. *Zentralwert: Wahrheit*
▸ Theologen beantworten die Frage nach moralischen Werten und dem Sinn des Lebens: *Zentralwert: Moral.*

Klassischerweise wenden sich Menschen an Professionsangehörige in speziellen Notlagen, die sie nicht alleine bewältigen können. Sie sind daher nicht als „Kunden" im Sinne der freiwilligen Leistung zu verstehen, sondern als „Betroffene". Es stellt sich die Frage, ob die Pflege einer solchen, am Gemeinwohl orientierten Tätigkeit nachgeht und einen zentralen Wert vertritt, der von keiner anderen Berufsgruppe beachtet und beantwortet wird. Die Pflege argumentiert mit der Bedrohung der Gesellschaft durch die Zunahme der Pflegebedürftigkeit, die jeden Einzelnen betreffen kann. Unversehrtheit und Unabhängigkeit sind in diesem Zusammenhang die gesellschaftlichen Zentralwerte. *Selbstpflegefähigkeit fördern, Alltagskompetenzen erhalten und ein*

selbstbestimmtes Leben zu ermöglichen ist der Beitrag der Pflege zum Erhalt der Gesellschaft und somit das Kerngebiet einer Profession Pflege.

Professionsangehörige erwerben und besitzen universelles Wissens

Unumstritten ist, dass es keine Profession gibt, die nicht auf wissenschaftliches Wissen zurückgreift. Erst das Vorhandensein von **universellem Wissen** und dessen Anwendung kann der Gesellschaft die Sicherheit geben, dass es nicht Zufall ist, ob sie eine gute Behandlung erfahren oder nicht. Grundsätzlich muss also jeder Professionsangehörige Techniken und Methoden des Zugreifens auf das Fachwissen seiner Disziplin erlernen. Professionsangehörige werden klassischerweise von eigenen Berufsangehörigen an Universitäten ausgebildet. Hier lernen sie die systematische Informationsbeschaffung, die Beurteilung von Studien und wissenschaftliches Regelwissen. Ausbilder sind die, die sich in besonderem Maße bei der Weitererforschung und -entwicklung des Wissens der eigenen Disziplin verdient gemacht haben.

Studiengänge in der Pflege ☞ *2.2.7*
Pflege als Wissenschaft ☞ *4.1*

Professionsangehörige sind autonom in ihren Entscheidungen und institutionell organisiert

Mit dem Status einer Profession ist eine **Autonomie** *(Selbstständigkeit)* gegenüber anderen Berufen und Institutionen verknüpft. So sind zum Beispiel nur Angehörige der eigenen Profession in der Lage, die Qualität einer erbrachten Leistung zu beurteilen. In Streitfällen werden somit eigene Berufsangehörige mit Gutachten beauftragt. Ein weiteres Kennzeichen der Autonomie ist beispielsweise die Selbstverwaltung der Professionsangehörigen und die damit verbundene Freiheit, für Leistungen entsprechende Honorare auszuhandeln.

Darüber hinaus erfüllen Selbstverwaltungen weitere Aufgaben: sie bestimmen mit, welche Inhalte in der Ausbildung Berücksichtigung finden. Klassischerweise können auch Regeln erstellt werden, die zum Führen der Berufserlaubnis führen. In der Medizin gibt es beispielsweise die Ärztekammern, die die gesetzlichen Approbationsordnungen wesent-

lich mitbestimmen und eine starke Form der Interessensvertretung sind.

Einer solchen Selbstverwaltung und Interessensvertretung entspräche eine eigene Pflegekammer, in der alle Berufsangehörigen Mitglied sind. In Großbritannien existiert eine solche Pflegekammer (**U**nited **K**ingdom **C**entral **C**ouncil, *kurz* UKCC), in Deutschland, Österreich und der Schweiz derzeit nicht.

2.5.2 Merkmale professionellen Pflegehandelns

Neuere Professionalisierungsansätze beschreiben die Merkmale, die **professionelles Pflegehandeln** ausmachen. Es geht also nicht mehr um die Frage, ob die Pflege eine Profession ist oder nicht, sondern woran man einen professionell Handelnden erkennen kann. Das schließt die Überlegung ein, dass innerhalb einer Profession durchaus Personen arbeiten können, die keinesfalls professionell Handeln. Die Frage nach der gesellschaftlichen Anerkennung und den zuerkannten Privilegien spielt hier keine Rolle, sondern die inhaltliche Vorgehensweise wird in den Mittelpunkt gerückt. Die Theorie geht auf den Soziologen und Pädagogen *Ulrich Oevermann* zurück und wurde in der Pflege vor allem durch die Arbeiten von *Frank Weidner* aufgenommen und weiterentwickelt. Oevermann beschreibt fünf Kriterien des professionellen Handelns:

▸ Autonomie der Lebenspraxis der Patienten und Klienten
▸ Subjektive Betroffenheit des Patienten
▸ Zusammenhang von Regelwissen und Fallverstehen
▸ Keine vollständigen Handlungsstandards

Die Ansätze der **Merkmalsorientierung** führen zur Frage, ob die Pflege eine Profession ist oder nicht und welche Merkmale ihr fehlen, um alle Kriterien einer Profession zu erfüllen. An dieser klassischen Sichtweise wird jedoch zunehmend Kritik geübt, weil sie zu stark die Strukturen und Inhalte betrachtet, aber nicht die Art und Weise der Durchführung.

In Studien über den Pflegeberuf wurde dargelegt, dass die Pflege eine „Semi-Profession" (Halbprofession) ist, weil sie teilweise Merkmale einer Profession aufweist, andere jedoch fehlen.

2.5 Pflege auf dem Weg zur Profession

▶ Wechselseitigkeit von Begründungs- und Entscheidungszwängen
▶ Analytische Distanz des Professionellen.

Autonomie der Lebenspraxis der Patienten und Klienten

Zentraler Aspekt dieses Professionsverständnisses ist, dass der professionell Handelnde eine Entscheidung niemals nur aus seinem eigenen Verständnis und Wissen heraus fällt. Expertenwissen wird also nicht einfach angewendet, sondern die Lebenspraxis der Patienten wird entscheidender berücksichtigt. Synonym zum Begriff der **Autonomie der Lebenspraxis** kann auch von der *Patientenorientierung* in der Pflege gesprochen werden. Das bedeutet, die individuellen Bedürfnisse, Einschätzungen und Selbstpflege-Strategien des Patienten zu achten und in die Pflege mit einzubeziehen. Professionell Pflegende, die diesem Verständnis folgen, verstehen sich als *Berater* und *Begleiter* mit Expertenwissen. Sie bieten den Patienten ihr Wissen an, setzen es aber nicht ohne seine Einwilligung um. Der Patient wahrt seine Autonomie, indem er entscheidet, was er für sich selbst umsetzen möchte und kann.

Patientenberatung ☞ Kap. 7
Gesundheitsförderung ☞ Kap. 8

Subjektive Betroffenheit des Patienten

In enger Verbindung zu dem Autonomiegedanken des Patienten steht auch der zweite Punkt: Menschen empfinden Krankheit oder Pflegebedürftigkeit nicht nur als physische Störung, sondern auch als existentielle Bedrohung. So führt eine Schenkelhalsfraktur nicht zu einer Funktionseinschränkung, sondern kann auch insbesondere bei älteren Patienten die Frage aufwerfen, ob sie wieder in der Lage sein werden, sich zuhause alleine zu versorgen. Das individuelle Erleben der Erkrankung – **die subjektive Betroffenheit des Patienten** – in die Pflege einzubeziehen, kennzeichnet professionelles Handeln. Dies unterscheidet Professionen von Berufen, die mit Menschen ohne existentielle Bedrohung in Beziehung treten.

Zusammenhang von Regelwissen und Fallverstehen

Das Regelwissen aus Lehrbüchern und Forschungsergebnissen steht nicht selten im Widerspruch zu dem, was der Patient möchte und akzeptiert. Professionelles Handeln ist dadurch gekennzeichnet, dass einerseits das Regelwissen beachtet wird und gleichsam verglichen wird mit der tatsächlichen Situation – dem Fall. Diesen Widerspruch gilt es auszuhalten. Vor dem Hintergrund der Patientenorientierung (☞ oben) die größtmögliche Umsetzung wissenschaftlichen Wissens zu erreichen, kennzeichnet professionelles Pflegehandeln. Aus diesem Punkt resultieren weitere Überlegungen, die dazu führen, dass von bestimmten Regeln im Einzelfall auch abgewichen werden muss. Das folgende Beispiel verdeutlicht die Widersprüchlichkeit von Regelwissen und Fallverstehen und zeigt den Weg zum begründeten Abweichen auf, weil die Autonomie der Lebenspraxis ein höheres Gewicht hat als die Anwendung von wissenschaftlichem Wissen.

Begründetes Abweichen von Regeln

Die medizinsch-pflegerische Regel lautet: Diabetiker (☞ 21.6) sollen keinen Kuchen essen. Ob diese Regel anzuwenden ist, entscheidet sich aber nicht allein durch die Richtigkeit der Regel, sondern immer im Einzelfall unter Beachtung der individuellen Patientensituation.

So findet die Regel ggf. Anwendung bei der Ersteinstellung eines jungen Diabetikers, der noch keine hinreichenden Kenntnisse über die eigene Insulinberechnung hat. Er kann dies erlernen, das „Verbot" ist in diesem Falle zeitlich begrenzt. Gilt die Regel auch für die Bewohner einer Altenpflegeeinrichtung, wenn das gemeinsame Kuchenessen hier eine wichtige soziale Funktion erfüllt? Patientenorientierung rechtfertigt hier ein Abweichen von der Regel. Um eine Gesundheitsgefährdung auszuschließen, wird vereinbart, dass die Bewohnerin sich immer nach dem Kuchenessen bei den Pflegenden meldet und eine Blutzuckermessung durchgeführt wird. Die eigentliche Regel ist abgewandelt in die Verpflichtung der Pflegenden, einen lebensbedrohlichen Zustand zu verhindern. Eine strenge Einhaltung der Regel hätte einen erheblichen Verlust an Lebensqualität der Bewohnerin bedeutet und vielleicht würde sie sich heimlich über das Verbot hinwegsetzen. In diesem Fall wäre ein größerer Schaden entstanden: sowohl in der Vertrauensbeziehung als auch bezüglich der Sicherheit der Bewohnerin, da eine Blutzuckerkontrolle entfallen würde. In solchen Situationen befinden sich Pflegende häufig.

Keine vollständigen Handlungsstandards

Pflegerisches Handeln kann aufgrund der vielen unterschiedlichen Aspekte und unter Beachtung der Lebenspraxis des Patienten nicht vollständig standardisiert werden. Es können Grundausrichtungen und Hinweise beschrieben werden, aber eine direkte „Technik" existiert nur für wenige einzelne Verrichtungen z. B. das Vorbereiten eines sterilen Tisches, jedoch nicht für komplexe Patientensituationen. Pflegestandards geben den Pflegenden eine Orientierung. Sie ersetzen aber nicht das Verstehen des Einzelfalls.

Standards, im Sinne des professionellen Pflegehandelns, sind eine Vorlage, die an die individuelle Situation oder Gegebenheit angepasst werden muss. Aus Sicht der Theorie des professionellen Handelns ist eine Standardisierung nur sinnvoll, um einen Bestand an Regelwissen zur Verfügung zu haben, von dem begründet abgewichen werden darf. In der Pflegewissenschaft werden daher nur noch solche Standards entwickelt, die offen genug sind, um sie an eine individuelle Situation anzupassen. Dabei werden Uneindeutigkeiten bewusst in Kauf genommen, weil das eigentliche Handeln nicht standardisiert werden kann.

Beispiel für einen solchen professionellen Standard ist der Expertenstandard zur Dekubitusprophylaxe (☞ 12.5.1.4). Dieser gibt Anregungen und Hinweise zur Erkennung und Vermeidung von Druckgeschwüren, ist aber offen genug, um ihn an patienten- und bewohnerspezifische Situationen und Organisationseigenheiten anzupassen.

Wechselseitigkeit von Begründungs- und Entscheidungszwängen

Professionelles Handeln ist immer gekennzeichnet durch die Herausforderung, dass Entscheidungen zum einen oft schnell getroffen werden müssen, diese zum anderen aber auch nachvollziehbar sein müssen. Pflegende können in einzelnen Situationen oder im Alltag einer Einrichtung nicht erst in Lehrbüchern nachschauen. Bei Anfragen durch Patienten und in vielen schwierigen Situationen sind sie gefordert, direkt zu handeln. Pflegerisches Handeln ist jedoch nur professionelles Handeln, wenn es begründet werden kann. Die Abweichung von der Regel, wie im Beispiel oben, wird durch Pflegende **begründet**. Die dauernde Wechselseitigkeit der Begründungs- und Entscheidungszwänge ist nicht aufzulösen, sondern integraler Bestandteil des professionellen Pflegehandelns. In der Pflegedokumentation (☞ 11.10) sind die Entscheidungen der Pflegenden begrün-

2 Professionelles Pflegehandeln

det und nachvollziehbar. Die Pflegedokumentation ist damit Merkmal professionellen Pflegehandelns in der Praxis.

> **Professionelles Pflegehandeln** ist mit kritischem Pflegedenken und einer Reflexion der Pflegepraxis verbunden.

Analytische Distanz des Professionellen

Ein letztes Kriterium des professionellen Pflegehandelns verweist auf die Beziehungsqualität zwischen Patienten und Pflegekraft. Das Verhältnis zwischen beiden ist anders als das zu Freunden, Familienangehörigen oder Nachbarn. Es ist nicht geprägt durch einfache Kriterien wie Sympathie oder Antipathie. Professionell Pflegende wenden sich auch den Personen zu, die ihnen nicht sympathisch sind. Andererseits erfordert die Arbeit auch, dass keine zu große Nähe entsteht. Zu viel emotionale Nähe kann die fachliche Objektivität beeinträchtigen. Die richtige Mischung aus **Nähe, Einfühlungsvermögen** und **Distanz** zum Patienten zu finden, ist ein Kennzeichen professionellen Handelns.

2.5.3 Professionelles Pflegehandeln und Patientenfallkonferenzen

Das Modell der **Patientenfallkonferenz** zeigt beispielhaft, wie die Merkmale und Inhalte professionellen Handelns in die Pflegepraxis umgesetzt werden können.

Die Patientenfallkonferenz vereint das Wissen und die Sichtweisen aller am Behandlungsprozess Beteiligten. Idealerweise nehmen auch die behandelnden Ärzte und andere Berufsgruppen wie z. B. Physiotherapeuten teil. Die Patientenfallkonferenz eignet sich besonders zur Klärung der Vorgehensweise in der Behandlung und Pflege von Patienten mit einem langen stationären Aufenthalt, deren bisherige Therapie und Versorgung nicht zufrieden stellend verläuft. Zudem wird sie eingesetzt, wenn Unklarheit darüber besteht, wie die Therapie weitergeführt werden soll. Fester Bestandteil pflegerischer Arbeit sind Patientenfallkonferenzen vor allem in der Psychiatrie und Psychosomatik. In der Gesundheitsförderung werden Fallkonferenzen auch nach Erstbesuchen bei älteren Personen durchgeführt, um den weiteren Bedarf nach Steuerung, Hilfe und Beratung zu ermitteln und abzusprechen.

Die Merkmale des professionellen Handelns werden in der Patientenfallkonferenz zu Leitfragen umgesetzt.

> **Patientenfallkonferenz:** Zusammentragen aller für die Behandlung und Betreuung eines Patienten notwendigen Fakten mit dem Ziel, die Gesamtsituation, wie sie sich für den Patienten und die Pflegenden darstellt, zu verstehen, zu bewerten sowie die weiteren Handlungsschritte gemeinschaftlich zu bestimmen.

Merkmale professionellen Pflegehandelns	Leitfragen einer Patientenfallkonferenz
Grundinformationen	Zusammentragen aller Informationen des Teams und Überprüfung auf Vollständigkeit und Richtigkeit der wahrgenommenen und beschriebenen Probleme/Diagnosen ▸ Was wissen wir über die Situation des Patienten? ▸ Welche Probleme, Diagnosen, Fähigkeiten zeigen sich? ▸ Was wissen wir über die Situation/Position der Angehörigen? ▸ Sind alle Informationen vollständig?
Autonomie der Lebenspraxis	Anpassung von Maßnahmen und gemeinsame Verhandlung von Betreuungsformen mit dem Patienten einschließlich abgestimmter „Pflegeziele" ▸ Was kann gemeinsam geplant und vereinbart werden? ▸ Was sind Prioritäten in der Behandlung? ▸ Wer soll welche Aufgaben erfüllen?
Zusammenhang von Regelwissen und Fallverstehen	Analyse des bisherigen Behandlungsverlaufs sowie der eingesetzten Konzepte und Methoden ▸ Wie ist die Qualität und wissenschaftliche Fundierung der bisherigen Maßnahmen? ▸ Sind die Maßnahmen konsequent und einheitlich durchgeführt worden? ▸ Welche waren zielführend, welche nicht? ▸ Gibt es Alternativen zu den bisherigen Methoden? ▸ Wo gibt es Informationen über weitere Behandlungsmöglichkeiten?
Keine vollständigen Handlungsstandards	Kritische Analyse von Standards und Behandlungspfaden, die sich an einseitigem Wissen orientieren ▸ Wurden Standards verwendet/angewendet? ▸ Müssen sie abgeändert werden? ▸ Wie lassen sich die Standards mit der Situation und den Wünschen des Patienten in Einklang bringen?
Subjektive Betroffenheit des Patienten	Erfragen von Bedeutungen und eigenen Vorstellungen des Patienten im Umgang mit der Erkrankung und den Auswirkungen auf die Alltagsaktivitäten ▸ Wie beurteilt der Patient/Bewohner seine Situation? ▸ Welche Probleme, die die Pflegenden beschrieben haben, sind für ihn von besonderer Bedeutung? ▸ Was wünscht er sich an Veränderung? ▸ Welche Bedeutung haben seine Familienangehörigen?
Analytische Distanz des Professionellen	Analyse der Beziehung zum Patienten/Bewohner ▸ Wie stehe ich zum Patienten? ▸ Wie stehen andere Mitglieder des Teams zum Patienten? ▸ Was denken wir über den Patienten? ▸ Wie nimmt der Patient uns wahr?

Tab. 2.13: Auszüge aus Konzept, Inhalt und Leitfragen einer professionellen Patientenfallkonferenz. (📖 12)

2.6 Berufliche Interessenvertretungen in der Pflege

Es gibt in Deutschland eine Vielzahl berufs- und wirtschaftsständischer Kammern und Vereinigungen, die die Angehörigen eines Berufs- oder eines ganzen Wirtschaftszweiges gemeinsam bei berufs- oder wirtschaftsständischen Angelegenheiten vertreten.

Wesentlichen Anteil an der Weiterentwicklung der Pflege haben solche **Interessenvertretungen**. Es gibt drei grundsätzliche Arten, die voneinander unterschieden werden können:
▶ Berufsverbände
▶ Gewerkschaften
▶ Pflegekammern.

Berufsverbände und Gewerkschaften haben bereits eine lange Tradition. Pflegekammern dagegen gibt es in Deutschland noch nicht. Es haben sich aber mehrere Initiativgruppen gebildet, die sich für die Einrichtung solcher Pflegekammern einsetzen. Im Folgenden werden alle drei Arten mit ihren unterschiedlichen Zielsetzungen und Instrumenten kurz beschrieben.

2.6.1 Berufsverbände

> **Berufsverband:** Freiwilliger Zusammenschluss von Angehörigen eines Berufes zur Durchsetzung berufspolitischer Interessen.

In Deutschland gibt es eine Vielzahl von Pflege-Berufsverbänden, die z.T. nur wenige Hundert Mitglieder haben. Dies erklärt sich aus der langen Tradition der Berufsentwicklung und den unterschiedlichen kirchlichen und öffentlichen Organisationen, in denen Pflegende arbeiten. Der größte Berufsverband für Pflegeberufe mit mehreren zehntausend Mitgliedern ist der **Deutsche Berufsverband für Pflegeberufe** *(DBfK)*. Er hat in jedem Bundesland eine eigene Landesvertretung und eine Zentrale in Berlin. Der DBfK vertritt Deutschland in zahlreichen internationalen Netzwerken, z.B. dem International Council of Nurses (☞ 2.4.2) und der European Federation of Nurses Associations.

Ebenfalls ein großer Verband ist die **Arbeitsgemeinschaft Deutscher Schwesternschaften (ADS)**, ein Zusammenschluss aus insgesamt neun kirchlich getragenen Vertretungen.

Eine zentrale Aufgabe eines Berufsverbandes ist es, die Angelegenheiten des Berufes in der Politik zu vertreten. Beispielsweise werden zu Gesetzesvorlagen Stellungnahmen verfasst, an der Entwicklung neuer Gesetze mitgearbeitet oder aber auch politische Eingaben bei Landes- und Bundesministerien durchgeführt. Verbände bieten neben der Interessenvertretung noch weitere Leistungen für die Mitglieder an. Die meisten Berufsverbände veranstalten Fort- und Weiterbildungen, die ihre Mitglieder zu ermäßigten Beiträgen besuchen können. Sie bieten einen Versicherungsschutz (Berufshaftpflichtversicherung) an und bringen Fachzeitschriften für ihre Mitglieder heraus.

Um in der Öffentlichkeit mit einer Stimme zu sprechen, wurde von einigen führenden Pflegeverbänden 1998 der **Deutsche Pflegerat** *(DPR)* gegründet (☞ Abb. 2.14). Der DPR setzt sich als Dachverband der Pflegeorganisationen für ein einheitliches Auftreten in der Öffentlichkeit und Politik ein und wird bei Gesetzesentscheidungen und Änderungen im Gesundheitswesen als politische Instanz der beruflichen Pflege angefragt.

Daneben gibt es noch weitere einflussreiche Vertretungen, wie zum Beispiel den bpa, den **Bundesverband privater Anbieter sozialer Dienste e.V.**, der über 2000 stationäre und teilstationäre Einrichtungen sowie ca. 2000 ambulante Pflegedienste vertritt.

Schätzungen gehen davon aus, dass in Deutschland nur etwa 10% aller beruflich Pflegenden Mitglied in einem Verband sind. (✉ 7)

2.6.2 Gewerkschaften

Traditionell sind Gewerkschaften aus Zusammenschlüssen von Arbeitern entstanden, die sich um eine Verbesserung der Arbeitsbedingungen, der Löhne und der Krankheitsversorgung bemühten.

> **Gewerkschaften:** Demokratische Vereinigungen von *Arbeitnehmern* (abhängig Beschäftigte, keine Selbstständigen), die sich zur Wahrung ihrer gemeinsamen Interessen freiwillig und auf Dauer zusammengeschlossen haben als Gegengewicht zu den Vereinigungen der Arbeitgeber *(Arbeitgeberverbände)*.

Von den gewerkschaftlich organisierten Pflegenden sind die meisten zusammen mit Angehörigen einer Vielzahl anderer Berufe in **ver.di,** der *Vereinten Dienstleis-*

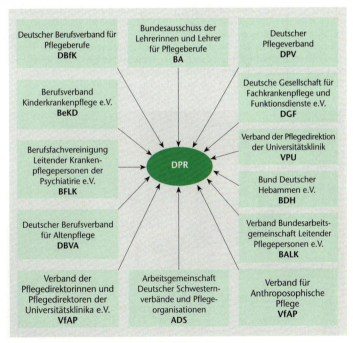

Abb. 2.14: Organisationen im Deutschen Pflegerat (DPR).

	Berufsverband	Gewerkschaft	Kammer
Möglichkeiten	Es gibt eine Vielzahl von Berufsverbänden. Die drei größten sind der Deutsche Berufsverband für Pflegeberufe (DBfK), der Katholische Berufsverband für Pflegeberufe, der Berufsverband für Kinderkrankenschwestern und Kinderkrankenpfleger	Es gibt mehrere Gewerkschaften, die Pflegende vertreten, z. B. ver.di und die Gewerkschaft für Beschäftigte im Gesundheitswesen (☞ Text)	Kammern für Pflegeberufe gibt es noch nicht. In einzelnen Bundesländern existieren Initiativen und Anträge zur Gründung von Pflegekammern
Mitgliedschaft	Freiwillige Mitgliedschaft von: ▸ Angestellten ▸ Selbstständigen ▸ Auszubildenden ▸ Ehemals Berufstätigen	Freiwillige Mitgliedschaft von: ▸ Angestellten ▸ Auszubildenden ▸ Ehemals Berufstätigen	▸ Zwangsmitgliedschaft aller Berufsausübenden ▸ Freiwillige Mitgliedschaft je nach Kammerregelung
Leistungen	▸ Berufshaftpflicht ▸ Rechtsschutz in Arbeits- und Haftungsfragen ▸ Fort- und Weiterbildungen ▸ Beratung ▸ Fachzeitschrift	▸ Rechtsschutz in Arbeitsfragen ▸ Schulung und Beratung von Betriebs- bzw. Personalräten ▸ Tarifpolitik, Aushandeln und Abschließen von Tarifverträgen ▸ Organisation eines Streiks	▸ Regelung, Prüfung und Überwachung der Zulassung zur Berufsausübung für den Fall, dass diese Berufsausübung bestimmten Personen vorbehalten ist ▸ Aushandeln von Gebührenordnungen zur Abrechnung erbrachter Leistungen

Tab. 2.15: Drei Organisationsformen zur Interessenvertretung für Pflegende.

tungsgewerkschaft, vertreten. Seit 1992 gibt es eine **Gewerkschaft für Beschäftigte im Gesundheitswesen** (kurz *BiG*, früher *Gewerkschaft Pflege*).

Gewerkschaften kümmern sich um alle Fragen des Arbeitsrechts, des Tarifrechts und der Arbeitssicherheit, sozusagen um alle Fragen des Arbeitslebens. Nicht nur die **Tarifabschlüsse** über die Vergütung, sondern auch die Fragen der Arbeitsbelastung fallen in ihren Zuständigkeitsbereich. Das schließt die Aushandlung von Urlaubstagen und Arbeitszeit mit ein. Gewerkschaften gewähren außerdem einen Rechtsschutz für Fragen des Arbeitsrechts, z. B. bei drohender Kündigung. Ein weiteres Aufgabengebiet ist die Beratung und Schulung von Betriebs- bzw. Personalräten, die innerhalb des Betriebes

– von den Beschäftigten gewählt – deren Interessen vertreten. Als wichtigstes Druckmittel gegenüber den Arbeitgebern setzen die Gewerkschaften den **Streik** ein. Durch das vorübergehende Aussetzen der regulären Arbeit soll der Betrieb unter Druck gesetzt werden, um die Forderungen der Gewerkschaft zu akzeptieren. Dafür benötigt die Gewerkschaft eine Abstimmung mit der Mehrheit der Mitglieder, die so genannte Urabstimmung.

Somit gehören auch die Organisation eines Streiks und die Ersatzleistungen für den Verdienstausfall (Streikkasse) während des Streiks zu den Aufgaben einer Gewerkschaft. Ebenso wie die Berufsverbände wirken die Gewerkschaften auf der politischen Ebene bei der Meinungsbildung mit. (✉ 8)

2.6.3 Vision: Pflegekammern

> **Kammer:** Nach Landesrecht eingerichtete Institution, der bestimmte hoheitliche Rechte im Rahmen einer beruflichen Selbstverwaltung übertragen werden.

Während es in Europa bereits Vorbilder für Pflegekammern gibt, z. B. in Schweden, sind in Deutschland noch keine **Kammern für Pflegeberufe** errichtet worden, obwohl sich eine große Gruppe von Pflegenden dafür einsetzt und erste Anträge eingereicht sind.

Das Hauptziel einer Kammer für Pflegeberufe ist die Sicherstellung einer sachgerechten professionellen Pflege für alle Bürger entsprechend aktueller pflegewissenschaftlicher Erkenntnisse.

Zentrale Aufgaben einer Kammer sind:
▸ **Berufsaufsicht** im Sinne der Überwachung und Durchsetzung normativ vorgegebener Standards im öffentlichen Interesse. Regelungen von Berufszulassung, Weiterbildung und Berufszugehörigkeit
▸ **Vertretung** des Gesamtinteresses des Berufszweiges nach außen und in die Politik. Wahrnehmung von Beratungs-, Informations- und sonstigen Servicefunktionen, Führung von Versorgungswerken im Rahmen beruflicher Rentenversicherungen u. Ä.
▸ **Förderung** des Berufsstandes durch Berufsausbildung und Fortbildung, Unterhaltung entsprechender Einrichtungen.

Der Staat beschränkt sich bei einem Kammersystem, wie es in Deutschland für

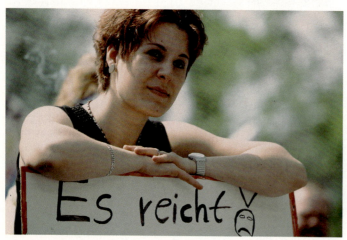

Abb. 2.16: Auch Pflegende treten zur Durchsetzung ihrer Interessen in den Streik. [K157]

2.6 Berufliche Interessenvertretungen in der Pflege

Ärzte, Psychotherapeuten, Rechtsanwälte, Architekten und anderen Professionen bereits existiert, auf reine Überwachungsfunktionen. Er verfolgt, ob die Kammer ihre Aufgaben gesetzesgemäß erfüllt. Die eigentliche Aufgabe der flächendeckenden Versorgung und Beaufsichtigung wird von der Kammer in Eigenregie durchgeführt. Die „Verkammerung" ist landesrechtliche Aufgabe. Das heißt, eine Pflegekammer kann nur für ein bestimmtes Bundesland eingerichtet werden und mehrere Landespflegekammern müssten sich dann zusammenschließen.

Gegner der Pflegekammer sehen in der Institution einer Pflegekammer eine un-

> „Interessenvertretung durch eine Kammer bedeutet: ausschließliche Vertretung des berufspolitischen, berufsrechtlichen und berufsethischen Interesses der Gesamtheit der Mitglieder." (📖 13)

zeitgemäße Form der Standesvertretung. Auf europäischer Ebene wurde bereits diskutiert, ob Kammern einer unerlaubten Monopolbildung entsprechen und daher sogar mit europäischem Recht nicht vereinbar sind. Befürworter hingegen sehen dagegen keine Alternative zu einer Kammerbildung, da vor allem die Frage der Berufsaufsicht bislang weitestgehend un-

geklärt ist. Einerseits hat der Gesetzgeber mit dem Pflegeversicherungsgesetz der Berufsgruppe wesentliche Aufgaben im Gesundheitsversorgungssystem zugeordnet, auf der anderen Seite gibt es keine zentrale Organisation, die die sachgemäße Umsetzung und Qualität tatsächlich bewertet und Konsequenzen aus Mängeln ziehen kann.

Die Frage, ob es in Deutschland eine eigene Kammer der Pflege geben wird, ist noch unklar.

Die **Nationale Konferenz zur Errichtung von Pflegekammern in Deutschland** ist eine Initiative zur Gründung von landesrechtlichen Kammern. (✉ 9)

Literatur und Kontaktadressen

📖 Literaturnachweis

1. Taubert, J.: Pflege auf dem Weg zu einem neuen Selbstverständnis. Mabuse, Frankfurt a. M. 1994, S. 96/97.

2. Vgl. von Hentig, H.: Bildung. Ein Essay. Hanser, München 1996.

3. Vgl. Chinn, P. L.; Kramer, M. K.: Pflegetheorie, Konzepte, Kontext, Kritik. Ullstein Mosby, Wiesbaden 1996, S. 238.

4. Vgl. Walter, U. et al.: Prävention: Institutionen und Strukturen. In: Schwartz, F. W. et al (Hrsg.): Das Public Health Buch. Gesundheit und Gesundheitswesen. Urban & Schwarzenberg, München 1998, S. 200–211.

5. Ströbel, A.; Weidner, F.; Deutsches Institut für Pflegeforschung (Hrsg.): Ansätze zur Pflegeprävention. Schlütersche Verlagsanstalt, Hannover 2003, S. 25.

6. Vgl. Schwartz, F. W. et al (Hrsg.): Das Public Health Buch. Gesundheit und Gesundheitswesen. Urban & Schwarzenberg, München 1998, S. 151.

7. http://www.dbfk.de/verband/pflege-definition-icn.html

8. International Council of Nurses: ICN-Ethikkodex für Pflegende. Deutsche Übersetzung des Deutschen Berufsverbandes für Pflegeberufe. 2001.

9. ebenda.

10. Vgl. Hartmann, H.: Arbeit, Beruf, Profession. In: Soziale Welt 19/1968, S. 193–216.

11. Vgl. Schaeffer, D.; Moers, M.; Rosenbrock, R.: Zum Verhältnis von Public Health und Pflege. In: Schaeffer, D.; Moers, M.; Rosenbrock, R. (Hrsg.): Public Health und Pflege. Zwei neue gesundheitswissenschaftliche Disziplinen. Edition Sigma, Berlin 1994, S. 9–25.

12. Vgl. Isfort, M.: Die Professionalität soll in der Praxis ankommen. In: Pflege aktuell 6/2003, S. 325–329.

13. Plantholz, M.: Der lange Weg in die Selbstverwaltung. In: Pflege Ambulant 4/1999, S. 38–41.

Vertiefende Literatur ☞ 💻

✉ Kontaktadressen

1. www.hilde-steppe-archiv.de

2. www.dbfk.de/international/tab-pflege-eu2.pdf

3. Deutsche Gesellschaft für Care und Case Management (DGCC), Geschäftsstelle, Saarstraße 3, 55122 Mainz, Tel.: 0 61 31/2 89 44 44, Fax: 0 61 31/2 89 44 50

4. Unabhängige Registrierungsstelle, Kreuzstraße 7, 14482 Potsdam, Tel.: 03 31/7 40 93 44, Fax: 03 31/7 48 88 55, www.freiwillige-registrierung.de

5. www.pflegestudium.de

6. Nationale Kontakt- und Informationsstelle zur Anregung und Unterstützung von Selbsthilfegruppen (NAKOS), Wilmersdorfer Straße 39, 10627 Berlin, Tel.: 0 30/31 01 89 60, Fax: 0 30/31 01 89 70, www.nakos.de

7. Deutscher Pflegerat (DPR), Salzufer 6, 10587 Berlin, Tel.: 0 30/21 91 57 57, Fax: 0 30/21 91 57 77, www.deutscher-pflegerat.de

Arbeitsgemeinschaft Deutscher Schwesternverbände und Pflegeorganisationen e. V. (ADS), Reinhäuser Landstraße 26, 37083 Göttingen, Tel.: 05 51/3 70 89 05, Fax: 05 51/3 70 89 06, www.ads-pflege.de

Bundesausschuss der Lehrerinnen und Lehrer für Pflegeberufe e. V. (BA), Vogelsangstraße 106, 42109 Wuppertal, Tel.: 02 02/2 99 37 00, Fax: 02 02/2 99 37 15, www.ba-ev.de

Verband Bundesarbeitsgemeinschaft Leitender Krankenpflegepersonen e. V. (BALK), Salzufer 6, 10587 Berlin, Tel.: 0 30/44 03 76 93, Fax: 0 30/44 03 76 96, www.balkev.de

Bund Deutscher Hebammen e. V. (BDH) Gartenstraße 26, 76133 Karlsruhe, Tel.: 07 21/98 18 90, Fax: 07 21/9 81 89 20, www.bdh.de

Berufsverband Kinderkrankenpflege Deutschland e. V. (BeKD), Geschäftsstelle, Kinderkrankenhaus Auf der Bult, Janusz-Korczak-Allee 12, 30173 Hannover, Tel.: 05 11/28 26 08, Fax: 05 11/85 15 16, www.bekd.de

Deutscher Berufsverband für Pflegeberufe e. V. (DBfK), Bundesverband, Salzufer 6, 10587 Berlin, Tel.: 0 30/2 19 15 70, Fax: 0 30/21 91 57 77, www.dbfk.de

Deutscher Berufsverband für Altenpflege e. V. (DBVA), Bundesgeschäftsstelle, Sonnenwall 15, 47051 Duisburg, Tel.: 02 03/29 94 27, Fax: 02 03/2 74 68, www.dbva.de

Deutscher Pflegeverband e. V. (DPV), Mittelstraße 1, 56564 Neuwied, Tel.: 0 26 31/8 38 80, Fax: 0 26 31/83 88 20, www.dpv-online.de

Berufsfachvereinigung Leitender Pflegepersonen der Psychiatrie e. V. (BFLK), Siegburger Straße 311, 53229 Bonn, Tel.: 02 21/8 09 66 43, Fax: 02 21/82 84 18 40, www.bflk.de

Verband der Pflegedirektorinnen und Pflegedirektoren der Universitätsklinika in Deutschland e. V. (VPU), www.vpu-online.de

Deutsche Gesellschaft für Fachkrankenpflege und Funktionsdienste e. V. (DGF), Herrmann-Simon-Straße 7, 33334 Gütersloh, Tel.: 0 52 41/53 22 03, Fax: 0 52 41/53 22 05, www.dgf-online.de

Verband für Anthroposophische Pflege e. V., Roggenstraße 82, 70794 Filderstadt, Tel.: 07 11/7 35 92 19, Fax: 07 11/7 79 97 12, www.vfap.de

Österreich: Österreichischer Gesundheits- und Krankenpflegeverband (ÖGKV), Bundesverband, Mollgasse 3 a, A-1180 Wien, Tel.: 00 43/(0)1/4 78 27 10, Fax: 00 43/(0)1/47 82 71 09, www.oegkv.at

Schweiz: Schweizer Berufsverband der Pflegefachfrauen und Pflegefachmänner (SBK – ASI), Choisystrasse 1, Postfach 8124, CH-3001 Bern, Tel.: 00 41/(0)31/3 88 36 36, Fax: 00 41/(0)31/3 88 36 3, www.sbk-asi.ch

8. Gewerkschaft für Beschäftigte im Gesundheitswesen (Big), Bundesgeschäftsstelle, Höllturm-Passage 5/6, 78315 Radolfzell, Tel.: 0 77 32/5 25 73, Fax: 0 77 32/5 32 66, www.gewerkschaft-big.de

9. Nationale Konferenz zur Errichtung von Pflegekammern in Deutschland, www.pflegekammer.de

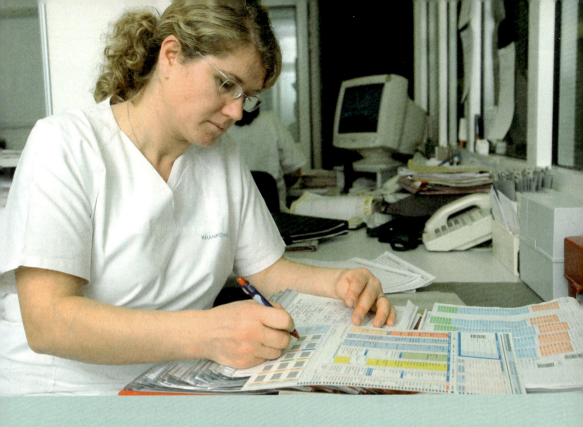

3 Organisation der Pflege

3.1	**Pflege im Gesundheits-**	3.4	**Recht** 65	3.6	**Pflege und Ökologie** 78
	wesen 46	3.4.1	Strafrecht in der Pflege 65	3.6.1	Umweltschutz im
3.2	**Finanzierung** 47	3.4.2	Zivilrecht in der Pflege 66		Krankenhaus 78
3.2.1	Krankenhausfinanzierung 47	3.4.3	Sozialrecht 67	3.6.2	Umweltschutz in der
3.2.2	Finanzierung der häuslichen	3.4.4	Berufsbezogene Gesetze 68		häuslichen Pflege 80
	Pflege 49	3.5	**Qualitätssicherung und**	3.7	**Berufsfelder in der Pflege** .. 80
3.2.3	Leistungserfassung 51		**-management** 68	3.7.1	Qualifizierung 80
3.3	**Strukturen und Prozesse**	3.5.1	Qualität und Qualitäts-	3.7.2	Management 82
	in der Pflege 53		management – Was ist das? .. 68	3.7.3	Abteilungen im Krankenhaus
3.3.1	Das Krankenhaus als	3.5.2	Gesetzliche Verpflichtung		und ihre Zusammenarbeit ... 82
	Betrieb 53		zu Qualitätssicherung und		**Literatur und Kontaktadressen** 83
3.3.2	Ambulante Pflegedienste 54		-management 70		
3.3.3	Pflegesysteme 55	3.5.3	Qualitätsmanagementsysteme		
3.3.4	Prozesse in der Pflege 58		und deren Bedeutung 71		
3.3.5	Arbeitszeiten 64	3.5.4	Instrumente des Qualitäts-		
			managements 73		

Organisation der Pflege

Fallbeispiel ☞ 🖥

Das Berufsbild der Pflegenden ist in ein Netz äußerer Bedingungen eingefügt. Ohne diesen Rahmen zu beachten sowie eine angemessene **Organisation** zu realisieren, können Pflegende ihre spezifische Aufgabe im Gesundheitssystem nicht erfüllen.

Pflegende finden zahlreiche Einsatzmöglichkeiten, die sich grundsätzlich in den **stationären und ambulanten Bereich** gliedern lassen. Im Sinne der Gesundheitsreform (☞ 3.2.1) gewinnt die ambulante Versorgung von Patienten, selbst wenn diese schwer krank sind oder sogar der intensivpflegerischen Betreuung bedürfen, an Bedeutung. Die politische Formel für dieses Ziel lautet „ambulant vor stationär".

Die Gesundheitsreform hat erheblich in die Struktur von Krankenhäusern und anderen Einrichtungen eingegriffen. Von den Pflegenden fordern die gesetzlichen Regelungen einen überlegten Umgang mit Ressourcen. Zu denen gehören nicht nur die eigenen Fähigkeiten sowie die der Patienten, sondern auch die Potentiale, die sich aus den Strukturen ergeben. **Qualitätsmanagement** (☞ 3.5) ist zu einem entscheidenden Begriff geworden. Eine zentrale Aufgabe der Pflegenden ist es, nicht nur nachzuweisen, dass sie etwas getan haben (Leistungsnachweis), sondern, dass die Maßnahmen angemessen, zielgerichtet und nützlich waren.

Die Ziele des *Qualitäts-Begriffes* ziehen sich durch alle Handlungsfelder. Ob es um Ökologie im Krankenhaus (☞ 3.6), Wirtschaftlichkeit (☞ 3.2) oder das Management der Prozesse in der Pflege (☞ 3.3) geht, stets sind Pflegende gefordert, optimale Leistung zu erbringen.

Die **rechtlichen Dimensionen** der Berufsausübung befinden sich teilweise noch in der Diskussion. Pflegende bewegen sich durch die große Nähe zu schwierigen Bereichen des Strafrechtes (z. B. Sterbehilfe) in einem Spannungsfeld. Die zunehmende Zahl der Gerichtsverfahren, in denen die Leistung der Pflegenden kritisch gewürdigt wird, verdeutlicht die Notwendigkeit, eine zeitnahe und nachvollziehbare Dokumentation zu führen (☞ 11.10).

Den gestiegenen Forderungen begegnen Pflegende durch eine angemessene **Qualifizierung**, die über *Fort- oder Weiterbildungen* (☞ 2.2.5, ☞ 3.7.1) zu gewährleisten ist. Nicht zuletzt sind Pflegende gefordert, als kompetente Gesprächspartner in multiprofessionellen Teams zu arbeiten (☞ 6.5). Dies gelingt nur, wenn sie sich ihrer Kompetenzen – und damit auch ihrer Grenzen – bewusst sind.

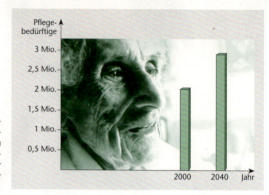

Abb. 3.1: Voraussichtlicher Anstieg der Pflegebedürftigen nach einem Modell des Medizinischen Dienstes (☞ 3.2.3) bis zum Jahr 2040. [N325]

3.1 Pflege im Gesundheitswesen

Etwa 2,08 Mio. Menschen in der Bundesrepublik Deutschland sind pflegebedürftig. Das entspricht ungefähr 2,5 % der 82 Millionen Einwohner. Von den Pflegebedürftigen sind etwa 1,44 Mio. von ambulanten Pflegediensten und weitere 0,64 Mio. Menschen in stationären Einrichtungen versorgt. (📖 1) Aufgrund der höheren Lebenserwartung ist zu erwarten, dass die Anzahl der Pflegebedürftigen künftig steigt (☞ Abb. 3.1).

Stellenwert der stationären Pflege
Zahlen aus den Krankenhäusern

In Deutschland gab es im Jahr 2005 insgesamt 2137 **Krankenhäuser** mit 523 567 Betten. Nach vorläufiger Zählung des Statistischen Bundesamtes wurden etwa 16,8 Mio. stationäre Behandlungen durchgeführt, wobei diese Zahl auch gesunde Neugeborene umfasst. Die Patienten waren durchschnittlich 8,6 Tage stationär im Krankenhaus. Damit sank die durchschnittliche Verweildauer, die 1991 noch 14 Tage betragen hatte, erneut. Die Bettenauslastung lag bei 75,6 %. (📖 2)

Zum Ende des Jahres 2004 zählte das Statistische Bundesamt insgesamt 309 510 Pflegende in den Krankenhäusern. Die Zahl bezieht sich allerdings nicht auf Personen, sondern auf besetzte Vollzeitstellen, das bedeutet, zwei Pflegende, die jeweils halbtags arbeiten, wurden hier zu einer Stelle addiert. Zum Vergleich: Während derselben Zeit waren 117 681 hauptamtliche Ärzte an den Krankenhäusern beschäftigt. (📖 3)

Den Krankenhäusern sind 963 Ausbildungsstätten für Krankenpflege mit insgesamt 71 357 Plätzen angegliedert. (📖 3)

Zahlen aus Vorsorge- und Rehabilitationseinrichtungen

In den 1270 Vorsorge- und Rehabilitationseinrichtungen in Deutschland arbeiteten im Jahre 2004 etwa 21 000 Pflegende. (📖 4) Dieser Sektor des Gesundheitswesens verfügte 2005 über 174 500 Betten. Sie wurden zu 73,4 % ausgelastet. Die Patienten verweilten durchschnittlich 25,8 Tage in der jeweiligen Einrichtung. (📖 5)

Zahlen aus stationären Pflegeeinrichtungen

Das Statistische Bundesamt zählte im Jahr 2003 bundesweit etwa 9700 voll- und teilstationäre Pflegeheime, in denen 612 000 Pflegebedürftige versorgt wurden. Etwas mehr als die Hälfte (55 %) der

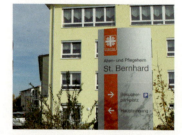

Abb. 3.2: Freigemeinnützige Träger sind z. B. Caritas, Diakonie, Arbeiterwohlfahrt, Deutsches Rotes Kreuz (☞ 3.3.1). [X237]

Einrichtungen befinden sich in freigemeinnütziger Trägerschaft. Etwa 37% der Heime sind privat getragen. Diese Einrichtungen sind fast ausschließlich auf die Betreuung alter Menschen ausgerichtet. Lediglich 2% der Heime widmen sich der Behinderten-Arbeit und etwa 4% sind auf Psychiatrie oder Gerontopsychiatrie spezialisiert. (☐ 1)

Insgesamt gibt es 713 000 stationäre Pflegeplätze in Deutschland. Davon werden etwa 96% für die vollstationäre Dauerpflege genutzt. Etwas mehr als die Hälfte dieser Plätze befindet sich in Einzelzimmern. (☐ 1)

Stellenwert der häuslichen Pflege

Mit Einführung der **Pflegeversicherung** (☞ 3.4.3, 9.1.3) wurde der Steigerung des Pflegebedarfs Rechnung getragen und der Stellenwert der häuslichen Pflege im Gesundheitswesen erhöht. So wurde der häuslichen Pflege in den Sozialversicherungen nach dem Motto „ambulant vor stationär" Vorrang vor der Pflege in Kliniken eingeräumt.

Auswirkungen dieser Regelung sind im Zusammenwirken mit anderen Faktoren, z. B. der Einführung der DRGs in den Kliniken (☞ 3.2.1):

▶ **Frühzeitige Entlassung** von Patienten aus der Klinik. Beispielsweise werden operierte Patienten entlassen, obwohl die Operationswunden noch nicht vollständig verheilt und ggf. tägliche Verbandswechsel nötig sind. Die Fäden werden vom Hausarzt entfernt bzw. der Patient dafür noch einmal in die Sprechstunde der Klinik einbestellt

▶ **Erweiterung häuslicher Pflegeleistungen.** So ist z. B. die künstliche Ernährung über eine Sonde kein Grund mehr für eine stationäre Behandlung. Das Angebot der außerklinischen Intensivpflege gestattet es auch schwer beeinträchtigten, beatmungspflichtigen Patienten, in ihrer gewohnten Umgebung zu leben

▶ **Steigende Anforderungen** an ambulant Pflegende. Aufwendige Untersuchungen und (kleinere) chirurgische Eingriffe werden vermehrt ambulant durchgeführt. Die Patienten sind zu Hause darauf vorzubereiten und anschließend dort auch weiter zu betreuen.

Vor dem Hintergrund knapper Finanzen im Gesundheitswesen und der demographischen Entwicklung mit dem sich daraus ergebenden Pflegebedarf wird die Zahl der Pflegenden in der stationären Pflege ab- und in der häuslichen Pflege zunehmen.

Zahlen aus der häuslichen Pflege

In Deutschland sind im Jahre 2003 insgesamt 10 600 ambulante Pflegedienste zugelassen gewesen. Etwas mehr als die Hälfte (55%) befinden sich in privater Trägerschaft, ein weiterer großer Teil (43%) gehört zu freigemeinnützigen Organisationen, z. B. kirchlichen Wohlfahrtsverbänden wie Caritas oder Diakonie.

Diese Pflegedienste versorgten etwa 450 000 Pflegebedürftige, im Durchschnitt kamen 42,4 Patienten auf einen Pflegedienst.

Dieser Sektor umfasst ungefähr 135 000 Vollzeit-Arbeitsplätze. Da mehr als zwei Drittel der Beschäftigten jedoch in Teilzeit arbeiten, zählt das Statistische Bundesamt etwa 201 000 Personen, die in der ambulanten Pflege beschäftigt sind. Von ihnen verfügen 60% über eine fundierte pflegerische Ausbildung. Krankenschwestern/-pfleger sind mit 36% vertreten, Altenpfleger(innen) mit 21% und Kinderkrankenschwestern/-pfleger mit 3%. Ungefähr 14 500 der Beschäftigten besitzen einen Abschluss in einem der pflegerischen Assistenzberufe, z. B. Krankenpflegehilfe, Altenpflegehilfe. (☐ 1)

Wachsender Bedarf an häuslicher Pflege

Folgende Tatsachen begründen den **wachsenden Bedarf an häuslicher Pflege:**

▶ Zwang der Kliniken, wirtschaftlich arbeiten zu müssen. Die Liegedauer wird zunehmend verkürzt, indem Patienten früher entlassen werden. Viele Kliniken bauen Betten ab

▶ Zahl der alten, insbesondere multimorbiden Menschen steigt

▶ Zunahme von Ein-Personen-Haushalten in kleinen Wohnungen und einem individuellen Lebensstil, so dass immer weniger Pflegebedürftige von ihren Angehörigen gepflegt werden (können)

▶ Zunehmende Berufstätigkeit von Frauen, die bei der Pflege ihrer Angehörigen nur noch eingeschränkt zur Verfügung stehen

▶ Vermehrter Wunsch von Patienten, in den eigenen vier Wänden gepflegt zu werden statt in einer ihnen fremden Klinik. Damit kommen sie dem Ziel,

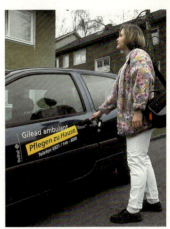

Abb. 3.3: Laut den Angaben des Statistischen Bundesamtes sind 87% der Beschäftigten in der ambulanten Pflege weiblich. [K157]

Kosten im Gesundheitswesen einzusparen, meist entgegen

▶ Wachsender Bedarf an häuslicher Kinderkrankenpflege, z. B. aufgrund von Frühgeborenen mit Behinderungen.

3.2 Finanzierung

Pflegerische und ärztliche Dienstleistungen kosten Geld, das im Rahmen der staatlichen Verpflichtung zur Daseinsvorsorge überwiegend von der Solidargemeinschaft der pflichtversicherten Bürger aufzubringen ist. Seit Jahren lässt sich ein Missverhältnis zwischen steigenden Ausgaben und sinkenden Einnahmen beobachten. Die Maßnahmen der Gesundheitsreformen sollen die **Finanzierung** des Gesundheitssystems dauerhaft gewährleisten.

3.2.1 Krankenhausfinanzierung

Das **Krankenhausfinanzierungsgesetz** *(KHG)* regelt in Deutschland die wirtschaftliche Sicherheit und Qualität der Krankenhäuser. Es sieht eine **duale Finanzierung** vor:

▶ Für Investitionen in Neu- oder Umbau oder die Anschaffung von Wirtschaftsgütern, z. B. medizinisch-technischen oder anderen Ausstattungsgeräten, erhalten die Krankenhäuser *öffentliche Fördermittel*

▶ Alle anderen Betriebskosten, z. B. Personal-, Energie- und Materialkosten, müssen sie über die *Vergütungen der*

Krankenkassen für erbrachte Leistungen finanzieren. In psychiatrischen und psychosomatischen Kliniken/Stationen werden diese auch nach Einführung der DRGs (☞ unten) anhand eines Mischsystems errechnet aus

– *Basispflegesatz* (wird für jedes Krankenhaus separat errechnet), der für alle Patienten gleich ist und pro Krankenhausverweiltag gilt; er umfasst die so genannten Hotelleistungen, also z.B. Essen, Wechsel der Bettwäsche

– *Abteilungspflegesatz,* gilt ebenfalls pro Patient und Krankenhausverweiltag, hängt von der Art der Fachabteilung ab und deckt die durchschnittlichen medizinischen und pflegerischen Kosten, die pro Patient anfallen.

Mit dem **Gesundheitsreformgesetz 2000** wurden die DRGs als neues Vergütungs- bzw. Entgeltsystem beschlossen und zum 01.01.2004 für alle Krankenhäuser (Aus-

nahmen gelten für psychiatrische/psychosomatische Kliniken) – mit einer budgetneutralen Übergangsfrist von zwei Jahren – verbindlich eingeführt.

Diagnosis Related Groups

> **Diagnosis Related Groups** *(DRGs, Diagnosebezogene Fallgruppen):* Entgeltsystem für Krankenhäuser, das sich an Diagnosen, durchgeführten Maßnahmen, Nebendiagnosen, Komplikationen, Beatmungszeiten und Patientenmerkmalen (z.B. Alter, Geschlecht) orientiert.

Als Grundlage für das Entgeltsystem wurde die australische Version des DRG-Systems ausgewählt und für Deutschland überarbeitet. Es heißt jetzt G-DRGs (German-DRGs). Bei den **DRGs** *(Diagnosis Related Groups)* handelt es sich um diagnosebezogene – und nicht wie vorher therapiebezogene – Fallgruppen. In einer

Fallgruppe werden medizinisch sinnvoll gruppierte Fälle mit ähnlichem Aufwand zusammengefasst. Dabei spielen die Begleiterkrankungen und Komplikationen – die Nebendiagnosen – zur Eingruppierung des Versorgungsaufwands eine große Rolle.

Praktisch sieht das so aus: Das Krankenhaus erhält für einen Patienten entsprechend seiner Eingruppierung von der Krankenkasse ein pauschales Entgelt, mit dem alle Leistungen des stationären Aufenthalts abgedeckt sind, also angefangen bei der Aufnahme bis zur Entlassung. In jährlichen Abständen überarbeitet das „Institut für das Entgeltsystem im Krankenhaus/InEK" den Katalog der DRGs und lässt dazu die Erfahrungen aus dem zurückliegenden Jahr einfließen. Das Institut ist eine gemeinsame Einrichtung der Spitzenverbände der Krankenkassen, des Verbandes der privaten Krankenversicherer und der Deutschen Krankenhausgesellschaft. (✉ 1)

MDC (Major Diagnostic Category/Hauptdiagnosegruppe) 21 A **Polytrauma**										
DRG	Partition	Bezeichnung	Bewertungsrelation bei Hauptabteilung	Mittlere Verweildauer [1]	Untere Grenzverweildauer		Obere Grenzverweildauer		Externe Verlegung Abschlag/Tag (Bewertungsrelation)
					Erster Tag mit Abschlag [2), 4)]	Bewertungsrelation/Tag	Erster Tag zus. Entgelt [3), 4)]	Bewertungsrelation/Tag	
W01B	Operativ	Polytrauma mit Beatmung oder Kraniotomie, ohne Frührehabilitation, mit Beatmung > 263 Std.	13,624	28,8	9	1,129	47	0,392	
W01C	Operativ	Polytrauma mit Beatmung oder Kraniotomie, ohne Frührehabilitation, ohne Beatmung > 263 Std.	7,330	21,4	6	0,882	39	0,275	
W02A	Operativ	Polytrauma mit Eingriffen an Hüftgelenken, Femur, Extremitäten und Wirbelsäule, mit komplizierenden Prozeduren oder Eingriffen an mehreren Lokalisationen	6,231	23,8	7	0,471	41	0,111	
W60Z	Medizinisch	Polytrauma, verstorben < 5 Tage nach Aufnahme	1,559	1,4					
W61Z	Medizinisch	Polytrauma ohne signifikante Eingriffe	1,843	11,6	3	0,449	24	0,108	0,142

[1] Belegungstage, die der Kalkulation der Fallpauschale zu Grunde gelegt wurden.
[2] Erster Belegungstag, an dem nach § 1 Abs. 3 ein Abschlag von der Fallpauschale vorzunehmen ist.
[3] Erster Belegungstag, an dem nach § 1 Abs. 2 ein tagesbezogenes Entgelt zusätzlich zur Fallpauschale gezählt wird.
[4] Wenn die Definition der DRG keine untere Grenzverweildauer und/oder keine obere Grenzverweildauer zulässt, dann werden im Katalog entsprechend keine Werte angegeben.

Abb. 3.4: Dieser Ausschnitt aus dem Fallpauschalenkatalog 2007 (Bewertungsrelationen bei Versorgung durch Hauptabteilungen) listet verschiedene Schweregrade eines Polytraumas auf und gibt nicht nur die Berechnungsgrundlagen für das Entgelt vor, sondern u.a. auch die Zahl der Tage, die der Patient im Krankenhaus verbringt. (Quelle: Institut für das Entgeltsystem im Krankenhaus/InEK GmbH)

3.2 Finanzierung

Nur anhand einer umfassenden, gewissenhaften Dokumentation (☞ 11.10) der Haupt- und Nebendiagnosen sowie aller Leistungen, wie Operationen, Diagnostik, Pflegeaufwand, kann der Patient der richtigen Fallgruppe zugeordnet werden. Insbesondere die Nebendiagnosen spiegeln den Pflegebedarf eines Patienten. Beispielsweise steigt der abrechenbare Pflege- und Versorgungsaufwand bei den Nebendiagnosen „Demenz" oder „Erblindung infolge von Diabetes mellitus". Die Dokumentation dieser Daten erfolgt in einem speziellen Softwareprogramm (Grouper) und wird *Kodierung* genannt.

In vielen Krankenhäusern beteiligen sich Pflegende an der Kodierung von *pflegerelevanten Nebendiagnosen*, also medizinischen Diagnosen, durch die der Pflegeaufwand abgebildet wird (nicht zu verwechseln mit Pflegediagnosen ☞ 11.3). Durch die Beteiligung von Pflegenden an der DRG-Kodierung entstand in den vergangenen Jahren ein neues Betätigungsfeld, in dem sich auch Pflegende als *Kodierfachkraft* spezialisiert haben.

Mit der Abkehr von tagesgleichen Pflegesätzen hin zu fallbezogenen, pauschalierten Entgelten wuchs der wirtschaftliche Druck auf die Krankenhäuser. Es liegt in ihrem Interesse, die Verweildauer der Patienten so kurz wie möglich zu halten. Optimalen Versorgungsabläufen durch Einführung von *Case Management* (☞ unten) und *Clinical-Pathways* (☞ unten) sowie einer frühzeitigen *Entlassungsplanung* (☞ 3.3.4) kommen eine entscheidende Bedeutung zu.

> Die DRGs haben den Druck auf die Krankenhäuser erhöht, wirtschaftlich zu arbeiten. Die Erlöse und Ausgaben müssen sich mindestens ausgleichen (bei privaten Trägern erwarten die Investoren darüber hinaus einen Gewinn). Ein Ausgleich der erwirtschafteten Defizite durch Steuermittel ist ausgeschlossen.

3.2.2 Finanzierung der häuslichen Pflege

Die **Finanzierung der häuslichen Pflege** ist in Deutschland auf der Grundlage des *Sozialgesetzbuches (SGB) V* festgelegt. In den dort formulierten Vorschriften findet sich allerdings keine detaillierte Regelung. Stattdessen ist die Ausgestaltung der Vergütung den Verhandlungen der Vertragspartner überlassen. In diesen Verhandlungen stehen sich Vertreter der Krankenkassen und der Leistungserbringer (z. B. Wohlfahrtsverbände, Berufsverbände der Pflegenden, Verbände der Anbieter von Pflegedienstleistungen) gegenüber. Gemeinsam entwickeln sie Rahmenverträge, die jeweils einen Kompromiss der unterschiedlichen Ansprüche

Pflegerische Dienstleistung	Vereinbarte Entlohnung in Euro
Behandlungspflege	
Injektionen (einschließlich Einmalspritze) – bis zu zwei Injektionen pro Besuch	3,37
Verbandswechsel: ▸ Zentraler Venenkatheter ▸ Suprapubischer Blasenkatheter ▸ PEG ▸ Versorgung eines akut entzündlich veränderten Enterostomas	Je 3,63
Wundverband (anlegen oder wechseln)	4,00
Dekubitusbehandlung ab Grad III	4,70
Kompressionsstrümpfe ▸ Anziehen ▸ Ausziehen Kompressionsverband anlegen und wechseln (nicht abwickeln)	Je 4,00
Versorgung mit Trachealkanülen (inkl. Pflege und Verbandswechsel)	4,67
▸ Blasenkatheterisierung (Einmal- oder Dauerkatheterisierung) ▸ Anlage oder Wechsel einer Magensonde	Je 5,70
▸ Einlauf ▸ Klistier ▸ Klysma	Je 3,32
Digitale Enddarmausräumung	4,67
Blutzuckermessung (inkl. Teststreifen)	1,97
Wechsel einer Infusionsflasche samt Zubehör	2,08
Grundpflege	
Grundpflege (z. B. Ausscheidungen, Ernährung, Körperpflege, Prophylaxen, Lagern, Mobilität) – maximal zwei Mal am Tag in Anrechnung zu bringen	19,72
Grundpflege und hauswirtschaftliche Versorgung (sofern beide Leistungen nicht mehr als eine Stunde in Anspruch nehmen)	24,03
Hauswirtschaft	
Je angefangene Stunde	7,57
Täglich max. drei Stunden	22,73
Anleitung (z. B. der Familienmitglieder)	
Richten von Injektionen zur Selbstapplikation (je Besuch)	2,49
Versorgung von: ▸ Zentraler Venenkatheter ▸ Suprapubischer Blasenkatheter ▸ PEG ▸ Stoma (bei akuten Entzündungen, Hautläsionen); kein Beutelwechsel	Je 5,45
Versorgung mit Trachealkanülen (inkl. Pflege und Verbandswechsel)	7,00
▸ Blasenkatheterisierung (Einmal- oder Dauerkatheterisierung) ▸ Anlage oder Wechsel einer Magensonde	8,57
▸ Einlauf ▸ Klistier ▸ Klysma	Je 4,98
Digitale Enddarmausräumung	7,00

Tab. 3.4a: Beträge, die in der Vereinbarung für Leistungen der häuslichen Krankenpflege (§ 37 SGB V) für das Bundesland Bayern festgelegt sind (gültig seit 16. 02. 2004). Die genannten Zahlen sind Beispiele aus der vollständigen Liste.

darstellen. Wenn es den Vertragspartnern nicht gelingt, zu einer einvernehmlichen Lösung zu gelangen, besteht die Möglichkeit, die Einigung durch einen Schiedsspruch zu erreichen. Verfehlt auch dieses Instrument seine Wirkung, obliegt die Entscheidung den zuständigen Sozialgerichten.

Die **Rahmenverträge** für die häusliche Krankenpflege gelten nicht bundeseinheitlich, sondern sind auf die Ebene der Bundesländer beschränkt. Daraus ergibt sich die kuriose Situation, dass dieselbe pflegerische Dienstleistung in zwei Ländern ganz unterschiedlich bewertet und entlohnt wird. Die Gebühren, die ein Pflegedienst für eine spezifische Tätigkeit erheben darf, hängt also in erheblichem Maße davon ab, welches Verhandlungsgeschick die Verbandsvertreter in die Beratungen einbringen.

> Wenn ein Pflegedienst in mehreren Bundesländern zugleich tätig ist, kann es sein, dass dieselben Leistungen (z. B. Insulininjektion, Körperganzwaschung) – abhängig von dem Ort, an dem seine Angestellten sie erbringen – sehr unterschiedlich entlohnt werden.

Gebühren für Leistungen der häuslichen Krankenpflege

Die Voraussetzung für die Bezahlung einer pflegerischen Leistung in der häuslichen Krankenpflege ist eine ärztliche Verordnung. Der beauftragte Pflegedienst darf für Vertragsleistungen, die von den Krankenkassen genehmigt worden sind – also von ihnen im Rahmen der Vereinbarung bezahlt werden – kein zusätzliches Entgelt von den Patienten fordern.

Die in den Leistungskatalogen genannten Honorare für die Pflegeleistungen lassen sich nicht beliebig in Anrechnung bringen. Viele Maßnahmen sind für definierte Zeiteinheiten (z. B. pro Besuch oder Tag) in ihrer Häufigkeit begrenzt.

EDV-gestützte Pflegeplanung [V095]

Krankenhaus Musterstadt — Pflegeplan — Ackermann, Kurt 65 Jahre

Pos	HZ	Maßnahmen/Zeitregeln	11.10.	12.10.	13.10.
1a	Bbo 11.10.	Ganzkörperwaschung 1x tgl. morg. für 1 Woche 11.10. - 18.10.			
1b	Bbo 11.10.	am Waschbecken waschen 1x tgl. 19.10.			
2a	Bbo 11.10.	Atemzug- und Frequenz-Kontrollen zu 10 Zeiten absolut in Tag(e) 11.10. - 18.10.			
3a	Bbo 11.10.	Hilfestellung und Anleitung zur Atemtherapie 2x tgl. 8.00 Uhr / 18.00 Uhr für 10 Tage 11.10. - 18.10.			

Pos	Kontrolle der Maßnahmen	11.10.	12.10.	13.10.
1	25.10. 13.45 Uhr			
2	Keine Kontrolle vorgesehen			
3	25.10. 08.10 Uhr			

Abb. 3.5 (oben): Das System macht Formulierungsvorschläge, aus denen gewählt werden kann; es sind aber auch freie Formulierungen möglich.

Abb. 3.6 (Mitte): Jeder Pflegende kann sich den Pflegeplan seiner Patienten ausdrucken.

Abb. 3.7 (unten): In Sekundenschnelle kann sich der Pflegende einen Überblick über alle pflegerelevanten Informationen verschaffen, hier ein Übergabebericht.

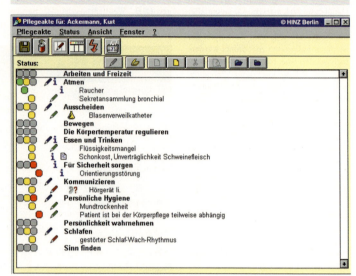

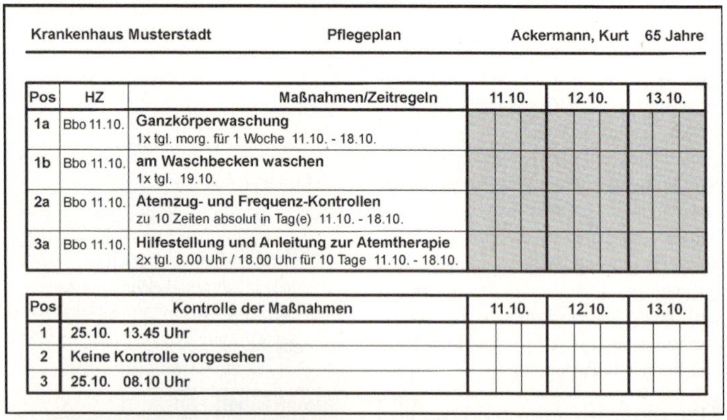

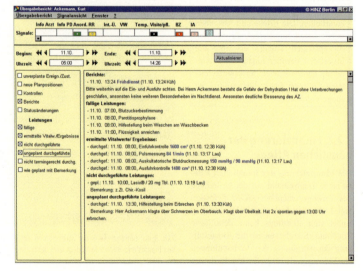

Leistungen in der außerklinischen Intensivpflege

Für die **außerklinische Intensivpflege** gelten Vereinbarungen, die der Pflegedienst mit der Krankenkasse sowie anderen Versicherungen des betreuenden Patienten direkt trifft. Hierbei kommt es vor allem auf das Verhandlungsgeschick des Pflegedienstes an. Diese Regelungen sind nicht bundeseinheitlich festgelegt. In diesem Segment des pflegerischen Engagements sind nicht einzelne Handreichungen abzurechnen, sondern eine Stundenpauschale. Sie liegt überwiegend bei etwa 30 Euro.

3.2.3 Leistungserfassung

Leistungserfassung in der stationären Pflege

Die Pflegenden erbringen täglich eine große Anzahl von Pflegeleistungen vom *Absaugen* über *Beratungsgespräche* (☞ Kap. 7) bis zur *Zahnpflege* (☞ 12.5.2.4). Mit Einführung der *Diagnoses Related Groups* in deutschen Krankenhäusern wird eine differenzierte **Erfassung** und **Dokumentation der Leistungen** auch in der Pflege erforderlich, um den pflegerischen Aufwand darstellen zu können. Soll anhand der Leistungserfassung auch der zukünftige Bedarf an Pflege vorauskalkuliert werden, so ist es erforderlich, nachzufragen, welche Leistungen bei welchen Patientengruppen in der Regel erbracht werden. So kann z. B. abgeschätzt werden, welche Pflege bei Patienten mit einer eingeschränkten körperlichen Mobilität ungefähr anfallen wird.

Der Pflegeaufwand wird also durch den pflegebezogenen Zustand des Patienten (☞ Pflegediagnosen) und die zu erbringenden Leistungen definiert. Der Pflegeaufwand wird erfasst, um z. B.:

▸ Erbrachte Leistungen nachzuweisen
▸ Kosten für bestimmte Pflegetätigkeiten oder pro Patient zu ermitteln
▸ EDV-gestützte Pflegedokumentationssysteme (☞ Abb. 3.5–3.7) einsetzen zu können
▸ Bedarf an Pflegenden zu messen und vorherzusagen
▸ Pflegequalität zu überprüfen, z. B. ob die geplante Maßnahme zum richtigen Zeitpunkt durchgeführt wurde
▸ Veränderungen im Gesundheitswesen erkennen zu können und daraus politische Entscheidungen für die Zukunft abzuleiten.

Wie können Pflegeleistungen (zeitbezogen) erfasst, dokumentiert und statistisch ausgewertet werden?

Methoden und Instrumente der Leistungserfassung

Zur Erfassung und (Zeit-)Messung von Pflegeleistungen wurden international verschiedene Methoden entwickelt (☞ unten). Abgesehen von den im Folgenden genauer beschriebenen Techniken gibt es eine Vielzahl weiterer Instrumente, die für bestimmte Bereiche pflegerische Leistungen erfassen, wie die Leistungspakete der Pflegeversicherung (☞ Abb. 3.11) oder die *Home Health Care Classification* (kurz *HHCC*) für die häusliche Pflege in den USA, die *Psychiatrie-Personalverordnung (Psych PV)* für die Psychiatrie, das *Resident Assessment Instrument* (kurz *RAI*) für die Alten- und Langzeitpflege sowie die *Klassifikation therapeutischer Leistungen (kurz KTL)* für die Rehabilitation.

Echtzeit- und Normzeitmessungen

Als eine der ersten Methoden der Leistungserfassung wurden **Echtzeitmessungen** durchgeführt: Die Pflegenden werden während ihrer Tätigkeit von einer zweiten Person begleitet, die mit einer Stoppuhr die Zeit für bestimmte Handlungen erfasst. Die Echtzeitmessung erlaubt klare Aussagen über die Art der Tätigkeiten, deren zeitlichen Aufwand und die dadurch entstehenden Kosten. Von Nachteil ist zum einen der hohe Aufwand, zum anderen fühlen sich viele Pflegende kontrolliert.

Bei der **Normzeitmessung** wird für einzelne Pflegetätigkeiten nach wiederholten Echtzeitmessungen ein durchschnittlicher Zeitbedarf errechnet. Normzeitmessungen bilden somit die Grundlage verschiedener Leistungserfassungssysteme, z. B. PPR oder LEP®.

Pflegepersonalregelung (PPR)

Anfang der 1990er Jahre wurde durch den Gesetzgeber erstmals in Deutschland flächendeckend ein System zur Ermittlung des Pflegeaufwands als Grundlage der Personalberechnung eingeführt, die **Pflegepersonalregelung** *(PPR)*.

Obwohl die PPR nach kurzer Zeit wieder ausgesetzt wurde, wird sie in vielen Krankenhäusern weitergeführt, um einen Überblick über den Pflege- und Personalaufwand zu erhalten. Bei der PPR werden allerdings nicht alle Einzelleistungen erfasst, sondern jeder Patient wird im Bereich *allgemeine Pflege* und *spezielle Pflege* zusammenfassend jeweils einer Pflegestufe (1–3) zugeordnet (☞ Tab. 3.8).

LEP®

Eine genauere Darstellung einzelner Leistungen und des zeitlichen Pflegeaufwands für jeden Patienten ist z. B. möglich mit dem System **Leistungserfassung in der Pflege** *(LEP®)*, das in der Schweiz entwickelt wurde. Anhand von Pflegevariablen (z. B. Körperpflege/Kleiden, Ausscheidung, Gespräch), denen je nach Aufwand unterschiedliche Zeitwerte hinterlegt sind, können Pflegeleistungen am und für den Patienten computergestützt erfasst werden. (✉ 2)

Blick in die Zukunft

Die Beschreibung einer Pflegehandlung alleine genügt künftig nicht mehr. Um eine umfassende Aussage über eine Pflegeleistung zu erhalten, bedarf es mindestens einer Aussage über den Anlass der Pflegehandlung, beispielsweise eine Pflegediagnose (☞ auch 11.3), sowie das angestrebte Pflegeziel. Dieser Ansatz wird in verschiedenen Projekten weiterentwickelt (Assessment-Instrumente ☞ 11.3).

Allgemeine Pflege →	A1 Grundleistungen	A2 Erweiterte Leistungen	A3 Besondere Leistungen
Spezielle Pflege ↓			
S1 Grundleistungen	A1/S1	A2/S1	A3/S1
S2 Erweiterte Leistungen	A1/S2	A2/S2	A3/S2
S3 Besondere Leistungen	A1/S3	A2/S3	A3/S3

Tab. 3.8: Aus der Kombination von drei Stufen allgemeiner Pflegebedürftigkeit (A1–A3) und drei Stufen spezieller Pflegebedürftigkeit (S1–S3) entstehen insgesamt neun verschiedene Kategorien für die Abbildung des Pflegeaufwands für einen Patienten.

Leistungserfassung und -abrechnung in der häuslichen Pflege

Pflegeplanung ☞ *11.5*
Dokumentation ☞ *5.5*

Besonderheiten bei der Pflegeplanung

Übergeordnetes Pflegeziel ist die Wiederherstellung bzw. der Erhalt der Selbstständigkeit des Pflegebedürftigen. Insofern sind die **Pflegeplanungen** mit denen der stationären Pflege durchaus vergleichbar. Darüber hinaus haben Pflegepläne in der häuslichen Pflege die wichtige Aufgabe, alle Pflegetätigkeiten zu erfassen und gegenüber dem Kostenträger begründbar zu machen.

Besonderheiten bei der Dokumentation

Das Pflegeversicherungsgesetz verpflichtet die häuslichen Pflegedienste aus mehreren Gründen zur **Dokumentation:**

- Sie dient als Tätigkeitsnachweis und Rechtsgrundlage bei Schadensersatzforderungen
- Sie ist Bestandteil der Qualitätssicherung (☞ 3.5) und Wirtschaftlichkeitsprüfung durch den **M**edizinischen **D**ienst der **K**rankenversicherungen (MDK)
- Anders als im Krankenhaus findet in der häuslichen Pflege kein täglicher Austausch über den Zustand des Pflegebedürftigen oder über Besonderheiten in der Pflege zwischen allen Beteiligten statt. Grundlage des Informationsaustausches ist das Dokumentationssystem.

Leistungsvereinbarung

Das erste Gespräch zwischen Pflegedienst und Pflegebedürftigem bzw. seinen Angehörigen oder den Krankenhausmitarbeitern umfasst in der Regel Fragen zur Organisation des Pflegedienstes sowie zu den anstehenden Pflegemaßnahmen und eine erste Klärung der Kostenübernahme.

Leistungsnachweis Bayern Pflegekasse

Name der Station

Name des Versicherten/Versorgungsber. Vorname geb. am

Ehegatte/Kind/Sonst. Angehöriger Vorname geb. am

Wohnung des Patienten Telefon

Arzt:
Telefon:
Kostenträger:
Mitglieds-Status:
Pflegestufe:

Wochentag																			
Datum	1	2	3	4	5	6	7	8	9	10	11	12	13	14	15	16	17	18	19
1 Morgen-/Abendtoilette																			
1 Aufsuchen/Verl. Bett																			
2 An-/Auskleiden																			
3 Teilwaschen																			
4 Mund- und Zahnpflege																			
5 Rasieren																			
6 Kämmen																			
7 Haar- oder Nagelpflege																			
2a Zuschl. Ganzkörperwäsche																			
2b Ganzkörperwäsche																			
3 Lagern/Mobilisation																			
4 Hilfe Nahrungsaufnahme																			
5 Blasen-/Darmentleerung																			
6 Verlassen der Wohnung																			
7 Begleitung bei Aktivitäten																			
8 Beheizen der Wohnung																			
9 kleine hausw. Versorgung																			
10 große hausw. Versorgung																			
11 Waschen der Wäsche																			
nur Einräumen																			
12 Einkaufen																			
13 Zuber. warme Mahlzeit																			
14 Zuber. sonstige Mahlzeit																			
16 Erstbesuch																			
Zuschlag 2. Pflegeperson																			
Altern. Stundensatz																			
Altern. Stundensatz Zivi																			
Anfahrtspauschale Tag																			
Anfahrtspauschale Nacht																			

Ich bestätige die Ausführung der vorstehenden Leistungen Datum ____________ Unterschrift ____________

Datum		1	2	3	4	5	6	7	8	9	10	11	12	13	14	15	16	17	18
Besuch 1	Uhrzeit Handzeichen																		
Besuch 2	Uhrzeit Handzeichen																		
Besuch 3	Uhrzeit Handzeichen																		

Abb. 3.9: Schriftliche Dokumentationen bleiben in der häuslichen Pflege beim Patienten. Die für die Abrechung relevanten Daten werden auf spezielle Abrechnungsformulare übertragen, sofern der häusliche Pflegedienst nicht mit einem EDV-gestützten Abrechnungssystem arbeitet, das mit einem elektronischen Dokumentationssystem verknüpft ist (☞ Text). [V099]

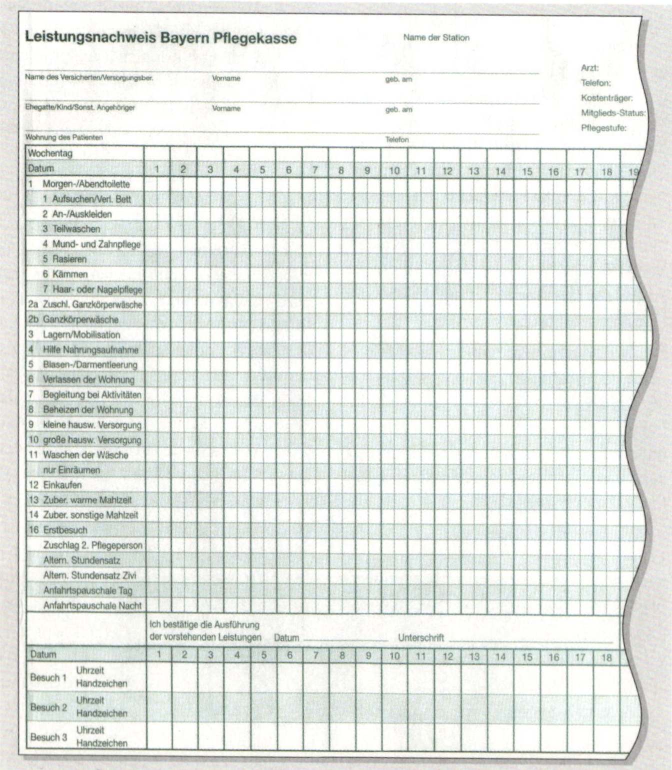

Anschließend vereinbart die Leitung des Pflegedienstes oder ihre Vertretung einen Termin für den **Erstbesuch** in der häuslichen Umgebung des Pflegebedürftigen. Es empfiehlt sich, für diesen Besuch Informationsmaterial, evtl. auch Muster und Proben von Inkontinenzartikeln und Verbandmaterial, bereitzuhalten.

Gemeinsam mit dem Pflegebedürftigen und ggf. den Angehörigen wird beim Erstbesuch

- Der Pflegebedarf ermittelt (Pflegeanamnese ☞ 11.2)
- Die häusliche Pflegesituation eingeschätzt und beurteilt
- Der Anteil der Angehörigen an der Pflege geklärt.

Anschließend werden die Wünsche des Patienten, der notwendige Pflegeaufwand und die Kosten gegenübergestellt. Zeigt sich, dass der Aufwand nicht mit den von der Pflegekasse bereitgestellten Mitteln zu decken ist, folgen Gespräche über Zuzahlungen aus eigener Tasche, Unterstützung durch die Sozialhilfe oder gegebenenfalls auch über Abstriche in den Pflegeleistungen.

Sind alle Fragen geklärt, kann der Pflegebedürftige (bzw. sein Vertreter) mit dem Pflegedienst einen **Pflegevertrag** abschließen.

Abrechnung der Pflegemaßnahmen

In den meisten Fällen rechnet der häusliche Pflegedienst direkt mit den Pflegekassen ab. Werden nicht alle für Sachleistungen zur Verfügung stehenden Mittel aufgebraucht, erhält der Pflegebedürftige oder seine Angehörigen von der Pflegekasse Geld ausbezahlt. Tab. 3.11 zeigt Beispiele möglicher Kombinationen. Muss ein Pflegebedürftiger bestimmte Leistungen selbst bezah-

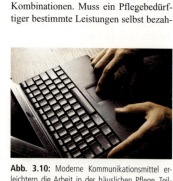

Abb. 3.10: Moderne Kommunikationsmittel erleichtern die Arbeit in der häuslichen Pflege. Teilweise werden die Abrechnungsdaten per Barcodeleser und Handy zur „Zentrale" übertragen; andere Einrichtungen arbeiten mit tragbaren Computern (Laptop). [J666]

len, rechnet der Pflegedienst diese Leistungen direkt mit ihm ab.

Nicht selten beauftragen die Pflegedienste externe Dienstleister mit der zeitintensiven und komplexen Abrechnung der erbrachten Pflegeleistungen. Diese Büros bieten in der Regel nicht nur eine detaillierte Abrechnung an, sondern ein komplettes EDV-gestütztes Abrechnungssystem, das sich auch mit dem elektronischen Dokumentationssystem verknüpfen lässt. Mit den Mitteln moderner Kommunikation, z.B. Handy, Barcodeleser, Laptop mit Modem, lassen sich die Daten ohne Umwege zur zentralen Abrechnungsstelle übertragen. Dies entlastet Pflegende weitgehend von zeitraubender Bürokratie. Ein Umsatzverlust durch nicht oder falsch abgerechnete Leistungen ist nahezu ausgeschlossen.

3.3 Strukturen und Prozesse in der Pflege

Pflegende bewegen sich in einem Spannungsfeld mit folgenden Koordinaten:
► Individuelle Bedürfnisse der Patienten
► Bedingungen der jeweiligen Funktionseinheit, z.B. Station
► Organisationsstrukturen und -abläufe im Gesundheitswesen.

3.3.1 Das Krankenhaus als Betrieb

Krankenhaus: Einrichtung, in der ein multiprofessionelles Team durch medizinische und pflegerische Leistungen Krankheiten, Leiden oder Körperschäden feststellt, heilt oder lindert sowie Geburtshilfe leistet.

Krankenhausträger: Für das Krankenhaus verantwortliche natürliche oder juristische Person:
► *Öffentliche Träger:* Bundesländer, Landkreise, Städte
► *Freigemeinnützige Träger:* Religiöse, humanitäre und soziale Vereinigungen/Sozialleistungsträger
► *Private Träger:* Private Personen oder Kapitalgesellschaften.

Einteilung der Krankenhäuser

Nach der Art und Intensität der Versorgung bzw. ihren Funktionen werden Krankenhäuser eingeteilt in:
► **Akutkrankenhäuser.** Behandeln Patienten mit einer akuten Erkrankung

Pflege-stufe	Höchst-satz Sach-leistung	Höchst-satz Geld-leistung	Beispiele bei nicht voll in Anspruch genommener Sachleistung	
			Tatsächlich abgerechnete Sachleistung	**An den Versicherten ausgezahlte Geldleistung**
1	384 €	205 €	230 € (~ 60 %)	40 % (~ 82 €)
2	921 €	410 €	600 € (~ 65 %)	35 % (~ 144 €)
3	1432 €	665 €	1020 € (~ 71 %)	29 % (~ 193 €)

Tab. 3.11: Wenn die real durchgeführten Sachleistungen des häuslichen Pflegedienstes den von den Pflegekassen zugebilligten Höchstsatz nicht erreichen, erhält der Pflegebedürftige die Differenz ausbezahlt (sog. **Kombinationsleistung aus Sach- und Geldleistung**). Um die Höhe dieser Geldleistung zu errechnen, wird zunächst ermittelt, welcher Prozentsatz der Sachleistungen in Anspruch genommen wurde: Im ersten Beispiel der 1. Pflegestufe 60 %. Nun werden aber nicht 40 % des Sachleistungssatzes ausbezahlt, sondern 40 % der maximal möglichen Geldleistung, also 40 % von 205 €, was 82 € entspricht.

► **Sonderkrankenhäuser.** Behandeln nur bestimmte Patientengruppen, z.B. chronisch oder psychisch Kranke. Zu dieser Kategorie gehören auch *Gefängniskrankenhäuser*
► **Langzeitkrankenhäuser.** Therapieren bestimmte Patienten, z.B. mit Querschnittlähmungen, nach Abschluss der Akutversorgung weiter. Der Schwerpunkt liegt auf der Rehabilitation (☞ Kap. 9)
► **Krankenhausergänzende Einrichtungen.** Sind für Patienten vorgesehen, die eine teilstationäre Behandlung benötigen, z.B. Tages- oder Nachtkliniken.

Bei der **Versorgungsstufe** sind zu unterscheiden:
► Krankenhäuser der **Grund- und Regelversorgung** mit den drei (Haupt-)Disziplinen *Innere Medizin, Chirurgie* und *Gynäkologie/Geburtshilfe* oder auch nur einer Disziplin, dann als **Fachklinik** bezeichnet
► **Schwerpunktkrankenhäuser,** die neben den drei grundlegenden Disziplinen weitere Fachabteilungen sowie eine umfangreichere apparative Ausstattung bieten
► **Zentralkrankenhäuser** der Maximalversorgung mit meist allen Fachdisziplinen und umfangreicher technischer Ausstattung. **Universitätskliniken** gehören zu den Zentralkrankenhäusern, haben aber einen Sonderstatus, da sie sich zusätzlich der Lehre und Forschung in der Medizin widmen.

Krankenhausorganisation

Die Organisationsstruktur (☞ Abb. 3.12) bildet den Rahmen für Arbeitsbeziehungen zwischen den Mitarbeitern im Krankenhaus. Aus der **Hierarchie** lassen sich

Beziehungsmerkmale sowie Entscheidungs- und Weisungsbefugnisse der Mitarbeiter ableiten:
► Je höher die Rangstufe innerhalb der Organisationsstruktur, desto größer der Verantwortungsbereich. So hat eine Pflegedienstleitung mehr Entscheidungsbefugnisse als eine Stationsleitung
► Auf gleicher Rangstufe haben die Mitarbeiter in unterschiedlichen Aufgabenbereichen (**funktionale Organisation**) identische Entscheidungsbefugnisse, z.B. hat die Leitung der Station A die gleichen Entscheidungsbefugnisse wie die Leitung der Station B.

Organisationsstrukturen und -abläufe im Krankenhausbetrieb

Das Krankenhaus ist ein komplexer Betrieb, in dem die **Organisationsstrukturen** die Voraussetzung schaffen, allen Stationen bzw. Abteilungen gerecht zu werden und einen reibungslosen Ablauf zu ermöglichen. Der Tagesablauf enthält Fixpunkte, z.B. Essens-, Untersuchungs- oder Operationszeiten, die zu berücksichtigen sind. Weitere Bedingungen stellen die Arbeitszeiten der Pflegenden, Besetzungsschwankungen zwischen Tag und Nacht, Werktagen und Sonn- und Feiertagen sowie räumliche Gegebenheiten dar.

Die Organisationsstrukturen beeinflussen die Entscheidungen und Handlungen der Pflegenden erheblich:
► Viele Tätigkeiten sind mit anderen Berufsgruppen abzustimmen. Kommt die Physiotherapeutin jeden Vormittag um 9.00 Uhr, so ist dies in der Zeitplanung, z.B. hinsichtlich der Morgentoilette, zu berücksichtigen
► In manchen Häusern gibt es pro Station nur eine Dusche. Unter diesen Umstän-

3 Organisation der Pflege

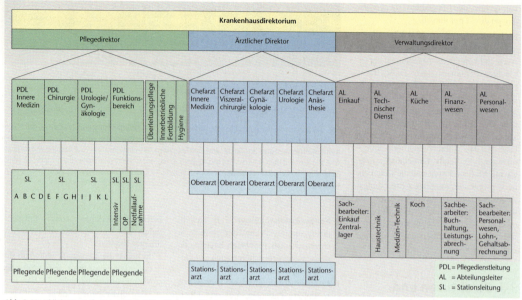

Abb. 3.12: Bildliche Darstellung organisatorischer Strukturen (**Organigramm**) eines Krankenhauses. Diese werden stets den Bedürfnissen des jeweiligen Krankenhauses angepasst.

den können Pflegende den Patienten nicht so oft ein Duschbad anbieten, wie wenn in jedem Patientenzimmer eine vollständig eingerichtete Nasszelle zur Verfügung stehen würde
- Arbeiten am Wochenende nicht so viele Pflegende wie während der Woche, sind in diesen Zeiten komplexe Tätigkeiten, z. B. angemessene Anleitung von Auszubildenden oder neuen Mitarbeitern, kaum oder nicht möglich.

Bedingungen auf der Station

Station: Einheit von etwa 6–12 Zimmern bzw. 18–40 Betten, baulich oft verbunden durch einen Flur. Moderne Krankenhausarchitektur sieht meist nicht mehr als drei Patienten in einem Zimmer vor. Mehrere Stationen desselben Fachgebietes sind zu Abteilungen zusammengefasst.

Die Zahl der Betten einer **Station** sowie der jeweilige Pflegebedarf bestimmen darüber, wie viele Patienten eine Pflegekraft versorgt. Um die Aufgaben verteilen zu können, sind folgende Überlegungen wichtig:
- Wie viele Pflegende stehen zur Verfügung? Welche Qualifikation haben sie?
- Wie hoch ist der Pflegebedarf der Patienten?

- Welche Arbeiten sind im Lauf des Tages zu verrichten? Lassen sie sich effektiv miteinander verbinden, etwa das Beziehen des Bettes, während sich der Patient am Waschbecken wäscht?
- Gibt es Tätigkeiten, bei denen zwingend eine bestimmte Reihenfolge einzuhalten ist, z. B. Kontrolle der Sondenlage vor Verabreichung von Sondennahrung?

Individuelle Bedürfnisse der Patienten

Jeder Patient erfordert individuelle pflegerische Leistungen. Während der eine (noch) einer ganz bestimmten Hilfe bedarf, unterlassen Pflegende bei einem anderen Patienten im Sinne der aktivierenden Pflege (☞ 2.4.1) diese Unterstützung ganz bewusst.

Pflegende entscheiden für jeden einzelnen Patienten, ob er bei der Körperpflege zu unterstützen ist, und wenn ja, welche Hilfestellung er braucht: Ist z. B. eine Ganzkörperwäsche im Bett nötig oder kann der Patient am Waschbecken stehen oder sitzen? Weiterhin überlegen Pflegende, ob der Patient einen Teil seines Körpers selbst waschen kann, etwa Gesicht, Brust und Arme. Außerdem berücksichtigen sie die Wünsche und Gewohnheiten des Patienten, z. B. die bevorzugte Temperatur des Waschwassers.

3.3.2 Ambulante Pflegedienste

Die Struktur **ambulanter Pflegedienste** ist sehr variabel und richtet sich nach der Größe sowie dem Dienstleistungsspektrum des Unternehmens. Die gesetzlichen Vorschriften regeln lediglich die Mindestanforderungen, die an den Betrieb des Dienstes zu stellen sind. Die nähere Ausgestaltung obliegt laut § 132 a Abs. 1 SGB V bislang noch den Pflegediensten (bzw. ihren Verbänden) und Krankenkassen, die darüber Verhandlungen führen und Verträge abschließen. Weil es weder bundeseinheitliche Richtlinien noch Rahmenempfehlungen gibt, gelten in den Bundesländern unterschiedliche Anforderungen.

Der Rahmenvertrag, den die Krankenkassen und Verbände der Leistungserbringer am 1. Juli 2003 für das Saarland geschlossen haben, definiert die Voraussetzungen für den Betrieb eines ambulanten Pflegedienstes u. a. so:
- Der Pflegedienst ist eine selbstständige wirtschaftende Einrichtung, die unter der ständigen Verantwortung einer Pflegefachkraft die Versorgung der Versicherten in ihrem Haushalt oder ihrer Familie bei Tag und Nacht einschließlich an Sonn- und Feiertagen mit häuslicher Krankenpflege/Haushaltshilfe selbst sicherstellt

- Der Pflegedienst muss ständig erreichbar sein
- Der Pflegedienst muss über eigene, in sich geschlossene Geschäftsräume verfügen.

Personal in ambulanten Pflegediensten

Ein ambulanter Pflegedienst muss über eine Mindestzahl fest angestellter und in Vollzeit beschäftigter **Pflegefachkräfte** verfügen. Die Zahlen unterscheiden sich von Bundesland zu Bundesland, meist sind 2–3 entsprechend qualifizierte Mitarbeiter gefordert. Der Begriff „entsprechende Qualifikation" ist ein heftig umstrittener Diskussionspunkt in den Verhandlungen zwischen Pflegediensten und Kostenträgern. Im Wesentlichen sind darunter Angehörige folgender Berufe zu verstehen:
- Gesundheits- und Krankenpfleger
- Gesundheits- und Kinderkrankenpfleger
- Altenpfleger
- Krankenpflegehelfer
- Altenpflegehelfer
- Familienpfleger.

Die ambulanten Dienste dürfen auch Pflegehilfskräfte, z.B. Praktikanten, Zivildienstleistende oder Personen, die ein Freiwilliges Soziales Jahr absolvieren, beschäftigen. Sie haben jedoch sicherzustellen, dass diese Mitarbeiter lediglich Aufgaben übernehmen, die ihrer Qualifikation angemessen sind und darüber hinaus eine angemessene Anleitung und Kontrolle erhalten.

Pflegedienstleitung

Ambulante Pflegedienste müssen über eine **Pflegedienstleitung** verfügen, in deren Verantwortung die Richtlinienkompetenz für die geleistete Pflege liegt. Pflegedienstleitung und Inhaber des Pflegedienstes müssen nicht identisch sein.
Die Anforderungen an die Qualifikation einer Pflegedienstleitung gehen aus dem SGB V hervor, unterscheiden sich jedoch in den einzelnen Bundesländern. Zu den Anforderungen gehören:
- Erlaubnis zur Führung der Berufsbezeichnung Krankenschwester/Krankenpfleger oder Kinderkrankenschwester/Kinderkrankenpfleger
- Erlaubnis zur Führung der Berufsbezeichnung Altenpflegerin/Altenpfleger (u.U. ist der Nachweis einer Zusatzqualifikation in der Krankenpflege notwendig)
- Nachweis über eine mindestens dreijährige praktische, hauptberufliche und vollzeitbeschäftigte Tätigkeit als Pflegekraft in einem Krankenhaus, Altenheim oder ambulanten Pflegedienst innerhalb der vergangenen sechs Jahre (kann nach Bundesländern variieren)
- Abschluss einer Weiterbildungsmaßnahme für leitende Funktionen in der Pflege, die mindestens 460 Stunden umfasst oder abgeschlossener Studiengang Pflegemanagement.

Um die Kontinuität in der Erledigung der Leitungsaufgaben sicherzustellen, ist es erforderlich, dass der Pflegedienst mindestens über eine zweite Pflegefachkraft verfügt, die beim Ausfall der Pflegedienstleitung deren Aufgaben stellvertretend wahrnehmen kann.

3.3.3 Pflegesysteme

Pflegesystem: (Arbeits-)Organisationsform der Pflege, mit der wichtige Merkmale in den Arbeitsabläufen sowie die Verantwortungsbereiche der Pflegenden festgelegt sind.

Es sind verschiedene **Pflegesysteme** zu unterscheiden, z.B.:
- Funktionspflege
- Bereichspflege
- Primary Nursing.

In der Praxis finden sich jedoch zahlreiche Abstufungen und Mischformen (☞ Abb. 3.13).
Pflegesysteme unterscheiden sich von den in Kapitel 4.3 ausführlich dargestellten Pflegemodellen dadurch, dass sie keine inhaltlichen Aussagen, z.B. zu den allgemeinen Zielen der Pflege, treffen.

Funktionspflege

Funktionspflege (*funktionelle Pflege*, gelegentlich auch als *Stationspflege* bezeichnet): Teilt die patientenbezogenen Pflegehandlungen in Arbeitsschritte (Funktionen) ein, die dann von den Pflegenden entsprechend ihrer Qualifikation bei allen Patienten ausgeführt werden.

Das aus der industriellen Produktion stammende Konzept der Arbeitsteilung (Fließband) liegt der **Funktionspflege** zugrunde: Unterteilt man die Pflege in einzelne Aufgaben, so lassen sich diese an die Pflegenden entsprechend ihrer Qualifikation verteilen. Aus diesem System entsteht ein wirtschaftlicher Vorteil, denn auch weniger qualifizierte Pflegende können darin definierte Aufgaben übernehmen. Zum Beispiel versorgt eine examinierte Pflegekraft alle Wundverbände der Patienten, während eine Auszubildende parallel dazu bei allen Patienten der Station Puls, Blutdruck und Körpertemperatur misst.

Die Folge ist in vielen Fällen ein hierarchisches Denken, in dem Aufgaben der examinierten Pflegende als höherwertig und scheinbar einfache Tätigkeiten, z.B. Ganzkörperwäsche, Blutdruckmessung, als minderwertig gelten. Die Ausführenden bewegen sich auf unterschiedlichen Rangstufen.

Der Stationsleitung kommt bei der Funktionspflege eine entscheidende Rolle zu. Sie plant und koordiniert die Pflege aller Patienten und delegiert die Durchführung von Einzelaufgaben an ihre Mitarbeiter. Gleichzeitig laufen bei ihr alle Informationen von Ärzten, Pflegenden und oft auch Angehörigen zusammen, die sie an ihre Mitarbeiter weitergibt.

Der Verantwortungsbereich der einzelnen Mitarbeiter dagegen ist eingeschränkt: Sie haben keinen Überblick über den Pflege- und Versorgungsbedarf der Patienten, sondern konzentrieren sich auf die Ausführung der Einzelaufgaben. Viele Pflegende sind durch die Funktionspflege unterfordert, sie können ihre Qualifikationen nicht umfassend einsetzen, z.B. eine Pflegeplanung erstellen und deren Entwicklung verfolgen.

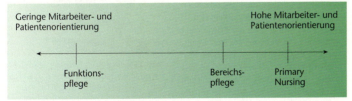

Abb. 3.13: Die Pflegesysteme *Funktionspflege* und *Primary Nursing* bilden zwei Extrempunkte auf einem Kontinuum von Mitarbeiter- und Patientenorientierung. In der Realität finden sich meist Mischformen, die zwischen diesen beiden Polen anzusiedeln sind.

3 Organisation der Pflege

Die häufig vertretene Meinung, dass sich bei Personalengpässen mit Funktionspflege Zeit sparen ließe, ist kritisch zu betrachten. Letztlich richtet sich der Arbeitsaufwand nach dem Bedarf der Patienten und nicht nach dem Pflegesystem. Durch den im Vergleich mit anderen Pflegesystemen erhöhten Koordinationsbedarf kann es zu Verzögerungen kommen.

In Tab. 3.16 sind die Kennzeichen der Funktionspflege aufgeführt.

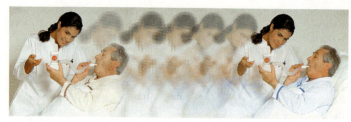

Abb. 3.14: Bei der Funktionspflege geht eine Pflegekraft von Zimmer zu Zimmer und verrichtet überall dieselbe Tätigkeit, z. B. kontrolliert sie bei allen Patienten die Körpertemperatur oder unterstützt alle Patienten bei der Atemgymnastik. [V321]

Bereichspflege

> **Bereichspflege** *(Gruppenpflege, Zimmerpflege):* Einteilung einer Station in mehrere Bereiche (Gruppen, meist 2–4 Zimmer mit etwa 4–12 Patienten). Während einer Schicht ist eine Pflegekraft für die Pflegeplanung (☞ 11.5) und **alle** patientenbezogenen Pflegehandlungen in ihrem Bereich verantwortlich. Die Pflege wird als Einheit gesehen, eine Zergliederung der Maßnahmen ist ausgeschlossen.

Die **Bereichspflege** orientiert sich an dem Bedürfnis der Patienten nach einem festen Ansprechpartner pro Schicht sowie an dem Bedürfnis der Pflegenden selbst, deren Verantwortungsgefühl und Berufszufriedenheit bei dieser Art der Arbeitsorganisation steigt. Anders als bei der Funktionspflege umfasst der Verantwortungsbereich der Pflegenden alle beim Patienten anfallenden Tätigkeiten, von der Erhebung der Pflegeanamnese über die Erstellung und Veränderung der Pflegeplanung bis hin zur Durchführung der Maßnahmen, z. B. Hilfe bei der Körperpflege, Mobilisation, Blutdruckmessung, Verbände sowie Anleitung zur selbstständigen Versorgung.

In der Bereichspflege können die Pflegenden unabhängiger arbeiten als in der Funktionspflege. Während einer Schicht teilen sie ihre Arbeit eigenverantwortlich ein. Die Verantwortung der Pflegenden endet mit dem Ende der Schicht.

Der Patient weiß, wer momentan für ihn zuständig ist. Dadurch entsteht ein Vertrauensverhältnis und im Vergleich zur Funktionspflege eine erhöhte Kontinuität.

Die Stationsleitung kann in diesem Pflegesystem selbst eine Gruppe von Patienten übernehmen. Häufig erledigt sie den „Außendienst" („Patientenferne Aufgaben bei Bereichspflege und Primary Nursing").

Bereichspflege während der Ausbildung

Die Bereichspflege hat sich in der Ausbildung bewährt. Die Auszubildenden sind entweder einer Pflegekraft und damit einer Gruppe von Patienten fest zugeordnet oder sie übernehmen gegen Ende der Ausbildung unter Aufsicht eine eigene Gruppe von Patienten. Dadurch haben sie die Möglichkeit, über wenige Patienten viel, statt über viele Patienten wenig zu wissen. Außerdem können sie jederzeit Fragen stellen und sich etwas zeigen lassen. Die Auszubildenden lernen, Zusammenhänge zwischen Veränderungen im Zustand des Patienten und daraus resultierenden Anpassungen von Therapie- und Pflegemaßnahmen nachzuvollziehen.

Primary Nursing

> **Primary Nursing** *(Primäre Pflege, Bezugspersonenpflege):* Jedem Patienten ist eine Pflegekraft, die **P**rimary **N**urse (PN), fest zugeordnet. Von der Aufnahme bis zur Entlassung ist sie für seine Pflege und Versorgung verantwortlich. In ihrer Abwesenheit übernimmt eine andere Pflegekraft die Pflege des Patienten, hält sich dabei aber an den von der Primary Nurse aufgestellten Pflegeplan.

Primary Nursing wurde in den USA entwickelt und wird besonders in englischsprachigen Ländern und Skandinavien umgesetzt. Dabei ist eine Pflegekraft – die Primary Nurse – für die Pflege einer bestimmten Anzahl von Patienten verantwortlich, und zwar rund um die Uhr, also 24 Std./Tag und sieben Tage/Woche. Die Primary Nurse erstellt in Absprache mit dem Patienten den Pflegeplan, der für alle anderen Pflegenden verbindlich ist, und bewertet den Erfolg der Pflege. Auch wenn die Primary Nurse nicht im Dienst ist, halten sich alle an ihren Plan, es sei denn, akute Veränderungen im Zustand des Patienten erfordern sofortige Reaktionen. Nach Möglichkeit führt die Primary Nurse die Pflege selbst durch.

Da die Verantwortung für die Pflege des Patienten nicht beim Schichtwechsel endet, ist eine größtmögliche Kontinuität der Pflege gegeben. Auf diese Weise vergrößert sich die Wirkung der Pflegemaßnahmen. Sie lassen sich besser beurteilen und das Handeln der Pflegenden ist für die Patienten nachvollziehbar.

Weitere Vorteile und Ziele von Primary Nursing sind eine umfassende Autonomie der direkt mit dem Patienten arbeitenden Pflegekraft sowie klare Verantwortungsbereiche und Kommunikationswege. Patienten, Angehörige und die Mitglieder des therapeutischen Teams wissen es zu schätzen, dass sie während der gesamten Behandlungszeit einen festen Ansprechpartner haben.

Wie viele Patienten eine Primary Nurse übernehmen kann, hängt vom Stationstyp und vom Pflegebedarf der Patienten ab. In aller Regel versorgt die Primary Nurse während ihrer Schicht aber nicht nur ihre eigenen Patienten, sondern übernimmt als vertretende Pflegekraft (**A**ssociate

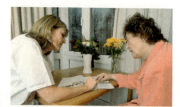

Abb. 3.15: Beim Primary Nursing versorgt eine Pflegekraft die Patienten umfassend. Die Pflegekraft ist von der Aufnahme bis zur Entlassung für die Pflege des Patienten verantwortlich. Daraus entsteht ein Vertrauensverhältnis, das Patienten und Pflegende gleichermaßen als angenehm und förderlich erleben. [K115]

3.3 Strukturen und Prozesse in der Pflege

Nurse, AN) auch Patienten einer Primary Nurse, die gerade frei hat, und versorgt diese nach deren Plänen.

Können eine Primary Nurse und ein Patient nicht oder nicht mehr gut zusammenarbeiten, ist es möglich, dass die Primary Nurse des Patienten wechselt.

Die Stationsleitung sorgt für die sinnvolle Verteilung der Patienten auf die Primary Nurses und erstellt einen an das Pflegesystem angepassten Dienstplan. Meist übernimmt sie selbst keine Patienten als Primary Nurse, sondern arbeitet als Associate Nurse in der Pflege.

Auszubildende sind einer Primary Nurse fest zugeordnet oder übernehmen gegen Ende der Ausbildung eine Gruppe von Patienten nach den Vorgaben einer Primary Nurse. Es gelten ansonsten die gleichen Vorteile wie bei der Bereichspflege.

	Funktionspflege	Bereichspflege	Primary Nursing
Sicht des Patienten	▸ Im Extremfall lernt der Patient für jede Tätigkeit eine neue Pflegekraft kennen ▸ Wünsche können verloren gehen, wenn die angesprochene Pflegekraft eine andere Funktion hat („Kollege kommt gleich") oder sich der Wunsch über einen längeren Zeitraum erstreckt	▸ Patient hat pro Schicht nur einen Ansprechpartner	▸ Fester Ansprechpartner des Patienten für den Gesamtaufenthalt ermöglicht langfristige Absprachen ▸ Pflege ist für den Patienten nachvollziehbar
Gültigkeit pflegerischer Entscheidungen	▸ Im besten Fall schichtbezogen gültig	▸ Gültig bis zum Ende der Schicht	▸ Kontinuierlich, der Pflegeplan darf nur durch die Primary Nurse geändert werden
Reflexion – Möglichkeit, die eigene Pflege zu beurteilen und dazuzulernen	▸ Ähnliche Tätigkeiten, bei mehreren Patienten an einem Tag ausgeführt, ermöglichen sehr schnell einen Vergleich	▸ Verschiedene Tätigkeiten bei einem Patienten ausgeführt erleichtern es, sich in seine Lage zu versetzen, seine Belastbarkeit und Kooperationsfähigkeit abzuschätzen. Die Beurteilbarkeit endet jedoch am Ende der Schicht ▸ Ein Vergleich von ähnlichen Tätigkeiten ist nur über einen längeren Zeitraum möglich	▸ Das Ergebnis der gesamten Versorgung im Krankenhaus und der eigene Anteil daran können beurteilt werden. Es ergibt sich ein Gesamtbild, das am ehesten der Sicht des Patienten nahekommt
Qualifikation der Pflegenden	▸ Es können auch Hilfskräfte eingesetzt werden ▸ Durch das Ausführen zergliederter Einzelhandlungen kann es zum Verlust von Qualifikationen kommen	▸ Pflegende haben die Möglichkeit zur Weiterentwicklung, indem sie immer mehr Verantwortung erhalten ▸ Es besteht ein hoher Anspruch an die Pflegenden, da umfassende Qualifikationen und breit gefächerte Kenntnisse nötig sind	▸ ☞ Bereichspflege ▸ Insbesondere kommunikative und koordinierende Kompetenzen sind erforderlich ▸ Umfassende Verantwortung trägt zur Selbstständigkeit bei
Zeitfaktor	▸ Vielfach ist eine Zeitersparnis durch Routine möglich ▸ Ggf. entstehen Zeitverluste durch erhöhten Koordinationsaufwand	▸ Zeitersparnis ist durch Integration verschiedener Tätigkeiten in sinnvolle Abläufe möglich (z. B. Patienten unmittelbar nach Ganzwaschung einreiben, ehe er sich wieder angezogen hat)	▸ ☞ Bereichspflege ▸ Durch die kontinuierliche Zusammenarbeit entfallen zeitraubende Rückfragen
Flexibilität bei wechselnder Belegung oder Personalstärke	▸ Es besteht die Gefahr, dass die zuletzt zu versorgenden Patienten zu kurz kommen	▸ Innerhalb einer Schicht können Maßnahmen flexibel verschoben werden	▸ Prioritäten können gesetzt und Maßnahmen bei Bedarf verschoben werden
Auswirkungen auf die Pflegequalität	▸ Maßnahmen, die sich über einen längeren Zeitraum erstrecken, werden in unterschiedlicher Qualität ausgeführt und leichter vergessen	▸ Wechselnde Schwerpunkte und unterschiedliche Pflegequalität von Schicht zu Schicht möglich	▸ Die Qualität bei der Ausführung von Pflegemaßnahmen ist konstant ▸ Die Zusammenarbeit mit anderen Berufsgruppen erfolgt kontinuierlich
Einarbeitung neuer Mitarbeiter, Ausbildung	▸ Das Einüben einer neuen Tätigkeit ist in kurzer Zeit möglich (hohe Übungsfrequenz) ▸ Die (Wechsel-)Wirkungen pflegerischer oder ärztlicher Maßnahmen können nicht erlernt werden	▸ Evtl. besteht ein erhöhter Zeitbedarf, um Lernziele zu erreichen ▸ Kurzfristige (Wechsel-)Wirkungen pflegerischer oder ärztlicher Maßnahmen sind erfahrbar, z. B. die Reaktion auf Arzneimittel	▸ Kontinuierliche Arbeit mit denselben Patienten und Mitarbeitern erhöht die Lernmöglichkeiten ▸ Mittel- und langfristige Wirkungen pflegerischer oder ärztlicher Maßnahmen sind erfahrbar
Materialvorhaltung	▸ Gering, z. B. genügen wenige Blutdruckapparate, da eine Pflegekraft bei allen Patienten der Station den Blutdruck misst	▸ Höher, da mehrere Pflegende unabhängig voneinander ähnliche Tätigkeiten ausführen	

Tab. 3.16: Kennzeichen verschiedener Pflegesysteme.

Primary Nursing ist das modernste Pflegesystem, aber auch das anspruchsvollste. Es entspricht dem Wunsch der Patienten nach festen Ansprechpartnern und ermöglicht den Pflegenden, selbstständig zu arbeiten und umfassend Verantwortung zu übernehmen. Primary Nursing kann stark zur Berufszufriedenheit der Pflegenden beitragen. Auch für die häusliche Pflege ist es ein empfehlenswertes Pflegesystem.

Allerdings erfordert dieses System angemessene Rahmenbedingungen, z.B. genügend Zeit für Pflegemaßnahmen und Fortbildungen. Sind sie nicht vorhanden, fühlen sich Pflegende vom Gegensatz zwischen Anspruch und Realität schnell frustriert. Die vergleichsweise große und langfristige Nähe zum Patienten wird manchmal als Überforderung erlebt.

Bezugspflege und Primary Nursing

Obwohl die Begriffe **Bezugspflege** und **Primary Nursing** manchmal synonym verwandt werden, besteht nach Meinung einiger Experten ein Unterschied: Während Primary Nursing nur eine Organisationsform ist, steht hinter dem Konzept der Bezugspflege eine zielorientierte therapeutische Haltung. Besonders häufig wird Bezugspflege in der psychiatrischen Pflege (☞ Kap. 34) praktiziert. Primary Nursing bietet von allen Pflegesystemen die beste Voraussetzung für den Beziehungsaufbau zwischen Patient und Pflegekraft. Primary Nursing stellt also einen Rahmen dar, der durch die Bezugspflege mit Leben gefüllt werden kann.

Patientenferne Aufgaben bei Bereichspflege oder Primary Nursing

Auch bei der Bereichspflege oder beim Primary Nursing fallen **patientenferne Aufgaben** an, die aus ökonomischen Gründen funktionell ausgeführt werden können. Dabei handelt es sich um Bereiche, die die unmittelbare Zusammenarbeit zwischen Pflegekraft und Patient nur indirekt betreffen, beispielsweise:

▶ Anforderung von Essen und Getränken, nachdem jede Pflegekraft ihre Patienten nach besonderen Wünschen gefragt hat
▶ Bestellung von Arzneimitteln und Pflegematerialien
▶ Reinigung, Desinfektion oder Sterilisation benutzter Pflegehilfsmittel, Instrumente und Geräte

▶ Büro- und Verwaltungsarbeiten wie Statistiken, Belegungsnachweis oder Postbearbeitung.

Häufig übernehmen Stationsassistentinnen oder -hilfen diese Tätigkeiten. Sie können jedoch auch in einem rotierenden System von Mitgliedern des Pflegeteams erledigt werden.

3.3.4 Prozesse in der Pflege

Pflegerische Entlassungsplanung

> **Pflegerische Entlassungsplanung** *(pflegerische Überleitung, Überleitungspflege):* Alle Tätigkeiten im Zusammenhang mit der Entlassung oder Verlegung eines Patienten von einer Einrichtung in eine andere, um den Pflege- und Unterstützungsbedarf des Patienten frühzeitig festzustellen, die weitere Versorgung zu planen und zu organisieren. Sie findet berufs-, einrichtungsübergreifend und über Versorgungsgrenzen hinweg statt.

Um Patienten bei der Entlassung aus Kliniken eine Brücke in den Alltag zu bauen, wurde in der Vergangenheit, meist in Form von Projekten, die **Entlassungsplanung** ins Leben gerufen. Unterschiedliche Begriffe wurden verwendet, z.B. Brückenpflege, betreute Überleitung oder Überleitungspflege. Aufgrund der immer kürzeren Verweildauern von Patienten im Krankenhaus und der fallpauschalierten Finanzierung von Krankenhausleistungen (DRGs ☞ 3.2.1) bekommt eine angemessene Entlassungsplanung zunehmende Bedeutung. Sie wird von vielen Kliniken und für die meisten Patientengruppen unternommen. Inzwischen hat die Entlassungsplanung so an Relevanz gewonnen, dass allen Kliniken die Umsetzung des nationalen Expertenstandards (☞ 3.5.4) „Entlassungsmanagement" nahegelegt wird.

Organisationsformen der Entlassungsplanung

Die pflegerische Entlassungsplanung kann unterschiedliche Organisationsformen haben:

▶ *Dezentral:* Die Entlassungsplanung gehört zum Aufgabengebiet der Pflegenden auf jeder Station
▶ *Zentral:* Eine Pflegekraft ist in der Regel für alle Stationen zuständig (Organigramm ☞ Abb. 3.12)
▶ *Kombiniert:* „Einfache" Entlassungen

werden dezentral durchgeführt. „Komplexe" Entlassungsplanungen, z.B. wenn ein beatmeter Patient in die häusliche Umgebung entlassen wird, übernimmt die für alle Stationen zuständige Pflegekraft als fachliche Expertin (☞ oben).

Jede Organisationsform hat Vorteile: Für die dezentrale Entlassungsplanung spricht, dass die Pflegenden den Patienten und seinen Pflege- bzw. Unterstützungsbedarf in der Regel am besten kennen. Bei der zentral organisierten Entlassungsplanung hat die Pflegekraft aufgrund der regelmäßig durchgeführten Entlassungen häufig mehr Routine, und ihr Kontakt zu weiterversorgenden Einrichtungen und Personen ist enger.

Beteiligte Einrichtungen und Personen

Die Entlassungsplanung ist nicht nur bei der Entlassung aus einem Krankenhaus bedeutsam. Auch bei der Verlegung zwischen **Einrichtungen,** z.B. von häuslicher oder heimstationärer Pflege in ein Krankenhaus oder auf eine andere Station, ist eine systematische pflegerische Überleitung wichtig und wirkt sich auf die Versorgungsqualität aus.

Je nach Pflege- und Unterstützungsbedarf des Patienten sind verschiedene **Personen** an der Entlassungsplanung beteiligt, es handelt sich um eine *multidisziplinäre* Aufgabe:

▶ Direkt an der Versorgung beteiligte Berufsgruppen, z.B. Pflegende, Ärzte, Sozialarbeiter, Therapeuten (Physio-, Ergotherapeuten, Logopäden)
▶ Weitere Berufsgruppen wie Seelsorger, Psychologen, Diätassistenten, Hilfsmittelberater
▶ Externe Dienstleister und ehrenamtlich tätige Personen, z.B. Pflegeexperten zur Stomaversorgung und Angehörige von Selbsthilfegruppen
▶ Verwaltungen, z.B. Kostenträger, MDK.

Da viele Aufgaben der Entlassungsplanung nicht direkt mit der Pflege oder medizinischen Versorgung zu tun haben, z.B. die Finanzierung der pflegerischen Versorgung oder die Bestellung von „Essen auf Rädern", wurde die Entlassungsplanung bislang oft von anderen Berufsgruppen übernommen. Es ist jedoch sinnvoll, dass die Pflegenden die Entlassungsplanung übernehmen, denn sie haben den engsten und häufigsten Kontakt zum Patienten und seinen Angehörigen. Zudem steht nach der Entlassung meist die Pflege im Mittelpunkt der Versorgung.

Die **zentrale Stellung der Pflegenden** in der Entlassungsplanung bedeutet nicht, dass sie für die gesamte Durchführung zuständig sind. Sie sind verantwortlich für den Entlassungsprozess, steuern und koordinieren ihn, können Fragen beantworten oder ggf. an die zuständige Person weiterleiten.

Schnittstellen bei der Entlassung

Schnittstelle: Verbindungsstelle zwischen Funktionseinheiten. Begriff stammt ursprünglich aus der Computertechnik, im Rahmen der Entlassung bezeichnet er den Teil der Struktur, an dem Einrichtungen und Personen, die den Patienten versorgt haben bzw. versorgen werden, in Kontakt treten und Informationen austauschen.

Zu den **Schnittstellen** bei der Entlassung zählen in erster Linie:
▶ Wechsel der Einrichtung (☞ oben) oder Station
▶ Zusammenarbeit verschiedener Berufsgruppen und Personen (☞ oben) bei der Versorgung des Patienten
▶ Wechsel der Kostenträger und Einschalten des MDK.

An Schnittstellen kommt es leicht zu Problemen, z. B. durch mangelnde Informationsweitergabe oder unklare Aufgabenverteilung. Durch festgelegte Zuständigkeiten und Informationswege können diese Probleme vermieden werden. So ist es sinnvoll, wenn der Physiotherapeut der Klinik die Behandlung mit dem weiterbetreuenden Physiotherapeuten direkt bespricht und nicht die Pflegenden zwei zusätzliche Schnittstellen bilden. Damit die Pflegenden den Überblick über die Entlassungsplanung behalten, werden sie von den Physiotherapeuten über die Informationsweitergabe in Kenntnis gesetzt. Auf diese Weise sind die Pflegenden über die gesamte Versorgung des Patienten informiert.

Ziele der pflegerischen Entlassungsplanung aus verschiedenen Sichten

Aus der **Sicht des Patienten** ist die **kontinuierliche Versorgung** das Ziel der pflegerischen Entlassungsplanung. Durch den Wechsel der Einrichtung oder Station ist die kontinuierliche Versorgung nicht immer gewährleistet, es kann zu *Versorgungsbrüchen* kommen, die sich negativ auf das Wohlbefinden, die Lebensqualität, die Compliance (☞ 5.4.2), die Genesung und die Zufriedenheit des Patienten auswirken.

Auch den Angehörigen wird durch eine kontinuierliche Versorgung die Situation erleichtert. Denn bei Versorgungsbrüchen sind es oft sie, die Probleme bewältigen müssen, z. B. wenn der Pflegedienst erst am Tag nach der Entlassung kommt und die Angehörigen am Entlassungstag nicht wissen, wie sie dem Patienten beim Aufstehen behilflich sein können oder Schwierigkeiten mit der Bedienung des Pflegebettes haben.

Vorrangiges Ziel der Entlassungsplanung und Aufgabe der Pflegenden ist es, Patienten, die nach der Entlassung pflegerische Versorgung benötigen, frühzeitig zu erkennen, um sie rechtzeitig auf die Entlassung vorzubereiten. Eine bedarfsgerechte Entlassungsplanung stellt die individuelle und kontinuierliche Weiterversorgung des Patienten sicher.

Der **Pflege- und Unterstützungsbedarf** des Patienten kann in zwei Bereiche eingeteilt werden:
▶ **Akuter Pflegebedarf.** Ein Patient mit einer Unterarmfraktur ist vorübergehend in seiner Selbstpflegefähigkeit (☞ 4.3.2) eingeschränkt, z. B. benötigt er aufgrund eines externen Fixateurs Hilfe beim An- und Ausziehen und beim Verbandswechsel. Die Pflege ist dabei in erster Linie auf den Heilungs- bzw. Unterstützungsbedarf des Patienten ausgerichtet. Beim akuten Pflegebedarf stehen nicht selten die medizinische Therapie und die Kompensation von Funktionseinschränkungen im Vordergrund
▶ **Langfristiger Pflegebedarf.** Ein Patient kann aufgrund von Krankheit oder Pflegebedürftigkeit für längere Zeit oder dauerhaft nur noch teilweise oder nicht mehr für sich selbst sorgen. Ist eine Wiedererlangung der Selbstpflegefähigkeit (☞ 4.3.2) durch aktivierende Pflege (☞ 2.4.1) nicht möglich, so dämpfen die Pflegenden zumindest eine Verschlechterung des Gesundheits- und Pflegezustands des Patienten und erhalten seine Fähigkeiten so weit wie möglich.

Das Ziel sowohl beim akuten als auch beim langfristigen Pflegebedarf ist, den Patienten bzw. seine Angehörigen so zu informieren, zu beraten und anzuleiten,

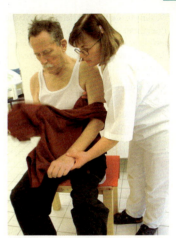

Abb. 3.17: Akuter Pflegebedarf bei einem Patienten nach einem Schlaganfall ist z. B. die Unterstützung beim Anziehen. [M292]

dass sie Selbstpflegedefizite ausgleichen können. Ist dies nicht möglich, so ist der Einsatz einer Pflegekraft notwendig. Auch die Hilfe bei der Akzeptanz, dem Umgang und der Auseinandersetzung mit der „neuen" Situation ist Aufgabe der Pflegenden.

Bei der **ökonomischen Sicht** stehen die Kosten im Mittelpunkt. Diese zu senken bzw. niedrig zu halten, ist Ziel des Krankenhauses. Weil die *Verweildauer* der Patienten im Krankenhaus durch die fallpauschalierte Vergütung (*DRGs* ☞ 3.2.1) immer kürzer wird, ist eine an den Bedürfnissen des Patienten orientierte Entlassungsplanung wichtig. Wird ein Patient ein zweites Mal mit derselben Diagnose kurze Zeit nach der Entlassung wieder aufgenommen, so spricht man vom *Drehtüreffekt*. Obwohl das Krankenhaus die Kosten für die Versorgung des Patienten tragen muss, erhält es kein Geld von der Krankenkasse.

Neben den Krankenhäusern passen sich auch ambulante Pflegedienste sowie teil- und vollstationäre pflegerische Einrichtungen der veränderten Krankenhausfinanzierung an, z. B. indem sie sich zunehmend auf Patienten mit einem postoperativen Pflegebedarf oder früh im Behandlungsprozess entlassene Schwerkranke einstellen.

Dokumentation der Entlassungsplanung

Informationsmanagement und Pflegedokumentation ☞ 11.10

Die **Dokumentation der Entlassungsplanung** ist wichtig für den Patienten, die weiterversorgende Einrichtung und die Pflegekraft im Krankenhaus, z. B. aus rechtlichen Gründen und um den Stand der Tätigkeiten im Entlassungsprozess zu verfolgen.

Überleitungsbogen

Die Weitergabe von Informationen zum Pflege- und Unterstützungsbedarf des Patienten ist bedeutsam für seine kontinuierliche und angemessene Versorgung. Der **Überleitungsbogen** (☞Abb. 3.18) ist Teil dieser Information, er dient der weiterversorgenden Einrichtung oder Person.

Es gibt jedoch keine einheitlichen Überleitungsbögen zwischen den Versorgungseinrichtungen; daher kommt es vor, dass ein Formular nicht alle notwendigen Informationen enthält, die für die weiterversorgende Einrichtung wichtig wären. Zudem tauchen Probleme auf, wenn Informationen nicht so aufgefasst werden, wie sie ursprünglich gemeint waren.

Pflegebericht

Ein weiterer Teil der Dokumentation ist der **Pflegebericht.** Wird Frau M. nach kurzer Zeit erneut in die Klinik aufgenommen, weil die Wunde an ihrem Fußknöchel infiziert ist, stellt sich die Frage, ob z. B. den Angehörigen der hygienische Verbandswechsel angemessen erklärt wurde? Anhand des Pflegeberichts wird nun ersichtlich, ob die Angehörigen ausreichend angeleitet wurden oder ob die Pflegenden z. B. die Anleitung versäumt haben.

> Bei der Weitergabe des Überleitungsbogens an die weiterversorgende Einrichtung bzw. Person beachten die Pflegenden den Datenschutz. Sie überlegen, welche Informationen für die weitere Versorgung notwendig sind, und sprechen die Weitergabe der Daten mit dem Patienten bzw. seinen Angehörigen ab. Informationen zur finanziellen Situation des Patienten, von der die Pflegenden möglicherweise wissen, gehören beispielsweise nicht in den Überleitungsbogen.
>
> Das Überleitungsformular sollte vom Patienten (wenn er in der Lage dazu ist) unterschrieben werden. Wenn er eine Kopie des ausgefüllten Bogens erhält, sieht der Patient auch, welche Daten und Informationen weitergegeben wurden.

Expertenstandard Entlassungsmanagement

Expertenstandard Entlassungsmanagement ☞ 💻

Vor dem Vorliegen des nationalen **Expertenstandards Entlassungsmanagement** wurde die Entlassungsplanung in den Krankenhäusern sehr unterschiedlich gehandhabt. Es gab kein einheitliches Verfahren. Durch den Expertenstandard Entlassungsmanagement liegt ein Rahmen vor, der die Entlassungsplanung strukturiert und systematisiert.

Struktur des Expertenstandards Entlassungsmanagement

Das Instrument Expertenstandard besteht aus der Standardaussage, seiner Begründung und den Kriterien des Standards, die den Entlassungsprozess umsetzen. Die Standardaussage erklärt das Ziel des Expertenstandards: „Jeder Patient mit einem poststationären Pflege- und Unterstützungsbedarf erhält ein individuelles Entlassungsmanagement zur Sicherung einer kontinuierlichen bedarfsgerechten Versorgung."

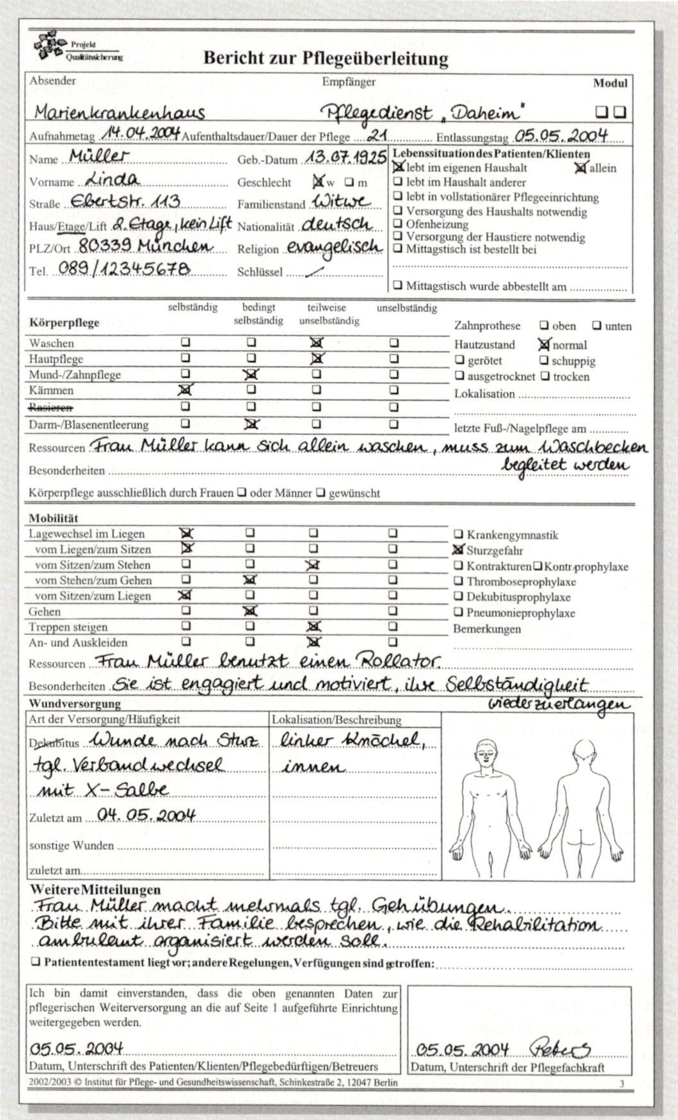

Projekt Qualitätssicherung

Bericht zur Pflegeüberleitung

Absender: Marienkrankenhaus — Empfänger: Pflegedienst „Daheim" — **Modul** ☐☐

Aufnahmetag 14.04.2004 Aufenthaltsdauer/Dauer der Pflege 21 Entlassungstag 05.05.2004

Name Müller — Geb.-Datum 13.07.1925
Vorname Linda — Geschlecht ☒ w ☐ m
Straße Ebertstr. 113 — Familienstand Witwe
Haus/Etage/Lift 2. Etage, kein Lift — Nationalität deutsch
PLZ/Ort 80339 München — Religion evangelisch
Tel. 089/12345678 — Schlüssel ✓

Lebenssituation des Patienten/Klienten
☒ lebt im eigenen Haushalt ☒ allein
☐ lebt im Haushalt anderer
☐ lebt in vollstationärer Pflegeeinrichtung
☐ Versorgung des Haushalts notwendig
☐ Ofenheizung
☐ Versorgung der Haustiere notwendig
☐ Mittagstisch ist bestellt bei ...
☐ Mittagstisch wurde abbestellt am ...

Körperpflege	selbständig	bedingt selbständig	teilweise unselbständig	unselbständig
Waschen	☐	☐	☒	☐
Hautpflege	☐	☐	☒	☐
Mund-/Zahnpflege	☐	☒	☐	☐
Kämmen	☒	☐	☐	☐
~~Rasieren~~	☐	☐	☐	☐
Darm-/Blasenentleerung	☐	☒	☐	☐

Zahnprothese ☐ oben ☐ unten
Hautzustand ☒ normal ☐ gerötet ☐ schuppig ☐ ausgetrocknet ☐ trocken
Lokalisation ...
letzte Fuß-/Nagelpflege am ...

Ressourcen Frau Müller kann sich allein waschen, muss zum Waschbecken begleitet werden
Besonderheiten ...
Körperpflege ausschließlich durch Frauen ☐ oder Männer ☐ gewünscht

Mobilität	selbständig	bedingt selbständig	teilweise unselbständig	unselbständig
Lagewechsel im Liegen	☒	☐	☐	☐
vom Liegen/zum Sitzen	☒	☐	☐	☐
vom Sitzen/zum Stehen	☐	☐	☒	☐
vom Stehen/zum Gehen	☐	☒	☐	☐
vom Sitzen/zum Liegen	☒	☐	☐	☐
Gehen	☐	☒	☐	☐
Treppen steigen	☐	☐	☒	☐
An- und Auskleiden	☐	☐	☒	☐

☐ Krankengymnastik
☒ Sturzgefahr
☐ Kontrakturen ☐ Kontr.prophylaxe
☐ Thromboseprophylaxe
☐ Dekubitusprophylaxe
☐ Pneumonieprophylaxe
Bemerkungen ...

Ressourcen Frau Müller benutzt einen Rollator.
Besonderheiten Sie ist engagiert und motiviert, ihre Selbständigkeit wiederzuerlangen

Wundversorgung

Art der Versorgung/Häufigkeit	Lokalisation/Beschreibung
~~Dekubitus~~ Wunde nach Sturz, tgl. Verbandwechsel mit X-Salbe	linker Knöchel, innen
Zuletzt am 04.05.2004	
sonstige Wunden ...	
zuletzt am ...	

Weitere Mitteilungen
Frau Müller macht mehrmals tgl. Gehübungen. Bitte mit ihrer Familie besprechen, wie die Rehabilitation ambulant organisiert werden soll.

☐ **Patiententestament liegt vor; andere Regelungen, Verfügungen sind getroffen:** ...

Ich bin damit einverstanden, dass die oben genannten Daten zur pflegerischen Weiterversorgung an die auf Seite 1 aufgeführte Einrichtung weitergegeben werden.

05.05.2004
Datum, Unterschrift des Patienten/Klienten/Pflegebedürftigen/Betreuers

05.05.2004 Peters
Datum, Unterschrift der Pflegefachkraft

2002/2003 © Institut für Pflege- und Gesundheitswissenschaft, Schinkestraße 2, 12047 Berlin 3

Abb. 3.18: Ausschnitt aus dem Überleitungsbogen von Frau M. [T221]

Die Expertengruppe, die den Standard erstellt hat, gibt hierzu folgende Begründung an: „Versorgungsbrüche bei der Entlassung bergen gesundheitliche Risiken und führen zu unnötiger Belastung von Patienten und ihren Angehörigen sowie zu hohen Folgekosten. Mit einem frühzeitigen und systematischen Assessment sowie Beratungs-, Schulungs- und Koordinationsleistungen und abschließender Evaluation trägt die Pflegefachkraft dazu bei, Versorgungskontinuität herzustellen". Der Expertenstandard umfasst die Standardaussage (☞ oben) und überprüfbare Kriterien auf den Ebenen *Struktur, Prozess* und *Ergebnis*. So soll das Ziel – eine bedarfsgerechte Entlassungsplanung – erreicht werden. Zudem wurde der Expertenstandard bewusst allgemein gehalten, damit er auf die Gegebenheiten der einzelnen Kliniken angepasst werden kann. Er stützt sich auf eine umfangreiche Literaturanalyse und Erfahrungen von Experten aus dem Bereich des pflegerischen Entlassungsmanagements.

Entlassungsprozess

Grundlage der Entlassungsplanung ist nach dem Expertenstandard Entlassungsmanagement der pflegerische **Entlassungsprozess,** er verläuft analog zum Pflegeprozess (☞ Kap. 11) in folgenden Schritten:
- Informationssammlung, Assessment
- Planung
- Durchführung
- Auswertung *(Evaluation).*

Damit alle Schritte nachvollziehbar sind, werden sie dokumentiert.

Informationssammlung

Die pflegerische Entlassungsplanung beginnt mit der **Informationssammlung** (Assessment ☞ 11.3) am Aufnahmetag meist bei der Pflegeanamnese. Diese Informationssammlung besteht aus zwei Schritten: Zuerst wird ein **initiales Assessment** bei allen Patienten durchgeführt mit dem Ziel zu prüfen (klären, beurteilen), ob ein möglicher nachstationärer Pflege- bzw. Unterstützungsbedarf des Patienten vorliegen wird. Dieses erste (orientierende) Assessment erfolgt auf der Basis von festgelegten, fachlichen Kriterien, die Pflegende mit dem Patienten durchgehen. Sie fragen z. B. danach, in welcher Umgebung der Patient lebt und wie er bisher zurechtgekommen ist. Im Fall von Frau M. (☞ Fallbeispiel) er-

Fallbeispiel

Frau M., geb. 1925, soll morgen nach einem dreiwöchigen Krankenhausaufenthalt entlassen werden. Sie lebt allein in einer Wohnung im zweiten Stock eines Mehrfamilienhauses ohne Aufzug. Frau M. hat engen Kontakt zu ihrer Enkelin und deren Familie. Im Erdgeschoss des Nachbarhauses lebt ihre Freundin. Vor dem Krankenhausaufenthalt haben die beiden Frauen jeden Tag gemeinsam gekocht und zu Mittag gegessen. Frau M. hat sich selbst versorgt, lediglich bei großen Einkäufen wurde sie von ihrer Familie unterstützt. Mit ihrer Freundin besuchte sie regelmäßig Veranstaltungen der Kirchengemeinde.

Aufgrund einer Oberschenkelhalsfraktur und anschließender Operation kann Frau M. ihren Alltag zurzeit nicht allein bewältigen. Sie benötigt Hilfe beim Aufstehen sowie Ankleiden, muss zum Waschbecken begleitet werden und läuft mit einem Rollator. Weiterhin hat Frau M. eine schlecht heilende Wunde am linken inneren Fußknöchel, die täglich verbunden wird. Insgesamt ist Frau M. sehr motiviert und macht täglich Mobilisationsübungen, um ihre Selbstständigkeit wiederzuerlangen.

fahren die Pflegenden, dass sie im zweiten Stock in einem Haus ohne Aufzug lebt und sich bisher selbst versorgt hat.

Gemeinsam mit der Einweisungsdiagnose können sich schon bei der Aufnahme Hinweise ergeben, dass die Lebenssituation des Patienten überdacht werden muss. Frau M. wird vermutlich nicht direkt nach dem Krankenhausaufenthalt in ihre Wohnung zurückkehren können, da ihr das Treppensteigen Schwierigkeiten bereiten wird. Durch diese erste kriteriengestützte Befragung lassen sich Patienten erkennen, die eine Entlassungsplanung benötigen. Bei ihnen wird eine zweite, genaue Informationssammlung (**differenziertes Assessment**) durchgeführt. Die Pflegenden erfragen weitere Informationen sowie die Wünsche und Vorstellungen zur künftigen Lebensweise der Patientin. Zudem holen sie bei den Angehörigen sowie anderen beteiligten Einrichtungen und Berufsgruppen Informationen ein.

Gerade beim älteren Menschen steht oft die Frage im Mittelpunkt, wo er nach seinem Krankenhausaufenthalt leben möchte. Ist eine Rückkehr in die häusliche Umgebung möglich und ist seine Versorgung dort sichergestellt? Manchmal reichen die Informationen von Patient und Angehörigen über die Wohnsituation nicht aus, oder es stellen sich Fragen, die „vor Ort" geklärt werden müssen. In diesem Fall besuchen die Pflegenden – das Einverständnis des Patienten vorausgesetzt – die Wohnung und das Wohnumfeld des Patienten. Auf diese Weise stellen sie fest, ob eine Rückkehr in die häusliche Umgebung möglich ist. Wurde bereits ein Pflegedienst eingeschaltet, nehmen die Pflegenden im Laufe der Entlassungsplanung zu diesem Kontakt auf und erhalten so nähere Informationen.

Stellt sich heraus, dass die Wünsche nicht realisierbar sind, teilen die Pflegenden dem Patienten ihre Bedenken mit und suchen gemeinsam mit ihm nach einer Lösung. Die Sicht der Angehörigen lassen die Pflegenden dabei nicht aus den Augen, denn bei der Entlassung eines pflegebedürftigen Patienten müssen die Angehörigen oft ihre Alltagsgewohnheiten umstellen. Verändert sich der Versorgungsbedarf des Patienten während des Krankenhausaufenthalts, z. B. durch eine Entzündung der Wunde oder das Auftreten von Fieber, muss erneut eine Bedarfserhebung durchgeführt werden. Wichtig ist, dass die Erhebung des Versorgungsbedarfs nach der Entlassung nach fachlichen Kriterien erfolgt.

Planung

Auf der Grundlage der Informationssammlung plant die Pflegekraft auf der Station die Entlassung des Patienten. Gemeinsam mit dem Patienten, seinen Angehörigen und den beteiligten Berufsgruppen, stimmen die Pflegenden die geplanten Tätigkeiten ab und dokumentieren sie. Mithilfe der Planung und Koordination der Tätigkeiten, z. B. Anleitung der Angehörigen, sichern die Pflegenden einen Bedürfnissen des Patienten ange-

3 Organisation der Pflege

Informationen für die Entlassungsplanung

- Wo lebt der Patient (z. B. Pflegeheim, häusliche Umgebung)?
- In welchem Stockwerk lebt der Patient? Gibt es einen Aufzug, muss der Patient Treppen steigen? Hat die Treppe ein Geländer?
- Wie sieht es mit Ein- und Ausstiegsmöglichkeiten aus Badewanne oder Dusche aus?
- Kann der Patient die Armaturen im Badezimmer bedienen?
- Braucht der Patient Hilfe bei der Körperpflege?
- Sind Teppiche und Bodenbeläge rutschsicher?
- Kann der Patient sich zwischen den Möbeln bewegen?
- Ist ggf. genügend Platz für einen Rollator?
- Ist ein Pflegebett notwendig? Wo ist Platz, um dieses aufzustellen?
- Welche Heizung ist vorhanden? Kann der Patient mit dieser umgehen?
- Wie sind die Lichtverhältnisse? Sind alle Zimmer gut ausgeleuchtet, um Stürze zu vermeiden?
- Kann der Patient das Telefon erreichen? Hört er den Klingelton? Benötigt er einen Lautsprecher? Ist ein Hausnotrufsystem notwendig?
- Wie ist die Küche ausgestattet? Kann sich der Patient die Nahrung selbst zubereiten? Kann er den Herd bedienen? Gibt es arbeitserleichternde Geräte, z. B. eine Spülmaschine?
- Gibt es ein Geschäft in der Nähe, bzw. wer kauft für den Patienten ein? Soll Essen auf Rädern bestellt werden, oder kann jemand die Mahlzeiten portionsweise zubereiten und einfrieren?
- Lebt der Patient allein, und ergeben sich daraus Probleme?
- Müssen Haustiere versorgt werden? Wer kann dies übernehmen?
- Ist bei Bedarf eine Person in der Nähe, z. B. ein hilfreicher Nachbar?
- Welche spirituellen Bedürfnisse hat der Patient? Wünscht er z. B. den Besuch eines Geistlichen?

Tab. 3.19: Die Pflegekraft, die den Patienten im Krankenhaus hauptsächlich versorgt hat, kennt seinen Pflege- und Unterstützungsbedarf am besten. Sie kann einschätzen, welche Fragen für die Entlassungsplanung bedeutsam und ob weitere Informationen erforderlich sind. Diese Angaben geben der Pflegekraft einen Überblick über die Pflegesituation des Patienten. Wichtig sind aber auch Informationen zur Pflege und Therapie, bei Frau M. sind beispielsweise täglich ein Verbandswechsel und Physiotherapie notwendig.

passte Entlassung und die weitere Versorgung. Im Fall von Frau M. werden beispielsweise Mobilisationsübungen geplant, damit sie sich wieder selbstständig fortbewegen kann. Wird Frau M. in ihre eigene Wohnung zurückkehren, so ist das Treppensteigen Bestandteil der Planung.

Wichtige Voraussetzung für die Umsetzung der Entlassungsplanung ist, dass der Arzt frühzeitig den voraussichtlichen Entlassungszeitpunkt festlegt. Am besten bespricht er ihn mit den Pflegenden, Patienten und ggf. den Angehörigen.

Durchführung

Entsprechend der Planung findet die **Durchführung** der Überleitung statt. Hier haben die Pflegenden verschiedene Aufgaben:

- Information und Beratung
- Anleitung, Schulung
- Organisation von Hilfsmitteln und Dienstleistungen
- Abstimmung und Koordination der an der Versorgung Beteiligten.

Information und Beratung

Gerade wenn nach dem Krankenhausaufenthalt keine Pflegenden an der Versorgung des Patienten beteiligt sind, sind **Information und Beratung** (☞ Kap. 7) von Patient und Angehörigen besonders wichtig. Information und Beratung beziehen sich dabei z. B. auf Pflegehilfsmittel und -techniken, Leistungsansprüche durch die Kranken-/Pflegekasse oder das Sozialamt sowie Möglichkeiten zur Entlastung der Angehörigen. Je nach Bedarf des Patienten finden Information und Beratung während des gesamten Krankenhausaufenthaltes fortlaufend statt.

Kann Frau M. sich nach ihrem Sturz nicht mehr selbstständig versorgen, so informieren die Pflegenden Frau M. und ihre Familie über die Möglichkeit, bei der Pflegekasse eine Pflegestufe (☞ 3.2.3) zu beantragen, um so z. B. den Einsatz eines häuslichen Pflegedienstes zu ermöglichen.

Neben der Information des Patienten benachrichtigen die Pflegenden auch die beteiligten Einrichtungen und Personen über den voraussichtlichen Entlassungstermin und den Pflege- bzw. Unterstützungsbedarf des Patienten. Auf diese Weise stellen sie eine bedarfsgerechte Versorgung des Patienten sicher.

Wird der Patient weiterhin durch eine Pflegekraft betreut, so erhält diese neben der frühzeitigen mündlichen Information über den Pflege- und Unterstützungsbedarf des Patienten auch einen schriftlichen Überleitungsbogen (☞ Abb. 3.18). Dieser enthält alle relevanten Informationen zu aktuellen und potentiellen Pflegeproblemen, Zielen der Pflege sowie angewandten Pflegemaßnahmen und ggf. weiteren Besonderheiten.

> Die Pflegenden weisen den Patienten darauf hin, dass sie auch nach der Entlassung weiterhin für Fragen zur Verfügung stehen. Für den Patienten und seine Angehörigen ist ein kurzes Telefonat häufig sehr hilfreich und kann Unsicherheiten schnell beseitigen.

Anleitung und Schulung

Patientenschulung und -beratung
☞ Kap. 7

Unter **Anleitung und Schulung** wird die Erklärung, Demonstration und das Üben von Pflegehandlungen verstanden. Bei Frau M. bezieht sich die Anleitung z. B. auf das Aufstehen aus dem Bett. Weil sich der Patient und die Angehörigen vor manchen Pflegehandlungen, z. B. Injektionen, zunächst scheuen, beginnen die Pflegenden auf der Station frühzeitig mit der Anleitung.

Je nach Vorkenntnissen, Ressourcen und Fähigkeiten des Patienten beginnen sie mit der Demonstration einer Pflegehandlung, oder der Patient führt die Aufgabe direkt selbst durch. Mit Frau M. üben die Pflegenden das Aufstehen aus dem Bett bei der täglichen Pflege, sobald Frau M. das Bett aus ärztlicher Sicht verlassen kann.

Hilfreich ist manchmal auch Schulungsmaterial, z. B. um Handlungen zunächst als „Trockenübung" auszuprobieren. Eine auf die Fähigkeiten des Patienten abgestimmte Anleitung ist Voraussetzung, um den Patienten und seine Angehörigen optimal auf die Situation nach dem Krankenhausaufenthalt vorzubereiten. Wichtig ist, dass sich Pflegende vergewissern, ob der Patient oder die Angehörigen die Maßnahme durchführen können, ob Fragen oder auch weiterer Schulungsbedarf vorliegen. Durch die immer kürzeren Verweildauern von Patienten im Krankenhaus ist es möglicherweise erforderlich, dass Schulungen, die in der Klinik begonnen wurden, zu Hause durch einen ambulanten Pflegedienst weitergeführt werden.

Organisation von Hilfsmitteln und Dienstleistungen

Die Pflegenden organisieren bei Bedarf die benötigten **Hilfsmittel**, z. B. ein Pflegebett, und kümmern sich um weitere **Dienstleistungen** wie „Essen auf Rädern". Besonders wichtig ist die frühzeitige Information der *weiterversorgenden*

3.3 Strukturen und Prozesse in der Pflege

Einrichtung, z.B. des häuslichen Pflegedienstes, so dass sich dieser – sobald der Entlassungstermin feststeht – auf die Versorgung des Patienten einstellen kann. Bei Bedarf wird der Pflegedienst bereits für den Entlassungstag bestellt, damit die kontinuierliche Versorgung gesichert ist. Wichtig in diesem Zusammenhang ist, dass die Pflegenden in der Klinik dafür verantwortlich sind, dass für die nachstationäre Versorgung zu Hause rechtzeitig die erforderlichen Maßnahmen in der Klinik ergriffen werden.

> Aufgabe der Pflegenden ist es, die unterschiedlichen Berufsgruppen zu koordinieren. Die Einplanung der Physiotherapie in den Tagesablauf des Patienten hängt beispielsweise davon ab, welche Maßnahmen sie durchführen möchte und ob diese mit anderen Tätigkeiten kombiniert werden sollen, etwa Schlucktraining beim Mittagessen.

Auswertung

Die Auswertung des Entlassungsprozesses erfolgt in zwei Schritten: 24 Std. *vor der Entlassung* nehmen die Pflegenden die **Auswertung** ihrer Tätigkeiten im Entlassungsprozess vor. Sie prüfen, ob die Durchführung der Planung entspricht und ob weitere Informationen, Anleitung oder Organisation notwendig sind, z.B. bei akuter Verschlechterung des Gesundheitszustandes oder wenn das benötigte Pflegebett noch nicht geliefert wurde.

In einem zweiten Schritt nehmen die Pflegenden 24–48 Std. *nach der Entlassung* telefonisch Kontakt zum Patienten und seinen Angehörigen bzw. der nachsorgenden Einrichtung auf. Sie fragen, ob die geplanten Maßnahmen tatsächlich verwirklicht wurden, z.B. ob der Pflegedienst täglich kommt oder das bestellte Hilfsmittel wie vereinbart am Entlassungstag eingetroffen ist. Der Anruf dient auch der Bewertung der eigenen Arbeit im Entlassungsprozess. Der Patient kann Fragen stellen, Probleme ansprechen, und die Pflegenden können ggf. weitere Maßnahmen einleiten.

Wichtig ist, dass die Pflegende, die den Patienten vorrangig in der Klinik versorgt hat (Bezugspflegefachkraft), die Auswertung vornimmt. Sie kennt den Patienten und kann durch das Gespräch die Situation des Patienten am besten beurteilen.

Verbesserung der Entlassungsplanung

Den Pflegenden wird durch die Auswertung eine **Verbesserung der Entlassungsplanung** bei anderen Patienten ermöglicht. Wird z.B. nach der Entlassung von Frau M. deutlich, dass ihre Angehörigen Probleme beim Verbandswechsel haben, so können die Pflegenden die Anleitung beim Verbandswechsel überdenken und ihre Erfahrungen beim nächsten Patienten – unter Beachtung von dessen individuellen Kenntnissen und Fähigkeiten – berücksichtigen.

Notwendige Kompetenzen der Pflegenden

Eine den Patienten zufriedenstellende und seinem Bedarf angemessene Entlassung ohne Versorgungsbrüche und Drehtüreffekt spricht für eine gute Pflegequalität. Allerdings erfordert die Entlassungsplanung fachliche und soziale Kompetenz (☞ 2.2.1), sie setzt methodisches und überdachtes *(reflektiertes)* Arbeiten voraus und eröffnet neue Aufgabengebiete, z.B. die Koordination von verschiedenen Berufsgruppen, Beratungskompetenz sowie die Einschätzung der Wohnsituation des Patienten.

Eine Übersicht über die Kernkompetenzen von Pflegenden in der Entlassungsplanung bietet Tabelle 3.20.

Case Management

> **Case Management** *(Fallmanagement):* Koordination aller auf den Patienten bezogenen Versorgungsleistungen.

Das Leistungsangebot der Gesundheits- und Sozialsysteme wird komplexer und damit für die Patienten und die Leistungserbringer undurchschaubarer. Abhilfe soll ein **Case Manager** schaffen, der dem Patienten als „Lotse" dient, die Leistungen der ambulanten und stationären Ein-

Kompetenzen	Anforderungen
Erfahrung in verschiedenen Fachbereichen, auch in der häuslichen Pflege (ggf. kann fehlendes Wissen durch Hospitationen ergänzt werden.)	▸ Breites pflegerisches Wissen, da die Patienten aus verschiedenen Fachbereichen kommen ▸ Kenntnis der Möglichkeiten der poststationären Versorgung ▸ Kenntnis der Stationsabläufe ▸ Einfühlungsvermögen, um den Bedürfnissen des Patienten gerecht zu werden ▸ Kenntnis von pflegerischer Versorgung außerhalb des Krankenhauses
Organisationsvermögen und Methodenkompetenz	▸ Planung, Koordination und Überwachung des Entlassungsprozesses ▸ Anwenden von Instrumenten z.B. Assessment-Instrumente zur Erhebung des Versorgungsbedarfs nach der Entlassung, Braden-Skala zur Einschätzung des Dekubitusrisikos (☞ 12.5.1.4)
Kommunikative Kompetenz und Verhandlungsgeschick	▸ Kooperation mit anderen Berufsgruppen und Leistungsträgern ▸ Kommunikation mit Patienten und Angehörigen in für sie schwierigen Lebenssituationen
Beratungskompetenz, pädagogische Fähigkeiten	▸ Unterstützung der Bewältigung bei Patient und Angehörigen ▸ Patientenberatung hinsichtlich leistungsrechtlicher Zuständigkeiten und ergänzender Hilfemöglichkeiten ▸ Patientenberatung hinsichtlich Hilfsmittel ▸ Beratungsgespräche und Schulungen für Angehörige nach SGB XI (☞ 7.3) ▸ Beurteilung einer Pflegesituation ▸ Beratung von Patienten und Angehörigen zu Wegen und Alternativen der pflegerischen Versorgung ▸ Organisation und Durchführung von Fortbildungen zur Entlassungsplanung ▸ Vorstellung des Konzepts der Entlassungsplanung in der Aus- und Weiterbildung
Sozialrechtliche Kenntnisse	▸ Verhandlungen mit Kostenträgern ▸ Beratung von Patienten bei leistungsrechtlichen Problemen
Bereitschaft zur Fort- und Weiterbildung	
Kreativität, Flexibilität und Reflektionsvermögen	
Bereitschaft zur (übergreifenden) Verantwortung	

Tab. 3.20: Kernkompetenzen von Pflegenden in der Entlassungsplanung.

richtungen möglichst effizient koordiniert und dafür Sorge trägt, dass die jeweils notwendigen Informationen vorliegen. So lassen sich Einsparungen erzielen, z. B. Vermeiden von Doppeluntersuchungen. Gleichzeitig verbessert sich die Versorgungsqualität. Es gibt sowohl Case Manager, die Mitglied des therapeutischen Teams sind, z. B. Pflegende, als auch solche, die eine vergleichsweise patientenferne Position einnehmen, z. B. als Mitarbeiter einer Krankenkasse.

Der Case Manager soll sowohl die Interessen und Wünsche des Patienten als auch das Ziel einer möglichst effizienten und wirksamen Versorgung berücksichtigen. Wichtigstes Mittel ist ein multiprofessioneller *Versorgungsplan* (ähnlich einem Pflegeplan), dessen Einhaltung der Case Manager überwacht. Vor allem bei Patienten mit einem sehr umfassenden Versorgungsbedarf (z. B. chronisch Kranke) ist das Case Management hilfreich.

> Auch in Deutschland wird das Case Management künftig einen wichtigen Stellenwert einnehmen. Für Pflegende entsteht damit insbesondere in Krankenhäusern, Reha-Einrichtungen und ambulanten Pflegediensten ein neues Tätigkeitsfeld.

Clinical Pathways

> **Clinical Pathway** *(Behandlungspfad, interdisziplinärer Versorgungspfad):* Standardisierter Weg eines Patienten mit einer bestimmten Krankheit durch die diagnostischen und therapeutischen Leistungen in einer festgelegten zeitlichen Abfolge. Beschreibt, **welcher** Mitarbeiter des Krankenhauses **was, wann** und **wie** zu tun hat.

Clinical Pathways können zum Einsatz kommen, wenn der Ablauf der diagnostischen und therapeutischen Maßnahmen eines Patienten gut vorhersagbar ist und weitgehende Einigkeit darüber besteht, wie der Patient zu versorgen ist, z. B. im Rahmen einer Prostatektomie. Der Clinical Pathway legt fest, welche Maßnahmen (z. B. Untersuchungen, Patientenschulung, Pflegemaßnahmen) zu welchem Zeitpunkt (z. B. am Tag der Aufnahme, am Vormittag des zweiten Tages) durch wen (z. B. verantwortliche Pflegekraft, Arzt, Röntgenabteilung) zu

erbringen sind. Anpassungen an die individuellen Bedürfnisse des Patienten sind möglich. Der Clinical Pathway liegt entweder in gedruckter Form oder als EDV-Version vor und sieht ähnlich aus wie ein vorgefertigter Pflegeplan (☞ Abb. 3.5 – 3.6). Häufig können die durchgeführten Maßnahmen in diesem Plan dokumentiert werden.

Der Einsatz von Clinical Pathways zielt darauf ab, trotz kürzerer Verweildauer im Krankenhaus die Qualität zu sichern, bessere Behandlungsergebnisse zu erzielen und die Zusammenarbeit der beteiligten Berufsgruppen zu optimieren. Kritiker befürchten, dass in diesem System die individuellen Bedürfnisse des Patienten zu kurz kommen.

3.3.5 Arbeitszeiten

Pflege ist eine Dienstleistung rund um die Uhr. Bis auf wenige Ausnahmen (z. B. einige Funktionsbereiche im Krankenhaus, ambulante Regelversorgung) sind deshalb die **Arbeitszeiten im Schichtsystem** organisiert. Obwohl seit einigen Jahren auch in Krankenhäusern flexible Arbeitszeitmodelle zum Einsatz kommen, überwiegt die klassische Dreiteilung in *Früh-, Spät-* und *Nachtschicht.*

Auswirkungen der Schichtarbeit

Alle Menschen unterliegen einem zirkadianen Biorhythmus, in dem Phasen größerer und geringerer Leistungsfähigkeit einander abwechseln. Die **Schichtarbeit** nimmt darauf keine Rücksicht. Vor allem Nachtarbeit zwingt den von Natur aus tagaktiven Menschen zu einem Lebensstil (nachts arbeiten, tagsüber schlafen), der den Bedürfnissen zuwiderläuft. Zahlreiche arbeitsmedizinische Studien belegen, dass Schichtarbeit sich negativ auf die Gesundheit und Lebensführung der Arbeitnehmer auswirkt. In ihren Leitlinien zur „Nacht- und Schichtarbeit" listet die *Deutsche Gesellschaft für Arbeitsmedizin und Umweltmedizin e. V.* (DGAUM) mögliche Folgen auf (🕮 7, ✉ 3):

▸ **Biologische Desynchronisation.** Verschiedene Körperfunktionen können dem willkürlich geänderten Zeitregime nicht folgen

▸ **Soziale Desynchronisation.** Schichtarbeiter sind gehindert, soziale Kontakte, Hobbys und Bildungsangebote wahrzunehmen und empfinden dies laut Umfragen als sehr belastend

▸ **Schlafstörungen.** Schlaf am Tag ist aus physiologischen Gründen kürzer und weniger erholsam. Das entstehende Schlafdefizit kann langfristig zu psychosomatischen Störungen führen

▸ **Fehlleistungen und Unfälle.** Das nicht beeinflussbare Leistungstief zwischen Mitternacht und 6 Uhr morgens führt zu Konzentrationsschwächen

▸ **Gesundheitsbeschwerden.** Neben den Schlafstörungen geben Nachtarbeiter häufig Appetitlosigkeit, Magenbeschwerden, innere Unruhe, Nervosität und vorzeitige Ermüdbarkeit an.

> Ein **Zusammenhang** zwischen Nachtarbeit und speziellen Erkrankungen lässt sich nicht nachweisen. Auch ein geschlechtsspezifischer Unterschied in der Belastungsfähigkeit von Männern und Frauen bezüglich der Nachtarbeit ist nicht erkennbar.

Pflege im Nachtdienst

In vielen Einsatzgebieten (z. B. Normalstationen, außerklinische Intensivpflege) sind Pflegende während des **Nachtdienstes** (ca. 21.00 Uhr bis 6.00 Uhr) weitgehend auf sich allein gestellt. Die Dienstpläne sehen für die Nachtschicht auf Normalstationen meist nur eine Pflegekraft vor. Manche Krankenhäuser verfügen jedoch über Sitzwachen oder Springerdienste zur Unterstützung der diensthabenden Pflegekraft.

> Die Situation, Patienten allein zu betreuen, erfordert neben fachlicher Kompetenz auch Organisationsgeschick und ein hohes Maß an Eigenverantwortung. Es ist eine elementare Aufgabe der Pflegenden, Veränderungen im Befinden der Patienten zuverlässig zu erkennen und deren Bedeutung richtig einzuschätzen. Die Entscheidung, wann es notwendig ist, einen Arzt zu benachrichtigen, liegt bei den Pflegenden.

Pflegende gestalten die Arbeitsabläufe so, dass die Nachtruhe der Patienten möglichst ungestört verläuft.

Einige Bereiche des Krankenhauses lassen einen Unterschied zwischen Tag- und Nachtbetrieb weit weniger zu. Die nächtliche Arbeitsbelastung in Intensivstationen und Notaufnahmen ist oft nicht viel geringer als am Tage. Hier arbeiten Pflegende auch während der Nacht nicht allein, sondern in einem multiprofessionellen Team. Der Kontakt zu Kollegen bietet verschiedene Vorteile. Die Pflegende unterstützen einander bei schwierigen Pflegemaßnahmen (z. B. Lagerung von schwergewichtigen oder instabilen Patienten) und helfen sich gegenseitig über die Phasen geringerer Leistungsfähigkeit hinweg.

Aufgaben im Nachtdienst

Im Nachtdienst erfüllen Pflegende zwei wichtige Aufgaben: Beobachten und Begleiten der Patienten. Nach der Übergabe begibt sich die Pflegekraft auf den ersten Rundgang durch alle Patientenzimmer. Gerade nachts wird oft deutlich, dass die Patienten sich Sorgen um die Zukunft und um Heilungsaussichten machen und sie deshalb keinen erholsamen Schlaf finden. Der Pflegekraft wird in dieser Situation großes Vertrauen geschenkt und sie benötigt Einfühlungsvermögen und Kompetenz, um den richtigen Weg zur Unterstützung zu finden.

Bei ihrem Rundgang schaltet die Pflegekraft das Nachtlicht ein, damit Patienten, die schlafen möchten, nicht durch die Deckenbeleuchtung gestört werden.

In regelmäßigen angemessenen Abständen wiederholt die Pflegekraft ihren Rundgang und kontrolliert das Befinden der Patienten. Pflegerische und therapeutische Maßnahmen werden nachts wie geplant kontinuierlich fortgeführt, z. B. Lagewechsel oder Infusionstherapie.

> Fühlen sich Patienten nachts gut betreut, können sie oftmals besser schlafen.

Zu Beginn des Nachtdienstes informiert sich die Pflegekraft ausführlich über die ihr anvertrauten Patienten und die Station:
▶ Krankheitsbilder aller Patienten
▶ Untersuchungen und Eingriffe des Tages sowie das aktuelle Befinden der Patienten
▶ Ärztliche Anordnungen für die Nacht, z. B. Vitalzeichen kontrollieren, Medikamente/Infusionen verabreichen
▶ Geplante Untersuchungen und Eingriffe am kommenden Tag
▶ Befinden sich alle Patienten auf der Station oder kommt jemand später, weil er z. B. noch im OP ist oder einen Spaziergang macht?
▶ Sind Neuzugänge für die Nacht angekündigt?
▶ Sind alle Patientenbetten belegt? Welche Betten können nachts belegt werden?

▶ Bleiben Angehörige bei einem Patienten über Nacht? Gibt es andere Absprachen mit Angehörigen?
▶ Welcher Arzt hat Bereitschaftsdienst? Unter welcher Telefonnummer ist er erreichbar?
▶ Gibt es eine Hauptnachtwache, die gerufen werden kann?
▶ Stimmt der Bestand im Betäubungsmittelschrank mit der Dokumentation überein? (Schlüssel übernehmen)
▶ Welche Organisationsaufgaben können nachts erledigt werden, z. B. Infusionsflaschen für den nächsten Tag bereitstellen?

> Wegen der verminderten Konzentrationsfähigkeit während der Nacht ist es nicht geraten, das Richten der Medikamente auf den Nachtdienst zu übertragen. Außerdem besteht immer das Risiko, dass eine allein arbeitende Pflegekraft durch eine Patientenglocke in dieser Tätigkeit gestört würde. Die Fehlerrate kann erhöht sein.

Selbstpflege im Nachtdienst

Die erholsamste Schlafphase erlebt der Mensch zwischen 22.00 Uhr abends und 03.00 Uhr morgens. Sie lässt sich tagsüber nicht nachholen.

Um eine übermäßige Belastung des Körpers zu vermeiden, können Pflegende:
▶ Vor der ersten Nachtwache tagsüber schlafen oder ausruhen
▶ Immer ausreichend schlafen (ca. acht Stunden)
▶ Schlafzimmer abdunkeln
▶ Schlafstörungen vermeiden (Telefon/Türklingel abstellen, Anrufbeantworter einschalten)
▶ Vor dem Schlafengehen keinen Kaffee oder schwarzen Tee trinken

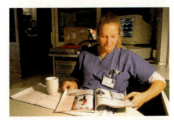

Abb. 3.21: Im Nachtdienst setzt das Leistungstief meist zwischen Mitternacht und 3.00 Uhr morgens ein. Sind alle Patienten versorgt und alle anfallenden Aufgaben erledigt, suchen sich die Pflegenden eine andere Beschäftigung, z. B. das Lesen von (Fach-)Zeitschriften, um der Müdigkeit entgegenzuwirken. [K115]

▶ Vitaminreiche Ernährung auswählen, kleine Portionen essen, eine warme Mahlzeit während der Nacht zubereiten.

Um nach dem Nachtdienst wieder in den „normalen" Tagesrhythmus zu kommen, helfen folgende Tipps:
▶ Nach dem Nachtdienst nicht sofort ins Bett gehen, vorher frühstücken
▶ Nach 4–5 Std. Schlaf aufstehen (Wecker stellen)
▶ Am Abend evtl. Sport treiben
▶ Am Abend mit Freunden verabreden und ausgehen
▶ Sich ausreichend Zeit nehmen für die Umstellung.

3.4 Rechtliche Rahmenbedingungen

Gesetzestexte ☞ 🖳

Rechtliche Rahmenbestimmungen bestimmen wesentlich das Handeln und die Entscheidungsbefugnis der Pflegenden. Folgende Gesetze sind entscheidend für die Ausbildung und berufliche Tätigkeit in der Gesundheits- und Krankenpflege:
▶ Grundgesetz, z. B. Menschenwürde
▶ Strafrecht (☞ 3.4.1)
▶ Zivilrecht (☞ 3.4.2)
▶ Sozialrecht (☞ 3.4.3)
▶ Berufsbezogene Gesetze, z. B. Krankenpflegegesetz, Infektionsschutzgesetz (☞ 3.4.4)
▶ Arbeitsrecht und Arbeitsschutzrecht.

3.4.1 Strafrecht

> **Strafrecht (Teil des öffentlichen Rechts):** Umfasst Gesetze, mit deren Hilfe der Staat in der Lage ist, Verletzungen von Rechtsgütern durch Sanktionen (z. B. Geld- und Freiheitsstrafen) zu ahnden. Die entsprechenden Vorschriften sind u. a. im **Strafgesetzbuch** (StGB) zusammengefasst.

Sterbehilfe

Sterbehilfe ☞ *Kapitel 10.5*

Das Thema **Sterbehilfe** wird seit Jahren kontrovers diskutiert. Nach geltendem Recht sind die **Selbsttötung** sowie die Beihilfe dazu straffrei. Eine **„Tötung auf Verlangen"** hingegen ist verboten und strafbar (§ 216 StGB).

Im allgemeinen Sprachgebrauch werden drei Formen der Sterbehilfe unterschieden:

3 Organisation der Pflege

▶ **Indirekt.** Verabreichung von Arzneimitteln zur Linderung des Leidens, die als unerwünschte Wirkung den Eintritt des Todes beschleunigen können, z. B. opioide Analgetika (☞ 15.6.2)

▶ **Passiv.** Unterlassen oder Beenden von lebensverlängernden Behandlungen bei Erkrankungen, die voraussichtlich zum Tode führen

▶ **Aktiv.** Die Herbeiführung des Todes durch Verabreichen einer tödlich wirkenden Arzneimittelmenge ist verboten.

In einer Stellungnahme (📖 8) vom Juli 2006 hat der **Nationale Ethikrat** sich sehr ausführlich zur Sterbehilfe geäußert. Das Gremium kritisiert die bisher geltende Terminologie als ungenau und schlägt vor, nicht mehr von indirekter, passiver und aktiver Sterbehilfe zu sprechen, sondern von:

▶ **Sterbebegleitung.** Behandlung, die auf die Minderung von Durst, Hunger, Angst, Schmerz und Übelkeit gerichtet ist

▶ **Therapien am Lebensende.** Maßnahmen, die das Leben verlängern und Leiden mindern sowie Therapien, die den Sterbeprozess verkürzen können, wobei der Tod nicht das Ziel der Behandlung sein darf

▶ **Sterbenlassen.** Behandlungsschema, bei dem Maßnahmen, die das Leben verlängern könnten, nicht eingesetzt oder beendet werden

▶ **Beihilfe zur Selbsttötung.** Beschaffung oder Unterstützung bei der Einnahme einer Substanz, die aller Voraussicht nach den Tod bringt

▶ **Tötung auf Verlangen.** Verabreichung einer Substanz, die den Tod herbeiführt, auf Wunsch des Betroffenen. (Soll laut Ethikrat grundsätzlich strafbar bleiben.)

Schweigepflicht

Die **Schweigepflicht** umfasst alle Informationen über Patienten, die Pflegende in der Ausübung ihres Berufes erfahren. Dazu gehören z. B. Diagnosen, Krankheitsverlauf, persönliche Daten und Gewohnheiten. Auch interne Abläufe am Arbeitsplatz müssen Pflegende vertraulich behandeln. Die Grundlage der Schweigepflicht bildet u. a. § 203 StGB „Verletzung von Privatgeheimnissen".

> Ein Verstoß gegen die Schweigepflicht liegt auch vor, wenn Unbefugte aufgrund eines sorglosen Umgangs mit Dokumentationen Einblick in schützenswerte Daten nehmen können.

Meldepflicht

Durch das **Infektionsschutzgesetz** (IfSG ☞ auch 26.12) sind (in erster Linie) Ärzte verpflichtet, das Auftreten übertragbarer Erkrankungen beim Gesundheitsamt zu melden. Geburten und Todesfälle sind den Behörden nach dem **Personenstandsgesetz** (PersStdG) bekannt zu geben.

Übernahme ärztlicher Tätigkeiten

Pflegende übernehmen in ihrem beruflichen Alltag zahlreiche **ärztliche Tätigkeiten,** z. B. Injektion von Arzneimitteln (☞ 15.3.1). Grundsätzlich gilt, dass Pflegende solche Tätigkeiten nur dann ausführen dürfen, wenn sie entsprechend ausgebildet sind und eine eindeutige Verordnung des Arztes vorliegt. Diese Verordnung erfolgt grundsätzlich schriftlich. Mündliche Verordnungen (z. B. in Notfallsituationen) sind nachträglich schriftlich zu fixieren.

Körperverletzung

Jeder Eingriff in die körperliche Unversehrtheit eines Menschen ist aus juristischer Sicht eine **Körperverletzung.** Dies bezieht sich z. B. auch auf die Verabreichung eines Arzneimittels, das unerwünschte Wirkungen verursachen kann. Dabei spielt es zunächst keine Rolle, ob der Eingriff kunstgerecht oder fehlerhaft durchgeführt wurde. Vorsätzliche (§ 223 StGB) und fahrlässige (§ 229 StGB) Körperverletzung ist strafbar.

Deshalb ist für alle ärztlichen Eingriffe (auch wenn Pflegende sie ausführen) stets eine schriftliche **Einwilligung** des Patienten bzw. dessen gesetzlichen Vertreters erforderlich. Für kleinere Eingriffe (z. B. Injektionen) liegt die Einwilligung durch den Behandlungsvertrag (☞ 3.4.2) vor. Vor umfangreicheren Eingriffen (z. B. invasive Diagnostik, Operation) muss ein Arzt mit dem Patienten zunächst ein Aufklärungsgespräch (☞ 15.1.2) führen. (📖 9)

Urkundenfälschung

Alle Teile der Patientendokumentation gelten als Urkunden und können bei Gerichtsverfahren zur Beweissicherung herangezogen werden. In § 267 StGB (**Urkundenfälschung**) heißt es: „Wer zur Täuschung im Rechtsverkehr eine unechte Urkunde herstellt, eine echte Urkunde verfälscht oder eine unechte oder verfälschte Urkunde gebraucht, wird mit Freiheitsstrafe bis zu fünf Jahren oder mit Geldstrafe bestraft." Bereits der Fälschungsversuch ist strafbar.

Freiheitsberaubung

Alle Maßnahmen, die einen Patienten gegen seinen Willen in der Bewegungsfreiheit einschränken, bedürfen der schriftlichen Anordnung durch einen Arzt und der Genehmigung durch einen Richter. Liegt „Notwehr" (§ 32 StGB) oder ein „rechtfertigender Notstand" (§ 34 StGB) vor, kann der Arzt eine Fixierung (☞ 34.1.10) oder anderweitige Einschränkung der Bewegungsfreiheit auch ohne richterlichen Beschluss anordnen. Die richterliche Genehmigung muss er nachholen.

Besteht keine Gefahr mehr, dass der Betroffene sich selbst oder andere schädigt, ist die Beschränkung unverzüglich aufzuheben, weil sonst der Straftatbestand der **Freiheitsberaubung** nach § 239 StGB erfüllt ist. (📖 10)

3.4.2 Zivilrecht

> **Zivilrecht** *(bürgerliches Recht):* Regelt das Verhältnis von rechtlich gleichgestellten Personen. Dies können natürliche (Menschen) oder juristische Personen (z. B. Unternehmen, Vereine) sein.

Das Zivilrecht regelt z. B. Beziehungen zwischen Vertragspartnern und Fragen des Eigentums- und Besitzrechts.

Rechtsbeziehung Patient – Krankenhaus – Pflegende

Mit einem **Behandlungsvertrag** gehen Patienten und Krankenhäuser gegenseitige Verpflichtungen ein. Es ist nicht notwendig, dass der Vertrag eine Schriftform erhält. Bereits durch das Erscheinen, z. B. in der Notaufnahme, erklären Patienten stillschweigend ihre Bereitschaft, sich behandeln zu lassen. Diese Zustimmung können die Patienten widerrufen, indem sie von sich aus die Behandlung abbrechen.

Von dem Vertrag zwischen Krankenhaus und Patienten sind Pflegende zunächst nicht betroffen. Ihre Rechtsstellung gegenüber den Patienten ergibt sich aus den Verpflichtungen, die sie beim Abschluss ihres Arbeitsvertrages eingegangen sind.

3.4 Rechtliche Rahmenbedingungen

Bei gesetzlich versicherten Patienten besteht der Behandlungsvertrag zwischen der Krankenkasse und dem Krankenhaus.

Privatpatienten sind hingegen selbst Vertragspartner.

Geschäftsführung ohne Auftrag

Patienten, die aufgrund ihrer Minderjährigkeit oder einer Erkrankung (z. B. bei Bewusstlosigkeit), nicht in der Lage sind, eine wirksame Einwilligung zu geben, dürfen im Rahmen der **Geschäftsführung ohne Auftrag** (§ 677 BGB) trotzdem behandelt werden. Die Behandlung hat so zu erfolgen, wie es das mutmaßliche Interesse des Patienten erfordert (☞ 15.1.2).

Nottestament

Testament: Einseitige letztwillige Verfügung eines Menschen. Muss im Sinne des Erbrechts „öffentlich" bei einem Notar niedergelegt oder „eigenhändig" schriftlich verfasst sein.

Das Erbrecht sieht die Möglichkeit von **Nottestamenten** vor. Vor allem das **Dreizeugentestament** (§ 2250 BGB) hat für Pflegende eine Bedeutung (☞ 10.4.2).

Ein Testament vor drei volljährigen Zeugen ist gültig, wenn folgende Bedingungen erfüllt sind:
▶ Die Zeugen sind nicht in gerader Linie mit dem Erblasser verwandt
▶ Die Zeugen sind während der gesamten Zeit der Testamentserrichtung anwesend und unterzeichnen das Dokument eigenhändig
▶ Die Zeugen sind der Sprache mächtig, in der das Testament aufgesetzt ist
▶ Der Erblasser ist bei Bewusstsein und geschäftsfähig
▶ Der Erblasser befindet sich in Todesgefahr
▶ Der Erblasser unterschreibt eigenhändig oder im Testament ist darauf hingewiesen, dass er dazu nicht in der Lage ist
▶ Im Testament sind Datum und Ort der Testamentserrichtung vermerkt.

Ein Dreizeugentestament ist ab dem Tag seiner Errichtung drei Monate lang gültig, sofern der Erblasser nach dieser Frist noch lebt und ein reguläres Testament verfassen kann.

3.4.3 Sozialrecht

Sozialrecht *(Recht zur sozialen Sicherung):* Dient der Erfüllung des Sozialstaatprinzips, d.h. jedem Bürger wird ein Mindestmaß an sozialer Sicherung gewährleistet.

Wesentlicher Bestandteil ist die Sozialversicherung (☞ Abb. 3.23). Gesetzliche Grundlage sind die 12 Bücher des Sozialgesetzbuches (SGB ☞ auch 9.2.2).

In der **Sozialversicherung** sind Angestellte und Arbeiter überwiegend pflichtversichert. Die Beiträge sind an die Höhe der Bruttolöhne gekoppelt und meist in einen Arbeitgeber- und eine Arbeitnehmeranteil gegliedert.

Für Beamte wurden gesonderte Absicherungen eingerichtet. Selbständige sowie Arbeitnehmer mit einem sehr hohen Einkommen sichern sich meistens privat ab.

Krankenversicherung

Die **Krankenversicherung** kommt für die Kosten medizinischer Behandlungen auf.

Gesetzliche Krankenkassen

Pflichtversicherte Arbeitnehmer können frei unter den bundesweit etwa 350 **gesetzlichen Krankenkassen** wählen. Diese Kassen unterscheiden sich in ihrer Beitragshöhe. Die Leistungen sind gesetzlich festgelegt und zu mehr als 95 % identisch. Überwiegend bestehen sie aus Sachleistungen, das bedeutet, die Versicherten können (abgesehen von Zuzahlungen) die Dienste des Gesundheitssystems kostenfrei in Anspruch nehmen.

Private Krankenversicherung

Die **private Krankenversicherung** steht allen Selbstständigen offen, aber auch Arbeitnehmern, deren Bruttoeinkommen über der **Versicherungspflichtgrenze** (2006: 3937,50 Euro/Monat) liegt. Für Arbeitnehmer, die bereits zum 31.12.2002 privat versichert waren, gilt ein monatliches Bruttoeinkommen von 3562,50 Euro als Grenze.

Pflegeversicherung

Die **Pflegeversicherung** tritt für die Finanzierung von stationärer und ambulanter Pflege ein. Um die Leistungen bemessen zu können, begutachtet der **Medizinische Dienst der Krankenversicherungen** (MDK) die Patienten und teilt sie nach festgelegten Kriterien einer Pflegestufe zu.

Arbeitslosenversicherung

Aus der **Arbeitslosenversicherung** erhalten Arbeitnehmer, die ihre versicherungspflichtige Beschäftigung verloren

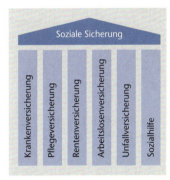

Abb. 3.23: Die Säulen der sozialen Sicherung. [A400]

	Pflichten des Krankenhauses	Pflichten des Patienten (bzw. der Krankenkasse)
Hauptpflichten	▶ Sachgerechte Stellung der Diagnose ▶ Durchführung einer geeigneten Therapie ▶ Angemessene Aufklärung des Patienten (Sicherstellung der Einwilligung) ▶ Angemessene Unterbringung und Verpflegung ▶ Angemessene pflegerische Versorgung	▶ Zahlung des Entgelts/Honorars, entweder direkt als Privatpatient oder durch die gesetzliche Krankenkasse
Nebenpflichten	▶ Angemessene Organisation des Krankenhausbetriebes ▶ Bereitstellung von entsprechend ausgebildetem Personal, Datenschutz ▶ Dokumentation	▶ Mitwirkung an der jeweiligen Behandlung ▶ Information des Arztes über subjektive Krankheitszeichen ▶ Befolgung ärztlicher Anweisungen

Tab. 3.22: Aus dem Behandlungsvertrag zwischen Krankenhaus und dem Patienten (bzw. der Krankenkasse) entstehen gegenseitige Verpflichtungen.

haben, bis zu zwölf Monate lang das **Arbeitslosengeld I**. Sind sie älter als 55 Jahre, wird die Leistung für maximal 18 Monate gezahlt. Das **Arbeitslosengeld II** beträgt bundeseinheitlich 345 Euro im Monat. Zusätzliche Ansprüche bestehen u. a. auf Wohngeld sowie für Kinder oder andere abhängige Personen, die mit den Leistungsberechtigten in häuslicher Gemeinschaft leben.

Rentenversicherung

Die **Rentenversicherung** tritt u. a. ein, wenn ein Versicherter aus Altersgründen oder wegen Krankheit dauerhaft arbeitsunfähig wird. Außerdem deckt sie die Kosten für rehabilitative Behandlungen, die der Wiederherstellung der Arbeitsfähigkeit dienen.

Die volle gesetzliche **Altersrente** erhalten Arbeitnehmer nur, wenn sie mit 65 bzw. 67 Jahren aus dem Berufsleben ausscheiden.

Unfallversicherung

Die Beiträge für die gesetzliche **Unfallversicherung** stammen ausschließlich von Arbeitgebern und aus Steuern. Pflichtversichert sind neben den abhängig Beschäftigten u. a. auch Kinder in einer Tagesbetreuung, Schüler, Studenten, ehrenamtlich Tätige und Ersthelfer bei Unfällen oder Katastrophen.

3.4.4 Berufsbezogene Gesetze

> **Berufsbezogene Gesetze:** Gesetze, die sich direkt auf die Berufe in der Pflege beziehen, wie z.B. das Krankenpflegegesetz (☞ 2.2.2), das Medizinproduktegesetz, das Infektionsschutzgesetz (☞ 26.12), das Arzneimittelgesetz und das Betäubungsmittelgesetz.

Arzneimittelgesetz

Das **Arzneimittelgesetz** (AMG) ist auf den Schutz der Bevölkerung ausgerichtet und enthält vor allem (☞ auch 15.2.2):

► Begriffsbestimmungen, z.B. welche Substanzen als Arzneimittel zu betrachten sind
► Qualitätskriterien für die Herstellung, Zulassung, Registrierung, Kennzeichnung und Abgabe von Arzneimitteln
► Bestimmungen für das Zulassungsverfahren

Leistungsbereich	Pflegestufe I	Pflegestufe II	Pflegestufe III	Härtefall-regelung
Sachleistung (z. B. Übernahme der Kosten für einen ambulanten Pflegedienst)	384 Euro	921 Euro	1432 Euro	1918 Euro
Pflegegeld (z. B. Entschädigung pflegender Angehöriger)	205 Euro	410 Euro	665 Euro	–
Stationäre Pflege	1023 Euro	1279 Euro	1432 Euro	1688 Euro
Verhinderungspflege (z. B. während des Urlaubs pflegender Angehöriger)	Höchstens 1432 Euro pro Jahr (für maximal vier Wochen)			
Behindertengerechte Umbauten der Wohnung	Höchstens 2557 Euro pro Maßnahme			
Pflegehilfsmittel (zum Verbrauch)	Höchstens 31 Euro pro Monat			

Tab. 3.24: Zentrale Leistungen der Pflegeversicherung, gestaffelt nach Pflegestufen.

► Regeln für Verpackungen, Information der Verbraucher und der Fachpersonen sowie Werbung für Arzneimittel
► Vorschriften zur Haftung bei unerwünschten Wirkungen
► Strafvorschriften für Fälle von Zuwiderhandlungen.

Betäubungsmittelrecht

Der Umgang mit Substanzen, die ein Suchtpotential besitzen, ist im **Betäubungsmittelgesetz** (BtMG) geregelt. Das Gesetz unterscheidet
► Nicht verkehrsfähige
► Verkehrsfähige, aber nicht verschreibungsfähige
► Verschreibungsfähige Betäubungsmittel.

Die Wirkstoffe sind in Anlagen zum Gesetz einzeln aufgeführt. Die Listen werden bei Bedarf aktualisiert. Gemeinsam mit der **Betäubungsmittel-Verschreibungsverordnung** (BtMVV) bildet das BtMG die rechtliche Grundlage für die Verwahrung, Dokumentation sowie Abgabe von Betäubungsmitteln in den Einrichtungen des Gesundheitswesens (☞ 15.2.11).

3.5 Qualitätssicherung und -management

Einrichtungen des Gesundheitswesens wie Krankenhäuser, Sozialstationen und Pflegeheime sind moderne **Dienstleistungsunternehmen** (☞ 2.3.2):
► *Dienst:* Dem Kunden dienen, seine Bedürfnisse und Erwartungen erkennen
► *Leistung:* Professionelle Arbeit anbieten
► *Unternehmen:* Planen und koordinie-

ren, so dass den Kunden Leistungen angeboten werden, die ihren Bedürfnissen entsprechen.

Um dies zu erreichen, benötigt ein Dienstleistungsunternehmen ein **Management**, das sich zeitgemäßer Instrumente bedient. Dazu gehört das **Qualitätsmanagement**.

3.5.1 Qualität und Qualitätsmanagement

(Pflege-)Qualität

Die **Qualität** eines Produkts oder einer Dienstleistung kann aus unterschiedlichen Perspektiven bewertet werden: Aus Sicht des Kunden – dem Empfänger einer Leistung bzw. eines Produkts – und aus Sicht des anbietenden Unternehmens, das Qualität wie folgt definiert: „Qualität ist, wenn der Kunde wiederkommt und nicht die Ware."

> Anders als in den anderen Kapiteln des Buchs wird in diesem Kapitel von **Kunden** und nicht **Patienten** (Pflegeverständnis ☞ 2.4.1) gesprochen, um:
> ► Zum einen den Dienstleistungsaspekt stärker zu betonen. Ein Patient ist eben nicht nur, wie der Begriff sagt (*lat.* patiens = ertragend), erduldend, sondern hat auch Bedürfnisse und Erwartungen, die von den Pflegenden im Sinne der Dienstleistung als eine Art Auftrag zu verstehen sind
> ► Zum anderen noch einmal darauf aufmerksam zu machen, dass es in der Pflege nicht nur um die kranken Anteile des Patienten geht, sondern auch um seine gesunden.

3.5 Qualitätssicherung und -management

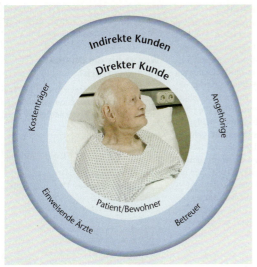

Abb. 3.25: Im Dienstleistungsbereich „Gesundheitswesen" steht der Kunde im Mittelpunkt, denn er ist der direkte Empfänger der Leistung eines Anbieters im Gesundheitswesen, z.B. eines ambulanten Pflegedienstes, Krankenhauses oder Pflegeheims. Indirekte Kunden, z.B. die Kostenträger, formulieren ebenfalls Qualitätsansprüche, die in Rahmenverträgen oder gesetzlichen Bestimmungen verankert sind. [Foto: K115]

Weiterhin kann die Qualität eines Produkts oder einer Dienstleistung aufgrund seiner Eignung für einen bestimmten Zweck bewertet werden. Hinzu kommt die Bewertung der *Servicequalität*: Welche Leistung bietet ein Unternehmen zusätzlich zum Produkt an, z.B. eine umfassende Beratung.

Die modifizierte Qualitätsdefinition nach der **Europäischen Norm ISO 9000 : 2000** (☞ Definition) kann helfen, eine konkrete Bewertung aufzustellen.

Qualität: „Qualität ist der Grad, in dem der Satz von Merkmalen, die einer Einheit (z.B. der chirurgischen Station im Krankenhaus) zuzuordnen sind, Anforderungen bzw. festgelegte und vorausgesetzte Erfordernisse erfüllt" (📖 11).

Die festgelegten und vorausgesetzten Erfordernisse werden im Dienstleistungsbereich „Krankenhaus" vom Träger und den Mitarbeitern der Einrichtung sowie von dem Gesetzgeber und den Kunden definiert.

Definition und Bewertung der Pflegequalität nach Donabedian

Die *Leistungserbringer*, also die Träger und Mitarbeiter einer Einrichtung im Gesundheitswesen, sind gefordert, den Kundenanforderungen gerecht zu werden. Hier entsteht ein Spannungsfeld: Die *Kunden Krankenkasse* und *Pflegekasse* erwarten geringe Kosten bei angemessenen Leistungen. Der *Kunde Patient* und seine *Angehörigen* erwarten einen Behandlungserfolg und eine auf die Bedürfnisse abgestimmte Versorgung, oft unabhängig vom Umfang der anfallenden Kosten.

Entsprechend hat die 1968 von *Avedis Donabedian*, einem Professor an der Universität von Michigan, veröffentlichte Qualitätsdefinition für die Pflege auch heute noch Gültigkeit.

(Pflege-)Qualität *(nach A. Donabedian):* „Grad der Übereinstimmung zwischen den Zielen des Gesundheitswesens [bzw. der Kunden] und der wirklich geleisteten Pflege" (📖 12).

Der Definition von Donabedian nach ist die **(Pflege-)Qualität** also dann hoch, wenn eine große Übereinstimmung zwischen den Zielen des Patienten, den Zielen der Pflegenden und der tatsächlich erbrachten Pflegeleistung erzielt wird.

Pflege geschieht aber niemals losgelöst von ihrem Umfeld, sondern immer im Kontext der gesamten Organisation, z.B. der Institution „Krankenhaus". Entsprechend ist Pflege immer in Verbindung mit der gesamten Organisation zu bewerten. Da die Bedingungen für die Pflege von Klinik zu Klinik variieren, sind diese bei der Definition von Qualität zu berücksichtigen. Entsprechend schlüsselt Donabedian den Qualitätsbegriff noch einmal auf in *Struktur-, Prozess-* und *Ergebnisqualität* (☞ Tab. 3.26).

	Strukturqualität	Prozessqualität	Ergebnisqualität
Beschreibung	Betrifft die Rahmenbedingungen, unter denen Leistungen erbracht werden	Beschreibt die Abläufe einzelner Arbeitsprozesse des Betriebs, an denen meist mehrere Berufsgruppen und Abteilungen beteiligt sind	Beschreibt das vorliegende Leistungsergebnis einer Einrichtung in Form von quantitativen und qualitativen Ergebnissen, in Abhängigkeit von der Struktur- und Prozessqualität
Beispiele	▸ Personelle Ausstattung und Qualifikation des Personals ▸ Größe der Pflegeeinheiten ▸ Organisationsform/ Pflegesystem ▸ Pflegedokumentationssystem ▸ Ausstattung mit arbeitstechnischen Hilfsmitteln wie z.B. Patientenlifter, hydraulisch regulierbare Betten ▸ Ausstattung mit EDV, Vernetzungen z.B. zur Verwaltung, zum Labor	▸ Verfahrensanweisungen z.B. zur Patientenaufnahme, zum Umgang mit Patienteneigentum oder zum Führen der Pflegedokumentation ▸ Pflegestandards als qualitative Leistungsbeschreibung, z.B. zum Verbandswechsel oder sterilen endotrachealen Absaugen ▸ Standardpflegepläne als quantitative und qualitative Leistungsbeschreibung, z.B. zur Versorgung eines Patienten nach operativer Versorgung einer Oberschenkelhalsfraktur	▸ Anzahl der behandelten Patienten in der Notfallaufnahme pro Jahr ▸ Anzahl der erfolgreich verlaufenen Rehabilitationsbehandlungen ▸ Einhaltung der vorhandenen Standards ▸ Nutzung des Dokumentationssystems ▸ Grad der Kundenzufriedenheit

Tab. 3.26: Qualitätsdimensionen nach Avedis Donabedian, 1966. (📖 13)

Qualitätsmanagement

> **Qualitätsmanagement:** Aufeinander abgestimmte Tätigkeiten zum Leiten und Lenken einer Organisation bezüglich Qualität, wie Festlegen der Qualitätspolitik (☞ unten) und Qualitätsziele, die Qualitätsplanung, die Qualitätssicherung und Qualitätsverbesserung (DIN ISO 9000:2000, 📖 14 leicht modifiziert).
>
> **Qualitätspolitik:** Übergeordnete Absichten und Ausrichtung einer Organisation zur Qualität, wie sie von der Unternehmensleitung veröffentlicht werden (DIN ISO 9000:2000, 📖 15 leicht modifiziert). Die Qualitätspolitik bildet den Rahmen für die weitere Qualitätsarbeit im Unternehmen wie z. B. dem Benennen von Qualitätszielen.

Aufgabe des **Qualitätsmanagements** ist es, die vorhandene Qualität zu erfassen und darzustellen, z. B. im Qualitätsbericht. Die vorhandene Qualität wird gesichert (*Qualitätssicherung*) und kontinuierlich verbessert. Im Krankenhaus kann Qualitätsmanagement an vielen Punkten ansetzen, so kann beispielsweise die Qualität einzelner Prozesse untersucht werden.

- Die **Qualität der Patientenaufnahme:** Ist die Aufnahme kunden- beziehungsweise patientenorientiert gestaltet? Wie lang ist die durchschnittliche Wartezeit, die der Patient in der Aufnahme warten muss? Wie ist die Aufnahme räumlich gestaltet? Werden Getränke, Zeitschriften oder Kinderspielzeuge angeboten?
- Die **Qualität des Dokumentationssystems:** Wie schnell finden sich Pflegende oder Ärzte fachfremder Abteilungen in den Patientenunterlagen der Station zurecht? Ist der Verlauf der letzten 24 Std. nachvollziehbar?
- Die **Qualität der Patientenentlassung:** Muss der Patient am Entlassungstag noch lange auf seine Entlassungspapiere warten, nachdem er „sein Bett schon abgegeben hat"? Ist die weitere Versorgung des Patienten vorbereitet und sichergestellt, z. B. die Betreuung durch einen ambulanten Pflegedienst?

Auch die **Mitarbeiterzufriedenheit** ist ein Kriterium des Qualitätsmanagements, denn nur *mit* motivierten Mitarbeitern kann insgesamt eine gute Leistung erzielt werden.

Bewertung der Qualität

Die einzelnen Arbeitsprozesse in einem Betrieb werden den aktuellen Anforderungen entsprechend geplant und umgesetzt. Da in einem Krankenhaus viele verschiedene Prozesse in unterschiedlichen Arbeitsbereichen und Berufsgruppen ablaufen, sollen diese aufeinander abgestimmt werden, Schnittstellen (☞ 3.3.4) sollen analysiert und optimiert werden. In der **Bewertung der Qualität** geht es demnach hauptsächlich um die Bewertung der Prozesse und deren Ergebnisse. Hierzu kann der von *W. Edwards Deming* in den 1950er Jahren erstellte PDCA-Cyclus genutzt werden. Die Buchstaben stehen für **p**lan (planen), **d**o (ausführen), **c**heck (überprüfen) und **a**ct (handeln) (☞ Tab. 1.10).

3.5.2 Gesetzliche Verpflichtung zu Qualitätssicherung und -management

Qualitätssicherung ist im Gesundheitswesen keine „freiwillige" Maßnahme, sie wird vom Gesetzgeber im **Sozialgesetzbuch** für alle pflegerischen Einrichtungen verpflichtend festgeschrieben:

- § 135a SGB V *(Gesetzliche Krankenversicherung)* schreibt vor, dass alle Berufsgruppen sowie Abteilungen einer Einrichtung an Qualitätssicherungsprozessen beteiligt werden müssen. Der Träger der Einrichtung steht in der direkten Verantwortung (☞ Abb. 3.27)
- § 112 SGB XI *(Pflegeversicherungsgesetz)* verpflichtet zugelassene Pflegeeinrichtungen, wie ambulante Pflegedienste oder Seniorenpflegeheime, ebenfalls zur Qualitätssicherung (☞ Abb. 3.28)
- § 80 (1) SGB XI besagt, dass ambulante und stationäre Einrichtungen in der Pflege ein umfassendes Qualitätsmanagement einführen müssen. Einzelne qualitätssichernde Maßnahmen, z. B. die Arbeit mit Pflegestandards, reichen nicht mehr aus, die Einrichtungen müssen Qualitätssicherung professionell umsetzen. Das heißt z. B., dass jeder Betrieb eine Pflegedokumentation führen muss, die lückenlos alle durchgeführten Pflege- und Vorbeugungsmaßnahmen belegt, sowie im ambulanten Bereich die notwendigen Informationen zur Einstufung eines Kunden in die Pflegestufen (☞ 3.4.3) enthält (☞ Abb. 3.29).

Das **Heimgesetz** besagt in § 11, dass ein Heim nur betrieben werden darf, wenn ein Qualitätsmanagement existiert.

Wer ist für die Qualität verantwortlich?

Dem Gesetzgeber gegenüber ist der **Träger einer Einrichtung** und damit die von ihm eingesetzte **Unternehmens-** bzw.

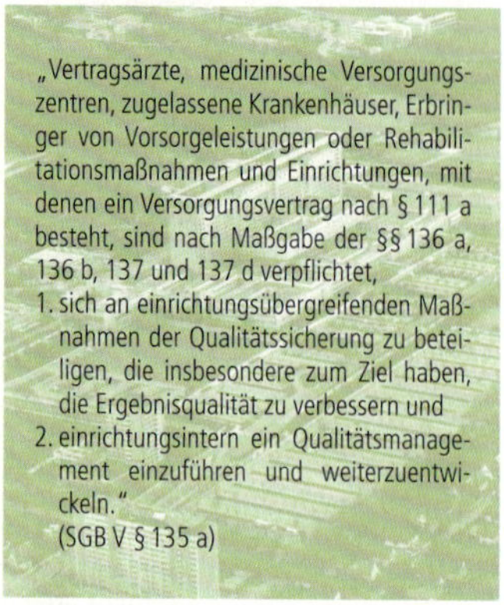

> „Vertragsärzte, medizinische Versorgungszentren, zugelassene Krankenhäuser, Erbringer von Vorsorgeleistungen oder Rehabilitationsmaßnahmen und Einrichtungen, mit denen ein Versorgungsvertrag nach § 111 a besteht, sind nach Maßgabe der §§ 136 a, 136 b, 137 und 137 d verpflichtet,
> 1. sich an einrichtungsübergreifenden Maßnahmen der Qualitätssicherung zu beteiligen, die insbesondere zum Ziel haben, die Ergebnisqualität zu verbessern und
> 2. einrichtungsintern ein Qualitätsmanagement einzuführen und weiterzuentwickeln."
> (SGB V § 135 a)

Abb. 3.27: § 135a (2) des SGB V: Verpflichtung zur Qualitätssicherung. [Foto: T179]

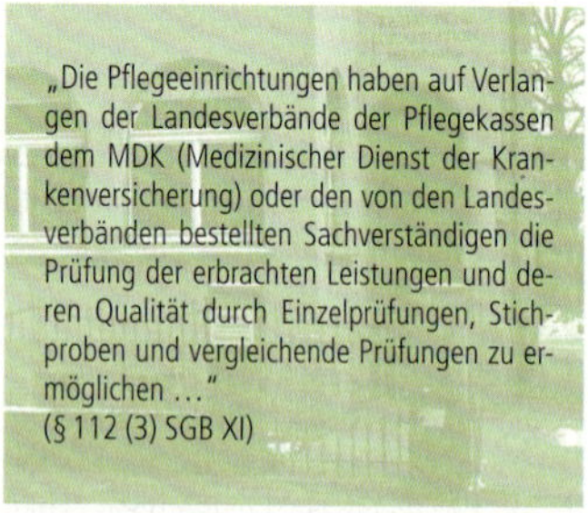

> „Die Pflegeeinrichtungen haben auf Verlangen der Landesverbände der Pflegekassen dem MDK (Medizinischer Dienst der Krankenversicherung) oder den von den Landesverbänden bestellten Sachverständigen die Prüfung der erbrachten Leistungen und deren Qualität durch Einzelprüfungen, Stichproben und vergleichende Prüfungen zu ermöglichen ..."
> (§ 112 (3) SGB XI)

Abb. 3.28: § 112 (3) des SGB XI: Grundsätze. [Foto: M141]

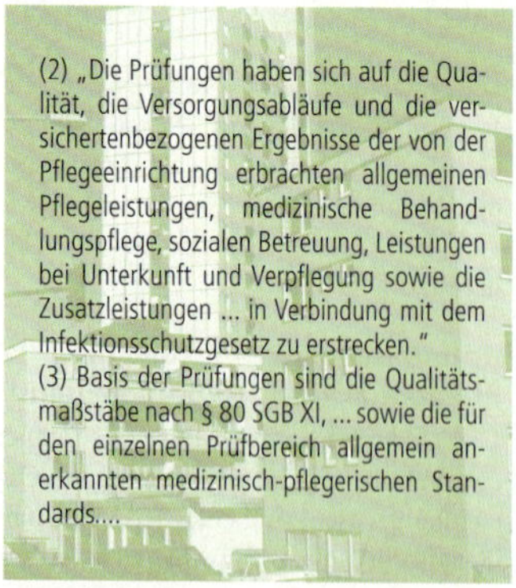

> (2) „Die Prüfungen haben sich auf die Qualität, die Versorgungsabläufe und die versichertenbezogenen Ergebnisse der von der Pflegeeinrichtung erbrachten allgemeinen Pflegeleistungen, medizinische Behandlungspflege, sozialen Betreuung, Leistungen bei Unterkunft und Verpflegung sowie die Zusatzleistungen ... in Verbindung mit dem Infektionsschutzgesetz zu erstrecken.
> (3) Basis der Prüfungen sind die Qualitätsmaßstäbe nach § 80 SGB XI, ... sowie die für den einzelnen Prüfbereich allgemein anerkannten medizinisch-pflegerischen Standards...."

Abb. 3.29: Richtlinien der Spitzenverbände der Pflegekassen über die Prüfung der in Pflegeeinrichtungen erbrachten Leistungen und deren Qualität (Qualitätsprüfungs-Richtlinien – QPR). [Foto: K183]

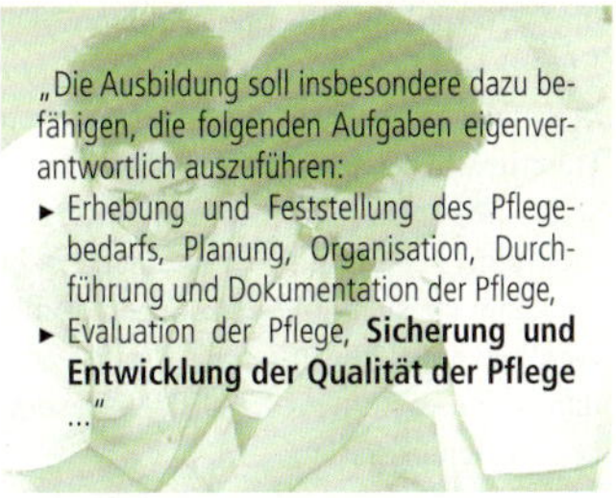

3.5 Qualitätssicherung und -management

> „Die Ausbildung soll insbesondere dazu befähigen, die folgenden Aufgaben eigenverantwortlich auszuführen:
> ► Erhebung und Feststellung des Pflegebedarfs, Planung, Organisation, Durchführung und Dokumentation der Pflege,
> ► Evaluation der Pflege, **Sicherung und Entwicklung der Qualität der Pflege** ..."

Abb. 3.30: § 3 Absatz 2 des KrPflG benennt die Aufgaben der Gesundheits- und (Kinder-)Krankenpflegerinnen zur Qualitätssicherung. [Foto: N309]

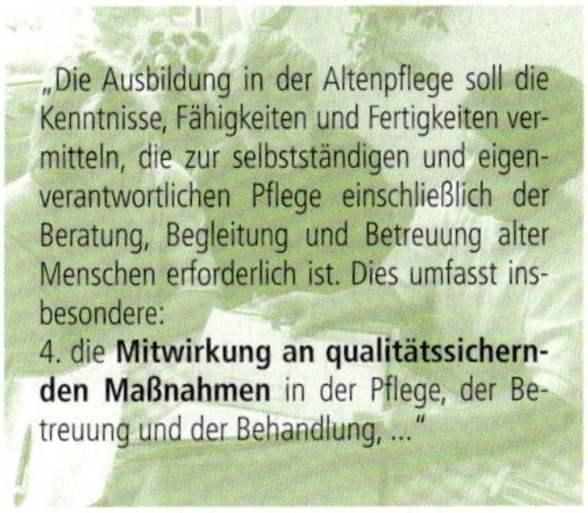

> „Die Ausbildung in der Altenpflege soll die Kenntnisse, Fähigkeiten und Fertigkeiten vermitteln, die zur selbstständigen und eigenverantwortlichen Pflege einschließlich der Beratung, Begleitung und Betreuung alter Menschen erforderlich ist. Dies umfasst insbesondere:
> 4. die **Mitwirkung an qualitätssichernden Maßnahmen** in der Pflege, der Betreuung und der Behandlung, ..."

Abb. 3.31: § 3 des aktuellen Altenpflegesetzes fordert die Mitwirkung an qualitätssichernden Maßnahmen. [Foto: K157]

Krankenhausleitung (☞ 3.7.2) verpflichtet, ein Qualitätsmanagementsystem umzusetzen sowie dieses auf seine Wirksamkeit hin regelmäßig zu überprüfen und kontinuierlich zu verbessern. Das bedeutet, die Qualitätspolitik und -ziele müssen festgelegt und im Unternehmen bekannt gemacht werden.

Laut der Europäischen Norm EN ISO 9001: 2000 (☞ 3.5.3) muss die Unternehmensleitung eine Leitungsperson beauftragen, den **Qualitätsbeauftragten** oder **Qualitätsmanager**. Er hat sicherzustellen, dass Qualitätsmanagementprozesse eingeführt und umgesetzt werden, und dass die Leitung über seine Aktivitäten und deren Ergebnisse informiert ist. In speziellen Weiterbildungen oder durch ein Studium werden die Mitarbeiter auf die Aufgaben eines Qualitätsbeauftragten vorbereitet. Von den Mitarbeitern eines Betriebs wird erwartet, dass sie den Qualitätsbeauftragten in der Praxis aktiv unterstützen, denn ohne sie ist die Umsetzung eines Qualitätsmanagementsystems nicht möglich.

Anforderungen an Pflegende, insbesondere an die Lehrer und Pädagogen, sind sowohl im „Gesetz über die Berufe in der Krankenpflege" (*Krankenpflege-*

gesetz, KrPflG ☞ Abb. 3.30) als auch im aktuellen Altenpflegegesetz (AltPflG) benannt. Dies bedeutet, dass all diejenigen, die in der Gesundheits- und Krankenpflege oder in der Altenpflege ausbilden, und das betrifft in der Praxis fast alle examinierten Pflegekräfte, in der Lage sein müssen, Fachwissen aus dem Bereich der Qualitätssicherung Auszubildenden zu vermitteln.

Die für die Ausbildung verantwortlichen Arbeitgeber sind gefordert, den Mitarbeitern das erforderliche Fachwissen über entsprechende Fortbildungsangebote zu vermitteln. Die genannten Gesetze verlangen den Einsatz von ausgebildeten Praxisanleitern, das Krankenpflegegesetz fordert für diese eine pädagogisch ausgerichtete Fortbildung mit mindestens zweihundert Unterrichtsstunden.

3.5.3 Qualitätsmanagementsysteme

Bedeutung von Qualitätsmanagementsystemen

Der Druck auf Einrichtungen im Gesundheitswesen, wirtschaftlich zu arbeiten, nimmt zu. Um als Institution überleben zu können, sind neben Wirtschaftlichkeit und Wettbewerbsfähigkeit ständige Anpassungen an die sich laufend verändernden medizinischen Anforderungen und Kundenwünsche gefragt. Ein Beispiel ist die kontinuierlich steigende Anzahl ambulant durchgeführter Operationen, deren Angebotspalette ständig erweitert und verbessert wird.

Nur ein flexibles Unternehmen, das sich den Kundenwünschen immer wieder neu anpasst und die gewünschte Qualität bietet, kann auf Dauer im Wettbewerb bestehen. Die Flexibilität eines Unternehmens und die Qualität seiner Angebote sind wiederum stark abhängig von den Mitarbeitern und den vom Management gelebten Führungskonzepten. Zunehmend ist das Ziel aller Leitungen einer Sozialstation oder stationären Einrichtung, bei allen Mitarbeitern ein Qualitätsbewusstsein zu schaffen, das dazu führt, dass sich Mitarbeiter für einzelne Prozesse und die Ergebnisqualität mitverantwortlich fühlen und sich mit dem Betrieb identifizieren.

Mitarbeiterbezogene Instrumente des Qualitätsmanagements ☞ 3.5.4

Grundsätze des Qualitätsmanagements	Konsequenzen für den Betrieb (Beispiele)
Bewusste Entscheidung für ein Qualitätsmanagementsystem	► Aufbau, Dokumentation, Verwirklichung, Aufrechterhaltung und ständige Verbesserung des ausgewählten Qualitätsmanagementsystems ► Dokumentation des Systems in einem Qualitätshandbuch
Verantwortung der Unternehmensleitung	► Einsatz der Unternehmensleitung für die Erfüllung der Kundenanforderungen ► Umsetzung einer angemessenen Qualitätspolitik ► Benennung und Einsatz eines Beauftragten, der/die den Aufbau und die Umsetzung des QM-Systems organisiert und umsetzt ► Sicherstellung der internen Kommunikation
Management von Ressourcen	► Ermittlung und Bereitstellung der zur Erfüllung der Kundenanforderungen notwendigen Ressourcen ► Bereitstellung und Befähigung des benötigten Personals ► Ermittlung, Bereitstellung und Aufrechterhaltung der notwendigen Rahmenbedingungen wie Arbeitsbedingungen, Dienstleistungen
Leistungserbringung	► Planung der zu erbringenden Leistungen bzw. Angebote ► Einbeziehung der Kundenwünsche und der gesetzlichen Bestimmungen ► Bewertung z. B. der erbrachten Dienstleistungen durch den Kunden ► Anpassung der Leistung bei neuen Anforderungen oder geänderten Rahmenbedingungen ► Beschaffung der für die Erbringung der Leistung notwendigen Produkte, z. B. Verbandmaterialien ► Kennzeichnung und Rückverfolgbarkeit erbrachter Leistungen ► Lenkung und Überwachung von Messmitteln, z. B. Justierung von Blutdruckmessgeräten, Laborgeräten etc.
Messung, Analyse und Verbesserung	► Überprüfung der Kundenzufriedenheit ► Durchführung interner Qualitätsüberprüfungen (sog. Audits) ► Lenkung fehlerhafter Dienstleistungen (Fehlererfassung) ► Korrekturmaßnahmen, ständige Verbesserung

Tab. 3.32: Anforderungen an ein Qualitätsmanagementsystem nach DIN EN ISO 9001:2000.

Arten von Qualitätsmanagementsystemen

Der steigende wirtschaftliche Druck auf Einrichtungen im Gesundheitswesen darf nicht dazu führen, dass Patienten notwendige Leistungen vorenthalten werden oder die Qualität der Leistungen sinkt. Um langfristig Kosten einzusparen, gibt es andere Möglichkeiten, z. B. die Umsetzung eines **Qualitätsmanagementsystems**, mit dessen Hilfe Kostenstrukturen analysiert, Fehler systematisch erfasst und bearbeitet sowie Möglichkeiten gesucht werden, einzelne Prozesse und damit die Qualität von Leistungen kontinuierlich zu verbessern.

Zurzeit werden unterschiedliche Qualitätsmanagementsysteme favorisiert, z. B. die **ISO Normen** (*International Organisation for Standardisation*), **EFQM** (*European Foundation for Quality Management*) oder **KTQ** (*Kooperation für Transparenz und Qualität im Krankenhaus*). **TQM** (*Total Quality Management*) bildet die Basis für die genannten Qualitätsmanagementsysteme.

Total Quality Management (TQM)

> **Total Quality Management:** „Eine auf Mitwirkung aller Mitglieder gestützte Managementmethode einer Organisation, die Qualität in den Mittelpunkt stellt und durch Zufriedenstellung der Kunden auf langfristigen Geschäftserfolg sowie Nutzen für die Mitglieder der Organisation und für die Gesellschaft zielt." (DIN EN ISO 8402: 1992).

Der Kunde steht im Mittelpunkt, d. h. auf ihn sind die ständigen Verbesserungen ausgerichtet. **TQM** differenziert zwischen externen und internen Kunden. Bei den **externen Kunden** handelt es sich um die Empfänger der gesamtbetrieblichen Leistung, als **interne Kunden** werden die Leistungserbringer bezeichnet.

Um die erbrachte Dienstleistungsqualität überprüfen und ggf. verbessern zu können, benötigen alle Mitarbeiter des Betriebs eine Rückmeldung von ihren Kunden zu ihrer erbrachten Leistung.

Das Labor (interner Leistungserbringer) braucht z. B. die Rückmeldung der Stationen (interner Kunde) über sein Leistungsangebot und die Qualität seiner Leistungen. Ohne diese Rückmeldung wäre keine Verbesserung der Arbeitsqualität möglich. Voraussetzung für die Umsetzung einer „internen Kundenorientierung" ist allerdings die ständige Kommunikation. So können auch Schnittstellenprobleme erkannt und bearbeitet werden.

Der Begriff „lernendes Unternehmen" wird stets in Verbindung mit TQM gebracht. Nur über die Mitarbeiter kann das Unternehmen lernen, sie liefern die innovativen Anregungen für Erneuerungen. Lernen findet u. a. in den interdisziplinären Qualitätszirkeln statt (☞ 3.5.4).

Die Führungsqualität und die Mitarbeiterorientierung haben in diesem Qualitätsmanagementsystem einen hohen Stellenwert.

ISO Normen

Hinter dem Begriff **ISO** steht die *International Organisation for Standardisation*, ein Zusammenschluss von 96 nationalen Normungsgesellschaften. Der Zusatz EN sagt aus, dass die Norm für den europäischen Raum gilt. DIN steht für *Deutsches Institut für Normung*.

Die ISO veröffentlicht internationale Anforderungen, die Betriebe oder Unternehmen freiwillig umsetzen können. Ursprünglich wurde die Normenreihe für den industriellen Bereich entwickelt, inzwischen ist sie auch für den Dienstleistungsbereich anwendbar. Im Dezember 2000 wurden die Normen 9000, 9001 und 9004 in aktualisierter Form veröffentlicht. Mithilfe der Normenreihe DIN EN ISO 9000: 2000 ff. kann das Qualitätsmanagementsystem eines Betriebs aufgebaut, dargelegt und zertifiziert werden.

Die Zertifizierung kann werbewirksam eingesetzt werden. Ein erhaltenes Gütesiegel wird in regelmäßigen Abständen überprüft und ggf. auch wieder aberkannt.

Die DIN EN ISO 9001:2000 stellt an ein Qualitätsmanagementsystem die in Tabelle 3.32 benannten Anforderungen. Hierzu gehört auch ein Qualitätshandbuch.

Da sich die DIN EN ISO Normen auf die Aufbau- und Ablauforganisation eines Betriebs beschränken, ist eine Kombination mit dem TQM-Konzept sinnvoll.

European Foundation for Quality Management (EFQM)

Die **European Foundation for Quality Management** mit Sitz in Brüssel wurde 1988 von 14 europäischen Unternehmen gegründet. Im Jahr 2000 gab es bereits über 800 Mitgliedsorganisationen. Die EFQM ist Eigentümerin des *EFQM-Modells für Excellence*, über das sich ein Unternehmen nach einem Punktesystem selbst bewerten kann. Hat ein Unternehmen eine bestimmte Punktzahl erreicht, so kann es sich um den Europäischen Qualitätspreis bewerben und muss sich dann von externen EFQM-Assessoren überprüfen lassen.

Das EFQM-Modell hat eine aus neun Kriterien bestehende, offen gehaltene Grundstruktur. Fünf Kriterien nennen sich „Befähiger"-Kriterien, sie bewerten, was eine Organisation tut, wie sie in Sachen Qualitätsmanagement vorgeht. Vier „Ergebnis"-Kriterien behandeln das, was eine Organisation erreicht beziehungsweise noch nicht erreicht hat. Die „Ergebnisse" sind auf die „Befähiger" zurückzuführen. Gute Ergebnisse erfordern eine Führung, die der Qualitätspolitik und -strategie, den Mitarbeitern, Partnerschaften und Ressourcen eine hohe Bedeutung zumisst.

Das Modell zeigt, dass Innovation und Lernen die „Befähiger" verbessern, so dass verbesserte Ergebnisse erzielt werden können.

Dieses Modell kann u. a. mit TQM und den ISO-Normen kombiniert werden und wird auch als Grundlage für das Benchmarking (☞ 3.5.4) verwendet.

Kooperation für Transparenz und Qualität im Krankenhaus (KTQ)

An der **Kooperation für Transparenz und Qualität im Krankenhaus (KTQ)** sind folgende Vertragspartner beteiligt: Deutsche Krankenhausgesellschaft (DKG), Bundesärztekammer (BÄK), Verband der Angestellten-Krankenkasse/Arbeiter-Ersatzkassen-Verband (VdAK/AEV) sowie der Deutsche Pflegerat (DPR ☞ 2.6.1) als angeschlossener Kooperationspartner.

Die genannten Institutionen waren sich darüber einig, dass die Partner im Gesundheitswesen miteinander kooperieren sollten. Gemeinsam erarbeiteten sie ein krankenhausspezifisches Selbstbewertungsverfahren (KTQ-Manual 5.0), das mittlerweile von vielen Krankenhausträgern umgesetzt wird. Bewertungsgrundlage sind die Kategorien Patientenorientierung, Mitarbeiterorientierung, Sicherheit im Krankenhaus, Informationswesen, Krankenhausführung und Qualitätsmanagement. Bewertet wird nach dem PDCA-Cyclus (☞ 3.5.1).

3.5 Qualitätssicherung und -management

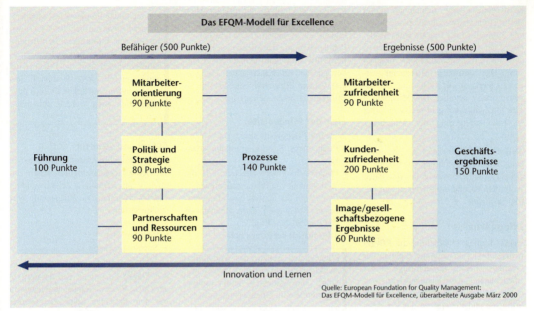

Abb. 3.33: Bewertungsaspekte und -punkte, die ein Unternehmen sammeln muss, um einen europäischen Qualitätspreis zu bekommen.

Auf Wunsch können die Krankenhäuser ein Zertifizierungsverfahren durchlaufen, in dem von der KTQ autorisierte „Visitoren" die Arbeitsprozesse im Krankenhaus überprüfen. Einige Krankenhäuser wurden bisher zertifiziert, deren Qualitätsberichte für die Dauer von drei Jahren im Internet veröffentlicht sind, um anderen Betrieben eine Orientierung zu ermöglichen. (✉ 4)

3.5.4 Instrumente des Qualitätsmanagements

Instrumente eines Qualitätsmanagements können unterteilt werden in mitarbeiterbezogene und ablauforganisatorische Instrumente wie:

▸ Benchmarking (☞ unten)
▸ Qualitätszirkel (☞ unten)
▸ Pflegeprozess (☞ 5.3)
▸ Pflegedokumentation (☞ unten)
▸ Pflegestandards (☞ unten)
▸ Pflegevisite (☞ unten)
▸ Beschwerdemanagement (☞ unten)
▸ Pflegeleitbild (☞ unten)
▸ Ausrichtung an einem Pflegemodell (☞ Kap. 4.3)
▸ Pflegeforschung (☞ 2.6).

Benchmarking

Benchmarking: „Methodischer Vergleich von Prozessen und Produkten mittels Benchmarks (Referenzpunkte) von Vergleichspartnern, die anhand von Ähnlichkeiten in der eigenen oder in anderen Organisationen gefunden werden. Ziel des Benchmarkings ist es, die eigenen Prozesse und Produkte durch das Vorbild des Vergleichspartners entscheidend zu verbessern." (*Deutsches Benchmarking Zentrum*, 📖 16, modifiziert)

Im Gesundheitswesen wird **Benchmarking** immer häufiger genutzt, um die Qualität zu verbessern. So erwartet die EFQM (☞ 3.5.3) von den Mitgliedsbetrieben die Durchführung von Benchmarking.

Bevor die besten Praktiken identifiziert und ggf. im eigenen Unternehmen umgesetzt werden können, müssen zunächst geeignete Benchpartner (Betriebe) gefunden werden, die an einem Vergleich interessiert sind.

Methoden des Benchmarkings sind das **Messen** (z. B. Feststellen von Benchmarks, Marktanalysen, Kundenzufriedenheitsbefragungen) und **Vergleichen** (z. B. anhand von Kennzahlen) mit dem Ziel der Leistungsoptimierung innerhalb eines eigenen Betriebs. (✉ 5)

Qualitätszirkel

Zur kontinuierlichen Qualitätsverbesserung ist in jeder Klinik die Einrichtung von interdisziplinären **Qualitätszirkeln** sinnvoll. Mit diesem Instrument haben die Mitarbeiter die Möglichkeit, einen persönlichen Bezug zur Arbeit und Leistung zu bekommen und voneinander zu lernen.

Die Mitglieder des Qualitätszirkels treffen sich regelmäßig auf freiwilliger Basis während der Arbeitszeit. In der Gruppe werden Probleme bearbeitet, die am Arbeitsplatz auftreten und die Ergebnisqualität beeinflussen. Die Gruppe analysiert die Probleme, erarbeitet Lösungsvorschläge und präsentiert diese vor der

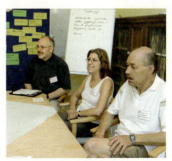

Abb. 3.34: In interdisziplinären Qualitätszirkeln werden Probleme analysiert und Lösungsvorschläge erarbeitet. [K157]

Krankenhausleitung, manchmal nimmt sie auch selbst notwendige Veränderungen vor. Sinnvoll ist der Einsatz eines Moderators, der die Gruppenaktivitäten steuert und für ein systematisches Vorgehen sorgt. Die betroffenen Mitarbeiter werden so direkt an der Gestaltung der Arbeitsprozesse beteiligt. Die Mitarbeit in dem Qualitätszirkel geht meist mit einer Motivationssteigerung der Mitarbeiter einher.

Aufgabe des Trägers ist es, die Voraussetzung für die Durchführung von Qualitätszirkeln zu schaffen sowie die Aktivitäten zu fördern und für die Akzeptanz im Betrieb zu sorgen.

Pflegeprozess

Der in Kapitel 11 beschriebene **Pflegeprozess** bildet das zentrale Element der Qualitätssicherung in der Pflege. In der Pflegeplanung wird Kundenorientierung durch das Einbeziehen der individuellen Probleme und Ressourcen des Patienten umgesetzt. Die **Qualitätsplanung** findet in der Erstellung der Pflegeanamnese, Formulierung von Problemen und Ressourcen, der Erstellung der Pflegeziele und der Aufstellung des Pflegeplans statt. Die **Qualitätslenkung** erfolgt bei der Durchführung der Pflege, die **Qualitätsprüfung** durch die Evaluation (📖 17).

Pflegedokumentation

Pflegedokumentation ☞ 11.10

Die in 3.2.3 genannten gesetzlichen Bestimmungen machen deutlich, dass ein Nachweis über die erbrachten Leistungen geführt werden muss. Ohne eine lückenlos geführte Dokumentation ist eine qualitätssichernde Arbeit im Pflegebereich nicht möglich. Ein sinnvoll aufgebautes Dokumentationssystem erleichtert zudem das Erstellen von Pflegeplanungen.

Pflegevisite

> **Pflegevisite:** Regelmäßig stattfindende Gespräche zwischen Pflegenden *und* Patienten über den Pflegeverlauf. Teilnehmer sind die Pflegenden, die den Patienten betreuen, sowie ggf. weitere Personen wie Vorgesetzte (Stationsleitung, Pflegedienstleitung) und Physio- oder Ergotherapeuten.

Die **Pflegevisite** findet am Patientenbett statt. Die für den Patienten zuständige Pflegekraft stellt den Patienten den übrigen Teilnehmern der Visite vor. Gemeinsam erörtern sie die pflegerischen Probleme und diskutieren die Zweckmäßigkeit der geplanten Pflege (einschließlich der Eignung der Standards). Der Patient wird von Beginn an in die Visite einbezogen und zu den einzelnen Punkten, z. B. weitere Pflegeprobleme, Erfolg von Pflegemaßnahmen, befragt.

Ziele der Pflegevisite

Ziele der Pflegevisite sind z. B.:
▶ Pflegeintensität und -probleme erfassen
▶ Pflegerische Fragen abklären, z. B. die Wirksamkeit von Pflegemaßnahmen
▶ Evaluation der Schritte des Pflegeprozesses (Ressourcen, Ziele, Maßnahmen ☞ Pflegeprozess Kap. 11)
▶ Die Qualität der Pflege sichern.

> Pflegevisiten helfen, das Verhältnis zwischen Pflegekraft und Patient im Sinne eines patienten- und ressourcenorientierten Pflegeverständnisses neu zu gestalten: Der Patient wird vom eher passiven Pflegeempfänger zum aktiv Beteiligten.

Rahmenbedingungen

Um die Ziele der Pflegevisite erreichen zu können, ist eine Reihe von **Rahmenbedingungen** notwendig:
▶ Pflegeverständnis und Arbeitsorganisation in Form von patientenorientierter Pflege
▶ Pflegedokumentation
▶ Feste Termine für die Pflegevisite, Einbindung in den Tagesablauf
▶ Ausreichende Besetzung der Station mit Pflegekräften
▶ Motivation und Bereitschaft der Mitarbeiter.

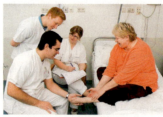

Abb. 3.35: Bei der Pflegevisite am Krankenbett erörtert das für den Patienten verantwortliche Pflegeteam pflegerische Probleme und diskutiert den Einsatz und das Ergebnis von Pflegemaßnahmen. Dabei beziehen die Pflegenden den Patienten in das Gespräch ein und erkundigen sich nach seinen Wünschen und Erwartungen. Den Ablauf und insbesondere die Konsequenzen, die sich aus der Pflegevisite ergeben, erfasst eine Pflegekraft im Dokumentationssystem. [K115]

> Um rechtliche Probleme insbesondere mit der Schweigepflicht (☞ 3.4.1) auszuschließen, informieren die Pflegenden die Patienten bereits beim Aufnahmegespräch über die Pflegevisite und klären sein Einverständnis ab. Sowohl sein Einverständnis als auch ggf. seine Ablehnung werden dokumentiert.

Ablauf und Struktur

Ein verbindlicher Ablauf der Pflegevisite hat sich als organisatorisch günstig und effektiv im Verhältnis Zeitaufwand zu Nutzen erwiesen. Die Pflegevisite wird strukturiert in:
▶ Vorgespräch
▶ Visite am Bett
▶ Nachbesprechung.

Im **Vorgespräch** werden die zu klärenden Fragen gesammelt und daraus zielgerichtete Fragestellungen abgeleitet, die mit dem Patienten besprochen werden sollen, z. B. „Warum wurden die vereinbarten Ziele im Inkontinenztraining noch nicht erreicht?"

Hier wird auch festgelegt oder in Erinnerung gerufen, welche Themen nicht angesprochen werden sollen, beispielsweise die Diagnose bei einem Krebspatienten, der darüber noch nicht aufgeklärt ist.

Während der **Visite am Bett** findet ein konstruktiver Austausch von Informationen statt. Die für den Patienten zuständige Pflegekraft leitet das Gespräch. Es gelten die Regeln der Kommunikation (☞ 4.2):
▶ Sprache und Inhalte orientieren sich am Patienten
▶ Ziel und Wünsche des Patienten werden einbezogen und mit den Zielen und Erwartungen der Pflegenden in Einklang gebracht, so dass gemeinsame Ziele bestehen
▶ Störungen werden vermieden, kein „Kommen und Gehen".

Die **Nachbesprechung** dient der Ergebnissicherung. Der Ablauf der Pflegevisite wird reflektiert und dokumentiert. Dies gilt insbesondere für die Konsequenzen, die sich aus der Pflegevisite ergeben, wie etwa:
▶ Umstellung der Pflegeplanung
▶ Veränderter Einsatz von Pflegehilfsmitteln

Information und Beteiligung anderer Berufsgruppen wie Physiotherapeuten oder Ärzte.

3.5 Qualitätssicherung und -management

Die Pflegevisite grenzt sich von der **Übergabe** am Krankenbett ab. Zwar wird auch hier der Patient direkt einbezogen, aber Schwerpunkt der Übergabe am Krankenbett ist (nur) die Weitergabe der aktuellen Entwicklungen und Informationen wie Untersuchungen, Therapieänderungen oder eine veränderte Selbstpflegefähigkeit des Patienten. Diese werden von den Pflegenden der Frühschicht an die Spätschicht in Anwesenheit des Patienten weitergegeben. Auch hier ist das Einverständnis des Patienten Voraussetzung!

Pflegevisite zur Qualitätskontrolle

Nimmt die Stations- oder Pflegedienstleitung an der Pflegevisite teil, kann sie:

▸ Pflegeverständnis und Kommunikationsverhalten der Mitarbeiter erkennen
▸ Die Führung der Pflegedokumentation feststellen
▸ Sich einen Überblick über den Einsatz an Pflegehilfsmitteln und -materialien verschaffen
▸ Konstruktive Kritik üben und Hilfestellung geben
▸ Die Pflegeintensität und die besonderen Belastungen einer Pflegegruppe oder Abteilung erfassen.

Im Sinne der von *Donabedian* gegebenen Definition von Pflegequalität dient die Pflegevisite dazu:

▸ Die Strukturqualität zu erfassen (durch Bewertung der Organisation)
▸ Die Prozessqualität zu reflektieren (durch Bewertung des Pflegeverlaufs)
▸ Die Ergebnisqualität festzustellen (durch Bewertung der durchgeführten Pflegemaßnahmen).

Ausblick

Die Erwartungen an die Pflegevisite gehen über die Qualitätssicherung hinaus. Die Pflegenden erwarten sich von regelmäßigen Pflegevisiten eine Signalwirkung im Sinne einer Professionalisierung ihres Berufs:

▸ Pflege geschieht mit Sachverstand, ist begründet und dem Patienten angemessen
▸ Pflege erfordert Entscheidungen, die nicht einfach und schnell zu treffen sind, sondern eine komplexe Abstimmung zwischen den Zielen der Pflege und den Wünschen und Möglichkeiten des Patienten erfordern

▸ Pflege ist Kommunikations- und Beziehungsarbeit mit dem Patienten und nicht nur die Summe aller ausgeführten Pflegehandlungen
▸ Pflegekräfte sind selbst in der Lage, die Qualität der pflegerischen Versorgung zu sichern.

Pflege auf dem Weg zur Profession
☞ Kap. 2

Pflegestandards

Pflegestandard: „Allgemein gültige Normen, die den Aufgabenbereich und die Qualität der Pflege definieren. Pflegestandards legen themen- und tätigkeitsbezogen fest, was die Pflegepersonen in einer konkreten Situation leisten wollen/sollen und wie diese Leistung auszusehen hat." (🕮 18)

Standardpflegeplan *(standardisierter Pflegeplan/Leitlinie):* Zusammenstellung typischer Pflegemaßnahmen bei speziellen Krankheitsbildern oder Pflegeproblemen. Neben der Qualitätssicherung dienen sie z. B. auch der vereinfachten Dokumentation.

Pflegestandards sind ein grundlegendes Mittel der Qualitätssicherung in der Pflege, wenn u. a. folgende Voraussetzungen erfüllt sind:

▸ **Verbindlichkeit.** Die erarbeiteten Standards sind nach Freigabe durch die Krankenhausleitung für alle Mitarbeiter verbindlich. Nur in begründeten Fällen, z. B. wenn sich ein Patient bei vollem Bewusstsein gegen die Maßnahmen wehrt, ist eine Ausnahme zulässig

---

Heparin-Injektion

Der Patient / die Patientin:
▸ Möchte über Notwendigkeit und Durchführung der Maßnahme informiert werden
▸ Eine schmerzfreie, komplikationslose (keine Hämatome) Injektion erfahren
▸ Nur solange wie nötig Heparin erhalten
▸ Nachts ungestört schlafen

Pflegeziele:
▸ Die Patientin/der Patient ist über die Notwendigkeit und Durchführung informiert
▸ Die Patientin/der Patient erfährt eine schmerzlose Injektion
▸ Eine Abnahme des Thromboserisikos wird dem Arzt berichtet, so dass über ein Absetzen der Heparininjektionen entschieden werden kann
▸ Die Injektionszeiten richten sich nach den Ruhezeiten

Pflegemittel:
Tablett, Heparinstechampullen mit Spike (im Kühlschrank gelagert, mit Datum des ersten Anbruchs versehen), nach Anbruch 7 Tage haltbar, Heparinspritzen mit I.E.-Skalierung, Subcutankanüle 0,45 x 12 (brauner Konus), sterilisierte Tupfer, Kanülenabwurfbox, Hautdesinfektionsmittel

Pflegemaßnahmen:
▸ 5-R-Regel beachten
▸ Hygienische Händedesinfektion durchführen (☞ Standard Händedesinfektion)
▸ Injektionslösung steril aufziehen
▸ Patienten informieren
▸ Injektionsstelle aussuchen
▸ Haut desinfizieren (☞ Standard Hautdesinfektion)
▸ Mit Daumen und Zeigefinger eine Hautfalte bilden und halten, senkrecht in diese Falte einstechen, nicht aspirieren, injizieren
▸ Nadel nach Injektion herausziehen, Bauchfalte loslassen
▸ Kanüle im Abwurf entsorgen, nicht in die Hülle zurückstecken
▸ Bei Blutungen Heftpflasterverband anlegen
▸ Material entsorgen
▸ Maßnahme mit Handzeichen und Uhrzeit dokumentieren

Pflegepersonen:
Gesundheits- und Krankenpfleger(in), Schüler nach besonderer Anleitung

Abb. 3.36: Beispiel eines Pflegestandards für die s.c. Injektion von Heparin zur Thromboseprophylaxe. Dieser (einfache) Standard zeigt die am Pflegeprozess orientierten Gliederungspunkte: Bedürfnisse/Probleme, Ziele, Maßnahmen. Dieser Standard wurde von Pflegenden erarbeitet, von der Pflegedienstleitung geprüft und dann als Dienstanweisung festgelegt. [M105]

75

- **Eindeutigkeit in der Formulierung,** die keine Interpretationen zulässt
- **Aktualität** und **Wissenschaftlichkeit.** Den Standards liegen aktuelle, wissenschaftlich überprüfte und überprüfbare Maßnahmen zugrunde
- **Umsetzbarkeit.** Jede einzelne Maßnahme steht im Kontext der Patientenorientierung und sollte auch wirklich praktiziert werden können
- **Möglichkeit der Erfolgskontrolle.** Alle Maßnahmen eines Pflegestandards sind im Rahmen des Pflegeprozesses überprüfbar.

Pflegestandards nach Donabedian

Neben den **einfachen Pflegestandards** (Prozessstandards) gibt es **Qualitätsstandards,** die Angaben zu den Qualitätsdimensionen pflegerischer Versorgung enthalten. Dabei geht es um:

- **Strukturkriterien.** Wer macht wann, was, wo? Diese können z. B. sein: Anzahl der benötigten Pflegepersonen, Qualifikation der durchführenden Pflegekraft, benötigte Materialien und Hilfsmittel
  Manche Autoren fassen den Begriff „Strukturen" viel weiter. Sie rechnen z. B. hierzu, ob genügend Plätze in Kindertagesstätten verfügbar sind, damit Pflegende während des Dienstes von der Sorge der Kinderbetreuung befreit sind, ebenso Bezahlung und Aufstiegschancen oder etwa das Angebot an Fort- und Weiterbildungen
- **Prozesskriterien.** Wie macht man etwas und womit? Unter *Prozess* wird der Vorgang der Pflegehandlung verstanden. Zu erfüllendes Prozesskriterium kann z. B. der Ablauf pflegerischer Tätigkeiten in einer festgelegten Reihenfolge sein (Lagerung des Patienten, Durchführung hygienischer Maßnahmen, Schutz der Intimsphäre etc.)
- **Ergebniskriterien.** Welches Ergebnis soll erreicht werden? Das *Ergebnis* von Pflege wird dadurch definiert, in welchem Maß die gesetzten Ziele erreicht wurden. Ein zu erfüllendes Ergebniskriterium kann wie folgt beschrieben sein: Die Sicherheit des Patienten ist gewährleistet.

Nationale Expertenstandards

1999 beschloss die Gesundheitsministerkonferenz (GMK) im Rahmen einer Qualitätsstrategie im Gesundheitswesen u. a. die Entwicklung von ärztlichen Leitlinien und Pflegestandards für zehn prioritäre Krankheiten. In Umsetzung des Beschlusses der GMK werden unter Fe-

derführung des *Deutschen Netzwerks für Qualitätsentwicklung in der Pflege* (DNQP) **nationale Expertenstandards** entwickelt. Bis heute liegen die Expertenstandards zur Dekubitusprophylaxe (☞ 12.5.1.4), zum Entlassungsmanagement (☞ 3.3.4), zum Schmerzmanagement (☞ 12.3.4), zur Sturzprophylaxe (☞ 12.8.5.5) und zur Kontinenzförderung (☞ 12.7.1.6) vor. Weitere Standards sind in Vorbereitung:

- Pflege von Menschen mit chronischen Wunden
- Bedarfsgerechte Ernährung und Flüssigkeitszufuhr von pflegebedürftigen Menschen
- Schmerzmanagement bei chronisch nicht-malignen Schmerzen

Die Expertenstandards werden von Expertengruppen aus Pflegewissenschaft und -praxis auf der Basis einer Literaturanalyse erarbeitet, anschließend auf einer Konsensus-Konferenz der Fachöffentlichkeit vorgestellt, diskutiert und im Konsens verabschiedet. Nach der Auswertung eines Probelaufs in einigen Einrichtungen werden notwendige Veränderungen vorgenommen, bevor der Standard für den Regeleinsatz freigegeben wird. (✉ 6)

Anwendung von Pflegestandards

Pflegestandards haben innerhalb einer Pflegeeinrichtung den Charakter einer *Dienstanweisung:* Sie sind für alle Mitarbeiter verbindlich. Sie bieten den Pflegenden eine Handlungssicherheit und sichern gleichzeitig ein Mindestmaß an Pflegequalität.

Pflegestandards stehen einer individuellen Pflege nicht entgegen. Es bleibt die Entscheidung der Pflegekraft, welcher Standard bei einem Patienten zur Anwendung kommt. So gehört es auch weiterhin zu ihren Aufgaben, die Pflegebedürftigkeit des Patienten und den tatsächlichen Pflegebedarf zu erfassen. Stellt sie fest, dass ein Pflegeproblem ihres Patienten dem in einem Standard beschriebenen Pflegeproblem entspricht, kommt dieser zur Anwendung, d. h. die darin enthaltenen Maßnahmen werden in die Planung übertragen.

Alternativ zur aufwendigen Erarbeitung hausinterner Pflegestandards können von verschiedenen Firmen vorgefertigte Standards eingekauft werden, auch als EDV-Version. Inwieweit solche Standards im Haus akzeptiert und umgesetzt werden,

hängt davon ab, ob es gelingt, sie an die Gegebenheiten des Hauses anzupassen. Es reicht nicht aus, Pflegestandards einzukaufen; auch hier ist Motivations- und Anpassungsarbeit zu leisten.

Pflegestandards erleichtern die Abrechnung

Vor allem im Bereich der häuslichen Pflege drängen die Kostenträger auf eine Standardisierung der Pflegeleistungen. Dies geschieht unter dem Gesichtspunkt einer bezahlbaren Qualität und soll dem Patienten verdeutlichen, auf welche Pflegeleistungen er Anspruch hat.

Pflegestandards in Aus- und Fortbildung

Die Pflegestandards haben mit dazu beigetragen, die Pflegehandlungen zu vereinheitlichen. Damit wird die praktische Ausbildung für den Schüler erleichtert.

Im Bereich der theoretischen Ausbildung haben **standardisierte Pflegepläne** Einzug gehalten. Aus einem solchen Standard-Pflegeplan kann rasch eine individuelle Planung erstellt werden, indem die für einen bestimmten Patienten zutreffenden Pflegeprobleme aus dieser Auflistung herausgesucht, Ziele und Maßnahmen übertragen und ggf. angepasst werden. Diese Vorgehensweise birgt aber die große Gefahr, dass individuelle Probleme übersehen werden.

Problematik der Pflegestandards

Bei der Orientierung an Pflegestandards besteht das Risiko, dass individuelle Probleme des Patienten, die im Standardpflegeplan nicht enthalten sind, gerade von Auszubildenden oder neuen Mitarbeitern in der Praxis oft nicht erkannt werden. Es kann sich ein trügerisches Gefühl der Sicherheit einstellen, wenn Pflegende sich streng an die Standards und die darin festgelegten Maßnahmen halten, ohne darauf zu achten, ob diese „Standardpflege" dem Pflegebedarf des Patienten entspricht.

Die Erarbeitung von Pflegestandards erfordert zunächst viel Aufwand. Geschieht dies in Gruppen innerhalb einer Einrichtung, fördert es jedoch das Qualitätsbewusstsein und die Fähigkeit, die eigene Pflegequalität zu prüfen. Damit stellt das Erarbeiten von Standards selbst schon ein Qualitätsmerkmal dar.

Beschwerdemanagement

> **Beschwerde:** Verbale Äußerung einer subjektiv empfundenen Unzufriedenheit.
>
> **Beschwerdemanagement:** Systematischer Umgang mit Beschwerden: Erfassung, Dokumentation, Weiterleitung und Bearbeitung von Beschwerden, sowie Maßnahmen, die dazu beitragen, die Zufriedenheit des Kunden (z. B. Patienten) zu steigern und langfristig zu sichern.

Jede Einrichtung steht vor der Herausforderung, die steigenden Ansprüche vonseiten der Kunden mit immer knapper werdenden finanziellen Ressourcen in Einklang zu bringen. Gleichzeitig vollzieht sich im Gesundheitswesen ein verschärfter Wettbewerb der Anbieter untereinander, also zwischen den verschiedenen Einrichtungen im Gesundheitswesen, wie Krankenhäuser, Fachkliniken, ambulante Pflegedienste, Altenheime etc. Das **Beschwerdemanagement** bietet ein wichtiges Instrument, sich auf die Bedürfnisse der Kunden abzustimmen, ihre Bedürfnisse zur Zufriedenheit zu erfüllen und sie damit langfristig an sich zu binden.

Patienten, die sich in der Klinik angenommen und fachlich kompetent versorgt fühlen, sprechen über ihre Erfahrungen mit Freunden, Bekannten und der Familie. Ist der Patient zufrieden, empfiehlt er das Krankenhaus weiter bzw. kommt im Bedarfsfall selbst wieder in die Klinik.

Besonders in der Geburtshilfe schauen sich die zukünftigen Eltern als potentielle Kunden das Krankenhaus vor der Entbindung sehr genau an. Häufig treffen sie ihre Wahl nach dem vorhandenen Angebot, z. B. Entbindungsraum, Familienzimmer, Wassergeburt. Aber auch die Freundlichkeit des Personals, die Betreuung und Begleitung nach der Geburt (gibt es z. B. Stillgruppen, Mahlzeiten-Büfetts, Austauschmöglichkeiten mit anderen Müttern, offene Besuchszeiten?) sind wichtige Auswahlkriterien für werdende Eltern.

Während sich früher der Patient dem Krankenhausablauf unterordnete *(Funktionsorientierung)*, richten Krankenhäuser und andere Einrichtungen des Gesundheitswesens Abläufe und Organisationen heute nach den Bedürfnissen des Patienten aus *(Kundenorientierung).*

Wirtschaftlichkeit verbunden mit technischem Fortschritt führen auch zu einer immer höher werdenden Leistungsdichte in den Einrichtungen des Gesundheitswesens. Für die Mitarbeiter bedeutet dies eine hohe Leistungsanforderung, die Arbeitsbelastung steigt. Dies spiegelt sich in Beschwerden über gestresstes oder unfreundliches Personal.

> Die Einführung eines Beschwerdemanagements gehört zu den **freiwilligen Maßnahmen** der Qualitätssicherung einer Einrichtung. Es gilt jedoch als komplexe Maßnahme zur Qualitätssicherung, weil es z. B. ermöglicht, die Unzufriedenheit des Kunden systematisch zu erfassen, zu analysieren und zu bearbeiten.

Ziel des Beschwerdemanagements ist es, die Zufriedenheit des Kunden wieder herzustellen und die negativen Auswirkungen auf die Einrichtung bzw. das Unternehmen sowie ein negatives Image in der Öffentlichkeit abzubauen.

Beschwerdebearbeitung

Beschwerden über mangelhafte Arbeitsabläufe, unfreundliche Mitarbeiter, problematische Produkte (z. B. schlechte Essensqualität in einer Klinik) erreichen ihre Adressaten auf sehr unterschiedlichen Wegen. Prinzipiell können die Kunden ihre Beschwerden sowohl persönlich im Gespräch, am Telefon als auch schriftlich mitteilen. Für ein hilfreiches Beschwerdemanagement ist es wichtig, den Kunden möglichst einfache Wege zu einer Beschwerde zu bieten, die es ihm leicht machen, Beschwerden zu äußern, z. B. kann ein „Kummerkasten" den Rücklauf von Fragebögen gewährleisten (☞ Abb. 3.37).

Das **Erfassen von Beschwerden** ist die Basis im Bearbeitungsprozess. Alle wichtigen Informationen werden nach einer standardisierten Form systematisch erfasst.

In der **Informationsanalyse** werden alle erfassten relevanten Daten der Informationen analysiert, mit dem Ziel, den Beschwerdegrund und seine Ursache(n) herauszufiltern. Denn erst bei einer eindeutigen Identifizierung der Ursache(n) kann die Bearbeitung erfolgreich sein, indem entsprechende Lösungen gefunden werden. Die Analyse der Informationen ermöglicht der Einrichtung, eigene Organisationsmängel aufzudecken und diese im Rahmen der Problembearbeitung zu

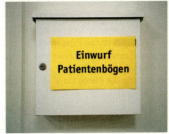

Abb. 3.37: Auch ohne pflegerischen Sachverstand sind Patienten sehr wohl in der Lage, Schwachstellen z. B. im Arbeitsablauf aufzuzeigen und oft sogar konkrete Verbesserungsvorschläge zu machen. Heute ist es durchaus üblich, diese Kreativität zu nutzen: In vielen Kliniken wird gezielt danach gefragt. Hier ein Kasten für den Rücklauf von Fragebögen oder sonstigen Mitteilungen der Patienten an das Klinikpersonal (sog. Kummerkasten). [O168]

beheben. Hier werden konkrete Lösungen zur Behebung der Beschwerdeursache(n) entwickelt. Diese Phase wird für den Beschwerdeführer ausschlaggebend sein, da es jetzt zu Lösungen kommt, die seine Unzufriedenheit beheben.

> **Kundenzufriedenheit zählt**
>
> (Pflege-)Qualität lässt sich mit verschiedenen Maßstäben messen und kann aus unterschiedlichen Perspektiven bewertet werden – was aber letztlich zählt, ist die Zufriedenheit der Kunden.

Umgang mit Beschwerden ☞ 6.5.4

Pflegeleitbild, Unternehmensleitbild

Während der Erarbeitung von Pflegestandards stellen sich immer wieder die Fragen: „Welche Pflege wollen wir in unserem Haus anbieten, was sind unsere generellen Ziele, was unsere gemeinsamen Ziele? An welchem Pflegemodell bzw. welcher Pflegetheorie (☞ Kap. 4.3) wollen wir uns orientieren?" Die Antworten auf diese Fragen bieten eine Grundlage für die Entwicklung eines **Pflegeleitbilds,** das als Versuch angesehen werden kann, die in den Pflegemodellen/-theorien enthaltenen Gedanken zu übertragen und so anzupassen, dass sie für jeden Mitarbeiter im Pflegebereich verständlich und umsetzbar sind.

Darüber hinaus enthält ein Pflegeleitbild weitere Aussagen über:

▶ Sichtweisen und Leitbild des Trägers, z. B. christliche Ausrichtung der Einrichtung

- Beziehung zwischen Patienten und Pflegenden und das zugrunde liegende Menschenbild (☞ 1.1)
- Pflegequalität und Pflegeprozess
- Zusammenarbeit im Team und mit anderen Berufsgruppen
- Stellung der Pflege innerhalb des Klinikbetriebs.

Die Umsetzung eines Pflegeleitbilds, an dem alle Pflegenden einer Einrichtung die Möglichkeit zur Mitwirkung hatten, fördert in der Praxis die Qualität der Leistung und die Kundenorientierung.

Wurde in einem Unternehmen bereits ein *Unternehmensleitbild* erarbeitet, ist dies dem Pflegeleitbild übergeordnet. Dies bedeutet, dass das Pflegeleitbild das Unternehmensleitbild hinsichtlich der Pflege ergänzt (auf keinen Fall darf ein Widerspruch vorliegen).

In einem **Unternehmensleitbild** sind Grundlagen für ein einheitliches Verhalten aller Berufsgruppen eines Unternehmens dargestellt einschließlich der Unternehmensziele, -strategien und -werte. Der einzelne Mitarbeiter erfährt über das Leitbild, was er persönlich zum Erreichen der Unternehmensziele beitragen kann. (☐ 19)

Die meisten Kliniken informieren den Patienten über ihr Unternehmens- und Pflegeleitbild und machen ihm so deutlich, was er in dieser Einrichtung z.B. von der Pflege erwarten kann.

Pflegeleitbilder von Pflegenden selbst erarbeiten zu lassen, hat sich als sinnvoller Prozess erwiesen: Ein von oben verordnetes Pflegeleitbild wird nicht dazu führen, dass sich die Mitarbeiter im Pflegebereich mit diesem Leitbild identifizieren und es mittragen.

Corporate Identity (CI) ☞ unten

Mitarbeiterbezogene Instrumente

In den Qualitätssicherungskonzepten nimmt die Mitarbeiterorientierung einen hohen Stellenwert ein. Da die Mitarbeiter eine Schlüsselrolle bei der Umsetzung der Unternehmensziele einschließlich der erstrebten Qualität einnehmen, stellen diese das wichtigste (Human-)Kapital eines Unternehmens dar: Mit ihnen steht und fällt das Leistungsangebot. Die Unternehmensleitung betreibt eine mitarbeiterorientierte **Personalentwicklung**, indem es vorhandene Potentiale der Mitarbeiter entdeckt und fördert. Dies wird durch eine regelmäßige **Mitarbeiterbe**-urteilung möglich. Der Beurteilung folgt ein individuelles **Beratungs-** und **Fördergespräch** mit dem Vorgesetzten, um gemeinsame Ziele z.B. im Arbeitsverhalten zu vereinbaren.

Die **Fort-** und **Weiterbildung** (☞ 3.7.1, 2.2.5, 2.2.6) der Mitarbeiter ist sowohl als ein Instrument der Qualitätssicherung als auch der Personalentwicklung einzustufen. Die Ermittlung des Schulungsbedarfs ist Aufgabe des Managements. Nur qualifizierte Mitarbeiter sind in der Lage, Patienten eine qualitativ hochwertige Leistung anzubieten.

Ein zeitgemäßes Führungsinstrument im Personalmanagement ist die **Corporate Identity** *(CI)*.

„Corporate Identity" kann am ehesten mit „Wir-sind-die-Firma-Gefühl" übersetzt werden. Es geht bei diesem Führungsstil darum, dem einzelnen Mitarbeiter das Gefühl zu vermitteln, nicht ein beliebiges, austauschbares Rädchen einer großen Maschinerie zu sein, sondern ein wichtiger, unverzichtbarer Teil des Unternehmens. Dieses Gefühl soll der Mitarbeiter auch nach außen zum Kunden bzw. Patienten tragen.

Vom Einsatz dieses Führungsinstruments erhoffen sich die Manager:
- Stärkung des Teamgeistes und der Teamfähigkeit
- Erhöhung der Motivation und damit der Produktivität und Arbeitsqualität
- Verbesserung der Arbeitszufriedenheit und des Betriebsklimas und damit Verringerung der *Fluktuation* (Abwanderung der Mitarbeiter) und *Ausfallzeiten* (z.B. durch Krankheit).
- Bei konkurrierenden Unternehmen spielt auch die Werbewirksamkeit eine Rolle. Jeder zufriedene Mitarbeiter ist ein Werbeträger, der zum guten Ruf eines Unternehmens beiträgt. Dies gewinnt unter dem zunehmenden Kostendruck im Gesundheitswesen auch für Krankenhäuser an Bedeutung.

3.6 Pflege und Ökologie

Ökologie: Lehre von den Wechselbeziehungen zwischen Organismen und der unbelebten Umwelt. Teilbereich der Biologie.

Umweltschutz: Maßnahmen, mit denen sich schädliche Auswirkungen menschlicher Aktivitäten auf die Umwelt verhindern oder mindern lassen.

3.6.1 Umweltschutz im Krankenhaus

Da Pflegende und Ärzte um die Bedeutung des Umweltschutzes wissen und die – teilweise tödliche – Gefahr von Umweltschäden kennen, sollte umweltgerechtes Verhalten und **Umweltschutz** in Krankenhäusern und anderen Einrichtungen des Gesundheitswesens eine Selbstverständlichkeit sein.

Krankenhaushygiene und Umweltschutz müssen sich ergänzen und sind deshalb als gemeinsame Aufgabe zu sehen. Gleichzeitig leistet das Krankenhaus einen wesentlichen Beitrag zur Verbesserung seines Ansehens, wenn alle Mitarbeiter die Belastung der Umwelt reduzieren. Sinkt der Verbrauch an Ressourcen, dient dies nicht nur dem Umweltschutz, es spart auch Geld. Weitere Argumente für Umweltschutz im Krankenhaus sind:
- Entsorgungsschwierigkeiten mit Problemabfällen vermeiden
- Mitarbeiter und Patienten orientieren sich an dem beispielgebenden Verhalten
- Bestehende und geplante gesetzliche Auflagen einhalten.

Das deutsche Recht setzt immer mehr EU-Richtlinien um, z.B. die **Gefahrstoff-Verordnung** mit den zugehörigen **Technischen Regeln für Gefahrstoffe** (TRGS) sowie das **Medizinproduktegesetz** (MPG) mit der **Medizinprodukte-Betreiberverordnung** (MPBetreibV).

Auswirkungen davon sind z.B.:
- Die eingesetzten Stoffe, Zubereitungen, Erzeugnisse oder Verfahren sind

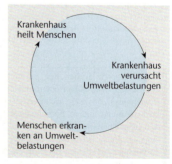

Abb. 3.38: Kreislauf der Umwelterkrankungen.

3.6 Pflege und Ökologie

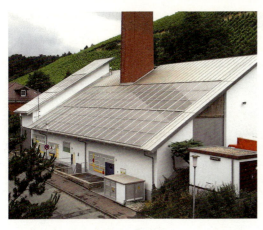

Abb. 3.39: Solarkollektoren für die Brauchwassererwärmung auf der Energiezentrale eines Krankenhauses, ein kostengünstiges und für nahezu jedes Krankenhaus anwendbares Verfahren zur Einsparung von Primärenergie. [M230]

▶ Medizinprodukte, welche die Sicherheit und Gesundheit von Patienten, Anwendern und anderen gefährden können, dürfen nicht zum Einsatz kommen (§ 4 MPG).

Diese Beispiele zeigen, wie eng das Ziel, umweltschädigende Substanzen zu reduzieren oder zu vermeiden, mit dem Arbeits- und Personenschutz verbunden ist.

> Die Forderung nach Umweltschutz im Krankenhaus darf keinesfalls die Sicherheit der Patienten gefährden. In verschiedenen Bereichen bleibt deshalb der Einsatz von Einmalartikeln unverzichtbar (z. B. Spritzen und Kanülen).

nach dem Gesichtspunkt des geringsten gesundheitlichen Risikos auszuwählen (TRGS 525)
▶ Gepuderte Latexhandschuhe sind durch hypoallergene Latex- oder andere geeignete Handschuhe zu ersetzen (TRGS 525)
▶ Desinfektionsmittel sollen so weit wie möglich frei von sensibilisierenden Stoffe, z. B. Aldehyden, sein (TRGS 525)

Die Forderung für den Umweltschutz im Krankenhaus lautet, durch eine kritische Analyse die jeweils unschädlichste Lösung herauszuarbeiten. Dies ist eine Aufgabe aller beteiligten Berufsgruppen.

Maßnahme	Beispiele	Auswirkungen
Wassereinsparung	▶ Wassersparamaturen an Waschbecken ▶ Spülwassermenge in Toiletten reduzieren ▶ Regenwasser für Toilettenspülung und Gartenbewässerung nutzen ▶ Abwasserbelastung durch Medikamente und Desinfektionsmittel reduzieren	▶ Geringerer Trinkwasserverbrauch ▶ Chemikalienreduzierung in der Umwelt
Bewusster Einkaufen	▶ Akkus statt Batterien ▶ Keine PVC-Überschuhe ▶ Kein Einweggeschirr ▶ Reduzierung der Vielfalt von Produkten	▶ Vermeiden unnötiger Artikel ▶ Weniger Abfall
Abfälle trennen	▶ Glas, Papier, Pappe getrennt sammeln ▶ Kunststoffe sortenrein trennen und an die Hersteller zum Recycling zurückgeben	▶ Wertstoffgewinnung zur Wiederverwendung
Einweg- durch Mehrwegprodukte ersetzen	▶ Edelstahl-Nierenschalen statt Papp-Nierenschalen ▶ Wieder verwendbare chirurgische Instrumente, z. B. Pinzetten, Klemmen ▶ Medikamentenbecher durch spülbare Tagesdispenser ersetzen ▶ Instrumentencontainer statt Papier-Folien-Verpackung	▶ Weniger Abfall ▶ Weniger Energieverbrauch ▶ Keine Bildung von schädlichen Chlorverbindungen, z. B. bei der Verbrennung von PVC
Großgebinde bevorzugen	▶ Desinfektionsmittel oder Seifenlösung zentral abfüllen, z. B. in der Apotheke ▶ Viel gebrauchte Chemikalien, z. B. Spülmaschinenreiniger, aus Fässern dosieren	▶ Vermeiden von Verpackungen ▶ Gefährdungen beim Abfüllen werden auf wenige Personen reduziert
Leere Verpackungen für Abfälle benutzen	▶ Leere Chemikalienkanister für die Entsorgung gefährlicher Gegenstände, z. B. Kanülen	▶ Vermeiden von zusätzlichen Abfällen
Speisenversorgung umstellen	▶ Portionspackungen vermeiden ▶ Frischkost statt Tiefkühlkost ▶ Lieferanten der Region bevorzugen	▶ Vermeiden von zusätzlichen Abfällen ▶ Reduzierung der Energiekosten ▶ Reduzierung von Transportkosten und -schäden
Chemische Desinfektion auf das notwenige Maß beschränken	▶ Pflegeartikel nicht in Desinfektionsmittel einlegen, sondern abwischen und zum Schluss abspülen ▶ Wisch- statt Sprühdesinfektion	▶ Geringere Verdampfung von Desinfektionsmitteln ▶ Keine Aerosole, die eingeatmet werden können ▶ Verhinderung von allergischen Reaktionen auf Desinfektionsmittel
Krankenhausreinigung den tatsächlichen Erfordernissen anpassen	▶ Reinigungsmittel mit umweltverträglichen Chemikalien ▶ Reinigungsmittel exakt dosieren ▶ Büroräume nicht täglich reinigen	▶ Geringere Chemikalienbelastung von Personal und Patienten ▶ Reduzierung der Chemikalien im Abwasser

Tab. 3.40: Beispiele für Maßnahmen zum Umweltschutz im täglichen Handeln der Pflegenden in Krankenhäusern und stationären Einrichtungen.

3 Organisation der Pflege

Abfallart	Entsorgungsweg
Einmalmaterialien mit Körpersekreten oder Ausscheidungen	▸ In dichte Plastiktüten verpacken (zuknoten) ▸ Über die Restmülltonne entsorgen
Glas, Papier, Metall, Kunststoffe	▸ Nach Entleerung reinigen, um Geruchsbelästigung und Ansiedlung von Schädlingen zu verhindern ▸ In regelmäßigen Abständen über die dafür vorgesehenen Container entsorgen
Spitze und scharfe Abfälle	▸ In einem stichfesten und fest verschließbaren Behältnis sammeln ▸ Über die Restmülltonne entsorgen
Organischer Müll (z. B. Küchenabfälle)	▸ Kompostieren ▸ Alternativ: über die Biomülltonne entsorgen
Arzneimittel	▸ Außerhalb der Reichweite von Unbefugten sammeln (cave: Keine Zwischenlagerung von Zytostatika-Resten) ▸ Zur Entsorgung in eine Apotheke bringen
Sondermüll (z. B. Batterien, Chemikalien)	▸ Außerhalb der Reichweite von Kindern sammeln ▸ Über kommunale Wertstoffhöfe (bzw. Abfallmobile) entsorgen

Tab. 3.41: Entsorgungswege in der häuslichen Pflege.

3.6.2 Umweltschutz in der häuslichen Pflege

Die Forderung, umweltbewusst zu handeln, gilt auch für **Pflegende im häuslichen Bereich.** Die Maßnahmen entsprechen überwiegend denen, die in stationären Einrichtungen möglich sind. Allerdings sind ambulant tätige Pflegende allein für eine ressourcenschonende Arbeitsweise verantwortlich. Der Umweltschutz in der häuslichen Pflege ist direkt von den Bedingungen (z. B. Ausstattung des Wohnraumes) abhängig, in denen die Patienten leben.

Abfallentsorgung

Für die **Abfallentsorgung** nutzen Pflegende die Infrastruktur, die in der jeweiligen Kommune zur Verfügung steht. Grundsätzlich ist der Abfall, der durch Pflegemaßnahmen entsteht, über den Restmüll zu entsorgen. Die Tonne sollte so aufgestellt sein, dass z. B. Kinder keinen Zugang dazu haben. (□ 20)

Die Trennung von Wertstoffen sowie Sondermüll ist selbstverständlich. In den meisten Kommunen stehen zu diesem Zweck zentral aufgestellte Container zur Verfügung.

Energie

Erdöl, Erdgas und Strom stellen die wesentlichen **Energielieferanten** in Haushalten dar. Die erheblichen Kosten sowie die begrenzten Ressourcen fossiler Energieträger sind Gründe, sparsam zu sein. Wie im eigenen Haushalt auch, handeln Pflegende umweltbewusst, wenn sie z. B.:

▸ Elektrische Geräte nur für den Zeitraum einschalten, in dem sie tatsächlich im Einsatz sind
▸ „Stand-by-Funktion" vermeiden
▸ Im Sommer die Heizungsanlage ausschließlich für die Warmwasserbereitung nutzen, der Heizungskreislauf bleibt kalt
▸ Wohnräume nicht überheizen, für die Nacht eine kühlere Zieltemperatur einstellen
▸ Während des täglichen Lüftens Heizung abdrehen.

Wasser

Trinkwasser ist, weltweit gesehen, ebenfalls eine knapp werdende Ressource. Im häuslichen Bereich helfen Pflegende beim Sparen, wenn sie Patienten motivieren, zu duschen, statt zu baden, Wasser nur während der unmittelbaren Nutzung anstellen, sich für den Einbau von abgestuften Toilettenspülungen, Perlatoren und Sparknöpfen an Wasserhähnen einsetzen.

Reinigungsmittel

Reinigungsmittel belasten das Abwasser. Deshalb sind sie sparsam einzusetzen. Pflegende wägen zwischen den Erfordernissen der Hygiene und des Umweltschutzes ab. Eine regelmäßige desinfizierende Reinigung der Räume und Einrichtungsgegenstände ist jedoch in der Lage, die Keimbelastung im Umfeld der Patienten signifikant zu senken und dient deshalb der Infektionsprophylaxe.

Es trägt zum Umweltschutz bei, wenn Pflegende Geschirrspül- und Waschmaschinen erst in Betrieb nehmen, wenn sie voll beladen sind. Bei der Textilpflege können sie z. B. auf Weichspüler verzichten – rauere Wäsche erzeugt sogar einen therapeutischen Reiz im Sinne der Basalen Stimulation® (☞ 12.11.4).

3.7 Berufsfelder in der Pflege

3.7.1 Qualifizierung

Professionelles Pflegehandeln ☞ Kap. 2
Pflegestudium ☞ 2.2.7

Die dreijährige Ausbildung befähigt Pflegende zum Einsatz in vielen verschiedenen pflegerischen Berufsfeldern. In den vergangenen Jahrzehnten haben sich die Aufgaben in den einzelnen Disziplinen stark entwickelt. Deshalb ist es sinnvoll und notwendig, dass Pflegende sich im Laufe ihres Berufslebens spezialisieren. Dazu steht ihnen ein umfangreiches **Bildungs- und Qualifizierungsangebot** zur Verfügung.

Weiterbildung

Eine abgeschlossene dreijährige Ausbildung in der Gesundheits- und Krankenpflege sowie (mindestens) einjährige Berufserfahrung sind die Voraussetzungen zur Teilnahme an einer **Weiterbildung** (☞ 2.2.5). Die Kurse erstrecken sich häufig über zwei Jahre, sind in Unterrichtsblöcke gegliedert und enden mit schriftlichen, mündlichen und praktischen Prüfungen sowie einer Facharbeit. Einige der Kurse sind mit einer staatlichen Anerkennung versehen und führen zu einer neuen Berufsbezeichnung, z. B. „Fachkrankenschwester/Fachkrankenpfleger für Anästhesie und Intensivmedizin" (☞ Tab. 3.42).

Fortbildungen

Interessierte Pflegende können unter einer nahezu unüberschaubaren Vielfalt von **Fortbildungen** (☞ 2.2.6) wählen. Das Angebot reicht von einstündigen Unterweisungen, wie sie von Medizinge-

80

3.7 Berufsfelder in der Pflege

Weiterbildung	Inhalte des theoretischen Unterrichts (Auswahl)	Dauer [1]
Anästhesie- und Intensivpflege	▸ Therapie und Pflege in der Anästhesie und Intensivmedizin ▸ Berufskunde (Recht, Selbstverständnis, Berufspolitik) ▸ Betriebswirtschaftslehre ▸ Hygiene und Mikrobiologie ▸ Medizintechnik ▸ Materialkunde ▸ Pflegemanagement und -organisation ▸ Pflegewissenschaftliches Arbeiten ▸ Notfallmedizin	▸ 24 Monate – 720 theoretische Stunden – 2350 Stunden Praxiseinsatz
Operationsdienst	▸ Anästhesie und Pharmakologie ▸ Klinische Hygiene ▸ Berufs-, Rechts- und Gesetzeskunde ▸ Psychologie, Soziologie und Pädagogik ▸ Krankenhausbetriebslehre ▸ Pathophysiologie ▸ Medizintechnik ▸ Methoden/Techniken chirurgischer Eingriffe sowie endoskopischer Diagnostik und Therapie	▸ 24 Monate – 720 theoretische Stunden – 2350 Stunden Praxiseinsatz
Psychiatrie	▸ Fachliche Grundlagen psychiatrischer Pflege, Methoden und Konzepte der Psychiatrie ▸ Bezugswissenschaften: Psychologie, Sozialwissenschaft, Psychiatrie, Neurologie, Psychologie, Biologie, Soziologie, Pädagogik ▸ Recht ▸ Wahrnehmung und Kommunikation ▸ Berufskunde ▸ Supervision ▸ Praxisgespräche	▸ 24 Monate – 720 – 850 theoretische Stunden – 1280 Stunden Praxiseinsatz
Stationsleitung (Pflegerische Leitung eines Bereiches im Krankenhaus und anderen pflegerischen Versorgungsbereichen)	▸ Pflegeverständnis ▸ Qualitätssicherung ▸ Berufskunde ▸ Führungsmodelle ▸ Anleitung von Mitarbeitern ▸ Kommunikation ▸ Betriebswirtschaft ▸ Soziologie	▸ 12 – 18 Monate – 720 theoretische Stunden – 144 Stunden Praxiseinsatz
Hygiene	▸ Krankenhausorganisation (mit EDV) ▸ Sozialwissenschaften ▸ Mikrobiologie ▸ Krankenhaushygiene	▸ 24 Monate – 130 – 150 theoretische Stunden – 30 Wochen Praxiseinsatz
Rehabilitation	▸ Pflegerischer und therapeutischer Fachbereich ▸ Sozialwissenschaft ▸ Betriebswirtschaft ▸ Rechtskunde ▸ Schwerpunkte in der Rehabilitation, z. B. bedürfnisorientierte Maßnahmen ▸ Grundlagen der Orthopädie, Traumatologie, Neurologie, Neurophysiologie, Inneren Medizin	▸ 24 Monate – 720 theoretische Stunden – 2350 Stunden Praxiseinsatz
Praxisanleitung	▸ Aufgaben und Bedingungen bei der Anleitung ▸ Anleitungsprozess ▸ Zielorientierung ▸ Organisation ▸ Kommunikation und Gesprächsführung ▸ Rechtskunde ▸ Beurteilung von Auszubildenden ▸ Pflegewissenschaft und -praxis ▸ Qualitätsmanagement	▸ 6 – 9 Monate – 160 – 220 theoretische Stunden – Praxiseinsatz

[1] Die Angaben zur Dauer eines Kurses verstehen sich als Richtwerte für die berufsbegleitende Ausbildung. Die Zahl der Unterrichtsstunden und die Länge der Praxiseinsätze variieren, da die Bildungsangebote überwiegend dem Landesrecht unterliegen. Vollzeitkurse lassen sich erheblich schneller absolvieren.

Tab. 3.42: Wichtige Weiterbildungen in der Pflege.

räte-Herstellern abgehalten werden, über eintägige Seminare, Wochenend-Workshops bis hin zu berufsbegleitenden Kursen, die sich über mehrere Monate hinziehen. Im Mittelpunkt steht die Vertiefung bereits erworbener Kenntnisse bzw. die Qualifizierung für spezielle Aufgaben, z. B. Mentorentätigkeit.

Weitere Einsatzgebiete für Pflegende

Hospiz

Ausgehend von England hat sich auch in Deutschland die **Hospiz-Bewegung** verbreitet (☞ 10.2.1). Bei Hospizen handelt es sich um ambulante, teilstationäre oder stationäre Einrichtungen, in denen Pflegende Schwerstkranke und Sterbende betreuen. (✉ 7) Inzwischen gibt es die Möglichkeit, die zertifizierte Zusatzqualifikation „Palliative Care" zu erwerben. In 160 – 200 Unterrichtsstunden vermittelt sie u. a. Kenntnisse in der Sterbebegleitung.

Reha-Klinik

Zahlreiche Erkrankungen und medizinische Therapien machen es notwendig, dass Patienten nach dem Aufenthalt in einem Akutkrankenhaus eine meist 3- bis 4-wöchige Anschlussheilbehandlung in einer **Reha-Klinik** anschließen. In diesen spezialisierten Einrichtungen liegt das Gewicht der Behandlung auf der Förderung verbliebener Ressourcen oder der Wiederherstellung der Arbeitsfähigkeit. Pflegende können sich in diesem Bereich spezialisieren (☞ Tab. 3.24, Kap. 9).

Tagesklinik

Viele Krankenhäuser verfügen über **Tageskliniken.** Auch niedergelassene Ärzte therapieren ihre Patienten in solchen Einrichtungen. Häufig sind sie in den Fachbereichen Chirurgie (ambulante Operationen), Psychiatrie, Onkologie und Geriatrie zu finden.

Altenheim

Stationäre Einrichtungen zur Betreuung von alten Menschen **(Altenheime)** sind die Domäne der Altenpflege. Dieses Berufsbild ist im Gegensatz zur Krankenpflege nicht in erster Linie auf die Heilung ausgerichtet, sondern nimmt die Begleitung von körperlich und geistig beeinträchtigten Menschen in das Blickfeld. In den Einrichtungen der Altenpflege arbeiten viele Gesundheits- und Krankenpflegende.

3 Organisation der Pflege

3.7.2 Management

Management in der häuslichen Pflege ☞ *3.3.2*

Krankenhausmanagement

> **(Krankenhaus-)Management** *(Krankenhausleitung):* Gesamtheit der Führungspersonen und ihre Anordnungen.

In vielen öffentlichen und freigemeinnützigen Krankenhäusern trifft das **Krankenhausdirektorium** als oberste Managementebene alle wichtigen Entscheidungen für das gesamte Krankenhaus. Das Gremium setzt sich zusammen aus dem:

► Pflegedienstleiter/-direktor.
► Verwaltungsleiter/-direktor.
► Ärztlichen Leiter/Direktor.

Gemeinsam sind sie verantwortlich für die „Sicherung der Qualität, Humanität und Wirtschaftlichkeit" (§ 70 SGB V). In ihren Bereichen obliegt den Direktoren die Verantwortung für alle Betriebs- und Personalaufgaben.

Managementebenen der stationären Pflege

Der Pflegedienst in Krankenhäusern (und anderen stationären Einrichtungen) ist in mehrere **Managementebenen** gegliedert. Die horizontale Struktur orientiert sich überwiegend an der Aufteilung der medizinischen Disziplinen (z. B. Innere Medizin, Chirurgie, Gynäkologie, Urologie). Vertikale Ebenen des Pflegedienstes:

► Pflegedienstleitung/Pflegedirektion
► Bereichsleitung
► Stationsleitung/Leitung einer Funktionseinheit.

Diese dreiteilige Gliederung bezieht sich überwiegend auf Krankenhäuser der Maximalversorgung. Kleinere Häuser verfügen meist nicht über Bereichsleitungen. Zusätzlich sind der Pflegedienstleistung Stabsstellen (z. B. Hygiene, Qualitätsmanagement, Fort- und Weiterbildung) zugeordnet.

Die Gesamtverantwortung für die strategischen, taktischen und operativen Ziele liegt bei der Pflegedienstleitung. Die Umsetzung lässt sich durch Delegation an die abhängigen Managementebenen (z. B. Bereichsleitung, Stationsleitung) erreichen.

Kategorie	Zugewiesene Aufgaben nach Landesrecht	Aufgaben nach Empfehlungen der Deutschen Krankenhausgesellschaft
Personalmanagement	► Fachaufsicht ► Koordination ► Stellenplanung ► Arbeitszeitgestaltung	► Planung des Personalbedarfs ► Festlegung der Arbeitsmethoden ► Führung und Beurteilung der Mitarbeiter ► Entscheidungen über Einstellungen, Beförderungen, Entlassungen
Qualitätsmanagement	► Überwachung der Pflegequalität ► Weiterentwicklung und Anpassung der pflegerischen Arbeit	► Festlegung der Pflegestandards
Organisation	► Arbeitsablaufgestaltung	► Aufbau- und Ablauforganisation des Pflegedienstes ► Berücksichtigung der Wirtschaftlichkeit und rechtlicher Bedingungen
Beschwerdemanagement	► Beschwerden über die pflegerische Versorgung	
Bildungsmanagement	► Koordination	► Planung und Organisation von inner- und außerbetrieblicher Fort- und Weiterbildung
Budgetverantwortung	► Beschaffung von Anlagegütern ► Wirtschaftliche Verwendung von Ge- und Verbrauchsgütern	► Planung des Sachmittelbedarfs ► Berücksichtigung der Wirtschaftlichkeit und rechtlicher Bedingungen ► Mitentscheidung in der Leitung des Gesamtbetriebes
Ausbildung	► Durchführung der praktischen Ausbildung	► Mitwirkung (in Zusammenarbeit mit den Schulen für Krankenpflegeberufe)
Öffentlichkeitsarbeit		► Mitwirkung

Tab. 3.43: Aufgaben der Pflegedienstleistungen, wie sie die Landesgesetze vorsehen oder von der DKG empfohlen sind. (📖 21)

3.7.3 Abteilungen im Krankenhaus und ihre Zusammenarbeit

Das Krankenhaus kann seinem Versorgungsauftrag nur nachkommen, wenn alle Beschäftigten sinnvoll zusammenarbeiten. Sie sind verschiedenen Bereichen zugeordnet. Folgende Abteilungen finden sich in den meisten Krankenhäusern:

► **Ambulanzen** der Fachabteilungen. Zur Untersuchung und Behandlung von Patienten, die überwiegend keine stationäre Aufnahme benötigen
► **Apotheke.** Bevorratet und liefert Medikamente, Desinfektionsmittel und manchmal auch Pflegematerialien an die Abteilungen
► **Archiv.** Aufbewahrung der Krankenakten. Laut Gesetz sind Patientendokumentationen bis zu 30 Jahre lang zu archivieren
► **Aus-, Fort- und Weiterbildung.** Meist als Stabsstelle den Pflegedienstleitungen zugeordnet. Organisiert die Bildungsmaßnahmen, die z. T. gesetzlich vorgeschrieben sind
► **Bettenzentrale.** Aufbereitung benutzter Krankenbetten nach den Hygienerichtlinien

► **Betriebsärztlicher Dienst.** Gewährleistet die arbeitsmedizinische Betreuung der Mitarbeiter
► **Diagnostikabteilungen** (z. B. Röntgen-, EKG-, Sonographie-, Endoskopie-, Laborabteilung). Durchführung der verordneten Untersuchungen
► **Hauswirtschaftlicher Bereich.** Hierzu zählen z. B. Reinigungsdienst und Wäscherei
► **Hol- und Bring-Dienst.** Erfüllt v. a. in größeren Kliniken alle Transportaufgaben
► **Intensivstationen.** Intensivmedizinische und -pflegerische Behandlung der Patienten
► **Notaufnahme.** Ist in größeren Kliniken in verschiedene Fachrichtungen unterteilt, gewährleistet die sofortige Behandlung (ggf. inkl. Operation) von schwer kranken oder verletzten Patienten
► **Normalstationen.** Versorgung der Patienten vor, während und nach Diagnostik und Therapie
► **Operationsabteilung.** Perioperative Versorgung der Patienten
► **Pforte, Telefon- und Kommunikationszentrale.** Schnittstelle des Krankenhauses zur Außenwelt

82

- **Physikalische Therapie.** Abteilung der Physiotherapeuten und Masseure/medizinischen Bademeister
- **Psychologischer Dienst.** Psychologische Betreuung der Patienten
- **Seelsorge.** Geistliche oder Diakone bieten den Patienten seelsorgerliche Gespräche an, halten Gottesdienste und führen religiöse Riten aus (z. B. Krankensalbung, Abendmahl)
- **Sozialdienst.** Sozialarbeiter organisieren z. B. die Übernahme in die häusliche Pflege oder in Pflegeheime
- **Technischer Dienst.** Wartung und Reparatur der technischen Einrichtung, z. B. Heizung, Strom- und Wasserversorgung, zentrale Druckluft- und Sauerstoff-Verteilung, medizinisch-technische Geräte
- **Überleitungspflege.** Organisation der Entlassungsvorbereitung einzelner Patienten (☞ 3.3.4)
- **Verwaltung.** Administration, z. B. Einkauf, Buchhaltung, Personal
- **Zentrale Patientenaufnahme.** Organisation der Aufnahme von Patienten, Erfassung der relevanten Daten
- **Zentralküche.** Verpflegung der Patienten und Mitarbeiter, ggf. Diätberatungen
- **Zentralsterilisation.** Aufbereitung wiederverwendbarer Medizinprodukte nach den hygienischen Richtlinien.

Literatur und Kontaktadressen

📖 Literaturnachweis

1. Statistisches Bundesamt: Bericht – Pflegestatistik 2003, 4/2005.
2. Statistisches Bundesamt: http://www.destatis.de/download/d/veroe/pm_krankenhaus2005.xls
3. Statistisches Bundesamt: Gesundheitswesen – Grunddaten der Krankenhäuser, 12/2005.
4. Statistisches Bundesamt: http://www.destatis.de/basis/d/gesu/gesutab28.php
5. Statistisches Bundesamt: http://www.destatis.de/presse/deutsch/pm2006/p3600094.htm
6. Deutscher Pflegerat e.V., Stellungnahme: Vermeiden von Fehlentwicklungen durch korrektes Abbilden des Pflegeaufwandes im DRG-System, Berlin 3/2006.
7. Deutsche Gesellschaft für Arbeitsmedizin und Umweltmedizin e.V.: Leitlinien – Nacht- und Schichtarbeit. Lübeck, 7/2006.
8. Nationaler Ethikrat: Selbstbestimmung und Fürsorge am Lebensende, Berlin, Juli 2006. Nachzulesen unter www.ethikrat.org
9. Vgl. Mürbe, M.; Stadler, A.: Berufs-, Gesetzes- und Staatsbürgerkunde – Kurzlehrbuch für Pflegeberufe. 9. Aufl., Elsevier/Urban & Fischer Verlag, München 2006.
10. Vgl. Grunst, S.; Sure, U. (Hrsg.): Pflege konkret Neurologie Psychiatrie. Elsevier/Urban & Fischer Verlag, 3. Aufl., München 2006.
11. DIN ISO 8402 in DIN ISO 9004 1992, Teil 2, S. 9.
12. Weh, B., Sieber, H.: Pflegequalität. Urban & Schwarzenberg, München 1995, S. 9.
13. Vgl. Christian, M.: Ein Qualitätsgütesiegel für die Krankenpflege. Bibliomed, Melsungen 1997, S. 22.
14. Normenausschuss Qualitätsmanagement, Statistik und Zertifizierungsgrundlagen im Deutschen Institut für Normung e.V.: DIN EN ISO 9000:2000, Qualitätsmanagementsysteme – Anforderungen. Beuth Verlag, Berlin 2000, S. 21.
15. Ebenda, S. 20
16. Siebert, G.; Kempf, S.: Benchmarking. 2. Aufl., Hanser Verlag, München 2002, S. 9.
17. Vgl. Christian, M.: Ein Qualitätsgütesiegel für die Krankenpflege. Bibliomed, Melsungen 1997, S. 63.
18. von Stösser, A.: Pflegestandards. Erneuerung der Pflege durch Veränderung der Standards. 2. Aufl., Springer Verlag, Berlin 1993, S. 2.
19. Vgl. Herbst, D.: Corporate Identity. Cornelsen Verlag, Berlin 1998, S. 29.
20. Bergen, P.: Hygiene für ambulante Pflegeeinrichtungen – Tipps rund um die häusliche Versorgung. Elsevier/Urban & Fischer Verlag, München 2005.
21. Reinhart, M.; Lehmacher, C.: Anforderungen an das pflegerische Management im strukturellen Wandel des Gesundheitssystems. In: transfer report 2000, Evangelische Fachhochschule Berlin (EFB), 7/2000.

Vertiefende Literatur ☞ 💻

✉ Kontaktadressen

1. Institut für das Entgeltsystem im Krankenhaus/DRG-Institut (InEK gGmbH), Auf dem Seidenberg 3, 53721 Siegburg, Tel.: 22 41/9 38 20, Fax: 22 41/93 82 35, www.g-drg.de
2. LEP AG, Blarerstrasse 7, CH-9000 St. Gallen, Tel. 00 41/(0) 71/2 46 37 57, Fax 00 41/(0) 71/2 46 37 59, www.lep.ch
3. Deutsche Gesellschaft für Arbeitsmedizin und Umweltmedizin e.V. (DGAUM), www.dgaum.de
4. KTQ-GmbH, Frankfurter Straße 84, 53721 Siegburg, Tel.: 0 22 41/10 82 38, Fax: 0 22 41/10 85 65
5. International Hospital Benchmarking Forum, Centrum für Krankenhaus-Management, Röntgenstraße 9, 48149 Münster, Tel.: 02 51/8 33 14 40, Fax: 02 51/8 33 14 46, www.hospital-benchmarking.de
6. Deutsches Netzwerk für Qualitätsentwicklung in der Pflege (DNQP), Caprivistraße 30a, 49076 Osnabrück, Tel.: 05 41/9 69 20 04, Fax: 05 41/9 69 29 71
7. Bundesarbeitsgemeinschaft Hospiz e.V. (BAG Hospiz), Aachener Straße 5, 10713 Berlin, Tel.: 0 30/83 22 38 93, Fax: 0 30/83 22 39 50, www.hospiz.net

✉ Weitere Kontaktadressen

ePA AC® Acute Care (Entwicklung eines Assessmentinstrumentes zur Feststellung von Pflegebedarf, der sich im Sinne des DRG-Systems darstellen lässt), HSK Pflegeforschung/-entwicklung, Ludwig-Erhard-Straße 100, 65199 Wiesbaden, Tel.: 06 11/43 31 79, www.epa-online.info

Deutsche Krankenhausgesellschaft e.V. (DKG), Wegelystraße 3, 10623 Berlin, Tel.: 0 30/39 80 10, Fax: 0 30/3 98 01 30 00, www.dkgev.de

Deutsches Netz Gesundheitsfördernder Krankenhäuser gem. e.V. (DNGfK), Saarbrücker Straße 20/21, 10405 Berlin, Tel: 0 30/8 17 98 58 10, Fax: 0 30/8 17 98 58 29, www.dngfk.de

Deutsche Gesellschaft für Supervision e.V. (DGSv), Lütticher Straße 1–3, 50674 Köln,
Tel.: 02 21/92 00 40,
Fax: 02 21/9 20 04 29,
www.dgsv.de

Deutsches Hygiene-Museum, Lingnerplatz 1, 01069 Dresden,
Tel.: 03 51/4 84 60,
Fax: 03 51/4 84 64 00,
www.dhmd.de

Robert Koch-Institut (RKI), Nordufer 20, 13353 Berlin,
Tel.: 0 30/18 75 40,
Fax: 0 30/1 87 54 23 28,
www.rki.de

Bundeszentrale für gesundheitliche Aufklärung (BZgA), Ostmerheimer Straße 220, 51109 Köln,
Tel.: 00 21/8 99 20,
Fax: 02 21/8 99 23 00,
www.bzga.de

Institut für angewandte Gerontologie (IFAG), Haubachstraße 8, 10585 Berlin,
Tel.: 0 30/3 41 50 34,
Fax: 0 30/3 48 23 03,
www.ifag-berlin.de

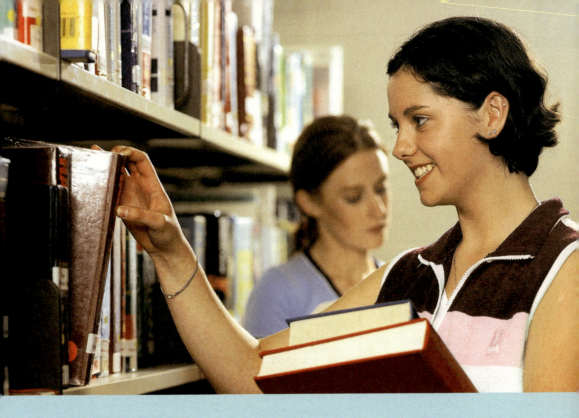

4 Pflegewissenschaft

4.1	**Pflege als Wissenschaft** ... 86	4.2.4	Forschungsarbeiten lesen 95	4.3.4	Theorien geringer Reichweite 108
4.1.1	Theoretische Grundlagen 86	4.2.5	Forschungsarbeiten nützen ... 96		
4.1.2	Die Anfänge der Pflegewissenschaft 87	4.2.6	Forschung und Ethik 97	4.3.5	Entwicklung und Anwendung der Pflegetheorien und -modelle 109
4.2	**Pflegeforschung** 87	4.3	**Pflegetheorien und -modelle** 98	4.3.6	Einteilung der Pflegetheorien: Diskussion und Kritik 109
4.2.1	Ansätze und Methoden in der Pflegeforschung 88	4.3.1	Grundlagen und Klassifikation von Theorien 98	4.3.7	Pflegephänomene 110
4.2.2	Der Forschungsprozess 92	4.3.2	Theorien großer Reichweite .. 100	**Literatur und Kontaktadressen** 112
4.2.3	Literaturrecherche: Forschungsarbeiten finden 93	4.3.3	Theorien mittlerer Reichweite 106		

4 Pflegewissenschaft

Fallbeispiel ☞ 💻

4.1 Pflege als Wissenschaft

Der Wunsch, **Dinge zu hinterfragen,** ist eine zentrale Eigenschaft des Menschen. Neugier und Forschergeist sind seit jeher die treibenden Kräfte von Entwicklung und Fortschritt. Die vielfältigen Fragen und Probleme, mit denen die Menschen im Lauf der Geschichte konfrontiert waren, wurden in verschiedenen Zeitaltern jedoch auf unterschiedliche Wegen zu lösen versucht: z. B. Fremdes durch Magie erklären oder sich an den Aussagen von Autoritäten orientieren, aber auch durch logisches Denken und systematisches Erforschen. Durch diese verschiedenen Lösungsansätze entstehen unterschiedliche Wissensquellen, aus denen die Menschen ihr Wissen schöpfen.

Unstrukturierte Wissensquellen folgen keiner festgelegten Regel. Hierzu zählen Erfahrung, Intuition, Versuch und Irrtum sowie Wissen aus Traditionen im Sinne von „Das haben wir schon immer so gemacht". Diese Wissensquellen sind für das pflegerische Handeln wichtig und unverzichtbar. Aber sowohl Erfahrungswissen als auch tradiertes Wissen kann nur sehr begrenzt verallgemeinert werden und nicht die alleinige Basis für eine begründbare und professionelle Pflege sein.

Strukturierte Wissensquellen – dazu zählen logisches Denken und wissenschaftliche Forschung – folgen systematischen und nachvollziehbaren Regeln. Dadurch wird es möglich, Vermutungen, Erfahrungen und tradiertes Wissen systematisch zu überprüfen und nachzuweisen bzw. zu beweisen.

> Pflegerisches Handeln basiert auf strukturierten und unstrukturierten Wissensquellen, die den Pflegenden zum Teil bewusst sind, zum Teil aber unbewusst ihr Tun leiten.

Das Wesen des Pflegewissens ☞ 2.2.1

Peggy L. Chinn und *Maeona K. Kramer* (📖 1) beschreiben vier Bereiche, die in ihrem Zusammenspiel das Handeln von Pflegenden leiten. Diese sind:
- **Persönliches Wissen** (Erfahrung)
- **Empirie** (der wissenschaftlich abgesicherte Bereich)
- **Ethik** (die moralische Komponente der Pflege)
- **Intuition** (die „Kunst der Pflege").

Die vier Bereiche stehen untereinander in Beziehung. Nur durch ihr Zusammenspiel entsteht das Wissen, das die Grundlage des pflegerischen Handelns bildet. Wenn Pflege als „Wissenschaft und Kunst" bezeichnet wird, so steckt genau der Gedanken der Vernetzung dieser Bereiche dahinter.

> „Als Wissenschaft verkörpert sie (die Pflege) einen zusammenhängenden Korpus an systematischem Theorie- und Problemlösungswissen. Die Kunst besteht in der kreativen Nutzung dieses Wissens, im Dienst der Genesung der Menschen." (📖 2) Den zusammenhängenden Korpus an Theorie- und Problemlösungswissen will die Pflegewissenschaft liefern: Mit der kreativen Nutzung ist hier gemeint, dass die Pflegenden das wissenschaftlich belegte Wissen mithilfe ihres Erfahrungswissens auf die individuelle Situation des Patienten anwenden.

4.1.1 Theoretische Grundlagen
Wissenschaft

Will man sich mit Pflegewissenschaft auseinandersetzen, so muss man zuerst klären, was **Wissenschaft** ist. „Wissenschaft" ist kein eindeutiger Terminus. Je nach Betrachtungsweise kann zweierlei darunter verstanden werden.

> **Wissenschaft:** Zum einen alle Aktivitäten, die auf wissenschaftliche Erkenntnisse abzielen wie Forschen, Entwickeln von Theorien. Zum anderen die Gesamtheit der Erkenntnisse, die auf diesem Weg gewonnen werden.

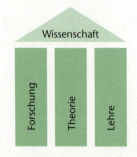

Abb. 4.1: Das Gebäude der Wissenschaft wird von drei Säulen getragen.

Wissenschaft steht also einerseits für das, was man weiß, und andererseits wird damit auch das bezeichnet, was man tut, um zu wissen. Charakteristisch dabei ist, dass man beim Sammeln, Beschreiben und Ordnen des Materials, aus dem die Erkenntnisse gewonnen werden, methodisch und systematisch vorgeht.

Das Ziel aller Wissenschaften ist es, mithilfe wissenschaftlicher Methoden begründete Aussagen zu treffen über die Phänomene (☞ 4.3.7), die den Gegenstandsbereich dieser Wissenschaft – z. B. der Pflege – charakterisieren.

Pflegewissenschaft

> **Pflegewissenschaft:** Eine empirische, praxisorientierte Disziplin, deren Gegenstandsbereich die Pflege ist und deren Ziel es ist, Grundlagen und allgemeine Prinzipien zur Verbesserung der pflegerischen Dienstleitung zu entwickeln (📖 3).

Was jede (Einzel-)Wissenschaft inhaltlich ausmacht, wodurch sie sich inhaltlich definiert und von anderen Einzelwissenschaften abgrenzt, ist ihr Gegenstandsbereich. Pflegewissenschaft ist die Wissenschaft, deren Interessensbereich das Phänomen Pflege (professionelle Pflege ☞ Kap. 2) ist). Womit sich die Pflegewissenschaft beschäftigt, ist also bereits in der Pflegepraxis vorhanden.

Auf einer abstrakten Ebene kann der Gegenstandsbereich anhand zentraler Begriffe, so genannter **Schlüsselkonzepte**, beschrieben werden. Diese stammen – wie auch die meisten Pflegetheorien – aus dem angloamerikanischen Raum und konzentrierten sich ursprünglich auf folgende Bereiche:
- *Patient* bzw. die *zu pflegende* Person
- *Pflegerisches Handeln*
- *Umwelt*.

Später kamen die Schlüsselkonzepte *Gesundheit* und die *Beziehung zwischen Patient und Pflegenden* hinzu (📖 4).

> **Pflegewissenschaft** beschäftigt sich mit dem Menschen und seinem Gesundheitszustand, dessen Umwelt und den Möglichkeiten professioneller (Pflege-)Handlungen, die die Lebensqualität dieses Menschen und seiner Bezugspersonen verbessern oder erhalten können.

Da in der Pflegewissenschaft der Interessens- und Forschungsbereich das Handlungsfeld Pflege ist, wird die Pflegewissenschaft auch als **Praxiswissenschaft** *(Handlungswissenschaft, praxisorientierte Disziplin)* bezeichnet, denn ihr zentrales Untersuchungsgebiet ist die Pflegepraxis. Im Gegensatz zu anderen Wissenschaften, z.B. der Mathematik oder Philosophie, die kein spezifisches Handlungsfeld für ihr Wissen haben, schließt Pflegewissenschaft, wie auch die Justiz oder Medizin, ein Handlungsfeld – die Pflegepraxis – ein.

Pflegewissenschaft und Pflegepraxis kann man nicht getrennt voneinander betrachten, sondern nur als wechselseitige Beziehung. Die Pflegepraxis gibt den Anstoß für wissenschaftliche Fragen und wird wiederum von der Pflegewissenschaft beeinflusst, z.B. durch die Ergebnisse der Pflegeforschung. Pflegewissenschaft umfasst, wie jede andere Wissenschaft die drei Bereiche: **Forschung** (☞ 4.2), **Theorie** (☞ 4.3) und **Lehre** (☞ Abb. 4.1).

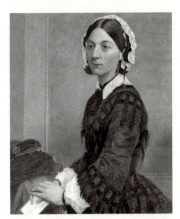

Abb. 4.2: Florence Nightingale gilt als Gründerin der modernen Krankenpflege und war eine der ersten Pflegewissenschaftlerinnen.

> Durch den Wandel im Gesundheitssystem kommen neue Aufgaben auf die Pflege zu. Will die Pflege diese Verantwortung wahrnehmen und Fakten statt Vermutungen zur Grundlage ihres Handelns und zum Ausgangspunkt für gesundheitspolitische Entscheidungen machen, braucht sie dafür die Pflegewissenschaft.

4.1.2 Die Anfänge der Pflegewissenschaft

Die Geschichte der Pflege als Beruf und Wissenschaft ist noch relativ kurz: Mitte des 19. Jahrhunderts legten die Schriften von *Florence Nightingale* den Grundstein für die Pflege als eigene Profession. Sie können auch als Anstoß für die Entwicklung der Pflege als Wissenschaft gesehen werden. Nightingale suchte als Erste nach wissenschaftlichen Beweisen für die von ihr bei der Pflege britischer Soldaten im Krimkrieg beobachteten Phänomene. Dabei erkannte sie, dass die genaue Aufzeichnung und Messung der Ergebnisse pflegerischer und medizinischer Betreuung ungeheuer wichtig für die Entwicklung effizienter Betreuung und Behandlung kranker Menschen ist. Sie verfügte über Fachkenntnisse in der Statistik und der *Epidemiologie* (Wissenschaft von der Entstehung, Verbreitung und Bekämpfung von Krankheiten ☞ Kap. 26) und war in ihrem Denken sehr nahe dem heutigen Anliegen der Pflegewissenschaft. Denn Gesundheitsförderung und Krankheitsprävention (☞ Kap. 8) waren schon zentrale Anliegen ihrer Arbeit. (☞ 5, 6)

Die Entwicklung der Pflegewissenschaft und -forschung ist mit der Etablierung der Pflege an den Universitäten (Akademisierung) verknüpft. Diese begann Anfang des 20. Jahrhunderts in den USA. Den ersten Lehrstuhl für Krankenpflege hatte die Krankenschwester *Adelaide Nutting* inne. 1907 wurde sie als Professorin für Krankenhauswirtschaft an das Teachers College der Columbia University in New York berufen, 1910 wird dort eine eigene Abteilung „Krankenpflege und Gesundheitsfürsorge" eingerichtet und der Lehrstuhl hieß dann „Kranken- und Gesundheitspflege". (☞ 7). Bereits 1952 wurde in den USA die erste wissenschaftliche Zeitschrift für Pflegeforschung „Nursing Research" herausgegeben.

Bei der Entwicklung von Pflegewissenschaft und -forschung in Europa gab es große zeitliche Unterschiede: 1956 gelangte die Pflege zuerst in Großbritannien an die Universität, in den mittel- und südeuropäischen Ländern folgte die Akademisierung der Pflege nur schleppend. Sie ist jedoch die wichtigste Voraussetzung für die Entwicklung der Pflegeforschung.

Studiengänge in der Pflege ☞ 2.2.7

4.2 Pflegeforschung

> **Forschung:** Mittel zum wissenschaftlichen Erkenntnisgewinn. Vermehrung von Wissen in einem Gegenstandsbereich durch systematische, wissenschaftliche Methoden.

Von *Lisbeth Hockey* stammt folgende Definition von Pflegeforschung: „Krankenpflegeforschung ist Forschung auf dem Gebiet des Gesundheitswesens, in dem die Krankenschwester den größten Teil der Verantwortung trägt. Krankenpflegeforschung bemüht sich, das Wissen zu vermehren, das die Schwester braucht, um effektiv zu wirken." (☞ 8)

Zentrale Aufgabe von Pflegeforschung ist die **Wissensvermehrung.** Im Mittelpunkt steht fundiertes Wissens, um die Pflege der Patienten qualitativ besser und effektiver gestalten zu können.

Der Gegenstand der Pflegeforschung kann sich mit dem anderer Wissenschaften decken, z.B. das Problem von Entzündungen der Mundschleimhaut als Nebenwirkung von Chemotherapeutika. Die Forschungsfragen der Pflege richten sich aber nach der Verantwortlichkeit, den professionellen Aufgaben und Handlungsmöglichkeiten der Pflegenden. Pflegeforschung fragt nicht danach, wie ein Chemotherapeutikum zusammengesetzt sein müsste, um weniger Nebenwirkungen hervorzurufen, sondern sie untersucht, welche prophylaktischen Pflegemaßnahmen den besten Schutz vor möglichen Nebenwirkungen bieten.

Wenn Pflege den Anspruch erhebt, eine eigene Profession (☞ 2.5) zu sein, braucht sie eine eigene Wissensgrundlage, d.h. eine Basis an spezifischem, wissenschaftlich gesichertem Pflegewissen. Wissen, das sich nur aus persönlichen Alltagserfahrungen zusammensetzt, oder Handeln, das damit begründet wird, dass man es „immer schon so gemacht hat", reicht für diesen Anspruch nicht aus.

Geht man davon aus, dass Forschung eine Möglichkeit zur systematischen Vermehrung von Wissen darstellt, so kann die Pflegeforschung eine spezifische Wissensgrundlage für den Pflegeberuf entwickeln. Diese Grundlage ist notwendig, da die Anforderungen an die Pflege steigen und das Gesundheitssystem sowie die Bedürfnisse der Patienten und Angehörigen immer komplexer werden.

> Vorrangiges **Ziel** der Pflegeforschung ist es, durch die Entwicklung von wissenschaftlich fundiertem Grundlagenwissen die Pflegequalität zu sichern und zu verbessern. Der zentrale **Gegenstandsbereich** der Pflegeforschung ist die Pflegepraxis, aber auch Themen aus dem Pflegemanagement, der Berufspolitik, der Berufsgeschichte und der Pflege(aus)bildung sind Schwerpunkte.

4 Pflegewissenschaft

Für eine so junge Disziplin wie die Pflegewissenschaft geht es aber nicht nur darum, Wissen für die Praxis zu erzeugen. Ziel der Forschung ist es auch, einen theoretischen Rahmen, theoretisch gut fundierte Konzepte (☞ 4.3.1) für die Praxis zu entwickeln. Pflegetheorien (☞ 4.3), die auf empirischen Daten basieren, sind genauso wichtig wie empirisch fundierte Konzepte, die die Grundlage für standardisierte Pflegediagnosen (☞ 11.3) bilden. Darüber hinaus hat Pflegeforschung auch ein berufspolitisches Ziel: Die wissenschaftliche Fundierung der Pflege liefert einen wichtigen Beitrag zur Professionalisierung des Berufs und zur Emanzipation der Pflege.

Rolle der Pflegenden

Die **Rolle der Pflegenden** bei der Pflegeforschung gibt immer wieder Anlass zu Diskussionen. Wer soll, darf oder muss forschen? Und im Speziellen: Was ist die Aufgabe der examinierten Pflegenden bezüglich Forschung? Grundsätzlich kann man festhalten, dass es unterschiedliche Ebenen gibt, auf denen Pflegende an Pflegeforschung beteiligt sein können. Diese sind:

▶ Mitarbeit bei der Anwendung von Forschungserkenntnissen (☞ 4.2.5)
▶ Anwenden von Forschungserkenntnissen (☞ 4.2.5)
▶ Mitarbeit an Forschungsprojekten (☞ 4.2.2)
▶ Durchführung eigenständiger wissenschaftlicher Forschung (☞ 4.2.2)
▶ Leitung von Forschungsstellen und Koordinierung von Forschungsprojekten.

Man kann auch sagen, es geht zum einen um die *Nutzung von Forschungsergebnissen* für die eigene Tätigkeit, zum anderen um die wissenschaftliche *Tätigkeit des Forschens*.

Für die professionelle Pflege heißt dies nun, dass alle Pflegenden ein Grundlagenwissen über Forschung besitzen sollten, das sie befähigt, Pflegeforschung als einen integralen Anteil der Pflegepraxis zu verstehen, (Forschungs-)Fragen zu stellen und ihnen die Mitarbeit bei der Anwendung von Forschungsergebnissen in der Praxis ermöglicht. Pflegende, die eine spezielle Aufgabe beim Wissenstransfer in die Praxis haben, z. B. Pflegeexperten (☞ 2.2.1), sollten so viel Kenntnisse über Pflegeforschung besitzen, dass sie Forschungsergebnisse lesen, kritisch analysieren und für die Anwendung in

der Praxis aufbereiten können. Sie müssen Forschungsanwendungsprojekte (☞ 4.2.5) initiieren und leiten können, bzw. andere Pflegende darin anleiten können. Die Pflegewissenschaftler sind diejenigen, die wissenschaftlich arbeiten, d. h. Forschung durchführen. Je nach Ausbildungsgrad und Kompetenz reicht diese Aufgabe von wissenschaftlicher Assistenz bis zur Forschungsprogrammleitung.

4.2.1 Ansätze und Methoden in der Pflegeforschung

Es gibt unterschiedliche Auffassungen darüber, was als wissenschaftliche Erkenntnis anerkannt wird und welche Wege zu diesen Erkenntnissen führen. Diese Auffassungen wirken sich zum einen auf die Phänomene aus, die studiert werden, und beeinflussen zum anderen die Methoden und Techniken, die man dafür anwendet.

Zwei große **Forschungsansätze** werden unterschieden: der *quantitative* und der *qualitative* Forschungsansatz. Sie unterscheiden sich nicht nur in der Art und Weise, wie Daten gesammelt, ausgewertet und interpretiert werden, sondern auch in ihrer Auffassung von Wirklichkeit und Wissenschaft (☞ Tab. 4.3).

> Pflegeforschung braucht quantitative und qualitative Forschung, um der Vielfalt an Fragen im Handlungsfeld Pflege gerecht zu werden. Die Wahl des Forschungsansatzes hängt in erster Linie von der einzelnen Fragestellung ab.

Quantitative Forschung

Quantitative Forschung orientiert sich am Verständnis der *Naturwissenschaften*. Demzufolge unterscheiden sich Menschen aufgrund messbarer biologischer, psychologischer und sozialer Merkmale. Ziel quantitativer Forschung ist es, ein möglichst vom Zusammenhang unabhängiges Bild der Merkmale zu erfassen. Dabei geht man davon aus, dass die Wirklichkeit objektiv messbar ist. Quantitative Forschung geht in der Regel deduktiv vor.

> **Deduktives Vorgehen:** Aufstellen einer *Hypothese* (unbewiesene Vermutung) aufgrund wissenschaftlicher Vorerkenntnisse und Bestätigen oder Widerlegen der Hypothese mittels Forschung.

Gestützt auf die theoretische Überlegung, dass lokale Kälteeinwirkung zu einer kurzfristigen Minderdurchblutung im Gewebe führt, wird folgende Hypothese aufgestellt: Kältetherapie hilft, Entzündungen im Mundschleimhautbereich bei Chemotherapiepatienten zu lindern oder zu verhindern. Mittels Forschung soll überprüft werden, ob diese theoretische Überlegung in der Praxis nachgewiesen werden kann.

Untersucht werden begrenzte Personengruppen (sog. *Stichprobe*), deren Ergebnisse unter bestimmten Voraussetzungen für einen größeren Personenkreis verallgemeinert werden können (*repräsentative Stichprobe*).

Quantitative Forschung bedient sich standardisierter Erhebungsmethoden und der Statistik, um möglichst objektive Daten zu produzieren. Die Daten werden miteinander in Beziehung gesetzt und daraus allgemein gültige Aussagen abgeleitet.

Forschungsdesign

> **Forschungsdesign:** Grundsätzliches Vorgehen bei einer Forschungsarbeit; es legt den Weg fest, den man gehen möchte.

Das Design beschreibt die Struktur einer Forschungsarbeit *(Studie)*. Grundsätzlich lassen sich in der quantitativen Forschung **experimentelle** von **nicht-experimentellen Designs** unterscheiden.

Experimentelle Forschung

Das **Experiment** ist die klassische Forschungsmethode der Naturwissenschaften, um Hypothesen und Theorien zu überprüfen. Das Interesse liegt auf der Erforschung von Ursache und Wirkung. Untersucht wird, inwieweit ein bestimmter Faktor *(Variable)* eine Situation, einen Zustand oder ein Verhalten beeinflusst. Dazu vergleicht man zwei (oder mehrere) Gruppen einer Population miteinander.

> **Population:** Gesamtheit aller Individuen mit einem bestimmten Merkmal, z. B. alle Diabetiker, alle Jugendliche bis 17 Jahre.

Es gibt verschiedene Variationen von experimentellen Designs. Beim klassischen Experiment *(Prätest-Posttest-Design)* werden aus einer Gesamtmenge von Personen (oder Gegenständen) zwei miteinander vergleichbare Gruppen gebildet. Eine dieser Gruppen bezeichnet man als Versuchsgruppe. Bei ihr wird nun eine bestimmte Handlung *(Intervention)* gesetzt, deren Wirkung man überprüfen möchte (*unabhängige Variable* oder *Wirkungsvariable*). Die andere Gruppe, die so genannte Kontrollgruppe, erfährt keine Intervention – bleibt also unverändert. Bei beiden Gruppen wird anschließend gemessen, was sich durch die Intervention ändern sollte (*abhängige Variable*).

Um eine mögliche Veränderung feststellen zu können, muss diese Messung vor der Intervention (*Prätest*) und nach der Intervention (*Posttest*) erfolgen. Dann kann verglichen werden, bei welcher Gruppe der Faktor größer ist bzw. wo sich z. B. das Ausmaß der Mukositis verändert hat. Die Kontrollgruppe dient dabei – wie schon der Name sagt – der Kontrolle, ob die Veränderung auf die Intervention zurückzuführen, nur zufällig aufgetreten oder auf andere Faktoren zurückzuführen ist.

Zur Messung der Ergebnisse können verschiedene Methoden eingesetzt werden: entweder eine Messung im naturwissenschaftlichen Sinn, wie z. B. das Messen von Blutdruck, Temperatur, Blutwerten oder deskriptive (*beschreibende*) Methoden wie Befragung oder Beobachtung.

Die Kennzeichen eines klassischen Experiments sind:

- ▶ **Randomisierung:** Verteilung der Versuchspersonen auf die Versuchsgruppe und Kontrollgruppe nach einem bestimmten Zufallsschema
- ▶ **Manipulation:** Veränderung einer oder mehrerer Variablen
- ▶ **Kontrolle** aller Variablen, die möglicherweise ebenfalls einen Einfluss auf das Ergebnis haben. Die Kontrolle ist notwendig, damit die Auswirkung der Manipulation ausschließlich auf die zu überprüfende Intervention zurückgeführt werden kann
- ▶ **Messung** der Auswirkungen.

Treffen alle diese Kennzeichen zu, spricht man von einer randomisiert-kontrollierten Studie (*Randomized Controlled Trial, kurz: RCT*).

Neben dem klassischen Experiment und seinen Variationen gibt es auch so genannte quasi-experimentelle Designs. **Quasi-Experimente** haben einen experimentellen Aufbau. Es fehlen ihnen jedoch einige charakteristische Merkmale des klassischen Experiments, z. B. die Zufallsverteilung der Versuchspersonen oder die Kontrollgruppe.

Heering untersuchte in seiner Studie, ob der Rapport (*kurz: RAP; Dienstübergabe, Pflegevisite*) in Anwesenheit der Patienten wirklich dazu beiträgt, dass sich diese aktiv an den Entscheidungsfindungen in der Pflege beteiligen. Da dies nicht direkt gemessen werden kann, wurde die Auswirkung des RAPs auf die so genannte Kontrollüberzeugung der Patienten (die als wichtige Messgröße für aktives Verhalten angesehen wird) gemessen. Folgende Hypothese war der Ausgangspunkt der Studie: „Die internale Kontrollüberzeugung von Patienten, die einmal täglich am Rapport mit den Patienten (Pflegevisite) teilnehmen, nimmt zwischen Aufnahme und Entlassungstag stärker zu als die Kontrollüberzeugung bei Patienten einer Kontrollgruppe ohne RAP.“

Zur Überprüfung der Hypothese wurde ein experimentelles Design herangezogen. Dabei wurden die Patienten zweier chirurgischer Stationen untersucht. Auf Station A wurde der RAP in Anwesenheit der Patienten durchgeführt (Versuchsgruppe), auf Station B (Kontrollgruppe) erfolgte die traditionelle Dienstübergabe im Stationszimmer. Gemessen wurde die Kontrollüberzeugung aller Patientinnen jeweils zu Beginn und am Ende des Krankenhausaufenthalts. Da hier die Randomisierung der Patientinnen (aus organisatorischen und ethischen Gründen) entfallen musste, entspricht das Design einem **Quasi-Experiment.** (📖 9)

Nicht-experimentelle Forschung

Im Unterschied zur experimentellen beinhaltet die **nicht-experimentelle Forschung** keine Manipulation von Variablen. Es gibt eine sehr große Variationsbreite nicht-experimenteller Designs.

Viele nicht-experimentelle Studien sind so genannte **deskriptive Studien**. Sie haben das Ziel, ein Phänomen, über das noch wenig bekannt ist, oder einen Ist-Zustand, eine bestimmte Situation oder ein bestimmtes Verhalten, möglichst vollständig zu beschreiben und zu analysieren. Dieses Design wird gewählt, wenn es darum geht, genaue Informationen über Merkmale bestimmter Gruppen, Institutionen oder Situationen oder über die Häufigkeit eines bestimmten Phänomens (📖 4.3.7) zu sammeln.

Glaus et al. wollten herausfinden, welche Brustkrebsfrüherkennungsmaßnahmen Frauen in der deutschen, französischen und italienischen Schweiz in Anspruch nehmen und welche Grundeinstellung zur Brustkrebsprävention bei ihnen bestand. So wurde anhand einer **quantitativen deskriptiven Studie** der Frage nachgegangen, was Frauen bestimmter Altersgruppen in diesen drei Regionen der Schweiz über Maßnahmen zur Brustkrebsvorsorge wissen und auf welche Weise sie Brustkrebsfrüherkennung praktizieren. Zudem wurde die Frage untersucht, von wem eine Mammographie empfohlen wird, weshalb sie durchgeführt oder abgelehnt wird und welche Einstellung die Frauen zu einem flächendeckenden Mammographiescreening in der Schweiz haben. Die Untersuchung erfolgte bei 1721 durch Zufallsstichproben ausgewählten Frauen aus den drei Landesteilen. Zur Sammlung der Daten wurde ein anonymer, postalisch zugestellter Fragebogen verwendet. Die Daten wurden mithilfe von statistischen Verfahren analysiert. (📖 10)

Auch die Erforschung von Zusammenhängen zwischen zwei oder mehreren Variablen, die so genannten **Korrelationsstudien** (*Wechselbeziehungsstudien*), können ein nicht-experimentelles Design haben. Eine Studie, auch wenn sie sich mit diesem Zusammenhang beschäftigt, fällt aber nicht mehr unter den Begriff Experiment, wenn die unabhängige Variable nicht manipuliert wird (oder nicht manipulierbar ist). Man prüft nur, ob eine Variable sich verändert, wenn auch die andere sich ändert (*prospektiv* = vorausschauend), oder ob die Veränderung einer Variablen auf eine andere zurückzuführen ist (*retrospektiv* = zurückschauend), wenn man beispielsweise der Frage nachgeht, ob es bei alten Menschen einen Zusammenhang zwischen Mobilität (Variable 1) und Angst (Variable 2) gibt.

Da keine Manipulation stattfindet, hat man über die unabhängige Variable keine Kontrolle. Man kann daher eine Aussage über die Beziehung zwischen den beiden Variablen machen. Man könnte z. B. feststellen, dass bei steigender Angst die Mobilität alter Menschen sinkt. Man weiß jedoch nicht, ob dies auch tatsächlich ein kausaler Zusammenhang ist und nicht bloß ein rechnerischer.

Methoden der Datenerhebung

In der quantitativen Forschung werden als **Methoden zur Datenerhebung** neben Messungen im naturwissenschaftlichen Sinn in erster Linie die schriftliche Befragung bzw. das standardisierte Interview und die standardisierte Beobachtung eingesetzt.

Die schriftliche Befragung ist ein geeignetes Instrument, um in relativ kurzer Zeit eine große Menge an Daten zu sammeln. Sie ist kostengünstig und kann gut überregional durchgeführt werden. Von Nachteil ist, dass die Untersuchungssituation selbst – die Datenerhebung – nicht kontrolliert werden kann: Man weiß z. B. nicht, wer einen eingesandten Fragebogen tatsächlich ausgefüllt hat. Ebenso können etwaige Verständnisfragen der Untersuchungsteilnehmer nicht beantwortet werden. Die Konstruktion eines Fragebogens, der valide ist, d.h. tatsächlich das misst, was er messen soll, erfordert viel Zeit und Wissen.

Lässt sich keine schriftliche Befragung durchführen, so kommt in der quantitativen Forschung das **standardisierte Interview** – die mündliche Befragung anhand eines standardisierten Fragebogens – zur Anwendung.

Die **Beobachtung** ist in der quantitativen Forschung standardisiert und strukturiert, d.h. sie folgt einem genau ausgearbeiteten Schema *(Beobachtungsleitfaden)*, das vorgibt, was genau beobachtet werden soll, idealerweise *verdeckt*, d.h. der Beobachtete weiß nicht, dass er beobachtet wird, und *nicht teilnehmend*, d.h. der Beobachter ist nicht in die Situation, die er beobachtet, eingebunden (☞ 12.1.1). Damit soll eine größtmögliche Objektivität gewährleistet werden. Ziel der quantitativen Beobachtung ist es, Verhaltensweisen auf ihr Vorkommen und ihre Häufigkeit hin zu erforschen. Dazu wird zuvor ein Kategorienschema mit den verschiedenen Ausprägungen eines Merkmals erstellt, z.B. Reaktionen des Patienten.

Methoden der Datenanalyse

Bei der Analyse quantitativer Daten werden Zahlen mithilfe statistischer Berechnungen ausgewertet. Mittels **deskriptiver** *(beschreibender)* **Statistik** werden die Daten aufgrund ihrer unterschiedlichen Merkmale beschrieben und zu leicht handhabbaren Größen zusammengefasst. Zu diesen Größen zählen:

► **Häufigkeitsverteilungen** in absoluten Zahlen und Prozenten
► **Verteilungsmaße,** z.B. das arithmetische Mittel
► **Streuungsmaße** geben Aufschluss über die Verteilung von Daten
► **Korrelationen** (Überprüfen des statistischen Zusammenhangs verschiedener Merkmale).

Mithilfe der **analytischen** *(schließenden)* **Statistik** will man Aussagen über die Wahrscheinlichkeit machen, mit der die Ergebnisse der Studie für eine größere Personengruppe repräsentativ sind.

Gütekriterien

Um die Qualität von quantitativen Forschungsergebnissen beurteilen zu können, wurden so genannte **Gütekriterien** entwickelt:

► **Objektivität** bezeichnet die Unabhängigkeit der Testergebnisse vom Forscher

► **Validität** *(Gültigkeit)* zeigt an, ob ein Messinstrument tatsächlich das misst, was es messen soll. So ist z.B. ein Instrument, das Angst messen soll, aber eigentlich Stress misst, nicht valide
► **Reliabilität** *(Beständigkeit, Zuverlässigkeit)* zeigt an, ob wiederholte Messungen immer die gleichen Werte liefern. Befragen z.B. zwei Pflegende mittels Fragebogen einen Patienten zu seiner präoperativen Angst, sollten die Ergebnisse weitgehend identisch sein.

Forschungsfragen, die mittels **quantitativer Forschung** bearbeitet werden, beziehen sich auf Häufigkeiten, (Aus-) Wirkungen oder Beziehungen *(Kausalitäten)*, z.B.

► Wie wirkt sich gezielte Patientenedukation auf die Compliance (☞ 5.4.2, 7.1.2) von Menschen mit Typ II Diabetes aus?
► Wie hoch ist der Betreuungsbedarf, der Personaleinsatz und der finanzielle Aufwand bei Bettlägerigkeit?
► Kann der Einsatz von Aromaölen zu Entspannung und zur Reduktion von Angst bei Patienten auf Intensivstationen führen?

Qualitative Forschung

In der **qualitativen Forschung** geht man davon aus, dass soziale Wirklichkeit nicht einfach besteht, sondern das Ergebnis gemeinsam in sozialer Interaktion hergestellter Bedeutungen und Zusammenhängen ist. Wahrheit ist hier nichts Objektives wie bei den Naturwissenschaften, sondern etwas Subjektives. Da jeder Einzelne die Dinge anders wahrnimmt und anders interpretiert, kann es keine objektive Wahrheit geben, die von allen unabhängig und für alle gleich ist. Wahrheit ist immer abhängig vom Kontext und Zusammenhang. In der qualitativen Forschung will man die Erfahrungen eines Menschen in seiner natürlichen Umgebung untersuchen und herausfinden, welche Bedeutung sie für ihn haben. Qualitative Forschung will menschliches Erleben aus der *Perspektive der Betroffenen* wahrnehmen und verstehen. Die Denklogik qualitativer Forschung ist induktiv.

Induktives Vorgehen: Vom Einzelfall ausgehend Theorien oder Konzepte entwickeln.

Will man ein pflegerelevantes Konzept zum Thema Privatsphäre im Krankenhaus entwickeln, muss zunächst geklärt werden, was

Privatsphäre aus der Sicht der Patienten überhaupt ist, was Privatsphäre ausmacht, wann sie gewahrt bzw. gestört ist. Dazu müssen die Betroffenen befragt werden, und zwar in Form eines möglichst offenen Interviews, um tatsächlich ihre Perspektive zu erfahren und sich nicht von anderen Theorien leiten zu lassen.

Anders als in der quantitativen Forschung, bei der die Untersuchungsteilnehmer nach dem Zufallsprinzip ausgewählt werden, werden die Untersuchungsteilnehmer in der qualitativen Forschung nach bestimmten Merkmalen gezielt ausgesucht.

Qualitative Forschung bedient sich „offener", nicht standardisierter Erhebungsverfahren und interpretativer Auswertungsmethoden. Man erhält keine numerischen Daten, sondern Beschreibungen. Ziel ist die Entwicklung von Strukturen, Konzepten und Theorien ausgehend vom individuell Erlebten, jedoch nicht die Verallgemeinerung der Daten und das Aufstellen von allgemein gültigen Gesetzen.

Angelika Zegelin Abt führte eine Untersuchung zum Thema Bettlägerigkeit durch. Diese hatte zum Ziel Einblicke in die Entstehung von Bettlägerigkeit zu bekommen. Da es zu diesem Phänomen, das zwar weit verbreitet ist, keine Wissensgrundlage gab, mussten erste Erkenntnisse aus den subjektiven Erfahrungen gewonnen werden. Daher ist ein offenes, „qualitatives" Vorgehen notwendig. Die Perspektive der Betroffenen, ihre Wirklichkeit und ihr Erleben der Entwicklung standen im Vordergrund. Dazu führte sie 32 Interviews mit bettlägerigen Menschen durch. Diese wurden mit Tonband aufgezeichnet, wörtlich transkribiert (= notiert) und dann mit Hilfe der Analysemethode der Grounded Theory (☞ unten) ausgewertet. Die Autorin konnte so aus den Daten ein Phasenmodell des Bettlägerigwerdens entwickeln (☞ 12.8.4.6). (⊞ 11)

Richtungen qualitativer Forschung

In der **qualitativen Forschung** unterscheidet man weniger nach dem Design (☞ oben), da dies immer eine Form deskriptiver Forschung ist, sondern man kann verschiedene Richtungen innerhalb der qualitativen Forschung unterscheiden. Die wichtigsten sind Phänomenologie, Grounded Theory und Ethnographie.

Die **phänomenologische Forschung** (Pflegephänomene ☞ 4.3.7) hat ihren Ursprung in der Philosophie. Der Grundgedanke ist, an den Perspektiven der einzelnen Menschen anzuknüpfen, an ihren Intentionen und den subjektiven Bedeutungen, die bestimmte Phänomene für sie haben. Das *Ziel* phänomenologischer Forschung ist es, die Erfahrungen und Erlebnisse von Menschen in ihrer eigenen Welt zu verstehen. Daher werden die Phänomene so beschrieben, wie sie für den Einzelnen sind und nicht, wie sie in der Theorie erscheinen mögen. Im Feld der qualitativen Forschung ist der Anwendungsbereich der Phänomenologie sehr breit. Man geht dabei in erster Linie der Frage nach, was es bedeutet, ein bestimmtes Erlebnis zu haben. Zum Beispiel: „Was heißt es, ein Patient zu sein, der Chemotherapie erhält?" oder „Wie erleben jugendliche Rheumakranke Schmerz?"

Das Verfahren der **Grounded Theory** *(gegenstandsbezogene Theorie)* wurde von Barney G. Glaser und Anselm L. Strauss in den 1960er Jahren entwickelt. Mit ihrer Hilfe sollen erklärende Theorien für menschliches Verhalten und soziale Prozesse geschaffen werden. Diese Theorien sind „gegenstandsbezogen", weil sie direkt aus der Situation (dem Gegenstand der Untersuchung), also der Wirklichkeit heraus entwickelt werden. Die Theoriebildung erfolgt in strikter Auseinandersetzung mit den erhobenen Daten. Aus ihnen werden theoretische Konzepte entwickelt, die wiederum laufend an den Daten überprüft werden. Das Besondere der Grounded Theory als Methode der qualitativen Forschung ist daher auch die Vorgangsweise, denn Datensammlung und -auswertung gehen nicht nacheinander vor sich, sondern wechseln einander ab.

Auch für die Datenauswertung wurde ein spezielles Vorgehen entwickelt, das diesem prozesshaften Aufbau entspricht (📖 12). Mithilfe der Grounded Theory können beispielsweise folgende Fragen bearbeitet werden: „Wie beschreiben Mütter, die ein Frühgeborenes entbunden haben, das Verhältnis zu ihrem Kind im Zeitverlauf?" oder „Wie entsteht Vertrauen in der pflegerischen Beziehung?"

Die Wurzeln der **Ethnografie** liegen in der Sozialanthropologie. Ziel der Ethnografie ist die Beschreibung kultureller Gruppen oder Lebenswelten. Der Begriff Kultur bedeutet hier „fremde Lebenswelt". Das zentrale Anliegen der Ethnografie ist es, die Lebenswelt anderer aus *deren* Sichtweise zu verstehen und das Spezifische, (Kultur-)Typische, das diese Lebenswelt ausmacht, zu erkennen.

Die typische Methode ethnografischer Forschungen ist die qualitative Feldforschung. Neben der Beobachtung, die dabei einen zentralen Platz einnimmt, wird meist noch zusätzliches Material z. B. durch Interviews, Dokumentenanalysen gesammelt und ausgewertet. Mithilfe der Ethnografie kann man z. B. folgenden Fragen nachgehen: „Wie gestalten Menschen, die in einer kulturellen Gemeinschaft zusammenleben, ihre Welt?" oder „Was bedeutet es, in einem Pflegeheim zu leben?"

Methoden der Datenerhebung

Zur Erhebung qualitativer Daten benötigt man „offene" **Erhebungsmethoden,** um tatsächlich die subjektive Sichtweise zu erforschen. Das Interview und die Beobachtung sind die am häufigsten eingesetzten Methoden zur Datenerhebung.

Interviews haben in der qualitativen Forschung eine lange Tradition. Der Grundgedanke qualitativer Forschung ist hier verwirklicht: Die Betroffenen selbst kommen zur Sprache und ihre eigene (subjektive) Deutung von Ereignissen oder Erlebnissen wird erfasst. Qualitative Interviews sind nicht oder nur teilweise standardisierte, persönliche, mündliche Befragungen. Es werden hauptsächlich offene Fragen gestellt, zu denen der Befragte frei berichtet statt nur mit „Ja" oder „Nein" zu antworten.

Die klassische **qualitative Beobachtung** ist teilnehmend, unstrukturiert und findet in der realen Umgebung *(Feldbeobachtung)* statt. Dadurch soll eine möglichst große Offenheit und Nähe zum Forschungsgegenstand gewährleistet werden. Teilnehmend heißt hier, dass der Beobachter an der Situation, die er beobachtet, teilnimmt. Unstrukturiert meint, dass die Aufzeichnungen nicht nach einem bestimmten vorgegebenen Kategorienschema geführt werden. Ziel der qualitativen Beobachtung ist die Beschreibung eines Handlungsfeldes sowie die Beschreibung der dort agierenden Personen und ihrer Interaktionen.

Methoden der Datenanalyse

Bei der qualitativen **Datenanalyse** handelt es sich um **interpretative** *(deutende)* **Verfahren.** Die Möglichkeiten dabei sind sehr vielfältig und stehen in engem Zusammenhang mit der jeweiligen Erhebungsmethode. Für qualitative Auswertungsverfahren existieren daher auch keine Standards wie die mathematischen Verfahren zur Auswertung quantitativer Daten.

Im Rahmen bestimmter qualitativer Methoden wurde eine Reihe von Auswertungsverfahren entwickelt. Dabei lassen sich grob zwei Richtungen unterscheiden:

▶ *Interpretativ-reduktive Verfahren.* Hier bleibt man beim Offensichtlichen, bei dem, was gesagt wurde. Die Aussagen werden auf die wesentlichen Inhalte reduziert, in Kategorien zusammengefasst und dann miteinander verknüpft und interpretiert

▶ *Interpretativ-explikative Verfahren* gehen in die Tiefe. Man begibt sich auf die Suche nach Strukturen und Bedeutungen, die zwar vorhanden, aber nicht auf den ersten Blick sichtbar sind, und versucht diese näher zu beschreiben.

Gütekriterien

Die klassischen **Gütekriterien** der quantitativen Forschung können nicht – wie dies einige Zeit versucht wurde – auf die qualitative Forschung übertragen werden. Die qualitative Forschung hat mittlerweile eigene Kriterien entwickelt, mit denen sie die Güte qualitativer Forschungsarbeiten beurteilen kann. Anders als bei der quantitativen Forschung gibt es hier unterschiedliche Schwerpunkte und Bezeichnungen. Im angloamerikanischen Raum berufen sich die Autoren von Methodenbüchern oder Forscher meist auf die Gütekriterien qualitativer Forschung von Lincoln und Guba. Liehr und Taft Marcus (📖 13) fassen diese in folgenden Begriffen zusammen:

▶ **Glaubwürdigkeit.** Die Ergebnisse der Auswertung sind aus der Sicht der Forschungsteilnehmer oder anderer Forscher korrekt, d. h. richtig interpretiert

▶ **Folgerichtigkeit.** Alle Schritte des Forschungsprozesses (☞ 4.2.2) sind für den Leser nachvollziehbar

▶ **Angemessenheit.** Die Lebenswelt der untersuchten Personen wird so beschrieben, dass die Bedeutung der Studie für die Praxis, Theorie und Forschung beurteilt werden kann.

> Forschungsfragen, die mittels **qualitativer Methoden** beantwortet werden können beziehen sich auf die Art der Erfahrung oder des Erlebens, z. B.
> ▶ Was bedeutet Lebensqualität für Menschen mit Typ II Diabetes?
> ▶ Wie entsteht Bettlägerigkeit? Was bedeutet es bettlägerig zu sein?
> ▶ Wie erleben Mütter, die ein behindertes Kind zur Welt gebracht haben, die erste Phase nach der Geburt?

4 Pflegewissenschaft

	Quantitative Forschung	Qualitative Forschung
Grundorientierung	Naturwissenschaften	Geisteswissenschaften
Verständnis von Wirklichkeit	Existenz einer objektiv messbaren Wirklichkeit	Wirklichkeit ist subjektiv, so wie sie vom Einzelnen wahrgenommen wird
Funktion von Wissenschaft	Wissenschaftliche Aussagen bilden die Wirklichkeit ab	Wissenschaftliche Aussagen beschreiben das Erscheinungsbild der Wirklichkeit
Ziel	▸ Gesetzmäßigkeiten entdecken ▸ Allgemein gültige Aussagen treffen	Konzepte aus der subjektiven Perspektive der Betroffenen heraus entwickeln
Forschungslogik	▸ Deduktiv ▸ Theorie prüfend	▸ Induktiv ▸ Offen: orientiert am Forschungsgegenstand ▸ Theorie entwickelnd
Datenerhebung	Standardisierte „Messmethoden"	Offene oder halb-standardisierte Erhebungsmethoden
Stichprobe	▸ Zufallsstichprobe ▸ Große Anzahl von Teilnehmern	▸ Gezielte Auswahl ▸ Geringe Anzahl von Teilnehmern
Daten	„Harte" Daten: Zahlenmaterial	„Weiche" Daten: verbale Beschreibungen

Tab. 4.3: Quantitative und qualitative Forschung – eine Gegenüberstellung.

4.2.2 Der Forschungsprozess

> **Forschungsprozess:** Ablauf einer Forschungsarbeit.

Eine Forschungsarbeit folgt einem logischen Ablauf, den man als **Forschungsprozess** bezeichnet. Das Grundprinzip bleibt immer gleich, auch wenn quantitative Forschungsarbeiten zum Teil anders angelegt sind als qualitative.

> Die Schritte im Forschungsprozess sind hier einfach und linear dargestellt, in der Praxis ähnelt der Ablauf jedoch eher einem Regelkreis mit vielen Querverbindungen.

Am Beginn einer Forschungsarbeit steht immer der Wunsch, neue Erkenntnisse zu gewinnen. Das **Erkenntnisinteresse** kann sich z. B. richten auf:
▸ Ein zu lösendes Problem
▸ Die Frage, ob eine bestimmte Pflegemaßnahme effizient ist
▸ Auf einen bestimmten Sachverhalt oder eine Patientensituation, über die man mehr erfahren möchte.

Schritt 1: Ausgangslage, Fragestellung und Forschungsziel formulieren

Das Erkenntnisinteresse wird präzisiert, damit man weiß, was man erforschen möchte und welchen Weg man dazu einschlagen muss. Dabei ist es wichtig, die **Ausgangslage**, die grobe **Fragestellung** und das **Forschungsziel** zu formulieren.

Zu diesem Zweck wird das Problem zunächst analysiert und beschrieben. Die Beschreibung des Problems führt zur Forschungsfrage, der in der Untersuchung nachgegangen werden soll. Das Studium von Fachliteratur ist notwendig (☞ 4.2.3) zur Formulierung, Eingrenzung und Präzisierung der Forschungsfrage.

Schritt 2: Theoretischen Rahmen festlegen

Des Weiteren dient das Literaturstudium dazu, bereits existierende Forschungsarbeiten zum gewählten Thema zu finden. Zudem wird durch das Aufarbeiten der Fachliteratur der **theoretische Rahmen** festgelegt. Er bildet das Fundament jeder Forschungsarbeit und bestimmt sowohl das Vorgehen in der Untersuchung als auch die Ergebnisinterpretation (☞ Schritt 7).

Schritt 3: Konkretisierung der Forschungsfragen, Hypothesenbildung

Nach dem Literaturstudium kann die Forschungsfrage konkretisiert und festgelegt werden. Bei Untersuchungen, die dem deduktiven Ansatz folgen (☞ 4.2.1), ist dies der Zeitpunkt, um **Hypothesen** aufzustellen.

> **Hypothese:** Theoretisch begründete Vermutung über die Beziehung zwischen zwei oder mehreren Variablen (unabhängigen und abhängigen Variablen ☞ experimentelles Design).

Folgende Hypothese könnte durch eine Forschungsarbeit überprüft werden: Die Gabe von Saccharose (unabhängige Variable) verringert die Schmerzempfindung (abhängige Variable) von Neugeborenen bei der Blutabnahme.

Schritt 4: Untersuchungsplan erstellen

Im **Untersuchungsplan** werden wichtige Einzelheiten, die das weitere Vorgehen bestimmen, überlegt und geplant. Ein Untersuchungsplan berücksichtigt folgende Punkte:
▸ *Forschungsdesign, Wahl der Methode.* Das Design bzw. die Erhebungsmethode(n) müssen so gewählt werden, dass die Forschungsfrage damit beantwortet werden kann
▸ Bestimmung der *Stichprobe.* Personen oder Daten, die in der Studie untersucht werden sollen
▸ *Finanzielle* und *personelle Ressourcen*
▸ *Erlangen von Erlaubnissen.* Spätestens an diesem Punkt des Forschungsprozesses wird es notwendig, sich mit den ethischen Fragestellungen der geplanten Forschungsarbeit auseinanderzusetzen (☞ 4.2.6). In besonderen Fällen, z. B. bei Experimenten oder wenn die Patienten nicht in der Lage sind, ihre Zustimmung zu geben, wird die Ethikkommission eingeschaltet. Erst wenn die Untersuchung als ethisch unbedenklich eingestuft wird, kann man die endgültige Entscheidung über ihre Durchführung treffen.

Schritt 5: Ausarbeiten der Instrumente, Vortest

Das **Ausarbeiten der Methoden** zur Datenerhebung (Fragebögen, Interviewleitfäden, Beobachtungsleitfäden, Mess-

Skalen etc.) ist der nächste Schritt im Forschungsprozess. Ist das Erhebungsinstrument erstellt, wird ein **Vortest** zur inhaltlichen und formalen Überprüfung des Instruments durchgeführt. Bringt z. B. der Fragebogen tatsächlich die gewünschten Antworten? Ist er verständlich? Ist er unverständlich, muss das Instrument noch einmal überarbeitet werden.

Schritt 6: Datenerhebung
In dieser Phase werden die Daten mit der jeweiligen Methode und dem gewählten Instrument erhoben.

Schritt 7: Datenauswertung
In der **Datenauswertung** erfolgt die Analyse der Ergebnisse. Dazu ist sowohl in der quantitativen als auch in der qualitativen Forschung ein hohes Maß an kritischem Denken und Kreativität nötig. Hier werden Zusammenhänge zwischen den numerischen Ergebnissen bzw. den qualitativen Kategorien und dem theoretischen Rahmen, der Literatur, der Methodik, den Hypothesen und der Problemdarstellung hergestellt.

Ergebnisse, Interpretationen, Schlussfolgerungen und Empfehlungen für die Pflegepraxis und zukünftige Forschungsarbeiten werden in einer Studie als **Befunde** bezeichnet. Diese werden in Forschungsarbeiten meist in zwei größeren Abschnitten dargestellt: in der **Ergebnisdarstellung** und in der **Ergebnisdiskussion**.

Bei der Darstellung quantitativer Ergebnisse werden Daten oder Zahlen aufgelistet, die mithilfe der Statistik gewonnen wurden. Diese können beschrieben, in Tabellen geordnet oder durch Grafiken veranschaulicht werden. Die Ergebnisse qualitativer Studien werden mit Worten beschrieben.

Bei der Ergebnisinterpretation (-diskussion) beschäftigt man sich mit der Bedeutung der Resultate: Im Fall von quantitativen Studien wird daher den Zahlen, bei qualitativen Studien den Konzepten oder Kategorien Bedeutung zugeordnet. Zur Diskussion der Ergebnisse greift man auf die Problemstellung, die Forschungsfrage und den theoretischen Rahmen zurück. So werden die neuen Erkenntnisse in das bestehende Wissen eingebunden.

Schritt 8: Schlussfolgerungen
Am Ende des Forschungsprozesses steht der Auftrag, die gewonnenen Erkenntnisse einer sinnvollen Verwertung zugänglich zu machen. Im Mittelpunkt steht die Überlegung, was die Ergebnisse für die Praxis bedeuten können, welche Empfehlungen sich für die Pflegepraxis ableiten lassen, wie dieses Wissen am besten in der Praxis umzusetzen oder zu integrieren ist.

Schritt 9: Veröffentlichung
Forschung und Forschungsergebnisse sollten immer auch Anwendung in der Praxis finden und zur Lösung eines Problems beitragen. Dazu ist es notwendig, die Forschungsarbeit zu veröffentlichen, z. B. in Fachzeitschriften (☞ Abb. 4.4), um sie anderen Personen zugänglich zu machen, die die Erkenntnisse nutzen können.

4.2.3 Literaturrecherche: Forschungsarbeiten finden

Sowohl für das Durchführen einer Forschungsarbeit (☞ 4.2.2) als auch für das Umsetzen von Forschungsergebnissen in die Praxis (☞ 4.2.5) ist eine **Literaturrecherche** notwendig. Die Suche nach geeigneten Forschungsarbeiten ist oft zeitaufwändig und erfordert Fachkenntnisse und Ausdauer. Eine Literaturrecherche ist mehr als eine ungezielte Informationssuche im Internet oder in einer Bibliothek, sondern ein Such*prozess*, der nach bestimmten Regeln abläuft.

Die Auswahl von geeigneten Forschungsarbeiten teilt sich in drei Phasen:
▶ Phase 1: Bestimmung des Untersuchungsgegenstandes
▶ Phase 2: Literaturrecherche
▶ Phase 3: Lektüre, Bewertung, Interpretation.

Phase 1: Bestimmung des Untersuchungsgegenstandes
Vor Beginn der Literaturrecherche sollte zumindest in groben Zügen klar sein, wonach gesucht wird. Je genauer der Untersuchungsgegenstand feststeht, desto erfolgreicher wird die Suche sein. Daher muss noch vor der eigentlichen Recherche ein Thema gewählt und die Fragestellung festgelegt werden.

Je nach dem Zweck, mit dem der Suchende an die Literaturrecherche herangeht, sind die Vorstellungen noch vage oder schon recht präzise. Handelt es sich um ein klinisches Problem, lassen sich die gesuchten Variablen und Begriffe meist genau bestimmen. Existieren jedoch nur grobe Vorstellungen vom Thema, muss dieses zuallererst präzisiert, d. h. eine konkrete Fragestellung gefunden werden, die dann in die für die Recherche notwendigen Suchbegriffe zerlegt wird.

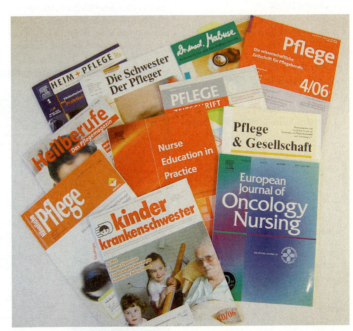

Abb. 4.4: Deutsch- und englischsprachige Fachzeitschriften, die Forschungsartikel veröffentlichen, können zur Literaturrecherche genutzt werden. [O408]

Auf der Suche nach Arbeiten zum Thema „Belastung und Unterstützung von Angehörigen Demenzkranker" wird das Thema zunächst in die verschiedenen Komponenten zerlegt, z. B. Angehörige, Demenzkranke, Belastung, Unterstützung. Dann sucht man für jede Komponente die geeigneten Suchbegriffe, z. B. für Angehörige: Angehörige, pflegende Angehörige, Familie, Tochter, Sohn, Partner, Ehepartner, Mann, Männer, Frau, Kinder. (📖 14)

Phase 2: Literaturrecherche

Die zweite Phase umfasst die eigentliche **Literaturrecherche**. Ziel dieser Phase ist es, mit geeigneten Suchhilfen (☞ unten) und den passenden Suchbegriffen zu nützlichen Literaturzitaten (☞ unten) zu kommen. Das Ordnen der Literaturzitate und die Beschaffung der entsprechenden Literatur schließen diese Phase ab.

> **Literaturzitat:** Angabe der identifizierenden Merkmale einer Publikation, beispielsweise Autor, Titel, Erscheinungsjahr.

Auswahl der Suchhilfe und Suchbegriffe

Die **Wahl der Suchhilfe** hängt vom Ziel der Suche und vom Thema ab. Zu den Suchhilfen gehören:
- Freihandaufstellung einer Bibliothek
- Fachzeitschriften
- Bibliothekskataloge
- Fachdatenbanken, z. B.
  – CareLit (✉ 1)
  – MEDLINE (✉ 2)
  – CINAHL (✉ 3)
- Suchmaschinen im Internet
- Informationsvermittlungsstellen.

Weitere Möglichkeiten:
- Literaturangaben in Fachpublikationen
- Bibliografien
- Expertenbefragungen.

> Für eine umfassende Recherche sind unbedingt mehrere Suchhilfen notwendig!

In einem zweiten Schritt gilt es, passende **Suchbegriffe** zu finden.

> **Suchbegriffe:** Worte, die den gesuchten Inhalt repräsentieren und zu relevanten Literaturzitaten führen.

Suche

Die **Suche** selbst wird mittels Suchhilfen (z. B. Datenbanken) und Suchbegriffen durchgeführt.

> **Datenbank:** Elektronisches System, das große Datenmengen speichern, ordnen und nach verschiedenen Gesichtspunkten suchbar machen kann.

Je nach Typ der Suchhilfe können verschiedene **Suchstrategien** die Recherche erleichtern, präzisieren und umfassender gestalten. So können z. B. verschiedene Aufgabenfelder benutzt, Begriffe verknüpft und Kriterien ein- oder ausgeschlossen werden. Wenn man beispielsweise nach bestimmten Autoren sucht oder nach bestimmten Forschungsdesigns, so gibt es bei den meisten Datenbanken dafür eigene „Felder" in denen dies eingetragen werden kann (☞ Abb. 4.5).

Je nach erzieltem Erfolg wird die Recherche ausgeweitet oder eingegrenzt. Dieser Teil des Suchprozesses funktioniert wie ein Regelkreis: War die erste Recherche nicht erfolgreich, geht der Suchende einen Schritt zurück, wählt neue Suchbegriffe oder andere Verknüpfungen und startet die Suche aufs Neue.

Ein **Suchprotokoll** dokumentiert diesen Prozess. Es verhindert, dass der Suchende den Faden verliert oder nicht mehr weiß, wonach er bereits gesucht hat, und ermöglicht zudem, die Suche auch später noch nachvollziehen zu können.

Nach erfolgreicher Suche werden die gefundenen Literaturzitate in eine Ordnung gebracht. Auf diese Weise verschafft sich der Suchende einen Überblick und überprüft, ob es noch Lücken in der Recherche gibt. Ordnen lässt sich z. B. nach inhaltlichen Kriterien, nach Autoren, Land, Erscheinungsjahr.

Literaturbeschaffung

Sich alle Literaturzitate im Volltext zu besorgen, ist meist mit hohen Kosten verbunden. Daher ist es ratsam, zunächst einmal Einsicht in das gewünschte Buch oder den Zeitschriftenartikel zu nehmen, ehe man sich zum Kauf entschließt oder den Artikel kopiert. Die Einsichtnahme gelingt am besten in einer Fachbibliothek. Literatur, die in keiner nahe gelegenen Bibliothek auffindbar oder im Buchhandel nicht erhältlich ist, bekommt man über so genannte Literaturdienste, wie z. B. Subito (✉ 4).

> **Dokumentenlieferdienst:** Dienstleister, der auf Bestellung und gegen Bezahlung Literatur wie Aufsätze, Buchbeiträge oder Berichte elektronisch oder als Kopien in kurzer Zeit direkt an den Nutzer liefert.

Nach dem ersten Querlesen wird irrelevantes Material aussortiert und Literatur ausgewählt, die für das Anliegen der Suchenden brauchbar ist.

Phase 3: Lektüre, Bewertung, Kritik

Forschungsarbeiten lesen ☞ 4.2.4

In der dritten Phase finden das kritische Lesen, die Bewertung sowie die Synthese

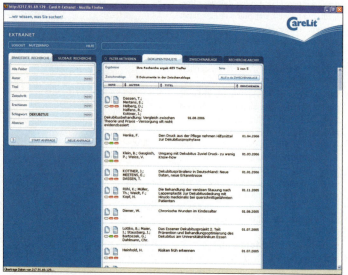

Abb. 4.5: Eingabemaske einer Datenbank. [X233]

des gefundenen Wissens statt. Dies hat nicht mehr direkt mit der Suche zu tun, schließt jedoch den Rechercheprozess ab.

Die bei der Recherche gefundenen Informationen müssen einer kritischen Bewertung unterzogen werden, bevor man sie als Wissensquelle verwendet. Die Bewertung erfolgt zum einen nach der Relevanz, die die Quellen für das eigene Thema haben, zum anderen nach formalen und inhaltlichen Qualitätskriterien. Die gefundene Literatur ist nicht immer von gleicher bzw. gleich hoher Qualität. Eine kritische Überprüfung von Quelle und Inhalt ist daher immer angebracht.

Im letzten Schritt werden die gefundenen Informationen – Konzepte, Theorien, Aussagen oder Forschungsergebnisse – miteinander in Zusammenhang gebracht. Dies ist der Prozess der Synthese, dessen Ziel es ist, Antworten auf die zu Beginn gestellten Fragen zu finden.

4.2.4 Forschungsarbeiten lesen

Das **Lesen von Forschungsarbeiten** ist nicht so einfach, wie es auf den ersten Blick scheinen mag. Der Leser wird dabei nicht nur mit einer anderen Sprache, der Wissenschaftssprache, konfrontiert, sondern auch mit einer Fülle neuer Begrifflichkeiten, zudem meistens noch in sehr komprimierter Form, da es sich bei Forschungsarbeiten, die in Fachzeitschriften abgedruckt sind, immer um Zusammenfassungen umfangreicher Forschungsberichte handelt.

Die Publikation einer Forschungsarbeit umfasst meist fünf Schwerpunkte:
- In der **Einleitung** werden die Ausgangslage bzw. die Problemdarstellung, die Forschungsfrage(n) – bei quantitativen und v. a. experimentellen Untersuchungen die Hypothesen – und Ziele der Arbeit geschildert
- Im **theoretischen Teil** wird kurz der theoretische Hintergrund der Arbeit beschrieben. In Forschungsartikeln wird dieser Abschnitt aus Platzgründen stark gekürzt dargestellt oder sogar ganz weggelassen. Eine kurze Darstellung der maßgeblichen Theorien bzw. der vorliegenden Forschungsergebnisse findet sich dann in der Einleitung
- Der **Methodenteil** dient dazu, die Vorgangsweise des Forschers nachvollziehbar zu machen. Hier sollten die Methode der Datenerhebung und -aus-

wertung sowie die Vorgangsweise bei der Datenerhebung geschildert werden, ebenso die Stichprobe
- Die **Ergebnisdarstellung** beschreibt die erhobenen Daten sachlich
- Im letzten Abschnitt werden die Ergebnisse ausgewertet, diskutiert und schließlich Schlussfolgerungen daraus gezogen. Eine Zusammenfassung bildet meist den Abschluss der Darstellung.

Um eine Forschungsarbeit verstehen zu können, sollte der Leser alle Teile lesen und zusammenfassen, um sich ein Bild vom Ganzen machen zu können. Der Blick auf die Ergebnisse allein reicht nicht aus, um die Arbeit wirklich zu verstehen.

> Um eine Forschungsarbeit zu verstehen, ist es sinnvoll, zuerst anhand folgender Fragen eine Zusammenfassung zu erstellen:
> - Wer ist der Autor der Studie?
> - Was war das Problem, der Anstoß zu dieser Studie?
> - Welches Ziel wurde mit dieser Studie verfolgt?
> - Wie lautet(n) die Forschungsfrage(n), die Hypothese(n)?
> - Welcher Forschungsansatz und welches Design wurde gewählt?
> - Mit welchen Methoden wurden die Daten erhoben?
> - Wer wurde beforscht (Stichprobe)?
> - Wie wurden die Teilnehmer rekrutiert (Stichprobengewinnung)?
> - Mit welchen Methoden wurden die Daten ausgewertet?
> - Zu welchen Ergebnissen sind die Forscher gekommen?
> - Welche Schlussfolgerungen ziehen sie für die Praxis?

Mit dem Zusammenfassen alleine ist es aber noch nicht getan. Denn auf der Suche nach Forschungsliteratur zu einem bestimmten Thema wird der Suchende oft mit einer Fülle von Arbeiten unterschiedlicher Art und Qualität konfrontiert.

Bei der Beurteilung einer Arbeit wird zwischen der **formalen Qualität** wie Logik und Vollständigkeit des Artikels, formale Korrektheit wie Zitation, Quellenangaben und der **inhaltlichen Qualität** unterschieden. Auf den ersten Blick sind es zwar die formalen Aspekte, die hervorstechen – das Einhalten gewisser formaler Richtlinien ist für eine wissenschaftliche Arbeit eine Grundvoraussetzung.

Um die Ergebnisse nutzen zu können, ist jedoch die inhaltliche Qualität ausschlaggebend, denn sie ist für die Güte der Forschungsarbeit und ihre Brauchbarkeit wesentlich.

Die **Gütekriterien** quantitativer und qualitativer Forschung (☞ 4.2.1) können dafür einen groben Rahmen zur Einschätzung bilden. Differenzierter lassen sich Forschungsarbeiten anhand eines Fragekatalogs einschätzen, der sich am Forschungsprozess orientiert und jeden Schritt kritisch betrachtet. Das Abwägen der Güte einer Forschungsarbeit und – daraus resultierend – ihrer Glaubwürdigkeit und Nutzbarkeit der Ergebnisse setzt zwar gute Kenntnisse über wissenschaftliche Methoden voraus. Als ersten Schritt in diese Richtung können jedoch auch Anfänger anhand einiger Fragen die inhaltliche Qualität eines Forschungsartikels kritisch einschätzen.

> Fragen zur wissenschaftlichen Qualität einer Untersuchung:
> - Bildet der Bericht ein Ganzes und erscheint er sinnvoll?
> - Ist die Ausgangslage so geschildert, dass die Problemstellung klar ist? Ist die Untersuchung ordentlich begründet?
> - Sind die Ziele der Untersuchung und die Forschungsfragen klar? Besteht ein Zusammenhang zwischen den Fragen, die beantwortet werden sollen, und der Ausgangslage (des Problems)?
> - Sind bei quantitativen Untersuchungen Hypothesen formuliert und wenn ja, sind die abhängigen und unabhängigen Variablen klar definiert und theoretisch begründet?
> - Besteht ein logischer Zusammenhang zwischen der benutzten Methode und den gestellten Fragen?
> - Ist der Gang der Studie nachvollziehbar?
> - Sind die Ergebnisse ausreichend und nachvollziehbar dargestellt und wird zwischen Darstellung und Interpretation getrennt?
> - Beantwortet der Forscher die Fragen, die er stellt?

Beurteilt der Leser einen Artikel, so muss er zum einen immer den jeweiligen Ansatz (quantitativ oder qualitativ) berücksichtigen. Zum anderen kann er eine Forschungsarbeit anhand ihrer **klinischen Relevanz** (also der Brauchbarkeit für die pflegerische Praxis) einschätzen.

Fragen zur klinischen Relevanz einer Studie:

▶ Welches Problem wird untersucht? Ist es ein Problem, das aus der Praxis bekannt ist?
▶ Kann die Forschung bei einer der folgenden Entscheidungen helfen.
  – Geeignete Beobachtung festzulegen, um bestimmte Patientenprobleme zu erkennen oder zu entkräften?
  – Zu erkennen, in welchem Maß der Patient gefährdet ist, bestimmte Probleme oder Komplikationen zu bekommen?
  – Zu bestimmen, welche Maßnahmen mit der größten Wahrscheinlichkeit das gewünschte Resultat bringen oder die Möglichkeit von Komplikationen reduzieren?
▶ Wurde bei der Untersuchung eine bestimmte Intervention erprobt? Kann diese eventuell in der Praxis genutzt werden?
▶ Kamen in der Forschung bestimmte Instrumente zum Einsatz? Können diese im klinischen Alltag von Nutzen sein?
▶ Untermauert die Untersuchung eine Theorie, die sich für die Anleitung in der Praxis eignet? (🕮 15)

Forschungsarbeiten in Fachzeitschriften sind immer Zusammenfassungen umfangreicher Forschungsberichte. Dabei können wichtige Informationen verloren gehen oder werden unter Umständen nur stark gekürzt dargestellt. So ist es möglich, dass die Informationen zu manchen Punkten nicht ausreichen, um den Wert der Arbeit ausreichend einschätzen zu können. Am besten ist eine Einschätzung durch die Lektüre der Originalarbeit.

4.2.5 Forschungsarbeiten nützen

Wenn Pflegeforschung dazu beitragen soll, die Pflegepraxis weiterzuentwickeln und die Pflegequalität zu verbessern, dann müssen die Ergebnisse von Forschungsarbeiten Einzug in die Praxis halten. An diesem Punkt sind es in erster Linie die Pflegepraktiker, die aktiv werden müssen. Sie haben die Aufgabe, Forschungsergebnisse in ihre tägliche Arbeit zu integrieren. Man kann in diesem Zusammenhang sogar von einer Verpflichtung der Pflegenden gegenüber den Patienten sprechen, ihr Handeln und ihre

pflegerischen Entscheidungen auf wissenschaftlichen Erkenntnissen aufzubauen.

„Die Ausbildung (...) soll entsprechend dem allgemein anerkannten Stand pflegewissenschaftlicher, medizinischer und weiterer bezugswissenschaftlicher Erkenntnisse (...) Kompetenzen (...) vermitteln" (Abschnitt 2, § 3 [1] KrPflG).

Die Schülerinnen und Schüler sind zu befähigen:

▶ Sich einen Zugang zu den pflegewissenschaftlichen Verfahren, Methoden und Forschungsergebnissen zu verschaffen
▶ Pflegehandeln mit Hilfe von pflegetheoretischen Konzepten zu erklären, kritisch zu reflektieren und die Themenbereiche auf den Kenntnisstand der Pflegewissenschaft zu beziehen
▶ Forschungsergebnisse in Qualitätsstandards zu integrieren.

(Anlage 1 zu §1 Abs. 1, KrPflAPrV).

Im österreichischen Gesundheits- und Krankenpflegegesetz von 1997 ist in § 4 Abs. 1 festgehalten, dass Pflegepersonen ihren Beruf nach Maßgabe der fachlichen und wissenschaftlichen Erkenntnisse und Erfahrungen auszuüben haben (🕮 16).

Der Prozess der Forschungsanwendung

Forschungsanwendung: Systematische Integration von Forschungserkenntissen in die Pflegepraxis. Ziel ist eine Pflegepraxis, die sich an Forschung orientiert.

Der **Prozess der Forschungsanwendung** kann in fünf Phasen beschrieben werden (☞ Abb. 4.6):

▶ **Ausgangspunkt** ist immer ein Problem, das sich in der Praxis stellt. Wie im Forschungsprozess wird eine präzise Frage formuliert, um bei der Suche nach geeigneten Forschungsarbeiten gezielt vorgehen zu können
▶ **Recherche** der zu dieser Frage vorliegenden Forschungsarbeiten. Findet man mehrere Forschungsarbeiten zum gesuchten Thema, so werden die Ergebnisse zusammengefasst. Anschließend erfolgt eine kritische Bewertung.
  – Wie groß war die Stichprobe? War sie repräsentativ?

  – Sind die Bedingungen und Ergebnisse auf die Situation vor Ort übertragbar?
▶ **Planungsphase.** Aufgrund der vorliegenden Ergebnisse werden Neuerungen für die Praxis entwickelt. Dabei sind die strukturellen Voraussetzungen, personelle und finanzielle Ressourcen sowie die Gegebenheiten vor Ort zu berücksichtigen. Geplant wird sowohl die Neuerung als auch das Vorgehen bei ihrer Einführung, z. B. eine Schulung der Mitarbeiter
▶ **Phase der Erprobung** der Neuerung. Nach einem bestimmten Zeitraum wird überprüft, ob die gewünschten Ziele erreicht wurden. Zudem werden Vor- und Nachteile sowie die Sichtweise und Zufriedenheit der Patienten geprüft
▶ Entscheidet man sich für eine **Übernahme der Neuerung** in die Praxis, gilt es Strategien zu entwickeln, wie diese Neuerung auch auf anderen Stationen dauerhaft eingeführt werden kann.

Evidence-based Nursing

Der ursprünglich aus der Medizin stammende Begriff *Evidence-based Medicine* (EBM) wurde für die Pflege adaptiert (**Evidence-based Nursing,** EBN).

Evidence-based Nursing *(evidence: engl. Beweis, Beleg)*: Integration der derzeit besten wissenschaftlichen Beweise in die tägliche Pflegepraxis unter Einbezug theoretischen Wissens und der Erfahrungen der Pflegenden, der Vorstellungen des Patienten und der vorhandenen Ressourcen. (🕮 17)

Evidence-based Nursing wird häufig gleichbedeutend mit dem Begriff Forschungsanwendung verwendet. Prinzipiell haben beide das gleiche Anliegen und der Prozess verläuft ähnlich. EBN geht jedoch über die reine Anwendung von Forschungsergebnissen hinaus. Neben der wissenschaftlichen Evidenz sollen mehrere Perspektiven berücksichtigt werden: die der Pflegenden (als Experten), die der Patienten (als Betroffene) und die Möglichkeiten, die der institutionelle Rahmen bietet.

Zentral für die Pflege ist allerdings die Frage, was als „Beweis" gilt. Als Beurteilungsmaßstab werden die verschiedenen Forschungsdesigns nach ihrer „Beweiskraft" in so genannte **Evidenzstufen** oder Evidenzhierarchien eingeteilt. Traditioneller Weise stehen randomisiert kontrol-

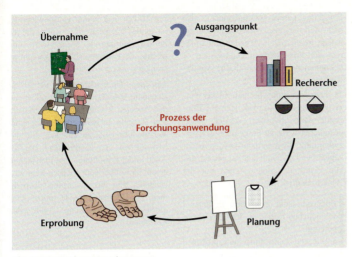

Abb. 4.6: Der Forschungsanwendungsprozess.

lierte Studien (☞ 4.2.1) und systematische Reviews (Zusammenfassungen der Ergebnisse verschiedener Experimente zu derselben Fragestellung) an erster Stelle dieser Evidenzhierarchien. Daher fällt dem klassischen naturwissenschaftlichen Experiment die größte Beweiskraft zu. Die oben erwähnten klassischen Evidenzhierarchien eigenen sich daher für Fragen nach Ursache-Wirkungszusammenhängen, z. B. für Fragen nach der Effektivität bestimmter Pflegehandlungen. Hier zeigt sich, dass EBN sich aus der Medizin (EBM) entwickelt hat. Genau dies ist aber problematisch: Pflegeforschung hat keine (rein) naturwissenschaftliche Ausrichtung, wie z. B. die medizinische Forschung. Viele Phänomene in der Pflege, z. B. die Angst vor einer Operation, sind nicht rein naturwissenschaftlich beweisbar. Daher haben sich alternative Evidenzhierarchien für andere Fragestellungen – die auch qualitative Forschungen miteinschließen – für die Pflege entwickelt, ebenso wie neue Konzepte, die sich gänzlich von der Hierarchisierung der Designs verabschieden. Diese muss man, will man Evidence-Based Nursing anwenden, unbedingt berücksichtigen, damit man der breiten Ausrichtung pflegerischer Phänomene gerecht wird.

Hindernisse bei der Anwendung von Erkenntnissen aus der Forschung

Da bereits sehr viele Forschungserkenntnisse in der Pflege vorliegen, jedoch nur ein Bruchteil davon in der Praxis genützt wird, stellt sich die Frage, welche Faktoren **Hindernisse für die Forschungsanwendung in der Praxis darstellen.** Viele Pflegewissenschafter haben sich bereits mit dieser Frage beschäftigt und in zahlreichen Publikationen wurden Antworten auf diese Frage gefunden. Übereinstimmung gibt es dabei in vielen Punkten, wenn auch nicht in allen.

Hindernisse bei der Anwendung können:
▸ **Persönlich** und **beruflich** bedingt sein, z. B. Mangel an Vertrauen in die Wissenschaft, Festhalten an tradiertem Wissen oder Widerstand gegen die Theorie und das Lesen
▸ **Ausbildungsbedingt** sein, z. B. mangelndes Grundlagenwissen über Forschung, keine Kenntnisse über Literaturrecherche und die Nutzung von Datenbanken oder keine bzw. mangelhafte Englischkenntnisse
▸ Ihren Ursprung im **Umfeld der Pflege** haben, z. B. kein Zugang zu Literatur und Datenbanken, fehlende Mittel, zu wenig Entscheidungskompetenz der Pflegenden oder fehlende Unterstützung seitens der Vorgesetzten
▸ **Mangelnde methodische Qualität** sein, z. B. zu geringe Stichprobengröße
▸ **Kommunikationsbedingte** Hemmnisse zwischen Forschenden und Praktikern sein, z. B. die Tatsache, dass Ergebnisse hauptsächlich in Forscherkreisen ausgetauscht werden, dass zu wenig lesbare Studien in Fachzeitschriften veröffentlicht werden oder dass die Zeitdifferenz zwischen der Durchführung einer Studie und der Veröffentlichung zu groß ist.

> Die Hindernisse, die der Anwendung wissenschaftlicher Erkenntnisse in der Praxis im Wege stehen, sind vielfältig, jedoch keins davon ist unüberwindbar. Wichtig ist, dass jeder Pflegende – egal in welcher Rolle und Position – sich bewusst wird, was er selbst zur Überwindung der einzelnen Hindernisse beitragen kann.

4.2.6 Forschung und Ethik

Pflegeethik ☞ *1.4*

> **Forschungsethik:** Die Auseinandersetzung mit ethischen Problemen, die aufgrund von Forschung entstehen können; die Frage, welche Maßnahmen sollen zum Schutz der an einer Forschung teilnehmenden Person unternommen werden (☐ 18).

Wissenschaftliche Forschung, die sich auf Menschen bezieht, wirft immer auch **ethische Fragen** auf. Forschung heißt nicht automatisch, dass die beteiligten Personen einen Nutzen daraus ziehen können. Manchmal ist sogar das Gegenteil der Fall: Forschung – vor allem experimentelle Forschung – kann durchaus auch belastende Nebenwirkungen haben.

Für die Pflegeforschung dürfen keine anderen ethischen Grundsätze gelten als für die praktische Pflege. Auch in der Forschung haben Pflegende die Pflicht, die Menschenwürde und -rechte der Patienten zu schützen und zu wahren. Die Interessen der Forschung dürfen nicht höher stehen als die Interessen der Menschen. Unter keinen Umständen darf Pflegeforschung jemandem Leid oder Schmerz zufügen.

Verschiedene Vereinigungen in der Pflege haben Empfehlungen und Richtlinien für Forschungsethik herausgegeben, z. B. der American Nurses' Association oder der International Council of Nurses (☞ 1.2.3, ☐ 19). Sie stellen damit allgemein gültige Richtlinien auf, die gewährleisten, dass die Rechte der Menschen, die an Forschung in der Pflege beteiligt sind, gewahrt werden. Die Richtlinien basieren alle auf den Prinzipien der biomedizinischen Ethik:
▸ Autonomie
▸ Benefizienz (Gutes tun)
▸ Non-Malefizienz (vor Schaden schützen)
▸ Gerechtigkeit.

4 Pflegewissenschaft

Faktoren des Persönlichkeitsschutzes als Grundlage ethischer Fragen in der Forschung sind:
► Umfassende Information und freiwillige Zustimmung aller Teilnehmer (= freiwillige Teilnahme)
► Wahrung der Anonymität
► Schutz des Teilnehmers vor eventuellen psychischen und physischen Schäden.

Diese Grundsätze sind der Ausgangspunkt der Diskussionen um ethische Fragen in der Forschung. Anhand dieser kann aber auch jede Forschungsarbeit oder jeder Forschungsantrag diskutiert und geprüft werden.

In vielen Ländern wurden **Ethikkommissionen** (direkt an den Krankenhäusern oder übergeordnet) eingerichtet.

Ethikkommission: Gremium aus Vertretern verschiedener relevanter Berufsgruppen (z.B. Juristen, Medizinern, Pflegenden etc.), das prüft, ob bei einem Forschungsprojekt die Menschenwürde und Menschenrechte der Probanden (Teilnehmer an einer Studie) gewahrt sind.

Die Ethikkommission entscheidet, ob Forschungsprojekte die beteiligten Personen evtl. gefährden dürfen und ob sie durchgeführt werden können. Auf diese Weise wird die Entscheidung nicht Einzelpersonen überlassen. Sie prüfen u.a., ob das Forschungsvorhaben fachlich von Bedeutung ist, ob der Versuchsplan solide ist und ob die Grundrechte der Versuchspersonen gewahrt werden. Sie prüfen aber auch die Kompetenz der Forscher.

Die Zustimmung einer Ethikkommission wird dann besonders wichtig, wenn die Versuchsperson z.B. auf Grund einer Demenz oder Bewusstlosigkeit über Verlauf und Zweck der Untersuchung nicht (oder nicht vollständig) aufgeklärt werden und dadurch ihre Zustimmung nicht geben kann.

Ethikkommissionen sind zwar eine wichtige Instanz, die hilft, die Rechte der Probanden zu schützen und sie vor Schaden durch Forschung zu bewahren. Aber auch sie entbindet den einzelnen Menschen nicht von seiner persönlichen Verantwortung. Prinzipiell tragen alle Personen, die Pflegeforschung betreiben, eine hohe rechtliche und moralische Verantwortung. Aber auch Pflegende, die an

Forschung passiv beteiligt sind – also nicht selbstständig wissenschaftlich arbeiten, sondern nur Arbeiten durchführen, die ihnen aufgetragen werden –, übernehmen ethisch-moralische Verantwortung.

Je mehr Forschungsprojekte in der Praxis durchgeführt werden, je mehr Pflegende darin involviert werden, umso dringlicher wird die Frage nach der Verantwortung, die man damit den Patienten gegenüber hat. Und dies ist etwas, das alle Beteiligten angeht, nicht nur die Wissenschaftler.

Pflegende sind prinzipiell in unterschiedlichen Rollen an der Forschung beteiligt:
► Sie sind selbst Forschungsprobandin
► Sie betreuen Patienten, die an Forschungsprojekten teilnehmen
► Sie arbeiten an einem Forschungsprojekt mit, dass von jemand anderem initiiert und geleitet wird
► Sie führen selbst Forschungsprojekte durch
► Sie entscheiden (z.B. in ihrer Funktion als Pflegedienstleitung oder als Mitglied einer Ethikkommission), ob ein Forschungsprojekt in ihrer Institution durchgeführt wird.

Jede dieser Rollen bedeutet Verantwortung zu übernehmen, zwar in unterschiedlichem Grad, doch sie kann nicht an andere übertragen werden.

Man muss sich gut überlegen, welches Forschungsprojekt man durch seine Mitarbeit unterstützt bzw. bei welchem man eine Mitarbeit verantworten kann oder welches man in der Institution, für die man verantwortlich ist (z.B. als Pflegemanagerin), erlaubt. Naivität und Unkenntnis dürfen niemals eine Entschuldigung für die Verletzung oder Missachtung des Wohls der Forschungsteilnehmer sein.

Gerade die Gräueltaten des Naziregimes, wo unter dem Deckmantel von Wissenschaft und Forschung Rechte missachtet und Menschen auf das Grausamste missbraucht wurden, zeigen mit aller Deutlichkeit, wie viel Macht die Forschung hat und wie groß die Möglichkeit des Missbrauchs ist.

Aber auch im 21. Jahrhundert darf man nicht davon ausgehen, dass Menschenrechte und -würde in Forschungsprojekten immer gewahrt sind. Zu viele Beispiele ethisch fragwürdiger Forschungen

bekräftigen dies leider. Umso wichtiger ist es für Pflegende ihrer Rolle, die sie bei der Wahrung von Menschwürde und -rechte der Patienten spielen, gerecht zu werden.

Marianne Arndt schreibt „Es gehört zur Begabung des Menschen, sich selbst und den Anderen Rechenschaft über Denken und Handeln zu geben und damit einer Verantwortung zu entsprechen, die das Mensch sein erst auszeichnet." (🕮 20) Auch in der Forschung muss man sich in erster Linie über sein Mensch-Sein auszeichnen und Verantwortung übernehmen. Pflegeforschung ist immer eine ethische Herausforderung – für jeden Einzelnen.

4.3 Pflegetheorien und -modelle

4.3.1 Grundlagen und Klassifikation von Theorien

Zur Weiterentwicklung der (Pflege-)Profession (☞ 2.2) gehört die Entwicklung eigener **Theorien** und **Modelle** zur „Beschreibung, Erklärung und Interpretation pflegerischer Praxis" (🕮 21). Die Pflege bedient sich darüber hinaus wissenschaftlicher Erkenntnisse anderer Disziplinen, z.B. der Medizin, der Psychologie und der Pädagogik. Bezieht eine Pflegekraft Theorien in ihr praktisches Handeln ein, gewinnt sie persönliche Identität und Selbstsicherheit. Sie kann ihr Handeln begründen, falls ihr Vorgehen in Frage gestellt wird. Eine auf Theorien gestützte professionelle Identität bildet die Basis, von der aus die Pflegenden Einfluss nehmen können auf bestimmte Aspekte ihrer Pflegearbeit (🕮 22).

Bei **Pflegetheorien** und **-modellen** geht es um die Frage, ob Pflege wirklich so ist, wie sie in der Theorie oder dem Modell beschrieben wird. Wichtiger ist vielmehr, inwiefern sie:
► Dem Lernenden das Verständnis von Pflege erleichtern
► Die Möglichkeit bieten, alltägliche und komplexe Pflegeabläufe zu beobachten, zu analysieren und zu strukturieren
► Fragen für die Pflegeforschung aufwerfen (☞ 4.2)
► Pflegenden ermöglichen, die Pflegepraxis aus einer anderen Perspektive
  – Zu beobachten
  – Zu reflektieren und zu analysieren und damit Chancen einer Veränderung und Verbesserung zu entdecken.

4.3 Pflegetheorien und -modelle

(Pflege-)Theorie: Gedankenkonstrukt, um etwas tatsächlich Existierendes besser nachvollziehen und erklären bzw. Wechselwirkungen aufzeigen oder Gesetzmäßigkeiten erkennen zu können.

Nach *Afaf Meleis* sind Pflegetheorien eine organisierte, zusammenhängende und systematische Anordnung von Aussagen, die sich auf relevante Fragen einer Disziplin beziehen (*„organized, coherent, and systematic articulation of a set of statements related to significant questions in a discipline"*, 23). Theorien erlauben eine Vorhersage und sind der Versuch einer *Systematisierung*, so dass sich gezielte Anordnungen oder Muster erkennen lassen.

Modell *(Muster, Vorbild, Nachbildung in kleinerem Maßstab):* „Allgemeiner Begriff, der sich auf die symbolische Darstellung wahrnehmbarer Phänome in Worten, Zahlen, Buchstaben oder geometrischen Formen bezieht. Modelle können zum einen einen Eindruck davon vermitteln, wie sich theoretische Beziehungen entwickeln. Zum anderen leisten sie gute Dienste, wenn es darum geht, die verschiedenen Formen theoretischer Beziehungen anschaulich darzustellen. Modelle können Bestandteil einer Theorie sein, oder sie können mit dem Ziel konstruiert werden, die Verbindungen zwischen ähnlichen Theorien aufzuzeigen." (24)

Modelle *sind* Abbild der Wirklichkeit, ohne Wirklichkeit zu sein. Zum Beispiel das anatomische Modell des Herzens oder eines Gebäudes (☞ Abb. 4.7).

Die Begriffe Theorie und Modell werden auch gleichbedeutend (synonym) verwendet.

Konzept *(Theoretischer Begriff):* „Der Begriff Konzept wird verwendet, um Phänomene oder eine Gruppe von Phänomenen zu beschreiben" (25).

Konzepte sind ein wesentlicher Bestandteil von Theorien. Sie grenzen sich aufgrund bestimmter Eigenschaften von anderen ab. So umfasst das Konzept Hilflosigkeit als Überbegriff viele Eigenschaften: Jemand kann nicht selbstständig gehen oder Entscheidungen treffen oder die Kontrolle über sein Leben übernehmen. Hilflosigkeit unterscheidet sich wiederum von den Konzepten Hoffnungslosigkeit, Trauer oder Machtlosigkeit.

Der in der Wissenschaftssprache verwendete Begriff Konzept entspricht dem angloamerikanischen Begriff „concept" und ist nicht gleichbedeutend mit dem deutschen Konzept im Sinne von Plan oder Entwurf.

Wie grenzen sich Theorie und Konzept voneinander ab? *Corry Bosch* ging der Frage nach: „Was bestimmt die Wirklichkeit dementer alter Menschen?" Aus den Ergebnissen leitete sie die Theorie ab: Vertrautheit stellt die Wirklichkeit der Betroffenen wieder her, z. B. durch eine bekannte Sprache (Dialekt) oder vertraute Möbel. Zentrale Konzepte in der Theorie sind Wirklichkeit und Vertrautheit.

Pflegephänomene ☞ 4.3.7

Besonders in den Anfängen der Entwicklung der Pflegewissenschaft (☞ 4.1.2) dachte man, dass eine für alle Bereiche der Pflege gültige Theorie zu entwickeln sei. Heute wird allgemein die Vielfalt von Theorien der Pflege anerkannt, da sie den Blick auf Pflege und das Spektrum der dort auftretenden Probleme erweitert.

Es werden verschiedene Ebenen der Pflegetheorien unterschieden:
- **Metatheorien** (*wissenschaftliche Theorie, die ihrerseits eine Theorie zum Gegenstand hat*) gehen der Frage nach: Braucht die Pflege eine Theorie? Sie beschäftigen sich mit der Geschichte der Theorieentwicklung sowie philosophischen und methodologischen Fragen der Entwicklung einer theoretischen Grundlage für die Pflege. Themen, die in diesem Kontext diskutiert werden, sind: Welche Arten von Theorien benötigt die Pflege? (☞ Tab. 4.9).

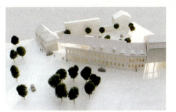

Abb. 4.7: Ein Architekt fertigt ein Modell an, um seinem Kunden eine bessere Vorstellung von dem zu errichtenden Gebäude zu geben. Ein solches Modell ist verkleinert gefertigt: Details treten zurück, ein Überblick über das Ganze wird möglich. [K111]

Metatheorien entwickeln Kriterien, um Pflegetheorien beurteilen und analysieren zu können
- **Theorien großer Reichweite** *(globale Theorien, konzeptueller Rahmen)* (☞ 4.3.2) sind komplexe, abstrakte Formulierungen über Pflege, die als Rahmen für die Entwicklung Theorien mittlerer und geringer Reichweite in der Pflege dienen können. Theorien großer Reichweite beschäftigen sich mit Fragen wie „Was ist Pflege?". Sie können nicht ohne weiteres in die Praxis umgesetzt oder dort überprüft werden, weil die angewendeten Konzepte sehr abstrakt sind
- **Theorien mittlerer Reichweite** (☞ 4.3.3) umfassen weniger Konzepte und haben eine begrenzte Reichweite. Sie sind so allgemein, dass sie sowohl für die Pflegepraxis als auch für die Wissenschaft wichtig sind. Gleichzeitig können sie mittels Forschung oder in der Praxisanwendung getestet werden. Theorien mittlerer Reichweite sind wiederum die Basis für Theorien geringer Reichweite
- **Theorien geringer Reichweite** *(situationsspezifische Theorien, Praxistheorien)* (☞ 4.3.4) haben als Merkmal ein gewünschtes Ziel und konkrete Hand-

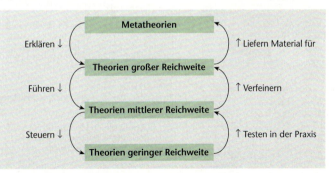

Abb. 4.8: Die vier Ebenen der Theorien beeinflussen sich wechselseitig. (26)

4 Pflegewissenschaft

lungsanweisungen zum Erreichen dieses Ziels. Sie beziehen sich auf die direkte Praxis in einem konkreten Umfeld und testen oder erklären, ob die Praxisanwendung den gewünschten Effekt hat.

Es gibt Zusammenhänge zwischen den vier Ebenen der Theorien: Metatheorien beeinflussen alle untergeordneten Theorien, umgekehrt führt die Anwendung in der Praxis zur Anpassung von Theorien mittlerer Reichweite, was zur Überarbeitung der Theorien großer Reichweite führt – und das wiederum liefert neues Material für die metatheoretische Reflexion (☞ Abb. 4.8).

Diskussion und Kritik ☞ *4.3.6*

4.3.2 Theorien großer Reichweite

Die heute vorliegenden **Pflegetheorien großer Reichweite** haben ihren Ursprung in unterschiedlichen *Denkschulen*. Einen Eindruck von den unterschiedlichen Ansätzen der Theorien und Modelle bietet Tabelle 4.9.

Im Folgenden wird eine Auswahl verschiedener Pflegetheorien und -modelle großer Reichweite vorgestellt.

Bedürfnistheorien

Weitere Bedürfnistheorien in der Übersicht ☞ *Tab. 4.18*

Bedürfnisorientiertes Pflegemodell nach Henderson

Die von **Virginia Henderson** verfassten Grundregeln der Krankenpflege beschreiben ein Modell, das sich an den **Bedürfnissen** des Menschen orientiert.

> **Aufgaben von Krankenschwestern und -pflegern nach Virginia Henderson**
>
> Eine Krankenschwester hat die Aufgabe, den Einzelnen, gesund oder krank, bei jenen Handlungen zu unterstützen, die zur Gesundheit oder deren Wiederherstellung (oder zu einem friedlichen Tod) beitragen, und die er selbst ausführen würde, wenn er über die erforderliche Kraft, das Wissen und den Willen verfügte. Ebenso gehört es zu ihren Aufgaben, dem Kranken zu helfen, seine Unabhängigkeit so rasch wie möglich wiederzuerlangen.

Henderson formulierte für die Pflege 14 **Grundbedürfnisse des Menschen** (☞ Abb. 4.10). Als Grundlage diente ihr die von *Abraham Maslow* entwickelte *Bedürfnispyramide* des Menschen (☞ Abb. 4.11).

Aus den Bedürfnissen entstehen individuelle Maßnahmen zu deren Befriedigung. Diese Maßnahmen sichern nach Henderson das Leben oder die Gesundheit, fördern die Genesung oder tragen zu einem friedlichen Tod bei. Wenn der Patient nicht mehr in der Lage ist, seine Bedürfnisse zu erfüllen, muss die Krankenschwester „ersatzweise" eingreifen. Die Feststellung der durch die Erkrankung entstandenen oder durch sie veränderten Bedürfnisse ermöglicht die geplante, patientenzentrierte Pflege. Mit den Begriffen *Kraft* (Physis, Körper), *Willen* (Psyche) und *Wissen* (Geist) wird das ganzheitliche Menschenbild angedeutet.

Hendersons Modell kann auch als *Defizit-Modell* verstanden werden, da das *Unvermögen* des Patienten den Anlass für die Pflege darstellt.

Bedeutung für die Pflege

Virginia Hendersons Modell war ein wichtiger Schritt in der Entwicklung des heu-

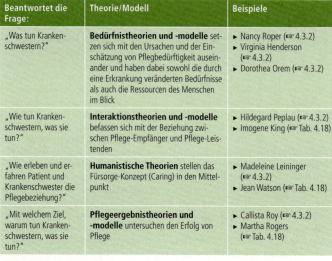

Beantwortet die Frage:	Theorie/Modell	Beispiele
„Was tun Krankenschwestern?"	**Bedürfnistheorien und -modelle** setzen sich mit den Ursachen und der Einschätzung von Pflegebedürftigkeit auseinander und haben dabei sowohl die durch eine Erkrankung veränderten Bedürfnisse als auch die Ressourcen des Menschen im Blick	▶ Nancy Roper (☞ 4.3.2) ▶ Virginia Henderson (☞ 4.3.2) ▶ Dorothea Orem (☞ 4.3.2)
„Wie tun Krankenschwestern, was sie tun?"	**Interaktionstheorien und -modelle** befassen sich mit der Beziehung zwischen Pflege-Empfänger und Pflege-Leistenden	▶ Hildegard Peplau (☞ 4.3.2) ▶ Imogene King (☞ Tab. 4.18)
„Wie erleben und erfahren Patient und Krankenschwester die Pflegebeziehung?"	**Humanistische Theorien** stellen das Fürsorge-Konzept (Caring) in den Mittelpunkt	▶ Madeleine Leininger (☞ 4.3.2) ▶ Jean Watson (☞ Tab. 4.18)
„Mit welchem Ziel, warum tun Krankenschwestern, was sie tun?"	**Pflegeergebnistheorien und -modelle** untersuchen den Erfolg von Pflege	▶ Callista Roy (☞ 4.3.2) ▶ Martha Rogers (☞ Tab. 4.18)

Tab. 4.9: Einteilung von Pflegetheorien großer Reichweite nach Afaf Meleis (☞ Metatheorien).

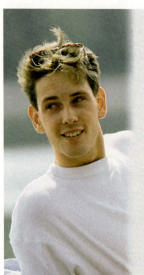

- ▶ Normal atmen
- ▶ Ausreichend essen und trinken
- ▶ Abfallprodukte des Körpers ausscheiden
- ▶ Sich bewegen und eine gewünschte Körperhaltung beibehalten
- ▶ Ruhen und schlafen
- ▶ Passende Kleidung auswählen und sich an- und auskleiden
- ▶ Körpertemperatur durch passende Kleidung und Veränderung der Umwelt im Normalbereich halten
- ▶ Den Körper reinigen, pflegen und die Haut schützen
- ▶ Gefahren für sich und andere vermeiden
- ▶ Kommunikation durch das Ausdrücken von Emotionen, Bedürfnissen, Ängsten oder Meinungen
- ▶ Seine Religion ausüben
- ▶ So arbeiten, dass sich ein Gefühl der Erfüllung einstellt
- ▶ Spielen und Erholung erfahren
- ▶ Lernen, entdecken und Neugierde befriedigen zur normalen Entwicklung und Gesundheit sowie Gesundheitsvorsorgeeinrichtungen nutzen

Abb. 4.10: Die Grundbedürfnisse des Menschen nach Virginia Henderson. [A400, J660]

4.3 Pflegetheorien und -modelle

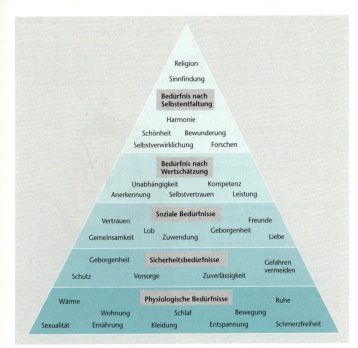

Abb. 4.11: Bedürfnispyramide nach Abraham Maslow. Hieran hat sich Virginia Henderson bei der Konzeption ihres Pflegemodells orientiert. Die streng hierarchische Anordnung der Bedürfnisse ist heute umstritten. Religiös motiviertes Fasten ist z. B. ein bewusster Verzicht, das Bedürfnis nach Nahrung (☞ Basis) zu befriedigen, um dadurch besser über Fragen der Sinnfindung (☞ Spitze) nachzudenken. Maslow hingegen postulierte, der Mensch könne sich nur dann „höheren" Bedürfnissen zuwenden, wenn die Basisbedürfnisse befriedigt sind. Abgesehen von der Hierarchie bietet die Bedürfnispyramide eine sinnvolle Struktur, um menschliche Bedürfnisse zu ordnen.

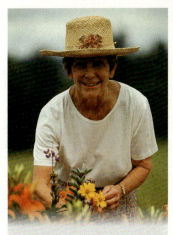

- Für eine sichere Umgebung sorgen
- Kommunizieren
- Atmen
- Essen und Trinken
- Ausscheiden
- Sich sauber halten und kleiden
- Körpertemperatur regulieren
- Sich bewegen
- Arbeiten und Spielen
- Sich als Mann, Frau fühlen und verhalten
- Schlafen
- Sterben

Abb. 4.12: Die Lebensaktivitäten nach Roper, Logan und Tierney. [A400, J660]

tigen Pflegeverständnisses. Positive Impulse gingen aus von:
▶ Der Orientierung an den individuellen Bedürfnissen des Patienten
▶ Der Weiterentwicklung der Pflege, weg von einer rein krankheitsbezogenen Pflege
▶ Der Forderung nach Aktivierung des Patienten: Pflege soll sich überflüssig machen
▶ Dem Ansatz einer geplanten, zielgerichteten Pflege.

Die Grenzen des Modells von Virginia Henderson liegen in einer nicht immer nachvollziehbaren „Einteilung" des Menschen in verschiedene Bedürfnisse.

Zwar wird durch die Begriffe Kraft, Willen und Wissen sowie durch die Formulierung der Bedürfnisse nach Liebe, Anerkennung und Gebrauchtwerden die ganzheitliche Pflege angedeutet; die Aufteilung in verschiedene Bedürfnisse verhinderte jedoch, dass sich eine ganzheitliche Sichtweise in der Praxis durchgesetzt hat.

Krankenpflegemodell als Lebensmodell nach Roper, Logan und Tierney

Nancy Roper, Winifred W. Logan und **Alison J. Tierney** haben an der Universität von Edinburgh ein Krankenpflegemodell entwickelt, das auf einem **Lebensmodell** basiert (☞ Abb. 4.13). Ausgangspunkt dieses Modells ist ein handlungsorientiertes Menschenbild: Durch Beschreibung der **Lebensaktivitäten** *(LA)* wird ausgedrückt, dass Pflege da nötig ist, wo Einschränkungen in einer oder mehrerer dieser alltäglichen Handlungen vorliegen.

Die Lebensaktivitäten erinnern stark an die von Henderson formulierten Bedürfnisse. Sie werden jedoch über die Einengung auf Patienten und Krankenpflege hinaus als Charakteristika jeden menschlichen Verhaltens gesehen (☞ Abb. 4.12).

Die Autoren um Roper wollten und wollen der Pflege durch dieses Modell zu mehr Selbstständigkeit verhelfen. Sie sehen es als wichtige Aufgabe der Pflege an, den Patienten zu einem gesundheitsfördernden Verhalten anzuregen und mit ihm zu diskutieren, was er selbst zu seiner Gesunderhaltung beitragen kann. Information über mögliche *(potentielle)* Gesundheitsgefährdung und vorsorgende *(präventive)* Pflege haben einen hohen Stellenwert.

Im deutschsprachigen Raum wurde das Modell der Lebensaktivitäten hauptsächlich in abgewandelter Form durch Monika Krohwinkel und Liliane Juchli verbreitet (☞ unten).

Bedeutung für die Pflege

Positive Impulse für die Pflege gehen von diesem Modell insofern aus, als es die individuelle Pflege betont, dabei aber auch den Pflegeprozess (☞ Kap. 11) berücksichtigt (diesen haben Roper, Logan und Tierney in der zweiten Auflage ihres Buches 1985 in ihr Modell integriert).

Kritisiert wird an dem Lebensmodell nach Roper, Logan und Tierney, dass es:
▶ Den Menschen in verschiedene Aktivitäten zerteilt

101

4 Pflegewissenschaft

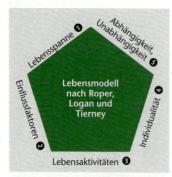

Abb. 4.13: Modell nach Roper, Logan und Tierney: In der Zeit von der Empfängnis bis zum Tod (1) wird der Mensch durch bestimmte Faktoren (2) in seinen Lebensaktivitäten (3) in der Weise beeinflusst, dass er einen individuellen (4) Grad an Abhängigkeit bzw. Unabhängigkeit (5) erreicht. [E123]

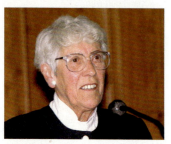

Abb. 4.14: Nancy Roper während eines Vortrags über Pflegetheorien in Heidelberg 1996. Trotz vielfältiger Kritik zu einzelnen Punkten ist die von Nancy Roper und ihren Mitarbeitern verfasste Theorie aktuelles Hilfsmittel, um Pflegebedürftigkeit zu ermitteln und Pflege zu planen. [O160]

▶ Unverständliche Zuordnungen hervorbringt (Kopfschmerzen zu „Kommunizieren", da beides mit Nerven zu tun hat, AIDS zu „Sich als Mann und Frau fühlen", weil AIDS durch Geschlechtsverkehr übertragen werden kann)
▶ Nicht berücksichtigt, dass der Mensch nicht nur Aktivist ist, sondern auch Fähigkeiten hat, etwas zu ertragen, passiv Krankheit und andere Schicksalsschläge hinzunehmen (Patient: lat. patiens = erduldend, ertragend)
▶ „Sterben" als Aktivität betrachtet.

Aktivitäten und existentielle Erfahrungen des Lebens nach Krohwinkel

Die deutsche Pflegeforscherin **Monika Krohwinkel** spricht von 13 Aktivitäten und existentiellen Erfahrungen des Lebens *(AEDL)*. Es handelt sich dabei um kein eigenständig entwickeltes Konzept, da zwölf Aktivitäten bis auf geringfügige Veränderungen den Lebensaktivitäten von Roper, Logan und Tierney entsprechen (☞ oben). Als 13. Aktivität bezeichnet Krohwinkel „Mit existentiellen Erfahrungen des Lebens umgehen". Beispiele für solche existentiellen Erfahrungen sind:

▶ Die Existenz gefährdende Erfahrungen
  – Verlust von Unabhängigkeit
  – Sorge, Angst, Misstrauen
  – Trennung, Isolation
  – Ungewissheit, Hoffnungslosigkeit
  – Schmerzen
  – Sterben
▶ Die Existenz fördernde Erfahrungen
  – Wiedergewinnen von Unabhängigkeit
  – Freude, Zuversicht, Vertrauen
  – Integration
  – Hoffnung
  – Wohlbefinden
▶ Erfahrungen, die die Existenz sowohl fördern als auch gefährden
  – Kulturgebundene Erfahrungen wie Weltanschauungen, Glauben und Religionsausübung
  – Lebensgeschichtliche Erfahrungen.

Aktivitäten des täglichen Lebens nach Juchli

Ähnlich wie Monika Krohwinkel hat auch Schwester **Liliane Juchli** streng genommen kein eigenes Modell entwickelt. Sie hat im Wesentlichen Gedanken von Henderson sowie Roper, Logan und Tierney aufgegriffen und um ihre persönliche, religiös-christliche Sichtweise erweitert. Die zwölf Aktivitäten des täglichen Lebens *(ATL)* orientieren sich am gesunden Leben und sollen den Pflegenden eine Orientierungshilfe im Rahmen des Pflegeprozesses sein, um den Menschen in seiner Ganzheitlichkeit zu erfassen. Eine ATL ist daher immer im Kontext mit anderen ATLs zu betrachten.

Die ersten Auflagen ihres Lehrbuchs für Krankenpflege „Heilen durch Wiederentdecken der Ganzheit" und zahlreiche andere Veröffentlichungen haben die Krankenpflegeausbildung im deutschsprachigen Raum seit 1967 geprägt.

Selbstpflege-Defizit-Modell nach Orem

Auch **Dorothea E. Orem,** Professorin für Pflegepädagogik (USA), geht von einem ganzheitlichen Menschenbild aus. Mit Körper, Seele und Geist ist der Mensch in der Lage, zwei Formen von Fürsorge wahrzunehmen: *self care* und *dependent care*.

Die wörtliche Übersetzung mit **Selbstpflege** und **Abhängigenpflege** gibt nur unzulänglich wieder, was Orem darunter versteht. Self care umfasst sowohl das Bedürfnis nach Existenzerhaltung als auch darauf ausgerichtete Maßnahmen.

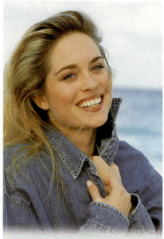

- Für Sicherheit sorgen
- Atmen
- Wach sein und schlafen
- Sich waschen und kleiden
- Sich bewegen
- Essen und Trinken
- Körpertemperatur regulieren
- Ausscheiden
- Kommunizieren
- Sich als Mann und Frau fühlen und verhalten
- Sich beschäftigen
- Sinn finden

Abb. 4.15: Die Aktivitäten des täglichen Lebens nach Juchli. [J660]

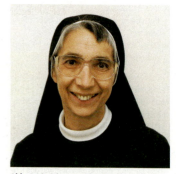

Abb. 4.16: Schwester Liliane Juchli wurde für ihr Engagement in der Professionalisierung der Pflege u. a. mit der Ehrendoktorwürde ausgezeichnet. Der Wandel von der medizinischen zur ganzheitlichen Sicht der Pflege im deutschsprachigen Raum wurde von ihr entscheidend initiiert und gefördert. [O167]

Selbstpflege *(Self care):* Erlernte, zielgerichtete Aktivität von Individuen, um Faktoren zu regulieren, die ihre eigene Entwicklung oder lebenswichtige Funktionen, ihre Gesundheit oder ihr Wohlbefinden beeinträchtigen.

Abhängigenpflege *(Dependent care):* Erlernte, zielgerichtete Aktivität von Individuen, um Faktoren zu regulieren, die die Entwicklung oder die lebenswichtigen Funktionen, die Gesundheit oder das Wohlbefinden von Säuglingen, Kleinkindern oder anderen sozial abhängigen Individuen beeinträchtigen.

Beide, Selbstpflege und Abhängigenpflege, dienen folgenden Zielen:
► Unterstützung von Lebensprozessen und Förderung ihrer normalen (physiologischen) Funktion
► Aufrechterhaltung eines normalen Wachstums, des Erwachsenwerdens und einer lebenslangen Entwicklung
► Vorbeugung, Kontrolle oder Heilung von Krankheitsprozessen und Verletzungen
► Vorbeugung oder Kompensation von Behinderung
► Förderung von Wohlbefinden.

Selbstpflegeerfordernisse

Nach Orem müssen bestimmte Voraussetzungen erfüllt sein, um gesund bleiben und sich wohlfühlen zu können (**Selbstpflegeerfordernisse,** *Selbstfürsorgebedürfnisse, Selbstpflegebedarf*).

Sie unterscheidet drei Gruppen (☞ Tab. 4.17):
► Universelle Selbstpflegeerfordernisse
► Entwicklungsbedingte Selbstpflegeerfordernisse
► Gesundheitsbedingte Selbstpflegeerfordernisse.

Selbstpflegedefizit

Nach der Vorstellung von Orem beherrschen Menschen die Selbstpflege, die sie in der Auseinandersetzung mit ihrem sozialen Umfeld erlernt haben (**Selbstpflegekompetenz**). Sind sie auch in der Lage, diese Kompetenz umzusetzen, spricht man von **Selbstpflegefähigkeit.** Befinden sich Selbstpflegeerfordernisse und Selbstpflege im Gleichgewicht, ist der Mensch gesund. Wird dieses Gleichgewicht gestört, z. B. durch eine Veränderung der Lebenssituation mit Einschränkung der Selbstpflegefähigkeit oder geänderten Selbstpflegeerfordernissen, entsteht ein **Selbstpflegedefizit.**

Dorothea Orem macht die Notwendigkeit professioneller Pflege also davon abhängig, ob ein Selbstpflegedefizit vorliegt, das nicht vom Betroffenen selbst oder seiner Bezugsperson kompensiert werden kann. Damit entfällt die unmittelbare Koppelung an eine Erkrankung. Es gibt nach Orem:
► Menschen, die krank sind und trotzdem keine professionelle Pflege benötigen, z. B. weil die Pflege durch Angehörige geleistet wird oder der Kranke gelernt hat, mit seiner Erkrankung zu leben, etwa ein Diabetiker, der seine Blutzuckerwerte selbst kontrolliert und sich bei Bedarf Insulin spritzen kann (intensivierte konventionelle Insulintherapie)
► Menschen, die frei von Erkrankungen sind, aber trotzdem professionelle Pflege benötigen, z. B. ältere Menschen, die auf Grund einer Altersschwäche Selbstpflegedefizite entwickeln.

Methoden und Formen professioneller Pflege

Professionelle Pflege bedient sich nach Orem folgender Methoden:

► Handeln für den Pflegebedürftigen
► Anleiten
► Körperliche und seelische Unterstützung
► Schaffung einer Umgebung, die der persönlichen Entwicklung dient
► Unterrichten des Pflegebedürftigen.

Angewandt werden die Methoden in Form der:
► **Kompensatorischen Pflege:** Etwas für jemanden tun, der dies nicht selbst kann (☞ auch 2.4.1)
► **Teilweise kompensatorischen Pflege:** Nur das für jemanden tun, was dieser nicht selbst kann, ansonsten aktivierend pflegen
► **Unterstützung der Selbstpflege** insbesondere durch Aufklärung und Schaffung eines geeigneten Umfelds.

Bedeutung für die Pflege

Im deutschsprachigen Raum hat das Modell von Orem ein überwiegend positives Echo gefunden, weil es Pflege auf eine breitere Grundlage stellt, als es bisher durch den Zusammenhang mit Krankheit möglich war. Nach Orem ist es unsinnig, von *Kranken*pflege zu sprechen: Krankheit ist nur ein Faktor von vielen, der die Selbstpflegefähigkeit beeinträchtigt; weder die Krankheit noch die Therapie der Ärzte bestimmen die Pflege.

Es gehört nach Orem zu den erlernten Fähigkeiten eines Menschen, für sich und andere Menschen sorgen zu können. Professionelle Pflege nimmt ihm diese Verantwortung nicht ab, sondern hilft ihm dabei, ihr gerecht zu werden.

Die Betonung der Aktivierung oder Reaktivierung der Selbstpflegefähigkeiten macht verständlich, warum dieses Modell besonders im Bereich der Rehabilitation angewendet wird. Gleichzeitig sehen Kritiker in der Betonung der

Universelle Selbstpflegeerfordernisse	Entwicklungsbedingte Selbstpflegeerfordernisse		Gesundheitsbedingte Selbstpflegeerfordernisse bei
	In den jeweiligen Lebensabschnitten	Zur Vorbeugung und Überwindung entwicklungsschädigender Einflüsse	
► Atmung ► Flüssigkeitsaufnahme ► Nahrungsaufnahme ► Ausscheidung ► Gleichgewicht von Ruhe und Aktivität ► Vorbeugung von Gefahren ► Gleichgewicht zwischen Einsamkeit und sozialer Interaktion ► Aktivität und Entwicklung innerhalb der sozialen Gruppen und Bedürfnis nach Normalität	► Des Ungeborenen ► Des Neugeborenen ► Des Kleinkindes ► Des Kindes ► Des Jugendlichen ► Des Erwachsenen ► Der Schwangeren	► Fehlende Erziehung und Bildung ► Beeinträchtigung der sozialen Anpassung ► Verlust von Freunden, Verwandten, Bekannten ► Verlust von beruflicher Sicherheit und Besitz ► Abrupte Veränderung des Wohnsitzes in unbekannte Umgebung ► Schlechte Gesundheit oder Invalidität ► Bedrückende oder unterdrückende Lebensbedingungen ► Terminale Krankheit oder bevorstehender Tod	► Krankheit ► Verletzung ► Behinderung ► Diagnostischen und therapeutischen Maßnahmen ► Veränderung der Struktur und der Funktion ► Veränderung im Verhalten oder den Gewohnheiten des Lebens

Tab. 4.17: Die verschiedenen Selbstpflegeerfordernisse nach Dorothea Orem.

Selbstpflege das Risiko dieses Modells: So werden u. U. Patienten „gezwungen", nach Selbstpflege zu streben, obwohl eine andere Schwerpunktsetzung angebracht wäre. Soll eine Patientin die Körperpflege selbstständig durchführen, auch wenn es sie so viel Kraft kostet, dass sie anschließend ihre physiotherapeutischen Übungen nicht mehr durchführen kann, sich nicht mit ihrem Besuch unterhalten kann etc.?

Interaktionstheorien: Zwischenmenschliche Pflege nach Peplau

Weitere Interaktionstheorien in der Übersicht ☞ *Tab. 4.18*

Hildegard Peplaus Theorie der **zwischenmenschlichen Pflege** gilt als die eigentlich erste Pflegetheorie.

Angeregt durch ihre Erfahrungen in der psychiatrischen Pflege und durch ihr Psychologiestudium, in dem sie sich u. a. mit der Psychoanalyse nach *Sigmund Freud* auseinander setzte, legte sie 1952 die Grundsteine für ihr komplexes Pflegemodell. Zu dieser Zeit prägte eine medizinisch-technische Sichtweise auf Gesundheit und Krankheit auch die Behandlung und Pflege in der Psychiatrie. Dem wollte Peplau einen pflegerischen Blick entgegensetzen.

Anders als die zu dieser Zeit vorherrschende Meinung definiert Peplau Pflege als einen „signifikante(n), therapeutische(n), zwischenmenschliche(n) Prozess" (⌂ 27), in dem auch ein Verständnis für die Bedeutung der Erfahrung des Patienten notwendig ist. Pflege soll erzieherisch und fördernd auf den Patienten wirken, um seine Entwicklung zu unterstützen.

Peplau geht davon aus, dass der Mensch in einem instabilen Gleichgewicht lebt und das Leben selbst der Prozess ist, ein Gleichgewicht zu erreichen. Pflege kann dabei Unterstützung anbieten. **Gesundheit** ist in Peplaus Theorie dann gegeben, wenn der Mensch zu einer kreativen, konstruktiven, produktiven, persönlichen und gemeinschaftlichen Lebensführung in der Lage ist. Mit **Umwelt** betont Peplau die kulturelle Umgebung, den Kontext, in dem der Mensch lebt und der seine Lebensweise beeinflusst.

Patient-Pflege-Beziehung

Nach Peplau verläuft die **Patient-Pflege-Beziehung** in mehreren Phasen, in denen sich die Rollenerwartungen des Patienten

an die Pflegekraft verändern. Innerhalb der Phasen bietet die Pflegekraft dem Patienten verschiedene Unterstützungsformen an, die sowohl physischer als auch emotionaler Natur sein können.

Orientierungsphase

Am Anfang der Patient-Pflege-Beziehung sucht der Patient Informationen über seine Erkrankung, seine Behandlung, seinen Aufenthaltsort, vielleicht seinen Körper, seine Zukunft. Er sucht professionelle Hilfe, um sich zu orientieren und Antworten auf seine Fragen zu finden. Basis der Pflege-Patient-Beziehung ist eine kooperative Arbeitsweise, in der die Pflegekraft den Patienten auffordert, zu fragen und sich zu informieren.

In dieser Anfangsphase ist die Pflegekraft eine **Fremde** für den Patienten, die ihm durch ihre Art zu informieren und zu erklären die Möglichkeit bietet, seine Angst abzubauen und mit ihm gemeinsam zu arbeiten. Schon in dieser Phase bleibt die Pflegekraft nicht allein Fremde, sondern wird auch zur **Informationsquelle** und **Expertin**.

Identifikationsphase

Im Lauf der Zeit wird die Beziehung zwischen Pflegekraft und Patient stabiler. Der Patient bestimmt selbst, inwiefern er (un-)abhängig von der Pflegekraft sein möchte. Dies führt dazu, dass sich einige Patienten aktiv am Pflegeprozess beteiligen, andere sich weigern oder sich passiv und abhängig verhalten, abhängig auch von den Krankheitserfahrungen. Je nach Haltung des Patienten ist auch die Rollenerwartung an die Pflegekraft eine andere: Sie kann weiterhin **Informationsquelle** und **Expertin**, aber auch **Leitende, Lehrende** oder **Mutter-** bzw. **Geschwisterersatz** für den Patienten sein. Dies hängt von der Beziehungsstruktur und den Erwartungen des Patienten ab (Rolle ☞ 6.1.2).

Nutzungsphase

Inzwischen hat der Patient einen Wissensstand und ein Verständnis über seine Situation erreicht, so dass er die angebotenen professionellen Hilfesysteme wie z. B. die verschiedenen psychotherapeutischen Angebote nutzen kann. Die Pflegekraft bleibt weiterhin Informationsquelle, kann jedoch auch zunehmend die Rolle der **Beraterin** und **Begleiterin** einnehmen. In dieser Phase geht es noch einmal um ein Aushandeln von Abhängig- und Unabhängigkeit, wobei der Patient zunehmend unabhängig wird.

Ablösungsphase

Der Patient ist nicht mehr von der Pflegekraft abhängig. Diese Phase geht oft einher mit der Entlassungsvorbereitung. Auch hier kann die Pflegekraft wieder verschiedene Rollen, z. B. als **Informationsquelle** oder **Beraterin,** übernehmen.

Bedeutung für die Pflege

Hervorzuheben ist in diesem Modell, dass der Beziehungsgestaltung und der Kommunikation besondere Aufmerksamkeit geschenkt werden. Pflegende müssen für Peplau die Fähigkeit zum Dialog und zur Reflexion besitzen: Dialogfähigkeit ist Grundlage der Beziehungsaufnahme und -gestaltung, die zur Entwicklung des Patienten auch im Sinne der Genesung notwendig ist. Die Patient-Pflege-Beziehung ist dabei nicht nur entwicklungsfördernd für den Patienten, sondern dient bei entsprechender Reflexionsfähigkeit auch der Persönlichkeitsentwicklung der Pflegenden.

Humanistische Theorien: Transkulturelle Pflege nach Leininger

Weitere Humanistische Theorien in der Übersicht ☞ *Tab. 4.18*
Personenbezogen pflegen ☞ *6.1*

Madeleine Leininger, Professorin für Krankenpflege und Anthropologie, begründete die Theorie der **transkulturellen Fürsorgevielfalt und -gemeinsamkeiten.** Bei ihrer Arbeit in einem Kindererziehungsheim begann sie, sich für die kulturellen Unterschiede ihrer Patienten zu interessieren, da diese ihrer Meinung nach von den Pflegenden zu wenig berücksichtigt wurden. Ihr Anthropologiestudium und ihre spätere Forschung zusammen mit ihrem Pflegewissen halfen ihr, kulturelle Unterschiede und deren Auswirkungen auf die Pflege und auf das Verständnis von Gesundheit und Krankheit zu begreifen.

Leininger ist überzeugt davon, dass „Patienten ein Recht darauf haben, in ihrem soziokulturellen Hintergrund verstanden zu werden".

> **Kultur:** Gesamtheit der geistigen und künstlerischen Lebensäußerungen einer Gemeinschaft oder eines Volkes. Teilaspekte davon sind Sprache, Sitten und Gebräuche, Lebensgewohnheiten, Umgang mit Krankheit und Kranken und die Einstellung zu Leiden, Schmerz und Tod.

> **Transkulturell:** Kulturübergreifend, über die Grenzen einer Kultur hinweg; somit unternimmt **transkulturelle Pflege** den Versuch, vom Pflegewissen anderer Kulturen zu profitieren oder sich zumindest damit auseinanderzusetzen.

Anthropologie ist eine mehrere Disziplinen übergreifende Wissenschaft von Eigenschaften und Verhaltensweisen des Menschen, die sich besonders mit den biologischen, philosophischen, pädagogischen und theologischen Aspekten beschäftigt.

Fürsorgevielfalt und -gemeinsamkeiten

Menschliche Fürsorge ist nach Leininger ein universelles Phänomen. Aber jede Kultur verfügt über ein eigenes Fürsorgewissen mit unterschiedlichen Bedeutungen, Werten und Ausdrucksformen. Kulturelle Fürsorge ist in Weltanschauung, Sprache, Religion, sozialen Kontext, Politik, Erziehung, Ökonomie und Ethnogeschichte der jeweiligen Kultur eingebettet. **Kulturkongruente Pflege** kann nur erbracht werden, wenn die Werte, Ausdrucksformen und Muster der kulturellen Fürsorge des Patienten bekannt sind und von den Pflegenden angewandt werden. Ein von Leininger entwickeltes Modell zu ihrer Theorie, das Sunrise-Modell, soll Pflegenden helfen, die kulturellen Einflüsse wahrzunehmen, die für eine kulturkongruente Pflege berücksichtigt werden müssen.

Bedeutung für die Pflege

Pflegende stehen immer häufiger Patienten anderer Kulturen gegenüber und werden dadurch mit fremden Vorstellungen von Krankheit und Gesundheit konfrontiert. Positive Impulse gehen von dieser Konfrontation insofern aus, als die Pflegenden dadurch veranlasst werden, die eigenen Vorstellungen zu hinterfragen und Neues zu lernen.

Leininger war die erste Pflegetheoretikerin, die anthropologisches Wissen in die Pflege einbrachte. Diskutiert wird u.a. die Annahme ihrer Theorie, nach der Patienten ein Recht auf kulturkongruente Pflege haben. Dies setzt voraus, dass Pflegende über alle kulturspezifischen Bedürfnisse ihrer Patienten informiert sind. Eine Anforderung, die insbesondere in Großstädten, in denen über 160 Nationalitäten leben können, nicht realistisch ist. Ebenfalls kritisch diskutiert wird die Frage nach den Grenzen kulturkongru-

enter Pflege, insbesondere wenn Pflegehandlungen im Widerspruch zur kulturellen oder ethischen Prägung der Pflegenden stehen, z.B. die in einigen afrikanischen Staaten übliche Klitoridektomie *(weibliche Beschneidung, rituelle Entfernung der Klitoris)*.

Pflegeergebnistheorien: Adaptationsmodell nach Roy

Weitere Pflegeergebnistheorien in der Übersicht ☞ Tab. 4.18

Die Grundidee für ihr **Adaptationsmodell** *(Anpassungsmodell)* entwickelte die Ordensschwester **Sister Callista Roy** während ihrer Tätigkeit als Kinderkrankenschwester, bei der sie die Fähigkeit von Kindern, sich Gesundheitsproblemen anzupassen, nachhaltig beeindruckte.

Im Lauf ihres Soziologiestudiums verfolgte Roy ihre Idee weiter und legte 1964 die erste Version ihres Modells vor. Seitdem arbeitete sie kontinuierlich an dessen Weiterentwicklung.

Beeinflusst wurde Roys Modell u.a. von *Johnsons Verhaltensmodell* (☞ Tab. 4.18).

Roy sieht den Menschen als ein ganzheitliches System, das in ständigem Austausch von Informationen und Energien mit einer sich verändernden Umwelt steht und sich daher laufend verändert und anzupassen versucht.

Im Mittelpunkt des Modells stehen das individuelle Niveau der **Adaptation** *(Anpassung)* des Menschen sowie die verschiedenen *externen Stimuli* (Einflussfaktoren aus der Umwelt) und *internen Stimuli*, z.B. Schmerzen, denen der Mensch ausgesetzt ist. Diese wirken zusammen und lösen die Adaptation an die veränderte Situation aus.

Die Adaptation wird von zwei zentralen Subsystemen bestimmt, den angeborenen Bewältigungsmechanismen *(regulatives System)* und den erworbenen *(kognitives System)*. Um sich an Veränderungen in der Umwelt anzupassen, setzt der Mensch angeborene und erworbene biologische, psychologische und soziale Fähigkeiten ein. So soll eine erfolgreiche Adaptation in den Bereichen *physiologische Bedürfnisse, Selbstkonzept, Rollenfunktion* und *Interdependenz* erreicht werden.

Eine erfolgreich verlaufende Anpassung bezeichnet Roy als *positive* Adaptation. Gelingt diese jedoch nicht, und der Mensch reagiert mit einer *ineffektiven* Adaptation, dann ist es nach Roy Aufgabe der

Pflege, den Menschen mithilfe von gezielten Pflegeinterventionen im Sinne einer positiven Adaptation zu unterstützen.

Gesundheit ist für Roy zum einen ein Zustand der Anpassung, in dem Energie vorhanden ist und freigesetzt werden kann, um andere Stimuli bewältigen zu können. Zum anderen versteht sie Gesundheit als einen Prozess der Förderung von Integration und Ganzheit.

Patient-Pflege-Beziehung

Roy definiert als Hauptziel von Pflege, die Anpassung des Menschen in den vier Adaptationsbereichen zu fördern. Dabei sieht sie die Pflegekraft in einer unterstützenden Rolle und den Patienten aktiv teilnehmend an seiner Pflege.

Eine besondere Rolle in Roys Modell kommt dem Pflegeprozess (☞ Kap. 11) zu. Mit seinem problemlösenden Ansatz kann eine ineffektive Adaptation gezielt verhindert werden. Er umfasst bei Roy sechs Schritte, wobei ein besonderes Augenmerk auf die Informationssammlung (Schritt 1 und 2) gelegt wird, die sich nicht nur auf den Patienten selbst und dessen Verhalten konzentriert, sondern auch die Umwelt und deren Einfluss einbezieht.

In der Evaluation (Schritt 6) wird bestimmt, ob sich der Patient positiv an die Veränderung seiner Umwelt (Krankheit) angepasst hat und somit den Zustand der Adaptation (Gesundheit) erreicht hat bzw. das gewünschte Ergebnis der Pflege erreicht wurde.

Bedeutung für die Pflege

Eine große Stärke dieses Modells ist, dass es einen umfangreichen Rahmen für die Einschätzung von Patientenbedürfnissen in den verschiedenen Adaptationsbereichen und ein Ordnungssystem der externen und internen Stimuli bietet.

Zusammen mit der Betonung des Pflegeprozesses sind dies vermutlich die Gründe, warum das Modell in den USA im Vergleich zu anderen Theorien sehr häufig in der Pflegeausbildung eingesetzt wird.

Kritiker bemängeln allerdings, dass Roys Annahmen stark auf wissenschaftlichen Grundlagen der Biologie und Neurologie basieren. Vor allem die Tendenz, den Menschen auf seine chemischen und neuralen Reaktionen auf Stimuli zu reduzieren, sehen sie als Widerspruch zu Roys Forderung nach einem ganzheitlichen System.

4 Pflegewissenschaft

Begründerin(nen) und Entstehungszeit-raum der Theorie/Veröffentlichung	Kurzbeschreibung
Bedürfnistheorien	
Abdellah, Faye Glenn Amerikanische Pflegetheoretikerin 1960er Jahre	**Modell der 21 Pflegeprobleme.** Abdellah klassifiziert 21 Pflegeprobleme. Dabei handelt es sich um Zustände, denen der Patient oder seine Familie gegenüber steht, bei deren Bewältigung ihm die Pflegekraft durch ihre berufliche Arbeit hilft. Pflege bezieht sich auf vorhandene und voraussehbare Einschränkungen des Menschen. Pflege trifft Auswahl geeigneter Pflegemaßnahmen zur Problemlösung.
Hall, Lydia E. Amerikanische Pflegetheoretikerin 1960er Jahre	**Modell der drei Kreise,** die miteinander verbunden sind und sich gegenseitig beeinflussen: Körper (care), Krankheit (cure) und Kern/Persönlichkeit (core). Pflege ist in allen Kreisen tätig, zusammen mit anderen Berufen. Die Größe der Kreise und der Anteil der Pflege verschiebt sich proportional zum Verlauf der Krankheit: je weniger Heilungsanspruch der Medizin (kleiner Krankheitskreis), desto größer der Pflegebedarf (großer Körperkreis). Pflege soll Selbsterfahrung des Patienten ermöglichen (Ablehnung der funktionellen Pflege).
Nightingale, Florence Englische Pflegetheoretikerin (gilt als Gründerin der modernen Krankenpflege) 1860	**„Umweltgestaltungsmodell".** Nightingale sieht Krankheit als einen reparativen Prozess. Aufgabe der Pflege ist es, optimale Bedingungen für den Heilungsprozess zu gestalten. Gesundheit braucht Umweltbedingungen wie saubere Luft, sauberes Wasser, richtige Ernährung, Licht, Ruhe und Bewegung. Pflegende sollen ihren gesunden Menschenverstand benutzen, um diese Bedingungen zu schaffen.
Interaktionstheorien	
King, Imogene Amerikanische Pflegetheoretikerin 1970er – 1980er Jahre	**Zielerreichungstheorie.** Krankenpflege ist für King ein zwischenmenschlicher Prozess von Aktion, Reaktion, Interaktion und Transaktion, der durch die Wahrnehmung von Patient und Pflegekraft beeinflusst wird. Neben Interaktion und Transaktion haben Kommunikation, Rolle, Stress, Entfaltung und Entwicklung sowie Zeit und Raum für King eine wichtige Bedeutung für die Zielerreichung. Für ein gemeinsames, zielgerichtetes Handeln (Transaktion) von Patient und Pflegekraft ist die Klärung verschiedener Wahrnehmungen notwendig. Pflegerische Effektivität kann durch Vermeiden oder Lösen von Rollenkonflikten erhöht werden.
Orlando, Ida Jean Amerikanische Pflegetheoretikerin 1960er Jahre	**Pflegeprozesstheorie.** Krankenpflege erkennt und erfüllt die Bedürfnissse des Patienten. Sie verringert damit Probleme, verbessert die Anpassung und fördert das Wohlbefinden. Jede Pflegesituation ist ein Prozess, der durch drei in Wechselwirkung stehende Elemente charakterisiert ist: das Verhalten des Patienten, die Reaktion der Pflegekraft und die Pflegehandlungen. Durch zielgerichtete, geplante Pflegehandlungen wird der Hilfebedarf erkannt und erfüllt.
Travelbee, Joyce Amerikanische Pflegetheoretikerin 1960er – 1970er Jahre	Travelbee forderte mit ihrem **Modell der mitmenschlichen Beziehung** eine Rückkehr zur Fürsorgefunktion der Pflege. Jeder Mensch ist ein einzigartiges Individuum, darum gibt es nicht „den" Patienten, sondern nur Menschen, die Pflege und Hilfe Anderer benötigen. Pflegende verfügen über das spezielle „Wissen und die Fähigkeit, dieses anzuwenden, um anderen Menschen zu helfen, Krankheit abzuwenden, Gesundheit wiederzuerlangen, einen Sinn in der Krankheit zu sehen oder das höchste Gesundheitsniveau aufrechtzuerhalten". Der Aufbau einer mitmenschlichen Beziehung zwischen Krankenschwester und Patient entwickelt sich in verschiedenen Phasen und ermöglicht, den Zweck der Pflege zu erfüllen.
Wiedenbach, Ernestine Amerikanische Pflegetheoretikerin 1960er – 1970er Jahre	**Pflege als helfende Kunst.** Wiedenbach erweitert den Begriff Patient auf jedes Individuum, das Hilfe empfängt. Das vom Patienten geäußerte Bedürfnis nach Unterstützung wird zum Ausgangspunkt für pflegerische Maßnahmen. Pflege ist die angemessene Unterstützung in konkreten Situationen. Sie respektiert die Würde, den Wert, die Autonomie und die Individualität jedes Menschen. Wiedenbachs Modell beschreibt als eines der ersten den Pflegeprozess.

Tab. 4.18: Weitere Pflegetheorien großer Reichweite in der Übersicht.

4.3.3 Theorien mittlerer Reichweite

Theorien mittlerer Reichweite schließen sich den Ideen und Konzepten der Theorien großer Reichweite an. Sie sind konkreter und beziehen sich auf bestimmte Pflegephänomene (☞ 4.3.7) oder Teilaspekte der Pflege, z. B. Entlassungsplanung (☞ 3.3.4). In Theorien mittlerer Reichweite werden die Konzepte erklärt und entwickelt. Es betrifft hier sowohl Konzepte, die direkt mit Pflegephänomenen zu tun haben wie Angst, Hilflosigkeit, Aggression, Vertrautheit, als auch Konzepte, die mit der Struktur und dem Aufbau der Pflege zu tun haben wie der Pflegeprozess (☞ Kap. 11) oder Bezugspflege (☞ 34.1.3).

Die Theorien mittlerer Reichweite sind sowohl für Praktiker als auch für Theoretiker von Bedeutung. Sie sind in vielen Situationen konkreter anwendbar als die Theorien großer Reichweite.

Es entstehen immer mehr Theorien mittlerer Reichweite, z. B. das Illness Constellation Model (☞ unten), das Health Belief Model (☞ 8.1.4), die Modelle der Familienorientierten Pflege (☞ unten und 6.1.1), das Modell der Basalen Stimulation® (☞ 12.11.3.5) sowie Schmerztheorien.

106

4.3 Pflegetheorien und -modelle

Begründerin(nen) und Entstehungszeitraum der Theorie/Veröffentlichung	Kurzbeschreibung
Humanistische Theorien	
Watson, Jean Amerikanische Pflegetheoretikerin 1970er – 1980er Jahre	**Modell der Pflege als Zuwendungsprozess.** Watson sieht in der Entwicklung einer Philosophie und Wissenschaft der Pflege einen Weg, die Differenz zwischen Theorie und Praxis abzubauen. Kernpunkt ihrer Theorie sind die von ihr formulierten zehn Pflegefaktoren zur Befriedigung menschlicher Bedürfnisse. Krankenpflege bedarf der zwischenmenschlichen Beziehung. Gesundheitsförderung wird als pflegerische Aufgabe angesehen.
Benner, Patricia; Wrubel, Judith Amerikanische Pflegetheoretikerinnen 1980er – 1990er Jahre	**Das Primat der Fürsorge.** Fürsorge bietet Raum für Bewältigung, sie ermöglicht die Beziehungen zu und die Anteilnahme an anderen Menschen und gestattet es, Hilfe zu gewähren und anzunehmen. Von der Fürsorge ist abhängig, was Menschen als Stress empfinden und welche Form der Bewältigung sie wählen. Der Mensch wird als selbsttätig deutendes Wesen verstanden, das durch den Lebensprozess und durch sein 'In-der-Welt-Sein' geprägt wird. Pflege ist ein Prozess, der Menschen hilft, mit dem Stress einer Krankheit fertig zu werden; dies geschieht nicht durch die Befolgung vorgeschriebener Regeln, sondern durch kontextabhängige Fürsorge und Anteilnahme.
Pflegeergebnistheorien	
Johnson, Dorothy E. Amerikanische Pflegetheoretikerin 1980er Jahre	**Verhaltenssystem-Modell.** Mensch wird als Verhaltenssystem mit sechs Subsystemen gesehen: Bindungs-Zugehörigkeit, Leistung, Abhängigkeit, Nahrungsaufnahme und -ausscheidung, Sexualität, Aggressivität. Die Subsysteme stehen untereinander und mit der Umwelt in einer Wechselbeziehung. Störungen im Gleichgewicht der Wechselbeziehungen führen zu Verhaltensstörungen. Hier bietet Pflege Hilfe (Schutz, Fürsorge oder Stimulation). Dafür sind Kenntnisse über Ordnung, Störung und Kontrollmöglichkeiten der Verhaltenssysteme erforderlich.
Levine, Myra Estrin Amerikanische Pflegetheoretikerin 1970er Jahre	**Erhaltungsmodell.** Wichtige Konzepte sind Ganzheitlichkeit, Integrität und Erhaltung. Der Lebensprozess ist ein Anpassungsprozess mit möglichst geringem Energieaufwand. Pflege ist menschliche Interaktion. Pflege handelt unterstützend und therapeutisch, wenn Pflegeinterventionen die Anpassung des Patienten günstig beeinflussen und zu einem besseren sozialen Wohlbefinden führen.
Rogers, Martha E. Amerikanische Pflegetheoretikerin 1970er – 1980er Jahre	**Modell vom einheitlichen Menschen.** Rogers fordert darin einen neuen Bezugsrahmen für die Pflege. Der Mensch ist mehr als die Summe seiner Teile; er ist ein Energiefeld, welches mit den Feldern seiner Umwelt in wechselseitiger Beziehung steht. Krankenpflege ist Wissenschaft und Technik. Pflege unterstützt die positive Beziehung zwischen Patient und Umwelt zur Gesundheitsförderung. Pflege erfasst die Energiefelder des ganzen Menschen (nicht nur die krankheitsbezogenen) und unterstützt sie, um das Gleichgewicht zwischen dem menschlichen Energiefeld und der Umwelt wiederherzustellen. Hauptursache für pflegerische Interventionen ist ein Ungleichgewicht zwischen dem Energiefeld des Menschen und denen seiner Umgebung. Rogers weitet das Tätigkeitsfeld der Pflege auf alle Lebensbereiche des Menschen aus.

Tab. 4.18 (Fortsetzung): Weitere Pflegetheorien großer Reichweite in der Übersicht.

Theorien mittlerer Reichweite bieten einen für die Praxis relevanten Ansatz, weil sie spezifisch sind und eine direkte Anwendbarkeit aufzeigen. Sie helfen dem Praktiker, bestimmte pflegerische Situationen besser zu verstehen und umfassen meistens Anleitungen für die Entscheidungsfindung in der Betreuung einzelner Patienten.

Illness Constellation Model

Das **Illness Constellation Model** von **Janice M. Morse** und **Joy L. Johnson** ist ein Beispiel, wie Theorien mittlerer Reichweite entstehen, getestet und angewendet werden können.

Im Rahmen qualitativer pflegewissenschaftlicher Forschung wurden Patienten und Angehörige in unterschiedlichen Situationen untersucht:

▶ Wie gestalten Patienten die Rehabilitationsphase nach einem Herzinfarkt
▶ Wie erleben Frauen die Gebärmutterexstirpation
▶ Was bedeutet es, aus einem psychiatrischen Krankenhaus entlassen zu werden
▶ Wie sind Mütter in den Schwangerschaftsabbruch ihrer adoleszenten Töchter involviert
▶ Wie erleben Ehemänner die Chemotherapie ihrer Frauen.

Die einzelnen Forschungsprojekte wurden von denselben Wissenschaftlern begleitet. Sie fanden in den Forschungsdaten ähnliche Abläufe in der Erfahrung des Krankseins bei Patienten und Angehörigen. Daraufhin wurden alle Daten erneut analysiert. Gefunden wurden vier Phasen des Krankheitserlebens (☞ Abb. 4.19), die sowohl für Patienten als auch für Angehörige zutrafen, auch wenn diese Phasen nicht unbedingt für beide Gruppen parallel verlaufen und nicht die gleichen Schwerpunkte haben.

Auch wenn das Modell noch weiter überprüft werden kann, ist es bereits ein geeignetes Hilfsmittel, um Reaktionen von Patienten und Angehörigen besser verstehen zu können und entsprechende Pflegeangebote zu gestalten. Es lenkt die Patientenbeobachtung sowie Gespräche mit Patienten und Angehörigen: „Trifft es zu, dass die Patientin momentan die Kontrolle über ihre Situation aufgegeben hat?" Ein besseres Verständnis von den Prozessen des Krankheitserlebens bei Patienten führt zu genaueren und schnelleren Pflegediagnosen (☞ 5.3.2) und damit zu geeigneten Pflegemaßnahmen (☞ 5.3.4).

107

Selbst (self)	Andere (others)
Phase 1: Phase der Unsicherheit	
▸ Verdacht/Ahnung ▸ Seinen Körper „lesen" ▸ Überwältigt sein	▸ Verdacht/Ahnung ▸ Beobachten ▸ Überwältigt sein
Phase 2: Phase des Zusammenbruchs	
▸ Kontrollverlust ▸ Abstand von sich selbst nehmen	▸ Verantwortung akzeptieren ▸ Wachsam sein
Phase 3: Wiederaufnahme des Selbst	
▸ Sinn geben ▸ Erhalten des Selbst ▸ Rollen neu aushandeln ▸ Ziele setzen ▸ Bestätigung suchen	▸ Sich zum „Kampf" verpflichten ▸ „Puffern" ▸ Rollen neu aushandeln ▸ Aktivitäten beobachten ▸ Unterstützen
Phase 4: Wiedererlangen des Wohlbefindens	
▸ Verantwortung übernehmen ▸ Die Situation „meistern" ▸ Einen Abschluss suchen	▸ Kontrolle abgeben ▸ Es durchstehen ▸ Einen Abschluss suchen

Abb. 4.19: Das Illness Constellation Model beschreibt die Phasen des Krankheitserlebens für den Betroffenen selbst (self) und für seine engen Bezugspersonen (others).

Weitere Forschungsfragen können im nächsten Schritt überprüft werden:
▸ Inwieweit trifft das Modell für alle Patienten und Angehörige zu, z. B. auch für Patienten mit Multipler Sklerose (☞ 33.8.6) oder in der Psychiatrie (☞ Kap. 34)
▸ Welche Maßnahmen sind in welcher Phase wirksam, ist z. B. Information über Selbsthilfegruppen eine geeignete Maßnahme für Patientinnen mit Brustkrebs in der Phase des Zusammenbruchs oder ist es noch zu früh?

Die Ergebnisse solcher Forschungsprojekte tragen wiederum dazu bei, in den Theorien großer Reichweite neue Konzepte zur Bedeutung des Krankheitserlebens von Patienten und Angehörigen für die Pflege zu entwickeln und eventuell die Theorie großer Reichweite neu zu gestalten bzw. zu ergänzen.

Das Modell der systemischen Organisation

Marie-Luise Friedemann entwickelte im Rahmen der Angehörigenpflege das **Modell der systemischen Organisation.** Dieses Modell ermöglicht ein besseres Verständnis des Systems „Familie". Pflegende, die verstehen, was in Familien passiert, können präventiv tätig werden. Sie können außerdem bessere Begleiter sein, wenn ein Familienmitglied erkrankt.

Friedemann stellte fest, dass die meisten Theorien von einem Bedürfnis der Familie ausgehen, die vorherige Situation bzw. Stabilität wieder zu erreichen. Als Grundlage für ihre Theorie geht Friedemann jedoch von der Annahme aus, dass die Familie ein evolutionäres System ist, das kontinuierlich mit den Systemen des Umfelds in Interaktion steht. Es ist gleichzeitig ein offenes System, das im Rahmen dieses Prozesses Veränderungen unterworfen ist. Es passt sich an und versucht, *Kongruenz* mit sich und dem Umfeld zu erreichen. Kongruenz bedeutet Harmonie und Kompatibilität von Muster und Rhythmus. Merkmale von Kongruenz sind Wohlbefinden und Zufriedenheit, Inkongruenz wird durch Spannung und Angst gekennzeichnet.

Um Kongruenz erreichen zu können, müssen Familien vier Ziele anstreben, die für jede Familie einzigartig sind:
▸ **Kontrolle:** Lindert die Angst, die durch Verletzlichkeit entsteht
▸ **Stabilität:** Nimmt die Angst vor der Desintegration der Familie. Orientiert sich an Routinen, Ritualen, Traditionen und kulturellen Mustern
▸ **Wachstum:** Kapazität, sich an Veränderungen innerhalb und außerhalb an-

zupassen. Dazu gehört das Verarbeiten von Informationen, das Überprüfen von Werten und deren harmonische Ausrichtung
▸ **Spiritualität:** Schützt gegen Isolation und umfasst Strategien, die mit Liebe, Zuneigung sowie Engagement, Zweck und Bedeutung verbunden sind.

Laut Friedemann ist absolute Kongruenz jedoch eine Utopie. Der Alltag verändert sich kontinuierlich und das Familiensystem ist immer damit beschäftigt, sich diesen Veränderungen anzupassen und darauf zu reagieren.

Das Modell der systemischen Organisation ist, genau wie das Illness Constellation Model, aus Forschungsergebnissen und Erfahrungswerten entstanden und in etlichen wissenschaftlichen Untersuchungen überprüft worden.

4.3.4 Theorien geringer Reichweite

Es sind die **Theorien geringer Reichweite** *(situationsspezifische Theorien, Praxistheorien)*, die die Pflegepraxis bestimmen: Was sollen Pflegende tun, um bestimmte Ziele zu erreichen? Hier ist die spezifische Situation maßgebend: dieser Patient, in dieser Einrichtung, diese Hilfsmittel, die zur Verfügung stehen. Das Wissen der Theorien mittlerer Reichweite (☞ oben) wird auf die Praxis angewendet:

Zur Dekubitusprophylaxe (☞ 12.5.1.4) beispielsweise gibt es viele Forschungen über geeignete Maßnahmen und Hilfsmittel, z. B. Matratzen zur Dekubitusprophylaxe. Diese Maßnahmen sind durch Forschungen belegt und zusammengefasst und in einer Theorie mittlerer Reichweite eingebettet. Aber die Situation vor Ort bestimmt die Durchführung: Die Einrichtung verfügt z. B. nicht über die teuren, aber laut Theorie besten, Hilfsmittel und die Patienten auf dieser Station sind grundsätzlich auch pneumoniegefährdet (☞ 12.2.4), wodurch die Ideallagerung für Dekubitus nicht zu 100 % anwendbar ist. Die Theorie wird also auf die Patienten und Gegebenheiten der Einrichtung angepasst und z. B. in einem spezifischen Pflegestandard (☞ 3.5.4) zusammengefasst.

Theorien geringer Reichweite basieren auf der Annahme, dass Pflegende über die notwendigen Kompetenzen verfügen, um festzustellen, dass nicht alle Patienten mit den gleichen Symptomen auch gleich sind, und dass sie in den jeweiligen Situation entscheiden können, welche Intervention am besten passt. Ergebnisse wissenschaftlicher Arbeiten werden häufig in Standards, klinischen Pfaden usw. zusammengefasst. Es ist die Kunst der Pflegenden für den individuellen Patienten die angemessene Intervention auszuwählen (☞ 4.1.1).

> Pflegenden ist oft nicht bewusst, dass sie durch Assessment, Planung, Priorisierung und Entscheidungsfindung bei der Pflege Prozesse anwenden, die zum theoretischen Denken gehören, und dass die Ergebnisse ihres Handelns Einfluss nehmen können auf die Weiterentwicklung der Theorien mittlerer oder großer Reichweite.

Für alle Theorien geringer Reichweite gilt, dass sie in der Praxis überprüft werden müssen. Dazu gehören z.B. die Evaluation bezogen auf einzelne Patienten, aber auch die allgemeine Kontrolle: „Stimmt es, dass diese Maßnahmen die Dekubitusraten positiv beeinflussen", oder die Frage: „Werden die von uns festgelegten Maßnahmen in der Praxis auch tatsächlich durchgeführt?"

Ebenso können in der Praxis Theorien über effektives Pflegehandeln entstehen, die (noch) nicht in Theorien mittlerer und/oder großer Reichweite berücksichtigt sind. Solche Praxistheorien sind für Wissenschaftler Anlass, um mithilfe von Forschungsprojekten festzustellen, ob diese Theorie Allgemeingültigkeit hat und in einer Theorie großer Reichweite aufgenommen werden kann.

4.3.5 Entwicklung und Anwendung der Pflegetheorien und -modelle

Entwicklung der Pflegetheorien

Betrachtet man die **Entwicklung der Pflegetheorien und -modelle,** ist eine Verschiebung der Schwerpunktsetzung erkennbar.

Die Theorien großer Reichweite (☞ 4.3.2) sind zum größten Teil zwischen den 1950er und 1980er Jahren entstanden. Sie waren wichtig für die sich entwickelnde Pflege(wissenschaft).

Momentan werden keine neuen Theorien großer Reichweite mehr entwickelt, stattdessen wird diskutiert, was das Ziel der Pflege sein soll (☞ 4.3.6).

Einige Theoretiker betonen heute die Orientierung der Pflege an den Bedürfnissen des Patienten, z.B. wie „Nachfrageorientierte Pflege" oder „Erlebnisorientierte Pflege". Andere Theoretiker, wie z.B. *Ruth Schröck,* gehen von Alltagskompetenzen des Patienten als zentrale Aufgabe der Pflege aus: Das, was er in seiner Umwelt/Kultur vorher selbst getan hat, und das, was er braucht, um seinen Alltag unter eventuell neuen Bedingungen von Krankheit, Pflegebedürftigkeit oder Behinderung wieder gestalten zu können.

Auch das Pflegeverständnis änderte sich im Laufe der Zeit (☞ 2.1): Pflege als medizinorientierte Tätigkeit, Pflege als Aufgabe zur Gesunderhaltung bis zur Pflege als Förderung der Lebensqualität. Solche *Paradigmenwechsel* (Änderung des Blickwinkels) wirken sich auf theoretische Beschreibungen aus, machen ggf. existierende Modelle überflüssig und werfen neue Fragen auf: Wie verhält sich z.B. die Theorie der Selbstpflegedefizite zur erlebnisorientierten Pflege? Wie passt ein auf Gesundheitsaspekte gelegter Fokus zu einer Pflege, die Alltagskompetenzen fördern will?

Man muss sich überlegen, inwieweit derartige Überlegungen zu Veränderungen von Theorien bzw. zu neuen Theorien führen sollen. Änderungsprozesse finden nicht durch oder wegen den Theoretikern statt, sondern werden durch gesellschaftliche Entwicklungen und sich daraus veränderten Anforderungen an die Pflege angestoßen. Für alle Pflegenden ist es wichtig zu wissen, dass es verschiedene Auffassungen und Meinungen über Ziele und Merkmale der Pflege gibt und dass sich diese in Theorien aller Bereiche widerspiegeln.

Anwendung der Pflegetheorien

Die häufig gestellte Frage nach der **Anwendung von Pflegetheorien** in der Praxis lässt sich gut anhand eines Fallbeispiels aufzeigen:

Herr M. ist 78 Jahre alt und seit zwei Jahren Witwer. Bis zur Krankenhauseinweisung lebte er alleine in seinem kleinen Reihenhaus am Stadtrand. Sein einziger Sohn wohnt mit seiner Familie in der gleichen Stadt und unterstützt den Vater bei großen Einkäufen etc. Das Mittagessen kocht sich Herr M. meist selbst oder er geht in ein Lokal in der Nähe. Einmal pro Woche kommt eine Nachbarin zum Putzen ins Haus.

Vor zwei Tagen wurde Herr M. mit Verdacht auf Schlaganfall eingewiesen. Im CT zeigte sich eine intrazerebrale Blutung der A. cerebri. Aufgrund der Blutung hat Herr M. eine Hemiparese, einen Gesichtsfeldausfall sowie eine Aphasie (☞ 12.9.4.2).

Die Aufgaben der Pflege im Rahmen der medizinisch-therapeutischen Maßnahmen sind, unabhängig von Pflegetheorien, immer gleich. Darüber hinaus setzen die verschiedenen Pflegetheorien – abhängig davon, was sie als Aufgabe der Pflege definieren – unterschiedliche Schwerpunkte in der Pflege und Betreuung von Herrn M.:

▶ Folgt man der Bedürfnisorientierten Theorie von *Orem* (☞ 4.3.2), steht bei der Aufnahme von Herrn M. im Vordergrund, seine Selbstpflegedefizite festzustellen, daraus eine pflegerische Diagnose abzuleiten und auf die Selbstpflege orientierte Pflegemaßnahmen zu planen, durchzuführen und zu evaluieren

▶ Würde man nach den Prinzipien von *Leininger* (☞ 4.3.2) vorgehen, wäre es bei der Aufnahme wichtig festzustellen, wie der Alltag für Herrn M. bislang aussah, was er auf Grund seiner kulturellen Herkunft von Pflege erwartet. So können die Pflegenden kulturkongruente Pflegemaßnahmen anbieten

▶ Verstehen Pflegende die Pflege auf der Basis der *Interaktionstheorien* (☞ 4.3.2) und betrachten damit Unterstützung bei der Krankheitsbewältigung als pflegerische Aufgabe, würde die verantwortliche Pflegekraft z.B. die Kommunikation mit dem Patienten und seiner Familie basierend auf dem Illness Constellation Model (☞ 4.3.3) gestalten: Durch Beobachtung und vorsichtige Fragen kann sie versuchen festzustellen, in welcher Phase des Krankheitserlebens Herr M. ist bzw. sein Sohn oder die Schwiegertochter sind und wie das die Interaktion zwischen dem Patienten seinen Angehörigen und ihr bestimmt.

4.3.6 Einteilung und Zuordnung der Pflegetheorien: Diskussion und Kritik

Die **Einteilung der Pflegetheorien** wurde in diesem Kapitel nach einem bestimmten, erprobten Muster vorgenommen. Die Einteilung in vier so genannte Ebenen ist in der Literatur weit verbreitet (☞ Tab. 4.8), die Zuordnung der einzelnen Theorien geht auf Meleis zurück (☞ Tab. 4.9).

Diese Einteilung und ihre Zuordnung wird zum Teil kontrovers diskutiert:

▸ Die amerikanische Pflegewissenschaftlerin *Fawcett* schlägt beispielsweise vor, *conceptual models* zwischen Metatheorien und Theorien großer Reichweite einzureihen, nimmt in ihre Einteilung allerdings nicht die Theorien geringer Reichweite auf. Diese stellt sie mit den Theorien mittler Reichweite gleich

▸ Andere Autorinnen wiederum schlagen für die Theorien mittlerer Reichweite drei Stufen vor, die sie als hoch, mittel und gering bezeichnen: „hoch" ist eher in Richtung der Theorien großer Reichweiten gedacht, und „gering" eher in Richtung der Praxistheorien

▸ Außerdem werden einzelne Theorien von verschiedenen Autorinnen unterschiedlich zugeordnet: so wird die gleiche Theorie als Theorie großer Reichweite oder als Theorie mittlerer Reichweite eingestuft

▸ Nicht zuletzt sind einige Pflegetheoretikerinnen nicht mit der Zuordnung ihrer Theorie einverstanden: so sieht *Monika Krohwinkel* die Zuordung ihrer Theorie zu den bedürfnisorientierten Theorien als nicht korrekt an.

Insbesondere die Theorien großer Reichweite werden von einigen (Pflege-)Wissenschaftlerinnen kritisch betrachtet. Die Gründe dafür sind unterschiedlich:

▸ *„Kulturgebundenheit" der Theorien großer Reichweite.* Wie in Tabelle 4.18 deutlich wird, sind die meisten Theorien in den USA entstanden. Die Art und Weise, wie dort gepflegt wird, und die Grundannahmen, die die Pflege dort mitbestimmen, sind nicht unbedingt universal gültig, oder zumindest ist deren Universalität unzureichend nachgewiesen. Darum stellen Pflegewissenschaftler die Frage, ob es sinnvoll ist, solche Theorien z.B. in Deutschland – auch in eventuell angepasster Form – zu implementieren

▸ *Theorien großer Reichweite tragen nicht zum spezifischen Pflegewissen bei.* Des Weiteren gibt es Theoretikerinnen, die behaupten, dass die Pflegetheorien großer Reichweite nicht zum spezifischen pflegerischen Wissen beitragen, weil sie im Grunde genommen von anderen Disziplinen (wie der Soziologie oder Psychologie) entliehen sind. Dies wirft wiederum die Frage auf, ob solche *Pflege*theorien für eine

Orientierung in der täglichen Pflegearbeit oder als Leitfaden für Pflegeforschung notwendig bzw. brauchbar sind

▸ *Theorien großer Reichweite sind kaum messbar.* Auch aus der Forschung wird Kritik geäußert: Die Konzepte, die die Bausteine der Theorien großer Reichweite bilden, sind im Allgemeinen sehr schwierig zu operationalisieren, d.h. in messbare Beschreibungen zu fassen. Damit diese Pflegekonzepte von Forschern durch Forschungsarbeiten überprüft und nachgewiesen werden können, sind solche Operationalisierungen aber nötig

▸ *Umsetzung der Theorien großer Reichweite in die Praxis.* Außerdem gibt es noch die Art und Weise zu kritisieren, wie Pflegetheorien großer Reichweite in der Praxis zum Teil angewendet bzw. umgesetzt werden. So gibt es z.B. Kliniken oder Sozialstationen, die die Pflege nach einer bestimmten Theorie gestalten: „Wir pflegen nach der Theorie von Krohwinkel." Das kann zu unreflektierten Situationen führen, wenn in der Entscheidungsfindung zur passenden Interventionen nicht der Patient und seine spezifischen Bedürfnisse, sondern die ausgewählte Pflegetheorie im Mittelpunkt steht.

Theorien mittlerer Reichweite sowie Theorien geringer Reichweite sind im Allgemeinen konkreter und praxisnaher formuliert. Sie sind meistens das Ergebnis mehrerer Forschungsprojekte und beziehen sich auf konkrete Pflegeprobleme. Deswegen treffen die meisten der oben genannten Kritikpunkte für sie nicht zu.

> Grundsätzlich gilt: Theorien sind Hilfsmittel für die Analyse und Reflexion der Pflegepraxis oder Hinweise für adäquates Handeln. Sie sollen zu einer optimalen Gestaltung der Pflegepraxis beitragen.

4.3.7 Pflegephänomene

> **Phänomen** (griech. = [Luft-]Erscheinung): Mit den Sinnen wahrnehmbare Erscheinung, im Unterschied zum *Noumenon*, dem nur geistig Fassbaren.
>
> **Pflegephänomen:** Ein Aspekt der Gesundheit von einer oder mehreren Personen, der als Grund für Pflegeinterventionen betrachtet wird. In der Literatur manchmal als Synonym für Pflegediagnose, aber auch als Synonym für Pflegeproblem angewendet.

Besonders Theorien mittlerer und geringer Reichweite beschäftigen sich mit **Pflegephänomenen:** Sie versuchen diese zu identifizieren, zu beschreiben und deren Bedeutung als theoretische Grundlage für eine qualitativ gute Pflege zu klären. Hier wird die Wechselwirkung zwischen Praxiswissen und theoretischem Wissen deutlich.

Es ist Aufgabe der Pflegenden, einem Patienten unvoreingenommen zu begegnen, ihn zu beobachten, seine Signale wahrzunehmen und zu verstehen. Dabei ist es professionell Pflegenden möglich, viele verschiedene Phänomene zu erfassen, die unter anderem Ausdruck dessen sind, wie der Patient seinen Gesundheitszustand erlebt und interpretiert.

Auf Grund dieser Beobachtung können Pflegende die individuelle Pflege planen und sich (zusammen mit dem Patienten) für die angemessene Pflegeinterventionen entscheiden. Theoretiker können die von Pflegenden wahrgenommen Phänomene aufgreifen, untersuchen und in Form einer Theorie an die Praxis zurückführen.

Phänomenologie

Die **Phänomenologie** *(Lehre von den Erscheinungen)* ist ein Bereich der Philosophie, der sich wissenschaftlich mit Phänomenen beschäftigt. Bekannte Vertreter dieser Wissenschaft sind z.B. *Edmund Husserl* und *Martin Heidegger*.

Die Phänomenologie strebt danach, die Erscheinungen so zu betrachten, wie sie sind (☐ 28), ohne Vorkenntnisse und Vorurteile. Sie verzichtet auf die Anwendung eines Ordnungssystems, beispielsweise eines Fragebogens (☞ 4.2.1), er würde den Blick von vornherein einengen.

Auf diese Weise versucht die Phänomenologie, zum Wesen der Erscheinungen selbst zu gelangen und die wesentlichen Elemente auszumachen, die für alle Phänomene übertragbar sind, die Dinge so zu beschreiben, wie sie sind. Dabei beschränkt sich die Phänomenologie nicht nur darauf, die sinnlich wahrnehmbaren Erscheinungen zu beschreiben, sondern auch, wie die Menschen sie erleben und interpretieren.

Qualitative Forschung ☞ *4.2.1*

> Die Phänomenologie fragt nach der Bedeutung (der Dinge) für den erlebenden Menschen (☐ 29).

4.3 Pflegetheorien und -modelle

Phänomene in der Pflege

Im Umgang mit kranken oder pflegebedürftigen Menschen können die Pflegenden konkrete Phänomene beobachten: z. B. Angst, Hoffnung, Trauer, Verlust, Ungewissheit oder Schmerz. Diese Pflegephänomene drücken die individuelle **Reaktion des Menschen** auf die Erfahrung mit dem (veränderten) Gesundheitszustand aus. Andere Pflegephänomene beziehen sich auf körperliche oder psychische Reaktionen auf den (veränderten) Gesundheitszustand, wie z. B. Dekubitus, Bettlägerigkeit, Haarverlust, Erbrechen, Verwirrtheit, Aggression.

Es geht bei den Pflegephänomenen immer um Aspekte, die *pflegerisches* Handeln zur Folge haben, d. h. Pflegende entscheiden auf Grund ihres professionellen Wissens selbst, ob und wie gehandelt werden muss.

Ein Beispiel: Pflegephänomen Angst

Angst ist ein Phänomen, das jeder aus eigener Erfahrung kennt. Die Ausdrucksformen können unterschiedlich sein. Ein Mensch, der beispielsweise auf den Befund einer möglicherweise lebensbedrohlichen Erkrankung wartet, hat vermutlich Angst. Wie drückt sich diese Angst aus? Vielleicht ist der Betroffene äußerlich ruhig und zieht sich zurück, spricht kaum mit jemandem und isst nur wenig. Man sieht ihn blass und mit ernstem Blick ab und zu auf dem Stationsflur laufen. Puls- und Blutdruckwerte sind über den Normwert hinaus erhöht; zudem schwitzt der Patient.

Ein anderer Patient wird in der gleichen Situation vielleicht mit weit aufgerissenen Augen und hochgezogenen Schultern ständig umherlaufen und immer wieder fragen, ob sein Befund inzwischen da ist.

Auch ein Kind kann seine Angst durch verschiedene Signale ausdrücken. Unter anderem abhängig vom Alter des Kindes kann man beobachten, dass es weint, vielleicht sogar schreit. Möglicherweise wird es nach Mutter oder Vater rufen, am ganzen Körper zittern oder sich blass und still zurückziehen, sein Schmusetier fest im Arm.

Angst kann sich in einer Vielzahl von Signalen äußern. Jeder erlebt Angst auf seine eigene Art, die geprägt ist vom individuellen Erleben.

Phänomene als Grundlage pflegerischen Handelns

Das Phänomen Angst als Pflegephänomen ist erforscht, die unterschiedlichen Dimensionen von Angst sind identifiziert, ebenso die unterschiedlichen Weisen, wie Menschen ihre Angst zeigen und damit umgehen. Auf Grund solcher Ergebnisse sind Pflegende im Stande, Angst bei einem Patienten wahrzunehmen und festzustellen, in welcher Form die Angst sich manifestiert und welche Möglichkeiten sich anbieten, dem Patienten zu helfen.

Wie können professionell Pflegende das subjektive Befinden eines Patienten erfassen und verstehen? Verschiedene Signale können auf das Phänomen Angst hindeuten. Mit professioneller Beobachtung (☞ 12.1.1), verbunden mit einem einfühlenden Interesse am Patienten, sind diese Signale zu erkennen.

Hierzu ist es notwendig, in Interaktion mit dem Betroffenen zu treten, wenn möglich, mit ihm zu sprechen, ihn zu befragen – im Sinne der Phänomenologie, d. h. ohne bereits eigene Ordnungskategorien beim Wahrnehmen und Verstehen hinzuzuziehen.

> Pflegende begeben sich auf die Suche nach einer Antwort auf die Frage, was der Patient erlebt und wie er dieses Erleben interpretiert. So ist es möglich, den Patienten in seinem Krankheitserleben zu verstehen und Pflege als ein individuelles Angebot und eine individuell geplante Intervention zu verstehen.

Unterschiedliche Betrachtungsweise: Befindlichkeit und Befund

Subjektive und objektive Informationen ☞ *11.2*

Die Befindlichkeit *(seelischer Zustand, „Tagesform")* eines Menschen hängt von vielen Faktoren ab, z. B. dem Wetter, der Umwelt und den Menschen, die ihn umgeben. Auch der Gesundheitszustand beeinflusst die subjektive Befindlichkeit.

Die Medizin forscht in erster Linie nach dem objektiv messbaren Befund (☞ Kap. 14). Die subjektive Befindlichkeit und der objektive Befund können jedoch im Widerspruch zueinander stehen: So kann ein objektiv schlechter medizinischer Befund mit einer guten subjektiven Befindlichkeit des Patienten einher-

gehen. Ebenso kann ein Mensch angeben, sich schlecht zu fühlen – also eine schlechte subjektive Befindlichkeit zu haben – während objektiv kein medizinischer Befund vorliegt.

Befindlichkeit als Ausgangspunkt pflegerischer Betrachtung

Betrachtet man die Befindlichkeit mit den Augen der Phänomenologie, hat jeder Mensch seine individuelle Wahrnehmung der Situation. Eine objektive (messbare) Befindlichkeit gibt es nicht, da jeder Mensch sein Empfinden in der aktuellen Situation sowie in seiner Lebensgeschichte erlebt und interpretiert.

> Anliegen der Pflege ist es, neben den objektiven Daten die subjektive Befindlichkeit des Patienten zu erfassen.

Käppeli (📖 30) identifizierte Pflegephänomene, die bis dahin im deutschsprachigen Raum noch kaum als Anlass für Pflegediagnosen und die damit verbundenen Pflegeinterventionen verwendet wurden: die Reaktionen auf und das Erleben von Krankheit.

Pflegephänomen	Kapitel
Selbstkonzept	☞ 8.1.3
Stigma	☞ 🖥
Macht	☞ 🖥
Aggression/Gewalt	☞ 6.5.2
Schlafstörungen	☞ 12.10.4.1
Immobilität	☞ 12.8.4.4
Inkontinenz	☞ 12.7.1.6
Humor	☞ 6.2.1
Belastung Angehöriger	☞ 🖥
Störungen der Kommunikation	☞ 12.9.4.2
Ermüdung/Erschöpfung	☞ 🖥
Schuld	☞ 5.4.2
Compliance	☞ 5.4.2
Angst	☞ 5.4.3
Hoffnung/Hoffnungslosigkeit	☞ 5.4.6
Krise	☞ 5.5.2
Bewältigung/Coping	☞ 🖥
Leiden	☞ 5.5.2
Verlust und Trauer	☞ 10.9
Verwirrtheit	☞ 🖥

Tab. 4.20: Übersicht über die Pflegephänomene in diesem Lehrbuch, auf Grundlage Käppelis.

Literatur und Kontaktadressen

Literaturnachweis

1. Chinn, P. L.; Kramer, M. K.: Pflegetheorie. Konzepte – Kontext – Kritik. Ullstein Mosby, Wiesbaden 1997.

2. Schaeffer, D.: Entwicklungsstand und -herausforderungen der bundesdeutschen Pflegewissenschaft. In: Pflege 3/1999, S. 144.

3. Evers, G.: Die Entwicklung der Pflegewissenschaft in Europa. In: Pflege 1/2004, S. 9–14.

4. Zenker, C.: Zur Verwissenschaftlichung der pflegerischen Praxis. Wissenschaftstheoretische Überlegungen. In: Krüger, H. et al. (Hrsg.): Innovation der Pflege durch Wissenschaft. Perspektiven und Positionen. Altera, Bremen 1996, S. 33–42.

5. Nightingale, F.: Bemerkungen zur Krankenpflege. Mabuse, Frankfurt 2005.

6. Evers, G.: Die Entwicklung der Pflegewissenschaft in Europa. In: Pflege 1/2004, S. 9–14.

7. Steppe, H.: Pflege als Wissenschaft – Am Beispiel der Entwicklung in den USA. In: Seidl, E. (Hrsg.): Betrifft Pflegewissenschaft: Beiträge zum Selbstverständnis einer neuen Wissenschaftsdisziplin. Maudrich, Wien 1993.

8. Hockey, L.: Krankenpflegeforschung. Auftrag und Möglichkeiten. In: Österreichische Krankenhauszeitung 24/1983, S. 753.

9. Heering, C.: Pflegevisite und das Gefühl von Kontrolle über die Situation. In: Die Schwester/Der Pfleger 6/2004, S. 448–453.

10. Glaus, A. et al.: Das Brustkrebs-Präventionsverhalten in der Schweiz: aus der Perspektive von Frauen aus drei Sprachregionen in der Schweiz. In: Pflege 12/2004, S. 385–394.

11. Zegelin, A.: „Festgenagelt sein" – Der Prozess des Bettlägerigwerdens durch allmähliche Ortsfixierung. In: Pflege 12/2005, S. 281–288.

12. Corbin, J.; Strauß, A.: Grounded Theory: Grundlagen qualitativer Sozialforschung. Psychologie Verlagsunion, Weinheim 1996.

13. Liehr, P. et al.: Qualitative Forschungsansätze. In: LoBiondo-Wood, G.; Haber, J. (Hrsg.): Pflegeforschung. Elsevier, München 2005, S. 221–259.

14. Kleibel, V.; Mayer, H.: Literaturrecherche für Gesundheitsberufe. Facultas Verlag, Wien 2005, S. 35.

15. Krikevold, M.: Pflegewissenschaft als Praxisdisziplin. Huber, Bern 2002.

16. Fassbinder, S.; Lust, A.: Gesundheits- und Krankenpflegegesetz (GuKG) samt ausführlicher Erläuterung. Manz, Wien 1997.

17. German Center for Evidence-based Nursing: Was ist eigentlich Evidence-based Nursing? In: www.ebn-zenrum.de/ebn.htm. Stand 12.09.2003.

18. Schnell, M.; Heinritz, Ch.: Forschungsethik. Ein Grundlagen- und Arbeitsbuch für die Gesundheits- und Pflegewissenschaft. Huber, Bern 2006.

19. ICN: Ethical Guidelines for Nursing Research. Eigenverlag ICN 2003.

20. Arndt, M.: Theoretische Argumentationslinien in der Ethik. Eine Einführung. In: Dibelius, O., Arndt, M. (Hrsg.): Pflegemanagement zwischen Ethik und Ökonomie. Eine europäische Perspektive. Schlütersche, Hannover 2003, S. 13–22.

21. Schaeffer, D. et al. (Hrsg.): Pflegetheorien. Beispiele aus den USA. Huber, Bern 1997, S. 33.

22. Chinn, P. L.; Kramer, M. K.: Pflegetheorie, Konzepte, Kontext, Kritik. Ullstein Mosby, Wiesbaden 1996.

23. Meleis, A.: Pflegetheorie. Gegenstand, Entwicklung und Perspektiven theoretischen Denkens in der Pflege. Huber, Bern 1999.

24. Chinn, P. L.; Kramer, M. K.: Pflegetheorie, Konzepte, Kontext, Kritik. Ullstein Mosby, Wiesbaden 1996, S. 238.

25. Meleis, A.: Pflegetheorie. Gegenstand, Entwicklung und Perspektiven theoretischen Denkens in der Pflege. Huber, Bern 1999. S. 12.

26. Walker, L. O.; Avant, K. C.: Strategies for theory construction in nursing. Appleton & Lange, Norwalk 1995.

27. Marriner-Tomey, A.: Pflegetheoretikerinnen und ihr Werk. Recom Verlag, Basel 1992, S. 316.

28. Lamnek, S.: Qualitative Sozialforschung, Bd. 1. Beltz Psychologie Verlags Union, 1992.

29. Käppeli, S. (Hrsg.): Pflegekonzepte – Gesundheits-, entwicklungs- und krankheitsbezogene Erfahrungen. Huber, Bern 1993, S. 11.

30. Ebda.

Vertiefende Literatur

Kontaktadressen

1. www.carelit.de
2. www.ncbi.nlm.nih.gov/PubMed/
3. www.cinahl.com
4. www.subito-doc.de

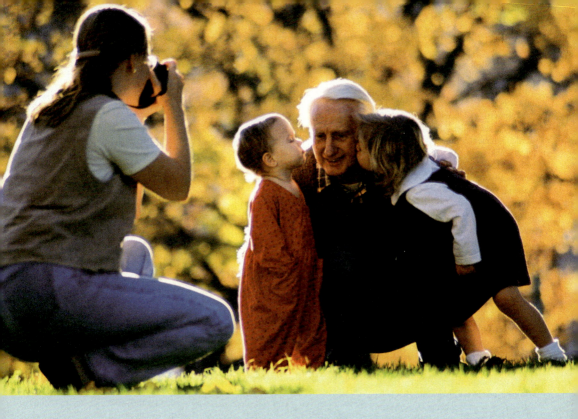

5 Lebensphasen

5.1	**Konzepte der Persönlichkeitsentwicklung 114**	5.4 5.4.1	**Exkurs: Der Sinn des Lebens 119** Die Frage nach dem Sinn des	5.6	**Begleitung in den einzelnen Lebensphasen .. 137**
5.1.1	Exogenistisches Entwicklungsmodell 114	5.4.2	Lebens .... 119 Wie entsteht Sinn-	5.6.1	Pränatale Entwicklung 139
5.1.2	Endogenistisches		orientierung? 120	5.6.2	Neugeborenenperiode 140
	Entwicklungsmodell 114	5.4.3	Spirituelle Suche nach Sinn... 121	5.6.3	Säuglingsalter............. 143
5.1.3	Konstruktivistisches	5.4.4	Religion als Sinnorientierung 125	5.6.4	Kleinkind-, Kindergarten-
	Entwicklungsmodell 115	5.4.5	Was ist erfülltes Leben? 126		und Grundschulalter........ 146
5.1.4	Systemisches	5.4.6	Krankheit als (Sinn-)Krise 128	5.6.5	Pubertät und Adoleszenz 155
	Entwicklungsmodell 115	5.4.7	Ohne Sinn, sinnlos, wertlos? .. 131	5.6.6	Erwachsenenalter 155
5.2	**Entwicklungs-**	5.5	**Bei der Bewältigung**	5.6.7	Hohes Alter............... 156
	psychologie............ 116		**unterstützen 132**	5.7	**Sterben 159**
5.3	**Sozialisationstheorien ... 117**	5.5.1	Lebensbewältigung (Coping) . 132	5.7.1	Warum muss der Mensch
5.3.1	Sozialisationsprozess 118	5.5.2	Bewältigung besonderer		sterben? 159
5.3.2	Aspekte von Sozialisation ... 118		Ereignisse 133	5.7.2	Der Weg zum Tod:
		5.5.3	Biografiearbeit in der Pflege .. 135		Sterben 159
				Literatur und Kontaktadressen 162	

Fallbeispiel ☞ 💻

Pflege in allen Lebensphasen

Pflege begleitet Menschen in **allen Lebensphasen** – und dies nicht nur deshalb, weil Menschen aller Altersstufen krank werden können. Ein Neugeborenes ist nicht krank, auch Alter ist keine Krankheit. Es gehört zu den Aufgaben von Pflegenden, andere Menschen in ihrem lebenslangen Entwicklungsprozess zu begleiten und zu unterstützen. Diesem Pflegeverständnis (☞ auch 2.4.1) zufolge gehört es auch zur Pflege, ein helfendes Gespräch mit einer Mutter zu führen, die vor kurzem ihre 15-jährige Tochter durch einen Suizid (☞ 10.9.5) verloren hat.

Um Menschen in ihrer Entwicklung begleiten und unterstützen zu können, brauchen Pflegende grundlegende Kenntnisse aus dem Bereich der *Entwicklungspsychologie* und der *Medizin*, um normale, gesunde Entwicklungen von gestörten oder gar krankhaften zu unterscheiden. Aus der Erziehungswissenschaft *(Pädagogik)* gewinnen Pflegende Erkenntnisse, wie eine positive Entwicklung begleitet und gefördert werden kann. Aus diesem Wissen lassen sich dann die notwendigen Pflegeinterventionen ableiten.

Leben ist Entwicklung – Entwicklung ist Leben

In der Vergangenheit war die Meinung verbreitet, dass sich der Mensch nur von der Geburt bis zum Eintritt ins Erwachsenenalter entwickelt. Dieses Verständnis von Entwicklung ist heute nicht mehr haltbar. So gehört es zu den zentralen Merkmalen des Lebens, immer wieder neu auf veränderte Umweltbedingungen zu reagieren, sich mit ihnen auseinanderzusetzen, Erfahrungen zu sammeln, reifer und weiser zu werden, mit einem Wort: sich weiter zu entwickeln.

Drei Faktoren beeinflussen die menschliche Entwicklung:
- Die **Erbanlagen** (Gene) wirken über biologisch-chemische Prozesse vom Stadium der embryonalen Organentwicklung bis hin zur Alterung
- Die **Umwelt** (Familie, Schule, Gesellschaft, Kultur) beeinflusst die Entwicklung, weil sich der Einzelne mit ihr auseinandersetzt
- Die Person selbst nimmt einen gewissen Einfluss auf ihre Entwicklung **(Selbststeuerung)**.

Es gehört zu den Grundfragen der Menschheit, die Entwicklung des Men-

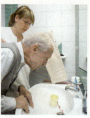

Abb. 5.1: Pflegende begleiten Menschen durch alle Lebensphasen. [K115, K157]

schen zu erforschen und den Einfluss der genannten drei Faktoren auf die Entwicklung zu untersuchen.

5.1 Konzepte der Persönlichkeitsentwicklung

Innerhalb der Entwicklungspsychologie gibt es verschiedene Strömungen, die jedem der drei Faktoren ein unterschiedliches Gewicht beimessen. Folgende **Konzepte der Persönlichkeitsentwicklung** lassen sich unterscheiden:
- Das *exogenistische Entwicklungsmodell* (exogen = von außen erzeugt) besagt, dass die Entwicklung des Menschen im Wesentlichen auf die Umwelt zurückgeht
- Das *endogenistische Entwicklungsmodell* (endogen = von innen erzeugt) sieht die Entwicklung stark durch die Erbanlagen geprägt an
- Beim *konstruktivistischen Entwicklungsmodell* spielt der sich entwickelnde Mensch selbst eine wichtige, aktive Rolle
- Das *systemische Entwicklungsmodell* stellt die Auseinandersetzung des Individuums mit seiner Umwelt in den Vordergrund und begreift den sich entwickelnden Menschen und sein Umfeld als „System".

5.1.1 Exogenistisches Entwicklungsmodell

Das **exogenistische Entwicklungsmodell** besagt, dass die Entwicklung eines Menschen durch eine gezielte Steuerung von Reizen gelenkt werden kann. Dies deckt sich mit den Aussagen des *Behaviorismus*, der menschliches Verhalten allgemein als Reaktion auf Reize erklären möchte. Der Mensch und seine Entwicklung werden als vollkommen durch äußere Reize kontrollierbar angesehen, deren Manipulation jedes gewünschte Ergebnis bringt.

Das Modell des Behaviorismus enthält die Annahme, dass ein bestimmter Reiz (Stimulus) immer eine bestimmte Reaktion zur Folge hat. So verstanden ist die menschliche Entwicklung durch das Reizangebot vorherbestimmt. Watson, der Begründer des Behaviorismus, war der Auffassung, dass jegliches Verhalten und soziales Handeln auf entsprechende Reiz-Reaktions-Verknüpfungen zurückgehen.

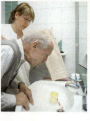

Auf den ersten Blick scheint dieses Modell schrecklich: Der Mensch als „Roboter", der von außen durch Reize gesteuert werden kann. Ganz von der Hand zu weisen ist das Modell aber nicht, so haben zahlreiche Studien bewiesen, dass Umweltreize z. B. bei Kindern für eine normale (Sprach-)Entwicklung unabdingbar sind: Wenn ein Kind z. B. nicht richtig hören kann, wird es auch nicht Sprechen lernen können.

5.1.2 Endogenistisches Entwicklungsmodell

Im **endogenistischen Entwicklungsmodell** wird die Entwicklung des Menschen auf Entfaltung eines angelegten Plans zurückgeführt. Das genetisch vorherbestimmte „Entwicklungsprogramm" läuft von alleine ab. Nur in bestimmten Phasen (sog. Entwicklungsfenstern) ist der Mensch für äußere Einflüsse offen (sensibel). Passen die Einflüsse nicht zum Entwicklungsprogramm, sind sie unwirksam oder lösen einen Defekt aus.

Normale Entwicklung ist also vorprogrammiert und wird nicht durch Einflüsse von außen bestimmt. Sie lässt Reize von außen nur zu, wenn es das Programm ausdrücklich vorsieht. Betrachtet man die embryonale Entwicklung, so scheint diese den Vertretern des endogenistischen Modells recht zu geben: aus einer einzigen Zelle entwickelt sich nach einem bestimmten Plan ein kleiner Mensch. Dies scheint so alleine ohne Steuerung von außen zu geschehen. Auch die Veränderungen in der Pubertät oder im Klimakterium erscheinen so, als laufe zu einer bestimmten Zeit ein bestimmtes Pro-

5.1 Konzepte der Persönlichkeitsentwicklung

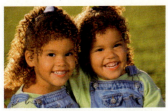

Abb. 5.2: Auch die Zwillingsforschung stützt mit erstaunlichen Hinweisen das endogenistische Entwicklungsmodell: Zwillinge, die nach der Geburt getrennt wurden und nichts voneinander wussten, heirateten zum gleichen Zeitpunkt und ihre Ehepartner hatten denselben Beruf. [J668]

gramm ab, weil die biologische Uhr es abruft.

> Diese endogenistische Sichtweise menschlicher Entwicklung wird u. a. wegen ihrer Einseitigkeit kritisiert, hieße dies doch, dass alle Bemühungen von Eltern und Lehrern umsonst wären, da Entwicklung vorherbestimmt ist und kaum beeinflusst werden kann.

5.1.3 Konstruktivistisches Entwicklungsmodell

Die exogenistische und die endogenistische Sichtweise menschlicher Entwicklung scheinen wie zwei Gegensätze, die beide nur eingeschränkt erklären können, warum sich alle Menschen im Groben gleich, aber im Detail doch so unterschiedlich entwickeln können.

Das **konstruktivistische Entwicklungsmodell** sieht den Menschen selbst als Gestalter seiner Entwicklung. Der Mensch erkennt seine Umwelt und – indem er auf sie reagiert – verändert er sie auch.

Dabei gehen die radikalen Konstruktivisten davon aus, dass es *die eine* Umwelt nicht gibt: Jeder Mensch bildet sich aus dem, was er wahrnimmt, seine eigene Umwelt, er *konstruiert* sich seine Welt, daher der Name *Konstruktivismus*. Die Theorie der Selbststeuerung hat ihren Ursprung z. B. in den Theorien von *Jean Piaget* (1896–1980) und *Heinz Werner* (1890–1964), die Entwicklung als weitgehend selbstgesteuerten Konstruktionsprozess ansahen.

5.1.4 Systemisches Entwicklungsmodell

Schon im konstruktivistischen Modell ist ein systemischer Ansatz erkennbar, aber nur der sich entwickelnde Mensch wurde als aktiv und gestaltend wahrgenommen. Demgegenüber wird im **systemischen Entwicklungsmodell** sowohl dem sich entwickelnden Menschen als auch der Umgebung eine gestaltende Funktion beigemessen: Mensch und Umwelt stehen im Austausch und beeinflussen sich gegenseitig.

Diese gegenseitige Beeinflussung wird auch als Interaktion bezeichnet, daher ist das systemische Entwicklungsmodell auch unter dem Namen *interaktionistisches Entwicklungsmodell* bekannt.

Systemische Sichtweise

Die Bezeichnung *systemisch* kommt daher, dass in diesem Modell der Mensch und seine Umwelt als Gesamtsystem angesehen werden. Mensch und Umwelt sind aktiv und verändern sich. Die Aktivitäten und die Veränderung eines Teils führen zu Veränderungen und Aktivitäten des anderen Teils und somit des Gesamtsystems.

Hat man früher gefragt, wie das Kind durch seine familiäre Umwelt geformt wird, so fragt man heute *auch*, wie das Kind oder der Jugendliche auf die Familie rückwirkt. Es stellt sich also nicht nur die Frage, wie sich z. B. eine Scheidung auf die Kinder auswirkt, sondern auch, was Kinder zur Ehezufriedenheit oder zur Scheidungsneigung der Eltern beitragen.

Abb. 5.3: Die systemische Sichtweise kommt auch in anderen Wissenschaften vor: Die Medizin z. B. sieht den Mensch als System mehrerer Organe an. Ist ein Organ krank, ist das ganze System in Mitleidenschaft gezogen. Auch beim Gesunden funktioniert ein Organ, etwa die Leber nur, wenn auch die anderen Organe etwa das Herz, ihre Aufgabe erfüllen: die Leber kann nur arbeiten, wenn sie gut durchblutet wird. So gesehen ist ein System „ein Ganzes", das aus mehreren voneinander abhängigen und sich gegenseitig beeinflussenden Teilen besteht. Auch dem Gesetz der Energieerhaltung in der Physik liegt eine systemische Sichtweise zu Grunde: In einem geschlossenen System geht keine Energie verloren. [S010-1-16]

Man fragt nicht nur, was eine Mutter einem Kind Gutes oder Schlechtes antut, sondern auch, was ein Kind seiner Mutter Gutes oder Schlechtes antut, was dann wiederum auf das Kind rückwirken mag.

Ein acht Jahre altes Mädchen verunglückt auf dem Weg zur Schule schwer und liegt wochenlang im Krankenhaus. Während sich beide Eltern abwechseln, ihre Tochter im Krankenhaus zu besuchen, fühlt sich der 10-jährige Bruder vernachlässigt. Er zeigt unbewusst auffällig aggressives Verhalten, um so wieder mehr Zuwendung der Eltern zu erhalten.

Auch die WHO definiert die Aufgaben der Pflege unter anderem in der Betreuung von Familien und folgt damit dem systemischen Ansatz, nicht nur den einzelnen Menschen, sondern auch sein familiäres Umfeld in den Mittelpunkt pflegerischer Arbeit zu stellen. Das bedeutet letztlich nichts anderes, als eine Familie als System zu begreifen, in dem die Familienangehörigen untereinander in wechselseitigen Beziehungen stehen und sich gegenseitig in ihrer Entwicklung beeinflussen (☞ 6.1.1). In der Folge entstand weltweit das Konzept „Family Health Nursing", in Deutschland mit „Familiengesundheitspflege" übersetzt.

Entwicklungsfenster

Wahrscheinlich kann nie geklärt werden, was in der menschlichen Entwicklung angelegt oder von außen bestimmt ist.

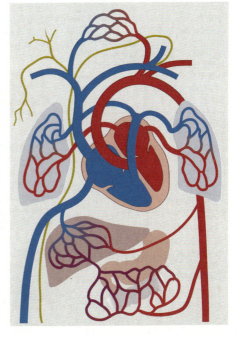

115

5 Lebensphasen

Für die Pflege und Erziehung bedeutsam ist die Erkenntnis, dass manche Entwicklungen, z. B. sprechen oder gehen zu lernen, nur in einem bestimmten Zeitfenster besonders leicht möglich sind, während sie später nur schwer oder gar nicht nachgeholt werden können.

So gibt es ein Zeitfenster für die „normale" Sprachentwicklung. Wird ein Kind z. B. durch eine Lippen-Kiefer-Gaumenspalte (☞ 30.24.1) daran gehindert, zu rechten Zeit sprechen zu lernen, kann diese Entwicklung zwar nach einer Operation nachgeholt werden. Sie braucht dann aber wesentlich mehr Zeit. Aus diesem Grund müssen Missbildungen, die eine gesunde Entwicklung verzögern könnten, frühzeitig operiert werden. Ähnliches gilt auch für die Entwicklung des räumlichen Sehens, das z. B. durch Schielen (☞ 31.12) behindert sein kann. Hier haben Vorsorgeuntersuchungen (☞ 5.6.2) die Aufgabe, Störfaktoren rechtzeitig zu erkennen, um eine frühzeitige Behandlung einleiten zu können.

Diese Zeitfenster gibt es nicht nur in der Entwicklung von Kindern und Jugendlichen, sondern auch bei der Bewältigung von Lebensereignissen im Erwachsenenalter: Studien zeigen, dass die Trauerarbeit um so länger (bis zum einem Jahr länger) andauert, wenn sie nicht bald nach dem Trauer-Ereignis beginnt.

Kommt z. B. ein Mensch bei einem Schiffsunglück ums Leben und sein Leichnam kann nicht geborgen werden, verbringen seine Hinterbliebenen zunächst vielleicht noch einige Tage oder Wochen in der Hoffnung, er könne doch überlebt haben. Wenn sie sich dann erst später mit dem Verlust abfinden, ist der Trauerprozess um Monate, ja bis zu einem Jahr, verzögert. Daraus leitet sich ab, wie wichtig das bewusste Abschiednehmen am Totenbett für die Trauerarbeit ist. Deshalb werden Pflegende diesen Abschied, wo immer es geht, ermöglichen (Trauer und Abschied ☞ 5.7, 10.6).

> Als erstes Fazit kann daher gelten: Entwicklungen können gefördert und begleitet werden, wenn rechtzeitig der Bedarf für diese Förderung und Begleitung entdeckt wird. Dennoch ist nicht alles machbar: Wichtige Voraussetzungen für eine gesunde Entwicklung müssen angelegt sein.

5.2 Entwicklungspsychologie

Um Anhaltspunkte dafür zu gewinnen, welche Entwicklung als „normal" angesehen werden kann, beschäftigt sich die **Entwicklungspsychologie** unter anderem damit, wann Kinder „normalerweise" anfangen zu krabbeln, zu sprechen, „trocken" zu werden oder reif für die Einschulung sind. Diese zunächst auf Kinder beschränkte Beobachtung hat sich inzwischen auf die gesamte Lebensspanne von der Geburt bis zum Tod ausgeweitet.

In der Folge sind sog. *Entwicklungstheorien* entstanden, um die lebenslange menschliche Entwicklung zu systematisieren. Die wohl bekannteste Entwicklungstheorie von *Erik Erikson* teilt das Leben in acht typische Phasen ein. (☐ 1)

Entwicklungstheorie nach Erikson

Jede Phase entspricht jeweils einem Konflikt, der bewältigt werden muss, in dem sich der Einzelne aktiv damit auseinandersetzt. Hier liegt keineswegs eine negative Sichtweise von Konflikt (☞ 6.5) vor; wichtig ist nur, diesen Konflikt zu bewältigen. In seiner Beschreibung wählt Erikson extreme Gegensätze (*lat.* versus = gegen) aus, als fände die Entwicklung zwischen diesen beiden Leitplanken statt.

Die Altersangaben zu den einzelnen Phasen sind Richtwerte und nicht absolut zu sehen.

0 bis 1 Jahre: Urvertrauen versus Misstrauen

Das Neugeborene ist vollkommen abhängig von seiner Mutter und lernt, dass die Mutter da ist. Wichtige Faktoren dieser Stufe sind das Geben und Bekommen. Das Kind lernt Vertrauen zu haben in seine (Um-)Welt, auch wenn die Mutter aus seinem Blickfeld verschwindet. Urvertrauen resultiert in Hoffnung, Misstrauen in Rückzug.

2 bis 3 Jahre: Autonomie versus Scham und Zweifel

Die wichtigsten Faktoren dieser Phase sind das Festhalten und Loslassen. In den psychosexuellen Phasen Freuds entspricht diese Zeit der analen Phase. Der Schließmuskel des Kindes ist ausgebildet und kann vom Kind kontrolliert werden. Es erfährt Lust durch Anspannung und Entspannung. Erikson sieht hier den Willen des Kindes selbst zu entscheiden, ob es loslässt oder festhält (Wunsch nach Selbständigkeit) gegenüber dem Willen der Eltern (z. B. Reinlichkeitserziehung).

Wird diese Phase für das Kind positiv gemeistert, mündet das in Stolz und Autonomie und einem festen Willen. Wird der Wunsch nach Selbstständigkeit von den Eltern unterdrückt, so kann das zu Scham und Zweifel führen oder gar zum pathologischen Zwang.

4 bis 5 Jahre: Initiative versus Schuldgefühl

Nachdem das Kind in der 2. Phase herausgefunden hat, dass es ein Ich ist, muss es nun spielend herausfinden, was für ein Ich es werden will. Wichtigste Faktoren sind hier das Tun und das Tun-als-ob.

In Rollenspielen können Kinder fast ohne jedes Spielzeug mit einfachsten Materialien stundenlang „Vater-Mutter-Kind" spielen und üben damit in einer Mischung aus Nachahmung und kreativer Interpretation soziales Verhalten ein. Die elektronischen Rollenspiele (Video- und Computer-Games) erreichen genau das Gegenteil: Das Kind zwängt sich in eine ihm fremde Rolle hinein und verfügt in der Computersimulation über Waffen, Kräfte und Möglichkeiten, die weit jenseits des Alltages liegen. Statt „Einfinden" tritt „Entfremdung" auf.

Eltern können hier Initiative fördern, indem sie ihre Kinder ermutigen, eigene Ideen auszuprobieren. Die Kinder haben jetzt aber auch schon eine Vorstellung was passieren wird, wenn sie etwas tun. Sie beginnen, für ihr Handeln verantwortlich zu sein. Und manches Handeln führt zu Schuldgefühlen. Wichtig ist in dieser Phase, eine Balance zwischen Initiative und Schuldgefühlen zu entwickeln:

▶ Zu viel Initiative und zu wenig Schuldgefühl mündet nach Erikson in Rücksichtslosigkeit
▶ Zu wenig Initiative und zu viele Schuldgefühle hemmen die Handlungsbereitschaft
▶ Ein Gleichgewicht von Initiative und Schuldgefühlen führt zur Zielstrebigkeit.

6 Jahre bis Pubertät: Kompetenz versus Minderwertigkeit

Die Lebenswelt der Kinder vergrößert sich. Das Kind geht in die Schule und sieht sich mit Aufgaben konfrontiert, die es zu bewältigen lernt. Das Kind lernt Erfolg und Misserfolg kennen. Wird dem Kind die Chance auf Erfolg genommen, z. B. durch Diskriminierung oder fehlende Anerkennung, so wird es denken, es sei inkompetent und minderwertig. Es wird sich nicht weiter anstrengen, weil es ja sowieso nichts bringt und sich in seine Trägheit ergeben.

Es geht also für die Begleiter in dieser Phase, in der Regel die Eltern und Lehrer darum, den Mittelweg zwischen Über- und Unterforderung zu finden. Ist diese Phase gut gemeistert worden, entwickelt das Kind ein Gefühl von Kompetenz.

Zu einfache, leicht zu lösende Aufgaben reizen das Kind als Entdecker und Erfinder zu wenig und demotivieren genau so, wie zu schwere, unlösbare Aufgaben. Biopsychologen wie z.B. *Felix von Cube* vertreten die Ansicht, dass *jeder* Mensch von Natur aus „Lust auf Leistung" verspürt. Etwas leisten zu können, ist in unserer Gesellschaft eng mit Selbstwertgefühl und Anerkennung verbunden. Folglich soll und kann man Kinder nicht zur Leistung zwingen, sie tun von selbst, was sie für erfolgreich halten.

Pubertät bis 18 Jahre: Identität versus Identitätsdiffusion

Identität meint, dass man weiß, *wer* man ist und wie man in diese Gesellschaft passt. Aufgabe des Jugendlichen ist es, all sein Wissen über sich und die Welt zusammenzufügen und ein Selbstbild zu formen, das für ihn und die Gemeinschaft gut ist. Es gilt für ihn, seine soziale Rolle zu finden (☞ 6.1.2).

Eine eng gefasste Rolle ermöglicht zwar die Identitätsfindung, schränkt aber die Freiheit übermäßig ein. Eine unklare oder weit gefasste Rolle führt dagegen zur Identitätsdiffusion, d.h. zum Verschwimmen des Ich-Empfindens.

Wird dieser Konflikt zwischen Identität und Identitätsdiffusion erfolgreich ausbalanciert, so mündet das in die Fähigkeit der Treue. Obwohl man die Gesellschaft als nicht perfekt erlebt, kann man in ihr leben und seinen Beitrag leisten, sie zu verbessern.

Frühes Erwachsenenalter: Intimität versus Isolierung

Aufgabe dieser Entwicklungsstufe ist es, ein gewisses Maß an Intimität zu erreichen, anstatt isoliert zu bleiben. In einer Partnerschaft stehen sich zwei gefestigte Identitäten gegenüber. Damit die Partnerschaft gelingt, muss sich jeder Partner

seine Eigenheit bewahren können, er soll sich nicht aufgeben müssen. Das bezeichnet Erikson als Intimität.

Wer nicht dazu fähig ist, sich gleichzeitig seine Eigenheit zu bewahren und trotzdem auf den Partner einzugehen und auf ihn Rücksicht zu nehmen, dem bleibt nichts anderes übrig, als sich von anderen zu isolieren, um sein Selbst zu bewahren. Wird diese Stufe erfolgreich gemeistert, ist der junge Erwachsene fähig zur Liebe. Damit meint Erikson die Fähigkeit, Unterschiede und Widersprüche in den Hintergrund treten zu lassen.

Mittleres Erwachsenenalter: Generativität versus Stagnation

Generativität meint die Liebe in die Zukunft zu tragen, sich um zukünftige Generationen kümmern, eigene Kinder großziehen. Erikson zählt dazu nicht nur eigene Kinder zeugen und für sie zu sorgen, er zählt dazu auch Unterrichten, die Künste und Wissenschaften und soziales Engagement, also alles, was für zukünftige Generationen „brauchbar" sein könnte.

Stagnation heißt das Gegenteil von Generativität: sich um sich selbst kümmern und um niemanden sonst. Zuviel Generativität heißt, dass man sich selbst vernachlässigt zum Wohle anderer. Zuviel Stagnation führt dazu, dass andere den Einzelnen ablehnen und dieser andere: Niemand ist so wichtig wie wir selbst.

Wird die Phase erfolgreich abgeschlossen, hat man die Fähigkeit zur Fürsorge erlangt, ohne sich selbst dabei aus den Augen zu verlieren.

Hohes Erwachsenenalter: Integrität versus Verzweiflung

Der letzte Lebensabschnitt stellt den Menschen vor die Aufgabe, auf sein Leben zurückzublicken und es anzunehmen, sowie den Tod nicht zu fürchten. Das Gefühl noch einmal leben zu müssen, vielleicht um es dann besser zu machen, oder Angst vor dem Tod, führt zu Verzweiflung. Setzt sich der Mensch in dieser Phase nicht mit Alter und Tod auseinander (und spürt nicht die Verzweiflung dabei), kann das zur Anmaßung und

Verachtung dem Leben (dem eigenen und dem aller) führen. Wird diese Phase jedoch erfolgreich gemeistert, erlangt der Mensch das, was Erikson Weisheit nennt – dem Tod ohne Furcht entgegensehen, sein Leben annehmen, und trotzdem die Fehler und das Glück darin sehen können.

Bedeutung der Entwicklungstheorie

Die Entwicklungstheorie nach Erikson ist nur eine von vielen Versuchen der Entwicklungspsychologie, menschliche Entwicklung zu beschreiben und vorherzusagen. Weil hier nicht nur die Psychologie, sondern auch andere Wissenschaften wie etwa die Soziologie beteiligt sind, hat sich die **Entwicklungswissenschaft** als interdisziplinärer (mehrere Fachgebiete umfassender) Ansatz entwickelt.

Denn die Sichtweise der Psychologie und damit auch der Entwicklungspsychologie hat oft das Individuum, also den einzelnen Menschen im Blick. Familie und Gesellschaft treten in den Hintergrund, vor dem die *individuelle* Entwicklung betrachtet wird. Die Soziologie dagegen geht von der Gesellschaft aus und stellt z.B. die Frage, wie ein Individuum in eine Gesellschaft hineinwachsen kann. Diesen Prozess, in eine Gesellschaft hineinzuwachsen, bezeichnet man als **Sozialisation.**

5.3 Sozialisationstheorien

Sozialisation ☞ *6.1.1*

Sich so zu entwickeln, dass man in einer Gesellschaft lebensfähig wird, bezeichnet man üblicherweise als **Sozialisation.** Nach heutigem Verständnis wird die Entwicklung (☞ 5.2) beeinflusst durch Faktoren, die gegeben sind, wie Kultur, Klima, soziale Stellung; wie eben auch durch das absichtliche Handeln der Eltern und Lehrer: die **Erziehung.** Somit ist Erziehung ein Teil der Sozialisation.

Sozialisation

Die **Sozialisation** ist ein Begriff der Sozialwissenschaften und umfasst alle jene Prozesse, durch die ein Mensch im Laufe seiner Entwicklung zum handlungsfähigen Partner einer Gruppe bzw. einer Gesellschaft wird. Das Individuum wächst in seine Gesellschaft hinein, indem es sich an die Vorstellungen und Werte der Gesellschaft anpasst.

Wenn die Sozialisation erfolgreich im Sinne des jeweiligen Umfeldes verläuft, verinnerlicht das Individuum diese Normen und Werte und findet seine soziale Rolle in der gesellschaftlichen und kulturellen Umgebung. Weiter gehört zu einer umfassenden Definition von Sozialisation, dass sie
- Lebenslang andauert
- Dem Erwerb von Verhaltensweisen dient
- Über die Beziehung zu Mitmenschen geschieht
- Ein Verständnis von sich selbst ermöglicht
- Zur Teilhabe an der Gesellschaft und zu deren Veränderung befähigt
- Zu Spannungen führt: „Passe ich mich an, oder grenze ich mich ab?"

5.3.1 Sozialisationsprozess

Der **Sozialisationsprozess** *(Vorgang der Sozialisation)* teilt sich in drei Phasen ein, die als
- Primäre
- Sekundäre
- Tertiäre

Sozialisation bezeichnet werden.

Primäre Sozialisation

Die **primäre Sozialisation** findet vor allem in der Familie – aber auch in Beziehungen zu Gleichaltrigen – statt und wird mit der Herausbildung einer personalen Identität des Individuums abgeschlossen. Die in dieser Phase verinnerlichten Normen, Werte und Verhaltensweisen gelten als stabil, können sich aber in einer sekundären Sozialisation noch ändern.

Sekundäre Sozialisation

Die **sekundäre Sozialisation** bereitet das Individuum auf seine Rolle in der Gesellschaft vor und findet hauptsächlich in der Familie, Schule oder Altersgruppe statt. Sie dauert bis zum Ende des Erwachsen-Werdens und erfolgt nicht mehr nur im Elternhaus bzw. in der Familie, sondern vielmehr in der Schule sowie in **Peer Groups** *(Gruppe der Gleichaltrigen)*.

Peer Group

Peer Groups übernehmen bei Kindern und Jugendlichen wichtige Sozialisationsfunktionen und dienen zur Emanzipation vom Elternhaus. Die Jugendlichen üben soziale Muster gemeinsam mit ihren Freunden und erproben untereinander soziale Verhaltensweisen. Peer Groups sind ein Spielfeld, auf dem es möglich ist, eigene Grenzen auszutesten, den Umgang mit anderen zu lernen, den Übergang ins Erwachsensein zunächst im geschützten Raum der Gleichaltrigen zu erfahren.

> Der **Einfluss von Peer Groups** auf die Persönlichkeitsentwicklung ist häufig stärker als der von Eltern oder Lehrern. In der Suchtentstehung ist das Verhalten der Peer Group entscheidend: Werden dort Alkohol und Nikotin konsumiert, kann sich der Jugendliche nur schwer entziehen. Trifft sich die Peer Group zu Sport und Spiel, ist die Suchtgefahr wesentlich kleiner.

Tertiäre Sozialisation

Die **tertiäre Sozialisation** findet im Erwachsenenalter statt und bezeichnet die Anpassungen, die das Individuum in Interaktion mit seiner sozialen Umwelt ständig vornimmt. Da Sozialisation als ein lebenslanger Prozess des Lernens und der Anpassung verstanden werden muss, kann schließlich auch im beruflichen Bereich (berufliche Sozialisation) und darüber hinaus von einer tertiären Sozialisation gesprochen werden.

Störungen der Sozialisation

Manche Bedingungen können die harmonische Entwicklung eines Kindes bzw. die Entwicklung der Persönlichkeit stören. In großen Teilen der Welt leiden Kinder unter Hunger und Armut, so dass ein geregelter Entwicklungsprozess nicht möglich ist. Weiter werden Sozialisationsprozesse stark beeinflusst von den Lebensbedingungen. Weitere Beeinträchtigungsfaktoren für die Sozialisation sind

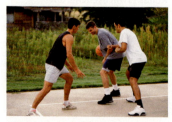

Abb. 5.4: Beim gemeinsamen Basketballspielen erleben sich Kinder und Jugendliche in einer Gruppe, abseits des Elternhauses. [J666]

häufig Krankheiten und Behinderungen, wie zum Beispiel Autismus (☞ 34.14.2). Hier kommt es ebenfalls zur Beeinflussung bzw. Verhinderung von Sozialisation, da es für die Betroffenen schwer ist, Kontakte aufzubauen und so soziale Verbindungen zu knüpfen. Aber auch Verwöhnung stört und hemmt die Entwicklung eines Kindes. Die gesunde Entwicklung kann auch beeinträchtigt werden, wenn ein Kind in ein Heim eingewiesen wird, wenn die Eltern das Kind ungenügend betreuen oder wenn es misshandelt oder in der Schule gehänselt wird.

5.3.2 Aspekte von Sozialisation

Obwohl Sozialisation ein lebenslanger Prozess ist, sind die Phasen der Kindheit und des Jugendalters am wichtigsten für ihr Gelingen. Ob die Sozialisation gelingt oder nicht, hängt im Wesentlichen von drei Faktoren ab:
- Soziabilisierung
- Enkulturation
- Individuation.

Soziabilisierung ist Voraussetzung dafür, dass Sozialisation in allen ihren Aspekten überhaupt möglich wird. „Soziabel" beschreibt, „fähig zu sozialen Kontakten" zu sein. Soziabilisierung meint den Prozess hin zu dieser Fähigkeit.

Die Soziabilisierung bezieht sich auf die erste Phase des Sozialisationsprozesses (1. Lebensjahr) und bezeichnet die Entwicklung des Urvertrauens beim Säugling, welches Voraussetzung für soziale Handlungsfähigkeit ist. Kinder, die dieses Urvertrauen („die Welt ist gut") nicht erwerben können, verkümmern psychisch und physisch (☞ 6.2.1, Experiment des Stauferkaisers Friedrich II).

Unter **Enkulturation** versteht man das Erlernen einer bestimmten Kultur, also Sprache, Fertigkeiten, Techniken, Fähigkeiten, Normen und Werte, wie auch Sitten und Gebräuche einer Gesellschaft.

Viele Soziologen verstehen Sozialisation ausschließlich im Sinne der Enkulturation. Sie erfassen damit die Anpassungsleistungen, die von den Individuen gefordert werden, um in einer bestimmten Kultur leben und überleben zu können.

Man kann Sozialisation auch weiter fassen, denn offenbar wird in Sozialisationsprozessen mehr gelernt als reine Anpassung, sonst wäre die Veränderung der

5.4 Exkurs: Der Sinn des Lebens **5**

Gesellschaft nicht denkbar. Auch Eltern „lernen" von ihren Kindern, Lehrer von ihren Schülern. Derartige Aktivitäten können in Sozialisationsprozessen gefördert werden und die Individuen zu kritischen Ich-Leistungen befähigen. Man nennt diesen Aspekt von Sozialisation **Individuation** oder Personalisation.

Sozialisation und Erziehung

Erziehung lässt sich vor dem Hintergrund der Sozialisation in Anlehnung an *Émile Durkheim* (einer der ersten, der den Begriff Sozialisation als Wissenschaftsbegriff eingeführt hat) als „socialisation méthodique", d.h. als geplante und absichtsvolle Sozialisation, definieren. Erziehung ist der Teil der Sozialisation, der zum Ziel hat, Veränderung von Personen, insbesondere von Kindern und Jugendlichen, zu bewirken. Erziehung bezeichnet demnach jenen Anteil am Sozialisationsprozess, der sich auf die absichtliche Beeinflussung von Bezugspersonen bezieht.

Kritisches Moment

Sozialisation ist im erziehungswissenschaftlichen Sinn kritisch zu betrachten. Die Klassiker der Pädagogik wie z.B. Jean Jacques Rousseau finden es bedenklich, wenn die Anpassung des Individuum an die Gesellschaft zu sehr im Vordergrund der Sozialisation steht. So könnte Erziehung auch die Aufgabe haben, sich gegen die Sozialisation zu stellen, um eine allzu starken Anpassung und damit der Gleichmacherei entgegenzuwirken, in dem sie die individuellen Fähigkeiten und Begabungen ausbaut.

In dem Roman Emile entwirft *Jean Jacques Rousseau* (1712–1778) ein Bild von Erziehung, das den Heranwachsenden geradezu vor den schädlichen Einflüssen der Gesellschaft schützen muss: „Alles was aus den Händen des Schöpfers kommt, ist gut; alles entartet unter den Händen des Menschen. [...] Er vermischt und verwirrt Klima, Elemente und Jahreszeiten. Er verstümmelt seinen Hund, sein Pferd, seinen Sklaven. Er erschüttert alles, entstellt alles – er liebt die Missbildung, die Monstren. Nichts will er so, wie es die Natur gemacht hat, nicht einmal den Menschen. Er muss ihn dressieren wie ein Zirkuspferd. Er muss ihn seiner Methode anpassen und umbiegen wie einen Baum in seinem Garten." (🕮 2)

Auch die völlig entgegengesetzte Auffassung von Erziehung ist mit einem berühmten Pädagogen verbunden: So schreibt *Johann Heinrich Pestalozzi* (1746–1827):

„Der Mensch [...] ist von Natur, wenn er sich selbst überlassen wild aufwächst, träg', unwissend, unvorsichtig, unbedachtsam, leichtsinnig, leichtgläubig, furchtsam und ohne Grenzen gierig, und wird dann noch durch die Gefahren, die seiner Schwäche, und die Hindernisse, die seiner Gierigkeit aufstoßen, krumm, verschlagen, heimtückisch, misstrauisch, gewaltsam, verwegen, rachgierig und grausam. Das ist der Mensch, wie er von Natur, wenn er sich selbst überlassen wild aufwächst, werden muss; er raubt, wie er isst, und mordet, wie er schläft." (🕮 3)

In den beiden Auffassungen – und seien sie noch so gegensätzlich – steckt ein Körnchen Wahrheit: Die Entwicklung gelingt, wenn ein Kompromiss zwischen freier Entfaltung einerseits und der Anpassung an die gesellschaftlichen Gegebenheiten anderseits gefunden werden kann; anders ausgedrückt: Ein Kompromiss zwischen individueller Freiheit und Verantwortung für die Gesellschaft.

Anwendung in der Pflege

Was sich bei der Erziehung und Sozialisation sozusagen „im Großen" abspielt, leistet die professionelle Pflege jeden Tag in konkreten Situationen: Erkrankt ein Mensch z.B. an einer Stoffwechselerkrankung wie Diabetes mellitus (☞21.6), ist ein Kompromiss zu finden zwischen
▶ Der Notwendigkeit, etwa den Tagesrhythmus, die Überwachung des Blutzuckers und die Ernährung an strengen Regeln auszurichten.
▶ Gleichzeitig durch Freiheiten auf anderen Gebieten ein Höchstmaß an Lebensqualität zu erhalten.

Aufgabe der Pflegenden ist es somit, den Betroffenen dabei zu unterstützen, diesen Kompromiss zu finden.

5.4 Exkurs: Der Sinn des Lebens

Menschliches Leben kann als ständige Entwicklung angesehen werden. Probleme oder Konflikte zu bewältigen, sich an wandelnde Bedingungen anzupassen oder diese Bedingungen zu gestalten, sind zentrale Lebensaufgaben. Wenn auch mit Problemen oder Konflikten

negative Gefühle verbunden sind, so sind sie doch an sich nichts Negatives: Es gäbe keinen Fortschritt, keine Entwicklung ohne sie. Somit kann es nicht das Ziel sein, die Welt von Problemen oder Konflikten zu befreien, sondern die Menschen darin zu befähigen, die anstehenden Probleme so zu bewältigen, dass sie sich selbst und auch die Gesellschaft, in der sie leben, weiter entwickeln. Ist es also der **Sinn des Lebens**, von der Geburt bis zum Tod ununterbrochen Probleme zu lösen und Konflikte zu bewältigen?

5.4.1 Die Frage nach dem Sinn des Lebens

Auf die Frage: „Was ist für Sie persönlich der Sinn des Lebens?" antworten bei einer FORSA-Umfrage 91 % aller Deutschen: „Mit der Familie glücklich zu sein."

In der Einleitung der Aufsatzsammlung „Der Sinn des Lebens" findet der Leser unterschiedliche Antworten auf diese Frage. Der Sinn des Lebens
▶ Ist die Liebe (Schauspieler Johnny Depp)
▶ Ist es, das ewige Leben zu gewinnen (Papst Johannes Paul II)
▶ Ist nützliche Arbeit zum Wohl der Gesellschaft (Zentraler Ausschuss für Jugendweihe/DDR)
▶ Ist die volle Entwicklung der menschlichen Anlagen (Henri Lefèvre)
▶ Ändert sich laufend (Samuel Rosenkranz). (🕮 4)

Die Verschiedenartigkeit der Antworten auf die Frage nach dem Sinn des Lebens zeigt, dass keine Antwort als allgemein verbindlich gelten kann. Auch in der Auseinandersetzung mit verschiedenen theoretischen Ansätzen der Philosophie, Psychologie oder Soziologie wird dies deutlich.

Warum sollen Pflegende sich mit diesem Thema auseinander setzen, wenn doch so viele unterschiedliche Antworten möglich sind? Auch in diesem Kapitel wird es nicht gelingen, die Diskussion um den Sinn des Lebens zu entscheiden oder eine allgemein gültige Antwort zu finden. Aber eine vertiefte Betrachtung der eigentlichen Bedeutung der Frage, die Verknüpfung mit in diesem Zusammenhang relevanten Pflegephänomenen und die Vorstellung einiger (exemplarisch ausgewählter) Antworten können zu einem besseren Verständnis der Sinnfrage führen.

5 Lebensphasen

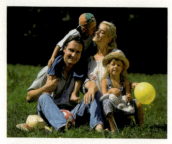

Abb. 5.5: Neben einer glücklichen Familie sind Erfolg im Beruf, Gesundheit, Anerkennung und Spaß für viele Menschen sinnstiftend (☞ Text). [J660]

Solange der Mensch gesund ist, in seiner Beschäftigung Erfüllung findet und seinen Alltag gestalten kann, hinterfragt er i. d. R. nicht, wodurch sein Leben einen Sinn erhält. Pflegende sind in ihrem Berufsalltag aber häufig mit Menschen konfrontiert, die sich aufgrund ihrer aktuellen Situation mit der Frage nach dem Sinn des Lebens beschäftigen. Das Erleben von Krisen, Krankheiten und Behinderungen sowie von Verlust und Trauer führt Menschen häufig in eine elementar empfundene Verunsicherung, eine **Sinnkrise**. Der gewohnte Gang der Dinge wird unterbrochen; was Menschen erfüllt und zufrieden stellt, ist nun evtl. nicht mehr möglich. Menschen fragen sich: Warum bekomme ausgerecht ich diese Krankheit? Warum erleide ich diesen Schicksalsschlag? Welchen Sinn hat mein Leben noch, wenn es von Schmerz und Leid geprägt ist und ich sterben muss?

Zum Sinn-Begriff

Sinn ist ein vielschichtiger Begriff, der je nach Perspektive unterschiedlich benutzt wird als:
- Wahrnehmungssinn, die Fähigkeit der Sinnesorgane zur Aufnahme von Reizen (☞ 12.1.1)
- Synonym für Verstand und Bewusstsein, „bei Sinnen sein"
- Gefühl und Empfänglichkeit für etwas (z. B. „Sinn für Romantik")
- Denkweise und Gesinnung (z. B. „etwas im Sinne von jemandem weiterführen, in seinem Sinn entscheiden").

Davon abgesehen wird Sinn in zwei grundlegenden Bedeutungen verwendet:
- Sinn als **Sinngehalt**: Aktivität des menschlichen Bewusstseins, die Worten und Handlungen eine Bedeutung oder eine Absicht zuweist. Dies ist eine Voraussetzung für Verstehen und Interpretieren, für Kommunikation und Handeln

- **Existentielle Frage nach Sinn**: Die Suche nach Zweck, Wert oder Ziel des Lebens, besonders in Bezug auf Sterblichkeit und Tod, führt zu Orientierung, Identitätsfindung und Ausbildung eines Wertesystems. Sie beinhaltet auch die Auseinandersetzung mit Erlebnissen, Handlungen o. Ä., die dem Sinn widersprechen.

Die Sinnfrage zu stellen ist ein besonderes Kennzeichen des Menschen. Obwohl auch Tiere eine Art Bewusstsein besitzen, handeln sie doch im engen Rahmen angeborener und erlernter Verhaltensmuster. Der Mensch dagegen kann planen, steuern und sich für oder gegen etwas entscheiden. In diesem Entscheidungsprozess sucht er nach Begründungen, die seine Wahl erklären, stützen oder umgekehrt infrage stellen. Im Bewusstsein ihrer Sterblichkeit drängt es Menschen dazu, nicht nur kurzfristig Begründungen aus ihrem Zweck oder ihrer Nützlichkeit abzuleiten, sondern nach einem dauerhaften Sinn zu suchen.

5.4.2 Wie entsteht Sinnorientierung?

Allgemeine Sinnorientierungen

Ethik ☞ Kap. 1

Jede Gesellschaft bestimmt Dinge als wertvoll, erstrebenswert und somit sinnvoll. Diese **Wert- und Sinnorientierungen** bestimmen sowohl die sozialen Normen und Rollen (☞ 6.1.2) als auch das Verhalten des Einzelnen. Sie geben dem Einzelnen Erwartungssicherheit und Berechenbarkeit. Im Alltagsleben werden diese Sinnorientierungen in der Regel nicht hinterfragt oder angezweifelt. Ohne allgemein akzeptierte Sinnorientierungen kann keine Gesellschaft (Sozialsystem) funktionieren.

Auch im Krankenhaus als Teil eines Sozialsystems existieren solche allgemein akzeptierten Normen und Rollen. Vereinfacht dargestellt, ist es der „Sinn" dieser Institution, Krankheiten zu diagnostizieren, zu behandeln und kranke Menschen zu pflegen. Pflegende und Ärzte als Teile der Institution erfüllen in ihrer Berufsausübung diese Rollenerwartungen, ihre Handlungen sind daher sinnvoll. Gleichzeitig kann ein Kranker Diagnose, Therapie und Pflege im Krankenhaus erwarten. Diese Vereinbarungen müssen nicht zwischen den einzelnen Personen ausgehandelt werden, sondern sind allen Beteiligten als gemeinsame Grundlage des Handelns bekannt. Die Pflege und Unterstützung Kranker wird in unserer Gesellschaft als ein zentraler

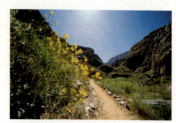

Abb. 5.6: Auf dem Lebensweg sucht der Mensch einen dauerhaften Sinn. [J666]

gemeinsamer Wert, und somit als sinnvoll, anerkannt. Wer also ein Krankenhaus zur Freizeitgestaltung nutzen wollte, handelte unsinnig, sinnlos.

Sinnorientierungen sind allerdings nicht für alle Zeiten festgeschrieben, sondern können sich mit zunehmender Differenzierung der Lebensformen, Individualisierung und Ausbildung neuer Werte wandeln. Dies hat sowohl Auswirkungen auf die Institutionen, z. B. verändert sich das Krankenhaus immer mehr zu einem gewinnorientierten Dienstleistungsunternehmen, als auch auf den einzelnen Menschen. So galt eine blasse Hautfarbe bis ins 19. Jahrhundert hinein als vornehm. Heute dagegen ist ein sonnengebräunter Teint Zeichen von Gesundheit und Sportlichkeit.

Individuelle Sinnorientierung

Der einzelne Mensch ist nicht frei in seiner individuellen Suche nach **Sinnorientierung**. Er wird durch die vorherrschende Kultur, religiöse Vorstellungen und Werte, durch die Sozialisation und auch durch übernommene Rollen geprägt. Die Handlungsweisen des Einzelnen werden dann als sinnvoll verstanden, wenn sie persönlichen Wertvorstellungen entsprechen und mit übergeordneten Werten übereinstimmen, die in der Gesellschaft geteilt und anerkannt werden.

Zwischen der individuellen Sinnorientierung und der einer Gesellschaft (oder kleinerer gesellschaftlicher Institutionen) können sich allerdings Konflikte entwickeln. So gelten in den Industrieländern Wirtschaftswachstum und Konsum, Arbeits- und Leistungsfähigkeit sowie Flexibilität und Mobilität als erstrebenswert. Dies kann im Widerspruch zu den individuellen Werten und Zielen stehen, z. B. Leben in intakter Natur, Aufbau und Erhalt von stabilen Freundschaften und Familienbeziehungen. Im Prozess der zunehmenden soziokulturellen Differenzierung und zunehmender Ausprägung individueller Lebensentwürfe vermehren sich unterschiedliche Sinnorientierungen.

Lebenswelt

Der Sozialphänomenologe *Alfred Schütz* knüpfte an den von *Edmund Husserl* geprägten Begriff der **Lebenswelt** an. Diese resultiert aus Erfahrungen sowie Handlungen, Sinnorientierungen und Deutungen, die dem Menschen in seinem individuellen Alltagsleben vertraut sind. Durch die Vertrautheit erscheinen sie ihm so selbstverständlich, dass sie im Regelfall nicht bewusst sind oder hinterfragt werden. Ein besonderes Kennzeichen dieses Ansatzes ist die sog. „Intersubjektivität". Damit ist gemeint, dass der einzelne Mensch jeweils auf ein Gegenüber – also auf einen anderen Menschen – bezogen ist, mit dem er ein „wir" bildet. Daraus entsteht die Möglichkeit wechselseitiger Perspektiven: Jeder kann den Blickwinkel des anderen einnehmen.

Attributionstheorie

Die **Attributionstheorie** (Attribution = Zuschreibung) nach *Fritz Heider* beschäftigt sich mit den Erklärungsversuchen wissenschaftlich argumentierender Menschen, den von ihnen beobachteten seelischen Empfindungen und sozialen Vorgängen einen Sinn zu verleihen. Grundlage dabei ist die Vermutung, dass Menschen den starken Drang verspüren, nach Ursachen für die wahrgenommenen Phänomene zu suchen. Aufgrund ihrer individuellen Erfahrungen und Überzeugungen unterstellen sie beim Handelnden Eigenschaften, Motive und Absichten, was wiederum Einfluss auf ihr eigenes Verhalten hat.

Erhält z. B. ein Schüler für eine Arbeit eine schlechte Beurteilung, kann er das auf seine schlechte Vorbereitung zurückführen und sich für das nächste Mal besser vorbereiten. Ist er dagegen der Ansicht, der Lehrer habe ihn aufgrund persönlicher Abneigung ungerecht beurteilt, wird er möglicherweise resignieren.

Wenn aber für eine Wirkung eine bestimmte Ursache, ein Verursacher oder ein Grund erkannt wird, resultiert daraus auch eine Verantwortlichkeit. Im obigen Beispiel wird entweder der Schüler oder der Lehrer für die schlechte Note verantwortlich gemacht.

Die Zuschreibung persönlicher Verantwortung kann zum Erleben von Schuld und Schuldgefühlen führen (☞ Pflegephänomen Schuld und Schuldgefühle). Im obigen Beispiel kann sich der Schüler für seinen Misserfolg schämen und sich inkompetent fühlen (📖 5).

Die unterschiedlichen kulturellen und sozialen Prägungen sowie bisherige Lebenserfahrungen bilden die Grundlage für die vorgenommenen Deutungen. Da Menschen über sehr unterschiedliche Erfahrungen und Wissensbestände verfügen, können keine allgemein gültigen Aussagen über das Verstehen und Verhalten des Individuums gemacht werden.

> **Selbstfindung ist individuell**
> Es kann daher auch keine allgemein gültigen Pflegeziele geben, die sich auf den Prozess der Sinnfindung beziehen.

Zugleich beeinflussen die Deutungen das Selbstverständnis und das Verhalten des Einzelnen. Beispielsweise kann ein Mensch mit Schlafstörungen diese auf den zu hohen Konsum von Kaffee, auf zu viel Stress oder auf störende äußere Einflüsse zurückführen. Entsprechend seiner persönlichen Interpretation wird er unterschiedliche Lösungsansätze wählen: Vermeidung von Kaffee, Einüben von Entspannungstechniken oder Beseitigung von störenden Lärm- und Lichtquellen.

In Institutionen des Gesundheitswesens, wie dem Krankenhaus, treffen verschiedene Deutungen, Absichten und Erwartungen aufeinander. Das Krankenhaus als betriebswirtschaftlich geführte Institution muss die Kostenentwicklung von Therapie und Pflege berücksichtigen, Ärzte und Pflegende haben bestimmte Erwartungen an Verhalten und Kooperation des Patienten (z. B. Übernahme einer Patientenrolle), der Patient wiederum möchte in seiner Individualität beachtet werden.

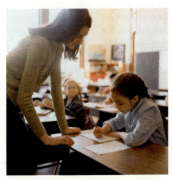

Abb. 5.7: Das Verhältnis Lehrer und Schüler lässt viele Zuschreibungen zu. [J666]

Meist werden diese unterschiedlichen Erwartungen nicht thematisiert; alle Seiten gehen insgeheim davon aus, dass die jeweilige Interpretation geteilt wird. Häufig ist dies eine Ursache für Missverständnisse und Enttäuschungen.

Genau wie in anderen Lebensbereichen kann auch das Krankheitsgeschehen und die empfohlene Therapie unterschiedlich erlebt und interpretiert werden. Welche vielfältigen Faktoren in der Interpretation des Krankheitsgeschehens und Beurteilung der Sinnhaftigkeit von Therapieempfehlungen vorliegen und welche Wirkungen daraus resultieren können, zeigt sich u. a. beim Pflegephänomen Compliance/Non-Compliance.

5.4.3 Spirituelle Suche nach Sinn

Das menschliche Vermögen, nach dem Sinn zu fragen, kann auch bedeuten, nach Sinn suchen zu müssen. Menschen streben zu allen Zeiten nach **Spiritualität**, d. h. einer geistigen Entwicklung und nach Erkenntniszuwachs. Sie suchen nach Erlösung und Befreiung. Die dadurch entstandenen Riten sind so unterschiedlich wie die Kulturen selbst: es gibt fastende Yogis, Menschen, die meditieren, singen, beten und Opfer darbringen, Abkehr von der Welt und barmherziges Tätigsein im Dienste anderer Menschen. Wenn auch Sinnorientierungen, Riten und Verhaltensweisen der jeweiligen Kulturkreise sich von denen anderer Kul-

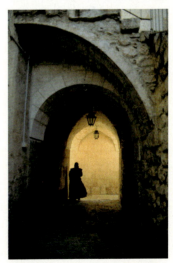

Abb. 5.8: Früher wie heute sind Klöster Rückzugsorte zur Meditation. [J666]

Pflegephänomen: Schuld und Schuldgefühle

Pflegephänomene ☞ 4.3.7

Schuld ist ein Begriff, dem je nach Blickwinkel unterschiedliche Bedeutung zukommt: Philosophisch orientierte Sichtweisen gehen davon aus, dass sich aus dem bloßen Dasein als Mensch Schuld ableitet, da der Mensch durch die Notwendigkeit, sich zu entscheiden, immer etwas schuldig bleibt.

Schuld kann auch bedeuten, dass man einem anderen Menschen etwas „schuldet" oder „schuldig bleibt" und ihn dadurch benachteiligt oder schädigt. Dies kann (straf-)rechtliche Konsequenzen haben (Geldschuld oder die Verantwortung für eine Straftat oder für eine aus Fahrlässigkeit entstandene Situation) und Angst vor Missbilligung und Strafe nach sich ziehen.

Im Allgemeinen wird der Begriff verwendet, um das Gefühl einer als schmerzhaft empfundenen Verantwortlichkeit zu bezeichnen, das entsteht, wenn ein Mensch entgegen seinen verinnerlichten Wert- und Moralvorstellungen oder gesellschaftliche Normen gehandelt hat und somit gegen rechtliche, sittliche oder religiöse Gesetze (Sünde) verstoßen hat.

Als innere Instanz der Beurteilung wird das Gewissen benannt. Durch diese Wertung wiederum entsteht ein Schuldbewusstsein, und Schuldgefühle (sog. Gewissensbisse) werden hervorgerufen. Während das Empfinden von Schuldgefühlen sich auf das Innere eines Menschen richtet, erlebt er angesichts einer sozialen Gemeinschaft oder eines Gegenübers Schamgefühle, die sein Selbstwertgefühl beeinträchtigen.

Mit der Anerkennung von Schuld (Schuldbewusstsein) wird die Möglichkeit der Schuldtilgung durch Reue, Sühne und Wiedergutmachung und damit die Möglichkeit des „Geschädigten" zum Verzeihen und Vergeben gegeben. Dieser Akt der Wiedergutmachung und des nachfolgenden Verzeihens durch das Gegenüber ermöglicht eine Aufhebung der Schuld und ein Ende der als belastend erlebten Schuldgefühle.

Im Gegensatz zu realer Schuld, die aus einer aktiven Tat oder einer Unterlassung resultieren kann, können Schuldgefühle auch irrationalen, unwirklichen oder neurotischen Charakters sein. In diesem Fall fühlen sich Menschen für Reaktionen und Situationen verantwortlich, die sie tatsächlich nicht beeinflussen können.

Viele Menschen sind durch das christliche Welt- und Menschenbild geprägt, welches über viele Jahrhunderte hinweg die Entstehung von Krankheiten als eine Strafe Gottes verstand, die er den Menschen schickte, um ihren Glauben zu prüfen oder um begangene Sünden zu bestrafen. Durch Reue und Buße konnte der Mensch durch die Krankheit zur Erlösung finden. Auch Menschen, die sich als nicht religiös bezeichnen, können sich angesichts von schweren Erkrankungen, Verlusten und existentiell bedrohlichen Erfahrungen fragen, womit sie diese „verdient" haben. In der Medizin gibt es ebenfalls Krankheitsmodelle, die den Betroffenen eine Schuld oder Teilschuld an der Entstehung zuweisen, z.B. bei Erkrankungen, die in Zusammenhang mit einem erhöhten Risikoverhalten (Rauchen, ungeschütztes Sexualverhalten), einseitigem Ernährungsverhalten (Diabetes, Arteriosklerose), Bewegungsarmut oder Suchtverhalten stehen. Auch in einigen psychosomatischen Deutungsansätzen ist eine Schuld der Betroffenen enthalten, indem der Kranke als Täter an sich selbst gewertet wird.

Im Erleben von Krankheiten und Krisen spielen die individuellen Deutungen der Betroffenen eine maßgebliche Rolle, da sie sich auf das Bewältigungsverhalten (Pflegephänomen Bewältigung/Coping, ☞ 8.1.5) auswirken. Schulderleben kann einerseits bedeuten, sich an die Situation anzupassen („Ich habe Schuld an der Situation, nehme diese Schuld an und ändere mein Verhalten."), aber auch zum Leiden unter Schuldgefühlen führen. Schuldgefühle treten sehr häufig im Zusammenhang mit Situationen und Faktoren auf, in denen Menschen Störungen des Selbstwertgefühls erleben: z.B. bei psychischen Erkrankungen, Essstörungen, Suchterkrankungen, in psychischen Krisensituationen und bei psychosozialen Belastungen. Dabei bestehen häufig erhebliche Schamgefühle.

Auch Angehörige von Kranken können bei länger andauernder Belastungssituation Schuldgefühle entwickeln. Möglicherweise reagieren sie aufgrund von Überforderung ärgerlich oder aggressiv (Pflegephänomen Belastung von Angehörigen ☞ 🖳).

Das bewusste Erleben von Schuldgefühlen ist ein sehr komplexes Geschehen, das den Menschen in seiner ganzen Person erfasst. Man schämt sich vor sich selbst und anderen, befürchtet, ihre Wertschätzung und Liebe zu verlieren, fühlt sich handlungsunfähig und wie gelähmt. Man beobachtet sich, klagt sich an und verurteilt sich selbst. Sich im Kreis drehende Gedanken können in Hoffnungslosigkeit und Verzweiflung münden. Einige Menschen suchen deshalb im Gespräch den Austausch mit anderen, andere ziehen sich bis zur Isolation zurück.

Unbewusste Schuldgefühle werden häufig verdrängt, abgewehrt oder geleugnet; sie können auch auf die Umgebung verlagert werden (Projektion ☞ auch 6.4.3). Häufige Abwehrmethoden sind die Flucht in Arbeit oder exzessiven Sport sowie der Konsum von Alkohol, Medikamenten und Drogen. Ärger, Gereiztheit oder Unruhe können unspezifische Verhaltensweisen darstellen. Bei einigen Betroffenen treten körperliche Symptome auf, wie sie auch bei Stressreaktionen vorkommen.

Bei realer Schuld werden Maßnahmen entsprechend den Ursachen und der Ausprägung des Phänomens sinnvoll in einem multiprofessionellen Team geplant. Die Form der Schuld ist besonders in der psychiatrischen, psychosomatischen und forensischen Pflege entscheidend. Maßnahmen zielen in erster Linie auf eine Unterstützung bei der Auseinandersetzung mit den eigenen Handlungen und ihren Konsequenzen ab. Pflegende können durch Methoden der Gesprächsführung diesen Prozess fördern, indem sie eine vertrauensvolle Atmosphäre schaffen, die durch empathische Zuwendung und eine wertende Grundhaltung geprägt ist. Evtl. kann der Betroffene auch bei der Suche nach einer angemessenen Form der Wiedergutmachung unterstützt werden.

Bei irrationalen Schuldgefühlen können diese dem Betroffenen nicht einfach ausgeredet werden. Häufig begleiten sie z.B. auch bestimmte Phasen des Trauerprozesses. Bei andauernden Selbstanklagen und Bezichtigungen können ablenkende Beschäftigungen und eine sinnvolle Tagesstruktur hilfreich sein. Bei schwer wiegenden Fällen müssen Pflegende ihre eigenen Grenzen beachten und evtl. psychotherapeutische Maßnahmen anbahnen (Psychotherapie ☞ 34.4).

5.4 Exkurs: Der Sinn des Lebens

turen unterschieden, so waren sie doch für die meisten Menschen verbindlich und lieferten überzeugende Erklärungen für das Vorhandensein von Krankheit, Leiden, Schmerz und Tod.

Auch im westlichen Kulturkreis war die Sinnsuche bis in das vergangene Jahrhundert hinein von den in der jeweiligen Gesellschaft herrschenden Wert- und Sinnvorstellungen geprägt. Eine herausragende Rolle dabei spielten religiöse Glaubensvorstellungen, aus denen sich sowohl Wert- und Moralvorstellungen als

auch konkrete Ratschläge für das „richtige" Verhalten und die Form der praktizierten Spiritualität ableiten ließen. Mit der Epoche der Aufklärung begann ein Meinungswandel, der den unreflektierten Glauben als „selbstverschuldete Unmündigkeit" kritisierte.

Schon seit der Antike gibt es philosophische Richtungen, die sich ebenfalls mit den hinter der erfahrbaren Welt liegenden Dingen (Transzendenz) und der Sinnfrage beschäftigten und nach einer Richtschnur für „gutes" und gerechtes

Handeln fragten (☞ auch 1.2). Sie kritisierten jedoch oftmals volkstümliche Mythen und propagierten z. B. eine Geisteshaltung, die sich auf verstandesmäßige (rationale) Erkenntnis stützt. Philosophie und Religion standen sich in der westlichen Welt oft fremd gegenüber, was in den Gegenpolen Glaube und Wissen deutlich wird. In den fernöstlichen Kulturen ist dieser Gegensatz nicht so ausgeprägt, z. B. im Buddhismus.

Der Mensch sieht sich heute mehr als jemals zuvor herausgefordert, selbst Sinn

---

Pflegephänomen: Compliance/Non-Compliance

Pflegephänomene ☞ *4.3.7*
Immer wieder stehen Pflegende und andere Mitglieder des therapeutischen Teams vor der Frage, warum einige Patienten ihre Medikamente nicht entsprechend der Verordnung einnehmen oder andere Therapieempfehlungen nicht befolgen.

Dabei haben sie schon oft bei sich selbst erlebt, wie schwer es fällt, abzunehmen oder mit dem Rauchen aufzuhören, obwohl sie von Zweck und Ziel dieser gesundheitlichen Ratschläge überzeugt sind. Zustimmung oder Ablehnung des Patienten in Hinsicht auf die verordnete therapeutische Behandlung ist eine vielschichtige Antwort auf das Krankheitserleben. Für Pflegende und andere therapeutische Berufe ist es deshalb wichtig zu erkennen, welche Bedeutung die Krankheit und ihre Behandlung für den Patienten hat. Was ist unter dieser Bedingung für den Patienten Lebensqualität? Inwieweit kann er die Therapie in sein Leben integrieren; wie sehr ist er dadurch beeinträchtigt?

Aus dem Englischen wurden die Begriffe **Compliance** und das Gegenteil **Non-Compliance** in die deutsche Fachsprache übernommen. Compliance kann übersetzt werden als Einverständnis, Einhalten, Willfährigkeit oder Fügsamkeit. Der Begriff ist problematisch und umstritten, da er den Patienten als abhängig und passive darstellt (der sich Fügende, der Einwilligende). Als Alternative werden Begriffe genannt wie *cooperation/non-cooperation* (Kooperation, Zusammenarbeit) oder *adherence/non-adherence* (Therapiebefolgung, Therapiemotivation).

Forschung und Fachliteratur verwenden jedoch weitgehend Compliance/Non-Compliance. Die Definitionen von Compliance sind, je nach Blickwinkel des

Autors auf die Beziehung zwischen Fachperson und Patient, jedoch recht unterschiedlich. Einige Bedeutungen:
▶ Bereitschaft, eine medizinische Empfehlung zu befolgen
▶ Ausmaß, in dem das Verhalten der Patienten bezüglich der Einnahme von Medikamenten, der Befolgung von Diätvorschriften und der Veränderung der Lebensweise mit den medizinischen Anforderungen übereinstimmt
▶ Aktiver, verantwortungsbewusster Prozess der Selbstpflege, in dem die Patienten selbst etwas tun, um ihre Gesundheit zu erhalten oder zu fördern.

Non-Compliance bezeichnet demnach Verhaltensweisen, die mit diesen Empfehlungen nicht übereinstimmen, und wird von einigen Autoren (z. B. Carpenito, Gordon) als eigenständige Pflegediagnose (☞ 11.3) angesehen.

Wie zeigt sich Non-Compliance in der Praxis? Beispiele für das Nichtbefolgen von Therapieempfehlungen sind das Absetzen von Medikamenten, Vergessen von Kontrollterminen, Nichteinhalten von Diäten oder das Abbrechen von Suchtentzug.

Modelle, wie das sozialpsychologische nach Di Matteo und Di Nikola, verweisen auf die Qualität der Beziehung zwischen medizinischem Personal und Patient (Kommunikation, Vertrauen, gleiche Werte), das Wahrnehmen der Erkrankung (individuelle Perspektive, Wissen über die Krankheit und Behandlung, soziale Rollen) sowie Kultur und Umfeld (besonders familiäre Werte, Bewältigungsstrategien, ethische Normen und wirtschaftliche Lage). Die Beschäftigung mit diesen Modellen ist als Bezugsrahmen nützlich, um Maßnahmen zur Steigerung von Compliance planen zu können.

Wird „unbequemen" oder „lästigen" Patienten ungeprüft fehlende Compliance unterstellt, besteht die Gefahr der Stigmatisierung (Pflegephänomen Stigma ☞ 🖥), und eine förderliche pflegerische und therapeutische Beziehung ist dann kaum noch möglich.

Non-Compliance muss nicht automatisch negativ sein. Es kann auch als Versuch des Patienten verstanden werden, Kontrolle über die Krankheit und ihre Behandlung zu erlangen. Auch der Wunsch nach Selbstschutz oder weiteren therapeutischen Leistungen, Angst vor unerwünschten Nebenwirkungen oder Zweifel an der Richtigkeit der Empfehlungen können Ursache für Non-Compliance sein.

Faktoren, die die Therapiemotivation beeinflussen:
▶ *Merkmale der Behandlung* wie Komplexität, Dauer, Kosten und Veränderung des Lebensstils haben Einfluss auf die Motivation zur Behandlungsdurchführung. Vorschläge werden eher befolgt, wenn die Behandlung kurz und einfach ist, geringe Kosten, wenig Nebenwirkungen und wenig Aufwand zur Folge hat. Bei als unangenehm empfundenen Nebenwirkungen, wie z. B. sexuelle Dysfunktion, sinkt die Compliance. Das Verhalten ist außerdem oft unbeständig: Werden Therapieempfehlungen im Alltag auch eingehalten, kann es trotzdem sein, dass sie bei Besonderheiten wie Familienfeiern und Festen ignoriert werden
▶ *Merkmale der Krankheit.* Bedeutsam ist weniger die objektive Schwere der Diagnose bzw. Erkrankung, als deren subjektive Einschätzung. Eine hohe Compliance wird bei Symptomen verzeichnet, die großen Einfluss auf die

123

5 Lebensphasen

⌨ Pflegephänomen: Compliance/Non-Compliance (Fortsetzung)

Lebensqualität haben und durch therapeutische Eingriffe beseitigt werden können. Negativ wirken kaum registrierte oder nachlassende Symptome (besonders problematisch ist dies z. B. bei Antibiotika, da Rückfälle und Resistenzen möglich sind) und wenn keine Aussicht auf Heilung besteht. Dies erklärt, warum die Motivation bei präventiven Maßnahmen, wie Früherkennungsuntersuchungen, relativ gering ist

▶ *Merkmale der therapeutischen Beziehung.* Positive Wirkung hat eine vertrauensvolle, partnerschaftliche Beziehung mit einer klaren Kommunikation. Eine kontinuierliche Betreuung durch möglichst gleiche Personen (auch bei Kontrolluntersuchungen) fördert die Zufriedenheit. Lange Wartezeiten, lange Wege, hohe Kosten wirken sich negativ aus

▶ *Persönlichkeit des Patienten.* Der Einfluss von Alter, Geschlecht, sozialem Status u. Ä. konnte als Wirkfaktor nicht ausreichend belegt werden. Zeitmangel, finanzielle Schwierigkeiten oder Konzentrationsstörungen sowie mangelnde Unterstützung durch das Umfeld hingegen gefährden die Compliance. Großes Gewicht kommt der Erwartung an die Behandlung zu und dem Gefühl, die Kontrolle behalten zu können. Der Patient wägt zwischen erwartetem Therapienutzen und möglichen Konsequenzen auf die Lebensführung ab (Kosten-Nutzen-Bilanz). Dabei wird ein Zusammenhang zwischen der Dauer von Krankheit und Therapie und dem Aufwand hergestellt. Die Möglichkeit von Spätfolgen erscheint als allgemeines, weniger als ein individuelles Risiko. Patienten entscheiden nach rationalen Überlegungen, wobei eigene Fähigkeiten eingeschätzt werden. „Schaffe ich es, weit reichende Einschnitte umzusetzen, bin ich energisch genug?"

Beispiel für die Bedeutung von Compliance: Eine Gruppe jugendlicher Diabetiker sieht Freiheit, Gesundheit und Wohlbefinden als lohnende Ziele an. Wohlbefinden bedeutet für sie, am sozialen Leben so aktiv wie ihre gesunden Altersgenossen teilnehmen zu können. Dies führt zu einer aktiven Übernahme der Selbstpflege. Der Wunsch, auch in der Zukunft möglichst gesund zu bleiben (Komplikationen und Spätfolgen zu vermeiden) sowie das Beherrschen-Wollen der Situation

sind Aspekte, die zu einer hohen Compliance führen. Eine andere Gruppe jugendlicher Diabetiker, die ihre Therapie als von außen gesetzten Druck und Zwang bei gleichzeitig geringer Kontrollmöglichkeit empfindet, erlebt mehr Konflikte. Sie fühlen sich abhängig, schuldig, ängstlich und gestresst. Die Compliance ist gefährdet.

Patienten möchten Kontrolle erlangen und Entscheidungen mitverantworten können. Um die nötige Kompetenz zum Selbstmanagement zu erreichen, benötigen sie Informationen und nachvollziehbare Begründungen für den Behandlungsplan. Manchmal werden Medikamente abgesetzt, um die Wirkung der Therapie beobachten zu können. Das Erfahren von eigenen Kompetenzen reduziert Angst und Kontrollverlust und fördert die Autonomie.

Um am Entscheidungsprozess beteiligt sein zu können, stellt sich die Frage nach der Beziehung zwischen Patient und Pflegenden. Besteht eine ungleiche Beziehung zwischen therapeutischem Personal und Patient? Eine passive Rolle des Patienten steht der Kompetenzförderung und Selbstkontrolle entgegen. Eine therapeutische Allianz mit Gestaltungsspielraum für den Patienten erfordert ein verändertes Rollenverständnis und erweitert die Eigenverantwortlichkeit.

Patienten holen sich auch Rat von anderer Seite als dem therapeutischen Personal (wie Familie, Umfeld, Heilpraktiker, Heiler), was den therapeutischen Plan durchkreuzen kann.

Häufig wird als Grund für das Verlassen von Therapievorschlägen Vergesslichkeit angegeben. Sie ist aber nur bei sehr alten Menschen wesentlich erhöht. Die Gedächtnisleistung wird beeinträchtigt, wenn Maßnahmen nicht an individuelle Bedürfnisse angepasst sind, die Informationen unklar, zu viel oder missverständlich sind. Auch der Wunsch nach Normalität fördert die Vergesslichkeit, besonders wenn therapeutische Maßnahmen im Beisein anderer Menschen durchgeführt werden müssen.

Aus der Analyse der oben genannten Faktoren ergeben sich mögliche Maßnahmen zur Förderung der Compliance:

Eine Ersteinschätzung ist schon beim Aufnahmegespräch im Rahmen der Pflegeanamnese möglich und kann in regelmäßigen Abständen überprüft werden.

Folgende Fragen dienen als Richtschnur: Wie hat der Patient die bisherige Therapie erlebt? Gab es Nebenwirkungen? Hatte die Therapie Erfolg? War eine Integration in den Alltag möglich? Wie ist der Kenntnisstand des Patienten? Wie bewertet er seine Erkrankung und ihren Schweregrad? Welche Erklärungen findet er für das Entstehen? Welche Erwartungen werden an Therapie und Pflegende gestellt? Welche Maßnahmen sind vorstellbar, welche werden abgelehnt? Entsprechen die Behandlungsziele denen des Patienten? Welche Änderungen nimmt er selbst vor?

Weiter: Wie hoch ist die Komplexität der Behandlung? Kann sie reduziert werden? Ist eine Verbesserung der Organisation möglich?

Wie ist die Haltung der Pflegenden gegenüber dem Patienten? Erhält der Patient Informationen in verständlicher Weise? Bestehen Einschränkungen, die das Verstehen oder die Umsetzung beeinträchtigen (Hören, Sehen, geistige und manuelle Fähigkeiten, Vergesslichkeit)? Gibt es finanzielle oder zeitliche Schwierigkeiten? Erschweren andere soziokulturelle Einflüsse die Compliance wie Kultur, Familie oder individuelle Deutungsmuster (wie etwa Krankheit als gerechtfertigte Strafe zu interpretieren)? Existiert ein soziales Netz?

Wissensvermittlung und Patientenschulung sollten in kleine Portionen strukturiert werden, die evtl. wiederholt und auch vom Patienten wiedergegeben werden, um Missverständnisse oder Fehlinterpretationen zu erkennen. Die Erläuterungen müssen in einer für den Patienten verständlichen Sprache abgefasst sein.

Die Einnahme von Medikamenten sollte schriftlich fixiert werden mit: Art der Medikation, Name, Farbe, Form, Dosis, Häufigkeit, Zeitpunkt, Nebenwirkungen und Grund. Dabei sind individuelle Gedächtnisstützen, Rituale, Pläne und Symbole hilfreich. Bei der Anleitung und Beratung können Bezugspersonen einbezogen werden. Coping-Strategien werden ermittelt und unterstützt (☞ Pflegephänomen Bewältigung/Coping). Werden Erfolge als Resultat der Mitarbeit gewertet, unterstützt dies die Selbstsicherheit des Patienten. Die Gefahr eines Rückfalls sollte im Vorfeld thematisiert und nicht als Versagen gewertet werden. (⌷ 6)

zu finden. Eine ganze „Sinnindustrie" hat dieses Bedürfnis erkannt und ein wachsendes „Angebot" aus Heilslehren, Esoterik oder kommerziellen Therapieschulen entwickelt.

> Durch abnehmende Verbindlichkeiten wachsen Wahlfreiheit und Autonomie des Individuums, gleichzeitig erschwert dies das allgemeine Zusammenleben. Wo ein Mensch Situationen noch nicht oder nicht mehr gewachsen ist, Unsicherheit oder Bedrohung verspürt und sich seiner eigenen Grenzen bewusst wird, da tritt Angst als grundlegendes Gefühl in den Vordergrund (☞ Pflegephänomen Angst).

5.4.4 Religion als Sinnorientierung

Vielen Menschen suchen und finden eine **Sinnorientierung in ihrer Religion.** Der Glaube hilft ihnen, in den Ereignissen des Lebens einen Sinn zu sehen.

Patientenorientierte Pflege von Menschen bedeutet für die Pflegenden, auch die religiösen (Patienten-)Bedürfnisse zu respektieren. Auch der Weltbund der Krankenschwestern und -pfleger (ICN) fordert in seinen internationalen Grundregeln, dass „die Pflege ohne Rücksicht auf die Nationalität, die Rasse, den Glauben, die Hautfarbe, das Alter, das Geschlecht, die politische Einstellung oder den sozialen Rang ausgeübt wird".

Die im Folgenden beschriebenen Pflegehinweise zeigen die wichtigsten Konsequenzen für die Pflege von Menschen mit verschiedener Religionszugehörigkeit. Die Pflegekraft prüft dabei im Einzelfall, was der Patient wirklich wünscht, denn z. B. ist nicht jeder, der bei der Krankenhausaufnahme römisch-katholisch als Glaubensbekenntnis angegeben hat, praktizierender Christ und möchte von einem katholischen Seelsorger besucht werden. Andererseits ist es vielleicht auch kirchlich nicht gebundenen Menschen in existentiell bedrohlichen oder angstvollen Situationen ein Bedürfnis, sich mit einem Seelsorger auszutauschen.

Allgemein können Pflegende Patienten bei der spirituellen Sinnsuche unterstützen, indem sie den erwünschten Kontakt zu Seelsorgern oder Geistlichen herstellen und das Ausüben religiöser Rituale ermöglichen, etwa gemeinsames Beten, Meditation, Hören geistlicher Musik.

Religiöse Bedürfnisse im Krankenhaus

Religiöse Bedürfnisse Sterbender ☞ *10.3.5*

Christliche Religionen

Zu den **christlichen Religionen** gehören die römisch-katholische, griechisch-orthodoxe und protestantische Konfession; v. a. Letztere ist in viele Gemeinschaften unterteilt. Allen gemeinsam ist der Glaube an den dreieinigen Gott, der mit Jesus Christus, dem menschgewordenen Sohn, und dem Heiligen Geist eine Einheit bildet. Da der Mensch als Ebenbild Gottes gesehen wird, leitet sich daraus die Menschenwürde für alle Menschen ab.

Die Heilige Schrift der Christen ist die Bibel, in der die Zehn Gebote verbindliche Regeln für die Gemeinschaft mit Gott und den Menschen darstellen. Aus dem Glauben an die Auferstehung von Jesus Christus als Gottes Sohn folgt der Glaube an die Auferstehung der Toten. Zu den verpflichtenden Geboten gehört die Liebe zu Gott, die über die Nächstenliebe verwirklicht wird (Pflege aus Nächstenliebe ☞ auch 2.1.1). Durch die Taufe wird ein Mensch in die christliche Glaubensgemeinschaft aufgenommen. Wichtige Feste im Kirchenjahr sind die 40-tägige Fastenzeit mit Karwoche und Karfreitag (Tod Christi), Ostern (Auferstehung Christi), Pfingsten (Wirken des Heiligen Geistes) und das Weihnachtsfest (Geburt Christi).

Gebet und Gottesdienst: Ein wichtiges Element christlichen Glaubens ist es, gemeinsam mit anderen Christen Gottesdienst zu feiern. Für Bettlägerige, die hierzu nicht in die Kirche gehen können, werden von Rundfunk- und Fernsehsendern Übertragungen von Gottesdiensten oder Andachten angeboten. Manche Krankenhäuser übertragen auch den Gottesdienst in der Krankenhauskapelle auf die Zimmer. Um den Patienten beim „Mitfeiern" nicht zu stören, führen die Pflegenden in dieser Zeit keine Pflegemaßnahmen aus. Auf Wunsch können die Patienten die Kommunion bzw. das Abendmahl im Krankenzimmer empfangen.

Ernährung: In Erinnerung an den Kreuzestod Christi am Karfreitag verzichten viele Christen freitags auf Fleisch (stattdessen Fisch). Für die Fastenzeit vor Ostern gibt es keine verbindlichen Ernährungsvorschriften; zentrale Anliegen vieler sind die Mäßigung bzw. der Verzicht (z. B. auf Alkohol, Süßigkeiten, Fernsehen) und die innere Einkehr.

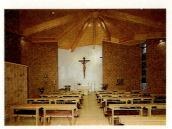

Abb. 5.9: In vielen Kliniken steht christlichen Patienten eine Kapelle oder ein Andachtsraum für den Gottesdienst oder Gebet offen. Für muslimische Patienten richten einige Kliniken Gebetsräume (getrennt für Männer und Frauen) ein. [E244]

Islam

Als **Moslems** oder **Muslime** werden die Anhänger des **Islam** bezeichnet, einer von **Mohammed** (570–632 n. Chr.) gestifteten Religion, die heute zu den Weltreligionen zählt. Innerhalb des Islam sind zwei Hauptkonfessionen, die *Sunniten* und die *Schiiten*, sowie eine Vielzahl kleinerer Konfessionen zu unterscheiden. Heilige Schrift des Islam ist der **Koran**, eine Sammlung der dem Propheten Mohammed mitgeteilten göttlichen Offenbarungen, die für alle Moslems verbindlich ist und sehr detailliert das Alltagsleben bestimmt. Als Zusammenfassung religiöser Pflichten gelten:

- Das Bekenntnis zur Einheit Gottes und zur Prophetenschaft Mohammeds
- Das Gebet, das fünfmal täglich nach vorheriger Waschung verrichtet wird
- Die Hilfe für Arme (Almosen)
- Das Fasten im Monat Ramadan
- Die Wallfahrt nach Mekka *(Haddsch).*

Körperpflege und Bekleidung: Eine große Bedeutung im islamischen Glauben hat die „Reinigung des Körpers", denn alles, was den Körper verlässt, gilt als „unrein". Die Pflegenden geben dem Patienten deshalb häufig die Gelegenheit, sich unter *fließendem* Wasser zu waschen. Dies gilt auch vor jedem Gebet und dem Essen sowie nach jedem Schlaf und jeder Ohnmacht.

Das Abdecken eines Blasendauerkatheters gehört auch in diesen Komplex, da der Moslem durch den ständigen Anblick das Gefühl hat, unrein zu sein. Zur körperlichen Sauberkeit zählt auch das Entfernen der Achsel- und Schamhaare.

Aufgrund des Keuschheitsgebots lassen sich islamische Patienten, besonders Frauen, nur sehr ungern von Pflegenden waschen. Größte Schwierigkeiten haben die verhüllten Frauen und Mädchen gegenüber männlichen Pflegenden. Selbst im Krankenbett verhüllen sich viele islamische Frauen und Mädchen. Ohne Kopfbedeckung fühlen sie sich nackt und Belästigungen ausgeliefert.

Ernährung: Muslimische Patienten nehmen ihre Hauptmahlzeit gerne am Abend ein. Verboten sind Schweinefleisch, Fleisch von Raubtieren und Speisen, die mit dem Fett dieser Tiere (z. B. Wurst) hergestellt wurden. Alkohol ist ebenfalls strengstens verboten.

Von großer Bedeutung sind auch die Fastenperioden: Im Fastenmonat **Ramadan** darf der Gläubige nur vor Sonnenaufgang und nach Sonnenuntergang Nahrung zu sich nehmen.

Der Fastenmonat Ramadan ist der neunte Monat des muslimischen Jahres, das nur 354 Tage zählt. Dadurch „durchläuft" der Fastenmonat alle Jahreszeiten. Er endet

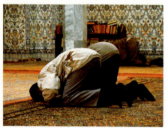

Abb. 5.10: Ein gläubiger Moslem betet fünfmal am Tag. Sein Gesicht ist dabei immer nach Mekka (d. h. von Mitteleuropa aus nach Südosten) gerichtet. Solange es irgendwie möglich ist, versucht er, auf einem Teppich (eventuell auch Handtuch) seine Gebetshaltung einzunehmen: stehen – knien – tief auf den Boden hinunterbeugen. Selbst schwer herzkranke Moslems lassen sich trotz Ermahnungen oft nicht von der Gebetshaltung abbringen. Der bettlägerige Patient bewegt seine Finger oder Hände und seine Augenlider beim Gebet. [J668]

mit dem Fest des Fastenbrechens (Zuckerfest).

Kinder, Schwangere, Frauen während der Menstruation und Kranke sind von der Verpflichtung zum Fasten ausgenommen. Möchte ein Patient dennoch fasten, bedarf es der Absprache zwischen Patient, Arzt und Pflegenden.

Angehörige und Besucher: Muslime erhalten in der Regel eine große Anzahl von Angehörigen zu Besuch. Dafür gibt es v. a. zwei Gründe: zum einen die traditionell große Familie, zum anderen den Koran, der Krankenbesuche als Pflicht und gute Tat beschreibt, so dass er für Bekannte und Verwandte selbstverständlich ist.

Judentum

Das Judentum ist die älteste monotheistische Religion. Grundlegend im Selbstverständnis ist die Vorstellung, dass Gott mit Abraham als Stammvater des Volkes Israel einen Bund schloss. Daraus leiten Juden den Anspruch auf das Land Israel als gelobtes Land und die Stellung des Volkes Israel als erwähltes Bundesvolk ab. Mit Moses wurde der Bund erneuert, der auch die Zehn Gebote empfing. Anders als die Christen glauben Juden, dass der Messias erst noch kommen wird, um das Volk Israel von Leid zu befreien und Gottes Plan zu verwirklichen. Die Geschichte des Volkes und alle Lebens- und Verhaltensregeln werden aus der **Thora** (entspricht in etwa dem Alten Testament der Bibel) entnommen.

Im **Judentum** ist es eine Pflicht für Angehörige und Freunde, einen erkrankten gläubigen Juden zu pflegen und für ihn bei Gott um Heilung zu bitten.

Körperpflege und Bekleidung: Ebenso wie im Islam hat das „Hände waschen" im jüdischen Glauben eine rituelle Bedeutung und sollte bettlägerigen Patienten möglichst oft angeboten werden, besonders vor jeder Mahlzeit.

Streng gläubige, männliche Juden tragen ein Käppchen *(Jarmulke)* und möchten auch im Falle einer Bettlägerigkeit nicht darauf verzichten.

Ernährung: Strenggläubige Juden dürfen nur Speisen zu sich nehmen, die **koscher** sind, d. h. den jüdischen Speisegesetzen entsprechen. Diese sind teils recht kompliziert und umfassen auch die Zubereitung der Speisen und das Geschirr. Zulässig sind alle pflanzlichen Nahrungsmittel. So können die Pflegenden den Patienten z. B. vegetarische Kost anbieten. Fleisch darf nicht zusammen mit Milchprodukten verzehrt werden. Schweinefleisch und Wild sind nicht erlaubt.

5.4.5 Was ist erfülltes Leben?

Im Leben (und im Erleben von Widrigkeiten) einen Sinn zu finden, ist für viele Menschen eine erfolgreiche Strategie, mit der sie ihr Leben meistern können, ohne am Schicksal zu zerbrechen. Märchen, Mythen und Sagen thematisieren dies auf vielfältige Weise. Ein Held muss beispielsweise den sicheren Familienkreis verlassen und auf der Suche nach einem höheren Wert oder Sinn Gefahren und Anfechtungen überstehen. Die erfolgreiche Bewältigung macht einen reiferen und lebensklügeren Menschen aus ihm und wird am Ende belohnt.

Der Neurologe und Psychiater *Viktor E. Frankl* beschreibt folgende Erfahrungen, die sinnstiftend wirken können:

🛏 Pflegephänomen: Angst

Pflegephänomene ☞ 4.3.7

Angst ist eine der elementarsten Triebkräfte des Menschen. Sie kann als ein unangenehmes bis unerträgliches Gefühl der physischen oder psychischen Bedrohung oder Gefahr beschrieben werden. Neues und Unbekanntes stellt einerseits einen Reiz, andererseits auch eine Bedrohung der Sicherheit dar. Ist ein Mensch einer Herausforderung nicht oder noch nicht gewachsen, kann Angst entstehen. Im Leben begegnen Menschen fortwährend Situationen, die ihnen noch nicht vertraut sind. Deshalb ist Angst unmittelbar mit der menschlichen Existenz verbunden. Auch Entwicklungs- und Reifungsprozesse (wie Pubertät und Altern) werden oft von Angst begleitet. Ein gesunder Mensch überwindet die Angst; ihre Bewältigung ist dann eine Fortentwicklung.

Angst muss nicht grundsätzlich negativ sein: In bedrohlichen Situationen wirkt sie als Warnsignal, das die Aufmerksamkeit schärft und Energien freisetzt.

Wie zeigt sich die Angst? Angst wird durch zahlreiche physische und psychische Symptome begleitet, die auch von anderen Menschen wahrgenommen werden können. Puls und Blutdruck steigen, die Atmung beschleunigt sich, es kommt zu Engegefühlen, Unruhe, Schwitzen, Zittern, Durchfall, vermehrtem Harndrang, erweiterten Pupillen, bei starker Angst sogar zu Übelkeit und Erbrechen. Die Stimme kann zittern oder beben. Treten Symptome isoliert auf (z. B. hoher Blutdruck ohne sichtbare Unruhe), besteht die Gefahr, dass sie nicht als Angstsymptome erkannt werden.

Der bei Angst erhöhte Adrenalinspiegel ist eine sinnvolle körperliche Reaktion,

5.4 Exkurs: Der Sinn des Lebens

5

🛏 Pflegephänomen: Angst (Fortsetzung)

die den Organismus bei Gefahr in Alarmbereitschaft versetzt und ihn zu Kampf oder Flucht oder, was in der sog. zivilisierten Welt häufiger erforderlich ist, zur Problemlösung befähigt. Der Grad der Aufmerksamkeit und Wachheit steigt an, die Wahrnehmung wird eingeengt. Erregung, Unruhe, Nervosität und Anspannung als Begleitmerkmale können sich allerdings so weit steigern, dass der betroffene Mensch unfähig ist, sein Verhalten willentlich und verstandesmäßig zu steuern.

Von NANDA und ICNP® (☞ 11.3) wurde Angst als Pflegediagnose aufgenommen und vom Begriff „Furcht" abgegrenzt. Während Angst hier als ein Phänomen beschrieben wird, dessen Ursache dem Betroffenen oft unklar ist, wird der Furcht eine erkennbare Ursache zugeschrieben. Im deutschen Sprachraum werden die Begriffe bislang meist synonym verwendet.

Im Erleben von Krankheit, Krisen und Sterben ist ein Mensch mit vielen Situationen konfrontiert, die existentielle oder soziale Ängste auslösen können: Aufnahme in ein Krankenhaus oder in ein Pflegeheim, Untersuchungen und Eingriffe, Verlust der Sicherheit (ungewohnte Umgebung), Schmerzen, Verlust oder Einschränkung der körperlichen Integrität (z.B. bei Behinderung), Veränderungen des Selbstkonzepts, Verlust von Kompetenzen, Abhängigkeit, Würdeverlust, Verlust von Bezugspersonen, Sterben und Tod.

Menschen mit chronischen oder lebensbedrohlichen Erkrankungen befürchten häufig eine Verschlechterung oder einen Rückfall. Diese oft latente Angst kann das Lebensgefühl so beeinträchtigen, dass sie für viele Patienten zur großen Belastung wird.

Ungewissheit und fehlende Information wirken Angst auslösend oder verstärkend. Dies gilt in besonderem Maß für Menschen mit anderem sprachlichen oder kulturellen Hintergrund.

Gefühle der Unsicherheit und Hilflosigkeit, der Machtlosigkeit und des Kontrollverlustes treten hinzu. Befürchtungen werden auch durch den drohenden Verlust von Status, Besitz, Autonomie oder Einkommen ausgelöst.

In Abhängigkeit von den Lebensbedingungen, Erfahrungen und der Persönlichkeit eines Menschen (eher ängstlich oder mutig) wird Angst individuell sehr unterschiedlich erlebt. Auch gesellschaftliche Bewertungen spielen eine Rolle: Da das Zeigen von Angst auch als Schwäche oder Inkompetenz interpretiert wird, ist es für einige soziale Gruppen fast unmöglich, in der Öffentlichkeit Angst einzugestehen. Dies gilt für Jungen und Männer mehr als für Mädchen und Frauen, für einige bestimmte Berufsgruppen (wie Ärzte und Pflegende, Polizisten, Lehrer und Menschen in Führungspositionen) in weitaus höherem Maß als für andere. Dies führt dazu, dass Angst verborgen wird.

Die gleiche Situation kann den einen Menschen lähmen, während bei einem anderen der Impuls zur Überwindung im Vordergrund steht und ihn zu Handlungen aktiviert. Da Angstgefühle so bedrohlich sind, wird ihnen oft ausgewichen, oder sie werden verdrängt.

Folgende *subjektive Merkmale* zählt *M.E. Doegenes* bei der Pflegediagnose Angst auf: Anspannung, Unruhe, Verängstigung, Zittern, Besorgnis, Unsicherheit, Unzulänglichkeit, Nervosität, Hilflosigkeit. Als somatische Beschwerden sind Bauch-, Kopf- und Rückenschmerzen, Schlafstörungen, Durchfall. Die enge Verbindung zwischen Erleben und körperlichen Auswirkungen wird hier besonders deutlich.

Als *objektive Merkmale* benennt sie: kardiovaskuläre Erregung, periphere Vasokonstriktion, erweiterte Pupillen, Umherschauen, wenig Blickkontakt, fahrige Bewegungen, vermehrtes Schwitzen, Zittern, Tremor, angespannte Gesichtszüge, häufiges Wasserlassen, wiederholtes Fragen, beeinträchtigtes Funktionieren, Immobilität.

Folgende Ziele stehen für die Pflegenden im Vordergrund: Angst abbauen, Bewältigung ermöglichen und somit Problemlösung unterstützen durch:

► Informationssammlung über Ursachen, Auslöser, Grad und Intensität der Angst und vorhandene Coping-Strategien. Bei mäßiger Angst ist die Wahrnehmungseinengung eher gering und eine Problemlösung möglich, bei Panik ist eine vollständige Unterstützung durch die Pflegekraft erforderlich

► Angst zulassen, nicht bagatellisieren, aber auch nicht verstärken

► Empathie (☞ 6.1.2) zeigen, Anteil nehmen und Zuwendung geben, eine vertrauensvolle Pflegebeziehung aufbauen

► Evtl. für Sicherheit sorgen (z.B. bei Angst vor Dunkelheit Nachtlicht brennen lassen). Hoffnung vermitteln (☞ Pflegephänomen Hoffnung/Hoffnungslosigkeit), Unterstützung geben

► Beruhigen, trösten und ablenken, z.B. durch Musik hören oder durch Ausübung von Tätigkeiten, die Konzentration erfordern

► Spirituelle Bedürfnisse berücksichtigen (☞ 6.1.8)

► Angstlösende, entspannende Techniken vermitteln oder einsetzen: Entspannungsübungen, Atemstimulierende Einreibung, Atemübungen (Lippenbremse bei Atemnot, Bauchatmung, Flankenatmung, etc.)

► Physikalische Maßnahmen: warmes Bad, Einreibung, beruhigende Waschung und Massage, evtl. unter Einsatz von ätherischen Ölen

► Bei Kindern: Halten und auf den Arm nehmen, Rooming-in, Eltern im Zimmer übernachten lassen und in die Pflege einbeziehen. Trostobjekte (Kuscheltiere, Schmusekissen etc.) anbieten. Altersgerecht informieren. Gefühle im Spiel ausdrücken lassen. Regression (☞ 5.6.4) des Kindes nicht negativ bewerten, sondern zulassen

► Bei entsprechender Diagnose und Anordnung medikamentöse Behandlung (Psychopharmaka)

► Bei starker Angst oder Panik: Intensitätsgrad bestimmen, Patienten nicht allein lassen. Überforderung vermeiden (keine Entscheidungen fordern), für eine sichere Umgebung sorgen, Ruhe, Klarheit und Zuversicht vermitteln. Kontakt mit weiteren ängstlichen Personen verhindern, um eine Eskalation zu vermeiden. Unterstützung durch das Pflegeteam gewährleisten.

Für die Pflegenden ist es wichtig, die eigenen Grenzen zu berücksichtigen sowie sich nicht mit dem Betroffenen zu identifizieren und dessen Angst nicht zu übernehmen. Dazu können Gefühle der Hilflosigkeit oder Überforderung im Team besprochen werden und im Rahmen von Supervision (☞ 8.3.1) oder Balint-Gruppen bearbeitet werden. (📖 7)

- Etwas von sich selbst geben, z. B. soziales Engagement, Einsatz für andere Menschen, die Natur, für Gerechtigkeit oder Frieden. Eine Familie gründen, um ein guter Vater, eine gute Mutter zu sein
- Künstlerische oder ästhetische Erfahrungen machen, z. B. sich mit Musik, Kunst, Literatur befassen, zeichnen, malen und gestalten (z. B. in der Kunsttherapie), Gedichte oder Geschichten schreiben (auch, um etwas Bleibendes zu hinterlassen), Natur erleben
- Eine versöhnliche Haltung gegenüber dem Leiden finden. (🕮 8)

Sinnerfüllung ist auch das, was Lebensqualität ausmacht. Für die einen ist es die Liebe zu einem Partner, für andere steht das Finden von Ausdrucksmöglichkeiten des Selbst im Vordergrund: eine befriedigende Arbeit auszuüben, etwas zu erschaffen oder zu hinterlassen.

Sinn kann gefunden werden im Gegenüber, wenn der Mensch das Gefühl hat, für einen anderen Menschen oder eine Gemeinschaft bedeutungsvoll und wertvoll zu sein. Die Erfahrung, von anderen gebraucht, geschätzt und akzeptiert zu werden, steigert das Selbstwertgefühl. Dabei darf die Balance zwischen Hinwendung zu einem anderen und der Bewahrung der persönlichen Autonomie nicht verloren gehen (Helfer-Syndrom 🕮 8.32).

Wenn der Selbstwert hauptsächlich über die Leistungsfähigkeit definiert wird, bedeutet dies eine Gefahr: Bei Krankheit, Behinderung oder im Alter sind diese Menschen besonders von der Sinnkrise betroffen.

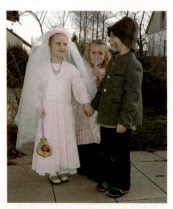

Abb. 5.11: In Märchen erfahren Kinder spielerisch, dass das Überstehen von Gefahren oftmals belohnt wird (z. B. durch die Hand der Königstochter). [K119]

Das Gefühl angenommen zu sein, resultiert aber nicht nur aus Taten und muss nicht immer erarbeitet werden, z. B. lieben Eltern ihr Baby aufgrund der bloßen Tatsache seiner Existenz; eine Großmutter wird von ihren Enkeln geschätzt, auch wenn ihre Kräfte nachlassen.

> Sinnfindung ist verknüpft mit der Hoffnung, anvisierte Ziele erreichen zu können, und beinhaltet ein Vertrauen auf die Zukunft. Dieses Vertrauen bezieht sich auch auf die Qualität zwischenmenschlicher Beziehungen. Das Bewusstsein, dass die eigene Person von anderen angenommen ist, ermöglicht Geborgenheit im Leben (Urvertrauen) und ist deshalb auch in der Pflegebeziehung ein wesentliches Kriterium.

Wie können Pflegende Patienten unterstützen, wenn dieses Zutrauen beeinträchtigt ist? (☞ Pflegephänomen Hoffnung)

5.4.6 Krankheit als (Sinn-)Krise

Veränderte Lebenssituation durch Krankheit und Pflegebedürftigkeit ☞ 💻

Im gesunden Zustand hat ein Mensch vielfältige Möglichkeiten, die Sinnsuche zu gestalten und sich seinen Vorlieben und Interessen gemäß zu beschäftigen. Viele Menschen, die mit einer ernsthaften Erkrankung konfrontiert sind, müssen erleben, dass ihr bisher gewohntes Leben von völlig neuen Bedingungen gekennzeichnet wird: Bei einem Krankenhausaufenthalt verlassen sie ihre vertraute Umgebung, leiden unter Unsicherheit, Angst und evtl. Schmerzen, müssen sich an einen fremden Tagesrhythmus anpassen und erfahren Einschränkungen ihrer Bewegungs- und Gestaltungsfreiheit. Die physischen, psychischen und sozialen Veränderungen können das Selbstbild und Selbstwertgefühl des Betroffenen erheblich beeinträchtigen und seine bisherige Sinnorientierung beeinflussen. Die individuellen Möglichkeiten der Sinnsuche werden durch chronische Erkrankungen und nahendes Sterben stark eingeschränkt; vorhandene Sinnkonzepte erscheinen nun möglicherweise sinnlos oder absurd. In dieser veränderten Situation stellt sich die Sinnfrage für viele Menschen neu oder sogar erstmalig bewusst.

> **Aufgabe der Pflege** ist es, Sinnfindungsprozesse und Neuorientierung des Patienten zu erkennen und zu unterstützen. Dazu sind folgende Fragen hilfreich: Wie geht ein Mensch mit seiner Krankheit um? Woraus schöpft er Kraft und Zuversicht, wenn Ziele nicht erreicht werden können oder Lebenskonzepte verändert werden müssen?

Krisenmodell von Schuchardt

Auch die Erziehungswissenschaftlerin *Erika Schuchardt* beschäftigte sich in ihren Forschungsarbeiten mit den Krisenerfahrungen kranker und behinderter Menschen sowie deren Bezugspersonen anhand von Biografieanalysen. Wie erleben die Betroffenen die Krise, wie versuchen sie, diese zu erklären bzw. zu bewältigen?

Schuchardt sieht in Krisenerfahrungen eine Lernchance, denn das erfolgreiche Bewältigen von Krisen erleichtert die Bewältigung zukünftiger Belastungssituationen. Ihrer Auffassung nach ist Krisenbewältigung erlernbar und lehrbar. Sie fordert daher die Ausbildung entsprechender Qualifikationen als Krisenmanager. (🕮 10, 11)

Aufgrund ihrer Forschungsergebnisse und der Auseinandersetzung mit den Sterbephasen von *Elisabeth Kübler-Ross* (☞ 5.7.2) entwickelte sie ein Krisenverlaufsmodell, das den Lernprozess innerhalb der Krisenverarbeitung in acht sog. Spiralphasen darstellt und weitgehende Übereinstimmungen mit dem Phasenmodell von Kübler-Ross zeigt.

Jede Phase ihres Spiralphasenmodells steht für einen eigenständigen Schritt der Bewältigung. Gleichzeitig symbolisiert die Spiralform, dass die Verarbeitung nicht immer linear in festgelegten Schritten abläuft, sondern die Möglichkeit des Auf- und Absteigens und eine Überlagerung einzelner Phasen beinhaltet. Ebenso ist es möglich, dass der Betroffene in einer Phase verharrt und der Bewältigungsprozess zum Stillstand kommt. Die Reihenfolge der Verarbeitung ist bei den Betroffenen meist dieselbe, doch können die Zeiträume erheblich differieren.

Schuchardt sieht ihr Spiralmodell als Interaktionsprozess, der durch vorhandene oder fehlende Unterstützung mitbestimmt ist. Die Umweltbedingungen spielen für die Bewältigung der Krise eine wesentliche Rolle, da sie das Erleben und Verhalten des Betroffenen beeinflussen.

5.4 Exkurs: Der Sinn des Lebens

5

🔀 Pflegephänomen: Hoffnung/Hoffnungslosigkeit

Pflegephänomene ☞ 4.3.7

Hoffnung ist ein Ausdruck des Lebenswillens, des Vertrauens in das Leben (Urvertrauen ☞ 5.2) und ein auf die Zukunft gerichtetes Gefühl der Erwartung. Es schließt das Wissen, dass sich die Dinge dennoch anders als erwartet entwickeln können, nicht aus. Hoffnung motiviert und stärkt, beflügelt und setzt Energien frei. Selbst an schlechten Tagen kann man auf bessere Zeiten hoffen und sie damit überstehen. Dabei kommt es weniger auf die Inhalte dieser vorgestellten Zukunft an, oder ob diese tatsächlich wahr werden. Entscheidend ist, dass Hoffnung das aktuelle Empfinden und Verhalten beeinflusst. Hoffnung ermöglicht Planung, Handlung und ein erfolgreiches Umsetzen von Zielen.

Hoffnungslosigkeit hingegen ist Folge eines wahrgenommen Kontrollverlustes und bezeichnet einen emotionalen oder geistigen Zustand, bei dem der Mensch nur begrenzte Möglichkeiten sieht, Probleme zu lösen oder Ziele zu erreichen. Sie kann zu Angst und Depressionen führen und den Lebenswillen untergraben. Beide Phänomene können auch nebeneinander bestehen: auch in der Hoffnung kann ein Stück Hoffnungslosigkeit verborgen sein.

In amerikanischen Studien wurde ermittelt, was gesunden und kranken Menschen Hoffnung gibt:

► Selbstvertrauen
► Zugehörigkeit zu anderen Menschen, Akzeptanz
► Aktive Beteiligung am Leben, eigenes Entscheiden, Zielsetzung
► Spiritueller Glaube
► Sinn und Bedeutung im eigenen Leben sehen
► Genügend Energie für geistige und körperliche Aktivitäten
► Intellektuelle Fähigkeit, positive Erinnerungen der Vergangenheit mit Zukunft in Verbindung zu setzen.

Fehlen diese Ressourcen, kann daraus Hoffnungslosigkeit resultieren. Außerdem werden von verschiedenen Autoren als Risikofaktoren angeführt: physische und emotionale Trennung von Bezugspersonen, das Gefühl wertlos zu sein, unkontrollierbare Schmerzen und andauernder Stress, fehlende Unterstützung in Krisenzeiten, enttäuschte Hoffnungen, Isolation, verlorener Glaube an grund-

legende (auch religiöse) Werte, verschlechterter körperlicher Zustand durch chronische oder zum Tod führende Erkrankungen, oder als Begleiterscheinung bei Therapien (besonders bei Schmerzen, Schwäche, Unwohlsein), bei Abhängigkeit von Geräten, bei Veränderungen des Körperbilds und bei lang andauernden Einschränkungen der Bewegungsfähigkeit. Auch das Verfehlen von Zielen, der Verlust von Autonomie und Kompetenzen, die Unfähigkeit, entwicklungsbedingte Aufgaben zu lösen (z. B. Identitätsfindung in der Pubertät), der Verlust von Heimat oder des Arbeitsplatzes sind Lebensereignisse, die zu Hoffnungslosigkeit führen können.

Hoffnungslosigkeit kann das früher erlebte Wertempfinden zerstören, verunsichern und Orientierungslosigkeit verursachen. Hoffnungslosigkeit bei Depressionen bewirkt eine pessimistische Sicht der Zukunft. Anstrengung macht keinen Sinn, eine Erfüllung ist nicht möglich. Das Resultat ist Passivität und Verunsicherung, Energie- und Machtlosigkeit. Hoffnungslosigkeit ist oft nicht leicht zu erkennen. Anzeichen für Hoffnungslosigkeit sind: Gefühle des Ausgeliefertsein, der Einsamkeit und der Sinnlosigkeit. Zukunftsperspektiven und Energien fehlen. Rückblickend wird die Vergangenheit umgedeutet und negativ bewertet. Es herrscht das Gefühl des Scheiterns, des vergeblichen Bemühens vor.

Forschungsergebnisse belegen, dass Hoffnung oft das Krankheitserleben und seine Bewältigung prägt, und Selbstheilungskräfte positiv beeinflusst. Deshalb ist es für Pflegende wichtig, sich in den Patienten und seine Bewertung hineinfühlen zu können, dabei aber die eigenen Zweifel, Ängste und Grenzen reflektieren zu können. Hoffnung kann individuell sehr unterschiedlich, konkret oder vage sein. Einige Patienten z. B. hoffen auf Genesung und Rückkehr in ihr gewohntes Leben, andere darauf, wieder bei ihrer Familie sein zu können oder einen schmerzfreien Tag zu erleben. Auch am Ende des Lebens, wenn keine Aussicht auf Heilung besteht, dürfen Menschen hoffen: auf einen größtmöglichen Erhalt der Lebensqualität (z. B. durch Schmerzfreiheit und Symptomkontrolle), auf Beistand und Begleitung und auf ein Sterben in Würde. Das Loslassen von verbissenen, verzweifelten Anstrengun-

gen kann zu einer neuen, transzendentalen Hoffnung führen.

Wie können Pflegende Hoffnung vermitteln? In der sinnorientierten Psychotherapie nach Frankl (Logotherapie) hat Hoffnung einen zentralen Stellenwert. Obwohl bezweifelt wird, dass Hoffnung gelernt werden kann, wird in der Auseinandersetzung mit persönlichen Werten und Sinngebung ein geeigneter Weg gesehen, um der Hoffnungslosigkeit entgegenzuwirken. Zu erkennen, dass man unzufrieden ist, dass man einen Mangel empfindet, kann ein erster Schritt auf Hoffnung zu sein. Deshalb ist es wichtig, individuelle Ziele zu finden. Hoffnungslosigkeit kann ansteckend sein. Eine Atmosphäre der Gleichgültigkeit, der Angst und der Ohnmacht kann auf Patienten und Pflegende negativ wirken und Hoffnungslosigkeit begünstigen. Wie kann man eine hoffnungsfördernde Umgebung gestalten?

► Empathische, vertrauensvolle, partnerschaftliche Pflegebeziehung aufbauen, in der Wahrheiten nicht verschwiegen werden müssen
► Patientenautonomie und Flexibilität fördern
► Erkennen, was für den betroffenen Menschen im Leben bedeutungsvoll ist und dieses in die Pflege einbeziehen. Auf die kleinen Dinge aufmerksam machen
► Spirituelle Bedürfnisse ermitteln und unterstützen. Unterstützung beim Suchen und Finden neuer Ziele
► Kontakt zu Bezugspersonen und anderen Menschen (auch Selbsthilfegruppen) herstellen und erhalten, um gemeinsame Hoffnung zu entwickeln
► Problemlösungsstrategien ermitteln und fördern
► Das Selbstwertgefühl durch Wertschätzung und Respekt steigern und Patient in Entscheidungen einbeziehen (☞ Pflegephänomen Compliance/Non-Compliance)
► Positive Erinnerungen aktivieren, z. B. durch Biografiearbeit
► Phasen von Aktivität und Entspannung gezielt in den Tagesablauf integrieren
► Bei Suizidabsichten Krisenintervention und Suizidprophylaxe (☞ 35.16).

Viele Patienten sind für geistige Herausforderungen, Humor und Ablenkung dankbar. Manchmal genügen auch da sein, zuhören und akzeptieren. (📖 9)

129

5 Lebensphasen

Wichtige Faktoren, die deshalb in der Analyse der Krise berücksichtigt werden müssen, sind: Hilfe von Fachkräften und Institutionen, Unterstützung durch ein soziales Netz (Familie, Partner, Freunde) oder daraus resultierende Belastungen und Verpflichtungen sowie die Vorgeschichte mit schon durchlebten Krisen und individuell vorhandene Coping-Strategien (☞ 5.5.1, 8.1.5).

> Ein erfolgreicher Bewältigungsprozess bedeutet auch die Chance zu einer neuen Sichtweise und veränderten Wahrnehmung, gerade auch durch die Begleitung und Unterstützung durch andere Menschen. Insofern ist Krisenerleben ein Entwicklungs- und Lernprozess, der auf eine Veränderung abzielt: *Loslassen des Alten und Einlassen auf Neues.* Die Erkenntnis, dass man nicht im Widerstand gegen das Problem leben kann, sondern durch seine Annahme mit ihm umzugehen lernt, kann vom Einzelnen als Glück bzw. Sinn erlebt werden.

Spiralphase 1: Ungewissheit
Der Betroffene erlebt einen Schock. Aus der Angst vor dem Unbekannten entwickelt der Betroffene Abwehrmechanismen, mit deren Hilfe er die Bedrohung verdrängt und leugnet. Gleichzeitig mehren sich die Zweifel und Unsicherheit kommt auf. Die Sensibilität ist erhöht, alle Antennen werden ausgefahren, um Gewissheit zu erlangen. Letztlich soll genau sie aber geleugnet werden, weil sie noch nicht angenommen werden kann. In der Folge kommt es zu aktiven (Flucht-)Versuchen, die drohende Gewissheit abzuwehren. Oftmals kennen andere Personen (Ärzte, Pflegende oder Angehörige) vielleicht schon die Diagnose, wodurch die Beziehung zum Nicht-Wissenden beeinflusst wird. Ein falsch verstandenes Verschonen kann den Prozess der Leugnung verstärken. Durch Offenheit und Gesprächsbereitschaft kann ein Begleiter das Aussprechen-Lassen des Unvermeidlichen unterstützen.

Spiralphase 2: Gewissheit
Letztlich erkennt der Mensch sein Problem (seine Krise) an. Da dies aber ein sehr schmerzhafter Prozess ist, kommt es immer wieder zu Momenten der Leugnung, die kurzfristig eine Entlastung darstellen. Es herrscht eine Ambivalenz des „Ja, – aber ...": der Verstand sagt „ja" – das Gefühl sagt „nein". Signalisiert der Betroffene die Bereitschaft zu einem klärenden Gespräch, kann dies eine Möglichkeit sein, Verstand und Gefühl in Einklang zu bekommen. Nicht der Informationsgehalt ist entscheidend, vielmehr, ob die Information auch angenommen werden kann. Dies stellt hohe Anforderungen an die Kommunikationsfähigkeit und Belastbarkeit des Prozessbegleiters. Durch vorsichtig dosierte sachliche Informationen kann er das Herantasten des Betroffenen an die Wahrheit unterstützen.

Spiralphase 3: Aggression
Mit der zunehmenden Gewissheit wächst die emotionale Erschütterung und Verzweiflung. Die Belastung steigt, Unsicherheit, Angst, Spannung und das Gefühl der Bedrohung nehmen zu. Gefühle der Perspektivlosigkeit, Hilflosigkeit und Überforderung treten hinzu. Der vehemente Protest des Betroffenen führt zu unkontrollierten Gefühlsausbrüchen, die gegen sich selbst oder andere gerichtet sind. Da der eigentliche Anlass der Krise nicht bekämpft werden kann, sucht der Betroffene Ersatzobjekte als Ventil, um den emotionalen Druck zu verringern. Dies kann alle Außenstehenden gleichermaßen treffen. Der Betroffene erlebt sich in diesem Moment als (wenn auch verzweifelt) Handelnder. Findet sich kein (erlaubtes) Ventil, bleibt die Aggression beim Betroffenen: er kann sie dann nur noch aktiv oder passiv gegen sich selbst richten. Von seiner Umgebung fühlt er sich umso mehr isoliert und verlassen. Die Gefahr der apathischen Resignation wächst. Die Begleiter sollten diese Aggressionen nicht auf sich selbst beziehen, sondern als das annehmen, was sie sind.

Spiralphase 4: Verhandlung
Aggression und wachsende Spannung werden zu einem mächtigen inneren Antrieb. Der Betroffene mobilisiert alle Ressourcen und sucht zum Teil auch wahllos Lösungsmöglichkeiten. Im Vordergrund steht das Bedürfnis, die Ohnmacht zu überwinden und handlungsfähig zu werden. Dies kann dazu führen, dass weitere Meinungen eingeholt werden, andere Ärzte und Heiler konsultiert und unter-

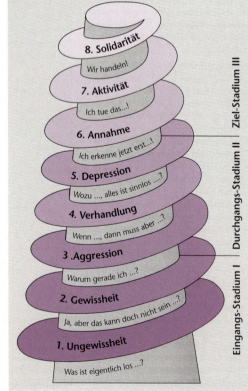

Abb. 5.12: Das Modell zeigt die acht Spiralphasen, die alle Betroffenen in der Krisenverarbeitung durchlaufen müssen, um wieder selbstbestimmt handlungsfähig zu werden. Schuchardt ordnet die Spiralphasen weiter in drei Stadien: das fremd gesteuerte Eingangs-Stadium mit Ungewissheit und Gewissheit, das emotional ungesteuerte Durchgangs-Stadium mit Aggression, Verhandlung und Depression und das selbst gesteuerte Ziel-Stadium mit Annahme, Aktivität und Solidarität. (☐ 11, leicht modifiziert)

schiedliche Therapieansätze ausprobiert werden. Die Hoffnung auf ein Wunder lässt Betroffene ungewöhnliche (auch kostspielige) Wege gehen: Sie unternehmen Pilgerfahrten, legen Gelübde ab, lassen Messen lesen oder überschreiben ihren Besitz der Kirche. Ziel ist es, um jeden Preis einen Aufschub zu erhalten. Begleitung in dieser Phase kann darin bestehen, diese Mechanismen für den Betroffenen erkennbar werden zu lassen.

Spiralphase 5: Depression
An einem bestimmten Punkt kann der Betroffene das Problem nicht mehr leugnen oder durch Verhandlungen beseitigen. Er erkennt an, dass sein Bemühungen trotz aller emotionaler Verausgabungen erfolglos geblieben sind. Das Gefühl des persönlichen Scheiterns führt zu Resignation, Verzweiflung und Depression. Nun erkennt er das Ausmaß des Verlustes und muss loslassen. Trauer über das Verlorene und Angst vor den kommenden Veränderungen prägen das Erleben. Diese Trauerarbeit ist die Voraussetzung für die Annahme des Schicksals und kann vom Begleiter unterstützt werden.

Spiralphase 6: Annahme
Durch die Anstrengungen der vorhergehenden Phasen ist der Betroffene erschöpft, er fühlt sich verausgabt und leer. Gleichzeitig wird ihm bewusst, dass es ihn noch gibt, er ist nicht in der Krise untergegangen. Viele Begebenheiten und Erfahrungen werden jetzt erst bewusst erkannt. Wichtigstes Kennzeichen ist, dass er jetzt nicht mehr gegen die Krise arbeitet, sondern mit ihr. Die Bereitschaft, sich mit den neuen Anforderungen, den Problemen und Schwierigkeiten auseinander zu setzen, lässt ihn sein Schicksal annehmen.

Spiralphase 7: Aktivität
Kräfte, die bislang im Kampf gegen die Krise benötigt wurden, werden nun frei, um ein Leben mit dem Verlust, der Behinderung usw. leben zu können. Der Betroffene erkennt und nutzt verbliebene Gestaltungsmöglichkeiten. Es kommt zu einer Neubewertung und Neuorganisation. Damit hat der Betroffene weniger den Krisenauslöser (das Symptom) als sich selbst verändert. Dieser Veränderungsprozess wiederum kann auf das soziale Umfeld zurückwirken. Erkennt der Betroffene, welche Möglichkeiten er noch besitzt, wächst auch der Wunsch, wieder aktiv zu handeln. Dabei ist es

nicht wichtig, was er tut, sondern was er damit gestaltet. Durch die Suche erzeugt er einen neuen Sinn.

Spiralphase 8: Solidarität
Nach der erfolgreichen Bewältigung der eigenen individuellen Krise wird der Blick frei für größere, gesellschaftliche Zusammenhänge. Da die Kräfte nicht mehr so sehr gebunden sind, können sie für andere Betroffene solidarisch eingesetzt werden. Ziele sind häufig eine verbesserte gesellschaftliche Integration. Diesen Punkt erreichen vielleicht nur wenige Betroffene, dennoch zeigt gerade die Arbeit von Behindertenorganisationen oder Selbsthilfegruppen (☞ 9.2.5), dass dies möglich und sinnvoll ist. Schuchardt misst dieser Phase besondere Bedeutung zu, da das Engagement der Betroffenen gesellschaftliche Entwicklungen initiieren kann.

Mittel und Ziele der Krisenverarbeitung
Als **Mittel und Ziel der Krisenverarbeitung** benennt Schuchardt:
- **Sprache.** Der Betroffene darf sein Erleben zur Sprache bringen und aussprechen, was ihn bedrückt; so kann er seine Geschichte loswerden. Er richtet seine Botschaft einerseits an ein Gegenüber, wodurch er Annahme und Mitgefühl erreichen kann, andererseits an sich selbst, womit der Prozess der Reflexion unterstützt wird. Das Erzählen und Aufschreiben der eigenen Geschichte kann deshalb eine hilfreiche Methode der Krisenverarbeitung und Sinnfindung sein
- **Arbeit** kann verschiedene Funktionen erfüllen: zum einen um Abstand zu gewinnen (auch bei Flucht in die Arbeit) und den Selbstwert neu zu definieren. Zum anderen ermöglicht die Teilnahme am Arbeitsprozess eine Integration in die Gesellschaft und kann deshalb auch als Ziel des Bewältigungsprozesses gesehen werden
- **Religiöse Wertbestimmung.** Die Auseinandersetzung mit Glaubensinhalten und der Vorstellung von Gott ist für viele Menschen ein Mittel zur Verarbeitung der Krise. Drei typische Grundhaltungen können daraus resultieren:
  – Abbruch aller Verbindungen zu Gott, Kirche und Seelsorgern
  – Bedingungsloses, „naives" Vertrauen auf Gott
  – Ringen um eine veränderte Glaubenseinstellung.

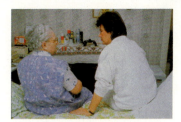

Abb. 5.13: Durch Fürsorge und Zuwendung wird Leid für viele Betroffene erträglicher. [K151]

> **Verständnis von Krisen ist notwendig**
>
> Das Krisenmodell hilft Pflegenden und anderen Begleitern und Helfern, das Verhalten von Menschen in Krisen besser zu verstehen sowie Ziele und Interventionen zu planen.

5.4.7 Ohne Sinn, sinnlos, wertlos?

Schmerz und Sinn ☞ 12.12

Auch die bestmögliche Unterstützung, Pflege und Therapie kann manchmal nicht verhindern, dass Menschen ihr Leben als unerträglich schwer oder sinnlos empfinden. Wenn keine Aussicht auf Heilung besteht, wenn eine Krise nicht bewältigt werden kann, sondern zu anhaltendem Leid (☞ Pflegephänomen Leiden) wird oder unerträgliche Lebensumstände nicht beeinflussbar sind, können die Betroffenen ihren Lebensmut verlieren und den Wunsch äußern, sterben zu dürfen.

Pflegende, Ärzte sowie alle Mitglieder im therapeutischen Team stehen dann vor der Frage, wie sie diesem Leid begegnen können. Lange Zeit galten die Selbsttötung und das Verlangen nach aktiver Sterbehilfe auf der Grundlage des christlichen Glaubensverständnisses und Menschenbildes als Tabu.

In den vergangenen Jahren hat sich hier ein Meinungswandel vollzogen, der in einigen Ländern zu einer Änderung der Gesetze geführt hat. In den Niederlanden wurde die aktive Sterbehilfe unter bestimmten Bedingungen legalisiert. Durch Patienten, Angehörige und die Öffentlichkeit erhöht sich für Pflegende und Angehörige anderer Berufsgruppen der Druck, Position zu beziehen. Vor diesem Hintergrund ist eine Auseinandersetzung mit dem Umgang mit Leid unumgänglich. Nur dann können Pflegende zu einer reflektierten, ethisch begründeten Haltung (Ethik ☞ Kap. 1) gelangen.

5 Lebensphasen

In Deutschland hat die Hospizbewegung eine Antwort gegeben: Anstelle von aktiver Sterbehilfe oder Assistenz beim Suizid (Hilfe zur Selbsttötung) setzt sie auf Maßnahmen der palliativen Pflege und Therapie wie Schmerzbekämpfung, Symptomkontrolle und Sterbebegleitung.

Ethische Konflikte am Ende des Lebens – Was bedeutet Sterbehilfe? ☞ 10.5

5.5 Bei der Bewältigung unterstützen

So selbstverständlich eine Pflegende jemandem, der nicht selbst trinken kann, zu Trinken reicht (und dabei nützt es nichts, wenn sie selbst trinkt), so selbstverständlich wird sie auch jemanden, der sein Leben nicht selbst bewältigen kann, bei der Bewältigung unterstützen (und dabei nützt es nichts, wenn sie versucht, das Problem zu lösen). „Bei der Bewältigung unterstützen" kann z. B. dadurch geschehen, dass weitere Unterstützung durch andere Berufe des Gesundheitswesens (von der Diabetesassistentin bis zum Psycho-

therapeuten) vermittelt oder der Kontakt zu Selbsthilfegruppen hergestellt wird.

Unterstützungsbedarf bei der Bewältigung von Lebensereignissen entsteht aus zweierlei Gründen:

▶ Wenn die (individuellen) Problembewältigungsstrategien zur Bewältigung normalen Anforderungen nicht ausreichen, so z. B. ein Suizid in der Pubertät aus Angst vor dem Erwachsenwerden
▶ Wenn besondere Situationen auftreten, wie etwa lebensbedrohliche Erkrankungen, wobei die herkömmlichen Problemlösungsfähigkeiten nicht ausreichen, sie zu meistern.

Während sich der Abschnitt 5.5.1 damit befasst, welche alltäglichen Anforderung an die Problemlösungsfähigkeit eines Menschen gestellt werden, befasst sich 5.5.2 damit, wie und warum Krankheit und Behinderung als erhöhte Anforderung gelten können.

5.5.1 Lebensbewältigung (Coping)

Coping ☞ 8.1.5

Erstaunlicherweise gehören zu den Bewältigungsaufgaben nicht nur die negativ empfundenen Lebensereignisse (Live-Events), wie z. B. Verlust des Arbeitsplatzes, Tod eines nahen Freundes oder

Verwandten oder Partnerschaftskonflikte. Vielmehr haben *Holmes* und *Rahe* (🕮 12) durch die **Live-Event-Forschung** gezeigt, dass auch erfreuliche Lebensereignisse wie Heirat, Beförderung oder die Geburt eines Kindes bewältigt werden müssen.

Was immer einem im Leben an Freude und Leid begegnen kann, es löst immer eine Reaktion aus. So unterschiedlich die Lebensereignisse und die davon betroffenen Menschen sind, so unterschiedlich fallen auch deren Reaktionen aus. Diese Reaktionen werden allgemein unter dem **Coping** zusammengefasst. Dabei handelt es sich sowohl um Strategien und Taktiken, also sichtbares und beobachtbares Verhalten, wie auch um Gedanken und Assoziationen, die nur durch Befragung zugänglich werden. Coping ist also ein umfassender Begriff, der mögliche Reaktionen auf die Herausforderungen des Lebens zusammenfasst.

Um das Bewältigungsverhalten und Menschen untersuchen zu können, haben Susan Folkmann und Richard Lazarus erstmals 1984 acht typische Bewältigungsreaktionen („Ways of Coping" ☞ Tab. 5.15) unterschieden (🕮 13):

▶ Konfrontierendes Coping (aggressives Verhalten zur Änderung der Situation)
▶ Distanzierung (Rückzug bzw. Bedeutung eines Auslösers minimieren)

	Lebensereignis	Durch-schnitts-wert
1	Tod des Ehepartners	100
2	Scheidung	73
3	Trennung vom Ehepartner	65
4	Zwangsaufenthalt im Gefängnis oder in anderen Institutionen	63
5	Tod eines nahen Verwandten	63
6	Schwere körperliche Verletzung oder Krankheit	53
7	Heirat	50
8	Kündigung durch den Arbeitgeber	47
10	Pensionierung	45
18	Wechsel zu anderer Arbeit	36
25	Herausragende persönliche Leistung	28
30	Schwierigkeiten mit dem Vorgesetzten	23
31	Größere Veränderungen in Arbeitsbedingungen	20
32	Wohnortwechsel	20
42	Weihnachten	12

Tab. 5.14: Durchschnittsbelastungs-Punktwerte einiger Lebensereignisse. (🕮 12)

	Merkmal	Beispiel
Konfrontierendes Coping	Aggressives Verhalten zur Änderung der Situation	Zur Pflegedirektorin gehen und sie dazu bewegen, eine andere Schwester zu versetzen
Distanzierung	Rückzug bzw. Bedeutung eines Stressors minimieren	„Ach das wird schon gut gehen, vielleicht komme ich ja in die andere Schicht."
Selbstkontrolle	Kontrolle eigener Gefühle und Aktionen	Ich reiße mich eben zusammen, als Profi darf man mir im Beruf „Privates" nicht anmerken.
Suche nach sozialer Unterstützung	Suche nach erreichbarer emotionaler Unterstützung oder nach Information	Ich gehe zum Betriebsrat und lasse mich beraten, ob und wie ich mich gegen die Versetzung wehren kann
Selbst-beschuldigung	Ereignis als Strafe für vorausgegangenes Fehlverhalten	Geschieht mir ganz recht. Hätte ich doch damals gleich gekündigt und das Krankenhaus gewechselt
Wunschdenken, Vermeidung	Das Problem zu umgehen versuchen in dem man sich eine Vermeidungsmöglichkeit herbeisehnt	Hoffentlich hat er gerade Urlaub!
Geplantes Problemlösen	Annahme: Es gibt eine Lösung!	Ich gehe einfach zu ihm hin und wir reden darüber. Wahrscheinlich ist es ja für uns beide nicht einfach
Positive Umdeutung	Das Gute im Bösen, alles hat auch sein Gutes	So kann ich jetzt wenigstens zeigen, dass ich mich professionell verhalten kann

Tab. 5.15: Coping-Strategien: Schwester Beate wird wegen Personalmangel auf die Nachbarstation versetzt. Dort arbeitet ihr früherer Partner, von dem sie sich erst vor kurzem getrennt hat. So könnten bei ihr die acht verschiedenen „Ways of Coping" ausfallen.

5.5 Bei der Bewältigung unterstützen

- Selbstkontrolle (eigener Gefühle und Aktionen)
- Suche nach sozialer Unterstützung (erreichbare emotionale Unterstützung, Information)
- Selbstbeschuldigung
- Wunschdenken, Vermeidung
- Geplantes Problemlösen
- Positive Umdeutung.

Weitere Einteilungen von Coping-Strategien

Weitere Möglichkeiten, Coping-Strategien zu betrachten, greifen als Unterscheidungsmerkmal die Richtung und das Ziel heraus.

- **Internales Coping** (Richtung zum Betroffenen selbst): Die Bewältigung geschieht mit Blick auf die eigene Person, etwa: „Ich bin schuld, ich muss mich ändern."
- **Externales Coping** (Richtung vom Betroffenen nach außen, in die Umwelt): Die Bewältigung soll durch Veränderung der Umgebung, der Anderen erreicht werden
- **Emotionsorientiertes Coping** (zielt auf die Gefühlswelt): „Ich kann zwar das Problem nicht lösen, aber ich kann dafür sorgen, dass es mir möglichst gut damit geht"
- **Problemorientiertes Coping** (zielt auf die Lösung des Problems).

5.5.2 Bewältigung besonderer Ereignisse

Krankheit und Krise stehen in einem engen Zusammenhang, der wie ein Teufelskreis erscheint:

- Ein kritisches Lebensereignis (Tab. ☞ 5.14) verursacht eine Belastung
- Erreicht die Belastung einen kritischen Wert, z. B. mehr als 200 Punkte in zwei Jahren, dann treten häufig Krankheiten auf
- Krankheit selbst ist wiederum ein kritisches Lebensereignis.

Krankheit muss ihrerseits bewältigt werden und hat Folgen, z. B. Sorge um den Verlust des Arbeitsplatzes, die wiederum die Zahl der Belastungspunkte in die Höhe treiben: eine erneute Erkrankung folgt. Insofern ist es wichtig zu beachten, dass einerseits die Krankheit oft Folge einer Krise sein kann, andererseits den Betroffenen in eine Krise stürzt. Damit gehört die Begleitung in Krisensituationen zu einer wichtigen Aufgabe der Pflege.

In besonderer Weise lösen Krankheiten und Therapieverfahren Krisen aus, wenn

- Sie mit einem starken Gefühl der Abhängigkeit und des Kontrollverlustes einhergehen, z. B. bei:
  - Operationen und Narkose
  - Abhängigkeit von medizinisch-technischen Geräten, z. B. Dialyse
  - Verlust von Körperfunktionen, etwa nicht mehr sprechen oder nicht mehr gehen können nach einem Schlaganfall
- Sie das Selbstbild und das Selbstwertgefühl herabsetzen, etwa bei:
  - entstellenden Operationen, z. B. Amputation oder künstlicher Darmausgang
  - Verletzungen oder Verbrennungen im Gesicht
  - Verlust der Körperbehaarung durch Bestrahlung oder Zytostase
- Sie nur geringe Heilungschancen bieten und dem Betroffenen Leid zu fügen (Pflegephänomen Leiden ☞ unten), z. B. bei:
  - Therapieverfahren bösartiger Tumore
  - Chronisch fortschreitenden Erkrankungen, wie z. B. rheumatoide Arthritis, Mukoviszidose oder amyotrophe Lateralsklerose.

Krankheitsbewältigung

Unter **Krankheitsverarbeitung** wird die Bemühung verstanden, die somatisch-biologischen, psychischen und sozialen Folgen der Krankheit in die intrapsychische und interpsychische Realität zu integrieren (☐ 14). Wie eine Krankheit verarbeitet wird, hängt sowohl von innerpsychischen Faktoren als auch von der Diagnose, dem Verlauf und der Schwere der Krankheit ab.

Zur Krankheitsbewältigung greifen Betroffene auf die gleichen Strategien zurück, die sie auch in anderen kritischen Lebenssituationen verwenden („ways of coping" ☞ Tab. 5.15).

Es gibt keine Patentrezepte, keine Empfehlungen für eine Coping-Strategie, die für alle Patienten zu jedem Zeitpunkt günstig sind. Jeder Patient muss seinen persönlichen Weg im Umgang mit der Erkrankung suchen und immer wieder Bilanz ziehen, welche Strategie für ihn selbst gut ist.

	Merkmal	Beispiel
Konfrontierendes Coping	Aggressives Verhalten zur Änderung der Situation	„Ich kämpfe weiter"
Distanzierung	Rückzug bzw. Bedeutung eines Stressors minimieren	„Ja und?! Soll ich jetzt etwa alles hinschmeißen? Nein! Ich lebe weiter als sei nichts geschehen!"
Selbstkontrolle	Kontrolle eigener Gefühle und Aktionen	„Ich versuche, meine Gefühle für mich zu behalten. Ich muss mich zusammenreißen und tapfer sein."
Suche nach sozialer Unterstützung	Suche nach erreichbarer emotionaler Unterstützung oder nach Information	„Gibt es da keine Selbsthilfegruppe? Ich bin doch nicht die Einzige mit dieser schlimmen Krankheit! Es gibt doch sicher andere, die es geschafft haben, von denen will ich lernen!"
Selbstbeschuldigung	Ereignis als Strafe für vorausgegangenes Fehlverhalten	„Das musste ja so kommen! Irgendwie war mir immer klar, dass ich eines Tages für mein Glück bezahlen muss!"
Wunschdenken, Vermeidung	Das Problem zu umgehen versuchen in dem man sich eine Vermeidungsmöglichkeit herbeisehnt.	„Ich wünsche mir so sehr, ich würde morgen früh aufwachen und alles wäre nur ein böser Traum!"
Geplantes Problemlösen	Annahme: Es gibt eine Lösung!	„Ich weiß, was zu tun ist und versuche alles, um das Problem zu lösen bzw. die Situation zu verbessern."
Positive Umdeutung	Das Gute im Bösen, alles hat auch sein Gutes. Neuen Glauben fassen, das Beste aus der Situation machen. Positive Neubewertung	„Wer weiß, wofür das alles gut ist?! Ich lerne jetzt, was wirklich zählt im Leben."

Tab. 5.16: Coping-Strategien bei Krankheit. Aussagen von Patienten, die mit der Diagnose einer unheilbaren Krankheit konfrontiert wurden.

5 Lebensphasen

Richtungweisend für die Erforschung von Anpassungsprozessen bei schweren Erkrankungen waren Studien von *Richard Lazarus* und *Susan Folkman* (1984). Daraus entwickelte sich das transaktionale Stressmodell (☞ 8.1.5). Die lebensbedrohlichen Erkrankungen werden dabei als Stressoren angesehen, welche zu „Bewältigungsaufgaben" führen. Diese Aufgaben lösen Patienten mit *Versuchen problemlösenden Handelns:*

▶ Wiederholtes Aufsuchen ärztlicher Hilfe
▶ Verleugnung, optimistische Vergleiche
▶ Versuche der Selbstregulation.

Diese Problemlösungsstrategien können jeweils anpassungsförderliche wie auch anpassungshinderliche Folgen nach sich ziehen.

Modelle der Krankheitsbewältigung

Weitere **Modelle der Krankheitsbewältigung** versuchen, die speziellen Bewältigungsstrategien bei Krankheit (im Unterschied zum allgemein gültigen Pro-

---

🛏 Pflegephänomen: Krise

Pflegephänomene ☞ 4.3.7

Das Wort **Krise** leitet sich aus dem lateinischen „crisis", dieses wiederum aus dem griechischen Wort „krisis" (Scheidung, Entscheidung) ab und bezeichnete zunächst als medizinisches Fachwort den entscheidenden Höhe- oder Wendepunkt einer Krankheit (z. B. steiler, „kritischer" Fieberanstieg). Im Laufe der Zeit wurde der Begriff auch in den Disziplinen Psychologie und Wirtschaft übernommen.

Im Verlauf eines krisenhaften Geschehens befindet sich der Mensch in einem sehr labilen Zustand. Vorherrschend sind Gefühle großer Angst (Pflegephänomen Angst ☞ 5.4.3), Unsicherheit und Hoffnungslosigkeit (Pflegephänomen Hoffnung/Hoffnungslosigkeit ☞ 5.4.6) sowie Verlust- und Schuldgefühle (Pflegephänomen Schuld und Schuldgefühle ☞ 5.4.2). Der Betroffene ist einerseits an einem Tiefpunkt, andererseits aber auch an einem Wendepunkt angelangt. Durch die Bedrohung von Identität und Selbstkompetenz besteht die Gefahr, dass der Betroffene resigniert und sich aufgibt und nicht nach Hilfe sucht. Im Extremfall besteht Suizidgefahr.

Mit dem Bewusstsein, dass die bisherigen Problemlösungsstrategien erfolglos sind, wächst die Belastung. Unsicherheit, Angst, Spannung und das Gefühl der Bedrohung nehmen zu. Gefühle der Perspektivlosigkeit, Hilflosigkeit und Überforderung treten hinzu. Das Gefühl der Angst kann so stark werden, dass es zu einem negativen Rückkoppelungseffekt kommt und die Angst lähmend wirkt.

Die hohe psychische Anspannung führt zu Erregungszuständen, die nur schlecht unterbrochen werden können. Die nötige Erholung durch Ruhe, Entspannung und Schlaf ist nicht mehr gegeben. Betroffene sind oft nicht mehr in der Lage, eigene Grundbedürfnisse zu erfüllen oder Erwartungen und Anforderungen zu entspre-

chen. Die gewohnten Kommunikationsmuster und Verhaltensweisen sind verändert; auch besteht die Gefahr destruktiven Verhaltens gegenüber sich und anderen. In akuten Krisensituationen sind die Betroffenen nicht in der Lage, aktiv etwas zur Problemlösung beizutragen.

Zu den genannten Symptomen kommen psychische und physische Merkmale hinzu, wie sie innerhalb der Pflegephänomene Angst, Hilflosigkeit, Hoffnung und Leiden beschrieben wurden.

Pflegerischen Maßnahmen bestehen grundlegend im Begleiten, Unterstützen, Anleiten und Beraten. Zur Einschätzung der Situation kann das Modell von Schuchardt (☞ unten) hilfreich sein. Der erste Schritt für ein gutes Krisenmanagement ist die Annahme der Krise. Dabei ist allen Mitgliedern im Team klar, dass

▶ Es Krisen gibt und auch geben darf. Die Abwehr der Krise bzw. das Nichtwahr-haben-Wollen durch Pflegende verstärkt das Gefühl des Betroffenen allein, isoliert und unverstanden zu sein
▶ Viele Krisen keine schnellen Lösungen zulassen. Vielmehr gilt es, gemeinsam mit dem Patienten Zeit und Raum zu gewinnen, um – wenn auch nur für den Moment taugliche – Bewältigungsstrategien zu ermitteln
▶ Der Patient in der Krise nicht allein gelassen werden kann und die Spannung gemeinsam ausgehalten werden sollte
▶ Aggressionen Teil des Verarbeitungsprozesses (Krisenmodell von Schuchardt) sind und nicht persönlich genommen werden dürfen.

Wichtig ist für Pflegende die Einsicht, dass sie die Krise nicht allein bewältigen können. Alle Maßnahmen sollten in einem möglichst großen, therapeutischen Team geplant und durchgeführt werden.

▶ Die Begleitung eines Patienten besteht im Wesentlichen im Aufbau einer Pflegebeziehung, die von Akzeptanz, Re-

spekt und Vertrauen geprägt ist und es dem Patienten ermöglicht, frei von Angst vor Wertungen und Ablehnung seine Probleme darzustellen (☞ Pflegephänomen Leiden). Den kommunikativen Fähigkeiten (☞ 6.2) kommt in Krisensituationen eine besondere Bedeutung zu

▶ In akuten Situationen umgehend Suizidprophylaxe (☞ 34.1.3) bei Patienten mit starker Depression, Panik und Verzweiflung anbahnen
▶ Maßnahmen zur Deeskalation bei stark agitierten, aggressiven und gewaltbereiten Patienten ergreifen (Pflegephänomen Macht ☞ 🖳, Gewalt/Aggression ☞ 6.5.2).

Bei akuter Überforderung steht eine Entlastung des Betroffenen von Pflichten und Aufgaben im Vordergrund. Betroffene sind oft nicht in der Lage, gewohnte Selbstpflegeanforderungen weiter zu übernehmen. Pflegende ermitteln das Selbstpflegedefizit, beziehen die Ressourcen ein und führen entsprechende Maßnahmen (z. B. in den Bereichen Körperpflege, Essen und Trinken, Schlafen, Sich beschäftigen, usw.) durch oder unterstützen den Patienten dabei.

Im Umgang mit der veränderten Lebenssituation leiten Pflegende Patienten beim Erlernen neuer Fertigkeiten (wie Insulininjektion) und dem Einsatz von Hilfsmitteln (Umgang mit einem Rollstuhl etc.) an. Die Beratung besteht in Koordination und Vermittlung von Fachstellen wie Selbsthilfegruppen, Seelsorgern, Sozialarbeitern, Psychologen und Psychotherapeuten.

Weitere Maßnahmen lassen sich, entsprechend den Auslösern der Krisen und dominanten Symptomen, aus der Betrachtung der thematisch angrenzenden Pflegephänomene (Angst, Aggression, Hoffnung/Hoffnungslosigkeit, Verlust, Leiden, Ermüdung/Erschöpfung und Bewältigung/Coping) ableiten. (📖 15)

5.5 Bei der Bewältigung unterstützen

blemlösungsverhalten) herauszuarbeiten. So zeigt ein von *Barbara Strehler* entworfenes Modell vier Strategien auf:

▶ **Informationssuche:** Patienten müssen selbst entscheiden, welches Ausmaß an Informiertheit sie zu welchem Zeitpunkt für ihre Krankheitsverarbeitung benötigen
▶ **Suche nach Sinn und konstruktiven Aktivitäten:** Patienten setzten oft infolge der Erkrankung neue Schwerpunkte in ihrem Leben
▶ **Suche nach sozialer Unterstützung:** Die Suche nach sozialer Unterstützung, die sich auf die Familie, den Freundeskreis sowie auf professionelle Helfer und Selbsthilfegruppen beziehen kann, stellt somit eine Strategie in der Krankheitsbewältigung dar
▶ **Willensleistungen:** Diese Strategie beinhaltet die Bereitschaft, die durch die Krankheit entstandenen Beeinträchtigungen auszuhalten, zu meistern und für sein Leben zu kämpfen

Die **Krisenverarbeitung nach Schuchardt** (☞ 5.4.6) umfasst folgende Stufen:

▶ Ungewissheit: „Was ist eigentlich los?"
▶ Gewissheit: „Ja, aber das kann doch gar nicht sein …?
▶ Aggression: „Warum gerade ich?"
▶ Verhandlung: „Wenn …, dann muss aber …?"

▶ Depression: „Wozu …, alles ist sinnlos?"
▶ Annahme: „Ich erkenne erst jetzt …!"
▶ Aktivität: „Ich tue das …!"
▶ Solidarität: „*Wir* handeln …"

Fritz A. Muthny (1989) dagegen unterscheidet zwölf mögliche Bewältigungsstile:

▶ Selbstermutigung
▶ Mitwirkung und Arztvertrauen
▶ Relativierung durch Vergleich
▶ Regressive Tendenz (Regression: Rückschritt in der Entwicklung)
▶ Gefühlskontrolle und sozialer Rückzug
▶ Ablenkung und Selbstaufwertung
▶ Kognitive Vermeidung und bewusste Verheimlichung der Krankheitssymptome
▶ Misstrauen und Pessimismus
▶ Religiosität und Sinnsuche
▶ Hedonismus (Genussstreben)

▶ Depressive Verarbeitung
▶ Problemanalyse und Lösungsverhalten.

> Vergleicht man diese Modelle, so kann man einige Gemeinsamkeiten feststellen. Keines dieser Ansätze kann jedoch die Komplexität der individuellen Krankheitsverarbeitung vorhersagen noch vollständig erklären.

5.5.3 Biografiearbeit in der Pflege

Personenbezogen pflegen ☞ 6.1

Biografie heißt *Lebensbeschreibung* oder *Lebensgeschichte*. Sie bringt den individuellen Reifungsprozess eines Menschen zum Ausdruck, der von verschiedenen Einflüssen wie z.B. Familie, Beruf und soziales Umfeld geprägt wird. Die Be-

Was Biografiearbeit ist	Was Biografie nicht ist
▶ Eine Verbindung der Vergangenheit, der Gegenwart und der Zukunft ▶ Für alle Altersgruppen geeignet ▶ Wirkt therapeutisch ▶ Eine Möglichkeit, einen Zugang zu einem zunächst fremden Menschen zu gewinnen	▶ Ein Bericht nur über die Vergangenheit ▶ Nur für ältere Menschen geeignet ▶ Eine Therapie ▶ Ein Ausfragen über die Vergangenheit

Tab. 5.17: Biografiearbeit kann missverstanden werden. Ihr wesentlicher Sinn besteht darin, den zu pflegenden Menschen vor dem Hintergrund seiner ganz persönlichen Lebensgeschichte besser zu verstehen und einen breiteren Zugang zu ihm zu gewinnen, aber nur, wenn er dies auch zulässt.

⚕ Pflegephänomen: Leiden

Pflegephänomene ☞ 4.3.7

Leiden ist ein andauerndes schmerzliches Erleben innerer Spannung, das Erfahren von intensivem Schmerz und Trauer. Leiden entsteht, wenn Wünsche, Hoffnungen oder Bedürfnisse eines Menschen durch äußere oder innere Einflüsse enttäuscht oder versagt werden. Der Begriff beinhaltet etwas Passives und Ohnmächtiges: Leid muss erduldet und ausgehalten werden, wodurch sich die Frage nach dem „Warum?" stellt. Für viele Kulturen, Religionen und philosophische Richtungen gehört die Erfahrung von Leid zum Leben, weil es ohne Schmerz, Abschied und Enttäuschung menschliche Existenz nicht gibt, die Auseinandersetzung mit dem Leid bewahrt damit vor Gleichgültigkeit und regt zu innerem Wachstum an.

Auch Krankheiten und Krisen können zu

Leid führen. Im biomedizinischen Krankheitsverständnis (☞ 8.1.1) werden Krankheiten als Störungen verstanden, die es zu überwinden gilt. Neuere Ansätze der Psychosomatik (☞ 34.15) sehen Krankheiten als kreative Prozesse, in denen der Versuch darstellen, seelische Verletzungen auszugleichen oder unbewusste Konflikte zu lösen. Insofern ist der Kranke ein aktiver Gestalter.

Ursachen von Leid liegen:

▶ Im *Individuum* selbst begründet, z.B. wenn physiologische, emotionale, soziale und spirituelle Grundbedürfnisse (☞ auch Bedürfnispyramide nach Maslow, Abb. 4.11) nicht befriedigt sind. Auch ein Überangebot bzw. eine scheinbare Vielfalt an Möglichkeiten im Konsumieren und auf der Beziehungsebene können Orientierungslosigkeit und Leiden bewirken. Menschen leiden aber auch an der eigenen

Persönlichkeit: Selbstsucht, Eitelkeit, Rechthaberei, Neid, Eifersucht sind Eigenschaften, die ein glückliches Zusammenleben mit anderen erschweren oder verhindern können. Das Erkennen und Eingestehen von eigenen Fehlern oder von Schwäche ist ein wichtiger Schritt, auch negative Seiten der Persönlichkeit anzuerkennen und in das Selbstbild zu integrieren

▶ In der *Mitwelt.* Die Familie ist der Ort, an dem das Individuum eigentlich Annahme, Fürsorge und Unterstützung erwartet. Liebe und Leid liegen nah beieinander. Geraten Partnerschaften in eine Beziehungskrise oder brechen Familien auseinander, wird dies von allen Beteiligten als große leidvolle Verunsicherung erlebt. Ähnlich wirken Arbeitslosigkeit, finanzielle Not oder drohender Statusverlust. Auch Mitglied einer stigmatisierten Gruppe zu

5 Lebensphasen

Pflegephänomen: Leiden (Fortsetzung)

sein (z.B. durch Drogensucht, Straffälligkeit, HIV-Infektion), kann Leid verursachen, da das Bedürfnis nach Wertschätzung und Anerkennung unerfüllt bleibt

▶ In der *Umwelt*. Kollektiv erlebt werden von der Natur oder vom Menschen verursachte Katastrophen wie Erdbeben, Überschwemmungen, Krieg, Völkermord, Vertreibung, Folter, Versklavung. Individuell erlebt werden z.B. Vergewaltigung, Misshandlung, Überfall oder Geiselnahme

▶ In der sog. *Überwelt*. Der Mensch als geistiges Wesen fragt nach dem Sinn (Frankl). Findet er keine zufrieden stellende Antwort, gerät er in eine Sinnkrise. Bei Maslow entspricht dies dem Bedürfnis nach Selbstentfaltung durch Sinnfindung und Religion.

Kann im Leid ein Sinn gefunden werden? Nach Frankl besitzt Leiden eine Bedeutung, indem darin Sinn gesucht werden kann. Durch unabänderliches Leid, z.B. den unwiederbringlichen Verlust von geliebten Bezugspersonen oder Gesundheit, aber auch durch die Existenz unerwünschter äußerer Rahmenbedingungen, geraten viele Menschen in eine tiefe Sinnkrise. Nehmen sie das Unabänderliche an und interpretieren es neu als etwas Positives und Sinnvolles, können sie eine veränderte Sichtweise erwerben. Statt die Situation zu verändern, ist die Akzeptanz ein Weg zur Bewältigung. Dies ist allerdings ein schwieriger und schmerzhafter Prozess, bei dem bisherige Werte, Ziele und Maßstäbe auf den Prüfstand gelangen. Wie Frankls Untersuchungen mit überlebenden KZ-Häftlingen zeigte, sind Menschen in der Lage, auch schwierigste Bedingungen mit einer Chance auf ein psychisch gesundes weiteres Leben zu ertragen, wenn sie darin einen persönlichen Sinn oder eine Aufgabe sehen können.

Diese Erkenntnis darf aber nicht zu der Annahme führen, dass Erfahrung von Leid zwangsläufig zu Reife oder innerem Zuwachs führt. Im Leiden ist jeder Mensch allein. Es kann nicht geteilt, allenfalls begleitet werden (Mitleid). Eine Auseinandersetzung mit Leid kann aber dazu führen, eine bewusstere Einstellung zum Leben zu gewinnen, die Stellung der eigenen Person in der Welt zu reflektieren und neue Einsichten und Verhaltensmöglichkeiten zu gewinnen. Auch wachsen

durch selbst erfahrenes Leid das Verständnis und die Einfühlung für das Leid anderer. In diesem Sinn kann die Bewältigung von Leid eine Chance bedeuten, Erfahrungen und die Erkenntnisse zu erwerben, zu reifen und möglicherweise auch an Gesundheit hinzuzugewinnen. Wer einmal tief empfundenes Leid erfahren und bewältigt hat, kann auf eine innere Stärke zurückgreifen, die eine wertvolle Ressource im weiteren Leben darstellt.

Wie der einzelne Mensch subjektiv Leid erfährt, wird als Leidensdruck bezeichnet. Ein hoher Leidensdruck führt zur Suche nach Hilfe und Unterstützung und steigert die Compliance (☞ 5.4.2). Angst, Hilflosigkeit und Hoffnungslosigkeit können starkes Leid prägen. Es erfasst den Menschen in seiner Gesamtheit, es kann körperlich, seelisch, geistig, sozial und transzendental erlebt werden.

Viele Menschen fragen sich, warum und wozu sie leiden. Einige suchen Antworten im biomedizinischen Bereich (z.B. Krankheitsursache ist ein Virus, zu viel Stress oder ungesunde Ernährung), andere im Bereich der Philosophie und Religion, indem sie versuchen, den Sinn der Erkrankung zu deuten (z.B. Krankheit ist Strafe für begangene Sünden oder Folge eines bestimmten Verhaltens wie unterdrückter Aggressivität oder zu hoher Anpassung an die Erwartungen anderer). Wird die Situation als hoffnungslos interpretiert, können daraus bis zum Suizid führende tief gehende Resignation und Verzweiflung erwachsen.

Auch im Erleben von Leid, Trauer und Krankheit bestehen gesellschaftliche Normen. So wird i.d.R. vom Kranken die Übernahme einer bestimmten Krankenrolle erwartet. Kulturell unterschiedliche Sitten und Gebräuche definieren, welche Formen und Ausprägungen von Leiden anerkannt oder abgelehnt werden. Beispiele: Dürfen Schmerzen demonstrativ geäußert werden? Gibt es öffentliche Totenklagen? Das hohe Lebens- und Arbeitstempo unserer Zeit erfordert oftmals eine schnelle Rückkehr zur Normalität und Wiederherstellung der Arbeitsfähigkeit und steht damit einer wirksamen, länger andauernden Auseinandersetzung entgegen. Viele Gesellschaften tolerieren bestimmte Verhaltensweisen, die es ermöglichen, dem Leid (mehr oder weniger) zu entfliehen. Dazu gehören die Ein-

nahme von Rauschmitteln, aber auch andere suchtähnliche Verhaltensweisen wie exzessives Arbeiten, Fernsehen, Spielen und Sport.

Wie der Prozess der Leidensbewältigung individuell erfolgt, ist abhängig von der Biografie und Sozialisation des Betroffenen, seinen Persönlichkeitsstrukturen und Möglichkeiten zur Problemlösung. Betroffene zeigen völlig unterschiedliche Verhaltensweisen. Sie reichen von Verdrängung über Herunterspielen und Haltung bewahren bis zu Wehklagen, von fatalistischer Passivität bis zu Auflehnung, von Glauben und Vertrauen bis zu Mutlosigkeit und Enttäuschung. Manche Menschen suchen Trost, Zuwendung und Unterstützung, andere ziehen sich aus sämtlichen sozialen Kontakten zurück (Pflegephänomen Bewältigung/Coping).

Hilfe und Unterstützung bei der Bewältigung von Leiden erfahren Patienten durch Begleitung. Da die Begleitung leidender Menschen für alle Beteiligten – auch für die Angehörigen – ebenfalls eine belastende Situation darstellt, besteht die Gefahr der Überforderung. Eine Balance zwischen Mitgefühl und Abgrenzung, zwischen Nähe und Distanz, ist erforderlich. Diese stellt eine hohe Anforderung an Pflegende, die auch mit dem Erleben ihrer fachlichen Grenzen sowie mit Erwartungen und ambivalenten Gefühlen der Betroffenen konfrontiert sind. Wichtig ist deshalb eine Auseinandersetzung mit der eigenen Einstellung zu Leiden, Lebenssinn und Vergänglichkeit. Pflegende müssen anerkennen, dass Schwäche – auch eigene – zum Leben gehört. Eine Reflexion kann in pflegerischen Fallgesprächen, durch Supervision (☞ 8.3.1) und Balint-Gruppen geschehen.

Die Beziehung zum Patienten sollte geprägt sein von Echtheit, Wertschätzung, Anerkennung und Empathie. Werturteile und Stigmatisierung sollten als Gefahr erkannt und vermieden werden. Sinnvoll können alle Maßnahmen sein, mit denen Fürsorge zum Tragen kommt und das Wohlbefinden verbessert wird: z.B. Zeit nehmen für Gespräche, in denen Gefühle zugelassen werden können, anwesend sein, Hand halten, zuhören können, Atemstimulierende Einreibung, physikalische Maßnahmen. Weitere Interventionen sind in den Pflegephänomenen Angst, Hoffnung, Ungewissheit, Verlust beschrieben.

schäftigung mit der Biografie eines Menschen wird allgemein als **Biografiearbeit** bezeichnet.

Bei einer Pflege nach dem **biografischen Ansatz** werden die individuellen Lebenserfahrungen und Potentiale des Pflegebedürftigen berücksichtigt. Voraussetzung sind Grundkenntnisse der Pflegekraft über den *Lebenslauf* und die *Lebenseinstellung* sowie *historische Kenntnisse* aus der Generation der Pflegebedürftigen.

Biografiearbeit ist auch aktive Erinnerungsarbeit, d. h. eine spontane oder angeleitete Verarbeitung von Lebenserinnerungen und Lebenserfahrungen. Erinnerungsarbeit besteht immer darin, Ereignisse aus dem Gedächtnis zu rekonstruieren, um dieses Material durch Erklären und Bewerten zu bearbeiten. Biografie- und Erinnerungsarbeit ist die Einbeziehung der Vergangenheit in die augenblickliche Gegenwart und mögliche Zukunft.

Vorsicht

▸ Aufdringliche Neugierde oder „Verhöre" vermeiden. Langsam und behutsam vorgehen, manchmal sind Erinnerungen für die Betroffenen schmerzlich
▸ Datenschutz einhalten.

Um Verständnis für den zu pflegenden Menschen zu entwickeln, sein Verhalten und sein Erleben zu verstehen, muss die begleitende Person seine Lebensgeschichte kennen. Auch gründliche Kenntnisse der Geschichte sind erforderlich, da die persönliche Lebensgeschichte immer im Zusammenhang mit ihrem sozialen Umfeld und im historischen Kontext zu sehen ist. Dabei spielen **unterschiedliche Perspektiven** eine Rolle:
▸ Aus *psychologischer Perspektive* meint Biografiearbeit, dass man das beobachtbare Verhalten unmittelbar verstehen kann – als Summe der vergangenen Lebensereignisse
▸ Aus *soziologischer Perspektive* meint Biografiearbeit die Betrachtung des Menschen innerhalb seiner sozialen und historischen Bezüge (Herkunftsfamilie, Kindheitsbedingungen, Schulzeit, Jugendzeit, Berufsausbildung und -ausübung, Partnerschaft, Wohn- und Einkommenssituation, Krieg, Vertreibung). Das heute wahrnehmbare In-

teraktions- und Bindungsverhalten ist durch die individuelle soziale Geschichte beeinflusst
▸ Aus *aktivierender Perspektive* meint biografisches Arbeiten, dass Lebenswege, Lebensereignisse und Lebenskrisen so begleitet werden, dass die in der Person vorhandenen Fähigkeiten unterstützt werden. Es geht nicht nur darum, ausgefallene Fähigkeiten und Funktionen zu kompensieren, sondern auch darum, dem Menschen neue Möglichkeiten zu eröffnen, sein Leben – auch unter Bedingungen von Krankheit und Behinderung – lebenswert zu gestalten.

Selbstreflexion ist gefordert

Pflegende, die nach dem biografischen Ansatz arbeiten, müssen sich zuvor mit ihrer eigenen Biografie auseinandersetzen und mit dem Altern und Sterben beschäftigen.

Ziele von Biografiearbeit

▸ Unterstützung bei der Sinnfindung, Selbsterkenntnis und Suche nach neuen Lebenszielen nach der Beendigung eines Lebensabschnitts
▸ Überwindung von Einsamkeits- und Minderwertigkeitsgefühlen
▸ Förderung von Interessen.

Techniken

▸ Einzelgespräche mit Einbeziehung von Angehörigen und Freunden
▸ Themenbezogene Gespräche; der Pflegebedürftige beschäftigt sich z. B. mit einem bestimmten Thema oder zeigt ein Fotoalbum
▸ Bei aktueller Krisenbewältigung Erfragen und Hinterfragen von Strategien der Krisenbewältigung in der Vergangenheit
▸ Überprüfung pflegerischer und aktivierender Maßnahmen auf Gewohnheiten und Vorlieben der Pflegebedürftigen
▸ Reflexion im Anschluss an die Gespräche, z. B.
  – Bewältigungsstrategien für Krankheits- und Krisensituationen entwickeln
  – Höhen und Tiefen aus der Biografie herausarbeiten
  – Bezugspersonen und Gleichgesinnte ausfindig machen
▸ Dokumentation der Gespräche in Form von Gedächtnisprotokollen, dabei auch persönlichen Eindruck berücksichtigen.

Milieugestaltung

Durch Milieugestaltung kann Biografiearbeit unterstützt werden. Ziel ist es, eine Atmosphäre zu schaffen, in der sich der Pflegebedürftige wohl und zu Hause fühlt. Zum einen ist dazu eine intakte Beziehung zwischen Pflegekraft und Pflegebedürftigem notwendig. Zum anderen trägt auch die Gestaltung der Umgebung dazu bei, dass der Pflegebedürftige einen Bezug zu seiner eigenen Biografie findet, z. B. indem er Platz für eigene Gegenstände hat und sein Zimmer entsprechend seinem Geschmack einrichten und dekorieren kann.

5.6 Begleitung in den einzelnen Lebensphasen

Während sich die Biografiearbeit mit der Lebensgeschichte des *Einzelnen* befasst, geht es in den folgenden Abschnitten darum, zunächst die verschiedenen, typischen Phasen *menschlicher Entwicklung* zu betrachten und sich Wissen über die altersgerechte Entwicklung (Entwicklungspsychologie ☞ 5.2) anzueignen. Daraus ergibt sich für die Pflege, wie Entwicklungen gefördert, Störungen frühzeitig erkannt und entsprechende Interventionen abgeleitet werden können.

Aspekte der Entwicklung

Bei der Beobachtung der Entwicklung spielen verschiedene Aspekte eine Rolle:
▸ Die allgemeine körperliche Entwicklung, z. B. Größe, Gewicht und Körperproportionen (☞ 5.6.3)
▸ Die Entwicklung der Körperorgane und deren Funktionen, z. B. des Herz-Kreislauf-Systems oder der Ausscheidungsfunktionen
▸ Die motorische Entwicklung
▸ Die sensorische Entwicklung
▸ Die geistige (kognitive) Entwicklung
▸ Die emotionale und soziale Entwicklung.

Altersgerechte oder verzögerte Entwicklung?

Wachstum und **Entwicklung** von Kindern zeigen eine außerordentliche Vielfalt. Manche Kinder lernen früh zu sprechen, aber erst spät zu laufen; bei anderen ist es umgekehrt. Die Entwicklung hat also – innerhalb eines gewissen Rahmens – bei jedem Kind ihr eigenes Tempo. Dieses wird auch vom Geschlecht bestimmt: In den ersten Lebensjahren sind Mädchen in weiten Bereichen der Entwicklung, z.B. bei der Sprachentwicklung, durchschnittlich „schneller" als Jungen. Entsprechend schwierig ist die Unterscheidung zwischen (noch) **altersgerechter** und **verzögerter Entwicklung.**

Als **altersgerecht** wird die Entwicklung eines Kindes bezeichnet, wenn es einen bestimmten Entwicklungsschritt gleichzeitig oder früher macht als 90% aller Kinder.

Ist die Entwicklung eines Kindes **verzögert,** macht das Kind einen Entwicklungsschritt also nicht innerhalb des vorgegeben Zeitfensters, so heißt dies nicht zwangsläufig, dass das Kind krank oder behindert ist oder dass es als Erwachsener „aus dem Rahmen" fallen wird. Die meisten Kinder mit einer verzögerten Entwicklung sind einfach *Spätentwickler* und holen den Rückstand auf. Weil aber eine verzögerte Entwicklung eine Ausnahme ist, werden diese Kinder engmaschig vom Kinderarzt untersucht, um eine evtl. Krankheit oder Behinderung früh zu entdecken.

Kinderärzte gehen davon aus, dass von den 10% der Kinder, die in ihrer Entwicklung verzögert sind, etwa ein Drittel eine therapiebedürftige Krankheit hat oder im Verlauf seiner Entwicklung weiter in Rückstand geraten und damit bleibend behindert sein wird. Bei diesen Kindern wird nicht mehr von einer **Entwicklungsverzögerung,** sondern von einer **Entwicklungsstörung** gesprochen.

Der Kinderarzt oder Entwicklungsneurologe untersucht zunächst, ob es sich um eine **isolierte,** d.h. auf einen bestimmten Bereich, z.B. die Motorik oder die Sprache, beschränkte, oder eine **allgemeine,** d.h. alle Bereiche betreffende, Entwicklungsverzögerung handelt. Kinder mit einer allgemeinen (auch *global* genannten) Entwicklungsverzögerung haben häufiger eine verminderte Intelligenz und holen ihren Entwicklungsrückstand seltener auf als Kinder mit einem isolierten Entwicklungsrückstand.

Warnzeichen einer gestörten Entwicklung

Je nach Ursache ist eine einzelne Ebene, z.B. die Motorik, oder aber es sind mehrere bzw. alle Ebenen von der Entwicklungsstörung betroffen. Warnzeichen für eine gestörte Entwicklung sind ein verlangsamtes Entwicklungstempo sowie:

▶ **In der Motorik**
– Herabgesetzte oder erhöhte Muskelspannung *(Muskeltonus).* Es können eine oder mehrere Körperregionen betroffen sein
– Seitenunterschiede in der Körperhaltung und Bewegung
– Beibehalten von Bewegungsmustern, die sich normalerweise mit der Reifung des Gehirns verlieren (☞ Primitivreflexe des Neugeborenen, Tab. 5.20)

▶ **In weiteren Bereichen**
– Mangelnde Kontaktaufnahme: fehlendes „soziales" Lächeln
– Ungewöhnliche Erregbarkeit des Nervensystems; sehr schläfriges oder „überdrehtes" Kind, schrilles Schreien, Zittrigkeit, Krampfanfälle
– Verlangsamte (rezeptive) Sprachentwicklung (☐ 16).

Prävention und Gesundheitsförderung

Große und zunehmend erkannte Bedeutung in allen Bereichen der Medizin hat die **Prävention,** also die Vorbeugung oder zumindest Früherkennung von Krankheiten (☞ Kap. 8). In der *Pädiatrie* fußt sie vor allem auf zwei Säulen:

▶ **Prä- und perinatale Vorsorge,** z.B.:
– Vorsorgeuntersuchungen für die Schwangere, bei denen Risiken für das Kind diagnostiziert und wenn möglich behandelt werden, z.B. Streptokokkenbesiedlung des Geburtskanals (☞ 30.1.3)
– Betreuung aller Risikogeburten in Perinatalzentren (besonders enge Zusammenarbeit zwischen Geburtshelfern und Pädiatern)
– Vitamin K-Gabe, etwa Konakion®, an alle Neugeborenen zur Prophylaxe von Hirn- und Darmblutungen
– Bei Bedarf Gabe von antibiotischen Augentropfen zur Verhinderung einer eitrigen Bindehautentzündung, z.B. durch Gonokokken (früher mit Silbernitrat-Tropfen durchgeführt und als *Credé-Prophylaxe* bezeichnet)

▶ **Postnatale Vorsorge,** z.B.:
– Zehn *Kinder-Früherkennungsuntersuchungen* (davon die ersten neun bis zur Einschulung).
– Zu den Vorsorgemaßnahmen gehören auch die Gabe von Vitamin D zur Rachitisprophylaxe (im ersten, evtl. auch noch im 2. Lebensjahr),

die Gabe von Fluoridtabletten zur Verhinderung von Karies (in den ersten sechs Lebensjahren) sowie das *Screening* (Reihenuntersuchung) auf Stoffwechseldefekte (*Neugeborenenscreening* ☞ 5.6.2).

Die Früherkennungsuntersuchungen beinhalten immer die Anamnese seit der letzten Untersuchung, die Feststellung von Größe und Gewicht, die Überprüfung des Entwicklungsstandes sowie die Beratung der Eltern zu allgemeinen Aspekten der Säuglings- und Kinderpflege wie z.B. der Ernährung. Außerdem werden die Eltern zu Impfungen beraten und auf die nächsten Impftermine aufmerksam gemacht. Die U1 wird vom Geburtshelfer unmittelbar nach der Geburt, die U2 am 3.–10. Lebenstag vom Pädiater im Krankenhaus oder in der Praxis durchgeführt. Alle weiteren Untersuchungen finden beim niedergelassenen Kinderarzt statt. Wegen der Variabilität der kindlichen Entwicklung bevorzugen viele Pädiater eine Durchführung der Untersuchung eher gegen Ende der vorgesehenen Zeitspanne.

Erwachsene haben Anspruch auf *Krebsfrüherkennungsuntersuchungen* sowie sog. *Gesundheitsuntersuchungen.*

Zur Krankheitsvorbeugung gehören aber nicht nur die Maßnahmen des Gesundheitssystems. So haben z.B. die Gurtpflicht und die Förderung von Fahrradhelmen die Zahl der Verkehrsunfälle mit tödlichem Ausgang mehr als halbiert. Vorbeugend wirken auch eine menschengerechte Verkehrsplanung, die Verkehrserziehung, die Sexualerziehung und die Bekämpfung des Rauchens. Vorbeugung umfasst aber selbst die normalen Tätigkeiten des Alltags: Eine gesunde Ernährung und reichlich Bewegung etwa lassen einen Menschen im Schnitt mehr als fünfzehn Jahre älter werden, von dem Mehr an Lebensqualität ganz zu schweigen.

Alle Pflegenden sollten über die Hauptpfeiler der Prävention und die altersspezifischen Früherkennungsuntersuchungen Bescheid wissen, damit sie Anspruchsberechtigte entsprechend beraten und informieren können. Im ambulanten Bereich Tätige sind häufig an der Durchführung dieser Untersuchungen beteiligt.

5.6 Begleitung in den einzelnen Lebensphasen

5.6.1 Pränatale Entwicklung

Pränatale Diagnostik ☞ 30.13.4

Entwicklungsmerkmale

Die menschliche Entwicklung beginnt mit der Zeugung. Die **pränatale** *(vorgeburtliche)* **Entwicklung** ist zum Großteil genetisch vorprogrammiert. Aber auch hier machen sich bereits Umwelteinflüsse bemerkbar. So können etwa von außen kommende Schädigungsfaktoren Fehlbildungen verursachen, Kinder von rauchenden Müttern sind bei der Geburt oft untergewichtig.

Die Entwicklung von der Eizelle bis zur Geburt teilt sich in drei Stadien:
▶ Die Keimphase (1.–Mitte 2. Schwangerschaftswoche), in der die Befruchtung, die ersten Zellteilungen und die Einnistung der Eizelle im Uterus erfolgen
▶ Das Embryonalstadium (Mitte 2.–8. Woche), in dem sich die wichtigsten Organsysteme entwickeln
▶ Das Fetalstadium (ab der 9. Woche nach der Befruchtung entsprechend der 11. Woche nach dem Beginn der letzten Menstruation), das vor allem dem Wachstum und der Ausreifung dient.

Allgemeine körperliche Entwicklung

Die pränatale körperliche Entwicklung verläuft so rasant, wie wir es später nicht mehr erleben. So verdoppelt z. B. der Embryo im 4. Monat innerhalb von vier Wochen fast seine Länge, sein Gewicht nimmt auf das Drei- bis Vierfache zu.

Entwicklung der Körperorgane

In den ersten drei Monaten der Schwangerschaft entwickeln sich fast alle Organe. Daraus folgt, dass das ungeborene Kind im ersten Schwangerschaftsdrittel (ab etwa dem Ausbleiben der Menstruation) besonders empfindlich (vulnerabel) auf schädigende Einflüsse reagiert.

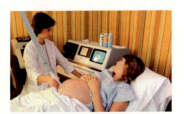

Abb. 5.18: Eine schwangere Frau ist zur Ultraschalluntersuchung bei ihrer Gynäkologin. Im Ultraschall ist das werdende Leben zu sehen. [J668]

Eine Rötelnembryopathie (☞ 26.6.5) führt z. B. zu schwerwiegenden Behinderungen, wenn sich die Mutter in den ersten Schwangerschaftsmonaten mit dem Rötelnvirus ansteckt. Danach sind die Schäden wesentlich geringer.

Motorische Entwicklung

Wahrscheinlich schon im dritten Schwangerschaftsmonat entstehen erste motorische Fähigkeiten – der Fetus beginnt sich, zunächst generalisiert, zu bewegen. Etwa im 4.–5. Schwangerschaftsmonat sind Mimik, Saugen, Finger- und Zehenbewegungen möglich. Im 5. Schwangerschaftsmonat sind die Bewegungen des Ungeborenen so kräftig, dass die Mutter sie spürt.

Sensorische Entwicklung

Wann genau erste Reize aus dem Körperinneren oder der Umwelt das ZNS des Foetus erreichen und wann er beginnt wahrzunehmen, ist nach wie vor unbekannt. So erscheinen erste Hörleistungen ab etwa der 16. Schwangerschaftswoche möglich, Reaktionen auf akustische Reize sind etwa zwei Monate später zu beobachten. Schmerzsinn und Somatosensorik entwickeln sich wohl noch früher, der Sehsinn später.

Geistige Entwicklung

Auch die geistige Entwicklung setzt vor der Geburt ein. Ob ein Kind Erinnerungen an die Zeit im Mutterleib hat, weiß man zwar nicht. Aus der Traumforschung gibt es jedoch Hinweise, dass die Erinnerung an die Geburt später in Träumen verarbeitet wird.

Da Forschungsergebnisse die Wahrnehmungsfähigkeit des Kindes im Mutterleib belegen, liegt es nah, die kindliche Entwicklung von außen positiv beeinflussen zu wollen. Ob das Vorspielen klassischer Musik tatsächlich positive Auswirkungen hat, ist noch nicht bewiesen, obwohl diese „Frühförderung" z. B. in Japan weit verbreitet ist.

Emotionale und soziale Entwicklung: Entwicklung der Bindung

Die Entwicklung der Bindung beginnt aus Sicht der werdenden Mutter mit der Feststellung der Schwangerschaft, Betrachten des heranwachsenden Embryos im Ultraschallbild und Spüren erster Kindsbewegungen im Mutterleib lassen sie wachsen. Das heranwachsende Kind kann etwa acht Wochen vor der Geburt die mütterlichen Herztöne und Umweltgeräusche hören; es beruhigt sich, wenn die Mutter z. B. den Bauch streichelt. Für die spätere Beziehung ist es entscheidend, dass sich hier auch die werdenden Väter einbringen.

Prävention und Gesundheitsförderung

Schädigende Einflüsse verschiedenster Art können die pränatale Entwicklung stören. Je nach Art, Zeitpunkt und Intensität der Schädigung reicht die Spannbreite von kaum merklichen funktionellen Abnormitäten bis hin zum Fruchttod (☞ auch Tab. 30.65). Alle Substanzen, die bei Ungeborenen *Fehlbildungen* hervorrufen können, heißen **Teratogene**.

Schwangerenberatung ☞ 30.1.4

Interventionen bei Entwicklungsstörungen

Entwicklungsstörungen des Ungeborenen können durch hochauflösende Ultraschallgeräte immer besser diagnostiziert werden. Dadurch wächst auch der Anspruch, solche Entwicklungsstörungen zu thera-

Schädigende Einflüsse	Mögliche Auswirkungen (Bsp.)
Chemische Substanzen, z. B.: ▶ Arzneimittel ▶ Alkohol und andere Drogen	▶ Fruchttod (→ Fehl-, Totgeburt) ▶ Fehlbildungen ▶ Verminderte Toleranz gegenüber anderen Belastungsfaktoren, Frühgeburt
Physikalische Faktoren, z. B.: ▶ Ionisierende Strahlung	▶ Niedriges Geburtsgewicht, Wachstumsretardierung ▶ Verminderte Intelligenz, Beeinträchtigung der Motorik, Verhaltensauffälligkeiten
Mütterliche Erkrankungen, z. B.: ▶ Infektionen ▶ Stoffwechselerkrankungen	▶ Zusätzlich bei Alkohol/Drogen: Entzugserscheinungen (Atemprobleme, Erbrechen, Zittern, Krämpfe) ▶ Zusätzlich bei Infektionen: vor allem bei Infektion in der Spätschwangerschaft schwere kindliche Infektion
Unzureichende Ernährung, Vitaminmangel, z. B.: ▶ Folsäuremangel	▶ Zusätzlich bei ionisierender Strahlung: Risikoerhöhung für bösartige Tumoren
Sauerstoffmangel	

Tab. 5.19: Wichtige schädigende Einflüsse vor der Geburt und deren Auswirkungen. Alle Frauen im gebärfähigen Alter sollten hierüber Bescheid wissen, damit sie ihr Kind keinen vermeidbaren Risiken aussetzen.

5 Lebensphasen

pieren wobei die Möglichkeiten bislang insgesamt begrenzt sind (zur Problematik des Schwangerschaftsabbruchs ☞ 30.14).

Als Therapiemöglichkeiten stehen zur Verfügung:

▶ **Amnioninfusion** *(AFI, Amniotic Fluid Infusion)*, z. B. bei Fruchtwassermangel
▶ **Amniondrainage** *(Fruchtwasserentlastungspunktion)*, z. B. bei Polyhydramnion (Fruchtwasserüberschuss)
▶ Intrauterine Erythrozyten- und Thrombozytentransfusion, zur Behandlung von Blutbildungs- oder Gerinnungsstörungen vor der Geburt
▶ Punktion von Körperhöhlen oder Zysten des noch ungeborenen Kindes.

5.6.2 Neugeborenenperiode

Geburt ☞ 30.17
Erstuntersuchung eines Neugeborenen
☞ 30.18

Entwicklungsmerkmale

Allgemeine körperliche Entwicklung

Bei der Geburt wiegen die meisten Kinder zwischen 2,5 und 4,2 kg. In den ersten vier Lebenstagen nimmt das Neugeborene vor allem durch den natürlichen Wasserverlust bis zu 10 % seines Geburtsgewichts ab. Gesunde Kinder haben nach 8 – 14 Tagen ihr Geburtsgewicht wieder erreicht.

Entwicklung der Körperorgane

Beobachtung des Pulses ☞ 12.3
Beobachtung des Blutdrucks ☞ 12.3

Herz-Kreislauf-System: Nach der Geburt verringert sich die Herzfrequenz kontinuierlich. Am Ende des ersten Lebensjahres liegt die Herzfrequenz bei wachen Säuglingen etwa zwischen 80 und 150 Schlägen/Min. und nimmt bis zum Erwachsenenalter stetig ab. Der Blutdruck hingegen nimmt mit wachsender Körpergröße kontinuierlich zu.

Beobachtung der Atmung ☞ 12.2

Atmungssystem: Die *Atemfrequenz* ist mit ca. 40 Atemzügen/Min. beim Neugeborenen und immer noch ca. 20/Min. beim älteren Kind höher als beim Erwachsenen. In den ersten Lebensjahren trägt vor allem das Zwerchfell zur Atembewegung bei *(Zwerchfellatmung)*, bei jedem Atemzug wölbt sich der Bauch durch das herabsinkende Zwerchfell vor, man spricht auch von „Bauchatmung".

Flüssigkeitshaushalt und Ausscheidungsfunktion: Bereits im Mutterleib

spielt der **Flüssigkeitshaushalt** eine wichtige Rolle, der hier ausgeschiedene Urin macht einen Großteil des Fruchtwassers aus. Nach einer bis zu 48 Std. anhaltenden „Pinkelpause" nach der Geburt scheidet das Neugeborene zunächst 8- bis 10-mal pro Tag Urin aus. Bezogen auf das Körpergewicht haben Säuglinge einen viel höheren Flüssigkeitsbedarf als ältere Kinder und Erwachsene. Insbesondere Neugeborene sind auf regelmäßige Flüssigkeitszufuhr angewiesen.

Die **Nieren** sind erst im Alter von 1 – 2 Jahren voll ausgereift. Besonders im ersten Lebensmonat ist sowohl die Konzentrations- als auch die Verdünnungsfähigkeit eingeschränkt. Schwankungen im Flüssigkeits- und Elektrolythaushalt führen deshalb leicht zur Überwässerung mit Neigung zu Ödemen, andererseits kann es auch leicht zur Dehydratation ☞ 12.6.5.9) kommen.

Neben dem Urin ist der erste, zähe, grünschwarze Stuhlgang *(Mekonium)* wichtig für die Aufnahme der **Ausscheidungsfunktion.** Das Neugeborene sollte innerhalb der ersten 48 Std. Mekonium abgesetzt haben. Dies wird in der Dokumentation vermerkt. Der anschließend bis zum 4./5. Lebenstag abgesetzte hellere Stuhl wird als **Übergangsstuhl** bezeichnet. Bei gestillten Kindern wird der Übergangsstuhl vom goldgelben, aromatisch bis leicht säuerlich riechenden **Muttermilchstuhl** abgelöst. Wird das Kind mit Kunstmilch ernährt, so hat der Stuhl einen süßlich-fauligen Geruch.

Die Stuhlhäufigkeit schwankt insbesondere bei gestillten Kindern erheblich. Sowohl 10-mal täglich als auch einmal alle zehn Tage sind hier normal, solange das Kind gedeiht und keine Zeichen des Unbehagens zeigt.

Leber: Während des gesamten Lebens fällt durch den ständigen Abbau von Hämoglobin *Bilirubin* an, das mit der Gallenflüssigkeit über die Leber ausgeschieden wird. Diese „Entgiftung" kommt erst nach der Geburt in Gang; im Mutterleib wird das Blut des Feten über die Plazenta und damit den mütterlichen Organismus entgiftet. In den ersten Lebenstagen ist die Bilirubinausscheidung nur sehr eingeschränkt möglich, das Bilirubin lagert sich im Gewebe ein und führt bei etwa 50 % der Neugeborenen zum Neugeborenenikterus (☞ 30.24.5).

Immunsystem: Gesunde Neugeborene haben reichlich Antikörper der Klasse IgG, die größtenteils von der Mutter

stammen (**Leihimmunität,** *Nestschutz*), d. h., sie verfügen über eine *passive Immunität* gegenüber verschiedenen Erregern, z. B. Masern, Röteln, Mumps. Nach dem Abbau der mütterlichen Antikörper kommt es im Alter von 3 – 12 Monaten zu niedrigen Antikörperspiegeln im kindlichen Blut. Nun ist der Säugling anfälliger für Infektionen; durch die Auseinandersetzung mit verschiedenen Erregern und Impfstoffen bildet er jedoch zunehmend eine eigene Immunität aus und produziert selbst Antikörper.

> Da ihre Abwehr noch nicht voll entwickelt ist reagieren Neugeborene und junge Säuglinge auf Infektionen oft mit (scheinbar) leichten und oft unspezifischen Krankheitszeichen (subfebrile Temperatur „schlechtes Trinken" oder „komische" Hautfarbe). Die genaue Krankenbeobachtung und das hygienegerechte Verhalten der Pflegenden sind deshalb besonders wichtig.

Motorische Entwicklung

Die Körperhaltung des Neugeborenen entspricht noch der räumlichen Enge im Mutterleib: Arme und Beine sind sowohl in Bauch- als auch in Rückenlage gebeugt, die Hände sind gefaustet. Das Nervensystem ist bei der Geburt noch nicht voll ausgereift. Die Bewegungen werden stark von den Primitivreflexen (☞ Tab. 5.20) beeinflusst. Diese Reflexe dienen vor allem dem Schutz, z. B. der *Handgreifreflex*, mit dem sich das Baby unwillkürlich an seiner Begleitperson festklammert, und der Nahrungsaufnahme, z. B. der *Rooting-Reflex* (Öffnen des Mundes nach Berührung der Wangen oder Lippen). Ansonsten sind die Bewegungen des Neugeborenen zunächst auf relativ ungerichtete „Massenbewegungen" beschränkt. Im Gegensatz zu Armen und Beinen kann das Neugeborene den Körperstamm nur wenig bewegen, den Kopf kann es von einer Seite zur anderen drehen, jedoch nicht länger „halten" (fehlende *Kopfkontrolle*).

Es gibt unterschiedliche Varianten, wie ein Säugling getragen oder hochgenommen werden kann. Abbildung 12.8.24 zeigt ein empfehlenswertes Beispiel.

Auch das Verhalten der Neugeborenen wird stark durch reflektorische Abläufe bestimmt. Ist das Neugeborene wach, steht das Saugen im Vordergrund seiner Aktivitäten. Ansonsten schläft es bis zu 20 Std. am Tag.

5.6 Begleitung in den einzelnen Lebensphasen

Primitivreflexe des Neugeborenen

Schreitphänomen (4. Woche)	Umklammerungsreflex (*Moro-Reaktion*, 5. Monat)	Handgreifreflex (*Tonischer Handreflex*, 5. Monat)
Hält man das Kind aufrecht am Rumpf, so dass seine Füße die Unterlage berühren, macht es Schreitbewegungen	Hält man das Kind in Rückenlage und lässt seinen Kopf plötzlich ein Stück nach unten fallen, … … abduziert und streckt es die Arme (Hände sind geöffnet) …	Legt man einen Finger quer in die Handinnenfläche des Kindes, … … greift es kräftig zu

Saugreflex (3. Monat)		Assymmetrisch-tonischer Nackenreflex (5. Monat)
Legt man einen Finger zwischen die Lippen des Kindes, fängt es an, rhythmisch zu saugen	… und führt sie dann über die Brust zusammen. Schreckreaktion, auch z. B. bei lauten Geräuschen.	Dreht man den Kopf des auf dem Rücken liegenden Kindes aus der Mittelstellung zur Seite, streckt es Arm und Bein auf der Gesichtsseite und beugt die Extremitäten der Gegenseite („Fechterstellung")

Oraler Suchreflex (*Rooting*, 4.–6. Monat)		Fußgreifreflex (12. Monat)
Streichelt man den Mundwinkelbereich des Säuglings, verzieht er den Mund und dreht den Kopf zur gestreichelten Seite		Drückt man mit dem Daumen o. Ä. gegen die Fußballen, beugt das Kind alle Zehen

Tab. 5.20: Primitivreflexe des Neugeborenen (Auswahl). Alle Reflexe sind bei Geburt schon vorhanden. Die Altersangaben entsprechen dem ungefähren Zeitpunkt des Verschwindens des jeweiligen Reflexes. [Fotos: K303]

Neugeborene zeigen früh Interesse am menschlichen Gesicht; das erste Lächeln tritt oft im Schlaf auf („Engelslächeln"). Etwa ab der 6. Woche entwickelt sich das *soziale Lächeln* als Antwort auf Zuwendung, dies vertieft die Eltern-Kind-Beziehung.

Sensorische Entwicklung

Die **Sinnesorgane** informieren den Menschen über seine Umwelt, indem er sie hört, sieht, riecht, schmeckt und fühlt.

Schon das Neugeborene hat ein gutes *Hörvermögen* und reagiert auf Glockenläuten oder ähnliche Geräusche. Auch *sehen* kann es bereits, die Sehschärfe muss sich allerdings noch erheblich weiterentwickeln, räumliches Sehen ist noch nicht vorhanden. Bereits in der ersten Woche erkennt das Neugeborene aber die einfachsten Gesichtszüge – den horizontalen Mund und punktförmige Augen.

In der Neugeborenenperiode nimmt das Kind seine Mutter vor allem über den *Geruchssinn* wahr, so dass z. B. ein Halstuch der Mutter dem Kind im Inkubator einen vertrauten Geruch vermitteln kann. Der Geschmack von Milch – ob Muttermilch oder Kunstmilch – ist die zweite *Geschmackserfahrung* des Neugeborenen, bis dahin kannte es nur den Geschmack des Fruchtwassers.

Der *Tastsinn* hat für das Neugeborene eine ganz besondere Bedeutung. Indem es z. B. auf den Arm genommen wird, erfährt es die lebensnotwendige körperliche Nähe und kann es oft beruhigt werden.

Emotionale und soziale Entwicklung

Während früher eine Geburt zu Hause stattfand, kommen heute fast alle Kinder im Krankenhaus zur Welt. Durch die damit verbundenen technischen Möglichkeiten ließ sich die Säuglingssterblichkeit senken. Wichtig ist, dass die Geburt trotzdem so sanft wie möglich abläuft („sanfte Geburt"). Bereits eine scheinbar so geringfügige Maßnahme wie das nackte Neugeborene auf die Haut der Mutter zu legen, führt zu einem verbesserten Mutter-Kind-Kontakt. Die Nabelschnur nicht gleich zu durchtrennen, sondern damit etwa 45 Sek. zu warten, bis sich das Nabelschnurblut entleert hat, bringt nicht nur psychologische Vorteile, sondern verbessert auch die Immunität des Neugeborenen. In einigen Kliniken ist es üblich, dass die Väter – wenn sie möchten – die Nabelschnur durchtrennen (verbesserte Vater-Kind-Beziehung).

Weitere Faktoren mit Einfluss auf die spätere Beziehung sind z. B. das Stillen oder das Rooming-in (☞ 30.20). Das Neugeborene erkennt z. B. schon wenige Stunden nach der Geburt Stimme und Geruch der Mutter. Wichtig ist ein dosiertes Reizangebot nicht nur für die soziale Bindung, sondern auch für die geistige, sprachliche und sensorische Entwicklung. Sie kann z. B. durch Babymassage gefördert werden.

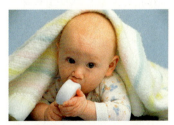

Abb. 5.21: Knapp drei Monate alter Säugling im typischen Unterarmstütz. [J666]

Prävention und Gesundheitsförderung

- ▶ U1 unmittelbar nach der Geburt (☞ auch 30.23.2): Vitalzeichen, Fehlbildungen, Geburtsgewicht/-größe, Muskeltonus, Vitamin-K-Prophylaxe
  Warnzeichen: z. B. zu „schlaffes" oder zu „steifes" Kind
- ▶ U2 am 3.–10. Tag: Geburtsverletzungen, Reife, Muskeltonus, Neugeborenenikterus, Neugeborenenscreening, Vitamin-K-, Rachitis- und Fluoridprophylaxe
  Warnzeichen: z. B. Trinkschwierigkeiten, Krämpfe, schrilles Schreien.

Oft sind es die Pflegenden, die Auffälligkeiten bei eben noch gesund wirkenden Neugeborenen entdecken. Dies können z. B. Neugeborenenkrämpfe oder eine auffällige Atmung sein. Je früher diese Symptome entdeckt und deren Ursache behandelt werden, desto besser sind die Heilungschancen des Kindes.

Auch bei Frühgeborenen wird auf eine gesunde soziale Beziehung geachtet und jede Möglichkeit des direkten Kontaktes genutzt. Die Eltern werden motiviert, zu ihrem Baby im Brutkasten Kontakt aufzunehmen, es zu berühren, es nach Möglichkeit persönlich zu füttern. So wird die Eltern-Kind-Beziehung gefördert. Bei der **Känguru-Methode** *(Kangarooing, skin-to-skin-Methode)* wird das häufig noch künstlich beatmete Kind mit allen Kabeln und Sonden der Mutter oder dem Vater auf die nackte Brust gelegt und warm zugedeckt. Dies verbessert nachweislich den Gasaustausch in der Lunge und stabilisiert den Kreislauf. Zusätzlich kann man dem Kind z. B. ein Halstuch, das die Mutter getragen hat, in den Brutkasten legen.

Neugeborenenscreening

Einige Stoffwechselerkrankungen führen schon zu irreversiblen Schäden des Nervensystems, bevor sie wegweisende Symptome verursachen. Um insbesondere solche Stoffwechselerkrankungen rechtzeitig zu erkennen, bei denen eine frühzeitige Behandlung die Schäden vermeiden könnte, wird im sog. **Neugeborenenscreening** das Blut eines jeden Neugeborenen untersucht. Durch eine neue Labormethode, die *Tandem-Massenspektrometrie*, können mehr als 15 Erkrankungen entdeckt werden, z. B. die angeborene Hypothyreose, die Phenylketonurie, die Ahornsirupkrankheit und die Galaktosämie. Die neue Methode wird derzeit flächendeckend eingeführt und hat die alte Methode, den nach seinem Erfinder benannten *Guthrie-Test*, weitgehend abgelöst. Die Teilnahme am Screening ist freiwillig.

Durchführung. Zunächst füllen die Pflegenden die Angaben auf der Testkarte (☞ Abb. 5.23) aus. Nach Desinfektion der Einstichstelle sticht die Pflegekraft mit einer kleinen Lanzette seitlich in die Ferse des Neugeborenen. Der erste Tropfen wird mit einem Zellstofftupfer aufgenommen, dann werden alle Kreise der Testkarte bis zu den Rändern mit Blut getränkt. Anschließend versorgt die Pflegekraft die Ferse des Kindes mit einem Pflaster; die Karte wird in ein spezielles Screeninglabor geschickt, das die Untersuchung vornimmt.

> Bis vor kurzem mussten Neugeborene eine bestimmte Menge Milch aufgenommen haben, damit das Neugeborenenscreening aussagekräftig war. Bei der Tandem-Massenspektrometrie ist dies nicht mehr notwendig, der Test kann bereits am dritten Lebenstag durchgeführt werden. Damit kann oft auch die Behandlung früher eingeleitet werden.

Hörscreening

Mit einer Häufigkeit von etwa 0,2 % verhältnismäßig häufig ist die angeborene Schwerhörigkeit – und folgenschwer, denn die betroffenen Kinder bleiben ohne Behandlung nicht nur in der Sprachentwicklung zurück (im Extremfall entwickelt sich die Sprache gar nicht), sondern ihre *gesamte* Entwicklung ist gestört. Wird der Hörfehler rechtzeitig – möglichst in den ersten sechs Lebensmonaten – erkannt, so sind die Chancen des Kindes auf eine weitgehend normale Entwicklung gut.

Ein **Hörscreening** ist bereits bei Neugeborenen möglich, und zwar über die Messung der *otoakustischen Emissionen* (OAE ☞ auch 32.3.2). Die Untersuchung

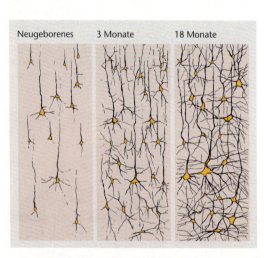

Abb. 5.22: Hirnreifung in drei Entwicklungsstadien. Während beim Neugeborenen die Neuronen weitgehend unverknüpft nebeneinander liegen, bilden sich mit zunehmendem Alter des Kindes unzählige Verbindungen zwischen den Nervenzellen aus. [A400-190]

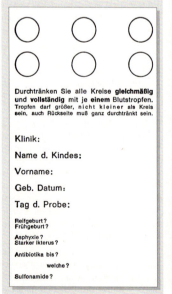

Abb. 5.23: Testkarte für das Neugeborenenscreening. [V064]

5.6 Begleitung in den einzelnen Lebensphasen

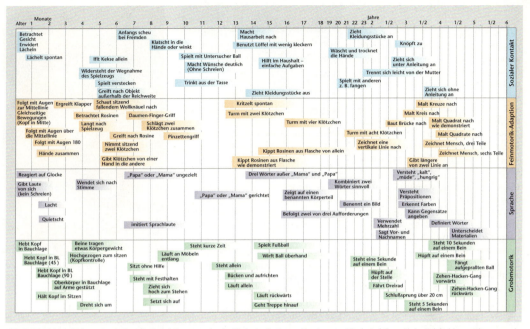

Abb. 5.24: Eine Methode zur Beurteilung des Entwicklungsstandes des Kindes ist die Denver Developmental Scale. Auf dieser Skala sind die bis zum Alter von sechs Jahren zu erwartenden Entwicklungsschritte vermerkt. [A300]

wird am 2. oder 3. Lebenstag mithilfe eines kleinen, mobilen Gerätes durchgeführt, sie ist für das Kind schmerz- und nebenwirkungsfrei und dauert nur Minuten.

In einigen Ländern, z. B. England und Österreich, ist das Hörscreening bereits landesweit eingeführt. In Deutschland ist es (noch?) nicht Bestandteil der gesetzlich vorgesehenen Früherkennungs-Untersuchungen, wird jedoch in einigen Bundesländern schon flächendeckend angeboten.

Interventionen bei Entwicklungsstörungen

Die moderne Medizin ist in der Lage, ungenügend ausgeprägte, lebensnotwendige Funktionen wie Atmen und Nahrungsaufnahme auszugleichen und eine Art künstlich verlängerte Schwangerschaft zu bieten. Viele Operationstechniken lassen sich bei Neugeborenen ebenso anwenden wie bei Erwachsenen. Über die Folgen eines dadurch bedingten langen Krankenhausaufenthaltes, z. B. psychischen Störungen infolge eines fehlenden „Urvertrauens", kann man nur spekulieren. Vordergründig merkt man jedoch dem Säugling wenig an, er scheint sich an die Klinikatmosphäre zu gewöhnen.

5.6.3 Säuglingsalter

Das erste Lebensjahr heißt **Säuglingsalter**, weil die Nahrungsaufnahme fast ausschließlich über Saugen geschieht.

Betrachtet man einerseits das hilflose, völlig von seiner Umwelt abhängige Neugeborene und andererseits das Einjährige, das schon die Umwelt erkunden und zumindest bestimmte Dinge alleine machen kann, so kann man den Menschen auch als eine physiologische Frühgeburt bezeichnen. Das erste Lebensjahr dient so verstanden der im Mutterleib nicht abgeschlossenen Reifung.

Entwicklungsmerkmale
Allgemeine körperliche Entwicklung

Der Säugling entwickelt sich sehr schnell: Das einjährige Kind krabbelt oder „robbt", es läuft mit Festhalten an der Hand eines Erwachsenen und macht erste freie Gehversuche. Fingermahlzeiten isst es selbstständig und beginnt, mit dem Löffel zu essen. Es ahmt gern nach, beispielsweise Winken, versteht seinen Namen sowie einige einfache Begriffe und beginnt zu sprechen, z. B. „Mama", „Papa". Es mag Gib-und-Nimm-Spiele und genießt es, im Mittelpunkt zu stehen.

Entwicklung von Länge, Gewicht und Körperproportionen

Ermittlung von Größe, Gewicht und Körperoberfläche ☞ 12.6.2

Als Faustregel kann gelten: Im Alter von fünf Monaten hat sich das Geburtsgewicht verdoppelt und mit einem Jahr verdreifacht (später dann mit sechs Jahren versechsfacht und mit zehn Jahren verzehnfacht). Gestillte Kinder nehmen in den ersten vier Monaten oft rascher zu als nicht gestillte Kinder. Das Längenwachstum ist demgegenüber langsamer: Mit einem Jahr ist das Kind rund 75 cm groß, also „nur" ein Plus von 50%.

Entwicklung der Körperorgane

Gebiss. Mit ungefähr einem halben Jahr bekommt ein Säugling den ersten Zahn, dann folgt jeden Monat einer. Für einige Kinder ist der Zahndurchbruch eine Leidenszeit: Das Zahnfleisch ist gerötet und geschwollen, oft ist der Po wund; viele Kinder haben Schmerzen, sind unruhig, fiebern eventuell und schlafen schlecht.

Motorische Entwicklung

Mit fortschreitender Entwicklung des Nervensystems verschwinden die Primitivreflexe und werden von Gleichgewichtsreaktionen und zunehmend bewusst gesteuerten Bewegungsmustern abgelöst. Diese sind Voraussetzung für den aufrechten Gang, der Körper kann nun den „Kampf mit der Schwerkraft" aufnehmen. Durch Üben „von morgens bis abends" leiten Säuglinge ihre motorischen Entwicklungsschritte selbst ein, man beobachte etwa einen Säugling, der sich zigmal hintereinander immer ein bisschen weiter aus der Rückenlage dreht. Dieses „Trainingsprogramm" entspringt ihrem angeborenen Bewegungsdrang und ist gleichzeitig mit Lustgewinn verbunden.

Im Alter von **drei Monaten** kann ein Säugling Kopf und Schultern etwa 45–90° von der Unterlage heben und für längere Zeit halten *(Kopfkontrolle)*. Dabei stützt er sich typischerweise auf die Unterarme *(Unterarmstütz)*. Beim Hochnehmen aus der Rückenlage hängt der Kopf nur noch geringfügig nach hinten. Das Kind beobachtet zunehmend seine

Alter des Kindes	Tägliche Gewichtszunahme
1. Vierteljahr	25–30 g
2. Vierteljahr	20–25 g
3. Vierteljahr	15 g
4. Vierteljahr	10 g

Tab. 5.25: Die Angaben sind Durchschnittswerte. Im 2.–3. Lebensmonat etwa schwankt die Gewichtszunahme gesunder Kinder zwischen 500 und 1200 g, das entspricht 17–40 g/Tag.

Umwelt und gern auch die eigenen Hände, es folgt mit den Augen bewegten Objekten und reagiert mit Begeisterung, wenn etwas Angenehmes in Aussicht ist, z. B. die Brust der Mutter.

Im Alter von **sechs Monaten** sind Arme und Beine gestreckt. Dies zeigt die allmähliche Vorbereitung auf den aufrechten Gang an. Der Säugling stützt sich in Bauchlage auf die geöffneten Hände, wobei Brust und Oberbauch von der Unterlage gehoben werden. Er dreht sich ohne Hilfe vom Bauch auf den Rücken und umgekehrt. Den Kopf kann er jetzt in allen Positionen voll halten. Das Baby greift gezielt, wobei es die Gegenstände zwischen allen Fingern und Handfläche hält *(palmares Greifen,* von *lat.* palma = Handfläche). Die Umwelt erforscht es mit dem Tastsinn und überprüft nahezu alles auf Essbarkeit.

Mit etwa **neun Monaten** erweitert sich der Bewegungsraum: Der Säugling sitzt frei, steht mit Festhalten und beginnt zu krabbeln. Feinmotorisch erlernt er nun den *Pinzettengriff:* Gegenstände werden zwischen Zeigefinger und Daumen ge-

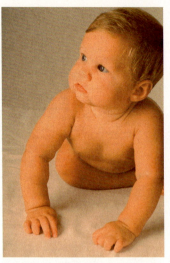

Abb. 5.29: Säugling im Alter von acht Monaten stützt sich mit gestreckten Armen auf die geöffneten Hände. [V226]

halten. Gegenstände wirft der Säugling nun absichtlich auf den Boden, und er kann sich zunehmend selbst beschäftigen.

Mit **zwölf Monaten** krabbelt das Kind, steht und kann an der Hand oder an Möbeln entlang laufen. Nichts ist nun mehr vor ihm sicher.

Sensorische Entwicklung

Die sensorische Entwicklung läuft parallel zur motorischen Entwicklung: beide beeinflussen sich gegenseitig. Mehr Bewegungsfreiheit bedeutet immer auch die Erweiterung des Wahrnehmungshorizontes, verbesserte Wahrnehmung (räum-

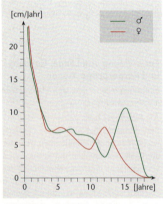

Abb. 5.26: Durchschnittliche Wachstumsgeschwindigkeit (Größenzunahme in cm/Jahr) bei Mädchen und Jungen. Nach dem Abfall der Wachstumsgeschwindigkeit im Kleinkindalter haben Mädchen einen zweiten Wachstumsschub mit ungefähr 12, Jungen dagegen mit etwa 14–15 Jahren.

Abb. 5.27: Die Messung des Kopfumfangs erfolgt beim Säugling an der Stelle mit dem größten messbaren Umfang um Stirn und Hinterhauptbein. [K115]

Abb. 5.28: Veränderung der Körperproportionen vom Fetus zum Erwachsenen nach Stratz. Das Verhältnis vom Kopf zum Körper beträgt beim zwei Monate alten Fetus 1 : 2, beim Neugeborenen 1 : 4, beim Sechsjährigen 1 : 6 und beim Erwachsenen 1 : 8.

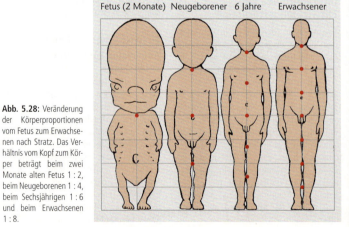

5.6 Begleitung in den einzelnen Lebensphasen

liche Orientierung, Gleichgewicht) wiederum fördert die Motorik. Mit drei Monaten beobachtet das Kind zunehmend seine Umwelt und gern auch die eigenen Hände, es folgt mit den Augen bewegten Objekten und reagiert mit Begeisterung, wenn etwas Angenehmes in Aussicht ist. Mit 4–6 Monaten ist das räumliche Sehen bereits relativ gut entwickelt und im Alter von etwa einem Jahr die Sehschärfe eines Erwachsenen erreicht. Schielt ein Kind (*Strabismus* ☞ 31.12), so können sich Sehschärfe des schwächeren Auges und räumliches Sehen nicht entwickeln, da der Seheindruck des schwächeren Auges vom Gehirn unterdrückt wird.

Ein Kind kommt z. B. mit einem Greifreflex zur Welt. Es ergreift jeden Gegenstand, den es durch Zufall berührt. Dabei lernt es, wie schwer der Gegenstand ist, wie er sich anfühlt usw. Durch ständiges Ausprobieren lernt es, eine Rassel anders zu greifen als ein Spielzeugauto und *be-greift* dadurch den Unterschied zwischen beiden.

Ein weiterer Lernschritt: Das Kind muss erst lernen, dass ein Gegenstand nicht verschwindet, wenn er durch etwas verdeckt wird. Erst durch Erfahrungslernen kommt es auf die Idee, dass z. B. in einer Schublade das Lieblingsspielzeug "versteckt" sein könnte.

Geistige Entwicklung

Die Wahrnehmung bestimmt auch die geistige Entwicklung: Nur wenn ein Kind weiß, was es in der Welt zu sehen, zu hören und zu fühlen gibt, wird es versuchen, dies zu benennen. Geistig-sprachliche Entwicklung ist undenkbar ohne Wahrnehmung. Am Ende der Säuglingsperiode im Übergang zum Kleinkind entsteht zielgerichtetes Verhalten. Ein Hindernis wird zur Seite geschoben, um einen Gegenstand zu greifen. Das Einjährige ahmt Laute nach ("plappert") und beginnt erste Worte zu sprechen (und versteht mehr …).

Nonverbale Äußerungen: Schon bevor ein Kind sprechen kann, kann es sich äußern. So unterscheidet sich das Schreien beim Säugling je nach auslösender Ursache.

Im Krankenhaus kann die Ursache für das Schreien eines Säuglings oft schnell geklärt werden, indem die Pflegenden die Eltern zur Ursache des Schreiens befragen, denn das Wissen der Pflegenden bezieht sich auf die "breite Masse" der Säuglinge, ihr eigenes Kind kennen jedoch die Eltern am besten.

Auch Gesichtsausdruck, Körperhaltung und Gestik von Kindern können Bände sprechen. Schon Neugeborene runzeln in unangenehmen Situationen die Stirn und saugen stark an ihrem Schnuller oder Fäustchen. Schmerzen,

Angst und Wut steigern ihre Atem- und Herzfrequenz. Diese Signale sind bei der Krankenbeobachtung genauso zu berücksichtigen wie das Schreien.

Ursachen des Schreiens

Durch das Weinen möchte ein Baby seiner Umwelt etwas sagen. Säuglinge weinen nicht aus Trotz oder um zu "nerven", dies würde ein Selbst*bewusstsein* voraussetzen, das der Säugling noch gar nicht hat. Ursachen für das Schreien können sein:

▶ **Hunger.** Der Säugling schreit drängend und rhythmisch, stets lang gezogen und manchmal zornig. Hört er auf zu schreien, sobald er hochgenommen wird, so ist er (noch) nicht hungrig

▶ **Schmerz.** Z. B. bei Blähungen oder Wundsein. Kurzatmiges, lautes, schrilles, oft panisches Schreien, mit Wechsel von Rhythmus und Tonlage.

▶ **Langeweile.** "Quengelndes", fragendes Schreien

▶ **Müdigkeit.** Rhythmisches, nicht drängendes, sondern klagendes Schreien. Oft reibt sich das Kind die Augen

▶ **Plötzliches Erschrecken.** Z. B. durch laute Geräusche. Aufziehendes, "stotterndes" Schreien. Der Säugling ist "außer sich", aber meist leicht zu trösten

▶ **Überreiztheit, Krankheit.** Das Schreien ist gereizt, der Säugling ist schwer tröstbar

▶ **Unbequeme Körperlage oder Umgebung.** Säuglinge, die sich noch nicht drehen können, weinen manchmal, weil sie ihre Körperlage nicht mögen oder Abwechslung brauchen. Auch gegen Kälte oder Überwärmung protestieren sie schreiend.

Emotionale und soziale Entwicklung

Ein Säugling verfügt über eine Vielfalt angeborener Signale, durch die er seine Eltern zu seiner **Betreuung** bewegt. Zu diesen Signalen gehört das "Kindchenschema": ein im Vergleich zum Körper großer Kopf und große Augen – das Kind sieht "süß" aus. Nach der Neugeborenenzeit werden Eltern zunehmend durch soziale Rückkopplungssignale in ihrer Fürsorge für das Kind bestärkt: Der Säugling schaut seine Bezugspersonen an, er be-

lohnt die Eltern mit einem Lächeln und bringt sie so dazu, ihm noch mehr Fürsorge zu schenken.

Wird schlafenden Müttern das Weinen verschiedener Babys auf Kassette vorgespielt, so reagieren 22 von 23 Müttern nur auf ihr eigenes Baby! Auch hat sich bei nächtlichen Videoaufnahmen gezeigt, dass Mutter und Säugling sich in ihren Schlafbewegungen intuitiv aufeinander abstimmen: Ist das Baby z. B. unruhig, so bewegt sich die schlafende Mutter automatisch zu ihrem Kind hin (☐ 17).

Gerade anfangs spielen hormonelle Signale in der unwillkürlichen Abstimmung zwischen Mutter und Kind eine wichtige, oft aber unterschätzte Rolle. Durch Körperkontakt und Stillen steigt bei der Mutter die Ausschüttung des Hormons *Oxytocin*. Dies hat vielfältige Wirkungen auf ihr zentrales Nervensystem, es löst Entspannung sowie Wohlbefinden aus, vermindert das Schmerzempfinden und fördert so die Bindung.

Die sich im Laufe der Entwicklung verbessernden Wahrnehmungsfähigkeiten wirken sich auch auf die Bindung aus. **"Acht-Monats-Angst" (Fremdeln):** das Kind kann nun unterscheiden, welche Personen ihm vertraut sind und welche Personen ihm fremd sind. Während es früher alle menschlichen Gesichter angelächelt hat, schenkt es jetzt nur noch den ihm vertrauten Personen ein Lächeln. Auf Gesichter, die ihm fremd sind, reagiert es abweisend.

Prävention und Gesundheitsförderung

▶ U3 in der 4.–6. Lebenswoche: Vitamin-K-Prophylaxe, zusätzlich Ultraschalluntersuchung der Hüfte Warnzeichen: z. B. unzureichende Gewichtszunahme, schwaches Saugen, fehlendes Fixieren oder Folgen von Objekten mit den Augen, Augenzittern (*Nystagmus* ☞ 33.3.4), fehlendes Lächeln, kein Erschrecken bei lauten Geräuschen, keine unterschiedlichen Lautäußerungen

▶ U4 im 3.–4. Lebensmonat: zusätzlich Beginn der Standardimpfungen Warnzeichen: Ernährungsprobleme, schlaffes Nach-hinten-Fallen des Kopfes beim Hochziehen aus der Rückenlage, keine Kopfkontrolle in der Bauchlage, ständig geschlossene Hände, kein Zusammenführen der Hände in der Mittellinie, kein Halten von Spielzeug, kein Anlächeln von Personen

- U5 im 6–7. Lebensmonat Warnzeichen: z. B. kein Spiel mit den Händen, kein Abstützen und Greifen in Bauchlage, kein Drehen, konstantes Schielen, kein Blickkontakt, kein Interesse an Spielzeug oder der Umwelt ganz allgemein
- U6 im 10.–12. Lebensmonat Warnzeichen: z. B. kein Sitzen, kein Krabbeln, kein Hochziehen und Stehen, kein Pinzettengriff, keine beginnende Sprachentwicklung (Silbenverdoppelung, Nachahmung von Lauten).

Früher bedrohten vor allem Infektionskrankheiten Gesundheit und Leben von Säuglingen. Durch Impfungen und bessere therapeutische Möglichkeiten haben diese abgenommen.

Heute sind prä- und perinatal erworbene Erkrankungen und nach wie vor der plötzliche Kindstod (☞ 10.8.3) Hauptodesursachen im Säuglingsalter.

Mit den Bewegungsmöglichkeiten des Säuglings steigt auch das Risiko von Unfällen und Vergiftungen. Stürze vom Wickeltisch oder aus dem Kinderwagen sind die häufigste Ursache für schwere Verletzungen, allzu häufig in Verbindung mit lebensbedrohlichen Schädel-Hirn-Traumata (☞ 33.14.1).

Sicherheitsmaßnahmen
Folgende Sicherheitsmaßnahmen beugen Unfällen bei älteren Säuglingen und Kleinkindern vor:
- Keine verschluckbaren oder spitzen, scharfkantigen Gegenstände in der Nähe des Kindes lassen (auch kein kleinteiliges Spielzeug)
- Kordeln und Schnüre, insbesondere an Kleidungsstücken, vermeiden (Strangulationsgefahr)
- Kind auf dem Wickeltisch und in der Badewanne nie aus den Augen/Händen lassen
- Treppen, Türen (auch Balkontüren) und Fenster sichern
- Kind nie unbeaufsichtigt an Hitzequellen, z. B. Herd, Bügeleisen, Kamin, lassen
- Steckdosen sichern
- Kind nicht unbeaufsichtigt mit Tieren allein lassen
- Medikamente, Reinigungsmittel und andere Chemikalien verschlossen halten
- Kind im Kindersitz stets anschnallen.

5.6.4 Kleinkind-, Kindergarten- und Grundschulalter

Ab dem Kleinkindalter werden nicht nur die motorischen Fähigkeiten und die Sprache weiterentwickelt und gegen Ende des Grundschulalters teilweise fast abgeschlossen. Es wird insbesondere auch der Umgang mit anderen Menschen erlernt (Sozialverhalten), außerdem wird grundlegendes Allgemeinwissen in der Schule erworben. Noch dominieren dabei die ererbten Anlagen, es zeigt sich jedoch immer stärker die Rolle der Umwelt: Man lernt, im Umgang mit seiner Umwelt die Anlagen zu nutzen.

Entwicklungsmerkmale
Entwicklung der Körperorgane
Gebiss: Mit 2,5 Jahren sind in der Regel alle 20 Zähne des *Milchgebisses* vorhanden.
Der Aufbau des *bleibenden Gebisses* mit seinen 32 Zähnen beginnt ab dem 6. Lebensjahr.

Motorische Entwicklung
Im Kleinkindalter lernt das Kind z. B. zu rennen und Treppen zu steigen. Auch die feinmotorischen Fähigkeiten wachsen, es isst „gut" mit dem Löffel und trinkt aus dem Becher. Gerade die feinmotorischen Fähigkeiten werden im Kindergartenalter weiter ausgebaut – das Kind lernt z. B. zu malen oder mit Schere und Klebstoff umzugehen.

Für viele Eltern sind das späte Kindergarten- und das Grundschulalter eine relativ „ruhige" Zeit. Allerdings können sich erste Lernschwierigkeiten zeigen, die dann möglicherweise sekundär emotionale und soziale Probleme nach sich ziehen.

Geistige Entwicklung
Lernen: Was für die motorische Entwicklung gilt, gilt auch für die geistige Entwicklung: Kinder *lernen* im Spiel – vor allem wenn dieses Freiraum für Kreativität lässt. Dass Spielen für Kinder lebenswichtig ist, stellte auch der Entwicklungspsychologe *Oerter* fest (18). Zum Spielen braucht ein Kind dabei nicht nur Spiel*sachen*, sondern vor allem Spiel*raum*: die Freiheit, seinem altersentsprechenden Spielbedürfnis nachzugehen. Zu Hause, aber auch im Krankenhaus, sollten Kinder nicht mit Spielsachen überfrachtet werden; mit wenigen, einfachen Spielsachen kommen sie oft besser zu-

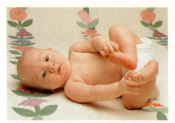

Abb. 5.30: Auch das Spiel mit den eigenen Füßen ist ein bedeutender Entwicklungsschritt. Dieser Junge ist etwa sieben Monate alt. [J666]

recht. Gleichzeitig gilt es, Störungen zu vermeiden, damit das Kind auch spielend lernen kann, sich zu konzentrieren.

Auch muss ein Kind nicht ständig beschäftigt werden, denn auch im Spiel braucht es immer wieder „Verarbeitungspausen". Diese Pausen werden von den Eltern leicht als Langeweile fehlgedeutet, so dass sie dem Kind immer neue Spiele anbieten. Dies führt letztlich zur Reizüberflutung des Kindes.

Die **Sprachentwicklung** schreitet rasant voran: Als Faustregel kann gelten, dass ein Einjähriges Einwortsätze spricht, ein Zweijähriges Zweiwortsätze und ein Dreijähriges schon „wirklich gut!" Die Bandbreite ist aber enorm: Einige Kinder fangen mit neun Monaten an, sinnvolle Worte zu sprechen, andere sind fast doppelt so alt. Ein 2-jähriges Kind kann über einen Wortschatz von wenigen Worten, aber auch von über 2000 Worten verfügen! Mädchen sind im Durchschnitt früher dran als Jungen, entgegen einer verbreiteten Meinung stimmt es aber nicht, dass erstgeborene Kinder schneller sprechen lernen als ihre Geschwister.

Emotionale und soziale Entwicklung
Mit dem Laufenlernen erweitert sich der Erfahrungsraum des Kindes immens. Sein Verhalten wird nun vom eigenen Willen angetrieben, und das Kind erfährt, dass es die Umwelt zu seinen Gunsten verändern und sich dem Gang der Dinge widersetzen kann. Etwa zwischen 15 Monaten und drei Jahren ist „Nein" ein beliebtes Wort. Auch gut gemeinte, für das Kind mit Vorteilen verbundene Vorschläge werden abgelehnt. Diese Phase der Ablehnung oder Verneinung ist normal, ein Ritual, in dem das Kind sich immer wieder seiner „Macht" versichert. Oft wird diese Phase als „Trotzphase" bezeichnet und damit angenommen, das

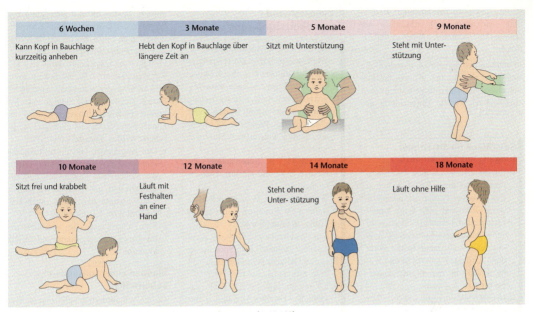

Abb. 5.31: Die Entwicklung der kindlichen Motorik bis zum 18. Lebensmonat. [A400-190]

Verhalten des Kindes geschehe aus Trotz gegenüber Erwachsenen. Dabei wird jedoch vergessen, dass das Ablehnungsverhalten des Kindes oft daher rührt, dass das Kind viele Motive noch nicht versteht oder an eigene Grenzen stößt: Warum soll es mit dem Spielen aufhören und zum Essen kommen? Warum bricht der Turm immer wieder zusammen, obwohl sich das Kind so angestrengt hat?

Gegen Ende des zweiten Lebensjahres entwickelt das Kind zunehmend *Allmachtsphantasien*. Es weiß und kann alles am besten und glaubt fest daran, mit einem kleinen Papierschiffchen über das riesige Meer schwimmen zu können. Zudem sieht sich das Kleinkind als Zentrum allen Geschehens: Es sieht nur sich, redet nur von sich und nimmt andere Menschen nur als Mitspieler in seinem eigenen (Lebens-)Spiel wahr.

Um die eigenen Interessen mit denen der Gruppe in Einklang zu bringen, bedarf es der Unterstützung durch Eltern und Gemeinschaft. Denn so wichtig Allmachtsphantasien als Gegengewicht zu frustrierenden Erfahrungen für das Kind sind, so wichtig ist es auch, dass diese ein „Durchgangsstadium" sind und sich das Kind nicht dauerhaft darin „verwickelt". Lernt das Kleinkind nicht, seinen natürlichen Egoismus zu überwinden, so kann es die nächsten Schritte seiner emotionalen und sozialen Entwicklung nicht tun: Die *Orientierung in der Gemeinschaft* und die *Übernahme produktiver Rollen in der Gruppe*. Bleibt die „Beherrschung" der Umwelt im Sinne von Allmachtsphantasien bestehen, so ist dies als Ersatzbefriedigung anzusehen, die Kinder anfällig für Verhaltensstörungen sowie soziale Probleme macht.

Im 2. und 3. Lebensjahr wird die soziale und emotionale Entwicklung des Kindes auch dadurch gefördert, dass ihm – liebevoll aber konsequent – **Grenzen gesetzt** werden. Denn eine als zu groß erlebte Welt verunsichert, sie überfordert die sich erst nach und nach entwickelnden Möglichkeiten und Fähigkeiten des Kindes und bahnt damit Enttäuschung und Frustration den Weg. Nur wenn die Welt Grenzen hat, kann das Kind die Bedürfnisse anderer Menschen wahrnehmen und sich als Teil der Gemeinschaft erfahren.

Im **Kindergartenalter** hat das Kind schon zu großen Teilen seine *Persönlichkeit* gebildet. Nach und nach entwickelt sich die Fähigkeit, sich selbst zu beobachten (Wie fühle ich mich?) und sich selbst zu beurteilen (Ich bin doch ein liebes Kind?). Die Realitätsnähe wächst, die Katze im Bilderbuch lockt zwar die Phantasie, ist aber nicht mehr so real, dass sie gestreichelt wird.

Dem Kind wird seine Rolle und Position in der Gruppe immer mehr bewusst – sei es in der Familie, der Nachbarschaft oder im Kindergarten. Es gestaltet seine sozialen Beziehungen nun liebevoll. Konnte das Kleinkind nur schlecht teilen, so gibt das Kindergartenkind gern Geschenke. Spielte das Kind frühen mehr „neben" anderen Kindern als „mit" ihnen, so hat es jetzt einen „besten Freund" – aus dem „egozentrischen" Kleinkind ist ein nun auch auf die Gemeinschaft hin orientiertes Kindergartenkind geworden.

Ab dem **Schulalter** gibt sich das Kind nicht mehr mit seinen unmittelbaren Erfahrungen zufrieden; es will seine Welt auch verstehen. Gleichaltrige (die *Peer*

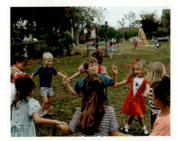

Abb. 5.32: Der Kontakt zu Gleichaltrigen wird mit zunehmendem Alter immer wichtiger. Neben den Eltern und Geschwistern vermissen Kinder im Krankenhaus daher häufig auch ihre Freunde. [V226]

5 Lebensphasen

Group) gewinnen zunehmend an Bedeutung, vor allem nach Abschluss der Grundschule nimmt der Einfluss der Eltern ab.

In höheren Schuljahren kann deshalb die Zusammensetzung der Klasse (soziale Schichten, Geschlechterverteilung etc.) entscheidend für die Entwicklung des Kindes sein.

Ratschläge für Eltern zum Umgang mit Kleinkindern

▶ Entscheidender als das, was Eltern ihrem Kind *sagen*, ist, was sie von ihm *erwarten*. Fordern sie beispielsweise ihr Kind auf, seine Spielsachen aufzuräumen, sind aber selbst nicht davon überzeugt, dass das Kind sich daran halten wird, dann wird das Kind Mittel und Wege finden, um das Zimmer unaufgeräumt zu verlassen
▶ Grenzen setzen kostet Energie. Wer Regeln aufstellt, muss seinem Kind gegenüber auch auf die Einhaltung der Regeln pochen. Dies schließt Flexibilität nicht aus, z.B. „Papa hilft heute mit", wohl aber Beliebigkeit, denn Regeln verlieren ihren Sinn, wenn ihre Einhaltung Ermessenssache ist
▶ Grenzen setzen kann heißen, das Kind gegen sich aufzubringen. Dies kollidiert nicht selten mit dem Anspruch der Eltern, „gut" zu ihren Kindern zu sein. Die Realität ist aber, dass Kinder ohne Grenzen *unglücklich* sind – dies passt nicht zu dem Anspruch, „gut" sein zu wollen
▶ Kinder haben ein Gespür für Fairness. Werden Grenzen sinnvoll gesetzt, so „erwarten" Kinder, dass die Grenzen von den Eltern auch verteidigt werden. Fehlt den Eltern der Mut, um konsequent zu sein, so ist dies für das Kind im Grunde eine Enttäuschung
▶ Regeln und Grenzen sind für ein Kind nicht nur eine negative Erfahrung. Ein Kind, das z.B. lernt, seine Spielsachen aufzuräumen oder die Gummistiefel nach einem Pfützenspaziergang selbst zu versorgen, erfährt sich als kompetent – und genießt diese Rolle ebenso wie ein Lob der Eltern. Wer von seinem Kind also nichts verlangt, versagt ihm auch ein Stück Kompetenzerfahrung (🕮 15).

Prävention und Gesundheitsförderung

▶ U7 im 21.–24. Lebensmonat. Warnzeichen: z.B. kein freies Laufen (auffällig bereits ab 16 Monaten), kein Treppensteigen, kein Zeigen auf Körperteile, kein Wortschatz von mindestens fünf Worten außer „Mama" und „Papa" mit 18 Monaten, keine Zweiwortsätze mit zwei Jahren
▶ U8 im 43.–48. Lebensmonat. zusätzlich Seh- und Hörtest, Urinuntersuchung
Warnzeichen: z.B. kein Einbeinstand, kein Erkennen von Formen (Teile in eine Formbox stecken), kein Nachmalen eines Kreises, nicht tagsüber „sauber", kein Sprechen in ganzen Sätzen, kein Gebrauch von Präpositionen, keine Ich-Form
▶ U9 im 60.–64. Lebensmonat. zusätzlich Urinuntersuchung, Besprechung der (wahrscheinlichen) Schulreife
Warnzeichen: z.B. kein Hüpfen, kein „Gänsefüßchen-", Zehen- und Hackengang, kein Nachzeichnen einfacher Figuren (Dreieck, Kreuz), kein selbstständiges Anziehen, kein konzentriertes Spielen, auffälliges Verhalten, kein geordnetes Erzählen.

Unfallprävention

Typische Gefahr für Kinder im Vorschulalter ist die hohe Unfallgefahr im alltäglichen Leben: Verbrennungen an heißen Herdplatten oder durch kochendes Wasser, Verkehrsunfälle, Verletzungen durch technische Geräte. Das Kind muss sich in einer nicht-kindgerechten, technisierten Welt zurechtfinden. Selbst das Schulkind kann noch nicht das Verhalten der Umgebung realistisch einschätzen, weshalb es die Geschwindigkeit fahrender Autos falsch berechnet. Es überschätzt dabei seine eigenen Fähigkeiten gewaltig, so z.B. beim Fahrrad fahren oder beim Straßen überqueren. Der Unfalltod ist die häufigste Todesart bei Kindern.

Dies bedeutet aber nun mitnichten, das Kind vor allen Gefahren zu schützen. Vielmehr sollten die Betreuer kleine Gefahren zulassen, denn Kinder lernen durch Versuch und Irrtum die Gefahren alltäglicher Situationen wie auch ihre eigenen Fähigkeiten kennen. Ein gewisses Maß an Stürzen ist im Kindesalter

---

normal. Spiele, die mit Bewegung einhergehen und Geschicklichkeit erfordern, unterstützen die Körperwahrnehmung und die Entwicklung von motorischen Fertigkeiten. Umgekehrt wirkt sich Bewegungsmangel, z.B. bei hohem Fernsehkonsum oder ständigem Spielen im Sitzen, ungünstig auf beides aus. Vor großen Gefahren hingegen sollten die Kinder konsequent und altersgerecht geschützt werden. Dies bedeutet z.B.

▶ Das Wegräumen von Putzmitteln, das kippsichere Aufstellen von Möbeln, das Sichern von Treppenauf- und -abgängen und das Geschlossen-Halten von Fenstern und Türen (auch Balkonturen) bei Kleinkindern
▶ Eine altersangepasste Verkehrserziehung bei Kindergarten- und Schulkindern.

Einüben eines „gesunden" Lebensstils

Gesundheitsförderung heißt zum anderen Einüben eines im weitesten Sinne „gesunden" Lebensstils mit ausreichend Bewegung, ausgewogener Ernährung, (einigermaßen) geregeltem Tagesrhythmus usw. Kinder, die einen solchen Lebensstil als normal empfinden, werden in der Pubertät vielleicht auch gegen einzelne Bestandteile desselben rebellieren. Die Wahrscheinlichkeit, dass sie als Erwachsene einigermaßen „vernünftig" leben, ist jedoch größer als bei solchen, denen im Elternhaus das Gegenteil vorgelebt wird.

Interventionen bei Entwicklungsstörungen
Gedeihstörungen

Wachstumsstörung: Abweichung von der normalen Größenentwicklung. Unterteilt in
▶ **Kleinwuchs** (früher *Minderwuchs*) und **Hochwuchs**
▶ **Gedeihstörung.** Mangelhafte gesamt-körperliche Entwicklung, d.h. Beeinträchtigung von Gewicht- *und* Längenwachstum. Typischerweise ist zunächst die Gewichtszunahme und erst später das Längenwachstum betroffen.

Ursachen von Gedeihstörungen sind:
▶ **Ungenügendes Nahrungsangebot,** z.B. durch Armut oder elterliche Vernachlässigung. Neben unzureichendem *quantitativen* Nahrungsangebot kann auch *qualitative* Fehlernährung für

---

148

Gedeihstörungen verantwortlich sein, z. B. Vitaminmangel

▶ **Ungenügende Nahrungsaufnahme,** z. B. durch Nahrungsverweigerung, aber auch durch Passagehindernisse, z. B. bei Pylorusstenose (☞ 19.5.1)

▶ **Ungenügende Nahrungsverwertung,** z. B. durch Veränderungen der Dünndarmschleimhaut mit nachfolgender *Malabsorption* (☞ 19.6.2), z. B. bei Zöliakie (☞ 19.6.3), oder durch Mangel an Verdauungsenzymen mit verringerter Nahrungsaufschlüsselung (*Maldigestion* ☞ 19.6.2), z. B. bei Mukoviszidose (☞ 18.12)

▶ **Schwere chronische Erkrankungen,** z. B. chronisch entzündliche Erkrankungen (etwa rheumatische Erkrankungen ☞ Kap. 23), schwere Herzfehler oder Niereninsuffizienz (☞ 29.5.9)

▶ **Stoffwechselstörungen** mit Fehlverwertung von Nahrungsbausteinen, z. B. Diabetes mellitus (☞ 21.6).

Nach ihrem Schweregrad werden die Gedeihstörungen oft in **Dystrophie** (leichte bis mittelschwere Unterernährung) und **Atrophie** (*Marasmus*, schwere Form der Unterernährung) unterteilt. Beide zeigen die gleichen klinischen Zeichen in unterschiedlicher Ausprägung:

▶ Untergewicht mit reduziertem subkutanem Fettgewebe

▶ Trockene, faltige Haut; dies führt selbst bei Säuglingen zu einem greisenhaften Gesicht und hängenden Hautfalten, vor allem im Bereich des Gesäßes *(Tabaksbeutelgesäß)*

▶ Mangelhaft entwickelte Muskulatur

▶ Wachstumsverzögerung

▶ Evtl. Ödeme durch Proteinmangel

▶ Blässe durch die oft begleitende Eisenmangelanämie.

Therapie und Prognose hängen von der Ursache der Gedeihstörung ab.

Störungen der sprachlichen Entwicklung

Sprachentwicklungsverzögerung

Die Diagnose **Sprachentwicklungsverzögerung** („Sprachstörung") wird häufig gestellt, allerdings muss diese weiter differenziert werden:

▶ Verzögerung des **expressiven Sprachvermögens.** Unzureichende Fähigkeit, *sinnvolle* Worte zu *sagen*

▶ Verzögerung des **rezeptiven** („erkennenden") **Sprachvermögens.** Unzureichende Fähigkeit, die *Bedeutung* von Worten zu *verstehen.* Viele Kinder können auf Aufforderung einen bestimmten Gegenstand in die Hand nehmen, den Namen aber nicht aussprechen.

Vor allem das rezeptive Sprachvermögen steht mit dem geistigen Entwicklungsstand in einer engen Wechselbeziehung. Ist dieses Sprachvermögen eingeschränkt und sind auch andere Entwicklungsbereiche verzögert, so lässt dieses oft auf tiefer liegende Entwicklungsprobleme schließen, z. B. geistige Behinderung (☞ 33.4.3) oder Autismus (☞ 34.14.2).

> Bei einer verzögerten Sprachentwicklung muss stets eine Schwerhörigkeit (☞ 32.2.2) ausgeschlossen werden. Eine Vorstellung beim Kinderarzt ist immer dann zu empfehlen, wenn ein Kind mit 18 Monaten keine sinnvollen Einzelwörter oder im Alter von zwei Jahren keine Zweiwortsätze spricht, z. B. „Peter Hunger".

Sprechstörungen

Abzugrenzen von der Sprachstörung sind die **Sprechstörungen,** bei denen das Kind die Wörter nicht richtig aussprechen kann. Auch bei der Entwicklung des Sprechvermögens gibt es große Unterschiede. Etwa 10 % aller Kinder stottern im Kleinkind- und Kindergartenalter vorübergehend. Noch häufiger ist der entwicklungsbedingte *Sigmatismus* („Lispeln"), der meist von selbst wieder verschwindet. Folgendes gilt es bei Sprechstörungen zu beachten:

▶ Kann ein Kind bestimmte Laute nicht richtig bilden, so ist es meist am sinnvollsten, das falsch ausgesprochene Wort nochmals richtig zu wiederholen, das Kind aber nicht zu kritisieren oder aufzufordern, „richtig" zu sprechen. Hierdurch könnte nämlich besonders das Stottern noch verstärkt werden

▶ Bei einer „verwaschenen" Sprache wird mittels Hörtest eine Schwerhörigkeit (☞ 32.2.2) ausgeschlossen.

Bestehen auch nach dem vierten Geburtstag noch stärkere Sprechstörungen, sollte das Kind diesbezüglich dem Kinderarzt vorgestellt werden. Dieser leitet dann ggf. eine logopädische Therapie in die Wege.

Störungen der geistigen Entwicklung und des Verhaltens

Während die körperlichen Reifungsschritte zu einem Großteil genetisch festgelegt sind, sind die seelischen und sozialen Entwicklungsschritte viel stärker von individuellen Erfahrungen und Auseinandersetzungen mit der Umwelt geprägt. Störungen liegen hier oft im Schnittbereich zwischen körperlichen, seelischen und sozialen Lebensfunktionen: Oft zeigen sich seelische Fehlentwicklungen in körperlichen Problemen oder in einem auffälligen Verhalten in Familie, Kindergarten oder Schule. Man spricht von *psychosomatischen Störungen* und von *Verhaltensstörungen,* z. B. Störungen des Sozialverhaltens.

Umgekehrt können sich aber auch körperliche Erkrankungen, z. B. des Gehirns, in seelischen Entwicklungsstörungen oder Verhaltensstörungen äußern.

Psychosomatische Störungen

Psychosomatische Störungen betreffen sowohl die körperliche als auch die geistige Entwicklung von Kindern und Jugendlichen. Sie können sich äußern in:

▶ **Essstörungen,** z. B. Adipositas (☞ 7.6.6) und Nahrungsverweigerung

▶ **Schlafstörungen,** z. B. Einschlafstörungen

▶ **Ausscheidungsstörungen,** z. B. Einnässen oder Einkoten. Bei manchen Kindern deutet dies auf familiäre Konflikte hin; in einer Art „Teufelskreis" wird die Konfliktsituation durch das Einnässen bzw. -koten jedoch weiter verstärkt

▶ **Motorischen Störungen,** z. B. *Tics,* d. h. unwillkürliche, „sinnlose" Muskelzuckungen wie plötzliches Grimassieren, respiratorische Affektkrämpfe („Wegbleiben"), d. h. durch Frustration oder Zorn ausgelöste Erregung mit Atemstillstand und ggf. nachfolgendem Krampfanfall.

Verhaltensstörungen

Verhaltensstörungen können sich in vielfältiger Weise äußern, z. B. in:

▶ **Angststörungen,** also Einschränkung des kindlichen Alltagslebens durch nicht entwicklungsgerecht verarbeitete Ängste (☞ 34.10.1)

▶ **Zwangsstörungen,** das sind Zwangsrituale oder Zwangshandlungen (☞ 35.10.2), die der psychischen Entlastung dienen und Leidensdruck hervorrufen

▶ **Aggressionsstörungen,** abnorme Aggressionen, die zu sozialen Konflikten führen

▶ **Aufmerksamkeitsdefizit-(Hyperaktivitäts-)Syndrom** (☞ 34.14.3).

5 Lebensphasen

Betreuung von Kindern mit Entwicklungsstörungen

Bei 98% der pflegebedürftigen Kinder zwischen 0–15 Jahren ist die Mutter die Hauptpflegeperson. Bei 95% dieser Kinder ist die Anwesenheit der Hauptpflegeperson rund um die Uhr erforderlich. 57% der betroffenen Mütter geben eine starke Belastung an.

Aufgaben der Pflegenden

Aufgabe der Pflegenden ist es, Familien mit behinderten oder entwicklungsgestörten Kindern zu unterstützen. Dazu können sie folgendermaßen beitragen:

▸ Realistischen Erwartungshorizont fördern: Welche Entwicklungsschritte sind wahrscheinlich, welche möglich, welche unmöglich? Dies öffnet den Blick auf das Kind und erleichtert die Annahme des Kindes sowie die Zukunftsplanung

▸ Den Eltern die – oft weniger augenfälligen – Äußerungen des Wohlbefindens und Stärken des Kindes aufzeigen

▸ Einen freundlichen und positiv motivierenden Umgang mit dem Kind vorleben

▸ Frustration der Eltern verstehen: Die Medizin kann bei entwicklungsgestörten Kindern nicht das erfüllen, was sie ansonsten verspricht – Besserung und Heilung

▸ Eltern behinderter Kinder machen „singuläre" Erfahrungen, d.h. Erfahrungen, die sie nur schwer mit Eltern gesunder Kinder teilen können, sie sitzen „allein im Boot". Dieser Situation kann durch Vermittlung von Kontakten zu anderen betroffenen Familien und zu Selbsthilfegruppen entgegengesteuert werden

▸ Möglichkeiten bieten, die Familie zu entlasten, z.B. durch häusliche Kinderkrankenpflege, Kurzzeitpflege

▸ Bei Bedarf Kontakt zu anderen Berufsgruppen herstellen, z.B. Sozialarbeiter, Psychologe.

Krankheit und Krankenhaus aus Sicht des Kindes

Krankheit verunsichert sowohl Kinder als auch Erwachsene. Erwachsene leiden vor allem unter dem Gefühl, aus der Bahn des Alltags geworfen zu sein, ein kranker und damit eingeschränkter Mensch zu sein.

Kinder erleben Krankheit anders. Im Gegensatz zu Erwachsenen können sie kein *Wissen* gegen die Verunsicherung einsetzen. Auch *Hoffnung* hilft den ganz Klei-

nen kaum weiter, da sie ein Verständnis für zeitliche Abläufe voraussetzt, das Kleinkinder noch nicht haben. Ähnliches gilt für das Schmerzerleben. Ein Erwachsener weiß beispielsweise, dass eine Blutentnahme „sein muss". Für ein Kind ist sie eine undefinierbare Bedrohung. Kranke Kinder ziehen sich – noch stärker als Erwachsene – auf ihre Grundbedürfnisse zurück. Dieser Rückzug bedeutet oft einen „Rückschritt" zu früheren Entwicklungsstufen und wird deshalb auch als **Regression** (*lat.* regredere = zurückschreiten) bezeichnet. Kranke Kinder erwarten Sicherheit primär von den Eltern und anderen nahen Bezugspersonen: Das kranke Kind braucht deshalb Vertrautheit und verlässliche Beziehungen.

Muss ein Kind *stationär* behandelt werden, verschärfen sich die Reaktionen auf die Krankheit noch, und neue Probleme treten hinzu:

▸ Die Trennung von Zuhause bringt evtl. den Verlust der wichtigsten Bezugsperson (meist der Mutter) mit sich

▸ Der Verlust der gewohnten häuslichen Umgebung und damit täglicher Aktivitäten und Routinen verstärkt die ohnehin vorhandene krankheitsbedingte Verunsicherung

▸ Bei älteren Kindern kann der Verlust von Bindungen zu Altersgenossen schmerzlich sein

▸ Der Krankenhausaufenthalt bedeutet – besonders für Jugendliche – einen Verlust von gerade erworbener Unabhängigkeit

▸ Zusätzlich wird das Kind mit schmerzhaften Eingriffen, evtl. mit dem Tod, konfrontiert.

Charta für Kinder im Krankenhaus

Das Recht auf bestmögliche medizinische Behandlung ist ein fundamentales Recht, besonders für Kinder (UNESCO).

1. Kinder sollen nur dann in ein Krankenhaus aufgenommen werden, wenn die medizinische Behandlung, die sie benötigen, nicht ebenso gut zu Hause oder in einer Tagesklinik erfolgen kann.

2. Kinder im Krankenhaus haben das Recht, ihre Eltern oder eine andere Bezugsperson jederzeit bei sich zu haben.

3. Bei der Aufnahme eines Kindes ins Krankenhaus soll allen Eltern die Mitaufnahme angeboten werden und ihnen soll geholfen und sie sollen ermutigt werden zu bleiben. Eltern sollen daraus keine zusätzlichen Kosten oder Einkommenseinbußen entstehen. Um an der Pflege ihres Kindes teilnehmen zu können, sollen Eltern über die Grundpflege und den Stationsalltag informiert werden. Ihre aktive Teilnahme daran soll unterstützt werden.

4. Kinder und Eltern haben das Recht, in angemessener Art ihrem Alter und ihrem Verständnis entsprechend informiert zu werden. Es sollen Maßnahmen ergriffen werden, um körperlichen und seelischen Stress zu mildern.

5. Kinder und Eltern haben das Recht, in alle Entscheidungen, die ihre

Gesundheitsfürsorge betreffen, einbezogen zu werden. Jedes Kind soll vor unnötigen medizinischen Behandlungen und Untersuchungen geschützt werden.

6. Kinder sollen gemeinsam mit Kindern betreut werden, die von ihrer Entwicklung her ähnliche Bedürfnisse haben. Kinder sollen nicht in Erwachsenenstationen aufgenommen werden. Es soll keine Altersbegrenzung für Besucher von Kindern im Krankenhaus geben.

7. Kinder haben das Recht auf eine Umgebung, die ihrem Alter und ihrem Zustand entspricht und die ihnen umfangreiche Möglichkeiten zum Spielen, zur Erholung und Schulbildung gibt. Die Umgebung soll für Kinder geplant, möbliert und mit Personal ausgestattet sein, das den Bedürfnissen von Kindern entspricht.

8. Kinder sollen von Personal betreut werden, das durch Ausbildung und Einfühlungsvermögen befähigt ist, auf die körperlichen, seelischen und entwicklungsbedingten Bedürfnisse von Kindern und ihren Familien einzugehen.

9. Die Kontinuität in der Pflege kranker Kinder soll durch ein Team sichergestellt sein.

10. Kinder sollen mit Takt und Verständnis behandelt werden, und ihre Intimsphäre soll jederzeit respektiert werden (□ 20).

150

5.6 Begleitung in den einzelnen Lebensphasen

> Insbesondere kleine Kinder bedrücken vor allem zwei Fragen: „Bin ich da allein?" und „Tut das weh?" Auch wenn ein Kind diese Fragen nicht direkt stellt, sollten den Pflegenden die Befürchtungen des Kindes immer bewusst sein und sich ihr Handeln danach ausrichten.

Entwicklungsbedürfnisse im Krankenhaus

Manche Krankenhäuser sind nicht oder nur unzureichend auf Kinder eingestellt, z. B. werden Kinder nach wie vor teilweise auf Erwachsenenstationen versorgt. Ihre **Entwicklungsbedürfnisse** werden dabei nicht immer berücksichtigt, beispielsweise wenn die Pflegenden ihrem Streben nach selbstständiger Körperpflege oder ihren Verständnisfragen nicht nachkommen. Durch kindgerechte Aufklärung und einen altersentsprechenden Umgang kann jedoch die Situation für das Kind weniger unangenehm gestaltet werden. (⊠ 1)

Um einen Krankenhausaufenthalt kindgerecht zu gestalten und negative physische sowie psychische Folgen zu vermeiden, wurde 1988 in Leiden (Niederlande) die **Charta für Kinder im Krankenhaus** (EACH-Charta) von der **European Association for Children in Hospital** (EACH) verabschiedet. Ziel dabei war, die in der Charta aufgeführten Forderungen europaweit umzusetzen. Um dies zu erreichen, wurden und werden Eltern, politisch Verantwortliche und alle an der Betreuung von kranken Kindern beteiligten Personen aufgerufen, im Einklang mit der Charta zu handeln.

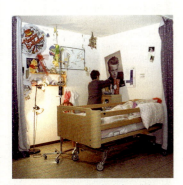

Abb. 5.33: Durch eine kinderfreundliche Gestaltung des Patientenzimmers mit Kuscheltieren und Bildern von zu Hause lässt sich eine dem Kind vertraute Umgebung schaffen. [K183]

Umgang mit kranken Kindern

Kranke Kinder sehen sich in medizinischen Einrichtungen vielen fremden Menschen und seltsamen Instrumenten gegenüber. Diesen sind sie mitunter schutzlos ausgeliefert, insbesondere dann, wenn die Bezugsperson nicht anwesend ist, fremde Personen sich dem Kind nicht vorstellen, nicht altersgerecht auf das Kind eingehen und Maßnahmen nicht erklärt werden. Folgende Regeln – die im Übrigen auch für gesunde Kinder gelten! – dienen dazu, die Situation für das Kind möglichst wenig unangenehm zu gestalten.

Ruhige, freundliche Atmosphäre

Kinder reagieren sehr sensibel auf Hektik, Säuglinge trinken z. B. schlechter, daher achten die Pflegenden auf eine **ruhige, freundliche Atmosphäre**. Sie vermeiden Hektik und passen sich dem vom Kind vorgegebenen Tempo an. Somit kann das Kind die Pflegehandlung nachvollziehen, verarbeiten und fühlt sich nicht „behandelt".

Die Pflegenden nähern sich dem Kind langsam und sprechen mit ruhiger Stimme. Kleine Kinder können sie mit einem Beruhigungssauger, Spielzeug, aber auch durch Reden oder Vorsingen eines Liedes ablenken. Zudem ist es wichtig, das Kind in Pflegehandlungen einzubeziehen, z. B. beim Waschen – auch wenn dies mitunter länger dauert, als wenn die Pflegekraft das Kind waschen würde. Auf diese Weise ist es möglich, die Entwicklung und das Verständnis des Kindes zu fördern oder zumindest eine Regression (☞ oben) zu vermeiden.

Gerade bei unangenehmen Pflegehandlungen ist es wichtig, diese gemeinsam mit dem Kind vor- bzw. nachzubereiten. Die Vorbereitung kann z. B. im Spiel geschehen, wenn die Pflegehandlung zunächst an der Puppe geübt wird. Die Nachbereitung sollte immer das Erleben des Kindes berücksichtigen, so kann die Pflegekraft im Gespräch erfahren, was für das Kind besonders schlimm war und beim nächsten Mal entsprechend auf das Kind eingehen. Schließlich dient die spielerische Vor- und Nachbereitung von Pflegehandlungen dazu, dass das Kind auch angenehme Situationen mit den Pflegenden verbindet.

Konstante Bezugsperson

Pflegesysteme ☞ 3.3.3

Kinder brauchen Zeit, um sich neuen Personen gegenüber zu öffnen und sich in ihrer Obhut sicher zu fühlen. Eine **konstante Bezugsperson** unter den Pflegenden ist also wichtig.

Bei längeren oder wiederkehrenden Krankenhausaufenthalten sowie in der häuslichen Pflege kann sich daraus ein Vertrauensverhältnis zwischen Kind und Pflegekraft entwickeln. Die Chance einer guten emotionalen Verarbeitung unangenehmer Pflegehandlungen ist somit höher, da einerseits die Pflegekraft das Kind genau kennt und auf dessen Bedürfnisse eingehen kann und das Kind andererseits genau weiß, an wen es sich mit seinen Anliegen wenden kann.

Ehrliche Kommunikation

Nur wer die Wahrheit sagt, kann langfristig das Vertrauen eines Kindes gewinnen und es wirklich begleiten. Eine **ehrliche Kommunikation** ist somit unverzichtbar. Zudem kann ein Kind nur schwer verstehen, dass die Person, die gerade mit ihm gespielt hat, im nächsten Moment mit einem beängstigenden Blutdruckmessgerät kommt oder das Kind für eine Blutabnahme in den Finger stechen möchte.

Kinder verzeihen keine Lügen. Daher versprechen die Pflegenden niemals etwas, was sie nicht halten können, z. B. „Das tut gar nicht weh". Vor schmerzhaften oder unangenehmen Untersuchungen erklären sie dem Kind an seinen Entwicklungsstand angepasst, was gleich passieren wird, wie es mithelfen kann, damit die unangenehme Situation bald vorbei ist, oder welche „Tricks" es gibt, damit es nicht zu schlimm wird. Dies gilt auch dann, wenn das Kind „eigentlich" noch zu klein ist, um die genauen Zusammenhänge zu verstehen, denn Kinder verstehen auf nonverbalem Weg oft die „Motive" hinter einer Information, wenn diese mit Aufrichtigkeit erklärt wird.

> **Feste Regeln im Team**
>
> Kinder werden im therapeutischen Team aus Eltern, Pflegenden, Physiotherapeuten, Ärzten, Erziehern usw. versorgt. Wichtig sind klare Absprachen in der Aufgabenverteilung. Das Übergehen von Regeln sorgt im Team für Unfrieden, beim Kind kann es zur Verwirrung führen – es weiß nicht mehr, was richtig und erlaubt ist und „spielt" die Mitglieder des Teams möglicherweise „gegeneinander aus".

Freiräume bieten

Kranke Kinder brauchen klar abgesteckte **Freiräume** – sowohl zeitlich als auch räumlich. *Zeitliche* Freiräume ermöglichen dem Kind die für die Genesung notwendigen Phasen der Entspannung und des Spiels. Möglichkeiten, diese Freiräume zu schaffen, sind:
- Schlaf-Wach-Rhythmus berücksichtigen, insbesondere bei Säuglingen
- Versorgungsmaßnahmen zeitlich abstimmen. Da die Pflegenden den häufigsten und engsten Kontakt zum Kind haben, übernehmen sie die Koordination.

Um dem Kind *räumliche* Freiräume zu geben, sollten unangenehme Maßnahmen auf keinen Fall im Spielzimmer durchgeführt werden, auch die Durchführung im Bett wird möglichst vermieden, damit sich das Kind hier sicher fühlen kann.

Für „Wärme" sorgen

Hiermit ist einerseits die *physische* **Wärme** gemeint, z. B. wenn Instrumente (Stethoskop) vorgewärmt werden, um das Kind nicht zu erschrecken, oder wenn möglichst wenige Kleidungsstücke gleichzeitig entfernt werden, damit das Kind nicht auskühlt. Wärme meint aber auch, dem Kind Zuneigung, also *psychische* Wärme, zu schenken. Dies vermögen insbesondere die engsten Bezugspersonen, indem sie Körperkontakt zum Kind aufnehmen.

Beschäftigung im Krankenhaus

Zur pflegerischen Betreuung von Kindern im Krankenhaus gehört es auch, mit dem Kind zu spielen, um es zu *beschäftigen* oder z. B. von *Juckreiz abzulenken*.

Bei der Auswahl geeigneter Spiele ist Folgendes zu beachten:
- *Alter* bzw. *Entwicklungsstand.* Ein gutes Spiel über- oder unterfordert das Kind nicht
- *Sicherheit.* Kinder unter drei Jahren können kleine Teile, z. B. Würfel, verschlucken oder sich verletzen, z. B. mit der Bastelschere
- *Hygiene.* Ansteckende Krankheiten können auch über Spielsachen übertragen werden. Bei Bedarf desinfizieren die Pflegenden daher das Spielzeug, Stofftiere werden in der Wäscherei gereinigt
- *Sinn.* Mit Handpuppen oder Legosteinen zu spielen ist sinnvoller und fördert mehr die Kreativität, als den ganzen Tag mit dem Game Boy® zu

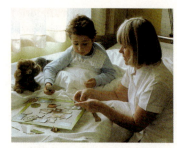

Abb. 5.34: Durch das Spiel mit der Pflegekraft erfährt das Kind, dass diese nicht nur für unangenehme Tätigkeiten zuständig ist. [K151]

spielen. Spiele, die die Interaktion zwischen Kind und Eltern fördern, bestärken das Kind in dem Gefühl, nicht allein gelassen zu sein, und ermöglichen ihm, sich spielerisch mitzuteilen.

Auf schmerzhafte Untersuchungen oder Operationen sollte das Kind spielerisch vorbereitet werden, z. B. indem der Teddy operiert oder anhand von Bilderbüchern die (nicht intakte) Körperfunktion erklärt wird.

Auch Spielen ohne Spielsachen ist möglich, beispielsweise „Ich sehe etwas, was du nicht siehst" oder eine „Märchenstunde".

Dauer des Krankenhausaufenthalts

Kinder sollten möglichst zu Hause gepflegt und behandelt werden (☞ Charta für Kinder im Krankenhaus). Daher suchen die Pflegenden gemeinsam mit den anderen Mitgliedern des therapeutischen Teams nach Möglichkeiten, wie der Krankenhausaufenthalt des Kindes verkürzt und eine häusliche Betreuung sichergestellt werden kann.

Reaktionen der Abwehr

Die meisten Kinder reagieren auf frustrierende, unangenehme Ereignisse mit **Abwehr** (Verweigerung). Dabei zeigen sie eine typische Abfolge psychischer Reaktionen, in die sie ihre wichtigsten Bezugspersonen einbeziehen:
- **Protest.** Das Kind zeigt Angst und Aggression, z. B. durch Schreien, Weinen, „Trotzreaktionen", Zornausbrüche (ggf. auch gegen die Eltern, die in den Augen des Kindes in ihrer Schutzfunktion versagt haben)
- **Apathie.** Das Kind wendet sich ab, wird still

- **Depression und Resignation.** Das Kind zieht sich in sich zurück, wehrt Gefühlsbeziehungen wie tröstenden Zuspruch ab, weint und spielt nicht mehr.
Die Extremform dieses Rückzugs wird **psychischer Hospitalismus** genannt und tritt auf bei langem Krankenhausaufenthalt unter ungünstigen Bedingungen (seltene Anwesenheit der Bezugsperson, keine feste Bezugspflegekraft), aber auch in Heimen
- **Regression.** Erworbene Fähigkeiten gehen wieder verloren, z. B. nässt oder kotet ein Kind, das bereits kontinent war, wieder ein oder ein Kind fällt zurück in die Babysprache.

> Mit folgenden Verhaltensweisen reagieren Kinder auf unerfreuliche Reize. Diese sollten von den Pflegenden besonders beachtet, ihre Ursache gesucht und anschließend ausgeschaltet werden:
>
> Attackieren, Weglaufen, Hilfe suchen, Sich-Verstecken, Sich-Unterordnen, Schließen von Augen und Mund, Zusammenkneifen des Gesäßes, Zuhalten der Ohren und Einstellen der Kommunikation (📖 21).

Der Umgang mit Verweigerung des Kindes kann die Pflegenden vor schwierige Aufgaben stellen. Sinnvoll ist es daher, dem Kind von vornherein so zu begegnen, dass Situationen, die eine Verweigerung hervorrufen können, vermieden werden, beispielsweise durch die oben beschriebenen Verhaltensweisen wie ehrliche Kommunikation im Umgang mit dem Kind.

> Jeder, der kranke Kinder pflegt, bewegt sich zwischen zwei Polen:
> - Dem Bedürfnis des Kindes, wieder gesund zu werden, wozu oft unangenehme und verunsichernde Maßnahmen erforderlich sind
> - Dem Verlangen des Kindes nach emotionaler Sicherheit und körperlicher Unversehrtheit, z. B. Schutz vor Schmerzen.
>
> Diese Bedürfnisse laufen einander im Krankenhausalltag ständig zuwider.
>
> Eine der wichtigsten Aufgaben der Pflegenden ist es, in dieser Situation zu vermitteln und die Bedürfnisse des Kindes sowie die Abläufe im Krankenhaus so weit wie möglich in Einklang zu bringen.

Eltern kranker Kinder

Für Eltern ist der Krankenhausaufenthalt ihres Kindes eine emotionale Belastung, mitunter aber auch aus ganz praktischer Sicht ein Notfall, wenn z. B. plötzlich eine Betreuung für Geschwisterkinder gefunden werden muss. Eltern brauchen professionelle Unterstützung, um ihre Ängste und den Alltag bewältigen zu können.

Um die psychische Belastung für das Kind möglichst gering zu halten, wird der Kontakt zu den Eltern und anderen engen Bezugspersonen so weit wie möglich aufrechterhalten und gefördert. Hierzu gehören Besuchszeiten rund um die Uhr wie auch die Mitaufnahme der Mutter oder des Vaters. Damit sehen sich auch die Pflegenden neuen Aufgaben und Problemen gegenüber, denn die Situation mitaufgenommener Eltern ist komplex:

- Anstelle der vertrauten Umgebung leben die Eltern nun ohne die schützende Hülle des Privatlebens
- Anstatt ihr Kind schützen und behüten zu können, müssen sie zuschauen, wie ihr Kind Schmerzen erleidet
- Vorher waren sie die alleinigen Experten im Leben ihres Kindes, nun kommen (fremde) Pflegende und Ärzte hinzu
- Während Eltern normalerweise ihr Kind vor Eingriffen fremder Menschen schützen können, können sie dieser Rolle im Krankenhaus nur eingeschränkt nachkommen
- Oft leiden Eltern an Schuldgefühlen („hätte ich ihm nur verboten …") und sind zwischen den nun getrennten Teilen der Familie (Partner, andere Kinder) hin und her gerissen
- Das Krankenhaus ermöglicht wenig Privatsphäre und Rückzugsmöglichkeiten – schon dies bedeutet Stress.

Damit das Miteinander reibungsarm gelingt und die Krankenhaussituation die Eltern möglichst wenig belastet, sollten sich alle Beteiligten an einige Regeln halten.

> Erfahrungsgemäß haben die meisten Eltern bei der ersten Krankenhausaufnahme viele ähnliche Fragen an die Pflegenden. Diese beziehen sich auf den Stationsablauf wie Essenszeiten, Zuständigkeiten sowie auf örtliche Gegebenheiten, z. B. Eltern-Waschgelegenheiten. Ein Elternmerkblatt sowie eine Informationswand erleichtern den Eltern das Leben auf der Station und verringern ständig wiederkehrende Fragen an die Pflegenden.

Vertrauen und gegenseitige Achtung

Gespräche im Pflegeprozess ☞ 6.2

Bereits bei der Aufnahme wird die Grundlage des *Vertrauens* und der gegenseitigen *Achtung* zwischen Eltern und Pflegenden geschaffen. Eltern sind oft ängstlich bezüglich dessen, was ihr Kind erwartet. Die Fragen und Sorgen der Eltern nehmen die Pflegenden ernst, auch wenn sie ihnen banal erscheinen mögen, und versuchen, solche Ängste zu erspüren, welche die Eltern nicht in Worte fassen können.

Eine ausführliche Pflegeanamnese mit Eingehen auf die individuellen Eigenschaften des Kindes, z. B. Ernährungsgewohnheiten und Einschlafrituale, verhindert nicht nur spätere Probleme, sondern gibt den Eltern auch das Gefühl, dass ihr Kind als Persönlichkeit angesehen wird und in den Händen der Pflegenden gut aufgehoben ist.

Wo immer möglich lassen die Pflegenden den Eltern Entscheidungsspielraum. Dabei berücksichtigen sie die enge emotionale Bindung zwischen Eltern und Kind. Ungewöhnliche Verhaltensweisen der Eltern, z. B. bestimmte Einschlafrituale, verurteilen die Pflegenden nicht, auch wenn sie ihnen eher ungewöhnlich erscheinen. Solange das Verhalten der Eltern das Wohlbefinden des Kindes fördert, ist es in Ordnung, zumal die Eltern ihr eigenes Verhalten und ihren eigenen Stil im Umgang mit dem Kind haben. Pflegende und Ärzte sind nur Gäste im Leben des Kindes und seiner Familie.

Freundlicher Umgang

Unstimmigkeiten zwischen Pflegenden und Eltern lassen das Kind zwischen zwei Fronten geraten und schüren sein Misstrauen. Wer hingegen einen **freundlichen Umgang** mit den Eltern pflegt, wird meist auch vom Kind akzeptiert. Dennoch kommt es manchmal zu „Kompetenzgerangel" zwischen Pflegenden (und Ärzten) einerseits und Eltern andererseits, denn beide fühlen sich zuständig für das Kind. Viele Meinungsverschiedenheiten können bereits im Anfangsstadium durch eine klare Kommunikation behoben werden. Kommt es dennoch zu einer Diskussion, so führen Pflegende und Eltern diese ohne Anwesenheit des Kindes, z. B. im Stationszimmer.

> Die Pflegenden vermitteln den Eltern, dass sie nach wie vor die Experten bezüglich der Bedürfnisse ihres Kindes sind, sie verdeutlichen ihnen aber auch, dass ihr Kind nun auch das spezielle Wissen der Pflegenden und anderer Berufsgruppen benötigt, damit es gesund werden kann.

Einbeziehung der Eltern

Die britische Fachgesellschaft für Kinderkrankenpflege, das **Royal College of Nursing (RCN)**, hat verschiedene Standards erstellt, die eine qualitativ hochwertige pflegerische Versorgung sicherstellen sollen. Unter dem Thema „familienzentrierte Pflege" sind die folgenden Standards zusammengefasst:

- **Elterliche Erreichbarkeit.** „Allen Kindern und ihren Eltern wird das Zusammensein ermöglicht."
- **Aufnahmevorbereitung.** „Alle Eltern erhalten schriftliches Informationsmaterial und es wird ihnen vor der Aufnahme eine Stationsbesichtigung angeboten."
- **Einbeziehung der Eltern in die Pflege.** „Eltern werden ermutigt, sich aktiv an der Pflege ihres Kindes zu beteiligen." (📖 22)

Allen drei Standards gemeinsam ist dabei das Ziel, die negativen Effekte einer Trennung von Eltern und Kind so gering wie möglich zu halten.

Für das Kind ist die **Einbeziehung der Eltern** in Pflegehandlungen meist angenehm. Die Delegation unangenehmer Pflegehandlungen an die Eltern, z. B. das Festhalten bei der Blutentnahme, ist aber problematisch, da sie die Eltern in Konflikt mit ihrer Beschützerrolle bringen und kindliche Aggressionen gegenüber den Eltern hervorrufen kann.

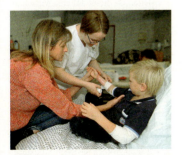

Abb. 5.35: Viele Kinder zeigen eine bessere Kooperation, wenn Mutter oder Vater an der Pflege beteiligt werden. [K115]

153

Um die Eltern möglichst stark in die Pflege einzubeziehen, bietet sich die Mitaufnahme des Vaters oder der Mutter an.

> Aufgabe der Eltern ist jedoch nicht die Entlastung der Pflegenden – auch wenn dies ein „Nebeneffekt" sein kann – sondern die Begleitung des Kindes.

Manchen Eltern ist es nicht möglich, ihr Kind während des gesamten Krankenhausaufenthalts zu betreuen, z. B. wenn sie mehrere Kinder haben. In diesem Fall suchen sie gemeinsam mit den Pflegenden und ggf. der Erzieherin des Krankenhaus-Kindergartens nach Möglichkeiten, die Trennung für das Kind so angenehm wie möglich zu gestalten. Sie erklären dem Kind, dass die Mutter zwar jetzt gehen muss, dass sie aber später wiederkommen wird. Zudem kann das Kind durch kürzere Abwesenheitsphasen der Mutter auf ein längeres Weggehen vorbereitet werden.

Damit auch Eltern, die nicht ständig bei ihrem Kind sind, in die Pflege einbezogen werden können, dokumentieren die Pflegenden, welche Pflegetätigkeiten die Eltern übernehmen möchten, z. B. das Waschen oder die Verabreichung von Säuglingsnahrung, und wann die Eltern voraussichtlich wieder auf der Station sein werden.

Auch übermüdete Eltern sind keine Hilfe für das Kind. Nach mehreren schlafarmen Nächten kann es sinnvoll sein, wenn die Eltern eine Nacht zu Hause schlafen. Dabei sollte ihnen jedoch versichert werden, dass sie in der übernächsten Nacht wieder bei ihrem Kind übernachten können, denn immer wieder kommt es vor, dass Eltern glauben, ihr „Recht auf einen Schlafplatz" beim Kind zu „vergeben", wenn sie diesen zwischenzeitlich nicht nutzen. Auch wird mit den Eltern abgesprochen, bei welchen Problemen sie vom Pflegepersonal verständigt werden möchten, z. B. wenn das Kind aufwacht und nach den Eltern ruft oder wenn eine schmerzhafte Handlung, z. B. das Legen eines neuen intravenösen Zugangs, notwendig wird.

Eine besondere Aufgabe der Eltern besteht – sofern möglich – in der Vorbereitung des Kindes auf den Krankenhausaufenthalt. Altersgemäße Informationen können dem Kind die Angst vor dem Unbekannten nehmen, z. B. in Form von vorbereitenden Spielen mit dem Arztkoffer oder Büchern. Empfehlenswert sind auch ein Besuch im Krankenhaus sowie eine kindgerechte Informationsbroschüre, um die Station und die Pflegenden kennen zu lernen.

> Um Eltern das Gefühl, nichts machen zu können, zu nehmen, zeigen die Pflegenden ihnen die Bedeutung ihrer elterlichen Rolle auf, z. B. beim Trösten des Kindes nach unangenehmen Pflegehandlungen. Durch ihre Mithilfe ergibt sich für die Eltern ggf. die Möglichkeit, ihren „Schuldgefühlen" entgegenzuwirken.

Rechte der Eltern

Während Eltern früher oft als Besucher angesehen wurden, hat sich ihre Stellung heute auch dank der *Rechtsprechung* verbessert: Eltern sind auch im Krankenhaus die einzig Sorgeberechtigten ihres Kindes. Die Pflegenden und Ärzte handeln – außer in Notfällen – immer im Auftrag der Sorgeberechtigten. Dieser Auftrag kann jederzeit widerrufen werden. Das Krankenhauspersonal übernimmt also auf Wunsch der Eltern die medizinische Versorgung des kranken Kindes und führt diese nach dem aktuellen Wissensstand und den geltenden gesetzlichen und krankenhausinternen Bestimmungen aus.

Zu diesen Bestimmungen gehören auch die – vom Arzt auszuführende – Aufklärung der Sorgeberechtigten und die Einholung des Einverständnisses bei diagnostischen und therapeutischen Eingriffen (☞ 16.7.1). Bis (mindestens) zum 14. Lebensjahr wird dieses Einverständnis von den Sorgeberechtigten eingeholt.

> **Besuchszeit**
> Sorgeberechtigte haben jederzeit das Recht, ihr Kind zu sehen – auch außerhalb von „Besuchszeiten".

Nach § 45 des 5. Sozialgesetzbuches haben alle gesetzlich krankenversicherten Eltern ein Recht auf Krankengeld, wenn sie wegen der Beaufsichtigung, Betreuung oder Pflege ihres kranken Kindes nicht arbeiten können. Voraussetzungen sind allerdings, dass im Haushalt keine Person lebt, die sich um das Kind kümmern könnte, und dass das Kind jünger als zwölf Jahre oder behindert ist. Zudem ist der Anspruch beschränkt auf maximal zehn Tage pro Jahr und Kind (bei Alleinerziehenden 20 Tage), bei mehreren Kindern auf maximal 25 Tage (bei Alleinerziehenden 50 Tage).

Eltern in der häuslichen Kinderkrankenpflege

Die meisten der Kinder, die von einem Pflegedienst betreut werden, sind bereits seit der Geburt pflegebedürftig. Für ihre Eltern ist die Betreuung des pflegebedürftigen Kindes daher Alltag, ihre Situation kann nicht mit der von Eltern eines akut kranken Kindes im Krankenhaus verglichen werden. Sind die Probleme und der Anleitungsbedarf der **Eltern in der häuslichen Kinderkrankenpflege** zu Beginn recht groß, so entwickeln sich die Eltern immer mehr zu Experten und werden mitunter als Co-Therapeuten bezeichnet.

Aufgabe der Pflegenden ist auch im häuslichen Bereich die Pflege des Kindes; für die Eltern steht oft etwas anderes im Vordergrund: ihre eigene Entlastung. Denn mehr ein Kind von Geräten wie Überwachungsmonitor oder Beatmungsgerät abhängig ist, desto schwieriger ist es, eine Betreuung für das Kind zu finden. Freunde und Verwandte möchten die Verantwortung für das Kind nur selten übernehmen. Eine „Auszeit" ist für die Eltern jedoch wichtig, damit sie sich von der körperlich und seelisch oft sehr anstrengenden Pflege erholen können. Zudem können sie manche Alltagstätigkeiten, z. B. Einkaufen, leichter erledigen, ohne ein schwerstbehindertes Kind in einem Spezialrollstuhl zu schieben.

Da die Pflegenden sowohl die Pflegeprobleme des Kindes als auch die Situation der Familie gut kennen, kommt ihnen oft die Rolle der „psychischen Betreuung" zu, wenn Eltern in Grenzsituationen geraten, weil sie beispielsweise überlastet sind, wenn ein Kind stirbt. Diese Leistung wird von den Kostenträgern (☞ 3.4.3) nicht finanziert und kann die Pflegenden vor einen Erklärungsnotstand gegenüber dem Arbeitgeber stellen, da dieser auf eine wirtschaftliche Arbeitsweise der Pflegenden angewiesen ist.

> **Rückzugspflege**
> Von Rückzugspflege spricht man, wenn das Ziel der häuslichen Kinderkrankenpflege ist, die Eltern so anzuleiten, dass sie die Pflege ihres Kindes selbst durchführen können. Dies kann z. B. nach der Entlassung eines Frühgeborenen sein, wenn die Mutter sich anfangs noch unsicher fühlt, nach einigen Tagen die Pflege aber auch zu Hause allein übernehmen kann.

5.6.5 Pubertät und Adoleszenz

Als **Pubertät** wird der Zeitraum von der Entwicklung der sekundären Geschlechtsmerkmale bis zur Geschlechtsreife bezeichnet. Bei Mädchen umfasst dies etwa das 11.–16., bei Jungen das 13.–18. Lebensjahr. Der Begriff **Adoleszenz** wird uneinheitlich benutzt, im deutschsprachigen Raum sind damit üblicherweise die Jahre zwischen Ende der Pubertät und Abschluss der körperlichen Wachstumsvorgänge (bei Frauen etwa im 19., bei Männern um das 23. Lebensjahr) gemeint. Oft bezieht er auch die persönliche Identitätsfindung mit ein.

Entwicklungsmerkmale

Allgemeine körperliche Entwicklung

Wenn auch die sexuelle Entwicklung das augenfälligste Merkmal der Pubertät ist, fallen in diese Zeitspanne dennoch eine Fülle weiterer Veränderungen. Umgekehrt beginnt die sexuelle Entwicklung nicht erst in der Pubertät: Bereits Kleinkinder nehmen sich als „Jungen" oder „Mädchen" wahr.

Entwicklung der Körperorgane

Zu Beginn der Pubertät imponiert ein letzter körperlicher Wachstumsschub, der Körper wird schlaksig, und es bilden sich, meist beginnend mit Brust- bzw. Genitalentwicklung, nach und nach die *sekundären Geschlechtsmerkmale* des Erwachsenen aus.

In den letzten Jahren haben Forschungsergebnisse gezeigt, dass auch im Gehirn in dieser Zeit erhebliche Umbauvorgänge stattfinden, nach heutigem Kenntnisstand in Richtung einer schnelleren, aber weniger flexiblen Verarbeitung. Diese Umbauprozesse sind (Mit-)Ursache für die Launen vieler Teenager und ihr bisweilen fehlendes Einfühlungsvermögen. Die Gehirnanteile, die für kognitive Aufgaben „zuständig" sind (z.B. das Abstraktionsvermögen), reifen dabei früher als diejenige für moralische Wertvorstellungen.

Entwicklung einer eigenen Persönlichkeit

Die „Sturm-und-Drang-Zeit" der Pubertät ist besonders durch die Suche nach der eigenen Identität gekennzeichnet. Vermehrte kognitive Fähigkeiten, z.B. ein besser werdendes Urteilsvermögen, führen zu Kritik und Rebellion gegenüber Eltern und Erwachsenen, zum Suchen und Ausprobieren neuer Wege. Gleichzeitig fühlt sich der Jugendliche oft genug unsicher.

Emotionale und soziale Entwicklung

Mit der Jugendzeit sind Krisen verbunden, denn ein Jugendlicher steht vor der Bewältigung verschiedener Entwicklungsaufgaben: Ablösung vom Elternhaus, Berufswahl, Finden seiner Identität und einer persönlichen Wertorientierung. Hierzu muss bzw. darf er verschiedene gesellschaftliche Schwellen zum Erwachsensein überschreiten: Konfirmation oder Erstkommunion (Religionsmündigkeit mit 14 Jahren), Abschluss der Schulausbildung und Berufseintritt, Erwerb verschiedener Rechte (Mündigkeit, Heiraten, Führerschein, Wählen) und Pflichten (Militärdienst, Straffähigkeit). Am Ende soll der Jugendliche eine Orientierung für den Eintritt ins Erwachsenenleben gefunden haben.

Prävention und Gesundheitsförderung

> U10 bzw. J1 (Jugendgesundheitsberatung) im 13.–14. Lebensjahr: Zusätzlich Urinuntersuchung, Gespräch über Alkohol und Drogen, Probleme der Jugendlichen mit der Schule oder den Eltern, Verhaltensprobleme, Aufbau einer Arzt-Patienten-Beziehung unabhängig von den Eltern.

Die Pubertät ist eine Zeit des Ausprobierens und der Mutproben – entsprechend sind Alkohol-, Nikotin- und Drogenabusus sowie Unfälle (insbesondere bei Jungen) wichtige gesundheitliche Themen.

Interventionen bei Entwicklungsstörungen

Häufige Ursachen medizinisch-pflegerischer Interventionen sind Essstörungen, vor allem die sog. Pubertätsmagersucht (Anorexia nervosa ☞ 34.14.6) bei Mädchen, Alkohol- und Drogenvergiftungen sowie Suizidversuche. Hier müssen nicht allein die körperlichen Probleme des Jugendlichen behandelt werden. Diese Krankheitsbilder sind Hinweise darauf, dass das Hineinwachsen in die Erwachsenenwelt nicht konfliktfrei verläuft und dass der Jugendliche hier der Unterstützung bedarf. Oftmals zieht dies eine Bearbeitung des komplexen Beziehungsgefüges zwischen dem Heranwachsenden und seiner Umwelt (Eltern, Klassenkameraden etc.) nach sich.

5.6.6 Erwachsenenalter

Das **Erwachsenenalter** ist definiert als die Phase zwischen 18–60 Jahren (mit der Übergangsphase der Adoleszenz). Jetzt treten keine körperlichen Wachstumsprozesse mehr auf, geistig-seelisches Wachstum ist dominant. Nach dem Abschluss der Berufsausbildung verläuft die Entwicklung des Erwachsenen in der Regel weniger stürmisch als die des Kindes oder Jugendlichen. Es ist eine gewisse Stabilität erworben, man hat seine Identität (weitgehend) gefunden. Ab jetzt tritt das Bedürfnis auf, sich und seine Leistungskraft weiterzugeben: Kinder werden gezeugt und aufgezogen, Berufskarrieren werden angestrebt.

Das Erwachsenenalter wird häufig unterteilt in eine frühe Phase, in der noch die Jugendzeit nachwirkt, in eine mittlere Phase, in der das Maximum an Leistungskraft und Zufriedenheit erworben wird, und in eine Abstiegsphase. Krisenfrei ist allerdings auch das Erwachsenenleben nicht. Etwa in der Mitte des Lebens, wenn die ersten grauen Haare und Falten auftreten, wird nicht selten eine erste Bilanz gezogen („Jetzt ist schon das halbe Leben rum, soll das alles gewesen sein?" „Habe ich meine Ziele erreicht?"). Frauen müssen sich mit dem Nachlassen ihrer Fruchtbarkeit auseinandersetzen. Dies kann, muss aber nicht in eine sog. **Midlife-Crisis** münden. Auch der etwa ab dem 50. Lebensjahr spürbare Leistungsabfall wird ganz unterschiedlich erlebt – vom langsamen Reifungsprozess bis zum unbedingten Festhalten-Wollen an der Jugend.

Prävention und Gesundheitsförderung

Im Vergleich zu allen übrigen Altersgruppen treten bei jungen Erwachsenen bis 25 Jahre schwere Verkehrsunfälle und Suizidversuche besonders häufig auf. Dies hängt zum einen mit der allgemeinen Verunsicherung und Identitätssuche von Jugendlichen und jungen Erwachsenen zusammen, und zum anderen mit einer Selbstüberschätzung und hohen Risikobereitschaft.

Erwachsene im Alter zwischen 25 und 40 Jahren benötigen die Gesundheitssysteme vergleichsweise wenig. Anlässe sind am ehesten noch die Niederkunft bzw. eine problematische Schwangerschaft bei Frauen oder Verkehrs- und Arbeitsunfälle von Männern. Diese Zeit ist im Bezug auf körperliche und seelische Gesundheit als die stabilste des Lebens zu bezeichnen.

Prävention und Gesundheitsförderung bedeutet hier insbesondere ein Hinwirken auf einen „vernünftigen, maßhaltenden" Lebensstil.

- Gesundheitsuntersuchung („Gesundheits-Check-Up") alle zwei Jahre für alle Erwachsenen ab dem 36. Lebensjahr, Schwerpunkt Herz-Kreislauf- und Nierenerkrankungen, Diabetes mellitus
- Krebsfrüherkennungsuntersuchungen:
  – Für Frauen ab dem 20. Lebensjahr der Genitalorgane, ab dem 30. Lebensjahr zusätzlich der Brust und der Haut (durch den Gynäkologen), ab dem 50. Lebensjahr zusätzlich des Dickdarmes
  – Für Männer ab dem 45. Lebensjahr der Prostata und der Haut, ab dem 50. Lebensjahr zusätzlich des Dickdarmes
- Regelmäßige Zahnarztbesuche.

Interventionen bei Entwicklungsstörungen

Die Midlife-Crisis kann bei Erwachsenen um die 40 zu psychosomatischen Krankheiten führen, etwa des Magen-Darm-Traktes. Die reine Behandlung körperlicher Beschwerden ist dann wenig erfolgversprechend, die Betroffenen müssen unterstützt werden, die Beschwerden als Ausdruck ihrer inneren Befindlichkeit zu sehen und zu bearbeiten. Auch zeigen sich ab diesem Alter die ersten Anzeichen körperlicher Schädigung bei Menschen, die jahrelang und exzessiv Alkohol, Nikotin oder Tabletten zu sich genommen haben. Hier motivieren die Pflegenden zu einer Entwöhnung und unterstützen die Betroffenen dabei.

5.6.7 Hohes Alter

Entwicklungsmerkmale

Auch das Alter bedeutet Entwicklung. Jetzt jedoch verstärkt Abbau und Rückschritt, in Richtung Tod. Der natürliche Tod, also der Tod aufgrund der altersbedingten Zellveränderungen, ist der Endpunkt der menschlichen Entwicklung.

Altern: Biologischer, psychischer und sozialer Prozess, der nicht erst in höherem Lebensalter beginnt, sondern *von Geburt an* unumkehrbar fortschreitet.

Alterstheorien

Zahlreiche **Alterstheorien** wie etwa die **chronologische, biologische, psychologische** und **soziologische Alterstheorie** versuchen, den Alterungsprozess zu erklären. Die Vielzahl verschiedener Theorien deutet schon darauf hin, dass es bisher keine Alterstheorie gibt, welche den Alterungsprozess in seiner Vielschichtigkeit umfassend und schlüssig zu begründen vermag.

Molekulare Alterstheorien gehen von der Beobachtung aus, dass sich die Lebenserwartung innerhalb einer Art (also Individuen weitgehend gleichen Erbgutes) nur wenig, zwischen verschiedenen Arten jedoch stark unterscheidet. Auch innerhalb einer Art zeigen sich genetische Einflüsse: Kinder langlebiger Eltern leben z. B. erheblich länger als der Durchschnitt der Bevölkerung. Altern ist also ein genetisch festgelegtes Geschehen, welches durch äußere Faktoren lediglich beschleunigt wird.

Zu den molekularen Alterstheorien zählt die **Genregulationstheorie:** Für die Lebensphasen *Entwicklung, Fortpflanzung* und *Alter* werden jeweils verschiedene Abschnitte des *Genoms* (Erbgutes) als zuständig bzw. aktiviert angenommen. Die für das Alter zuständigen Gene heißen **Gerontogene.** Ob Gerontogene schon von Geburt an vorhanden sind und im Verlauf des Lebens aktiviert werden und/oder ob „Langlebigkeitsgene" existieren, die durch Stoffwechselprodukte oder Gifte geschädigt werden und sodann den Alterungsprozess steuern, ist jedoch völlig unklar.

Die Genregulationstheorie vermag beispielsweise folgende Beobachtungen zu erklären:

- Bei einigen Tierarten ist es gelungen, durch Eingriffe in die DNA die sonst recht konstante Lebenszeit von Versuchstieren deutlich zu verlängern. Beim Menschen liegt die genetisch festgelegte, maximale Lebenszeit nach heutigen Erkenntnissen bei ca. 120 Jahren.

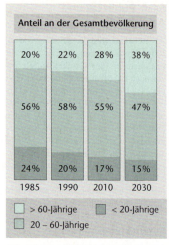

Abb. 5.36: Es wird geschätzt, dass im Zeitraum 1985–2030 der Anteil der Kinder und Jugendlichen stetig zurückgehen und sich der Anteil der über 60-Jährigen verdoppeln wird. [A400]

- Es gibt eine seltene, rezessive Erbkrankheit, die **Progeria adultorum** *(Werner-Syndrom, Erwachsenenform der vorzeitigen Vergreisung)*, bei der die Patienten bereits ab dem 20. Lebensjahr beschleunigt altern und meistens vor dem 50. Lebensjahr an typischen „Alterskrankheiten" (z. B. Arteriosklerose ☞ 18.5.1) versterben. Auch bei der extrem seltenen **Progeria infantilis** *(Hutchinson-Gilford-Syndrom, greisenhafter Zwergwuchs),* bei der die Kinder schon ab ungefähr dem zweiten Lebensjahr altern und meist vor dem 20. Lebensjahr an typischen „Alterskrankheiten" sterben, wird eine genetische Ursache diskutiert.

Zelluläre Alterstheorien sehen die Ursache des Alterungsprozesses in einer mit dem Lebensalter zunehmenden Schädigung der Zellen durch Gifte oder übermäßige Beanspruchung.

Gut durch wissenschaftliche Befunde untermauert ist hier vor allem die **Theorie der freien Radikale:** Bei vielen Stoffwechselprozessen entstehen als giftige Nebenprodukte hoch aktive *Radikale,* die Membranproteine, Enzyme und DNA oxidieren und zerstören können. Entscheidend für die Funktion der Zellen und damit für den Alterungsprozess ist die Fähigkeit, durch entgiftende Enzyme diese Radikale zu neutralisieren, wobei die Lebensspanne einer Art mit dem Gehalt dieser entgiftenden Enzyme in den Zellen korreliert.

Exogene Faktoren

Auch wenn das Altern genetisch verankert ist, so bedeutet dies nicht, dass **exogene Faktoren** belanglos sind: Die Verlängerung der Lebenserwartung in den letzten Jahrhunderten wird auf veränderte Lebensverhältnisse zurückgeführt, und auch beim Einzelnen wird der Zeitpunkt des (spürbaren) Altwerdens von Lebensgeschichte und Lebensstil entscheidend beeinflusst.

Viele Alterungsvorgänge, etwa der Haut oder der Lunge, werden durch zusätzliche Schädigungen, z. B. zu intensives Sonnenbaden oder Rauchen, beschleunigt, verstärkt und dadurch überhaupt *klinisch* manifest. Auf der anderen Seite lassen sich viele Funktionen (darunter die Gehirnleistung) bis ins hohe Alter trainieren und teilweise sogar steigern. Außerdem bedeutet Alter nicht nur einen Abbau, sondern in Teilbereichen auch einen Gewinn (z. B. an Erfahrung, an Verantwortungsgefühl), der Verluste durchaus kompensieren kann.

Biografisches, biologisches und soziales Altern

Der Alterungsprozess und die Entwicklung chronischer Krankheiten unterliegen wie bereits oben angedeutet großen individuellen Schwankungen.

Biografisches Alter

Am leichtesten zu definieren ist das **biografische** *(chronologische)* **Alter** – es bezeichnet das am Kalender ablesbare Alter eines Menschen.

Biologisches Alter

Das **biologische Alter** ist ein (Schätz-)Maß für die gegenwärtige gesundheitliche Situation und Belastbarkeit eines Menschen:
- Ein biografisch 85-Jähriger, aber biologisch 75-Jähriger ist überdurchschnittlich rüstig und wird eine große Operation mit höherer Wahrscheinlichkeit ohne gravierende Komplikationen überstehen als ein biografisch Gleichaltriger
- Ein biografisch 71-Jähriger, aber biologisch 80-Jähriger ist vorgealtert und sein Organismus weniger anpassungsfähig.

Allgemeine körperliche Entwicklung

Bereits äußerlich fallen die Veränderungen auf: Die Haut ist weniger elastisch, wird trocken und faltig. Auffallend sind Pigmentierungsflecken, Anfälligkeit für Blutergüsse und Falten. Das Haar wird grau oder weiß und schütter. Die Haltung wird gebeugter, die Gelenke steifer. Die allgemeine Leistungsfähigkeit nimmt ab.

Entwicklung der Körperorgane

Die Gefäße werden durch Ablagerungen an den Gefäßwänden (Atherosklerose) steifer. Dies verursacht einen Blutdruckanstieg und als Folge davon eine Belastung des Herzens. Schlaganfall, Herzschlag oder Herzversagen werden deshalb wahrscheinlicher.

Auch das Skelettsystem zeigt deutliche Veränderungen: Knochendichte und Muskelmasse nehmen ab, arthrotische Veränderungen an den Gelenken zu.

Die wichtigsten Ergebnisse zum Erklären des Alterns kommen aus dem Bereich der Zelluntersuchungen. So stellte man fest, dass in bestimmten Zellen die aufbauenden Enzyme abnehmen, die abbauenden jedoch weiterarbeiten. Weiterhin zeigt sich, dass in erster Linie jene Zellen altern, die sich im Verlauf des Lebens nicht erneuern und somit bei Leistungsabfall nicht ausgetauscht werden können. Hierzu gehören die Zellen des Gehirns und der Sinnesorgane. Von daher erklärt sich die Leistungsverschlechterung der Sinnesorgane im Alter.

Geistige Entwicklung

Die Folgen der aufgeführten physiologisch-chemischen Veränderungen zeigen sich in verschiedenen Leistungsminderungen des Geistes: Gedächtnisprobleme, fehlende geistige Flexibilität und verminderte Lernfähigkeit. Diese Leistungsminderungen treten beim einzelnen Menschen in unterschiedlich starkem Maße auf. Denn durch Training und Übung lassen sich diese Defizite auffangen. Die Gerontologie (Wissenschaft vom Altern) betont inzwischen immer mehr die Fähigkeit zur Fitness bis ins hohe Lebensalter und widerlegt immer stärker das Bild vom automatischen Abstieg und Rückschritt.

Emotionale und soziale Entwicklung: Soziales Altern

Das Altern wird von der Gesellschaft, vom sozialen Umfeld und von der Familie geprägt. Diese Faktoren entscheiden mit, wie der Mensch sein Älterwerden erlebt und mitgestaltet.

Traditionelle Rollenerwartungen betonen die *Defizite* des alternden Menschen. Sie unterstützen ihn zwar, engen aber seinen Verhaltenskreis immer weiter ein, so dass Fähigkeiten verloren gehen. Die viele Senioren belastende Vereinsamung hat den gleichen Effekt. Besonders kommunikative und soziale Fähigkeiten werden nicht mehr in Anspruch genommen, verkümmern und gehen schließlich verloren. Materielle Armut, wie sie z. B. bei Witwen immer noch vorkommt, verstärkt den Teufelskreis von Einengung, Isolation und sozialem Kompetenzverlust, da viele verbleibende soziale Kontaktmöglichkeiten (Einkaufen, Cafébesuche, Busreisen, Konzerte) Geld kosten und für manche dadurch nicht möglich sind. In diesem Sinn kann in Analogie zum biologischen Altern vom **sozialen Altern** gesprochen werden, womit insbesondere der Verlust sozialer Kompetenzen und Aktionsmöglichkeiten gemeint ist.

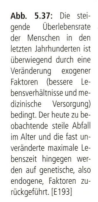

Abb. 5.37: Die steigende Überlebensrate der Menschen in den letzten Jahrhunderten ist überwiegend durch eine Veränderung exogener Faktoren (bessere Lebensverhältnisse und medizinische Versorgung) bedingt. Der heute zu beobachtende steile Abfall im Alter und die fast unveränderte maximale Lebenszeit hingegen werden auf genetische, also endogene, Faktoren zurückgeführt. [E193]

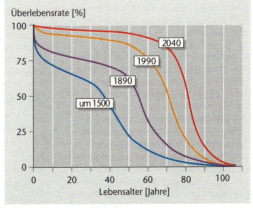

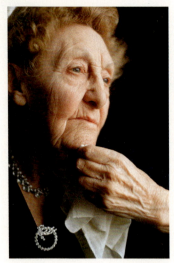

Abb. 5.38: Frau mit typischen Alterungszeichen: Hautfalten durch den Elastizitätsverlust und die Abnahme des Wassergehaltes der Haut und dünnes Haar. [J666]

> **Pflege kann soziales Altern verzögern**
> Eine ungünstige soziale Umgebung beschleunigt das Altern. Pflegende können dem entgegenwirken, indem sie helfen, auch die sozialen Fähigkeiten des älteren Menschen wiederherzustellen.

Alterungsprozess, Gesellschaft und moderne Medizin
Veränderungen in der Gesellschaft

Die Gesellschaft und damit der soziale Lebensraum des Menschen verändern sich ständig, wobei die Veränderungen immer schnelllebiger und komplexer zu werden scheinen. Nicht wenige dieser Veränderungen bringen Unsicherheit mit sich: Aufgrund der Veränderungen auf dem Arbeitsmarkt beispielsweise kann ein Berufsanfänger nicht mehr davon ausgehen, sein Leben lang am gleichen Ort zu arbeiten, er muss weit mehr als noch vor einem Jahrzehnt mit der Möglichkeit mehrfacher Wohnortwechsel rechnen. Solche Wechsel aber haben Einfluss auf das soziale Netz, das jeden Einzelnen umgibt, z. B. können Eltern nicht mehr davon ausgehen, dass ihre Kinder in der Nähe wohnen bleiben und sie im Alter unterstützen können.

Die ständigen Veränderungen um sich herum einzuordnen und das Leben ggf. den veränderten Verhältnissen anzupassen, stellt hohe Anforderungen an die soziale und emotionale Kompetenz des Einzelnen. Bei älteren Menschen nimmt die Anpassungsfähigkeit an Neues und damit die Fähigkeit zur Problem- und damit Lebensbewältigung ab. Menschen, die sich nicht (mehr) auf neue Situationen einstellen können, sind jedoch in unserer leistungsorientierten Gesellschaft zunehmend in Gefahr, ausgegrenzt zu werden. Gleichzeitig nimmt der Anspruch an eine gelungene Biografie (sein Leben möglichst immer gemeistert zu haben) zu.

> Scheinbar unerklärliche Verhaltensweisen alter Menschen können nachvollziehbar werden, wenn ihre vorangegangene psychosoziale Entwicklung betrachtet wird. Aus diesem Grund sind Informationen über das bisherige Leben des alten Menschen für Altenpflegekräfte so wichtig. Durch Gespräche über die Vergangenheit können nützliche Informationen für die eigene Arbeit gewonnen werden. Möglicherweise gelingt es, dem alten Menschen zu helfen, seine Identität zu bewahren und sein Leben als einen kontinuierlichen Entwicklungsprozess zu verstehen.

Prävention und Gesundheitsförderung
Problem Multimorbidität

> **Multimorbidität** *(Polymorbidität):* Gleichzeitiges Vorhandensein von mehreren Krankheiten. Besonders häufig bei älteren Patienten.

Charakteristisch für den älteren Menschen ist, dass infolge natürlicher oder krankhaft beschleunigter Alterungsvorgänge nicht nur *ein*, sondern *viele* Organe in ihrer Leistung oder Leistungsreserve eingeschränkt sind. So leidet ein typischer multimorbider Patient gleichzeitig an Herzinsuffizienz (☞ 16.6.1), Hypertonie (☞ 17.4.1), Niereninsuffizienz (☞ 29.5.9), Diabetes mellitus (☞ 21.7) und Arthrose (☞ 24.10).

Die **Multimorbidität** kann die Behandlung des Patienten erheblich erschweren. Einige Arzneimittel können z. B. nur in niedriger Dosierung oder überhaupt nicht gegeben werden, wenn die Nieren des Patienten nicht mehr ausreichend arbeiten; oder ein Arzneimittel bessert zwar die eine Erkrankung (z. B. die Hypertonie), verschlechtert aber eine andere (z. B. eine gleichzeitige arterielle Durchblutungsstörung). Eine eingeschränkte Lungenfunktion kann eine wichtige Operation unmöglich machen. Wird ein multimorbider Patient operiert, ist das Risiko intra- und postoperativer Komplikationen erhöht.

Die Multimorbidität führt dazu, dass ältere Menschen die medizinischen Versorgungssysteme wesentlich stärker in Anspruch nehmen (müssen) als junge Erwachsene: Viele ältere Menschen nehmen täglich mehr als ein Dutzend Tabletten ein, und ein operativer Eingriff erfordert einen längeren Krankenhausaufenthalt als eine vergleichbare Operation bei jüngeren Patienten.

Moderne Medizin – Immer ein Segen?

Der Alterungsprozess bedroht zunächst die Unabhängigkeit und die Lebensqualität des Menschen, im Laufe seines Fortschreitens aber auch die Lebensfähigkeit des Gesamtorganismus.

Die moderne Medizin und die heutige Pflege können die Lebensfähigkeit oft noch um Jahre erhalten, häufig allerdings um den Preis der Lebensqualität – man denke etwa an den dauerhaft eingeschränkten Patienten nach einem Schlaganfall (☞ 33.5) oder bei Demenz (☞ 33.9.5).

Interventionen bei Entwicklungsstörungen

Das Altern lässt sich zwar verzögern, früher oder später muss sich aber jeder alte Mensch damit auseinandersetzen, alt zu sein. Dies kann ebenso wie die sich im Alter häufenden chronischen Erkrankungen oder Verluste (z. B. des Partners) zu tiefen Sinnkrisen führen. Manche ältere Menschen sind sich dieser Zusammenhänge bewusst, können sie aussprechen und verarbeiten. Andere hingegen werden, scheinbar unerklärlich, verbittert, keiner aus ihrer Umwelt kann es ihnen recht machen, wieder andere beschäftigen sich nur noch mit ihren Krankheiten. Hinter zahlreichen zunächst unerklärlichen Verhaltensweisen älterer Menschen kann Hadern mit dem eigenen Alter, mit dem eigenen Leben stecken. Die Pflegenden unterstützen den Betroffenen, sein Alter trotz der damit verbundenen Beschwerden und Verluste anzunehmen, wobei oft die Biografiearbeit (☞ 5.5.3) von großer Hilfe ist. Durch aktivierende Pflege, optimale Umweltgestaltung und ggf. Schulung im Gebrauch von Hilfs-

5.7 Sterben

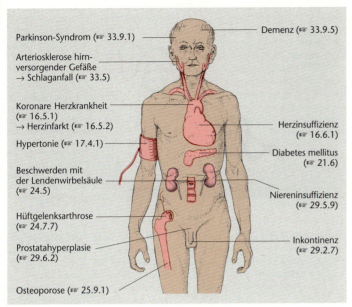

Abb. 5.39: Häufige medizinische Probleme des älteren Menschen, von denen oft mehrere gleichzeitig vorliegen (Multimorbidität). [A400-190]

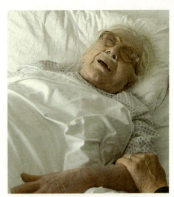

Abb. 5.40: Irgendwann kommt der Zeitpunkt, an dem jeder Abschied nehmen muss. Wem dann Menschen zur Seite stehen, der kann sich glücklich schätzen. Unabhängig vom Bewusstseinszustand sollte der Sterbende in dieser Zeit begleitet werden. Das Gefühl der menschlichen Nähe, z.B. durch Körperkontakt, wirkt sich meist beruhigend auf den sterbenden Menschen aus. Wenn keine Angehörigen da sind, können auch über den Sozialdienst oder Krankenhausseelsorger Begleiter gesucht werden. [K115]

mitteln erhalten sie weitestmöglich die Alltagskompetenzen des älteren Menschen, damit er weiter oder wieder am Leben teilhaben kann.

5.7 Sterben

5.7.1 Warum muss der Mensch sterben?

Biologische Grundlagen von Sterben und Tod

Zellen sterben, sobald ihre Fähigkeit, sich an Umwelteinflüsse und Schädigungen anzupassen, erlischt. Der Zelltod ist gekennzeichnet durch den irreversiblen Funktionsverlust der Zelle. Die Zellstrukturen lösen sich auf.

Der Übergang von lebender zu toter Zelle ist unscharf, der genaue Zeitpunkt kann nicht bestimmt werden. In vielzelligen Organismen kommt es laufend zum Untergang von Zellen. Diese werden aber durch Wachstumsvorgänge erneuert. Zelltod und Zellerneuerung befinden sich in einem *dynamischen Gleichgewicht.* Erst Störungen dieses Gleichgewichts führen zu Alterung und Tod. Ein vielzelliger Organismus stirbt, wenn es als Folge des Absterbens einzelner Zellen zum Untergang und Funktionsausfall ganzer Organe

kommt und wenn dieser Funktionsausfall nicht durch andere Organe kompensiert werden kann.

Störungen im Wechselspiel von Zelltod und Zellerneuerung werden beispielsweise bewirkt durch:
▶ Infektionen
▶ Toxine (Gifte)
▶ Unausgewogene Ernährung und Mangelerscheinungen
▶ Mechanische Überlastungen, z.B. durch Hitze, Kälte, Druck
▶ Änderungen im Zusammenspiel der Organe, z.B. durch hormonelle Fehlsteuerungen.

> Auch ohne Krankheitsprozesse kommt es zur **Seneszenz** *(Vergreisung, Alterung)* von Zellen und Organismen und schließlich zum Tod.

Darüber hinaus sind für den Eintritt des Todes aber auch seelische und soziale Einflüsse von Bedeutung. In unserer Gesellschaft sterben Menschen oft unerwartet schnell nach dem Verlust ihres Lebenspartners. Trauer, Ängste und Niedergeschlagenheit können das Leben verkürzen, während Hoffnung und Zuversicht das Leben auch von Schwerkranken verlängern oder erhalten können.

5.7.2 Der Weg zum Tod: Sterben

> **Sterbender (im medizinischen Sinn):** Mensch, dessen Tod als Folge eines Unfalls, einer nicht behandelbaren Krankheit oder infolge hohen Alters in absehbare Nähe gerückt ist. Die unmittelbare Todesursache ist schon abzusehen, und der Tod wird nach ärztlicher Einschätzung innerhalb von Tagen bis Monaten eintreten.
>
> *Oder:* Mensch, bei dem als Folge der Destruktion von Organen lebenswichtige Funktionen des Organismus so beeinträchtigt werden, dass sie mit dem Leben nicht mehr vereinbar sind.
>
> **Sterbender (aus psychologischer Sicht):** „Mensch, der objektiv vom Tode bedroht ist *und* sich dieser Todesbedrohung so weit bewusst ist, dass sie sein Erleben und Verhalten bestimmt." Joachim Wittkowski (📖 23)

Die klassische *medizinische* Definition trifft nicht auf alle Patienten zu, bei deren Betreuung Sterbebegleitung notwendig wird.

Durch die moderne Medizin wächst die Gruppe der Patienten, die längere Zeit zwischen Leben und Tod schwebt, z.B. während der Behandlung auf einer Intensivstation oder während einer Chemotherapie. Daneben gibt es viele Menschen, die noch lange Zeit mit der Diagnose einer – zumindest zum jetzigen Zeitpunkt – unheilbaren Erkrankung leben, die vermutlich irgendwann einmal zum Tod führen wird. Diese Patienten befinden sich noch im Vorfeld des eigentlichen Sterbeprozesses. Je nach Persönlichkeit beginnt aber schon jetzt die intensive psychische Auseinandersetzung mit dem drohenden Tod und damit auch das Bedürfnis nach angemessener Unterstützung. (⊠ 2, 3, 4)

Bedeutung des Todes für den einzelnen Menschen

Bedeutung des Todes in unterschiedlichen Glaubensrichtungen ☞ *10.3.5*

Es gibt keine religiösen oder andere Lehren, die für *alle* Menschen verbindlich sind. Auch der Tod ist immer stärker zum Problem des Einzelnen geworden: Jeder muss sich seine ganz persönliche Antwort auf das Sterben zurechtlegen und greift dabei sowohl auf sinnstiftende Angebote der jeweiligen Tradition als auch auf persönliche Strategien zurück.

Für Sterbende ist der **Tod als Lebensereignis** nahe gerückt. Sie müssen sich nicht nur mit dem unaufhaltsamen Verlauf ihrer Erkrankung und dem drohenden Verfall ihres Körpers einschließlich der entsprechenden Beeinträchtigungen auseinander setzen, sondern auch mit der Gewissheit, dass ihre Lebensspanne kurz und die verbleibende Zeit kostbar ist.

Nach psychoanalytischer Lehre hängt die psychische Fähigkeit, den nahenden Tod möglichst angstfrei zu bewältigen, vom **Urvertrauen** ab. Urvertrauen entsteht durch liebende, zuverlässige und angstfreie Beziehungen zu anderen Menschen. Menschen, die solche Erfahrungen im Lauf ihres Lebens nicht gemacht haben, erfahren den Tod als drohende totale Vernichtung.

Sterbephasen nach Kübler-Ross

Sterbeforscher (**Thanatologen**) untersuchen, ob und wie sich sterbende Menschen mit dem Tod auseinander setzen. Oft wird dabei der Sterbeprozess als Entwicklung beschrieben, die bei verschiedenen Menschen ähnlich verläuft. Die so erkannten Muster führen zur Beschreibung von *Sterbestadien* oder **Sterbephasen**. Ein bekanntes, aber auch umstrittenes Konzept ist das Phasenmodell der Ärztin und Sterbeforscherin *Elisabeth Kübler-Ross* (📖 24, ⊠ 5). In diesem sind die Erfahrungen von über 200

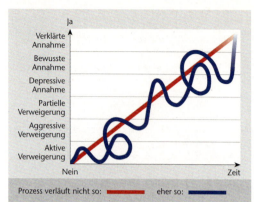

Abb. 5.41: Bei der inneren Verarbeitung gelangt der Sterbende nicht automatisch vom „Nein" zum „Ja". Der Weg des Sterbenden ähnelt eher einem kurvenreichen Pfad im Gebirge: Es geht mal aufwärts, dann wieder abwärts, und manchmal scheint sich der Wanderer im Kreis zu drehen. [A400]

sterbenden Patienten aus den USA verarbeitet, mit denen sie gesprochen hat. Danach verläuft die psychische Verarbeitung des Sterbens bei allen Menschen, die ausreichend unterstützt werden, in fünf Phasen.

Phase 1: Nicht-wahrhaben-Wollen und Isolierung

Der Betroffene kann seine schwere, unheilbare Erkrankung innerlich noch nicht anerkennen. Er fordert neue Untersuchungen, glaubt an Verwechslungen oder beschuldigt die behandelnden Ärzte der Unfähigkeit. Oft werden Verordnungen nicht eingehalten, da sie nach Einschätzung des Patienten auf einer „falschen" Grundlage erstellt sind.

Die Verleugnung mildert den Schock. So gewinnt der Kranke Zeit, Kraft zu sammeln, um mit der Wahrheit fertig zu werden.

Phase 2: Zorn

Hat der Betroffene die tödliche Krankheit als solche anerkannt, wird er zornig und eifersüchtig auf die anderen, die leben dürfen („Warum muss es mich treffen?"). Es kommt zu einer Flut negativ getönter Emotionen, die den Sterbenden mit sich fortreißen können. Dies äußert sich dann oft in „Kleinigkeiten" wie Unzufriedenheit mit dem Essen, dem Zimmer, den Mitpatienten, dem Pflegeteam oder den Ärzten, in Sonderwünschen, aber auch in heftigen Streitigkeiten mit der Familie und aggressiven Beschuldigungen.

Phase 3: Verhandeln

In dieser – meist kurzen – Phase wird der bevorstehende Tod als unvermeidbar anerkannt. Weiteres Verdrängen oder Ausweichen ist nicht mehr möglich, „der Körper sagt die Wahrheit". Die Sterbenden versuchen durch „Verhandeln" einen Aufschub, also mehr Lebenszeit, zu erreichen. Sie feilschen mit den Ärzten (z. B. um andere Therapien) und mit dem Team (Versprechen, sich anzupassen, an Therapien teilzunehmen). Durch ihre Bereitwilligkeit, einen Einsatz zu bringen, werden sie manchmal zu „zahmen", pflegeleichten Patienten.

Aber auch das Schicksal oder Gott werden zu (Handels-)Partnern im Kampf des Sterbenden um ein „Stückchen mehr Leben". Gelübde werden geleistet, Verpflichtungen abgelegt. Dem Inhalt solcher Versprechungen liegen oft Schuldgefühle zugrunde: Der Sterbende gelobt, etwas zu tun, was er als wichtig erkannt, aber noch nicht geleistet hat. Die Patienten sind in dieser Phase sehr verletzlich.

Phase 4: Depression

Ein neues Stadium wird erreicht, wenn der Patient jede Hoffnung aufgibt und in einem Meer von Traurigkeit versinkt. Es handelt sich bei dieser Reaktion aber *nicht* um eine Depression im engeren Sinn, die medikamentös behandelt werden muss. Daher ist der Ausdruck *Phase der Traurigkeit* zutreffender.

Den Sterbenden überwältigt das Gefühl eines entsetzlichen Verlustes. Er bereut zurückliegende Versäumnisse und trauert um all das, was er verlieren wird: Partner, Kinder und Freunde. Probleme, die er nicht mehr lösen kann (z. B. finanzielle Sorgen der Familie) und begangene Fehler belasten ihn.

In dieser Zeit ist es dem Sterbenden möglich, sich umfassend mit der Realität seines Todes auseinanderzusetzen. Er verfasst z. B. ein Testament oder bringt Geschäfte zum Abschluss. Möglicherweise ändert sich seine persönliche Lebensphilosophie. Manchmal können jahrelang verhärtete Positionen noch verlassen werden: Z. B. ist die Aussöhnung mit einem verfeindeten Menschen eine Erfahrung, die auch den Angehörigen den Abschied erleichtert.

Die Depression kann in eine Phase vorbereitender Trauer münden, mit der sich der Sterbende auf den nahen Tod vorbereitet. Er wird stiller und zieht sich zurück. Dieser Rückzug kann für die Angehörigen schmerzlich sein, ist aber ein Zeichen dafür, dass es dem Patienten gelingt, sich von seinen Bindungen zu lösen und die Dinge der Welt hinter sich zu lassen.

Phase 5: Zustimmung

Die letzte Phase ist gekennzeichnet von Zustimmung und ruhiger Erwartung des Endes. Der Sterbende hat seinen Frieden mit der Welt gefunden und akzeptiert den nahenden Tod, auch wenn oft noch eine schwache Hoffnung aufrechterhalten wird, doch nicht sterben zu müssen. Dieses Stadium ist fast frei von Gefühlen. Der Patient ist müde und schwach, schläft viel und möchte meist nicht gestört werden. Er verständigt sich oft nur noch mit Gesten oder wenigen Worten.

Weitere Phasenmodelle
Phasenlehre nach Weisman

Der Psychiater *Avery Weisman* beschreibt drei Phasen, die ein unheilbar Kranker in der Auseinandersetzung mit seinem nahenden Ende durchschreitet. In allen Stadien wird der baldige Tod gleichzeitig negiert (verleugnet) *und* akzeptiert (angenommen); je nach Phase überwiegt aber das eine oder das andere. (□ 25)

In der **ersten Phase** werden die ersten beunruhigenden Symptome wahrgenommen. Die Diagnose ist noch unbekannt, und der Betroffene neigt zur Selbsttäuschung. Oft verzögert er den notwendigen Arztbesuch.

Die **zweite Phase** beginnt mit der Diagnosemitteilung. Kennzeichnend für sie ist die meist stattfindende intensive medizinische Behandlung. Der Sterbende schwankt zwischen Negation und Akzeptanz. Dieses gleichzeitige Wissen und Nichtwissen bezeichnet Weisman als „middle knowledge".

Die **dritte Phase** beginnt, wenn ärztlicherseits die Versuche zur Heilung aufgegeben werden. Sie ist geprägt vom körperlichen Verfall und der stärker werdenden Erschöpfung des Sterbenden. Der Sterbende kann das eigene Sterben-müssen akzeptieren.

Phasenlehre nach Pattison

Auch *E. Mansell Pattison*, Psychiater sowie Verhaltens- und Sozialwissenschaftler, beschreibt im Sterbeprozess („living-dying interval") drei große Abschnitte (□ 26):

▶ Erfährt der Betroffene die Diagnose einer lebensbedrohlichen Erkrankung, so kommt es zunächst zur *akuten Krise* mit panischer Angst und Verzweiflung.
▶ Im zweiten Abschnitt („chronic living-dying phase") herrschen konkrete Ängste und Sorgen wie Angst vor Schmerzen, vor dem Unbekannten, vor Einsamkeit, vor dem Verlust der Familie und deren ungewisser Zukunft vor
▶ Der dritte Abschnitt ist gekennzeichnet durch psychische und physische Erschöpfung, zunehmendes Desinteresse an der Außenwelt und Rückzug auf sich selbst.

Kritik an den Phasenmodellen

Phasenmodelle sind anschaulich und plausibel. Sie sind wissenschaftlich aber nicht gesichert und liefern keine immer gültigen Regeln. Eigenarten des Sterbenden, seine persönliche Geschichte, seine Religiosität und andere Individualitäten werden darin nicht berücksichtigt. Folgt man den Phasenmodellen, durchlaufen alle Menschen einen ähnlichen, gleichartigen Sterbeprozess. Daneben gibt es auch anderslautende Theorien. Beispielsweise beschreibt der Arzt *Andreas Kruse* ganz verschiedene Verlaufsformen in der Auseinandersetzung mit dem Sterben, die von der Biographie des Sterbenden mit beeinflusst werden (□ 27):

▶ Akzeptanz des Todes und gleichzeitige Suche nach den Möglichkeiten, die das Leben noch bietet

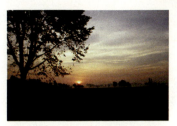

Abb. 5.42: In der Phase der Zustimmung wird der Sterbende innerlich ganz ruhig. Er hat seinen Frieden mit dieser Welt gefunden. [O133]

▶ Resignation und Verbitterung – das Leben wird nur noch als Last empfunden, der nahende Tod steht im Zentrum der Gedanken
▶ Linderung der Todesängste durch Erfahrung neuen Lebenssinns und durch die Überzeugung, noch wichtige Aufgaben im Leben zu haben
▶ Bemühung, den nahenden Tod nicht in das Zentrum des Erlebens treten zu lassen
▶ Durchschreiten von Phasen tiefer Depression zu einer Hinnahme des Todes.

> Der Sterbeprozess verläuft nicht starr in der angegebenen Reihenfolge von „Phasen" oder „Stadien"; Sprünge, Schwankungen oder andere seelische Entwicklungen sind möglich. Die Annahme des nahenden Todes kann nicht als Norm für alle gesehen werden.

Fazit

Das Sterben eines Menschen muss individuell betrachtet werden. Modelle dienen nur dem grundlegenden Verständnis von Abläufen.

Sterbebegleiter dürfen keine „Soll-Entwicklung" erwarten, damit sie nicht mit Enttäuschung oder Ablehnung reagieren, falls sich diese nicht einstellt. Umgekehrt können sie jedoch Elemente aus der Phasenlehre nutzen, um die Sterbenden besser zu verstehen. Beispielsweise ist die Verleugnung der Diagnose oft ein Zeichen dafür, dass der Patient noch Zeit braucht, um der Wahrheit ins Gesicht zu sehen. Der Begleiter muss eine Sensibilität für den individuellen Prozess entwickeln.

Literatur und Kontaktadressen

Literaturnachweis

1. Vgl. Erikson, E. H.: Der vollständige Lebenszyklus. Suhrkamp Verlag, Frankfurt a. M., 1988, Nachdruck 2002.

2. Rousseau, J. J.: Emile oder von der Erziehung. UTB Wissenschaft, Stuttgart 1998.

3. Pestalozzi, J. H.: Lienhard und Gertrud. Verlag Julius Klinkhardt, Bad Heilbrunn 1999.

4. Vgl. Fehige, C et al. (Hrsg.): Der Sinn des Lebens. 4. Aufl., dtv, München 2000.

5. Vgl. Steffen-Bürgi, B.: Schuld und Schuldgefühle. In: Käppeli, S. (Hrsg.): Pflegekonzepte – Phänomene im Erleben von Krankheit und Umfeld. Bd. 3, Verlag Hans Huber, Bern 2000.

6. Vgl. Winkler, M.: Compliance/Non-Compliance. In: Käppeli, S. (Hrsg.): Pflegekonzepte – Phänomene im Erleben von Krankheit und Umfeld. Bd. 3, Verlag Hans Huber, Bern 2000.

7. Vgl. Bühlmann, J.: Angst. In: Käppeli, S. (Hrsg.): Pflegekonzepte – Phänomene im Erleben von Krankheit und Umfeld. Bd. 1, Verlag Hans Huber, Bern 2000.

8. Vgl. Frankl, V. E.: Der Mensch vor der Frage nach dem Sinn. Piper Verlag, München 2005.

9. Vgl. Bühlmann, J.: Hoffnung/Hoffnungslosigkeit. In: Käppeli, S. (Hrsg.): Pflegekonzepte – Phänomene im Erleben von Krankheit und Umfeld. Bd. 1, Verlag Hans Huber, Bern 2000.

10. Vgl. Schuchardt, E.: Krisen-Management und Integration 1. Bertelsmann Verlag, Bielefeld 2003.

11. Vgl. Schuchardt, E.: Krisen-Management und Integration 2. Bertelsmann Verlag, Bielefeld 2003.

12. Vgl. Willig, W.; Kommerell, T. (Hrsg.): Geistes- und Sozialwissenschaften pflegerelevant. Verlag Wolfgang Willig, Balingen 2005.

13. Vgl. Lazarus, R.; Folkmann, S.: Stress, Appraisal, and Coping. Springer Pub, 1984.

14. Vgl. Görres, H. J. et al.: Krankheit und Bedrohung. Formen psychosozialer Bewältigung der Multiplen Sklerose. In: Zeitschrift für Psychosomatische Medizin 34/1988.

15. Vgl. Zeller-Forster, F.: Krise. In: Käppeli, S. (Hrsg.): Pflegekonzepte – Phänomene im Erleben von Krankheit und Umfeld. Bd. 1, Verlag Hans Huber, Bern 2000.

16. Vgl. Renz-Polster, H. et al.: Gesundheit für Kinder. Kösel Verlag München, 2004.

17. Vgl. McKenna J. et al.: Experimental studies of infant-parent co-sleeping: mutual physiological and behavioral influences and their relevance to SIDS (sudden infant death syndrome). In: Early Human Development 38/1994, S. 187–201.

18. Vgl. Oerter, R.; Montada, L. (Hrsg.): Entwicklungspsychologie. Psychologie Verlagsunion, Weinheim 2002.

19. Brust, J. D. et al.: Maternal Time and the Care of Disabled Children. In: Public Health Nursing 3/1992.

20. AKIK-Bundesverband, Deutschland; verabschiedet durch die 1. Europäische „Kind im Krankenhaus"-Konferenz Leiden (NL), Mai 1988.

21. Vgl. Dehnhardt, K. in: Projektgruppe Subjektive Gesundheits- und Krankheitskonzepte, Fachhochschule Frankfurt am Main: Die Kunst der patientenorientierten Pflege. Mabuse Verlag, Frankfurt a. M., 1997.

22. Vgl. Royal College of Nursing. Pflegestandards Kinderkrankenpflege. Verlag Hans Huber, Bern 1999.

23. Wittkowski, J.: Psychologie des Todes. Wissenschaftliche Buchgesellschaft, Darmstadt 1990.

24. Vgl. Kübler-Ross, E.: Interviews mit Sterbenden. Droemer Knaur, München 2001.

25. Vgl. Weismann, A.: Coping with Cancer. Mc Graw-Hill, New York, 1979.

26. Vgl. Mansell Pattison, E.: The Experience of Dying. Englewood Cliffs, Prentice-Hall, New York 1997.

27. Vgl. Kruse, A.: Die Auseinandersetzung mit Sterben und Tod. Möglichkeiten eines ärztlichen Sterbebeistandes. In: Zeitschrift für Allgemeinmedizin 4/1988.

Vertiefende Literatur ☞ 💻
✉ Kontaktadressen

1. Aktionskomitee Kind im Krankenhaus Bundesverband e.V. (AKIK), Postfach 940316, 60461 Frankfurt,
Tel.: 01 80/5 25 45 28,
Fax: 01 80/5 25 45 39,
www.akik-bundesverband.de

2. Bundesarbeitsgemeinschaft Hospiz zur Förderung von ambulanten, teilstationären und stationären Hospizen und Palliativmedizin e.V., Am Weiherhof 23, 52382 Niederzier,
Tel.: 0 24 28/80 29 37,
Fax: 0 24 28/80 28 92,
www.hospiz.net

3. Bundesarbeitsgemeinschaft Mehr Sicherheit für Kinder e.V., Heilsbachstraße 13, 53123 Bonn,
Tel.: 02 28/68 83 40,
Fax: 02 28/6 88 34 88,
www.kindersicherheit.de

4. Bundesverband Häusliche Kinderkrankenpflege e.V. (BHK), Postfach 42 01 47, 50895 Köln,
Tel.: 02 21/2 82 92 18,
Fax: 02 21/2 82 92 59,
www.bhkev.de

5. Deutsche Hospiz Stiftung, Europaplatz 7, 44269 Dortmund,
Tel.: 02 31/7 38 07 30,
Fax: 02 31/7 38 07 31,
www.hospize.de

6. Deutscher Kinderhospizverein e.V., Bruchstraße 10, 57462 Olpe,
Tel.: 0 27 61/94 12 90,
Fax: 0 27 61/9 41 29 60,
www.deutscher-kinderhospizverein.de

7. Gesellschaft der Kinderkrankenhäuser und Kinderabteilungen in Deutschland (GKinD), c/o DRK-Kinderklinik Siegen gGmbH, Wellersbergstraße 60,
Tel.: 02 71/2 34 54 32,
Fax: 02 71/2 34 54 14, 57072 Siegen,
www.gkind.de

8. Internationale Gesellschaft für Sterbebegleitung und Lebensbeistand e.V. (IGSL), Postfach 14 08, 55384 Bingen,
Tel.: 0 67 21/1 03 18,
Fax: 0 67 21/1 03 81,
www.igsl-hospiz.de

9. Kübler-Ross, Elisabeth: Homepage der Sterbeforscherin auch in deutscher Sprache www.elisabethkublerross.com/German/

10. OMEGA e.V., DPWV – Der Paritätische Wohlfahrtsverband, z. Hd. Frau Ingrid Bodden, Altenhöfener Straße 83, 44623 Herne,
Tel.: 0 23 23/14 77 83 12,
Fax: 0 23 23/91 04 44,
www.omega-ev.de

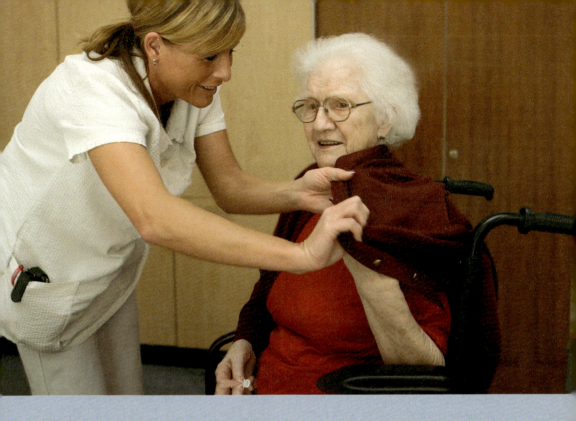

6 Pflege als Interaktion

6.1	Personenbezogene Interaktion 164	6.2.2	Kommunikationsarten 181	6.5	Konfliktmanagement 192
6.1.1	Einflussfaktor Familie 165	6.2.3	Wahrnehmung 183	6.5.1	Was ist ein Konflikt? 192
6.1.2	Einflussfaktor Rolle 167	6.3	Kommunikationsmodelle 184	6.5.2	Fünf Schritte bringen die Lösung 193
6.1.3	Einflussfaktor Geschlecht 169	6.3.1	Kommunikationsmodell nach Watzlawick 184	6.5.3	Eskalation vermeiden 194
6.1.4	Einflussfaktor soziale Schicht/ gesellschaftliches Milieu 170	6.3.2	Kommunikationsmodell nach Schulz von Thun 186	6.5.4	Umgang mit Beschwerden ... 195
6.1.5	Einflussfaktor Bildung 171	6.3.3	Kommunikationsmodell der Transaktionsanalyse 187	6.6	Interaktion in Gruppen und Teams 195
6.1.6	Einflussfaktor Armut 172	6.4	Gespräche führen 188	6.6.1	Gruppe und Team 196
6.1.7	Einflussfaktor Kultur 173	6.4.1	Voraussetzungen gelingender Gesprächsführung 189	6.6.2	Einstellungen und Vorurteile 196
6.1.8	Einflussfaktor Religion 176	6.4.2	Hilfreiche Gesprächstechniken 190	6.6.3	Gruppenführung 197
6.1.9	Einflussfaktor Alter 176	6.4.3	Widerstände und Kommunikationssperren 191	6.6.4	Mobbing 197
6.2	Pflege als kommunikativer Prozess 177			**Literatur und Kontaktadressen .. 198**	
6.2.1	Was ist Kommunikation? 177				

6 Pflege als Interaktion

Fallbeispiel ☞ 🖳

Voraussetzung menschlicher Interaktion ist die Fähigkeit und innere Bereitschaft, mit anderen in Beziehung zu treten. Diese Bereitschaft ist von entscheidender Bedeutung für die **Pflegekraft-Patient-Beziehung**, oft auch für die *Pflegekraft-Angehörigen-Beziehung*. Dabei sind die Befindlichkeit der Beteiligten und ihre gegenseitigen Erwartungen und Vorstellungen sehr wichtig. Pflegende versetzen sich dabei u. a. in die Lebenssituation, Erlebnis- und Bedürfnislage des Patienten. Diese **personenbezogene Interaktion** (☞ 6.1) ist für eine professionelle Pflege unentbehrlich.

Dem Ziel personenbezogener Pflege, eine Beziehung zwischen Pflegekraft und Patient und/oder Angehörigen aufzubauen, dient am meisten die Kommunikation *(Kommunikationsfähigkeit)*. Die Grundlagen menschlicher Kommunikation werden in Kapitel 6.2 und 6.3 dargestellt. Auf ihnen ruht eine professionelle Gesprächsführung (☞ 6.4) und Konfliktlösung (☞ 6.5). Diese kommunikative Kompetenz ist sowohl in der Pflege des Patienten notwendig, als auch in der Interaktion von Gruppen und Teams (☞ 6.6) mit ihren Regeln und ihrer besonderen Dynamik.

6.1 Personenbezogene Interaktion

> „Der Mensch wird am Du zum Ich."
> (Martin Buber)

> **Interaktion:** In den Sozialwissenschaften verstanden als das aufeinander bezogene Handeln von Personen und ihre gegenseitige Beeinflussung.

Der Sozialwissenschaftler Lothar Krappmann bezeichnet soziale **Interaktion** als einen offenen, dynamischen und interpretationsbedürftigen Prozess (📖 1).

Patientin Frau M. sagt zur Pflegekraft: „Ich fühle mich heut morgen nicht wohl!" Damit leitet sie eine Interaktion ein, die zunächst einen offenen Ausgang hat, und zugleich dynamisch ist, weil der Pflegekraft Handlungsbedarf signalisiert wird. Sie ist interpretationsbedürftig, weil die Pflegende situationsabhängig unterschiedlich darauf reagieren kann, z. B.:
- „Essen Sie erstmal Ihr Frühstück, dann geht es Ihnen bestimmt besser!"
- „Haben Sie schlecht geschlafen?"
- „Ich kontrolliere mal Ihren Blutdruck!"

- „Können Sie mir Ihr Befinden etwas genauer beschreiben?"

Die Voraussetzung für eine funktionierende Interaktion ist ein minimaler Konsens über die verwendeten
- *Kommunikativen Techniken,* z. B. fragen, fordern, bitten, auffordern, und gesellschaftlich übliche non-verbale Formen der Mitteilung, z. B. zuzwinkern
- *Symbole,* z. B. Höflichkeitsformen, verwendete Sprache (Fachsprache oder Alltagssprache)
- *Verhaltensmuster,* z. B. körperliche Distanz, Verhalten gegenüber Autoritäten, an Rollen gebundenes Verhalten.

Auf die Interaktion des Einzelnen übt die Gesellschaft großen Einfluss aus. Durch die Zuweisung von Rollen (☞ 6.1.2) und Positionen sowie durch die Zuweisung von Rechten und Pflichten steuert sie die Interaktion des Menschen als Mitglied einer Gruppe, z. B. der Familie (☞ 6.1.1), der Berufsgruppe (☞ 6.6.1), eines interdisziplinären Teams (☞ 9.3.2) oder eines Vereins.

Die wichtigste Form der Interaktion ist die **Kommunikation** (☞ 6.2). Im Unterschied zur Kommunikation kann Interaktion auch eine *einseitige,* wenngleich auf ein Gegenüber bezogene Aktivität darstellen, so dass beispielsweise in Pflegesituationen, in denen ein Patient im Koma liegt und nicht reagieren kann, Interaktionsprozesse stattfinden. In diesem Fall wäre der Minimalkonsens zum Beispiel, dass Körperwäsche prinzipiell notwendig ist und die Pflegekraft diese dementsprechend durchführt, obwohl der komatöse Patient sich nicht einverstanden erklären kann.

Im Berufsalltag beteiligen sich Pflegende an der Interaktion mit Patienten und ihren Familien sowie an Interaktionssituationen im eigenen (intra-) und interdisziplinären Team.

Interaktion im intra- und interdisziplinären Team

Interaktionssituationen im intra- und interdisziplinären Team (☞ 6.6) dienen der Aushandlung gemeinsamer Behandlungs- und Betreuungskonzepte. Dies gilt sowohl für die Institution, in der die Pflegekraft arbeitet, als auch für die Zusammenarbeit mit einer anderen Einrichtung, in die z. B. ein Patient nach seinem Klinikaufenthalt verlegt wird. Während jedoch die Teamarbeit innerhalb einer Einrichtung feste Rahmen hat, z. B. durch Übergaben, Pflegevisiten, Fallbesprechungen, Supervision, steht die koordinierte Zusammenarbeit verschiedener Einrichtungen untereinander und damit die integrierte Versorgung des Patienten noch am Anfang (☞ Kasten).

Pflegende übernehmen eine zentrale Funktion im Rahmen des Schnittstellenmanagements. Sie koordinieren die Versorgung des Patienten zwischen den verschiedenen Einrichtungen des Gesundheitssystems, insbesondere die Zusammenarbeit zwischen ambulantem und stationärem Bereich. Dabei stellen sie einen lückenlosen Informationsfluss sicher und tragen so ihren Teil zur Versorgungsqualität bei.

> ### Konzepte von Pflegenden sind nötig
> Für ihre flächendeckende Einführung einer integrierten Versorgung ist die konzeptionelle Mitarbeit von Pflegenden gefordert. Ein Beispiel für eine integrierte Versorgung ist die **Überleitungspflege** (☞ 3.3.4), die eine Fortsetzung der Versorgung von Patienten nach einem stationären Aufenthalt sichert und auf diese Weise den „Drehtüreffekt" früher Entlassungen zu vermeiden hilft. Immer wichtiger werden auch sogenannte **Disease-Management-Programme,** an denen Pflegende beteiligt sind. Hierbei handelt es sich um strukturierte Behandlungsprogramme nach nationalen Leitlinien, mit umfassendem Qualitätsmanagement und einer übergreifenden Versorgungsstruktur, die einzelne Einrichtungen miteinander verbindet. (📖 2)

Interaktion zwischen Pflegekraft und Patient

Jede Pflegesituation beinhaltet eine **Interaktion zwischen Pflegekraft und Patient** sowie ggf. dessen Familie, in der eine *Verständigung* abläuft. Sie gelingt nur dann und kann nur dann die Heilung fördern, wenn die Pflegekraft das Denken, Fühlen und Handeln des Patienten berücksichtigt und in die Pflege einbettet, und nicht allein die aus professioneller Sicht wichtigen Inhalte dominieren.

Zum Beispiel: Herr B. liegt mit unklaren Bauchbeschwerden im Krankenhaus, die Untersuchungen ziehen sich hin, eine Diagnose ist noch nicht gestellt worden. Während dieser Wartezeit macht er sich große Sorgen um seinen Betrieb; diese Sorgen nehmen sowohl

6.1 Personenbezogene Interaktion

Pflegende als auch Ärzte nicht wahr, sie sind allein auf die Diagnosestellung fixiert.

Die *Sprache* ist das wichtigste **Interaktionsmedium.** Sie ist von hervorragender Bedeutung für jede Interaktion. Neben der Sprache **(verbale Kommunikation)** prägt auch die **non-verbale Kommunikation** die Beziehung zwischen den Beteiligten. Non-verbale Mitteilungen sind z.B. Mimik, Gestik (☞ 12.9.3), Kleidung, Körperschmuck, aber auch Körperausscheidungen (etwa Schweiß, Urin, Eiter, Erbrochenes), Geräusche, Gerüche, taktile und haptische Erfahrungen (z.B. Basale Stimulation ☞ 12.11.3.5).

Jede Interaktionsform hängt vom *soziokulturellen Hintergrund* der Beteiligten ab. So ist es in Europa z.B. üblich, vor Betreten eines Büros anzuklopfen und auf ein Herein zu warten, und nicht mit seinen Anliegen herauszuplatzen.

Der soziokulturelle Hintergrund eines Patienten mit islamischen Glauben könnte für dessen Pflege z.B. bedeuten, ihm rituelle Waschungen anzubieten: Im Islam sind Körperausscheidungen mit der Vorstellung ihrer „Unreinheit" belegt. Um die mit der Ausscheidung veräußerlichte Unreinheit zu beheben, von der dann auch die Umwelt betroffen ist, sind rituelle Waschungen zu vollziehen, sofern und wie dies vom Patienten gewünscht wird. Das gilt vor allem für Waschungen vor dem Gebet, die nach Wunsch des Patienten ausgeführt werden sollten; manche möchten z.B. eine dreimalige Gesichts-, Hand und Fußwaschung, anderen genügt dies einmal.

Grundsätzlich nehmen persönliche Einstellungen und Werte Einfluss auf das subjektive Krankheits- und Gesundheitsempfinden und den jeweiligen Krankheitsverlauf. So kann z.B. eine Opfergabe den Gesundheitszustand von Personen bessern, die von der Wirkung solcher Maßnahmen überzeugt sind; dies ist der Wirkung von Placebos (☞ 15.2.1) bei Patienten vergleichbar, die primär der Schulmedizin und ihrer Arzneimitteltherapie vertrauen.

Der (subjektive) Zustand des Gesund- oder Krankseins kann nur von den Betroffenen selbst gültig eingeschätzt werden. Die Einschätzungen von Patient und Pflegekraft müssen daher nicht übereinstimmen. Im Hinblick auf die Pflegeziele bedenken die Pflegenden daher sowohl die eigene Subjektivität als auch die des Patienten. Z.B. ist die Schmerzwahrnehmung (☞ 12.12.1.2) jedes Einzelnen sehr unterschiedlich, so dass nicht selten Fehler bei der Einschätzung von Schmerzäußerungen auftreten. Deshalb ist für eine Verständigung grundsätzlich notwendig, (unterschiedliche) Auffassungen zu thematisieren und nach einer Verständigung zu suchen.

> Insbesondere zwei **Pflegetheorien** befassen sich mit der Interaktion von Pflegenden und Patienten. *Peplau* (☐ 3 ☞ 4.3.2) und *King* (☐ 4 ☞ 4.3.2). Peplau war die erste Pflegetheoretikerin, die die Pflegenden als vom Patienten Lernende betrachtete (☞ 6.1.2). Sie hat ihr Modell 1952 veröffentlicht. Es besitzt nach wie vor Gültigkeit, bezieht sich allerdings ausschließlich auf den Patienten. Aus heutiger Sicht muss diese Perspektive um die der Familie sowie den Lebenszusammenhang, in dem der Patient steht, erweitert werden (Lebensphasen ☞ Kapitel 5).
>
> King, die ihre Theorie erstmalig 1971 publizierte, bezieht ausdrücklich die Bezugspersonen sowie die Gesellschaft als Einflussfaktoren für die Gesundheit mit ein.

Eine gelungene Interaktion zwischen Menschen mit einem *unterschiedlichen Verständnis von Geschlechtsrolle und Heilungsprozess* wäre z.B., wenn eine Pflegekraft einer türkischen Patientin ihren Wunsch nach Tragen eines Kopftuchs auf dem Weg zum und vom OP und/oder die Mitnahme eines Amuletts ermöglicht, das (steril verpackt) unter dem Kopfkissen liegt. Damit trägt sie der Individualität wie dem Selbstbestimmungsrecht der Patientin Rechnung.

Das **Selbstbestimmungsrecht** von Patienten entspricht einem modernen Pflegeverständnis. Es basiert u.a. auf dem Grundgesetz (☐ 5), nach dem die Freiheit des Menschen unantastbar ist. Es entspricht der Ausbildungs- und Prüfungsverordnung für die Berufe in der Krankenpflege (KrPflAPrV) (☐ 6), dem *Ethikkodex des International Council of Nurses* (☞ 1.2.3) (☐ 7) sowie der *Charta der Rechte des Krankenhauspatienten*, die insbesondere das Verweigerungsrecht von Patienten hervorhebt. Gelingt es den Pflegenden, Patienten ihrem Kenntnis-, Entwicklungs- und Sprachstand entsprechend zu informieren, so dass diese angemessene Entscheidungen bezüglich ihrer Pflegebedürfnisse treffen können, so verwirklichen sie eines der wichtigen ethischen Prinzipien für den Umgang mit abhängigen Menschen: das **Autonomie-Prinzip.**

Um das Selbstbestimmungsrecht von Patienten umsetzen zu können, benötigen die Pflegenden Hintergrundwissen zu wichtigen **Einflussfaktoren,** das sie in der einzelnen Pflegesituation nutzen, ohne die Individualität des Patienten aus dem Blick zu verlieren. Zu diesen Einflussfaktoren zählen:

▸ Familie
▸ Rolle
▸ Geschlecht
▸ Soziale Schicht/gesellschaftliches Milieu
▸ Armut
▸ Kultur
▸ Religion
▸ Alter.

6.1.1 Einflussfaktor Familie

> **Familie:** Umfasst verschiedene Formen eines Zusammenlebens mit Kindern (soziologische Definition ☐ 1).
>
> Umfasst die Gruppe von Menschen, die ein Patient als seine engsten Bezugspersonen betrachtet, unabhängig davon, ob es sich um Verwandte, Freunde oder z.B. Nachbarn handelt (pflegewissenschaftliche Sicht ☐ 2).

Als soziales Wesen ist der Einzelne im Allgemeinen in eine **Familie** eingebettet. Weltweit ist die Familie noch immer die Gruppe, die sich für die Pflege der ihr Angehörenden verantwortlich fühlt. In Ländern, in denen das Sozialsystem dem Einzelnen wenig Unterstützung bietet, steht der Stellenwert der Familie über den Interessen der Einzelperson, denn die Familie ist die *entscheidende Ressource* für alle. Sie kann unter solchen Umständen nur funktionieren, wenn das Individuum zugunsten der Familie zurück steht.

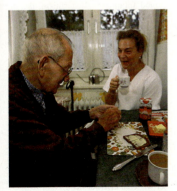

Abb. 6.1: Interaktion Pflegende – Patient. [K115]

165

Im Zusammenleben der verschiedenen Familienmitglieder gibt es Interaktionsmuster, Einstellungen und Handlungs(spiel)räume, die *schützende* (protektive) oder auch *zerstörende* (destruktive) *Auswirkungen* auf die Familienmitglieder und damit auch auf ihr Krankheits- und Gesundheitsempfinden und auf Krankheitsverläufe haben. So kann z.B. die umsorgende Mutter ihren Leukämie kranken Jungen bei der Bewältigung seiner Erkrankung unterstützen (schützende Auswirkung), ebenso kann das Desinteresse der mittlerweile erwachsenen Kinder an der Erkrankung ihres demenzkranken Vaters dessen Orientierungsverlust noch verstärken (destruktive Auswirkung).

Daher ist die Familie für die Pflegenden einerseits als **Ressource bei Pflegebedürftigkeit** eines Mitglieds wichtig, andererseits als ein **Beziehungssystem**, das Pflegende von außen betreten, insbesondere im ambulanten Bereich.

Familienformen

In Europa gibt es sehr verschiedene **Familienformen**. Während die Dreigenerationenfamilie selten und v.a. in Fällen von Pflegebedürftigkeit der Großeltern oder auf dem Land (Erbhöfe) anzutreffen ist, gibt es zahlreiche Formen von Ein- bis Zweigenerationenhaushalten: z.B. Singles, Wohngemeinschaften, Alleinerziehende mit einem Kind oder mehreren Kindern, homosexuelle Partnerschaften, Patchwork-, Stief- oder Pflegefamilien.

In der praktischen Sozialarbeit zeigt sich jedoch, dass die vielfältigen Formen unkonventioneller Lebensgestaltung in der Regel weniger eine gelungene Veränderung der gesellschaftlichen Standardvorgabe (Kernfamilie mit Vater, Mutter, Kind/ern) darstellen, sondern sich eher aus einer Überforderung der Kernfamilie und dem daraus resultierenden Scheitern entwickeln. Daher bleibt, soziologisch gesehen, die traditionelle Familie als Bezugsrahmen wie auch als Erziehungsinstanz im positiven Sinne bedeutungsvoll (📖 3).

Die familiäre Umgebung bietet Kindern (im Idealfall) ein dauerhaftes Gefühl der Zugehörigkeit, Sicherheit und Verlässlichkeit. So können sie eine stabile Identität entwickeln, die sie zur Führung sozialer Beziehungen, für eine ausgeglichene Emotionalität und zur Entwicklung ihrer Fähigkeiten und Fertigkeiten benötigen. Dies zeigt sich in gesellschaftlichen Interaktionssituationen als *soziale Kompetenz*.

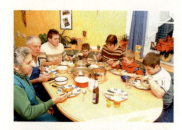

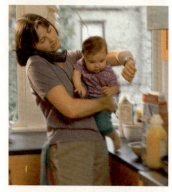

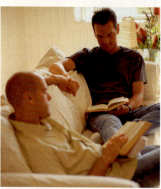

Abb. 6.2: Familienformen aus pflegewissenschaftlicher Sicht. [J666, J668, J782]

Funktionen von Familie

Als wichtigste **Funktionen von Familien** gelten (📖 4):
- **Reproduktion.** Kinder werden in aller Regel in Familien geboren, die damit die Aufgabe der Reproduktion der Gesellschaft übernehmen
- **Sozialisation.** Identitätsbildung, der Aufbau einer Basispersönlichkeit sowie die Entwicklung von kognitiven, sozialen und ethisch-moralischen Handlungskompetenzen sind die wesentlichen Merkmale familialer Sozialisation. Diese wird von außerfamilialen Instanzen ergänzt (z.B. Bildungswesen) und z.T. kontrolliert (z.B. Gesundheitsamt, Jugendamt).

Die Familie ist neben Kinderkrippen, -gärten, -horten u.a. der entscheidende Ort *primärer Sozialisation,* für die als Ersatz Institutionen wie Kinderheime oder Wohngruppen der Jugendhilfe einspringen. An die primäre schließt sich die *sekundäre Sozialisation,* die von z.B. der Schule oder dem Beruf geprägt wird (☞ auch 5.3.1)

- **Soziale Platzierung.** In der Familie findet der Prozess statt, durch den eine Person als Resultat ihrer Sozialisation an bestimmte gesellschaftliche Positionen gelangt, z.B. berufliche Stellung, Vereinsmitgliedschaften, Positionen im öffentlichen Leben (soziale Schicht ☞ 6.1.4)
- **Produktion.** Familien sind Produktionseinheiten, wenn Haushalt und Arbeit untrennbar miteinander verbunden sind, z.B. bäuerliche Familienbetriebe, kleine gewerbliche und kaufmännische Unternehmen. Aber auch die normale Haushaltsführung beinhaltet hauptsächlich produktive Leistungen, z.B. Kochen, Waschen, Putzen, Kinderpflege und -betreuung sowie handwerkliche Tätigkeiten, und schließlich auch die ggf. sehr umfassenden Pflegeleistungen, die für Familienmitglieder erbracht werden
- **Freizeit.** Die Familie prägt die Gewohnheiten des Einzelnen in den Bereichen Erholung, Freizeit und Konsum, abhängig von den Einkommens- und Wohnverhältnissen. Jedoch entfalten gerade auch hier außerfamiliale Einflüsse durch z.B. Freundeskreis, Nachbarschaft und Möglichkeiten des Wohnviertels ihre Wirksamkeit
- **Emotionaler Ausgleich.** Die Familie ist der geschützte, abgeschirmte Raum der Emotionalität, der Gefühlsäußerungen, der Selbstdarstellung und persönlichen Entfaltung, der Zärtlichkeit und Intimität – Bedürfnisse, die der öffentliche Raum nur sehr begrenzt zulässt. Diese emotionale Ausgleichsfunktion ist jedoch krisenanfällig, wie beispielsweise Pflegesituationen zeigen können, und bedarf u.U. professioneller Hilfe.

Personenbezogen Pflegen – Einflussfaktor Familie

Jede **Familienkultur** wird durch ihr Umfeld beeinflusst *(soziokulturelle Prägung).* Trotz dieser Prägung ist jede Familie einzigartig. Daher ist Voraussetzung einer adäquaten personenbezogenen Pflege ein Verständnis für die Normen

6.1 Personenbezogene Interaktion

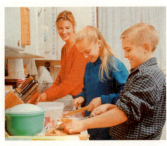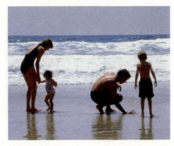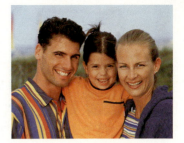

Abb 6.3: Funktionen von Familie, etwa gemeinsame Produktion, Freizeitgestaltung und emotionaler Ausgleich. [J660, J668]

und Werte, Rituale, (geschlechtsspezifische) Aufgabenverteilung, Machtverhältnisse, individuellen Ziele, Spielräume und Einschränkungen des Einzelnen, die es in einer Familie geben kann.

Um die Kooperation von Familien zu erreichen bzw. zu verbessern, sind Aushandlungsprozesse bezüglich der Pflegeziele und -interventionen notwendig, die die genannten Aspekte der Familienkultur in der Interaktion berücksichtigen.

> **Familien- und umweltbezogene Pflege nach Friedemann**
>
> Im Mittelpunkt von Friedemanns Theorie steht das System des Pflegeempfängers, die vorhandenen und potentiellen Fähigkeiten der Familienmitglieder und deren Verständnis von Gesundheit. Denn nur wenn Pflege mit dem Gesundheitsstreben der Betroffenen übereinstimmt, kann sie effektiv sein und Veränderungen bewirken. Diese Veränderungen haben das Ziel, die Erhaltung und Förderung der Gesundheit aller Beteiligten zu erreichen, indem die Situation kreativ genutzt wird. Alle Familienmitglieder werden als Teil des Pflegeprozesses wahrgenommen und entsprechend einbezogen. In Gesprächen mit Familien (wobei von unterschiedlichen Formen des Zusammenlebens ausgegangen wird) geht es darum, Ressourcen und Fähigkeiten der Beteiligten gemeinsam zu erkennen und deren Flexibilität und Anpassungsfähigkeit in Bezug auf die Umwelt zu fördern, indem Ziele benannt und angegangen werden.
>
> Friedemanns Theorie stellt große Ansprüche an die Pflegenden. Sie setzt eine fundierte und psychologisch umfassende Ausbildung der Pflegenden voraus, um die Familien bei der Bewältigung ihrer persönlichen und zwischenmenschlichen Probleme beraten zu können. Gesunde Neugier, Wissen und Verständnis für andere Kulturen, Reife, Selbstsicherheit und die Bereitschaft, neue Erfahrungen und Erkenntnisse zuzulassen, sind Merkmale einer entsprechenden Ausbildung.

Anhaltspunkte dafür, wie man sich eine Familienstruktur erschließen kann, liefert z. B. die familien- und umweltbezogene Pflege nach Friedemann (☐ 2).

6.1.2 Einflussfaktor Rolle

> **Rolle:** Verhaltenserwartungen gegenüber einem bestimmten sozialen Status, einer bestimmten Position oder einem bestimmten Beruf. Beschreibbar als „sozial definierte und institutionell abgesicherte Verhaltenserwartungen, die komplementäres Handeln von Interaktionspartnern ermöglichen" (☐ 1).
>
> **Role-taking:** Der Versuch, die (zum Teil unausgesprochenen) Erwartungen der Umwelt zu erfüllen und sie in das eigene Verhalten einzubauen (☐ 2).

Der Begriff **Rolle** beinhaltet bestimmte Normen und Verhaltenserwartungen an den *Rollenträger,* die die Gesellschaft an ihn heranträgt. Es liegt in der Entscheidung des Rollenträgers, den Rollenerwartungen mehr oder weniger oder auch gar nicht zu entsprechen.

Da Menschen in vielfältigen Zusammenhängen leben, bestehen im Alltag oft widersprüchliche Anforderungen innerhalb einer oder zwischen verschiedenen Rollen **(Intra-** oder **Inter-Rollen-Konflikt).** So kann eine Pflegekraft einerseits dem Wunsch eines Patienten nach Aufklärung stattgeben wollen, während sie andererseits ihrer Schweigepflicht Genüge tun und auf den Arzt verweisen muss. Oder ein Vater, der sein Kind betreuen muss, gerät in Konflikt mit seiner Rolle als Arbeitnehmer, wenn überraschend eine Sitzung anberaumt wird, er aber eigentlich zum Kindergarten muss. Eine Diskrepanz zwischen Rollenerwartungen und tatsächlichem Rollenverhalten wird als **Rollendistanz** bezeichnet.

Abweichungen von Rollenerwartungen haben unterschiedlicher Konsequenzen: zum einen *Sanktionen.* Diese reichen von einem missbilligendem Blick bis zur Kündigung des Arbeitsplatzes oder rechtlichen Konsequenzen. Zum anderen gibt es ebenso *Belohnungen,* vom zustimmenden Lächeln bis zum Nobel-Preis. (☐ 4)

In der Pflege gibt es Rollen für Pflegende, Patienten, Angehörige und andere Gesundheitsprofessionen mit vielfältigen Rollenaspekten. Pflegende bestimmen – immer im Hinblick auf eine förderliche Beziehung zum Patienten – welche Rollenaspekte zu welchem Zeitpunkt angemessen sind, etwa die fürsorgliche Pflege eines demenzkranken Patienten, die Anleitung zu gesundheitsbewusstem Handeln eines Patienten kurz vor der Entlassung oder das Trösten eines anderen Patienten, der über die Trennung von seiner Familie traurig ist. Mit der Rolle als Pflegekraft verbunden sind auch die Aspekte Qualität und Verantwortung, nach denen Pflegende ihre Interventionen festlegen müssen.

Darüber hinaus ist es für Pflegende wichtig zu berücksichtigen, dass die **Patientenrolle** nicht zuletzt von ihrem eigenen Rollenverständnis als Pflegekraft abhängt: häufig sehen sich Patienten der ständigen Beobachtung, Kontrolle, Missachtungen ihrer Privatsphäre und Entmündigung ausgesetzt. Im Rahmen einer personenbezogenen Pflege dagegen wird der *Patient als Partner* betrachtet, der zu selbst bestimmtem, kompetentem und verantwortlichem Handeln befähigt wird. Daher sollte er gleichberechtigt an Entscheidungen über die ihm zuteil werdende Pflege beteiligt werden. Die Pflegekraft übernimmt im Rahmen ihrer Kompetenz dort Verantwortung für ihn, wo er diese selbst nicht tragen kann. Diese Patientenrolle beinhaltet Autonomie (☞ oben), Empowerment (☞ 8.2.1), Expertentum

6 Pflege als Interaktion

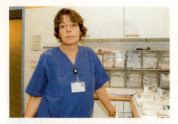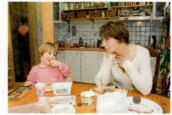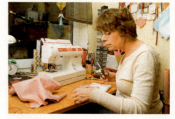

Abb. 6.4: Beispiele für verschiedene Rollen einer Person: als Pflegekraft, als Mutter und „Privatperson" bei kreativer Freizeitgestaltung. [K115]

und eine Ressourcenorientierung, die altersspezifisch, entwicklungsbezogen, soziokulturell und dem Gesundheitszustand einer Person angemessen umzusetzen sind. Dazu bedarf es der pflegerischen Aufmerksamkeit für die Biografie (Biografiearbeit ☞ 5.5.3) und die aktuelle Lage des Patienten. Z.B. braucht ein Jugendlicher das Gefühl, Kontrolle über das Geschehen im Krankenhaus zu haben und nicht wie ein Kind behandelt zu werden. Dazu passen Pflegende ihre Sprache seinem Verständnisniveau an. (☐ 5)

Empathie: Einfühlendes Verständnis.

Mit dem Rollenverständnis einer Pflegekraft verbunden sind auch die wichtigen Komponenten einer professionellen *Nähe* und *Distanz* zum Patienten und seinen Angehörigen. Hierfür ist der Fachbegriff der **Empathie** in der Pflege eingeführt. Empathie ist in der Pflege ein ausgewogenes Verhältnis von mitfühlendem Verstehen und gleichzeitig ausreichender emotionaler Distanz, die professionelles Handeln ermöglicht, welches durch ein starkes emotionales Engagement vielleicht verhindert würde. Denn aufgrund von zuviel Nähe und Sympathie für einen Patienten könnten einerseits Aufgaben vernachlässigt oder vergessen werden, andererseits die notwendige fachliche Sicht verloren gehen. Ebenso können unerwartete Abhängigkeiten und Besitzansprüche des Patienten an die Pflegenden und umgekehrt entstehen, womit die gesundheitsfördernde Wirkung der Pflegebeziehung aufgehoben würde.

Bei sehr pflegeintensiven Patienten sowie bei ausbleibenden Fortschritten, z.B. bei chronischen Erkrankungen, kann es zu einer Überforderung der Pflegekraft kommen. Deshalb sind gerade in diesen Fällen, generell aber in der Intensivpflege, der Onkologie, der Neurologie, der Pädiatrie und Psychiatrie regelmäßige Team- und Fallbesprechungen sowie Supervision sinnvoll (☞ 8.3.1).

Rollen von Pflegenden

Die Pflegetheoretikerin Hildegard **Peplau** (☐ 6) hat verschiedene **Rollen von Pflegenden** beschrieben, aus denen sich im Umkehrschluss die jeweiligen Patientenrollen ergeben.

▶ **Rolle als Lehrende:** Um ihre Erkrankung im Alltag bewältigen zu können, müssen Patienten einen angemessenen Kenntnisstand aufbauen. Dies beinhaltet Schulung, und Anleitung auf einem Niveau, das ihren Fähigkeiten und Fertigkeiten entspricht (☞ Kapitel 7). Indem die Pflegekraft bei den Problemen und Erfahrungen eines Patienten ansetzt, ermöglicht sie ihm, sich für die eigenen Belange zu engagieren. Diese Rolle verlangt von der Pflegekraft
– Fachwissen
– Verständnis
– Empathie
– Geduld

▶ **Rolle als Lernende:** Pflegende lernen aber auch von Patienten. Sie erkennen das Wissen der Patienten über sich und im Speziellen über ihre Erkrankung ebenso an wie ihr Selbstbestimmungsrecht und ihre Individualität

▶ **Rolle als Fremde:** Zu Beginn jeder Pflegebeziehung stehen sich Pflegekraft und Patient als Fremde gegenüber. Soll sich die Interaktion positiv entwickeln, ist es für die Pflegekraft zum Zeitpunkt ihres Kennenlernes besonders wichtig, dem Patienten offen zu begegnen und Kategorisierungen zu vermeiden

▶ **Rolle als Informantin:** Eine Pflegekraft ist oft die erste Ansprechpartnerin für Patienten, die Informationen suchen, oder sie wird nach Arztgesprächen um Aufklärung gebeten. Sie entscheidet, welche Informationen ein Patient erhält und auf welche Art, abhängig von
– Ihrem Kenntnisstand
– Ihrer Erfahrung
– Ihrer Überzeugung
– Ihrer persönlichen Reife

▶ **Rolle als Führungspersönlichkeit:** Der Umgang von Pflegenden mit ihren Patienten ist vom Managementstil der jeweiligen Einrichtung geprägt. Einer *Personenorientierung* entspricht ein demokratischer Pflegestil, d.h. die Einbeziehung des Patienten in alle Entscheidungen. Für einen demokratischen Pflegestil brauchen Pflegende
– Selbstbewusstes Handlungsvermögen
– Offenheit und Ambiguitätstoleranz (Fähigkeit, mit Rollenwidersprüchen umzugehen); eine Ambiguitätstoleranz liegt z.B. vor, wenn ein Diabetiker, der sich bereits eine Woche lang mit der Nahrungsumstellung viel Mühe gegeben hat, wie sein Nachbar auch ein Stück Kuchen haben möchte. Einerseits möchte die Pflegekraft ihn gern dafür belohnen, andererseits kennt sie die Gefahren des Nachgebens
– Kreativität und Flexibilität

▶ **Rolle der Beraterin:** Während Schulungen und Anleitungen aus gesundheitlicher Sicht erforderlich werden und von den Pflegenden initiiert werden, geht ein Beratungsanliegen vom Patienten aus. Folgendes ist wichtig für die Beratungsfunktion der Pflege:
– Hohe Kompetenz in verbaler und non-verbaler Kommunikation
– Fachkompetenz
– Lösungen müssen *mit dem Patienten* (nur in Ausnahmefällen: *für ihn*) erarbeitet werden
– Beratungsaufgaben erfordern Unterstützungen und Akzeptanz im Team

▶ **Rolle des Stellvertreters:** Solche Stellvertreterrollen projiziert ein Patient auf die Pflegekraft, wenn in einer Pflegesituation z.B. Gefühle reaktiviert werden, die er bereits in früheren Beziehungen entwickelt hat. Ein Beispiel hierfür ist die Mutterrolle. Gemeint ist jedoch nicht der wirkliche Ersatz der Mutter des Patienten durch die Pflegekraft, sondern die Identifi-

6.1 Personenbezogene Interaktion

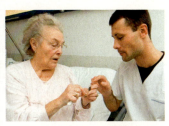
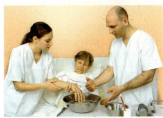
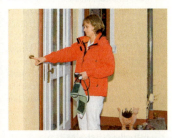
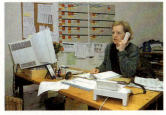

Abb. 6.5: Pflegende in ihren verschiedenen Rollen: als Beratende, Lehrende, Fremde und Führungspersönlichkeit. [K115]

kation mit bestimmten Rollen*aspekten*, z. B. der Verantwortungsübernahme und Fürsorge für einen begrenzten Zeitraum, während dessen der Patient diese Form der Hilfe benötigt.

Eine wichtige weitere Rolle könnte in Zukunft die des Case-Managers (☞ 3.3.4) sein, der alle Versorgungsleistungen koordiniert, wodurch Überversorgung wie Versorgungslücken vermieden werden können.

6.1.3 Einflussfaktor Geschlecht

Sexualität (☞ 🖥)

Das Leben des Einzelnen wird weitgehend durch sein **Geschlecht** bestimmt. Erbanlagen und Geschlechtsmerkmale sind die biologischen Hinweise für die Unterschiede zwischen Jungen/Männern und Mädchen/Frauen. Diese Unterschiede werden darüber hinaus über gesellschaftliche Rollenzuschreibungen geprägt, die kulturabhängige Verhaltensweisen für das weibliche bzw. männliche Geschlecht beinhalten, die als typisch oder akzeptabel gelten.

Daher spricht man zum einen vom **biologischen Geschlecht** (*engl.*: sex) und zum anderen vom **sozialen Geschlecht** (*engl.*: gender). Gemeinsam prägen sie die sexuelle Orientierung einer Person. Dem Menschen stehen prinzipiell verschiedene Möglichkeiten der sexuellen Orientierung offen, die in den ersten Lebensjahren dauerhaft entwickelt werden: Fühlt sich ein Mann zu Frauen hingezogen und umgekehrt, so spricht man von Heterosexualität. Gilt die sexuelle Orientierung dem gleichen Geschlecht, so wird dies als Homosexualität bezeichnet. Menschen, die sowohl Männer wie Frauen begehren, werden bisexuell genannt.

Nicht immer können sich Menschen mit ihrer **Geschlechtsrolle** identifizieren: sogenannte transsexuelle Frauen und Männer lehnen ihr biologisches Geschlecht ab und übernehmen Verhaltensweisen und Ausdrucksformen des anderen Geschlechts. Nicht selten nehmen sie operative oder medikamentöse Eingriffe in Kauf, um ihr physisches Erscheinungsbild der gewünschten Geschlechtsrolle anzupassen.

In allen Weltgesellschaften dominiert entweder das eine oder das andere Geschlecht die Sozialorganisation: gilt das Vaterrecht, so spricht man von **Patriarchat**, der überwiegend vorfindlichen Sozialorganisation; gilt das Mutterrecht, so spricht man von **Matriarchat**, das nur in wenigen Gesellschaften anzutreffen ist, zum Beispiel in Polynesien. Die Vorrangstellung eines Geschlechts geht im Allgemeinen mit einer generellen Höherbewertung, dem Amt des Familienoberhauptes, der Besetzung der maßgeblichen öffentlichen Positionen, begünstigenden Erbschaftsregelungen, ökonomischen Vorteilen sowie größerem Handlungs- und Entscheidungsspielraum einher und benachteiligt daher das andere Geschlecht.

Obwohl das Grundgesetz in Artikel 3 (3) (📖 1) Männer und Frauen formal gleichstellt, sind Frauen in vieler Hinsicht auch in unserer Gesellschaft nach wie vor ökonomisch, beruflich und durch die immer noch sehr einseitige Belastung mit Haus- und Familienarbeit benachteiligt.

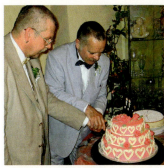

Abb. 6.6: Seit es für gleichgeschlechtliche Paare durch das Lebenspartnerschaftsgesetz eine gesetzliche Grundlage für eine eheähnliche Rechtsbeziehung gibt, nutzen viele Paare dies, um öffentlich ein Zeichen zu setzen. [O410]

Geschlecht und Krankheit

Biologisches und soziales Geschlecht nehmen Einfluss auf Krankheiten und gesundheitliche Einschränkungen. Frauen und Männer nehmen ihren Körper verschieden wahr und haben unterschiedliche Vorstellungen von Gesundheit. Gesundheit entwickelt sich im Alltag, unter den familiären, beruflichen, gesellschaftlichen und persönlichen Lebensbedingungen des Einzelnen. In der Gesundheitsversorgung und -vorsorge müssen deshalb auch die unterschiedlichen Lebenslagen von Frauen und Männern – z. B. Mutterschaft und Berufstätigkeit, Jugend und Alter, Armut und Reichtum – berücksichtig werden. So stehen alleinstehende Mütter, die für einen Eingriff ins Krankenhaus müssen, häufig vor der Frage nach der Versorgung ihrer Kinder.

Bestimmte physische Vorgänge wie Menstruation, Schwangerschaft und Wechseljahre finden sich ausschließlich bei Frauen. Doch auch Erkrankungen, die als geschlechtsneutral gelten, z. B. der Myokardinfarkt, zeigen bei Frauen andere Symptome und nehmen einen anderen Verlauf als bei Männern.

Demographie und Geschlecht

In den westlichen Industrienationen werden Frauen im Durchschnitt älter als Männer. In Deutschland lag die Lebenserwartung der Frauen im Jahr 2001 bei durchschnittlich 81 Jahren, die der Männer bei durchschnittlich 76 Jahren. Die Erklärungen dafür werden sowohl auf der

Ebene des biologischen wie des sozialen Geschlechts gesucht: So gelten auf der biologischen Ebene Frauen aufgrund genetischer Faktoren als resistenter, während Männer auf der Verhaltensebene als gesundheitlich risikofreudiger und weniger gesundheitsbewusst eingestuft werden.

Jedoch hat nach der **Sterbetafel des Statistischen** Bundesamtes 2002/2004 (📖 2) die durchschnittliche Lebenserwartung neugeborener Jungen stärker zugenommen als die von Mädchen. Diese Tendenz wird darauf zurückgeführt, dass sich Frauen und Männer in punkto Lebensstil und Gesundheitsverhalten allmählich annähern.

Zugleich steigt die allgemeine Lebenserwartung beider Geschlechter in den Industrieländern aufgrund der guten Ernährungslage, der Weiterentwicklung der medizinischen Versorgung und vergleichsweise gesundheitsförderlicher Lebensumstände kontinuierlich an.

Im Alter jedoch unterscheidet sich die Lebensqualität bei Frauen und Männer. Dieses als *Gender Paradox* bezeichnete Phänomen bedeutet, dass Frauen im Vergleich zwar länger leben, aber höhere Krankheitsraten als Männer aufweisen. Aufgrund ihrer höheren Lebenserwartung steigt die Wahrscheinlichkeit, dass Frauen mit den negativen Folgen des Alters vergleichsweise stärker konfrontiert sind (*Alter* ☞ 6.1.9 und 5.6.7). Dazu gehört, eventuell chronisch krank zu werden. Da Frauen im Durchschnitt weniger verdienen, haben sie geringere finanzielle Möglichkeiten (Sozialleistungen, Renten) für ihre Gesundheit zu sorgen. Das Gesundheitssystem deckt vorwiegend die Bedürfnisse von Männern ab (Akutversorgung), während die der Frauen (ambulante Hilfe, Langzeitpflege) hintan stehen. Auch sind es die Frauen, die den größten Anteil an häuslicher Pflege leisten und dafür oft einen hohen Preis zahlen: die berufliche Weiterentwicklung wird gebremst, so dass finanzielle Notlagen die Folge sein können; die Belastungen der Pflegesituation können zu Krankheit oder sogar Burn-out führen, die persönlichen Beziehungen beeinträchtigen (Verlust des sozialen Netzes) und den Gesundheitszustand verschlechtern.

6.1.4 Einflussfaktor soziale Schicht/gesellschaftliches Milieu

Soziale Schicht

> **Soziale Schicht:** Zusammenfassende Bezeichnung von Bevölkerungsteilen, die gemeinsame bzw. ähnliche soziale Merkmale besitzen wie Bildungsabschluss, Einkommen, Beruf, Status, Lebensstil, Werte, Normen und Symbole.

Die **soziale Schicht** ist eine soziologische Konstruktion zur Beschreibung einer Hierarchie gesellschaftlicher Gruppen: unterschieden werden Oberschicht, Mittelschicht (Obere-, Mittlere, Untere) und Unterschicht (📖 1).

Die dominanten soziokulturellen Gruppen einer Gesellschaft, in Deutschland die bürgerliche Oberschicht sowie die Obere Mittelschicht, besitzen den entscheidenen Einfluss auf z. B. Politik, Ökonomie, Bildung. Sie entscheiden auch, welche kulturellen Deutungen, Werthaltungen und Normen Gültigkeit besitzen bzw. akzeptabel sind oder welche abgewertet bzw. abgelehnt werden. Die so genannten *Subkulturen* (z. B. Jugendkulturen, Minderheitenkulturen) be- und entstehen daher vor dem Hintergrund der dominanten Gruppen. Sie grenzen sich von ihnen bewusst ab. Der Begriff soziokulturell weist darauf hin, dass Kultur und soziale Schicht eng zusammenhängen.

Sowohl die Zugehörigkeit zu einer Subkultur als auch zur Unterschicht kann sich als nachteilig für den künftigen Lebensstandard erweisen: aufgrund einer geringen Qualifizierung und einer daraus resultierenden mangelnden Konkurrenzfähigkeit am Arbeitsmarkt, oder aufgrund (sub-)kultureller Werte, die sich von den Werten der gesellschaftlichen Mehrheit unterscheiden und zu abweichenden Verhaltensweisen führen können. Daraus können die *Stigmatisierung* (d.h. jemandem negativ bewertete Merkmale zuordnen) und ein sich selbst verstärkender Prozess der gesellschaftlichen Isolation entstehen.

Gesellschaftliche Milieus

Unterschiedliche Lebensformen, verschiedene Familienstrukturen (☞ 6.1.1), z. T. gegensätzliche Werte und Normen, zahlreiche Ausdrucksformen in z. B. Religionen, Künsten, Architektur oder Technik bestimmen heutige Gesellschaften. Die globale Mobilität führt darüber hinaus zu vielfältigen Vermischungen. Damit sind heutige Gesellschaften pluralistischer gestaltet als es die grobe Dreiteilung des Schichten-Modells aussagt. Daher setzt sich zunehmend der Begriff des **Milieus** durch, der nicht schichten-, sondern gruppenbezogene Zuordnungen vornimmt.

Auch das Milieu-Modell enthält eine Hierarchie (☞ Abb. 6.7). Es ist jedoch durchlässiger als das Schichten-Modell und bildet so besser die sich permanent verändernde gesellschaftliche Realität ab. Exemplarisch sollen die Vorstellungen, die mit einzelnen Milieus verbunden sind, erläutert werden (📖 3):

▶ Das **konservativ-gehobene Milieu** umfasst ältere Personen am oberen Ende der Schichtung: Freiberufler, leitende Angestellte und Beamte sowie Akademiker. Die Lebensziele beziehen sich hier vor allen auf die Erhaltung gewachsener Strukturen und eine an-

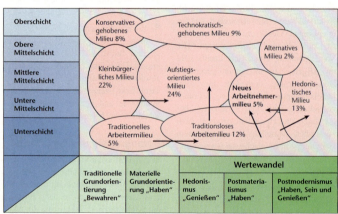

Abb. 6.7: Milieustruktur der deutschen Wohnbevölkerung Westdeutschland. Die Pfeile weisen auf eine dynamische Gruppenzugehörigkeit hin (Brock 1998, S. 640).

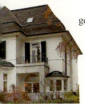
gesehene gesellschaftliche Stellung. In einem gehobenen Lebensrahmen wird ein harmonisches Familienleben mit einem individuell erfüllten Privatleben verbunden
- Das **kleinbürgerliche Milieu** fasst Berufe wie mittlere Angestellten oder Beamten bis hin zu kleinen Selbständigen und Landwirten zusammen. Geschätzte Werte sind Disziplin, Ordnung, Pflichterfüllung und Verlässlichkeit. Weniger bedeutsam sind Risikobereitschaft und sozialer Ehrgeiz
- Das **traditionelle Arbeitermilieu** umfasst v. a. an- und ungelernte Arbeiter, Facharbeiter und Rentner mit kleinen oder mittleren Einkommen. Lebensziele sind v. a. Befriedigung materieller Bedürfnisse, Sicherheit des Arbeitsplatzes sowie Zugehörigkeit zu einer Gemeinschaft
- Das **traditionslose Arbeitermilieu** umfasst an- und ungelernte Arbeiter mit niedriger Formalbildung und Arbeitslose. Lebensziele sind der Anschluss an die breite Mittelschicht und die Anerkennung als normal und bürgerlich
- Das **hedonistische Milieu** umfasst das Alter der zwanzig- bis dreißig Jährigen, v. a. Personen mit niedriger Formalbildung und abgebrochener Schul- oder Berufsausbildung. Es dominieren kleinbürgerliche Werte, die ergänzt werden von Spontaneität und Individualität.
- Das **alternative Milieu** ist, neben dem technokratisch-gehobenen Milieu, die Heimat junger Menschen mit hohen Bildungsabschlüssen. Hier werden am deutlichsten immaterielle Werte bevorzugt, die sich vor allem auf Selbstentfaltung und die Entwicklung einer

gerechten Gesellschaft beziehen. Im Konsumstil drücken sich eine ökologische Orientierung und Individualismus aus.

> Die Einteilung in Schichten oder Milieus dient der Kategorisierung von Personen und kann damit **Erklärungen für Gruppenverhalten** liefern. Für eine personenbezogene Pflege ist dieses Wissen unentbehrlich, weil auch Pflegende von den Vorstellungen der dominanten soziokulturellen Gruppen beeinflusst werden und daher u. U. Menschen ausgrenzen, die sie nicht verstehen, weil sie andere Wirklichkeitsvorstellungen, Lebensweisen oder Beziehungsformen haben. Zugleich muss der professionelle Blick auf Patienten differenziert und individuell bleiben.

6.1.5 Einflussfaktor Bildung

> **Bildung:** Prozess und Ergebnis einer geistigen Formung des Menschen, die sich durch Auseinandersetzung mit den *primären Sozialisationsinstanzen* (Familie  6.1.1) sowie durch *sekundäre Instanzen* (Bildungsinstitutionen wie Schule, Ausbildungssysteme, Volkshochschule, Hochschule, Fort-Weiterbildung oder die Berufstätigkeit) ergeben.

Bildung hängt von den aktuell vorherrschenden gesellschaftlichen Bildungszielen ab. In Deutschland sind beispielsweise religiöse Bildungsziele nachrangig gegenüber naturwissenschaftlichen. Die Bildungsinstitutionen leisten einen auftragsgebundenen Beitrag zur Bewältigung gesellschaftlicher Aufgaben, zu denen u. a. auch die Gesundheit der Bevölkerung gehört.

Das für das Bildungssystem hierzulande prägende humanistische Bildungsideal zielt auf die Verwirklichung und Entfaltung des humanen Potenzials des Einzelnen. Dieses Ziel weist Parallelen zum Gesundheitsbegriff der WHO (1946) auf, der Gesundheit als „… einen Zustand absoluten physischen, geistigen, seelischen und sozialen Wohlbefindens" beschreibt (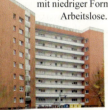 1). Die Verbindung von Bildung und Gesundheit ist in diesem Zusammenhang wichtig, denn Bildung ist der Weg zur Verwirklichung des in der WHO-Definition beinhalteten Gesundheitspotenzials.

Bildung und Gesundheit

Die **Wahl des Schultyps** hat neben einer Weichenstellung für künftige Arbeitsmarktchancen der Absolventen auch gesundheitliche Auswirkungen, die sich anhand des Gesundheitsverhaltens von Schülern nachweisen lassen. So sind Haupt- und Realschüler doppelt so häufig übergewichtig, haben nur zur Hälfte den kompletten Impfschutz und treiben nur halb so häufig regelmäßig Sport wie Gymnasiasten. 14,3 % der Hauptschüler rauchen, dagegen nur 2,7 % der Gymnasiasten (2). Insbesondere Grund- und Hauptschüler wären folglich eine wichtige Zielgruppe gesundheitsfördernder Maßnahmen in der Schule, weil gesundheitsrelevante Einstellungen und Lebensweisen in dieser Lebensphase eingeübt werden – mit langfristigen Auswirkungen, z. B. auf die Entstehung chronischer Krankheiten.

Nach einer Studie der Bundeszentrale für gesundheitliche Aufklärung zum Ernährungsverhalten von Jugendlichen der Jahrgangsstufen 8–10 in Leipzig ist der statistische Zusammenhang zwischen *Ernährung und finanziellen Ressourcen* geringer als der zwischen *Ernährung und Wissen* (3). Hier kann gerade im schulischen Bereich angesetzt werden, denn Informationen begünstigen nachweislich eine gesunde Ernährung.

Bildung und Pflege

Bildungsbenachteiligte Eltern und Kinder weisen häufiger eine geringe gesundheitliche Kompetenz auf. Daher bedürfen sie besonderer Aufmerksamkeit der Pflegenden. Allerdings ist eine Gesundheitsförderung sozial- oder bildungsbenachteiligter Familien mit Besonderheiten verbunden. In Beratungssituationen achten Pflegende daher auf

- Eine andere Problemwahrnehmung (andere Verhaltensweisen, Entwicklungsstandards), z. B. selbstverständlicher Konsum von Fastfood
- Informationsdefizite
- Spezifische Kommunikationsformen, z. B. wenig Erklärungen
- Angst vor Stigmatisierung, amtlichem Eingriff, z. B. die Angst vor Kontrollverlust bei Intervention des Gesundheitsamtes

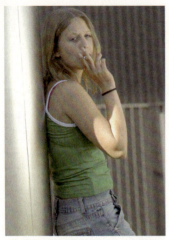

Abb. 6.8: Untersuchungen belegen den Zusammenhang zwischen Bildungsniveau und Rauchen. Diese Erkenntnisse geben Hinweise für eine gezielte Gesundheitsförderung. [J784-004]

- Ein unterschiedliches Beratungsverständnis. Beartung wird z.B. als Umerziehung, Einmischung, Kontrolle verstanden
- Schwierigkeiten bei der Alltagsbewältigung (Überforderung durch Erziehungs- und Förderaufgaben), z.B. können Eltern ihren Kindern oft nicht bei den Hausaufgaben helfen oder haben kein Bewusstsein für die Notwendigkeit eines ruhigen Arbeitsplatzes
- Schwer überwindbare Zugangsbarrieren zu Hilfsangeboten, z.B. Angst vor Amtsdeutsch und Formularen
- Geringe Frustrationstoleranz, schnelle Verunsicherung.

Generell, aber insbesondere für die Beratung von bildungsbenachteiligten Menschen gelten folgende Aspekte:
- Umsicht und Sensibilität im Umgang
- Trotz hohen Aufklärungs-, Informations- und Beratungsbedarfs Vorgehen in kleinen Schritten
- Beachtung der großen Bedeutung von Schlüsselpersonen
- Intensive Beziehungsarbeit zur Vertrauensbildung
- Akzeptanz der Lebensform der Familie (Wahrnehmung ihrer Ressourcen wie ihrer Grenzen)
- Indirekter, vermittelter Zugang (z.B. über Schule, Jugendeinrichtungen), da Familien selten selbst Beratung suchen.

6.1.6 Einflussfaktor Armut

Armut: Mangellage, die sich in den verschiedenen Ländern der Erde sehr unterschiedlich darstellt.

Was genau unter **Armut** verstanden wird, wird einerseits gesellschaftspolitisch bestimmt und hängt andererseits von der ökonomischen Lage einer Gesellschaft ab. Daher gibt es keine „richtige" oder einheitliche Definition von Armut. Vor allem wird sie am Einkommen gemessen. Konkret umfasst Armut *materielle, gesundheitliche, kulturelle und soziale Mangellagen*, die wiederum Bildungs- und Zukunftsperspektiven sowie generell Mitgestaltungsmöglichkeiten betreffen.

Unterschieden wird zwischen *absoluter und relativer Armut*.
- **Absolute Armut:** Das überlebensnotwendige Existenzminimum ist nicht gesichert; die Menschen hungern, sind mittel- und obdachlos, ohne medizinische Versorgung und ohne Bildungschancen. Absolute Armut ist in Deutschland sehr selten und betrifft vor allem die Gruppe der Obdachlosen (ca. 900 000 Menschen) (📖 1). Darüber hinaus leben in Deutschland rund 7000 Straßenkinder (📖 2).
- **Relative Armut** bedeutet, dass einem Haushalt 50 % oder weniger des nationalen Durchschnittseinkommens in Relation zur Personenzahl und Altersverteilung zur Verfügung stehen (📖 3). So befindet sich bei einem Nettoeinkommen von 1000,– Euro ein alleinstehender Erwachsener in einer mittleren Einkommenslage, eine Familie mit Kleinkind dagegen knapp unter der Armutsgrenze

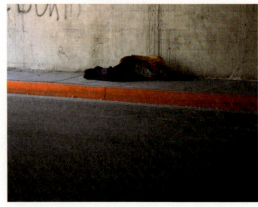

Abb. 6.9: Armut ist eine umfassende Mangellage, die in der absoluten Armut der Obdachlosigkeit deutlich zu Tage tritt. [J668]

- **Relative Armut bei Niedrigeinkommenbezieher** bedeutet, dass einem Haushalt 60–50 % des nationalen Durchschnittseinkommens zur Verfügung stehen (betrifft ca. 20 % der Bevölkerung). Zwischen 1984–1992 waren 45 % aller Westdeutschen mindestens ein Jahr davon betroffen. Die politische Antwort ist das Sozialhilfegesetz, Kinder erhalten den höchsten Anteil an Sozialhilfe (10 % aller Minderjährigen). Man spricht inzwischen von einer „Infantilisierung der Armut", da fast 3 Mio. Kinder und Jugendliche in Deutschland in relativer Armut leben, d. h. jedes 5. Kind bzw. Jugendlicher bis zu 15 Jahren wächst in sozial benachteiligten Familien oder in öffentlicher Erziehung auf. (📖 4)

Von Armut betroffen sind insbesondere Migrantenfamilien, Haushalte mit zwei arbeitslosen Eltern, Sozialhilfeempfänger, kinderreiche Familien (31 % der Familien mit drei und mehr Kindern in den alten Bundesländern sind arm, 46 % in den neuen) sowie Alleinerziehende. Von den Alleinerziehenden lebt mehr als ein Drittel an der Armutsgrenze, häufig weil die Unterhaltszahlungen ausbleiben, aber auch weil Kinderbetreuung und Berufstätigkeit schwierig zu vereinbaren sind. (📖 5) Die Geburt eines Kindes bedeutet also höhere Lebenshaltungskosten und evtl. zugleich Einkommensausfälle. Seit den 80er Jahren sind zunehmend auch sogenannte Normalhaushalte von Armut bedroht.

Hauptursache für Armut

Hauptursache für Armut ist Arbeitslosigkeit (📖 6): Mittel- und langfristige Arbeitslosigkeit kann in den betroffenen Familien zu starken emotionalen Belas-

tungen wie Aggressionen, Depression, Verhaltensschwierigkeiten, Problemen bei der Übernahme der Elternrolle und gesundheitlichen Beeinträchtigungen wie Rücken-, Magen-, Kopfschmerzen oder Schlafstörungen führen, gepaart mit Nervosität, Ängstlichkeit und Gereiztheit.
Die Gesundheitsdefinition der WHO umfasste bereits 1947 auch den Aspekt der sozialen Integration, was durch die Ottawa-Charta von 1986 noch einmal unterstrichen wurde (☞ 8.1.6). Arme Menschen haben jedoch oft nur noch eingeschränkte soziale Kontakte mit der direkten Folge der Vereinsamung und indirekten Folgen wie Interesselosigkeit, Isolation und Verwahrlosung. Die Einschränkung der Finanzen begrenzt auch die Handlungsspielräume und kann ein eingeschränktes Selbstwertgefühl und kein Vertrauen in die eigenen Fähigkeiten zur Folge haben („Ich kann nichts machen …"). Eine letzte Handlungsalternative kann im gewaltförmigen Ausagieren der Konflikte bestehen und in destruktive Handlungen münden. (📖 7)

Gesundheitliche Auswirkungen von Armut

Armut macht körperlich und seelisch krank: dies zeigt sich allgemein in Form von Fehlernährung mit *häufigerem Übergewicht, mangelnder Zahngesundheit* und *höherem Kariesrisiko*. Bei Kindern äußert sich Armut insbesondere an *erhöhten Unfallzahlen,* die sich durch mangelnde Fürsorge und fehlende Übungsmöglichkeiten im Straßenverkehr sowie durch weniger Spielplätze im Haus und seiner Umgebung erklären. Hinzu tritt eine mangelnde Inanspruchnahme von Vorsorgeuntersuchungen, gewaltförmige Vernachlässigung und schließlich *soziale Ausgrenzungserfahrungen.*

Die frühe **Wechselwirkung von Armut und mangelnder Gesundheit** erschwert es armen Jugendlichen im Bildungssystem und damit im Leistungswettbewerb zu bestehen. Die Folgen können eine im späteren Leben erhöhte Bereitschaft zu Risikoverhalten (Rauchen, Alkohol, Drogen) sein. (📖 8) Pflegende sollten daher versuchen, solche Jugendliche zu gesundheitlichen Themen aufzuklären.

6.1.7 Einflussfaktor Kultur

> **Kultur:** Gesamtheit der geistig-symbolischen und materiellen Lebensäußerungen einer Gesellschaft.

Der Begriff **Kultur** wird in der Alltagswelt und in den verschiedenen Wissenschaften unterschiedlich definiert. Eine berühmt gewordene Definition stammt von dem Kulturanthropologen Taylor; nach ihm ist Kultur „(…) jenes komplexe Ganze, das das Wissen, den Glauben, die Kunst, die Moralauffassungen, die Gesetze, die Sitten und alle anderen Fähigkeiten und Gewohnheiten umfaßt, die sich der Mensch als Mitglied der Gesellschaft aneignet". (📖 1)

Diese Definition legt nahe, dass Kultur erlernt wird, und benennt damit indirekt Kommunikation als eine der Funktionen von Kultur. Kommunikation findet verbal durch Sprache und non-verbal durch Mimik, Gestik, Kleidung, Rituale, Feste und – ganz allgemein – über Symbole statt.

So symbolisieren Worte Bedeutungen: *Armut* im Deutschen bedeutet eine Mangellage, *Armut* im Türkischen bedeutet Birne. Auch die Wahl der Kleidung symbolisiert etwas bestimmten, beispielsweise symbolisiert ein weißes Kleid die Reinheit der Braut.

Kultur wird daher auch als historisch überliefertes System symbolischer Bedeutungen betrachtet (📖 2), das der soziokulturellen Wirklichkeit des Alltagslebens und seiner Spezialbereiche (z. B. Berufsfeldern wie der Pflege) **Sinn** gibt.

Menschen gehören gleichzeitig unterschiedlichen Kulturen an, z. B. der Kultur der Bäcker, der des Arbeitermilieus, der Kultur der Ehemänner und Väter, der der Fußballspieler. Jede dieser Kulturen hat ihre Besonderheiten, die sich in der Sprache und den genannten non-verbalen Ausdrucksformen zeigen. Zugleich ergeben sich damit auch Gemeinsamkeiten zwischen Menschen, die ansonsten unterschiedlichen Kulturen angehören: so z. B. der gebürtige Türke, der Vater und Fußballspieler im örtlichen deutschen Sportverein ist, oder die chinesische Patientin, die ebenso wie ihre deutsche Bettnachbarin vegetarische Kost bevorzugt.

Kultur und Pflege

Um personenbezogen pflegen zu können, ist es für Pflegende wichtig, eine offene, verstehende Grundhaltung gegenüber der Kultur des Patienten einzunehmen. In Pflegesituationen zeigen sich soziokulturelle Besonderheiten vorwiegend in den folgenden Bereichen:
▶ Bei der Interpretation von Krankheitsursachen, z. B. Vireneinwirkung, göttliche Strafe, Chance
▶ Im subjektiven Verständnis von *Kranksein* (Schuld, Herausforderung, Chance)
▶ Im subjektiven Verständnis von *Gesundsein* (Glück, Verdienst)
▶ Bei der Wahl der professionellen Helfer, z. B. Schulmediziner, Homöopath, Psychologe, Hoça, Warzenbeschwörer, Akupunkteur, Aromatherapeut
▶ Bei der Ernährung (Ver- und Gebote von Speisen, generell und zu bestimmten Anlässen, Zubereitungsvorschriften)
▶ Bei der Ausscheidung
▶ Hygiene
▶ Sterben und Tod.

Um eine **kultursensible Pflege** zu gewährleisten, ist bei Patienten mit Migrationshintergrund und (langer Betreuungsdauer) Biografiearbeit (☞ 5.5.3) angemessen. Hierzu ist eine umfassende Pflegeanamnese notwendig (Strukturhilfe ☞ Tab. 6.10).

> Unter Umständen stoßen die Pflegenden im Rahmen der kultursensiblen Pflege an Grenzen, so dass sie notwendige, nicht-pflegerische Interventionen, die sich aus der Pflegeanamnese ergeben, zur Durchführung delegieren müssen und ggf. die Mitwirkung anderer Experten einfordern bzw. organisieren. Etwa wird die Kooperation eines interkulturell vorgebildeten Psychiaters erforderlich, wenn z. B. ein indonesischer Patient Angst erfüllt mitteilt, dass ihn ein Geist verfolge.

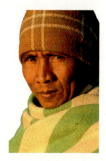

6 Pflege als Interaktion

Kategorie	Fragestellungen
Krankheitsvorgeschichte des Patienten	
Belastungen	Wie lange sorgt die Familie schon für den Patienten? Welche Veränderungen haben sich durch die Erkrankung ergeben? Welche Krisen wurden schon durchgestanden?
Copingstrategien	Welche Hilfen wurden in der Vergangenheit in Anspruch genommen? Welche Umgangsweisen mit der Erkrankung haben sich als erfolgreich oder erfolglos erwiesen? Welche Möglichkeiten der Regenerierung werden genutzt?
Kommunikation	
Sprachliche Verständigung	Ist sprachliche Verständigung ausreichend möglich (Sprachstörungen, andere Muttersprache etc.)? Wird ein Dolmetscher benötigt?
Non-verbale Verständigung	Welche Eigenheiten sind bei der Verwenden von Körpersprache (Mimik/Gestik) bei dem Patienten und seinen persönlichen Bezugspersonen zu beobachten? Welche psychischen Zustände führen ggf. zu welchen somatischen Äußerungsformen? Welche Signale (z. B. 1 x Augenschließen für „ja" und 2 x für „nein") können bei Sprachstörungen vereinbart werden? Liegen Verhaltenseinschränkungen (Bewegung, Körperfunktionen, soziokulturelle Einschränkungen etc.) vor?
Soziokulturelle Besonderheiten	Gibt es kultur- oder zielgruppenspezifische Gesten, sprachliche Formulierungen oder Ähnliches?
Allgemeine sensorische Störungen	Liegen sensorische Störungen vor? Welche Konsequenzen müssen daraus für Verständigungsprozesse gezogen werden?
Berührung	Welche Form der fördernden Berührung (z. B. Bobath, basale Stimulation) ist für diesen Patienten sinnvoll (soziokulturelle Tabus beachten/erfragen)?
Bewusstsein/Gedächtnis	Ist der Patient zeitlich, örtlich, zur eigenen Person und zum eigenen Körper orientiert?
Psychische Situation	Bestehen psychische Störungen? Können Patient und persönliche Bezugspersonen ihre Bedürfnisse äußern? Nehmen sie ihre Interessen wahr? Wie wirken sie in ihrer psychischen Befindlichkeit?
Kognitive Situation	Sind Patient und Familie in der Lage, Informationen angemessen aufzunehmen? Welche zusätzlichen Hilfen sind ggf. erforderlich?
Aktueller Gesundheitszustand	
Wahrnehmung des eigenen Gesundheitszustands	Wie schätzen der Patient und seine persönlichen Bezugspersonen den Gesundheitszustand des Patienten ein (Übereinstimmung, Abweichungen)? Wie werden Schmerzzustände wahrgenommen?
Ernährung/Stoffwechsel	Bestehen Probleme bzgl. der Ernährung, des Stoffwechsels? Wie ist der Umgang des Patienten mit Genussmitteln? Welche Ernährungsgewohnheiten (Essenszeiten, Vorlieben, Abneigungen, Diäten, Rituale, religiöse Vorschriften) werden aktuell vorgefunden? Wie kann eine evtl. Diät auch mit für Deutsche untypischen Speisen in Einklang gebracht werden?
Atmung	Wie ist die Atmung des Patienten einzuschätzen (physiologische Funktion, seelische Prozesse)?
Ausscheidung	Welche krankheitsbezogenen Aspekte sind zu beachten? Welche individuellen und soziokulturellen Eigenheiten sind mit dieser Körperfunktion verbunden und wie können sie berücksichtigt werden?
Körperpflege/Kleidung	Ist der Patient bzgl. Körperpflege/Kleidung selbständig? Welche Hilfen benötigt er? Wieviel Zeit ist dafür einzuplanen? Welche individuellen und soziokulturellen Eigenheiten sind mit diesen Aspekten verbunden und wie können sie berücksichtigt werden? Welche Aufsteh-, Zu-Bett-geh-Zeiten bevorzugt er?
Ruhe/Schlaf	Ist der Schlaf-Wach-Rhythmus des Patienten und seiner persönlichen Bezugspersonen im Rahmen der Alltagsbewältigung angemessen? Wie gehen sie mit Schlafunterbrechungen oder Schlafdefiziten um? Welche Schlafrituale bestehen?
Bewegung	Ist die Beweglichkeit des Patienten altersgemäß und situationsangemessen? Welche Unterstützung und Förderung braucht er? Welche Hilfsmittel sind notwendig?
Stresstoleranz	Fühlen sich der Patient und seine persönlichen Bezugspersonen Stress eher ausgeliefert oder sind sie zu Gegenmaßnahmen fähig? Sind der Patient und seine persönlichen Bezugspersonen weiteren Stressoren, z. B. plötzlich auftretenden Krisen, gewachsen? Welche familieninternen Faktoren wirken stressauslösend bzw. -abbauend? Wie können sie reduziert oder gestützt werden?
Umgang mit der eigenen Gesundheit	Welche gesundheitsfördernden bzw. -gefährdenden Verhaltensweisen lassen sich beim Patienten und seinen persönlichen Bezugspersonen feststellen? Sind sie in der Lage die Einrichtungen des Gesundheitssystems adäquat zu nutzen? Lassen sich ggf. durch Beratung und Anleitung Veränderungen herbeiführen?
Psychische Situation	Wie ist die Stimmungslage des Patienten? Welche Informationen kann er verarbeiten? Welche Persönlichkeitsmerkmale sind erkennbar bzw. werden von den persönlichen Bezugspersonen genannt (z. B. die Fähigkeit, Widersprüche auszuhalten, Selbstbewusstsein)?
Selbstwahrnehmung	Entspricht die Selbstwahrnehmung des Patienten der Fremdwahrnehmung durch die Familie und die Pflegenden?
Befunde anderer Berufsgruppen	Wie können/müssen die Befunde anderer Berufsgruppen in den Pflegeplan integriert werden?
Erwartungen	Welche Erwartungen, Wünsche, Hoffnungen verbinden Patient und Familie mit der Pflege? Welche Ziele lassen sich feststellen? Sind sie realistisch? Welche Unterstützung ist zu ihrer Erreichung notwendig?

6.1 Personenbezogene Interaktion **6**

Kategorie	Fragestellungen
Aktuelle Lebensituation	
Wohnsituation	Mit wem lebt der Patient zusammen? Ist die Wohnsituation der Erkrankung angemessen, z. B. sanitäre Einrichtungen, Beheizung, Maßnahmen nach SGB XI § 4, Raucher, Gefahren im Wohnbereich, Hygiene? Welche soziokulturellen, für die Pflege bedeutsamen Hinweise lassen sich aus der Ausstattung und der Nutzung der Wohnung ableiten?
Betreuungsaufwand	Wieviel Zeit pro Tag umfasst der Betreuungsaufwand der persönlichen Bezugspersonen? Kann der Patient selbständig die Wohnung verlassen? Kann der Patient zeitweilig allein gelassen werden?
Tagesrhythmus	Welche Gebetzeiten und sonstige Termine und Routinen sind im Rahmen der häuslichen Gewohnheiten an normalen Arbeitstagen bzw. am Wochenende zu beachten?
Wochenrhythmus	Wie kann die Pflege mit den alltäglichen Aktivitäten des Patienten und seiner persönlichen Bezugspersonen koordiniert werden?
Lebensphase	Zu welchen altersgemäßen Erfahrungen besteht für den Patienten Zugang bzw. wo benötigt er Unterstützung dabei? Welche anderen Berufsgruppen/Personen können hier ggf. angesprochen werden?
Umweltaspekte	Welche spezifischen Umweltfaktoren sind für den Gesundungsprozess förderlich oder hinderlich? Wie ist die hygienische Situation im Wohnbereich des Patienten zu bewerten?
Hilfen/Hilfsmittel	Welche Hilfsmittel (Brille, Rollstuhl etc.) werden verwendet? Welche Hilfen können über die Pflegeversicherung, familienentlastende Dienste, durch ehrenamtliche Mitarbeiter verschiedener Organisationen, Sozialamt etc. gegeben werden?
Finanzielle Situation	Wie ist die finanzielle Situation des Patienten? Welche zusätzlichen Kosten verursacht die Erkrankung? Auf welche Ansprüche/Hilfen könnte hingewiesen werden? Was könnte getan werden, um seine Lebensqualität zu steigern?
Ökologische Ressourcen	Welche ökologischen Ressourcen stehen dem Patienten-/Familiensystem zur Verfügung? Ist z. B. ein Garten vorhanden?
Migrationstypische Belastungserfahrungen/Biografie des Patienten	
Lebensstationen	Welche für die Erkrankung wichtigen Lebensstationen hat der Patient durchlaufen, z. B. Lebensphasen bei Migrantinnen; Arbeitsplatzbeschreibungen bei Erkrankungen, die durch die Erwerbstätigkeit ausgelöst wurden; Lebensstil z. B. bei AIDS-Kranken?
Soziokultureller Kontext	Welche Ess- und Schlaf-, Kleidungs-, Selbstpflegegewohnheiten bestehen? Wie lassen sie sich in den Pflegeplan integrieren? Welche Rituale sollten wie beachtet werden?
Interessen, Freizeitbeschäftigungen	Welche Selbstkompetenzen beinhalten Interessen und Freizeitbeschäftigungen des Patienten und seiner persönlichen Bezugspersonen? Sind ausreichend Freiräume dafür vorhanden? Wo ist Förderungsbedarf?
Werte und Überzeugungen	Welche Werthaltungen und Normen sind zentral für das Gesundheits- und Pflegeverhalten des Patienten und seiner persönlichen Bezugspersonen? Wie wirken sich Religion und Lebensweise auf die Gesundheit der Familie aus? Welche besonderen Umgangsformen werden innerhalb der Familie gepflegt?
Tabubereiche	Der Intimbereich und das Thema Sexualität können grundsätzlich als Tabubereiche gelten. Von wem möchte der Patient bei Pflegemaßnahmen im Intimbereich versorgt werden? Welche spezifischen Aspekte möchte er dabei beachtet wissen? Sollte Sexualität thematisiert werden (Langzeitpatient, AIDS-Kranke usw.)? Welche Personen sollten bei dem Gespräch anwesend sein? Welche nahestehenden Personen können Ansprechpartner in der Endphase des Lebens sein? Wie ist es aus soziokultureller Sicht mit einer Sterbesituation umzugehen?
Erwartungen des Patienten und/oder seiner Bezugspersonen	
Beziehungen	Welche Personen gehören zum engeren und weiteren sozialen Netz des Patienten? Wer könnte zur Entlastung der Haupt-Pflegekraft Unterstützung leisten? Welche konkrete emotionale, instrumentelle, informierende oder gesundheitsfördernde Unterstützung benötigen der Patient und/oder seine Familie darüber hinaus, welche erwarten sie?
Pflegekompetenz	Entspricht die Pflegekompetenz der pflegenden Bezugsperson den Erfordernissen? Welche Informationen, Beratung, Anleitung erwartet/benötigt sie? Ist sie zur Ausführung von Verhaltensanweisungen und zur Entwicklung von Problemlösestrategien in der Lage?
Rollen	Wird der Patient von seinen persönlichen Bezugspersonen adäquat (aktivierend, fördernd) unterstützt? Sind sie mit der Situation überfordert? Wer muss bei Entscheidungen gehört werden? Wer ist innerhalb der Familie wofür zuständig? Was erwartet die Familie von den Pflegenden?
Aufgabenverteilung innerhalb des Haushalts	Wer ist für welche Aufgaben zuständig? Ist es ggf. sinnvoll, über Umverteilungen zu sprechen? Welche Hilfe erwartet die Familie dabei von den Pflegenden?
Krankheitserfahrungen	Welche Erkrankungen in der Familie stehen mit der des Patienten in Verbindung? Wie haben sie sich ausgewirkt?
Bewältigungstrategien	Welche Strategien wurden in der Vergangenheit zur Bewältigung solcher Krisensituationen eingesetzt? Wie wirksam waren sie? Welche Hilfen erwartet die Familie von den Pflegenden?

Tab. 6.10: Fragenkatalog einer Pflegeanamnese als Strukturhilfe kultursensibler Pflege. (⏛ 3)

175

6.1.8 Einflussfaktor Religion

Religion als Sinnorientierung ☞ *5.4.4*
Umgang mit religiösen Bedürfnissen ☞ *10.3.5*

> **Religion:** Glaubensbekenntnis, innere Frömmigkeit.

Kultur dient einer sinnstiftenden Ordnung des Lebens. Sinnstiftend ist auch die **Religion**. Religionen nehmen Einfluss auf das Alltagsleben in Form eines Interpretationsrahmens, der Lebenserfahrungen und *letzte Sinnfragen* in ein übergeordnetes, verstehbares Bedeutungssystem einordnet.

Die Vergleichende anthropologische Religionsforschung nennt folgende **Funktionen von Religionen:** Religionen erklären die Beziehung zwischen Mensch, Welt und Kosmos. Sie legitimieren den Status quo der herrschenden moralischen und sozialen Ordnung. Sie wirken verstärkend auf die Bemühungen des Menschen gegen Krankheit, Tod, Unglück, Katastrophen u. ä. und verleihen den Gläubigen innere Sicherheit. Sie erhöhen das Gefühl der Zusammengehörigkeit, z. B. durch gemeinsame Riten.

Die Religion wirkt in den Alltag hinein. (☐ 1) Insbesondere in bestimmten Lebenssituationen, häufig Grenzsituationen wie Geburt, Verheiratung, Krankheit oder Tod, gibt es religiös motivierte, kulturspezifische Pflichten, z. B. spezielle Initiations-, Reinigungs- oder Totenrituale, die diesen Zusammenhang verdeutlichen. Krankheit kann als Sinnkrise das bisherige Leben, aber auch die bisherige religiöse Orientierung infrage stellen und eine Neuorientierung herausfordern.

Glaube bedeutet ursprünglich die subjektive Überzeugung von der *Realität*

des ganz anderen (☐ 2). Von der Antike bis zur Neuzeit galt der religiöse Glaube als eine Form des Wissens, die durch Überlieferung erworben wird. Dann wurde der Begriff *Wissen* auf die sichtbare Erfahrungswelt beschränkt, und der Glaube wurde zur Gefühlsentscheidung. Damit war er nicht länger allgemeingültig und unantastbar. Auch seine soziale Verbindlichkeit ging in der Folge für das Christentum zunehmend verloren. (☐ 3)

Der **Aberglaube** („verkehrter Glaube") ist als der Glaube an naturgesetzlich unerklärbare Kräfte definiert, sofern diese nicht in der jeweiligen Religionslehre selbst begründet sind. Religionsgeschichtlich lässt sich nachweisen, dass mit der Bezeichnung *Aberglaube* ursprünglich eine Abwertung anderer Glaubensformen verbunden war (☐ 4).

Für die Psychologie motivieren sich die vielfältigen Formen des Aberglaubens in modernen Gesellschaften durch Angst und Glücksverlangen und sind Ausdruck von Sicherheitsbedürfnissen und Wunschdenken (☐ 5).

Pflegerelevante Aspekte religiöser Orientierung

Das Krankheitsverständnis von Patienten, insbesondere von Migranten, ist häufig nicht rein schulmedizinisch, sondern (magisch-)religiös gefärbt. So werden Krankheiten u. U. als **göttliche Strafe** verstanden, z. B. beim Übertreten eines Tabus oder bei Missachtung religiöser Vorschriften. Krankheit zeigt sich hier als Verletzung einer Ordnung, die von einer außermenschlichen Instanz geahndet wird. In der Situation des Krankseins bedeutet dies z. B. keinen Einfluss mehr zu haben, ausgeliefert zu sein, aber auch Buße tun zu müssen.

Krankheit kann jedoch auch als **Bewährungsprobe** verstanden werden, durch die der Mensch ausgezeichnet wird.

In weltweit verbreiteten magisch-religiösen Konzepten finden sich auch **Verhexungen** und **Verwünschungen**, die Krankheiten verursachen: Hexenzauber wird mittels dazu befähigter Personen für gute und böse Zwecke eingesetzt, z. B. wenn jemand einen Wunsch hat, geheilt werden möchte oder einen anderen krank sehen will (Schadenszauber). Zauber bieten kulturspezifische Kommunikationsmuster und Gewissheit über die Natur des Übels, von dem man betroffen wurde.

Eine im Mittelmeerraum und in Asien verbreitete Form des Wirkens dämonischer Mächte ist deren Personifizierung im *bösen Blick*. Der *böse Blick* gilt als angeboren oder aus einer momentanen Stimmung z. B. der Abneigung oder des Neides heraus entstehend. Er kann krankheitsauslösend wirken, in der Schwangerschaft ist er besonders gefährlich. Abwehrzauber mittels Anhänger in verschiedenen Formen (z. B. blaues Auge, Tierfeder, Steine), durch Amulette oder die Darbietung von Opfern sind weitverbreitete Schutzmaßnahmen.

> **Respekt vor der Religiosität**
> Pflegende respektieren die religiösen Gefühle ihrer Patienten. Sie ermöglichen ihnen nach Möglichkeit das Ausleben religiöser Bedürfnisse und tolerieren Glaubensaspekte, die u. U. abwegig erscheinen. Allerdings verlangt die pflegerische Professionalität ein Aushandeln der Pflegeinterventionen, um mögliche Schäden für Patienten zu vermeiden.

6.1.9 Einflussfaktor Alter

Lebensphase Alter ☞ *5.6.7*

Das **Alter** ist eine Lebensphase, die in den westlichen Gesellschaften wachsende Bedeutung hat: einerseits werden die Menschen immer älter, dadurch bedingt kränker, andererseits tragen künftig die heute Jüngeren die Lasten dieser Verschiebung. Prävention und Gesundheitsförderung werden damit zu Schlüsselwörtern der Gesundheitsversorgung in den nächsten Jahrzehnten.

> Die Fragen „Wann ist man alt?" oder „Was bedeutet es, alt zu sein?" werden von Laien wie von Wissenschaftlern unterschiedlich beantwortet. Fest steht: **Altern ist multidimensional und sozial konstruiert.**

Dimensionen des Alterns

Altern hat viele **Dimensionen:**
▶ Die **biologische Dimension** bezeichnet die altersbedingten und genetisch gesteuerten Abbauprozesse auf den Ebenen von Zellen, Organen und Organsystemen.
▶ Die **kalendarische Dimension** verweist auf die Kohortenzugehörigkeit, d. h. die soziohistorische und biografische Einbettung einer Person

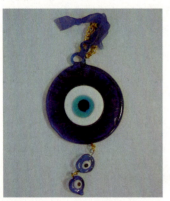

Abb. 6.11: Das Tragen eines blauen Auges dient dem Abwehrzauber des Bösen Blicks. [O402]

6.2 Pflege als kommunikativer Prozess

6.2.1 Was ist Kommunikation?

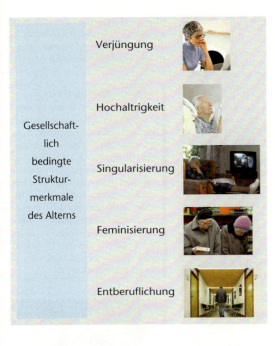

Abb. 6.12: Strukturmerkmale des Alterns. [J660, J666, K115, K157]

Kommunikation (lat. communicare = verbinden): Das In-Verbindung-Stehen von Menschen bzw. die Verständigung untereinander durch Übermittlung von Informationen und Botschaften. Dies kann auf *verbalem* und *nonverbalem Weg* (☞ 6.2.2) geschehen.

Kommunikationsforschung: Befasst sich mit den Arten des In-Verbindung-Stehens und untersucht beeinflussende Faktoren. Die so gewonnenen Erkenntnisse werden angewendet, um Kommunikationsstörungen zu analysieren und Vorschläge für ihre Beseitigung zu entwickeln.

Kommunikation zwischen Menschen ist die Basis jeder Gemeinschaft. Ohne Gemeinschaft und die verschiedenen Verbindungen in ihr kann der Mensch nicht überleben: **Kommunikation ist lebensnotwendig.**

Den dramatischen Beweis dafür lieferte ein Versuch, den Kaiser Friedrich II. von Hohenstaufen im 13. Jahrhundert veranlasste: Er ließ Säuglinge von Ammen betreuen, die die Kinder ernährten und sauber hielten. Sie durften aber weder mit ihnen sprechen noch ihnen menschliche Zuwendung geben. Friedrich hoffte, dass die Säuglinge dann in der „Ursprache" zu sprechen beginnen würden. Innerhalb eines Jahres starben alle Kinder, obwohl sie körperlich gesund waren.

Der zentrale Prozess in der Kommunikation ist die *Umwandlung persönlicher Gedanken und Gefühle* in Wörter, Symbole oder Zeichen (Signale). Dies ist die Voraussetzung zur entsprechenden Reaktion bzw. Antwort des Anderen. Kommunikation ist also ein wechselseitiger Prozess, bei dem der Mensch abwechselnd die Position des Senders und Empfängers einnimmt.

Wann beginnt Kommunikation?
Wenn Menschen sich begegnen, beginnen sie zu kommunizieren: sei es durch einen kurzen Blickkontakt, ein freundliches Lächeln oder die Wahrnehmung eines angenehmen Duftes. Allein eine Telefonverbindung zwischen zwei Menschen ist schon Kommunikation. Sie beginnt, bevor einer der beiden zum Hörer greift. Die

---

- Die **funktionale Dimension** beinhaltet die altersgebundenen rechtlichen Funktionen von Individuen, wie z. B. Schulalter, Beginn der Geschäftsfähigkeit, Wahlalter, Wehrpflicht oder Rentenalter
- Die **gesellschaftliche Dimension** beinhaltet gesellschaftliche Rollen mit altersspezifischen Aufgaben wie Ausbildung, Berufstätigkeit, Heirat oder Familiengründung
- Die **psychisch-geistige Dimension** beschreiben Reife- und Entwicklungsstufenmodelle (z. B. die von Erikson oder Piaget ☞ 5.2 und 5.1.3).

Strukturmerkmale des Alterns

Der permanente Wandel in der Gesellschaft nimmt auch Einfluss auf die **Strukturmerkmale des Alterns** (☞ Abb. 6.12), weshalb von der *sozialen Konstruktion* des Alters gesprochen wird. Solche Strukturmerkmale sind

- **Verjüngung:** Die Lebensbedingungen in den Industriegesellschaften begünstigen eine gegenüber Entwicklungsländern oder früheren Jahrhunderten verlangsamte Alterung
- **Hochaltrigkeit:** Die sehr gute Ernährungslage und eine medizinische Versorgung auf höchstem Niveau führen zu einem verlängerten Leben
- **Singularisierung:** Die Auflösung von Mehrgenerationenfamilien durch berufliche Mobilität, die erhöhte Berufstätigkeit der Frauen, Ehescheidungen und die höhere Lebenserwartung von Frauen bewirken eine Zunahme alleinstehender Personen – auch und gerade im Alter. Die Entwicklung alternativer Wohnformen wie Betreutes Wohnen oder private Senioren-Wohngemeinschaften sind Reaktionen auf diese Situation
- **Feminisierung:** Die höhere Lebenserwartung von Frauen hat zur Folge, dass diese die Anzahl der Männer in der Gruppe der Personen, die 75 Jahre oder älter sind, deutlich überbieten. Dementsprechend höher ist die Wahrscheinlichkeit für Frauen, in einem Altenpflegeheim versorgt zu werden
- **Entberuflichung:** Das Alter ist die Phase, in der der Alltag nicht mehr durch das Berufsleben strukturiert wird, wenngleich die Heraufsetzung des Rentenalters sowie die Beschäftigung von Senioren-Experten diesen Zeitraum künftig nach hinten verschieben werden

Die Individualität des Einzelnen wird von verschiedenen Faktoren beeinflusst. Diese zu berücksichtigen ist notwendig für eine personenbezogene Pflege und fördert den kommunikativen Prozess.

6 Pflege als Interaktion

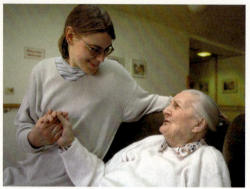

Abb. 6.13: Kommunikation findet immer statt, wenn sich zwei Menschen etwas mitteilen oder miteinander in Verbindung stehen. Dabei ist unter „Mitteilen" nicht nur die sprachgebundene Mitteilung (Gespräch, Briefwechsel) zu verstehen, sondern alle möglichen Botschaften, die zwischen Menschen ausgetauscht werden: vom Augenzwinkern bis zur elektronischen Post (E-Mail), von der Geste bis hin zu einem ausformulierten Vortrag. [K157]

Überlegung: „Rufe ich an oder nicht?" ist ein Teil davon. Auch der (vielleicht) Angerufene empfängt auf jeden Fall ein Signal vom anderen. Ruft dieser nicht an, ist das ein Signal: „Er hat mich vergessen." Hört der Angerufene das Telefon klingeln, steht er vor der Entscheidung, abzuheben oder nicht. In beiden Fällen sendet er dadurch wieder ein Signal an den anderen.

Kommunikation ist also nicht an die Sprache gebunden. Darum hat der Kommunikationsforscher *Paul Watzlawick* die bekannte These aufgestellt: **„Man kann nicht *nicht* kommunizieren"**.

Kommunikationsmodell nach Watzlawick
☞ 6.3.1

Kommunikation in der Pflege

Kommunikation ist **in der Pflege** besonders wichtig: zum einen als Verständigung der Pflegenden untereinander, zum anderen als Verständigung zwischen Pflegenden und Patient. Die Pflegenden stehen als Mittler zwischen Patient, seinen Angehörigen, dem Arzt und anderen Fachkräften vor besonderen Anforderungen in ihrer Kommunikation. *Kommunikative Kompetenz* und ein hohes Maß an Flexibilität sind notwendig, um sich auf unterschiedliche Gesprächspartner einstellen zu können. Hinzu treten spezielle Verhaltensrichtlinien und Maßnahmen, die Pflegende im Umgang mit kommunikationsgestörten Patienten benötigen (☞ 12).

Kommunikation im Pflegealltag

Kommunikation findet **im Pflegealltag** ständig statt. Informationen werden zwischen den Pflegenden und anderen Mitgliedern des therapeutischen Teams ausgetauscht. Die Arbeit mit dem Patienten ist voll kommunikativer Elemente: Informationen über die Pflegehandlungen, das Wahrnehmen und Beobachten von Reaktionen darauf oder etwa das Gespräch mit den Angehörigen. Nicht zuletzt ist jedes Formular, z. B. ein „Röntgenschein", und jedes Blatt im Dokumentationssystem (☞ 11.10 und 12.1.1) Zeichen betriebsinterner Kommunikation.

Kommunikation findet in der Pflege meistens auf der Sachebene statt, z. B. bei der Übergabe oder der Visite, wenn es um die Weitergabe von Fakten geht. Auch wenn Patienten Gefühle äußern, z. B. ihre Ängste vor einer Operation, unterscheiden die Pflegenden zwischen Sach- und Beziehungsebene.

Gespräche im Pflegeprozess

Kommunikationssperren ☞ 6.4.3
Patientenschulung und -beratung
☞ *Kapitel 7*

Es gibt einige zentrale **Gespräche im Pflegeprozess** (☞ Kapitel 11). Sie können für einen speziellen Abschnitt im Pflegeprozess typisch sein, etwa das Aufnahmegespräch im Stadium der Informationssammlung, können aber auch zu verschiedenen Zeitpunkten stattfinden, wie die Pflegevisite (☞ 3.5.4) oder das Gespräch zur Patientenentlastung (☞ Tab. 6.16).

> **Gespräche benötigen Zeit**
> Pflegende sprechen mit den Patienten häufig nur „zwischen Tür und Angel". Häufig verleitet sie Zeitmangel dazu, Gespräche mit Patienten zu führen, während sie andere Tätigkeiten verrichten, z. B. Betten machen. Zu einem sinnvollen Gespräch kann es dabei aber kaum kommen, da sich die Pflegenden nicht auf sämtliche Signale gleichzeitig konzentrieren können. Um ein Gespräch gelingen zu lassen (☞ 6.4.1), muss sich die Pflegekraft dem Patienten ganz widmen können. Das benötigt vor allem Zeit.

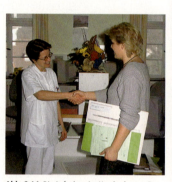

Abb. 6.14: Die Aufnahme ins Krankenhaus, z. B. zur Operation, ist für die meisten Menschen eine beängstigende Ausnahmesituation. Die Pflegekraft, die den Patienten zum ersten Mal auf Station freundlich und aufmerksam begrüßt, macht ihm die fremde Umgebung vertrauter und hilft, Ängste abzubauen. [M161]

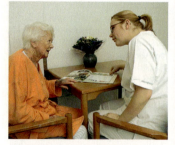

Abb. 6.15: Beim Beratungsgespräch unterstützt die Pflegekraft den Patienten, Entscheidungen zu fällen. Da es hier meist um sehr persönliche Angelegenheiten des Betroffenen geht, empfiehlt es sich, einen ruhigen und ungestörten Raum aufzusuchen. [K115]

> **Kommunikative Kompetenz** ist eine Schlüsselqualifikation (☞ 2.2.1) der Pflegenden. Sie ist durch folgende Fähigkeiten gekennzeichnet:
> ▶ Ausbalancieren von Nähe und Distanz, z. B. gegenüber Patienten, Kollegen, Vorgesetzten
> ▶ Trennen der Inhalts-/Sach- und Beziehungsebene (☞ 6.3.1)
> ▶ Erkennen der eigenen Interpretationen und Gefühle (☞ 6.2.3)
> ▶ Einstellen auf den Gesprächspartner, z. B. sich der Sprache des Gegenübers anpassen
> ▶ Beherrschen verschiedener Gesprächssituationen (☞ Tab. 6.16), z. B. gezielte Informationsweitergabe.

6.2 Pflege als kommunikativer Prozess

Gespräche	Aufnahmegespräch	Informationsgespräch	Beratungsgespräch	Krisengespräch	Entlastungsgespräch
Anlass	Aufnahme im Krankenhaus, auf der Station, in der häuslichen Betreuung	Informationsdefizite, Wunsch nach Aufklärung, anstehende Untersuchungen	Gespräch vor Entscheidungen/in Situationen u. bei Problemen im Bereich Pflege: Hilfsmittel	Gespräch bei existenzbedrohenden Diagnosen, wie z. B. Krebserkrankungen	Der Patient will sich von Problemen entlasten, sucht Nähe und Hilfe
Ziele	Informationen gewinnen über Pflegebedürftigkeit, Gewohnheiten und Wünsche des Patienten, benötigte Hilfsmittel; Informationen geben über Räumlichkeiten der Station, Tagesablauf, Name der zuständigen Ärzte und Pflegenden	Informationsdefizite abbauen, Sicherheitsgefühl des Patienten steigern	Klarheit über Probleme, Unterstützung bei Entscheidungsprozessen	Begleitung und Information, Aussprache von Problemen u. Umgang mit der Erkrankung unterstützen	Entlastung, Problemlösung und konkrete Hilfestellung
Wann	Unmittelbar nach der Aufnahme	Auf Wunsch des Patienten, z. B. nach Aufklärung, bei neuen Situationen, z. B. Kostumstellung	Nach Vereinbarung, z. B. zur Beratung bei Hilfsmittel	Fortdauernd oder auch plötzlicher Bedarf	Wenn Patient Hilfsbedürfnis äußert
Wer	Bezugsperson, die für die Pflege verantwortlich ist, mit Patient und evtl. Angehörigem	Medizinische Informationen werden vom Arzt gegeben, Fragen nach Verhalten vor Untersuchungen, Operationen u. a. beantwortet die Pflegekraft	Jede Pflegekraft bzw. auch Experten, z. B. Diabetesschulung	Jede Pflegekraft	Jede Pflegekraft
Wo	Ruhiger Raum, damit die Intimsphäre gewahrt werden kann	Im Patientenzimmer	Ruhiger Raum, Schutz der Intimsphäre	Ruhiger Raum, um gute Gesprächsatmosphäre zu ermöglichen	Ruhiger Raum
Wie	Vorstellen, Wünsche hören, informieren, fragen und zuhören	Sachlich und fachlich korrekt informieren, auf Ängste des Patienten eingehen, verständlich informieren (keine Fremdwörter oder unbekannte Fachausdrücke verwenden)	Situation klären, Lösungsmöglichkeiten entwickeln, Ziele erarbeiten, Gefühle klären, nicht „überberaten"	Zuhören, Gefühle des Patienten zulassen und annehmen	Zuhören, Paraphrasieren, Gefühle ansprechen, akzeptieren, Echtheit, Empathie, Ich-Botschaften senden

Tab. 6.16: Gespräche im Pflegeprozess (Voraussetzungen gelingender Gesprächsführung ☞ 6.4.1, hilfreiche Gesprächstechniken ☞ 6.4.2).

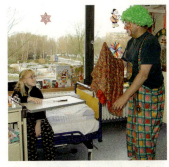

Abb. 6.17 (links): Klinik-Clowns lassen die Patienten durch humorvolle Abwechslung für einen Augenblick den Klinikalltag vergessen. Aber die rote Nase allein genügt nicht. Neben künstlerischem Können sind Einfühlungsvermögen, persönliches Engagement und medizinisches Wissen gefragt [T164].

Humor in der Pflege

Krankheit ist eine ernste Angelegenheit. Aber eine entspannte Atmosphäre, in der auch gelacht werden darf, kann wesentlich zur Genesung beitragen. Wohl findet nicht jeder Patient Späße witzig und nicht in jeder Situation sind Späße angebracht, im richtigen Moment wirkt **Humor in der Pflege** jedoch Wunder (☞ Pflegephänomen Humor). (✉ 1)

Auch für die Pflegenden kann Lachen ein „Ventil" für Frustrationen oder Arbeitsüberlastung sein. Wichtig dabei ist aber, dass *mit* den Patienten und nicht *über* sie gelacht wird. Wie bei Arzneimitteln gilt auch beim Lachen: „Die Dosis macht das Gift."

Sprache als Kommunikationsbarriere

Patienten, die kaum oder gar kein Deutsch verstehen, stellen eine hohe Anforderung an die Pflegenden dar. Sprache ist dann eine **Kommunikationsbarriere.** Um den Patienten Maßnahmen zu erklären, müssen Pflegende oft „mit Händen und Füßen" reden. Schon einfache Handlungen führen häufig zu Angst, da sie nicht ausreichend erklärt werden können. Auch der Kranke selbst kann kaum detaillierte Informationen über seinen Körper und sein Befinden geben und leidet unter der Angst, gar nicht oder falsch verstanden und daraufhin eventuell falsch behandelt zu werden. Die Folge sind oft Missverständnisse.

Pflegephänomen: Humor

Pflegephänomene ☞ 4.3.7

Waren Humor, Lachen und Scherze im pflegerischen und therapeutischen Kontext angesichts des Leides von Patienten früher häufig unerwünscht, haben einzelne Pflegende schon immer humorvoll in bestimmten Situationen reagiert und damit Wirkungen erzielt. Denn Humor ist ein menschliches Phänomen, das auch in der Pflege seinen Platz hat. Die Wirkung von Lachen und Humor bei kranken Menschen ist mittlerweile Gegenstand der Pflegeforschung: „Dabei geht es vor allem darum, Aspekte von Humor zu benennen, Interventionen zu planen und durchzuführen sowie deren Wirkung zu überprüfen" (📖 1). Geläufig ist inzwischen auch die Bezeichnung Lachtherapie oder Gelotherapie (*Gelotologie*: Lehre und Erforschung des Lachens) für die gezielte Anwendung von Humor.

Eine einheitliche Definition von Humor existiert nicht. Theorien betonen hauptsächlich drei Aspekte bei der Entstehung:

▶ *Überlegenheit.* Auftretende Fehler und Missgeschicke als Auslöser einer heiteren Situation, wobei die Fähigkeit, über sich selbst lachen zu können, zum Tragen kommt

▶ *Inkongruenz.* Überraschung durch Kontrast oder Gegensatz zur Erwartung

▶ *Erleichterung.* Die Chance, Normen und Erwartungen zu entgehen (Entlastungsfunktion). Nach dem Empfinden von Pflegenden wird diese Funktion besonders häufig erlebt.

Das Phänomen Humor ist nicht gleichzusetzen mit Lachen. Lachen muss nicht unbedingt humorvoll sein, sondern begleitet auch Hohn, Spott, Unsicherheit oder Angst; eine humorvolle Einstellung wiederum kann sich auch ohne Lachen ausdrücken.

Unterschieden werden die emotionale und die physiologische Wirkung von Humor, die gezielt eingesetzt werden können.

Emotionale Effekte von Humor sind u. a.: Verringerung von Angst, Verstärkung des Gefühls, über Kontrolle zu verfügen, Förderung innerer Harmonie und Akzeptanz der eigenen Person, Bewältigung in bedrohlichen Situationen. *Physiologische* Wirkungen sind u. a.: Anregung des Kreislaufs und verbesserte Durchblutung, verstärkte Sauerstoffaufnahme, Stärkung des Immunsystems sowie verringertes Schmerzempfinden. Zudem wirkt ein gemeinsames Humorerlebnis verbindend und weckt positive Emotionen.

Humor und Lachen können auch missbräuchlich vorkommen: Abwertung, Geringschätzung, Bloßstellen und Lächerlichmachen des anderen haben eine verletzende, also krankmachende Wirkung. Die schweizerische Gesellschaft *HumorCare zur Förderung von Humor in der Therapie, Pflege und Beratung* hat deshalb ethische Richtlinien erstellt. Darin verpflichten sich die Mitglieder auf der Grundlage von Akzeptanz und Wohlwollen, auf kränkende Arten von Humor (wie Ironie, Sarkasmus, Zynismus) zu verzichten.

Wie Menschen Heiterkeit und Spaß erleben, hängt stark von der individuellen Interpretation ab. Dabei spielen der soziokulturelle Hintergrund und die Biografie eine wichtige Rolle.

Witze erzählen ist eine mögliche Art der Humorintervention. Pflegende können dies gezielt tun und den Patienten fragen, ob er z. B. zur Ablenkung vor einer Operation oder Untersuchung einen Witz hören oder selbst erzählen möchte. Witze sind eine einfache Form der Kommunikation, sie vermindern Angst und Spannung und stellen eine Beziehung zwischen den Beteiligten her. Allerdings sollte die Auswahl bewusst getroffen werden; Zoten und Beleidigungen, z. B. über bestimmte gesellschaftliche Gruppen wie Frauen, Behinderte oder Homosexuelle, sind nicht geeignet, ein vertrauensvolles Klima zu schaffen.

Humorinterventionen können spontan entstehen (Situationskomik), aber auch geplant und im größeren Rahmen durchgeführt werden (z. B. Klinik-Clowns). Positive Ergebnisse werden auch bei Menschen mit chronischen Erkrankungen und Schmerzen, bei älteren Personen und Patienten mit hirnorganischen oder psychischen Veränderungen (Demenz, Depressionen) verzeichnet. Auch die Durchführung von amüsanten kulturellen Veranstaltungen (Kabarett, Sketchabend, Kinofilme) und das gemeinsame Feiern gehören dazu (extern stimulierter Humor). Formen eines intern stimulierten Humors sind z. B. Wortspiele, liebevolle Übertreibungen, Darstellen von Absurdität.

Pflegende können mit Patienten oder Team Humordiskussionen anregen mit dem Ziel, die Aufmerksamkeit für Lustiges und Amüsantes zu schärfen und die gewonnenen Erkenntnisse in den pflegerischen Alltag einzubauen. (📖 2)

Die Pflegenden reden mit einem ausländischen Patienten nicht im Telegrammstil oder in einer vereinfachten „Kindersprache". Dies könnte als Respektlosigkeit verstanden werden. Im Umgang mit nicht oder schlecht deutsch sprechenden Patienten gebrauchen die Pflegenden daher kurze, aber vollständige und grammatikalisch einwandfreie Sätze, möglichst dialektfrei.

Bewährt haben sich spezielle *medizinische* oder *pflegerische Wörterbücher*, in denen ganze Fragen, Erklärungen und Diagnosen in Deutsch und der jeweiligen Fremdsprache zu finden sind. Fremdsprachige Aufklärungs- und Einwilligungsbögen für Untersuchungen und Operationen sind vielerorts verfügbar.

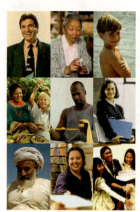

Abb. 6.18: Der Anteil ausländischer Mitbürgerinnen und -bürger in Deutschland ist groß. Die Sprachbarriere ist oft ein großes Problem in der Pflege ausländischer Patienten. [J660, J666, V226]

6.2 Pflege als kommunikativer Prozess

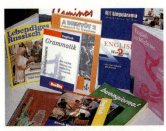

Abb. 6.19: Der Pflegealltag in der häuslichen Pflege oder im Krankenhaus wird zunehmend „international": Patient und Pflegekraft kommen immer häufiger aus verschiedenen (Sprach-)Kulturen. Durch das Erlernen interkultureller Kompetenz, wie z. B. Fremdsprachen und das Aneignen von Informationen über kulturelle Hintergründe anderer Länder, kann die Pflegebeziehung verbessert werden. [O168]

Interkulturelle Kommunikation

Verständigungsschwierigkeiten und Informationsdefizite von Menschen mit Migrationhintergrund führen zu Barrieren, wobei die Sprachbarriere die wichtigste und schwierigste ist. Pflegende sollen auch die Lebensumstände von Migranntinnen und Migranten ausreichend berücksichtigen, wie z. B. Geschlecht, Kultur, Religion. Große Krankenhäuser setzen nicht nur vermehrt *Dolmetscher* ein, sondern beschäftigen auch zunehmend interkulturell kompetente Mitarbeiter, vorzugsweise Menschen mit Migrationshintergrund (Personenbezogen pflegen ☞ 6.1).

6.2.2 Kommunikationsarten

Menschen nehmen auf verschiedene Arten Kontakt miteinander auf. Die wichtigsten **Kommunikationsarten** sind die
▸ **Verbale Kommunikation:** Sprache
▸ **Nonverbale Kommunikation:** Körpersprache, Gestik, Mimik und räumliches Verhalten..

Andere nonverbale Kommunikationsarten, z. B. mithilfe der Tast-, Geruchs- und Geschmackssinne, sind normalerweise nicht so wichtig. Sie gewinnen erst dann an Bedeutung, wenn die Kommunikationsarten „Sehen" und „Hören" beeinträchtigt sind (☞ Basale Stimulation® 12.11.3.5).

Verbale Kommunikation

Verbale Kommunikation: Sprachgebundene Kommunikation, wobei diese Sprache aus Worten, Zeichen oder sonstigen Informationsträgern bestehen kann.

Gesprochene und geschriebene verbale Kommunikation

Voraussetzung für eine Verständigung ist, dass sich alle Beteiligten an einen übereinstimmenden *Code* (gleiche Sprache, gleiche Begriffe bzw. Synonyme) halten, also zum „Tisch" nicht plötzlich „Stuhl" sagen. Es muss die gleiche Verständnisebene geschaffen bzw. genutzt werden. So können z. B. komplizierte Formulierungen, Fachtermini, unterschiedlicher Sprachgebrauch und unvollständige Sprachkenntnisse zu Schwierigkeiten in der Verständigung führen. Nur wenn diese Faktoren beim Sender und Empfänger übereinstimmen, ist eine effektive Kommunikation möglich.

Es ist gleichgültig, ob ein Mensch schreibt oder spricht, jede Äußerung in Worten oder Zeichen ist ein komplexer Vorgang, der sich auf drei Ebenen vollzieht (☞ Abb. 6.20): Zunächst fasst man einen Gedanken, überlegt also, was man sagen möchte. Als nächster Schritt wird der Gedanke in Worten ausformuliert, dazu wird auf den **Wortschatz** *(Lexikon)* und den **Satzbau** zurückgegriffen (Gedächtnisleistung). Erst danach werden Atmung, Kehlkopf, Stimmbänder, Lippen und Zunge durch Nervenimpulse zum eigentlichen Sprechen aktiviert, also die „Sprechbewegungen" innerviert.

Gleichzeitig findet während der Äußerung eine Kontrolle statt: Der Sprecher hört sich zu und der Schreiber liest zur Kontrolle mit. Dadurch kann man z. B. einen „Versprecher" erkennen und korrigieren. Bei jeder Äußerung laufen also „motorische" (Sprechen, Schreiben) und „sensorische" (Realisieren, Verstehen) Vorgänge gleichzeitig ab. Dieses funktionelle Bild des Sprechvorgangs ermöglicht das Verständnis unterschiedlicher Störungen:

▸ Psychische Störungen behindern Betroffene, klare Gedanken zu fassen, Ideen zu entwickeln und „stören" beim Interpretieren und Abspeichern (Erinnern) von Informationen
▸ Störungen der Sprache (**Aphasie** ☞ 33.2.7 und 12.9.4.2) betreffen das Formulieren und Verstehen von Informationen. Die Betroffenen können meist weder sprechen noch schreiben
▸ Störungen des Sprechens (**Dysarthrie** ☞ 12.9.4.2) liegen vor, wenn die Umsetzung in hörbare Sprache scheitert (z. B. Stottern oder nach Kehlkopfoperation). Die Betroffenen können aber schreiben und lesen.

Erweiterter Sprachbegriff

In der Kommunikationslehre ist Sprache nicht gleichbedeutend mit (Fremd-)Sprache wie z. B. Englisch, Deutsch oder Latein, also einem Set aus Wortschatz und Grammatik; auch andere Symbole wie Morsezeichen, Verkehrsschilder oder **Piktogramme** *(Bildsymbole)* stellen Sprache dar.

Nonverbale Kommunikation

Nonverbale Kommunikation: Kommunikation ohne Worte, nicht an Sprache gebundene Kommunikation.

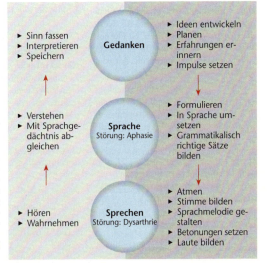

Abb. 6.20: Eine verbale Äußerung ist ein komplexer Vorgang: Während motorisch von der Idee bis zu ihrer Realisierung mit Lauten oder geschriebenen Buchstaben die drei Ebenen von oben nach unten durchschritten werden, findet gleichzeitig sensorisch eine Kontrolle statt. Zuhören ist dagegen einfacher, hier wird „nur" der sensorische Anteil benötigt.

181

6 Pflege als Interaktion

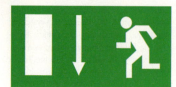

Abb. 6.21: Piktogramme, wie hier das Hinweisschild Notausgang, sind genauso aussagekräftig wie Worte und werden zudem überall auf der Welt verstanden. [V191]

Wichtigster Teil der **nonverbalen Kommunikation** ist die *Körpersprache*, die durch Körperhaltung, Mimik und Gestik ausgedrückt und visuell wahrgenommen wird. Aber auch das räumliche Verhalten ist ein wichtiger Teil der nonverbalen Kommunikation; es drückt z. B. Nähe und Distanz zum Gesprächspartner aus.

Daneben empfängt der Mensch über die anderen Sinnesorgane (Tasten, Schmecken, Riechen) Informationen und steht so mit der Umwelt und den Mitmenschen in kommunikativer Verbindung. Da die nicht-visuellen Wahrnehmungen bei der nonverbalen Kommunikation eine untergeordnete Rolle spielen, wird im Folgenden nur auf die Körpersprache näher eingegangen.

Im Gegensatz zur Sprache wird die Körpersprache nicht *nur* erlernt, sondern ist zum Teil angeboren. Zum anderen Teil lernen Menschen Körpersprache durch Nachahmung.

Kongruenz von verbaler und nonverbaler Information

Normalerweise erläutert oder verstärkt Körpersprache das Gesprochene. Die Übereinstimmung zwischen verbaler und nonverbaler Information wird als **Kongruenz** *(Übereinstimmung)* bezeichnet. Wenn z. B. jemand betont „Ja" sagt, nickt er in Mitteleuropa gleichzeitig mit dem Kopf.

Eine Störung in der Kommunikation liegt vor, wenn diese Kongruenz nicht besteht, also jemand „Ja" sagt und dabei mit dem Kopf schüttelt. Dadurch verwirrt er den Gesprächspartner. Solche Verwirrungen können auch durch kulturelle Unterschiede entstehen. So werden beispielsweise Schreien und Gestikulieren in einem Gespräch von einem temperamentvollen Südländer als „normal" empfunden, während ein Tourist aus Nordeuropa wahrnimmt: „Die streiten!".

Kongruenter Kommunikation kommt in der Gestaltung der Pflegekraft-Patient-Beziehung eine große Bedeutung zu: Je kongruenter die Pflegekraft kommuniziert, desto klarer und eindeutiger ist ihre Nachricht für den Patienten zu verstehen. Inkongruente Kommunikation dagegen bewirkt leicht Misstrauen und Unsicherheit; der Patient weiß nicht, „woran er ist":

Fragt die Pflegekraft beispielsweise nach dem Befinden eines Patienten und dreht sich gleichzeitig ab, um ihre Arbeit zu erledigen, kann dies den Patienten verunsichern. Sie bekundet zwar einerseits verbal Interesse an seinem Zustand, andererseits teilt sie aber nonverbal mit „Ich bin jetzt mit etwas anderem beschäftigt".

Ein wichtiger Unterschied zwischen verbaler und nonverbaler Kommunikation besteht darin, dass der Mensch die Sprache besser kontrollieren kann als seine Mimik oder Gestik. Daher ist es im Pflegealltag vorteilhaft, die Körpersprache des Patienten bewusst zu beachten. Er drückt mit seinem Körper oft unwillkürlich sein wahres Befinden aus, während er gleichzeitig mit Worten seine Situation (z. B. aus Rücksicht oder Tapferkeit) überspielt.

Bemüht sich ein Patient beispielsweise, mit Späßen seine Angst vor der Operation zu überspielen, kann man seine Nervosität sehr wohl an seiner Körpersprache erkennen; z. B. ein leichtes Zittern der Hände, ungeschickte, fahrige Bewegungen oder ein unruhig wirkender Blick.

> Weil nonverbale Signale meist unbewusst „gesendet" werden, wird mit ihnen kaum „gelogen". Bei fehlender Kongruenz zwischen Worten und Gesten ist es daher sinnvoll, eher auf die Körpersprache zu achten.

Körpersprache

Körpersprache dient nicht allein der Kommunikation. Viele Gestiken werden nicht ausgesendet, damit jemand darauf reagiert, sondern signalisieren einen Zustand. Beispielsweise drückt ein trauriger Mensch seine Trauer auch dann in der Körpersprache aus, wenn ihn niemand sieht. Bei anderen Bewegungen, etwa beim Greifen nach einem Glas, handelt es sich um zweckgerichtete Handlungen.

Körpersprache, die der Kommunikation dient, lässt sich unterteilen in:
- *Körperhaltung*
- *Gestik* (Gebärden mit Armen und Händen)
- *Mimik* (Gesichtsausdruck).

Körperhaltung

Haltung beobachten und dokumentieren ☞ 12.8.3.1

Körperhaltung bezeichnet die Art und Weise, wie der Mensch seinen Körper zeigt. Hängen die Schultern herab oder geht er „mit geschwellter Brust", liegt er zusammengekauert im Bett oder locker? Bei den verschiedenen Haltungen des Körpers, die das Befinden des Menschen ausdrücken können, lassen sich im Wesentlichen unterscheiden:
- Offene Körperhaltungen
- Geschlossene Körperhaltungen.

Offene Körperhaltungen (☞ Abb. 6.22) signalisieren: „Mir geht's gut, ich bin zufrieden." Der Körper entspannt sich, die Arme werden geöffnet. Die Beine stehen locker und breit am Boden. Es gibt keinen Anlass, sich schützen zu müssen.

Geschlossene Körperhaltungen (Abb. 6.22) signalisieren: „Das passt mir nicht, das will ich nicht." Der Körper wird gespannt, die Arme bewegen sich zum Körper. Die geschlossene Körperhaltung drückt prinzipiell Aggression oder Flucht aus.

Aggression zeigt sich im breiten, aber nicht lockeren Aufstellen der Beine und einer Anspannung des Körpers. Im Extremfall wird auch die Hand zur Faust geballt. Das Signal lautet: „Mit mir kannst du das nicht machen, ich kann mich wehren."

Flucht zeigt sich in Anspannung und Davonlaufen. Da dem Menschen seine natürliche Fluchtreaktion im heutigen Alltag nichts nützt oder nicht möglich ist (viele Patienten würden gerne vor Operationen davonlaufen), kommt es zu Ersatzreaktionen wie:
- **Verstecken.** Der Körper zieht sich zusammen, der Patient „verkriecht sich

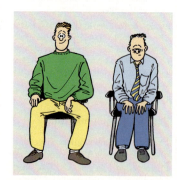

Abb. 6.22: Links offene, rechts geschlossene Körperhaltung. [A400-116]

6.2 Pflege als kommunikativer Prozess

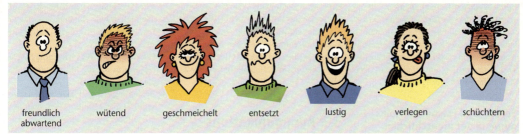

freundlich abwartend | wütend | geschmeichelt | entsetzt | lustig | verlegen | schüchtern

Abb. 6.23: Obwohl hier Augen, Nase und Mund nur angedeutet sind, ist bei diesen Comicfiguren klar zu erkennen, welche Stimmungen sie ausdrücken. [A400-116]

in den hintersten Winkel", außerdem irren die Augen umher, der Blickkontakt wird vermieden

▶ **Hilfe suchen.** Wenn der Patient nicht direkt (sprachlich) um Hilfe bitten kann, bleibt der Körper zusammengezogen, der Blick wandert seitlich, um den Retter zu suchen

▶ **Unterwerfung.** In Situationen, die Patienten als aussichtslos empfinden, „beugen sie sich dem Schicksal". Sie erwarten und erhoffen keine Hilfe mehr. Der Körper fällt in sich zusammen, die Arme hängen am Körper herab.

Gestik

Unter **Gestik** versteht man die Gesamtheit aller Ausdrucksbewegungen des Körpers, vor allem die Bewegungen der Arme und Hände. Sie hängt eng mit der Körpersprache zusammen. Bei der Kommunikation mit Menschen, die die Landessprache nicht beherrschen, muss man oft „mit Händen und Füßen sprechen". Aber auch in der normalen Kommunikation ist die Gestik mit Armen und Händen ein wichtiger Bestandteil, um die verbale Aussage zu untermauern.

Der Gebrauch von Gesten ist stark von Persönlichkeit, Temperament und Selbstbewusstsein sowie vom Kulturkreis abhängig. Extrovertierte, offene Menschen verwenden häufiger ausdrucksstarke Gesten als introvertierte, in sich gekehrte Menschen; Menschen aus südlichen Ländern gestikulieren im Gespräch häufiger als ihre nördlichen Nachbarn.

Auch die soziale Stellung spielt eine Rolle beim Gebrauch von Gesten. Mitarbeiter gebrauchen Gesten im Gespräch mit dem Chef seltener als umgekehrt.

Im Krankenhaus sehen die Patienten das Personal meistens als „höher gestellt" an. Patienten verwenden daher Gesten sparsamer als z. B. Pflegende oder Ärzte. Dadurch verstärkt sich aber beim Patienten das Gefühl, unterlegen zu sein. Deshalb ist es nicht nur wichtig, auf die Gesten des Patienten zu achten, sondern auch auf die *eigene* Gestik zu achten und diese ggf. einzuschränken.

Mimik

Neben den Körperhaltungen und der Gestik ist für die nonverbale Kommunikation der Gesichtsausdruck wichtig. Mit ihren ca. 20 Gesichtsmuskeln können Menschen viele verschiedene Gefühle ausdrücken. Die Bewegung der Gesichtsmuskeln heißt **Mimik** (☞ Abb. 4.23).

Am auffälligsten bei der Mimik sind die Augen. Sie können nicht nur weit aufgerissen oder zusammengezogen werden, sie können sich auch bewegen. So signalisiert ein umherwandernder Blick innere Unruhe, kann aber auch Ausdruck von Desinteresse und Langeweile sein. Der Blick kann also je nach Situation und im Zusammenhang mit anderen nonverbalen Signalen gedeutet werden.

Wandert der Blick einer Kollegin während der Dienstübergabe durch das Zimmer, lässt dies auf Desinteresse und Langeweile schließen. Bei einem Patienten, der zusammengekauert auf einem Stuhl sitzt und der den Blick durch das Zimmer schweifen lässt, ist hingegen innere Unruhe als Ursache wahrscheinlicher.

6.2.3 Wahrnehmung

Beobachten, Beurteilen und Intervenieren ☞ *12.1*

Die **Wahrnehmung** ist das Fenster zur Außenwelt. Sie ermöglicht dem Menschen, sich in seiner Umwelt zurechtzufinden.

> **Wahrnehmung:** Prozess, bei dem über die Sinnesorgane aufgenommene physikalisch-chemische Energien (Reize) als elektrische Impulse ans Gehirn weitergeleitet und dort als Wahrnehmung registriert werden. Wahrnehmung entsteht nicht in den Sinnesorganen, sondern im Gehirn.

Eine gelingende Kommunikation hängt eng mit der Fähigkeit des Menschen zur **Wahrnehmung** zusammen: Die Wahrnehmung sowohl der äußeren (Um-)Welt über die Sinne (Hören, Tasten, Sehen, Riechen, Schmecken) als auch der inneren Welt (Gefühle, Wohlbehagen oder Schmerzen) sowie die Wahrnehmung als mentale (geistige) Aktivität (Denken, Vorstellen, Vermuten) spielen eine große Rolle in der menschlichen Kommunikation.

> Kommunikationstraining zielt deshalb auch auf die Wahrnehmung des Menschen, denn Kommunikation fördern heißt, auch die Wahrnehmungsfähigkeit zu fördern.

Wahrnehmungen – Interpretationen – Gefühle: Drei Aspekte in der Kommunikation

In der menschlichen Kommunikation ist *Wahrnehmung* all das, was im Hinblick auf die Nachricht sichtbar bzw. hörbar ist: die Fakten, das Offensichtliche, z. B. auch ein Stirnrunzeln, ein Blick, eine Geste.

Die **Interpretation** versieht den vom Empfänger wahrgenommenen Teil der Nachricht mit einer Bedeutung oder Bewertung. So könnte z. B. die Frage eines Mannes – verbunden mit einem Stirnrunzeln – an seine Frau „Hast du eine neue Frisur?" von ihr dahingehend interpretiert werden: „Ihm gefällt meine Frisur nicht." Diese Interpretation kann richtig oder falsch sein. Die Verbindung zwischen Wahrnehmung und Interpretation löst bei der Empfängerin ein **Gefühl** der Enttäuschung aus, obwohl der Zusammenhang nicht eindeutig ist.

Diese drei Vorgänge – Wahrnehmen, Interpretieren und Fühlen – laufen sekundenschnell und automatisch ab. Die Reaktion folgt unmittelbar: „Sag' doch gleich, dass ich dir nicht gefalle."

In der täglichen Kommunikation fällt es schwer, die drei Vorgänge auseinander zu halten. Für eine konstruktive Kommunikation ist es jedoch wichtig, die eigenen Anteile, die ein bestimmtes Gefühl auslösen, zu überprüfen, um mögliche Missverständnisse vorzubeugen.

Selbst- und Fremdwahrnehmung in der menschlichen Kommunikation

Das Verhalten eines Menschen wird in einer bestimmten Situation von ihm selbst **(Selbstwahrnehmung)** und von anderen Personen **(Fremdwahrnehmung)** wahrgenommen. Das Bild, das jemand von sich selbst hat, stimmt nicht immer mit dem Bild überein, das andere haben. Sowohl die eigene Persönlichkeit des Menschen als auch die Beziehungsebene (☞ 6.3.1) werden durch die Selbst- und Fremdwahrnehmung beeinflusst.

Im Pflegealltag erleben die Pflegenden laufend Reaktionen der anderen auf ihr Verhalten. Man nickt ihnen zu, stöhnt, zieht die Stirn in Falten, lobt, kritisiert etc. Diese sogenannten Rückmeldungen (Feedback ☞ 6.4.1) geschehen häufig nonverbal und zeigen, was der andere von dem Verhalten und der Person – anscheinend – hält. Sie haben damit auch einen entscheidenden Einfluss auf das Selbstbild (Selbstkonzept ☞ auch 1.3.1):

Eine Stationsleitung, die überzeugt ist, dass Auszubildende sich gerne vor der Arbeit drücken und wenig interessiert sind, wird die Schüler strenger führen, überwachen und kaum verantwortliche Arbeiten an sie delegieren. Bei der eigentlich engagierten Auszubildenden im 1. Ausbildungsjahr wächst der Missmut, da sie überwiegend einfache Tätigkeiten zugeordnet bekommt, wie z.B. Reinigungsarbeiten oder Essenskarten ausfüllen. Sie entwickelt immer weniger Eigeninitiative und nutzt jede Möglichkeit, den langweiligen Arbeiten zu entgehen. Bei der Beurteilung einige Wochen später bemängelt die Stationsleitung mangelndes Engagement und wenig Eigeninitiative. Die Auszubildende sieht sich selbst auch nicht mehr als engagiert, wie sie es zu Beginn des Einsatzes von sich selbst dachte.

Das Selbstbild beeinflusst die eigene Wahrnehmung und das jeweilige Verhalten. So wird jemand, der sich als intelligent und erfolgreich erlebt, die bevorstehende Prüfung und das Ergebnis ganz anders erfahren als jemand, der sich wenig zutraut und sich eher als „Versager" erlebt. Während der eine die Prüfung als Herausforderung empfindet, sieht der an-

dere sie als Bedrohung. Während der erste ein schlechtes Prüfungsergebnis als Pech, ein gutes als Bestätigung seiner Fähigkeiten wahrnimmt, sieht der andere ein gutes Abschneiden eher als Glück und ein schlechtes als Bestätigung seiner Schwächen.

6.3 Kommunikationsmodelle

6.3.1 Kommunikationsmodell nach Watzlawick

Zusammen mit seinen Mitarbeitern konzipierte **Paul Watzlawick,** Professor für Psychotherapie an der Stanford University, ein Kommunikationsmodell, das auf folgenden fünf Grundsätzen (Axiomen) beruht:

- ▶ Man kann nicht nicht kommunizieren
- ▶ Jede Kommunikation enthält einen Inhalts- und einen Beziehungsaspekt
- ▶ Zwischenmenschliche Beziehungen sind durch die Interpunktion von Kommunikationsabläufen geprägt
- ▶ Kommunikation zwischen Menschen bedient sich digitaler und analoger Modalitäten
- ▶ Kommunikation kann auf symmetrischen und komplementären Beziehungen beruhen.

Die fünf Grundsätze der Kommunikation
Man kann nicht nicht kommunizieren

Nach Watzlawick hat *jedes* menschliche Verhalten Mitteilungscharakter. Auch dann, wenn sich ein Mensch von anderen zurückzieht und still in einer Ecke sitzt, teilt er durch dieses Verhalten den anderen Menschen etwas mit, z.B. dass er in Ruhe gelassen werden möchte. Kommunikation besteht dementsprechend nicht nur aus Worten und Sprachverhalten, sondern aus *jedem* Verhalten. Watzlawick folgert daraus, dass „man nicht nicht kommunizieren kann".

> Verhalten und Kommunikation sind nach Watzlawick nur theoretisch, aber nicht praktisch trennbar.

Jede Kommunikation enthält einen Inhalts- und einen Beziehungsaspekt

Watzlawick zufolge werden durch die zwischenmenschliche Kommunikation

immer Beziehungen geschaffen bzw. aufrechterhalten. Jede Kommunikation zwischen Menschen hat nach Watzlawick zwei Aspekte:

- ▶ **Inhaltsaspekt: Was wird gesagt?** Dabei geht es um die Information selbst, die übertragen wird
- ▶ **Beziehungsaspekt: Wie wird es gesagt?** Durch Mimik, Gestik und Tonfall teilt der Sender mit:
  - – Warum er diese Nachricht für den Empfänger als wichtig erachtet
  - – Ob er eine Antwort erwartet
  - – Was er über den Empfänger denkt

Der Beziehungsaspekt übermittelt also, wie die Nachricht gemeint ist. Er sagt etwas über die eigentliche Aussage aus *(Metakommunikation ☞ auch 6.4.1).*

Beispielsweise antwortet eine Pflegekraft auf die Frage eines Patienten, wofür er eine bestimmte Tablette nehmen müsse: „Die ist für Ihr Herz." Wendet sie sich während dieser Aussage zum Patienten und schaut ihn an, ermuntert sie ihn dadurch, weiter nachzufragen. Sie drückt also als Beziehungsaspekt aus: „Ich habe Zeit, fragen Sie nur!" Spricht sie jedoch den exakt gleichen Wortlaut in leicht herablassendem Ton und blättert dabei „geschäftig" in den Patientenunterlagen, drückt sie als Beziehungsaspekt aus: „Mehr weiß ich nicht, mehr will/darf ich Ihnen nicht sagen."

Konflikte auf der Inhalts- und Beziehungsebene ☞ unten

> „Der Inhaltsaspekt vermittelt die ‚Daten', der Beziehungsaspekt weist an, wie die Daten aufzufassen sind." (📖 1)

Zwischenmenschliche Beziehungen sind durch die Interpunktion von Kommunikationsabläufen geprägt

Kommunikation kennt keinen Anfang und kein Ende (☞ Abb. 6.24), keinen Auslöser für die Kommunikation, keine Ungleichgewichte, keine Wertung im Sinne von „das war falsch oder richtig", es sei denn, die Teilnehmer „machen" dies. Geben die Kommunikationsteilnehmer den prinzipiell unendlichen Kommunikationsabläufen eine entsprechende Struktur, z.B. nach Ursache und Wirkung, spricht man von der **Interpunktion von Ereignisfolgen.** Das eine Verhalten wird als Ursache, das andere Verhalten als Folge oder Reaktion ausgelegt. Da dies aber jeder Teilnehmer für sich macht, sind willkürliche Interpunktionen häufig Ursache für Beziehungskonflikte, insbesondere dann, wenn Uneinigkeit über den

6.3 Kommunikationsmodelle

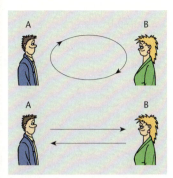

Abb. 6.24: In der menschlichen Kommunikation ist der Mensch immer Sender und Empfänger von Nachrichten. Kommunikationstheorien sehen Kommunikation als kreisförmigen Prozess und somit ohne Anfang (oben). Viele Menschen neigen dazu, Kommunikation nach Ursache und Wirkung zu strukturieren (unten): A verhält sich zu B, worauf B sich zu A verhält etc. Jeder sieht den anderen als Ursache seines Verhaltens und seiner Kommunikationshaltung, er erlebt das eigene Verhalten als Reaktion auf den anderen. [A400-116]

ursächlichen Auslöser besteht. Berühmt geworden ist das Beispiel Watzlawicks von dem Ehepaar, bei dem er sich zurückzieht und sie deshalb „nörgelt", woraufhin er sich noch weiter zurückzieht usw.: Jeder sieht den anderen als Ursache des eigenen Verhaltens.

Kommunikation zwischen Menschen bedient sich digitaler und analoger Modalitäten

Sieht man sich im Ausland Nachrichten an, kann es sein, dass man die Sprache und damit das Gesagte nicht versteht, aber durch Mimik und Gestik des Nachrichtensprechers doch einige Inhalte nachvollziehen kann. Die Sprache steht in diesem Fall für die *digitale Art und Weise einer Darstellung* (**digitale Modalität**). In der Sprachentwicklung eines Volkes hat sich zu einem bestimmten Zeitpunkt die Sprache willkürlich entwickelt: Ein Volk hat etwas benannt, was es aber auch anders hätte benennen können. Mimik und Gestik des Nachrichtensprechers stehen für die *analoge Darstellung* (**analoge Modalität**), die einen Ähnlichkeitsbezug zur Wirklichkeit aufzeigt, so dass sie eher verstanden wird.

Beide Kommunikationsformen zusammen gibt es nur im menschlichen Bereich. Sie führen zu Verständnisproblemen, wenn sie nicht übereinstimmen. Teilt der Nachrichtensprecher z. B. den Tod eines beliebten Menschen mit und lächelt dabei, hat der Empfänger der Nachricht ein solches Verständnisproblem.

Dies erinnert an den Inhalts- und Beziehungsaspekt der Kommunikation (☞ oben). Wissenschaftlich noch nicht endgültig geklärt, aber doch zu vermuten ist, dass Inhaltsaspekte einer Nachricht aufgrund ihrer Komplexität und Vielseitigkeit digital, Beziehungsaspekte hingegen analog vermittelt werden.

Kommunikation kann auf symmetrischen und komplementären Beziehungen beruhen

„**Symmetrische Beziehungen** zeichnen sich durch Streben nach Gleichheit und Verminderung von Unterschieden zwischen den Partnern aus, während **komplementäre Interaktionen** auf sich gegenseitig ergänzenden Unterschiedlichkeiten basieren." (☐ 2).

In *komplementären Beziehungen* haben die Partner unterschiedliche Handlungsmöglichkeiten. Ein Partner nimmt dem anderen gegenüber eine über- bzw. untergeordnete Position ein. Beide ergänzen sich und müssen zunächst wertfrei gesehen werden, da sie biologisch, sozial und auch kulturell bedingt sein können, wie z. B. Mutter und Kind oder Lehrer und Schüler. Ein Beispiel für eine komplementäre Interaktion im Pflegealltag ist die zwischen einer Pflegekraft und dem Arzt. Sie haben unterschiedliche Aufgaben, die sich, wenn alles gut läuft, sinnvoll ergänzen.

Eine typische *symmetrische Beziehung* besteht z. B. zwischen zwei Geigern eines Orchesters, die versuchen, mit gleichem Bogenstrich zusammenzuspielen, oder zwischen Pflegenden, die ihre Tätigkeiten in gleicher Qualität ausüben wollen. Jeder hat die gleichen Handlungsmöglichkeiten.

Mögliche Störungen in der Kommunikation nach Watzlawick

Inhalts- und Beziehungsebene einer Botschaft *können einander widersprechen*. Dann weiß der Empfänger oft nicht so recht, was er von der Botschaft halten soll und wird vor die Entscheidung gestellt, auf welchen Aspekt er antworten will (Kongruenz ☞ auch 6.2.2). Im Verlauf längerer Gespräche kann man deutlich erkennen, wie solche Differenzen die Beziehung stören können: Aus einer sachlichen Auseinandersetzung wird ein Streit.

Diese Störung zeigt sich z. B. in *Kritikgesprächen*. Wird eine sachlich berechtigte Kritik (Inhaltsebene) in einem scharfen, aggressiven Tonfall vorgetragen, wird der Kritisierte sich gegen diesen Ton wehren und deshalb auf den Beziehungsaspekt antworten. Der Inhalt spielt dann im weiteren Verlauf keine Rolle mehr, so dass die Chance einer echten Verbesserung vertan wird.

Konflikte auf der Inhaltsebene sind relativ leicht zu lösen, da sie sich auf sachliche Probleme beziehen und dadurch meist durch begründete Argumente schnell aus der Welt zu schaffen sind. Bei Störungen auf der Beziehungsebene und analoger Darstellungen kann es durch die großen Interpretationsspielräume leicht zu Missverständnissen kommen.

Um Missverständnissen vorzubeugen, ist es wichtig, im Gespräch intensiv auf Mimik und Gestik des Gesprächspartners zu achten, um ihn besser verstehen zu können. Auch bei sich selbst achten die Pflegenden auf die Übereinstimmung von Worten und Gestik (☞ Abb. 6.25).

Störanfällig sind auch einseitig komplementäre oder symmetrische Kommunikationsformen. Ein bekanntes Beispiel ist der von Schulz von Thun (☞ 6.3.2) aufgezeigte „helfende Kommunikationsstil", der sich komplementär zum „bedürftig-abhängigen Kommunikationsstil" verhält. Der Helfer will unablässig helfen, komplementär dazu verhält sich der Hilflose immer hilfloser. Problematisch wird dieses Verhältnis, wenn sich der Helfer stets durch den Hilflosen als Person bestätigen lässt (als gut, hilfreich, edel). Das unersättliche Verlangen nach Bestätigung spielt eine große Rolle im sogenannten Helfer-Syndrom (☞ 8.3.2).

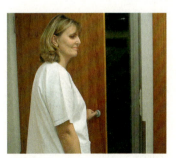

Abb. 6.25: Es hat wenig Sinn, einen Patienten zu fragen, ob er noch einen Wunsch hat, und gleichzeitig mit der Hand auf die Türklinke zu greifen. Die Geste des Gehen-Wollens ist hier sehr deutlich, und kaum ein Patient wird es jetzt wagen, die Pflegende durch eine Bitte vom Gehen abzuhalten. [K115]

185

Konsequenzen

Liegt ein Konflikt vor, wird er auf der Ebene gelöst, auf der er auch aufgetreten ist. Damit wird ein „Pseudokonflikt" vermieden, der das Problem auf die andere Ebene verlagern und somit eine erfolgreiche Bewältigung des ursprünglichen Konflikts unmöglich machen würde. Viele Konflikte beruhen aber auch auf der Tatsache, dass Sender und Empfänger nicht über den gleichen Informationsstand verfügen, dies aber im Gespräch gar nicht bemerken.

> Jedes Verhalten in Kommunikationskonflikten ist immer zugleich Ursache und Wirkung des Verhaltens des anderen Partners. (□ 3)

6.3.2 Kommunikationsmodell nach Schulz von Thun

Die vier Ebenen der Kommunikation

Der Psychologe **Friedemann Schulz von Thun** bezeichnet vier Ebenen der Kommunikation als das **Quadrat der Nachricht** (☞ Abb. 6.26). Dieses Kommunikationsmodell verdeutlicht, dass eine Nachricht viele Botschaften enthält, die mithilfe des Nachrichtenquadrats in vier Ebenen eingeordnet werden können.

Kommunikation setzt zwei Partner voraus: einen *Sender* und einen *Empfänger* (☞ 6.2.1). Für beide ist die Nachricht aus vier „Botschaften" zusammengesetzt:
- Die eigentliche Sache
- Das momentane Befinden des Sprechers
- Die Beziehung der beiden Partner
- Den Zweck, den der Sender erreichen möchte.

Entsprechend den vier Botschaften der Nachricht des Senders hat der Empfänger – bildlich gesprochen – nicht nur ein Ohr, sondern gleich vier, mit denen er hören kann:
- **Sachohr.** Wie ist der Sachverhalt zu verstehen? Um welche Informationen, Argumente und Entscheidungen geht es?
- **Selbstoffenbarungsohr.** Wer ist der Sender? Was gibt der Sender von sich preis?
- **Beziehungsohr.** Wie redet der Sender mit mir? Wen glaubt er, vor sich zu haben? Wie steht er zu mir?
- **Appellohr.** Wozu möchte mich der Sender veranlassen? Was soll ich auf-

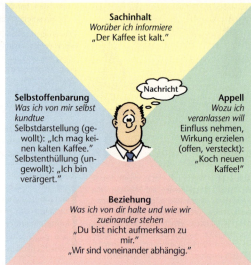

Abb. 6.26: Das Quadrat der Nachricht.

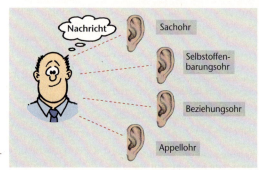

Abb. 6.27: Der „vierohrige Empfänger".

grund seiner Mitteilung denken oder fühlen?

Inhalts- und Beziehungsaspekt aus Watzlawicks Kommunikationsmodell werden hier übernommen, wobei der *Inhaltsaspekt* dem *Sachinhalt* entspricht. Der *Beziehungsaspekt* umfasst bei Schulz von Thun *Selbstoffenbarung, Beziehung und Appell*.

Störungen in der Kommunikation nach Schulz von Thun

Eine der häufigsten Kommunikationsstörungen nach dem Modell von Schulz von Thun lässt sich als **Sender-Empfänger-Problem** bezeichnen. Dabei wird vom Sender einer der vier Aspekte einer Nachricht mehr betont als die anderen, der Empfänger hört aber nicht auf dem entsprechenden, sondern einem anderen der vier Ohren.

Dies veranschaulicht folgendes Beispiel: Arzt und Pflegekraft sind gemeinsam im Stationszimmer. Arzt: „Mir ist kalt." Die Pflegekraft darauf: „Sie können auch das Fenster zumachen!"

Analysiert man das Beispiel nach dem Kommunikationsmodell von Schulz von Thun, entsteht folgendes Bild:
- Auf die sachliche Mitteilung „Mir ist kalt." könnte die Pflegekraft ebenso sachlich antworten: „Ja, das Fenster ist offen."
- Auf die Selbstoffenbarung „Mir ist kalt." könnte die Pflegekraft erwidern: „Mir auch." oder: „Mir nicht!"
- Mit der Betonung auf dem Beziehungsaspekt lautet die Botschaft: *Er sagt mir, ihm sei kalt. Warum sagt er es mir?*
- Versteht sie die Aussage als Appell, fragt sie sich: „Was will er denn von mir, dass er *mir* sagt, es sei kalt?" und versteht seine Feststellung als Bitte, das Fenster zu schließen.

Im obigen Beispiel hat die Pflegekraft mehr auf dem Beziehungs- und Appell-Ohr gehört. Bei ihr ist die Botschaft also so angekommen: „Sie, mir ist kalt, ma-

6.3 Kommunikationsmodelle

chen Sie doch bitte das Fenster zu!" Das hat der Arzt aber so nicht gesagt. Ob er es so gemeint hat, könnte die Pflegekraft durch eine Rückfrage leicht herausfinden. Aber sie glaubt, ihn zu kennen, und damit, seine Aussage richtig zu interpretieren.

In der Fortsetzung des obigen Dialoges könnte sich der Arzt gegen die „Unterstellung" wehren: „Sie brauchen sich doch gar nicht aufzuregen, ich hab' doch bloß gesagt, dass mir kalt ist."

Konsequenzen

Das Modell von Schulz von Thun zeigt auf, wie schnell Missverständnisse entstehen können, weil der Empfänger mit einem anderen Ohr mehr hört als vom Sender gewünscht oder beabsichtigt. Um solche Missverständnisse zu vermeiden, machen die Pflegenden *als Sender* in der Aussage selbst deutlich, wie sie zu verstehen ist, z. B.:
- Kennzeichnen sie Informationen als solche („Wir möchten Sie darüber informieren …")
- Machen sie Appelle deutlich und sagen klar, aber freundlich, was sie möchten („Wir erwarten, dass Sie die angeordnete Bettruhe einhalten.").

Die Pflegenden *als Empfänger* können nicht immer sicher sein, die Botschaft des Patienten mit dem richtigen Ohr gehört zu haben: Es lohnt sich immer nachzufragen oder dem Patienten zu „spiegeln", wie die Botschaft angekommen ist. Unter „Spiegeln" wird das Wiederholen der aufgenommenen Information mit anschließender Rückversicherung verstanden: „Habe ich Sie richtig verstanden, dass …" oder „Sie meinen, dass …".

6.3.3 Kommunikationsmodell der Transaktionsanalyse

Eric Berne hat eine unter der Bezeichnung **Transaktionsanalyse** bekannte Theorie der menschlichen Persönlichkeit, der zwischenmenschlichen Beziehung und Kommunikation entwickelt.

> **Transaktion (nach Berne):** Eine Transaktion besteht aus einem Reiz und einer Antwort darauf, meist einer Aussage und der Antwort eines Gesprächspartners (☞ Abb. 6.28).

Die drei Ich-Ebenen

In einer Weiterentwicklung der Theorien von Sigmund Freud (☞ auch 34.4.1) und

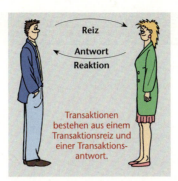

Abb. 6.28: Eine Transaktion ist ein Aussagen-Paar, bestehend aus Reiz und Antwort, wobei Aussage im weitesten Sinne des Wortes ein Satz, eine Geste, ein Blick sein kann. [A400-116]

Carl Gustav Jung „analysiert" Berne die sich bei der Transaktion gegenüberstehenden Menschen. Beide haben drei Ich-Zustände (☞ Tab. 6.30):
- Das **Eltern-Ich,** das kritisch, aber auch stützend sein kann
- Das **Erwachsenen-Ich,** das rational, vernunftbetont, nüchtern, neutral und sachlich wirkt
- Das **Kind-Ich,** das kindlich spontan, aber auch angepasst sein kann.

Kommunizieren zwei Menschen miteinander, stehen sich nach Berne 2 × 3 Ich-Zustände gegenüber (☞ Abb. 6.29). Dabei lassen sich unterschiedliche Reiz-Antwort-Kombinationen denken. Nach ihrer Bedeutung, die Kommunikation in Gang zu halten, werden unterschieden:

- **Parallel-Transaktionen** (in Abb. 6.29 schwarz dargestellt): Sie sind passend, stimmig. Der Gesprächspartner reagiert aus dem erwarteten Ich-Zustand. Die Kommunikation verläuft ungestört. Beispielsweise handelt es sich um Parallel-Transaktionen, wenn zwei Menschen wie „vernünftige Erwachsene" aus dem Erwachsenen-Ich miteinander reden oder wenn eine Eltern-Kind-Transaktion vorliegt
- **Kreuz-Transaktionen** (in Abb. 6.29 rot dargestellt) sind konfliktträchtig. Der Gesprächspartner reagiert aus einem anderen als dem angesprochenen Ich-Zustand. Mit hoher Wahrscheinlichkeit endet diese Kommunikation fruchtlos.

> **Kommunikationsregeln der Transaktionsanalyse**
> - Parallel-Transaktionen bewirken eine problemlose Kommunikation
> - Kreuz-Transaktionen hemmen die Kommunikation.

Anwendung des Modells

Vor schwierigen Gesprächen, z. B. einem Kritikgespräch, kann man einen möglichen Gesprächsverlauf durchspielen, der möglichst aus Parallel-Transaktionen besteht.

Außerdem kann man mit diesem Modell im Nachhinein analysieren, weshalb ein Gespräch nicht befriedigend verlief, um daraus Empfehlungen für künftige Ver-

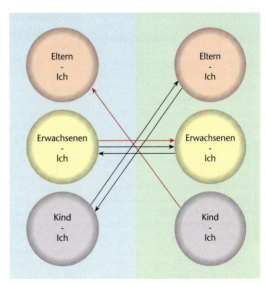

Abb. 6.29: Beide Gesprächspartner haben drei Ich-Ebenen, somit ist eine Vielzahl möglicher Transaktionen denkbar (☞ Text).

6 Pflege als Interaktion

	Eltern-Ich		Erwachsenen-Ich	Kind-Ich	
	Kritisch	Stützend	Vernünftig, sachlich, neutral	Angepasst	Spontan
Typische Aussagen	▸ Halt! ▸ Nein! Falsch! ▸ Man sollte … ▸ Immer ▸ Nie	▸ Du Armer! ▸ Kopf hoch	▸ W-Fragen (☞ 6.5.2) ▸ Klare, sachliche Sprache	▸ Tut mir leid, ▸ Ich weiß ja, …	▸ Irrsinnig ▸ Juhu ▸ Toll
Typische Gesten	▸ Erhobener Zeigefinger ▸ Kopf schütteln	▸ Auf die Schulter klopfen und andere liebevolle Gebärden	▸ Offene Körperhaltung ▸ Weitgehendes Fehlen von Mimik und Gestik	▸ Sich ducken	▸ Alle Gesten möglich
Verhalten	▸ Kontrolliert ▸ Kritisiert ▸ Moralisiert ▸ Befiehlt ▸ Bestraft ▸ Schreit ▸ Sorgt für Ordnung ▸ Beherrscht ▸ Weist zurecht ▸ Wertet (bewertet)	▸ Lobt ▸ Nimmt in den Arm ▸ Pflegt ▸ Streichelt ▸ Tröstet ▸ Umsorgt ▸ Hat Verständnis ▸ Unterstützt ▸ Hilft	▸ Beobachtet „objektiv" ▸ Sammelt Informationen ▸ Leidenschaftslos ▸ Hört zu ▸ Wertet Informationen aus ▸ Zieht Schlüsse	▸ Ohne eigene Meinung ▸ Richtet sich nach den anderen ▸ Fühlt sich schuldig ▸ Fürchtet sich ▸ Gehorcht ▸ Zieht sich zurück ▸ Zögert	▸ Lacht ▸ Weint ▸ Ärgert sich ▸ Egoistisch ▸ Erfindet ▸ Faulenzt ▸ Tanzt ▸ Tyrannisiert ▸ Ist er/sie selbst
Eigenschaften	▸ Kritisch ▸ Streng ▸ Unnachsichtig	▸ Einfühlend ▸ Hilfsbereit ▸ Verständnisvoll	▸ Nüchtern ▸ Gefühlskontrolliert ▸ Sachlich	▸ Höflich ▸ Unsicher	▸ Spontan ▸ Hemmungslos

Tab. 6.30: Drei Ich-Zustände nach Eric Berne. In jedem Menschen stecken drei verschiedene Ich-Zustände, die in dieser Tabelle näher charakterisiert werden. Wie die Bezeichnung Eltern-Ich schon vermuten lässt, ist damit das gemeint, wie die typischen Eltern sind, mit ihren Vorschriften und Verboten, aber auch helfend und stützend. Das Erwachsenen-Ich stellt die rational-nüchterne Haltung dar. Das Eltern-Ich und das Kind-Ich haben zwei Seiten.

besserungen zu erarbeiten. Im pflegerischen Alltag kann das Modell helfen, die eigene Kommunikation zu reflektieren und sich der Ich-Ebenen bewusst zu werden.

6.4 Gespräche führen

Personenbezogen pflegen ☞ 6.1

Der pflegebedürftige Patient ist in einer besonderen Situation: er kann sich z.B. in einer lebensbedrohlichen Lage befinden oder in großer Angst, z.B. vor Operationen, oder in einer Auseinandersetzung, z.B. mit einer nicht heilbaren Erkrankung. Diese besonderen Situationen erfordern eine hohe Qualifikation in der Gesprächsführung seitens der Pflegenden, z.B. an Einfühlung, Flexibilität, Situationseinschätzung, Nähe, Distanz und Belastbarkeit.

> Ein wichtiger Aspekt der Gesprächsführung ist es Beziehungen aufzubauen. Pflegende versetzen sich dabei in die Lebenssituation, Erlebnis- und Bedürfnislage des Patienten und beziehen möglichst auch das soziale Umfeld des Patienten in diesen Prozess mit ein.

Im Rahmen des Pflegeprozesses gibt es einige zentrale **Gesprächssituationen**,

wie z.B. das Aufnahme-, Informations-, Beratungs-, Krisen- und Entlastungsgespräch sowie Gespräche mit Angehörigen (☞ Tab. 6.6).

Mit dem Gesprächspartner (Patienten, Angehörige) und den Umgebungsfaktoren (Gesprächsort) und der zur Verfügung stehenden Zeit, spielen die Grundeinstellungen (Grundhaltung) und die Gesprächstechniken bei der Gesprächsführung eine wichtige Rolle.

Besondere Gesprächsformen
Kommunikation mit Eltern kranker Kinder

Eltern kranker Kinder ☞ 5.6.4

Jede Krankheit eines Kindes ist eine belastende Zeit für das kranke Kind und eine hohe emotionale Belastung für die Eltern. Besonders belastend wird diese Zeit, wenn die Schwere der Erkrankung einen Krankenhausaufenthalt notwendig macht. Für die Eltern besteht die unumgängliche Notwendigkeit, die Krankheitssituation und die damit verbundenen Ängste und Schwierigkeiten zu bewältigen. Selbst unmittelbar betroffen und sehr verletzlich, stehen Eltern oft unter der doppelten Belastung: Sie müssen mit ihrer eigenen Betroffenheit fertig werden und dem kranken Kind in seiner körperlichen und seelischen Entwicklung beistehen.

Die Gesprächsbereitschaft der Pflegenden, verständnisvolles und ruhiges Zuhören werden von den Eltern positiv angenommen. So können die Beziehungen zwischen Eltern, Kind und medizinischem Personal günstig beeinflusst werden.

> Aufgeklärte Eltern sind kompetente Eltern: Die tröstende Anwesenheit von Eltern oder anderen Bezugspersonen ist eine der wichtigsten Copingstrategien für das kranke Kind, z.B. bei Schmerzen.

Kommunikation mit älteren Patienten

Pflege von Patienten mit krankheits- bzw. altersbedingten Kommunikationsstörungen ☞ 12.9.4.3

Bei älteren Patienten können die Seh- und Hörfähigkeit vermindert sein und somit „alterstypische" Barrieren innerhalb der zwischenmenschlichen Kommunikation bilden. Dabei können wichtige Informationen z.B. nur lückenhaft übermittelt werden. Häufig kann es dabei auch zu unangemessenem Verhalten und Missverständnissen kommen. Insbesondere schwerhörige Menschen können gegenüber ihren Mitmenschen misstrauisch reagieren. Pflegende berücksichtigen bei der **Kommunikation mit älte-**

188

ren Patienten, dass Ursache von Kommunikationsstörungen die eingeschränkte Seh- und Hörfähigkeit sein kann und bedenken entsprechende Verhaltensweisen (☞ 12.9.4).

6.4.1 Voraussetzungen gelingender Gesprächsführung
Aktives Zuhören

Ein lebendiges Gespräch zu führen, heißt, nicht nur Worte mit Bedacht zu wählen und zu sprechen, sondern offen zu sein für die Mitteilungen des Gesprächspartners, also bewusst zuzuhören. Pflegende laufen gerade in Routine-Situationen Gefahr, die Aussagen des Patienten zu überhören, weil sie zu wissen glauben, was dieser in der entsprechenden Situation sagen wird.

Dem kann durch **aktives Zuhören** (☞ Abb. 6.31) vorgebeugt werden. Der Empfänger konzentriert sich auf sein Selbstoffenbahrungs-Ohr (☞ 6.3.2), um sich in die Gefühls- und Gedankenwelt des Patienten einzufühlen. Während des Gesprächs signalisiert die Pflegekraft dem Patienten „Ich höre zu", indem sie z. B. Blickkontakt hält, keine anderen Tätigkeiten nebenher ausführt, dem Patienten eine Rückmeldung gibt und ggf. nachfragt (☞ Tab. 6.32).

Im Gespräch mit einem Patienten, der bald nach Hause entlassen wird und pflegebedürftig bleibt, äußert dieser: „… unser Sohn hat so viel zu tun, dass er sich nicht auch noch darum kümmern kann …" Die Pflegekraft nimmt die herabgesunkenen Schultern, die traurige Stimme wahr und antwortet: „Fühlen Sie sich mit all den Problemen ziemlich allein gelassen, z. B. wie Sie im Alltag zurechtkommen sollen?" Patient: „Nun ja, der Junge hat viel zu tun …" Pflegekraft: „Meinen Sie, dass Sie dafür Verständnis zeigen müssen, und haben Sie nicht auch gleichzeitig Angst vor der neuen Situation zuhause?"

An diesem Beispiel wird deutlich, dass aktives Zuhören die Voraussetzung zum „Spiegeln" (☞ 6.3.2) der Aussagen des Gegenübers ist.

Empfehlenswert	Vermeiden
▶ Den anderen Ausreden lassen	▶ Unterbrechen
▶ Mit dem Kopf nicken, „mmh" sagen	▶ Verschlossene, abwehrende Körperhaltung/Gestik/Mimik
▶ Blickkontakt halten	▶ Wegblicken
▶ Gesagtes zusammenfassen	▶ Gleich widersprechen
▶ Rückfragen	▶ Eigene Ideen unterbreiten
▶ Paraphrasieren, Verbalisieren (☞ 4.1.8)	▶ Interpretieren, Deuten
▶ Zentrale Aussagen zusammenfassen	▶ Thema wechseln

Tab. 6.32: Positive und negative Verhaltensweisen zum aktiven Zuhören in Gesprächssituationen.

> Zuhören heißt nicht Zustimmen. Die Bereitschaft, den Standpunkt des Gesprächspartners zu verstehen, ist nicht gleichzusetzen mit den Standpunkt teilen.

Ich-Botschaften

Die amerikanische Psychoanalytikerin **Ruth Cohn** hat im Rahmen der **Themenzentrierten Interaktion** *(TZI)* mit der sog. **Ich-Botschaft** eine Hilfsregel formuliert, die einen authentischen (gr.-lat.: echt, zuverlässig) Kommunikationsstil fördert:

> „Vertreten Sie sich selbst in Ihren Aussagen; sprechen Sie per ‚ich' – und nicht per ‚wir' oder ‚man'." (📖 4)

Vielen Menschen fällt es schwer, die eigene Meinung zu vertreten. Sie verstecken sich mit Formulierungen wie „Man muss …." oder „Jeder denkt …." hinter der Allgemeinheit oder einer Gruppe. Ich-Botschaften sind jedoch für eine kongruente Kommunikation (☞ 6.2.2) unerlässlich. Die Pflegekraft übernimmt damit die Verantwortung für das Gesagte und versteckt sich nicht hinter der Allgemeinheit. Sie gibt sich so, wie sie ist, und bemüht sich beispielsweise nicht, Spannungen und eigene Gefühle zu unterdrücken, sondern konstruktiv in einer Ich-Botschaft auszudrücken.

Ein Patient, der zum wiederholten Mal zur Einstellung seines Diabetes mellitus stationär behandelt wird, hält sich offensichtlich nicht an die empfohlenen diätetischen Maßnahmen. Die Pflegekraft: „Ich erschrecke mich wirklich über Ihren hohen Blutzucker. Und es frustriert mich ganz schön, dass Sie die Diät nicht einhalten …" Patient: „Wissen Sie, mir geht es eigentlich auch so. Und ich weiß nicht, wie das weitergehen soll." Spricht die Pflegekraft dagegen mit Schuldzuweisungen und nicht per Ich-Botschft, z. B.: „Sie sollten sich mal an die Vereinbarungen halten! So geht das nicht!", antwortet der Patient: „Das sagen Sie so leicht, Sie sind ja gesund!"

Damit ist das Gespräch beendet, während im ersten Fall ein konstruktives Gespräch in Gang kommt, bei dem beide in der Ich-Form sprechen und sich so geben können, wie es ihrer Person aktuell entspricht.

Feedback

> **Feedback** (engl.: Rückfütterung): Zurückgemeldete Nachricht, die dem Gesprächspartner zeigt, wie seine Nachricht/sein Verhalten empfunden wird, und ihn über die eigenen Gefühle und Bedürfnisse im Zusammenhang mit der aktuellen Kommunikation informiert.

Das **Feedback** ist im (Berufs-)Alltag meist spontan, nonverbal, unbewusst und nicht eindeutig. Um eine offene Kommunikation zu ermöglichen und Missverständnisse zu vermeiden bzw. auszuräumen, ist ein bewusstes Feedback erforderlich. Es bietet die Möglichkeit, dem Gegenüber zurückzumelden, wie eine Information oder eine Verhaltensweise auf den Gesprächspartner wirkt. Damit lassen sich Interpretationen (☞ 6.2.3) überprüfen. Damit Feedback in einer strukturierten und damit hilfreichen Form ablaufen kann, gibt es Regeln für das Geben und Empfangen von Feedback (☞ Tab. 4.33).

Feedback kann in „Ich-Botschaften" Ausdruck finden. Die Aussage: „Das ist unverschämt, du hast mich beleidigt." unter-

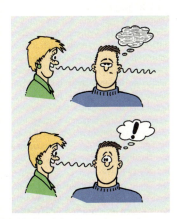

Abb. 6.31: Aktives Zuhören. [A400-116]

6 Pflege als Interaktion

Regeln für das Geben von Feedback	Regeln für das Empfangen von Feedback
▸ Möglichst unmittelbar nach dem Gesagten bzw. beobachteten Verhalten	▸ Nur annehmen, wenn man sich dazu in der Lage fühlt
▸ Beschreibend und nicht wertend	▸ Aktiv zuhören (☞ oben), nachfragen und klären
▸ Ich-Botschaften (☞ unten) formulieren	▸ Nicht diskutieren, argumentieren oder sich rechtfertigen
▸ Sich an der Situation und der Belastbarkeit des Empfängers orientieren	▸ Rückmelden, wie man das Feedback erlebte, z.B. hilfreich, verletzend
▸ Offen und authentisch sein	▸ Offen sein
▸ Keinen Veränderungszwang beinhalten	▸ Appell wahrnehmen

Tab. 6.33: Feedback-Regeln. Hilfreich für die Fähigkeit zum Geben und Empfangen von Feedback ist das Auseinanderhalten der drei Empfangsvorgänge Wahrnehmen, Interpretieren und Fühlen (☞ 6.2.3).

scheidet sich deutlich von „Mich hat deine Aussage verletzt." Denn während „Du-Botschaften" vom Gegenüber schnell als Angriff verstanden werden können, eröffnen „Ich-Botschaften" durch ihren selbstoffenbarenden Charakter eher die Möglichkeit zu einem konstruktiven Gespräch. Insbesondere „Du-Botschaften", die Diagnosen oder Interpretationen enthalten, sind ungünstig für den Gesprächsverlauf, z.B. „Du weißt ja sowieso alles besser!". Solche Feedbacks werden meist als unannehmbar zurückgewiesen und nützen – unabhängig vom Wahrheitsgehalt – letztlich keinem der Gesprächspartner.

Metakommunikation

> **Metakommunikation** (lat.: meta = über): Kommunikation über Kommunikation.

Durch die Vielschichtigkeit der Kommunikation sind im (Berufs-)Alltag viele Missverständnisse vorprogrammiert. Häufig reagiert man nicht auf das tatsächliche Verhalten des anderen, sondern auf seine eigenen Interpretationen, was wiederum die Beziehungen zu den Gesprächspartnern und Team-Mitgliedern beeinflusst. Ohne eine offene Kommunikation und die Überprüfung von Zusammenhängen bleiben viele Menschen mit ihren Interpretationen alleine.

Die Pflegekraft sitzt während ihrer Ruhepause im Aufenthaltsraum. Der neue Stationsarzt: „Sie sind mir aber eine Kollegin, lässt die anderen arbeiten …" Der Stationsarzt hat dies als lockeren Gesprächseinstieg gemeint. Allerdings kommt dies bei der Pflegekraft so nicht an. Sie antwortet gar nichts und denkt sich: „Das ist ja wirklich unverschämt, der denkt wohl, ich würde den lieben langen Tag nur meine Kollegen arbeiten lassen, was hält der eigentlich von mir?"

Bei der **Metakommunikation** handelt es sich um ein reflektierendes Gespräch über einen erfolgten Kommunikationsprozess. Kommunikationsstörungen können so besser erklärt und verstanden werden, so dass sich Lösungsansätze für Konflikte (☞ 6.5.2) finden lassen.

> Innerhalb der Metakommunikation geht es darum, sich einen anderen Blick auf die misslungene Kommunikation zu verschaffen.

Mit den vorgestellten Kommunikationsmodellen kann die Fähigkeit zur Metakommunikation erweitert werden: Sie können als Wahrnehmungshilfe genutzt werden, um bewusst nachzuzeichnen, was sich in einem selbst und zwischen den Beteiligten abspielt. So kann mit dem Quadrat der Nachricht und den vier Empfangskanälen reflektiert werden, was in der Kommunikation nicht gut läuft. Welche Empfangsgewohnheiten hat jemand? Hört er vorwiegend mit einem Ohr, z.B. dem Sachohr? Anhand des Modells kann er sich dessen bewusst werden und als Lösung versuchen, mit allen vier Ohren zu hören.

Insbesondere das Modell von Schulz von Thun (☞ 6.3.2) und die Transaktionsanalyse (☞ 6.3.3) bieten die Chance, die eigene Perspektive zu wechseln, nicht rechthaberisch auf dem Standpunkt zu beharren, sondern nachzufühlen, dass eine Nachricht auch anders verstanden werden kann.

Auch die eigenen Empfangsgewohnheiten (z.B. „Höre ich vorwiegend auf dem Beziehungsohr?") und daraus resultierende mögliche Probleme („Deshalb kriege ich kaum noch den Sachinhalt mit, weil ich immer mit der Beziehungsebene beschäftigt bin") lassen sich mit Metakommunikation klären.

Professionalität und kommunikative Kompetenz zeigen sich besonders darin, dass die Beziehungen im Berufsalltag nicht die Sachebene dominieren. Schwierigkeiten auf der Beziehungsebene oder Missverständnisse zwischen Teammitgliedern können durch Feedback und Metakommunikation geklärt werden, denn „Unausgesprochenes belastet die Kommunikation" (☐ 5).

6.4.2 Hilfreiche Gesprächstechniken

Kommunikative Kompetenz kann gelernt und somit auch geübt und gefördert werden. Die vorgestellten Kommunikationsmodelle und -regeln können durch Reflexion und Analysieren von Gesprächssituationen erweitert und variiert werden. Damit sind Pflegende in der Lage, zukünftig auch unbekannte Kommunikationssituationen erfolgreich und kompetent zu gestalten.

> Techniken und Mittel der Gesprächsführung sollten unter professioneller Anleitung gelernt und geübt werden. Auch im Rahmen einer Supervision (☞ 8.3.1) kann durch Reflexion und Analysieren von Situationen im Pflegealltag die eigene kommunikative Kompetenz erweitert werden.

Patientenzentrierter Gesprächsführung

Viele hilfreiche Gesprächstechniken gehen auf die klientenzentrierte Therapie des amerikanischen Psychotherapeuten **Carl R. Rogers** zurück. Sie wurde in Deutschland von Reinhard Tausch und seinen Schülern weiterentwickelt: Eine hilfreiche Beziehung hängt nach Rogers entscheidend von der Grundhaltung des Therapeuten ab, die durch das Zutrauen in die Entwicklungsfähigkeit eines Menschen gekennzeichnet ist. In der klientenzentrierten Gesprächspsychotherapie wendet sich der Therapeut bewusst dem Menschen (Klienten) zu, um mit ihm gemeinsam Prozesse der Selbsterkennung und Handlungswahrnehmung/-umsetzung in Gang zu setzen.

Die von Rogers formulierten drei Merkmale eines Therapeuten zur Anerkennung des Klienten eignen sich für die **patientenzentrierte Gesprächsführung**:

6.4 Gespräche führen

6

▶ **Echtheit.** Die Pflegekraft tritt dem Patienten als Person gegenüber, die offen für ihr eigenes Erleben ist und die sich nicht hinter einer Rolle versteckt. Sie gibt sich so, wie sie ist, und bringt Spannungen und eigene Gefühle konstruktiv zum Ausdruck

▶ **Positive Wertschätzung** (vollständiges und bedingungsloses Akzeptieren des Patienten als Person). Die Pflegekraft achtet den Patienten als Person und nimmt ihn so, wie er ist, ohne zu werten

▶ **Empathie** (einfühlendes Verstehen ☞ 6.1.2). Die Pflegekraft versucht die Situation des Patienten aus dessen Sicht zu sehen und zu verstehen, d.h. sie versucht die Dinge so wahrzunehmen, wie er sie sieht und wahrnimmt.

Techniken und Mittel der patientenzentrierten Gesprächsführung

Ein entscheidendes Kennzeichen der patientenzentrierten Gesprächsführung ist es, dass dem Patienten keine Interpretationen, Ratschläge oder fertige Lösungsmöglichkeiten angeboten werden **(Gebot der Nicht-Direktivität).** Der Patient wird unterstützt und angeregt zur Selbsthilfe.

Es gibt einige **Techniken und Mittel der patientenzentrierten Gesprächsführung,** die dem Gebot der Nicht-Direktivität Rechnung tragen. Sie bieten dem Patienten einen Rahmen bzw. ein positives Umfeld, sich seiner selbst, seiner eigenen Gefühle, z.B. Angst, Wut, bewusst zu werden.

▶ *Aktives Zuhören* (☞ 6.4.1)
▶ *Paraphrasieren* (oder Spiegeln ☞ 6.3.2). Die Pflegekraft wiederholt die Aussagen des Patienten, indem sie es mit ihren eigenen Worten umschreibt. So macht sie deutlich, dass sie gedanklich den Ausführungen des Patienten folgt, und kann gleichzeitig überprüfen, ob sie den Patienten richtig verstanden hat
▶ *Verbalisieren.* Die Verbalisierung emotionaler Inhalte geht über das Paraphrasieren hinaus. Die Pflegekraft greift gezielt die Gefühle auf, die in den Äußerungen des Patienten enthalten sind oder die sie in ihnen vermutet. Mit den Antworten, die sie dem Patienten gibt, greift sie seine Gefühle auf und umschreibt sie mit eigenen Worten.

Ein Patient kommt zum wiederholten Mal zur Diabeteseinstellung. Er hält sich nicht richtig an die Diät. Im Gespräch mit der Pflegekraft sagt er: „Ich weiß ja, dass es besser wäre, keine Süßigkeiten zu essen, aber ich kann mich

dann einfach nicht bremsen." Die Pflegekraft antwortet: „Ja." Patient: „Hinterher tut es mir dann Leid, aber ich kann es ja nicht ungeschehen machen." Die Pflegekraft fragt: „Sie haben dann Schuldgefühle?" Patient: „Ja, ich nehme mir dann vor, es beim nächsten Mal anders zu machen." Pflegekraft: „Sie merken, dass Sie etwas falsch gemacht haben und fassen den Vorsatz, es in Zukunft besser zu machen?" Patient: „Ja, genau."

Beim Paraphrasieren bzw. Verbalisieren spricht die Pflegkraft im fragendem Ton, als „fragendes Angebot", ob sie den Patienten richtig verstanden hat.

> Mit der Grundhaltung (Echtheit, Akzeptanz, Empathie) und einer nicht-direktiven Gesprächsführung fühlt sich der Patient verstanden und wertgeschätzt; er fühlt, dass die Pflegekraft offen und ehrlich mit ihm redet. Gegenseitiges Vertrauen kann entstehen, der Patient kann seine Gefühle und Ängste äußern und findet so neue eigene Wege zur Lösung von Problemen.

Gesprächsfehler vermeiden

Gesprächsfehler führen zu einer Abwehrhaltung: Der Patient sagt nicht, was er denkt, sondern verschließt sich. Er spürt, dass seine persönlichen Gefühle und Empfindlichkeiten nicht beachtet werden, und sieht sich nicht als gleichberechtigter Partner akzeptiert. Zu vermeiden sind:

▶ **Bagatellisieren.** Die Pflegekraft spielt das Problem herunter, sagt z.B., dass „alles wieder gut" werde, dass es nicht so schlimm sei. Sie verfolgt damit die Absicht, den Patienten zu beruhigen und ihn zu einer optimistischen Sicht der Dinge zu bewegen. Tatsächlich erreicht sie damit häufig nur, dass der Patient sich nicht ernst genommen fühlt
▶ **Dirigieren.** Die Pflegekraft sagt dem Patienten, was er tun soll. Dadurch schränkt sie die selbstständige Entscheidung des Patienten ein bzw. untergräbt sie
▶ **Diagnostizieren/Interpretieren/Examinieren.** Münzt die Pflegekraft die Informationen, die sie bekommt, unverzüglich in eine Diagnose oder Interpretation um, besteht die Gefahr, dem Patienten etwas überzustülpen, das ihn befremdet und ihn auf Distanz gehen lässt. Gestaltet sie das Gespräch zusätzlich noch wie ein Examen, indem sie ihn ausfragt, belastet sie die Atmosphäre zusätzlich

▶ **Identifizieren.** Die Pflegekraft gibt zu verstehen, dass ihr so etwas auch schon einmal passiert ist. Vordergründig scheinen solche Äußerungen Verständnis zu signalisieren. Sieht man jedoch genauer hin, wird deutlich, dass das Identifizieren eher negative Auswirkungen hat. Es führt vom Anliegen und den Sorgen des Patienten weg
▶ **Moralisieren.** Die Aussagen des Patienten werden an moralischen Kategorien (☞ 1.2.3) gemessen und verurteilt. Dadurch können Schuldgefühle hervorgerufen werden, die der Klärung der eigentlichen Probleme entgegenstehen.

6.4.3 Widerstände und Kommunikationssperren

Pflege von Patienten mit krankheits- bzw. altersbedingten Kommunikationsstörungen ☞ 12.9.4.3

Tabus

> **Tabu:** Sittliche Schranke, „Vermeidungsvorschrift" innerhalb einer Gesellschaft. Kann sich z.B. auf Personen, Gegenstände oder Handlungen beziehen.

Es ist für viele Menschen nicht einfach, über ihre Ängste oder Befürchtungen zu sprechen, erst recht nicht am Anfang der sich erst entwickelnden Patient-Pflegekraft-Beziehung. Besonders Gespräche über Themen, die von der Gesellschaft mit **Tabus** belegt sind, gestalten sich äußerst schwierig. Beispielsweise „gehört es sich nicht":

▶ Über Schmerzen zu klagen (man hat stark und tapfer zu sein)
▶ Über Tod oder Sterben laut nachzudenken
▶ Über Ängste zu reden (sie könnten andere anstecken)
▶ Über die eigene Sexualität zu sprechen.

In solchen Fällen findet der Mitteilungsdrang des Patienten oft seltsame Wege, sich doch – wenn auch versteckt – mitzuteilen. Um angemessen auf diese „Äußerungen" zu reagieren, suchen die Pflegenden nach der „Botschaft hinter der Botschaft".

Eine mögliche Form, die eigentliche Botschaft in einer anderen zu verpacken oder sich durch ein bestimmtes Verhalten mitzuteilen, ist die Projektion.

191

Projektion

> **Projektion** (psychoanalytisch): Verlagerung eigener, oft unbewusster Vorstellungen, Gefühle und Konflikte auf einen anderen Menschen, an dem diese dann wahrgenommen und evtl. kritisiert werden.

Bei einem Dia*projektor* befindet sich das Bild (das Dia) im Projektor selbst, es wird aber durch eine Lichtquelle und ein Linsensystem auf die Leinwand projiziert und dort sichtbar gemacht. **Projektion** in der Psychologie entspricht diesem Vorgang: Etwas, das in einem Menschen steckt, wird sichtbar gemacht, indem es auf einen anderen Menschen projiziert wird.

Eine Pflegekraft wird von einem Patienten angegriffen: „Warum schauen Sie denn immer so traurig?" Die Pflegende findet dies völlig unangemessen. Erkennt sie die Projektion nicht, wird sie vielleicht unwirsch kontern: „Aber ich schaue doch gar nicht traurig!" Aber gerade die Tatsache, dass der Vorwurf unberechtigt ist, müsste die Pflegende stutzig machen. Wenn sie – bevor sie antwortet – einen Moment lang nachdenkt, wird sie die Botschaft hinter der Botschaft erkennen: Der Patient ist vielleicht selbst traurig, weil seine Genesung nicht die erwarteten Fortschritte macht, oder er hält sich für so schwer krank, dass alle sehr traurig dreinschauen müssten, wenn sie ihn so daliegen sehen.

Ein häufiger Fall von Projektion ist die **Schuldzuschreibung.** Wer nicht wahrhaben will, für seinen Zustand selbst verantwortlich zu sein, projiziert gerne die Schuld auf andere(s):

▶ Raucher schieben den Husten auf das schlechte Wetter, den Nebel oder die kalte Luft
▶ Diabetiker, die die Diät nicht eingehalten haben, „beschuldigen" das Labor für fehlerhaft hohe Blutzuckerwerte
▶ Magenkranke machen den Stress für ihre Beschwerden verantwortlich und lenken dabei von den eigenen, ungesunden Ernährungsgewohnheiten ab.

In den oben genannten Beispielen ist die Projektion und damit die versteckte Botschaft verhältnismäßig einfach zu erkennen. Es gibt aber noch verschlungene Pfade des Unbewussten. Dies zeigen folgende Beispiele:

Eine Pflegekraft versorgt seit längerer Zeit eine im Krankenhaus liegende schwer kranke, etwa 40 Jahre alte Frau, die an einem unheilbaren Tumor der Bauchspeicheldrüse erkrankt ist. Die Patientin hat viel Gewicht verloren, leidet

an großen Schmerzen und liegt meist zusammengekauert im Bett. Am Morgen ergibt sich eine kleine Diskussion über die Frage, ob sich diese Frau waschen (lassen) soll. Sichtlich entnervt sagt die Frau plötzlich: „Ich bring' mich um!" Die Pflegekraft ist geschockt und ratlos, obwohl der Satz als Wunsch, bald von dem Leiden erlöst zu sein, durchaus verständlich wäre.

Als die Pflegekraft bereit ist, alle Waschutensilien beiseite zu legen, setzt sich der Dialog fort. Im weiteren Verlauf des Gesprächs erkennt die Patientin, dass sie selbst eigentlich genauso geschockt und ratlos ist wie die Pflegende, und sie traut sich endlich, offen zu sagen, was sie quält: Sie würde so gerne zu Hause sterben und nicht im Krankenhaus. Sie weiß aber nicht, ob sie es der Familie zumuten kann, sie zu Hause zu pflegen, eben auch, sie zu waschen.

In diesem Gesprächsverlauf sind – nicht erkennbar an den gesprochenen Worten oder den Handlungen – Gefühle von der Patientin auf die Pflegekraft projiziert worden:

▶ Geschockt: Ich bin schon so schwach, ich kann mich nicht mehr alleine waschen
▶ Ratlos: Wie kann ich erreichen, dass meinem Wunsch, zu Hause zu sterben, entsprochen wird?

Die Patientin hat dies nicht offen ansprechen können. Unbewusst hat sie aber ihren eigenen Schockzustand und ihre eigene Ratlosigkeit in die Pflegende projiziert. Dadurch, dass diese ihren Schock nicht „hinuntergeschluckt", sondern als „von der Patientin kommend" erkannt und mit ihr bearbeitet hat, ist die Botschaft angekommen: Die Patientin ist später zu Hause verstorben.

Ein anderes Beispiel ist der „notorische Klingler", ein Patient, der ständig wegen Kleinigkeiten klingelt, bis die Pflegekraft schließlich sagt: „Also, ich weiß mir jetzt wirklich nicht mehr zu helfen, ständig ist etwas anderes! Wir haben schließlich noch mehr Patienten!"

In diesem Beispiel wäre es denkbar, dass der Patient selbst nicht weiß, wie und was er zu seiner Genesung beitragen kann, selbst „nicht mehr weiter weiß". Das will er aber nicht zugeben; daher traktiert er die Pflegekraft so lange, bis sie fühlt, was er fühlt: „Ich weiß mir nicht mehr zu helfen."

Die Pflegekraft reagiert auf einen solchen Patienten richtig, wenn sie ihm keine Vor-

würfe macht, sondern herauszufinden versucht, was hinter der Klingelei steckt. Das mag zunächst mehr Zeit kosten, langfristig ist es aber auch unter dem Zeitaspekt günstiger und auf alle Fälle befriedigender, nach der eigentlichen Ursache zu suchen.

> **Projektionen** und andere teils sehr subtile Wege, Unbewusstes auszudrücken, sind in der Praxis oft schwer zu erkennen. Nicht jede Schuldzuschreibung ist eine Projektion, und auch das Verhalten der Pflegenden kann von ihrem Unterbewusstsein beeinflusst werden. Pflegende sollten aber immer stutzig werden, wenn Patienten scheinbar „unangemessen" reagieren oder z. B. unberechtigte Vorwürfe erheben. Dahinter stecken sehr oft Gefühle und Probleme des Patienten, die dieser nicht offen auszudrücken vermag, die ihm selbst vielleicht gar nicht bewusst sind, ihn aber dennoch sehr quälen.

6.5 Konfliktmanagement

Kommunikation und Konflikte hängen eng zusammen: *Kommunikation* bezeichnet wertfrei, was sich zwischen Menschen abspielt. *Konflikt* bedeutet zumindest etwas Unangenehmes, Unerwünschtes in den zwischenmenschlichen Beziehungen. Häufig sind Missverständnisse (als missglückte Kommunikation) eine wichtige Ursache von Konflikten. Zur Lösung eines Konflikts eignet sich ein bewusstes **Konfliktmanagement**.

6.5.1 Was ist ein Konflikt?

> **Konflikt:** Aufeinandertreffen zweier unterschiedlicher, sich gegenseitig ausschließender Positionen oder Motive, z. B. Interessenskonflikt, Gewissenskonflikt, Rollenkonflikt. Immer spannungsbeladen dadurch, dass sich die unterschiedlichen Positionen oder Motive gegenseitig ausschließen, also eine Entscheidung für die eine oder andere Position oder für einen Kompromiss erforderlich ist.

Zu Beginn einer Fortbildung zum Thema „Mit Konflikten umgehen lernen" wurden die Teilnehmer gebeten, Wörter zu sammeln, die ihnen zum Stichwort „Konflikt" einfallen. Genannt wurden: Span-

6.5 Konfliktmanagement

nung, Streit, Aggression, Macht, Krieg, Angst, unangenehm, schlimm, Disharmonie. Der Begriff „Konflikt" ist also durchweg negativ besetzt.

Sind Konflikte schlimm?

Ein junger Mann, durch einen Unfall querschnittsgelähmt, kann seine Beine nicht bewegen und spürt dort auch nichts mehr. Bei einer Feier fällt ihm eine brennende Zigarette auf sein Bein; er merkt es erst, als es verbrannt riecht. Die Folge ist eine hässliche, lange nicht verheilende Wunde. Dieses Beispiel zeigt, wie wichtig der Schmerz als Warnsignal ist und unterstreicht seine positive Bedeutung. Dennoch assoziieren die meisten Menschen mit dem Begriff „Schmerz" durchweg etwas Negatives.

Ähnlich wäre es, wenn es keine Konflikte gäbe. Sie sind – wie der Schmerz – Warnsymptome. So verstanden geht es nicht darum, sich eine konfliktfreie Welt zu wünschen, sondern Menschen, die gelernt haben, mit Konflikten umzugehen.

Die zentrale Stellung der Pflegenden im Team von Mitarbeitern, das den Patienten betreut, ist in höchstem Maß konfliktträchtig. Die folgenden Abschnitte zeigen, wie sie mit den Konflikten des Alltags umgehen können.

> Es darf bei der Konfliktlösung keine Sieger oder Verlierer geben.

Eine für beide Seiten akzeptable und dauerhafte Lösung kann nicht darin bestehen, dass einer der Beteiligten sich auf Kosten des anderen durchsetzt; sonst würde kurz darauf der nächste Konflikt entstehen. Eine – in diesem Sinne „echte" – Lösung vollzieht sich in fünf Schritten.

6.5.2 Fünf Schritte bringen die Lösung

„Wir haben einen Konflikt"

Der *erste Schritt* zur Lösung eines Konflikts ist das **Eingeständnis, einen Konflikt zu haben.** Solange auch nur einer der Beteiligten dies abstreitet, wird er kaum konstruktiv an der Lösung mitarbeiten (Wie soll er auch mitarbeiten an etwas, das es für ihn gar nicht gibt?). Dieser erste Schritt ist nur dann erfolgreich abgeschlossen, wenn die Bestandsaufnahme von beiden Seiten akzeptiert wird *und* beide Seiten bereit sind, diesen Konflikt zu lösen.

Beschreibung der Konfliktsituation

Der nächste, *zweite Schritt* besteht darin, dass die Beteiligten ihre Positionen darstellen **(Beschreibung der Konfliktsituation).** Hierbei ist es vorteilhaft, einen neutralen Diskussionsleiter einzuschalten, der die Sachinformationen aus den oft emotionsgeladenen und verallgemeinernden Stellungnahmen herausfiltert. Dies geschieht am besten durch **W-Fragen:** Wie, wann, wer.

Beispiel: In der Auseinandersetzung mit dem Stationsarzt beschwert sich eine Pflegekraft: „Immer wenn wir mitten in der Arbeit stecken, wollen Sie Visite machen!" Der Diskussionsleiter fragt daraufhin nach: „Wie oft kam das vor? Wann ist für Sie ein günstiger Zeitpunkt für die Visite?"

Sollten sich bei der Konfliktbeschreibung Zweifel ergeben, ob die im ersten Schritt gemachten Aussagen und Vereinbarungen noch gültig sind, ist nochmals vom ersten Schritt an zu beginnen.

Konflikt versachlichen

Die Aussagen und Behauptungen aus dem vorigen Schritt werden im *dritten Schritt* möglichst von allen Emotionen und unsachlichen Verallgemeinerungen befreit, bis – oft erst nach mehreren Zwischenschritten – eine gemeinsam getragene, sachliche Beschreibung des Konflikts vorliegt (☞ 6.3.1), die oft bereits auf eine mögliche Lösung hinweist **(Konflikt versachlichen).**

In der Fortsetzung des obigen Beispiels lautet die sachliche Konfliktbeschreibung: Es bestehen unterschiedliche Vorstellungen, wann ein günstiger Zeitpunkt für die Visite ist. Die Pflegenden finden es günstig, die Visite in den späteren Vormittag zu legen, nachdem die Arbeitsspitzen vorüber sind, der Stationsarzt findet einen früheren Termin günstig. Dieser Beschreibung ist zu entnehmen, dass die Lösung darin besteht, einen für beide Seiten tragbaren Visitenzeitpunkt zu finden; ein Kompromiss ist hier erforderlich.

Sollte es nicht gelingen, eine Konfliktbeschreibung zu finden, der alle Beteiligten zustimmen können, muss nochmals von vorne begonnen werden; u. U. liegen mehrere Konflikte vor.

Vielleicht haben die Pflegenden mehrere Konflikte mit dem Stationsarzt; nicht nur die Visite ist strittig, sondern die ärztlichen Anordnungen werden kritisiert.

Die Verknüpfung mehrerer Konflikte läuft oft auf eine Art „Kuhhandel" hinaus: „Gibst du mir hier nach, komme ich dir da entgegen." Um eine befriedigende

Lösung zu finden, muss aber jeder Konflikt für sich gelöst werden; also zurück zum ersten Schritt: Wir haben zwei Konflikte: einen wegen der Visitenzeiten und einen Zweiten wegen nicht nachvollziehbarer ärztlicher Anordnungen.

Lösung aushandeln

Im *vierten Schritt* werden zunächst alle möglichen Lösungen gesammelt **(Lösung aushandeln).** Nach dem Grundsatz „Alles ist möglich" darf keine Lösung von vornherein ausgeschlossen werden. Hier ist Kreativität gefragt. Oft liegt die beste Lösung außerhalb dessen, was zunächst vorgeschlagen wurde. Dann werden die Lösungen bewertet: Was spricht dafür und was dagegen? Ziel ist ein **Konsens,** also eine Entscheidung für eine Lösung, der alle Beteiligten zustimmen.

Der Vorschlag einer Pflegekraft, nachmittags Visite zu machen, erntete zunächst nur Verwunderung. Ein anderer Vorschlag, für einen Teil der Patienten früh, für den anderen später Visite zumachen, fand ebenfalls kaum Zustimmung. Die Lösung hatte dann etwas von beidem: Für die pflegeintensiven Patienten sollte die Visite nachmittags, für alle anderen vormittags nach 10 Uhr stattfinden. Nach einer Erprobungszeit von einem Monat sollte nochmals darüber gesprochen werden, ob diese Lösung tatsächlich praktikabel ist.

Umsetzen und beibehalten

Nachdem so viel Aufwand betrieben wurde, eine tragbare Lösung zu finden, kann niemand daran interessiert sein, schon bald wieder in einen Konfliktlösungsprozess eintreten zu müssen. Im letzten, *fünften Schritt* geht es darum, die Umsetzung – evtl. auf Probe – festzulegen und auch zu beschließen, was geschehen soll, wenn sich ein Beteiligter nicht an die Vereinbarungen hält. Solche „Sanktionen" müssen keine drakonischen Strafen sein. Wer aber ernsthaft an einer Lösung interessiert ist, kann nichts dagegen haben, „Ausreißern" einen Riegel vorzuschieben **(Umsetzen und beibehalten).**

Es gibt auch Konflikte, bei deren Lösung die Beteiligten scheitern. Oft schwelen Konflikte lange, die Vorgeschichte ist voll von Missverständnissen, Kränkungen und Beschuldigungen, so dass kaum Hoffnung auf eine einvernehmliche Lösung besteht. In diesem Fall muss zunächst von einem Dritten (meist dem Vorgesetzten) eine vorläufige Lösung angeordnet werden, um nach einer Phase der Beruhigung eine echte, definitive Lösung zu erarbeiten.

6 Pflege als Interaktion

Sind Konflikte erst eskaliert, sind sie viel schwerer zu lösen. Daher ist es wichtig, *rechtzeitig* zu intervenieren.

6.5.3 Eskalation vermeiden

Angehörige der sozialen Berufe sind mehr als Angehörige anderer Berufsgruppen bereit, die eigenen Bedürfnisse hintenanzustellen und sich nach den Wünschen der von ihnen Betreuten zu richten. Sie entwickeln dabei oft ein hohes Maß an Duldsamkeit.

So lobenswert diese Eigenschaft auch sein mag, im Konfliktfall ist sie wenig

---

⌗ Pflegephänomen: Aggression und Gewalt

Pflegephänomene ☞ *4.3.7*

Aggression ist ein schillernder Begriff, für den es bislang keine einheitliche Definition gibt.

Die Bereitschaft zur Aggression kann als ein normaler Bestandteil der Persönlichkeit, z. B. als Durchsetzungswille, verstanden werden und die Selbstachtung eines Menschen erhalten. Ein gewisses Aggressionspotential ist notwendig, um sich selbst behaupten zu können und Problemen nicht auszuweichen, sondern sie aktiv anzugehen.

In ihrer gestörten Form bezeichnet Aggression ein verbales oder körperliches Handeln, das auf absichtliche Verletzung oder Zerstörung gerichtet ist. Aggressives Verhalten kann gegen andere, die eigene Person oder Gegenstände gerichtet sein. Gewaltausübung ist eine extreme Form der Aggression und gesellschaftlich nicht akzeptiert. Bei der Anwendung von Gewalt werden aktive (Misshandlung) und passive (Vernachlässigung) Formen unterschieden. Das Empfinden von Aggression muss aber nicht zwangsläufig in Handlungen münden.

Verschiedene theoretische Ansätze versuchen die Entstehung von Aggression zu erklären:

Freud stellte dem Lebenstrieb *(Eros)* den Todestrieb *(Thanatos)* gegenüber, der zur Selbstzerstörung des Individuums führen würde. In Form von Aggressionen werde der Todestrieb nach außen abgeleitet. Er glaubte, dass die Energie des Todestriebs ständig anwachse und in einer sozial akzeptierten Form abgegeben werden müsse. Gelänge dies nicht, würde sie sich auf extreme Weise äußern. Eine Möglichkeit der Ableitung sei die Reinigung *(Katharsis)*, bei der die volle Intensität der Emotionen ausgedrückt wird, z. B. durch symbolische oder tatsächliche Handlungen, Worte oder Weinen. Viele Untersuchungen zur Katharsis aggressiver Gefühle zeigen, dass das Äußern dieser Gefühle die Bereitschaft, sie in Taten umzusetzen, vermindert; andererseits wird Aggressi-

vität durch die Möglichkeit, dies offen auszuagieren, verstärkt.

Konrad Lorenz hielt Aggressionen für Instinkte und somit wie Freud für angeboren. Er verstand sie als spontane innere Bereitschaft zum Kampf.

Die Frustrations-Aggressions-Hypothese begreift Frustrationen als Ursache von Aggressionen. Sie entstehen durch eine Ansammlung enttäuschender Situationen oder ergebnisloser Anstrengungen, sind also extern bedingt und nicht angeboren. Ob eine andauernde Frustration zu Aggression führt, hängt entscheidend von der Wahrnehmung und Interpretation des Betroffenen ab. Aggressionen richten sich zunächst auf die Quelle der Frustration. Ist dies, z. B. aufgrund von Furcht vor Bestrafung, nicht möglich, kann sie sich schwächere Ersatzziele wie Kinder, Minderheiten, Frauen suchen. Andere Modelle betonen das Vorhandensein von sog. Hinweisreizen, z. B. Waffen, in der sozialen Umgebung sowie gesellschaftliche Bedingungen als verstärkendes Element.

Lerntheoretische Modelle interpretieren Aggressionen als im sozialen Kontext durch Belohnung und Bestrafung, durch Beobachtung an Modellen und Übermittlung von Normen erlernte Verhaltensweisen. Dementsprechend kann auch die Kontrolle gelernt und die Energie positiv umgewandelt werden.

Physiologische Faktoren spielen bei der Entstehung von Aggressionen ebenfalls eine große Rolle. Gehirnerkrankungen in der Region des Schläfenlappens und des limbischen Systems können ein erhöhtes Aggressionspotential zur Folge haben. Erwogen werden auch der Einfluss von Hormonen und Neurotransmittern.

Krankheiten, die eine erhöhte Aggressionsbereitschaft verursachen können, sind z. B. Vergiftungen (☞ 13.6.1), Schädel-Hirn-Verletzungen (☞ 33.14.1), schwere Verbrennungen (☞ 13.8), Hypo- und Hyperglykämie (☞ 21.6), hypertensive Krise (☞ 17.4.2), hirnorganisches Psychosyndrom (☞ 34.13), Alzheimer-

Demenz (☞ 33.9.5), Sucht- und Angsterkrankungen, akute schizophrener Psychose oder Borderline-Persönlichkeitsstörung (☞ 34.12).

Auch Medikamente kommen als Ursache bzw. Verstärker in Betracht, z. B. Neuroleptika (☞ 34.3.1), Theophyllin (☞ Pharma-Info 18.27) und (als gegenteilige Reaktion) Psychopharmaka (☞ 34.3).

Stress und Angst, Frustration (z. B. Burnout-Syndrom ☞ 8.31), Wut, Ärger und Hass sind psychische Faktoren, die auslösend oder verstärkend wirken können. Wenn Menschen sich bedroht fühlen, z. B. durch Angriff auf die körperliche Unversehrtheit, Integrität, Autonomie, Selbstwertgefühl oder Verlust von Würde, und Bedürfnisse nach Kontrolle, Macht und Aufmerksamkeit befriedigen wollen, kann dies ebenfalls zu Aggressivität führen.

In größeren Gruppen können Gruppendruck und -erwartungen die emotionale Erregung fördern, die sich manchmal bei Massenveranstaltungen durch Hitze, Propaganda, laute Musik und unter dem Einfluss von Drogen und Alkohol weiter steigert und in Gewalthandlungen entlädt.

Selbstverletzende Verhaltensweisen können bei Menschen, die einer Risikogruppe angehören, aus einem akuten Impuls heraus entstehen, der als Abwehr von Bedrohung, als Selbsthass oder als Angst vor Ablehnung, Enttäuschung oder dem Gefühl, die Aggressionen anders nicht beherrschen zu können, entsteht. Mögliche Formen der Autoaggression reichen vom Haare ausreißen, Verbrennen der Haut mit Zigaretten oder dem Schneiden mit Messern, Rasierklingen bis zum Zufügen innerer Verletzungen.

Soziale Interaktionen, die die Bedürfnisse der Menschen nach Akzeptanz, Anerkennung oder Liebe nicht befriedigen, sind ebenso zu vermeiden wie situations- und umgebungsbezogene Faktoren, die Aggressionen begünstigen. Beispiele sowie verschiedene Lösungsmöglichkeiten sind im Pflegephänomen Macht (☞ 💻) dargestellt. (📖 6, 7)

6.6 Interaktion in Gruppen und Teams

hilfreich. Oft vergeht zu viel Zeit, in der der Konflikt unnötig eskaliert, bis der Leidensdruck groß genug ist, etwas zu unternehmen. Dann bringt der berühmte Tropfen aber gleich ein ganzes Fass zum Überlaufen: Was sich seit langem angestaut hat, entlädt sich z. B. in einem Wutausbruch, in einer Beschimpfung oder Trotzreaktion. Eine Rückkehr zu einer sachlichen Auseinandersetzung ist nach einer solchen Explosion enorm schwer, wenn nicht überhaupt unmöglich.

> **Eskalation vermeiden**
> Nicht der Konflikt ist schlimm und soll vermieden werden, sondern seine Eskalation. Zur Vermeidung einer Eskalation ist Mut zur Offenheit und Sachlichkeit nötig: Nie löst sich ein Konflikt von selbst.

Allerdings: Nicht jedes Unbehagen ist ein Konflikt

So wertvoll die Warnfunktion von Konflikten auch sein mag, nicht jedes unangenehme Gefühl weist auf einen Konflikt und damit auf ein zu lösendes Problem hin. So ist das Klingeln von Patienten sehr oft „nervig", weil es die Pflegenden von der aktuellen Tätigkeit wegruft. Erst ein erheblicher Missbrauch, also unbegründetes Klingeln, sollte mit dem Patienten besprochen werden. Es gilt also, die „Schwelle" anzuheben und nicht bei jedem unerfreulichen Ereignis das „Konfliktkarussell" in Gang zu setzen.

6.5.4 Umgang mit Beschwerden

Beschwerdemanagement ☞ *3.5.4*

> **Beschwerde:** Verbale Äußerung einer subjektiv empfundenen Unzufriedenheit.

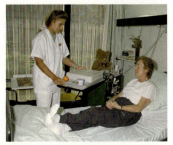

Abb. 6.34: Die Verpflegung der Patienten ist häufig Anlass für Beschwerden. [K183]

Pflegende sind in ihrem Berufsalltag häufig mit **Beschwerden** von unzufriedenen Patienten, wütenden Angehörigen, aber auch von Mitarbeitern oder Vorgesetzen konfrontiert. Wie im Konfliktmanagement (☞ 6.5) gilt es zunächst eine Eskalation der Situation zu vermeiden. Dabei sind folgende Verhaltensweisen hilfreich.

Ruhe bewahren

Selbst wenn die Klage lautstark und aggressiv vorgetragen wird, sollte die Pflegekraft dem Beschwerdeführer zunächst die Gelegenheit geben, sich gründlich auszusprechen (**Ruhe bewahren**). Meist will er „Dampf ablassen" und das geht am besten, indem man ihn ausreden lässt. Durch ruhiges Nachfragen kann die Pflegekraft ihn dazu ermuntern, möglichst detailliert über den Grund seiner Beschwerde zu sprechen und den Sachverhalt zu schildern. Durch nonverbale Verhaltensweisen, wie z. B. Blickkontakt, kann die Pflegekraft dem Beschwerdeführer zusätzlich ihr Interesse zeigen. Auf keinen Fall sollte die Pflegekraft dem Beschwerdeführer signalisieren, dass sie die Beschwerde persönlich nimmt.

Keine Rechtfertigungen und keine Ausflüchte

Selten ist der Beschwerdeführer im ersten Moment daran interessiert, auf welche Weise sein Problem zustande gekommen ist. Vielmehr will er eine rasche Lösung des Problems sehen. **Rechtfertigungen** und **Ausflüchte verschärfen die Situation** meist zusätzlich.

Verantwortung übernehmen

Ein wichtiger Grundsatz im Umgang mit Beschwerden lautet: **Verantwortung übernehmen**. Der Beschwerdeführer hat so von Anfang an das Gefühl, dass die Pflegekraft sich für sein Problem zuständig fühlt. Sie sammelt die notwendigen Informationen und hält die Einzelheiten der Beschwerde schriftlich fest. Aussagen wie „Dafür kann ich nichts!" oder gar „Dafür bin ich nicht zuständig, da müssen Sie sich bei den Politikern beschweren" sind ebenso wenig hilfreich wie die Schuld für technische Pannen oder Verzögerungen auf andere zu schieben.

Entschuldigen

Erst recht, wenn es sich um ein kleineres Problem handelt. Lieber einmal zu viel entschuldigen, als einmal zu wenig. Die **Entschuldigung** nimmt die Schärfe aus dem Gespräch und schafft eine gute Basis für den weiteren Verlauf.

Vorsicht bei Schuldeingeständnissen

Ist ein Patient körperlich zu Schaden gekommen oder ist der materielle Schaden beträchtlich, sollte die Pflegekraft vorsichtig bleiben, erst recht, wenn sie sich über die Ursache nicht völlig sicher ist. Es ist hilfreich, den Vorfall zu bedauern, aber keinesfalls ein Schuldeingeständnis zu machen.

6.6 Interaktion in Gruppen und Teams

Die in 6.3 vorgestellten Kommunikationsmodelle zeigen, dass individuelles Verhalten nicht isoliert betrachtet werden kann, sondern immer durch die **Interaktion mit anderen Personen innerhalb einer Gruppe** oder **eines Teams** beeinflusst wird.

Für die Pflege von Patienten, für die Beziehung zwischen Pflegekraft und Patient, aber auch für die Beziehungen der Mitarbeiter untereinander sind die (sozial-) psychologischen Erkenntnisse zur Gruppe sehr wichtig: So tragen z. B. wechselseitige Anerkennung und Kooperation innerhalb eines Pflegeteams nicht nur zur Zufriedenheit des Patienten bei, sondern auch zur Berufszufriedenheit der Pflegenden oder zur Unzufriedenheit, wie es das Beispiel des Mobbing (☞ 6.6.5) zeigt.

Soziales Kraftfeld

Der Psychologe **Kurt Lewin** prägte den Ausdruck **Soziales Kraftfeld**, der beinhaltet, dass es keine Situation gibt, die für einen Menschen neutral ist. Jede Situation ist subjektiv gefärbt und besitzt anziehende oder abstoßende Kräfte. Die dynamische Struktur des sozialen Kraft-

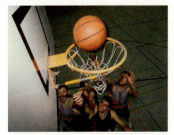

Abb. 6.35: Nur durch das Zusammenspiel aller Mitglieder eines Teams kann das gemeinsame Ziel erreicht werden. [J660]

195

feldes z. B. in einer Gruppe bestimmt somit das individuelle Verhalten einer Person in der jeweiligen Situation. (□ 8)

6.6.1 Gruppe und Team

Gruppe: Zwei oder mehr Personen, die über eine gewisse Zeit in Interaktion stehen und sich wechselseitig beeinflussen. Merkmale einer Gruppe sind:
▶ Definierte Anzahl von Mitgliedern
▶ Gemeinsames Ziel oder Interesse
▶ Gruppenstruktur, Rollenverteilung
▶ Kommunikationswege
▶ Gemeinsame Normen und Werte (☞ 1.3.1)
▶ Gruppenzusammenhalt („Wir-Gefühl").

Aus einer Gruppe wird ein **Team,** wenn die Beiträge der einzelnen Mitglieder zum Erreichen eines gemeinsamen Zieles oder einer gemeinsamen Aufgabe koordiniert werden. Innerhalb einer Gruppe oder eines Teams können gemeinsame Ergebnisse erzielt werden, die der individuellen Leistung der einzelnen Mitarbeiter überlegen sind.

Formelle und informelle Gruppen

Innerhalb von Organisationsstrukturen werden verschiedene Arten von Gruppen unterschieden.

Bei **formellen Gruppen** sind die Ziele, Normen und Rollen (☞ unten) ausdrücklich und nach rationalen Kriterien festgelegt. So bildet die Organisationsstruktur im Krankenhaus oder einem ambulanten Pflegedienst (☞ 3.3) den Rahmen der Arbeitsbeziehungen zwischen den einzelnen Mitarbeitern. Die Hierarchie *(Rangfolge)* innerhalb dieser Organisation legt die Entscheidungs- und Weisungsbefugnisse der Mitarbeiter fest, d. h. je höher die Rangfolge innerhalb der Organisationsstruktur, desto größer ist auch der Verantwortungsbereich. Darüber hinaus lassen sich durch die Organisationsstruktur auch Beziehungsmerkmale zwischen den Mitarbeiten ableiten.

Bei **informellen Gruppen** bilden sich Gruppenmerkmale wie Rollen und damit Rangfolgen spontan, z. B. im Freundeskreis.

In größeren Gruppen und bestehenden Organisationen, wie z. B. in der Krankenhausorganisation, entstehen neben der offiziell festgelegten formellen Struktur eigenständige und informelle Gruppen. Die formelle Struktur garantiert, dass die betrieblichen und leistungsorientierten Ziele erreicht werden, während die informellen Gruppen den individuellen, emotionalen und sozialen Bedürfnissen der Mitarbeiter Rechung tragen.

Die Beziehung zwischen Pflegenden und Physiotherapeuten ist eine formelle Beziehung mit dem Ziel der Pflege und Behandlung von Patienten, gleichzeitig können sich nach Feierabend oder während der Arbeit informelle Beziehungen bilden, z. B. durch gemeinsame Freizeitaktivitäten.

Gruppenstrukturen: Rolle und Position

Einflussfaktor Rolle ☞ 6.1.2

Die Personen innerhalb einer Gruppe stehen in vielfältigen Beziehungen zueinander: Die **Gruppenstruktur** bildet sich aus dem Muster der Beziehungen der Gruppenmitglieder, die unterschiedliche **Positionen** einnehmen. Die **Regeln,** wer was wann tut, gestalten die Interaktionen zwischen den Gruppenmitgliedern.

Gruppenstrukturen lassen sich gut am Beispiel einer Sportmannschaft nachzeichnen: Jedes Mitglied spielt von einer bestimmten **Position** aus, wobei jede Position durch einen bestimmten Satz von Verhaltensweisen beschrieben werden kann. Jede Position steht wiederum mit allen anderen Positionen in Beziehung. Dabei sind bestimmte Kommunikationsmuster typisch. Die Ergebnisse der Mannschaft hängen zum Teil von individuellen Leistungen ab, andere sind jedoch nur durch eine gemeinsame koordinierte Anstrengung der Mannschaftsmitglieder zu erreichen.

Rolle: Verhaltenserwartungen gegenüber einer Person, die eine bestimmte Funktion in einer Gruppe hat (ausführlich ☞ 6.1.3).
Position: Platz, den eine Person innerhalb einer Gruppe einnimmt, statischer Aspekt einer Rolle.

Der Begriff „Rolle" kommt aus dem Theater, z. B. spielt der Schauspieler Herr Müller den Lucky in dem Stück „Warten auf Godot". Schauspieler ist die **Position** im System der Berufe; Lucky ist die **Rolle,** die er spielt.

An die Pflegenden werden vielfältige Anforderungen gestellt: zunächst die Erwartungen des Patienten und seiner Angehörigen, aber auch die Erwartungen z. B. des Krankenhausbetriebs, der angegliederten Krankenpflegeschule und die anderer Mitarbeiter des therapeutischen Teams. Aus Sicht der Soziologie bedeutet dies, dass viele Rollenerwartungen an die Pflegenden gestellt werden, die zu **Intra-** und **Inter-Rollen-Konflikten** (☞ oben) führen können.

6.6.2 Einstellungen und Vorurteile

Haltung und Einstellung ☞ 1.3.1

Einstellung: Gelernte Bereitschaft, bestimmte Objekte (Menschen, Gruppen, Situationen, leblose Dinge) in einer bestimmten Weise wahrzunehmen.

Eine **Einstellung** kann nicht direkt beobachtet, sondern nur aus dem beobachteten Verhalten eines Menschen erschlossen werden, z. B. aus verbalen Äußerungen oder beobachtbaren Handlungen.

Einstellungen dienen dem Menschen zur Orientierung in seiner komplexen sozialen Umwelt. Sie können dabei mehrere Funktionen haben:
▶ Zu Zielen führen, die einen gewissen Wert darstellen. Durch die Übernahme von Einstellungen einer Gruppe wird man von ihr geachtet und anerkannt
▶ Vereinfachen die komplexe Welt und geben eine Anleitung für angemessenes Verhalten in neuen Situationen. Das Festhalten an stereotypen Vorstellungen, z. B. gegenüber einer Nationalität, lässt allen Mitgliedern dieser nationalen Gruppe die gleiche Behandlung zuteil werden
▶ Das eigene Selbst schützen. So kann

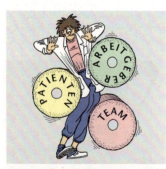

Abb. 6.36: Um langfristig im Pflegeberuf zufrieden arbeiten zu können, achtet die Pflegekraft darauf, dass sie nicht zwischen den verschiedenen Mühlsteinen zermahlen wird und die eigenen Erwartungen nicht zu kurz kommen. [A400-116]

man sich vor negativen Gefühlen gegenüber sich selbst schützen, indem diese negative Einstellung auf andere Personen projiziert wird (☞ 6.4.3).

> Als besonders wichtig wird der Einfluss von Einstellungen auf die menschliche Informationsverarbeitung angesehen. Einstellungen beeinflussen nachweislich:
> ▶ Welche Informationen aktiv gesucht oder auch vermieden werden
> ▶ Wie Informationen wahrgenommen und bewertet werden
> ▶ Welche Informationen im Gedächtnis gespeichert werden.

Soziale Vorurteile sind eine besondere Form der Einstellung. Als wertende Vorstellung von bestimmten Menschen oder Gruppen schreiben sie einer Person oder Gruppe allgemeine Merkmale zu, ohne die individuellen Unterschiede zu berücksichtigen. So werden bestimmten Personen bestimmte Eigenschaften zugeschrieben, diese Zuschreibungen werden auch bei widersprechenden Erfahrungen nicht verändert. Ebenso wie Einstellungen haben Vorurteile eine Orientierungsfunktion, zeigen aber aufgrund ihrer Starrheit, dass sie häufig Ausdruck von Unsicherheit und Angst sind.

Vorurteile entstehen häufig ohne eigene Erfahrungen und Kontakte mit dem „Vorurteilsobjekt", d. h. gegenüber bestimmten Gruppen, ohne diese zu kennen. Folglich können Vorurteile nur durch tatsächliche Erfahrungen und unmittelbares Kennenlernen abgebaut und korrigiert werden.

> Kenntnisse, Erfahrungen und Kontakte können dazu beitragen, Fremdheit abzubauen und stattdessen Vertrautheit und Sicherheit zu schaffen.

6.6.3 Gruppenführung

Das Entscheidungsverhalten in einer Gruppe hängt davon ab, welche Führungsprozesse ablaufen. Während die *Führungsfunktion* eigentlich von jedem Team- bzw. Gruppenmitglied übernommen werden kann, ist die *Leitungsfunktion* an eine Person gebunden, die formal eingesetzt wird, z. B. die Stationsleitung.

Die Unterteilung der klassischen Führungsstile in autoritär, demokratisch und laissez-faire geht auf **Kurt Lewin** zurück. Je nach Führungsstil der Leitung –

korrekt wäre Leitungsstil – werden die Wünsche und Erwartungen der Teammitglieder berücksichtigt. (☐ 9)

Autoritärer Führungsstil

Autoritärer Führungsstil zeichnet sich durch starke Lenkung und Kontrolle durch die Führungsperson aus, die sich nicht von ihren Mitarbeitern beeinflussen lässt. Die Entscheidungs- und Handlungsbefugnis obliegt ausschließlich der Führungsperson. Anordnungen und Handlungsvorgaben durch die Führungsperson müssen von Mitarbeitern eingehalten werden. Fehlendes Mitspracherecht, mangelndes Interesse und Eigeninitiative, Unzufriedenheit, Unselbstständigkeit, aber auch unprofessionelles Verhalten der Mitarbeiter sind die Folgen des angespannten Arbeitsklimas. Die Patienten fühlen sich in dieser Atmosphäre nicht wohl und sind misstrauisch. Häufig ist die Arbeitsaktivität von der Anwesenheit der Leitung abhängig.

Demokratischer Führungsstil

Gespräche, Abstimmung und vor allem gegenseitiger Respekt zwischen Führungskräften und Mitarbeitern untereinander stehen beim **demokratischen Führungsstil** im Vordergrund. Es wird Wert auf Vertrauen und Toleranz gelegt: Mitspracherecht, Kooperationsbereitschaft und Handlungsfreiheiten werden ermöglicht. Das Pflegeteam wird in die Entscheidungsprozesse mit einbezogen, erhält Anerkennung für die geleistete Arbeit, ist kritikfähig und kompromissbereit. Das Für- und Miteinander spiegelt sich in Wohlbefinden, Zufriedenheit und Selbstbewusstsein der Mitarbeiter in einem angenehmen Arbeitsklima. Die Mitarbeiter sind motiviert und engagiert. Die Patienten, die von diesem Team betreut werden, fühlen sich wohl und sind informiert. Der reibungslose Pflegealltag ist trotz Abwesenheit der Führungskraft gewährleistet, da die Aufgabenverteilung und die Zuständigkeit aller geregelt ist.

Laissez-Faire-Stil

Führung im eigentlichen Sinne fehlt beim **Laissez-Faire-Stil**: Richtungsweisung, aber auch eine koordinierte Aufgabenverteilung bleiben aus. Dies zeigt sich durch mangelnde oder fehlende Aufgabenerfüllung, lückenhafte Dokumentationen und lückenhafte oder fehlende Informationen der Mitarbeiter. Der Arbeitsablauf ist völlig unkoordiniert, Personallücken bleiben offen, die damit verbundenen zu erledi-

genden Aufgaben bleiben unerledigt, niemand fühlt sich für etwas zuständig. Die Mitarbeiter fühlen sich allein gelassen, sind frustriert und haben keine Motivation. Die Patienten fühlen sich nicht wohl und allein gelassen, sind unsicher.

6.6.4 Mobbing

Der Begriff **Mobbing** wurde seit 1993 im deutschen Sprachraum populär; entsprechende Bücher tragen Untertitel wie „Psychoterror am Arbeitsplatz", „Kleinkrieg am Arbeitsplatz" oder „Übel mitspielen in Organisationen". Das Konzept stammt aus der Schulforschung in Skandinavien; *Mobben* heißt im Schwedischen Angreifen, Anrempeln; der englische, bedeutungsähnliche Begriff ist *Bullying*. Ursprünglich sollte untersucht werden, warum es in Schulklassen Kinder gibt, die von einer ganzen Reihe anderer verbal oder auch körperlich angegriffen werden.

Mobbing als Verlust von Anerkennung und Akzeptanz

Wer die Arbeit in der Pflege von außen betrachtet, wird davon ausgehen, dass sich die Belastungen der Pflegenden vor allem aus dem Einsatz für die Patienten ergeben. Wer sie von innen kennt, wird freilich nicken, wenn er von Umfrageergebnissen hört, die besagen, dass die subjektiv erlebten Belastungen erheblich öfter von den Kollegen ausgehen. Entsprechend groß ist die Bedeutung der wechselseitigen Anerkennung und der entspannten Kooperation, die sich alle Menschen voneinander wünschen, die in Gruppen arbeiten.

Mobbing ist eine extreme Form des Verlusts von Anerkennung und Akzeptanz der Pflegenden untereinander. In der von **Heinz Leymann** entwickelten, stark nervenärztlich geprägten Auffassung des Mobbing entwickelt sich dieses in vier Phasen:

▶ 1. Phase: Es gibt Konflikte am Arbeitsplatz, z. B. über die Verteilung von Arbeit, die Entlohnung, den Raum, der einzelnen Mitarbeitern zugesprochen ist, oder die Qualität ihrer Arbeit
▶ 2. Phase: Diese Konflikte werden nicht zufrieden stellend gelöst, sondern sie führen zu feindlichen Attacken gegen eine Person, die sich aus persönlichen oder organisatorischen Gründen schlecht wehren kann. Sie wird „geschnitten", kritisiert, manchmal auch beschimpft oder behindert

6 Pflege als Interaktion

▶ 3. Phase: Vorgesetzte, Personalleiter oder Gewerkschaftsfunktionäre können oder wollen diese Attacken nicht abstellen, entweder weil sie nicht informiert werden, weil sie sich nicht dafür interessieren, es sich nicht zutrauen oder ihre Fürsorgepflicht verletzen und das Mobbing sogar unterstützen (wenn z. B. ein Chef einen Mitarbeiter loswerden will, dem er nicht kündigen kann)

▶ 4. Phase: Die Gemobbten sind ausgesondert, kaltgestellt, psychisch verändert, sie können nicht mehr gut arbeiten (und rechtfertigen dadurch das negative Urteil über sie). Sie kündigen oder werden krank.

Nach Leymann ist Mobbing, das länger als zwei Jahre dauert, so belastend, dass sich die Opfer auch an einem anderen Arbeitsplatz nicht mehr richtig erholen können. Sie leiden, ähnlich wie die Opfer einer Geiselnahme, unter einem posttraumatischen Stresssyndrom bzw. einer allgemeinen Angststörung (☞ 34.10.1).

An dieser stark an einem Täter-Opfer-Modell orientierten Beschreibung ist kritisiert worden, dass die Motive der Täter ebenso ungeklärt bleiben wie die Frage, an welchen Orten sozialer Einrichtungen diese Erscheinungen bevorzugt auftreten.

Mobbing als Folge von Führungsschwäche, Gleichgültigkeit und Arbeitsüberlastung

Mobbing ist Folge einer Entwicklung, in der durch Führungsschwäche, Gleichgültigkeit oder nicht mehr kompensierbare Arbeitsüberlastung in Gruppen einer Organisation das Minimum an gegenseitiger Anerkennung und Bestätigung der Mitarbeiter untereinander verloren geht.

Gerade in der Pflege wird oft naiv erwartet, dass der moralische Appell die aufmerksame und engagierte Führung der Mitarbeiter ersetzt. Nur diese Führung kann aber sichern, dass in den Teams gewährleistet ist, dass jede Kollegin, jeder Kollege erst einmal höflich und anerkennend behandelt wird, um ein gutes Arbeitsklima herzustellen. Wo diese Anerkennung im professionellen Bereich fehlt, entsteht die Gefahr, dass Defiziterlebnisse durch übermäßige Bedürftigkeit nach Anerkennung von seiten der Patienten, Rivalität mit Kollegen und schließlich auch Mobbing ausgeglichen werden.

Gemobbte Mitarbeiter erfüllen die Rolle von Sündenböcken. Sie erleichtern die Lage der anderen dadurch, dass sie ihnen erlauben, wenigstens die Aggressionen über die eigene schlechte Situation, das eigene Versagen in einer konstruktiven und stabilen Zusammenarbeit abzureagieren. Daher ist Mobbing auch ein Spiel, in dem es nur Verlierer gibt.

Die große Popularität des Begriffs „Mobbing" führt heute dazu, dass durchaus auch mit dem Mobbing-Vorwurf gemobbt wird. Abhilfe entsteht hier nicht durch Schuldzuschreibungen und Identifizierung von „guten" Opfern und „bösen" Tätern, sondern durch die Kritik an einem insgesamt nicht ausreichend von konstruktiven Interaktionen, gegenseitiger Anerkennung, Respekt und Höflichkeit geprägten Arbeitszusammenhang.

(✉ 2)

Literatur und Kontaktadressen

📖 6.1 Literaturnachweis

1. Krappmann, L.: Soziologische Dimension der Identität. Strukturelle Bedingungen für die Teilnahme an Interaktionsprozessen. Klett Verlag, Stuttgart 1972, S. 10.
2. Amelung V.E., Schumacher, H.: Managed Care. Neue Wege im Gesundheitsmanagement. 2. Aufl. Gabler Verlag, Wiesbaden 2000.
3. Peplau, H.: Interpersonal Relations in Nursing. Palgrave Macmillan, 1988.
4. King, I.: A Theory for Nursing. Wiley, 1981.
5. Grundgesetz. Hrsg v. Fabio, U., Stand 13. Juli 2004, Sonderausg., 39. neubearb. Aufl., dtv, München 2004.
6. Ausbildungs- und Prüfungsverordnung für die Berufe in der Krankenpflege vom 10. November 2003, hrsg. v. Deutschen Berufsverband für Pflegeberufe (DBfK), Berlin 2003, Abschn. 1, Anl. 1 zu § 1 Abs. 1.
7. International Council of Nurses: ICN-Ethikkodex. Deutsche Übersetzung: Deutscher Berufsverband für Pflegeberufe (DBfK), Berlin 2002.

📖 6.1.1 Literaturnachweis

1. Biermann, B.: Sozialisation und Familie. In: Biermann, B. et al.: Soziologie. Studienbuch für soziale Berufe. 4. durchges. Aufl., UTB 8295, Reinhardt Verlag, München Basel 2004, S. 70.
2. Friedemann, M.-L. Familien- und umweltbezogene Pflege. Die Theorie des systemischen Gleichgewichts. Bern u. a.: Huber 1996.
3. Biermann, B.: Sozialisation und Familie. In: Biermann, B. et al.: Soziologie. Studienbuch für soziale Berufe. 4. durchges. Aufl., UTB 8295, Reinhardt Verlag, München Basel 2004, S. 72.
4. Ebenda, S. 82 f.

📖 6.1.2 Literaturnachweis

1. Krappmann, L.: Soziologische Dimension der Identität. Strukturelle Bedingungen für die Teilnahme an Interaktionsprozessen. Klett Verlag, Stuttgart 1972, S. 98.
2. Mead, G.H.: Geist, Identität und Gesellschaft. (1. Aufl. 1934) Suhrkamp Verlag, Frankfurt/M. 1973, S. 216 ff.
3. Krappmann, L.: Soziologische Dimension der Identität. Strukturelle Bedingungen für die Teilnahme an Interak-

tionsprozessen. Klett Verlag, Stuttgart 1972, S. 10.
4. Doehlemann, M.: Soziologische Theorien und soziologische Perspektiven für Soziale Berufe. In: Biermann, B. et al.: Soziologie. Studienbuch für soziale Berufe. 4. durchges. Aufl., UTB 8295, Reinhardt Verlag, München Basel 2004, S. 42.
5. Zielke-Nadkarni, A.: Pflegehandeln personenbezogen ausrichten. Themenbereich 5: Analyse und Vorschläge für den Unterricht. Reihe: Werkstattbücher zu pflege heute. Hrsg. v. Angelika Warmbrunn. Elsevier Verlag, München 2006.
6. Peplau, H.: Interpersonale Beziehungen in der Pflege. Recom Verlag, Basel Eberswalde 1988.

📖 6.1.3 Literaturnachweis

1. Grundgesetz. Hrsg v. Fabio, U., Stand 13. Juli 2004, Sonderausg., 39. Neubearb. Aufl., dtv, München 2004.
2. Statistisches Bundesamt: Perioden-Statistiken für Deutschland. Sterbetafeln 2002/2004. Hrgs. Statistisches Bundesamt. Wiesbaden 2004.

6.1.4 Literaturnachweis

1. Brock, D.: Soziale Ungleichheiten, Klassen und Schichten. In: Schäfers, B., Zapf, W. (Hrsg.): Handwörterbuch zur Gesellschaft Deutschlands. Leske & Budrich, Opladen 1998, S. 608–622.

2. Biermann, B.: Sozialisation und Familie. In: Biermann, B. et al.: Soziologie. Studienbuch für soziale Berufe. 4. durchges. Aufl., UTB 8295, Reinhardt Verlag, München Basel 2004, S. 86.

3. Georg, W.: Soziale Lage und Lebensstil. Eine Typologie. Leske & Budrich, Opladen 1998. Georg 1998, S. 109 f.

6.1.5 Literaturnachweis

1. WHO (1986): Charta der 1. Internationalen Konferenz zur Gesundheitsförderung – Ottawa. In: Franzkowiak, P. Sabo, P.: Dokumente der Gesundheitsförderung. 2. Aufl. Mainz, 1998, S. 96–101.

2. Altgeld, Th., Hofrichter, P. (2000): Aufwachsen in Armut – Ein blinder Fleck der Gesundheitsversorgung. In: Altgeld, Th., Hofrichter, P.: Reiches Land – arme Kinder? Mabuse Verlag, Frankf./M., S. 13–20.

3. Hölscher, P. (2003): Immer musst Du hingehen und praktisch betteln. Frankf./M.

6.1.6 Literaturnachweis

1. Hurrelmann, K.: Gesundheitsrisiken von sozial benachteiligten Kindern. In: Altgeld, Th., Hofrichter, P.: Reiches Land – arme Kinder? Mabuse Verlag, Frankf./M., S. 2000, S. 22.

2. Toppe, S., Dallmann, A.: Armutsbegriffe und ihre Anwendung in Wissenschaft und Praxis bei Kindern. In: Altgeld, Hofrichter, 2000, S. 127–142.

3. Hurrelmann, K.: Gesundheitsrisiken von sozial benachteiligten Kindern. In: Altgeld, Hofrichter, 2000, S. 23.

4. Altgeld, Th., Hofrichter, P. (2000): Aufwachsen in Armut – Ein blinder Fleck der Gesundheitsversorgung. In: Altgeld, Hofrichter, 2000, S. 13.

5. Hölscher, P.: Immer musst Du hingehen und praktisch betteln. Campus Verlag, Frankf./M. 2003, S. 33 ff.

6. Ebenda, S. 31 ff.

7. Altgeld, Th., Hofrichter, P. (2000): Aufwachsen in Armut – Ein blinder Fleck der Gesundheitsversorgung. In: Altgeld, Hofrichter, 2000, S. 15.

8. Ebenda.

9. Hölscher, P.: Immer musst Du hingehen und praktisch betteln. Campus Verlag, Frankf./M. 2003, S. 43.

10. Zimmermann, I., Korte, W., Freigang, M.: Kinder, Gesundheit und Armut aus Sicht der Gesundheitsberichterstattung im Kinder- und Jugendbereich. In: Altgeld, Hofrichter, 2000, S. 121 ff.

11. Robke, F.J.: (Zahn-)Medizinische Prävention als Teil sozialer Stadtteilarbeit – Jugendzahnpflege in einem sozialen Brennpunkt. In: Altgeld, Th., Hofrichter, 2000, S. 197 f.

12. Altgeld, Hofrichter, 2000, S. 15.

13. Ebenda.

14. Ebenda, S. 16.

15. Hurrelmann, K.: Gesundheitsrisiken von sozial benachteiligten Kindern. In: Altgeld, Hofrichter, 2000, S. 21–30.

6.1.7 Literaturnachweis

1. Taylor, E.: Primitive culture. (1. Aufl. 1871) London 1971, S. 1, zit. n. Brunkhorst, H.: Kultur. In: Handbuch Soziologie. Zur Theorie und Praxis sozialer Beziehungen. Hrsg. v. H. Brackert, F. Wefelmeyer, Frankfurt/M. 1984, S. 321.

2. Geertz, C.: Dichte Beschreibung. Bemerkungen zu einer deutenden Theorie von Kultur. Frankfurt/M. 1987, S. 46.

3. Zielke-Nadkarni, A.: Individualpflege als Herausforderung in multikulturellen Pflegesituationen. Eine ethnografische Studie mit türkischen und deutschen Frauen. Huber Verlag, Bern u. a. 2003, S. 515 ff.

6.1.8 Literaturnachweis

1. Bargatzky, Th.: Einführung in die Ethnologie. Buske Verlag, Hamburg 1989, S. 119 f.

2. Kleßmann, M.: Identität und Glauben. 1980.

3. Ebenda.

4. dtv-Brockhaus-Lexikon, Bd. 1, dtv, München 1984, S. 15.

5. Wörterbuch der Psychologie, hrsg. v. W. Hehlmann, 12. erg. Aufl. Kröner Verlag, Stuttgart 1974:1

6. Sharma, A.: Innenansichten der großen Religionen. Piper Verlag, München 1997, S. 598 ff.

7. Gershan, J.A.: Judaic ethical beliefs and customs regarding death and dying. Critical Care Nurse 5 (1), 1985, S. 32–34.

8. Schostak, Z.: Jewish ethical guidelines for resuscitation and artificial nutrition and hydration of the dying elderly. Journal of Medical Ethics 20 (2), 1994, S. 93–100.

9. Vries, de S. Ph.: Jüdische Riten und Symbole. Rowohlt, Reinbeck 1981.

10. Beck, S. E.; Goldberg, E. K.: Jewish beliefs, values, and practices: implications for culturally sensitive nursing care. Advanced Practice Nursing Quarterly 2 (2), 1996, S. 15–22.

11. Gershan, J.A.: Judaic ethical beliefs and customs regarding death and dying. Critical Care Nurse 5 (1), 1985, S. 32–34.

12. Yeheskel, A.: The intimate environment and the sense of coherence among Holocaust survivors. Social Work in Health Care 20 (3), 1995, S. 25–35.

13. Ackles, S.J.: A selected review of multicultural nursing with a focus on the Jewish culture. Perspectives 18 (3), 1994, S. 13–17.

14. Ebenda.

15. Jacob, R.: Krankheitsbilder und Deutungsmuster. Wissen über Krankheit und dessen Bedeutung für die Praxis. Reihe „Studien zur Sozialwissenschaft", Bd. 154, Oldenbourg Verlag, Opladen 1995.

16. Beltz, W.: Die Mythen des Koran. Der Schlüssel zum Islam. Claassen Verlag, Düsseldorf 1980.

6.1.9 Literaturnachweis

1. Stanjek, K.: Altenpflege konkret: Sozialwissenschaften. Fischer Verlag, Lübeck 1998.

6.2 Literaturnachweis

1. Bischofberger, I.: Humor. In: Käppeli, S. (Hrsg.): Pflegekonzepte – Phänomene im Erleben von Kranksein und Umfeld. Bd. 3, Verlag Hans Huber, Bern 2000, S. 271.

2. Vgl. ebenda, S. 271–301.

6.3–6.6 Literaturnachweis

1. Watzlawick, P. et al.: Menschliche Kommunikation – Formen, Störungen, Paradoxien. Verlag Hans Huber, Bern 2000, S. 55.

2. Ebenda, S. 69.

3. Vgl. ebenda, S. 93.

4. Vgl. Cohn, R.: Von der Psychoanalyse zur Themenzentrierten Interaktion. 15. Aufl., Klett-Cotta, Stuttgart 1991, S. 124 f.

5. Vgl. Schulz von Thun, F. et al.: Miteinander reden. Bd. 1, Rowohlt Taschenbuch Verlag, Reinbek 2000, S. 78.

6. Vgl. Siegwart, H.: Macht. In: Käppeli, S. (Hrsg.): Pflegekonzepte – Phänomene im Erleben von Kranksein und Umfeld. Bd. 3. Verlag Hans Huber, Bern 2000, S. 183–224.

7. Vgl. Glaus Hartmann, M.: Aggression/Gewalt. In: Käppeli, S. (Hrsg.): Pflegekonzepte – Phänomene im Erleben von

Kranksein und Umfeld. Bd. 3. Verlag Hans Huber, Bern 2000, S. 225–244.

8. Vgl. Wellhöfer, P. R.: Gruppendynamik und soziales Lernen. Theorie und Praxis der Arbeit mit Gruppen. Ferdinand Enke Verlag, Stuttgart 1993, S. 3 f.

9. Vgl. Wellhöfer, P. R.: Gruppendynamik und soziales Lernen. Theorie und Praxis der Arbeit mit Gruppen. Ferdinand Enke Verlag, Stuttgart 1993, S. 86 f.

Vertiefende Literatur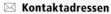

✉ Kontaktadressen

1. KlinikClowns e.V., Major-Braun-Weg 12, 85354 Freising
2. www.mobbing-web.de, www.mobbing-net.de

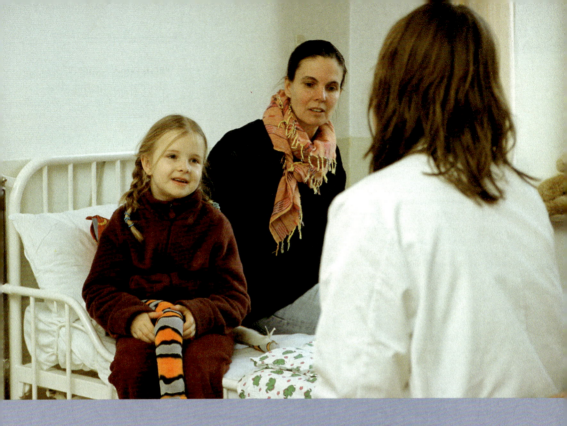

7 Patienteninformation, -schulung und -beratung

7.1	**Theoretische Grundlagen** 204	7.2	**Patienteninformation** 207	7.4	**Patientenberatung durchführen** 210
7.1.1	Ablauf der Patientenedukation 205	7.3	**Patientenschulungen entwickeln und anbieten** 209		**Literatur und Kontaktadressen** 212
7.1.2	Mitarbeit der Patienten 206				
7.1.3	Pädagogik und Psychologie in der Patientenedukation ... 206				

7 Patienteninformation, -schulung und -beratung

Fallbeispiel ☞ 🖥

Patienteninformation, -schulung und -beratung **(Patientenedukation)** dienen dazu, Patienten zur Selbstpflege zu befähigen und ihnen Autonomie, Würde und Selbstkontrolle im Alltag zurückzugeben. Information, Schulung und Beratung können sich selbstverständlich auch an Heimbewohner und Angehörige richten, im weitesten Sinne an alle Menschen, die sich Pflege- und Gesundheitsfragen stellen. (📖 1, 2, 3)

International eingeführt ist der Begriff *Patientenedukation* (engl. „patient education"). Der englische Begriff „education" ist weit gefasst – er meint auch Bildung oder Ausbildung – und darf nicht mit dem deutschen Begriff „Erziehung" gleichgesetzt werden. Mit Patientenedukation ist also ein umfassender Ansatz gemeint, der verschiedene Aktivitäten beinhaltet.

Innerhalb der Patientenedukation lassen sich **Informieren – Schulen – Beraten** unterscheiden, wobei es Überschneidungen zwischen Informieren und Schulen geben kann (📖 4). Beratung hingegen benötigt ein anderes Vorgehen. Alle drei Strategien sind Bestandteil der Pflege. Zum Teil mischen sie sich im direkten Patientenkontakt, etwa wenn beim Üben der Stomaversorgung der Patient fragt, wie er seiner Ehefrau das Stoma zeigen soll oder wie es jetzt beruflich weitergehen kann.

> **Informieren:** Bedeutet, einen Sachverhalt zu erklären, eine gezielte Mitteilung zu geben, entweder mündlich oder schriftlich.
>
> **Schulen** *(Anleitung, Unterweisung, Training)*: Bedeutet, in einem schrittweise geplanten Prozess Inhalte und Fertigkeiten zu vermitteln. Am Ende steht ein definiertes Ziel (evtl. mit Überprüfung). Eine Schulung kann sich an einen oder mehrere Adressaten richten.
>
> **Beraten:** Beinhaltet einen ergebnisoffenen und dialogischen Prozess, bei dem eine „maßgeschneiderte" individuelle (Problem-)Lösung vorbereitet wird. Dazu muss der Beratende sich auf den Klienten einlassen.

Im Mittelpunkt: der Patient

Jede Gesundheitsstörung, v. a. ein chronische Krankheit, ist für den Betroffenen eine *Lernaufgabe*, und die meisten Menschen sind auch bereit, diese Aufgabe anzunehmen und einen aktiven Beitrag zu

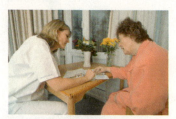

Abb. 7.1: Beratungssituationen sind in der Pflege von Menschen Alltag. Ausdrücklich heißt es im Krankenpflegegesetz: „Die Ausbildung für die Pflege … soll insbesondere dazu befähigen die folgenden Aufgaben eigenverantwortlich auszuführen: 1.c) Beratung, Anleitung und Unterstützung von zu pflegenden Menschen und ihrer Bezugspersonen in der individuellen Auseinandersetzung mit Gesundheit und Krankheit." (KrPflG Abschnitt 2, § 3) [K115]

ihrem eigenen Wohlergehen zu leisten. Diese Bereitschaft ist Grundlage der Patientenedukation.

Es gibt zahlreiche Gründe für eine verstärkte Einbeziehung der Betroffenen in ihre Genesung: So gibt es eine große Zahl von chronisch kranken Patienten, die Jahrzehnte z. B. mit Diabetes, Herzleiden oder Rheuma leben – sie müssen die Veränderungen in ihren Alltag integrieren und z. B. wichtige Verhaltensregeln dazulernen. Darüber hinaus wünschen immer mehr Patienten „informierte Entscheidungen", denn nicht selten können sie zwischen verschiedenen Optionen wählen und brauchen für diese Auswahl medizinisches Wissen.

Der Sachverständigenrat zur Begutachtung der Entwicklungen im Gesundheitswesen mahnte in seinem Gutachten 2003 mehr Partizipation der Patienten an und forderte gerade die Pflegeberufe zu mehr Beteiligung auf (📖 5). Die Patientenrechte-Bewegungen fordern eine gute Information und Mitsprache. Behandlungen werden aufwendiger und langwieriger – für teure Therapien ist die Unterstützung durch den Patienten eine wichtige Voraussetzung.

Zum anderen fordern auch Politik und Kostenträger mehr Eigenverantwortlichkeit der Patienten, natürlich auch aus finanziellen Gründen. Studien zeigen, dass sich Investitionen im Bereich der Patientenedukation langfristig lohnen; durch eine verstärkte Aufklärung und Einbeziehung der Patienten können menschliche und finanzielle Aspekte in Einklang gebracht werden. Eine amerikanische Untersuchung belegte, dass pro Dollar Einsatz in der Patientenedukation an anderer Stelle 3–4 Dollar an Krankheitskosten eingespart werden können.

Bedeutung und Entwicklung der Patientenedukation

In anderen Ländern, z. B. den USA, ist die Patientenedukation in die Betreuung von Patienten fest integriert. In Deutschland hingegen steht die Verankerung der Patientenedukation als systematischer Therapiebestandteil noch am Anfang. Wohl finden schulende und beratende Aktivitäten von Seiten der Pflegenden statt, nicht selten jedoch nebenher, z. B. während der Pflegevisite oder beim Durchführen einer Pflegemaßnahme.

Eine fundierte Patientenedukation braucht ihren festen Rahmen: Pflegende und Patient konzentrieren sich auf den Schulungs- oder Beratungsinhalt und nehmen so die langfristige Situation des Betroffenen in den Blick.

Etablierte Schulungsaktivitäten

Aus medizinischer und psychologischer Sicht sind einige Schulungen traditionell bekannt, etwa die Diabetes- oder die Rheumaschulung sowie die Asthmaschulung bei Kindern (☞ Abb. 7.2). Fest etabliert ist die Hilfe von Menschen mit Gesundheits- und Krankheitsfragen, z. B. in Selbsthilfeorganisationen (☞ 9.2.5). Seit einigen Jahren engagiert sich hier auch die Verbraucherberatung.

Durch das Aufkommen von *Disease-Management-Programmen* (☞ 6.1) haben die Krankenkassen zunehmend Informationskampagnen gestartet. Auch die Pflegeversicherung hat einige Beratungs- und Schulungsaktivitäten gefördert. So sind im häuslichen Bereich Pflegekurse und individuelle Patientenschulungen vorgesehen; daneben müssen von den

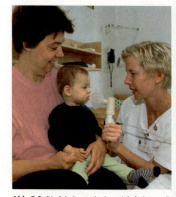

Abb. 7.2: Die Schulung mit einem Inhalationsgerät ist unverzichtbarer Bestandteil der Asthmaschulung. [K115]

7.1 Theoretische Grundlagen

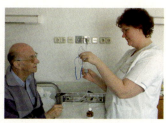 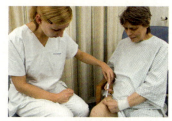 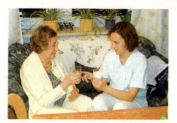

Abb. 7.3: Informieren – Schulen – Beraten. Noch immer ist es nicht selbstverständlich, dass Pflegende Beratungsgespräche z. B. mit Brustkrebspatientinnen führen, Angehörige zur Vorbereitung der häuslichen Pflegesituation seelisch stützen, dass sie Patienten über das Management ihrer schlecht heilenden Wunde oder Medikamente informieren, den Umgang mit Atemnot schulen oder Bewegungsstrategien üben und die Gabe von Sondenkost zeigen. Oft wird diese „Arbeit" nebenbei erledigt, sie gilt als „Luxus", der in Zeiten von Unterbesetzung aufgegeben wird. Dies führt dazu, dass kommunikative Handlungen, wie z. B. Informieren oder Schulen, in der Pflege unterbewertet werden – obwohl dies zum „Kerngeschäft" der Pflege gehört. [K115, O359]

Pflegebedürftigen als Leistungsempfängern der Pflegeversicherung regelmäßig Beratungsbesuche wahrgenommen werden.

Der Begriff „Pflegeberatung" ist in dieser Entwicklung auch definiert worden; es handelt sich dabei um eine Information zu den Leistungen der Pflegeversicherung – also eher um eine organisatorisch-rechtliche Beratung, oft auch von den jeweiligen Anbietern durchgeführt. Davon abgesehen ist der Begriff Pflegeberatung sehr unspezifisch, er kommt in der Autowerkstatt oder im Gartencenter ebenfalls vor.

Patientenedukation befähigt zum Selbstmanagement

Nicht zuletzt durch die verkürzte Aufenthaltsdauer der Patienten in den Kliniken steigt die Bedeutung der Patientenedukation, da durch gut informierte Patienten Wiedereinweisungen vermindert werden (DRGs ☞ auch 3.2.1). Hierfür ist eine systematische Patientenedukation ab dem Aufnahmetag notwendig. Sie sorgt dafür, dass Patienten und Angehörige zum Selbstmanagement befähigt werden (Empowerment ☞ 8.2.1). Dazu gehört, dass sie informiert sind über
▶ Ihre Krankheit
▶ Die Auswirkungen auf tägliche Aktivitäten
▶ Risiken und den Umgang mit Symptomen
▶ Die Arzneimitteltherapie und mögliche Nebenwirkungen
▶ Organisatorische und finanzielle Fragen
▶ Weiterführende Literatur und örtliche Hilfsangebote.

Weiter gehört zur Patientenedukation, dass die Betroffenen nach der Schulung und Beratung durch die Pflegenden überzeugt und motiviert sind, ihre Situation wieder selbst „in die Hand nehmen" zu wollen, dass sie sich Ziele stecken und ihre Ressourcen zur Krankheitsbewältigung entdecken.

Patientenedukation bei chronischer Erkrankung

Um auf die individuelle Situation des Patienten angemessen einzugehen, betrachten die Pflegenden nicht nur das akute Pflegebedürfnis und den medizinischen Befund (Krankheit), sondern auch das subjektive Erleben des Betroffenen (sein Kranksein) und der anderen Beteiligten, nicht zuletzt der Angehörigen.

Für die Pflege eines chronisch kranken Menschen ist die Kenntnis der verschiedenen Phasen der chronischen Krankheit unentbehrlich. Für ein Verständnis ist das **Verlaufskurven-(Trajekt-)Modell** nach Corbin und Strauss (📖 6) hilfreich (☞ Abb. 7.4). Es beschreibt den Verlauf chronischer Krankheit als einen Wechsel verschiedener Phasen und unterscheidet z.B. diagnostische, akute, kritische, stabile und instabile sowie Rückfallphasen. Hinzu kommt eine Unterscheidung in verschiedene „Arbeitslinien", die zur Bewältigung der chronischen Erkrankung notwendig sind, beispielsweise
▶ krankheitsbezogene Arbeit wie Arzttermine einhalten, korrekte Medikamenteneinnahme
▶ alltagsbezogene Arbeit wie Haushalt aufrechterhalten, Finanzen kontrollieren
▶ biografiebezogene Arbeit wie Zukunftspläne ändern, zu einem selbstbestimmten Leben zurückfinden.

Je nach Phase ihrer Erkrankung gestalten sich die einzelnen Arbeitslinien unterschiedlich. Pflegende können die Patienten bei der Bewältigung unterstützen und die Betroffenen nicht zuletzt mit Informations-, Beratungs-und Schulungsaktivitäten durch den Verlauf ihrer Krankheit begleiten.

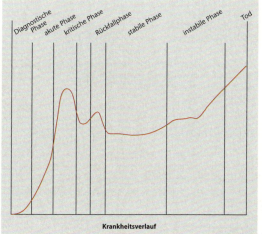

Abb. 7.4: Verlaufskurvenmodell (Trajekt-Modell) einer chronischen Erkrankung.

7 Patienteninformation, -schulung und -beratung

Selbsteinschätzung der Betroffenen als Schwierigkeit in der Patientenedukation

Eine Schwierigkeit der Patientenedukation ist, dass viele Betroffene und ihre Familien sich im Umgang mit der Krankheit und Pflegebedürftigkeit nicht genug zutrauen und ihr eigenes Selbstpflegevermögen als nicht ausreichend einschätzen. Patienten und Angehörige denken oft, der Pflegende ist der „Experte" und delegieren ihre Verantwortung für eine Gesundung an die Pflegenden. Dies erschwert ihnen allerdings ein selbstbestimmtes Leben in privater Umgebung erheblich.

Die Pflegenden gehen daher auf diese Patienten besonders ein und versuchen, sie durch kompetente Schulung und Beratung in ihrem Selbstbewusstsein zu stärken. Behutsam übertragen sie allmählich Kompetenz. (📖 7)

7.1 Theoretische Grundlagen

Patientenedukation als Teil von Pflegetheorien

Die Notwendigkeit und Durchführung von edukativen Maßnahmen sind gut fundiert. So ist in allen Pflegetheorien die Aufforderung zur Bestärkung der Klienten enthalten. Schon *Henderson* sprach von „Kraft, Willen und Wissen" der Patienten (☞ 4.3.2), *Orem* hat diesen Ansatz zur Selbstpflegetheorie verfeinert (☞ 4.3.2).

Patientenedukation im Kontext gesundheitswissenschaftlicher Modelle

Die Gesundheitswissenschaft hat durch vielerlei Erkenntnisse die Patientenedukation positiv beeinflusst, u. a. durch das Wissen über die Bedeutung von subjektiven Krankheits- und Gesundheitstheorien. Es ist notwendig, die Einschätzung und Einordnung der Betroffenen bezüglich „ihrer" Krankheit kennen zu lernen. Das Salutogenese-Modell von *Antonovsky* liefert einen geeigneten Rahmen: Information, Schulung und Beratung dienen der *Kohärenzförderung* (☞ 8.1.3) und sollen dem Betroffenen helfen, die Dinge „in den Griff" zu bekommen (📖 8).

Ähnliches findet sich auch bei gesundheitspsychologischen Ansätzen, etwa der *Selbstwirksamkeitstheorie* oder der *Kontrollüberzeugung*. Menschen streben nach Unabhängigkeit, sie möchten aktiv werden und einen eigenen Beitrag (zu ihrer Gesundung) leisten (📖 9).

Das Stress-Coping-Modell (*Lazarus/Folkman* ☞ 8.1.5) zeigt, dass Wissen helfen kann, Angst zu reduzieren (📖 10). Aus der Sozialarbeit kommt der Ansatz des *Empowerment* (☞ 8.2.1) mit dem Anliegen, die Betroffenen zu befähigen, ihr Schicksal selbst in die Hand zu nehmen (📖 11).

Qualitätskriterien in der Patientenedukation

Die Einführung von **Qualitätskriterien in der Patientenedukation** steht noch am Anfang. Gängige Verfahren beziehen sich auf die Qualität evidenzbasierter medizinischer Information; dabei geht es in der Regel um partnerschaftliche Entscheidungsfindung (zwischen Arzt und Patient). International bekannt ist in diesem Zusammenhang das Discern-Verfahren, das mithilfe eines Leitfadens Anhaltspunkte für die ärztliche Information gibt (✉ 1).

Das *Netzwerk Patientenedukation e.V.* (✉ 2) hat eine vorläufige Kriterienliste für die Patientenedukation entwickelt.

Das Netzwerk koordiniert Aktivitäten im Bereich der Patientenedukation, dient dem Austausch und führt z. B. Tagungen durch. Dabei geht es um eine Weiterentwicklung pflegebezogener Information, Schulung und Beratung, d.h. um Förderung der Alltagskompetenz bei den Nutzern.

Als *Kriterien* wichtig sind u. a. die Arbeit nach pädagogisch-psychologischen Prinzipien, also eine gute Qualifikation der (Pflege-)Mitarbeiter mit einer wahrnehmbaren Akzeptanz und Wertschätzung der Ratsuchenden. Eine hohe Fachkompetenz je nach Themenspektrum ist Voraussetzung – dazu das Kennen eigener Grenzen und bei Bedarf die Möglichkeit, Experten hinzuzuziehen.

Screening-Test für das Wissen über Schwangerschaftsdiabetes

In diesem Test finden Sie Fragen über Schwangerschaftsdiabetes. Ihre Antworten werden uns dabei helfen, Ihr Wissen über Diabetes festzustellen und für die bestmögliche Pflege während Ihrer Schwangerschaft zu sorgen. Bei vielen Fragen sind mehrere Antworten möglich, kreisen Sie deshalb lieber „Ich weiß nicht" ein, als zu raten. Wenn Sie die Fragen nach bestem Wissen beantworten, werden wir in der Lage sein, Sie während Ihrer Schwangerschaft am effektivsten zu beraten.

Welche der folgenden Empfindungen können bei einer Veränderung des Blutzuckerspiegels auftreten?
(Kreisen Sie alles ein, was passieren könnte, nicht nur das, was Ihnen passiert ist.)
A. Benommenheit
B. Verschwommenes Gesichtsfeld
C. Nervosität oder Zittrigkeit
D. Gefühllosigkeit
E. Schwitzen
F. Ich weiß nicht

Wenn Sie Sport treiben wollen (z. B. Joggen, Schwimmen), was sollten Sie dann in Ihrer täglichen Diabeteskontrolle verändern?
(Alle zutreffenden Fragen einkreisen)
A. Insulin reduzieren
B. Die Zeit für den Sport sorgfältig planen
C. Den Kohlenhydratanteil im Essen erhöhen (z. B. Obst, Brot)
D. Den Eiweißanteil im Essen erhöhen (z. B. Fleisch, Käse)
E. Ich weiß nicht

Der Spiegel des glycosylierten Hämoglobins (Hb A1c) wird in der Schwangerschaft ca. einmal im Monat getestet. Warum wird dieser Test gemacht?
A. Dient zur Kontrolle der Blutzuckereinstellung in den letzten Wochen
B. Dient zur Bestimmung der Eisenwerte im Blut
C. Dient zur Messung der Effektivität der Diät bei der Kontrolle des Blutzuckers
D. Ich weiß nicht

Der normale Blutzuckerbereich in der Schwangerschaft liegt bei:
A. 40 – 150 mg/dl
B. 60 – 120 mg/dl
C. 100 – 200 mg/dl
D. Ich weiß nicht

…

Tab. 7.5: Um herauszufinden, welches Wissen ein Patient über seine Erkrankung hat, ist der Einsatz von Fragebögen sinnvoll. Hier ein Auszug aus einem in den USA eingesetzten Screening-Test für das Wissen über Schwangerschaftsdiabetes. (📖 12)

Forschung im Bereich Patientenedukation

Informieren, Schulen und Beraten ist ein aktives Forschungsfeld, in Deutschland vor allem von Medizin, Psychologie und Gesundheitswissenschaft. Dabei stehen weniger Fragen der pflegerelevanten Alltagsgestaltung im Mittelpunkt. Als Kriterien spielen Komplikationen, Krankenhausaufenthaltsdauer und die Kontaktaufnahme des Betroffenen zum Gesundheitssystem (z. B. Arztbesuche, Berentung) eine Rolle, manchmal werden auch subjektiv empfundene Beeinträchtigungen bzw. die Lebensqualität erhoben. International finden sich zahlreiche Studien zur Patientenedukation, z. B. zu bestimmten Patientengruppen. Das Aufgreifen dieser Themen wird durch akademisch ausgebildete klinische Pflegespezialisten im jeweiligen Praxisbereich gefördert.

7.1.1 Ablauf der Patientenedukation

Analog zum Pflegeprozess (☞ Kap. 11) erfolgen Schulungen und Informationen in folgenden Schritten:
- Einschätzung des Lernbedarfs
- Einschätzung der Lernbereitschaft
- Festlegung von Zielen
- Durchführung (☞ 7.2 – 7.4)
- Auswertung.

Einschätzung des Lernbedarfs

Um den **Lernbedarf** einschätzen zu können und aus dieser Einschätzung heraus Lernziele festzulegen, führen die Pflegenden im Rahmen des Pflegeprozesses mit dem Betroffenen und ggf. seinen Angehörigen mehrere Gespräche. Dabei stellen sie fest, was die Betroffenen bereits über ihre Situation und die damit verbundenen Probleme wissen und welche Bedürfnisse noch vorhanden sind. Sie fragen u. a., ob der Patient weiß:
- Mit welchen Symptomen die Erkrankung einhergeht
- Welche Behandlungsmöglichkeiten es gibt, z. B. die Gabe von Arzneimitteln einschließlich ihrer Wirkungen und Nebenwirkungen
- Welche Selbstpflegemaßnahmen möglich sind, z. B. das Führen eines Tagebuchs über die Selbstpflegemaßnahmen
- Welche Komplikationen durch die Erkrankung entstehen können und welche Maßnahmen möglich sind, um diese zu verhindern.

Einschätzungsbogen

Patient/Angehöriger: *Ehefrau (Frau Meier)*	Anleitender: *KS: Frau Schmitz*	Datum: *07. 01. 2005*
Alter: *68 Jahre*	Beruf: *Rentnerin (Einzelhandelskauffrau)*	Hobbys/gesellschaftliche Aktivitäten: *Bastelarbeiten, strickt sehr gern*
Praktische Veranlagung: *Geübte Feinmotorik*	Technisches Verständnis: *Scheint weniger vorhanden*	Relevante körperliche Einschränkungen: *Keine*

Lernmotivation: ☒ gut ☐ mittel ☐ gering	Lerneigenschaften: gut mittel gering Aufnahmefähigkeit: ☐ ☒ ☐ Beobachtungsfähigkeit: ☒ ☐ ☐ Wahrnehmungsfähigkeit: ☒ ☐ ☐
Bemerkung:	Bemerkung: *manuelle Anleitung wird bevorzugt, „ich muss alles begreifen!", habe Angst etwas zu vergessen*

Aktives soziales Umfeld: Freundeskreis: ☒ ja ☐ nein Verwandtschaft: ☒ ja ☐ nein Bemerkung:	Einbeziehen von Angehörigen: Wer? *wird nicht gewünscht, Kinder und Freunde sind aber vorhanden*

Ängste und zu erwartende Probleme: *Frau M. hat Angst vor Spritzen und Angst Fehler zu machen*	Vorkenntnisse/Erfahrungen: *Hat nach verschiedenen OP's schon s.c. Injektionen erhalten*

Weitere Informationen:

[nach dem Gespräch: „Schulungsblatt" und Informationen zum Medikament und Hygiene ausgehändigt, Ziele vereinbart und 3 Termine abgesprochen (weitere Termine möglich)
Planung: Feststellen des Wissens in jeder Sitzung → Rückmeldung an Frau M., was sie schon weiß und kann; praktische Übungen immer kleinschrittig und mit visualisiertem Infoblatt zu den einzelnen Schriften;
letzte Sitzung: einzelne Punkte des „Schulungsblattes" durchgehend – alles okay?]

Copyright: Netzwerk Patienten- und Familienedukation e.V. in Kooperation mit der Universität Witten/Herdecke

Abb. 7.6: Einschätzungsbogen zur Schulung einer selbstständigen sc.-Injektion.

Einschätzung der Lernbereitschaft

Zur **Einschätzung der Lernbereitschaft** fragen die Pflegende den Patienten und ggf. seine Angehörigen zunächst, welche Anliegen und Fragen sie haben. Um herauszufinden, wie hoch die Lernbereitschaft des Patienten ist, beobachten sie ihn in Bezug auf Aufmerksamkeit, Fragen, Emotionen, Gefühlsregungen und kognitive Fähigkeiten.

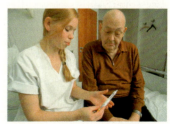

Abb. 7.7: Psychomotorisches Lernziel: Lernen einer Injektion. [K115]

Festlegung von Lernzielen

Lernziele sind je nach Situation des Patienten verschieden. Daher ist es möglich, dass sich der Verlauf der Information, Schulung oder Beratung – trotz desselben Themas – bei einzelnen Patienten unterscheidet. Unterschieden werden *kognitive Lernziele* (Wissen), *psychomotorische Lernziele* (Handlungen) und *affektive Lernziele* (Gefühle).

Ein **kognitives Lernziel** ist beispielsweise das Wissen über den Zusammenhang zwischen Ernährung und Blutzuckerspiegel bei Diabetes, ein **psychomotorisches Lernziel** der Umgang mit einem Rollator oder einer Injektion. Bringen die Pflegenden einen Patienten mit neu angelegtem Enterostoma emotional in die Lage, sich diesen anzusehen – was für seine zukünftige Selbstversorgung sehr wichtig ist –, handelt es sich um ein **affektives Lernziel**.

Lernvereinbarung

Um die Aktivitäten der Information und Schulung verbindlich zu gestalten, können **Lernvereinbarungen** (in Vertragsform) mit den Klienten geschlossen werden. Darin werden die Rahmenbedingungen (etwa Uhrzeit, Häufigkeit), die Ziele und die gegenseitigen Verpflichtungen der Partner aufgeschrieben. In der Pädagogik ist dieser Ansatz unter „contract-learning" bekannt.

Tiefe des Wissens

Die erreichbare **Tiefe des Wissens** ist unterschiedlich. Jede Wissensstufe erfordert mehr Aufwand im Lernen und in der Vermittlung. Faktenwissen ist vergleichsweise einfach zu vermitteln; hierbei geht es um das Einprägen von recht oberflächlichen „Fakten". Um Handlungsorientierung zu erreichen, müssen die Patienten die dahinterliegenden Prinzipien verstehen. Prinzipienwissen meint, dass die Begründungen für Handeln vermittelt werden.

Eine weitere Stufe ist „optionales Handeln"; dies bedeutet, dass die Betroffenen Wahlmöglichkeiten haben, Zusammenhänge durchblicken, eigene Erfahrungen verarbeiten und zum Experten geworden sind. Auch unter veränderten Bedingungen (z. B. im Urlaub) treffen sie richtige Entscheidungen, managen Komplikationen und können Risiken abwägen. Manche Patienten erreichen diese Stufe erst nach langjährigem Umgang mit ihrer Krankheit, oft durch Versuch und Irrtum,

d.h. durch schlechte Erfahrungen (eine gute Patientenedukation könnte einige dieser Erfahrungen vorwegnehmen).

Eine besondere Reifestufe des Wissens ist erreicht, wenn Patienten in der Lage sind, ihr Wissen verständlich und motivierend an Dritte weiterzugeben.

7.1.2 Mitarbeit der Patienten

Compliance und Adherence

Für eine dauerhaft erfolgreiche Behandlung eines Patienten ist dessen **Mitarbeit** entscheidend. Erfahrungen aus der Vergangenheit haben gezeigt, dass für diese Mitarbeit eine intensive Beschäftigung mit dem Patienten und dessen individueller Situation unverzichtbar ist. Appelle oder auch Ratschläge von Seiten der Pflegenden oder Ärzte reichen nicht aus.

Insbesondere bei langfristigen und täglich einschneidenden Maßnahmen werden chronisch kranke Patienten nicht selten therapieuntreu und vernachlässigen die ärztlichen Hinweise. Der gängige Begriff **Compliance** (Fügsamkeit, Befolgen) ist deswegen überholt. Die „Non-Compliance" hat viele Ursachen: oft hat der Betroffene die Hinweise nicht richtig verstanden oder vergessen, oder es treten im Alltag unerwartete Schwierigkeiten auf, wenn etwa die Beschaffung von Medikamenten, die Kosten oder Zeitumstände zum Problem werden; genauso können plötzliche Ereignisse die Situation verändern, Nebenwirkungen von Medikamenten in den Vordergrund treten, oder die Möglichkeiten des Patienten sind eingeschränkt, etwa durch Sehschwierigkeiten oder manuelle Probleme.

An die Stelle des Compliance-Begriffes ist deswegen der Begriff **Adherence** (Adhärenz) getreten – er enthält eine (anfängliche) Konsensfindung zwischen Patienten und Pflegenden und zielt auf „Einhaltung" des Vereinbarten. Wie tragfähig dieser Ansatz ist und ob er durch stete Arbeitsbündnisse erneuert werden muss, ist unterschiedlich.

Individuell abgestimmte Patientenedukation sichert die Mitarbeit

Letztlich müssen sich Patienten und deren Angehörige in ihrer eigenen Lebenswelt mit den Veränderungen arrangieren und *Alltagswissen* im Umgang mit ihrer Krankheit entwickeln. Dieses Alltagswissen gilt es zu respektieren – auch wenn es sich von dem professionellen Wissen der

Pflegenden unterscheidet. Es ist allerdings die Chance und der berufliche Auftrag der Pflegenden, während ihres Kontaktes mit dem Patienten und seinen Angehörigen notwendiges Wissen zu vermitteln und so die Selbstständigkeit der Betroffenen vorzubereiten.

Aber Vorsicht: Patientenedukation kann auch überfrachtet sein. Pflegende fragen sich daher immer wieder, wie notwendig die jeweilige Information ist, ob sie aus Sicht des Betroffenen tatsächlich unentbehrlich ist. Die Patienten benötigen kein „verkleinertes Profi-Wissen", in der Regel haben sie andere Fragen.

Auf Seiten der Pflegenden ist daher eine hohe Kompetenz notwendig, um das jeweilige Informationsbedürfnis und eine drohende Überforderung bei Patienten und Angehörigen zu erkennen: So hat es z.B. keinen Sinn, eine Ehefrau in vielen Informations- und Beratungsgesprächen zu veranlassen, ihren demenzkranken Partner weiter zuhause zu betreuen, wenn sie selbst am Ende ihrer Kräfte ist.

7.1.3 Pädagogik und Psychologie in der Patientenedukation

Die Pflegenden benötigen für die Aufgaben der Patientenedukation zusätzliche Fachkenntnisse: Neben Expertenwissen in einzelnen Bereichen der Pflege sind für die Patientenschulung und -beratung auch **pädagogische und psychologische Kenntnisse nötig** – ähnlich wie bei der Praxisanleitung oder Mentorentätigkeit.

So ist es z.B. für den Lernerfolg wichtig, für Schulungsaktivitäten den geeigneten Zeitpunkt zu wählen, weil der Betroffene motiviert sein und seine seelische Verfassung die Aufnahme neuen Wissens zulassen sollte; schwer kranke Patienten wollen z.B. in der Akutphase ihrer Erkrankung oft passiv sein und brauchen zunächst das „Anlehnen". Nach dem Abklingen von akuten Phasen ist daher ein günstiger Zeitpunkt für die Patientenedukation. Oft sind Pflegende dann die wichtigsten Ansprechpartner der Kranken. Immer ist jedoch die individuelle Situation der Klienten wichtig.

Pflegende integrieren daher vorhandenes Wissen, manuelle und geistige Ressourcen sowie Interessen des Betroffenen in Informations- und Schulungsaktivitäten und berücksichtigen das soziale und familiäre Umfeld des Patienten in Hinblick auf die spätere Selbstpflege zu Hause.

Generell ist es im Rahmen der Patienten-edukation günstig, wenn immer dieselbe Pflegende die Verantwortung für einen Patienten im Lernprozess übernimmt – Information, Beratung und Schulung sind deswegen auch Kernaspekte des Primary Nursing (☞ 3.3.3) bzw. des Case-Managements (☞ 3.3.4).

Die Pflegenden beachten die **Prinzipien der Lernpsychologie,** z. B.:

► Bei der Vermittlung von Wissen an Bekanntes anknüpfen
► Die Aufnahmefähigkeit des Patienten nicht durch ein Überangebot von Informationen überfordern, Pausen berücksichtigen
► Den Patienten aktiv teilnehmen lassen, auf Fragen eingehen
► Möglichst viel visualisieren, anschaulich machen
► Keine Ängste aufkommen lassen, weil sie das Aufnehmen und Behalten von Inhalten behindern
► Falsche Informationen behutsam korrigieren, Erfahrungen einfließen lassen
► Gelerntes wiederholen; Wissen immer wieder bündeln, Informationen, die Priorität haben, dabei hervorheben
► Praktische Übungsmöglichkeiten zur Verfügung stellen, Strategien des Behaltens nutzen
► Familiäres und soziales Netzwerk für eine positive Verstärkung nutzen.

Zusätzlich ist es wichtig, bei den vermittelten Inhalten Prioritäten zu setzen. Nicht alle Aspekte sind gleich wichtig, und durch diese Unterscheidung versetzen die Pflegenden die Patienten in die Lage, in der jeweiligen Situation kompetente Entscheidungen fällen zu können.

Unterschiedliche Lerntypen

Menschen lernen unterschiedlich. Die pädagogische Psychologie unterscheidet **verschiedene Lerntypen**. So *begreifen* manche eher über das praktische Tun, andere müssen zuerst die Hintergründe *verstehen*. Auch die Nutzung der verschiedenen Sinne ist verschieden, u. a. wird in Typen des Sehens (visuell), des Hörens (auditiv) und des Haptischen (Berührung) differenziert.

Allgemein hat sich herausgestellt, das durch bloßes Hören die *Behaltensleistung* am niedrigsten ist (20%), Sehen bei 30% liegt, durch Hören *und* Sehen sich das Merken auf 50% addiert, Nachsprechen die Leistung weiter steigert, und am höchsten die Behaltensleistung durch selbstständiges Durchführen ist (90%).

7.2 Patienten-information

Strukturierte Gespräche

Informieren ist eine besonders häufige Interaktion im Pflegealltag: Pflegende informieren über die Vorbereitung und den Ablauf einer Darmspiegelung, sie geben Hinweise zum „MDK-Besuch", sie empfehlen Selbsthilfegruppen oder sie sagen etwas zur Medikamenteneinnahme. In der Regel überwiegt die mündliche Information. Das Führen eines **strukturierten Gesprächs,** das sich an Vorgaben zu Inhalt und Ablauf orientiert, sichert eine umfassende Information des Patienten. Dieses kann durch Leitfäden (☞ Abb.

7.8) und schriftliche Ergänzungen, z. B. eine Patientenbroschüre (☞ Abb. 7.9), unterstützt werden. (📖 13, 14)

Einsatz von Broschüren

Broschüren sind eine geeignete Form der Informationsweitergabe. Broschüren werden in ein Informationsgespräch eingebettet. Viele Broschüren können über Selbsthilfegruppen, Krankenkassen, Interessengruppen und Stiftungen (z. B. Krebshilfe, Bundeszentrale für gesundheitliche Aufklärung) oder auch von der Industrie kostenlos bezogen werden. Zuvor sollten die Materialien allerdings von den Pflegenden gesichtet und auf ihre Qualität und ihren Inhalt hin geprüft wer-

---

6. Leitfaden

❏ Erfragen Sie das **Vorwissen** des Patienten

❏ Erklären Sie mit einfachen Worten, was **Antibiotika** sind und wie sie wirken

❏ Erläutern Sie kurz die Bedeutung und Folgen einer **Resistenzbildung** gegen Antibiotika

❏ Nenne Sie den **Namen** und die **Indikation** des verordneten Antibiotikums

❏ Weisen Sie darauf hin, die vorgeschriebene **Dosierung** und **Therapiedauer** undbedingt einzuhalten

❏ Erläutern Sie die **Einnahmevorschriften**
   ❏ viel trinken bei der Einnahme
   ❏ zeitliche Abstände einhalten
   ❏ je nach Medikament nüchtern oder zum Essen einnehmen
   ❏ je nach Medikament Nahrungsmittel vermeiden (Milch, Säfte, Alkohol, coffeeinhaltige Getränke)

❏ Erfragen Sie, ob **weitere Medikamente** eingenommen werden

❏ Besprechen Sie ggf. **Wechselwirkungen** (Marcumar, Digoxin, Diuretika, Aminoglycoside, Aktivkohle, orale Kontrazeptiva)

❏ Infomieren Sie über die in Frage kommenden **Nebenwirkungen** (s. Tabelle und Beipackzettel)

❏ Beschreiben Sie Anzeichen von **Allergien** (Hautausschlag, Juckreiz, Lippen-Gesichtsschwellung, Atemnot) und entsprechendes Verhalten bei Auftreten.

❏ Begründen Sie, warum es häufig zu **Magen-Darmbeschwerden** kommt (Übelkeit, Erbrechen, Durchfälle)

❏ Geben Sie Ratschläge zur Ernährung bei **Diarrhoen**:
   ❏ Reichlich trinken, am besten täglich zwei bis drei Liter stilles Mineralwasser (eher leicht angewärmt als eiskalt), lauwarmer Tee (z.B. Kamillen- oder Fencheltee) oder nicht zu heiße, klare Brühe weil sie Naatrium und Kalium ersetzt. Schwarzer Tee, fünf Minuten gezogen, wirkt günstig.
   ❏ Evtl. Elektolytlösungen aus der Apotheke oder isotonische Getränke für Sportler enthalten Natrium und Kalium
   ❏ Statt drei Hauptmahlzeiten fünf kleinere Mahlzeiten pro Tag einplanen.

EBNP Modul Patienteneducation: Lex, K.; Meyer, E.; Skodowski, U. 2004

Abb. 7.8: Gesprächsleitfaden orale Antibiotikatherapie (Auszug). Die Information wird durch eine Checkliste und eine Patientenbroschüre untermauert, dazu kommt ein Dossier mit Wissensinhalten über Antibiotika, so dass die Pflegenden jeweils die gleiche Information geben.

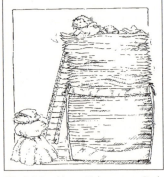

Abb. 7.9: Broschüre zur Vorbeugung von Druckgeschwüren. [X236]

Kriterium	Beschreibung
Ziel und Zielgruppe angegeben?	Ohne ein ausdrückliches Ziel bleibt der Inhalt einer Broschüre beliebig und kann nicht geprüft werden. Auch die Adressaten müssen klar sein, Pflegende brauchen anderes Wissen als Patienten oder Angehörige
Alltagsbezug vorhanden? Relevanz der Information?	In Pflegezusammenhängen geht es um das Leben mit der Krankheit, um vielerlei Alltagsfragen und nicht nur um die Einhaltung ärztlicher Ratschläge oder eine breite medizinische Information über die Krankheit. Der „Textplatz" ist kostbar, deswegen sollten alle Inhalte auf handlungsleitende Relevanz für die Betroffenen geprüft werden
Positive Bewältigung angestrebt? Persönliche Ansprache	Die Adressaten einer Broschüre sollten ernst genommen und als Gegenüber („Sie") angeredet werden, ungünstig sind Broschüren, in denen „über" Menschen gesprochen wird. Insgesamt sollten Betroffene gestärkt werden, ihr Schicksal bewältigen zu können – dies ist nicht selbstverständlich. Manche Schriften erhöhen die Angst, raten überwiegend zur Vorsicht und zum Rückzug
Umfang und Schriftgröße	Broschüren müssen in etwa zehn Minuten lesbar sein, sie dürfen nicht in ein Buch „ausarten". Ist viel mitzuteilen, sollten mehrere Broschüren mit unterschiedlichem Fokus ausgelegt werden. Die Schriftgröße sollte bei 14-Punkt-Schrift liegen, Wichtiges sollte fettgedruckt sein – oft haben ältere Menschen Seheinschränkungen
Verständlichkeit	Der Text sollte gut verständlich sein, Fachwörter sollten auch in Deutsch erklärt sein. Zum Einschätzen der Textverständlichkeit gibt es verschiedene Verfahren. Empfehlenswert ist das Hamburger Verständlichkeitskonzept (☞ 15), es setzt auf die Dimensionen Einfachheit, Gliederung/Ordnung, Kürze/Prägnanz und zusätzliche Stimulanz und hilft, Texte einzuschätzen und zu verbessern
Layout Überschriften Gliederung Abbildungen	Eine Broschüre muss „äußerlich" ansprechend wirken und „inhaltlich" einen roten Faden haben. Die Gliederung muss erkennbar sein, Abschnitte sollten strukturiert werden – Fotos und Abbildungen müssen passend sein, sie können den Text auflockern. Hinsichtlich der Gestaltungselemente wird sogar oft „zu viel des Guten" getan, so dass ein Heft eher überladen wirkt: Farben, Schrifttypen und -größen usw. sollten aufeinander abgestimmt sein
Aktuelles Wissen Literaturstützung Quellen Datum	Das vorgestellte Wissen sollte auf aktuellstem Stand sein, neue Quellen/Lehrbücher usw. sollten verarbeitet sein – auch aus diesem Grund ist es ratsam, Fachexperten zu befragen. Die Forderung nach „Evidenzbasierung" (strenger wissenschaftlicher Prüfung) ist wichtig und richtig – dies ist aber eine Aufgabe der Wissenschaft und im Rahmen pflegebezogener Alltagshinweise meistens nicht leistbar. Die Literaturquellen und die Jahreszahl der Broschürenherstellung sollten angegeben sein
Autorenhinweise (Finanzierung/Abhängigkeit)	Eine Broschüre der Industrie (z.T. mit Werbung) muss anders beurteilt werden als eine Broschüre des Ministeriums oder einer Selbsthilfegruppe – aus diesem Anlass ist es wichtig, etwas über Finanzierung und Entstehung zu wissen. Nützlich ist auch, den beruflichen Horizont des Autors einordnen zu können
Weiterführende Hinweise Adressen	Eine Broschüre sollte für interessierte Patienten noch zusätzliche Lesehinweise oder auch relevante Adressen, an die er sich wenden kann, enthalten
Vollständigkeit	Abschließend wird beurteilt, ob relevante Aspekte fehlen. Es empfiehlt sich, Broschüren/Handzettel interdisziplinär zu begutachten/entwickeln, je nachdem sollten Physiotherapeuten, Ärzte, Ernährungsberater usw. beteiligt werden
	Bestimmte Zielgruppen müssen speziell berücksichtigt werden: für Kinder oder Jugendliche etwa werden andere Unterlagen gebraucht. Auch für ausländische Patienten gibt es wenig Material; dabei reicht es nicht aus, Texte in die gängigsten Fremdsprachen zu übersetzen, vielmehr müssen auch kulturelle Besonderheiten bedacht werden (☞ 6.1).

Tab. 7.10: Wittener Liste. Die Wittener Liste enthält zehn Kriterien zur Gestaltung von Broschüren und stützt sich auf einschlägige Fachbücher zur Patientenedukation; außerdem sind gängige Qualitätsansprüche z.B. aus Kriterien evidenzbasierter Patienteninformation in sie eingegangen.

den. Auch müssen sie mit dem Konzept in der jeweiligen Institution (Klinik, Pflegedienst, Altenheim) übereinstimmen.

Vielfach fehlt aber auch geeignetes Material; dann liegt es nahe, eigene Faltblätter oder Broschüren zu entwickeln. Erste Entwürfe eines Informationsblattes sollten bei der Zielgruppe getestet und ggf. angepasst werden. Betroffene Menschen haben oft andere Fragen, als die Pflegenden denken, und oft sind auch Texte und Abbildungen zu kompliziert. Als Grundlage zur Broschürenentwicklung und -testung kann die „Wittener Liste" (☞ Tab. 7.10) dienen (🕮 15).

Neue Wege der Patienteninformation

Im Bereich Information können noch viele andere Wege kreativ genutzt werden. So können Fotomappen, Poster, z.B. von der Industrie, bestellt oder auch selbst hergestellte Plakate verwendet werden – in Krankenhäusern eignen sich z.B. Wartezonen oder Fahrstühle zum Aushang. Auch neue Medien können genutzt, Videos oder DVDs ausgegeben werden. Desweiteren ließen sich PC-Programme (Touch-Screen-Funktion) zur Gesundheitsförderung und Krankheitsbewältigung vermehrt anbieten.

Internet als Informationsquelle

Einen immer größeren Bereich nehmen Informationen über das **Internet** ein, viele Einrichtungen stellen mittlerweile

Patienten einen Zugang zur Verfügung. Besonders jüngere Menschen mit chronischen Krankheiten nutzen diese Informationsquelle. Dabei ist es nicht leicht, seriöse von unseriösen Informationen zu trennen. Deshalb ist es den informationssuchenden Patienten eine große Hilfe, wenn Pflegende (für ihr Betätigungsfeld) über die seriösen Internetangebote Bescheid wissen, um ggf. Rat geben zu können (✉ 3, 4, 5, 6, 7,).

7.3 Patientenschulungen entwickeln und anbieten

Schulungsprogramme

Es gibt bereits eine Reihe von **Schulungsprogrammen** für einzelne Patientengruppen, z.B. für Menschen mit Asthma, Epilepsie oder Diabetes; in der Regel werden diese Schulungen von der Industrie zur Verfügung gestellt, zunehmend EDV gestützt. Oft kann das Schulungsmaterial kostenlos bezogen werden. Allerdings fokussieren diese Angebote überwiegend auf Gruppenschulungen. Für die Patientenedukation in der Pflege ist es notwendig, diese Schulungen zu individuellen Schulungen umzuarbeiten. (📖 17)

Die Qualität der vorhandenen Schulungsprogramme ist unterschiedlich. In einer Untersuchung wurde festgestellt, dass viele Programme nicht erwachsenenorientiert, sondern eher lehrerzentriert und mit methodenarmer „Zeigefinger-Pädagogik" unterlegt sind. Außerdem würden sie überwiegend die kognitive Ebene (Wissen) ansprechen; Gefühle, Motivation und Erfahrungen kämen weniger zur Sprache. Darüber hinaus nehmen sie eher die Kliniksituation und die biomedizinische Perspektive in den Blick, weniger den Lebensalltag des Betroffenen. Nur wenige Programme sind wissenschaftlich ausgewertet (evaluiert).

Mikroschulungen

Mikroschulungen richten sich an ein bis zwei Adressaten. Unterrichtet wird jeweils eine bestimmte Intervention, Verhaltensweise oder Wissensportion. Als Inhalte eignen sich *Maßnahmen* wie subkutane Selbstinjektion, Anziehen von Kompressionsstrümpfen, Umgang mit Dosier-Aerosolen, Gabe von Augentropfen oder *Wissensinhalte* wie glutenfreie Ernährung, Vermeidung anfallsfördernder Reize oder Umgang mit Übelkeit. Mikroschulungen sollten nicht länger sein als halbstündige Sequenzen, sie können natürlich wiederholt werden. Für jede Mikroschulung liegt ein schriftliches Konzept vor, an dem sich alle orientieren (📖 18).

Struktur der Mikroschulungen

In der Pflege sind hunderte von Themen denkbar, die für eine standardisierte Mikroschulung aufbereitet werden können. Dabei ist die Struktur der Mikroschulungen immer gleichbleibend.

Grundsätzlich ist es notwendig, dass der Schulende (evtl. aus der Literatur) die wichtigsten Hemmnisse bei der späteren häuslichen Umsetzung kennt und darauf eingehen kann. Für eine erfolgreiche Schulung ist auch unentbehrlich, wenn er Ängste und Sorgen der Betroffenen kennen lernt und sie motivieren kann, das Gelernte in den Alltag zu integrieren. Eine gute, lernfördernde Atmosphäre während der Schulung muss daher gegeben sein. Zunächst sind daher die Voraussetzungen zu klären: sowohl beim Anleitenden hinsichtlich fachlicher und pädagogischer Kenntnisse als auch beim zu Schulenden hinsichtlich seiner Fähigkeiten, Bedürfnissen und Lernmöglichkeiten.

Dann steht das Thema im Vordergrund. Die Inhalte sind dem aktuellen Stand der Wissenschaft immer wieder anzupassen. Diese Sachanalyse nimmt einen großen Raum ein, weil nur so gesichert werden kann, dass alle Pflegenden das Gleiche vermitteln.

Didaktisch und pädagogisch aufbereitet wird der Inhalt dann in **kleinen Lernschritten** vermittelt. Gemeinsam werden die Ziele besprochen und das vorhandene Wissen um notwendige Inhalte ergänzt. Im Anschluss daran demonstriert die Pflegekraft den Schulungsinhalt. Der Patient führt die Handlung nun seinerseits durch und übt sie. Fragen werden beantwortet, abschließend wird das Wichtigste in einer Ergebnissicherung noch einmal zusammengefasst; evtl. erfolgt ein Wissenstest. Eine mündliche Rückmeldung des Patienten zur Schulung beendet die Sitzung. Dieses Feedback ist ein Schritt zur Evaluation der Mikroschulungen, die alle über einen längeren Zeitraum evaluiert werden sollten.

Das erforderliche Schulungsmaterial kann durch Kärtchen, Fotos oder ein zusätzliches Merkblatt zum Mitgeben ergänzt werden. Notwendig sind auch Dokumentationsbögen, so dass Ausgangslage, Verlauf und Ergebnis der Mikroschulung festgehalten werden.

Häusliche Einzelschulungen

Im Rahmen der Pflegeversicherung sind neben Kursen für pflegende Angehörige (§ 45, SGB XI) auch individuelle **häusliche Einzelschulungen** möglich. Sie sollen die Pflegekurse ergänzen und ein individuelles Angebot vor Ort bereitstellen. In der Regel sind es beruflich Pflegende, die z.B. einen Transfer zeigen, eine Bobath-Lagerung schulen, über Schmerzmanagement informieren oder eine Kontinenzberatung durchführen.

Im Prinzip handelt es sich dabei um ein ähnliches Vorgehen wie bei der obigen Mikroschulung, allerdings ohne dieses Konzept. Die Rahmenbedingungen für diese individuellen Schulungen sind von

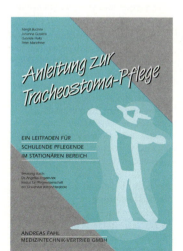

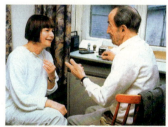

Abb. 7.12: Häusliche Einzelschulung. Die häusliche Schulung wird nach Antragstellung durch den Pflegebedürftigen von der Krankenkasse genehmigt. Vorgesehen ist eine maximal zweistündige Schulungs-/Beratungseinheit, die mit etwa 80 Euro vergütet wird. Die Durchführung muss umfangreich dokumentiert werden. [K151]

Abb. 7.11 (links): Beispiel eines strukturierten Programms: Leitfaden „Anleitung zur Tracheostoma-Pflege". [V394]

7 Patienteninformation, -schulung und -beratung

Gespräch 3c (Arzt/Pflege)
Inhalt: Freizeitaktivitäten

Epilepsie und Sport:
- ▸ Anfälle werden nicht durch Sport provoziert
- ▸ 30–80 % aller tödlichen Unfälle passieren im Wasser
- ▸ GRUNDREGELN: nicht alleine ins Wasser oder in die Luft, nicht zu schnell

Epilepsie und Reisen:
- ▸ Flugreisen selber sind kein Provokationsfaktor
- ▸ Schlafentzg und Zeitumstellung jedoch schon
- ▸ Bei Zeitumstellung mit Tagesverlängerung (Westen) sollten ca. $1/3$ der Tagesdosis nachgenommen werden
- ▸ Bei hoher Anfallsfrequenz zusätzliche Diazepamgabe
- ▸ Bei langen Reise: Mitführen eines Notfallausweises

Reiseerkrankung/Impfung/Prophylaxe:
- ▸ Präparate gegen Reisekrankheit (Kinetose) können Sedierung verstärken, Krampfschwelle beeinflussen
- ▸ Kohletabletten bei Diarrhoe beeinträchtigen Medikamentenresorption → Wirkspiegel von Antiepileptika sinkt
- ▸ Prophylaktika gegen Malaria erhöhen Anfallsbereitschaft
- ▸ Grundsätzlich gleicher Impfschutz nötig
- ▸ Cholera/Typhus und Gelbfieberimpfung leicht erhöhtes Komplikationsrisiko

Projekt: Patientenedukation Epilepsie; Ev. Krkh. Herne und Universität Witten/Herdecke STAND 1/2003.

Abb. 7.13: Gesprächskarte Epilepsie. Die Karten im „Kitteltaschenformat" umfassen Beratungs- und Wissensthemen, die in zehn Minuten pro Sitzung oder auch in längeren Gesprächen vermittelt werden können – auch ist es möglich, alle Aspekte in einem Gespräch anzusprechen.

den Pflege-Kassen festgelegt; es existieren Listen über mögliche Themen, von denen durchaus abgewichen werden kann.

Strukturierte Programme

Bei komplexen Krankheiten müssen Betroffene viel lernen, um die Veränderungen in ihren Alltag zu integrieren. Hier sind an Vorgaben orientierte, **strukturierte Programme** notwendig. Die Patienten sollen zum Experten in eigener Sache werden und dies kann schon beim ersten Krankenhausaufenthalt vorbereitet werden. Durch die kürzer werdenden Klinikzeiten werden sich immer mehr Aktivitäten verlagern: so wird es künftig schon vor der Aufnahme *(prästationär)* Kontakte durch Einbestellung oder durch Hausbesuche geben. Dabei geht es darum, den Patienten und die Angehörigen auf das Bevorstehende vorzubereiten, u. U. bereits mit einer Schulung.

Auch nach der Entlassung *(poststationär)* werden die Aktivitäten der Information und Beratung zunehmen. In vielen Fällen übernehmen dies Call-Center der Versicherer, an den Telefonen sitzen zunehmend auch Kranken- und Gesundheitspfleger. Bekannt sind dafür etwa telemedizinische Programme zur Begleitung von Herzinsuffizienz-Patienten. Insgesamt ist damit zu rechnen, dass das Monitoring von Patienten durch telemetrische, computer- und funkgestützte Überwa-

chung und die Fernberatung zunehmen werden. Für viele Patienten bleibt dennoch der persönliche Kontakt und auch die soziale Unterstützung einer Gruppe wichtig.
Strukturiertes Begleitprogramm für Brustkrebspatientinnen ☞ 🖥️.

7.4 Patientenberatung durchführen

Grundlagen zur Kommunikation ☞ 6.2
Fallgeschichten ☞ 🖥️.
Gesprächsverhalten: Essenz aus den verschiedenen Beratungsansätzen ☞ 🖥️.
Beratung ist eine Grundkompetenz des Pflegens: in allen Pflegetheorien und Beschreibungen zum Berufsbild Pflege (z. B. in den Kompetenzstufen nach *Benner* ☞ 2.1) hat Beratung eine zentrale Bedeutung. Pflegende begegnen Menschen in existentiellen Krisensituationen, oft sind sie dort die einzigen Ansprechpartner. Die nahe Beziehung zum Kranken, die eine Übernahme der Pflege erst ermöglicht, ist die Grundlage für Beratung.

Patientenberatung als Herausforderung

Für eine erfolgreiche Patientenberatung ist eine hohe fachliche, methodische und personale Kompetenz notwendig. Für viele Pflegenden ist dies eine große Her-

ausforderung. Manche fühlen sich für diese Beraterrolle nicht kompetent genug und lehnen sie ab. Andere haben Sorge davor, „das Heft aus der Hand zu geben" und in einem Beratungsprozess mit dem Patienten ins Ungewisse zu gehen, u. U. keine Antwort zu wissen und dies als „Versagen" zu empfinden.

Sie übersehen dabei oft, dass sie in ihrem pflegerischen Alltag die notwendigen Kompetenzen bereithalten und häufig Beratungen durchführen, wenngleich nicht in einem definierten und systematisierten Rahmen.

Als ein Hemmnis gezielter Patientenberatung tritt oft der Zeitmangel der Pflegenden auf. Gerade aber eine systematisierte, gezielte Beratung kann diesen Zeitmangel auflösen, da sich Beratungssituationen nicht nach ihrer Dauer beurteilen lassen, sondern nach der Intensität der Begegnung.

Pflegerische Beratung im Kontext verschiedener Beratungstheorien

Viele der für die pflegerische Beratung geltenden Grundsätze entstammen der Gesprächspsychotherapie. Hier lassen sich verschiedene Beratungstheorien unterscheiden (📖 19), etwa mit humanistischen, tiefenpsychologischen, verhaltensorientierten oder systemischen Grundlagen. Hinzu tritt aus der Sozialwissenschaft die Integrative Beratung.

Bekannt sind die beziehungsorientierten Grundlagen nach *Rogers* (1961), der die klientenzentrierte Gesprächsführung begründet hat (ausführlich ☞ 6.4.2). Viele Autoren haben dieses Konzept übernommen und unter „nicht-direktiver Beratung" weitergeführt. Nicht-direktiv meint in diesem Zusammenhang, dass der Ratsuchende mit seinen Wünschen und Möglichkeiten im Vordergrund steht, nicht etwa die Führung durch den Berater. Der Berater zeichnet sich durch Akzeptanz, Echtheit und Wertschätzung aus – all dies sind Grundhaltungen, die für jede gelungene Beratungssituation gelten.

Für die Pflege steht eine theoretische Aufarbeitung der verschiedenen Beratungskonzepte noch aus. Diese müsste die bestimmenden Merkmale der Pflege berücksichtigen: u.a. ständige Präsenz, vielfältige Aufgaben, Verteilen der Aufmerksamkeit, Zeitdruck, kaum Rückzug. Für andere Berufe, z.B. Sozialarbeit, sind Beratungshintergründe bereits aufgearbeitet worden.

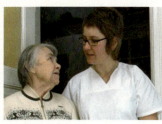

Abb. 7.14: Zur Beratungskompetenz gehören zugewandtes und einfühlsames Verhalten und die Fähigkeit, „aktiv zuhören" zu können, ohne dem anderen ins Wort zu fallen. Es ist für viele Menschen nicht einfach, sich auf den Gesprächspartner zu konzentrieren, aber nur dann können sie entscheidende „Feinheiten" heraushören. [K115]

Personale Kompetenz als Voraussetzung der Patientenberatung

Einige Menschen besitzen von Haus aus beraterische Fähigkeiten. Sie werden als „guter Zuhörer" bezeichnet und zeichnen sich durch Offenheit aus. Andere können ihre Fähigkeiten in Seminaren verbessern und wieder anderen fällt es grundsätzlich schwer, sich auf andere Menschen so einzustellen, dass diese – nach der Patientenedukation – ihren eigenen Weg gehen können. Dieser „eigene Weg" des Betroffenen ist jedoch Ziel und damit die Grundlage der Beratung.

Um im Miteinander eine maßgeschneiderte Lösung für den Betroffenen zu finden, schaffen die Pflegenden einen Rahmen, in dem der andere aussprechen kann, was ihn bewegt – dazu ist Zuwendung, Interesse und genügend Zeit erforderlich. Um die Situation des Patienten (und seiner Angehörigen) verstehen und einschätzen zu können, wechselt der Berater die Perspektive und versucht sich in die Lage des Gegenübers hineinzuversetzen. Der Berater konzentriert sich auf den Patienten, hängt nicht eigenen Gedanken nach und lässt sich Zeit für eine Einschätzung. Nicht selten führt eine zu schnelle „Diagnose" in eine falsche Richtung und stellt einen Erfolg der Beratung in Frage. Dies kann auch dann der Fall sein, wenn der Berater auftritt, als ob er in jedem Fall wüsste, was für den Patienten gut sei und dem Gegenüber nicht genügend Raum gibt, sich mitzuteilen. Ratsuchende fühlen sich dann schnell unverstanden.

Zur Beratungskompetenz der Pflegenden zählt auch die Fähigkeit, auf Seiten des Patienten und seiner Angehörigen nach Ressourcen zu suchen, die Voraussetzung für eine positive Bewältigung (Coping ☞ 5.1, 8.1.5) der Erkrankung sein können (☐ 20).

Übernahme der Beratungsfunktion

Beratungsanlässe sind in der Pflege außerordentlich zahlreich, sie begleiten den gesamten Pflegeprozess. Teils sind sie definiert, wie etwa im Rahmen des Entlassungsmanagements oder eines Begleitprogramms (z. B. bei Patienten mit Kehlkopfkrebs ☞ Abb. 7.11), oder Pflegende bieten sie Patienten aktiv an, nicht selten ergeben sie sich aber auch spontan. Einmal geht es um sachliche Themen wie Still- oder Kontinenzberatung, dann wieder um Sorgen des Betroffenen. Oft vermischen sich die Anlässe: in eine Beratung, ob bei einem Schwerstkranken eine PEG gelegt werden soll oder nicht, ob jemand die Hospizhilfe in Anspruch nehmen soll oder nicht, gehen viele sachliche und seelische Aspekte ein.

Beratung in der häuslichen Pflege

In der häuslichen Pflege ergibt sich für Beratungen die besondere Schwierigkeit, dass die beruflich Pflegenden über längere Zeit (fast) zum Teil der Familie (des Systems) werden. Dadurch werden sie evtl. kaum als ernst zu nehmender Berater angefragt oder haben Probleme, die Situation unbeeinflusst zu beurteilen. In der häuslichen Pflege unterscheidet einige zwischen Fachberatung und psychosozialer Beratung, wobei auch hier sich beide Formen vermischen können (☐ 21).

Gruppenprogramme für pflegende Angehörige

Als Leistung der Pflegeversicherung werden Kurse für pflegende Angehörige finanziert. In diese Kurse sind Pflegende als Dozenten involviert, eine Intensivierung dieser Aktivitäten wäre wünschenswert. Neue Untersuchungen zeigen (☐ 22), dass die Angehörigen mit bestimmten Erwartungen in die Pflegekurse kommen und ihre Zeit knapp bemessen ist. Neben Sachinformationen ist ihnen der Austausch mit Anderen wichtig. Sie möchten die Pflegesituation reflektieren und auch etwas Angenehmes für sich selbst tun. In der inhaltlichen Gestaltung dieser Programme ist dies zu berücksichtigen: es geht also nicht um eine Vermittlung beruflicher Fachpflege, sondern um eine klare Orientierung am Bedarf der Teilnehmer.

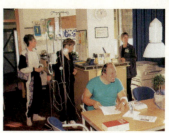

Abb. 7.15: Patienteninformationscenter (PIC) im Klinikum Lüdenscheid. Das Konzept dafür erarbeitete eine Arbeitsgruppe aus Pflegenden, Pflegestudenten und Managern in Zusammenarbeit mit der Pflegewissenschaft an der Universität Witten-Herdecke. Bei der Aufbereitung des Informationsmaterials spielten Verständlichkeit, Aktualität und ein ansprechendes Layout eine wichtige Rolle. Für die Weiterentwicklung des Patienteninformationszentrums ist ein klinikinterner Mitarbeiterkreis verantwortlich. Im PIC helfen Pflegepersonen den Patienten, die geeigneten Informationen zu finden. [M206]

Informationszentren für Patienten

Mittlerweile gibt es Zentren, in denen Patienten die Möglichkeit haben, sich mithilfe einer Bibliothek und Mediothek umfassend zu informieren. Nach dem Vorbild eines „Patient-Learning-Center" in einer Klinik in Boston (USA) wurde 1999 auch in Deutschland ein erstes **Patienteninformationscenter** (PIC) eingerichtet. Inzwischen gibt es in vielen Einrichtungen ähnliche Zentren.

Auch die Information mittels „neuer Medien" wie dem Internet wird in Zukunft immer selbstverständlicher werden, schon jetzt ist das Angebot spezifischer „Web-Sites" und Foren kaum übersehbar. Fachleute beklagen weniger den Mangel an Informationen als vielmehr den „Dschungel" an Mitteilungen. Hier ist es für die Betroffenen wichtig, unseriöse Angebote und Mitteilungen zu erkennen. Fachliche Beratung durch eine Pflegekraft in einem Informationszentrum kann dann die entscheidende Hilfestellung bieten.

> **Zukunft Patientenedukation**
> Bei jeder Erkrankung und besonders bei chronischem Leiden gibt es eine Phase, in der der Patient ein verstärktes Informationsbedürfnis hat und besonders lernbereit ist (Selbstmanagement). In einigen Jahren wird es selbstverständlich sein, dass Betroffene sich über Gesundheit, Krankheit und Selbstpflege vermehrt informieren. Die Patientenedukation ist daher ein wichtiger Entwicklungsbereich in der Pflege.

Literatur und Kontaktadressen

Literaturnachweis

1. Vgl. Abt-Zegelin, A.: Patienten- und Familienedukation in der Pflege. In: Deutscher Verein für Pflegewissenschaft (Hrsg.): Das Originäre der Pflege entdecken. Pflege beschreiben, erfassen, begrenzen. Sonderausgabe Pflege & Gesellschaft. Mabuse Verlag, Frankfurt a. M., 2003, S. 103–115.

2. Vgl. Abt-Zegelin, A.; Huneke, M.: Grundzüge einer systematischen Pflegeberatung. In: PR-Internet 1 (1999), S. 11–18.

3. Vgl. Koch-Straube, R.: Beratung in der Pflege. Verlag Hans Huber, Bern 2001.

4. Vgl. London, F.: Informieren, Schulen und Beraten. Verlag Hans Huber, Bern 2003.

5. Vgl. Sachverständigenrat zur Begutachtung der Entwicklungen im Gesundheitswesen: Gutachten 2003 – Finanzierung, Nutzerorientierung und Qualität.

6. Vgl. Corbin, J.; Strauss, A.: Weiterleben lernen. 2. A. Verlag Hans Huber, Bern 2004.

7. Vgl. Abt-Zegelin, A.: Was Patienten über ihre Krankheit denken. In: Die Schwester/Der Pfleger 1/2005, S. 53–55.

8. Vgl. Brieskorn-Zinke, M.: Die pflegerische Relevanz der Grundgedanken des Salutogenese-Konzepts. In: Pflege 13/2004, S. 373–380.

9. Vgl. Schwarzer, R.; Jerusalem, M.: Das Konzept der Selbstwirksamkeit. Zeitschrift für Pädagogik, 2002 (44). Beiheft: Selbstwirksamkeit und Motivationsprozesse in Bildungssituationen, S. 28–53.

10. Vgl. Lazarus, R. S.; Folkman, S.: Stress, Appraisal and Coping. Springer Verlag, New York 1984.

11. Vgl. Herriger, N.: Empowerment in der sozialen Arbeit. 2. Aufl., Kohlhammer Verlag, Stuttgart 2002.

12. Spirito, A. et al.: Screening measure to assess knowledge of diabetes in pregnancy. In: Diabetes Care 13/1990, S. 712–718.

13. Vgl. Abt-Zegelin, A.; Gossens, J.: Strukturiertes Anleitungsprogramm für langzeittracheotomierte Patienten, 2. Teil. In: Die Schwester/Der Pfleger 2/2006, S. 142–146.

14. Vgl. Bürgi, A.; Eberhart, H.: Beratung als strukturierter und kreativer Prozess. Vandenhoek & Ruprecht, Göttingen 2004.

15. Wiedemann, R.: Nicht jeder Ratgeber ist geeignet. Bewertung von Patientenbroschüren am Beispiel Lymphödem nach Brustkrebs. In: Die Schwester/Der Pfleger 3/2006, S. 214–217.

16. Langer, I.; Schulz von Thun, F.; Tausch, R.: Sich verständlich ausdrücken. 8. Aufl., Ernst Reinhardt Verlag, München 2006.

17. Vgl. Abt-Zegelin, A.: Epilepsie – Beratung und Information. In: Die Schwester/Der Pfleger 2/2004, S. 98–101.

18. Vgl. Abt-Zegelin, A.: Mikroschulungen – Pflegewissen für Patienten und Angehörige. In: Die Schwester/Der Pfleger 1/2006, S. 62–65.

19. Vgl. Koch-Straube, R.: Beratung in der Pflege. Verlag Hans Huber, Bern 2001.

20. Vgl. Fitzgerald Miller, J.: Coping fördern – Machtlosigkeit überwinden. Verlag Hans Huber, Bern 2003.

21. Vgl. Emmrich, D.; Hotze, E.; Moers, M.: Beratung in der ambulanten Pflege. Problemfelder und Lösungsansätze. Kallmeyer Verlag 2006.

22. Vgl. Deutsches Institut für angewandte Pflegeforschung (Hrsg.): Pflegehinweise im Blickpunkt. Schlütersche Verlagsgesellschaft, Hannover 2006.

Vertiefende Literatur

Kontaktadressen

1. www.discern.de

2. Netzwerk Patienten- und Familien-Edukation in der Pflege e.V., Institut für Pflegewissenschaft, Private Universität Witten/Herdecke, Stockumer Straße 12, 58453 Witten, www.patientenedukation.de

3. Aktionsforum Gesundheitsinformationssystem e.V. (afgis), Vereinsvorstand, Hammarskjöldring 103, 60439 Frankfurt a. M.,
   Tel.: 0 69/58 09 29 67,
   Fax: 0 69/58 09 29 66,
   www.afgis.de

4. Health on the Net Foundation, www.hon.ch

5. www.patientenleitlinien.de

6. Institut für Qualität und Wirtschaftlichkeit im Gesundheitswesen (IQWiG), Dillenburger Straße 27, 51105 Köln,
   Tel.: 02 21/35 68 50,
   Fax: 02 21/35 68 51,
   www.iqwig.de

7. Ärztliche Zentrum für Qualität in der Medizin (ÄZQ), Wegelystraße 3/Herbert-Lewin-Platz, 10623 Berlin,
   Tel: 0 30/40 05 25 01,
   Fax: 0 30/40 05 25 55,
   www.azq.de

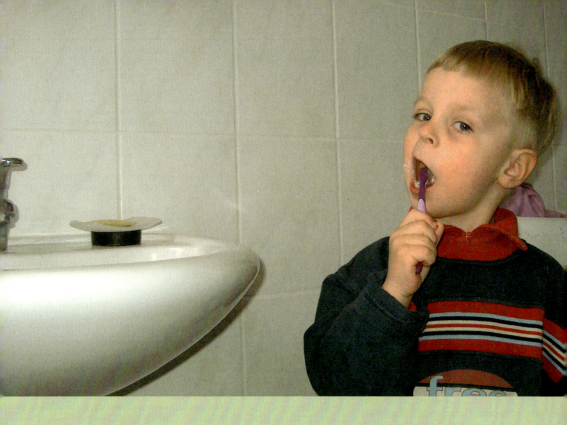

8 Gesundheitsförderung und Prävention

8.1	**Gesundheit – Prävention – Gesundheitsförderung ... 215**	8.1.6	Gesundheitsförderung in Gesellschaft und Politik 227	8.2.3	Arbeitsmarkt Gesundheitsförderung 234
8.1.1	Definition von Gesundheit, Krankheit und Pflegebedürftigkeit 215	8.1.7	Einrichtungen und Programme der Gesundheitsförderung und Prävention ... 229	8.3	**Berufliche Gesundheitsförderung für Pflegende .. 235**
8.1.2	Ziele und Methoden der Gesundheitsförderung und Prävention 217	8.2	**Pflege und Gesundheitsförderung 231**	8.3.1	Burnout-Erscheinungen 236
8.1.3	Pathogenese und Salutogenese 219	8.2.1	Aufgaben der Pflege im Rahmen der Gesundheitsförderung 231	8.3.2	Psychische Belastungen: Helfer-Syndrom 238
8.1.4	Gesundheitspsychologie 222	8.2.2	Gesundheitsförderung und Prävention bei pflegenden Angehörigen 233	8.3.3	Rückengerechte Arbeitsweise.............. 239
8.1.5	Stress und Coping......... 224			**Literatur und Kontaktadressen 241**	

8 Gesundheitsförderung und Prävention

Fallbeispiel

Gesundheit als zentrales Lebensmotiv

Kaum eine Zeitschrift kommt heutzutage ohne einen Artikel zur Gesundheit aus, und kein Fernsehprogramm verzichtet auf Gesundheitssendungen: Gesundheit ist als wesentlicher Faktor menschlichen Lebens anzusehen.

Meinungsumfragen belegen diese zentrale Bedeutung von Gesundheit: „Der Wunsch nach Gesundheit ist lebenslang stärker als der Wunsch nach Frieden, Arbeit und Wohlstand." (📖 1)

Über die Bedeutung als zentrales Lebensmotiv hinaus gewinnt Gesundheit als Thema für die Pflegenden auch deshalb an Gewicht, da die Ausbildung zur *Gesundheits- und (Kinder-)Krankenpflege* neu geregelt wurde: Das Krankenpflegegesetz vom 16. Juli 2003 ersetzt die frühere Berufsbezeichnung „Krankenschwester" bzw. „Krankenpfleger" durch **„Gesundheits- und Krankenpfleger(in)"**. Diese Veränderung steht als Überschrift über zahlreichen Einzelbestimmungen im Gesetz und der zugehörigen Ausbildungs- und Prüfungsverordnung. Die Aufgabe der Pflege umfasst somit nicht mehr nur die *Kranken*pflege, sondern auch die *Gesundheits*pflege.

Damit hat der Gesetzgeber nachvollzogen, was bereits vor Jahren weltweit – vor allem durch die Weltgesundheitsorganisation (WHO) – grundgelegt und gefordert wurde: So sieht die Denkschrift „Gesundheit 2000" (✉ 1) den **vorbeugenden Gesundheitsschutz als eine Aufgabe der Pflege**. Auf europäischer Ebene beschreibt die Münchner Erklärung, welche Bedeutung Pflegende in der Gesundheitsförderung haben (☞ Abb. 8.2).

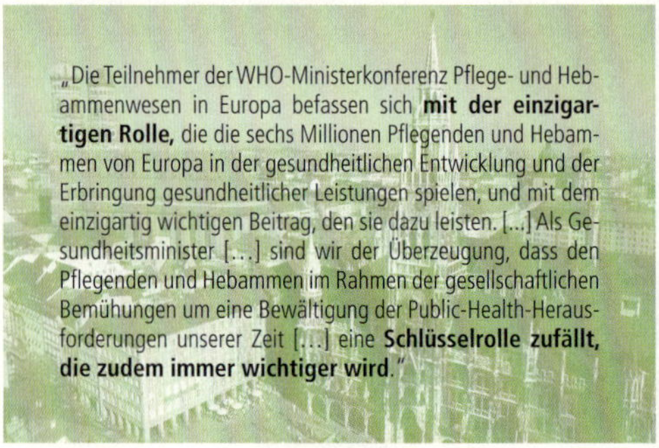

Abb. 8.2: Erklärung von München – Pflegende und Hebammen – ein Plus für Gesundheit; zweite WHO-Ministerkonferenz Pflege- und Hebammenwesen, München, Deutschland, 15.–17. Juni 2000 (✉ 2). [Foto: J666]

„Die Teilnehmer der WHO-Ministerkonferenz Pflege- und Hebammenwesen in Europa befassen sich **mit der einzigartigen Rolle,** die die sechs Millionen Pflegenden und Hebammen von Europa in der gesundheitlichen Entwicklung und der Erbringung gesundheitlicher Leistungen spielen, und mit dem einzigartig wichtigen Beitrag, den sie dazu leisten. [...] Als Gesundheitsminister [...] sind wir der Überzeugung, dass den Pflegenden und Hebammen im Rahmen der gesellschaftlichen Bemühungen um eine Bewältigung der Public-Health-Herausforderungen unserer Zeit [...] eine **Schlüsselrolle zufällt, die zudem immer wichtiger wird.**"

Rolle der Pflege

Gesundheitsförderung als Aufgabe der *Kranken*pflege zu sehen, klingt widersprüchlich: Nach wie vor werden Gesundheit und Krankheit eher als Gegensätze definiert. Dadurch hat sich der Eindruck verfestigt, Pflegende seien nur für die Kranken, nicht aber für die Gesunden zuständig. Warum gerade die Pflegenden eine wichtige Rolle in der Gesundheitsförderung und Prävention spielen, lässt sich von verschiedenen Seiten her beleuchten. Eine mögliche Sichtweise ist die umfassende Definition von Gesundheit: „Gesundheit ist der Zustand des vollständigen körperlichen, geistigen und sozialen Wohlbefindens und nicht nur das Freisein von Krankheit und Gebrechen." (WHO, 1946)

Folglich ist Gesundheit
▶ Mehr als Nicht-Krank-Sein
▶ Von allen Lebensbezügen (körperlich, seelisch, geistig und sozial) abhängig
▶ Ein über die Grenzen einzelner Fachwissenschaften hinaus zu betrachtendes Phänomen.

Prävention und Gesundheitsförderung in den verschiedenen Lebensphasen ☞ 5.6, 8.2.1

Gesundheit und Krankheit als biopsychosoziale Wechselwirkung

Der Einfluss des Wechselspiels von Körper, Psyche und sozialen Umständen auf die Gesundheit wurde lange unterschätzt. Heute ist man sich einig, dass eine **biopsychosoziale Wechselwirkung** existiert und Gesundheit und Krankheit von verschiedenen Einflussfaktoren *(multifaktoriell)* bestimmt werden (☞ Abb 8.3). Darüber hinaus können Krankheit und Gebrechen auch mit subjektivem Wohlbefinden einhergehen: Man ist immer so krank, wie man sich *fühlt*.

Die multifaktorielle Sicht von Gesundheit legt nahe, dass die **Gesundheitswissenschaft** nicht nur die Naturwissenschaften und die Medizin als Bezugswissenschaften benötigt, sondern auch von den Erkenntnissen der Sozial- und Geisteswissenschaften profitiert und nicht zu-

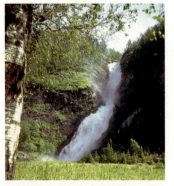

Abb. 8.1: Schon in der Antike haben die Menschen verstanden, dass Gesundheit nichts Feststehendes ist. Vielmehr gehört zur Gesundheit das ständige Bemühen um ihre Erhaltung – eine Art Fließgleichgewicht, das ständig wiederhergestellt werden muss. [O131]

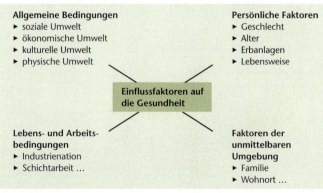

Abb. 8.3: Einflussfaktoren auf die Gesundheit (📖 2).

8.1 Gesundheit – Prävention – Gesundheitsförderung

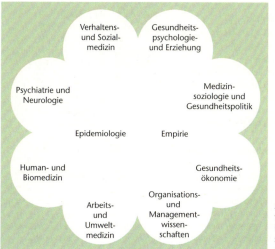

Abb. 8.4: Bezugswissenschaften der Gesundheitswissenschaft (in Anlehnung an 📖 3).

letzt auch von Erkenntnissen der Pflege und Pflegewissenschaft (☞ Abb. 8.4).

> **Gesundheitswissenschaft:** Bedient sich aller Natur-, Sozial- und Geisteswissenschaften mit deren jeweiligen Beiträgen zur gesunden Lebensführung; somit erfüllt die Gesundheitswissenschaft (noch) nicht die Anforderungen an eine eigene wissenschaftliche Disziplin.

8.1 Gesundheit – Prävention – Gesundheitsförderung

8.1.1 Definition von Gesundheit, Krankheit und Pflegebedürftigkeit

Die o. a. Definition von Gesundheit ist nicht die einzige Sichtweise, obwohl der Anspruch hinter dieser Definition auch heute noch gilt. Weitere Definitionsversuche lassen sich einteilen in:
▶ **Wissenschaftliche Definitionen,** z. B. monodisziplinäre (auf nur eine Wissenschaft bezogene) oder auch multidisziplinäre (mehrere Wissenschaften umfassende) Definitionen
▶ **Laiendefinitionen von Gesundheit.**

Definition von Gesundheit
Wissenschaftliche Definitionen von Gesundheit
Versuchen **monodisziplinäre Definitionen** Gesundheit mithilfe nur einer Wissenschaft zu erklären, bedienen sich **multidisziplinäre Definitionen** verschiedener Disziplinen, z. B. der Soziologie und Psychologie.

Monodisziplinäre Definitionen von Gesundheit
▶ **Biologie:** Gesundheit ist das geordnete Zusammenspiel normaler Funktionsabläufe und des normalen Stoffwechsels
▶ **Psychologie:** Gesundheit ist die Fähigkeit, lieben und arbeiten zu können *(Freud)*
▶ **Soziologie:** Gesundheit ist optimale Leistungsfähigkeit des Individuums für die Rollen und Aufgaben, für die es sozialisiert wurde.

Multidisziplinäre Definitionen von Gesundheit
▶ Gesundheit heißt, man muss sich wohlfühlen, sich frei bewegen können, guten Appetit haben, normal in seinen Funktionen sein und daher keinen Arzt aufsuchen müssen *(Gandhi)*
▶ Gesundheit bezeichnet einen Prozess der Anpassung. Sie ist nicht das Ergebnis instinktiven Verhaltens, sondern autonomer, wenngleich kulturell geformter Reaktionen auf eine sozial geschaffene Realität. Sie bezeichnet die Fähigkeit, sich auf ein wechselndes Milieu einzustellen, erwachsen und älter zu werden, im Falle einer Verletzung oder Krankheit zu gesunden, zu leiden und in Frieden den Tod zu erwarten. Daneben bezieht Gesundheit auch die Zukunft mit ein, daher gehören zu ihr auch die Angst sowie die Hoffnung und Freude, mit ihr zu leben.

Laiendefinitionen von Gesundheit
Für Pflegende ist es unabdingbar, sich nicht nur mit den wissenschaftlichen Definitionen zu befassen, sondern ebenfalls zu verstehen, wie der „normale Mensch" Gesundheit sieht. Denn Gesundheitsförderung kann nur gelingen, wenn dieses Laienverständnis bei der Planung und Durchführung von Gesundheitsprogrammen berücksichtigt wird:

> Pflegende holen die Adressaten von Schulungsprogrammen da ab, wo sie mit ihrem Verständnis von Gesundheit „stehen".

Es ist nicht möglich, alle Laiendefinitionen zu erfassen, jeder Mensch hat seine eigene Vorstellung. Es gibt aber häufig wiederkehrende Muster in solchen Laiendefinitionen, z. B.:
▶ **Wertaussagen** wie
  – „Gesundheit ist das höchste Gut"
  – Auf vielen Glückwunschkarten z. B. zu Geburtstagen: „Gesundheit und ein langes Leben"
  – Volksweisheiten: „Lieber arm und gesund als reich und krank"
▶ **Abgrenzungen:** Gesundheit ist,
  – Nicht krank zu sein
  – Keinen Arzt zu benötigen
  – Keine Schmerzen zu haben
▶ **Funktionsaussagen**
  – Normaler Stoffwechsel
  – Arbeiten und lieben zu können
  – Sich anzupassen
  – Leistungsfähig zu sein.

> Eine **einfache Übung** kann das Verständnis von Pflegenden fördern, wie Laien nicht nur Gesundheit definieren würden, sondern auch was Laien darüber vermuten, wie ihre Gesundheit gefördert bzw. beschädigt werden könnte. In Anlehnung an *Alice Kiger* (📖 4) können Schüler in einem kleinen Projekt z. B. Passanten bitten, folgende Sätze zu vervollständigen:
> ▶ Ich fühle mich gesund, wenn ...
> ▶ Ich bin gesund, weil ...
> ▶ Um gesund zu leben brauche ich ...
> ▶ Ich werde krank, wenn ...
> ▶ Meine Gesundheit verbessert sich, wenn ...
> ▶ Eine Person hat meine Gesundheit beeinflusst durch ...
> ▶ Ein Ereignis hat meine Gesundheit beeinflusst durch ...
> ▶ Für meine Gesundheit ist verantwortlich ...

Definitionen von Krankheit

Wer nach **Definitionen von Krankheit** sucht, wird feststellen, dass hier nicht nur die Medizin einen Beitrag liefert, sondern z. B. auch die Rechtsprechung, die Sozialgesetzgebung und die Kostenträger im Gesundheitswesen:

- Der Bundesgerichtshof definierte 1958 Krankheit als „jede Störung der normalen Beschaffenheit oder der normalen Tätigkeit des Körpers, die geheilt, d. h. beseitigt oder gelindert werden kann"
- In der Sozialversicherung ist „Krankheit ein regelwidriger, körperlicher oder geistiger Zustand, dessen Eintritt entweder die Notwendigkeit der Heilbehandlung des Versicherten oder lediglich seine Arbeitsunfähigkeit oder beides zugleich zur Folge hat".

Solche Definitionsversuche legen zweierlei nahe:

- Gesundheit und Krankheit sind scharf gegeneinander abzugrenzen; „gesund" heißt automatisch „nicht krank", und „nicht gesund" heißt automatisch „krank"
- Es gibt objektive Kriterien, um festzustellen, wer gesund und wer krank ist.

Eine solche Sichtweise ist zwar verständlich, jedoch für die Gesundheitsförderung unzureichend. Zunächst gilt es, neben der (sozial-)gesetzlichen Definition auch andere Perspektiven einzubeziehen.

- **Sozialmedizinische Perspektive:** Krankheit ist ein Zustand, der zu individuellen oder sozialen Beeinträchtigungen führt und aus dem medizinischer oder sozialer Hilfebedarf entsteht
- **Medizinische Perspektive:** die Medizin schaut auf die Behandlungsfähigkeit einer Krankheit, abhängig von medizinischen, epidemiologischen und sozialen Bedingungen
- **Soziale Perspektive:** Krankheit führt zu sozialem Hilfebedarf durch die Einschränkung von selbstständiger und/oder selbstbestimmter Lebensführung
- **Perspektive von versorgenden Strukturen:** Nutzung der gesundheitsversorgenden und sozialen Infrastruktur.

Gesundheit und Krankheit sind keine Gegensätze

Meistens wird der Begriff „Krankheit" dem Begriff „Gesundheit" gegenübergestellt, als sei das Eine das Gegenteil des Anderen. Eine solche (sich gegenseitig ausschließende) Gegenüberstellung bezeichnet man als **Dichotomie**, das zugehörige Verständnis von Gesundheit und Krankheit als **dichotom**.

Das Gesundheitswesen und die Sozialversicherung sind gleichsam gezwungen, dichotom zu denken:

- Entweder ist jemand krank und braucht z. B. Medikamente; oder er ist gesund und braucht keine Medikamente
- Entweder ist jemand arbeitsunfähig und wird krank geschrieben, oder eben nicht.

So berechtigt die dichotome Sichtweise in diesen Beispielen auch ist, so unbrauchbar erweist sie sich für den Bereich der Gesundheitsförderung: So kritisiert z. B. *Aaron Antonovsky* (🕮 5, ✉ 3) diese übliche (dichotome) Trennung in gesund *oder* krank und setzt dieser Trennung die Vorstellung eines *Kontinuums* (zusammenhängender, dauerhafter Prozess ☞ Abb. 8.5 und 8.12) entgegen mit den Polen

- **health ease:** Gesundheit, körperliches Wohlbefinden
- **dis-ease:** Krankheit, körperliches Missempfinden.

Die genaue Wortbedeutung lässt sich nicht übersetzen: **ease** bedeutet Wohlbehagen, **disease** bedeutet Krankheit; wörtlich könnte man es als Unbehagen, Unwohlsein (dis-ease) übersetzen.

Völlige Gesundheit oder völlige Krankheit sind für lebende Organismen nicht zu erreichen. Jeder Mensch, auch wenn er sich überwiegend als gesund erlebt, hat auch kranke Anteile, und solange Menschen am Leben sind, müssen Teile von ihnen auch noch gesund sein. (🕮 5, 6)

Individuelles Erleben von Gesundheit und Krankheit

Weiter haben das Gesundheitswesen und die Sozialversicherung das Bedürfnis, Krankheit **objektiv** festzustellen, als gäbe es eindeutige Unterscheidungsmerkmale (Kriterien), an denen man ablesen kann: Dieser Mensch ist gesund, dieser ist krank.

In Wirklichkeit ist das Erleben von Gesundheit und Krankheit äußerst subjektiv: Frisch verliebt sind die Zahnschmerzen weit weniger schlimm als am Abend vor einer schweren Klausur. Insofern entscheidet nicht allein das Vorhandensein von **Symptomen** (Krankheitszeichen), sondern auch das **subjektive Empfinden**.

Modell der Krankheitsfolgen

Diese subjektive Sichtweise von Krankheit wird im **Modell der Krankheitsfol-**

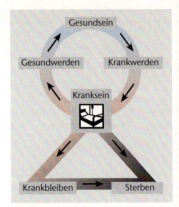

Abb. 8.5: Wechselbeziehung zwischen Gesundheit und Krankheit: Die Pfeile illustrieren, dass Gesundsein und Kranksein keine statischen Zustände, sondern Wendepunkte im Prozess des Krank- oder Gesundwerdens darstellen. [A400]

gen deutlich: es geht darum, welche Folgen die Krankheit für den Einzelnen hat. Diese Folgeneinschätzung vollzieht sich in drei gedanklichen Schritten:

- **Impairment** *(Schädigung)*
- **Disabilities** *(Funktionseinschränkung)*
- **Handicaps** *(Behinderung).*

Daher heißt das Modell auch „International Classification of Impairment, Disabilities and Handicaps (**ICIDH**) und – nach dem Auftraggeber – auch WHO-Klassifikation.

Die Dreiteilung ist sinnvoll, da nicht jede Schädigung eine gleich ausgeprägte Funktionseinschränkung bedeutet und damit auch nicht zu einer gleichartigen Behinderung führt.

Außerdem hängt es nicht nur vom Betroffenen selbst ab, wie andere Krankheitsmodelle unterstellen. Im Gegenteil: Wie ein Betroffener durch eine Schädigung behindert wird, entscheidet sich weniger durch die Schädigung als durch die Hilfestellung der Gesellschaft bzw. die gesellschaftlichen Folgen. Verliert ein Betroffener z.B in Deutschland nach einem Verkehrsunfall ein Bein, sieht seine Behinderung völlig anders aus, als wenn z. B. ein Mensch in Afghanistan durch eine Landmine ein Bein verliert: In Deutschland kann ein Amputierter davon ausgehen, dass er gute medizinische Versorgung und eine Beinprothese erhält. Mit Hochleistungsprothesen ist es sogar wieder möglich, Sport zu treiben.

In Afghanistan hingegen muss der Betroffene zufrieden sein, wenn er neben Krücken ein mehr schlecht als recht sitzendes Holzbein bekommt. In Deutschland würde auf die akute medizinische Behandlung die berufliche Rehabilitation folgen, damit der Betroffene wieder ins Berufsleben einsteigen und damit auch sozial integriert werden kann. In Afghanistan, einem Land ohne soziale Sicherungssysteme, wäre der Mensch auf das Wohlwollen seiner Mitmenschen angewiesen.

> Wie stark jemand durch einen Schaden beeinträchtigt wird, liegt weniger am Schaden selbst, als vielmehr an den persönlichen, familiären und gesellschaftlichen Folgen.

Abbildung Krankheitsfolgenmodell (ICIDH) ☞ 🖥

Das ursprüngliche Modell der ICIDH wurde von der WHO weiterentwickelt, weil es zu stark an Defiziten (Einschränkungen, Behinderungen) orientiert ist. Ressourcen (☞ 11.3) und Fähigkeiten sowie die Möglichkeit der Kompensation sind darin zu wenig berücksichtigt. Die 2001 vorgestellte „International Classification of Functioning, Disability and Health (ICF)" spricht nun von **activities** *(Aktivitäten)* und **participation** *(Teilhabe)*.

International Classification of Functioning, Disability and Health (ICF)

Eine **Aktivität** bezeichnet die Durchführung einer Aufgabe oder einer Tätigkeit (Aktion) durch eine Person. Eine Beeinträchtigung der Aktivität ist eine Schwierigkeit oder die Unmöglichkeit für eine Person, die Aktivität durchzuführen.

Partizipation ist die Teilnahme oder Teilhabe einer Person an einem Lebensbereich bzw. einer Lebenssituation vor dem Hintergrund ihrer körperlichen, geistigen und seelischen Verfassung, ihrer Körperfunktionen und -strukturen, ihrer Aktivitäten und ihrer Kontextfaktoren (personbezogene Faktoren und Umweltfaktoren). Eine Beeinträchtigung der Partizipation ist jedes Problem, das eine Person an der Teilhabe an einem Lebensbereich bzw. an einer Lebenssituation hindert.

Abbildung „International Classification of Functioning, Disability and Health (ICF)" ☞ 🖥

Die **International Classification of Functioning, Disability and Health** (ICF ☞ auch 9.2.1) ist ein wichtiger Beitrag dazu, das subjektive Krankheitserleben des Betroffenen in den Blick zu nehmen. Es mahnt die Pflegenden, nicht vorschnell von einer Diagnose (die oft die Schädigung beschreibt) darauf zu schließen, wie der Betroffene seine

Krankheit erlebt und in welchen Lebensbereichen er durch die Erkrankung an seinen Aktivitäten und der Teilhabe am sozialen Leben gehindert wird. Insofern ergeben sich durchaus Parallelen zu den Lebensaktivitäten (**l**ife **a**ctivities, LA) von *Nancy Roper* (☞ 4.3.2) oder den Aktivitäten des **t**äglichen **L**ebens (ATL) von *Liliane Juchli* (☞ 4.3.2).

Pflegebedürftigkeit

Eine der möglichen Krankheitsfolgen ist die Pflegebedürftigkeit. Sie ergibt sich, wenn die Einschränkungen und Behinderungen die Ressourcen überwiegen.

> **Pflegebedürftigkeit** *(nach § 14 SGB XI):* „Personen, die wegen einer körperlichen, geistigen oder seelischen Krankheit oder Behinderung für die gewöhnlichen und regelmäßig wiederkehrenden Verrichtungen im Ablauf des täglichen Lebens auf Dauer, voraussichtlich für mindestens sechs Monate, in erheblichem oder höherem Maße der Hilfe bedürfen."

Diese Definition der Pflegeversicherung (☞ 3.4.3, 9.1.3) wird vielfach kritisiert, da sie viele Anlässe für pflegerische Unterstützung nicht berücksichtigt, z. B.

- ▶ Unselbstständigkeit im Bereich der Kommunikation und sozialen Teilhabe
- ▶ Schmerz, Trauer, Angst im Zusammenhang mit einer Erkrankung
- ▶ Ungenügende Krankheitsbewältigung. (📖 8)

Nicht immer ist Pflegebedürftigkeit mit Krankheit verbunden. Zum Beispiel würde ein Neugeborenes ohne Pflege rasch versterben, weil es noch nicht für sich selbst sorgen kann. In späteren Lebensabschnitten kommen Menschen immer wieder in Situationen, in denen sie ohne fremde Hilfe nicht zurechtkommen würden, z. B. wenn im Alter die körperlichen und geistigen Kräfte nachlassen oder wichtige Informationen fehlen.

Pflegebedürftigkeit liegt nicht nur vor, wenn die Gesundheit bereits beeinträchtigt ist, sondern auch dann, wenn eine Beeinträchtigung droht.

Erfassen der Pflegebedürftigkeit im Pflegeprozess (☞ 11.3)

8.1.2 Ziele und Methoden der Gesundheitsförderung und Prävention

> **Gesundheitsförderung:** Maßnahmen, Gesundheit zu erhalten und zu fördern.
>
> **Prävention:** Maßnahmen, Krankmachendes zu (ver-)meiden und so (Rest-)Gesundheit zu erhalten.

Gesundheitsförderung und Prävention gemeinsam ist ihr Ziel, den gesundheitlichen Zustand des Einzelnen zu erhalten. Dabei sind die Übergänge zwischen Prävention und Gesundheitsförderung fließend. Innerhalb des Gesundheits-Krankheits-Kontinuums (☞ Abb. 8.12, 8.13) ergänzen sie sich gegenseitig zu einem sinnvollen, gesunden Handeln.

Tabelle 8.6 und 8.7 geben einen Überblick, wie sich Gesundheitsförderung und Prävention weiter unterteilen lassen.

Einteilung der Prävention nach dem Zeitpunkt

Die verschiedenen Arten von Präventionsmöglichkeiten unterteilen sich nach dem Zeitpunkt, zu dem sie einsetzen:

- ▶ Ist der Betroffene (noch) gesund, sorgt die **primäre Prävention** dafür, Gesundes gesund zu erhalten, etwa durch gesunde Ernährung, Bewegung und Kör-

	Gesundheitsförderung	Prävention
Bezugswissenschaften	Vorwiegend Sozialwissenschaften (Psychologie, Soziologie)	Vorwiegend Naturwissenschaften (Biologie; Physik, Chemie) und Medizin
Sichtweise von Gesundheit	**Ressourcen** sind Faktoren, die Menschen trotz widriger Umwelt gesund erhalten	**Risiken** sind Faktoren, die die Gesundheit gefährden
Ansatz	Salutogenese: Gesunderhaltendes fördern	Pathogenese: Krankmachendes meiden
Anwendungsbeispiel: „Es ist Herbst und die Grippe geht um."	Morgens ein Glas frisch gepressten Orangensaft trinken, ausreichend schlafen, ein Wohlfühl-Bad nehmen	Mundschutz in der Straßenbahn, Grippeschutzimpfung, erkrankte Personen meiden

Tab. 8.6: Gesundheitsförderung und Prävention: Eine definitorische Gegenüberstellung.

8 Gesundheitsförderung und Prävention

	Gesundheitsförderung	Primäre Prävention	Sekundäre Prävention	Tertiäre Prävention
Sichtweise	Gesundheit fördern, Widerstandsressourcen stärken	Risiko minimieren, bevor Krankheit ausbricht	Krankheit frühzeitig erkennen, möglichst schon im symptomlosen Prodromalstadium	Verschlechterung (Chronifizierung) bei bestehender Erkrankung vermeiden, Komplikationen vermeiden
Zielgruppe	Gesamtbevölkerung, auch Gesunde	Risikogruppen, Merkmalsträger	Risikogruppen, aber auch Gesamtbevölkerung, falls Risikolage unklar	Bereits Erkrankte
Ziel	Gesunden Lebensstil beibehalten, ggf. ändern	Lebensstil ändern	Beste Heilungschancen durch Früherkennung sichern	Weitere (Folge-)Schäden vermeiden
Beispiele/ Maßnahmen	Gesundheit und Bewegung, Gesundheit und Ernährung, Gesundheit und Stressbewältigung	Bewegung, Gewicht reduzieren, Ausdauer fördern, Ernährung umstellen	Screenings, Routineuntersuchungen, Krebsvorsorgeuntersuchung	Prophlylaxen Rehabilitation (☞ Kap. 9)

Tab. 8.7: Überblick über Gesundheitsförderung und primäre, sekundäre und tertiäre Prävention.

perpflege. So hat z. B. die Initiative „Zahngesundheit" nachweislich zu weniger Zahnkaries bei Kindern geführt
- Ist es fraglich, ob bereits eine Erkrankung vorliegt, soll die **sekundäre Prävention** Krankheiten so früh wie möglich erkennen helfen, da für fast alle Erkrankungen gilt: Je früher sie diagnostiziert werden, desto besser ist die Prognose (Heilungsaussicht)
- Liegt bereits eine Erkrankung vor, hilft die **tertiäre Prävention,** Krankheitsfolgen einzudämmen und einer Verschlechterung oder Komplikationen vorzubeugen.

Präventionskosten der GKV ☞ 🖥

Einteilung der Prävention nach der Zielgruppe

Um die finanziellen Mittel für die Prävention effizient einzusetzen, machen sich die Verantwortlichen Gedanken darüber, welche Zielgruppe sie mit ihren Maßnahmen erreichen wollen:

- Die Bevölkerung insgesamt
- Die Risikogruppen.

Die gezielte, auf Risikogruppen abgestimmte Prävention scheint sinnvoller als die Prävention, die sich an alle richtet. Dennoch hat sie auch ihre Nachteile: Zunächst muss z. T. mit hohem Aufwand festgestellt werden, wer zur Risikogruppe gehört. Dies ist nicht für alle Erkrankungen endgültig geklärt. Außerdem könnte die gezielte Prävention zur Stigmatisierung einer Gruppe führen. Dies wäre z. B. bei der AIDS-Prävention der Fall, wenn durch die „Stoppt AIDS"-Kampagne nur Homosexuelle angesprochen würden.

Prävention auf der personalen Ebene

Prävention auf der personalen Ebene hat das Ziel, einzelne Betroffene anzusprechen. Typisch ist dies bei der Krebsvorsorge, da mittlerweile für viele Tumoren Risikofaktoren identifiziert und Altershäufigkeiten bestimmt sind.

Einteilung der Prävention nach der Methode
Verhaltensprävention oder Verhältnisprävention

In der Vergangenheit wurde kontrovers diskutiert, was besser sei: Direkt das **Verhalten** von Menschen ändern zu wollen oder die **Verhältnisse** so umzugestalten, dass es für Menschen attraktiv ist, ihr Verhalten zu ändern.

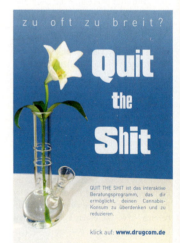

Abb. 8.9: Eine auf eine Risikogruppe abgestimmte Kampagne gegen Haschisch-Konsum. Trotz der positiven, u. a. Behandlungskosten einsparenden Wirkungen von Präventionsprogrammen oder öffentlichen Gesundheitskampagnen, z. B. für Impfen oder gegen übermäßigen Alkohol- oder Tabakkonsum, werden aktuell in allen OECD-Ländern durchschnittlich nur 3 % der Gesundheitshaushalte für derartige Aktivitäten ausgegeben. Dieser Anteil schwankt allerdings erheblich: Während er in Italien gerade einmal 0,6 % beträgt, führt Kanada mit 8 % die Liste an und liegt Deutschland mit 4,8 % im oberen Drittel der Mitgliedsländer. [W233]

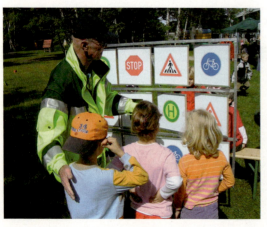

Abb. 8.8: Auch die Maßnahmen der Verkehrssicherheit und des Arbeitsschutzes gehören zur primären Prävention, damit gesunde Verkehrsteilnehmer oder gesunde Arbeitnehmer möglichst gar nicht erst erkranken oder im Verkehr oder bei der Arbeit zu Schaden kommen. [X232]

8.1 Gesundheit – Prävention – Gesundheitsförderung

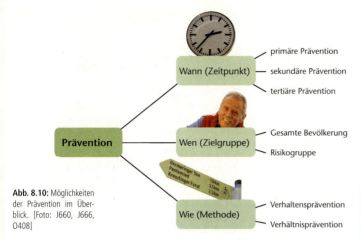

Abb. 8.10: Möglichkeiten der Prävention im Überblick. [Foto: J660, J666, O408]

Die Verfechter der Verhaltensprävention sprechen z. B. Arbeitnehmer direkt an und ermuntern sie, öfters mit dem Rad zur Arbeit zu fahren. Die Anhänger der Verhältnisprävention lassen mehr Radwege bauen oder sie verlangen Parkgebühren von Arbeitnehmern, die mit dem Auto zur Arbeit kommen.

Beide Ansätze müssen sich sinnvoll ergänzen: Damit Menschen ihr Verhalten nachhaltig Richtung Gesundheitsförderung verändern, muss ihnen das neu zu erlernende Verhalten attraktiv erscheinen. Verhältnisprävention kann diese Attraktivität erzeugen. Gleichzeitig muss das neu zu erlernende Verhalten bei den Betroffenen initiiert werden (ihnen gezeigt und vorgelebt werden). Dort setzt die Verhaltensprävention an.

8.1.3 Pathogenese und Salutogenese

Pathogenese

> **Pathogenese** (*griech.* pathos = Leiden, Leid; Genese = Entstehung) gibt eine Antwort auf die Frage: „Wie und warum werden Menschen krank?"

In der Annahme, „wer die Ursache kennt, beherrscht die Folgen", hat die Medizin jahrhundertelang versucht, die Entstehung von Krankheiten zu erforschen und aus den Forschungsergebnissen Methoden zur Krankheitsverhütung und -behandlung abzuleiten. Die Erfolge geben der Medizin bis heute Recht. Trotzdem kommen in den letzten Jahrzehnten Überlegungen auf, ob diese Sichtweise alleine ausreicht. Die Zunahme vor allem chronischer (und nichtinfektiöser) Erkrankungen, trotz medizinischer Höchstleistungen, geben Anlass zur Annahme, dass Medizin zukünftig als „Gesundheitsschutz" alleine nicht ausreicht.

Grenzen medizinischer Therapie

Ein Blick in die Medizingeschichte zeigt die Grenzen medizinischer Therapie: Der spätere Nobelpreisträger *Robert Koch* hat 1882 in einem Vortrag den Tuberkelbazillus als Erreger der Tuberkulose bezeichnet. Daraufhin wurden zahlreiche Substanzen und Verfahren erforscht, die den Tuberkelbazillus abtöten oder zumindest in seinem Wachstum hemmen sollten. Viele Laien und auch einige Mediziner nahmen an, dass in der Folge die Zahl der Tuberkulosekranken drastisch sinken würde. Betrachtet man aber die Zahl der an Tuberkulose Verstorbenen, fällt die Entdeckung des Erregers, aber auch die Entwicklung von Medikamenten gegen die Tuberkulose oder gar die Impfung kaum auf (☞ Abb. 8.11). Ähnliche Verläufe gibt es für andere Erkrankungen wie z. B. Masern, Diphtherie und Pocken.

Es liegt daher nahe, dass mit Blick auf die Gesundheitsförderung in der Bevölkerung das pathogenetische Konzept alleine nicht ausreicht. Daher entwickelte sich in der Mitte des 20. Jahrhunderts das Konzept der Salutogenese.

Salutogenese

> **Salutogenese** (*lat.* salus = Unverletztheit, Heil, Glück; *griech.* Genese = Entstehung) gibt die Antwort auf die Frage: „Was erhält Menschen gesund?"

Das Konzept der Salutogenese wurde von dem Soziologen Aaron Antonovsky (1923–1994) formuliert. Um aufzuzeigen, was Salutogenese bedeutet, und wie sehr sie die vorherrschende Denk- und Handlungsweise der Medizin hinterfragt, verwendet *Aaron Antonovsky* (📖 5) folgende Metapher: Die pathogenetische Herangehensweise möchte Menschen mit hohem Aufwand aus einem reißenden Fluss retten, ohne sich darüber Gedanken zu machen, wie sie da hineingeraten sind und warum sie nicht besser schwimmen können.

Mit diesem Vergleich will Antonovsky zum Ausdruck bringen, dass alle Menschen von einem Strom von Gesundheitsgefahren umgeben sind, und dass es daher wichtig ist, Menschen das Schwimmen beizubringen, also Ihren Widerstand gegen die Gefahren zu stärken.

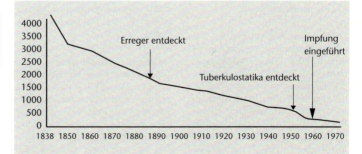

Abb. 8.11: Todesrate an Tuberkulose je Jahr auf je 1 Mio. Einwohner. Die Todesrate geht kontinuierlich zurück. Die Entdeckung des Erregers, wirksamer Medikamente oder der Schutzimpfung wirken sich kaum auf diesen Verlauf aus. Die Sozialmedizin macht v. a. die verbesserten Lebens- und Hygienebedingungen für den kontinuierlichen Rückgang der Todesrate verantwortlich. (nach Mckeown, T.; Lowe, C. R.: An introduction to social medicine. Blackwell, Oxford 1974)

Widerstandsressourcen und Stressoren

> **Widerstandsressourcen:** Fähigkeiten, sich gegen das zu wehren, was die eigene Gesundheit bedroht. Das können physikalische, biochemische, materielle, kognitive, emotionale, soziale, kulturelle und politische Eigenschaften einer Person oder eines Sozialsystems sein.

Diese **Widerstandsressourcen** spielen im Salutogenesekonzept eine wichtige Rolle. Zu diesen Fähigkeiten oder Eigenschaften gehören z. B.

► Kleidung, die vor Kälte oder Sonnenstrahlung schützt
► Vitaminreiche Ernährung, die das Immunsystem arbeitsfähig hält
► Einkommen, das gesunde Ernährung oder auch Arztbesuche ermöglicht
► Wissen, was gesund für mich ist oder was meine Gesundheit gefährdet
► Glück zu fühlen und zufrieden sein zu können
► Über soziale Unterstützung (☞ 8.1.6) zu verfügen
► Sich im Krankheitsfall oder bei Arbeitslosigkeit abgesichert zu wissen.

Somit umfassen Widerstandsressourcen alle Fähigkeiten, die ein Mensch braucht, um sein Leben in Gemeinschaft zu meistern, also am Leben zu bleiben. Die (möglicherweise) schädigenden Einflüsse, die von den Widerstandsressourcen abgewehrt werden sollen, heißen **Stressoren.**

> **Stressoren:** Externe und interne Faktoren, die zu einer Störung des gesundheitlichen Gleichgewichts (der Homöostase) führen, z. B. Umweltbelastungen, soziale Konflikte, psychische Krisen, Krankheitserreger.

Somit gibt es zwei Gruppen von Faktoren: die angreifenden (Stressoren) und verteidigenden Faktoren (Widerstandsressourcen). Wenn die Verteidiger wenigstens gleich stark oder stärker sind als die Angreifer, bleibt das gesundheitliche Gleichgewicht (**Homöostase**) erhalten. Dieses Gleichgewicht in jeder Lebenssituation zu erhalten, bedeutet mehr als nur Blutdruck, Puls, Temperatur und Stoffwechsel zu steuern und anzupassen. Vielmehr gehören hierzu auch seelische Verarbeitungsmechanismen, z. B. mit Misserfolgen oder Schwierigkeiten fertig zu werden.

In diesem Zusammenhang spricht Antonovsky von einem Gesundheits-Krankheits-Kontinuum (☞ Abb. 8.12), da es aus seiner Sicht weder reine Gesundheit noch absolute Krankheit gibt. Die wichtigsten Elemente des Salutogenesekonzeptes fasst Abb. 8.13 zusammen.

Aus der Psychologie weiß man, dass die Frage, ob man Erfolg hat, Probleme löst und Schwierigkeiten bewältigt, vielfach von der Lebenseinstellung abhängt: Wer sich etwas zutraut, wird Erfolg haben. Um sich die Lösung eines Problems zuzutrauen, muss man auch davon überzeugt sein, dass Probleme verstehbar und lösbar sind. Diese „positive Lebenseinstellung", die Welt sei verstehbar, handhabbar und sinnhaft, bezeichnet Antonovsky als **Kohärenzgefühl.**

Kohärenzgefühl

> **Kohärenzgefühl** *(SOC, sense of coherence):* Subjektive Empfindung des Menschen aufgrund seiner Lebenserfahrung, seine Umwelt sei verstehbar, handhabbar und sinnhaft.

Diese Grundhaltung, die Welt als zusammenhängend und sinnvoll zu erleben, setzt sich nach Antonovskys Überlegungen aus drei Komponenten zusammen, den

► Gefühl von Verstehbarkeit
► Gefühl von Handhabbarkeit
► Gefühl von Sinnhaftigkeit.

Gefühl von Verstehbarkeit

Zu einem **Gefühl von Verstehbarkeit** *(sense of comprehensibility)* führt die Fähigkeit, Reize – auch unbekannte – als geordnete, konsistente, strukturierte Informationen verarbeiten zu können und nicht mit Reizen konfrontiert zu sein oder zu werden, die chaotisch, willkürlich, zufällig und unerklärlich sind. Mit Verstehbarkeit meint Antonovsky also ein Gefühl, wahrgenommene Reize verarbeiten und einordnen zu können.

Gefühl von Handhabbarkeit

Zu dem **Gefühl von Handhabbarkeit** *(sense of manageability)* trägt die Überzeugung eines Menschen bei, dass Schwierigkeiten lösbar sind. Antonovsky nennt dies auch instrumentelles Vertrauen und definiert es als das „Ausmaß, in dem man wahrnimmt, dass man geeignete Ressourcen zur Verfügung hat, um den Anforderungen zu begegnen". Dabei betont Antonovsky, dass es nicht nur darum geht, über eigene Ressourcen und Kompetenzen verfügen zu können. Auch

der Glaube daran, dass andere Personen oder eine höhere Macht dabei helfen, Schwierigkeiten zu überwinden, ist damit gemeint. Ein Mensch, dem diese Überzeugung fehlt, sieht sich schrecklichen Ereignissen ausgeliefert, ohne etwas dagegen unternehmen zu können.

Gefühl von Sinnhaftigkeit

Das **Gefühl von Sinnhaftigkeit** *(sense of meaningfulness)* ergibt sich durch das „Ausmaß, in dem man das Leben als sinnvoll empfindet: Dass wenigstens einige der vom Leben gestellten Probleme und Anforderungen es wert sind, dass man Energie in sie investiert, dass man sich für sie einsetzt und sich ihnen verpflichtet, dass sie eher willkommene Herausforderungen sind als Lasten, die man gerne los wäre."

Antonovsky sieht diese motivationale Komponente als die wichtigste an. Ohne die Erfahrung von Sinnhaftigkeit und ohne positive Erwartungen an das Leben ergibt sich trotz einer hohen Ausprägung der anderen beiden Komponenten kein hoher Wert des gesamten Kohärenzgefühls. Ein Mensch ohne Erleben von Sinnhaftigkeit wird das Leben in allen Bereichen nur als Last empfinden und jede weitere sich stellende Aufgabe als zusätzliche Qual.

> Das Kohärenzgefühl ist „eine globale Orientierung, die das Ausmaß ausdrückt, in dem jemand ein durchdringendes, überdauerndes und dennoch dynamisches Gefühl des Vertrauens hat, dass
>
> ► Erstens die Anforderungen aus der inneren oder äußeren Erfahrenswelt im Verlauf des Lebens strukturiert, vorhersagbar und erklärbar sind
> ► Zweitens die Ressourcen verfügbar sind, die nötig sind, um den Anforderungen gerecht zu werden
> ► Drittens diese Anforderungen Herausforderungen sind, die Investition und Engagement verdienen" (📖 5).

Auswirkungen der Salutogenese auf die Pflege

Im Pflegeprozess (☞ Kap. 11) spielen neben den Pflegeproblemen immer auch die Ressourcen eine wichtige Rolle. Insofern ist es für Pflegende nur noch ein kleiner Schritt, diese Ressourcen als Widerstandsressourcen im Sinne des Salutogeneskonzeptes in den Mittelpunkt zu stellen. In der Annahme, dass Menschen

8.1 Gesundheit – Prävention – Gesundheitsförderung

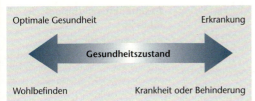

Abb. 8.12: Gesundheits-Krankheits-Kontinuum. [R192]

mit ausgeprägten Widerstandsressourcen und einem guten Kohärenzgefühl gesund bleiben, leitet sich für die Pflegenden die Aufgabe ab, Widerstandsressourcen zu stärken und das Kohärenzgefühl zu erhöhen.

Im praktischen Umgang mit Patienten bedeutet dies, dass eine effektive Gesundheitsförderung Faktoren wie Stress, Widerstandskraft sowie die familiäre, berufliche und ökonomische Situation einbezieht. Aber auch individuelle Strategien zur Krankheitsbewältigung, Selbstbestimmungsrecht und Persönlichkeitsentfaltung des Patienten haben im Vergleich zum pathogenetischen Modell eine erheblich stärkere Bedeutung.

Möglichkeiten der Pflege, das **Kohärenzgefühl des Patienten zu stärken** und die Krankheitsbewältigung des Patienten zu unterstützen, sind:

- Patientenautonomie respektieren
- Widerstandskraft unterstützen; dem Patienten ein Gefühl der Kontrolle über die pflegerischen Abläufe vermitteln
- Das Verständnis für das Geschehen im Krankenhaus fördern
- Das Verständnis für körperliche Prozesse und Störungen fördern
- Selbstvertrauen und Eigenständigkeit unterstützen
- Unnötige Abhängigkeiten vermeiden
- Individuelle Lebenssituation des Patienten berücksichtigen
- Soziale Unterstützung fördern, z. B. Angehörige aktiv in den Pflegeprozess einbeziehen, soziale Unterstützung aktivieren, über Hilfsangebote aufklären
- „Selbstheilungspotentiale" berücksichtigen und fördern

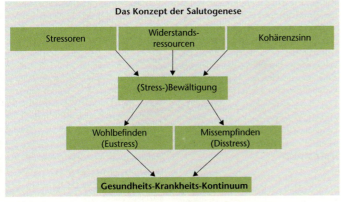

Abb. 8.13: Das Salutogenesekonzept als Schaubild in Anlehnung an Antonovsky. (5, 6)

Fallbeispiel: Kohärenzgefühl stärken

Die 81-jährige Frau M. stürzt bei einem Raubüberfall, bei dem ihr die Handtasche entrissen wird, eine Treppe hinunter und erleidet eine komplizierte Handgelenks- und Sprunggelenksfraktur. Daraufhin wird Frau M. auf die unfallchirurgische Abteilung aufgenommen und ihre Frakturen werden chirurgisch mit Fixateur externe versorgt.

Bei der Aufnahme auf die Station erklärt die Pflegekraft Frau M. den Tagesablauf im Krankenhaus, Visiten-, Besuchs- und Essenszeiten, Bedienung von Telefon und Fernsehen, die Lage wichtiger Räumlichkeiten wie Stationszimmer, Bad, Toiletten, Krankenhauscafeteria und stellt ihr die Mit-Patientinnen vor *(Verständnis für das Geschehen im Krankenhaus fördern)*.

Nachdem Frau M. sich etwas erholt hat, erhebt eine Pflegekraft eine ausführliche Pflegeanamnese *(individuelle Lebenswelt des Patienten berücksich-* *tigen)*. Bei der Körperpflege und der Verabreichung von bedarfsmäßig verordneter Schmerz- und Schlafmedikation beziehen die Pflegenden Frau M. in Entscheidungen (Notwendigkeit, Zeitplan) ein *(Patientenautonomie respektieren, dem Patienten ein Gefühl der Kontrolle über die pflegerischen Abläufe vermitteln)*. Auch außerhalb der Visite sprechen die Pflegenden über die Art der Frakturen, erklären die Funktion des externen Fixateurs und die voraussichtliche Behandlungsdauer *(Verständnis für körperliche Prozesse und Störungen fördern)*. Da Frau M. zu Beginn häufig Alpträume hat, in denen sie sich an den Überfall erinnert, nehmen die Pflegenden dies verständnisvoll auf und deuten es gemeinsam mit Frau M. als Verarbeitung *(Selbstaufmerksamkeit unterstützen und fördern; Körpererleben und emotionale Befindlichkeit erkunden und fördern)*.

Immer schenken Pflegende Frau M. die Zeit, um über das Erlebte zu sprechen. Sie weisen Frau M. auf die beginnende Heilung hin und fördern ihre Motivation, Bewegungsübungen regelmäßig und ausdauernd auszuführen *(Selbstvertrauen und Eigenständigkeit unterstützen)*. Auch den besorgten Angehörigen widmen die Pflegenden der Station von Beginn an ihre Aufmerksamkeit und beziehen sie in den Pflegeprozess mit ein, z. B. durch Anregungen, Frau M. angemessene Kleidung und das Buch, das sie zurzeit liest, mitzubringen *(soziale Unterstützung fördern)*.

Bei der Entlassung bespricht die Pflegekraft noch einmal die Nachsorge und die einzuhaltenden Regeln, z. B. in welchem Umfang Frau M. ihr Bein und ihre Hand belasten darf. Der Anspruch auf Leistungen aus der Pflegeversicherung wird Frau M. erklärt *(über institutionell verfügbare Hilfsangebote aufklären)*. Immer wieder räumen die Pflegenden Frau M. Zeit ein, Fragen zu stellen und über sie belastende Erinnerungen zu sprechen *(Körpererleben und emotionale Befindlichkeit des Patienten erkunden und fördern)*.

8 Gesundheitsförderung und Prävention

▶ Selbstaufmerksamkeit erhöhen; Körpererleben und emotionale Befindlichkeit des Patienten erkunden und fördern. (☞ Fallbeispiel)

Diese Möglichkeiten setzen eine gute Kenntnis des Patienten und seiner Persönlichkeit voraus. Besonders bei länger andauernder Pflegebedürftigkeit ergibt sich im günstigen Fall ein allmählicher, die Personen des Pflegeteams und den Patienten umgreifender Prozess gegenseitigen Kennenlernens und Respektierens, der über Wochen vertieft werden kann.

In der Summe können diese Maßnahmen dazu führen, die Überzeugung des Patienten zu stärken, dass Schwierigkeiten und Probleme lösbar sind. (◻ 9)

Grundsätzlich können Patienten jedoch nur dorthin begleitet werden, wo sie hin möchten. Im Idealfall können Patienten längerfristig in ihrer Suche nach mehr Gesundheit bestärkt werden, womit die Prävention von Erkrankungen gefördert wird.

Antonovsky ist wohl der bekannteste Vertreter des Salutogenesekonzeptes. Dabei

hat er selbst auf Forschungsergebnisse der Psychologie zum Thema Stress und Bewältigung zurückgegriffen. In der Folge seiner Veröffentlichungen, sind weitere Modelle entstanden. Sie stammen in der Regel aus dem Fachbereich der Gesundheitspsychologie und versuchen zu erklären, wie Menschen ihr Leben bewältigen (*engl.* Coping) und dabei gesund bleiben können.

8.1.4 Gesundheitspsychologie

Psychologie will das Erleben und Verhalten von Menschen beschreiben und ggf. verändern. **Gesundheitspsychologie** tut dies mit dem Fokus „Gesundheit": sie will also das Gesundheits- und Krankheitserleben erforschen, Gesundheitsverhalten untersuchen und Maßnahmen zur Gesundheitserziehung entwickeln.

Um Gesundheitsverhalten erklären und erforschen zu können, bedient sich die Gesundheitspsychologie verschiedener Modelle, sog. **gesundheitspsychologischer Modelle.**

Gesundheitspsychologische Modelle

Health-Belief-Modell

Beim **Health-Belief-Modell** handelt es sich um ein mathematisch anmutendes Modell. Folgende Faktoren gehen in das Modell ein: (subjektiv) wahrgenommener Schweregrad und wahrgenommene Verwundbarkeit ergeben die wahrgenommene Bedrohung. Wahrgenommener Nutzen minus wahrgenommene Kosten (Opfer, Verzicht) ergeben die wahrgenommene Wirksamkeit des eigenen Gesundheitsverhaltens.

Was der Mensch letztlich tut und beibehält, ist also nach dem Health-Belief-Modell das Ergebnis einer einfachen Rechnung: Man muss sein Gesundheitsverhalten als wirksam gegenüber der Bedrohung einschätzen. Zweifel an der Bedrohung („Ich kenne jemand, der ist 80 Jahre alt geworden, obwohl er täglich rauchte") oder Zweifel an der Wirksamkeit („Das bringt doch jetzt auch nichts mehr") führen nicht zu dem erwünschten, gesundheitsfördernden Verhalten.

Abbildung: Health-Belief-Modell ☞ 🖥

⇌ Pflegephänomen: Selbstkonzept

Pflegephänomene ☞ *4.3.7*

Der Begriff Selbst bzw. **Selbstkonzept** bezieht sich auf die (Selbst-)Wahrnehmung eines Menschen. Er beschreibt zentrale Aussagen über die eigene Person: Wie sehe ich mich? Welche Eigenschaften, Fähigkeiten, Besonderheiten machen meine Persönlichkeit aus? Was sind meine Stärken und Schwächen? Wie wirke ich auf andere Menschen?

Die dabei wahrgenommenen Qualitäten werden vor dem Hintergrund der gemachten Erfahrungen dieses Menschen beurteilt, bewertet und mit Gefühlen verknüpft („Ich bin ein wertvoller Mensch, weil ich in meinem Beruf viel leiste"). Aus dem Vergleich mit anderen Menschen („Ich kann etwas Bestimmtes besser oder schlechter als andere"), anderen Zeiten („Früher war ich sportlicher, ausgeglichener") oder einem absoluten Maßstab („Im Vergleich zu einem Top-Model sehe ich hässlich aus") entsteht eine individuelle Gestalt, die auch als Selbstachtung bzw. Selbstwertgefühl bezeichnet wird.

Das individuelle Selbstkonzept beeinflusst möglicherweise die Wahrnehmung eines Menschen und deren Interpretation,

z. B. ob eine neu aufgetretene Situation als mehr oder weniger bedrohlich beurteilt wird.

Während eines Krankheitsgeschehens oder anderer kritischer Lebensereignisse kann das Selbstkonzept z. B. in Bezug auf das Körperbild, die Rollenausübung, das Selbstwertgefühl oder mögliche Zukunftsperspektiven gestört sein. Diese Veränderungen können von den Betroffenen als Bedrohung, Verlust, Unterbrechung der Lebenskontinuität, aber auch als Herausforderung empfunden werden. Sie sind häufig von Angst, Hilflosigkeit und dem Gefühl der Überforderung begleitet und werden als große seelische Belastung (Krise) erlebt.

Das Verhalten des jeweiligen Patienten kann je nach Schweregrad und Situation verschieden sein: Schwierigkeiten sich zu entscheiden, Verunsicherung, negative Selbstbewertung bis zu Sucht, Depression oder Gefühlen der Entfremdung der eigenen Person (Depersonalisation).

Menschen mit Störungen des Selbstkonzeptes, wie einem geringen Selbstwertgefühl, sind oft besonders empfindlich und interpretieren Äußerungen anderer

schnell als Kritik und Zurückweisung. Möglicherweise haben sie bei Misserfolgen eine geringere Frustrationstoleranz, verarbeiten Enttäuschungen langsamer und erleben Probleme und Konflikte als tiefe, gegen sie als Person gerichtete Verletzungen. Häufig werden sie deshalb von Pflegenden und anderen beteiligten Personengruppen als „empfindlich" und „schwierig" wahrgenommen.

Um die psychische Integrität eines Menschen zu erhalten, müssen zunächst bestimmte grundlegende Bedürfnisse befriedigt sein, z. B. Wärme, Ruhe, Schlaf, Sicherheit, Ernährung (Bedürfnispyramide nach Maslow ☞ Abb. 4.11). Erst dann können Anpassungsprozesse angebahnt und gefördert werden, z. B. die Auseinandersetzung mit einer krankheitsbedingten Situation, ihre Akzeptanz und die Entwicklung eines neuen, angepassten Selbstbilds.

Pflegende können die Patienten bei der Entwicklung eines veränderten (angepassten) Selbstkonzeptes unterstützen. Voraussetzung dafür ist, dass die Pflegekraft auch ihr eigenes vorhandenes Selbstkonzept erkennt und sich bewusst macht. (◻ 10)

8.1 Gesundheit – Prävention – Gesundheitsförderung

Das Health-Belief-Modell findet seine Anwendung zur Erforschung von Gesundheitsverhalten, das mithilfe des Modells vorhergesagt und dann – z.B. nach Schulungs- und Informationsveranstaltungen – überprüft wird. Auch in der Frage der **Compliance** gibt das Modell Impulse, die Bereitschaft zum Verzicht nicht überzustrapazieren (☞ auch 7.1.2).

Das Health-Belief-Modell wird kritisiert, weil nicht in jedem Fall eine Bedrohung auch zu einer gesundheitsfördernden Verhaltensänderung führt, wie es das Modell nahe legt:

▶ Wird die Bedrohung als übermächtig erlebt und gleichzeitig die Chance, etwas tun zu können, als gering eingeschätzt, sind die Betroffenen eher gelähmt als aktiv

▶ Wird die Bedrohung gering eingeschätzt (z.B. beim Autofahren unter Alkoholeinfluss) und gleichzeitig die Chance, das Problem beherrschen zu können („ich hab' das im Griff") als gut angesehen, mündet diese Einschätzung ebenfalls nicht in ein angemessenes Verhalten.

Die Einschätzung der Bedrohung und eigener Handlungsmöglichkeiten spielt auch beim Modell Locus of Control eine Rolle.

Locus of Control

Locus of Control bedeutet wörtlich übersetzt: Ort der Kontrolle. Damit ist eine Einschätzung des Menschen gemeint, von welchem Ort die Kontrolle und damit auch die Verantwortung für eine Handlung ausgeht, von *external* oder *internal*.

▶ **External** *(außerhalb)* meint: die Folgen einer Handlung sind von Glück, Zufall, Schicksal bestimmt („jedenfalls außerhalb von mir, ich kann nichts machen")

▶ **Internal** *(innerhalb)* meint: die Folgen einer Handlung haben ihre Ursache in bestimmten Persönlichkeitseigenschaften („jedenfalls liegt es an mir, ich kann etwas tun").

Somit ist der Locus of Control entscheidend für die Erwartung des Einzelnen, ob das zu lösende (Gesundheits-)Problem selbst (internal) gelöst werden kann, oder ob sich die Lösung außerhalb (external) des persönlichen Einflusses befindet. Viele Untersuchungen bestätigen, dass diese *Erwartungshaltung großen Einfluss auf das Ergebnis* hat: Wer glaubt, ein Pro-

blem lösen zu können, erzielt bessere Ergebnisse als jemand, der sich das nicht zutraut. So handeln internal Überzeugte aktiver, reger und direkter, da sie davon ausgehen, durch ihr Handeln ihre Umwelt beeinflussen und verändern zu können.

Für das Gesundheitsverhalten ist es also entscheidend, ob ein Mensch denkt, Gesundheit sei etwas, was er selbst steuern, herbeiführen oder wiederherstellen kann. Sollte jemand glauben, Gesundheit und Wohlergehen sei Schicksal, also nicht beeinflussbar, wird sein Gesundheitsverhalten weniger effektiv sein.

Selbstwirksamkeitserwartung

Dem Locus of Control sehr ähnlich ist das Modell der **Selbstwirksamkeitserwartung**. Sie umfasst das Vertrauen in die eigene Kompetenz, schwierige Handlungen nicht nur in Gang zu setzen, sondern auch zu Ende führen zu können, indem auftretende Barrieren hartnäckig überwunden werden.

Dieses Modell bezieht sich nicht nur auf das Gesundheitsverhalten an sich. Auf die Schule angewandt wird erforscht, wie man die Selbstwirksamkeit der Schüler erhöhen kann, weil man davon ausgeht, dass ihr Lernerfolg umso größer sein wird, je höher die Selbstwirksamkeitserwartung ist. So kann die Selbstwirksamkeitserwartung von Schülern durch Mitbestimmung (Schülermitverwaltung) bei der Umsetzung des Lehrplans, bei der Dozenten- und Lehrmittelauswahl gesteigert werden. Somit ist in dem Projekt „Gesunde Schule" nicht nur enthalten, dass im Schulgelände nicht mehr geraucht werden darf oder dass es in der Pause Äpfel statt Süßem gibt. Zur gesunden Schule gehört auch ein „gesundes Maß" an Mitbestimmung und Mitverantwortung.

Die sich auf alle Lebensbereiche beziehende Selbstwirksamkeitserwartung kann z.B. durch einen Fragebogen (Tab. 8.14) ermittelt werden.

Selbstwirksamkeitserwartung bringt die subjektive Überzeugung zum Ausdruck, aufgrund eigenen Handelns schwierige Anforderungen bewältigen zu können. Je größer man den eigenen Handlungsspielraum zur Problemlösung einschätzt, desto größer ist die Motivation, auch tatsächlich zu handeln.

So spielt Selbstwirksamkeit bei der Bewältigung chronischer Krankheiten eine wichtige Rolle. Ergibt sich der Betroffene in seine Erkrankung und glaubt

nicht daran, das Fortschreiten der Erkrankung irgendwie beeinflussen zu können, wird er nichts tun. Aktive Bewältigung, wie sie bei chronischen Erkrankungen erforderlich ist, entsteht nur bei vorhandener Selbstwirksamkeitserwartung.

Hohe Selbstwirksamkeitserwartung ist häufig verbunden mit Optimismus, internaler Kontrolle und Leistungsmotivation. Niedrige Selbstwirksamkeitserwartung ist häufig mit Ängstlichkeit, Depressivität (Depression ☞ 34.7.1) und Neurosen (☞ 34.5.1) verbunden (📖 11).

Optimismus-Pessimismus-Modell

Allzu großer Optimismus ist aber ebenfalls problematisch: Man könnte vermuten, dass viele unerfahrene Motorradfahrer an allzu großem, unberechtigtem Optimismus versterben, weil sie (unberechtigterweise) glauben, ihr Motorrad zu beherrschen und den Straßenverkehr zu überblicken.

Pessimismus, also zu wenig Optimismus, ist „ungesund", weil er

▶ Den Betroffenen die Gefahr oder Bedrohung zu hoch einschätzen lässt

▶ Damit mutlos macht

▶ Dem Betroffenen das Selbstbewusstsein entzieht, das für ein offensives Angehen von Gesundheitsproblemen erforderlich wäre.

Zu viel Optimismus ist „ungesund", weil er

▶ Den Betroffenen die Gefahr oder Bedrohung zu niedrig einschätzen lässt

▶ Damit übermütig macht

▶ Dem Betroffenen das Gefühl gibt, mit allen Problemen leicht fertig zu werden.

Es kommt also auf das richtige Maß an Optimismus an. Menschen bleiben nach dem **Optimismus-Pessimismus-Modell** gesund, wenn sie über ein realitätsnahes Vertrauen verfügen (☞ Tab. 8.15):

▶ Gesundheitsgefahren abwehren zu können *(defensiver Optimismus)*

▶ Gesundheit selbst aktiv erhalten zu können *(funktionaler Optimismus)*.

Sozialkognitives Prozessmodell

Das **sozial kognitive Prozessmodell des Gesundheitsverhaltens** nach Schwarzer beschreibt, wie Menschen zunächst die Absicht bilden, ihr Verhalten zu ändern, wie sie dann konkrete Änderungen pla-

223

8 Gesundheitsförderung und Prävention

Allgemeine Selbstwirksamkeitserwartung (SWE)	(1) stimmt nicht	(2) stimmt kaum	(3) stimmt eher	(4) stimmt genau
Wenn sich Widerstände auftun, finde ich Mittel und Wege, mich durchzusetzen.				
Die Lösung schwieriger Probleme gelingt mir immer, wenn ich mich darum bemühe.				
Es bereitet mir keine Schwierigkeiten, meine Absichten und Ziele zu verwirklichen.				
In unerwarteten Situationen weiß ich immer, wie ich mich verhalten soll.				
Auch bei überraschenden Ereignissen glaube ich, dass ich gut mit ihnen zurechtkommen kann.				
Schwierigkeiten sehe ich gelassen entgegen, weil ich meinen Fähigkeiten immer vertrauen kann.				
Was auch immer passiert, ich werde schon klarkommen.				
Für jedes Problem kann ich eine Lösung finden.				
Wenn eine neue Sache auf mich zukommt, weiß ich, wie ich damit umgehen kann.				
Wenn ein Problem auftaucht, kann ich es aus eigener Kraft meistern.				

Tab. 8.14: Allgemeine Selbstwirksamkeitserwartung (📖 11)

nen, diese durchführen und aufrechterhalten bzw. wieder herstellen. Dieser *Prozesscharakter* unterscheidet dieses Modell von den anderen.

Betroffene durchlaufen somit einen (konflikthaften) Entscheidungs- und Motivierungsprozess, bis sie sich neue Ziele setzen und darangehen, ein neues, gesundheitsförderndes Verhalten auszuprobieren. Somit unterscheidet dieses Modell zwei Phasen:

▶ Die **motivationale Phase,** wie sich ein Mensch zu gesundheitsförderndem Verhalten motivieren lässt
▶ Die **volitionale (willentliche) Phase,** wie ein Mensch das Verhalten tatsächlich ändert und beibehält.

Ralf Schwarzer geht davon aus, dass dieser Entscheidungs- und Motivierungsprozess beeinflusst wird von *sozialkog-nitiven Einflussfaktoren.* Darunter versteht Schwarzer die Interpretation des Wahrgenommenen, ob

▶ Eine tatsächliche Bedrohung der Gesundheit vorhanden ist
▶ Eine Chance auf Gegenmaßnahmen besteht, die wirksam dieser Bedrohung begegnen kann (Selbstwirksamkeitserwartung, Ergebniserwartung)
▶ Das soziale Umfeld unterstützend wirkt. (📖 11)

Dieser Prozess der Entscheidungsfindung kennt ähnliche Elemente wie beispielsweise auch der Pflegeprozess: Information, Einschätzung und Bewertung der Information, Zielfestlegung, Planung, Umsetzung und Evaluation (☞ Abb. 11.6)

Abbildung: Sozial-kognitives Prozessmodell nach Schwarzer ☞ 🖥

Das sozialkognitive Prozessmodell von Schwarzer ist nicht nur für die Planung und Analyse von Programmen bedeutsam, die Gesundheitsverhalten fördern. Es findet auch seine Anwendung im Bereich der Bildung: So widmet sich die Pädagogik verstärkt dem Thema, wie die Selbstwirksamkeitserwartung von Lernenden dauerhaft gestärkt werden kann. (📖 12, ✉ 5, 6)

8.1.5 Stress und Coping

Stress

Das umfassende, ganzheitliche Verständnis von Gesundheit führt dazu, nicht nur die biologischen Gesundheitsgefahren (wie etwa Krankheitserreger), sondern

Pessimismus	Die „gesunde Mitte"	Optimismus
Kein oder kaum funktionaler Optimismus	**Ausreichend funktionaler Optimismus**	**Zu viel funktionaler Optimismus**
„Es war klar, dass ich dann krank werden würde, die Belastungen der letzten Zeit waren einfach zu viel für mich."	„Damit ich mich auf meinen Körper verlassen kann, muss ich auch etwas tun, einfach gesund leben: viel bewegen und gesund essen; dann klappt das schon."	„Ich krieg das schon hin. Klar ist das nicht ungefährlich, mit ein paar Bier im Bauch noch Auto zu fahren, aber [lacht herzlich, wie über einen guten Witz] mein Auto kennt den Weg."
Kein oder kaum defensiver Optimismus	**Ausreichend defensiver Optimismus**	**Zu viel defensiver Optimismus**
„Krebs durch Rauchen?! Nein, das kann auch so passieren, dass man Krebs bekommt, da kann man nichts dagegen machen!"	„Ansteckungsgefahr?! Deswegen soll ich nicht aus dem Haus gehen? Klar muss ich mich im Herbst nicht unnötig anhusten lassen, aber ausreichende Vitaminzufuhr stärkt die Abwehrkräfte; heißt es doch?!"	„Grippeschutzimpfung? Ich? Nie im Leben! Neulich die Grippe hab' ich weggesteckt wie nichts. Zwei Aspirin und ein steifer Grog und schon war die Welt wieder in Ordnung!"

Tab. 8.15: Auf das richtige Maß an Optimismus kommt es an. Zu viel, zu wenig und die „gesunde Mitte" werden vergleichend gegenübergestellt und mit typischen Beispiel-Aussagen erläutert.

224

auch psychische und soziale „Reize" in den Blick zu nehmen, die sich als gesundheitsgefährlich erweisen könnten. **Stress** kann als ein solcher Reiz verstanden werden.

Reiz-Reaktionstheorie

Vor allem die biologisch geprägten Stressforscher versuchten in zahlreichen Tierversuchen zu beweisen, dass ein bestimmter Reiz **(Stimulus)** automatisch zu einer bestimmten Antwort **(Response)** führt. So hat z. B. *Walter Cannon* (1929) angenommen, die Stressreaktion eines Lebewesens sei ein durch nervale und hormonelle Reaktionen herbeigeführter Zustand des „fight or flight" (kämpfen oder fliehen). Der zugrunde liegende Instinkt laufe wie ein Programm ab, könne vom Betroffenen weder gestoppt noch sonstwie beeinflusst werden.

Dieser Theorie liegt zugrunde, dass die durch den Sympathikus-Nerv und das Hormon Adrenalin vermittelte Antwort zu ganz bestimmten Veränderungen wie etwa Pulsbeschleunigung oder Blutdruck- und Blutzuckererhöhung führt. Eine Stressreaktion ist folglich die Antwort auf eine Bedrohung, die im Wesentlichen darin bestand, den Körper für einen Kampf oder die Flucht bereit zu machen.

Dieses Stressmodell gilt aber nur für körperliche Stimuli: So werden z. B. Verletzungen von allen Menschen als Stress empfunden. Dahingegen werden andere Stressoren von Menschen recht unterschiedlich bewertet: Was für den einen „totaler Stress" ist, etwa ein Vortrag vor einer Gruppe, ist für den anderen normal und kein Stress. Die betroffene Person spielt also eine Rolle.

Theorie des individuellen Gleichgewichts

Nach der **Theorie des individuellen Gleichgewichts** wirft der Betroffene seine Bewältigungsmöglichkeiten in die Waagschale: Je größer die subjektiv empfundene Möglichkeit der Bewältigung eingeschätzt wird, desto weniger stresst ein bestimmter Reiz.

Dieses Stressmodell ist ein Fortschritt gegenüber Cannons Verständnis von Stress: hatte dieses den Charakter eines On-Off-Phänomens: Stress liegt vor (ON = die Lampe brennt) oder eben nicht (OFF = das Licht ist aus), räumt die Theorie des individuellen Gleichgewichts ein, dass es *mehr oder weniger* Stress geben kann, und stellt die Frage, wie man dieses „Mehr" oder „Weniger" messen könnte, ohne auf die rein biologischen Messwerte zurückzugreifen. Die Frage lautet somit: Wie wird Stress *empfunden?*

Anpassungssyndrom nach Hans Selye

Hans Selye (1956) führt daher die Begriffe Eustress und Distress in die Diskussion ein, um den als stimulierend, anregend empfundenen Stress von dem als schädlich oder lähmend empfundenen Stress unterscheiden zu können.

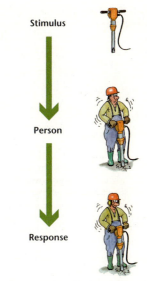

Abb. 8.16: Stressverständnis von Cannon als Reiz (Stimulus) – Reaktion (Response). [L142]

> **Eustress:** Dieser „gute" Stress tritt auf, wenn die Herausforderung erfolgreich bewältigt wird, wenn er das Individuum beflügelt und langfristig positive gesundheitliche Auswirkungen hat.
>
> **Disstress:** Gegenüber Eustress schädlicher, überfordernder, krank machender Stress.

Desweiteren betrachtet Selye den *Stressverlauf,* bringt also die Zeit mit ins Spiel (☞ Abb. 8.19). Es ist somit nicht nur die Frage „Disstress oder Eustress", sondern eben auch die Frage, wie lange hält Stress an und folgen die wichtigen Erholungs- oder Regenerationsphasen?

Darüber hinaus geht Selye davon aus, dass ein bestimmter Stimulus (Stressor) den Körper in Alarm versetzt. Der Betroffene mobilisiert seine Energie- und Widerstandsreserven für eine bestimmte Zeit. Anschließend ist er erschöpft, ruht sich aus und regeneriert. Bei länger andauerndem Stress ohne ausreichende Regenerationsphasen kommt es zum **allgemeinen Adaptationssyndrom** (AAS).

Was Selye noch ausblendet: Individuen reagieren auf eine identische Situation unterschiedlich. Stress ist subjektives

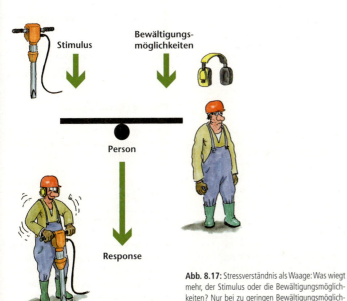

Abb. 8.17: Stressverständnis als Waage: Was wiegt mehr, der Stimulus oder die Bewältigungsmöglichkeiten? Nur bei zu geringen Bewältigungsmöglichkeiten wird die Stressreaktion ausgelöst. [L142]

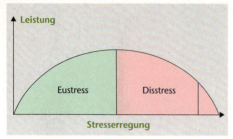

Abb. 8.18: Eustress und Disstress. Solange er bewältigt werden kann, führt ein gewisser Stressreiz zur Steigerung der Leistung (Eustress), während zu viel Stress die Leistung wieder sinken lässt (Disstress).

Definition von Stress
Zur aktuellen Betrachtung von Stress gehören folgende Parameter
▶ Ein **Stimulus** (oder mehrere Stimuli, Stressoren), die als Reize auf Menschen einwirken
▶ Eine **primäre Bewertung** als eine Art Filter, der den Stimulus bewertet, ob er
 – Anregend (führt zu Eustress)
 – Bedrohlich oder schädlich ist (führt zu Disstress)
▶ Eine **sekundäre Bewertung** klärt, ob es überhaupt Bewältigungsmöglichkeiten gibt und welche Bewältigungsfähigkeiten der Betroffene besitzt
▶ Die **Dauer der Stresseinwirkung** bzw. die Frage geeigneter Regeneration
▶ Die **Qualität der Bewältigung**: ob sie das Problem tatsächlich löst oder zu neuen Problemen führt

Stress*erleben*. Wenn Menschen also unterschiedlich auf Stressreize reagieren, lohnt es sich, über die Fragen nachzudenken, woher diese Unterschiede kommen, warum manche Menschen sozusagen vor Stress geschützt oder weniger angreifbar erscheinen.

Es geht also darum, weitere Einflussgrößen zu finden, die das Phänomen Stress besser erklären können. Pionier auf diesem Gebiet ist *Richard Lazarus* mit seinem 1966 veröffentlichten Werk. (📖 13)

Stressmodell nach Lazarus

Das **transaktionale Stressmodell nach Lazarus** versucht die individuellen Unterschiede im Stresserleben zu erklären: Bevor der Mensch einen Stressreiz (Stimulus) an sich heranlässt, nimmt er zwei Bewertungen vor:
▶ Die **primäre Bewertung** ist die Antwort auf die Frage: „Ist der Stimulus für mich günstig, ungünstig oder irrelevant (ohne Bedeutung)?"
▶ Die **sekundäre Bewertung** ist die Antwort auf die Frage: „Welche Bewältigungsmöglichkeiten gibt es, welche Bewältigungsfähigkeiten habe ich?"

Aus dieser Sichtweise resultiert die Bezeichnung „transaktional": Die Reaktion eines Menschen auf Stress ist als Antwort auf die primäre und sekundäre Bewertung zu verstehen.

Der Begriff „Transaktion" stammt ursprünglich aus der Kommunikationstheorie und wurde von *Eric Berne* als Set aus Reiz und Reizantwort definiert (Transaktionsanalyse ☞ 6.3.3).

Bringt die primäre Bewertung das Ergebnis, ein Stimulus sei ungünstig (stressend), könnte das nach Lazarus folgende Ursachen haben: Der Stimulus ist
▶ Schädlich oder bedrohend (Disstress)
▶ Herausfordernd (Eustress).

Daran kann man erkennen, dass Lazarus bisherige Stressmodelle aufgreift und um die Komponente der Bewältigung erweitert.

Abbildung: Beim Stressmodell nach Lazarus stehen die Bewältigungsmöglichkeiten und die Bewältigungsfähigkeiten im Vordergrund ☞ 💻

Lazarus macht darauf aufmerksam, dass eine schlechte, unzureichende Bewältigung eines Problems selbst wieder Stress verursachen kann (☞ Abb. 8.20).

Stress als Vorgang: Eine Situation wird von dem Betroffenen wahrgenommen und interpretiert. Dann stellt sich der Betroffene die Frage: Kann ich die Situation mit den mir zur Verfügung stehenden Ressourcen bewältigen? Falls Ja: Angemessene Bewältigung (adäquates Coping), falls Nein: Stress!

Stress ist also ein *Ungleichgewicht* zwischen einer Situation mit ihren Anforderungen einerseits und einem Individuum mit seinen Fähigkeiten andererseits. Das Ungleichgewicht wird vom Individuum als unangenehm empfunden, und wenn es über längere Zeit anhält, kommt es zu schädlichen körperlichen und psychischen Folgen sowie Verhaltensänderungen.

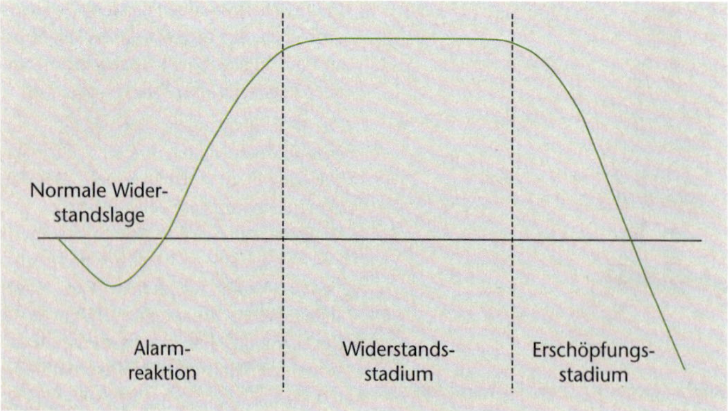

Coping (Bewältigung)

Coping *(Bewältigung)*: Strategien jedes Einzelnen, mit (Krankheits-)Krisen umzugehen.

Bei der Untersuchung von **Coping** (☞ 5.5.1) gibt es verschiedene Unterscheidungsmöglichkeiten.
▶ Aktives Verhalten und passives Verhalten
▶ Problemorientiertes Coping: problemlösende Bewältigung, der Versuch, die Situation zu ändern, ein Problem zu lösen oder es neu zu interpretieren
▶ Emotionsorientiertes Coping: auf Wohlfühlen zielende Bewältigung, der

Abb. 8.19: Selye hat die Zeit-Komponente in die Stressbetrachtung eingeführt: Er untersucht, wie sich die Stressreaktion im zeitlichen Verlauf beschreiben lässt.

8.1 Gesundheit – Prävention – Gesundheitsförderung

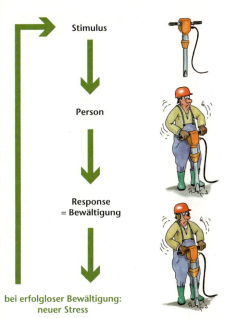

Abb. 8.20: Unzureichende Bewältigung ist selbst wieder Stress. Damit kann z. B. bei Patienten mit chronischen Erkrankungen ein Teufelskreis entstehen, wenn sie nicht lernen (können oder wollen), mit der Krankheit zu leben. [L142]

Versuch, die durch die Situation ausgelöste Emotion zu regulieren, z. B. durch Entspannung, sich ablenken, Bewegung, Ärger, Aggression äußern.
▶ Internales Coping: Problemlösung mit dem Versuch, *sich* zu ändern
▶ Externales Coping: Problemlösung mit dem Versuch, *die anderen oder die Umwelt* zu ändern.

Verschiedene Copingstile müssen sich nicht gegenseitig ausschließen. Sie können von Betroffenen nacheinander oder auch gleichzeitig eingesetzt werden.

> **Ein Copingstil gilt als effektiv, wenn er**
> ▶ Belastungen oder Beanspruchungen vermindert
> ▶ Keine (oder geringfügige) negative Nebeneffekte aufweist
> ▶ Ein günstiges Kosten-Nutzen-Verhältnis besitzt.

Situation angemessenes Coping
Häufig wird angenommen, aktives, problemlösendes Coping sei immer dem vermeidenden oder emotionsorientierten Coping vorzuziehen. Es gibt Situationen, in denen eine Vermeidungsstrategie durchaus angemessen ist, etwa die Hand von der heißen Herdplatte zu nehmen und dann erst nach dem Schalter zu suchen. Ständiges Probleme-lösen-Wollen bei gleichzeitiger Unfähigkeit, sich zu entspannen, ist ein ernst zu nehmendes Stress-Syndrom. Alleiniges Vermeiden hat natürlich den Nachteil, dass die Stress auslösende Situation bestehen bleibt.

Das anstehende Examen wird von vielen Gesundheit- und Krankenpflegeschülerinnen als stressig empfunden. Hierzu folgende Tipps:
▶ Emotionsorientiertes Coping: Erst einmal gut ausschlafen, ausreichend frühstücken; als Muntermacher kommt nicht nur Kaffee in Frage: Ein Glas Grapefruitsaft mit zwei Esslöffeln Honig wirkt ebenso
▶ Problemorientiertes Coping: Sich einen Überblick verschaffen, was gefragt werden könnte; alleine lernen und in Gruppen sich gegenseitig abfragen und das Gelernte wiederholend einüben
▶ Unterstützend: Nicht rauchen! Nikotin verengt die Blutgefäße, setzt die Durchblutung des Gehirns herab und führt nachweislich dazu, dass Raucher und die Passivraucher sich Fakten weniger schnell und weniger nachhaltig einprägen können
▶ Einen Lern- und Erholungsplan aufstellen. Stoff in überschaubare Portionen einteilen. Erholungsphasen als Belohnung für Lernphasen einplanen
▶ Wichtigster Stressfaktor ist der Zeitdruck: Also rechtzeitig mit den Vorbereitungen beginnen.

Ungesunde und ineffektive Bewältigung
Studien zeigen, dass Personen, die häufig Stress bei der Arbeit haben, häufiger zur Zigarette greifen. Schwierigkeiten, sich das Rauchen abzugewöhnen oder Schwankungen in der Zahl der gerauchten Zigaretten stehen ebenfalls in statistischem Zusammenhang mit Stress (am Arbeitsplatz).

Auch für den übermäßigen Genuss von Alkohol und den Missbrauch von Medikamenten gilt: Eine mögliche Ursache ist das Streben nach Entspannung oder Ablenkung bei Stress („coping by doping") Es handelt sich also um auf Dauer gesundheitsschädliche Bewältigungsversuche.

Pflegephänomen Coping ☞ 🖥

8.1.6 Gesundheitsförderung in Gesellschaft und Politik
Konferenz von Alma Ata
In den 1970er Jahren musste die WHO feststellen, dass die großen Gesundheitsprobleme, z. B. die Herz-Kreislauf-Erkrankungen in den Industrienationen, mithilfe der Konzepte Prävention, Gesundheitserziehung und Gesundheitsaufklärung nicht nachhaltig verändert werden konnten. Auch in den Ländern der Dritten Welt ließen sich die dortigen Gesundheitsprobleme nicht wesentlich beeinflussen. Daher wurde ein neues Ziel definiert: Es gilt die Lebensbedingungen aller Menschen zu erhalten oder sogar zu verbessern, um ihnen damit zu ermöglichen, ihre eigenen Gesundheitspotentiale zu entwickeln. Diese Idee wurde 1978 in **Alma Ata** in der **Primary-Health-Care-Deklaration** festgehalten.

> „Das Erreichen des bestmöglichen Gesundheitszustands ist ein höchst wichtiges, weltweites soziales Ziel, dessen Verwirklichung das Handeln vieler anderer sozialer und ökonomischer Bereiche zusätzlich zum Gesundheitsbereich erfordert. Wirtschaftliche und soziale Entwicklung auf der Basis einer neuen Wirtschaftsordnung ist von grundlegender Bedeutung für die volle Erreichung von Gesundheit für alle und für die Verringerung der Kluft zwischen dem Gesundheitszustand in entwickelten und dem in Entwicklungsländern. Primäre Gesundheitsversorgung (...) bezieht zusätzlich zum Gesundheitssektor alle damit in Zusammenhang stehenden Sektoren und Aspekte der Entwicklung eines Landes und eines Gemeinwesens ein, insbesondere Landwirtschaft und Viehzucht, Nahrung, Industrie, Bildung, Wohnen, öffentliche Arbeiten und Nachrichtenverbindung, und verlangt die vereinten Anstrengungen all dieser Sektoren."

Ottawa-Charta

Es vergingen noch einige Jahre, bis 1986 in der Ottawa-Deklaration (**Ottawa-Charta**) das internationale Konzept „**Gesundheit für alle bis zum Jahr 2000**" verabschiedet wurde. Hierbei steht das Konzept der Gesundheitsförderung im Zentrum.

> „Gesundheitsförderung zielt auf einen Prozess, allen Menschen ein höheres Maß an Selbstbestimmung über ihre Gesundheit zu ermöglichen und sie damit zur Stärkung ihrer Gesundheit zu befähigen. Um ein umfassendes körperliches, seelisches und soziales Wohlbefinden zu erlangen, ist es notwendig, dass sowohl Einzelne als auch Gruppen ihre Wünsche und Hoffnungen wahrnehmen und verwirklichen sowie ihre Umwelt meistern bzw. sie verändern können."

Dieser Auszug macht deutlich, dass Gesundheitsförderung als Konzept sowohl bei Individuen und Gruppen als auch bei der sozialen und physischen Umgebung ansetzt. Ziel ist es, durch gesundheitsfördernde Methoden die Ressourcen und Kompetenzen auf allen Ebenen zu stärken, um die eigene Verantwortung für Gesundheit übernehmen zu können. Alle Ebenen werden zur Verantwortung aufgerufen, d.h. Politik, Wirtschaft und Versorgungsinstanzen, die sich um die Gesundheit und sozialen Bedürfnisse der Bevölkerung kümmern. Gesundheitsförderung bekam damit die Bedeutung eines gesellschaftspolitischen Konzeptes.

Mit der Ottawa-Charta wurde der Wandel von einem einseitig krankheitsorientierten hin zu einem salutogenetischen (gesundheitsorientierten) Denken eingeleitet.

Konkretisiert wurde die Ottawa-Charta durch die Formulierung von Handlungsstrategien und Aktionsfeldern. Sie veranschaulichen die Verantwortung, die alle Ebenen – von der Politik bis zum Individuum – zu übernehmen haben, um das Ziel der Ottawa-Charta zu erreichen. Die Handlungsstrategien sind:

- ▶ Voraussetzungen für Gesundheit sichern
- ▶ Interessen vertreten
- ▶ Befähigen und Ermöglichen
- ▶ Vermitteln und Vernetzen.

Die Aktionsfelder sind:

- ▶ Gesundheitsfördernde Gesamtpolitik entwickeln
- ▶ Gesundheitsfördernde Lebenswelten schaffen
- ▶ Gesundheitsbezogene Gemeinschaftsaktionen unterstützen
- ▶ Persönliche Kompetenzen entwickeln
- ▶ Gesundheitsdienste neu orientieren.

Gesundheit 2000

Bereits 1984 wurden für Europa 38 Ziele unter dem Dach **Gesundheit 2000** formuliert, die den spezifischen europäischen Bedingungen und Anforderungen angepasst waren. Auf einer WHO-Konferenz in Lissabon 1991 wurden diese Ziele aufgrund der bis dahin gemachten Erfahrungen aktualisiert und auf das Jahr 2000 orientiert. Es entstand hierdurch in ganz Europa eine Bewegung, die dazu führte, dass Politik, Bildungseinrichtungen, Gesundheitswesen und Berufsverbände der Gesundheitsförderung in der Praxis Form gaben.

Jakarta: Prioritäten der Gesundheitsförderung für das 21. Jahrhundert

Die 4. Internationale Konferenz zur Gesundheitsförderung „Neue Akteure für eine neue Ära – Gesundheitsförderung für das 21. Jahrhundert", vom 21. bis 25. Juli 1997 in Jakarta, wurde zu einem entscheidenden Zeitpunkt in der Entwicklung internationaler Gesundheitsstrategien abgehalten.

Die Teilnehmer der Jakarta-Konferenz legten eine fünf Punkte umfassende Erklärung vor, die den Handlungsrahmen für Gesundheitsförderung auf dem Weg ins 21. Jahrhundert definiert.

„1. Förderung sozialer Verantwortung für Gesundheit

Entscheidungsträger müssen sich zur sozialen Verantwortung für Gesundheit verpflichten. Sowohl im öffentlichen wie auch im privaten Sektor ist die Durchsetzung einer Politik und entsprechender Maßnahmen notwendig, die

- ▶ Schädigungen der Gesundheit des Einzelnen vermeiden
- ▶ Die Umwelt schützen und eine nachhaltige Nutzung der Ressourcen sichern
- ▶ Die Produktion von und den Handel mit gesundheitsschädigenden Gütern und Substanzen (z.B. Tabak und Rüstungsgüter) einschränken, ebenso wie die Werbung mit gesundheitsgefährdenden Botschaften
- ▶ Sowohl Bürgerinnen und Bürger als Konsumenten, als auch den Einzelnen am Arbeitsplatz schützen

- ▶ Auf gesundheitliche Chancengleichheit ausgerichtete Gesundheitsverträglichkeitsprüfungen als einen festen Bestandteil von Politikentwicklung miteinschließen.

2. Ausbau der Investitionen in die Gesundheitsentwicklung

In vielen Ländern sind die gegenwärtigen Investitionen in Gesundheit unzureichend und häufig auch nicht wirkungsvoll. Größere Investitionen für die Entwicklung der Gesundheit erfordern einen wirklichen multisektoralen Ansatz, der z.B. zusätzliche Ressourcen für Bildung und Wohnen sowie für den Gesundheitsbereich umfasst. Neue Investitionen in Gesundheit und Umschichtung bisheriger Investitionen im Gesundheitsbereich, sowohl innerhalb als auch zwischen den Ländern, bergen Potentiale für die soziale Entwicklung und Verbesserung der Gesundheit und Lebensqualität.

Investitionen in der Gesundheitsentwicklung sollten die besonderen Bedürfnisse bestimmter Gruppen, z.B. der Frauen, Kinder und älteren Menschen, der in Armut lebenden Menschen sowie bestimmter Minderheiten und Randgruppen der Bevölkerung, berücksichtigen.

3. Festigung und Ausbau von Partnerschaften für Gesundheit

Gesundheitsförderung erfordert – zwischen allen gesellschaftlichen Bereichen und auf allen Ebenen der Politik und Verwaltung – Partnerschaften für die gesundheitliche und soziale Entwicklung. Bestehende Partnerschaften müssen gestärkt und Möglichkeiten für neue Partnerschaften sondiert werden.

Durch den Austausch von Wissen, Fähigkeiten, Fertigkeiten und Ressourcen nutzen Partnerschaften allen Beteiligten. Jede Partnerschaft muss transparent und zur gegenseitigen Rechenschaft verpflichtet sein und sich auf einvernehmlichen ethischen Grundsätzen, gegenseitigem Verständnis und Respekt gründen. Entsprechende Richtlinien der WHO müssen eingehalten werden.

4. Stärkung der gesundheitsfördernden Potentiale von Gemeinschaften und der Handlungskompetenz des Einzelnen

Gesundheitsförderung wird von den Menschen selbst und mit ihnen verwirklicht und kann nicht verordnet werden. Gesundheitsförderung verbessert sowohl die Handlungskompetenzen des Einzelnen im Umgang mit seiner Gesundheit als auch die Potentiale von Gruppen, Organisationen oder Gemeinschaften, Einfluss auf die Determinanten für Gesundheit zu nehmen.

Die Stärkung der gesundheitsfördernden Handlungskompetenzen von Gemeinschaften erfordert praktische Aus- und Weiterbildung, Vermittlung von Führungsqualitäten und Zugang zu Ressourcen. Die Stärkung der Handlungskompetenzen des Einzelnen erfordert die beständige und verlässliche Beteiligung an gesundheitsrelevanten Entscheidungsprozessen sowie die Vermittlung der notwendigen Fähigkeiten, Fertigkeiten und des Wissens, auf diese Entscheidungsprozesse auch entscheidenden Einfluss nehmen zu können.

Sowohl die traditionellen Formen der Kommunikation als auch die neuen Informationsmedien unterstützen den Prozess. Die vorhandenen sozialen, kulturellen und spirituellen Ressourcen müssen auf innovative Weise für die Gesundheitsförderung genutzt werden.

5. Sicherstellung einer Infrastruktur für die Gesundheitsförderung
Zur Sicherstellung einer Infrastruktur für die Gesundheitsförderung müssen neue Formen ihrer Finanzierung auf lokaler, nationaler und globaler Ebene gefunden werden. Es sollten Anreize zur Beeinflussung der Handlungen von Regierungen, nichtstaatlichen Organisationen, Bildungseinrichtungen und des Privatsektors geschaffen werden, um die Mobilisierung von Ressourcen für die Gesundheitsförderung zu maximieren.

Die organisatorische Basis für die notwendige gesundheitsfördernde Infrastruktur bilden die vielfältigen „Settings für Gesundheit" (Städte, Schulen, Betriebe, Krankenhäuser etc.). Die neuen gesundheitlichen Herausforderungen erfordern den Aufbau neuer Netzwerke, um intersektorale Zusammenarbeit zu fördern. Solche Netzwerke, innerhalb eines Landes oder zwischen Ländern, sollten sich gegenseitig unterstützen und den Erfahrungsaustausch darüber erleichtern, in welchen Settings sich welche Strategien als am wirksamsten erweisen.

Zur Unterstützung gesundheitsfördernder Aktivitäten muss die Entwicklung der dafür notwendigen Führungsqualitäten in Ausbildung und Praxis gefördert werden. Die Dokumentierung der Erfahrungen durch Forschung und Projektberichte soll ausgebaut werden, um die

Planung, Umsetzung und Evaluation in der Gesundheitsförderung weiter zu verbessern.

Alle Länder sollten die zur Unterstützung der Gesundheitsförderung angemessenen Rahmenbedingungen in den Bereichen Politik, Recht und Verwaltung, Bildung, Soziales und Wirtschaft entwickeln." (✉ 20)

8.1.7 Einrichtungen und Programme der Gesundheitsförderung und Prävention

Die Ebenen der Gesundheitsförderung

Bis auf wenige Erfolge (z. B. die Ausrottung der Pocken) ist es der WHO kaum gelungen, globale Gesundheitsprobleme zu lösen. Auch sind die Anforderungen – weltweit betrachtet – recht unterschiedlich: Während in dem einen Teil der Welt die Menschen Hunger leiden, treten in den sog. Industrienationen Wohlstandskrankheiten auf, die auf ein Überangebot an Nahrungs- und Genussmitteln zurückzuführen sind.

Die raschen Erfolge bei der Bekämpfung infektiöser Erkrankungen stellen sich bei den chronischen Erkrankungen nicht ein. Im Gegenteil: Die Zahl der Betroffenen mit chronischen Erkrankungen steigt kontinuierlich. Ähnlich wie in 8.1.3 beschrieben wandelt sich das Programm der WHO vom pathogenetisch-präventiven zum salutogenetisch-gesundheitsfördernden Bemühen durch die Verbesserung der Lebensumwelt. Dies geschieht auf drei Ebenen:

▶ **Makroebene:** Ebene von Staaten oder Staatengemeinschaften. Auf dieser Ebene sind die politischen Rahmenbedingungen für Gesundheit zu gestalten, wie etwa die Chancengleichheit oder die Rahmenbedingungen für das Gesundheitswesen.
▶ **Mesoebene:** Ebene der unmittelbaren Lebensumwelt, dazu zählen Wohnortgemeinde, Arbeitswelt und der sog. **Social Support** (soziales Netz, soziale Unterstützung)
▶ **Mikroebene:** die Ebene des Individuums, seine Fähigkeiten, Gesundheitspotentiale, seine Bildung wie auch z. B. seine körperliche Fitness.

Die neueren Gesundheitsprogramme (der sog. „Setting-Ansatz") greifen hauptsächlich an der Mikro- und Mesoebene an.

Social Support
Dieser Begriff sozialer Unterstützung umfasst wichtige Faktoren der Mesoebene, die zur Förderung und Erhaltung der Gesundheit beitragen. Dabei ist schon alleine der Gedanke, sich im Notfall auf dieses Netz verlassen zu können, als gesundheitsfördernd einzuschätzen. Beim Social Support werden vier Arten unterschieden:
▶ Der informationelle Support: „Menschen in meinem Umfeld können mir mit Informationen weiterhelfen, z. B. was ich tun kann, wo es einen guten Arzt gibt"
▶ Der emotionale Support: „Es gibt jemanden, der mir zuhört, mich tröstet, bei dem ich mich ausweinen kann"
▶ Der instrumentelle Support: „Jemand gießt meine Blumen, geht für mich einkaufen, erledigt Botengänge"
▶ Motivationaler Support: „Jemand baut mich auf, bestärkt mich im guten Tun, begleitet mich."

Abbildung: Ebenen der Gesundheitsförderung ☞ 🖥

Die Verlagerung des Schwerpunktes von der staatlichen (Makro-)Ebene auf die Meso- und Mikroebene drückt sich im sog. Setting-Ansatz aus. Die WHO definiert:

Setting: Lebensbereich, in dem die Menschen den größten Teil ihrer Zeit verbringen, etwa Familie, Wohnortgemeinde, Arbeitsplatz.

Dieser Setting-Ansatz wurde in Europa hauptsächlich durch vier Programme umgesetzt:
▶ Gesunde-Städte-Netzwerk
▶ Gesunde-Schule-Netzwerk
▶ Netzwerk gesundheitsfördernder Krankenhäuser
▶ Deutsches Netzwerk betrieblicher Gesundheitsförderung.

Setting-Programme der WHO in Europa
Gesunde Städte-Netzwerk
1990 entstand das Programm Healthy-Cities (Netzwerk gesundheitsfördernder Städte), dem sich nach und nach auch verschiedene deutsche Städte (z. B. Dresden und Frankfurt) anschlossen. International und national entstanden *Gesunde-Städte-Netzwerke,* um so Projekten im

Rahmen einer gesundheitsfördernden Kommunalpolitik Form zu verleihen. Es ging darum, auf möglichst unbürokratischem Wege, auf der Basis der Beteiligung der Bürger und ihrer Selbstbestimmung, einen Prozess zu stimulieren, der zur Verbesserung der physischen und sozialen Umwelt führen sollte.

Im September 2006 sind bereits 46 Städte diesem Netzwerk beigetreten. Um sich gegenseitig im Bemühen um Gesundheitsförderung zu unterstützen, hat das Netzwerk sog. Kompetenzzentren eingerichtet: „Das Gesunde Städte Netzwerk richtet kommunale Kompetenzzentren für Gesundheitsförderung und Prävention ein. Als Kompetenzzentrum können sich Mitgliedskommunen (Städte, Kreise, Bezirke) des Gesunde Städte Netzwerkes der Bundesrepublik Deutschland bewerben, die zu spezifischen Arbeitsbereichen der Gesundheitsförderung über fundierte Erfahrungen verfügen, diese dokumentiert haben und die in der Lage sind, angemessene Ressourcen zur Vermittlung und Diskussion dieser Erfahrungen zur Verfügung zu stellen." (✉ 7)

Zurzeit gibt es folgende Kompetenzzentren:
▶ Die Stadt Frankfurt am Main für Migration und öffentliche Gesundheit
▶ Die Stadt Halle (Saale) für stadtteilbezogene, bürgerorientierte Stadtentwicklung
▶ Der Rhein-Kreis Neuss für Gesundheitsförderung und Gesundheitsberichterstattung im Kindes- und Jugendalter
▶ Die Stadt Herne für das Thema Gesundheitskonferenzen
▶ Die Stadt Stuttgart für Kinder- und Jugendgesundheit
▶ Der Bezirk Friedrichshain-Kreuzberg von Berlin für das Thema Migration, Integration und Gesundheit
▶ Der Kreis Unna für kommunales Gesundheitsmanagement und gesundheitlichen Verbraucherschutz
▶ Die Stadt Münster für Konzeption und Praxis kommunaler Gesundheitshäuser.

Deutsches Netz Gesundheitsfördernder Krankenhäuser (DNGFK)

Die gesundheitsfördernden Krankenhäuser machen es sich zur Aufgabe, den Setting-Ansatz in ihrem Bereich umzusetzen, indem sie Strategien entwickeln, die Gesundheit
▶ Von Patienten
▶ Der Mitarbeiter und Partner
▶ Für die Menschen in ihrer Region
zu fördern.

Diese drei Ansätze folgen der in der Ottawa-Charta gegebenen Definition von Gesundheitsförderung:

> „Gesundheitsförderung zielt auf einen Prozess, allen Menschen ein höheres Maß an Selbstbestimmung über ihre Gesundheit zu ermöglichen und sie damit zur Stärkung ihrer Gesundheit zu befähigen."

Obwohl auch in Deutschland einige Krankenhäuser in das Netz Gesundheitsfördernder Krankenhäuser aufgenommen wurden, scheint es noch ein langer Weg zu sein, bis sich die traditionell auf die Krankenbehandlung ausgerichteten und auch über die Krankheit finanzierten Häuser in Richtung Gesundheitsförderung weiterentwickeln.

Auch die Abnahme der Krankenhausverweildauer lässt vermuten, dass die Einflussnahme des Krankenhauses auf das Gesundheitsverhalten der Patienten eher gering einzuschätzen ist. Deshalb kann die Aktion „rauchfreie Krankenhäuser" eher die Mitarbeiter als die Patienten im Blick haben. (✉ 8)

Gesundheitsfördernde Schulen

Gemäß der Kulturhoheit der Länder hat fast jedes Bundesland in Deutschland sein eigenes Netzwerk und damit auch sein eigenes Programm zur Gesundheitsförderung. Am Beispiel des Bundeslandes Hessen soll hier aufgezeigt werden, was Schulen tun müssen, um das Zertifikat „Gesundheitsfördernde Schule" zu erlangen.

Voraussetzung für die Zertifizierung als „Gesundheitsfördernde Schule" ist die Erfüllung von Standards:
▶ Ein Beschluss der Schulkonferenz/Gesamtkonferenz zum Erwerb des Gesamtzertifikats „Gesundheitsfördernde Schule" als ein Schulentwicklungsziel liegt vor
▶ Die „Gesundheitsfördernde Schule" ist als Profilmerkmal im Leitbild und Schulprogramm ausgewiesen
▶ Die Umsetzung der Arbeitsschutz- und Arbeitssicherheitsbestimmungen
▶ Die Umsetzung des Schulgesetzes zur „Rauchfreien Schule" ist gesichert und wird regelmäßig überprüft
▶ Darüber hinaus setzt das Zertifikat „Gesundheitsfördernde Schule" die Dokumentation von vier Teilzertifikaten (Meilensteine) voraus:
– Ernährung
– Bewegung
– Sucht- und Gewaltprävention
– Eigenes gesundheitsbezogenes Profil-Element.

Netzwerk betrieblicher Gesundheitsförderung

Gesundheitsförderung im Gesundheitswesen ☞ 🖥

Betriebliche Gesundheitsförderung umfasst alle gemeinsamen Maßnahmen von Arbeitgebern und Arbeitnehmern zur Verbesserung von Gesundheit am Arbeitsplatz.

Auch im Setting „Arbeitswelt" wird somit der pathogenetisch-präventive Ansatz des Arbeitsschutzes und der Arbeitssicherheit um den salutogenetisch-gesundheitsfördernden Ansatz erweitert. Im Sinne der betrieblichen Gesundheitsförderung reicht es nicht aus, den Arbeitnehmer vor Gesundheitsgefahren und Schadstoffen zu schützen. Vielmehr muss seine Gesundheit im umfassenden Sinn erhalten werden. Studien zeigen, dass sich ein solches Engagement für den Arbeitgeber auch in finanzieller Hinsicht lohnt.

Stillfreundliches Krankenhaus

Besonders hervorzuheben ist bei **Gesundheit 21** die Rolle der Familie als zentraler Ausgangspunkt von Gesundheitsförderung. In diesem Zusammenhang hat auch die WHO/Unicef-Initiative **Stillfreundliches Krankenhaus** mehr Aufmerksamkeit und Form bekommen. Bereits 1992 entstand die Initiative in Deutschland und heute gibt es hierzulande zwölf stillfreundliche Krankenhäuser, die die erforderlichen Qualitätskriterien erfüllen (✉ 9). Auf der 55. Weltgesundheitskonferenz in 2002 wurde eine globale Strategie zur Ernährung von Säuglingen und Kleinkindern entwickelt, worin die Rahmenbedingungen zum Schutz, der Förderung und Unterstützung des Stillens festlegt wurden.

In Deutschland ist diese Strategie umgesetzt in zehn Anforderungen zum erfolgreichen Stillen, die in „stillfreundlichen Krankenhäusern" erfüllt werden müssen.
▶ Schriftliche Richtlinien zur Stillförderung haben, die dem gesamten Pflegepersonal in regelmäßigen Abständen nahegebracht werden
▶ Das gesamte Mitarbeiter-Team in Theorie und Praxis so schulen, dass es diese Richtlinien mit Leben erfüllen kann
▶ Alle schwangeren Frauen über die Vorteile und die Praxis des Stillens informieren
▶ Müttern ermöglichen, ihr Kind innerhalb der ersten halben Stunde nach der Geburt anzulegen

8.2 Pflege und Gesundheitsförderung

8

▸ Den Müttern das korrekte Anlegen zeigen und ihnen erklären, wie sie ihre Milchproduktion aufrechterhalten können, auch im Falle einer Trennung von ihrem Kind

▸ Neugeborenen Kindern weder Flüssigkeiten noch sonstige Nahrung zusätzlich zur Muttermilch geben, wenn es nicht aus gesundheitlichen Gründen angezeigt scheint

▸ Rooming-in praktizieren: Mutter und Kind erlauben zusammenzubleiben – 24 Std. am Tag

▸ Zum Stillen nach Bedarf ermuntern

▸ Gestillten Kindern keine Gummisauger oder Schnuller geben

▸ Die Entstehung von Stillgruppen fördern und Mütter bei der Entlassung aus der Klinik oder Entbindungseinrichtung mit diesen Gruppen in Kontakt bringen.

Bundeszentrale für Gesundheitliche Aufklärung

Die in Deutschland bekannteste Einrichtung zur Gesundheitsförderung ist die **Bundeszentrale für Gesundheitliche Aufklärung** (BZgA) mit Sitz in Köln (⊠ 3). Seit ihrer Gründung im Jahr 1967 verfolgt die dem Bundesministerium für Gesundheit zugeordnete Bundesbehörde das Ziel, Gesundheitsrisiken vorzubeugen und gesundheitsfördernde Lebensweisen zu unterstützen.

Das Internetangebot der BZgA bietet zahlreiche Informationen, die vor allem auch Jugendliche ansprechen. Im Service-Bereich kann man sich die meist kostenlosen Materialien bestellen. Dieses Internetangebot ist auch für Gesundheits- und Krankenpflegeschüler, die z. B. Referate erarbeiten oder Hintergrundinformationen suchen, eine gute Informationsquelle.

Gesundheitsziele

„gesundheitsziele.de" ist das Forum zur Entwicklung und Umsetzung von Gesundheitszielen in Deutschland. Als Modellprojekt hat „gesundheitsziele.de" seine Arbeit unter Beteiligung von Politik (Bund, Länder und Kommunen), Kostenträgern und Leistungserbringern, Selbsthilfe- und Patientenorganisationen, Fachverbänden und Wissenschaft im Dezember 2000 aufgenommen, finanziert aus Mitteln des Bundesministeriums für Gesundheit (BMG) und der Gesellschaft für Versicherungswissenschaft und -gestal-

tung (GVG). Zurzeit sind folgende Ziele ausgearbeitet:

▸ Diabetes mellitus

▸ Brustkrebs

▸ Tabakkonsum reduzieren

▸ Gesund aufwachsen

▸ Patientensouveränität

▸ Depressive Erkrankungen: verhindern, früh erkennen, nachhaltig behandeln.

Darüber hinaus unterstützt „gesundheitsziele.de" die Bundesländer bei der Formulierung und Umsetzung länderspezifischer Ziele. (⊠ 11)

Deutsches Forum Prävention und Gesundheitsförderung

Zurzeit arbeiten innerhalb des **Deutschen Forums Prävention und Gesundheitsförderung** *(DFPG)* folgende Arbeitsgruppen an Programmen der Prävention und Gesundheitsförderung (⊠ 12, 13):

▸ Gesunde Kindergärten und Schulen: Die AG 1 behandelt in Anknüpfung an die von „gesundheitsziele.de" festgelegten Präventionsziele für Kinder und Jugendliche vorrangig die Grundthemen Ernährung, Bewegung, Stressbewältigung und Rauchen.

▸ Betriebliche Gesundheitsförderung: Die AG 2 ist ein Zusammenschluss der wichtigsten Akteure aus dem Bereich der Betrieblichen Gesundheitsförderung. Somit fungiert sie auch als Koordinierungsinstanz verschiedener Netzwerke.

▸ Gesund altern: Inhaltlich geht es in der AG 3 darum, Menschen möglichst lange eine selbstständige Lebensführung und eine hohe Lebensqualität zu ermöglichen.

▸ Organisation und Recht: Die AG 4 bearbeitet die Organisationsentwicklung des DFPG unter Leitung des Bundesministeriums für Gesundheit.

8.2 Pflege und Gesundheitsförderung

Wie eingangs dieses Kapitels bereits ausgeführt, scheint der *Kranken*pflege das Feld der Prävention und Gesundheitsförderung noch fremd zu sein. Sie muss dieses Feld erst noch besetzen. Dabei stehen sich Pflegende manchmal selbst im Wege, wenn sie sich als chronisch überlastet und mit vielerlei berufsfremden Aufgaben überfrachtet erleben. Dann meinen sie häufig, für diese neue Aufgabe keine Zeit zu haben.

Eine Umfrage unter über 400 Krankenschwestern ergab, dass nur etwa die Hälfte Gesundheitsförderung als Aufgabe der Pflege wahrnimmt (☞ Abb. 8.21)

8.2.1 Aufgaben der Pflege im Rahmen der Gesundheitsförderung

Grundlagen pflegerischer Prävention und Gesundheitsförderung

Patientenedukation ☞ *Kap. 7*

Die Prophylaxen (☞ Kap. 12) sind Maßnahmen, um Begleit- oder Folgeerkrankungen zu verhindern. In diesem Feld, das der tertiären Prävention (☞ Tab. 8.7) zuzuordnen ist, besitzen Pflegende viel Erfahrung z. B. in der Risikoeinschätzung. Die nationalen Expertenstandards, etwa zur Dekubitus- oder Sturzprophylaxe, bieten ein pflegewissenschaftliches Fundament, das die Erfahrung in diesem Bereich durch wissenschaftlich gesicherte Erkenntnis untermauert und die Grundlage für Pflegehandeln bildet.

Die Patientenschulung und -beratung – auch von Angehörigen – trägt dazu bei, ein Leben mit der Krankheit bei größtmöglicher Gesundheit und Selbstbestimmung zu fördern.

Allerdings beziehen sich diese Beispiele ausschließlich auf Menschen, die bereits durch Krankheit oder Behinderung beeinträchtigt sind. Daher stellt sich auch die Frage, was Pflege im Bereich der primären Prävention und Gesundheitsförderung tun kann.

Die aktuelle Diskussion pflegerischer Aufgaben im Bereich der Gesundheitsförderung folgt hier den von der WHO in der Ottawa-Charta (☞ 8.1.6) geprägten Begriffen: Empowerment, Enabling, Partizipation.

Patientenempowerment bedeutet:

▸ Ressourcen und adäquates Coping zu fördern

▸ Gesundheitsförderliches Verhalten aufrechtzuerhalten

▸ Gesundheitsrelevante Verhaltensweisen ggf. zu verändern

▸ Erkrankungen vorzubeugen

▸ Weitgehende Unabhängigkeit zu sichern.

In der Umsetzung wird der Adressat solcher Bemühungen nicht etwa belehrt, geschult oder informiert. Vielmehr geht es darum, lebenslange Lernprozesse anzubahnen.

231

8 Gesundheitsförderung und Prävention

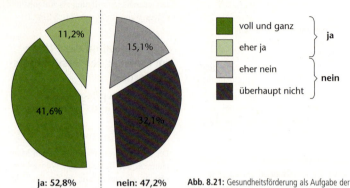

Abb. 8.21: Gesundheitsförderung als Aufgabe der Pflege. (📖 21)

Jugendalter

In diesem Zeitabschnitt verfestigen sich viele – auch die gesundheitsrelevanten – Verhaltensweisen („Was Hänschen nicht lernt, lernt Hans nimmermehr"). Die Spannweite reicht vom ersten Kontakt mit Alkohol, Nikotin, Drogen und anderen Stoffen mit Suchtpotential bis hin zum ersten Gebrauch von Verhütungsmitteln. Häufigste Todesursachen in dieser Lebensphase sind Suizid und schwere Verkehrsunfälle.

Das Gesundheitsverhalten von Jugendlichen kann nicht losgelöst von den Entwicklungsaufgaben betrachtet werden, die in dieser Zeit bewältigt werden müssen, so z. B. die Ablösung vom Elternhaus und die Balance von Freiheit und Verantwortung (auch für die eigene Gesundheit). Leider finden Jugendliche, die rauchen und Alkohol trinken und sich in Fast-Food-Restaurants zu Billig-Menüs treffen, leichter Freunde und Anerkennung in dieser Gruppe, als wenn sie dieses gesundheitsschädliche Verhalten nicht zeigen. Gleichzeitig stellen viele Jugendliche in dieser Phase ihre sportlichen Aktivitäten zurück, weil der Zeitaufwand für schulisches Lernen steigt.

Erwachsenenalter

In der modernen Gesellschaft gibt es fast keine „Normalbiografie" mehr. Lebensläufe gestalten sich individuell, so dass es keine eindeutigen Phasen und typischen Lebensaufgaben mehr gibt. Wenige klassische Aufgaben wie der Abschluss der Sozialisation (☞ 5.3), der Einstieg ins Berufs- und Arbeitsleben sowie die Familienplanung bleiben nach wie vor bestehen. Gesundheitsförderung ist somit als Bewältigung dieser Lebensaufgaben zu sehen.

Entsprechend der Altershäufigkeit gilt die Aufmerksamkeit von Prävention und Gesundheitsförderung den onkologischen und chronischen Erkrankungen sowie dem Arbeitsschutz.

Gesundheitsförderung im Alter

Hauptaufgabe der Gesundheitsförderung im Alter ist es, Lebensqualität trotz alterstypischer Veränderungen zu erhalten und einer Krankheit vorzubeugen. Ziel ist es, die Selbstständigkeit und persönlich zufriedenstellende Lebensführung zu ermöglichen oder ggf. wiederherzustellen.

Schließlich wird die Gesundheitsförderung ergänzt um das Bemühen, die typischen Belastungen und Krisen bewälti-

---

Auch kranke oder gesundheitsgefährdete Menschen können ihre eigenen Erfahrungen gesundheitsfördernd nutzbar machen. Durch geplante, bewusste und konstruktiv begleitete Lernprozesse können die Menschen sich aktiv mit ihrer Lebenswirklichkeit auseinandersetzen und dabei nicht nur ihre gesundheitlichen Risiken mindern, sondern auch ihre Fähigkeiten neu entdecken und entfalten. (📖 14, ✉ 14)

Enabling, also Befähigung, setzt auf das Gebot der Hilfe zur Selbsthilfe, damit nicht neue Abhängigkeiten entstehen, sondern das Selbstbestimmungsrecht gewahrt bleibt.

Patientenenabling geschieht somit mehr durch eine Haltung, die die Pflegekraft einnimmt, als durch ein konkretes Tun. Nicht der pflegebedürftige Mensch ist das Objekt des Handelns, sondern vielmehr das Gesundheits- oder Pflegeproblem, das Pflegekraft und Patient gemeinsam bewältigen. Alle Strategien der Patientenorientierung tragen somit zur Befähigung bei.

Partizipation meint mündige Teilhabe an allen Entscheidungen und auch am Pflegeprozess. Patientenpartizipation ist somit die partnerschaftliche Beteiligung von Betroffenen und deren Angehörigen in allen wichtigen Entscheidungen des Pflegeprozesses.

Damit sind die **Ziele pflegerischer Gesundheitsförderung** für Patienten klar umrissen:

▶ Dass sie aufgeklärt, informiert und selbstbewusst ihr gesundheitsbezogenes und krankheitsbezogenes Verhalten steuern können
▶ Dass sie Versorgungsentscheidungen mitbeeinflussen können
▶ Dass sie ihre verbliebenen Gesundheitspotentiale erhalten und neue Gesundheitspotentiale entdecken können
▶ Dass sie gesundheitsbezogene Veränderungen in ihr Leben integrieren können.

Pflegende beziehen bei der Gesundheitsförderung und Prävention nicht nur den Betroffenen selbst, sondern auch sein Umfeld, seine Angehörigen mit ein. Dies ist notwendig, da die Zahl der Pflegebedürftigen so rasch zunimmt, dass der Pflegebedarf alleine mit professioneller Pflege nicht befriedigt werden kann.

Gesundheitsförderung und Prävention im Lebenslauf

Säuglings- und Kindesalter

Pflegende übernehmen vielfältige Aufgaben im Lebenslauf des Einzelnen. Hierzu ist die Kenntnis gesunder und eingeschränkter Entwicklung sowie geeignete Gesundheitsförderung und Prävention nötig (☞ 5.6, Tab. 8.23).

In Europa kommen die meisten Kinder gesund zur Welt. Sie zeigen schon im ersten Lebensjahr eine ungeheure Lernbereitschaft, meist durch Nachahmen. Insofern spielt hier die Vorbildfunktion der Bezugspersonen eine große Rolle. Wichtige Ressource ist dabei, dass den Müttern und Vätern sehr viel am Wohlergehen des Kindes liegt; sie sind häufig motiviert, selbst etwas zu tun und dazuzulernen.

gen zu helfen und die Endlichkeit des Lebens akzeptieren zu lernen.

8.2.2 Gesundheitsförderung und Prävention bei pflegenden Angehörigen

Von den über zwei Millionen pflegebedürftigen Menschen in Deutschland werden mehr als zwei Drittel zu Hause versorgt, die meisten von ihnen allein durch Angehörige ohne die Unterstützung eines ambulanten Pflegedienstes.

Die pflegenden Angehörigen sind vielfachen Belastungen ausgesetzt:
- Sie empfinden sich als „dauernd zuständig"
- Sind dadurch von sozialen Kontakten und Aktivitäten ausgeschlossen
- Empfinden sich als „sozial isoliert".

Besonders intensiv ist diese Belastung bei Angehörigen, die einen dementiell Erkrankten betreuen. Nicht selten führt diese Belastung zur Beeinträchtigung der Gesundheit von pflegenden Angehörigen.

Voraussichtlich nimmt die Zahl pflegebedürftiger Personen zu. Gleichzeitig werden Familien kleiner, Familienangehörige wohnen berufsbedingt oft weit von den Eltern entfernt. Dies führt dazu, dass – wenn überhaupt – nur ein einzelnes Familienmitglied die Pflege der Angehörigen übernehmen kann. Dadurch konzentriert sich die Belastung auf eine Person.

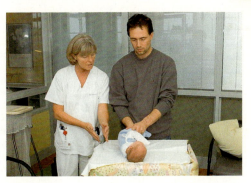

Abb. 8.22: Die Anleitung von pflegenden Angehörigen ist Teil der gesundheitsfördernden Arbeit von Pflegenden. [K115]

	Primäre Prävention „Gesundes gesund erhalten"	Sekundäre Prävention „Screening, Krankheit frühzeitig entdecken"	Tertiäre Prävention „Folgeschäden und Komplikationen vermeiden, Rehabilitation"
Säuglings- und Kindesalter	Impfungen nach den aktuellen Empfehlungen des Robert Koch-Institutes Verletzungen, Unfälle, Vergiftungen und Aspiration vermeiden, Chemikalien unerreichbar wegsperren, Rückhaltesysteme im Auto Plötzlicher Kindstod ☞ 10.9.3 Krankheiten durch Nährstoffmangel vorbeugen: Milchzahnkaries verhindern Die Prävention späterer Adipositas beginnt schon mit der Gewichtskontrolle der Mutter während der Schwangerschaft und setzt sich in der angepassten Ernährung im Säuglingsalter fort.	Stoffwechselscreenings bereits zwischen dem 3. und 10. Lebenstag (Schilddrüsenunterfunktion, Phenylketonurie u. a.) Kinder-Vorsorgeprogramm: ▶ U1 unmittelbar nach Geburt ▶ U2: 3.–10. Lebenstag ▶ U3: 4.–6. Woche ▶ U4: 3.–4. Monat ▶ U5: 6.–7. Monat ▶ U6: 10.–12. Monat ▶ U7: 20.–24. Monat ▶ U8: 43.–48. Monat ▶ U9: 60.–64. Monat ▶ J1: 13.–15. Lebensjahr	Häufigste Ursache schwerer körperlicher Schäden sind Unfälle im Haushalt und im Straßenverkehr. Frührehabilitation und Lernförderung zeigen erstaunliche Erfolge. In vielen Bundesländern gibt es integrative Kindergärten und Schulen: Die Gemeinsamkeit behinderter und nicht behinderter Kinder ist für beide Seiten von Vorteil.
Jugendalter	Die Programme primärer Prävention dienen vor allem der Vorbeugung von Alkohol- und Nikotinabhängigkeit sowie der Entwicklung einer „Nein-Danke!"-Haltung gegenüber Drogen und Stoffen mit Suchtpotential.	Screenings wie Einschulungsuntersuchung, Untersuchung nach Jugendarbeitsschutzgesetz, betriebsmedizinische Untersuchung bei der Aufnahme einer Ausbildung oder Arbeit und Musterung liefern gesundheitsrelevante Daten	
Erwachsenenalter	Prävention von typischen Erkrankungen des Erwachsenenalters durch Verhaltens- und Verhältnisprävention Partizipation (☞ 8.1.1) und Empowerment (☞ 8.2.1) als Hauptstrategien	Gesundheits-Checks Arbeits- und betriebsmedizinische Untersuchung Krebsvorsorgeuntersuchung Früherkennung von Stoffwechselerkrankungen (wie z. B. Diabetes mellitus) und Bluthochdruck Identifikation von Risikogruppen	Prophylaxen (☞ Kap. 12) und Rehabilitation (☞ Kap. 9)
Gesundheitsförderung im Alter	Erhalten körperlicher Aktivität Angemessenes Ernährungsverhalten (Anpassung der Energiezufuhr, Berücksichtigung des erhöhten Eiweißbedarfs, ausreichende Flüssigkeitszufuhr) Unfallschutz und Sturzprophylaxe (☞ 12.8.5.5) Erhalten kognitiver Aktivität (Gedächtnistraining zeigt bis ins hohe Alter Wirkung) Präventive Hausbesuche und Prophylaxe von Pflegebedürftigkeit	Screenings zu den typischen Alterserkrankungen Routineuntersuchungen im Rahmen hausärztlicher Betreuung oder anlässlich der Krankenhausbehandlung	Konzepte geriatrischer Rehabilitation Rehabilitation nach typischen Alterserkrankungen wie Schlaganfall, Herzinfarkt und sturzbedingten Frakturen sowie nach Gelenkersatz

Tab. 8.23: Gesundheitsförderung und Prävention im Lebenslauf (in Anlehnung an 📖 19).

Unterstützung für pflegende Angehörige

Um die Bereitschaft, Angehörige zu pflegen, zu erhalten, sieht das Pflegeversicherungsgesetz (SGB XI) die Möglichkeit vor, Kurzzeit- und Verhinderungspflege, Pflegekurse und häusliche Pflegeschulungen in Anspruch zu nehmen. Diese Angebote werden Untersuchungen zufolge jedoch eher zögerlich wahrgenommen. Leider nehmen nur etwa 10 – 12 % der Angehörigen an einem Pflegekurs teil.

Vermutlich ist das Angebot zur Entlastung noch zu wenig bekannt. Somit ist es auch Aufgabe professionell Pflegender, diese Angebote bekannt zu machen und bei den Pflichteinsätzen nach § 37(3) SGB XI auf Anzeichen von Überlastung pflegender Angehöriger zu achten.

Im § 37 der Pflegeversicherung (SGB XI) ist geregelt, dass Angehörige statt der „Pflegesachleistung" (also die Pflege durch einen ambulanten Pflegedienst) auch Pflegegeld beanspruchen können. Dieser Anspruch ist aber an die Verpflichtung geknüpft, sich durch eine zugelassene Pflegeeinrichtung beraten zu lassen. Diese Pflegeeinrichtung (i. d. R. ein ambulanter Pflegedienst) besucht den Pflegeempfänger in der Pflegestufe I und II halbjährlich und in der Pflegestufe III vierteljährlich. Diese Besuche dienen laut Gesetz der Qualitätssicherung und der pflegefachlichen Unterstützung. Sie müssen dokumentiert werden. Der ambulante Pflegedienst kann diese Besuche direkt mit der Pflegekasse abrechnen.

> Die **Beratung pflegender Angehöriger** kann z. B. umfassen
> ► Rückenschonendes Arbeiten
> ► Training im Umgang mit Hilfsmitteln
> ► Erlernen bestimmter Pflegetechniken
> ► Vermittlung weiterführender Hilfsangebote wie Wohnraum- oder Seniorenberatung
> ► Ermutigung zum Besuch von Pflegekursen
> ► Kontaktaufnahme mit Selbsthilfegruppen

Das Sozial- und Gesundheitswesen kann auf die tätige Mithilfe pflegender Angehöriger nicht verzichten. Sie ermöglichen nicht nur eine erhebliche Kosteneinsparnis, sondern sie tragen auch mit dazu bei, dass die Pflegebedürftigen so lange wie möglich in der gewohnten Umgebung bleiben können. Damit sichern sie auch die Lebensqualität entscheidend. Eben darum, weil die pflegenden Angehörigen so wertvoll sind, muss dafür gesorgt werden, dass sie nicht überlastet oder sogar selbst pflegebedürftig werden. Um die Gesundheit der pflegenden Angehörigen zu sichern, müssen auch die professionell Pflegenden ihren Teil beitragen.

Vereinbarkeit von Erwerbstätigkeit und Angehörigenpflege

In der Regel sind es Frauen, die die vielfältigen Belastungen der Pflege von Angehörigen zu tragen haben. So kommen zu den Benachteiligungen, denen Frauen nach wie vor ausgesetzt sind, weitere Belastungen hinzu. Denn trotz aller Bemühungen um Chancengleichheit ist eine Vereinbarkeit von Erwerbs- und Familienleben für Frauen noch immer erschwert. Übernehmen sie dann noch die Pflege eines Angehörigen, sind sie zusätzlich belastet und benachteiligt.

Im fünften Altenbericht des Bundesministeriums für Familie, Senioren, Frauen und Jugend wird das Thema „Vereinbarkeit von Pflege und Erwerbstätigkeit" aufgegriffen. Im europäischen Vergleich hat Deutschland hier einen deutlichen Nachholbedarf. Das Konzept eines „Pflegejahres" ist ein erster Ansatz: Vergleichbar mit dem Erziehungsjahr (früher Erziehungsurlaub) garantiert ein gesetzlich gesichertes „Pflegejahr" die problemlose Wiederaufnahme des Arbeitsverhältnisses. (⊠ 15)

8.2.3 Arbeitsmarkt Gesundheitsförderung

Für das Berufsfeld der **Gesundheitspsychologie** werden an mehreren Hochschulen Maßnahmen zur Gesundheitsförderung und Prävention bzw. Gesundheitstrainings konzipiert, durchgeführt und evaluiert. (⊠ 16)

Psychosoziale Beratungsstellen und -dienste, in denen angestellte Psychologen im Team mit anderen Sozial- und Gesundheitsberufen arbeiten, für verschiedene persönliche und familiäre Problemlagen sind in Deutschland weit verbreitet. In vielen Beratungsstellen dienen die Leistungen von Psychologen unter anderem auch der Förderung von Gesundheit. Folgende Arten von Beratungsstellen mit psychologischen Leistungen zur Gesundheitsförderung seien hervorgehoben:

► Beratungsstellen für familiäre Probleme: Familien-, Paar- und Erziehungsberatungsstellen

► Beratungsstellen für Suchtprobleme
► Beratungsstellen für spezifische chronische Erkrankungen, z. B. Krebsberatungsstellen, Beratungsdienste bei Selbsthilfeorganisationen, Beratungsdienste in Allgemeinkrankenhäusern
► Selbsthilfekontaktstellen mit Beratungen für Menschen, die Selbsthilfegruppen suchen
► Patientenberatungsstellen
► Beratungsstellen für ehrenamtliches Engagement, die Menschen auf der Suche nach ehrenamtlichen Tätigkeitsfeldern beraten.

Gesundheitsförderung erhöht Vermittlungschancen Arbeitsloser

Studien zeigen, dass durch die Teilnahme an Angeboten der Gesundheitsförderung nicht nur der gesundheitliche Zustand verbessert werden kann, sondern auch die Vermittlungschancen Arbeitsloser deutlich steigen. In einer bundesweiten Studie der Universität Dortmund wurden in den Jahren 2002 bis 2005 Gesundheitsangebote für Menschen gemacht, die von Arbeitslosigkeit betroffen oder unmittelbar bedroht sind.

Themen der Selbstmanagementkurse waren unter anderem:

► Anregungen zu einer gesunden Ernährung
► Bewegung und Entspannung im Alltag
► Stressbewältigung und Überwindung von Krisen
► Bewegungsübungen während Fortbildungsmaßnahmen
► Problembewusstsein schaffen für die Gesundheitsrisiken durch legale und illegale Drogen
► Hinweise auf Gesundheits- und Sportangebote in der Region
► Hinweise auf Vorsorgeuntersuchungen
► Outdoor-Aktivitäten
► Besuche von Schnupperangeboten umliegender Sporteinrichtungen.

Mit der Teilnahme an Präventionskursen verbesserte sich die Gesundheit der Teilnehmer und damit auch ihre Chance, eine Beschäftigung auf dem Arbeitsmarkt zu erhalten. Persönliche Ziele, die die Teilnehmer der Studie erreicht haben, waren unter anderem:

► Die Verbesserung der Fähigkeiten, Probleme anzugehen und zu lösen (Selbstwirksamkeit ☞ 8.1.4)
► Reduzierung von Angst und Unsicherheit
► Stärkung des Selbstvertrauen und der Zuversicht

- Teilnahme an mehr sportlichen Aktivitäten
- Knüpfen von mehr sozialen Kontakten und Freizeitaktivitäten
- Erfolgreichere Bewerbungsaktivitäten und Jobchancen (Selbstständigkeit bis feste Einstellung im ersten Arbeitsmarkt)
- Verbesserung der Zuversicht und Lebensfreude.

Natürlich garantiert allein die Teilnahme an Präventions- und Gesundheitsförderungsangeboten nicht einen Arbeitsplatz. Allerdings kann man seine Beschäftigungsfähigkeit erhöhen. Wer schon in der ersten Bewerbungssituation ausgebrannt und erschöpft wirkt, hat geringere Chancen, einen Arbeitsplatz zu erhalten, als derjenige, der sich gesund, fit und zuversichtlich präsentieren kann.

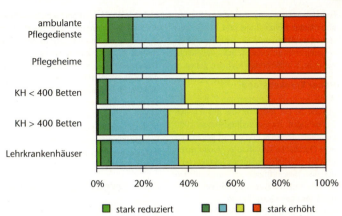

Abb. 8.24: Jede fünfte Pflegekraft findet, dass die beruflichen Belastungen stark zugenommen haben (NEXT-Studie). Als Hauptursache wird die Notwendigkeit von Einsparungen angegeben. (✉ 17)

8.3 Berufliche Gesundheitsförderung für Pflegende

Gesundheitliche Belastungen von Pflegenden

Pflegende sind einer Vielzahl von Belastungen ausgesetzt. Verschiedene Faktoren haben dazu geführt, dass diese Belastungen sich in der letzten Zeit sogar verdichtet haben.

Dazu liefert die von der Europäischen Union finanzierte „NEXT"-Studie (**n**urses' **e**arly e**x**it s**t**udy, Studie über den frühen Berufsausstieg von Pflegenden, ✉ 17) die Datenbasis, um die subjektiv empfundene Zunahme der Belastungen zu belegen (☞ Abb. 8.24).

Ein weiteres Ergebnis dieser groß angelegten Studie war, dass die Arbeitsbedingungen in Deutschland im europäischen Vergleich als relativ ungünstig erlebt werden. Als besonders belastend wird Schichtdienst empfunden, wenn er auch den Nachtdienst einschließt.

Neben den in der NEXT-Studie untersuchten beruflichen Belastungen, die im Zusammenhang mit dem Berufsausstieg gesehen werden, gibt es zahlreiche weitere Belastungen für Pflegende, die – auch wenn sie nicht zum Verlassen der Pflegetätigkeit führten – nicht weniger schlimm sind:

- Heben und Tragen von schweren Lasten (rückenschonendes Arbeiten ☞ 8.3.3)
- Umgang mit Chemikalien wie Reinigungs- und Desinfektionsmitteln (Desinfektion ☞ 12.1.2)
- Umgang mit infektiösem Material
- Verdichtung der Arbeitsbelastung durch Einsparungen an Personal und die Verkürzung der Verweildauer
- Stress mit Kollegen und Vorgesetzten (häufiger als „Ärger" mit Patienten)
- Drohende Überforderung durch unklare Aufgabenbereiche
- Mangelnde oder gar fehlende Einarbeitung
- Hoher Krankenstand als Folge und Ursache weiterer Belastungen.

Stress mit Kollegen und Vorgesetzten

Umfragen haben ergeben, dass nach dem Selbsterleben der Pflegenden zwei Drittel der beruflichen Belastung sich nicht aus der Arbeit mit den Patienten, sondern aus gespannten Beziehungen zu Kollegen oder Vorgesetzten ergeben.

Unscharf definierte Aufgabenbereiche

In der Berufsrolle wird genau definiert und abgegrenzt, was ein Mitarbeiter tun muss, um sich als tüchtig zu akzeptieren und sein berufliches Selbstbewusstsein aufrechtzuerhalten. Ist die Berufsrolle unklar, werden häufig unrealistische Erfolgserwartungen aufgebaut. Werden diese dann enttäuscht, verliert der Beruf seine Anziehungskraft. Er wird dann nur noch mechanisch („Dienst nach Vorschrift") abgeleistet, wenn wirtschaftliche Gründe drängen, in ihm zu bleiben. Oft wird er auch bei der erstbesten Gelegenheit aufgegeben. So ist gerade unter den Berufsanfängern der „Schwund" sehr groß; in vielen Einrichtungen ist bereits zwei Jahre nach dem Krankenpflegeexamen nur noch etwas mehr als die Hälfte der Examinierten als Pflegende tätig. Das spricht dafür, dass die Rollenerwartungen und der soziale Druck auf den Pflegenden in dieser ersten Praxisphase besonders groß sind. Unter diesen belastenden Umständen die Berufsmotivation zu erhalten ist eine Aufgabe, die noch zu wenig Aufmerksamkeit findet.

Mangelhafte Einarbeitung

Neue Teammitglieder werden oft nicht kompetent begleitet, sondern nach dem Motto „der Sprung ins kalte Wasser hat mir auch nicht geschadet" überfordert und allein gelassen.

Personalführung und *Personalentwicklung* sind Aufgaben der Stations- bzw. Abteilungsleitung im Einvernehmen mit der Pflegedienstleitung. Unter dem Druck einer vermehrten Orientierung an wirtschaftlichen Gesichtspunkten und der Entdeckung der Patienten als Kunden werden solche Führungs- und Entwicklungskonzepte, die in größeren Industrieunternehmen schon lange ganze Abteilungen beschäftigen, zunehmend auch in der Krankenpflege eingeführt.

Mitarbeiterbezogene Instrumente der Qualitätssicherung ☞ 3.5.4

Angst vor Arbeitsplatzverlust

In jüngster Zeit kommt zu den lange bekannten Belastungen noch die Angst hinzu, den Arbeitsplatz zu verlieren: Durch den angestrebten Abbau von Krankenhausbetten besteht regional und zeitlich befristet ein Überangebot an Pflegenden.

8 Gesundheitsförderung und Prävention

Bei der Verlagerung von stationärer zu ambulanter Behandlung und Pflege entstehen im Arbeitsfeld der häuslichen Versorgung nicht so viele Stellen, wie gleichzeitig im Klinikbereich verloren gehen.

Hoher Krankenstand

Auch der hohe „Krankenstand" der Pflegenden ist ein Indiz für die gestiegenen Belastungen: Im Gesundheitsreport 2000 berichtet die DAK von einem gegenüber dem Durchschnittswert aller Versicherten (3,2%) deutlich erhöhten Krankenstand bei den Beschäftigten in Pflegeberufen (4,8%). Dabei waren die Pflegekräfte sowohl häufiger als auch länger krank. Dieser krankheitsbedingte Ausfall muss von anderen Pflegenden kompensiert werden, so dass für die „Noch-Gesunden" die Arbeitsbelastung weiter steigt.

Leider beteiligen sich nur wenige Krankenhäuser und Pflegeeinrichtungen an Initiativen wie z.B. „Neue Qualität der Arbeit" (✉ 18) und Deutsches Netzwerk Betrieblicher Gesundheitsförderung (DNBGF ☞ 8.1.7). Dadurch ist für viele Kliniken Gesundheitsförderung ausschließlich auf Patienten und nicht auf das eigene Personal bezogen.

Ressourcenorientierung als Lösungsansatz

Will das Krankenhaus sowohl die Gesundheit der Mitarbeiter wie auch der Patienten fördern, sind die Ressourcen beider Gruppen in den Blick zu nehmen. Bezogen auf die Patienten bedeutet dies, unnötige Routinetätigkeiten zu unterlassen und Pflege an den individuellen, tatsächlichen Bedürfnissen auszurichten und so viel Eigenaktivität wie möglich zu erzielen.

Mit Blick auf die Pflegenden bedeutet Ressourcenorientierung z.B., flexiblere Arbeitszeiten jenseits des klassischen Schichtmodells anzubieten und die jeweiligen Fähigkeiten und Neigungen der Pflegekraft wo immer möglich zu berücksichtigen.

Psychohygiene gegen Burnout-Erscheinung

Die Vielzahl von Belastungen, denen die Pflegenden ausgesetzt sind, macht es nötig, auch die eigene seelische und geistige Gesundheit zu erhalten und zu fördern. Bei der **Psychohygiene** geht es um die Aufarbeitung der Belastungen, die sich im Lauf der Zeit durch z.B. nicht gelöste Probleme, verdrängte Gefühle oder die Leiden anderer ansam-

meln. In vielen Fällen manifestiert sich eine Dauerbelastung in schwerwiegenden Krankheiten und psychischen Störungen bis hin zum *Burnout-Syndrom*. Daher ist eine regelmäßige Reflexion des eigenen Verhaltens und der bestehenden Belastungen mit Kollegen oder Freunden unumgänglich. Nur wer sich selbst und sein Verhalten versteht, kann Maßnahmen ergreifen, die ihm den Alltag erleichtern, und eventuell nötige Veränderungen durchführen.

8.3.1 Burnout-Erscheinungen

> **Burnout:** Ausbrennen. Der Begriff wurde ursprünglich für die seelische Erschöpfung von Teams in der Sozialarbeit in den USA geprägt, setzte sich dann aber international durch.
>
> **Burnout-Erscheinungen** *(Burnout-Syndrom)*: Verlust der psychischen und physischen Leistungsfähigkeit eines Helfers, der nicht mehr in der Lage ist, diese Leistungsfähigkeit zu regenerieren. Gekennzeichnet durch eine abgegrenzte Art emotionaler Erschöpfung sowie durch den Verlust positiver Empfindungen und Sympathie oder Achtung für den Patienten; Betroffene wirken gefühllos und abgestumpft.

Es gibt verschiedene Deutungen über die Entstehung des Burnout-Begriffs. Wörtlich heißt **Burnout** Ausbrennen, es entspricht dem Verlöschen einer Lampe, wenn das Öl verbraucht ist. Unter den Motorradfahrern in den USA bedeutet Burnout den Verschleiß eines Reifens, indem bei festgehaltener Bremse so viel Gas gegeben wird, dass das Hinterrad durchdreht und der Pneu sich so stark erhitzt, dass er raucht oder sogar Feuer fängt; jedenfalls lässt sich so ein Reifen „abfahren", ohne dass der Fahrer einen Meter vorwärtskommt. Beide Bilder veranschaulichen eine Gefahr, die durch das Zusammentreffen einer idealistischen Motivation mit hoher Leistungsbereitschaft und ungünstigen Umständen entstehen kann.

Anfangsphase

Eines der ersten Signale des Burnout ist *Überengagement.* Die Betroffenen arbeiten nahezu pausenlos. Während zu einer normalen Berufstätigkeit der Wechsel von Arbeit und Freizeit gehört, idealisieren sie die Arbeit als vollständig befrie-

gend und geben vor, keinerlei Erholung zu benötigen. Auf Entspannungs- und Erholungsphasen wird verzichtet, der eigene Einsatz als vorbildhaft hingestellt. Die Betroffenen sind eher überaktiv, fühlen sich unentbehrlich, verleugnen eigene Bedürfnisse, um die helfende Rolle perfekt durchzuhalten. Die Neigung, Kolleginnen im Team zu entwerten, um die eigene Vollkommenheit herauszustellen, macht solche Mitarbeiterinnen und Mitarbeiter oft unbeliebt und verstärkt das übermäßige Engagement.

Einbruchsphase

Irgendwann bröckelt die überfordernde Leistungsfassade. Es lässt sich nicht mehr verleugnen, dass Anspruch und Erfolgserlebnisse auseinanderklaffen und die Betroffenen ihren eigenen Ansprüchen nicht gewachsen sind. *Chronische Müdigkeit* und *Unlust,* die Arbeit zu beginnen, sind erste Warnsignale. Wird nach einem längeren Urlaub der erste Arbeitstag ebenso belastend erlebt wie der Letzte vor dem Urlaub, ist klar, dass die Regenerationsfähigkeit reduziert ist. Andere Symptome sind zunehmende *Distanz von den eigenen Aufgaben* und von den Menschen, die betreut werden sollen. Unpersönliche, manchmal zynische Ausdrücke setzen sich durch. Die Arbeit, die einmal mit Sätzen wie „Geld ist für mich unwichtig!" oder „Ich tue es um der Sache willen, nicht für Geld!" idealisiert wurde, wird als erheblich anstrengender, verantwortungsvoller, dabei aber auch schlechter bezahlt als alle anderen Tätigkeiten erlebt. Die Pflegenden fühlen sich ausgenutzt und gewinnen die Überzeugung, dass angesichts des Missverhältnisses von Anstrengung und Gehalt auch illegale Mittel (wie „Krankfeiern" oder falsche Überstundenabrechnungen) erlaubt sind, um Vorteile herauszuholen.

Den Betroffenen gelingt es nicht mehr, die in jeder Arbeit unausweichlichen Versagungen und Belastungen auszugleichen und die damit verbundenen Aggressionen zu neutralisieren. Die *Aggressionen* werden entweder gegen die eigene Person gerichtet in Form von Schuldgefühlen, Selbstentwertungen, bedrückter Stimmung oder Phantasien, für den Beruf völlig ungeeignet zu sein bzw. ihn aufgeben zu müssen, oder richten sich gegen Kolleginnen und Patienten. In den Teams werden Sündenböcke geschaffen: in der geräuschvollen *Herabsetzung anderer,* die noch schlechter arbeiten, kann die betroffene Pflegekraft ihr beschädigtes pro-

8.3 Berufliche Gesundheitsförderung für Pflegende

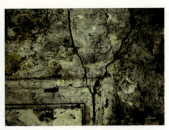

Abb. 8.25: Nach dem großen Überengagement in der Anfangsphase bröckelt die überfordernde Leistungsfassade. Es lässt sich nicht mehr verleugnen, dass Anspruch und Erfolgserlebnisse auseinanderklaffen und die Burnout-Gefährdeten ihren eigenen Ansprüchen nicht gewachsen sind. [J660]

fessionelles Selbstgefühl retten (*Mobbing* ☞ 6.6.4). In harmloseren Fällen sind die „Schuldigen" weiter weg – die Ärzte, die Gesundheitspolitiker, die Krankenhausverwaltung. Klagen und Schuldzuschreibungen in einem Burnout-Zustand führen zu keinem Versuch, die eigenen Arbeitsbedingungen zu verbessern. Es werden keine konkreten Schritte unternommen, Vorgesetzte in die Pflicht zu nehmen, um Missstände zu beseitigen. Solche Bemühungen werden als hoffnungslos beurteilt, womit die eigene Opferrolle kultiviert wird.

Abbauphase

Einer Periode verminderter Zufriedenheit und wachsender Gefühle der Benachteiligung folgt als nächstes Stadium einer Burnout-Entwicklung der *Leistungsabbau*. Die Betroffenen können sich nicht mehr konzentrieren, es unterlaufen ihnen gehäuft Flüchtigkeitsfehler. Es scheint ihnen gleichgültig, ob sie gut oder schlecht arbeiten; ihre Leistungsbereitschaft und ihr berufliches Engagement schwinden. Der Krankenstand ist sehr hoch; zu den Symptomen einer *depressiven Entwicklung* treten *körperliche Leiden:* Chronische Rücken- und Gelenkschmerzen, Schlaflosigkeit, erhöhte Anfälligkeit für Infektionen und Herz-Kreislauf-Probleme. Die Gefahr von Alkoholismus oder Opiatmissbrauch wächst. Gerade die Beschäftigten im Krankenhaus sind wegen der leichten Zugänglichkeit von Medikamenten gefährdet, unkontrolliert Aufputsch- oder Betäubungsmittel zu konsumieren, wodurch ihre Leistungsfähigkeit weiter beeinträchtigt wird und die Neigung wächst, Schwierigkeiten zu vertuschen und zu verleugnen.

Der Burnout erfasst in der Abbauphase auch die nicht-beruflichen Beziehungen.

Dadurch wird die Krise weiter vertieft, weil Regenerationsmöglichkeiten wegfallen. Durch das *verlorene berufliche Selbstbewusstsein* ist auch das *Privatleben beeinträchtigt,* die Betroffenen ziehen sich von Kontakten zurück, pflegen ihre Freundschaften nicht mehr, unternehmen nichts, wenn sich ein Partner trennt oder scheiden lässt. Sie vereinsamen.

Kompensierter Burnout

Während die Schlussphase einer Burnout-Entwicklung eher als seltener Extremfall erscheint, sind die Fälle eines **kompensierten Burnouts** viel vertrauter. Dazu gehören die Berufstätigen, die einen inneren Ausstieg aus dem Beruf verbergen, um keine Schwierigkeiten zu haben. Sie leisten Dienst nach Vorschrift und bemühen sich, ihr mangelndes Engagement unauffällig zu halten oder „Rechtfertigungen" zu ersinnen, z. B. eigene Erkrankungen, Eheprobleme, Belastungen durch Kinder, einen Hausbau oder pflegebedürftige Angehörige.

Durch die wenig gefestigte Professionalisierung der pflegerischen Tätigkeit ist es in Pflegeteams oft nicht leicht, Klarheit darüber herzustellen, dass es unprofessionell ist, Kollegen wie Patienten zu behandeln. Übermäßige Rücksichtnahme und die Bereitschaft, Ausreden hinzunehmen und mangelnde Leistungsbereitschaft zu entschuldigen, können Burnout-Entwicklungen fördern und es zur Routine machen, dass die weniger ausgebrannten Mitglieder eines Teams die Arbeit der stärker Betroffenen so lange erledigen, bis sie selbst nicht mehr können. Daher ist Burnout auch „ansteckend", solange er nicht erkannt und bekämpft wird: Durch den Abbau des Engagements bei einigen Betroffenen können die noch nicht Betroffenen so überlastet werden, dass auch sie ihre Leistungsbereitschaft verlieren.

In einem engagierten Team macht die Arbeit Spaß; in einem ausgebrannten möchte jeder schnell nach Hause kommen und den Kolleginnen der nächsten Schicht möglichst viel Arbeit zuschieben. Dadurch wächst die Unzufriedenheit in der Gruppe, die Spannungen vermehren sich und die Burnout-Gefährdung steigt.

Burnout-Prophylaxe

Es ist heute nachgewiesen, dass durch geeignete Maßnahmen zur **Burnout-Prophylaxe** erhebliche Kosten eingespart werden können, die durch krankheitsbedingte Fehlzeiten und den Rückzug qualifizierter Pflegekräfte aus dem Arbeitsfeld entstehen. Eine geeignete Maßnahme ist die *Supervision* (☞ unten).

> Das zentrale Problem der Burnout-Prophylaxe ist, wie bei vielen anderen prophylaktischen Maßnahmen auch, dass
> ▶ Sie umso wirkungsvoller sind, je früher sie einsetzen
> ▶ Sie umso leichter zu begründen sind, je später sie einsetzen.

Wirksame Maßnahmen gegen Burnout zielen immer auf eine **Stabilisierung der beruflichen Rolle** durch ausreichende Anerkennung der Teammitglieder untereinander sowie durch ausreichende Anleitung vonseiten der Vorgesetzten. Dadurch kann jeder Arbeitstag mit dem Eindruck abgeschlossen werden, nach Kräften für eine wichtige Aufgabe gearbeitet zu haben, was die Einsatzbereitschaft für den nächsten Tag stabilisiert. Professionelle Arbeit heißt immer, dass ein realistisches Menschenbild zugrunde gelegt wird, d. h. dass Mitarbeiter weder über- noch unterfordert werden, dass Erholung und Anstrengung in einem ausgewogenen Verhältnis stehen und jeder Mitarbeiter als Teil der Organisation ernst genommen, gefördert und anerkannt wird.

Professionelle Haltung ist etwas, was jeder jederzeit von jedem anderen erwarten und fordern darf; Spott, sexistische Bemerkungen, Entwertungen, Unhöflichkeit haben in einer professionellen Zusammenarbeit nichts zu suchen. Vorgesetzte sind ebenso an diese Regelungen gebunden wie Mitarbeiter; wo sie Nachlässigkeiten in diesem Bereich nicht unterbinden, hat jeder am Wohlergehen seiner Einrichtung interessierte Mitarbeiter die Pflicht, diese Nachlässigkeit aufzudecken und den Verantwortungsträgern – z. B. der Klinikleitung – mitzuteilen.

(📖 15, 16)

Supervision

Vergleichsuntersuchungen haben ergeben, dass Arbeitsteams, die **Supervision** erhalten, die Kosten für diese Maßnahme durch geringere Fehlzeiten mehr als ausgleichen; dennoch wird einem Team die Supervision oft verweigert, weil „kein Geld vorhanden sei". Ähnliches gilt für die Fortbildung und Ausbildung von z. B. Stationsleitungen; auch hier wird oft am falschen Platz gespart, obwohl bekannt

237

ist, dass die Folgen erheblich kostspieliger sein werden.

Während über den Sinn einer Stabilisierung der Professionalität in der Pflege kaum mehr diskutiert wird, ergeben sich zahllose Einzelfragen in der Umsetzung. In den oft hektischen Abläufen der klinischen Arbeit mit hohem Entscheidungsdruck vor Ort ist es oft schwer, Zeit und Raum für genauere Überlegungen zu finden. Im Handlungsdruck geht unter, was zur Verbesserung der Zusammenarbeit und zur Konkretisierung einer gegenseitigen Hilfe in der Festigung beruflicher Rollen getan werden kann. **Supervision** bietet einen zeitlichen Rahmen und die Hilfe eines speziell ausgebildeten Gesprächsleiters, um über die eigene berufliche Rolle, Arbeitszufriedenheit und Karriereplanung nachzudenken und sich entweder in einer *Einzelberatung* persönlich Unterstützung für solche Überlegungen zu verschaffen oder in einer *Teamsupervision* mit den Kolleginnen Gelegenheit zu finden, die Zusammenarbeit genauer zu betrachten, Probleme zu erkennen, Konflikte zu lösen.

Für die **Supervision** gilt das oben zur Prophylaxe Gesagte: Um zu gelingen, muss im Team mehrheitlich den Wunsch haben, sich professionell weiterzuentwickeln. In einer fortgeschrittenen Burnout-Situation hört die Supervisorin eher Aussagen wie: „Was sollen wir noch miteinander reden, davon kriegen wir keinen Patienten versorgt!" Überlastete, vom Burnout gezeichnete Einzelne und Teams weisen das Angebot einer Entwicklung ihrer professionellen Arbeit zurück, weil ihnen in dem angebotenen Freiraum bewusst würde, wie unbefriedigend ihre Situation ist. In solchen Fällen hat es wenig Sinn, Supervisionsbereitschaft von außen zu erzwingen; es geht eher darum, die Voraussetzungen zu schaffen, unter denen sich Professionalität wieder entwickeln kann.

(📖 17, 18)

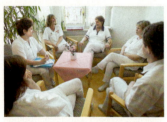

Abb. 8.26: Teamsupervision. Die Supervisorin ersetzt keine Teamleitung. Sie kann aber Leiter und Mitarbeiter dabei unterstützen herauszufinden, wie die Zusammenarbeit verbessert werden kann und wo Probleme liegen, die unbearbeitet die Burnout-Gefahr erhöhen. [K157]

8.3.2 Psychische Belastungen: Helfer-Syndrom

> **Helfer-Syndrom:** *Nicht bewusste Komponente der Helfer-Motivation.* Beschreibung einer sozusagen naiven, von unbewussten Vorstellungen geprägten Motivation für helfende Berufe, die zum Burnout führen kann, weil sie angesichts der Realität der Arbeit zwangsläufig zu Überforderung und Enttäuschung führt.

Ungefähr zeitgleich mit den Burnout-Erscheinungen wurde von dem deutschen Psychologen *Wolfgang Schmidbauer* das **Helfer-Syndrom** beschrieben. (📖 15) Schmidbauer konzipierte diese unbewusste und daher auch sehr konfliktträchtige Komponente der Motivation für einen helfenden Beruf, die durch günstige äußere Einflüsse (positive Teamerfahrungen, gute Ausbildung, professionelle Führung) abgemildert werden kann oder durch ungünstige Umstände die Burnout-Gefahr erheblich steigert. Nach den Forschungen Schmidbauers hängt diese unbewusste Komponente der Helfer-Motivation damit zusammen, dass sich die Helfer als Kinder wenig beachtet und in ihren Bedürfnissen nach Anerkennung und Spiegelung durch Erwachsene abgelehnt fühlten. Um diese Mangelerlebnisse auszugleichen, erfolgte die Identifizierung mit einer idealen, perfekten Helfer-Gestalt, die möglichst vielen anderen gerade das gibt, was die Betroffenen selbst nie bekommen haben.

Kennzeichnend für das Helfer-Syndrom nach Schmidbauer sind:

- **Starre Werthaltungen.** Die Unfähigkeit, eigene Vorstellungen zu relativieren, andere Vorstellungen anzunehmen und Humor in Bezug auf die Tatsache zu entwickeln, dass alle Menschen zwar nach Idealen streben, diese aber nicht erreichen können
- **Störungen im Erleben von Aggressionen.** Eigene Aggressionen werden verleugnet und indirekt ausgelebt, z. B. nach dem Gesetz des verteidigten Dritten: Die Betroffenen können sich nicht wehren, wenn ihnen Unrecht geschieht; wird das Unrecht aber einem Dritten zugefügt, können sie plötzlich kämpfen.
Eine andere, verbreitete Form dieser indirekten Aggression sind Klatsch und Intrige: Entwertende, aggressive Äußerungen werden nicht an die Betroffenen adressiert, sondern erreichen sie auf Umwegen über Dritte. So werden schmerzhafte, aber auch klärende Auseinandersetzungen zum Preis einer Vergiftung des Klimas in einer Organisation oder Arbeitsgruppe vermieden
- **Unersättliches Verlangen nach Bestätigung.** Da die Helferrolle beim Helfer-Syndrom nicht frei gewählt ist, sondern hilft, angstbesetzte Gefühle von Abhängigkeit zu vermeiden, sind die Betroffenen süchtig nach der Bestätigung, die sie daraus gewinnen, für andere wichtig zu sein, gebraucht zu werden, nicht eigene, sondern Bedürfnisse von Personen zu befriedigen, die sie brauchen und für ihre Hilfe anerkennen. In extremen Formen führt diese Unersättlichkeit dazu, dass Helfer im Urlaub depressiv werden, weil sie keine Möglichkeit haben, etwas für andere zu tun, und keine Befriedigung daraus gewinnen können, dass sie jetzt selbst versorgt werden
- **Vermeidung von Gegenseitigkeit.** Emotionale Beziehungen zwischen Erwachsenen beruhen darauf, dass beide Partner mal die Nehmenden, mal die Gebenden sind, dass beide voneinander in ähnlicher Weise abhängig und unabhängig sind. Im Fall des Helfer-Syndroms werden auch die privaten, intimen Beziehungen anders gestaltet: Die Helfer sind darauf angewiesen, immer die Gebenden und die wenig Abhängigen zu sein; sie „erziehen" ihre Partner dazu, abhängig zu sein und zu bleiben.

Das Helfer-Syndrom kann, wenn es nicht vom vernünftigen Ich überwacht wird, die berufliche Arbeit ernstlich beeinträchtigen, weil die Helfer dann jenen Zeitpunkt nicht erkennen können, an dem ihre Hilfe überflüssig wird und es besser ist, die Schützlinge nicht mehr zu unterstützen. Zwar ist die aktivierende Pflege als Konzept in aller Munde, in der Praxis aber scheitert sie oft daran, dass es auf kurze Sicht einfacher ist, Patienten abhängig zu erhalten und es „flotter geht", ihnen Tätigkeiten abzunehmen, die sie im Grunde selbst verrichten könnten.

Andere Mechanismen des Helfer-Syndroms – wie die indirekte Aggression, deren Folgen Klatsch und Intrige sind – gefährden das soziale Klima in helfenden Organisationen und führen dazu, dass Mitarbeiter oft lange geschont, sozusagen als Patienten behandelt, dann aber plötzlich fallen gelassen werden. Kritik-

und Konfliktfähigkeit sind vor allem für die Leitungskräfte von Teams und Abteilungen von größter Bedeutung.

Schmidbauer hat immer wieder betont, dass es sich beim Helfer-Syndrom nicht um eine Entwertung spontaner Hilfsbereitschaft oder helfender Motive allgemein handelt, sondern um eine nicht bewusste Komponente der Helfer-Motivation, die durch Auseinandersetzung mit den eigenen Gefühlen während der Arbeit, durch Supervision und Selbsterfahrung erkannt und „entschärft" werden kann. Unerkannt führt das Helfer-Syndrom zu erheblichen persönlichen Problemen und großen Spannungen in Arbeitsteams. Es fördert den Burnout und behindert die Einfühlung in Patienten ebenso wie die Erfassung von Situationen, in denen aktive Hilfe unsinnig ist und die professionelle Aufgabe der Pflegenden darin liegt, Patienten zu begleiten.

8.3.3 Rückengerechte Arbeitsweise

„Das Kreuz mit dem Kreuz"

In der Pflege bedeutet „Bewegung" nicht nur, Patienten in ihrer Bewegung zu fördern und zu unterstützen, sondern auch, sich als Pflegekraft ergonomisch, also physiologisch, zu bewegen.

> Die eigene Gesundheit zu erhalten und Kräfte zu schonen ist genauso wichtig, wie den Patienten zu aktivieren. Wer auf sich selbst und seine Gesundheit achtet, kann auch den Patienten wirksam in seiner Gesundheitsentwicklung unterstützen.

Der Bewegungsapparat einer Pflegekraft ist in zahlreichen Situationen Belastungen ausgesetzt. Deshalb ist es wichtig, sich der Eigenverantwortung für einen gesunden Rücken bewusst zu werden. Damit können mögliche rückenbelastende Tätigkeiten erkannt und vermieden werden.

Hauptursache: Dysbalance

Vielfach schleichen sich falsche Bewegungsmuster im Berufsalltag ein. Es kommt einerseits zur Über- und Fehlbeanspruchung bestimmter Muskel- und Skelettbereiche und andererseits zum Verkümmern anderer, wichtiger Muskelpartien *(Dysbalance)*. Das Resultat sind erworbene Rückenschäden oder Störungen des komplexen Systems Wirbelsäule. Zur beruflich bedingten Belastung kommen oft Mangel an Bewegung oder die Einseitigkeit von Bewegungsabläufen in der Freizeit hinzu.

Neben der Fehlbelastung spielen eine genetische Disposition sowie angeborene oder erworbene Fehlstellungen von Wirbelsäule und Gelenken eine Rolle. Manchmal äußern sich auch psychische Störungen in einer Verspannung der Wirbelsäule, die ebenfalls zu Rückenschmerzen führen können und die von belastungsbedingten Schmerzen nicht zu unterscheiden sind.

Entscheidend: Frühzeitig vorbeugen

Die hohe Zahl von Pflegenden mit Rücken-, Wirbelsäulen- oder Gelenkschmerzen macht deutlich, wie wichtig die Prophylaxe möglicher Schäden ist. Auch hier gilt: Vorbeugen ist besser als Heilen oder Umschulen wegen Berufsunfähigkeit.

Vorbeugend wirken:
▶ Die Wirbelsäule physiologisch einsetzen
▶ Die Fähigkeiten der Patienten planvoll nutzen
▶ Hilfsmittel gezielt und richtig einsetzen
▶ Entlastende und physiologische Bewegungsabläufe anwenden
▶ Gezielte Muskelkräftigung und auch Entspannungstechniken einüben
▶ Ausgleichssport betreiben
▶ Rückenschule besuchen.

Prinzipien rückengerechter Arbeitsweise

> Damit Pflegende nicht zu Pflegefällen werden: Rückengerecht arbeiten.

Bei der Beachtung der Prinzipien rückengerechter Arbeitsweise passen sich die Pflegenden an die jeweilige Situation an:
▶ Standfläche und -stabilität vergrößern
▶ Physiologische Sitzhaltung einnehmen
▶ Umfeld organisieren
▶ Arbeitshöhe anpassen
▶ Patientenressourcen nutzen
▶ Korrekt heben, tragen, bücken
▶ Entlastung und Entspannung suchen.

Standfläche und Standstabilität vergrößern
▶ Günstig ist eine leichte Grätschstellung der Beine mit leicht gebeugten Knien oder leichter Schritt-Grätschstellung.

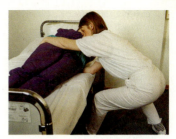

Abb. 8.27: Bei einem nicht höhenverstellbaren Bett vermeiden die Pflegenden Bewegungen mit Rundrücken, sondern führen sie mit Becken und Beinen durch. [O166]

Aus diesen Positionen heraus sind Körperschwerpunktverlagerung, Haltungsausgleich und Haltungskorrektur leicht möglich; die Eigenbeweglichkeit bleibt – bei guter Standqualität – gewährleistet.
▶ Die leicht gebeugten Knie sollen nach Möglichkeit in einer Linie mit den Füßen stehen (Fuß- und Kniegelenke stehen übereinander, sog. *Beinachse*)
▶ Der maximale Kniewinkel bei Belastung (z. B. Anheben von Lasten) sollte nicht kleiner sein als 90° (sonst extreme Gelenkbelastung).

Physiologische Sitzhaltung einnehmen

Eine physiologische Sitzposition ist erreicht, wenn:
▶ Die Sitzposition dynamisch aus dem Becken und den Beinen heraus ausbalanciert wird
▶ Die Oberschenkel auf der gesamten Sitzfläche aufliegen, leicht nach vorne (kniewärts) abfallen (Bürostuhl entsprechend einstellen)
▶ Die Füße in hüftbreitem Abstand (40–50 cm) mit ganzer Fußsohle am Boden stehen

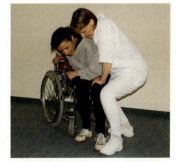

Abb. 8.28: Beim Aufstehen unterstützt die Pflegekraft den Patienten, das Körpergewicht auf Beine und Arme zu verlagern. [O166]

- Das Becken bei aufrechter Wirbelsäule leicht nach vorne gekippt ist
- Das Sternum nach vorne angehoben ist
- Das Gewicht auf den *Sitzbeinhöckern* liegt
- Bei *nicht* höhenverstellbarem Schreibtisch die Sitzhöhe so gewählt wurde, dass die Unterarme (Ellbogenwinkel 90°) eine waagrechte Linie zur Schreibfläche bilden.

> Beim **Sitzen** und **Stehen** an die Schwerpunktverlagerung im gesamten Körper denken:
> - Beim Aufstehen wird das Körpergewicht vom Becken auf die Beine verlagert; dies ist auch wichtig bei der Patientenmobilisation aus dem Stuhl oder Sessel
> - Beim Aufstehen und beim Vorbeugen des Oberkörpers den Schwerpunkt auf die Beine verlagern, den Rücken gerade halten und Kopf entspannt nach vorne sinken lassen. Die Arme zum Abstützen einsetzen
> - Nicht statisch, sondern dynamisch sitzen
> - Sich zur Haltungskorrektur das Bild einer Marionette vorstellen, die mit je einer Schnur an Scheitel und Sternum senkrecht nach oben gezogen wird
> - Die eigene Balancetätigkeit und Muskelaktivität immer wieder bewusst wahrnehmen und kleine Veränderungen durchführen
> - Wenn der Stuhl nicht veränderbar ist, kann ein keilförmiges Kissen oder zusammengelegtes Handtuch unter den Sitzknochen die Veränderung unterstützen.

Umfeld organisieren
- Sich genügend Raum zur Bewegung schaffen (Platz schaffen)
- Geeignetes, bequemes Schuhwerk tragen: keine schmalen Schuhe, keine hohen Absätze; auf Rutschfestigkeit, Fersenriemen und guten Halt achten.

Arbeitshöhe anpassen
- Hydraulisch verstellbare Bett- und Liegeflächen bis auf Hüfthöhe hochpumpen, bei unterschiedlich großen Pflegenden ist die Körpergröße der kleineren Pflegekraft maßgebend
- Lässt sich die Arbeitshöhe nicht beeinflussen, nicht mit Rundrücken arbeiten! Die Bewegungen mit Becken und Beinen durchführen (☞ Abb. 8.31)

- Bei Arbeiten in *niedriger Höhe* empfiehlt es sich, die sitzende Position einzunehmen (sitzender Transfer). In anderen Situationen eignet sich ein *Ein-Bein-Kniestand*: Die Pflegekraft kniet mit einem Bein, das andere Bein ist aufgestellt (Achtung vor Knieschäden).

Patientenressourcen nutzen
Pflegeprozess ☞ *Kap. 11*

Damit der Patient so viel wie möglich mithelfen kann, plant die Pflegekraft die Bewegung gemeinsam mit dem Patienten. Heben und ruckartige Bewegungen sollten vermieden werden.

Die Pflegenden passen sich dem langsameren Tempo und den Bewegungen des Patienten an *(Interaktion)*. Sie unterstützen die verschiedenen Körpermassen schrittweise nacheinander *(Anatomie)*. Das Gewicht des Patienten leiten die Pflegenden auf eine Unterstützungsfläche, so dass sie das Gewicht des Patienten nicht tragen müssen *(Kinästhetik* ☞ Abb. 12.8.4.1).

Das Heben und Tragen eines Patienten sollte nur in Notfallsituationen erfolgen (Erste Hilfe). Ansonsten ist es der möglichen Eigenaktivität des Patienten nicht förderlich und belastet unnötig den Rücken.

Heben, Tragen
Heben und Tragen in Kombination mit einer Rotationsbewegung schaffen enormen Belastungsdruck auf die Bandscheiben, wodurch ein Prolaps begünstigt wird. Beim Heben und Tragen von Gegenständen ist es deshalb wichtig, dass eine Rotation der Wirbelsäule vermieden wird.

Wenn zum Beispiel das Kopfteil eines Bettes manuell verstellt wird, dann ist darauf zu achten, dass der Rücken gerade gehalten wird und keine Rotation in der Wirbelsäule stattfindet (☞ Abb. 8.29)

Bei großer Anstrengung atmen die Pflegenden bewusst aus; sie vermeiden eine Pressatmung und eine Belastung ihrer Beckenbodenmuskulatur (Stressinkontinenz ☞ 12.7.1.6). Bei großer Kraftanstrengung spannen die Pflegenden deshalb auch ihre Beckenbodenmuskulatur an und atmen aus.

> **Kraft × Kraftarm = Last × Lastarm**
>
> Das bedeutet: Je größer der Abstand der Last vom Körper ist, desto größer wird der Hebelarm und damit die auf den Körper bzw. Rücken einwirkende Kraft.
>
> Deshalb Lasten so körpernah wie möglich tragen.

Bücken
Beim Aufsammeln von kleinen Gegenständen auf dem Boden kann man sich gut mit dem einem Ellbogen am Knie abstützen, um die Wirbelsäule zu entlasten (☞ Abb. 8.30)

Ruckartige Bewegungen vergrößern die Belastung der Wirbelsäule unnötig. Daher führen die Pflegenden das Auf- und Absetzen von Lasten (z. B. Infusionskartons, Patientenkoffer, Getränkekasten) nicht mit plötzlichem Schwung durch. Stattdessen begeben sie sich in eine passende Ausgangsposition (körpernah und

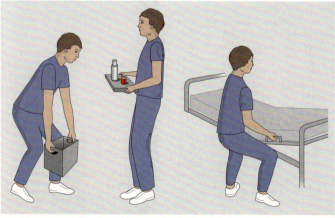

Abb. 8.29: Rückengerechtes Heben und Tragen. [A400-157]

frontal zugewandt), bauen eine entsprechende Körperspannung auf und heben den Gegenstand mit einer Ausatmung.

Beim (häufigen) Anheben und Tragen schwerer Lasten (Männer 15 kg Lastgewicht, Frauen 10 kg) holen sich die Pflegenden Hilfe oder setzen Hilfsmittel ein. (📖 20, ✉ 19)

Auch wenn die Pflegenden rückengerecht heben und tragen, sollten sie immer daran denken, nur solche Lasten zu heben, die ihr Körper unbeschadet bewältigen kann.

Entlastungshaltungen im Berufsalltag

Kurze Pausen ermöglichen Wirbelsäule und Muskulatur eine Entspannung.

Möglichkeiten zur **Entlastung im Stehen** sind:
▶ Rücken zur Wand, Arme auf LWS-Höhe im Rücken kreuzen, mit leicht gebeugten Beinen hüftbreit gerade an die Wand angelehnt stehen
▶ Mit Gesicht zur Wand stellen und mit über dem Kopf gekreuzten Armen kurzzeitig anlehnen
▶ Mit ganzem Rücken an die Wand lehnen, Beine in leichter Grätschstellung, Knie leicht gebeugt
▶ Zwischen Stand- und Spielbein wechseln (mehrmals hintereinander Gewichtsverlagerung von einem Bein auf das andere)
▶ Möglichkeit nutzen, einen Fuß auf einem Hocker abzustellen (z. B. beim Richten von Arzneimitteln am Schrank), wenn *keine* Belastung wie etwa Heben oder Transfer erfolgt.

Möglichkeiten zur **Entlastung im Sitzen** sind:

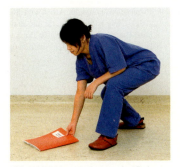

Abb. 8.30: Bücken mit Abstützen des Ellenbogens auf dem Knie. [K115]

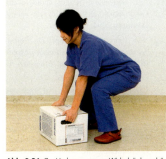

Abb. 8.31: Zur Vorbeugung von Wirbelsäulenschäden sollten falsche Bewegungsmuster vermieden werden. Heben und Bücken sollten z. B. nie in Rundrückenhaltung erfolgen. [K115]

▶ Öfter aufstehen oder Sitzposition verändern
▶ Kutschersitz-Haltung einnehmen, Oberkörper mit gestreckter Halswirbelsäule leicht nach vorne neigen, mit Unterarmen auf Oberschenkel abstützen
▶ Verkehrt herum auf den Stuhl setzen. Die Stuhllehne fungiert dabei als Armstütze oder Auflagefläche für den Kopf
▶ Mit den Ellbogen am Tisch aufstützen, den Kopf in die Handflächen legen und den Rücken strecken („lang machen").

Weitere Ausgleichs- und Entspannungsmöglichkeiten – speziell für den Alltag – sind:
▶ Nutzen der Möglichkeiten von Supervisionsgruppen
▶ Sport und Ausgleichsgymnastik
▶ Erlernen und Einüben von Entspannungstechniken und/oder „Körpertherapien": z. B. Autogenes Training, Progressive Muskelrelaxation, Feldenkrais („Bewusstheit durch Bewegung"), Rückenschule, Tai-chi.

Ein zentraler Aspekt rückengerechter Arbeitsweise ist, dass die Pflegenden Verantwortung für sich selbst übernehmen, um ihre Gesundheit und Leistungsfähigkeit zu erhalten (Eigenverantwortung). Bei jeder Pflegehandlung sollten sie sich daher immer ihrer eigenen Bewegungskapazitäten bewusst sein.

> Um die tägliche berufliche Belastung bewältigen zu können, ist es nicht nur für die Pflegenden wichtig, die Freizeit erholsam und abwechslungsreich zu gestalten. Beispielsweise sorgt das Nutzen von Ausgleichs- und Entspannungskursen, die von vielen Volkshochschulen und Sportvereinen angeboten werden, für Ausgleich und beugt Gesundheitsproblemen wie Rückenschäden vor.

Literatur und Kontaktadressen

📖 **Literaturnachweis**

1. Repräsentative Umfrage (2006) des Bielefelder Marktforschungsinstituts TNS Infratest im Auftrag des DSGV (Deutscher Sparkassen- und Giroverband)
2. Vgl. Naidoo, J.; Wills, J.: Lehrbuch der Gesundheitsförderung, herausgegeben von der Bundeszentrale für gesundheitliche Aufklärung. Verlag für Gesundheitsförderung, Hamburg 2003.
3. Vgl. Laaser, U. et al: Handbuch Gesundheitswissenschaften. Juventa Verlag, Weinheim 2006.
4. Vgl. Kiger, A.: Gesundheit lehren und lernen. Elsevier/Urban & Fischer Verlag, München 2006.
5. Vgl. Antonovsky, A.: Salutogenese – zur Entmystifizierung der Gesundheit. DGVT-Verlag, Tübingen 1997.
6. Vgl. Bundeszentrale für gesundheitliche Aufklärung (BZgA) (Hrsg.): Was erhält Menschen gesund? Antonovskys Modell der Salutogenese – Diskussionsstand und Stellenwert. BZGA, Köln 2001. Nachzulesen unter www.bzga.de
7. Matthesius, R. et al.: ICIDH, International Classification of Impairments, disabilities, and handicaps. Verlag Hans Huber, Bern 1995.
8. Vgl. Bartholomeyczik, S.: Assessment als Operationalisierung von Pflegebedürftigkeit. In: Pflege Aktuell 1/2004 S. 8–13.
9. Vgl. Brieskorn-Zinke, M.: Die pflegerische Relevanz der Grundgedanken des Salutogenese-Konzepts. In: Pflege 13/2000, S. 373–380.
10. Vgl. Steffen-Bürgi, B.: Selbstkonzept. In Käppeli, S. (Hrsg.): Pflegekonzepte – Phänomene im Erleben von Krankheit und Umfeld. Bd. 2, Verlag Hans Huber, Bern 1999, S. 9–30.

11. Vgl. Schwarzer, R.: Psychologie des Gesundheitsverhaltens. Hogrefe Verlag, Göttingen 2004.

12. Vgl. Jerusalem, M; Hopf, D.: Selbstwirksamkeit und Motivationsprozesse in Bildungsinstitutionen. In: Zeitschrift für Pädagogik (Beiheft 44).

13. Lazarus, R. S.: Psychological Stress and the Coping Process. Mc Graw Hill, New York 1966.

14. Vgl. Brieskorn-Zinke, M.: Die Rolle der Pflegeberufe in Prävention und Gesundheitsförderung. In: Impu!se, Newsletter zur Gesundheitsförderung, Nr. 47.

15. Vgl. Schmidbauer, W.: Helfersyndrom und Burnoutgefahr. Urban & Fischer Verlag, München 2002.

16. Vgl. Domnowski, M.: Burnout und Stress in Pflegeberufen. Schlütersche Verlagsgesellschaft, Hannover 2005.

17. Vgl. Regouin, W.: Supervision. Ullstein Medical, Wiesbaden 1999.

18. Vgl. Thiemann, P.: Supervisionsarbeit bei Pflegekräften. Erfahrungen und Möglichkeiten in der Krankenpflege. In: Heliberufe 4/1995, S. 36–37.

19. Hurrelmann, K. et al.: Lehrbuch der Prävention und Gesundheitsförderung. Verlag Hans Huber, Bern 2004.

20. Bundesministerium für Arbeit und Soziales (Hrsg.): Merkblatt für die ärztliche Untersuchung zu Nr. 2108 der Anlage zur Berufskrankheiten-Verordnung (BKV).

21. Vgl. www.ebz-pflege.de

Vertiefende Literatur ☞ 💻

✉ Kontaktadressen

1. www.who.int Weltgesundheitsorganisation (WHO)

2. www.euro.who.int/AboutWHO/Policy/20010828_4?language=German

Weltgesundheitsorganisation, Regionalbüro für Europa (Hrsg.): Erklärung von München. Pflegende und Hebammen – ein Plus für Gesundheit. München, Zweite WHO-Ministerkonferenz, 17.6.2000.

3. www.bzga.de Bundeszentrale für gesundheitliche Aufklärung

4. www.sozialpolitik.com Arbeitsgemeinschaft Jugend und Bildung im Auftrag des Bundessozialministeriums

5. www.fu-berlin.de/gesund

6. www.selbstwirksameschulen.de/start.htm

7. www.gesunde-staedte-netzwerk.de/

8. www.dngfk.de Deutsches Netzwerk gesundheitsfördernder Krankenhäuser

9. www.stillfreundlicheskrankenhaus.de

10. www.dnbgf.de Deutsches Netzwerk betrieblicher Gesundheitsförderung

11. www.gesundheitsziele.de

12. www.forumpraevention.de

13. www.die-praevention.de

14. www.gesundheit-nds.de

15. www.bmfsfj.de

16. www.bdp-gus.de/gp/massnahmen1 Sammlung evaluierter Maßnahmen zur Gesundheitsförderung und Prävention

17. www.baua.de/nn_5846/de/Publikationen/Uebersetzungen/Ue15,xv=vt.pdf

Bundesanstalt für Arbeitsschutz und Arbeitsmedizin, Volltext der NEXT-Studie (Nurses´ early exit study)

18. www.inqa-pflege.de Neue Qualität der Arbeit

19. www.baua.de (Leitmerkmalmethoden zur Beurteilung von Heben und Tragen)

20. Jakarta-Declaration: Vgl. www.who.int

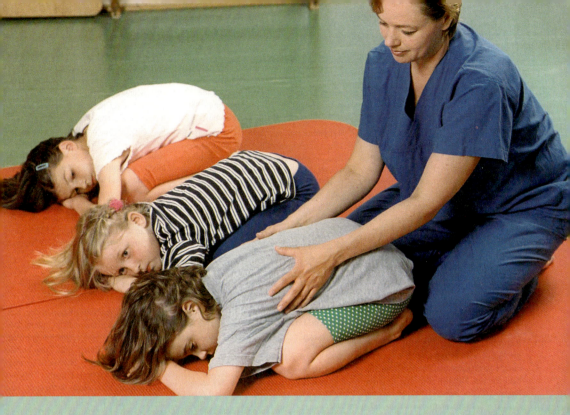

9 Rehabilitation

9.1	**Bedeutung von Rehabilitation und Pflege 244**	9.2.3	Grundsätze und Handlungsprinzipien 246
9.1.1	Demographie und gesellschaftlicher Wandel 244	9.2.4	Träger und Leistungen der Rehabilitation 248
9.1.2	Veränderungen der Finanzierung und der Strukturen pflegerischer Versorgung 245	9.2.5	Selbsthilfe und Rehabilitation 250
		9.3	**Zusammenhang von Pflege und Rehabilitation 252**
9.1.3	Pflegeversicherung 245	9.3.1	Pflege und Rehabilitation 252
9.1.4	Wandel der Pflege 245	9.3.2	Pflege im Rehabilitationsteam 253
9.2	**Rahmenbedingungen von Rehabilitation 245**	9.4	**Rehabilitationsschwerpunkte in speziellen Altersgruppen 255**
9.2.1	Klärung der Begriffe 245	9.4.1	Frühförderung behinderter Neugeborener............ 255
9.2.2	Rechtliche Grundlagen 246		
9.4.2	Rehabilitation alter Menschen 256		
9.5	**Rehabilitationsschwerpunkte bei ausgewählten Krankheitsgeschehen 259**		
9.5.1	Rehabilitation in der Neurologie: Schlaganfall 259		
9.5.2	Rehabilitation in der Orthopädie: Hüftgelenks-Totalendoprothese 264		
9.5.3	Rehabilitation in der Pneumologie: Asthma bronchiale................ 265		
	Literatur und Kontaktadressen 266		

9 Rehabilitation

Fallbeispiel ☞ 💻

(Medizinische) Rehabilitation ☞ 15.1.2

Verständnis von Rehabilitation

Der Begriff **Rehabilitation** (*lat.* re = wieder; habilitare = fähig machen) weist auf die Wiederherstellung, Wiedererlangung, Wiederaneignung von Fähigkeiten oder eines Zustands hin. In der Sozialpolitik und Sozialmedizin ist dieser Begriff seit Mitte des 20. Jahrhunderts üblich.

> Rehabilitation: Alle Maßnahmen, die akut oder chronisch kranken Menschen, behinderten Menschen oder davon bedrohten Menschen ein möglichst selbstständiges und selbstbestimmtes Leben mit Teilnahme an allen relevanten Lebensaktivitäten ermöglichen sollen.

Rehabilitation beinhaltet also nicht nur die Wiederherstellung und Wiederaneignung von Fähigkeiten, sondern auch vorbeugend das Beeinflussen von Entwicklungen, die zu beeinträchtigter Gesundheit oder Behinderung führen können. Ist der Wiedererwerb von Fähigkeiten für Tätigkeiten im bisher ausgeübten Beruf nicht erfolgversprechend, so beinhaltet Rehabilitation den Erwerb und die Vermittlung von Wissen und Kompetenz für eine neue berufliche Tätigkeit. **Ziele der Rehabilitation** sind also

- Vorbeugen drohender Beeinträchtigung (tertiäre Prävention ☞ 8.1.2)
- Wiederherstellung von Gesundheit
- Eingliederung in den Arbeitsprozess
- Eingliederung in die Gesellschaft.

Rehabilitation hat sich in den letzten Jahrzehnten gegenüber der Akutmedizin und -pflege verselbstständigt und gewinnt zunehmend ein eigenständiges Profil. Sie findet in der Abfolge verschiedener Einrichtungen statt, bei denen jeweils das medizinische Geschehen, die beruflich-rehabilitative Qualifikation oder die soziale Eingliederung im Vordergrund stehen. Die Phasen sollen geplant und vernetzt miteinander in einer engen Verbindung stehen (☞ 9.5.1).

9.1 Bedeutung von Rehabilitation und Pflege

Rehabilitationsschwerpunkte in speziellen Altersgruppen ☞ 9.4
Rehabilitationsschwerpunkte bei ausgewählten Krankheitsgeschehen ☞ 9.5

Rehabilitation hat in den letzten 30–40 Jahren an Bedeutung in der pflegerischen Versorgung gewonnen und ist als Leistung in allen Bereichen des Sozialrechts (☞ 3.4.3) aufgenommen worden. In diesem Zeitraum haben sich Verständnis und Bedeutung von Rehabilitation grundlegend verändert. Zunächst wurde Rehabilitation vor allem im Zusammenhang mit behinderten Menschen und ihrer Eingliederung in das gesellschaftliche Leben sowie mit dem Erhalt oder der Wiederherstellung der Erwerbstätigkeit nach Krankheit verstanden. *Pflege* fand in diesem Zusammenhang kaum Erwähnung. Dies hat sich gewandelt: Mittlerweile sind es vor allem die Berufe der Pflege, die Rehabilitation als Schwerpunkt in Ausbildung und Praxis erfahren.

Für die **gestiegene Bedeutung** sind verantwortlich:
- Demographische Entwicklung und gesellschaftlicher Wandel
- Veränderte Finanzierung und veränderte Strukturen der pflegerischen Versorgung (Pflegeversicherung)
- Wandel der Pflege.

9.1.1 Demographie und gesellschaftlicher Wandel

Vertiefung ☞ 💻

Die Bedeutungszunahme der Rehabilitation für die Pflege hat auf mehreren Ebenen Bezüge zu den gegenwärtigen Veränderungen der Gesellschaft: die Zahl älterer Menschen steigt, gleichzeitig nimmt die Zahl der Geburten ab. Beide Entwicklungen markieren *Veränderungen im Aufbau der Gesellschaft* und einen *Wandel der Funktionen*: es ändern sich Familienstrukturen und Formen des Zusammenlebens, es besteht eine Tendenz der Vereinzelung und der wachsenden Verantwortung des einzelnen Menschen für die Angelegenheiten seines Lebens. Die Unterstützung durch die Familie ist nicht mehr in dem früher üblichen Maße gesichert, zunehmend übernehmen Pflegende diese Funktion (☞ 6.1.1).

Verändertes Krankheitsspektrum

Chronisch-degenerative Krankheiten, z.B. Krankheiten des neuro-muskulären Systems (☞ 33.8.6), und altersbedingte Einschränkungen nehmen zu. Gleichzeitig verbessern sich die Behandlungsmöglichkeiten, so dass ein längeres Leben – wenn auch mit einer schweren und chronischen Krankheit oder mit erheblichen Einschränkungen in der selbstständigen Lebensführung – möglich wird. Dieses **veränderte Krankheitsspektrum** erfordert eine Umorientierung von einer auf Heilung ausgerichteten Versorgung hin zu einer auf Erhalt und Förderung von Fähigkeiten, Wohlbefinden

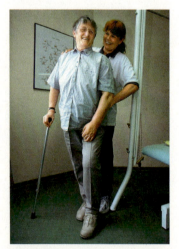

Abb. 9.1: Die Rehabilitation von kranken, behinderten und pflegebedürftigen Menschen ist Aufgabe vieler Berufe. Neben drohender oder eingetretener Krankheit und neben der Behinderung hat in den letzten Jahren Pflegebedürftigkeit als Anlass einer Rehabilitation an Bedeutung gewonnen. [K157]

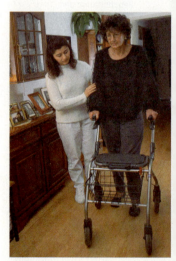

Abb. 9.2: Hilfe und Unterstützung aus dem familiären oder partnerschaftlichen Umfeld sind nicht mehr so oft wie früher vorhanden und werden zunehmend professionell oder auch durch Einbeziehen ehrenamtlich tätiger Menschen abgesichert. [K115]

und Lebensqualität orientierten Versorgung; durch diese Umorientierung wird der Pflege ein höherer Stellenwert zuteil.

9.1.2 Veränderungen der Finanzierung und der Strukturen pflegerischer Versorgung

Durch die **Einführung der fallpauschalierten Vergütungen** von Krankenhausleistungen (DRGs ☞ 3.2.1) nimmt die Verweildauer von Patienten im Krankenhaus ab. Patienten werden zu einem früheren Zeitpunkt ihres Genesungsprozesses entlassen. Dies kann bedeuten, dass sich die in der Klinik erforderliche Pflege auf *Kernaufgaben,* also die unmittelbare pflegerische Versorgung, konzentriert und Aktivierung, Förderung, ein Training von Fähigkeiten und die Vermittlung von Wissen und Kompetenz noch nach der Entlassung des Patienten aus der Klinik notwendig sind.

Für die Pflegenden wandelt sich damit auch der berufliche Alltag: neben der Pflege in der Akutphase des kranken Menschen wird immer mehr die Organisation der Pflege *nach* dem Krankenhausaufenthalt Bestandteil ihrer Tätigkeit. Eine angemessene **Entlassungsplanung** gewinnt für die Qualität der Pflege einen erheblichen Stellenwert (☞ 3.3.4).

9.1.3 Pflegeversicherung

Mit Einführung der **Pflegeversicherung** (1995) wurde Rehabilitation eine sozialrechtliche Leistung, die sich ausdrücklich auch an pflegebedürftige Menschen richtet. Rehabilitation nach den Regelungen der Pflegeversicherung fokussiert den Blick auf das Erreichen und den Erhalt von Selbstständigkeit im Alltag, auch bei alten und gesundheitlich stark beeinträchtigten Menschen.

Die Pflegeversicherung erschließt so eine neue, bis dahin von Rehabilitation ausgeschlossene Klientel (den pflegebedürftigen Menschen) und stößt einen Verständniswandel der Rehabilitation an: die bislang v.a. als Teil der medizinischen Rehabilitation verstandene und so ausgerichtete Pflege ist in Verständnis und Aufgabenspektrum ausgeweitet worden. Zugleich hat sie Aufgaben auch im ambulanten und im heimstationären Bereich, also außerhalb von medizinischen oder geriatrischen Rehabilitationseinrichtungen, zugewiesen bekommen.

Auf der einen Seite öffnet die Pflegeversicherung also Leistungen der medizinischen Rehabilitation für pflegebedürftige Menschen, die über ärztliche Verordnungen durch Therapeuten erbracht und durch die gesetzlichen Krankenkassen finanziert werden. Auf der anderen Seite formuliert die Pflegeversicherung mit der **aktivierenden Pflege** einen eigenständigen pflegerischen Ansatz der Rehabilitation.

9.1.4 Wandel der Pflege

Rehabilitation ist mit der Novellierung des Krankenpflegegesetzes von 2003 zu einem **Schwerpunkt in der Ausbildung** geworden. Die Rehabilitation von kranken, behinderten und pflegebedürftigen Menschen ist eine gleichrangige Aufgabe von Pflegenden. Da bei vielen Patienten das Ziel der Versorgung nicht die Heilung ist, sollen sie in ihrer Selbstständigkeit, Autonomie und ihrer Lebensqualität gefördert und zur gesellschaftlichen Teilhabe befähigt werden.

So ist als ein Ziel der Ausbildung festgelegt, dass rehabilitative Maßnahmen „zur Wiedererlangung, Verbesserung, Erhalt und Förderung der Gesundheit der zu pflegenden Menschen" selbstverständlicher Bestandteil der Pflege sind. Pflege in diesem Sinne ist dabei „unter Einbeziehung präventiver, rehabilitativer und palliativer Maßnahmen auf die Wiedererlangung, Verbesserung, Erhaltung und Förderung der physischen und psychischen Gesundheit" (§ 3 KrpflG) der zu pflegenden Menschen auszurichten.

9.2 Rahmenbedingungen von Rehabilitation

9.2.1 Klärung der Begriffe

Vertiefung ☞ 🖥

Mit der Einführung des *Rehabilitationsrechts 2001,* dem Sozialgesetzbuch Band IX, haben sich viele der bis dahin geltenden Begriffe und die Ausrichtung der Rehabilitation geändert (☞ Tab. 9.5). Wesentlich geprägt wurde das Gesetz durch die internationale Klassifikation der Funktionsfähigkeit, Behinderung und Gesundheit (**ICF,** International **C**lassification of **F**unctioning, Disability and Health).

Die ICF gehört zu den Klassifikationen der Weltgesundheitsorganisation (WHO) und ergänzt die in der Gesundheitsversorgung gebräuchliche Einteilung der Krankheiten nach der **ICD** (Internationale statistische Klassifikation der Krankheiten und verwandter Gesundheitsprobleme, ICD-10 ☞ 14.10.1). Die ICF legt ihrer Klassifikation ein bio-psychosoziales Modell (☞ Abb. 9.4) zugrunde und spannt den Bogen der Bezeichnung weiter als die auf Krankheiten bezogene ICD-10. Damit können die gesundheitlichen Folgen und die Lebenswirklichkeit der betroffenen Menschen angemessener und umfassender abgebildet werden.

Seit Neuregelung des SGB IX gibt es den Sozialrechtsbereich *Rehabilitation und Teilhabe behinderter Menschen.* Der Begriff **Teilhabe** bringt zum Ausdruck, dass das Ziel der Rehabilitation die Integration von behinderten Menschen oder von Behinderung bedrohten Menschen in Gesellschaft und Beruf ist. Damit wird die *Abkehr von einem Defizitmodell* von Behin-

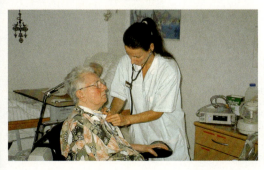

Abb. 9.3: Durch die Einführung der Fallpauschalen und eine verkürzte Verweildauer in der Klinik wird die Pflege dort kürzer und intensiver. Die nachklinische Versorgung setzt früher an und ist ebenfalls intensiver. [M259]

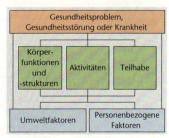

Abb. 9.4: Das bio-psycho-soziale Modell der Gesundheit nach der ICF (modifiziert). (📖 1)

9 Rehabilitation

Begriffe	Bedeutung
Behinderung	Oberbegriff für ▶ Schädigungen, Beeinträchtigungen der Aktivität und Partizipation ▶ (In) bio-psycho-sozialem Verständnis Beeinträchtigung der funktionalen Gesundheit
Schwerbehinderung	Liegt vor bei einem Grad der Behinderung von wenigstens 50 %
Funktionale Gesundheit	▶ Funktionsfähigkeit und Behinderung, unterschieden in Funktionen von Körpersystemen und Körperstrukturen *(Konzept der Körperfunktionen, -strukturen)* ▶ Aktivitäten und Partizipation umfassen die Aspekte der Funktionsfähigkeit aus individueller und gesellschaftlicher Perspektive *(Konzept der Aktivitäten* und *Konzept der Teilhabe an Lebensbereichen)*
Kontextfaktoren	Fördern oder beeinträchtigen die funktionale Gesundheit: ▶ *Umweltfaktoren:* Bedingungen der natürlichen Umwelt, vor allem aber materielle, soziale und einstellungsbezogene gesellschaftliche Faktoren, die eine Lebenssituation und die Existenz von Menschen und ihre Entfaltungsmöglichkeiten betreffen ▶ *Personenbezogene Faktoren:* Individuelle Bedingungen der Herkunft, des Alters, Geschlechts, der Biographie, von Bildung, Ausbildung und Beruf sowie der sich hieraus ergebenden Einstellungen, Erfahrungen und Dispositionen
Körperfunktionen	Physiologische Funktionen von Körpersystemen, einschließlich der psychologischen
Körperstrukturen	Anatomisch unterscheidbare Anteile des Körpers (Organe, Extremitäten, Systeme etc.)
Schädigungen	▶ Beeinträchtigungen einer Körperfunktion oder -struktur ▶ Beeinträchtigung der Entwicklung ▶ Verlust einer Funktion
Aktivität	Durchführung einer Aufgabe oder Handlung (Aktion), auch im Sinn einer Arbeit oder Leistung
Partizipation (Teilhabe)	Aktive oder passive Einbezogenheit in eine Lebenssituation. Sie kann auch durch Umweltfaktoren oder gesellschaftliche Bedingungen beeinträchtigt werden (strukturelle Bedingungen, Barrieren)
Beeinträchtigungen der Aktivität	Schwierigkeiten, die ein Mensch bei der Umsetzung von Aktivitäten haben kann
Beeinträchtigungen der Partizipation	Probleme, die ein Mensch hinsichtlich der Integration oder des Einbezogenseins in Lebenssituationen haben oder erleben kann

Tab. 9.5: Begriffe der ICF und der Rehabilitation. (📖 2)

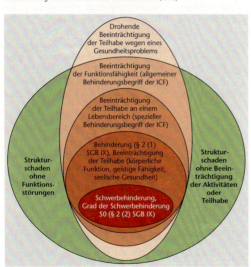

Abb. 9.6: Verhältnis von Funktionaler Gesundheit nach der ICF und Behinderung bzw. Schwerbehinderung nach dem SGB IX (modifiziert nach Schuntermann 📖 3).

derung zu einer **Ressourcenorientierung** und **-förderung** vorgenommen. *Rehabilitation* knüpft nach diesem Verständnis an die (verbliebenen) Kompetenzen an und strebt danach, eine gesellschaftlich integrierte, aktive und selbstständige Rolle des Rehabilitanden durch das Entwickeln und Trainieren neuer Fähigkeiten und Fertigkeiten zu erreichen und zu stabilisieren.

> **Behinderung nach SGB IX**
> Nach dem SGB IX *sind Menschen behindert,* „wenn ihre körperliche Funktion, geistige Fähigkeit oder seelische Gesundheit mit hoher Wahrscheinlichkeit länger als sechs Monate von dem für das Lebensalter typischen Zustand abweichen und daher ihre Teilhabe am Leben in der Gesellschaft beeinträchtigt ist. Sie sind *von Behinderung bedroht,* wenn die Beeinträchtigung zu erwarten ist" (§ 2 (1) SGB IX).

9.2.2 Rechtliche Grundlagen

Entwicklung der rechtlichen Regelungen zur Rehabilitation und Teilhabe ☞ 💻

In beinahe allen Politik- und rechtlichen Regelungsbereichen finden sich **rechtliche Regelungen,** die für die Rehabilitation von Bedeutung sind. Dabei gibt es einen Kernbereich, der Sozialleistungen und Träger der Rehabilitation betrifft. Hierfür hat der Bund die grundgesetzliche Regelungszuständigkeit, die er für die Neuordnung des Rechts der *Rehabilitation und Teilhabe behinderter Menschen* wahrgenommen hat. Dieses Recht findet sich im 9. Band des Sozialgesetzbuches **(SGB IX).** Es gibt den Rahmen für das gesamte Sozialgesetzbuch vor.

Detaillierte Einteilung des SGB IX ☞ 💻

9.2.3 Grundsätze und Handlungsprinzipien
Grundsätze

Vertiefung ☞ 💻

Mit der Neuregelung des SGB IX wurden die rehabilitationsrechtlichen Regelungen zusammengeführt, vereinheitlicht, modernisiert und auf Teilhabe ausgerichtet.

Das Rehabilitationsrecht selbst beachtet folgende **Grundsätze:**

▶ (Im Grundgesetz formuliertes) **Benachteiligungsverbot;** es sichert Selbstbestimmung (Menschenwürde) und eine gleichberechtigte Teilhabe am gesellschaftlichen Leben

9.2 Rahmenbedingungen von Rehabilitation

Band des Sozial-gesetzbuchs (SGB)	Bezeichnung/Inhalt (Bekanntmachung/Neubekanntmachung)
SGB I	Allgemeiner Teil (1975)
SGB II	Grundsicherung für Arbeitsuchende (2003)
SGB III	Arbeitsförderung (1997)
SGB IV	Gemeinsame Vorschriften für die Sozialversicherung (1976)
SGB V	Gesetzliche Krankenversicherung (1988/2007)
SGB VI	Gesetzliche Rentenversicherung (1989/2002)
SGB VII	Gesetzliche Unfallversicherung (1996)
SGB VIII	Kinder- und Jugendhilfe (1990/1998)
SGB IX	Rehabilitation und Teilhabe behinderter Menschen (2001)
SGB X	Sozialversicherungsverfahren und Sozialdatenschutz (1980/2001)
SGB XI	Soziale Pflegeversicherung (1994)
SGB XII	Sozialhilfe (2003)

Tab. 9.7: Bände des Sozialgesetzbuchs der Bundesrepublik Deutschland mit Jahreszahlen der Einordnung bzw. Neueinordnung in das Werk.

- Besondere Aufmerksamkeit für **Frauen mit Behinderung**
- Besondere Aufmerksamkeit gegenüber behinderten oder von Behinderung bedrohten **Kindern**
- **Prinzip der Subsidiarität.** Die jeweils kleinere soziale Einheit (Individuum, Familie etc.) ist für die Problemlösung verantwortlich, bevor auf nächsthöherer Ebene Hilfe oder Unterstützung in Anspruch genommen wird
- Prinzip „ambulant vor stationär". Handlungsleitend ist, ambulanten, teilstationären und wohnortnahen Angeboten den Vorzug vor stationärer Rehabilitation zu geben. Die Entscheidung ist immer aufgrund der Umstände des Einzelfalls zu treffen: Beispielsweise kann eine stationäre Maßnahme bei einer durch Haushalt und Erziehung belasteten Frau mit Kindern wirksamer sein, weil sie bei Inanspruchnahme ambulanter Maßnahmen weiterhin für die alltäglichen Aufgaben verantwortlich bleiben muss und eine vorübergehende Entlastung von diesen Aufgaben die Ergebnisse der Rehabilitation verbessern kann
- **Prävention** (☞ 8.1.2) soll Behinderung oder chronische Krankheit verhindern
- **Vorrang der Rehabilitation** vor anderen Sozialleistungen. Rehabilitationsmaßnahmen werden durchgeführt, bevor jemand aus Arbeit und Beruf ausgegliedert, berentet oder pflegebedürftig wird. Leistungen zur Teilhabe haben Vorrang, wenn durch Maßnahmen der Rehabilitation Rentenleistungen (bei Erwerbsminderung) nicht oder erst später notwendig werden. Dieser Grundsatz greift auch, wenn bereits eine Rente bezogen wird oder jemand schon pflegebedürftig ist.

Handlungsprinzipien in der Rehabilitation

Vertiefung ☞ 🖥

Handlungsprinzipien in der Rehabilitation sind grundlegende Orientierungen für alle an der Rehabilitation beteiligten Personen. Mit ihrer Hilfe werden die genannten Grundsätze in praktisches Handeln, Rehabilitationskonzepte und -verfahren und Rehabilitationsprozesse umgesetzt.

Der Rahmen fachlichen Handelns ergibt sich aus der Zielsetzung des SGB IX, behinderten und von Behinderung bedrohten Menschen Leistungen anzubieten, „um ihre Selbstbestimmung und gleichberechtigte Teilhabe am Leben in der Gesellschaft zu fördern, Benachteiligungen zu vermeiden oder ihnen entgegenzuwirken" (§ 1 SGB IX).

Im Vordergrund steht die **Beachtung der Menschenwürde** des pflegebedürftigen Rehabilitanden, seine Selbstbestimmung und Eigenverantwortlichkeit. Die Beziehung zwischen Pflegekraft und Patient ist durch *Respekt* und *Akzeptanz* geprägt, die von Seiten des Patienten auch die Zurückweisung fachlicher Handlungen oder Leistungen sowie die Mitwirkung und Mitgestaltung von Handlungen zulässt.

Neben einer fachlichen Kompetenz sind im Interesse einer erfolgreichen Rehabilitation daher auch soziale, personale und methodische Kompetenzen (☞ 2.*) nötig. Pflegende bringen laufend die Meinung, Zustimmung oder auch Ablehnung des Patienten in Erfahrung, motivieren den Rehabilitanden und moderieren den Rehabilitationsprozess.

Die Begleitung durch **Hilfe zur Selbsthilfe** (☞ 9.2.5) ist der Schlüssel zur selbstständigen Lebensführung. Edukation, Vermittlung und Beaufsichtigung nehmen einen großen Stellenwert ein und markieren ein geändertes Verständnis von Pflege.

Im SGB IX wird ein **umfassender Anspruch und Auftrag** an die beruflich Tätigen formuliert. Dies macht in der Praxis das gemeinsame Tätigsein eines Rehabilitations-Teams (☞ 9.3.2) notwendig. Innerhalb dieses Teams füllen die Pflegenden folgende Funktionen aus:

- Pflegerisches Handeln innerhalb eines **rehabilitativen Pflegeprozesses.** Er beginnt mit einer eigenständigen pfle-

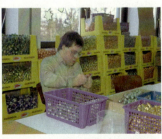

Abb. 9.8: Das Rehabilitationsrecht benennt ausdrücklich die gleichberechtigte Teilhabe von Menschen mit Behinderung am gesellschaftlichen Leben. [K183]

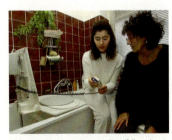

Abb. 9.9: So schwierig es im Einzelfall auch sein mag, dies als selbstverständlich zu akzeptieren: Auch nach ausführlichem Gespräch, nach Information und Beratung haben Patienten ein selbstverständliches und unbestreitbares Recht, eine Maßnahme zu verweigern und gegen wohlgemeinte, fachlich begründete und weiterbringende Interessen zu handeln, ohne Sanktionen durch die Pflegenden erfahren zu müssen. [K115]

247

gerischen Erhebung der pflege- oder rehabilitationsrelevanten biographischen Anamnese, der Zielsetzung im Prozess, der Pflegeplanung, der Durchführung, der Überprüfung der Zielerreichung und einer Evaluation am Ende des Verlaufs in der Institution

▸ **Moderation** und **Prozessbegleitung** im Rehabilitationsverlauf, z.B. bei Überleitung und Entlassungsmanagement, in deren Rahmen die Pflegenden für die Feststellung des Versorgungsbedarfs nach der Entlassung zuständig sind (Entlassungsplanung ☞ 3.3.4). Eine moderierende Rolle können Pflegende im Zentrum eines rehabilitativen Teams übernehmen

▸ Umsetzung eines pflegerischen Handlungskonzepts: **Aktivierende Pflege** (☞ 9.2.4)

▸ **Pflegerische Rehabilitation durch Trainieren alltäglicher Verrichtungen,** um drohender Behinderung vorzubeugen. So ist es nicht selten, dass Patienten noch selbstständig in ein Krankenhaus aufgenommen werden, nach Abschluss der Behandlung jedoch in der Mobilität, der Kontinenz oder anderen Verrichtungen auf Hilfe angewiesen sind und sich sogar die Frage des Verbleibs in der eigenen Wohnung stellen kann, ohne dass dies durch den Behandlungsprozess selbst begründet wäre

▸ **Prävention** (☞ Kap. 8).

9.2.4 Träger und Leistungen der Rehabilitation

Leistungen der Rehabilitation ☞ *Tab. 9.11*

Sozialleistungen zur Teilhabe werden in vier **Leistungsgruppen** unterschieden (§ 5 SGB IX):

▸ Leistungen zur medizinischen Rehabilitation

▸ Leistungen zur Teilhabe am Arbeitsleben

▸ Unterhaltssichernde und andere ergänzende Leistungen

▸ Leistungen zur Teilhabe am Leben in der Gemeinschaft.

Sie verteilen sich qualitativ und quantitativ unterschiedlich auf die Träger der Rehabilitation (§ 6 SGB IX).

Träger der Rehabilitation

Servicestellen und Integrationsämter ☞ 🖳

Träger der Leistungen (Rehabilitationsträger) sind die folgenden Einrichtungen:

▸ Gesetzliche Krankenkassen (GKK), gesetzliche Krankenversicherung (GKV)

▸ Gesetzliche Rentenkassen (GRK), gesetzliche Rentenversicherung (GRV)

▸ Träger der gesetzlichen Unfallversicherung (GUV)

▸ Bundesagentur für Arbeit (BA)

▸ Träger der öffentlichen Jugendhilfe (Jugendverwaltungen und Jugendämter)

▸ Träger der Sozialhilfe (Sozialverwaltungen, Sozialämter und vergleichbare Institutionen)

▸ Träger der sozialen Versorgung und Entschädigung (Versorgungsverwaltung, Versorgungsämter, Integrationsämter).

Die Träger nehmen ihre Aufgaben im Rahmen der Rehabilitation selbstständig und eigenverantwortlich wahr (§ 6 SGB IX). Rehabilitationsträger und Leistungsgruppen sind in Tabelle 9.10 einander zugeordnet worden.

Vertiefung ☞ 🖳

Eigenverantwortliche Mitwirkung des Pflegebedürftigen

Ausdrücklich werden die Regelungen an eine **eigenverantwortliche Mitwirkung** des Pflegebedürftigen gebunden (§ 6 SGB XI). Ohne Mitwirkung des Pflegebedürftigen stehen Wirkung und Erfolg der Rehabilitation in Frage.

Dabei sind von erheblicher Bedeutung nach dem SGB XI auch die **Grenzen der Mitwirkung** (§ 65 SGB I), die durch eine Unverhältnismäßigkeit der Beanspruchung durch die Rehabilitationsmaß-

nahme oder den stark beeinträchtigenden Charakter der Maßnahme (Schmerzen, Schaden für Leben oder Gesundheit) oder fehlende Einsicht in die Notwendigkeit und mangelnde Akzeptanz gegeben sein können.

So akzeptabel und klientenorientiert diese Regelungen sind, sie erscheinen ebenfalls in erheblichem Umfang konfliktträchtig: Rehabilitation kann zur Verringerung oder zum Entzug von Leistung führen oder vom Hilfebedürftigen in diesen Zusammenhang gestellt werden. Sie kann subjektiv als überaus beeinträchtigend und nicht akzeptabel wahrgenommen werden, Intention oder Resultat können nicht nachvollziehbar oder zufriedenstellend sein.

Angesichts der Komplexität der Zuständigkeiten in den verschiedenen Aspekten und der Einzelfallorientierung der Rehabilitation sind die Informations- und Beratungspflichten, die Zusammenarbeit der verschiedenen Träger und eventuelle Vorleistungen ausdrücklich geregelt (§ 31 (2–4), § 32 SGB XI). Sie sind in der Regel für den einzelnen Pflegebedürftigen und sein soziales Umfeld jedoch nicht in der Weise verfügbar, wie es zur Zielerreichung notwendig wäre. Erforderlich wären interessen- und trägerunabhängige Beratungsstellen, die über die (pflegerische) Versorgung in Kontakt zu den Pflegebedürftigen mit Bedarf kommen könnten.

Pflegehilfsmittel

Pflegehilfsmittel können zur Linderung der Beschwerden, Erleichterung der Pflege oder zur Verselbstständigung des Hilfe-

Träger der Rehabilitation	Leistungsgruppen
Gesetzliche Krankenkassen (GKK)	▸ Leistungen zur medizinischen Rehabilitation ▸ Unterhaltssichernde und andere ergänzende Leistungen
Träger der gesetzlichen Unfallversicherung (GUV)	▸ Leistungen zur medizinischen Rehabilitation ▸ Leistungen zur Teilhabe am Arbeitsleben ▸ Unterhaltssichernde und andere ergänzende Leistungen ▸ Leistungen zum Leben in der Gemeinschaft ▸ Arbeitssicherheit und Prävention
Rentenversicherung Bund und Rentenversicherung Länder und Alterssicherung der Landwirte (GRK)	▸ Leistungen zur medizinischen Rehabilitation ▸ Leistungen zur Teilhabe am Arbeitsleben ▸ Unterhaltssichernde und andere ergänzende Leistungen
Bundesagentur für Arbeit (BA)	▸ Leistungen zur Teilhabe am Arbeitsleben ▸ Unterhaltssichernde und andere ergänzende Leistungen
Soziale Pflegeversicherung	▸ Leistungen zur medizinischen Rehabilitation (keine Kuren) ▸ Pflegerische Rehabilitation
Sozialhilfe	▸ Leistungen zur medizinischen Rehabilitation ▸ Leistungen zur Teilhabe am Arbeitsleben ▸ Leistungen zur Teilhabe am Leben in der Gemeinschaft

Tab. 9.10: Träger der Rehabilitation und Leistungsgruppen (Auszug, Details ☞ 🖳). (🕮 4)

9.2 Rahmenbedingungen von Rehabilitation

Leistungen der Rehabilitation

Leistungsgruppe	Leistungen	Ziel
Leistungen zur **medizinischen Rehabilitation** (§§ 26 – 32 SGB IX)	▸ **Behandlung** durch Ärzte, Zahnärzte, andere Heilberufe, wenn deren Leistungen unter ärztlicher Aufsicht oder nach ärztlicher Anordnung erbracht werden, Anleitung, Fördern eigener Heilungskräfte ▸ **Früherkennung** und Frühförderung behinderter oder von Behinderung bedrohter Kinder ▸ **Arznei- und Verbandmittel** ▸ **Heilmittel** (auch physikalische, Sprach- und Beschäftigungstherapie) ▸ **Psychotherapie** als ärztliche, psychotherapeutische Behandlung ▸ **Hilfsmittel** ▸ **Belastungserprobung und Arbeitstherapie** ▸ **Medizinische, psychologische, pädagogische Hilfen,** wenn zur Zielerreichung erforderlich	▸ Abwenden, Beseitigen, Mindern, Ausgleichen oder Verhindern einer Verschlimmerung von Behinderungen oder einer chronischen Krankheit ▸ Vermeiden, Überwinden, Mindern oder Verhindern einer Verschlimmerung von Einschränkungen der Erwerbsfähigkeit und Pflegebedürftigkeit ▸ Vermeiden oder Mindern eines vorzeitigen Bezugs von laufenden Sozialleistungen
Leistungen zur **Teilhabe am Arbeitsleben** (§§ 33 – 43 SGB IX)	▸ Hilfen zum Erhalt/zur Erlangung eines **Arbeitsplatzes**, Beratung, Vermittlung, Trainingsmaßnahmen, Mobilitätshilfen ▸ **Berufsvorbereitung**, bei Behinderung Grundausbildung ▸ **Berufliche Anpassung, Weiterbildung** zur Teilnahme an einem erforderlichen schulischen Abschluss ▸ **Berufliche Ausbildung** ▸ **Überbrückungsgeld** ▸ Sonstige Hilfen zur Förderung der Teilhabe am Arbeitsleben ▸ **Medizinische, psychologische, pädagogische Hilfen** ▸ Leistungen der **medizinischen Rehabilitation** ▸ Beteiligung von Integrationsfachdiensten ▸ Übernahme von **Unterkunft/Verpflegung**, wenn Unterbringung außerhalb des Haushaltes notwenig ist; erforderliche Kosten für Lehrgänge etc. ▸ **Fahrzeughilfe**, Begleitperson; Arbeitsassistenz, Hilfsmittel; Kosten für technische Arbeitshilfen ▸ Kosten für **behindertengerechte Wohnung** ▸ Leistungen an **Arbeitgeber**	Erhalten, Verbessern, Herstellen oder Wiederherstellen der Erwerbsfähigkeit von behinderten oder von Behinderung bedrohten Menschen entsprechend ihrer Leistungsfähigkeit; dauerhaftes Sichern der Teilhabe am Arbeitsplatz Chancengleichheit für behinderte Frauen
Leistungen zur **Teilhabe am Leben in der Gemeinschaft** (§§ 55 – 59 SGB IX)	▸ **Heilmittel!**, Hilfen der Teilhabe am Arbeitsleben ▸ **Heilpädagogische Leistungen** für nicht eingeschulte Kinder ▸ Hilfen zum Erwerb praktischer Kenntnisse und Fähigkeiten zur Teilnahme am Leben in der Gemeinschaft ▸ Hilfen zur Förderung der Verständigung mit der Umwelt ▸ Hilfen zum Beschaffen, Umbau, Ausstattung und Erhaltung einer **Wohnung** ▸ Hilfen zum **selbstbestimmten Leben** in betreuten Wohnmöglichkeiten ▸ Hilfen zur Teilhabe am **gemeinschaftlichen und kulturellen Leben**	Behinderten Menschen die Teilhabe am Leben und in der Gemeinschaft zu ermöglichen, sichern oder von Pflege so weit wie möglich unabhängig machen, soweit nicht als Leistungen der medizinischen Rehabilitation, Teilhabe am Arbeitsleben oder unterhaltssichernde und andere ergänzende Leistungen erbracht
Unterhaltssichernde und andere ergänzende Leistungen (§§ 44 – 54 SGB IX)	Ergänzende Leistungen: ▸ Krankengeld, Versorgungskrankengeld, Verletztengeld, Übergangsgeld, Ausbildungsgeld, Unterhaltsbeihilfe ▸ **Beiträge, Zuschüsse** zur Kranken-, Unfall-, Renten-, Pflegeversicherung, Bundesagentur für Arbeit ▸ Ärztlich verordneter **Rehabilitationssport**, Übungen zur Stärkung des **Selbstbewusstseins** (behinderte/von Behinderung bedrohte Frauen, Mädchen) ▸ Ärztlich verordnetes **Funktionstraining** ▸ **Reisekosten** ▸ Betriebs-, **Haushaltshilfe**, Kinderbetreuungskosten Leistungen zum **Lebensunterhalt** bei ▸ Medizinischer Rehabilitation: Krankengeld, Verletztengeld, Übergangsgeld, Versorgungskrankengeld ▸ Der Teilhabe am Arbeitsleben: Übergangsgeld, Ausbildungsgeld, Unterhaltsbeihilfe	Notwendige Ergänzung der Leistungen zu Teilhabe zur Zielerreichung, Sicherung des Erfolgs und zur existentiellen Sicherung der Rehabilitanden

Tab. 9.11: Leistungsgruppen, Leistungen und ihre Ziele im Rahmen der Rehabilitation (Details ☞ 🖳). (🕮 5)

bedürftigen zu den Leistungen der Krankenkasse oder anderer Sozialversicherungen bewilligt werden (§ 40 (1) SGB XI). Eine ärztliche Verordnung ist nicht erforderlich. Pflegehilfsmittel können nach den Bestimmungen des Krankenversicherungsrechts auch präventiv und zur Befriedigung von Grundbedürfnissen eingesetzt werden.

Die Pflegekassen können technische Hilfsmittel, ambulante Rehabilitationsmaßnahmen, Zuschüsse zur Verbesserung des Wohnumfelds und Verbrauchs-Hilfsmittel finanzieren (§ 40 (2 – 4) SGB XI). Anpassung an den Gebrauch und Einweisung in die Nutzung sind obligatorisch (§ 40 (3) SGB XI).

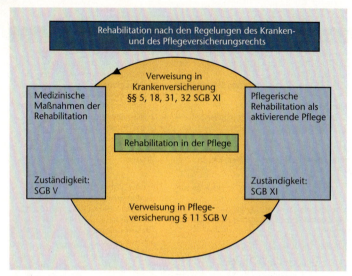

Abb. 9.12: Zuständigkeit und Regelung für die Rehabilitation in der Pflege. (📖 6)

9.2.5 Selbsthilfe und Rehabilitation

Verständnis und Stellenwert der Selbsthilfe

Die gesundheitsbezogene **Selbsthilfe** hat inzwischen einen anerkannten und hohen Stellenwert in der gesundheitlich-sozialen Versorgung erhalten. Insbesondere die Situation von Menschen mit chronischen Krankheiten, Behinderungen und psychosozialen Problemen wurde und wird durch Selbsthilfe unterstützt und verbessert.

> Selbsthilfe kann verstanden werden als (außerberufliche und ehrenamtliche) Aktivität, die auf individuelle Hilfe, Unterstützung, Bewältigung oder Problemlösung bei sich selbst oder anderen Menschen gerichtet ist. In der Regel setzt dies eigene Erfahrungen oder Betroffenheit voraus, durch die sie sich anderen zuwenden oder ihnen Hilfe anbietet. Selbsthilfe ist nicht gewinnorientiert.

Selbsthilfe kann sich auf nahezu alle gesellschaftlichen Bereiche erstrecken, in denen sich Probleme erkennen lassen, die durch Berufe oder Einrichtungen keine angemessene Lösung finden oder soziale Konfliktpotentiale mobilisieren. Dies kann betreffen

- Die Verhütung oder die Behandlung von Krankheiten
- Die Rehabilitation von Menschen
- Probleme der Behinderung
- Probleme der sozialen Integration oder der Marginalisierung
- Lebenslagen von Menschen
- Individuelle Konflikte oder Krisen
- Umweltfragen
- Politische Entwicklungen.

Von Pflege ist in diesem Zusammenhang nur ausnahmsweise die Rede. Nicht selten beinhalten Selbsthilfeinitiativen mehrere Aspekte und erstrecken sich auf unterschiedliche Probleme. Ihre Aktivitäten können sich zudem in der Entwicklung der Selbsthilfe verändern und müssen auch nicht unbedingt über die Zeit stabil sein. Oft hängen sie, vor allem zu Beginn einer Initiative, vom Engagement und dem Grad der Betroffenheit einzelner Persönlichkeiten, deren Geschick und Durchsetzungsfähigkeit ab. Nicht selten muss sich Selbsthilfe gegenüber (in der Regel) einflussreichen und gefestigten Organisationen behaupten oder durchsetzen.

Zielsetzung der Selbsthilfe

Selbsthilfe wird auf *individueller* (Individualselbsthilfe, Nachbarschaftshilfe), *kollektiv-gruppenbezogener* (Selbsthilfegruppen) und *organisatorischer* Ebene (Selbsthilfeorganisationen) mit unterschiedlichen Zielsetzungen tätig.

Individualselbsthilfe

Individualselbsthilfe hat den unmittelbaren Adressaten der Hilfe, also die eigene Person oder das Gegenüber, im Auge und erschöpft sich meist in dem Prozess des Erkennens der Problematik, des Umgangs, der Hilfe und Pflege, ohne darüber hinaus (gesellschaftliche) Wirkungen zu entfalten.

Selbsthilfegruppen

Selbsthilfegruppen als unterschiedlich große, in der Regel lockere Zusammenschlüsse von Menschen gleicher oder ähnlicher Betroffenheit, meist ohne Mitwirken von Professionellen, bieten sich und anderen ein breiteres Spektrum von erfahrungsbasierten Hilfen an, die von der Information zu Krankheit, Behandlung und Versorgung, Hilfsmitteln und Verfahren über Entlastung durch Gespräch und Beratung bis zu Hilfen zur Bewältigung und Begleitung oder dem Vermeiden problematischer Umgebungsbedingungen reichen. Ihre Zahl in der Bundesrepublik wird auf 70000–100000 geschätzt. Selbsthilfegruppen arbeiten und kommunizieren auf der Basis gleicher Betroffenheit und solidarischen, gleichberechtigten und demokratischen Umgangs miteinander (☞ auch 15.1.3).

Selbsthilfeorganisationen

Selbsthilfeorganisationen sind betroffenen- oder problembezogene Zusammenschlüsse mit einer ausgeprägteren Organisationsstruktur als Selbsthilfegruppen, die vor allem auch Wirkungen über die unmittelbare Betroffenenhilfe hinaus entfalten. Sie arbeiten nach *innen* durch eine regionale oder überregionale Organisation von Teilnehmern oder Mitgliedern und nach *außen* durch die Vertretung der Problematik und der Anliegen der Menschen in der Öffentlichkeit, im politischen Raum, im Rahmen der Versorgung und ihrer Ausgestaltung. Mit Bezug zu Gesundheit und psychosozialen Problemlagen wird von ungefähr 400 Selbsthilfeorganisationen ausgegangen.

Selbsthilfekontaktstellen

Selbsthilfekontaktstellen arbeiten mit dem Ziel der Information und Beratung der Bevölkerung und der Selbsthilfe professionell auf örtlicher oder regionaler Ebene mit angestelltem Fachpersonal. Es existieren etwa 270 Kontaktstellen der Selbsthilfe. Sie unterstützen den Prozess der Gründung und der Stabilisierung in der Selbsthilfearbeit durch Dienstleistungen, Räume und technische Hilfen. Träger sind gemeinnützige Wohlfahrtsverbände oder öffentliche Einrichtungen.

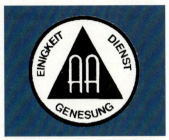

Abb. 9.13: Logo der Selbsthilfeorganisation „Anonyme Alkoholiker". [X231]

Selbsthilfekontaktstellen vertreten und befördern die Angelegenheiten und Problematiken zwischen den Selbsthilfegruppen im regionalen öffentlichen Raum und gegenüber Berufen und Einrichtungen der Versorgung. *Vertiefung* ☞ 🖥

Dachorganisationen der Selbsthilfe

Auf Bundesebene haben sich vier **Dachorganisationen** herausgebildet, die die Interessen der Selbsthilfegruppen und -organisationen vertreten:
▶ **BAG Selbsthilfe** (Bundesarbeitsgemeinschaft Selbsthilfe von Menschen mit Behinderung und chronischer Erkrankung und ihren Angehörigen e.V.)
▶ **Der Paritätische Wohlfahrtsverband**, Gesamtverband e.V. (Vertretung von vielen Selbsthilfegruppen und -organisationen, die in den Landesverbänden organisiert sind)
▶ **Deutsche Arbeitsgemeinschaft Selbsthilfegruppen e.V.** (DAG SHG)
▶ **Deutsche Hauptstelle für Suchtfragen e.V.** (DHS). (✉ 1)

Problemaspekte der Selbsthilfe

Beeinflussung von außen

Annäherung an das System und Teilnahme an der Versorgung sind unter dem Aspekt des Zugangs, der Wirkung auf die Patienten und die Versorgung sowie der finanziellen Absicherung sicher attraktiv für Selbsthilfegruppen und -organisationen. Es lässt sich aber nicht bestreiten, dass die Nähe auch Gefährdungen und **Probleme** birgt. Diese Nähe zu den Betroffenen macht die Selbsthilfegruppen und -organisationen auch für andere Kontakt- und Einflussnahmen interessant.

Hierzu zählen Industriezweige, die ihren Markt im Gesundheits- und Pflegewesen sehen (Arzneimittel-, Hilfsmittel-, Pflegehilfsmittel-, Ernährungs- und Kommunikationsindustrie). Formen der Unterstützung und Einflussnahme sind vielgestaltig und im einzelnen den Selbsthilfeeinrichtungen sicher nicht vollständig transparent. Selbsthilfe kann zu Public-Relation-, Werbezwecken oder zum Erschließen neuer Produktverteilungen missbraucht werden.

Diese Einbindungen von Selbsthilfegruppen und -organisationen kann die Arbeit unter Spannung setzen, sie polarisieren und dazu führen, dass die ursprüngliche Zielsetzung in ihrer Bedeutung reduziert wird. Eine Gruppe oder Organisation kann Mitglieder zum Ausstieg veranlassen oder eine Einrichtung in Widerspruch zu ihrer Gründungszielsetzung bringen.

Interkulturelle Selbsthilfe

Die **interkulturelle Selbsthilfe,** die sich mit gleichen Zielsetzungen und Indikationen der nichtdeutschen Wohnbevölkerung, der Bevölkerung mit Migrationshintergrund und insbesondere Menschen mit unsicherem Aufenthaltsstatus zuwendet, ist (trotz unterschiedlicher Beurteilung der Situation in Fachkreisen) im Entstehen und braucht besondere Aufmerksamkeit. *Vertiefung* ☞ 🖥

Wirkungen der Selbsthilfe

Der Beitrag der Selbsthilfe im Rahmen der gesamten Versorgung von chronisch kranken oder behinderten Menschen ist von sehr großer Bedeutung. Angehörige der Selbsthilfe sehen Krankheit und Verlauf in einer „ganzheitlichen" Sicht, die den gesamten Menschen in seinen Bezügen und seiner Umgebung wahrnimmt.

Erfahrungsaustausch

Entscheidender Vorteil sind die *Erfahrungen,* die aus verschiedenen Phasen und Verläufen von Krankheiten erschlossen und *vermittelt werden können.* Hinsichtlich der medizinischen Behandlung kann es beispielsweise um eine Ergänzung des Vorhandenen bei Informationen zu Krankheit und Behandlung, bei der Symptomwahrnehmung und -kontrolle, bei der Selbstbeobachtung und Sprachfähigkeit im Patient-Arzt-Verhältnis gehen. Selbsthilfe hat hier eine ergänzende, kompensierende, das Befolgen ärztlicher Ratschläge verbessernde (Compliancesteigerung) und die Hilfeakzeptanz steigernde wie auch die Patientenzufriedenheit erhöhende Funktion.

Im Vorfeld und außerhalb von Diagnostik und Behandlung ist die emotionale Entlastung und Überwindung der Vereinzelung und Isolation eines Menschen mit der Diagnose einer chronischen Krankheit oder einer Behinderung durch das Gespräch mit Gleichbetroffenen anzustreben. Das Erschließen von Erfahrungen anderer in vergleichbaren Situationen kann eine wichtige Hilfe sein hinsichtlich der Erwartungen von künftigen Entwicklungen und der Bewältigung vergangener Phasen im Verlauf der Krankheit.

Kompetenzweitergabe

Von unschätzbarem Wert ist eine **Kompetenzentwicklung,** die für Patienten aus der Reflexion eigener und fremder Erfahrungen im Krankheits- und Behandlungsprozess resultiert. Sie wird unterstützt durch die Einbindung und den Austausch mit Professionellen, durch Gespräch, Fort- und Weiterbildung, Literaturrecherche und -nutzung sowie Quellenhinweise.

Über die beiden genannten Aspekte hinaus ist auch das Versorgungslernen, die Kenntnis von Einrichtungen der Diagnostik und Behandlung für Selbsthilfegruppen von Bedeutung. Die erfahrungsbezogene Beratung zu Behandlungseinrichtungen und Versorgungswegen ist ein Vorzug, der sich aus den üblichen Kontakten im Versorgungshandeln nicht annähernd erschließen lässt. Im weniger unter Zeitdruck stattfindenden Gespräch und mit den Erfahrungen anderer lassen sich eigene Entscheidungen angemessener vorbereiten und treffen.

Selbsthilfe, Rehabilitation und Pflege

In der Mehrzahl der Fälle sind Krankenhaus- oder Rehabilitationsaufenthalte der Zeitpunkt, zu dem Betroffene Kontakt mit einer Selbsthilfegruppe oder -organisation aufnehmen. Viele der etwa 400 Selbsthilfeorganisationen sind aktiv im Bereich der Rehabilitation. Die häufigsten Nennungen betreffen:
▶ Fehlbildungen (50)
▶ Krankheiten des Nervensystems (28)
▶ Endokrine, Ernährungs- und Stoffwechselkrankheiten (23)
▶ Abhängigkeitskrankheiten (21)
▶ Krankheiten des Skeletts, der Gelenke, der Muskeln und des Bindegewebes (20). (📖 7)

Ansätze, Klientel und Schwerpunkte der Selbsthilfe sind je nach Erkrankung unterschiedlich, wie die Beispiele der Selbsthilfe bei Abhängigkeit, Krankheiten des rheumatischen Formenkreises oder bösartigen Erkrankungen deutlich machen. Engagement in der Rehabilitation steht immer im Zusammenhang mit anderen

Phases des Geschehens (wie Prävention, Diagnostik, Behandlung) und einem ausgeprägten psychosozialen Bezug. Die mit dem Sozialgesetzbuch IX gegebene Mitwirkung und Beteiligung bei Empfehlungen und Einrichtungen kann den Stellenwert der Selbsthilfe erhöhen und fokussieren. Pflege ist, wie oben näher ausgeführt, integraler Bestandteil der Thematik und der Aktivitäten.

Trotz mehr als zehnjährigen Bestehens der sozialen Pflegeversicherung ist der Stellenwert der professionellen Pflege im Rahmen der Selbsthilfe vergleichsweise gering. Keiner der Problemaspekte der professionellen Pflege, wie z.B. die Feststellung der Pflegebedürftigkeit, die Situation von Menschen mit pflegebedürftigen Kindern oder Jugendlichen, die Hilfsmittelproblematik, die Wahrung der Selbstständigkeit und Würde in der Öffentlichkeit oder in Einrichtungen der Pflege, Möglichkeiten der Beteiligung oder Rehabilitation sind Ausgangspunkte von pflegerischen Selbsthilfegruppen oder -einrichtungen geworden. Allein im Rahmen der Palliativversorgung, der Hospizarbeit (☞ Kap. 10) oder anderen „übergreifenden" Problemlagen, in denen Pflege beteiligt ist, ist es zu Initiativen von Pflegenden und folglich zu Selbsthilfeorganisationen gekommen. *Vertiefung* ☞ 🖳

9.3 Zusammenhang von Pflege und Rehabilitation

9.3.1 Pflege und Rehabilitation

Mitwirkung in der medizinischen Rehabilitation und eigenverantwortliche Durchführung

Rehabilitative Pflege wird (bisher) v.a. im Rahmen der medizinischen Rehabilitation (☞ 15.1.3), insbesondere der geriatrischen Rehabilitation (☞ 9.4.2), wahrgenommen. In diesem Zusammenhang wird die bedeutende Rolle der Pflegenden immer wieder betont.

Betrachtet man die Tätigkeiten, die Pflegende im Rahmen der Rehabilitation und im Rehabilitationsteam häufig übernehmen, zeigt sich, dass es in den meisten Fällen vor allem darum geht, bei ärztlichen Maßnahmen mit-

zuwirken, therapeutische Maßnahmen aus- und weiterzuführen, die Kommunikation zwischen den Beteiligten zu gewährleisten und durch die 24-stündige Anwesenheit Patienten zu beobachten. Hintergrund hierfür ist, dass Gesundheits- und Krankenpflege in Kliniken – auch in Rehabilitationskliniken – ohne eigenständige Funktionszuweisung und Verantwortungsübernahme Bestandteil der ärztlichen Behandlung ist.

Gesundheits- und Krankenpflege hat allerdings **zwei unterschiedliche** ausbildungs- und berufsrechtlich geregelte **Handlungsbereiche:**

► Als stationäre oder häusliche Pflege ist sie – sozialrechtlich betrachtet – Bestandteil der ärztlichen Behandlung. Sie ist ärztlich angeordnet, die Anordnung verantwortet der Arzt. Für die Durchführung der Leistung ist die Pflegefachkraft verantwortlich.
► Im Bereich der durch die Pflegeversicherung geregelten Pflege(-bedürftigkeit) ist sie fachlich und organisatorisch eigenständig und -verantwortlich.

Die nunmehr gut ein Jahrzehnt bestehende Pflegeversicherung ist über die Verbesserung der Situation pflegebedürftiger Menschen hinaus also auch ein *wichtiger Beitrag zur Weiterentwicklung und Verselbstständigung der Pflege.*

Vertiefung ☞ 🖳

Ziele pflegerischer Rehabilitation

Vier **Ziele pflegerischer Rehabilitation** können unterschieden werden:

► Eine **generelle Orientierung**
 – ist präventiv und rehabilitativ
 – nutzt und evaluiert die Fähigkeiten und Ressourcen
 – richtet Angebot und Planung an Fähigkeiten und Kompetenzen des Klienten aus
► Eine **kooperative Orientierung**
 – bezieht Klienten und Angehörige ein
 – beteiligt andere Personen aus fachlicher und sozialer Orientierung
► Eine **individuelle Orientierung** richtet das Geschehen
 – auf das jeweilige Individuum aus
 – auf Bedarfe und Bedürfnisse der Betroffenen aus
► Eine **pflegefachliche Orientierung** zielt auf
 – Erhalt und Wiedererlangen von Fähigkeiten
 – Erhalt und Wiedererlangen von Selbstständigkeit
 – Förderung vorhandener Ressourcen

– Aktivierung instrumentell aufgedeckter Potentiale
– Erhalt bzw. Wiedererlangung von Integration und Partizipation.

Die Zielorientierungen setzen die Pflegenden in verschiedener Weise um. Pflege ist:

► **Ausführend**, pflegefachliche Handlungen betreffend
► **Unterstützend und vermittelnd** durch Unterstützung, Anleitung und Beaufsichtigung
► **Fördernd** durch Motivation, angemessene Zielsetzung
► **Beratend und begleitend** durch Gespräch, Anleitung, Einweisung, Supervision und Training
► **Vernetzend und verknüpfend** durch Versorgungsberatung, -management und institutionelle Vermittlung.

Die Voraussetzung für die Entscheidung, welche pflegerische Tätigkeit in welchem Umfang zu erbringen ist, ergibt sich aufgrund der *Ermittlung des individuellen Bedarfs,* der auf der Basis der alltäglichen Verrichtungen und den Dimensionen der Aktivitäten des täglichen Lebens (oder anderen bedürfnistheoretischen Ansätzen) festgestellt wird.

Ausführende Tätigkeiten werden vor allem bei Patienten am Anfang des Rehabilitationsprozesses im Vordergrund stehen. Wenn pflegende Angehörige beteiligt sind, ist es entscheidend, sie früh in die fördernden Maßnahmen einzuweisen, zu schulen und das Ziel der Maßnahme zu erläutern.

Der Ansatz einer aktivierenden Pflege geht vom individuellen Hilfebedarf des bedürftigen Menschen aus. Das heißt, um die (generellen, kooperativen, pflegefachlichen und individuellen) Ziele zu realisieren, ist eine ausführliche pflegerische Diagnostik erforderlich (☞ Kap. 11, 12.1.1). Auf dieser Grundlage können für die speziellen Patientengruppen typische, begründete „Pfade" pflegerischer Rehabilitation entwickelt und angewendet werden.

Merkmale rehabilitativer Pflege

Rehabilitative Pflege
► Orientiert sich daran, die Selbstständigkeit der Patienten und Pflegebedürftigen im Hinblick auf die Bewältigung des Alltags zu erhalten oder wiederzuerlangen. Es geht hier um

eine Form der Rehabilitation, die an Alltagserfordernissen ansetzt, kontinuierlich erfolgen muss und nicht direkt und unmittelbar an Krankheitsbilder oder ärztliche Diagnosen gebunden ist oder durch sie begründet wird. Sie hat den „ganzen" Menschen im Blick, nicht nur sein von Einschränkungen betroffenes Organ

▸ Unterstützt den Patienten oder Rehabilitanden und seine Angehörigen, mit den neuen Gegebenheiten seiner Lebenssituation zurecht zukommen

▸ Setzt eine Zusammenarbeit mit dem Patienten und seinen Angehörigen voraus. Sie bezieht Laienpflege ausdrücklich ein

▸ Ist gekennzeichnet durch einen hohen Anteil von Information, Vermittlung von Wissen, Beratung, Anleitung und Schulung (Patientenedukation ☞ Kap. 7) von Patienten und Angehörigen

▸ Zielt auf Aufbau und Erhalt einer Qualität des Lebens, die für den Betroffenen und seine Angehörigen akzeptabel ist und gewünscht wird

▸ Beinhaltet Aufgaben der Koordination und Kooperation mit anderen Beteiligten. Rehabilitative Maßnahmen sollten von Pflegenden koordiniert werden. Sie haben den engsten Kontakt zu den Patienten. Auf diese Weise können Kommunikations- und Schnittstellenprobleme behoben werden

▸ Sollte im Sinne eines Case-Managements (☞ 3.3.4) und ihrer Einreihung in das Pflegeverständnis angelegt sein: Planung und Durchführung der rehabilitiven Maßnahmen und die Koordination der weiteren erforderlichen Hilfen erfolgen fallbezogen. Auch hier sollte der Bezug zum Alltag des Patienten gewahrt werden. Gemeinsam mit dem Klienten und seinen Angehörigen wird der Alltag besprochen, organisiert, koordiniert und bewältigt

▸ Findet in Kliniken, ambulanten und stationären Pflegeeinrichtungen statt

▸ Erfolgt kontinuierlich. Sie setzt Einverständnis und Mitarbeit des Patienten oder Pflegebedürftigen und seiner Angehörigen voraus. Dementsprechend ist sie von ihrem Ansatz her individuell, bedürfnisorientiert und angemessen. *Vertiefung* ☞ 🖳

Aktivierende Pflege als Konzept rehabilitativer Pflege

Pflege in der Rehabilitation wird (nach SGB XI) als fördernde, **aktivierende Pflege** beschrieben.

Nicht wenige nutzen den Begriff der aktivierenden Pflege synonym für rehabilitative Pflege. In diesem Zusammenhang wird häufig angeführt, dass ein eigenständiges Rehabilitationskonzept der Pflege nicht erforderlich ist, weil Pflege immer aktivierend und somit auch rehabilitativ sei. Diese Ansicht unterstellt jedoch, dass eine nicht-aktivierende Pflege passiv, also ausschließlich versorgend sein müsse, und eine solche passivierende Pflege nicht denkbar und verantwortbar ist. Dabei wird übersehen, dass Pflege wohl grundsätzlich nicht auf Passivität ausgerichtet ist, aber Phasen der pflegerischen Versorgung unterschieden werden können, die verschiedenen Zielen folgen. Die Unterstützung und Übernahme von Verrichtungen des täglichen Lebens durch Pflegende kann im Vordergrund stehen, wenn eine Aktivierung gerade nicht erwünscht oder sinnvoll ist oder es darum geht, zu vermeiden, dass der Patient sich zu sehr bewegt, z.B. nach einer Operation (*zur Diskussion der aktivierenden Pflege* ☞ auch 2.4.1).

Handlungsrahmen und Ziel aktivierender Pflege

Eine **aktivierende Pflege hat einen Handlungsrahmen,** der besondere Schwerpunkte setzt: Gerade vor dem Hintergrund der reduzierten Verweildauer in Akutkliniken wird Pflege zunehmend reduziert auf die akute pflegerische Versorgung, die mit weniger fördernden und aktivierenden Handlungsansätzen verbunden ist. Der Fokus ist auf den Ausgleich oder die Kompensation von Defiziten gerichtet, unterliegt also einer anderen Zielsetzung als eine rehabilitative Pflege.

Ziel der aktivierenden Pflege ist, Pflegebedürftigkeit zu vermeiden, zu überwinden, zu mindern oder, bei bestehender Pflegebedürftigkeit, eine Verschlimmerung zu verhindern. Pflegebedürftigkeit gilt, abgrenzend zu den Verhältnissen zuvor, seit der Einführung der Pflegeversicherung als ein durch Prävention und Rehabilitation veränderbarer und beeinflussbarer Prozess.

Bis zum Inkrafttreten der Pflegeversicherung sah die gesetzliche Krankenversicherung keine Leistungen (mehr) vor, wenn bei einer Person ausschließlich Pflege(-bedürftigkeit) bestand. Dieser sog. *Pflegefallausschluss* betraf viele Menschen und führte zu erheblichen Problemen in der Versorgung und vor allem bei der Selbstfinanzierung von Leistungen. Wenn ein Zustand aufgrund ärztlicher Behandlung nicht heilbar oder zu bessern war, bzw. lediglich sog. „Altersschwäche" vorlag, wurden die Kosten durch die Krankenversicherung nicht mehr übernommen. Pflege(-be-

dürftigkeit) war so nicht selten der Anlass, von der Sozialhilfe abhängig zu werden. Durch das Gesundheits-Reformgesetz von 1989 (SGB V) wurden erstmals Leistungen bei Schwerpflegebedürftigkeit in die gesetzliche Krankenversicherung aufgenommen (§§ 55–57 SGB V), die später Regelungen der Pflegeversicherung wurden und für das Krankenversicherungsrecht entfielen.

Aktivierende Pflege ist charakterisiert als förderndes und ressourcenorientiertes Handlungsprinzip. Es handelt sich um einen generalistischen Ansatz, der

▸ Auf weitestmögliche Eigenständigkeit und Unabhängigkeit der Klienten von Pflege (und Versorgung) setzt

▸ Auf Erhaltung vorhandener und Wiedererlangung verloren gegangener Fähigkeiten ausgerichtet ist

▸ Pflegerische Maßnahmen der Prävention einbezieht

▸ Weitgehend unabhängig von Krankheiten und Diagnosen ist

▸ Funktionale, v.a. körperbezogene Abläufe, aber auch komplexe psychische, geistige und seelische Zusammenhänge umfasst

▸ Den Patienten, seine Angehörigen und deren soziales Umfeld einbezieht

▸ Alltags- und wohnortnah angelegt ist („ambulant vor stationär").

Diese Merkmale der aktivierenden Pflege entsprechen in Ausrichtung und Orientierung auch den Prinzipien der rechtlichen Regelungen (☞ 9.2.2).

9.3.2 Pflege im Rehabilitationsteam

Das Rehabilitationsteam

Rehabilitation ist ein komplexes Geschehen, das eine abgestimmte Zusammenarbeit verschiedener Berufsgruppen erfordert. Dem **Rehabilitationsteam** kommt für den Erfolg der Rehabilitation besondere Bedeutung zu. Ein Rehabilitationsteam umfasst die Vertreter der unterschiedlichen Berufe, deren Zusammenwirken erforderlich ist, um für den einzelnen Patienten und seinen Bedarf ein bestmögliches Ergebnis hinsichtlich der Minderung der Beeinträchtigung, der Wiederherstellung der Funktion und der sozialen Eingliederung zu erreichen, das seinen eigenen Vorstellungen entspricht.

Grundsatz für die Zusammenarbeit eines Rehabilitationsteams und den Erfolg der Maßnahmen ist, dass der Patient von allen Mitgliedern des Teams als Einheit gesehen wird. *Vertiefung* ☞ 🖳

9 Rehabilitation

Der Begriff des „Teams" wird in der gesundheitlich-pflegerischen Versorgung benutzt, um die fachliche Breite der Berufsgruppen zum Ausdruck zu bringen, die in spezifischen Bereichen tätig sind. Das Zusammenarbeiten von Vertretern verschiedener Berufe im Team zeichnet sich durch eine effektive Kommunikation und funktionierende Kommunikationsstrukturen aus. Teams werden eingesetzt, um durch die abgestimmte Nutzung der individuellen Fähigkeiten der einzelnen Team-Mitglieder die Rehabilitationsziele zu erreichen. Deshalb ist jeder im Team wichtig: Jedes Mitglied ist Teil des Wissens und der Kompetenz des Teams; insofern sind die Mitglieder des Teams gleichrangig (☞ 6.6).

Zusammensetzung des Rehabilitationsteams

Zusammensetzung und Aufgabenverteilung im Rehabilitationsteam ☞ 🖥

Patient im Zentrum des Teams

Die Zusammensetzung und die Rollen im Rehabilitationsteam richten sich nach den Bedürfnissen des Patienten. Rehabilitationsbedarf kann in jedem Alter und durch eine Vielzahl unterschiedlicher Beeinträchtigungen entstehen. *Der Patient ist das wichtigste Mitglied des Teams,* er ist aktiver Teilnehmer bei der Formulierung der Zielsetzung und bei der Planung seiner Rehabilitation.

Betroffene und ihre Angehörigen, die bereits lange Zeit mit Einschränkungen leben, sind häufig **Experten in den eigenen Angelegenheiten.** Ihre Erfahrungen in Beeinträchtigung, Kompensation und Hilfe in eigenen Angelegenheiten, ihre Kompetenz im Umgang mit den Einschränkungen sollte Berücksichtigung bei der Rehabilitationsplanung finden.

Integration der Angehörigen

Das Rehabilitationsteam bezieht deshalb auch die Angehörigen in den Prozess verbindlich ein, wenn es durch den Patienten und die Angehörigen gewünscht wird. Das Team sichert die Kontinuität der Versorgung für den Patienten und koordiniert die einzubindenden und einzusetzenden Ressourcen.

Management des Teams

Das Management der Rehabilitanden ist komplex, weil alle für die Rehabilitation bedeutenden Aspekte seines Lebens beachtet, miteinander und mit dem gemeinsamen Ziel der Maßnahme verbunden werden müssen. Ein Rehabilitationsteam muss seine Ressourcen und das breite Spektrum der Maßnahme und Dienstleistungen kennen, die für verschiedene Alter, unterschiedliche Biographien, Lebensläufe, Präferenzen und Abneigungen und differente Einschränkungen erforderlich sind. Entscheidend für eine effektive Zusammenarbeit ist auch, gemeinsam zu klären, welche Funktionen und Aufgaben jeder im Team übernimmt, wie kommuniziert, wie mit Schnittstellen der Berufe und der Verläufe umgegangen wird.

Rolle und Aufgaben der Pflege im Rehabilitationsteam

Die anderen Berufsgruppen innerhalb des Rehabilitationsteams haben in der Regel einen eher punktuellen, fachlich-sektoralen oder zeitlich begrenzten Kontakt zu den Patienten. Der Pflege hingegen kommt im Rehabilitationsteam aufgrund der räumlichen, zeitlichen und kommunikativen Nähe zu den Patienten eine zentrale Position zu. Die Chance dieser **zentralen Position** wird noch nicht in allen Teams angemessen genutzt.

Idealerweise verfügt die Pflegefachkraft im Rehabilitationsteam über eine spezifische Weiterbildung oder weist Fähigkeiten nach, die hilfreich sind für die Erhebung sowie Planung der Rehabilitationsziele und die Koordination des Geschehens. Vergleichbar mit den Phasen des Pflegeprozesses (☞ Kap. 11) erhebt die Pflegende mittels Assessment-Instrumenten den Rehabilitationsbedarf des Patienten, formuliert Nah- und Fernziele, erstellt eine Planung der pflegebezogenen Maßnahmen im Rahmen der Rehabilitation und setzt sie um. Am Ende des Prozesses folgt die Auswertung im Hinblick auf Zielerreichung, Erfolg und Zufriedenheit.

Die **folgenden Rollen nehmen Pflegende** innerhalb des Rehabilitationsteams ein:

▸ **Koordination:** Pflegende haben 24 Std. am Tag in den Kliniken oder anderen vollstationären Einrichtungen Kontakt zu Patienten und Pflegebedürftigen. Auch im ambulanten Bereich verfügen sie meist über den regelhaftesten, intensivsten, häufigsten und belastbarsten Kontakt zu Patienten und Pflegebedürftigen
▸ **Anleitung, Schulung, Beratung:** Pflegende informieren, beraten und schulen Betroffene, ihre Angehörigen, ggf. auch Pflegende anderer Einrichtungen oder Angehörige anderer Berufe
▸ **Anwaltliche Funktion:** Pflegende werden im Namen des Patienten tätig,

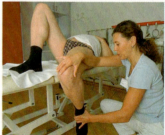

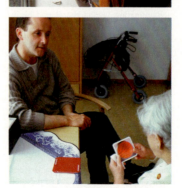

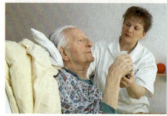

Abb. 9.14: Die Zusammenarbeit im Rehabilitationsteam ist für den Erfolg der Rehabilitation unerlässlich. [K103, K115, K157]

sie organisieren für ihn Dienstleistungen (Case-Management) im Sinne des Rehabilitations- oder Versorgungsziels
- **Dienstleistungen:** Pflegende übernehmen teilweise oder voll Maßnahmen der Pflege bei dem Patienten, und sie assistieren ihm bei der Durchführung von Maßnahmen
- **Kompensatorische Funktion:** Weitergebildete Pflegende können bei Abwesenheit fachspezifischer Kompetenzen der Beratung oder Therapie, etwa der Physiotherapeutin am Wochenende oder im Nachtdienst, in Abstimmung und Absicherung durch das Team, Basisfunktionen übernehmen und so Kontinuität und Eigenerbringung absichern.

9.4 Rehabilitationsschwerpunkte in speziellen Altersgruppen

9.4.1 Frühförderung behinderter Neugeborener

Entwicklungsrehabilitation

Die Rehabilitation von Kindern wird auch **Entwicklungsrehabilitation** genannt, weil durch die Rehabilitation die Förderung von noch nicht entfalteten Entwicklungspotentialen beabsichtigt ist. Entwicklungsrehabilitation zielt vor allem auf Kinder mit frühkindlichen Hirnfunktionsstörungen, die durch eine angeborene oder früh erworbene Beeinträchtigung, zum Beispiel aufgrund von Komplikationen bei der Geburt oder nach einer sehr untergewichtigen Geburt, keine Möglichkeit hatten, sich altersgemäß zu entwickeln (☞ 5.6).

Dies markiert einen wesentlichen Unterschied zur Rehabilitation erwachsener Menschen: Kinder entwickeln sich dynamisch und sind auf Funktions- und Kompetenzerwerb durch die soziale Entwicklung angewiesen. Die fördernde Pflege wird hier wichtiger Partner im Entwicklungsprozess.

Während es bei Erwachsenen darum geht, verlorene Fähigkeiten und Kompetenzen zu erhalten, wiederzugewinnen oder zu stabilisieren, haben die Entwicklungs- und Sozialisationsprozesse bei Kindern meist noch nicht zur Differenzierung von Fähigkeiten geführt. Pflegende müssen bei Kindern herausfinden, wie ein Kind im gegenwärtigen Entwicklungsstatus und unter den gegebenen Bedingungen die bestmöglichen und für das Alter angemessenen Fähigkeiten entwickeln kann (☞ 5.6).

Beziehungsaufbau zu dem Kind

Die Förderung behinderter Neugeborener setzt voraus, dass Pflegende eine **Beziehung zu dem Kind** aufbauen. Die Pflegenden müssen die Entwicklungsschritte des Kindes erkennen, den Stand der Entwicklung und die Ressourcen eines Kindes einschätzen können. Neugeborene können sich nicht äußern, insofern erhält die Beobachtung und Interpretation von Reaktionen und Ausdrucksformen eines Kindes besondere Bedeutung. Eltern und auch Geschwister des Neugeborenen sind integraler Bestandteil eines Rehabilitationsteams.

Rehabilitationsschwerpunkte

Die Rehabilitationsschwerpunkte sind abhängig von der Beeinträchtigung des Kindes und variieren entsprechend deren Ausprägung. Nur durch die **Beobachtung des Kindes** und aufgrund von Erfahrung können z. B. bei Frühgeborenen Entwicklungsdefizite frühzeitig erkannt und eine Förderung eingeleitet werden.

Die **Pflege ist generell gekennzeichnet durch Förderung und Unterstützung von Funktionen.** Beispielsweise geht es um die
- *Förderung der Nahrungsaufnahme:* Orofaziale Mundstimulation, Esstherapie
- *Stimulation der Atmung:* Inhalation, spezifische therapeutische Maßnahmen, Lagerung, Beenden der unterstützten Beatmung
- *Stimulation der Verdauung:* Bauchmassagen.

Neugeborene brauchen eine genaue Beobachtung, auch im Hinblick darauf, wie sie auf die Maßnahmen reagieren. Dazu sind Überwachung und Kontrolle der Vitalzeichen, des Gewichts und anderer Befunde notwendig.

Im Vordergrund stehen auch **Anleitung, Beratung und Schulung der Eltern** mit dem Ziel, sie bereits in der Klinik in die Pflege des Kindes einzubeziehen, einzuweisen, ihnen fördernde Maßnahmen zu vermitteln, so dass sie in die Lage versetzt werden, die Versorgung ohne Bedenken und sicher selbst zu übernehmen.

Die Rolle der Pflegenden ändert sich also im Laufe der Zeit. Sie ziehen sich langsam von der unmittelbaren Durchführung einer fördernden Pflege zurück, indem die Eltern mehr und mehr notwendige Handlungen selbstständig durchführen. Pflegende beobachten den Prozess, werten das Geschehen mit den Eltern aus und geben Hinweise. Im Sinne eines Case-Managements sollten Pflegende auch in der außerklinischen Versorgung für Beratung und Supervision regelmäßig und kontinuierlich an der Pflege beteiligt sein.

Ein wichtiger Bereich für die pflegerische Rehabilitation in der Frühförderung behinderter Neugeborener betrifft die Auseinandersetzung der Eltern mit der Behinderung des Kindes, bei der sie begleitender **Gespräche und Unterstützung** bedürfen. Eltern müssen zunächst und vorrangig das behinderte Kind als Kind und nicht ausschließlich nur als krank, behindert oder belastend akzeptieren. Nicht selten stellt ein behindertes neugeborenes Kind ein das Leben veränderndes Ereignis dar, auf das sich die Bezugspersonen mit ihren Aktivitäten, Lebensperspektiven, sozialen Rollen und Fragen nach weiteren Kindern in der Familie einstellen müssen. Gespräche über diese Fragen und eine Begleitung der Prozesse und grundlegenden Veränderungen, bei denen die Betroffenen nicht selten Probleme haben, andere Menschen, auch Fachpersonen, zu beteiligen und positive Erwartungen an Gespräch und Beratung zu haben, verlangen von den Pflegenden viel Erfahrung und vor allem Sensibilität.

Pflegende haben in der Regel einen engen und alltagsnahen Kontakt zu den Eltern, der eine geeignete Basis für den Aufbau einer belastbaren Beziehung zu Eltern und Kindern darstellen kann, auch wenn Pflegende in der Regel beruflich auf diese Form der Arbeit mit den Eltern nicht ausreichend vorbereitet sind. Pflegende stehen im Zentrum, auch in der Verbindung mit Angehörigen anderer Berufe, sie **koordinieren** die Zusammenarbeit.

Vor dem Hintergrund dessen soll es in der Zielformulierung darum gehen, den Kin-

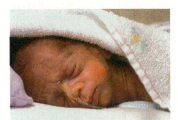

Abb. 9.15: Bei einigen Frühgeborenen ist eine Rehabilitation bei ihrer Entwicklung notwendig. [0342]

dern ein möglichst dem Alter entsprechendes Leben zu ermöglichen und hierfür die entsprechenden Hilfen anzubieten und Hilfesysteme zu etablieren.

Gesundheits- und Kinderkrankenpflegerinnen müssen über angemessene **Hilfsangebote** für die Familie (z. B. pflegerische und soziale Hilfen, familienentlastende Dienste, Beratungsstellen, einschlägige Einrichtungen der Region) informiert sein, um Hinweise geben zu können. In diesem Zusammenhang geht es vor allem auch um Information und Kontaktvermittlung zu Selbsthilfegruppen oder betroffenen Eltern.

Die Förderung von behinderten Neugeborenen ist ein kontinuierlicher Prozess, der im Krankenhaus in der Intensivversorgung beginnt und über die Krankenhausentlassung hinaus als ambulante Kinderkrankenpflege fortgeführt werden sollte. Hier unterstützen Pflegende im Sinne eines Case-Managements die Eltern, vor allem auch wenn es darum geht, Hilfen zur Unterstützung zu erhalten. Insofern kommt der Entlassungsplanung und der frühzeitigen Einbeziehung ambulanter Dienste eine hohe Bedeutung zu. Sie kann prägend sein im notwendigen Beziehungsaufbau zu den erforderlichen medizinischen, pflegerischen, entwicklungsrehabilitativen, sozialen, pädagogischen und begleitenden Berufen und Einrichtungen.

9.4.2 Rehabilitation alter Menschen

Unterscheidung Rehabilitation alter Menschen und geriatrische Rehabilitation

Die **Rehabilitation alter Menschen** ist eng verbunden mit der Bedeutungszunahme, die pflegerische Rehabilitation in den letzten Jahren erfahren hat. Sie wird in der Literatur meist unter dem Begriff der *geriatrischen Rehabilitation* geführt und bezeichnet so eine Fachrichtung der medizinischen Rehabilitation. Pflegerische Rehabilitation ist hierin ein Bestandteil der geriatrischen Behandlung im Rahmen des medizinischen Rehabilitationsprozesses. Geriatrische Rehabilitation stellt so gesehen *nur einen Teilbereich der pflegerischen Rehabilitation* alter Menschen dar.

Begrifflich gefasst zieht geriatrische Rehabilitation den Rahmen zu eng für ein angemessenes Verständnis und eine zureichende Praxis der Rehabilitation alter Menschen, insbesondere wenn man die Rehabilitation im unmittelbaren Wohnumfeld alter und pflegebedürftiger Menschen berücksichtigt. Hinzu kommt, dass alte und pflegebedürftige Menschen häufig in Lebensgemeinschaft, Pflege und Betreuung ihrer ähnlich alten Partner leben, die damit besondere Bedingungen einer alltagsnahen Rehabilitation definieren. Die Partner sind in Leben und Hilfe aufeinander bezogen und zugleich in den Möglichkeiten eingeschränkt. Rehabilitation an einem anderen Ort kann Akzeptanzprobleme mit sich bringen und wichtige auf die häusliche Situation bezogene und in ihr realisierte Ansätze vergeben.

Geriatrische Rehabilitation

Geriatrische Rehabilitation findet meist in spezifischen Kliniken oder in speziellen Abteilungen innerhalb von Kliniken statt. Grundlage ist die Erschließung des Rehabilitationspotentials durch ein geriatrisches Assessment mit verschiedenen Instrumenten, z. B. dem Barthel-Index (☞ 9.5.1), zur Erhebung der Alltagsaktivitäten. Weitere diagnostische Klärungen betreffen die kognitiven Fähigkeiten und die soziale Situation. Je nach Erhebungsergebnis können die einzelnen Bereiche weiter vertiefend erhoben werden.

Geriatrische Rehabilitation geht in der Regel von Funktionsdefiziten aus, die in der Folge von Krankheitsereignissen oder als Konsequenz des Zusammentreffens von Beeinträchtigungen durch mehrere Krankheiten (Problem der **Multimorbidität**) entstanden ist.

Patienten, die eine geriatrische Rehabilitation erhalten, haben Diagnosen wie z. B. Schlaganfall, Herz-Kreislauf-Krankheiten, Diabetes mellitus oder Morbus Parkinson. Ziel ist, durch die Rehabilitation eine weitgehende Selbstständigkeit zu erhalten, zu sichern oder wiederzugewinnen zu helfen. *Vertiefung* ☞ 🖥

> **Pflegerische Rehabilitation alter Menschen sucht auf**
>
> Die geriatrische Rehabilitation hat im Gegensatz zur pflegerischen Rehabilitation keinen aufsuchenden Charakter, sie weist eine Komm-Struktur auf, die von alten Menschen insofern schwierig zu erfüllen ist, als sie für die rehabilitativen Maßnahmen ihre gewohnte Umgebung verlassen müssen und damit bei längeren Verfahren auch eine Trennung von Partner und sozialem Umfeld gegeben ist.

Bei der Rehabilitation alter Menschen muss der Bedarf individuell angepasster Maßnahmen unter den Bedingungen der

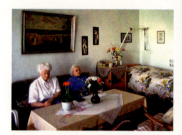

Abb. 9.16: Alltagsnahe Rehabilitation eines alten Menschen benötigt ein auf die Situation angepasstes Konzept. [K157]

alltäglichen Gegebenheiten in der häuslichen Umgebung oder im Pflegeheim in Rechnung gestellt werden. Nur unter diesen Bedingungen kann eine Rehabilitation alter Menschen maximale Wirkung entfalten.

Pflegerische Rehabilitation alter Menschen findet folglich in allen Bereichen der Versorgung statt: in der Klinik, in ambulanten sowie teil- und vollstationären pflegerischen Einrichtungen. Eine fachliche Zusammenarbeit und die zeitliche und örtliche Vernetzung der verschiedenen Formen einer pflegerischen Versorgung sind gewinnbringend für einen Erfolg der Rehabilitation. Ein abgestimmtes Setting und die übergreifende Struktur pflegerischer Rehabilitation senkt vermutlich die Zahl der Krankenhausaufenthalte und begünstigt ein Netzwerk abgestimmter Angebote der pflegerischen Rehabilitation.

Schwerpunkte pflegerischer Rehabilitation alter Menschen

Bedarfserhebung

Große Bedeutung kommt dem Erhalt und der Wiedererlangen der Selbstständigkeit im Alltag zu, unter Berücksichtigung der spezifischen Bedingungen des häuslichen Settings der Betroffenen. Voraussetzung ist, durch eine genaue **Bedarfserhebung** festzustellen, ob und welche Hilfen notwendig sind, um diese dann im Einvernehmen mit den Betroffenen und ihrem familiären Umfeld mit der entsprechenden Unterstützung zu erschließen und zur Verfügung zu stellen.

Bei der Bedarfserhebung muss beachtet werden, dass alte Menschen in zum Teil nicht immer zutreffendes Bild von ihren Fähigkeiten haben. Dies kann sich sowohl in einer Unterschätzung wie auch in einer Überschätzung des Bedarfs an Hilfe äußern. In diesem Zusammenhang hat eine gezielte und erfahrungsgeleitete Infor-

9.4 Rehabilitationsschwerpunkte in speziellen Altersgruppen

mation und Beratung entscheidende und steuernde Bedeutung.

Förderung der Selbstpflege

Alte Menschen müssen häufig, insbesondere nach Krankheitsereignissen, die zu erheblichen Einschränkungen geführt haben, davon überzeugt werden, dass sie mit Unterstützung und angemessener Hilfe wieder in die Lage versetzt werden können, ihre *Selbstpflege* wahrzunehmen. Hier ist wichtig, dass bereits in der akuten Versorgung im Krankenhaus ein intensives Augenmerk auf die Förderung von alten Patienten gelegt wird. Alte Menschen, die unter den strukturellen Bedingungen ihrer eigenen Umgebung relativ selbstständig sind, werden durch einen Krankenhausaufenthalt nicht selten immobil, unselbstständig, inkontinent und insgesamt von Hilfe abhängig. Dies gilt es in der Klinik zu vermeiden, indem im Sinne der Tertiärprävention nach dem Grundsatz der aktivierenden Pflege gearbeitet wird.

Hilfsmittelkompetenz

Pflegende benötigen im Rahmen der Rehabilitation alter Menschen auch eine **Hilfsmittelkompetenz**. Sie müssen in der Lage sein einzu- schätzen, welches Hilfsmittel für den Patienten erforderlich und geeignet sein könnte. Wenn notwendig, ziehen sie Experten zur fachlichen Beratung hinzu und trainieren und üben mit dem Pflegebedürftigen und seinen Angehörigen die Nutzung von pflegerelevanten Hilfsmitteln. Im Rahmen der Entlassungsplanung muss gewährleistet sein, dass die erforderlichen Hilfsmittel rechtzeitig mit dem Entlassungstermin dem Patienten zur Verfügung stehen und Patienten vorbereitet sind.

Aufbau von Netzwerken

Pflegerische Rehabilitation setzt Wissen und Kompetenz im Aufbau von Netzwerken und unterstützenden Strukturen voraus. In diesem Zusammenhang ist die Koordination der unterschiedlichen Akteure wichtig. Im Sinne eines Fallmanagements (☞ 3.3.4) organisieren Pflegende die Beteiligten im Prozess (z. B. Therapeuten, ehrenamtliche Dienste, Kontakt zu Kirchengemeinden, Aktivitäten für Senioren).

Denkbar wäre die Entwicklung pflegefachlicher **Konsildienste**, die über Einrichtungen hinweg entstehen und bei spezifischen Bedürfnissen angefordert werden können. So könnten Krankenhausaufenthalte vermieden werden, wenn Pflegebedürftige, die aufgrund aktuell gestiegener Beeinträchtigungen – auch ohne den Anlass einer akuten Krankheit oder einer krankheitsbedingten Verschlechterung – anstatt in eine Klinik eingewiesen zu werden, einige Zeit in eine Kurzzeitpflegeeinrichtung ziehen, um rund um die Uhr pflegerische Versorgung und intensivere Förderung zu erhalten.

Beratung der Angehörigen

Hier ist es wichtig, die **Angehörigen zu beraten**. Pflegende Angehörige haben die Möglichkeit, im Rahmen der Urlaubspflege, die die Pflegeversicherung anbietet, sich zu entlasten und ihre Angehörigen für bestimmte Zeit durch eine Tagespflege- oder eine Kurzzeitpflegeeinrichtung versorgen zu lassen. Eine gelegentliche Entlastung der Angehörigen von der Pflege ist notwendig, wenn sie engagiert und erfolgreich weiterhin die Pflege übernehmen sollen. Demotivierte, „ausgebrannte" pflegende Angehörige wirken sich negativ auf die Motivation der Betroffenen und eine aktive Teilnahme an einer Rehabilitation aus. Insofern sind Angehörige immer in die Rehabilitation alter Menschen einzubeziehen.

Soziale Integration alter Menschen

Die Teilnahme an Gruppenangeboten, deren Aktivitäten Teilziele der Rehabilitation im Bereich der sozialen Teilhabe wie die Aktivierung von Kontaktbereitschaft, Kommunikation oder die Übernahme von Alltagsfunktionen sind, fördern die Integration alter Menschen.

Aktivierung kann auch über nichtsprachliche Kommunikation erfolgen, die andere frühere Handlungsmuster zurückrufen kann: So können Bewohner von Pflegeheimen mit Tieren umgehen, Tätigkeiten oder Verantwortung bei deren Versorgung übernehmen oder über Verrichtungen bei der alltäglichen Hauswirtschaft in Sozialkontakt treten. Prozesse des Abbaus, Rückzugs und der Isolation lassen sich so in ihren Wirkungen verzögern.

Gerontopsychiatrische Rehabilitation

Gerontopsychiatrische Rehabilitation ist ein Bereich, der ältere und alte Menschen mit psychischen Verhaltensauffälligkeiten und Besonderheiten fokussiert (☞ 33.9.5).

Vertiefung ☞ 🖳

Ziel der Rehabilitation

Ziel der Rehabilitation ist die Stabilisierung des körperlichen und psychischen Zustands. Die Wahrscheinlichkeit individueller Besserung durch konkrete Maßnahmen der Rehabilitation ist relativ gering. Rehabilitation kann aber, wenn sie sich auf die Situation der Versorgung, den Verlauf, auf Information, Beratung und tertiäre Prävention richtet, erheblich zur Stabilisierung beitragen. Sie hat dabei, mehr als in anderen Fällen, neben dem Patienten immer auch die pflegende und betreuende Bezugsperson und das Umfeld im Auge.

Diagnosestellung

In der Regel liegen bei Patienten mit gerontopsychiatrisch bedingten Beeinträchtigungen auch somatisch begründete Einschränkungen vor, die Anlass sind für einen Krankenhausaufenthalt, den Kontakt zu einem Arzt, einer Pflegefachkraft oder einer pflegerischen Einrichtung. Vor allem im Anfangsstadium einer Demenz versucht der Betroffene, die Symptome der Krankheit zu verbergen. Dies äußert sich durch Depression, Angst, Einschränkung des Bewegungsradius bzw. Rückzug in die Wohnung oder aus der Gemeinschaft und das Vermeiden sozialer Kontakte. Im Kontakt und in Auseinandersetzung mit anderen kaschieren die dementiell Erkrankten häufig ihre Symptome. Die mit dem Krankenhausaufenthalt verbundene örtliche Veränderung führt meist zu einer Desorientierung des Betroffenen: Er findet die Toilette nicht, irrt durch die Flure, sucht sein Zimmer etc. In diesem Zusammenhang werden die Probleme manifest und öffentlich. Die Demenz wird Diagnose.

Klinikaufenthalt löst Krise aus

In Kliniken werden Patienten mit einer Demenz meist als „Störfaktor" empfunden: Sie sind unruhig, suchen ihre gewohnte Ordnung und Umgebung, die Personen sind ihnen fremd, Beschäftigung und Bewegung sind nur eingeschränkt möglich. Tagesabläufe und Um-

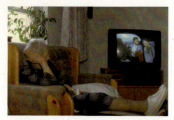

Abb. 9.17: Rehabilitation muss an die Situation alter Menschen angepasst werden: Alte Menschen verfügen nicht selten über eingeschränkte physische Kapazitäten, leben oft bereits seit langer Zeit isoliert, weisen in den Bereichen der Verrichtungen Defizite auf wie Mangelernährung oder eine eingeschränkte Bewegungsfähigkeit. [K157]

gangsformen sind anders als gewohnt. Die Versorgung erfolgt in einer abweichenden Form. Die im Rahmen der Behandlung durchgeführten Handlungen können nicht verstanden werden, sie wirken angstauslösend. Die Patienten arbeiten nicht aktiv am Prozess ihrer Versorgung, so verlängert sich die Verweildauer. Erschwerend kommt hinzu:

- In Kliniken ist es laut, es herrscht eine allgemeine Hektik, und es besteht ggf. eine schlechte Beleuchtung.
- Die Gefahr eines Dekubitus steigt ggf. durch Immobilität. Der Ernährungszustand verschlechtert sich, wenn die Pflegenden nicht auf Essen und Trinken achten
- Die in der Klinik Tätigen, vor allem die Ärzte, verfügen in der Regel nicht über das erforderliche Wissen, um mit dementen Menschen angemessen umgehen zu können
- Probleme entstehen z. B. im Verhältnis Nähe/Distanz oder bei auftretenden Aggressionen
- Für die erforderliche Biographiearbeit ist keine Zeit. Demente Menschen benötigen Tagesstrukturierung und Beschäftigung, nicht starre Zeitvorgaben.

Aufgrund des Zusammenwirkens der genannten Faktoren kann es in der Klinik zu einer Krisensituation für den Patienten kommen. Mit ihr wird in der Regel nicht angemessen umgegangen, der Patient wird ruhiggestellt, fixiert; Katheter und PEG-Sonden werden gelegt. Weil der Patient sich durch die räumliche Desorientierung nicht zurechtfindet, kann er die Toilette nicht nutzen, er wird inkontinent. Die Symptome verschlimmern sich mit der Konsequenz, dass der Patient nicht mehr in sein häusliches Lebensumfeld zurückkehren kann, sondern häufig über eine gerontopsychiatrische Behandlung im Heim landet, ohne dass die Möglichkeiten einer häuslichen Versorgung hinreichend geprüft worden wären.

Situation der Patienten und ihrer Angehörigen

Wegen der eher zufälligen und relativ „späten" Kontakte im medizinischen Versorgungssystem, die zu einer Diagnosestellung führen, aber auch aus bewusster Entscheidung der jeweiligen Partner findet die Versorgung von dementen Menschen vorrangig und über lange Zeit in der häuslichen Umgebung statt. Dies stellt hohe Anforderungen an die Versorgung durch die pflegenden Angehörigen, auch hinsichtlich des Zeitbedarfs und der psychischen Belastung (individuelle Selbsthilfe). In vielen Fällen erfahren Patient und Angehöriger kaum Unterstützung von außen. Die Belastungen können bei den Angehörigen zu Erschöpfung und Krankheit führen, die letztlich bedeuten, dass sie die Versorgung ihres Angehörigen nicht mehr bewältigen und ein Umzug in eine vollstationäre Pflegeeinrichtung die Konsequenz ist.

Pflegerische Rehabilitation dementer Menschen muss das Augenmerk also auch auf die pflegenden Angehörigen richten. Die Bewahrung der gewohnten Lebensumgebung stellt für den dementen Menschen ein bedeutendes Ziel der Rehabilitation dar, weil es ein entscheidender Faktor für die Stabilisierung des Zustands ist.

> Auch in vollstationären Einrichtungen nimmt die Zahl dementer Bewohner stetig zu. Spezifische Konzepte der Versorgung sind erforderlich, um Heimbewohnern Aufenthalte in Krankenhäusern oder in gerontopsychiatrischen stationären Einrichtungen zu ersparen, die in der Regel zu einer Verschlechterung des Zustands führen.

Bereiche der pflegerischen Rehabilitation dementer Menschen

Das **Erkennen der Symptome** und der **adäquate Umgang** mit dementen Menschen sind für eine Rehabilitation dieser Patienten von grundlegender Bedeutung. Entscheidend ist auch die **biographieorientierte Arbeit** (☞ 5.5.3), die eine Verständigung und den Umgang mit den Patienten auf das Repertoire früherer Lebensphasen des Patienten bezieht, die den Pflegenden bekannt sein müssen, und so gegebenenfalls über lange Strecken Verständigung und Umgang ermöglichen.

Aufbau einer Beziehung

Auch Bedürfnisse, Gewohnheiten, Vorlieben, Interessen oder Rituale sind Anknüpfungspunkte für den **Aufbau einer Beziehung** zwischen Pflegenden und Betroffenen. Für die Patienten schafft ein vertrautes Thema Sicherheit. Die Beziehung zu den Patienten ist geprägt von **Wertschätzung** und dem **Hineinversetzen in die Situation** und Lebenswelt des Patienten. Entsprechend wird die **Kommunikation** gekennzeichnet von Verstehen und Sich-verständlich-Machen, von Geduld und Gelassenheit, vom Nachfragen, wie der Patient etwas verstanden hat, einer klaren, verständlichen und einfühlsamen Art des Sprechens. Zurechtweisungen des Patienten, Vorwürfe und Widersprechen müssen vermieden werden.

Aufgrund der örtlichen Veränderungen durch einen Krankenhausaufenthalt haben die Patienten **Angst**, sie kennen sich nicht aus, der Schutz und die Sicherheit der gewohnten Umgebung fallen weg. Die Symptomatik verschlimmert sich. Hier ist die Vermittlung von Vertrauen, Geborgenheit, das Angst-Nehmen von Bedeutung, um den Patienten zu stabilisieren, so dass es nicht zu einer Krisenentwicklung kommt.

Maßnahmen der pflegerischen Rehabilitation beziehen immer auch die **Stabilisierung und Förderung der körperlichen Beeinträchtigungen** ein. Dies ist schwierig, weil demente Menschen vor allem in der Situation mit Fremdheitserfahrung nicht verstehen, warum sie bestimmte Maßnahmen durchführen sollen. Es erfordert z. B. einen hohen zeitlichen Aufwand, demente Menschen beim Waschen anzuleiten und zu beaufsichtigen.

Rückkehr nach Hause

Ziel der Rehabilitation sollte sein, die **Rückkehr in die Häuslichkeit** zu erreichen, solange es geht, gewollt wird und Akzeptanz findet. Ein frühzeitiger Einbezug von Angehörigen, ambulantem Pflegedienst und niedergelassenen Ärzten ist hierfür erforderlich. Begleitend können die Selbsthilfe, Ehrenamtliche, das Nutzen von Tages- oder Nachtpflegeeinrichtungen oder Beratungsstellen die Situation stabilisieren und durch weitere Elemente ein Netzwerk von Hilfen aufbauen, das für die Stabilisierung erforderlich ist und ein Leben in vertrauter Umgebung ermöglicht. Entscheidend sind in allen Einrichtungen der Versorgung die Konstanz der Bezugspersonen und abgestimmte Tätigkeiten der Beteiligten.

Sturzprophylaxe

Besondere Aufmerksamkeit gilt der **Vermeidung von Stürzen:** Durch die kognitive Beeinträchtigung kommt es nicht selten zu Stürzen, zu Oberschenkelhalsfrakturen mit Krankenhausaufenthalten und auf Dauer beeinträchtigter Mobilität. Die Rehabilitation gestaltet sich für diese Patienten schwierig, weil der Sinn der Maßnahmen, aus persönlichem Grund und wegen der geringen Vertrautheit des Personals und der Umgebung, wenig oder gar nicht nachvollzogen werden kann. Konsequenz kann letztlich dauerhafte Bettlägerigkeit sein.

Beratung der Angehörigen

Beratung hat im Rahmen der pflegerischen Rehabilitation einen hohen Stellenwert. Angehörige, die erstmalig mit der Situation konfrontiert werden, müssen eingehend über die Krankheit und ihren Verlauf informiert werden. Sowohl die Stellung der Diagnose wie auch die Erläuterung eines möglichen Krankheitsverlaufs werden in nicht wenigen Fällen zunächst nicht zugelassen werden können und nicht auf Akzeptanz, Verständnis und Annahme treffen. Dies wird nur im Prozess der Entwicklung und nur schrittweise möglich sein und erfordert eine Begleitung.

Infrage kommende Hilfen müssen vorgestellt und erläutert werden. In einem eingehenden Gespräch wird die weitere Versorgung thematisiert, Hilfen werden ausgewählt, Kontakte hergestellt. Spezifische Entlastungs- und Hilfemöglichkeiten für die Angehörigen sollten erörtert, Widerstände einer Inanspruchnahme thematisiert und nach Möglichkeit Kompromisse gefunden werden.

Tages- und Nachtpflege werden erforderlich, wenn der Betroffene nicht alleine bleiben kann und die Versorgung sich zu einer 24-Std.-Pflege auswächst. Selbsthilfegruppen sollten früh kontaktiert und einbezogen werden. Kurzzeitpflege kann für eine zwischenzeitliche Entlastung notwendig sein.

Durch Information, Beratung und Begleitung der Angehörigen und die Unterstützung bei der Versorgung können Angehörige, die bereit sind, die Versorgung zu tragen, mit der schwierigen Situation besser zurechtkommen. Dies schafft Zufriedenheit in einer schwierigen und kaum zu bessernden Situation. Es wirkt sich auf den Patienten aus, indem die Verhaltensauffälligkeiten relativiert werden können.

Entlassungsplanung

Im Rahmen der Entlassungsplanung aus stationärer Behandlung oder Pflege muss das Setting für die anschließende Versorgung sorgfältig entwickelt, abgesprochen und umgesetzt werden. Entlassungsplanung hat das Ziel, ein Hilfe- und Versorgungsnetz eng zu knüpfen, um Wiedereinweisungen vorzubeugen, die Gefahr der Unterversorgung auszuschließen und die Gefahr von Überforderungen in Pflege und Versorgung zu vermeiden.

Vertiefung ☞ 💻

9.5 Rehabilitationsschwerpunkte bei ausgewählten Krankheitsgeschehen

9.5.1 Rehabilitation in der Neurologie: Schlaganfall

Schlaganfall und Pflege eines Menschen mit Apoplex ☞ 33.5, 33.5.6

Situation der Patienten

Ein Schlaganfall tritt vor allem bei Menschen über 60 Jahren auf. Er ist ein häufiges Krankheitsereignis und gegenwärtig die fünfthäufigste Todesursache. Seit einigen Jahren ist die Sterblichkeit rückläufig. Gleichzeitig ist er aber der wichtigste Grund für eine Pflegebedürftigkeit bei erwachsenen Menschen. In 60 % der Fälle bleiben neurologische Schädigungen zurück. (📖 8)

Weil es sich vor allem um junge Alte und ältere Menschen handelt, kommen zu den Einschränkungen aufgrund des Schlaganfalls weitere altersbedingte Beeinträchtigungen hinzu, die möglicherweise den Hilfebedarf erhöhen oder in der Kombination der Defizite einen weitergehenden Bedarf begründen. Das heißt, immer mehr Menschen überleben einen Schlaganfall, aber sie leben mit Einschränkungen und ggf. einem – dauerhaften – Bedarf an Unterstützung.

Phasen der neurologischen Rehabilitation

Die **neurologische Rehabilitation** weist gegenüber derjenigen in anderen Bereichen einige Besonderheiten auf. Sie dauert gegenüber Rehabilitationsprozessen in anderen Bereichen in der Regel länger, und sie *gliedert sich in sechs unterscheidbare Phasen* (A bis F ☞ Tab. 9.19).

Die „Phaseneinteilung in der neurologischen Rehabilitation" wurde erarbeitet vom Verband der Rentenversicherungsträger (VDR, 📖 10), um die Leistungen der Rehabilitation den entsprechenden Trägern (Gesetzliche Krankenversicherung, Gesetzliche Rentenversicherung etc.) zuordnen zu können. Eine Expertengruppe bei der Bundesarbeitsgemeinschaft für Rehabilitation (BAR) legte auf dieser Basis Empfehlungen für die Rehabilitation vor („Empfehlungen zur Neurologischen Rehabilitation von Patienten mit schweren und schwersten Hirnschädigungen in den Phasen B und C").

Ein Patient muss die Phasen A bis F nicht in der zeitlichen Abfolge und muss auch nicht jede einzelne durchlaufen. Je nach Rehabilitationsbedarf und Wirkung der Rehabilitation kann er einzelne Phasen „überspringen" oder auch bei mangelnder Wirkung der Rehabilitation in der Phase der dauerhaften Pflege verbleiben. Ebenso können die Phasen der Rehabilitation unterbrochen sein.

Die Zuordnung der Patienten zu den Phasen erfolgt mittels verschiedener Erhebungsinstrumente. Beispielsweise werden die Funktionen der Verrichtungen des täglichen Lebens (☞ Kasten) mit dem **Barthel-Index** (☞ 33.5.4) oder dem **Funktionalen Selbstständigkeitsindex** (FIM®; **F**unctional **I**ndependence **M**easure) erhoben. Um Patienten in Rehabilitationseinrichtungen angemessen versorgen zu können, ist es erforderlich, den Pflegeaufwand und den Schweregrad der

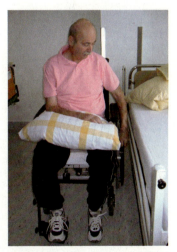

Abb. 9.18: Ein Schlaganfall bringt in der Regel lebenslange Veränderungen für den Betroffenen und seine Familie mit sich. Insofern ist die Rehabilitation von Patienten mit einem Schlaganfall ein für die Pflege bedeutendes Thema. [M292]

Phase	Situation des Patienten	Ziel (Ende der Phase)
Phase A: Akutbehandlung	Medizinische Akutbehandlung im Krankenhaus, je nach Schweregrad auf einer intensivmedizinschen oder internistischen Station, idealerweise in stroke-units als spezifischem Versorgungsangebot für Schlaganfallpatienten	Das Ende dieser Phase ist nicht eindeutig definiert. Merkmale sind: ▸ Keine vitale Bedrohung des Patienten ▸ Zusätzliche bestehende Krankheiten verhindern nicht eine Mobilisierung des Patienten ▸ Ärztliche Behandlung steht zunehmend weniger im Vordergrund, an ihre Stelle tritt die therapeutische Versorgung. Am Ende der Phase A wird der Patient in den Prozess der Rehabilitation übergeleitet und, je nach Zustand und Bedarf, einer der Phasen B bis D zugeordnet
Phase B: Behandlung und Frührehabilitation, intensivmedizinische Versorgung muss vorgehalten werden	Für bewusstlose oder schwer bewusstseinseingetrübte Schlaganfallpatienten. Der überwiegend bettlägerige Patient ist aufgrund seines Zustands sehr eingeschränkt kooperationsfähig. Um in Phase B aufgenommen zu werden, sollen Patienten nicht mehr beatmet werden und auch keiner intensivmedizinischen Versorgung bedürfen. Zusätzlich bestehende Krankheiten des Patienten sollten sich nicht einschränkend auf die Rehabilitation auswirken	Im Vordergrund dieser Phase steht, den Patienten „ins bewusste Leben zurückzuholen", um ihn für die weitere Rehabilitation „kooperationsfähig zu machen". Es geht um eine Förderung der basalen, sensorischen und motorischen Funktionen. Am Ende der Phase entscheidet sich, ob der Patient in Phase C oder in Phase F übernommen wird
Phase C: Behandlung und Frührehabilitation, Patient kann in der Therapie mitarbeiten, medizinische Behandlung und pflegerische Versorgung in erheblichem Umfang erforderlich	Der Patient ist überwiegend bewusstseinsklar und kann kooperativ kontinuierlich an mehreren therapeutischen Maßnahmen teilnehmen. Er benötigt keine intensivmedizinische Überwachung mehr. Er verfügt (wieder) über grundlegende motorische und neuropsychologische Funktionen. Er benötigt in der Regel noch pflegerische Unterstützung bei den Verrichtungen des täglichen Lebens (☞ Kasten)	Die Selbstständigkeit im Alltag zu erreichen. Grundlegende motorische und neuropsychologische Funktionen sollen wiederhergestellt werden, der Patient soll für „seine Rehabilitation" motiviert werden. Am Ende der Phase C entscheidet sich, ob der Patient in Phase D, E oder F weiter rehabilitiert wird
Phase D: Rehabilitation, nach Abschluss der Frühmobilisation (medizinische Rehabilitation). Zwischen Entlassung aus der Akutklinik und dem Beginn der AHB sollen nicht mehr als 14 Tage liegen	Voraussetzungen des Patienten sind: ▸ Weitgehende Selbstständigkeit in den Verrichtungen des täglichen Lebens (Körperpflege, An-/Auskleiden, Essen, Gehen etc.) auch unter Nutzung von Hilfsmitteln ▸ Kooperationsfähig und bereit zu sein, aktiv an der Rehabilitation mitzuarbeiten. Um diesen Zustand zu erreichen, ist für viele Betroffene eine vorangehende Rehabilitation in den Phasen B und/oder C notwendig. Phase D kann aber bei Schlaganfällen mit geringerer Schädigung auch direkt an die Akutphase anschließen	Erreichen von Alltagskompetenz und eine selbstständige Lebensführung
Phase E: Behandlung und Rehabilitation nach Abschluss intensiver medizinischer Rehabilitation, nachgehende Leistungen, berufliche Rehabilitation	Der Rehabilitand kann sein Leben eigenverantwortlich führen	Stabilisierung und Kompensation von Einschränkungen, Förderung in Teilbereichen. Zeitlich befristet betrifft dies Maßnahmen im Rahmen einer beruflichen Wiedereingliederung. Maßnahmen zur Verbesserung der sozialen Teilhabe oder der allgemeinen Lebensführung können lebenslang andauern. Der Übergang von dieser ambulanten rehabilitativen Langzeitversorgung in die ambulante Krankenbehandlung chronisch behinderter Schlaganfallpatienten ist fließend
Phase F: Behandlung und Rehabilitation, dauerhafte Pflege und Versorgung, zustandserhaltende Maßnahmen sind erforderlich	In den Bereich der Phase F müssen Patienten mit Schlaganfall übergeleitet werden, die in den Rehabilitationsphasen B oder C vorübergehend oder auf Dauer keinen weiteren Rehabilitationsfortschritt mehr erzielen und die Maßnahmen nicht erfolgreich abschließen konnten. Diese Patienten sind schwerstpflegebedürftig, es kann auch die Gefahr eines lebensbedrohlichen Zwischenfalls bestehen. Diese Form der Langzeitpflege findet häufig in vollstationären Pflegeeinrichtungen statt. Nicht selten wird sie aber auch unter hohem Aufwand ambulant von den Angehörigen und einem Pflegedienst erbracht. In der Regel findet in „normalen" Pflegeheimen keine spezifische Rehabilitation für diese Bewohner statt, insbesondere wenn sie nicht durch ein Konzept, die Weiterbildung von Fachpersonen, mehrere zu versorgende Bewohner der Phase F und eine entsprechende Ausstattung und Finanzierung auf diese Form der Pflege ausgerichtet sind	Vermeiden von Komplikationen, Erhalten bisher erreichter Erfolge durch die Rehabilitation. Wenn eine Verschlechterung des Status oder Rückzugtendenzen des Rehabilitanden festgestellt und erfasst werden, soll er wieder rehabilitative Maßnahmen erhalten, um den Zustand zu stabilisieren

Abb. 9.19: Phaseneinteilung der neurologischen Rehabilitation (am Beispiel eines Schlaganfalls). (☐ 9)

Schädigung zu objektivieren (z.B.: Barthel-Index, FIM®). Auf dieser Grundlage bewilligen und finanzieren die Kostenträger den Aufenthalt in einer Rehabilitationseinrichtung.

Instrumente zur Erhebung des Bedarfs

Barthel-Index

Der **Barthel-Index** ist Mitte der 1960er Jahre entwickelt worden. Er ist weit verbreitet, leicht handhabbar und erhebt zehn funktionelle Einschränkungen des täglichen Lebens: Essen und Trinken; Transfer von Bett zu Rollstuhl und umgekehrt; persönliche Pflege; Toilettenbenutzung; Baden/Duschen; Gehen auf ebenem Grund/Fortbewegung mit Rollstuhl; Treppensteigen; An-, Auskleiden; Stuhlkontrolle; Harnkontrolle.

Jede Funktion wird anhand von Punkten bewertet, die eine Gesamtsumme (maximal 100 Punkte) ergeben. 100 Punkte drücken weitgehende Selbstständigkeit des Patienten bei den Verrichtungen aus. Je geringer die Punktzahl ist, desto höher ist die bestehende Abhängigkeit. Die Bewertung erfolgt in 5-Punkte-Schritten.

> **Verrichtungen des täglichen Lebens sind**
> ▶ Waschen, Duschen, Baden, Zahnpflege, Kämmen, Rasieren, Darm- und Blasenentleerung
> ▶ Zubereiten und Aufnahme der Nahrung
> ▶ Aufstehen und Zu-Bett-Gehen, An- und Auskleiden, Gehen, Stehen, Treppensteigen, Verlassen und Wiederaufsuchen der Wohnung
> ▶ Einkaufen, Kochen, Reinigen der Wohnung, Spülen, Wechseln und Waschen der Wäsche und Kleidung, Beheizen.

Die 21 Verrichtungen des täglichen Lebens sind Grundlage für die Feststellung des Hilfebedarfs im Rahmen der Pflegeversicherung (☞ 9.1.3); sie entsprechen im Wesentlichen den international gebräuchlichen **a**ctivities of **d**aily **l**iving = ADL (Verrichtungen aus den Bereichen Körperpflege, Ernährung, Mobilität) und den **i**nstrumental **a**ctivities of **d**aily **l**iving = IADL (hauswirtschaftliche und andere Verrichtungen). Die Verrichtungen des täglichen Lebens entsprechen **nicht** den **A**ktivitäten des **t**äglichen **L**ebens (ATL)!

FIM®-Index

Ein weiteres, häufig eingesetztes Instrument zur Erfassung der Selbstständigkeit in den Verrichtungen des täglichen Lebens ist der **FIM** (funktionale Selbstständigkeitsmessung). Neben den funktionsbezogenen alltäglichen Verrichtungen beinhaltet der FIM auch psychosoziale und kognitive Merkmale. Er wird eingesetzt, um im Rahmen einer Rehabilitation den Zugewinn an Funktionsfähigkeit zu messen.

Der FIM misst, was der Patient tatsächlich „macht oder kann", und zielt darauf, wesentliche Merkmale zu erfassen, um den Schweregrad von Einschränkungen und ihren Verläufen zu erheben und zu dokumentieren.

Dieses Erhebungsinstrument gliedert sich in sechs Bereiche mit 18 Ausprägungen: *Selbstversorgung* (Essen/Trinken, Körperpflege, Baden/Duschen/Waschen, Ankleiden oben, Ankleiden unten, Intimhygiene), *Kontinenz* (Blasenkontrolle, Darmkontrolle), *Transfers* (Bett/Stuhl/Rollstuhl, Toilettensitz, Dusche/Badewanne), *Fortbewegung* (Gehen/Rollstuhl, Treppensteigen), *Kommunikation* (Verstehen akustisch/visuell, Ausdruck verbal/nonverbal), *soziale und kognitive Fähigkeiten* (soziales Verhalten, Problemlösung, Gedächtnis).

Die Bewertung erfolgt mittels einer sieben Punkte umfassenden Skala. Unterschieden werden Selbstständigkeit ohne weitere Person zur Hilfe (Stufe 7 und 6), Beaufsichtigung und Vorbereitung (Stufe 5), geringe bis ausgeprägte Hilfestellung (Stufe 4 bis 2) und völlige Unselbstständigkeit (Stufe 1). (🗔 10)

Pflegerische Rehabilitation bei Schlaganfall

Grundlegende Prinzipien

Grundlegende Prinzipien bei der rehabilitativen Pflege von Schlaganfallpatienten gelten bereits in der Phase der Akutbehandlung, zumal eine Frührehabilitation beginnen kann, sobald keine vitale Bedrohung mehr besteht und der Zustand des Patienten stabil ist. Der Übergang in die rehabilitative Pflege ist also fließend. Als generelles Konzept für die Versorgung von Patienten mit Schlaganfall hat sich die *Methode nach Bobath* (☞ 33.5.6) etabliert.

Ziel der Rehabilitation ist, maximal mögliche Funktionen (wieder) zu erreichen oder zumindest die verbliebenen Funkti-

onen zu erhalten und zu stabilisieren. Rehabilitation soll – unter Berücksichtigung der generellen Prinzipien – schnellstmöglich einsetzen, wenn der Zustand des Patienten stabil ist, in der Regel 24–36 Std. nach dem Krankheitsereignis. Sobald die Vitalwerte stabil sind, sollte der Patient das Bett verlassen.

Die rehabilitative Phase nach einem Schlaganfall beginnt mit einem pflegerischen Assessment und endet idealerweise mit dem Erreichen der maximal möglichen Funktionen, oder – wenn dies nicht mehr möglich ist – mit der Anpassung, Motivierung und Akzeptanz des Patienten an eine neue Lebenssituation, mit Einschränkungen und Beeinträchtigungen leben zu müssen. Patienten und Angehörige haben gelernt, notwendige Maßnahmen der Kompensation und Unterstützung auszuführen.

Zentraler Stellenwert in der pflegerischen Rehabilitation kommt dem kontinuierlichen Beobachten und Erheben des Ausmaßes der erlittenen krankheitsbedingten Defizite zu, um frühzeitig durch entsprechende Maßnahmen das Fortschreiten zu minimieren. Dies gilt auch nach den Phasen der Akutversorgung und der Frührehabilitation. Komplikationen können auch in späteren Phasen der Rehabilitation auftreten. In diesem Zusammenhang ist es wichtig, dass Pflegende, Patienten und Angehörige die (kontrollierbaren) Risiken kennen, um vorbeugend (tertitär-präventiv) Komplikationen und einen zweiten Schlaganfall zu vermeiden. Hier spielt vor allem auch die Anwendung der Prophylaxen eine wichtige Rolle:
▶ Pneumonieprophylaxe ☞ 12.2.5.2
▶ Kontrakturenprophylaxe ☞ 12.8.5.7
▶ Thromboseprophylaxe ☞ 12.3.3
▶ Dekubitusprophylaxe ☞ 12.5.1.4

Allgemeine Aspekte in der pflegerischen Rehabilitation

▶ Beobachten der **Körperhaltung des Patienten** und die Anbahnung normaler Bewegung (☞ 33.5.6)
▶ Fördern der Selbstpflege, indem notwendige (persönliche) Gegenstände (Taschentücher, Lichtschalter etc.) durch den Patienten erreicht und benutzt werden können
▶ Fördern des Lernens durch unterschiedliche und abwechselnde Lernmethoden
▶ Anleitung/Schulung kurz halten und nur relevante Inhalte vermitteln (keine langen Ausschmückungen)

- Adäquate Bezeichnungen wählen, z. B.: von betroffener/nicht betroffener Seite anstatt von guter und schlechter Seite sprechen
- Ruhe- und Aktivitätsphasen des Patienten sollten abwechseln
- Langsames Vorgehen in der Förderung, um die Ausdauer des Patienten aufzubauen.

Motivation des Patienten

Wichtig ist, von Beginn an eine positive Einstellung zu fördern und den Patienten zu normalen Aktivitäten und Interessen zu ermuntern, um eine mentale Verschlechterung zu vermeiden. Rehabilitation nach Schlaganfall findet durch ein Rehabilitationsteam (☞ 9.3.2) statt, der gemeinsam erstellte Plan sollte den Tag des Patienten strukturieren und nach individuellem Bedarf die Therapien und Aktivitäten beinhalten. Der Patient sollte die meiste Zeit des Tages körperlich und geistig aktiv sein und keine langen Phasen mit „Nichtstun" in depressiver oder isolierter Umgebung verbringen, allerdings sollten Ruhe- und Aktivitätsphasen sich abwechseln.

Motivation spielt eine entscheidende Rolle für die Wirkung der Rehabilitation. Situationen von Hilflosigkeit und Desorientierung des Patienten müssen vermieden werden, die pflegerischen Handlungen sollen nicht „nebenbei", sondern aktiv und ausdrücklich erbracht werden, so dass sich die Bedeutung der fördernden Maßnahmen und das Engagement, den Patienten an der Normalität teilhaben zu lassen, vermittelt. Dies stimuliert die kognitive Funktion und fördert Reaktionen des Patienten, die der Normalität des Alltags entsprechen. Ängstlichkeit, Apathie oder Depressionen wirken sich hemmend auf die Motivation aus.

Für eine erfolgreiche Teilnahme an der Rehabilitation muss der Patient in der Lage sein zu lernen, Lernbereitschaft setzt Motivation voraus. Patienten nach Schlaganfall bedürfen zum Teil eines engeren Kontakts zu den Pflegenden. Sie brauchen Pflegende um sich, die ihnen Mut machen, die sie motivieren und fördern. Patienten brauchen Rückversicherung und positive Bestätigung, Ermutigung, um die Barrieren zu überwinden, die Rehabilitation zu akzeptieren und sich aktiv zu beteiligen.

Erfolge der rehabilitativen Maßnahmen sind wichtig, um den mit dem Schlaganfall einhergehenden depressiven Momenten entgegenzusteuern. Erfolgserlebnisse führen zur engagierten Teilnahme an der Rehabilitation, die zu einem schnelleren (Wieder-)Erlangen der Fähigkeiten führt.

Integration der Angehörigen

Angehörige müssen aktiv in den Rehabilitationsprozess eingebunden sein, die Bedürfnisse des Patienten kennen und sich aktiv in der Unterstützung beteiligen. Auch wenn Angehörige intensiv mitwirken, überfordert sie möglicherweise die Situation. Hinzukommt die Konfrontation mit einer neuen Lebenssituation, die zumindest zeitbegrenzt oder auch dauerhaft durch Beeinträchtigungen gekennzeichnet ist. Sie gilt es zu bewältigen.

Die Begleitung des Patienten, die langsam sichtbar werdenden Erfolge der Maßnahmen, die oft labile psychische Verfassung des Patienten belasten Angehörige. Sie müssen über die Krankheit und über den Prozess der Rehabilitation aufgeklärt und auf die Entlassung des Patienten vorbereitet werden. Das Leben mit Einschränkungen und die veränderte Lebenssituation müssen ihnen behutsam vermittelt werden. Die Bezugspflegekraft des Patienten ist verantwortlich für den Bedarf der Angehörigen, er muss erhoben und in angemessener Weise in den Rehabilitationsprozess einbezogen werden.

Spezifische Aspekte der Rehabilitation bei Patienten nach Schlaganfall

Neben den genannten Prinzipien, die das generelle pflegerische Handeln während des Rehabilitationsprozesses bestimmen, gibt es **spezifische Aspekte,** die bei Rehabilitanden nach einem Schlaganfall zu beachten sind. Die spezifischen Aspekte der Rehabilitation resultieren unmittelbar aus dem Krankheitsereignis, möglichen Komplikationen, Begleiterscheinungen oder ergeben sich mittelbar durch die Auswirkungen der Einschränkungen.

1. Beeinträchtigungen in den **Verrichtungen des täglichen Lebens** in den Bereichen Körperpflege, Mobilität und Ernährung (☞ oben): Lähmungen und Einschränkungen der Beweglichkeit führen (mindestens zeitlich begrenzt) zu einem meist grundlegenden Selbstpflegedefizit beim Patienten.

Wesentlicher Schwerpunkt der Rehabilitation nach Schlaganfall ist das Wiedererlernen von verloren gegangenen Funktionen durch Anleiten, Schulen und Trai-

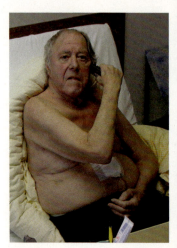

Abb. 9.20: Zentrale Bedeutung in der Rehabilitation eines Schlaganfall-Patienten hat das Wiedererlernen normaler Bewegung. [M292]

nieren von Fähigkeiten mit dem Patienten, beispielsweise das Anziehtraining oder das Wiedererlernen des Waschens. Können Einschränkungen nicht oder nur unzureichend rückgängig gemacht werden, geht es um die Kompensation durch die Nutzung von Hilfsmitteln oder das Erlernen von kompensatorischen Handlungen.

2. Hat ein Patient **Probleme beim Schlucken oder Schluckstörungen,** ist die Haltung, die der Patient beim Sitzen einnimmt, von Bedeutung: Er sollte aufrecht sitzend essen. Hilfreich für Patienten mit Schluckstörungen sind passiertes Essen oder „angedickte" Getränke. Der Patient muss aufgeklärt werden, wie er das Essen im Mund bewegt, um nicht den Essensbrei in die betroffene Mundhälfte zu schieben anstatt zu schlucken. Das ist vor allem auch wichtig, um eine Aspiration zu vermeiden.

Besteht **Aspirationsgefahr,** ist entscheidend, dass der Patient beim Essen und Trinken keinen Ablenkungen ausgesetzt ist (Fernsehen, Gespräche, Personen, Geräusche im Hintergrund), so dass er sich vollständig auf die Nahrungsaufnahme konzentrieren kann. Pflegende beobachten das Verhalten des Patienten und erkennen Ermüdungserscheinungen. Angehörige und Besucher des Patienten müssen auf die Gefahr der Aspiration hingewiesen und geschult werden, wie sie den Patienten bei der Nahrungsaufnahme unterstützen können.

3. **Blaseninkontinenz** tritt bei vielen Patienten nach einem Schlaganfall auf. In

den meisten Fällen erlangen die Betroffenen ihre Kontinenz wieder. Patienten, die inkontinent bleiben, haben häufig kognitive Defizite; meist liegen dann eine zeitliche Desorientierung, Probleme mit der Erinnerung und der Problemlösung vor. Sie benötigen Kontinenztraining, um eine Besserung zu erreichen. Unterschiedliche Gründe können Anlass für eine Inkontinenz sein: Der Patient

▸ Ist desorientiert
▸ Hat eine Muskelschwäche
▸ Kann sein Bedürfnis nicht mitteilen.

Hilfsmittel

Patienten nach einem Schlaganfall benötigen möglicherweise **Hilfsmittel** zur Kompensation der durch den Schlaganfall verloren gegangenen Fähigkeiten. Hilfsmittel können auch notwendig sein, um den Patienten Sicherheit bei den Verrichtungen zu geben. Infrage kommende Hilfsmittel sind:

▸ Hilfsmittel zur Körperpflege: z.B. Duschstuhl, Badewannenlifter, Anziehhilfen, Greifzangen, Toilettenstuhl, Toilettenerhöhung, Verbrauchshilfsmittel bei Inkontinenz
▸ Im Bereich der Mobilität: z.B. Gehstock, Rollator, Rollstuhl
▸ Für die Ernährung: spezielles Geschirr und Bestecke, beispielsweise mit breiteren Griffen (☞ 12.6.5.2).

Möglicherweise benötigt der Patient auch zu Hause ein Pflegebett mit Bettseitenteilen. Bei Beeinträchtigungen der Sprache ist an spezifische Hilfsmittel der Kommunikation zu denken. Von entscheidender Bedeutung für die Sicherheit des Patienten ist die Verfügbarkeit eines Notrufsystems. Pflegende beraten den Patienten im Rahmen der Entlassungsplanung, welches Hilfsmittel im Rahmen der Pflege erforderlich ist. Sie bitten die entsprechenden Experten (Physiotherapeuten, Ergotherapeuten, Logopäden) hinzu, arbeiten mit Hilfsmittellieferanten zusammen und veranlassen, dass der Patient bei Entlassung die erforderlichen Hilfsmittel zur Verfügung hat.

Bei Patienten, die Leistungen der Pflegeversicherung erhalten, besteht die Möglichkeit, bauliche Veränderungen in der Wohnung vornehmen zu lassen (Türschwellen zu entfernen, Türen zu verbreitern, ein barrierefreies Bad einzurichten).

Bevor das Kontinenztraining (☞ 12.7.1.6) beginnt, müssen die Pflegenden erheben, welche Gründe beim Patienten für die Inkontinenz verantwortlich sind. Inkontinenz kann lebensverändernde Konsequenzen für den Patienten haben, wenn er in eine stationäre pflegerische Einrichtung umziehen muss, *nur* weil durch die Inkontinenz ein eigenständiges Leben zu Hause nicht mehr möglich sein soll.

Um ein möglichst langes Leben in der häuslichen Umgebung zu erreichen, kommt einem frühzeitig beginnenden und intensiven Kontinenztraining eine erhebliche Bedeutung zu.

Das Training muss auch in der häuslichen Situation weitergeführt werden, die räumlichen Gegebenheiten müssen dem Bedarf des Patienten entsprechend geändert werden (z.B. ein Toilettenstuhl nachts neben dem Bett, Verwenden von Inkontinenzeinlagen statt geschlossener Systeme).

4. **Veränderungen der Wahrnehmung** können den Patienten bei den Verrichtungen des täglichen Lebens beeinträchtigen: Das **Sehvermögen** kann beeinträchtigt sein, beispielsweise kann das Sehfeld reduziert sein, er kann „Doppelbilder" sehen, oder die Sehschärfe kann abnehmen. Konsequenz der Einschränkungen ist, dass Patienten ganz oder teilweise die Fähigkeit verlieren, die Verrichtungen des täglichen Lebens durchzuführen.

Pflegende sollten mit dem Patienten Techniken üben, die ihm gestatten, mit diesen Einschränkungen besser umzugehen. So kann das langsame Drehen des Kopfes von links nach rechts oder von oben nach unten ermöglichen, dass das komplette normale Sehfeld vorhanden ist.

Der Aufklärung von Angehörigen kommt eine wichtige Rolle zu. Durch das Aufsetzen einer spezifischen Brille, die entsprechende Einschränkungen simuliert, kann ihnen beispielsweise die Seh-Situation des Patienten plastisch vermittelt werden.

Gefühle und Wahrnehmungen können beeinträchtigt sein, so dass Druck, Temperatur, Schmerz, Berührung nicht oder nur eingeschränkt wahrgenommen werden. Hinzu kommt der nicht selten beeinträchtigte Hautzustand alter Menschen (dünn, trocken) und das Ignorieren der durch den Schlaganfall betroffenen Seite durch den Patienten.

Pflegende fördern die Wahrnehmung, indem sie den Patienten auf die betroffene Seite aufmerksam machen: durch Berühren des betroffenen Arms, das Benutzen von angemessenen Bezeichnungen, die Beschreibung dessen, was sie tun, so dass der Patient es nachvollziehen kann. Das schwache Bein kann durch das stärkere Bein bewegt werden. Liegt beim Patienten eine Apraxie (☞ 33.2.7) vor, kann die Pflegekraft den Patienten durch häufige Hinweise auf die erforderliche „logische" Handlung helfen, die Verrichtungen des täglichen Lebens durchzuführen.

5. Eine **beeinträchtige Sprache und Stimme** sind für den Patienten und seine Angehörigen sehr belastend und frustrierend. Hilfreich ist eine schriftliche Verständigung oder auch die Einbeziehung von Personen, die den Patienten gut kennen und ihn trotz der Einschränkungen verstehen können.

6. **Motorische Einschränkungen** zeigen sich als Schwäche oder Lähmungen einer Körperhälfte (☞ 33.2.4). Ein wichtiger Aspekt pflegerischer Arbeit ist, den Angehörigen die Auswirkungen der Einschränkung zu erklären. Hierzu kann man beispielsweise mit den Angehörigen die Situation simulieren, indem man einen Arm so blockiert, dass er nicht bewegt werden kann. Das vermittelt das Gefühl, wie es ist, das Gleichgewicht nicht halten zu können. Diese Art von Übungen bleibt in Erinnerung und hilft den Angehörigen und Pflegenden, angemessen mit dem Patienten umzugehen und Maßnahmen der Förderung gezielt einzusetzen.

7. **Psychosoziale und emotionale Veränderungen** können auftreten: Der Patient kann sein Erinnerungsvermögen verlieren, lediglich über kurze Phasen von Aufmerksamkeit und ein geringes Urteilsvermögen verfügen oder unfähig sein, Tranferleistungen herzustellen. Er kann nicht in der Lage sein, zu kalkulieren, zu begründen oder abstrakt zu denken. Aufgabe der Pflege ist, dem Patienten Raum und Zeit für Antworten zu geben, Übungen und Spiele durchzuführen, um die Fähigkeiten wieder zu lernen.

Es kann zu emotionalen Schwankungen kommen. Die Patienten sind nicht selten in labiler Verfassung. Die krankheitsbedingten Veränderungen bringen Rollenänderungen mit sich, die den Patienten und Angehörige sehr belasten können.

Pflegerische Entlassungsplanung

Entscheidend für den Erfolg einer Rehabilitation nach Schlaganfall ist die Fortführung der Maßnahmen in der häuslichen Umgebung. Der **pflegerischen Entlassungsplanung** kommt deshalb immer Bedeutung zu.

Die Rehabilitation von Patienten nach Schlaganfall zielt in der Regel auf Erhalt und Sicherung von Selbstständigkeit, Lebensqualität und soziale Integration. Insofern müssen bereits die Maßnahmen der Rehabilitation in der stationären Phase so ausgerichtet sein, dass sie das Lebensumfeld in Rechnung stellen. Der Patient muss lernen, in seinem gewohnten Alltag zurechtzukommen, nicht in der „künstlichen" Situation in der Klinik. Deshalb müssen Settings in den Kliniken aufgebaut werden und für Trainings zur Verfügung stehen (z. B. Küchen mit Küchengeräten), die den Alltag simulieren helfen. Maßnahmen, die zur Wiedererlangung von Funktionen durchgeführt werden, z. B. krankengymnastische Übungen, reichen nicht aus.

Zweitens muss die Rehabilitation zu Hause zielorientiert, abgestimmt und koordiniert weitergeführt werden. Ergebnisse von Untersuchungen haben gezeigt, wie sich die Wirkung der Rehabilitation hinsichtlich der Kompetenzentwicklung in den Verrichtungen des täglichen Lebens nach der Entlassung aus der Rehabilitation nicht aufrechterhalten lässt (12). Hier muss also pflegerische Rehabilitation ansetzen, um mit den Pflegebedürftigen zu trainieren. Die Pflegenden sind oft die einzigen Fachpersonen, die regelmäßig und alltagsnah Kontakt zu den Betroffenen haben. Sie haben die Aufgabe der Information, der Beratung und Vermittlung und der Anleitung von Angehörigen.

Dieser Prozess muss in der stationären Phase beginnen und ambulant fortgesetzt werden. Für die soziale Integration nach der Entlassung aus der Klinik können aber auch verschiedene ehrenamtlich erbrachte Dienstleistungen (Rollstuhlschiebedienste, Angebote der Kirchengemeinden, Nachbarschaftshilfen, interkulturelle Angebote) hilfreich sein. Spaziergänge, Besuche von Seniorenein-richtungen und -angeboten oder die Kontaktvermittlung von Selbsthilfegruppen unterstützen Patienten, auch mit Beeinträchtigungen am Leben teilhaben zu können.

9.5.2 Rehabilitation in der Orthopädie: Hüftgelenks-Totalendoprothese

Pflege nach TEP ☞ 24.7.7, 24.1.3

Situation der Patienten

Patienten nach einer Hüftgelenks-Totalendoprothese sind in der Regel bereits vor der Operation in ihrer Bewegungsfähigkeit eingeschränkt. Eine Ausnahme liegt vor, wenn die Operation aufgrund einer Fraktur, z. B. durch einen Unfall oder einen anderen akuten Prozess, erforderlich wurde.

Häufig sind jedoch Menschen betroffen, die durch chronische, anlagebedingte (Dysplasie) oder chronisch-degenerative Krankheiten (Polyarthritis, Osteoporose) lange Zeit mit (zunehmenden) Beeinträchtigungen leben. Es handelt sich um ältere oder alte Menschen, die sich dann nach einem Sturz oder praktischer Funktionslosigkeit des Gelenks der Operation unterziehen mussten. Die zuvor bestehenden Beeinträchtigungen spielen auch für die Rehabilitation nach der Operation eine Rolle.

Ziel der Rehabilitation

Generelles Ziel der Rehabilitation ist es, die **Beweglichkeit zu verbessern oder wiederherzustellen**, die Muskulatur aufzubauen und Selbstständigkeit im Alltag zu erreichen. Im Vordergrund der Rehabilitation stehen physiotherapeutische Maßnahmen (Verbesserung der Beweglichkeit, Aufbautraining, Kälteanwendungen, Massagen, Elektrotherapie). Rehabilitative Maßnahmen werden als Anschlussheilbehandlung (AHB) durchgeführt. Je nach Erfolg der Maßnahmen ist nach Abschluss der AHB eine ambulante Weiterführung rehabilitativer Maßnahmen erforderlich.

Maßnahmen der pflegerischen Rehabilitation

Die **pflegerische Rehabilitation** richtet sich primär darauf, Selbstständigkeit in den täglichen Verrichtungen zu erreichen. Bei der Patientengruppe, die dies schwerpunktmäßig betrifft, handelt es sich vor allem um alte, chronisch kranke, seit längerem mit beeinträchtigter Beweglichkeit lebende Menschen. Auf der Grundlage einer Erhebung des Bedarfs entwickeln Pflegende eine den Fähigkeiten des Patienten angepasste Planung. Für die Motivation ist möglicherweise eine Planung

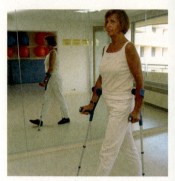

Abb. 9.21: Ziel der Rehabilitation eines Patienten nach TEP ist die Wiederherstellung der Mobilität. [R193]

in „kleinen Schritten" hilfreich, um erreichbare Nahziele als Erfolgserlebnis für den Patienten zu erzielen. Mithilfe von Instrumenten (FIM® ☞ 9.5.1) kann der Erfolg auch transparent dargestellt werden und den Sinn der für den Patienten möglicherweise mit Schmerz und Anstrengung verbundenen Maßnahme nachvollziehbar und akzeptabel machen.

Je nach Bedarf des Patienten gestalten sich die Aufgaben der pflegerischen Rehabilitation unterschiedlich. Pflegende **beobachten** den Patienten in der Klinik bei seinen Bewegungsabläufen und nehmen wahr, wie der Patient zurechtkommt. Sie erläutern die rehabilitativen Maßnahmen und beziehen Therapeuten und/oder Ärzte ein, wenn bei Patienten ein Aufklärungs- und Informationsbedarf zur Krankheit oder den therapeutischen Maßnahmen besteht. Wenn es beispielsweise um die Einschätzung der Belastbarkeit geht, muss der Patient wissen, wie hoch die einzelnen Belastungen sind, die bei den alltäglichen Bewegungen auf die Endoprothese einwirken.

Pflegende erbringen im Rahmen der Rehabilitation **Transferleistungen,** indem sie auf die Durchführung der physiotherapeutischen Maßnahmen achten oder sie im Rahmen der alltäglichen Verrichtungen, z. B. der Körperpflege, umsetzen. Pflegende **erläutern** mögliche Konsequenzen bei bestimmten Abfolgen von Bewegungen und **leiten den Patienten an,** bestimmte Bewegungen durch andere zu ersetzen.

Auch nach der Operation und bei der Rehabilitation können Schmerzen auftreten. Schmerzen wirken sich negativ auf die Motivation, die Teilnahme an der Rehabilitation und die Selbstpflegefähigkeit aus. Ein **Schmerzmanagement** ist deshalb von entscheidender Bedeutung. Die Einschätzung der (subjektiven) Schmerzen sollte durch die Patienten mittels einer Schmerzskala geschehen. Vor allem ältere, chronisch kranke Menschen mit kognitiven Beeinträchtigungen sind nicht mehr in der Lage, ihre Schmerzen zu qualifizieren. Hier ist wichtig, auf Hinweise wie aggressive Reaktionen, andere Verhaltensformen, Widerstand gegen die Maßnahmen, Schlaflosigkeit, Stöhnen oder Ruhelosigkeit zu achten. Sie können Ausdruck von Schmerzen sein (☞ 12.12.12, 15.6).

Rehabilitation im Anschluss an die stationäre Betreuung

Weil diese Patienten seit langem mit Einschränkungen leben, muss der Prozess der Förderung auch in der häuslichen Umgebung oder in der vollstationären Pflegeeinrichtung weitergeführt werden. Enden die rehabilitativen Maßnahmen mit der Entlassung aus der Klinik und werden nicht fortgesetzt, bleibt der Patient in der Gestaltung seines Alltags abhängig von anderen Personen und Hilfe.

Hinzu kommt, dass Patienten möglicherweise nur in kleinen Schritten Fähigkeiten wiedererlangen. Dies macht eine langfristige Planung einer alltagsorientierten Rehabilitation erforderlich, in der es in der häuslichen Umgebung darum geht, neben der Körperpflege und dem Gewinn an Mobilität auch die Bewältigung des Alltags, das Treppensteigen etc. zu trainieren.

Patientenedukation

Im Rahmen von Beratung und Schulung von Patienten und Angehörigen kann es einerseits darum gehen, durch eine Vermittlung von Wissen und die Förderung der Motivation die Einsicht in die Form und die Notwendigkeit der Maßnahmen zu fördern. Andererseits sollte der Einsatz von Hilfsmitteln zur Kompensation frühzeitig besprochen werden, um mit dem Patienten den Gebrauch zu üben und Angehörige einzuweisen.

Entlassungsplanung

Gegenstand der **Entlassungsplanung** ist die Beratung:
▶ Zur Fortführung der rehabilitativen Maßnahmen nach dem Klinikaufenthalt
▶ Zum Charakter des Prozesses, zu einer realistischen Entwicklung und möglichen Beeinträchtigungen

▶ Zum Einsatz von Hilfsmitteln und ggf. Anpassungen im häuslichen Umfeld. Von Bedeutung sind Hilfsmittel zur Ernährung, Körperpflege, Mobilität (z. B. Rollator, Deltarad), zur Gewährleistung von Sicherheit (z. B. Notrufsystem, Nachtlichter) und zur Erleichterung bei der Bewältigung des Alltags (z. B. Toilettenerhöhung). Pflegende beziehen entsprechende Experten ein (z. B. Physiotherapeuten) und sichern die Umsetzung und das Einverständnis.

9.5.3 Rehabilitation in der Pneumologie: Asthma bronchiale

Pflege von Menschen mit Asthma bronchiale ☞ 18.6

Schwerpunkt der Rehabilitation: Patientenedukation

Schwerpunkt pflegerischer Rehabilitation von Patienten mit Asthma bronchiale ist die **Patientenedukation**. Die Versorgung von Patienten mit Asthma bronchiale ist gekennzeichnet durch verbesserte Therapie und Angebote von Schulungen für Patienten. *Defizite bei der Rehabilitation* von Patienten mit Asthma bronchiale werden vor allem im unzureichenden Selbstmanagement und der Compliance der Patienten, aber auch mit der nicht optimalen Ausnutzung der Schulungsangebote offenkundig. Um Wirksamkeit entfalten zu können, muss ein Schulungsprogramm für den Patienten angemessen sein (☞ Kap. 7), es muss sein informiertes Einverständnis finden, der Patient muss konsequent teilnehmen und das Gelernte umsetzen.

Inhalte der Patientenedukation

Patientenedukation betrifft die Information und **Vermittlung von Wissen** hinsichtlich der Faktoren, die Situationen beeinflussen (Rauchen, Qualität der Raumluft) mit dem Ziel, Einsicht und Veränderung von Lebensgewohnheiten zu erreichen. Das betrifft auch die Anwendung von *atemtherapeutischen Maßnahmen* und die *Einnahme von Medikamenten*, beides sollte bei Bedarf auch mit dem Patienten und den Angehörigen geübt werden.

Patienten müssen lernen, mit der Krankheit umzugehen, das heißt, sie müssen Situationen erkennen, die für das Auftreten von Anfällen oder kritischen Situationen auslösend sein können und ler-

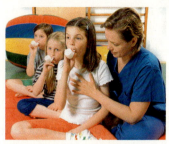

Abb. 9.22: Schulungsprogramm (der Deutschen Atemwegs-Liga) als Teil der Rehabilitation eines asthmakranken Menschen. [W242]

nen, sie zu vermeiden, Mechanismen der Gegensteuerung entwickeln oder wissen, wann sie welcher professionellen Hilfe bedürfen. Dazu müssen Patienten über Wissen und gesundheitsbezogene Kompetenz hinsichtlich der Krankheit und der Versorgung verfügen. Angst und depressive Verstimmungen schränken Aktivitäten und Motivation ein, dies wiederum verstärkt den Rückzug vom aktiven Leben und führt zur Isolation. Hier können Strategien der Bewältigung (☞ 5.5.5) oder auch der Unterstützung durch Selbsthilfegruppen (☞ 9.2.5) hilfreich sein.

Durch Beobachten des Patienten in seinem Tagesablauf können Pflegende Probleme des Patienten erkennen, sein Verhalten einschätzen und dies mit dem Patienten und seinen Angehörigen besprechen. Pflegenden kommt auch die Aufgabe der Koordination zu, indem sie aufgrund ihrer Erhebung und Beobachtung die für den jeweiligen Bedarf erforderlichen Experten in den Rehabilitationsprozess einbeziehen.

Weitere Ziele der Rehabilitation

Neben der Patientenedukation zielt Rehabilitation auch auf die **Linderung der Symptome** und die **Vermeidung von Komplikationen**. Die notwendigen Maßnahmen richten sich nach den Bedürfnissen des Patienten. Grundsätzlich geht es bei der Rehabilitation von Patienten mit Asthma bronchiale um eine **Steigerung**
▶ **Des Wohlbefindens** durch
 – Abbau der Atemnot
 – Steigerung des Selbstvertrauens
 – Absenken des Stellenwerts von Depressionen, Angst und Panik, die begleitend auftreten
 – Die Verhinderung von Schlaflosigkeit

9 Rehabilitation

▸ **Der Aktivitäten**
- In der Wohnung
- Im Umfeld
- Während der Freizeit

▸ **Des Durchhaltevermögens und der Kraft**
- Der oberen Extremitäten

– Der Atemmuskulatur der Funktionen im Alltag
– Durch Selbstversorgung
– Bei der Versorgung des Haushalts, beim Einkaufen
– Bei der Freizeitgestaltung
– Bei der Arbeitsfähigkeit

▸ **Der Selbstkontrolle des Selbstmanagements** bezogen auf
- Die Atemnot
- Die Lebenssituation
- Medikamente
- Die Ernährung
- Die Familie/Partnerschaft.

Literatur und Kontaktadressen

📖 Literaturnachweis

1. Schuntermann, M. F.: Einführung in die ICF. Grundkurs – Übungen – offene Fragen. Ecomed Verlag, Landsberg 2005, S. 27.

2. Deutsches Institut für Medizinische Dokumentation und Information: ICF. Internationale Klassifikation der Funktionsfähigkeit, Behinderung und Gesundheit. WHO, Genf 2005.

3. Schuntermann, M.F.: Einführung in die ICF. Grundkurs – Übungen – offene Fragen. Ecomed Verlag, Landsberg, 2005, S. 33.

4. Sozialgesetzbuch IX, §§ 5, 6, Kap. 4–7. Beck Verlag, München 2006, S. 1100, 1111–1129.

5. Sozialgesetzbuch IX. Beck Verlag, München 2006, S. 1195 f.

6. Dangel, B.; Kolleck, B.; Korporal, J.: Rehabilitation Pflegebedürftiger. Konzept – Umsetzung – Ergebnisse. Elsevier/Urban & Fischer Verlag, München 2005, S. 15.

7. Robert Koch-Institut (Hrsg.): Selbsthilfe im Gesundheitsbereich. Gesundheitsbe-

richterstattung des Bundes, Heft 23. Eigenverlag, Berlin 2004, S. 14.

8. Robert Koch-Institut (in Zusammenarbeit mit dem Statistischen Bundesamt): Gesundheitsberichterstattung des Bundes. Gesundheit in Deutschland. Eigenverlag, Berlin 2006, S. 27.

9. Bundesarbeitsgemeinschaft für Rehabilitation (BAR) (Hrsg.): Empfehlungen zur Neurologischen Rehabilitation von Patienten mit schweren und schwersten Hirnschädigungen in den Phasen B und C vom 2. November 1995. Eigenverlag, Frankfurt 1999, S. 5.

10. Verband Deutscher Rentenversicherungsträger (VDR): Phaseneinteilung in der neurologischen Rehabilitation. Rehabilitation 34/1995, S. 119–127.

11. Biefang, S.; Potthoff, P.; Schliehe, F.: Assessmentverfahren für die Rehabilitation. Hogrefe Verlag, Göttingen 1999.

12. Becker, G.; Kruse, A.; Tronnier, J. et al.: Rehabilitationsverlauf und Nachhaltigkeit – Erste Ergebnisse einer Studie zur Rehabilitation älterer Schlaganfallpatienten. Zeitschrift für Gerontologie und Geriatrie 39 (5)/2006, S. 365–370.

Vertiefende Literatur ☞ 💻

✉ Kontaktadressen

1. Bundesarbeitsgemeinschaft Selbsthilfe von Menschen mit Behinderung und chronischer Erkrankung und ihren Angehörigen e.V. (BAG SELBSTHILFE), Kirchfeldstraße 149, 40215 Düsseldorf, Tel.: 02 11/3 10 06 0, Fax.: 02 11/3 10 06 48, www.bag-selbsthilfe.de

Der Paritätische Wohlfahrtsverband, Oranienburger Str. 13–14, 10178 Berlin, Tel.: 0 30/24 63 60, Fax: 0 30/24 63 61 10, www.paritaet.org

Deutsche Arbeitsgemeinschaft Selbsthilfegruppen e.V. (DAG SHG), c/o Friedrichstraße 28, 35392 Gießen, Tel.: 06 41/9 94 56 12, Fax: 06 41/9 94 56 19, www.dag-selbsthilfegruppen.de

Deutsche Hauptstelle für Suchtfragen e.V. (DHS), Westenwall 4, 59065 Hamm, Tel.: 0 23 81/9 01 50, Fax: 0 23 81/90 15 30, www.dhs.de

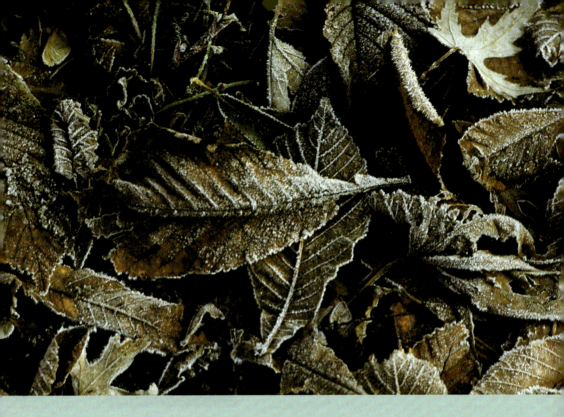

10 Palliativpflege

10.1	Sterben in der Gesellschaft 268	10.4	**Die Rechte des Sterbenden 278**	10.8	**Maßnahmen nach Eintritt des Todes** 286
10.2	**Palliativpflege – Palliativmedizin – Thanatologie** .. 268	10.4.1	Die Frage nach der Wahrheit: Aufklärung 278	10.8.1	Formalitäten 286
10.2.1	Die Hospizbewegung 268	10.4.2	Der letzte Wille: Patientenverfügung und Testament 280	10.8.2	Versorgung des Toten 286
10.3	**Sterbebegleitung** 269	10.5	**Ethische Konflikte am Ende des Lebens** 281	10.8.3	Umgang mit den Angehörigen 287
10.3.1	Bedingungen des Sterbeprozesses 270			10.8.4	Religiöse Gebräuche bei der Versorgung von Toten 288
10.3.2	Maßnahmen bei körperlichen Beschwerden 271	10.6	**Der Pflegende als Sterbebegleiter** 283	10.9	**Trauer: Abschied und Anfang** 289
10.3.3	Umgang mit den Bedürfnissen und Gefühlen des Sterbenden 272	10.6.1	Was soll der Sterbebegleiter mitbringen? 283	10.9.1	Trauern und Weiterleben 289
10.3.4	Fürsorge in den letzten Stunden 274	10.6.2	Was können Sterbebegleiter lernen? 283	10.9.2	Traueraufgaben 290
				10.9.3	Hilfe für Trauernde 292
10.3.5	Umgang mit den religiösen Bedürfnissen des Sterbenden 275	10.6.3	Wie kann sich der Sterbebegleiter schützen? 284	10.9.4	Trauer nach dem Verlust eines Kindes 294
10.3.6	Sterbebegleitung bei Kindern 277	10.7	**Wann ist der Mensch tot?** 285	10.9.5	Trauer nach Tod durch Suizid 295
					Literatur und Kontaktadressen 296

10 Palliativpflege

Fallbeispiel ☞ 💻
Warum muss der Mensch sterben? – Biologische Grundlagen von Sterben und Tod ☞ 5.7.1
Der Weg zum Tod – Sterbephasen ☞ 5.7.2

10.1 Sterben in der Gesellschaft

Der Umgang mit Sterben und Tod ist in der modernen westeuropäischen Gesellschaft für viele Menschen schwierig geworden. Beides wird meist verdrängt und tabuisiert: Kranke und Sterbende werden häufig in Institutionen unter Ausschluss der Öffentlichkeit betreut. Nur die relativ kleine Gruppe der medizinischen Helfer übernimmt in dieser Phase die Verantwortung für ein humanes Sterben, an dem Familie, Seelsorger, Freunde und Nachbarn oft keinen Anteil mehr haben. Tatsächlich sind Krankenhäuser und Altenheime in unserer Gesellschaft die Orte, an denen die meisten Menschen (etwa 80 %) sterben.

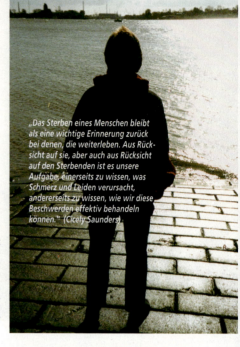

„Das Sterben eines Menschen bleibt als eine wichtige Erinnerung zurück bei denen, die weiterleben. Aus Rücksicht auf sie, aber auch aus Rücksicht auf den Sterbenden ist es unsere Aufgabe, einerseits zu wissen, was Schmerz und Leiden verursacht, andererseits zu wissen, wie wir diese Beschwerden effektiv behandeln können." (Cicely Saunders)

Abb. 10.1: Sterben und Tod ist die letzte große Herausforderung und Krise eines Menschen. Aufgabe und Verantwortung der Sterbebegleiter ist, dem Sterbenden ein würdiges Lebensende zu bereiten und die Angehörigen in ihrer Trauer zu unterstützen [K113].

10.2 Palliativpflege – Palliativmedizin – Thanatologie

Palliativpflege: Die wirksame, ganzheitliche Pflege von Patienten, deren Krankheit nicht mehr kurativ behandelbar ist. Dabei stehen die erfolgreiche Behandlung der Schmerzen und weiterer Symptome sowie die Hilfe bei psychologischen, sozialen und seelsorgerischen Problemen an erster Stelle. Das Ziel von Palliativpflege ist, die bestmögliche Lebensqualität für Patienten und deren Familien zu erreichen. (nach: Definition der WHO, 1990)

Palliativmedizin: Medizinisches Fachgebiet, das sich im Gegensatz zur kurativen Medizin nicht mit der Beseitigung einer Krankheit, sondern mit der Linderung von Beschwerden bei unheilbaren Krankheiten befasst.

Thanatologie: Wissenschaft, die sich mit den Problemen des Sterbens und des Todes befasst. Sie liefert eher Gedanken, Ideen und Theorien als gesicherte Ergebnisse. Interdisziplinäres Forschungsgebiet, auf dem Philosophen, Theologen, Psychologen, Ethnologen, Soziologen, Mediziner und Pflegewissenschaftler tätig sind.

10.2.1 Die Hospizbewegung

Geschichte

Hospize waren in der Frühzeit des Christentums und im Mittelalter Herbergen für Reisende. Heute steht der Begriff Hospiz für die umfassende und ganzheitliche Begleitung eines unheilbar Kranken in der Endphase seines Lebens. Die moderne **Hospizbewegung** wurde von *Cicely Saunders* begründet. Beeindruckt von ihren Erfahrungen über das Sterben im Krankenhaus, begann sie schon als junge Krankenschwester über einen besseren Ort für sterbende Menschen nachzudenken. Nachdem sie zusätzliche Ausbildungen als Sozialarbeiterin und Ärztin absolviert hatte, gründete sie 1967 das St. Christopher's Hospice in London, dessen Namen bald in der ganzen Welt bekannt wurde. Dort wurden und werden nicht nur die Prinzipien der Hospizbewegung gelebt und gelehrt, sondern auch entscheidende Forschungsarbeiten im Bereich der Palliativpflege und -therapie geleistet.

Die Hospizbewegung in Deutschland ist vergleichsweise jung. Die Akzeptanz dieser Einrichtung war ein langer Prozess. Das erste deutsche Hospiz wurde 1986 in Aachen gegründet. Oktober 2002 gab es bereits 102 stationäre Hospize, 77 Palliativstationen und 1156 ambulante Hospizdienste, die vorwiegend von rund 40 000 ehrenamtlichen Helfern getragen werden. Seit Januar 2002 wird die ehrenamtliche Sterbebegleitung im Rahmen ambulanter Hospizdienste durch die Krankenkassen bezuschusst.

Trotz dieser positiven Entwicklungen stehen in Deutschland immer noch nicht ausreichend viele stationäre Palliativbetten zur Verfügung. Viele sterbende alte Menschen erhalten deshalb keine angemessene Versorgung in einem Hospiz.

> Zahlreiche der in diesem Kapitel dargestellten Erkenntnisse und Ideen wurden durch die Hospizbewegung erarbeitet.

Ziele der Hospizbewegung

Viele Menschen glauben, das Wort Hospiz bezeichne ein „Sterbehaus". Tatsächlich ist damit jedoch nicht ein Gebäude, sondern die **Hospizbewegung** gemeint, die es sich zum Ziel gesetzt hat, Sterbenden bis zuletzt ein menschenwürdiges Leben in der Gemeinschaft zu ermöglichen. Um dieses Ziel zu erreichen, gibt es Hospize in verschiedenen Organisationsformen. Zum Hospizkonzept gehören:

- Die ganzheitliche und liebevolle mitmenschliche Betreuung des Sterbenden *und* seiner Angehörigen
- Die optimale medizinische Linderung körperlicher Symptome, insbesondere die Schmerzbekämpfung
- Die Fürsorge durch ein interdisziplinäres Team aus professionellen (Pflegende, Ärzte, Diätassistenten, Psychotherapeuten, Physio- und Ergotherapeuten, Seelsorger und Sozialarbeiter) sowie freiwilligen Helfern
- Die Kontinuität der Betreuung auch im ambulanten Bereich mit Sicherstellung der Betreuung über 24 Std.
- Die Aufnahme von Sterbenden ins Hospiz unabhängig von der Regelung der Kostenfrage
- Die Kooperation mit bestehenden Institutionen und Diensten – statt Konkurrenzkampf
- Die Begleitung der Trauernden.

Herberge auf dem Weg: Hospize für Kinder

> **Todesursachen bei Kindern**
> Im Jahre 2005 starben in Deutschland etwa 4200 Kinder im Alter bis zu 15 Jahren. Mehr als die Hälfte dieser Kinder starb im Säuglingsalter an den Folgen von Frühgeburtlichkeit, Geburtskomplikationen oder Fehlbildungen. Etwa 300 Kinder waren Opfer einer malignen Krebserkrankung. Unfälle, insbesondere Verkehrsunfälle, sind etwa 280 Mal als Todesursache genannt. Außerdem weist die Statistik fast 300 Fälle von plötzlichem Kindstod aus. (📖 1)

Etwa 15 000 Kinder und Jugendliche in Deutschland leben mit einer lebenslimitierenden Krankheit. 1998 wurde in Olpe als erste stationäre Einrichtung das Kinderhospiz Balthasar – ein „Ort von Leben und Lachen, Sterben und Trauern" – eröffnet. Inzwischen gibt es mehrere stationäre und ambulante Kinderhospize in verschiedenen Teilen Deutschlands. Kinderhospize bieten Kindern mit begrenzter Lebenserwartung und ihren Familien kürzere Aufenthalte („Pflegeurlaub") an, während derer sich Patient und Familie erholen und Begleitung durch andere erhalten können. Symptome, deren Linderung in der häuslichen Betreuung nicht gelungen ist, werden behandelt und die Therapie für zuhause neu geplant. Auch die Geschwister, für die es sonst wenige Hilfsangebote gibt, werden besonders betreut. Die Begegnung mit anderen Familien in ähnlicher Situation kann hilfreich sein. (✉ 1)

Viele Familien möchten, dass ihr Kind zuhause sterben kann, und werden dabei durch das Hospiz unterstützt. Es ist aber auch möglich, dass ein Kind zum Sterben ins Hospiz aufgenommen wird.

Die Familien werden über den Tod des Kindes hinaus begleitet. So gibt es beispielsweise im Kinderhospiz Balthasar einen Abschiedsbereich, in dem die Familien bis zur Beerdigung des Kindes wohnen können. Dieser Bereich steht – dem Hospizkonzept entsprechend – Familien auch dann zur Verfügung, wenn ihr Kind außerhalb des Hospizes gestorben ist.

Auch Kinderstationen, besonders kinderonkologische Stationen, versuchen zum Teil, durch besondere Konzepte eine palliative ambulante Versorgung ihrer Patienten zu ermöglichen.

Hospiz und Sterbehilfe

Die Hospizbewegung lehnt „aktive" Sterbehilfe ab, aber auch die künstliche Verlängerung des Sterbeprozesses durch medizinische „Überversorgung". Alle Maßnahmen richten sich darauf, die Lebensqualität des Sterbenden zu verbessern.

Einrichtungen, Organisationen und Fortbildungen

Ambulante Hospizdienste betreuen Sterbende in ihrer häuslichen Umgebung. **Stationäre Hospize,** bei denen auch eine *teilstationäre Pflege* möglich ist, stehen in der Regel nicht unter ärztlicher Leitung, sondern werden von niedergelassenen Ärzten mitversorgt. Der Schwerpunkt liegt auf symptomorientierter Pflege. **Palliativstationen** sind dagegen an eine Klinik angeschlossen und verfügen deshalb über alle medizinischen Ressourcen dieser Klinik.

Allen Einrichtungen gemeinsam ist das Ziel, den kranken Menschen in einem weit fortgeschrittenen Stadium der unheilbaren Krankheit die größtmögliche Lebensqualität zu bieten.

Im Sinne der Hospizbewegung sind in Deutschland die Organisationen „Mit dem Sterben leben e.V." (OMEGA), „Internationale Gesellschaft für Sterbegleitung und Lebensbeistand" (IGSL), „Bundesarbeitsgemeinschaft Hospiz zur Förderung von stationären Hospizen, ambulanten Hospizen und Palliativmedizin e.V." sowie die „Deutsche Gesellschaft für Palliativmedizin e.V." (DGP) tätig, die u. a. Fortbildungen für Sterbebegleiter anbieten. Spezielle Kurse für die Palliativ- und Hospizpflege bietet z. B. die Dr. Mildred Scheel-Akademie der Universität Köln an. (✉ 2)

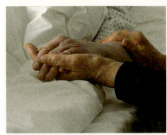

Abb. 10.2: Die Wünsche der Sterbenden stehen im Mittelpunkt der Hospizarbeit, insbesondere wird versucht, das Sterben zuhause zu ermöglichen. Tragende Bedeutung haben dabei die freiwilligen Helfer, die nicht als untergeordnete Hilfskräfte betrachtet, sondern als echte Partner geachtet werden. [K115]

10.3 Sterbebegleitung

Etwa 3% der ins Krankenhaus aufgenommenen Patienten sterben dort. Pflegende sind in ihrem Berufsalltag also mit Kranken konfrontiert, deren Prognose ungewiss oder infaust (*lat.:* ungünstig, *hier*: zum Tode führend) ist. Sterbende wecken bei Pflegenden und Ärzten oft tief verwurzelte Ängste, die einer angemessenen Versorgung im Weg stehen. Konzentrierte, bewusst erlebt und gestaltete Sterbebegleitung kann helfen, diesen Ängsten zu begegnen. Dabei sollten die Mitarbeiter sich weder falschen Hoffnungen für den Patienten hingeben noch der Begegnung mit dem Patienten ausweichen.

> Im Vordergrund der pflegerischen und medizinischen Betreuung Sterbender steht das Recht auf einen friedvollen, schmerzfreien und würdevollen Tod.

Die Lebensumstände der Sterbenden sind so zu gestalten, dass sie möglichst angenehm sind. Dabei bestimmt die Sterbenden, was „Annehmlichkeit" für sie bedeutet.

10 Palliativpflege

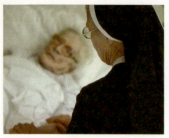

Abb. 10.3: Menschliche Nähe und Begleitung kennzeichnen die Hospizarbeit. [K115]

Lebensverlängerung

Lebensverlängerung kann ein Ziel der Betreuung Sterbender sein, ist aber nicht Ziel um jeden Preis. Gewonnene Zeit ist dann sinnvoll, wenn die Patienten sie selber planen und entsprechend nutzen können, z. B. um noch schöne Tage und Wochen zu verbringen und anstehende Probleme zu bewältigen. Gerade weil die Zukunft der Patienten überschaubar geworden ist, sollte die Zeit nicht von anderen verplant werden.

> Therapeutische und pflegerische Maßnahmen werden nicht daran gemessen, ob sie den Zeitpunkt des Todes hinausschieben, sondern welche Lebensqualität sie den Sterbenden ermöglichen. Jede Maßnahme wird auf ihre Notwendigkeit geprüft, um die Sterbenden nicht unnötig zu stören.

10.3.1 Bedingungen des Sterbeprozesses

Die *Situation Sterbender* ist sehr unterschiedlich. Der eine Patient befindet sich beispielsweise im Frühstadium einer unheilbaren Krankheit, von der er noch fast nichts bemerkt, der andere dagegen ist in jeder Beziehung auf die Hilfe der Pflegenden angewiesen.

Die Patienten schwanken zwischen Schock und Akzeptanz. Daher ist Sterbebegleitung für jeden einzelnen Menschen individuell zu gestalten.

Fürsorgliche Gemeinschaft

Nach den Grundlagen der Hospizidee bilden die betroffene Familie, das professionelle Team sowie die freiwilligen Helfer in der Begleitung sterbender Menschen eine *fürsorgliche Gemeinschaft*. Der Aufbau und die Unterstützung einer solchen Gemeinschaft ist eine wichtige Aufgabe der Pflegenden. Dieses Netzwerk von Menschen, die jeweils einen ganz eigenen Zugang zum Thema Sterben mitbringen, kann die Begleitung eines Sterbenden umfassender gewährleisten als ein reines Pflegeteam, das (auch) in seinen zeitlichen Ressourcen begrenzt ist.

Sterben als letzte Krise

Pflegende als „Krisenmanager" ☞ 5.4.6
Sterben ist wie die Geburt Teil des Lebens und als *letzte Krise* im menschlichen Leben anzusehen. Wie jede menschliche Krise kann die Auseinandersetzung mit dem nahenden Tod Anlass für eine Sinnsuche und für eine innere Weiterentwicklung (Reifung) des Betroffenen sein.

> In der Betreuung Sterbender darf das Bewusstsein des Todes nicht verdrängt werden. Es darf allerdings auch nicht zu hektischer Aktivität führen, denn es gibt kein „Programm" psychischer Entwicklung, das bis zum Eintritt des Todes „abgespult" werden müsste.

Kontinuität zwischen Sterbenden und Helfern

Bezugspflege ☞ 3.3.3
Sterbende sind oft von ihrer Umgebung abhängig. Damit zwischen Pflegenden und Sterbenden eine Vertrauensbasis entstehen kann, pflegen nach Möglichkeit immer dieselben Mitarbeiter einen Patienten. Nur konstante Bezugspersonen haben die Chance, etwas von der Weltanschauung, von der Art, wie der Sterbende mit Problemen umgeht, von seinen Ängsten und Hoffnungen zu erfahren. Das ist aber die Voraussetzung dafür, den Sterbenden zu verstehen und entsprechend seinen Bedürfnissen zu pflegen.

Einbeziehung der Angehörigen

Zu den Aufgaben der Sterbebegleiter gehört auch das Verhindern des *„sozialen Todes"*, bei dem der Kontakt zwischen den Sterbenden und ihren Freunden und Verwandten abbricht. Die Pflegenden unterstützen daher jede Begegnung zwischen den Patienten und den Menschen ihres sozialen Umfeldes, z. B. durch den Abbau restriktiver Besuchsregelungen. Die Pflegenden haben auch für die Sorgen der Angehörigen ein offenes Ohr.

Wichtig ist aber auch, dass Pflegende ihre Grenzen beachten und z. B. keine Gesprächskontakte anbieten, denen sie aus zeitlichen Gründen in der Folge nicht gerecht werden können.

Viele Menschen möchten zuhause sterben. Wenn es die Angehörigen und der Sterbende wünschen, sollte eine Verlegung nach Hause angestrebt werden. Pflegende können diesen Schritt unterstützen, indem sie Ängste bezüglich Versorgung der Kranken abbauen und auf mögliche Hilfen wie ambulante Hospizdienste und Krankenpflege hinweisen. Der Sozialdienst des Krankenhauses unterstützt die Familie bei der Organisation und bei Klärung der Kostenfragen.

Wird ein Sterbender nicht daheim versorgt, leiden die Angehörige oft unter Schuldgefühlen. Pflegende können ihnen in dieser Situation helfen, indem sie einerseits über die Notwendigkeit professioneller Pflege für den Sterbenden informieren und die Familie dadurch entlasten. Andererseits werden die Angehörigen soweit wie möglich bei Begleitung und Betreuung des Sterbenden unterstützt, so dass diese auch im Krankenhaus ihren Platz im Sterbeprozess finden können. Die Pflegenden geben dafür ihr Wissen an die Angehörigen weiter und zeigen ihnen, wie sie den Sterbenden pflegen und mit ihm in Kontakt bleiben können.

Hilfe für begleitende Kinder

Besonders schwierig zu realisieren sind Hilfen für Kinder, die vom Sterben eines Angehörigen betroffen sind. Je nach Entwicklungsstand des Kindes versteht es Sterben anders als Erwachsene und verarbeitet darum die Situation in einer Weise, die für Erwachsene zunächst nicht direkt verständlich ist. Es kann sich in der Phase „magischen Denkens" selbst für die Krankheit verantwortlich fühlen, weil es dem Betroffenen früher z. B. einmal etwas „Böses" gewünscht hat.

Je hilfloser das Kind sich fühlt und je hilfloser es tatsächlich ist, umso schwerer fällt es ihm, den Sterbeprozess zu verarbeiten. Darum sollte das Kind in seinen Möglichkeiten zum Helfen ermutigt werden, z. B. indem es Erledigungen (z. B. das Holen einer Blumenvase) übernimmt, die Stirn des Kranken abwischt, ihn zudeckt, eine Kerze anzündet oder Ähnliches.

Geschenke, z. B. selbstgemalte Bilder und Bastelarbeiten, haben für Kinder oft große symbolische Bedeutung.

Die Pflegenden zeigen dem Kind, dass sie es wahrnehmen: „Wir sehen, wie viel Rücksicht du auf deinen Bruder nimmst … du bist sehr geduldig gewesen … du konntest gut nachgeben …" und entlasten

10.3 Sterbebegleitung

es in Krisen: „Jeder wird mal wütend ... heute hat deine Schwester aber richtig schlechte Laune ..." Wichtig sind außerdem angemessene Informationen, z. B. „Deine Schwester muss jetzt sehr viel schlafen, aber sie kann im Schlaf deine Blumen riechen."

> Das Kind soll sich bei der Begleitung eines sterbenden Angehörigen als wertvoll erleben.

Einbeziehung freiwilliger Helfer

Freiwillige Helfer bringen neben der Zeit, die sie zu opfern bereit sind, oft sehr viel Lebens- und Sterbenserfahrung in die Betreuung mit. Es ist wichtig, sie nicht als Konkurrenten wahrzunehmen: Obwohl Pflegende die Begleitung Sterbender als wesentliche Aufgabe verstehen, sind sie in der praktischen Umsetzung oft durch hohe Arbeitsbelastung behindert. Hier kann die Aufgabenteilung im fürsorglichen Team entlastend wirken.

Bewältigung von Alltagsproblemen, die dem Sterbenden Sorgen bereiten

Häufig sorgt sich der Sterbende um die Zukunft seiner Familie, besonders um die finanzielle Absicherung. Gelegentlich möchte er noch seine Wohnung oder sein Auto verkaufen oder ein Testament machen (☞ 10.4.2). Je nachdem, welche Hilfe der Patient braucht, wird der Kontakt zum *Sozialdienst* hergestellt. Einige Patienten beruhigt es zum Beispiel, noch einmal alle ihre Dokumente zu sichten.

10.3.2 Maßnahmen bei körperlichen Beschwerden

Das lateinische Wort „pallatium" bedeutet Mantel. Die **palliative Pflege** kann man sich bildlich als Mantel vorstellen, in den man den Sterbenden hüllt, um ihm Wärme, Schutz und Sicherheit zu geben.

> Jede pflegerische Handlung wird durch liebevolle Einfühlung bedeutungsvoll und hilft dem Pflegenden, dem Sterbenden nahezukommen.

Zusammen mit den Ärzten sorgen Pflegende für das größtmögliche körperliche Wohlbefinden des Sterbenden.

Bei sterbenden Patienten treten häufig komplexe Probleme auf: Zum Fortschreiten der Grunderkrankung gesellen sich

oft Infektionen und Beeinträchtigungen verschiedener Organfunktionen. Die häufigsten Beschwerden sind:

▶ Schmerz (☞ unten, 12.12, 15.6)
▶ Schwäche (☞ unten)
▶ Appetitlosigkeit und Anorexie (☞ unten und 12.6.4.4)
▶ Obstipation (☞ 12.7.2.4 und 19.2.6)
▶ Übelkeit und Erbrechen (☞ unten und 12.6.4.4, 19.2.1)
▶ Schmerzender Mund und Schluckbeschwerden (12.5.2.4, 19.2.2)
▶ Atemnot (12.2.4.1, 18.2.1)
▶ Husten (12.2.4.8, 18.2.3)
▶ Schlafstörungen (☞ unten und 12.10.4)
▶ Verwirrtheit (☞ 12.11.3.3, 34.13)
▶ Exulzerierende Wunden.

Der Arzt bemüht sich, die Ursache der Beschwerden aufzuklären. Dabei belastet er den Patienten aber nicht durch aufwändige technische Maßnahmen, sondern stützt sich schwerpunktmäßig auf die körperliche Untersuchung und die Krankengeschichte. Manchmal gibt auch der Erfolg einer Maßnahme einen Hinweis auf die Ursache.

> Die körperlichen Beschwerden zu lindern ist ein wesentlicher Bestandteil der Betreuung Sterbender. Die Maßnahmen zur Diagnostik und Behandlung dürfen den Sterbenden nicht stärker belasten als die Beschwerden selbst.

Schmerz

Fortgeschrittene Erkrankungen gehen oft mit starken **Schmerzen** einher, und viele Sterbende haben Angst vor einem schmerzhaften und qualvollen Tod. Schmerzen können in der Regel jedoch durch eine konsequente Schmerztherapie (☞ 5.6) ausgeschaltet oder zumindest auf ein erträgliches Maß reduziert werden.

Da tödliche Erkrankungen ihrem Wesen nach voranschreiten, ist es eine essentielle Aufgabe des betreuenden Teams, die Effektivität der Maßnahmen regelmäßig zu überprüfen und ggf. die Dosis der Schmerzmittel entsprechend zu steigern.

Schwäche

Körperliche **Schwäche** bei Sterbenden hat meist mehrere Ursachen, etwa eine Anämie plus Elektrolytstörungen plus beginnende Pneumonie. Entsprechend reicht die Bekämpfung einer (Teil-)Ursache nicht aus, und die Therapie muss an mehreren Punkten gleichzeitig ansetzen.

Ist die Ursache für die Schwäche nicht bekannt oder eine kausale Therapie dem Patienten nicht mehr zuzumuten, verspricht die Gabe eines *Glukokortikoids* (☞ 21.13) als unspezifisches Behandlungsmittel Erfolg. Dieses steigert nicht nur das allgemeine Wohlbefinden, sondern meist auch den Appetit des Sterbenden.

Daneben stellen *Physiotherapie* und *aktivierende Pflege* die natürlichen Behandlungsmöglichkeiten von Schwäche dar. Zusätzlich signalisiert ihre Anwendung dem Patienten, dass man ihm zutraut, aktiv zu bleiben, und dass man ihn nicht „aufgegeben" hat.

Letztlich ist ein Kräfteverlust bei Sterbenden aber auch durch beste Behandlung und Pflege nicht zu vermeiden. Es ist notwendig, diese Tatsache zu akzeptieren und den Tagesablauf des Patienten den jeweils neuen Bedingungen anzupassen: Es erfordert viel Kreativität, Beschäftigungen zu entdecken, die auch in diesem Stadium des Lebens noch Freude bereiten.

Appetitlosigkeit und Anorexie

Appetitlosigkeit und **Anorexie** werden manchmal durch Faktoren verursacht, die kausal oder symptomatisch behandelt werden können, z. B. Übelkeit und Obstipation. Ansonsten stellen *Glukokortikoide* die einzige wirksame medikamentöse Behandlungsmöglichkeit dar.

Übelkeit und Erbrechen

Übelkeit und **Erbrechen** können durch viele Ursachen bedingt sein, unter anderem durch die Einnahme von Opioiden (☞ 15.6.2). Zwar sollte man nach Möglichkeit immer die auslösenden Medikamente absetzen, jedoch ist dies bei Opioiden selten möglich und in der Regel auch nicht notwendig, da die opioidinduzierte Übelkeit durch zusätzliche Gabe von *Antiemetika* (den Brechreiz unterdrückende Mittel) behoben werden kann. Erhält der Patient Prostaglandinsynthesehemmer gegen Schmerzen (z. B. Azetylsalizylsäure), sollte er sie zusammen mit den Mahlzeiten einnehmen.

Bei *psychogenem Erbrechen* bemüht man sich in erster Linie um Angstabbau durch Gespräche und Informationen. In schweren Fällen sind angstlösende Medikamente (☞ 34.3.4) notwendig.

Schlafstörungen

Die körperlichen und seelischen Ursachen der Schlaflosigkeit bei Sterbenden sind vielfältig. Alle körperlichen Symp-

271

tome können **Schlafstörungen** zur Folge haben, so dass ihre Behandlung auch den Schlaf verbessern kann.

Viele Kranke können nicht schlafen, weil sie befürchten, im Schlaf zu sterben. Vorsichtiges Nachfragen („Haben Sie vor irgendetwas Angst?", „Was beunruhigt Sie beim Einschlafen?") kann solche Ängste aufdecken, die dann durch Gespräche und evtl. Psychopharmaka verringert werden können.

Die Patienten nehmen natürlich auch die noch nicht geklärten Fragen und Probleme, die sich aus ihrer Erkrankung und aus dem nahenden Todes ergeben, mit in die Nacht. Schlafstörungen sind daher verständlich.

Können die Schlafstörungen auch durch die in 12.10.5 dargestellten Maßnahmen nicht ausreichend gebessert werden, eignen sich als medikamentöse Hilfe:
- Eine Verdoppelung der Opioiddosis bei opioidbehandelten Patienten zur Einschlafzeit
- Ein Beruhigungsmittel wie Diazepam (z. B. Valium®), Triazolam (z. B. Halcion®) oder Oxazepam (z. B. Adumbran®) oder bei älteren Patienten Chloralhydrat (z. B. Chloraldurat®) zur Nacht
- Ein dämpfendes Antidepressivum.

Exulzerierende Wunden

Exulzerierende Wunden, z. B. durch aufbrechende Metastasen, können zu starker Geruchsbelästigung und Ekelgefühlen beim Patienten führen. Bei der Versorgung können Chlorophyllverbände oder Kohlekompressen eingesetzt werden, bei den häufigen bakteriellen Superinfektionen ist möglicherweise eine lokale Antibiotikatherapie gegen anaerobe Keime sinnvoll. Während des Verbandwechsels können die Pflegenden dem Patienten z. B. ein parfümiertes Tuch oder einen anderen duftenden Gegenstand anbieten, um üble Gerüche zu überdecken. Anschließend ist das Zimmer zu lüften.

> Wenn starke Blutungen aus der Wunde möglich sind, bereiten Pflegende die Angehörigen sowie die Patienten selbst auf die Situation vor.

Weitere pflegerische Maßnahmen

Abgesehen von den genannten Symptomen leiden Sterbende oft unter **Müdigkeit**, die als Ausdruck schwindender Lebenskraft verstanden werden kann. Daher planen Pflegende ausreichende Schlaf- und Ruhezeiten und vermeiden Störungen.

Außerdem kann es bei Sterbenden in der letzten Phase zu einer **Dehydratation** kommen. Die parenterale Infusionsbehandlung kann zwar die Austrocknung des Mundes und Durstgefühle verhindern, gleichzeitig aber belastende Symptome wie Erbrechen, Atemnot und Erstickungsgefühl, periphere Ödeme, Aszites und Tumorschwellung verstärken. Der nahende Tod wird durch eine Infusionsbehandlung möglicherweise gegen den Wunsch des Sterbenden hinausgezögert. Eine liegende Infusion erschwert außerdem den engen Kontakt zwischen Sterbenden und Angehörigen.

Das gefürchtete Austrocknen der Schleimhäute lässt sich durch **intensive Mundpflege** vermeiden. Sie lindert auch das Durstgefühl, falls ein Sterbender nicht mehr trinken kann. Zusätzlich können Pflegende die Haut des Sterbenden sanft befeuchten, so dass sie noch etwas zusätzliche Flüssigkeit aufnimmt. Auch die Atemluft lässt sich anfeuchten.

Eventuell ist es notwendig, die Zahnprothese zu entfernen, um Druckstellen zu vermeiden.

Bewegt ein Sterbender seine Lider nicht mehr, geben Pflegende regelmäßig Augentropfen.

Da ein sterbender Patient meist nicht in der Lage ist, eine ausreichende Körpertemperatur aufrecht zu erhalten, unterstützen Pflegende ihn mit Wärmflaschen, Bettsocken, eventuell auch durch warme Teilbäder oder warme Getränke.

Schwitzen Sterbende, helfen Waschungen und Einreibungen mit erfrischenden Duftstoffen, die der Patient mag, z. B. mit Orangen- oder Lavendelextrakten. Nicht selten erhält eine Waschung eine starke symbolische Bedeutung: Wasser ist ein Zeichen für körperliche und geistige Reinheit und für einen Neuanfang.

> Die Beschwerden Sterbender zu lindern, fordert Kreativität und Engagement des gesamten therapeutischen Teams. Die medikamentöse Therapie allein reicht für eine umfassende Sterbebegleitung nicht aus. Vielmehr ist es notwendig, dass Medikation, psychosoziale Betreuung und die Suche nach alternativen Maßnahmen harmonisch zusammenspielen.

10.3.3 Umgang mit den Bedürfnissen und Gefühlen des Sterbenden

Selbstbestimmung und Hilflosigkeit

Die **Selbstbestimmung** des Sterbenden ist so lange wie möglich aufrechtzuerhalten. Schwierig wird dies besonders bei Sterbenden, die sich nicht mehr äußern (können). Hier können die Pflegenden nach nonverbalen Mitteilungen suchen, z. B. nach einem Herabziehen der Mundwinkel als Zeichen des Missfallens, „glänzenden Augen" als Zeichen der Freude oder einer Verkrampfung des ganzen Körpers als Zeichen von Schmerz. Bemerken sie diese oder ähnliche Zeichen, gehen sie unter allen Umständen adäquat darauf ein.

Sterbende haben ebenso wie andere Menschen das Bedürfnis, gepflegt zu erscheinen, und werden daher auf Wunsch beim Frisieren oder Schminken unterstützt. Nach Möglichkeit tragen sie ihre eigene Bekleidung.

Selbstbestimmung bedeutet auch, dass der Sterbende seine Eigenarten bewahren kann und Pflegende diesbezügliche Vorstellungen akzeptieren. Hat sich der Sterbende Gedanken über die Gestaltung seiner letzten Stunden gemacht, ist es eine Selbstverständlichkeit, die Wünsche umzusetzen.

> Wenn der Patient sich nicht als hilflos und seiner Umgebung ausgeliefert erlebt, bleibt sein Selbstwertgefühl erhalten. Dies bewahrt ihn vor unkontrollierbarer Angst und Ohnmachtsgefühlen, die zu Handlungsunfähigkeit und noch stärkerer Hilflosigkeit führen würden.

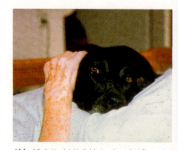

Abb. 10.4: Nach Möglichkeit gehen die Pflegenden auf Sonderwünsche der Sterbenden ein, z. B. wird eine Begegnung mit dem geliebten Haustier auf dem Klinikgelände arrangiert. [N308]

Was tun, wenn der Sterbende „nein" sagt?

Ein großes Problem entsteht, wenn sich die Maßnahmen zum Erreichen eines Pflegezieles (z. B. „Herr X. bekommt keinen Dekubitus") nicht mit den Wünschen des Patienten decken, der beispielsweise nicht auf der Seite gelagert werden möchte. Diese „Weglasswünsche" betreffen häufig die Nahrungs- oder Flüssigkeitszufuhr, die Körperpflege oder eben die Lagerung zur Dekubitusprophylaxe. Hier müssen die Pflegenden besonders sensibel sein und nach den Hintergründen für die „Verweigerung" suchen:

▶ Möchte der Patient bald sterben und hat den Eindruck, dass die Maßnahmen sein Leben nur (unnötig) verlängern, und lehnt sie deshalb ab?
▶ Hat er starke Schmerzen dabei und traut sich nicht, dies zu äußern?
▶ Versteht er nicht, welchem Zweck die Maßnahme dient?
▶ Möchte er, dass seine Angehörigen in die Pflege einbezogen werden, wenn dies noch nicht der Fall sein sollte?

Haben die Pflegenden den Hintergrund für die Verweigerung aufgespürt, werden sie entsprechend handeln: Den Patienten über den Sinn der Maßnahmen informieren (die nicht unbedingt der Lebensverlängerung, sondern der Erhöhung der Lebensqualität dienen), ihn ggf. vorsichtiger umlagern oder ihm vorher ein Schmerzmittel verabreichen und seine Angehörigen ggf. in die Pflege einbeziehen. Verweigert der Patient die Maßnahmen trotzdem, schätzen die Pflegenden – je nach verweigerter Maßnahme in Zusammenarbeit mit den Ärzten – die Risiken des „Weglassens" ab. Nur wenn sicher ist, dass die Risiken sehr bedeutend sind, bemüht sich das Team, den Patienten von der Notwendigkeit der Maßnahme zu überzeugen.

Um auf die Hintergründe einer Verweigerung zu stoßen, ist neben dem Gespräch mit dem Patienten das Teamgespräch von besonderer Bedeutung, in dem jedes Teammitglied ein Teil des Mosaiks beitragen kann, das dann zu einem Ganzen zusammengefügt wird. Falsch wäre es, alle Patientenwünsche blind zu akzeptieren oder überhaupt nicht darauf einzugehen.

Angst

Sterbende leiden häufig unter **Ängsten.** Diese betreffen nicht nur die Ungewissheit darüber, ob es jenseits des Todes eine Existenz gibt, sondern auch die konkreten Umstände des Sterbens. Viele haben insbesondere Angst vor Schmerzen oder vor dem Alleinsein.

Um die Ängste zu minimieren, sichert das Team dem Patienten zu, einerseits nichts zu tun, was der Patient nicht möchte, andererseits alle realisierbaren Wünsche zu erfüllen. Die Angst vor dem Alleinsein wird durchbrochen, wenn das Team versprechen kann, dass einer der Sterbebegleiter mit Sicherheit in der Sterbestunde beim Patienten sein wird.

Unglaube und Leugnen

Oft benötigen Patienten Tage oder Wochen, bis sie die Diagnose einer unheilbaren Erkrankung annehmen können (☞ 5.4.6). Dieser Prozess lässt sich von außen nicht beschleunigen. Um dem Patienten zu helfen, bleibt das Team konstant in seinen Mitteilungen („… wie Ihnen der Arzt gesagt hat.") und widersteht dem Wunsch des Patienten, Hoffnungen zu erhalten, sofern sie sich als unrealistisch erweisen würden. Fragt der Sterbender beispielsweise: „Denken Sie, dass ich bald wieder gesund werde?", so würde der Sterbebegleiter durch Antworten wie „Natürlich werden Sie wieder gesund" seine Glaubwürdigkeit in Frage stellen und den Patienten in seinem Realitätsbewusstsein blockieren. Die direkte und wahre Antwort: „Nein, damit ist nicht zu rechnen" kann grausam wirken. Möchte man dies umgehen, sind verschlüsselte Antworten möglich, z. B. „Wir hoffen es sehr, aber wir machen uns Sorgen".

Wut und Aggression

Sind Sterbende wütend oder aggressiv, ist die Versuchung groß, diese Aggression mit Aggression zu beantworten: Zum einen, weil „es meist so aus dem Wald schallt, wie man hineinruft", zum anderen, weil es manchmal leichter ist, auf einen Patienten wütend zu sein, als seine Verzweiflung und die eigene Machtlosigkeit zu spüren. Ebenfalls mit Aggressionen zu reagieren, verschlechtert die Situation allerdings zumeist.

Wütende Patienten brauchen vorwurfsfreie Zuwendung und Aufmerksamkeit, damit sie „leiser" werden und ihren Zorn bewältigen können.

Pflegende nehmen – sofern irgend möglich – die Gefühlsausbrüche der Patienten nicht persönlich, sondern werten sie als das, was sie sind, nämlich ein Ausdruck der Auseinandersetzung des Sterbenden

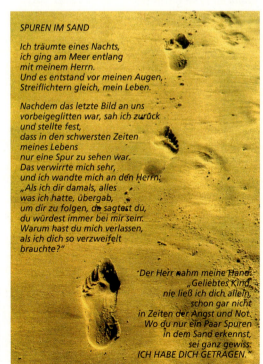

Abb. 10.5: Spuren im Sand. Ein Gedicht von Margaret Fishback Powers, das schon vielen Menschen eine Hilfe in ihrer Einsamkeit und in Zeiten der Not war. [E177]

SPUREN IM SAND

Ich träumte eines Nachts,
ich ging am Meer entlang
mit meinem Herrn.
Und es entstand vor meinen Augen,
Streiflichtern gleich, mein Leben.

Nachdem das letzte Bild an uns
vorbeigeglitten war, sah ich zurück
und stellte fest,
dass in den schwersten Zeiten
meines Lebens
nur eine Spur zu sehen war.
Das verwirrte mich sehr,
und ich wandte mich an den Herrn.
„Als ich dir damals, alles
was ich hatte, übergab,
um dir zu folgen, da sagtest du,
du würdest immer bei mir sein.
Warum hast du mich verlassen,
als ich dich so verzweifelt
brauchte?"

„Der Herr nahm meine Hand.
„Geliebtes Kind,
nie ließ ich dich allein,
schon gar nicht
in Zeiten der Angst und Not.
Wo du nur ein Paar Spuren
in dem Sand erkennst,
sei ganz gewiss:
ICH HABE DICH GETRAGEN."

mit dem nahenden Tod. Allerdings sind Pflegende auch nur Menschen und von daher verletzbar. Fühlen sie sich durch einen Patienten angegriffen, kann ein klärendes Gespräch durchaus angezeigt sein.

Verzweiflung

Die **Verzweiflung** Sterbender ruft vielfach auch im Sterbebegleiter Verzweiflung hervor: Welchen Trost kann er einem Menschen bieten, der sterben muss? Ist Verzweiflung angesichts des Lebensendes nicht angemessen? Es ist wichtig, dass der Helfer die Gefühle des Patienten aushält und zuhört, wenn dieser sagt, wie schlecht es ihm geht.

Verzweiflung ist die Abwesenheit von Hoffnung. Die Leere, die durch den Verlust der Hoffnung entsteht, darf nicht mit falschen Versprechungen gefüllt werden. Deshalb sucht der Sterbebegleiter nach Hoffnungen, die für den Sterbenden realistisch sind. Dabei kann es sich z. B. um religiöse Erwartungen handeln, um die Hoffnung, dass der Sterbende nicht vergessen werden wird oder um die Hoffnung, im Sterben seine Würde nicht zu verlieren.

Raum und Zeit gestalten

Menschen rechnen mit der Zukunft. Das kommt beispielsweise in den Abschiedsformeln „Bis morgen" oder „Bis nächste Woche" zum Ausdruck. Für Sterbende ist die Zeit verändert: Sie sind sich ihrer Zukunft nicht mehr sicher. Umso wertvoller – weil plötzlich begrenzt – wird die gegenwärtige Zeit. Sterbende erfahren, dass Leben sich nicht in die Zukunft verschieben lässt.

Pflegende achten daher auf Wünsche, die der Patient an die Gestaltung seiner verbleibenden Zeit hat. Das bedeutet z. B. Rücksichtnahme auf den Körperrhythmus (Schlafgewohnheiten, Essenszeiten),

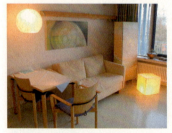

Abb. 10.6: Raumgestaltung für die Zeit des Sterbens. [T354]

Zulassen von freier, nicht verplanter Zeit oder vielleicht Schutz vor „Zeittötern" wie Fernseher oder Radio des Zimmernachbarn.

Uhren können für Sterbende zum wichtigen Symbol werden: Sie erleben, dass sie noch „in der Zeit" sind. Uhren sollten stets aufgezogen sein, denn eine stehen gebliebene Uhr kann den Sterbenden zutiefst erschrecken. Ständiges Ticken einer Uhr kann den Sterbenden aber auch belasten, weil es ihn an das unaufhaltsame Vergehen seiner Lebenszeit erinnert. Dann wird die Uhr entfernt oder durch eine leisere ersetzt.

Das Krankenzimmer ist für den Sterbenden kein funktionaler Raum: Für ihn wird es das letzte Zuhause. Nach Möglichkeit sollte es durch persönliche Gegenstände, Bilder, Fotos, Krankenhausmobiliar oder eigene Möbelstücke, Bücher, Blumen oder Kerzen (Feuerschutzordnung beachten) zu einem vertrauten Ort werden. Die Atmosphäre sollte angenehm und weder museumsartig noch nüchtern sein. Das Bett sollte so gestellt werden, dass der Patient das Fenster sehen kann.

Oft nehmen Sterbende Licht sehr intensiv wahr und empfinden lebhafte oder grelle Farben werden als unangenehm. Auch der Geschmacks- und Geruchssinn ist oft sehr empfindlich, und Gerüche, die ein Gesunder kaum bemerkt, können unerträglich sein und Übelkeit auslösen. Zitrus- oder Lavendelduft werden oft als angenehm empfunden.

Pflegende vermeiden, sterbende Menschen in ein anderes Zimmer oder auf eine andere Station zu verlegen. Da viele Menschen Angst haben, zum Sterben ins Badezimmer oder auf den Flur abgeschoben zu werden, ist es ein Gebot der Menschlichkeit, die Mitpatienten aus dem Zimmer des Sterbenden zu verlegen – und nicht umgekehrt.

Kommunikation
Zuhören

Auf viele Fragen haben auch die Sterbehelfer keine Antwort. Sie helfen dem Sterbenden oft jedoch allein durch ihr Zuhören: So kann der Sterbende beim Erzählen seiner Lebensgeschichte dieses Leben vielleicht besser annehmen, seine Erfahrungen weitergeben und ein Bild von sich schaffen, das ihn einige Zeit überdauern wird. Menschen bewältigen Gefühle leichter, wenn sie die Gelegenheit erhalten, sie auszudrücken.

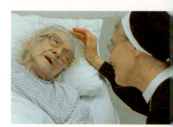

Abb. 10.7: Die Kommunikation mit einem sterbenden Menschen gibt ihm Raum, sein Wichtigstes mitzuteilen. [K115]

Sterbende sind sehr geräuschempfindlich, der Hörsinn ist der letzte Sinn, der schwindet. Beim Umgang mit Sterbenden denken Pflegende daran, dass die Patienten möglicherweise in der Lage sind, die in ihrem Zimmer geführten Gespräche zu verstehen, auch wenn sie sich selbst nicht mehr äußern können.

Stiller Beistand

Sterbende ziehen sich oft in den letzten Lebenstagen von Gesprächen zurück. Manchmal sind sie zu kraftlos zum Reden. Dies ist jedoch kein Grund, die Kommunikation abbrechen zu lassen. Neben dem verbalen Austausch gibt es andere Wege, sich zu verständigen und nahe zu kommen. Möglichkeiten in der täglichen Pflege sind Blickkontakte, Lächeln, Zeichensprache oder Körperkontakte.

Insbesondere Berührungen, z. B. zartes Halten oder Streicheln der Hand, können Sterbende noch sehr lange wahrnehmen.

Aber beim Körperkontakt beachten Pflegende die individuellen Wünsche: Nicht jeder mag es, von fremden Menschen mehr als nötig berührt zu werden.

10.3.4 Fürsorge in den letzten Stunden

Deuten die körperlichen Symptome darauf hin, dass ein Patient in unmittelbarer Zukunft sterben wird, sorgen Pflegende dafür, dass dieser Mensch einen ungestörten Raum zur Verfügung hat, indem sie z. B. Mitpatienten in andere Zimmer verlegen. Bei der Gestaltung der letzten Stunden berücksichtigen die Pflegenden die Wünsche des Sterbenden, z. B. die Einhaltung religiöser Bräuche oder die Benachrichtigung der Angehörigen.

Wenn die Angehörigen kommen, versuchen die Pflegenden, eine angenehme Atmosphäre zu schaffen: Sie stellen Sitzmöglichkeiten bereit (nachts ggf. auch Liegestühle), bringen Getränke und bieten Gespräche an. Außerdem signalisieren sie den Angehörigen, dass diese sich jederzeit an die Pflegenden wenden dürfen, wenn sie sich mit der Versorgung ihres Angehörigen überfordert fühlen oder ihnen bestimmte Tätigkeiten unangenehm sind.

> Rituale helfen Sterbenden, Angehörigen sowie Sterbebegleitern beim Abschied.

Naht der Tod, werden die meisten Patienten schläfrig und sinken ins Koma. Da sie in dieser Phase nicht mehr husten können, kommt es häufig zur Ansammlung von Bronchialsekret und dadurch zu lauten Rasselgeräuschen. Dieses „Todesrasseln" kann medikamentös unterdrückt werden. Es ist nach heutigem Kenntnisstand zwar keine Belastung für den Sterbenden, quält aber die Angehörigen, die Angst haben, der Kranke ersticke.

Unruhige Patienten leiden möglicherweise an Schmerzen, überfüllter Blase oder vollem Rektum. Zur medikamentösen Behandlung der Schmerzen eignen sich Morphin (Linderung der Schmerzen und Sedation), Diazepam (Sedation, Kontrolle von Muskelkontraktionen) oder ein anderes Beruhigungsmittel. Oft gelingt es auch, den Sterbenden zu beruhigen, indem man ihm die Hand hält und ihm leise, mit ruhiger Stimme zuspricht.

10.3.5 Umgang mit den religiösen Bedürfnissen des Sterbenden

Zugehörigkeit zu einer Religionsgemeinschaft ☞ 5.4.4
Religiöse Gebräuche bei der Versorgung von Toten ☞ 10.8.4

Für den sterbenden Patienten kann es eine große Hilfe sein, wenn jemand seine **religiösen Bedürfnisse** erkennt und darauf eingeht. Das ist heute jedoch schwierig, da in modernen Gesellschaften Menschen verschiedener Glaubensrichtungen leben. Außerdem kann auch dieselbe Religion für verschiedene Menschen eine ganz unterschiedliche Bedeutung haben: Der Eine ist strenggläubig, der Nächste liberal, der Dritte hat sich seine persönlichen Schwerpunkte ausgewählt.

In der Praxis heißt das: Der Blick auf das Verwaltungsformular, in dem die Religionszugehörigkeit vermerkt ist, reicht nicht aus, um eine Vorstellung von den religiösen Bedürfnissen des Sterbenden zu erhalten. Die Pflegenden sprechen ihn behutsam an, (z. B. „Sie haben angegeben, dass Sie evangelisch sind. Können wir Sie in Ihrer Religionsausübung unterstützen?"), um seine persönlichen Einstellungen herauszufinden (z. B. „Eigentlich bedeutet mir die Kirche nichts mehr." oder „Ja, ich brauche ein Gespräch mit dem Pfarrer." oder „Mein Glaube ist meine Privatsache, in die sich niemand einmischen soll.").

Die Religiosität des Patienten und seiner Familie ist wichtig für die angemessene spirituelle Sterbebegleitung. Daneben gibt es praktische Details, die Pflegende bei der Betreuung religiöser Patienten beachten (☞ unten).

Welche religiöse Bedeutung hat der Tod für den Sterbenden?
Bedeutung des Todes für Juden

Das Judentum ist eine Religion, die das Leben auf dieser Erde sehr stark betont. Obwohl die Seele göttlich und damit unsterblich ist, sind die Annahmen über das, was nach dem Tod kommt, eher verschwommen. Viele Juden glauben aber an eine Auferstehung und ein Leben nach dem Tod.

Während im Christentum die Liebe Gottes zu den Menschen hervorgehoben wird, betonen die Juden Gottes Gerechtigkeit. Das jüdische Religionsgesetz enthält Weisungen, die alle Lebensbereiche betreffen. Bekannt sind z. B. die Speisevorschriften und die Schabbatruhe. Das Bewusstsein, entsprechend den Regeln für das „rechte Verhalten" (Halacha) gelebt zu haben, kann gerade für orthodoxe sterbende Juden ein Trost sein.

Bedeutung des Todes für Christen

Nach christlichem Glauben hat der Mensch durch sein Fehlverhalten den Tod in die Welt gebracht und damit die Verbindung zu Gott gestört. Um die unterbrochene Verbindung wieder herzustellen, hat Gott, der die Menschen liebt, seinen Sohn Jesus Christus in die Welt gesandt, der durch seinen Opfertod das Böse der Menschheit auf sich nahm. Er besiegte den Tod und ist von den Toten auferstanden. Heute haben die Menschen die Möglichkeit, sich im Gebet an ihn zu wenden, sich von ihm ihre Schuld vergeben zu lassen und somit wieder mit Gott verbunden zu sein.

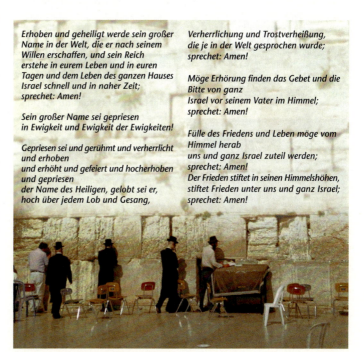

Erhoben und geheiligt werde sein großer Name in der Welt, die er nach seinem Willen erschaffen, und sein Reich erstehe in eurem Leben und in euren Tagen und dem Leben des ganzen Hauses Israel schnell und in naher Zeit; sprechet: Amen!

Sein großer Name sei gepriesen in Ewigkeit und Ewigkeit der Ewigkeiten!

Gepriesen sei und gerühmt und verherrlicht und erhoben und erhöht und gefeiert und hocherhoben und gepriesen der Name des Heiligen, gelobt sei er, hoch über jedem Lob und Gesang,

Verherrlichung und Trostverheißung, die je in der Welt gesprochen wurde; sprechet: Amen!

Möge Erhörung finden das Gebet und die Bitte von ganz Israel vor seinem Vater im Himmel; sprechet: Amen!

Fülle des Friedens und Leben möge vom Himmel herab uns und ganz Israel zuteil werden; sprechet: Amen!
Der Frieden stiftet in seinen Himmelshöhen, stiftet Frieden unter uns und ganz Israel; sprechet: Amen!

Abb. 10.8: Gebete für Sterbende im Judentum: Das Kaddisch, das sowohl vom Sterbenden als auch nach seinem Tod von den Hinterbliebenen gebetet wird. [O137]

10 Palliativpflege

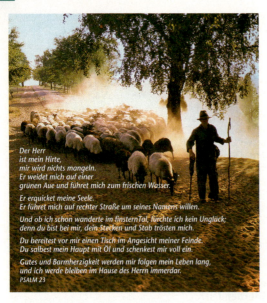

Abb. 10.9: Gebete für Sterbende im Christentum – der Psalm 23. [E177]

Das Sterben ist für den Christen die letzte Chance, sich auf das Leben nach dem Tod vorzubereiten. Es gibt aber auch Christen, die Krankheit und Sterbenmüssen – zumindest vorübergehend – als Strafe Gottes erleben und mit Wut oder Angst reagieren.

Nach christlichem Glauben werden alle Menschen nach ihrem Tod von Gott gerichtet, jedoch brauchen die Menschen, die sich an Gott gewandt haben, um sich ihre Schuld vergeben zu lassen, keine Angst davor zu haben.

Alle christlichen Konfessionen lehren, es gebe ein Leben nach dem Tod. Die Vorstellung darüber sind allerdings unterschiedlich: Sie reichen von der Ansicht, dass die Seele in anderer Form in dieser Welt weiter existiert, bis zu konkreten, bildhaften Vorstellungen eines Himmels und einer Hölle.

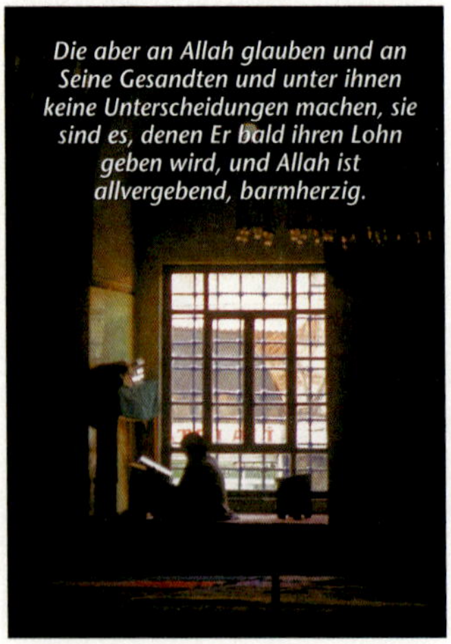

In der katholischen, protestantischen und orthodoxen Theologie wird der Begriff *Hölle* nicht im Sinn einer Feuerstätte verstanden, sondern als der Ort, an den man gelangt, wenn man sich in letzter Endgültigkeit von Gott abwendet. Der *Himmel* hingegen ist der Ort, an dem man für immer in der Nähe Gottes ist.

Bedeutung des Todes für Muslime

Die muslimische Vorstellung vom Tod und vom Leben nach dem Tod unterscheidet sich im Prinzip kaum von der christlichen. Sterben zu müssen ist das Schicksal („Kismet") jedes Menschen. Im Tod kehrt der Mensch zu Gott zurück. Der Glaube an ein Leben nach dem Tod gehört zu den sechs Glaubensartikeln. Jeder Mensch muss in seinem Leben versuchen, das Gute zu tun, darf aber trotz seiner Verfehlungen im Weltgericht auf die Barmherzigkeit und Fürsorge Gottes hoffen.

Bedeutung des Todes für Hindus

Nach hinduistischer Weltanschauung ist das Leben in vier Abschnitte gegliedert: In die Zeit der Erziehung, die Zeit der Tätigkeit in dieser Welt, die Zeit der Ablösung von dieser Welt und das Warten auf die Befreiung durch den Tod.

Hindus glauben an eine Wiedergeburt und daran, dass ihr Handeln in dieser Welt auf ihr Schicksal im nächsten Leben Einfluss hat. Die Lehre von der Wiedergeburt *(Reinkarnation)* oder Seelenwanderung ist ein sehr alter Todesmythos, nach dem die Seele beim Tod des Körpers in ein anderes Wesen (Tier, Mensch oder Pflanze) übergeht. Sie findet sich als grundlegender Gedanke nicht nur im Hinduismus, sondern auch im Buddhismus und bei den Anthroposophen.

Bedeutung des Todes für Buddhisten

Auch Buddhisten glauben an einen Zyklus von Wiedergeburten. Alles, was sie in diesem Leben tun, wirkt sich im nächsten Leben aus. Glauben und leben sie nach den buddhistischen Lehren, so lernen sie in jedem Leben aus der Vergangenheit und nähern sich stufenweise dem Nirwana, einem Bewusstseinszustand völliger Freiheit und völligen Friedens. Viele Buddhisten können den bevorstehenden Tod als Teil des menschlichen Lebenszyklus mit großer Gelassenheit akzeptieren.

Religiöse Rituale angesichts des nahenden Todes

Rituale im Judentum

Der sterbende Jude spricht vor seinem Tod das Kol Nidre, ein Sündenbekenntnis, und segnet seine (Enkel-) Kinder, gemeinsam wird das Schma Israel gesprochen.

Rituale im Christentum

Die meisten christlichen Kirchen kennen die Praxis des *Abendmahls* (in der kath. Kirche „Kommunion"), der *Krankensalbung* (früher in der Katholischen Kirche „letzte Ölung") und des *Schuldbekenntnisses* (Beichte). Die Bedeutung dieser Elemente ist in den einzelnen Kirchen allerdings recht unterschiedlich. Oft möchten Sterbende diese noch einmal als Zeichen ihrer vergebenen Schuld (und damit der intakten Verbindung zu Gott) und als Zeichen ihrer Hoffnung auf die Auferstehung erleben.

Für Christen ist das Kreuz – für Katholiken auch ein Kruzifix mit Darstellung des Körpers Jesu Christi – ein wichtiges Symbol, das sie eventuell in den Händen halten möchten. Katholiken wünschen vielleicht auch einen Rosenkranz, ein Marien- oder Heiligenbild. Für orthodoxe Christen ist eventuell eine Ikone (ein ge-

Abb. 10.10: Ein Gebet für Sterbende im Islam: der 153. Vers aus dem 4. Sure des Korans. [O131]

10.3 Sterbebegleitung

10

Nottaufe

Ist ein ungetauftes Kind in Lebensgefahr, wird auf Wunsch der Eltern sofort ein Pfarrer gerufen, um es taufen zu lassen. Kann auf den Pfarrer nicht mehr gewartet werden, erfolgt durch einen anderen Gläubigen die Nottaufe. Katholiken taufen das Kind möglichst mit Weihwasser, das in Kreuzform über den Kopf des Kindes gegossen wird. Evangelische Christen segnen das Kind erst mit dem Zeichen des Kreuzes über Stirn und Brust und begießen seinen Kopf dann dreimal hintereinander mit dem Taufwasser. Der Taufende spricht dazu folgende Worte: „Ich taufe dich im Namen des Vaters, des Sohnes und des Heiligen Geistes, … *(Name des Kindes)*, Amen." Anschließend wird dem Pfarrer die Nottaufe gemeldet, der sie dann ins Taufregister einträgt.

Die Frage einer Nottaufe stellt sich heute nicht nur bei Neugeborenen, da oft auch in religiösen Familien die Kinder nicht mehr im Säuglingsalter getauft werden. Eventuell erfolgt dann auch bei größeren Kindern in lebensbedrohlichen Situationen eine Nottaufe.

weihtes Tafelbild) von besonderer Bedeutung.

Rituale im Islam

Der Sterbende möchte in Richtung Mekka, also nach Osten, blicken. Die Angehörigen übernehmen die religiöse Begleitung. Sie beten und lesen aus dem *Koran* vor, dabei wird auch immer wieder das Glaubensbekenntnis „Es gibt keinen Gott außer Allah, und Mohammed ist sein Prophet" gesprochen. Das sind auch die letzten Worte, die ein sterbender Muslim sprechen sollte.

Gibt es keine Angehörigen, die den Sterbenden begleiten, so dürfen auch andere gläubige Muslime diese Aufgaben übernehmen.

Rituale im Hinduismus

Hinduistische Praktiken variieren stark, daher suchen Pflegende immer das Gespräch mit der Familie und fragen sie nach den jeweiligen religiösen Bräuchen.

Für Hindus ist die körperliche Reinigung sehr wichtig, weil dadurch nicht nur der Körper, sondern auch die Seele gereinigt wird. Jedoch muss die Waschung unter fließendem Wasser erfolgen (kein Bad). Dem Sterbenden spricht man Worte aus den *Weden* („Heiliges Wissen", Aufzeichnung von Offenbarungen aus den Jahren 1300–500 v. Chr.) vor, um ihnen dadurch die Gewissheit einer angenehmen Wiedergeburt zu geben.

Rituale im Buddhismus

Der Sterbende soll einen möglichst gelassenen Bewusstseinszustand erreichen, da dies die Wiedergeburt positiv beeinflusst. Zu diesem Zweck werden ihm *Sutren* (buddhistische Lehren) vorgesungen, die den Geist beruhigen. Außerdem meditiert der sterbende Patient so viel wie möglich. Das *tibetanische Totenbuch* bereitet sterbende tibetanische Buddhisten auf den Übergang vom Tod zum neuen Leben vor.

Besuch eines Seelsorgers – Ja oder Nein?

Sterbende **Juden** wünschen sich oft den Besuch eines – je nach Glaubensrichtung – orthodoxen, reformistischen oder liberalen Rabbis. **Christen** wünschen oft, dass ein Geistlicher zu ihnen kommt. Meist werden die Mitglieder einer christlichen Gemeinschaft (unabhängig, ob Katholische oder Evangelische Kirche, freikirchliche Gemeinde oder z. B. Neuapostolische Kirche) ohnehin regelmäßig von einem ihrer Seelsorger besucht. Wenn nicht, benachrichtigen die Pflegenden auf Wunsch des Patienten die entsprechende Gemeinschaft oder einen bestimmten Geistlichen. In manchen Krankenhäusern arbeiten Krankenhausseelsorger.

Im **Islam** und im **Buddhismus** ist der Besuch eines Seelsorgers nicht unbedingt notwendig. Trotzdem wünschen sich manche Muslime den Besuch eines *Imams* oder manche Buddhisten den Besuch einer buddhistischen Nonne oder eines buddhistischen Mönches. Zu **Hindus** kommt der *Pandit* (Hindu-Priester), um den Sterbenden beim Beten zu unterstützen und ihm zu helfen, seinen Tod in Gelassenheit hinzunehmen.

> Auch Patienten, die keiner religiösen Gemeinschaft angehören oder die sich von ihrem Glauben distanziert haben, haben religiöse oder spirituelle Bedürfnisse. Viele Menschen glauben z. B. unter dem Einfluss fernöstlicher Lehren an die Reinkarnation. Pflegende erfragen die jeweiligen Einstellungen und Wünsche im Gespräch.

10.3.6 Sterbebegleitung bei Kindern

Bei der **Begleitung sterbender Kinder** setzen Pflegende zunächst die allgemeinen Grundsätze der Sterbebegleitung um. Ziel ist, die letzte Zeit im Leben des Kindes möglichst angenehm zu gestalten. Begleitung sterbender Kinder bedeutet fast immer Begleitung einer ganzen Familie.

Eltern wünschen sich in dieser Situation weniger tröstende Worte, die angesichts des nahenden Todes eines Kindes sowieso meist wirkungslos bleiben. Hilfreich erleben sie Solidarität, wenn die Pflegenden es vermeiden, dass sie in Isolation geraten und Offenheit, wenn sie nicht das Gefühl bekommen, alle anderen wissen mehr über den Zustand ihres Kindes als sie selbst.

Wichtig ist auch Sicherheit, u. a. im materiellen Bereich: Die Familie eines sterbenden Kindes muss ihren Alltag mit allen Sorgen und Problemen weiterhin bewältigen. Der Sozialdienst des Krankenhauses kann bei praktischen Problemen helfen: Bei der Organisation von Hilfen für den Alltag, z. B. Betreuung von Geschwistern, bei der Klärung von Kostenregelungen für Anfahrten, Übernachtungen und Ähnlichem. Vielleicht möchten die Eltern auch einen Sonderurlaub beim Arbeitgeber beantragen.

Eltern müssen sich darauf verlassen können, dass alles Mögliche, Notwendige und Sinnvolle für ihr Kind getan wird. Je stärker Eltern in Entscheidungsprozesse eingebunden sind, desto sicherer können sie sich fühlen.

Heute werden Kinder und Eltern in der Regel über den nahenden Tod aufgeklärt (☞ 10.4.1). In medizinisch unklaren Situationen darf keine falsche Sicherheit vorgespiegelt werden. Im Gespräch mit dem Kind beachten die Pflegenden dessen kindliche Todesvorstellungen und wählen Worte, die das Kind verstehen kann.

Kinder leben in der Erwartung zu wachsen: Sie werden immer größer, stärker, klüger … Bei Kindern mit chronischen Erkrankungen dreht sich dieser Prozess um: Sie erleben im Alltag einen zunehmenden Verlust ihrer körperlichen und geistigen Fähigkeiten, der sie stark belastet und über den sie trauern. Für Jugendliche kann die steigende Abhängigkeit von ihren Eltern besonders schlimm sein, da sie sich ihrer Entwicklung gemäß eher aus dem Elternhaus ablösen möchten.

277

Trauer und Hilflosigkeit zeigen sich in verschiedenen Formen. Sehr belastend für die Pflegenden sind verbale Aggressionen, die besonders bei erzwungenem Bewegungsmangel auftreten: Sie wollen ja nicht auf ein sterbendes Kind wütend sein. Neben ihrem Verständnis für das Kind sollten Pflegende auch Verständnis für sich selber haben: Ihre Gefühle sind normal und erlaubt! Manche Kinder ziehen sich in sich zurück und brechen den Kontakt zur Umwelt ab. Vielleicht zeigt sich darin der beginnende Abschied des Kindes aus der Welt, manchmal ist dieser Rückzug aber Zeichen einer Depression.

In der Betreuung setzen Pflegende die oben geschilderten Erkenntnisse der Palliativmedizin um. Dabei stellen sie sich auf rasch wechselnde Stimmungen der Kinder ein: Kinder können auch in den schwersten Lebenslagen spielen und dabei die reale Welt scheinbar völlig vergessen. Auch sterbende Kinder können fröhlich sein und brauchen Menschen, die mit ihnen fröhlich sind.

Kinder, die gerne lesen, können sich bis zuletzt über das Vorlesen vertrauter Geschichten freuen. Jüngere Kinder freuen sich vielleicht, wenn man ihnen vorsingt, ältere Kinder mögen vermutlich eher ihre Lieblingsmusik hören. Manche Kinder sehen gerne Fotos an.

Viele Kinder freuen sich, wenn sie noch am Familienleben teilnehmen können, z. B. durch Erzählungen oder auch durch Kassetten- oder Videoaufnahmen.

Ältere Kinder wollen nicht selten ihren Abschied bewusst vorbereiten. Sie verschenken vielleicht ihr Spielzeug oder überlegen sich, wie es in der Familie ohne sie weitergeht. Es ist schwer zu ertragen, aber es hilft dem Kind, wenn die Menschen um es herum ihnen in diesen Gedanken folgen und ihm Unterstützung zusagen. Für das Kind ist es ein Trost, wenn es weiß, dass es nicht vergessen wird – und wenn es glauben kann, dass seine Familie um es trauern, aber nicht für immer traurig sein wird.

In den letzten Stunden werden Pflegende Eltern ermutigen, ihr Kind zum Sterben in die Arme zu nehmen. Ob sie bei der Familie bleiben oder nicht, hängt von dem Wunsch der Eltern ab.

In Kinderhospizen werden betroffene Familien auch betreut, wenn der Tod des Kindes zwar absehbar ist, aber noch nicht unmittelbar bevorsteht.

10.4 Die Rechte des Sterbenden

Der Umgang mit Sterbenden und die Rechte, die ihnen eingeräumt werden, sind stark von der jeweiligen Zeit und Gesellschaft geprägt. Während es den Ärzten der Schule des Hippokrates nicht gestattet war, Sterbende zu behandeln, gehört die optimale medizinische Betreuung heutzutage zu den Rechten der Sterbenden. Weiterhin gehören dazu:

► Die **Aufklärung** über die Erkrankung (☞ 10.4.1)
► Nicht nur die umfassende medizinische, sondern auch die pflegerische, psychologische und seelsorgerische **Betreuung**
► Die **Mitbestimmung** bei medizinischen Maßnahmen, z. B. Behandlungsabbruch (☞ 10.4.2) oder Fortsetzung der Behandlung
► **Bestimmung** über den eigenen Körper auch nach dem Tod (z. B. Transplantationsmedizin, Obduktion, Beerdigungsmodalitäten).

10.4.1 Die Frage nach der Wahrheit: Aufklärung

Aufklärung des Patienten

Die Frage, ob und wie Menschen über tödliche Erkrankungen aufgeklärt werden sollen, wurde lange Zeit kontrovers diskutiert.

In früheren Jahren verfolgten viele Ärzte, Angehörige und Pflegende eher eine Strategie des Schweigens, um dem Kranken nicht die letzte Hoffnung zu rauben ("Den Tod verkündigen heißt den Tod geben", 📖 2).

Heute ist das Recht der Patienten auf umfassende Aufklärung zumindest theoretisch anerkannt und Ärzte tendieren auch praktisch zur offeneren Mitteilung von Diagnosen und Prognosen.

> Aufklärung ist immer Aufgabe des Arztes. Er darf diese Aufgabe nicht an Pflegende delegieren, kann aber andere Mitglieder des Teams zum Gespräch hinzuziehen, falls ihm dies sinnvoll erscheint.

Die Entscheidung, was dem einzelnen Kranken wann mitgeteilt wird, kann nicht schematisch getroffen werden: Viele Patienten wollen die Wahrheit erfahren, andere nicht. Beide Positionen muss der Arzt respektieren. Ein Bild für die erfor-

derliche einfühlsame Haltung gibt der Schweizer Schriftsteller *Max Frisch*: "Man soll dem Anderen die Wahrheit wie einen Mantel hinhalten, in den er hineinschlüpfen kann, und sie ihm nicht wie einen nassen Lappen um die Ohren schlagen." (📖 3)

> Um nicht versehentlich Informationen an den Patienten weiterzugeben, die der Arzt bewusst noch nicht mitgeteilt hat, müssen die Pflegenden immer darüber Bescheid wissen, welche Informationen ein Patient vom Arzt erhalten hat und welche (noch) nicht.

Entschließt sich der Arzt dazu, dem Patienten nicht die volle Wahrheit mitzuteilen, kann das für Pflegende zum Problem werden. Der Patient fragt sie, aber eine ehrliche Antwort ist nicht "erlaubt". In diesem Fall bleibt ihnen nichts anderes übrig, als die Fragen und den "Druck" des Patienten an den Arzt weiterzugeben, um so im Einzelfall eine neue Entscheidung zu erreichen.

Viele Sterbenden wissen unabhängig von jeder Aufklärung, dass sie todkrank sind. Wurde der Patient einmal vom Arzt aufgeklärt, ist ein ehrlicherer und offenerer Umgang miteinander möglich.

Außerdem ist eine umfassende Aufklärung Voraussetzung für die rechtskräftige Einwilligung des Sterbenden in die noch stattfindenden Behandlungen oder auch in den Verzicht auf zwar mögliche, aber vielleicht nicht mehr sinnvolle Behandlungen.

Aufklärung der Angehörigen

Die Familie wird in die Aufklärung einbezogen, falls der Patient dies wünscht. Es ist für alle Beteiligten sehr belastend, wenn Angehörige und Patienten in dieser Lebensphase versuchen, sich gegenseitig etwas vorzumachen. Auch Kinder und Jugendliche sollten in der ihrem Alter entsprechenden Weise erfahren, wie es um den Sterbenden steht.

Wiederholungsgespräche

Die Erfahrung zeigt, dass die vom Arzt erhaltenen Informationen oft vergessen oder verdrängt werden. Daher müssen sich die Kontaktpersonen auf Veränderungen oder Lücken im Wissen der Patienten einstellen: Viele "aufgeklärte" Patienten kennen ihre Diagnose nicht (mehr). Hat ein Patient die ärztliche Aufklärung nicht verstanden oder komplett verdrängt,

10.4 Die Rechte des Sterbenden

muss der Arzt ein weiteres Aufklärungsgespräch führen. Hat er allerdings das Wesentliche verstanden, können auch Pflegende einzelne Informationen weitergeben.

> Da Pflegende zu den Kranken meist ein intensiveres Verhältnis haben als Ärzte, werden sie eher zu Partnern in der Auseinandersetzung mit der Wahrheit. Damit der Betroffene nicht durch widersprüchliche Informationen verwirrt und belastet wird („Man kann diese Krankheit nicht heilen", „Oh, es wird schon wieder werden! Geben Sie die Hoffnung nicht auf"), sollten sich die Aussagen des Arztes und des Pflegeteams ausnahmslos decken. Hierfür ist eine gute Kommunikation innerhalb des therapeutischen Teams wichtig.
>
> Achtung: Gelegentlich werden die Ärzte, Seelsorger oder Pflegende, die den Patienten (mit) aufgeklärt haben, als „Hiobsboten" tituliert. Das kann sich z. B. darin äußern, dass der Patient später das Aufklärungsgespräch als uneinfühlsam schildert, empört aus dem Zusammenhang gerissene Einzelheiten zitiert oder Ähnliches. Hier ist wichtig zu wissen, dass diese Wahrnehmung des Patienten nicht unbedingt den objektiven Gesprächsverlauf, sondern vielleicht eher sein zutiefst erschüttertes inneres Erleben widerspiegelt.

Aufklärung von Kindern

Die Aufklärung schwer kranker Kinder oder von Kindern mit sterbenden Angehörigen stellt alle Beteiligten – Eltern, Ärzte, Pflegende – vor besondere Schwierigkeiten. Zunächst besteht bei ihnen meist der Wunsch, das Kind möglichst vor allem Belastenden und Traurigen zu beschützen. Außerdem wird der drohende Tod bei Kindern als grausam und existentiell „falsch" erlebt. Daraus resultiert oft der Wunsch, das Kind nicht mit der unerträglichen Wahrheit zu belasten.

Demgegenüber sind Pflegende und Ärzte mit viel Erfahrung sicher, dass Kinder darüber Bescheid wissen, wenn sie sterben müssen. Einerseits sammeln Kinder mit chronischen Erkrankungen während der Klinikaufenthalte viele Erfahrungen, u. a. durch Beobachtungen von Mitpatienten. Vermutlich spüren sogar schon sehr kleine Kinder den nahenden Tod mit untrüglicher Sicherheit. Deshalb

sprechen sich die meisten Fachleute dafür aus, Kindern ebenso wie Erwachsenen die Wahrheit zu sagen, wenn eine Heilung nicht mehr möglich scheint. Auch sie können durch Verschweigen in Angst, Einsamkeit und Isolation geraten.

> Die Aufklärung von Kindern erfolgt stets in Absprache und mit dem Einverständnis der Eltern.

Eine gute Möglichkeit, das Kind nicht zum falschen Zeitpunkt mit unerträglichen Wahrheiten zu überrollen, ist, seinen Fragen zu folgen und diese aufrichtig in einer dem Kind verständlichen Weise zu beantworten. Dabei ist weder wissenschaftliche Exaktheit noch Vollständigkeit erforderlich. Wehrt das Kind das Gespräch ab, unterbricht der Aufklärende seine Ausführungen und nimmt sie zu einem späteren Zeitpunkt wieder auf.

Bei chronischen, z. T. über viele Jahre verlaufenden Erkrankungen mit infauster Prognose (z. B. bei infantiler Muskeldystrophie) wird das Kind seinem Krankheitsverlauf entsprechend aufgeklärt, d.h. es erfährt zunächst, welche Symptome man bei seiner Krankheit nicht ausreichend behandeln kann und dass sich sein Befinden möglicherweise weiter verschlechtern wird.

Auch bei akuten lebensbedrohlichen Erkrankungen, z. B. Leukämie, werden die Kinder über die Todesgefahr aufgeklärt, schon damit die belastende Therapie verständlich und erträglich wird.

Die Hoffnung soll ein wichtiger Bestandteil aller Aufklärungsgespräche sein: Auch wenn eine Heilung nicht zu erwarten ist, so gibt es doch die Hoffnung, dass das Kind nicht alleine sein wird, dass es keine Schmerzen leiden wird, dass die Familie weiterleben und an es denken wird oder auch, dass der Tod nicht das Ende aller Dinge ist.

Todeskonzepte von Kindern

Kinder lernen im Lauf ihrer Entwicklung, was die Begriffe „Tod" und „Leben" bedeuten. Dabei durchlaufen sie verschiedene Phasen, die von Forschern recht einheitlich beschrieben werden.

Säuglinge und junge Kinder leiden unter Trennungsangst und empfinden den Verlust wichtiger Bezugspersonen. Außerdem erfassen sie schon früh die Stimmungen und Gefühle um sie herum (☞ Kap. 5.6.3 – 5.6.5).

Kinder zwischen drei und fünf Jahren erfassen den Tod als „Nicht-Leben" oder als Leben auf niedrigerem Niveau. Sie betrachten ihn nicht als unvermeidlich und nehmen z. B. an, dass man sich vor ihm verstecken kann. Da sie noch keinen präzisen Zeitbegriff haben und keine Vorstellung, was „für immer" bedeutet, erfassen sie auch noch nicht die Endgültigkeit des Todes. Tod wird mit Schlaf, Dunkelheit, Bewegungslosigkeit und Stille in Verbindung gebracht. Die Ursachen des Todes liegen außerhalb des Körpers, man wird getötet, z. B. durch ein Auto. In der Regel betrachtet das Kind sich selbst als sterblich. Der Tod wird Thema von Rollenspielen. Aus all dem resultiert oft ein recht „sachlich" wirkender Umgang mit dem Thema.

Vorschulkinder zwischen fünf und sechs Jahren haben schon ein konkretes Verständnis vom Tod und stellen sich diesen oft als böse, bedrohliche Gestalt, z. B. als Gerippe vor. Je nach Entwicklung des Zeitbegriffs wird der Tod manchmal noch als reversibel betrachtet: Der Tote kann wieder aufwachen. Gleichzeitig entwickelt sich ein zunehmendes Interesse an körperlichen Phänomenen des Todes.

Kinder im Grundschulalter erfassen den Tod als endgültig. Es wird deutlich, dass im Tod das Leben stillsteht, das heißt, dass nichts funktioniert, was Leben ausmacht. Da sich Kinder in dieser Phase stark mit moralischen Fragen befassen, fassen sie Tod eventuell als Strafe für Fehler auf und können deshalb starke Schuldgefühle entwickeln. Gegen Ende der Grundschulzeit erkennen die Kinder auch, dass sie selbst vergänglich sind.

Ab etwa elf Jahren unterscheidet sich das kognitive Todesverständnis von Kindern nicht mehr von dem Erwachsener und ist gekennzeichnet durch vier Dimensionen

▶ *Universalität:* Der Tod ist unvermeidlich
▶ *Irreversibilität:* Er ist unumkehrbar
▶ *Nonfunktionalität:* Er ist mit dem Erlöschen aller Lebensvorgänge verbunden
▶ *Kausalität:* Der Tod wird durch biologische oder physikalische Prozesse verursacht.

Natürlich ist das Todesverständnis von Kindern nicht nur von ihrem biologischen Alter, sondern von ihrer persönlichen Entwicklung und Reife abhängig.

10.4.2 Der letzte Wille: Patientenverfügung und Testament

Die Patientenverfügung

Patientenverfügung (*Patientenbrief, living will*, fälschlicherweise *Patiententestament*): Schriftliche Anordnung, durch die ein Patient festlegen kann, welche Behandlung in der letzten Phase einer Erkrankung mit sicherer Todesprognose anzuwenden ist, oft verbunden mit der Forderung nach palliativmedizinischer Versorgung und weiteren Willensbekundungen des Patienten. Alternativ kann eine **medizinische Patientenanwaltschaft** (*Vorsorgevollmacht*) eingerichtet werden, dabei wird schriftlich ein Vertreter in medizinischen Angelegenheiten bestimmt.

Nach einer Grundsatzentscheidung des deutschen Bundesgerichtshofes sind Patientenverfügungen rechtlich verbindlich, d.h. dass sich die Ärzte nicht über die darin festgehaltenen Wünsche des Patienten hinwegsetzen dürfen.

Für die Form einer **Patientenverfügung** gibt es keine rechtsverbindlichen Vorgaben. Es bedarf auch nicht der notariellen Beurkundung oder Gegenzeichnung durch andere Personen. Da eine Fälschung jedoch nicht ausgeschlossen werden kann, empfiehlt sich eine handgeschriebene Abfassung der Patientenverfügung mit Datum und Unterschrift, die jährlich bestätigt bzw. korrigiert und neu unterschrieben wird.

Es ist davon auszugehen, dass dem Betroffenen nicht alle Behandlungsmöglichkeiten bekannt sind, besonders da diese weiterentwickelt werden und sich in ihrer Anwendung von Mensch zu Mensch bei gleichem Krankheitsbild unterscheiden können. Darum empfiehlt die *Deutsche Hospiz Stiftung* das Benennen einer Vertrauensperson (**Medizinischer Patientenanwalt**), die die medizinisch-ethischen Vorstellungen des Kranken kennt. Der Patientenanwalt wird im entsprechenden Fall vom Arzt über die notwendigen Behandlungsstrategien informiert und entscheidet dann über das weitere Vorgehen im Sinne des Patienten.

Das Testament

Manchmal möchte der Sterbende noch kurz vor seinem Tod ein **Testament** machen, in dem er festlegt, was nach seinem Tod mit seinem Vermögen geschieht.

Testamentformen

Ist noch genügend Zeit, raten ihm die Pflegenden zu einem **öffentlichen Testament**, das in Anwesenheit eines Notars errichtet wird (§ 2232 **B**ürgerliches **G**esetz**b**uch, kurz BGB). Möchte der Patient dies nicht, besteht die Möglichkeit eines **eigenhändigen Testaments,** das vom Sterbenden handschriftlich geschrieben und unterschrieben sein muss (§ 2247 BGB). Dieses Testament kann von den Erben allerdings relativ erfolgreich angefochten werden.

Das **Nottestament** *(Dreizeugentestament)* ist zulässig, wenn sich die Person,

Abb. 10.11: Medizinische Patientenanwaltschaft (Vorsorgevollmacht). Diese sollte handschriftlich ausgefüllt werden, da sie dann nicht vom Anwalt bekundet werden muss. Damit sie Gültigkeit erlangt, ist sie auch von der Vertrauensperson, dem Medizinischen Patientenanwalt, zu unterschreiben. [W222]

die ein Testament machen möchte, an einem Ort befindet, der von einem Notar nicht aufgesucht werden kann (z. B. einer Isolierstation), und wenn sich diese Person in Todesgefahr befindet (§ 2250 BGB). Während der **gesamten Zeit** der Testamenterrichtung müssen drei Zeugen anwesend sein. Sofern der Patient nicht in der Lage ist, das Testament eigenhändig zu schreiben, übernimmt einer der Zeugen diese Aufgabe und vermerkt den Umstand in dem Dokument. Es ist ebenfalls festzuhalten, dass der Patient sich allem Augenschein nach im vollen Besitz seiner geistigen Kräfte befindet. Als Zeugen nicht anerkannt sind Verwandte (auch Ehepartner) und Personen, die im Testament bedacht oder als Testamentsvollstrecker benannt werden. Das Nottestament wird ungültig, wenn der Sterbende drei Monate nach der Errichtung noch lebt und in der Lage ist, ein anderes Testament zu errichten.

Testierfähigkeit

Alle Menschen sind mit Vollendung des 16. Lebensjahres testierfähig, wenn sie nicht unter einer krankhaften Störung der Geistestätigkeit (z. B. Demenz ☞ 33.9.5, endogener Psychose ☞ 34.5.2) oder unter einer Bewusstseinsstörung (z. B. nach Alkoholeinfluss) leiden (§ 2229 BGB).

10.5 Ethische Konflikte am Ende des Lebens

Ethische Fallbesprechungen ☞ *1.4.2*

Was bedeutet Sterbehilfe?

Sterbehilfe
Die Bedeutungsvielfalt des Begriffs *Sterbehilfe* lässt sich anhand der vier folgenden Verständnisebenen darstellen:
▶ Sterbehilfe als Sterbebeistand und Sterbebegleitung
▶ **Passive Sterbehilfe.** Therapieabbruch oder Therapieverzicht beim todkranken Patienten
▶ **Indirekte Sterbehilfe.** Gabe schmerzlindernder Mittel unter Inkaufnahme einer Lebensverkürzung
▶ **Aktive Sterbehilfe.** Tötung von unheilbar Kranken als gezieltes und tätiges Herbeiführen des Todes.

Der Begriff **Sterbehilfe** wird von unterschiedlichen Berufs- und Interessengruppen in sehr verschiedener Weise gebraucht und inhaltlich gefüllt. In der englischsprachigen Literatur wird gewöhnlich die Übersetzung „euthanasia" verwendet. Der deutsche Begriff *Euthanasie* ist jedoch durch die Geschichte des Nationalsozialismus vorbelastet. Unter Hitler wurde im Nationalsozialismus ein Tötungsprogramm für „unwertes Leben" aufgestellt, welches mit „Euthanasie" bezeichnet wurde. Der Begriff Euthanasie stammt ursprünglich aus der griechischen Antike und bedeutet „der gute Tod" (*griech.*: eu = gut; thanatos = Tod).

In den *Richtlinien der Bundesärztekammer für die Sterbehilfe* (1993) wird **Sterbehilfe** definiert als „das Bemühen, dem Sterbenden so beizustehen, dass er in Würde zu sterben vermag." Weiter heißt es: „Ein Sterbender ist ein Kranker oder Verletzter, bei dem der Arzt aufgrund einer Reihe klinischer Zeichen zur Überzeugung kommt, dass die Krankheit unumkehrbar oder die traumatische Schädigung infaust (tödlich) verläuft und der Tod in kurzer Zeit eintreten wird."

In solchen Fällen kann der Arzt auf weitere, technisch noch mögliche Maßnahmen verzichten. Sterbehilfe ist somit, […] die Beschränkung auf Linderung von Beschwerden bei gleichzeitigem Verzicht auf lebensverlängernde Maßnahmen beim Todkranken."

Trotzdem ergeben sich Konflikte:
▶ Wann soll welche Behandlung abgebrochen werden?
▶ Wann tritt der Sterbeprozess in ein irreversibles Stadium ein und ermöglicht somit eine passive Sterbehilfe?
▶ Wie lautet der mutmaßliche Wille des unheilbar Kranken, den Abbruch der Behandlung betreffend?

Die Entscheidung über einen Behandlungsabbruch muss jedoch konkret vor Ort im jeweiligen Einzelfall getroffen werden und die Feststellung des mutmaßlichen Willens des Patienten muss angestrebt werden. Aus Richtlinien oder gesetzlichen Regelungen lässt sich im Einzelfall oft nichts Klares ableiten.

Für die konkrete Entscheidung am Krankenbett kann eine **Patientenverfügung** oder **medizinische Patientenanwaltschaft** (☞ 10.4.2) hilfreich sein. In diesen Willensbekundungen kann der Patient „in guten Tagen" festlegen, welche Therapie er unter welchen Bedingungen wünscht. Dieser Wille ist jederzeit widerrufbar.

Passive Sterbehilfe

Passive Sterbehilfe: Verzicht auf lebensverlängernde Maßnahmen und Einsatz von leidensmindernden Maßnahmen, selbst wenn diese das Leben verkürzen. Ihr Ziel ist es, Leiden zu mindern, wobei die Möglichkeit des vorzeitigen Todes in Kauf genommen wird.

Zu den **lebensverlängernden Maßnahmen** gehören z. B. die Beatmung, die Zufuhr von Sauerstoff und die künstliche Ernährung.

Zu den **leidensmindernden Maßnahmen** zählt z. B. die ausreichende medikamentöse Schmerzbekämpfung, selbst wenn dafür lebensgefährlich hohe Dosierungen notwendig sind.

Passive Sterbehilfe gilt als vertretbar, wenn das Hinausschieben des nicht mehr vermeidbaren Todes für den Patienten mit unzumutbarem Leiden verbunden ist. Allerdings ist dabei der erklärte Wille des Patienten bindend, mündlich oder in Form einer *Patientenverfügung*, in der der Patient beispielsweise festlegt, welche medizinischen Maßnahmen er sich noch wünscht, welche er ablehnt, oder ob er in ein Hospiz aufgenommen werden möchte.

Keine passive Sterbehilfe, aber auch keine lebensverlängernden Maßnahmen ohne Einwilligung des Patienten. Sein Wille ist bindend.

Ist ein Patient nicht mehr urteilsfähig, versucht das Team nach seinem „mutmaßlichen" Willen zu handeln. Wichtigstes Hilfsmittel dafür sind schriftliche Erklärungen des Sterbenden (z. B. die rechtlich bindende *Patientenverfügung*) und Aussagen ihm nahe stehender Menschen.

Aktive Sterbehilfe

Aktive Sterbehilfe: Gezielte Maßnahmen, die den Tod direkt herbeiführen. In Deutschland, Österreich und der Schweiz gesetzlich verboten.

In Deutschland setzen sich besonders die *Deutsche Hospizbewegung* (☞ 10.2) und die *Deutsche Gesellschaft für humanes Sterben* (DGHS) mit ethischen, politischen und organisatorischen Fragen der Sterbehilfe auseinander.

Die DGHS hat die Verwirklichung des Selbstbestimmungsrechts des Menschen

Palliativpflege

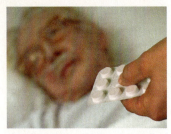

Abb. 10.12: Aktive Sterbehilfe ist in Deutschland verboten. [K115]

bis zur letzten Lebensminute – auch gegen Widerstände – zu ihrem wesentlichen Anliegen gemacht, fußend auf dem Gedanken der Aufklärung und des Humanismus, verbunden mit Gedanken der Vorsorge und Eigenverantwortung des Individuums. Die DGHS sieht sich selbst als Patientenschutz- und Bürgerrechtsorganisation.

Die Schweizer *Vereinigung für humanes Sterben* (EXIT) assistiert bei Selbsttötungen, die Beihilfe zur Selbsttötung ist in der Schweiz straffrei.

Pro- und Contra-Argumente

Maßnahmen der passiven Sterbehilfe werden gesellschaftlich weitgehend toleriert, aktive Sterbehilfe dagegen ist weiterhin heftig umstritten.

Argumente pro

Die meisten Befürworter aktiver Sterbehilfe sind der Meinung, dass der Mensch das Recht haben sollte, über das Ende seines Lebens selbst zu bestimmen. Oft könne nur der Tod unerträgliches körperliches und seelisches Leid wirksam beenden. Sie verweisen auf die Grenzen der medizinischen Symptomlinderung und werfen ihren Gegnern vor, dass diese den Prozess des Sterbens durch eine rosa Brille betrachten und den Sterbenden in unerträglicher Weise bevormunden. Es sei ein Mythos, dass Schmerzlinderung den Wunsch nach einer „Todesspritze" aus der Welt schaffe. Voraussetzung für aktive Sterbehilfe sei der Wunsch oder die Einwilligung des Sterbenden. Es gibt auch Stimmen, die die Tötung von Menschen mit schweren Behinderungen oder Erkrankungen befürworten, ohne dass diese in den Sterbeprozess eingetreten sind.

Argumente contra

Viele Gegner der aktiven Sterbehilfe betonen die Möglichkeit einer letzten menschlichen Entwicklung angesichts des Todes. Diese dürfe nicht durch gewaltsame Maßnahmen verhindert werden: Depression, Angst, Schmerz und Verzweiflung könnten überwunden werden.

Schmerzen und die Angst vor einem qualvollen Tod sind ein Hauptmotiv für Todeswünsche. Nach Beobachtung vieler Palliativmediziner führt eine angemessene Schmerzbehandlung bei fast allen Patienten dazu, dass sie ihren Wunsch nach aktiver Sterbehilfe aufgeben. Danach wäre der Wunsch nach Selbsttötung nicht Zeichen persönlicher Autonomie, sondern ein Symptom, das auf Mangelversorgung hinweist.

Gesellschaftspolitisch könnte die Legalisierung aktiver Sterbehilfe dazu führen, dass parallel die politische und ökonomische Unterstützung von Alten- und Pflegeheimen, Hospizbewegungen oder Palliativmedizin zurückgeht: Sterbende oder alte Menschen mit unzureichender Versorgung könnten zunehmend den Weg der Selbsttötung wählen, bestehende Missstände würden nicht mehr wahrgenommen.

Gläubige Menschen verweisen auch auf das göttliche Gebot „Du sollst nicht töten" und vertreten die Meinung, dass der Mensch die von Gott gesetzte Spanne des Lebens nicht abkürzen darf.

Ebenso wird an die Verbrechen des Nationalsozialismus erinnert: Im „Dritten Reich" wurden ungefähr 100 000 geistig behinderte Erwachsene und einige tausend Kinder mit Missbildungen umgebracht: Ihr Leben wurde als „lebensunwert" eingestuft. Gelänge es den heutigen Befürwortern der aktiven Sterbehilfe, diese zu legalisieren, bestünde auch heutzutage die Gefahr, dass die Indikation auf behinderte und alte Menschen ausgeweitet würde: Ihr Leben könnte dann von anderen als nicht mehr lebenswert klassifiziert werden. Schwerkranke könnten sich unter Druck gesetzt fühlen, ihr Leben frühzeitig zu beenden, um „der Gesellschaft" die Kosten für Pflege und medizinische Versorgung zu ersparen (50 % der Kosten durch medizinische Betreuung entstehen im letzten Lebensjahr), um ihre Angehörigen zu entlasten, um den potentiellen Erben nicht im Wege zu stehen oder um ihre Organe für Organtransplantationen zur Verfügung zu stellen. Dann könnte das Recht zur „Tötung auf Verlangen" in eine moralisch gebotene Pflicht umschlagen.

Besonders gefährdet sind neben alten auch psychisch kranke, suizidgefährdete Menschen, deren krankheitsbedingte Selbsttötungswünsche als autonome Willensäußerungen verstanden werden könnten.

Aktuelle Richtlinien und Rechtsprechung

Deutschland

In der Rechtsprechung wird klar formuliert: „Die gezielte Lebensverkürzung durch künstliche Eingriffe in die restlichen Lebensvorgänge, um das Eintreten des Todes zu beschleunigen, ist nach dem Strafgesetzbuch strafbare vorsätzliche Tötung (§ 212 StGB)." Dies bleibt gemäß § 216 StGB auch dann strafbar, wenn die gezielte Lebensverkürzung auf Verlangen des Patienten erfolgt.

Diesen klaren und grundsätzlichen Formulierungen, welche jede Form von aktiver oder passiver Sterbehilfe unter Strafe stellen, steht das „Sterbehilfe-Urteil" des Bundesgerichtshofs vom 13. 9. 1994 gegenüber: Der Abbruch der ärztlichen Behandlung kann ausnahmsweise zulässig sein, auch wenn der Sterbeprozess noch nicht unumkehrbar eingesetzt hat und der Tod noch nicht in kurzer Zeit zu erwarten ist, wenn dies dem mutmaßlichen Willen des Kranken entspricht. Auf dieser Auffassung beruhen auch die „Grundsätze der Bundesärztekammer zur ärztlichen Sterbebegleitung" (1998).

Um nun aber den mutmaßlichen Willen des kranken (oft schon bewusstlosen) Menschen überhaupt feststellen zu können, wurden strenge Kriterien entwickelt. Erst bei Erfüllen dieser Kriterien kann man vom mutmaßlichen Willen des Patienten ausgehen. Als solche Kriterien sind anzusehen:

▶ Frühere mündliche oder schriftliche Äußerungen des Patienten (letzter Wille, Patiententestament, Patientenverfügung ☞ 10.4.2)
▶ Religiöse Überzeugungen, persönliche Wertvorstellungen
▶ Einstellung des Patienten zu Schmerzen und ggf. schweren Krankheitsverläufen in der ihm verbleibenden Lebenszeit.

Im Zweifelsfall hat immer der Schutz des Lebens Vorrang vor persönlichen Überlegungen des Arztes oder des Pflegenden, eines Angehörigen oder anderer beteiligter Personen.

Damit duldet die deutsche Rechtsprechung zwar prinzipiell die *passive* Sterbehilfe unter bestimmten Voraussetzungen, erteilt aber weiterhin eine klare Absage an jede Form der *aktiven* Sterbehilfe. Diese ist im Sinne von §§ 212, 216 StGB als *strafbare vorsätzliche Tötung* zu werten.

> Die passive Sterbehilfe, also ein *Sterbenlassen*, ist in Deutschland grundsätzlich erlaubt, wenn der Sterbeprozess bereits irreversibel eingesetzt hat, der Tod binnen kurzer Zeit zu erwarten ist oder dies dem (mutmaßlichen) Willen des Patienten entspricht.

10.6 Der Pflegende als Sterbebegleiter

Niederlande

In Debatten über die Sterbehilfe wird oft die liberale Rechtsprechung in den **Niederlanden** angeführt. Deshalb wird an dieser Stelle kurz darauf eingegangen: In den Niederlanden wurde die aktive Sterbehilfe im November 2000 legalisiert. Sie ist dann straffrei, wenn jemand unheilbar krank ist, unerträglich leidet und klar über einen längeren Zeitraum geäußert hat, dass er zu sterben wünscht. Bevor ein Arzt in diesen Fällen aber aktive Sterbehilfe leisten darf, muss er zuvor einen unhabhängigen Kollegen hinzuziehen. Dieses Vorgehen ist jedoch auch in den Niederlanden umstritten.

Schweiz und Österreich

In der **Schweiz** ist jede Form der aktiven Sterbehilfe strafbar, auch wenn ein urteilsfähiger Patient ernsthaft darum bittet (Art. 114 schStGB). Gegenüber Sterbenden, deren Grundleiden einen unabwendbaren Verlauf zum Tode genommen hat, sowie bei schwerst zerebral Geschädigten kann der Arzt „auf lebenserhaltende Maßnahmen verzichten […] Er darf palliativ-medizinische Techniken anwenden, auch wenn dabei das Risiko einer Lebensverkürzung entstehen sollte" (medizinisch-ethische Richtlinien für die ärztliche Betreuung sterbender und zerebral schwerstgeschädigter Patienten). Der Wille eines urteilsfähigen Patienten muss im Falle des Verzichts auf Behandlung oder lebenserhaltende Maßnahmen respektiert werden. Bei urteils- oder äußerungsunfähigen Patienten erfolgt ausdrücklich der Hinweis auf eine möglicherweise früher verfasste Patientenverfügung, die der Arzt berücksichtigen soll.

In **Österreich** ist aktive Sterbehilfe strafbar (§ 77 öStGB). Allerdings muss der Arzt Patientenverfügungen zu den Akten nehmen und in seine Entscheidungen einbeziehen. Er ist jedoch nicht verpflichtet, sie in jedem Fall zu befolgen, sondern hat einen Handlungsspielraum.

10.6 Der Pflegende als Sterbebegleiter

Forderungen der Pflegenden an sich selbst

In der Gesellschaft hat das Bild eines „natürlichen Todes" große Bedeutung. Der Tod ist nur „fair" als Tod durch Altersschwäche am Ende eines langen Lebens. Krankheiten oder Unfälle empfinden viele Menschen als ungerechtes Schicksal, das verhindert werden muss. Dieses Empfinden spielt für das Selbstverständnis der medizinischen Professionen eine große Rolle: Sie möchten die ihnen anvertrauten Patienten beim Gesundwerden unterstützen und sie vor einem „unfairen, vorzeitigen Tod" bewahren.

Daher werden Pflegende und Ärzte besonders zu Beginn ihrer Arbeit mit Sterbenden manchmal von Schuldgefühlen geplagt und zweifeln an ihrer fachlichen Kompetenz.

> Der Tod ist kein Zeichen pflegerischen oder ärztlichen Versagens.

Gesellschaftliche Forderungen an die Pflegenden

Weiterhin existieren **gesellschaftliche Forderungen an die Pflegenden,** die nur mit großer Anstrengung und Engagement zu erfüllen sind.
- Das Sterben im Krankenhaus wird pauschal als unmenschlich charakterisiert: Angeblich wird der Sterbende zum Objekt einer technisierten, sterilen Welt. Pflegende und Ärzte müssen deshalb versuchen, die Umstände des Sterbens zu humanisieren
- Gleichzeitig wird aber auch erwartet, dass alle Möglichkeiten der modernen Medizin für den Kranken ausgenutzt werden. Das Dilemma, dass sich intensive Bemühungen um das Leben des Patienten und Gestaltung eines friedlichen Todes oft ausschließen, wird nicht gesehen, und individuelle Leistungen werden nicht entsprechend gewürdigt.

Strukturbedingte Schwierigkeiten

Zu den **strukturbedingten Schwierigkeiten,** eine ideale Sterbebegleitung umzusetzen, gehören im Alltag:
- Personelle Unterbesetzung oder fehlende räumliche Ausstattung
- Angehörige, die die Pflegenden gern in die Betreuung des Sterbenden einbeziehen würden, tauchen oft gar nicht erst auf
- Mit Patienten aus anderen Kulturräumen gelingt manchmal nicht einmal die sprachliche Verständigung
- Oft bleibt zu wenig Zeit, sich in Ruhe um die Bedürfnisse des sterbenden Patienten zu kümmern.

10.6.1 Was soll der Sterbebegleiter mitbringen?

Angesichts der vielen unheilbaren Krankheiten muss der **Sterbebegleiter** zunächst einmal lernen, seinen Blick auf das Mögliche zu richten, nämlich auf das, was dem Sterbenden das Sterben erleichtert, und auf das Unmögliche zu verzichten. Dazu ist eine intensive Auseinandersetzung nötig. Gelingt ihm das, verfügt er über viele Möglichkeiten, seinen Aufgaben als Sterbebegleiter gerecht zu werden.

Nach *Andreas Heller* (Theologe, Sozial- und Pflegewissenschaftler) gibt es einige Dimensionen, die für eine menschliche Begleitung Sterbender wichtig sind:
- Sterbebegleitung ist Teil des menschlichen Lebens. Auch wenn die Selbstverständlichkeit dafür abhanden gekommen ist, kann Sterbebegleitung erlernt werden
- Sterbende begleiten soll nur, wer sich mit seinem eigenen Leben und Tod, mit Verlust und Trauer auseinander gesetzt hat. Ohne Selbsterfahrung kann die Zuwendung zu anderen selten gelingen
- Sterbebegleiter sollen gütig im Umgang mit sich selbst sein, damit sie auch anderen gütig begegnen können
- Sterbebegleiter müssen offen sein für Begegnungen
- Sterbebegleiter sollen bereit sein, sich durch ihr Team, durch Supervision oder durch einen eigenen Seelsorger helfen zu lassen
- Sterbebegleiter sollen sich in ihrem jeweilige Gebiet – sei es als Pflegender, Arzt, Sozialarbeiter oder Seelsorger – sicher und kompetent fühlen und diese Sicherheit an den Sterbenden weitergeben können.

> Je leichter es Pflegenden fällt, über Tod und Sterben nachzudenken, desto eher können sie sich für die Belange Sterbender einsetzen. Daher ist es hilfreich, wenn Pflegende sich mit ihrer Angst vor dem Sterben und vor dem Tod auseinandergesetzt haben. Sie sind dann eher bereit, sich innerlich auf das Sterben des Patienten einzulassen.

10.6.2 Was können Sterbebegleiter lernen?

Es besteht häufig ein Unterschied zwischen dem, was der Sterbebegleiter theoretisch als beste Sterbebegleitung erkannt hat, und dem, was er am Krankenbett zu tun imstande ist: Beispielsweise hat er gelernt, bei der Sterbebegleitung offen für die Bedürfnisse des Sterbenden zu sein, stattdessen weicht er dem Patienten aber aus. Darum hat das Lernen durch Erfahrung und unter Anleitung von Kollegen, die verstanden haben, die Theorie in die Praxis umzusetzen, große Bedeutung. Dazu ist eine intensive Auseinandersetzung nötig.

> Um Angehörige frühzeitig informieren zu können und um überflüssige Pflegemaßnahmen zu vermeiden, z. B. Umlagern des Patienten wenige Minuten vor Eintritt des Todes, lernen die Pflegenden, den Zustand eines Sterbenden richtig einzuschätzen. Dazu benötigen sie großes Einfühlungsvermögen und ausreichende Erfahrung.

Einfühlsame Gesprächsführung

Gerade die **einfühlsame Gesprächsführung** kann mit zunehmender Erfahrung stetig verbessert werden. Dann werden auch folgende *Fehler* vermieden:
- Leugnen. „Das bilden Sie sich doch nur ein, natürlich werden Sie wieder gesund!"
- Fatalisieren. „Nun ja, wir müssen doch alle mal sterben."
- Ausweichen. „Also, Ihr Quickwert ist jetzt wieder ganz ausgezeichnet!"

Reflexion von Patientenreaktionen

Sterbebegleiter werden in ihrer Arbeit immer wieder mit Stimmungsschwankungen der Patienten konfrontiert. Sie lernen, diese nicht unreflektiert auf sich zu beziehen, sondern sie aus der Situation des Sterbenden zu verstehen.

Reflexion der eigenen Gefühle

Auch der Umgang mit den **eigenen Gefühlen** ist von Bedeutung.

Niemand verlangt von den Helfern, in jeder Lage „professionell unbeteiligt" zu wirken. Im Gegenteil: Sie dürfen ihre Gefühle ausdrücken, sofern sie den Sterbenden nicht belasten, denn kein Patient möchte in einer sterilen, gefühlskalten Umgebung sterben. Deshalb darf die Pflegekraft dem Sterbenden durchaus mitteilen, dass auch sie Angst vor den Schmerzen einer Krebserkrankung hat. Dadurch wird ihre Zusicherung, das Team würde alles tun, um dem Sterbenden Schmerzen zu ersparen, für den Patienten glaubwürdiger.

> Alle pflegerischen Handlungen nicht nur routiniert, sondern auch liebevoll ausführen.

10.6.3 Wie kann sich der Sterbebegleiter schützen?

Burnout-Prophylaxe ☞ 8.3.1

Die häufige Konfrontation mit dem Tod kann zu chronischer Erschöpfung und Enttäuschung führen und den „inneren Ausstieg" aus der Aufgabe Sterbebegleitung vorbereiten. Es kann zu persönlichen Krisen kommen, die von Verstimmungen und Kommunikationsstörungen bis zu schwersten Depressionen reichen. Daher ist es notwendig, auch den Bedürfnissen der Helfer Raum zu geben.

Verantwortung teilen

Sterbebegleitung ist keine Aufgabe, die durch spezialisierte „Profis" im Alleingang geleistet wird. Deshalb teilen Pflegende der Verantwortung mit Kollegen aus anderen Berufen (Ärzte, Sozialarbeiter, Seelsorger), mit der Familie, mit den Freunden des Sterbenden und mit anderen freiwilligen Helfern. Das bedeutet aber auch, dass Grenzen akzeptiert werden müssen: Medizinische Helfer sind nicht allein zuständig und dürfen keineswegs über alle Lebensbereiche des Sterbenden bestimmen.

Im Team zu arbeiten ermöglicht zudem, sich auch mal vom Sterbenden fern zu halten, wenn einem der Helfer danach zumute ist. Auf diese Weise schützt die Teamarbeit vor Gleichgültigkeit, die sich bei häufiger Konfrontation mit Sterbenden einstellen kann.

Sich ausruhen und besinnen

Damit sich der Einzelne oder auch das ganze Team zur Ruhe und Besinnung zurückziehen kann, müssen entsprechende „Ruhe-Räume" zur Verfügung stehen.

Kommunizieren

Je besser die Kommunikation zwischen allen Betroffenen ist, desto größer wird der Puffer gegen Angst und Stress. Die Pflegenden können sich im Team „fallen lassen", d. h. sie können ihre Gefühle wie Angst, Depression, Schuld und Aggression im Team aussprechen, und werden vom Team „aufgefangen". Hilfreich sind hierbei Balint-Gruppen oder Supervisionen (☞ 8.3.1).

Sich fortbilden

In **Fortbildungen,** z. B. Sterbeseminaren, werden neue Erkenntnisse der Sterbeforschung vermittelt, die dann im Alltag umgesetzt werden können. Das Wissen kann dazu dienen, dem Patienten das Sterben zu erleichtern und dadurch selbst wieder mehr Freude an der Arbeit zu erlangen. Ein positiver „Nebeneffekt" ist der Austausch mit anderen Sterbehelfern, denen man eigene Erfahrungen mitteilen, von denen man aber auch viel lernen kann.

Vom Patienten lernen

Sterbebegleiter können in der Begleitung lernen, wenn sie den Patienten nicht nur als Nehmenden, sondern auch als Gebenden erleben. Beispielsweise kann der Sterbebegleiter von der Gelassenheit des Sterbenden lernen und sich diese zu Eigen machen.

Trauer zulassen

Häufig ruft der Tod des Patienten Trauer bei den Helfern hervor, insbesondere wenn er jung sterben musste oder die Beziehung längere Zeit wachsen konnte. Diese Trauer ist notwendig und richtig. Sie hilft, die Beziehung zum Verstorbenen zu bewältigen und die gewonnenen Erfahrungen an andere weiterzugeben.

> Sterbebegleitung kann nicht wie ein Handwerk erlernt werden, sondern bedarf auch der Erfahrung. Die Sterbebegleiter bringen dabei die innere Bereitschaft mit, vom Patienten zu lernen und sich auf ihn einzulassen. Auch Sterbebegleiter stoßen irgendwann einmal an ihre Grenzen. Sie sollten dann nicht versuchen, allein mit den Problemen fertig zu werden, sondern sollten sich im entsprechenden Fall von Freunden, Kollegen und/oder Psychologen helfen lassen.

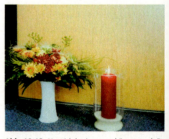

Abb. 10.13: Um sich besinnen zu können und die innere Ruhe zu finden, sind brennende Kerzen oder künstlerische Darstellungen oft ein gutes Hilfsmittel. [M257]

10.7 Wann ist der Mensch tot?

Den nahenden Tod erkennt man an der Veränderung der Vitalzeichen:
- Die Atmung wird unregelmäßig, schnappend und rasselnd
- Der Pulsschlag wird unregelmäßig und setzt gelegentlich aus
- Der Blutdruck fällt ab
- Die Temperatur fällt ab (Ausnahmen bilden v. a. infektiöse Erkrankungen)
- Die Haut ist kalt, blass und bläulich
- Das Bewusstsein schwindet.

Zum Schluss fallen die Grundfunktionen von Herz, Lunge und ZNS vollständig aus, der Mensch stirbt.

Während des Sterbevorgangs ist es oft schwierig, den genauen **Zeitpunkt des Todes** anzugeben, da einzelne Organfunktionen eine Zeit lang unabhängig voneinander weiterbestehen können (z. B. kann das Herz noch schlagen, obwohl die Atemtätigkeit schon erloschen ist). Die Bestimmung des Todeseintritts ist aber gleichzeitig sehr wichtig, denn im Zeitalter der modernen Medizin können sich praktische Konsequenzen daraus ergeben: Beim *Toten* darf der Arzt die Therapie abbrechen und evt. Organe entnehmen (Organtransplantation ☞ 15.11). Umgekehrt kann bei einem *Sterbenden* bis zu einem gewissen Zeitpunkt eine Reanimation sinnvoll sein.

> Der Todeszeitpunkt wird heute mit dem definitiven Ausfall aller zerebralen Funktionen gleichgesetzt. Dieser *irreversible Funktionsausfall* des Gehirns, der **Hirntod**, ist auch das wissenschaftlich anerkannte Kriterium für den Tod des Menschen.

Es gibt verschiedene Zustände, bei denen im klinischen Alltag von „Tod" gesprochen wird:
- Klinischer Tod
- Dissoziierter Hirntod
- Biologischer Tod.

Klinischer Tod

> **Klinischer Tod:** Tritt bei Stillstand von Atmung und Kreislauf ein und ist durch die *unsicheren Todeszeichen* (☞ unten) gekennzeichnet.

Unsichere Todeszeichen sind:
- Verlust des Bewusstseins (Beobachten der Bewusstseinslage ☞ 12.11.2)

- Ausfall der Spontanatmung (Beobachtung der Atmung ☞ 12.2.3, 12.2.4)
- Stillstand von Herzaktivität und Kreislauf (Beobachtung von Puls und RR ☞ 12.3.1, 12.3.2)
- Fehlen von Hirnstammreflexen, z. B. des *Kornealreflexes* (kurz vor dem Berühren der Cornea kommt es nicht mehr zum Lidschluss), von physiologischen Reflexen der Extremitäten (Prüfung der Reflexe ☞ 33.3.1), von Reaktionen auf Schmerzreize im Trigeminusbereich (☞ 33.11.3) und auf akustische sowie visuelle Reize (lichtstarre, meist maximal weite Pupillen)
- Erschlaffung der Muskeln *(Muskelatonie)*.

Nur wenn *alle* unsicheren Todeszeichen vorliegen, darf der Arzt die Diagnose „klinischer Tod" stellen.

Warum werden die unsicheren Todeszeichen als „unsicher" bezeichnet?

Durch intensive medizinische Maßnahmen können klinisch tote Menschen manchmal ins Leben zurückgeholt werden. Das Vorliegen aller unsicheren Todeszeichen beweist also nicht, dass der Mensch wirklich tot ist.

Da eine fehlende Sauerstoffversorgung des Gehirns nach wenigen Minuten zum irreversiblen Funktionsausfall führt, ist die Möglichkeit der Reanimation zeitlich begrenzt.

Reanimation

Durchführung einer Reanimation ☞ 13.4

Eine erfolgreiche **Reanimation** ermöglicht vielen Menschen das Weiterleben, ohne dass dabei unbedingt etwas von der bisherigen Lebensqualität eingebüßt werden muss: Ein 75-jähriger Patient erleidet zuhause einen Herzinfarkt, es kommt zum Herzstillstand. Beim Eintreffen des Notarztes liegen alle unsicheren Todeszeichen vor. Die direkt einsetzende Reanimation gelingt, während der anschließenden Behandlung erholt sich der Patient vollständig.

Ein reanimierter Patient kann aber auch Gehirnschädigungen erlitten haben, die zu einer dauerhaften Behinderung führen, z. B. zum apallischen Syndrom (☞ 33.12.3).

Im Grenzbereich zwischen Leben und Tod ist nicht jede technisch mögliche Reanimation sinnvoll. Das wird schon daran deutlich, dass rein theoretisch bei jedem sterbenden Patienten im Krankenhaus

eine Reanimation durchgeführt werden könnte.

> Eine Reanimation ist nicht sinnvoll, wenn absehbar ist, dass der reanimierte Mensch trotz Reanimation bald stirbt oder dass ein Weiterleben nur mit einer außerordentlich eingeschränkten Lebensqualität (z. B. als Apalliker) möglich wäre.

Wer aber kann über den Sinn einer Reanimation entscheiden? Formal ist der Arzt verantwortlich, jedoch trifft er eine so schwerwiegende Entscheidung meist nicht gerne allein, denn woher soll er wissen, um welche Zeitspanne die Reanimation das Leben wirklich verlängert und ob diese Zeit vom Patienten als sinnvoll erlebt werden kann? Bei Patienten mit lebensbedrohlichen Krankheiten, die ihren Willen nicht mehr selbst äußern können, bindet er deshalb die Angehörigen, die Pflegenden und ggf. auch die Seelsorger in den Entscheidungsprozess ein, ob ggf. reanimiert werden soll oder nicht (auch ☞ 10.4.2). Juristisch sind diese Personen jedoch nicht entscheidungsbefugt.

> Soll ein Patient im Krankenhaus nicht reanimiert werden, muss der Arzt das mit Handzeichen ins Dokumentationssystem eintragen. Anderenfalls sind die Pflegekräfte zur Einleitung von Reanimationsmaßnahmen verpflichtet.

In Notfallsituationen bleibt kaum Zeit für einen reflektierten Entscheidungsprozess. Außerdem stehen notwendige Informationen meist nicht zur Verfügung: Leidet der Patient unter lebensbedrohlichen Krankheiten? Wie steht er prinzipiell zur Reanimation? Der Arzt muss daher davon ausgehen, dass ein Lebenswille besteht, und mit Reanimationsmaßnahmen beginnen, es sei denn, es liegen *sichere Todeszeichen* vor.

Dissoziierter Hirntod

> **Dissoziierter Hirntod:** Definitiver Ausfall aller Gehirnfunktionen. Herzkreislauf- und Lungenfunktion sind dagegen durch intensivmedizinische Unterstützung noch erhalten.

Der Patient mit **dissoziiertem Hirntod** ist bewusstlos und kann nicht spontan atmen. Es fehlen:
- Hirnstammreflexe (☞ auch unsichere Todeszeichen)
- Spontane motorische Aktionen.

Kreislaufreaktionen, Temperaturregulation und Rückenmarksreflexe können (im Gegensatz zur Situation beim klinischen Tod) erhalten sein. Der dissoziierte Hirntod muss von zwei Ärzten diagnostiziert werden. Die Diagnose stützt sich auf das klinische Bild und auf die Ableitung eines so genannten **Nulllinien-EEGs** über 30 Min. Ein Nulllinien-EEG zeigt die völlige hirnelektrische Stille und beweist so den Funktionsverlust des Gehirns. Außerdem müssen Vergiftungen und Unterkühlungen ausgeschlossen werden, da es dabei zu einem *reversiblen* zerebralen Funktionsverlust kommen kann.

Die häufigsten Ursachen für den dissoziierten Hirntod sind:
► Schädel-Hirn-Traumen (☞ 33.14.1)
► Intrazerebrale Blutungen (☞ 33.5.1, 33.6.1, 33.6.2)
► Herz-Kreislauf-Stillstand (☞ 13.3.4).

> Der Nachweis eines dissoziierten Hirntodes erlaubt den Therapieabbruch. Er ist Voraussetzung für die Organentnahme zur Transplantation (☞ 15.11).

Biologischer Tod

> **Biologischer Tod:** Das Erlöschen *sämtlicher* Organfunktionen.

Der tote Organismus unterliegt zwangsläufig einer Reihe von Veränderungen, die als Kriterium für den *sicheren Eintritt* des Todes herangezogen werden können. Diese Veränderungen bezeichnet man als *sichere Todeszeichen* (der Tote kann mit Sicherheit nicht mehr wiederbelebt werden). **Sichere Todeszeichen** sind:
► Totenflecke
► Totenstarre
► Fäulnis- und Auflösungsprozesse.

Totenflecke

Erste (rotviolette) **Totenflecke** *(Leichenflecke, Livores)* treten nach 20–30 Min. auf, stark ausgeprägt sind sie nach weiteren 30–90 Min. Sie entstehen durch Blut, das in die tiefer gelegenen Körperteile sickert *(Hypostase)* und zu Hautflecken führt.

Zunächst verblassen die Totenflecke auf Druck. Nach etwa 12–30 Std. ist der rote Blutfarbstoff aus den zerfallenden Erythrozyten frei geworden und ins Gewebe gewandert, so dass die Totenflecke zusammenfließen (konfluieren) und nicht mehr wegdrückbar sind.

Totenstarre

Die **Totenstarre** *(Leichenstarre, Rigor mortis)* beginnt 4–12 Std. nach dem Tod an den Unterkiefer-, Hals- und Nackenmuskeln und breitet sich von hier in die Peripherie aus.

Ursache der Totenstarre sind nach heutigem Kenntnisstand vor allem aufgebrauchte Energievorräte (ATP), so dass sich Aktin- und Myosinfilamente des Muskels nicht mehr voneinander lösen können. Erst durch die spätere Zersetzung der Aktin- und Myosinmoleküle löst sich die Totenstarre.

In Abhängigkeit von der Temperatur und anderen Außenbedingungen löst sich die muskuläre Erstarrung nach 1–6 Tagen, wenn der Zersetzungsprozess in den Muskeln beginnt.

Weitere Todeszeichen

Weitere Todeszeichen sind der allmähliche *Abfall der Körpertemperatur*, die *Trübung der Hornhaut* und schließlich das Einsetzen von Fäulnis- und Auflösungsprozessen.

10.8 Maßnahmen nach Eintritt des Todes

Den Zeitpunkt des Todes erkennen die Pflegenden am Eintritt von Bewusstlosigkeit, Atemstillstand, Pulslosigkeit, fehlendem Blutdruck, an der schlaffen Muskulatur und dem Fehlen von Reflexantworten (☞ oben, sichere und unsichere Todeszeichen). Sie rufen dann sofort den Arzt, der den Tod feststellt und möglichst auch die Angehörigen benachrichtigt, sofern sie nicht bei dem Sterbenden waren.

10.8.1 Formalitäten

Arzt

Der Arzt ist verpflichtet, den Toten unverzüglich zu untersuchen und eine **Todesbescheinigung** *(Leichenschauschein)* auszufüllen. Dieses Dokument enthält (☞ auch Abb. 10.14):
► Personalien des Toten (ggf. Patientenetikette), Todeszeitpunkt, Todesart
► Ist der feststellende Arzt auch der ehemals behandelnde Arzt?
► Angaben über übertragbare Erkrankungen
► Angaben zur Todesursache und Zusatzangaben. Weiß der Arzt nicht, woran der Mensch gestorben ist, handelt es sich um eine *unklare Todesursache,*

starb der Patient an Altersschwäche oder an einer schweren Krankheit, um eine *natürliche. Nicht natürlich* ist der Tod infolge von Gewalteinwirkung, Unfällen, Verletzung, Suizid oder Vergiftung.

Zusätzlich muss der Arzt im Krankenhaus die Todesmeldung für die Verwaltung und gegebenenfalls einen Schauschein für den Pathologen ausfüllen.

Pflegende

Die Pflegenden informieren ihre Abteilungsleitung über den Tod des Patienten. Dies kann mündlich, aber auch schriftlich z.B. in Form des Nachtwachenberichtes geschehen. Müssen die Pflegenden für die Verwaltung eine **Mitternachtsstatistik** führen (wie viel Patienten sind bis Mitternacht an diesem Tag aufgenommen oder entlassen worden bzw. gestorben), wird der Patient dort eingetragen. Ist die Verwaltung nicht besetzt, z.B. am Wochenende, benachrichtigen sie (oder der Arzt) das Beerdigungsinstitut, das den Verstorbenen abholt, sofern er nicht pathologisch untersucht werden soll.

10.8.2 Versorgung des Toten

Die **Versorgung des Leichnams** findet in Stille statt und bewahrt die Würde des Verstorbenen. Die Angehörigen dürfen dabei im Zimmer bleiben und, wenn sie es wünschen, mitarbeiten.

Zunächst werden die Augenlider des Toten mit feuchten Tupfern geschlossen. Die Pflegenden entfernen dann alle Geräte und Therapiematerialien wie Absaugvorrichtungen, Katheter und Drainagen und wechseln gegebenenfalls den Stomabeutel.

Handelt es sich um Materialien, die nur schwer zu entfernen sind oder bei deren Entfernung der Verstorbene entstellt werden würde (z.B. Drainagen, aus deren Austrittsstelle massiv Sekret entweichen würde), werden sie liegen gelassen und erst im pathologischen Institut oder vom Beerdigungsunternehmen entfernt. Auch Lagerungsmittel, Kissen und Bettdecken werden weggeräumt.

Da sich unmittelbar nach dem Tod Blase und Darm entleeren können, säubern die Pflegenden den Leichnam und wechseln das Bettlaken. Eine Ganzkörperwäsche ist nur in Ausnahmefällen nötig.

10.8 Maßnahmen nach Eintritt des Todes

> Beim Umlagern des Verstorbenen kann Luft mit einem seufzerähnlichen Laut aus den Lungen entweichen, worüber Pflegende und helfende Angehörige nicht selten erschrecken.

Der Verstorbene wird frisch bekleidet (je nach hausinterner Regelung patienteneigene Kleidung oder Einmalartikel) und gekämmt; wenn vorhanden, wird die Zahnprothese eingesetzt. Schmuck wird abgenommen, möglichst zu zweit inventarisiert und verwahrt, es sei denn, der Verstorbene oder seine Angehörigen haben z. B. bezüglich des Eherings andere Wünsche geäußert. Der Tote wird mit leicht erhöhtem Oberkörper gelagert, um eine Blaufärbung des Gesichtes zu verhindern, und erhält unter dem Kopf eine flache Stütze. Um den Mund geschlossen zu halten, unterlagern die Pflegenden das Kinn des Verstorbenen, z. B. mit einem gerollten Handtuch, einer Mullbinde oder einer speziellen Kinnstütze. Da die Totenstarre im Bereich der Unterkiefermuskulatur beginnt, muss diese Maßnahme in den ersten Stunden nach Eintritt des Todes erfolgen.

Zum Schluss befestigen sie an einer der Großzehen (oder am Unterschenkel) des Toten die *Identifikationskarte* (z. B. Patientenetiketten auf einer Plastikschlaufe), decken den Verstorbenen mit einem Laken oder einer Decke zu und legen seine Hände zusammen.

Nach der Abschiednahme der Angehörigen wird der Leichnam ins pathologische Institut der Klinik gebracht (Schauschein mitgeben, infektiöse Tote kennzeichnen) oder vom Beerdigungsinstitut abgeholt.

> Pflegende entfernen alle medizinischen Geräte und Pflegeutensilien aus dem Zimmer des Toten. Nur das Bett mit dem Leichnam sowie das sonst übliche Inventar bleiben stehen. Wenn möglich, wird der Raum mit Blumen geschmückt. Sofern gewünscht, zünden Pflegende eine Kerze an.

Die Wertsachen des Toten dürfen nur dem Ehepartner oder der Krankenhausverwaltung ausgehändigt werden (gegen Unterschrift!). Andere Angehörige müssen einen Erbschein vorweisen, der ihr Erbrecht amtlich bestätigt.

10.8.3 Umgang mit den Angehörigen

Die Mitteilung

Die Mitteilung des Todesfalls soll mit klaren, eindeutigen Worten erfolgen. „Ihre Mutter ist gestorben." Die Form sollte weder zu emotional noch bürokratisch sein. Medizinische Details und Erläuterungen werden erst später im Gespräch erfolgen, zunächst geht es darum, das „Unfassbare" fassbar zu machen.

Gefühle tolerieren

Die erste Reaktion der Hinterbliebenen schwankt zwischen ungläubiger Abwehr („Sagen Sie, dass es nicht wahr ist!"), tiefem Schmerz und gefasster Annahme („Es ist gut so"). Selbst ein lang erwarteter Todesfall kann die Angehörigen wie ein Schlag treffen. Der Schock kann zum Ausbruch heftigster Gefühle, aber auch zu eisiger Unnahbarkeit führen. Er leitet den Trauerprozess (☞ 10.9) ein.

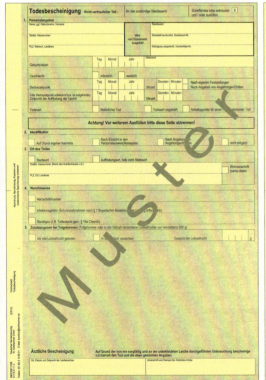 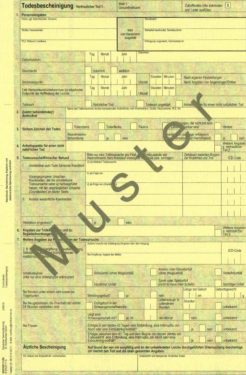

Abb. 10.14: Todesbescheinigung, wie sie in Bayern verwendet wird (das Formular variiert von Bundesland zu Bundesland geringfügig). [E221]

287

Schuldzuweisung relativieren

Angehörige können im Zustand des Schocks unfair gegenüber den Pflegenden werden und ihnen in diesem Augenblick die Schuld für den Tod des geliebten Menschen geben. „Warum waren Sie nicht bei ihm?" Solche Anschuldigungen sind nicht selten eine Folge des Schocks und keineswegs das endgültige Urteil über die Situation. Dann sollte der Pflegende sich nicht persönlich getroffen fühlen.

Zeit lassen

Während des Abschiednehmens benötigen die Hinterbliebenen Zeit und Stille. Zwar gibt es viele Angehörige, die ihren Verstorbenen nur kurz ansehen möchten, ehe sie sich den administrativen Aufgaben zuwenden, andere brauchen jedoch viel Zeit, um sich zu verabschieden. Sie sprechen mit dem geliebten Menschen, als ob er sie noch hören könnte. Inhalt des Gespräches können lieb gewordene Erinnerungen sein („Weißt Du noch damals, als wir uns kennen gelernt haben …"), ungeklärte Dinge, die noch zwischen dem Toten und den Hinterbliebenen stehen, z. B. ein Streit, der noch nicht zu Ende ausgetragen war, Entschuldigungen, Anklagen („Wie kannst Du mir das antun, wo ich doch nun niemanden mehr habe, der sich um mich kümmert") oder Versprechen. Manche wollen den Verstorbenen auch noch einmal berühren: Sie streicheln sein Gesicht oder seine Hände.

Eltern und Geschwister

Sterben Kinder nach längerer Erkrankung, haben viele Familien Vorstellungen entwickelt, wie sie mit dem Kind nach seinem Tod umgehen wollen. Für Eltern und vielleicht auch für die Geschwister ist es wichtig, bei der Versorgung des toten Kindes helfen zu können – allerdings sollte darauf geachtet werden, dass Geschwister in ihren Wünschen unterstützt, aber nicht überfordert werden. Kinder können beispielsweise Angst haben, das tote Geschwisterkind zu berühren, dann sollten sie auch nicht dazu überredet werden.

> Meist gibt es heute in den Kliniken vorbereitetes Informationsmaterial über Trauerbegleitung und Selbsthilfegruppen, das die Familien erhalten. Die Pflegenden können auch anbieten, dass sich die Eltern mit Fragen weiter an die Station wenden dürfen.

den. Die Familie sollte möglichst soviel Zeit zum Verabschieden bekommen, wie sie wünscht. In dieser Zeit können Pflegende die Familie z. B. unterstützen, indem sie zumindest für eine gewisse Zeit die Betreuung anderer Kinder übernehmen oder organisieren. Oft ist zwischen diesen Familien und dem Team während der vielfach notwendigen zahlreichen Krankenhausaufenthalte eine große Vertrautheit entstanden, die auch Gemeinsamkeit beim Abschied oder stilles Miteinandersein möglich machen.

Viele Kinder sterben jedoch plötzlich und völlig unerwartet. Die Katastrophe bricht über eine unvorbereitete Familie herein, zu der die Pflegenden noch keine Beziehung aufbauen konnten. In dieser Situation können sie zunächst menschliche Anteilnahme und Nähe anbieten, der Familie zuhören. Natürlich erfolgen keine Schuldzuweisungen, gerade dann nicht, wenn die Eltern sich selbst z. B. nach einem Unfalltod Vorwürfe machen: „Wa-

> **Sonderfall plötzlicher Kindstod:** Der plötzliche Kindstod (auch SIDS = **S**udden **i**nfant **d**eath **s**yndrom) ist die häufigste Todesursache im Säuglingsalter. Das scheinbar kerngesunde Kind stirbt ohne Warnzeichen im Schlaf und wird von seinen Eltern im Bett tot vorgefunden. Die Ursache des plötzlichen Kindstod ist unbekannt, das Risiko steigt, wenn das Kind zu warm bekleidet ist, wenn die Eltern rauchen, wenn Mütter sehr jung sind oder wenn das Kind in Bauchlage schläft. Eltern, deren Kind an plötzlichem Kindstod verstirbt, machen sich meist heftige Vorwürfe, dass sie nicht besser aufgepasst oder öfter nach dem Kind geschaut haben. Zunächst ist wichtig, dass die Eltern über das Krankheitsbild aufgeklärt werden, dabei steht die Diskussion der Risikofaktoren – die nicht die eigentliche Ursache darstellen – nicht im Vordergrund. Auch Eltern, die geraucht oder das Kind in Bauchlage zum Einschlafen gelegt haben, tragen nicht die Schuld am Tod ihres Kindes. Sie sollten schon in den ersten Kontakten von quälenden Schuldgefühlen entlastet werden. Eine stützende und vorwurfsfreie Haltung ist besonders auch deshalb erforderlich, weil der Todesfall oft noch durch die Kriminalpolizei untersucht wird, was eine zusätzliche Traumatisierung der Eltern bedeuten kann.

rum habe ich nicht besser aufgepasst? Warum habe ich ihn nicht mit dem Auto zum Fußballplatz gefahren?"

Außerdem werden weitere Hilfen für die Familie organisiert. Auf Wunsch wird der Seelsorger gerufen. Eventuell werden Freunde, Nachbarn oder weitere Verwandte informiert und auf Wunsch der Eltern in die Klinik gebeten. Vielleicht muss die Betreuung von Geschwisterkindern sichergestellt werden.

Haben sich die Eltern etwas gefasst, können auch konkrete Hinweise zu formalen Abläufen gegeben werden, z. B. bezüglich der Beerdigung. Eventuell muss auch durch den Arzt die Frage nach einer Obduktion besprochen werden – für die Familie eine grausame Situation.

Pflegende fragen in diesen Fällen sehr vorsichtig, ob die Angehörigen bei der Versorgung des verstorbenen Kindes helfen wollen.

> Die Hinterbliebenen brauchen Zeit und Ruhe, um sich von dem Verstorbenen verabschieden zu können. Möchten sie Kerzen anzünden, sollte das unter Beachtung der Brandschutzvorschriften ermöglicht werden.

In einigen (v. a. anthroposophischen) Häusern ist es üblich, nach dem Tod eine Abschiedsfeier *im* Krankenhaus zu organisieren, an dem die Angehörigen und das ganze therapeutische Team vom Chefarzt bis zur Physiotherapeutin, dem sozialen Dienst und den Pflegenden teilnehmen. Während dieser Feier wird musiziert und in liebevoller Weise an den Verstorbenen gedacht. Das bringt die oft innerlich aufgewühlten Angehörigen zur Ruhe, und von vielen wird der anschließende Abtransport der Leiche in das pathologische Institut oder das Beerdigungsinstitut als nicht mehr so schlimm empfunden.

10.8.4 Religiöse Gebräuche bei der Versorgung von Toten

Judentum

Traditionellerweise legen die Juden ihren Verstorbenen eine Feder über den Mund und beobachten acht Minuten lang, ob die Atemtätigkeit endgültig ausgesetzt hat. Dann schließt der Sohn oder der nächste Verwandte die Augen des Toten. Seine Arme werden seitlich am Körper ausgestreckt und der Unterkiefer hochgebunden. Hat die Totenstarre eingesetzt, wird der Leichnam mit den Füßen zur Tür auf den Boden gelegt und mit einem

Laken bedeckt, neben seinem Kopf brennt eine Kerze. Der Tote darf nicht alleine gelassen werden.

Der Leichnam orthodoxer Juden wird von der „Chevra kadisha" (Heilige Gesellschaft) abgeholt, die ihn durch eine rituelle Reinigung für die Erdbestattung vorbereitet. Die meisten nichtorthodoxen Juden werden ohne diese Tradition bestattet. Die Beerdigung findet möglichst rasch innerhalb eines Tages statt.

Christentum

Christliche Angehörige wünschen oft, dass die Hände des Toten wie zum Gebet über der Brust gefaltet werden. Eventuell wird ihm ein Kreuz oder ein Rosenkranz in die Hand gegeben. Bei unerwarteten Todesfällen bitten manche Christen einen Geistlichen, beim Toten ein Gebet zu sprechen.

Islam

Im Idealfall wird der Tote nur von Muslimen berührt. Andersgläubige sollten Handschuhe tragen, um eine „tatsächliche" Berührung zu vermeiden. Die Angehörigen schließen dem Toten Mund und Augen, strecken Arme und Beine seitlich am Körper aus, binden die Füße mit einem Faden an den Großzehen zusammen, drehen den Kopf so, dass der Verstorbene in Richtung Mekka „blickt", binden das Kinn hoch und hüllen ihn ungewaschen in ein Leintuch. Anschließend nehmen ihn die Angehörigen, wenn es möglich ist, nach Hause oder bringen ihn in die nächste Moschee, wo er gewaschen und in Baumwollkleider gehüllt wird. Die Arme des Toten werden über die Brust gelegt, ehe der Leichnam mit einem Leintuch bedeckt wird.

Nach diesen Handlungen liest die Familie Texte aus dem Koran vor und betet.

Muslime werden innerhalb von 24 Std. erdbestattet. Wenn möglich verzichten sie auf einen Sarg und auf die Markierung des Grabes (Grabstein).

Hinduismus und Buddhismus

Die Rituale für Tod und Begräbnis variieren bei beiden Religionsgruppen stark. In der Regel darf der Tote auch von Anhängern anderer Religionen berührt werden. Buddhisten hüllen den Leichnam in ein Laken ein, das kein Emblem tragen darf, weil die Seele des Verstorbenen sonst am Verlassen des Körpers gehindert wird. Hindus legen ihre Toten auf den Boden, verbrennen Weihrauch, zünden Kerzen

an – oder sie verzichten auf all diese Riten, denn es gibt diesbezüglich keine Verpflichtungen für Hindus.

Buddhisten und Hindus werden feuerbestattet.

10.9 Trauer: Abschied und Anfang

Trauer, Trauerprozess, Trauerarbeit

Trauer bezeichnet die Gefühle von heftigem Schmerz, von Verlassenheit, Zorn, Ungläubigkeit und Einsamkeit, die Hinterbliebene nach dem Verlust (☞ Pflegephänomen: Verlust) eines geliebten Menschen überfallen. Außerdem bezeichnet Trauer den **Prozess**, der dem Trauernden ermöglicht, sich in einer Welt neu zu orientieren, die nie mehr so sein wird, wie sie einmal war. Die dafür notwendige psychische Leistung wird nach *Sigmund Freud* als **Trauerarbeit** bezeichnet (☞ Pflegephänomen: Verlust und Trauer). Meist dauert der Trauerprozess 1–2 Jahre.

Trauer ist normal und gesund. Wenn ein Mensch stirbt, „dürfen" die Weiterlebenden traurig sein. Selbst wenn der Tote nach dem Glauben der Angehörigen in ein besseres „Jenseits" eingegangen ist, wird sein Tod als schmerzlich erlebt.

> Trauer gilt weniger dem Schicksal des Toten als der verloren gegangenen Beziehung.

Trauerreaktionen

Bestimmte **Trauerreaktionen** finden sich in mehr oder weniger ausgeprägter Form bei den verschiedenen Völkern:
- Die Totenklagen aller Völker sind melodisch ähnlich (in unserer Kultur finden sich diese melodischen Elemente z. B. in Kirchenliedern)
- Die Körpersprache der Trauer (Weinen, Schluchzen, Umarmen und langsames Wiegen des Oberkörpers) wird überall verstanden
- Trauergemeinschaften beklagen in ritualisierter Form den Tod (in Deutschland z. B. in Form der Trauer- und Abschiedsgottesdienste oder der Totenmessen)
- Trauer wird durch bestimmte Kleidung zum Ausdruck gebracht (in unserer Gesellschaft schwarz)
- Trauernde schließen sich während der Trauerzeit (häufig ein Jahr) von bestimmten Ereignissen aus (z. B. Tanzvergnügen)

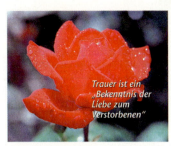

Abb. 10.15: Trauer als Bekenntnis der Liebe zum Verstorbenen (J. H. Smith). [J660]

Solche Rituale erleichtern die Bewältigung der Trauerarbeit. Pflegende sollten sie nicht verhindern. Wie Trauer im Einzelfall ausgedrückt wird, hängt allerdings stark von der umgebenden Kultur ab. Muslime beispielsweise sind der Ansicht, dass Trauernde laut weinen und klagen sollten, da dies den Schmerz lindert. Bei Beerdigungen stehen Getränke bereit, falls die Trauernden in Ohnmacht fallen, und danach werden die Angehörigen eine Woche lang besucht, um gemeinsam den Toten zu beklagen.

Trauer in der mitteleuropäischen Gesellschaft

Die moderne Gesellschaft verlangt von dem Trauernden, schnell wieder gefasst zu wirken und „Haltung" zu bewahren. Lauter und anhaltender Ausdruck von Schmerz wird als unpassend oder sogar peinlich erlebt. Das kommt auch in der Formulierung „in stiller Trauer" zum Ausdruck, die sich häufig in Todesanzeigen findet. Von Hinterbliebenen wird angenommen, dass sie sich zurückziehen wollen, um ungestört zu trauern, und ihrer Privatsphäre wird große Bedeutung zugemessen. Das kann dazu führen, dass Trauernde isoliert und einsam werden oder dass es ihnen unmöglich wird, ihrem Schmerz Ausdruck zu verleihen.

10.9.1 Trauern und Weiterleben

Wissenschaftler haben versucht, den Verlauf der Trauer in Modellen zu beschreiben. Die meisten dieser Modelle enthalten die Elemente **Schock**, **Trauerverhalten** (kulturell definiert), z. B. die Versorgung des Toten oder die Gestaltung der Bestattung, **Trauerbewältigung** und **Trauerabschluss** mit Neuorientierung. Als Beispiel wird hier das Phasenmodell des Psychologen *John Bowlby* vorgestellt (📖 10).

Ebenso wie in den „Sterbemodellen" werden in den „Trauermodellen" die *Gemeinsamkeiten* der Trauernden betont. Vernachlässigt wird hingegen das Individuelle und Einzigartige jedes Menschen.

> Selbst wenn die Trauer eines Einzelnen einem Phasenmodell ähnelt, hat sie ihren persönlichen Charakter und verläuft nicht linear.

Phasen der Trauer nach Bowlby
Betäubung
In den ersten Minuten nach Empfang der Todesnachricht ist alles möglich: Schreien, Wutausbrüche, Weinen, körperliche Symptome wie Übelkeit oder Ohnmacht, Ungläubigkeit oder reglose „Versteinerung". Oft werden heftige Reaktionen schnell unter „Kontrolle" gebracht. Der Trauernde wendet sich den zahlreichen Sachproblemen zu, beispielsweise dem Arrangement der Beerdigung mit Wahl von Sarg, Grabstelle und Blumenschmuck, der Benachrichtigung der Bekannten, Behörden- und Versicherungsmeldungen, und findet darin einen ersten Halt.

Sehnsucht
In dieser Phase begibt sich der Trauernde auf die Suche nach dem verlorenen Toten: Er sucht Plätze auf, die mit Erinnerungen an den Toten verknüpft sind, liest dessen Lieblingsbücher oder betrachtet stundenlang Erinnerungsstücke und Fotos. Die Unwiderruflichkeit des Todes dringt langsam ins Bewusstsein.

Linderung durch Vermeidung
Dem Schmerz dieser Erkenntnis versucht der Trauernde eine Zeit lang auszuweichen. Er leugnet den Tod, indem er beispielsweise gewohnte Gespräche mit dem Toten weiterführt, ihm den Tisch deckt oder sich weiterhin nach dessen Wünschen richtet. Schließlich bricht diese Abwehr zusammen, und der Trauernde ist seinem Elend ausgeliefert.

Desorganisation und Verzweiflung
Die oft lang anhaltende Zeit der Verzweiflung ist durch innere Kämpfe und große Niedergeschlagenheit gekennzeichnet. Das Weiterleben ohne den Toten scheint sinnlos, manchmal wird der eigene Tod herbeigesehnt. Vielleicht gelingt die Bewältigung des Alltags nicht mehr: Rechnungen bleiben unbezahlt, die Post wird nicht mehr geöffnet, der Trauernde kocht nicht und isst zu wenig.

> Die starke seelische Belastung dieser Phase schwächt bei vielen Menschen die Widerstandskraft. Die Sterblichkeit von Witwen und Witwern zum Beispiel ist in den ersten zwei Jahren nach dem Tod des Partners etwa doppelt so hoch wie bei nicht trauernden Gleichaltrigen. Trauer ist ein wichtiger gesundheitlicher Risikofaktor.

Meist lässt der Schmerz langsam nach. Es wird dem Trauernden möglich, sich neuen Zielen zuzuwenden.

Reorganisation und Bewältigung
Die Bereitschaft, ein neues Leben zu beginnen, äußert sich z. B. in einem Wohnungswechsel, in der Aufnahme einer Arbeit oder im Aufbau neuer Beziehungen. Die Erinnerungen an den Verstorbenen schmerzen nicht mehr so, und die gemeinsam erlebte Zeit wird als Teil der eigenen Vergangenheit angenommen.

Trauer dauert an
Im heutigen Verständnis wird Trauer weniger als ein Vorgang betrachtet, der irgendwann nach Bewältigung verschiedener Aufgaben oder Stufen abgeschlossen ist. Trauernde beschreiben eher, wie die Trauer Teil ihres Alltags wird und wie sich die Gefühle im Lauf der Zeit ändern.

10.9.2 Traueraufgaben
Traueraufgaben nach Worden
Wie kann es dem Trauernden gelingen, sich durch Verzweiflung, Einsamkeit und Schmerz zu arbeiten und wieder froh zu werden? Der amerikanische Trauerbegleiter *J. William Worden* beschreibt vier Aufgaben, die der Trauernde bewältigen muss, damit er sich nach Ablauf einer gewissen Zeit ohne körperliche oder psy-

---

⇌ Pflegephänomen Verlust und Trauer

Im Leben gibt es keinen Stillstand. Was gerade gegenwärtig war, ist im nächsten Augenblick Vergangenheit und unwiderruflich vorbei. Viele große und kleine Abschiede müssen im Laufe des Lebens durchlebt und bewältigt werden. Menschen können diesen Prozess weder vermeiden noch sich davor schützen.

Das Dasein ist nicht statisch, sondern ein Entwicklungsprozess, der ein Leben lang andauert. Jede Veränderung und Entwicklung kann einen Zugewinn bedeuten (z. B. an Chancen, Kompetenzen, Lebenserfahrung, Selbstvertrauen), aber auch einen Verlust darstellen. Menschen wissen darum und integrieren diese Tatsache im Allgemeinen in ihre Lebensführung. Dennoch empfinden sie gerade die Unwiderruflichkeit als einen Verlust, der sie bekümmert und Trauer in ihnen auslöst.

Viele kritische Lebensereignisse stellen Verlusterfahrungen dar. Der Abschied von wichtigen Lebensinhalten und Zielen, die Trennung vom Lebenspartner oder der Tod eines geliebten Gegenübers und auch die Konfrontation mit Krankheit, Behinderung und Tod gehören zu den Ereignissen, die große Stressoren darstellen und oft als Lebenskrise erfahren werden.

Pflegende sind besonders häufig mit Menschen konfrontiert, die trauern. Das Ausmaß und die erkennbaren Trauerreaktionen sind individuell sehr unterschiedlich und sind (nach *Canacacis*, 🕮 5) u. a. von verschiedenen Faktoren beeinflusst:

► Persönlichkeit
► Alter und Geschlecht
► Herkunft (Kulturkreis) und soziales Umfeld

► Religion
► Beziehungsqualität
► Art des Verlustes (Todesart, Trennung)
► Frühere Verluste
► Beruflicher und finanzieller Status
► Aktueller Gesundheitszustand
► Weitere akute Krisen.

Auch die Erwartungen der Umwelt und die eigene Bewertung der Situation im Lebenszusammenhang spielen dabei eine Rolle:

Ein Umzug aus beruflichen Gründen bedeutet einen Verlust der gewohnten Umgebung, der aber möglicherweise als positive Chance gewertet wird. Somit wird das Ausmaß der Trauer eher gering sein. Den Einzug in eine Pflegeeinrichtung aufgrund von Pflegebedürftigkeit erlebt der betroffene Mensch häufig als eine Angst auslösende Situation, die sei-

10.9 Trauer: Abschied und Anfang

🙋 Pflegephänomen Verlust und Trauer (Fortsetzung)

ne persönliche Identität bedroht. Häufig erwarten aber Angehörige und Pflegende eine schnelle Anpassung ohne deutliche Trauerreaktionen, da sie fürchten, durch die Äußerung von Gefühlen wie Hilflosigkeit, Verzweiflung oder Wut belastet zu werden. Wie ausgeprägt Trauerreaktionen sichtbar sind, hängt zudem sehr von den im kulturellen Kontext üblichen Trauerritualen ab (z.B. Klageweiber, Totenwache, Trauerkleidung). Mögliche weitere Kennzeichen der Trauer sind vor allem:

▶ Weinen, Klagen, Jammern, Protestieren, aber auch Reglosigkeit, starre Mimik
▶ Der Ausdruck von Gefühlen wie Traurigkeit, Hoffnungslosigkeit, Zorn
▶ Schuldgefühle
▶ Stimmungsschwankungen, seelische Labilität, „emotionales Chaos"
▶ Geringe Belastbarkeit
▶ Schlaf- und Essstörungen
▶ Sozialer Rückzug, Isolation oder Veränderung der Sozialkontakte
▶ Veränderung der alltäglichen Aktivitäten
▶ Gedanken, die ständig um das gleiche Thema kreisen
▶ Unruhe, Nervosität
▶ Psychosomatische Beschwerden wie Kopf- und Magenschmerzen.

Viele Trauernde erleben sich als von der Welt und ihren Mitmenschen getrennt. Ihre Welt steht still. Sie fühlen sich unverstanden und teilen die Werte und Probleme ihrer Mitmenschen nicht mehr. Außerdem erleben sie oft, dass Trauer im öffentlichen Leben keinen Platz findet. Die Botschaft der Umwelt heißt: trauere, aber nicht zu lange, nicht zu heftig, nicht zu öffentlich. Dies kann zu Enttäuschung und Verbitterung führen. Eine erfolgreiche Bearbeitung der Trauer (Trauerarbeit, nach *S. Freud*) wird dadurch erschwert. Andererseits ist es irritierend, wenn Menschen keine Trauerreaktionen zeigen. Möglicherweise geschieht dies erst mit zeitlicher Verzögerung, oder aber sie unterdrücken diese, da sie andere Menschen nicht belasten möchten. Häufig ist Trauer auch durch Medikamente „unsichtbar" geworden. Auch das Verdrängen der belastenden Emotionen, z.B. durch Ablenkung, Sport, Arbeit oder durch den Ersatz des Verlustes, ist eine Möglichkeit die Trauer zu überwinden.

Trauer ist ein Prozess, der in Phasen verläuft (nach *Kast*, 🔲 6):
▶ 1. Phase des Schocks, des Nicht-wahrhaben-Wollens
▶ 2. Phase der aufbrechenden Emotionen
▶ 3. Phase der Desorganisation und Verzweiflung, aber auch des Suchens, Findens und sich Trennens
▶ 4. Phase der Reorganisation, Entwicklung eines neuen Selbst- und Weltbezuges.

Diese Phasen treten nicht zwangsläufig in einer zeitlichen Abfolge auf, sondern können sich abwechseln und durchdringen. Das Schema kann jedoch für die Orientierung hilfreich sein. Wenn der Trauerzustand über eine sehr lange Zeit unverändert stark anhält, kann dies zu Depressionszuständen führen, die evtl. psychotherapeutisch bearbeitet werden müssen.

Als Pflegediagnose „vorwegnehmendes Trauern" definiert *Gordon* (🔲 7), wenn Menschen einen Verlust vertrauter Verhaltensmuster oder wichtiger Beziehungen erwarten und entsprechend (über-)reagieren.

Mit der Pflegediagnose „ungelöstes Trauern" bezeichnet Gordon die verlängerte Dauer oder die ungewöhnliche Schwere des Trauerprozesses.

Als nicht angemessene Trauer wird nach *Doenges* und *Moorhouse* (🔲 8) eine verzögerte oder übertriebene Reaktion auf einen realen oder potentiellen Verlust beschrieben.

Pflegeinterventionen

Für eine effektive Unterstützung ist eine akzeptierende, wertschätzende Haltung der Pflegenden notwendig. In einer geschützten Atmosphäre ohne zeitlichen Druck können sie im Gespräch mit dem Trauernden versuchen zu verstehen, welche Bedeutung dieser dem Verlust beimisst, wie er erlebt wird, wie frühere Verluste bearbeitet wurden und über welche Ressourcen der Trauernde verfügt. Die Erinnerung an das Verlorene und die Möglichkeit, Gefühle zu äußern und auszuleben, erleichtern die Bewältigung der Trauer. Es ist wichtig, dass sich der Trauernde in seiner individuellen Art angenommen fühlt und nicht bewertet wird. Bräuche und Rituale haben eine stabilisierende und sinnstiftende Funktion. Dadurch kann das Erinnern an den Verlust gefördert anstatt verdrängt werden. Die

alte, verlorene Einheit kann so noch einmal erlebt werden, um später eine schrittweise Ablösung möglich zu machen. Wichtig ist ein Ort für die Trauer, z.B. eine Grabstelle, die besucht und gepflegt werden kann oder ein mit Foto, Kerze und Blumen liebevoll gestalteter Platz in der Wohnung.

Auch heftige Gefühlsausbrüche sollen zugelassen werden, allerdings sind destruktiven Verhaltensweisen deutliche Grenzen zu setzen (auf Suizidgefahr achten). Aufkommende Schuldgefühle nicht ausreden oder leugnen, sondern artikulieren lassen und deutlich machen, dass sie zum Trauern dazugehören. Pflegende sprechen mit den Betroffenen über Phasen des Trauerprozesses und das Erleben in Grenzsituationen.

Trauernde haben häufig Selbstpflegedefizite, die durch Pflegende ausgeglichen werden können (z.B. durch ausgewogene Nahrung, konstanten Wärmehaushalt, schlaffördernde Maßnahmen). Auch die Entlastung von Alltagspflichten kann vorübergehend hilfreich sein. Obwohl ein gesteigertes Ruhebedürfnis besteht und akzeptiert werden soll, ist es sinnvoll, Kontakte zu Angehörigen und weiteren Bezugspersonen aufrechtzuerhalten und zu fördern sowie frühere, schon erprobte Bewältigungsstrategien einzusetzen. Pflegende weisen die Betroffenen auf die Möglichkeit der professionellen Unterstützung, z.B. durch Beratungsstellen, Selbsthilfeorganisationen, Psychologen, Seelsorger, Kunsttherapie, hin und bahnen einen entsprechenden Kontakt an. Sie geben Anregungen, wie Trauer schöpferisch dargestellt werden kann (z.B. malen, modellieren, dichten).

Im Umgang mit Trauernden durchleben Pflegende, aber auch Angehörige, Ärzte und andere Begleiter häufig die gleichen Trauerphasen. Sie erfahren schnell ihre eigenen Grenzen und können sich hilflos und überfordert fühlen. Deshalb ist es wichtig, dass sich die Pflegenden mit ihrer eigenen Haltung und ihren Erfahrungen in Bezug auf Verlust und Trauer auseinandersetzen, sich ihrer Lebensphilosophie bewusst werden und ihre Grenzen anerkennen. Gespräche, die Abstimmung im Pflegeteam sowie die Unterstützung durch externe Berater, z.B. in Form von Supervision, sind wichtig, um ein Burnout zu verhindern (☞ 8.3.1). (🔲 9)

Trauer	Depressive Reaktion
Universelle und spezifische mimische Ausdrucksmuster	Komplexe Mischung aus Angst, Bitterkeit, Ärger und Ekel
Hinterbliebener weckt Mitgefühl und Traurigkeit	Hinterbliebener weckt Distanziertheit, Ungeduld, Gereiztheit
Gute, kostbare Erinnerungen an Verstorbenen	Enttäuschende Erinnerungen oder Überschätzung des Verstorbenen
Intensive Beschäftigung mit Verstorbenem	Selbstbezogen, Beschäftigung mit eigenem Leiden oder Selbstmitleid
Dem Hinterbliebenen erscheint die Welt leer	Der Hinterbliebene erlebt sich selbst als leer und wertlos
Selbstvorwürfe (oft Scham) bezogen auf spezifische Versäumnisse	Selbstanklagen (Schuldgefühle) bezüglich Verfehlungen gegenüber dem Verstorbenen
Vorübergehend verminderte Befriedigung	Vermindertes Interesse an geschätzten Aktivitäten und Freunden, Hemmung (Antrieb, Konzentration, Entscheidung)
Zuversichtliche Zukunftsperspektive, Fähigkeit, Trost zu suchen	Hilflosigkeit, Hoffnungslosigkeit, Hinterbliebener ist untröstlich
Hinterbliebener empfindet Trauer subjektiv als „normalen" Zustand	Hinterbliebener fühlt sich „anders als sonst", „krank"

Tab. 10.16: Reaktionen nach dem Verlust eines geliebten Menschen. [E112]

chische Beschwerden der Zukunft zuwenden kann (📖 11):

▶ **Den Verlust** (☞ Pflegephänomen: Verlust) **als Realität akzeptieren.** Der Trauernde sollte z. B. aufhören, den Tisch für den Verstorbenen mitzudecken
▶ **Den Trauerschmerz erleben.** Der Trauernde sollte z. B. den Gedanken an den Verstorbenen nicht verdrängen, sondern ihn zulassen und ggf. auch aussprechen. Auf keinen Fall sollte er seinen Schmerz z. B. in Alkohol ertränken
▶ **Sich in eine veränderte Umwelt einfügen.** Vielleicht muss der Hinterbliebene Aufgaben des Verstorbenen übernehmen, etwa die Haushaltsführung, die Versorgung der Kinder oder die Erwerbsarbeit
▶ Einen Teil der emotionalen **Energien,** die in die Beziehung zum Toten fließen, **anderweitig nutzen,** z. B. neue Beziehungen aufbauen oder Hobbys pflegen, die nichts mit dem Verstorbenen zu tun haben.

Bewältigung der Traueraufgaben

Trauer ist also schmerzlich und erschütternd, aber in der Regel keine Krankheit, die durch Psychopharmaka oder Psychotherapie behandelt werden müsste. Medikamente wirken sogar kontraproduktiv, indem sie Gefühle verschleiern, durch die sich der Trauernde hindurcharbeiten muss. Typische Symptome, die sich bei vielen Trauernden finden, sind Kraft-, Appetit- und Schlaflosigkeit, Atemprobleme, intensive Beschäftigung mit dem Bild des Verstorbenen, Schuldgefühle, Selbstbeschuldigungen, aggressive Reaktionen, Gefühle der Sinnlosigkeit und der Leere.

Nicht-Bewältigung der Traueraufgaben

Der Trauerprozess kann allerdings auch misslingen und der Trauernde in eine Dauerkrise geraten **(pathologische Trauer).** Hinweis dafür ist z. B. das völlige Ausbleiben von Trauer **(Trauervermeidung):** Der Hinterbliebene wirkt gefasst, spricht gefühllos vom Verstorbenen und vermittelt den Eindruck, seine Trauer

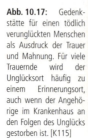

Abb. 10.17: Gedenkstätte für einen tödlich verunglückten Menschen als Ausdruck der Trauer und Mahnung. Für viele Trauernde wird der Unglücksort häufig zu einem Erinnerungsort, auch wenn der Angehörige im Krankenhaus an den Folgen des Unglücks gestorben ist. [K115]

"bestens im Griff" zu haben. Bei anderen Trauernden sind die oben beschriebenen Trauersymptome sehr intensiv und von langer Dauer oder sie werden von heftigen Schuldgefühlen begleitet. Dann ist fachliche, meist psychotherapeutische Hilfe notwendig.

Pathologische Trauer kann zu zahlreichen psychischen Störungen führen, z. B. zu reaktiven Depressionen (☞ Tab. 10.16 und 34.7), für die insbesondere das Gefühl typisch ist, nicht mehr traurig sein zu können (Gefühl der Gefühllosigkeit), zu Anpassungsstörungen (☞ 34.9), Suizidalität (☞ 34.16), Angstneurosen (☞ 34.10.1) oder Sucht (☞ 34.8). Oft treten auch psychosomatische Krankheitsbilder auf oder chronifizierte körperliche Beschwerden.

10.9.3 Hilfe für Trauernde

Die Gefühle des Trauernden werden stark von den letzten Ereignissen *vor* dem Tod beeinflusst. Als besonders belastend werden starke Schmerzen und auffallende körperliche Veränderungen des Sterbenden, Streit und das Gefühl des Überfordert- oder Alleingelassenseins empfunden. Darum ist eine gute Sterbebegleitung der erste Schritt zur Hilfe für Trauernde.

Trauer beginnt schon während des Sterbens eines geliebten Menschen. Diese **vorweggenommene** *(antizipatorische)* **Trauer** leitet die langsame Lösung der Bindung zwischen Sterbendem und Zurückbleibendem ein und ist vermutlich für die Bewältigung des Abschieds hilfreich. Vorweggenommene Trauer zeigt sich z. B., wenn die Angehörigen über ihr Leben, nach dem Tod des Sterbenden nachdenken.

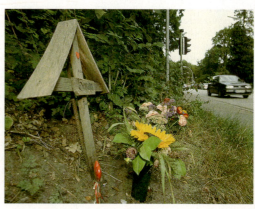

Unterstützung durch Pflegende

Folgende Möglichkeiten haben Pflegende, um Trauernden bei der Bewältigung der Traueraufgaben zu helfen:

- Sie ermutigen die Angehörigen, den Verstorbenen anzusehen und zu berühren, selbst wenn dieser nach einem Unfall stark entstellt ist. So wird die Realität des Todes deutlich erfahrbar („das Unbegreifliche begreifen").
- Sie lassen die Trauernden spüren (oder teilen ihm mit), dass sie ihre Gefühle ausdrücken dürfen, sei es nun durch Weinen, Wutausbrüche oder „jammerndes Klagen", und dass sie dafür Zeit haben. So wird der Schmerz der Trauer erfahrbar. Die Pflegenden achten darauf, dass sie auf den Trauernden nicht bestürzt, irritiert oder beunruhigt wirken und vermeiden Aufforderungen wie: „Versuchen Sie, sich zu fassen."
- Sie hören den Trauernden zu. Dabei verzichten sie auf Aufmunterungsversuche wie: „In einigen Tagen werden Sie sich schon etwas besser fühlen" und Alltagstrost wie „Die Zeit heilt alle Wunden". Der Aufbruch zu „neuen Ufern" (z. B. der Aufbau neuer Beziehungen) ist manchmal durch Schuldgefühle behindert. Eine Aussprache darüber erleichtert es dem Trauernden, sich und seine Bedürfnisse ernst zu nehmen und sie nicht als Beleidigung des Toten zu erleben
- Pflegende wissen um den Trauerprozess und lassen negative Gefühle nicht nur in den ersten Tagen, sondern auch noch Monate und Jahre nach dem Trauerfall zu. Haben sie den Eindruck, dass es sich um eine pathologische Trauer handelt, schalten sie den Arzt ein
- Sie wissen um die drohende gesellschaftliche Isolation der Trauernden und ermutigen Trauernde, von sich aus auf andere zuzugehen
- Pflegende sind sich der Tatsache bewusst, dass sie den zentralen Wunsch der Trauernden nach dem „Ungeschehen-machen-Können" enttäuschen müssen. Sie halten diese Spannung aus und verzichten auf Ablenkung
- Gerät der Trauernde in eine Dauerkrise, so ist psychotherapeutische Hilfe notwendig.

Hilfe für trauernde Kinder

Todesfälle in der Familie verändern das Leben der Kinder. Der Verlust ist unwiederbringlich. Oft verlieren Kinder neben dem Toten auch ihr gewohntes Lebensumfeld: „Meine Eltern sind jetzt ganz anders. Seit mein Bruder weg ist, hab ich keinen mehr zum Spielen." „Wir müssen jetzt ohne den Papa bei der Oma wohnen." Kinder verleihen ihrem Schmerz oft nicht verbal, sondern in Zeichnungen oder Rollenspielen Ausdruck, beispielsweise durch Beerdigung von Puppen. Manchmal sind sie auch wütend auf den Verstorbenen, weil er sie verlassen hat. Eigentlich brauchen die Kinder in dieser Situation zunächst Hilfe in ihrer Familie, aber manchmal sind die überlebenden Angehörigen nicht in der Lage, sich in ihrer eigenen Trauer intensiv ihren Kindern zuzuwenden. Oft bemühen sich die Kinder, „tapfer" zu sein und den Eltern helfen.

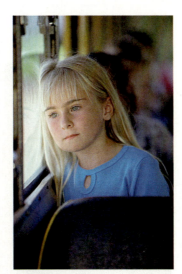

Abb. 10.19: Die Trauer eines Kindes kann sehr wechselnd sein. Phasen von Niedergeschlagenheit und Rückzug können innerhalb kurzer Zeit wechseln in Phasen von Spielfreude und Ausgelassenheit. [J665]

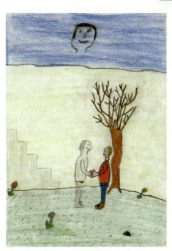

Abb. 10.18: Kinder können ein Bild für den Verstorbenen malen, das dann in den Sarg gelegt werden kann. [O133]

Pflegende können die trauernden Kinder zunächst in der Abschiedssituation unterstützen. Sie suchen nach Worten, die das Kind verstehen kann und die dem kindlichen Todesverständnis entsprechen. So kann man einem zweijährigen Kind, dass nach seiner verstorbenen Mutter fragt, wahrhaft antworten: „Deine Mama ist nicht mehr da."

Kinder möchten vielleicht dem Verstorbenen etwas schenken, das er „mitnehmen" kann. Wählen sie dafür ein Lieblingsspielzeug, sollte gut überlegt werden, ob sie dann nicht einen weiteren schwer erträglichen Verlust erleiden.

Jüngere Kinder haben oft die Vorstellung, dass Tote in irgendeiner Form weiterleben. Sie können sich Sorgen machen, ob der Sarg zu klein wird, wenn ein Geschwisterkind weiterwächst, oder ob es dort genug Platz hat, wie es dort etwas essen kann. Eine Feuerbestattung kann vor diesem Hintergrund das Kind furchtbar erschrecken. Bilder und Vorstellungen, dass der Tote irgendwie aus dem Sarg an einen anderen Ort gelangt, können dann tröstlicher sein als die Beruhigung, dass der Tote sowieso nicht mehr essen muss.

Vielleicht tröstet es das trauernde Kind auch, wenn es das Grab mit schmücken darf.

Kinder wirken in ihrer Trauer oft weniger konstant als Erwachsene. Sie können plötzlich unbeschwert anfangen zu spielen und scheinbar alles Schlimme vergessen. Erwachsene können darauf enttäuscht reagieren: „Für sie ist es eigentlich gar nicht schlimm. Jetzt rennt sie schon wieder mit ihren Puppen herum." Dieses kindgerechte Verhalten sagt aber gar nichts über die Tiefe der Trauer.

Die emotionale Spannung kann bei Kindern zu intensivem Bewegungsdrang führen, dann helfen Herumrennen und -tollen, Ballspiele oder Bewegungspausen in der Schule. Trauer kann sich bei Kindern auch in Verhaltensauffälligkeiten, z. B. in Aggressivität äußern. Fühlt das Kind sich in seiner Trauer verstanden, kann es lernen, seine Gefühle auf eine weniger zerstörerische Art zum Ausdruck zu bringen.

Erzieher, Lehrer oder professionelle Seelsorger können im weiteren Verlauf den Kindern zur Seite stehen. Daneben gibt es mittlerweile auch Trauergruppen und Seminare für Kinder und deren Angehörige. Für ältere Kinder und Jugendliche sind auch Chatrooms im Internet interessant, die von Selbsthilfegruppen eingerichtet wurden und den Austausch mit anderen Betroffenen ermöglichen.

10.9.4 Trauer nach dem Verlust eines Kindes

Im Menschen ist das Gefühl tief verankert, dass Kinder ihre Eltern überleben sollten, dass ihnen die Zukunft gehört. Umso grausamer wird der Tod eines Kindes erlebt. Das gilt auch für den frühen Verlust eines Kindes, der manchmal von der Umwelt als wenig „tragisch" erlebt wird. Für viele Eltern hört die Trauer nach Verlust eines Kindes niemals auf.

Tod am Beginn des Lebens

Der **Tod eines Neugeborenen,** eine **Tot-** oder **Fehlgeburt** (☞ 30.15.5) ist ein einschneidendes Erlebnis, das betrauert werden muss. Je länger die Schwangerschaft gedauert hat, desto intensiver trauert die Frau erfahrungsgemäß um ihr Kind (wobei Ausnahmen immer möglich sind), denn mit fortschreitender Schwangerschaft hat sie eine immer engere Bindung zum Kind entwickelt. Durchschnittlich klingt auch diese Trauerreaktion nach 1–2 Jahren ab. Oft wird vergessen, dass auch der Vater trauert. Nicht selten muss dieser schon wenige Tage nach dem Verlust wieder an seinem Arbeitsplatz sein und dort „reibungslos funktionieren".

Nach einem **Schwangerschaftsabbruch** ist die Trauerarbeit erschwert, da zum Verlust noch Tabus und andere Hemmnisse erschwerend hinzutreten. Die Betroffenen leiden unter Scham, Schuldgefühlen und Selbstwerteinbußen. Die Schuldgefühle „verbieten" Angehörigen das Trauern, wodurch eine Lösung von dem verlorenen Kind fast nicht möglich ist. Viele Frauen sprechen noch nach mehreren Jahren vom „Töten" oder von „Mord" und werfen sich Egoismus und Bequemlichkeit vor. Viele der Betroffenen sprechen noch nicht einmal mit dem Partner über ihre Gefühle. Nicht selten kommt es dann zu einer Verschlechterung der Beziehung und zur sozialen Isolation.

Unterstützung durch Pflegende

Früher war es üblich, das verstorbene Neugeborene unmittelbar nach der Geburt wegzubringen, um die Eltern zu schonen. Aus Gesprächen mit Eltern und durch Untersuchungen wurde aber bekannt, dass für die Bewältigung des Schmerzes der Abschied vom Kind von großer Bedeutung ist.

> Die Eltern sollten das Kind nach Möglichkeit sehen, berühren, in den Arm nehmen, verabschieden und beerdigen dürfen.

Schwere Missbildungen können die Pflegenden ggf. mit einem Tuch verhüllen. Meist ist das aber gar nicht notwendig. Das Kind wird angenommen, wie es ist, und von den Eltern als schön und liebenswert erlebt.

Bei jung verstorbenen Kindern gibt es oft wenig Erinnerungsstücke. Vielfach ist es heute üblich, dass Pflegende die Kinder für die Eltern fotografieren oder eine kleine Erinnerungsmappe mit Fotos, Fußabdruck, Namensbändchen, Haarlocke oder ähnlichem für die Eltern anfertigen. Vielleicht möchten die Eltern nichts haben, was sie an das verlorene Kind erinnert. Dann können die Sachen in einem verschlossenen Umschlag in der Krankenakte aufbewahrt werden, damit die Eltern später noch die Möglichkeit haben, darauf zuzugreifen. Oft entsteht der Wunsch nach fassbaren Erinnerungsstücken im späteren Verlauf der Trauer.

Verwaiste Eltern

Verwaiste Eltern stürzen oft in eine tiefe Lebenskrise. Das zeigt sich auch daran, dass viele Ehen in den Jahren nach dem Tod eines Kindes zerbrechen. Spüren die Eltern, dass sie in ihrer Trauer weitere Kinder belasten oder vernachlässigen, kann das zu zusätzlichen Schuld- und Versagensgefühlen führen. Bei der Bewältigung der Trauer können Pflegende in der Regel wenig Unterstützung geben: Aber es hilft den Eltern, wenn sie im Sterbeprozess das Kind begleiten konnten und selbst begleitet wurden. Längerfristig erfahren Eltern Hilfe in Selbsthilfegruppen oder Trauerseminaren, vielleicht auch in einer individuellen Trauerbegleitung.

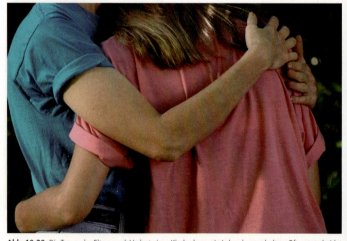

Abb. 10.20: Die Trauer der Eltern nach Verlust eines Kindes kann ein Leben lang anhalten. Oft unterscheidet sich das Trauerverhalten von Mutter und Vater, so dass die Beziehung auf eine harte Probe gestellt werden kann. [J666]

10.9 Trauer: Abschied und Anfang

Viele Menschen werden im Umgang mit verwaisten Eltern unsicher und ziehen sich zurück. Gelingt es den Eltern, auf andere zuzugehen und konkrete Hilfe – vielleicht in ganz praktischen Bereichen der Alltagsorganisation – zu erbitten, können sie die anderen dadurch aus ihrer Hilflosigkeit „erlösen" und große Ressourcen an Hilfsbereitschaft freisetzen.

10.9.5 Trauer nach Tod durch Suizid

Suizid (Selbsttötung) ☞ *34.16*

Trauer nach dem Verlust eines Angehörigen oder Freundes durch einen Suizid stellt die Hinterbliebenen vor die quälende Frage nach Ursachen und eigener Schuld. Der Suizid löst tiefe Verunsicherung aus: „Trage ich Schuld? Bin ich ein Unmensch? Habe ich ihn/sie in den Tod getrieben? Hätte ich etwas merken können, merken müssen?" Neben der Suche nach persönlicher Schuld belastet das „Warum": „Warum hat er/sie das nur getan?".

Der Wille zum Tod, der in einem Suizid zum Ausdruck kommt, bedeutet eine tiefe Kränkung: Der Verstorbene hat die Trauernden *absichtlich* verlassen.

Auch die soziale Umgebung der Trauernden reagiert auf den „unpassenden" Todesfall mit der Suche nach Schuldigen, wobei die Verantwortung für den Tod von Jugendlichen häufig den Eltern, für den Tod von Erwachsenen dem Lebenspartner zugewiesen wird. („Was die wohl mit dem Kind gemacht haben?" „Kein Wunder, da würde ich mich auch umbringen!"). Als Folge wird der Kontakt zu Verwandten, Freunden, Nachbarn und Kollegen abgebrochen, und es droht die soziale Isolation der Trauernden.

Schuld wird im Trauern zum zentralen Thema. Suizide werden daher oft tabuisiert, niemand soll darüber sprechen.

Wichtig und entlastend für die Hinterbliebenen ist – wenn sich der Suizid im Rahmen einer psychischen Erkrankung ereignete – die gute und umfassende Krankheitsaufklärung. Der Suizid kann dann als tödlicher Ausgang einer Erkrankung verstanden und gedeutet werden. Im weiteren Verlauf der Trauer muss die Frage nach den Grenzen gegenseitiger Verantwortung bearbeitet werden.

Literatur und Kontaktadressen

📖 Literaturnachweis

1. Statistisches Bundesamt: Todesursachen in Deutschland – Gestorbene in Deutschland an ausgewählten Todesursachen. Wiesbaden 2006.

2. Hufeland: Enchiridion medicum oder Anleitung zur medizinischen Praxis. Vermächtnis einer fünfzigjährigen Erfahrung. Jonas, Berlin 1836.

3. Frisch, M.: Tagebuch 1946–1949. Suhrkamp, Frankfurt a.M. 1950.

4. Vgl. Nationaler Ethikrat: Stellungnahme – Selbstbestimmung und Fürsorge am Lebensende. Berlin, Juli 2006. Nachzulesen unter: www.ethikrat.org

5. Vgl. Canacacis, J.: Ich sehe deine Tränen. Kreuz Verlag, Stuttgart 1987.

6. Vgl. Kast, V.: Trauern. Phasen und Chancen des psychischen Prozesses. Kreuz Verlag, Stuttgart 1982.

7. Vgl. Gordon, M.: Handbuch Pflegediagnosen. 4. Aufl., Urban & Fischer Verlag, München 2003.

8. Vgl. Doenges, M.E., Moorhouse, M.F.: Pflegediagnosen und Maßnahmen. Verlag Hans Huber, Bern 1993.

9. Vgl. Zeller-Forster, F.: Verlust/Trauer. In: Käppeli, S. (Hrsg.): Phänomene im Erleben von Krankheit und Umfeld, Bd. 1. Verlag Hans Huber, Bern 1998.

10. Vgl. Bowlby, J.: Verlust – Trauer und Depression (Geist und Psyche). Fischer Verlag, Frankfurt a.M. 1991.

11. Vgl. Worden, W.J.: Beratung und Therapie in Trauerfällen. Verlag Hans Huber, Bern 1987.

Vertiefende Literatur ☞ 🖳

✉ Kontaktadressen

1. Bundesverband Kinderhospiz e.V., Antoniterstraße 13, 79106 Freiburg,
   Tel.: 0180/5587687,
   Fax: 0761/7661726,
   www.bundesverband-kinderhospiz.de

   Deutscher Kinderhospizverein e.V., Bruchstraße 10, 57462 Olpe,
   Tel.: 02761/941290,
   Fax: 02761/941296 0,
   www.deutscher-kinderhospizverein.de

2. Bundesarbeitsgemeinschaft Hospiz zur Förderung von ambulanten, teilstationären und stationären Hospizen und Palliativmedizin e.V., Am Weiherhof 23, 52382 Niederzier,
   Tel.: 02428/802937,
   Fax: 02428/802892,
   www.hospiz.net

Deutsche Hospiz Stiftung, Europaplatz 7, 44269 Dortmund,
Tel.: 0231/7380730,
Fax: 0231/7380731,
www.hospize.de

Internationale Gesellschaft für Sterbebegleitung und Lebensbeistand e.V. (IGSL), Postfach 1408, 55384 Bingen,
Tel.: 06721/10318,
Fax: 06721/10381,
www.igsl-hospiz.de

OMEGA e.V., DPWV – Der Paritätische Wohlfahrtsverband, z.Hd. Frau Ingrid Bodden, Altenhöfener Straße 83, 44623 Herne,
Tel.: 02323/147783 12,
Fax: 02323/910444,
www.omega-ev.de

Deutsche Gesellschaft für Palliativmedizin e.V. (DGP), von-Hompesch-Straße 1, 53123 Bonn,
Tel.: 01805/221401,
www.dgpalliativmedizin.de

Dr. Mildred Scheel Akademie für Forschung und Bildung, Kerpener Straße 62, 50924 Köln,
Tel.: 0221/9440490,
Fax: 0221/944049 44,
www.krebshilfe.de

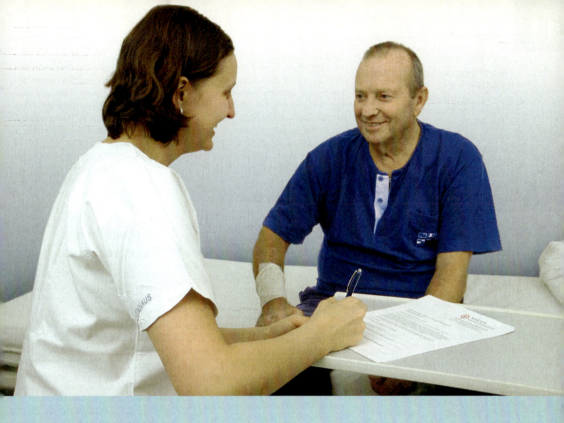

11 Pflegeprozess

11.1	Modelle des Pflegeprozesses 298	11.5	Planung der Pflegemaßnahmen 303	11.9	Entwicklung von Pflegefachsprache 305
11.2	Informationssammlung .. 299	11.6	Durchführung der Pflegemaßnahmen 304	11.10	Informationsmanagement und Pflegedokumentation 306
11.3	Erfassen der Pflegeprobleme und Ressourcen, Stellen von Pflegediagnosen 301	11.7	Auswertung 304		Literatur und Kontaktadressen 310
11.4	Festlegen von Pflegezielen 303	11.8	Notwendigkeit und Nutzen der Pflegeplanung 304		

Pflegeprozess: Methode, mit der eine Pflegekraft – nach Möglichkeit gemeinsam mit dem Patienten – zielgerichtet und strukturiert arbeitet, um:

► Die Pflegebedürftigkeit (☞ 2.4.1, 8.1.1) eines Patienten anhand von Pflegediagnosen (Probleme und Ressourcen) einzuschätzen

► Pflegemaßnahmen zu planen, mit denen die angestrebten Ziele erreicht werden können

► Die Pflegemaßnahmen durchzuführen und auf ihren Erfolg hin zu überprüfen, um sie dann der ggf. neuen Situation anzupassen.

Mit dem Pflegeprozess werden die „Abläufe" des Handelns, jedoch nicht die „Inhalte" festgelegt.

Diese zielgerichtete Vorgehensweise grenzt die berufliche Pflege von der Informellen Pflege (☞ 2.3.2) ab.

Der **Pflegeprozess** stellt ein grundsätzliches Handlungsprinzip (Arbeitsmethode, Problemlösungsmodell) in der Pflege dar und beruht auf der *Interaktion zwischen dem Pflegenden und dem Patienten* (Beziehungsmodell ☞ auch Kapitel 6). Das Arbeiten nach dem Pflegeprozess zielt darauf ab, dem Patienten, so weit möglich, seine eigenen Fähigkeiten zur Problemlösung bewusst zu machen und diese für die *Förderung seiner Gesundheit* zu nutzen.

Aufgrund ihrer fachlichen und kommunikativen Kompetenz unterstützen und begleiten die Pflegenden den Patienten in der Gestaltung des gesamten Prozesses. Darüber hinaus binden sie Angehörige und Bezugspersonen so weit wie möglich in den Pflegeprozess mit ein.

Durch den Pflegeprozess entsteht eine **Pflegeplanung,** die dem Patienten diejenige Pflege zukommen lassen soll, die er in seiner individuellen Situation benötigt.

Darüber hinaus dient die Pflegeplanung einer sinnvollen Verteilung der Personalressourcen: Mithilfe der Planung kann der zu erwartende Pflegebedarf z. B. am Wochenende eingeschätzt werden und auf Personalengpässe rechtzeitig reagiert werden. Nicht zuletzt ist die Pflegeplanung ein zentrales Instrument der Qualitätssicherung in der Pflege (☞ 3.5).

Die Entstehung des Pflegeprozesses

Der Pflegeprozess wurde in den 1950er Jahren von Pflegewissenschaftlerinnen in den USA für die Pflege definiert. Zu dieser Zeit begann sich die Auffassung durchzusetzen, dass Pflege als systematisch zu planender Prozess zu verstehen sei. Durch die Akademisierung und der damit verbundenen Entwicklung der Pflegewissenschaft wurde das Verständnis von Pflege intensiv diskutiert. Es setzte sich nach und nach die Auffassung durch, dass Pflege, neben der Medizin, als eigenständige Profession im Gesundheitswesen anzusehen ist.

Für die Pflegenden bedeutete dies, mehr Verantwortung für die pflegerische Betreuung von Patienten und Bewohnern zu übernehmen. Solange Pflege als eine reine Assistenztätigkeit für den Arzt angesehen wurde, lag die Verantwortung für einen Pflegeplan außerhalb der Pflege. Wenn hingegen die Kernbereiche der Pflege als eigenständige Aufgaben der Pflege verstanden werden, wird ein *gezieltes und geplantes Handeln* notwendig. Demzufolge erwuchs die Notwendigkeit, den Pflegenden Instrumente an die Hand zu geben, die ein selbstständiges, systematisches und zielgerichtetes Handeln fördern.

Der Pflegeprozess unterstützt Pflegende darin, Pflegesituationen bei Menschen aller Altersgruppen zu erkennen, zu erfassen und zu bewerten. Die prozesshafte Gestaltung der Pflege fördert die kritische Reflexion des eigenen Tuns und unterstützt die Anwendung aktuellen Pflegewissens. Dadurch wird einem unreflektierten Handeln, das sich vornehmlich auf eigene Erfahrungen stützt, entgegengetreten. Auch 50 Jahre nach seiner Entstehung hat der Pflegeprozess eine ungebrochene, zentrale Bedeutung bei der Ausübung professioneller Pflege.

11.1 Modelle des Pflegeprozesses

Verschiedene Modelle teilen den Pflegeprozess unterschiedlich ein. Zunächst wurde der Pflegeprozess in *vier Kernschritte* eingeteilt (erstmals von *Yura* und *Walsh* beschrieben 📖 1). Die Weltgesundheitsorganisation (WHO 1974) hat das Modell in dieser Form aufgegriffen und weltweit verbreitet. Zur weiteren Ausdifferenzierung und Herausstellung bestimmter Aspekte wurde der Prozess von verschiedenen Autorinnen in *fünf Schritte* (z. B. *Ruth Brobst* 📖 2) oder auch *sechs Schritte* (z. B. *Verena Fiechter* und *Martha Meier* 📖 3) aufgeteilt. Die Ausgestaltung des Pflegeprozesses hängt darüber hinaus stark von dem jeweils zugrunde liegenden Pflegeverständnis ab, welches wiederum von einer bestimmten pflegetheoretischen Ausrichtung beeinflusst wird (☞ 4.3).

In der amerikanischen Literatur wird häufig ein Modell mit fünf Schritten verwendet, in dem das Stellen der Pflegediagnose als eigener Schritt beschrieben wird. Dies unterstreicht die Bedeutung einer abschließenden Beurteilung der Einschätzungsphase, die Aufschluss über die Pflegebedürftigkeit des Patienten gibt und gleichzeitig den folgenden Pflegeplan begründet.

Ein sechsstufiges Modell des Pflegeprozesses wurde in den 1960er Jahren von *Verena Fiechter* und *Martha Meier* entworfen und in der Folgezeit weiterentwickelt (z. B. diagnostischer Prozess ☞ 11.3). In diesem Modell wird die Zielsetzung zusätzlich herausgehoben.

Die Beschreibung von Fiechter und Meier hat im deutschsprachigen Raum große Beachtung erlangt und wird in vielen Einrichtungen als Richtlinie für die Ausgestaltung des Pflegeprozesses und der Pflegedokumentation zugrunde gelegt.

4-Schritt-Modell	5-Schritt-Modell nach Brobst	6-Schritt-Modell nach Fiechter/Meier (ergänzt um Pflegediagnosen)
Assessment (☞ 11.3) (Pflegebedürftigkeit einschätzen)	Einschätzung	Informationen sammeln (☞ 11.2)
	Pflegediagnose	Probleme und Ressourcen erfassen, Pflegediagnosen stellen (☞ 11.3)
Planning (Pflege planen)	Planung	Ziele festlegen (☞ 11.4)
		Maßnahmen planen (☞ 11.5)
Intervention (Pflege durchführen)	Umsetzung	Maßnahmen durchführen (☞ 11.6)
Evaluation (Beurteilen, Verbessern)	Auswertung	Überprüfen und verbessern (☞ 11.7)

Tab. 11.1: Die verschiedenen Pflegeprozess-Modelle.

11.2 Informationssammlung

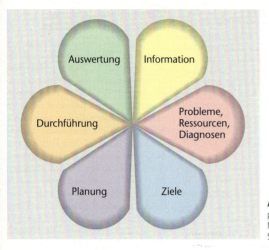

Abb. 11.2: Der Pflegeprozess (nach Fiechter/Meier) umfasst sechs Schritte.

- Spontane Äußerungen des Patienten, seiner Angehörigen oder Mitpatienten und sonstige Gespräche (☞ 6.2.2)
- Krankengeschichte, Untersuchungsergebnisse und Einweisungsdiagnose
- Pflege- und Überleitungsberichte von verlegenden Stationen, früheren Krankenhausaufenthalten oder betreuenden ambulanten Pflegediensten (☞ Abb. 3.18)
- Teammitglieder und Angehörige anderer therapeutischer Berufe, die Kontakt mit dem Patienten haben, z. B. Physiotherapeuten.

Informationen lassen sich einteilen:
- Nach der **Informationsquelle** in direkte und indirekte Informationen
- Nach dem **Informationstyp** in subjektive und objektive Informationen.

Direkte und indirekte Informationen

> **Direkte Informationen:** Unmittelbar am Patienten gewonnene Informationen, beispielsweise die Beobachtungen der Pflegenden selbst direkt am Patienten.
>
> **Indirekte Informationen:** Aussagen anderer über den Patienten, z. B. die Einweisungsdiagnose (Ansicht des Hausarztes) oder der Pflege(überleitungs)bericht.

Diese Unterscheidung ist nicht wertend im Sinne von „direkt meint gut und richtig", „indirekt meint schlecht und falsch". Dies zeigen die beiden folgenden Beispiele:
- Eine Pflegekraft hat den Eindruck, dass ein Patient (immer) aggressiv

> **Dokumentation des Pflegeprozesses**
> Alle **Schritte des Pflegeprozesses** werden dokumentiert (☞ 11.10), um die Entscheidungsfindung und den Verlauf für die anderen an der Pflege und Betreuung des Patienten Beteiligten nachvollziehbar zu machen.

11.2 Informationssammlung

Informationssammlung 12.1
Pflegevisite ☞ 3.5.4

Eine korrekte Beschreibung der Pflegebedürftigkeit eines Menschen kann nur erfolgen, wenn ausreichend Informationen vorliegen. Die Qualität der **Informationssammlung** ist somit entscheidend für alle weiteren Schritte des Pflegeprozesses. Stellen sich bei der Durchführung nachfolgender Schritte Umsetzungsprobleme ein, ist dies häufig auf das Fehlen von wichtigen Informationen zurückzuführen.

Die Sammlung von Informationen kann zunächst aus schriftlichen Unterlagen erfolgen, die der Patient mit sich führt, z. B. Pflegeverlegungsberichte. Die zentrale Bedeutung zur Gewinnung von Informationen kommt dem **Erst- oder Aufnahmegespräch** (☞ 6.2.1, Tab. 6.16) zu. Dieses beinhaltet neben der Befragung des Patienten auch eine körperliche Untersuchung und, wenn sinnvoll, eine Einbeziehung von Angehörigen und Bezugspersonen. Viele Informationen werden allerdings erst später „zugänglich", wenn sich die Beziehung zu dem Patienten über einen Zeitraum entwickelt hat. Außerdem kommen täglich neue Informationen hinzu, beispielsweise die Reaktion des Patienten auf die ihm angebotene Pflege oder wenn er so viel Vertrauen zu den Pflegenden gewonnen hat, dass er aus seinem Leben erzählt oder bei einem längeren stationären Aufenthalt sein „Alltagsgesicht" sichtbar wird.

Neben dem Aufnahmegespräch ist die **Pflegevisite** (☞ 3.5.4) ein wichtiges Instrument zur Informationssammlung und Überprüfung der weiteren Schritte.

> **Informationssammlung ist ein kontinuierlicher Prozess**
> Kommen neue Informationen hinzu, überprüfen die Pflegenden, ob die Pflegeplanung aufgrund dieser Informationen geändert werden muss. Die Informationssammlung ist demzufolge nie abgeschlossen, sondern ein kontinuierlicher Prozess.

Die Pflegenden nutzen folgende Informationsquellen:
- Befragungen des Patienten und/oder seiner Angehörigen (unter Beachtung der Rechte des Patienten ☞ auch 14.2)
- Beobachtung des Patienten (auch in seinem sozialen Umfeld), ggf. Hinzuziehen von Assessment-Instrumenten (☞ 11.3), z. B. Dekubitusskala (☞ Tab. 12.5.44)

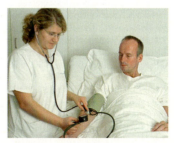

Abb. 11.3: Die sechs Schritte des Pflegeprozesses laufen nicht immer chronologisch ab. So ist im Grunde genommen keiner der Schritte je abgeschlossen. Bei jedem Kontakt mit dem Patienten erhalten die Pflegenden neue Informationen, entdecken vielleicht wieder eine ganz neue Ressource oder bemerken, dass eine geplante Maßnahme doch nicht den gewünschten Erfolg bringt. [K115]

299

gegenüber seinen Angehörigen ist. Tatsächlich hat er sich nur in *einer* Situation *einer* Person gegenüber aggressiv verhalten. Hier ist es hilfreich, das Thema im Team anzusprechen und mehrere Meinungen zu hören. Der direkt am Patienten gewonnene Eindruck war nur die Ausnahme. Andere, indirekte Informationen können diesen Eindruck relativieren, „zurechtrücken"

▶ Eine Pflegekraft berichtet über die veränderte Stimmung eines Patienten an ihre Kollegin. Diese gibt ihre Informationen bei der Übergabe an die Spätschicht, die wiederum an die Nachtwache weiter. Eine größere Zahl an „Mittelsmännern" birgt die Gefahr, dass der Informationsgehalt am Ende der Kette gering ist. Hier sind direkte, unmittelbare Informationen gefragt.

Subjektive und objektive Informationen

Beobachten ☞ 12.1.1

> **Subjektive Informationen:** Geben die persönliche Ansicht einer Person, ihre Einschätzungen und Empfindungen wieder; Beispiele sind Aussagen wie „ich bin nervös" oder „ich fühle mich schlechter".
>
> **Objektive Informationen:** Sind messbar und können überprüft werden, etwa Blutdruck, Größe oder Gewicht eines Patienten. Unabhängig von der untersuchenden Person sind die Ergebnisse identisch.

Umgangssprachlich wird „objektiv" oft mit „gerecht" und „allgemein gültig" gleichgesetzt, während „subjektiv" vielfach mit negativem Beigeschmack im Sinne von „persönlich" oder „einseitig" verwendet wird. Diese Wertung ist in Pflege und Medizin problematisch: Die Meinung, objektive Informationen seien die *besseren* Informationen, führt nicht selten dazu, dass Laborwerten, Untersuchungsbefunden, kurz allem Messbaren mehr geglaubt wird als dem Empfinden des Patienten oder dem „ungutenGefühl" von Pflegenden und Ärzten in Bezug auf eine mögliche Zustandsverschlechterung eines Kranken.

Folgende Situation zeigt beispielhaft, wie wichtig es ist, auch auf die subjektiven Informationen zu achten, sogar so wichtig, um deswegen (scheinbar) objektive anzuzweifeln: Eine Patientin ist seit langem an Diabetes mellitus (☞ 21.6) erkrankt. Während eines stationären Aufenthalts wird (routinemäßig) ihr Blutzucker bestimmt. Das Labor gibt telefonisch einen Wert von 380 mg/dl durch, also deutlich erhöht. Der Arzt ordnet daraufhin Altinsulin an, das die Patientin jedoch verweigert. Erst auf die beharrliche Versicherung der Patientin: „Ich weiß, wie ich mich fühle, wenn der Blutzucker erhöht ist. Jetzt ist es nicht so!" wird eine erneute Kontrolle veranlasst, die einen Wert von unter 100 mg/dl ergibt. Der andere (erhöhte) Wert stammte von einer anderen Patientin und war im Labor verwechselt worden.

Subjektive Empfindungen der Pflegekraft bezüglich des Patienten dürfen bei der Informationssammlung nicht ausgelassen werden. Sie tragen zum Gesamtbild bei, das sich die Pflegenden vom Patienten machen. Durch Rückfragen der Pflegenden können subjektive Eindrücke überprüft werden, beispielsweise: „Ist mein Eindruck richtig, dass Sie sich große Sorgen um Ihre Kinder machen, weil Sie nicht zuhause sind?"

Informationssammlung mithilfe von Pflegetheorien

Zur Gliederung der Informationssammlung können **Pflegetheorien** (☞ auch 4.3) hilfreich sein. Jeder Pflegetheorie liegt ein bestimmtes Pflegeverständnis zugrunde, weshalb sich daraus unterschiedliche Gewichtungen zu einzelnen Aspekten ergeben, z.B. zu den Bedürfnissen des Patienten (z.B. Roper ☞ 4.3.2) oder zur Interaktion zwischen Patienten und Pflegenden (King ☞ 4.3.2).

Für die Informationssammlung bedeutet dies, dass je nach pflegetheoretischer Grundlage bestimmte Themenbereiche stärker oder schwächer betont werden:

▶ Nach *Roper* bzw. *Juchli* (☞ 4.3.2) können die Lebensaktivitäten bzw. Aktivitäten des täglichen Lebens als Kriterien herangezogen werden. Für jede Aktivität wird überprüft, wo genau der Patient eingeschränkt ist und wo er noch ohne Unterstützung zurechtkommt

▶ Nach *Orem* (☞ 4.3.2) achten die Pflegenden insbesondere auf Selbstpflegeerfordernisse und identifizieren Selbstpflegefähigkeiten und Selbstpflegedefizite

▶ Nach *Leininger* (☞ 4.3.2) berücksichtigen die Pflegenden insbesondere auf den soziokulturellen Hintergrund des Patienten.

Informationssammlung mithilfe von Formularen

In vielen Einrichtungen werden die verschiedenen Gliederungspunkte, z.B. die ATLs von Juchli, auch zur übersichtlichen Gestaltung von Formularen verwendet, z.B. für Checklisten zur Pflegeanamnese, um den Pflegenden die Sortierung und Dokumentation der gewonnenen Informationen zu erleichtern. Manche Pflegenden benutzen diese Formulare für die Sammlung pflegerelevanter Informationen im Gespräch mit dem Patienten. Dies kann als Gedankenstütze sinnvoll sein, birgt aber die Gefahr eines „Abarbeitens" in sich. Aus diesem Grund überlegen die Pflegenden vor dem Gespräch mit dem Patienten, ob die Checkliste bei dem jeweiligen Patienten angebracht ist und wenn ja, welche Fragen sie stellen. So ist es nicht notwendig, einen Patienten, der seine Körperpflege selbstständig vornehmen kann, nach seinen Gewohnheiten beim Waschen zu fragen. Außerdem beschränken die Pflegenden ihre Beobachtungen nicht nur auf die Fragen der Checkliste, sondern denken mit und stellen Fragen, die über die der Checkliste hinausgehen, und beobachten den Patienten während des Gesprächs.

Informationssammlung:
Seit wann ist Diabetes mellitus bekannt? Probleme?
– Alter
– Gewicht
– Typ I
– Typ II
– Ist die Diagnose neu
– Durstgefühl, Polydipsie
– Polyurie
– Schwäche
– Kopfschmerzen
– Rasche Ermüdung
– Gewichtsverlust
– ...

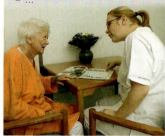

Abb. 11.4: Pflegekraft im Aufnahmegespräch einer an Diabetes erkrankten Patientin. Zu ihrer Informationssammlung orientiert sie sich an einer Checkliste und berücksichtigt dabei die individuelle Situation der Patientin. [Foto: K115]

11.3 Erfassen der Pflegeprobleme und Ressourcen, Stellen von Pflegediagnosen

> **Pflegeproblem:** Beeinträchtigung der Selbstständigkeit des Patienten in einem oder mehreren Lebensbereichen. Pflegerische Maßnahmen sind zur Kompensation angezeigt, damit der Patient die Probleme bewältigen kann. Eine Unterteilung erfolgt in *generelle* und *individuelle Probleme*.
>
> ▶ **Generelle Pflegeprobleme:** Betreffen alle Patienten unter den gleichen Bedingungen, z.B. Pneumoniegefahr (☞ 12.2.5.2) bei allen älteren, immobilen Patienten oder der erhöhte Infektionsgefahr bei allen abwehrgeschwächten Patienten.
> ▶ **Individuelle Pflegeprobleme:** Dabei handelt es sich um spezifische Probleme einzelner Patienten, die nicht zuletzt aus den generellen Pflegeproblemen erwachsen können.
>
> **Ressource** (franz. *Quelle, Rohstoffquelle*): Fähigkeit des Patienten, zu seiner Genesung beizutragen.

Erfassen von Pflegeproblemen und Ressourcen

Im zweiten Schritt des Pflegeprozesses werden aus den gesammelten Informationen die relevanten **Pflegeprobleme und Ressourcen** erfasst. Dieses Erfassen erfordert eine gründliche und überlegte Vorgehensweise der Pflegekraft. Die gewonnenen Informationen werden zunächst sortiert, auf ihre Bedeutung hin geprüft, dann mit anderen Informationen verglichen, in Beziehung gesetzt und schließlich interpretiert.

Am Ende dieses diagnostischen Prozesses steht die abschließende Gesamtbeurteilung, um welche zentralen *Pflegeprobleme* – sofern welche vorhanden sind – es sich im vorliegenden Fall handelt. Die Pflegekraft hält diese z.B. stichwortartig, aber für alle verständlich im Dokumentationssystem fest, führt, wenn möglich, auch die Ursachen an.

So kann ein Flüssigkeitsdefizit beispielsweise verschiedene Ursa-

chen haben, etwa Verletzungen der Hand, Erbrechen oder Demenz. Die Dokumentation eines Pflegeproblems kann aber auch standardisiert in Form einer Pflegediagnose (☞ unten) erfolgen.

Ebenso wichtig wie das Erfassen von Pflegeproblemen ist das *Erfassen der Ressourcen,* um eine umfassende und insbesondere aktivierende Pflege (☞ 2.4.1) leisten zu können. Voraussetzung dazu ist festzustellen, über welche Ressourcen ein Patient verfügt.

Ressourcen liegen nicht immer so offensichtlich auf der Hand wie in dem folgenden Beispiel: Das Pflegeproblem von Herrn S. besteht darin, dass er dekubitusgefährdet ist, da er strenge Bettruhe einhalten muss. Seine Ressource besteht darin, sich im Bett selbst bewegen zu können. Entsprechend erstellen die Pflegenden einen Bewegungsplan. Etwas versteckter ist schon die Ressource „Lieblingsgetränk" bei einem Patienten, der nicht trinken mag, oder die Ressource „Einsicht" in die Notwendigkeit einer bestimmten Diät bei einem Diabetiker sowie die Ressource, dass „Angehörige zur Unterstützung" ihre bewegungseingeschränkten Vaters bereit sind.

Falls Schwierigkeiten bestehen, Ressourcen zu finden, helfen folgende Fragen weiter:

▶ Welche Tätigkeiten kann der Patient selbst ausüben bzw. über welche Selbstpflegefähigkeiten verfügt er?
▶ Wie lässt sich der Patient motivieren?
▶ Welche Dinge oder Umstände erleichtern es dem Patienten, Unangenehmes zu ertragen, das sich (vorerst) nicht überwinden lässt?

> Je größer die Ressource bzw. der Beitrag des Patienten zu seiner Genesung ist, desto größer ist das Selbstwertgefühl des Patienten.

Pflegediagnosen im Pflegeprozess

Die Informationssammlung und die daraus abgeleiteten Pflegeprobleme und Ressourcen können auch als **diagnostischer Prozess** bezeichnet werden. Diagnostizieren – das Erkennen, Beschreiben und Beurteilen des (pflegebezogenen) Zustands eines Patienten – gehört in den USA seit den 1980er Jahren zum Aufgabenbereich der Pflege.

Pflegediagnosen helfen den Pflegenden, ihre Beobachtungen zu strukturieren, indem sie die erhobenen Informationen mit den Kennzeichen von Pflegediagnosen vergleichen und den Patienten beim Vor-

liegen einzelner Kennzeichen gezielt auf weitere beobachten und befragen. Das Modell der NANDA-Pflegediagnosen kann also als eine Art Richtlinie für die Durchführung und Dokumentation der Pflegediagnostik betrachtet werden.

> **Pflegediagnostik** *(Diagnostischer Prozess in der Pflege):* Wahrnehmen und Beobachten des Patienten und seines Umfeldes sowie die Informationen betrachten, ihre Bedeutung erkennen und sie dann gegebenenfalls zu einer Pflegediagnose zusammenfassen.
>
> **Pflegediagnose:** „Eine Pflegediagnose ist die klinische Beurteilung der Reaktion eines Individuums, einer Familie oder eines Gemeinwesens/einer sozialen Gemeinschaft auf aktuelle oder potentielle Gesundheitsprobleme/Lebensprozesse. Pflegediagnosen bilden die Grundlagen, um Pflegeinterventionen auszuwählen, um Ergebnisse zu erreichen, für die Pflegende verantwortlich sind." (*NANDA International* 2006, 253). (⌷ 4)
>
> **NANDA** (*North American Nursing Diagnosis Association):* Organisation in Nordamerika, die sich mit der Bildung, Entwicklung und Klassifikation von Pflegediagnosen befasst.

Es lassen sich verschiedene Typen von Pflegediagnosen unterscheiden: Dies sind u. a. *aktuelle Pflegediagnosen, potentielle Pflegediagnosen* und *Wellness-Pflegediagnosen.* Nach der Definition der NANDA besteht eine **aktuelle Pflegediagnose** aus (☞ auch Abb. 11.5):

▶ **Pflegediagnosetitel** und **Definition.** Beschreibung eines Gesundheitsproblems oder des Gesundheitszustands eines Individuums, einer Familie oder einer Gemeinschaft
▶ **Ätiologischen** oder **beeinflussenden Faktoren.** Zusammenstellung von Faktoren, die ursächlich für dieses Problem sind oder mit ihm in Zusammenhang stehen und gleichzeitig Mittelpunkt der pflegerischen Behandlung sind
▶ **Kennzeichen.** Das sind typische Merkmale, die von außen beobachtbar sind oder vom Patienten beschrieben werden können. Zum einen gibt es bestimmende Charakteristika, die vorhanden sein müssen, um die Diagnose stellen zu können und zum anderen unterstützende Charakteristika, die vorhanden sein können und dadurch die Diagnose bekräftigen.

Probleme, Ressourcen, Diagnosen

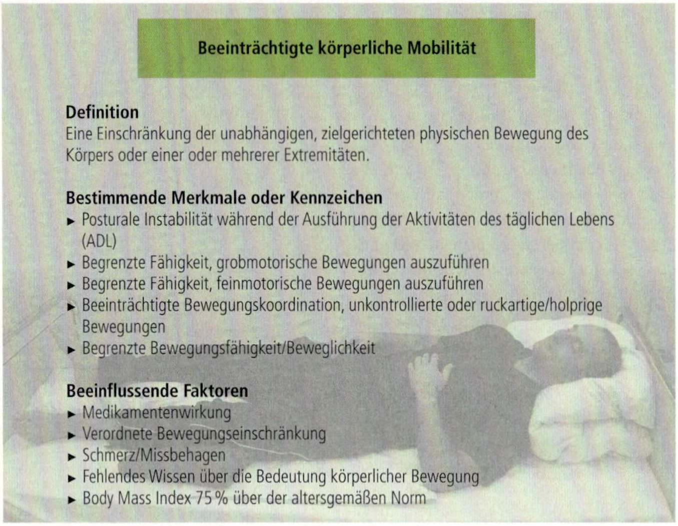

Beeinträchtigte körperliche Mobilität

Definition
Eine Einschränkung der unabhängigen, zielgerichteten physischen Bewegung des Körpers oder einer oder mehrerer Extremitäten.

Bestimmende Merkmale oder Kennzeichen
▶ Posturale Instabilität während der Ausführung der Aktivitäten des täglichen Lebens (ADL)
▶ Begrenzte Fähigkeit, grobmotorische Bewegungen auszuführen
▶ Begrenzte Fähigkeit, feinmotorische Bewegungen auszuführen
▶ Beeinträchtigte Bewegungskoordination, unkontrollierte oder ruckartige/holprige Bewegungen
▶ Begrenzte Bewegungsfähigkeit/Beweglichkeit

Beeinflussende Faktoren
▶ Medikamentenwirkung
▶ Verordnete Bewegungseinschränkung
▶ Schmerz/Missbehagen
▶ Fehlendes Wissen über die Bedeutung körperlicher Bewegung
▶ Body Mass Index 75 % über der altersgemäßen Norm

Abb. 11.5: Aktuelle NANDA-Pflegediagnose „Beeinträchtigte körperliche Mobilität" (□ 5). [K115].

Der Aufbau einer Pflegediagnose durch diese drei Komponenten wird abgekürzt als PÄS-Format (**P**roblem, **Ä**tiologie, Kennzeichen und **S**ymptome) bezeichnet. Darüber hinaus empfiehlt die NANDA, die Situation des Patienten exakter zu beschreiben, in dem ein Grad, eine Stufe oder die Intensität eines Problems angegeben wird. Auch die Erscheinungsform und der zeitliche Verlauf unterstützen die präzise Beschreibung.

Eine **potentielle Pflegediagnose** *(Risiko-Pflegediagnose)* benennt Zustände die vorhergesagt werden können, aber noch nicht eingetreten sind. Die Struktur einer potentiellen Pflegediagnose besteht aus zwei Anteilen:
▶ **Pflegediagnosetitel** und **Definition.** Beschreibung einer Gefahr für den Patienten
▶ **Risikofaktoren.** Auflistung potentieller Probleme, die zu einer Gefahr für den Patienten werden können.

Daneben gibt es z. B. noch *Wellness-Diagnosen*, bei denen keine gesundheitliche Einschränkung vorliegt, jedoch von Seiten des Patienten der Wunsch besteht, durch Beratung und Unterstützung den gesundheitlichen Zustand zu verbessern.

Die Pflegenden planen bei Anwendung der Pflegediagnosen insbesondere von den ätiologischen oder beeinflussenden Faktoren aus die Pflegemaßnahmen. Sind dies bei der Diagnose „Stillprobleme" z. B. die ätiologischen Faktoren „mangelnde Kenntnisse über das Stillen" oder

„Angst der Mutter; mütterliche Ambivalenz", setzen die Pflegenden hier mit den Pflegemaßnahmen an.

Pflegediagnosen können auch in einem **Klassifikationssystem** geordnet werden. Klassifikationssysteme dienen dazu, die Fachbegriffe (hier Pflegediagnosen) sinnvoll zu ordnen und in Beziehung zu setzen (☞ 11.9).

Pro und Contra Pflegediagnosen in Deutschland

Die ausgearbeiteten, von der NANDA anerkannten Pflegediagnosen liegen schon seit 1992 in deutscher Übersetzung vor. Seitdem werden sie kontrovers diskutiert; einige Kliniken, Altenheime und Sozialstationen in Deutschland haben sich dazu entschieden, mit Pflegediagnosen zu arbeiten. Im Unterschied dazu sind beispielsweise in Österreich Pflegediagnosen gesetzlich verankert und weit verbreitet.

Argumente, die gegen die Einführung von Pflegediagnosen angeführt werden, sind:
▶ Das Tätigkeitsspektrum der Pflegenden in den USA unterscheidet sich deutlich von dem deutscher Pflegekräfte; Pflegediagnosen müssten also zuerst auf deutsche Verhältnisse übertragen werden. So fallen einige in Deutschland als ärztliche Aufgaben definierte Tätigkeiten in den USA in den Aufgaben-

bereich der Pflegenden. Inzwischen sind bereits einige Anpassungen vorgenommen worden
▶ Geringere Berücksichtigung der Individualität des Patienten.

Befürworter der Pflegediagnosen führen insbesondere die Verwendung fundierten pflegerischen Wissens und eine verbesserte Qualität der Pflegedokumentation an. Gerade „Anfängern" sind Pflegediagnosen eine gute Hilfe beim Beschreiben und Benennen der Pflegeprobleme. Darüber hinaus können mit Pflegediagnosen eine einheitliche Pflegesprache, die Vergleichbarkeit von Daten und der bessere Nachweis von Leistungen (☞ 11.10) vorangetrieben werden. Zur Umsetzung einer EDV-gestützten Pflegedokumentation sind standardisierte Texte dringend erforderlich (☞ auch 11.9). (✉ 2)

Assessment im Pflegeprozess
Schmerzassessment ☞ 12.12.2.2

Pflegeassessment: Einschätzung der Selbstständig- bzw. Pflegebedürftigkeit des Menschen anhand kriterienorientierter und strukturierter Verfahren, z. B. standardisierter Schemata, sog. *Assessment-Instrumente*, sowie Bestimmung der notwendigen pflegerischen Unterstützung (□ 6).

Auch in die deutschsprachige Pflege hat der Begriff des **Assessments** Einzug gehalten. Ursprünglich wurde der erste Schritt des Pflegeprozesses im Englischen mit Assessment bezeichnet und mit „Einschätzung" ins Deutsche übersetzt. Inzwischen wird der Begriff Assessment als englischer Fachbegriff direkt verwendet. Im Unterschied zum 4-Schritt-Modell des Pflegeprozesses (☞ Tab. 11.1) wird der Begriff im deutschsprachigen Raum inzwischen teilweise umfassender gesehen, da die angestrebten Ziele (☞ 11.4) mit berücksichtigt werden. Die Definition des Begriffes ist jedoch noch nicht eindeutig abgeschlossen.

In den letzten Jahren wurde eine große Zahl an Instrumenten entwickelt, mit deren Hilfe die Pflegesituation eines Patienten möglichst genau beschrieben werden soll. Systeme wie die *Functional Independence Measure* (kurz *FIM*) dienen dazu, den Grad der Selbstständigkeit bzw. Abhängigkeit eines Patienten zu beschreiben und einzustufen. Noch komplexer sind Systeme wie das *Residence Assessment Instrument (*kurz *RAI)* oder *Planification informatisée des soins infirmiers requis (*kurz *Plaisir)*, die in der Langzeitpflege und Altenpflege benutzt werden und möglichst genau den Pflegebedarf der Bewohner widerspiegeln sollen.

Trotz der großen Fortschritte bei der Entwicklung solcher Assessment-Instrumente wird bis jetzt keines der bestehenden Systeme allen Anforderungen gerecht. Zum einen ist es schwierig, sowohl die Pflegebedürftigkeit, die Umweltfaktoren (also Faktoren, die zu Pflegebedürftigkeit zusätzlich führen können, z.B. Stolperfallen) und die Pflegeziele umfassend abzubilden und zu bewerten, zum anderen können bestimmte Zustände, etwa Gefühle wie Trauer, nicht ohne weiteres in einer Messskala abgebildet werden. Trotz dieser Kritik gewinnen Assessment-Instrumente zunehmend an Bedeutung, da solche standardisierten Instrumente benötigt werden, um die Wirksamkeit von Pflegemaßnahmen zu messen.

11.4 Festlegen von Pflegezielen

Pflegeziel: Beschreibung eines Soll-Zustands, eines angestrebten Ergebnisses, das der Patient – ggf. mit Unterstützung durch die Pflegekraft – erreichen kann und soll. Dabei ist die Angabe von konkreten Terminen, bis wann das Ziel erreicht sein soll, für die Motivation und Zielüberprüfung unerlässlich. Unterschieden werden *Nahziele,* die in absehbarer Zukunft zu erreichen sind, und *Fernziele,* auf die länger hingearbeitet werden muss.

Um überprüfen zu können, ob der Patient die **Pflegeziele** auch tatsächlich erreicht hat, werden diese genau festgelegt, und zwar mit Zeitangabe und dem bis dahin erreichten Zustand bzw. der bis dahin erreichten Verfassung oder der vom Patienten auszuübenden Tätigkeit, etwa:

▶ Frau M. wäscht sich in vier Tagen (konkretes Datum benennen) am Waschbecken
▶ Herr S. geht in zwei Wochen (konkretes Datum benennen) in Begleitung zur Toilette
▶ Frau K. injiziert sich in fünf Tagen selbstständig Insulin s. c.

▶ Herr K. trinkt übermorgen mindestens 1,5 Liter Flüssigkeit.

Es darf dabei nicht stören, dass Frau M. heute noch im Bett gewaschen und Herr S. eben noch mit dem Rollstuhl zur Toilette gefahren wurde oder dass Herr K. gestern gerade mal zwei Gläser Tee getrunken hat. Es handelt sich ja um *Ziele* und nicht um Eintragungen in den Pflegebericht, in dem *Tatsächliches* festgehalten wird. Die Tatsache, dass diese Ziele noch nicht erreicht sind, wird durch die Eintragung an der im Dokumentationssystem für Ziele vorgesehenen Stelle zum Ausdruck gebracht. Hilfsverben wie „sollen", „müssen" oder „können" sind nicht notwendig.

Ziele

Ein korrekt formuliertes Pflegeziel genügt folgenden Anforderungen:

▶ *Passend.* Es ist auf ein Problem bezogen
▶ *Patientenorientiert* und *realistisch.* Es ist für diesen Patienten tatsächlich erreichbar
▶ *Positiv.* Es legt fest, was erreicht und nicht, was vermieden werden soll
▶ *Überprüfbar.* Es enthält eine Zeitangabe, bis wann es erreicht sein soll, und eine präzise Beschreibung des bis dahin erreichten Zustands.

Schlagwörter wie „größtmögliche Selbstständigkeit" oder „baldige Entlassung" gelten prinzipiell für alle Patienten und können die Aufgabe einer Zielbeschreibung, nämlich die Auswahl geeigneter Maßnahmen zu erleichtern und den Patienten zu motivieren, nicht erfüllen.

In Abhängigkeit vom Pflegeziel entscheiden sich die Pflegenden in Abstimmung mit dem Patienten dann bewusst für entsprechende Pflegemaßnahmen.

11.5 Planung der Pflegemaßnahmen

EDV-gestützte Dokumentation/Pflegeplanung ☞ 3.2.3, Abb. 3.5 – 3.7

Die zwischen Patient und Pflegekraft besprochenen **Pflegemaßnahmen** *(Pflegeinterventionen ☞ 12.1.3)* werden konkret als Antwort auf folgende W-Fragen formuliert: „**W**er macht **w**ann, **w**as, **w**ie, **wo**mit?" Die Formulierung ist dabei so knapp wie möglich und so ausführlich wie nötig.

Die Pflegekraft trifft ihre Entscheidung für oder gegen eine bestimmte Pflegemaßnahme aufgrund ihrer Erfahrung und Intuition sowie unter Berücksichtigung des aktuellen pflegerischen Wissens. Hierzu informieren sie sich in Lehrbüchern, Fachzeitschriften oder – in kompakter Form – in Pflegediagnose-Handbüchern über den aktuellen Wissensstand und evidenzbasierte Informationen.

Eine Überprüfung, ob die Maßnahmen eindeutig und präzise formuliert sind, findet z.B. nach Schichtwechsel statt, wenn die Pflegenden im Spätdienst die Patienten nach Plänen des Frühdienstes pflegen. Floskeln und Redewendungen wie „psychische Betreuung" oder „Angst nehmen" erfüllen diese Kriterien ebenso wenig wie „man sollte den Seelsorger rufen" oder „versuchen, auf Frau B. einzuwirken". Richtig sind Aussagen wie „Herrn Z. zu den Mahlzeiten an den Tisch setzen" oder „Pfleger K. informiert die Sozialstation und bestellt Essen auf Rädern ab dem Entlassungstag".

Planung

Existieren für bestimmte Pflegemaßnahmen oder Pflegediagnosen Pflegestandards (☞ 3.5.4), genügt die Angabe des Standards.

Irrtümlicherweise wird oft angenommen, dass auch die vom Arzt angeordneten Maßnahmen, z.B. das Verabreichen von Injektionen, in die Pflegeplanung einbezogen werden müssten. Wird die Pflegeplanung (☞ 11.6) jedoch als *Planungsinstrument der Pflege* verstanden, ist dies ausgeschlossen, da die Pflegenden bei der Durchführung keinen Entscheidungsspielraum haben. Sie führen die vom Arzt angeordneten Maßnahmen aber selbstverständlich genauso gewissenhaft aus wie die von ihnen selbst geplanten und dokumentieren die Durchführung auf dem Durchführungskontrollblatt.

11.6 Durchführung der Pflegemaßnahmen

Nach Festlegung von Zielen und Pflegemaßnahmen werden Letztere entsprechend durchgeführt. Zur korrekten **Durchführung der Pflegemaßnahmen** können die Ausführungen in den Pflegestandards zu Hilfe genommen werden. Treten Schwierigkeiten bei der *Durchführung* auf, weil einzelne Teammitglieder die Pflegepläne als nicht richtig ansehen oder nicht bereit sind, sich an die von anderen aufgestellten Pflegepläne zu halten, ist ein Gespräch im Team notwendig, in dem eine Einigung erzielt werden muss, indem das Team die Pflegepläne noch einmal prüft und eine verbindliche Entscheidung trifft.

Grundsätzlich ist das Gespräch im Team, z. B. während der Pflegevisite (☞ 3.5.4), über geplante Pflegeziele und -maßnahmen äußerst positiv, weil die eigenen Gedanken zur Einschätzung der Pflegesituation begründet werden müssen und sich u. U. ein neues *Qualitätsbewusstsein* (☞ 3.5) einstellt.

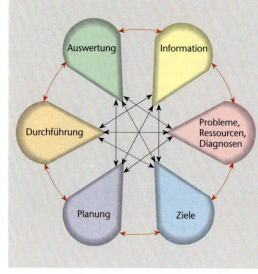

Abb. 11.6: Während beim Erlernen und Einüben der Pflegeplanung ein Vorgehen „Schritt für Schritt" aus methodischen Gründen sinnvoll ist, besteht in der Praxis eine wechselseitige Abhängigkeit der einzelnen Schritte.

11.7 Auswertung

Zur **Auswertung** *(Evaluation)* der durchgeführten Pflegemaßnahmen gehören:
- Die *Überprüfung,* inwieweit die erwarteten Ergebnisse (Zielerreichung) eingetreten sind
- Die *Suche nach Gründen,* warum sie evtl. nicht eingetreten sind
- Die *Veränderung* des Pflegeplans entsprechend neu gewonnener Erkenntnisse.

Dazu stellen sich die Pflegenden folgende Fragen.
- Sind seit der letzten Planung neue Informationen hinzugekommen?
- Sind neue Probleme bzw. Pflegediagnosen aufgetreten?
- Konnten neue Ressourcen entdeckt werden?
- Sind die angestrebten Ziele erreicht worden und wenn nicht, warum nicht?
- Können Maßnahmen abgesetzt bzw. müssen neue Maßnahmen ergriffen werden?
- Waren die Maßnahmen so wie geplant durchführbar?

Der Zeitpunkt für die Auswertung der erfolgten Pflege wird individuell festgelegt. Er ist abhängig von der Dringlichkeit, mit der ein Problem gelöst werden muss und von der Komplexität der Aufgabenstellung. So wird der Auswertungszeitpunkt z. B. beim Einsatz von Lagerungstechniken bei Rückenschmerzen kurzfristig angesetzt, während die Auswertung der aktivierenden Pflege zur Behebung eines „Selbstpflegedefizits, sich waschen" nach einem längeren Zeitraum erfolgen sollte.

11.8 Notwendigkeit und Nutzen der Pflegeplanung

Pflegeplanung: Kontinuierliche Dokumentation der einzelnen Schritte des Pflegeprozesses (☞ 11.2 – 11.7) für einen bestimmten Patienten.

Instrument der Qualitätssicherung ☞ 3.5

Gesetzliche Forderung nach einer Pflegeplanung

Schon das Krankpflegegesetz von 1985 verpflichtete die Pflegenden zur Pflegeplanung. § 3 des seit 2004 gültigen Gesetzes betont noch einmal die Bedeutung, indem es die „Erhebung und Feststellung des Pflegebedarfs, Planung, Organisation, Durchführung und Dokumentation der Pflege" sowie die „Evaluation der Pflege" dem *eigenverantwortlichen* Aufgabenbereich der Pflege zuordnet.

Zeitersparnis und Patientenorientierung

Oft wird von Pflegenden der Zeitdruck beklagt („Wir sind nie fertig mit unserer Arbeit, wir hören nur auf"). Für eine bewusste Entscheidung, welche Maßnahmen bei Zeitmangel zurückgestellt werden können, muss die Bedeutung der Maßnahme für den Genesungsprozess erkannt werden. Taucht in einer Pflegeplanung bei verschiedenen Problemen immer wieder die gleiche Maßnahme auf, gewinnt sie gegenüber den anderen Maßnahmen an Gewicht und kann nicht weggelassen werden.

Ohne das bewusste Setzen von Prioritäten folgt Pflege oft einem Routine-Tagesablauf: Mindestens einmal am Tag werden Patienten gewaschen, werden Temperatur, Puls und Blutdruck gemessen und wird nach Stuhlgang gefragt. Und dies, obwohl vielleicht ein Spaziergang durch den Park oder ein offenes Gespräch wichtiger wären.

Gezielter Einsatz von Materialien

Der gezielte (und gerechte) Einsatz von Materialien wird durch eine systematische Pflegeplanung erleichtert. Beispielsweise gibt es in jeder Klinik nur eine begrenzte

11.9 Entwicklung von Pflegefachsprache

Anzahl von Spezialbetten zur Dekubitusprophylaxe (☞ 12.5.1.4). Die Entscheidung, welcher von allen dekubitusgefährdeten Patienten in ein solches Spezialbett gelegt wird, kann am besten getroffen werden, wenn die Dekubitusgefährdung bei allen Patienten nach den gleichen Grundlagen beurteilt worden ist, z. B. mithilfe der Braden-Skala (☞ Tab. 12.5.44). Nur so kann diese Entscheidung sachlich gefällt und auch Dritten gegenüber vertreten werden.

Erwerb und Sicherung von Pflegekompetenz

Zunehmende Erfahrungen mit der Pflegeplanung, insbesondere der Auswertung *(Evaluation),* führen zu einer wachsenden Sicherheit bei der Entscheidungsfindung. Erfolgt die Überprüfung der Wirksamkeit bestimmter Pflegemaßnahmen und wird das ganze Pflegeteam über das Vorgehen und die Ergebnisse informiert, wird der „Erfahrungsschatz" des gesamten Teams erweitert.

Ausstrahlung von (Pflege-) Kompetenz

Pflegeplanung schult die Fähigkeit, bewusst und begründet zu entscheiden. Wurde eine Entscheidung für eine Pflegemaßnahme bewusst getroffen, fällt es auch leichter, sie gegenüber anderen Berufsgruppen zu vertreten. Anhand einer systematischen Dokumentation, ggf. mit Pflegediagnosen, kann die Entscheidung für eine bestimmte Handlung noch Jahre später nachvollzogen werden.

Überprüfbarkeit und größere Effizienz von Maßnahmen

Viele Pflegemaßnahmen zeigen erst Wirkung, wenn sie konstant und konsequent durchgeführt werden. Wechseln die Maßnahmen je nach Vorliebe der gerade arbeitenden Pflegekraft, bleibt zum einen die Wirkung aus, zum anderen kann ihre Wirksamkeit auch nicht überprüft werden (ganz zu schweigen davon, dass der Patient durch die für ihn nicht nachvollziehbare „Abwechslung" verunsichert wird).

Vorzeigbare Erfolge

Eine Ursache des Burnouts von Pflegenden (☞ 8.3.1) ist das Fehlen „vorzeigbarer" Erfolge. Daher ist es sinnvoll, erzielte und mittels Evaluation nachweisbare Erfolge ins Bewusstsein aller Mitarbeiter zu rücken. Dabei ist „Erfolg" nicht gleichzusetzen mit Heilung und

Genesung, sondern je nach Umständen beispielsweise auch mit einer Sterbebegleitung, durch die der Patient friedlich sterben konnte (☞ 10.3), oder mit der erfolgreichen Vermeidung von Komplikationen.

Dies veranschaulicht folgendes Beispiel. Ein Patient wird mit einem Schlaganfall ins Krankenhaus eingeliefert. Er kann seine rechte Körperhälfte nicht mehr bewegen und auch nicht mehr sprechen. Nach mehreren Tagen hat sich sein Zustand stabilisiert, auch wenn er weiterhin nicht sprechen kann und noch immer bettlägerig ist. Eine mögliche Sichtweise ist nun: „Wir haben kontinuierlich mit dem Patienten gearbeitet, aber was haben wir erreicht?"

Für die Pflegenden ermutigender wäre aber sicherlich diese Sichtweise: „Zwar kann der Patient noch nicht sprechen und ist auch noch bettlägerig, aber wir haben es geschafft, dass er keine Lungenentzündung bekommen hat, seine Haut ist intakt, und er fühlt sich so wohl, wie es die Schwere der Erkrankung erlaubt. Er ist gut gepflegt!". Diese Sichtweise kommt auch der Tatsache entgegen, dass es auch heute noch viele Krankheiten gibt, die trotz optimaler Behandlung und Pflege nicht geheilt und nur wenig gebessert werden können.

11.9 Entwicklung von Pflegefachsprache

Wenn Pflegende mit Kollegen über fachliche Fragen diskutieren oder eine Pflegeplanung erstellen, bedienen sie sich der Sprache oder Schrift zur Kommunikation. Nicht selten kommt es vor, dass es zu Missverständnissen kommt und die Gesprächspartner machen die Erfahrung, dass es gar nicht so leicht ist, einen Sachverhalt treffend und eindeutig zu beschreiben, so dass ihn der andere verstehen kann.

In vielen Berufszweigen, etwa bei den Ärzten, wurde deshalb im Laufe der Jahre eine sog. *Fachsprache* entwickelt. Fachsprachen zeichnen sich dadurch aus, dass die Begriffe eines Fachgebietes eindeutig durch eine Definition bezeichnet werden. Dadurch wird eine fachliche Kommunikation auf hohem sprachlichem Niveau ermöglicht.

So brauchen Ärzte sich nicht lange darüber zu unterhalten, was unter einem *Myokardinfarkt* zu verstehen ist, da der Begriff innerhalb der Berufsgruppe eindeutig definiert ist. Dies ermöglicht darüber hinaus, dass auch über Landes- und

Sprachgrenzen hinweg Informationen ausgetauscht werden können.

Auch im Bereich der Pflege wurde erkannt, dass die Entwicklung einer **Pflegefachsprache** von großer Bedeutung für die weitere Professionalisierung ist.

> „If we cannot name it, we cannot control it, finance it, teach it, research it or put into public policy." *Norma Lang* (📖 7)
>
> „Wenn wir etwas nicht benennen können, können wir es nicht kontrollieren, nicht finanzieren, nicht lehren, nicht erforschen und auch nicht in die Politik einbringen." (📖 8)

Internationale Pflegeklassifikationen

Ist die Entwicklung einer Fachsprache in einem Fachgebiet weit fortgeschritten, so werden die einzelnen Begriffe sortiert und zueinander in Beziehung gesetzt. Die Begriffe werden *klassifiziert,* d. h. sie werden in ein sog. Klassifikationssystem eingefügt.

Umgangssprachlich werden **Klassifikationen** mit einem *Ordnungsschema* oder einer *Struktur* gleichgesetzt. Im wissenschaftlichen Sinne zeichnen sich Klassifikationen jedoch durch eine Reihe von festgelegten Regeln aus:

► Eine systematische Ordnung von Gegenständen, Begriffen oder Erscheinungen, die miteinander in Verbindung stehen, z. B. alle pflegebezogenen
► Die Begriffe beinhalten eine feststehende Benennung durch sprachliche Mittel
► Die Begriffe können in Gruppen und Untergruppen aufgeteilt werden
► Die Gruppen sind durch bestimmte Merkmale charakterisiert.

Das Ergebnis ist ein „Baum" von Begriffen, der die Themen eines Fachbereichs systematisch darstellt.

Das bekannteste Klassifikationssystem im Gesundheitswesen ist die *Internationale Klassifikation der Krankheiten (ICD)* im ärztlichen Bereich, auf die z. B. die Kodierung der *Diagnosis Related Groups (DRG)* aufbaut.

Im Bereich der Pflege befinden sich ebenfalls verschiedene Klassifikationssysteme in Entwicklung. Die Pflegeklassifikationen werden für die drei Wissensbereiche **Pflegediagnosen, Pflegemaßnahmen** und **Pflegeergebnisse** gebildet.

Wozu dienen Pflege-klassifikationen?

Pflegeklassifikationssysteme werden in der Regel für einen speziellen Zweck entwickelt, der im Einzelfall sehr unterschiedlich aussehen kann. So sind im Laufe der Jahre viele verschiedene Systeme entstanden, die jeweils auf einen bestimmten Schwerpunkt ausgerichtet sind. Sie sollen z. B.:

▶ Die Professionalisierung der Pflege (☞ 2.5) fördern, z. B. NANDA-Pflegediagnosen – Taxonomy II (☞ unten)
▶ Eine einheitliche, internationale Fachsprache hervorbringen, z. B. ICNP®
▶ Als Grundlage für die Begriffsentwicklung dienen, z. B. ICNP®
▶ Klinische Entscheidungen erleichtern, z. B. HHCC (☞ 3.2.3)
▶ Ergebnisqualität beschreiben, z. B. Nursing Outcomes Classification (NOC)
▶ Vergleichbare Daten liefern für Datenbanken in Management, Lehre, Forschung und Praxis, z. B. ICF (☞ 14.10.1)
▶ Pflegeleistungen messbar machen, z. B. LEP® (☞ 3.2.3)
▶ Die Einführung EDV-gestützter Pflegedokumentation (☞ 3.2.3) erleichtern, z. B. ICNP® (☞ unten).

Die zwei bekanntesten Klassifikationen sind die der **NANDA-Pflegediagnosen** und die International **Classification for Nursing Practice** (*Internationale Klassifikation für die Pflegepraxis*, **ICNP®**).

NANDA-Pflegediagnosen – Taxonomy II

Die 172 **Pflegediagnosen der NANDA** (☞ 11.3) wurden von einer Arbeitsgruppe aus Pflegetheoretikerinnen und Praktikern in 13 Gruppen sog. gesundheitsbezogener Verhaltensmuster gegliedert, die jeweils mehrere Untergruppen enthalten, in denen Pflegebegriffe definiert sind. Diese Gliederung *(Taxonomy)* kann beispielsweise in der Praxis zur Strukturierung des Aufnahmegesprächs (☞ 6.2.1, Tab. 6.16) genutzt werden.

ICNP®

Der Weltbund der Krankenschwestern und Krankenpfleger **(ICN)** arbeitet seit 1989 an einem Klassifikationssystem, das als **internationale Klassifikation der Pflege** (*International Classification for Nursing Practice, Internationale Klassifikation für die Pflegepraxis,* **ICNP®**) bezeichnet wird. Langfristiges Ziel ist die Entwicklung einer weltweiten Fachsprache der Pflege und die Anerkennung als internationale Klassifikation der Pflege durch die WHO, vergleichbar mit der ICD-10 (☞ 14.10.1).

Dazu muss die ICNP®

▶ Den unterschiedlichen Bedürfnissen verschiedener Länder gerecht werden
▶ Den Bedürfnissen der Pflegenden im Alltag in Strukturierung und Beschreibung angepasst werden und damit auch im Pflegealltag einsetzbar sein
▶ In sich logisch und verständlich unabhängig von Pflegetheorien und -modellen angewendet werden können

In Europa wurde die Entwicklung maßgeblich vom *Dänischen Institut für Gesundheits- und Pflegeforschung* (**D**anish **I**nstitute for **H**ealth and **N**ursing **Re**search, kurz *DIHNR*) unterstützt. Inzwischen ist die ICNP® in 25 Sprachen übersetzt und in vielen Ländern laufen Projekte zur Erprobung und Weiterentwicklung der ICNP®. Für die Schweiz, Österreich und Deutschland wurde das erste ICNP®-Center weltweit gegründet, das als Kommunikationsplattform für Projekte im deutschsprachigen Raum dient.

Aufbau der ICNP®

Die ICNP® beinhaltet sieben Hauptgruppen, in denen die Pflegebegriffe aufgelistet sind. Durch die Kombination einzelner Begriffe können Pflegediagnosen, Pflegehandlungen und Pflegeergebnisse beschrieben werden. Die ICNP® zeichnet sich dadurch als ein umfassendes Begriffssystem für pflegebezogene Ausdrücke aus.

Das Klassifikationssystem bedarf einer umfassenden Weiterentwicklung. Es ist noch nicht absehbar, wann seine Entwicklung abgeschlossen sein wird. (✉ 3)

11.10 Informationsmanagement und Pflegedokumentation

Informationsmanagement: Jeglicher Umgang mit Informationen, z. B. das Sammeln, Dokumentieren, Kommunizieren und Verfügbarhalten von Informationen.

Dokumentation: Aufzeichnung bzw. Sammlung von Daten zur Sicherung von Informationen; Teil des Informationsmanagements.

Ziele des Informationsmanagements in der Pflege

Die zunehmende Arbeitsteilung und Spezialisierung im medizinischen wie auch pflegerischen Bereich hat dazu geführt, dass immer mehr Personen an Pflege und Therapie des Patienten beteiligt sind, jeder Einzelne von ihnen aber nur einen (kleinen) Teil der Informationen erfassen kann. Damit alle Mitglieder des therapeutischen Teams über alle Beobachtungen, Befunde, Messwerte und andere wichtige Details Bescheid wissen, werden sämtliche Informationen nicht nur mündlich bei Besprechungen zusammengetragen, sondern auch schriftlich in einem extra dafür vorgesehenen **Dokumentationssystem** fixiert. Hier erhält jedes Teammitglied schnell die neuesten Informationen.

Erkundigt sich z. B. ein Patient beim Nachtdienst nach seinen Blutdruckwerten am Tag, kann die Pflegekraft nachschauen und sie dem Patienten mitteilen, ohne dass die untersuchende Person anwesend sein muss. Auch wenn ein Patient bei einem Notfall aufgrund seiner Erkrankung nicht mehr reanimiert werden soll, vermerkt der Arzt dies im Dokumentationssystem.

Bereits in den 1970er Jahren hat auch der Gesetzgeber die Wichtigkeit einer exakten Dokumentation erkannt und alle Einrichtungen des Gesundheitswesens durch eine Vorschrift des Sozialgesetzbuchs zur **Dokumentation** verpflichtet. Ziele der Dokumentation sind u. a.:

▶ Informationen allen an der Pflege und Therapie Beteiligten zur Verfügung zu stellen
▶ Informationen übersichtlich zu ordnen
▶ Informationen nachlesen und (auch durch Dritte) nachprüfen (lassen) zu können
▶ Daten für Erhebungen zu sammeln (Pflegeforschung ☞ 4.2)
▶ Erbrachte Leistungen abrechnen zu können (Leistungserfassung ☞ 3.2.3)

Dokumentation als Beweismittel

Verklagt ein Patient eine Klinik oder ambulanten Pflegedienst auf Schadensersatz aufgrund eines Pflegefehlers, so liegt die Beweislast zunächst beim Patienten. Eine mangelhafte (Pflege-)Dokumentation kann jedoch zur *Beweislastumkehr* führen: Sie muss nun belegen und beweisen, welche Pflegemaßnahmen sie wann und warum durchgeführt hat.

- Auch im juristischen Sinne die erbrachten Leistungen nachweisen können
- Der Verpflichtung des Krankenpflegegesetzes (§ 3) zur Dokumentation zu genügen.

Damit die Informationen schnell abzurufen sind, bedarf es eines für alle nachvollziehbaren, gut strukturierten Systems, das für alle Beteiligten verbindlich ist.

Anforderungen an das Dokumentationssystem

Ein effektives Informationsmanagement, das den oben genannten Zielen genügt, stellt folgende Anforderungen an das Dokumentationssystem:

- **Authentizität.** Das Dokumentationssystem ist eine Urkunde (☞ 3.4.1). Daher dürfen keine Eintragungen mit Bleistift vorgenommen werden, und Eintragungen dürfen weder überklebt noch mit Korrekturstiften übermalt werden. Alle Maßnahmen werden erst nach der Durchführung und niemals im Voraus als erledigt eingetragen. Es muss immer persönlich (authentisch) dokumentiert werden: Wer dokumentiert hat, dokumentiert den gemessenen Wert. Auch Ärzte müssen die von ihnen getroffenen Anordnungen selbst abzeichnen
- **Sicherheit.** Um vor allem im Notfall schnell und gezielt Informationen zu finden, müssen diese immer an der gleichen, allgemein bekannten Stelle stehen
- **Eindeutigkeit.** Doppelte Dokumentationen (Redundanzen) sind zu vermeiden. Verabreichte Medikamente werden in der entsprechenden Spalte abgezeichnet und nicht nochmals im Pflegebericht als verabreicht erwähnt
- **Datenschutz.** Der Schutz der Persönlichkeit des Patienten und seiner Daten darf unter keinen Umständen verletzt werden (☞ 3.4.1). Das Dokumentationssystem darf nur den Personen zugänglich sein, die unmittelbar am oder mit diesem Patienten arbeiten und dem Patienten selbst. Ausnahme ist der psychiatrische Bereich; hier darf das Recht auf Einsichtnahme auf die objektiven Daten, z. B. Laborwerte, eingeschränkt werden
- **Zeitliche Nähe.** Die Dokumentation geschieht unverzüglich nach dem Ereignis (juristisch ausgedrückt: „ohne schuldhaftes Zögern"). Eintragungen, die verspätet vorgenommen werden,

sind problematisch, weil mit zunehmendem Zeitabstand zum Ereignis die Gefahr wächst, dass Werte vergessen oder falsch erinnert werden.

Aufbau eines Dokumentationssystems

Nur wenige Krankenhäuser entwickeln eigene Dokumentationssysteme, die meisten nutzen die von verschiedenen Anbietern erstellten standardisierten und für die jeweilige Klinik ggf. angepassten **Dokumentationssysteme.** Ihr Aufbau ist fast immer gleich. Für jeden Patienten wird angelegt:

- Ein **Stammblatt** mit allen relevanten Informationen in einer Kurzübersicht, z. B. Personalien, Diagnose(n) sowie Name und Telefonnummer von Angehörigen, die im Notfall erreichbar sind (☞ Abb. 11.9)
- Eine großformatige sog. **Fieberkurve** zur chronologischen Aufzeichnung von patientenbezogenen Informationen (☞ Abb. 11.10), insbesondere von
  - Täglich (auch mehrmals täglich) gemessenen Werten wie Temperatur, Puls und Blutdruck
  - Verordneten und verabreichten Arzneimitteln
- Ein **Pflegebericht** zur Aufzeichnung
  - Der Ergebnisse aus der Informationssammlung (☞ 11.2), evtl. eigenes Pflege-Stammblatt
  - Der geplanten und durchgeführten Pflegemaßnahmen
  - Des eigentlichen Berichts über das Befinden des Patienten, insbesondere über Veränderungen seines Zustands und seine Reaktionen auf die Pflege
- Ein **Durchführungsnachweis**, in dem alle für den Patienten erbrachten Pflegeleistungen mit Datum und Uhrzeit sowie dem Handzeichen der Pflegekraft dokumentiert werden
- Eine **Befundmappe** zum Abheften
  - Der Krankengeschichte und Berichte früherer Krankenhausaufenthalte
  - Der Untersuchungsergebnisse.

Stammblatt, Fieberkurve und Pflegebericht werden zu einer Patienten- bzw. Planettentasche zusammengestellt. Die Patiententaschen eines Pflegebereiches können auf einer Planette zusammengefasst werden und sind so leicht zu handhaben (☞ Abb. 11.8). Bei Dokumentationssystemen mit Signalleisten können die Pflegenden den einzelnen Signalen bestimmte Bedeutungen zuordnen (☞ Abb. 11.7).

Von diesem prinzipiellen Aufbau kann je nach Bedarf der Stationen und der Flexibilität des Systems abgewichen werden. Für mehrmals täglich gemessene Werte (z. B. bei stündlichen Blutdruckkontrollen) gibt es spezielle Überwachungsbögen. Je nach Bedarf können spezielle Formulare verwendet werden, z. B. zur Wunddokumentation oder Sturzprotokolle. Laborergebnisse (die eigentlich zu den Befunden zählen) werden, vor allem wenn sie täglich kontrolliert werden, oft in der Fieberkurve eingeklebt.

EDV-gestütztes Dokumentationssystem

Was langsam begonnen hat, z. B. die computergestützte Patientenverwaltung oder Übermittlung von Laborbefunden, schreitet immer weiter voran: Immer mehr Kliniken und Pflegedienste arbeiten nur noch mit **elektronischen Patientenakten.** Dies bedeutet für alle Mitarbeiter zwar zunächst eine Umstellung, doch bietet die Nutzung der **Informationstechnologie (IT)** viele Vorteile. Im Fall der EDV-gestützten Pflegeplanung sind dies z. B.:

- Die definierten Pflegestandards können im System hinterlegt werden. Möchte die Pflegekraft eine Pflegeplanung erstellen, kann sie die hinterlegten Standardpflegepläne nutzen oder individuell erstellen (☞ Abb. 3.5 – 3.7)
- Ist eine Pflegekraft hinsichtlich der nächsten Schritte in der Pflegeplanung unsicher, werden ihr – jeweils auf den vorhergehenden Schritt bezogen – Vorschläge unterbreitet und ggf. auf ihre Plausibilität überprüft
- Formulierungen können frei oder aus einem Menü von Textbausteinen gewählt werden (☞ Abb. 3.5)
- Alle geplanten und erbrachten Leistungen sind für Teammitglieder mit Zugriffsberechtigung und auch für die Verwaltung zwecks Leistungsabrechnung einsehbar und können ausgedruckt werden (☞ Abb. 3.6)
- Steht eine Übergabe oder Entlassung bevor, kann jederzeit ein Übergabe- oder Entlassungsbericht erstellt werden (☞ Abb. 3.7)
- Aufgrund der Datensammlung und -strukturierung ist jederzeit eine Qualitätskontrolle bzw. ein Vergleich mit anderen Kliniken oder ggf. auch auf internationaler Ebene möglich (☞ 5.4) oder können Scores (z. B. Koma-Score ☞ Tab. 33.8) oder Statistiken (z. B. PPR oder LEP® ☞ 3.2.3) automatisch erstellt und ausgewertet werden.

11 Pflegeprozess

Dokumentationssystem [V161]

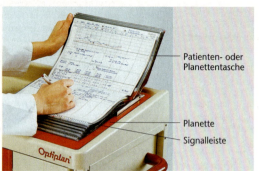

Patienten- oder Planettentasche

Planette
Signalleiste

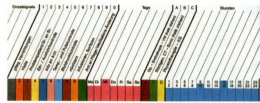

Abb. 11.7: Eine Signalleiste mit möglichen Bedeutungen.

Abb. 11.8: Planette mit den Patientaschen einer Pflegegruppe.

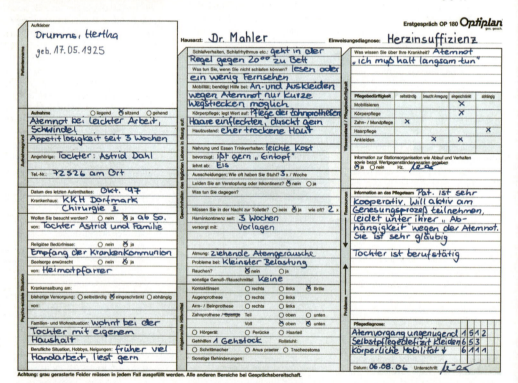

Abb. 11.9: Stammblatt mit allen relevanten Informationen.

308

11.10 Informationsmanagement und Pflegedokumentation

Weitere EDV-unterstützte Tätigkeiten in der Pflege sind:
- Bestellungen z. B. an die Apotheke, die Küche oder das Lager für Pflegeartikel
- Erstellung von Dienstplänen
- Erstellung des Hygieneplans (☞ Tab. 12.1.32)
- Ausstellung der Mitternachtsstatistik.

Werden die Möglichkeiten der Informationstechnologie voll ausgeschöpft, erfordert dies zunächst zwar viel Aufwand, weil der Computer erst mit den krankenhauseigenen Daten „gefüttert" werden muss und die Mitarbeiter geschult werden müssen, doch bringt das langfristig eine enorme Arbeitserleichterung und Zeitersparnis. (✉ 4)

Dokumentierte Informationen

Dokumentation von Beobachtung
☞ *12.1.1*

Üblicherweise werden beispielsweise folgende Informationen dokumentiert:
- Messwerte: Puls, Blutdruck, Körpertemperatur, Größe und Gewicht, Ausscheidungsmenge, Menge in Wunddrainagen, ZVD, Laborwerte
- Beobachtungen: Stimmungslage, Schlaf, Schmerzen, Wundverhältnisse, Aussehen, Atmung, Ausscheidungen
- Pflegeplanung (☞ 11.8) einschließlich der durchgeführten Pflegemaßnahmen und der Angabe, wer sie durchgeführt hat
- Geplante und durchgeführte Untersuchungen, etwa Röntgen- und Ultraschalluntersuchungen, endoskopische Untersuchungen und Konsile
- Untersuchungsergebnisse (so genannte Befunde)
- Ärztliche Anordnungen, Therapien und durchgeführte Maßnahmen sowie Angabe, wer sie angeordnet oder durchgeführt hat, etwa die zu verabreichenden Arzneimittel mit entsprechender Dosierung und Zeitangabe oder physikalische Therapiemaßnahmen wie z. B. Krankengymnastik oder durchgeführte Verbandswechsel.

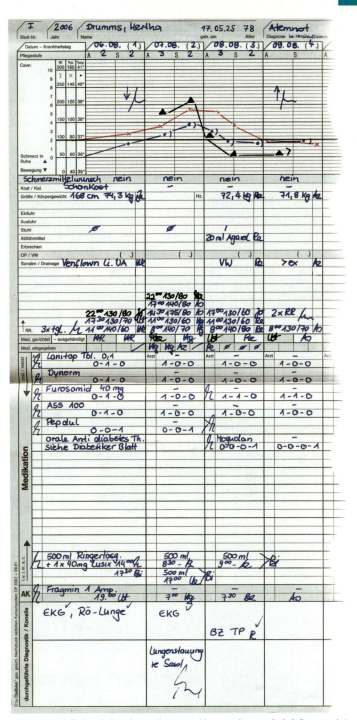

Abb. 11.10: Mithilfe der Fieberkurve lassen sich Zusammenhänge gut erkennen, z. B. ob die Temperatur bei Gabe eines Antibiotikums zurückgeht oder sich das Körpergewicht nach Verabreichung eines Diuretikums reduziert.

309

Literatur und Kontaktadressen

Literaturnachweis

1. Yura, H.; Walsh, M.: The nursing process: assessing, planning, implementing, evaluating. 5th ed., Appleton & Lange, Norwalk, Conn. 1988.

2. Brobst, R. et al.: Der Pflegeprozess in der Pflegepraxis. Verlag Hans Huber, Bern 1997.

3. Fiechter, M.; Meier, M.: Pflegeplanung – Eine Anleitung für die Praxis. Recom Verlag, Bad Emstal 1981.

4. Gordon, M.: Handbuch Pflegediagnosen. 4. Aufl., Urban & Fischer Verlag, München 2003, S. 3.

5. NANDA International: NANDA-Pflegediagnosen. Definition und Klassifikation 2005–2006. Verlag Hans Huber, Bern 2005, S. 139 f.

6. Vgl. Kath. Krankenhausverband Deutschlands e. V. (Hrsg.): Pflegequalität und Pflegeleistungen I. Freiburg/ Köln 2001, S. 52.

7. Clark, J.; Lang, N.: Nursing's Next Advance: An International Classification for Nursing Practice. In: International Nursing Review 4/1992, S. 109.

8. Friesacher, H.: Bedeutung und Möglichkeiten von Diagnostik und Klassifikation in einer praktischen Wissenschaft. In: Kollak, I.; Georg, M. (Hrsg.): Pflegediagnosen: Was leisten sie, was nicht? Mabuse Verlag, Frankfurt a. M. 1999.

Vertiefende Literatur

Kontaktadressen

1. www.primarynursing.de

2. Netzwerk-Pflegediagnostik: koenig-peter@tumorbio.uni-freiburg.de

3. www.icnp.info
Deutsche Übersetzung der ICNP®: www.health-informatics.de/icnp
Weitere Informationen: www.icn.ch

4. www.gmds.de (Anbieterverzeichnis)

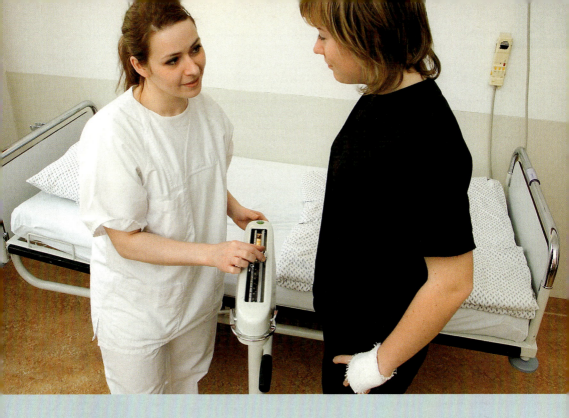

12 Beobachten, Beurteilen und Intervenieren

12.1	Beobachten, Beurteilen und Intervenieren: Grundlagen 312	12.4	Körpertemperatur 365	12.9	Kommunikation 523
12.2	Atmung 328	12.5	Haut 376	12.10	Schlaf 531
12.3	Herz-Kreislauf-System 353	12.6	Ernährung 418	12.11	Bewusstsein 547
		12.7	Ausscheidung 454	12.12	Schmerz.............. 557
		12.8	Bewegung 492		

12 Beobachten, Beurteilen und Intervenieren

12.1 Beobachten, Beurteilen und Intervenieren: Grundlagen

12.1.1 Beobachten 312
12.1.2 Beurteilen 316
12.1.3 Intervenieren 316
12.1.3.1 Pflegehandlungen personenbezogen durchführen 316
12.1.3.2 Pflegehandlungen unter hygienischen Bedingungen durchführen 317
Literatur und Kontaktadressen 327

Beobachten, Beurteilen und **Intervenieren** sind pflegerische Kerntätigkeiten. Pflegende erfassen den körperlichen und geistigen Zustand sowie die Lebensumstände eines Menschen, um dessen individuellen Beratungs- und Pflegebedarf zu ermitteln, die entsprechenden Pflegemaßnahmen auszuwählen und pflegerische Interventionen zu evaluieren (☞ 11.1).

12.1.1 Beobachten

Beobachten baut auf dem Wahrnehmen von Eindrücken aus der Umgebung auf.

> **Wahrnehmen:** Zufälliges, nicht absichtliches Erkennen und Verarbeiten von Sinneseindrücken.
>
> **Beobachten:** Aufmerksames, methodisches und zielgerichtetes Wahrnehmen, um Informationen zu gewinnen und Entscheidungen zu treffen.

Wahrnehmen

Wahrnehmung ☞ *6.2.3*
Bewusstsein ☞ *12.11*

Der Mensch nimmt Reize aus seiner Umgebung und aus seinem eigenen Organismus mit den *Sinnesorganen* wahr:
- Sehsinn
- Hörsinn
- Gleichgewichtssinn
- Geruchssinn
- Geschmackssinn
- Tastsinn.

> Menschen können nicht objektiv wahrnehmen. Wahrnehmung ist immer subjektiv.

Wahrnehmungsprozesse laufen *unbewusst, beiläufig* und *zufällig* ab. Die wahrgenommenen Ereignisse liefern dem Menschen Informationen, die er verarbeiten und individuell beurteilen kann. Die Verarbeitung sowie die Urteilsbildung sind von verschiedenen Faktoren beeinflusst, z.B. momentaner Stimmung, Umfeld, Vorurteilen. Ein Mensch kann denselben Reiz zu verschiedenen Zeiten sehr unterschiedlich empfinden. Nicht selten widerspricht sich die Qualität der Wahrnehmung sogar. So nimmt z.B. ein Mensch laute Musik abends zum Einschlafen als störend wahr, während dasselbe Musikstück bei gleicher Lautstärke auf einer Party durchaus unterhaltsam und angenehm wirkt.

Ein Reiz kann darüber hinaus auf verschiedene Menschen sehr unterschiedlich wirken. Ein hungriger Mensch empfindet Bratenduft in der Regel als appetitanregend. Bei einem Menschen, der an einer Gastroenteritis leidet, erzeugt derselbe Geruch u.U. Übelkeit und Brechreiz.

Wahrnehmungen unterliegen außerdem einer Reihe von Einflussfaktoren, die zu Verzerrungen und Sinnestäuschungen führen können. Beispiele für widersprüchliche Wahrnehmungen sind optische Täuschungen (☞ Abb. 12.1.1. und 12.1.2).

> **Beobachten** geht über „Wahrnehmen" hinaus, da es:
> - **A**bsicht voraussetzt
> - **A**ktivität voraussetzt
> - **A**ufmerksamkeit verlangt
> - **A**nwendung fester Kriterien umfasst
> - **A**uswertung erfordert.

Beobachtungsarten

Beobachtung kann auf unterschiedliche **Arten** geschehen. Abhängig vom Blickwinkel des Beobachters unterscheidet man:
- **Subjektive Beobachtung.** Eine Person beobachtet und beurteilt eine andere Person oder einen Sachverhalt nach individuellen Maßstäben, z.B. beobachtet eine Mutter das Essverhalten ihres Kindes, das ihrer Meinung nach zu dünn ist.
- **Objektive Beobachtung.** Eine Person wird unabhängig vom Blickwinkel des Beobachters betrachtet und sachlich, ohne Vorurteile beurteilt. Menschen können nicht objektiv beobachten, da ihre Wahrnehmungsfähigkeit immer

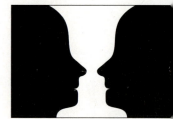

Abb. 12.1.1: Kippfigur: Vase oder zwei Gesichter? [S130-4]

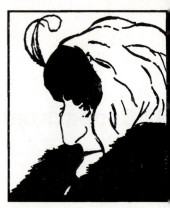

Abb. 12.1.2: Junge oder alte Frau? [R187]

von individuellen, nicht quantifizierbaren Faktoren beeinflusst ist (☞ oben). Objektive Ergebnisse liefern Instrumente zur Datenerhebung, z.B. Personenwaage zur Ermittlung des Körpergewichts.

Abhängig von der zu beobachtenden Person unterscheidet man:
- **Selbstbeobachtung.** Beobachtung der eigenen Person. Ein Patient fühlt sich z.B. müde, fiebrig und krank; er misst seine Köpertemperatur mit einem Fieberthermometer, bevor er zum Arzt geht.
- **Fremdbeobachtung.** Beobachtung eines anderen Menschen. Ein Patient sagt z.B., dass ihm morgens nach dem Aufstehen immer schwindelig ist. Die Pflegekraft misst daraufhin morgens, mittags und abends den Blutdruck des Patienten.

12.1 Beobachten, Beurteilen und Intervenieren: Grundlagen

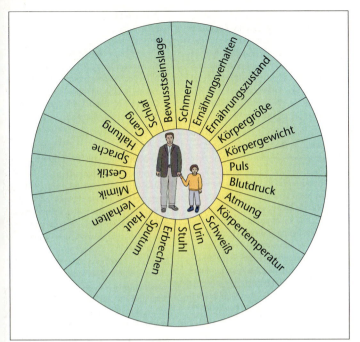

Abb. 12.1.3: Die Beobachtung in der Pflege umfasst viele Bereiche, Funktionen und Aktivitäten des Menschen, nicht nur seinen Gesundheitszustand.

Des Weiteren unterscheidet man zwischen **teilnehmender** und **nichtteilnehmender Beobachtung**. Bei der nichtteilnehmenden Beobachtung ist der Beobachter nicht am Geschehen beteiligt. Idealerweise bemerkt der Patient nicht, dass er beobachtet wird, da allein das Bewusstsein, beobachtet zu werden, Einfluss auf sein Verhalten hat. Viele Patienten sind dann aufgeregt, ihre Pulsfrequenz und der Blutdruck steigen an. Pflegende beobachten häufig – teilnehmend – während der Durchführung von Pflegemaßnahmen, z.B. bei der Körperpflege. Dies hat den Vorteil, dass der Patient nicht das Gefühl hat, beobachtet zu werden.

Von der **Beobachtung in der Pflege** hängt sehr viel ab. Pflegende und Ärzte sind auf die Beobachtungen angewiesen, um ihre jeweiligen Maßnahmen planen, steuern, überprüfen und anpassen zu können. Korrekte Beobachtungen sowie die reibungslose Vermittlung der gewonnenen Informationen tragen dazu bei, potentielle Gefährdungen rechtzeitig zu erkennen, so dass ein Vorbeugen und Eingreifen möglich ist.

Die Beobachtung in der Pflege wurde bisher als *Krankenbeobachtung* bezeichnet, da v.a. der kranke Mensch und seine Symptome die Beobachtungskriterien bestimmten. Da aber nicht nur die kranken, sondern auch die gesunden Anteile eines Patienten (Ressourcen) sowie der gesunde Mensch im Blickpunkt der pflegerischen Aufmerksamkeit stehen, finden die allgemeinen Begriffe „*Beobachtung in der Pflege*" oder „*Patientenbeobachtung*" bevorzugt Verwendung.

> Beobachtung ist die Grundlage professioneller Pflege: Sie erfasst nicht nur den Zustand eines Menschen sowie mögliche Komplikationen, sondern belegt auch die Wirksamkeit durchgeführter Maßnahmen.

Beobachtung als Prozess

Im Rahmen des Pflegeprozesses ist Beobachtung ein **aktiver Prozess** der Wahrnehmung. Pflegende richten ihre kriterienorientierte Aufmerksamkeit darauf, wie ein Mensch auf aktuelle oder potentielle Gesundheitsprobleme reagiert bzw. welche Wirkung die Pflegemaßnahmen haben. Sie beurteilen den Unterschied zwischen dem Ist-Zustand und dem Soll-Zustand. Mit dem Ziel, diesen Unterschied aufzuheben bzw. den aktuellen Zustand zu erhalten, planen sie die erforderlichen Interventionen (☞ 12.1.3). Um die Effektivität der ausgewählten und durchgeführten Maßnahmen beurteilen und Veränderungen rechtzeitig bemerken zu können, ist eine kontinuierliche Beobachtung in regelmäßigen Abständen notwendig (☞ 1).

Ziel der Beobachtung

Informationssammlung ☞ *11.2*

Ziel der Beobachtung in der Pflege ist die *Sammlung von Informationen* zum Erkennen und Bewerten der Verfassung des Patienten, zum Planen der Pflege sowie zur Beurteilung der durchgeführten Maßnahmen (Evaluation). Pflegende beobachten einen Menschen, um:

▶ Dessen individuelle Situation zu erkennen und evtl. Pflege- oder Beratungsbedarf zu ermitteln. Eine Pflegekraft beobachtet z.B., dass ein 7-jähriges Kind selten Zähne putzt und ermittelt dadurch den Bedarf an gesundheitsfördernder Beratung zur Kariesprophylaxe für das Kind und dessen Eltern

▶ Dessen Selbstpflegefähigkeit bzw. Pflegebedürftigkeit einzuschätzen und Pflegemaßnahmen entsprechend zu planen (☞ Kap. 11). Eine Pflegekraft erkennt z.B., dass ein Patient aufgrund eines Gipsverbandes an einem Arm nicht in der Lage ist, sein Hemd zuzuknöpfen und übernimmt diese Tätigkeit

▶ Veränderungen am betroffenen Menschen festzustellen, zu beschreiben und zu objektivieren. Eine Pflegekraft nimmt z.B. wahr, dass sich der Durchmesser einer Windeldermatitis bei einem Säugling von 5 auf 4 cm verringert hat und dokumentiert dies

▶ Durchgeführte Pflegemaßnahmen zu evaluieren. Eine Pflegekraft erkennt z.B. an der intakten Haut eines bettlägerigen Bewohners, dass die Maßnahmen zur Dekubitusprophylaxe erfolgreich sind

▶ Den Patienten und den Therapieerfolg zu überwachen. Eine Pflegekraft misst z.B. die Körpertemperatur eines Patienten, um zu kontrollieren, ob die angeordnete Antibiotikatherapie einen Einfluss auf das Fieber genommen hat

▶ Drohende Gefahren und Komplikationen frühzeitig zu erkennen bzw. zu verhüten. Eine Pflegekraft beobachtet z.B. bei einem Neugeborenen Nasenflügeln und interkostale Einziehungen, erkennt dessen Atemnot und reagiert, indem sie den Arzt informiert und atemunterstützende Maßnahmen (☞ 12.2.5.4) ergreift

Wünsche und Bedürfnisse eines Menschen zu erfassen. Eine Pflegekraft in der häuslichen Pflege erkennt z. B., dass eine Patientin in der Nacht nicht allein bleiben möchte, weil sie während des Gespräches Ängste äußert.

> Eine umfassende und genaue Beobachtung eines Menschen und dessen Umwelt ist die Grundlage, um konkrete Handlungen zielgerichtet zu planen, durchzuführen und zu evaluieren.

Voraussetzungen für die Beobachtung

Voraussetzung für die professionelle, kriterienorientierte Beobachtung eines Menschen und die Auswertung der gewonnenen Daten ist das nötige *Fachwissen*, z. B. über physiologische und pathologische Vorgänge, über Entwicklungsphasen des Menschen, über Krankheiten und deren Auswirkungen.

Die Beobachtung erfasst den Menschen in seiner *Ganzheit* und berücksichtigt die körperliche, psychische und soziale Ebene. Pflegekräfte beobachten den Patienten bei jedem Kontakt, sei es bei der Körperpflege, beim Bettenmachen, beim Verbandswechsel oder im Gespräch.

Häufig lässt sich die Beobachtung mithilfe der eigenen Sinnesorgane durch apparative Überwachung ergänzen, z. B. das Monitoring bei einem beatmeten Patienten (Anästhesiepflege ☞ ▢). Erfahrene Pflegende erfassen bedrohliche Situationen jedoch oft *vor* dem Alarm der Apparate. Im Vergleich zu einem Apparat beobachten Pflegende vielseitiger und richten ihre Aufmerksamkeit auf den gesamten Menschen und alle seine Lebensäußerungen. Dies wird an einem direkten Vergleich zwischen auskultatorischer und elektronischer Blutdruckmessung (☞ 12.3.2.2) deutlich. Während der Apparat bei der elektronischen Messung ausschließlich die mechanischen Schwankungen des Druckes in einem Gefäß ermittelt, kann die Pflegekraft bei der auskultatorischen Messung zusätzlich

- Aussehen, Hautfarbe und Gesichtsausdruck des Patienten beobachten
- Den Muskeltonus des Armes spüren und merken, ob der Patient verkrampft oder entspannt im Bett liegt
- Die Hauttemperatur fühlen und dadurch einen Fieberschub erkennen
- Sich dem Patienten zuwenden, ihn beruhigen, seine Fragen beantworten und ihn nach Wünschen fragen.

Der Mensch als Beobachter ist einem technischen Gerät in einem Punkt unterlegen: Seine Beobachtungen sind beeinflusst von eigenem Befinden, von Erwartungen, von Übung und Erfahrung sowie Konzentration und Aufmerksamkeit, z. B. wirkt sich das Hörvermögen des Pflegenden auf den bei der manuellen Blutdruckmessung ermittelten Wert aus.

Pflegende sind sich der möglichen *Einschränkungen ihrer Beobachtungsfähigkeit* sowie der *Subjektivität ihrer Beobachtungen* bewusst. Um möglichst objektive und korrekte Daten zu ermitteln, schalten sie *Störfaktoren* aus und achten auf *optimale Bedingungen,* z. B. auf eine ausreichende Lichtquelle im Nachtdienst zur Beobachtung eines Wundverbands bei einem Patienten in der postoperativen Phase. Umfassendes Fachwissen zu den verschiedenen Beobachtungskriterien erweitert die *Beobachtungskompetenz* der Pflegenden. Um z. B. die Stuhlbeschaffenheit eines Menschen zu beurteilen, ist es wichtig, den Zusammenhang von Ernährung und Ausscheidung zu kennen.

Durchführung der Beobachtung

Wahrnehmungsbereiche ☞ *12.11.1*
Wahrnehmungsveränderungen
☞ *12.11.3.2*

Beobachtung mit Sinnesorganen

Die Pflegenden beobachten mit ihren **Sinnesorganen** (☞ Abb. 12.1.4).

- **Mit dem Auge** sehen sie z. B. Hautfarbe, Ödeme und Schwellungen, den Ernährungs- und Allgemeinzustand, Wunden, Schweiß, Bewegungen und die Körperhaltung *(visuelle/optische Wahrnehmungen).*
- **Mit dem Ohr** hören sie z. B. Atemgeräusche, Husten, Schmerzäußerungen, Tonfall und Sprachstörungen *(auditive/akustische Wahrnehmungen).*
- **Mit den Fingern** tasten und spüren sie z. B. Hauttemperatur, Puls und Verhärtungen sowie Trockenheit bzw. Feuchtigkeit *(taktil-haptische Wahrnehmungen).*
- **Mit der Nase** riechen sie z. B. den Atem- und Körpergeruch sowie den Geruch von Ausscheidungen *(olfaktorische Wahrnehmungen).*

Die orale Wahrnehmung spielt bei der Beobachtung eines Patienten keine Rolle.

Datenerhebung mit Hilfsmitteln

Mit technischen **Hilfsmitteln,** z. B. Thermometer, Blutdruckmanschette, Stethoskop oder ZVD-System, gewinnen Pflegende Fakten, die mit den Sinnesorganen nicht zu erfassen sind. Sie erheben objektive Daten, die geeignet sind, Eindrücke, die sie über ihre Sinnesorgane empfangen haben, zu präzisieren. Das unspezifische Fühlen „heißer Haut" lässt sich z. B. exakt einordnen, indem Pflegende die Körpertemperatur mit einem Fieberthermometer messen und auf Zehntelgrade genau in °C angeben.

Spezielle Geräte zum **Monitoring** *(Dauerbeobachtung)* werden überwiegend zur Überwachung von Risikopatienten eingesetzt, z. B. bei Frühgeborenen (☞ 30.24.8).

Datenerhebung in Gesprächen

Durch **Gespräche** im Team, mit Mitgliedern anderer Berufsgruppen sowie dem Patienten und dessen Angehörigen, gewinnen Pflegende wichtige Informationen. Gezielte Fragen, z. B. während des Aufnahmegespräches, liefern Daten zur Anamnese, die Einfluss auf das weitere Vorgehen haben können. Jede Interaktion (☞ Kap. 6) mit dem Patienten bietet Pflegenden die Möglichkeit, Informationen zu erhalten. Pflegende bitten den Patienten und bei Bedarf auch dessen Angehörige, ihre Eindrücke von der Entwicklung des Befindens exakt mitzuteilen.

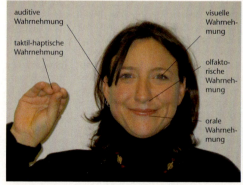

Abb. 12.1.4: Über die Sinnesorgane nimmt der Mensch verschiedene Reize auf. [O408]

12.1 Beobachten, Beurteilen und Intervenieren: Grundlagen

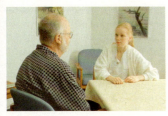

Abb. 12.1.5: Beim Aufnahmegespräch mit einem Patienten erlangen Pflegende durch kriterienorientiertes Fragen und empathisches Zuhören wichtige Informationen über den Patienten und dessen Situation. [K115]

Um den Gehalt der Aussagen zu verbessern, kann es notwendig sein, den Patienten oder seine Angehörigen zum methodischen Beobachten anzuleiten (☞ Kap. 7).

Bei Menschen, die ihr Befinden und ihre Beschwerden nicht oder nur teilweise äußern können, z. B. bei Säuglingen, Kindern, behinderten und verwirrten Menschen, hat die Beobachtung einen besonderen Stellenwert. In diesem Fall achten die Pflegenden insbesondere auf Zeichen der nonverbalen Kommunikation (☞ 6.12.2) wie Mimik, Gestik, Körperhaltung und Verhalten (☞ 12.9). Um diese Kriterien möglichst eindeutig beurteilen und Veränderungen im Verlauf erkennen zu können, ist es von Vorteil, wenn möglichst immer die gleiche Pflegekraft den betroffenen Menschen betreut (☞ 3.3.3).

Beispiel: Viele ältere Säuglinge reiben sich bei Müdigkeit nicht nur die Augen, sondern auch von hinten nach vorne über die Ohren. Tritt dies aber zum ersten Mal und nur einseitig auf, kann es ein Hinweis auf Ohrenschmerzen sein, z. B. durch eine Mittelohrentzündung (☞ 32.4.2).

Besonderheiten der Datenerhebung bei Kindern

Kinder reagieren bei bestimmten Maßnahmen zur Datenerhebung misstrauisch und ablehnend. Ungewohnte Geräte und fremde Menschen machen ihnen Angst. Dann verhalten sie sich abweisend und verhindern somit häufig eine Erhebung korrekter Informationen. In diesem Fall ist es nötig, die Eltern einzubeziehen und die Kinder während der Durchführung abzulenken bzw. sie spielerisch an die Maßnahmen, z. B. das Messen der Körpertemperatur, zu gewöhnen.

Pflegende informieren ältere Kinder mit altersentsprechenden Erklärungen über das jeweilige Vorgehen. Ausführliche und kindgerechte Antworten auf die Fragen helfen, Ängste abzubauen und ermöglichen den Kindern, sich auf die bevorstehenden Maßnahmen einzulassen (☞ 2).

Beeinflussung der Beobachtungsfähigkeit

Die **Beobachtungsfähigkeit** eines Menschen hängt von der Funktion seiner Sinnesorgane ab. Davon abgesehen ist eine Beobachtung ebenso wie eine Wahrnehmung immer subjektiv und wird von Umweltfaktoren und psychologischen Faktoren, z. B. der Gefühlslage oder den persönlichen Einstellungen, beeinflusst.

Faktoren, die die Beobachtungsfähigkeit hemmen, sind:
▶ Zeitmangel
▶ Stress
▶ Interesselosigkeit
▶ Übermüdung
▶ Überforderung.

Faktoren, die die Beobachtungsfähigkeit fördern, sind:
▶ Ausreichend Zeit
▶ Ausgeglichenheit
▶ Interesse
▶ Verantwortungsbewusstsein
▶ Pflichtbewusstsein.

Die Beobachtungsfähigkeit lässt sich trainieren. Theoretisches Hintergrundwissen, praktische Fähigkeiten, Übungen zum zielgerichteten Beobachten sowie Erfahrung und Einfühlungsvermögen fördern die Wahrnehmungs- und Aufnahmefähigkeit und ermöglichen eine kompetente Beobachtung.

Ergebnisse der Beobachtung

Subjektive und objektive Informationen ☞ *11.2*

Mit Hilfe ihrer Beobachtungen gewinnen Pflegende Informationen über einen Menschen und dessen Umwelt. Bei den gewonnenen Informationen handelt es sich um **subjektive und objektive Daten.**
▶ **Objektive Daten** sind präzise, überprüfbare Fakten, die man mittels Untersuchungsmethoden gewinnt, z. B. das mit Hilfe einer Waage exakt ermittelte Körpergewicht eines Patienten
▶ **Subjektive Daten** sind Informationen, die von der subjektiven Beobachtung des Beobachtenden geprägt sind. Aussagen über Schlaf- und Essverhalten, Gefühle, Schmerzempfinden. Derartige Informationen sind schwierig zu vergleichen, da sie stets von der Einstellung und dem Umfeld des Beobachters abhängen. Um diese Daten vergleichbar zu machen, setzen Pflegende Hilfsmittel, z. B. Skalen zur Schmerzeinschätzung (☞ 12.12.2.2), ein.

Dokumentation von Beobachtungen

Informationsmanagement und Pflegedokumentation ☞ *11.10*

Es ist eine berufliche Pflicht der Pflegekräfte, alle Beobachtungen möglichst zeitnah, d. h. unverfälscht von anderen Eindrücken, im Dokumentationssystem zu notieren. Die Betrachtung der dokumentierten Werte über einen längeren Zeitraum ermöglicht es, Einzelbeobachtungen in Relation zu anderen Beobachtungen und Messwerten zu setzen. Aus der Summe aller Beobachtungen resultiert ein wirklichkeitsnahes Gesamtbild, das von einem einzelnen Eindruck oder Messwert erheblich abweichen kann.

Beispiel: Eine Pflegekraft misst bei einem Patienten einen Blutdruck von 110/80 mmHg, den sie als „normal" einschätzt. Sie rechnet nicht mit Kreislaufproblemen. Sieht sie aber im Dokumentationssystem, dass der Patient bisher wesentlich höhere Blutdruckwerte hatte und jetzt durch die Einnahme blutdrucksenkender Arzneimittel *zum ersten Mal* einen so „niedrigen" Blutdruck hat, wird sie den Patienten auf Schwindel oder Kreislaufprobleme beobachten und ihn bitten, vorerst nicht allein aufzustehen.

> Eine Beobachtung gewinnt oft erst im Zusammenhang mit anderen Beobachtungen ihre Aussagekraft.

Regeln zur Dokumentation von Beobachtungen

▶ Präzise, eindeutig, leicht verständlich und kurz formulieren, z. B. Beschrei-

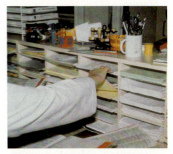

Abb. 12.1.6: Die sorgfältige und ausführliche Beschreibung von Beobachtungen ist wichtig. Manchmal reicht der Platz in der Patientenkurve nicht aus, so dass spezielle Beobachtungsbögen zusätzlich verwendet werden, z. B. zur Flüssigkeitsbilanz. [N353]

bung einer Hautveränderung als „rundes, im Durchmesser 2 cm großes, stark gerötetes Hautareal an der linken Fußsohle im Fersenbereich"
▶ Zeitangaben, Mengen und Größen mit Angabe der Messeinheiten exakt notieren, z. B. 120 mmHg, 1 l, 945 g
▶ Veränderungen möglichst objektiv und sachlich beschreiben, nicht interpretieren, z. B. Frau Müller lag den ganzen Vormittag im Bett, nicht Frau Müller ist adynamisch
▶ Subjektive Daten als solche kennzeichnen, z. B. Herr Müller sagt, er habe heute stärkere Schmerzen als gestern.

12.1.2 Beurteilen

Beurteilen: Deuten der wahrgenommenen und beobachteten Informationen, d. h. die gewonnenen Daten werden in einem Zusammenhang gestellt.

Die durch die Beobachtung ermittelten Fakten werden im Vergleich mit der Ausgangslage oder dem physiologischen Idealwert beurteilt. Erst die **Beurteilung** liefert die Grundlage zur Planung, Durchführung und Evaluation pflegerischer Interventionen.
Beispiel: Eine Pflegekraft misst bei einem 3-jährigen Kind einen Ruhepuls von 150/Min. Aufgrund ihrer Fachkenntnisse weiß sie, dass der physiologische Wert ca. 120/Min. beträgt. Sie erkennt eine Tachykardie und vermutet eine erhöhte Körpertemperatur als Ursache. Um diese Interpretation zu überprüfen, misst sie die Körpertemperatur des Kindes und plant weitere Maßnahmen.

Voraussetzung zur Beurteilung
Voraussetzung zur Beurteilung von Beobachtungen ist das *Fachwissen* über:
▶ Physiologische Daten, Vorgänge und Zustände
▶ Physiologische und pathologische Abweichungen
▶ Mögliche Ursachen der Abweichungen
▶ Mögliche Auswirkungen.

Beurteilungsfehler
Beurteilungsfehler führen zu einer falschen Bewertung von gewonnenen Daten, die wiederum eine fehlerhafte Auswahl der weiteren Maßnahmen verursachen kann. Häufige Beurteilungsfehler sind:
▶ **Halo-Effekt/Hof-Effekt** *(Überstrahlungsfehler).* Ein Urteil wird aufgrund einiger weniger herausragender Eigenschaften, die andere Eigenschaften überdecken, gebildet. Beispiel: Eine

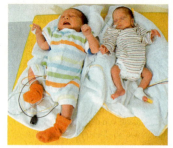

Abb. 12.1.7: Neben einem Frühgeborenen wirkt ein eutrophes Neugeborenes „riesig" und dick. [K115]

Pflegekraft versorgt einen neuen Patienten mit einer stark blutenden Wunde. Sie richtet ihre ganze Aufmerksamkeit auf die Wunde und bemerkt nicht, dass der Patient sehbehindert ist
▶ **Kontrast-Effekt.** Eigenschaften werden verstärkt wahrgenommen, weil sie sich von den eigenen oder denen einer Vergleichsperson unterscheiden. Beispiel: Ein reifes, normalgewichtiges Neugeborenes wird z. B. von Pflegenden auf einer Frühgeborenenstation als „dick" beurteilt (☞ Abb. 12.1.7)
▶ **Logischer Fehler.** Ein Urteil wird aufgrund falscher Schlussfolgerungen gebildet. Beispiel: Leberzirrhose entsteht sehr häufig aufgrund von Alkoholmissbrauch. Es wäre jedoch ein logischer Fehler, aus dieser Tatsache den Umkehrschluss abzuleiten und jedem Patienten, der an einer Zirrhose leidet, ohne Kenntnis der jeweiligen Lebenssituation Alkoholabusus zu unterstellen
▶ **Erwartungsfehler** („Self-fulfilling Prophecy", „selbsterfüllende Prophezeiung"). Ein Urteil, das bereits von einem selbst oder von einer anderen Person gebildet wurde, wird nochmals nachvollzogen. Beispiel: Eine Pflegekraft erzählt bei der Übergabe, dass eine neue Patientin sehr unfreundlich sei. Daraufhin betrachten die Kollegen das Verhalten der Patientin mit dieser Erwartung und beurteilen die Patientin genauso.

Gütekriterien
Gütekriterien stellen die Genauigkeit eines Beobachtungsergebnisses sicher und helfen, Beurteilungsfehler zu minimieren. Gütekriterien zur Überprüfung von Beobachtungsergebnissen sind:
▶ **Objektivität** *(Sachlichkeit)* stellt sicher, dass die Ergebnisse der Beobachtung frei von Werturteilen, Wünschen oder Emotionen des Beobachters sind und die Realität so genau wie möglich wiedergegeben ist
▶ **Reliabilität** *(Zuverlässigkeit)* gibt an, dass das Ergebnis nicht zufällig zustande gekommen ist, sondern dass bei einer wiederholten Datenerhebung unter den gleichen Umständen das gleiche Ergebnis ermittelt werden könnte. Misst z. B. eine Pflegekraft das erste Mal bei einem Menschen einen erhöhten Blutdruck, stellt sie nicht sofort die Diagnose einer Hypertonie, sondern kontrolliert den RR-Wert zu einem späteren Zeitpunkt
▶ **Validität** *(Gültigkeit)* zeigt, ob die Beobachtung tatsächlich eine zuverlässige Auskunft über die zu untersuchende Gegebenheit gibt. Beispiel: Eine Pflegekraft beobachtet, dass ein zweijähriges Kind während der Anwesenheit seiner Mutter kaum etwas isst. Tags darauf aber, als die Mutter abwesend ist, isst das Kind mit großem Appetit. Ermöglicht diese Beobachtung eine gültige Aussage über das Essverhalten des Kindes in Abhängigkeit von der Anwesenheit der Mutter oder könnte das wechselnde Essverhalten auf die unterschiedliche Zubereitung der Mahlzeiten zurückzuführen sein?

12.1.3 Intervenieren
12.1.3.1 Pflegehandlungen personenbezogen durchführen

Lebensphasen ☞ *Kaptiel 5*
Pflege als Interaktion ☞ *6.1*

Pflegehandlungen personenbezogen durchführen heißt, dass Pflegekräfte bei der Durchführung der geplanten Maßnahmen die spezifische Situation des Patienten und dessen individuelle Bedürfnisse berücksichtigen.

Menschen werden von verschiedenen *Einflussfaktoren,* z. B. Alter, Familie, soziale Schicht, Religion und Kultur, geprägt (☞ Kap. 6.1) und reagieren entsprechend unterschiedlich in den verschiedenen Pflegesituationen. Das Wissen um diese Einflüsse ermöglicht es den Pflegenden, ihre Handlungen alters- und situationsgerecht durchzuführen. Eine Pflegekraft führt z. B. eine Stillberatung bei einer Erstgebärenden nach anderen Kriterien durch, als bei einer Mutter, die bereits ein Kind gestillt hat.

Aber auch Patienten mit ähnlichen Einflussfaktoren verhalten sich in den einzelnen Situationen unterschiedlich. Pflegende beachten diese individuellen Eigenschaften der Patienten und richten ihr Handeln danach aus. Es reicht z. B. nicht aus, allen moslemischen Patienten das gleiche Essen ohne Schweinefleisch anzubieten. Neben den religiös motivierten Ernährungsregeln bestehen selbstverständlich individuelle Wünsche und Vorlieben (☞ Abb. 12.1.8 – 12.1.10).

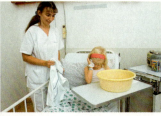

Abb. 12.1.8: Pflegende kennen die unterschiedlichen Bedürfnisse und Fähigkeiten eines Menschen in Abhängigkeit vom Lebensalter und richten ihr Handeln danach aus. Beim Waschen eines Kleinkindes z. B. berücksichtigen sie die Selbstständigkeit des Kindes und unterstützen es nur da, wo es nötig ist. [K115]

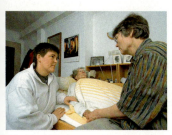

Abb. 12.1.9: Für die meisten Menschen ist die Familie von großer Bedeutung. Pflegende erfassen die individuelle familiäre Situation eines Patienten und unterstützen die Familienangehörigen bei der Versorgung des Patienten. [K115]

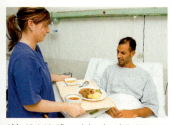

Abb. 12.1.10: Pflegende beachten beim Versorgen eines Patienten dessen kulturelle Gewohnheiten, z. B. bei der Zusammenstellung einer Mahlzeit. [K115]

12.1.3.2 Pflegehandlungen unter hygienischen Bedingungen durchführen

> **Hygiene:** Lehre von der Verhütung der Krankheiten und der Erhaltung und Festigung der Gesundheit. Dies schließt das Erfassen von Umwelteinflüssen auf die Gesundheit des Menschen ein, um Maßnahmen zu begründen, die sein Wohlergehen und seine Leistungsfähigkeit fördern. Der Begriff Hygiene leitet sich von „Hygieia", der griechischen Göttin der Gesundheit ab.

Sämtliche Pflegehandlungen umfassen auch einen Hygieneaspekt. Pflegende beachten bei allen Tätigkeiten die entsprechenden Richtlinien, um die Gesundheit des Patienten und des Personals zu erhalten und nicht durch unsachgemäßes Vorgehen zu gefährden, z. B. kann eine unterlassene Desinfektion der Injektionsstelle zu einem Spritzenabszess führen (☞ 15.3.1).

Eine im medizinisch-pflegerischen Bereich wichtige Disziplin der Hygiene ist die **Krankenhaushygiene.** Sie beschäftigt sich hauptsächlich mit Prävention, Erfassung, Auswertung *(Surveillance)* und Kontrolle nosokomialer Infektionen, d. h. den Infektionen, die im Zusammenhang mit Aufenthalten in Einrichtungen des Gesundheitswesens und mit der Durchführung medizinisch-pflegerischer Maßnahmen stehen.

> Wenn es um die Durchführung medizinisch-pflegerischer Maßnahmen geht, sind die Aussagen der Krankenhaushygiene unabhängig vom Ort der Durchführung zu beachten, d. h. sie gelten auch in der häuslichen Pflege.

Weitere Schwerpunkte der Hygiene sind die **Individualhygiene, Ernährungslehre, Umwelthygiene** sowie die **Arbeits- und Sozialhygiene.**

Mikrobiologische Grundbegriffe

> **Infektion:** Eindringen, Anhaften, Vermehren von Infektionserregern und Auslösen von Symptomen im Wirtsorganismus.

Die Grundbegriffe der klinischen Infektionslehre finden sich ausführlich in Kapitel 26 und werden deswegen hier nicht wiederholt. Um die Informationen der nachfolgenden Abschnitte optimal nutzen zu können, sei auf die Erklärungen folgender Begriffe verwiesen:
▶ Infektionskrankheit (☞ 26.1.1)
▶ Obligate und opportunistische Infektion (☞ 26.1.1)
▶ Epidemie, Pandemie und Endemie (☞ 26.1.1)
▶ Übertragungswege von Infektionen (☞ 26.1.2).

Mikroorganismen *(Mikroben)* begegnen dem Menschen überall: im Boden, im Trinkwasser, in Lebensmitteln, in der Luft sowie als **physiologische Standortflora** *(Normalflora)* auf der eigenen Haut *(residente Hautflora)* und im Körperinnern (v. a. dem Dickdarm) (☞ Abb. 12.1.11).

Infektionskette

> **Infektionskette:** Weg des Erregers einer Infektion, bestehend aus:
> ▶ Infektionsquelle
> ▶ Übertragungsweg
> ▶ Empfänger, der wiederum Infektionsquelle sein kann.

> Das Wissen um die Beziehung zwischen Erreger, Übertragungsweg und Empfänger ermöglicht den gezielten Einsatz von Hygienemaßnahmen zur Unterbrechung der Infektionskette und dient damit der wirksamen Prävention von Infektionen.

Infektionsquellen

Die Infektionsquelle ist der natürliche Lebensraum eines Erregers, an dem er sich aufhält, ggf. vermehrt und von dem aus die Infektion ausgeht. **Belebte Infektionsquellen** sind Menschen und Tiere, **unbelebte Infektionsquellen** sind Erdboden und Wasser. Einen Standort, an dem sich ein Erreger nach Kontamination befindet, bezeichnet man als **Erregerreservoir,** z. B. Nahrungsmittel, Abfälle, Luft, Körperflüssigkeiten, Geräte und Textilien (☞ Tab. 12.1.12).

Die wichtigste Infektionsquelle ist der *Mensch* selbst. Sowohl kranke als auch gesunde Keimträger stellen Infektionsquellen dar. Die Keime können z. B. mit dem Sputum, dem Stuhl, dem Urin oder über Hautwunden (Eiter) ausgeschieden werden. Je nach Herkunft der Mikroorganismen werden *endogene* und *exogene Infektionen* unterschieden.

12 Beobachten, Beurteilen und Intervenieren

Endogene Infektion: Infektionserreger stammen aus der körpereigenen Flora des Patienten, z. B. wenn Darmbakterien durch Katheterisierung in die Harnblase gelangen.

Exogene Infektion: Infektionserreger stammen aus der Umgebung des Patienten, d. h. die Keime dringen von außen in den Körper ein, z. B. Grippeviren.

Übertragungsweg

Bei den **Übertragungswegen** sind zu unterscheiden: direkte und indirekte Kontaktübertragung, fäkal-orale, aerogene, alimentäre, hämatogene und transmissive Übertragung (☞ 26.1.2, Tab. 12.1.13).

Empfänger

Der Erreger muss nicht nur *zum* Menschen kommen, sondern auch in ihn *hinein*. In natürlichen Körperöffnungen

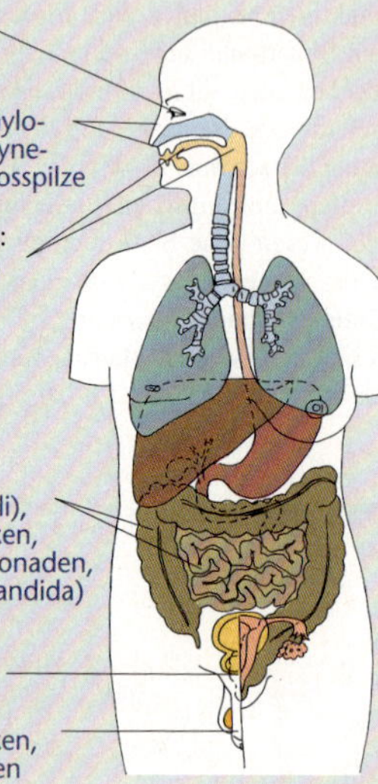

Abb. 12.1.11: Auch beim gesunden Menschen sind Haut und Schleimhäute von einer großen Zahl Mikroorganismen besiedelt. Diese Bakterien bilden die physiologische Standortflora. Die Abbildung gibt einen Überblick über ihre wichtigsten Vertreter. [A400-215]

Auge: Korynebakterien, Neisserien, Hautflora

Haut, äußerer Gehörgang, äußere Nasenhöhle: Staphylokokken, Mikrokokken, Corynebakterien, Anaerobier, Sprosspilze

Mundhöhle, Nasopharynx: Streptokokken, Neisserien, Haemophilus, Anaerobier, Sprosspilze

Dünndarm, Dickdarm: Enterobakterien (z.B. E. coli), Enterokokken, Streptokokken, Staphylokokken, Pseudomonaden, Clostridien, Sprosspilze (Candida)

Vagina: Laktobazillen, Anaerobier

Distale Urethra: Hautflora, Streptokokken, Enterokokken, Mykoplasmen, Ureaplasmen

Erregerreservoir	Beispiele	Hinweise und Bedeutung
Mensch	Patienten, Personal, Angehörige, Besucher, z. B. durch Ausscheidung, Niesen, Husten und Sprechen	Personal als Keimträger, z. B. von Staphylococcus aureus (☞ 26.5.2) Infektiöse und unerkannt infektiöse Patienten
Medizinisch-technische Geräte und Instrumente	Chirurgische Instrumente, Endoskope, Beatmungsgeräte, Inhalationsgeräte, Katheter, Schläuche, Milchpumpen, Inkubatoren, Wärmebetten	Leitschienenfunktion für Bakterien Unsachgemäß aufbereitete chirurgische Instrumente Feuchtigkeit, Wärme, Sauerstoff, Blut und Nahrungsreste an Instrumenten und Geräten dienen als idealer Nährboden für Keime
Pflegeutensilien	Fieberthermometer, Steckbecken, Stethoskop, Blutdruckmessgerät	Mangelhafte Aufbereitung nach Gebrauch, z. B. zu kurze Einwirkzeit des Desinfektionsmittels
Wasser	Trinkwasser, Wasser aus Warmwasserleitungen, Badewasser	Keime im Leitungswasser Legionellen (☞ 26.5.9) im warmen Wasser Überlastung von Badewasser durch hohen Schmutzeintrag
Textilien	Bettwäsche, Kleidung	Durch Sekrete und Ausscheidungen kontaminierte Wäsche Mikroorganismen von Haut, Schleimhäuten und Wunden
Technische und sanitäre Einrichtungen	Wasserhähne, Waschbecken, Toiletten, Klimaanlagen, Luftbefeuchter, Druckluftanlagen	Wasserführende Geräte und Anlagen sind deshalb regelmäßig zu warten
Abfälle	Abwasser, Wertstoffe, Restmüll	Mikroorganismen aus Sekreten, Ausscheidungen und Wunden auf benutzten Materialien Gefahr durch Verletzungen, z. B. mit infektiösen Gegenständen
Luft	Niesen, Husten, Sprechen, Klimaanlagen, Luftbefeuchter	Wichtigster Übertragungsweg für Infektionen der Atemwege
Medikamente	Stechampullen, Infusionslösungen	Kontaminierte Stechampullen; Haltbarkeit von angebrochenen Stechampullen ist begrenzt Kontamination durch unsachgemäßes Vorgehen beim Auflösen oder umischen von Stoffen
Tiere	Vögel, Ratten, Ameisen, Schaben	Anlocken der Tiere durch Speisereste und Füttern Übertragung von Mikroorganismen durch Tiere, selten sind die Tiere selbst krank
Pflanzen	Topfpflanzen, Schnittblumen	Schimmelpilze in der Erde und Pfützenkeime im Blumenwasser

Tab. 12.1.12: Mögliche Erregerreservoire und ihre Bedeutung.

12.1 Beobachten, Beurteilen und Intervenieren: Grundlagen

Übertragungsweg	Beispiele
Direkte Kontaktübertragung	Wundinfektion durch Missachtung der Non-touch-Technik, z. B. Wundberührung mit unbehandschuhter Hand (☞ 15.9.4)
Indirekte Kontaktübertragung	Wundinfektion durch Wundberührung mit kontaminierten Instrumenten
Fäkal-orale Übertragung (Schmierinfektion)	Verschleppung und orale Aufnahme von Fäkalspuren, z. B. Typhus (☞ 26.5.6)
Aerogene Übertragung (Tröpfcheninfektion)	Tuberkulose (☞ 18.4.5) durch beim Husten verbreitete Tuberkelbakterien
Alimentäre Übertragung (über Nahrungsmittel und Wasser)	Gastroenteritis infolge einer Salmonellenübertragung (☞ 26.5.5)
Hämatogene Übertragung (über Blut)	Hepatitis B (☞ 20.4.1) infolge einer Verletzung mit gebrauchter Kanüle
Transmissive Übertragung (über Zwischenwirte)	Malaria (☞ 26.6.1) durch die in der Anophelesmücke entwickelten Parasitenformen

Tab. 12.1.13: Übertragungswege von Infektionen. [Foto: U136]

(z. B. Mund, Nase, Vagina, Rektum, Schleimhäute), „künstlich" angelegten Zugängen (z. B. Katheter, Drainagen, Injektionskanülen) und Verletzungen, bei denen eine Verbindung zwischen „Außenwelt" und Körperinnerem hergestellt wird, finden Mikroorganismen ihre *Eintrittspforte* (☞ Abb. 26.1) zum **Empfänger.**

Ein geschwächtes Immunsystem erleichtert dem Erreger die Ausbreitung und erhöht das Risiko, zu erkranken. Besonders infektionsgefährdet aufgrund ihrer Abwehrschwäche sind:
▶ Chronisch Kranke
▶ Patienten mit Tumorerkrankungen
▶ Patienten mit Störungen des Immunsystems (krankheitsbedingt oder iatrogen)
▶ Schwerverletzte
▶ Alkoholkranke
▶ Patienten unter immunsuppressiver Therapie
▶ Menschen mit schlechten Ernährungszustand
▶ Frühgeborene
▶ Alte Menschen.

Nosokomiale Infektion

Nosokomiale Infektion (NI, Nosokomialinfektion, im Krankenhaus erworbene Infektion, kurz Krankenhausinfektion): Nach dem Infektionsschutzgesetz (IfSG) eine Infektion mit lokalen oder systemischen Infektionszeichen als Reaktion auf das Vorhandensein von Erregern oder ihrer Toxine, die im zeitlichen Zusammenhang mit stationären oder ambulanten medizinischen Maßnahme steht, soweit die Infektion nicht bereits vorher bestand.

Nosokomiale Infektionen werden auch als Krankenhausinfektionen bezeichnet. Gemäß der Definition des Infektions-

schutzgesetzes ist der Begriff auch auf Infektionen anzuwenden, die durch Maßnahmen in Pflegeheimen oder in der ambulanten Pflege hervorgerufen wurden, z. B. durch eine transurethrale Katheterisierung.

Nosokomiale Infektionen stellen die wichtigste Komplikation medizinischer Behandlungen dar. In den entwickelten Ländern liegen die nosokomialen Infektionsraten bei 5–10 % aller Patienten in Akutkrankenhäusern (📖 3). Auch in Pflegeheimen und in der ambulanten häuslichen Versorgung besteht ein bislang nur wenig wahrgenommenes Risiko nosokomialer Infektionen. Ursachen für die Entstehung nosokomialer Infektionen zeigt Tabelle 12.1.14.

Erreger nosokomialer Infektionen

Nosokomiale Infektionen werden überwiegend durch Bakterien verursacht, die der Residentalflora des Menschen zugehörig sind, zum Beispiel Staphylococcus aureus (☞ 26.5.2) und Escherichia coli (☞ 26.5.7). Sie stammen oft vom (abwehrgeschwächten) Patienten selbst. Besonders gefährlich sind Infektionen

mit Problemkeimen, zu denen v. a. gegen Antibiotika resistente Bakterien und zunehmend auch Pilze (☞ 26.8) gehören.

Die häufigsten nosokomialen Infektionen sind:
▶ Harnwegsinfektionen, v. a. als Folge von transurethralen Harnableitungen
▶ Infektionen der unteren Atemwege, v. a. als Folge künstlicher Beatmung
▶ Postoperative Wundinfektionen, v. a. als Folge von Operationen
▶ Septitiden, v. a. als Folge von Infusionstherapien (📖 5).

Abgesehen von den Beeinträchtigungen und ggf. lebensbedrohlichen Auswirkungen für den Patienten, haben nosokomiale Infektionen erhebliche gesundheitsökonomische Konsequenzen (📖 5). Überwiegend sind dies zusätzlich aufzubringende direkte und indirekte Kosten. Aus Deutschland liegen dazu keine aktuellen Berechnungen vor. Eine britische Studie ermittelte eine Erhöhung der Krankenhauskosten durch Nosokomialinfektionen auf das 2,8-fache. (📖 4)

Quelle nosokomialer Infektionen	Mögliche Ursachen
Erreger	Verbreitung von Erregern mit hoher Kontagiosität, z. B. Noro-Viren Resistenzentwicklung der Erreger, z. B. MRSA
Patient	Infektionsgefährdete Patienten durch herabgesetzte Immunabwehr, z. B. multimorbide Menschen, alte Menschen, Frühgeborene Therapeutisch bedingte Abwehrschwäche, z. B. bei einem Patienten nach Chemotherapie
Personal	Mangelnde Compliance bei der Händehygiene (📖 4)
Medizin	Häufige Durchführung invasiver Eingriffe mit hoher Infektionsgefährdung, z. B. Beatmung, Harnblasenkatheterisierung, Operationen, Infusionstherapie Aufbereitungsmängel bei hygienerelevanten Medizinprodukten, z. B. Endoskope, chirurgische Instrumente

Tab.12.1.14: Häufige Ursachen nosokomialer Infektionen.

12 Beobachten, Beurteilen und Intervenieren

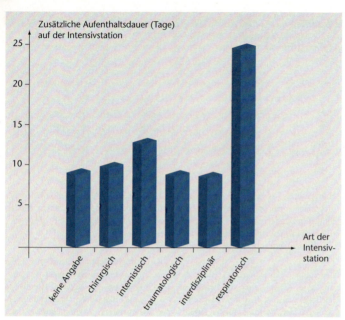

Abb. 12.1.15: Verlängerung der Verweildauer auf unterschiedlichen Intensivstationen wegen nosokomialer Pneumonie nach den Daten verschiedener Fall-Kontroll-Studien (📖 4).

Schutz- oder Umkehrisolierung: Ein abwehrgeschwächter Patient wird isoliert, weil die Menschen und Gegenstände in der Umgebung eine Gefahr für ihn darstellen. Die Schutzisolierung (☞ 22.1.4) schützt besonders infektionsgefährdete Patienten, z.B. mit angeborenen oder erworbenen Immundefekten, mit großflächigen Verbrennungen oder nach einer Knochenmarkstransplantation, vor Keimen aus ihrer Umwelt. Die Unterbringung erfolgt in einem Zimmer mit einer Schleuse oder in einer Sterileinheit (Life island).

Hygienegerechtes Verhalten

Es ist Aufgabe der Pflegenden, Pflegemaßnahmen unter hygienisch einwandfreien Bedingungen durchzuführen und pflegende Angehörige anzuleiten, den Patienten oder Bewohner vor Infektionen zu schützen. Dazu zählen alle Maßnahmen, die den Kontakt des Patienten mit Krankheitserregern verhindern, z.B. die hygienische Händedesinfektion und das Tragen steriler Handschuhe beim Berühren einer offenen Wunde.

Händehygiene

Da eine Übertragung von Mikroorganismen am häufigsten über die Hände erfolgt, ist die **Händehygiene** mit Abstand die wichtigste prophylaktische hygienische Maßnahme, sowohl im Krankenhaus als auch im Pflegeheim und in der ambulanten Pflege (☞ Abb. 12.1.16).

> Rissige und schuppige Haut bietet Erregern ideale Bedingungen, um anzuhaften und sich einzunisten. Desinfektionsmittel erreichen dann die Keime nur schwer. Aus diesem Grund achten Pflegende auf die Erhaltung der intakten Haut ihrer Hände und verwenden Produkte zum Hautschutz und zur Hautpflege.

Pflegende tragen während der Dienstzeit keine Ringe, Armbänder und Armbanduhren und achten auf kurze, unlackierte Fingernägel. Unter den Ringen, Fingernägeln und Lack könnten sich Keime festsetzen, die eine Händedesinfektion nicht vollständig abtötet.

Die Händehygiene beinhaltet:
▶ Händewaschen
▶ Hygienische Händedesinfektion
▶ Chirurgische Händedesinfektion

Händewaschen

Durch das **Händewaschen** werden Verschmutzungen der Hände beseitigt. Es

Folgen nosokomialer Infektionen

Nosokomiale Infektionen erfordern eine zusätzliche medizinische Behandlung des Patienten und erhöhen die Letalität. Sie verlängern den Krankenhausaufenthalt oder machen eine Krankenhauseinweisung des häuslichen Patienten oder Pflegeheimbewohners erforderlich (☞ Abb. 12.1.15).

Infektionsverhütende Grundprinzipien

Infektionsprophylaxe ☞ 26.11
Um Infektionen gezielt zu verhindern, ist es erforderlich, die Regeln der Asepsis und Antisepsis sowie die damit verbundenen Techniken zu beherrschen.

Asepsis und Antisepsis

> **Asepsis:** Keimfreiheit. Aseptische Maßnahmen schaffen ein Arbeitsfeld, in dem **keine Keime** vorhanden sind, und schließen eine Kontamination mit Mikroorganismen von vornherein aus, z.B. Verwendung von sterilen Instrumenten bei einer Operation.
>
> **Antisepsis:** Umfasst Maßnahmen, die die Verbreitung von Krankheitserregern verhindern, z.B. gezielter Einsatz von Desinfektionsmitteln.

Isolierung

Quellenisolierung bei Patienten mit ansteckenden Infektionskrankheiten ☞ 26.2.3
Die Infektionskette kann sowohl an der Infektionsquelle, z.B. einem infektiösen Patienten, als auch beim Empfänger, z.B. einem stark abwehrgeschwächten Patienten, durch eine **Isolierung** unterbrochen werden. Welche Maßnahmen angewandt werden, hängt ab von:
▶ Der Ansteckungskraft des Erregers
▶ Dem Übertragungsweg
▶ Der Gefahr, die *vom* Patienten ausgeht
▶ Der Gefahr, die *für* den Patienten besteht.

Isolationsformen

Quellenisolierung: Ein infektiöser Patient wird isoliert, weil er eine Gefahr für die Mitpatienten darstellt. Patienten, die mit denselben Keimen infiziert sind, können gemeinsam in einem Zimmer untergebracht werden *(Kohortenisolierung)*. Die *strikte Isolierung* betrifft Patienten mit übertragbaren Erkrankungen (auch im Verdachtsfall) z.B. mit Gelbfieber, Cholera, Tollwut, Diphtherie oder offener Tbc (☞ 26.2.3). Hierzu ist ein Einzelzimmer erforderlich. Der Patient darf das Zimmer nicht verlassen. Alle Personen, die das Zimmer betreten, müssen Schutzkleidung und bei fehlender Immunität in der Regel auch einen Mundschutz tragen.

bewirkt eine Verringerung, aber keine Abtötung der Keime.

Die Reinigung der Hände mit Wasser und Seife ist in folgenden Fällen obligat:
▶ Bei sichtbarer Verschmutzung
▶ Bei Beginn und Beendigung einer Arbeitsschicht
▶ Vor der Essenszubereitung und -verteilung
▶ Nach der Toilettenbenutzung, nach dem Naseputzen
▶ Nach dem Kontakt mit Haustieren.

Sind die Hände stark kontaminiert, besteht durch das Waschen die Gefahr, Krankheitserreger in der Umgebung des Waschbeckens zu verteilen. Daher sollte in diesen Fällen die Händedesinfektion *vor* dem Händewaschen erfolgen. Dabei achten die Pflegenden darauf, dass die Umgebung sowie die Kleidung nicht bespritzt wird.

Hygienische Händedesinfektion

> **Hygienische Händedesinfektion:** Einreiben der Hände mit antiseptischer Lösung zum Abtöten von Anflugkeimen *(transiente Hautflora)*, d. h. der Keime, die sich z. B. nach einem Kontakt mit Patienten dort befinden.

Um Krankheitserreger an den Händen abzutöten, ist eine **hygienische Händedesinfektion** erforderlich. Sie ist notwendig:
▶ Vor dem Betreten des Patientenzimmers oder der Wohnung
▶ Vor der Entnahme von Materialien (z. B. Wäsche, Verbandmaterial) aus dem Schrank
▶ Vor aseptisch durchzuführenden Arbeiten, z. B. Injektion- oder Infusionsvorbereitung
▶ Vor medizinisch-pflegerischen Maßnahmen, auch wenn dabei Handschuhe getragen werden, z. B. beim Legen eines Blasenkatheters oder einem Verbandwechsel
▶ Vor Kontakt mit Menschen, die im besonderen Maße vor Infektionen geschützt werden müssen z. B. Pflegebedürftige unter Zytostatikatherapie
▶ Vor und nach Kontakt mit Wunden, Eintrittsstellen von Kathetern, Drainagen und anderen Zugängen für Krankheitserreger in den Organismus
▶ Nach Kontakt mit ggf. infektiösem Material, z. B. Blut, Sekrete, Ausscheidungen
▶ Nach Kontakt mit potenziell kontaminierten Gegenständen oder Flüssigkeiten z. B. kontaminierte Wäsche, Urinsammelsystem oder Absauggerät
▶ Nach Kontakt mit Menschen, von denen Infektionen ausgehen können
▶ Nach dem Ablegen von Schutz- oder sterilen Handschuhen, die möglicherweise kontaminiert sind.

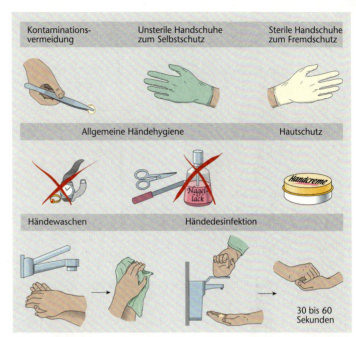

Abb. 12.1.16: Maßnahmen zu hygienegerechtem Verhalten. [L190]

> **Hygienische Händedesinfektion in der ambulanten Pflege**
> Häufiges Händewaschen belastet die Haut mehr und ist zeitraubender als die Händedesinfektion. Aus diesem Grund wird die hygienische Händedesinfektion auch in der ambulanten Pflege durchgeführt.

Zur hygienischen Händedesinfektion werden 3–5 ml (Menge hängt vom Präparat ab, Herstellerhinweis beachten) des alkoholischen Händedesinfektionsmittels so über die trockenen Hände verteilt, dass sämtliche Innen- und Außenflächen einschließlich Handgelenke, Flächen zwischen den Fingern, Fingerspitzen und Nagelfalze für die Dauer der Einwirkungszeit von 30 Sek. benetzt sind (☞ Abb. 12.1.17–12.1.22).

Abbildung 12.1.23 zeigt typische Wirkungslücken nach einer unzureichenden Händedesinfektion.

Chirurgische Händedesinfektion

Die **chirurgische Händedesinfektion** wird nicht im pflegerischen Alltag angewendet, sondern ist Teil der vorbereitenden Maßnahmen im OP. Nach einer *hygienischen Händedesinfektion* sind zwar die sog. *Anflugkeime* auf den Händen (d. h. die Keime, die sich z. B. nach einem Patientenkontakt vorübergehend dort befinden) weitgehend vernichtet, doch reicht dies für die hygienischen Belange einer Operation nicht aus. Hände und Unterarme müssen vor einer Operation nochmals gesondert gewaschen und desinfiziert werden, um die Keime der hauteigenen physiologischen Keimflora *(residente Keimflora)* abzutöten. Damit soll das Risiko einer Übertragung von pathogenen Keimen reduziert werden.

> Auch die chirurgische Händedesinfektion tötet nicht alle Keime auf der Haut ab. Die Hände und Unterarme sind danach nur *keimarm*, aber nicht *keimfrei* (steril). Aus diesem Grund werden nach der chirurgischen Händedesinfektion sterile OP-Handschuhe angezogen.

Die chirurgische Händedesinfektion beinhaltet:
▶ Vorbereitung
▶ Waschen
▶ Hautdesinfektion.

Abb. 12.1.17–12.1.22 Hygienische Händedesinfektion (Standardeinreibeverfahren nach Euro-Norm 1500) [U120]
Nach Durchführung aller Schritte wieder beim ersten Schritt beginnen, bis die angegebene Einwirkungszeit von 30 Sekunden erreicht ist. Darauf achten, dass die Hände während der Einreibezeit feucht bleiben.

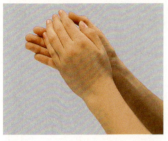

Abb. 12.1.17: Desinfektionsmittel in die hohle, trockene Hand geben und die Handfläche der anderen Hand darüber legen. Dann beide Handflächen gegeneinander reiben.

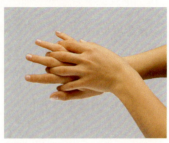

Abb. 12.1.18: Linke Handfläche über rechten Handrücken legen und kreisend bewegen, Finger dabei ineinander verschränken. Anschließend rechte Handfläche auf linken Handrücken legen und gleiche Bewegung ausführen.

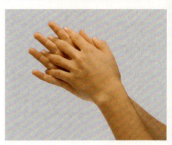

Abb. 12.1.19: Handfläche auf Handfläche legen und Finger beider Hände verschränken, wieder öffnen, verschränken, wieder öffnen.

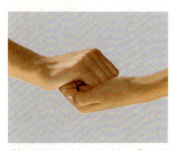

Abb. 12.1.20: Mit den Händen Hakengriff einnehmen. Dann den Griff lockern und wieder einnehmen.

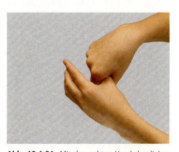

Abb. 12.1.21: Mit der rechten Hand den linken Daumen umfassen und kreisend einreiben, dann mit der linken Hand den rechten Daumen umfassen und gleiche Bewegung ausführen.

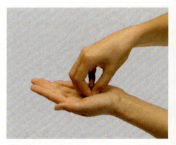

Abb. 12.1.22: Fingerkuppen der rechten Hand in der linken Handfläche kreisend bewegen, dann gleiche Bewegung mit der linken Hand ausführen.

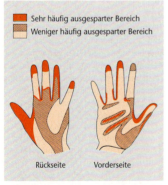

Abb. 12.1.23: Areale, die bei der hygienischen Händedesinfektion häufig ausgespart werden. Wirkungslücken sind v.a. an Daumen, Handinnenflächen, Fingerspitzen und -zwischenräumen. [C104]

Vorbereitung

Vor dem eigentlichen Waschvorgang vergewissern sich Ärzte und OP-Pflegekräfte, dass ihre Fingernägel sauber und kurz sind (für den Bedarfsfall befinden sich in jedem Waschraum Nagelsets). Um ein Durchnässen der OP-Kleidung zu vermeiden, wird in manchen Krankenhäusern eine wasserdichte Schürze angezogen, die nach dem Waschen vom Springer (assistierende Pflegekraft im OP, die nicht steril gekleidet ist) abgenommen wird.

Waschen

Im ersten Schritt werden Hände und Unterarme mit Seifenlösung ca. zwei Minuten sorgfältig gewaschen und die Fingernägel mit sterilen Bürsten gereinigt. Dabei sind die Hände und Unterarme immer nach oben gerichtet, damit das ablaufende Waschwasser die gewaschenen Hautareale nicht erneut kontaminiert. Wasserhähne, Seifen- und Desinfektionsmittelspender sind mit Sensoren oder speziellen, mit dem Ellenbogen zu bedienenden Griffen versehen, damit die gereinigten Hände und Unterarme sauber bleiben.

Das früher übliche „Schrubben" der Haut im Bereich des Handrückens und des Unterarms mit Bürsten ist heute nicht mehr üblich. Die Haut wird dadurch gereizt, und es entstehen kleinste Hautverletzungen, die das Eindringen und Wachstum von (pathogenen) Bakterien begünstigen.

Hautdesinfektion

Nach dem Abtrocknen der Hände und Unterarme (in vielen Häusern gibt es hierzu sterile Stoffhandtücher) werden diese über einen Zeitraum von drei Minuten mit einer alkoholischen Hautdesinfektionslösung eingerieben. Es sollten mindestens zwei Einreibevorgänge mit jeweils ca. 5 ml Desinfektionslösung durchgeführt werden. Dabei empfiehlt es sich, beide Male an den Händen zu beginnen und mit der zweiten Desinfektion etwas unterhalb (distal) der ersten aufzuhören, um nicht versehentlich in den „unsterilen Bereich" zu gelangen.

Auch bei der Hautdesinfektion sind Hände und Unterarme nach oben gerichtet, um zu verhindern, dass Desinfektionslösung aus dem unsterilen Ellenbogen-Oberarm-Bereich zur Hand läuft und diese Region erneut kontaminiert. Nach der chirurgischen Händedesinfektion darf nichts mehr mit den Händen berührt werden.

Umgang mit sterilen Handschuhen

Bei der Durchführung bestimmter Pflegemaßnahmen, z. B. beim Katheterisieren der Harnblase oder bei der Versorgung stark immungeschwächter Patienten, z. B. nach einer Knochenmarkstransplantation, ist es erforderlich, sterile Handschuhe anzuziehen. Dabei achten Pflegende darauf, dass sie die Außenseite der Handschuhe nicht durch unsachgemäße Berührung unsteril machen (☞ Abb. 12.1.24–12.1.27).

Beim Ausziehen und der Entsorgung von kontaminierten Handschuhen ist es wichtig, eine mögliche Keimverschleppung zu verhindern (☞ Abb. 12.1.28–12.1.29).

Vor dem Anziehen steriler Handschuhe und nach dem Ausziehen der kontaminierten Handschuhe ist eine hygienische Händedesinfektion erforderlich.

Hygieneregeln zur Vorbereitung von Pflegemaßnahmen

Um das Infektionsrisiko bei der *Durchführung einer Pflegemaßnahme* zu reduzieren, sind hygienische Grundregeln zu beachten:
▶ Erforderliche Materialien vollständig vorbereiten und sinnvoll anordnen, um ein zügiges Vorgehen zu ermöglichen und unnötige Verzögerungen zu vermeiden
▶ Arbeitsplatz in eine reine und eine unreine Seite trennen
▶ Kontaminierte Gegenstände und Wäsche soweit möglich direkt in Sammelbehälter entsorgen und nicht zwischenlagern, z. B. geben Pflegende Instrumente nach Gebrauch unverzüglich ins Desinfektionsbecken.

Aseptische Arbeitsweise

Invasive Eingriffe, z. B. das Legen eines transurethralen Katheters oder ein Verbandswechsel, erhöhen das Infektionsrisiko für den Betroffenen. In diesen Fällen ist eine **aseptische Arbeitsweise** notwendig, um den Patienten vor Komplikationen zu schützen.

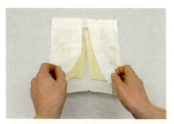

Abb. 12.1.24: Verpackung öffnen, ohne die Handschuhe unsteril zu machen. [K115]

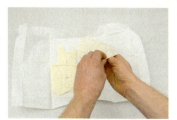

Abb. 12.1.25: Erste Hand einführen. [K115]

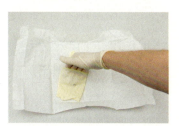

Abb. 12.1.26: Zweiten Handschuh ergreifen. [K115]

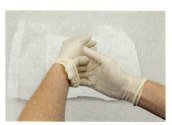

Abb. 12.1.27: Handschuh nach oben ziehen, ohne dass die Finger unsteril werden. [K115]

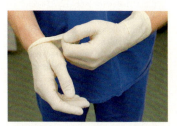

Abb. 12.1.28: Einen Handschuh durch Anfassen am äußeren, oberen Rand abstreifen, so dass die Außenseite nach innen gestülpt wird. [K115]

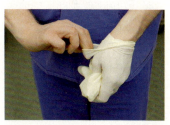

Abb. 12.1.29: Mit der freien Hand von innen die Innenseite des Handschuhs fassen (damit die Finger nicht mit der kontaminierten Außenseite des Handschuhs in Berührung kommen). Den Handschuh über den in der Hand gefassten Handschuh ziehen, so dass die kontaminierten Seiten innen sind und die saubere Innenseite des Handschuhs nach außen kommt. [K115]

Vorbereitung
▶ Hygienische Händedesinfektion
▶ Vorbereitung der Materialien auf desinfizierter Arbeitsfläche
▶ Abwurfbehälter bereit stellen
▶ Durchführung der Maßnahme genau planen und Vollständigkeit der benötigten Materialien überprüfen
▶ Fenster und Türen schließen. Dafür sorgen, dass keine anderen Tätigkeiten gleichzeitig im Zimmer durchgeführt werden und dass keine Besucher ins Zimmer kommen
▶ Auf ausreichende Beleuchtung achten
▶ Öffnen der sterilen Materialien erst unmittelbar vor Gebrauch.

Durchführung
▶ Anwendung des „Non-touch-Prinzips": Entsprechende Körperstellen und Materialien werden nur mit sterilen Instrumenten oder sterilen Handschuhen berührt, nie mit bloßen Händen („non touch")
▶ Bei aufwendigen Arbeiten, unruhigen Patienten sowie Kindern zu zweit arbeiten (assistierende Pflegekraft reicht Materialien an)
▶ Während der Durchführung nicht sprechen, husten oder niesen (evtl. Mundschutz tragen).

Nachbereitung
▶ Desinfektion der Arbeitsfläche
▶ Abwurf beseitigen
▶ Gebrauchte Instrumente kontaminationssicher verpacken und zeitnah der Aufbereitung zuleiten. Sie erfolgt in Krankenhäusern in der zentralen Sterilgut-Versorgungs-Abteilung (ZSVA)
▶ Hygienische Händedesinfektion.

Umgang mit Wäsche

Wichtige Regeln zum hygienischen Umgang mit sauberer sowie kontaminierter **Wäsche** finden sich im Kapitel 12.10.5.2. Benutzte Wäsche im Krankenhaus und Pflegeheim gilt generell als infektionsverdächtig und ist daher desinfizierend zu waschen. Die Aufbereitung benutzter Wäsche im Krankenhaus oder Pflegeheim findet in der Regel in einer zentralen Wäscherei statt. In der ambulanten Pflege fällt sie häufig in den Aufgabenbereich des Patienten oder seiner Angehörigen. Umfasst der Versorgungsauftrag hauswirtschaftliche Tätigkeiten, gehört die Reinigung von Textilien zu den Pflichten der professionell Pflegenden. In jedem Fall beraten sie den Patienten und seine Angehörigen.

Umgang mit Wäsche in der ambulanten Pflege

▸ In der Regel kann benutzte Wäsche mit den im Haushalt üblichen Methoden aufbereitet werden
▸ Pflegende betrachten benutzte Wäsche des Patienten als potentiell kontaminiert und desinfizieren ihre Hände immer nach dem Kontakt mit den benutzten Textilien
▸ Bei der Entsorgung kontaminierter Wäsche von inkontinenten, kolonisierten oder infizierten Patienten, z. B. mit MRSA, tragen Pflegende Schutzhandschuhe
▸ Scheidet der Patient über den Stuhl Krankheitserreger aus, z. B. Salmonellen, sind die Textilien bei 90 °C zu waschen (thermische Desinfektion ☞ Tab. 12.1.30). Die kontaminierte Wäsche wird bis zum Waschvorgang in einem desinfizierbaren Behälter mit Deckel aufbewahrt
▸ Saubere Wäsche muss trocken sein, bevor Pflegende sie in einem Schrank lagern. Restfeuchte begünstigt die Bildung von Schwarzschimmel (Aspergillus niger), der bei abwehrgeschwächten Patienten, z. B. durch HIV, Atemwegsinfektionen verursachen kann. (📖 6)

Umgang mit Pflegeutensilien

Im Krankenhaus und Pflegeheimen sind **Pflegeutensilien** wie Toilettenstühle, Steckbecken oder Rasierapparate nicht für jeden Patienten oder Bewohner vorhanden und kommen deshalb mit wechselnden Personen in Kontakt. Aus diesem Grund:

▸ Alle Pflegeartikel nach Gebrauch desinfizieren
▸ Bei der Aufbereitung Pflegeutensilien soweit wie möglich zerlegen
▸ Bis zur Wiederverwendung trocken und staubgeschützt aufbewahren

> **Vorsicht**
>
> Patienten mit kontagiösen *(ansteckenden)* Infektionskrankheiten benötigen persönliche Pflegeutensilien.

In der häuslichen Pflege ist eine routinemäßige Desinfektion der Pflegeutensilien nicht erforderlich. Wenn ein Patient ein Hilfsmittel oder Medizinprodukt nicht mehr benötigt, wird es desinfiziert, bevor es ein anderer Patient verwendet.

Umgang mit Fäkalien und Urin

Im Krankenhaus und Pflegeheimen werden Urinflaschen und Steckbecken in Spülautomaten (☞ Abb. 12.7.54) entleert und desinfiziert. In Privathaushalten erfolgt die Entsorgung über die Toilette. Zum Ausspülen dient Leitungswasser, zum Auswischen und Trocknen des Steckbeckens verwenden Pflegende Papiertücher oder Toilettenpapier. Eine routinemäßige Desinfektion von Urinflaschen und Steckbecken ist nicht erforderlich. Bei infektiösem Stuhlgang, z. B. bei viraler Darmerkrankung, wird das Steckbecken mit Flächendesinfektionslösung desinfiziert.

Aufbereitung von Medizinprodukten

Da Medizinprodukte eine Quelle für Infektionen sein können, stellt deren Aufbereitung einen wichtigen Beitrag zur Qualitätssicherung in der Krankenhaushygiene dar. Neben **Medizinproduktegesetz** (MPG), **Medizinprodukte-Betreiberverordnung** (MPBetreibV) und einer Reihe von Normen als „anerkannte Regeln der Technik" stellt die Empfehlung des Robert Koch-Instituts „Anforderungen an die Hygiene bei der Aufbereitung von Medizinprodukten" den rechtlichen Rahmen dar.

Unter den Begriff der **Medizinprodukte** fallen alle Produkte, die

▸ Den menschlichen Körper berühren oder in ihn eingebracht werden
▸ Der Bearbeitung oder Aufbewahrung von Körperflüssigkeiten dienen, die am Menschen angewandt werden
▸ Der Durchleitung von Flüssigkeiten,

Gasen usw. zur Einleitung in den Menschen dienen.

Personal, das für die Aufbereitung von Medizinprodukten zuständig ist, trägt hohe Verantwortung. Deshalb sind alle Aufbereitungsschritte und Zuständigkeiten zu regeln und zu dokumentieren.

Sämtliche Medizinprodukte, die einem Aufbereitungsverfahren unterzogen werden sollen, sind in einem Risikobewertungsverfahren einzustufen sowie Verfahren und Aufbereitungsbedingungen schriftlich festzulegen.

Die Risikobewertung wird unter Berücksichtigung der Herstellerangaben nach folgenden Kriterien vorgenommen:

▸ *Unkritisch* werden Medizinprodukte eingestuft, die lediglich mit intakter Haut in Berührung kommen
▸ Als *semikritisch* werden Produkte eingestuft, die mit Schleimhaut oder krankhaft veränderter Haut in Berührung kommen
▸ *Kritisch* werden Medizinprodukte eingestuft, die zur Anwendung von Blut/ Blutprodukten und anderen sterilen Arzneimitteln eingesetzt werden, sowie Medizinprodukte, die Haut oder Schleimhaut durchdringen und dabei in Kontakt mit Blut, inneren Geweben oder Organen kommen, einschließlich Wunden.

Bei semikritischen und kritischen, aber nicht dampfsterilisierbaren (☞ Tab. 12.1.30) Medizinprodukten können darüber hinaus erhöhte oder sogar besonders hohe Anforderungen an die Aufbereitung gestellt werden, die eine spezielle Überwachung des Aufbereitungsprozesses erfordern.

Jede Reinigung, Desinfektion und Sterilisation von Medizinprodukten ist nach § 4 der Medizinprodukte-Betreiberverordnung mit geeigneten validierten Verfahren durchzuführen. Die Validierung eines Aufbereitungsverfahrens beinhaltet neben der genauen Festlegung und Dokumentation des Aufbereitungsprozesses die exakte Einhaltung der einmal festgelegten Aufbereitungsbedingungen und deren Kontrolle.

Bestandteile der Aufbereitung sind auch Verpackung und Kennzeichnung der Produkte, die Mindestanforderungen genügen müssen.

Aufbereitete Medizinprodukte dürfen erst dann wieder angewandt werden, wenn sie durch eine dazu berechtigte Person schriftlich freigegeben werden.

12.1 Beobachten, Beurteilen und Intervenieren: Grundlagen

12

Vorsicht

Einwegprodukte werden als solche bezeichnet, weil der Hersteller kein Aufbereitungsverfahren beschreiben kann, das einen risikolosen Wiedereinsatz am Patienten gewährleisten würde.

Einwegprodukte können dann wiederaufbereitet werden, wenn die im Medizinproduktegesetz, der Medizinprodukte-Betreiberverordnung und den Empfehlungen zur Aufbereitung von Medizinprodukten des Robert Koch-Instituts genannten Bedingungen eingehalten werden können.

Desinfektion und Sterilisation

Sterilisationsverfahren ☞ 🖥

Desinfektion und **Sterilisation** sind wichtige Maßnahmen zur Verhinderung einer Ausbreitung von Krankheitserregern. Insofern sind sie auch elementarer Bestandteil einer Wiederaufbereitung von Medizinprodukten. Besondere Bedeutung in der Krankenpflege haben die Desinfektionsverfahren.

Desinfektionsverfahren

Es gibt verschiedene Desinfektionsverfahren, um pathogene Keime gezielt zu vernichten:

► **Physikalische Verfahren** basieren auf Hitze (thermische Desinfektion), Filtern oder Strahlung (☞ Tab. 12.1.30). Physikalische Verfahren sind im Allgemeinen umweltverträglicher und in der Anwendung sicherer. Sie sind deshalb dem chemischen Verfahren vorzuziehen

► **Chemische Verfahren** nutzen die keimschädigende Wirkung vieler Chemikalien aus (☞ Tab. 12.1.31). Sie werden dann angewandt, wenn die Materialien thermische Verfahren nicht aushalten *(thermolabil)* oder zu große Geräte deren Anwendung unmöglich machen.

Reinigungs- und Desinfektionsplan

Genaue Angaben zur Dosierung und Anwendung der Desinfektionsverfahren werden für jeden Krankenhausbereich in einem **Reinigungs- und Desinfektionsplan** (☞ Tab. 12.1.32) festgehalten, der von der Hygienekommission des Krankenhauses herausgegeben wurde. Bei der Auswahl der Produkte werden viele Faktoren, z. B. Wirkungsspektrum, Materialverträglichkeit, Geruch, Toxizität, Um-

---

Desinfektions-verfahren	Desinfektions-wirkung durch	Anwendungsbeispiele
Thermische Methoden	Kochendes Wasser von 93 °C für mindestens 3 Min.	► Auskochen von Säuglingsartikeln ► Spülmaschinen für Instrumente, Gummiartikel in der Anästhesie und OP-Schuhe ► Wäsche
	Strömender Wasserdampf von 100 °C für ca. 15 Min.	► Matratzen ► Steckbecken und andere Pflegeartikel
Filtration	Filter mit einer Porengröße < 5 μm halten 99 % der Bakterien zurück	► Schwebstofffilter raumlufttechnischer Anlagen für aseptische Räume (z. B. OP, Intensivstation, Laminar-flow-Einheit) ► Sterilfiltration von Arzneimitteln (z. B. Abfüllen von Alkohol für die Hände- und Hautdesinfektion) ► Filter an medizinischen Geräten (z. B. Narkose- und Beatmungsgeräte)
Strahlung	Ultraviolettes Licht	Trinkwasser

Tab. 12.1.30: Physikalische Desinfektionsverfahren.

Wirkstoff	Anwendungsbeispiele	Besonderheiten
Alkohole, z. B. Ethanol, Propanol, Isopropylalkohol	► Händedesinfektion ► Hautdesinfektion ► Desinfektion kleiner Flächen	► Wirken innerhalb von Sekunden, jedoch eingeschränktes Wirkungsspektrum (töten keine Sporen ab) ► Wirken entfettend und ätzend
Aldehyde, z. B. Formaldehyd, Glutaraldehyd	► Flächendesinfektion ► Instrumentendesinfektion ► Raumdesinfektion	► Langsam wirkend, aber mit breitem Wirkungsspektrum ► Aldehydallergien möglich (Formaldehyd steht im Verdacht, bei Überschreiten des MAK*-Wertes von 0,5 ppm** kanzerogen zu wirken)
Halogene, z. B. Chlor, Jod, Brom	Chlor (als Hypochlorit): ► Trink-, Schwimmbad- und Abwasserdesinfektion ► Wäschedesinfektion ► Händedesinfektion Jod (als PVP-Jod): ► Schleimhautdesinfektion ► Chir. Händedesinfektion ► Wundspülungen	► Breites Wirkungsspektrum, aber Wirkstoffverlust bei Eiweiß und verschmutzten Oberflächen (Blut!) ► PVP-Jod nicht anwendbar bei Jodallergie ► Bei großflächiger, lang dauernder Anwendung und bei Kleinkindern Gefahr der Hyperthyreose (☞ 21.3.3)
Oxidationsmittel, z. B. Ozon, Peressigsäure, Wasserstoffperoxid, Kaliumpermanganat	Ozon: Wasserdesinfektion **Wasserstoffperoxid und Kaliumpermanganat:** ► Wundspülungen ► Antiseptikum im Mund-Rachenbereich **Peressigsäure** und ähnliche Verbindungen: Flächendesinfektion	Sehr gute bakterizide Wirkung durch freiwerdenden elementaren Sauerstoff, aber chemisch instabil
Oberflächenaktive Substanzen, z. B. quarternäre Ammoniumverbindungen (Quats), Amphotenside, Biguanide	Flächendesinfektion	► Eingeschränktes Wirkungsspektrum, z. B. von Quats auf grampositive Keime. Verwendung deshalb nur in Kombination mit anderen Wirkstoffen ► Geringe Toxizität (Einsatz im Küchenbereich deshalb möglich)

* MAK = max. Arbeitsplatzkonzentration,
** ppm = parts per million (Konzentrationsangabe)

Tab. 12.1.31: Chemische Desinfektionsverfahren.

325

12 Beobachten, Beurteilen und Intervenieren

Desinfektionsplan – Pflegegruppe

WAS?	WANN?	WIE?	WOMIT?	Besonderheiten in der ambulanten Pflege
Händedesinfektion	**Vor** ▸ Invasiven Eingriffen ▸ Kontakt mit infektions- gefährdeten Patienten ▸ Aseptischen Tätigkeiten **Nach** ▸ Kontakt mit infektiösem Material, Gegenständen oder Patienten ▸ Ablegen von Handschuhen	**Bei sauberen Händen:** Händedesinfektionsmittel 30 Sek. einreiben **Bei verschmutzten Händen:** ▸ Hände desinfizieren, ggf. erst nach dem Entfernen von grobem Schmutz mit einem desinfektionsmittelgetränkten Papier- handtuch oder Zellstoff ▸ Hände waschen, gut abtrocknen ▸ Trockene Hände ggf. erneut desinfizieren	AHD 2 – 000® Sagrosept®	
Händewaschen	**Vor** ▸ Essenszubereitung ▸ Servieren **Nach** ▸ Toilettenbenutzung ▸ Naseputzen	▸ Hände mit Flüssigseife aus dem Wand- spender und Wasser einseifen ▸ Hände gut abspülen und mit Einmalhand- tüchern abtrocknen ▸ Hände bei Bedarf eincremen	Baktolin sensitive®	▸ Möglichst Einmal- oder frische Handtücher verwenden ▸ Nach Kontakt mit Haustieren
Haut	**Vor** Blutentnahmen, Injektionen, Punktionen	Einstichstelle mit desinfektionsmittel- getränktem Zellstofftupfer abreiben (☞ 14.5.1) EWZ*: Mindestens 15 Sek.	Neo- Kodan®	
Schleimhaut	**Vor** Transurethralen Katheterisie- rungen oder vaginalen Unter- suchungen	Schleimhaut mit sterilen, desinfektionsmit- telgetränkten Tupfern mehrfach abwischen EWZ: 1 Minute	Octenisept®	
Chirurgische Instrumente	**Nach** Gebrauch	Instrumente (z. B. Scheren) geöffnet in Ent- sorgungscontainer mit Siebeinsatz abwerfen Geschlossenen Container in die Zentralsteri- lisation bringen		
Aufbereitbare unkritische Medi-zinprodukte wie medizinisch-technische Geräte, Stethoskope, Fieberthermo-meter	Bei sichtbarer Verschmutzung sofort Mindestens jedoch 1x täglich	Mit Desinfektionslösung und Einmaltuch abwischen EWZ*: 1 Stunde (Herstellervorgaben beachten)	Incidin Plus® 0,5 %	
		Kleine Flächen aus kurzer Entfernung direkt besprühen oder alkoholische Lösung auf ein Tuch sprühen und die Flächen damit abwi- schen EWZ*: 5 Minuten, nicht nachtrocknen	Meliseptol®	
Wäsche-, Verbands- und Sitzwagen, Rollstühle	Bei sichtbarer Verschmutzung sofort, sonst **nach** Gebrauch Mindestens jedoch 1x täglich	Mit Desinfektionslösung und Einmaltuch abwischen EWZ*: 1 Stunde (Herstellervorgaben beachten)	Incidin Plus® 0,5 %	
Arbeitsflächen	**Vor** Hygienerelevanten Tätigkeiten (z. B. Infusionsvorbereitung) **Nach** Kontamination Mindestens 1x täglich	Lösung unverdünnt auf Einmaltuch geben und Fläche abwischen EWZ: 1 Minute Nicht nachwischen	Incidin Liquid	▸ Nach Kontamination mit potentiell infektiösem Material mit alkoholischem Schnelldes- infektionsmittel ▸ Tägliche Reinigung der Flächen mit gebräuchlichen Haushalts- reiniger
Sekretauffang-gläser von Absauggeräten, Waschschüsseln, Steckbecken, Urinflaschen, Blumenvasen	**Nach** Gebrauch	**Kleine Gegenstände** In Desinfektionsmittellösung einlegen EWZ*: 1 Stunde, danach mit Wasser abspülen und trocknen **Größere Gegenstände** In Steckbeckenspüle mit Dampfdesinfektion aufbereiten. Ist diese nicht vorhanden, mit Desinfektionsmittellösung abwischen EWZ* abwarten und danach mit Wasser abspülen, trocken aufbewahren	Incidin Plus® 0,5 % Steck- beckenspüle mit Dampf	▸ Waschschüsseln und Mund- pflegeutensilien im Geschirr- spüler bzw. im Badezimmer reinigen und anschließend trocknen ▸ Geschirrtücher und Lappen min. 2 x in der Woche wechseln ▸ Steckbecken und Urinflachen in die Toilette entleeren, mit Leitungswasser ausspülen und mit Haushaltstüchern trocknen

Tab. 12.1.32: Beispiel für einen Desinfektionsplan, gültig für eine Normalstation ohne besondere Infektionsrisiken, Verweise auf Besonderheiten in der ambulanten Pflege (EWZ = Einwirkzeit).

12.1 Beobachten, Beurteilen und Intervenieren: Grundlagen

Desinfektionsplan – Pflegegruppe				
Betten, Matratzenbezug	Bei sichtbarer Verschmutzung sofort, sonst **nach** Entlassung/Verlegung des Patienten	Mit Desinfektionsmittel abwischen EWZ*: 1 Stunde	Incidin Plus® 0,5 %	Im Normalfall ist eine haushaltsübliche Reinigung ausreichend; Desinfektion nicht erforderlich
Patientenschrank, Bettgitter, Nachttisch (Abstellflächen)	▶ Nach Entlassung/Verlegung des Patienten ▶ Nach jedem Betten und zusätzlich bei Bedarf	Mit Desinfektionsmittel abwischen EWZ*: 1 Stunde	Incidin Plus® 0,5 %	Im Normalfall ist eine haushaltsübliche Reinigung ausreichend; Desinfektion nicht erforderlich
Badewanne, Dusche	Nach Gebrauch	Mit Desinfektionsmittel auswischen, evtl. auch ausbürsten EWZ*: 5 Minuten EWZ* abwarten und danach mit Wasser abspülen	Mikrobac forte® 2 %	Im Normalfall ist eine haushaltsübliche Reinigung ausreichend; Desinfektion nicht erforderlich

*EWZ = Einwirkzeit

Tab. 12.1.32 (Fortsetzung): Beispiel für einen Desinfektionsplan, gültig für eine Normalstation ohne besondere Infektionsrisiken, Verweise auf Besonderheiten in der ambulanten Pflege.

weltverträglichkeit, Haltbarkeit und Reinigungsvermögen berücksichtigt.

Der Reinigungs- und Desinfektionsplan regelt meist nur den Routinefall. Die aufgeführten Mittel, Konzentrationen, Einwirkzeiten und Methoden entsprechen den Vorgaben der Desinfektionsmittelliste des Verbundes für angewandte Hygiene e. V. (VAH-Liste). Wichtig zu wissen: Da die Mittel, Konzentrationen und Einwirkzeiten der VAH-Liste nur eine begrenzt viruzide Wirkung haben, müssen bei bestimmten viralen Erkrankungen (z. B. Noro-Virus-Infektionen) und im Seuchenfall auf behördliche Veranlassung die Vorgaben der Desinfektionsmit-

telliste des Robert Koch-Instituts (RKI-Liste) beachtet werden. Für den Küchen- und Lebensmittelbereich sind andere Desinfektionsmittel gemäß der Desinfektionsmittelliste der Deutschen veterinärmedizinischen Gesellschaft (DVG-Liste) notwendig. (✉ 1, 2, 3)

Folgende Regeln sind allgemeingültig:
▶ Handschuhe tragen beim Umgang mit Desinfektionsmitteln, die nicht für die Haut bestimmt sind (Allergiegefahr)
▶ Wirkstoffkonzentrat in das Wasser geben, um es zu verdünnen, und nicht umgekehrt, um ein Verspritzen von Konzentrat sowie Schaumbildung zu vermeiden

▶ Kein warmes Wasser verwenden, da es die Bildung von übel riechenden und evtl. sogar gesundheitsschädlichen Dämpfen fördert
▶ Dosierung genau einhalten (vermehrte Toxizität bei Überdosierung, Unwirksamkeit bei Unterdosierung).

> **Vorsicht**
> Beim Sprühdesinfizieren bilden sich Aerosole, die eingeatmet werden und zu allergischen Reaktionen führen können. Aus diesem Grund eignet sich eine Sprühdesinfektion nur für Situationen, in denen eine Wischdesinfektion nicht möglich ist.

Literatur und Kontaktadressen

📖 Literaturnachweis

1. Schrems, B.: Der Pflegeprozess im Kontext der Professionalisierung. Reflexionen zum problematischen Verhältnis von Pflege und Pflegeprozess. In: PR-Internet 01/06, S. 44–52.
2. Hochscheid, D.: Qualitätssicherung in der Pflege. In: Hoehl, M.; Kullick, P. (Hrsg.): Kinderkrankenpflege und Gesundheitsförderung. 2. Aufl., Thieme Verlag, Stuttgart 2002, S. 21–52.
3. Bündelung der Expertise der hygienisch-medizinischen Fachgesellschaften zur Prävention und Kontrolle nosokomialer Infektionen. Zur Gründung des Verbundes angewandter Hygiene (VAH e. V. i. G.). In: Hyg Med 1/2/2004, S. 10–12.
4. Niknam, S.: Händedesinfektion – Für mehr Compliance bei der Händehygiene. In: Die Schwester/Der Pfleger 11/2005, S. 844–848.

5. Robert Koch-Institut: Nosokomiale Infektionen. In: Gesundheitsberichterstattung des Bundes, Heft 8, Juni 2002. Nachzulesen auch unter www.rki.de
6. Baumgartner, L.; Kirstein, R.; Möllmann, R. (Hrsg.): Häusliche Pflege heute. Elsevier/Urban & Fischer Verlag, München 2003, S. 136.

Vertiefende Literatur ☞ 💻

✉ Kontaktadressen

1. Verbund für Angewandte Hygiene e. V. (VAH), c/o Institut für Hygiene und Öffentliche Gesundheit der Universität Bonn, Sigmund-Freud-Straße 25, 53127 Bonn, Tel.: 02 28/28 71 40 22, Fax: 02 28/28 71 95 22, www.vah-online.de
2. Robert Koch-Institut (RKI), Nordufer 20, 13353 Berlin, Tel.: 0 30/18 75 40, Fax: 0 30/1 87 54 23 28, www.rki.de

3. Deutsche Veterinärmedizinische Gesellschaft e. V. (DVG), Frankfurter Straße 89, 35392 Gießen, Tel.: 06 41/2 44 66, Fax: 06 41/2 53 75, www.dvg.net

✉ Weitere Kontaktadressen

Deutsche Gesellschaft für Hygiene und Mikrobiologie e. V. (DGHM), Institut für Hygiene und Mikrobiologie der Universität, Josef-Schneider-Straße 2, 97080 Würzburg, Tel.: 09 31/20 14 69 36, Fax: 09 31/20 14 64 45, www.dghm.org

Deutsches Hygiene-Museum, Lingnerplatz 1, 01069 Dresden, Tel.: 03 51/4 84 60, Fax: 03 51/4 84 64 00, www.dhmd.de

Institut für Hygiene und Öffentliche Gesundheit der Universität Bonn, Sigmund-Freud-Straße 25, 53105 Bonn, Tel.: 02 28/28 71 55 20, Fax: 02 28/28 71 67 63, www.meb.uni-bonn.de/hygiene/

12.2 Atmung

- 12.2.1 Physiologische Grundlagen ... 328
- 12.2.2 Beobachtungskriterien, Datenerhebung und Dokumentation ... 328
- 12.2.3 Normalzustand ... 328
  - 12.2.3.1 Atemtyp ... 329
  - 12.2.3.2 Atemfrequenz ... 330
  - 12.2.3.3 Atemintensität ... 330
  - 12.2.3.4 Atemrhythmus ... 330
- 12.2.4 Physiologische und pathologische Veränderungen ... 330
  - 12.2.4.1 Dyspnoe ... 330
  - 12.2.4.2 Veränderungen des Atemtyps ... 331
  - 12.2.4.3 Veränderungen der Atemfrequenz ... 331
  - 12.2.4.4 Veränderungen der Atemintensität und -tiefe ... 331
  - 12.2.4.5 Veränderungen des Atemrhythmus: Pathologische Atemmuster ... 332
  - 12.2.4.6 Atemgeräusche ... 332
  - 12.2.4.7 Atemgeruch ... 332
  - 12.2.4.8 Husten ... 333
  - 12.2.4.9 Sputum ... 333
- 12.2.5 Pflegerische Interventionen 334
  - 12.2.5.1 Pflegerische Interventionen bei Dyspnoe ... 334
  - 12.2.5.2 Pneumonie- und Atelektasenprophylaxe ... 334
  - 12.2.5.3 Atemübungen und Atemgymnastik ... 337
  - 12.2.5.4 Atemunterstützende Lagerungen ... 339
  - 12.2.5.5 Atemstimulierende Einreibung 341
  - 12.2.5.6 Sekretlösende Maßnahmen ... 341
  - 12.2.5.7 Unterstützung bei der Sekretentleerung ... 345
  - 12.2.5.8 Absaugen von Atemwegssekret ... 347
  - 12.2.5.9 Sauerstofftherapie ... 349
- Literatur und Kontaktadressen ... 352

Fallbeispiel

Atmung ist eine lebensnotwendige Leistung des menschlichen Organismus und zählt daher zu den sog. *Vitalzeichen*. Atmen ist ein physiologischer Vorgang, der unwillkürlich gesteuert wird, aber auch willentlich beeinflussbar ist. Menschen, die unter Wasser tauchen oder eine schwierige Ansprache planen, „holen erst mal tief Luft", damit ihnen „der Atem nicht ausgeht". Atmen ist stark mit dem emotionalen Befinden verknüpft. Bei Ärger und in Stresssituationen haben viele Menschen das Gefühl, dass ihnen „die Luft abgeschnürt" wird. Atemnot löst beim Menschen Panik und das Gefühl akuter Bedrohung aus.

12.2.1 Physiologische Grundlagen

Die wichtigste Aufgabe der **Atmung** ist die ausreichende Versorgung der Zellen mit Sauerstoff und die Ausscheidung von Kohlendioxid. Unterschieden werden die **äußere Atmung** *(Lungenatmung)* und die **innere Atmung** *(Gasaustausch zwischen Zelle und Blut)*. Da das Kohlendioxid im Blut als Kohlen*säure* gelöst ist, spielt die Atmung eine wichtige Rolle im Säure-Basen-Haushalt (☞ 29.11).

Atemmechanik

Bei der aktiven **Inspiration** *(Einatmung)* dehnt sich die Lunge aus; es gelangt von außen frische, sauerstoffreiche Atemluft in die Alveolen. Bei der überwiegend passiven **Exspiration** *(Ausatmung)* zieht sich die Lunge zusammen und gibt verbrauchte (kohlendioxidreiche, sauerstoffarme) Luft nach außen ab.

Steuerung

Das Atemzentrum in der Medulla oblongata *(verlängertes Mark)* steuert die Atmung über folgende Parameter:
- Sauerstoffgehalt des Blutes (pO_2, O_2-Partialdruck)
- Kohlendioxidgehalt des Blutes (pCO_2, CO_2-Partialdruck)
- H^+-Ionenkonzentration des Blutes (*pH-Wert*, Maß für die alkalische oder saure Eigenschaft einer wässrigen Lösung, ☞ 29.11).

Diese Parameter hält das Atemzentrum in engen Grenzen konstant (☞ Tab. 12.2.2). Werden diese Grenzen wesentlich über-

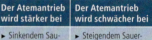

Der Atemantrieb wird stärker bei	Der Atemantrieb wird schwächer bei
▶ Sinkendem Sauerstoffgehalt	▶ Steigendem Sauerstoffgehalt
▶ Steigendem Kohlendioxidgehalt	▶ Sinkendem Kohlendioxidgehalt
▶ Sinkendem pH-Wert	▶ Steigendem pH-Wert

Tab. 12.2.2: Steuerung der Atmung.

oder unterschritten, besteht Lebensgefahr.

12.2.2 Beobachtungskriterien, Datenerhebung und Dokumentation

> Die Atmung gehört neben Puls, Blutdruck und Körpertemperatur zu den Vitalzeichen.

Abweichungen von der normalen Atmung können auf bestimmte Krankheiten hinweisen. Atemstörungen treten nicht nur bei Atemwegs- (☞ Kap. 18), sondern auch bei Herz-Kreislauf-Erkrankungen (☞ Kap. 16, 17) und Stoffwechselstörungen (☞ Kap. 21) auf.

Eine gezielte **Atembeobachtung** ist erforderlich:
- Bei allen Patientenaufnahmen im Rahmen des Erstgesprächs bzw. der Pflegeanamnese (☞ 11.2)
- Bei Patienten mit Lungen- oder Herzerkrankungen (mindestens einmal pro Schicht)
- Fortlaufend bei Sauerstofftherapie (☞ 12.2.5.9), während einer Narkose, bei Gabe von Medikamenten mit atemdepressiver (die Atmung dämp-

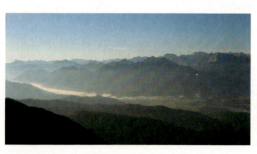

Abb. 12.2.1: Frische Luft in den Bergen verschafft vielen Menschen ein befreiendes Gefühl und hilft ihnen, sich zu erholen und zu entspannen. [O408]

fender) Wirkung, z. B. Opioide (☞ Pharma-Info 15.63), bei bewusstlosen, beatmeten oder soeben extubierten Patienten.

Beobachtungskriterien

Beobachtungskriterien sind:
- Atemtyp (☞ 12.2.3.1)
- Atemfrequenz (☞ 12.2.3.2)
- Atemintensität/ tiefe (☞ 12.2.3.3)
- Atemrhythmus (☞ 12.2.3.4)
- Atemgeräusche (☞ 12.2.4.6)
- Atemgeruch (☞ 12.2.4.7)
- Husten und Sputum (☞ 12.2.4.8 und 12.2.4.9).

Außerdem beobachten Pflegende:
- Atembewegungen: Die Ökonomie der Atmung. Setzt der Patient z. B. die Atemhilfsmuskulatur (☞ Abb. 12.2.7) ein? Sind die Atembewegungen seitengleich? Zeigt der Patient eine Schonatmung (☞ 12.2.4.4)?
- Das Gesamtbefinden des Patienten. Wie beurteilt der Patient seine Atmung? Hat er atemabhängige Schmerzen? Gibt es psychische Faktoren, die seine Atmung beeinflussen?
- Rauchgewohnheiten. Ist der Patient Raucher? Wie hoch ist sein Tabakkonsum?

Datenerhebung

Bei der **Datenerhebung** ist darauf zu achten, dass der Patient sich ruhig verhält und möglichst keine Anstrengung oder Aufregung auf ihn einwirken, da dies die Atmung verändert. Sobald sich der Mensch seiner Atmung bewusst wird, beeinflusst er sie. Daher beobachten Pflegende die Atmung bei einem Menschen unbemerkt, z. B. hält die Pflegekraft nach der Pulskontrolle das Handgelenk des Patienten für eine weitere Minute und zählt während dessen die Atemzüge. Bei Kindern ist eine Ablenkung besonders wichtig. Sie atmen oft sehr tief ein, weil sie dieses Verhalten von ärztlichen Untersuchungen kennen.
- Beim Bewusstlosen kann mit der flachen Hand am Brustkorb die *Atemfrequenz* ermittelt werden. Hierzu wird je eine Hand an Brustbein und Rippenrand oder Flanke gelegt.
- Beim Neugeborenen, Säugling und Kleinkind wird die *Atemfrequenz* durch Beobachtung der Hebung und Senkung des Abdomens ermittelt (☞ Abdominalatmung, 12.2.3.1). Ist die Atmung so flach, dass die Atemzüge nicht durch bloße Beobachtung gemessen werden können, legen die Pflegenden eine

Hand seitlich auf den unteren Rippenbogen, die andere Hand legen sie auf das Abdomen.
- Die Atemzüge werden eine Minute lang gezählt, um genaue Messwerte zu erhalten.

Pflegende erheben außer der Frequenz weitere Daten zur Atmung (☞ oben). Dabei ist es unter Umständen erforderlich, die Atmung eines Menschen nicht nur in *Ruhe*, sondern auch in *Belastungssituationen* zu beobachten: Wie atmet z. B. ein Patient, nachdem er mehrere Stufen hochgestiegen ist? Warum macht ein Säugling während des Stillens häufig Pausen; liegt das evtl. daran, weil er durch die Nase nicht ausreichend atmen kann (☞ Abb. 12.2.4)? Verändert sich seine Hautfarbe während des Trinkens (Zyanose ☞ Tab. 12.5.4, 16.2.4)?

Dokumentation

Die **Dokumentation** der Atemfrequenz erfolgt als Verlaufskurve oder als Zahl (Atemzüge/Min.) im Dokumentationsbogen. Weitere Besonderheiten und wichtige Begleiterscheinungen, z. B. die Benutzung der Atemhilfsmuskulatur, werden im Pflegebericht beschrieben, z. B.: „Frau Meier atmet bereits nach dem Gang zur Toilette unregelmäßig und schnell".

12.2.3 Normalzustand

> Die gesunde, **normale Atmung** *(Eupnoe)* erfolgt regelmäßig, gleichmäßig tief, ist geräuscharm und geruchlos.

12.2.3.1 Atemtyp

Nach der jeweils überwiegenden Muskelbeteiligung sind zwei Atemtypen zu unterscheiden (☞ Abb. 12.2.3):
- **Bauchatmung** *(Abdominal-* oder *Zwerchfellatmung)*
- **Brustatmung** *(Kostal-* oder *Thorakalatmung)*.

Daneben gibt es eine **Mischatmung** sowie einen Atemtyp, bei dem der Betroffene die Atemhilfsmuskulatur verwendet (**Auxiliaratmung**).

Bauchatmung

Bei der **Bauchatmung** übernimmt hauptsächlich das **Zwerchfell** die Atemarbeit. Der Bauch wölbt sich sichtbar vor. Physiologisch tritt sie besonders bei Männern, Säuglingen und Kleinkindern auf, pathologisch als Schonatmung nach Brustkorb-

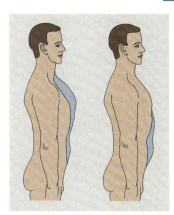

Abb. 12.2.3: Brust- und Bauchatmung. [L109]

verletzungen und -operationen. Eine vorwiegende Bauchatmung hat tiefere und ruhigere Atemzüge zur Folge.

> Vor einer Prüfung oder anderen aufregenden Situationen können wenige tiefe Atemzüge in den Bauch helfen, die lästige Nervosität besser in den Griff zu bekommen.

Brustatmung

Bei der **Brustatmung** geht die Inspiration überwiegend von den **Zwischenrippenmuskeln** aus. Der Brustkorb hebt sich sichtbar. Physiologisch ist sie bei der Mehrzahl der Frauen, pathologisch nach Bauchverletzungen und -operationen als Schonatmung. Eine vorwiegende Brustatmung beeinträchtigt die Atemintensität (☞ 12.2.3.3).

Mischatmung

Bei der **Mischatmung** werden Zwischenrippenmuskulatur und Zwerchfell gleich stark eingesetzt. Sie kommt besonders bei körperlicher Anstrengung vor.

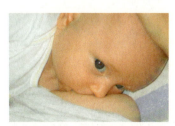

Abb. 12.2.4: Neugeborene und Säuglinge können gleichzeitig atmen und trinken. Als „Nasenatmer" werden sie durch Infekte im Nasenrachenraum, z. B. eine Rhinitis (☞ 32.5.2), stark beeinträchtigt. [O408]

329

12.2.3.2 Atemfrequenz

Atembeobachtung mittels Monitor, Intensivpflege ☞ 🖥

> **Atemfrequenz:** Anzahl der Atemzüge pro Minute.
> **Atemzug:** Einmal Ein- *und* Ausatmen.

Der **Normalwert** der Atemfrequenz ist altersabhängig, beim Erwachsenen beträgt er 12–20 Atemzüge/Min. Die altersabhängigen Atemfrequenzen im Kindesalter zeigt Tabelle 12.2.5.

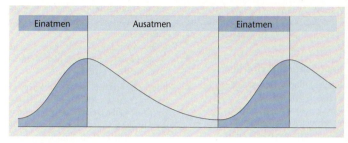

Abb. 12.2.6: Der normale Atemrhythmus.

12.2.3.3 Atemintensität

Beim gesunden Menschen entspricht die **Atemintensität** dem tatsächlichen Bedarf an Sauerstoff und hängt vom aktuellen Kohlendioxidgehalt des Blutes ab. Bei Veränderungen des Kohlendioxid- oder Sauerstoffgehalts im Blut erfolgt eine automatische Regulierung, bei Sauerstoffmangel z. B. werden die Atemzüge tiefer und die Atemfrequenz steigt.

12.2.3.4 Atemrhythmus

> **Physiologischer Atemrhythmus:** Regelmäßige Abfolge etwa gleich tiefer Atemzüge; die Zeit von Einatmung zu Einatmung ist ebenso konstant wie die Luftmenge, die bei der Einatmung in die Lunge strömt *(Atemzugvolumen)*.

Die Atmung des Gesunden ist regelmäßig und gleichmäßig tief, von den willkürlich beeinflussten oder leistungsbedingten Unregelmäßigkeiten abgesehen. Das Zeitverhältnis zwischen Einatmung und Ausatmung entspricht etwa 1 : 2, d. h. die Ausatmung dauert etwa doppelt so lange wie die Einatmung.

12.2.4 Physiologische und pathologische Veränderungen

12.2.4.1 Dyspnoe

Erstmaßnahmen bei Dyspnoe ☞ *18.2.1*

> **Dyspnoe:** Atemnot, also das (subjektive) Gefühl, „nicht genug Luft zu bekommen" und die Atemtätigkeit steigern zu müssen. Meist Ausdruck einer schweren Atmungsstörung unterschiedlicher Ursache und in der Regel mit sichtbar verstärkter Atemarbeit (z. B. Tachypnoe, Auxiliaratmung) einhergehend.

Dyspnoe hat vielfältige *Ursachen* (☞ Tab. 18.9): Sie reichen von Lungen- über Herzerkrankungen (*Perfussionsstörung*), z. B. bei chronischer Herzinsuffizienz (☞ 16.6.1), Stoffwechselstörungen *(Diffusionsstörung)*, z. B. bei Mukoviszidose (☞ 18.12) und Einschränkungen der Atemmuskulatur *(Ventilationsstörung* ☞ 18.3.1) bis hin zu psychischen Ursachen. Daher ist es wichtig, auf die Umstände zu achten, unter denen Dyspnoe auftritt, und auf Begleitsymptome, die auf die Grunderkrankung schließen lassen.

Vor allem bei Lungen- und Herzerkrankungen achten Pflegende darauf, welche körperlichen Anstrengungen zur Atemnot führen. Entsprechend beurteilen sie den *Schweregrad der Dyspnoe* (☞ Tab. 18.8). Damit lassen sich der Krankheitsverlauf sowie die Effektivität der Therapie bestimmen.

Dyspnoe-Zeichen
▶ Kurzatmigkeit: Tachypnoe mit ungenügender Atemtiefe der einzelnen Atemzüge
▶ Beklemmungsgefühl
▶ Unruhe
▶ Angst
▶ Patienten mit schwerster Dyspnoe sitzen mit aufgerissenen Augen und einem Gesichtsausdruck voller Panik und Todesangst im Bett und ringen nach Luft. Ein solcher Zustand höchster Atemnot, die der Patient nur durch aufrechte Haltung und Einsatz der Atemhilfsmuskulatur kompensieren kann, wird als **Orthopnoe** (*griech.:* ortho = aufrecht) bezeichnet.

Dyspnoe-Zeichen beim Säugling
Gerade beim Säugling sind die Zeichen einer Atemnot oft diskret und nicht mit denen beim Erwachsenen zu vergleichen. Ein Stöhnen bei der Atmung (Stridor), Bewegungen der Nasenflügel mit der Ein- und Ausatmung („Nasenflügeln") oder Einziehungen am unteren Thoraxrand, an den Schlüsselbeingruben oder zwischen den Rippen können einzige sichtbare Zeichen einer Atemnot sein (☞ Abb. 30.135).

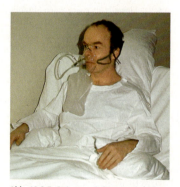

Abb. 12.2.7: Patienten mit Dyspnoe sind mit erhöhtem Oberkörper und zur Unterstützung der Atemhilfsmuskulatur zusätzlich mit leicht abgespreizten, abgestützten Armen zu lagern. Dieser Patient erhält außerdem Sauerstoff über eine Sauerstoffmaske mit Reservoirbeutel. [M161]

Alter	AF**/Min. im Wachzustand
Frühgeborene	50–70
Neugeborene	35–50
6.–12. Mon.	22–30
1.–2. Lj.*	17–23
2.–4. Lj.*	16–25
4.–6. Lj.*	14–23
6.–8. Lj.*	13–23
8.–10. Lj.*	14–23
10.–12. Lj.*	13–20
12.–14. Lj.*	15–20

*) Lj = Lebensjahr
**) AF = Atemfrequenz

Tab. 12.2.5: Atemfrequenz im Kindesalter.

Einschätzung der Dyspnoe

Atemnot ruft bei dem Patienten Gefühle der Beklemmung, Angst bis hin zur Panik hervor, da der Betroffene die Situation als lebensbedrohlich erlebt. Von den Pflegenden ist daher ruhiges, aber zügiges und kompetentes Handeln gefordert, damit die notwendige pflegerische und medizinische Versorgung optimal erfolgt. Dabei ist es wichtig, den Betroffenen ernst zu nehmen. Aufgrund der Ausnahmesituation ist der Patient meist nicht fähig, auf Anleitungen zur Atemtechnik (z. B. Lippenbremse) einzugehen, es sei denn, er hat dies schon vorher gelernt. Bei zunehmender Atemnot können die Patienten ihr Atemmuster kaum noch willentlich beeinflussen.

Um das Wahrnehmungsvermögen des Kranken für seine Atemsituation und die Intensität der Atemnot zu erfassen, wurden verschiedene Messmöglichkeiten entwickelt. Die **Borg-Skala** (☞ Abb. 12.2.8) wird z. B. eingesetzt, um die Atemnot über einen gewissen Zeitraum oder unter Belastung zu ermitteln und zu dokumentieren.

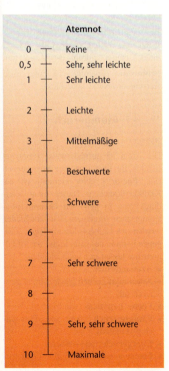

Abb. 12.2.8: Borg-Skala. In einer Zehn-Punkte-Skala von „keine Atemnot" bis „maximale Atemnot" kann die Selbsteinschätzung vorgenommen werden (⚟ 1).

12.2.4.2 Veränderungen des Atemtyps

Auxiliaratmung

Von einer **Auxiliaratmung** spricht man, wenn die Atemhilfsmuskulatur zur Unterstützung der Atmung eingesetzt wird. Dieser Atemtyp tritt bei Patienten mit schwerer Atemnot auf. Der Patient sitzt meist aufrecht im Bett. Er stützt sich seitlich mit den Armen ab, wobei der Kopf durch Anspannen der Schulter- und Halsmuskulatur gerade oder leicht nach hinten geneigt ist. Körperhaltung und Gesichtsausdruck zeigen deutlich die Anspannung und Angst des Patienten.

12.2.4.3 Veränderungen der Atemfrequenz

Tachypnoe

> **Tachypnoe:** Gesteigerte Atemfrequenz, beim Erwachsenen > 16 Atemzüge/Min. Sie kann bis zu 100 Atemzüge/Min. betragen (Kinder ☞ Tab. 12.2.5).

Eine **Tachypnoe** tritt bei erhöhtem Bedarf an Sauerstoff auf. Physiologisch ist sie bei körperlicher Anstrengung, psychischer Belastung, Hitzeeinwirkung (Sauna, heißes Bad) oder bei unvorbereitetem Aufenthalt in großer Höhe (ab ca. 2000 m Höhendifferenz). Psychisch bedingt tritt die Tachypnoe beim Hyperventilationssyndrom (☞ 18.2.6) auf.

Pathologische Ursachen sind z. B. Schmerzen, Fieber (Frequenz steigt pro 1 °C um etwa 7 Atemzüge/Min.), Herzkrankungen, Lungenerkrankungen und Anämie (☞ 22.5.1).

Bradypnoe

> **Bradypnoe:** Verminderte Atemfrequenz, beim Erwachsenen < 12 Atemzüge/Min. (Kinder ☞ Tab. 12.2.5).

Physiologisch ist eine **Bradypnoe** im Schlaf oder während tiefer Entspannung (Meditation, autogenes Training).

Pathologisch tritt sie auf bei:
▶ Schädigung des zentralen Nervensystems, z. B. Schädel-Hirn-Trauma (☞ 33.14.1)
▶ Vergiftungen, z. B. durch Benzodiazepine (☞ Tab. 34.16)
▶ Stoffwechselerkrankungen, z. B. ausgeprägter Hypothyreose (☞ 21.3.4).

Apnoe

Schlafapnoesyndrom ☞ 18.2.4

> **Apnoe:** Atemstillstand.

Ursache einer **Apnoe** kann eine Verlegung der Atemwege oder eine Lähmung des Atemzentrums bzw. der Atemmuskulatur sein. Eine Apnoe unterbricht die lebensnotwendige O_2-Zufuhr aller Organe. Insbesondere das Gehirn reagiert empfindlich auf Sauerstoffmangel. Eine unbehandelte Apnoe führt in 3–5 Min. zum Tode (☞ 10.7).

> **Notfall**
> Hat der Arzt nicht ausdrücklich den Verzicht auf Reanimationsmaßnahmen angeordnet, sind bei jedem **Atemstillstand** Notfallmaßnahmen anzuwenden (☞ 13.4).
> Setzen die Maßnahmen zu spät oder nur mangelhaft ein, bleiben dauerhafte Schäden zurück oder der Patient verstirbt innerhalb weniger Minuten.

12.2.4.4 Veränderungen der Atemintensität und -tiefe

> **Hyperventilation:** Eine Atemtätigkeit, die über den Sauerstoffbedarf des Organismus hinaus gesteigert ist.
>
> **Hypoventilation:** Verminderte Atemtätigkeit. Der Sauerstoffbedarf wird nicht gedeckt, Kohlendioxid wird nicht ausreichend abtransportiert.
>
> **Minderbelüftung:** (Zu) geringe Belüftung einzelner Lungenabschnitte, meist durch zu flache Atmung oder Sekretstau bedingt.

Der Organismus passt die **Atemintensität** dem Sauerstoffbedarf bzw. dem Sauerstoff- und Kohlendioxidgehalt im Blut an. Bei einem kranken, z. B. immobilen, Menschen lässt die Atemintensität beispielsweise nach, da sein Körper durch den Bewegungsmangel weniger Sauerstoff benötigt und weniger Kohlendioxid entsteht. Gleichzeitig können sich seine Lungen aufgrund einer einmal eingenommenen, selbst aber nicht zu ändernden Lagerung nicht entfalten. Es kommt zur **Minderbelüftung** der Lunge.

Andere Ursachen für eine Minderbelüftung sind z. B. schmerzbedingte Schonatmungen, etwa nach Thoraxverletzungen (☞ 26.8.2, 25.9), abdominellen Operationen (z. B. einer Cholezystektomie ☞ 20.5.2) oder ein Surfactantmangel bei Frühgeborenen (☞ 30.24.2).

Minderbelüftete Lungenabschnitte (*Atelektasen*) bieten Bakterien einen idealen Nährboden, und das Risiko eines Bakterienwachstums steigt durch schlechte Durchblutung. Die Entstehung einer Lungenentzündung (*Pneumonie* ☞ 18.4.4) wird begünstigt.

Entsprechend eignen sich zur Pneumonie- und Atelektasenprophylaxe (☞ 12.2.5.2) alle Maßnahmen, die die Belüftung der Lungen verbessern (☞ Tab. 12.2.14).

12.2.4.5 Veränderungen des Atemrhythmus: Pathologische Atemmuster

Der Atemrhythmus kann sich physiologisch bei körperlichen Tätigkeiten verändern. Pathologische Abweichungen des Atemrhythmus treten meist in Verbindung mit Veränderungen der Atemfrequenz und der Atemintensität auf, so dass spezielle **pathologische Atemmuster** erkennbar sind.

> **Pathologische Atemmuster sind:**
> ▶ Kussmaul-Atmung
> ▶ Cheyne-Stokes-Atmung
> ▶ Schnappatmung
> ▶ Biot-Atmung.

Kussmaul-Atmung

Die **Kussmaul-Atmung** (*Azidose-Atmung*) ist eine abnorm vertiefte, aber regelmäßige Atmung (☞ Abb. 12.2.9). Sie tritt bei einer stoffwechselbedingten *(metabolischen)* Azidose auf, z. B. beim diabetischen oder urämischen Koma (☞ 21.6.3 bzw. ☞ 29.11.1). Der Körper versucht, verstärkt CO_2 abzuatmen, um den niedrigen pH-Wert zu korrigieren.

Cheyne-Stokes-Atmung

Für die **Cheyne-Stokes-Atmung** ist ein periodisch wiederkehrendes An- und Abschwellen der Atemzüge mit kurzen Pausen typisch (☞ Abb. 12.2.9): Flache Atemzüge werden immer tiefer und flachen dann wieder ab. Zusätzlich kann sich die Atemfrequenz verändern. Nach einer Pause von manchmal mehr als zehn Sekunden setzen zunächst wieder flache, dann tiefer werdende Atemzüge ein.

Die Cheyne-Stokes-Atmung tritt bei einer schweren Schädigung des Atemzentrums auf und bei Herzerkrankungen in-

Bezeichnung	Atemmuster
Normale Ruheatmung	
Kussmaul-Atmung	
Cheyne-Stokes-Atmung	
Schnapp-atmung	
Biot-Atmung	

Tab. 12.2.9: Pathologische Atemmuster.

folge der verlangsamten Blutzirkulation. Sie kommt ohne Krankheitswert im Schlaf oder bei einem raschen Aufstieg in große Höhen vor.

Schnappatmung

Die **Schnappatmung** (☞ Abb. 12.2.9) tritt vor allem kurz vor dem Tod auf, oft geht ihr die Cheyne-Stokes-Atmung voraus. Die Schnappatmung ist gekennzeichnet durch einzelne schnappende Atemzüge, zwischen denen lange Pausen liegen.

Biot-Atmung

Bei der **Biot-Atmung** (☞ Abb. 12.2.9) werden mehrere gleichmäßig tiefe und kräftige Atemzüge durch eine deutliche und regelmäßig wiederkehrende Atempause unterbrochen. Sie kommt bei Patienten mit Hirndrucksteigerung, z. B. bei Meningitis (☞ 33.8.1), Schädel-Hirn-Trauma (☞ 33.14.1) oder bei Früh- und Neugeborenen vor.

12.2.4.6 Atemgeräusche

Atemgeräusche ☞ 18.2.4

> **Pathologische Atemgeräusche sind:**
> ▶ Evtl. Schnarchen
> ▶ Stridor
> ▶ Rasselgeräusche
> ▶ Giemen
> ▶ Exspiratorisches Stöhnen
> ▶ Schluckauf.

Das wohl häufigste Atemgeräusch ist das **Schnarchen** während des Schlafs. Es ist meist Folge einer Erschlaffung der Rachenmuskulatur oder einer behinderten

Nasenatmung (z. B. Adenoide bei Kindern, ☞ 32.5.4) mit daraus resultierender Verengung der Atemwege. Lautes Schnarchen ist auch eines der Leitsymptome des **Schlafapnoesyndroms** (ausführlich ☞ 18.2.4).

Ein **Stridor** (*lat.:* Zischen, Pfeifen) ist ein pfeifendes Atemgeräusch und entsteht bei verengten Atemwegen. Diese Verengung behindert den Luftstrom, so dass die Atmung meist verlängert und erschwert ist. Häufig tritt gleichzeitig eine Dyspnoe (☞ 12.2.4.1, 18.2.1) auf. Entsteht das Geräusch bei der Einatmung, handelt es sich um einen **inspiratorischen Stridor**. Der **exspiratorische Stridor** bezeichnet ein Geräusch während der Ausatmung. Auch ein kombinierter in- und exspiratorischer Stridor ist möglich.

Rasselgeräusche *(RG)* sind pathologische Atemgeräusche, die in den Bronchien entstehen.

Giemen bezeichnet Geräusche, die beim Durchtritt der Luft durch verengte Bronchien zu hören sind, z. B. Schwellungen der Bronchialschleimhaut oder Verlegung mit zähem Schleim bei Asthma bronchiale (☞ 18.6).

Ein **exspiratorisches Stöhnen** tritt bei Früh- und Neugeborenen als Zeichen eines Atemnotsyndroms (☞ 30.24.2) auf.

Schluckauf *(Singultus)* ist Folge einer Reizung des Nervus phrenicus.

12.2.4.7 Atemgeruch

Atemgeruch ☞ 18.2.5

Der Atem ist normalerweise (fast) geruchlos. Ein unangenehmer **Atemgeruch** (*lat.* **Foetor** = übler Geruch) ist ein Krankheitszeichen. Dieser muss allerdings vom in gewissen Grenzen physiologischen Mundgeruch unterschieden werden (☞ 12.5.2.4 Mundpflege). Folgende Formen des pathologischen Mundgeruches lassen sich unterscheiden:
▶ **Azetongeruch**
▶ **Ammoniakgeruch** (nach Salmiakgeist riechend)
▶ **Foetor hepaticus** (wie frische Leber)
▶ **Fäulnisgeruch** (übel riechend bis jauchig-stinkend)
▶ **Eitergeruch** (fade-süßlich)
▶ **Foetor uraemicus** (urinöser Geruch).

Erläuterungen, bei welchen Erkrankungen die einzelnen Veränderungen des Atemgeruchs auftreten, finden sich in Kapitel 18.2.5.

12.2.4.8 Husten

> **Husten:** Plötzliches Ausstoßen von Luft, um Bronchialsekret *(Sputum)*, Fremdkörper, schädliche Gase oder Partikel aus den Atemwegen zu entfernen.

Der **Hustenreflex** ist ein Schutzreflex, der die Atemwege von Fremdkörpern und anderen schädigenden Reizen befreit. Das Abhusten von Bronchialsekret beruht ebenso wie das Räuspern auf diesem Schutzmechanismus. Auch das Einatmen trockener Luft (Heizungsluft) kann den Hustenreflex auslösen.

> Husten ist meist ein harmloses Symptom, das vor allem bei Erkältungen auftritt. Hält ein Husten jedoch länger als 3 – 4 Wochen an, ist abzuklären, ob eine ernst zu nehmende Krankheit, z. B. ein Bronchialkarzinom (☞ 18.8.1), vorliegt. Bei Kindern ist wiederkehrender Reizhusten häufig erstes Zeichen einer bronchialen Obstruktion, z. B. bei Asthma bronchiale (☞ 18.6).

Es lassen sich verschiedene Arten des Hustens beobachten. Nach Häufigkeit, Dauer und Schleimsekretion werden unterschieden:

▶ **Akuter Husten,** z. B. bei einer akuten Bronchitis oder Lungenentzündung
▶ **Chronischer Husten,** z. B. bei langjährigem Rauchen, Bronchialkarzinom oder Tuberkulose
▶ **Rezidivierender Husten,** z. B. bei Asthma bronchiale, chronisch obstruktiven Lungenerkrankungen (☞ 18.5)
▶ **Produktiver Husten,** der Sekret, das von der Bronchialschleimhaut gebildet wurde, löst und aus der Lunge befördert
▶ **Unproduktiver Husten** (*trockener Reizhusten*); es wird kein Sekret abgehustet. Unproduktiver Husten tritt auf bei Atemwegsreizungen, aber auch bei ernsten Erkrankungen wie dem Bronchialkarzinom oder Keuchhusten (*Pertussis* ☞ 26.5.10). Er ist für den Betroffenen besonders quälend und erschöpfend.

Ablauf eines Hustenstoßes

Zunächst holt der Patient etwas Luft und presst sie – als ob er ausatmen wollte – gegen die geschlossene Stimmritze. Diese öffnet sich plötzlich, und die Atemluft wird ausgestoßen. Der Luftstrom kann dabei Geschwindigkeiten bis 1000 km/ Std. erreichen. Sekret oder Partikel werden mit diesem Luftstrom nach draußen geschleudert.

Hämoptyse und Hämoptoe

Husten und Sputum ☞ 18.2.3

> **Hämoptyse:** Aushusten von blutigem Sputum oder geringen Blutmengen.
> **Hämoptoe:** Aushusten größerer Blutmengen.

Hämoptyse und Hämoptoe werden unter dem Begriff **Bluthusten** zusammengefasst.

12.2.4.9 Sputum

> **Sputum** *(Auswurf, Expektoration):* Ausgehustetes Bronchialsekret. Geringe Mengen von glasig-hellem Sputum, die gelegentlich auftreten, haben keinen Krankheitswert.

Bei zahlreichen Erkrankungen, aber auch bei Rauchern, wird vermehrt Bronchialsekret gebildet. Oft ist die Beschaffenheit des **Sputums** nicht normal, sondern z. B. in Farbe oder Geruch verändert. Patienten können das Sputum jedoch nur selten beschreiben, da sie es unbemerkt oder bewusst verschlucken. In diesem Fall bitten die Pflegenden den Patienten, das Sputum in ein Gefäß abzuhusten, um es beobachten zu können. Neben Farbe, Menge, Geruch und Beschaffenheit des Sputums achten sie auf Beimengungen wie Eiter, Blut, Nahrungsreste oder Gewebeteile, die gelegentlich mit bloßem Auge erkennbar sind (☞ Tab. 12.2.10). Im Labor werden mit dem Mikroskop u. a. Bakterien, Pilze oder Tumorzellen festgestellt.

Die Sputummenge kann bei Infekten oder *Bronchiektasen* (sackförmige Ausbuchtungen im Lungengewebe) bis zu zwei Litern täglich betragen. Diese Mengen werden in der Flüssigkeitsbilanz (☞ 12.7.1.2) berücksichtigt.

Sputumgewinnung und Sputumdiagnostik

Bakteriologische und zytologische Untersuchung von Sputum ☞ 18.2.3

Zur Untersuchung von Sputum auf Erreger oder Zellen eignet sich am besten **Morgensputum** (*Nüchternsputum*), d. h. Sekret, das vor dem Frühstück und vor dem Zähneputzen ohne Beimengung von Speichel in einem sterilen, beschrifteten Gefäß aufgefangen wurde. Wichtig ist, dass der Patient nicht einfach Speichel ausspuckt, sondern mithilfe geeigneter Abhustetechniken (☞ 12.2.5.7.) Sekret aus den unteren Abschnitten der Luftwege nach außen befördert.

Kann nicht genug Sputum gewonnen werden, sind evtl. sekretlösende Maßnahmen (☞ 12.2.5.6) angezeigt. Unter Umständen verordnet der Arzt entsprechende Arzneimittel. Ist auch dies erfolglos, kann ein bronchoskopisches Absaugen von Sekret in Betracht gezogen werden (☞ 12.2.5.8).

> Die Sputumuntersuchung ist nur aussagekräftig, wenn tatsächlich Sputum eingeschickt wurde. Speichel und die darin enthaltenen physiologischen Bakterien verfälschen das Untersuchungsergebnis.

Umgang mit Sputum

> Sputum ist potentiell ansteckend. Um sich selbst, Patienten und Besucher zu schützen, ist ein konsequent hygienisches Verhalten erforderlich.

Beobachtung	Erkrankung
Zäh, fadenziehend, glasig	Asthma bronchiale (☞ 18.6)
Weißlicher Schleim, vor allem morgens abgehustet	Chronische Bronchitis, sog. „Raucherhusten" (☞ 18.5.1)
Eitrig, grün-gelb, oft leicht süßlich riechend	Bakterielle Infektion der Atemwege, z. B. eitrige Bronchitis, Lungenentzündung, Lungenabszess (☞ 18.4.4)
Übel bzw. faulig riechend	Gewebezerfall der Lunge bei Bronchialkarzinom (☞ 18.8.1)
Rotbraune Verfärbungen	Geringe Blutmengen bei Lungenentzündung, Bronchialkarzinom (☞ 18.8.1), Tuberkulose (☞ 18.4.5), Lungenembolie (☞ 18.10.1)
Dünnflüssig, schaumig, evtl. leicht blutig	Akutes Lungenödem (☞ 16.6.3)
Reichlich, zäh	Mukoviszidose (☞ 18.12)

Tab. 12.2.10: Charakteristische Sputumbeobachtungen bei verschiedenen Erkrankungen.

Hygieneregeln beim Umgang mit Sputum:

▶ Grundsätzlich Handschuhe tragen
▶ Sich nicht vom Patienten anhusten lassen
▶ Bei Kontamination mit Sputum die betroffenen Stellen desinfizieren
▶ Desinfektionslösung in den Sputumbecher (bevorzugt Einmalbecher mit Deckel, zur besseren Beobachtung aus durchsichtigem Kunststoff) geben, falls keine bakteriologische Diagnostik vorgesehen ist. Becher mindestens einmal täglich wechseln
▶ Papiertücher des Patienten direkt in einen am Nachtisch befestigten Abwurfbeutel oder eine Nierenschale entsorgen lassen

12.2.5 Pflegerische Interventionen

12.2.5.1 Pflegerische Interventionen bei Dyspnoe

Patientenbegleitung

Patienten mit schwerer **Dyspnoe** empfinden Todesangst. Hilflosigkeit und Erregung verstärken die Atemnot; so kann – auch bei nicht lebensbedrohlichen Erkrankungen – ein Teufelskreis entstehen.

Zentrales Pflegeziel ist daher, dem Patienten die Angst zu nehmen:
▶ Ruhe bewahren, auch in „brenzligen" Situationen ohne Hektik arbeiten
▶ Aufgeregte Mitpatienten oder Besucher aus dem Zimmer bitten. Bei Kindern verstärkt sich die Angst, wenn ihre Eltern oder Bezugspersonen aus dem Zimmer geschickt werden. Pflegende wirken auf betroffene, aufgeregte Eltern beruhigend ein, damit diese bei ihrem Kind bleiben können, ohne die Panik des Kindes zu verstärken
▶ Patienten nicht allein lassen
▶ Atmung erleichtern, z.B. durch Verändern der Lage (Unterstützen der Oberkörperhochlagerung oder Kutschersitz ☞ Abb. 12.2.18)
▶ Für Frischluft sorgen.

Atemnot betrifft alle Lebensbereiche eines Menschen. Sie raubt ihm den Schlaf mit der Konsequenz, dass die zunehmende Erschöpfung seine Atemnot weiter steigert. Die Atemnot kann Gespräche derart erschweren, dass der Patient versucht, sich nonverbal mitzuteilen (☞ 4.1.2). Entsprechend nehmen die Pflegenden Blickkontakt mit dem Betroffenen auf und reagieren auch auf Gesten und Mimik. Jede Verbesserung der Atmung mindert die

Angst des Patienten und stärkt damit das Vertrauen in die Pflegenden.

Notfall: Erstmaßnahmen bei Atemnot

▶ Über die Rufanlage Alarm auslösen
▶ Patienten nicht allein lassen, ihm das Gefühl von Ruhe und Sicherheit vermitteln
▶ Bei Notfall- oder Bedarfsmedikation Medikament nach Anordnung verabreichen
▶ Oberkörper hoch lagern, bei bekannter Herzinsuffizienz zusätzlich Beine tief lagern
▶ Atemhilfsmuskulatur unterstützen, z.B. die Arme leicht vom Brustkorb abgespreizt auf ein Kissen oder die gepolsterte Nachttischplatte abstützen oder den Patienten alternativ im Kutschersitz (☞ Abb. 12.2.18) sitzen lassen
▶ Patienten zu ökonomischer Atmung anleiten, z.B. zur *dosierten Lippenbremse* (☞ 12.2.5.3)
▶ Beengende Kleidung entfernen, evtl. Fenster öffnen
▶ Auf Arztanordnung Sauerstoff geben (☞ 12.2.5.9). **Vorsicht:** Wird der Patient dann plötzlich ruhiger, kann dies für eine Verbesserung der Atemnot sprechen, aber auch ein Hinweis auf einen Anstieg des pCO_2 mit drohender Kohlendioxidnarkose (☞ 12.2.5.9) sein
▶ Je nach Zustand Verlegung des Patienten auf die Intensivstation bzw. eine Intubation vorbereiten
▶ Auf Arztanordnung Bronchialsekret absaugen (☞ 12.2.5.8)
▶ Bewusstseinslage, Hautfarbe, Atmung, Blutdruck und Pulsfrequenz engmaschig kontrollieren
▶ Ablauf möglichst zeitnah dokumentieren.

Tritt die **Atemnot** infolge einer **chronischen Erkrankung** auf, so beraten und schulen die Pflegenden den Patienten und seine Angehörigen bezüglich atemunterstützender Körperpositionen und Atemtechniken. Diese Techniken und Maßnahmen können der Atemnot entgegen wirken, wenn sie von dem Betroffenen gut beherrscht und im Fall der beginnenden Atemnot automatisch angewendet werden. Pflegende empfehlen Patienten, die noch keine Schulung erhalten haben, die Teilnahme an standardisierten Schulungsprogrammen, z.B. für Asthma bronchiale (☞ 18.6).

12.2.5.2 Pneumonie- und Atelektasenprophylaxe

Pneumonie ☞ 18.4.4

Atelektasen (kollabierte Lungenabschnitte, die mit wenig oder keiner Luft gefüllt sind) sowie **sekundäre Pneumonien** (Lungenentzündung infolge eines anderen Krankheitsgeschehens) sind gefürchtete Komplikationen einer Beeinträchtigung der Atemfunktion. Die Behandlung von Pneumonien und Grippeerkrankungen verursachten z.B. im Jahr 2004 in Deutschland Krankheitskosten in Höhe von ca. 1,3 Milliarden Euro. (🕮 2) Die Zahl der *nosokomialen* (im Krankenhaus erworbenen) Pneumonien wird in Deutschland auf bis zu 150 000 pro Jahr geschätzt (☞ Abb. 12.1.15). (🕮 3)

> Auch wenn sich der Begriff **Pneumonieprophylaxe** streng genommen nur auf die Gefahr einer Lungenentzündung beschränkt, umfasst er heute alle Maßnahmen, mit denen sich Atembeeinträchtigungen erkennen und verhüten lassen.

Risiko einer Atembeeinträchtigung einschätzen

Gesunde Menschen wechseln häufig ihre Lage und Haltung. Durch die Bewegung werden die einzelnen Lungenabschnitte im Wechsel unterschiedlich stark belüftet. Während in Seitenlage zum Beispiel der jeweils oben liegende Lungenflügel besser belüftet wird, ist dies im Sitzen eher bei der Lungenspitze der Fall (vor allem mit vollem Magen). Ist der Mensch müde, löst das Atemzentrum häufiges Gähnen und tiefes Seufzen aus, um vor einer länger dauernden Phase geringer Belüftung nochmals alle Lungenanteile zu entfalten.

Diese Mechanismen sind beim **bettlägerigen Patienten** stark eingeschränkt. Durch Immobilität und einer damit verbunden flacheren Atmung werden Lungenabschnitte, die nur wenig an der Atembewegung teilnehmen, nicht ausreichend belüftet. Minderbelüftete (verminderte Ventilation) Lungenbezirke werden schlechter durchblutet (verminderte Perfusion) durchblutet, wodurch das Lungenproblem (z.B. Pneumoniegefahr) verstärkt wird *(Euler-Liljestrand-Reflex)*. Bettruhe und Mobilitätseinschränkung können das Atemvolumen wesentlich reduzieren. (🕮 4) Zusätzlich begünstigt die Brustatmung eine Minderbelüftung

(☞ 12.2.4.4). Folge ist, dass die *Alveolen* (Lungenbläschen) kollabieren und sich ihre Wände aneinander legen *(Atelektasen)*. Damit ist ein idealer Nährboden für Bakterien geschaffen. Zusätzlich begünstigt eine aus der Minderbelüftung resultierende Mangeldurchblutung (☞ unten) sowie ein Bronchialsekretstau die Entstehung einer Infektion mit möglicherweise lebensbedrohlichen Komplikationen (☞ 18.4.4).

Bei der Belüftung und Durchblutung der Lunge spielen zwei Mechanismen eine Rolle. Zum einen beeinflussen sich Belüftung und Durchblutung der Lunge gegenseitig: Schlecht belüftete Regionen werden reflektorisch schlecht durchblutet und umgekehrt. Zum anderen sind aufgrund der Schwerkraft die sich jeweils „unten" befindlichen Lungenabschnitte besser durchblutet als die „oberen".

Von einer guten Durchblutung hängt auch die Abwehrfunktion der Lunge ab. Mit dem Blutstrom
▶ Gelangen Zellen und Wirkstoffe der Immunabwehr an ihren Wirkort, z.B. Granulozyten und Immunglobuline
▶ Werden Gewebetrümmer entfernt
▶ Wird die „Nachricht" über das Eindringen von Keimen verbreitet, um weitere Abwehrmaßnahmen ergreifen zu können.

Außer bei immobilen und bettlägerigen Patienten ist das Risiko einer Atembeeinträchtigung besonders hoch für Menschen:
▶ Im Alter unter einem Jahr oder über 65 Jahre
▶ Mit schwerer Grunderkrankung oder Abwehrschwäche
▶ Mit einer bestehenden Lungen- oder Herzerkrankung
▶ Nach chirurgischen Eingriffen im Brust- oder Bauchraum
▶ Mit (meist schmerzbedingter) Schonatmung
▶ Während oder nach einer Beatmungstherapie
▶ Mit eingeschränktem Bewusstsein oder Bewusstlosigkeit
▶ Die rauchen. (☐ 5)

Erfassen einer Atembeeinträchtigung

Die Einschätzung und Beurteilung *(Assessment* ☞ *11.3)* der Atmung erfolgt anhand der einzelnen Beobachtungskriterien (☞ 12.2.2) sowie der Selbsteinschätzung des Patienten. Im „klinischen Bild" zeigt sich eine Verschlechterung der Atemleistung meist schon, bevor Laborwerte oder Röntgenbild dies anzeigen.

Hilfsmittel zur Risikobeurteilung von Atembeeinträchtigung: Atemskala

Im deutschsprachigen Raum gibt es bislang kein wissenschaftlich ausreichend überprüftes Assessmentinstrument zum Erfassen von Atembeeinträchtigungen. Dennoch ermöglicht z.B. die **Atemskala** nach *Christel Bienstein* (☞ Abb. 12.2.11) eine umfassende Risikoanalyse zur Pneumoniegefährdung. Im Rahmen der Pflegeanamnese gehen die Pflegenden die

	Punkte		
Bereitschaft zur Mitarbeit	0 Kontinuierliche Mitarbeit	2 Nur nach Aufforderung	
	1 Mitarbeit nach Aufforderung	3 Keine	
Vorliegende Atemwegserkrankungen	0 Keine	2 Bronchialinfekt	
	1 Leichter Infekt im Nasen-/Rachenraum	3 Lungenerkrankung	
Frühere Lungenerkrankungen	0 Keine		
	1 Leichte, z.B. bronchopulmonale grippale Infekte		
	2 Schwere Verläufe		
	3 Schwere Lungenerkr. mit bleibender Atemfunktionseinschränkung		
Immunschwäche	0 Keine	2 Erhöht	
	1 Leicht (z.B. lokale Infektion)	3 Völlig	
Raucher/ Passivraucher	0 Nichtraucher, geringfügiges Passivrauchen		
	1 Pro Tag 6 Zigaretten mit niedrigem Teer-/Kondensatgehalt ≤ 10 mg oder regelmäßiges Passivrauchen		
	2 Pro Tag 6 Zigaretten mit 10 – 13 mg Teer-/Kondensatgehalt oder regelmäßiges Passivrauchen (z.B. bei Rauchen des Partners)		
	3 Intensives Rauchen, mehr als 6 Zigaretten mit ≥ 15 mg Teer-/Kondensatgehalt, ständiger passiver Rauchkonsum		
Schmerzen	0 Keine		
	1 Leichte Schmerzen, Dauerschmerzen		
	2 Mäßige atmungsbeeinflussende Schmerzen		
	3 Starke atmungsbeeinflussende Schmerzen		
Schluckstörungen	0 Keine	2 Bei breiiger Nahrung	
	1 Bei flüssiger Nahrung	3 Komplette Schluckstörungen, auch beim Schlucken von Speichel	
Manipulative oro-tracheale Maßnahmen	0 Keine		
	1 Pflegemaßnahmen, z.B. Nasen- und Mundpflege		
	2 Zusätzlich orale oder nasale Absaugung		
	3 Zusätzlich endotracheale Absaugung ohne oder mit liegendem Tubus		
Mobilitätseinschränkung	0 Keine	2 Hauptsächlich Bettruhe	
	1 Eingeschränkte Mobilität, durch Gehhilfen kompensierbar	3 Völlige Einschränkung	
Arbeit in lungengefährdendem Beruf	0 Keine	2 Für 2 – 10 Jahre	
	1 Für 1 – 2 Jahre	3 > 10 Jahre	
Intubationsnarkose, Beatmung	0 In den letzten drei Wochen keine		
	1 Kurze Intubationsnarkose (bis 2 Stunden)		
	2 Langdauernde Intubationsnarkose (> 2 Stunden)		
	3 Mehrere Intubationsnarkosen oder > 12 Stunden Beatmung		
Bewusstseinslage	0 Keine Einschränkung		
	1 Leichte Einschränkung (reagiert auf Ansprache folgerichtig)		
	2 Reagiert auf Ansprache nicht folgerichtig		
	3 Keine Reaktion		
Atemanstrengung	0 Zwerchfell- und Thoraxatmung ohne Anstrengung		
	1 Zwerchfell- oder Thoraxatmung mit Anstrengung		
	2 Zwerchfell- oder Thoraxatmung mit großer Hilfestellung		
	3 Keine Zwerchfell- oder Thoraxatmung möglich		
Atemfrequenz	0 14 – 20 Atemzüge/ Min.		
	1 Unregelmäßige Atmung		
	2 Regelmäßige bradypnoische oder tachypnoische Atmung		
	3 Regelmäßige, sehr tiefe oder auch oberflächliche Atemzüge oder zwischen tachypnoisch und bradypnoisch wechselnde Atmung		
Atemdepressive Arzneimittel	0 Keine		
	1 Unregelmäßige Einnahme, geringe Atemdepression		
	2 Regelmäßige Einnahme, mäßige Atemdepression		
	3 Regelmäßige Einnahme spezifisch atemdepressiver Arzneimittel (z.B. Opiate, Barbiturate)		
Summe			
	Bewertung: **0 - 6** Punkte = Nicht gefährdet		
	7 - 15 Punkte = Gefährdet		
	16 - 45 Punkte = Hochgradig gefährdet, manifeste Atemstörung		

Abb. 12.2.11: Anhand der Atemskala nach Christel Bienstein (leicht modifiziert) können die Pflegenden die Atemsituation erfassen, einschätzen und dokumentieren. (☐ 6)

Kriterien der Skala Schritt für Schritt mit dem Patienten durch und ergänzen ggf. einzelne Beobachtungskriterien. Verändert sich der Zustand des Patienten, erfolgt eine neue Einschätzung mithilfe der Skala. Je höher die Punktzahl ausfällt, desto höher ist auch das Risiko einer Pneumonie oder Atemstörung.

Maßnahmen zur Pneumonie- und Atelektasenprophylaxe

Entsprechend der Pneumonie- und Atelektasengefährdung und den Ressourcen des Patienten erarbeiten Pflegende gemeinsam mit dem Patienten einen Plan, der individuelle Ziele der prophylaktischen Pflegemaßnahmen umfasst.

Die Maßnahmen zur Prävention einer Atembeeinträchtigung entsprechen vier wesentlichen **Hauptzielen:**
- Lungenbelüftung verbessern
- Sekretmobilisation fördern
- Aspiration (☞ 12.6.5.7) vermeiden
- Infektionen der Atemwege verhindern.

Einige Kliniken verwenden **Pflegestandards** (☞ 3.5.4), in denen je nach Risikostufe, z. B. anhand der Bewertung in der Atemskala (☞ Abb. 12.2.11), Pflegemaßnahmen (☞ Tab. 12.2.14) und deren Häufigkeit festgelegt sind.

Patientenberatung

Ein informierter und in die Maßnahmenplanung einbezogener Patient nimmt auf die Entwicklung seiner Gesundheit entscheidenden Einfluss. Daher kommt der **Patientenaufklärung** zu persönlichen Risikofaktoren eine große Bedeutung zu. Zu einer **gelenkten Patientenschulung** gehört die **mündliche, schriftliche** und **praktische Instruktion** in einer für den Patienten verständlichen Weise. Besonders bei der Anwendung von Atemtrainingsgeräten (z. B. SMI-Trainer ☞ 12.2.5.3) oder Inhalationen (☞ 12.2.5.6) ist ein kooperativer Patient, der die Motivation für das Training aufbringt, entscheidend. Die Pflegenden nehmen sich deshalb Zeit, den Patienten mit dem Gerät vertraut zu machen und dessen Funktion zu erklären. Bei weiteren Fragen stehen sie dem Patienten jederzeit zur Verfügung. Bei operativen Eingriffen an Brust- oder Bauchraum ist es besonders wichtig, den Patienten bereits präoperativ in die Maßnahmen (z. B. Atemtraining mit SMI-Trainern) einzuweisen und gezielt anzuleiten.

Bei chronischen Lungenerkrankungen (z. B. Asthma bronchiale, Lungenemphysem) wird den Patienten empfohlen, im Zusammenhang mit der Atmung ein Tagebuch zu führen. Spezielle Informationsblätter helfen Betroffenen, sich über ihre Krankheit zu informieren und sich im Notfall richtig zu verhalten (☞ Abb. 12.2.12). (📖 1)

Besonderheiten bei älteren Menschen

Um ältere Menschen vor einer Pneumonie zu bewahren, ist es von größter Bedeutung, ihre Mobilität zu erhalten, zu fördern oder wiederherzustellen (Prävention von Bettlägerigkeit ☞ 12.8.5.6). Für eine ausreichende Ernährung und Flüssigkeitsaufnahme sowie die gründliche Mundhygiene ist zu sorgen. Ab 60 Jahren empfiehlt die ständige Impfkommission des Robert Koch-Instituts eine Impfung gegen Influenza und Pneumokokken. Die Letalitätsrate von Altenheimbewohnern kann auch durch eine hohe Immunisierungsrate des Personals gesenkt werden (📖 7).

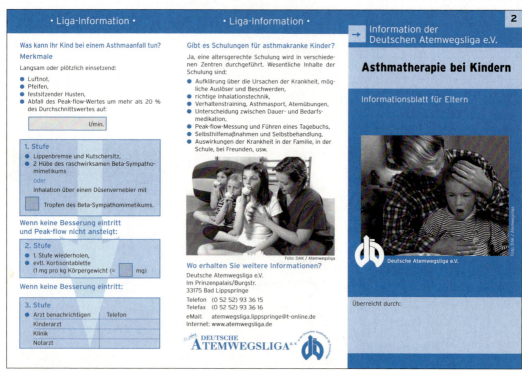

Abb. 12.2.12: Asthmatherapie bei Kindern, Informationsblatt für Eltern. [W242]

12.2.5.3 Atemübungen und Atemgymnastik

Richtiges Atmen erfordert eine gute Körperhaltung, ausreichend Bewegung und frische Luft; leider sind diese Voraussetzungen jedoch nicht für alle Patienten in der Klinik realisierbar. **Atemübungen** und **Atemgymnastik** helfen, Fehlatmungen zu beheben, die Lunge besser zu belüften und den Selbstreinigungsmechanismus der Atemwege anzuregen.

Damit der Patient bei den Übungen so viel frische Luft wie möglich einatmen kann, wird das Zimmer – falls möglich mit Zustimmung des Patienten – vorher gelüftet. Ist zu erwarten, dass die Übungen aufgrund von Schmerzen nicht richtig ausgeführt werden können, erhält der Patient vorab eine ausreichende Schmerzmittelgabe (Arzt rechtzeitig danach fragen).

Atemübungen und Atemgymnastik gehören zum Aufgabenbereich der Pflege und der Physiotherapie (☞ 15.12.1). Da sich im Pflegealltag viele Möglichkeiten bieten, die Atmung des Patienten wirkungsvoll zu unterstützen, ist eine gute Absprache und Zusammenarbeit der beiden Berufsgruppen wichtig.

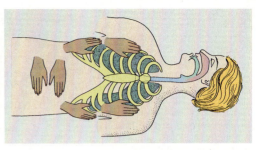

Abb. 12.2.13: Gezielte Bauch- und Flankenatmung: Der Patient versucht, während der Inspiration die aufliegenden Hände wegzuatmen. [A300-157]

Frühmobilisation

Körperliche Aktivität ist für eine ausreichende und gleichmäßige Belüftung aller Lungenpartien unverzichtbar. Daher wird, auch bei schweren Erkrankungen, so früh wie möglich mit der Mobilisation begonnen. Je nach Belastbarkeit soll der Kranke unter tiefem Durchatmen so oft wie möglich:

▶ Sich im Bett aufsetzen
▶ Aufstehen (mit Hilfe)
▶ Vor dem Bett auf der Stelle treten
▶ Im Zimmer oder auf dem Flur umhergehen.

Krankengymnastische Übungen zur Erhaltung oder Förderung der Mobilität müssen ärztlich angeordnet werden. Für Patienten mit strenger Bettruhe sollte ein „Bewegungsplan" erstellt werden, in dem festgelegt ist, welche Lagepositionen in regelmäßigen Intervallen zur Anwendung kommen. Ziel ist dabei, dass alle Lungenpartien ausreichend belüftet werden und das Bronchialsekret in Richtung Hauptbronchus abfließen kann.

Einfache Atemübungen

Die einfachste Atemübung ist das regelmäßige **tiefe Durchatmen** zur besseren Belüftung der Lungen, hierzu wird der Patient immer wieder motiviert. Auch häufiges *Recken* und *Strecken* sowie *Lachen* und *Singen* haben eine atemfördernde Wirkung.

Atembeeinträchtigung und deren Ursachen	Pflegemaßnahmen zur Prophylaxe
Unzureichende Lungenbelüftung	
▶ Eingeschränkte Atemmechanik (z. B. durch Immobilität), ungünstige Atemmuster (z. B. Brustatmung), ungünstige Lagerung (z. B. Herabrutschen im Bett in Oberkörperhochlagerung), Erschöpfung, Störungen des Atemzentrums (etwa bei Vergiftungen) ▶ Schmerzbedingte Schonatmung ▶ Atelektasen (durch Verlegung der Atemwege mit Sekret oder nach OP)	▶ Frischluft, Zimmer lüften ▶ (Früh-)Mobilisation (☞ 12.2.5.3) ▶ Effektive Schmerzmitteltherapie (nach Arztanordnung) ▶ Atemübungen und Atemgymnastik (☞ 12.2.5.3) ▶ Atemunterstützende Lagerungen (☞ 12.2.5.4) ▶ Atemstimulierende Einreibung (☞ 12.2.5.5) ▶ Sauerstoff verabreichen (nach Arztanordnung) (☞ 12.2.5.9)
Vermehrte Sekretansammlung in den Atemwegen	
▶ Vermehrte Sekretproduktion (Rauchen, Bronchitis, Asthma bronchiale, nach Narkose) ▶ Sehr zähes Sekret (Asthma bronchiale) ▶ Mangelndes Abhusten bei Schmerzen, Erschöpfung, Bewusstseinsstörungen, Intubation	▶ Regelmäßige und ausreichende Flüssigkeitszufuhr ▶ Schleimlösende Tees, z. B. Spitzwegerich ▶ Sekretlösende Maßnahmen (☞ 12.2.5.6), z. B. Inhalationen ▶ Unterstützung bei der Sekretentleerung (☞ 12.2.5.7)
Infektion der Atemwege	
▶ Störung der normalen Mundflora, mangelhafte Mundhygiene ▶ Erkrankungen der Mundhöhle, z. B. Mundsoor ▶ Immunschwäche ▶ Kontamination der Atemwege durch invasive und nicht invasive Maßnahmen	▶ Regelmäßige Schleimhautinspektion ▶ Mund- und Nasenpflege (☞ 12.5.2.4) ▶ Aseptisches Arbeiten (☞ 12.1.3.2), insbesondere bei: Beatmung, Tracheostoma, Inhalation, O₂-Gabe, Absaugen von Atemwegssekret ▶ Hygienische Händedesinfektion
Aspiration (☞ 12.6.5.7)	
▶ Unfähigkeit, richtig zu kauen und zu schlucken, z. B. nach Schlaganfall ▶ Bewusstseinsstörungen ▶ Narkose (insbesondere bei Intubationsnarkose) ▶ Regurgitation (Zurückströmen von Magensaft in die Mundhöhle) ▶ Enterale (nasale) Ernährungssonde: Sonde behindert Sphinkterverschluss; Gefahr von Reflux (*zurückfließen*) von Sondenkost	▶ Angemessene Ernährung, Hilfestellung bei der Nahrungsaufnahme ▶ Schlucktraining (nicht bei nasaler Sonde!) ▶ Oberkörperhochlagerung (30–45°) bei nasoenteraler Sonde ▶ Kontrolle der Sondenlage vor Verabreichen der Sondenkost ▶ Bei Risikopatienten: funktionsfähiges Absauggerät bereithalten

Tab. 12.2.14: Mögliche Ursachen einer Atembeeinträchtigung und geeignete Maßnahmen zur Prophylaxe.

Bei der **Kontaktatmung** wird die Bauch- und Flankenatmung des Patienten gezielt gefördert: Pflegende legen dazu ihre Hände auf Bauch bzw. Thorax des Patienten. Der Patient versucht nun, die locker aufgelegten Hände während der Inspiration mit ruhigen und tiefen Atemzügen „wegzuatmen". Die Exspiration wird durch leichten Druck der Hände unterstützt. Durch diesen Reiz lernt der Patient, die Atembewegungen wahrzunehmen und zu steuern. Damit der Patient seine *Bauchatmung* intensiviert, die für eine gute Belüftung der unteren Lungenanteile wichtig ist, legen ihm die Pflegenden beide Hände auf den Bauch. Zur Intensivierung der *Flankenatmung* legen sie ihre Hände an den unteren Rippenbögen in der linken und rechten Axillarlinie an (☞ Abb. 12.2.13). Diese Übung sollte mehrmals am Tag wiederholt werden.

Ausatmen gegen Widerstand

Gegen einen **Widerstand** auszuatmen, erfordert mehr Kraft als die gewohnte Atmung. Um genug „Puste" zu haben, holt der Patient vorher tief Luft.

Einfachere Methoden, wie etwa das langsame Aufblasen eines Luftballons mit wenigen Atemzügen, das Aufwirbeln von Flüssigkeit oder Produzieren von Seifenblasen mit einem Strohhalm, erzielen zwar den gleichen Effekt, sollten aber wegen der ungenügenden Steuerbarkeit der Atemtechnik nur eingeschränkt (etwa bei Kindern) eingesetzt werden. Diese Übungen intensivieren zwar die Atmung, können aber bei zu häufiger Wiederholung zu einer *Hyperventilation* (☞ 12.2.4.4) führen.

> **Vorsicht**
> Da das Atmen gegen Widerstand den Druck in den Atemwegen erhöht, sind Atemübungen gegen Widerstand bei Patienten mit Lungenemphysem (☞ 18.5.2) kontraindiziert. Es besteht die Gefahr, dass Emphysemblasen platzen und ein Pneumothorax (☞ 18.9) entsteht.

Dosierte Lippenbremse

Bei der **dosierten Lippenbremse** atmet der Patient mit geschlossenem Mund durch die Nase ein. Während der Ausatmung lässt er die Luft leicht und ohne Anstrengung zwischen den locker aufeinander liegenden Lippen geräuschlos entweichen. Dies erzeugt einen Widerstand, der den Druck in den Luftwegen künst-

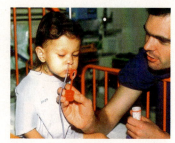

Abb. 12.2.15: Seifenblasen pusten als spielerische Form der Atemgymnastik. [N321]

lich erhöht und das Bronchialsystem erweitert. Die Bronchiolen bleiben offen und der Atemwegswiderstand in den tiefer gelegenen Atemwegen wird reduziert. Bei den Übungen soll der Patient ohne Druck ausatmen und keine Geräusche erzeugen. Stattdessen geht es darum, sich Zeit für den fließenden Atem zu nehmen. Die erleichterte Ausatmung und damit einhergehende verbesserte Lungenbelüftung ist auch in der Blutgasanalyse (☞ 18.3.2) nachweisbar.

> **Dosierte Lippenbremse bei Atemnot**
> Die dosierte Lippenbremse kann bei körperlicher Belastung einer Atemnot entgegenwirken. Damit der Patient die Technik im Falle einer akuten Atemnot beherrscht, üben die Pflegenden sie sorgfältig – auch unter Belastung z. B. beim Treppensteigen – mit ihm ein.

Gähn- und Schnüffelatmung

Die **Gähn- und Schnüffelatmung** wirkt ähnlich wie die dosierte Lippenbremse (☞ oben) dem Kollaps der Bronchiolen entgegen und verbessert bei bronchialen Verengungen die Ausatmung und Ventilation. Dazu zieht der Patient bei geschlossenen Lippen seinen Unterkiefer – wie beim Gähnen – ganz nach unten, legt die Zunge nach unten hinten und atmet so langsam ein. Nach einer kurzen Atempause atmet er – möglichst mit dosierter Lippenbremse – wieder aus.

Atemgymnastik mit SMI-Trainern

Atemtraining mit dem IPPB-Gerät ☞ 12.2.5.6

Für die Atemgymnastik nach dem Prinzip der *anhaltend maximalen Inspiration* (kurz **SMI** für englisch: **s**ustained **m**axi-

mal **i**nspiration) stehen verschiedene Atemtrainer zur Verfügung. Sie beugen Komplikationen wie Atelektasen und Pneumonien vor. Die Wirkung beruht auf einer verbesserten Verteilung der Atemluft in den Lungenabschnitten (☞ 8). Es gibt:
- **Flow-orientierte Geräte,** bei denen die Einatemluft eine bestimmte Strömungsgeschwindigkeit erreichen muss, um im Gerät einen oder mehrere Bälle in der Schwebe zu halten (z. B. Mediflo® ☞ Abb. 12.2.16).
- **Volumen-orientierte Geräte,** bei denen das zu erreichende Volumen z. B. über einen kleinen Kegel markiert ist.

Während des Atemtrainings sollten die Atemwege frei von zähem Sekret sein. Dies ist der Grund, warum vor Trainingsbeginn häufig eine Inhalation (☞ 12.2.5.6) durchgeführt wird.

Damit der Patient während des Trainings ausschließlich durch das Mundstück des SMI-Trainers einatmet, erhält er eine Nasenklemme. Durch das tiefe, ruhige Einatmen (Atemfrequenz < 25/Min.) über das Mundstück gelangt die Atemluft gleichmäßig in alle Lungenabschnitte und verhindert so eine Atelektasenbildung. Das Anhalten der Atemluft für ca. 2–3 Sek. (endinspiratorische Pause) verstärkt diesen Effekt. Die Vorgabe von Volumen und Flow ist individuell und wird zunehmend gesteigert.

Bei geplanten Operationen beginnt das Atemtraining bereits präoperativ, da das Erlernen neuer Techniken dem erschöpften Patienten nach der OP erfahrungsgemäß schwer fällt. Außerdem kennt der Patient so seine unter normalen Umständen übliche Atemleistung. Nach der Operation ist er dann motiviert, den präoperativen Ausgangswert zu erreichen.

Pro Übungsintervall soll der Patient ca. 8- bis 10-mal hintereinander über das Gerät einatmen. Besteht keine andere Arztanordnung, wird die Übung möglichst stündlich wiederholt.

Durchführung am Beispiel eines floworientierten Gerätes mit *einem* Ball:
- Im Sitzen oder mit hochgelagertem Oberkörper üben
- Nasenklemme aufsetzen
- Ausatmen
- Mundstück mit den Lippen dicht umschließen
- Langsam und gleichmäßig einatmen, der Ball steigt auf (Markierung beachten)

- Den Ball mindestens 2–3 Sek. in der Schwebe halten
- Luft kurz anhalten
- Gerät absetzen
- Langsam ausatmen.

Fehler ergeben sich meist aus unzureichender Anleitung und Kontrolle. Häufig pustet der Patient in das Gerät hinein, oder er atmet zu schnell und ruckartig ein, so dass das gewünschte Volumen zwar leicht erreicht, aber kein Trainingseffekt erzielt wird.

Der SMI-Trainer ist ein **Einmalartikel** und steht dem Patienten während des gesamten Krankenhausaufenthalts zur Verfügung. Nach jeder Anwendung ist das Mundstück zu säubern. Bei der Entlassung wird der SMI-Trainer entweder zum weiteren Üben mit nach Hause gegeben oder in den Müll entsorgt.

Atemmuskeltraining mit dem Threshold®-Gerät

Bei chronischen obstruktiven Lungenerkrankungen (☞ 18.5.1, 18.5.2) empfiehlt sich das gezielte **Training der Einatemmuskulatur** z.B. mit dem Threshold®-Gerät (☞ Abb. 12.2.17). Ein Federventil, das bei der Einatmung geöffnet werden muss, setzt der Muskulatur einen Widerstand entgegen. Die Öffnung des Inspirationsventils wird über eine Feder genau eingestellt. Der Widerstand lässt sich entsprechend der Belastungsfähigkeit des Patienten steigern: Man beginnt ein solches Muskeltraining, das 10–15 Min. täglich dauern sollte, bei 30% der maximalen Inspirationskraft.

12.2.5.4 Atemunterstützende Lagerungen

Bauchlagerung ☞ 18.13

Regelmäßiger Lagewechsel

Längeres Liegen ohne **Lagewechsel** führt in den jeweils unteren Lungenabschnitten zu einer verminderten Belüftung. Gleichzeitig sammelt sich dort Sekret an, das der Patient meist nur schwer oder gar nicht abhusten kann. Das regelmäßige Umlagern muss daher bei bewegungseingeschränkten Patienten unterstützt werden. Um dies zu erreichen, wird gemeinsam mit dem (ärztlich verordneten) Physiotherapeuten ein Bewegungsplan erstellt (☞ Abb. 12.8.26). Die Pflegenden unterstützen den Patienten bei der Umlagerung und fordern mobile Patienten auf, so oft wie möglich aufzustehen. Sollten

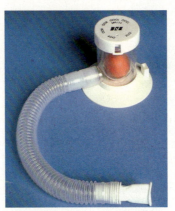

Abb. 12.2.16: Mediflo® zur Atemgymnastik. Der Patient wird angehalten, den roten Ball möglichst lange schweben zu lassen. [K183]

Beeinträchtigungen vorliegen, die mit Schmerzen einhergehen, so ist vor der Durchführung von atemunterstützenden Lagerungen, insbesondere bei Dehnlagerungen, an eine effektive Schmerztherapie zu denken.

Oberkörperhochlagerung

Der Patient kann im Sitzen leichter und tiefer durchatmen und effektiver abhusten als im Liegen. Die **Oberkörperhochlagerung** sollte jedoch nur im Wechsel mit anderen Lagerungen erfolgen, da die unteren Lungenabschnitte ansonsten *ununterbrochen* schlecht belüftet wären und u.U. die Gefahr eines Dekubitus im Gesäß-Steiß-Bereich besteht. Die Pflegenden achten darauf, dass der Patient im Bett nicht zum Fußende abrutscht, da dies zu einer ungünstigen Abknickung (☞ 12.10.5.2) und Kompression des Thorax führen und die Atmung erheblich einschränken würde (□ 9). Eine Fußstütze oder eine „Rutschbremse" in Form eines zusammengerollten kleinen Handtuchs direkt vor den Sitzbeinhöckern stabilisieren die Oberkörperhochlagerung.

Bei Atemnot werden die Arme des Patienten zusätzlich auf Kissen gelagert. Dies dehnt den Brustkorb und unterstützt die Atemhilfsmuskulatur. Ist die Lagerung über längere Zeit notwendig, achten die Pflegenden auf eine Druckentlastung des Gesäßes durch individuell abgestimmte druckreduzierende Hilfsmittel. Eine Knierolle trägt zur Entspannung der Bauchdeckenmuskulatur bei und erleichtert damit die Atmung. Allerdings verleitet sie den Patienten auch zur Immobilität und

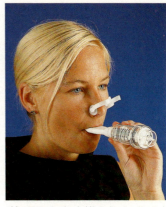

Abb. 12.2.17: Threshold®-Gerät zum Atemtraining. [U106]

sollte daher im Sinne der Kontrakturenprophylaxe (☞ 12.8.5.7) nicht routinemäßig verwendet werden.

Kutschersitz

Beim **Kutschersitz** vergrößert sich die Atemfläche durch die Dehnung des Brustkorbs, so dass ein besonders tiefes Durchatmen möglich ist (☞ Abb. 12.2.18). Die Körperhaltung bringt Erleichterung bei Atemnot und begünstigt das tiefe Atmen vor dem Abhusten. Soll der Patient seine Atmung besser spüren, legt die Pflegekraft ihre Hand auf seine Flanken.

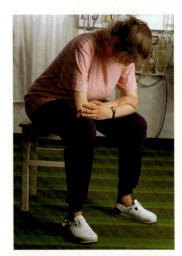

Abb. 12.2.18: Kutschersitz. Die aufgestützten Arme übernehmen das Gewicht des Schultergürtels und ermöglichen dadurch ein tieferes Durchatmen. [K183]

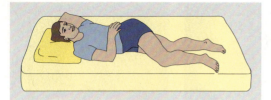
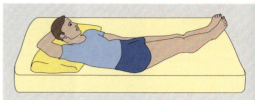

Abb. 12.2.19: Drehdehnlage: Der Patient liegt auf der Seite; der obere Arm befindet sich hinter dem Kopf, die Hand im Nacken. Ohne die Lage der Beine zu verändern, bewegt er den Oberkörper vorsichtig so weit wie möglich nach hinten. [L109]

Abb. 12.2.20: Halbmondlage: Der Patient liegt mit gestreckten Beinen auf dem Rücken. Er hält einen Arm hinter den Kopf, die Hand im Nacken, und legt den Ellbogen auf der Unterlage ab. Die gestreckten Beine und die andere Hand bewegen sich auf der Gegenseite aufeinander zu, bis eine halbmondähnliche Lage erreicht ist. [L109]

Dehnlagerungen

Dehnlagerungen bewirken durch eine bessere Lungenentfaltung eine Vergrößerung der Atemfläche, wodurch die Atmung erleichtert wird. Außerdem wirken sie entspannend und unterstützen die Beweglichkeit des Brustkorbs. Folgende Dehnlagerungen werden unterschieden:
▶ Drehdehnlage (☞ Abb. 12.2.19)
▶ Halbmondlage (☞ Abb. 12.2.20)
▶ V-, A-, T-, I-Lagerungen.

Die für den Patienten geeignete Lagerungsart muss auf das Krankheitsbild abgestimmt sein (☞ Kap. 18). Die **Drehdehn-** und die **Halbmondlage** sind vor allem bei chronischen Lungenerkrankungen wie chronisch-obstruktiver Bronchitis (☞ 18.5.1) oder Lungenemphysem (☞ 18.5.2) empfehlenswert. Bei beidseitigen Lungenerkrankungen werden die Lagerungen abwechselnd auf beiden Seiten durchgeführt, ansonsten nur auf der eingeschränkten Seite und nur so weit, wie der Patient sie als angenehm empfindet.

Patienten mit chronischen Lungenerkrankungen werden von den Pflegenden angeleitet, so dass sie diese Lagerungen so weit wie möglich selbstständig und eigenverantwortlich ausführen zu können.

> Da die Dehnlagerungen für den Patienten schnell unangenehm werden, wird er immer wieder nach seinem Befinden gefragt. In der Regel können die Lagerungen 2- bis 3-mal täglich für 10–20 Min. im Liegen, die V-A-T-I-Lagerungen (☞ unten) auch in Oberkörperhochlage angewandt werden.

V-, A-, T-, I-Lagerungen

Bei den **V-, A-, T-, I-Lagerungen** (☞ Abb. 12.2.21–12.2.24, Tab. 12.2.25) werden bestimmte Lungenabschnitte durch gezielte Hohllagerung des Brustkorbs gedehnt und dadurch besser belüftet.

Lagerung	Durchführung	Wirkungsweise/Anwendung
V-Lagerung (☞ Abb. 12.2.21)	▶ Spitze der beiden Kissen befindet sich im Sakralbereich ▶ Hals und Wirbelsäule liegen frei ▶ Kopf mit kleinem Kissen unterstützen	▶ Dehnung der unteren Lungenabschnitte ▶ Förderung der Atmung in den seitlichen Thoraxbereichen (Flanken)
A-Lagerung (☞ Abb. 12.2.22)	▶ Spitze der beiden Kissen befindet sich im oberen Halswirbelsäulenbereich ▶ Die Wirbelsäule liegt ab Höhe des 4. Halswirbels frei ▶ Kopf mit kleinem Kissen unterstützen	▶ Dehnung der oberen Lungenabschnitte (Lungenspitzen) ▶ Zur Entlastung der Wunde nach Thoraxoperationen
T-Lagerung (☞ Abb. 12.2.23)	▶ Ein Kissen unterstützt die Wirbelsäule, das zweite Kissen die Schultern ▶ Rippen liegen frei	▶ Dehnung des gesamten Brustkorbs und damit Belüftung aller Lungenbezirke
I-Lagerung (☞ Abb. 12.2.24)	▶ Nicht zu prall gefülltes Kissen oder schmale Rolle unter der Wirbelsäule ▶ Kopf mit kleinem Kissen unterstützen	▶ Anwendung bei sehr schlanken oder kleinen Patienten ▶ Gleiche Wirkung wie die T-Lagerung

Tab. 12.2.25: Durchführung und Wirkungsweise der V-A-T-I-Lagerungen.

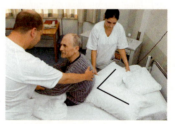
Abb. 12.2.21: V-Lagerung. [K115]

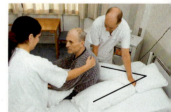
Abb. 12.2.22: A-Lagerung. [K115]

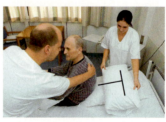
Abb. 12.2.23: T-Lagerung. [K115]

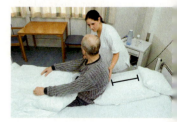
Abb. 12.2.24: I-Lagerung. [K115]

Atemstimulierende Einreibung [K115]

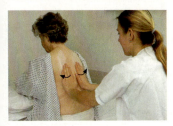

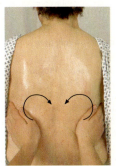

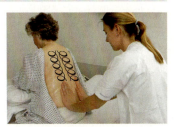

Abb. 12.2.26: Während der Ausatmung kräftigeren Druck links und rechts an der Wirbelsäule ausüben.

Abb. 12.2.27: Während der Einatmung geringeren Druck zur Wirbelsäule hin ausüben.

Abb. 12.2.28: Kreisförmige Bewegungen mit stärkerem Druck (dicker gekennzeichnet) und geringerem Druck (dünner gekennzeichnet) bis zum unteren Rippenrand durchführen.

12.2.5.5 Atemstimulierende Einreibung

Basale Stimulation® ☞ 12.11.3.3

Die **atemstimulierende Einreibung** *(ASE)* verhilft dem Patienten zu einer gleichmäßigen und tiefen Atmung, gleichzeitig wird die Körperwahrnehmung des Patienten durch die Konzentration auf die eigene Atmung gefördert. Verschiedene Untersuchungen belegen sowohl die beruhigende und schlaffördernde (📖 10) als auch die atemregulierende Wirkung. (📖 11)

Durchführung

Voraussetzungen für die Durchführung (☞ Abb. 12.2.26–12.2.28) der ASE sind die eigene Ruhe der Pflegekraft, eine ungestörte Umgebung sowie ca. zehn Minuten Zeit für diese Maßnahme. Die Pflegekraft trägt weder Handschuhe noch Schmuck an den Händen. Ihre Hände sind warm und sauber. Der Patient liegt bequem auf der Seite oder sitzt mit dem Rücken zur Pflegekraft. Zur Einreibung eignen sich Wasser-in-Öl-Emulsionen oder Massageöle (Allergien beachten). Die Substanz wird gleichmäßig mit beiden Handflächen auf den Körper des Patienten verteilt, immer vom Nacken aus zum Steiß hin. Weiterhin achtet die Pflegekraft auf folgende Prinzipien:

▶ Mit der Kreisbewegung während der Ausatmung des Patienten beginnen. Hände mit intensiverem Druck direkt rechts oder links neben der Wirbelsäule seitwärts mit einem leichten Bogen nach unten über die Haut streichen. Die Fingerspitzen zeigen zum Nacken
▶ Während der Einatmung des Patienten die Kreisbewegung schließen, die Hände gleiten mit leichterem Druck zurück zur Wirbelsäule. Die Fingerspitzen zeigen zunächst seitwärts, dann in Richtung Wirbelsäule
▶ Die Bewegungen wiederholen, bis der untere Rippenrand erreicht ist. Erst eine Hand, dann die andere am Nacken auflegen und mit der kreisförmigen Bewegung erneut beginnen. Eine Hand bleibt stets im Kontakt mit dem Patienten
▶ Die Berührung möglichst großflächig, mit gleichmäßigen Druck ausführen. Die Hand soll dabei flächig wirken (Daumen nicht abspreizen). Langsam aber kontinuierlich durch die Bewegung der Hände eine tiefere und gleichmäßige Atmung „anbieten"
▶ Die kreisförmigen Bewegungen 4- bis 8-mal hintereinander durchführen, dann wieder am Nacken beginnen. Nach 5–10 Min. abschließend mit beiden Händen von oben nach unten links und rechts der Wirbelsäule entlang streichen
▶ Nach der Einreibung dem Patienten raten, sich etwas auszuruhen.

> Die Pflegekraft führt die atemstimulierende Einreibung **nicht am** Patienten, sondern **mit ihm** gemeinsam aus.

12.2.5.6 Sekretlösende Maßnahmen

Um fest sitzendes Sekret zu lösen, das der Patient nicht oder nur unter großer Anstrengung abhusten kann, gibt es folgende Möglichkeiten:

▶ Vibration und Perkussion
▶ Ausatmen mit oszillierenden PEP-Geräten, z. B. Flutter, RC-Cornet®
▶ Einreibungen mit ätherischen Ölen
▶ Brustwickel
▶ Inhalation (☞ 12.2.5.6).

Wichtige Voraussetzung für ein leichteres Abhusten und die Wirksamkeit von Sekretolytika (schleimlösende Arzneimittel ☞ 18.4.4) ist eine ausreichende Flüssigkeitsversorgung des Körpers. Der erwachsene Patient sollte daher mindestens 1500 ml/Tag trinken, für Kinder gilt die altersentsprechende Menge (Arztrücksprache). Geeignete Getränke sind z. B. schleimlösende Heilkräutertees (☞ Tab. 15.106). Milchgetränke sind ungeeignet, da sie das Gefühl der Verschleimung verstärken. Sekretlösende Maßnahmen werden im angemessenen Abstand zur letzten Mahlzeit durchgeführt.

Vibration und Perkussion

Mit der **Vibrationsbehandlung** oder der **manuellen Perkussion** erzeugen Pflegende mit der Hand oder mit einem Massagegerät (☞ unten) Schwingungen am Brustkorb, um in den Atemwegen die Sekretlösung zu fördern. Dabei müssen sich die Vibrationen bis auf die Bronchien übertragen, um wirksam werden zu können. Die von vielen Patienten sehr geschätzten **Vibrationstechniken** sind in ihrer Effektivität wissenschaftlich nicht klar belegt.

Durch die Vibrationen kann zwar der intrathorakale Druck erhöht werden, durch die Viskoselastizität des Lungengewebes aber werden die Vibrationen abgedämpft und möglicherweise nicht auf den Bronchialschleim übertragen (📖 12). Allerdings liegen Hinweise vor, wonach bei niedriger Vibrationsfrequenz (< 60 Hz) die Sekretlösung verbessert sowie bei höheren Frequenzen (ca. 100 Hz) eine atmungsabhängige Vibration die Ventilation begünstigt (📖 13).

Vibrationsbehandlung

Bei der **Vibrationsbehandlung** versetzt die Pflegekraft durch feinschlägige, rhythmische Erschütterungen mit der Hand den Brustkorb des Patienten in Schwingungen und fördert so die Lösung von Bronchialsekret. Dabei wird die Ausatmung des Patienten beschleunigt; der schnellere Atemstrom erleichtert den Abtransport von Sekret. Die Kombination mit speziellen Lagerungen (z.B. Drainagelagerungen, Abb. 12.2.38 und 12.2.39) oder vorheriger Inhalation (☞ 12.2.5.6) unterstützt diese Wirkung.

Durchführung

Zur **Durchführung** liegt der Patient bequem in Seitenlage oder Rückenlage an der zur Pflegekraft angrenzenden Bettseite, möglichst nah bei der Pflegekraft. Behandelt wird die oben liegende Thoraxoberfläche. Die Pflegekraft legt beide Hände flächig nebeneinander auf den Thorax des Patienten, beginnend am unteren Rippenbogen. Zunächst fühlt sie sich in den Atemrhythmus des Patienten ein. In die Ausatembewegung hinein bewegt sie eine Hand in Richtung Wirbelsäule und nach oben. Die Intensität des Klopfens passt sie den Reaktionen des Patienten an. Auf diese Weise kann sanftes Klopfen auf den Patienten beruhigend wirken. Die Pflegekraft behält während der gesamten Behandlung mit der anderen Hand Hautkontakt. Die Vibrationsbehandlung wird über mehrere Atemzüge wiederholt, bis der Patient das gelöste Sekret abhusten kann. Das Mobilisieren des Sekretes kann durch eine leichte Kopftieflagerung während der Vibration unterstützt werden.

Bei Säuglingen kann zur Vibrationsbehandlung eine mit Mull umwickelte elektrische Zahnbürste verwendet werden. Da diese Methode nur sehr oberflächlich wirkt, wird sie kaum noch angewendet. Früh- oder Neugeborene werden wegen der Gefahr von Hirnblutungen in der ersten Lebenswoche nur nach strenger Indikation mit der Vibrationstherapie behandelt.

Vibrationsmassage mit dem Vibrationsgerät

Pflegende überziehen das **Vibrationsgerät** (z.B. Vibramat®) aus hygienischen Gründen mit einem dünnen Tuch oder einem Einmalüberschuh. Bei sehr schlanken Patienten polstern sie die Vibrationsscheibe zusätzlich mit Watte. Der Patient liegt auf der Seite oder sitzt an der Bettkante, so dass die Pflegekraft die zu behandelnde Thoraxseite gut erreichen kann. Die Haut reibt sie mit einem Massageöl ein. Die Einstellung der Vibrationsstärke am Gerät richtet sich nach dem Befinden des Patienten. Die Pflegekraft beginnt die Vibrationsmassage am unteren äußeren Brustkorbrand und bewegt das Gerät langsam zum Lungenhilus hin (☞ Abb. 12.2.29). Um eine sekretlösende Wirkung in tiefer gelegenen Lungenregionen zu erzielen, legt sie das Gerät nur in der Exspirationsphase mit leichtem Druck auf. Die Behandlung wird pro Thoraxseite 5- bis 6-mal wiederholt. Danach animiert die Pflegekraft den Patienten zum Abhusten.

Manuelle Perkussion

Das eher großflächige **Beklopfen der Brustwand** mit der hohlen Hand, der Faust oder der Kleinfingerkante soll die Sekretolyse fördern. Der therapeutische Effekt ist allerdings besonders bei einem starren Brustkorb (z.B. beim Lungenemphysem, ☞ 18.5.2) umstritten. Es sollte genau geprüft werden, für welche Patienten diese Maßnahme geeignet ist. (📖 14)

> **Vorsicht**
> Kontraindiziert sind manuelle Perkussion und Vibrationsmassage bei:
> ▶ Schädel-Hirn-Trauma (Gefahr einer Hirnblutung)
> ▶ Herzinfarkt, Lungenembolie, Phlebothrombose (Gefahr der Lösung eines Blutgerinnsels)
> ▶ Tumoren bzw. Metastasen im Bereich der Wirbelsäule, ausgeprägte Osteoporose (Gefahr von Spontanfrakturen)
> ▶ Rippenfrakturen
> ▶ Erhöhter Blutungsneigung
> ▶ Periduralkatheter (Anästhesiepflege ☞ 💻).

Bei der Perkussion und der Vibrationsbehandlung ist wichtig:
▶ Den Patienten so bei der Lagerung unterstützen, dass die zu behandelnde Thoraxseite oben liegt, um die Schwerkraft auszunutzen und ein günstiges Belüftungsverhältnis zu schaffen (☞ 12.2.5.2)
▶ Von peripher nach zentral (zum Lungenhilus hin) abklopfen oder vibrieren
▶ Nur in der Ausatmungsphase vibrieren oder abklopfen, sonst gelangt der Schleim mit der eingeatmeten Luft in die tieferen Lungenabschnitte
▶ Nierengegend und Wirbelsäule aussparen, da diese Regionen schmerzempfindlich sind
▶ Papiertücher bereitlegen, in die das gelöste Sekret abgehustet werden kann.

Oszillierende VRP-Geräte

Mit diesen Übungsgeräten kann ein schwankender Widerstandsdruck in den Atemwegen erzeugt werden (*vario-resistance-pressure*). Beim pfeifenähnlichen **VRP$_1$-Desitin** (*Flutter*) verlegt eine Kugel den Ausatemweg, schafft also eine künstliche Engstelle, gegen die der Patient ausatmet (☞ Abb. 12.2.30). Die durch die Kugelbewegungen entstehenden Druckschwankungen versetzen die Luft in den Bronchiolen in Schwingungen. Diese Vibrationen, auch „endobronchiale Perkussion" genannt, lösen zähes Sekret von der Bronchialwand, so dass es leichter abgehustet werden kann (☞ 12.2.5.7). (📖 15) Wird das Gerät beim Ausatmen schräg nach oben gehalten, drückt die Schwerkraft die Kugel stärker nach unten, so dass beim Ausatmen mehr Druck ausgeübt werden muss als bei einer Neigung des Gerätes nach unten (☞ Abb. 12.2.31). Nach dem gleichen Prinzip funktioniert das **RC-Cornet®**.

▶ Angewendet werden Oszillationsgeräte zur Lösung von Bronchialsekret, z.B. bei chronischer Bronchitis (☞ 18.5.1), Bronchiektasie und Mukoviszidose (☞ 18.12)
▶ Verhinderung eines Bronchialkollapses
▶ Dämpfung eines Hustenreizes.

Bevor der Patient mit der Atemübung beginnt, erklären ihm die Pflegenden die Funktion des Gerätes und seinen Nutzen.

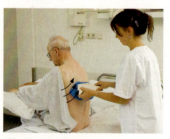

Abb. 12.2.29: Bei der Vibrationsmassage Gerät zum Lungenhilus hin bewegen. [K115]

12.2 Atmung

Durchführung

- Im Sitzen mit aufrechter Körperhaltung üben, weil das Zwerchfell so einen größeren Bewegungsspielraum hat
- Mundstück fest mit den Lippen umschließen
- Tief durch die Nase einatmen
- Atem kurz anhalten, dann gleichmäßig in das Gerät ausatmen
- Diesen Ablauf 7-mal wiederholen, dann eine Pause von fünf Atemzügen einlegen, dann erneut sieben Atemzüge mit dem Gerät usw. Dauer eines Atemtrainings: zehn Minuten. Dieses in der Akutphase stündlich wiederholen.

Zur Reinigung kann der Patient das Gerät auseinander nehmen, mit warmem Wasser abspülen, trocknen lassen und die Teile anschließend zusammenschrauben.

Ausatmen mit dem RC-Cornet®

Bei dem **RC-Cornet**® (☞ Abb. 12.2.32) handelt es sich um ein gekrümmtes, am Ende mit zwei kleinen Öffnungen versehenes Kunststoffrohr, in dem sich ein flexibler Spezialschlauch befindet. Atmet der Patient in das RC-Cornet, schwingt der innenliegende Ventilschlauch. Die dadurch entstehenden Druck- und Flussschwankungen verflüssigen in den Bronchiolen zähen Schleim und erleichtern so das Abhusten. Über ein drehbares Mundstück kann der Druck, gegen den der Patient ausatmet, variiert werden, wodurch sich die Frequenz der Vibrationen verändert. Gleichzeitig wird die Atmung trainiert und bei Atemnot beruhigt (☞ 12.2.4.1). Mit einem speziellen Nasen-Ansatzstück kann der RC-Cornet zur Sekretlösung bei Sinusitis eingesetzt werden.

Kältereizfördernde Einreibungen

Kältereizfördernde Einreibungen, z. B. mit Franzbranntwein (☞ Kasten) oder kaltem Wasser, führen die Pflegenden ausschließlich bei Erwachsenen und nur auf Wunsch des Patienten durch. Die Einreibeflüssigkeit sollte nicht zu kalt sein, die Temperatur liegt maximal 10 °C unter der Körpertemperatur des Kranken.

Franzbranntwein ist in Verruf geraten, die Haut auszutrocknen. Heutzutage werden ihm jedoch meist rückfettende Substanzen beigefügt, so dass er auf Wunsch des Patienten und unter Berücksichtigung seines Hautzustandes Anwendung finden kann. Gerade bei trockener Altershaut wird eine zusätzliche Rückfettung empfohlen. Bei Patienten mit geschädigter Haut wie Rötungen oder Läsionen sollte jedoch auf kältereizfördernde Einreibungen verzichtet werden.

Bei Bewusstseinseinschränkung des Patienten wird kein Kältereiz gesetzt, da „Erschrecken" das Atemmuster ungünstig beeinflusst und zur Fehlatmung führt.

Einreibung mit ätherischen Ölen

Ätherische Öle enthalten Wirkstoffe, die durch Einreibung auf die Haut gebracht und dann teils über die Haut resorbiert, teils inhaliert werden. Die die Expektoration (Aus- oder Abhusten aus den Bronchien) fördernde Wirkung beruht auf einer leichten Schleimhautreizung und Durchblutungssteigerung in den Atemwegen (☞ 16). Für die Einreibung zur Schleimlösung eignen sich Verdünnungen von Eukalyptus-, Thymian-, Pfefferminz-, Fichtennadel-, Fenchel- oder Anisöl.

> **Vorsicht**
> Ätherische Öle sparsam und nur verdünnt verwenden, da sie:
> - Hautreizungen und allergische Reaktionen bis hin zur Atemnot auslösen können
> - Sowohl atemwegserweiternd als auch atemwegsverengend wirken können und bei Patienten mit obstruktiven Lungenerkrankungen u. U. zur Verschlechterung der Symptomatik führen.
>
> Vor der Behandlung mit ätherischen Ölen immer Rücksprache mit dem Arzt halten.
>
> Bei Säuglingen und Kleinkindern dürfen nur ätherische Öle verwendet werden, die ausdrücklich zur Anwendung bei Säuglingen geeignet sind.

Abb. 12.2.30: Funktionsweise des VRP-Gerätes: Die Metallkugel im Trichter bietet einen Widerstand bei der Ausatmung. Steigert der Patient den Ausatemdruck, wird die Kugel an der Trichterwand hochgerollt, so dass die Luft entweichen kann. Senkt der Patient den Ausatemdruck bzw. atmet er ein, rollt die Kugel zurück und verschließt den Trichter erneut. Dieser Vorgang wiederholt sich ständig und führt so zu den erwünschten Druckschwankungen. [U140]

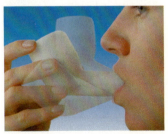

Abb. 12.2.31: VRP-Gerät (Flutter). Wird das Gerät beim Ausatmen schräg nach oben gehalten, drückt die Schwerkraft die Kugel stärker nach unten, so dass beim Ausatmen mehr Druck ausgeübt werden muss als bei einer Neigung des Gerätes nach unten. [U140]

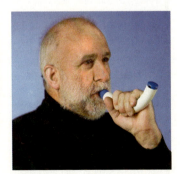

Abb. 12.2.32: RC-Cornet®. Die Ausatmung bewirkt eine „innere Klopfmassage" der Atemwege, die den Schleim lockert und verflüssigt. [U106]

Brustwickel

Feuchtwarme Umschläge oder **Wickel** um den Thorax fördern die Durchblutung und wirken entspannend, beruhigend und sekretlösend.

Benötigt werden ein inneres, weiches Baumwolltuch (je nach Körpergröße 30–50 cm breit, z. B. Handtuch) sowie ein Außentuch (z. B. großes Badetuch). Als Wickellösung verwendet man warmes Wasser (ca. 40–50 °C), evtl. mit Zusatz von Kräuterextrakten oder Zitronensaft.

Durchführung

- Außentuch unter den Brustkorb des Patienten legen
- Baumwoll- oder Leinentuch in die Wickellösung legen und leicht auswringen. Den Patienten prüfen lassen, ob er die Temperatur verträgt (Pflegende beachten die daraus entstehende Verbrennungsgefahr)
- Tuch faltenfrei um den Brustkorb legen
- Wickeltuch sofort mit dem trockenen Außentuch vollständig bedecken
- Den Patienten in eine (zusätzliche) Decke einschlagen
- Wickel ca. 30 Min. einwirken lassen, sofern sich der Patient so lange wohl fühlt. Den Patienten beobachten und ihn nach seinem Befinden fragen

> **Thymian-Ölkompresse**
>
> Die Anwendung von **Thymian-Öl-kompressen** eignet sich besonders bei Reizhusten und Erkältungskrankheiten durch eine breit antiseptische und stark spasmolytische Wirkung. Die Herstellung der Kompresse ist einfach und entspricht dem Vorgehen beim Brustwickel. Allerdings wird bei der Ölkompresse keine heiße Wickellösung hergestellt, sondern das mit der Ölmischung getränkte Innentuch vor dem Auflegen auf den Brustkorb z. B. mit zwei Wärmflaschen oder in einem Topf auf ca. 40 °C erwärmt. Das reine, 100 %ige Thymianöl muss allerdings mit einem Basisöl (z. B. in Oliven-, oder Sonnenblumenöl) verdünnt werden.
>
> Je 100 ml Basisöl werden zugesetzt: Kleinkinder: 1–2 Tropfen, Kinder 3–7 Jahre: 2–3 Tropfen, Kinder 7–12 Jahre: 3–4 Tropfen, ab 12 Jahre und Erwachsene: 5 Tropfen.
>
> Der Wickel kann – wenn der Patient eingeschlafen sein sollte – auch über Nacht belassen werden. (☐ 17)

- Wickel abnehmen, Brustkorb gut nachtrocknen, Patienten ggf. beim Anziehen unterstützen
- Patienten ca. 30 Min. ausruhen lassen

Inhalationen und Luftbefeuchtung

> **Inhalation:** Einatmen von Flüssigkeiten oder Gasen zur Prophylaxe oder Therapie von Atemwegserkrankungen oder als spezielle Form der Arzneimittelgabe.

Inhalationen können den Selbstreinigungsmechanismus der Atemwege fördern. Dickflüssiges, zähes Sekret wird befeuchtet und verdünnt und kann leichter abgehustet werden. Zur Sekretlösung und Pneumonieprophylaxe inhaliert der Patient Wasser in Form von feinsten Tröpfchen. Dem Wasser sind z. B. Salze, Kamillenblüten, ätherische Öle oder Arzneimittel zugesetzt, die in den Atemwegen ihre Wirkung entfalten können. Neben dem einfach durchzuführenden **Wasserdampfbad** (☞ Abb. 12.2.33) gibt es verschiedene Inhalationsformen, die sich der Medizintechnik bedienen:

- **Dampf.** Unter Zufuhr elektrischer Energie wird in **Dampfinhalationsgeräten** Wasser bis zum Siedepunkt erhitzt und verdampft
- **Druckluftaerosole.** Durch Druckluft wird in **Aerosolapparaten** (Zerstäubergeräte) Wasser mit Luft aufgewirbelt; so entstehen feine Tröpfchen, die bis in die Alveolen vordringen. Es besteht die Möglichkeit, mit Gesichtsmasken oder Mundstücken (☞ Abb. 12.2.37) zu inhalieren
- **Ultraschallaerosole.** Mithilfe von Ultraschallverneblern werden Flüssigkeiten (steriles Wasser, NaCl 0,9 %, Medikamentenlösungen) derart in Schwingungen versetzt, dass ein feiner Nebel aus winzigen Tröpfchen entsteht. Diese Technik findet Anwendung in der Inhalationstherapie, lässt sich jedoch nicht für alle Arzneimittel einsetzen. Außerdem ist sie zur Atemluftbefeuchtung bei spontan atmenden Patienten geeignet. Dazu bringen Pflegende vor Inbetriebnahme des Gerätes ein großlumiges Schlauchsystem (zwischen Gerät und Verneblerkammer) an, hängen den Wasserbehälter auf und verbinden den zum Patienten führenden Schlauch mit der Verneblerkammer (☞ Abb. 12.2.34 und 12.2.35). Brust des Patienten ggf. mit einem Handtuch vor Feuchtigkeit schützen

> **Vorsicht**
>
> Kinder oder im Bewusstsein eingeschränkte Patienten niemals beim Wasserdampfbad allein lassen, da sie sich verbrühen könnten. Dampfinhalationsgeräte sind risikoärmer.

Entscheidend für den Effekt der Inhalation ist die Größe der Tröpfchen: Sie bestimmen die Eindringtiefe und damit den Wirkungsort. Die Größe der Tröpfchen wird in Mikrometer (µm, *Mikron*; 1 µm = 1 Tausendstel mm,) angegeben. Physio

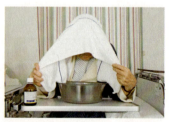

Abb. 12.2.33: Wasserdampfbad zum Einsatz im privaten häuslichen Bereich: Etwa 1,5 Liter heißes Wasser in eine Schüssel füllen und Zusätze (z. B. ätherische Öle) hineingeben. Der Patient sitzt am Tisch und beugt seinen Kopf über das dampfende Wasser. Je nachdem, wie er die Temperatur toleriert, hält er zur Wasseroberfläche einen Abstand von ca. 20 cm. Über seinen Kopf und die Schüssel ist ein Handtuch gebreitet. Wegen möglicher Reizung der Augenschleimhäute hält er die Augen geschlossen. Er atmet den aufsteigenden Dampf ca. 5–10 Min. über die Nase oder den Mund ein. Nach dem Dampfbad wäscht er sein Gesicht mit kühlem Wasser und trocknet es gut ab. [K115]

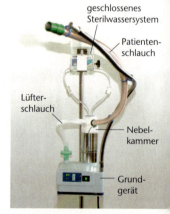

Abb. 12.2.34: Ultraschallvernebler der Firma Kendall®. Wegen der Gefahr des Eindringens von Krankheitserregern sind die Wasserbehälter nicht nachfüllbar, sondern es werden geschlossene Einmalsysteme (z. B. Aquapack®) verwendet. [U140]

12.2 Atmung

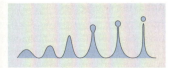

Abb. 12.2.35: Funktionsprinzip der Ultraschallvernebler. Das Wasser wird in Schwingungen versetzt, so dass sich an der Oberfläche Tröpfchen ablösen.

logische Kochsalzlösung (NaCl 0,9 %) ist dem Aqua dest. als Inhalationslösung vorzuziehen, da das NaCl das physiologische Gleichgewicht der Schleimhaut stabilisiert.

Tabelle 12.2.36 gibt eine Übersicht über den Zusammenhang zwischen Inhalt und Wirkungsort sowie wichtige Indikationen. Weitere Anwendungsmöglichkeiten sind bei der Pflege von Lungenerkrankungen in Kapitel 18 beschrieben.

> **Anfeuchten der Atemluft bei Pseudokrupp-Anfällen**
>
> **Pseudokrupp** (☞ 32.8.3) ist eine bevorzugt bei Kleinkindern auftretende und akut einsetzende **stenosierende Laryngitis**. Die Erkrankung ist gekennzeichnet von einem akut einsetzenden, bellenden Husten mit inspiratorischem Stridor. Bei schwerem Verlauf kommt es zu Angstzuständen mit Atemnot und Zyanose. Die betroffenen Kinder sollen **angefeuchtete, kühle, frische Luft** einatmen. Im häuslichen Bereich können feuchte Tücher im Raum aufgehängt werden und das Fenster geöffnet werden. Wirkungsvoll ist auch zunächst kurz die heiße Dusche aufzudrehen, bis sich Dampf bildet. Anschließend kaltes Wasser laufen lassen, damit sich die Luft abkühlt. Sollte sich durch Einatmen des kühlen Dampfes unter gleichzeitig beruhigendem Einfluss der Eltern keine Besserung ergeben, sind der Einsatz von Kortison und eine (not-) ärztliche Versorgung erforderlich. Hat sich der Zustand des Kindes bis zum Eintreffen in der Klinik nicht verbessert, wird dort eine Inhalation mit Adrenalin und Sauerstoff nach ärztlicher Anordnung durchgeführt (☞ 12.2.5.9).

Atemtraining mit dem IPPB-Gerät

Eine Kombination von Inhalation und Atemtraining wird mit dem **IPPB-Gerät** (kurz für *intermittent positive pressure breathing*) erzielt. Das Gerät wird mit Druckluft (entweder durch Anschluss an die zentrale Druckluftleitung oder durch einen Kompressor) angetrieben. Während seiner Anwendung ist die Verabreichung sekretlösender oder spasmolytischer Arzneimittel (☞ 18.4.4, Pharma-Info 18.27) möglich. Ein Trigger *(Auslöser)* am Gerät ist auf das individuelle Atemverhalten und die Atemleistung des Patienten eingestellt.

In der *Einatmungsphase* muss der Patient einen bestimmten Mindestsog erzeugen, um den Flow *(Gasfluss)* auszulösen. Der Flow sollte weder zu hoch noch zu niedrig eingestellt sein. Ist das Gerät zu niedrig eingestellt, empfindet der Patient die Luftzufuhr als zu gering, bei zu hoch eingestelltem Gerät ist er zu schnell erschöpft oder eine Überblähung der Lunge ist möglich. In der *Ausatmungsphase* wird ein exspiratorischer Widerstand zugeschaltet, durch den die Ausatmung gekräftigt und das Abhusten erleichtert wird. Die Anwendung des IPPB-Gerätes erfolgt nach ärztlicher Anordnung und wird zur Verbesserung der Ventilation therapeutisch eingesetzt, z. B. bei Asthmatikern oder Patienten mit Lungenemphysem (☞ 18.5.2). Atelektasen können aktiv geöffnet werden. Alle Personen, die das Gerät anwenden, werden entsprechend dem Medizinprodukte-Gesetz (☞ 3.4) eingewiesen.

12.2.5.7 Unterstützung bei der Sekretentleerung

Drainagelagerung

Neben den atemunterstützenden Lagerungen (☞ 12.2.5.4) lösen spezielle Lagerungen und regelmäßige Lagewechsel das Atemwegssekret und erleichtern das Abhusten.

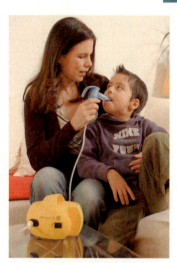

Abb. 12.2.37: Säuglinge und Kleinkinder empfinden das Inhalieren meist als unangenehm und schreien. Dies reduziert die Wirkung des Inhalierens. Daher versuchen Pflegende, Säuglinge zu beruhigen und Kleinkinder während des Inhalierens abzulenken und sie spielerisch daran zu gewöhnen. Nach Möglichkeit inhaliert ein Elternteil mit dem Kind. [V067]

Bei der **Drainagelagerung** (☞ Abb. 12.2.38 und 12.2.39) nutzen Pflegende das Prinzip der Schwerkraft: Die Lagerungspositionen werden entsprechend der Anatomie der Atemwege vorgenommen, so kann das Bronchialsekret abfließen (🕮 20). Grundsätzlich ist das betroffene Gebiet höher als Hauptbronchus und Trachea zu lagern.

Da einige Lagerungsarten bei bestimmten Krankheitsbildern kontraindiziert sind, ist eine ärztliche Anordnung notwendig. Andere sekretlösende Maßnahmen, z. B. Inhalation oder Vibration, werden *vor* der Lagerung angewendet. Häufigkeit und Dauer entsprechen den atemunterstützenden Lagerungen.

Inhalat	Tröpfchengröße	Wirkungsort	Anwendung
Dampf	> 30 µm	Mund-Nasen-Rachenraum bis Kehlkopf	Infekte im Nasen-Rachen-Bereich
Druckluft-aerosol	3 – >10 µm (🕮 18)	Trachea, Bronchien	Bronchitis, Asthma bronchiale
Treibgas-aerosol	1–5 µm (🕮 18)	Bronchien, Alveolen	Arzneimittelapplikation in die Lunge, z. B. bei Asthma bronchiale
Ultraschall-aerosol	1–6 µm (🕮 19)	Bis zu den Alveolen	Bei Patienten, die durch den offenen Mund atmen, zur Anfeuchtung der Atemluft

Tab. 12.2.36: Verschiedene Inhalate und ihre Anwendung.

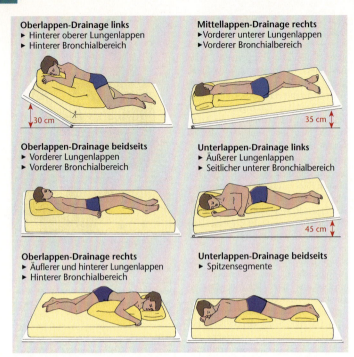

Abb. 12.2.38: Verschiedene Drainagelagerungen mit den Lungenbereichen, die in dieser Position entleert werden können. [A400-215]

Abhusten von Sekret

Viele Patienten wissen nicht, wie sie ihr Bronchialsekret am besten **abhusten** können. Oft ist es ihnen auch unangenehm oder sie vermeiden es aus Angst vor Schmerzen.

Daher erläutern die Pflegenden dem Patienten den Sinn der Sekretentleerung und leiten ihn zu schonendem und doch wirkungsvollen Abhusten an:
▶ Sekret lösen durch manuelle Maßnahmen (☞ 12.2.5.6)
▶ Mit aufrechtem Oberkörper im Bett oder auf einem Stuhl sitzen
▶ Durch die Nase einatmen
▶ In kurzen, kräftigen Stößen husten
▶ Das Sekret ausspucken, nicht schlucken
▶ Husten erst wiederholen, nachdem sich die Atmung wieder beruhigt hat.

Techniken zum leichteren Abhusten: Huffing

Bei dieser Technik wird durch „Huff"-Sagen die Glottis geöffnet und **forciert ausgeatmet.** Danach wird eine kurze Pause von 2–3 Sek. eingelegt und das Vorgehen wiederholt.

Die forcierte Exspiration führt zu einer dynamischen Kompression der kleinen Atemwege. Dadurch wird der Schleim in größere Atemwege gedrückt, von wo aus er dann leichter abgehustet werden kann. Im Vergleich zum normalen Husten ist der transpulmonale Druck beim Huffing geringer, so dass der Patient hierdurch weniger angestrengt wird. Zum Erlernen des Huffings ist eine krankengymnastische Anleitung erforderlich. (📖 21).

Hat der Patient Schmerzen beim Abhusten, steht die Schmerzbehandlung (☞ 12.12.3) an erster Stelle. Um bei (Operations-)Wunden an Brustkorb oder Bauch den Schmerz zu mindern, hilft es, wenn der Patient seine Hände auf die Wunde legt und dort einen leichten Gegendruck erzeugt. Vor dem Atemtraining erhält der Patient in Absprache mit dem Arzt ausreichend Schmerzmittel.

Wegen eventueller Ansteckungsgefahr achten die Pflegenden darauf, dass sie vom Patienten nicht angehustet werden.

> **Vorsicht**
> Häufiges, kräftiges Husten kann zu Schleimhautschädigungen führen. Die Pflegenden fordern den Patienten daher nur zum leichten Husten bzw. „Hüsteln" auf.

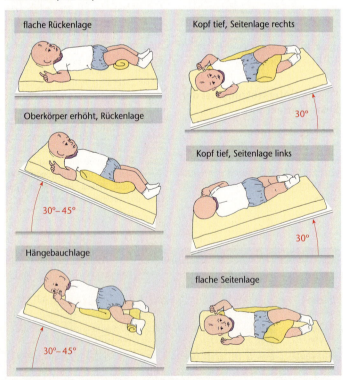

Abb. 12.2.39: Drainagelagerungen beim Säugling. Wegen der Gefahr des plötzlichen Kindestodes werden Säuglinge in Bauchlage ständig beobachtet oder mithilfe eines Monitor überwacht. [L190]

12.2 Atmung

Patientenberatung

Bei *Reizhusten* empfehlen die Pflegenden dem Patienten, in Einatemstellung die Luft anzuhalten und dann oberflächlich weiterzuatmen, bei *sehr starkem Hustenreiz* gegen die geschlossenen Lippen anzuhusten. Schnelle und sehr tiefe Atemzüge im Hustenanfall sind ungünstig. Als generelle Maßnahme zu Vermeidung eines unproduktiven Hustens kann ein Beißen auf die Oberlippe empfohlen werden. Dies kann **reflektorisch** einen leichten Hustenreiz stillen (📖 22).

12.2.5.8 Absaugen von Atemwegssekret

Endotracheales Absaugen, Intensivpflege ☞ 💻

Pflege eines Patienten mit Trachealkanüle ☞ 32.8.6

Bronchoskopisches Absaugen ☞ 18.3.4

Absaugen von Atemwegssekret: Entfernen von Atemwegssekret oder aspirierten Substanzen mit Absaugkathetern aus den Atemwegen.

Kann der Patient Atemwegssekret nicht oder nur unzureichend abhusten, muss es entfernt werden, um die Belüftung der Lunge zu gewährleisten und damit Atelektasen und Pneumonien vorzubeugen. Auch feste oder flüssige Substanzen, die in die Atemwege gelangt sind (*Aspiration* ☞ 12.6.5.7), müssen abgesaugt werden. Außerdem wird Bronchialsekret zur Untersuchung auf Bakterien oder Tumorzellen abgesaugt (Bronchoskopie ☞ 18.3.5).

Absaugtechniken

Orales Absaugen: Absaugen von Atemwegssekret oder aspirierten Stoffen durch den Mund.

Nasales Absaugen: Absaugen von Atemwegssekret oder aspirierten Stoffen durch die Nase.

Endotracheales Absaugen: Absaugen von Atemwegssekret oder aspirierten Stoffen aus der Luftröhre in der Regel über einen Endotrachealtubus (Intensivpflege ☞ 💻) oder eine Trachealkanüle (☞ 32.8.6).

Bronchoskopisches Absaugen: Absaugen von Atemwegssekret oder aspirierten Stoffen mit einem Endoskop während der Spiegelung der Atemwege (☞ 18.3.4).

Prinzipien für alle Formen des Absaugens

▶ Beim Absaugen sollte immer eine zweite Pflegekraft anwesend sein, um bei Problemen eingreifen zu können
▶ Streng aseptisches Vorgehen (☞ 12.1.3.2) schützt Patienten und Pflegende vor Infektionen
▶ Das Absaugen soll nicht unmittelbar nach dem Essen erfolgen, da es einen Brechreiz auslösen kann
▶ Der Absaugvorgang darf nicht länger als 15 Sek. dauern, um zu vermeiden, dass der Patient einen Sauerstoffmangel erleidet. Dies erfordert zügiges und gleichzeitig einfühlsames Vorgehen. Für Ungeübte ist es zur Zeitschätzung hilfreich, selbst einmal den Atem für diese Zeit anzuhalten
▶ Die Häufigkeit des Absaugens hängt von der Menge und Beschaffenheit des Sekrets ab. Hierbei gilt das Prinzip: So wenig wie möglich, so viel wie nötig, da durch das Absaugen die Schleimhaut gereizt wird, wodurch wiederum mehr Sekret produziert wird.

Da Mund-, Nasen- und Rachenraum bis zum Kehlkopf physiologisch mit Bakterien besiedelt, die weiteren Atemwege aber steril sind, erfordern orales, nasales und endotracheales Absaugen jeweils unterschiedliches Vorgehen.

Im Folgenden ist mit „Absaugen" immer das orale oder nasale Absaugen bis zum Kehlkopf gemeint.

Wie oft und mit welchem Katheter abgesaugt werden soll, hängt davon ab, ob z.B. nach Ess- und Schluckversuchen aspirierte Speisereste entfernt werden sollen, oder ob häufig Bronchialsekret aus der Trachea abgesaugt wird, das der Patient nicht abhusten kann.

Materialien

Das **Absauggerät** arbeitet entweder mit Sog vom zentralen Vakuumanschluss, dem Druck-Sogwandler einer Gasflasche oder einer Elektropumpe. Ein- bis zweimal täglich wird die Funktion geprüft. In das Auffanggefäß aus Glas oder Kunststoff (Sekretflasche) wird destilliertes Wasser oder Desinfektionslösung gefüllt, um zu verhindern, dass das aufgefangene Sekret antrocknet oder sich die darin enthaltenen Bakterien vermehren. So lässt sich das Auffanggefäß später leichter reinigen. Einmal-Sekretbehälter werden nicht befüllt. **Auffanggefäß, Absaugschlauch** und **Zwischenstück** werden täglich gewechselt, der Einmalbehälter, wenn er voll ist.

> Absauggeräte in der häuslichen Pflege arbeiten meist mit einer Elektropumpe (☞ Abb. 12.2.41).

Als **Spüllösung** für den Absaugschlauch wird nach jedem Absaugvorgang destilliertes Wasser oder Desinfektionslösung verwendet.

Absaugkatheter bestehen aus durchsichtigem und weichem, aber knickfestem Kunststoff und sind einzeln steril verpackt.

Atraumatische (nicht verletzende) Katheter haben zusätzlich seitliche Öffnungen

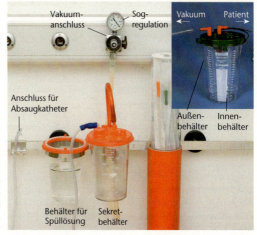

Abb. 12.2.40: Absauggeräte mit zentralem Vakuumanschluss. Das kleine Bild zeigt einen Einmal-Sekretbehälter, bestehend aus einem Außen- und einem Innenbehälter, der zusammen mit dem Sekret in den Müll entsorgt wird. [K115, K183]

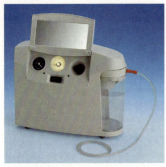

Abb. 12.2.41: Modernes Absauggerät mit Netzanschluss (Mediport 2000 *classic* der Firma Servox). Das Auffanggefäß ist in das Gehäuse eingepasst. Der Absaugkatheter wird ohne Absaugschlauch direkt mit dem Auffanggefäß verbunden. [V156]

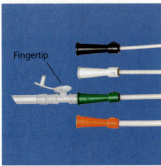

Fingertip

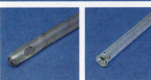

Abb. 12.2.42–12.2.44: Normale und atraumatische Absaugkatheter. Oben: Die unterschiedlichen Farben am Ansatz der Absatzkatheter kennzeichnen die verschiedenen Größen, z.B. schwarz = 10 Ch. Unten: Detail eines normalen (links) und eines atraumatischen (rechts) Katheters, der sich aufgrund seiner speziell angeordneten Öffnungen nicht an der Schleimhaut festsaugt. [K115, K183]

und an der endständigen Öffnung einen wulstigen Ring, um ein Festsaugen an der Schleimhaut zu vermeiden. Sie werden eingesetzt bei häufigem oralen oder nasalen Absaugen, beim endotrachealen Absaugen sowie bei Patienten mit Gerinnungsstörungen oder während einer Antikoagulantientherapie (☞ 17.6), da weniger Schleimhautverletzungen entstehen. Sie müssen mit Sog eingeführt werden. Sehr zähes Sekret lässt sich damit aber nur schwer absaugen.

Für orales Absaugen eignen sich Katheter von 14–20 Ch (*Charrière*) Durchmesser, für nasales Absaugen von 10–16 Ch. Bei Kindern richtet sich der Durchmesser des Absaugkatheters nach deren Körpergröße bzw. beim nasalen Absaugen nach der Größe des Nasenlochs. Der Absaugkatheter sollte nicht das gesamte Nasenloch ausfüllen. Die Größe des Absaugkatheters liegt ca. bei 6–12 Ch. Je größer das Kind ist, desto eher gleichen die Absaugkatheter denen von Erwachsenen.

Bei jedem Absaugvorgang ist ein neuer **steriler Handschuh** für die katheterführende Hand erforderlich. Dadurch wird verhindert, dass pathogene Keime in die Atemwege des Patienten eingeschleppt werden. Ein **unsteriler Handschuh** für die andere Hand der Pflegekraft ist als Selbstschutz erforderlich.

Ein **Abwurfbehälter** sollte direkt neben dem Bett stehen.

Weitere Materialien sind **Utensilien für Mund- und Nasenpflege, Gleitmittel**, möglichst mit anästhesierender Wirkung (z. B. Xylocain-Gel®) oder steriles NaCl 0,9 % zum Anfeuchten des Katheters.

Wegen der Infektionsgefahr tragen die Pflegenden beim Absaugen einen **Mund-Nasen-Schutz**. Bei hohem Infektionsrisiko (z. B. bei offener TBC ☞ 18.4.5 oder bei MRSA ☞ 26.5.2) tragen die Pflegenden zusätzlich **Schutzkittel** und **Schutzbrille**.

Vorbereitung

Vor dem eigentlichen Absaugen:
▶ Patienten informieren (dies gilt auch für bewusstlose Patienten und Kinder)
▶ Sekretlösende Maßnahmen (☞ 12.2.5.6)
▶ Mund und Nase reinigen (Mundpflege, Nasenpflege ☞ 12.2.5.4), um eine Keimverschleppung zu vermeiden
▶ Patienten in Oberkörperhochlage oder Seitenlage lagern (Aspirationsprophylaxe), dabei auf bequeme Kopflagerung achten
▶ Eingestellte Sogstärke am Absauggerät überprüfen und evtl. korrigieren. Bei Kindern ist der Sog entsprechend des Alters einzustellen. Er sollte zwischen 0,18 mbar (bei Frühgeborenen) und maximal 0,4 mbar (bei Schulkindern) liegen
▶ Hat der Patient eine Monitorüberwachung kann zusätzlich der Systolenton lauter gestellt werden, um eine Bradykardie akustisch rechtzeitig zu erkennen.

Orales und nasales Absaugen

Absaugen reizt die Schleimhäute und regt die Schleimproduktion an: Je häufiger abgesaugt wird, desto mehr Schleim wird produziert (Circulus vitiosus). Daher: So effektiv und so schonend wie möglich absaugen.

Bei liegender Magensonde (☞ 12.6.5.4) sollte der Sekretbeutel unter Magenniveau hängen, damit der Mageninhalt bei eventuellem Brechreiz ablaufen kann.

Durchführung

▶ Patienten beruhigen, ggf. hält die assistierende Pflegekraft oder bei Kindern ein Elternteil die Hände des Patienten. So können auch Abwehrbewegungen verhindert werden. Beim Säugling und Kleinkind ist es erforderlich, den Kopf festhalten
▶ Bei geplantem nasalen Absaugen ggf. Gleitmittel ins Nasenloch einbringen
▶ Patienten anweisen, mehrmals tief einzuatmen oder Sauerstoff nach Anordnung geben, damit vor dem Absaugen eine optimale Sauerstoffversorgung gewährleistet ist
▶ Hände desinfizieren
▶ Katheter auf das Zwischenstück aufstecken, Katheter in der Packung belassen
▶ Unsterile Einmalhandschuhe und sterilen Einmalhandschuh anziehen
▶ Zwischenstück aufnehmen, Katheter aus der Hülle gleiten lassen und mit der sterilen Hand fassen. Dabei darauf achten, dass der Katheter nicht unsteril wird. Sicherer ist, ihn sich von einer Pflegekraft steril anreichen zu lassen (☞ Abb. 12.2.45)
▶ Bei Bedarf sterilen Katheter mit steriler Kochsalzlösung (0,9 %) befeuchten
▶ Katheter in Nase oder Mund ohne Sog einführen (bei hoher Sekretmenge und bei atraumatischen Kathetern mit Sog) vorschieben bis in den unteren Rachen (Hypopharynx), der vom Nasen-Mundeingang ungefähr so weit entfernt ist wie die Nasenspitze vom Ohrläppchen (vor dem Absaugvorgang ausmessen)
▶ Katheter unter Sog mit leicht drehenden Bewegungen zurückziehen. Der Vorgang darf nicht länger als 15 Sek. dauern, da der Patient während dieser Zeit nicht atmen kann und zudem die vorhandene Luft aus der Lunge mit abgesaugt wird. Bei Kindern

beträgt der Zeitraum maximal zehn Sekunden, da sie einerseits kleiner sind und gewöhnlich auch die Sekretmenge geringer ist. Andererseits haben Säuglinge und Kleinkinder eine höhere Atemfrequenz (☞ Tab. 12.2.5), so dass sie auf eine schnelle erneute Sauerstoffzufuhr angewiesen sind. Evtl. muss der Sog mithilfe des Fingertips intermittierend unterbrochen werden, damit sich der Katheter nicht an der Schleimhaut festsaugt

▶ Atmung und Hautfarbe des Patienten während des Absaugens kontrollieren, evtl. Puls messen durch assistierende Pflegekraft. Ist der Patient an einem EKG-Monitor angeschlossen, evtl. zur zusätzlichen Kontrolle der Herzfrequenz das akustische Pulssignal einschalten (Bradykardiegefahr durch Reizung des Nervus vagus ☞ oben, Vorbereitung)
▶ Nach dem Absaugen Katheter um die steril behandschuhte Hand wickeln, Handschuh über den Katheter stülpen und entsorgen
▶ Absaugschlauch durchspülen
▶ Anschließend Mund- bzw. Nasenpflege durchführen.

Vorsicht
Während des Absaugvorgangs Patient genau beobachten. Absaugvorgang abbrechen, wenn der Patient Zeichen von Sauerstoffmangel zeigt, z. B. livides Munddreieck, Zyanose, Bradykardie.

Bei oralem und nasalem Absaugen wird aus hygienischen Gründen und um eine Aspiration zu vermeiden, erst im Mund und dann über die Nase abgesaugt.

Vor einem erneuten Absaugvorgang braucht der Patient eine „Verschnaufpause". Bei Wiederholung werden ein neuer Handschuh und ein neuer Absaugkatheter verwendet.

Dokumentation
▶ Häufigkeit des Absaugens
▶ Reaktionen des Patienten auf das Absaugen, z. B. Abwehrbewegungen, Zyanose, Bradykardie, Erbrechen
▶ Menge, Farbe, Konsistenz sowie evtl. Beimengungen des abgesaugten Sekrets.

Komplikationen
▶ Infektionen der Atemwege, begünstigt durch unsteriles Arbeiten oder Ver-

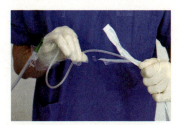

Abb. 12.2.45: Ein Trick, um den Katheter bei der Entnahme aus der Hülle nicht versehentlich unsteril zu machen, besteht darin, den Katheter in der Hand mit dem sterilen Handschuh in Schlaufen aufzuwickeln. [K115]

schleppen von Erregern aus den oberen in die unteren Atemwege
▶ Verletzungen der Atemwege wie Schleimhautverletzungen durch den Katheter bis hin zu Perforationen, z. B. der Nasennebenhöhlen
▶ Vagusreizung mit Bradykardie (☞ 12.3.1.4), Rhythmusstörungen oder Erbrechen (Aspirationsgefahr)
▶ Sauerstoffmangel, der mit Zyanose und Unruhe des Patienten einhergeht. Er entwickelt sich v. a. bei unsachgemäßem oder zu langsamem Absaugen oder bei besonders gefährdeten Patienten. Hierzu zählen beispielsweise Patienten mit einer erhöhten Krampfneigung.

12.2.5.9 Sauerstofftherapie

In der Notfallmedizin ist die **Sauerstofftherapie** unverzichtbar und kann lebensrettend sein. Aber auch bei vielen (Lungen-)Erkrankungen mit vermindertem Sauerstoffgehalt des Blutes ist es sinnvoll, die Sauerstoffkonzentration des Blutes durch Anreicherung der Einatemluft zu erhöhen.

Sauerstoff (O_2) ist ein Arzneimittel und darf nur auf ärztliche Anordnung verabreicht werden. Die ärztliche Anordnung umfasst die Art der Verabreichung, die Menge und die Dauer der Verabreichung. Im Notfall gilt eine Ausnahme: Dann verabreichen Pflegende mit entsprechenden Kenntnissen bis zum Eintreffen des Arztes Sauerstoff. Nur eingewiesene Personen dürfen mit Sauerstoff umgehen.

Sauerstoffquellen

Im Krankenhaus ist Sauerstoff meist über ein **zentrales Reservoir** (Wandan-

schlüsse in den Patientenzimmern) verfügbar. Alternativ und zum Transport von Patienten kommen **Sauerstoffflaschen** (☞ Abb. 12.2.47) von 2–50 l Rauminhalt zum Einsatz, die komprimierten Sauerstoff enthalten. Der Druck einer vollen Flasche liegt bei 150–200 bar. Der hohe Druck wird durch einen *Druckminderer* auf ca. 5 bar reduziert und ist an einem Manometer ablesbar.

In beiden Fällen handelt es sich um reinen Sauerstoff (100%). Zum Vergleich: Die

Sauerstofftherapie zu Hause
In der häuslichen Pflege werden bei einer Sauerstofflangzeittherapie, die bei chronischer respiratorischer Insuffizienz (z. B. infolge chronisch-obstruktiver Lungenerkrankungen oder Mukoviszidose) durchgeführt wird, zunehmend **Sauerstoffkonzentratoren** (☞ Abb. 12.2.48) eingesetzt, die auch von Laien bedient werden können. Durch Ansaugen und Verdichten der Umgebungsluft sowie Bindung von Stickstoff entsteht eine Sauerstoffkonzentration von bis zu 95 Vol%. Die etwa koffergroßen, bis zu 30 kg schweren Geräte benötigen allerdings einen Stromanschluss. Für Aktivitäten außer Haus stehen inzwischen auch Minikonzentratoren mit aufladbarer Batterie und 12-V-Autoanschluss zur Verfügung (z. B. Free Style-Mobil®). Für mobile Patienten eigenen sich besonders **Flüssig-Sauerstoff-Systeme**. Vorteil dieser Systeme (z. B. Helios® Marathon) ist die Ergiebigkeit bei geringem Gewicht: Ein Liter flüssiger entspricht etwa 835 Liter gasförmigem Sauerstoff (bei 1bar, 15 °C). Für die mobilen Systeme gibt es spezielle Transportvorrichtungen (Caddy, Rückentrage).

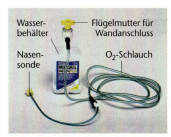

Abb. 12.2.46: System für einen Sauerstoffwandanschluss. Einmalbehälter mit destilliertem Wasser zur Befeuchtung, Verbindungsschlauch und Nasensonde. [K183]

normale Raumluft enthält ca. 21 % Sauerstoff.

Seit 2006 müssen nach der neuen EU-Richtlinie (DIN EN ISO 1089-3) Sauerstoffflaschen weiß und mit einem schwarzen N (für Neu) beschriftet sein. Die Wandsteckkupplungen der zentralen Sauerstoffversorgung sind ebenfalls weiß markiert.

Sicherheitsmaßnahmen beim Umgang mit Sauerstoff(-flaschen)

Wegen der *Explosionsgefahr* erfordert der **Umgang mit reinem Sauerstoff** besondere Sicherheitsvorkehrungen entsprechend der Sicherheitsvorschriften der Berufsgenossenschaften (□ 23):

- Flaschen dürfen nicht fallen. Volle Flaschen liegend oder stehend fixieren (z. B. anketten) und nicht in Treppenhäusern, Gängen oder Patientenzimmern lagern
- Vorsicht vor Feuer. Es gilt absolutes Rauchverbot in der Nähe von Sauerstoffflaschen. Sauerstoff selbst ist zwar nicht brennbar, fördert aber die Verbrennung. Nur in Räumen mit Fenster, nicht aber in explosionsgefährdeten Räumen oder unter Sonneneinstrahlung (Fenster) bzw. Wärmeeinwirkung (Heizung) lagern
- Vorsicht vor Fett. Die Ventile dürfen nicht mit Fett oder Öl in Berührung kommen (Explosionsgefahr)
- Nur mit geschlossenem Ventil und befestigter Schutzkappe transportieren
- Beim Öffnen der Flaschen keine Gewalt anwenden
- Flaschen ohne integrierten Druckminderer nicht im Patientenzimmer wechseln
- Flaschen immer betriebsbereit halten und vor jedem Gebrauch kontrollieren
- Volle und leere Flaschen getrennt aufbewahren
- In leeren Flaschen Restüberdruck von mindestens 0,5 bar belassen. Andernfalls könnte von außen Luft in die Flasche eindringen, die Feuchtigkeit und Keime enthält, und die Flasche müsste aufwendig gereinigt und aufbereitet werden
- Bei Störungen technischen Dienst rufen. Keine Selbstreparatur versuchen.

Grundsätze der Sauerstofftherapie

- Da der Sauerstoff immer trocken vorliegt, wird er zur Vermeidung von Schleimhautschäden mit destilliertem Wasser angefeuchtet (☞ Abb. 12.2.46)

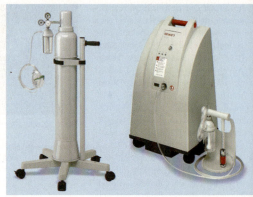

Abb. 12.2.47: Sauerstoffflasche mit Druckmanometer und Schlauch, der den Sauerstoff zum Patienten leitet. [V083]

Abb. 12.2.48: (rechts) Sauerstoffkonzentrator. [V083]

- Ab einer Dosierung von 6 l/Min. muss der Sauerstoff zusätzlich angewärmt werden, um Atemstörungen zu vermeiden. Hierzu wird der Sterilwasserbehälter mittels spezieller Geräte erwärmt
- Streng aseptisches Arbeiten vermeidet Kontamination. Deshalb werden für jeden Patienten neue Schlauchsysteme verwendet und das sterile Aqua dest. in den Gefäßen täglich gewechselt. Ausnahme: Einmalartikel wie AquaPak® werden benutzt, bis sie leer sind
- Vor der Sauerstoffgabe sollte der Patient möglichst seine Nase reinigen, da eine verstopfte Nase die Sauerstoffzufuhr behindert.

Berechnungsformel für den Inhalt von Sauerstoffflaschen (Restinhalt in Litern)

Flaschenvolumen [l] × angezeigtem Druck auf dem Manometer [bar] = Vorrat in Litern (bei normalem atmosphärischen Druck von 1 bar)

Beispiel: 50 l × 150 bar = 7500 l (× 1 bar)

Berechnungsformel, wie lange der Sauerstoff reicht

$$\frac{\text{Flaschenvolumen [l]} \times \text{angezeigtem Druck auf dem Manometer [bar]}}{\text{Sauerstoffverbrauch [l/Min.]} \times 1\ \text{bar}} = \text{Zeit}$$

Beispiel: $\dfrac{10\ l \times 90\ bar}{2\ l/Min. \times 1\ bar} = \dfrac{900\ l}{2\ l/Min.} = 450\ \text{Min.}$

Der Vorrat in der Sauerstoffflasche reicht bei einem Verbrauch von 2 l/Min. also 450 Minuten (= 7,5 Stunden). Bei einem Verbrauch von 6 l/Min. reicht er hingegen nur 150 Minuten (= 2,5 Stunden).

Berechnungstabelle bei einer 10-Liter-Sauerstoffflasche

Flaschendruck am Manometer	Einstellung des Flowmeters:		
	2 l/Min.	4 l/Min.	6 l/Min.
200 bar	16.40 Std.	8.20 Std.	5.33 Std.
180 bar	15.00 Std.	7.30 Std.	5.00 Std.
160 bar	13.20 Std.	6.40 Std.	4.26 Std.
140 bar	11.40 Std.	5.50 Std.	3.53 Std.
120 bar	10.00 Std.	5.00 Std.	3.20 Std.
100 bar	8.20 Std.	4.10 Std.	2.46 Std.
80 bar	6.40 Std.	3.20 Std.	2.13 Std.
60 bar	5.00 Std.	2.30 Std.	1.40 Std.

Tab. 12.2.49: Zeitangaben über den zur Verfügung stehenden Sauerstoffvorrat bei einer 10-Liter-Flasche bei Dosierungen von 2, 4 und 6 Litern/Min.

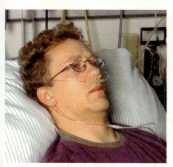
Abb. 12.2.50: Angelegte Sauerstoffbrille. [K183]

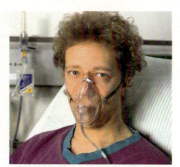
Abb. 12.2.51: Mit dem Gummiband fixierte Sauerstoffmaske. [K183]

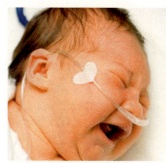
Abb. 12.2.52: Säugling mit Sauerstoffbrille. [K115]

Sauerstoffapplikationssysteme
Sauerstoffnasensonde
Häufig wird Sauerstoff über eine **Sauerstoffnasensonde** mit Schaumgummipolster (☞ Abb. 12.2.46) verabreicht. Die Sonde wird ca. 1 cm in das Nasenloch vorgeschoben und durch das Schaumgummipolster fixiert. Die Pflegenden achten darauf, dass die Sonde nicht abknickt, und kontrollieren engmaschig deren Durchlässigkeit. Den Patienten stört die Sonde relativ wenig, er kann essen und trinken. Allerdings rutscht die Sonde oft aus der Nase, und es treten häufig Reizungen der Nasenschleimhaut auf.

Sauerstoffbrille
Sauerstoffbrillen (O_2-*Brillen* ☞ Abb. 12.2.50 und 12.2.51) werden oft nur über kürzere Zeiträume verwendet, da viele Patienten sie als unangenehm empfinden. Außerdem behindern die Brillen das Sprechen sowie die Nahrungsaufnahme und können bei längerem Liegen zu Druckstellen hinter den Ohren sowie in und unter der Nase führen. Die 1–2 cm langen Einflussstutzen werden beidseitig in die Nasenlöcher des Patienten eingeführt, die Schlaufen der O_2-Brille (gleichzeitig die O_2-zuführenden Schläuche) sind wie Brillenbügel hinter die Ohren und von dort unter das Kinn zu führen, wo sie mit einem Kunststoffring aneinander fixiert werden.

Bei Säuglingen und Kindern kommen Sauerstoffbrillen häufig auch über einen längeren Zeitraum zur Anwendung. Dabei ist zu beachten, dass die altersentsprechende Größe benutzt wird. Die Sauerstoffbrille wird meistens mit hautfreundlichen Pflasterstreifen an den Wangen fixiert. Pflegende können die Einflussstutzen kürzen, um für die Kinder das unangenehme Fremdkörpergefühl in der Nase zu reduzieren. Um die korrekte Sauerstoffapplikation zu gewährleisten, kontrollieren die Pflegenden regelmäßig die korrekte Lage der Sauerstoffbrille.

> Nasal eingeführte Sauerstoffsonden und -brillen können zur Schädigung der Nasenschleimhaut führen, daher:
> ▶ Nasenschleimhaut sorgfältig inspizieren und sich mindestens einmal pro Schicht beim Patienten nach Schmerzen erkundigen
> ▶ Mit einem Watteträger und Nasensalbe Verkrustungen vorsichtig lösen
> ▶ Nach Entfernen der Verkrustungen Nasensalbe auftragen. Darauf achten, dass die Salbe nicht die Ausflussstutzen der Sauerstoffbrille verstopft
> ▶ Darauf achten, Sauerstoffsonde und -brille regelmäßig bzw. bei Bedarf (z. B. Verunreinigungen) zu erneuern. Bei der Sauerstoffsonde auf regelmäßigen Wechsel des Nasenlochs achten
> ▶ Wird die Sonde oder Brille zusätzlich auf der Haut mit Pflasterstreifen fixiert, darauf achten, dass kein Druck dadurch auf das Nasenloch ausgeübt wird (Dekubitusgefahr).

Sauerstoffmaske
Die **einfache Sauerstoffmaske** (O_2-*Maske* ☞ Abb. 12.2.52) ermöglicht kurzzeitig eine hohe O_2-Dosierung von 5–10 l/Min. Sie wird locker auf Nase und Mund aufgesetzt und mit einem Gummiband am Hinterkopf befestigt. Die ausgeatmete Luft entweicht durch die seitlichen Löcher in der Maske. Viele Patienten fühlen sich bei Benutzung verunsichert und eingeengt, da die Maske das Sprechen behindert und die Nahrungsaufnahme unmöglich macht. Der Sauerstofffluss darf nicht unter 5 l/Min. absinken, da es ansonsten zu einem CO_2-Stau in der Maske kommen kann.

O_2-Masken mit Ventil und Reservoirbeutel werden z. B. in der Anästhesie und Notfallmedizin eingesetzt und ermöglichen noch höhere Sauerstoffkonzentrationen.

Sauerstoffzuleitung im Wärmebett und Inkubator
Bei Neugeborenen und Säuglingen besteht die Möglichkeit, **Sauerstoff im Inkubator** oder im geschlossenen **Wärmebett** zu verabreichen. Moderne Inkubatoren verfügen über eine interne Sauerstoffzuführung, so dass die gewünschte Sauerstoffkonzentration exakt eingestellt werden kann. Bei älteren Modellen und beim Wärmebett wird der Sauerstoff von extern zugeleitet, so dass die tatsächliche Sauerstoffkonzentration zusätzlich mit einem Sauerstoffkonzentrationsmessgerät überprüft werden muss. Beim Öffnen der Klappen entweicht Sauerstoff und die Sauerstoffkonzentration fällt ab. Daher achten Pflegende während der Versorgung von Säuglingen mit hohem Sauerstoffbedarf auf eine zusätzliche Sauerstoffquelle; sie legen z. B. die Öffnung des Sauerstoffzuleitungsschlauches in die Nähe der Nase des Kindes und vergewissern sich anhand der Pulsoxymetrie und der Hautfarbe, dass das Kind ausreichend mit Sauerstoff versorgt ist.

Transtracheale Katheter
Beim **transtrachealen Katheter** (☞ Abb. 12.2.53) wird ein flexibler Kunststoffkatheter durch die Haut in die Trachea eingeführt.

Aufgrund seiner Lokalisation ist der Katheter kaum sichtbar und wenig ein-

12 Beobachten, Beurteilen und Intervenieren

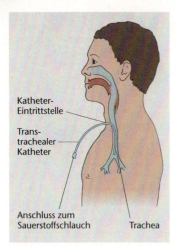

Abb. 12.2.53: Transtrachealer Katheter. [A400-190]

Verabreichungsart	Flow (l/Min.)	Erreichbare Sauerstoffkonzentration
Nasensonde	1–4	30–40 %
Sauerstoffbrille (☞ Abb. 12.2.50)	1–6	40–50 %
Sauerstoffmaske, einfach (☞ Abb. 12.2.52)	5–10 (mindestens 5 l)	40–60 %
Sauerstoffmaske mit Reservoir	6–10	80 %
Transtrachealer Katheter (☞ Abb. 12.2.53)	3	ca. 50 %

Tab. 12.2.54: O_2-Verabreichung und erreichbare Sauerstoffkonzentration.

schränkend z. B. beim Sprechen und Essen. Da der Sauerstoff direkt in die Trachea gelangt, ist der Verbrauch an Flüssigsauerstoff nur etwa halb so groß wie bei anderen Methoden, was durch die Verringerung der notwendigen Vorräte die Mobilität des Kranken erhöht. Daher ist der transtracheale Katheter gut für die häusliche Sauerstofflangzeittherapie (z. B. bei fortgeschrittenem Lungenemphysem ☞ 18.5.2) geeignet. Voraussetzung sind aber gute Motivation und Schulung des Patienten, da Katheter und Kathetereintrittsstelle zweimal täglich hygienisch korrekt zu reinigen sind.

Überwachung des Patienten während Sauerstofftherapie

Den Patienten gilt während einer Sauerstofftherapie besondere Aufmerksamkeit. Um Komplikationen frühzeitig zu erkennen, umfassen Beobachtung und Dokumentation:

▶ Atmung. Unregelmäßig, flach oder verlangsamt?
▶ Puls und Blutdruck (☞ 12.3). Tachykardie, Hypertonie?
▶ Bewusstseinslage. Unruhe, Schläfrigkeit, Schwindel, verwaschene Sprache?
▶ Haut. Zyanose (Lippen, Finger), Druckstellen durch Sonde oder Maske?
▶ Nasen- und Mundschleimhaut. Feuchtigkeitszustand? Läsionen?
▶ Sauerstoffdosierung (l/Min.) oder Sauerstoffkonzentration (%)
▶ Sondenlage und Aqua-dest.-Menge.

Besonderheiten der Sauerstofftherapie bei Kindern

Bei Kindern ist eine Sauerstofftherapie wegen der Gefahr von unerwünschten Wirkungen besonders zu überwachen. Eine Hyperoxämie (zu viel gelöster Sauerstoff im Blut) kann bei Früh- und Neugeborenen zu Netzhautveränderungen und Sehbehinderungen bis zur Erblindung führen. Daher wird bei Kindern in der Klinik die Sauerstoffsättigung während der O_2-Therapie ständig mit dem Pulsoxymeter und durch regelmäßige Blutgasanalysen (Anästhesie-, Intensivpflege ☞ 🖥, 18.3.2) überwacht.

Vorsicht: Atemlähmung durch Sauerstoffgabe

Besondere Vorsicht ist bei Patienten mit chronisch-obstruktiven Atemwegserkrankungen geboten. Ihr Körper hat sich an den ständig erhöhten CO_2-Gehalt im Blut „gewöhnt". Den einzigen *Atemantrieb* stellt der Sauerstoffmangel im Blut dar. Wird dieser nun durch die Sauerstofftherapie behoben, entfällt der letzte Atemanreiz. Dies kann zu einem extremen CO_2-Anstieg und zur **Kohlendioxidnarkose** führen, die eine Intubation erfordert und, wenn sie nicht bemerkt wird, tödlich ist.

Trübt ein Patient während der Sauerstofftherapie zunehmend ein, muss dies als Zeichen eines CO_2-Anstiegs gewertet werden. Pflegende stellen die Sauerstoffzufuhr in diesem Fall sofort ab und benachrichtigen unverzüglich den Arzt.

Patientenberatung bei häuslicher Sauerstofftherapie

Im Rahmen eines strukturierten Entlassungsprozesses vermitteln Pflegende dem Patienten und seinen Angehörigen die notwendigen Kenntnisse zur Sauerstofftherapie einschließlich der möglichen Komplikationen. Hierzu gehört z. B. der Hinweis auf die Gefahr einer Atemlähmung bei nicht korrekt eingehaltener Flussrate. Pflegende geben Informationen über den sachgerechten Umgang mit den verschiedenen Materialien je nach Verabreichungsform, über hygienische Aspekte sowie die Schleimhautinspektion und -pflege.

Der Patient erhält ein Merkblatt, auf dem Kriterien zur Selbstbeobachtung und individuelle kritische Grenzwerte sowie Telefonnummern von Ärzten oder Pflegenden für Fragen oder Notfälle festgehalten sind (📖 24).

Literatur und Kontaktadressen

📖 Literaturnachweis

1. Borg, G.: Psychophysical bases of perceived exertion. Med Sci Sports Exerc 14/1982, S. 377–381.
2. Statistisches Bundesamt: Krankheitskosten 2004. Veröffentlicht in 2006 unter: http://www.destatis.de
3. Gesundheitsbericht für Deutschland, 1998. Veröffentlicht unter: http://www.gbe-bund.de
4. Vgl. Bienstein, C. et al. (Hrsg.).: Atmen. Thieme Verlag, Stuttgart 2000, S. 135.
5. Vgl. Robert Koch-Institut: Bundesgesundheitsblatt – Gesundheitsforschung – Gesundheitsschutz 43/2000, Springer-Verlag, S. 302–309.
6. Vgl. Bienstein, C. et al. (Hrsg.): Atmen. Thieme Verlag, Stuttgart.
7. Vgl. Panknin, H.-T.: Harn- und Atemwegserkrankungen treten besonders häufig auf. In: Pflegezeitschrift 02/2006 S. 74–77.

8. Vgl. Weindler, J.; Zapf, Ch.: Grundlagen der Atemtherapie mit Incentive Spirometern. PERIMED-Spitta, Balingen 1995, S. 45.

9. Vgl. Bienstein, C. et al.: Dekubitus. Thieme Verlag, Stuttgart 1997, S. 107.

10. Vgl. Schiff, A.: Rückenmassage und verwandte Techniken zur Förderung des Schlafes bei älteren Menschen: Eine Literaturanalyse. In: Pflege 19/2006, S. 163–173.

11. Vgl. Nydahl, P.; Schürenberger, A.: Altes und Neues zur atemstimulierenden Einreibung. In: Die Schwester/Der Pfleger, Teil 1: 7/2004, S. 500–503; Teil 2: 8/2004, S. 586–589.

12. Cegla, U.: BDA-Manual COPD: Physikalische Therapie. Veröffentlicht 2002 unter: www.ifap.de/bda-manuale/copd/therapie/physik.html

13. Vgl. Thomas, J. et al.: To vibrate or not vibrate. In: Physiotherapy Canada 02/1995, S. 20.

14. Vgl. Konietzko, B.: Inhalation, Vibration, Abklopfen. In: Bienstein, C. et al. (Hrsg.): Atmen. Thieme Verlag, Stuttgart 2000, S. 241–245.

15. Vgl. Steiner, J.; Petro, W.: Physikalische Therapie bei COPD – Evidence Based Medizin? In: Pneumologie 56/2002, S. 388–396.

16. Vgl. Bertram, H. P.: Teedrogen, ätherische Öle und chemische definierte Pharmaka. In: Bienstein, C. et al. (Hrsg.): Atmen. Thieme Verlag, Stuttgart 2000, S. 246–256.

17. Vgl. Hesse, G.; Seeling, S.: Die heilende Wirkung des Thymians. In: Die Schwester/Der Pfleger 01/2006, S. 28–30.

18. Tyco-Healthcare: Zweck und Einsatz der Aerosoltherapie, Produktinformation.

19. Arbeitsgruppe Aerosolmedizin der Deutschen Gesellschaft für Pneumologie: Empfehlungen für die Auswahl von Inhalationssystemen zur Medikamentenverabreichung. In: Pneumologie 55/2001, S. 579–586.

20. Vgl. Netter, F. H.: Farbatlanten der Medizin, Bd. 4. Thieme Verlag, Stuttgart 1991, S. 287.

21. Cegla, U.: BDA-Manual COPD: Physikalische Therapie. Veröffentlicht 2002 unter: www.ifap.de/bda-manuale/copd/therapie/physik.html

22. Vgl. ebenda.

23. Vgl. Betreiben von Sauerstoffanlagen. In: Hauptverband der gewerblichen Berufsgenossenschaften (HVBG): BGR 500: Betreiben von Arbeitsmitteln, Teil 2, Kap. 2.32. Stand: 10/2004. Nachzulesen unter: www.hvbg.de/d/bgz/entwicklung/pdf_bild/bgvr05_pdf/kap2_32.pdf

24. Vgl. Deutsche Gesellschaft für Pneumologie; Magnussen, H. et al.: Leitlinie zur Langzeit-Sauerstofftherapie. In: Pneumologie 55/2001, S. 454–464.

Vertiefende Literatur ☞ 💻

✉ Kontaktadressen

1. Deutsche Atemwegsliga e. V., Burgstraße 12, 33175 Bad Lippspringe, Tel.: 05252/9336 15, Fax: 05252/9336 16, www.atemwegsliga.de

✉ Weitere Kontaktadressen

Deutsche Lungenstiftung, Herrenhäuser Kirchweg 5, 30167 Hannover, Tel.: 0511/2155 1010, Fax: 0511/2155 1113, www.lungenstiftung.de

Deutsche Gesellschaft für Pneumologie, Postfach 1237, 59355 Werne, Tel.: 02389/527527, Fax: 02389/527522, www.pneumologie.de

12.3 Herz-Kreislauf-System

12.3.1 Puls 353	**12.3.2 Blutdruck** 357	**12.3.3 Intervenieren (Puls und RR):**
12.3.1.1 Physiologische Grundlagen . . 353	12.3.2.1 Physiologische Grundlagen . . 357	**Thromboseprophylaxe** . . . 361
12.3.1.2 Beobachtungskriterien, Datenerhebung und Dokumentation 354	12.3.2.2 Beobachtungskriterien, Datenerhebung und Dokumentation 357	**Literatur und Kontaktadressen** 365
12.3.1.3 Normalzustand 355	12.3.2.3 Normalwerte 360	
12.3.1.4 Physiologische und pathologische Veränderungen 355	12.3.2.4 Physiologische und pathologische Veränderungen 360	

Fallbeispiel ☞ 💻

ZVD-Messung ☞ *16.1.3*

Das **Herz-Kreislauf-System** ist wie die Atmung eine lebensnotwendige Funktion des menschlichen Organismus. Die Parameter *Puls* und *Blutdruck* zählen zu den sog. Vitalzeichen und geben wesentliche Angaben über die Herz-Kreislauf-Situation eines Menschen. Veränderungen von Puls und Blutdruck können auf krankhafte Veränderungen hinweisen, sind aber oft auch Folgen von körperlicher Anstrengung oder emotionalen Eindrücken. Viele Menschen z. B. reagieren bei Aufregung vor einer Prüfung oder bei Vorfreude auf ein bevorstehendes Ereignis mit einer Erhöhung der Pulsfrequenz.

12.3.1 Puls

12.3.1.1 Physiologische Grundlagen

> **(Arterien-)Puls** (*pulsus* = Stoß): Anstoßen der Blut- oder Druckwelle an die Arterienwand. Wichtiges Kriterium zur Beurteilung der Herz- und Kreislauffunktion *(Vitalzeichen)*.

Die **Pulswelle** entsteht dadurch, dass bei jedem Herzschlag Blut in die Aorta ausgestoßen wird. Der Druckstoß breitet sich im arteriellen Gefäßsystem aus. Die daraus entstandene Druckwelle kann an allen Arterien getastet werden, die oberflächlich oder auf einer harten (knöchernen oder muskulären) Unterlage verlaufen oder sich gegen eine solche Unterlage drücken lassen (☞ Abb. 12.3.1).

Beim gesunden Erwachsenen schlägt das Herz ca. 70-mal pro Minute (*Schlag-* oder **Herzfrequenz**). Die altersentsprechende Herzfrequenz von Kindern ist in Tabelle 12.3.6 dargestellt. Im Normalfall stimmen Herzfrequenz (Anzahl der z. B. im EKG sichtbaren Herzaktionen) und Pulsfrequenz überein. Andernfalls liegt ein *Pulsdefizit* (☞ unten) vor.

Mit jedem Schlag wirft das Herz eines Erwachsenen ca. 70 ml Blut aus (**Schlagvolumen**). Innerhalb einer Minute pumpt das Herz etwa fünf Liter Blut in den Körper und die Lungen. Diese Menge wird

12 Beobachten, Beurteilen und Intervenieren

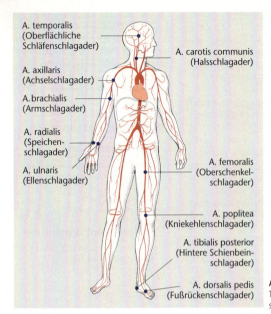

Abb. 12.3.1: Geeignete Taststellen zur Pulsmessung. [A400-190]

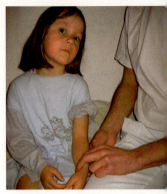

Abb. 12.3.2: Pulsmessung bei einem Kind an der A. radialis. [O408]

auch als **Herzminutenvolumen** *(Herzzeitvolumen)* bezeichnet. Bei einem einjährigen Kind beträgt das Herzminutenvolumen ca. 1 Liter, das Herz eines fünf Jahre alten Kindes wirft etwa 2,5 Liter Blut pro Minute aus, im Alter von zehn Jahren sind es ca. 3,75 Liter. Bei Jugendlichen gleicht sich das Herzminutenvolumen immer mehr den Werten eines Erwachsenen an.

Berechnen des Herzminutenvolumens

Herzfrequenz/Min. × Schlagvolumen = Herzminutenvolumen

Beispiel:

70 Schläge/Min. × 70 ml = 4900 ml/Min.

Um das Herzminutenvolumen eines Kindes zu errechnen, werden die altersentsprechende Herzfrequenz und das jeweilige Schlagvolumen zugrunde gelegt.

12.3.1.2 Beobachtungskriterien, Datenerhebung und Dokumentation

Beobachtungskriterien

Beobachtungskriterien sind:
▶ Pulsfrequenz
▶ Pulsrhythmus
▶ Pulsqualität.

Datenerhebung

Die Pulskontrolle erfolgt stets zur Erfassung der Vitalsituation eines Menschen, z. B. bei der Aufnahme. Besonders wichtig ist die Pulskontrolle bei Patienten mit Herz-Kreislauferkrankungen, nach Operationen (Nachblutungsgefahr), nach schweren Verletzungen, bei Schädel-Hirn-Trauma (☞ 33.14.1), unter Therapie mit kreislaufwirksamen Medikamenten (z. B. β-Blockern ☞ Pharma-Info 17.15, Katecholaminen ☞ 16.5.2, Digitalisglykosiden ☞ Pharma-Info 16.29) sowie bei Vergiftungen (☞ 13.6).

Notfall

Fällt es schwer, den Puls zu ermitteln, ist unverzüglich eine erfahrene Pflegekraft hinzuzuziehen.

Alarmierende Abweichungen in der Pulsfrequenz sind:
▶ Beschleunigter Puls *(Tachykardie* ☞ unten*)*
▶ Langsamer Puls *(Bradykardie* ☞ unten*)*
▶ Neu aufgetretenes Herzstolpern *(Arrhythmien* ☞ unten*)*.

Derartige Abweichungen sind unter Berücksichtigung der individuellen Situation sofort einem Arzt zu melden. Es ist sinnvoll, auch den Blutdruck zu messen, um weitere Informationen über den Kreislaufzustand des Patienten zu erhalten.

Technik des Pulstastens

Man unterscheidet den **zentralen** und den **peripheren Puls**. Der zentrale Puls kann an großen (herznahen) Arterien erhoben werden und gibt relativ genau die Herzfrequenz wieder. Bei der peripheren Messung können schwache Pulswellen an den kleinen Arterien nicht immer getastet *(palpiert)* werden. Dies ist bei Arrhythmien oder niedrigem Blutdruck der Fall. Deshalb wird der Puls bei unregelmäßigem Puls oder im Schock immer an zentralen Gefäßen gemessen.

Die Taststellen (☞ Abb. 12.3.1 und Abb 12.3.2) für den **peripheren Puls** sind:
▶ *A. radialis* (Handgelenk an der Seite des Daumenballens)
▶ *A. temporalis* (Schläfe)
▶ *A. poplitea* (Kniekehle)
▶ *A. dorsalis pedis* (vorderer Fußrücken)
▶ *A. tibialis posterior* (dorsal/ Rückseite des Innenknöchels).

Taststellen für den **zentralen Puls** sind:
▶ *A. carotis* (seitliches Halsdreieck)
▶ *A. femoralis* (Leiste).

Üblicherweise wird der Puls an der A. radialis getastet. Diese Arterie ist leicht aufzufinden, wenn man an der Innenseite des Handgelenks zunächst die deutlich tastbare Muskelsehne (des M. carpi radialis) nahe der Mitte fühlt und sich dann nach außen, also zur Daumenseite des Handgelenks vortastet.

Um den Puls sicher zu tasten, setzt man Zeige-, Mittel- *und* Ringfingerkuppe mit leichtem Druck auf (☞ Abb. 12.3.4). Die Pulsschläge werden 15 Sek. lang gezählt, der erste Schlag gilt hierbei als „0". Die Anzahl der ermittelten Pulsschläge multipliziert man mit vier, um die Pulsschläge pro Minute zu errechnen. Pflegende zäh-

12.3 Herz-Kreislauf-System

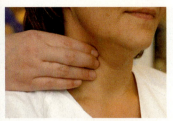

Abb. 12.3.3: Pulskontrolle. Zentral an der A. carotis. [K115]

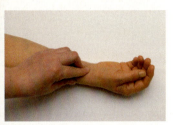

Abb. 12.3.4: Pulskontrolle. Peripher an der A. radialis [K115]

len bei allen neu aufgenommenen Patienten sowie bei Patienten mit sehr langsamem und unregelmäßigem Puls stets eine volle Minute durch.

Mit dem Pulstasten erfassen Pflegende **Frequenz, Rhythmus und Qualität.** Messfehler treten auf, wenn:
- Der eigene Daumen zum Messen benutzt wird (Verwechslung der eigenen Pulswelle mit der des Patienten)
- Wegen zu leichten Druckes nicht alle Schläge registriert werden
- Wegen zu starken Druckes die Pulswelle unterdrückt wird.

Bei Kindern unter zwei Jahren ist das manuelle Pulstasten schwierig, da sie sich viel bewegen und ihr Puls schnell und nur schwach tastbar ist. Daher messen Pflegende die Herzfrequenz entweder durch Abhören mit einem Stethoskop *(Auskultation)* direkt über dem Herzen (☞ Abb.

12.3.5) oder sie lesen den Pulswert an einem Monitor (Monitoring, Intensivpflege ☞ 🖥) ab. Bei der Kontrolle mit dem Stethoskop ist zu berücksichtigen, dass bei *einem Pulsschlag zwei Herztöne* (Systole und Diastole ☞ 12.3.2.1) zu hören sind.

Dokumentation

Die Ergebnisse des Pulsmessens werden meistens in graphischer Darstellung als rote Verlaufskurve dokumentiert (☞ Abb. 12.3.16).

12.3.1.3 Normalzustand
Pulsfrequenz

> **Pulsfrequenz:** Anzahl der tastbaren Pulswellen pro Minute. Die Normalwerte der Pulsfrequenz sind altersabhängig (☞ Tab. 12.3.6); beim Erwachsenen beträgt der Ruhepuls ca. 70/Min.

Die Pumpleistung des Herzens passt sich dem jeweiligen Sauerstoffbedarf an. Unter körperlicher Belastung wird die **Herzleistung** dadurch enorm gesteigert, dass die Herzfrequenz und das Schlagvolumen zunehmen. Im Extremfall erreicht das Herz eines Erwachsenen eine Pumpleistung von 25 l in der Minute.

Pulsrhythmus

> **Pulsrhythmus:** Schlagfolge des Herzens. Beim gesunden Menschen erfolgen die Pulswellen überwiegend in regelmäßigen Abständen.

Pulsqualität

> **Pulsqualität:** Spannung und Füllung des Pulses, die beim Pulsmessen getastet werden können.

Beim Pulsmessen kann man nicht nur Pulsschläge zählen, sondern auch tasten, wie kräftig die Pulswelle ist oder ob sich das Gefäß zwischen zwei Pulsschlägen „prall gefüllt" anfühlt. Mit Übung und Erfahrung kann die **Pulsqualität** beurteilt werden. Sie hängt ab:
- Von der Füllung der Blutgefäße
- Von der zirkulierenden Blutmenge
- Vom Schlagvolumen des Herzens
- Von der Elastizität der Arterien.

Der Puls gesunder Menschen ist weich und gut gefüllt.

12.3.1.4 Physiologische und pathologische Veränderungen
Veränderungen der Pulsfrequenz
Tachykardie

> **Tachykardie:** Gesteigerte Herzfrequenz, beim Erwachsenen > 100 Schläge/Min. (Kinder ☞ Tab. 12.3.6).

Eine **physiologische Tachykardie** ist eine beschleunigte Herzfrequenz mit physiologischen Ursachen wie körperliche Anstrengung oder Aufregung.

Eine **pathologische Tachykardie** ist eine Herzfrequenzbeschleunigung mit krankhaften Ursachen, z. B. Fieber, Blut- und Flüssigkeitsverlust oder massive Durchfälle. Weitere Gründe können Stoffwechselstörungen (z. B. eine Hyperthyreose ☞ 22.4.3), Vergiftungen oder starke Schmerzen sein. Tachykardien kommen auch als unerwünschte Wirkungen von Arzneimitteln, z. B. nach Adrenalingabe, und bei Herzrhythmusstörungen vor.

> **Tachykardie bei Fieber:** Pro °C Temperaturanstieg erhöht sich der Puls um 8–12 Schläge/Min.

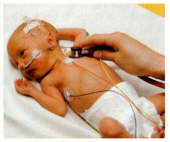

Abb. 12.3.5: Abhören der Herzfrequenz bei einem Säugling. [K115]

Alter	HF**/Min. im Wachzustand	HF**/Min. im Schlaf	HF**/Min. bei Anstrengung/Fieber
Frühgeborene	100–190	150	< 220
Neugeborene	100–180	80–160	< 220
1. Wo.–3. Mon.	100–220	80–200	< 220
3. Mon.–2. Lj.*	80–150	70–120	< 200
2.–10. Lj.*	70–110	60–90	< 200
> 10. Lj.*	55–90	50–90	< 200

*) Lj. = Lebensjahr, **) HF = Herzfrequenz

Tab. 12.3.6: Herzfrequenz im Kindesalter.

Bradykardie

> **Bradykardie:** Verminderte Herzfrequenz, beim Erwachsenen < 60 Schläge/Min. (Kinder ☞ Tab. 12.3.6).

Physiologische Bradykardie. Eine langsame Herzfrequenz kommt vor während des Schlafes, bei tiefer Entspannung und bei Leistungssportlern. Bei letzteren stößt das Herz mit jedem Herzschlag so viel Blut aus, dass auch bei erniedrigtem Puls der Körper ausreichend versorgt wird.

Pathologische Bradykardie. Herzreizleitungsstörungen, beispielsweise der AV-Block (☞ 16.7.3), oder Arzneimittelüberdosierungen, z. B. mit Digitalispräparaten oder β-Blockern, können ebenfalls zu einer Herzfrequenzverlangsamung führen. Auch bei Stoffwechselerkrankungen, oder Hirndrucksteigerung (☞ 33.12) lässt sich eine Bradykardie beobachten.

> Beim Absaugen von Atemwegssekret (☞ 12.2.5.8) kann es aufgrund einer Reizung des N. vagus zur Bradykardie kommen. Deswegen achten die Pflegenden beim Absaugen stets auf die Pulsfrequenz des Patienten.

Relative Bradykardie: Bei Fieber ist der Puls beschleunigt. Bleibt die Pulsfrequenz trotz Fiebers normal oder steigt weniger als 8–12 Schläge pro °C Temperaturerhöhung, so spricht man von einer **relativen Bradykardie**. Sie ist typisch für den Typhus abdominalis (☞ 26.5.6).

Beispiel: Bei 39 °C Körpertemperatur ist bei einem Erwachsenen ein Puls von etwa 90/Min. zu erwarten. Ein Puls von 70/Min. wäre bei dieser Temperatur *relativ* zu langsam.

Asystolie

> **Asystolie:** Fehlende Kontraktion des Herzens, erkennbar an der Pulslosigkeit, d. h. weder peripher noch zentral ist ein Puls zu tasten.

> **Notfall**
>
> Pulslosigkeit ist immer ein Notfall. Wurde nicht ausdrücklich vorher vereinbart und vom Arzt angeordnet, bei diesem bestimmten Patienten keine *Reanimation* (Wiederbelebung) vorzunehmen, muss bei Pulslosigkeit unverzüglich mit Notfallmaßnahmen begonnen werden (☞ 13.4)
>
> Setzen die Maßnahmen nicht oder erst zu spät ein, verstirbt der Patient innerhalb weniger Minuten.

Physiologische Ursachen	Pathologische Ursachen
Hauptursachen der Tachykardie	
► Erhöhter Sauerstoffbedarf bei körperlicher Arbeit ► Anpassungsreaktion des Körpers auf Aufregung, Freude, Trauer ► Anpassung an O₂-ärmere Hochgebirgsluft	► Erhöhter Sauerstoffbedarf bei krankhaft gesteigertem Stoffwechsel (Fieber, Hyperthyreose ☞ 21.3.3) ► Ausgleich verminderter Transportmittel für Sauerstoff (Blutverlust) oder geringer Herzkraft (Herzinsuffizienz ☞ 16.6) ► Störungen des Herzreizleitungssystems (Rhythmusstörungen ☞ 16.7.2)
Hauptursachen der Bradykardie	
► Entspannung, Schlaf ► In Ruhe bei Sportlern	► Bewusstlosigkeit, Koma ► Schädigung des ZNS, z. B. Schädel-Hirn-Trauma (☞ 33.14.1) ► Störungen des Herzreizleitungssystems (Rhythmusstörungen ☞ 16.7.4) ► Reizung des N. vagus

Tab. 12.3.7: Hauptursachen der Tachy- und Bradykardie.

Pulsdefizit

> **Pulsdefizit:** Differenz zwischen der durch Auskultation oder EKG ermittelten *Herzfrequenz* und der peripheren *Pulsfrequenz*, d. h. die getastete Pulsfrequenz entspricht nicht der tatsächlichen Zahl der Herzkontraktionen (Zusammenziehen der Herzmuskulatur).

Der normale Kontraktionsablauf am Herzen und die Zeit zwischen zwei Herzschlägen gewährleisten, dass sich die Herzkammern erst ausreichend mit Blut füllen, bevor sie sich zusammenziehen. Bei Herzrhythmusstörungen ist dies nicht der Fall: „Extraschläge" können die Füllungszeit so sehr verkürzen (☞ 16.7.2), dass die bei einer insuffizienten (nicht ausreichenden) Herzmuskelkontraktion ausgestoßene Blutmenge keine ausreichend starke, in der Peripherie zu tastende Pulswelle auslöst.

> Ermittelt wird ein Pulsdefizit, indem eine Pflegekraft zuerst den Radialispuls zählt und danach die Herztöne mit dem Stethoskop auskultiert.

Veränderungen des Pulsrhythmus

> **Arrhythmie:** Herzrhythmusstörung mit unregelmäßigen Zeitabständen zwischen den einzelnen Herzmuskelkontraktionen, auch in Verbindung mit zu schneller *(Tachyarrhythmie)* oder zu langsamer *(Bradyarrhythmie)* Herzfrequenz.
>
> **Extrasystole** (kurz *ES*): Außerhalb des regulären Grundrhythmus auftretender Herzschlag.

Eine kaum merkliche Verkürzung der Zeitabstände zwischen zwei Pulsschlägen während der Einatmung ist physiologisch. Pathologische Arrhythmien treten auf bei:

► Herzerkrankungen (☞ Kap. 16)
► Elektrolytverschiebungen im Blut (☞ 29.10)
► Hormonstörungen, insbesondere bei gestörter Schilddrüsenfunktion (☞ 21.3).

Vereinzelte Extrasystolen haben in der Regel keinen Krankheitswert. Erst wenn sie gehäuft auftreten und den Erregungsablauf der Herzmuskulatur beeinflussen können, sind sie behandlungsbedürftig (☞ 16.7.1).

Eine Arrhythmie dokumentieren die Pflegenden zusätzlich zur ertasteten Pulsfrequenz, indem sie die Messwerte z. B. durch eine Wellenlinie verbinden (hausinterne Richtlinien beachten).

Veränderungen der Pulsqualität

Abweichungen von der normalen Pulsqualität sind:

► Harter Puls bei hohem Blutdruck (*Hypertonie* ☞ 17.4.1) oder bei arteriosklerotisch veränderten („verkalkten") Gefäßen (☞ 17.5.1)
► Sehr weicher und schlecht gefüllter Puls bei niedrigem Blutdruck (*Hypotonie* ☞ 17.4.3), bei Herzinsuffizienz (☞ 16.6) oder Fieber
► Fadenförmiger, gleichzeitig schwach gefüllter und beschleunigter Puls bei Kollaps oder im Schock (☞ 13.5).

In Notfallsituationen geben die Pulsqualität sowie Blutdruck und Atmung wichtige Informationen über den Kreislaufzustand des Patienten.

> Bei Abweichungen von der normalen Pulsqualität kontrollieren Pflegende den Blutdruck.

12.3.2 Blutdruck
12.3.2.1 Physiologische Grundlagen

Blutdruck: Kraft, die das Blut auf die Gefäßwand der Arterien und Venen ausübt. Meist gemessen in der konventionellen Einheit Millimeter Quecksilbersäule (mmHg), v. a. bei maschineller Messung auch in der neueren Einheit Kilopascal (kPa); 7,5 mmHg = 1 kPa.

Systolischer Blutdruck: Maximaler Druck im Gefäß (Spitzendruck); entsteht während der Herzkammersystole.

Diastolischer Blutdruck: Minimaler Druck im Gefäß während der Herzkammerdiastole, wird also auch in der Zeit zwischen zwei Herzschlägen nicht unterschritten und ist Maß für die Dauerbelastung der Gefäßwände. Der diastolische Wert gibt an, mit welchem Druck die Koronararterien perfundiert werden.

Mitteldruck (MAD): Mittlerer arterieller Druck zwischen systolischem und diastolischem Blutdruck, entspricht *nicht* exakt dem arithmetischen Mittel (Berechnung ☞ unten). Der MAD ist wichtig im Rahmen einer Reanimation, um das Ausmaß der Organschädigung und die Effektivität der Herzdruckmassage einschätzen zu können.

Blutdruckamplitude: Differenz zwischen systolischem und diastolischem Blutdruck. Bei einem Blutdruck von 120/80 mmHg beträgt die Amplitude demnach 40 mmHg.

Der MAD lässt sich nach folgender Formel berechnen:

$$MAD = \frac{\text{Systolischer Druck} + (2 \times \text{Diastolischer Druck})}{3}$$

Beispiel: RR 130/80 mm/Hg

$$MAD = \frac{130 + (2 \times 80) = 96,6 \text{ mm/Hg}}{3}$$

Bei einem Blutdruck von 130/80 mm/Hg entspricht der MAD 97 mm/Hg (gerundet).

Der **Blutdruck** wirkt sowohl in Arterien als auch in den Venen. Im klinischen Sprachgebrauch ist mit dem Begriff „Blutdruck" jedoch immer der Druck in den größeren *Arterien* gemeint.

Der arterielle Blutdruck hängt physikalisch gesehen von folgenden Faktoren ab:
- Gefäßwiderstand der Arterien
- Herzminutenvolumen (☞ 12.3.1.1)
- Blutvolumen im Gefäßsystem.

Zusammen mit dem Puls passt sich der Blutdruck den Erfordernissen an: Bei körperlicher Arbeit sind Puls und systolischer Blutdruck höher als in Ruhe. Der diastolische Blutdruck bleibt beim Gesunden konstant.

12.3.2.2 Beobachtungskriterien, Datenerhebung und Dokumentation
Beobachtungskriterien

Beobachtungskriterien sind:
- Systole
- Diastole
- Mitteldruck
- Blutdruckamplitude.

Datenerhebung

Blutdruckkontrollen werden ärztlich angeordnet. Die Pflegenden messen bei:
- Neu aufgenommenen Patienten
- Patienten mit Herz- und Kreislauferkrankungen
- Patienten nach Operationen (postoperative Überwachungsphase)
- Patienten nach invasiven Untersuchungen
- Patienten vor der Mobilisation
- Patienten mit Hypertonie und Hypotonie
- Gabe von Medikamenten, die (auch als unerwünschte Wirkung) den Blutdruck verändern
- Patienten mit starken Blutdruckschwankungen
- Patienten nach Unfällen, Blut- und Flüssigkeitsverlusten sowie im Schock.

Wird der Blutdruck zum ersten Mal gemessen, so geschieht dies an beiden Armen, um Ausgangswerte festzustellen. Beispielsweise ist bei Patienten mit einer Verengung der A. subclavia eine Druckdifferenz von mehr als 20 mmHg zwischen rechtem und linkem Arm möglich.

Weicht der Blutdruck vom Richtwert oder dem erwarteten Wert ab, wird nachgemessen. Bei wiederholt pathologischen

Befunden informiert die Pflegekraft sofort den Arzt.

Technik des Blutdruckmessens

Es gibt zwei **Messmethoden,** um den Blutdruck zu bestimmen:
- Die *indirekte, unblutige Blutdruckmessung,* die auf den italienischen Kinderarzt *Scipione Riva-Rocci* zurückzuführen ist. Obwohl er den Blutdruck nicht auskultierte, sondern den Puls palpierte, spricht man heutzutage auch bei der unten näher erläuterten auskultatorischen Methode vom Blutdruck nach Riva-Rocci (kurz RR)
- Die *direkte, blutige Blutdruckmessung* über eine Drucksonde in einem Blutgefäß (Intensivpflege ☞ 🖥)

Um verschiedene Blutdruckwerte eines Patienten beurteilen zu können, messen die Pflegenden sie stets unter gleichen Bedingungen:
- In Ruhe
- Immer im Liegen *oder* im Sitzen *oder* im Stehen
- Immer am gleichen Arm.

Methoden der indirekten unblutigen Blutdruckmessung

Methoden der blutigen Blutdruckmessung (arterieller Zugang, Intensivpflege ☞ 🖥)

Auskultatorische Methode

Die unblutige, indirekte Blutdruckmessung basiert auf folgender **Methode** (☞ Abb. 12.3.8):
- Mit einer Oberarm-Manschette, an die ein Manometer angeschlossen ist, wird der Blutstrom in der A. brachialis unterbrochen; dazu wird die Manschette aufgepumpt, bis der Manschettendruck höher als der systolische Blutdruck ist. Mit einem Stethoskop, das distal (weiter entfernt vom Herzen) der Manschette in der Ellenbeuge über der A. brachialis aufgelegt ist, sind jetzt keine Strömungsgeräusche mehr zu hören.
- Ein Ventil an der Manschette wird dann vorsichtig geöffnet, damit die Luft langsam entweichen kann. Der Druckabfall sollte dabei nicht mehr als 3 mmHg/Sek. betragen. In dem Moment, in dem Manschettendruck und systolischer Druck gleich groß sind, strömt zum ersten Mal wieder Blut durch die A. brachialis. Es strömt jedoch nicht kontinuierlich, da der diastolische Druck noch geringer ist als der Manschettendruck

12 Beobachten, Beurteilen und Intervenieren

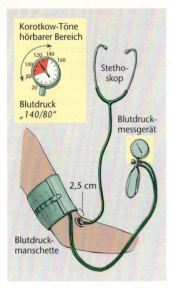

Abb. 12.3.8: Auskultatorische Blutdruckmessung. [A400-190].

- Es kommt zu einem Wechsel „Blut strömt" (Systole) – „Blut strömt nicht" (Diastole). Dieser Wechsel verursacht die typischen **Strömungsgeräusche** *(Korotkow-Töne)*, die mit dem Stethoskop als Klopfen hörbar sind
- Das Ventil bleibt geöffnet, der Druck in der Manschette fällt weiter. Sinkt er unter den diastolischen Blutdruck, bleibt die Arterie ständig offen. Die Strömungsgeräusche verschwinden oder werden zumindest deutlich leiser.

Die Fehlerquellen bei der auskultatorischen Blutdruckmessung sind der Tabelle 12.3.15 zu entnehmen.

> **Vorsicht**
> Bei venösen oder arteriellen Gefäßzugängen, Lymphödem (☞ 22.9.2) oder einem Shunt (für die Dialyse ☞ 29.1.6) darf an dem betreffenden Arm kein Blutdruck gemessen werden.

> Bei Früh- und Neugeborenen sowie Säuglingen ist der diastolische Wert aufgrund der niedrigen Druckwelle mit der auskultatorischen Methode nicht messbar.

Benötigte **Materialien** für eine **auskultatorische Blutdruckmessung**:
- Geeichte Blutdruckmanschette passender Breite mit Haken- oder Klettverschluss (Rapidmanschette) und kleinem Ballon mit Ventil

- Messeinheit mit Manometer zum Ablesen des Blutdrucks
- Stethoskop mit Flachmembran oder Trichter zum Abhören der Strömungsgeräusche.

Bei der **Durchführung** der Messung gehen die Pflegenden wie folgt vor:
- Der Patient sollte vor dem Messen eine Ruhepause von ca. 15 Min. einhalten, damit keine falsch hohen Werte entstehen
- Beengende Kleidung vom Arm entfernen. Oberarm entspannt in Herzhöhe platzieren
- Blutdruckmanschette luftleer, eng und faltenfrei um den Oberarm ca. 2–3 cm oberhalb der Ellenbeuge anlegen. Darauf achten, dass die ableitenden Schläuche nicht unmittelbar in der Ellenbeuge liegen; dies führt zu störenden Geräuschen während des Messens (☞ Abb. 12.3.9)
- Ventil des Blutdruckapparates schließen
- Ohr-Oliven des Stethoskops locker ins Ohr stecken (nicht in den Gehörgang hineindrücken)
- Membran/Trichter des Stethoskops locker in der Ellenbeuge (A. cubitalis) auflegen, evtl. Rand des Schallempfängers unter Manschette einklemmen. Dabei (A. radialis-)Puls fühlen
- Manschette mit dem Aufblasballon füllen, bis Manschettendruck arteriellen Blutdruck erreicht (kein Puls mehr tastbar, keine Geräusche mehr hörbar)
- Manschettendruck noch max. um ca. 30 mmHg erhöhen
- Durch sehr vorsichtiges Öffnen des Ventils Luft aus Manschette entweichen lassen (max. 3–5 mmHg/Sek., um genaue Werte ablesen zu können) (☞ Abb. 12.3.10)
- Auf pulssynchrone Strömungs- bzw. Klopfgeräusche (Korotkow-Töne) achten
- Druckwert am Manometer ablesen, sobald erster Klopfton hörbar wird (systolischer Blutdruck)
- Manschette langsam weiter entleeren

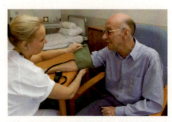

Abb. 12.3.9: Blutdruckmanschette anlegen. [K115]

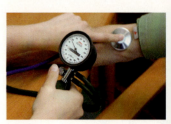

Abb. 12.3.10: Blutdruckmessung. Nachdem ein ausreichend hoher Druck aufgebaut wurde, wird dieser durch vorsichtiges Öffnen des Ventils mit dem Daumen abgelassen und der Blutdruck gemessen. [K115]

und beim letzten Klopfton (oder wenn die Geräusche deutlich leiser werden) den diastolischen Druck ablesen
- Restluft aus Manschette ablassen und Manschette entfernen
- Manschette nach Gebrauch mit Desinfektionsmittel abwischen (Textilmanschetten besprühen) und das Stethoskop (Ohr-Oliven und Trichter) mit Alkohol 70% abreiben.

> **Manschettenbreite bei Kindern**
> Bei Kindern gilt die Faustregel: Die Blutdruckmanschette sollte so breit sein, dass $2/3$ des Oberarms bedeckt sind.

Palpatorische Methode
Wenn eine Pflegekraft beim Erlernen der Blutdruckmessung anfangs unsicher ist oder wenn die Strömungsgeräusche nur schlecht zu hören sind, kann alternativ zum Abhören mit dem Stethoskop der Puls getastet werden:
- Puls tasten
- Manschette aufpumpen, bis Puls nicht mehr fühlbar ist
- Langsam Manschettendruck ablassen, bis Puls wieder tastbar ist
- Der beim ersten tastbaren Puls angezeigte Druckwert entspricht dem systolischen Blutdruck.

Der diastolische Blutdruck kann mit dieser Methode nicht bestimmt werden.

Blutdruckmessung am Bein
Für besondere Fragestellungen, z. B. zum Ausschluss einer Aortenisthmusstenose (☞ 16.4.1), kann der Blutdruck bei liegenden Patienten auch am Bein gemessen werden. Dabei wird eine entsprechend große Manschette am Oberschenkel angelegt und die A. poplitea in der Kniekehle abgehört. Der an den Beinen gemessene Blutdruck ist normalerweise etwas höher als der an den Armen.

12.3 Herz-Kreislauf-System

Elektronische Blutdruckmessung

Neben dem „klassischen" Blutdruckmessverfahren (☞ Abb. 12.3.8) gibt es auch die Möglichkeit den Blutdruck mit **elektronischen Messgeräten** zu ermitteln:

- Mithilfe der *oszillometrischen Messung* (z. B. Dinamap®) wird der Blutdruck anhand der Schwingungen im Blutgefäß *(Pulsationen)* festgestellt. Auf diese Weise lassen sich auch niedrige Blutdruckwerte ermitteln, die mit der auskultatorischen Methode kaum zu messen sind. Bei Säuglingen und Kindern wird diese Messmethode häufig angewandt (☞ Abb. 12.3.13). Automatische Blutdruckmessgeräte haben den Vorteil, dass sie eine kontinuierliche, in Intervallen eingestellte Messung, z. B. alle zehn Minuten, sowie eine obere und untere Alarmeinstellung für Puls, Systole, Diastole und MAD ermöglichen (☞ Abb. 12.3.11).
- Bei den Geräten für die *Selbstmessung* legt der Patient lediglich die Manschette an und schaltet das Gerät ein. Das Gerät übernimmt den Messvorgang selbsttätig und zeigt die erhobenen Ergebnisse anschließend digital an (☞ 12.3.13). Bei nicht erklärbaren Werten sollte zuerst eine Blutdruckmessung durch den Patienten selbst und im Anschluss daran eine Kontrolle durch die Pflegekraft erfolgen.

Dokumentation

Blutdruckwerte werden meistens als Zahl, z. B. 120/80 mmHg, mit dem Zeitpunkt der Messung dokumentiert. Bei wechselnden Messorten notieren die Pflegenden zusätzlich hinter dem Messwert die Extremität, an der sie die Werte gemessen haben. Bei der RR-Messung an allen vier Extremitäten zum Ausschluss bzw. Diagnose einer Aortenisthmusstenose ist die Dokumentation der Messorte von entscheidender Bedeutung.

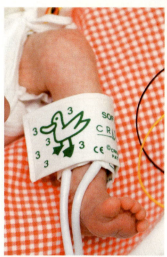

Abb. 12.3.13: Elektronische Blutdruckmessung bei einem Neugeborenen am Unterschenkel. [K115]

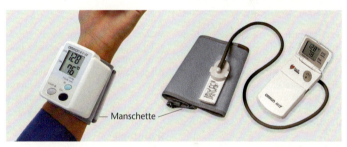

Abb. 12.3.14: Elektronische Blutdruckmessgeräte ermöglichen eine zuverlässige Selbstmessung. Es gibt Geräte zur Puls- und Blutdruckkontrolle am Handgelenk und Geräte zur Messung am Oberarm. In beiden Fällen legt sich der Patient die Manschette um und löst mit Knopfdruck am Gerät das Aufpumpen der Manschette aus. Ist der Blutstrom der A. brachialis unterbrochen, stoppt das Gerät und lässt langsam Luft aus der Manschette entweichen. Nach Ermittlung der Werte können diese auf der Digitalanzeige abgelesen werden. [V185]

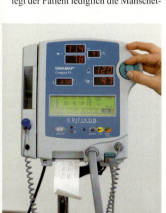

Abb. 12.3.11: Elektronisches Blutdruckmessgerät. [K115]

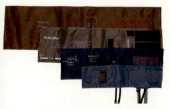

Abb. 12.3.12: Blutdruckmanschetten in verschiedenen Größen zur elektronischen Messung. Die Manschettengröße wird entsprechend der Herstellerangaben ausgewählt (Angabe bezieht sich auf Umfang der Extremität, an der die Manschette angelegt wird). [K115]

Fehlerquelle	Folge
Luft zu rasch abgelassen	Falsch niedriger systolischer und falsch hoher diastolischer Blutdruckwert
Manschette nicht genug aufgepumpt	Falsch niedriger systolischer Wert
Manschette über der Kleidung angelegt	Falsch hohe Werte
Beengende Kleidung am Oberarm nicht entfernt	Falsch niedrige Werte
Manschettenbreite nicht passend zum Armdurchmesser	Zu breite Manschette führt zu falsch niedrigen, zu schmale Manschette zu falsch hohen Werten
Manschette zu locker angelegt	Falsch hohe Werte
Arm über Herzhöhe gelagert	Falsch niedrige Werte
Arm im Ellenbogengelenk nicht gestreckt	Falsch niedrige Werte
Zu lange gestaut oder Druck zu langsam abgelassen	Falsch hohe Werte
Korotkow-Töne sind nicht genau zu hören wegen störender Geräusche im Zimmer (z. B. Gespräche, Fernseher)	Falsch niedrige oder hohe Werte

Tab. 12.3.15: Häufige Fehlerquellen bei der Blutdruckmessung und ihre Folgen.

12 Beobachten, Beurteilen und Intervenieren

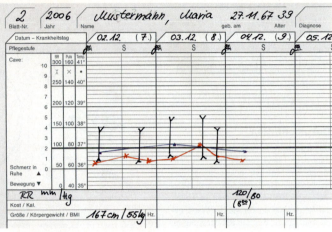

Abb. 12.3.16: Graphische Darstellung von Pulswerten (rot), Temperaturwerten (blau) und Blutdruckwerten (schwarz). Die Höhe der Blutdruckwerte ist bei der graphischen Darstellung in der Blutdruckspaltspalte links abzulesen. Die Linien bedeuten in diesem Fall 10 mm/Hg-Schritte. Am 3.12 betrug der Blutdruck von Frau Mustermann am Abend 140/70 mm/Hg. Am 4.12. hatte Frau Mustermann morgens einen Blutdruck von 120/80 mm/Hg. Dieser Wert wurde als Zahl eingetragen. [V161]

Für Patienten, bei denen häufige Blutdruck-Messungen erforderlich sind, wird oft eine Überwachungskurve am Bett geführt. Bei einer RR-Messung in regelmäßigen Intervallen und bei der blutigen Messung stellen Pflegende die Werte graphisch in der Verlaufskurve dar (☞Abb. 12.3.16).

12.3.2.3 Normalwerte

Die Normalwerte sind altersabhängig. Tabelle 12.3.17 zeigt die physiologischen Werte.

12.3.2.4 Physiologische und pathologische Veränderungen

Blutdruckregulationsstörungen ☞ 17.4

Die Blutdruckwerte unterliegen natürlichen, **physiologisch** bedingten Schwankungen. Der Blutdruck steigt bei Anstrengung oder Aufregung. Bei Müdigkeit oder im Schlaf hat der Mensch einen niedrigeren Blutdruck. Veränderungen des Blutdrucks können jedoch auch **pathologische** Ursachen haben.

Psychische Einflüsse können den systolischen Blutdruck bei der Untersuchung um bis zu 40 mmHg ansteigen lassen. Diese Druckerhöhung ist besonders häufig bei der Erstuntersuchung durch einen Arzt. Sie wird deshalb ironisch als „Weißkittel-Hochdruck" bezeichnet.

Weitere Einflussfaktoren sind zu berücksichtigen, da sie zu falsch hohen Blutdruckwerten führen können: vorheriger Alkoholkonsum, Rauchen, Kaffeetrinken, ebenso eine volle Harnblase oder ein voller Darm sowie das Unterhalten mit dem Patienten während der Messung (📖 1).

Hypotonie

Pflegerische Interventionen bei Hypotonie ☞ 17.4.3

> **Hypotonie:** Blutdruckerniedrigung, dauerhafter Blutdruck beim Erwachsenen unter 105/60 mmHg (Kinder ☞ Tab. 12.3.17).

Eine **Hypotonie** (*Blutdruckerniedrigung* ☞17.4.3) liegt vor, wenn der Blutdruck dauerhaft unter dem altersentsprechenden Normalwert liegt und der Patient gleichzeitig an Beschwerden durch die Minderdurchblutung der Organe leidet. Die Hypotonie tritt beispielsweise bei Blutverlust, Schock oder Herzinsuffizienz auf.

Hypertonie

Beratung zur Lebensweise bei Hypertonie 17.4.1
Pflegerische Interventionen bei Hypertonie, hypertensive Krise ☞ *17.4.1, 17.4.2*

> **Hypertonie:** Blutdruckerhöhung, dauerhafter Blutdruck beim Erwachsenen über 140/90 mmHg (Kinder ☞ Tab. 12.3.17).

Die **Hypertonie** (☞ 17.4.1) ist eine dauerhafte *Blutdruckerhöhung* über den altersentsprechenden Wert. Sie hat unterschiedliche Ursachen wie Gefäß- oder Nierenerkrankungen.

Abnorm hohe Amplituden können auf bestimmte Erkrankungen hinweisen (☞ auch Herzklappenfehler Tab. 16.17).

Es gibt auch unklare Ursachen, die zu Veränderungen des Blutdrucks führen (*primäre Hypertonie* ☞ 17.4.1).

> **Patientenberatung**
>
> Soll der Patient im Anschluss an den Klinikaufenthalt Blutdruckmessungen selbstständig zuhause durchführen, leiten ihn die Pflegenden zur korrekten Anwendung an:
> ▶ Es befindet sich eine Vielzahl von (meist elektronischen) Geräten im Handel. Den Patienten darauf hinweisen, vor der Inbetriebnahme die Gebrauchsanleitung sorgfältig durchzulesen.
> ▶ Den Messarm in Herzhöhe, z. B. auf einem Tisch, lagern. Dieser Hinweis ist besonders bei Handgelenksgeräten wichtig (ggf. kleines Kissen auf den Tisch legen)

Lebensalter	Blutdruck-Normwerte
Frühgeborene 1000 – 2000 g	45 – 50 mmHg *(systolisch)*
Neugeborene über 2000 g	70 – 80 mmHg *(systolisch)*
Säuglinge	65 – 85 mmHg *(systolisch)*
Kleinkinder	95/60 mmHg
Schulkind 6.–9. Lj.	100/60 mmHg
Schulkind 9.–12. Lj.	110/70 mmHg
Jugendliche/Erwachsene	120/80 mmHg
Ältere Menschen	140/90 mmHg

Tab. 12.3.17: Physiologische RR-Werte, in Abhängigkeit vom Lebensalter.

- Messungen möglichst zur gleichen Tageszeit und nicht direkt nach körperlicher Anstrengung durchführen
- Einschnürende Kleidungsstücke entfernen und Manschette nicht zu tief anlegen (ca. 2–3 cm oberhalb der Ellenbeuge)
- Messwerte mit Uhrzeit dokumentieren und beim nächsten Arztbesuch vorlegen.

12.3.3 Intervenieren (Puls und RR): Thromboseprophylaxe

Erkrankungen der Venen ☞ 17.7

Thrombose *(Blutpfropfbildung):* Lokale, intravitale (während des Lebens auftretende) Gerinnung in einem Blutgefäß. Je nach Sitz des **Thrombus** *(Blutgerinnsel)* innerhalb der Blutstrombahn unterscheidet man zwischen *arterieller* und *venöser Thrombose.*

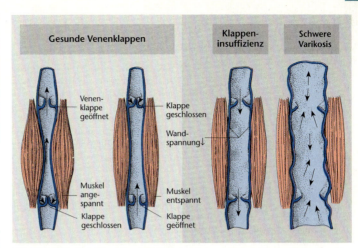

Abb. 12.3.18: Die Muskel-Venen-Pumpe funktioniert nur bei gesunden Venenklappen. Hingegen kommt es bei der Venenklappeninsuffizienz und Varikosis zum Blutrückstau in die Körperperipherie. Durch den verlangsamten venösen Rückfluss und die unphysiologische Blutströmung wird die Entstehung von Thromben begünstigt. [A400-190]

Am häufigsten sind **Thrombosen** im venösen Gefäßsystem, v. a. in den Beinen.

Von besonderer klinischer Bedeutung ist die **tiefe Beinvenenthrombose** *(Phlebothrombose ☞ 17.7.3):* Löst sich ein Thrombus in den tiefer gelegenen Venenbereichen (in der Höhe von Knie, Oberschenkel oder Becken) von der Venenwand ab, gelangt er mit dem Blutstrom in die Lunge und kann dort eine lebensbedrohliche Lungenembolie (☞ 18.10.1) verursachen.

Die Entstehung eines Thrombus kann zu der gefährlicheren Phlebothrombose führen. Auch wenn es der Begriff „Thromboseprophylaxe" nur ungenau beschreibt, ist das oberste Ziel, eine *tiefe Beinvenenthrombose* zu verhindern.

Thrombosenentstehung

Verschiedene Risikofaktoren begünstigen das Entstehen einer Thrombose. Sie können drei Hauptursachen zugeordnet werden *(Virchow-Trias,* ☞ 17.7.3):
- Verlangsamte Blutströmung
- Gefäßwandschäden
- Erhöhte Gerinnungsneigung

Verlangsamte Blutströmung: Je langsamer das Blut fließt, desto leichter können sich Thrombozyten an der Venenwand anlagern und die Thrombusbildung in Gang setzen. Die Blutströmung ist verlangsamt bei:
- Immobilität, Lähmung
- Gipsverband oder Schienenlagerung
- Schmerzbedingter Schonhaltung
- Herzinsuffizienz (☞ 16.6), Schock
- Chronisch-venöser Insuffizienz.

Als häufigste Ursachen gelten Bewegungsmangel jeglicher Ursache und die venöse Insuffizienz (☞ 17.7.4). Beide beeinträchtigen die Wirksamkeit der Muskel-Venen-Pumpe (☞ Abb. 12.3.18) und vermindern dadurch den venösen Rückfluss.

Gefäßwandschaden: Die Schädigung der **Intima** *(Gefäßinnenwand)* löst eine Thrombozytenaggregation *(Zusammenballen der Blutplättchen)* aus. Die Intimaschädigung kann verschiedene Ursachen haben:
- **Traumatisch,** durch Verletzung, Quetschung, Frakturen, Operation
- **Degenerativ,** durch altersbedingte Veränderung der Beinvenen, Krampfaderleiden *(Varikosis ☞ 17.7.1)*
- **Entzündlich,** durch Venenentzündung *(Phlebitis).*

Erhöhte Gerinnungsneigung: Im Blut besteht normalerweise ein Gleichgewicht zwischen Blutgerinnung und Gerinnselauflösung. Ein Überwiegen der Gerinnungsprozesse *(erhöhte Gerinnungsneigung)* kann auftreten bei:
- Hochgradigem Flüssigkeitsmangel oder Flüssigkeitsverlust, z. B. durch anhaltendes Erbrechen und Diarrhö, großflächige Verbrennungen, Diuretika
- Pathologischer Zellvermehrung, z. B. Polyglobulie und Polyzythämie (☞ 22.5.2)
- Vermehrung der Blutgerinnungsfaktoren, z. B. nach großen Operationen, Verletzungen mit erheblicher Gewebszerstörung, Verbrennungen
- Einnahme bestimmter Medikamente, z. B. Ovulationshemmer, Kortison.

Weitere Risikofaktoren

Folgende Risikofaktoren begünstigen die Thromboseentstehung:
- Höheres Lebensalter (chirurgisch-perioperativer Patient > 50 Jahre, konservativer Patient > 65 Jahre) (📖 2 und 3)
- Übergewicht (Body-Mass-Index ≥ 25 ☞ 12.6.3.2)
- Schwangerschaft (☞ 30.13) und Wochenbett (☞ 30.21)
- Maligne Erkrankungen
- Frühere Thrombosen oder Embolien
- Postthrombotisches Syndrom (☞ 17.7.4)
- Sepsis (☞ 26.4) und schwere Infektionskrankheiten
- Rauchen.

Einschätzung des Thromboserisikos

Im Rahmen der Informationssammlung (☞ 11.2) fragen die Pflegenden den Patienten gezielt nach Risikofaktoren (☞ oben) und inspizieren die Beine (Varizen, Ödeme, livide Verfärbung?). Hinweise

Position/Maßnahme	Strömungsgeschwindigkeit in %
Liegen/Rückenlage	100
Zehengymnastik	160
Fußgymnastik	190
Stehen	60
Gehen	120
Fußende um 20° erhöht	250
Beine um 90° erhöht	370
Atemübungen	130
Bettfahrrad	440
Elastische Strümpfe	190

Abb. 12.3.19: Die Veränderungen der venösen Strömungsgeschwindigkeiten im Bein in % ausgehend von der Rückenlage (= 100 %) (□ 4).

auf Vorerkrankungen liefert die ärztliche Anamnese.

Zur systematischen Risikoerfassung gibt es verschiedene Instrumente und Skalen *(Scores),* deren Qualität wissenschaftlich jedoch noch nicht ausreichend überprüft wurde. Doch sind diese Scores (z. B. nach Kümpel, 1995; Autar, 1996; Frohwein, 1997; Feuchtinger, 2001) gut geeignet, um den Blick der Pflegenden für die einzelnen Risikofaktoren zu schärfen, insbesondere bei Berufsanfängern (□ 5).

Maßnahmen zur Thromboseprophylaxe

Gemeinsames **Ziel** aller beteiligten Berufsgruppen ist es, den drei Hauptursachen entgegenzuwirken, also:
- Den venösen Rückfluss zu steigern
- Venenwandschäden vorzubeugen
- Die Gerinnungsbereitschaft zu senken.

Pflegerische Ziele beziehen sich vor allem auf die *Verbesserung des venösen Rückflusses,* da Gerinnungseigenschaften und Venenwandschädigungen durch pflegerische Maßnahmen nur schwer zu beeinflussen sind.

Patientenberatung

Die ausführliche Aufklärung zur Thromboseprophylaxe ist Aufgabe des Arztes. Die Pflegenden informieren und beraten den Patienten zu Maßnahmen der physikalischen Thromboseprophylaxe (☞ unten). Studien haben allerdings gezeigt, dass insbesondere medizinische Thromboseprophylaxestrümpfe (MTS) postoperativ nicht regelmäßig angewendet werden, obwohl deren Wirkung nachgewiesen ist und der Gebrauch von verschiedenen Fachgesellschaften empfohlen wird (□ 6). Zeigt sich der Patient unkooperativ, so ist er häufig nicht ausreichend informiert. Daher ist es günstig, die Informationen auch schriftlich weiterzugeben, z. B. in Form eines **Informationsblattes.** Hier sollten neben den Risikofaktoren auch einfache gymnastische Übungen und Hinweise zur Kompressionstherapie gegeben werden. Ziel der Beratung ist stets, dass der Patient die Notwendigkeit der Maßnahme einsieht. Neben der Beratung dokumentieren die Pflegenden auch, inwieweit der Patient die Maßnahmen selbstständig durchführt. (✉ 1)

Bausteine der Thromboseprophylaxe

Physikalische Thromboseprophylaxe:
- (Früh-)Mobilisation
- Lagerungen
- Ausstreichen der Venen
- Rückstromfördernde Gymnastik (Aktivierung der Muskel-Venen-Pumpe)
- Venenkompression durch Thromboseprophylaxestrümpfe, Kompressionsstrümpfe und -verbände, intermittierende pneumatische Kompression.

Medikamentöse Thromboseprophylaxe:
- Heparinisierung (☞ Pharma-Info 17.28)
- Weitere Antikoagulantien (☞ Pharma-Infos 17.29 – 17.31).

Es ist wissenschaftlich nicht eindeutig geklärt, bei welchen Risikofaktoren welche Maßnahmen kombiniert werden sollen. Als Standard hat sich die Kombination aus (niedermolekularem) Heparin mit Maßnahmen der physikalischen Therapie, vor allem von Thromboseprophylaxestrümpfen, durchgesetzt.

(Früh-)Mobilisation

Mobilisation ☞ 12.4.5.2

Die Pflegenden informieren den Patienten über den Sinn der **Mobilisation** und unterstützen ihn, so früh und so oft wie möglich aufzustehen. Dabei reicht es nicht, vor dem Bett zu stehen. Um die Muskel-Pumpe und damit den venösen Rückfluss zu aktivieren, muss der Patient umhergehen oder zumindest auf der Stelle treten (Venenkompression ☞ unten). (□ 7)

Vorsicht
Bei Patienten mit einer tiefen Beinvenenthrombose (Phlebothrombose ☞ 17.7.3) halten die Pflegenden vor der Mobilisation Rücksprache mit dem Arzt (Bettruhe?).

Lagerung

Das **Hochlagern der Beine** (Winkel von 20°) steigert den venösen Rückstrom (☞ Tab. 12.3.19). Dies ist die einfachste und vom Patienten am ehesten akzeptierte Thromboseprophylaxe.

Kontraindiziert ist das Hochlagern der Beine bei Patienten mit arteriell bedingten Durchblutungsstörungen, da es die Minderdurchblutung der Extremitäten verstärken würde (☞ 17.5.2).

Ausstreichen der Venen

Das **Ausstreichen der Venen** wenden die Pflegenden bei bettlägerigen und immobilen Patienten an (☞ Abb. 12.3.20). Der venöse Rückfluss kann so annähernd um das vierfache beschleunigt werden. Diese Maßnahme lässt sich sehr gut mit der Körperpflege des Patienten verbinden. Die Pflegenden heben das Bein mit einer Hand an. Ausgehend von der Ferse bis oberhalb des Knies streifen sie es mit der anderen Hand unter sanftem Druck und mit gleichmäßigem Tempo in Richtung Herz aus. Diesen Vorgang wiederholen sie 3- bis 5-mal an jedem Bein. Bei ausgeprägten Varizen (Krampfadern ☞ 17.7.1) und Verdacht auf Phlebothrombose ist das Ausstreichen der Venen kontraindiziert.

Rückstromfördernde Gymnastik

Neben den Übungen, die die Physiotherapeutin mit dem Patienten durchführt, sollte ein bettlägeriger Patient mehrfach täglich selbst aktiv werden. Durch Aktivierung der Wadenmuskelpumpe kann der venöse Rückfluss um mindestens 50 % gesteigert werden (□ 8). Folgende Maßnahmen sind auch im Bett durchführbar:

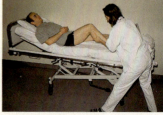

Abb. 12.3.20: Ausstreichen der Beine. [M161]

- Bettradfahren
- Fußkreisen
- Anheben der Beine
- Anspannen der Oberschenkelmuskulatur ("Kniescheibe hochziehen")
- Drücken der Fußsohlen gegen das Bettende (ggf. mit Bettkiste) bei gleichzeitiger Anspannung der Wadenmuskeln
- "Antithrombosebeutel". Zwei miteinander verbundene Sekretauffangbeutel – der eine ist mit Luft gefüllt, der andere ist leer – werden am Fußende festgeklebt. Durch Treten gegen den luftgefüllten Beutel wird die Luft abwechselnd von einem zum anderen Beutel bewegt.

Tiefes Einatmen führt zu einem thorakalen Unterdruck und damit zu einer kurzfristigen Beschleunigung des venösen Blutstroms. Atemübungen können thromboseprophylaktische Maßnahmen unterstützen und sind gleichzeitig ein Teil der Pneumonieprophylaxe (☞ 12.2.5.2). Viele thrombosegefährdete Patienten (z. B. nach Operationen, bei Immobilität) sind gleichzeitig pneumoniegefährdet. (📖 9)

Venenkompression
Kompressionsstrümpfe ☞ 17.7.1

Entscheidend für die Auswahl der **Venenkompression** sind die Risikofaktoren (☞ oben). Unterschieden wird zwischen:
- **Primäre Prophylaxe.** Keine Venenerkrankung, aber andere Risikofaktoren
- **Sekundäre Prophylaxe.** Leichte Venenerkrankungen mit subjektiven Beschwerden
- **Therapie.** Ausgeprägte Varikosis, venöse Insuffizienz, Ulcus cruris (☞ 17.2.3) oder Ödeme.

Zur **primären Prophylaxe** eignen sich **medizinische Thromboseprophylaxestrümpfe** (kurz *MT-Strümpfe* oder *MTS*, frühere Bezeichnung *Antithrombosestrümpfe*, kurz *AT-Strümpfe*). Bei MT-Strümpfen nimmt der Druck von distal nach proximal ab, so dass die oberfläch-

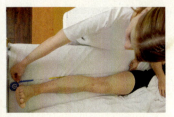

Abb. 12.3.21: Zur Bestimmung der Strumpfgröße wird u. a. die Beinlänge gemessen. [K115]

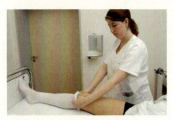

Abb. 12.3.22: Anziehen des MT-Strumpfes. [K115]

lichen Venen komprimiert werden und das Blut in den tieferen Venen schneller fließt. Optimal angepasste MTS liegen in der Höhe des Fußknöchel mit einem Druck von etwa 18 mmHg an der Haut, am Oberschenkel erreichen sie noch 8 mmHg. MTS dienen als Widerlager und verstärken so den Effekt der Muskel-Venen-Pumpe. Wegen des geringen Andrucks ist dieser Effekt allerdings nur im Liegen gegeben. Beim Gehen bewirkt vor allem die Muskel-Venen-Pumpe die Rückstromförderung. Trotz des geringen Nutzens im Gehen werden MTS aber kontinuierlich über 24 Std. getragen, da das An- und Ausziehen zeitaufwendig und mühsam ist. Auf keinen Fall sollen MTS nachts ausgezogen werden, auch wenn sie den Patienten stören. MT-Strümpfe werden in verschiedenen Größen angeboten. Zunächst ermittelt die Pflegekraft mittels spezieller Maßbänder die richtige Größe für den Patienten (Herstellerangaben beachten). (☞ Abb. 12.3.21).

Gemessen werden:
- Beinlänge
- Dickste Stelle des Oberschenkels
- Dickste Stelle der Wade
- Ggf. Fessel.

Je nach Hersteller kann das Maßband bereits in den Farben der Strümpfe unterteilt sein. Eine Maßangabe bezieht sich auf die Farbe am oberen Rand des Strumpfes, die andere auf die am unteren Rand (Sichtfenster für die Zehen). Die meisten Hersteller bieten Strümpfe in neun Konfektionsgrößen an.

Da sich der Beinumfang während einer Immobilitätsphase verändert, messen Pflegende beide Beine alle zwei Tage neu aus. (📖 10)

Die MT-Strümpfe werden bei "entstauten" Venen angezogen, d. h. der Patient sollte vorher ca. 15–20 Min. gelegen haben. Günstig ist auch das vorherige Ausstreichen der Venen (☞ oben).

Zum Anziehen der MT-Strümpfe:
- Den Strumpf bis auf den Fußteil auf "links" drehen (umstülpen)
- Den Fußteil des Strumpfes bis zur Ferse über den Fuß ziehen
- Den restlichen Teil des Strumpfes über die Ferse bis zur Leistenbeuge hochziehen und glatt streichen
- Nach dem Anziehen der MT-Strümpfe den richtigen Sitz kontrollieren (richtige Länge, keine Falten, keine Einschnürungen, gute Durchblutung der Zehen?).

Venenkompression bedarf der ärztlichen Anordnung, sofern nicht hausinterne Standards das Anziehen und Tragen von MT-Strümpfen regeln.

Kompressionsstrümpfe ab Kompressionsklasse I (☞ Tab. 17.35) werden zur **sekundären Prophylaxe** und **Therapie** von Venenerkrankung ärztlich verordnet und auf Rezept von einem Sanitätshaus maßgerecht angefertigt. Sie dürfen nur von mobilen Patienten getragen werden und müssen im Liegen ausgezogen werden, da der hohe Ruhedruck ansonsten zu Durchblutungsstörungen führen kann.

Ein **Kompressionsverband** (☞ Abb. 12.3.24) wird so gewickelt, dass sein Druck die tiefen Venen und die Lymphgefäße erreicht und die Venen in ganzer Länge komprimiert. Die Venenklappen schließen dadurch besser und die venöse Rückflussgeschwindigkeit nimmt zu. Mit Kompressionsverbänden lässt sich jedoch ein dosierter Druck nur schwer erreichen. Das Wickeln der Beine sollte daher nur

Patientenberatung
Das Tragen von MT-Strümpfen ist unangenehm. Damit die Patienten diese Maßnahme nicht nur akzeptieren, sondern auch positiv unterstützen, klären die Pflegenden sie über Gründe und Notwendigkeit sowie über den richtigen Umgang mit den Strümpfen auf. Die Strümpfe sind im Liegen kontinuierlich zu tragen, um effektiv wirken zu können. Auf einen faltenfreien Sitz ist zu achten, da Einschnürungen das Thromboserisiko erhöhen. MT-Strümpfe können entsprechend der Herstellerangaben 10- bis 15-mal gewaschen werden. Das setzt allerdings die exakte Kennzeichnung der Waschvorgänge voraus (MTS sind als Medizinprodukte entsprechend der MPBetreibV §4, Abs.1 zu handhaben). Aus hygienischen Gründen sind die Strümpfe alle 2–3 Tage, z. B. im Rahmen der Körperpflege (☞ 12.5.1.4), zu wechseln. (📖 11, ✉ 2)

12 Beobachten, Beurteilen und Intervenieren

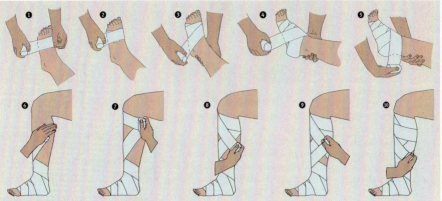

Abb. 12.3.23: Der (modifizierte) Kreuzverband nach Pütter zur Venenkompression, bei dem man die Binde der Form des Beines folgen lässt. Da jedes Bein anders geformt ist, kann der Pütter-Verband von Patient zu Patient ganz unterschiedlich aussehen. Diese Verbandtechnik (1–10) hat sich vor allem wegen der leichten Durchführung bewährt. [A400-215]

Anlegen eines Kompressionsverbands (☞ Abb. 12.3.23 und Abb. 12.3.24):
- Der Fuß steht im rechten Winkel (90°) zum Unterschenkel
- Evtl. muss an druckgefährdeten Körperstellen (z. B. am Knöchel) lokal abgepolstert werden. Gefährdete Körperstellen auf Druckzeichen (z. B. Rötungen) kontrollieren
- Mit der ersten Bindentour an den Zehengrundgelenken beginnen, Zehen dabei frei lassen zur Kontrolle der Durchblutung
- Nach 2–3 zirkulären Umwicklungen um den Mittelfuß mit der nächsten Bindentour die Ferse umschließen; Binde über den Innenknöchel zum Fußrücken zurückführen
- Mit zwei weiteren Achtertouren Ränder der ersten Fersentour zusätzlich fixieren
- Danach Binde entsprechend der Anatomie des Beines abrollen, ohne dass sie den Kontakt zur Haut verliert. Auf diese Weise wird eine Faltenbildung vermieden und ein gleichmäßiger Druck über die gesamte Bindenbreite sichergestellt
- Sind alle Lücken geschlossen, eine zweite Binde in entgegengesetzter Ablaufrichtung („über Kreuz") anlegen, dabei am Knöchel beginnen
- Bindenende mit Pflasterstreifen an der Außenseite des Verbandes fixieren, wegen der Verletzungsgefahr keine Klammern verwenden
- Sich beim Patienten erkundigen, wie der Verband sitzt oder ob er z. B. Schmerzen verursacht. Mindestens einmal pro Schicht die Durchblutung der Beine durch Inspektion der Zehen überprüfen

durchgeführt werden, wenn z. B. aus anatomischen Gründen kein MT-Strumpf passt oder eine höhere Kompression erforderlich wird (z. B. bei ausgeprägter Varikosis) und noch kein angepasster Kompressionsstrumpf (ab Klasse I) zur Verfügung steht. Es erfordert Erfahrung und ist sehr zeitaufwendig, einen Kompressionsverband fachgerecht zu wickeln. Sitzt der Kompressionsverband nicht kor-

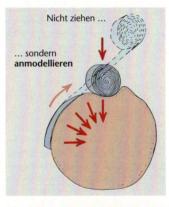

Abb. 12.3.24: Korrekte Technik beim Anlegen eines Kompressionsverbands. [A400-215]

rekt und verursacht etwa einen zu hohen Kompressionsdruck oder Einschnürungen, weil die Bindentouren verrutschen, steigt das Thromboserisiko. (☐ 12)

Beim Kompressionsverband werden zwei Bindenarten verwendet: Kurzzugbinden und Mittelzugbinden. Langzugbinden dürfen wegen der Gefahr von Durchblutungsstörungen nur kurzzeitig und nur für besondere Therapien verordnet werden.

Kurzzugbinde: Binde mit geringer Dehnbarkeit, bewirkt starke Kompression, kann nachts belassen werden.

Mittelzugbinde: Binde mit mittlerer Dehnbarkeit, erzeugt eine hohe Kompression.

Alle Binden sind täglich zu erneuern. Wichtig ist beim Wickeln, dass der Druck vom Fuß zum Oberschenkel abnimmt, da sich sonst das Blut staut. Außerdem ist darauf zu achten, dass sich keine Falten oder Fenster bilden und der Verband nicht zu straff sitzt. Bläuliche, kalte Zehen sind ein Alarmzeichen.

Vor dem Wickeln sollte der Patient zum Entstauen der Beine mindestens 30 Min. Bettruhe einhalten.

Binde	Dehnbarkeit	Druckverhalten (Ruhe- und Arbeitsdruck*)	Indikation
Kurzzug	30–70 %	Hoher Arbeitsdruck, geringer Ruhedruck	Immobilität, Austreibung von Ödemen, nach Varizen-OP (☞ 17.7.1)
Mittelzug	70–140 %	Mittlerer Arbeits- und Ruhedruck	Immobilität, Varikosis ohne Ödeme
Langzug	> 140 %	Niedriger Arbeitsdruck, hoher Ruhedruck	Nur nach spezieller Verordnung (z. B. Lymphödem)

*) Unter **Arbeitsdruck** wird die Druckwirkung der Kompression während der Bewegung (im Gehen, bei Gymnastik) verstanden. **Ruhedruck** bezieht sich auf die Druckwirkung im Liegen. Zur Thromboseprophylaxe eignen sich wegen des geringen Ruhedrucks vor allem Kurzzugbinden

Tab. 12.3.25: Eigenschaften von Kurzzug-, Mittelzug- und Langzugbinden.

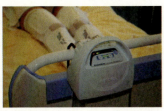

Abb. 12.3.26: SCD Express (Firma Tyco Healthcare). [U140]

Bei der **intermittierenden pneumatischen Kompression** *(Pneumomassage, IPK)* werden dem Patient knie- oder oberschenkellange Beinmanschetten angelegt, die sich zyklisch, wellenartig mit Luft füllen und anschließend wieder entleeren (☞ 12.3.26). Die Anwendung der IPK erfolgt z. B. bei Risikopatienten auf der Intensivstation auf ärztliche Anordnung hin. Die korrekte Durchführung und Überwachung unterliegt der pflegerischen Kompetenz. In verschiedenen Studien wurde nachgewiesen, dass die **IPK** wirksam ist, und die Blutströmungsgeschwindigkeit in den Beinen verdoppeln kann. Ein Einsatz der IPK sollte in Kombination mit MT-Strümpfen erfolgen und so früh wie möglich bei Immobilität beginnen (☞ 13).

Heparinisierung

Antikoagulation, Lyse ☞ *17.6*

Auf Arztanordnung erhalten die Patienten zusätzlich Heparin als **Low-dose-Heparinisierung** (Heparin ☞ Pharma-Info 17.28).

> **Wirksamkeitskontrolle der Thromboseprophylaxe**
> Die Thromboseprophylaxe ist erfolgreich, wenn:
> ▶ Der venöse Rückfluss auch im Liegen gewährleistet ist (keine Stauungszeichen)
> ▶ Kompressionsverbände oder MT-Strümpfe toleriert werden
> ▶ Bindenverbände und MT-Strümpfe ohne Stau und Einschnürung angelegt sind
> ▶ Der Patient zur Mitwirkung motiviert ist.

Literatur und Kontaktadressen

Literaturnachweis

1. Vgl. Eberius, K.: Blutdruckmessung: eine Kunst für sich. In: Pflegezeitschrift 8/2004, S. 530–531.
2. Leitlinie Stationäre und ambulante Thrombose-Prophylaxe in der Chirurgie und der perioperativen Medizin. Nachzulesen unter www.uni-duesseldorf.de/AWMF/11/003-001.htm.
3. Mehr Thromboseschutz bei Inneren Krankh. In: Ärztezeitung, 21.11.2003.
4. Cottier, H.: Current Studies in Hematology and Blood Transfusion. In: Biotechnology of Plasma Proteins – Haematosis, Thrombosis, and Iron Proteins. Karger, 1991. In: Neander, K.-D. et al.: Thrombose. Ullstein Medical, Berlin 1997, S. 24; modifiziert.
5. Vgl. Fritz, E.; Them, C.; Hackl, J.: Thromboseprävention im pflegerischen Alltag an einer Universitätsklinik. In: Pflege 18/2005, S. 43–50.
6. Vgl. Meyer, G.: Postoperative Anwendung von Thromboseprophylaxestrümpfen: Was am besten schützt. In: Pflegezeitschrift 4/2004, S. 249–252.
7. Vgl. Evers, A.: Angewandte Thromboseprophylaxe in der Pflegepraxis. In: Die Schwester/Der Pfleger 6/2005, S. 430–435.
8. Vgl. Asmussen, P. D.; Sveistrup, H. In: Heering, C. et al.: Venenerkrankungen und Thrombosen. Altera, Bremen 1998, S. 50.
9. Vgl. Lottko, B.; Maier, I.: Modifizierte Pflegemethoden zur Thromboseprophylaxe. In: Die Schwester/Der Pfleger 7/2003, S. 506–511.
10. Vgl. ebenda.
11. Vgl. Schwallner, B.; Geng, V.: Nur angepasste Strümpfe sind wirksam. Teil 3: Verknüpfung von Theorie und Praxis zur Thromboseprophylaxe bei Querschnittgelähmten. In: Die Schwester/ Der Pfleger 9/2005, S. 700–702.
12. Heering, C. et al.: Venenerkrankungen und Thrombosen. Altera, Bremen 1998, S. 87; leicht modifiziert.
13. Vgl. Rohrer, O.; Eicher, M.: Thromboseprophylaktischer Effekt intermittierend komprimierender, pneumatischer Strümpfe (IPC): Eine systematische Literaturanalyse. In: Pflege 19/2006, S. 175–187.

Vertiefende Literatur ☞ 🖥
✉ Kontaktadressen

1. www.thromboseprophylaxe
2. www.venenratgeber.de

12.4 Körpertemperatur

12.4.1	Physiologische Grundlagen	366
12.4.2	Beobachtungskriterien, Datenerhebung und Dokumentation	366
12.4.3	Normalzustand	370
12.4.4	Pathologische Veränderungen	370
12.4.4.1	Hypothermie	370
12.4.4.2	Erhöhung der Körpertemperatur	370
12.4.5	Pflegerische Interventionen	373
12.4.5.1	Maßnahmen bei Hypothermie	373
12.4.5.2	Maßnahmen bei erhöhter Körpertemperatur	373
12.4.6	Schweiß	374
12.4.6.1	Physiologische Grundlagen und Normalzustand	374
12.4.6.2	Beobachtungskriterien und Dokumentation	374
12.4.6.3	Physiologische und pathologische Veränderungen	375
12.4.6.4	Pflegerische Interventionen	375
Literatur und Kontaktadressen		375

Fallbeispiel ☞ 🖥

Die Regulation der **Körpertemperatur** umfasst den gesamten Stoffwechsel und seine Steuerung im menschlichen Körper. Stoffwechselvorgänge und Körpertemperatur bedingen sich gegenseitig, weil die wichtigsten Wärmequellen des Menschen die Muskelkontraktionen und der Leber-Stoffwechsel sind. Gleichzeitig können Stoffwechselvorgänge nur bei einer Körpertemperatur von über 36 °C regelrecht ablaufen. Ein Absinken der Körpertemperatur führt zum Nachlassen der Stoffwechselaktivität. Beim Erfrieren (☞ 13.8.2) bricht der Stoffwechsel eines

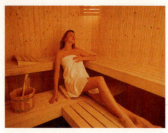

Abb. 12.4.1: Das Empfinden von Wärme und Kälte ist sehr individuell. Viele Menschen entspannen bei hohen Temperaturen in der Sauna. [J666]

Menschen völlig zusammen. Somit gehört es zu den lebenserhaltenden Leistungen und Aktivitäten des menschlichen Organismus, seinen Stoffwechsel zu steuern und seine Temperatur in engen Grenzen zu regulieren.

Bei der Beobachtung der Körpertemperatur achten die Pflegenden zugleich auf die **Schweißbildung** (☞ 12.4.6).

12.4.1 Physiologische Grundlagen

Der menschliche Organismus hält die Körpertemperatur konstant, indem er *Wärmebildung* und *Wärmeabgabe* im Gleichgewicht hält. Der Sollwert der Körpertemperatur wird vom **Wärmeregulationszentrum** des *Hypothalamus*, einem Teil des Zwischenhirns, festgelegt. **Thermorezeptoren** messen die Temperatur im Körperinneren, der Haut und im Rückenmark. Nervenfasern leiten diese Informationen zum Hypothalamus, der den Ist-Wert mit dem Soll-Wert der Körpertemperatur vergleicht. Bei Abweichungen korrigiert das Wärmeregulationszentrum die Wärmebildung oder -abgabe, um die Körpertemperatur im Normbereich zu halten.

Das Tragen oder Ablegen von Kleidungsstücken unterstützt die Regulationsmechanismen der Körpertemperatur.

Wärmebildung

Die Möglichkeiten der **Wärmeproduktion** für den erwachsenen menschlichen Körper sind:
- Stoffwechsel
- Muskelarbeit

Körperwärme entsteht durch Stoffwechselvorgänge, vor allem in der Leber, und durch Muskelkontraktionen *(Muskelarbeit)*. In Ruhe wird etwas mehr als die Hälfte der Wärme in der Leber gebildet. Bei erhöhtem Wärmebedarf wird der **Muskeltonus** *(Spannungszustand der Muskeln)* erhöht. Reicht dies nicht aus, versucht der Körper, durch unwillkürliche Muskelkontraktionen (Kältezittern oder „Zähneklappern") Wärme zu erzeugen.

Neugeborene können nicht durch Muskelzittern, sondern nur durch die Verstoffwechselung besonderer Fettdepots *(braunes Fett im Bereich der Nieren)* Wärme erzeugen (☞ 30.23.1).

Bei Tieren mit einem dichten Fell erfüllt die **Gänsehaut** die Funktion, Wärmeverluste zu minimieren. Die kleinen Muskeln an den Haarwurzeln (M. arrector pili) richten die Haare auf, so dass der Durchmesser des Fells zunimmt und ein isolierendes Luftpolster bildet. Beim Menschen hat sich die Körperbehaarung im Lauf der Evolution zurückgebildet, nicht jedoch der Gänsehaut-Reflex. Er erfüllt beim Menschen jedoch nur noch die Funktion einer geringen Wärmeproduktion.

Wärmeabgabe

Die **Wärmeabgabe** erfolgt zu etwa 90 % über die Haut. Dabei ist das Verhältnis zwischen Körperoberfläche und -masse entscheidend. Bei einer im Vergleich zur Körpermasse großen Körperoberfläche (z. B. beim Säugling ☞ 12.6.3.2) geht Wärme schnell verloren. Da sein Kopf ca. ein Viertel der Körperoberfläche ausmacht (☞ Abb. 5.28), verliert der Säugling die Wärme größtenteils über den Kopf, zumal dieser noch nicht durch Behaarung vor Wärmeverlust geschützt ist (☞ 30.23.1).

Auch über die Atmung und durch die Ausscheidung von Stuhl und Urin verliert der Körper Wärme.

Mithilfe vier verschiedener Mechanismen kann der Körper Wärme abgeben (verlieren):
- Durch **Verdunsten** von Hautfeuchtigkeit (Schwitzen erzeugt *Verdunstungskälte*)
- Durch **Wärmeabstrahlung**. Ähnlich wie ein Heizradiator strahlt der Körper Wärme in die Umgebung ab
- Durch **Konvektion** (*lat.* convehire = mitfahren). Die Luftschicht, die unmittelbar mit der Haut Kontakt hat, wird von der Haut erwärmt. Wird sie z. B. bei Bewegung oder Zugluft weggeblasen, geht die Wärme verloren
- Durch **Konduktion** *(Wärmeleitung).* Wärmeaustausch zwischen in Kontakt stehenden unterschiedlich temperierten Körperschichten

Die Mechanismen zur Wärmeabgabe kommen zum Tragen, wenn z. B. durch körperliche Arbeit mehr Wärme entsteht als gebraucht wird. Um überschüssige Wärme über die Haut abgeben zu können, werden die Hautgefäße weit gestellt *(Vasodilatation);* um Wärmeverluste zu minimieren, werden sie verengt *(Vasokonstriktion).*

12.4.2 Beobachtungskriterien, Datenerhebung und Dokumentation

Die Körpertemperatur wird meistens bei der *Aufnahme eines Patienten* in die Klinik bestimmt. Im weiteren Verlauf richtet sich die Häufigkeit der Kontrollen nach dem Messergebnis bzw. nach dem Krankheitsbild des Patienten. Erfahrene Pflegende wissen, in welchen Pflegesituationen **Temperaturkontrollen** nötig sind, und achten auf Anzeichen einer veränderten Temperatur.

Häufige Temperaturmessungen sind angebracht:
- Bei Menschen mit einer rektalen Temperatur > 37,5°
- Bei Menschen vor und nach einer Operation
- Bei Menschen mit Infektionskrankheiten oder einer Antibiotikatherapie
- Bei Menschen mit Erfrierungen, Verbrennungen oder Verbrühungen (☞ 13.8)
- Bei Frühgeborenen, deren Wärmeregulation oft instabil ist (☞ 30.24.8)
- Bei kranken Säuglingen und Kleinkindern. In kurzer Zeit kann es zu einem starken Fieberanstieg kommen, ohne dass das Kind sein „Wärmegefühl" verbal mitteilen kann.

Die Beobachtung der Körpertemperatur ist *keine Routinetätigkeit,* sondern sie lie-

Exakte Temperaturwerte sind wichtig:
- Zur Beurteilung eines Krankheitsverlaufs
- Zur Wirksamkeitskontrolle von Arzneimitteln, z. B. nach der Einnahme von Antibiotika (☞ Pharma-Info 26.17)
- Zur Überwachung der Wundheilung (☞ 15.9.1)
- Zur Überwachung der Körpertemperatur bei externer Wärmezufuhr, z. B. bei einem Frühgeborenen im Wärmebett oder Inkubator.

fert wichtige Informationen, die rechtzeitiges Erkennen von Krankheiten und Behandeln ermöglichen. Manche Erkrankungen können nur erkannt werden, wenn verlässliche Temperaturwerte vorliegen. Beispielsweise führen beginnende Infektionen häufig zu einer (zunächst geringen) Temperaturerhöhung, bevor der Patient Symptome verspürt.

Beobachtungskriterien

Äußerungen über eigene **Hitze- oder Kälteempfindungen** eines Menschen geben Hinweise auf eine Veränderung der Körpertemperatur. Beobachtungen, wie z.B. eine heiße Stirn oder v. a. bei Kindern ein heißer Bauch, rote Wangen, livide Lippen, kühle Extremitäten und Muskelzittern, werden häufig als erste Anzeichen einer veränderten Köpertemperatur wahrgenommen. Um diese Beobachtung zu objektivieren, messen Pflegende die exakte Körpertemperatur mit einem Thermometer.

> Die Körpertemperatur wird in Grad Celsius (°C) oder in Grad Fahrenheit (°F) angegeben.
>
> **Umrechnungsformel von Fahrenheit in Celsius:**
>
> Celsius: $\dfrac{(\text{Fahrenheit} - 32) \times 5}{9}$
>
> Beispiel:
>
> $\dfrac{(100\,°F - 32) \times 5}{9} = 37{,}8\,°C$
>
> **Umrechnungsformel von Celsius in Fahrenheit:**
>
> Fahrenheit = $\dfrac{\text{Celsius} \times 9}{5} + 32$
>
> Beispiel:
>
> $\dfrac{36{,}9\,°C \times 9}{5} + 32 = 98\,°F$

Datenerhebung
Körperstellen zur Temperaturmessung

Die Körpertemperatur kann an folgenden *Körperstellen (-höhlen)* gemessen werden:

▶ **Sublingual** (unter der Zunge), **oral** (im Mund)
▶ **Axillar** (in der Achselhöhle)
▶ **Rektal** (im Mastdarm)
▶ **Thympanal** (am äußeren *Gehörgang*; Tympanon/Paukenhöhle) (☞ Infrarot-Thermometer)
▶ **Inguinal** (in der Leistenbeuge).

Am häufigsten ist in der Klinik die Messung am äußeren Gehörgang (mit Ausnahme von Kindern im ersten Lebensjahr, deren Gehörgänge noch zu klein für die Verwendung eines Infrarot-Thermometers sind). Selten ist die Messung in der Leistenbeuge.

> Da nur Messungen an der gleichen Körperstelle vergleichbar sind, ist es sinnvoll, für eine Funktionseinheit, z.B. Station, verbindlich festzulegen, an welcher Körperstelle der Patienten die Temperatur zu kontrollieren ist. Bei Abweichungen im Einzelfall kennzeichnen die Pflegenden diese Messwerte im Dokumentationssystem. In der häuslichen Pflege wird dies personenbezogen entschieden und dokumentiert.

Hilfsmittel zur Temperaturmessung

Auf den meisten Stationen wird die Temperatur mit **elektronischen Thermometern** oder **Digitalthermometern** gemessen. Diese zeigen das Ende der Messung optisch und akustisch an.

Digitale Thermometer

Das (batteriebetriebene) **Digitalthermometer** (☞ Abb. 12.4.2) besitzt einen Ein/Aus-Schalter und eine digitale Temperaturanzeige. Der Temperatursensor befindet sich an der Thermometerspitze. Vor der Messung wird zunächst der Einschalter gedrückt. Ein kurzer Signalton zeigt die Betriebsbereitschaft an. Zur optischen Kontrolle erscheinen für etwa drei Sekunden alle Digitalsegmente im Sichtfeld gleichzeitig. Wird diese Taste weiterhin gedrückt, wird der letzte gemessene Wert angezeigt. Nach dem Loslassen der Taste blinkt die Maßeinheit „°C" auf und für etwa zwei Sekunden wird ein Testwert von 42 angezeigt (erscheint dieser Wert nicht, ist das Gerät defekt). Jetzt ist das Thermometer messbereit und kann verwendet werden.

Nach 60–90 Sek. signalisiert das Gerät optisch und akustisch, dass die Messung beendet ist. Der Wert kann sofort abgelesen werden.

Digitalthermometer müssen nur alle drei Tage desinfiziert werden, wenn sie beim Patienten verbleiben und trocken gelagert werden.

Nach Gebrauch:
▶ Schutzhüllen entsorgen (sofern verwendet)
▶ Thermometer abwischen
▶ In Desinfektionslösung einlegen (nach Desinfektionsplan ☞ Tab. 12.1.32).

In der häuslichen Pflege wird die Temperatur meist mit einem Thermometer gemessen, das dem Pflegebedürftigen gehört. Häufig sind dort noch die leicht zerbrechlichen **Quecksilberthermometer** zu finden, die aber zunehmend von den Digitalthermometern abgelöst werden.

Elektronische Thermometer

Schnell und unkompliziert kann die Körpertemperatur mit **elektronischen Thermometern** ermittelt werden; sie zeigen bereits nach wenigen Sekunden den Messwert an.

Handlungskette am Beispiel des IVAC®-Thermometers (☞ Abb. 12.4.3):
▶ Funktion des Gerätes prüfen
▶ Messfühler entsprechend Messort auswählen (roter Messfühler rektale, blauer Messfühler sublinguale Messung)
▶ Thermometer vom Ladegerät abnehmen
▶ Beim Patienten Messfühler aus dem Gerät nehmen (Anzeige im Sichtfeld: 34 °C) und in die Schutzhülle hineindrücken
▶ Messfühler einführen lassen oder an geeigneter Körperstelle (☞ oben) platzieren
▶ Nach Erreichen der Endtemperatur ertönt ein akustisches Signal und ein rotes Lämpchen leuchtet neben der Temperaturanzeige auf
▶ Messfühler entfernen und Schutzhülle abwerfen (durch Betätigen der Abwurftaste am Ende des Messfühlers)

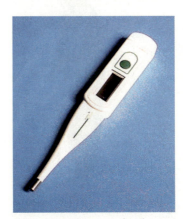

Abb. 12.4.2: Digitalthermometer. [K183]

367

12 Beobachten, Beurteilen und Intervenieren

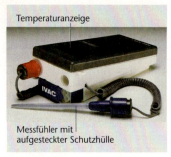

Abb. 12.4.3: Elektronisches Fieberthermometer von IVAC®. [V179]

- Messfühler in die vorgesehene Öffnung am Gerät schieben
- Wert dokumentieren
- Bei weiteren Patienten Temperatur messen oder das Gerät auf das Ladegerät setzen, so dass die rote Kontrolllampe leuchtet
- Darauf achten, dass das Gerät nicht im Bett des Patienten abgelegt wird.

Infrarot-Ohrthermometer

Das gut durchblutete Trommelfell hat dieselbe Temperatur wie der Körperkern. **Infrarot-Ohrthermometer** (☞ Abb. 12.4.4) ermöglichen bei korrekter Handhabung schnelle und relativ genaue Messungen. Sie zeigen die Temperatur innerhalb von 1–3 Sek. an.

Der Normalbereich bei einer Messung mit dem Infrarot-Ohrthermometer liegt bei 35,8 °C – 37,5 °C.

Die Messung sollte immer in demselben Ohr erfolgen, da es zwischen rechtem und linkem Ohr geringfügige Abweichungen geben kann. Größere Ansammlungen von Ohrschmalz können den Messvorgang behindern und sind daher zu entfernen.

Es befindet sich eine Vielzahl von Infrarot-Ohrthermometermodellen im Handel (grundsätzlich Herstellerangaben beachten).

Messen mit dem Infrarot-Ohrthermometer:
- Thermometer an der Basis (Ladegerät) entnehmen
- Neue Schutzkappe aufsetzen (vor jeder Messung)
- Ein akustisches Signal (bzw. eine Anzeige im Display) zeigt an, dass das Gerät bereit ist
- Messkopf vorsichtig in den Gehörgang einführen und Starttaste drücken
- Ein langer Signalton zeigt das Ende der Messung an. Das Messergebnis erscheint im Display
- Die gebrauchte Schutzkappe durch Betätigen der Abwurftaste vom Gerät lösen

Vorsicht

Folgende Faktoren können den Messvorgang beeinflussen:
- Längeres Liegen auf dem Ohr
- Sehr hohe oder sehr niedrige Umgebungstemperaturen
- Vorausgegangenes Baden oder Schwimmen.

In diesen Fällen ist eine Wartezeit von ca. 30 Min. vor der Durchführung der Messung erforderlich.

- Nach einer gewissen Anzahl von Messungen muss das Gerät wieder in der Halterung aufgeladen werden (Herstellerangaben beachten).

Beim Messen mit dem Infrarot-Ohrthermometer beachten:
- Hörhilfen oder Hörgeräte müssen ca. 20 Min. vor der Messung herausgenommen werden
- Die Messlinse muss immer sauber und trocken sein. Zum Reinigen Wattestäbchen mit Alkohol benetzen und Linse abwischen. Wurde aus Versehen einmal ohne Schutzkappe gemessen, muss die Linse ebenfalls gereinigt werden
- Die Außenseite des Geräts wird zur Reinigung mit einem alkoholischen Desinfektionsmittel abgewischt
- Gerät und Schutzkappen an einem trockenen, staubfreien Ort aufbewahren und vor direkter Sonneneinstrahlung schützen.

Vorgehen bei der Temperaturmessung

Sublinguale Temperaturmessung

Die **sublinguale Temperaturmessung** wird nach wie vor in vielen Kliniken angewendet. Das Thermometer wird dabei unter die Zunge an die Wärmepunkte hinten links oder rechts im Mund gelegt (☞ 12.4.5), die Lippen sind während der gesamten Messzeit geschlossen. Diese Methode wird bei unruhigen, verwirrten Patienten oder Kindern nicht angewendet, weil sie das Thermometer zerbeißen könnten. Bei Atemnot, Hustenreiz oder Gesichtslähmungen kommt die sublinguale Messung ebenfalls nicht infrage, da solche Patienten die Lippen nicht geschlossen halten können und der stets feuchte Mundraum durch Verdunstungskälte auskühlt. Heiße oder kalte Getränke

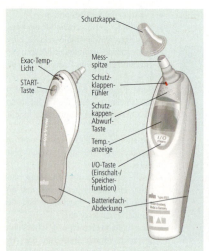

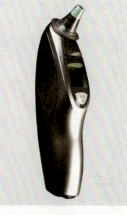

Abb. 12.4.4: Bestandteile eines Infrarot-Ohrthermometer am Beispiel des Modells Pro 4000®. [V073]

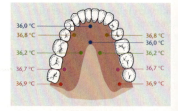

Abb. 12.4.5: Wärmepunkte im Mund. Die Abbildung verdeutlicht, dass exaktes Einlegen des Thermometers unter die Zunge bei der sublingualen Messung für verlässliche Werte unverzichtbar ist. [L190]

sollten nicht unmittelbar vor der Messung getrunken werden, weil sie das Messergebnis verfälschen können.

Die sublingual gemessene Temperatur liegt 0,3–0,5 °C unter dem rektal gemessenen Wert (☞ unten).

Axillare Temperaturmessung

Die **axillare Temperaturmessung** (☞ Abb. 12.4.7) ist problemlos und für den Patienten nicht unangenehm. Er sollte allerdings kooperativ sein und die lange Messdauer einhalten. Bei zu kurzer Messung oder Verdunstungskälte durch starken Achselschweiß können Messfehler entstehen. Das Thermometer wird in die trockene Achselhöhle gelegt und muss ganz von der Haut umschlossen sein. Der Oberarm des Patienten liegt seitlich am Oberkörper an, der Unterarm ruht auf dem Brustkorb.

Die hier erhobenen Werte liegen 0,5 °C unterhalb der rektal gemessenen Temperatur (☞ unten).

Rektale Temperaturmessung

Die **rektale Temperaturmessung** (☞ Abb. 12.4.6) ist auch bei Säuglingen, Kindern und unruhigen Patienten anwendbar, sofern diese während der Messung nicht allein gelassen werden. Diese Methode stellt aber einen Eingriff in die Intimsphäre des Patienten dar und bringt die Gefahr der Verschleppung von Darmbakterien bei nicht sachgerechter Anwendung mit sich. Stuhlentleerung während des Messens verfälscht das Messergebnis. Soweit möglich ziehen die Pflegenden daher eine andere Messmethode vor. Bei rektaler Messung sind Werte zwischen 36,5 und 37,4 °C normal.

> **Vorsicht**
> Häufige rektale Temperaturmessungen können bei Früh- und Neugeborenen zur Folge haben, dass das Kind sich daran gewöhnt, ausschließlich nach dem Reiz durch ein rektal eingeführtes Thermometer abzuführen. Dieses Problem kann mit der axillaren Temperaturmessung umgangen werden.

Das **Thermometer** wird in eine Schutzhülle gesteckt, deren Spitze z. B. bei Patienten mit Hämorrhoiden mit Vaseline oder einem Gleitmittel auf Wasserbasis gleitfähig gemacht werden kann. Dann wird das Thermometer vorsichtig unter leichtem Drehen in den After eingeführt und dort für die Messdauer belassen. Die Pflegenden achten darauf, den Patienten

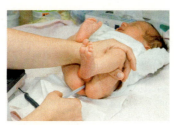

Abb. 12.4.6: Rektales Fiebermessen bei Säuglingen und Kleinkindern. Mit der einen Hand werden die Beine fixiert, mit der anderen wird das rektal eingeführte Thermometer festgehalten. [K115]

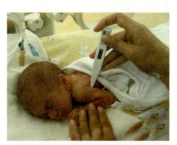

Abb. 12.4.7: Da die Darmschleimhaut von Neugeborenen und Frühgeborenen sehr empfindlich ist, ist man in einigen Ländern, z. B. Großbritannien, dazu übergegangen, bereits bei Frühgeborenen die Temperatur axillar zu messen – mit Erfolg! [K115]

nicht zu verletzen. Verwirrte Patienten und Kinder sind während des Messens zu beaufsichtigen.

In der Intensivpflege findet häufig eine rektale Temperatursonde Verwendung, die die Messwerte am Monitor anzeigt (☞ 12.4.8). Ebenso gibt es Blasenkatheter, die einen Temperaturfühler integriert haben (☞ Abb. 12.7.16).

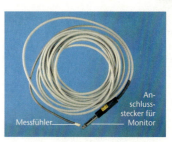

Abb. 12.4.8: Rektale Temperatursonde zur kontinuierlichen Temperaturüberwachung am Monitor. [K183]

> **Vorsicht**
> Es gibt Patienten, bei denen **rektale Manipulationen nicht** durchgeführt werden können oder dürfen, z. B. bei einem Neugeborenen mit Analatresie, nach Operationen der Hämorrhoiden und des Enddarmes oder bei hoher Blutungsneigung. In diesem Fall wählen die Pflegenden andere Messmethoden.

> Beim Messen der Körpertemperatur beachten:
> ▶ 30 Min. vorher keine Wärme- oder Kälteanwendungen
> ▶ Messungen nicht nach Aufregung oder Anstrengungen durchführen, Kinder vor der Temperaturmessung möglichst 30 (– 60) Min. ruhen lassen
> ▶ Bei starken Abweichungen von der normalen Körpertemperatur den Arzt verständigen
> ▶ Messungen am besten bei liegenden Patienten durchführen

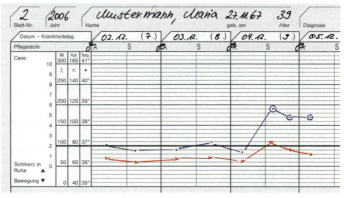

Abb. 12.4.9: Temperaturkurve. Zunächst wurde die Temperatur oral gemessen (als blauer Punkt eingetragen). Wegen eines Temperaturanstiegs erfolgten dann rektale Messungen (blauer Punkt mit Kreis). Die Höhe der Werte ist in der Temperaturspalte links abzulesen. Die Linien bedeuten in diesem Fall 0,2 °C-Schritte. Am 4.12. betrug die Körpertemperatur von Frau Mustermann am Abend 38,4 °C. [V161]

12 Beobachten, Beurteilen und Intervenieren

Dokumentation

Im **Dokumentationssystem** sind Ausdrücke wie „Fieber messen" und „Fieberkurve" zu ungenau, weil nicht jeder Patient Fieber hat, dessen Temperatur überwacht wird. Daher sind die Bezeichnungen „Temperaturkurve" und „Messen der Körpertemperatur" korrekt.

Die Messergebnisse werden sofort nach dem Messen der Körpertemperatur mit einem (blauen) Stift in das Dokumentationssystem eingetragen (☞ Abb. 12.4.9). I. d. R. wird bei rektalen Messungen der Punkt für den Messwert eingekreist, alle anderen Messarten werden nur durch einen blauen Punkt dokumentiert. Die Werte werden nur dann miteinander verbunden, wenn sie mit derselben Messmethode ermittelt wurden. Abweichungen von der auf einer Station üblichen Messmethode werden deutlich gekennzeichnet.

Im Dokumentationssystem der *häuslichen Pflege* ist eine Temperaturkurve unüblich. Es wird im Pflegeverlaufsbericht der *Anlass zu einer Temperaturkontrolle* dokumentiert und in den Bogen „Vitalzeichen" das Messergebnis inklusive der Messmethode bzw. des Messortes eingetragen.

12.4.3 Normalzustand

Körperkern- und Körperschalentemperatur

Die Temperatur ist nicht in allen Körperschichten gleich:
▶ Als **Kerntemperatur** wird die Temperatur im Körperinnern (z. B. Herz, Nieren, ZNS) bezeichnet. Sie schwankt physiologisch in engen Grenzen und beträgt etwa 37 °C (36,5 – 37,4 °C), der individuelle Normwert kann gering davon abweichen
▶ Die **Schalentemperatur** an Haut und Gliedmaßen ist niedriger und liegt je nach Region zwischen 28 °C und 33 °C. Sie wird von der Durchblutung und der Außentemperatur beeinflusst und schwankt aus diesem Grund stärker als die Kerntemperatur. An sehr heißen Tagen oder beim Schwitzen kann die Schalentemperatur sogar höher sein als die Kerntemperatur.

Schwankungen der Körpertemperatur

Die Körpertemperatur schwankt im Lauf des Tages durch unterschiedliche Stoffwechselaktivitäten um wenige Zehntel Grad. Sie ist morgens zwischen 5 und 6

Uhr am niedrigsten (Zeit der geringsten Stoffwechselaktivität) und zwischen 17 und 18 Uhr am höchsten. Zusätzlich schwankt die Körpertemperatur bei Frauen während des Menstruationszyklus aufgrund der hormonellen Veränderungen. Sie steigt 1 – 2 Tage nach dem Eisprung um etwa 0,5 °C an. Körperliche Anstrengung und emotionale Einflüsse können ebenfalls zu einer erhöhten Körpertemperatur führen.

> Ältere Menschen leiden häufig aufgrund schlechter Durchblutung der Extremitäten zu kalten Füßen.

12.4.4 Pathologische Veränderungen

12.4.4.1 Hypothermie

Erfrierungen ☞ 13.8.2

> **Hypothermie** *(Unterkühlung):* Absinken der Körpertemperatur unter 35,0 °C. Akute Lebensgefahr besteht bei Körpertemperaturen unter 30 °C.

Ursachen einer Hypothermie können sein:
▶ Längerer Aufenthalt in kalter oder nasser Umgebung, z. B. nach einem Ertrinkungsunfall (☞ 13.10)
▶ Unreife des Temperaturregulationszentrum, z. B. bei Frühgeborenen (☞ 30.24.8)
▶ Hohe Wärmeverluste über die Haut, z. B. bei einem Patienten mit Verbrühung (☞ 13.8)
▶ Schock (☞ 13.5)
▶ Zentral bedingte Temperaturregulationsstörungen, z. B. bei einem Patienten mit Hirntumor (☞ 33.13.1)
▶ Künstlich hergestellte, therapeutische Hypothermie bei Herzoperationen (☞ 16.1.4)

12.4.4.2 Erhöhung der Körpertemperatur

Bei der **Erhöhung der Körpertemperatur** unterscheidet man zwischen
▶ Veränderungen, die *unabhängig* von der Solltemperatur im Wärmeregulationszentrum (☞ 12.4.1) auftreten *(Hyperthermie)*
▶ Veränderungen, die *abhängig* von der Solltemperatur im Wärmeregulationszentrum auftreten *(Fieber: Hyperpyrexie).*

Hyperthermie

> **Hyperthermie:** Erhöhung der Körpertemperatur unabhängig von einer Veränderung der Solltemperatur im Wärmezentrum des Hypothalamus, d. h. der Sollwert ist normal, der Körper hat nur keine ausreichende Möglichkeit, die überschüssige Wärme abzugeben. Folge ist die Überwärmung des Körpers durch Hitzestau.

Die **Ursachen** einer Hyperthermie sind vermehrte Wärmezufuhr, vermehrte Wärmebildung oder verminderte Wärmeabgabe. Hyperthermie als Folge von Hitzeeinwirkung kann auftreten als *Sonnenstich*, *Hitzschlag* oder *Hitzesynkope* (kurzfristige Bewusstlosigkeit aufgrund von Hitzeeinwirkung).

> **Vorsicht**
> Vor allem Säuglinge und Kleinkinder ohne Kopfbedeckung sind gefährdet, durch direkte Sonneneinstrahlung auf Kopf und Nacken einen Sonnenstich zu erleiden. Säuglinge und Kleinkinder daher nie der direkter Sonneneinstrahlung aussetzen und auf ausreichende Kopfbedeckung achten.

Fieber

> **Fieber:** Erhöhung der *Körperkerntemperatur* auf über 38,0 °C aufgrund einer Sollwerterhöhung des Temperaturzentrums im Zwischenhirn.

Fieber ist Teil der Abwehrreaktion des Organismus und bei Entzündungen durchaus sinnvoll: Abwehrvorgänge kommen bei erhöhter Temperatur schneller in Gang, und einige Erreger können sich nicht mehr so schnell vermehren.

Fieber entsteht meist durch die Einwirkung von **Pyrogenen** *(fiebererzeugende Stoffe)*. **Exogene Pyrogene** sind z. B. von Bakterien produzierte Toxine und Bestandteile von Viren oder Pilzen. **Endogene Pyrogene** entstehen innerhalb des Körpers und sind z. B. Abbauprodukte körpereigener Eiweiße und die bei Entzündungen vom Körper freigesetzten Prostaglandine. Gelangen Pyrogene in die Blutbahn, verursachen sie Fieber.

> In der Pädiatrie gehört Fieber zu den häufigsten Krankheitssymptomen. Es kann Ausdruck sowohl einer leichten als auch einer schweren Erkrankung sein.

370

Schweregrade

Je nach Temperatur werden bei rektaler Messung verschiedene **Fieberhöhen** unterschieden:

► 36,3 °C – 37,4 °C: Normaltemperatur
► 37,5 °C – 38,0 °C: Subfebrile Temperatur
► 38,1 °C – 38,5 °C: Leichtes Fieber
► 38,6 °C – 39,0 °C: Mäßiges Fieber
► 39,1 °C – 39,9 °C: Hohes Fieber
► 40,0 °C – 42,0 °C: Sehr hohes Fieber

Ab einer Temperatur von ca. 42,6 °C beginnt die Eiweißgerinnung im menschlichen Körper, sie ist mit dem Leben unvereinbar.

Erkrankungen mit Fieber

Zahlreiche Erkrankungen gehen mit Fieber einher, etwa Tumore (z. B. maligne Lymphome ☞ 22.7), Bindegewebserkrankungen (z. B. rheumatoide Arthritis ☞ 23.6.1) oder Arzneimittelunverträglichkeiten.

Die Fieberhöhe korreliert nicht immer mit der Schwere der Erkrankung. Dies gilt insbesondere für alte Menschen und Säuglinge, die oft selbst auf schwere Infektionen nur mit mäßigem Fieber oder gar keinem Temperaturanstieg reagieren.

Nach der Ursache des Fiebers werden unterschieden:

► Fieber bei Infektionserkrankungen
► Resorptionsfieber
► Zentrales Fieber
► Durstfieber.

Fieber bei Infektionserkrankungen

Bei **Infektionserkrankungen** sind für die Temperaturerhöhung Toxine verantwortlich, die durch den Stoffwechsel der Krankheitserreger oder deren Abbau entstehen. Ein typisches Beispiel hierfür ist das *septische Fieber:* Wenn die Toxine in die Blutbahn gelangen, reagiert der Körper mit Schüttelfrost und septischen Temperaturen bis 40 °C (☞ 26.4).

Resorptionsfieber

Resorptionsfieber *(aseptisches Fieber)* entsteht durch den Abbau von Gewebetrümmern im Organismus nach größeren Verletzungen oder Verbrennungen, bei Blutergüssen oder nach ausgedehnten Operationen. Wenige Tage später gelangen pyrogene Abbauprodukte der abgestorbenen Zellen in die Blutbahn. Typisch für das Resorptionsfieber sind der Zeitpunkt (2 – 3 Tage nach Trauma oder OP) und die Fieberhöhe, die selten über 38,5 °C liegt.

Zentrales Fieber

Infolge von Schädel-Hirn-Verletzungen kann das Temperaturzentrum selbst gestört sein. **Zentrales Fieber** steigt meist über 40 °C und fiebersenkende Arzneimittel greifen oft nicht.

Durstfieber

Vor allem bei Säuglingen kommt es infolge von Flüssigkeitsmangel zum Ansteigen der Körpertemperatur (Durstfieber). Anzeichen sind z. B. verringerter Hautturgor, im ersten Lebensjahr eine eingefallene Fontanelle und evtl. Bewusstseinseintrübung (Dehydratation ☞ 12.6).

Symptome bei Fieber

Fieberhafte Erkrankungen können von folgenden **Symptomen** begleitet sein:

► Mattigkeit, Abgeschlagenheit
► Ausgeprägtes Krankheitsgefühl
► Kopf- und Gliederschmerzen (v. a. bei Virusinfektionen)
► Wahrnehmungsstörungen, Überempfindlichkeit gegenüber Licht und Geräuschen
► Weinerliches und unruhiges Verhalten bei Säuglingen und Kleinkindern
► Heiße, stark gerötete Haut, glasige Augen bei hohem Fieber
► Appetitlosigkeit, bei Säuglingen schlechtes Trinkverhalten
► Bei sehr hohem Fieber psychische Störungen wie Fieberträume oder sogar *Fieberdelir.*

Als physiologische Folgen der Temperaturerhöhung und der allgemein gesteigerten Stoffwechselaktivität sind **Puls** und **Atmung** beschleunigt.

Das Beobachten dieser Begleiterscheinungen kann ein exaktes Messen der Temperatur nicht ersetzen. Bei weiter steigendem Fieber oder großem Flüssigkeitsverlust, z. B. bei fieberhaftem Durchfall, kann es vor allem bei Kindern dazu kommen, dass die Durchblutung der Gliedmaßen abnimmt: Arme und Beine sind blass und kalt, obwohl die Körpertemperatur über 40 °C liegt *(Zentralisation).*

Fiebertypen

Die Körpertemperatur schwankt im Tagesverlauf in einer Größenordnung von etwa 0,5 °C um den Normalwert. Auch das Fieber kann im Tagesverlauf unterschiedlich steigen und fallen. Je nachdem, wie stark und in welchem Zeitraum das Fieber schwankt, werden verschiedene Fiebertypen unterschieden (☞ Abb. 12.4.10).

Fieberphasen

Fieber verläuft in **drei Phasen:** Fieberanstieg, Fieberphase und Fieberabfall. Da in jeder Phase unterschiedliche Prozesse ablaufen, führen die Pflegenden entsprechend der Symptome verschiedene Maßnahmen durch.

Erste Phase: Fieberanstieg

In der **Phase des Fieberanstiegs** ist der Sollwert im Temperaturzentrum erhöht. *Verstärkte Muskelarbeit* und *Stoffwechselaktivität* steigern die *Wärmebildung.* Je tiefer die aktuelle Körpertemperatur unter dem nach oben verstellten Sollwert liegt, desto intensiver ist die Muskelarbeit, die bei älteren Kindern und Erwachsenen vom *Kältezittern* bis hin zum *Schüttelfrost* reicht. Um den erhöhten Bedarf an Energie und Sauerstoff zu decken, leistet der Körper Schwerstarbeit, wodurch Kreislauf und Atmung beschleunigt sind. Da Säuglinge und Kleinkinder im Vergleich zu Erwachsenen einen verhältnismäßig hohen Grundumsatz haben und die Erzeugung von Wärme, z. B. durch Schüttelfrost, einen erheblichen Mehrbedarf an Energiereserven bedeutet, ist ein Schüttelfrost erst bei älteren Kindern zu beobachten. Stattdessen können bei Säuglingen und Kleinkindern jedoch Fieberkrämpfe auftreten (☞ unten).

Pflege im Fieberanstieg

Um den Körper zu entlasten, führen die Pflegenden von außen Wärme zu oder verhindern unnötige Wärmeverluste:

► Patienten zudecken, ggf. wärmer anziehen
► Heizdecke oder Wärmflaschen einsetzen
► Heiße Getränke anbieten, wenn der Patient nicht zu sehr zittert.

Pflegemaßnahmen bei Schüttelfrost

► Wärme zuführen
► Patienten vor Verletzungen schützen
► Beim Patienten bleiben
► Blutdruck- oder Temperaturkontrollen unterlassen, solange der Patient stark zittert
► Den Arzt informieren; eventuell werden Blutkulturen abgenommen (☞ 26.3.3).

Ende des Fieberanstiegs

Kennzeichen dafür, dass der Körper die neue Solltemperatur erreicht hat, sind:

► Der Patient friert nicht mehr
► Er hört auf zu zittern
► Die Haut fühlt sich warm an.

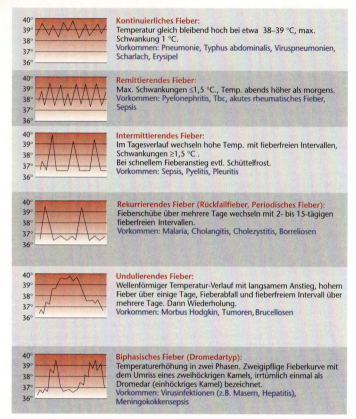

Abb. 12.4.10: Häufige Fiebertypen. Diese klassischen Fieberverläufe werden durch die frühzeitige Gabe von Antibiotika (☞ Pharma-Info 27.20) oder fiebersenkenden Arzneimitteln *(Antipyretika)* verändert. [A400]

Bei **länger andauerndem Fieber** führen die Pflegenden folgende Maßnahmen durch:

▶ Regelmäßige Temperatur- und Kreislaufkontrollen
▶ Auf Zeichen einer Exsikkose/Dehydratation achten (☞ 12.6.5.9)
▶ Flüssigkeitshaushalt bilanzieren
▶ Flüssigkeitsverluste ersetzen, Getränke anbieten
▶ Leicht verdauliche, vitaminreiche Kost reichen, z. B. Obst, Joghurt oder Quarkspeisen, Zwischenmahlzeiten
▶ Wegen der Obstipationsgefahr auf regelmäßigen Stuhlgang achten
▶ Zimmer ruhig halten, evtl. abdunkeln
▶ Prophylaxen je nach Gefährdung durchführen (☞ oben)
▶ Evtl. Maßnahmen zur Fiebersenkung (☞ 12.4.4.2, 12.4.5.2).

Jetzt werden die Wärmequellen entfernt, der Patient wird nur noch leicht zugedeckt.

Zweite Phase: Fieberhöhe

In der **Phase der Fieberhöhe** bleibt die *Wärmebildung* und damit die Stoffwechselaktivität auf erhöhtem Niveau: Puls und Atmung sind beschleunigt und der Kalorienbedarf ist erhöht.

Je wärmer der Körper ist, desto mehr Flüssigkeit verliert der Patient über die Haut und die Atmung. Bei fieberhaften Infekten, die mit Durchfall oder Erbrechen einhergehen, kann es sehr schnell zu einem lebensbedrohlichen *Flüssigkeitsverlust* kommen.

Der Patient ist so geschwächt, dass er von selbst Bettruhe einhält. Appetitlosigkeit, ausgeprägtes Krankheitsgefühl, Flüssigkeitsverlust, Immobilität, Schwitzen und die Belastung des Abwehrsystems erhöhen die Gefahr für Folgeerkrankungen, z. B.:

▶ Thrombose (Flüssigkeitsverlust, Immobilität; Thromboseprophylaxe ☞ 12.3.3)
▶ Obstipation (Flüssigkeitsverlust, Immobilität; Obstipationsprophylaxe ☞ 12.7.2.5)
▶ Pneumonie (Abwehrschwäche, Immobilität, Flüssigkeitsverlust; Pneumonieprophylaxe ☞ 12.2.5.2)
▶ Dekubitus (Immobilität, Schwitzen; Dekubitusprophylaxe ☞ 12.5.1.4).

Pflege in der Fieberhöhe

Fieber ist ein Symptom, keine eigenständige Erkrankung. Es ist für den Betroffenen zwar unangenehm, dennoch schadet es eher, mäßiges Fieber zu senken, weil die körpereigenen Abwehrmechanismen bei erhöhter Körpertemperatur besser funktionieren. Mit erfolgreicher Behandlung der Grunderkrankung geht das Fieber von selbst zurück.

Nur hohes Fieber sowie mäßiges Fieber bei Risikopatienten müssen gesenkt werden, um Kreislaufkomplikationen oder Fieberkrämpfe zu verhüten. Risikopatienten sind z. B. Patienten mit hochgradiger Herzinsuffizienz und Kleinkinder mit bekannter Neigung zu Fieberkrämpfen (☞ unten).

Ist die Ursache eines Fiebers beim Säugling oder Kind unklar, achten die Pflegenden immer auch auf Bewusstseinslage, Trinkverhalten, Hautfarbe sowie evtl. Einblutungen *(Petechien)* der Haut.

Dritte Phase: Fieberabfall

Beim **Fieberabfall** sinkt der Sollwert z. B. durch das Abklingen einer Infektion wieder ab. Dem gesunkenen Sollwert steht nun der hohe Istwert gegenüber, was zu einer verstärkten *Wärmeabgabe* des Organismus führt. Es gibt zwei verschiedene Wege, auf denen der Patient eine normale Temperatur erreicht:

▶ Ein langsamer Fieberabfall innerhalb mehrerer Tage **(Lysis)**, der in der Regel gut vertragen wird
▶ Ein rascher Temperaturabfall innerhalb weniger Stunden **(Krisis)**, der mit Schweißausbrüchen und hoher Kreislaufbelastung (Kollapsgefahr) einhergeht.

Notfall

Eine **Krisis** (kritisches Entfiebern) ist ein Notfall! Es kann zu allgemeinem Kreislaufversagen kommen (Schock ☞ 13.5).

12.4 Körpertemperatur

Pflege im Fieberabfall

Starkes Schwitzen fördert die Entstehung von Dekubitus und Intertrigo. Daher führen die Pflegenden die Dekubitusprophylaxe (☞ 12.5.1.4) und Intertrigoprophylaxe (☞ 12.5.1.4) sorgfältig durch. Sie wechseln Kleidung und Bettwäsche des Patienten, sobald sie feucht sind (ggf. auch mehrfach am Tag).

In der Phase des Temperaturrückgangs ist eine anhaltende Überwachung erforderlich. Um einen *lytischen Fieberabfall* von einem *kritischen Fieberabfall* unterscheiden zu können, messen die Pflegenden regelmäßig Puls, Blutdruck und Körpertemperatur des Patienten.

Nach dem Fieberabfall ist der Kranke meist erschöpft und möchte schlafen. Entsprechend werden Pflegetätigkeiten und ggf. auch Besuche verschoben, damit der Kranke die Ruhe zur weiteren Genesung findet.

Mit zunehmender Besserung des Befindens können dem Patienten wieder mehr Aktivitäten zugemutet werden, die Unterstützung durch die Pflegenden kann langsam reduziert werden. Besondere Vorsicht ist jedoch bei der Mobilisation geboten: Infolge der Anstrengung und des Flüssigkeitsverlustes besteht die Gefahr, dass der Patient kollabiert.

Fieberkrampf

> **Fieberkrampf:** Ursächlich ungeklärter Krampfanfall bei Säuglingen oder Kleinkindern, der nur bei Fieber auftritt. Häufigkeit ca. 5% aller Kinder, Altersgipfel 1–4 Jahre.

Bei sehr schnellem Fieberanstieg reagieren einige Säuglinge oder Kleinkinder mit einem tonisch-klonischen, generalisierten Krampfanfall (☞ 33.7). Da auch eine Meningitis oder Enzephalitis mit Fieber und Krampfanfällen einhergehen kann, wird in Zweifelsfällen eine Lumbalpunktion durchgeführt (☞ 33.3.2).

Der Fieberkrampf selbst ist oft vorbei, bis der Arzt anwesend ist. Bei Kindern, die bereits einen Fieberkrampf hatten, ist meist eine *Antipyrese* (medikamentöse Fiebersenkung) ab einer bestimmten Temperaturgrenze zur Gabe bei Bedarf verordnet (Arztanordnung beachten). Zudem ist in der Regel ein *Antikonvulsivum* (krampflösendes Medikament) verordnet, z. B. Diazepam®-Rektiole, das dem Kind bei einem Fieberkrampf verabreicht werden darf. Fiebersenkende Maßnahmen (☞ unten) sind zusätzlich erforderlich.

Ungefähr ein Drittel der Kinder mit einem ersten Fieberkrampf bekommt bei späterem Fieber erneut einen Krampfanfall. Nur etwa 1–2% der Kinder mit einem ersten Fieberkrampf leiden später an einer Epilepsie.

Die Aufgaben der Pflegenden bei einem Fieberkrampf bestehen im Wesentlichen darin, das Kind vor Verletzungen, z. B. Sturz aus dem Bett, zu schützen und den Krampf genau zu protokollieren (☞ 33.7.2). Da die Eltern meist sehr aufgeregt sind, versuchen die Pflegenden, sie zu beruhigen und vermitteln ein Gespräch mit dem Arzt, der die Eltern aufklärt und ihnen das korrekte Verhalten bei einem erneuten Fieberkrampf erklärt. Pflegende beraten die Eltern zu fiebersenkenden Medikamenten und Maßnahmen ab 38,5 °C. (📖 1, ✉ 1)

12.4.5 Pflegerische Interventionen

12.4.5.1 Maßnahmen bei Hypothermie

Die **pflegerischen Interventionen** bei einem Menschen mit **Hypothermie** richten sich nach dem Ausmaß der Unterkühlung und dem Zustand des Patienten. Extrem unterkühlte Patienten mit Bewusstseinseintrübungen und Störungen der Vitalfunktionen werden intensivmedizinisch versorgt (Intensivpflege ☞ 💻).

Das Ziel bei der Vorsorgung eines Patienten mit Hypothermie ist die Wiederherstellung der physiologischen Kerntemperatur. Dies erfolgt durch *passives langsames Wiedererwärmen* mit maximal 1 °C pro Stunde, um den Kreislauf möglichst wenig zu belasten:

- Raumtemperatur erhöhen auf 26–29 °C
- Früh-, Neugeborene und Säuglinge im Wärmebett oder Inkubator versorgen (☞ 30.24.8)
- Patienten mit Decken, evtl. Heizdecke wärmen
- Warme Getränke anbieten.

> **Vorsicht**
> **Aktives Erwärmen** mithilfe von Wärmflaschen oder Wärmestrahlern führt zur oberflächlichen Gefäßerweiterung mit Blutdruckabfall und ist daher bei Hypothermie kontraindiziert.

> Früh- und Neugeborene kühlen besonders leicht aus. Daher achten Pflegende bei der Versorgung auf ausreichende Wärmezufuhr, z. B. Wärmestrahler über der Wickelunterlage.

12.4.5.2 Maßnahmen bei erhöhter Körpertemperatur
Hyperthermie

Die **pflegerischen Interventionen** bei einem Menschen mit **Hyperthermie** sind:

- Für eine kühle Umgebung sorgen
- 30°-Oberkörperhochlagerung
- Kühlung durch Auflegen von feuchten Tüchern
- Kontrolle der Vitalzeichen und des Bewusstseins.

Fiebersenkende Maßnahmen
Wadenwickel

Die Pflegenden wenden **Wadenwickel** bei Temperaturen von über 39 °C an, um das Fieber zu senken. Diese Maßnahme ist bei gleichzeitigen Durchblutungsstörungen der Extremitäten mit kalten Füßen *(Zentralisation)* kontraindiziert.

Benötigtes Material:

- Kleine Schüssel mit Wasser (Wasser ca. 2 °C kühler als die gemessene Fiebertemperatur)
- Zwei Leinentücher
- Zwei Frotteetücher
- Badetuch zum Aufsaugen der Restfeuchtigkeit als Unterlage (☞ Abb. 12.4.11).

Durchführung

- Die aufgerollten Baumwolltücher werden in das Wasser getaucht und gut ausgewrungen. Anschließend werden sie entfaltet und um beide Unterschenkel gewickelt. Darüber werden die Frotteetücher gelegt, damit es nicht zu einer zu schnellen Verdunstungskälte kommt (starke Kälteentwicklung). Niemals Plastik als Nässeschutz um die Unterschenkel wickeln (Gefahr des Wärmestaus, ☞ Abb. 12.4.12).

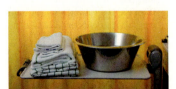

Abb. 12.4.11: Materialien für einen Wadenwickel. [K115]

- Wechsel der Innentücher alle 8–10 Min. Innentücher nach jedem Abnehmen in frischem Wasser auswaschen, denn der Körper scheidet Stoffwechselabbauprodukte über die Haut aus
- Nach dreimaligem Wechsel eine Pause von 30 Min. einlegen und Temperaturkontrolle durchführen. Der Wickelvorgang kann dreimal wiederholt werden.

> Bei Kleinkindern besteht aufgrund der (relativ gesehen) großen Hautoberfläche erhöhte Gefahr, dass der Kreislauf zu sehr belastet wird und sie schnell auskühlen. Pflegende lassen daher Kleinkinder nicht alleine und führen häufigere Temperaturkontrollen während der Wickel durch.

Vorsicht bei Wärmeentzug
Wärmeentzug belastet den Kreislauf; darum überwachen die Pflegenden bei fiebersenkenden Maßnahmen immer Blutdruck, Puls, Temperatur und Hautfarbe des Patienten. Wenn der Patient zu frieren beginnt, erneut zittert, sich unwohl fühlt oder Kreislaufstörungen hat, unterbrechen sie alle physikalischen Maßnahmen zur Fiebersenkung.

Weitere physikalische Maßnahmen
- Kühle (nicht eiskalte) Getränke wie Mineralwasser anbieten, eventuell auch Tees mit schweißtreibender Wirkung verabreichen, z. B. Lindenblütentee
- Leichte Decke und Bekleidung, Raumtemperatur auf 17–19 °C senken, Zimmer lüften, Zugluft vermeiden
- Fiebersenkende Körperwaschungen durchführen. Die Wassertemperatur beträgt ca. 10 °C unter der Körpertemperatur des Patienten. Als Zusatz eignet sich z. B. ein Liter Pfefferminztee auf vier Liter Wasser. Der Patient wird mit gut ausgewrungenen Waschlappen gegen die Haarwuchsrichtung (☞ Abb. 12.5.12) gewaschen. Anschließend lässt man die Feuchtigkeit kurz an der Luft trocknen. Um den Patienten vor Zugluft zu schützen, bedeckt ihn die Pflegekraft mit einer leichten Decke. Die Füße des Patienten sollten warm sein, z. B. durch Socken (☐ 2).

Medikamentöse Fiebersenkung
Die wichtigsten Arzneimittel zur Fiebersenkung *(Antipyretika)* sind Paracetamol (z. B. ben-u-ron® ☞ Pharma-Info 15.62) und Azetylsalizylsäure (z.B Aspirin® ☞ Pharma-Info 15.62). Beide Substanzen

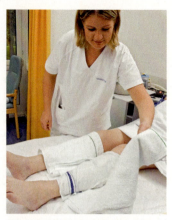

Abb. 12.4.12: Nach Anlegen der Innentücher wird das Außentuch darüber gelegt. [K115]

werden von Erwachsenen meist gut vertragen und lindern gleichzeitig Begleiterscheinungen wie Kopf- und Gliederschmerzen, die oft bei Infekten auftreten. Azetylsalizylsäure sollte aber Patienten mit Magenschwüren, Allergikern sowie Kindern und Jugendlichen unter 16 Jahren (Gefahr des *Reye-Syndroms* ☞ 20.4.5) nicht gegeben werden. In der Schwangerschaft wird Azetylsalizylsäure vermieden, da sie ab der 28.–30. SSW den fetalen Ductus arteriosus (☞ 30.24.7) vorzeitig verengen kann. Zudem kann die Blutgerinnung gehemmt werden.

Ein weiteres fiebersenkendes Arzneimittel ist Metamizol (Novalgin®). Wird es über längere Zeit verabreicht, sind jedoch Blutbildkontrollen angezeigt, weil Metamizol Nebenwirkungen wie eine hämolytische Anämie hervorrufen kann.

12.4.6 Schweiß

12.4.6.1 Physiologische Grundlagen und Normalzustand

> **Schweiß:** Sekret der Schweißdrüsen in der Haut, besteht zu 99 % aus Wasser. Weitere Bestandteile sind Kochsalz, Harnstoff, Immunglobuline, flüchtige Fettsäuren und Cholesterin.

Zusammensetzung des Schweißes
Schweiß ist eine dünnflüssige, klare, farblose, sauer reagierende Flüssigkeit mit salzigem Geschmack und wird von den exokrinen Schweißdrüsen der Haut abgesondert. Lediglich der Lippenrand, das Nagelbett, die Eichel, die Klitoris, die kleinen Schamlippen und das Trommelfell haben keine Schweißdrüsen. Besonders dicht nebeneinander liegen die Schweißdrüsen in der Handfläche und den Fußsohlen. Die Absonderung des Schweißes wird durch das vegetative Nervensystem gesteuert. Frischer Schweiß ist geruchsneutral.

> Normaler Schweiß ist dünnflüssig, warm und großperlig.

Funktionen des Schweißes
Aufgaben der Schweißsekretion sind:
- Die Körpertemperatur über die Verdunstungskälte zu regulieren (☞ 12.4.1)
- Den Säureschutzmantel der Haut zu erhalten
- Stoffwechselprodukte auszuscheiden

> Die Schweißdrüsen entwickeln sich erst im Lauf der ersten Lebensjahre. Bis etwa zum Schulkindalter besteht daher die Gefahr eines Hitzestaus, insbesondere wenn Kinder bei Fieber zu warm angezogen sind oder bei warmen Umgebungstemperaturen z. B. in einem geschlossenen Auto bei Sonneneinstrahlung.

Veränderungen der Schweißsekretion
Bei körperlicher Anstrengung oder erhöhten Außentemperaturen steigert sich die Schweißproduktion erheblich, um die *Wärmeabgabe* zu erhöhen.

12.4.6.2 Beobachtungskriterien und Dokumentation
Beobachtungskriterien
Die **Beobachtung des Schweißes** gibt Pflegenden Information über die körperliche und psychische Situation eines Menschen. Wichtige Kriterien sind:
- Zeitpunkt des Schwitzens, z. B. nachts
- Geruch
- Menge
- Beschaffenheit, z. B. warm und großperlig oder kalt und kleinperlig
- Lokalisation, z. B. in den Handinnenflächen, an der Stirn oder Oberlippe
- Begleitsymptome.

Dokumentation
Da die Schweißmenge nicht in Millilitern angegeben werden kann, beschreiben die Pflegenden, wie stark Kleidung und Bettwäsche durchnässt sind. Ausgeprägtes Schwitzen wird in der Flüssigkeitsbilanz (☞ 12.7.1.2) berücksichtigt.

12.4 Körpertemperatur

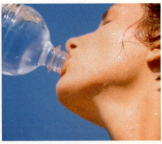

Abb. 12.4.13: Bei starker körperlicher Anstrengung kommt es zur vermehrten Schweißproduktion. Um den Flüssigkeitsverlust auszugleichen, ist auf ausreichende Flüssigkeitszufuhr vorzugsweise in Form von Wasser zu achten. [J668]

12.4.6.3 Physiologische und pathologische Veränderungen

Veränderungen der Schweißsekretion können physiologische oder pathologische Ursachen haben (☞ Tab. 12.4.14).

> **Notfall**
> Kalter, klebriger, kleinperliger Schweiß ist immer ein Zeichen für eine akute, bedrohliche Erkrankung. Deswegen sofort den Kreislaufzustand kontrollieren und den Arzt informieren.
>
> Starkes Schwitzen im Säuglings- und Kleinkindalter kann auf eine schwerwiegende Herzerkrankung (☞ 16.4) hinweisen.

12.4.6.4 Pflegerische Interventionen

Pflegemaßnahmen bei stark schwitzenden Patienten

Ist der Wasseranteil des Schweißes verdunstet, bleiben die darin gelösten Bestandteile auf der Haut zurück: Die Haut fühlt sich klebrig an. **Stark schwitzende Patienten** empfinden daher kühle Abwaschungen als angenehm.

Bei der **schweißreduzierenden Ganzkörperwaschung** sollte die Wassertemperatur lauwarm sein und unter der Körpertemperatur des Patienten liegen. Als Zusatz eignet sich ein Liter Salbeitee auf ca. vier Liter Wasser (📖 3).

Um Intertrigo zu verhindern, achten Pflegekräfte darauf, die Patienten vor allem unter den Brüsten und in den Leisten gut abzutrocknen und evtl. Kompressen in die Hautfalten einzulegen *(Intertrigoprophylaxe)*, die den Schweiß aufsaugen. Da die Dekubitusgefahr an den gefährdeten Stellen bei stark schwitzenden Patienten zusätzlich erhöht ist, sind die Hautbeobachtung (☞ 12.5.1.2) und ggf. Maßnahmen zur Dekubitusprophylaxe wichtig.

Das Verdunsten des Schweißes verursacht Verdunstungskälte, die für den Patienten unangenehm sein kann. Deswegen trocknen Pflegende den Schweiß ab bzw. legen selbstständigen Patienten feuchte Waschlappen zum Abtupfen bereit.

Körpergeruch entsteht, wenn die physiologischerweise auf der Haut vorhandenen Bakterien *(Hautflora)* die Bestandteile des Schweißes zersetzen. Dem kann durch regelmäßige Körperpflege vorgebeugt werden. Deodorierende Seifen oder Pflegemittel unterstützen diese Wirkung.

Beim Schwitzen verliert der Körper Flüssigkeit und Elektrolyte. Daher bieten Pflegende den Patienten reichlich Flüssigkeit an bzw. informieren den Arzt, falls der Flüssigkeits- und Elektrolytverlust über Infusionen ausgeglichen werden muss. Evtl. kann zusätzlich noch kochsalzreiche Kost angeboten werden.

Literatur und Kontaktadressen

📖 Literaturnachweis

1. Vgl. Hohenegger, M.: Pädiatrischer Notfall Fieberkrampf: Panik ist der falsche Weg. In: Pflegezeitschrift, 7/2006, S. 428–430.
2. Vgl. Henkte, F: Richtig pflegen bei Fieber. In: Pflegen Ambulant, 1/2005, S. 11–14.
3. Vgl. Blaser, G.: Schweißreduzierende Ganzkörperwäsche mir Salbeitee. In: Heilberufe, 4/2002, S. 54.

Vertiefende Literatur ☞ 💻
✉ Kontaktadressen

1. www.epilepsie.de

Name	Definition	Beispiele für physiologische Ursachen	Beispiele für pathologische Ursachen
Hyperhidrosis	▸ Vermehrte Schweißsekretion ▸ Allgemeines Schwitzen ▸ Lokal begrenztes Schwitzen (z. B. Handinnenflächen)	▸ Hitze ▸ Angst ▸ Adipositas ▸ Anlagebedingt ▸ Hohe Außentemperaturen	▸ Fieberabfall (warm und großperlig) ▸ Ohnmacht, Schock (kalt, klebrig, kleinperlig) ▸ Endokrinologische Erkrankungen (z. B. Schilddrüsenüberfunktion) ▸ Neurologische Erkrankungen (z. B. Schlaganfall)
Hemihyperhidrosis	▸ Vermehrte Schweißproduktion einer Körperseite	–	▸ Gelähmte Seite bei Hemiplegie ▸ Enzephalitis
Hypohidrosis	▸ Verminderte Schweißproduktion	–	▸ Hochgradiger Flüssigkeitsverlust ▸ Hauterkrankungen mit Schädigung der Schweißdrüsenausführungsgänge ▸ Arzneimittel (z. B. Atropin, Zytostatika) ▸ Endokrinologische Erkrankungen (z. B. Nebennierenrindenunterfunktion ☞ 21.5.2) ▸ Neurologische Erkrankungen (z. B. Polyneuropathie ☞ 33.10.1)
Anhidrosis	▸ Fehlende Schweißproduktion	–	▸ Erbkrankheit ▸ Verbrennungen
Bromhidrose	▸ Übelriechender Schweiß (Bakterien zersetzen Schweißbestandteile)	▸ Schlecht belüftete Körperstellen ▸ Nahrungsmittel (z. B. Knoblauch)	▸ Urinös: Nierenerkrankungen ▸ Fruchtähnlich: Stoffwechselerkrankungen ▸ Säuerlich: Lungenerkrankungen
Nachtschweiß	▸ Besonders nachts auftretender Schweiß	–	▸ Störungen im Hormonhaushalt ▸ Tuberkulose

Tab. 12.4.14: Veränderungen der Schweißsekretion und mögliche Ursachen.

12.5 Haut

- 12.5.1 Haut 376
  - 12.5.1.1 Physiologische Grundlagen .. 376
  - 12.5.1.2 Beobachtungskriterien, Datenerhebung und Dokumentation 376
  - 12.5.1.3 Normalzustand und Veränderungen 377
  - 12.5.1.4 Pflegerische Interventionen 378
- 12.5.2 Mund und Zähne 405
  - 12.5.2.1 Physiologische Grundlagen und Normalzustand 405
  - 12.5.2.2 Beobachtungskriterien, Datenerhebung und Dokumentation 405
  - 12.5.2.3 Pathologische Veränderungen 406
  - 12.5.2.4 Pflegerische Interventionen .. 407
- 12.5.3 Haare 413
  - 12.5.3.1 Physiologische Grundlagen und Normalzustand 413
  - 12.5.3.2 Beobachtungskriterien, Datenerhebung und Dokumentation 414
  - 12.5.3.3 Pathologische Veränderungen 414
  - 12.5.3.4 Pflegerische Interventionen .. 414
- 12.5.4 Finger- und Zehennägel .. 415
  - 12.5.4.1 Physiologische Grundlagen und Normalzustand 415
  - 12.5.4.2 Beobachtungskriterien, Datenerhebung und Dokumentation 415
  - 12.5.4.3 Pathologische Veränderungen 416
  - 12.5.4.4 Pflegerische Interventionen .. 416
- Literatur und Kontaktadressen 417

Fallbeispiel ☞ 💻

Die **Haut** ist das größte menschliche Organ und sagt viel über das körperliche und seelische Befinden eines Menschen aus. Die emotionale Verfassung ist oft an der Hautfarbe eines Menschen erkennbar: Viele Menschen erröten in für sie peinlichen Situationen oder erbleichen in schreckhaften Momenten. Auch krankhafte Veränderungen lassen sich oft am Zustand der Haut erkennen, z. B. sind rote Wangen und eine warme Haut oft erste Kennzeichen für eine erhöhte Körpertemperatur.

Die Beobachtung der Haut ist eine wichtige pflegerische Aufgabe, um einen Eindruck über den Zustand des Patienten zu bekommen und schließt auch die Beobachtung von Schleimhaut und Hautanhangsgebilden ein. Pflegende beurteilen den Zustand der **Haut**, der **Mundschleimhaut** und **Zähne**, der **Haare** und **Nägel** üblicherweise im Zusammenhang mit der Körperpflege.

12.5.1 Haut

12.5.1.1 Physiologische Grundlagen

Hauterkrankungen ☞ *Kapitel 28*

Funktionen der Haut

Mit einer Fläche von 1,5–2 m² und einem Gewicht von 3,5–10 kg ist die Haut das größte Organ des menschlichen Körpers. Sie hat folgende Funktionen:

- **Trennwand.** Die Haut trennt die „Innenwelt" von der „Außenwelt" und schützt den Körper so vor schädlichen Umwelteinflüssen wie Wärme, Kälte, Fremdstoffen und Krankheitserregern.
- **Schutzschild.** Als „Knautschzone" gleicht die Haut gemeinsam mit den unter ihr liegenden Gewebeschichten Druck (☞ Dekubitus 12.5.1.4) und Stöße aus
- **Sinnesorgan.** Die Haut ist mit ihren Sinneszellen für das Tast-, Schmerz- und Temperaturempfinden ein wichtiges Sinnesorgan
- **Thermostat.** Die Haut hat eine wichtige Steuerfunktion, indem sie über die Abgabe von Schweiß und Talgdrüsensekret sowie durch Verengung und Erweiterung der peripheren Blutgefäße hilft, die Körpertemperatur konstant zu halten (☞ 12.4). Die Haut greift ausgleichend in den Wasserhaushalt ein, indem sie einerseits als natürliche Barriere einem Wasserverlust entgegenwirkt und andererseits über Drüsensekrete Wasser und Salz abgibt
- **Signal.** Die Haut ist ein Kommunikationsorgan (☞ Kap. 6). Menschen können „vor Neid erblassen" oder „vor Scham erröten".

Unterschiedliche Hautstruktur bei Mann und Frau

Bei **Männern** ist die Lederhaut dicker, die Haut besitzt mehr Talgdrüsen, und die Poren sind größer. Im Gegensatz dazu ist bei **Frauen** das Unterhautfettgewebe besser gepolstert. Auch beherbergt die Frauenhaut mehr feine Blutgefäße, weshalb Frauen leichter erröten als Männer.

12.5.1.2 Beobachtungskriterien, Datenerhebung und Dokumentation

Aus der **Beobachtung der Haut** lassen sich gezielte Maßnahmen zur Erhaltung oder Wiederherstellung ihrer Funktion ableiten. Sind die Pflegenden über den Hautzustand informiert, können sie:

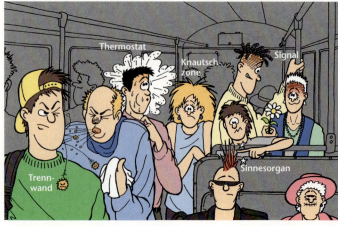

Abb. 12.5.1: Funktionen der Haut. [A400-116]

- Das für die Haut des Patienten am besten geeignete Reinigungs- und Pflegemittel auswählen
- Risiken abschätzen, z. B. das Dekubitus- bzw. Intertrigorisiko und vorbeugende Maßnahmen ergreifen
- Hautveränderungen rechtzeitig erkennen
- Den Patienten zur Hautpflege beraten.

Beobachtungskriterien

Bei der **Hautbeobachtung** lassen sich unterscheiden:
- Hautalter und Hauttyp
- Hautfarbe
- Hautspannung
- Hauttemperatur
- Hautoberfläche
- Mundschleimhaut (☞ 12.5.2).

Datenerhebung

Bei der **Beobachtung der Haut** benutzen Pflegende in erster Linie ihren *Seh-* und ihren *Tastsinn*. Mit ihnen nehmen sie optische Veränderungen, z. B. eine gerötete Hautstelle, und fühlbare Veränderungen, z. B. trockene Haut, wahr. Um diese Eindrücke objektiv zu erfassen, gibt es wenige Hilfsmittel, z. B. kann das Ausmaß einer Wunde mit dem Lineal gemessen werden. Aus diesem Grund ist es wichtig, dass Pflegende die Haut eines Menschen exakt beobachten und auch den Patienten bzw. seine Angehörigen dazu anleiten. Meistens wird die Hautbeobachtung bei der Aufnahme und im weiteren Verlauf in Verbindung mit der Körperpflege sowie anderen Pflegemaßnahmen, die die Haut betreffen, durchgeführt.

Dokumentation

Die **Dokumentation** der Hautbeschaffenheit eines Menschen erfordert bei Abweichungen vom Normalzustand eine genaue Beschreibung der Veränderung und ihrer Lokalisation. Beispiel: „Runde, gerötete Stelle am linken inneren Fußknöchel, Durchmesser ca. 2 cm."

Bei Veränderungen, die schwierig zu beschreiben sind, nehmen Pflegende eine Zeichnung oder ein Foto des betroffenen Areals in die Dokumentation auf. Eine Fotodokumentation ist auch geeignet, den Verlauf einer Wundbehandlung nachvollziehbar dazustellen, z. B. bei Ulcus cruris (☞ 17.2.3) oder Dekubitus (☞ 12.5.1.4).

12.5.1.3 Normalzustand und Veränderungen

Hauterscheinungen beim Neugeborenen ☞ Kapitel 30

> Die normale Haut ist elastisch, glatt, intakt, warm, rosig und trocken. Veränderungen der Hautspannung und Hautfarbe gehören zu den physiologischen Alterserscheinungen des Menschen.

Hautalter und Hauttyp

Bis etwa zum achten Lebensjahr ist die **Kinderhaut** fettarm und wasserreich, da die Talgdrüsen noch nicht arbeiten. Sie ist empfindlich und reagiert stark auf äußere Reize wie Wind, Sonne und Kälte.

Bei **Jugendlichen** (11.–17. Lebensjahr) ist die Talgdrüsenproduktion unausgeglichen. An Stellen mit vielen und großen Talgdrüsen wie Gesichtsmitte, Brustrinne und Rückendreieck ist die Haut oft unrein und fettig.

Bei **Erwachsenen** unterscheidet man drei verschiedene Hauttypen. Da sie hormonell gesteuert sind, prägen sie sich erst gegen Ende der Pubertät aus.
- **Fettige Haut** *(seborrhoische Haut)*. Etwa bei 50% der Bevölkerung durch Überproduktion der Talgdrüsen. Häufig wird dieser Hauttyp von stärkerer Schweißproduktion und Hautunreinheiten (Pickel, Mitesser) begleitet. Die Haut wirkt feucht, dick, grobporig und glänzend
- **Trockene Haut** *(sebostatische Haut)*. Etwa bei 30% der Bevölkerung durch verminderte Talgproduktion. Die trockene Haut ist spröde, reißt leicht ein, ist manchmal schuppig und fühlt sich rau an
- **Mischhaut**. Etwa bei 20% der Bevölkerung. Die Gesichtsmitte ist fettig, die Wangen trocken, und gelegentlich treten Pickel und Mitesser auf.

Ältere Menschen neigen zu trockener Haut. Oberhaut und Bindegewebe sind dünner geworden; die Haut wird fett- und wasserarm und sieht daher faltig aus.

> Der Hauttyp entscheidet über die Hautpflege (☞ 12.5.1.4).

Hautfarbe

Die typische Hautfarbe eines Menschen, der aus Nordeuropa stammt, ist blassrosa. Sie wird bestimmt durch die Pigmentierung, die Durchblutungsintensität und die Dicke der Epithelschicht.

Veränderungen der Hautfarbe können sowohl physiologische als auch pathologische Ursachen haben (☞ Tab. 12.5.4), zu denen auch **Naevi** *(Pigmentflecken, Muttermale* ☞ 28.9.1) und **Effloreszenzen** (☞ Tab. 28.2.1) gehören.

Hautspannung

Die **Hautspannung** *(Hautturgor)* ist abhängig vom Flüssigkeitsgehalt der Haut. Die Hautspannung vermindert sich bei Flüssigkeitsverlust oder mangelnder Flüssigkeitszufuhr, es kommt zur **Austrocknung** *(Dehydratation* ☞ 12.6.5.9 und Tab. 29.57). Während sich bei normaler

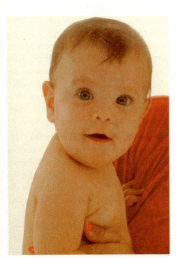

Abb. 12.5.2: Die Veränderungen der Haut eines Menschen – von der glatten Haut eines Säuglings … [V226]

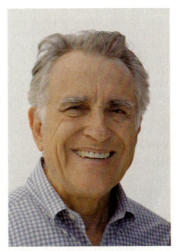

Abb. 12.5.3: … bis zur faltigen Haut im hohen Alter – sind physiologische Erscheinungen des Alterungsprozesses. [J666]

12 Beobachten, Beurteilen und Intervenieren

Farbveränderungen der Haut	Physiologische Ursachen	Pathologische Ursachen
Rötung Durch Gefäßweitstellung	▶ Sport ▶ Hitze ▶ Anstrengung ▶ Aufregung	▶ Fieber (☞ 12.4.4.2) ▶ Verbrennungen 1. Grades ▶ Sonnenbrand ▶ Entzündung ▶ Hypertonie (☞ 17.4.1)
Blässe Durch Gefäßengstellung, Mangeldurchblutung	▶ Schreck ▶ Angst ▶ Veranlagung ▶ Kälte	▶ Blutung ▶ Hypotonie (☞ 17.4.3) ▶ Arterielle Durchblutungs- störungen, z. B. pAVK (☞ 17.5.2) ▶ Anämie (☞ 22.5.1)
Ikterus Gelbfärbung der Haut infolge Ablagerung des Gallenfarbstoffes Bilirubin, zuerst in den Skleren (Lederhaut der Augen ☞ Abb. 21.2), später am ganzen Körper sichtbar	▶ Bei Neugeborenen (☞ 30.24.5)	▶ Lebererkrankungen, z. B. Leberzirrhose (☞ 20.4.4) und Hepatitis (☞ 20.4.1 20.4.2) ▶ Hämolyse (*Zerstörung der Erythrozyten*)
Zyanose Bläuliche Verfärbung der Haut als Zeichen mangelnder Sauerstoff- sättigung des Blutes, oft zuerst an Akren (*Fingernägeln und Nasen- spitze,* ☞ 16.2.4)	▶ Bei sehr kälteempfindlichen Menschen, z. B. nach länge- rem Baden in kaltem Was- ser	▶ Herzinsuffizienz (☞ 16.6) ▶ (Angeborene) Herzfehler (☞ 16.4) ▶ Respiratorische Insuffizienz (☞ 18.13)

Tab. 12.5.4: Häufige Veränderungen der Hautfarbe und ihre Ursachen.

Hautspannung eine abgehobene Falte sofort glättet, bleibt sie bei einer Dehydratation einige Sekunden bestehen.

Eine vermehrte Spannung der Haut kann durch **Ödeme** (☞ 30.10.1) entstehen, bei denen sich Flüssigkeit im Gewebe ansammelt. Wird die Haut über einem Ödem eingedrückt, bleibt eine Delle zurück, die sich nur langsam ausgleicht.

Hauttemperatur

Die **Hauttemperatur** *(Schalentemperatur)* liegt zwischen 28 und 32 °C. Sie hängt von der Hautdurchblutung, der Hautfeuchtigkeit und der Umgebungstemperatur ab. Bei körperlicher Anstrengung z. B. nimmt die Hautdurchblutung zu und die Hauttemperatur steigt, ebenso bei einer hohen Umgebungstemperatur. Bei niedrigen Außentemperaturen verengen sich die Gefäße, um möglichst wenig Wärme abzugeben, die Hauttemperatur sinkt. Schweißbildung (☞ 12.4.6) be-

wirkt durch die Verdunstungskälte eine Abkühlung der Haut.

Die Beobachtung der Hauttemperatur dient v. a. der Beurteilung der peripheren Kreislaufsituation. Die Hauttemperatur sinkt z. B. bei Durchblutungsstörungen und Hypotonie aufgrund der mangelnden Durchblutung.

Hautoberfläche

Die **Hautoberfläche** ist in weiten Bereichen des Körpers glatt und wenig behaart. Je nach Hautalter und Hauttyp (☞ oben) zeigt sie individuelle Besonderheiten, z. B. großporig, faltig, pickelig. Pathologische Veränderungen, z. B. Fehlbildungen und ekzematöse Hauterkrankungen, sind in Kapitel 28 ausführlich erklärt.

12.5.1.4 **Pflegerische Interventionen**
Hautpflege

Pflegerische Interventionen im Zusammenhang mit der **Hautpflege** umfassen unterschiedliche Tätigkeiten. Im Rahmen der Gesundheitsförderung und Prävention (☞ Kap. 8) ist es eine wesentliche Aufgabe der Pflegenden, Menschen im Hinblick auf die Körperhygiene individuell zu beraten. Pflegende geben z. B. Hinweise zur Verwendung von Pflege-

mitteln. Pflegende unterstützen Menschen bei der Haut- und Körperpflege, leiten sie zur selbstständigen Durchführung an und beobachten zugleich den Zustand und das Verhalten des Patienten. Sie beraten, unterstützen und leiten pflegende Angehörige an. Pflegende erklären z. B. unerfahrenen Eltern eines Neugeborenen das richtige Vorgehen beim Säuglingsbad.

Prinzipien der Hautpflege

Duschen ist besser als Baden. Beim Baden quillt und weicht die Haut auf. Gleichzeitig entzieht der lange Kontakt mit dem Wasser der Hornschicht Wasser bindende Stoffe, insbesondere Eiweiße. Die Haut wird trocken und muss nachgefettet werden. Zu langes und häufiges Baden macht die Haut anfälliger für mechanische Schädigungen und Krankheitserreger. Für die tägliche Reinigung ist die Körperwäsche am Waschbecken oder ein kurzes Abduschen besser geeignet. Auch im Neugeborenen- und Säuglingsalter reicht – entgegen früherer Meinungen – ein Bad pro Woche. Bei Bedarf, z. B. bei starkem Stuhlgang, kann der Säugling jedoch häufiger gebadet werden.

Zu viel Seife schadet. *Trockene oder nicht übermäßig fettige Haut* wird mit einer milden Seife gewaschen. Bei *empfindlicher Haut* wird eine milde Kinder- oder Babyseife verwendet. *Fettige Haut* ist besser mit Syndets (☞ Reinigungsmittel) zu waschen, die die Talgdrüsen nicht zusätzlich reizen. Deoseifen werden nur auf Wunsch des Patienten verwendet. Wenn die Haut nach häufigem Waschen prickelt, sticht, brennt oder schuppig wird, kann dies an übermäßigem Seifenkonsum oder Seifenresten auf der Haut liegen. Deshalb Seifen und sonstige Zusätze zum Waschwasser immer gründlich abspülen. In das Badewasser von Neugeborenen geben Pflegende keine Zusätze, evtl. einige Tropfen Muttermilch.

Sorgfältig abtrocknen. Sorgfältig abgetrocknet ist die Haut weniger anfällig für Infektionen mit Hautpilzen und neigt weniger zum Wundwerden. Dies gilt bei bettlägerigen Patienten besonders für die Stellen, an denen Haut auf Haut liegt (bei Frauen z. B. unter der Brust). Damit in diesen Regionen kein **Intertrigo** (*Wundwerden der Haut* ☞ Abb. 12.5.5) entsteht, legen Pflegende nach dem Abtrocknen Leinenläppchen oder Mullkompressen zwischen die Haut. Sie saugen Schweiß und Flüssigkeiten auf.

> Bei Fieber (☞ 12.4.4.2) erhöht sich mit der Kerntemperatur auch die Hauttemperatur und gibt erste Anzeichen auf die erhöhte Körpertemperatur. Das Fühlen der Hauttemperatur ist jedoch nicht ausreichend, um den Fieberverlauf zu beurteilen. Pflegende messen die Körpertemperatur mit einem Thermometer (☞ 12.4.2).

378

12.5 Haut

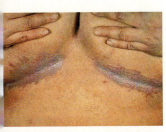

Abb. 12.5.5: Intertrigo in den Hautfalten unter den Brüsten. [E210]

Bei Säuglingen und Kleinkindern hat das Abtrocknen eine besondere Bedeutung: Über die nasse Haut verliert das Kind Wärme (Verdunstungskälte ☞ 12.4.1) und kühlt aus. Daher wird es nach dem Duschen oder Baden zügig aber sanft abgetrocknet. Häufig sind Wärmelampen über den Wickeltischen installiert, die den Säugling während des Abtrocknens wärmen.

Rückfetten. Das „Auslaugen" der Haut durch langen oder häufigen Kontakt mit Wasser lässt sich durch Rückfetten ausgleichen (☞ Pflegemittel).

Ziele

Die Haut hält sich selbst gesund: Ihr natürlicher Säuremantel schützt vor Infektionen, der Fettgehalt hält sie geschmeidig und das „Nachwachsen" der Haut lässt kleinere Verletzungen abheilen. Die **Hautpflege** unterstützt die Haut dabei und schützt sie zusätzlich. Daneben erfüllt sie folgende Funktionen:

- **Reinigung.** Die Haut wird von Schmutzpartikeln befreit und der Fett- und Säureschutzmantel erhalten
- **Förderung der Wahrnehmung.** Der Patient spürt die Berührung, die Wärme und die Bewegungen, wenn er gewaschen wird. Er empfindet, ob die Berührung der Pflegekraft zart, behutsam, kraftvoll oder flüchtig, konzentriert und nachlässig ist. Die Ruhe und Ausgeglichenheit der Pflegekraft überträgt sich durch ruhige und gleichmäßige Berührungen auf den Patienten
- **Erspüren des Körpers durch Stimulation.** Bei einer Störung der Körperwahrnehmung (☞ Abb. 33.2), z.B. durch neurologische Erkrankungen, können die Pflegenden bei der Körperpflege mit Druck, Reibung und Wärme Reize setzen. Durch sie lernt der Patient, seinen Körper neu zu erspüren und wahrzunehmen (☞ 12.11.3.3)

- **Förderung des Wohlbefindens.** Verschwitzte, klebrige Haut ist unangenehm. Wasser kann – je nach Temperatur wohlig warm oder erfrischend kühl – das Wohlbefinden steigern.

Reinigungsmittel

Das wichtigste Reinigungsmittel in der Körperpflege ist **Wasser**. Bei längerer Einwirkzeit greift es jedoch den natürlichen Säureschutzmantel der Haut an (☞ oben).

Zur Reinigung der Haut gibt es verschiedene **Seifen**, die aus Natrium- und Kaliumsalzen sowie organischen Fettsäuren bestehen. Seifen sind alkalisch und haben einen pH-Wert von 8–11. Sie reduzieren die Oberflächenspannung des Wassers und erhöhen die Benetzbarkeit der Haut, so dass sich der Schmutz besser löst. Dabei wird die Haut jedoch entfettet und trocknet aus. Ein starker Juckreiz kann die Folge sein. Deshalb sind in vielen Seifen (z.B. den **pH-neutralen** Seifen) **Rückfetter** (z.B. Wollwachs oder Lanolin) enthalten, die allerdings nicht ausreichen, um die Fettverluste der Haut völlig auszugleichen.

Medizinische Seifen enthalten Zusätze wie Schwefel oder Teer und werden bei bestimmten Hauterkrankungen, z.B. der Psoriasis (☞ 28.8), eingesetzt. **Deoseifen** ist ein geruchstilgendes (*deodorierendes*) Mittel beigefügt, das jedoch die Haut zusätzlich belasten und allergische Reaktionen auslösen kann.

Das Wort **Syndet** kommt von **syn**thetisch (künstlich hergestellt) und **Det**ergenz (Reinigungsmittel) und bezeichnet flüssige, waschaktive Lotionen mit einem sauren bis neutralen pH-Wert. Syndets reinigen ähnlich gut wie Seifen, haben aber den Vorteil, dass sie den Säureschutzmantel der Haut nicht so stark angreifen. Da sie ebenfalls entfettend wirken, muss die Haut auch bei der Verwendung von Syndets nachgefettet werden, was vor allem für trockene Haut ganz wichtig ist.

Deodorants *(geruchstilgende Mittel)* und **Antitranspirantien** *(schweißhemmende Mittel)* dienen dem subjektiven (und objektiven) Wohlbefinden und werden nach Wunsch und Verträglichkeit des Patienten eingesetzt.

Pflegemittel

Um die Hautbeschaffenheit und ihre Funktion zu erhalten, gibt es unterschiedliche **Pflegemittel**:

- Ölbäder
- Cremes und Lotionen
- Puder
- Alkoholische Präparate
- Salben und Pasten.

Ölbäder fetten die Haut. Teilweise enthalten sie natürliche Substanzen wie Melisse oder Rosmarin. Sie werden insbesondere bei trockener und schuppiger Haut oder zur therapeutischen Unterstützung bei Hauterkrankungen wie Ekzemen (☞ 28.6) 2- bis 3-mal/Woche angewendet.

Durchführung eines Balneum Hermal®-Ölbades: Dieses Ölbad enthält Sojabohnenöl und Zusätze wie Duftstoffe und Zitronensäure. Es dient z.B. der Behandlung von trockener und juckender Haut. Etwa 30–45 ml Badezusatz werden in das Badewasser gegeben und gut durchgemischt. Die Wassertemperatur sollte zur vollen Nutzung des rückfettenden Effekts 36°C nicht überschreiten. Auf die Verwendung von Seifen und Syndets wird verzichtet, da diese die Wirkung von Balneum Hermal® aufheben. Die Dauer des Bades beträgt höchstens 15–20 Min., da die Haut sonst zu sehr quellen und ihr Säureschutzmantel angegriffen würde. Um den pflegenden Ölfilm auf der Haut nicht sofort zu entfernen, ist es wichtig, nach dem Bad die Haut mit einem Handtuch abzutupfen und nicht abzurubbeln.

Während des Badens achten die Pflegenden auf Hautrötungen und erkundigen sich beim Patienten, ob die Haut brennt (Allergie?).

Nach jedem Bad entfernen die Pflegenden den Ölfilm in der Wanne und spülen sie nach Desinfektion und Reinigung mit heißem Wasser gut aus.

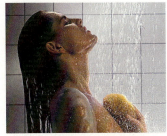

Abb. 12.5.6: Wasser ist das wichtigste Reinigungsmittel. Welche Reinigungsmethoden der Mensch wählt, hängt normalerweise von seinen Bedürfnissen und Vorlieben ab. Erkrankungen und die jeweilige Verfassung des Menschen schränken die Auswahl oft ein. [J660]

12 Beobachten, Beurteilen und Intervenieren

Vorsicht

Beim Ölbad entsteht in der Badewanne ein Ölfilm, der die Rutschgefahr erhöht. Daher dem Patienten beim Aussteigen aus der Wanne Halt geben.

Cremes und **Lotionen** werden unterteilt in *Öl-in-Wasser*-Emulsionen (O/W-Emulsionen) und *Wasser-in-Öl*-Emulsionen (W/O-Emulsionen).

Bei den **O/W-Emulsionen** schwimmen feinste Öltröpfchen in Wasser. Der hohe Wasseranteil (ca. 60%) lässt die obere Hornschicht aufquellen und vergrößert die Oberfläche, auf der die Feuchtigkeit der Haut verdampft. Da die Hautfeuchtigkeit rascher verdunstet als der Körper seinen Säureschutzmantel aufbauen kann, trocknet die Haut aus. O/W-Emulsionen sind eher für Patienten mit fettiger Haut geeignet.

Bei **W/O-Emulsionen** (z. B. Linola® Fett, Bepanthen®-Salbe) wird 10–30% Wasser in Öl oder Fett eingebracht. Nach dem Auftragen entsteht ein Fettfilm auf der Haut. Dieser ist wegen der Wasseranteile luftdurchlässig und ermöglicht den Wärmeaustausch. Gleichzeitig kann die Hautfeuchtigkeit durch den hohen Anteil an Ölen nicht so schnell entweichen. W/O-Emulsionen sind eher für Patienten mit trockener Haut geeignet (z. B. bei trockener Altershaut).

Bei extrem trockener Haut können feuchtigkeitserhaltende Faktoren, z. B. Harnstoff, sinnvoll sein. Alantoin- und panthenolhaltige Salben fördern zusätzlich die Regeneration der Zellen.

Cremes und Lotionen grundsätzlich sparsam verwenden. Sie sollten schnell von selbst einziehen, um nicht stark eingerieben werden zu müssen (Gefahr der Mikroläsionen).

Wasser-in-Öl-Präparate schützen die Haut besser als Öl-in-Wasser-Präparate.

Puder sollte in der Pflege nicht zur Anwendung kommen:
▸ Puder entzieht der Hautoberfläche Wasser und Fette
▸ Aus Puder können in Verbindung mit Feuchtigkeit scheuernde „Krümel" entstehen, die auf der Haut reiben und sie schädigen.

Alkoholische Präparate trocknen die Haut aus und entfetten sie, weshalb sie nur bedingt eingesetzt werden. Bestehen die Patienten darauf – z. B. auf das Einreiben des Rückens und der Beine mit Franzbranntwein –, weil sie den erfrischenden Effekt als angenehm empfinden, verwenden die Pflegenden möglichst nur Präparate, denen rückfettende Substanzen beigemengt sind. Aber auch dann ist im Anschluss an die Behandlung – insbesondere bei trockener Altershaut – eine Rückfettung erforderlich (☞ unten).

Viele ältere Patienten mögen Franzbranntwein. Dieselbe Wirkung lässt sich auf hautschonendere Weise mit Wasser erzielen, das im Kühlschrank gelagert wurde. Pflegende können dem kalten Wasser einige Tropfen eines Aromapflegeöls (z. B. Primavera®) je nach Vorlieben des Patienten (z. B. ähnlicher Duft wie Franzbranntwein) zusetzen.

Salben und **Pasten** enthalten kein Wasser, sondern als Grundlage z. B. Vaseline oder Wachs. Es gibt auch reine Fettpräparate wie Melkfett oder Öle. Salben und Pasten sind wasserundurchlässig, wirken okklusiv (ver-/einschließend) und verhindern so ein Verdunsten von Sekreten. Auch die Abgabe von Wärme ist behindert. Dadurch kann es zu einem Feuchtigkeitsstau und einem Aufquellen der Haut kommen. Salben und Pasten sind nicht abwaschbar und das Entfernen mit Öl ist für die Haut oft mit einer mechanischen Belastung verbunden (Einwirken von Reibungskräften). Wegen dieser ungünstigen Eigenschaften werden Salben und Pasten in der Hautpflege nur noch selten angewendet.

Körperpflege

Mundpflege ☞ *12.5.2.4*
Haarpflege ☞ *12.5.3.4*
Nagelpflege ☞ *12.5.4.4*

Prinzipien

Benötigen Patienten Hilfe bei der **Körperpflege**, so müssen sie sich dazu entkleiden und berühren lassen. Diese Situation empfinden sie oft als peinlich. Die Pflegenden gehen daher behutsam und

Bei der Körperpflege stets:
▸ Den richtigen Zeitpunkt wählen
▸ Auf die individuellen Bedürfnisse der Patienten eingehen
▸ Intimsphäre wahren
▸ Gesprächsbereitschaft zeigen
▸ Patienten schrittweise aktivieren

diskret vor und respektieren wo immer möglich die Wünsche der Patienten.

Richtigen Zeitpunkt wählen. Wann möchten sich die Patienten mit ihrer Körperpflege beschäftigen? Möchten sie morgens mit frischem, kühlem Wasser erfrischt oder lieber abends bei der Ganzkörperwäsche unterstützt werden? Oder möchten sie beides und zusätzlich noch eine Waschung am Tag, weil sie schwitzen oder sich nach der Ausscheidung im Bett unsauber fühlen? Haben die Pflegenden dies erfragt, integrieren sie die planbaren Maßnahmen der Körperpflege sinnvoll in den Tagesablauf. Patienten dürfen nicht gegen ihren Willen gewaschen oder gekämmt werden. Zu Hause pflegen sie sich ebenfalls nach eigenen Vorlieben und Gewohnheiten.

Auf individuelle Bedürfnisse eingehen. Um auf die Bedürfnisse, Wünsche und Gewohnheiten der Patienten eingehen zu können, überlegen Pflegende und Patienten vor der Körperpflege gemeinsam:
▸ Welche Ressourcen liegen vor?
▸ Welche Ziele sollen erreicht werden? Welche haben Priorität?
▸ Mit welchen Maßnahmen können die Ziele erreicht werden?
▸ Was kann zu einer größeren Selbstständigkeit beitragen?
▸ Welche Gewohnheiten können beibehalten werden?

Bei der Pflege von Kindern berücksichtigen Pflegende den Entwicklungsstand und die Selbstständigkeit des Kindes. Die Pflegenden übernehmen keine Tätigkeiten, die das Kind selbst ausführen kann.

Intimsphäre wahren. Für die Patienten ist es unangenehm, wenn sie sich nicht allein waschen können, insbesondere im *Intimbereich*. In solchen Situationen fühlt sich ein Patient oft hilflos und ausgeliefert. Abhilfe schafft das Aufstellen eines Sichtschutzes (spanische Wand) und ein nur teilweises Aufdecken einzelner Körperpartien. Steht eine spanische Wand nicht zur Verfügung und können die Mitpatienten nicht aus dem Zimmer gebeten werden, dann stellen die Pflegenden sich so, dass sie mit ihrem Körper den Blick auf den Intimbereich des Patienten verdecken. Es ist auch möglich, die Angehörigen beim Waschen einzubeziehen. Im Pflegeteam wird unter Berücksichtigung von Alter und Geschlecht entschieden, wer welchen Patienten bei der Körperpflege unterstützt, denn manche Patienten

380

Gewohnheiten
- Tageszeit?
- Deo, Parfüm, eigene Seife, Rasierwasser, Gesichtscreme, Make up?
- Duschen oder Baden?
- Temperatur des Waschwassers?
- Tägliche Haarwäsche?

Kleidung
- Eigene Kleidung vorhanden?
- (Vorübergehend) keine eigene Kleidung verfügbar?
- Krankenhauswäsche (Offenes Patientenhemd) aus pflegerischen Gründen notwendig?

Mobilisation, Lagerung
- Mobil?
- Im Zimmer mobil?
- Lagerungseinschränkung, z. B. bei Wirbelsäulenverletzungen oder Patienten mit Extension (☞ 25.1.3)?
- (Strenge) Bettruhe?

Aktivität
- Aktiv, wach?
- Nach Aufforderung oder mit Anleitung aktivierbar?
- Verwirrt?
- Bewusstlos?

Hautzustand
- Gesunde, intakte Haut?
- Lokale Hauterkrankung (Pilzinfektion, Wunden, Intertrigo, Dekubitus)?
- Generalisierte Hauterkrankung (☞ Abb. 28.3), z. B. Neurodermitis (☞ 28.7.1)?
- Belastete Haut bei Inkontinenz, Durchfall, Fieber (Schweiß)?
- Durchblutungsstörungen der Haut?

Prothesen, Seh- und Hörhilfen
- Ober-, Unterkieferprothese, Gebissteilprothese (☞ 12.5.2.4)?
- Hörgerät (☞ 12.9.4.3)?
- Brille, Kontaktlinsen (☞ 31.1.5)?
- Augenprothese (☞ 31.1.6)?
- Arm-/Beinprothese (☞ 25.7)?

Inkontinenz
- Stuhl- oder Harninkontinenz (☞ 12.7.1.6, 12.7.2.4)?
- Verwendete Inkontinenzhilfe?
- Transurethraler oder suprapubischer Dauerkatheter (☞ 12.7.1.5)?

Übergeordnete Gesichtspunkte
- Patienten stimulieren oder beruhigen?
- Körperpflege mit anderen Tätigkeiten kombinierbar?

Tab. 12.5.7: Tipps für die Informationssammlung zur Körperpflege. Sie dienen als Anhaltspunkte, um Pflegebedarf und Wünsche der Patienten bei der Körperpflege individuell zu ermitteln.

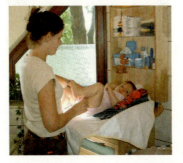

Abb. 12.5.8: Säuglinge und Kleinkinder können am einfachsten auf dem Wickeltisch gewaschen werden, hier sind in der Regel alle notwendigen Waschutensilien in Reichweite. [O199]

---

möchten z. B. keine Hilfe von andersgeschlechtlichen Pflegenden.

> **Intimsphäre von Kindern**
> Bereits Kleinkinder können ein Schamgefühl haben. Dieses hängt vor allem vom Umgang mit Scham in der Familie ab. Ist es den Eltern nicht möglich, die Körperpflege ihres Kindes zu übernehmen, so befragen die Pflegenden die Eltern zum Schamgefühl des Kindes.

Gesprächsbereitschaft zeigen. Die relativ zeitaufwendige Körperpflege ist für Patienten und Pflegende eine Gelegenheit, Gespräche zu führen und den Kontakt zu intensivieren. Die Patienten können mit den Pflegenden über vieles reden, z. B. nächtliche Störungen, Ängste, Probleme und Beschwerden.

Patienten aktivieren. Damit der Patient seine Körperpflege bald (wieder) alleine ausführen kann, wird er so früh wie möglich schrittweise zur Selbstständigkeit aktiviert.

Planung der Körperpflege

Zur Körperpflege gehören viele einzelne Handlungen. Sie kann mit anderen Pflegemaßnahmen kombiniert werden, etwa:
- Mobilisation durch Körperpflege am Waschbecken (☞ 12.8.5.2)
- Wechseln der Bettwäsche und Körperpflege im Bett (☞ 12.10.5.2)
- Waschen der Beine und Anziehen von Thromboseprophylaxestrümpfen (☞ 12.3.3)
- Körperpflege und Einreibungen
- Beobachtung, z. B. der Haut oder der Belastbarkeit der Patienten
- Verbandswechsel (☞ 15.9.4).

Bei der Durchführung der Körperpflege achten die Pflegenden darauf, dass sie die Patienten weder über- noch unterfordern. Um diese Maßnahme patientenorientiert planen zu können, sammeln sie zunächst Informationen oder aktualisieren die bereits bekannten Fakten.

Checklisten zu den verschiedenen Aspekten der Körperpflege stellen eine Gedankenstütze zur **Informationssammlung** (☞ Tab. 12.5.7) dar, um die für einen bestimmten Patienten bedeutsamen Aspekte herauszufiltern; nicht alle Punkte sind bei jedem Menschen von Bedeutung.

Methoden der Körperpflege

Je nach Art und Umfang der Hilfestellung, die ein Mensch bei der Körperpflege benötigt sowie entsprechend seinen Wünschen, Gewohnheiten und dem Grad seiner Immobilität, sind folgende Methoden der Körperwaschung zu unterscheiden:

- **Ganzkörperwaschung im Bett** (☞ unten). Der Patient darf oder kann nicht aufstehen, ist weitgehend unselbstständig und wird daher im Bett gewaschen. Säuglinge werden meist auf dem Wickeltisch gewaschen (☞ Abb. 12.5.8). Frühgeborene können ihre Körpertemperatur noch nicht selbstständig halten. Damit sie während des Waschens nicht auskühlen, werden sie im Inkubator gewaschen
- **Unterstützung bei der Körperpflege im Bett** („Waschwasser stellen" ☞ unten). Der Patient darf nicht aufstehen, kann sich aber weitgehend allein versorgen
- **Ganzkörperwaschung am Waschbecken.** Der Patient kann mobilisiert werden, ist aber nicht in der Lage, sich zu waschen, z. B. bei Verwirrtheit (☞ 12.11.3.3)
- **Unterstützung bei der Körperpflege am Waschbecken** (Teilwäsche ☞ unten). Der Patient kann das Bett verlassen und z. B. in den Rollstuhl mobilisiert werden
- **Duschen**
- **Baden.**

Ganzkörperwaschung im Bett

Rückengerechte Arbeitsweise ☞ 8.3.3
Rasur und Bartpflege ☞ unten
Mundpflege ☞ 12.5.2.4
Haarpflege ☞ 12.5.3.4

> **Ganzkörperwaschung:** Übernahme der Körperpflege bei Patienten, die (weitgehend) unselbstständig sind und sich nicht selbst waschen können oder dürfen. Dabei kann der Patient sowohl im Bett – oder Säuglinge und Kleinkinder auf dem Wickeltisch – liegen als auch auf einem Hocker oder in einem Rollstuhl am Waschbecken sitzen.

381

Vorbereitung des Patienten

Vor Beginn der Ganzkörperwaschung informiert sich die Pflegekraft zum einen im Gespräch mit dem Patienten, zum anderen im Gespräch mit ihren Kollegen bzw. mithilfe des Dokumentationssystems (☞ 11.10) über die Gewohnheiten und Fähigkeiten des Patienten. Vor und während der Ganzkörperwäsche erklärt sie dem Patienten alle Handlungen und bezieht ihn so weit wie möglich in den Ablauf ein.

Lagerung

Damit der Patient eigene Ressourcen einbringen und die Handlungen der Pflegekraft beobachten kann, wird er im Bett mit erhöhtem Oberkörper auf dem Rücken gelagert (☞ Abb. 12.5.9). Lagerungshilfen werden entfernt, um sie vor Nässe zu schützen, sofern sich die, ggf. vom Arzt angeordnete, therapeutische Lagerung des Patienten dadurch nicht nachteilig verändert.

Ist der Patient mobil, kann sich aber aufgrund seines Alters oder seiner Erkrankung nicht selbst waschen, helfen die Pflegenden ihm, sich zur Ganzkörperwaschung auf einen Hocker oder in einen (Roll-)Stuhl ans Waschbecken zu setzen und unterstützen ihn dort.

Vorbereitung des Arbeitsplatzes

▶ Bei der Ganzkörperwäsche im Bett Nachttisch frei räumen, um Ablageflächen zu schaffen, und Patientenhaltegriff hochhängen
▶ Alle Materialien patientennah anordnen
▶ Für angenehme Zimmertemperatur sorgen
▶ Besucher nach draußen bitten. Angehörige bleiben nur nach Absprache mit dem Patienten im Zimmer.

Vorbereitung der Materialien

▶ Waschschüssel für die Ganzkörperwäsche im Bett
▶ Zwei Handtücher
▶ Zwei (Einmal-)Waschlappen
▶ Einmalhandschuhe
▶ Waschlotion bzw. Seife
▶ Zahnputzutensilien oder Mundpflegeset
▶ Kosmetika nach den Wünschen der Patienten (kein Nagellack vor Operationen, um die Durchblutung kontrollieren zu können ☞ 15.10.2)
▶ Evtl. Rasierapparat
▶ Frische Bettwäsche und Kleidung
▶ Kamm, Bürste, Spiegel
▶ Händedesinfektionsmittel

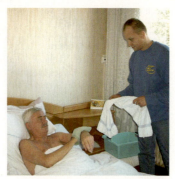

Abb. 12.5.9: Die Rückenlage mit erhöhtem Oberkörper ermöglicht dem Patienten, sich bei der Ganzkörperwäsche aktiv zu beteiligen. [M265]

▶ Pflegemittel für Haut und prophylaktische Maßnahmen (z. B. zur Pneumonieprophylaxe ☞ 12.2.5.2)
▶ Ggf. Inkontinenzversorgung (☞ 12.7.1.6), Verbandmaterial
▶ Elektroden bei Patienten, die an einen Monitor angeschlossen sind, z. B. Frühgeborene.

Durchführung

Bei der **Durchführung der Ganzkörperwaschung** achten die Pflegenden darauf, das Wohlbefinden des Patienten zu fördern und die hygienischen Richtlinien einzuhalten.

Wohlbefinden des Patienten fördern

▶ Patienten fragen, ob er vor der Ganzkörperwaschung Darm oder Blase entleeren möchte
▶ Sichtschutz (spanische Wand) aufstellen
▶ Nicht zu zweit waschen. Es verwirrt den Patienten, wenn zwei Pflegende verschiedene Körperstellen parallel waschen. Eine zweite Person nur bei

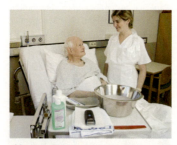

Abb. 12.5.10: Materialien zur Unterstützung bei der Körperpflege im Bett. [K115]

Abb. 12.5.11 (rechts): Füße ganz eintauchen und das Wasser spüren lassen. [K115]

adipösen, schwer kranken oder verwirrten Patienten hinzuziehen, die nicht allein gelagert oder aufgesetzt werden können bzw. während der Seitenlagerung Angst haben, aus dem Bett zu fallen
▶ Während der Maßnahme Zeit haben für den Patienten und ihn keinesfalls wegen anderer Verrichtungen (z. B. Blutdruckmessen im Nachbarzimmer) allein lassen
▶ Methode der Ganzkörperwäsche festlegen, z. B. die beruhigende Ganzkörperwäsche (☞ unten) eher abends, die belebende morgens durchführen. Nach der Methode richtet sich auch der Einsatz der Pflegemittel
▶ Die eigenen Utensilien des Patienten bevorzugt verwenden (z. B. Seife, Deo, Rasierwasser, Hautcremes)
▶ Nur die Körperregionen aufdecken, die gerade gewaschen werden, um den Patienten nicht unnötig zu entblößen. Das partielle Aufdecken wahrt das Schamgefühl des Patienten und schützt ihn vor Auskühlung
▶ Im Bett immer ein Handtuch unter den zu waschenden Körperteil legen, damit die Bettwäsche nicht nass wird
▶ Individuelle Waschrituale und Gewohnheiten des Patienten berücksichtigen
▶ Wassertemperatur überprüfen
▶ Hände anwärmen
▶ Die Hände und Füße des Patienten möglichst ganz ins Wasser tauchen (☞ 12.5.11)
▶ Beim Waschen möglichst viel Hautkontakt halten, d. h. die Hand nicht unnötig oft wegnehmen und wieder aufsetzen, sondern den Waschlappen in langen Zügen über die Haut führen (fördert die Körperwahrnehmung)
▶ Nicht unbedingt mit dem Gesicht, der

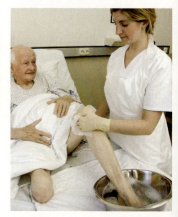

sensibelsten Zone, sondern mit dem Brustkorb oder den Händen beginnen.

Hygienerichtlinien beachten

▸ Zu Beginn und zum Abschluss der Waschung die Hände desinfizieren; dies auch nach Kontakt mit Ausscheidungen, vor und nach der Intimpflege, vor der Entnahme frischer Wäsche oder von Pflegeutensilien aus Vorratsschränken
▸ Einmalschürze tragen, um die Gefahr der Keimverschleppung zu minimieren
▸ Waschwasser, Waschlappen und Handtuch vor der Intimpflege wechseln
▸ Vorschriften über das Tragen von Handschuhen beachten. Bei der Ganzkörperwaschung sollten Handschuhe möglichst nur während der Intimpflege oder bei infektiösen Hauterkrankungen, z. B. Fußpilz, angezogen werden. Körperpflege mit Handschuhen widerspricht den Prinzipien der Basalen Stimulation® (☞ 12.11.3.3).
▸ Bei infektiösen Hauterkrankungen, z. B. Hautpilz, den betroffenen Körperteil zuletzt waschen und getrennte Utensilien verwenden (möglichst Einmalartikel)
▸ Keine Seifenstücke für die Körperpflege verwenden; sie weichen auf und bleiben lange feucht; dies fördert eine Keimbesiedelung
▸ Waschschüssel nach Gebrauch reinigen und desinfizieren
▸ Bei abwehrgeschwächten und infektiösen Patienten Handtücher nach Gebrauch wechseln
▸ Im Inkubator „reine" Utensilien durch die seitlichen Klappen in den Inkubator legen, benutzte Utensilien an das Fußende legen und von dort über die Klappe entsorgen.

Waschen des Gesichts

Das **Gesicht** ist sehr empfindlich und erfordert daher behutsame Behandlung:
▸ Seife nur auf Wunsch des Patienten verwenden, auf keinen Fall jedoch in der Augenregion, da Seife stark reizt
▸ Zur Gesichtswaschung dem Wasser keine ätherischen Öle zusetzen
▸ Beim Waschen der Augen vom äußeren zum inneren Augenwinkel wischen (in Richtung des Tränenflusses)
▸ Zuerst Gesicht von Stirn über Wangen zum Kinn, dann Nase und Mundpartie waschen und abtrocknen
▸ Ohrmuscheln und hinter den Ohren waschen und abtrocknen.

Nach der Reinigung das Gesicht auf Wunsch eincremen.

Häufig wird die Frage nach einem **Waschwasserwechsel** vor der Reinigung des Intimbereichs gestellt. Grundsätzlich ist hierzu kein Waschwasserwechsel erforderlich, wenn die Körperpflege in der Reihenfolge Oberkörper, Beine, Füße, Intimbereich erfolgt, außer der Patient wünscht dies oder es liegen lokale Infektionen wie z. B. ein Fußpilz vor.

Bei der **Ganzkörperwaschung** beachten:
▸ Nicht strikt eine bestimmte Reihenfolge beim Waschen einhalten (z. B. das Gesicht zuerst und den Intimbereich zum Schluss), sondern unter Einhaltung der Hygienerichtlinien (☞ oben) auf die individuellen Wünsche und Bedürfnisse des Patienten eingehen
▸ Um die Körperwahrnehmung des Patienten zu fördern, mit großzügigen Bewegungen waschen, z. B. mit Waschlappen an beiden Händen in einer fließenden, durchgehenden Bewegung den Arm von der Schulter bis zur Hand waschen
▸ Während der Unterstützung bei der Körperpflege Patienten nicht allein lassen. Dies darf nur bei kreislaufstabilen Patienten erfolgen und wenn die Rufanlage sich in Reichweite befindet
▸ Seifenrückstände entfernen, um Hautreizungen und Juckreiz zu vermeiden (evtl. Wasser wechseln)
▸ Sich nach dem Abtrocknen beim Patienten erkundigen, ob sich die Haut noch irgendwo feucht anfühlt.

Vorsicht

Kinder niemals unbeaufsichtigt auf dem Wickeltisch lassen. Ist vor dem An- oder Auskleiden von Säuglingen und Kleinkindern vergessen worden, z. B. ein Kleidungsstück oder eine Windel bereitzulegen, so nehmen die Pflegenden das Kind entweder mit, wenn sie diesen Gegenstand holen, oder rufen eine andere Person herbei.

Waschen des Oberkörpers und der Extremitäten

▸ Dem Waschwasser nicht von Anfang an Waschlotion zusetzen, sondern diese gezielt (z. B. beim Waschen unter den Achseln) einsetzen

▸ Hemd des Patienten ausziehen und über den Oberkörper legen
▸ Hals, Achselhöhlen, Arme und Hände waschen und trocknen; in Falten und Fingerzwischenräume besonders auf Trockenheit achten, damit nicht unbemerkt ein Intertrigo (☞ Abb. 12.5.5) entsteht, bei Säuglingen besonders auf Trockenheit in der Halsfalte achten
▸ Brustkorb und Bauch waschen und trocknen. Dabei auch Bauchnabel inspizieren und ggf. mit ölgetränktem Watteträger reinigen. Bei Neugeborenen sorgfältige Nabelpflege durchführen (☞ 30.23.2)
▸ Das Rückenwaschen ist davon abhängig, ob der Patient in der Lage ist, sich aufzusetzen oder sich ohne großen Aufwand drehen kann. Manche Patienten *dürfen* nicht gedreht werden (z. B. bei Verletzungen der Wirbelsäule). Wenn der Patient beim Umlagern starke Schmerzen hat oder nur zu zweit gedreht werden kann, wäscht die Pflegekraft seinen Rücken und sein Gesäß zu einem späteren Zeitpunkt
▸ Frische Kleidung anziehen
▸ Mit dem Waschen der Beine können pflegerische Maßnahmen kombiniert werden, z. B. das Ausstreichen der Beine zur Thromboseprophylaxe (☞ 12.3.3) oder das Waschen in Haarwuchsrichtung bei der beruhigenden Ganzkörperwaschung (☞ unten)
▸ Füße und Zehenzwischenräume inspizieren, reinigen und gründlich abtrocknen, damit sich kein Fußpilz bildet. Bei Säuglingen bei Bedarf die Fußnägel schneiden, damit das Kind später nicht erneut entkleidet werden muss (☞ 12.5.4.4).

Waschen des Genitalbereichs

Pflege bei transurethraler Harnableitung ☞ 12.7.1.5
Inkontinenzversorgung ☞ 12.7.1.6
Wickeln und Gesäßpflege beim Säugling ☞ 12.7.1.5

Beim **Waschen des Genitalbereichs** trägt die Pflegekraft Einmalhandschuhe. Ein Waschwasserwechsel ist nicht unbedingt erforderlich (Patientenwünsche erfragen). Wird kein Waschwasserwechsel vorgenommen, ist das Wasser jedoch bereits verseift, dann ist darauf zu achten, dass der Intimbereich mit ausreichend klarem Wasser nachgereinigt wird, um Seifenrückstände zu vermeiden.

Waschlappen und Handtuch wechselt die Pflegekraft vor und nach dem Waschen des Intimbereichs. Wegen der Gefahr

383

der Keimverschleppung werden Einmalwaschlappen verwendet bzw. Stoffwaschlappen nach der Intimtoilette in die Wäsche gegeben. Bei stärkeren Verschmutzungen (z. B. mit Stuhlgang) oder wenn der Patient einen transurethralen Dauerkatheter hat, werden zur Intimtoilette in jedem Fall Einmalartikel verwendet.

Bei Mann und Frau wäscht die Pflegekraft den Bauch vom Nabel abwärts. Die Leisten trocknet sie danach gut ab, um das Entstehen von Intertrigo zu verhindern. Auf Wunsch hilft sie dem Patienten beim Anziehen einer Unterhose.

Intimpflege bei der Frau

- Beine aufstellen und spreizen lassen
- Große Schamlippen spreizen, von der Symphyse zum Anus hin reinigen und abtupfen
- Übriges äußeres Genitale reinigen und trocknen
- Wenn Intimpflege nicht möglich bzw. erlaubt ist, Genitalspülung durchführen (☞ 30.1.3).

> Den Intimbereich stets von der Symphyse zum Anus, also von vorne nach hinten reinigen, um eine Keimverschleppung zu verhindern.

Intimpflege beim Mann

- Penis waschen und trocknen; dabei Vorhaut ganz zurückziehen, Eichel säubern und Vorhaut wieder zurückschieben (nicht vergessen, sonst kann eine Paraphimose ☞ 29.8.2 entstehen)
- Bei Säuglingen und Kleinkindern bis zum Ende des 2. Lebensjahres liegt häufig eine physiologische *Phimose* (Verengung der Vorhaut) vor. Die Vorhaut darf daher nicht zurückgezogen werden, da dies zu Einrissen und Vernarbungen führen kann
- Hodensack von vorne in Richtung Gesäß waschen und trocknen.

Waschen des Gesäßes

Zum **Waschen des Gesäßes** im Bett wird der Patient meistens auf eine Seite gedreht. Den Anus wäscht die Pflegekraft in Richtung Steißbein, damit keine Darmbakterien in den Genitalbereich gelangen.

> Wird der Patient zur Seite gedreht, ist der Teil des Gesäßes unzugänglich, auf dem er liegt. Nicht vergessen, nach erneuter Drehung auch diesen Teil zu waschen und die Haut zu beobachten.

Nachsorge

Zum Abschluss der Ganzkörperwaschung wird der Patient beim Ankleiden und Frisieren unterstützt (☞ 12.5.3.4). Danach werden die Materialien entsorgt, aufgeräumt, der Nachttisch mit Desinfektionslösung abgewischt und die persönlichen Dinge des Patienten wieder aufgestellt. Im Dokumentationssystem (☞ 11.10) notiert die Pflegekraft die durchgeführten Pflegehandlungen und evtl. Besonderheiten.

> **Blick zurück.**
> Bevor sich die Pflegekraft dem nächsten Patienten zuwendet, vergewissert sie sich, dass der Patient gut versorgt ist:
> - Alle zu- und ableitenden Systeme sind in korrekter Position und Funktion (z. B. Infusion wurde nach der Ankleidehilfe wieder angestellt, Ableitungsschlauch des Blasenkatheters ist nicht abgeknickt)
> - Monitorüberwachung ist eingeschaltet und die akustischen Alarmgrenzen sind korrekt eingestellt
> - Der Patient kann etwas zu trinken erreichen (sofern er nicht nüchtern bleiben muss)
> - Der Patient hat die Rufanlage in greifbarer Nähe und kann sie betätigen
> - Der Patient liegt richtig und bequem
> - Der Patient kann eine Hilfe zum Aufrichten erreichen
> - Der Patient kann seine persönlichen Dinge auf dem Nachttisch erreichen
> - Bei Säuglingen und Kleinkindern ist das Bettgitter hochgezogen und eingerastet
> - Bei Inkubatoren und Wärmebetten sind alle Klappen geschlossen.

Basal stimulierende Körperwaschung

Basale Stimulation® ☞ 12.11.3.3
Spezielle Formen der Ganzkörperwaschung ☞ Tab. 12.5.15

Bei der **basal stimulierenden Körperwaschung** steht nicht die Reinigung im Vordergrund: Das Ziel ist vielmehr, dem Patienten über eine alltägliche, ihm bekannte Tätigkeit eine unmittelbare Kommunikation zu ermöglichen und – vor allem beim Verlust sensorischer Reize – seine Körperwahrnehmung und -identität zu fördern. Dabei berücksichtigen die

Pflegenden das Erleben und die Fähigkeiten des Patienten.

In der Praxis finden vor allem die **belebende** und die **beruhigende Körperwaschung** Anwendung. Beide orientieren sich an der Körperbehaarung. Jede Haarwurzel ist von Nerven umgeben, die Berührungen registrieren und Empfindungen weiterleiten. Das Waschen *gegen* den Haarwuchs ist intensiver und wird als belebend und anregend empfunden. Im Gegensatz dazu wirkt das Waschen *mit* dem Haarstrich beruhigend. Diese beiden Körperwaschungen beziehen den Intimbereich nicht ein. Unabhängig davon, ob belebend oder beruhigend gewaschen wird, verstärkt das wiederholte Waschen eines Körperbereichs die gewünschte Wirkung.

> Um eine Atmosphäre zu schaffen, in der sich der Patient ganz auf seine Körpererfahrung konzentrieren kann, wird die basal stimulierende Körperwaschung grundsätzlich nur von einer Pflegekraft durchgeführt. Die Berührung soll *eindeutig, ruhig*, mit *flach aufgelegter Hand* und *konstantem Druck* ausgeübt werden.
>
> Vor allem bei Patienten, die ihr Umfeld nicht deutlich wahrnehmen können und auf wiederholte ungewohnte Berührungen schreckhaft reagieren, achten die Pflegenden auf einen ständigen Kontakt zum Patienten, z. B. durch kontinuierliche Berührung oder stete Geräusche bzw. Bewegungen im Blickfeld des Patienten.

Im Rahmen einer **aktivierenden Pflege** wird dem Patienten grundsätzlich ermöglicht, den Waschlappen selbst in die Hand zu nehmen bzw. wird seine Hand dabei geführt. Vor einer basal stimulierenden Ganzkörperwaschung ist dies besonders wichtig, damit der Patient den Zusammenhang zwischen der Bewegung und dem Waschen erkennen kann.

Belebende Körperwaschung

Die **belebende Körperwaschung** wird bei bewusstlosen, somnolenten und depressiven Patienten, Diabetikern und Patienten mit Gefäßleiden angewandt. Kontraindiziert ist sie bei desorientierten und unruhigen Patienten sowie bei Patienten mit Hypertonie oder Hirndruckerhöhung, weil sich der Blutdruck um $10 - 20$ mmHg erhöhen kann.

Bei der ersten Waschung verwenden Pflegende keine ätherischen Öle, da der Duft

12.5 Haut

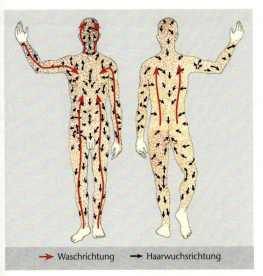

→ Waschrichtung → Haarwuchsrichtung

Abb. 12.5.12: Belebende Ganzkörperwaschung entgegen der Haarwuchsrichtung. Entspricht die Waschrichtung vorübergehend der Haarwuchsrichtung, z. B. proximal der Kniekehle, stört es die harmonische Wirkung einer belebenden Ganzkörperwaschung nicht. [V155, A400]

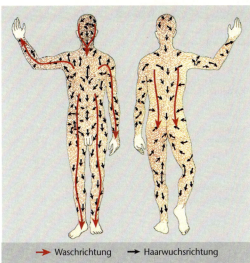

→ Waschrichtung → Haarwuchsrichtung

Abb. 12.5.13: Beruhigende Ganzkörperwaschung mit der Haarwuchsrichtung. Entspricht die Waschrichtung vorübergehend nicht der Haarwuchsrichtung, stört es die harmonische Wirkung weniger als ein ständiges Wechseln der Waschrichtung. [V155, A400]

den Patienten von der Körperwahrnehmung ablenken würde (Reizüberflutung). Bei einer Wiederholung der Körperwaschung kann dem Wasser z. B. Rosmarin-Bademilch beigefügt werden, um die anregende Wirkung zu unterstützen. Dabei sollten jedoch nur Badezusätze verwendet werden, deren Duft der Patient als angenehm empfindet.

Die *Wassertemperatur* sollte anregend kühl sein. In der Regel liegt sie bis zu 10 °C unterhalb der Körpertemperatur. Das kühlere Wasser weckt die Aufmerksamkeit des Patienten und er kann seine Körpergrenzen besser erspüren. Der *Waschlappen* ist sehr nass, er tropft noch und ist nicht zu weich. Alternativ können auch zwei Waschhandschuhe verwendet werden, mit denen die Haut flächig umgriffen werden kann. Die *Dauer* der Waschung richtet sich danach, wie lange der Patient sich auf die Waschung konzent-

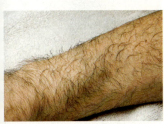

Abb. 12.5.14: Bei der belebenden Körperwaschung sind die Haare aufgestellt. [K115]

rieren kann, sollte aber nicht mehr als 20 Min. betragen. Ein begründeter Abbruch oder eine Teilwaschung sind zulässig und oft auch sinnvoll, wenn die Reaktionen des Patienten eine Überforderung anzeigen.

Prinzip der belebenden Körperwäsche ist es, *gegen die Haarwuchsrichtung* zu waschen. Alles andere orientiert sich am Patienten, und zwar vor allem an seinem Erleben und seinen Fähigkeiten, auch die Reihenfolge der Waschung. Wird die belebende Körperwaschung zum ersten Mal durchgeführt, richtet sich die Pflegekraft nach dem beim Waschen üblichen Vorgehen: Arme, Gesicht, Brustkorb, Bauch, Beine. Reagiert der Patient darauf nicht wie erwartet, ändert sie die Reihenfolge. Nimmt ein Patient zum Beispiel bevorzugt seinen Rumpf und weniger seine Hände und Füße wahr, hat es sich bewährt, seine Aufmerksamkeit vom Rumpf weg in Richtung Peripherie zu lenken, indem die erste Waschbewegung am Körperstamm ansetzt und in Richtung Extremitäten ausgeführt wird, auch wenn es sich dabei um eine beruhigende Waschrichtung handelt. Hat der Patient auf diese Weise ein Gefühl für seine Peripherie bekommen, kann die eigentliche belebende Ganzkörperwaschung beginnen (☞ Abb. 12.5.12).

Gearbeitet wird mit gleichmäßigem und flächigem Druck (z. B. kein punktueller Druck über die Fingerspitzen, sondern Kontakt mit der ganzen Handfläche).

Nach dem Waschen trocknet die Pflegekraft den Patienten mit einem rauen Handtuch gegen die Haarwuchsrichtung ab.

> Bei der **basal stimulierenden Körperwaschung** gibt es keinen Standard, der bei allen Patienten angewandt werden kann. Die Pflegenden verstehen jede Handbewegung als ein Angebot an den Patienten, das dieser annehmen oder ablehnen kann und das bei Bedarf zu modifizieren ist.
>
> Fühlt sich eine Pflegekraft wohl und harmonisch, überträgt sich das in vielen Fällen auf den Patienten.

Vorsicht
Die belebende Körperwaschung kann den systolischen Blutdruck um 10–20 mmHg erhöhen. Bei Patienten mit Hypertonie oder Druckerhöhungen im Gehirn ist diese Waschung daher kontraindiziert.

Beruhigende Körperwaschung
Die **beruhigende Körperwaschung** wird z. B. bei verwirrten Patienten, bei Patienten mit Hyperaktivität, Unruhe, Einschlafproblemen und bei Patienten mit Schmerzen angewendet.

Beobachten, Beurteilen und Intervenieren

Waschung	Indikation	Waschwassertemperatur	Zusätze	Durchführung
Hautstabilisierende Körperwaschung	Patienten mit gestörter Hautflora, z. B. Diabetiker	Kühl	Saft einer halben Zitrone auf 5 l Wasser	▶ Belebende Waschung durchführen ▶ Nur abtupfen, nicht abtrocknen und mit pH-5-Wasser-in-Öl-Emulsion eincremen ▶ Intimbereich aussparen
Schweißreduzierende Körperwaschung	Patienten mit starker Schweißsekretion	Unter Körpertemperatur	1 l Salbeitee auf 4 l Wasser	▶ Beruhigende Waschung durchführen ▶ Nur abtupfen, nicht abtrocknen ▶ Haut nicht einfetten ▶ Intimbereich aussparen
Geruchsreduzierende Ganzkörperwaschung	Patienten mit starkem Körpergeruch	Entspricht Körpertemperatur	3 Esslöffel Obstessig auf 5 l Wasser	▶ Beruhigende Waschung durchführen ▶ Nur abtupfen, nicht abtrocknen ▶ Haut einfetten ▶ Intimbereich aussparen oder nur mit klarem Wasser waschen
Fiebersenkende Ganzkörperwaschung	Patienten mit Fieber	Max. 10 °C unter Körpertemperatur	1 l Pfefferminztee auf 4 l Wasser	▶ Gegen Haarwuchsrichtung mit ausgewrungenem Waschlappen waschen ▶ Nicht abtrocknen, damit das Wasser „nachkühlt" (Patienten jedoch mit einem Tuch zudecken und vor Zug schützen, Fenster geschlossen halten) ▶ Füße dabei warm halten, evtl. Socken anziehen
Körperpflege nach dem Bobath-Konzept	Patienten nach Schlaganfall und mit neurologischen Ausfällen		Keine	▶ ☞ 33.5.6

Tab. 12.5.15: Spezielle Formen der Ganzkörperwaschung bei bestimmten Indikationen. Durchführung der belebenden und beruhigenden Waschung ☞ Text.

Bei der Durchführung ist das Zimmer angenehm warm. Störungen sind zu vermeiden. Die Pflegekraft redet während des Waschens möglichst wenig mit dem Patienten, damit sich die beruhigende Wirkung voll entfalten kann, es sei denn, der Patient kann Sprache und Berührung gleichzeitig verarbeiten. Die Wassertemperatur sollte angenehm warm sein. Im Zweifelsfall kann der Patient nach einem kurzen Handbad die Wassertemperatur selbst bestimmen. Die erste Waschung erfolgt ohne Zusätze, bei einer Wiederholung der Körperwaschung eignet sich z. B. ätherisches Lavendelöl, sofern der Patient diesen Duft als angenehm empfindet, da Lavendel beruhigend wirkt.

Die Pflegekraft wäscht mit einem weichen Waschlappen, den sie gut ausgewrungen hat, in Haarwuchsrichtung des Patienten. Beim Waschen des Armes beginnt sie also am Sternum (☞ Abb. 12.5.13, Abb. 12.5.16). Nach Beendigung einer Waschbewegung führt sie die Hand nicht am Körper des Patienten zurück, sondern setzt immer wieder von neuem an. Ein warmes Fußbad zum Abschluss und das Abtrocknen und Eincremen der Haut in Haarwuchsrichtung unterstreicht die Wirkung der beruhigenden Ganzkörperwaschung. (📖 1)

Unterstützung bei der Körperpflege im Bett

Unterstützung bei der Körperpflege im Bett *("Waschwasser stellen"):* Hilfe bei der Körperpflege für Patienten, die weitgehend selbstständig sind, aber das Bett nicht verlassen dürfen oder können, z. B. frisch operierte Patienten. Neben dem Bereitstellen der Waschschüssel werden auch alle Utensilien zur Körperpflege gerichtet.

Sofern es die Erkrankung des Patienten erlaubt, stellt die Pflegekraft das Kopfteil des Bettes hoch und richtet alle benötigten Utensilien auf dem Nachttisch des Patienten. Nachdem sie dem Patienten beim Freimachen des Oberkörpers geholfen hat, wäscht sich der Patient selbstständig im Bett, so weit er kann. Die Pflegekraft übernimmt die Körperpartien, die der Patient selbst nicht oder nur sehr schwer erreicht, z. B. Rücken, Beine und Füße.

Verlässt die Pflegekraft das Zimmer in der Zeit, in der sich der Patient wäscht, achtet sie darauf, dass er die Rufanlage gut erreichen kann. Ist der Patient fertig, räumt die Pflegekraft das gebrauchte Wasser und die Waschutensilien weg, unterstützt den Patienten, sich bequem zu lagern und lüftet ggf. das Zimmer.

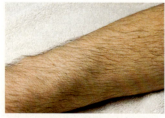

Abb. 12.5.16: Bei der beruhigenden Ganzkörperwaschung liegen die Haare glatt am Körper an. [K115]

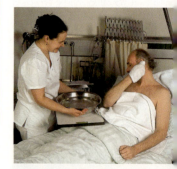

Abb. 12.5.17: Patienten, die zwar Bettruhe einhalten müssen, sich aber sonst gut bewegen können, waschen sich so weit wie möglich selbst, wenn sie alle Utensilien griffbereit haben. [K183]

Unterstützung bei der Körperpflege am Waschbecken

Mobilisation ☞ 12.8.5.2

> **Unterstützung bei der Körperpflege am Waschbecken** *(Teilwäsche):* Hilfe bei der Körperpflege für Patienten, die teilweise selbstständig sind und das Bett verlassen können. Mobilisation und Körperpflege werden sinnvoll verknüpft.

Hilfe bei der **Körperpflege am Waschbecken** ist häufig bei älteren Patienten und bei Patienten in der postoperativen Phase notwendig. Diese Form der Körperpflege signalisiert Patienten, die bisher im Bett gewaschen wurden, dass es ihnen wieder besser geht. Daher unterstützen die Pflegenden Patienten dabei, sich so früh wie möglich am Waschbecken zu waschen.

Viele Patienten benötigen beim Gang zum Waschbecken Hilfe oder werden mit dem Rollstuhl dorthin gefahren. Bei der Mobilisation wird der Patient auf Zeichen der Kreislaufschwäche (z. B. Blässe oder Schwindelgefühl) beobachtet. Die Sitzgelegenheit bietet dem Patienten Sicherheit (Stuhl mit Armlehnen) und wird von der Pflegekraft mit einem Handtuch oder Stecklaken abgedeckt. Danach vergewissert sich die Pflegekraft, dass alle Sonden, Drainagen und Kathetersysteme sicher und korrekt angebracht sind (z. B. dass der Katheterbeutel unter Blasenniveau hängt). Sie überprüft, ob der Patient alle benötigten Utensilien erreichen kann, schließt die Badezimmertür bzw. zieht den Vorhang am Waschplatz zu.

Damit auf der Haut keine Seifenrückstände verbleiben, wäscht sich der Patient mit *fließendem* Wasser. Er wäscht sich, so weit er kann, selbst, und nur die von ihm nicht erreichbaren Körperpartien übernimmt die Pflegekraft. Die Intimpflege wird nur dann am Waschbecken durchgeführt, wenn der Patient sicher stehen kann. Ansonsten empfiehlt es sich, die Maßnahme vorher im Bett durchzuführen. Muss der Patient vorübergehend kurz allein gelassen werden, platziert die Pflegekraft die Rufanlage in Reichweite des Patienten. Dies darf nur bei kreislaufstabilen und orientierten Patienten erfolgen.

Nach der Körperpflege wird der Patient, wenn nötig, beim Anziehen unterstützt. Alle Materialien werden wieder aufgeräumt und darauf geachtet, dass das Waschbecken für den nächsten Patienten sauber ist.

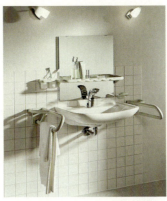

Abb. 12.5.18: Seitlich neben dem Waschbecken sind stabile Haltegriffe angebracht, damit der Patient sich aufrichten und festhalten kann. [V203]

Duschen

Duschen empfinden die meisten Patienten angenehmer als Waschen, weil ihr Körper dabei nicht nur befeuchtet, sondern richtig nass wird. Vorteil des Duschens ist, dass der „Schmutz" gleich weggespült wird und nur ein Drittel des beim Baden benötigten Wassers erforderlich ist. Es ist hygienischer, weil das Wasser gleich abfließt und der Patient nicht darin sitzt. Außerdem regt Duschen den Kreislauf an, vor allem, wenn die Maßnahme mit kaltem Wasser abgeschlossen wird.

In vielen Krankenhäusern wird ein Bad zur Körperpflege nur noch selten durchgeführt (außer, der Patient wünscht dies), aus medizinischen Gründen dagegen schon (z. B. bei Hauterkrankungen).

Beim Duschen beachten:
- Rutschfeste Unterlage in die Dusche legen
- Für Patienten, die nicht sicher stehen können, rutschfesten Stuhl oder Hocker in die Duschwanne stellen
- Rufanlage erreichbar positionieren
- Selbstständige Patienten allein duschen lassen
- Auf Haltegriffe hinweisen.

> **Häusliche Pflege**
> Viele Wohnungen haben nur eine Badewanne und keine Dusche. In diesem Fall hat sich ein drehbarer Wannensitz bewährt, der auf dem Wannenrand aufliegt oder befestigt wird und das Abduschen des Pflegebedürftigen im Sitzen ermöglicht.

Unterstützung des Patienten beim Duschen

Vorbereitung des Raums
- Die **Vorbereitung des Raums** richtet sich nach den baulichen Gegebenheiten. Duschen befinden sich im Bad des Patientenzimmers bzw. in einem (meist) größeren Stationsbad
- Rechtzeitig vorher für eine angenehme Raumtemperatur sorgen (Fenster schließen, ggf. Heizung höher stellen)
- Steht ein Hocker in der Dusche, wird dieser mit einem Handtuch o. Ä. abgedeckt. In vielen Duschen ist eine herunter klappbare Sitzfläche integriert
- „Besetzt"-Schild an die Badezimmertür anbringen, um Störungen während des Duschens zu vermeiden
- Genügend Handtücher und frische Wäsche rechtzeitig vorher in das Bade-

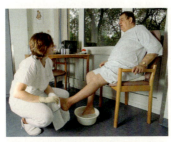

Abb. 12.5.19: Patienten, die nicht baden oder duschen können, empfinden ein Fußbad meist als sehr angenehm. [K115]

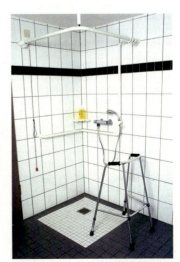

Abb. 12.5.20: Dusche im Stationsbad ohne Duschwanne. [K183]

12 Beobachten, Beurteilen und Intervenieren

zimmer bringen, ggf. Handtücher zum Vorwärmen auf die Heizung legen
- Duschgel, ggf. Shampoo, Waschlappen und rutschfeste Unterlage in Griffnähe bereit legen.

Vorbereitung der Materialien
- Zwei Waschlappen (entweder Stoffwaschlappen des Patienten oder des Krankenhauses)
- Einmalwaschlappen für den Intimbereich oder Stoffwaschlappen, der danach in die Wäsche gegeben wird
- Zwei Handtücher
- Duschgel (auf ph-neutrale Produkte achten)
- Ggf. Shampoo und Föhn (wenn eine Haarwäsche geplant ist)
- Körperlotion, Deo (je nach Gewohnheiten und Hautzustand des Patienten)
- Frische Wäsche (Unterwäsche, Oberbekleidung, Strümpfe), ggf. Einlage (bei Inkontinenz)
- Handschuhe (bei Unterstützung im Intimbereich)
- Rutschfeste Unterlage
- Schutzkittel für Pflegekraft.

Vorbereitung des Patienten
- Maßnahme rechtzeitig vorher mit dem Patienten besprechen und in den Tagesablauf einplanen. Wird die Maßnahme morgens durchgeführt, sich beim Patient z. B. erkundigen, ob er vorher oder nachher die Zähne putzen oder sich rasieren möchte
- Patienten frische Wäsche aussuchen und Waschutensilien richten lassen (ggf. dabei unterstützen)
- Patienten fragen, ob er vorher Wasser lassen möchte (das fließende Wasser wirkt harntreibend) und ihn ggf. dabei unterstützen.

Durchführung
- Die **Durchführung** (☞ Abb. 12.5.21–12.5.23) richtet sich nach den Ressourcen des Patienten. Ist er mobil, kann er von der Pflegekraft in die Dusche begleitet werden. Er kann jedoch auch mit dem Toilettenstuhl (ohne eingesetzten Eimer) in die Dusche gefahren werden und dann auf diesem Stuhl sitzen bleiben, falls die Dusche keinen Duschsitz hat. Hat die Dusche einen Duschsitz, werden immobile Patienten mit dem Rollstuhl in die Dusche gefahren und dort auf den integrierten Duschsitz umgesetzt
- Die Pflegekraft unterstützt den Patienten beim Auskleiden. Der Patient stellt sich kurz hin, um Hose und Unterhose auszuziehen. Bevor er sich wieder setzt, legt die Pflegekraft aus hygienischen Gründen ein Handtuch o. Ä. auf den Duschsitz
- Patient Schuhe und Strümpfe ausziehen (lassen) und rutschfeste Unterlage unter seine Füße legen
- Dusche anschalten (lassen) und sich beim Patienten nach Vorlieben für die Wassertemperatur erkundigen. Mit der Hand Temperatur testen und dann vom Patienten prüfen lassen
- Wasserstrahl mit nicht zu viel Druck von unten nach oben wandern lassen. Ggf. kann der Patient die Dusche auch selbst halten
- Oberkörper (bei Frauen auch unter der Brust) mit dem Waschlappen abwaschen (lassen), ggf. etwas Seife oder Duschgel dazu verwenden. Die Pflegekraft wäscht den Rücken. Der Patient kann dabei den Duschkopf halten
- Grundsätzlich nicht den Patienten „von oben nach unten einseifen", sondern das Duschgel an ausgewählten Körperstellen (z. B. unter den Achseln) verwenden, um den Säureschutzmantel der Haut nicht zu sehr zu belasten
- Ggf. kann sich eine Haarwäsche anschließen, wenn der Patient dies wünscht. Patient dazu Waschlappen vor die Augen halten lassen, Shampoo zwischen den Händen verteilen, auf den Kopf aufbringen und Shampoo anschließend vom Kopf spülen
- Beine und Füße (auch Zehenzwischenräume) waschen (lassen)
- Den Patienten bitten, sich am Geländer in der Dusche zu halten, um aufzustehen. Dabei auf sicheren Stand auf der rutschfesten Unterlage achten. Mit frischem Waschlappen Intimbereich waschen (lassen), die Pflegekraft unterstützt so weit wie nötig (z. B. am Gesäß)
- Intimbereich und Gesäß abduschen
- Patient hinsetzen lassen und Rest des Körpers abduschen. Sich erkundigen, ob der Patient zur Kreislaufanregung kurz das Wasser etwas kälter haben möchte
- Darauf achten, dass das Duschen nicht zu lange dauert. Dauer hängt ab von der Belastbarkeit des Patienten. Ihn während des Vorgangs genau beobachten und sich nach seinem Befinden erkundigen
- Dusche abschalten, Handtuch über den Intimbereich legen und Patient helfen, mit dem zweiten Handtuch den Oberkörper abzutrocknen
- Anschließend mit Körperlotion eincremen (lassen). Für trockene Haut sollten Wasser-in-Öl-Emulsionen verwendet werden, für fettige Haut Öl-in-Wasser-Emulsionen. Ggf. Deo des Patienten auftragen (lassen)
- Unterhemd bzw. BH anziehen helfen, anschließend Patienten bitten aufzustehen. Intimbereich und Gesäß sorgfältig abtrocknen
- Patient helfen, Unterhose anzuziehen (ggf. Vorlage einlegen). Duschstuhl abtrocknen, bevor der Patient sich hinsetzt und Handtuch zur Seite legen
- Mit dem frischen Handtuch Beine und Zehen inklusive der Zehenzwischenräume sorgfältig abtrocknen und eincremen
- Patient Strümpfe und Hose anziehen helfen und ihn bitten, die Hose festzuhalten. Anschließend rutschfeste Unterlage entfernen und Patient Schuhe anziehen (lassen)
- Patient bitten aufzustehen und Hose über das Gesäß ziehen
- Oberkörper vollständig bekleiden und sich beim Patienten erkundigen, ob die Kleidung bequem sitzt
- Patient zum Waschbecken begleiten bzw. fahren und dort Haare föhnen und kämmen (lassen). Darauf achten, dass der Spiegel so eingestellt ist bzw. der Stuhl so steht, dass der Patient sich sehen kann (☞ Abb. 12.5.24)
- Patienten bei der Mundpflege unterstützen, falls diese nicht bereits vor der Dusche durchgeführt wurde

> Ist der Patient noch nicht so belastbar, kann die Maßnahme auch abgekürzt werden. Das Anziehen muss z. B. nicht direkt nach dem Duschen erfolgen. Der Patient kann zunächst in seinen Bademantel gehüllt und dann ins Bett gebracht werden, um sich auszuruhen. Ggf. kann auch erst im Bett z. B. die Intimtoilette durchgeführt werden, wenn der Patient schlecht stehen kann.

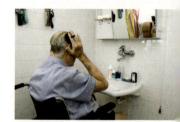

Abb. 12.5.24: Haare kämmen. Der Spiegel muss so eingestellt sein, dass der Patient sich sehen kann. [K115]

12.5 Haut

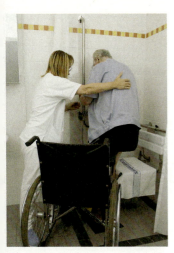

Abb. 12.5.21: Die Pflegende unterstützt den Patienten beim Umsetzen auf den Duschsitz. [K115]

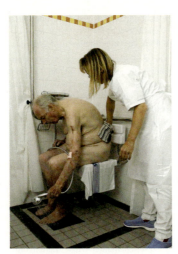

Abb. 12.5.22: Die Pflegende übernimmt für den Patienten das Waschen des Rückens. [K115]

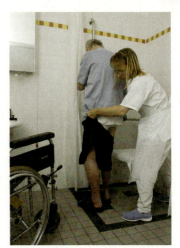

Abb. 12.5.23: Die Pflegende hilft dem Patienten beim Anziehen. [K115]

▶ Anschließend Dusche aufräumen: Duschstuhl desinfizieren, Wäsche entsorgen, Dusche lüften, „Besetzt"-Schild entfernen.

Hautbeobachtung

Während der Dusche bietet sich die Gelegenheit, die Haut des Patienten sorgfältig zu inspizieren und den Hautzustand zu beurteilen. Ggf. müssen die Pflegemittel des Patienten (Duschgel, Körperlotion) geprüft werden, ob sie für die Hautbeschaffenheit geeignet sind.

Zur **Hautbeobachtung** gehört auch die Betrachtung der Zehenzwischenräume, der Brustfalte, der Bauchfalte und des Gesäß- und Intimbereichs. Diese Stellen müssen besonders sorgfältig abgetrocknet werden, weil sich sonst feuchte Kammern bilden, in denen sich z. B. Pilzinfektionen bilden können.

Ganzkörperdusche im Bett

Bettduschsysteme ermöglichen schwer kranken, bewegungseingeschränkten Patienten eine **Ganzkörperdusche im Bett**. Das Bettduschsystem (☞ Abb. 12.5.25) besteht aus einem fahrbaren Dusch- und Abwasserwagen, bei dem ein Thermostat die Wassertemperatur im Frischwasserbehälter reguliert. Eine wasserdichte Matratzenauflage mit integriertem Abfluss wird am oberen sowie unteren Bettende eingehängt und zur Wanne umgeformt.

Für die Dusche im Bett ist das Umbetten des Patienten nicht notwendig, weil die wasserdichte Matratzenauflage wie ein Bettlaken unter ihn gelegt wird. Durch eine integrierte Abflusseinrichtung fließt das Duschwasser in den Abwasserschlauch und von dort aus in den Schmutzwasserbehälter. Dieser wird nach Gebrauch in die Toilette entleert und mit Desinfektionslösung desinfiziert.

Bevor das Wasser den Patienten berührt, mit der Hand die Temperatur testen. Dann zuerst an den Händen oder Füßen des Patienten vorsichtig beginnen, um ihn auf die Maßnahme vorzubereiten. Auf Reaktionen achten (Gestik, Mimik), falls der Patient sich nicht ausdrücken kann.

Die Matratzenauflage wird wie ein Leintuch aus dem Bett entfernt, der Patient dazu auf die Seite gedreht und anschließend sorgfältig abgetrocknet.

Baden

Indikationen und Kontraindikationen

Das **Baden** erfüllt verschiedene Aufgaben:
▶ Hautreinigung
▶ Hautpflege, z. B. Öl- oder Kleiebäder

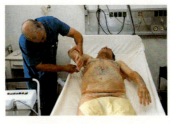

▶ Therapie, medizinische Bäder in der physikalischen Therapie z. B. Wechselfußbad bei Durchblutungsstörungen, Handbad bei Panaritium
▶ Entspannung
▶ Förderung des Wohlbefindens.

Tabelle 12.5.30 gibt einen Überblick über Anwendungsmöglichkeiten des Badens.

Bei folgenden Erkrankungen dürfen Patienten u. U. nicht baden:
▶ Offene Wunden
▶ Schädelhirnverletzungen
▶ Infektionen
▶ Nach Operationen
▶ Herz- und Kreislauferkrankungen.

In diesem Fall halten Pflegende Rücksprache mit dem Arzt und treffen die Entscheidung nach den individuellen Wünschen des Patienten.

Vorsicht bei Herz- und Kreislauferkrankungen

Die Pflegenden kontrollieren vor jedem Bad die **Vitalzeichen** des Patienten und beobachten den Patienten während des Badens genau, um beim Auftreten von Komplikationen rechtzeitig reagieren zu können.

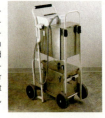

Abb. 12.5.25: Bettduschsystem mit einem fahrbaren Dusch- und Abwasserwagen (☞ rechtes Bild und Text) und einer Matratzenauflage, die zur Wanne umgeformt werden kann. [T161, V108]

389

Bei **Patienten mit Herz- und Kreislauferkrankungen** darf ein Vollbad nur auf ärztliche Anordnung durchgeführt werden, weil bereits die physiologischen Kreislaufreaktionen zu Komplikationen führen können (☞ unten). Physiologische Kreislaufreaktionen und entsprechende Pflegemaßnahmen sind:

- Die oberflächlichen Blutgefäße weiten sich bei höherer Wassertemperatur, Blut „versackt" in der Peripherie. Bei bekannter Kollapsneigung lassen die Pflegenden den Patienten daher nur kurz bei niedriger Temperatur (35 °C) baden
- Der Wasserdruck *(hydrostatischer Druck)* erhöht den Rückstrom des Blutes zum Herz, weil oberflächliche Beinvenen komprimiert werden. Dies ist insbesondere für Patienten mit Herzinsuffizienz schädlich (☞ 17.6). Um Komplikationen zu verhindern, füllen die Pflegenden die Wanne bei älteren und schwachen Patienten nur bis zur Nabelhöhe.

Überfordern die Kreislaufreaktionen vorgeschädigte Organe, drohen Beklemmung, Atemnot und Herzklopfen bis hin zum Kollaps.

Notfall
Verhalten bei **Komplikationen** (z. B. Kollaps):
- Wasser ablaufen lassen
- Kopf des Patienten über Wasser halten
- Alarm auslösen
- Ist das Wasser abgelaufen, bei Kollaps Beine hochhalten
- Bei Kreislaufstillstand unverzüglich Reanimation einleiten (☞ 13.4)

Badezimmer
Ein zweckmäßig eingerichtetes Badezimmer enthält folgende Einrichtungsgegenstände:
- Von drei Seiten zugängliche Badewanne
- Verschiedene Halte- und Hebeeinrichtungen in/an der Badewanne
- Dusche, Sitzbadewanne, Toilette
- Sitz- und evtl. Liegemöglichkeit
- Waschbecken mit kippbarem Spiegel (für Patienten, die nicht stehen können)
- Rufanlage, die am besten mit einer Schnur über der Badewanne befestigt ist (häufig ist die Rufanlage an der Wand befestigt und somit im Notfall nicht für alle Patienten erreichbar)

- Schrank oder Regal für Badezusätze und Wäsche
- Evtl. Patientenlifter (☞ 12.5.26).

Vor der Badewanne liegt eine rutschfeste Duschvorlage, die bei jedem Patienten gewechselt wird, in Badewanne und Dusche befindet sich eine rutschfeste Badematte.

Zum Baden von Säuglingen gibt es spezielle Säuglingsbadewannen, die in der Klinik meist in eine Wickeleinheit mit Wärmelampe integriert sind oder im häuslichen Bereich einzeln aufstellbar sind.

Beim Baden beachten:
- Besser ist es, ein Schild „Besetzt" an die Badezimmertür zu hängen, als die Tür abzuschließen, damit bei Zwischenfällen Hilfe hereinkommen kann, ohne dass die Tür aufgeschlossen werden muss
- Nicht unmittelbar nach dem Essen baden, sondern zwei Stunden warten
- Darauf achten, dass die Wassertemperatur weder zu heiß noch zu kalt ist (ca. 36–38 °C)
- Atmung, Kreislauf und Hautfarbe des Patienten beobachten, um Zwischenfälle schnell erkennen zu können
- Falls der Patient allein gelassen wird, Klingel erreichbar hängen
- Vorsicht mit elektrischen Geräten (z. B. Föhn) im Badezimmer. In der nassen Umgebung besteht die Gefahr eines Stromschlags.

Vorsicht
Kleinkinder nie unbeaufsichtigt im Badezimmer bei einlaufendem Badewasser und nie unbeobachtet in der Badewanne lassen, da sie im Badewasser ertrinken könnten.

Unterstützung des Patienten beim Baden

Vorbereitung des Raums
Raumtemperatur prüfen. Die Temperatur im Badezimmer beträgt mindestens 20 °C, besser 22 °C, so dass der Patient vor und nach dem Baden nicht friert. Um Zugluft zu vermeiden, schließen die Pflegenden ggf. das Fenster. Eine Wärmelampe über dem Wickeltisch bewahrt Säuglinge davor, auszukühlen.

Vorbereitung der Materialien
- Zwei Waschlappen
- (Vorgewärmtes) Badetuch

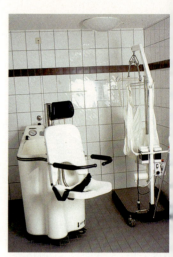

Abb. 12.5.26: Badewanne im Stationsbad mit integriertem Patientenlifter. Daneben fahrbarer Patientenlifter. [K183]

- Badethermometer
- Badezusatz nach Wunsch oder Anordnung
- Pflegemittel für Haut und Prophylaxen
- Nagelschere
- Shampoo, Föhn, Kamm bzw. Bürste
- Frische Kleidung
- Ggf. Inkontinenzversorgung, bei Säuglingen und Kleinkindern frische Windel
- Pflegepräparate und Kosmetika des Patienten.

Vorbereitung des Patienten
- **Patienten informieren.** Die Pflegenden informieren den Patienten über die Vorgehensweise beim Baden und kontrollieren seine Vitalzeichen. Meist freut sich der Patient auf ein Bad, da eine Reinigung in der Badewanne angenehmer und wohltuender ist als im Bett bzw. am Waschbecken. Die Pflegenden bringen immobile Patienten mit dem Rollstuhl ins Badezimmer.
- **Blase und Darm entleeren lassen.** Vor dem Baden geben die Pflegenden dem Patienten die Möglichkeit, Blase und Darm zu entleeren. Sie reinigen stuhlinkontinente Patienten vor dem Baden. Bei Säuglingen messen die Pflegenden in diesem Zusammenhang bei Bedarf die Körpertemperatur rektal (☞ 12.4.2)
- **Gewichtskontrolle.** In vielen Krankenhäusern ist es üblich, Säuglinge täglich zu wiegen, da sie gerade durch Krankheit an Gewicht verlieren können. Um Gewichtsunterschiede genau

festzustellen, werden Säuglinge unbekleidet gewogen. Daher werden Säuglinge beim Waschen oder vor dem Baden gewogen, wenn der Säugling ohnehin unbekleidet ist

- **Schmuck ablegen.** Vor dem Bad legt der Patient Schmuck und Uhr ab
- **Wassertemperatur prüfen.** Vor dem Baden fragen die Pflegenden den Patienten nach der gewünschten Wassertemperatur oder füllen 35–38 °C warmes Wasser ein, das von den meisten Patienten als angenehm empfunden wird, und lassen es dann vor dem Einsteigen in die Wanne vom Patienten prüfen. Beim Säuglingsbad lassen die Pflegenden Wasser mit einer Temperatur von knapp 38 °C in die Badewanne ein. Bis der Säugling in der Wanne ist, hat sich das Wasser auf etwa 37 °C abgekühlt; Pflegende kontrollieren die Wassertemperatur unmittelbar bevor sie den Säugling ins Wasser geben. Zum Schluss geben sie den gewünschten oder verordneten **Badezusatz** dazu (☞ Tab. 12.5.31).

> Die **Haut von Säuglingen** ist einerseits empfindlich, andererseits sind Säuglinge in der Regel nicht „schmutzig" – das Bad dient vielmehr ihrem Wohlbefinden. Daher verzichten die Pflegenden ganz auf Badezusätze. Bevor sie den Säugling ins Wasser geben, waschen sie mit einem nassen Waschlappen das Gesicht des Kindes außerhalb der Wanne.

Durchführung

- **Beim Einstieg in die Wanne helfen.** Der Patient sitzt auf einem Stuhl hinter der Badewanne oder auf dem Badewannenrand. Dann hilft ihm die Pflegekraft, seine Beine über den Rand der Badewanne zu heben. Empfindet der Patient die Wassertemperatur an den Beinen als angenehm, gleitet der Patient mithilfe der Pflegekraft in die Badewanne

- **Lifter einsetzen.** Patienten, die nur wenig mithelfen können, werden mit einem Patientenlifter in die Badewanne gehoben (☞ Abb. 12.5.26). Diese Methode ist für den Patienten sicherer und für die Pflegenden rückengerechter als das Einsteigen in die Badewanne ohne Lifter
- **Mit Teilbad beginnen.** Das Wasser lassen die Pflegenden zunächst nur bis zur Nabelhöhe des Patienten ein. Um Komplikationen vorzubeugen, lassen sie das Wasser erst nachlaufen, nachdem der Patient in der Wanne sitzt. Dabei achten sie darauf, dass das Wasser nicht zu heiß ist (Thermometer).
- **Körperpflege durchführen.** Während der Patient badet, geben die Pflegenden ihm Hilfestellungen bei der (Haar- und) Körperpflege, sofern dies erforderlich ist. Bei Erwachsenen oder größeren Kindern beträgt die Badezeit ca. 10–20 Min. Beim Säugling wird das Bad bereits nach etwa 5–10 Min. beendet, um eine Auskühlung zu vermeiden
- **Abschließend duschen.** Den Patienten nach dem Bad kurz abduschen, um Schmutz- und Seifenreste abzuwaschen. Falls der Patient einverstanden ist, das Reinigungsbad mit einer kalten bzw. kühleren Dusche beenden, um den Kreislauf zu entlasten, die Gefäße zu trainieren und vor starker Auskühlung zu schützen
- **Beim Aussteigen aus der Wanne helfen.** Die Pflegekraft unterstützt den Patienten beim Ausstieg aus der Wanne und achtet darauf, dass der Patient nicht ausrutscht.

Nachsorge

Da das Baden anstrengend ist, sollte der Patient nach dem Baden Bettruhe einhalten. Die Pflegekraft räumt die Materialien auf, reinigt und desinfiziert die Badewanne und dokumentiert anschließend die Maßnahme sowie die Beobachtungen.

Handling eines Säuglings in der Badewanne

Pflege eines Neugeborenen ☞ *Kap. 30.23*

Die Pflegekraft lässt den **Säugling** langsam in die Badewanne gleiten, indem sie mit einer Hand die Schulterpartie, mit der anderen den unteren Rücken unterstützt. Damit der Säugling nicht erschrickt, gleiten zuerst die Beine und dann das Gesäß ins Wasser. Als Rechtshänder umfasst die Pflegekraft mit der linken Hand von hinten das linke Schultergelenk des Säuglings, dabei liegt der Kopf des Kindes auf ihrem Unterarm. Der Körper schwimmt frei im Wasser.

Sind Hals, Hände, Arme, Brust, Bauch und Genitale des Kindes gewaschen, dreht die Pflegekraft den Säugling. Sie umfasst dazu mit der rechten Hand von vorne das linke Schultergelenk. Der rechte Daumen liegt nun vor der Schulter, die Finger der Pflegekraft sind gespreizt und halten ihn auf dem Rücken des Kindes. Als nächstes wechselt die linke Hand der Pflegekraft zum rechten Schultergelenk und fasst dieses von vorn. Dann dreht sie das Kind zu sich, so dass die Brust des Säuglings auf dem linken Unterarm der Pflegekraft liegt. Der linke Arm des Kindes liegt dabei über dem Arm der Pflegekraft (☞ Abb. 12.5.27–12.5.29). Nach dem Waschen von Rücken und Gesäß wird der Säugling in gleicher Weise wieder auf den Rücken gedreht.

> **Vorsicht**
> Die Pflegekraft achtet darauf, dass sich das Gesicht des Kindes immer über dem Wasser befindet und nicht der Hals, sondern die Brust des Säuglings auf dem Unterarm der Pflegekraft liegt. Sie dreht den Säugling immer zu sich hin, niemals in die andere Richtung, da sonst die Gefahr besteht, dass das Kind ins Wasser rutscht. Bei Unsicherheit sollte ggf. auf das Drehen verzichtet werden.

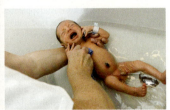

Abb. 12.5.27: Säuglingsbad. Der Kopf des Säuglings ruht auf dem Unterarm der Pflegekraft, ihre linke Hand greift in die Achselhöhle und hält das Kind sicher, wenn es sich bewegt. [K115]

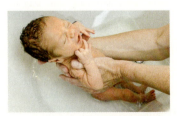

Abb. 12.5.28: Vor dem Drehen des Kindes wechselt die linke Hand der Pflegekraft zum rechten Schulterblatt, die rechte Hand unterstützt den Rücken. [K115]

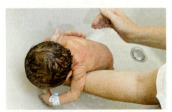

Abb. 12.5.29: Nach dem Drehen liegt die Brust des Kindes auf dem Unterarm der Pflegekraft. [K115]

Badeart	Indikationen und Kontra-indikationen (Bsp.)	Durchführung
Warmes Vollbad	‣ Unruhe ‣ Muskelverspannungen ‣ Spastische Lähmungen ‣ Kontrakturen	‣ Wie Reinigungsbad (☞ Text), Wassertemperatur: ca. 37 °C
Heißes Vollbad	‣ Erkältungskrankheiten ‣ Muskelkater *Kontraindikationen:* ‣ Herz- und Kreislauferkrankungen ‣ Gefäßerkrankungen (gestörtes Temperaturempfinden)	‣ Nur auf ärztliche Anordnung ‣ Wassertemperatur: ca. 40 °C ‣ Vor dem (physiologischen) Schweißausbruch beenden, da es den Kreislauf des Patienten stark belastet ‣ Während und nach dem Bad Kreislauf überwachen (Kollapsgefahr)
Sitzbad	‣ Förderung der Wundheilung bei ‣ Hämorrhoidenoperationen (☞ 19.7.1) ‣ Operation von Phimosen (☞ 29.8.2) ‣ Analfissuren (☞ 19.7.2) ‣ Gynäkologischen Erkrankungen (☞ 30.1.4)	‣ Sitzbadewanne etwa zur Hälfte mit Wasser füllen (38–40 °C), Badedauer 10–20 Min. (Arztanordnung bzw. Patientenempfinden) ‣ Zur Wundheilung auf Arztanordnung desinfizierende Badezusätze zugeben
Handbad	‣ Finger- und Handversteifungen ‣ Panaritium (☞ Tab. 12.5.72) ‣ Im Rahmen der Ganzkörperwaschung ‣ Vor dem Schneiden der Fingernägel	‣ Ganze Hand in warmes Wasser (Waschschüssel oder Waschbecken) tauchen und bewegen lassen, Wassertemperatur: ca. 37 °C
Armbad	‣ Durchblutungsstörungen ‣ Vorbereitung zur Venenpunktion (☞ 14.5.1)	‣ Arm in einer Waschschüssel oder im Waschbecken baden lassen, Badedauer als kaltes Bad 30 Sek. (reaktive Hyperämie), als warmes Bad 10–15 Min. ‣ Beim warmen Bad liegt die Anfangstemperatur bei ca. 36 °C, dann Temperatur auf ca. 42 °C steigern und möglichst konstant halten
Warmes Fußbad	‣ Durchblutungsstörungen ‣ Distorsion (Zerrung der Gelenkbänder) ‣ Im Rahmen der Ganzkörperwaschung ‣ Vor dem Schneiden der Zehennägel	‣ Wassertemperatur liegt zu Beginn bei ca. 36 °C, dann auf ca. 42 °C steigern (warmes Wasser zufügen) ‣ Bad nach ca. 15–20 Min. mit kalter Fußwaschung beenden
Wechsel-fußbad	‣ Gefäßtraining bei Durchblutungsstörungen *Kontraindikation:* ‣ Arterielle Verschlusskrankheit	‣ Zwei Eimer richten, einen mit 40 °C heißem, einen mit 20 °C kaltem Wasser ‣ Mit warmem Fußbad (etwa 2 Min.) beginnen ‣ Dann Füße 10–20 Sek. in das kalte Wasser tauchen ‣ Vorgang dreimal wiederholen ‣ Mit kaltem Wasser beenden

Tab. 12.5.30: Anwendungsmöglichkeiten für Teil- und Vollbäder. Sie dienen therapeutischen Zwecken und unterscheiden sich insbesondere durch Temperatur, Dauer, Wassermenge und Badezusätze.

Wirkung	Badezusätze
Schmerzstillend	Heublumen
Beruhigend	Arnika, Fichtennadel, Jasmin, Kleie, Lavendel, Orangenblüten
Entzündungs-hemmend	Arnika, Fichtennadel, Kamille, Thymian, Wacholder
Krampflösend	Heublumen
Durchblutungs-fördernd	Kleie, Kohlensäure
Desinfizierend	Kamille, Rosmarin, Salbei, Schwefel
Belebend	Basilikum, Kohlensäure, Rosmarin, Schwefel
Fiebersenkend	Eukalyptus, Kampfer, Melisse, Pfefferminze

Tab. 12.5.31: Hauptwirkung bekannter pflanzlicher Badezusätze.

Zur **Nassrasur** cremt die Pflegekraft die entsprechende Gesichtspartie des Patienten mit Rasierschaum ein. Danach spannt sie die Haut mit einer Hand. Die andere Hand entfernt die Haare mit einem Rasierer (z. B. Einmalrasierer oder Rasierer des Patienten), und zwar mit kurzen Bewegungen mit der Haarwuchsrichtung. Nach der Rasur wird die Haut von einem Waschlappen von Rasierschaumresten gesäubert und auf Wunsch des Patienten *Rasierwasser* aufgetragen. Der hohe Alkoholgehalt (70–80%) desinfiziert und beugt Entzündungen vor. Die Nassrasur erfordert Geschick und Übung, entfernt die Bartstoppeln aber gründlicher als die Trockenrasur. Bei Patienten, die blutgerinnungshemmende Arzneimittel wie Marcumar® einnehmen, wird wegen der Blutungsgefahr keine Nassrasur durchgeführt (☞ Pharma-Info 17.29).

Die **Trockenrasur** mit dem Elektrorasierer ist weniger aufwendig. Aus hygienischen Gründen wird nur der Rasierapparat des Patienten verwendet. Die Barthaare müssen trocken sein, weil nasse Haare das Scherblatt verkleben würden. Nach Gebrauch des Rasierapparates wird der Rasierkopf geöffnet und mittels eines speziellen Pinsels gesäubert.

Hat der Patient keinen eigenen Rasierapparat und wird ein stationseigener verwendet, müssen nach der Rasur abnehmbare Teile in Desinfektionslösung eingelegt und die übrigen Teile wischdesinfiziert werden.

Eine deutlich sichtbare Gesichtsbehaarung bei Frauen kann eine Normvariante,

Badezusätze mit Vorsicht verwenden

Nicht alle **Badezusätze** (☞ Tab. 12.5.31) gehören zu der Gruppe der harmlosen Duftstoffe, die nur das Wohlbefinden steigern.

Bei bekannten Allergien muss entweder ganz auf Badezusätze verzichtet oder der Arzt befragt werden. Während des Badens ist in jedem Fall auf Hautreaktionen wie Rötungen oder Juckreiz sowie auf Äußerungen des Patienten zu achten.

Rasur und Bartpflege

Die **Rasur** erfolgt meist vor dem Waschen des Gesichts, da nach der Nassrasur Seifenrückstände beim anschließenden Waschen des Gesichts entfernt werden. Individuelle Gewohnheiten des Patienten werden dabei berücksichtigt.

Bei vielen Männern gehört die tägliche Rasur zur Gesichtspflege. Kann der Patient die Rasur nicht mehr selbstständig durchführen, ermöglichen ihm die Pflegenden, die Maßnahme in einem Spiegel mitzuverfolgen und beziehen ihn so weit wie möglich in den Vorgang ein (☞ Abb. 12.5.32).

12.5 Haut

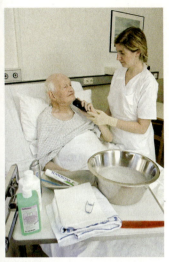

Abb. 12.5.32: Beispiel zum Führen des Arms bei der Rasur, um den Patient zu unterstützen und in den Vorgang einzubeziehen. [K115]

aber auch Hinweis auf eine Hormonstörung sein (☞ 28.11.1). Frauen mit auffälliger Gesichtsbehaarung dürfen nicht ohne ihr Einverständnis rasiert werden, da die Haare dann ohne Spitze nachwachsen und dadurch dicker erscheinen.

Bartpflege: Bei Bartträgern gehört das Bartkämmen zur täglichen Gesichtspflege.

Augenpflege

Pflege bei Augenerkrankungen ☞ *Kap. 31*

Beim gesunden Menschen schützen Augenlider und Tränenflüssigkeit das Auge, sie reinigen es kontinuierlich und halten es feucht. Deshalb ist keine spezielle Augenpflege notwendig. Es genügt, die Augen zu entspannen, z. B. durch Augenschließen oder kurzes Unterbrechen von Tätigkeiten, die das Auge übermäßig beanspruchen. Um die Linse zeitweise zu entspannen, ist es bei Arbeiten im Nahbereich (Bildschirmarbeit, Lesen) sinnvoll, alle 15–20 Min. in die Ferne zu schauen.

Spezielle Augenpflege

Zur **speziellen Augenpflege** gehören:
- Drohende Austrocknung der Hornhaut verhindern, wenn der Lidschlag fehlt, z. B. das Anlegen eines Uhrglasverbandes (☞ 31.1.8) bei Bewusstlosigkeit oder einer Fazialislähmung (☞ Abb. 33.70)
- Verklebungen und Verkrustungen an Lidern und Wimpern lösen, z. B.

bei Entzündungen und vermehrter Sekretion (☞ unten)
- Fremdkörper entfernen und das Auge reinigen
- Augenprothesen *(künstliches Auge)* und Kontaktlinsen reinigen (☞ 31.1.5, 31.1.6)
- Ärztliche Anordnungen bei Augenerkrankungen bzw. Augenoperationen (☞ 31.1.7).

Lösen von Verklebungen und Verkrustungen

Vorbereitung der Materialien
- Kleine, sterile Kompressen
- Sterile Einmalhandschuhe
- Sterile Reinigungs- oder Spüllösung, z. B. NaCl 0,9% im Fläschchen oder in einer Spritze aufgezogen. Die Lösung sollte Raumtemperatur haben bzw. leicht angewärmt werden, da die Reinigung der Augen für den Patienten sonst unangenehm ist
- Nach Arztanordnung Augentropfen oder -salbe, sofern sie unmittelbar nach der Reinigung des Auges appliziert werden sollen
- Abwurf.

Durchführung
- Patienten informieren und mit erhöhtem Oberkörper oder sitzend lagern, den Kopf nach hinten neigen (lassen)
- Säuglinge und Kleinkinder liegend lagern und Kopf festhalten
- Sterile Kompressen öffnen und mit Reinigungs- oder Spüllösung tränken
- Nach hygienischer Händedesinfektion sterile Einmalhandschuhe anziehen
- Augenlider, Lidspalt, Wimpern, Augeninnenwinkel und zuletzt die Umgebung mit der feuchten Kompresse vom äußeren zum inneren Augenwinkel auswischen, ohne zu reiben
- Jede Kompresse nur einmal benutzen, um einer Infektion vorzubeugen
- Vorgang so lange wiederholen, bis das Auge sauber ist
- Auge trocken tupfen. Evtl. Auge spülen bzw. Tropfen oder Salben nach Arztanordnung applizieren (☞ 31.1.4).

Nachsorge
- Patienten bequem lagern
- Material aufräumen und die Verbrauchsmaterialien entsorgen
- Maßnahme dokumentieren
- Veränderungen am Auge dem Arzt mitteilen.

> **Vorsicht**
> Das Auge ist ein sehr empfindliches Organ, und es besteht stets eine hohe **Verletzungs-** und **Infektionsgefahr.** Deshalb bei der Augenpflege:
> - Vorher und nachher die Hände gründlich waschen und desinfizieren
> - Immer vom äußeren zum inneren Augenwinkel arbeiten, damit Sekrete ihren natürlichen Abflussweg finden
> - Sanft und behutsam vorgehen.

Ohrenpflege

Pflege in der Hals-Nasen-Ohren-Heilkunde ☞ *Kapitel 32*

Die Ohrmuscheln werden bei der Körperpflege gewaschen. Dabei werden natürliche Ablagerungen an der Ohrmuschel und am Gehörausgang entfernt, die aus Hautzellen, *Ohrenschmalz* (**Cerumen**) und Staub bestehen. Wasser und Seife dürfen nicht ins Ohr dringen.

Der äußere Gehörgang reinigt sich normalerweise von selbst. Ohrenschmalz kann vorsichtig mit Wattestäbchen entfernt werden. Dies sollte allerdings nicht zu oft gemacht werden, weil durch das Einführen des Stäbchens das Ohrenschmalz tiefer in den Gehörgang gedrückt wird. Auch darf das Wattestäbchen nicht zu tief eingeführt werden, um eine Verletzung des Trommelfells zu vermeiden. Bei Säuglingen und Kleinkindern werden daher statt Wattestäbchen gedrehte Zell-

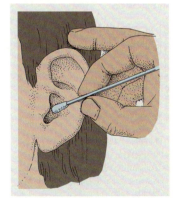

Abb. 12.5.33: Ohrenpflege. Falls sich der Patient bewegen sollte, könnte der Watteträger zu tief eindringen. Deshalb wird zur Sicherheit der Mittelfinger gestreckt am Kopf abgestützt. So kann der Watteträger höchstens so weit eingeführt werden, bis der Mittelfinger das Ohr berührt. [A400-190]

stofftupfer verwendet. Hartnäckige Ceruminalpfropfen werden nach Arztanordnung mit speziellen Medikamenten aufgelöst und ausgespült (☞ 32.1.4).

> Bei der **Ohrenpflege** beachten:
> ▶ Wenn Blut, Eiter oder klare Flüssigkeit (möglicherweise Liquor) aus dem Ohr fließen, das Ohr mit Kompressen steril abdecken und sofort den Arzt benachrichtigen
> ▶ Wattestäbchen nicht in den Gehörgang einführen, da Verletzungsgefahr besteht
> ▶ Für jede Ohrmuschel separates Wattestäbchen verwenden, um eine mögliche Infektionsübertragung zu vermeiden
> ▶ Auch die Haut hinter der Ohrmuschel beobachten.

Nasenpflege

Nasenpflege bei nasogastraler Sonde ☞ 12.6.5.4

Der gesunde Mensch benötigt keine spezielle **Pflege der Nase**. Er reinigt sie, indem er sie in ein Taschentuch schnäuzt. Säuglinge und Kleinkinder reinigen ihre Nase durch häufiges Niesen. Bei sehr zähem Sekret ist eine zusätzliche Nasenreinigung erforderlich.

> Vor allem für Neugeborene und Säuglinge ist eine freie Nase wichtig, da sie fast ausschließlich durch die Nase atmen.

Das Naseputzen vor dem Essen kann helfen, den Geschmack der Nahrung besser wahrzunehmen.

> Eine **spezielle Nasenpflege** ist angebracht z. B. bei:
> ▶ Bewusstlosen Patienten
> ▶ Verletzungen der Nase
> ▶ Patienten mit nasalen Sonden (z. B. zur Ernährung oder Sauerstoffapplikation)
> ▶ Intubierten Patienten.

Vorbereitung der Materialien
▶ Watteträger oder Wattestäbchen
▶ Zellstofftupfer
▶ Nasensalbe, z. B. Bepanthen® Salbe
▶ Handschuhe
▶ NaCl 0,9%
▶ Abfallsack oder Abwurfmöglichkeit.

Durchführung
▶ Patienten informieren und, wenn möglich, Oberkörper erhöht lagern

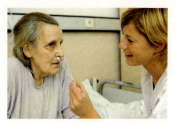

Abb. **12.5.34:** Nasenpflege mit Watteträger und Nasensalbe bei einer Patientin mit Sauerstoffbrille. [K115]

▶ Nase inspizieren
▶ Borken durch Einträufeln von NaCl 0,9% aufweichen und jedes Nasenloch mit NaCl 0,9% und einem Watteträger reinigen. Dabei Watteträger in der Mitte des Nasenlochs leicht drehend einführen und dann ebenfalls leicht drehend an der Nasenwand entlang aus der Nase herausziehen
▶ Bis zum Kleinkindalter sind die Nasenlöcher so klein, dass ein Watteträger sie vollständig ausfüllen würde, Sekret würde folglich weiter in die Nase hineingeschoben werden, statt es zu entfernen. Daher wird anstatt eines Watteträgers ein gedrehter Zellstofftupfer benutzt (☞ Abb. 12.5.35)
▶ Anschließend Salbe nach Arztanordnung auf Wattestäbchen auftragen und in die Nasenlöcher geben.

Kleidung

Die **Kleidung** schützt den Körper vor Kälte und Nässe, vor Sonnenstrahlen und Austrocknung der Haut. Außerdem kommt sie dem Schamgefühl entgegen, indem sie verhüllt, was der Mensch zu verhüllen wünscht. Weiterhin führen Erziehung, Umwelt, Alter, Kultur, Mode und Tradition dazu, dass von bestimmten Altersgruppen zu bestimmten Zeiten spezifische Kleidungsstücke getragen werden. Kleidung kann ein Statussymbol sein, wie das Sprichwort „Kleider machen Leute" verdeutlicht.

Kleidung informiert über:
▶ **Stimmungen.** „Ich trage keine bunte Bluse, wenn mir nicht danach ist" oder schwarze Kleidung bei Trauer
▶ **Beruf.** Berufstypische Kleidung, z. B. bei Schornsteinfegern, Bäckern, Krankenhauspersonal
▶ **Status.** Wie viel Geld kann ein Mensch für Kleidung ausgeben?
▶ **Religionszugehörigkeit.** Verschleiertes Gesicht muslimischer Frauen, Kopfbedeckung orthodoxer Juden.

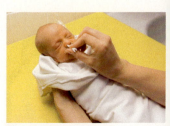

Abb. **12.5.35:** Nasenpflege bei einem Säugling mit einem gedrehten Zellstofftupfer. [K115]

Kleidung im Krankenhaus

Im Krankenhaus kann sich der Patient seine Kleidung selbst wählen, sei es Nachthemd, Schlafanzug, Unterwäsche, Jogginganzug oder Alltagskleidung. Es ist wenig sinnvoll, bettlägerigen Patienten routinemäßig **Krankenhaushemden** *(offene Patientenhemden)* anzuziehen. Angebracht sind sie jedoch:
▶ Bei pflegeintensiven Patienten
▶ Präoperativ *(unmittelbar vor der Operation)*
▶ Vor Untersuchungen (z. B. Laparoskopie)
▶ Bei akut eingelieferten Patienten, denen Angehörige noch keine Kleidung bringen konnten.

Der **Vorteil** von offenen Patientenhemden besteht darin, dass sie sich problemlos und rasch wechseln lassen. Außerdem liegen schwer kranke Patienten auf weniger Falten, da die Hemden den Rücken frei lassen. **Nachteil** der Krankenhaushemden ist, dass sich die Patienten nicht vollständig bekleidet fühlen und dieses Kleidungsstück ihr subjektives Krankheitsgefühl zusätzlich verstärken kann. Der Patient fühlt sich meist gleich „gesünder", wenn er z. B. nach einer Operation das Hemd gegen seine eigene Kleidung tauschen kann.

Hilfe beim An- und Ausziehen

> Da saubere Kleidung der Gesundheitsvorsorge dient und das subjektive Wohlbefinden fördert, unterstützen Pflegende die Patienten dabei, ihre Kleidung regelmäßig zu wechseln.

Bei vielen Krankheiten oder Behinderungen ist der Patient auf Unterstützung durch die Pflegenden angewiesen, z. B.:
▶ Störungen der Feinmotorik hindern die Patienten daran, eine Schleife an Schuhen zu binden oder Knöpfe zu öffnen oder zu schließen

12.5 Haut

- Lähmungen, starkes Zittern, geistige Störungen, Sehstörungen behindern oder verhindern das selbstständige An- und Ausziehen.
- Gipsbehandlungen, venöse Zugänge, Drainagen oder Katheter usw. erschweren die Bekleidung.

Beim **An-** und **Ausziehen** berücksichtigt die Pflegekraft die individuelle Bewegungsfähigkeit und Erkrankung des Patienten. Bei Kindern sind zudem der Entwicklungsstand und ihre Fähigkeiten, sich selbst an- und auszuziehen, bedeutsam. Ziel ist es, die Selbstständigkeit und individuellen Ressourcen des Menschen zu fördern und dabei seine Sicherheit zu gewährleisten (z. B. bei laufender Infusion). Das An- und Ausziehen wird erleichtert durch:

- Weite Kleidung
- Einsatz von Klettverschlüssen statt Knöpfen
- Verwendung von Schuhwerk mit Reiß- bzw. Klettverschlüssen anstelle von Schnürsenkeln.

Für manche Patienten ist es hilfreich, wenn Angehörige Kleidungsstücke ändern. Beispielsweise können Menschen mit einem Unterschenkelgips ihre gewohnliche Hose nicht tragen. Trennt man aber die seitlichen Hosennähte auf, ist die Hose weit genug. Mit beidseitig angebrachten Bändern wird die Hose verschlossen. Bänder oder Druckknöpfe können auch an Unterwäsche und Nachthemden angebracht werden.

Unterstützung eines immobilen Patienten beim Ausziehen

- Handelt es sich um ein **vorne zu öffnendes Kleidungsstück**, hilft die Pflegekraft dem Patienten beim Öffnen der Verschlüsse so weit wie nötig. Sie unterstützt ihn dabei, erst einen Arm aus dem Ärmel zu ziehen. Danach wird die Kleidung hinter dem Rücken des Patienten durchgeschoben und behutsam

Braucht ein Patient Hilfe beim An- und Ausziehen, beachten die Pflegenden folgende Prinzipien:
- Vor dem Ausziehen Fenster und Türen schließen, um Zugluft zu vermeiden, bei Säuglingen ggf. Wärmelampe einschalten
- Eine spanische Wand oder ein Vorhang dienen als Sichtschutz
- Alle benötigten Kleidungsstücke bereitlegen
- Zuerst alle vorhandenen Verschlüsse wie Reißverschlüsse Knöpfe usw. öffnen, um den erkrankten Körperteil möglichst nicht zu berühren
- Das Öffnen der Verschlüsse dem Patienten nicht vorschnell abnehmen, sondern dazu Zeit lassen (gute Übung für die Feinmotorik)
- Bei Patienten mit Gipsverband oder Infusionen beim Ausziehen an der „gesunden" Seite beginnen, beim Anziehen an der erkrankten bzw. betroffenen Seite
- Den Patienten zum An- und Ausziehen von Oberbekleidung eine aufrechte Position einnehmen lassen (Kontraindikationen, z. B. Wirbelsäulenerkrankungen, beachten)
- Bei Kindern Hals- und Ärmelöffnung vor dem Anziehen mit der eigenen Hand weiten und aufrollen
- Nie an den Fingern oder Zehen ziehen, sondern am distalen Unterarm oder Unterschenkel anfassen
- Falten in der Kleidung glatt streichen, um Druck auf die Haut zu vermeiden.

über den anderen Arm abgestreift. Kann der Patient einen Arm besser bewegen als den anderen, schlüpft er mit diesem zuerst aus dem Ärmel und anschließend mit dem schlechter beweglichen

- Ist das **Kleidungsstück vorne nicht zu öffnen**, schiebt die Pflegekraft die Oberbekleidung so weit als möglich in Richtung Kopf, bittet den Patienten Kopf und Brust zu beugen, rafft am Rücken die Kleidung und zieht den Kleiderwulst nach vorne über den Kopf des Patienten. Anschließend streift sie die Kleidung über seine Arme ab
- Zum **Ausziehen der Hose** öffnet der Patient den Verschluss bzw. wird von der Pflegekraft dabei unterstützt. Der Patient wird gebeten, das Becken ein kleines Stück anzuheben, um die Hose unter dem Gesäß durchzuziehen
- Kann der Patient das Becken nicht anheben, hilft die Pflegekraft ihm dabei, sich zunächst auf eine Seite und dann auf die andere Seite zu drehen, damit die Hose abgestreift werden kann.

Unterstützung eines immobilen Patienten beim Anziehen

- Patienten helfen, das Unterhemd über den Kopf zu ziehen. Ihn bitten, dazu den Oberkörper etwas vorzubeugen. Ebenso bei Patientinnen, die einen BH tragen
- Anschließend Oberteil zur Hand nehmen und einen Ärmel so weit raffen, dass der Patient problemlos in die vorbereiteten Ärmelöffnung schlüpfen kann. Ggf. kann dazu die Hand des Patienten geführt werden, wenn er die Ärmelöffnung schlecht findet bzw. kann die Pflegekraft dem Patienten mit ihrer Hand durch die Ärmelöffnung entgegenkommen, um ihn durch den Ärmel zu führen. Kann der Patient einen Arm besser bewegen als den anderen, wird der schlechter bewegliche Arm zuerst eingeführt
- Bei einem **vorne nicht zu öffnenden Oberteil** wird auch der zweite Arm in den Ärmel geführt. Anschließend wird der Rücken des Oberteils gerafft und

Unterstützung beim Anziehen

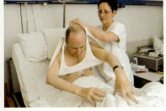

Abb. 12.5.36: Unterhemd über den Kopf streifen. [K115]

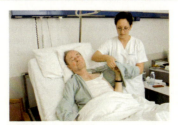

Abb. 12.5.37: Dem Patient ggf. mit der eigenen Hand durch das Ärmelloch entgegenkommen und seine Hand durch den Ärmel führen. [K115]

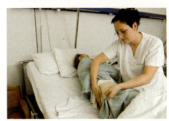

Abb. 12.5.38: Hose über das Gesäß ziehen. [K115]

der Patient gebeten, seinen Kopf zu beugen, damit die Pflegekraft das Oberteil über seinen Kopf streifen kann. Um das Oberteil am Rücken glatt zu ziehen, wird der Patient unterstützt, sich ein Stück auf die eine und dann auf die andere Seite zu drehen
- Bei einem **vorne zu öffnenden Oberteil** wird zuerst ein Ärmel hochgestreift, dann der Patient unterstützt, den Oberkörper etwas vorzubeugen, um das Oberteil hinter seinem Rücken auf die andere Seite zu führen. Anschließend wird der andere Arm in den Ärmel eingeführt
- Das Schließen der Knöpfe des Oberteils überlässt die Pflegekraft so weit wie möglich dem Patienten
- Zum **Anziehen der Hose** werden zunächst die Hosenbeine gerafft und so weit wie möglich über die Beine nach oben gezogen. Dann wird der Patient gebeten, kurz das Becken anzuheben. Kann er dies nicht, wird er dabei unterstützt, sich zunächst auf die eine, dann auf die andere Seite zu drehen, um die Hose nach oben zu ziehen.

Wickel und Auflagen

Wickel: Einwickeln eines Körperteils in mehrere Tücher. Das Innentuch, Träger der Wirksubstanz, wird dabei von einem Zwischentuch bedeckt. Darüber wird das Außentuch zur Fixierung und zum Wärmeschutz gewickelt.

Auflagen: Anbringen einer Auflage bzw. einer Kompresse auf eine bestimmte Körperstelle. Ein Waschlappen oder ein Frotteetuch dienen als Zwischentuch. Die Fixierung erfolgt meist durch ein zirkulär angebrachtes Außentuch.

Wickel und Auflagen können je nach Indikation heiß, warm oder kalt, trocken oder feucht angewendet werden und mit verschiedenen *Zusätzen* (z. B. Tees, Ölmischungen und Salben) versehen sein.

Die **Temperatur** des Wickels immer individuell dem Alter, der Herzfunktion und der Körpertemperatur des Patienten anpassen. Als Richtwerte können gelten:
- *Kalte Wickel* haben die Temperatur des Leitungswassers (ca. 17 °C)
- *Warme Wickel* nicht zu heiß auflegen, aber wärmer als die Körpertemperatur (ca. 38 °C)
- *Heiße Wickel* mit ca. 80 °C (eher zu

warm) vorbereiten und mit dem Dampf des Wickels den Patienten an die Wärme gewöhnen
- Bei kühlen bis lauwarmen Wickeln wirkt eher das beigegebene Mittel, bei heißen Wickeln die Wärme und das Wasser. Heiße Wickel regen an, lauwarme beruhigen.

Bei der **Anwendung von Wickel und Auflagen** ist grundsätzlich zu beachten:
- Die Anwendung ist mit dem behandelnden Arzt abzustimmen
- Maßnahme mit dem Tagesablauf des Patienten abstimmen
- Sich beim Patienten nach seinem Befinden und der Wirkung des Wickels erkundigen: Wärmewirkung? Schmerzlinderung? Juckreizmilderung?
- Die Häufigkeit der Anwendung der Wickel richtet sich nach den Inhaltsstoffen. Feucht-heiße Bauchwickel können einmal täglich, Quark- und Ölkompressen mehrmals täglich angewendet werden
- Dokumentation von Art und Wirkung des Wickels oder Auflage im Pflegebericht.

Die äußere Anwendung gliedert sich grundsätzlich in drei Teile: *Vorbereitung, Anwendung bzw. Wickelzeit* und *Nachruhe.*

Vorbereitung
- Der Patient sollte nicht abgehetzt zu einer Anwendung erscheinen, sondern sich möglichst schon vorher ins Bett gelegt haben, um zur Ruhe zu kommen
- Maßnahme mit dem Patienten besprechen und fragen, ob er vorher zur Toilette gehen möchte
- Zimmer lüften und für Ruhe sorgen (z. B. Fernsehen, Radio, Telefon ausschalten und Türschild anbringen)
- Temperatur der Füße kontrollieren, bei kalten Füßen Wärmflasche (60 °C) vorbereiten

Bei der **Anwendung** ist zu beachten, dass keine synthetischen Stoffe für Innen- oder Außentücher verwendet werden (Gefahr des Wärmestaus). Als Innentuch eignen sich z. B. Baumwollwindeln, Geschirrtücher oder Stofftaschentücher, als Zwischentücher Waschlappen oder Frotteetücher, als Außentücher z. B. Duschtücher, Stecklaken, Molton-Flanelltücher oder im häuslichen Bereich auch Wolltücher. Der Patient sollte sich auf die Wir-

kung des Wickels oder Auflage einlassen und z. B. der Ausbreitung von Wärme nachspüren. Bei unangenehmen Empfindungen (z. B. Hitze, Brennen, Jucken) meldet er sich sofort bei den Pflegenden. Beim Abnehmen des Wickels beobachten Pflegende die Haut genau auf allergische Reaktionen und trocknen die Haut gründlich ab.

Die Phase der **Nachruhe** sollte mindestens 30 Min. dauern; Pflegende achten darauf, dass der Patient nicht gestört wird.

Vorsicht
- Nie Wärmflaschen mit kochend heißem Wasser zubereiten (Gefahr von Verbrennungen). Die Wassertemperatur für Wärmflaschen beträgt ca. 50–60 °C
- Das Temperaturempfinden ist individuell unterschiedlich. Die Äußerungen des Patienten sind immer ernst zu nehmen und die Maßnahme darauf abzustimmen. Bei 39 °C Fieber ist ein Wadenwickel von 37 °C ein kühler, sogar abkühlender Wickel
- Keine heißen Wickel bei Patienten mit eingeschränktem Temperaturempfinden anwenden, z. B. bei Wahrnehmungsstörungen, instabilen Kreislaufverhältnissen etc. Hier sind Ölkompressen besser geeignet (☞ unten)
- Patienten nicht unbeabsichtigt im Wickel schwitzen lassen, denn Schwitzen belastet den Kreislauf.

Anlegen eines Wickels
Wadenwickel ☞ 12.4.5.2

Vorbereitung der Materialien
- Ein Leinentuch
- Ein weiteres Leinen- oder Baumwolltuch
- Ein Flanell- oder Wolltuch (nicht bei kalten Wickeln)
- Eine Gummiunterlage
- Wasser (Temperatur je nach Indikation)
- Zusatz je nach Anordnung
- Evtl. Wärmflache (bei feucht-warmen Wickeln)
- Decke.

Durchführung
- Patienten entspannt lagern
- Wickel in zwei oder drei Lagen applizieren. Für die innere Lage ein Leinentuch mit Wasser gut anfeuchten und

12.5 Haut — 12

Öl	Wirkung	Einsatzmöglichkeiten	Auflageort	Besonderheiten/ Kontraindikationen
Lavendel (Lavandula augustifolia)	Beruhigend, harmonisierend	Unruhe Schlafstörungen	Brust (Ölkompresse)	Depression Akinese
Melissenöl (Ölmischung von Wala)	Krampflösend	Bauchkrämpfe	Bauch (Ölkompresse)	Akute Baucherkrankungen Appendizitis
Johanniskrautöl (Fettes Basisöl ohne ätherische Öle)	Wärmend Schmerzstillend	Muskelverspannungen	Rücken (Ölkompresse)	Akute entzündliche Erkrankungen
Thymianöl (Thymian linalool)	Hustenreizmildernd	Reizhusten	Brust (Ölkompresse)	Allergie auf die Inhaltsstoffe
Eukalyptusöl (Eukalyptus globulus)	Entzündungshemmend Krampflösend	Harnverhalt Blasenentzündung	Blasenbereich (Ölkompresse)	Allergie auf die Inhaltsstoffe
Pfefferminzöl (Mentha piperita)	Kühlend Schmerzlindernd	Kopfschmerzen	Schläfen und Stirn (Einreibung)	Nicht bei Kindern einsetzen Nicht in die Augen reiben

Tab. 12.5.39: Übersicht über verschiedene Öle und deren Anwendungsmöglichkeiten.

fest, aber nicht einschnürend um die indizierte Stelle wickeln. Dann ein weiteres Leinen- oder Baumwolltuch darumwickeln und mit einem Flanell- oder Wolltuch abdecken
▶ Patienten in eine Decke eingehüllt ruhen lassen. Die Ruhezeit beträgt meist 30–60 Min.

Nachsorge
▶ Patienten gut abfrottieren und ankleiden
▶ Für Bettruhe sorgen und regelmäßig den Kreislauf kontrollieren.

Arten von Wickel und Kompressen
Je nach **Zusatz** oder **Applikationsort** unterscheidet man:
▶ *Ölkompressen* sind wegen ihrer leichten Handhabung und schnellen Zubereitung gut einsetzbar. Es gibt eine Vielzahl von Ölen mit unterschiedlicher Wirkung (☞ Tab. 12.5.39). Eine Lavendelölauflage z.B. wirkt beruhigend, ausgleichend, krampflösend und antiseptisch. Sie wird u.a. bei Nervosität, Stress sowie Ein- und Durchschlafstörungen eingesetzt. Ölkompressen lassen sich gefahrlos bei Patienten mit eingeschränktem Temperaturempfinden (☞ oben) sowie in der Palliativpflege und Sterbebegleitung einsetzen. Öle werden nur stark verdünnt auf die Haut aufgetragen
▶ *Feucht-heiße Bauchauflagen* werden z.B. durchgeführt bei Patienten mit Bauchkrämpfen, Blähungen, Obstipation, prämenstruellem Syndrom sowie bei Kindern mit „Kummerbauchweh"
▶ *Quarkauflagen* wirken schmerzlindernd, kühlend, entzündungshemmend

und abschwellend. Sie werden z.B. angewendet bei Verstauchungen, Prellungen, oberflächlicher Thrombophlebitis, Sonnenbrand, Insektenstichen, Halsschmerzen und Mastitis. Neben Quark gibt es noch eine Vielzahl weiterer Zusätze, die als Wickel oder Auflagen aufgebracht werden können (☞ Tab. 12.5.40).

> **Vorsicht**
> Nicht angewendet werden darf eine Ölkompresse, wenn der Patient allergisch reagiert oder den Duft nicht mag.
> Feucht-heiße Bauchauflagen dürfen nicht durchgeführt werden bei unklaren akuten Bauchschmerzen, schwerer Herzinsuffizienz, Gerinnungsstörungen oder bei akuten Nieren- und Gallenkoliken mit Fieber.

Besonderheiten bei Kindern
▶ Der Temperaturhaushalt von Kleinkindern und Säuglingen reagiert empfindlicher auf Wärme und Kälte. Daher sind Wickel und Auflagen grundsätzlich weniger heiß bzw. weniger kalt anzuwenden als bei Erwachsenen. Ein

kalter Wickel möglichst handwarm, ein heißer Wickel warm
▶ Ätherische Öle erst ab sechs Monaten in geringen Konzentrationen einsetzen, 0,5–1%ig
▶ Wickel dürfen nur angewendet werden, wenn der Körper des Kindes warm ist
▶ Bei Kindern, die sich sprachlich noch nicht verständlich machen können, ist die Körpersprache als Reaktion auf die Maßnahme genau zu beobachten
▶ Kinder können in die Maßnahme einbezogen werden (sie können z.B. den Quark auf die Kompresse streichen). Bei skeptischen Kindern kann die Anwendung vorher z.B. an einer Puppe demonstriert werden oder das Kind darf selbst einen Wickel an einer Puppe anlegen.

Bei **unruhigen Kindern** müssen ggf. andere als die üblichen Materialien für einen Wickel gewählt werden. So sind z.B. bei einem Wadenwickel statt der Frottiertücher, die bei Kindern leicht verrutschen, im Fachhandel spezielle Außentücher mit Bändern erhältlich. Die Bänder, die sich an dem Wickeltuch befinden, werden fest angewickelt und damit der gesamte Wickel fixiert.

Zusatz	Einsatzmöglichkeit (z.B.)	Durchführung
Zwiebel	Ohrenschmerzen	Kleingeschnittene, angewärmte Zwiebel in Mullkompresse
Leinsamen	Muskelverspannungen	Aufgekochter Brei aus Leinsamen und Wasser
Zitrone	Pneumonieprophylaxe	Zitronenwasser durch Einritzen der Schale herstellen (Freisetzen der ätherischen Öle)
Kamille	Bauchkrämpfe	Teezubereitung als Aufguss mit Kamille (Echte Kamille, Matricaria recutita)

Tab. 12.5.40: Übersicht über verschiedene feste Zusätze und ihre Anwendungsmöglichkeiten.

Dekubitusprophylaxe und Behandlung eines Dekubitus

Dekubitus *(Druckgeschwür):* Eine durch länger anhaltenden Druck entstandene Schädigung der Haut und des darunter liegenden Gewebes (📖 2).

Die Entstehung eines **Dekubitus** ist in den meisten Fällen durch pflegerische Maßnahmen zu vermeiden (☞ Dekubitusprophylaxe).

Expertenstandard Dekubitusprophylaxe

Der Expertenstandard Dekubitusprophylaxe des Deutschen Netzwerks für Qualitätsentwicklung in der Pflege (DNQP) wurde erstmals im August 2000 veröffentlicht und liegt seit 2004 in einer aktualisierten Fassung vor. (📖 3)

Expertenstandard Dekubitusprophylaxe ☞ 💻

Dekubitusentstehung

Bei der **Dekubitusentstehung** spielen drei Faktoren eine entscheidende Rolle:
- ▶ **Druck.** Auflagedruck (Kraft pro Fläche) als komprimierende Kräfte oder Scherkräfte
- ▶ **Druckdauer** (Zeit) und **Druckstärke** (Intensität)
- ▶ **Gewebetoleranz für Druck und Sauerstoff** (Druckempfindlichkeit).

Erst wenn ein gewisser Druck über einen bestimmten Zeitraum bei einem dekubitusgefährdeten Patienten besteht, kommt es zu einer Schädigung der Haut.

Wie viel Druck ausreicht und wie stark die Haut geschädigt wird, hängt von der individuellen Gewebetoleranz für Druck und Sauerstoff ab.

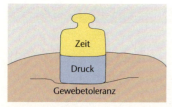

Abb. 12.5.41: Die drei Faktoren der Dekubitusentstehung: Druck, Zeit und Gewebetoleranz für Druck und Sauerstoff. [A400]

Druck

Der physiologische Druck in den arteriellen Kapillaren *(Haargefäße)* beträgt durchschnittlich 47 mmHg (📖 4). Übersteigt der Auflagedruck den Druck in den Kapillaren, reagiert der Körper mit einer Erhöhung des Kapillardrucks. Dieser Kompensationsmechanismus versagt, wenn der Auflagedruck sich dem diastolischen Blutdruck (☞ 12.3.2.1) nähert.

Das bedeutet, die Kapillaren werden durch die Druckeinwirkung komprimiert. Eine vollständige Komprimierung führt zu einer Minderdurchblutung der betroffenen Areale.

Folge: Die Versorgung des Gewebes mit Sauerstoff und Nährstoffen sowie die Entsorgung von Kohlendioxid und Stoffwechselendprodukten werden unterbrochen. Hält die Druckeinwirkung an, entsteht ein Dekubitus.

Zwei Formen von Druck sind für die Entstehung von Dekubiti verantwortlich (☞ Abb. 12.5.43).
- ▶ **Komprimierende Kräfte** wirken senkrecht auf das Gewebe ein. Der Druck wird von außen oder innen ausgeübt:
  – *Von außen* z. B. durch die Matratze, Falten im Bettlaken, ungepolsterte Lagerungsschienen, Krümel im Bett, Schuhe, aber auch Katheter und Sonden, wenn sie auf die Haut einen Druck ausüben
  – *Von innen* z. B. durch Knochen, die ohne Muskel- und Fettpolster direkt unter der Haut liegen
- ▶ **Scherkräfte** wirken parallel zum Gewebe. Beim Sitzen oder Herabrutschen des Patienten im Bett streben das Skelett und die tiefen Muskelschichten gemäß der Schwerkraft nach unten, während die Haut und die oberen Anteile der Muskeln in der ursprünglichen Position verbleiben. Die Verschiebungen zwischen den beiden Gewebeschichten führen zu einer Dehnung oder gar dem Zerreißen der Blutgefäße im subkutanen Gewebe, wodurch die Haut nicht mehr ausreichend durchblutet wird.

Druckdauer (Zeit) und Druckstärke (Intensität)

Dauer und **Intensität** der Druckeinwirkung auf bestimmte Hautbezirke sind für die Dekubitusentstehung entscheidend. Je nach Gewebetoleranz des Patienten (☞ unten) reichen oft auch weniger als 1–2 Std. Druckeinwirkung zur Entstehung eines Dekubitus aus. Wurde die Durchblutung der Hautzellen nur kurze Zeit unterbrochen, können sie sich meist wieder erholen. Hält der Sauerstoffmangel jedoch länger an, sterben einzelne Zellen ab, es bildet sich eine **Nekrose** *(Gewebstod).*

Druckdauer und -intensität werden durch verschiedene Faktoren beeinflusst (📖 5).
- ▶ **Unterlage.** Die Druckintensität wird in großem Maße durch die Härte der Unterlage bestimmt. Ein Sitzpolster kann den Druck nachweislich verändern
- ▶ **Körperposition.** Bei der 90°-Lagerung ist der Auflagedruck (☞ oben) deutlich höher als in der flachen Rückenlage
- ▶ **Mobilität** und **Aktivität.** Veränderungen der Lage- oder Sitzposition führen zu einer Druckentlastung. Bei Einschränkungen der Mobilität, z. B. bei Arthritis (☞ 23.6), Multipler Sklerose (☞ 33.8.6), Bewusstseinseinschränkungen oder Schmerzen, aber auch durch die Gabe von Tranquilizern und Sedativa (☞ 12.10.5), können Patienten ihre Position nicht ohne fremde Hilfe ändern
- ▶ **Körpergewicht.** Kachektische Personen weisen höhere Spitzendrücke (höchste gemessene Drücke in den Kapillaren) der Haut auf als normalgewichtige Menschen. Bei übergewichtigen Patienten werden größere Bereiche mit erhöhtem Druck gemessen, gleichzeitig niedrigere Spitzendrücke
- ▶ **Hautfeuchtigkeit.** Schwitzen oder ungenügende Inkontinenzversorgung (☞ 12.7.1.6) führen zu Mazerationen *(Aufweichen)* der Haut. Die Reibung zwischen der mazerierten Haut und der Unterlage begünstigt die Entstehung von Scherkräften (☞ oben)
- ▶ **Schmerzempfinden** und **-reaktion.** Dem Gesunden signalisieren Kribbeln oder Schmerzen, dass der Druck auf einen bestimmten Hautbezirk zu groß ist. Sind Schmerzempfindungen oder -reaktionen beeinträchtigt, z. B. bei Querschnittslähmung (☞ 33.14.2) oder Diabetes mellitus (☞ 21.6), funktioniert dieses „Warnsystem" nicht mehr.

> **Vorsicht**
> Die Zeit bis zum Eintreten eines Dekubitus kann je nach individueller Gewebetoleranz (☞ unten) deutlich unter zwei Stunden liegen.

Gewebetoleranz für Druck und Sauerstoff

> **Gewebetoleranz:** Fähigkeit von Haut und Unterhautfettgewebe, Druck ohne schädigende Folgen zu ertragen (🕮 5).

Druck und Druckdauer allein erklären nicht vollständig die Entstehung eines Dekubitus. Der Begriff **Gewebetoleranz** fasst Faktoren zusammen, die das *individuelle* Dekubitusrisiko beeinflussen, ohne direkt Dauer und Intensität von Druck und Scherkräften zu beeinflussen (🕮 6).

Faktoren, die die Fähigkeit des Gewebes, Druck zu verteilen, beeinflussen (**Gewebetoleranz für Druck**):

- **Gewebemasse.** Gut ausgebildetes Unterhautfettgewebe und Muskulatur können Druck besser verteilen als dünne Schichten über Knochenvorsprüngen oder „erschlaffte" Muskelschichten bei gelähmten Patienten (☞ Dekubituslokalisation)
- Im **Alter** nimmt die Fähigkeit zur Druckverteilung ab. Der Grund dafür liegt u. a. in der veränderten Zusammensetzung des Bindegewebes, dem Nachlassen des Muskeltonus sowie der verlangsamten Regeneration von Hautzellen
- **Dehydratation** (☞ 12.6.5.9). Unzureichende Flüssigkeitsaufnahme vermindert die Elastizität der Haut
- **Glukokortikoidtherapie.** Eine längere Einnahme von Glukokortikoiden (☞ Pharma-Info 21.13) behindert die Kollagenbildung und die Regeneration von Kapillargefäßen
- **Eiweiß- und Vitamin-C-Defizit.** Vitamin C spielt eine Rolle beim Aufbau von Kollagenen. Ein Eiweißdefizit verstärkt die Wirkung der Glukokortikoide
- **Stress.** Vermutlich steigt bei gestressten Menschen die Produktion von Kortisol, das wiederum die Kollagenbildung verlangsamt.

Faktoren, die die Sauerstoffverteilung innerhalb des Gewebes und den Sauerstoffbedarf des Gewebes beeinflussen (**Gewebetoleranz für Sauerstoff**):

- **Fieber.** Durch Schwitzen kommt es zur Austrocknung des Körpers und zu einem erhöhten Sauerstoffbedarf des Gewebes
- **Temperatur.** Eine erhöhte Raumtemperatur und zu stark wärmende Kleidung oder Bettwäsche erhöhen den Stoffwechsel und damit den Sauerstoffbedarf des Gewebes
- **β-Blocker** (☞ 17.4.1) reduzieren die Hautdurchblutung um 20–30 %
- **Eiweißmangel** führt zu Ödemen, die wiederum die Sauerstoffversorgung der Haut vermindern
- **Nikotinabusus** begünstigt Arteriosklerose (☞ 17.5.1), die wiederum mit einem verminderten Blutfluss und einer verminderten Sauerstoffversorgung der Haut einhergeht
- **Krankheiten**, z. B. Lungenerkrankungen, Anämien, Diabetes mellitus, führen u. a. zu einer reduzierten Sauerstoffversorgung und Gefäßveränderungen
- **Blutdruck.** Systolische Blutdrücke unter 100 mmHg sowie diastolische Drücke unter 60 mmHg können das Dekubitusrisiko erhöhen (☞ Druck).

Die beschriebenen Faktoren der Gewebetoleranz sind im Einzelnen bisher noch nicht ausreichend wissenschaftlich belegt.

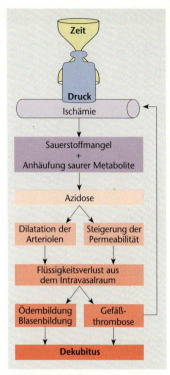

Abb. 12.5.42: Die Schritte von der andauernden Druckeinwirkung bis zur Dekubitusentstehung. [A400]

Dekubituslokalisation

Dekubitusgefahr besteht vor allem an Körperstellen, an denen sich zwischen Haut und darunter liegenden Knochen keine bzw. nur wenig Muskulatur und Unterhautfettgewebe befindet (☞ Abb. 12.5.43).

Die dekubitusgefährdeten Körperpartien sind:

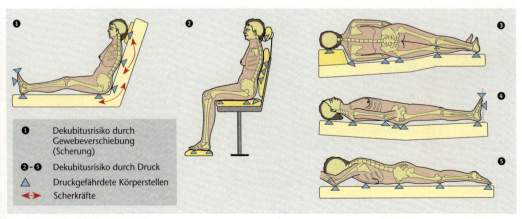

Abb. 12.5.43: Dekubitusrisiko durch Scherkräfte und Druck. [A400-157]

12 Beobachten, Beurteilen und Intervenieren

	1 Punkt	2 Punkte	3 Punkte	4 Punkte
Sensorische Wahrnehmung Fähigkeit, lagebedingte wie künstliche Reize wahrzunehmen und adäquat zu reagieren	**Vollständig ausgefallen** ▸ Keine Reaktion auf Schmerzreize (auch kein Stöhnen, Zucken, Greifen) aufgrund verminderter (nervaler) Wahrnehmungsfähigkeit bis hin zur Bewusstlosigkeit oder Sedierung, oder ▸ Missempfindungen/Schmerzen werden über den größten Körperanteil nicht wahrgenommen	**Stark eingeschränkt** ▸ Reaktion nur auf starke Schmerzreize, Missempfindungen können nur über Stöhnen oder Unruhe mitgeteilt werden, oder ▸ Sensorisches Empfinden stark herabgesetzt. Missempfindungen/Schmerzen werden über die Hälfte des Körpers nicht wahrgenommen	**Geringfügig eingeschränkt** ▸ Reaktion auf Ansprechen; Missempfindungen bzw. das Bedürfnis nach Lagerungswechsel können nicht immer vermittelt werden, oder ▸ Sensorisches Empfinden teilweise herabgesetzt. Missempfindungen/Schmerzen werden an ein oder zwei Extremitäten nicht wahrgenommen	**Nicht eingeschränkt** ▸ Reaktion auf Ansprechen, Missempfindungen/Schmerzen werden wahrgenommen und können benannt werden
Feuchtigkeit Ausmaß, in dem die Haut Feuchtigkeit ausgesetzt ist	**Ständig feucht** ▸ Die Haut ist ständig feucht durch Schweiß, Urin usw. ▸ Nässe wird bei jedem Bewegen festgestellt	**Oft feucht** ▸ Die Haut ist oft, aber nicht ständig feucht. Die Wäsche muss mindestens einmal pro Schicht gewechselt werden	**Manchmal feucht** ▸ Die Haut ist hin und wieder feucht, die Wäsche muss zusätzlich einmal täglich gewechselt werden	**Selten feucht** ▸ Die Haut ist normalerweise trocken. Wäschewechsel nur routinemäßig
Aktivität Grad der körperlichen Aktivität	**Bettlägerig** ▸ Das Bett kann nicht verlassen werden	**An den Stuhl/Rollstuhl gebunden** ▸ Gehfähigkeit ist stark eingeschränkt oder nicht vorhanden ▸ Kann sich selbst nicht aufrecht halten und/oder ▸ Braucht Unterstützung beim Hinsetzen	**Gehen** ▸ Geht mehrmals am Tag, aber nur kurze Strecken, teils mit, teils ohne Hilfe ▸ Verbringt die meiste Zeit im Bett/Lehnstuhl/Rollstuhl	**Regelmäßiges Gehen** ▸ Verlässt das Zimmer mindestens zweimal am Tag ▸ Geht tagsüber im Zimmer etwa alle zwei Stunden auf und ab
Mobilität Fähigkeit, die Körperposition zu halten und zu verändern	**Vollständige Immobilität** ▸ Selbst die geringste Lageänderung des Körpers oder von Extremitäten wird nicht ohne Hilfe durchgeführt	**Stark eingeschränkt** ▸ Eine Lageänderung des Körpers oder von Extremitäten wird hin und wieder selbstständig durchgeführt, aber nicht regelmäßig	**Geringfügig eingeschränkt** ▸ Geringfügige Lageänderungen des Körpers oder der Extremitäten werden regelmäßig und selbstständig durchgeführt	**Nicht eingeschränkt** ▸ Lageänderungen werden regelmäßig und ohne Hilfe durchgeführt
Allgemeines Ernährungsverhalten	**Schlechte Ernährung** ▸ Isst die Portionen nie auf ▸ Isst selten mehr als $^1/_3$ jeder Mahlzeit ▸ Isst zwei eiweißhaltige Portionen (Fleisch oder Milchprodukte) oder weniger täglich ▸ Trinkt wenig ▸ Trinkt keine Nahrungsergänzungskost, oder ▸ Wird per Sonde oder seit mehr als fünf Tagen intravenös ernährt	**Wahrscheinlich unzureichende Ernährung** ▸ Isst selten eine Mahlzeit auf, in der Regel nur die Hälfte ▸ Die Eiweißzufuhr erfolgt über nur drei Portionen (Milchprodukte, Fleisch) täglich ▸ Hin und wieder wird Ergänzungskost zu sich genommen, oder ▸ Erhält weniger als die erforderliche Menge Flüssigkeit bzw. Sondennahrung	**Ausreichende Ernährung** ▸ Isst mehr als die Hälfte der meisten Mahlzeiten, mit insgesamt vier eiweißhaltigen Portionen (Milchprodukten, Fleisch) täglich ▸ Lehnt hin und wieder eine Mahlzeit ab, nimmt aber Ergänzungsnahrung, wenn angeboten, an, oder ▸ Wird über eine Sonde ernährt und erhält so die meisten erforderlichen Nährstoffe	**Gute Ernährung** ▸ Isst alle Mahlzeiten, weist keine zurück ▸ Nimmt normalerweise vier eiweißhaltige Portionen (Milchprodukte, Fleisch) zu sich, manchmal auch eine Zwischenmahlzeit ▸ Braucht keine Nahrungsergänzungskost
Reibungs- und Scherkräfte	**Problem** ▸ Mäßige bis erhebliche Unterstützung bei jedem Positionswechsel erforderlich ▸ (An-)Heben (z. B. auch Richtung Kopfende) ist nicht möglich, ohne über die Unterlage zu schleifen ▸ Rutscht im Bett oder Stuhl regelmäßig nach unten und muss wieder in die Ausgangsposition gebracht werden ▸ Spastik, Kontrakturen und Unruhe verursachen fast ständige Reibungen	**Potentielles Problem** ▸ Bewegt sich ein wenig und braucht selten Hilfe ▸ Die Haut scheuert während der Bewegung weniger intensiv auf der Unterlage (kann sich selbst ein wenig anheben) ▸ Verbleibt relativ lange in der optimalen Position im Bett (Sessel/Rollstuhl/Lehnstuhl) ▸ Rutscht nur selten nach unten	**Kein feststellbares Problem** ▸ Bewegt sich unabhängig und ohne Hilfe in Bett und Stuhl ▸ Muskelkraft reicht aus, um sich ohne Reibung anzuheben ▸ Behält optimale Positionen in Bett oder Stuhl aus eigener Kraft bei	

Tab. 12.5.44: Braden-Skala zur Ermittlung des Dekubitusrisikos. Pflegende erfassen damit die Dekubitusgefährdung eines Patienten. Je höher die Punktzahl, desto geringer ist das Dekubitusrisiko. Je nach Patientenklientel gelten andere Grenzwerte für die Dekubitusgefährdung. Allgemein kann man davon ausgehen, dass bei einer Gesamtpunktzahl niedriger als 16 – 18 Punkten ein Patient dekubitusgefährdet ist. (□ 7)

- In Rückenlage: Kreuz- und Steißbein, Fersen, Schultern, Hinterkopf, Wirbelsäule und Ellenbogen
- In Seitenlage: Ohrmuscheln, Trochanter major *(großer Rollhügel),* Knie, Ellenbogen, Fußknöchel
- Im Sitzen: Fersen, Fußballen, Hinterkopf, Sitzbeinhöcker, Wirbelsäule, distale Seite des Oberschenkels
- In Bauchlage: Stirn, Ellenbogen, Beckenknochen, Rippen, Kniescheiben, Zehen.

Einschätzung des Dekubitusrisikos

Jeder Patient wird bei der Aufnahme (☞ 5.3.1) von einer Pflegefachkraft hinsichtlich seines **Dekubitusrisikos eingeschätzt.** Dies ist im Expertenstandard zur Dekubitusprophylaxe verbindlich festgelegt. Ausgenommen sind nur Patienten, bei denen die Pflegefachkraft eine Gefährdung sicher ausschließen kann. Weitere Folgeeinschätzungen des Dekubitusrisikos ergeben sich aus der Stärke des individuellen Risikos des Patienten. Die Anpassung erfolgt bei Änderungen der Mobilität, der Aktivität und des Druckes umgehend.

Um die individuelle Dekubitusgefährdung zu ermitteln, sind **Skalen** ein hilfreiches Instrument. Für einige Patientengruppen wurden Risikoskalen entwickelt. Zusammen mit dem Ergebnis der Einschätzung dokumentieren die Pflegenden, welche Skala sie angewendet haben.

Dekubitusrisikoskalen sind noch nicht ausreichend wissenschaftlich untersucht (☞ Evaluationsforschung 4.2.1). So kann weder eine bestimmte Skala empfohlen werden, noch können sich die Pflegenden „blind" auf das Ergebnis der Skalen verlassen. Wichtig ist, dass Pflegefachkräfte für den Einsatz einer Skala ausreichend geschult werden.

Braden-Skala

Die amerikanische Krankenschwester *Barbara Braden* entwickelte die **Braden-Skala** (☞ Tab. 12.5.44). Die Skala erfragt für die Risikoeinschätzung die Faktoren Druck und Gewebetoleranz durch folgende sechs Kriterien:
- Sensorische Wahrnehmung
- Belastung der Haut durch Feuchtigkeit
- Aktivität
- Mobilität
- Ernährung
- Reibungs- und Scherkräfte.

Die Braden-Skala wurde nicht spezifisch für eine Patientengruppe entwickelt und ist die am meisten (wissenschaftlich) getestete Skala. Braden betont, dass Pflege-

fachkräfte sich für eine Messung des Dekubitusrisikos nicht allein auf den Punktwert der Skala verlassen können, sondern diese Einschätzung mit weiteren Aspekten, z.B. ihrer Pflegeerfahrung, ergänzen sollten.

Norton-Skala

Eine weitere Skala zur Erfassung der Dekubitusgefahr ist die **Norton-Skala** (☞ Tab. 12.5.45). Sie wurde von der englischen Krankenschwester *Doreen Norton* in den 1950er Jahren zur Einschätzung von älteren Menschen entwickelt und war die Basis für die Entwicklung weiterer Skalen (z.B. von Knoll, Gosnell, Ek, Bienstein). Die originale Norton-Skala berücksichtigt folgende Kriterien:
- Körperlicher Zustand
- Geistiger Zustand
- Aktivität
- Beweglichkeit
- Inkontinenz.

Der Faktor Gewebetoleranz war zum Zeitpunkt der Entstehung der Norton-Skala noch nicht bekannt. Die Norton-Skala wurde in Deutschland für den Einsatz in Altenheimen überprüft. (☐ 8)

Maßnahmen zur Dekubitusprophylaxe

> **Dekubitusprophylaxe:** Maßnahmen, um einem Dekubitus vorzubeugen. Da mit der Formel „Druck × Zeit" die Hauptursachen für die Entstehung eines Dekubitus beschrieben werden, hat die **Druckentlastung** und **-reduzierung** gefährdeter Körperstellen oberste Priorität. Diese erfolgt durch:
> - Bewegungsförderung
> - Lagewechsel
> - Lagerungshilfsmittel.
>
> Unterstützende Maßnahmen wie Hautpflege und Ernährung beeinflussen die Gewebetoleranz.

Die **Wirksamkeit der prophylaktischen Maßnahmen** wird mindestens einmal täglich durch eine sorgfältige Hautbeobachtung überprüft.

Ein Dekubitus kann nur verhindert werden, wenn alle an der Versorgung beteiligten Personen entsprechende Maßnahmen durchführen. Dies bedeutet:
- Kontinuität prophylaktischer Maßnahmen
- Schulung von Patienten und Angehörigen.

Bewegungsförderung

Bewegung entlastet einzelne Körperpartien oder verteilt das Körpergewicht auf größere Flächen und reduziert so den Auflagedruck. Bereits geringe Bewegungen unterbrechen die Druckbelastung und verbessern damit die Hautdurchblutung. Für jeden dekubitusgefährdeten Patienten wird ein Bewegungsplan (☞ Abb. 12.8.26) mit individuellen Bewegungs- und Lagerungsintervallen erstellt (Gesundheitszustand und Arztanordnung berücksichtigen).

Zur **Bewegungsförderung** gehören nicht nur das Aufstehen, sondern *jegliche,* selbst kleinste Bewegungen (auch in Stuhl und Bett). Je nach Bewegungsfähigkeit des Patienten werden entsprechende Maßnahmen geplant, z.B. Mikrobewegungen und 30°-Lagerung. Prinzipiell gilt es, die vorhandenen Eigenbewegungen des Patienten zu fördern. Werden Bewegungsübungen in andere Pflegeabläufe integriert, erfordern sie einen, im Vergleich zum Nutzen, geringen Zeitaufwand.

Maßnahmen zur Aktivierung und Bewegungsförderung werden ausführlich in Kapitel 12.8.5 beschrieben.

> Alle Bewegungen werden möglichst reibungs- und scherkräftearm durchgeführt.

Punkte	Körperlicher Zustand	Geistiger Zustand	Aktivität	Beweglichkeit	Inkontinenz
4	Gut	Klar	Geht ohne Hilfe	Voll	Keine
3	Leidlich	Apathisch	Geht mit Hilfe	Kaum eingeschränkt	Manchmal
2	Schlecht	Verwirrt	Rollstuhlbedürftig	Sehr eingeschränkt	Meistens Urin
1	Sehr schlecht	Stuporös	Bettlägerig	Voll eingeschränkt	Urin und Stuhl

Tab. 12.5.45: Die originale Norton-Skala zur Einstufung der Dekubitusgefährdung. Für jede Kategorie wird eine Punktzahl zwischen 1 und 4 vergeben. Ab 16 Punkten oder weniger besteht ein Dekubitusrisiko. (☐ 9)

401

Lagewechsel

Lagerungsarten ☞ 🖥

Regelmäßiger **Lagewechsel** des Patienten sorgt zwischenzeitlich für eine *völlige* Druckentlastung einzelner Hautbezirke. Durch Einbeziehung möglichst vieler Positionen und Lagerungsarten (☞ 🖥) wird auch ein bereits vorhandener Dekubitus druckentlastet und kann so besser heilen.

Ist ein Patient wegen seiner Erkrankung (z.B. Hüft-TEP rechts ☞ 24.7.7 und Abb. 24.35) nicht in der Lage, auf der rechten Seite zu liegen, drehen ihn die Pflegenden entweder in Linksseiten- oder Rückenlage. Dadurch verkürzt sich allerdings die Erholungszeit der gefährdeten Hautbezirke auf die Hälfte. Die Bauchlage akzeptieren nur wenige Patienten. Die Eigenbewegung des Patienten sollte beim Lagewechsel so weit wie möglich erhalten und gefördert werden.

Notwendige Lagerungsintervalle sind für jeden Patienten individuell zu bestimmen. Man kann zunächst mit einem zweistündigen Intervall beginnen und dies je nach Wirkung verlängern bzw. verkürzen (☞ Hautbeobachtung/Fingertest).

Bewegungshilfsmittel

Spezialbetten, Intensivpflege ☞ 🖥

Druckreduzierende Hilfsmittel, z.B. Antidekubitusmatratzen, werden eingesetzt, wenn die Druckentlastung durch Bewegungsförderung nicht ausreicht. Je mehr sich die Matratzenoberfläche dem Körper des Patienten anpassen kann, desto mehr verringert sich der Auflagedruck auf einzelne Körperpartien *(Weichlagerung)*.

Mithilfe spezieller Matratzen und Betten kann der Patient **superweich** gelagert werden, wodurch eine uneingeschränkte Sauerstoffversorgung aller Hautbezirke gewährleistet wird (Air-Fluidised, Intensivpflege ☞ 🖥).

Ergebnisse von Druckmessungen für die jeweiligen Matratzen reichen nicht aus, um sich für ein bestimmtes Hilfsmittel zu entscheiden. Das geeignete Hilfsmittel wird für jeden Patienten individuell nach folgenden Kriterien ausgewählt (🖥 2):

▶ Prioritäten der Pflege- und Therapieziele
▶ Bewegungsressourcen des Patienten
▶ Gefährdete Körperstellen
▶ Gewicht des Patienten
▶ Abwägung von Kosten und Nutzen.

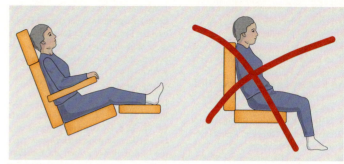

Abb. 12.5.46: Im Sitzen wird das Körpergewicht auf eine geringe Fläche verteilt. Entsprechend höher ist der Druck. Links die Sitzposition mit der geringsten Druckbelastung (Stuhl mit Armlehne und ca. 130° zurückliegender Rückenlehne, Unterschenkel und Füße auf einer Unterlage und mit Fersenschutz). Rutscht der Patient im Sitzen nach vorn (rechts), erhöht dies die Druckbelastung. (🖥 10) [A400-157]

> Weich- und Superweichlagerung führen zur Bewegungseinschränkung und hemmen Selbstwahrnehmung und Spontanbewegungen des Patienten. Aus diesem Grund sind diese Lagerungshilfsmittel für Patienten, die noch über eigene Bewegungsressourcen verfügen und bei denen die Förderung von Eigenbewegung oberste Priorität hat, nicht geeignet.

Wasserkissen, Fersen-, Hacken- und Ellenbogenschoner, Watteverbände, Gummiringe, echte und künstliche Felle reduzieren die Belastung des Gewebes nicht und sind somit keine geeigneten Hilfsmittel für die druckentlastende Lagerung.

> Bewegungsförderung ist einer Weich- und Hohllagerung vorzuziehen.

Der Einsatz Druck reduzierender Hilfsmittel ersetzt nicht das regelmäßige Bewegen des Patienten, weil die Gefahr eines Dekubitus weiter besteht. Da der Auflagedruck vermindert ist, kann jedoch u. U. die Häufigkeit des Bewegens reduziert werden.

Hautpflege und Ernährung

Hautpflege ☞ 12.5.1.4

Hautpflege und **Ernährung** dienen dem Erhalt und der Förderung der Gewebetoleranz, führen jedoch nicht zur Druckentlastung. Somit können sie keinen Dekubitus verhindern, jedoch das Risiko reduzieren. Routinemäßiges tägliches Reinigen der Haut ist nicht notwendig. Allerdings sollte gewährleistet werden, dass die Haut nicht unnötig lang Nässe, z.B. durch Urin, Stuhlgang oder Schweiß, ausgesetzt ist. Zur Hautreinigung ist klares Wasser und bei Bedarf der Einsatz von pH-neutralen Waschzusätzen ausreichend. Bei trockener Haut sind Cremes und Lotionen auf Wasser-in-Öl- und bei fettiger Haut auf Öl-in-Wasser-Basis indiziert.

Weiterhin sorgt eine **ausgewogene Ernährung** durch die Aufnahme von Wasser, Kohlenhydraten, Eiweißen, Vitaminen und Spurenelementen für eine ausreichende Energie- und Nährstoffzufuhr, die für eine gesunde Haut und Eigenbewegungen notwendig sind.

> **Vorsicht: Pflegerituale**
>
> Bei vielen, lange Zeit durchgeführten Maßnahmen, wurde nachgewiesen, dass sie das Dekubitusrisiko nicht verringern und den Patienten ggf. mehr schaden als nutzen. Deshalb:
>
> **Keine Salben und Cremes verwenden**, die die Haut verschließen, z.B. Vaseline, Zinkpaste, Melkfett. Sie verstopfen die Hautporen und verhindern den Wärmeausgleich.
>
> **Nicht Eisen und Föhnen.** Es ist nicht nur wirkungslos, es führt sogar zur Erhöhung der Infektionsgefahr, weil mit dem Föhn Keime auf die Haut geblasen werden. Außerdem drohen bei unsachgemäßer Anwendung Kälteschäden und Verbrennungen.
>
> **Keinen Franzbranntwein verwenden.** Die Pflegenden achten darauf, dass die dekubitusgefährdeten Hautareale nicht mit alkoholischen Lösungen in Berührung kommen, da Alkohol die Haut entfettet. Folge wären kleine Risse in der Haut, durch die Keime leicht eindringen können.

Keine ätherischen Öle (Fichtennadelöl) sowie **hyperämisierenden Hautpflegemittel** und **Massagen** anwenden. Sie können die Durchblutung der Haut nicht nachhaltig steigern.

Keine quecksilberhaltige Antiseptika wie Mercurochrom® verwenden, da Quecksilber über die Haut resorbiert wird und sich in Organen, z.B. im Gehirn, ablagern kann. Zudem erschwert die oft kräftige rote Verfärbung die Beobachtung der Hautfarbe erheblich.

Desinfektionsmittel und Antiseptika nicht prophylaktisch verwenden. Hautkeime sind physiologisch. Durch Anwendung von Hautdesinfektionsmitteln und Antiseptika, z.B. Rivanol-Lösung®, Chinosol®, wird die natürliche Hautflora zusammen mit den pathogenen Keimen zerstört. Außerdem reagieren viele Menschen auf solche Mittel allergisch.

Gummi und Plastik meiden. Nicht atmungsaktive Gummi- und Plastikunterlagen im Bett hindern die Haut daran, den optimalen Feuchtigkeitsgehalt selbst zu bestimmen. Es kann nicht ausgeschlossen werden, dass manche Inkontinenzversorgung durch die eingearbeitete Plastikfolie die Dekubitusgefahr erhöht.

Hautbeobachtung

Die **regelmäßige Beobachtung der Haut** des Patienten ist die Voraussetzung für die Planung und Evaluation der Pflegemaßnahmen. Die Pflegenden beobachten die Haut z.B. bei der Körperpflege oder beim Bewegen des Patienten. Bei dekubitusgefährdeten Patienten kontrollieren sie die Haut mindestens einmal täglich. Sollen individuelle Lagerungs- und Bewegungsintervalle bestimmt werden, muss die Haut nach jedem Intervall begutachtet werden, um die Eignung des Intervalls beurteilen zu können. Dabei achten die Pflegenden auf folgende Kriterien:

▶ **Hautfarbe,** z.B. rötlich, bläulich oder blass
▶ **Hautzustand,** z.B. Bläschen, Läsionen, trocken oder feucht.
▶ **Hautveränderungen,** z.B. rötliche Stellen oder Blasen, die bei der vorausgegangenen Inspektion noch nicht sichtbar waren.

Um festzustellen, ob es sich bei einer Hautrötung bereits um einen Dekubitus

handelt, führen die Pflegenden den **Fingertest** durch. (☐ 11) Dazu drücken sie mit dem Finger auf das gerötete Hautareal. Wenn sich die Stelle nach Wegnehmen des Fingers weißlich verfärbt, handelt es sich um eine Minderdurchblutung, die reversibel ist. Bleibt die Rötung nach dem Fingerdruck bestehen, liegt bereits ein Dekubitus Grad I (☞ unten) vor.

Beobachtungen der Haut tragen die Pflegenden in das Patientendokumentationssystem ein. Gravierende Hautveränderungen und einen Dekubitus Grad I teilen sie unverzüglich dem Arzt mit.

> Es ist wenig sinnvoll, auf etwaige Schmerzäußerungen des Patienten zu warten; es sind nämlich vor allem diejenigen Personen gefährdet, die aufgrund von Sensibilitätsstörungen nichts spüren und sich oft auch nicht mehr selbst drehen können, z.B. Diabetiker mit Polyneuropathie (☞ 21.6.5).

Kontinuität prophylaktischer Maßnahmen

Nur die **kontinuierliche Durchführung** der prophylaktischen Maßnahmen kann die Entstehung eines Dekubitus wirksam verhindern. Alle an der Versorgung des Patienten beteiligten Personen, z.B. auch die Mitarbeiter in Röntgenabteilungen, Endoskopie oder Arztpraxen, wissen um die Notwendigkeit der zuverlässigen Durchführung der notwendigen Maßnahmen.

Schulung von Patienten und Angehörigen

Ein Dekubitus kann nur verhindert werden, wenn der Patient und seine Angehörigen über die Gefährdung Bescheid wissen und notwendige Maßnahmen kennen. Die Pflegenden planen die Maßnahmen gemeinsam mit dem Patienten und den Angehörigen.

> Der Dekubitus ist eine der am meisten gefürchteten Komplikationen längerer Bewegungsarmut und -losigkeit. Er ist mit einer erheblichen Beeinträchtigung des Patienten verbunden und kann sich zu einem lebensbedrohlichen Zustand entwickeln.
>
> Unerlässlich ist daher die regelmäßige Dokumentation und Überprüfung, ob die geplanten und durchgeführten Maßnahmen ausreichen, um das Entstehen eines Dekubitus zu verhindern.

Der Expertenstandard Dekubitusprophylaxe sieht vor, dass Pflegende Schulungen von Patienten und Angehörigen zu den Ursachen der Dekubitusgefährdung, zur Förderung der Eigenbewegung, zum Einsatz druckreduzierender Hilfsmittel und zur Erkennung eines Dekubitus Grad I durchführen (☞ 🖳).

Behandlung eines Dekubitus und pflegerische Maßnahmen

Wichtiges Element bei der **Pflege** und **Behandlung** von Patienten mit einem Dekubitus ist die konsequente Druckentlastung der Wunde durch regelmäßige Bewegung des Patienten. Die Wundversorgung liegt in der Verantwortung der Ärzte, wobei sie mit den Pflegenden Hand in Hand arbeiten. Durch exakte Beobachtung und ausführliche Dokumentation der Pflegenden lässt sich der Heilungsverlauf der Wunde beurteilen. Da für die Wundheilung eine ausreichende Ernährung unerlässlich ist, achten die Pflegenden zusätzlich auf ausreichende Flüssigkeits- und Nahrungszufuhr.

Schweregrad eines Dekubitus

Für die effiziente Therapie eines Dekubitus ist es notwendig, seinen **Schweregrad** (☞ Abb. 12.5.47–12.5.50) zu kennen. Handelt es sich z.B. um Rötungen, kleine Fissuren und Pusteln, die sich ohne entsprechende Maßnahmen zu einem Dekubitus weiterentwickeln können, oder bereits um einen Dekubitus Grad I?

In der Literatur finden sich unterschiedliche Klassifikationen mit unterschiedlichen Schweregraden. In Deutschland ist die vierstufige Klassifikation nach *J.D. Shea* am weitesten verbreitet. Sie unterscheidet folgende vier Schweregrade (☐ 12):

▶ Grad I: Scharf begrenzte Rötung ohne Hautläsion, die nach Druckentlastung nicht verschwindet
▶ Grad II: Oberflächenschädigung der Haut in Form einer geschlossenen oder bereits geöffneten Blase, die sich leicht infizieren kann
▶ Grad III: Schädigung aller Gewebeschichten. Bänder, Sehnen und oft auch die Knochenhaut *(Periost)* sind sichtbar
▶ Grad IV: Schädigung der Haut und der Knochen, die mit einer Osteomyelitis *(Knochenmarkentzündung* ☞ 24.12.1) einhergehen kann.

Ein Dekubitus heilt nicht entlang der beschriebenen Stadien, aus einem Dekubitus Grad III (Shea) kann niemals ein Dekubitus Grad II (Shea) werden. Dokumentiert wird immer die Heilungsrate

403

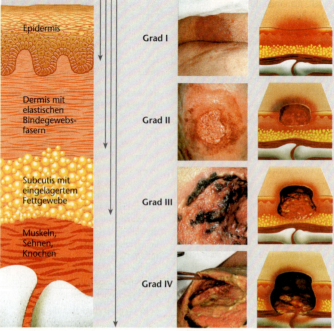

Abb. 12.5.47: Grad I: Lokale Rötung ohne Hautläsionen. [V220]
Abb. 12.5.48: Grad II: Oberflächenschädigung der Haut. [V220]
Abb. 12.5.49: Grad III: Nekrotisierende Schädigung aller Hautschichten. [V220]
Abb. 12.5.50: Grad IV: Nekrotisierende tiefe Hautschädigung, die bis auf die Knochen reicht. [V220]

eines z. B. Dekubitus Grad III (Shea), dessen Wundgröße sich beispielsweise innerhalb von drei Wochen von 10 cm² auf 7 cm² verkleinert hat.

Beobachtung und Dokumentation
Neben der Stadieneinteilung von Dekubitalulzera ist eine genaue **Beobachtung** und **Dokumentation** der Wunde notwendig, um den Verlauf und Erfolg der Behandlung beurteilen zu können. Die Pflegenden dokumentieren die Einschätzung von Risiken, die Durchführung der Prophylaxe und die pflegerische Behandlung des Dekubitus. Weitere Kriterien, die im Dokumentationssystem erfasst werden, sind:

▶ Die **Körperstelle,** an der sich der Dekubitus befindet
▶ **Schweregrad des Dekubitus** mit Angabe der verwendeten Klassifikation
▶ **Durchmesser und Größe.** Die Distanz zwischen den Wundrändern wird vertikal und horizontal ausgemessen. Alternativ kann mittels spezieller transparenter Klebefolien mit Größenraster die Größe der Wunde dokumentiert werden (☞ Abb. 12.5.51)
▶ **Ausmaß der Nekrosen**
▶ **Beurteilung des Wundstadiums,** z. B. saubere Wunde mit Granulationsgewebe oder schmierig-eitriger Wundbelag
▶ **Lage und Tiefe** von Wundtaschen
▶ Dokumentation mit einem **Foto.** Bei der Neuaufnahme eines Patienten mit bereits bestehendem Dekubitus kann die Wunde – nach Einwilligung des Patienten – mit einem daneben liegenden Maßband fotografiert und somit dokumentiert werden. Zur Vergleichbarkeit müssen die Fotos standardisiert aufgenommen werden (z. B. Blickwinkel, Abstand). Die rechtliche Relevanz von Fotos ist allerdings umstritten. Digitalbilder können nachträglich manipuliert werden und Polaroidbilder verlieren mit der Zeit ihre Farbqualität. Fotoaufnahmen eignen sich nur für bestimmte Wunden, so können z. B. großflächige und zirkuläre Wunden nicht adäquat mit einem Foto erfasst werden.

Konsequente Druckentlastung
Konsequente Druckentlastung durch regelmäßige Bewegung und Druck reduzierende Hilfsmittel ist auch das „A" und „O" der Pflege bei einem bereits bestehenden Dekubitus, weil dieser nur heilen kann, wenn er keinem Druck ausgesetzt ist.

Eiweiß-, Vitamin- und Zinksubstitution
Bei Patienten mit einem Dekubitus ist der Eiweißbedarf erhöht (er steigt auf 1,25–1,5 g pro kg/Körpergewicht). Da ältere Menschen ohnehin ein Problem mit der Deckung des Eiweißbedarfs haben, kommt es nicht selten zu einem erheb-

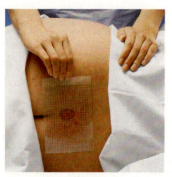
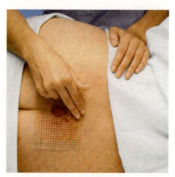
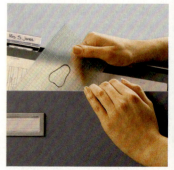

Abb. 12.5.51a–c: Mithilfe spezieller Klebefolien können die Größe und der Durchmesser des Dekubitus exakt dokumentiert werden. [V330]

12.5 Haut **12**

lichen **Eiweißmangel.** Dann wird Eiweiß u. U. auch als Infusion zugeführt (☞ 15.4).

Vor allem ältere Patienten haben zusätzlich oft auch einen **Zink- und Vitaminmangel.** Diese Stoffe sind u. a. beteiligt an Stoffwechselprozessen, Zellteilung sowie Signalübertragung im Nervensystem (Zink) und leisten daher im Körper einen Beitrag zur Wundheilung. Zink und Vitamine werden entweder durch orale oder intravenöse Verabreichung substituiert.

Wundversorgung

Zur **Wundreinigung** eignet sich Trinkwasser, Kochsalz- oder Ringer-Lösung, mit der der Dekubitus entweder gespült oder mittels getränkter Kugeltupfer vorsichtig gesäubert wird

Nekrotisches Gewebe verhindert die Wundheilung und wird daher immer entfernt (chirurgisch, physikalisch, autolytisch, biochirurgisch oder enzymatisch). Bewährt hat sich die biochirurgische Wundbehandlung mit Fliegenlarven (☞ Abb. 21.21). Eine infizierte Dekubituswunde, die im schlimmsten Fall eine lebensbedrohliche Sepsis (☞ 26.4) auslösen kann, wird zusätzlich mit einer systemischen Antibiotikatherapie behandelt. Davor ist es sinnvoll, die Erreger und mögliche Resistenzen durch einen Wundabstrich (☞ 26.3.3) zu bestimmen.

Ab einem Dekubitus Grad II mit Schädigung der Epidermis gilt das Prinzip der feuchten Wundversorgung. Dazu steht eine große Anzahl moderner **Wundauflagen** zur Verfügung, die auch beim Ulcus cruris Anwendung finden (☞ 17.2.3). Sie bewahren die Wunde vor dem Austrocknen und fördern so die Wundreinigung und den Granulationsaufbau.

Auf den Einsatz von Salben und Cremes sollte weitgehend verzichtet werden (▯ 13). Die meisten Lokaltherapeutika sind für die Behandlung chronischer Wunden entweder verzichtbar (z. B. Lokalantibiotika), unzeitgemäß (z. B. Perubalsam) oder ohne erwiesene Wirkung.

Schmerzen

Ein Dekubitus kann **Schmerzen** verursachen. Pflegende achten insbesondere bei bewusstseinseingeschränkten Patienten auf nonverbale Schmerzsignale (☞ 12.12.2). Eine adäquate Wundversorgung und Medikamente (☞ 12.12.3.2) können die Wundschmerzen lindern.

Patientenberatung

Pflegende erklären dem betroffenen Patienten den Zusammenhang zwischen Druck, Bewegung und Dekubitusprophylaxe bzw. Dekubitusheilung. Im Gespräch beraten sie den Patienten über:

▶ Individuelle Möglichkeiten der Bewegung, Druckentlastung und Druckverteilung
▶ Verbale und nonverbale Äußerungen des Betroffenen zum Wohlbefinden, Schmerzen, Druck
▶ Möglichkeiten der Hautpflege
▶ Kennzeichen eines Druckgeschwürs Grad I (Shea)
▶ Hygienische Verbandswechsel und Wundbeobachtung
▶ Möglichkeiten und Notwendigkeiten der Kontaktaufnahme zum Pflegedienst oder Arzt. (✉ 1, 2)

12.5.2 Mund und Zähne

12.5.2.1 Physiologische Grundlagen und Normalzustand

Die Mundhöhle bildet den Eingang zum Verdauungstrakt. Die aufgenommenen Nahrungsmittel werden dort zerkleinert und für die weitere Verdauung vorbereitet. Außerdem ist die Mundhöhle am Schlucken und Sprechen beteiligt.

Die Mundhöhle besteht aus dem **Mundhöhlenvorhof** (Raum zwischen Wangen, Lippen und Zähnen) und der eigentlichen **Mundhöhle** (Raum, der von den Zähnen umschlossen ist). Begrenzt wird sie nach oben vom **harten** und **weichen Gaumen,** nach unten der Unterseite der **Zunge** und der **Mundbodenmuskulatur,** seitlich von den **Zahnreihen** und nach hinten vom **Rachen** (Pharynx).

Die **Zunge** ist ein von Schleimhaut überzogener Muskel, der die Mundhöhle bei geschlossenem Mund fast ausfüllt. Auf ihrer Oberseite trägt die Zunge die Geschmacksknospen. Die normale Farbe der Zunge ist mattrosa, sie ist feucht, leicht aufgeraut, gut durchblutet und hat keine Beläge.

Die normale **Mundschleimhaut** ist rot und feucht glänzend. Es sind keine Beläge vorhanden.

Die **Zähne** zerkleinern die Nahrung mechanisch und bereiten sie somit für die chemische Verdauung vor. Die ersten Zähne _(Milchzähne)_ gelangen etwa vom

6. Lebensmonat bis zum Alter von $2\frac{1}{2}$ Jahren zum Durchbruch. Das _Milchgebiss_ besteht aus 20 Zähnen. Etwa ab dem 6. Lebensjahr wird das Milchgebiss durch das aus 32 Zähnen bestehende _Erwachsenengebiss_ ersetzt, wobei die letzten Mahlzähne, die _Weisheitszähne,_ erst spät oder gar nicht durchbrechen.

12.5.2.2 Beobachtungskriterien, Datenerhebung und Dokumentation

Beobachtungskriterien

Beobachtungskriterien sind:
▶ Beschaffenheit (trocken, feucht) und Veränderungen der _Mundschleimhaut_
▶ Beschaffenheit (trocken, feucht) und Veränderungen der _Zunge_
▶ Zustand des _Gebisses_ bzw. der _Zahnprothese_ und des _Zahnfleischs_
▶ Status des _Zahndurchbruchs_ bei Säuglingen und Kleinkindern
▶ _Mundgeruch._ Mundgeruch ist u. a. abhängig von der Mundhygiene, dem Zustand der Zähne, der Ernährung und einer eventuellen bakteriellen Besiedelung des Magens (☞ 19.5.2). Weitere Ursachen werden in 18.2.5 behandelt.

Datenerhebung

Die **Inspektion der Mundhöhle** erfolgt mithilfe einer Mundinspektionslampe bzw. mit einer Taschenlampe und eines Spatels. Mit dem angefeuchteten Spatel wird die Zunge vorsichtig heruntergedrückt. So kann auch die Schleimhaut im hinteren Rachenraum beobachtet und Veränderungen können bereits im Frühstadium erfasst werden.

Erkrankungen der Mundhöhle sind unangenehm und schmerzhaft. Daher ist die Beobachtung oft schwierig, besonders bei jüngeren Kindern, wenn sie Schmerzen im Mund und eine Verstärkung durch die Inspektion der Mundhöhle befürchten. Die Pflegenden gehen daher auf das Kind ein, erklären ihm die Untersuchung und führen diese nach Möglichkeit spielerisch durch.

Bei Patienten mit Erkrankungen im Mund, mit Nahrungs- und Flüssigkeitskarenz, mit Strahlentherapie (☞ 15.7.1) im Mund-Hals-Bereich, bei schwer kranken und sterbenden Patienten oder bei Kindern, die die Nahrungsaufnahme verweigern, inspizieren die Pflegenden den Mund-Rachenraum _täglich,_ meist im Rahmen der Körperpflege.

405

Die Inspektion der Mundhöhle erfolgt nie unmittelbar nach der Nahrungsaufnahme, da die Manipulation den Würgereflex auslösen und zum Erbrechen führen kann. Zudem erschweren Nahrungsreste eine korrekte Beurteilung, z. B. ist es schwierig, Milchreste und Mundsoor bei einem kurz zuvor gestillten Säugling zu unterscheiden.

Dokumentation
Veränderungen der Mundschleimhaut werden im Pflegebericht exakt beschrieben.

12.5.2.3 Pathologische Veränderungen

Veränderungen der Mundschleimhaut
Veränderungen der Mundschleimhaut sind oft schmerzhaft und erschweren dem Patienten das Sprechen und Schlucken:
- **Mukositis** *(Schleimhautentzündung)* (☞ Tab. 12.5.62)
- **Stomatitis** ist eine Entzündung der Mundschleimhaut infolge von Infektionen oder mangelnder Mundhygiene. Die Schleimhaut ist gerötet und geschwollen. Die Patienten klagen über brennende Schmerzen, Schmerzen beim Kauen und Schlucken, Trockenheitsgefühl und Mundgeruch (☞ 32.6.1). Bei Säuglingen und Kleinkindern führt die Stomatitis oft zur Nahrungsverweigerung
- **Aphthen** sind rundliche, flache Erosionen an Zunge, Zahnfleisch, Gaumen- und Wangenschleimhaut. Sie können durch bestimmte Nahrungsmittel, Verletzungen (Zahnspange, Prothese) oder Infektionen (z. B. durch Herpes-zoster-Viren ☞ 26.6.8) entstehen und schmerzen stark
- **Rhagaden** sind schmerzhafte Einrisse an Mund- und Nasenwinkel durch Überdehnung der Haut bei herabgesetzter Elastizität sowie bei Eisenmangel (☞ 22.5.1)
- Bei der **Candidose** *(Mundsoor)* hat ein Hefepilz (meist Candida albicans) die Mundschleimhaut befallen. Typisch sind weißliche, stippchen- oder flächenförmige, schwer abwischbare Beläge (☞ Abb. 12.5.54). Die Gefahr einer Candidose ist besonders hoch bei Patienten mit Abwehrschwäche oder bei Antibiotikatherapie, bei Diabetikern sowie bei Nahrungskarenz (Soor-

prophylaxe ☞ 12.5.2.4). Im Säuglingsalter tritt Mundsoor relativ häufig auf und geht mitunter mit einer Infektion im Gesäß- und Genitalbereich einher
- **Herpes labialis** *(Herpes simplex)* ist eine ansteckende Infektion durch Herpesviren. Es entstehen kleine schmerzhafte Erhebungen, die später in Bläschen übergehen (☞ Abb. 12.5.53). Sie heilen oft ohne Narben ab, rezidivieren aber (☞ 27.6.7).

> Im Neugeborenen- und Säuglingsalter kann eine Herpesinfektion zu einer schweren, lebensbedrohlichen Sepsis (☞ 26.4) führen. Eltern mit einer Herpesinfektion tragen daher einen Mundschutz, Pflegende werden ggf. in anderen Arbeitsbereichen eingesetzt.

Veränderungen der Zunge
Farbveränderungen der Zunge und Beläge können Hinweise auf Erkrankungen der inneren Organe geben:
- Eine **trockene Zunge** entsteht bei längerer Mundatmung, mangelnder Flüssigkeitszufuhr, als unerwünschte Arzneimittelwirkung (z. B. durch Psychopharmaka) und bei akuten Bauch- und Speicheldrüsenerkrankungen
- Ein **grau-weißlicher Belag** des Zungenrückens entsteht bei ungenügender

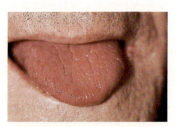

Abb. 12.5.52: Trockene, glatte, wie lackierte Oberfläche der Zunge bei Leberzirrhose (Lackzunge). [R168]

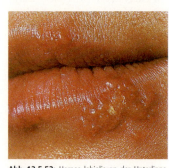

Abb. 12.5.53: Herpes labialis an der Unterlippe. [E179-170]

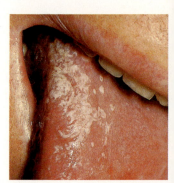

Abb. 12.5.54: Mundsoor am Zungenrand, verursacht durch Candida albicans. [E179-170]

mechanischer Reinigung durch fehlendes Kauen oder bei Magen-, Leber- und Gallenkrankheiten
- Ein **fleckiger, weißlicher, schwer abwischbarer Belag** des Zungenrückens und der Mundschleimhaut findet sich bei einer Pilzinfektion (Candidose ☞ 26.8.2)
- Eine kräftige **Rotfärbung** der Zunge tritt auf bei Leberzirrhose (*Lackzunge* durch Vitamin B-Mangel ☞ Abb. 12.5.52) und bei Scharlach (*Himbeerzunge*, rote Zunge mit himbeerartigem Oberflächenrelief ☞ 32.6.1).

Veränderungen der Zähne und des Zahnfleisches
Zur gesunden Mundhöhlenflora gehören verschiedene Bakterien und Pilze (☞ 26.1). Diese bilden in Verbindung mit Speiseresten, die nicht durch regelmäßiges Reinigen der Zähne und des Zahnfleisches entfernt wurden, die **Plaque** *(Zahnbelag)*. Die Bakterien bewirken eine Vergärung der Speisereste, und es entsteht in der Plaque Säure, die den Zahnschmelz auflöst und zu **Karies** (☞ unten) führt. Eine Verkalkung der Plaque verursacht **Zahnstein**.

Plaque an den Zahnhälsen führt zur **Zahnfleischentzündung** *(Gingivitis)* und bei weiterem Fortschreiten zu Erkrankungen des Zahnhalteapparates (oft als **Parodontose**, bei Entzündung als **Parodontitis** bezeichnet). Erste Symptome sind empfindliches Zahnfleisch und Zahnfleischbluten, das beim Zähneputzen oder beim Biss in einen Apfel deutlich sichtbar wird. Im Endstadium lockern sich die Zähne und fallen aus.

Zusätzlich können Entzündungen im Bereich der Zahnwurzeln zu Folgeerkrankungen, z. B. Endokarditis (☞ 16.8.1), führen. Bei Fehlstellungen einzelner Zähne oder bei Zahnlücken ist das Kauen und Sprechen beeinträchtigt.

Zur Entwicklung von **Karies** *(Zahnfäule)* kommt es, wenn zwei Faktoren zusammenspielen:
▶ Besiedelung der Zähne mit besonderen Bakterienarten (v. a. *Streptococcus mutans*). Die schädigenden Bakterien nisten sich in **Plaques** *(bakterielle Zahnbeläge)* ein
▶ Einwirkung niedermolekularer Kohlenhydrate (z. B. Saccharose = Industriezucker, aber auch Glukose, Laktose und Fruktose, ☞ 12.6.1) über einen längeren Zeitraum. Durch den bakteriellen Abbau des Zuckers entsteht *Milchsäure*, die den schützenden und extrem harten Überzug des Zahnes, den *Zahnschmelz*, auflöst.

Vorbeugend gegen Karies wirken:
▶ Regelmäßige Entfernung der Plaques durch korrektes Zähneputzen (☞ 12.5.2.4)
▶ Reduzierung des Zuckergehalts in der Nahrung. Bereits Zuckermengen von 150–500 mg wirken sich negativ auf die Zähne aus. Daher sollte die *dauernde* Einwirkung von zuckerhaltigen Nahrungsmitteln vermieden werden, bei Säuglingen und Kleinkindern z. B. das ständige Nuckeln an Flaschen mit gezuckertem Tee, Saft, aber auch Milch
▶ Unterstützung der Zahnhärtung und damit der Abwehrkraft des Zahnes durch Zufuhr von Fluoriden.

Regelmäßige, gründliche Zahn- und Mundpflege (mit Zahnbürste, Munddusche und Zahnseide) verhindert Plaquebildung und fördert die Gesundheit von Zähnen und Zahnfleisch. Daher dreimal täglich (nach den Mahlzeiten) drei Minuten lang die Zähne putzen.

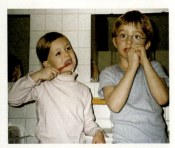

Abb. 12.5.55a: Das Zähneputzen nach dem Essen sollte für Kinder von klein auf ein festes Ritual sein. [O402]

12.5.2.4 Pflegerische Interventionen

Mundpflege *(Mundhygiene):* Alle Maßnahmen, die Zähne, Zahnfleisch, Zunge und Mundschleimhaut gesund erhalten.

Je nach Pflegebedarf unterscheidet man **allgemeine** und **spezielle Mundpflege**. Zahn-, Mund- und Zungenpflege fördern das Wohlbefinden des Patienten. Sie sind z. B. nach den Mahlzeiten, nach Erbrechen aber auch zur Vorbeugung von Komplikationen angezeigt.

Allgemeine Mundpflege

Allgemeine Mundpflege: Maßnahmen der Mundhygiene, die der Patient ohne gesundheitliche Beeinträchtigung selbst ausführen würde, z. B. Zähne putzen, Zahnprothese reinigen und Mund ausspülen.

Pflegemittel

Pflegemittel zur allgemeinen Mundpflege sind:
▶ *Zahnbürste* (☞ Abb. 12.5.55) mit kurzem Bürstenkopf und abgerundeten Borsten (sonst drohen Verletzungen des Zahnfleischs). Naturborsten sind ein Bakterienreservoir und deshalb nicht empfehlenswert. Patienten mit hoher Blutungsgefahr (☞ 22.8.1) sollten eine weiche Zahnbürste bzw. Schwämme (z. B. Dentaswab®-Tupfer) benutzen (☞ Abb. 12.5.57). Bestehen starke Blutungen oder Schmerzen, ist es geraten, den Mund nur auszuspülen. Bei allen Zahnbürsten achten Pflegende auf das regelmäßige Wechseln, spätestens wenn die Borsten sich biegen, weil dann der Reinigungseffekt nicht mehr gewährleistet ist
▶ *Zungen-Bürste* Reinigung kann mit oder ohne Zahnpasta durchgeführt werden
▶ *Zahnpasta* zur mechanischen Reinigung der Zähne und als zusätzlicher Kariesschutz
▶ *Mundspüllösung* unterstützt die Wirkung des Zähneputzens (ersetzt es aber nicht), verhindert Zahnbelag und erfrischt. Medizinische Mundwässer (☞ Tab. 12.5.67) werden nur auf Arztanordnung verwendet
▶ *Zahnseide* zum Entfernen der Zahnbeläge zwischen den Zähnen. Bei größeren Zahnabständen kann eine *Interdentalzahnbürste* eingesetzt werden.

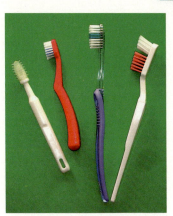

Abb. 12.5.55b: Verschiedene Zahnbürsten vom „Anfängermodell" für die Gaumenmassage (links) bis zur Prothesenzahnbürste (rechts). [O133]

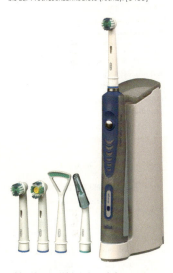

Abb. 12.5.56: Elektrische Zahnbürste mit unterschiedlichen Aufsätzen. [V428]

Abb. 12.5.57: Schwammtupfer eignen sich zur Mundpflege bei Patienten mit Schmerzen an der Schleimhaut oder erhöhter Blutungsneigung. Im Bild der Dentaswab® der Firma Kimberly-Clark. [V408]

Inspektion der Mundhöhle

Bei Patienten mit Erkrankungen im Mundbereich, mit Nahrungs- und Flüssigkeitskarenz sowie pflegebedürftigen Patienten erfolgt die Inspektion der Mundhöhle mit einer Taschenlampe täglich, um (weitere) Erkrankungen oder Veränderungen festzustellen. Dazu verwenden die Pflegenden einen Mundspatel (aus Einmalmaterial) nur, wenn die

Sichtverhältnisse eingeschränkt sind, z. B. durch Schwellung der Mundschleimhaut. Bei Blutungen oder schmerzhaften Läsionen sind täglich mehrfache Kontrollen notwendig.

Pflegende achten darauf, dass der Patient mit einer ausreichenden Menge an Mundpflegeartikeln versorgt ist. Mundspüllösungen sind mit dem Anbruchsdatum zu versehen.

Zahnpflege
Gesundheitsförderung und Prävention
☞ *Kapitel 8*

Ist ein Patient bettlägerig, richten die Pflegenden alle benötigten Utensilien zur Zahnpflege sowie einen Becher Wasser und eine Nierenschale in Reichweite des Patienten. Dann lagern sie ihn – sofern keine Kontraindikation (z. B. eine Wirbelsäulenverletzung) vorliegt – mit erhöhtem Oberkörper und legen ein Handtuch auf Hals und Brust.

Handelt es sich um einen Patienten mit Erkrankungen im Mundbereich, mit Nahrungs- und Flüssigkeitskarenz und/oder um einen schwer kranken Patienten, inspizieren sie die Mundhöhle mit Taschenlampe und Spatel, um (weitere) Erkrankungen oder Veränderungen festzustellen. Anschließend lassen sie den Patienten den Mund mit Wasser ausspülen.

Ist der Patient beim **Zähneputzen** auf Hilfe angewiesen, setzen die Pflegenden die Bürste bei leicht geöffnetem Mund des Patienten in einem Winkel von 45° auf Zahn und Zahnfleisch auf. Dann beginnen sie am Zahnfleischrand und putzen ohne starken Druck vertikal von „rot nach weiß". Während des Putzens halten sie stets die gleiche Reihenfolge ein, um keinen Zahn auszulassen, z. B. von hinten nach vorne, von rechts nach links bzw. erst oben, dann unten. Haben sie die Innenflächen gereinigt, folgen die Außen- und zuletzt die Kauflächen.

Gründliches Zähneputzen dauert ca. drei Minuten. Zum Abschluss spült der Patient den Mund aus und presst dabei das Wasser durch die Zahnzwischenräume, damit auch diese gesäubert werden.

Zahnpflege bei Kindern
▶ Die Zahnpflege beginnt beim Durchbruch der ersten Milchzähne. Da Kleinkinder Zahnpasta meist schlucken, wird die Verwendung von Zahnpasta vor dem 3. Lebensjahr nicht empfohlen. Sobald Kinder die Zahnpasta ausspucken, sollte fluorierte Kinderzahnpasta (0,05%) verwendet werden. Ab dem Schulalter ist Zahnpflege mit fluorierter Erwachsenenzahnpasta (0,1–0,15%) sinnvoll.
▶ Ein effektives eigenes Putzen gelingt frühestens ab dem 4. Lebensjahr, meist erst später. Schon vorher sollte das Kind aber möglichst selbst putzen, um das Verantwortungsgefühl zu stärken, ggf. putzen Erwachsene die Zähne anschließend nach.
▶ Wichtig ist, dass Kinder von Anfang die richtige Technik erlernen (☞ Abb. 12.5.58) und dass das tägliche Zähneputzen zum festen Ritual wird.

Die mechanische Reinigung des Mundes mit der Zahnbürste ist bei natürlichen Zähnen die effektivste Methode, um Plaque-Anlagerungen zu beseitigen. Auch bei bewusstlosen und intubierten Patienten ist die Zahnpflege mit einer weichen Zahnbürste möglich. Pflegende können in diesen Fällen auch Stielschwämme (z. B.

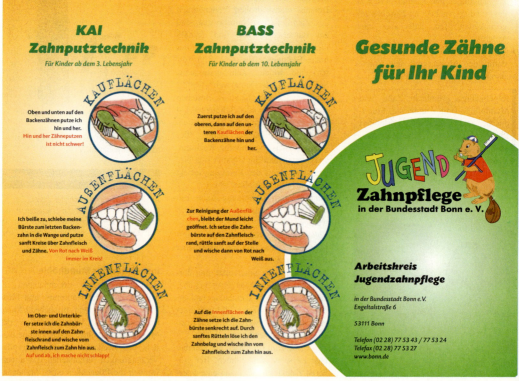

Abb. 12.5.58: KAI-Zahnputztechnik für Kinder ab dem 3. Lebensjahr. [X228]

12.5 Haut

Dentaswab®, ☞ Abb 12.5.57) verwenden. Zur Anfeuchtung der Mundschleimhaut sowie zur Durchführung der speziellen Mundpflege eignen sich Tupfer, Klemme, Wattestäbchen sowie Sprühflaschen, die mit Mundspülung gefüllt sind. (📖 14)

Pflege von Brackets und Platten

Bei der Pflege von **Brackets** (fest auf den Zähnen verankerte Elemente zur Korrektur der Zahnstellung, ☞ Abb. 12.5.59) ist eine besonders gründliche Reinigung notwendig, da sich hier leicht Nahrungsreste sammeln. In der Regel werden die Zähne mit einer normalen Zahnbürste und Zahnpasta gereinigt.

Es gibt eine Vielzahl von **Platten** für den Mundraum, z. B. für Kinder mit einer Lippenkiefergaumenspalte (☞ 30.24.1). Die meisten Platten werden entweder unter fließendem Wasser oder mit Zahnbürste und -pasta gereinigt.

Pflege von Zahnprothesen

Für den Patienten mit „*dritten Zähnen*" ist eine konsequente Reinigung der **Zahnprothese** notwendig, um Funktion und Aussehen der Zahnprothese zu erhalten sowie Plaques und bakterielle Besiedelung zu verhindern.

Manchen Patienten ist es unangenehm, eine Zahnprothese tragen zu müssen. Insbesondere das Herausnehmen der Prothese wirkt häufig belastend, weil sich die Gesichtszüge in diesem Moment stark verändern und älter aussehen. Deshalb lassen die Pflegenden den Patienten die Zahnprothese selbst reinigen und bitten ihn, die Prothese erst kurz vor der Operation oder Untersuchung zu entfernen.

Beim Reinigen der Zahnprothese beachten sie:

▸ Prothese(n) zum Reinigen aus dem Mund nehmen (lassen) und in eine Prothesenschale legen. Prothese dazu am oberen Rand mit dem Zeigefinger

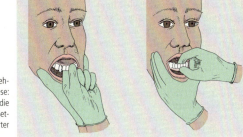

Abb. 12.5.60: Herausnehmen einer Zahnprothese: zuerst die obere, dann die untere Prothese. Das Einsetzen erfolgt in umgekehrter Reihenfolge. [A400-190]

vom Kiefer lösen, falls der Patient dies nicht selbst kann. Persönliche Gewohnheiten des Patienten berücksichtigen (z. B. welche Prothese wird zuerst herausgenommen?) (☞ Abb. 12.5.60)

▸ Prothese im Waschbecken z. B. über einer Pappnierenschale oder einem Stoffwaschlappen reinigen, damit sie bei einem versehentlichen Fallenlassen „weich" fällt und nicht zerbricht (☞ Abb. 12.5.61)

▸ Prothese unter fließendem Wasser mit der Zahnbürste reinigen, evtl. auf Wunsch des Patienten in Prothesenreinigungsmittel einlegen. Wurde ein Reinigungsmittel verwendet, muss die Prothese gründlich abgespült werden. Die Prothesenschale verfügt über einen Einsatz, der beim Herausnehmen ein problemloses Abspülen der Prothese ermöglicht

▸ Vor Einsetzen der Zahnprothese spült der Patient den Mund mit Wasser aus

▸ Hat der Patient noch eigene Zähne, putzt er diese vor dem Einsetzen. Je nach Gewohnheiten des Patienten ggf. Haftcreme auf die Prothese auftragen

▸ Um Verformungen des Kiefers vorzubeugen, wird empfohlen, die Prothese auch während des Schlafes zu tragen. Manche Patienten sind es aber gewohnt, sie nachts zu entfernen.

> Prothesen nie in Zellstoff oder Papiertücher einwickeln, damit sie nicht versehentlich weggeworfen werden.
>
> Bei verwirrten und immobilen Patienten die Prothesenschale beschriften, um Verwechslungen auszuschließen.

Mundspülung

Lösungen zur Mundspülung ☞ Tab. 12.5.67

Die **Mundspülung** mit Wasser oder Tee hält die Mundschleimhaut feucht und entfernt Speisereste aus der Mundhöhle.

Noch effektiver ist eine **Munddusche** mit ihrem feinen, kräftigen Wasserstrahl. Sie reinigt nicht nur Zähne und Zahnzwischenräume, sondern massiert auch das Zahnfleisch.

> Mundspülungen nur bei Patienten mit vollem Bewusstsein und erhaltenem Husten- und Schluckreflex vornehmen.

Spezielle Mundpflege

> **Spezielle Mundpflege:** Maßnahmen der Mundhygiene bei Patienten, bei denen die allgemeine Mundpflege nicht ausreicht, um Erkrankungen vorzubeugen oder zu behandeln. Sie umfasst die Mukositis-, Soor- und Parotitisprophylaxe sowie je nach vorliegenden Erkrankungen der Mundhöhle weitere Pflegemaßnahmen (☞ Tab. 12.5.66).

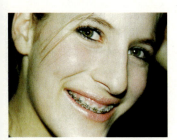

Abb. 12.5.59: Bei der Pflege von Brackets ist eine besonders gründliche Reinigung notwendig, da sich hier leicht Nahrungsreste sammeln. [O203]

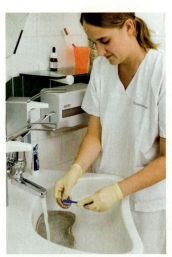

Abb. 12.5.61: Die Nierenschale verhindert ein Zerbrechen der Prothese bei versehentlichem Fallenlassen im Waschbecken. [K115]

12 Beobachten, Beurteilen und Intervenieren

Indikation

Die **Indikation** für die **spezielle Mundpflege** wird zwar eng gestellt, da sie viele Patienten als unangenehm empfinden, doch ist sie im Bedarfsfall konsequent durchzuführen, um zahlreichen Erkrankungen vorzubeugen. Eine spezielle Mundpflege ist z. B. notwendig bei:

- Unwirksamkeit der allgemeinen Mundpflegemaßnahmen
- Trockener Mundschleimhaut durch Mundatmung, Sauerstoffverabreichung, ungenügende Flüssigkeitszufuhr, Nahrungskarenz oder Sondenernährung (☞ 12.6.5.4)
- Zerstörung der physiologischen Mundflora durch Medikamente wie Antibiotika und Zytostatika
- Erkrankungen der Mundhöhle
- Schlechtem Allgemeinzustand.

Bei diesen Patienten inspizieren Pflegende die Mundhöhle mindestens einmal täglich auf Läsionen, Blutungen oder sonstige Veränderungen.

Zur **Erfassung und Beurteilung des oralen Zustandes** gibt es verschiedene Instrumente, wie z. B. den *Oral-Assessment-Guide (OAG)* und die *Oral Mucositis Assessment Scale (OMAS)*. Häufig wird das Schema zur Einstufung der oralen Mukositis laut WHO (☞ Tab. 12.5.62) angewendet, da diese Skala objektive Merkmale (Erythem und Ulzerationen) mit subjektiven und funktionalen Aspekten kombiniert (✉ 1).

Einteilung laut WHO	Erforderliche Mundpflege-Maßnahmen
Grad 0 (Normale Schleimhaut, keine Veränderung)	Basismaßnahmen nach den Mahlzeiten und vor dem Schlafengehen ausreichend
Grad I (Rötung der Mundschleimhaut, keine Ulzerationen)	Mundspülungen alle 1 – 2 Std. durchführen
Grad II Vereinzelte kleine Ulzerationen; keine wesentlichen Probleme beim Essen oder Trinken	Mundspülungen stündlich durchführen
Grad III Ineinander fließende Ulzerationen, die mehr als 25 % der Mundschleimhaut bedecken. Patient kann nur noch trinken. (Ab dem Stadium III klagt der Patient ggf. über starke Schmerzen in der Mundhöhle, Infektionen durch Bakterien, Pilze oder Viren sind möglich)	Mundspülungen halbstündlich durchführen
Grad IV Blutende Ulzerationen, die über 50 % der Mundschleimhaut bedecken. Patient kann weder essen noch trinken	Mundspülungen viertelstündlich durchführen

Tab. 12.5.62: Einteilung der Mukositis laut WHO und die dazu gehörigen pflegerischen Maßnahmen.

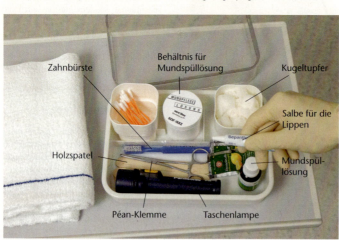

Abb. 12.5.63: Mundpflegeset. [K115]

Die **Dokumentation** umfasst
- Beschreibung der Mundschleimhaut einschließlich Veränderungen
- Verwendete Mundpflegeprodukte
- Zeitpunkt der Inspektion
- Termine der Informations- und Beratungsgespräche.

Beratungsinhalte

- Mundpflege täglich nach jeder Mahlzeit und vor dem Schlafengehen mit einer weichen Zahnbürste durchführen
- Mundpflege bei Problemen intensivieren, z. B. 6-mal täglich
- Auf säurearme Ernährung, z. B. keine Zitrusfrüchte, sowie Reduzierung von süßen Speisen und Getränken achten
- Bei Leukopenie (Verminderung der Leukozyten im Blut) und damit reduzierter Immunabwehr: Anwendung von sterilen Produkten/sterilem Wasser zur Mundpflege, ggf. keimfreie Kost zur Vermeidung von Infektionen
- Bei Thrombopenie (Verminderung der Thrombozyten im Blut) mit starkem Zahnfleischbluten: Spülungen statt Zähnebürsten
- Hinweise zu den verwendeten Mundpflegeprodukten (Anwendung, Dauer, Haltbarkeit).

Materialien

Ein Mundpflegeset besteht aus:
- Péan-Klemme, Kornzange oder Plastikklemme (☞ Abb. 12.5.63)
- Kleinen Kompressen oder Kugeltupfern in einem abgedeckten Behälter
- Beschriftete Behältnisse mit Mundpflegelösungen (Inhalt, Datum, Uhrzeit)
- Nierenschale.

Zusätzlich wird gerichtet:
- Handtuch
- Taschenlampe
- Abwurfbeutel
- Produkte zur Mund-, Zungen- und Lippenpflege
- Handschuhe
- Zahn- und Zungenbürste
- Wenn nötig: Holzspatel.

> Bei Säuglingen und Kleinkindern verwenden Pflegende wegen des kleinen Mundraums Stabtupfer.

Durchführung

- Patienten über Vorgehensweise informieren und zur Mithilfe auffordern
- Kleidung durch ein Handtuch schützen
- Handschuhe anziehen
- Patienten auffordern, den Mund zu öffnen

12.5 Haut

- Mundhöhle mit Taschenlampe und angefeuchtetem Spatel inspizieren
- Beim bewusstseinsklaren Patienten vor der Mundpflege Zähne putzen
- Um Verletzungen der Mundschleimhaut und der Zähne zu vermeiden, den Tupfer so in die Péan-Klemme einspannen, dass er die Greifbacken und die Spitze der Klemme umfasst (☞ Abb. 12.5.64 und 12.5.65)
- Tupfer in die Mundpflegelösung tauchen und am Rand des Behältnisses ausdrücken
- Mundhöhle sorgfältig auswischen (Zähne, Wangeninnenfläche, Wangentaschen, harter Gaumen und Zunge, auch unter der Zunge)
- Immer von hinten nach vorne wischen, um eine Keimverschleppung in die Atemwege oder den Verdauungstrakt zu vermeiden
- Weichen Gaumen (wenn überhaupt) zuletzt auswischen, da Brechreizgefahr besteht
- Bei jedem Wischvorgang frischen Tupfer verwenden
- Falls keine Aspirationsgefahr besteht, Mund ausspülen lassen
- Lippen mit patienteneigenen Produkten oder Salbe eincremen
- Maßnahme und Beobachtungen dokumentieren
- Pflegeset und Mundspülungen entsprechend dem hausinternen Standard erneuern und beschriften. In vielen Häusern liegen die Richtlinien zur Mundpflege in standardisierter Form vor. Der Kontakt zur Krankenhausapotheke ist sehr hilfreich, um Fragen der Haltbarkeit von Mundpflegelösungen bzw. Zusätzen zu klären.

Bei der Mundpflege beachten:
- Bei bewusstlosen Patienten besteht die Gefahr, dass Flüssigkeiten in die Luftröhre gelangen *(Aspirationsgefahr)*. Deshalb Absauggerät bereithalten (☞ Abb. 12.2.5.8)
- Bei Alkoholkranken keine alkoholhaltigen Mundpflegelösungen benutzen
- Bei Kindern darauf achten, ob sie das Ausspülen des Mundes beherrschen; Spüllösung verwenden, die ggf. auch getrunken werden kann
- Bei gestillten Kindern mit Mundsoor berücksichtigen die Pflegenden auch die Brust der Mutter. Je nach Arztanordnung wird diese mit Antimykotika (☞ Pharma-Info 26.36) behandelt.

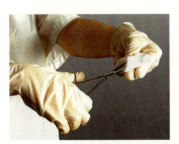

12.5.64: Tupfer so auf Klemme stecken, … [K183]

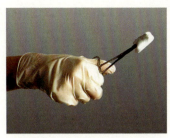

Abb. 12.5.65: …, dass die Klemmenspitze ganz bedeckt ist. So lassen sich z. B. die Backentaschen gefahrlos auswischen. [K183]

Pflegeproblem	Pflegeziel	Pflegemaßnahmen
Trockener Mund	Feuchte Mundschleimhaut	▸ Ausreichende Flüssigkeitszufuhr ▸ Mundspülung mit Wasser oder Tee nach Wunsch ▸ Auswischen der Mundhöhle mit geeigneten Lösungen, z. B. Kamillen- oder Salbeitee ▸ Eiswürfel aus Tee oder Saft zum Lutschen ▸ Zuckerfreie Bonbons oder Kaugummi ▸ Künstlicher Speichel, z. B. Glandosane® ▸ Stimulation der Speichelproduktion ▸ Erhöhung der Luftfeuchtigkeit mit Ultraschallverneblern (☞ 12.2.5.6)
Trockene Lippen, Rhagaden	Geschmeidige Lippen	▸ Einfetten der Lippen mit Dexpanthenol-Salbe
Schleimhautbeläge	Belagfreier Mund	▸ Auswischen der Mundhöhle mit Kamillenlösung oder Salbeitee ▸ V.a. bei Soor Abstrich auf Pilze und ggf. lokale Antimykotika (Arztanordnung) ▸ Intensivieren der Mundspülungen, ggf. mit Misoprostol®, z. B. 200 µg auf 500 ml Mundpflegelösung (☐ 15)
Borkige Zungenbeläge	Borkenfreie Zunge	▸ Aufweichen von hartnäckigen Borken mit Glycerin ▸ Butter zum Lösen von Borken und Belägen (☐ 16) ▸ Intensivieren der Mundspülungen, ggf. mit Misoprostol, z. B. 200 µg auf 500 ml Mundpflegelösung (☐ 15) ▸ ¼ Tabl. Vitamin-C-Brausetablette ▸ Zungenbürstung
Zäher Speichel, verminderte Speichelproduktion	Anregung der Speichelproduktion	▸ Ausreichende Flüssigkeitszufuhr ▸ Sprühen von Flüssigkeit mit Zerstäuber (cave: Aspirationsgefahr) ▸ Salzhaltige Zahnpasta, z. B. Sole-Zahncreme ▸ Massage der Ohr- und Kieferspeicheldrüse ▸ Mundspülung mit Zitronen- oder Traubensaft, sauren Tees (z. B. Malve) oder ¼ Vitamin-C-Brausetablette ▸ Stimulation über den Geruchssinn mit ätherischen Ölen (Pampelmusen-, Zitronen-, Orangenöl) ▸ Lutschen von Eiswürfeln oder gefrorenen Früchten (z. B. Ananas) ▸ Kauen von Kaugummi oder Brotrinde
Schmerzen, Brennen im Mund	Beschwerdefreiheit, Linderung der Schmerzen	▸ Meiden scharf gewürzter Nahrungsmittel ▸ Verabreichung von weicher oder pürierter Kost ▸ Alkohol- und Nikotinabstinenz ▸ Gabe von anästhesierenden Lutschtabletten ▸ Eiswürfel aus Tee oder Saft zum Lutschen ▸ Mundspülung, ggf. mit Lidocain, z. B. als 0,2 %ige Lösung, entspricht 1 g Lidocainhydrochlorid 100 % in 500 ml Mundspüllösung (☐ 15)
Läsionen von Schleimhaut, Zahnfleisch und Zunge	Intakte Mundschleimhaut	▸ Bepinselung mit Myrrhetinktur ▸ Spülungen mit Kamillenlösung/Kamillentee oder Ringelblumentee ▸ Eislutscher

Tab. 12.5.66: Pflegeplan für die spezielle Mundpflege.

12 Beobachten, Beurteilen und Intervenieren

Soor- und Parotitisprophylaxe

Soor- und **Parotitisprophylaxe** werden oft in einem Atemzug genannt, weil die Pflegemaßnahmen zur Vorbeugung beider Erkrankungen ähnlich sind. Dennoch handelt es sich um zwei verschiedene Krankheiten mit unterschiedlichen Ursachen (Candidose ☞ 26.8.2, Parotitis ☞ 32.10.2). Die Soorinfektion ist mit Abstand die häufigere der beiden.

Die **Soor-** und **Parotitisprophylaxe** umfasst folgende Maßnahmen der speziellen Mundpflege:
▶ Einschätzen des Soor- und Parotitisrisikos
▶ Planen geeigneter vorbeugender Maßnahmen
▶ Durchführen der geplanten Maßnahmen
▶ Auswerten der Maßnahmen: Waren sie erfolgreich oder nicht?

Soorprophylaxe

Soor (Candidose) ☞ 26.8.2

Normalerweise herrscht in der Mundhöhle ein Gleichgewicht zwischen den über 500 Bakterienarten, die dort natürlicherweise vorkommen *(Mundflora, Bakterienflora)* und den Hefepilzen. Die Mikroorganismen hemmen sich gegenseitig in ihrem Wachstum, so dass weder die Bakterien noch die Pilze überhand nehmen. Muss ein Patient Antibiotika einnehmen

Pflegemittel	Wirkung	Anwendung	Bewertung
Mundspülung *(Nicht alkoholhaltig)*			
Kamille	▶ Entzündungshemmend ▶ Wundheilungsfördernd	▶ Als Tee zum Mundspülen und Gurgeln ▶ Als Tinktur zum Bepinseln	▶ Angenehmer Geschmack ▶ Trocknet Schleimhäute aus
Salbeilösung	▶ Desinfizierend ▶ Schutz der Schleimhaut vor bakteriellen, chemischen und mechanischen Einflüssen durch Gerbstoffwirkung	▶ Zur Mundspülung: 2,5 g getrocknete Salbeiblätter auf eine Tasse Tee geben ▶ Zur Pinselung: Unverdünnte Tinktur verwenden	▶ Sehr gut zur speziellen Mundpflege bei Entzündungen im Mund-Rachenraum, Gingivitis und Stomatitis ▶ Unangenehmer Geschmack
Glandomed®	▶ Reinigt und feuchtet Schleimhaut an ▶ Schutz der Schleimhaut vor Bakterien und Pilzen	▶ Unverdünnter Einsatz ▶ 2 Min. lang im Mund behalten, nicht nachspülen ▶ 15 Min. nach der Anwendung nicht essen oder trinken ▶ Einsetzbar in Sprühflaschen ▶ Zusatz von anderen Mundpflege-Produkten möglich (Rücksprache mit dem Arzt)	▶ Milde Fertiglösung mit Orangengeschmack ▶ Ideal für allgemeine und spezielle Mundpflege ▶ Anwendung bei Erwachsenen und Kindern möglich ▶ Bei Mundtrockenheit Zusatz von Pilocarpin® möglich ▶ Bei Schmerzen Zusatz von Lidocainhydrochlorid möglich ▶ Bei Belägen Zusatz von Misoprostol (z. B. Cytotec®) möglich
Mundspülung *(Alkoholhaltig)*			
Myrrhe	▶ Desinfizierend ▶ Granulationsfördernd	▶ Als Tee zur Mundspülung fünfzig- bis hundertfach verdünnt ▶ Als Tinktur zur Pinselung unverdünnt	▶ Bei infektiösen Entzündungen im Mund bestens geeignet
Hexoral®	▶ Desinfektion des Mund-Rachenraumes	▶ Unverdünnt zur Spülung ▶ Enthält Alkohol, deshalb nicht bei alkoholkranken Menschen und Patienten im Delir anwenden	▶ Nebenwirkungen: Geschmacksirritationen, Übelkeit, Erbrechen, Schleimhautverletzungen, Verfärbung von Zähnen und Zunge ▶ Nur nach ärztlicher Anordnung verwenden
Mundpflegeartikel			
Pagavit® Lemonsticks	▶ Erfrischend ▶ Stimulation der Speichelsekretion	▶ Gebrauchsfertiges Päckchen mit drei getränkten Sticks zum Auswischen der Mundhöhle	▶ Trocknet Schleimhaut aus, deshalb nicht zu oft verwenden
Künstlicher Speichel (z. B. Glandosane®)	▶ Anfeuchtung der Mundhöhle	▶ Unverdünnt als Spray	▶ Unangenehmer Geschmack ▶ Beim Sprühen auf Atmung achten: Aspirationsgefahr
Kaugummi Bonbons	▶ Erhöhung der Speichelsekretion ▶ Gleichzeitig ideale Zahnpflege (wenn zuckerfrei)	▶ Kauen	▶ Bei Mundtrockenheit ▶ Bei kooperativen Patienten bestens geeignet, nicht jedoch für bewusstseinsgetrübte oder verwirrte Patienten (Aspirationsgefahr) ▶ Nicht für Zahnprothesen- und Zahnspangenträger geeignet (Gefahr des Verklebens)
Lippenpflege			
Dexpanthenolsalbe (z. B. Bepanthen®)	▶ Aufweichen von Borken ▶ Geschmeidighalten der Lippen	▶ Auftragen auf Lippen	▶ Vereinzelt treten allergische Reaktionen auf, sonst sehr gut geeignet zur Nasen-, Augen- und Lippenpflege

Tab. 12.5.67: Verschiedene Mundpflegemittel, ihre Indikationen, Wirkungen und Besonderheiten. Einige der hier genannten Mundpflegemittel kommen bis zum Schulkindalter nicht infrage, z. B. weil Kinder ihren Geschmack nicht tolerieren oder nicht Kaugummi kauen können, ohne diesen zu schlucken. Daher achten die Pflegenden auf kindgerechte Mundpflegemittel.

oder leidet an einer starken Abwehr-schwäche, überwiegen oft die Hefepilze, insbesondere der Hefepilz Candida albicans, der sich gern auf geschädigten Schleimhäuten ansiedelt. Ist nur die Mundschleimhaut betroffen, ist die **Candidose** *(Soor)* harmlos. Betrifft sie aber auch den Verdauungstrakt bzw. die Atemwege oder nimmt sie einen chronischen Verlauf, bekommt der Patient zum Teil massive Beschwerden (☞ 26.8.2).

Welche Patienten sind gefährdet?

Risikofaktoren einer Candidose in der Mundhöhle sind:
- **Mundtrockenheit,** z. B. bei Nahrungskarenz aufgrund des mangelnden Speichelflusses oder längerer Atmung durch den offenen Mund, etwa bei nasal eingeführter Sonde, bei Atemnot oder Sterbenden
- **Schlechter Allgemeinzustand,** insbesondere Abwehrschwäche und Vorerkrankungen der Mundhöhle
- **Zuckerhaltige Ernährung** (Zucker begünstigt das Candidawachstum) und **Antibiotikaeinnahme** (☞ Pharma-Info 26.17).

Maßnahmen der Soorprophylaxe

Pflegemaßnahmen, welche die Abwehrfunktionen der Mund- und Rachenschleimhaut stärken, sind:
- Regelmäßige Mundhygiene, um Speisereste zu entfernen
- Sorgfältige Inspektion der Mundhöhle mit Spatel und ggf. Taschenlampe auf die für eine Soorinfektion typischen weißlichen Beläge
- Viel trinken, um die Mundschleimhaut feucht zu halten
- Speichelfluss anregen (☞ Tab. 12.5.66)
- Auf Arztanordnung prophylaktisch ein lokales Antimykotikum (z. B. Moronal®-Lösung) geben, Flüssigkeit mit der Pipette auf der Zunge und im Mund verteilen, anschließend schlucken; nach der Applikation mindestens 15 Min. Mund nicht spülen, nicht essen oder trinken (Patienten schulen: Pipette nicht mit dem Mund zu berühren, um eine bakterielle Besiedelung zu vermeiden)

> Die **Soorprophylaxe** war erfolgreich, wenn:
> - Die Mundschleimhaut (wieder) feucht-rot ist
> - Die Mundhöhle (wieder) frei von Schleim oder Speiseresten ist
> - Die Zunge (wieder) frei von Belägen ist.

- Bei Säuglingen und Kleinkindern auf saubere Sauger an Trinkflaschen und Beruhigungssauger achten.

Parotitisprophylaxe

> **Parotitis:** Entzündung der *Ohrspeicheldrüse (Glandula parotis),* hervorgerufen durch Staphylokokken oder Streptokokken.

Drei Speicheldrüsen(-Paare), nämlich die Ohrspeichel-, Unterkieferspeichel- und Unterzungendrüsen, bilden den *Mundspeichel* und geben ihn kontinuierlich an die Mundhöhle ab. Beim Essen wird der Speichelfluss deutlich gesteigert. Normalerweise können keine Bakterien in die Ausführungsgänge dieser Drüsen gelangen und dort eine Entzündung verursachen. Der ständig fließende Speichel spült sie sofort hinaus. Bei längerer Nahrungskarenz oder erheblichem Flüssigkeitsmangel wird jedoch weniger Speichel gebildet, wodurch Keime in die Ausführungsgänge dringen können: Eine stark schmerzhafte Entzündung der Ohrspeicheldrüse (meist nur auf einer Seite) ist die Folge. Die Speicheldrüse schwillt dabei deutlich sichtbar an.

Maßnahmen der Parotitisprophylaxe

Um einer Parotitis vorzubeugen, wird der Speichelfluss angeregt durch:
- Vermehrte Kautätigkeit, z. B. durch Kauen von Kaugummi oder Brotrinde
- Lutschen von Eiswürfeln oder Zitronenscheiben
- Ausreichende Flüssigkeitszufuhr
- Mehrmals tägliche Mundspülung
- Um eine ständige Befeuchtung der Mundschleimhaut zu erzielen, ist die Anwendung von Sprühflaschen sinnvoll (z. B. gefüllt mit Getränken).

> Die **Parotitisprophylaxe** war erfolgreich, wenn:
> - Der Speichel ohne Stau kontinuierlich fließt
> - Die Ohrspeicheldrüsen weder schmerzen noch geschwollen sind
> - Der Patient schmerzfrei kaut.

12.5.3 Haare

12.5.3.1 Physiologische Grundlagen und Normalzustand

Die Behaarung des Menschen hat bis auf das Kopfhaar ihre ursprüngliche Funktion verloren, nämlich vor Kälte und

Wärmeverlust zu schützen. Die Haare des Kopfes sind dafür in unserer Kultur ein wesentliches Identifikationsmerkmal und Schönheitsattribut.

Haartypen

Beim erwachsenen Menschen unterscheidet man zwei verschiedene **Haartypen:**
- *Langhaar.* Kopf-, Achsel-, Schamhaare, zusätzlich beim Mann die Bart- und Brusthaare
- *Kurz-* bzw. *Borstenhaar.* Die übrige Körperbehaarung, die bis auf Handflächen, Fußsohlen und Streckseiten der Zehen- und Fingerendglieder den ganzen Körper bedeckt.

Das **Wollhaar** *(Lanugohaar)* ist ein Flaumhaar, das den Körper vom 4. Fetal- bzw. Schwangerschaftsmonat bis etwa zum 6. Lebensmonat bedeckt.

Haarbeschaffenheit

Die **Beschaffenheit** der Haare kann unterschiedlich sein:
- *Normales Haar* ist weich fallend, voll und matt glänzend
- *Fettiges Haar* entsteht bei erhöhter Talgproduktion, die durch Veranlagung, Stress, Ernährungs- und Pflegefehler ausgelöst wird. Das Haar ist schon einige Stunden nach der Haarwäsche wieder fettig
- *Trockenes Haar* ist eine Folge verminderter Talgproduktion. Durch den fehlenden Fettfilm besitzt das Haar keinen Schutz gegenüber mechanischen und chemischen Einflüssen. Trockenes Haar entsteht durch Veranlagung, Hypothyreose (☞ 21.3.4) oder infolge schwerer Allgemeinerkrankungen.

Ernährung, Stress oder falsche Pflege verändern die Haarbeschaffenheit. Die Haare werden *spröde und brüchig.* Sprödes Haar tritt z. B. bei Eisenmangel und Hypothyreose auf. Auch während der Schwangerschaft und Stillzeit leiden manche Frauen unter Haarveränderungen. Eine auf den Haartyp abgestimmte Pflege beseitigt dieses Problem häufig.

Haarfarbe

Die **Haarfarbe** wird vom Melaningehalt in den verhornten Zellen bestimmt. Das *Ergrauen* der Haare ist Folge einer verminderten Melaninproduktion und gleichzeitiger Lufteinschlüsse im Haarschaft. Im Alter ist das Ergrauen der Haare ein physiologischer Vorgang. Frühzeitiges Ergrauen kann genetisch bedingt sein, eine psychische Reaktion sein oder als Begleiterscheinung bei endokrinen Erkrankungen auftreten.

Haarausfall

Ein gesunder Erwachsener verliert täglich durchschnittlich 70–100 Haare. Dieser physiologisch bedingte **Haarausfall** wird durch das normale Wachstum und den Regenerationszyklus ausgeglichen. Die Glatzenbildung des Mannes im fortgeschrittenen Alter wird durch das Sexualhormon *Testosteron* beeinflusst. Glatzen treten bei ca. 45% aller Männer mit entsprechender genetischer Vorbelastung auf. Sie beginnen typischerweise im Schläfenbereich („*Geheimratsecken*") und können bis zum völligen Haarverlust fortschreiten.

12.5.3.2 Beobachtungskriterien, Datenerhebung und Dokumentation

Die Beobachtung der Haare bezieht sich auf den Haartyp, die Haarbeschaffenheit und die Haarfarbe. Pflegende erfassen den Zustand der Körperbehaarung eines Menschen meist während der Körperpflege mit ihren Augen und Händen. Besonderheiten, die eine Intervention erfordern, werden im Pflegebericht beschrieben, z. B. Nissenbefall.

12.5.3.3 Pathologische Veränderungen

Veränderungen der Körperbehaarung können auch pathologische Ursachen haben.

Chronische Erkrankungen, fieberhafte Infektionskrankheiten, Arzneimittel, Bestrahlungen, Zytostatika und psychischer Stress können den Regenerationszyklus stören. Es kommt dann zum **Haarausfall** und im Extremfall zur **Glatzenbildung** (*Alopezie*, ☞ auch 28.11.2). Weitere Ausführungen zu krankhaften Veränderungen der Körperbehaarung befinden sich in Kapitel 28.

12.5.3.4 Pflegerische Interventionen

Haarpflege

Bei der **Haarpflege** berücksichtigen die Pflegenden die Wünsche und Vorlieben des Patienten. Besonders einfühlsam gehen sie auf Patienten mit krankheitsbe-

dingtem Haarausfall ein (z. B. wegen einer Zytostatikatherapie ☞ 22.4.1), die u. U. eine Perücke oder Mütze tragen.

Langes Liegen und ständiger Druck auf den Kopf belasten die Haare. Bei Patienten mit fettigem Haar führt dies zu einer Anregung der Talgdrüsen; das Haar fettet noch leichter. Zusätzlich tritt oft ein unangenehmer Juckreiz auf.

Wichtige Pflegemaßnahmen sind das tägliche Ausbürsten und Kämmen sowie eine Haarwäsche 1- bis 2-mal pro Woche. Können die Patienten dies nicht selbst tun, unterstützen die Pflegenden sie dabei. Die Pflegemittel dazu werden je nach Haartyp des Patienten ausgewählt.

Kämmen und Bürsten im Bett

▶ Dem Patienten ein Handtuch unter den Kopf legen
▶ Bei langen Haaren den Kopf auf die Seite drehen (lassen) und die Haare erst auf der einen, dann auf der anderen Seite kämmen. Dabei jeweils mit den haarspitzennahen Abschnitten beginnend nur einige Zentimeter auskämmen und sich langsam zum Haarschaft vorarbeiten
▶ Den Patienten nach Wunsch frisieren; lange Haare evtl. zu einem Zopf flechten, damit die Haare sich nicht so stark verknoten.

> **Bei der Haarpflege beachten:**
> ▶ Fettiges Haar nicht zu ausgiebig bürsten, da hierdurch die Talgproduktion angeregt wird
> ▶ Auch Perücken oder Haarteile regelmäßig pflegen (lassen)
> ▶ Bei bettlägerigen Patienten keine Haarnadeln und Kämme für die Frisur verwenden, da sie zu Druckstellen oder Verletzungen führen können
> ▶ Alte Menschen nicht „der Einfachheit halber" wie Kinder frisieren
> ▶ Haare nicht ohne Einverständnis des Patienten schneiden
> ▶ Auf Wunsch Klinikfrisör bestellen.

Haarwäsche im Bett

Bei mobilen Patienten ist es am einfachsten, die Haare unter der Dusche bzw. in der Badewanne zu waschen. Bei immobilen Patienten kann eine **Haarwäsche im Bett** notwendig sein. Dies erfolgt ca. 1- bis 2-mal pro Woche oder so häufig, wie der Kranke es wünscht bzw. sein Zustand es erlaubt.

Ziele der Haarwäsche sind:
▶ Beobachtung und Reinigung der Kopfhaut und der Haare
▶ Förderung des Wohlbefindens
▶ Ggf. Entfernen von Parasiten mit Spezialshampoo und Nissenkamm (☞ 28.5.4).

Vorbereitung der Materialien

▶ Großer Eimer mit angenehm temperiertem Wasser (Patientenwünsche berücksichtigen)
▶ Einmalschürze
▶ Gefäß zum Schöpfen (Spülgefäß), z. B. Litermaß
▶ Auffangbehälter für Brauchwasser
▶ Bettschutz
▶ Zwei Handtücher
▶ Ggf. Augenschutz (z. B. Waschlappen)
▶ Shampoo
▶ Kamm oder Bürste
▶ Föhn
▶ Haarwaschbecken mit Ablassschlauch.

Vorbereitung des Patienten

▶ Maßnahme mit dem Patienten absprechen und sinnvoll in den Tagesablauf einplanen; persönliche Wünsche erfragen, z. B. nach Shampoo oder Haarspülung
▶ Schmuck und ggf. Hörgerät entfernen
▶ Haare und Kopfhaut inspizieren.

Durchführung

▶ Kopfbrett des Bettes entfernen und darauf achten, dass der Patient nicht zu weit oben liegt. Ggf. Patienten unterstützen, sich im Bett weiter nach unten zu bewegen
▶ Bett flach stellen, Oberkörper des Patienten bis zu den Schultern auf Kissen lagern
▶ Patienten unterstützen, den Oberkörper anzuheben, Bettschutz unterlegen und Haarwaschbecken oberhalb der Schultern ins Bett stellen
▶ Patienten Handtuch in den Nacken legen, um die Rinne des Haarwaschbeckens abzupolstern
▶ Patienten fragen, ob Position für ihn angenehm ist
▶ Auffangbehälter in Position bringen und Schlauch des Haarwaschbeckens hineinhängen
▶ Mit dem Schöpfgefäß Wasser aus dem vorbereiteten Eimer entnehmen und vorsichtig über die Haare fließen lassen. Sich beim Patienten erkundigen, ob die Wassertemperatur in Ordnung ist
▶ Haare von hinten nach vorn Richtung Haaransatz befeuchten. Eine Hand

12.5 Haut

schützend vor die Stirn des Patienten halten, um zu verhindern, dass Wasser ins Gesicht läuft. Alternativ kann ein Waschlappen auf die Stirn gelegt werden
- Sind die Haare ausreichend nass, Shampoo in beiden Händen verteilen und mit massierenden Bewegungen auf den Kopf auftragen
- Mit dem Schöpfgefäß erneut Wasser aus dem Wassereimer entnehmen und die Haare vom Haaransatz nach hinten ausspülen. Dabei wieder darauf achten, dass keine Seife Richtung Gesicht gelangt
- Bei stark fettenden oder verschmutzen Haaren Haarwäsche wiederholen. Ggf. Vorgang mit Haarspülung abschließen
- Grundsätzlich bedenken, dass die Maßnahme für den Patienten anstrengend ist und nicht zu lange dauern sollte.

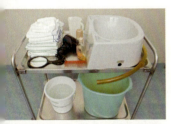

Abb. 12.5.68: Materialien für die Haarwäsche im Bett. [K115]

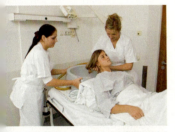

Abb. 12.5.69: Haarwaschbecken einführen, dabei Patientin am Kopf unterstützen. [K115]

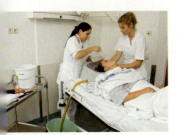

Abb. 12.5.70: Haare mithilfe eines Schöpfgefäßes ausspülen. [K115]

Sich beim Patienten nach dem Befinden erkundigen
- Sind die Haare ganz klar gespült, Patienten Handtuch um den Kopf schlingen und Haarwaschbecken aus dem Bett nehmen. Dazu unterstützt eine Pflegekraft den Patienten unter den Schultern, die andere entfernt das Haarwaschbecken
- Kopfkissen einlegen und Handtuch zum Schutz vor Nässe darauf legen
- Patienten im Bett in aufrechte Position bringen (wenn keine Kontraindikation besteht), Handtuch abnehmen und Haare mit frischem Handtuch trocken frottieren
- Anschließend Haare föhnen. Der Patient kann dazu, wenn möglich, einen Spiegel in der Hand halten, um den Vorgang zu verfolgen bzw. das Föhnen selbst übernehmen
- Sich beim Föhnen bemühen, die Frisur nach den Gewohnheiten des Patienten zu gestalten
- Abschließend das Handtuch vom Kopfkissen nehmen und überprüfen, ob das Bett nass geworden ist (ggf. frisch beziehen)
- Patienten bei der Lagerung unterstützen
- Haarwaschbecken und Auffangeimer nach Hygieneplan desinfizieren.

Bei der Haarwäsche beachten:
- Kein Shampoo in die Augen bringen. Bei Kindern einen trockener Waschlappen vor die Augen legen
- Beim Säugling genügt es, die Haare während des Badens mit einem nassen Waschlappen zu waschen, ein Shampoo ist nicht notwendig.
- Kein Wasser in die Ohren laufen lassen. Bei Patienten mit Erkrankungen der Ohren besonders vorsichtig sein (Haarwäsche nur nach Rücksprache mit Arzt)
- Bei längeren Haaren gelegentlich eine Haarspülung oder -kur verwenden (die Haare werden dadurch leichter kämmbar)
- Heißes Föhnen unterlassen, da es die Talgproduktion anregt, die Kopfhaut belastet und die Haare austrocknet
- Bettwäsche und Kleidung der Patienten auf Feuchtigkeit kontrollieren und bei Bedarf wechseln
- Haare bei Halswirbel- und Schädelverletzungen nur auf Anordnung des Arztes hin waschen

Haarpflege bei Milchschorf
Manche Säuglinge oder Kleinkinder haben eine dünne Schorfschicht auf der Kopfhaut, den so genannten **Milchschorf**. Um diesen zu entfernen, reiben die Pflegenden die Kopfhaut des Kindes abends mit einem milden Öl ein. Am nächsten Morgen waschen sie die Haare des Kindes und kämmen sie mit einem feinen Kamm. Zuvor ziehen sie jedoch einen Mulltupfer über die Zinken des Kamms, um sie nach dem Kämmen leichter von den Hautschuppen befreien zu können.

12.5.4 Finger- und Zehennägel

12.5.4.1 Physiologische Grundlagen und Normalzustand

Nägel sind von der Epidermis gebildete Hornplatten auf der Finger- und Zehenkuppen. Sie verhindern Verletzungen an den Finger- und Zehenenden und erleichtern das Greifen.

> Im Normalfall ist der Nagel elastisch, quergewölbt und blassrosa gefärbt.

12.5.4.2 Beobachtungskriterien, Datenerhebung und Dokumentation

Bei der Beobachtung der Nägel achten Pflegende auf *Form*, *Farbe* und *Struktur*. Sie erfassen den Zustand der Fingernägel eines Menschen im alltäglichen Zusammensein. Die Beobachtung der Zehennägel erfolgt meist während der Körperpflege. Besonderheiten, die spezielle Interventionen erfordern, dokumentieren die Pflegenden im Pflegebericht.

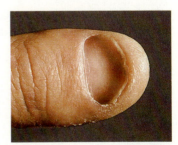

Abb. 12.5.71: Löffelnagel (Koilonychie). [E179-170]

415

12.5.4.3 Pathologische Veränderungen

Nagelveränderungen ☞ 28.2.4

Nagelveränderungen können sowohl Ausdruck einer Allgemeinerkrankung sein, z. B. einer Eisenmangelanämie (☞ 22.5.1), als auch einer Erkrankung, die nur den Nagel betrifft, z. B. Nagelpilz (☞ Tab. 12.5.72 und 28.2.4).

12.5.4.4 Pflegerische Interventionen

Nagelpflege

Überragen die Nägel die Finger- oder Zehenkuppen, sollten sie geschnitten werden. Möchten Pflegende dies bei einem Patienten tun, benötigen sie dessen Einverständnis. Sofern der Patient seine Wünsche nicht mitteilen kann, befragen Pflegende die Angehörigen.

Vorbereitung der Materialien
- Handtuch
- Waschschüssel mit warmem Wasser
- Nagelbürste. Bei Kleinkindern eine besonders weiche Bürste, um eine Verletzung der Fingerkuppen zu vermeiden
- Ggf. Nierenschale, Handtuch oder Papiertuch zum Auflegen der Hand
- Abwurf
- Nagelschere und -feile. Bei Kindern eine abgerundete Schere, um die Verletzungsgefahr zu verringern
- Pflegemittel nach Wunsch, z. B. Handcreme.

Durchführung
- Hände bzw. Füße nacheinander baden, um die Nägel aufzuweichen, da sie sich dann leichter schneiden lassen.

> Früh- und Neugeborene haben sehr empfindliche Fingerkuppen, das Nagelbett kann leicht verletzt werden, so dass es zu einem Panaritium *(Nagelbettentzündung)* und nachfolgend zu einer Sepsis (☞ 26.4) kommen kann. Daher wird die Nagelpflege besonders vorsichtig durchgeführt. In den ersten vier Lebenswochen schneiden die Pflegenden nur bei Bedarf vorsichtig das ausgefranste Ende der Nägel.

- Bei bettlägerigen Patienten dazu das Handtuch unter die Hand des Patienten legen, darauf die Waschschüssel mit warmem Wasser stellen und die Hand eintauchen (lassen). Bei Kindern ist ein Hand- bzw. Fußbad nur ggf. zur Reinigung der Nägel notwendig
- Nägel bürsten, um sie zu säubern
- Waschschüssel wegstellen und Hand bzw. Fuß gut abtrocknen (besonders Zehenzwischenräume). Sich erkundigen, ob sich der Fuß trocken anfühlt, Zehenzwischenräume inspizieren
- Handtuch, Nierenschale oder Papiertuch unter die Hand bzw. den Fuß legen
- Nägel bis zur Finger- bzw. Zehenkuppe zurückschneiden. Fingernägel links und rechts abrunden. Fußnägel fast gerade schneiden, damit sie nicht einwachsen können
- Raue Nägel feilen. Dabei nicht hin und her reiben, sondern stets vom Nagelrand zur Nagelmitte, damit das Nagelende nicht brüchig wird
- Verschmutzungen unter den Nägeln vorsichtig mit der Spitze der Nagelfeile entfernen
- Auf Wunsch des Patienten oder bei trockener Haut Hände bzw. Füße eincremen.

Bei der Nagelpflege beobachten die Pflegenden die Nägel auf krankhafte Veränderungen (☞ Tab. 12.5.72). In manchen Krankenhäusern wird die Fußpflege medizinischen Fußpflegerinnen übertragen.

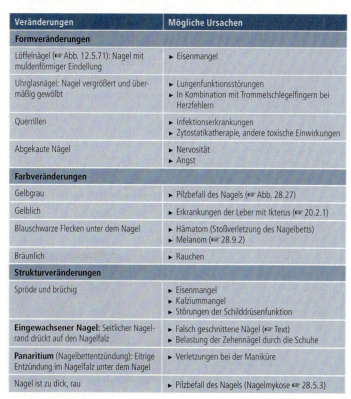

Veränderungen	Mögliche Ursachen
Formveränderungen	
Löffelnägel (☞ Abb. 12.5.71): Nagel mit muldenförmiger Eindellung	▶ Eisenmangel
Uhrglasnägel: Nagel vergrößert und übermäßig gewölbt	▶ Lungenfunktionsstörungen ▶ In Kombination mit Trommelschlegelfingern bei Herzfehlern
Querrillen	▶ Infektionserkrankungen ▶ Zytostatikatherapie, andere toxische Einwirkungen
Abgekaute Nägel	▶ Nervosität ▶ Angst
Farbveränderungen	
Gelbgrau	▶ Pilzbefall des Nagels (☞ Abb. 28.27)
Gelblich	▶ Erkrankungen der Leber mit Ikterus (☞ 20.2.1)
Blauschwarze Flecken unter dem Nagel	▶ Hämatom (Stoßverletzung des Nagelbetts) ▶ Melanom (☞ 28.9.2)
Bräunlich	▶ Rauchen
Strukturveränderungen	
Spröde und brüchig	▶ Eisenmangel ▶ Kalziummangel ▶ Störungen der Schilddrüsenfunktion
Eingewachsener Nagel: Seitlicher Nagelrand drückt auf den Nagelfalz	▶ Falsch geschnittene Nägel (☞ Text) ▶ Belastung der Zehennägel durch die Schuhe
Panaritium (Nagelbettentzündung): Eitrige Entzündung im Nagelfalz unter dem Nagel	▶ Verletzungen bei der Maniküre
Nagel ist zu dick, rau	▶ Pilzbefall des Nagels (Nagelmykose ☞ 28.5.3)

Tab. 12.5.72: Krankhafte Veränderungen der Nägel (☞ 28.2.4).

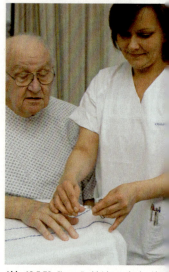

Abb. 12.5.73: Fingernägel leicht rund schneiden. [K115]

12.5 Haut **12**

Dies wird in jedem Fall für Patienten empfohlen, deren Fußpflege nur von Fachpersonal durchgeführt werden sollte (z. B. Diabetiker).

Prophylaxe von Nagelschäden
Maniküre
▸ Das Nagelhäutchen zurückschieben, nicht schneiden
▸ Niemals die Nageltasche öffnen
▸ Nägel nicht zu oft lackieren, sparsam mit Nagellackentfernern (ohne Aceton) umgehen

▸ Nägel häufig einfetten, z. B. durch Nagelsalben oder Nagelbäder in Olivenöl
▸ Brechende, gespaltene und sich lösende Nägel kurz halten
▸ Besser die Nägel feilen, nicht schneiden
▸ Fußnägel nahezu gerade schneiden, nicht an den Ecken abrunden (☞ Abb. 12.5.73).

Milieu
▸ Kontakt mit Chemikalien meiden. Ist das nicht möglich, die Nägel (v. a. die

Nagelwälle) mit entsprechenden Salben schützen, evtl. Handschuhe tragen
▸ Für die Füße: Weite Schuhe wählen. Schuhe mehrmals täglich wechseln. Feuchte Füße trocken halten, z. B. Strümpfe aus Baumwolle tragen, Kunstfasern vermeiden.

Ernährung
▸ Auf eine ausgewogene Ernährung achten (☞ 12.6.1), um Vitaminmangelzuständen oder einer Eisenmangelanämie vorzubeugen.

Literatur und Kontaktadressen

📖 Literaturnachweis

1. Vgl. Nydahl, P.; Bartoszek, G.: Basale Stimulation. Neue Wege in der Pflege Schwerstkranker. Elsevier/Urban & Fischer Verlag, München 2003.
2. Vgl. Deutsches Netzwerk für Qualitätsentwicklung in der Pflege (DNQP): Expertenstandard Dekubitusprophylaxe in der Pflege. Osnabrück 2004.
3. Vgl. Corr, D. M.; Corr, C. A.: Gerontologische Pflege. Verlag Hans Huber, Bern 1992.
4. Vgl. Defloor, T.: The risk of pressure sores: a conceptual scheme. In: Journal of Clinical Nursing, 8/1999, S. 206 – 216.
5. Vgl. Agency for Health Care und Policy Research (AHCPR): Pressure Ulcers in Adults – Prediction and Prevention. Clinical Practice Guidelines, Nummer 3, 1992.
6. Vgl. Defloor, T.: The risk of pressure sores: a conceptual scheme. In: Journal of Clinical Nursing, 8/1999, S. 206 – 216.
7. Vgl. Braden, B.: Mit Risikoskalen arbeiten. In: Heilberufe spezial Dekubitus 2002, S. 6 – 7.
8. Vgl. Halek, M.: „Sind die beiden Versionen der Norton-Skala valide?". Eine

Untersuchung der prädiktiven Validität der originalen und erweiterten Norton-Skala in der Altenpflege. In: Panfil, E. (Hrsg): Fokus Klinische Pflegeforschung. Schlütersche Verlagsgesellschaft, Hannover 2004, S. 110 – 128.

9. Vgl. Bienstein, C. et al.: Dekubitus. Herausforderung für Pflegende. Thieme Verlag, Stuttgart 1997.
10. Vgl. Defloor, T.; Grypdonck, M. H. F.: Sitting Posture and prevention of pressure ulcers. In: Applied Nursing Research, 3/1999, S. 140 – 149.
11. Vgl. Phillips, J.: Dekubitus und Dekubitusprophylaxe. Verlag Hans Huber, Bern 2001.
12. Vgl. Shea, J. D.: Pressure Sores: Classification and Management. Clin Orthop Related Res, 12/1975, S. 89 – 100.
13. Vgl. Sellmer, W.: Lokaltherapeutika, speziell Antiseptika, in der Behandlung chronischer Wunden – eine aktuelle Bewertung. In: Medizin & Praxis 2/2001, S. 20 – 30.
14. Vgl. Gottschalck, Th. et al.: Untersuchung einiger häufig gebrauchter Mittel, Instrumente und Methoden zur Mundpflege hinsichtlich einer evidenzbasierten Anwendung. In: Pflege 4/2003, S. 91 – 102.

15. Vgl. Schön, H.: Neue topische Behandlungsmöglichkeiten bei oraler Mukositis – Das Augsburger Mundpflegeprogramm. Skript für einen Vortrag auf dem KMT-Kongress 2003 Dresden. Nachzulesen unter www.kmt-ag.de/Kongresse/dresden/vortraege/Mukositis.doc
16. Vgl. Gottschalck, Th. et al.: Untersuchung einiger häufig gebrauchter Mittel, Instrumente und Methoden zur Mundpflege hinsichtlich einer evidenzbasierten Anwendung. In: Pflege 4/2003, S. 91 – 102.

Vertiefende Literatur ☞ 💻
✉ Kontaktadressen

1. Krebsliga Schweiz, Onkologiepflege Schweiz, 2005
www.onkologiepflege.ch: fachmaterial/downloads/Mukositis_Erfassungsinstrumente.pdf

Informationen zur Mundpflege bei Mukositis (Seite von Dr. Christian Bannert): www.mucositis.de

Informationsportal des Pflegeprodukte-Herstellers GlaxoSmithKline zum Thema Zungenpflege: www.zungenhygiene.de

417

12.6 Ernährung

12.6.1	Physiologische Grundlagen 418
12.6.1.1	Ernährung und Stoffwechsel 418
12.6.1.2	Ernährung im 1. Lebensjahr .. 423
12.6.1.3	Ernährung im Alter 426
12.6.2	Beobachtungskriterien, Datenerhebung und Dokumentation 426
12.6.3	Normalzustand 429
12.6.3.1	Körpergröße 429
12.6.3.2	Körpergewicht 429
12.6.3.3	Ernährungszustand 430
12.6.3.4	Ernährungsverhalten 430

12.6.4	Pathologische Veränderungen 431
12.6.4.1	Körpergröße 431
12.6.4.2	Körpergewicht 431
12.6.4.3	Ernährungszustand 432
12.6.4.4	Ernährungsverhalten 432
12.6.5	Pflegerische Interventionen 434
12.6.5.1	Nahrungszubereitung 434
12.6.5.2	Altersabhängige Nahrungsverabreichung 434
12.6.5.3	Verabreichen bestimmter Kostformen und Diäten...... 437

12.6.5.4	Verabreichung von Sondenkost 438
12.6.5.5	Maßnahmen bei Nahrungskarenz 447
12.6.5.6	Ernährungsberatung 447
12.6.5.7	Aspiration und Aspirationsprophylaxe 448
12.6.5.8	Schlucken und Schlucktraining 449
12.6.5.9	Dehydratation und Dehydratationsprophylaxe ... 452
Literatur und Kontaktadressen	 453

Fallbeispiel ☞ 🖥

Ernährung bedeutet für den Menschen, den Organismus durch Essen und Trinken mit Nährstoffen und Flüssigkeit zu versorgen und ihn damit am Leben zu erhalten. Eine gesunde und ausgewogene Ernährung dient dazu, die Gesundheit des Körpers zu fördern.

Essen und trinken sind aber nicht nur Gewohnheiten, um den Körper mit Nahrung zu versorgen und das Hungergefühl zu stillen. Essen ist auch Genusserlebnis und dient dem Wohlbefinden. Nicht nur die geschmackliche Zusammensetzung des Essens sondern auch die räumliche Umgebung und mit wem man isst, haben Einfluss auf den Menschen (📖 1). Essen hat somit auch eine *soziale Komponente*. Wie, wann und was gegessen wird, ist zudem von gesellschaftlichen und religiösen Bräuchen abhängig (☞ 5.4.4).

12.6.1 Physiologische Grundlagen

12.6.1.1 Ernährung und Stoffwechsel

Bedeutung der Ernährung

Der Mensch nimmt in Form von Speisen und Getränken verschiedene Nahrungsstoffe zu sich. Diese dienen dem Organismus als Energielieferanten, zum Aufbau von Körpergewebe und zur Regulation des Stoffwechsels. Energie liefernde Stoffwechselprozesse *(Abbaustoffwechsel, Katabolismus)* sind für den Organismus lebenswichtig. Nur mit ihrer Hilfe kann er in ausreichendem Umfang die Struktur seiner Zellen aufbauen *(Aufbaustoffwechsel, Anabolismus)* und aufrechterhalten.

Die dafür benötigten Substanzen führt sich der Mensch in Form der **Lebensmittel** zu, deren Energiegehalt in den chemischen Bindungen der **Nährstoffe Fett, Eiweiß** und **Kohlenhydrate** gespeichert ist.

> Der Energiegehalt von Lebensmitteln wird in der Einheit (Kilo-) Kalorie ausgedrückt.
>
> **1 Kilokalorie** *(kcal)* entspricht der Energie, die man benötigt, um 1 l Wasser von 14 auf 15 °C zu erwärmen.
>
> Als internationale Einheit ist das **(Kilo-)Joule** *(kJ)* eingeführt worden; 1 kcal entspricht 4,185 kJ.

Neben ausreichenden Nährstoffen und einem genügenden Wasserangebot sind **Vitamine, Mineralstoffe** *(Mengen- und Spurenelemente)* sowie **Ballaststoffe** für die Gesundheit unerlässlich (☞ unten).

Komplexe Stoffwechselvorgänge ermöglichen es dem Körper, Bestandteile der Nahrung umzubauen *(zu metabolisieren)*. So speichert er z. B. ein Überangebot an Kohlenhydraten als Fett und kann aus

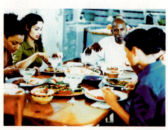

Abb. 12.6.1: Essen und Trinken ist mehr als bloße Nahrungs- und Flüssigkeitszufuhr. Mahlzeiten bieten die Möglichkeit des geselligen Zusammenseins und der Entspannung. [J666]

dieser Reserve bei Bedarf Glukose gewinnen.

Einige Nahrungsbestandteile kann der Organismus jedoch nicht selbst herstellen, obwohl er sie dringend benötigt; diese Bestandteile werden als *essentiell* bezeichnet.

> **Essentielle Nahrungsbestandteile:** Lebensnotwendige Nahrungsbestandteile, die dem Körper zugeführt werden müssen, da er sie nicht selbst herstellen kann. Am bedeutendsten sind *essentielle Aminosäuren, essentielle Fettsäuren* und die *Vitamine*.

Energiebedarf des Menschen

Der **Energiebedarf des Menschen** ist abhängig von Größe, Gewicht, Alter, Geschlecht und körperlicher Arbeit. Der Körper setzt die Energie hauptsächlich in Wärme um. Im Zustand körperlicher Ruhe verbraucht der Mensch Energie bei einer gleichmäßig temperierten Umgebung fast nur zur Erzeugung der Körpertemperatur, für Atmung und Herzfunktion sowie für die Stoffwechselprozesse der inneren Organe, Muskulatur und Fettgewebe. Dieser **Grundumsatz** *(Basalstoffwechsel/Basalbedarf)* beträgt beim Erwachsenen 4,2 kJ/kg/Std. (1 kcal/kg/Std.), das entspricht ca. 6000–8000 kJ/Tag (1500–2000 kcal/Tag). Bei Erkrankungen, die mit Fieber, Wundheilung sowie mit einer Ausschüttung von Stresshormonen, z. B. nach einer Operation, einhergehen, kommt es zur Erhöhung des Grundumsatzes.

Um das Körpergewicht zu halten, benötigt der Körper neben dem Grundumsatz zusätzliche Energie. Die Menge richtet

12.6 Ernährung

sich nach dem Schweregrad der körperlichen Betätigung und ist individuell verschieden. **Richtwerte** für den Energiebedarf werden in *Kalorientabellen* angegeben. Diese sollten neben dem Körpergewicht das Lebensalter, das Geschlecht und besondere Lebensumstände wie Schwangerschaft, Stillzeit und den Grad der körperlichen Arbeit berücksichtigen (☞ Tab. 12.6.2 und 12.6.3).

> Der Energiebedarf des Organismus setzt sich aus dem konstanten Grundumsatz und dem je nach körperlicher Arbeit unterschiedlichen Leistungsumsatz zusammen.

Energiegehalt der Nährstoffe

Aus **Fett, Eiweiß und Kohlenhydraten** gewinnt der Mensch unterschiedliche Mengen Energie: Pro aufgenommenes Gramm Kohlenhydrate und Eiweiß sind dies je 4,1 kcal (17,2 kJ), pro Gramm Fett 9,3 kcal (38,9 kJ).

Diese Zahlen bezeichnen den vom Menschen verwertbaren Energiegehalt; der tatsächliche Energiegehalt ist höher, weil der Körper vor allem Eiweiße nur unvollständig verwerten kann.

Bei einer kalorisch ausreichenden Ernährung sollte ein Gleichgewicht zwischen Kalorienzufuhr und -verbrauch bestehen. Auch das **Verhältnis der Nährstoffe** zueinander ist von Bedeutung. Als besonders günstig hat sich folgende Ernährungszusammensetzung in Gewichtsanteilen erwiesen: 55–60% der Kalorien in Form von Kohlenhydraten, 30% als Fette und 10–15% als Eiweiße.

Umgerechnet auf absolute Zahlen in Gramm ergibt sich damit für den „Durchschnittsmann" mit 70 kg Körpergewicht ein täglicher Bedarf an Kohlenhydraten von ca. 350 g, an Eiweiß und Fett von jeweils etwa 80 g. *Tatsächlich*

aber nimmt der Durchschnittsmann vor allem zu viel Fett auf, 130 g statt 80 g täglich.

Der Mensch isst die Nährstoffe nicht in Form von reinen Fetten, Eiweißen oder Kohlenhydraten, sondern nimmt sie in den Lebensmitteln, z.B. Milch, Eier, Kartoffeln, Obst oder Gemüse, *gemischt* zu sich. Die Anteile der drei Grundnährstoffe in den einzelnen Lebensmitteln können bei Bedarf speziellen Tabellen entnommen werden.

Der **DGE-Ernährungskreis** (☞ Abb. 12.6.4) zeigt die ideale Zusammensetzung für eine vollwertige Ernährung. Pflanzliche Lebensmittel wie Getreideprodukte, Gemüse und Obst überwiegen. Fettarme Milchprodukte, Fisch, Fleisch, pflanzliche Fette und Öle ergänzen diese Lebensmittel. Eine ausreichende Flüssigkeitszufuhr aus kalorienarmen oder -freien Getränken soll die Nahrungsaufnahme begleiten.

Kohlenhydrate

> **Kohlenhydrate**
> ▸ Energiegehalt: 1 g Kohlenhydrate liefert 4,1 kcal (17,2 kJ)
> ▸ Täglicher Bedarf: 55–60% der Gesamtkalorien
> ▸ Kohlenhydratquellen: Kartoffeln, Nudeln, Brot, Zucker und zuckerhaltige Lebensmittel wie Süßigkeiten.

Kohlenhydrate sind für das Leben des Menschen von zentraler Bedeutung. Sie werden von den grünen Pflanzen im Rahmen der **Photosynthese** aus Kohlendioxid und Wasser mithilfe von Sonnenlicht in sehr großen Mengen gebildet. Die *Sonnenenergie* wird hierbei als *chemische Energie* in den Kohlenhydraten gespeichert und ist in dieser Form für jedes Lebewesen nutzbar.

Alter	Energie kcal [kJ]/kg Körpergewicht/Tag
Neugeborene und Frühgeborene > 1500 g; Säuglinge bis 4. Monat	
1. Tag	~ 25 [105]
2. Tag	~ 32 [134]
3. Tag	~ 40 [167]
4. Tag	~ 50 [210]
5. Tag	~ 60 [250]
Ab 6. Tag	Ziel: 115 [481]
Säuglinge, Kleinkinder (4. Monat – 4 Jahre); Schulkinder	
4. – 12. Mon.	105 [440]
2. Lj*	100 – 105 [418 – 440]
3. – 5. Lj*	85 – 90 [356 – 377]
6. – 10. Lj*	80 – 85 [335 – 355]
11. – 14. Lj*	Mädchen: 48 – 55 [200 – 230] Jungen: 60 – 64 [251 – 268]

*) Lebensjahr

Tab. 12.6.3: Auch bei Kindern ist der tägliche Energiebedarf von ihrer Aktivität, z.B. Spiele mit viel Bewegung, aber auch von der Entwicklungsphase abhängig. Bis zum Alter von etwa elf Jahren ist der Kalorienbedarf von Jungen und Mädchen gleich, danach ist er bei Jungen höher als bei Mädchen.

Kohlenhydrate kommen vorwiegend in pflanzlicher Nahrung vor, etwa in Getreideprodukten, Kartoffeln oder Hülsenfrüchten, sind aber auch in tierischen Produkten wie Milcherzeugnissen enthalten.

Zusammengesetzt sind Kohlenhydrate aus Kohlenstoff, Wasserstoff und Sauerstoff. Im menschlichen Organismus spielen sie als **schnell verfügbare Energiequelle** eine große Rolle.

> **Aufbau der Kohlenhydrate**
> **Monosaccharide** *(Einfachzucker):* Bestehen aus einem Monosacharidbaustein. Man unterscheidet Glukose *(Traubenzucker)*, Fruktose *(Fruchtzucker)*, und Galaktose *(Schleimzucker)*
> **Disaccharide** *(Zweifachzucker):* Bestehen aus zwei Monosaccharidbausteinen, z.B. Saccharose *(Rüben- und Rohrzucker)* besteht aus Glukose und Fruktose
> **Polysaccharide** *(Vielfachzucker):* Bestehen aus vielen Monosaccharidbausteinen, z.B. Stärke besteht aus vielen Glukoseeinheiten.

Der menschliche Körper spaltet fast jedes Di- oder Polysaccharid zu Glukose *(Trau-*

Tätigkeit (Bsp.)	Mann (70 kg) kcal/Tag [kJ/Tag]	Frau (60 kg) kcal/Tag [kJ/Tag]
Leichte Tätigkeit (z. B. Büro)	2500 [10 400]	2100 [8800]
Mittelschwere Tätigkeit (z. B. Krankenpflege)	3000 [12 500]	2600 [10 800]
Schwerarbeit (z. B. Bauarbeit)	3600 [15 000]	3500 [15 000]
Schwerstarbeit (Ausdauer-, Leistungssport)	Bis weit über 4000 [17 000]	Bis weit über 4000 [17 000]
Letztes Drittel der Schwangerschaft (bei leichter Tätigkeit ☞ 30.13.2)		2500 [10 400]
Stillen (bei leichter Tätigkeit)		2800 [11 700]

Tab. 12.6.2: Energiebedarf von Mann und Frau unter verschiedenen Bedingungen.

benzucker), dem Hauptenergielieferanten der Zellen. Dies geschieht im Darm und in der Leber. Die Glukosemoleküle werden ebenso wie andere Monosaccharide ans Blut abgegeben und gelangen über den kapillären Flüssigkeitsstrom in das Gewebe. Die Zelle nimmt die Glukosemoleküle mithilfe des Hormons **Insulin** auf. Im Zellinneren wird die Glukose unter Sauerstoffverbrauch „verbrannt" (oxidiert). Kleinere Mengen von Glukose werden auch für den Baustoffwechsel benötigt, z. B. als Bestandteil des Bindegewebes oder verschiedener Sekrete.

Die Natur stellt Kohlenhydrate überwiegend in Form von *Polysacchariden* bereit, vor allem in Getreide und Kartoffeln. Auf dieses seit Hunderttausenden von Jahren bestehende Nahrungsangebot ist der Körper am besten eingestellt: Die *langkettigen Kohlenhydrate* werden im Körper relativ langsam bis zur Glukose abgebaut. Dadurch werden nur schrittweise Glukosemoleküle ins Blut abgegeben, und der Körper muss nicht – wie bei einem plötzlichen Glukoseüberangebot durch zuckerhaltige (Monosaccharide) Lebensmittel – mit einem Insulinstoß reagieren. Dadurch steigt der Blutzuckerspiegel weder zu schnell an, noch sinkt er in der Folge zu schnell ab. Das **Sättigungsgefühl** hält länger an, und auch die Leistungsfähigkeit bleibt lange erhalten.

Viel ungünstiger sind die *Mono- und Disaccharide*, die nicht nur bei Kindern in Form von Zuckern und Süßspeisen sowie gesüßten Getränken einen immer größeren Teil der Nahrungsenergieträger ausmachen: Rasch gespalten und resorbiert führen sie zu einem Überangebot an Glukose im Blut. Der Blutzuckerspiegel übersteigt seinen oberen Normalwert, so dass der Körper verstärkt Insulin ausschüttet. In der Folge, etwa 30–60 Min. nach der (Zwischen-)Mahlzeit, sinkt der Blutzuckerspiegel stark ab. Ein erneutes Hungergefühl sowie nachlassende körperliche und geistige Leistungen sind die Folge.

Obwohl der Kaloriengehalt von kurzkettigen Kohlenhydraten, also Mono- und Disacchariden, derselbe ist wie von Polysacchariden, verleiten die kurzkettigen Kohlenhydrate zu übermäßigem Verzehr, weil sich nach kurzer Zeit bereits wieder Hunger bemerkbar macht. Bei Übergewicht ist es möglich, ohne Diät eine Gewichtsreduktion zu erzielen, indem konsequent auf Zucker in Lebensmittel verzichtet wird.

Ballaststoffe

Ballaststoffe *(Schlacken)* sind unverdauliche, meist aus Pflanzen stammende Verbindungen, die für die Verdauung unerlässlich sind.

Ballaststoffe, z. B. *Zellulose, Pektin* und *Lignin*, sind unverdauliche Nahrungsbestandteile. Als Polysaccharide zählen sie zu den Kohlenhydraten. Sie können im Darm nur in geringen Mengen gespalten und resorbiert werden. Daher tragen sie nicht zur Energieversorgung bei, binden aber durch ihr Quellvermögen Wasser. So führen sie zu einer besseren Darmfüllung sowie einer Anregung von Darmbewegung und -entleerung *(Obstipationsprophylaxe ☞ 12.7.2.5)*. Nach heutigem Erkenntnisstand verringert eine ausreichende Ballaststoffzufuhr das Risiko von Dickdarmerkrankungen (☞ 19.6) und Fettstoffwechselstörungen (☞ 21.7.2).

Als Mindestmenge an Ballaststoffen werden 30–40 g täglich in Form von Vollkornprodukten, Kartoffeln, Gemüse oder Obst empfohlen. Wegen ihres Quellvermögens ist es notwendig, zusätzlich genügend Flüssigkeit zuzuführen, sonst wirken sie eher stopfend.

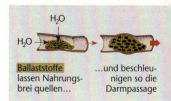

Abb. 12.6.5: Ballaststoffe. Unverdauliche pflanzliche Fasern enthalten Kohlenhydrate, die vom menschlichen Körper nicht gespalten werden können. Sie binden Wasser, lassen den Nahrungsbrei aufquellen und regen dadurch die Darmperistaltik an. [A400-190]

> Kohlenhydrate in Form von Vollkorn- und Getreideprodukten, Hülsenfrüchten und Gemüse sind zu bevorzugen. Sie enthalten Ballaststoffe sowie Vitamine und Mineralstoffe.

Eiweiße

> **Eiweiße**
> ▶ Energiegehalt: 1 g Eiweiß liefert 4,1 kcal (17,2 kJ)
> ▶ Täglicher Bedarf: 10–15% der Gesamtkalorien
> ▶ Pflanzliche Eiweißquellen: Hülsenfrüchte wie Bohnen oder Erbsen, Kartoffeln
> ▶ Tierische Eiweißquellen: Fleisch, Fisch, Milch, Quark, Eier
> ▶ Erhöhter Bedarf: Wachstumsphase, Schwangerschaft, Stillzeit, Alter.

Die im **Eiweiß** *(Protein)* enthaltenen **Aminosäuren** benötigt der Körper vorwiegend als Bausteine für Enzyme, Hormone, Antikörper, Bindegewebe und Muskelfasern. Es gibt 20 verschiedene Aminosäuren, von denen acht für den Körper *essentiell* sind.

Tierisches und *pflanzliches Eiweiß* enthalten unterschiedliche Anteile der einzelnen Aminosäuren. Stimmen die Aminosäuren im Nahrungseiweiß genau mit denen des Körpereiweißes überein, so kann das Nahrungseiweiß sehr gut von

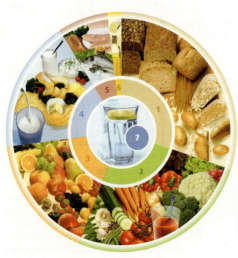

Abb. 12.6.4: Der DGE-Ernährungskreis zeigt die ideale Lebensmittelauswahl für eine vollwertige Ernährung. Aus allen sieben Lebensmittelgruppen soll täglich – unter Berücksichtigung des dargestellten Mengenverhältnisses – ausgewählt werden. [W245]

_____ 12.6 Ernährung

Menschen verwertet werden: Die **biologische Wertigkeit** (Gehalt an essentiellen Eiweißkörpern) ist hoch.

Tierisches Eiweiß hat eine höhere biologische Wertigkeit als pflanzliches. Nimmt der Mensch tierisches und pflanzliches Eiweiß im Verhältnis 30:70% auf, ist der Körper mit allen *essentiellen* Aminosäuren ausreichend versorgt. Dabei decken nicht nur Fleisch und Wurst den Bedarf an tierischem Eiweiß, sondern auch Milchprodukte und Eier.

Die Zufuhr von Eiweiß wird bei schweren Nieren- und Lebererkrankungen wie chronischer Niereninsuffizienz (☞ 29.5.9), Enzephalopathie bei Leberzirrhose (☞ 20.4.4) und bei Gicht (☞ 21.8) kontrolliert.

Fette

Fette
- ▶ Energiegehalt: 1 g Fett liefert 9,3 kcal (38,9 kJ)
- ▶ Täglicher Bedarf: 25–30% der Gesamtkalorien
- ▶ Tierische Fettquellen: Sahne, Butter und Schweineschmalz
- ▶ Pflanzliche Fettquellen: Oliven- und Sonnenblumenkernöl, Kokosfett, Avocado

---

Fette *(Lipide)* enthalten Energie in konzentrierter Form. Ihr Energiegehalt ist mit 9,3 kcal/g mehr als doppelt so hoch wie der von Kohlenhydraten und Eiweißen. Die größte Gruppe der Fette sind **Triglyzeride** *(Neutralfette)*. Sie sind aus **Fettsäuren** und **Glycerin** aufgebaut, die der Körper zu körpereigenen Lipiden umbaut.

Im Fettgewebe gespeichert dienen Fette als Organschutz (z.B. als Fettpolster um die Nieren), Energiereserve und zur Wärmeisolation.

Für die Körperzellen haben Triglyzeride eine wichtige Funktion beim Aufbau von *Zellmembranen*.

Unerlässlich sind Fette für die Zufuhr und Resorption einiger **fettlöslicher Vitamine** (☞ Tab. 12.6.6, gelb unterlegt). Als Träger von *Aroma- und Geschmacksstoffen* kommt ihnen eine weitere Bedeutung zu.

Nach ihrem natürlichen Vorkommen unterscheidet man *tierische* und *pflanzliche Fette*. Zu beachten ist der Anteil an **versteckten Fetten:** Dies ist der verborgene, nicht sichtbare Fettgehalt in Lebensmitteln, z.B. enthalten Fleisch- und Wurst-

waren 5–45%, Nüsse 10–60% und Käse bis zu 60% verstecktes Fett.

Ein Überangebot von Fett in der Nahrung speichert der Körper in Form von Fettpolstern. Die Folge ist Übergewicht. Dennoch darf auch bei Diäten nicht vollständig auf Fett verzichtet werden, da die Zufuhr von Fetten wichtig ist, um den Bedarf an essentiellen Fettsäuren und fettlöslichen Vitaminen zu decken.

Zu den Lipiden gehören neben den Glyzeriden weitere hoch energiereiche Stoffe. Die wichtigsten davon sind das **Cholesterin** und die **Phospholipide.**

Cholesterin

Cholesterin ist eine für den Organismus unerlässliche Substanz, die der Körper einerseits selbst produziert, andererseits über tierische Lebensmittel aufnimmt. In Pflanzen kommt Cholesterin nicht vor. Cholesterin ist:

- ▶ Wichtiger Bestandteil der Zellmembranen
- ▶ Grundstoff, aus dem viele Hormone hergestellt werden *(Steroidhormone)*, zu denen alle Geschlechtshormone wie Testosteron und Östrogen zählen
- ▶ Vorstufe von Vitamin D
- ▶ Vorläufer der Gallensäuren.

Idealerweise besteht ein Gleichgewicht zwischen dem aufgenommenen oder selbst produzierten Cholesterin und dem für die genannten Aufbauvorgänge benötigten Cholesterin. Funktioniert diese Regulation nicht, steigen die Cholesterinwerte im Blut. Dies ist mit einem hohen Risiko für die Entstehung arteriosklerotischer Gefäßveränderungen („Gefäßverkalkung" ☞ 17.5.1) verbunden. Sie erhöhen die Gefahr, an einem Herzinfarkt oder Schlaganfall zu erkranken.

Phospholipide

Phospholipide besitzen große Bedeutung beim Aufbau der Zellmembran. Der bekannteste Vertreter der Lipide ist das *Lecithin.*

Vitamine und Mineralstoffe
Vitamine

Vitamine sind komplexe, lebensnotwendige organische Verbindungen, die der Körper nicht oder nur in unzureichender Menge selbst herstellen kann und die deshalb mit der Nahrung zugeführt werden

müssen. Vitamine dienen dem Körper nicht als Energieträger oder Baustoffe, sondern sind *Wirkstoffe* in vielen Stoffwechselvorgängen, wobei sie biochemische Reaktionen unterstützen. Vitamine kommen hauptsächlich in Getreideprodukten, in Fleisch und Fisch sowie in Obst und Gemüse vor. Der Vitamingehalt der Lebensmittel wird von der Bearbeitung beeinflusst: Viele Vitamine sind hitzeempfindlich.

Man unterscheidet *wasserlösliche* und *fettlösliche* Vitamine. Tabelle 12.6.6 gibt eine kurze Übersicht über die Vitamine und ihr Vorkommen in Lebensmitteln.

Wasserlösliche Vitamine scheidet der Körper über den Urin aus. Da er sie nicht speichern kann, treten bei fehlender Zufuhr relativ rasch Mangelerscheinungen auf, zum Beispiel bei Vitamin C und der Vitamin-B-Gruppe.

Dagegen werden die **fettlöslichen Vitamine** gespeichert, wodurch extrem hohe Gaben *Hypervitaminosen* verursachen können (☞ 21.7.3). Dies ist vor allem bei den Vitaminen A und D von Bedeutung. Fettlösliche Vitamine werden nur dann resorbiert, wenn genügend Galle zur Verfügung steht und die Fettresorption funktioniert. Resorptionsstörungen treten z.B. bei einer Malassimilation (Körper scheidet Nahrungsbestandteile ganz oder teilweise unverdaut aus ☞ 19.6.2) auf.

In den Industrieländern enthalten die Speisen ausreichende Mengen von allen Vitaminen. Zusätzliche Vitamingaben sind nur erforderlich, wenn:

- ▶ Die Vitaminzufuhr ungenügend ist, z.B. bei einseitiger oder nicht ausreichender Ernährung (häufig bei mangelhaft versorgten, allein stehenden Patienten)
- ▶ Der Vitaminbedarf erhöht ist, z.B. während Schwangerschaft, Stillzeit, Erkrankungen
- ▶ Die Vitaminresorption vermindert ist, z.B. bei fehlendem *Intrinsic factor* (☞ Tab. 22.25).

Mineralstoffe

Mineralstoffe sind keine Kalorienträger, werden aber zusammen mit diesen über die Nahrung aufgenommen. Sie sind für die Aufrechterhaltung des *inneren Milieus* und die regelrechte Zusammenset-

421

12 Beobachten, Beurteilen und Intervenieren

Vitamin	Funktion	Vorkommen	Tagesbedarf
Vitamin A (Retinol)	Einfluss auf den Sehvorgang Eiweißstoffwechsel	Gemüse (z. B. Mohrrüben), Innereien, Fischöl, Milch	1,0 – 1,5 mg
Vitamin D (Calciferol)*	Knochenbildung Aufnahme von Kalzium und Phosphaten	Fisch, Eier	0,05 mg
Vitamin E (Tokopherol)	Schutz der Nahrungs- und Körper-fette	Pflanzenöle, Butter, Nüsse, Schwarz-wurzeln, Bohnen, Grünkohl, Spargel	15 mg (geschätzt)
Vitamin K*	Förderung der Blutgerinnung	Gemüse („grüne Gemüse" z. B. Salat)	1 mg
Vitamin B$_1$ (Thiamin)	Einfluss auf Abbau der Kohlen-hydrate Herzfunktion Nerventätigkeit	Getreide, Fleisch	1 – 2 mg
Vitamin B$_2$ (Riboflavin)	Einfluss auf den gesamten Stoff-wechsel und die Hormonproduktion	Milchprodukte	1,5 – 2 mg
Niazin*	Zentrale Stellung im Stoffwechsel Leberfunktion	Nüsse, Innereien, Milchprodukte	15 – 20 mg
Vitamin B$_6$ (Pyridoxin)	Einfluss auf den Stoffwechsel	Getreide, Gemüse (z. B. Broccoli, Mais, Bohnen), Kartoffeln, Nüsse, Bananen, Innereien	2 mg
Vitamin B$_{12}$ (Cobalamin)	Bildung der roten Blutkörperchen Einfluss auf den Eiweißstoffwechsel	Fleisch, Innereien	5 – 10 µg
Folsäure*	Aufbau von Nukleinsäuren und roten Blutkörperchen	Blattgemüse wie Salat, Spinat; Gemüse wie Kartoffeln, Tomaten Außerdem v. a. in Weizenkeimen, Sojabohnen	0,1 mg (geschätzt)
Pantothensäure	Zentrale Stellung im Stoffwechsel	Milch, Fleisch, Fisch, Eier	10 mg
Biotin (Vitamin H)	Beteiligung am Abbau von Amino-säuren sowie am Aufbau von Fett-säuren, Glukose und bestimmten Proteinen	Sojabohnen, Nüsse, Spinat, Pilze, Linsen, Obst, Getreide, mageres Fleisch	100 µg
Vitamin C (Ascorbinsäure)	Beteiligung am Aufbau von Binde-gewebe, Hormonen und Wund-heilung	Kartoffeln, frisches Gemüse und Obst wie Paprika, Kartoffeln, Zitrus-früchte (z. B. Kiwi, Orangen), Beeren-früchte	75 mg

*) Erhebliche Anteile bildet der Körper selbst

Tab. 12.6.6: Vitamine und ihre Bedeutung. Gelb unterlegt = fettlösliche Vitamine; blau unterlegt = wasserlösliche Vitamine. Vitaminmangelerkrankungen (Hypovita-minosen ☞ Tab. 21.38).

zung des Bluts wichtig. Sie werden auch für den Aufbau von Enzymen, Gewebe und Knochen sowie für alle Stoffwechsel-vorgänge benötigt. Je nach ihrem Gehalt im Körper werden Mineralstoffe in *Mengen-* und *Spurenelemente* unterschie-den.

Mengenelemente werden in vergleichs-weise großen Mengen (im Bereich Milli-gramm bis Gramm) in Form von Salzen mit der täglichen Nahrung aufgenom-men. Entsprechend werden sie auch in größeren Mengen (bis über 1 kg beim Kalzium) im Körper gespeichert. Zu den Mengenelementen zählen **Natrium, Ka-lium, Kalzium, Chlor, Phosphor, Schwefel** und **Magnesium.** Für die Er-

nährung des Menschen sind zwei Men-genelemente von besonderer Bedeutung:

▶ **Kalzium.** Eine Unterversorgung ent-steht, wenn entweder der Kalziumbe-darf erhöht ist, z. B. Schwangerschaft, Säuglingsalter, oder zu wenig kalzium-reiche Lebensmittel gegessen werden, z. B. Milch und Milchprodukte, Fisch, Blatt- und Wurzelgemüse (☞ 29.10.4)
▶ **Natrium-Chlorid** (kurz *NaCl*): *Koch-salz* wird in den Industrieländern zu viel aufgenommen; der tägliche Speiseplan enthält im Durchschnitt das 3- bis 5-fache der erforderlichen Menge von 3 g. Bei genetisch vorbelasteten Men-schen kann dies die Entstehung eines erhöhten Blutdrucks begünstigen.

Spurenelemente werden nur in Kleinst-mengen („Spuren") von wenigen Milli-onstel bis Tausendstel Gramm (1 µg – 5 mg) in der täglichen Nahrung benötigt. Zu den *essentiellen* Spurenelementen ge-hören:

▶ *Eisen* als Bestandteil des Blutfarbstoffs Hämoglobin
▶ *Kobalt* als Bestandteil von Vitamin B$_{12}$
▶ *Chrom, Kupfer, Mangan, Molybdän, Selen* und *Zink,* die in Zell-Enzymen enthalten sind
▶ *Jod* für den Aufbau der Schilddrüsen-hormone
▶ *Fluor* für einen harten, widerstandsfä-higen Zahnschmelz.

Ein Mangel dieser essentiellen Spurenelemente kann zu Schäden führen (☞ 21.7.4).

Andere in der Natur vorkommende Spurenelemente, *Antimon, Arsen, Blei, Cadmium, Quecksilber* und *Thallium,* sind für den Menschen toxisch.

Wasser

Die Zellen des menschlichen Körpers bestehen zu rund 60% aus Wasser **(intrazelluläres Wasser).** Die Flüssigkeit, welche die Zellen umgibt **(extrazelluläres Wasser),** enthält über 90% Wasser.

Folglich spielen sich im Organismus alle chemischen Reaktionen und damit alle Lebensvorgänge in einem **wässrigen Milieu** ab.

Wasser ist ein ausgezeichnetes **Lösungsmittel.** Lebenswichtige Substanzen wie Sauerstoff- oder Wasserstoffmoleküle erreichen über das extrazelluläre Wasser alle Zellen des Körpers. Bei allen chemischen Reaktionen im menschlichen Körper ermöglicht das Wasser den beteiligten Molekülen überhaupt erst die Annäherung aneinander. Daneben hat das Wasser weitere Funktionen im Organismus:

▶ Wasser *isoliert* – es nimmt Wärme nur relativ langsam auf und gibt sie nur langsam wieder ab
▶ Wasser ist ein Hauptbestandteil von Schleimstoffen und dient dadurch als *Schmiermittel.*

> Wasser ist lebensnotwendig. Großer Wasserentzug stört die Stoffwechselbedingungen in allen Zellen; Leistungsabfall, Konzentrationsschwierigkeiten bis hin zu Koma und Tod durch Verdursten sind die Folge.

Flüssigkeitsein- und Flüssigkeitsausfuhr

Dehydratation und Dehydratationsprophylaxe ☞ 12.6.5.9
Urinausscheidung ☞ 12.7.1.3

Wasser wird dem Körper direkt über Getränke und indirekt über wasserhaltige feste Lebensmittel zugeführt. Im Durchschnitt nimmt ein nicht körperlich arbeitender, gesunder Erwachsener 1,5 l täglich durch Getränke und 600 ml durch feste Nahrung zu sich. Zu diesen 2,1 l kommen 400 ml *Oxidationswasser* hinzu, die bei der „Verbrennung" von Kohlenhydraten frei werden ($C_6H_{12}O_6$ + 6 O_2 = 6 CO_2 + 6 H_2O).

Der durchschnittliche Gesamtwasserbe-

Alter	Flüssigkeitsbedarf/Tag
Säuglinge 4.–12. Lebensmonat	100–150 ml/kg Körpergewicht
2. Lebensjahr	80–120 ml/kg Körpergewicht
3.–5. Lebensjahr	80–100 ml/kg Körpergewicht
6.–10. Lebensjahr	60–80ml/kg Körpergewicht
11.–14. Lebensjahr	50–70 ml/kg Körpergewicht
Jugendliche (bis 19 Jahre)	ca. 2700 ml
Erwachsene (bis 55 Jahre)	ca. 2500 ml
Ältere Menschen	ca. 1500–2000 ml

Tab. 12.6.7: Durchschnittlicher Flüssigkeitsbedarf in Abhängigkeit vom Lebensalter.

darf am Tag hängt auch vom Lebensalter ab (☞ Tab. 12.6.7).

Eine nicht ausreichende Wasserzufuhr schädigt den Organismus auf vielfache Weise, z. B.:

▶ Das Blut dickt ein und neigt zur Gerinnung (Thrombosegefahr)
▶ Die Urinproduktion nimmt ab, das Auftreten von Harnwegsinfekten sowie Steinen in den ableitenden Harnwegen wird begünstigt.

Abhängig von der Flüssigkeitszufuhr scheidet ein gesunder Erwachsener über den Urin täglich etwa 1,5 l, über den Stuhl 200 ml, über die Haut (Schwitzen) 300 ml und über die feuchte Ausatemluft 500 ml Wasser **(Perspiratio insensibilis)** aus.

Flüssigkeitszufuhr

Die Flüssigkeitszufuhr erfolgt in erster Linie durch Getränke:

▶ **Wasser.** *Trinkwasser* und *Mineralwasser,* möglichst mit niedrigem Natriumgehalt, sind ideal. Trinkwasser wird laufend kontrolliert. Problematisch sind erhöhte Nitrat- und Nitritwerte sowie evtl. Rückstände (Blei, Kupfer) aus alten Leitungsrohren. Diese Stoffe beeinträchtigen die Wasserqualität und können bei Säuglingen zu lebensbedrohlichen Schädigungen führen. Nitrit verursacht z. B. einen lebensbedrohlichen Sauerstoffmangel (Methämoglobin). (🕮 2) Auskunft über die regionale Wasserqualität erteilen die zuständigen Wasserwerke
▶ **Obstsäfte** liefern neben der Flüssigkeit auch Fruchtzucker, Mineralien und Vitamine. Durch die Verdünnung mit Wasser, z. B. Apfelsaftschorle, verringert sich der Säure- und Zuckergehalt, der Zahnschmelz wird weniger angegriffen
▶ **Milch** ist eher ein Lebensmittel als ein

Getränk: 0,5 l Milch decken über $^1/_6$ des täglichen Kalorienbedarfs einer nicht körperlich arbeitenden Frau. Positiv ist der hohe Kalziumgehalt der Milch, weshalb insbesondere ältere, nicht übergewichtige Menschen zum Milchtrinken motiviert werden sollten
▶ **Koffeinhaltige Getränke.** Dazu zählen *Kaffee, grüner und schwarzer Tee, Cola-Getränke* und *Energie-Drinks.* Koffein erhöht Puls und Blutdruck und verringert die Müdigkeit. Es wirkt harntreibend *(diuretisch)* und entzieht dem Körper Wasser und Elektrolyte. Daher empfiehlt es sich, nicht mehr als fünf kleine Tassen täglich zu trinken.
▶ **Alkohol.** Alkoholhaltige Getränke haben einen hohen Energiewert, liefern aber keine wichtigen Nährstoffe. Wegen ihres hohen Kaloriengehalts führen sie leicht zu Übergewicht. Aufgrund der schädigenden Wirkung von Alkohol sollten alkoholhaltige Getränke nur gelegentlich als Genussmittel getrunken werden.

> **Energetische Bedeutung des Alkohols**
> 1 Gramm Alkohol (= 1,27 ml) liefert 7,1 kcal Energie. Diese Menge wird meist unterschätzt: Trinkt man beispielsweise zu einer ansonsten ausgewogenen Ernährung jeden Abend zusätzlich eine Flasche Bier (0,5 l, Alkoholgehalt 5%), so ergibt sich am Jahresende rechnerisch eine Erhöhung des Körpergewichts um rund 9 kg.

12.6.1.2 Ernährung im 1. Lebensjahr

Ernährung des Frühgeborenen ☞ 30.24.8

Die Weltgesundheitsorganisation *(WHO)* empfiehlt, Säuglinge in den ersten 6–8

Lebensmonaten ausschließlich („voll") zu stillen *(natürliche Ernährung)*. In dieser Lebensphase ist **Muttermilch** *(Frauenmilch)* die optimale Nahrung. Als Ersatz, z. B. bei Stillhindernissen (☞ 30.21.4), und als Anschlussnahrung nach dem Stillen stehen industriell hergestellte Kunstmilchen (auf Kuhmilch- oder Sojaproteinbasis) zur Verfügung *(künstliche Ernährung)*. Nach dem 4.–8. Lebensmonat werden die Milchmahlzeiten Schritt für Schritt durch halbfeste oder feste Kost ersetzt (☞ Abb. 12.6.8).

Gehalt in 100 ml	Muttermilch	Kuh-Vollmilch	Industrielle Fertignahrung	
			„Pre"-Milch	Andere Milchen
Energie [kcal (kJ)]	69 (288)	66 (276)	67–75 (286–314)	68–78 (284–326)
Protein [g]	0,9	3,3	1,4 1,8	Bis 2,7
Fett [g]	3,8	3,7	3,5–3,7	3,0–3,7
Kohlenhydrate [g]	7,0*	4,8*	7,2–8,3*	Bis 50% der Gesamtkalorien**
Mineralstoffe [g]	0,2	0,7	Bis 0,39	Bis 0,45

*) Enthält nur Laktose   **) Enthält verschiedene Kohlenhydrate

Tab. 12.6.9: Im Vergleich zu Muttermilch ist Kuhmilch eiweiß- und mineralstoffreicher, aber milchzuckerärmer. Energie- und Fettgehalt sind etwa gleich. Die industriellen Fertignahrungen versuchen, diese Unterschiede auszugleichen.

Muttermilch

Stillen ☞ *30.21.4*

Stillen bietet zahlreiche Vorteile für Mutter und Kind:
▸ Muttermilch ist den Organleistungen des Säuglings optimal angepasst
▸ Muttermilch deckt den hohen Nährstoff- und Wasserbedarf des Säuglings
▸ Muttermilch bietet einen natürlichen Infektionsschutz. Beispielsweise enthält Muttermilch, besonders die **Vormilch** der ersten Tage *(Kolostrum)*, reichlich Immunglobuline der Klasse IgA, welche die Darmschleimhaut auskleiden und Erreger abwehren
▸ Muttermilch verzögert oder verhindert die Ausbildung von Allergien. Bei der ausschließlichen Muttermilchernährung in den ersten Lebensmonaten kommt es seltener zu *Sensibilisierungen* (☞ 27.2) gegen Kuhmilcheiweiß, denn in den ersten Lebensmonaten können kleinste Eiweißmengen auch ungespalten die Darmwand durchdringen und bei entsprechend veranlagten Kindern durch eine Überstimulation des Immunsystems Allergien auslösen
▸ Muttermilch liefert die Enzyme zur Eisenresorption
▸ Gestillte Kinder erkranken nachweislich weniger an Atemwegs- bzw. Magen-Darm-Erkrankungen oder Mittelohrentzündungen (📖 4)
▸ Muttermilch ist jederzeit in ausreichender Menge verfügbar und preiswert. Sie ist optimal vorgewärmt und hygienisch einwandfrei
▸ Stillen und die dadurch ausgelösten physiologischen Veränderungen (☞ 30.21.4) fördern bei der Mutter die Rückbildung des Uterus sowie die nachgeburtliche Regulation des Körpergewichts und reduzieren das Risiko, an Brustkrebs zu erkranken
▸ Der mit dem Stillen verbundene Körperkontakt vertieft die Mutter-Kind-Beziehung; hierbei spielt die durch das Saugen an der Brust ausgelöste hormonelle Stimulation eine wichtige Rolle (☞ Abb. 12.6.10).

> Der Nutzen der Ernährung mit Muttermilch überwiegt die potentiellen Risiken, die durch die in ihr enthaltenen Umweltgifte entstehen könnten. Stillende Frauen sollten allerdings keine Fastenkur machen, da während dieses Vorgangs die im Fettgewebe gespeicherten Schadstoffe in die Muttermilch übergehen.

Künstliche Säuglingsnahrung

Wenn eine Mutter ihr Kind nicht stillen möchte oder kann (☞ 30.21.4), so wird der Säugling mit **künstlicher Säuglingsmilch** ernährt. Die Zusammensetzung der künstlichen Milchen ist dem individuellen Nährstoffbedarf eines Säuglings im ersten Lebensjahr angepasst.

Säuglingsanfangsnahrungen sind für das gesamte erste Lebensjahr geeignet. Man unterscheidet:
▸ Nahrung mit der Vorsilbe **„Pre"** (z. B. Aptamil Pre®, Beba Pre®).: Enthält ebenso wie Muttermilch als einziges Kohlenhydrat Laktose *(Milchzucker)*. Dieser Nahrungstyp eignet sich vor allem für die Ernährung „ad libitum" (☞ unten), da kaum die Gefahr der Überfütterung besteht

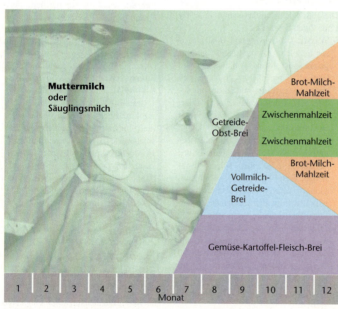

Abb. 12.6.8: Ernährungsplan im ersten Lebensjahr. (📖 3) [Foto: O408]

▶ Nahrung mit der **Ziffer „1"** (z. B. Aponti 1®): Enthält neben Laktose weitere Kohlenhydrate. Der Zusatz von Stärke macht diese Milch sämiger, sättigt den Säugling für einen längeren Zeitraum, führt aber auch leichter zur *Über*fütterung.

Folgenahrungen sind für die Zeit ab dem 4.–8. Monat bis ins Kleinkindalter vorgesehen. Zur Kennzeichnung sind diese Milcharten meist mit den **Ziffern „2"** oder **„3"** bezeichnet (z. B. Milumil 2®, Humana 3®). Folgenahrungen sind in ihrer Zusammensetzung weniger der Muttermilch angepasst. Sie zeichnen sich durch ihren höheren (damit kuhmilchähnlicheren) Proteingehalt aus; auch die Kohlenhydratkonzentration ist gegenüber den Säuglingsanfangsnahrungen erhöht. Ein Wechsel von Anfangsnahrung zur Folgenahrung kann – muss aber nicht – frühestens ab dem 5. Lebensmonat erfolgen.

Hypoallergene Säuglingsflaschennahrung (HA-Nahrung). Durch Zerkleinerung bzw. Aufschlüsselung (Hydrolyse) der Eiweiße sind diese Milcharten vermindert antigen wirksam, d. h. weniger allergieauslösend. Sie eignen sich zur Vorbeugung gegen Lebensmittelallergien bei Neugeborenen mit familiärem Risiko zur Atopie (☞ 27.2.1), z. B. wenn einer oder beide Elternteile an Heuschnupfen, Asthma oder Neurodermitis leiden. Die Wirksamkeit bei Säuglingen ohne familiäres Atopierisiko ist nicht belegt. Daher sollten HA-Nahrungen nur nach strenger Indikation verabreicht werden.

Bei bereits eingetretenen Kuhmilchprotein-Allergien haben die HA-Nahrungen keinen Vorteil, da die enthaltenen Eiweißstoffe den Kuhmilcheiweißen ähneln und deshalb antigen wirksam sind. In diesem Fall wird auf höhergradig aufgeschlüsselte und deshalb bitter schmeckende Hydrolysat-Nahrung ausgewichen (z. B. Alfare® oder Pregomin®).

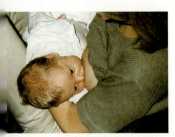

Abb. 12.6.10: Stillen ist nicht nur die gesündere Form der Säuglingsernährung, sondern vertieft auch die Mutter-Kind-Bindung. [O402]

Säuglingsflaschennahrung auf Sojabasis. Diese Milchen enthalten Soja- anstelle von Kuhmilchproteinen (z. B. SOM®); zudem enthalten sie anstelle des Milchzuckers andere Zuckerarten (z. B. Dextrinmaltose). Sie werden vor allem zur Behandlung von Laktose-Unverträglichkeiten eingesetzt.

Zusätzlich gibt es **Sondernahrungen**, z. B. Frühgeborenennahrungen (z. B. Beba Frühgeborenennahrung®) oder Spezialnahrungen für Kinder mit Stoffwechselerkrankungen, z. B. Phenylketonurie (☞ Tab. 21.1).

Einführung von Bei- und Familienkost

Nach dem 6.–8. Lebensmonat reicht Muttermilch allein nicht mehr aus. Der steigende Bedarf des Kindes an Energie, Kalzium, Spurenelementen und Vitaminen erfordert die zusätzliche Gabe von **Beikost**. Bei Gabe von künstlicher Säuglingsmilch wird mit der Beikost jeweils etwas eher begonnen. (☐ 5) Die verbleibenden Milchmahlzeiten werden weiterhin als Muttermilch oder Säuglingsmilch verabreicht.

▶ Ab dem 5.–7. Monat Einführung eines **Gemüse-Kartoffel-Fleisch-Breis** als Mittagsmahlzeit zur Deckung des Eisenbedarfs. Empfohlen wird, zunächst mit *einer* Gemüsesorte zu beginnen, z. B. mit Karotten oder Zucchini, und erst in der 2. Woche eine weitere Zutat anzubieten
▶ Ab dem 6.–8. Monat abendliche Gabe eines **Milch-Getreide-Breis** zur Deckung des Kalziumbedarfs und Steigerung des Ballaststoffanteils
▶ Ab dem 7.–9. Monat Ersatz der Nachmittagsmahlzeit durch einen milchfreien **Getreide-Obst-Brei** zur Ergänzung der Vitamine und Ballaststoffe
▶ Ab dem 10. Monat zunehmende Einbeziehung der **Familienkost** und allmähliche Umstellung auf drei Haupt- und zwei Zwischenmahlzeiten. Zusätzlich erhält das Kind Flüssigkeit über Getränke, z. B. Wasser oder verdünnten Obstsaft
▶ Beibehaltung einer Milchmenge von 400 ml/Tag zur Deckung des Kalziumbedarfs, wobei gegen Ende des ersten Lebensjahres auf Vollmilch übergegangen werden kann.

Alle Empfehlungen zur Säuglingsernährung und insbesondere die Empfehlungen zur Beikost werden von den traditionellen Gepflogenheiten und dem regionalen Lebensmittelangebot beeinflusst. Beispielsweise werden in anderen Ländern Reisbreie als erste Beikost gefüttert. Der Ernährungsplan ist so aufgebaut, dass je nach Wunsch der Familie selbst zubereitete oder industriell hergestellte Beikost eingesetzt werden kann. Das Forschungsinstitut für Kinderernährung Dortmund (FKE) bietet Rezepte zur Zubereitung der Beikost. (✉ 1)

> **Vorsicht**
> Bei Säuglingen mit erhöhtem Atopierisiko wird als Präventionsmaßnahme ausschließliches Stillen in den ersten sechs Monaten empfohlen. Bei guter Stillförderung besteht bei gesunden Säuglingen keine Notwendigkeit, Flüssigkeit oder Nahrung zuzufüttern. Die Zufütterung sollte nur durch den behandelnden Arzt entschieden werden. (☐ 6)

Zusätze zur Ernährung

Sowohl bei Muttermilchernährung als auch bei Ernährung mit künstlicher Fertigmilch wird empfohlen, dass der Säugling ab Ende der 1. Lebenswoche und während des gesamten ersten Lebensjahres täglich 500 IE **Vitamin D** in Tablettenform zur *Rachitisprophylaxe* erhält. Für alle im Winter geborenen Kinder ist es ratsam, die Vitamin-D-Gabe auch im zweiten Winter fortzuführen.

Üblicherweise erfolgt die Rachitisprophylaxe in Kombination mit der *Kariesprophylaxe*. Dazu erhält der Säugling 0,25 mg **Fluorid** pro Tag. Eine überhöhte Fluoridzufuhr während der Zahnentwicklung kann zu Flecken im Zahnschmelz führen. Daher sind bei Verabreichung der Fluoridtabletten weitere Fluoridquellen, wie Zahnpasta, Trinkwasser, Speisesalz, zu berücksichtigen. (☐ 7)

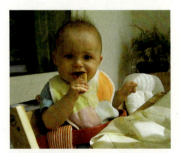

Abb. 12.6.11: Mit der Einführung der Beikost macht das Kind viele neue Erfahrungen. Es lernt unterschiedliche Geschmacksrichtungen, Gerüche und Essen in unterschiedlicher Konsistenz kennen. [O168]

Im Alter von 4–6 Wochen sollten alle gesunden, gestillten Säuglinge **Vitamin K oral** (☞ 15.2.7) bekommen, um Vitamin-K-Mangelzuständen vorzubeugen, bei denen es zu lebensbedrohlichen Blutungen (*Morbus haemorrhagicus neonatorum*) kommen kann. Bei Frühgeborenen oder Neugeborenen mit schweren Erkrankungen wird Vitamin K **parenteral** zugeführt.

Nahrungsmenge bei Säuglingen

Tagesbedarf an Flüssigkeit und Kalorien
☞ *Tabellen 12.6.3 und 12.6.7*

Säuglinge werden im Allgemeinen nach dem Prinzip der **Fütterung nach Bedarf** (*Ad-libitum-Fütterung, Self-demand-feeding, Feeding-on-demand*) gefüttert, d. h. das Kind bestimmt Zeitpunkt und Nahrungsmenge selbst. Gestillte Kinder können nicht überfüttert werden. Ein Säugling, der sich gesund entwickelt, ist ausreichend ernährt. Um die Nahrungsmenge zu ermitteln, die ein Säugling benötigt, z. B. bei Sondenernährung, gelten folgende Richtwerte:

- Bestimmung der Nahrungsmenge eines Neugeborene nach *Finkelstein-Regel:* (Lebenstage – 1) × 70 ml = Trinkmenge/24 Std.
- Am Ende der ersten Lebenswoche schrittweise Steigerung pro Woche um 100 ml/Tag bis die tägliche Nahrungsmenge ca. $1/6$ des Körpergewichts entspricht, 1000 ml/Tag sollten nicht überschritten werden.

Bei großer Hitze oder Fieber bieten die Pflegenden dem Säugling zusätzlich Flüssigkeit an bzw. unterstützen die Mutter, ihn öfter anzulegen.

Früher wurden gestillte Säuglinge oft vor und nach jeder Mahlzeit gewogen, um die Trinkmenge festzustellen. Das Wiegen kann die Mutter jedoch verunsichern, indem sie glaubt, sie hätte nicht genug Milch. Folge ist Nervosität der Mutter, die sich auch auf das Kind übertragen kann. Daher reicht das Wiegen des Kindes bei den Vorsorgeuntersuchungen (☞ Tab. 8.23) in der Regel aus. Nimmt ein gestillter Säugling allerdings ungenügend zu, wird die Trinkmenge durch eine *Stillprobe* überprüft: Das Kind wird mit gleicher Kleidung – ohne zwischenzeitlichen Windelwechsel – vor und nach der Mahlzeit gewogen, die Differenz bezeichnet die Trinkmenge.

Häufigkeit der Mahlzeiten im Säuglingsalter

Die Verteilung der Trinkmenge in einzelne **Mahlzeiten** ist von Kind zu Kind unterschiedlich. Meist stellt sich bereits ab der 3. Lebenswoche ein relativ fester Rhythmus mit 5–8, manchmal bis zu zwölf Mahlzeiten am Tag ein. Nach ca. drei Monaten schlafen viele Kinder die Nacht ohne eine Mahlzeit durch.

Bei kranken Säuglingen ist häufig die Nahrungsverabreichung nach einem festen Rhythmus erforderlich. Die Mahlzeiten werden dann in Abhängigkeit vom Alter und Krankheit auf 5–8 Mahlzeiten verteilt. Häufigere kleine Mahlzeiten sind angezeigt bei ungenügender Milchproduktion, Frühgeborenen und untergewichtigen Säuglingen.

12.6.1.3 Ernährung im Alter

Ältere Menschen benötigen ca. 30% weniger Kalorien als jüngere, aufgrund verlangsamter Stoffwechsellage und reduzierter körperlicher Aktivitäten. (☞ Abb. 12.6.12). Während der Bedarf z. B. an Eiweiß, Kalzium und anderen Mineralstoffen und Vitaminen unerlässlich ist, sinkt der Bedarf an Kohlenhydraten und Fetten im Alter um 35 – 40%.

Dementiell erkrankte Menschen sind sehr unruhig und viel in Bewegung. Dadurch kann der Energiebedarf auf 3000 bis 4000 kcal/Tag steigen. (📖 8)

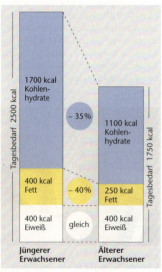

Abb. 12.6.12: Verschiebung des Nährstoff-, Mineralstoff- und Vitamingehalts des älteren (rechts) gegenüber dem jüngeren Erwachsenen.

12.6.2 Beobachtungskriterien, Datenerhebung und Dokumentation

Beobachtungskriterien

Um die Ernährungssituation eines Menschen einzuschätzen, beobachten Pflegende sowohl den Ernährungszustand als auch das Ernährungsverhalten eines Menschen.

Zur **Beobachtung des Ernährungszustands** ermitteln sie die objektiven Daten, *Körpergröße* und *Körpergewicht*, und erfassen äußere Kennzeichen, z. B. *Hautturgor, Fettpolster, Zustand der Mundschleimhaut und Zähne* sowie *Zustand der Fontanelle* bei Säuglingen.

Zur **Beobachtung des Ernährungsverhaltens** beobachten und erfragen Pflegende das individuelle *Ess- und Trinkverhalten* des Patienten (☞ unten).

Datenerhebung

Körpergröße und Körpergewicht sind objektive Daten, die mithilfe von Messgeräten ermittelt werden. Zur Bestimmung bestimmter therapeutischer Maßnahmen, z. B. Dosis einer Antibiotikatherapie, ist die Berechnung der *Körperoberfläche* notwendig (☞ unten).

Körpergröße

Die **Ermittlung der Körpergröße** erfolgt meist bei der Aufnahme des Patienten. Bei Säuglingen und Kindern wird die Körpergröße bei jeder Vorsorgeuntersuchung festgestellt, um den Wachstumsverlauf zu dokumentieren und evtl. Abweichungen rechtzeitig zu erkennen (☞ 12.6.2, 12.6.3.1).

- Erwachsene und Kinder werden mithilfe einer **Messlatte** gemessen, die an der Wand befestigt ist. Der Patient stellt sich barfuss in gerader Haltung mit dem Rücken zur Latte. Die Pflegenden legen den Maßstabschenkel leicht auf den Kopf des Patienten. Wenn er von der Wand wegtritt, lesen sie die Körpergröße von der Messlatte ab.
- Kann ein Patient nicht stehen, so wird seine Größe liegend mit einem Maßband festgestellt.
- Die Körpergröße eines **Säuglings** wird mithilfe einer **Messmulde** bestimmt. Die Messmulde wird mit einem dünnen Stofftuch ausgekleidet und das Kind so hineingelegt, dass sein Scheitel mit dem feststehenden Ende der Messmulde abschließt. Hierzu muss

der Kopf des Kindes oft von der Pflegekraft an der Seite festgehalten werden. Da der Säugling von sich aus eine Beugehaltung einnimmt, werden vorsichtig die Knie durchgedrückt und mit der anderen Hand wird das quere, verschiebbare Fußbrett an die Fußsohlen geschoben. Die genaue Körperlänge kann dann an der seitlichen Graduierung abgelesen werden.

Körpergewicht
Indikation

Das Wissen um das exakte **Körpergewicht** (kurz *KG*) des Patienten ist wichtig z. B. für die genaue *Dosierung* vieler Arzneimittel wie Narkotika, Antibiotika oder Schmerzmittel. Bei Tumorkranken, Diabetikern, Patienten mit Reduktionskost, Essstörungen, Frischoperierten sowie im Säuglings- und Kindesalter kontrolliert man regelmäßig (je nach Indikation täglich bis wöchentlich) den Ernährungszustand über das Körpergewicht. Bei Patienten mit Ödemen wird der Erfolg einer antiödematösen Therapie anhand des Körpergewichts festgestellt.

Fast jeder Patient wird bei der Aufnahme gewogen, um einen Ausgangswert zu gewinnen. Bei Verlaufskontrollen ist es wichtig, dass die Werte vergleichbar sind.

> Für eine exakte Beurteilung der Entwicklung des Körpergewichts müssen die Messbedingungen immer gleich sein:
> - Immer die gleiche Waage
> - Immer zur gleichen Tageszeit, z. B. morgens nüchtern
> - Immer die gleiche Kleidung (möglichst wenig), Säuglinge werden in der Regel unbekleidet gewogen
> - Immer vorher die Harnblase entleeren lassen.

Zum Wiegen eines Menschen stehen folgende Waagen zur Verfügung:
- Die **Stehwaage,** auf der der Patient ohne Schuhe frei steht
- Die **Sitzwaage** als fahrbarer und arretierbarer Stuhl mit einem Gewichtsbalken (☞ Abb. 12.6.13)
- Die **Bettwaage** als fahrbares Bettuntergestell mit integrierter Waage
- Die **Säuglingswaage,** auf der Säuglinge liegen oder sitzen können
- Die **Inkubator-Waage.** In den Inkubator integrierte Waage, so dass das Frühgeborene die wärmende Umgebung nicht verlassen muss.

Mit welcher Waage der Patient gewogen wird, ist von seinem Alter und seinem Zustand abhängig. Kriterien dabei sind, ob er sicher stehen kann, sitzen darf oder liegen muss. Kinder, die nicht ruhig auf der Waage sitzen bzw. stehen, werden auf dem Arm z. B. der Mutter gewogen, deren Gewicht anschließend vom Gesamtgewicht abgezogen wird. Steh-, Sitz- und Säuglingswaagen gibt es als *mechanische Waagen* und als *Digitalwaagen*.

Vorbereitung der Waage
- Funktion der Waage prüfen
- Letzte Eichung beachten
- Sich vergewissern, dass die Waage sicher steht; bei einer Sitzwaage Rollen arretieren
- Bei mechanischen Waagen auf die Austarierung vor dem Wiegevorgang achten, bei Digitalwaagen Herstellerhinweise beachten
- Sitzfläche und -lehne mit einem Tuch abdecken (bei der Säuglingswaage vorher Gewicht des Tuches feststellen).

Durchführung bei der Sitzwaage

Der Patient sitzt mit dem Gesäß möglichst weit hinten; die Füße stehen ohne Schuhe auf dem Trittbrett. Das Körpergewicht wird eingestellt (Patienten fragen bzw. in der Dokumentation nachsehen). Die Arretierung wird gelöst und überprüft, ob sich die Waage einpendelt. Ggf. den Kilogramm-Schieber nach oben oder unten bewegen bis sich die Waage einpendelt und Wert ablesen

Durchführung bei der Säuglingswaage

Neugeborene und kleine Säuglinge werden vorsichtig auf die Waage gelegt. Säuglinge, die bereits sitzen können, tolerieren das Wiegen im Sitzen oft besser. Unruhige, strampelnde Säuglinge erschweren häufig das eindeutige Ablesen des Körpergewichts. Pflegende beruhigen das Kind z. B. mit einem Schnuller und ermitteln zügig das Gewicht.

> Zur korrekten Gewichtsermittlung werden Ab- und Zuleitungen, z. B. Infusionen, während des Ablesens des Gewichts kurz angehoben. Urin- und Stuhlausscheidung können im Säuglingsalter zu Gewichtsschwankungen führen.

> **Vorsicht**
> Säuglinge niemals unbeaufsichtigt auf der Waage liegen lassen. Die Pflegekraft steht immer nahe an der Waage und hält zur Sicherheit eine Hand über den Säugling (☞ Abb. 12.6.14).

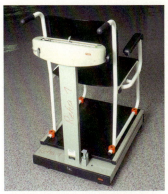

Abb. 12.6.13: Mechanische Sitzwaage mit Schiebegewicht. [K183]

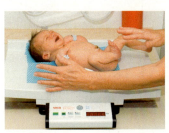

Abb. 12.6.14: Säugling wird mithilfe einer Digitalwaage gewogen. Die Pflegekraft hält immer eine Hand zur Sicherung über den Säugling. [K115]

Körperoberfläche

Aus Körpergröße und Gewicht lässt sich die **Körperoberfläche** (kurz *KOF* oder *KO*) berechnen. Die KO ist eine wichtige Bezugsgröße zur Abschätzung des Kalorien- oder Flüssigkeitsbedarfs, z. B. nach Verbrennungen. Sie liefert auch ein genaueres Maß für die Dosierung bestimmter Arzneimittel (z. B. Zytostatika) als das Körpergewicht oder die Körpergröße allein. Die KO eines 9-jährigen Kindes beträgt z. B. ca. 1 m^2, die des „Durchschnittsmannes" ca. 1,73 m^2.

Ermittlung der Körperoberfläche

Die Körperoberfläche lässt sich nach einer Formel errechnen, die die Naturwissenschaftler *Delafield Dubois* und *Eugene Floyd Dubois* aufstellten (☞ Kasten).

Ernährungszustand

Zur Beobachtung des **Ernährungszustands** achten Pflegende auf:
- Die Beziehung zwischen *Körpergröße* und *Körpergewicht*
- Den Zustand der *Haut* und *Hautanhangsgebilde,* Verteilung der *Fettpolster*

12 Beobachten, Beurteilen und Intervenieren

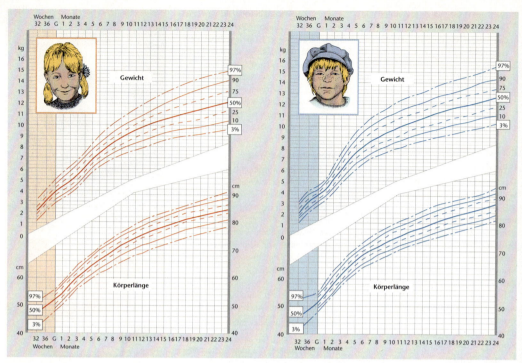

Abb. 12.6.15: Perzentilenkurve für Länge und Gewicht von Mädchen bis zum 24. Lebensmonat. [A300-157]

Abb. 12.6.16: Perzentilenkurve für Länge und Gewicht von Jungen bis zum 24. Lebensmonat. [A300-157]

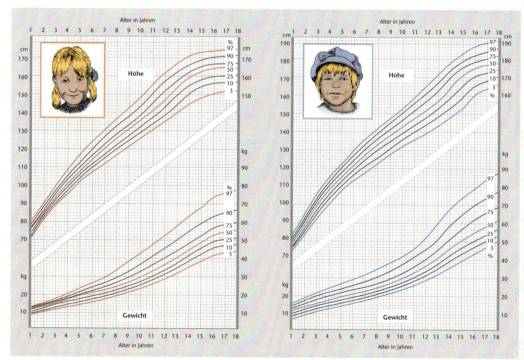

Abb. 12.6.17: Perzentilenkurve für Länge und Gewicht von Mädchen bis zum 18. Lebensjahr. [A300-157]

Abb. 12.6.18: Perzentilenkurve für Länge und Gewicht von Jungen bis zum 18. Lebensjahr. [A300-157]

Formel zur Errechnung der Körperoberfläche

$$KO \ [m^2] = \frac{\text{Körpergröße}^{0,725} \ [cm] \times \text{Körpergewicht}^{0,425} \ [kg] \times 71,84 \ [(m^2/kg) \times cm]}{10\,000}$$

Beispiel:

Erwachsener mit einer Größe von 1,75 m und einem Gewicht von 65 kg

Körperoberfläche: $\dfrac{175^{0,725} \times 65^{0,425} \times 71,84}{10\,000} = 1,79 \ m^2$

Schulkind mit einer Größe von 1,45 m und einem Gewicht von 36 kg

Körperoberfläche: $\dfrac{145^{0,725} \times 36^{0,425} \times 71,84}{10\,000} = 1,21 \ m^2$

▸ Den Zustand der *Mundschleimhaut* und der *Zähne*.
▸ Den Zustand der *Fontanelle* bei Säuglingen.

Ernährungsverhalten

Um das **Ernährungsverhalten** eines Menschen zu beurteilen, beobachten und erfragen Pflegende folgende Kriterien:
▸ *Hunger, Appetit* und *Durst.* Wie isst/trinkt der Patient? Mit Widerwillen oder Appetit?
▸ *Menge und Zusammensetzung der Nahrung bzw. Flüssigkeit.* Was und wie viel isst/trinkt der Patient? Welche Lieblingsspeisen, Abneigungen hat er?
▸ *Anzahl und Zeitpunkt der Mahlzeiten.* Wann und wie oft isst/trinkt der Patient?
▸ *Gewohnheiten* bei der Nahrungszufuhr. Isst der Patient alleine oder am Familientisch?

Die Beobachtung des Ernährungsverhaltens gibt häufig Hinweise auf die aktuelle physische und psychische Situation. Deshalb beobachten Pflegende das Essverhalten eines Menschen fortlaufend und achten auf Veränderungen, z. B. beobachten sie beim Abräumen des Esstabletts, wie viel der Patient übrig gelassen hat. Auch in der häuslichen Pflege und im Pflegeheim erfragen sie regelmäßig Hunger, Appetit und Durst des Patienten.

Dokumentation

Die **Dokumentation** der objektiven Daten (Körpergröße, -gewicht und -oberfläche) erfolgt im Dokumentationsbogen an einer festgelegten Stelle. Der Ernährungszustand und das Ernährungsverhalten des Patienten werden im Anamnesebogen und im Pflegebericht dokumentiert.

Perzentilenkurven

Um festzustellen, ob die Messwerte eines Kindes „im Rahmen liegen", werden **Perzentilenkurven** verwendet. Sie do-kumentieren den **Entwicklungsverlauf** eines Kindes.

Der Punkt, an dem sich Alter des Kindes einerseits und Gewicht, Länge oder Kopfumfang andererseits treffen, wird mit einem Stift markiert (☞ Abb. 12.6.15 – 12.6.18). Liegt ein Kind beispielsweise mit seinem Gewicht auf der 50%-Perzentile, bedeutet dies, dass 50% aller Gleichaltrigen leichter oder genauso schwer sind. Üblicherweise werden Werte zwischen der 5. und 95. Perzentile als normal angesehen, diese „Grenzen" sind jedoch willkürlich (einige Fachleute sehen auch die 3. und 97. Perzentile als Grenzen an).

Werden die ermittelten Werte zu verschiedenen Alterszeitpunkten dokumentiert, so kann ihr Verlauf beobachtet werden. Dies ist oftmals bedeutsamer als ein einzelner Wert: Lag das Gewicht eines Kindes beispielsweise über Jahre immer auf der 25. Perzentile, ist es nun aber binnen eines Jahres zur 75. Perzentile gewandert, so sollte nach den Ursachen für die Gewichtszunahme gesucht werden.

12.6.3 Normalzustand

Begleitung in den einzelnen Lebensphasen ☞ *5.6*

12.6.3.1 Körpergröße

Kindesalter

Die **Körpergröße** beträgt bei den meisten Kindern bei der Geburt zwischen 46 und 54 cm. In keinem Alter wachsen Kinder dann so schnell wie in den ersten Lebensmonaten: Mit vier Jahren haben sie meistens ihre Geburtslänge verdoppelt, sind also größer als 100 cm. Danach verlangsamt sich das Körperwachstum und beschleunigt sich erst wieder in der Pubertät (☞ Abb. 5.26).

Erwachsenenalter

Die **Körpergröße** ist wesentlich genetisch bestimmt. Im Durchschnitt sind Männer größer als Frauen. Die Zusammensetzung der Ernährung (Anteil von Eiweiß) hat Auswirkung auf die Körpergröße. Menschen aus gut ernährten Bevölkerungsschichten sind im Durchschnitt größer als Menschen, die wenig Fleisch und Fisch verzehren.

Bei alten Menschen nimmt die Körpergröße durch abnehmenden Wassergehalt der Bandscheiben und Osteoporose ab.

> Durch die Einwirkung der Körperlast während des Tages werden die Bandscheiben zusammengedrückt und die Körpergröße verringert sich bis zum Abend um bis zu 1 cm. Daher erfolgt die Feststellung der Körpergröße möglichst morgens.

12.6.3.2 Körpergewicht

Kindesalter

Entwicklung im Säuglingsalter ☞ *5.6.3*

Bei der Geburt wiegen die meisten Kinder zwischen 2,5 und 4,2 kg. In den ersten vier Lebenstagen nimmt das Neugeborene vor allem durch den natürlichen Wasserverlust bis zu 10% seines Geburtsgewichts ab *(physiologischer Gewichtsverlust)*. Gesunde Kinder haben nach 8 – 14 Tagen ihr Geburtsgewicht wieder erreicht (☞ Tab. 5.25).

> **Faustregel für die Gewichtsentwicklung**
>
> Im Alter von fünf Monaten hat sich das Geburtsgewicht verdoppelt, mit einem Jahr verdreifacht, mit sechs Jahren versechsfacht und mit zehn Jahren verzehnfacht. Gestillte Kinder nehmen in den ersten vier Monaten oft rascher zu als nicht gestillte Kinder.

Nach dem Laufenlernen kommen viele Kinder in eine Streckungsphase. Der „Babyspeck" verliert sich und das Kind wird schlanker. Ab dem Kleinkindalter nimmt das Kind langsam einen ähnlichen Körperbau wie die Eltern an.

Körperproportionen und Kopfumfang

Die **Körperproportionen** des Säuglings sind bestimmt durch einen großen Kopf (☞ Abb. 5.28); beim Neugeborenen nimmt dieser etwa ein Viertel der gesamten Körperlänge ein. Der **Kopfumfang** weist auch bei gesunden Kindern erhebliche Unterschiede auf. Aufschlussreicher als Einzelmessungen ist daher der Verlauf des Kopfwachstums, der regelmäßig bei den Vorsorgeuntersuchungen ermittelt wird. Gemessen wird der Kopfumfang mit einem um die obere Stirn und das Hinterhauptbein gelegten Maßband. (☞ Abb. 5.27)

Körperoberfläche

Bezogen auf ihr Gewicht besitzen Säuglinge und Kleinkinder eine ca. 2- bis 3-mal größere **Körperoberfläche** als Erwachsene. Dadurch sind sie zum einen besonders rasch durch Auskühlung und Flüssigkeitsverluste, z. B. bei einer Phototherapie (☞ 30.24.5), bedroht. Zum anderen können auch kleinere Verbrennungen rasch gefährlich werden, da es über die große Körperoberfläche schnell zu hohen Flüssigkeits- und Eiweißverlusten kommt (Risiko des Volumenmangelschocks).

Erwachsenenalter

Im **Erwachsenenalter** hängt das Körpergewicht von Geschlecht, Alter, individuellen Ess- und Lebensgewohnheiten sowie der genetischen Ausstattung ab. Zur Einschätzung des Körpergewichts existieren verschiedene Formeln. Die früher übliche Berechnung des Normalgewichts nach Broca (Normalgewicht [kg] = Körpergröße [cm] − 100) wurde mittlerweile verdrängt durch den **Body-Mass-Index** *(BMI, Körpermassen-Index, Quetelet-Index)*, der eng mit der Fettmasse korreliert. Normal ist ein BMI von 18,5 – 24,9 kg/m².

Body-Mass-Index

$$\text{BMI [kg/m}^2\text{]} = \frac{\text{Gewicht [kg]}}{\text{Größe [m]} \times \text{Größe [m]}}$$

Beispiel: Bei einer Körpergröße von 168 cm und einem Gewicht von 59 kg lautet die Formel:
59 : (1,68 × 1,68) = 20,46.
Der betreffende Mensch ist normalgewichtig (☞ Abb. 12.6.19).

Wenn sich der Mensch sklavisch an diese Vorgaben hält und sich über jedes „Gramm zu viel" ärgert, ist das genauso ungesund wie ein bisschen zu viel oder zu wenig. Auch um weitere Einflussfaktoren wie Alter und Körperbau zu berücksichtigen und um „Gewichtsstress" zu vermeiden, wird dem Betroffenen ein Rahmen (**Wohlfühlgewicht**) vorgegeben, innerhalb dessen sich sein Gewicht bewegen darf.

Bei alten Menschen kommt es trotz des geringeren Energieverbrauchs häufig zur Gewichtsabnahme, da sie zu wenig essen (☞ 12.6.4.4). Bei Dementen ist die Gewichtsabnahme auf den gesteigerten Energiebedarf und die zu geringe Nahrungszufuhr zurückzuführen.

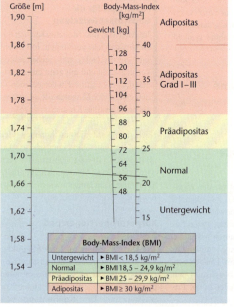

Abb. 12.6.19: Nomogramm zur Bestimmung des Body-Mass-Index. Verbindet man Körpergröße und Gewicht mit einer Linie, so lässt sich aus deren Verlängerung der Body-Mass-Index ablesen. Beispiel: Eine 1,68 m große und 59 kg schwere Person hat einen BMI von knapp 21, also Normalgewicht.

12.6.3.3 Ernährungszustand

Ernährungszustand *(EZ)*: Ernährungsbedingter Körperzustand. Er wird beurteilt nach der Beziehung zwischen Gewicht, Größe, Körperbau und Alter.

Der **Ernährungszustand** eines Menschen ist das Ergebnis seines längerfristigen Ernährungsverhaltens. Ein optimaler Ernährungszustand wird als *Eutrophie* bezeichnet und ist (fast) gleichbedeutend mit einem normalen Körpergewicht.

Neben dem Ernährungszustand wird der **Allgemeinzustand** des Patienten beurteilt. Der Allgemeinzustand entspricht dem aktuellen Gesundheitszustand. Demnach kann ein Patient in *gutem Ernährungszustand*, aber in *schlechtem Allgemeinzustand* sein, wenn er zum Beispiel akute Luftnot oder hohes Fieber hat.

Neben der Beziehung von Körpergröße und Körpergewicht geben der Zustand von *Haut, Haaren* (☞ 12.5.1.1), *Verteilung der Fettpolster, Zustand von Mundschleimhaut* und *Zähnen* (☞ 12.5.4) Auskunft über den Ernährungszustand eines Menschen.

Bei alten Menschen besteht häufig die Gefahr der Mangelernährung. Zur Erfassung des Ernährungszustands dient z. B. das **Mini Nutritional Assessment** (MNA). Anhand von 18 Kriterien werden der Ernährungszustand und das Risiko zur Unterernährung bestimmt. (📖 9, ✉ 2)

12.6.3.4 Ernährungsverhalten

Das **Ernährungsverhalten** eines Menschen wird wesentlich von seinem Hunger- und Durstgefühl beeinflusst. Auch die psychische und physische Verfassung sowie die individuelle Einstellung zur eigenen Gesundheit und zum eigenen Körperbild wirken sich auf die Ess- und Trinkgewohnheiten aus.

Hunger ist das physiologische Verlangen des Menschen nach Nahrung, um den Energiebedarf des Körpers zu sichern.

Durst ist das Bedürfnis des Menschen nach Flüssigkeit zur Regulation des Wasserhaushalts im Organismus.

Hunger- und Durstgefühl treten in Abhängigkeit von Stoffwechselprozessen auf. **Hunger** entsteht u. a. durch das Absinken des Blutzuckerspiegels. Nach der Nahrungsaufnahme vermitteln die Dehnung der Magenwand und das Ansteigen der Glukosekonzentration im Blut ein Sättigungsgefühl.

Appetit ist die *Lust* zu essen. Er wird durch optische Sinnesreize („das Auge isst mit"), Gerüche, die Umgebung, persönliche Abneigungen und Vorlieben sowie durch die Stimmungslage („mir ist der Appetit vergangen") bestimmt. Appetit kann unabhängig vom Hunger auftreten und Hunger unabhängig vom Appetit. Physiologisch *gesteigert* ist der Appetit in der Rekonvaleszenz *(Genesung)*, in Wachstumsphasen und in der Schwangerschaft.

Heißhunger tritt nach länger dauernder Nahrungskarenz auf, in der Schwangerschaft und Stillzeit sowie bei bestimmten Stoffwechselerkrankungen wie Diabetes mellitus. *Unstillbaren* Hunger, vor allem nach „Süßem", betrachten Psychologen als Ersatzbefriedigung für mangelnde Zuwendung und Anerkennung. Die Folge davon ist der „Kummerspeck".

Durst ist abhängig von der körperlichen Tätigkeit, der Ernährung (z.B. Gewürz- und Salzgehalt der Speisen), der Luftfeuchtigkeit und der Außentemperatur. Durst wird durch Reizung bestimmter Rezeptoren im Zwischenhirn ausgelöst. Ein *erhöhter Bedarf* an Wasser besteht z.B. bei körperlicher Anstrengung, hohen Außentemperaturen und Krankheiten mit größerem Flüssigkeitsverlust, etwa Durchfall, Erbrechen oder Fieber.

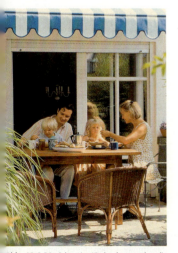

Abb. 12.6.20: Schon im Kindesalter werden die Essgewohnheiten geprägt. Es ist daher wichtig, Kindern von Anfang an, an bestimmtes Tischsitten zu gewöhnen, z.B. dass das Essen in Ruhe und gemeinsam mit der Familie stattfindet. [J660]

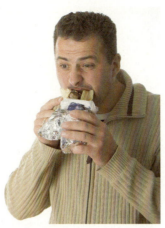

Abb. 12.6.21: Die heutigen Lebensverhältnisse erschweren häufig eine ausgewogene Ernährung im Alltag. [J784-005]

Um sich gesund und ausgewogen zu ernähren (☞ 12.6.1.1), darf sich der Mensch nicht nur auf seinen Hunger, Durst oder Appetit verlassen. Kenntnisse über Stoffwechsel, physiologische Abläufe der Verdauung und **Zusammensetzung der Lebensmittel** helfen dem Einzelnen, aus dem reichhaltigen Nahrungsangebot richtig, d.h. dem persönlichen Bedarf entsprechend, auszuwählen.

Auch die **Häufigkeit** und **Menge der Mahlzeiten** bestimmt jeder Mensch für sich selbst entsprechend seiner Vorlieben und alltäglichen Anforderungen. Richtlinien der Deutschen Gesellschaft für Ernährung (DGE) geben Empfehlungen zum gesunden Ernährungsverhalten (☞ Abb. 12.6.4). Vor allem bei der Ernährung von Säuglingen und Kindern ist das Ernährungsverhalten von großer Bedeutung: Die ausgewogene Ernährung ist Voraussetzung für das gesunde Wachstum eines Kindes und die **Essgewohnheiten** im Kindesalter sind prägend für das ganze Leben.

12.6.4 Pathologische Veränderungen

12.6.4.1 Körpergröße

Die **Körpergröße** eines Menschen hängt von zahlreichen Faktoren ab, z.B. von genetischen Einflüssen oder der Ernährung während des Wachstums. Entsprechend schwankt die „normale" Körpergröße innerhalb der Bevölkerung.

Als krankhaft wird eine Körpergröße unterhalb des **3. Perzentils** (Hundertstelwert) oder oberhalb des 97. Perzentils angesehen. 3. Perzentil bedeutet – bezogen auf die Körpergröße –, dass 3% der Bevölkerung kleiner und 97% größer sind als ein bestimmter Wert zu einem bestimmten Alterszeitpunkt unter Berücksichtigung des Geschlechts. 94% der Bevölkerung haben also eine „normale, gesunde" Körpergröße, jeweils 3% der Bevölkerung zählen zu den krankhaft kleinen und krankhaft großen Menschen.

Ursachen für Abweichungen der Körpergröße sind oft hormonelle Störungen sowie angeborene Anomalien des Skeletts oder des Stoffwechsels.

Vielfach werden auch die Begriffe **Minderwuchs, Zwergwuchs, Hochwuchs** und **Riesenwuchs** benutzt. Sie werden jedoch zum einen nicht einheitlich gebraucht und sind daher nicht verlässlich, zum anderen werden sie teilweise als diskriminierend aufgefasst.

Sehr große oder sehr kleine Menschen werden von ihren Mitbürgern oftmals nicht akzeptiert und sind in ihrem Alltag benachteiligt, z.B. durch zu niedrige Türdurchgänge oder zu hohe Regale. Sehr große Menschen haben oft Beschwerden an der Wirbelsäule.

> Ist das Krankenbett zu kurz, nehmen Pflegende das Fußbrett heraus und schieben es als Verlängerung unter die Matratze des Kopfendes (☞ Abb. 12.10.19 und 12.10.20).
>
> Ist der Patient sehr klein, legen sie einen Bettkasten an das Fußende, damit der Patient bei hochgestelltem Oberteil nicht herunterrutscht.

12.6.4.2 Körpergewicht
Untergewicht

Gedeihstörungen ☞ 5.6.4

> **Gedeihstörung:** Mangelhafte gesamtkörperliche Entwicklung im Kindesalter, d.h. Beeinträchtigung von Gewicht- *und* Längenwachstum. Typischerweise ist zunächst die Gewichtszunahme und erst später das Längenwachstum betroffen.

Von **Untergewicht** spricht man, wenn das Körpergewicht der Body-Mass-Index unter 18,5 liegt. Dieser reduzierte Ernährungszustand *(Dystrophie)* ist gekennzeichnet durch:
▶ Fehlende Fettpolster
▶ Tief liegende Augen (fehlendes Fettpolster hinter dem Augapfel)

- Dünne Extremitäten, feingliedrige Finger
- Stärker hervortretende Knochen im Gesicht, am Becken, an der Wirbelsäule und an den Rippen.

Die Haut wirkt schlaff. Der Patient klagt über Leistungsminderung und Müdigkeit. Ursachen sind z. B. akute oder chronische Erkrankungen, Hyperthyreose (☞ 21.3.3), falsche Essgewohnheiten, Anorexie oder Desorientiertheit mit gestörtem Essverhalten. Vor allem bei alten Menschen ist Unter- und Mangelernährung ein häufiges Problem (☞ unten).

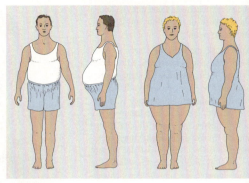

Abb. 12.6.22: Stamm- und hüftbetonter Fettverteilungstyp. Für das Risiko von Folgeerkrankungen ist nicht nur maßgeblich, wie viel Fett vorhanden ist, sondern auch, wo es lokalisiert ist. [A400-190]

Kachexie

Zeichen der **Kachexie** *(Auszehrung, hochgradige Abmagerung, „Kräfteverfall")* sind eingefallene Wangenhaut, reduzierte Hautspannung und starker Kräfteabbau. Diese Erscheinung ist oft bei Magersüchtigen (☞ 34.14.6), Tumorkranken, Alkoholkranken oder sehr betagten Menschen zu beobachten. Der BMI ist kleiner als 15.

Übergewicht und Adipositas

Adipositas ☞ *21.7.1*

Die Einteilung von Übergewicht und Adipositas ist nicht einheitlich:

Bei einer Orientierung am *BMI* erfolgt eine Einteilung in vier „Gewichtsklassen". **Normalgewicht** *(Adipositas Grad 0)* liegt vor bei einem BMI von 18,5–24,9, **Übergewicht** *(Präadipositas)* bei einem BMI von 25–29,9, **Adipositas** *(Adipositas Grad I)* bei einem BMI von 30–34,9 bzw. von 35–39,9 *(Adipositas Grad II)* und **Adipositas per magna** *(Adipositas Grad III)* bei einem BMI von über 40. Sicher behandlungsbedürftig sind Adipositas und Adipositas per magna (☞ Abb. 12.6.19).

Ursache von Übergewicht ist meist eine *Fehl- oder Überernährung*, häufig in Verbindung mit *mangelnder Bewegung*. Auch eine genetische Disposition trägt zur Entstehung von Adipositas bei. Hormonelle oder stoffwechselbedingte Ursachen, z. B. eine Funktionsstörungen der Hypophyse, sind selten (< 5 % der Fälle). Übergewicht begünstigt Fettstoffwechselstörungen, Hypertonie und Diabetes mellitus (☞ Kap. 21).

> Rasche Gewichtsschwankungen von mehreren Kilogramm innerhalb weniger Tage sind in der Regel durch Störungen des Wasserhaushalts und nicht durch Veränderungen des Körperfetts bedingt.

Zur Bestimmung von Adipositas wird die Verteilung der Fettpolster betrachtet:
- Beim **stammbetonten Fettverteilungstyp** *(androider, männlicher Fettverteilungstyp, „Apfelform")* befinden sich die Hauptfettansammlungen am Stamm des Patienten. Die Extremitäten sind relativ schlank. Menschen mit dieser Fettverteilung haben ein hohes Risiko, Folgeerkrankungen zu entwickeln, wir z. B. Schlaganfall *(Apoplex,* ☞ *33.5)*, Myokardinfarkt (☞ 16.5.2).
- Beim **hüftbetonten Fettverteilungstyp** *(gynoider, weiblicher Fettverteilungstyp, „Birnenform")* lagert sich das Fett mehr an Hüften und Oberschenkeln an (☞ Abb. 12.6.22).

12.6.4.3 Ernährungszustand

Die Versorgung des Körpers mit Nährstoffen ist von der Aufnahme der Lebensmittel abhängig. Über- oder Unterernährung wirken sich auf das Körpergewicht aus. *Einseitige Ernährung* und *unregelmäßige Essgewohnheiten* führen häufig zu Mangelerscheinungen und Erkrankungen, die am Zustand von Haut, Haaren, Mundschleimhaut und Zähnen erkennbar sind:
- **Vitaminmangel.** Vitamin A führt z. B. zu Haarausfall und Verhornung von Haut und Schleimhaut; starker Vitamin-C-Mangel führt zu *Skorbut*, einer Erkrankung, die mit Blutungen von Haut und Schleimhaut sowie Veränderungen der Zahnsubstanz einhergeht
- **Mangel an essentiellen Spurenelementen.** Zinkmangel führt zu Wachstumsstörungen und Haarausfall; Eisenmangel zu Anämie, die an einer blassen Hautfarbe erkennbar ist.

Zur Einschätzung des Ernährungszustandes wird auch die Versorgung des Körpers mit Flüssigkeit *(Flüssigkeitshaushalt)* beobachtet:
- Kennzeichen einer *Exsikkose* (unzureichende Flüssigkeitsversorgung) sind trockene Haut, stehende Hautfalten, halonierte Augen, eingefallene Fontanelle beim Säugling
- Kennzeichen einer Wassereinlagerung sind Ödeme v. a. an Lidern, Fußknöchel und Handrücken, gespannte Fontanelle beim Säugling.

> Menschen mit Demenz haben ein extrem hohes Risiko, von **Mangelernährung** betroffen zu werden. Zu geringe Energiezufuhr, Mangel an Proteinen, Vitaminen und Mineralstoffen führen zum Abbau von Muskelmasse und erhöhen das Risiko von Infektionen und Wundheilungsstörungen.

12.6.4.4 Ernährungsverhalten

Appetitlosigkeit

Menschen mit **Appetitlosigkeit** *(Inappetenz)* sitzen vor ihrem Teller, stochern darin herum und essen nichts oder nur wenig; selbst die Lieblingsspeisen bleiben liegen. Appetitlosigkeit begleitet die meisten Krankheiten sowie Bestrahlungs- und Chemotherapien und tritt auch nach größeren Operationen auf. Weitere Ursachen können Stress, eine fremde Umgebung, z. B. Heimweh bei Kindern, sowie ungewohnte Kostformen sein. Gerade in Krankenhaus und Pflegeheim summieren sich die genannten Faktoren.

Ein neu aufgetretener **Widerwille** gegen bestimmte Lebensmittel kann ein Hinweis auf eine organische Ursache sein. Eine Abneigung gegen Fleisch kann womöglich auf eine bösartige Tumorerkrankung hindeuten.

12.6 Ernährung

12

Übelkeit _(Nausea)_ reduziert den Appetit und ist ein häufiges Symptom bei gastroenterologischen Erkrankungen (☞ 19.2.1).

Spucken und Erbrechen

Erbrechen ☞ 12.7.3

Spucken im Säuglingsalter bedeutet das Herauslaufen kleiner Nahrungsmengen nach der Fütterung (oft beim Aufstoßen). Tatsächlich ist dieses Phänomen häufig und – solange die Kinder gedeihen – nicht beunruhigend. Echtes Erbrechen jedoch (größere Nahrungsmengen, oft im Schwall oder „Strahl") ist meist ein Krankheitszeichen und sollte bei wiederholtem Auftreten Anlass zur Untersuchung des Kindes geben.

Erbrechen _(Emesis, Vomitus)_ ist meist ein Hinweis auf eine gastroenterologische Erkrankung (☞ 12.7.3, 19.2.1).

Blähungen

> **Blähungen** _(Meteorismus):_ Übermäßige Füllung von Magen und Darm mit Luft oder anderen Gasen.

Häufigste Ursachen von **Blähungen** sind der Verzehr blähender Lebensmittel wie Hülsenfrüchte, Zwiebeln oder Kohl, die Zufuhr kohlensäurehaltiger Getränke oder eine habituell vermehrte Gasproduktion durch Darmbakterien und Luftschlucken _(Aerophagie)._ Blähungen können aber auch Zeichen einer Krankheit sein, z. B. einer Malassimilation (☞ 19.6.2), einer Leberzirrhose (☞ 20.4.4) oder einer Darmerkrankung.

Entsprechend der Ursachen hilft bei „normalen" Blähungen eine Umstellung der Ernährungsgewohnheiten. Kleine Bissen sowie langsames und gründliches Kauen verhindern übermäßiges Luftschlucken. Blähende Lebensmittel sollten gemieden und nur kohlensäurefreie Getränke getrunken werden. Als Teeaufguss zubereitete Kräuter, z. B. Kümmel, Pfefferminz, Fenchel, Zimtnelke, Ingwer, lindern zusätzlich die Beschwerden. Nur in seltenen Fällen ist eine medikamentöse Therapie erforderlich, vorzugsweise mit dem „Antischaummittel" Simethicon (z. B. Sab simplex®, Lefax®).

Dreimonatskoliken

Traditionell auf Blähungen zurückgeführt werden auch die **Dreimonatskoliken** junger Säuglinge, die genaue Ursache ist jedoch umstritten. Die Säuglinge schreien über einen längeren Zeitraum oft mehr als drei Stunden täglich, meist nach der Nachmittagsmahlzeit. Viele haben einen geblähten Bauch und ziehen die Beine an. Durch Tragen beruhigen sich die Kinder meist, und die Kinder zeigen auch sonst keine Krankheitszeichen. Stillt die Mutter, sollte sie keine blähenden Speisen zu sich nehmen, was jedoch oft nur wenig bringt. Empfohlen wird auch, dem Säugling z. B. Sab simplex® vor der Mahlzeit zu geben, was ebenfalls nicht sicher wirkt. Wenn das Kind etwa drei Monate alt ist, lassen die Beschwerden von selbst nach.

Nahrungsverweigerung

Die **Nahrungsverweigerung** eines Menschen hat immer einen Grund . Pflegende versuchen, diesen herauszufinden, um entsprechend handeln zu können. Gerade bei diesem Problem ist es oft ratsam, die Angehörigen einzubeziehen. Sie können wertvolle Hinweise auf Gewohnheiten und Lieblingsspeisen des Patienten geben. Manchmal isst der Patient – insbesondere Kinder – lieber in Anwesenheit seiner Familie.

Nahrungsverweigerung beim Säugling

Gesunde Säuglinge sind zu den Mahlzeiten in aller Regel hungrig. Verweigert ein Säugling mehr als eine Mahlzeit oder trinkt er über mehrere Mahlzeiten schlecht, d. h. er trinkt langsam und nur geringe Mengen, spricht man von **Nahrungsverweigerung.** Dies kann auf unterschiedliche Erkrankungen, z. B. Infektionen, hinweisen und ist stets ernst zu nehmen.

> Kann ein Neugeborenes nicht schlucken, so kann dies ein Hinweis auf eine Ösophagusatresie sein (☞ Tab. 30.132).

Psychosomatische Essstörungen

Schwere **psychosomatische Essstörungen** wie Bulimie und Anorexia nervosa (☞ 34.14.6) nehmen an Häufigkeit stark zu. Im Zentrum steht die gewollte Gewichtsabnahme bzw. die Erhaltung des stark erniedrigten Körpergewichts. Um dies zu erreichen, verweigern die Patienten die Nahrung, führen häufig Erbrechen herbei und missbrauchen Abführmittel _(Laxantien)_ sowie Diuretika. Folge des Gewichtsverlusts sind körperliche Symptome, z. B. erniedrigte Körpertemperatur, Bradykardie und Hypotonie, mit z. T. lebensbedrohlichen Zuständen.

Störungen bei der Nahrungsaufnahme

Ursachen dafür, dass ein Mensch nicht essen oder trinken kann, sind entweder Störungen der zum Essen und Trinken notwendigen Bewegungsabläufe, der Schutzreflexe (Schlucken, Husten) oder des Bewusstseins. Betroffen sind:
► Menschen mit unsicheren, ungezielten Bewegungen
► Menschen mit Schluckstörungen
► Menschen mit eingeschränktem Sehvermögen
► Menschen mit schlecht sitzenden, schmerzenden oder fehlenden Zahnprothesen
► Menschen mit einer Bewegungseinschränkung, z. B. durch Lagerung oder durch einen Gipsverband am Arm.

Im Umgang mit solchen Menschen ist Geduld und Einfühlungsvermögen gefordert. Oft kann der Betroffene seine Einschränkungen und die damit einhergehende Abhängigkeit von anderen Menschen nicht akzeptieren. Bei der Betreuung dieser Patienten achten die Pflegenden insbesondere darauf, vorhandene Fähigkeiten _(Ressourcen)_ zu fördern und aufrechtzuerhalten.

> _Alte Menschen_ essen häufig zu wenig, da ihnen die Nahrungsaufnahme aufgrund z. B. von Schluckbeschwerden oder schlecht sitzenden Zahnprothesen schwer fällt. Eingeschränkte Mobilität, das Gefühl der Einsamkeit, soziale Isolation und Depression führen zu Appetitlosigkeit. Verminderte Geruchs- und Geschmackswahrnehmung sowie mangelnde Selbstständigkeit bei der Essenszubereitung und Nahrungsaufnahme verleiden den Menschen die Lust am Essen.
>
> _Demente Menschen_ nehmen häufig Hunger-, Durst- und Sättigungsgefühle nicht wahr und vergessen zu essen.

Nahrungskarenz

Es gibt viele Gründe, weshalb Menschen nicht essen und trinken dürfen, im pflegerischen Alltag ist eine **Nahrungskarenz** am häufigsten verordnet, weil eine Operation oder Untersuchung ansteht (☞ Tab. 12.6.64).

433

12.6.5 Pflegerische Interventionen

12.6.5.1 Nahrungszubereitung

Bei der **Nahrungszubereitung** achten die Pflegenden auf:
- Die Verwendung von einwandfreien Lebensmitteln, z. B. keine Produkte mit abgelaufenem Verfallsdatum
- Hygienische Zubereitung, z. B. offene Lebensmittel, die auf den Boden gefallen sind, werden nicht mehr verwendet
- Altersentsprechende Zubereitung, z. B. Wurstbrot für ein Kleinkind klein schneiden
- Vorlieben des Patienten, z. B. Lieblingsessen
- Appetitanregende Zubereitung, z. B. bei geringem Appetit eher kleine Portionen anbieten, bei verringertem Geschmacksempfinden zusätzliche Gewürze anbieten.

Zubereitung von Säuglingsmilch
- Die Fertignahrung wird genau nach den Anweisungen auf der Packung vor jeder Mahlzeit frisch zubereitet
- Bei mehr als 50 mg Nitrat/l Trinkwasser (= 0,81 mmol/l) sollte für die Säuglingsnahrung abgepacktes und speziell für diesen Zweck deklariertes Wasser verwendet werden
- Das Wasser zum Auflösen der Fertignahrung wird vor Gebrauch mindestens fünf Minuten lang abgekocht und dann auf 50–60 °C abgekühlt, damit im Milchpulver vorhandene hitzeempfindliche Vitamine nicht zerstört werden

Aufbereitung von Muttermilch
- Abgepumpte Muttermilch sofort verfüttern. In verschlossenen, sterilen Flaschen ist die Milch bei Raumtemperatur 6–8 Std., im Kühlschrank bei +4 °C bis zu acht Tage haltbar

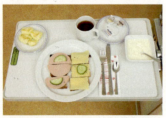

Abb. **12.6.23**: Manchmal ist die Krankenhausatmosphäre Ursache für Appetitlosigkeit. Ein Essen ohne Tablett und Isolierbehälter macht einen vertrauteren Eindruck und kann damit den Appetit verbessern. [K115]

- Muttermilch kann eingefroren (bei −20 °C) bis zu sechs Monate aufbewahrt werden. (10)

> **Vorsicht**
> Muttermilch nicht in der Mikrowelle erwärmen, da sie darin ungleichmäßig erhitzt wird und wichtige Schutzstoffe zerstört werden.

12.6.5.2 Altersabhängige Nahrungsverabreichung

Stillen ☞ 30.21.4
Ernährung von Frühgeborenen ☞ 30.24.8

Füttern des Säuglings mit der Flasche

Bei der Verabreichung von Muttermilch oder künstlicher Säuglingsmilch mit der Flasche ist zu beachten:
- Flaschen und Sauger müssen sauber sein und mindestens bis zum 4. Lebensmonat vor Gebrauch sterilisiert werden. Flaschen, Sauger und benötigtes Zubehör, z. B. Messbecher, werden mindestens einmal täglich fünf Minuten lang ausgekocht oder in einem Vaporisator *(Dampfsterilisiergerät)* behandelt
- Der Säugling sollte spontan erwacht sein. Geweckte Säuglinge sind oft noch schläfrig und trinken schlecht. Das Wickeln vor den Mahlzeiten ist meist nicht notwendig und auch nicht ökonomisch, da das Füttern oft eine Darmentleerung auslöst. Jedoch werden manche Kinder durch das Wickeln wacher und trinken besser, weshalb im Einzelfall das Wickeln vor der Mahlzeit oder (wenn der Säugling während der Mahlzeit einschläft) das Unterbrechen einer Mahlzeit zum Wickeln probiert werden kann
- Bevor die Pflegenden dem Säugling die Flasche geben, tropfen sie eine kleine Menge der Nahrung auf die Innenseite ihres Unterarms, um die Temperatur der Nahrung zu prüfen
- Zum Füttern sollte der Säugling in halb sitzender Position so im Arm gehalten werden, dass der Blickkontakt zur fütternden Person möglich ist (☞ Abb. 12.6.24). Dabei ist auf eine bequeme Sitzhaltung zu achten, evtl. den haltenden Arm mit einem Kissen unterpolstern und auf einer Stuhllehne abstützen. Kinder, die problemlos trinken, werden dem Schoß angelegt und

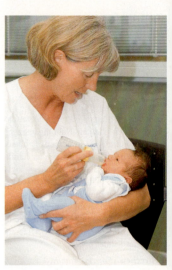

Abb. **12.6.24**: Die halb sitzende Fütterungsposition erlaubt einen guten Blickkontakt zwischen fütternder Person und Säugling. [K115]

nur ihr Kopf wird gehalten. Es empfiehlt sich dabei, die Füße auf einen Fußschemel zu stellen. Das Hinlegen des Säuglings auf eine Unterlage mit abgestützter Flasche birgt ein hohes Aspirationsrisiko und wird den emotionalen Bedürfnissen des Kindes nicht gerecht
- Legt ein Säugling eine Trinkpause ein, kann die fütternde Person ihn hochnehmen, so dass der Kopf des Kindes auf ihrer Schulter liegt. Durch leichtes Auf- und Abbewegen oder vorsichtiges Reiben des Rückens wird das *Aufstoßen* erleichtert. Die Luft entweicht durch die Entspannung des Kindes nach außen und nicht durch übermäßiges „Klopfen" auf den Rücken. Eine aktive Unterbrechung der Mahlzeit ist nur bei Kindern mit *Blähungsproblemen* erforderlich. Am Ende der Mahlzeit sollte der Säugling aber stets sein „Bäuerchen" machen
- Nach der Still- bzw. Flaschenmahlzeit wird das Baby gewickelt und, falls möglich, im Bett zunächst auf die rechte Seite gelegt, um die Magenentleerung zu erleichtern.

> **Vorsicht**
> Wegen der raschen Keimvermehrung (Milch ist ein idealer Nährboden) darf Milch nie in einer Thermosflasche warm gehalten werden. Milchreste sind nach der Mahlzeit unbedingt zu verwerfen.

Füttern des Säuglings und Kleinkindes mit dem Löffel

Zur Nahrungsverabreichung mit dem **Löffel** wird der Säugling in halbsitzender Position im Arm oder auf dem Schoß gehalten. Ältere Säuglinge können auch in einem Kinderstuhl sitzen. Mit zunehmendem Alter gebraucht das Kind selbstständig Löffel und Trinkbecher.

Beim Füttern achten Pflegende auf:
▶ Eine angenehme Temperatur des Essens
▶ Kleinere, altersentsprechende Portionen
▶ Genügend Zeit zum Kauen und Schlucken
▶ Esspausen zum Aufstoßen zwischendurch und nach der Mahlzeit.

Vorsicht
Die Mundhöhle der Säuglinge ist noch nicht mit dem Streptococcus mutans (Verursacher von Karies) besiedelt. Erwachsene sollen daher nicht den Löffel oder Schnuller des Kindes ablecken, da die Gefahr besteht, dass der Erreger vom Erwachsenen auf das Kind übertragen wird.

Hilfestellung beim Essen und Trinken bei Menschen mit Einschränkungen

Menschen können durch Alter, Behinderung oder Krankheit in der selbstständigen Nahrungsaufnahme eingeschränkt sein. Es ist die Aufgabe der Pflegenden, die Patienten so zu unterstützen, dass sie so viel Eigenaktivität wie möglich in die Aktivität der Nahrungsaufnahme und des Trinkens einbringen können.

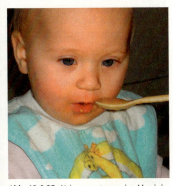

Abb. 12.6.25: Nahrungsreste um den Mund des Kindes werden nicht ständig abgewischt, da dies zu einer Übersensibilisierung der Mundpartie führen kann. [O402]

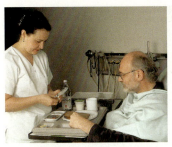

Abb. 12.6.26: Die Pflegekraft gibt nur so viel Hilfestellung wie nötig, um die Ressourcen und die Selbstständigkeit des Patienten zu fördern. [K183]

Lagerung des Patienten in Sitzposition
Kinästhetics ☞ 12.8.5.1

Jeder gesunde Mensch setzt sich zum Essen und Trinken hin, weil eine aufrechte Körperhaltung den physiologischen Transportweg der Nahrung durch die Speiseröhre unterstützt und ein Verschlucken verhindert. Entsprechend helfen die Pflegenden den Patienten dabei, diese Position zum Essen einzunehmen.

Im Bett fällt aufrechtes Sitzen wesentlich schwerer als im Stuhl oder Sessel. Schon aus diesem Grund sollten alle Patienten zum Essen aufstehen, sofern keine Bettruhe angeordnet wurde.

Wenn der Patient nicht mobil ist, sollte er im Bett so aufrecht wie möglich sitzen:
▶ Dem Patienten zuerst helfen, sich kopfwärts zu bewegen (☞ 12.8.5.2)
▶ Das Kopfteil so hochstellen, dass der Patient aufrecht sitzt; der Oberkörpers soll im Hüftbereich abknicken, nicht in Höhe der Brust (☞ Abb. 12.10.18)
▶ Evtl. an die Füße ein Kissen zum Abstützen legen, damit der Patient sicher sitzt und nicht herunterrutscht
▶ Den Kopf so unterstützen, dass er leicht nach vorn geneigt ist
▶ Fütterungsposition von Säuglingen (☞ Abb. 12.6.24 und 12.6.25).

Vorbereitung des Essplatzes

Pflegende richten die Speisen so an, dass der Patient entsprechend seiner Ressourcen möglichst selbstständig essen kann, z.B. erschweren ungezielte Bewegungen bei Patienten mit Morbus Parkinson (☞ 33.9.1) die Nahrungsaufnahme. Die Pflegenden bereiten das Essen übersichtlich und gut greifbar vor, indem sie z.B. Brotscheiben nicht in kleine Stücke schneiden, da diese schwer zu greifen sind.

Pflegende achten auf die passende *Tischhöhe*, so dass der Patient seine Arme aufstützen kann und einen guten Überblick hat. Beim Nachtkästchen positionieren sie den Ausziehtisch in der richtigen Höhe. Rechtshändern stellen sie Glas und Messer auf die rechte Seite, Linkshändern umgekehrt. Niedriges Geschirr steht vorn und hohes Geschirr hinten, damit die Gegenstände nicht umgeworfen werden. Gegebenenfalls helfen die Pflegenden dem Patienten beim Öffnen von Marmeladendöschen, beim Brotrichten oder Fleischschneiden und bieten ihm dazu Ess- und Trinkhilfen (☞ Abb. 12.6.29–12.6.33) an.

Unterstützung beim Essen

Beim Essenreichen respektieren Pflegende das Schamgefühl des Patienten, indem sie:
▶ Ihm nicht „Esslatz" oder „Lätzchen" anbieten, sondern eine Serviette
▶ Bewusst den Ausdruck „Füttern" vermeiden. Dieser wird nur im Zusammenhang mit Säuglingen und Tieren verwendet.

Für das **Essenreichen** nehmen sich die Pflegenden Zeit und haben Geduld. Sie schützen Bett und Bekleidung des Patienten mit einer Serviette.

Die Pflegenden sitzen zum Essenreichen auf einem Stuhl neben dem Patientenbett oder am Tisch neben dem Patienten bzw. stehen neben dem Bett, das sie auf entsprechende Höhe gebracht haben, so dass sie nicht auf ihn herabsehen. Der Teller steht in Sichtweite des Patienten. Die Pflegenden richten die Portionen nach Wunsch. Der Patient bestimmt Geschwindigkeit und Reihenfolge der Mahlzeit. Die Pflegenden unterstützen ihn ggf. dabei, die Hand zum Mund zu führen. Kann er weder den Löffel halten noch die Bewegung vom Teller zum Mund vollzie-

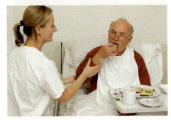

Abb. 12.6.27: Beim Essen wird der Patient ggf. am Arm unterstützt, um die Hand zum Mund zu führen. [K115]

12 Beobachten, Beurteilen und Intervenieren

Hilfsmittel	Funktion
Teller mit erhöhtem Rand bzw. Telleraufsatz (☞ Abb. 12.6.29)	Verhindert, dass Speisen über den Tellerrand geschoben werden
Einhandbesteck bzw. Besteckhalter (☞ Abb. 12.6.30)	Ermöglicht Essen mit einer Hand
Klammergabel	Die Gabel wird mithilfe einer Klammer am Tellerrand befestigt und fixiert somit das Schneidegut, z. B. die Wurst
Eierbecher mit Saugfuß	Verhindert das Wegrutschen des Bechers
Matte	Verhindert das Verrutschen des Tellers
Schneidehilfen (☞ Abb. 12.6.31)	Ermöglichen das Schneiden, z. B. von Brot, mit einer Hand

Tab. 12.6.28: Esshilfen erleichtern dem Patienten das selbstständige Essen.

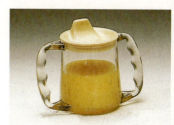

Abb. 12.6.32: Trinkbecher mit ergonomisch geformtem Doppelhenkel. [V143]

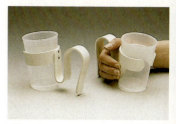

Abb. 12.6.33: Trinkbecher mit Becherhandgriff. [V143]

hen, übernehmen die Pflegenden das Anreichen der Speisen. Bevor sie den nächsten Bissen anbieten, warten sie, bis der Patient fertig gekaut und heruntergeschluckt hat.

Wird der Patient während des Essens allein gelassen, achten die Pflegenden darauf, dass die Patientenrufanlage in Reichweite ist.

Unterstützung beim Trinken

Zum Trinken bieten sich spezielle Tassen oder Gläser aus dem Fachhandel an (☞ Abb. 12.6.32 und 12.6.33). Bei heißen Getränken kontrolliert die Pflegekraft zuerst die Temperatur an der Innenseite ihres Armes. Der Patient befindet sich in Oberkörperhochlage und die Pflegekraft unterstützt mit einer Hand von hinten seinen Kopf. Sie gibt ihm schluckweise Flüssigkeit und wartet, bis er sie hinuntergeschluckt hat.

Hilfsmittel zum Essen und Trinken

Viele Patienten können nicht selbstständig essen. Für die Pflegenden ist es oft leichter und schneller, ihnen das Essen mit dem Löffel zu reichen, anstatt sie beim Anrichten der Speisen und beim Essen zu unterstützen. Die Übernahme der Tätigkeiten fördert jedoch weder die Selbstständigkeit noch die vorhandenen Ressourcen des Patienten. **Ess- und Trinkhilfen** werden deshalb so ausgewählt, dass sie die gesunden Anteile des Patienten fördern und zugleich seine Selbstständigkeit stärken.

Ess- und **Trinkhilfen** ermöglichen dem Patienten eine selbstständigere Nahrungs- und Flüssigkeitsaufnahme. Bei der Auswahl des Hilfsmittels sind der Wunsch des Patienten und seine Ressourcen entscheidend. Vorwiegend kommen Ess- und Trinkhilfen auf rheumatologischen und neurologischen Stationen zum Einsatz, z. B. bei Patienten mit Amputationen, Lähmungen und Verletzungen.

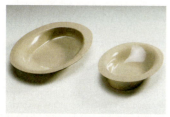

Abb. 12.6.29: Spezialteller mit abgeschrägter Bodenplatte erleichtern das Essen, da Speisen nicht über den Rand hinausgeschoben werden können. [V143]

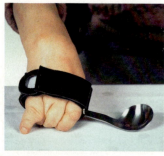

Abb. 12.6.30: Besteckhalter [V143]

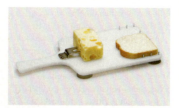

Abb. 12.6.31: Frühstücksbrett mit Saugnäpfen und Schneidehilfe zum einhändigen Schneiden. [V143]

Hilfsmittel (☞ Tab. 12.6.28) erleichtern dem Patienten das Essen und Trinken und fördern seine Selbstständigkeit, z. B.:
▶ Aufsteckbare Griffvorrichtungen für Becher und Gläser
▶ Trinkröhrchen
▶ Spezielle Trinkbecher, z. B. mit zwei Henkeln.

Nach einer Mahlzeit gönnen die Pflegenden dem Patienten ein paar Minuten Ruhe, da Essen und Trinken Menschen oft anstrengt. Erst nach der Ruhepause bieten die Pflegenden dem Patienten an, die Hände zu waschen, die Zahnprothese bzw. die Zähne zu reinigen und den Mund auszuspülen.

> Pflegende gehen bei der Nahrungsverabreichung auf die individuelle Situation des Patienten ein. Grundsätzlich zu beachten sind:
> ▶ Patienten Zeit lassen, nie drängen
> ▶ Den Patienten so viel wie möglich allein verrichten lassen
> ▶ Hilfsmittel individuell einsetzen
> ▶ Angehörige anleiten und einbeziehen.

Menschen mit eingeschränktem Sehvermögen

Ist die Sehkraft eines Menschen eingeschränkt oder ist er blind (☞ 12.9.4.4), berücksichtigen die Pflegenden seine individuellen Gewohnheiten, z. B. wo er sein Glas normalerweise hinstellt oder wohin er sein Essbesteck auf das Tablett legt, damit er es jederzeit problemlos finden kann. Weiterhin geben sie ihm exakte Information über die Anordnung von Teller, Besteck und Trinkgefäß sowie darüber, wo sein Essen auf dem Teller liegt. Hierzu kann symbolisch eine Uhr verwandt werden, z. B. Kartoffeln liegen bei 12 Uhr, das Gemüse liegt bei 4 Uhr und bei 8 Uhr liegt Fleisch.

Bei Patienten mit **Hemianopsie** *(Halbseitenblindheit mit eingeschränktem Gesichtsfeld)* ist zu bedenken, dass ihnen nicht bewusst ist, dass sie z. B. eine Hälfte des Tellers gar nicht sehen. Daher achten Pflegende beim Abräumen des Tabletts darauf, ob Speisen übrig geblieben sind und fragen den Patienten, ob er dies gesehen hat.

Essen und Trinken in veränderter Umgebung

Die Nahrungsaufnahme des Patienten im Krankenhaus oder Pflegeheim unterscheidet sich erheblich von seinen Gewohnheiten zu Hause:
- Die Essenszeiten sind in einem gewissen Rahmen festgelegt und entsprechen den Gewohnheiten des Patienten möglicherweise ebenso wenig wie die Zubereitung und Zusammenstellung der Nahrung
- Tischnachbarn, Umgebung und gegebenenfalls Esshaltung (z. B. im Bett) sind fremd.

Für den Patienten bedeuten diese Änderungen seiner Essgewohnheiten die Umstellung seines Lebensrhythmus und die Einschränkung seiner Selbstbestimmung.

Die Pflegenden können vieles tun, damit es dem Patienten trotz veränderter Umgebung besser schmeckt:
- Zimmer vor dem Essen lüften
- Patienten bequem hinsetzen (lassen)
- Appetitlosen Patienten eher kleine als große Portionen bestellen
- Auf warmes Essen achten, ggf. in Mikrowellengerät aufwärmen
- Ruhige Atmosphäre schaffen und Störungen durch Diagnostik, Verbandswechsel, Visiten und Kurzbesuche vermeiden
- Geburtstage und Feiertage durch besondere Gestaltung des Tabletts hervorheben
- Mobile Patienten und besonders Kinder auf Wunsch gemeinsam essen lassen.

Mangelernährung bei alten Menschen

Aufgrund unzureichender Nahrungs- und Flüssigkeitsaufnahme verschlechtert sich der Gesundheitszustand von vielen alten Menschen erheblich. Folgen sind zunehmende Abhängigkeit, häufigere Krankenhausaufenthalte und ansteigende Mortalität.

Pflegende ergreifen frühzeitig Maßnahmen, damit diese Menschen trotz ihrer Beschwerden, z. B. Appetitlosigkeit, verminderte Geruchs- und Geschmackswahrnehmung, Schluckstörungen, ausreichend und ausgewogen essen und trinken. Dazu dient z. B. eine *Erhöhung der Nährstoffdichte*:
- Energiereiche Zwischenmahlzeiten anbieten, z. B. Sahnejoghurt, Milchreis
- Vollfette Milchprodukte verwenden, z. B. Milch mit 3,8% Fett
- Speisen mit Butter, Sahne oder hochwertigen Ölen anreichern
- Energiehaltige Getränke anbieten, z. B. Malzbier, Frucht- und Gemüsesäfte
- Ergänzung der Nahrung durch Trinknahrung (8).

Folgende Möglichkeiten sind zusätzlich in der häuslichen Pflege und im Pflegeheim durchführbar:
- Einbeziehung in die Essenszubereitung, die dabei entstehenden Düfte regen den Appetit an
- Lebensmittelauswahl entsprechend der *(Ess-) Biografie*. Aufgrund der Lebensgeschichte und Herkunft eines Menschen können Vorlieben für bestimmte Speisen herausgefunden werden
- Demenzkranken „Fingerfood" anbieten, d. h. lauwarme Nahrung in mundgerechten Portionen, die sich ohne Besteck mit zwei bis drei Fingern gut greifen lässt
- Einrichtung von „Imbiss-Stationen" für Demenzkranke, die zum Essen nicht sitzen bleiben. Obst, Kekse oder „Fingerfood" können „während des Gehens" gegessen werden
- Nahrungszufuhr durch vertraute Personen
- Nahrungszufuhr in angenehmer, entspannter Atmosphäre, z. B. schön gedeckter Tisch. (9, 11)
- Akzeptanz veränderter Tischmanieren.

12.6.5.3 Verabreichen bestimmter Kostformen und Diäten

Während die Prinzipien moderner Ernährungsberatung Krankheiten vorbeugen, können bei vorhandenen Erkrankungen bestimmte **Kostformen** und **Diäten** angezeigt sein, um eine Heilung zu beschleunigen oder überhaupt herbeizuführen.

Kost

Kost: Die von einem Gesunden bewusst und auf Dauer ausgesuchte Form der Ernährung. Im Gegensatz zu *Diätvorschriften* sind dies Ernährungsregeln, die Menschen, z. B. aus religiösen, weltanschaulichen oder gesundheitlichen Motiven, *freiwillig* einhalten. Im klinischen Alltag werden die Begriffe Kost, Ernährung und Diät oft gleichbedeutend verwendet.

Bei der **vegetarischen Kost** unterscheidet man:
- *Ovo-lakto-vegetabile Kost.* Enthält tierische Produkte wie Milch, Milchprodukte und Eier, jedoch kein Fleisch und keinen Fisch
- *Lakto-vegetabile Kost.* Verzicht auf Eier, Fisch und Fleisch
- *Streng vegetabile* Kost (vegane Kost). Keinerlei Tierprodukte wie Milch, Honig, Eier, Fleisch.

Nicht wenige Eltern möchten ihre Kinder fleischlos ernähren. Eine ausgewogene fleischlose Ernährung bei Säuglingen und

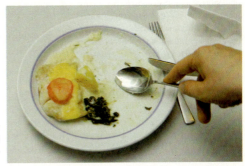

Abb. 12.6.34: Manche Menschen sehen u. U. nicht, dass ihr Teller noch halb voll ist. [K115]

Kleinkindern ist möglich, sofern der Speiseplan Milch und Eier oder zumindest Milch enthält. Das Risiko eines Eisenmangels (☞ 22.5.1) ist aber erhöht. Eine vegane Ernährung ist abzulehnen, da die Gefahr vielfältiger Mangelerscheinungen groß ist. Gestillte Kinder von Veganern leiden z. B. nicht selten unter Vitamin-B_{12}-Mangel und haben daher ein erhöhtes Risiko für eine gestörte Gehirnentwicklung.

Diät

> **Diät:** Krankenkost, Ernährung,
> ▶ Die an eine bestimmte Erkrankung angepasst ist
> ▶ Bei der bestimmte Nahrungsanteile vermindert oder weggelassen werden, z. B. Salz bei Hypertonie
> ▶ Bei der bestimmte Nährstoffe vermehrt verzehrt werden, z. B. Eiweiß bei Kachexie.

Diätformen unterscheidet man nach der Dauer:

> ▶ *Kurzfristige* über wenige Tage, zum Beispiel postoperativer Nahrungsaufbau (☞ 15.2.10)
> ▶ *Längerfristige* über mehrere Wochen oder Monate, z. B. Reduktionsdiät bei Übergewicht
> ▶ *Lebenslange* Diät, z. B. Diabetesdiät (☞ 21.6.10).

Kurzfristige Diäten bereiten dem Patienten normalerweise keine Probleme, da der Zeitraum überschaubar ist. Bei längerfristigen oder lebenslangen Diäten sind die Motivation und das Verständnis des Patienten zwingend erforderlich. Die **Ernährungsberatung** durch eine Diätassistentin ist hier von großer Bedeutung. Sie informiert Patienten und Angehörige über die Diät und deren Richtlinien, stellt Informationsmaterial zur Verfügung und berät die Patienten zum künftigen Verhalten zu Hause. Die Pflegenden fungieren hier als Vermittler und unterstützen die Patienten in der Lernphase. Wird bei der Ernährung eines Kindes ein bestimmtes Lebensmittel verzichtet, ist es ratsam, mit dem Kinderarzt zu sprechen, um Mangelerscheinungen zu vermeiden.

Auswahl bestimmter Diät- und Kostformen

Im Krankenhaus stehen verschiedene **Diät- und Kostformen** zur Verfügung (☞ Tab. 12.6.35). Die Pflegenden informieren die Patienten während des Auf-

nahmegespräches über das vorhandene Angebot. Falls keine ärztliche Anordnung für eine bestimmte Diät vorliegt, kann der Patient seinen Speiseplan selbst auswählen.

Erhält der Patient eine bestimmte Diät bzw. Kostform, muss dies nicht zwangsläufig für den ganzen Krankenhausaufenthalt gelten. Die Kostform sollte dem Zustand und den Wünschen des Patienten angepasst sein und nicht dem Appetit oder dem Zustand am Aufnahmetag.

Bei vielen Magen-Darm-Erkrankungen (z. B. Ulkuskrankheit ☞ 19.5.3) wird heute keine standardisierte Diät mehr verabreicht, sondern der Patient probiert selbst aus, welche Lebensmittel er verträgt und welche nicht. Um eigene Erfahrungen zu sammeln und auszuwerten, kann er ein *Ernährungstagebuch* führen und darin notieren, welches Essen er verträgt und welches nicht. Auch für Patienten mit Fieber gibt es bestimmte Empfehlungen der Ernährung (☞ 12.4.5.2).

Alten und kranken Menschen ist die angebotene Vollkost im Krankenhaus manchmal zu salzig oder zu scharf; sie bevorzugen deshalb Schonkost. Andere ältere Menschen würzen hingegen viel nach, da ihr Geschmacksempfinden nachgelassen hat.

Patientenberatung

Neben den Diätassistenten beraten auch die Pflegenden die Patienten über die im Krankenhaus angebotenen Diät- und Kostformen. Bei längeren Krankenhausaufenthalten sprechen sie häufig mit den Kranken und den Angehörigen, um individuelle Ernährungswünsche zu erfahren. Sie informieren außerdem über die Bedeutung einer dem Gesundheitszustand angepassten Ernährung, z. B. die erhöhte Dekubitusgefahr, der ältere Menschen mit schlechtem Ernährungszustand ausgesetzt sind (☞ 12.5.1.4).

In der häuslichen Pflege essen Pflegebedürftige häufig in der Familie mit. Pflegende stehen als Ansprechpartner zur Verfügung und vermitteln auf Wunsch eine qualifizierte Diätberatung. Allein stehende Pflegebedürftige erhalten ihre Mahlzeiten über den Pflegedienst oder einen mobilen Service, das „Essen auf Rädern". Pflegende unterstützen die Patienten bei der Organisation und Auswahl.

Getränke

Als **Getränke** stehen verschiedene Tees, Mineralwasser, Säfte und ab dem Jugendalter Kaffee zur Auswahl (☞ 12.6.1.1). Im Krankenhaus wird häufig Tee angeboten, da er einfach zuzubereiten ist. Einige Menschen bevorzugen jedoch andere Getränke, weil sie mit Tee Krankheit assoziieren. Neben den bekannten Teesorten wie Pfefferminz-, Kamillen-, Fenchel-, Hagebutten- und Schwarztee, die viele auch zu Hause haben, gibt es noch eine Reihe weniger bekannter Sorten mit heilenden und durstlöschenden Eigenschaften, z. B. Salbei- oder Melissentee. Bei der **Zubereitung** von Kräuter- und Schwarztees ist darauf zu achten, dass das Wasser für den Aufguss sprudelnd kocht, da es sonst die Wirk- und Aromastoffe nicht aus den Pflanzenteilen löst.

Tees zählen zu den Arzneimitteln *(Drogen, pflanzliche Arzneimittel),* weshalb man sie mit Überlegung und nicht unkontrolliert anwenden sollte (☞ Tab. 15.106).

Trinknahrungen

Bei Appetitlosigkeit, Kau- und Schluckstörungen, Kachexie oder nach Operationen im Hals-Rachenbereich bieten die Pflegenden den Patienten neben pürierter Kost auch hochkalorische **Trinknahrungen** an. Im Handel gibt es verschiedene Produkte, die in Geschmacksrichtung und Zusammensetzung (z. B. ballaststoff- oder eiweißreich) variieren, oder speziell für Kinder hergestellt sind.

12.6.5.4 Verabreichung von Sondenkost

Enterale Ernährung ☞ Kapitel 15.5.1

Menschen, die aufgrund ihrer Erkrankung nicht essen dürfen, können oder wollen, benötigen überwiegend eine künstliche Ernährung. Ist der Magen-Darm-Trakt funktionsfähig, erfolgt dies meist über eine enterale Ernährung, d. h. der Patient erhält Nährstoffe *(Sondenkost)* über eine Sonde in den Magen oder Dünndarm. Art, Menge und Verabreichungsform wird vom Arzt angeordnet.

Sonden zur enteralen Ernährung

> **Ernährungssonde:** Dünner Schlauch aus Kunststoff oder Weichgummi, der zur Ernährung in den Magen *(gastral)* oder den Dünndarm *(duodenal)* eingeführt wird.

12.6 Ernährung

Kost- und Diätform	Merkmal	Indikationen
Vollkost	▶ Normale Kost mit normalem Kaloriengehalt	▶ Patient, der alles essen darf, z. B. Patient nach Operationen außerhalb des Magen-Darm-Bereichs
Pürierte Kost	▶ Alle festen Speisen sind püriert	▶ Patienten mit eingeschränktem Kauvermögen, z. B. nach Hals-, Nasen-, Zahn-, Mund- und Kieferoperationen (☞ 32.1.5) ▶ Säuglinge/Kleinkinder ohne oder mit nur wenigen Zähnen
Schonkost	▶ Leicht verdaulich ▶ Nicht blähend ▶ Zubereitung ohne Backen, Braten und scharfes Würzen ▶ Fettarm ▶ Evtl. ballaststoffarm	▶ Verdauungsstörungen ▶ Nahrungsaufbau nach bestimmten Operationen ▶ Erkrankungen im Magen-Darmbereich
Wunschkost	▶ Kost nach Wünschen des Patienten	▶ Schwerkranke, z. B. tumorkranke Patienten
Energiedefinierte Kost (Reduktionskost/-diät)	▶ Reduzierter Kaloriengehalt ▶ Individuelle Festlegung des Kaloriengehaltes	▶ Adipositas (☞ 21.7.1) ▶ Gewichtsreduktion auf Wunsch des Patienten bzw. ärztlich verordnet
Kalorienreiche Kost	▶ Kalorienreich und hochwertig	▶ Patienten mit Untergewicht/Kachexie ▶ Tumorkranke ▶ Patienten mit Mukoviszidose (☞ 18.12)
Aufbaukost	▶ Kost wird nach einem festen Schema aufgebaut: 1. Schluckweise Tee 2. Tee und Zwieback, Salzstangen 3. Leichte Suppe 4. Pürierte Kost 5. Schonkost 6. Steigerung je nach Verträglichkeit	▶ Operationen im Magen-Darmbereich ▶ Nach längerer Nahrungskarenz
Eiweiß- und elektrolyt-definierte Diäten, z. B. natriumarme Kost	▶ Kochsalz ist z. B. reduziert bis aufgehoben ▶ Eiweißgehalt ist z. B. reduziert	▶ Hypertonie (☞ 17.4.1) ▶ Ödeme (☞ 29.10.1) ▶ Einige Nierenerkrankungen, z. B. chronische Niereninsuffizienz (☞ 29.5.9), nephrotisches Syndrom (☞ 29.5.7) ▶ Einige Lebererkrankungen, z. B. Enzephalopathie bei Leberzirrhose (☞ 20.4.4)
Diabetesdiät	▶ Individuelle Anpassung der Kohlenhydratzufuhr (☞ 21.6.10)	▶ Diabetes mellitus (☞ 21.6)
Fettarme Diät	▶ Fettarm ▶ Cholesterinarm ▶ Wenig tierische Fette	▶ Fettstoffwechselstörungen, z. B. erhöhter Cholesterinspiegel im Blut (☞ 21.7.2)
Purinarme Diät	▶ Wenig Fleisch und Fisch ▶ Keine Hülsenfrüchte, Spinat und Pilze ▶ Wenig Kaffee	▶ Hyperurikämie (☞ 21.8)
Keimarme Kost/Diät	▶ Kein frisches Obst, Gemüse (wegen der Keimbesiedelung) ▶ Nur Gekochtes ▶ Verzicht auf Gewürze (sind oft verkeimt)	▶ Schwer abwehrgeschwächte Patienten, z. B. nach Transplantationen ▶ HIV-Infizierte (☞ 27.1.3)
Phenylalaninfreie Diät	▶ Phenylalaninfreie bzw. -arme Nahrung, z. B. Milupa PKU®, Zusatz von Maltodextrin und MCT-Öl	▶ Phenylketonurie (☞ Tab. 21.1)
Glutenfreie Diät	▶ Keine Gerste, Hafer, Roggen, Weizen ▶ Erlaubt: Buchweizen, Hirse, Mais, Reis ▶ Liste der glutenfreien Lebensmittel ist bei der Deutschen Zöliakie Gesellschaft erhältlich	▶ Sprue/Zöliakie (☞ 19.6.3)
Milcheiweißfreie Diät	▶ Beim Säugling: Hydrolysatnahrung (z. B. Nutramigen®) ▶ Sojamilch, diese kann jedoch auch zur Sensibilisierung führen	▶ Milcheiweißallergie (☞ 27.2.1)
Galaktosefreie Diät	▶ Bei Säuglingen z. B. Humana SL® ▶ Achtung: Milchzucker ist in vielen Medikamenten enthalten	▶ Galaktosämie (☞ Tab. 21.1)
Salzreiche Diät	▶ Kochsalzzusatz zur Nahrung nach ärztlicher Anweisung	▶ Adrenogenitales Syndrom mit Salzverlust (☞ Tab. 21.1)

Tab. 12.6.35: Diäten und Kostformen.

12 Beobachten, Beurteilen und Intervenieren

Sondentyp	Indikation	Indikationen (Beispiele)/Kurzcharakterisierung
Nasogastrale Sonde	Voraussichtlich kurz dauernde enterale Ernährung, wenn keine erhöhte Aspirationsgefahr besteht	▶ Bei entzündlichen Darmerkrankungen, appetitlosen und kachektischen Patienten. Bei Fehlbildungen/Verletzungen des Mund-Rachen-Raumes. Bei Frühgeborenen und kranken Neugeborenen ▶ Legen erfolgt meist durch Pflegende, Liegedauer bis zu vier Wochen (Herstellerangaben beachten) ▶ Pflege ☞ unten
Orogastrale Sonde	Voraussichtlich kurz dauernde enterale Ernährung, wenn keine erhöhte Aspirationsgefahr besteht	▶ Häufig bei Früh- und Neugeborenen als Alternative zur nasogastralen Sonde, um die Nasenatmung nicht zu beeinträchtigen
Nasojejunale Sonde	Voraussichtlich kurz dauernde enterale Ernährung bei erhöhter Aspirationsgefahr, z.B. durch Reflux von Mageninhalt oder bei Magenentleerungsstörungen	▶ Patienten mit eingeschränktem Bewusstsein, z.B. nach Schlaganfall (Anfangsphase) oder Schädel-Hirn-Trauma ▶ Legen durch den Arzt unter endoskopischer oder Bildwandlerkontrolle ▶ Nur kontinuierliche Gabe der Sondenkost über eine Ernährungspumpe, sonst Pflege wie bei nasogastraler Sonde (☞ Text)
Perkutan-endoskopische Gastrostomie (PEG)	Länger dauernde enterale Ernährung, wenn keine erhöhte Aspirationsgefahr besteht und keine offene Bauchoperation geplant ist. Mit Verlängerung ins Jejunum auch geeignet für Patienten mit erhöhter Aspirationsgefahr	▶ ☞ nasogastrale Sonde, außerdem bei Patienten mit Ösophagustumoren oder länger dauernden Schluckstörungen, z.B. bei neurologischen Erkrankungen ▶ Perkutane Punktion des Magens im Rahmen einer Gastroskopie ▶ Komplikationen: Wundinfektionen, Peritonitis ▶ Kontraindikationen: Peritonitis und Blutgerinnungsstörungen ▶ Vorteil: Schlucktraining und Nahrungsaufnahme trotz liegender Sonde, kosmetisch unauffälliger als nasale Sonden
Perkutan-endoskopische Jejunostomie (PEJ)	Länger dauernde enterale Ernährung bei erhöhter Aspirationsgefahr, wenn keine offene Bauchoperation geplant ist	▶ Patienten mit länger dauernder Schluckunfähigkeit bei gleichzeitiger Bewusstseinstrübung oder verminderten Schutzreflexen ▶ Pflege wie bei PEG
Feinnadelkatheter-Jejunostomie (FKJ)	Länger dauernde enterale Ernährung bei erhöhter Aspirationsgefahr, wenn der Katheter während einer ohnehin geplanten Operation gelegt werden kann	▶ Tumorpatienten mit großen Resektionen, z.B. Magenentfernung ▶ Anlage im Rahmen einer Operation ▶ Pflege wie bei PEG, jedoch ohne Lösen der Fixierung und Mobilisation der Sonde

Tab. 12.6.36: Die gebräuchlichen Sondentypen zur enteralen Ernährung.

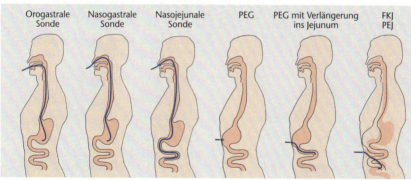

Abb. 12.6.37: Die verschiedenen Sondenlagen bei den unterschiedlichen Verfahren der enteralen Ernährung (☞ Text). [A400-215]

Welche **Sonde zur enteralen Ernährung** am besten geeignet ist, hängt von Grunderkrankung und Zustand des Patienten sowie von der (voraussichtlichen) Dauer der Ernährungstherapie ab. Einen Überblick gibt Tabelle 12.6.36.

Nasogastrale Sonden
Ösophaguskompressionssonden ☞ 19.1.3
Dünndarmsonden ☞ 19.1.4

Indikationen
Eine **nasogastrale Sonde** wird als *Ablaufsonde* (☞ Abb. 12.6.39) oder als *Ernährungssonde* gelegt.

Alle folgenden Ausführungen zur **nasogastralen Sonde** gelten ebenso für die **orogastrale Sonde**. Die beiden Formen unterscheiden sich lediglich dadurch, dass bei der nasogastralen Sonde der Zugang zum Verdauungstrakt durch eine Nasenöffnung erfolgt und die orogastrale Sonde über den Mund in den Körper eintritt. Die Ausführungen gelten auch für die Sonden, die nicht im Magen, sondern im Duodenum enden. Unter dem Begriff gastrointestinale Sonde (☞ Kap. 19) werden beide Applikationsorte zusammengefasst.

Indikationen zum Legen einer Ernährungssonde ☞ Tab. 12.6.36.

Indikationen zum Legen als Ablaufsonde sind:
▶ Die Gewinnung von Magensaft zu diagnostischen Zwecken
▶ Das Ableiten oder Absaugen von Magensaft oder Blut zur Entlastung
▶ Die Entfernung von Mageninhalt vor Einleitung einer Narkose bei Notfalloperationen
▶ Die Entlastung oder Schienung von künstlich angelegten Anastomosen, z.B. nach Magenresektion
▶ Die Unterdrückung von Sekretionsrei-

12.6 Ernährung

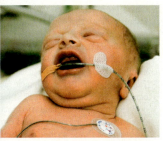

Abb. 12.6.38: Bei Früh- und Neugeborenen werden Ernährungssonden häufig durch den Mund gelegt, um die Nasenatmung nicht zu behindern. [K115]

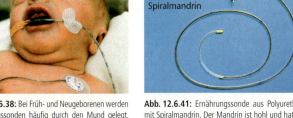

Abb. 12.6.41: Ernährungssonde aus Polyurethan mit Spiralmandrin. Der Mandrin ist hohl und hat einen Ansatz zum Einspritzen von Gleitflüssigkeit oder Röntgenkontrastmittel (zur Lagekontrolle). [U222]

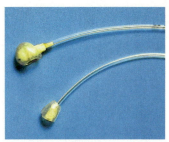

Abb. 12.6.42: Ernährungssonden mit Nasenoliven. Die Nasenoliven sind überwiegend nach Maß gefertigt und fixieren die Sonde (fast) unsichtbar im Nasenvorhof. [U222]

zen nach Eingriffen an den Gallenwegen oder an der Bauchspeicheldrüse
- Die Spülung des Magens nach oraler Aufnahme giftiger Substanzen, z. B. in Folge eines Suizidversuchs (☞ 13.6.1).

Kontraindikationen

Nasogastrale Sonden dürfen nicht gelegt werden bei:
- Traumen und Tumoren im Mund-Rachen-Raum
- Nasennebenhöhleninfekten
- Ösophagustumoren
- Ösophagusvarizen
- Inoperablen Stenosen
- Soorösophagitis
- Missbildungen.

Grundsätzlich gehört das Legen einer Sonde in den ärztlichen Aufgabenbereich, wird aber häufig an die Pflegenden delegiert. Die Pflegenden verabreichen die Sondenkost (☞ 12.6.5.4), sind für die Pflege der liegenden Sonde zuständig und entfernen die Sonde auf Arztanordnung.

Sondenarten

Unterschieden werden Ernährungssonden zur kurz- und langzeitigen Anwendung. Welche Sondenart verwendet wird, hängt von der Indikation ab.

Die Sondenlänge beträgt beim Säugling und Kleinkind 32–60 cm, beim Erwachsenen 60–20 cm (Ermittlung der Sondenlänge ☞ 12.6.47). Ernährungssonden haben beim Säugling und Kleinkind einen Durchmesser von 5–8 Charrière (1 Ch = $\frac{1}{3}$ mm, ☞ Abb. 12.6.43), beim Erwachsenen 8–12 Ch, Entleerungs- und Spülsonden einen Durchmesser von 12–15 Ch. Der Magenschlauch zur Magenspülung ist mit ca. 30 Ch am dicksten.

Sonden zur Kurzzeitanwendung sind einläufig und bestehen überwiegend aus PVC-Kunststoff. Sie enthalten Weichmacher *(Phatalate)*, die sich bei Applikation von Fett (in der Sondenkost enthalten) herauslösen. Die Sonde kann dadurch innerhalb von ca. 24 Std. hart werden und Druckulzera von der Nase bis zum Magen verursachen. Aus diesem Grund werden sie nur für kurze Zeit gelegt, etwa zu diagnostischen Zwecken sowie perioperativ zur kurzzeitigen Entlastung.

Verweilsonden zur Langzeitanwendung bestehen aus säurebeständigem Kunststoff, meist aus Polyurethan oder Silikonkautschuk. Da sie ohne Weichmacher auskommen, behalten sie ihre Flexibilität auch nach längerer Liegedauer. In den Sonden stecken Spiralmandrins zur leichteren Platzierung. Sie verfügen außerdem über einen röntgendichten Streifen, mit dem sich die korrekte Lage kontrollieren lässt. Der Mandrin ist nach der Sondenplatzierung zu entfernen (☞ Abb. 12.6.41).

Sonden zur Langzeitanwendung sind als **einlumige** *(einläufige)* und **doppellumige** *(doppelläufige)* **Sonden** im Handel. Einlumige Sonden werden als Ernährungssonden oder zur Ableitung von Magensekret eingesetzt. Bei doppellumigen Sonden dient das zweite Lumen der Belüftung oder kann zur Spülung bei gleichzeitigem Absaugen des Sekrets genutzt werden. Beim Absaugen von Sekret oder dem Aspirieren zur Lagekontrolle saugen sich doppellumige Sonden nicht an der Magenschleimhaut fest.

Einlumige Sonden sind auch mit einer *Nasenolive* (☞ Abb. 12.6.42) verwendbar. Dabei handelt es sich um eine (meist maßangefertigte) Verdickung des Sondenendes, das sich in die Nasenöffnung einpasst und auf diese Weise ästhetische Probleme minimiert.

Legen einer nasogastralen Sonde

Vorbereitung der Materialien
- Händedesinfektionsmittel
- Handschuhe zum Eigenschutz
- Evtl. Nasentropfen (Vorbeugung gegen Schleimhautblutungen)
- Evtl. Schleimhautanästhetikum (Spray) für die Nasen- und Rachenanästhesie
- Geeignete Sonde

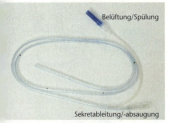

Abb. 12.6.39: Doppellumige Sonde zur Sekretdrainage. [K115]

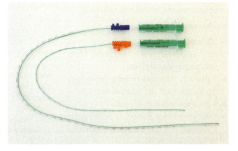

Abb. 12.6.43: Ernährungssonden für Säuglinge und Kinder in unterschiedlichen Größen. [K115]

441

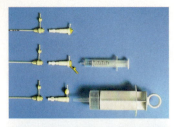
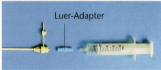

Abb. 12.6.44 – 12.6.45: Verschiedene Adapter für Ernährungssonden. [U222]

- Gleitmittel, in aller Regel anästhesierendes Gel
- Evtl. Glas mit Wasser oder Tee
- Nierenschale mit Zellstoff
- Schutztuch
- Evtl. Zahnprothesendose
- Stethoskop und 20-ml- oder 50-ml-Spritze (bei Erwachsenen) bzw. 1-, 2- ml- oder 5-ml-Spritze (beim Säugling und Kleinkind) zur Lagekontrolle (Aspiration oder Einspritzen von Luft) oder Indikatorpapier zur pH-Bestimmung des aspirierten Sekrets
- Evtl. Klemme zum Abklemmen der Sonde
- Alkoholtupfer zum Entfetten der Nase, zugeschnittenes Pflaster zum Fixieren, Verbandschere und Abfallbeutel
- Holzspatel und Taschenlampe zur Betrachtung von Mund und Rachen
- Evtl. Verschlussstöpsel (Ernährungssonde) oder Ableitungsbeutel und Halterung (Ablaufsonde)
- Fettstift zur Lagemarkierung der Magensonde
- Absauggerät, um bei evtl. Erbrechen die Atemwege freizumachen
- Bei bewusstlosen Patienten Laryngoskop, um die Sonde *unter Sicht* zu legen
- Ggf. Intubationsbesteck
- Ggf. alles zur Diagnostik, z. B. Probenröhrchen mit Untersuchungsschein.

Vorbereitung des Patienten

- Sicherstellen, dass der Patient vom Arzt aufgeklärt wurde und in die Maßnahme eingewilligt hat
- Patienten informieren und versuchen, beruhigend auf ihn einzuwirken
- Vitalzeichen kontrollieren
- Oberkörper des Patienten hochlagern. Patienten mit Bewusstseinsstörungen in Seitenlage bringen

- Ggf. Zahnprothese entfernen (lassen)
- Geeignete Nasenöffnung feststellen: Nase reinigen (schnäuzen lassen, bei Säuglingen reinigende Nasenpflege durchführen, ☞ 12.5.1.4) und prüfen, durch welches Nasenloch der Patient leichter atmen kann. Die Sonde wird in das Nasenloch eingeführt, das leichter durchgängig scheint
- Oberkörper des Patienten mit Schutztuch abdecken. Säuglinge in ein großes Handtuch einwickeln, so dass die Arme fixiert sind, evtl. zweite Pflegekraft dazuholen
- Sondenlänge abmessen. Die benötigte Länge entspricht der Entfernung Nasenspitze – Ohrläppchen – Magengrube (Magensonde beim Erwachsenen ca. 50 – 60 cm, Duodenalsonde ca. 80 cm, Jejunalsonde ca. 110 – 120 cm). Die ermittelte Länge auf der Sonde mit einem Fettstift markieren
- Dem Patienten eine Nierenschale mit Zellstoff für den Fall von Würg- oder Brechreiz reichen
- Evtl. Schleimhaut von Nase und Rachenhinterwand mit Spray anästhesieren (☞ Abb. 12.6.46).

Durchführung

Die Sonde wird in der Regel über die *Nase* eingeführt. Über den Mund soll sie nur in Ausnahmefällen vorgeschoben werden, z. B. bei Früh- oder Neugeborenen sowie bei Verletzungen der Nase. Eine Sonde im Mund stört den Patienten stärker und kann Brechreiz hervorrufen.

- Patienten auffordern, gleichmäßig durch den Mund zu atmen
- Hände desinfizieren
- Handschuhe anziehen
- Sonde mit anästhesierendem Gel (bei Säuglingen mit Tee) gleitfähig machen und in das Nasenloch einführen. Becher mit Wasser bereit halten
- Die Sonde ca. 10 cm (bei Frühgeborenen etwa 2 cm) tief über die Nase einführen (☞ Abb. 12.6.48 und 12.6.49). Dann den Patienten bitten, den Kopf nach vorne zu neigen (Ausnahme: liegender Patient), damit sich die Glottis verschließt und die Sonde nicht versehentlich durch den Kehlkopf in die Trachea gelangt. Bei Säuglingen mit einer Hand den Kopf leicht nach vorne beugen. Den Patienten zum Ausatmen durch den Mund und anschließend zum Schlucken auffordern, ihm dazu ggf. Wasser oder Tee zum Trinken geben (nicht beim Legen einer Magensonde zur Magensaftdiagnostik und nicht nach Rachenanästhesie). Säuglinge leicht anpusten, um den Schluckreflex auszulösen. Bei Erfolglosigkeit dieser Maßnahmen Inspektion des Mund-Rachen-Raumes mittels Mundspatel und Taschenlampe, da sich die Sonde im Mund aufgerollt haben kann
- Die Sonde während jedes Schluckaktes zügig vorschieben (bis zur Markierung auf der Sonde). Nicht vom anfänglichen Würgreflex irritieren lassen
- Zum Einführen der Sonde durch den *Mund* Patienten bitten, den Mund zu öffnen und die Zunge etwas herauszustrecken. Die Sonde hinten im Mund auf den Zungengrund legen. Dabei Zäpfchen nicht berühren, da sonst der Würgereflex stärker ausgeprägt ist. Das weitere Vorgehen entspricht dem Einführen durch die Nase
- Bei Anzeichen einer Zyanose oder bei starkem Husten ist die Sonde in die Trachea gelangt. Bis zum Nachlassen des Hustens zurückziehen, dem Patienten eine Pause ermöglichen und erneut sondieren. Tritt ein Widerstand auf, Sonde zurückziehen und es unter drehenden Bewegungen noch einmal versuchen
- Ggf. Mandrin entfernen und Sonde abklemmen
- Lage kontrollieren. Folgende Vorgehensweisen sind möglich:

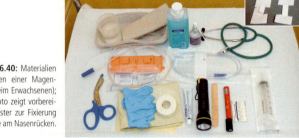

Abb. 12.6.40: Materialien zum Legen einer Magensonde (beim Erwachsenen); kleines Foto zeigt vorbereitetes Pflaster zur Fixierung der Sonde am Nasenrücken. [K115]

Legen einer nasogastralen Sonde [K115]

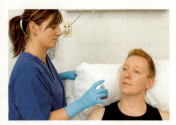

Abb. 12.6.46: Nasenschleimhaut anästhesieren.

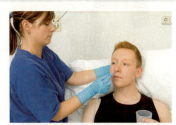

Abb. 12.6.48: Die zuvor mit dem Gel gleitfähig gemachte Sonde in das Nasenloch einführen, Becher mit Wasser bereithalten.

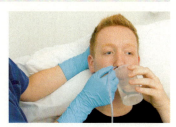

Abb. 12.6.49: Sonde vorschieben, ggf. mit etwas Wasser als Schluckhilfe.

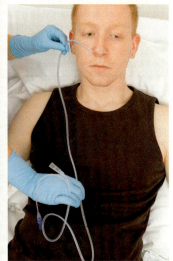

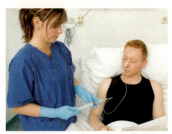

Abb. 12.6.50: Sekret zur pH-Wert-Bestimmung aspirieren.

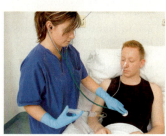

Abb. 12.6.51: Auskultieren: Bei richtiger Lage der Sonde ist beim Einblasen von Luft ein Blubbern in der Magengrube zu hören.

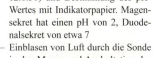

Abb. 12.6.47 (links): Sondenlänge bestimmen: Die Sondenlänge entspricht der Entfernung Nasenspitze-Ohrläppchen-Magengrube.

- Aspiration von Sekret (☞ Abb. 12.6.50) und Bestimmung des pH-Wertes mit Indikatorpapier. Magensekret hat einen pH von 2, Duodenalsekret von etwa 7
- Einblasen von Luft durch die Sonde in den Magen und Auskultation des entstehenden Geräusches mit dem Stethoskop unter der Sternumspitze (☞ Abb. 12.6.51)
- Im Zweifelsfall Röntgenkontrolle; die meisten Sonden haben an der Seite einen röntgendichten Streifen
▶ Verweilsonde an Nasenrücken und Wange mit Textilpflaster oder speziellem Fixierstreifen befestigen (☞ Abb. 12.6.52 und 12.6.53). Beim Säugling ein „Abstehen" der Sonde vermeiden, damit der Säugling sich die Sonde nicht versehentlich zieht. Die Haut muss sauber und fettfrei sein, deswegen ist sie vorher evtl. mit Alkoholtupfern zu behandeln. Darauf achten, dass die Sonde keinen Druck auf die Nasenflügel ausübt (Dekubitusgefahr)
▶ Bei einer Magensonde zur Magensaftentleerung Auffangbeutel anschließen und Klemme entfernen. Bei einer Ernährungssonde Verschlussstöpsel aufsetzen
▶ Patienten den Mund ausspülen lassen und ihm ggf. die Zahnprothese reichen
▶ Patienten bei der Lagerung unterstützen
▶ Vitalzeichen kontrollieren
▶ Materialien entsorgen
▶ Patienten (Angehörige) über den Umgang mit der liegenden Sonde und der Ableitung informieren.

Dokumentation: *Sondenart, Sondengröße, Sondenlage* sowie *Zeitpunkt* des Legens werden an vorgesehener Stelle im Dokumentationsbogen aufgeschrieben. Besonderheiten sind im Pflegebericht zu dokumentieren, z. B. Bradykardie während der Sondenanlage.

Vorsichtsmaßnahmen beim Sondenlegen

▶ Das Aufrollen der Sonde auf dem Zungengrund beim Erwachsenen durch einen Mandrin vermeiden
▶ Die Sonde wegen der Verletzungsgefahr nie gegen Widerstand einführen
▶ Bei bewusstlosen Patienten ohne Hustenreflex kann die Sonde unbemerkt in die Trachea geraten. In diesem Fall ist es besser, die Sonde *unter Sicht* vom Arzt legen zu lassen
▶ Beim Auftreten von Zyanose, Husten und Luftgeräuschen Sonde sofort entfernen, da sie in der Trachea liegt
▶ Beim Legen einer Ablaufsonde muss wegen der Dicke des Schlauchs darauf geachtet werden, dass der Nasen-Rachenraum ausreichend anästhesiert und genügend Gleitmittel verwendet wird.

Pflege bei liegender Sonde

▶ Beim Arzt erfragen, ob eine zusätzliche orale Flüssigkeitszufuhr möglich ist, damit der Schluckreflex erhalten bleibt. Allerdings haben viele Patienten we-

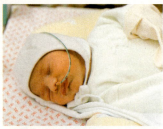

Abb. 12.6.52: Fixierungsmöglichkeiten beim Säugling auf der Nase. Säuglinge greifen häufig mit ihren Fingern in die abstehende Sondenschlaufe und entfernen dabei die Sonde. Um unbeabsichtigtes Ziehen der Sonde zu vermeiden, ziehen Pflegende dem Säugling Fäustlinge an. [K115]

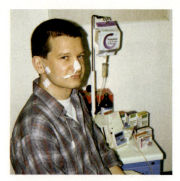

Abb. 12.6.53: Die Sonde ist an Nase und Wange korrekt fixiert. [M253]

gen der liegenden Sonde Schwierigkeiten beim Schlucken
▸ Regelmäßig, bei Ernährungssonden *vor* jeder Nahrungszufuhr, Lage der Sonde kontrollieren. Die Überprüfung mit Indikatorpapier ist die sicherste Methode (pH-Wert ☞ oben). Das blubbernde Geräusch bei der Luftinsufflation gibt nicht sicher an, ob die Sonde im Magen oder im Darm liegt. Grundsätzlich ist immer auch die Markierung auf der Sonde zu berücksichtigen
▸ Bei Entleerungssonden regelmäßig das Sekret auf Menge, Geruch, Konsistenz, Beimengungen und Aussehen überprüfen und dokumentieren. Bei Bedarf Auffangbeutel austauschen
▸ Die Fixationsstelle der Sonde täglich wechseln, um Hautschäden vorzubeugen, bei sehr empfindlicher Haut eventuell mehrmals täglich. Beim Pflasterwechsel die Sonde gut festhalten, um ein Herausziehen/-rutschen zu verhindern
▸ Nasenlöcher täglich mit Warmwasser getränkten Watteträgern austupfen und mit Nasensalbe pflegen. Wegen des verringerten Speichelflusses Soor- und Parotitisprophylaxe (☞ 12.5.2.4), bei Schonatmung außerdem Pneumonieprophylaxe durchführen (☞ 12.2.5.2).

Entfernen der Ernährungssonde

▸ Fixation lösen
▸ Einmalhandschuhe anziehen
▸ Sonde mit Wasser oder Tee durchspülen, damit sich kein Magensaft im Sondenlumen befindet, der beim Herausziehen der Sonde austreten und zu Schleimhautreizungen oder Aspiration führen kann
▸ Sonde verschließen
▸ Zellstoff zum Abstreifen von Schleim in die eine Hand nehmen, mit der anderen Hand Sonde zügig, aber trotzdem vorsichtig herausziehen und in einen Abfallbeutel entsorgen
▸ Patienten den Mund ausspülen lassen, Nasenpflege durchführen (lassen)
▸ Pflasterreste mit Alkoholtupfern entfernen.

Komplikationen

Die Komplikationen beim Legen einer Sonde und bei liegender Sonde bestehen in:
▸ Nasenbluten
▸ Via falsa („falscher Weg"), z. B. reißt die Sonde die Schleimhaut auf und wird unter der Schleimhaut weiter geschoben
▸ Bradykardie oder Herzstillstand als Folge eines Vagusreflexes
▸ Dislokation in die Trachea: Rutscht die Sonde in die Luftröhre, bekommt der Patient starken Husten und wird zyanotisch
▸ Ösophagus- oder Magenperforationen (fast nur bei vorgeschädigten Organen)
▸ Ösophagus- und Magenulzerationen nach längerer Liegedauer.

Wechseln der Magensonde

Die Sonde wird nach Arztrücksprache gewechselt bzw. neu gelegt, wenn sie verstopft oder herausgerutscht ist oder vom Patienten (versehentlich) selbst herausgezogen wurde. Nach Ösophagus- oder Magenoperationen entscheidet der Arzt im Einzelfall, ob nochmals eine Sonde erforderlich ist und legt sie stets selbst, da beim Legen der Sonde die frische Anastomose verletzt werden kann.

Nasojejunale Sonden

Nasojejunale Sonden (☞ Tab. 12.6.36, Abb. 12.6.37) sind z. B. bei Bewusstlosigkeit angezeigt, da dann bei einer nasogastralen Sonde die Gefahr des Reflux und der Aspiration von Magensaft besteht. Diese Sonden werden vom Arzt endoskopisch oder unter Bildwandlerkontrolle gelegt.

Perkutan-endoskopische Gastrostomie

Für die Langzeitbehandlung hat sich die **perkutan-endoskopische Gastrostomie** *(PEG)* durchgesetzt, bei der eine äußere Magenfistel geschaffen wird (*äußere Fistel* = Verbindung zwischen Körperhöhle und Körperoberfläche). Die Sonde kann etwa bei Patienten mit Bewusstseinsstörungen mit erhöhter Aspirationsgefahr bis ins Duodenum vorgeschoben werden. Alternativ wird in einigen Kliniken das Jejunum direkt punktiert und eine **perkutan-endoskopische Jejunostomie** *(PEJ)* durchgeführt. Beide Eingriffe bedürfen der Aufklärung und schriftlichen Einverständniserklärung des Patienten (☞ Tab. 12.6.36, Abb. 12.6.37).

Ein Vorteil dieser Zugänge ist, dass die Patienten trotz liegender Sonde in der oralen Nahrungsaufnahme und beim Schlucktraining nicht behindert sind. Viele Patienten bevorzugen die kontinuierliche Nahrungsapplikation z. B. während der Nachtstunden, da sie die Sonde dann tagsüber von der Pumpe abstöpseln können und mobiler sind. Da die Sonde unter der Kleidung verborgen ist, fühlen sich die Patienten im Alltag wohler als mit einer nasalen Sonde.

Komplikationen

Häufige **Komplikationen** sind lokale Wundinfektionen, Eindringen von Luft in

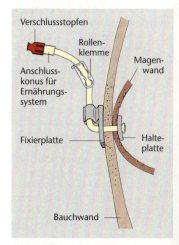

Abb. 12.6.54: Fixierung der PEG an Magenwand und Bauchdecke. [A400-215]

12.6 Ernährung

den Peritonealraum *(Pneumoperitoneum)* und *Peritonitis* (☞ 19.8). Bei Fehlpunktionen kann eine offene Operation erforderlich werden. Absolute Kontraindikationen für die Anlage einer PEG sind z. B. Peritonitis oder Ileus, relative Kontraindikationen sind z. B. M. Crohn (Gefahr der Fistelbildung ☞ 19.6.4) oder Blutgerinnungsstörungen, bei einer PEJ zusätzlich vorausgegangene Operationen im Oberbauch.

Verbandswechsel bei PEG

Der Verband wird in regelmäßigen Abständen *aseptisch* gewechselt, anfangs täglich, ab der 2. Woche bei reizlosen Wundverhältnissen 2- bis 3-mal wöchentlich:
- Material vorbereiten: sterile Schlitz- und andere Kompressen, Haut- und Händedesinfektionsmittel, Fixationspflaster (z. B. Fixomull®), Pinzette, unsterile und sterile Einmalhandschuhe, ggf. sterile Pinzette, Verbandschere, Abwurf
- Patienten informieren und bauchdeckenentspannt auf den Rücken lagern
- Hände desinfizieren
- Unsterile Einmalhandschuhe anziehen
- Alten Verband vorsichtig und ohne Zug an der Sonde entfernen
- Auf die Zahlenmarkierung an der Austrittsstelle der Sonde achten

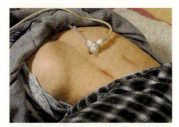 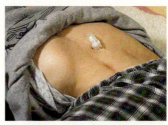

Abb. 12.6.55 – 12.6.56: Freka®-Button. Als Alternative zur PEG gibt es als Austauschsystem den Button. Er bietet die gleichen Möglichkeiten für eine enterale Langzeiternährung wie eine PEG, hat allerdings kosmetische Vorteile. [U222]

- Klemmbügel an der Fixierplatte durch Hochziehen öffnen und Sonde aus dem Führungskanal nehmen. Dann die Fixierplatte lösen und zurückziehen. Haut um die Sondeneintrittsstelle herum desinfizieren; Einmalhandschuhe entsorgen
- Hände erneut desinfizieren und sterile Einmalhandschuhe anziehen
- Wunde inspizieren (Sekretabsonderungen? Einstichstelle gerötet?)
- Ober- und Unterseite der Fixierplatte sowie Sondenschlauch mit dem Hautdesinfektionsmittel desinfizieren und reinigen (☞ Abb. 12.6.57 und 12.6.58)
- Sobald Stoma gut abgeheilt ist, Sonde mobilisieren, 3–4 cm (in den Magen) vorschieben und um 180° drehen

(☞ Abb. 12.6.59). Dies verhindert das Einwachsen der Fixierplatte in die Mageninnenwand, das *Buried-bumper-Syndrom*
- Schlitzkompresse zwischen Fixierplatte und Wundbereich legen (☞ Abb. 12.6.60)
- Sonde mithilfe der Zahlenmarkierung in die vorherige Position bringen, dann die Fixierplatte auf die Schlitzkompresse schieben, die Sonde in den Führungskanal der Fixierplatte legen und den Klemmbügel schließen. Keinen starken Zug auf die Sonde ausüben, da es dadurch zu Drucknekrosen und einem Buried-bumper-Syndrom kommen kann (zwischen Haut und Fixierplatte ca. 5–10 mm Spielraum lassen)

Verbandswechsel bei einer PEG [K115]

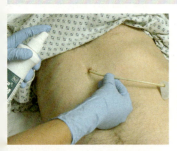 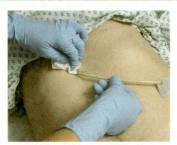 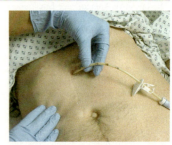

Abb. 12.6.57: Nach Entfernen des Verbandes Einstichstelle und Sonde desinfizieren.

Abb. 12.6.58: Mit steriler Kompresse zirkulär von zentral nach peripher wischen.

Abb. 12.6.59: PEG mobilisieren. Sonde hierzu vorsichtig 3–4 cm in den Magen schieben und um 180° drehen.

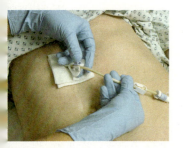 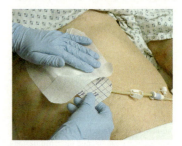

Abb. 12.6.60 (links): Sterile Schlitzkompressen zwischen Haut und Fixierplatte um die Sonde legen. Fixierplatte auf die Schlitzkompresse zurückschieben und fixieren.

Abb. 12.6.61 (rechts): Fixierplatte mit einer Kompresse abdecken und z. B. mit Fixomull® sichern.

- Fixierplatte und Sonde mit einer Kompresse abdecken und z. B. mit Fixomull® sichern (☞ Abb. 12.6.61)
- Sonden, die gerade nicht zur Ernährung benötigt werden, auf der Schlitzkompresse aufrollen und mit einer Kompresse abgedeckt fixieren
- Material entsorgen, Hände erneut desinfizieren
- Verbandswechsel und Zustand der Wunde dokumentieren.

Nach Abschluss der Wundheilung (ca. zwei Wochen) darf der Patient duschen und baden. Dazu wird der Verband zuvor entfernt und anschließend erneuert.

Bei einer stabilen Fistel kommen bei einem Wechsel statt einer PEG auch Austauschsysteme wie etwa ein Buttonsystem (ohne Sondenverlängerung, wenn nicht gerade Sondenkost verabreicht wird ☞ Abb. 12.5.55–12.5.56) oder ein Gastrotube (geringere Fistelneigung) in Betracht. Sie können ohne Gastroskopie gewechselt werden.

Feinnadelkatheter-Jejunostomie und andere operative Verfahren

Bevorzugte Palliativmaßnahme z. B. bei einer Gastrektomie (Magenentfernung, ☞ 19.5.4) ist heute, falls ohnehin eine **Laparotomie** *(Eröffnung der Bauchhöhle)* geplant ist, eine Darmfistel *(Jejunostomie)*, und hier vor allem die komplikationsärmere **Feinnadelkatheter-Jejunostomie**, kurz *FKJ* (☞ Tab. 12.6.36, Abb. 12.6.37).

Die operative Anlage einer Ernährungssonde erfordert eine präoperative Vorbereitung und postoperative Wundversorgung wie andere Bauchoperationen auch. Ansonsten sind die Sonden und ihre Pflege mit einer PEG-Sonde zu vergleichen, allerdings dürfen beim Verbandswechsel die Fixierung nicht gelöst und die Sonde nicht mobilisiert werden, da die Sonde hierbei dislozieren könnte. Heute gibt es moderne Sondensysteme, die zu dem übrigen Sondenzubehör kompatibel sind und sich einfach wieder entfernen lassen.

Grundprinzipien der enteralen Ernährung

Sondenkost ☞ 15.5

Die **enterale Ernährung** wird langsam aufgebaut. Menge, Häufigkeit und Zusammensetzung der Sondenkost werden ärztlich angeordnet. Sie hängen u. a. vom Alter des Patienten, seinem Gewicht und seiner Erkrankung ab. Die Mahlzeitenhäufigkeit bzw. Nahrungsmenge darf immer erst gesteigert werden, wenn die vorangegangene Menge über mindestens

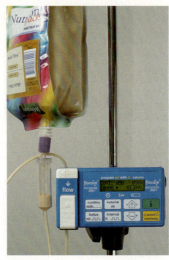

Abb. 12.6.62: Ernährungspumpe mit angeschlossenem Spezialüberleitungsgerät für Sondenkost. Die Flussrate wird in ml pro Stunde eingestellt. Nach Gabe der programmierten Gesamtmenge gibt die Pumpe ein akustisches Signal. [K115]

24 Std. gut vertragen wurde. Bei Unverträglichkeitsreaktionen (z. B. Erbrechen, Durchfall) wird die Nahrungsmenge wieder auf die zuletzt vertragene Menge reduziert. Unter Umständen muss das Produkt gewechselt werden.

Bei einer nasogastralen Sonde oder PEG kann die Sondennahrung portionsweise als *Bolus* (maximal 100 ml in 5–10 Min.), *halbkontinuierlich* unter Ausnutzung der Schwerkraft (500 ml in ca. 30–45 Min.) oder *kontinuierlich* mithilfe einer Pumpe (ca. 100 ml pro Stunde) gegeben werden. Pumpen der neueren Generation (z. B. Applix smart®) ermöglichen die Gabe wahlweise als kontinuierliche Applikation oder als Bolus.

Während bei der kontinuierlichen Applikation die Unverträglichkeitsreaktionen selten sind, sind bei der Bolus-Gabe Komplikationen wie Völlegefühl, Übelkeit, Erbrechen und Diarrhö häufiger.

Bei Sonden, deren Spitze im Jejunum liegt, muss die Sondenkost kontinuierlich über eine Ernährungspumpe (☞ Abb. 12.6.62) gegeben werden, da die physiologische Speicherfunktion des Magens fehlt.

Verabreichung enteraler Ernährung

Vorbereitung der Materialien: Zellstoff, Utensilien für die Mundpflege (☞ 12.5.2.4), Sondenkost (nach Herstellerangaben richten, Säuglingsmilch erwärmen), Flasche bzw. Beutel mit Überleitungsgerät, evtl. Ernährungspumpe, Materialien zur Lagekontrolle der Sonde (☞ Abb. 12.6.50 und 12.6.51), Wasser oder Tee zum Nachspülen, eine Verschlusskappe zum Abstöpseln, evtl. fein zermörserte Arzneimittel.

Vorbereitung des Patienten: Informieren und ihn eine zur Nahrungsaufnahme bequeme Lage einnehmen lassen, möglichst eine sitzende Position (bewusstlose Patienten mind. 30° halbsitzend), Säuglinge auf den Arm nehmen oder in Oberkörperhochlage lagern.

Durchführung

- Sonde öffnen
- Lage der Sonde überprüfen
- Nahrungstransport der letzten Mahlzeit durch Aspiration aus dem Magen kontrollieren. Dazu Mageninhalt aspirieren oder Ablaufbeutel unter Patientenniveau hängen. Nahrungsreste auf Menge, Farbe und Konsistenz beobachten; lassen sich mehr als 50% der letzten Nahrung aspirieren oder fließen sie in den Beutel zurück, liegt der Verdacht auf eine Magenentleerungsstörung nahe. Dann Applikation unterbrechen und Arzt informieren. Sondenkost unmittelbar vor der Gabe nochmals auf Aussehen überprüfen
- Nahrung verabreichen, dabei Luftzutritt vermeiden (da der Patient sonst Blähungen bekommt):
  – Bei Schwerkraftapplikation Überleitsystem an Flasche oder Beutel anschließen und Tropfgeschwindigkeit so einstellen, dass die Verabreichung einer Portion (500 ml) ca. 30–45 Min. dauert. Geschwindigkeit mehrfach kontrollieren (☞ Abb. 12.6.63)
  – Bei Benutzung einer Pumpe Sondenkostflasche bzw. Sondenkostbeutel mit dem Überleitsystem verbinden, das Überleitsystem luftfrei füllen und in die Ernährungspumpe einlegen. Dann das System an die Sonde anschließen, die angeordnete Flussrate einstellen und die Pumpe anstellen
  – Bei Früh- und Neugeborenen werden sehr geringe Milchmengen mit der Spritze direkt langsam appliziert
- Mit Wasser oder Tee nachspülen (bei Erwachsenen mindestens 20 ml, bei Säuglingen 2–5 ml, bei Frühgeborenen 0,5 ml), um Verstopfen der Sonde zu verhindern
- Sonde schließen
- Zur Aspirationsprophylaxe Patienten

12.6 Ernährung

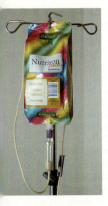

Abb. 12.6.63: System zur Sondenernährung per Schwerkraft aus einem Sondenkostbeutel. [K115]

für mindestens 60 Min. in Oberkörperhochlagerung belassen und Patienten auf Unverträglichkeitsreaktionen beobachten, Säuglinge in Seitenlage lagern
▶ Material aufräumen und Maßnahme dokumentieren.

Je nach Grunderkrankung darf der Patient auch bei liegender nasogastraler Sonde Flüssigkeit trinken. Vielen Patienten fällt das aber sehr schwer, da sie die Sonde beim Schlucken stört.

Bei Sondenkostverabreichung beachten
▶ Vor und nach Gabe von Sondenkost oder Medikamenten Sonde mit Wasser oder Tee spülen
▶ Das Überleitungssystem wegen der Gefahr einer Kontamination alle 24 Std. auswechseln
▶ Angebrochene Sondenkost möglichst schnell verbrauchen und nicht über längere Zeit offen stehen lassen (Gefahr der bakteriellen Kontamination, die eine infektiöse Diarrhö des zumeist geschwächten und anfälligen Patienten verursachen kann). Geöffnete Flasche im Kühlschrank aufbewahren und innerhalb von 24 Std. verbrauchen
▶ Arzneimittel zum richtigen Zeitpunkt geben (Herstellerhinweise beachten): Medikamente getrennt von der Sondenkost geben, da bei manchen Medikamenten die Sondenkost ausflockt und die Sonde verstopfen kann
▶ Vor Öffnen von Flasche und Sondensystem darauf achten, dass diese zusammenpassen (jeder Hersteller hat sein eigenes Sondensystem, das mit denen anderer Hersteller evtl. nicht kompatibel ist).

Besonderheiten bei im Jejunum liegender Sondenspitze

Liegt die **Sondenspitze im Jejunum** wie bei nasojejunalen Sonden, PEJ oder FKJ, kann die korrekte Lage der Sonde nicht wie bei einer gastral liegenden Sonde mittels Lufteinspritzen geprüft werden. Deshalb beobachten die Pflegenden solche Patienten auf Zeichen einer Sondendislokation, z. B. Regurgitation *(Zurücklaufen)* oder Erbrechen von Sondenkost. Bei Verdacht auf eine Sondendislokation stoppen sie die Sondenkostzufuhr und benachrichtigen den Arzt. (☞ 9)

12.6.5.5 Maßnahmen bei Nahrungskarenz

Nüchterne Patienten leiden oft unter starkem Durst und Hunger: Lippen, Zunge und Mund sind trocken, der Magen knurrt. Sie sind deswegen häufig unleidlich und ungeduldig. Darum informieren die Pflegenden den Patienten immer über den Grund und die Dauer der **Nahrungskarenz,** damit er diesen Zustand besser aushalten kann (☞ Tab. 12.6.64).

Säuglinge, die präoperativ nüchtern bleiben müssen, sind oft sehr schwer zu beruhigen. Daher erhalten sie in der Nacht vor dem Eingriff oft noch eine zusätzliche Still- oder Flaschenmahlzeit und werden zudem möglichst früh im OP-Plan berücksichtigt. Da auch der Körperkontakt zur Bezugsperson einen hungrigen Säugling beruhigen kann, ist gerade bei nüchternen Säuglingen die Mitaufnahme der Bezugsperson wichtig.

12.6.5.6 Ernährungsberatung

Jeder Mensch hat seine oft über Jahrzehnte gewachsenen **Ernährungsgewohnheiten**. Das Essverhalten wird von persönlichen Entscheidungen bestimmt, hängt aber auch von kulturellen und gesellschaftlichen Verhältnissen ab. Die Entscheidung, seine Ernährungsgewohnheiten umzustellen, muss in erster Linie vom Patienten selbst gefällt werden. Aufgabe der Pflegenden ist es, den Patienten zu *beraten* und dabei die *Eigenverantwortung* des Patienten zu stärken.

Prinzipien der Ernährungsberatung

Bei der Ernährungsberatung ist entscheidend, welche der existierenden Ernährungsregeln für die individuellen Bedürfnisse des Patienten, seine Krankheit, seine Risikofaktoren und seine Lebensqualität zu beachten sind.

Probleme bei der Veränderung von Essgewohnheiten
▶ Essen ist mit Lustgewinn verbunden. Diäten rufen zunächst negative Assoziationen hervor, z. B. Hunger und Verzicht
▶ Mit Essen werden häufig negative Gefühle, wie z. B. Einsamkeit, Langeweile, Frust, kompensiert
▶ Essgewohnheiten und Vorlieben sind bereits im Kindesalter angelegt und schwierig zu verändern
▶ Angebotene Lebensmittel entsprechen nicht einer ausgewogenen Ernährung, z. B. haben viele Lebensmittel einen hohen Fettanteil *(versteckte Fette)*
▶ Der heutige Lebensstil mit langen Abwesenheiten von zu Hause und häufiger Fremdverpflegung erschwert die Einhaltung von Ernährungsregeln.

Indikation

Pflegende achten stets auf die Ernährungsgewohnheiten eines Menschen und geben ihm Tipps zu einer ausgewogenen, gesunden Ernährung. Spezielle Ernährungsberatung erfolgt in besonderen Situationen, z. B.:

Nahrungs- und Flüssigkeitskarenz	Hinweise/Pflegetipps
Vor oder nach einer Untersuchung	▶ Nüchterne Patienten zuerst zur Untersuchung schicken ▶ Frühstück/Mittagessen aufbewahren ▶ Mundpflege (☞ 12.5.2.4) meist erlaubt
Am OP-Tag	▶ Nur Mundspülen mit klarem Wasser ▶ Keine Zitronenstäbchen oder Kaugummi (☞ 15.10.4)
Nach abdominellen Operationen oder bei Magen-Darmkrankungen, z. B. M. Crohn und Pankreatitis (☞ 19.6.4 und 20.6.1), um den Darm oder ggf. die Nähte zu entlasten	▶ Dem Patienten häufig Mundpflege anbieten ▶ Soor- und Parotitisprophylaxe (☞ 12.5.2.4) ▶ Ggf. parenterale Ernährung (☞ 15.5.2)

Tab. 12.6.64: Maßnahmen, mit denen die Pflegenden einem Patienten, der nicht essen und trinken darf, die Situation erleichtern können.

447

- Während der Schwangerschaft und Stillzeit
- Bei Neugeborenen, Säuglingen und Kindern
- Im Alter
- Zur Gewichtsreduktion
- Bei speziellen Erkrankungen, z. B. Diabetes mellitus.

Die „Ernährungserziehung" beginnt bereits im Kindesalter. Kinder bevorzugen Geschmacksrichtungen, die sie wiedererkennen. Durch gesüßte Säuglingsmilchnahrungen z. B. gewöhnen sich Kinder an süßes Essen und entwickeln häufig eine Vorliebe dafür. Frühzeitiges Anbieten gesunder, vielseitiger Lebensmittel legt in der Kindheit den „Grundstein" für eine ausgewogene Ernährung.

> Im Hinblick auf die Gesundheitsförderung ist die **präventive Ernährungsberatung** von großer Bedeutung. Pflegende nutzen ihre unmittelbare Nähe zu den Menschen, sowohl im Krankenhaus und Pflegeheim als auch in der häuslichen Pflege, um den Einzelnen individuell zu beraten. Präventive Programme zur Ernährungsberatung an Kindergärten und Schulen sowie im häuslichen Umfeld werden auch von Pflegenden durchgeführt (☞ Tab. 8.7). (◫ 12)

Gewichtsreduktion
Übergewicht als Gesundheitsrisiko
Übergewicht ☞ 12.6.4.2

Bei einem Übergewicht mit einem Body-Mass-Index über 25 (☞ 12.6.3.2) nimmt die Gefahr von Herz-Kreislauf-Erkrankungen wie Schlaganfall und Herzinfarkt stark zu. Schäden betreffen aber nicht nur die Gefäße, sondern auch den chronisch überbeanspruchten Bewegungsapparat (z. B. erhöhtes Arthroserisiko ☞ 24.10), so dass die Lebenserwartung und -qualität der Betroffenen deutlich abnehmen. Der Normalisierung des Gewichts und eines pathologisch veränderten Fettstoffwechsels kommt deshalb größte Bedeutung zu.

Maßnahmen zur Gewichtsreduktion
Übergewicht wird langfristig und langsam reduziert. Ärzte empfehlen eine mehrmonatige **Gewichtsreduktion**, in der z. B. mit einer Diät von 1000 kcal täglich das Körpergewicht um ca. 0,5 kg pro Woche sinkt. Anschließend versuchen die Betroffenen, dieses Gewicht durch ihre

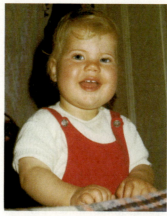

Abb. 12.6.65: Nicht jedes „dicke" Kind ist übergewichtig. Dieses 18 Monate alte Kind besitzt noch seinen „Babyspeck". Durch die zunehmende Mobilität im 2. Lebensjahr sowie das andauernde Wachstum werden verstärkt Kalorien verbraucht, das Kind wird „schlanker". [O200]

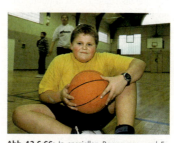

Abb. 12.6.66: In speziellen Bewegungs- und Ernährungsprogrammen lernen übergewichtige Kinder, sich gesund zu ernähren und sportlich zu betätigen. [W234]

mittlerweile optimierten *Ernährungsgewohnheiten* beizubehalten.

Kurzfristige „Gewaltkuren" schaden mehr, als sie nutzen. Die Erfolge rascher Gewichtsabnahme während einer Extrem-Diät werden meist durch eine ebenso rasch folgende Gewichtszunahme zunichte gemacht, da die alten Ernährungsgewohnheiten nicht abgelegt wurden.

Manchen Patienten fällt das Abnehmen leichter, wenn sie dies in einer Gruppe tun, z. B. mit „Weight Watchers" (✉ 3) oder „Moby Dick" für Kinder (✉ 4).

Sonderdiäten
Sonderdiäten zur Normalisierung des Körpergewichts sind wissenschaftlich fragwürdig und ohne medizinische Begleitung möglicherweise sogar schädlich. Dies gilt etwa für die *Trennkost nach Hayer*, die *Milch-Semmel-Diät nach*

Mayr, die „*Managerdiät*" (fleisch- und salatreich) und viele andere Methoden.

Auch von längeren Fastenkuren über Perioden von 5–30 Tagen wird aus ernährungswissenschaftlicher Sicht abgeraten. Im Hinblick auf Lebenserwartung und Krankheitsrisiko ist es sogar besser, konstant übergewichtig zu sein, als nur wenige Monate das Normalgewicht zu halten und dann wieder zuzunehmen.

> **Tipps zur Gewichtsreduzierung**
> Nicht exzessives Fasten, sondern eine langfristige Lebensumstellung ist in der Lage, das Gewicht dauerhaft zu reduzieren. Die wichtigsten Bausteine hierfür sind:
> - Körperliches Training und vielseitige Lebensweise
> - Bewusstes Essen und Kauen: Wer schlingt, isst mehr und wird nicht satt
> - Deutlich weniger Fett und Eiweiß als es die traditionelle deutsche Küche vorsieht: Völker mit fettarmer Küche wie die Japaner haben die höchste Lebenserwartung
> - Weniger industriell gefertigte Lebensmittel, die oft stark salz- oder zuckerhaltig sowie „konzentriert" sind (hoher Kaloriengehalt pro Gewichtseinheit)
> - Mehr frische und naturbelassene Lebensmittel mit hohen Vitamin- und Ballaststoffanteilen.

12.6.5.7 Aspiration und Aspirationsprophylaxe
Aspiration

> **Aspiration** *(lat.* aspirare = *anhauchen):* Ansaugen von Gasen oder Flüssigkeit (z. B. Blut in eine Spritze aspirieren). Hier im Sinne des Eindringens von Fremdkörpern oder Flüssigkeiten in die Atemwege während der Inspiration.

Viele Patienten, die Hilfestellung beim Essen oder Trinken brauchen, sind verwirrt, sehr schwach oder haben eine Schluckstörung. Bei all diesen Patienten besteht **Aspirationsgefahr**.

Nahrung oder Fremdkörper können in die Atemwege gelangen:
- Bei reduzierter Zungenbeweglichkeit
- Bei verzögertem oder fehlendem Schluckvorgang
- Beim Kauen oder Sprechen

- Beim Essen
- Durch Erbrechen
- Durch *Regurgitation* (Zurückströmen von Magensaft in die Mundhöhle).

Fremdkörper, die in die Atemwege gelangt sind, lösen den **Hustenreflex** aus, wodurch sie oft sofort wieder nach außen befördert werden. Gelingt das Aushusten nicht, können größere Fremdkörper die Luftröhre verlegen: Der Patient bekommt keine Luft und droht zu ersticken.

Kleinere Teile, die bis in die Lunge gelangen, schädigen das Gewebe. Es reagiert mit einer Entzündung auf den Reiz. Die Folge ist eine **Pneumonie** (*Lungenentzündung* ☞ 18.4.4), in diesem Fall eine **Aspirationspneumonie**. Gerade bei alten und kranken Menschen kann diese Erkrankung einen schweren Verlauf nehmen, oft mit tödlichem Ausgang.

Besonders gefährlich ist es, wenn *Erbrochenes* aspiriert wird, da die Nahrung dann schon mit den Verdauungsenzymen und der Salzsäure des Magens durchsetzt ist, was die Bronchialschleimhaut sehr stark angreift.

> **Vorsicht**
> Die Aspirationsgefahr wird oft unterschätzt. Aspirationspneumonie und Ersticken können lebensbedrohliche Folgen einer verfrühten Nahrungsaufnahme sein. Gefährdet sind insbesondere:
> - Patienten, die länger nichts gegessen haben oder intubiert waren
> - Patienten mit neurologischen Erkrankungen, z. B. Schlaganfall (☞ 33.5), Myasthenia gravis (☞ 33.15.1)
> - Verwirrte, alte Patienten
> - Patienten, die oft erbrechen
> - Frühgeborene.

Aspirationsprophylaxe

Aspirationsprophylaxe: Maßnahmen, die ein Eindringen von Nahrung oder anderen Fremdkörpern in die Luftröhre *(Trachea)* vermeiden.

Die **Aspirationsprophylaxe** umfasst:
- *Oberkörperhochlagerung* zum Essen und bei jedem Schluck, den der Patient trinkt, außerdem nach dem Essen für mindestens 20–30 Min. (gleichzeitige Refluxprophylaxe ☞ 19.4.1)
- *Anwesenheit der Pflegenden,* wenn der Patient isst und trinkt
- *Zeit geben* zum Essen und Trinken
- *Bereitstellung eines Absauggeräts* (☞

12.2.5.8), um **vor** dem Essen Sekret aus dem Mund des Patienten entfernen zu können und **nach** dem Essen evtl. Speisereste abzusaugen, was ein nachträgliches Aspirieren verhindert.
- *Mundhygiene nach dem Essen,* um Essensreste zu entfernen
- *Säuglinge* in aufrechter Haltung *aufstoßen lassen*, um eine Aspiration von Nahrung zu vermeiden.

Pflegerische Maßnahmen nach einer Aspiration

Kräftiges Klopfen auf den Rücken zwischen die Schulterblätter unterstützt den Patienten beim Aushusten. Ist dies nicht erfolgreich, soll er mit vorgebeugtem Oberkörper nochmals kräftig husten und so versuchen, den „verschluckten" Bissen herauszuwürgen. Gelingt dies nicht, wird das Aspirierte abgesaugt. In jedem Fall ist der Arzt über die Aspiration zu informieren.

Als *letzte* Möglichkeit, die aber für den Patienten erhebliche Schäden nach sich ziehen kann (Zwerchfellruptur, Magenwandverletzungen), wird der **Heimlich-Handgriff** angewendet (☞ 13.12).

12.6.5.8 Schlucken und Schlucktraining

Physiologie des Schluckvorgangs

Die Behandlung von Schluckstörungen fällt in den Aufgabenbereich der *Logopädie*. Die Pflegenden unterstützen diese Therapie und sollten deshalb Grundlagen und Behandlungsmöglichkeiten kennen.

Der gesunde Mensch kaut und schluckt, ohne den komplexen **Schluckvorgang** wahrzunehmen, der *willentlich* und *reflektorisch* abläuft.

Willentlich wird der Bissen gekaut, dabei mit Speichel vermischt und aufgeweicht, wodurch er schluckfähig wird. Die Zunge formt den Bissen und schiebt ihn nach hinten in den Rachen. Sobald der Nahrungsbrei die Gaumenbögen berührt, löst er den Schluckreflex aus: Das Gaumensegel hebt sich, die obere Rachenmuskulatur zieht sich zusammen und dichtet den Nasen-Rachenraum ab. Jetzt kontrahiert sich die Mundbodenmuskulatur, dadurch schiebt sich der Kehlkopf-Eingang nach oben und verschließt sich, so dass keine Nahrung in die Trachea gelangt. Gleichzeitig zieht sich die untere Rachenmuskulatur wellenförmig zusammen, und die Nahrung gelangt in die Speiseröhre, durch die sie weiter zum Magen transportiert wird.

Schluckstörungen

> **Vorsicht**
> Anzeichen für eine Schluckstörung sind:
> - Speichel oder Essensresten fließen ungehindert aus dem Mund
> - Bildung von Speichelseen
> - Ansammlung von Speiseresten in Mund oder Backentaschen
> - Primitive Saug-, Schluck- und Beißreflexe
> - Häufiges Verschlucken, Husten und Würgen
> - Ausbleiben von Husten und Würgen.
>
> Gurgelnde Laute beim Schlucken, Schwierigkeiten beim Atmen und eine heisere oder raue Stimme können eine Schluckstörung begleiten.

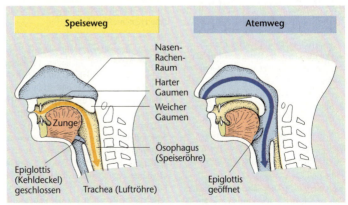

Abb. 12.6.67: Kreuzung von Speise- und Atemwegen im Rachen. [A400-190]

12 Beobachten, Beurteilen und Intervenieren

Schluckstörungen oder ein Ausfall des Schluckvorgangs treten bei folgenden Krankheitsbildern auf:

▶ Schlaganfall (☞ 33.5)
▶ Nach längerer Beatmung
▶ Neurologische Krankheiten wie Multiple Sklerose (☞ 33.8.6), M. Parkinson (☞ 33.9.1)
▶ Entzündungen wie Mundbodenabszesse, Angina tonsillaris (☞ 32.6.1)
▶ Verletzungen, z.B. Frakturen oder Operationen im Mund-, Kiefer-, Zahn- und HNO-Bereich
▶ Tumoren und Schwellungen, verschluckte, festsitzende Fremdkörper
▶ Schädigung der Mund- und Ösophagusschleimhaut durch Verätzungen, Verbrühungen oder Strahlentherapie
▶ Ösophagusatresie (☞ Tab. 30.132).

Überprüfung und Stimulation der Reflexe

Vermuten Logopäden oder Pflegende eine Schluckstörung bei einem Patienten, überprüfen sie *vor* der Nahrungsaufnahme, ob Husten- und Schluckreflex intakt sind.

Vorsicht
Ein Patient darf nur bei intakten Schutzreflexen essen oder trinken, da sonst die Gefahr einer Aspiration (☞ 12.6.5.7) besteht, die im Extremfall zum Erstickungstod führen kann.

Der **Schluckreflex** wird geprüft, indem man Zeige- und Ringfinger leicht auf den Kehlkopf legt, den Patienten zum Schlucken auffordert bzw. den Schluckreflex stimuliert (☞ unten) und dabei fühlt, wie sich der Kehlkopf bewegt.

Der Schluckreflex kann über eine mechanische und thermische Reizung des vorderen Gaumens stimuliert und trainiert werden:

▶ Zahnspiegel oder Löffelstiel für etwa zehn Sekunden in Eiswasser tauchen
▶ Die Rückseite des Spiegels/Löffelstiels 5- bis 10-mal leicht an den unteren Teil des vorderen Gaumenbogens tippen (☞ Abb. 12.6.69)
▶ Spiegel/Löffelstiel erneut in Eiswasser tauchen und Vorgang wiederholen.

Die Stimulation des Schluckreflexes 5-mal täglich etwa fünf Minuten abwechselnd an jeder Gaumenseite durchführen.

Es kann einige Tage, aber auch Wochen dauern, bis der Schluckreflex wieder intakt ist.

Störungen	Symptome	Trainingsmöglichkeiten
Mundschlussstörung (Fazialisparese)	▶ Speichelfluss ▶ Unsymmetrisches Gesicht ▶ Gespitzte Lippen ▶ Ungenügender Lippenschluss	▶ Mund von außen vom Jochbeinbogen zum Mundwinkel ausstreichen ▶ Lippen lecken lassen ▶ Mund spitzen lassen ▶ Gegenstände mit dem Mund festhalten oder ansaugen und wieder lockern lassen
Komplette Gaumensegellähmung	▶ Flüssigkeitsaustritt aus einem Nasenloch ▶ Entweichen von Luft nach Aufblasen der Wangen ▶ Erschwertes Saugen	▶ Eisstäbchen lecken lassen ▶ Zunge zurückrollen lassen ▶ Wangen aufblasen lassen ▶ An Apfelstücken im feuchten Gazesäckchen saugen lassen ▶ Gaumensegel stimulieren (☞ Text, Stimulation des Schluckreflexes)
Koordinationsstörung	▶ Hustenreiz ▶ Verzögerter oder zu früh ausgelöster Schluckreflex ▶ Aspirationsgefahr besonders bei breiiger und dünnbreiiger Nahrung	▶ Feste Speisen verabreichen ▶ Schluckreflex stimulieren ▶ Richtige Kopfhaltung trainieren
Motilitätsstörung (Dysarthrie) der Zunge	▶ Reste in den Wangentaschen ▶ Essen bleibt auf der Zunge liegen ▶ Vorstoßen der Nahrung ▶ Sensibilitätsstörungen ▶ Parästhesien (Missempfindungen wie Taubheit oder Kribbeln) ▶ Zungenbewegung von z.B. links nach rechts, jedoch kann die Zunge nicht nach hinten oder mittig gerollt bzw. nach oben/unten gedrückt werden ▶ Unklare Artikulation	▶ Zungenbewegungen trainieren: Zunge nach hinten, nach oben, unten und von links nach rechts rollen lassen ▶ Kältereiz, z.B. Eisstäbchen lecken lassen ▶ An Erbsen o.Ä. im Gazesäckchen saugen lassen ▶ Zahnreihen abtasten ▶ Wangentaschen leer räumen ▶ Zunge bürsten (lassen); dabei immer von aktiver zu passiver Seite stimulieren

Tab. 12.6.68: Schluckstörungen und Möglichkeiten, die Patienten zu unterstützen. (🕮 13)

Überprüfung und Stimulation des Hustenreflexes

Um herauszufinden, ob ein Patient über einen ausreichenden **Hustenreflex** verfügt, fordern die Pflegenden ihn zum Husten auf oder beobachten ihn auf spontane Hustenreflexe hin.

Ein verminderter Hustenreflex kann trainiert werden. Hierzu stellt sich die Pflegekraft hinter den sitzenden Patienten und legt ihm beide Hände auf die Schultern. Der Patient atmet auf „Hhhh" aus. Währenddessen übt die Pflegekraft einen kurzen leichten Druck auf die Schultern aus, wodurch das „H" unterbrochen wird. Nun soll der Patient im gleichen Moment, in dem er den Druck auf seinen Schultern spürt, ein „K" sprechen. Das „K" spricht er immer weiter hinten im Hals, bis er hustet. Jeder einzelne Schritt wird mehrere Male wiederholt, bis der Patient ihn beherrscht.

Schlucktraining

Sind Husten- und Schluckreflex intakt, beginnt das eigentliche **Schlucktraining** (☞ Tab. 12.6.68). Das Schlucktraining findet z.B. nach einem Schlaganfall Anwendung, um die Selbstständigkeit des Patienten zu fördern und eine normale Nahrungsaufnahme zu ermöglichen. Der Patient muss dabei wach und kooperativ sein.

Vorbereitung. Hat der Patient eine Zahnprothese, setzt er sie vorher ein. Die Körperhaltung beim Schlucktraining entspricht der Esshaltung im Sitzen. Der Patient neigt den Kopf leicht nach vorn, damit sich die Zunge im vorderen Mundbereich befindet. So bleibt der später während des Schlucktrainings eingenommene Nahrungsbissen in der Mitte des vorderen Teils der Zunge liegen und gleitet nicht zu schnell ungekaut den Rachen hinunter.

Schlucktraining mit *dickflüssiger* Kost beginnen, da die Konsistenz dickflüssiger Speisen einen Druck auf die Gaumenbögen ausübt, wodurch der Schluckreflex ausgelöst wird. Je nach Geschmack des Patienten eignen sich püriertes Gemüse, Kartoffelbrei, Quark oder Pudding.

Flüssigkeiten sind zum Schlucktraining ungeeignet, da sie ohne Reizwirkung auf die Gaumenbögen in den Rachen fließen.

Bei der Auswahl der Speisen zum Schlucktraining ist zu beachten:
- Säurehaltige Speisen regen die Speichelproduktion stark an
- Milchig-breiige Speisen führen bei manchen Patienten zu einer subjektiv empfundenen Verschleimung; dann ist u. U. die Wahl anderer Speisen angezeigt
- Eine Mischung aus flüssigen und halbfesten Speisen erhöht die Gefahr des Verschluckens wegen der verschiedenen Schluckeigenschaften.

Durchführung. Für das Schlucktraining ist ein Löffel mittlerer Größe ohne scharfe Kanten geeignet:
- Einen halb vollen Löffel mit dickflüssiger Kost waagerecht in den geöffneten Mund schieben, dabei das vordere Zungendrittel herunterdrücken, damit die Zunge den Löffel nicht wegstößt
- Hat der Patient den Bissen erfolgreich hinuntergeschluckt, erneut einen halb vollen Löffel mit Speise in den Mund schieben
- Macht dem Patienten das Schlucken der dickflüssigen Kost keine Probleme mehr, langsame Umstellung auf feste Kost vornehmen.

Vorsicht
Wenn der Patient zu husten und würgen beginnt, unterbrechen Pflegende das Schlucktraining sofort.

Trinktraining

Die Pflegenden beginnen das **Trinktraining** mit *dickflüssigen* Getränken (☞ Abb. 12.6.70) wie Buttermilch oder Cremesuppen, weil sie einen stärkeren Reiz auf die Gaumenbögen ausüben und die Fließgeschwindigkeit verlangsamt ist. Patienten können den Schluckvorgang so besser kontrollieren.

Bei ängstlichen Menschen oder bei Patienten mit erheblicher Aspirationsgefahr verabreichen die Pflegenden die Flüssigkeit mit einer Pipette oder einem getränkten Wattestäbchen. Schluckt der Patient ohne Schwierigkeit, kann er einen Strohhalm als Hilfsmittel benutzen. Die Patienten trinken damit leichter als aus einem Becher. Bei Trinkübungen mit dem Becher füllen ihn die Pflegenden nur bis zur Hälfte und setzen ihn auf der Unterlippe an. Der Becherrand darf nicht an die Zähne stoßen, da sonst der Beißreflex ausgelöst wird. Die Pflegenden bieten dem Patienten immer nur einen kleinen

Beim Trink- und Esstraining:
- Dem Patienten Zeit lassen und nie drängen
- Den Patienten nach dem Essen noch etwa eine halbe Stunde aufrecht sitzen lassen, um eine Aspiration zu vermeiden.

Um sicherzustellen, dass alle Personen, die Kontakt mit dem Patienten haben, über das Ess- und Trinktraining informiert sind, wird in vielen Kliniken ein entsprechendes Hinweisschild angebracht.

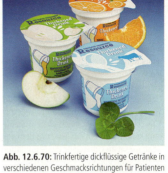

Abb. 12.6.70: Trinkfertige dickflüssige Getränke in verschiedenen Geschmacksrichtungen für Patienten mit Schluckstörungen. Durch eine stark angedickte, honigartige oder eine mäßig angedickte, nektarartige Konsistenz fließt die Flüssigkeit langsamer durch den Rachen, wodurch dem Patienten das Schlucken erleichtert wird. [V130]

Schluck zu trinken an und legen nach jedem Schluck eine kurze Pause ein.

Therapie des facio-oralen Traktes (F.O.T.T.®)

Die auf dem Bobath-Konzept (☞ 33.5.6) basierende **Therapie des facio-oralen Traktes** nach *Coombes* (1996) wird zur Rehabilitation hirngeschädigter Patienten eingesetzt. Die F.O.T.T.® umfasst die Funktionen *Nahrungsaufnahme, Mundhygiene, nonverbale Kommunikation* und *Sprechen*. Im therapeutischen Team arbeiten Pflegende, F.O.T.T.®-Therapeuten und Logopäden daran, dem Patienten verloren gegangene Funktionen schrittweise wieder einzuüben.

Die im Rahmen der F.O.T.T.® praktizierte **facio-orale Stimulation** im Mund und Gesicht (☞ 33.5.6) wenden Pflegende und Therapeuten auch bei komatösen Patienten an.

Damit der Patient sein Gesicht, z. B. bei einer Fazialisparese, wieder spüren kann, berührt er es unter entsprechender Führung des F.O.T.T.®-Therapeuten zuerst

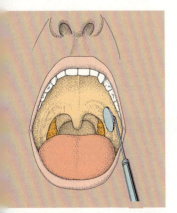

Abb. 12.6.69: Stimulation des Schluckreflexes. [A400-190]

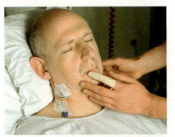

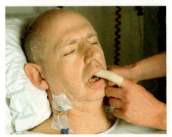

Abb. 12.6.71: Zur facio-oralen Stimulation massieren die Pflegenden – auch bei komatösen Patienten – mit dem Finger, über den ein Fingerling gestülpt ist, das Zahnfleisch, die Wangentaschen und die Zunge. [K115]

451

mit seinen eigenen Händen. Im nächsten Schritt massiert der Therapeut langsam und mit sanftem Druck die Gesichtsmuskeln des Patienten, wobei er nach Möglichkeit gleichzeitig die Hand des Patienten an dessen eigenes Gesicht führt. Erst danach massiert der Therapeut – am besten vor dem Essen – mit dem kleinen Finger, über den ein angefeuchteter Fingerling gestülpt ist, das Zahnfleisch, die Wangentaschen und die Zunge (☞Abb. 12.6.71). Wichtig ist, nach jeder Behandlung eine Pause einzulegen, um dem Patienten Zeit zu geben, auf die Stimulation zu reagieren und evtl. zu schlucken.

Ziel der facio-oralen Stimulation ist, dass sich der Patient an verloren gegangene Gesichts-, Zungen- und Gaumenbewegungen erinnert und diese neu erlernt.

12.6.5.9 Dehydratation und Dehydratationsprophylaxe
Dehydratation

> **Dehydratation** *(Hypohydration):* Wasserverlust im extrazellulären Raum, ggf. verbunden mit einer Volumenveränderung des Intravasal- und Intrazellulärraumes (☞ 29.10.2).

Im Gegensatz zur Dehydratation bezeichnet die **Hypovolämie** eine Verminderung der Flüssigkeit im Intravasalraum *(Raum innerhalb der Gefäße)*, z. B. bei starkem Blutverlust.

Eine **Dehydratation** gilt als häufigstes Gefährdungsmoment für alte Menschen. Etwa 7% aller älteren Patienten sind bei ihrer Aufnahme ins Krankenhaus dehydriert und jeder fünfte alte Mensch, der mit einer Dehydratation in die Klinik eingewiesen wird, verstirbt innerhalb der nächsten 30 Tage.

Ursachen
Eine Dehydratation entsteht sowohl durch zu geringe Flüssigkeitsaufnahme als auch durch erhöhte Flüssigkeitsausfuhr.

Die Ursache bei älteren Patienten ist nicht selten eine Kombination aus beidem: Der Patient trinkt zu wenig, scheidet aber gleichzeitig, z. B. durch den Gebrauch von Diuretika oder Abführmitteln, große Mengen Wasser aus. Das anfänglich geringe Flüssigkeitsdefizit nimmt – vom Patienten und seinen Angehörigen über lange Zeit unbemerkt – stetig zu, bis der Patient schließlich dekompensiert.

Wie es bei älteren Menschen zu einem solch erheblichen Flüssigkeitsdefizit oh-

ne entsprechende Gegenregulation durch vermehrtes Trinken kommen kann, ist noch unklar. Sicher ist, dass im Alter das *Durstempfinden* durch weitgehend unbekannte Mechanismen gestört ist.

> Der Flüssigkeitsbedarf beträgt bei normaler Ausscheidung etwa 1,5–2 Liter/Tag. Von der *Deutschen Gesellschaft für Ernährung* (DGE) werden verschiedene Formeln empfohlen, um die erforderliche Flüssigkeitsmenge zu errechnen:
> ▸ 30 ml je kg Körpergewicht
> ▸ 1 ml je zugeführter kcal
> ▸ 100 ml je kg für die ersten 10 kg Körpergewicht, dann 50 ml für die zweiten 10 kg Körpergewicht, sowie 15 ml für jedes weitere kg Körpergewicht.

Die Flüssigkeitsaufnahme soll sich mit der Abgabe in etwa decken. Erhöht sich die Flüssigkeitsabgabe, muss die Zufuhr entsprechend angepasst werden. Eine Tagesbilanz soll nach der Deutschen Gesellschaft für Ernährung (DGE) entsprechend der Tabelle 12.6.72 gestaltet werden.

Besonders alte Menschen haben häufig auch ein gestörtes Essverhalten, indem sie zu wenig und eher trockene Speisen essen. Bei der Mengenangabe „Speisen" in der Tabelle 12.6.72 geht die DGE von einer gesunden Mischkost mit Obst, Salat und Gemüse aus. Oft essen alte Menschen jedoch völlig anders oder auch eine zu geringe Gesamtmenge.

Symptome
Stehende Hautfalten können ein Anzeichen für eine Dehydratation sein. Hierbei handelt es sich aber um ein eher unsicheres Zeichen, da sie bei alten Menschen auch ohne Dehydratation auftreten und bei jüngeren adipösen Menschen trotz bestehender Dehydratation fehlen können.

Folgende Symptome machen sofortige ärztliche oder pflegerische Interventionen nötig:
▸ Durst
▸ Verminderter Hautturgor *(Spannungs-*

zustand) auf der Stirn oder dem Brustbein
▸ Trockene Mundschleimhaut mi Schluckstörungen
▸ Trockene Zunge mit Belägen und Ris sen, Sprachstörungen und Schleim hautläsionen
▸ Fehlender Achsel- oder Fußschweiß
▸ Zunehmende Lethargie, Veränderun der gewohnten geistigen Aktivität ode Verwirrtheit, vor allem bei gleichzeiti bestehenden Elektrolytstörungen
▸ Halonierte Augen, vor allem bei Kin dern
▸ Verminderte Urinausscheidung, Uri stark konzentriert
▸ Gewichtsverlust
▸ Obstipation
▸ Schneller Puls, niedriger Blutdruck
▸ Fieber, z. B. Durstfieber beim Säuglin (☞ 12.4.4.2)
▸ Eingesunkene Fontanelle
▸ Durch den Wassermangel wird da Blut „dicker", wodurch das Thrombo serisiko (☞ 12.3.3) steigt.

Risikofaktoren
Um einer Dehydratation vorzubeugen, is es wichtig, die **Risikofaktoren** zu ken nen:
▸ Verringertes Durstempfinden, z. B. be alten und verwirrten Menschen
▸ Immobilität, z. B. kann der Patient da Getränk nicht erreichen bzw. das Gla nicht greifen oder halten
▸ Schluckstörungen (☞ 12.6.5.8)
▸ Harninkontinenz (☞ 12.7.1.6); der Pa tient trinkt in der irrtümlichen Annah me weniger, den unwillkürlichen Harn abgang dadurch vermeiden zu könne
▸ Diuretika- oder Abführmitteleinnahme Ausscheiden von sehr viel Flüssigkei Erbrechen
▸ Beschränkung der Flüssigkeitszufu (ärztlich angeordnet)
▸ Starkes Schwitzen
▸ Infekte mit hohem Fieber
▸ Bewusstseinsstörungen, Apathie, De pression, Desorientiertheit
▸ Schlecht eingestellter Diabetes melli tus

Wasseraufnahme l/Tag		Wasserabgabe l/Tag	
Getränke	Ca. 1,4	Urin	Ca. 1,4
Speisen	Ca. 0,9	Stuhl	Ca. 0,2
Oxidationswasser	Ca. 0,3	Haut	Ca. 0,5
		Lunge	Ca. 0,5
Insgesamt	**2,6**	**Insgesamt**	**2,6**

Tab. 12.6.72: Tägliche Wasseraufnahme und -abgabe nach der Empfehlung der DGE.

12.6 Ernährung **12**

- Schmerzen (Trinken ist zu anstrengend)
- Große Körperoberfläche bei kleinen Kindern und Säuglingen (☞ 12.6.3.2).

Notfall: Dehydratation
Sofort den Arzt unterrichten bei:
- Plötzlich auftretender oder zunehmender Verwirrtheit
- Muskelschwäche, Muskelkrämpfen
- Bewusstseinseintrübung/Somnolenz
- Schwindel, Gleichgewichtsstörungen
- Tachykardie
- Eingesunkenen Augäpfeln
- Stark eingesunkener Fontanelle.

Pflegerische Maßnahmen und Dehydratationsprophylaxe

Dehydratationsprophylaxe: Maßnahmen, um pathogenen Wasserverlusten (☞ oben) vorzubeugen.

Flüssigkeitszufuhr
Sowohl zur Dehydratationsprophylaxe als auch bei bestehender Dehydratation

achten die Pflegenden auf eine ausreichende **Flüssigkeitszufuhr**. Während in schweren Fällen eine Infusionstherapie angezeigt ist, kann in leichteren Fällen das Flüssigkeitsdefizit durch ausreichendes Trinken behoben werden:
- Lieblingsgetränk erfragen (ggf. über Angehörige)
- Getränk in ein für den Patienten passendes Trinkgefäß füllen und griffbereit stellen; Patienten regelmäßig zum Trinken ermuntern
- Trinkgefäß von zu Hause mitbringen lassen, da Patienten das Trinken mit dem gewohnten Gefäß oft leichter fällt als z. B. aus einem Plastikbecher
- Gefäße nicht bis zum Rand füllen
- „Flaschenbatterien" auf dem Patiententisch vermeiden, da sie eher abschrecken
- Regelmäßig Getränke anbieten, beim Trinken Zeit lassen
- Bei isotoner und hypotoner Dehydratation (☞ 29.10.2) eher salzhaltige Getränke (z. B. Brühe), bei hypertoner Dehydratation wegen des Natriumüberschusses Tee oder Wasser anbieten
- Schwachen Patienten Strohhalm anbieten, da der Saugreflex erhalten bleibt.

Vorsicht
Die vermehrte Flüssigkeitszufuhr kann bei älteren Menschen eine bis dahin gerade noch kompensierte Herzschwäche entgleisen lassen. Deshalb achten die Pflegenden auf die Zeichen einer Herzinsuffizienz (☞ 16.6), insbesondere auf Dyspnoe.

Schnabelbecher nur fachlich begründet verwenden, da sie das Krankheitsgefühl des Patienten eher verstärken und die Rehabilitation behindern. So muss der Mund beim Trinken aus dem Schnabelbecher gespitzt und der Kopf im Nacken gelegt werden, wodurch sich eine Position ergibt, die das Schlucken erschwert. Hinzu kommt, dass die Flüssigkeit im Schuss einfließt und die Menge kaum gesteuert werden kann. Auch die Temperatur des Getränkes ist erst identifizierbar, wenn es bereits im Mund ist (Verbrühungsgefahr).

Flüssigkeitsbilanz
Die Pflegenden führen bei Patienten mit (drohender) Dehydratation ein Einfuhrprotokoll bzw. eine **Flüssigkeitsbilanz** (☞ 12.7.1.2). Kaffee, schwarzer sowie grüner Tee haben ausschwemmende Wirkung. Deshalb bieten die Pflegenden den Patienten hierzu ein Glas Wasser an.

Literatur und Kontaktadressen

📖 Literaturnachweis

1. Vgl. Brieskorn-Zinke, M: Gesundheitsförderung in der Pflege zwischen Anspruch und Realität – Teil 3: Essen und Sinnlichkeit. In: Pflegezeitschrift 9/2006, S. 552–555.
2. Vgl. Forschungsinstitut für Kinderernährung Dortmund: Empfehlungen für die Ernährung von Säuglingen. Hrsg. von aid infodienst Verbraucherschutz – Ernährung – Landwirtschaft e. V., S. 11.
3. Vgl. ebenda, S. 20–21.
4. Vgl. Eugster, G.: Babyernährung gesund & richtig. Elsevier/Urban & Fischer Verlag, München 2005, S. 5.
5. Vgl. ebenda, S. 10.
6. Vgl. Forschungsinstitut für Kinderernährung Dortmund: Empfehlungen für die Ernährung von Säuglingen. Hrsg. von aid infodienst Verbraucherschutz – Ernährung – Landwirtschaft e. V., S. 31.
7. Vgl. Deutsche Gesellschaft für Kinder- und Jugendmedizin e. V. (DGKJ e. V.): Zur Kariesprophylaxe mit Fluoriden. Nachzulesen unter: www.dgkj.de
8. Vgl. Menebröcker, C.: Ernährung bei Demenz. Mehr Genuss durch Sinnes-

reize. In: Die Schwester/Der Pfleger 8/2006, S. 604–607.
9. Vgl. Schlegel, A.: Ernährung im Alter. Ein Stück Lebensqualität. In: Pflegezeitschrift 6/2004, S. 379–381.
10. Vgl. Forschungsinstitut für Kinderernährung Dortmund: Schwangerschaft und Stillzeit: Empfehlungen für die Ernährung von Mutter und Kind. Hrsg. von aid infodienst Verbraucherschutz – Ernährung – Landwirtschaft e. V., S. 27–28.
11. Vgl. Ernährung bei Demenz: Selbst gekocht schmeckt besser. Kochen und Backen mit demenziell veränderten Bewohnern. In: Die Schwester/Der Pfleger 11/2005, S. 864–868.
12. Vgl. Hauenschild, A.; Eckert, P.; Lotz, M.: Das Essen wieder wichtig nehmen. In: Pflegezeitschrift, 9/2002, S. 643–646.
13. Vgl. Kalde, S. et al. (Hrsg.): Enterale Ernährung. Urban & Fischer Verlag, München 2002.

Vertiefende Literatur ☞ 💻
✉ Kontaktadressen

1. Forschungsinstitut für Kinderernährung Dortmund (FKE), Heinstück 11, 44225 Dortmund,

Tel.: 02 31/7 92 21 00,
Fax: 02 31/71 15 81,
www.fke-do.de
2. Die Gesellschaft für Ernährungsmedizin und Diätetik e. V., Mariahilfstraße 5, 52062 Aachen,
Tel.: 02 41/96 10 30,
Fax: 02 41/9 61 03 22,
www.ernaehrungsmed.de
3. Weight Watchers (Deutschland), Postfach 10 53 44, 40 044 Düsseldorf,
Tel.: 02 11/9 68 60,
Fax: 02 11/9 68 62 60,
www.weightwatchers.de
4. Moby Dick – Gesundheitsprogramm für übergewichtige Kinder, Lilienstraße 36, 20095 Hamburg,
Tel.: 040/32 52 74 21,
Fax: 040/32 52 74 22,
www.mobydicknetzwerk.de

✉ Weitere Kontaktadressen

Deutsche Gesellschaft für Kinder- und Jugendmedizin e. V. (DGKJ), Eichendorffstraße 13, 10115 Berlin,
Tel.: 0 30/30 87 77 90,
Fax: 0 30/3 08 77 79 99, www.dgkj.de

Ernährungskampagne: www.5amtag.de

453

12.7 Ausscheidung

12.7.1 Urin 455
  12.7.1.1 Physiologische Grundlagen .. 455
  12.7.1.2 Beobachtungskriterien, Datenerhebung und Dokumentation 455
  12.7.1.3 Normalzustand 458
  12.7.1.4 Pathologische Veränderungen 458
  12.7.1.5 Pflegerische Interventionen .. 459
  12.7.1.6 Harninkontinenz 465

12.7.2 Stuhl 473
  12.7.2.1 Physiologische Grundlagen .. 473
  12.7.2.2 Beobachtungskriterien, Datenerhebung und Dokumentation 473
  12.7.2.3 Normalzustand 473
  12.7.2.4 Pathologische Veränderungen 474
  12.7.2.5 Pflegerische Interventionen .. 475

12.7.3 Erbrechen 490
  12.7.3.1 Physiologische Grundlagen .. 490
  12.7.3.2 Beobachtungskriterien, Datenerhebung und Dokumentation............ 491
  12.7.3.3 Pflegerische Interventionen .. 491

Literatur und Kontaktadressen 492

Fallbeispiel ☞ 💻

Ausscheiden ist ein menschliches Grundbedürfnis. Die meisten erwachsenen Menschen sprechen nicht gerne darüber und wünschen sich einen diskreten Umgang mit diesem Thema unter Berücksichtigung ihrer Intimsphäre. Probleme bei der Ausscheidung beeinflussen die gesamte Lebensqualität und den Tagesablauf eines Menschen. Menschen mit Inkontinenz z. B. verlassen häufig nur noch ungern die eigene Wohnung.

Bei der **Ausscheidung** geht es um die Beseitigung unverwertbarer oder schädlicher Stoffe aus dem menschlichen Organismus. Als Sonderform zählt auch das Erbrechen zu den Wegen der Ausscheidung. Hierbei handelt es sich um einen Schutzreflex, mit dem der Körper z. B. Unverdauliches und Schadstoffe aus dem Verdauungstrakt entfernt.

Die Ausscheidung ist abhängig von Ernährung und Stoffwechsel und steht daher in enger Beziehung zur *Ernährung*, welche die Aufnahme von Nahrung und daraus folgenden Energiegewinn umfasst, und der *Körpertemperatur*, die vom Stoffwechsel und Funktionen wie Wärmebildung und Wärmeabgabe abhängt.

Der menschliche Organismus scheidet unverwertbare und schädliche Stoffe aus, die:
▶ Mit der Nahrung aufgenommen wurden, z. B. Wasser und Ballaststoffe
▶ Beim Stoffwechsel entstanden sind, z. B. Harnstoff und Kreatinin.

Das Absondern von Schweiß (☞ 12.4.5) dient nicht primär der Ausscheidung: Wasser und Salz werden über die Niere ausgeschieden. Das Schwitzen ist die Folge einer gesteigerten Wärmebildung, z. B. durch Muskelarbeit, aber niemals bedingt durch eine gesteigerte Zufuhr von Wasser oder Salz.

Entwicklung im Kindesalter

Die Blasen- sowie die Darmentleerung beruhen auf einem komplexen Zusammenspiel von Willkürmotorik und Reflexen. Diese sind im Säuglings- und Kindesalter nicht voll ausgereift. Daher beginnt die Sauberkeitserziehung erst im Alter von etwa zwei Jahren und führt in der Regel nach sechs Monaten bis zwei Jahren zum Erfolg.

Es werden zwei Formen der Inkontinenz unterschieden:
▶ **Primäre Inkontinenz.** Das Kind konnte Urin- und Stuhlausscheidung noch nie kontrollieren.
▶ **Sekundäre Inkontinenz.** Nach einer Kontinenz von sechs Monaten oder mehr verliert das Kind die Fähigkeit, Urin- bzw. Stuhlausscheidung zu kontrollieren.

Zur gesunden Ausscheidung gehören:
▶ Ausscheidung ausreichender Mengen von Stuhl und Urin durch **Defäkation** (*Stuhlentleerung*) bzw. **Miktion** (*Blasenentleerung*)
▶ Normale Eigenschaften der Ausscheidung wie Menge, Farbe, Geruch, Beimengungen, pH-Wert
▶ Kontrolle über die Ausscheidung (**Kontinenz**).

Inkontinenz im Alter

Harninkontinenz ☞ *12.7.1.6*
Stuhlinkontinenz ☞ *12.7.2.4*

Inkontinenz, die Unfähigkeit, die Ausscheidung von Urin und Stuhlgang zu kontrollieren, ist keine Erkrankung. Es handelt sich um das Ergebnis einer Veränderung körperlicher und geistiger Faktoren sowie eine Reaktion auf Einflüsse aus der Umwelt. Besonders häufig sind ältere Menschen betroffen (📖 1).

Als Risikofaktoren für die Entwicklung einer **Harninkontinenz** gelten z. B.:
▶ Beckenbodenschwäche durch nachlassende Elastizität des Gewebes bzw. nach vaginalen Geburten
▶ Übergewicht
▶ Erkrankungen der Prostata und ihre Therapie, z. B. Prostatektomie

▶ Chronische Blasenentzündung (☞ 29.4.2)
▶ Neurologische Erkrankungen, z. B. Schlaganfall (☞ 33.5), Morbus Parkinson (☞ 33.9.1), Multiple Sklerose (☞ 33.8.6)
▶ Diabetes mellitus (☞ 21.6)
▶ Psychische Erkrankungen, z. B. Demenz (☞ 33.9.5)
▶ Unerwünschte Wirkungen von Arzneimitteln, z. B. Psychopharmaka
▶ Erkrankungen des Darms.

Eine **Stuhlinkontinenz** kann z. B. entstehen durch:
▶ Traumatische Schädigung der Schließmuskulatur, z. B. nach einer Geburt
▶ Diarrhö (☞ 19.2.5)
▶ Chronische Obstipation (☞ 19.2.6)
▶ Diabetes mellitus (☞ 21.6)
▶ Psychische Erkrankungen.

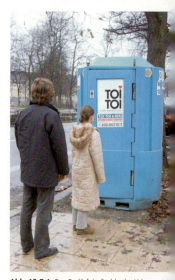

Abb. 12.7.1: Das Bedürfnis, Stuhl oder Urin auszuscheiden, kann zum drängenden Problem werden, vor allem in einer ungewohnten Umgebung. Die meisten Menschen ziehen es vor, auf der Toilette ungestört und unbeobachtet zu sein. [O454]

12.7.1 Urin

12.7.1.1 Physiologische Grundlagen

Zusammensetzung des Urins

Der normale **Urin** besteht zu 95% aus Wasser. Weitere Bestandteile sind Harnstoff, Harnsäure, Kreatinin, organische und anorganische Salze (z. B. Kalksalze, Kochsalz, Phosphate), organische Säuren (z. B. Zitronen-, Oxalsäure), Farbstoffe (Urobilinogen, *Urochrome* = natürliche gelbe Harnfarbstoffe), Hormone und wasserlösliche Vitamine.

Urin-pH-Wert

Der normale **pH-Wert des Urins** gibt den Gehalt an gelösten Säuren an. Physiologische Schwankungen hängen von der Ernährung ab:
▶ Kohlenhydratreiche Kost erhöht den pH-Wert, der Urin wird alkalisch
▶ Eiweißreiche Kost senkt den pH-Wert, der Urin wird sauer.

Der normale pH-Wert des Urins liegt bei 5–6. Während sich bei alkalischem Urin seltener Harnsäure-Steine bilden, ist bei saurem Urin die Gefahr eines Harnwegsinfektes geringer, weil sich aufgrund des sauren Milieus krankheitserregende Keime weniger leicht vermehren können.

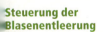

Steuerung der Blasenentleerung

Miktion (Blasenentleerung, Wasser lassen): Willkürliche, schmerzlose Entleerung von ca. 200–400 ml Urin im Strahl bei einem Erwachsenen.
Harnkontinenz: Fähigkeit, die Blase willkürlich zu entleeren und den Urin bis zu diesem Zeitpunkt zu halten.

Voraussetzungen für Harnkontinenz und Miktion sind:
▶ Intakter Blasenschließmuskel
▶ Funktionsfähiger Harnblasenmuskel
▶ Durchgängige Harnröhre
▶ Weiterleitung der Nervenimpulse von der Blase zum Gehirn und zurück.

Die Harnblase des Erwachsenen hat ein maximales Fassungsvermögen von ca. 800 ml. Das Bedürfnis, die Blase entleeren zu müssen, entsteht jedoch schon bei einer wesentlich geringeren Menge. Schon wenn sich in der Harnblase etwa 200–250 ml Urin gesammelt haben, öffnet sich der Blasenhals, und der Mensch verspürt ein – noch leicht zu unterdrückendes – Bedürfnis, Wasser zu lassen. Dieses Gefühl entsteht durch eine „Meldung", die die Dehnungsrezeptoren in der Blasenwand an das Gehirn senden. Auf dieses Signal reagiert der Gesunde mit einer automatischen Hemmung: Der quer gestreifte Blasenschließmuskel verhindert eine vorzeitige Entleerung. Erst wenn sich dieser öffnet, kann der Urin durch die Harnröhre abfließen. Zur vollständigen Entleerung zieht sich die Blasenmuskulatur zusammen. Die Kontraktion der Bauch- und Beckenbodenmuskulatur unterstützt den Druck, so dass der Urin „im Strahl" abfließen kann.

12.7.1.2 Beobachtungskriterien, Datenerhebung und Dokumentation

Die **Beobachtung des Urins** liefert wichtige Informationen über verschiedene Funktionen des Körpers, nicht nur die der Niere und Harnwege. Beispielsweise kann die Harnmenge Hinweise auf bestimmte Krankheiten geben, z.B. auf einen Schock (☞ 13.5). Um die stündlich produzierte Harnmenge präzise beobachten zu können, wird bei manchen Patienten ein transurethraler Blasendauerkatheter gelegt. Dann gehört die Beobachtung der Urinausscheidung neben Puls, Blutdruck und Atmung zur Überwachung der Vitalfunktionen.

Beobachtungskriterien

Zu den **Beobachtungskriterien** der Urinausscheidung zählen:
▶ Miktion, z. B. Häufigkeit, Schmerzen
▶ Urinmenge, z. B. pro Miktion, Gesamtmenge in 24 Std.
▶ Urinfarbe
▶ Geruch des Urins
▶ Spezifisches Gewicht
▶ Zusammensetzung.

Unter **Urinqualität** versteht man im engeren Sinn die Farbe und den Geruch von Urin, im weiteren Sinn auch den pH-Wert, das spezifische Gewicht oder die Keimbesiedelung des Urins (z.B. steriler/kontaminierter Urin).

Datenerhebung

Bei der **Datenerhebung** erfragen Pflegende beim Patienten oder dessen Bezugsperson individuelle Gewohnheiten und die momentane Situation, z.B. ob ein Kleinkind nachts noch Windeln braucht oder ob der Patient Schmerzen bei der Miktion hat.

Zur Beurteilung des Urins gibt es verschiedene **Methoden zur Uringewinnung** und **-untersuchung**. Mithilfe der **Flüssigkeitsbilanzierung** (☞ unten) wird die Urinproduktion beurteilt.

Datenerhebung: Methoden zur Uringewinnung

Urin wird zur Untersuchung in saubere Behälter, für bakteriologische Untersuchungen in sterilen Gefäßen aufgefangen und ins Labor weitergeleitet. Arten der Uringewinnung:
▶ Spontanurin, z. B. Mittelstrahlurin, (konzentrierter) Morgenurin
▶ Sammelurin
▶ Katheterurin
▶ Blasenpunktion (☞ 29.3.1)
▶ Urinbeutel bei Säuglingen und gewickelten Kleinkindern
▶ Urin aus „Töpfchen" oder Steckbecken.

Naturgemäß ist die **Uringewinnung** bei Kleinkindern und vor allem Säuglingen erheblich schwieriger als beim älteren Kind oder Erwachsenen.

Spontanurin

Spontanurin ist der nach sorgfältiger Reinigung des äußeren Genitales – bei Männern mit zurückgestreifter Vorhaut – spontan gelassene Urin in ein sauberes oder steriles Gefäß. Für die meisten Untersuchungen genügt diese Form der Uringewinnung.

Vor der Gewinnung von Spontanurin Intimpflege (☞ 12.5.1.4) durchführen (lassen) und nur bei geplanter bakteriologischer Untersuchung das äußere Genitale desinfizieren.

Mittelstrahlurin

Bei der Untersuchung des **Mittelstrahlurins** wird nur die mittlere Harnportion aufgefangen: Der Patient lässt ein wenig Urin in die Toilette und unterbricht dann den Harnstrahl. Die folgenden 20–40 ml Urin werden in einem Gefäß aufgefangen. Danach entleert der Patient den restlichen Urin in die Toilette. Bei Kindern ist ein Mittelstrahlurin frühestens ab dem Kindergartenalter möglich, da eine gute Beherrschung der Blasenfunktion notwendig ist.

(Konzentrierter) Morgenurin

Für einige Untersuchungen, z. B. Schwangerschaftstests, wird (konzentrierter)

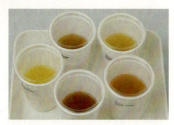

Abb. 12.7.2: Verschiedene Urinproben, mit Deckel verschlossen und Patientennamen versehen. [K115]

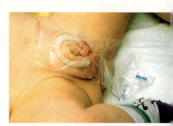

Abb. 12.7.5: Junge mit aufgeklebtem Beutel zur Uringewinnung. [K303]

Morgenurin verwendet. Als **Morgenurin** wird der Urin der ersten morgendlichen Blasenentleerung bezeichnet. Bei einem **konzentrierten Morgenurin** hat der Patient vor dem morgendlichen Wasserlassen zwölf Stunden nichts getrunken.

Sammelurin

Um festzustellen, ob ein bestimmter Stoff überhaupt im Urin enthalten ist, z. B. Glukose, genügt eine einfache Urinprobe *(qualitative Bestimmung)*. Soll aber die genaue Menge eines Stoffes ermittelt werden *(quantitative Bestimmung)*, z. B. Hormone, wird der Urin 24 Std. lang gesammelt.

Durchführung:
- Den Patienten über Zweck und Dauer dieser Maßnahme informieren
- Ausreichend großes Sammelgefäß (etwa 2 l) richten und mit Namen und weiteren Daten des Patienten beschriften
- Möglichst morgens beginnen, damit am folgenden Tag die Urinprobe in der morgendlichen Laborroutine bearbeitet werden kann
- Vor Beginn den Patienten die Blase entleeren lassen, Urin verwerfen, Uhrzeit notieren
- Alle folgenden Urinportionen in das Sammelgefäß entleeren
  - Bei mobilen Patienten Sammelgefäß kühl, dunkel und abgedeckt aufbewahren, z. B. in die Patiententoilette stellen
  - Bei bettlägerigen Patienten Sammelgefäß im Pflegearbeitsraum aufbewahren und die Urinflasche oder das Steckbecken dort hineinleeren
- Je nach Untersuchung sind bestimmte Zusätze erforderlich, z. B. Salzsäure
- Nach 24 Std. nochmals den Patienten die Blase entleeren lassen, diesen Urin in das Sammelgefäß geben
- Bei Patienten mit Blasendauerkatheter Urinbeutel direkt in das Sammelgefäß entleeren
- Vor der Entnahme einer Laborprobe (ca. 10–50 ml) Sammelurin durchmischen, um eine gleichmäßige Verteilung der Bestandteile zu erreichen
- Gesamte Urinmenge auf dem Laborbegleitschein angeben.

Katheterurin

Bei liegendem Dauerkatheter wird Urin mit einer Spritze und einer Kanüle entnommen (☞ Abb. 12.7.4). Evtl. wird der Katheter vorher für maximal zehn Minuten abgeklemmt.

Beutelurin

Um bei Säuglingen und gewickelten Kindern eine Urinprobe zu gewinnen, benutzt man Urinbeutel. Diese werden um den Penis bzw. im Bereich der Vagina aufgeklebt. Da die Haut hierdurch mitunter stark gereizt wird, kleben die Pflegenden den Beutel sorgfältig auf, um möglichst bereits beim ersten Urinbeutel eine Probe zu gewinnen.

- Dem Kind ca. 30 Min. vor Aufkleben des Beutels z. B. Tee anbieten
- Kind mit gespreizten Beinen auf den Rücken legen, so dass die Genitalregion gut zugänglich ist
- Unsterile Handschuhe anziehen. Äußeren Anogenitalbereich mit Wasser reinigen und abtrocknen
- Urinbeutel aufkleben. Dabei beim Mädchen im Dammbereich beginnen. Beim Jungen Penis in den Beutel platzieren
- Säugling wickeln und anziehen. Reichlich Flüssigkeit anbieten, falls keine Kontraindikationen bestehen
- Häufig, ca. alle 30 Min., nachsehen, ob sich Urin im Beutel befindet
- Sobald ausreichend Urin im Beutel ist – oft reichen wenige Milliliter – Beutel entfernen
- An der Beutelspitze der von der Klebefläche abgewandten Seite den Urin entnehmen:
  - Beutel entweder mit (steriler) Schere aufschneiden, oder
  - Bei sehr geringen Mengen Urin mit Spritze und Kanüle entnehmen
- Urin in Probenbehälter füllen.

Alternativ, um einen möglichst reinen Urin zu gewinnen, wird bei Säuglingen oft die Blasenpunktion angewandt.

> Gerade bei Mädchen läuft der Urin oft außen am **Urinbeutel** vorbei. Hilfreich ist es, die Klebefläche vor dem Abziehen des Schutzpapiers der Länge nach zu knicken. Auf diese Weise kann das untere Ende der Klebefläche enger am Damm platziert werden.
>
> Es gibt für weibliche und männliche Säuglinge unterschiedliche Urinbeutel, die den anatomischen Gegebenheiten entsprechend angepasst sind.

Datenerhebung: Urinuntersuchungen
Streifen-Schnelltests

Durchführung und Details zum Streifen Schnelltest ☞ 29.3.3
Messung des spezifischen Gewichtes ☞ 29.3.3

Streifen-Schnelltests für Urin *(Urin-Stix)* sind wegen ihrer einfachen Handhabung und schnellen Ergebnisse im stationären und ambulanten Bereich zur orientierenden Untersuchung des Urins weit verbreitet. Sie geben Informationen u. a. zu Urinbeimengungen wie Leukozyten oder Blut, pH-Wert und spezifischen Gewicht.

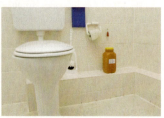

Abb. 12.7.3: Gefäße für Sammelurin kühl und trocken aufbewahren. [K115]

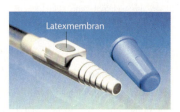

Abb. 12.7.4: Die Entnahme von Urin ist aus der Latexmembran der Urinableitung möglich, ohne den Katheter von der Ableitung zu trennen. [U140]

Urinkultur

Bei Verdacht auf eine Harnwegsinfektion wird aus steril aufgefangenem Mittelstrahlurin oder Katheterurin eine Urinkultur zur Keimzahlbestimmung, Keimdifferenzierung und Resistenztestung auf Antibiotika angelegt (☞ Abb. 29.16–29.18). Dazu werden fertig vorbereitete Eintauchnährböden (z. B. Uricult®) benutzt.

Datenerhebung: Flüssigkeitsbilanzierung

Wichtigstes Instrument zur Beobachtung der *Urinproduktion* ist die **Flüssigkeitsbilanzierung**.

> **Flüssigkeitsbilanzierung:** Erfassen der Flüssigkeiten, die in einem festgesetzten Zeitraum (24 Std., evtl. nur 12 Std.):
> ▸ Dem Körper oral, parenteral oder per Magensonde zugeführt werden **(Einfuhr)**, z. B. Getränke, Infusionen
> ▸ Vom Körper ausgeschieden werden **(Ausfuhr)**, z. B. Urin, Stuhl, Wundsekret, Erbrochenes, Schweiß, Blut, Punktate, Abfluss über Sonden.
> Die Differenz von Ein- und Ausfuhr lässt sich einteilen in:
> ▸ **Positive Bilanz.** Einfuhr übersteigt Ausfuhr, z. B. bei Nierenversagen
> ▸ **Ausgeglichene Bilanz.** Einfuhr entspricht Ausfuhr
> ▸ **Negative Bilanz.** Ausfuhr übersteigt Einfuhr, z. B. bei Diuretikagabe.

Eine Flüssigkeitsbilanz ist z. B. angezeigt:
▸ Bei parenteral ernährten Patienten
▸ Bei Patienten mit Ernährungssonde
▸ Bei Patienten mit Herz- und/oder Nierenerkrankungen
▸ Bei Patienten mit Ödemen
▸ Nach (größeren) Operationen.

Durchführung der Flüssigkeitsbilanz

▸ Bilanzblatt (mit Namen und Datum) vorbereiten
▸ Patienten, Mitarbeiter und Angehörige informieren, z. B. das Steckbecken, die Urinflasche und den Nachtstuhl mit Namen und „Bilanz" beschriften
▸ Zu Beginn Patienten die Blase entleeren lassen, Urin verwerfen oder zum Vortag mitrechnen, ebenso andere Sekrete aus Drainagen o. Ä.
▸ Ab jetzt Ein- und Ausfuhr aufschreiben (☞ Tab. 12.7.7)
▸ Tassen und Gläser immer ganz füllen bzw. immer die auf dem Nachttisch stehende volle Teekanne oder Mineralwasserflasche berechnen und aufschreiben, sofern sie vom Patienten leer getrunken werden
▸ Flüssigkeiten in ml aufschreiben
▸ Am Ende des Bilanzzeitraumes Patienten Blase entleeren lassen, Urin mitberechnen und Bilanz in das Dokumentationssystem übertragen.

Bei der Flüssigkeitsbilanzierung gewickelter Kinder werden die Windeln gewogen:
▸ *Vor dem Anlegen* Gewicht der Windel mit wasserfestem Stift deutlich auf die Windel schreiben
▸ *Nach dem Abnehmen* Windel erneut wiegen, Eigengewicht der Windel abziehen. Das Ergebnis beschreibt die ausgeschiedene Flüssigkeitsmenge
▸ Befindet sich Stuhl in der Windel, dokumentieren die Pflegenden dies auf dem Bilanzierungsbogen
▸ Um die Flüssigkeitsaufnahme von gestillten Kindern zu messen, wird das Kind vor und nach dem Stillen gewogen. Vom Gewicht, das nach dem Stillen ermittelt wurde, wird das Gewicht vor dem Stillen abgezogen, das Ergebnis beschreibt die *aufgenommene* Flüssigkeitsmenge. Wichtig ist, dass das Kind zwischendurch nicht gewickelt oder umgezogen wird, um das Ergebnis nicht durch leichtere/schwerere Kleidung oder eine leichtere (frische) Windel zu beeinflussen.

Nicht messbare Größen werden bei der Flüssigkeitsbilanz meist geschätzt, das sind:
▸ Flüssigkeitsverluste durch Schwitzen, über die Atemluft und die Haut
▸ Zusätzliche Verluste bei Fieber (Faustregel: 500 ml pro 1 °C Temperaturerhöhung)
▸ Versteckte Zufuhr aus Oxidationswasser, das bei der „Verbrennung" von Kohlenhydraten entsteht.

Werden bei einer vollständigen Bilanzierung eines Erwachsenen nur die messbaren Größen berücksichtigt, entspricht eine positive Bilanz von bis zu 200 ml einem ausgewogenen Flüssigkeitshaushalt, da die nicht messbaren Verluste größer sind als die Zufuhr durch die Oxidationswasser (☞ Tab. 12.7.7).

Die Bilanzierung hat nur Aussagekraft, wenn sie gewissenhaft durchgeführt wird. Fehlerquellen sind z. B.:
▸ Mangelnde Mitarbeit des Patienten oder der Angehörigen, z. B. werden Getränke nicht angegeben oder notiert
▸ Inkontinente Patienten
▸ Stark schwitzende Patienten, deren Flüssigkeitsverlust nur schwer geschätzt werden kann
▸ Fehlende Berücksichtigung von Flüssigkeitsverlusten durch Fieber bzw. Verlusten über Sonden und Drainagen.

Folgende Informationen ergänzen die Aussagekraft der Flüssigkeitsbilanz:
▸ Täglich ermitteltes Körpergewicht
▸ ZVD (☞ 16.1.3)
▸ Spannungszustand der Haut.

Dokumentation

Die **Dokumentation** der Urinbeobachtung erfolgt je nach Anordnung:
▸ Eintrag einer Miktion als Strich oder Kreuz im Verlaufsbogen
▸ Eintrag der Urinmenge bei jeder Miktion mit Zeitangabe im Verlaufsbogen
▸ Flüssigkeitsbilanz auf Patientenbilanzbogen.

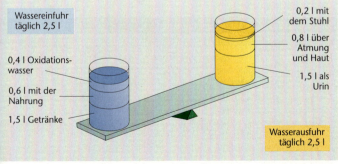

Abb. 12.7.6: Tägliche Wasserein- und -ausfuhr. Beide betragen jeweils ca. 2500 ml und müssen im Gleichgewicht zueinander stehen.

12 Beobachten, Beurteilen und Intervenieren

	Bilanz messbarer Größen		Tatsächliche Bilanz	
	Zufuhr	**Verlust**	**Zufuhr**	**Verlust**
Flüssigkeitszufuhr	+ 1900 ml		+ 1900 ml	
Oxidationswasser			+ 400 ml	
Urin, Drainagen, Stuhl		1400 ml		1400 ml
Verluste über Haut und Atmung				900 ml
Bilanz	**+ 500ml**		**Ausgeglichen**	

Tab. 12.7.7: Bilanz messbarer Größen im Vergleich zur tatsächlichen Bilanz anhand eines Beispiels.

12.7.1.3 Normalzustand

Miktion und Urinmenge

Die Miktion kann nicht getrennt von der dabei entleerten Urinmenge betrachtet werden. Es gehört zur normalen Miktion beim Erwachsenen, dass etwa 200–400 ml Urin ausgeschieden werden. Wie sich Menge und Häufigkeit in den verschiedenen Altersstufen entwickeln, zeigt Tabelle 12.7.8.

Normalwerte des Urins beim Erwachsenen:
▶ Menge pro Tag 1,5–2 l
▶ Menge pro Miktion 200–400 ml
▶ pH-Wert ca. 5–6
▶ Farbe hell- bis dunkelgelb
▶ Geruch unauffällig
▶ Keine Beimengungen.

Die normale Urinmenge beim Säugling beträgt ca. 4 ml/kg Körpergewicht/Std.

Beispiel: Ein sechs Monate alter Säugling wiegt ca. 8 kg:

4 ml × 8 kg = 32 ml Urin/Std.

32 ml × 24 Std. = 768 ml Urin/24 Std.

Die **normale Urinmenge** hängt ab von:
▶ Der Flüssigkeitszufuhr durch Trinken und Infusionen sowie dem Wassergehalt fester Nahrungsmittel
▶ Unmerklichen Flüssigkeitsverlusten *(Perspiratio insensibilis)* über Haut und Atmung sowie spürbaren Flüssigkeitsverlusten *(Perspiratio sensibilis)* durch Schwitzen
▶ Der Funktionsfähigkeit der Niere, die wiederum abhängig ist, z. B. vom Blutdruck und von Hormonen (z. B. Adiuretin, Aldosteron).

> Prinzipiell kann man beim Säugling von einer ausreichenden Urinproduktion ausgehen, wenn die Windel bei jedem Wickeln nass ist. Bei Durchfall kann es schwierig sein, zwischen Flüssigkeit aus Urin und Stuhl zu differenzieren.

Urinfarbe

Normalerweise ist die Farbe des Urins **hell- bis dunkelgelb;** mit zunehmender Trinkmenge wird die Urinfarbe heller und klarer.

Physiologische Abweichungen. Durch farbstoffhaltige Nahrungsmittel oder Arzneimittel kann sich die Urinfarbe ändern (☞ Tab. 12.7.9). Bei längerem Stehenlassen wird der Urin trübe.

Uringeruch

Urin riecht normalerweise nicht streng. Der typische **Uringeruch** stammt von der gelösten Harnsäure und Spuren von Ammoniak. Bei längerem Stehenlassen bildet sich mehr Ammoniak, der Urin riecht schärfer.

Übel riechender Urin weist meist auf eine bakterielle Infektion der Harnwege hin. Die Bakterien zersetzen die im Urin enthaltenen Stoffe, und der Geruch verändert sich. Wenn sich Ketonkörper darin befinden, riecht der Urin säuerlich (etwa wie Äpfel). Ketonkörper entstehen bei Stoffwechselstörungen, z. B. beim Diabetes mellitus (☞ 21.6). Bei zerfallenden Tumoren der Blase riecht der Urin faulig.

Spezifisches Gewicht

Das **spezifische Gewicht** des Urins gibt an, wie viel Gramm gelöste Stoffe in einem Liter Urin enthalten sind. Beim Gesunden schwankt das spezifische Gewicht in Abhängigkeit von der Trinkmenge zwischen 1,001 und 1,040.

12.7.1.4 Pathologische Veränderungen

Störungen der Urinproduktion und Miktion

Hauptbeschwerden und Leitbefunde in der Nephrologie und Urologie ☞ 29.2 Harninkontinenz ☞ 12.7.1.6

Störungen der Urinproduktion (Menge) und **Miktion** (z. B. Häufigkeit, Schmerzen) zeigt Tabelle 12.7.10. Ursachen sind zum einen die veränderte Urinproduktion der Nieren, zum anderen eine gestörte Blasenentleerung.

> Um die Störungen der Urinproduktion und Miktion differenzieren zu können, dokumentieren die Pflegenden bei Bedarf Zeitpunkt und Menge jeder einzelnen Miktion.

Lebensalter	Menge pro Entleerung	Häufigkeit
Neugeborenes	5–10 ml	8–10-mal pro Tag
Säugling	15–30 ml	12–18-mal pro Tag
Schulkind	150 ml	6–8-mal pro Tag
Erwachsener	200–400 ml	4–6-mal pro Tag

Tab. 12.7.8: Miktionshäufigkeit und -menge in unterschiedlichen Lebensaltern.

Physiologische Abweichungen der Urinfarbe	
Urinfarbe	**Ursache**
orange	„Ziegelmehlsediment" bei Neugeborenen, entsteht durch den Zerfall von Harnsäure
Rotbraun, braungrün bis schwarz	Rote Bete Bärentraubenblättertee (zur Behandlung von Harnwegsinfektionen) Sulfonamide (Gruppe von Antibiotika)
Zitronengelb	Senna (indischer/arabischer Strauch mit Früchten, findet als Abführmittel Verwendung) Rhabarber
Orangengelb	Vitamintabletten

Tab. 12.7.9: Physiologische Veränderungen der Urinfarbe.

12.7 Ausscheidung

Pathologische Veränderungen von Miktion und Urin

Störungen der Urinproduktion *)	
Polyurie	> 3000 ml/24 Std. (☞ 29.2.2)
Oligurie	100–500 ml/24 Std. (☞ 29.2.1)
Anurie	< 100 ml/24 Std. (☞ 29.2.1)
Miktionsstörungen	
Restharnbildung	Blase kann nicht vollständig entleert werden (☞ 29.2.5)
Harnverhalt	Unfähigkeit, die gefüllte Blase zu entleeren (☞ 29.2.6)
Pollakisurie	Häufiges Wasserlassen kleiner Mengen (☞ 29.2.3)
Enuresis nocturna	Nächtliches Einnässen
Algurie	Schmerzhaftes Wasserlassen (☞ 29.2.4)
Dysurie	Schmerzhaftes und/oder erschwertes Wasserlassen (☞ 29.2.4)
Störungen des Miktionszeitpunktes	
Nykturie	Vermehrtes nächtliches Wasserlassen (☞ 29.2.3)
Pathologische Veränderungen der Urinzusammensetzung	
Hämaturie	Pathologische Ausscheidung von roten Blutkörperchen (☞ 29.2.9)
Leukozyturie	Pathologische Ausscheidung von weißen Blutkörperchen (☞ 29.2.10)
Pyurie	Eiterharn (☞ 29.2.10)
Bakteriurie	Vorhandensein von Bakterien (☞ 29.2.12)
Proteinurie	Pathologische Ausscheidung von Eiweiß (☞ 29.2.11)

*) Die angegebenen Werte gelten für Erwachsene. Bei Kindern sind die Werte altersabhängig.

Tab. 12.7.10: Abweichungen von der physiologischen Urinmenge und Anzahl der Miktionen sowie pathologische Veränderungen der Urinausscheidung.

Pathologische Abweichungen der Urinfarbe

Urinfarbe	Ursache
Rötlich bis fleischfarben, trüb	**Makrohämaturie** (Blut im Urin), z.B. durch Nierensteine (☞ 29.5.12) oder Tumoren im Urogenitaltrakt wie Harnblasenkarzinom (☞ 29.4.3) oder Nierentumor (☞ 29.5.10) **Mikrohämaturie:** Blutbeimengung kann nur im Labor ermittelt werden
Rötlich bis schwärzlich, ohne Trübung	**Hämoglobinurie:** Roter Blutfarbstoff wird bei Transfusionszwischenfällen (☞ 22.4.6) oder Hämolyse (☞ 22.5.1) über den Urin ausgeschieden
Bierbraun bis grünlich schwarz mit gelbem Schüttelschaum	**Bilirubinurie:** Durch Beimengung von Bilirubin, z.B. bei Hepatitis (☞ 20.4.1) und Leberzirrhose (☞ 20.4.4)
Schlierig, flockige Trübung	**Pyurie** (Eiterharn): Beimengung von Granulozyten bei eitrig-entzündlichen Erkrankungen des Urogenitalsystems, z.B. Pyelonephritis (☞ 29.5.3)

Tab. 12.7.11: Pathologische Veränderungen der Urinfarbe.

Veränderungen der Urinfarbe

Pathologische Abweichungen. Die häufigsten Farbveränderungen, die als Folge von Krankheiten auftreten (☞ Tab. 12.7.11), werden verursacht durch:
- Blutungen der Niere oder der ableitenden Harnwege (☞ 29.2.9)
- Ausscheidung von Hämoglobin oder Bilirubin infolge Erkrankungen der Leber oder Hämolyse (☞ 20.4.4, 22.5.1)
- Infektionen des Urogenitaltraktes, z.B. Pyelonephritis (☞ 29.5.3).

12.7.1.5 Pflegerische Interventionen

Wickeln und Gesäßpflege beim Säugling

Es gibt keine feste Regel, wie häufig Säuglinge gewickelt werden sollten. Als Anhaltspunkt gilt, dass bei jeder Mahlzeit gewickelt wird, im Schnitt also 5- bis 8-mal täglich.

Ob ein Kind vor oder nach der Mahlzeit gewickelt wird, richtet sich z.B. danach, ob der Säugling sehr hungrig ist. Hungrige Kinder wird man erst füttern, es sei denn, ein Windelwechsel ist dringend erforderlich („positiver Riechtest", „Auslaufen"). Kinder, die zum Spucken neigen, sollten vor dem Füttern gewickelt werden, da die drehenden Bewegungen beim Wickeln das Spucken begünstigen. Vor der Mahlzeit zu wickeln hat den Nachteil, dass viele Kinder nach der Mahlzeit erneut gewickelt werden müssen, weil die Nahrungsaufnahme die Darmperistaltik anregt und sie unmittelbar nach dem Füttern Stuhlgang haben.

Ein Kind mit Durchfall oder Hautproblemen im Windelbereich (Wundsein ☞ unten) wird häufiger gewickelt.

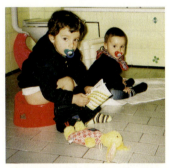

Abb. 12.7.12: Kleinkinder können je nach Gewohnheit auch im Krankenhaus ein „Töpfchen" (links) benutzen. [O408]

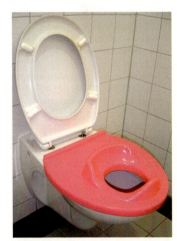

Abb. 12.7.13: Die Sitzverkleinerung (rechts) wird auf die Toilette gelegt, um den Innendurchmesser der Toilettenbrille (hier hochgeklappt) zu verkleinern. Auf diese Weise muss sich das Kind nicht angestrengt abstützen und kann entspannt auf der Toilette sitzen. [O133]

459

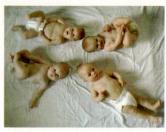

Abb. 12.7.14: Seit in Deutschland Einwegwindeln erhältlich sind (1970er Jahre), werden diese von ca. $^2/_3$ aller Kinder getragen. [O405]

Windelarten

Unterschieden werden:
- Handelsübliche **Einwegwindeln,** die in verschiedenen Größen je nach Körpergewicht erhältlich sind, bestehen aus Zellstoff, Innenvlies und flüssigkeitsdichter Außenfolie
- **Stoffwindeln,** die aus Baum- oder Schafwolle hergestellt werden.

Welche Windelart umweltverträglicher ist, darüber sind sich auch die Experten nicht einig. Baumwollwindeln belasten durch das Waschen die Gewässer, Einwegwindeln dagegen verbrauchen große Mengen Rohstoffe und erzeugen riesige Müllberge.

Wickeln

- Für eine angemessene Raumtemperatur sorgen, evtl. Wärmelampe einschalten
- Materialien zurechtlegen: Reinigungs- und Pflegematerialien, frische Windel, ggf. Ersatzkleidung
- Untere Körperpartie entkleiden
- Genitalbereich vorreinigen, z. B. mit Einwegtuch
- Schmutzwindel so zusammenlegen, dass das Kind auf sauberer Fläche liegt, oder saubere Unterlage unterlegen
- Windelregion und Hautfalten gründlich reinigen, z. B. mit nassem Waschlappen, dabei nicht stark „rubbeln", um Hautreizungen zu vermeiden
- Bei Mädchen von der Scheide zum Anus hin reinigen, um einer Keimverschleppung vorzubeugen
- Haut beobachten (Rötung?)

> Da Öl einen idealen Nährboden für Soor (☞ 26.8.2) bietet und Seifen sowie Duftstoffe die Haut reizen bzw. zu Unverträglichkeitsreaktionen führen können, verzichten Pflegende auf diese Zusätze, die teilweise auch in Pflegetüchern enthalten sind.

- Schmutzwindel entfernen, frische Windel unterlegen, evtl. das Gesäß und die Hautfalten sparsam mit Wundschutzcreme eincremen, Windel verschließen und Kind anziehen.

> **Tipps zum Wickeln**
> - Das Kind darf durch die Windel nicht in seiner Bewegungsfreiheit eingeschränkt sein
> - Eine zu enge Windel kann die Atmung beeinträchtigen
> - Beine des Säuglings sollten leicht gespreizt sein, dies fördert die natürliche Entwicklung der Hüftgelenke
> - Kind nie unbeaufsichtigt auf dem Wickeltisch lassen. Damit es nicht herunterfallen kann, bleibt immer eine Hand der Pflegekraft am Kind.

Häufiges Problem: Wundsein

Fast jedes Kind im Windelalter ist irgendwann einmal „wund". In leichten Fällen ist die Haut nur gerötet, in schweren Fällen bestehen erosive und *ekzematöse* (☞ 28.7) Hautveränderungen.

Zur Entstehung tragen Hautreizung durch Urin und Stuhl sowie Wärmestau und Luftabschluss („feuchte Kammer") durch die Windel bei. Manchmal besteht auch eine Besiedelung der Haut mit Candida albicans (**Windelsoor** ☞ 26.8.2).

Meist reicht es bei Wundsein aus, das Kind häufiger zu wickeln. Dabei wird der Windelbereich vorsichtig sauber getupft (nicht reiben) und die Haut mit einer entsprechenden Salbe versorgt. Eventuell empfiehlt sich auch die vorübergehende Benutzung von Stoffwindeln, da diese mitunter weniger reiben als Einwegwindeln. Außerdem sollte an das Gesäß des Kindes Luft gelassen werden. Kann nicht zeitweise auf eine Windel verzichtet werden, z. B. bei starkem Durchfall, so kann das Kind „offen" gewickelt werden, d. h. die Windel wird locker um das Gesäß gelegt, aber nicht verschlossen. Zusätzliche Maßnahmen, etwa der Einsatz einer antimykotischen Creme, erfordern eine ärztliche Anordnung.

Unterstützung bei der Miktion

Hilfsmittel: Steckbecken ☞ *12.7.2.5*
Hilfsmittel: Toilettenstuhl ☞ *12.7.2.5*

Hilfsmittel: Urinflasche

Meistens werden **Urinflaschen** nur bei Männern eingesetzt (☞ Abb. 12.7.15), es gibt aber auch Urinflaschen für Frauen. Folgende Faktoren beachten die Pflegenden im Umgang mit Urinflaschen:
- Für die Urinflasche eine Halterung mit Deckel am Bett befestigen
- Urinflaschen nicht dauernd angelegt lassen, weil dies einerseits durch die feuchte Wärme Infektionen begünstigt, andererseits eine Inkontinenz anbahnen kann: Das Gefühl, jederzeit Urin lassen zu können, kann die Motivation verringern, die Kontinenz zu trainieren
- Urinflasche nach Benutzung leeren, mindestens vor dem Essen und abends
- Im Spülautomaten desinfizieren und dem Patienten die frische Urinflasche griffbereit zur Verfügung stellen.

Transurethrale Harnableitung

Suprapubische Blasendrainage und Blasenpunktion ☞ *29.1.3*

> Bei vielen Patienten ist es notwendig, den Harn vorübergehend oder dauerhaft über eine **künstliche Harnableitung** nach außen zu leiten. Oft kommt dabei die **transurethrale Harnableitung** zum Einsatz. Das transurethrale Katheterisieren birgt jedoch ein hohes Infektionsrisiko für Nieren und Harnwege. Hauptrisikofaktor ist das Verschleppen pathogener Keime von der Harnröhrenmündung in die Blase. Daher sind eine akribische Infektionsprophylaxe und aseptisches Vorgehen erforderlich. (☞ 2)

Bei der **transurethralen Harnableitung** wird ein Blasenkatheter durch die Harnröhre *(trans-urethral)* in die Blase vorgeschoben.

Diagnostisch dient die transurethrale Katheterisierung z. B. dem Einbringen von Kontrastmittel (☞ 29.3.4) oder – selten – der Gewinnung einer Urinprobe (*Katheterurin* ☞ 29.3.1).

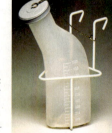

Abb.12.7.15: Urinflasche für den Mann mit Skala, Deckel und Halterung. [K183]

Therapeutische Indikationen sind Blasenentleerungsstörungen und Harnabflussbehinderungen unterhalb der Harnblase, z. B. durch eine vergrößerte Prostata oder durch Schwellungen nach Operationen am Unterleib. Auch vor großen, lang dauernden Operationen wird ein Katheter gelegt.

Harninkontinenz ist **keine** Indikation für die Anlage eines transurethralen Dauerkatheters: Es sollte nur in Ausnahmefällen und unter strenger ärztlicher Indikation vorgenommen werden. Als Alternative gibt es spezielle Auffangsysteme, z. B. Kondomurinale für den Mann und Urinkollektoren für die Frau (☞ unten).

In der Klinik übernehmen in der Regel Pflegende oder Ärzte die transurethrale Katheterisierung, im ambulanten Bereich auch die Patienten selbst, wenn ein häufiges Katheterisieren notwendig ist **(intermittierende Selbstkatheterisierung,** kurz **ISK)**. Letzteres kommt insbesondere bei den oft noch sehr jungen Patienten mit traumatisch bedingten Querschnittssyndromen (☞ 33.14.2) oder Spina bifida (☞ 33.4.1) vor. Sie können zwar ihre Harnausscheidung nicht mehr kontrollieren, weil das Rückenmark komplett oder teilweise geschädigt ist, doch funktioniert ihr Sphinkter noch so, dass Urin in der Blase gesammelt werden kann.

Kathetermaterialien und -arten

Die Wahl des **Kathetermaterials** hängt von der voraussichtlichen Liegezeit des Katheters ab. Der Katheter muss trotz ständigen Kontakts mit Urin und anderen Sekreten geschmeidig und borkenfrei bleiben und darf die Schleimhäute von Harnblase und Harnröhre weder mechanisch noch durch Abgabe chemischer Substanzen, z. B. Weichmacher *(Phthalate)* schädigen.

Katheter zur Langzeitdrainage (> 2 Tage, *Dauerkatheter*) bestehen aus Silikon, ggf. mit Teflon-Beschichtung. Für eine Kurzzeitdrainage (z. B. während einer Operation) kann ein Silikon-Latex-Katheter gewählt werden. Einmalkatheter bestehen in der Regel aus PVC-Kunststoff. (☞ Abb. 12.7.17)

Katheterstärken

Katheterdurchmesser werden in *Charrière*, kurz **Ch**, angegeben. 1 Charrière entspricht $\frac{1}{3}$ mm.

Übliche **Katheterstärken** bei Männern sind 14–18 Ch, bei Frauen 12–14 Ch und bei Kindern 8–10 Ch. Die Katheterstärke wird individuell gewählt. Dabei ist zu beachten, dass ein zu großer Katheter das Verletzungsrisiko beim Legen erhöht, zu einer Schleimhautirritation mit nachfolgender Entzündung der Harnröhre führen kann oder von dem Patienten als dauerhaft störend empfunden wird. Zu kleine Katheter können durch Koagel oder Harnsalze verstopfen.

Legen eines Blasenkatheters
Vorbereitung der Materialien

Zum Legen eines transurethralen Blasenkatheters werden ein Katheterset und zwei sterile Katheter (einer als Reserve) benötigt. Soll ein Dauerkatheter gelegt werden, ist zusätzlich ein steril verpacktes, geschlossenes Urinauffangsystem (☞ Abb. 12.7.24) notwendig.

Der Inhalt des Kathetersets ist je nach Hersteller und Krankenhaus unterschiedlich. Es enthält z. B. folgende *sterile* Einmalartikel (☞ Abb. 12.7.18):

▶ Verpackung als sterile Arbeitsfläche

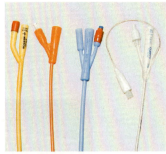

Abb. 12.7.17: Verschiedene Katheterarten zur transurethralen Harnableitung. Am Anschluss ist die Menge der nötigen Blockflüssigkeit vermerkt [K115]

▶ Wasserundurchlässige Schutzunterlage
▶ Lochtuch, geschlitzt
▶ Ein Paar Handschuhe
▶ Anatomische Pinzette
▶ Anästhesierendes Gleitgel
▶ Ca. 30 ml Schleimhautdesinfektionsmittel, z. B. Betaisodona®
▶ Sechs Kugeltupfer („Pflaumen")
▶ Auffangschale mit großer (ca. 750 ml) und kleiner Kammer oder zwei getrennte Schalen
▶ Spritze mit 10 ml Aqua dest. (zum Blocken eines Dauerkatheters).

Durchführung

☞ *Abb. 12.7.20 und 12.7.21, Tab. 12.7.19*

Im Idealfall legen zwei Pflegekräfte gemeinsam einen transurethralen Blasenkatheter, da ein streng aseptisches Vorgehen dann leichter eingehalten werden kann. Es gibt aber Situationen, z. B. nachts, in denen eine zweite Pflegekraft zur Assistenz nicht zur Verfügung steht und der Katheter von nur einer Pflegekraft gelegt werden muss, so dass an dieser Stelle die Durchführung durch *eine* Pflegekraft dargestellt wird:

▶ Patienten informieren
▶ Intimsphäre des Patienten schützen: Sichtschutz anbringen, Mitpatienten aus dem Zimmer bitten
▶ Bett in rückenschonende Arbeitshöhe bringen
▶ Intimtoilette durchführen (lassen)
▶ Ausreichend große Fläche zum Ablegen der Materialien schaffen, wobei die Position dieser Fläche von der Händigkeit (Rechts-/Linkshänder) der Pflegekraft abhängt
▶ Katheterset aus der äußeren Verpackung herausnehmen und auf der Arbeitsfläche abstellen
▶ Hände desinfizieren

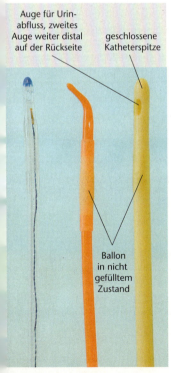

Abb. 12.7.16: Verschiedene Blasenkatheter. Nelaton-Katheter, 12 Ch, mit integrierter Temperaturmesseinheit (links), Tiemannkather, 12 Ch (Mitte) und Nelaton-Katheter, 16 Ch (rechts). [K115]

12 Beobachten, Beurteilen und Intervenieren

- Sterile Arbeitsfläche schaffen: Katheterset-Verpackung an den Rändern vorsichtig auseinander falten und ausbreiten (Innenfläche ist steril)
- Steril eingepackte Materialien (z. B. Katheter) unter aseptischen Bedingungen öffnen und auf die sterile Arbeitsfläche fallen lassen.

Die weiteren Arbeitsschritte unterscheiden sich, je nachdem, ob eine Frau oder ein Mann zu katheterisieren ist (☞ Tab. 12.7.19, Abb. 12.7.20 und 12.7.21).

> Bei männlichen Säuglingen und Kleinkindern wird das Legen eines Blasenkatheters in der Regel von einem Arzt durchgeführt.

Die Durchführung der **intermittierenden Selbstkatheterisierung** (☞ Abb. 12.7.23) unterscheidet sich in den oben genannten Schritten kaum von der Durchführung durch eine Pflegekraft: Der Patient reinigt seinen Intimbereich und stellt eine Arbeitsfläche her, auf der er nach der Händedesinfektion die benötigten Materialien (steril) richtet. Verwendet wird ebenfalls ein von der Industrie vorgefertigtes Katheterset. Ist das nicht vorhanden, werden die Materialien einzeln gerichtet. Bei Frauen kommt noch ein

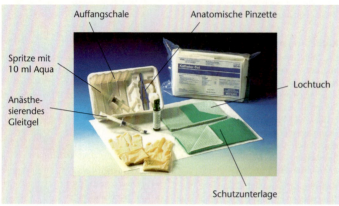

Abb. 12.7.18: Inhalt eines Kathetersets. [U140]

Vorgehen bei der Frau	Vorgehen beim Mann
Patientin flach auf dem Rücken lagern, evtl. Becken durch Unterlegen eines Kissens anheben. Beine spreizen und aufstellen lassen	Patienten flach auf dem Rücken lagern. Beine leicht spreizen
Bei den handelsüblichen Kathetersets die oben liegende Schutzunterlage sowie das Lochtuch vorsichtig entnehmen, ohne die sterile Fläche oder die übrigen Materialien mit den Händen zu berühren	
Schutzunterlage unter das Gesäß der Patientin legen und Schlitztuch so auflegen, dass die Vulva gut sichtbar und zugänglich ist (Tuch nur an den Rändern fassen)	Lochtuch so auflegen, dass es nur den Penis frei lässt oder Tuch ohne Loch auf die Oberschenkel legen (Tuch nur an den Rändern fassen)
Sterile Handschuhe anziehen	
Beim Legen eines Dauerkatheters: Katheter auf der Arbeitsfläche mit dem Urinauffangsystem verbinden	
Spritze mit anästhesierendem Gleitgel öffnen	
Kugeltupfer in der kleinen Schale des Auffanggefäßes oder in separater Schale mit Schleimhautdesinfektionsmittel tränken	
Auffanggefäß auf die Schutzunterlage zwischen die Beine der Patientin bzw. des Patienten stellen	
Tupfer mit der Pinzette entnehmen und große Schamlippen mit je einem Tupfer von der Symphyse zum Anus desinfizieren. Schamlippen mit einer Hand spreizen (die Hand verbleibt bis nach Einführen des Katheters in dieser Position). Kleine Schamlippen und Harnröhrenmündung mit je einem Tupfer desinfizieren. Sechsten Tupfer vor die Öffnung der Vagina legen (☞ Abb. 12.7.21)	Mit einer Hand Penisschaft fassen, Vorhaut zurückschieben und Harnröhrenmündung spreizen. Mit anderer Hand Tupfer (mit der Pinzette) entnehmen und Eichel desinfizieren (☞ Abb. 12.7.20)
Einwirkzeit des Desinfektionsmittels beachten	
Gleitgel auf die Katheterspitze geben	Gleitgel auf die Harnröhrenmündung und in die Harnröhre geben (☞ Abb. 12.7.20)
Katheter, ggf. mit angeschlossenem Urinauffangsystem, von der Arbeitsfläche nehmen	
Katheter mit oder ohne Pinzette (wenn Pinzette zum Desinfizieren genutzt wurde) einführen, bis Urin fließt (☞ Abb. 12.7.21). Bei Widerstand Vorgang abbrechen	Penis strecken und Katheter mit oder ohne Pinzette (wenn Pinzette zum Desinfizieren genutzt wurde) einführen (☞ Abb. 12.7.20). Bei geringem Widerstand nach ca. 10 cm Penis senken und Katheter weiterschieben, bis Urin fließt. Bei stärkerem Widerstand oder Schmerzen des Patienten Vorgang abbrechen
- Bei der Einmalkatheterisierung Urin in der großen Kammer der Auffangschale auffangen. Zur vollständigen Entleerung der Blase von außen einen sanften Druck auf die Blase ausüben. Danach Katheter vorsichtig entfernen - Beim Legen eines Dauerkatheters den Katheter – nachdem der Urin fließt – noch etwas weiter schieben, damit das anschließende **Blocken** (Füllen des Ballons mit 8–10 ml Aqua dest. ☞ Abb. 12.7.22, bei Säuglingen und Kindern entsprechend der Beschriftung weniger) nicht in der Harnröhre geschieht	

Tab. 12.7.19: Unterschiedliches Vorgehen beim Legen eines Blasenkatheters bei der Frau (links) und beim Mann (rechts).

12.7 Ausscheidung

Spiegel hinzu, damit sie ihre Harnröhrenmündung besser lokalisieren können. Das Katheterisieren selbst kann sowohl auf der Toilette sitzend als auch im Bett durchgeführt werden.

Da die Patienten anfangs sehr skeptisch sind, ob sie die Selbstkatheterisierung überhaupt lernen können oder – z. B. aufgrund von Scham- und Ekelgefühlen – auch wollen, nehmen sich die Pflegenden für die Motivation des Patienten und zum Einüben der Technik sehr viel Zeit.

Patienten, die intermittierende Selbstkatheterisierung durchführen, tragen ein hohes Risiko, eine **Harnwegsinfektion** zu erwerben. Zum einen sollten sie sehr viel trinken, auch wenn sich die Harnblase dadurch schneller füllt, zum anderen sollten sie sich nicht häufiger als sechsmal am Tag katheterisieren. Das Aufeinander-Abstimmen der angemessenen Trinkmenge mit der Häufigkeit des Katheterisierens braucht eine gewisse Zeit. Die Pflegenden begleiten den Patienten dabei und raten ihm ggf. zu einem „Trink-Tagebuch". Mithilfe der Notizen lassen sich folgende Fragen beantworten: Wann hat der Patient wie viel getrunken? Wann erfolgte die Selbstkatheterisierung? Wie viel ml Urin ist dabei abgeflossen?

Auf diese Weise lernt der Patient sich selbst und die Abläufe in seinem Körper besser kennen und kann die Häufigkeit der Selbstkatheterisierung immer besser steuern, ohne dass es zu Harnwegsinfektionen kommt.

Nachsorge
- Auffanggefäß entfernen
- Bei Dauerkatheter: Geschlossenes Urinauffangsystem am Bett anbringen
- Genitale abwaschen und trocknen, bei der Frau 6. Tupfer entfernen, beim Mann zum Schutz vor einer Paraphimose (☞ 29.8.2) Vorhaut über die Eichel zurückschieben
- Patienten bequem lagern
- Arbeitsplatz aufräumen, Einmalmaterial entsorgen
- Urin ggf. zur Diagnostik ins Labor senden
- Maßnahme mit Datum, Katheterart und Flüssigkeitsmenge zum Blocken dokumentieren

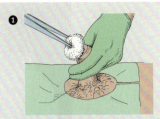

❶ Glans penis desinfizieren.

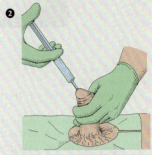

❷ Anästhesierendes Gleitgel auf Harnröhrenmündung geben.

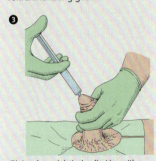

❸ Gleitgel vorsichtig in die Harnröhre spritzen.

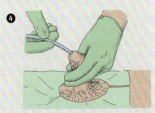

❹ Katheter vorsichtig einführen.

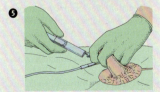

❺ Beim Dauerkatheter Ballon blocken.

Abb. 12.7.20: Legen eines Blasenkatheters beim Mann. [A400-190]

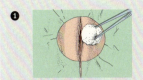

❶ Große Schamlippen mit je einem Tupfer von der Symphyse zum Anus desinfizieren.

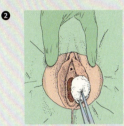

❷ Große Schamlippen mit einer Hand spreizen, dann kleine Schamlippen …

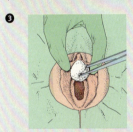

❸ … sowie Harnröhrenöffnung mit je einem Tupfer desinfizieren.

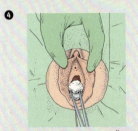

❹ Den sechsten Tupfer vor die Öffnung der Vagina legen.

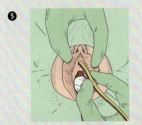

❺ Katheter von der Arbeitsfläche nehmen und in die Blase schieben.

Abb. 12.7.21: Legen eines Blasenkatheters bei der Frau. [A400-190]

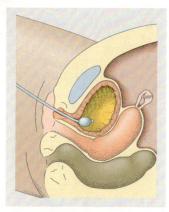

Abb. 12.7.22: Korrekte Lage eines Blasendauerkatheters bei der Frau. Damit der Katheter nicht herausrutschen kann, wird er nach dem Einführen geblockt, d.h. über einen Anschluss wird ca. 2–10 ml (je nach Kathetergröße) Aqua dest. eingespritzt, das den Ballon füllt. [A400-190]

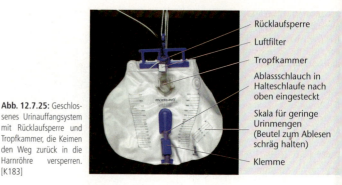

Abb. 12.7.25: Geschlossenes Urinauffangsystem mit Rücklaufsperre und Tropfkammer, die Keimen den Weg zurück in die Harnröhre versperren. [K183]

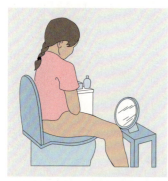

Abb. 12.7.23: Selbstkatheterisierung. Die Patientin sitzt zur Selbstkatheterisierung optimalerweise auf der Toilette, davor steht ein Spiegel, mit dessen Hilfe sie ihre Harnröhrenmündung besser lokalisieren kann. Daneben befindet sich die von ihr vorbereitete Arbeitsfläche mit den benötigten Materialien. Beim Mann entspricht das Vorgehen der Abb. 12.7.20. [L109]

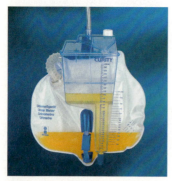

Abb. 12.7.24: Geschlossenes Urinauffangsystem mit Stundenurinmesskammer.

Pflege bei liegendem Blasendauerkatheter

- Dauerkatheter regelmäßig auf Durchgängigkeit überprüfen
- Patienten zu vermehrtem Trinken anhalten, sofern keine Kontraindikationen vorliegen, da eine gesteigerte Diurese Infektionen vorbeugt (Spüleffekt)
- Vor Pflegemaßnahmen am Katheter hygienische Händedesinfektion durchführen und (unsterile) Einmalhandschuhe anziehen
- Intimhygiene zweimal täglich durchführen, dabei Harnröhreneingang und Katheter mit Wasser und Seife reinigen; bei Verschmutzung mit Stuhl Schleimhautdesinfektionsmittel, z. B. Octenisept®, verwenden
- Borkenbildung vermeiden (Sekretverkrustungen entfernen)
- Auf Urinveränderungen (Farbe, Konzentration, Menge) und Urethralsekret (Blutbeimengung?) achten
- Auf hygienischen Umgang mit dem Drainagesystem achten, d. h. Urin nur aus geeigneter Urinentnahmestelle abpunktieren, Ablassschlauch stets in die Halteschlaufe stecken und das System nie auf dem Boden ablegen
- Katheter und Urinauffangsystem nicht voneinander trennen
- Abknicken und Kompression des Katheterschlauchs vermeiden, da Harnstagnation die Keimvermehrung und damit eine Infektion der ableitenden Harnwege begünstigt. Aus diesem Grund Katheter auch nicht intermittierend zum Blasentraining abklemmen
- Urin in ein desinfiziertes Gefäß ablassen (bei normaler Diurese einmal täglich), dazu Einmalhandschuhe benutzen. Ablassschlauch anschließend desinfizieren
- (Mobile) Patienten darauf hinweisen, dass sie Katheterschlauch und Urinbeutel nicht über Blasenniveau anheben dürfen. Das gleiche gilt für den Transport des Patienten im Rollstuhl. Beutel nicht an eine hohe Armlehne legen.

Katheterwechsel und Katheterentfernung

Sobald die Indikation für einen transurethralen Dauerkatheter nicht mehr gegeben ist, wird der Katheter entfernt.

Ein routinemäßiger Wechsel hängt vom Kathetermaterial ab:
- Latexbeschichtete Katheter sind nach 1–2 Wochen zu wechseln
- Silikonkatheter erlauben bei komplikationsloser transurethraler Harnableitung eine Verweildauer von bis zu vier Wochen.

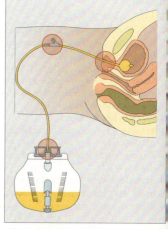

Abb. 12.7.26: Häufige Eintrittspforten für Bakterien bei einem Blasendauerkatheter. [A400-190]

Ein Wechsel des Dauerkatheters wird notwendig, wenn der Urinfluss nachlässt oder ganz versiegt, der Katheter stark verschmutzt wurde (z. B. mit Stuhl) oder sich am Katheter Inkrustationen zeigen:

▸ Patienten informieren und flach auf den Rücken lagern (☞ oben)
▸ Hände desinfizieren, Einmalhandschuhe anziehen
▸ Über Ballonzuleitungssystem Abblockflüssigkeit mit entsprechender Spritze entfernen (Menge der abzuziehenden Blockflüssigkeit ist im Dokumentationsbogen ersichtlich), Spritze entsorgen
▸ Zellstoff in die eine Hand nehmen, mit der anderen Hand Katheter vorsichtig herausziehen. Katheterspitze mit Zellstoff umwickeln, den Handschuh darüber stülpen und Katheter samt geleertem Urinauffangsystem in einen Abfalleimer entsorgen. Bei Problemen behutsam vorgehen, ggf. Arzt hinzuziehen
▸ Intimtoilette durchführen
▸ Je nach Arztanordnung neuen Katheter legen (☞ oben) oder in den Folgestunden darauf achten, ob der Patient spontan Wasser lässt
▸ Materialien aufräumen
▸ Maßnahme dokumentieren.

12.7.1.6 Harninkontinenz

Harninkontinenz: Unwillkürlicher Urinabgang. Unterteilt in:
▸ **Relative Harninkontinenz,** bei der es nur unter bestimmten Umständen, z. B. bei Husten oder Lagewechsel, zum ungewollten Urinabgang kommt
▸ **Absolute Harninkontinenz** mit ständigem Harnverlust.
Frauen sind wesentlich häufiger betroffen als Männer. Es wird geschätzt, dass bis zu 50% aller Frauen zumindest zeitweise in ihrem Leben an einer Harninkontinenz leiden.

Harninkontinenz ist nicht nur bei älteren Patienten ein Problem. Operative Eingriffe an Uterus, Blase oder Prostata können sowohl bei Frauen als auch bei Männern zu einer zeitlich begrenzten Harninkontinenz führen. Die damit einhergehenden hygienischen Probleme können die Betroffenen so stark belasten, dass sie sich kaum noch in Gesellschaft wagen. Eine sorgfältige Anamnese kann bereits Hinweise auf die genaue Form

und die Ursache der Harninkontinenz geben. (✉ 1)

Expertenstandard zur Förderung der Kontinenz in der Pflege

Der Expertenstandard zur Förderung der Kontinenz in der Pflege gibt auf der Basis von Forschungsergebnissen Aufschluss über Risikofaktoren und Risikogruppen für Harninkontinenz. Des Weiteren bietet er einen Überblick über Maßnahmen zur Kontinenzförderung und gezielte Interventionen sowie Vorlagen für Miktionsprotokolle zur Selbst- und Fremdeinschätzung. (📖 3, 4)

Expertenstandard zur Förderung der Kontinenz in der Pflege ☞ 💻

Physiologische Grundlagen

Krankheitsentstehung, Einteilung und Symptome

Harnblase, Harnröhre, Blasenschließmuskulatur und Innervation bilden eine funktionelle Einheit, die bei der Harninkontinenz gestört ist. Je nach Ursache der Störung werden unterschieden:

▸ Stressinkontinenz
▸ Urgeinkontinenz
▸ Reflexinkontinenz
▸ Überlaufinkontinenz
▸ Extraurethrale Inkontinenz
▸ Enuresis nocturna.

Stressinkontinenz

Bei der **Stressinkontinenz** *(Belastungsinkontinenz)* verliert der Patient bei abdomineller Druckerhöhung unwillkürlich Urin, z. B. durch körperliche Anstrengung, Husten oder Pressen, beim Lagewechsel vom Liegen zum Stehen. Blasensensibilität und -motorik sind normal. Meist sind Frauen (über 50 Jahre) betrof-

Grad I	Urinabgang nur in aufrechter Haltung bei Husten, Niesen, Lachen oder Pressen
Grad II	Urinabgang bereits bei leichter körperlicher Betätigung, bei Bewegungsübergängen (z. B. vom Sitz in den Stand), Spazierengehen
Grad III	Urinabgang auch in Positionen ohne Schwerkrafteinwirkung
Grad IV	Aktives Anhalten des Harnstrahls kaum möglich

Tab. 12.7.32: Gradeinteilung bei der Stressinkontinenz.

fen. Die Ursachen sind Östrogenmangel nach der Menopause mit nachfolgender Atrophie des Urogenitaltraktes und der Beckenbodenmuskulatur oder eine Beckenbodenschwäche nach Geburten bzw. Beckenoperationen.

Bei Männern ist die Stressinkontinenz eine häufige postoperative Erscheinung nach einer radikalen Prostatektomie (☞ 29.6.3), unabhängig vom Alter des Patienten.

Urgeinkontinenz

Bei der **Urgeinkontinenz** *(Dranginkontinenz, ungehemmte Blase)* verspürt der Patient schon bei geringer Blasenfüllung plötzlich einen so starken, zwanghaften Harndrang *(imperativer Harndrang),* dass er ein Einnässen nicht mehr verhindern kann. Ursache sind meist Störungen der Nervenstrukturen, die zu einem Ungleichgewicht zwischen stimulierenden und hemmenden Impulsen führen, z. B. bei Multipler Sklerose (☞ 33.8.6) oder Rückenmarkschädigungen. Auch Blasenentzündungen oder Steinleiden können zur Urgeinkontinenz führen. Betroffen sind Männer und Frauen gleichermaßen.

Reflexinkontinenz

Bei der **Reflexinkontinenz** *(neurogene Inkontinenz, neurogene Blase)* ist die Verbindung zwischen dem Gehirn und den für die Blasenfunktion verantwortlichen Rückenmarkzentren gestört, z. B. bei einer Querschnittslähmung. Es kommt zu einer abnormen Reflexaktivität im Rückenmark. Der Patient hat überhaupt kein Gefühl mehr für die Blasenregion und damit für den Füllungszustand der Blase. Die Blasenentleerung ist nur noch reflektorisch, nicht aber willkürlich möglich.

Überlaufinkontinenz

Bei Verengung des Blasenausgangs, etwa bei Prostatavergrößerung oder bei Schädigung des Rückenmarks auf Höhe oder unterhalb des für die Blasenentleerung verantwortlichen Reflexzentrums, kann der Urin nicht abfließen und staut sich in der Blase, die stark gedehnt wird. Bei maximaler Füllung „läuft die Blase über", und es entsteht die **Überlaufinkontinenz.** Auch Arzneimittel (z. B. Spasmolytika, Antidepressiva) sowie eine Spinalanästhesie (bewirkt eine Parasympathikusblockade im Becken) können zur Harnretention bis hin zur Überlaufinkontinenz führen.

12 Beobachten, Beurteilen und Intervenieren

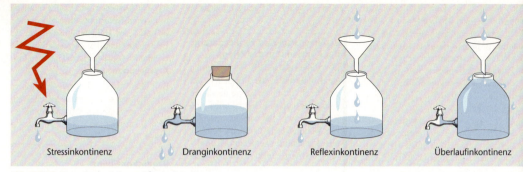

Abb. 12.7.33: Stress-, Drang-, Reflex- und Überlaufinkontinez.

Extraurethrale Inkontinenz

Bei der **extraurethralen Inkontinenz** fließt der Urin nicht nur über die Harnröhre nach außen ab, sondern zusätzlich z. B. über *Harnleiter-* oder *Harnblasenfisteln* in die Vagina, den Darm oder an die Hautoberfläche. Bei einer Blasen-Darm-Fistel berichtet der Patient über Luftblasen im Urin beim Wasserlassen (**Pneumaturie**). Vielfach bestehen gehäufte Harnwegsinfektionen.

Datenerhebung

Meist ermöglicht schon die **Anamnese** die Zuordnung der Inkontinenz zu einer der definierten Formen (Frage nach Begleitumständen der Inkontinenz, Häufigkeit der Miktion, Trinkgewohnheiten und Menge, Geburten und Verletzungen). Bei der körperlichen Untersuchung fallen z. B. eine Prostatavergrößerung oder neurologische Ausfälle auf.

Die weiterführende urologische Diagnostik dient der genauen Einteilung der Inkontinenz, um eine ursachengerechte Behandlung zu ermöglichen:

- **Urodynamik** (☞ 29.3.5). Funktionstests zur Beurteilung des Harnstrahls, der Blasenfüllung und Restharnmenge. Typische Veränderungen liegen z. B. bei Verengung der Harnröhre oder bei Stressinkontinenz vor
- **Sonographie.** Sie erfasst nicht nur eine Prostatavergrößerung, sondern ermöglicht auch eine nichtinvasive Restharnbestimmung oder einen Fistelnachweis
- **Zystoskopie.** Sie dient dem Ausschluss von Tumoren und der Beurteilung des Schließmuskels
- **One-hour-pad-test** *(einstündiger Vorlagentest)*. Nichtinvasive Messmethode zur Einteilung der Stressinkontinenz. Die Patienten erhalten eine Vorlage und werden dann den Faktoren ausgesetzt, die bei einer Stressinkontinenz zum Urinabgang führen (z. B. Husten, Laufen). Durch das Wiegen der Vorlage vor und nach dem Test kann festgestellt werden, ob und wie viel Urin abgegangen ist. Wegen des hohen Aufwandes und möglicher Fehlerquellen ist der diagnostische Wert des Tests in der Praxis eher gering.

Weitere Untersuchungen in Abhängigkeit von der (mutmaßlichen) Grunderkrankung sind z. B. das CT des Kopfes oder des Rückenmarks (bei Verdacht auf Multiple Sklerose) oder eine gynäkologische Untersuchung.

Behandlungsstrategie

Ist eine Ursache der Inkontinenz feststellbar, etwa ein Harnwegsinfekt (☞ 29.4.2), eine Prostatavergrößerung (☞ 29.6.2) oder eine Fistel, wird diese zunächst behandelt. Die weiteren Therapie- und Pflegemaßnahmen richten sich nach der Inkontinenzform. Hier greifen pflegerische, ärztliche und physiotherapeutische Maßnahmen ineinander.

Stressinkontinenz. Bei einer *Stressinkontinenz Grad I–II* (☞ Tab. 12.7.32) erfolgt zunächst eine konservative Therapie mit Gewichtsreduktion bei Adipositas und Beckenbodengymnastik (☞ Kontinenzförderung) zur Kräftigung des äußeren Sphinkters.

Der bei Frauen über 50 Jahren meist vorliegende Östrogenmangel wird durch vaginale Einlagen von Östrogenzäpfchen (z. B. Ovestin® Ovula) oder orale Gaben von Hormonpräparaten, z. B. Presomen® comp., behoben. Wurde eine Schließmuskelschwäche festgestellt, kann die medikamentöse Stimulation der glatten Muskulatur z. B. mit Etilefrin (etwa in Effortil®, nicht bei Hypotonie) oder vaginale Elektrostimulation (☞ Kontinenzförderung) des Beckenbodens helfen. Wissenschaftlichen Studien zufolge fördert Duloxetin (in Yentreve®, Serotonin- und Noradrenalin-Wiederaufnahmehemmer ursprünglich als Antidepressivum entwickelt) in Kombination mit Beckenbodentraining die Kontinenz. Bei Erfolglosigkeit, bei *Stressinkontinenz Grad III–IV* sowie bei gleichzeitiger Gebärmuttersenkung kommen unterschiedliche Operationen in Betracht, die zum Teil mit einer Gebärmutterentfernung (*Hysterektomie* ☞ 30.6.2) kombiniert werden. Postoperatives Beckenbodentraining unterstützt die Verbesserung der Kontinenz.

Auch bei Männern sind verschiedene Operationen möglich. Nach einer Prostatektomie kann es z. B. in seltenen Fällen zu einer Verletzung des Harnröhrensphinkters mit nachfolgender Inkontinenz kommen. Eine Unterspritzung mit Kollagen kann Abhilfe schaffen. In extremen Fällen kann die chirurgische Implantation eines künstlichen Sphinkters angezeigt sein; diese Maßnahme wird allerdings wegen möglicher Abstoßungsreaktionen sorgfältig abgewogen.

> Hilfsmittel zum mechanischen Verschluss der Harnröhre bei Inkontinenz (z. B. Penisklemme) behandeln nicht die Ursache der Störung und stellen daher nicht die erste Wahl bei der Behandlung von Stressinkontinenz dar. Sie werden nur eingesetzt, wenn andere Mittel für den Betroffenen nicht infrage kommen.

Urgeinkontinenz. Bei einer *Urgeinkontinenz* kann in leichten Fällen eine Änderung der Trink- und Miktionsgewohnheiten helfen, z. B. Trinken alle 2–3 Std. mit regelmäßigem Toilettengang ca.

30 Min. später. So kann die Blase daran gewöhnt werden, ein bestimmtes Flüssigkeitsvolumen aufzunehmen. Ein Miktionsprotokoll kann helfen, die Trinkgewohnheiten zu ändern.

Ansonsten steht die medikamentöse Therapie im Vordergrund. Der „Beruhigung" der Blase dienen krampflösende Schmerzmittel (*Spasmoanalgetika*, z. B. N-Butylscopolamin, etwa in Buscopan®) oder direkte Muskelrelaxantien, z. B. Propiverin, etwa in Mictonorm®. Auch am Zentralnervensystem angreifende Arzneimittel sind wirksam, z. B. trizyklische Antidepressiva, etwa Tofranil® (☞ 34.3.2). Bei Versagen kann (selten) eine Operation helfen.

Reflexinkontinenz. Bei einer *Reflexinkontinenz* ist meist eine intermittierende Einmalkatheterisierung erforderlich. Die zusätzliche Gabe krampflösender Arzneimittel soll dem Patienten helfen, zwischen den Einmalkatheterisierungen kontinent zu bleiben.

Überlaufinkontinenz. Bei der *Überlaufinkontinenz* müssen zunächst die Abflussbehinderungen wie Verengungen des Blasenausgangs oder der Harnröhre therapiert werden. Die medikamentöse Therapie hängt von der Ursache ab: Zur Verminderung des Tonus und damit des Widerstandes in der Harnröhre werden α-Blocker z. B. Phentolamin, etwa in Regitin®, oder Phenoxybenzamin, etwa Dibenzyran®) gegeben, zur Entspannung des M. sphinkter externus z. B. Baclofen (etwa Lioresal®). Zur Stimulation der für die Harnentleerung zuständigen Muskeln (Detrusor vesicae) kommt eine medikamentöse Therapie mit Cholinergika (etwa Carbachol, z. B. in Doryl®, oder Distigminbromid, z. B. in Ubretid®) oder eine elektrische Stimulation (transurethral oder über implantierten Schrittmacher) infrage. Zusätzlich muss aber oft noch intermittierend katheterisiert werden, v. a. bei Patienten mit Querschnittslähmung.

Dauerkatheter sind zu vermeiden, da die Gefahr chronischer Harnwegsinfekte sehr hoch ist. Nach Möglichkeit sollte der Patient die Einmalkatheterisierung (☞ Abb. 12.7.23) selbst erlernen. In Extremfällen sind operative Maßnahmen bis zur künstlichen Harnableitung (Conduit oder Neoblase ☞ Tab. 29.26) notwendig.

Extraurethrale Inkontinenz. Bei der *extraurethralen Inkontinenz* werden bestehende Fisteln operativ verschlossen bzw. fehlmündende Harnleiter neu eingepflanzt.

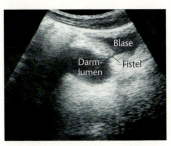

Abb. 12.7.34: Sonographischer Nachweis einer Blasen-Darm-Fistel. [T196]

Therapie: Kontinenzförderung

Sorgfältige physiotherapeutische Patientenbehandlungen und -schulungen vermögen eine Harninkontinenz oft so weit zu bessern, dass eine medikamentöse oder gar operative Behandlung unnötig wird. Im Vordergrund stehen das **aktive Training des Beckenbodens,** insbesondere der Blasenschließmuskulatur, und **Verhaltensregeln für den Alltag.** Alle im Folgenden beschriebenen Maßnahmen werden nicht von einer einzelnen Berufsgruppe durchgeführt, sondern sind die gemeinsame Aufgabe des therapeutischen Teams, bestehend aus Pflegenden, Kontinenzberatern, Physiotherapeuten und Ärzten. (📖 4)

Aktives Beckenbodentraining

Beckenbodengymnastik ☞ *30.1.5*

Im Rahmen des **aktiven Beckenbodentrainings** lernt der Patient unter physiotherapeutischer Anleitung zum einen Techniken zur Wahrnehmungsschulung und Durchblutungsförderung der Harnröhre und zum anderen Übungen, die die Kraft und Ausdauer des Verschlussapparats der Blase verbessern.

Zur **Wahrnehmungsschulung** und **Durchblutungsförderung** dient z. B. das „Blinzeln". Der Patient wird aufgefordert, sich gedanklich einzelne Harntropfen vorzustellen und diese durch leichte Anspannung der Beckenbodenmuskulatur im Sekundenrhythmus anzuhalten und loszulassen. Bei korrekter Ausführung der Übung ist weder eine Anspannung des Gesäßes noch der Bauchmuskulatur zu sehen.

Der Patient kann über den Tag verteilt selbstständig in verschiedenen Ausgangsstellungen üben. Ideal ist die Sitzposition, weil er hier seine Schließmuskulaturaktivität spüren kann. Alternativ kann er in Rücken- oder Seitenlage üben, da in diesen Körperlagen kein Druck auf der Blase bzw. dem Schließmuskel lastet.

> **Vorsicht**
> Während der Blasenentleerung ist das „Blinzeln" nicht empfohlen, da dies die Restharnbildung fördert.

Wird der Schließmuskelapparat über eine längere Zeit mit unterschiedlichem Krafteinsatz angespannt, trainiert dies **Kraft** und **Ausdauer.** Wichtig dabei ist die Bauchatmung (☞ 12.2.3).

Zu Beginn der Übung wird der Patient angeleitet, durch die Nase ein- und durch den Mund auszuatmen. Im nächsten Schritt wird er aufgefordert, zeitgleich mit der Ausatmung den Schließmuskel anzuspannen, als wollte er einen *Harntropfen* anhalten. Die Vorstellung führt zu leichter und konstanter Anspannung des Verschlussapparates an der Harnröhre und soll für mindestens zehn Sekunden gehalten werden, wobei der Patient gleichmäßig durch die Nase ein- und durch den Mund ausatmet. Im Anschluss „blinzelt" er ein paar Mal, um den Beckenboden zu entspannen.

Eine Steigerung des Krafteinsatzes lässt sich erreichen, indem der Patient während der Ausatmung gedanklich den *Harnstrahl* anhält und während der Spannungsphase weiteratmet. Das Maximum an Kraft und Ausdauerleistung ist erreicht, wenn der Patient während der Ausatmung gedanklich den *Harndrang* für zehn Sekunden anhält. Während der Haltephase soll er in seinem Atemrhythmus durch die Nase ein- und durch den Mund ausatmen.

Diese Grundtechnik wird von der Physiotherapie in einem individuellen Übungsprogramm mit Übungsvarianten kombiniert. Hier fügen sich Atemtechnik, Spannung des Verschlussapparates und Bewegung zu einem Ganzen zusammen.

Eine mögliche Variante ist das **„Bridging"** (*engl.* Brücke bauen): Der Patient liegt mit aufgestellten Beinen in Rückenlage, die Arme liegen locker neben dem Körper. Zunächst atmet er einige Male durch die Nase ein und durch den Mund aus, um seine Wahrnehmung auf den Schließmuskel zu konzentrieren. Dann beginnt er, während der Ausatmung in Gedanken den Harnstrahl anzuhalten und weiterzuatmen. Bei der nächsten Ausatmung kippt der Patient sein Becken, so dass das Schambein zum Bauchnabel hoch „rollt". Bei der Einatmung bewegt sich das Becken zurück in die Ausgangsstellung. Die Gleichzeitigkeit von Atmung und Bewegung wird solange eingeübt, bis der Patient die Bewegung beherrscht. Eine Steigerung der Übung erfährt der Patient, indem er das Becken von der Unterlage abhebt. Dort kann das Becken einige Atemzüge gehalten werden, ehe er es mit gehaltener Schließmuskelspannung wieder auf den Boden ablegt und entspannt.

Optimale Übungsfrequenzen sind drei Durchgänge mit je fünf Wiederholungen. Zwischendurch „blinzelt" der Patient, um sich zu entspannen.

Als unterstützende Maßnahme zum aktiven Beckenbodentraining hat sich bei Patienten, die Probleme in der Umsetzung der Übungen haben (z. B. ältere Patienten, Patienten mit Sprachproblemen, Stressinkontinenz Grad III u. a.), die **Elektrostimulation** bewährt. Zwei Verfahren werden unterschieden:
- Stimulation über eine rektale bzw. vaginale Sonde, die elektrische Impulse an den Verschlussapparat der Harnröhre abgibt und damit eine muskuläre Spannung erzeugt, ohne dass der Patient aktiv wird. Über ein Steuerungsgerät, in dem bestimmte Impulse programmiert sind, lässt sich die Stromstärke regulieren
- Beim *Biofeedback* unterstützt der Patient aktiv die strominduzierte Spannung. Über optische Sensoren kann er jederzeit verfolgen, wie stark er seinen Verschlussapparat aktiv anspannen kann. Neben der Rektal- bzw. Vaginalsonde können bei diesem Gerät zur Stimulation auch Elektroden sakral und symphysennah auf die Haut geklebt werden.

Kontinenzförderndes Verhalten im Alltag
Dehydratationsprophylaxe ☞ 12.6.5.9

> **Vorsicht: Patienten mit einer Inkontinenz trinken (zu) wenig**
> Viele inkontinente Patienten reduzieren mehr oder minder bewusst ihre Trinkmenge, um so den psychisch belastenden Harnabgang zu „reduzieren". Auch Diuretika werden aus dem gleichen Grund nicht eingenommen. Als Konsequenz droht nicht nur eine Dehydratation (☞ 12.6.5.9), sondern der Urin wird auch stärker konzentriert. Dadurch häufen sich Hautprobleme im Genitalbereich, und die Neigung zu Harnwegsinfekten nimmt zu. Dies führt u. U. zu weiteren Inkontinenzproblemen.

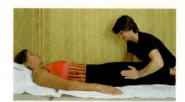

Abb. 12.7.35: Patientin bei Beckenbodenübungen [K115]

Trinkgewohnheiten. Zwei bis drei Liter Flüssigkeit pro Tag sind die optimale Trinkmenge, um den Urogenitaltrakt durchzuspülen, die Blasenfüllung zu fördern und u. a. einer Dehydrierung vorzubeugen. Da es gegen Mittag zu einer Erschöpfung des Verschlussapparates kommt (v. a. bei prostatektomierten Patienten), ist es hilfreich, den Großteil der Trinkmenge bereits am Vormittag und den Rest in den späten Nachmittagsstunden einzunehmen. Ab 19.00 Uhr sollte der Patient nichts mehr trinken, insbesondere wenn er nachts oft aufstehen muss.

Ein *Trinkprotokoll* hält die Flüssigkeitszufuhr fest. Pflegende bieten den Betroffenen immer wieder Getränke an. Sie achten darauf, ob der Patient bestimmte Vorlieben hat (z. B. einen besonderen Saft, der ihm von den Angehörigen mitgebracht werden kann, wenn nichts dagegen spricht), ob er evtl. lieber aus einem Glas statt aus einem Schnabelbecher trinkt etc.

Obstipation kann zu einem erhöhten Druck auf die Blase führen und damit eine Harninkontinenz begünstigen (Obstipationsprophylaxe ☞ 12.7.2.5).

> Da kalte Füße häufiges Wasserlassen induzieren, wird der Patient angehalten, seine Füße (und den Unterleib) warm zu halten.

Toilettengang. Bei jeder Blasenentleerung ist darauf zu achten, möglichst restharnfrei zu entleeren. Eine bequeme Sitzposition hilft, den Beckenboden zu entspannen. Entleert sich die Blase nicht vollständig, kann der Patient manuell nachhelfen, indem er oberhalb des Schambeins mit dem Handballen leicht nach innen unten drückt (Ausnahme: frische Operationswunden in diesem Bereich). Alternativ streckt er die Arme nach oben und kreist das Becken. Versiegt der Nachstrahl, steht der Patient auf und atmet tief durch den Mund aus, um eventuelles Nachtröpfeln zu vermeiden.

Bewegungen. Typischerweise verliert jeder Patient mit einer Stressinkontinenz Grad II bei Bewegungsübergängen Urin. Ursache sind die Schwerkraft und der Druck der inneren Organe, die beim Aufrichten des Körpers auf die Blase drücken und bei einer Schwäche des Verschlussapparates eine Inkontinenz provozieren. Mithilfe von Atemtechniken kann die Kontinenz verbessert werden: Jede Bewegung, die den Druck auf die Blase erhöht, wird mit einer Ausatmung verbunden. Durch den mechanischen Einfluss wird der Verschlussapparat der Harnröhre verschlossen. Eine typische Situation entsteht beim Zuschnüren der Schuhe. Inkontinente Patienten registrieren einen Harnabgang, wenn sie sich nach einer Beugung im Hüftgelenk (Harnröhre weit gestellt) wieder aufrichten. Trägt der Patient vorzugsweise Slipper, unterstützt dies, den Urinabgang zu vermeiden.

Pflegerische Interventionen

Patientenberatung
Die Pflegenden stehen Patienten, die unter einer Harninkontinenz leiden, jederzeit beratend zur Seite. Aufklärung hilft dem Patienten, um:
- Seine normale Blasenfunktion besser zu verstehen
- Formen und Symptome von Inkontinenz kennenzulernen sowie deren Komplikationen und Diagnostik
- Möglichkeiten der Kontinenzförderung und Therapie bei der jeweiligen Inkontinenzform kennenzulernen, z. B. konservative Behandlung mit Arzneimitteln oder operative Methoden
- Sich mit den verschiedenen Hilfsmitteln wie Vorlagen oder Kondomurinalen einschließlich der möglichen Komplikationen und deren Prophylaxe auszukennen
- Die richtige Hautpflege durchzuführen
- Beckenbodengymnastik zu beherrschen
- Toilettentraining durchzuführen (Trinkmengen und Zeiten des Toilettengangs aufeinander abstimmen, den Patienten in regelmäßigen Abständen und rechtzeitig auf die Toilette begleiten).

Besondere Maßnahmen bei den verschiedenen Inkontinenzformen sind:
- **Stressinkontinenz.** Insbesondere bei leichten Formen v. a. älterer Frauen

12.7 Ausscheidung

führt konsequente *Beckenbodengymnastik* (Schulung durch Physiotherapeuten) zur Besserung

▶ **Urgeinkontinenz.** In leichten Fällen kann eine Änderung der Trink- und Miktionsgewohnheiten helfen. So soll-

te der Betroffene alle 2–3 Std. trinken und 30 Min. später auf die Toilette gehen. Alternativ kann er zweistündlich am Tag und zweimal in der Nacht die Toilette aufsuchen. Bei anhaltendem Erfolg über zehn Tage können die In-

tervalle langsam um jeweils 15 Min. gesteigert werden

▶ **Reflexinkontinenz.** Meist ist die intermittierende Einmalkatheterisierung erforderlich. Die Häufigkeit von Harnwegsinfektionen ist bei dieser Methode

---

⇌ Pflegephänomen: Inkontinenz

Pflegephänomene ☞ *4.3.7*

Die menschliche Ausscheidung ist in der Regel kein öffentliches Thema, sondern ein Tabu. Lediglich bei Säuglingen und Kleinkindern wird offen darüber gesprochen und gescherzt. In den westlichen Industrieländern erwartet man bei Erwachsenen Diskretion; man möchte nicht damit behelligt werden und vermeidet es, andere mit eventuellen Begleitumständen wie Gerüchen und Geräuschen zu „belästigen". Deshalb sind Produkte erhältlich, die Ausscheidungsgerüche überlagern, und es gibt öffentliche Toiletten, in denen beim Betreten Musik erklingt. Während das Urinieren auch am Arbeitsplatz, in der Schule oder der Freizeit in öffentlichen Toiletten üblich ist und meist keine Schwierigkeiten bereitet, ist die Defäkation für viele Menschen eine sehr intime Angelegenheit, die mit Scham und Peinlichkeit belegt ist.

Kontinente Menschen können ihre Miktion und Defäkation steuern. Sie sind innerhalb eines gewissen Rahmens in der Lage, einen passenden Zeitpunkt und einen geeigneten Ort dafür zu wählen. Miktion und Defäkation können z. B. dann verzögert werden, wenn Schamgefühle zu groß sind, man nicht ungestört ist oder die Toilette verschmutzt ist. Inkontinenten Personen ist eine Steuerung nicht möglich; die Ausscheidung „geschieht" plötzlich, d. h. zu unpassender Zeit, an einem unpassenden Ort. Von Durchfall- oder Blasenerkrankungen kennen auch kontinente Menschen das unangenehme Gefühl, von einem plötzlichen Drang „überfallen" zu werden.

Neben den organischen Ursachen für **Urininkontinenz** können auch psychische Faktoren eine Rolle spielen:

▶ Kritische Lebensereignisse können zu einer Anpassungsstörung führen, z. B. bei Verlust des Lebenspartners, Eintritt in ein Krankenhaus oder eine Pflegestation

▶ Zeichen der Selbstaufgabe bei Depressionen

▶ Eingeschränkte Orientierung bei Wahrnehmungsstörungen

▶ Erlernte Inkontinenz bei Über- oder Fehlbetreuung

▶ Angst, Schmerzen, Einsamkeit

▶ Psychosomatischer Ursprung, z. B. die „Reizblase" bei Frauen

▶ Mittel, um sich für empfundene Vernachlässigung zu rächen (Aggression)

▶ Mittel, um vermehrte Zuwendung zu erhalten (sekundärer Krankheitsgewinn)

▶ Erlebte Hoffnungslosigkeit, Sinnverlust, Nutzlosigkeit.

Inkontinenzfördernd können Beziehungsstörungen zu Angehörigen, anderen Mitbewohnern und Pflegenden sein sowie die mangelnde Kooperation zwischen den betreuenden Gruppen. Organische und psychische Faktoren treten auch kombiniert auf. Die Kenntnis psychischer Entstehungsfaktoren darf jedoch nicht dazu führen, dass Patienten vorschnell mit vermuteten psychischen Problemen „belegt" werden.

Inkontinenzfördernd wirken auch Einschränkungen oder Behinderungen der Mobilität sowie ungünstige Umgebungs- bzw. Wohnverhältnisse. Bei älteren Menschen können verschiedene Faktoren zusammentreffen, die Inkontinenz begünstigen: intellektueller Abbau, Immobilität und Multimorbidität.

Stuhlinkontinenz kann durch physiologische Störungen verursacht sein, ebenso durch psychische Faktoren wie Angst, Aggression, Trotzverhalten (z. B. Kotschmieren) sowie durch Obstipation, als unerwünschte Wirkung von Medikamenten (Barbiturate, Psychopharmaka, Laxanzien und Antibiotika) und im Sterbeprozess.

Inkontinenz wird von den Betroffenen meist als ein schweres, beeinträchtigendes soziales und hygienisches Problem erlebt. Die Lebensqualität wird unmittelbar negativ beeinflusst. Die von anderen Menschen durch Geruch und Geräusche wahrnehmbare oder sogar

sichtbare Ausscheidung wird „öffentlich", was bei vielen Betroffenen Angst, Scham und Schuldgefühle auslöst. Im Bemühen, dies zu verbergen, wird Öffentlichkeit vermieden und das Problem häufig nicht ausgesprochen. Betroffene ziehen sich aus dem sozialen Leben zurück, verstecken evtl. beschmutzte Kleidung, bagatellisieren oder leugnen das Problem und suchen nicht nach möglichen Hilfen. Nur wenige Menschen setzen sich mit der Situation aktiv auseinander und suchen nach Lösungsstrategien.

Der erlebte Kontrollverlust kann zu einer Minderung des Selbstwertgefühls führen; in der Folge können Passivität, Aggression, Depressionen und Suizidgedanken auftreten. Die Ausübung sozialer Rollen ist eingeschränkt oder unmöglich. Auch die Sexualität ist in hohem Maß beeinträchtigt. Durch die Versorgung mit (ungeeigneten) Inkontinenzmaterialien fühlen Betroffene sich abhängig, hilflos und entwürdigt.

Negative Reaktionen der Umwelt, besonders die der Angehörigen oder Betreuungspersonen, spiegeln sich im Verhalten und Erleben der Betroffenen wider. Es kann zu Ekelgefühlen, Abweisungen, Schuldzuweisungen (böswillig schmutzig sein), Vorwürfen und Aggressionen kommen, da Handlungen (z. B. Hygienemaßnahmen), die sich normalerweise im Intimbereich eines Menschen abspielen, nun von anderen übernommen werden müssen. Bei der Stuhlinkontinenz sind die Schamgefühle ausgeprägter als bei Urininkontinenz.

Eine Atmosphäre, in der Betroffene sich angenommen und wertgeschätzt fühlen, kann helfen, Angst und Unsicherheit zu verringern. Belastende Gefühle können so thematisiert und evtl. vorliegende Beziehungsprobleme erkannt werden. Pflegende können z. B. im Rahmen der Pflegeanamnese Gewohnheiten, körperliche und geistige Fähigkeiten sowie bestehende Probleme und Einschränkungen bezüglich der Kontinenz ermitteln. (🕮 5)

469

wesentlich geringer als bei der Verwendung von Blasenverweilkathetern
▶ **Überlaufinkontinenz.** Dauerkatheter sind zu vermeiden; sie entlasten zwar das Personal, erhöhen aber die Gefahr chronischer Harnwegsinfekte. Stellt sich heraus, dass die Überlaufinkontinenz nicht beseitigt werden kann, sollte der Patient die intermittierende Selbstkatheterisierung erlernen (☞ Abb. 12.7.23).

Harninkontinenzversorgung

> Ältere Menschen sollten die Toilette schnell erreichen können. In manchen Fällen ist Inkontinenz allein dadurch bedingt, dass der Betroffene zwar den Harndrang verspürt, die Toilette aber nicht schnell genug erreichen kann. Grundsätzlich ist darauf zu achten, dass der Betroffene den Toilettengang möglichst ungehindert und ohne fremde Hilfe durchführen kann (Hindernisse aus dem Weg räumen, bei Patienten mit Orientierungsschwierigkeiten Toilettentür deutlich beschriften, genügend frische Vorlagen in Griffnähe stellen sowie Möglichkeiten zur Entsorgung bereithalten).
>
> Grundsätzlich ist eine der Inkontinenz und Bewegungsfähigkeit angepasste, individuell zugeschnittene Inkontinenzversorgung wichtig. Hilfsmittel, mit denen der Patient nicht umgehen kann, verstärken u. U. die Inkontinenz.

Lässt sich die Harninkontinenz durch alle genannten Maßnahmen nicht beheben, ist eine der Inkontinenz und Bewegungsfähigkeit angepasste, individuell zugeschnittene **Inkontinenzversorgung** wichtig.

Einlagen. Bei leichter Harninkontinenz und vorhandener Bewegungsfähigkeit reichen in der Regel *kleine Einlagen* aus, die ohne Netzhose direkt in den Slip eingeklebt werden (☞ Abb. 12.7.36 und 12.7.37). Die richtige Handhabung sollte zuvor geübt werden. Für eine ausgeprägte Harninkontinenz stehen hochsaugfähige *große Einlagen* zur Verfügung. Sie können in eine elastische *Netzhose* eingelegt werden, die nach Gebrauch oder Verschmutzung entsorgt wird. Viele Betroffene können die Einlage selbstständig wechseln. Regelmäßige Beckenbodengymnastik verbessert die Kraft und Ausdauer des Schließmuskels, so dass die Betroffenen meist nach einer gewissen Trainingszeit auf kleinere Einlagen umsteigen können.

Vaginalkonen. Bei Stressinkontinenz sind *Vaginalkonen* eine nützliche Ergänzung zur Beckenbodengymnastik. Nach Einführen in die Scheide lösen sie dort zunächst die Empfindung aus, als ob sie gleich wieder herausgleiten würden. Dieses Gefühl veranlasst die Beckenbodenmuskulatur zu einer Kontraktion, die das Verlieren des Konus verhindert. Die Vaginalkonen gibt es in unterschiedlichen Gewichtsklassen. Die Patientin sollte den leichtesten Konus ca. 10 – 15 Min. auch unter Belastung wie Husten, Lachen und Umhergehen in der Scheide halten können, um dann mit dem nächst schwereren Konus die Übung fortzusetzen. Das Halten der unterschiedlich schweren Konen in der Scheide kräftigt die Beckenbodenmuskulatur, was Funktionsstörungen der Blase entgegenwirkt. Das Training sollte mehrmals täglich durchgeführt werden. Nach Gebrauch werden die Konen mit einem Desinfektionsmittel gereinigt und gut mit Wasser abgespült.

Tampons. *Vaginaltampons* (☞ Abb. 12.7.38) bieten Frauen einen Schutz bei leichten Inkontinenzproblemen, indem sie durch ihre Größe das Lumen der sich neben der Vagina befindlichen Harnröhre zudrücken. Sie sind deutlich größer als Tampons, die normalerweise bei der Menstruation verwendet werden. Da ihr dauerhafter Einsatz allerdings zu Trockenheit und Wundsein in der Scheide führt, bietet der Handel spezielle Inkontinenztampons aus Schaumstoff an, die bei

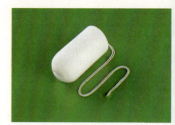

Abb. 12.7.38: Vaginaltampon. [V107]

täglicher Verwendung weniger austrocknend wirken.

Inkontinenzhosen. *Inkontinenzhosen* (☞ Abb. 12.7.39) sollten richtig passen, da sie sonst herunterrutschen und den Patienten beim Laufen behindern (☞ Sturzprophylaxe 12.8.5.5). Auch müssen sie regelmäßig gewechselt werden, weil Feuchtigkeit die Haut aufweicht und schädigen kann. Inkontinenzhosen werden mit Bedacht gewählt, da sie die Selbstpflegefähigkeiten des Patienten meist verringern. Der Patient kann weder selbstständig die Toilette bzw. den Toilettenstuhl benutzen noch allein die Inkontinenzhose wechseln. Ggf. ist eine kombinierte Lösung (tagsüber Einlage/nachts Inkontinenzhose) anzustreben. Der Handel bietet ein breites Sortiment von *offenen und geschlossenen Inkontinenzsystemen* (☞ Abb. 12.7.39 und 12.7.41) an.

Kondomurinal. Die Harninkontinenzversorgung von Männern kann in vielen Fällen durch das Tragen von *Kondomurinalen* verbessert werden. Der Handel stellt Kondomurinale in verschiedenen Größen und Ausführungen zur Verfügung. Das Produkt muss gut angepasst sein und bequem sitzen. Über einen Abflussstutzen ist es mit einem Urinauffangsystem verbunden. Bei einigen Modellen ist eine dünne Folie als Rücklaufsperre in die Kondomspitze eingearbeitet, um den Penis vor Feuchtigkeit zu schützen. Kondomurinale sind selbsthaftend oder werden durch Haftstreifen fixiert. Vor dem Anlegen des Kondomurinals muss mithilfe einer Schablone die passende Größe bestimmt werden. Um ein schmerzhaftes Entfernen zu vermeiden, ggf. Schamhaare an der Peniswurzel vor dem Anlegen entfernen. Der Patient oder die Pflegekraft streift das Urinal anschließend über den Penis. Für einen sicheren Halt sollten zwischen Penisspitze und Abflussstutzen 1 – 2 cm Platz bleiben. Das Urinableitungssystem wird mit dem Abflussstutzen verbunden. Besonders be-

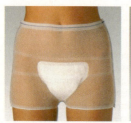 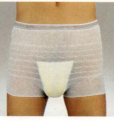

Abb. 12.7.36 u. 12.7.37: Einlagen für den Wäscheschutz von Patienten mit leichter Inkontinenz gibt es für die Frau (links) und für den Mann (rechts). [V220]

12.7 Ausscheidung

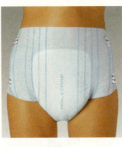
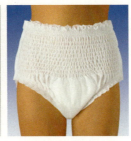
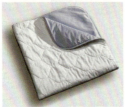
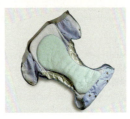

Abb. 12.7.39: Inkontinenzhose MoliCare® (links) und MoliCare® Mobile (rechts). Sie kann wie eine normale Unterhose an- und ausgezogen werden, was manchen Patienten den Umgang erleichtert.

Abb. 12.7.40 u. 12.7.41: Links: Die weiche Safetex®-Unterlage ist atmungsaktiv und ersetzt die Gummiunterlage und das Stecklaken. Rechts: Das Material des Slip VARIO® ist atmungsaktiv und flüssigkeitsundurchlässig. Eine spezielle Einlage saugt Flüssigkeiten von innen auf. [V097]

währt haben sich Kondomurinale mit Urinbeuteln, die am Bein des Patienten fixiert und unauffällig unter der Hose getragen werden können (☞ Abb. 12.7.43). Der Wechsel des Urinals erfolgt im Rahmen der Körperpflege (i. d. R. einmal pro Tag) bzw. bei Bedarf.

Kondomurinale eignen sich nicht für Männer mit sehr kleinem oder retrahiertem Penis, weil sie nicht befestigt werden können.

Neben den Kondomurinalen gibt es auch für Frauen spezielle *Urin-Auffangsysteme*. Sie haben einen weichen Kunststoffeinsatz, der zur Fixierung in die Scheide eingeführt wird und den abgehenden Urin am Ende der Harnröhre abfängt. Ein daran befestigter Abflussschlauch leitet den Urin in einen Sammelbeutel. Das Auffangsystem muss individuell angepasst werden und ist für viele Frauen eine Alternative zu den Inkontinenzeinlagen.

Blasenkatheter. Bei manchen Patienten ist eine externe Urinableitung durch einen transurethralen oder suprapubischen *Blasenverweilkatheter* unvermeidbar. Der transurethrale Katheter kann allerdings keine Dauerlösung darstellen.

Toilettentraining

Beim **Toilettentraining** wird ein Patient, der z. B. unter einer Stress- oder Urgeinkontinenz leidet, dazu animiert, in regelmäßigen Abständen seine Blase auf der Toilette vollständig zu entleeren. Ziel ist, die Blase an eine größere Füllungskapazität zu gewöhnen und die Abstände zwischen den einzelnen Blasenentleerungen auf ein normales Maß zu reduzieren. Beim Toilettentraining sollte der Patient ca. 3 l über den Tag verteilt trinken und versuchen, den Urin für eine gewisse Zeit zu halten. Die Intervalle zwischen den einzelnen Toilettengängen verlängert er schrittweise. Hält er zu Beginn des Trainings den Urin nur 1–2 Std., kann er durch konsequentes Training erreichen, dass die Blase wieder 3–4 Std. ohne Entleerung auskommt.

Dieser Prozess erfordert viel Geduld und kann mehrere Wochen, sogar Monate dauern. Ziel ist eine regelmäßige Blasenentleerung ca. 4-mal täglich. In einem *Miktionsprotokoll* werden die Ausscheidungen mit Menge und Häufigkeit protokolliert.

> Die Wahrnehmung der Blasenfüllung ist ein wichtiger Schritt zur Urinkontinenz. Ein vorzeitiges Aufsuchen der Toilette aus Angst vor Urinabgang sollte darum vermieden werden.

Miktionsprotokoll

Das Führen eines **Miktionsprotokolls** unterstützt das Toilettentraining. Darin werden z. B. Menge und Häufigkeit der einzelnen Blasenentleerungen, der Zeit-

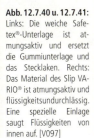

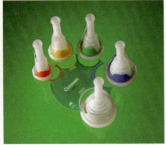

Abb. 12.7.42: Kondomurinale in verschiedenen Größen mit Schablone zur Größenbestimmung. [V130]

Abb. 12.7.43: Kniebeutel als Urinauffangsystem. [V130]

Abb. 12.7.44: Beispiel für ein Miktionsprotokoll. [K115]

Miktionsprotokoll						
Name:			Datum:			
Uhrzeit	6.00 Uhr	7.00 Uhr	8.00 Uhr	9.00 Uhr	10.00 Uhr	11.00 Uhr
Flüssigkeitszufuhr (ml) • Oral (p.o.) • Über Sonde (SO) • Intravenös (i.v.)			150 ml Wasser (p.o.)	300 ml Kaffee (p.o.)	500 ml Ringer-Laktat (i.v.)	150 ml Wasser (p.o.)
Vorlagen • Nass (+/++) • Trocken (–)		+ +	–		–	
Miktion (ml) • Toilette (T) • Toilettenstuhl (TS) • Steckbecken (S) • Urinflasche (U)			200 ml (TS)		200 ml (TS)	200 ml (U)
Nach Aufforderung (NA) Meldet sich mit Harndrang (HD)			HD		NA	
Bemerkungen			Schlafanzughose nass			
Unterschrift	cm		jw		rg	jw

punkt des Harndrangs nach Aufnahme von Flüssigkeit sowie die Trinkmenge notiert. Im Klinikalltag kommen unterschiedliche Miktionsprotokolle zur Anwendung, die entweder vom Patienten selbst oder von den Pflegenden zur Dokumentation genutzt werden. Darin können auch eine auftretende Inkontinenz sowie Bemerkungen z. B. über Durchfeuchtung der Einlagen oder der Kleidung vermerkt werden.

Anhand des Protokolls kann ein gewisser Ausscheidungsrhythmus erkannt und ein Zeitplan für den Toilettengang erarbeitet werden. Die Pflegenden unterstützen den Patienten ggf. dabei, diesen Zeitplan einzuhalten bzw. ihn anhand von Erfahrungen zu modifizieren (☞ Abb. 12.7.44).

Hautpflege
Allgemeine Hautpflege ☞ *12.5.1.4*

> Inkontinenz kann schnell zu Hautirritationen oder Entzündungen führen, die auch das Entstehen eines Dekubitus begünstigen. Entscheidend für die Hautpflege ist daher die regelmäßige, d. h. *rechtzeitige Kontrolle* der Inkontinenzhilfen und deren *Wechsel*. Bei höhergradiger Inkontinenz gilt die Regel, alle drei Stunden zu wechseln – auch wenn die Werbung vielleicht anderes suggeriert (Beispiel: „Auch wenn sie nass sind, sind sie schön trocken!"). Eine nasse Inkontinenzhilfe ist für den Patienten unangenehm und begünstigt Hautschäden.

Längerer Kontakt der Haut mit Urin und Stuhl führt zu Hautirritationen wie Rötung oder Brennen. Neben einer Kontaktdermatitis kann auch leicht eine Pilzinfektion entstehen. Darum waschen die Pflegenden einen Patienten, der sich nicht selbst versorgen kann, nach jedem Kontakt mit Urin mit warmem Wasser. Besondere Aufmerksamkeit widmen sie den Hautfalten im Anal- und Genitalbereich, weil sich hier besonders leicht Abschürfungen, Risse und Infektionen bilden. Bei starker Kontamination sind milde, ph-neutrale und rückfettende Seifen sowie Wasser-in-Öl-Präparate (☞ 12.5.1.4) geeignete Reinigungsmittel. Nach dem Waschen wird die Haut gründlich abgetrocknet, da feuchte und aufgeweichte Haut für Schädigungen noch anfälliger ist. Das Eincremen erfolgt vor allem bei trockener Haut. Salben oder Cremes dürfen aber weder zu fettig

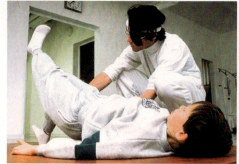

Abb. 12.7.45: Liegt dem Einnässen eine funktionelle Störung zugrunde, so kann z. B. das Training der Beckenbodenmuskulatur zur besseren Blasenkontrolle verhelfen. [K303]

sein noch zu dick aufgetragen werden, damit sie die Hautporen nicht verschließen.

Alle Maßnahmen haben zum Ziel, den Säure- oder Fettschutzmantel zu erhalten, um keine Eintrittspforten für Keime z. B. durch trockene, rissige Haut zu bieten.

Soziale Folgen der Inkontinenz
Inkontinenz kann leicht zur (Selbst-)Isolation führen. Aus Schamgefühl trauen sich manche Menschen nicht mehr in die Öffentlichkeit, weil sie Angst vor peinlichen Situationen wie Uringeruch oder durchnässter Kleidung haben. Auch gehen sie keine Partnerschaften ein, weil sie Angst vor einer sexuellen Beziehung haben.

Die Sexualität von Menschen mit Inkontinenz setzt eine hohe Vertrauensbasis zwischen den Partnern voraus, damit die mit der Inkontinenz verbundenen Probleme besprochen werden können. Pflegekräfte können helfen, indem sie aufmerksam zuhören, Probleme bei Bedarf ansprechen und Lösungen aufzeigen, z. B. das Optimieren der Inkontinenzversorgung oder Miktionstraining, um inkontinenzfreie Zeiten zu schaffen.

Enuresis nocturna

> **Enuresis nocturna** (*nächtliches Einnässen* ☞ *29.2.8*): Nächtlicher Harnabgang nach Vollendung des 5. Lebensjahres. Keine eigenständige Erkrankung, sondern Symptom. Meist durch Reifungsverzögerung der neurogenen Blasenkontrolle bedingt.

Eine sorgfältige Anamneseerhebung und Begleitsymptome geben Hinweise auf die Ursache der **Enuresis nocturna**:
▶ Die häufigste Ursache des nächtlichen Einnässens ist eine *Reifungsverzöge-*

rung der Blasenfunktion. Jungen sind häufiger betroffen als Mädchen, und oft ergibt die Anamnese, dass es in der Familie schon häufiger Probleme mit der (nächtlichen) Harninkontinenz gab. Typischerweise sind die betroffenen Kinder nachts nur schwer weckbar. Teilweise ist bei diesen Kindern die Sekretion des antidiuretischen Hormons verändert
▶ Andere Ursachen sind selten, z. B. Neuralrohrdefekt (☞ 33.4.1), Diabetes mellitus (☞ 21.6) oder Diabetes insipidus (☞ 21.9). Bei Harnwegsinfektionen haben die Kinder zusätzlich oft Beschwerden beim Wasserlassen und gehen häufig (für kleine Portionen) zur Toilette. Andere Ursachen sind funktionelle Blasenentleerungsstörungen und Harnleiter- oder Harnröhrenfehlbildungen.

Psychische Komponenten, z. B. zu frühes und zu strenges Sauberkeitstraining, Familienkonflikte oder „Regressionssituationen" (etwa die Geburt eines Geschwisterkindes), können zum Einnässen beitragen.

Wegen der Vielzahl der infrage kommenden Ursachen ist eine urologische Abklärung (☞ 29.2.8) angezeigt. Die Therapie

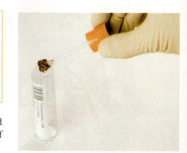

Abb. 12.7.46: Laborröhrchen zur Stuhluntersuchung. [K115]

richtet sich nach der zugrunde liegenden Ursache. Bei Reifungsverzögerung der Blasenfunktion haben sich z. B. durch das Einnässen aktivierte Alarmgeräte (etwa eine „Klingelmatratze") bewährt.

12.7.2 Stuhl
12.7.2.1 Physiologische Grundlagen
Verdauung des Neugeborenen Kap. 5.6.2

Defäkation: Willkürliche, schmerzlose Stuhlentleerung, die abhängig von den individuellen Gewohnheiten und der Ernährung ist.

Stuhlkontinenz: Fähigkeit, den Darm willkürlich zu entleeren und den Stuhlgang bis zu diesem Zeitpunkt zu halten.

Stuhl *(Kot, Faeces, Fäzes)* ist das Endprodukt der Verdauung bzw. der eingedickte und durch Bakterien zersetzte, unverdauliche Rest des Nahrungsbreis. Stuhl besteht zu etwa 75% aus Wasser. Weitere Bestandteile sind:
- Unverdaute, teilweise zersetzte Nahrungsmittelbestandteile (hauptsächlich Zellulose)
- Abgestoßene Epithelien der Darmschleimhaut
- Schleim
- Bakterien
- Gallenfarbstoffe, z. B. Sterkobilin.

Die physiologisch im Darm vorhandenen **Bakterien** stellen ein großes hygienisches Problem dar: Gelangen sie in andere Körperregionen oder Organe, können sie dort Entzündungen hervorrufen. Mit dem Stuhl geht dem Körper relativ viel **Wasser** verloren. Bei zu geringer Flüssigkeitszufuhr oder großen Verlusten (z. B. durch Schwitzen) wird dem Stuhl noch mehr Wasser entzogen, er dickt ein, und es kommt leicht zur **Obstipation** (*Verstopfung* ☞ 19.2.6).

12.7.2.2 Beobachtungskriterien, Datenerhebung und Dokumentation
Beobachtungskriterien
Bei der Beobachtung der Stuhlausscheidung sind folgende Kriterien von Bedeutung:
- Defäkation, z. B. Schmerzen
- Menge
- Häufigkeit
- Konsistenz
- Farbe
- Geruch
- Beimengungen.

Datenerhebung
Stuhluntersuchungen ☞ 19.3.1

Zur **Datenerhebung** fragen Pflegende den Patienten nach seinen Ernährungs- und Stuhlgewohnheiten. Zur speziellen Beurteilung inspizieren sie den Stuhl unter Beachtung der oben genannten Kriterien. Bei Auffälligkeiten können spezifische Stuhluntersuchungen zur Diagnostik beitragen, z. B. Stuhlkultur zum Nachweis von Bakterien. Pflegende füllen dazu eine Stuhlprobe in vorgesehene Laborröhrchen (☞ Abb. 12.7.46).

Vielen Menschen ist es unangenehm und peinlich, über ihre individuellen Stuhlgewohnheiten zu sprechen und ihren Stuhlgang von anderen inspizieren zu lassen. Pflegende wahren die Intimsphäre des Patienten und respektieren dessen Schamgefühle.

Dokumentation

Die **Dokumentation** des Stuhlgangs erfolgt im Patientenbogen in der vorgesehenen Spalte. In der Regel existieren einheitliche Kürzel zur Dokumentation der Stuhlart und -beschaffenheit, z. B. „M" für Mekonium, „I" für normalen Stuhl, „/" für breiigen Stuhl.

12.7.2.3 Normalzustand

Normalwerte für den Stuhlgang vorzugeben ist insofern schwierig, als die **Stuhleigenschaften** stark von der Ernährung abhängen. Die Ernährung kann (im Gegensatz zu Trinkmenge und Urin) nicht exakt quantifiziert werden. Daher gelten bei Erwachsenen folgende Anhaltspunkte.

Menge
Die **normale Stuhlmenge** schwankt beim Erwachsenen zwischen 100 und 500 g täglich. Sie ist u. a. von den aufgenommenen Ballaststoffen (☞ 12.6.1.1) abhängig und kann bei Ernährung mit Vollkornprodukten bis zu 1000 g betragen.

Geringe Stuhlmengen (< 100 g/Tag) sind beim Fasten oder bei ballaststoffarmer Ernährung physiologisch. Bei einer ausgewogenen Mischkost weisen sie auf eine Obstipation hin.

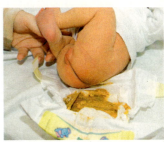

Abb. 12.7.47: Der Stuhl von Neugeborenen kann sehr unterschiedlich aussehen: Dieser Stuhl hat die typisch goldgelbe Farbe eines Muttermilchstuhls. [K115]

Häufigkeit/Stuhlgangfrequenz
Viele Menschen gehen immer zur gleichen Tageszeit auf die Toilette. Im Durchschnitt kann abhängig von der Ernährung ein Rhythmus zwischen 3- bis 4-mal wöchentlich und 1- bis 2-mal täglich als normal gelten.

Die Angaben zur Stuhlgangfrequenz beim **Säugling** schwanken sehr stark. In der Regel haben sowohl gestillte als auch nicht gestillte Säuglinge mehrmals täglich Stuhlgang. Dennoch ist auch eine Pause von einigen Tagen nicht beunruhigend. Bei häufigen oder plötzlichen Pausen sowie bei ungewohnt häufiger Stuhlausscheidung besprechen die Pflegenden die Ernährung des Kindes mit den Eltern. Bei gestillten Kindern steht besonders die Ernährung der Mutter im Mittelpunkt. Durch die Umstellung ihrer Ernährungsgewohnheiten kann oft eine Normalisierung des Stuhlgangs beim Säugling erzielt werden (☞ 30.21.2).

Konsistenz
Der Stuhl ist normalerweise eine homogene, breiig-feste Masse. Bei eiweißreicher Ernährung ist er fester, bei kohlenhydratreicher Ernährung weicher.

Farbe
Die normale Stuhlfarbe (hell- bis dunkelbraun) wird durch Sterkobilin verursacht, das aus dem Gallenfarbstoff (Bilirubin) gebildet wird.

Um Farbveränderungen beurteilen zu können, erfragt die Pflegekraft zunächst die Ernährung der letzten Tage. Farbveränderungen sind nur dann Besorgnis erregend, wenn Ernährung oder Arzneimittel als Ursache ausgeschlossen werden.

473

Ernährungsbedingt können folgende Farbveränderungen auftreten:

- **Braunschwarz.** Viel Fleisch, Blaubeeren, Rotwein
- **Grünbraun.** Chlorophyllhaltige Kost (grünes Gemüse, Salat, Spinat)
- **Rotbraun.** Rote Bete
- **Gelbbraun.** Viele Milchprodukte, Eier, stärkehaltige Kost.

Einige Medikamente verändern die Stuhlfarbe, z.B.:

- **Schwarz.** Kohle, Eisenpräparate
- **Weiß.** Röntgenkontrastmittel.

Farbveränderungen bei Säuglingen:

- **Grün-schwarz.** *Mekonium* (erster Stuhl eines Neugeborenen)
- **Goldgelb.** Muttermilchstuhl bei Säuglingen (☞ Abb. 12.7.47)
- **Orange.** Bei Ernährung mit Karotten am Ende bzw. nach der Stillperiode.

Geruch

Normalerweise riecht der Stuhl nicht besonders unangenehm. Der normale Stuhlgeruch ist bedingt durch *Skatol*, einem Abbauprodukt unverdaulicher Eiweiße und Aminosäuren. Blähende Speisen und eiweißreiche Kost (viel Fleisch) können den Stuhlgeruch verstärken.

Der Stuhl von Säuglingen weist je nach Milchart häufig einen typischen Geruch auf:

- **Aromatisch,** z.B. beim gestillten Kind
- **Süßlich-faulig,** bei Säuglingen, die mit Kunstmilchen (☞ 12.6.12) ernährt werden.

12.7.2.4 Pathologische Veränderungen

> Die Stuhlgewohnheiten sind von Mensch zu Mensch sehr unterschiedlich. Eine Veränderung der Stuhlgewohnheiten unter sonst gleichen Lebensbedingungen kann Zeichen einer Erkrankung sein.

Menge

Große Stuhlmengen, die nicht auf die Ernährung zurückgeführt werden können, sprechen für eine ungenügende Aufnahme der Nahrungsbestandteile aus dem Darm. Infrage kommen:

- *Maldigestion* (☞ 19.6.2), z.B. bei chronischer Pankreatitis (☞ 20.6.2)
- *Malabsorption* (☞ 19.6.2), z.B. als Folge von Darmresektionen (☞ Abb. 19.42) oder chronischen Entzündungen des Darms (☞ 19.6.4).

Geringe Stuhlmengen können physiologisch bedingt durch die Zusammensetzung der Nahrung sein (☞ oben). Stuhl bei Hungerzuständen *(Hungerstuhl),* ist schwarz-grünlich und besteht aus Schleim und Darmzellen.

Häufigkeit

> **Diarrhö** *(Durchfall):* Häufige Darmentleerungen, meistens von flüssigschleimigem Stuhl (☞ unten, 19.2.5, 26.5.5).
>
> **Obstipation** *(Verstopfung):* Seltene Darmentleerungen, in der Regel von sehr festem Stuhl (☞ 19.2.6).

Konsistenz

Die **veränderte Konsistenz** des Stuhlgangs ist häufig ein Hinweis auf eine Erkrankung (☞ Tab. 12.7.48).

Farbe

Farbveränderungen sind häufig Anzeichen auf Erkrankungen der Verdauungsorgane:

- **Grau-lehmfarben** *(acholischer Stuhl).* Fehlendes Sterkobilin bei Gallensteinen (☞ 20.5.2), Pankreastumoren (☞ 20.6.3), Hepatitis (☞ 20.4.1)
- **Hellbraun, gelb.** Durchfall
- **Rotbraun marmoriert.** Blutungen im unteren Dickdarm
- **Rotbraun bis dunkelrot.** Blutungen im oberen Dickdarm

- **Hellrote Blutauflagerung.** Blutung aus Hämorrhoiden (☞ 19.7.1), Fissuren (☞ Tab. 19.46) oder Dickdarmpolypen (☞ 19.6.9)
- **Schwarz** *(Melaena, Teerstuhl).* Blutungen im oberen Verdauungstrakt, z.B. Ösophagusvarizenblutung (☞ 19.2.4)
- **Grünlich, flüssig.** Salmonellose (Durchfallerkrankung durch Salmonellen ☞ 26.5.5).

Geruch

Typische **Veränderungen des Stuhlgeruchs** sind:

- **Jauchig, faulig.** *Fäulnisdyspepsie* (Verdauungsstörung, bei der Eiweiße unverdaut in den Dickdarm gelangen und dort durch die Darmbakterien zersetzt werden)
- **Faulig stinkend,** z.B. Rektumkarzinom (☞ 19.6.10)
- **Säuerlich stechend.** *Gärungsdyspepsie* (Verdauungsstörung, bei der Kohlenhydrate unverdaut in den Dickdarm gelangen und dort durch die Darmbakterien vergoren werden)

Beimengungen

Neben seinen physiologischen Bestandteilen kann Stuhl krankheitsbedingt folgende Beimengungen enthalten:

- **Schleim** bei Reizkolon (☞ 19.6.8) oder Tumoren
- **Blut-, Schleim-, Eiterauflagerungen** bei Colitis ulcerosa, Morbus Crohn (☞ 19.6.4)

Veränderungen der Konsistenz	Ursache
Dünnflüssig-schleimig	Diarrhö
Dünnflüssig-schaumig	*Gärungsdyspepsie* (Verdauungsstörung, bei der unverdaute Kohlenhydrate durch Darmbakterien vergoren werden)
Fest, hart	Obstipation
Extrem eingedickt, hart	Kotstein
Erbsenbreiähnlich	Typhus abdominalis
Reiswasserähnlich	Cholera
Himbeergeleeartig	Amöbenruhr
Blutig-schleimig, eitrig	Colitis ulcerosa, Morbus Crohn
Voluminös, salbenartig-glänzend	Fettstuhl *(Steatorrhö),* Störung der Fettverdauung als Folge einer chronischen Pankreatitis (☞ 20.6.2)
Bleistiftförmig	Verengungen *(Stenosen)* im Bereich des Enddarms (☞ 19.6.10)
Schafkotähnlich (sehr feste, bis ca. 3 cm große Stuhlbrocken)	Verengungen in den oberen Darmabschnitten.

Abb. 12.7.48: Krankheitstypische Veränderungen der Konsistenz.

- **Blutauflagerungen** bei Tumoren, Entzündungen, Hämorrhoiden
- **Unverdaute Nahrung** bei Verdauungsstörungen, ungenügendem Kauen.

Parasiten

Parasiten *(Schmarotzer)* leben auf Kosten anderer Lebewesen. Parasiten des Magen-Darm-Traktes sind z. B.:
- **Madenwürmer** *(Oxyuren* ☞ 26.10.3)
- **Spulwürmer** *(Askariden* ☞ 26.10.3)
- **Rinder- oder Schweinebandwürmer** (☞ 26.10.1).

Stuhlinkontinenz

> **Stuhlinkontinenz** *(Darminkontinenz, anorektale Inkontinenz, Incontinentia alvi):* Unfähigkeit, den Stuhl willkürlich zurückzuhalten.

Normalerweise wird der After außerhalb der *Defäkation* durch einen komplizierten Schließmuskelapparat, das *Kontinenzorgan*, verschlossen. Zahlreiche Faktoren (☞ Abb. 12.7.49) können das komplexe Zusammenspiel der verschiedenen Muskeln stören und damit zur **Stuhlinkontinenz** führen, die für den Betroffenen noch ungleich belastender ist als die Harninkontinenz. Drei Schweregrade der Stuhlinkontinenz werden unterschieden:
- **Grad 1.** *Gelegentlich* geringe Verschmutzung der Unterwäsche oder unkontrollierter Gasabgang
- **Grad 2.** *Häufige* Wäscheverschmutzung oder unkontrollierter Abgang von Darmgasen, gelegentlich Abgang von flüssigem Stuhl
- **Grad 3.** *Vollständig* unkontrollierter Abgang von Stuhl und Gasen.

Stuhlinkontinenz ist nach Angabe der Deutschen Kontinenz Gesellschaft kein seltenes Phänomen. Schätzungen zufolge leiden etwa fünf Millionen Menschen in Deutschland (das entspricht 6% der Bevölkerung) an Stuhlinkontinenz unterschiedlichen Ausmaßes. Frauen sind im Verhältnis 4–5:1 häufiger betroffen als Männer. (⌐ 6)

Behandlungsstrategie

Die Therapie der Stuhlinkontinenz ist ursachenabhängig. Dabei gelangen sowohl konservative (z. B. eine Arzneimitteltherapie bei einer chronischen Darmentzündung) als auch operative Verfahren (z. B. Tumorabtragung) zur Anwendung.

Pflegerische Interventionen beinhalten v. a. Darmtraining, Training des Schließmuskels und Hautpflege (☞ unten).

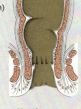

Störung der Impulsverarbeitung:
- Schlaganfall
- Alzheimer-Demenz
- Multiple Sklerose
- Gehirntumor

Psychische/psychiatrische Störung:
- Rückfall in kleinkindliche Verhaltensweisen (Kinder, bei Psychosen)
- Konflikte mit Betreuungspersonen

Unterbrechung der Impulsüberleitung:
- Querschnittslähmung
- Spina bifida
- Multiple Sklerose

Sensorische Störung:
- Hämorrhoiden-OP (sensible Darmschleimhaut mitentfernt)
- Diarrhoe
- Rektumprolaps (Vorstülpen sensibler Darmschleimhaut nach außen)
- Dickdarmentzündung

Muskuläre Störung:
- Tumoren/nach Tumor-OP
- Fistelspaltung
- Dammriss während der Geburt mit Verletzung des Schließmuskels
- Infiltrierende Abszesse
- Beckenbodensenkung
- Überdehnung durch Obstipation
- Nachlassende Verschlusskraft im Alter

Abb. 12.7.49: Ursachen der Stuhlinkontinenz. [A400-190]

12.7.2.5 Pflegerische Interventionen

Wickeln und Gesäßpflege beim Säugling ☞ 12.7.1.5

Unterstützung der Stuhlentleerung bei Menschen mit Einschränkungen

Hilfsmittel: Steckbecken

Ein **Steckbecken** wird bei der Stuhl- und Urinausscheidung bettlägeriger Patientinnen bzw. bei der Stuhlausscheidung bettlägeriger Patienten eingesetzt.

Verwendung des Steckbeckens:
- Um das unangenehm kalte Steckbecken anzuwärmen, es vorher mit warmem Wasser ausspülen
- Aus Rücksicht auf das Schamgefühl des Patienten Besucher und – falls möglich – Mitpatienten bitten, das Zimmer zu verlassen
- Den Patienten nur so weit wie nötig entkleiden und aufdecken
- Die Aufforderungen über zweckmäßige Bewegungen des Patienten erfolgen schrittweise und gezielt
- Der Patient stellt die Beine an und hebt das Gesäß hoch. Er kann sich dazu am Patientenhaltegriff festhalten
- Das Steckbecken wird von der gesunden Seite untergeschoben. Dies ist besonders wichtig bei Patienten mit Oberschenkelhalsfrakturen und künstlichen Hüftgelenken (☞ 24.7.7). Die einzige Ausnahme ist der Schlaganfallpatient (☞ 33.5.6). Bei ihm wird das Steckbecken von der betroffenen Seite untergeschoben, um ihm diese bewusst zu machen. Wenn die Patienten ihr Becken nicht allein anheben können, stützt die Pflegekraft sie im Lendenwirbel-Bereich
- Richtige Platzierung kontrollieren, damit kein Urin ins Bett fließt
- Patienten nach Bequemlichkeit der Position fragen und ggf. korrigieren
- Zellstoff zum Abwischen für Patienten griffbereit legen

Unterschieben des Steckbeckens von unten [K183]

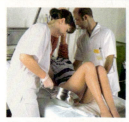

Abb. 12.7.50: Die Patientin hält sich am Patientenhaltegriff fest, die Pflegenden unterstützen am Kreuzbein das Anheben des Beckens.

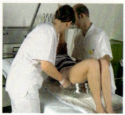

Abb. 12.7.51: Wenn das Becken der Patientin angehoben ist, Steckbecken flach unterschieben

Unterschieben des Steckbeckens von der Seite [K183]

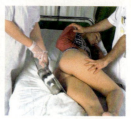

Abb. 12.7.52: Patientin zu zweit unterstützen, sich auf die Seite zu drehen, Steckbecken in Position halten.

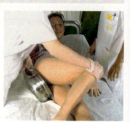

Abb. 12.7.53: Steckbecken an das Gesäß halten und Patientin beim Zurückdrehen behilflich sein.

Alternative für Patienten, die ihr Becken nicht anheben können (☞ Abb. 12.7.52 und 12.7.53):
- Patienten unterstützen, sich zur Seite zu drehen
- Steckbecken unter dem Gesäß platzieren
- Patienten mit der anderen Hand unterstützen, sich auf das Steckbecken zurückzudrehen.

Das Kreuzbein des Patienten sollte auf dem breiten Rand des Steckbeckens zu liegen kommen. Die harte Kante kann mit einem Handtuch oder Waschlappen abgepolstert werden. Wenn die Erkrankung es erlaubt, setzt sich der Patient auf, da die Ausscheidung im Sitzen leichter möglich ist. Bei Männern wird gleichzeitig die Urinflasche angelegt, Frauen sollten ihre Beine strecken, da sonst Urin ins Bett läuft.

Aus Rücksicht auf das Schamgefühl der Patienten verlassen die Pflegenden nach Möglichkeit das Patientenzimmer, insbesondere wenn die Patienten sagen, sie hätten Stuhldrang.

Entfernen des Steckbeckens
- Möglichst durch die Pflegekraft, die das Steckbecken gebracht hat

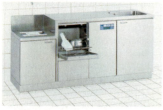

Abb. 12.7.54: Spülautomat für Steckbecken und Urinflasche. [V385]

- Handschuhe zum Selbstschutz anziehen
- Bei Männern Urinflasche aus dem Bett entfernen
- Patienten auf die Seite drehen (lassen) und dabei Steckbecken am Griff waagerecht halten, um zu verhindern, dass Urin oder Stuhl ins Bett läuft
- Steckbecken entfernen. Aus hygienischen Gründen nicht auf Nachttisch oder Boden stellen, sondern z. B. auf einen bereit gestellten und mit einem Schutztuch abgedeckten Stuhl
- Bei Frauen das äußere Genitale, bei Männern die Harnröhrenöffnung mit Zellstoff oder Toilettenpapier säubern (lassen)
- Bei starker Verschmutzung Waschlappen, Wasser und Seife oder speziellen Pflegeschaum benutzen. Darauf achten, die Seife anschließend mit klarem Wasser vollständig zu entfernen
- Zellstoff nach Gebrauch auf den Steckbeckenrand legen und später in den Müll entsorgen
- Patienten feuchtes Tuch o. Ä. zum Reinigen der Hände anbieten
- Steckbecken im Spülautomaten entleeren und desinfizieren (☞ Abb. 12.7.54).

Hilfsmittel: Toilettenstuhl

Ein **Toilettenstuhl** ist sinnvoll bei Patienten, die zwar aufstehen, aber nicht gehen können. Er kann in direkter Nähe des Patientenbetts benutzt werden. Der Patient kann jedoch auch mit dem Toilettenstuhl zum WC und über die Toilette geschoben werden. Vor allem ältere Patienten können vom Toilettenstuhl leichter aufstehen als vom niedrigeren WC.

Benutzung des Toilettenstuhls:
- Vor dem Transfer auf den Toilettenstuhl Bremsen feststellen
- Sitzplatte entfernen und Steckbecken oder Toiletteneimer einschieben
- Patienten auf Toilettenstuhl helfen (☞ 12.8.5.3)
- Toilettenstuhl ins WC fahren: Dies hat den Vorteil, dass dem Schamgefühl des Patienten Rechnung getragen wird und dass die Mitpatienten nicht durch Gerüche belästigt werden
- Der Toilettenstuhl kann auch mit dem Patienten direkt über das WC gefahren werden (WC-Brille hochklappen). Dazu muss vorher das Steckbecken bzw. der Toiletteneimer unter dem Stuhl entfernt werden (Patient dazu kurz das Gesäß anheben lassen).

> **Toilettenstuhl oder Steckbecken?**
> Der Transfer eines Patienten auf den Toilettenstuhl ist zwar oft zeitaufwendiger, als ein Steckbecken zu benutzen, aufgrund der gleichzeitigen Mobilisation und aus Rücksicht auf das Schamgefühl des Patienten ist jedoch der Toilettenstuhl zu bevorzugen.

Pflege bei Stuhlinkontinenz

- Darmtraining durchführen: Der Patient sollte sich täglich zu einem festgelegten Zeitpunkt (z. B. nach dem Frühstück oder nach dem Mittagessen) auf die Toilette setzen, auch wenn er keinen direkten Stuhldrang verspürt. Auf diese Weise wird der Darm trainiert, sich zu einem regelmäßigen und vorhersehbaren Zeitpunkt zu entleeren
- Hilfsmittel verwenden, z. B. Inkonti-

12.7 Ausscheidung

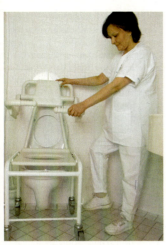

Abb. 12.7.55: Toilettenstuhl. [K183]

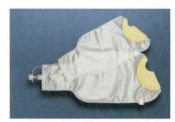

Abb. 12.7.57: Fäkalkollektor mit selbstklebender Hautschutzplatte. [U143]

nenzvorlagen oder -slips, Einmalunterlagen im Bett, Steckbecken
▶ Hautpflege durchführen wie bei Harninkontinenz (☞ 12.7.1.6), hautpflegende Öltücher zum Abwischen benutzen
▶ Analregion nach jedem Stuhlgang gründlich reinigen und gut trocknen. Haut z. B. durch Multilind®-Heilpaste schützen
▶ Halterungen und Aufstehhilfen in den Toiletten anbringen und dem Patienten Gehhilfen bereitstellen, damit er bei Stuhldrang möglichst schnell die Toilette erreichen kann
▶ Optimale Rahmenbedingungen schaffen, z. B. für saubere Toiletten sorgen, Schamgefühl des Patienten berücksichtigen (Sichtschutz anbringen), Ängsten

durch Aufklärung entgegenwirken, den Patienten positiv motivieren
▶ Übungen zur Kräftigung des Schließmuskels und Beckenbodengymnastik durchführen lassen, z. B. durch mehrmals tägliches willkürliches Zusammenkneifen der Schließmuskulatur (☞ Kontinenzförderung), evtl. Reizstromtherapie, sofern der Patient nicht an Hämorrhoiden leidet, oder Einsatz von Analtampons (☞ Abb. 12.7.56)
▶ Ggf. Körpergewicht normalisieren (evtl. Ernährungsumstellung).

Anlegen eines Stuhlauffangbeutels

Neben aufsaugenden Hilfsmitteln (z. B. Inkontinenzhosen) gibt es auch ableitende Versorgungssysteme. Hierzu gehört der **Stuhlauffangbeutel** (Fäkalkollektor ☞ Abb. 12.7.57), der bei nicht therapierbarer Stuhlinkontinenz in Erwägung gezogen werden kann. Er kommt v. a. bei immobilen Patienten mit dünnflüssigem Stuhl zur Anwendung, um z. B. die Haut oder vorhandene Wunden vor dem Stuhl zu schützen. Es sind verschiedene Modelle von Fäkalkollektoren im Handel. Sie bestehen aus einem Plastikbeutel mit Ablassstutzen und einer selbstklebenden Hautschutzplatte. Das Anlegen geschieht wie folgt:
▶ Patienten unterstützen, sich auf die Seite zu lagern
▶ Handschuhe anziehen und Analbereich, wenn nötig, waschen. Die Haut muss sauber und trocken sein. Bei Behaarung den Bereich, in dem der Beutel angebracht wird, rasieren
▶ Selbsthaftende Hautschutzfläche des Stuhlauffangbeutels von vorn nach hinten aufkleben, so dass die Öffnung des Beutels auf dem Anus zu liegen kommt. Ggf. kann die Öffnung entsprechend den anatomischen Gegebenheiten des Patienten größer zugeschnitten werden
▶ Kleberänder abschließend noch einmal vom Damm Richtung Steiß an den Gesäßhälften andrücken
▶ Sich beim Patient erkundigen, ob der Beutel zwickt oder unbequem ist. Ggf. noch einmal neu anbringen.

Obstipationsprophylaxe

> **Obstipation** *(Verstopfung):* Erschwerte, verzögerte Darmentleerung. Oft verbunden mit hartem Stuhl und schmerzhafter Stuhlausscheidung.

Obstipation ist keine Krankheit, sondern ein Symptom: Tritt eine Obstipation bei gleich bleibenden Lebensgewohnheiten auf, kann dies auf eine Darmerkrankung hinweisen. Obstipation kann auch als Begleitsymptom psychischer Erkrankungen auftreten, z. B. bei Depression (☞ 34.7.1).

Bei manchen Menschen reagiert die Verdauung empfindlich: Veränderungen im Tagesablauf und der Ernährung (z. B. im Urlaub) können bereits zur Obstipation führen.

Regelmäßig Stuhlgang zu haben, ist nicht nur für das Wohlbefinden wichtig. Aus einer unbehandelten Obstipation kann ein **Ileus** *(Darmverschluss* ☞ 19.6.1) entstehen.

Ursachen

Zahlreiche Faktoren können eine Obstipation verursachen:
▶ **Bewegungsmangel.** Bewegung regt die Darmperistaltik an, immobile Patienten sind daher obstipationsgefährdet
▶ **Falsche Ernährung.** Manche Patienten freuen sich auf frische Weiß-

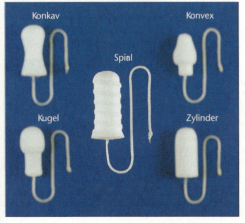

Abb. 12.7.56: Als eine wirksame Hilfe bei Stuhlinkontinenz haben sich Analtampons bewährt, die der Handel in verschiedenen Formen und Größen bereithält. Der Tampon wird mit einem Applikator in den Darmkanal eingeführt. Mit einem Rückholfaden, der mittels eines Heftpflasters am Gesäß fixiert wird, kann der Tampon wieder entfernt werden. [V107]

477

mehlbrötchen, vergessen aber, dass diese ebenso stopfend wirken können wie z. B. Bananen, Schokolade oder Pralinen
▶ **Psychische Ursachen.** Stuhlgang in einem Mehrbettzimmer in Anwesenheit der Mitpatienten verrichten zu müssen oder auf Hilfe bei der Ausscheidung angewiesen zu sein, führt bei manchem Patienten dazu, den Stuhldrang zu unterdrücken. Der Stuhl bleibt länger im Darm, er wird mehr und mehr eingedickt: Obstipation ist die Folge
▶ **Unerwünschte Wirkungen von Arzneimitteln.** Manche Arzneimittel, z. B. Opiate, wirken hemmend auf die Darmtätigkeit
▶ **Operationen an den Bauchorganen.** Generell ist das Obstipationsrisiko nach Operationen erhöht, bei denen die Bauchdecke eröffnet wurde. Bei endoskopischer Operationstechnik (☞ 15.10.1) ist das Risiko eher gering
▶ **Störungen im Flüssigkeitshaushalt.** Bei Flüssigkeitsmangel entzieht der Körper dem Nahrungsbrei im Dickdarm mehr Wasser als sonst: Der Stuhl verändert seine Konsistenz und dickt ein. Eine ungenügende Trinkmenge oder hohe Flüssigkeitsverluste durch Fieber oder Erbrechen können somit zur Obstipation führen
▶ **Störungen im Elektrolythaushalt.** Jede Nerven- und Muskelarbeit, so auch die Peristaltik, setzt ein bestimmtes Natrium-Kalium-Verhältnis zwischen Zelle und Interstitium und damit einen intakten Elektrolythaushalt voraus. Bei Störungen des Elektrolythaushaltes wird durch die verminderte Peristaltik der Transport des Stuhls im Darm verzögert. Störungen treten auf bei Behandlung mit Diuretika (☞ Pharma-Info 29.34), bei Dialysepatienten (☞ 29.1.6) und anderen Patienten mit Nierenfunktionsstörungen.

Maßnahmen der Obstipationsprophylaxe

Obstipationsprophylaxe: Maßnahmen, um einer Verstopfung vorzubeugen. Dazu gehören:
▶ Die Gefahr einer Obstipation einzuschätzen
▶ Geeignete vorbeugende Maßnahmen zu planen
▶ Entsprechend zu handeln und den Erfolg auszuwerten.

Methoden der Wahl, die Verdauungstätigkeit zu fördern, sind:
▶ Ausreichend trinken, mindestens 2 l pro Tag beim Erwachsenen, beim Kind je nach Alter entsprechend weniger (☞ Tab. 12.6.7)
▶ Frühzeitig und viel bewegen, sofern keine Kontraindikationen bestehen (Mobilisation ☞ 12.8.5.2)
▶ Ballaststoffreich essen (☞ 12.6.1.1)
▶ Stopfende Nahrungsmittel meiden, etwa Schokolade, Bananen, Weißbrot oder Kuchen
▶ Verdauungsfördernde Nahrungsmittel bevorzugen, z. B. Joghurt, Vollkornprodukte, Salate, Gemüse, Sauerkraut oder Dörrobst
▶ Tagesrhythmus beibehalten, dadurch stellt sich auch der Stuhldrang zur gewohnten Zeit ein *(Darmtraining)*
▶ Darm massieren, um die Peristaltik anzuregen. Bei der Körperpflege oder bei Einreibungen kann die Bauchdecke abwärts in Richtung des Kolon-Verlaufes massiert werden.

Die prophylaktische Gabe von Abführmitteln ist wenig sinnvoll, wenn die Ursache der Obstipation beseitigt werden kann (☞ Pharma-Info 19.7).

Bei bestehender Obstipation erreichen die aufgelisteten Maßnahmen oft nichts mehr. Hier muss der Darm mit einem Klysma oder Einlauf entleert werden (☞ unten).

Darmeinläufe und Klistiere

Mithilfe von **Darmeinläufen** oder **Klistieren** kann eine darmreinigende Stuhlentleerung ausgelöst werden. Dabei werden Spüllösungen *retrograd* in den Darm eingebracht. Je nach Indikation können Darmeinläufe und Klistiere mit anderen Hilfen zur Darmentleerung, z. B. oral oder als Suppositorien zu verabreichenden *Laxantien* (☞ Pharma-Info 19.7), kombiniert werden. Unterschieden werden:
▶ Klistiere
▶ Reinigungseinläufe
▶ Schwenkeinläufe (Heber- oder Schaukeleinlauf)
▶ Darmspülungen
▶ Einläufe bei Enterostoma
▶ Kontrastmitteleinläufe (☞ 14.6.3).

Ob Einlauf oder Klistier, die Pflegenden stellen sicher, dass der Patient, wenn er den Stuhl nicht länger halten kann, eine Toilette erreicht, ggf. begleiten sie ihn oder sorgen dafür, dass Nachtstuhl oder Steckbecken zur Verfügung stehen.

Wirkungsmechanismen

Darmeinläufe und Klistiere wirken über folgende Mechanismen auf Darmschleimhaut und Darmmuskulatur:
▶ **Mechanischer Reiz.** Bereits das Einführen eines Darmrohres stellt einen mechanischen Reiz dar. Die einlaufende Spülflüssigkeit dehnt die Darmwand, so dass die dort befindlichen Dehnungsrezeptoren erregt werden. Folge ist eine verstärkte Peristaltik in Dickdarm und Rektum. Als Richtlinie für die Menge der Spülflüssigkeit gilt:
– Säuglinge bis zu einem Jahr 30–50 ml
– Kleinkinder bis zu 5 Jahren 100–300 ml
– Schulkinder bis zu 15 Jahren 300–500 ml
– Erwachsene 1000–2000 ml
Hierbei ist stets der individuelle Zustand des Patienten zu berücksichtigen
▶ **Thermischer Reiz.** Je kühler die Spülflüssigkeit, desto größer der thermische Reiz. So kann eine Temperatur von 32–35 °C zu einer Hyperperistal-

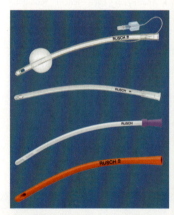

Abb. 12.7.58: Darmrohre in verschiedenen Größen. [V420]

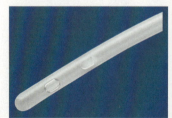

Abb. 12.7.59: Detailaufnahme: Das Ende eines Darmrohrs ist stumpf und geschlossen, die Spülflüssigkeit gelangt über seitliche Öffnungen in den Darm. [V420]

tik führen und damit abführende Wirkung entfalten. Häufig verursacht ein so kühler Einlauf jedoch schmerzhafte Krämpfe. Um diese zu vermeiden, verwenden Pflegende ausschließlich körperwarme Spülflüssigkeiten
▶ **Chemischer/osmotischer Reiz.** In der Regel besteht die Flüssigkeit für Einläufe aus Leitungswasser ohne Zusätze. Gelegentlich werden pro Liter Spülflüssigkeit nach Absprache mit dem Arzt 20 ml Glyzerin oder Glaubersalz beigemischt. Diese Zusätze üben einen chemischen Reiz auf die Darmschleimhaut aus, auf den diese mit verstärkter Sekretion reagiert, oder sie ziehen osmotisch Wasser an. Fertigklistiere enthalten in der Regel Glyzerin, Sorbit oder salinische Zusätze (d. h. Salze).

> **Vorsicht**
> Bei Säuglingen und Kleinkindern wird nur physiologische Spüllösung verwendet, z. B. NaCl 0,9%, um eine Wasserintoxikation zu vermeiden.

Indikationen und Kontraindikationen

Indiziert sind Einläufe und Klistiere bei ausgeprägter Obstipation, vor Dünn- und Dickdarmuntersuchungen oder -operationen sowie zur röntgenologischen Darstellung des Darms (**K**ontrastmittel**e**inlauf, KE). Selten werden sie zum Einbringen von Arzneimitteln, z. B. Resonium A® bei Hyperkaliämie, benötigt. Alle Einläufe werden nur auf Arztanordnung durchgeführt.

Kontraindiziert sind sie bei Perforationen des Darms und akuter Peritonitis, beim mechanischen Ileus, bei Vaginal- und Rektalfisteln, unmittelbar nach Operationen, insbesondere bei postoperativer Darmatonie, sowie in der Frühschwangerschaft oder bei drohender Früh- oder Fehlgeburt.

Klistiere

Klistiere *(Klysmen)* sind Einläufe mit geringen Spüllösungsmengen. *Einmalklysmen* wie Practo-Clyss® oder 1× Klysma salinisch® enthalten 100–300 ml, Miniklistiere wie z. B. *Mikroklist*® nur 5 ml Flüssigkeit.

Ein Miniklistier wird ohne Darmrohr verabreicht. Deshalb ist seine Wirkung auf die Ampulle des Rektums beschränkt. Einmalklysmen können mit und ohne Darmrohr gegeben werden.

Vor Gebrauch der Fertigapplikatoren wird die Schutzkappe abgenommen und das Ansatzrohr (bzw. das Darmrohr) eingefettet bzw. beim Mikroklist® ein Tropfen Flüssigkeit als Gleitmittel herausgedrückt. Nach dem Einführen des Ansatzrohres in den Darm wird das Einmalklysma ausgedrückt und aufgerollt. Beim Entfernen muss die Plastiktube zusammengerollt bzw. die Mikroklist-Tube zusammengedrückt bleiben. Der Patient sollte mit der Stuhlentleerung nach Möglichkeit mindestens 15–20 Min. warten, um die Wirkung zu erhöhen.

Reinigungseinlauf
Vorbereitung des Raumes

▶ Ein Einlauf stellt einen Eingriff in die Intimsphäre des Patienten dar. Für den Patienten ist es schlimm genug, in dieser von ihm als unangenehm empfundenen Situation von Pflegenden umgeben zu sein. Noch schlimmer ist aber die Angst, von Mitpatienten oder unerwartetem Besuch gesehen zu werden. Um die Angst bzw. das Schamgefühl des Patienten nicht zu verstärken, sollte der Eingriff nicht im Patientenzimmer, sondern in einem separaten Raum, z. B. im Bad (mit Liege und Toilette), durchgeführt werden. Muss der Einlauf im Patientenzimmer erfolgen, bitten die Pflegenden die Mitpatienten, den Raum zu verlassen oder stellen, wenn das nicht möglich ist, einen Sichtschutz auf
▶ Da der Raum wegen evtl. Komplikationen nicht abgeschlossen werden darf, sollte ein Schild an der Außentür anzeigen, dass der Raum gerade benutzt wird und eine Störung unerwünscht ist
▶ Der Raum muss so warm sein, dass der teilentkleidete Patient nicht friert.

Vorbereitung der Materialien

▶ Alle Materialien auf einer Ablagefläche bereitstellen:
  – Irrigator (2 l Fassungsvermögen) mit langem, großlumigem Schlauch (1,5 m lang, 24 Ch)
  – Evtl. Aufhängevorrichtung (höhenverstellbarer Infusionsständer)
  – Darmrohr
  – Spüllösung (bei Salzzusatz exakte Dosisbestimmung wegen der osmotischen Wirkung des Salzes)
  – Gleitmittel, z. B. Vaseline
  – 2 Klemmen
  – Nierenschale mit Zellstoff
  – Wasserdichte Unterlage
  – Handschuhe (unsteril), Schutzkittel
  – Abwurfbehälter
  – Ggf. Steckbecken oder Nachtstuhl
▶ Spitze des Darmrohrs einfetten, dabei die Austrittsöffnungen für die Spüllösung nicht verstopfen (☞ Abb. 12.7.59)
▶ Irrigator bei abgeklemmtem Schlauch erst füllen, wenn der Patient richtig gelagert ist, da die Spüllösung sehr schnell abkühlt. Kälte übt einen zusätzlichen Reiz auf die Darmschleimhaut aus und kann zu Bauchschmerzen führen. Alternativ kann der Irrigator vor der Lagerung mit *heißer* Spüllösung gefüllt werden. Dann ist es allerdings notwendig, die Temperatur unmittelbar vor dem Einlauf genau zu überprüfen und ggf. zu korrigieren. Klemme zum Entlüften des Schlauchsystems bis zum Austritt von Spüllösung öffnen, dann wieder schließen.

Durchführung

▶ Patienten flache Linksseitenlage mit leicht angezogenen Knien einnehmen lassen (die Spülflüssigkeit fließt in Linksseitenlage anatomisch bedingt

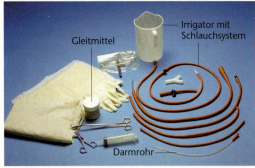

Abb. 12.7.60: Set für einen Reinigungseinlauf. [K183]

- leichter in den Darm), den Kopf mit einem kleinen Nackenkissen unterstützen
- Wasserfeste Schutzunterlage unter das Gesäß legen
- Ggf. Irrigator mit körperwarmer Spülflüssigkeit füllen
- Handschuhe anziehen
- Darmrohr abklemmen (beim Einführen des Darmrohres können bereits Blähungen abgehen oder kann sich Stuhl entleeren)
- Anus inspizieren
- Anus leicht spreizen, vor allem bei Hämorrhoiden, damit das Darmrohr in das Darmlumen gelangt und nicht in den hämorrhoidenbedingten Fältelungen stecken bleibt
- Darmrohr vorsichtig unter drehenden Bewegungen 10–20 cm einführen, Patienten dabei leicht wie zum Stuhlgang pressen lassen (dann erschlafft der Sphinkter). Bei Widerstand Darmrohr zurückziehen und es erneut versuchen
- Darmrohr mit dem Schlauch des Irrigators verbinden
- Patienten auffordern, ruhig ein- und auszuatmen, um Gegenpressen zu vermeiden
- Klemmen öffnen
- Spülflüssigkeit einlaufen lassen. Dabei den Irrigator *langsam* von Patientenniveau um ca. 50 cm anheben. Empfindet der Patient den Druck als zu stark, Irrigator niedriger halten bzw. hängen. Bei Schmerzen oder Kreislaufreaktionen Einlauf abbrechen
- Sollen auch die höheren Darmabschnitte gereinigt werden, sollte sich der Patient nach dem Einlaufen der halben Spüllösung auf die rechte Seite drehen (Darmrohr abklemmen und beim Drehen des Patienten festhalten, anschließend wieder öffnen). Dieses Vorgehen ersetzt den hohen Einlauf in Knie-Ellenbogen-Lage
- Irrigatorsystem und Darmrohr abklemmen, wenn der Patient angibt, das Wasser demnächst nicht mehr halten zu können, oder wenn der Irrigator leer ist. Das Schlauchsystem soll bis zum Schluss mit Spüllösung gefüllt sein, damit keine Luft in den Darm gelangt
- Irrigatorsystem *über der Unterlage* vom Darmrohr trennen (meist tritt trotz des Abklemmens eine geringe Menge Spülflüssigkeit aus dem Darmrohr aus) und auf der Ablagefläche abstellen
- Darmrohr entfernen, dabei die Darmrohrspitze mit Zellstoff umfassen, damit keine Spülflüssigkeit auslaufen kann. Das Darmrohr vorsichtig zusammenlegen, den Handschuh darüber streifen und sofort in den Müll entsorgen
- Patienten auffordern, die Spülflüssigkeit mindestens fünf Minuten zu halten und dabei herumzulaufen, wenn er dies kann bzw. keine Kontraindikationen vorliegen. Bei kleinen Kindern evtl. die Gesäßhälften mit der Hand zusammenhalten und bei Bedarf eine Windel anziehen
- Patienten evtl. bei der Ausscheidung unterstützen (z. B. Gesäß reinigen, wenn er dies nicht selbst kann), Kinder nach erfolgreicher Ausscheidung loben
- Irrigator zur Desinfektion in *Instrumenten*desinfektionsmittel einlegen, danach mit Leitungswasser abspülen und in der Zentralsterilisation aufbereiten lassen
- Restliche Materialien entsorgen
- Abstellflächen und ggf. Liege desinfizieren und reinigen
- Maßnahme dokumentieren.

Schwenkeinlauf

Der **Schwenkeinlauf** *(Heber- oder Schaukeleinlauf)* unterscheidet sich vom Reinigungseinlauf nur darin, dass das Darmrohr nicht sofort entfernt wird, wenn die Spülflüssigkeit eingelaufen ist, sondern dass der Irrigator dann unter Patientenniveau gehalten wird, so dass die Spülflüssigkeit in den Irrigator zurückfließt. Anschließend wird der Irrigator wieder über Patientenniveau gehalten.

Dieser Vorgang wird wiederholt, bis die Flüssigkeit bräunlich getrübt ist oder genügend Darmgase abgegangen sind (erkennbar am „Gurgeln" der Spülflüssigkeit im Irrigator).

Da der Schwenkeinlauf sehr kreislaufbelastend ist, beobachten Pflegende die Vitalzeichen des Patienten sorgfältig und achten auf Äußerungen des Patienten.

Darmspülung

Die **Darmspülung** ähnelt dem Reinigungseinlauf. Sie unterscheidet sich von ihm durch die größere Spülmenge von bis zu 5 l und ein Y-Stück am distalen Ende des Darmrohrs für den Zuflussschlauch (Irrigatorsystem) und einen Abflussschlauch. Der Abflussschlauch mündet in ein Auffanggefäß.

Statt der gesamten Flüssigkeitsmenge lässt die Pflegekraft bei der Darmspülung zunächst nur 100–200 ml, bei guter Verträglichkeit bis zu 400 ml in den Darm einlaufen; der Abflussschlauch muss dabei abgeklemmt sein. Anschließend klemmt die Pflegekraft das Irrigatorsystem ab und öffnet die Klemme am Abflussschlauch, so dass die Spülflüssigkeit in das Auffangsystem abfließen kann. Dieser Vorgang wird wiederholt, bis saubere Flüssigkeit abfließt (☞ Abb. 12.7.61).

Digitale Ausräumung

Die **digitale Ausräumung** (manuelle Entleerung) der Rektumampulle ist nur angezeigt, wenn alle anderen Maßnahmen zur Darmentleerung keine Wirkung zeigen, außerdem bei Patienten mit Querschnittslähmung.

Die digitale Ausräumung ist für den Patienten sehr unangenehm und meist auch sehr schmerzhaft.

Der Patient wird am Bettrand auf der linken Seite gelagert und die Pflegekraft bzw. der Arzt räumt dann mit einem durch Handschuh *und* Fingerling geschützten Finger den Kot, vielfach in Form von sehr harten Kotsteinen, vorsichtig aus. Das Einführen des Fingers ist durch die Verwendung von Gleitmittel (z. B. Vaseline) für den Patienten weniger unangenehm.

Dokumentation

Pflegende dokumentieren den Zeitpunkt und die Art der Maßnahme, den Erfolg sowie die Stuhlbeobachtungen exakt im Patientenbogen.

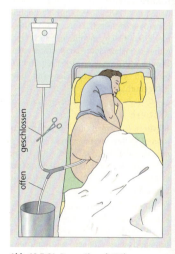

Abb. 12.7.61: Darmspülung. [L190]

Stomatherapie und Stomapflege

Stoma *(griech.: „Mund"):* Operativ geschaffene Öffnung eines Hohlorgans zur Körperoberfläche, insbesondere zur Ableitung von Harn (*Urostoma* ☞ 29.1.4 und 29.1.5), Magen- oder Darminhalt, wenn eine physiologische Entleerung nicht möglich ist oder ein Darmanteil z. B. wegen einer Entzündung oder postoperativ stuhlfrei gehalten werden muss. Umgangssprachlich gleichgesetzt mit einem **Enterostoma** (*Anus praeter [naturalis]*, AP, künstlicher Darmausgang, äußere Darmfistel), also einem operativ angelegten Darmausgang.

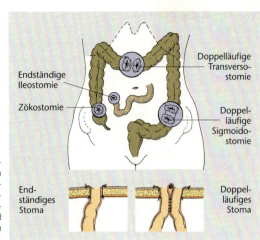

Abb. 12.7.62: Verschiedene Enterostomaarten und ihre typischen Platzierungen in der Bauchdecke. Im unteren Bildteil endständiges und doppelläufiges Stoma im Querschnitt. [A400-190]

Indikationen eines Enterostomas ☞ Tab. 12.7.64

Ziele und Aufgaben der Stomatherapie

Die **Stomatherapie** dient der körperlichen, psychischen und gesellschaftlichen Rehabilitation des Stomaträgers. Angemessene Aufklärung, einfühlsames Verhalten und optimale Stomapflege ermöglichen die Wiedereingliederung des Betroffenen in sein bisheriges Umfeld und leisten dadurch einen unschätzbaren Beitrag zur Verbesserung seiner Lebensqualität. Dadurch, dass das Thema der Ausscheidungen stark tabuisiert ist, besteht die Gefahr, dass sich Freunde, Bekannte, aber auch Angehörige nach einer Enterostomaanlage vom Patienten zurückziehen oder dieser sich aus Angst vor Zurückweisung selbst isoliert. Von großer Bedeutung zur bestmöglichen Unterstützung des Patienten ist daher die gute Zusammenarbeit zwischen dem Betroffenen, dem Hausarzt, dem Operateur bzw. dem Stationsarzt, der Stomatherapeutin und den Pflegenden der Station.

Darüber hinaus umfasst die **Stomaberatung**
▶ Informationen über Funktionsweise des Stomas sowie Veränderungen, z. B. andere Stuhlbeschaffenheit, die damit einhergehen
▶ Informationen über Beratungs- und Behandlungsstellen bei Problemen mit dem Stoma
▶ Die Auswahl einer sicheren und individuellen Versorgung
▶ Informationen über den laufenden Bezug von Stomaversorgungsmitteln.

Die Stomaberatung sollte schon vor der Operation beginnen und während des gesamten Krankenhausaufenthaltes sowie zu Hause fortgesetzt werden.

Situation des Patienten

Ein Stoma bedeutet für den Patienten, zusätzlich zu der Auseinandersetzung mit der zugrunde liegenden Erkrankung, eine schwere psychische Belastung. Die Veränderung des Körperschemas und die Tatsache, nicht mehr kontinent zu sein und seine Ausscheidungen sehen zu müssen, nehmen dem Patienten häufig sein Selbstvertrauen. Hier sind die Pflegenden im besonderen Maße gefordert. Der Patient beobachtet genau, wie sie sich ihm gegenüber verhalten. Besonders bei der Versorgung des Stomas – eine für den Patienten sehr intime Angelegenheit – bedarf es großes Einfühlungsvermögen, Geduld sowie Gesprächsbereitschaft. Durch den ersten positiven Kontakt mit den Pflegenden wird der Patient in die Lage versetzt, sich weiteren Kontakten zu öffnen. Nur die allmähliche Akzeptanz des Stomas und die eigenständige Versorgung ermöglichen dem Patienten, ein normales Leben zu führen, wenn auch unter veränderten Bedingungen. (☐ 7, 8)

Enterostomaarten
Einteilung nach der Lokalisation

Die verschiedenen Enterostomata können nach dem stomabildenden Darmabschnitt eingeteilt werden (☞ Abb. 12.7.62). Das häufigste Enterostoma ist das endständige **Sigmoidostoma**, das nach der Exstirpation des Rektums wegen eines Karzinoms zur (endgültigen) Stuhlableitung angelegt wird.

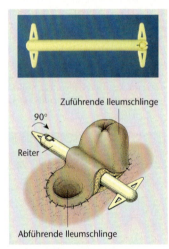

Abb. 12.7.63: Mit einem Reiter, hier aus Kunststoff (☞ oben), wird eine Darmschlinge bei einem doppelläufigen Stoma bis zur Einheilung in die Bauchwand über der Haut fixiert. [K183, A400-190]

Endständiges und doppelläufiges Enterostoma

Allen Stomata gemeinsam ist, dass ein intakter Darmteil eröffnet, durch die Bauchdecke nach außen geleitet und dort mit der Bauchdecke vernäht wird.

Bei einem **endständigen Enterostoma** ist die Darmpassage am Stoma beendet, d. h. der aboral vom Stoma (Richtung Anus) gelegene Darmabschnitt wird entweder vollständig entfernt oder blind verschlossen. Beim endständigen Stoma handelt es sich fast immer um ein *permanentes* Stoma. Nur sehr selten wird ein endständiges Stoma zurückverlegt.

12 Beobachten, Beurteilen und Intervenieren

Das **doppelläufige Enterostoma** dient meist der temporären *(vorübergehenden)* Entlastung, z.B. bei Entzündungen nachgeschalteter Darmabschnitte, oder dem Schutz einer gefährdeten Anastomose. Sind die nachgeschalteten Darmabschnitte wieder belastbar bzw. die Anastomosen verheilt, wird das Enterostoma zurückverlegt. In seltenen Fällen legt der Chirurg ein doppelläufiges Stoma zur Entlastung bei inoperablem Tumorleiden an.

Beim Anlegen eines doppelläufigen Enterostomas zieht der Chirurg eine Darmschlinge vor die Bauchwand und legt einen *Reiter* ein (☞ Abb. 12.7.63), der die Darmschlinge über der Bauchdecke festhält. Dann eröffnet er die Darmvorderwand, stülpt die Schleimhaut um und vernäht sie mit der Haut. Wenn nach ca. 8–10 Tagen die Wunde verheilt und der Darm mit der Bauchdecke verklebt ist, kann der Reiter entfernt werden. Über die *zuführende* oder *proximale Darmschlinge* (auch *oraler Schenkel*) wird der durch die Nahrung entstehende Stuhl ausgeschieden. In der *abführenden* oder *distalen Schlinge* (auch *aboraler Schenkel*) werden auch weiterhin Zellen und Schleim produziert und sowohl über die Stoma-

öffnung als auch über den After ausgeschieden.

Kontinentes Ileostoma

Pouch bei Rektokolektomie mit submuköser Proktektomie ☞ Abb. 19.36
Bei einem Ileostoma entleert sich fast ständig breiig-flüssiger Stuhl. **Kontinente (Ileo-)Stomaformen** ermöglichen diesen Patienten den Verzicht auf Stomabeutel und dadurch eine höhere Lebensqualität. Beim **Kock-Reservoir** beispielsweise werden 40–50 cm des terminalen Ileumabschnittes proximal des Stomas zu einer Tasche umgeformt, die eine schlauchförmige Verbindung zur Hautoberfläche hat. Der Stuhl wird mit einem Katheter durch die Öffnung in der Haut 3- bis 4-mal täglich entleert und das Stoma ansonsten durch eine Kappe verschlossen (☞ Abb. 12.7.67).

Präoperative Pflege

Grundsätze der Pflege bei onkologischer Grunderkrankung ☞ 22.1

Psychische Begleitung

In der **präoperativen** Phase vor Anlage eines Enterostomas wird versucht, durch Gespräche mit dem Patienten ein Vertrau-

ensverhältnis aufzubauen. Dies ermöglicht dem Betroffenen, über seine Trauer um die verloren gegangene „Normalität" und den bisher gewohnten Lebensstil, über seine Ängste, möglicherweise Aggressionen und den eventuellen Verlust seines Selbstwertgefühls zu sprechen. Bei Einverständnis des Patienten ist es sinnvoll, in diese Gespräche auch die Angehörigen einzubeziehen. Gelingt es den Pflegenden, als Vertrauensperson akzeptiert zu werden, ist dies eine wesentliche Voraussetzung für die bestmögliche Unterstützung des Betroffenen auch in der postoperativen Phase.

Arbeitet eine Stomatherapeutin im Hause, machen die Pflegenden sie schon einige Tage vor der Operation mit dem Patienten bekannt. Sie kann ihm ergänzende Informationen zu der geplanten Operation geben und ihm Kontakt zu Selbsthilfegruppen oder zu Betroffenen verschaffen, die gelernt haben, mit ihrer Behinderung ein normales Leben zu führen. (✉ 1)

Die Stomatherapeutin kann dem Patienten außerdem Anschauungsmaterial zur Stomaversorgung mitbringen, so dass es dem Patienten leichter fällt, Fragen zu artikulieren. Falsche Vorstellungen können so oftmals beseitigt werden.

	Ileostoma (Stomaanlage im Dünndarm)	**Zökostoma/Zökalfistel (Stomaanlage im Zökum = Blinddarm)**	**Transversostoma (Stomaanlage im Colon transversum)**	**Sigmoidostoma (Stomaanlage im Colon sigmoideum)**
Indikation	Temporär oder permanent: ▸ Resektion des Dickdarms, z.B. wegen Colitis ulcerosa (☞ 19.6.4), Morbus Crohn (☞ 19.6.4) oder familiärer Polyposis (☞ 19.6.9) ▸ Verschluss distaler Darmabschnitte, z.B. durch Kolontumor ▸ Fehlbildungen, z.B. Darmatresie (angeborener Verschluss des Darms) Temporär: ▸ Dünndarmverletzungen oder Operationen distaler Darmabschnitte (Anastomosenschutz)	Temporär: ▸ Anastomosenschutz ▸ Verletzungen oder Strahlenschäden des Kolon	Temporär oder permanent: ▸ Verschluss distaler Darmabschnitte Temporär: ▸ Anastomosenschutz ▸ Ileus (☞ 19.6.1) ▸ Entzündungen oder Strahlenschäden am Kolon ▸ Divertikulitis (☞ 19.6.7)	Temporär oder permanent: ▸ Stuhlinkontinenz bei neurologischen Erkrankungen ▸ Analatresie und andere angeborene Störungen Temporär: ▸ Resektion von Sigma oder Rektum ▸ Rektale Fisteln Permanent: ▸ Rektumamputation oder inoperables Rektumkarzinom ▸ Strahlenschäden an Sigma oder Rektum
Lokalisation	▸ Im rechten oder linken Mittelbauch	▸ Im rechten Unterbauch	▸ Im rechten oder linken Oberbauch	▸ Im linken Mittel- oder Unterbauch
Anlage	▸ Ca. 2–3 cm über Hautniveau (prominent)	▸ In Hautniveau oder 0,5 cm prominent	▸ 0,5 cm prominent	▸ 0,5 cm prominent
Ausscheidung	▸ Anfangs 1–2 l, später 500–750 ml flüssiger bis dünnbreiiger Stuhl täglich über den ganzen Tag verteilt (Stuhleindickung im Dickdarm fehlt) ▸ Aggressiver Stuhl (mit reichlich Gallensäuren und Verdauungsenzymen)		▸ Dickbreiiger bis geformter Stuhl (Konsistenz je nach verbliebener Kolonlänge) ▸ Stuhlfrequenz 3- bis 4-mal/Tag	▸ Dickbreiiger bis geformter Stuhl ▸ Stuhlfrequenz 1- bis 3-mal/Tag

Tab. 12.7.64: Enterostomaarten mit Lokalisation und Indikation. Transversostoma und Sigmoidostoma können auch als Kolostoma (= Enterostoma im Bereich des Kolons) bezeichnet werden.

Ileostomaanlage [M148]

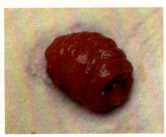

Abb. 12.7.65: Ileostoma einer 34-jährigen Patientin. Das Ileostoma wird deutlich über Hautniveau angelegt.

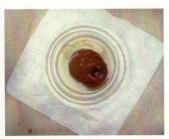

Abb. 12.7.66: Das aggressive Dünndarmsekret bekommt bei sachgerechter Stomaversorgung keinen Hautkontakt.

Stomamarkierung

Neben den üblichen Maßnahmen zur OP-Vorbereitung wird die Haut an der für das Stoma vorgesehenen Stelle mit einem schwarzen, wasserfesten Fettstift gekennzeichnet. In der Regel wird die **Stomamarkierung** vom Operateur oder, in Absprache mit ihm, von der Stomatherapeutin durchgeführt.

> Eine der wichtigsten Voraussetzungen für einen problemarmen und sicheren Umgang mit dem Stoma ist die richtige Markierung, denn eine optimale Stomaplatzierung reduziert spätere Komplikationen. Deshalb wird die vorgesehene Markierung im Liegen, Sitzen *und* Stehen überprüft.

Im **Liegen** ist bei der Stomamarkierung zu beachten:
- Das Stoma muss innerhalb des Rektusmuskels (M. rectus abdominis) platziert werden
- Eine Fläche von 10 × 10 cm muss frei sein von Hautunebenheiten, Naevi und alten Narben
- Das Stoma darf nicht in der Inzisionsnaht der Laparotomie oder in vorbestrahlter Haut liegen
- Das Stoma muss von Knochenvorsprüngen wie Darmbeinstachel und Rippenbogen entfernt liegen.

Im **Sitzen** ist zu beachten:
- Das Stoma darf nicht dort platziert sein, wo im Sitzen Hautfalten entstehen
- Der Stomabeutel darf keinen Druck auf den Genitalbereich oder die Leiste ausüben.

Im **Stehen** ist zu beachten:
- Die Stelle muss für den Patienten einzusehen sein, damit er sich später selbst versorgen kann. Bei Rollstuhlfahrern und bei Patienten mit großem Bauchumfang höher, bei Patientinnen mit großen Brüsten tiefer
- Das Stoma darf nicht auf Höhe des Rock- bzw. Hosenbundes liegen.

> Den Patienten mit Anschauungs- und Übungsmaterial ausprobieren lassen, wie er mit der markierten Stomalage zurechtkommt (z.B. mit Straßenkleidung, Wechsel des Beutels), wenn er sich psychisch dazu in der Lage fühlt.

Postoperative Pflege

Postoperativ werden die Patienten in der Regel intensivmedizinisch überwacht und gepflegt. Die erste Stomaversorgung wird bereits im OP angebracht.

Die erste Versorgung sollte leicht und schnell zu wechseln, der Beutel wegen der Bauchwunde ohne Druck am Körper zu befestigen sein. Daher wird ein einteiliges System oder ein zweiteiliges System mit untergreifbarer Basisplatte/Rastring gewählt. Der besseren Beurteilung des Stomas dienen transparente Beutel. Am Anfang ist die Ausscheidung stets flüssig bis dünnbreiig; deshalb werden *Ausstreifbeutel* (☞ Abb. 12.7.69) verwendet. Beim Anbringen ist darauf zu achten, dass ihre Öffnung seitlich vom Patienten liegt, solange der Patient den Beutel nicht selbstständig leeren kann. Direkt nach der Operation besteht die Ausscheidung aus Zellen und Schleim, mit der ersten „richtigen" Stuhlentleerung ist beim Kolostoma nach 3–7 Tagen zu rechnen, beim Ileostoma mit Beginn des Kostaufbaus (am 3.–4. postoperativen Tag).

Auf den **ersten Versorgungswechsel** bereiten die Pflegenden den Patienten durch ein behutsames Gespräch vor, denn auch bei guter präoperativer Aufklärung benötigt der Patient meist längere Zeit, um sich an den veränderten Körperzustand zu gewöhnen. Sobald der Patient den Anblick seines Stomas ertragen kann, wird er in die Versorgung einbezogen, um zu lernen, diese selbst zu übernehmen. Sollte der Patient dazu nicht in der Lage sein, z.B. aus Altersgründen, werden die zu Hause pflegenden Angehörigen dazu angeleitet oder ein häuslicher Pflegedienst organisiert. Durch wiederholtes Erklären prägen sich dabei die einzelnen Versorgungsschritte besser ein. Ganz wichtig ist es, dass der Patient auch lernt, die für die Stomapflege benötigten Utensilien vorzubereiten sowie von Beginn an auf peinlichste Sauberkeit zu achten, damit sich Hygienefehler, die später zu Problemen führen, erst gar nicht einschleichen. Kinder werden, so weit wie möglich, in die Versorgung einbezogen bzw. übernehmen diese selbst, wenn sie dazu in der Lage sind.

Nach ca. 8–10 Tagen wird *zusammen mit dem Patienten* die endgültige Versorgung ausgesucht und angepasst: bei Ileo- oder Zökostomie mit flüssiger bis dünnbreiiger Ausscheidung Ausstreifbeutel und bei Kolostomien mit dickbreiigem bis festem Stuhlgang geschlossene Beutel. Nicht resorbierbare parastomale Fäden werden am 12.–14. postoperativen Tag gezogen. Das Stoma und die parastomale Umgebung müssen gut beobachtet werden.

> **Beobachtung des Patienten**
> - Allgemeinbefinden: Exsikkose, psychische Verfassung
> - Stuhlgang: Häufigkeit, Menge, Aussehen, Geruch, Konsistenz
> - Parastomale Haut: Durchblutung, Entzündungszeichen, Allergien, Abszesse, Mykosen
> - Stoma: ausreichende Durchblutung, rückläufiges Stomaödem, keine Retraktion unter Hautniveau.

Stomaversorgungsartikel

Beutel

Beim **einteiligen System** sind Hautschutzfläche und Beutel nicht trennbar. Sie werden vor allem bei einem Sigmoidostoma verwendet, bei dem die Konsistenz des Stuhls breiig bis fest ist und sich die Häufigkeit der Ausscheidung im Lauf der Zeit meist auf 1- bis 2-mal pro Tag reduziert. Da nur 1–2 Beutelwechsel notwendig sind, wird die Haut nicht allzu sehr strapaziert.

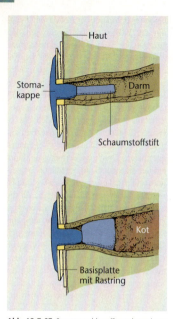

Abb. 12.7.67: Stomaverschluss *(Stomakappe)* zum intermittierenden Abdecken des Stomas. Auf einer Basisplatte wird der Stomaverschluss eingeklinkt. Der Schaumstoffstift dehnt sich im Darmlumen aus und verschließt es dicht. [A400-190]

Beim **zweiteiligen System** können Hautschutzfläche und Beutel getrennt gewechselt werden. Die Platten haben beschichtete Oberflächen oder Rastringe zum Anbringen des Beutels. Die Öffnung kann für das Stoma beim ein- und zweiteiligen System individuell zugeschnitten werden (☞ Abb. 12.7.70).

Die Beutel unterscheiden sich in ihrer Größe, Form und Farbe (transparent, weiß, hautfarben mit Dekor). Es gibt sie wahlweise mit Klebefläche, Hautschutz, Gürtel sowie mit Kohlefilter (Geruchsvermeidung). Man unterscheidet den **Ausstreifbeutel** und den **geschlossenen Beutel**.

Der Ausstreifbeutel besitzt ein verlängertes offenes Ende, das mit einer Klemme verschlossen wird. Durch diese Öffnung kann der Stuhl entleert werden, ohne dass der Beutel gewechselt werden muss. Er wird z. B. postoperativ oder bei einem Ileostoma verwendet, weil die hohen Ausscheidungsmengen bei anderen Systemen zu häufigem Beutelwechsel und damit zu Hautirritationen führen würden.

Der geschlossene Beutel eignet sich bei weniger als drei Stuhlentleerungen täglich, also in der Regel bei einem Trans-

> Die Auswahl der Stomabeutel hängt ab von:
> ▶ Stomaart (Häufigkeit, Konsistenz des Stuhls)
> ▶ Bedürfnissen des Patienten (Alter, Kleidung, Beruf, Hobbys, Geschicklichkeit)
> ▶ Hautempfindlichkeit und -unebenheiten (z. B. Narben).

verso- oder Sigmoidostoma. Die Platte wird ungefähr alle vier Tage gewechselt, der Beutel nach Bedarf.

Hautschutz

Adhäsive Produkte (Platten, Schutzringe, Pasten, Pulver): Sie bestehen aus natürlich vorkommenden oder semisynthetischen Produkten pflanzlicher oder tierischer Herkunft. Gelatine und Zellulose wirken wasserbindend, Pektine zusätzlich granulations-, also heilungsfördernd.

Adhäsive Platten haften auf trockener und nässender Haut, behalten auch bei hoher Feuchtigkeit ihre Form, lassen sich leicht rückstandslos entfernen und haben ein geringes Allergisierungspotential. Sie können je nach Hauttyp und Flüssigkeitsausscheidung 3–5 Tage auf der Haut verbleiben.

Adhäsive Pasten können zum Ausgleich von Hautunebenheiten oder zum zusätzlichen Abdichten eingesetzt werden. Sie

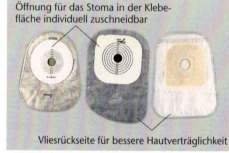

Abb. 12.7.68: Einteilige geschlossene Stomabeutel, undurchsichtig mit Vliesrückseite, zur Versorgung z. B. eines Sigmoidostomas. [M148]

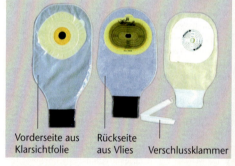

Abb. 12.7.69: Einteilige Ausstreifbeutel zur Versorgung z. B. eines Ileostomas, mit durchsichtiger Folie, die eine postoperative Stomabeobachtung ermöglicht. [M148]

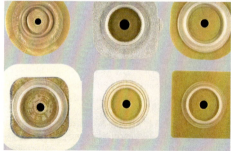

Abb. 12.7.70: Basisplatten verschiedener Hersteller mit Rastring für offene oder geschlossene Stomabeutel. [M148]

Stomabeutel für Kinder

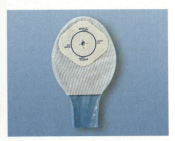

Abb. 12.7.71: Ausstreifbeutel speziell für Säuglinge und Kleinkinder. [U228]

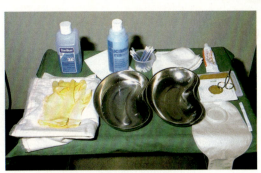

Abb. 12.7.73: Materialien zum Wechseln einer zweiteiligen Stomaversorgung. [K183]

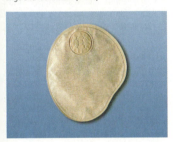

Abb. 12.7.72: Geschlossener Beutel mit Filter. [U228]

enthalten zusätzlich Alkohol als Lösungsmittel und können deshalb beim Auftragen auf die Haut brennen. Wegen des (erhöhten) Risikos von Hautreaktionen sind Pasten für Kinder und Patienten, die bereits Hautreaktionen haben, nicht geeignet. Zu empfehlen sind hier **Modellierstreifen** ohne Alkohol, die wie Knetmasse geformt werden und die gleichen Funktionen erfüllen wie adhäsive Pasten.

Hilfsmittel

Schablone. Standardschablonen dienen zur einmaligen Bestimmung der Stomagröße, zuschneidbare Schablonen vor allem zur Anpassung von Beutel/Platten bei einem unregelmäßigen, nicht runden Stoma (☞ Abb. 12.7.74–12.7.76).

Abdeckpflaster/Stomakappe. Sie können nach Irrigation (☞ unten) oder bei regelmäßiger, zeitlich gut planbarer Darmentleerung zur Abdeckung des Stomas verwendet werden. Sie erlauben größere Bewegungsfreiheit und reduzieren Störungen durch einen Beutel, beispielsweise für sexuelle Aktivitäten (☞ Abb. 12.7.67).

Weitere Hilfsmittel
- Gürtel/Haltegurt für einen sicheren Halt, z. B. bei konvexen Versorgungssystemen

- Klammern zum Verschließen von Ausstreifbeuteln
- Beutelüberzüge, die den Schweiß unter der Plastikfolie des Beutels aufnehmen (unnötig bei Beuteln mit perforierter Folie auf der Rückseite, die eine Schweißverdunstung ermöglichen)
- Lösungen zum Entfernen von Kleberückständen
- Seife (pH-neutral, parfümfrei und nicht rückfettend).

> Materialien zur Stomaversorgung müssen hautfreundlich, geruchsfrei, leicht entfernbar, knisterarm/geräuschfrei, einfach in der Handhabung und problemlos in Sanitätsgeschäften erhältlich sein.

Reinigung, Anpassung und Versorgung des Stomas
Vorbereitung der Materialien
Für die Reinigung des Stomas:
- Lauwarmes Wasser
- Waschlotion (unparfümiert, pH-neutral, nicht rückfettend)
- Bettschutz
- Abwurfsack
- Einmalhandschuhe
- Unsterile 10 × 10 cm-Kompressen
- Evtl. Wattestäbchen, Zellstoff (bei Hautverschmutzung).

Für die Anpassung der Stomaversorgung:
- Schablone zur exakten Bestimmung der Stomagröße und damit des Versorgungssystems
- Stift
- Schere.

Zur Versorgung des Stomas:
- Stomaversorgungsartikel (☞ oben)
- Ggf. elektrischer Rasierer bzw. Einmalrasierer
- Evtl. Hilfsmittel zur Stomaversorgung
- Evtl. Spiegel.

Durchführung
- Patienten informieren, in das Vorgehen einbeziehen und zur selbstständigen Versorgung anleiten
- Patienten bitten, störende Kleidungsstücke auszuziehen (ggf. dabei unterstützen)
- Bettlägerige Patienten in Rückenlage bringen. Bei mobilen Patienten die Versorgung z. B. im Stehen vor einem Spiegel trainieren
- Einmalhandschuhe anziehen, gebrauchten Beutel vorsichtig entfernen, direkt in den Abwurfsack entsorgen
- Die Basisplatte vorsichtig mit einer Hand von der Haut lösen, die andere Hand greift die Haut nach. Basisplatte in den Abwurfsack entsorgen
- Anschließend mit feuchten, unsterilen Kompressen und Waschlotion die Haut säubern. Dabei von der Umgebung zum Stoma hin arbeiten (☞ Abb. 12.7.80), um eine Ausscheidungs- und damit Keimverschleppung auf das umliegende Hautgebiet zu vermeiden. Die Waschlotion gründlich entfernen und die Haut mit einer trockenen Kompresse trocknen. Stomarand ggf. mit einem Wattestäbchen reinigen
- Bei der Reinigung Stoma sorgfältig inspizieren: Ist es gut durchblutet und feucht? Oder geschwollen, trocken und die Umgebung gerötet?
- Haare in der Umgebung des Stomas mit einem Einmalrasierer entfernen (wegen Allergiegefahr keine Enthaarungscremes benutzen). Bei mangelhafter Rasur werden die Haare während des Versorgungswechsels ausgerissen. Dies kann zu einer Follikulitis führen (☞ Tab. 12.7.86). Außerdem halten bei zu starkem Haarwuchs die Versorgungssysteme nicht auf der Haut
- Um Verletzungen zu vermeiden, immer vom Stoma weg rasieren

Versorgung eines frischen Sigmoidostomas [M148]

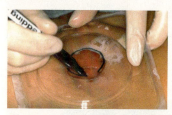

Abb. 12.7.74: Mit der Verpackung der Basisplatte wird eine Schablone von der Größe des Stomas gefertigt.

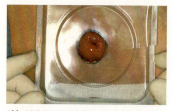

Abb. 12.7.75: Die Schablone wird nach dem Ausschneiden zur Kontrolle nochmals aufgelegt

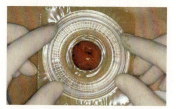

Abb. 12.7.76: Die Basisplatte wird entsprechend der Schablone ausgeschnitten. Sie kann jetzt aufgeklebt werden und umschließt das Stoma genau.

- Haare mit einer feuchten Kompresse abwischen und anschließend Haut trocken tupfen
- Größe des Stomas bestimmen (☞ Abb. 12.7.74 und 12.7.75), auf der Hautschutzfläche einzeichnen und ausschneiden. Dabei kann die Verpackung der Basisplatte als Schablone genutzt werden. Es gibt jedoch auch fertige Vorlagen mit verschieden großen Öffnungen, die als Schablonen dienen bzw. Folien mit eingezeichneten Kreisen, die auf das Stoma gelegt und als Schablone genutzt werden können. Die Versorgung darf das Stoma weder einengen (Gefahr der Nekrosenbildung) noch Haut zwischen Stoma und Stomaversorgung unbedeckt lassen (☞ Abb. 12.7.76). Die Haut ist unbedingt vor der Stuhlausscheidung zu schützen, um Hautirritationen vorzubeugen
- Narben und Hautunebenheiten mit Stomapaste ausgleichen

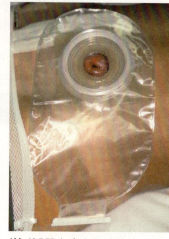

Abb. 12.7.77 (rechts): Ein durchsichtiger Ausstreifbeutel wird mit der Auslassrichtung zur Seite eingerastet.

- Ggf. Hautschutzfläche zwischen den Handflächen oder mittels eines Föhns erwärmen, damit sie weich und anschmiegsam wird
- Luft in den Beutel blasen, um ihn zu entfalten. Evtl. Deodorants zur Geruchsdämmung in den Beutel geben
- Beutelsystem/Platte von unten nach oben faltenfrei anlegen und anstreichen. Bei bettlägerigen Patienten Beutel seitwärts anbringen, bei mobilen Patienten zur Leiste hin (☞ Abb. 12.7.83)
- Patienten anschließend bei der bequemen Lagerung unterstützen
- Zum Abschluss die Materialien aufräumen bzw. entsorgen. Den Abwurfsack verknoten und direkt in den Restmüll geben, nicht in den Abfalleimer des Patientenzimmers
- Maßnahme, Beobachtungen sowie Beurteilung der Selbstständigkeit des Patienten dokumentieren.

Versorgung des Ausstreifbeutels

- Einmalhandschuhe anziehen
- Verschlussklammer am Ausstreifbeutel öffnen und den Stuhl in eine Nierenschale oder ins Steckbecken abfließen lassen
- Beutel ausstreifen (Toilettenpapier, Kompressen oder Zellstoff verwenden)
- Beutelöffnung reinigen
- Beutel mit Klammer verschließen.

Vorsicht

Grundsätzlich sollte bei der Reinigung eines Stomas auf folgende Dinge verzichtet werden:
- Öle, Salben, Cremes und Hautlotionen sind aufgrund ihrer rückfettenden Wirkung nicht geeignet, da die Beutelsysteme dann nicht haften
- Wundbenzin trocknet die Haut aus, und die Beutelsysteme haften dann zu stark, was zu Hautirritationen führen kann
- Pflasterentferner, Reinigungslotionen etc. können Allergien auslösen
- Schwämme und Waschlappen sind Brutstätten für Bakterien und werden daher nicht verwendet.

Irrigation des Kolons

Unter **Irrigation** versteht man im medizinischen Sprachgebrauch die Spülung des Dickdarmes. Sie ist nur bei Patienten mit einer endständigen Sigmoidostomie möglich, bei der der größte Teil des Dickdarmes erhalten ist. Durch das retrograde Einbringen von maximal 1,5 l körperwarmen Wassers in den Darm wird eine Massenperistaltik und somit eine komplette Darmentleerung provoziert. Die Irrigation sollte immer zur gleichen Tageszeit durchgeführt werden. Ziel ist eine ausscheidungsfreie Phase von 24–48 Std. sowie das Fernhalten von Darmgasen für 12–24 Std. Eine Irrigation darf nur nach Arztanordnung mit den im Handel befindlichen Irrigationssets (☞ Abb. 12.7.84) durchgeführt werden.

Das Anleiten des Patienten erfolgt durch eine Stomatherapeutin. Mit der Irrigation kann begonnen werden, sobald das Stoma eingeheilt ist und der Patient sich dazu körperlich in der Lage fühlt. Auf jeden Fall aber muss der Patient auch einen „normalen" Versorgungswechsel mit Beuteln erlernen und sicher durchführen können, damit er in Situationen, in denen eine Irrigation nicht möglich ist, z. B. bei Durchfällen, zurechtkommt.

Die Irrigation sollte nicht bei Stomakomplikationen (☞ Tab. 12.7.86), Diarrhö, entzündlichen Darmerkrankungen, während und unmittelbar nach Bestrahlung und bei Allgemeinerkrankungen wie Herzinsuffizienz, Hypotonie oder Niereninsuffizienz durchgeführt werden.

Vorbereitung

- Patienten über Sinn, Methode, Materialien, Ablauf und Verhaltensmaßnahmen informieren

12.7 Ausscheidung

Zweiteilige Stomaversorgung bei einem Kolostoma [K183]

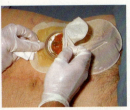

Abb. 12.7.78 (links): Den gefüllten Stomabeutel von der Basisplatte lösen und entsorgen.

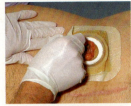

Abb. 12.7.79 (rechts): Basisplatte von der Haut abziehen.

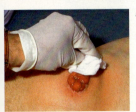

Abb. 12.7.80 (links): Haut mit Seife reinigen und sorgfältig trocknen.

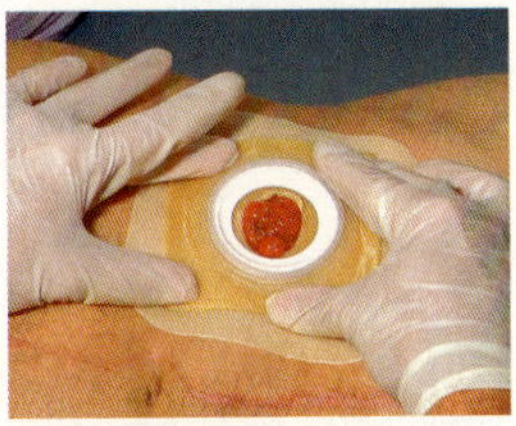

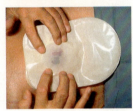

Abb. 12.7.81 (rechts): Die neue Basisplatte anbringen …

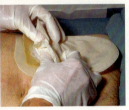

Abb. 12.7.82 (links): … und den frischen Beutel einrasten lassen.

Abb. 12.7.83 (rechts): Sobald der Patient dazu in der Lage ist, kann er unter Anleitung den Beutelwechsel selbstständig durchführen

- Mit dem Patienten den Zeitpunkt für die Irrigation festlegen (fragen, zu welchem Zeitpunkt bisher die Stuhlentleerung des Patienten stattgefunden hat)
- Kann der Patient die Irrigation noch nicht selbstständig durchführen, Raum mit Toilette wählen, der genügend Platz für zwei Personen und die benötigten Materialien bietet, z.B. das Badezimmer mit Toilette oder das Stationsbad mit Nachtstuhl
- Genug Zeit einplanen und für Ruhe sorgen, da Hektik zu Verkrampfungen der Bauchmuskulatur führt
- Alle benötigten Materialien (☞ Abb. 12.7.84) bereitstellen:
  - Irrigationsset: geeignetes Wasserbehältnis mit Aufhängevorrichtung, Ableitungsschlauch mit Rollenklemme, Irrigationsbeutel, Klemme, Gürtel, evtl. Reinigungsbürste, Konus
  - Höhenverstellbarer Infusionsständer
  - Gleitmittel, z.B. Vaseline
  - Nierenschale mit Zellstoff
  - Ggf. Einmalhandschuhe, Fingerling
  - Ggf. Nachtstuhl
  - Stomakappe/Abdeckpflaster
  - Abwurf.

Durchführung

- Wasserbehältnis (mit Graduierung und Temperaturanzeige) bei geschlossener Rollenklemme mit 1,5 l (15–18 ml/kg Körpergewicht) körperwarmem Wasser füllen und am Infusionsständer befestigen (ca. in Kopfhöhe des Patienten). Schlauchsystem entlüften
- Patienten in entspannter Haltung auf die Toilette oder den Nachtstuhl setzen lassen. Die Irrigation ist auch im Stehen möglich
- Handschuhe anziehen, Stomaversorgung entfernen und in den Müll entsorgen, Stoma reinigen, Handschuhe entsorgen
- Oben und unten zu öffnenden Irrigationsbeutel mit Gürtel am Stoma befestigen, geöffneten Beutelauslass in die Toilette hängen
- Vor der ersten Irrigation: An einer Hand Handschuh anziehen, zusätzlich über den Mittel- oder Zeigefinger einen Fingerling streifen und mit Vaseline einfetten. Dann die Hand über die obere Beutelöffnung einführen und den Darm austasten, um den Darmverlauf kennen zu lernen, anschließend Fingerling und Handschuh entsorgen.

Führt der Patient die Irrigation zum ersten Mal selbstständig durch, sollte er dies ebenfalls tun

- Eingefetteten Irrigationskonus durch die obere Beutelöffnung in das Stoma einführen, bis er dicht mit der Schleimhaut abschließt (er darf auf keinen Fall im Darm verschwinden) und mit dem Schlauchsystem verbinden
- Zum Anspülen 100–200 ml Wasser einfließen lassen, Konus entfernen und in eine Nierenschale ablegen. Fließt diese Wassermenge ohne Schwierigkeiten ein, so ist bei folgenden Irrigationen möglicherweise kein Anspülen nötig. Anschließend die erste Entleerung der Stuhlmenge abwarten, die sich vor dem Stoma angesammelt hat und Konus wieder einführen
- Restmenge (bzw. Gesamtflüssigkeitsmenge bei fehlender Anspülphase) über ca. zehn Minuten in den Darm einlaufen lassen. Dabei mit der einen Hand die Einlaufgeschwindigkeit durch die Rollenklemme regulieren, mit der anderen Hand den Konus festhalten
- Ist die Spülflüssigkeit eingelaufen, Rollenklemme des Schlauchsystems schließen und Konus für weitere 2–3 Min. in dem Stoma belassen, damit die Flüssigkeit nicht sofort ausgeschieden wird
- Konus entfernen (ihn dabei mit Zellstoff umfassen), den zuvor angezogenen Handschuh überstreifen und den Konus in den Müll entsorgen bzw. ihn in der Nierenschale ablegen und später desinfizieren und reinigen, wenn er nochmals benutzt werden soll
- Irrigationsbeutel oben schließen
- Hauptentleerung des Darms abwarten (Dauer ca. 30–45 Min.)
- Untere Irrigationsbeutelöffnung mit Zellstoff und ggf. Reinigungsbürstchen säubern und mit einer Klemme verschließen
- Hat sich der Darm *vollständig* geleert (Erfahrungswert ca. $^{1}/_{2}$–1 Std.), Irrigationsbeutel mit Handschuhen abnehmen, Stoma säubern und mit Abdeckpflaster oder Stomakappe verschließen
- Wasserbehältnis mit Schlauchsystem aufbereiten oder in den Müll entsorgen
- Restliche Materialien entsorgen, Abstellflächen desinfizieren und reinigen, Verlauf der Maßnahme dokumentieren.

Komplikationen der Irrigation

Mögliche Komplikationen bei einer Irrigation, deren Ursachen und entspre-

487

12 Beobachten, Beurteilen und Intervenieren

Problem	Symptome	Ursachen (Bsp.)	Mögliche Maßnahmen
Blähungen Geräusche bei Blähungen	Aufgetriebenes Abdomen, evtl. Bauchschmerzen	‣ Blähende Nahrungsmittel	‣ Beutel mit Kohlefilter ‣ Bei zweiteiligem System: Beutel wechseln oder abnehmen, Luft entleeren, Beutel erneut anbringen ‣ Ernährungsumstellung, Vermeiden blähender Nahrungsmittel ‣ 1–2 Tabletten Süßstoff zur Geruchsdämmung in den Stomabeutel geben
Hautirritation	Gerötete Haut, nässende Hautablösung	‣ Falsche Größe des Versorgungssystems ‣ Mangelnde Hautpflege ‣ Dauernder Kontakt des Plastikbeutels mit der Haut	‣ Beseitigung der Ursache ‣ Sorgfältige Hautpflege und exaktes Anpassen des Versorgungssystems ‣ Verwendung eines zweiteiligen Systems oder eines Stoffüberzugs für den Beutel
Allergie	Rötung, Knötchen, Bläschen, Jucken, Brennen	‣ Überempfindlichkeit gegen Versorgungs- oder Pflegeartikel	‣ Umstellung der Versorgung; vor Produktwechsel Allergietest am Oberarm durchführen
Follikulitis (Haarbalgentzündung)	Punktförmige Pusteln	‣ Mechanische Reizung der Haarbälge nachgewachsener Haare im Stomabereich, kleine Wunde, Infektion	‣ Verwendung einer Hautschutzplatte bis zum Abheilen der Follikulitis ‣ Regelmäßige Entfernung der Haare durch Rasur
Pilzinfektion	Punktförmige rote Papeln, die sich ausbreiten	‣ Hautentzündung ‣ Ständige Feuchtigkeit/Schwitzen ‣ Antibiotikatherapie, Diabetes	‣ Beseitigung der Ursache ‣ Verwendung eines Antimykotikums nach Arztanordnung; als Spray oder Tinktur, keine Salben oder Cremes
Stomanekrose	Dunkelrote bis grauschwarze Stomaschleimhaut	‣ Mangelhafte Durchblutung (Op-bedingt) ‣ Zu enge, starre Stomaversorgung	‣ Exaktes Anpassen des Versorgungssystems ‣ Oberflächliche Schleimhautnekrose: Beobachtung ‣ Tiefe Schleimhautnekrose: Operation, ggf. Neu-anlage des Stomas
Stomaretraktion	Zurückziehen des Darms unter Hautniveau	‣ Operationsbedingt, gestörter Heilungsverlauf ‣ Zu frühes Entfernen des Reiters ‣ Stomanekrose oder -abszess ‣ Parastomale Hautmazeration	‣ Peritonitisgefahr! Deshalb evtl. Neuanlage des Stomas ‣ Wenn Stoma schon eingeheilt ist (ca. 10. Tag postop.), Versorgung mit konvexem System
Stomablutung	(Postop.) größere Blutungen, kleinere Blutungen	‣ Fehlender Verschluss kleinerer Blutgefäße ‣ Traumatisch ‣ Rezidiv der Grunderkrankung	‣ Lokale Blutstillung, evtl. Nachoperation ‣ Behutsame Reinigung ‣ Nachuntersuchung ‣ Beobachtung
Stomastenose	Verengung des Stomas, bleistiftförmige Stühle	‣ Folge von Komplikationen ‣ Hautmazerationen, besonders, wenn Stoma im Hautniveau liegt ‣ Erhebliche Gewichtszunahme	‣ Chirurgische Stomakorrektur
Stomaprolaps	Vorfall des Darms	‣ Unzureichende operative Fixation ‣ Hoher intraabdomineller Druck	‣ Reposition des Darms ‣ Anbringen einer Prolapskappe ‣ Relaparotomie mit erneuter Stomafixation
Parastomale Hernie	Vorwölbung der parastomalen Bauchdecke; tastbare Bruchpforte	‣ Chirurgisch: z. B. Stomaanlage in die Laparotomienarbe, zu große Durchtrittspforte ‣ Hoher intraabdomineller Druck	‣ Verpflanzung des Stomas an eine andere Stelle und primärer Verschluss der Hernie ‣ Anpassung eines Mieders mit einer Aussparung für die Stomaversorgung
Schleimhautveränderungen	Warzenähnliche Veränderungen, leicht blutend	‣ Pseudopolypen ‣ Rezidiv der Grunderkrankung	‣ Bei Pseudopolypen Kontrolle ‣ Bei Rezidiven Nachresektion mit Nachbehandlung
Stomablockade (bei Ileostoma)	Keine Ausscheidung, krampfartige Schmerzen, Blähbauch	‣ Diätfehler bei Ileostomieträgern ‣ Verlegung der Stomaöffnung durch unverdauliche Speisen, z. B. Pilze, Nüsse, Spargel ‣ Inkarzerierte Hernie ‣ Massive Stomastenose	‣ Freispülen der Stomablockade mit isotoner Kochsalzlösung durch den Arzt (Perforationsgefahr), bei ausbleibendem Erfolg Operation ‣ Aufklärung von Ileostomieträgern über geeignete Ernährung und Verhalten
Parastomaler Abszess	Rötung, Schmerz, Fieber	‣ Perioperative Infektion ‣ Mangelnde Stomahygiene	‣ Inzision, evtl. Stomaverlegung
Diarrhö	Dünnflüssige Stühle, u. U. Entgleisung des Wasser- und Elektrolythaushaltes	‣ Ernährungsfehler ‣ Weitere Ursachen wie bei Gesunden, z. B. Infektion ‣ Antibiotikatherapie	‣ Zweiteiliges System mit Ausstreifbeutel ‣ Flüssigkeits- und Elektrolytersatz ‣ Verzehr stopfender Nahrungsmittel

Tab. 12.7.86: Versorgungsprobleme und Komplikationen von Enterostomata, ihre häufigsten Ursachen und mögliche Therapiemaßnahmen.

12.7 Ausscheidung

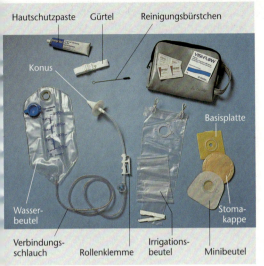

Abb. 12.7.84: Materialien zur Irrigation. [U228]

(Labels: Hautschutzpaste, Gürtel, Reinigungsbürstchen, Konus, Basisplatte, Wasserbeutel, Stomakappe, Verbindungsschlauch, Rollenklemme, Irrigationsbeutel, Minibeutel)

▶ **Kohlefilter.** Kohlefilter (☞ Abb. 12.7.72) absorbieren Geruchsstoffe, z. B. beim Ablassen von Darmgasen. Durch Feuchtigkeit werden sie inaktiviert, so dass sie nach Eindringen von Flüssigkeit, spätestens aber alle zwölf Stunden gewechselt werden müssen. Es ist sinnvoll, immer Ersatzfilter vorrätig zu haben, um sie bei Bedarf einsetzen zu können. Als Nässeschutz bieten die Hersteller Wasser abweisende Klebefolien an, die über den Filter geklebt werden können.
▶ Deodorants, die direkt in den Beutel gegeben oder äußerlich angewendet werden
▶ Der Beutel sollte möglichst rasch nach dem Stuhlgang entleert werden
▶ Ggf. erfolgt bei übel riechenden Stühlen eine Ernährungsberatung, weil die Ernährung die Geruchsbildung beeinflusst.

chende (Erst-)Maßnahmen zeigt Tabelle 12.7.85.

Es kann vorkommen, dass nach der Irrigation nur wenig Wasser wieder über das Stoma ausgeschieden wird. In diesem Fall wird das Wasser über die Darmwand resorbiert und über die Nieren ausgeschieden. Nur für den herz- und nierengesunden Patienten ist dies in der Regel gefahrlos. Daher ist eine sorgfältige Auswahl der Patienten für eine Irrigation unabdingbar.

Stomakomplikationen

Nach der Anlage von Enterostomata können akute und chronische Störungen und Komplikationenen auftreten (☞ Tab. 12.7.86).

Vermeidung unangenehmer Gerüche

Viele Stomaträger haben Angst, nach Stuhlgang zu riechen, obwohl Stomabeutel absolut geruchsdicht sind. Zusätzlich gibt es verschiedene Möglichkeiten zu verhindern, dass schlechte Gerüche überhaupt entstehen:

Patientenberatung

Der Patient wird u. a. zu folgenden Punkten im multiprofessionellen Team von Stomaberater, Pflegenden, Arzt und Sozialdienst beraten:
▶ Versorgung des Stomas einschließlich Hautpflege
▶ Angepasste Ernährung
▶ Sportliche Aktivitäten
▶ Fragen der Sexualität
▶ Berufliche Rehabilitation, z. B. darf der Patient nicht mehr als 10 kg heben, um Stomakomplikationen zu vermeiden
▶ Weitere soziale Fragen wie Beantragung eines Schwerbehindertenausweises, einer AHB oder einer Kur (bei Krebspatienten)
▶ Wirkung von Arzneimitteln; bei einem Ileostoma werden dünndarmlösliche Arzneimittel, etwa die „Pille", aufgrund der veränderten Verdauungsverhältnisse möglicherweise mangelhaft oder gar nicht aufgenommen.

Um die Qualität der Stomaversorgung auch nach der Entlassung sicherzustellen, erhält der Patient einen Pflege-/Stomabericht für den Hausarzt bzw. Pflegedienst.

Viele praktische Fragen stellen sich dem Stomaträger jedoch erst zu Hause. Deshalb wird er vor oder spätestens bei seiner Entlassung mit ausreichendem Informationsmaterial versorgt:

Komplikation	Ursache	Pflegemaßnahme
Krämpfe	▶ Zu kaltes Wasser ▶ Zu starker Wasserdruck	▶ Durchflussregler schließen ▶ Patienten zum ruhigen und tiefen Atmen anhalten ▶ Behälter tiefer hängen ▶ Körperwarmes Wasser verwenden
Darmverletzung (Leitsymptom: plötzliche massive Schmerzen)	▶ Normales, vorn „spitzes" Darmrohr, das sich durch die Darmwand bohrt	▶ Sofort Arzt benachrichtigen ▶ Prophylaxe: Nur spezielles Darmrohr mit Konus verwenden
Zu geringer Rückfluss von Spülflüssigkeit	▶ Spülzeit nicht synchron mit Entleerungszeit des Darms ▶ Geänderte Ernährungsgewohnheiten	▶ Urinausscheidung überprüfen, da die Flüssigkeit über den Darm resorbiert und dann über die Nieren ausgeschieden wird ▶ Spülzeitpunkt und Ernährung überprüfen
Probleme beim Wassereinfluss	▶ Falsche Richtung des Konus ▶ Anspannen der Bauchdecke	▶ Konuslage überprüfen ▶ Patienten entspannte Haltung einnehmen lassen
Rückfluss von Stuhl ins Schlauchsystem	▶ Wassermenge kann sich nicht so schnell im Darm verteilen	▶ Wasser langsamer einlaufen lassen ▶ Evtl. Spülung kurz unterbrechen

Tab. 12.7.85: Mögliche Probleme und Komplikationen bei einer Irrigation.

- Anschrift oder Telefonnummer einer Klinik, Pflegenden (Stomatherapeutin) oder eines Arztes, an die er sich bei Problemen wenden kann, ggf. (weitere) Anschriften von ambulant tätigen Stomatherapeuten; Kontaktadresse der ILCO (✉ 2)
- Bezugsquellen für die Pflegemittel, Beschreibung der individuellen Versorgung und Broschüren über das Versorgungssystem.

Wirkung	Nahrungsmittel
Abführend	Spirituosen, Bier, Obst und Milch (roh), Kaffee, stark gewürzte und fette Speisen, Sauerkraut
Stopfend	Schokolade, Rotwein, Weißbrot, Kartoffeln, Teigwaren
Geruchshemmend	Spinat, grüner Salat, Petersilie, Joghurt
Geruchserzeugend	Fleisch, Fisch, Zwiebeln, Knoblauch, Käse
Blähend	Bier, Zwiebeln, Kohl, frisches Brot, kohlensäurehaltige Getränke
Blähungshemmend	Preiselbeeren, Joghurt

Tab. 12.7.87: Häufige Wirkungen bestimmter Nahrungsmittel auf die Stuhlbeschaffenheit bei Stomaträgern.

Ernährung

Wie beim Gesunden sollte auch die **Ernährung** des Stomapatienten insgesamt ausgewogen sein. Eine spezielle Diät ist nicht notwendig.

Empfehlenswert ist aber, dass der Patient über einen bestimmten Zeitraum, meist reichen zwei Wochen, ein Ernährungsprotokoll führt, um seine individuellen Reaktionen auf Nahrungsmittel festzuhalten. So kann er herausfinden, welche Nahrungsmittel bei ihm z. B. zu Blähungen oder Verstopfung führen, und im weiteren Verlauf auf diese Nahrungsmittel verzichten.

Sollte der Patient in der ersten Zeit nach der Operation ein Nahrungsmittel nicht vertragen, empfiehlt es sich, dieses Nahrungsmittel zu einem späteren Zeitpunkt nochmals auszutesten. Bei der Ileostomie sind Nahrungsmittel, die zu einer Stomablockade führen (☞ Tab. 12.7.87), zu vermeiden. Außerdem sollten die Betroffenen ballaststoffreiche Nahrung prinzipiell gut kauen oder zerkleinern.

12.7.3 Erbrechen

Übelkeit und Erbrechen 19.2.1

12.7.3.1 Physiologische Grundlagen

Erbrechen *(Emesis, Vomitus):* Schutzreflex, der Magen- und Darminhalt entgegen der normalen Peristaltik entleert.

Erbrechen ist keine Krankheit, sondern ein Symptom und zählt zu den *Hauptbeschwerden* bei Magen-Darm-Erkrankungen (☞ 19.2.1). Gerade bei (Klein-)Kindern tritt das Erbrechen relativ häufig auf. Es wird vom „Spucken" unterschieden, bei dem der Säugling kleinere Nahrungsmengen, z. B. durch Aufstoßen oder einen gastroösophagealen Reflux (☞ 19.4.1), aus dem Mund laufen lässt. Der Brechvorgang wird (☞ Abb. 12.7.88) vom *Brechzentrum* des Gehirns in der *Medulla oblongata* (verlängertes Rückenmark) ausgelöst. Man unterscheidet das zerebrale und das reflektorische Erbrechen.

Zerebrales Erbrechen entsteht durch direkte Reizung des Brechzentrums bei:
- Erkrankungen des Gehirns, z. B. Hirntumoren, Hirnhautentzündung *(Meningitis)*, Migräne, Gehirnerschütterung
- Zentral toxisch wirkenden Substanzen, z. B. Arzneimittel (Digitalis, Narkotika, Zytostatika) oder Alkohol.

Reflektorisches Erbrechen entsteht durch indirekte Reizung des Brechzentrums über das vegetative Nervensystem bei:
- Erkrankungen des Magen-Darm-Traktes, z. B. Magenschleimhautentzündung *(Gastritis)*, Verengung des Magenausgangs *(Pylorusstenose)*, Gallensteinleiden
- Überdehnung des Magens durch übermäßiges Essen
- Reizung der Rachenschleimhaut, z. B. beim Einführen einer Sonde oder durch willkürliches Reizen (z. B. mit dem Finger) am Zäpfchen im hinteren Rachenraum
- Drehschwindel oder Reizung des Gleichgewichtsorgans (Reisekrankheit)
- Starken psychischen Eindrücken, z. B. ekelhafte Gerüche, Schreck, Schock, große Angst
- Nahrungsmittelunverträglichkeiten, z. B. Allergien.

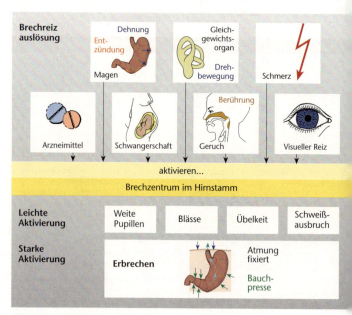

Abb. 12.7.88: Pathophysiologische Steuerung des Erbrechens.

Kinder reagieren bei vielen Erkrankungen mit Erbrechen, mitunter z. B. auch bei einer Mittelohrentzündung (Otitis media ☞ 32.4.2).

Vorgang des Erbrechens

Die Reizung des Brechzentrums zeigt sich zunächst durch Übelkeit, Blässe, Schweißausbruch, vermehrten Speichelfluss und Bradykardie. Dann ziehen sich Bauchmuskulatur und Zwerchfell unwillkürlich zusammen. Die oberen Magenanteile und der Ösophagussphinkter erschlaffen, so dass sich der Mageninhalt durch den Mund entleert.

Vorsicht
Anhaltendes Erbrechen führt zu Flüssigkeits- und Elektrolytverlusten. Während bei Kindern eine Dehydratation (☞ 12.6.5.9, 29.10.2) die Hauptgefahr darstellt, drohen bei älteren Menschen vor allem Herzrhythmusstörungen (☞ 16.7), die schlimmstenfalls zum Herzstillstand führen können.

12.7.3.2 Beobachtungskriterien, Datenerhebung und Dokumentation

Beobachtungskriterien
Zur Beurteilung der Ursache des Erbrechens achten Pflegende auf die Umstände des Erbrechens und beobachten das Erbrochene.

Beobachtung der Umstände
Zur **Beobachtung der Umstände** zählen *Zeitpunkt*, *Häufigkeit* und *Begleitsymptome*:
- *Nüchternerbrechen* tritt vor allem in der Schwangerschaft (☞ 30.13.1, 30.15.4) oder bei chronischem Alkoholabusus auf
- Erbrechen *nach jeder Nahrungsaufnahme* ist z. B. bei einer akuten Gastritis zu beobachten
- Erbrechen nur nach Einnahme von *Arzneimitteln* oder *Nahrungsmitteln* spricht für eine Unverträglichkeit
- Erbrechen nach *Zytostatikatherapie* oder *Strahlentherapie* ist unabhängig von der Nahrungsaufnahme und therapeutisch schwer zu beeinflussen (☞ 22.4.1, 22.4.2)
- Gehäuftes schwallartiges Erbrechen „im hohen Bogen" nach der Nahrungsaufnahme im Säuglingsalter ist oft ein Hinweis auf eine hypertrophe Pylorusstenose (☞ 19.5.1)
- Erbrechen kann auch bei starken, *krampfartigen Schmerzen (Koliken)* auftreten, zum Beispiel bei einer akuten Pankreatitis (☞ 20.6.1) oder einer Nierenkolik (☞ 29.5.12)
- Reflektorischem Erbrechen geht in der Regel eine Übelkeit voraus, zentrales Erbrechen hingegen kommt plötzlich und schwallartig
- Bei zusätzlichem Durchfall liegt meist eine Darminfektion vor
- Erbrechen nach einem Sturz oder Unfall kann auf Schädel-Hirn-Trauma hinweisen (☞ 33.14.1).

Beobachtung des Erbrochenen
Farbe, Geruch und **Beschaffenheit** des Erbrochenen sowie **Beimengungen** können auf das zugrunde liegende Krankheitsbild hinweisen:
- *Unverdaute Nahrungsreste* bei Aussackungen der Speiseröhre (Divertikel ☞ 19.4.4), Verengung des Mageneingangs, nach Verzehr verdorbener Nahrungsmittel oder zu hastigem Essen
- *Angedaute, säuerlich riechende Nahrungsmittel* bei Störungen der Magenentleerung, etwa bei Tumoren (☞ 19.5.4)
- *Schleimbeimengungen* bei Gastritis (☞ 19.5.2)
- *Grünlich gallige Verfärbung* bei Abflusshindernissen unterhalb der Mündung des Gallenganges in das Duodenum, bei nüchternem Magen oder lang anhaltendem Erbrechen mit leerem Magen
- *Frisches, hellrotes Blut* bei einer Blutung aus den oberen Abschnitten des Magen-Darm-Traktes *(obere Gastrointestinalblutung)*, z. B. bei Ösophagusvarizenblutung
- *Braun-schwarze Färbung (Kaffeesatzerbrechen)* bei Beimengungen von geronnenem Blut, z. B. bei Ulkus-Blutung oder Magenkarzinom *(Hämatemesis ☞ 19.2.4)*
- *Koterbrechen (Miserere)* bei Ileus (☞ 19.6.1).

Datenerhebung und Dokumentation
Zur **Datenerhebung** beobachten Pflegende exakt den Vorgang des Erbrechens und das Erbrochene nach den oben genannten Kriterien. Zur weiteren Diagnostik gibt es unterschiedliche Untersuchungen.

Pflegende **dokumentieren** Uhrzeit und Häufigkeit des Erbrechens sowie Menge, Art, Aussehen und Geruch des Erbrochenen. Bei strenger Flüssigkeitsbilanzierung (☞ 12.7.1.2) wird die Menge des Erbrochenen mitberechnet. Dazu wiegen Pflegende die Nierenschale mit dem Erbrochenen und ziehen das Gewicht der leeren Nierenschale ab.

12.7.3.3 Pflegerische Interventionen

Menschen, die erbrechen, fühlen sich in diesem Moment elend. Daher achten Pflegende darauf, dass Patienten nicht alleine sind und unterstützen sie während des Erbrechens:
- Den Patienten aufrecht sitzen lassen, um eine Aspiration (☞ 12.6.5.7) zu vermeiden; ist dies nicht möglich oder ist der Patient bewusstlos, ihn auf die Seite lagern
- Gegebenenfalls beengende Kleidungsstücke sowie Zahnprothesen entfernen
- Nierenschale und Zellstoff reichen, Bett und Kleidung abdecken
- Ruhig durchatmen lassen, evtl. Fenster öffnen
- Kopf des Patienten halten, mit der flachen Hand leicht auf evtl. vorhandene Operationswunden drücken, um die Schmerzen zu lindern
- Erbrochenes nach Möglichkeit in einer Nierenschale auffangen, bei Auffälligkeiten aufheben und dem Arzt zeigen
- Erbrochenes möglichst schnell aus dem Zimmer entfernen
- Nach dem Erbrechen Mundpflege (☞ 12.5.2.4) anbieten, um den unangenehmen Geschmack zu beseitigen, z. B. Mund gründlich ausspülen und ggf. Zähne putzen (lassen), da Magensäure die Zähne angreift
- Gesicht (kühl) abwaschen

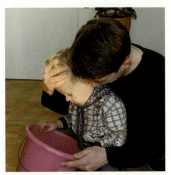

Abb. 12.7.89: Es ist wichtig, Menschen, die erbrechen, nicht alleine zu lassen und sie entsprechend ihrer Situation zu unterstützen. [0402]

12 Beobachten, Beurteilen und Intervenieren

- Beschmutzte Kleidung und Bettwäsche wechseln
- Patienten bis zur Rücksprache mit dem Arzt nüchtern lassen, jedoch Vorsicht

bei Diabetikern (Gefahr der Unterzuckerung).

Nach dem Erbrechen beobachten die Pflegenden den Patienten auf Anzeichen

eines erneuten Erbrechens oder einer Diarrhö sowie auf eine ggf. auftretende Kreislaufschwäche.

Literatur und Kontaktadressen

Literaturnachweis

1. Vgl. Kerkhoff, E.; Becker, W.: Inkontinenz und Inkontinenzprodukte. Ein Kooperationsprojekt des Forschungsschwerpunktes zwischen den Fachbereichen Chemie und Sozialwesen. In: Kerkhoff, E. (Hrsg.): Selbstbestimmtes Alter(n). Denkanstöße und Perspektiven aus Forschung, Entwicklungsvorhaben und Praxis. Schriften des Fachbereiches Sozialwesen an der Fachhochschule Niederrhein, Bd. 22, 1999.

2. Vgl. Füsgen, I.: Problemfeld Katheterisierung. Prävention, Diagnostik und Therapie einer katheterassoziierten Harnwegsinfektion. In: Die Schwester/Der Pfleger 08/2003, S. 578–583.

3. Vgl. Expertenstandard Förderung der Harnkontinenz in der Pflege. Hrsg. v. Deutsches Netzwerk für Qualitätsentwicklung in der Pflege (DQNP), März 2006.

4. Vgl. Hayder, D.: Nationaler Expertenstandard. Hilfen bei Harninkontinenz. In: Die Schwester/Der Pfleger 09/2006, S. 714–718.

5. Vgl. Bühlmann, J.: Inkontinenz. In: Käppeli, S. (Hrsg.): Pflegekonzepte. Phänomene im Erleben von Krankheit und Umfeld. Bd. 2, Verlag Hans Huber, Bern 1999, S. 115–156.

6. Vgl. Deutsche Kontinenz Gesellschaft (Hrsg.): Stuhlinkontinenz – Informieren Sie sich. Ausgabe 10/2005, nachzulesen unter www.kontinenz-gesellschaft.de

7. Vgl. Gabriel, L.: Störung des Körperselbst nach Anlage eines intestinalen Stomas: die Bedeutung der Stomaanlage im Erleben des Patienten. In: Die Schwester/Der Pfleger 12/2001, S. 1019–1022.

8. Vgl. Gabriel, L. Störung des Körperselbst nach Anlage eines intestinalen Stomas: Krankheitsverarbeitung und Formen der psychischen Adaption. In: Die Schwester/Der Pfleger 01/2002, S. 34–38.

Vertiefende Literatur ☞ 🖳

✉ Kontaktadressen

1. Deutsche Kontinenzgesellschaft e. V., Friedrich-Ebert-Straße 124, 34119 Kassel,
Tel.: 05 61/78 06 04,
Fax: 05 61/77 67 70,
www.kontinenz-gesellschaft.de

2. Deutsche Ilco e. V.– Vereinigung für Stomaträger und Menschen mit Darmkrebs, Thomas-Mann-Straße 40, 53111 Bonn,
Tel.: 02 28/33 88 94 50,
Fax: 02 28/33 88 94 75,
www.ilco.de

✉ Weitere Kontaktadressen

Selbsthilfegruppe von Eltern mit Kindern, die ein Stoma haben: Stoma-Kinder e. V., Kinder mit Darmstörungen jeder Art, www.stoma-kinder.de

DVET Fachverband Stoma und Inkontinenz e. V., Virchowstraße 14, 38642 Goslar, Tel.: 05 32 1/5 10 80,
Fax: 05 32 1/38 95 14,
www.dvet.de

12.8 Bewegung

12.8.1 Physiologische Grundlagen 493	
12.8.2 Beobachtungskriterien, Datenerhebung und Dokumentation 493	
12.8.3 Normalzustand 493	
12.8.3.1 Körperhaltung 493	
12.8.3.2 Gangbild 494	
12.8.3.3 Körperlage 494	

12.8.4 Pathologische Veränderungen 494
12.8.4.1 Körperhaltung 494
12.8.4.2 Gangbild 494
12.8.4.3 Körperlage 494
12.8.4.4 Bewegungsmangel 494
12.8.5 Pflegerische Interventionen 496
12.8.5.1 Kinästhetik (Grundlagen) 496

12.8.5.2 Mobilisation 502
12.8.5.3 Transfer 512
12.8.5.4 Bewegungsübungen 514
12.8.5.5 Sturzprophylaxe 515
12.8.5.6 Prävention von Bettlägerigkeit 518
12.8.5.7 Kontrakturenprophylaxe 520
Literatur und Kontaktadressen 522

Fallbeispiel ☞ 🖳

Aktivität und **Bewegung** gehören zu den Voraussetzungen menschlichen Lebens. Herzaktionen, Atmung oder die Darmperistaltik sind „Bewegungen", die für den Körper lebensnotwendig sind. Die Durchführung alltäglicher Angelegenheiten wie z. B. Essen und Trinken, Sprechen und Schreiben, Arbeiten und Spielen erfordern Muskelarbeit und Bewegung.

Sich zu bewegen ist ein lebensnotwendiges Grundbedürfnis des Menschen mit:

- Individueller Ausprägung
- Kommunikativen Anteilen; Bewegungen drücken die körperliche und psychische Verfassung aus
- Körperlicher und seelisch-geistiger Aktivität.

Besonders deutlich wird dieses Grundbedürfnis bei Kindern, sie erkunden durch Bewegung ihre Umwelt. Mit jeder motorischen Aktion erfahren sie mehr über ihren Körper und ihre Beweglichkeit. Bewegungsanreize und Bewegungsvielfalt

ermöglichen eine ungestörte Entwicklung. Nur durch Übung lassen sich Bewegungsabläufe, z. B. Ausbalancieren, erlernen. Bewegungserfahrungen lassen den Menschen körperlich und geistig beweglicher werden.

> **Bewegung:** Die Stellung oder Lage des Körpers ändern, sich in Bewegung setzen oder halten. Kommt es zu Störungen der Bewegung, kann dies ernsthafte Erkrankungen zur Folge haben.

12.8 Bewegung

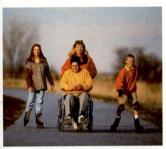

Abb. 12.8.1: Bewegung ist für den Menschen in jeder Lebensphase wichtig, unabhängig von Alter und Gesundheitszustand. [J668]

12.8.1 Physiologische Grundlagen

Motorische Entwicklung ☞ *5.6*

Der Mensch kann sich nur bewegen, wenn mehrere Organe „Hand in Hand" zusammenarbeiten:

- Das *Gehirn* setzt die Bewegungsabsicht in Bewegungsmuster um und übernimmt die Koordination
- *Motorische Nerven* leiten Bewegungsimpulse zu den Muskeln, während gleichzeitig
- *Sinnesorgane* wie Auge und Gleichgewichtssinn sowie Tiefensensibilität die aktuelle Körperhaltung über *sensible Nerven* zurückmelden.

Ermöglicht werden Bewegungen durch Gelenke, Knochen, Knorpel, Muskeln, Sehnen und Bänder (Bewegungsrichtungen ☞ Abb. 12.8.2).

Bei Händen und Füßen werden die Rotationsbewegungen als **Supination** und **Pronation** bezeichnet:

- Bei der *Supination* der Hand dreht sich der Handrücken bei hängendem Arm mit dem Handrücken nach hinten (hebt man den Arm hoch, könnte man jetzt aus der Hohlhand eine *Sup*pe – wie *Su*pination – essen). Bei der *Pronation* dreht sich der Handrücken nach vorn
- Beim Fuß dreht sich der Fußrücken bei der *Supination* nach außen, bei der *Pronation* nach innen, also zum anderen Bein hin (☞ Abb. 12.8.3).

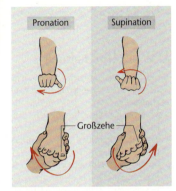

Abb. 12.8.3: Die Rotationsbewegungen an Hand und Fuß: Pronation und Supination. [A400-190]

12.8.2 Beobachtungskriterien, Datenerhebung und Dokumentation

Beobachtungskriterien

Um Bewegungen – und insbesondere Veränderungen in den Bewegungen – zu beurteilen, **beobachten** die Pflegenden:

- Körperhaltung
- Gangbild und Bewegungsmuster
- Körperlage.

Sehen	Hören	Spüren
▸ Körperhaltung ▸ Gangbild ▸ Individuelle Bewegungsmuster ▸ Bewegungssteuerung ▸ Stand- und Sitzstabilität ▸ Körperlage	▸ Schmerzäußerungen des Patienten ▸ Geräusche beim Gehen (Schlurfen, Stapfen) oder anderen Bewegungen (Gelenkknacken, Gelenkreiben)	▸ Blockaden ▸ Verhärtungen ▸ Reibung ▸ Verspannungen ▸ Weichheit

Tab. 12.8.4: Beobachtung von Bewegungen.

Datenerhebung und Dokumentation

Zur **Datenerhebung** beobachten Pflegende den Patienten vor allem mit den Augen. Neben den visuellen Eindrücken achten sie auch auf hörbare Veränderungen, wie z. B. schlurfende Geräusche beim Gehen. Bei der Durchführung pflegerischer Maßnahmen, z. B. der Körperpflege können sie spürbare Abweichungen, z. B. Verspannungen im Rücken, erkennen. Im Gespräch mit dem Patienten erfahren sie, ob er z. B. Schmerzen beim Treppensteigen hat.

Zur **Dokumentation** verwenden Pflegende die eingeführten Fachausdrücke (☞ Tab. 12.8.4).

12.8.3 Normalzustand

Gesunde, kraftvolle Bewegung ist charakterisiert durch:

- Volle Beweglichkeit
- Normalen Muskeltonus
- Koordinierten, flüssigen Bewegungsablauf
- Kontrolle der Körperstellung im Raum.

12.8.3.1 Körperhaltung

Nonverbale Kommunikation ☞ *6.2.2*

Die **Körperhaltung** eines Menschen ist immer Ausdruck seines körperlichen *und* psychischen Zustandes.

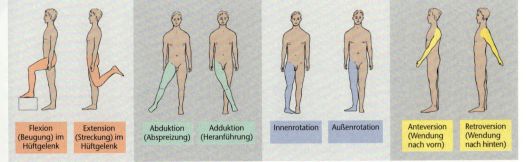

Abb. 12.8.2: Die acht Bewegungsrichtungen der menschlichen Gelenke. [A400-190]

Die emotionale Verfassung eines Menschen zeigt sich in der Körperhaltung ebenso wie in Mimik, Gestik, Stimme und Sprache (☞ 12.9):

▶ Trauer und Sorgen können einen Menschen „niederdrücken"
▶ Freude und Erfolg veranlassen einen Menschen zu einer aufrechten Körperhaltung.

Bei der **Beobachtung der Körperhaltung** berücksichtigen die Pflegenden auch das Alter des Patienten. Ein Erwachsener, der in der für Säuglinge typischen Rückenlage mit angezogenen Knien liegt, hat vermutlich Schmerzen. Liegt ein Neugeborenes hingegen mit lang gestreckten Armen und Beinen im Bett, deutet dies auf einen schlaffen Muskeltonus (☞ 33.2.8) hin.

Die **Körperhaltung** eines Gesunden kann aufrecht, locker, entspannt, gerade, stolz, selbstsicher, aber auch steif, angespannt, verspannt, gezwungen, gebeugt, krumm, erschöpft, müde, schlaff, lässig, unsicher sein.

12.8.3.2 Gangbild

Gehen ist ein komplexer Bewegungsablauf, bei dem nicht nur die Beine beteiligt sind: Die Arme schwingen mit, das Gleichgewicht muss gehalten, Schrittweite und Kraft müssen dem Gelände (Steigung, Bodenbelag) angepasst werden. Das **Gangbild** eines Menschen gibt Auskunft über seine momentane Stimmung und ist geprägt von seiner physischen und psychischen Verfassung.

Das **Gangbild** eines Gesunden kann elastisch, sportlich, drahtig, leichtfüßig, federnd, schwingend, hüpfend, tänzelnd, beschwingt, aber auch langsam, kraftlos, müde, schwunglos, schwankend sein.

12.8.3.3 Körperlage

Im **Liegen** entspannen sich die Muskeln, und die Belastung der Bandscheiben reduziert sich. Der Mensch legt sich meist nur zum Schlafen hin. Dies bedeutet jedoch keine völlige Bewegungslosigkeit: Auch im Schlaf wechselt der Mensch seine Lage mehrmals (☞ 12.10.1).

Für gesundes Liegen ist entscheidend, dass der Mensch seine Lage selbst bestimmen und ändern kann. Krankheitsbe-

dingt nehmen manche Patienten eine Schon- bzw. Zwangslage ein, z.B. bei Schmerzen, Atemnot oder Angst.

12.8.4 Pathologische Veränderungen

Motorische Entwicklungsverzögerung und -störung ☞ 6.2

12.8.4.1 Körperhaltung

Krankheiten und spezielle Lebenssituationen führen zu Veränderungen der **Körperhaltung:**

▶ Schmerzen, Operationswunden, Verletzungen, Narben, Verbände führen dazu, dass Patienten eine **Schonhaltung** annehmen
▶ Angeborene Haltungsschäden, z.B. Skelettdysplasie
▶ Degenerative Haltungsveränderungen (z.B. Arthrose ☞ 23.1, Bandscheibendegeneration, Osteoporose), Veränderungen und Instabilität des Bandapparates oder Wirbelsäulenveränderungen (z.B. Skoliose, Kyphose ☞ 24.5.2, Hohlkreuz, M. Bechterew ☞ 23.6.2) können zu **Fehlhaltungen** führen.

12.8.4.2 Gangbild

Krankheitsbedingt können folgende **Gangbilder** auftreten:

▶ Hinkend, z.B. bei Hüft- oder Kniegelenkserkrankungen
▶ Schleppend, z.B. bei Lähmungen
▶ Watschelnd, z.B. bei Fußfehlbildungen, Fehlstellungen oder Fehlbildungen der Wirbelsäule oder der Hüften

▶ Ataktisch, z.B. bei ZNS-Erkrankungen oder Multipler Sklerose (☞ 33.8.6)
▶ Trippelnd, z.B. bei betagten Menschen oder Morbus Parkinson (☞ 33.9.1)
▶ Schlurfend, häufig bei betagten Menschen.

12.8.4.3 Körperlage

Krankheitsbedingt können folgende Symptome auftreten:

▶ Eingeschränkte Beweglichkeit in einem oder mehreren Gelenken
▶ Unvollständige Lähmung *(Parese)*
▶ Erhöhter oder erniedrigter Muskeltonus
▶ Muskelzittern *(Tremor)*
▶ Bewegungslosigkeit *(Akinese)*
▶ Stereotype Bewegungen (z.B. Schaukeln mit dem Oberkörper bei psychisch gestörten Kleinkindern)
▶ Störung der Bewegungskoordination *(Gang- und Standataxie)*

12.8.4.4 Bewegungsmangel

Bewegungsmangel kann rasch Komplikationen verursachen. Häufig sind mehrere Bereiche gleichzeitig betroffen, wodurch sich die Probleme vervielfachen.

Besonders im Alter geht mit einer Bewegungseinschränkung, die meist durch eine harmlose Erkrankung verursacht wurde, ein allgemeiner Kräfteverfall einher. Durch Depression und Appetitlosigkeit kann sich das Krankheitsbild verstärken.

Im Kindesalter dient die Bewegung neben der körperlichen auch der geistigen Entwicklung. Das Kind erhält durch die (Fort-)Bewegung Sinneseindrücke, es sieht z.B. andere Gegenstände oder kann sich einer Geräuschquelle zuwenden und diese erkennen. Kinder mit

Organsystem/Funktion	Folgen von Immobilität
Haut	Dekubitus (Dekubitusprophylaxe ☞ 12.5.1.4), Intertrigo (Wundsein in Körperfalten)
Herz-Kreislauf	Thrombose (Thromboseprophylaxe ☞ 12.3.3), Durchblutungsstörungen, Orthostase (orthostatische Dysregulation ☞ 17.4.3)
Atmung	Sekretstau, herabgesetzte Belüftung und Durchblutung der Lunge, Atelektasen, Pneumonie (Pneumonieprophylaxe ☞ 12.2.5.2)
Verdauung	Obstipation, Meteorismus (Obstipationsprophylaxe ☞ 12.7.2.5)
Muskeln, Sehnen, Gelenke	Muskelschwund, Kräfteverfall, reduzierte Gelenkbeweglichkeit, Gelenkfehlstellungen, Kontrakturen (Kontrakturenprophylaxe ☞ Text)
Wahrnehmung	Desorientierung, reduzierte Aufnahmefähigkeit und Verarbeitung von Informationen, Störung des eigenen Körperbildes/der Körpererfahrung
Schlaf-Wach-Rhythmus	Beeinträchtigung des Konzentrationsvermögens, Schlafstörungen

Tab. 12.8.5: Bei Bewegungsmangel drohen – vor allem im Alter – schwerwiegende Folgen.

Bewegungseinschränkungen sollten daher auch auf geistiger Ebene gefördert werden.

Da Immobilität für den Patienten schwer wiegende Folgen haben kann, ist es wichtig, ihn auf mögliche Einschränkungen seiner Bewegungsfähigkeit und Aktivität hin zu beobachten und rechtzeitig vorbeugende Maßnahmen zu ergreifen. Tabelle 12.8.5 gibt einen Überblick, welche Erkrankungen infolge Bewegungsmangel drohen.

Bewegungsmangel zieht Komplikationen nach sich und ist Hauptursache vieler Erkrankungen. Daher ist die Mobilisation (☞ 12.8.5.2) eines Patienten eine der wichtigsten Maßnahmen der Pflegenden und wird auch bei Zeitdruck regelmäßig durchgeführt.

Konsequente Bewegung fördert den Appetit, das Einschlafen und die Darmtätigkeit.

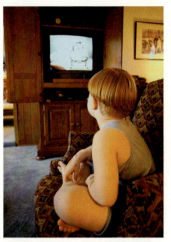

Abb. 12.8.6: Kinder, die viel fernsehen, bewegen sich zu wenig und haben dadurch ein erhöhtes Risiko, übergewichtig zu werden. [J668]

Bewegungsarmut im Kindesalter

Kinder brauchen Bewegung, um sich gesund zu entwickeln. Ungünstig veränderte Lebenssituationen, z. B. beengte Wohnungsverhältnisse und zunehmender Medienkonsum, führen aber zu Bewegungsarmut bei Kindern und Jugendlichen. Die Folgen sind u. a. Verhaltensstörungen, Konzentrationsdefizite und Sprachprobleme. Eine Datenerhebung der Robert-Koch Instituts ergab, dass Kinder die mehr als vier Stunden am Tag fernsehen, ein fast dreimal so hohes Risiko haben, übergewichtig zu werden, als Kinder, die weniger als zwei Stunden am Tag vor dem Fernseher sitzen. (📖 1)

Pflegephänomen: Immobilität

Pflegephänomene ☞ 4.3.7

„Alles Lebendige ist in Bewegung" – ausgehend von diesem Grundsatz erleben Menschen eine teilweise oder vollständige Einschränkung der Bewegungsmöglichkeit als eine grundlegende Veränderung mit oft gravierenden Konsequenzen.

Je nach Ursache der **Immobilität** (angeboren, durch Unfall bzw. Krankheit erworben oder als Folge des Alterungsprozesses), ihrer Ausprägung (bezogen auf den ganzen Körper oder einen Teil) und der voraussichtlichen Dauer der Einschränkung (vorübergehende Bettruhe nach einer Operation oder irreversibel) erlebt ein Mensch unterschiedliche Gefühle und Empfindungen. Die Einschränkungen der Handlungsfähigkeit und Autonomie, der körperlichen Leistungsfähigkeit sowie der mögliche Verlust sozialer Rollen und die Veränderung des Selbstbildes können zu einer tiefen Krise führen.

Ein Mensch, der auf eine Gehhilfe angewiesen ist, kommt z. B. in seiner Wohnung gut allein zurecht. Eine fast unüberwindbare Hürde stellt es aber dar, wenn er im 3. Stockwerk eines Hauses ohne Aufzug lebt. Er stellt sich evtl. die grundsätzliche Frage, ob und wie er in seiner gewohnten Umgebung verbleiben kann.

Ein älterer Mensch, der sich bislang weitgehend selbst versorgt hat, kann durch einen Oberschenkelhalsbruch aus Angst vor einem weiteren Sturz Widerwillen zeigen, sich zu bewegen und muss evtl. ganz besonders zur Mitarbeit (z. B. bei der Gangschule) motiviert werden.

Menschen fühlen sich hilflos und abhängig, wenn sie soziale Beziehungen nicht wie gewohnt eigenständig gestalten können, bei täglichen Verrichtungen auf Hilfe angewiesen sind oder alltägliche Erledigungen nicht selbst ausführen können.

Dagegen kann sich ein querschnittsgelähmter Mensch, der auf einen Rollstuhl angewiesen ist, nach der Phase der Auseinandersetzung mit seinem Schicksal durchaus als autonom und mobil erleben.

Weitere mögliche Merkmale im Erleben von Immobilität können Wut, Trauer und Feindseligkeit, Aggression, Verlust des Selbstvertrauens, Regression, Rückzug, Depression bis hin zur Apathie sein.

Bei länger andauernder Immobilität kann es zu pathophysiologischen Folgen wie der Verringerung von Muskelmasse, der Kraft und des Koordinationsvermögens sowie zu Schwäche und Schmerzen kommen, die den möglicherweise noch vorhandenen Bewegungsradius des Betroffenen weiter reduzieren. Zudem besteht die Gefahr von Folgeerkrankungen.

Die Einschätzung der Art und des Grades der Einschränkung sowie die Identifikation möglicher Ursachen und Folgen sind daher grundlegende Voraussetzungen für die Ermittlung des individuellen Pflegebedarfs im Rahmen der Pflegeplanung. Allgemeine Pflegeziele lauten entsprechend:

- „Optimale" Mobilität erreichen
- Weitere Beeinträchtigungen und ungünstige Folgen der Immobilität vermeiden
- Ursachen der Immobilität wenn möglich beseitigen
- Anpassung an die veränderte Situation fördern".

Mobilitätseinschränkungen sind auf der körperlichen Ebene sichtbar und können von Pflegenden wahrgenommen und beurteilt werden, das innere Erleben des Patienten hingegen findet häufig keinen verbalen Ausdruck. Auf Seiten der Pflegenden beeinflusst die eigene Werthaltung (verinnerlichte Normen und Werte) im Hinblick auf Mobilität und Einschränkungen das Verständnis und somit die Pflegebeziehung. (📖 2)

12.8.5 Pflegerische Interventionen

Dekubitus ☞ 12.5.1.4

12.8.5.1 Kinaesthetics (Grundlagen)

Kinästhetik/Kinaesthetics (griech. *kinesis* = Bewegung, *aisthesis* = Empfindung): Bewegungslehre, die sich mit der Empfindung und dem Ablauf der natürlichen menschlichen Bewegung beschäftigt. Die Handlungs- und Bewegungsfähigkeiten der Pflegenden werden geschult, damit sie bewegungs- und wahrnehmungsbeeinträchtigte Patienten anleiten können, eigene Ressourcen wahrzunehmen und gezielt einzusetzen. Zunehmend benutzen Pflegende für das Konzept auch die internationale Bezeichnung „Kinaesthetics".

Grundlagen der **Kinaesthetics** bilden: Die *Verhaltenskybernetik* (Wissenschaft von der Steuerung und Regelung komplexer Systeme) und Elemente des modernen Tanzes.

Das Handlungskonzept Kinaesthetics in der Pflege entstand Mitte der 1980er Jahre durch die Arbeiten von *Frank Hatch* und *Lenny Maietta* in direktem Austausch mit Pflegenden und Therapeuten wie *Suzanne Schmidt*, *Christel Bienstein*, *Esther Klein*, *Rosmarie Suter* und vielen anderen. Es wird in einer europäischen Netzwerkorganisation kontinuierlich weiterentwickelt und an die Bedürfnisse in der Pflege angepasst. (⊠ 1)

Kinaesthetics-Kurse

In Kinaesthetics-Kursen erweitern Pflegende und Therapeuten ihre Bewegungs- und Interaktionsfähigkeit. Es wird keine starre Technik vermittelt. Vielmehr sind Kreativität und Flexibilität erforderlich, um das Konzept immer wieder neu an den jeweiligen Patienten anzupassen. Hierzu dienen Bewegung, Berührung, Bewegungsempfindung und eine „Sprache", mit denen die Pflegenden den Patienten anleiten und motivieren.

In Grund- und Aufbaukursen sowie Tutorenkursen können Pflegende und Therapeuten das kinästhetische Konzept erlernen, um bewegungseingeschränkten Menschen ein interaktives Bewegungsangebot bieten zu können. In diesen Kursen geht es um das Erkennen und Erlernen von natürlichen und vielfältigen Bewegungsmustern. (⊠ 2)

Ziele der Kinaesthetics

Die **Ziele** der Kinaesthetics sind:
▸ Bewegung gemeinsam mit dem Patienten durchzuführen
▸ Ressourcen des Patienten zu erkennen und einzusetzen
▸ Das Bewegen und Aktivieren des Pa-

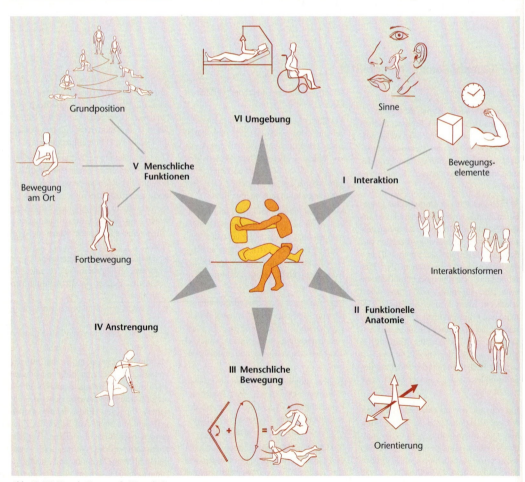

Abb. 12.8.7: Die sechs Konzepte der Kinaesthetics.

tienten angst- und stressfrei zu gestalten
- Bewegungsabläufe für Patient und Pflegende so physiologisch und kräfteschonend wie möglich zu gestalten
- Die Gesundheit des Patienten derart zu fördern, dass er ein möglichst selbstbestimmtes Leben führen kann
- Gesundheitsprophylaxe der Pflegenden durch die Vermeidung von unphysiologischem Heben und Tragen.

Konzepte der Kinaesthetics

In der Kinästhetik wurde ein Denkmodell entwickelt, um die Grundlagen der menschlichen Bewegung besser zu verstehen. Sechs kinästhetische Konzepte sind die Basis, um die menschliche Bewegung und Interaktion zu beschreiben. Die **Konzepte der Kinaesthetics** lauten:
- Interaktion
- Funktionale Anatomie
- Menschliche Bewegung
- Anstrengung
- Menschliche Funktion
- Umgebung (☞ Abb. 12.8.7).

Konzept der Interaktion

Das Konzept **Interaktion** beschreibt die Wechselbeziehung zwischen Patient und Pflegekraft. Dabei geht es vor allem darum, sich die Zeit zu nehmen, die Ressourcen des Patienten zu erkennen und bei der Bewegungsanleitung gezielt einzusetzen. Zur Interaktion zählen die *Sinne*, die *Bewegungselemente* und die *Interaktionsformen* (☞ unten).

Sinne

Bei der Interaktion leiten die Pflegenden den Patienten zu einer Bewegung unter Zuhilfenahme der unterschiedlichen **Sinne** an. Eine besondere Rolle spielt dabei die Qualität einer **Berührung** *(taktile Interaktion)*, die den direkten Kontakt zu einer Person ermöglicht. Die Pflegenden berühren den Patienten ruhig und abwartend, um ihm Sicherheit zu vermitteln und Eigenaktivitäten zu ermöglichen.

Das **Auge** ermöglicht das Erfassen einer Bewegung im Raum. Bei der *visuellen Interaktion* beobachtet der Patient zunächst eine Bewegungsform bei der Pflegekraft, um sie besser erlernen zu können. Zugleich sieht die Pflegekraft, wie sich der Patient bewegen möchte.

Das **Ohr** ermöglicht die Aufnahme von akustischen Informationen. Die **Sprache** vermittelt Informationen auch über eine größere Distanz hinweg. Allerdings können komplexe Bewegungsabläufe nicht allein durch Sprache erfasst oder vermittelt werden.

Mit dem **kinästhetischen Sinnsystem** werden räumliche, zeitliche und anstrengungsbezogene Aspekte der Bewegung erfasst. Auch spürt der Mensch damit Eigenbewegungen von Muskeln, Gelenken und Gewicht seines Körpers.

> Wer bewusst die eigene Bewegung wahrnimmt, kann die Bewegungsinformationen eines anderen Menschen aufgreifen, um sie für gemeinsame Bewegungsabläufe zu nutzen.

Bewegungselemente

Jede Interaktion vereinigt die drei Bewegungselemente **Zeit**, **Raum** und **Anstrengung**, die sich wechselseitig beeinflussen. Die Variation der Bewegungselemente ermöglicht es, sich an die individuelle Situation des Patienten anzupassen. Ist beispielsweise das Anstrengungspotential gering, kann die Bewegung mit mehr Zeit und einem anderen Bewegungsraum durchgeführt werden.

Zeit. Es gibt die Zeit des Patienten und die Zeit der Pflegenden. Meist benötigt der Patient für seine Bewegung mehr Zeit als die Pflegenden. Für den Moment der gemeinsamen Bewegung gilt es, sich an dem Zeitbedarf des Patienten zu orientieren.

Raum. Der Spielraum der Gelenke bestimmt den inneren Bewegungsraum des Patienten. Den äußeren Raum bestimmen die Umgebung und die Pflegenden. Hieraus gilt es den gemeinsamen Bewegungsraum zu finden.

Anstrengung. Werden Zeit und Raum angemessen gestaltet, kann die Anstrengung für beide Beteiligten gering sein.

> Bei hoher Arbeitsbelastung neigen Pflegende dazu, schnell und mit einem relativ hohen Anstrengungspotential zu arbeiten. Um auf die Bewegungselemente des Patienten eingehen zu können, sollten sich die Pflegenden vor jeder körperlichen Hilfestellung für einen Moment innerlich entspannen und die Muskeln lockern. So können sie spüren, wie der Patient mitmachen kann. Diese kurzen Momente des Abwartens ersparen viel Anstrengung.

Interaktionsformen

Die jeweilige **Interaktionsform** richtet sich nach den individuellen Fähigkeiten eines Patienten:

- Bei der **einseitigen Interaktion** ist der Patient relativ selbstständig, ihm genügt eine einmalige Information, um die Bewegung ausführen zu können. Ebenso einseitig ist die Interaktion, wenn beispielsweise ein bewusstloser Patient einseitig von der Pflegekraft zu bewegen ist
- Bei der **schrittweisen Interaktion** sind viele kleine Schritte und Handlungsanleitungen erforderlich, wobei die Pflegekraft Ideen und Aktivitäten des Patienten bei der Bewegungsform berücksichtigt (☞ Abb. 12.8.8, Abb. 12.8.25)
- Andere Patienten benötigen eine **gleichzeitig-gemeinsame Interaktionsform,** in der der taktile Informationsaustausch zwischen Patient und Pflegekraft nicht unterbrochen wird.

> Interaktion bedeutet, einen *gemeinsamen* Weg für eine Bewegungsform zu suchen. Die Pflegenden beziehen die Ideen und Aktivitäten des Patienten in den jeweiligen Handlungsablauf ein. So verhindern Pflegende, dass Patienten einseitig bewegt werden, obwohl sie auch im geringen Maße zur Eigenaktivität oder Mithilfe fähig wären.

Konzept der funktionalen Anatomie

In diesem Konzept der Kinaesthetics geht es um die anatomischen Grundlagen für eine Bewegung.

Knochen und Muskeln

Knochen und Muskeln stellen eine Funktionseinheit dar:
- Die **Knochen** als stabilisierende, feste Struktur des menschlichen Körpers stützen passiv das Körpergewicht. Sie sind im menschlichen Körper die Gewicht tragenden harten Anteile. Durch

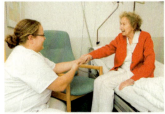

Abb. 12.8.8: Die Pflegekraft verdeutlicht der Patientin, wie sie selbst in mehreren kleinen Schritten (schrittweise Interaktion) mit wenig Anstrengung den Weg zum Stuhl zurücklegen kann. Die Pflegekraft wartet und reagiert auf die Aktivität der Patientin. [K115]

den Gebrauch der knöchernen Struktur kann bei einer Bewegung die Muskelarbeit deutlich verringert werden
▶ Die **Muskeln** als weiche, flexible Struktur des Körpers haben die Aufgabe, die Knochen aktiv und koordiniert zu bewegen oder in eine bestimmte Position zueinander zu bringen.

> Ziel des Konzeptes der **funktionalen Anatomie** ist es, Muskeln und Knochen bei einer Bewegung ihren Eigenschaften entsprechend zu gebrauchen. Daraus resultiert das kinästhetische Prinzip: *„Körpergewicht möglichst über knöcherne Strukturen führen und nicht tragen!"*
> Pflegende können es anwenden, indem sie z. B. die knöcherne Struktur ihrer Unterarme nutzen, um den Patienten beim Hochbewegen im Bett über sie gleiten zu lassen (☞ 12.8.36).

Massen und Zwischenräume

In der Kinästhetik wird der menschliche Körper in *feste, stabile Massen* und *instabile, bewegliche Zwischenräume* eingeteilt. Die sieben **Massen** sind Kopf, Brustkorb, Becken, Arme und Beine. An ihnen sind viele knöcherne Strukturen zu finden.
An den **Zwischenräumen** befinden sich dagegen viele muskuläre Strukturen. Die Zwischenräume sind die sechs zwischen den Massen liegenden Teile Hals, Taille, Schultergelenke und Hüftgelenke (☞ Abb. 12.8.9). Sie verbinden die Massen untereinander und ermöglichen eine ausbalancierte Bewegung in unterschiedliche Richtungen.

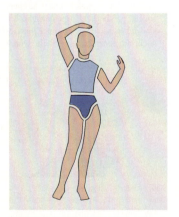

Abb. 12.8.9: Die Kinaesthetics teilt den Körper in sieben Massen und sechs Zwischenräume (☞ Text). [A400-215]

Überträgt man dieses **Massen-Zwischenraum-Modell** auf die Praxis, erleichtert es die Arbeit der Pflegenden erheblich. Pflegende neigen häufig dazu, den Patienten im Ganzen zu bewegen, anstatt sein Körpergewicht in Teilen, also „Masse für Masse", zu verlagern. Beim schrittweisen Bewegen einer Körpermasse nach der anderen kann der Patient auch eigene Ressourcen einsetzen, was für die Pflegenden weniger Anstrengung bedeutet.
Die Einteilung in Massen und Zwischenräume hilft, die Bewegung zu fördern**,** eindeutige Signale zu setzen und dem Patienten bei einer Bewegung eine Orientierung zu geben:
▶ **Bewegung fördern.** Kontakt mit den Massen bzw. an der stabilen knöchernen Struktur fördert Bewegung, Kontakt mit den Zwischenräumen hingegen hemmt Bewegung und die Eigenaktivität des Patienten

> Die Massen fassen,
> die Zwischenräume spielen lassen.

▶ **Eindeutige Signale setzen.** Nur durch die eindeutige Berührung an den Massen lässt sich eine gezielte Bewegung erreichen. Kontakt an den Zwischenräumen vermittelt diffuse Signale und blockiert die Beweglichkeit
▶ **Orientierung geben.** Die Orientierung hilft dem Patienten, Bewegungen zu verstehen und sie so besser ausführen zu können. Man unterscheidet zwischen räumlicher und körperlicher Orientierung. Beispielsweise hat ein Patient vor dem Aufstehen zunächst die *räumliche Orientierung*, sich nach oben zu bewegen. Damit er aufstehen kann, gibt ihm die Pflegekraft die *körperliche Orientierung* nach unten, indem sie ihm durch Druckausübung auf das Knie verdeutlicht, dass er sein Körpergewicht zum Aufstehen auf die Füße verlagern kann (☞ Abb. 12.8.10 und 12.8.11).

Konzept der menschlichen Bewegung

Haltungs- und Transportbewegungen

Alle Bewegungsabläufe setzen sich aus einer Kombination von **Haltungsbewegungen** (Bewegung, die eine Beziehung zwischen den Massen herstellt) und **Transportbewegungen** (Bewegung, die eine Beziehung zur Umwelt herstellt) zusammen. Die Haltungsbewegungen sorgen für die Aufrechterhaltung des Körpers und regulieren die Stabilität und das

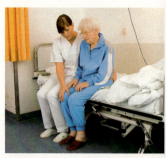

Abb. 12.8.10: Die Pflegekraft macht der Patientin vor dem Aufstehen durch Druckausübung in Richtung Boden deutlich, dass sie ihr Gewicht auf die Füße verlagern kann. [K115]

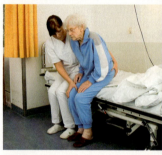

Abb. 12.8.11: Zum Aufstehen verlagert die Patientin ihr Gewicht auf die Füße und wird dabei von der Pflegekraft durch Druck auf das Knie und im unteren Rückenbereich unterstützt. [K115]

Gleichgewicht. Die Transportbewegungen bewirken Veränderungen der Position einzelner Körperteile in Bezug zur Umgebung, z. B. das Drehen des Unterarmes. Jede Tätigkeit enthält beide Bausteine der Bewegung.

> Bevor Pflegende mit einer Bewegungsunterstützung beginnen, warten sie ab, ob der Patient die Beziehung zwischen den Körpermassen selbst herstellen und damit das Bewegungsangebot aufgreifen kann.

Spiral- und Parallelbewegungen

Spiral- und Parallelbewegungen verdeutlichen die unterschiedlichen Bewegungsmuster. **Spiralbewegungen** sind Drehbewegungen um zwei Bewegungsachsen, die eine geringere Anstrengung, jedoch mehr Platz als parallele Bewegungsmuster beanspruchen. **Parallelbewegungen** haben dagegen nur eine Bewegungsachse, d. h. es handelt sich hier um Beuge- und Streckbewegungen. Sie sind anstrengender als Spiralbewegungen. Spiralbewegungen eignen sich be-

Spiralförmiges Aufstehen [K183]

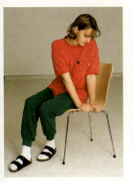 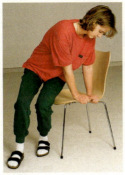 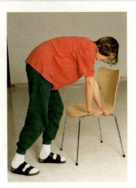

Abb. 12.8.12 (links): Die Patientin stützt sich mit beiden Händen seitlich am Stuhl ab und bringt ihre Beine in Schrittstellung.

Abb. 12.8.13 (mitte): Zum spiralförmigen Aufstehen drückt sich die Patientin mit den Armen ab und hebt ihr Becken von der Sitzfläche in einer Drehbewegung ab.

Abb. 12.8.14 (rechts): Die Patientin hat sich um ihre eigene Körperachse gedreht und kann sich nun langsam aufrichten. So lange wie möglich hält sie sich noch am Stuhl fest.

sonders für geschwächte Patienten, die während dieser Bewegungsform eine bessere Kontrolle über ihren Körper haben (☞ Abb. 12.8.12 – 12.8.14).

> Jeder Mensch hat sein individuelles Bewegungsmuster ausgebildet. Es gilt, dieses Muster zu unterstützen. Es ist nicht das Ziel, ihm ein (neues) Bewegungsmuster vorzugeben.

Konzept der Anstrengung

Dieses kinästhetische Konzept bietet die Möglichkeit, die **Anstrengungen** so zu dosieren, dass der Patient eigene Ressourcen und Bewegungsfähigkeiten einsetzen kann. Anstrengung wird hier also nicht als negativer Aspekt betrachtet, sondern es geht um die Frage, wie sie die Eigenaktivität des Patienten unterstützen kann.

Die zwei Anstrengungsformen sind **Ziehen** und **Drücken**. Zu Beginn einer Aktivität drückt oder zieht der Mensch mit unterschiedlichen Körperteilen. Dadurch baut sich ein fortlaufendes Spannungssystem in ganzen Körper auf (☞ Abb. 12.8.16). Eine unbedachte Hilfe kann dieses Spannungssystem stören. Drückt sich beispielsweise ein Patient mit den Armen ab, während ihm gleichzeitig unter die Arme gegriffen und gezogen wird, ist sein Drücken ineffektiv und die Anstrengung erhöht sich bei beiden Beteiligten (☞ Abb. 12.8.15).

> Die Pflegenden unterstützen das vom Patienten selbst aufgebaute Spannungssystem von Ziehen und Drücken, um die Aktivität effektiv und kräftesparend zu gestalten.

Konzept der menschlichen Funktionen

Im Konzept der **menschlichen Funktionen** unterscheidet man die **einfache Funktion** (Position und Grundposition) und die **komplexe Funktion** (Bewegung am Ort und Fortbewegung).

Einfache Funktion

Grundlage jeder Bewegungsaktivität sind die Grundpositionen und alle anderen Positionen. Jede Aktivität hat eine ideale Position. Hat ein Mensch Mühe, die Position zu halten, dann fällt es ihm auch schwer, die Aktivität durchzuführen. Um die Bewegung angemessen zu gestalten, ist es von Bedeutung, die jeweilige Position zu analysieren und gegebenenfalls passend zu unterstützen.

Positionen. Eine Position kann danach beurteilt werden, wie der Mensch sein Gewicht in der Schwerkraft ausbalanciert. Ist das Körpergewicht gut über die knöcherne Struktur abgegeben, benötigt der Mensch wenig Anstrengung, die Position zu halten, und kann aktiv sein. Benötigt der Mensch viel Anstrengung, um die Position zu halten, beeinträchtigt das seine Aktivitäten und Körperfunktionen.

Grundpositionen: Um die Vielzahl der Positionen einzuordnen, gibt es Grundpositionen (☞ Abb. 12.8.16):

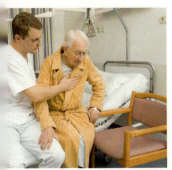

Abb. 12.8.15 (links): Dieser Patient benötigt die kontinuierliche Unterstützung der Pflegekraft, um selbst innerhalb seines Körpers das Spannungssystem von Ziehen und Drücken aufbauen zu können. So gelangt er vom Bett in einen Stuhl. [K115]

Abb. 12.8.16 (rechts): Die sieben Grundpositionen.

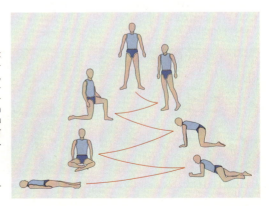

- Rückenlage
- Ellenbogen-Bauch-Lage
- Sitzen
- Hand-Kniestand
- Einbein-Kniestand
- Einbeinstand
- Zweibeinstand.

Im Lauf einer natürlichen Bewegungsentwicklung durchläuft der Mensch diese Grundpositionen, um vom Liegen zum Stehen zu kommen. Kranke lernen z. B. nach einem Schlaganfall das Aufstehen neu. Hilft eine Pflegekraft einem Patienten, aus einer liegenden Position heraus aufzustehen, wird die in dieser Bewegung liegende Grundposition „Sitzen" zum Ausruhen genutzt.

Komplexe Funktion

Fortbewegungen und Bewegungen am Ort sollten mit so wenig Anstrengung wie möglich ablaufen. In der Praxis vollziehen die Pflegenden daher **komplexe Funktionen** nach, die in einer natürlichen, fließenden Bewegung ablaufen. Diese Erkenntnisse übertragen sie dann auf die vom Patienten neu zu erlernenden Bewegungen.

Eine **Fortbewegung** wie z. B. das Gehen wird durch Gewichtsverlagerung ermöglicht: Das Körpergewicht wird auf ein Bein verlagert, dann macht das entlastete Bein einen Schritt, worauf das Körpergewicht zurückverlagert wird. Beim Gehen überlagern sich also zwei Bewegungsformen, die Gewichtsverlagerung und die Vorwärtsbewegung, die – zusammengenommen – die fließende Fortbewegung darstellen. Das Gewicht wird niemals komplett von der Unterstützungsfläche gehoben. Dieses Prinzip wird auf andere Positionen übertragen, z. B. bei der „gehenden" Fortbewegung im Bett (☞ Abb. 12.8.34 und 12.8.35):
- Das Körpergewicht wird z. B. durch eine Seitwärtsdrehung verlagert
- Die Bewegung erfolgt mit dem entlasteten Körperteil

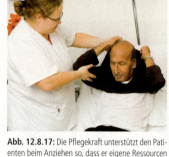

Abb. 12.8.17: Die Pflegekraft unterstützt den Patienten beim Anziehen so, dass er eigene Ressourcen einsetzen und viele Bewegungen selbst durchführen kann. [K115]

- Anschließend wird das Körpergewicht zurück auf einen neuen Ort verlagert.

Bewegungen am Ort sind z. B. Essen und Trinken, An- und Auskleiden oder Ruhen und Schlafen. Auch bei diesen Aktivitäten kann der Patient so unterstützt werden, dass er viele Bewegungen selbst ausführen kann (☞ Abb. 12.8.17).

> Heben und Tragen sowie ruckartige Gewichtsverlagerungen widersprechen dem körperschonenden Prinzip der Kinaesthetics und machen eine aufeinander bezogene und kontrollierte Bewegung unmöglich. Die Pflegenden vermeiden bei ihren Handlungen daher solche schädlichen Bewegungen und nehmen sich bei der Anleitung des Patienten Zeit, damit er Bewegungen in Ruhe ausführen kann.

Konzept der Umgebungsgestaltung

Die Pflegenden gestalten die **Umgebung** eines Patienten derart, dass eine Bewegung so sicher und so einfach wie möglich wird und dass der Mensch seine vorhandenen Ressourcen nützen kann. Hilfsmittel dazu sind z. B. spezielle Trinkgefäße, die der bewegungseingeschränkte Patient besser greifen und zum Mund führen kann (☞ Abb. 12.6.32). Auch erleichtert das Platzieren von Hockern in der Badewanne oder Dusche das selbstständige Waschen. Hilfsmittel werden so ausgesucht, dass sie die individuellen Ressourcen des Patienten fördern und seine Fähigkeiten unterstützen. Die Pflegekraft nutzt örtliche Gegebenheiten so effektiv wie möglich, z. B. beim Aufstehen des Patienten das Krankenbett so weit wie möglich senken oder einen Stuhl so dicht wie möglich ans Bett stellen (☞ Abb. 12.8.18 – 12.8.20).

Kinaesthetics und menschliche Aktivitäten

Jede **menschliche Aktivität** kann mit den Kinaesthetics-Konzepten analysiert werden.

Beispiel Essen und Trinken: Schon die Nahrungsaufnahme vom Teller kann für eine geschwächte Person so anstrengend sein, dass sie es nicht schafft, ausreichend Nahrung zu sich zu nehmen.

In der Analyse können sich mögliche Ursachen zeigen:
- Ist die Position für diese Bewegungsaktivität ungünstig (Konzept menschliche Funktion)?
- Benötigt der Patient trotz günstiger Position Hilfe bei der Nahrungsaufnahme (Konzept Interaktion)?

Kinaesthetics und Infant Handling

Kinaesthetics bietet für die Bewegungsunterstützung von Säuglingen und Kleinkindern grundlegende Ideen. Es geht darum die natürlichen Bewegungsgrundlagen der Kinder im alltäglichen Handling zu nutzen und zu fördern. Dies ist für gesunde und kranke Kinder wichtig. Insbesondere entwicklungsverzögerte oder zu früh geborene Kinder benötigen ein qualifiziertes Angebot, das sie in ihrer normalen Bewegungsentwicklung fördert.

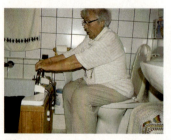 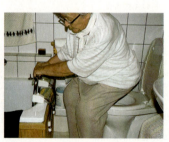 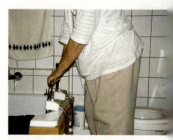

Abb. 12.8.18 – 12.8.20: Eine vorn angebrachte Halterung ermöglicht, dass die Pflegebedürftige ihr Gewicht beim Aufstehen von der Toilette nach vorne verlagern kann. [M260]

_____ 12.8 Bewegung

Grundlegende Aussage der Kinaesthetics:
- Für Neugeborene ist es von Anfang an wichtig, sich selbst zu bewegen und nicht nur passiv bewegt zu werden.

Baden und Wickeln eines Säuglings
[O166]

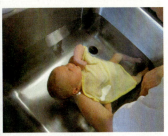

Abb. 12.8.21: Wenn ein Säugling gebadet wird, gleicht dieses der Erfahrung im Mutterleib. Das Wohlfühlen im Wasser ist eine wichtige Sinneserfahrung. Wenn die Füße an den Beckenrand stoßen, hat das Kind eine Orientierung und eine Begrenzung wie im Mutterleib. Außerdem kann es sich mit den Beinen abstoßen.

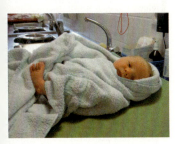

Abb. 12.8.22: Aus der Wanne genommen, kann das Kind dieses Wohlfühlen in einem Badetuch noch nachempfinden; behutsam wird es abgetrocknet.

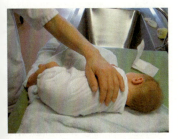

Abb. 12.8.23: Das Anziehen und Wickeln des Säuglings geschieht langsam und nachvollziehbar für das Kind. Es lernt mitzumachen und beim Drehen zu helfen. Deshalb ist es günstig, das Wickeln und Anziehen über Dreh- und Spiralbewegungen durchzuführen. Wenn das Becken einfach nur an den Beinen hochgenommen wird, hat das Kind keine Möglichkeit, aktiv mitzuwirken.

Denn alle inneren Prozesse wie Kreislauf, Verdauung, Atmung werden durch Bewegung gesteuert. Kinder lernen Bewegung in der gemeinsamen und aufeinander bezogenen Bewegung mit dem Erwachsenen. Durch Berührung verbinden sich die sensorischen und motorischen Systeme von Eltern und Kind. Dies ist eine Möglichkeit des direkten Lernens. Sie folgen aktiv dem jeweils anderen und passen sich an.
- Säuglinge lernen im ersten Lebensjahr sich gegenüber der Schwerkraft auszubalancieren (☞ Abb. 12.8.16). Bei pflegerischen Tätigkeiten wird diese natürliche Bewegungsentwicklung nachempfunden. Hebammen, Pflegende und Eltern lernen dieses Vorgehen in Kinaesthetics-Infant-Handling Kursen.

Kinaesthetics und Bobath-Konzept

Pflege nach dem Bobath-Konzept ☞ *33.5.6*

Die **Kinaesthetics** und das **Bobath-Konzept** orientieren sich ganzheitlich am Menschen. Beide Konzepte fördern die Selbstständigkeit des Patienten und ermöglichen es, dass er seinen Lebensalltag besser bewältigen kann.

Das **Bobath-Konzept** ist primär für Patienten mit Halbseitenlähmung entwickelt, kann jedoch bei allen Formen von lähmungsbedingten Bewegungsstörungen (z. B. Tetraparese nach Schädel-Hirn-Trauma) angewandt werden. Ziel ist die Normalisierung des Muskeltonus, insbesondere zur Vorbeugung oder Verringerung von Spastizität. Die Bewegungsanbahnung orientiert sich an der normalen

Aufnehmen eines Säuglings [O166]

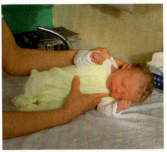
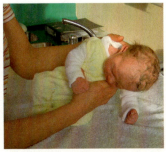

Abb. 12.8.24 a und b: Das Kind wird in einem spiraligen Bewegungsmuster aufgenommen, so kann es seinen Kopf selbst beugen und den Arm zum Abstützen einsetzen.

Bewegung, was bedeutet, dass beide Körperhälften in den Bewegungsablauf integriert werden.

Das **Kinaesthetics-Konzept** orientiert sich an den Bewegungen des gesunden Menschen, wobei die Pflegekraft darüber entscheidet, wie sich dieses Konzept bei der jeweiligen Erkrankung eines Patienten anwenden lässt.

Beide Konzepte schließen sich nicht aus und können bei der Pflege bewegungs- und wahrnehmungseingeschränkter Menschen kombiniert werden.

Kinaesthetics und Rückenschule

Rückengerechtes Arbeiten ☞ *8.3.3*

Kinästhetik ist ein kräfteschonendes und sehr physiologisches Konzept und beugt daher möglichen Rückenproblemen wie Bandscheibenschäden vor.

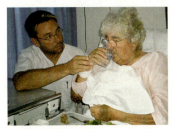

Abb. 12.8.25: Die Patientin ist unterstützt worden, eine entspannte und sitzende Position einzunehmen. Trotzdem ist sie zu schwach, das Glas selbst zum Mund zu führen. In dieser Situation genügt es, dass die Pflegekraft den Arm der Patientin leicht unterstützt, so dass sie mit eigener Muskeltätigkeit das Glas zum Mund führen kann. Die Pflegekraft folgt ihrer Bewegung (Konzept Interaktion). [O166]

501

12 Beobachten, Beurteilen und Intervenieren

Die Pflegekraft beugt ihren Rücken zwar, was den „Regeln" rückengerechter Arbeitsweise widerspricht, aber das Gewicht wird niemals getragen, sondern nur verlagert, langsam über knöcherne Strukturen geführt und an die Unterstützungsflächen abgegeben. Somit steht Kinaesthetics nicht im Widerspruch zur Rückenschule, in der Pflegende eine schonende Körperhaltung lernen und einüben. Das Einbeziehen der Kinaesthetics ist hier sinnvoll, weil diese Methode den Rücken der Pflegekraft weit weniger belastet als herkömmliche Pflegetechniken. Durch die Kinästhetik erfahren Pflegende ihre eigenen Bewegungsmöglichkeiten und können sie verbessern.

12.8.5.2 Mobilisation

> **Mobilisation** (*lat.* mobilisare = etwas in Bewegung bringen): Maßnahmen zur Aktivierung und Bewegungsförderung von Patienten.

Die **Mobilisation** des Patienten erfordert von den Pflegenden Einfühlungsvermögen und Fachkompetenz, da die Ressourcen des Patienten durch die Erkrankung oft sehr gering sind und ihr Aufbau einer gewissen Zeit bedarf. Oft haben die Patienten durch das Krankheitserleben wenig Zutrauen zu sich selbst oder sie erwarten schnellere Fortschritte. Zudem führt Zeitdruck bei Pflegenden nicht selten dazu, dass sie Eigenaktivität der Patienten verhindern.

Bei der Mobilisation sind keine starren Techniken zu befolgen; sie würden zu einem einseitigen Vorgehen und damit zur Passivität des Patienten führen. Vielmehr passen die Pflegenden die Mobilisation der individuellen Situation des Patienten an und führen die Bewegungen gemeinsam mit dem Patienten durch. So erfährt der Patient, dass er selbst etwas tun kann. Dies stärkt sein Selbstwertgefühl und sein Gesundheitsempfinden.

Die frühzeitige und individuell angepasste Mobilisation dient:
▶ Der Minderung des Krankheitsgefühls
▶ Dem Selbstwertgefühl und der Eigenständigkeit des Patienten
▶ Der Dekubitus-, Kontrakturen-, Pneumonie-, Obstipations- und Thromboseprophylaxe
▶ Der Appetitanregung und einem gesunden Schlaf.

Vorbereitung

Vor einer Mobilisation achten die Pflegenden darauf, dass die Patienten optimal vorbereitet sind:
▶ Über das geplante Vorgehen informieren und den Ablauf mit dem Patienten besprechen, bei Bedarf die möglichen Vorgehensweisen demonstrieren
▶ Bei Bedarf Puls und Blutdruck kontrollieren, z.B. vor einer Erstmobilisation nach einer Operation
▶ Katheter, Infusionen, Sonden u.Ä. so sichern, dass diese den geplanten Bewegungsablauf nicht behindern
▶ Hausschuhe, Bademantel etc. bereitlegen und Patient ausreichend ankleiden
▶ Mit kleinen Bewegungsübungen (z.B. Fußkreisen) im Bett beginnen.

Grundprinzipien der Mobilisation

Individuell und interaktiv. Jede Mobilisation ist individuell. Gemeinsam mit dem Patienten planen die Pflegenden das Vorgehen, z.B. auf welcher Bettseite er aufstehen möchte (sollte ggf. der Situation nach der Entlassung entsprechen). Dabei berücksichtigen sie sowohl die Fähigkeiten als auch die verbalen und nonverbalen Reaktionen des Patienten, z.B. ein von Schmerz gezeichneter Gesichtsausdruck oder eine hohe Muskelanspannung.

Ruhe ausstrahlen. Jede Mobilisation benötigt Zeit. Strahlt die Pflegekraft Ruhe aus, überträgt sich dies auf den Patienten und verringert seine Anstrengung.

Die eigene Gesundheit und Bewegung beachten. Die Pflegekraft achtet auf ihre eigene Gesundheit und die Wahrnehmung der eigenen Bewegung (Rückengerechtes Arbeiten ☞ 8.3.3).

Den Patienten ermutigen. Die Pflegekraft ermuntert den Patienten zur Eigenaktivität und macht ihn auf Fortschritte aufmerksam.

Gewebeschonende Mobilisation durchführen. Die Pflegekraft achtet darauf, dass bei der Mobilisation keine Scherkräfte auf der Haut oder im Gewebe des Patienten entstehen (☞ oben).

Für Sicherheit des Patienten sorgen. Dazu:
▶ Keine Ringe oder sonstigen Schmuck tragen, mit denen die Haut des Patienten verletzt werden könnte (Unfallverhütungsvorschrift)
▶ Den Patienten nicht mit frisch eingecremten Händen unterstützen, weil

sie beim Festhalten des Patienten abrutschen können
▶ *Die Bremsen sichern*, z.B. am Bett, Rollstuhl oder Toilettenstuhl
▶ Patient trägt Schuhe mit rutschfester Sohle, damit er nicht wegrutscht
▶ Die Pflegenden tragen Schuhe mit Riemen um die Ferse, damit sie bei der Mobilisation des Patienten einen sicheren Halt haben.

Individueller Bewegungsplan
Routinemäßige zweistündliche Lagewechsel, z.B. abwechselnd in Rücken-/Rechts-/Links-Lage, sind für den einen Menschen zu häufig und für den anderen zu selten. Vielmehr gebieten der Expertenstandard Dekubitusprophylaxe (☞ 12.5.1.4) und auch die Grundideen der Kinaesthetics (☞ 12.8.5.1) eine individuelle Bewegungsförderung, die die vorhandenen Eigenbewegungen und individuellen Bedürfnisse des Patienten berücksichtigt. Die Bewegungs- und Lagerungsintervalle sind unterschiedlich und werden z.B. im Rahmen der Dekubitusprophylaxe anhand des Fingertests individuell ermittelt.

Alle Maßnahmen, wie die Bewegungs- und Lagerungsintervalle oder Lagerungshilfsmittel, werden mit dem Patienten geplant und in einem individuellen **Bewegungsplan** dokumentiert (☞ Abb. 12.8.26). Er dient sowohl dem Nachweis der durchgeführten Maßnahmen als auch der Erfassung der aktuellen Situation vor einer Pflegeplanung (☞ 11.5).

Mobilisation im Bett unter kinästhetischen Gesichtspunkten

Atemunterstützende Lagerungen
☞ 12.2.5.4
Mobilisation nach Schlaganfall
☞ 33.5.6

Positionsunterstützung im Liegen

Konzept der menschlichen Funktionen
☞ 12.8.5.1

Normalerweise führt der Mensch seine Positionswechsel selbstständig durch. Ist er dazu nicht mehr in der Lage, benötigt er pflegerische Unterstützung, um in eine optimale Position zu gelangen. Kennzeichen für eine aktivitätsunterstützende Position sind:
▶ Das Körpergewicht ist direkt über alle

502

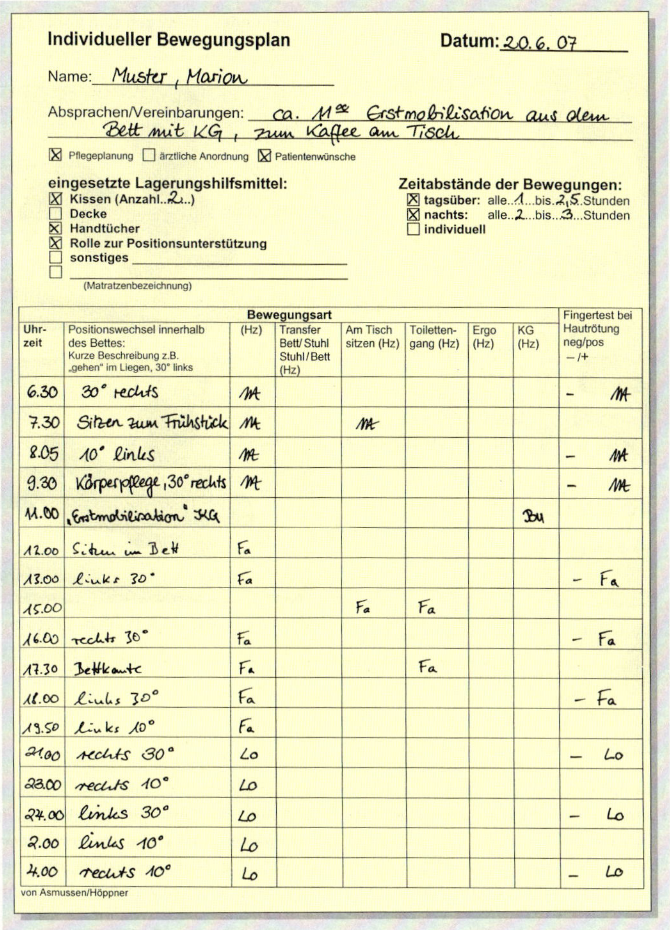

Individueller Bewegungsplan

Datum: 20.6.07

Name: Muster, Marion

Absprachen/Vereinbarungen: ca. 11⁰⁰ Erstmobilisation aus dem Bett mit KG, zum Kaffee am Tisch

[X] Pflegeplanung [ ] ärztliche Anordnung [X] Patientenwünsche

eingesetzte Lagerungshilfsmittel:
[X] Kissen (Anzahl..2..)
[ ] Decke
[X] Handtücher
[X] Rolle zur Positionsunterstützung
[ ] sonstiges
[ ]
(Matratzenbezeichnung)

Zeitabstände der Bewegungen:
[X] tagsüber: alle..1..bis..2,5..Stunden
[X] nachts: alle..2..bis..3..Stunden
[ ] individuell

Uhrzeit	Positionswechsel innerhalb des Bettes: Kurze Beschreibung z.B. „gehen" im Liegen, 30° links	(Hz)	Transfer Bett/Stuhl Stuhl/Bett (Hz)	Am Tisch sitzen (Hz)	Toiletten-gang (Hz)	Ergo (Hz)	KG (Hz)	Fingertest bei Hautrötung neg/pos – /+
6.30	30° rechts	Ma						– Ma
7.30	Sitzen zum Frühstück	Ma	Ma					
8.05	10° links	Ma						– Ma
9.30	Körperpflege, 30° rechts	Ma						– Ma
11.00	„Erstmobilisation" KG						Bu	
12.00	Sitzen im Bett	Fa						
13.00	links 30°	Fa						– Fa
15.00				Fa	Fa			
16.00	rechts 30°	Fa						– Fa
17.30	Bettkante	Fa			Fa			
18.00	links 30°	Fa						– Fa
19.50	links 10°	Fa						
21.00	rechts 30°	Lo						– Lo
23.00	rechts 10°	Lo						
24.00	links 30°	Lo						– Lo
2.00	links 10°	Lo						
4.00	rechts 10°	Lo						– Lo

von Asmussen/Höppner

Abb. 12.8.26: Beispiel für einen Bewegungsplan. [O166]

---

bzw. bewegt sich mit ihm mit und führt ihn mit ihren Bewegungen (☞ Konzept der Interaktion). Der Positionswechsel erfolgt nach individuellem Bedarf.

Stufenweise Positionsveränderung. Liegt der Patient z.B. auf der rechten Seite in 30°-Halbseitenlage, wird er unterstützt, sich in die 10°-Schräglage zu begeben, und erst in einem weiteren Intervall wird die Position auf die linke Seite verändert. Diese stufenweise Positionsveränderung (auch *Mikrolagerung* genannt) eignet sich besonders für die Nacht. Druckentlastende Positionswechsel sind so ohne viel Anstrengung möglich, so dass der Patient u. U. nicht für jeden Positionswechsel geweckt werden muss.

Rückengerechtes Arbeiten

Bevor Pflegende beginnen, mit einem liegenden Patienten zu arbeiten, bringen sie die Liegefläche des Bettes zunächst auf ihre Beckenhöhe.

Patienten im Bett an die Seite bewegen

Bei diesem Positionswechsel verlagert der Patient seine Körpermassen in Etappen an die Seite des Bettes. Die Pflegekraft unterstützt jene Massen, die der Patient nicht selbst bewegen kann. Dazu steht sie möglichst auf der Seite des Bettes, zu der sich der Patient hin bewegen soll (☞ Abb. 12.8.30–12.8.33).

Patienten im Bett zum Kopfende bewegen

Um die Bewegung des Patienten zum Kopfende des Bettes zu unterstützen, gibt es verschiedene kinästhetische Vorgehensweisen. Nachfolgend werden einige Varianten beispielhaft erläutert.

- „Gehendes" Bewegen zum Kopfende
- „Gleitendes" Bewegen zum Kopfende
- „Gehendes" Bewegen zum Kopfende zu zweit
- Bewegen des Patienten in Etappen zum Kopfende
- Bewegen des Patienten mit Patientenhaltegriff
- Bewegen des Patienten mit einem Tuch
- „Gehendes" Hochbewegen im Sitzen.

Scherkräfte vermeiden

Um gewebeschädigende **Scherkräfte zu vermeiden**, winkeln die Patienten die Beine an. Bei der Bewegung nach oben verlagern sie das Becken und den

---

Körpermassen abgegeben. Der Patient kann entspannen, weil kein Körperteil mit Muskelkraft gehalten werden muss

- Körperfunktionen wie Atmung oder Verdauung sind nicht beeinträchtigt
- Die Eigenaktivität des Patienten ist nicht beeinträchtigt. (Zu) viele weiche Kissen und auch Superweichmatratzen schränken die Eigenaktivität ein. Eine spezielle Weichlagerung ist nur einzusetzen, wenn der individuell abgestimmte Bewegungsplan für die Dekubitusprophylaxe nicht ausreicht.

Im Liegen sind zahlreiche Positionen (☞ Abb. 12.8.27–12.8.29) möglich. Zur kurzen Beschreibung (z.B. im Bewegungsplan ☞ Abb. 12.8.36) einer Position eignet sich die Gradeinteilung, z.B.:

- „Links 30°" entspricht einer Halbseitenlage auf der linken Seite

- „Links 10°" entspricht einer Schräglage zur linken Seite
- „Rechts 90°" entspricht einer direkten Seitenlage
- „Rechts 135°" entspricht einer Halbseitenbauchlage mit Gewicht auf der rechten Seite.

Es gibt auch andere Beschreibungen, z.B.:

- „Bobath links" entspricht einer spezifischen antispastischen Lagerung nach Bobath (☞ 33.5.6)
- „Nest" bzw. „Nestchen". Diese Positionsunterstützung wird insbesondere bei Säuglingen und Kindern angewendet und beschreibt die körperumfassende Lagerung mit einer Decke oder einer Lagerungsrolle.

Individueller Positionswechsel. Jeder – auch der kleinste – Positionswechsel ist Bewegung. Die Pflegekraft unterstützt den Patienten in seinen Fähigkeiten, die Lageänderungen selbst durchzuführen,

Positionsunterstützung [O166]

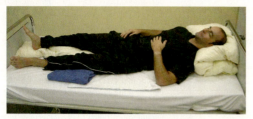
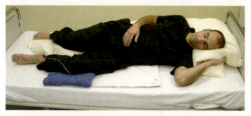
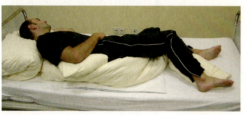

Abb. 12.8.27 – 12.8.29: Der Patient liegt in Halbseitenlage ca. 30° (oben), Schräglage ca. 10° (Mitte/unten) bzw. in 135° Bauchlage. Die Positionen werden durch eine gerollte Decke gestützt. So kann der Patient sein Körpergewicht auch gegen die gerollte Decke ablegen. Bei der Halbseiten- bzw. Schräglage ist das untere Bein angewinkelt und wird an der harten Außenseite des Knies unterstützt, um das Gewicht des Beins nicht auf den Außenknöchel zu konzentrieren. Bei der 135° Lage ist das unten liegende Bein gestreckt und wird mit einem Kissen unterlegt.

"Gehendes" Bewegen zum Kopfende [O166]

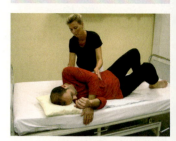
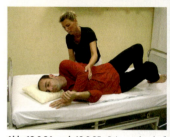

Abb. 12.8.34 und 12.8.35: Beim „gehenden" Bewegen zum Kopfende winkelt der Patient seine Beine an.

Brustkorb, wobei die Füße als „fester" Punkt stehen bleiben. Ein Rutschen über die Unterlage wird vermieden. Kann der Patient die Beine nicht aufstellen, empfiehlt es sich, die Beine mithilfe einer Decke oder ein Lagerungskissen anzuwinkeln.

„Gehendes" Bewegen zum Kopfende

Bei dieser Variante verlagert der Patient sein Körpergewicht – wie beim Gehen – abwechselnd nach rechts und links, wobei er seine entlastete Körperseite im Bett einen „Schritt" in Richtung des Kopfendes bewegt (☞ Abb. 12.8.34 und 12.8.35). Um den Patienten entsprechend anleiten zu können, macht sich die Pflegekraft zunächst selbst mit dieser Bewegungsform vertraut. Hat sie diese verinnerlicht, übt sie sie mit dem Patienten ein, bis er sie ohne ihre Unterstützung beherrscht. Dann gibt die Pflegekraft nur noch Bewegungsimpulse.

Vorbereitung und Ausgangsposition. Das Kopfende ist nach Möglichkeit flach gestellt, um dem Patienten die Bewegung in Richtung des Kopfendes zu erleichtern. Der Patient liegt auf dem Rücken und winkelt die Beine an.

Durchführung. Die Pflegekraft bittet den Patienten, sich etwas auf die rechte Seite zu drehen. In dieser Position ist seine linke Körperseite entlastet, und der Patient kann durch eine kleine Beugung des Kopfes und Brustkorbes die linke Seite ein Stück nach oben bewegen. Dann legt der Patient sich wieder zurück und die vorher entlastete Körperseite liegt etwas näher am Kopfende. Anschließend dreht der Patient

Zur Seite bewegen in Etappen [O166]

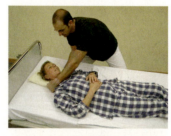
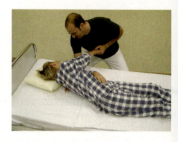
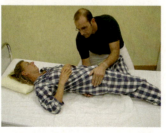

Abb. 12.8.31 – 12.8.33: Beim Bewegen eines liegenden Patienten an die Bettseite nach kinästhetischen Gesichtspunkten wird der Patient unterstützt, ein Körperteil nach dem anderen („Masse für Masse") zu bewegen. Die Reihenfolge wird individuell bestimmt.

sich auf die linke Körperseite und der Vorgang wiederholt sich.

Wenn der Patient die Arme einsetzen kann, dann bietet die Pflegekraft ihm eine Hand an, mit deren Hilfe der Patient sich herüberzieht. Kann der Patient seine Arme nicht einsetzen, führt die Pflegekraft die Bewegung am Brustkorb (die Berührung am beweglichen Schultergelenk unterlässt sie, weil sie hier nur einen diffusen Bewegungsimpuls setzen und Schmerzen verursachen würde). Beim Zurückdrehen kann die Pflegekraft die Bewegungen des Patienten gut am Becken oder Knie begleiten.

Um die Bewegung nach oben zu unterstützen, kann die Pflegekraft den Patienten bitten, sich zusätzlich mit den Füßen auf der Liegefläche abzudrücken.

Die Pflegekraft achtet darauf, dass der Patient sich dabei nicht übermäßig anstrengt und keine Scherkräfte an der Haut entstehen.

Der Vorteil bei dieser „gehenden" Bewegungsart ist, dass der Patient durch Gewichtsverlagerung von einer Körperseite auf die andere ohne viel Anstrengung seine „Massen" (☞ 12.8.9) selbstständig in Richtung Kopfende bewegt. Er kann dabei eigene Bewegungsressourcen einsetzen. Der Kraftaufwand der Pflegekraft ist bei dieser Vorgehensweise gering, und der Patient kann dem Bewegungsablauf leicht folgen.

Der Nachteil ist, dass es relativ lange dauern kann, bis eine Pflegekraft oder ein Patient diese Bewegungsform verinnerlicht hat und sie zügig abläuft.

„Gleitendes" Bewegen zum Kopfende

Die „gleitende" Bewegung durch Gewichtsverlagerung nach oben ist eine weitere kinästhetische Variante zum zügigen Bewegen des Patienten in Richtung Kopfende. Sie eignet sich vor allem

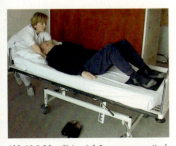

Abb.12.8.36: „Gleitende" Bewegung zum Kopfende. Der Patient drückt sich mithilfe der Beine in Richtung Kopfende und gleitet auf den Unterarmen der Pflegekraft nach oben. [O166]

bei Wirbelsäulenerkrankungen und nach Operationen des Beckens oder der Hüftgelenke. Allerdings muss der Patient das Becken anheben können, sonst entstehen gewebeschädigende Scherkräfte.

Vorbereitung und Ausgangsposition. Der Patient liegt mit angewinkelten Beinen in Rückenlage. Eine rutschfeste Unterlage unter seinen Füßen bietet zusätzlichen Halt. Die Pflegekraft steht am Kopfende des Bettes. Das Bettbrett ist entfernt. Sie legt ihre Hände unter den Brustkorb des Patienten, so dass das Gewicht des Patienten auf ihren Unterarmen ruht (☞ Abb. 12.8.36).

Durchführung. Die Pflegekraft bittet den Patienten, sein Becken anzuheben und sich mit den Füßen nach oben zu drücken. Das Gewicht seines Oberkörpers ruht dabei auf ihren Unterarmen und Händen, die als „Gleitunterlage" dienen. Wenn sich der Patient nach oben abdrückt, zieht ihn die Pflegekraft nicht, sondern folgt seiner Bewegung.

Variante I: Die Pflegekraft steht an der Seite des Bettes und legt ihre Unterarme unter den Brustkorb des Patienten.

Variante II: Anstelle der Arme kann die Pflegekraft auch eine kleine Gleitunterlage (☞ unten) unter den Brustkorb legen.

> Diese „gleitende" Bewegung zum Kopfende ist nur dann mit wenig Anstrengung verbunden, wenn der Patient in der Lage ist, sich selbst mit den Füßen abzudrücken. Die Pflegekraft achtet dabei darauf, dass sie den Patienten nicht *hebt* oder *zieht*, sondern dass er im Bett auf ihren Armen nach oben *gleitet*. Dazu nimmt sie eine stabile Position am Kopfende des Bettes ein und wartet, bevor sie selbst aktiv wird, zuerst auf Aktionen des Patienten. Aufgrund des physiologischen Bewegungsmusters ist eine „gehende" Bewegungsform einer „gleitenden" vorzuziehen, wobei immer die Ressourcen des Patienten berücksichtigt werden.

„Gehendes" Bewegen zum Kopfende zu zweit

Die Mobilisation eines Patienten darf der körperlichen Gesundheit der Pflegenden nicht schaden. Daher kann es je nach Kraft und Beweglichkeit der Pflegekraft und der Situation des Patienten sinnvoll sein, eine Bewegung mit zwei Pflegenden durchzuführen. Dies ist vor allem bei Patienten angebracht, die in ihren Bewegungen stark eingeschränkt sind.

Vorbereitung und Ausgangsposition. Die beiden Pflegenden stehen sich an den Bettseiten gegenüber. Ein höhenverstellbares Bett pumpen sie so nach oben, dass sie sich mit dem Ellenbogen darauf abstützen können. Sie helfen dem Patienten die Beine anzuwinkeln und unterstützen die Beine bei Bedarf durch Kissen oder die Bettdecke. Nacheinander schieben die Pflegenden ihre Unterarme unter den Patienten, indem sie ihn etwas auf die Seite drehen. Sie legen die Unterarme versetzt unter die festen und gewichttragenden Teile, die eine unter Kopf, Schulter oder Steiß, die andere unter Brustkorb und Becken.

Durchführung. Im Prinzip werden hier die gleichen Bewegungen ausgeführt wie bei der „gehenden" Bewegung zum Kopfende mit einer Pflegekraft (☞ oben). Allerdings dreht sich der Patient nicht selbst, sondern die beiden Pflegenden verlagern sein Gewicht auf ihren Unterarmen abwechselnd von der einen auf die andere Seite. Dabei bewegt diejenige Pflegekraft, deren Unterarme gerade weniger belastet sind, den Patienten im Bett ein Stück nach oben. Die zweite Pflegekraft folgt dieser Bewegung.

Bewegen des Patienten in Etappen zum Kopfende

Bei dieser Variante dreht der Patient sich nicht nach rechts und links, sondern verlagert sein Gewicht in Etappen direkt nach oben. Er kann sein Gewicht auf die Arme und Beine verlagern und gleichzeitig sein Becken und den Brustkorb in Etappen zum Kopfende bewegen.

Vorbereitung und Ausgangsposition. Der Patient liegt auf dem Rücken, die Beine hat er angewinkelt und leicht gegrätscht aufgestellt. Die Arme liegen parallel neben seinem Körper. Die Pflegekraft steht am Fußende des Bettes.

Durchführung (Abb. 12.8.37–12.8.38). Die Pflegekraft achtet darauf, dass der Patient sich nicht unnötig anstrengt. Um ein Wegrutschen der Füße zu verhindern, kann die Pflegekraft auf die Fußrücken drücken. Sollte der Patient zu schwach sein, sein Becken alleine hochzuheben, unterstützt ihn dort eine weitere Pflegekraft.

Bewegen des Patienten mit Patientenhaltegriff

Im Bewegungsablauf entspricht dies der Bewegung in Etappen (☞ oben). Der Patient nimmt jedoch, anstatt die Ellenbogen auf die Matratze zu stützen, den Patienten-

505

Patienten in Etappen zum Kopfende bewegen [K183]

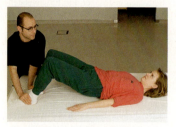 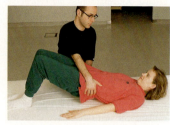

Abb. 12.8.37 und 12.8.38: Während die Pflegekraft die Füße auf die Matratze drückt, hebt die Patientin ihr Gesäß leicht an und legt es etwas weiter oben wieder ab. Anschließend drückt sie die Ellenbogen in die Unterlage und hebt den Brustkorb leicht an, um ihn etwas höher wieder abzulegen. Diesen Vorgang wiederholt die Patientin so lange, bis sie die gewünschte Position erreicht hat.

haltegriff (Patientenaufrichter) zuhilfe, was die Bewegung zwar erleichtert, aber mehr Kraft erfordert und die Schultern belastet. Auch erhöht sich dadurch die Spannung der Bauchmuskeln, was z. B. nach einer Operation in diesem Bereich zu vermehrten Schmerzen führt.

> **Vorsicht**
> Die Verwendung des Patientenhaltegriffes ist bei Patienten mit einem Schlaganfall kontraindiziert, weil durch die einseitige Anstrengung eine Spastik begünstigt wird (☞ 33.5.6). Auch nach Operationen am offenen Thorax darf dieses Hilfsmittel nicht benutzt werden.

Bewegen des Patienten mit einem Tuch

Vorbereitung und Ausgangsposition. Das Tuch (z. B. ein Laken) wird bereits in das Bett eingebracht, während der Patient im OP ist; behelfsweise kann auch das Bettlaken verwendet werden.
Der Patient liegt flach auf dem Rücken. Die beiden Pflegenden stehen sich etwas oberhalb der Bettmitte gegenüber.

Durchführung. Der Bewegungsablauf ähnelt der „gehenden" Bewegung zum Kopfende zu zweit (☞ oben). Die Pflegenden fassen das Tuch auf der Höhe von Brustkorb und Becken des Patienten. Der Patient stellt die Beine an, um die Bewegung aktiv zu unterstützen und um das Einwirken von Scherkräften zu vermeiden (☞ Abb. 12.8.39 und 12.8.40). Der Patient wird gebeten, sich mit den Füßen abzudrücken. Wenn die Pflegenden einen Impuls des Patienten spüren, bewegen sie das Tuch gleitend Richtung Kopfende. Sie lassen es entweder

> Die Pflegenden achten darauf, dass die Durchführung der Maßnahme für sie nicht zu anstrengend wird (z. B. bei sehr immobilen und schweren Patienten). Es gibt entsprechende Gleitunterlagen, die bei Bedarf zusätzlich unter das Tuch gelegt werden können. Dann dosieren die Pflegekräfte ihre Kraft jedoch genau, denn die Unterlage erleichtert die Bewegung derart, dass der Patient womöglich zu hoch bewegt wird.

direkt zum Kopfende gleiten, oder sie führen eine „gehende" Bewegung durch (abwechselnde Gewichtsverlagerung von Brustkorb und Becken). Wenn der Patient nicht selbstständig seine Beine anwinkeln kann, werden die Beine mithilfe der Bettdecke zumindest ein wenig angewinkelt, damit niemals Scherkräfte entstehen.

„Gehendes" Hochbewegen im Sitzen

Vorbereitung und Ausgangsposition. Die Pflegekraft steht seitlich hinter dem sitzenden Patienten. Bei Bedarf schiebt sie ihre Handflächen von hinten unter seine Sitzbeinhöcker.

Durchführung. Die Pflegekraft leitet den Patienten an, sich abwechselnd nach links und rechts zu neigen. Den jeweils gewichtsentlasteten Sitzbeinhöcker bewegt der Patient in Richtung Kopfende. Dies fällt leichter, wenn der Patient dabei seinen Oberkörper auf der gewichttragenden Seite nach vorne neigt. Kann der Patient dabei seine Arme zum Abstützen benutzen, wird er dazu aufgefordert.

Diese Fortbewegungsart im Sitzen eignet sich gut für eine „dosierte" Hilfestellung: Ist der Patient so mobil, dass er wenig Hilfestellung benötigt, gibt die Pflegekraft lediglich einen Bewegungsimpuls. Bei Patienten, die durch Schwäche oder Immobilität leicht auf eine Seite kippen, steht die Pflegekraft auf der betroffenen Seite und kann sie so sichern.

Variante I: Die gehende Bewegung im Sitzen kann auch mit einem Tuch (☞ oben) unter dem Becken unterstützt werden.

Variante II: Bei sehr unsicheren Patienten, die beispielsweise nicht alleine sitzen können, wird die Unterstützung von zwei Pflegekräften durchgeführt.

Mit Hilfstuch arbeiten [K183]

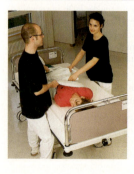 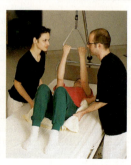

Abb. 12.8.39 (links): Die Pflegenden legen der Patientin zunächst ein Tuch unter Gesäß/Oberkörper. Dann fasst eine der Pflegenden das Tuchende auf der gegenüberliegenden Seite, zieht es über den Körper der Patientin hinweg zu sich herüber und breitet die Arme etwas aus. Dann fasst die andere Pflegekraft die gegenüberliegende Seite des Tuches und zieht sie zwischen den Armen des anderen Pflegenden zu sich herüber. Anschließend bewegen sie die Patientin mithilfe des Tuches in die gewünschte Richtung.

Abb. 12.8.40 (rechts): Bewegen einer Patientin mit Hilfstuch zum Kopfende, wenn sie ihren Kopf zur Brust beugen und sich am Patientenhaltegriff festhalten kann.

Aufsetzen und Aufstehen unter kinästhetischen Gesichtspunkten

Für eine physiologisch korrekte Sitzposition ist es wichtig, dass sich Bettknick und Hüftgelenk an derselben Stelle befinden (Physiologischer Bettknick, ☞ 12.10.5.2).

Patienten im Bett aufsetzen

Vorbereitung und Ausgangsposition. Zur Unterstützung dieser Aktivität kann das Kopfteil des Bettes etwas erhöht werden. Die Pflegekraft steht in Schrittstellung in Thoraxhöhe des liegenden Patienten seitlich neben dem Bett und bittet den Patienten den Kopf zu beugen. Bei Bedarf unterstützt sie ihn.

Durchführung. Kann der Patient seine Arme benutzen, dann zeigt sie ihm, dass er sich mit dem zugewandten Arm abstützen kann. Die Pflegekraft stützt sich selbst am Bett ab. Mit der anderen Hand bietet sie ihm Kontakt an. So kann der Patient sich daran aufrichten und sich gleichzeitig mit dem anderen Arm abdrücken.

> Die Pflegenden lassen den Patienten das Aufsetzen im Bett schon vor der Operation erlernen, weil er zu diesem Zeitpunkt aufnahmefähiger ist als nach der Narkose.

Patienten mit Strickleiter oder Bettband aufsetzen

Vorbereitung und Ausgangsposition. Die Pflegekraft erklärt dem Patienten die Vorgehensweise, knotet dann die Strickleiter (oder ein Band) am Fußende des Bettes und gibt sie dem Patienten in die Hand. Steht weder Strickleiter noch Bettband zur Verfügung, kann alternativ z. B. auch der Gürtel eines Bademantels verwendet werden.

Aufsetzen mit der Strickleiter [K183]

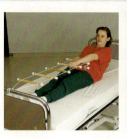 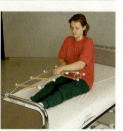

Abb. 12.8.42 (links): Zum Aufsetzen greift die Patientin eine Strickleitersprosse nach der anderen und zieht sich so langsam im Bett hoch.

Abb. 12.8.43 (rechts): Die Patientin hat nun fast die oberste Sprosse erreicht und sitzt aufrecht im Bett.

Durchführung. Der Patient greift Sprosse für Sprosse und zieht sich langsam zum Sitzen (☞ Abb. 12.8.42 und 12.8.43). Ist er nicht kräftig genug, unterstützt ihn die Pflegekraft durch „Schieben" unterhalb der Schulterblätter.

> **Vorsicht**
> Kontraindiziert ist das Aufsetzen mit der Strickleiter oder dem Bettband bei Patienten mit einem Schlaganfall, weil eine einseitige Anstrengung eine Spastik verstärkt (☞ 33.5).

Patienten an die Bettkante setzen

Zum **Aufsetzen an die Bettkante** hilft die Pflegekraft dem Patienten zunächst, sich so auf die Seite zu drehen, dass zwischen ihm und der Bettkante noch Platz ist zum Abstützen der Arme (☞ Abb. 12.8.44). Damit der Patient nachher nicht zu nah an der Bettkante sitzt (Gefahr herunterzurutschen), sollte er noch in liegender Position dabei unterstützt werden, das Becken etwas nach hinten zu bringen. Anschließend bittet die Pflegekraft ihn, die Beine nacheinander aus dem Bett zu schieben und sich gleichzeitig mit dem unten liegenden Unterarm und der Hand des anderen Armes auf der Matratze abzustützen. Die Pflegekraft selbst steht in Schrittstellung am Kopfende des Bettes. Ihre eine Hand liegt auf dem Rücken des Patienten, mit der anderen Hand drückt sie den unten liegenden Arm auf die Matratze (☞ Abb. 12.8.45). Sie hebt den Patienten nicht an, sondern signalisiert ihm durch Druck auf Rücken und Arm, dass er sein Körpergewicht über die Arme und Oberschenkel in Richtung Becken verlagern muss. Dann drückt sich der Patient mit seinem linken – Unterarm und der rechten Hand ab und verlagert sein Körpergewicht in Richtung Becken. Die Pflegekraft unterstützt die Bewegung an Schulter und Arm, bis der Patient zum Sitzen kommt.

> Das *En-bloc-Aufsetzen*, bei dem eine Pflegekraft den Patienten „als Ganzes" *(franz.: en bloc)* in einem Schwung aus einer liegenden Position heraus an die Bettkante setzt, wird mittlerweile sehr kritisch betrachtet, weil diese Bewegungsform sowohl für die Pflegekraft als auch für den Patienten sehr anstrengend und sogar schädlich sein kann (z. B. können erhebliche Rückenprobleme auftreten).

Über die Bauchlage aufstehen

Einige Patienten können sehr gut **über die Bauchlage aufstehen** (☞ Abb. 12.8.47) und umgehen so die sitzende Position (z. B. nach einer Hämorrhoiden-

Patienten an die Bettkante setzen [O166]

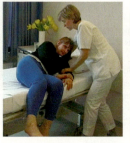 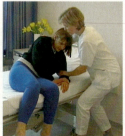 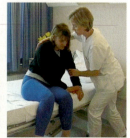

Abb. 12.8.44 (links): Zum Aufsetzen legt sich die Patientin zunächst auf die Seite und schiebt beide Beine nacheinander aus dem Bett.

Abb. 12.8.45 (mitte): Dann drückt sich die Patientin mit ihrem – hier linken – Unterarm und der rechten Hand ab und verlagert ihr Körpergewicht in Richtung Becken. Die Pflegekraft unterstützt sie dabei.

Abb. 12.8.46 (rechts): Die Patientin sitzt nun an der Bettkante.

Beobachten, Beurteilen und Intervenieren

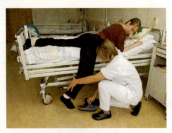

Abb. 12.8.47: Der Patient dreht sich in Bauchlage und stellt ein Bein seitlich neben das Bett. Dann nimmt er das andere Bein aus dem Bett, während er gleichzeitig den Oberkörper aufrichtet. Die Pflegeperson unterstützt ggf. beim Anziehen der Schuhe. [K115]

OP). Dieses Bewegungsmuster ist Kindern abgeschaut, die häufig über die Bauchlage aus dem Bett „krabbeln". Beobachten Pflegende ein solches Bewegungsmuster, unterstützen sie dies.

Säuglinge aus dem Bett nehmen oder hineinlegen

Wenn Säuglinge aufgenommen werden, dann ist es für ihre eigene Bewegung auch hilfreich, wenn sie nicht mit dem ganzen Körper auf einmal die Unterlage verlassen, sondern die Körpermassen nacheinander von der Unterlage bewegt werden. Sie können so aufgenommen werden, dass sie sich über die Seitenlage hinsetzen und dann auf den Arm genommen werden.

Wenn Säuglinge abgelegt werden, dann sollten sie auch erst mit Beinen und Becken die Unterlage berühren und dann über die Seitenlage hingelegt werden. Dabei wird der Kopf mit einer Hand unterstützt.

Gehen
Patienten führen

Beim **Führen** eines Patienten achten die Pflegenden darauf, seinen Bewegungsspielraum und seine Bewegungsfreiheit nicht einzuschränken. Deshalb vermeiden sie das Unterfassen der Achselhöhlen sowie das Umfassen der Schultern, welche die physiologische Armschwingung zur Gleichgewichtsstabilisation behindern. Durch das Fassen an Thorax, Becken oder Arm geben die Pflegenden dem Patienten Halt beim Gehen.

Die Führpositionen hängen von der körperlichen Verfassung des Patienten ab. Manche bevorzugen, dass die Pflegekraft vor ihnen herläuft und sie an den Händen hält, um sich besser visuell zu orientieren. Andere halten sich am Rollator fest, während die Pflegekraft nur am Becken sichert. Im Folgenden ist ein Beispiel zum Führen des Patienten beschrieben:

▶ Zum Führen eines Patienten befinden sich Schulter und Becken der Pflegekraft etwas hinter dem Becken und der Schulter des Kranken
▶ Die Pflegekraft stützt den Patienten mit der Hand entweder an seinem rückwärtigen Thorax in Höhe des unteren Rippenbogens oder an seinem Becken
▶ Mit der anderen Hand stützt die Pflegekraft Ellbogen, Unterarm oder Handgelenk. Durch Signale am Handgelenk, etwa wie leichten Druck, gibt sie die Bewegungsrichtung an. Dabei achtet sie darauf, das Handgelenk des Patienten in seiner Bewegung nicht zu blockieren (☞ Abb. 12.8.50).

Was tun, wenn der Patient zu stürzen droht?

Es ist meist wenig sinnvoll, einen stürzenden Patienten am Oberkörper festhalten zu wollen. Besser ist es, den Patienten *kontrolliert* fallen zu lassen, d. h. ihn vorsichtig zu Boden sinken zu lassen.

Stürzt ein Patient, geht die Pflegekraft schnell hinter ihm in die Hocke, umfasst mit einem Arm seinen Thorax und versucht, ihn über ihren Oberschenkel relativ gefahrlos zu Boden gleiten zu lassen. Der Kopf des Patienten kommt dabei auf den Oberschenkel der Pflegekraft zu liegen und wird auf diese Weise davor bewahrt, hart auf den Boden aufzuschlagen.

Hilfsmittel zur Mobilisation

Es gibt eine Fülle von **Hilfsmitteln,** um die Mobilisation sowohl für den Patienten als auch für die Pflegenden zu erleichtern, und manchmal überhaupt erst zu ermöglichen. Die Entscheidung für ein bestimmtes Hilfsmittel wird nach verschiedenen Kriterien getroffen. Es soll unter anderem:

▶ Sicherheit bieten
▶ Selbstständigkeit fördern
▶ Einfach zu bedienen sein
▶ Dem Zustand des Patienten angepasst sein.

Ein Gehwagen sollte z. B. leicht rollen und über eine sichere Bremse verfügen. Um eine Gewöhnung an das Hilfsmittel zu vermeiden, weil es letztlich die weitere Genesung des Patienten blockiert, ist die Notwendigkeit zum Einsatz dieser Produkte regelmäßig zu überprüfen. Bei fortschreitender Genesung ermutigen die Pflegenden den Patienten in Absprache mit dem Arzt und den Physiotherapeuten, beim Gehen nach und nach auf das gewohnte Hilfsmittel zu verzichten.

Für die Mobilisationshilfen gilt – wie für alle medizinisch-technischen Geräte – das Medizinproduktegesetz (MPG).

Gehhilfen

Gehhilfen werden bei Menschen eingesetzt, die ihre Beine z. B. nach einer Fraktur nicht belasten dürfen oder unsicher gehen, etwa im Alter oder nach einer Lähmung. Es gibt eine Vielzahl unterschiedlicher Gehhilfen, von einfachen Gehstöcken über Vier-Punkt- und Unterarmgehstützen bis hin zu starren, fahrbaren und beweglichen Gestellen.

Gehhilfen werden der jeweiligen Körpergröße des Patienten angepasst. Bei ihrer Benutzung hält der Patient sein Becken gerade. Sein Gang sollte aufrecht und entspannt sein. Häufig eingesetzte Gehhilfen sind:

▶ Gehbock
▶ Gehstützen, Gehstöcke
▶ Eulenburg-Gehwagen
▶ Rollator
▶ Deltarad.

Gehbock

Den **Gehbock** *(Gehgestell)* gibt es als starre oder bewegliche Ausführung. Sein

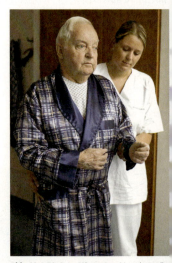

Abb. 12.8.50: Beim Führen eines Menschen sollte die Pflegekraft seinen Bewegungsspielraum und seine Bewegungsfreiheit nicht einschränken. [K115]

Gebrauch erfordert ausreichend Kraft in den Armen, um die Gehhilfe voranzustellen und sich zu stützen.

Die *starre Ausführung* (☞ Abb. 12.8.51) eignet sich für unsichere Patienten. Der Patient stellt den Gehbock ein Stück voran und geht dann, auf ihn gestützt, die entsprechende Strecke nach vorn.

Bei der *beweglichen (Reziprokal-)Gehhilfe,* deren Gestell über Gelenke miteinander verbunden ist, wird abwechselnd die eine oder andere Seite vorgeschoben. Dies ermöglicht einen versetzten, wechselseitigen (reziproken) Gang. Der Bewegungsablauf ist physiologischer als beim starren Gehbock.

Gehstützen, Gehstöcke

Voraussetzung für den Einsatz der zahlreichen **Gehstützen** und **Gehstöcke** ist, dass die Patienten zu ihrem Gebrauch angelernt werden. Sowohl an Gehstützen als auch am Gehstock muss die Qualität der rutschhemmenden Gummikappe am unteren Ende in Intervallen überprüft werden. Relativ sicher ist der Einsatz eines *Vier-Punkt-Gehstocks,* da aufgrund der vier Aufstützpunkte eine gute Standsicherheit gewährleistet ist. Ein seitliches Wegkippen des Stockes ist nicht möglich. Nachteilig ist, dass solche Stöcke schwerer und im Gebrauch umständlicher sind als ein einfacher Gehstock.

Unterarmgehstützen werden vor allem in Orthopädie und Chirurgie angewendet. Ihr Vorteil ist die flexible Nutzbarkeit für alle Formen der Be- und Entlastung (Entlastung, Teil- oder Vollbelastung), je nach therapeutischer Zielsetzung und Belastungsfähigkeit des Patienten. Voraussetzung für ihren Gebrauch ist das Vorhandensein der Gleichgewichts- und Koordinationsfähigkeit sowie ausreichende Stabilität des Rumpfes und Kraft in den Armen. Die entsprechende Gangschulung mit Unterarmgehstützen sowie die exakte Einstellung dieser Gehhilfe fallen in den Kompetenzbereich der Physiotherapeuten.

Die Pflegenden achten aber ebenfalls darauf, dass der Handgriff auf Höhe des Handgelenkes (Handknöchel) eingestellt ist und sich die Unterarmstütze ca. 3–4 Fingerbreit unter dem Ellenbogen befindet.

Eulenburg-Gehwagen

Der **Eulenburg-Gehwagen** dient der Unterstützung des Gehens für alle Be- und Entlastungsstufen (z. B. Totalentlastung, Voll-/Teilbelastung, unbelasteter Fußsohlendruck) und wird bei älteren, gangunsicheren Patienten eingesetzt. Er vermittelt dem Patienten ein relativ hohes Sicherheitsgefühl, schränkt aber andererseits seine Selbstständigkeit deutlich ein. Beim Gehen hält sich der Patient mit beiden Händen am Gestell fest und schiebt es mit jedem Schritt vor sich her. Bei diesem Gehwagen wird der Patient zusätzlich unter den Armen durch ein Achselpolster gehalten. Er benötigt jedoch viel Kraft in Armen und Schultergürtel, um sich darin zu halten und die Beine vorwärts zu bewegen. Dabei besteht die Gefahr, den Schultergürtel zu überlasten. Durch das Aufstützen auf den Achselpolstern können auch Nervenläsionen und Durchblutungsstörungen der Arme entstehen. Darum sollten die Patienten beim Gehen mit diesem Hilfsmittel öfter eine kurze Pause einlegen, um die Durchblutung wieder zu gewährleisten.

Rollator

Der **Rollator** ist ein *Gehwagen* und setzt Kraft zum Stützen, Stehen und Gehen voraus. Die Fähigkeit, die Arme koordiniert zu bewegen sowie das Körpergleichgewicht zu halten, muss nicht unbedingt voll ausgeprägt sein. Rollatoren finden häufig Anwendung bei Patienten, denen das Gehen mit Unterarmstützen nicht möglich ist. Der Rollator ist einfach zu schieben und ermöglicht aufgrund der Gummikappen am fixen Teil ein sicheres Abstützen.

Delta-Gehrad

Das **Delta-Gehrad** (☞ Abb. 12.8.57) ist ein Gehwagen mit drei, aus Sicherheitsgründen vorzugsweise vier Rädern. Bei seinem Gebrauch muss der Patient fähig sein, selbstständig zu stehen, und seine Gangunsicherheit sollte nicht zu ausgeprägt sein. Das Delta-Gehrad wird häufig bei älteren Patienten eingesetzt. Bei seiner Handhabung achten die Pflegenden darauf, dass sich das Gerät leicht schieben lässt und die Bremsen leicht zu bedienen sind.

Rollstuhl

Der **Rollstuhl** ist mehr als eine reine Mobilisationshilfe, denn er eröffnet dem gehbehinderten Menschen ein hohes Maß an Fortbewegungsmöglichkeit und er-

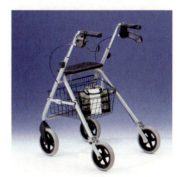

Abb. 12.8.56: Gehwagen. [V121]

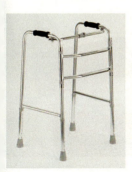 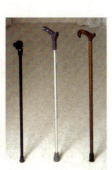 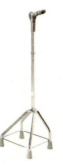 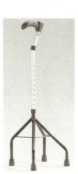 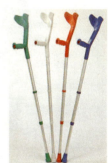

Abb. 12.8.51 – 12.8.55 (von links nach rechts): Starrer Gehbock, drei verschiedene Gehstöcke, zwei Vier-Punkt-Gehstützen mit unterschiedlichem Schwerpunkt, Unterarmgehstützen. [K183, V121]

12 Beobachten, Beurteilen und Intervenieren

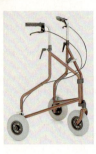

Abb. 12.8.57: Zusammenklappbares Delta-Gehrad. [V121]

laubt ihm dadurch die Teilnahme am gesellschaftlichen Leben (☞ Abb. 12.8.58). Das Angewiesensein auf einen Rollstuhl bedeutet für einen Menschen jedoch auch immer einen Einschnitt in das bisherige Leben.

Je nach dem persönlichen Bedarf, dem Verwendungseinsatz, der Art der Körperbehinderung oder Einschränkung, dem Körpergewicht und dem Alter des Patienten stehen unterschiedliche Ausführungen zur Verfügung, z. B. Kinderrollstühle, Aktiv-/Sportrollstühle, Standardrollstühle (Faltrollstuhl), Elektrorollstühle, Rollstühle mit mechanischem Handantrieb oder mit Sondersteuerungsantrieb (z. B. Kinn- oder Fußsteuerung) sowie Rollstühle mit Sitzschalen, die an die Bedürfnisse und die Körperhaltung des Patienten angepasst werden.

Sonderformen sind z. B. der Schiebewagen (häufig für den Patiententransport in Kliniken genutzt), der Dusch- oder Toilettenstuhl (☞ Abb. 12.7.55). Im Umgang mit Patienten, die einen Rollstuhl nutzen, sind folgende Punkte zu beachten:

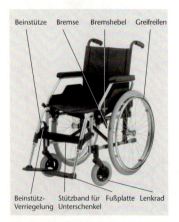

Abb. 12.8.58: Bestandteile eines Rollstuhls. [V121]

- Ein Mensch, der im Rollstuhl sitzt, verfügt über einen anderen Blickwinkel als eine stehende Person. Darum achten die Pflegenden darauf, dass sie sich z. B. bei einem Gespräch möglichst auf gleicher Höhe mit dem Patienten befinden, so dass er nicht zu ihnen hinaufblicken muss
- Die Fußstützen eines Rollstuhls befinden sich in einigen Zentimetern Entfernung vom Fußboden und müssen vor dem Aufstehen des Patienten unbedingt hochgeklappt werden. Bei vielen Modellen kommt es sonst aufgrund der Schwerpunktverlagerung zum Vornüberkippen des Stuhls und somit zum Sturz des Patienten
- Der Rollstuhl sollte eine stabile und gerade Rückenlehne haben, um eine aufrechte Sitzposition zu ermöglichen. Je nach Bedarf (z. B. bei Kleinkindern) sollte es die Rückenlehne aber auch ermöglichen, dass der Patient im Rollstuhl liegen kann
- Die Sitzfläche sollte so breit sein, dass der Patient ausreichend Platz und Bewegungsfreiheit hat
- Um das Abschnüren von Blutgefäßen und die Entstehung von Thrombosen zu verhindern, sitzt der Patient mit der gesamten Länge der Oberschenkel auf der Sitzfläche
- Besteht die Gefahr, dass Patienten z. B. Kinder mit einer Epilepsie (☞ 33.7.2) aus dem Rollstuhl fallen könnten, werden sie mit Gurten gesichert. Dies geschieht nach Absprache mit den Eltern, dem Arzt und, je nach Entwicklungsstand, auch mit dem Kind. Können Erwachsene selbst nicht rechtskräftig einwilligen, ist eine richterliche Genehmigung einzuholen. Die Gurte sollten ein Herausfallen vermeiden, jedoch nicht so fest sitzen, dass es zu Einschnürungen kommen kann
- Patienten mit fehlender Kopfkontrolle benötigen eine gepolsterte Kopfstütze am Rollstuhl
- Über hohe Schwellen wird der Rollstuhl nicht vorwärts, sondern rückwärts gefahren (Gefahr des Herausfallens).

Weitere Hilfsmittel

Höhenverstellbarer Stuhl. Insbesondere für die Unterstützung sehr schwacher Patienten im stationären Bereich eignet sich ein höhenverstellbarer Stuhl, um ohne Höhenunterschied vom Bett in den Stuhl zu gelangen. Die Seitenlehne kann so verstellt werden, dass sich der Patient bei einem schrittweisen Bewegen vom Bett in den Stuhl auch darauf absetzen kann.

Rutschbrett. Patienten, die nicht sicher stehen können, gelangen mithilfe eines Rutschbretts ohne Stand vom Rollstuhl zum Bett und umgekehrt (☞ Abb. 12.8.59).

Gleitunterlage. Kleine Gleitunterlagen unter „Massen" (☞ 12.8.5.1), z. B. dem Brustkorb, ermöglichen eine Bewegung ohne Scherkräfte.

Patientenlifter

Der Einsatz eines **Patientenlifters** (Patientenheber) ist angezeigt, wenn ein Transfer ohne Heben und Tragen nicht möglich wäre. Er eignet sich für stark bewegungseingeschränkte Patienten. Auch beim Einsatz eines Patientenlifters achten die Pflegenden darauf, dass die Eigenbewegungen des Patienten in den Bewegungsablauf integriert werden.

Es gibt eine Vielzahl von Geräten. Vom **Konstruktionsaufbau** her verfügen alle jedoch über folgende Bestandteile:
- Hebearm
- Drehbügel oder Triangel
- Gurtsysteme (zweiteilig als Rücken- und Sitzgurt, oder mehrteilig mit Kopf- und Beingurt)
- Tragetücher oder Spezialgurte (z. B. Toilettengurt) sowie verstell- und arretierbare Fahrrahmen.

Einsatzmöglichkeiten eines Patientenlifters sind:
- Anheben und Umlagern des Patienten, z. B. beim Bettenmachen
- Umsetzen des Patienten auf Stuhl, Sessel oder Toilette
- Transfer des Patienten, z. B. in die Badewanne.

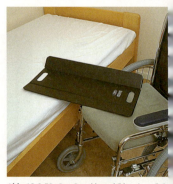

Abb. 12.8.59: Das Rutschbrett bildet eine „Brücke" zwischen Bett und Rollstuhl, auf der der Patient sich Schritt für Schritt bewegen kann. [V331]

12.8 Bewegung

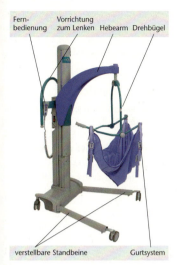

Fernbedienung   Vorrichtung zum Lenken   Hebearm   Drehbügel

verstellbare Standbeine   Gurtsystem

Abb. 12.8.60: Bestandteile eines Patientenlifters. [V121]

Anwendung eines Patientenlifters [K115]

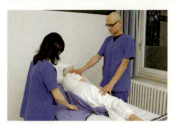

Abb. 12.8.62: Gurt einlegen.

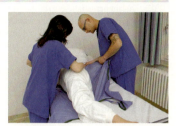

Abb.12.8.63: Gurt auf der anderen Seite herausziehen.

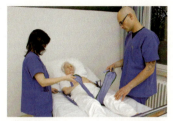

Abb. 12.8.64: Länge der Beingurte überprüfen.

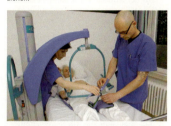

Abb. 12.8.65: Gurte an den Haltevorrichtungen einhaken.

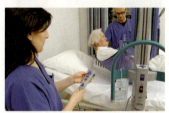

Abb. 12.8.66: Während der „Fahrt" beim Patienten bleiben, ggf. am Kopf unterstützen.

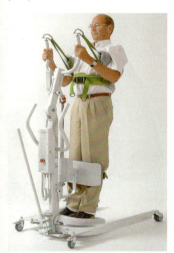

Abb. 12.8.61: Stehlifter mit verstellbaren Standbeinen. [V121]

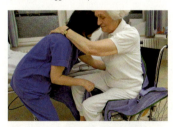

Abb. 12.8.68: Für den Rücktransport den Gurt einlegen und unter den Oberschenkeln durchführen.

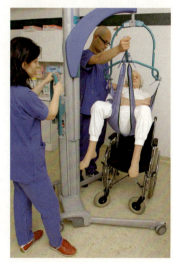

Abb. 12.8.67: Patient durch Griff am Drehbügel in Richtung Stuhl dirigieren.

Es gibt eine Vielzahl von Geräten: Lifter für immobile Patienten (☞ unten) oder Stehlifter (☞ Abb. 12.8.61) für Patienten mit erhaltener Teilaktivität. Diese kommen v. a. in Rehaeinrichtungen und Einrichtungen der Altenpflege zur Anwendung und ermöglichen dem Patienten, eine senkrechte Körperposition einzunehmen. Für Patient und Pflegende sind sie eine Unterstützung z. B. beim An- und Ausziehen und beim Toilettengang. Außerdem können Stehübungen der Kreislaufaktivierung und der Stärkung der Muskulatur dienen.

Vor der Anwendung machen sich die Pflegenden mit den technischen Funktionen des Geräts vertraut, um eine fachgerechte und sichere Bedienung zu gewährleisten. Dazu lesen sie die dem Gerät beiliegende Gebrauchsanweisung gründlich durch und lassen sich von Kollegen einweisen. Erst wenn sie sich im Umgang mit dem Gerät wirklich sicher fühlen, verwenden sie es selbstständig bei der Pflege von Patienten. Zusätzlich achten sie darauf, ständig die vom Hersteller vorgeschriebenen technischen Wartungsintervalle sowie die hygienischen Wartungsanweisungen einzuhalten.

Anwendung des Patientenlifters

Der Patientenlifter wird wie folgt angewandt (☞ Abb. 12.8.62 – 12.8.68):
▶ Zuerst wird die passende Gurtgröße ausgewählt. Der Patient wird gebeten, sich auf die Seite zu drehen. Der Gurt wird der Länge nach zur Hälfte aufgerollt und hinter den Patienten gelegt

511

- Der Patient wird dabei unterstützt, sich auf die andere Seite zu drehen, damit die zusammengefaltete Hälfte des Gurts vorsichtig herausgerollt werden kann. Dabei darauf achten, dass durch die Schlaufen keine Verletzungen entstehen
- Anschließend wird der erste Beingurt unter dem Oberschenkel durchgeführt. Dazu stellt der Patient ein Bein an bzw. wird ggf. dabei unterstützt
- Nachdem auch der zweite Beingurt unter dem Oberschenkel durchgeführt wurde, wird die Position des Gurts unter dem Körper des Patienten überprüft
- Wenn der Gurt korrekt unter dem Patienten liegt, wird der Lifter in die richtige Position gebracht und der Hebearm vorsichtig gesenkt
- Die Gurte werden an den Haltevorrichtungen des Hebearms eingehakt. Handelt es sich bei dem Lifter um ein Modell, bei dem die Haltevorrichtungen an den Außenseiten des Haltearms liegen, ist darauf zu achten, dass die Beingurte über Kreuz eingehakt werden
- Über die Fernbedienung wird der Hebearm zunächst ein kleines Stück nach oben bewegt. Es wird überprüft, ob der Patient eine sichere Position hat
- Eine Pflegeperson unterstützt den Patienten bei der weiteren Bewegung z. B. am Kopf. Sollte der Patient den Kopf selbst gar nicht halten können, empfiehlt sich ein Gurtsystem mit integriertem Kopfteil
- Der Patient wird weiter nach oben gefahren. Eine Pflegeperson betätigt die Fernbedienung, die andere bleibt beim Patienten und achtet darauf, ob der Körper Unterstützung braucht
- Der Lift wird Richtung Stuhl gefahren. Über die Fernbedienung können die Standbeine des Geräts gespreizt werden, um möglichst nah an den Stuhl

heranzufahren (wichtig auch für die Positionierung unter einem Bett). Der Körper des Patienten kann durch den Griff am Drehbügel in Position gebracht werden
- Über dem Stuhl wird der Lifter langsam herabgesenkt. Wenn der Patient sicher im Suhl sitzt, kann der Gurt entfernt werden. Dazu wird das Gewicht des Patienten zur Seite verlagert, der Oberschenkel angehoben und der Gurt bis auf Höhe des Gesäßes zur Seite entfernt
- Dann wird der Patient mit dem Oberkörper etwas nach vorne geholt, so dass der Rücken frei ist und der Gurt vollständig entfernt werden kann
- Beim Rücktransport erfolgt der Vorgang in umgekehrter Reihenfolge. Der Gurt wird zunächst hinter dem Rücken des Patienten eingelegt, dann verlagert der Patient sein Gewicht zur Seite, hebt den Oberschenkel an, um den Gurt unter dem Oberschenkel durchzuführen

12.8.5.3 Transfer

Badewanne mit integriertem Patientenlifter ☞ Abb. 15.2.26

Transfer vom Bett zum Stuhl

Es gibt viele Möglichkeiten, einen Patienten beim Transfer **vom Bett zum Stuhl** zu unterstützen (☞ z. B. Rutschbrett, Abb. 12.8.59). Das Vorgehen richtet sich nach den Fähigkeiten des Patienten und der Kompetenz der Pflegekraft. Nachfolgend werden zwei Varianten beschrieben.

Transfer im Stehen [K115]

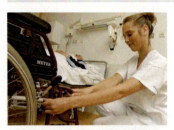

Abb. 12.8.70: Zur Vorbereitung den Rollstuhl neben das Bett stellen und die Bremsen feststellen. Beinstützen des Rollstuhls zur Seite klappen.

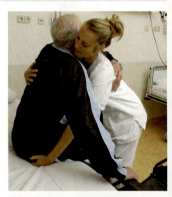

Abb. 12.8.71: Den Patienten beim Hinstehen unterstützen.

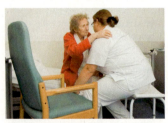

Abb. 12.8.69: Sitzt die Pflegekraft beim Transfer vom Bett in den Stuhl mit dem Patienten auf gleicher Höhe, kann sie ihn optimal unterstützen. [K115]

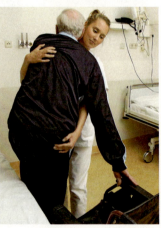

Abb. 12.8.72: Sich mit dem Patienten zum Stuhl bewegen.

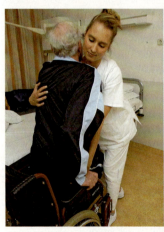

Abb. 12.8.73: Patienten langsam hinsetzen lassen.

12.8 Bewegung **12**

Nicht immer ist es erforderlich, den Patienten erst in den Stand zu bringen, was sowohl für die Pflegekraft als auch für den Patienten anstrengend sein kann. Nur wenn Stuhl und Bett unterschiedlich hoch sind, kann ein Aufstehen nötig sein.

Schrittweiser Transfer in einen Stuhl ohne Stand

Vorbereitung und Ausgangsposition. Der (Roll-)Stuhl steht nah neben dem Bett und ist gegen Wegrutschen oder Wegrollen gesichert. Arm- und Fußstützen werden entfernt, sofern sie beim Transfer stören. Die Pflegekraft setzt sich mit einem Stuhl neben das Bett (☞ Abb. 12.8.69).

Durchführung. Der Patient sitzt auf der Bettkante. Er kann seine Arme zum Abstützen einsetzen. Die Pflegekraft fordert ihn auf, sich ein wenig in Richtung Stuhl zu bewegen, und unterstützt die Bewegung am Bein und Becken des Patienten. So gelangt der Patient sicher und schrittweise in den Stuhl.

Transfer im Stehen

Diese Form des Transfers vom Bett zum Stuhl ist vor allem für Patienten geeignet, die sich in den Stand begeben und mit Unterstützung der Pflegekraft ein paar Schritte gehen können (☞ Abb. 12.8.70 – 12.8.72).

Vorbereitung. Die Pflegekraft fährt den Rollstuhl neben das Bett und klappt die Beinstützen zur Seite, um dem Patienten ein barrierefreies Einsteigen zu ermöglichen Der Patient wird dabei unterstützt, sich an den Bettrand zu setzen (☞ oben). Er setzt seine Füße fest und sicher in Schrittstellung auf den Boden. Die Pflegekraft steht vor dem Patienten

Kann der Patient eine Hand an den Stuhl bringen, steht die Pflegekraft neben dem Patienten auf der anderen Seite.

Durchführung. Die Pflegekraft und der Patient fassen sich an. Dabei achtet die Pflegekraft darauf, dass der Patient sich nicht an ihrem Hals, sondern an Massen wie Becken oder Brustkorb (☞ 12.8.9) festhält. Der Kontakt hängt von der Kompetenz des Patienten und dem Größenverhältnis ab. Die Pflegekraft fordert den Patienten auf, sein Gewicht auf die Füße zu verlagern und selbst geht etwas in die Knie, um die Gewichtsverlagerung zu unterstützen.

Im Stand gehen beide ein paar Schritte in Richtung Stuhl. Die Pflegekraft wartet dabei auf die Aktivität des Patienten und

geht in der Bewegung mit. Sie achtet darauf, dass die Anstrengung nicht alleine von ihr ausgeht und sie ihn nicht „trägt".

Steht der Patient vor dem Stuhl, geht die Pflegekraft in die Knie und hilft dem Patienten so, den Oberkörper vorzubeugen. Sie zeigt dem Patienten an, wo er sich am Stuhl festhalten kann, so dass er sich langsam setzen kann.

Es gibt unzählige Varianten für den Transfer im Stehen. In vielen Kliniken kann mit Unterstützung von Kinästhetik-Trainern oder -Tutoren diese Kompetenz geprobt und geübt werden.

Transfer von Bett zu Bett

Um einen Patienten von einem Bett in ein anderes (oder auf eine andere Liegefläche) umzulagern, gibt es verschiedene Möglichkeiten.

Patienten kinästhetisch „Masse für Masse" umlagern

Zur Seite bewegen in Etappen ☞ Abb. 12.8.30 – 12.8.33

Um den Patienten entsprechend des Konzeptes der funktionalen Anatomie (☞ 12.8.5.1) „Masse für Masse" umzulagern, werden zwei Betten Seite an Seite nebeneinander gestellt. Beide Liegeflächen werden auf gleiche Höhe gebracht. Die Pflegenden vergewissern sich, dass die Bremsen der Betten festgestellt sind. Der Patient bewegt nun die „Massen" Kopf, Brustkorb, Becken, Arme und Beine nacheinander seitwärts auf die neue Liegefläche. Ist er in seiner Bewegung eingeschränkt, unterstützen ihn ein bis zwei Pflegekräfte bei diesem Vorgang.

Patienten mit Hilfstuch umlagern

Bewegen des Patienten mit einem Hilfstuch ☞ Abb. 12.8.39 – 12.8.40

Vorbereitung und Ausgangsposition. Beide Betten stehen nebeneinander auf gleichem Niveau in Beckenhöhe der Pflegenden. Unter den Körper des Patienten ist ein **Hilfstuch** gelegt (z. B. ein Bettlaken). Je eine Pflegekraft steht am Fuß- und Kopfende der Betten. Wenn möglich, steht eine dritte Pflegekraft dicht an der Seite des freien Bettes auf Höhe der Beckenlinie des Patienten. Der Patient liegt flach auf dem Rücken. Die Bettdecke ist entfernt.

Durchführung. Die an Kopf- und Fußende stehenden Pflegenden halten das Hilfstuch möglichst nah am Patienten. Zum Umlagern ziehen sie das Tuch straff

und bewegen den Patienten damit zum neuen Bett. Befindet er sich nahe genug bei der dritten Pflegekraft, hilft sie von der Seite aus mit, den Kranken hinüberzuziehen.

Patienten mit Rollbrett umlagern

Für den **Transfer von Bett zu Bett** mit dem Rollbrett stellen die Pflegenden zwei Krankenbetten nebeneinander. Der Patient liegt in Rückenlage und kreuzt seine Arme über dem Brustkorb. Die eine Pflegekraft dreht ihn etwas zu sich auf die Seite, damit die andere Pflegekraft das Rollbrett unter den Patienten schieben kann. Der Patient ist bekleidet oder ein Laken liegt auf dem Rollbrett, so dass die Haut des Patienten nicht direkt mit dem Hilfsmittel in Kontakt kommt. Im Zurückrollen gelangt er auf das Brett und wird damit langsam auf das andere Bett hinübergerollt (☞ Abb. 12.8.74 – 12.8.75). Bevor der Patient zur Seite gedreht wird, um das Brett herauszunehmen, vergewissern sich die Pflegenden, dass der Patient in der gewünschten Höhe im Bett liegt.

Dieser Transfer verläuft fast ohne Anstrengung, wenn die Pflegenden darauf achten, dass die Bewegung so langsam durchgeführt wird, dass der Patient sie nachvollziehen kann.

Patienten tragen

Das **Tragen eines Patienten** kann bei unsachgemäßer Vorgehensweise sowohl für die Pflegenden als auch für den Patienten gefährlich sein. Die Pflegenden könnten stürzen oder sich beim Anheben des Kranken eine Bandscheibenverletzung zuziehen. Lässt es sich aber wegen räumlicher Enge oder wegen des Zustandes des Patienten nicht vermeiden, den Patienten zu tragen, achten die Pflegenden auf eine rückengerechte Arbeitsweise (☞ 8.3.3) und auf die korrekten Grifftechniken (☞ unten). Weiterhin denken sie immer daran, nur solche Lasten zu heben, die ihr Körper sicher bewältigen kann. Um Rückenschäden zu vermeiden, tragen sie das Gewicht des Patienten so körpernah wie möglich.

> Das Tragen eines Patienten ist nur in absoluten Ausnahmefällen (z. B. bei einem Notfall) angezeigt, da es im Widerspruch zur aktivierenden Pflege steht und es die Pflegenden und den Patienten einem hohen Verletzungsrisiko aussetzt.

Transfer mit dem Rollbrett von Bett zu Bett [O166]

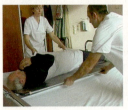 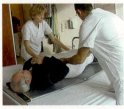 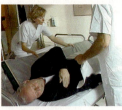

Abb. 12.8.74: Die eine Pflegekraft dreht den Patienten, der auf einem Laken liegt, vorsichtig zu sich, während die andere Pflegekraft ihm das Rollbrett unterschiebt.

Abb. 12.8.75 (Mitte): Die Pflegekraft lässt den Patienten langsam zurückrollen, bis er mit dem Rücken auf dem Rollbrett liegt.

Abb. 12.8.76 (rechts): Beide Pflegende rollen den Kranken auf dem Rollbrett langsam auf das andere Bett und drehen ihn hier vorsichtig auf die Seite, damit das Rollbrett wieder entfernt werden kann.

Grifftechniken

Wenn die Pflegenden die richtige Technik wählen, fällt es ihnen leichter, das Gewicht des Patienten zu tragen. Bei der Anwendung von **Grifftechniken** wird ihnen allerdings viel Kraft in Hand und Fingern abverlangt. Bei schlechter Grifftechnik müssen sie zusätzlich zur Patientenlast viel Kraft aufwenden, um den Griff zu halten.

Beim **Hakengriff** verhaken sich die Finger der Pflegenden ineinander, der Handrücken bleibt dabei flach (☞ Abb. 12.8.77).

Der **Handgelenkgriff** ist eine stabile, starre Verbindung, weil die Hände der Pflegenden den jeweils anderen Unterarm fassen (☞ Abb. 12.8.78). Dadurch wird das Handgelenk in seinem Bewegungsradius blockiert.

Beim **Drei-Punkte-Griff** geben sich die Pflegenden unter dem Patienten die Hand, z. B. um ihn zu unterstützen, sich im Bett nach oben zu bewegen. Hierbei muss darauf geachtet werden, Scherkräfte zu vermeiden. Die Pflegenden sprechen sich ab, wer mit der Handfläche nach oben bzw. nach unten unter den Patienten fasst (☞ Abb. 12.8.79).

> **Vorsicht**
> Eingecremte Hände sind beim Tragen des Patienten gefährlich, weil sie leicht abrutschen. Ebenso vermeiden die Pflegenden lange Fingernägel, weil sie damit insbesondere beim Hakengriff ihre Kollegen verletzen könnten.

12.8.5.4 Bewegungsübungen

Voraussetzungen für ein optimales Zusammenspiel des Bewegungs- und Stützapparates sind regelmäßige **Bewegungsübungen.** Insbesondere Gelenke und Knochen bedürfen einer guten Band- und

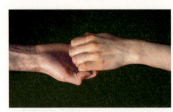

Abb. 12.8.77: Hakengriff. [K183]

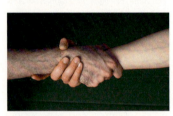

Abb. 12.8.78: Handgelenkgriff. [K183]

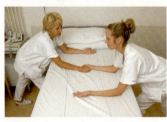

Abb. 12.8.79: Drei-Punkte-Griff. [K115]

Muskelführung, um effektiv zu funktionieren. Längere Bettlägerigkeit (☞ 12.8.4.4) oder eine Verletzung, gepaart mit Inaktivität und Immobilität, stören dieses ausbalancierte Zusammenspiel. Sinn und Zweck von Bewegungsübungen im Bett ist, Sekundärproblemen durch Bewegungseinschränkungen wie Kontrakturen, Thrombosen, Dekubiti und geistigem Abbau vorzubeugen.

Die Bewegungstherapie fällt in den Kompetenzbereich der Physiotherapeuten.

Aufgabe der Pflegenden ist es, teamorientiert mit ihnen zusammenzuarbeiten sowie dem Patienten anleitend und unterstützend zur Verfügung zu stehen. Bei vielen pflegerischen Maßnahmen entstehen Möglichkeiten für die Integration von Bewegungsübungen.

Bei Bewegungsübungen sind eine sorgfältige Instruktion sowie die realistische Einschätzung der aktuellen Belastbarkeit des Patienten Grundvoraussetzungen.

Abhängig vom Grad der Selbstständigkeit und der Aktivität des Patienten unterscheidet man:
▶ Passive Bewegungsübungen
▶ Assistive Bewegungsübungen
▶ Aktive Bewegungsübungen
▶ Resistive Bewegungsübungen.

Passive Bewegungsübungen werden am Patienten ohne dessen aktive Mitarbeit ausgeführt. Bei ihrer Anwendung werden sämtliche Bewegungsmöglichkeiten des menschlichen Körpers genutzt, wobei keine Muskelaktivitäten ausgelöst werden.

Passive Bewegungsübungen werden bei bewusstlosen, komatösen, gelähmten oder im Allgemeinzustand sehr reduzierten Patienten angewendet. Eine weitere Indikation ist die Anbahnung aktiver Bewegungsmuster nach längerer Ruhigstellung oder Verletzung.

Passive Bewegungsübungen dienen dem Erhalt eines funktionstüchtigen Bewegungsapparats sowie der Anregung und Stabilisierung von Kreislauf-, Atem- und Gehirnfunktionen. Über passive Schüttelbewegungen oder Streichungen kann aber auch eine Lockerung und Entspannung des Gewebes und der Muskulatur erreicht werden.

Bei **assistiven Bewegungsübungen** hilft der Patient aktiv bei der Durchführung mit, die Pflegekraft führt und unterstützt. Diese Form der Bewegungsübung geht meist fließend in die aktive Form über.

Aktive Bewegungsübungen kann der Patient selbstständig ohne fremdes Zutun ausführen. Sie dienen neben dem Erhalt eines intakten und funktionstüchtigen Bewegungsapparates vor allem der Steigerung der Muskelkraft, der Anregung und Stabilisierung der Herz- und Kreislauftätigkeit, der Verbesserung der Atemfunktion, der Verbesserung des venösen Rückstromes *(Gefäßtraining)* und einer intensiveren Durchblutung von Haut und Gewebe. Unterschieden werden:

▸ **Isotone Übungen.** Die Spannung des Muskels bleibt gleich, er ändert aber seine Länge.
▸ **Isometrische Übungen.** Die Länge des Muskels bleibt gleich, es ändert sich aber seine Spannung.

Möglichkeiten aktiver Bewegungsübungen im Rahmen pflegerischer Tätigkeiten sind z. B. selbstständige Lageveränderungen im Bett, Aufrichten des Oberkörpers, Hochhalten, Strecken, Beugen, Kreisen, Pendeln von Gliedmaßen, Spreizen, Strecken oder Einkrallen von Fingern und Zehen, Betätigen des Bettfahrrades, Betätigen der Bewegungsschiene und Atemübungen.

Bei **resistiven Bewegungsübungen** wird die Bewegung gegen einen tatsächlichen oder gedachten Widerstand ausgeführt. Diese Form dient in erster Linie der Normalisierung des Muskeltonus und der Muskelkräftigung. Spannungsübungen gegen einen manuellen Widerstand haben z. B. den Vorteil, dass sie ohne allzu große Herz- und Kreislaufbelastung anwendbar sind. Resistive Übungen sind jedoch bei Patienten mit erhöhter Spastizitätsneigung kontraindiziert (z. B. bei Schlaganfall, Multipler Sklerose).

12.8.5.5 Sturzprophylaxe

Stürze im Kindesalter ☞ 5.6.4

> **Sturzprophylaxe:** Maßnahmen, um Stürzen und sturzbedingten Verletzungen vorzubeugen.

> **Expertenstandard Sturzprophylaxe**
> Der Expertenstandard Sturzprophylaxe des Deutschen Netzwerks für Qualitätsentwicklung in der Pflege (☞ 3.5.4) wurde 2005 veröffentlicht. (📖 3, ✉ 3)
> *Expertenstandard Sturzprophylaxe* ☞ 💻

Jeder Mensch hat aufgrund des aufrechten Ganges ein **Sturzrisiko.** Um nicht zu stürzen, muss der Mensch in der Lage sein, in entsprechenden Risikosituationen, etwa beim Stolpern über ein Hindernis, schnell die Balance zurück zu gewinnen, oder schnell zu reagieren und sich festzuhalten, bis die Balance hergestellt ist. Damit gelten alle Personen als besonders sturzgefährdet, die diese Fähigkeiten zumindest teilweise verloren haben. Es kann gesagt werden, dass ein Sturzrisiko bei alten Menschen (ab 65 Jahre) zunimmt und mit dem Alter und der Pflegebedürftigkeit steigt.

Stürze sind eine der häufigsten Ursachen für die Pflegebedürftigkeit älterer Menschen. Wissenschaftliche Untersuchungen belegen, dass die Hälfte aller 70-Jährigen bereits einmal oder mehrmals gestürzt ist. Die Folge sind oft schmerzhafte Hämatome und Prellungen. Bei etwa 15 % aller Stürze kommt es zu ernsthafteren Verletzungen, wobei die Oberschenkelhalsfrakturen (☞ 25.8.8) mit etwa 100 000 Fällen pro Jahr das größte Problem darstellen. Häufig treten auch Frakturen des Oberarms und der Schulter auf.

Nicht nur betagte, sondern auch jüngere Menschen können stürzen, z. B. durch Unachtsamkeit auf der Treppe. Besonders gefährlich sind Stürze auf den Kopf. Die Folge kann eine Schädelfraktur oder ein subdurales Hämatom (*Bluterguss zwischen den Hirnhäuten* ☞ 33.6.3) sein, das oft erst nach einigen Tagen Symptome zeigt. Daher sollten Menschen, deren Kopf bei einem Sturz in Mitleidenschaft gezogen wurde, sofort ärztlich untersucht und über mehrere Tage beobachtet werden.

Sturzursachen erkennen

Endogene Sturzursachen (personenbezogene Risikofaktoren)

Endogene Sturzursachen liegen in der Person selbst begründet und nicht in ihrer Umgebung, z. B.:

▸ **Plötzliche Erkrankungen,** z. B. Herzinfarkt oder Schlaganfall
▸ **Störungen der Körperhaltung.** Vor allem ältere Menschen gehen z. B. wegen eines Bandscheibenverschleißes leicht nach vorn gebeugt. Um nicht zu fallen, verlagern sie ihren Körperschwerpunkt; sie beugen die Knie. Um das Gleichgewicht zu halten, verkleinern sie ihre Schritte und heben ihre Füße beim Gehen nicht mehr genügend

an. So werden bereits kleinste Unebenheiten am Boden für sie zur Stolperfalle
▸ **Gehstörungen jeder Genese**
▸ **Verzögerung des Balancereflexes.** Beim Stolpern haben vor allem betagte Menschen Schwierigkeiten, sofort ausgleichende und balancierende Bewegungen auszuführen, um einen Sturz rechtzeitig abzufangen
▸ **Plötzlicher Bewusstseinsverlust** *(Synkope ☞ 16.2.3),* z. B. bei Diabetikern durch plötzlichen Blutzuckerabfall
▸ **Sehstörungen,** z. B. Weit- und Kurzsichtigkeit oder altersbedingtes verändertes Kontrastsehen, erhöhen die Stolpergefahr
▸ **Verwirrtheitszustände,** der Patient achtet nicht darauf, wohin er tritt
▸ **Psychische Veränderungen,** z. B. Angst, Unruhe oder Depressionen
▸ **Benommenheit und Unruhezustände durch Arzneimittel.** Insbesondere bei sehr später Einnahme von Schlaf- und Beruhigungsmitteln wird das Arzneimittel vom Körper häufig bis zum nächsten Morgen nicht vollständig abgebaut. Die Betroffenen sind dann schläfrig und benommen und daher besonders sturzgefährdet. Im Alter können *paradoxe Reaktionen* auf Arzneimittel auftreten. Beruhigungsmittel führen dann zu Unruhezuständen und damit zu verstärkter Sturzneigung. Die Einnahme von *blutdrucksenkenden Mitteln* kann Kollapszustände, Übelkeit und Erbrechen auslösen
▸ **Unkenntnis von Sturzgefahren.** Bis zum Alter von etwa drei Jahren können Kinder Sturzgefahren nicht oder nur unzureichend einschätzen und auch danach fällt manchen Kindern diese Einschätzung noch schwer. Bei intellektuellem Abbau z. B. bei dementieller Krankheit zeigt sich ein ähnliches Phänomen: Risiken werden unzureichend eingeschätzt oder bestimmte Bewegungsabläufe sind nicht mehr ausreichend abrufbar z. B. das Hinsetzen oder Treppensteigen.

Exogene Sturzursachen (umfeldbezogene Risikofaktoren)

Exogene Ursachen kommen aus dem Umfeld der Person und liegen nicht in der Person selbst begründet. Dies sind z. B.:

▸ **Stolperfallen** wie umherliegende Kabel oder schlecht erkennbare Stufen, unebene Gehwege wie fehlende Platten, rutschende Teppiche, Haustiere, die umherlaufen

- **Zu lange Kleidung,** die auf dem Boden schleift
- **Schlecht sitzende Schuhe,** die den Gang verändern und zu Gehunsicherheit führen
- **Lichtverhältnisse.** Insbesondere nicht ausreichendes, blendendes oder Schatten werfendes Licht. Auch Fußböden, die bei Lichteinwirkung wie gebohnert wirken, können Unsicherheit und dadurch Sturzangst auslösen
- **Veränderungen im (Patienten-)Zimmer.** Die meisten Menschen haben einen Plan ihrer gewohnten Umgebung im Kopf, nach dem sie sich orientieren und bewegen. Ältere Patienten brauchen in der Regel länger als jüngere, sich an ein verändertes Umfeld anzupassen. Sie stolpern daher leichter über Hindernisse, die sich vorher an einem anderen Platz befanden
- Im Kindesalter kommen auch gewöhnliche **Alltagsgegenstände** als exogene Sturzursachen infrage, z.B. Tische, Stühle, Treppen, Fensterbänke und viele andere Gegenstände, auf die Kinder hinaufklettern können.

> **Stürze sind ein multifaktorielles Geschehen**
>
> Meist führt nicht ein einzelner Faktor, sondern mehrere exogene und endogene Ursachen zu einem Sturz. Beispielsweise hebt ein älterer Mensch beim Gehen seine Füße nicht mehr ausreichend an, stolpert über einen Gegenstand und kann den Sturz wegen seiner Hüftgelenksarthrose nicht mehr rechtzeitig abfangen. Durch das Ausschalten von nur *einem* Risikofaktor kann jedoch eine Vielzahl der Stürze verhindert werden.

Gefährdete Patienten erkennen

Studien zufolge sind Patienten besonders sturzgefährdet, die folgende Merkmale haben:

- Alter über 70 Jahre
- Einnahme von über vier verschiedenen Medikamenten
- Reduzierter Allgemeinzustand
- Körperliche Behinderung
- Wahrnehmungsstörungen
- Sehstörungen
- Immobil und inaktiv
- Post-Fall-Syndrom (☞ unten).

Sturzangst

Vor allem ältere Menschen, die schon einmal gestürzt sind, entwickeln eine große Angst vor einem erneuten Sturz. Daraus kann sich eine regelrechte *Sturzphobie* entwickeln, die als **Post-Fall-Syndrom** bezeichnet wird. Aus Angst schränken die Betroffenen ihren Bewegungsradius weiter ein. Dadurch entsteht ein Teufelskreis, weil die Bewegungseinschränkung und der damit verbundene Trainingsmangel das Sturzrisiko weiter fördern. Menschen, die Angst haben zu stürzen, bewegen sich vorsichtiger und damit weniger elastisch, so dass sie Störungen im Bewegungsablauf schlechter ausbalancieren können.

Risikoeinschätzung

Die Verwendung von **Skalen zur Risikoeinschätzung** gilt als überholt. Es scheint eher falsch, Risikofaktoren unterschiedlich zu werten, was bei Skalen der Fall ist. Vielmehr ist deutlich geworden, dass Risikofaktoren in ihrer Kombination und situationsabhängig zum Tragen kommen.

- Deshalb sollen die *personenbezogenen Risikofaktoren* entsprechend dem klinischen Bild erhoben werden. Hierzu kann die Einrichtung ein Formblatt entwickeln. Das sollte entsprechend der zu pflegenden Patienten geschehen, um die Arbeitsabläufe zu vereinfachen
- Gleichzeitig müssen *umgebungsbedingte Risiken* sowie für den Patienten besondere Risikosituationen erhoben werden. Kann sich z.B. ein Patient mittels Rollator sicher bewegen, dann gelten Situationen, in denen dieses Hilfsmittel nicht eingesetzt werden kann, als besonders gefährdet bzw. als Sturzrisiko-Situation. Für diese Situation sollen dann entsprechende Hilfen überlegt werden.

Sturzprävention ist eine multiprofessionelle Aufgabe. Alle Berufsgruppen, die an der Betreuung beteiligt sind, müssen ihren Beitrag leisten. Der Pflegefachkraft obliegt häufig die erste Risikoeinschätzung, die Information aller Beteiligten einschließlich des Patienten und ggf. seiner Angehörigen sowie die Planung und Koordination der Maßnahmen.

Sturzprävention

Motorische Entwicklung ☞ *5.6.2, 5.6.3, 5.6.4*

Folgende **Maßnahmen** bieten Schutz vor Stürzen und sturzbedingten Verletzungen:

- Patienten bei der Aufnahme ins Krankenhaus oder Pflegeheim die Räumlichkeiten zeigen und insbesondere auf Stufen hinweisen
- Patienten im Umgang mit Geräten anleiten (z.B. das Laufen mit dem Infusionsständer) oder das Bewegen mit Sonden/Drainagen
- Rufanlage und Lichtschalter in Reichweite gehbehinderter Patienten anbringen (auch beim Essen am Tisch oder beim Waschen am Waschbecken), so dass sich der Patient jederzeit bei Wünschen, Problemen und Schwierigkeiten melden kann, ohne aufstehen zu müssen. Werden extra lange Leitungen für Rufanlagen verwendet, darauf achten, dass sie für Mitpatienten und Besucher keine Stolperfallen darstellen
- Veränderungen im Zimmer, z.B. durch zusätzliche Geräte, morgens vornehmen. So hat der Patient Zeit, sich bis zur Nacht auf die veränderte Umgebung einzustellen
- Reaktionen auf Arzneimitteleinnahme überwachen, ggf. Neubewertung der Medikation (Arztaufgabe)
- In Duschen oder Badewannen rutschfeste Matten verwenden, die Rutschfestigkeit vor Nutzung durch den Patienten prüfen
- Während des Mobilisierens Patienten gut sitzende und u.U. rutschfeste (Haus-)Schuhe tragen lassen, Schuhe dem Gangbild und den persönlichen Gewohnheiten entsprechend einsetzen, Transfer (☞ 12.8.53) einüben, ggf. Mobilisationsgürtel (☞ Abb. 12.8.80) einsetzen. Auf eine ausreichende und nicht blendende Beleuchtung in der Umgebung des Patienten achten
- Immer die z.B. an Betten oder Rollstühlen befindlichen *Bremsen feststellen* und Fußstützen an Rollstühlen nach unten klappen; beim Aufstehen Fußstützen wegklappen, damit der Patient nicht mit dem Rollstuhl vornüberkippt
- Darauf achten, dass die Patienten ihre Brille und ihr Hörgerät tragen und Hilfestellung bei deren Reinigung geben
- Vor dem Aufstehen von der Bettkante oder dem Stuhl zunächst Bodenkontakt mit den Füßen schaffen (☞ Abb. 12.8.10). Patienten auf mögliche Gefahren bei der Mobilisation hinweisen (z.B. Abrutschen von der Bettkante)
- Beim Führen des Patienten auf langen Fluren die Wege durch das Bereitstellen eines Stuhls optisch verkürzen und den Patienten zwischendurch ausruhen lassen
- Regelmäßige Bewegungsübungen zum Training von Schritt- und Standfestigkeit

12.8 Bewegung

- Falls möglich, gezieltes Kraft- und Balancetraining
- Anleitung bei der Verwendung von Gehhilfen (☞ Abb. 12.8.51 – 12.8.57)
- Hilfsmittel einsetzen (☞ 12.8.5.2) und den Patienten bei der Anwendung anleiten, z. B. Aufstehhilfe, Rollator. Weitere Hilfsmittel sind: Bewegungsmatte vor dem Bett, die bei Kontakt (Sturz) die Rufanlage aktiviert; Geräuschmelder (übermitteln Hilferufe von Patienten, die die Rufanlage nicht bedienen können)
- Regelmäßige Fußpflege veranlassen, um schmerzhaften und bewegungseinschränkenden Wunden vorzubeugen
- Passform der Schuhe und Kleidung prüfen, ggf. ändern lassen (z. B. von den Angehörigen)
- Verwendung von Hilfsmitteln zur Sturzprävention. Ein verlängerter Schuhlöffel oder Greifzangen helfen Bückanstrengungen, die zu einem Sturz führen könnten, zu vermeiden
- Inkontinenzhilfsmittel (☞ 12.7.1.6) individuell anpassen, da z. B. rutschen zu weite Inkontinenzhosen herunter und behindern so das Laufen.

Ein weiteres Problem ist die **tageszeitliche** und **örtliche Sturzhäufigkeit** um die Übergabezeit am Mittag. Als Grund nimmt man an, dass die plötzlich eintretende Ruhe nach den morgendlichen Aktivitäten eine vermehrte innere Unruhe des Patienten auslöst, die dazu führt, dass er versucht, ohne fremde Hilfe aufzustehen.

Eine amerikanische Studie konnte nachweisen, dass Stürze durch Anwesenheit der Pflegenden im Sichtfeld des Patienten (Mitarbeiterpräsenz) während der Mittagszeit verringert werden konnten.

Eine weitere Häufung von Stürzen wird während der Dämmerung festgestellt, wenn es noch nicht dunkel ist und das Licht zu spät eingeschaltet wird. Ungünstige Lichtverhältnisse gelten ohnehin als exogener Risikofaktor.

Höhe des Pflegebettes

Ein besonderes Problem stellt die **Höhe des Pflegebettes** dar, die von den Pflegenden für eine rückengerechte Arbeitsweise (☞ 8.3.3) immer wieder anders eingestellt wird und meist nicht der vom Patienten gewohnten Höhe entspricht. Stehen die Patienten nachts auf, stürzen sie leicht, da sie die Höhe des Bettes durch den häufigen Höhenwechsel falsch einschätzen oder sich in ihrem zuhause stehenden Bett wähnen. Damit dies nicht passiert, stellen die Pflegenden das Bett nach Beendigung ihrer Tätigkeit immer auf ungefähr die gleiche Höhe ein; unterliegt der Patient dem Risiko, aus dem Bett zu stürzen, senken sie das Bett auf das niedrigste Niveau ab.

Inzwischen werden im Handel Pflegebetten angeboten, die sich auf die Höhe normaler Hausbetten absenken lassen bzw. stehen für die häusliche Pflege Einlegerahmen bereit, die in das normale Bett eingelassen werden und wie ein Pflegebett funktionieren.

Bei erhöhter Sturzgefahr bieten die Pflegenden dem Patienten Assistenz an, und informieren ihn darüber, vor dem Aufstehen zu klingeln, damit sie ihm behilflich sein können.

Bei einem erhöhten Sturzrisiko aus dem Bett heraus, etwa bei unruhigem Schlaf, oder weil der Bettrand nicht wahrgenommen wird, können rechts und links unter die Matratze Keile untergebracht werden, die eine Kuhle machen und damit eine Begrenzung darstellen. Auch besteht die Möglichkeit, eine Matratze vor das Bett zu legen, damit der Patient weich fällt und somit das Verletzungsrisiko vermindert wird. Inzwischen bieten die Bettenhersteller entsprechende Hilfsmittel an, womit die hygienischen Bedingungen eingehalten werden. Betten, die nahezu ebenerdig sind wie z. B. Futons, eignen sich vor allem für demente Patienten, die vollständig mobil und sehr nachtaktiv sind.

Schutz beim Stürzen

Stürze haben bisweilen lebensbedrohliche Folgen und sind trotz aller Vorsichtsmaßnahmen nie ganz auszuschließen. Aus diesem Grund wurden Hilfsmittel entwickelt, welche die Sturzfolgen so gering wie möglich halten sollen. Bei Epilepsiekranken haben sich **Sturzhelme** bewährt, die individuell vom Fachhandel angepasst werden. Die Akzeptanz dieses Hilfsmittels (z. B. bei geriatrischen Patienten) ist jedoch eher gering. (□ 4)

Des Weiteren sind **Hüftprotektoren** zur Vermeidung von Oberschenkelhalsfrakturen im Handel erhältlich (☞ Abb. 12.8.81). Sie fangen bei einem Sturz die Stoßbelastung ab und leiten sie an das umliegende Weichteilgewebe weiter, so dass der Oberschenkelhals nicht direkt getroffen wird. Auch hier ist die Compliance der Patienten eher gering. Die Pflegenden haben jedoch im Rahmen ihres Beratungsauftrages unbedingt auf solche Hilfsmittel hinzuweisen. Durch entsprechende Informationen erhöht sich häufig die Bereitschaft, ein solches Hilfsmittel anzuschaffen und zu benutzen. (□ 5)

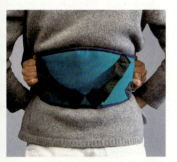

Abb. 12.8.80: Der Mobilisationsgürtel wird dem Patienten angezogen, um diesen beim Transfer oder bei Gehübungen im Haltegriff fassen zu können und ihm damit sichern Halt zu geben und einen Sturz zu verhindern. Um die Beweglichkeit im Rumpf zu erhalten, sollte es ein Gürtel sein, der im Rücken stützt, aber an den Seiten schmäler ist. [U151]

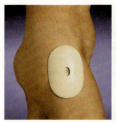 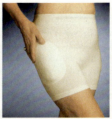 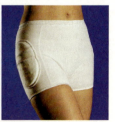

Abb. 12.8.81: Der Hüftprotektor SAFEHIP® mindert beim Sturz das Risiko einer Hüftfraktur. In speziell an die Körperform von Frauen und Männern angepasste Baumwollhosen sind auf beiden Seiten körpergerecht geformte Schalen zum Schutz des Trochanters major eingenäht (Mitte) oder in Taschen eingelegt (rechts). Die selbstklebenden Schutzschalen SAFEHIP®-Klett (links) werden mittels Pflaster und Klettverschluss direkt auf die Haut geklebt. Sie bieten sehr unsicheren Personen auch Schutz beim An- und Ausziehen sowie beim Duschen oder Baden. [U118]

517

Sturzereignisprotokoll

Nach jedem erfolgten Sturz fertigen Pflegende unbedingt ein Protokoll an. Ziel ist es, den Sturzhergang zeitnah zu erfassen, zu analysieren und möglichst Informationen zu gewinnen, die zukünftige Stürze zu reduzieren helfen. Die meisten Menschen entwickeln ein persönliches Sturzmuster, das heißt, ihre Stürze ereignen sich stets unter ähnlichen Bedingungen und aus vergleichbaren Gründen. Außerdem gibt es „institutionelle Sturzmuster", wonach sich Stürze verschiedener Personen innerhalb der Einrichtung in einzelnen Punkten ähnlich sind (etwa zeitliches oder räumliches Auftreten). In beiden Fällen ist es die Aufgabe der Pflegenden, diese Muster zu erkennen und zu durchbrechen.

Sturzereignisprotokoll ☞ 🖥

12.8.5.6 Prävention von Bettlägerigkeit

Bettlägerigkeit: Längerfristiger Daseinszustand (bettlägerig *ist* man), im Gegensatz zur Bettruhe, einem befristeten Liegen zur Schonung (Bettruhe *hat* man).

Prävention von Bettlägerigkeit: Maßnahmen zur Vermeidung von Bettlägerigkeit.

Ein bettlägeriger Mensch hält sich die überwiegende Zeit des Tages und der Nacht im Bett auf. Dabei ist es unerheblich, ob dieser Mensch sich überwiegend in halbsitzender oder flach liegender Position befindet. Auch das Sitzen an der Bettkante und alle „bettähnlichen" Liegemöbel sind dabei eingeschlossen.
- In einer strikten (schweren) Form von Bettlägerigkeit steht der Mensch überhaupt nicht mehr auf
- Bei einer mittleren Ausprägung verlässt der Mensch für wenige Handlungen kurzzeitig das Bett, etwa um auszuscheiden, zur Körperpflege oder zum Essen
- In einer leichten Form der Bettlägerigkeit kann der Mensch etwa 4–5 Std. außerhalb des Bettes sein, z. B. in einem Rollstuhl oder in einem Sessel sitzend.

Schonung durch Liegen – ein historisches Erbe mit ungünstigen Folgen

Bettruhe wurde als Behandlungsform für reiche Bürger im 19. Jahrhundert „erfunden", u. a. hat *Florence Nightingale* 30 Jahre liegend verbracht. Heutzutage wird Bettruhe immer seltener verordnet. Die schädlichen Folgen sind zahlreich, wie z. B. die Entstehung von Thrombose, Pneumonie und Dekubitus. Es sollten nur kranke Menschen liegen, die wirklich nicht fähig sind, aufzustehen, z. B. bei Lähmung und Bewusstseinsverlust. Auch in der Intensivpflege werden die Patienten mobilisiert.

> Das Liegen im Krankenhaus scheint immer noch allzu selbstverständlich zu sein. Begriffe wie Liegedauer oder Verlegung deuten daraufhin, dass das Denken noch von den falschen Ideen des 19. Jahrhunderts bestimmt ist („Liegen heilt").

Pathophysiologische Folgen

Pathophysiologische Folgen des Liegens treten schon nach zwei Tagen ein; fast jedes Organsystem ist betroffen:
- Durch die Schwerkraft tritt Plasma ins Gewebe aus, das Gefäßvolumen nimmt ab, es kommt zu Blutdruckabfall und Pulsanstieg
- Alle Atemvolumina sind reduziert; es kommt zu Sekretstau und Atelektasen (☞ 12.2.5.2)
- Die Magen-Darmtätigkeit nimmt ab. Der Elektrolythaushalt verschiebt sich, die Niere filtert vermehrt
- Gerinnungsverhältnisse, Immunabwehr, Hormonzyklen ändern sich
- Die Knochen verlieren Calcium
- Die Muskelkraft schwindet schon nach kurzer Zeit, es drohen Gelenkkontrakturen. Durch einen Kaskadeneffekt wird weiteres Liegen gefestigt.

Sozial-Psychologische Folgen

Wahrnehmung und *Bewegungsfähigkeit* sind eng miteinander verknüpft (☞ 12.11.1). Nach Tagen der Bettruhe kommt es zu einer sensorischen Deprivation: Depressionen und Stimmungswechsel können auftreten. Menschen fühlen sich wertlos und ohne Hoffnung, sie „stumpfen ab". Langes, ruhiges Liegen bewirkt einen Verlust der Oberfläche und des Körpergefühles.

Denken und *Bewegungsfähigkeit* sind ebenfalls eng miteinander verbunden. Eine Ruhigstellung bewirkt einen Abbau kognitiver Leistungen. Mit Mobilisationsmaßnahmen können diese wieder aufgebaut und trainiert werden.

Phasenmodell

Bettlägerigkeit ist eine pflegerische Komplikation, die schleichend in **Phasen** entsteht. In jeder Phase gibt es typische Einflussfaktoren, entsprechende Präventionsaspekte und therapeutische Möglichkeiten. Je früher der Prozess des „Zu-Liegen-Kommens" aufgefangen wird, umso besser sind die Rehabilitationsaussichten.

> Die fünf Phasen des Bettlägerigwerdens sind:
> - Instabilität
> - Ereignis
> - Immobilität im Raum
> - Ortsfixierung
> - Bettlägerigkeit.

Die einzelnen Phasen haben fließende Übergänge und sind von jeweils unterschiedlicher Dauer. Sie unterliegen einer gewissen Dynamik, die von verschiedenen Einflussfaktoren abhängt. Fünf konstante Faktoren wirken in allen Phasen:
- Pathophysiologie (☞ oben)
- Krankheitsfortschritt mit verschiedenen Komplikationen, z. B. kann eine Thrombose oder ein zweiter Schlaganfall bereits gemachte Fortschritte rückgängig machen
- Individualität des Patienten, z. B. „Kämpfernatur"
- Einstellung und Geschick der Pflegenden, z. B. Pflegende, die denken, der Mensch ist „alt genug und braucht sich nicht mehr soviel bewegen", drängen nicht mehr auf Mobilisation
- Sinngebung und Perspektiven.

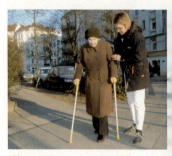

Abb. 12.8.82: Menschen mit Gehhilfen wie z. B. Unterarmgehstützen fühlen sich unsicher und vermeiden meist längere Wege. [K115]

1. Phase „Instabilität"

Schon vor der Bewegungsunfähigkeit haben Menschen Probleme mit dem Gehen. Sie bewegen sich „wackelig" oder „vorsichtig". Sie benutzen einen Gehstock oder einen Gehwagen; sie stützen sich ab und schränken ihren Radius ein.

In dieser Phase ist viel Raum für eine *frühe Prävention:* Jeder „instabile" ältere Mensch, der ins Krankenhaus oder in eine Arztpraxis kommt (auch aus anderen Gründen), sollte ein Risikoassessment für Stürze (☞ 12.8.5.5) und evtl. ein entsprechendes Training erhalten. Sinnvoll ist auch das Angebot einer Wohnraumanpassung und eine Beratung zur Osteoporoseprophylaxe (☞ 24.9.1).

2. Phase „Ereignis"

In dieser Phase tritt als **Ereignis** ein Klinikaufenthalt oder ein Sturz ein. Dadurch verschlechtert sich die Beweglichkeit dramatisch: Viele ältere Menschen bleiben in der Klinik im Bett, sie wissen nicht wohin und haben Schwierigkeiten, das Bett zu verlassen. *Prävention* geschieht mit dem Ansatz, dass der Patient möglichst wenig liegt und aktiv bleibt. Maßnahmen dazu sind z. B. der Verzicht auf Schlaf- bzw. Klinikkleidung, absenkbare Betten und Mobilitätshilfen (☞ 12.8.5.2).

Erlebte Sturzereignisse führen zur Vorsicht beim Patienten. Auch Beinahe-Stürze und die Angst vor einem Sturz verstärken die Immobilität. Warnungen wie z. B. „wenn sie noch einmal stürzen, ist es aus" verunsichern den Patienten. In einer fremden Umgebung brauchen ältere Menschen viele Hinweise, um sich sicher zu bewegen, z. B. beim Gang zur Toilette. (☞ 12.8.5.).

Bewegungseingeschränkte Patienten haben oft Angst vor **Transfersituationen** und versuchen, diese zu vermeiden. Häufig wehren sich Pflegebedürftige gegen Mobilisationsmaßnahmen, weil Furcht, den Pflegenden zu schwer zu sein. Nicht selten müssen Pflegende den Patienten zur Mobilisation überreden. Dabei besteht die Gefahr, dass der Patient passiv und ohne eigene Beteiligung „Rübergesetzt" oder „Herausgehoben" wird. Danach befindet sich der Patient zwar in einer anderen Körperlage, doch ohne aktivierende Beschäftigung und geistiger Anregung bleibt diese Zeit für ihn ungenutzt.

Im Sinne der *Prävention* achten Pflegende in dieser Phase auf häufige, angenehme Mobilisationen, die in den Tagesablauf des Patienten passen. Die Pflegenden beherrschen Bewegungskonzepte (z. B. Kinaesthetics ☞ 12.8.5.1), treten sicher auf, strahlen Ruhe und Kompetenz aus und machen dem Patienten Mut.

3. Phase „Immobilität im Raum"

In der Phase **„Immobilität im Raum"** sind die Menschen zunehmend bewegungseingeschränkt. Sie wechseln nur noch zwischen Sofa, Rollstuhl oder Sessel und legen sich auch tagsüber ins Bett; das Gehen beschränkt sich auf wenige Schritte mit Unterstützung.

Diese Phase ist entscheidend für den weiteren Verlauf: Durch geschickte Hilfen und eine positive Bewältigung kann Bettlägerigkeit lange Zeit hinausgezögert werden. Hierbei ist das regelmäßige, und doch selbstbestimmte Wechseln zwischen Liegen und Sitzen wichtig. Jede Position wird sinnvoll mit anstehenden Aktivitäten verbunden, wie z. B. Kaffeetrinken im Sitzen oder das Vorlesen einer Geschichte im Liegen. Pflegebedürftige, die einige Male das Gefühl hatten, „zu lange" und ohne Hilfe außerhalb des Bettes zu sitzen, wollen künftig nicht mehr das Bett verlassen. Daher achten Pflegende im Sinne der *Prävention* auf gute Zeitabstimmung. In der häuslichen Pflege bedarf dies einer guten Organisation. Wenn der Patient sich mehrere Stunden außerhalb des Bettes aufhalten soll, muss der spätere Transfer zurück ins Bett geregelt werden.

Umgebungsgestaltung

Bei der **Umgebungsgestaltung** im häuslichen Bereich und im Pflegeheim dominiert meist das *Pflegebett* (☞ 12.10.5.2) den Raum. Die übliche Zimmereinrichtung ist aufgehoben. Die Möbelstücke sind mit Pflegeartikel belegt. Diese Veränderung zeigt dem Patienten, dass nicht mehr mit seinem Aufstehen gerechnet wird. Die „Anschaffung eines Pflegebettes" bedeutet einen entscheidenden Wendepunkt.

In Pflegeheimen wirken die Bewohnerräume oft wie Schlafzimmer. Es fehlen individuelle Hilfsmittel, die Bewohner sitzen in – oft unpassenden – Transportrollstühlen und „tippeln" mit den Füßen hin und her. Da die Nutzung der großen Greifräder schwierig ist, klagen die Patienten nach kurzer Zeit über Schmerzen. Im häuslichen Bereich sichern die Angehörigen oft aus Unsicherheit, Hilfsmittel anzuwenden und lagern diese in Abstellräumen und auf Balkonen.

Zur *Prävention* sind ist der Einsatz von aktivitätsfördernden Möbel und Hilfsmittel sehr wichtig. Pflegende verwenden

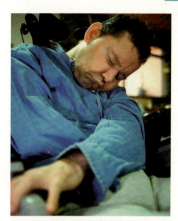

Abb. 12.8.83: Auch im Pflegeheim sollen Menschen nicht nur im Bett liegen, sondern aktivierend gepflegt werden. Allerdings passen die Abläufe nicht immer zu den Bedürfnissen der Bewohner: Immobile Menschen verbringen oft Stunden sitzend in einem einfachen Transport-Faltrollstuhl. Dieser ist meist unbequem und schwierig zu manövrieren. Eine bessere Lösung ist die Verwendung von Leicht-Rollstühlen. [K157]

zur Verfügung stehende Hilfsmittel, leiten Angehörige dazu an und erklären ihnen die Bedeutung dieser Maßnahmen.

Einstellung der Pflegenden

Die Absicht, Rücksicht auf die Pflegenden zu nehmen, führt häufig dazu, dass die Pflegebedürftigen auf Mobilitätsmaßnahmen verzichten. Eile, Zeitmangel und Ungeduld der Pflegenden können diesen Rückzug der Menschen verstärken. Sie wollen keine Umstände machen, nicht stören, nicht lästig sein und keine Zeit „verbrauchen". Um diesem Gefühl entgegenzuwirken, gehen Pflegende freundlich, zugewandt und ehrlich auf den Patienten zu.

4. Phase „Ortsfixierung"

Der Begriff „Ortsfixierung" bedeutet, dass die Menschen nicht selbstständig zwischen Orten wie Bett, Rollstuhl, Sessel oder WC wechseln können. Sie sind auf Hilfe angewiesen und bezeichnen sich selbst als „festgenagelt" oder „angekettet". Ein „Heraussetzen" lediglich als Veränderung der Körperlage ändert daran nichts. Ortsfixierung ist der entscheidende Zustand aus Sicht der Betroffenen.

Das **Konzept „Sich einrichten"** ist Teil eines Bewältigungsverhaltens: „Heranholen" persönlicher Dinge, Verabschieden von ferner liegender Gegenständen und das Ausstaffieren der Bettumgebung gehören dazu. Der Kontakt zur Außenwelt muss organisiert und ein befriedigend strukturierter Tagesablauf eingerichtet werden. „Sich einrichten" kann eine Bettlägerigkeit stabilisieren oder ein vorübergehendes Erträglichmachen bedeuten.

Dauert diese Phase länger an, stellt sich mit der Zeit ein Gefühl der Langeweile Zeit ein. Anfängliches Fernsehen lässt nach, Lesen ist aus verschiedenen Gründen erschwert: Bücher sind unhandlich, die Brille passt nicht u. ä. Besuche sind zwar willkommen, allerdings haben bettlägerige Menschen nach kurzer Zeit, selbst nichts mehr zu erzählen. Die ereignisarme Welt führt schließlich zu einem **Zeitverlust:** Monate und Jahre schrumpfen zusammen. Durch die Fixierung auf den Ort scheint die Zeit nicht mehr wichtig zu sein. Hinzu kommen Konzentrationsschwierigkeiten durch kognitive Einbußen; nach einigen Wochen „dösen" die Menschen vor sich hin.

Zur *Prävention* dienen geistige Herausforderungen und sinnvolle Beschäftigung. Auch befriedigende Beziehungen, das Gefühl, anerkannt und gebraucht zu werden, halten den Prozess der Bettlägerigkeit auf. In diesem Sinne können Schlüsselereignisse wie der Tod nahestehender Menschen die Entwicklung ungünstig beeinflussen; gute Erlebnisse können motivieren, gegen Bettlägerigkeit anzugehen. Die Betroffenen spüren die Erwartungen ihrer Umgebung genau und richten sich danach. Ihre Seelenlage pendelt zwischen „Alltagsgeschäft" und „Verzweiflung". Vielfach wird Bettlägerigkeit als allmähliches Sterben erlebt und die Menschen sind unglücklich. Gefühle des „Angewiesenseins" und „Warten müssens" sind dabei besonders schwierig.

Im Umgang kann eine zuversichtliche Haltung und Ermutigung helfen. Die Menschen sollten so oft wie möglich au-

ßerhalb des Bettes sein, möglichst keine „Bettkleidung" tragen, sondern „richtig" angezogen werden.

5. Phase „Bettlägerigkeit"

In der Phase **„Bettlägerigkeit"** liegen die Menschen „rund um die Uhr" im Bett. Sie stehen überhaupt nicht mehr auf, auch nicht zur Ausscheidung: Sie sind „strikt bettlägerig". Oft wird über sie als Liegende „hinweggesprochen" und sie fühlen sich nicht mehr ernst genommen. Ihnen bleibt keine Rückzugsmöglichkeit und keine Privatsphäre: Das Bett wird zum öffentlichen „Arbeitsort". Es kommt zu einem großen Verlust von Macht und Kontrolle über das Eigentum und zuhause über die „eigenen vier Wände".

Auch in dieser Phase sind noch *präventive* Strategien wichtig, damit sich die Menschen nicht ganz aufgeben. Auch ein bettlägeriger Mensch sollte sich im Bett soviel wie möglich selbst bewegen und verschiedene Positionen einnehmen. Wenn Menschen noch zur Ausscheidung das Bett verlassen, achten Pflegende darauf, diese Aktion so lange wie möglich auszudehnen und mit sinnvollen Angeboten zu koppeln. Das Bett ist als Privatsphäre zu akzeptieren und darf nur vorsichtig „angegangen" werden.

Aussage eines Patienten: „Bitte sagen Sie allen Schwestern und Ärzten, dass sich beim Reden nicht am Bett festhalten sollen, als Patient spürt man jede Erschütterung."

> **Bettlägerigkeit als Daseinsstrategie**
>
> Bei der Prävention von Bettlägerigkeit geht es nicht um ein unreflektiertes „Raussetzen" aller Pflegebedürftigen. Es muss sensibel und kompetent unterschieden werden, ob die Menschen liegen wollen oder ob sie das Liegen als unangenehm empfinden. Es ist nicht immer einfach, „hinter die Kulissen" zu schauen und die Bedürfnisse des Menschen herauszufinden. Die meisten Menschen sind wegen der Abhängigkeit unglücklich über das Liegen. Es gibt aber auch Menschen, für die Bettlägerigkeit eine Strategie sein kann, etwa um Kraft für Wichtigeres zu sammeln, um gedanklich eine Lebensbilanz zu ziehen oder für sich mit der Familie „ins Reine zu kommen".

Bei „plötzlich" auftretender Bettlägerigkeit werden Pflegende aufmerksam und versuchen, die Ursache herauszufinden.

Bei schon bestehender Bettlägerigkeit beobachten sie die weitere Entwicklung und wenden präventive Maßnahmen an. Die pathologischen Auswirkungen werden durch Muskelaufbau und Kreislauftraining langsam zurücktrainiert.

> Bettlägerigkeit ist eine pflegerische Komplikation. Sie ist rehabilitierbar: Dabei gehen Motivation, soziale Teilhabe und körperliche Regeneration Hand in Hand.

12.8.5.7 Kontrakturenprophylaxe

> **Kontraktur** *(lat.* contrahere = *zusammenziehen):* Dauerhafte Verkürzung von Muskeln, Sehnen und Bändern mit der Folge einer irreversiblen Bewegungseinschränkung und Versteifung eines Gelenks.
>
> **Kontrakturenprophylaxe:** Maßnahmen, um Kontrakturen vorzubeugen.

Bei einer **Kontraktur** handelt es sich um eine *bleibende Bewegungseinschränkung* von Gelenken bis hin zur *Gelenkversteifung,* die durch tage- oder wochenlangen Bewegungsmangel verursacht wurde. Im Gegensatz dazu gibt es auch die *vorübergehende Funktionseinschränkung,* bei der ein Patient z. B. nach einer Gipsbehandlung die entsprechenden Gelenke nicht mehr voll bewegen kann. Diese Bewegungseinschränkung bessert sich durch konsequentes – mitunter auch schmerzhaftes – Training.

Bei einer Kontraktur ist die Bewegung in dem betroffenen Gelenk charakteristisch verändert. Es besteht eine Zwangshaltung, die vom Patienten nicht aufgehoben werden kann, auch passiv kann das Gelenk nicht oder nur in sehr geringem Umfang – und dann unter großen Schmerzen – bewegt werden. Kontrakturen reduzieren die Lebensqualität eines Patienten erheblich und ziehen im Extremfall dauerhafte Pflegebedürftigkeit nach sich.

In der Kinderkrankenpflege spielen Kontrakturen vor allem bei körperlicher Behinderung, Frühgeborenen und bewusstlosen Kindern eine Rolle. Ab dem Säuglingsalter können die unten aufgeführten Maßnahmen eingesetzt werden. Bei Frühgeborenen ist vor allem die „physiologische Mittelstellung" von Bedeutung (☞ unten).

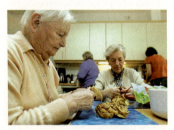

Abb. 12.8.84: Befriedigende Beschäftigungen, wie z. B. gemeinsames Kochen, motivieren alte Menschen, aus dem Bett aufzustehen und sich an den Aktivitäten zu beteiligen. [K157]

Man unterscheidet zwischen Beuge-, Streck-, Abduktions- und Adduktionskontrakturen (☞ Abb. 12.8.2). Die häufigste Kontraktur ist der „Spitzfuß" (Kontraktur des Sprunggelenks ☞ Abb. 12.8.85).

Ursachen von Kontrakturen

Eine Kontraktur ist immer Folge mangelnder Bewegung des betroffenen Gelenks. Sie kann eine Sekundärerscheinung vieler Krankheiten sein, z. B.:
▶ Immobilität, Bettlägerigkeit
▶ Inaktivität (auch therapiebedingt durch Extension oder längere Gipsbehandlung)
▶ Lähmungen
▶ Schonhaltungen, z. B. bei chronischen Schmerzen
▶ Großflächige Narben.

Kontrakturen durch Immobilität und Bettlägerigkeit. Jede Muskelkontraktion führt automatisch zur Dehnung des Gegenspielers. Bei fehlender Bewegung werden Muskeln und Sehnen nicht mehr gedehnt und verkürzen sich.

Kontrakturen als Folge von Lähmungen. Erkrankungen des Nervensystems führen häufig zu Kontrakturen *(neurogene Kontrakturen),* z. B. bei:
▶ Spastischen Lähmungen (☞ 33.2.8)
▶ Gehirn- oder Rückenmarksverletzungen (Querschnittslähmung)
▶ Zerebralen Durchblutungsstörungen
▶ Multipler Sklerose (☞ 33.8.6).

Kontrakturen durch Schonhaltung. Bei chronischen Schmerzen nehmen Patienten häufig eine **Schonhaltung** ein, d. h. sie versuchen eine Position zu finden, in der sie am wenigsten Schmerzen verspüren, und vermeiden jede Bewegung, die Schmerz auslöst.

Kontrakturen als Folge großflächiger Narben. Bei großflächigen schweren Verbrennungen oder Verätzungen in Gelenknähe kommt es zu einer Defektheilung mit Narbenbildung (sekundäre Wundheilung ☞ 15.9.1). Die Narben schrumpfen, und es entsteht ein *Narbenzug,* der Bewegungen behindert; die Folge sind so genannte **Narbenkontrakturen** *(dermatogene Kontrakturen).*

Kontrakturen durch Pflege- und Behandlungsfehler. Werden bewusstlose, gelähmte oder immobile Patienten nicht ausreichend mobilisiert, z. B. regelmäßig passiv durchbewegt, bzw. in ihrer verbliebenen Eigenbewegung unterstützt, können sich Kontrakturen bilden. Allein

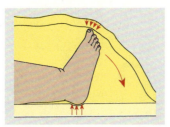

Abb. 12.8.85: Sowohl das Eigengewicht des Fußes als auch der Druck der Bettdecke fördern die Entstehung eines Spitzfußes. [A400-157]

die sachgerechte Lagerung in physiologischer Mittelstellung (physiologische Nullstellung ☞ Abb. 12.8.86) ist nicht ausreichend.

Spitzfuß

Der **Spitzfuß** (☞ Abb. 12.8.85) entsteht durch den Auflagedruck der Bettdecke, die den Fuß zusätzlich zum Eigengewicht in Streckstellung bringt, und ist die häufigste Kontraktur bei bettlägerigen und immobilen Patienten. Versteift das Gelenk in dieser Position, kann der Betroffene nur noch auf den Zehenspitzen gehen und den Fuß beim Gehen nicht mehr abrollen (Spitzfußprophylaxe ☞ unten).

Maßnahmen zur Kontrakturenprophylaxe

Ziel der Kontrakturenprophylaxe ist es, die volle Beweglichkeit der Gelenke zu erhalten durch:
▶ Möglichst frühzeitige Mobilisation
▶ Bewegungsübungen und passives Durchbewegen der Gelenke
▶ Regelmäßiger Positionswechsel.

Maßnahmen zur Kontrakturenprophylaxe können in andere Pflegehandlungen integriert werden. Dazu gibt es zahlreiche Möglichkeiten, z. B. bei der Körperpflege, beim Essen sowie bei der Thrombose-, Pneumonie- und Atelektasenprophylaxe.

Damit der Patient den Sinn der Pflegehandlungen versteht und zur Mitarbeit motiviert ist, informiert ihn die Pflegekraft über die Notwendigkeit des Übungsprogramms. Sind Schmerzen zu erwarten, werden diese z. B. durch Kältepackungen und rechtzeitige Schmerzmittelverabreichung (nach Arztanordnung) reduziert, um das Bewegungstraining zu erleichtern. Übungen, die die Schmerzgrenze des Patienten überschreiten, werden vermieden.

Maßnahmen zur Kontrakturenprophylaxe sind:
▶ Beobachten der Bewegung, um eine beginnende Bewegungseinschränkung rechtzeitig zu erkennen. Ein besonderes Augenmerk richten die Pflegenden auf die *Gelenkstellung* und den *Funktions-/Bewegungsumfang* eines Gelenks sowie auf *Schmerzäußerungen* des Patienten
▶ Mobilisieren, passives Durchbewegen der Gelenke in regelmäßigen Intervallen
▶ Anleiten zu eigenaktiven Bewegungsübungen
▶ Lagerung des Patienten in physiologischer Mittelstellung (☞ Abb. 12.8.86) und Lagewechsel (☞ Abb. 12.8.87)
▶ Verzicht auf (Super-)Weichlagerung, weil sie Spontanbewegungen der Patienten hemmt
▶ Körperspannung durch gezielte Positionsunterstützung reduzieren: Arme und Beine sollen ihr Gewicht ablegen können (Mobilisation im Bett ☞ 12.8.5.2)
▶ Motivation des Patienten zu Aktivität und Bewegung
▶ Streichungen der Muskel-Antagonisten zur Spastikminderung, z. B. bei Beugespastik die Strecker aktivieren

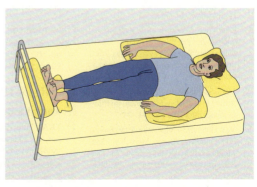

Abb. 12.8.86: Lagerung des Patienten in physiologischer Mittelstellung. [L109]

Beobachten, Beurteilen und Intervenieren

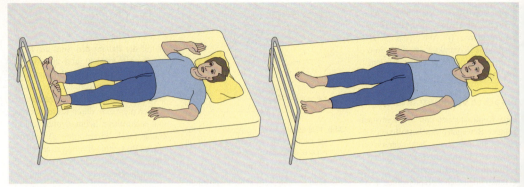

Abb. 12.8.87: Lagerung in Streck- und Beugestellung. Bei bettlägerigen Patienten verändern die Pflegenden die Stellung der Gelenke in regelmäßigen Zeitabständen. Arme und Beine lagern sie abwechselnd gebeugt und gestreckt. Der Patient liegt entweder in flacher Rückenlage oder in der 30°-Lage. Die Lagerung in Streckstellung verhindert die Verkürzung der Beuger *(Flexoren)*, die Lagerung in Beugestellung die Verkürzung der Strecker *(Extensoren)*. Die Beugestellung ist kontraindiziert bei Verletzungen an der Beugeseite der Gelenke. [L109]

▶ Wohlüberlegter, gezielter Einsatz von Hilfsmitteln, z. B. Fußstütze gegen Spitzfuß und Versteifung des Kniegelenks, Handexpander, Gummi-Noppen-Bälle zum Grifftraining, Strickleiter (☞ Abb. 12.8.42 und 12.8.43) gegen eine Versteifung von Schulter-, Ellenbogen- und Handgelenk.

Vorsicht
Bei Patienten mit Schlaganfall sind besondere Prioritäten in der Planung der Pflegemaßnahmen zu beachten (☞ 33.5.6).

Spitzfußprophylaxe
Spitzfußprophylaxe bei Schlaganfallpatienten ☞ 34.5.6
Zur **Spitzfußprophylaxe** beim liegenden Patienten *weiche* Fußstütze, z. B. ein Lagerungskissen oder einen Schaumstoffquader, so an das Fußende anbringen, dass die Füße fast im 90°-Winkel liegen. Die Bettdecke über das Brett am Fußende hängen lassen, damit ihr Gewicht nicht auf die Füße drückt, oder einen Bettbogen verwenden. Die Fersen werden weich oder hohl gelagert, damit kein Dekubitus entsteht.

Eine einfache Spitzfußprophylaxe ist das Sitzen des Patienten in einem Stuhl oder Sessel, weil seine Füße hier bei richtigem Bodenkontakt zwangsläufig eine 90°-Stellung einnehmen.

Bei liegenden Patienten Beine im Wechsel aufstellen und Gewicht in die Matratze drücken lassen.

Lagerungshilfsmittel wie Kissen oder Rollen nicht länger als 2–3 Std. anwenden. So kann eine Knierolle einer Streckkontraktur entgegenwirken, aber durch lang dauernden Einsatz möglicherweise eine Beugekontraktur auslösen.

Literatur und Kontaktadressen

📖 Literaturnachweis

1. Haug-Schnabel, G.; Bensel, J.: Bewegungsarmut fängt früh an. In: Kinderkrankenschwester 7/2003, S. 296–300.
2. Vgl. Zeller-Forster, F.: Immobilität. In: Käppeli, S. (Hrsg.): Pflegekonzepte – Phänomene im Erleben von Krankheit und Umfeld. Bd. 2, Verlag Hans Huber, Bern 1999, S. 57–74.
3. Deutsches Netzwerk für Qualitätsentwicklung in der Pflege (DNQP): Expertenstandard Sturzprophylaxe in der Pflege. Osnabrück 2005. Nachzulesen unter www.dnqp.de
4. Vgl. Schmidt, R.: Hilfsmittel bieten Schutz in kritischen Momenten. In: Pflegezeitschrift 4/2006, S. 244–247.
5. Vgl. Huhn, S.: Stolperfalle Alter. Sturzrisikofaktoren älterer Menschen und Möglichkeiten der Prävention. In: Die Schwester/Der Pfleger, 9/2002, S. 728–732.

Kinaestetics
Asmussen, M.: Praxisbuch Kinaesthetics. Elsevier/Urban & Fischer Verlag, München 2006.

Expertenstandards
Huhn, S.: Expertenstandards – Hilfen für die Pflege. In: Jahrbuch Pflege, Behr's Verlag, Hamburg 2006, S. 14–21.

Prävention von Bettlägerigkeit
Zegelin, A.: Festgenagelt sein – der Prozess des Bettlägerigwerdens. Verlag Hans Huber, Bern 2004.

Vertiefende Literatur ☞ 💻

✉ Kontaktadressen

1. EKA – European Kinaesthetics Association, www.kinaesthetics-net.eu info@kinaesthetics-net.eu
2. Kinaesthetics Trainerorganisationen: Kinaesthetics Deutschland:

www.kinaesthetics.de
ww.kinaesthetics-net.de
info@kinaesthetics-net.de
Kinaesthetics Österreich:
www.kinaesthetics.at
www.kinaesthetics-net.at
info@kinaesthetics-net.at
Kinaesthetics Schweiz:
www.kinaesthetics.ch
www.kinaesthetics-net.ch
info@kinaesthetics-net.ch
Kinaesthetics Fachjournal
www.journal-lebensqualitaet.com

3. Deutsches Netzwerk für Qualitätsentwicklung in der Pflege, Capristraße 30a, 49076 Osnabrück,
Tel.: 05 41/9 69 20 04,
Fax: 05 41/9 69 29 71, www.dnqp.de

12.9 Kommunikation

12.9.1 Physiologische Grundlagen 523	12.9.3.1 Mimik und Gestik 523	12.9.4.1 Mimik und Gestik 524
12.9.2 Beobachtungskriterien, Datenerhebung und Dokumentation 523	12.9.3.2 Stimme und Sprache....... 524	12.9.4.2 Stimme und Sprache....... 524
	12.9.3.3 Hörvermögen 524	12.9.4.3 Hörstörungen 527
	12.9.3.4 Sehfähigkeit 524	12.9.4.4 Sehbehinderungen 529
12.9.3 Normalzustand 523	12.9.4 Pathologische Veränderungen und pflegerische Interventionen 524	Literatur und Kontaktadressen 531

Fallbeispiel ☞ 🖥

Kommunikationsarten ☞ *Kap. 6.2.2*

Damit Pflegende den Zustand eines Menschen beurteilen können, beobachten sie neben objektiven Kriterien, z. B. Puls und Körpertemperatur, auch, wie der Mensch sich fühlt und wie er sein Befinden zum **Ausdruck** bringt. Pflege wird auch als Beziehungs- und Problemlösungsprozess definiert. Für Pflegende ist daher die Wahrnehmung des emotionalen Befindens des Patienten wichtig, um eine empathische Beziehung zu ihm aufzubauen.

Ein Mensch kann über seine Gefühle, Gedanken, Erwartungen sprechen (*verbale Kommunikation*). Viele Menschen aber können nicht sprechen, z. B. infolge einer Erkrankung, oder sie wollen nicht über bestimmte Sachen sprechen, weil es ihnen z. B. peinlich oder unangenehm ist. Es ist schwierig, Empfindungen wie Trauer oder Schmerzen in Worte zu fassen. Insbesondere bei Säuglingen, Kindern und Menschen mit Sprachproblemen ist die Beobachtung der *nonverbalen Kommunikation* von großer Bedeutung.

12.9.1 Physiologische Grundlagen

Der Mensch hat vielfältige Ausdrucksmöglichkeiten. Körperhaltung, Bewegungsart, Mimik und Gestik sowie Stimme und Sprache sind die Instrumente, mit denen Menschen, bewusst und unbewusst, kommunizieren.

Anatomische Gegebenheiten, z. B. Körperbau, Muskulatur, Gaumen und Zunge sowie intakte Sprachzentren (☞ 33.2.7) sind die Voraussetzungen für verbale und nonverbale Kommunikation. Auch die Hör- und Sehfähigkeiten eines Menschen beeinflussen dessen Ausdrucksmöglichkeiten.

12.9.2 Beobachtungskriterien, Datenerhebung und Dokumentation

Pflegende achten auf folgende **Beobachtungskriterien:**
▶ Körperhaltung (☞ 12.8.3.1) und Gangbild (☞ 12.8.3.2)
▶ Mimik und Gestik
▶ Stimme und Sprache
▶ Hörvermögen
▶ Sehfähigkeit.

Datenerhebung: Körperhaltung, Gangbild, Mimik und Gestik sind subjektive Beobachtungskriterien. Es gibt keine Hilfsmittel, um z. B. eine Veränderung der Mimik exakt zu bestimmen. Daher beobachten Pflegende den Patienten sorgfältig und achten auf jede Veränderung. Pflegende fragen beim Betroffenen nach, um die Richtigkeit ihrer Beobachtung festzustellen und sie ggf. zu korrigieren. Falls Rückfragen nicht möglich sind, beschreiben sie das beobachtete Verhalten, um Interpretationen zu vermeiden: Statt „Patient liegt depressiv im Bett", „Patient liegt wach im Bett, bewegt sich wenig, reagiert kaum auf Geschehnisse im Zimmer".

Zur **Datenerhebung** von Hör- und Sehfähigkeiten eines Menschen gibt es verschiedene altersentsprechende diagnostische Untersuchungsmöglichkeiten (spezielle Seh- und Hörtests (☞ 31.3.1, 32.3.2). Da Hör- und Sehdefizite vom Patienten selbst oft lange Zeit nicht erkannt werden, z. B. bei Kindern und alten Menschen, achten Pflegende im täglichen Umgang mit dem Patienten auf seine Wahrnehmungsfähigkeiten, z. B. ob er Geräusche in normaler Lautstärke hören kann.

Die **Dokumentation** erfolgt bei Besonderheiten im Pflegebericht.

12.9.3 Normalzustand

12.9.3.1 Mimik und Gestik

> **Mimik:** Gesichtsausdruck des Menschen.
>
> **Gestik:** Ausdrucksbewegungen des Menschen, v. a. der Arme und Hände.

Mimik und **Gestik** sind sehr individuell und kulturell geprägt. So kann eine Gebärde in verschiedenen Ländern unterschiedliche Bedeutung haben, z. B. wiegen Inder und Pakistani den Kopf hin und her, wenn sie Zustimmung signalisieren wollen. Dieselbe Geste gilt in fast allen anderen Teilen der Welt als Verneinung.

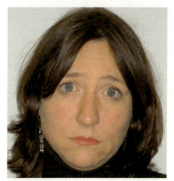

Abb. 12.9.1: Der Gesichtsausdruck eines Menschen verrät viel über seine momentane Stimmungslage: Lacht ein Mensch, so ist er meist gut gelaunt und fröhlich. [O408]

Abb. 12.9.2: Bei einer traurigen Stimmung blicken die Augen eher ernst und die Mundwinkel sinken nach unten. [O408]

Dennoch gibt es auch gewisse einheitliche Deutungsmuster, z. B. ein lachendes Gesicht.

Die Mimik eines Menschen wird wesentlich von seinen Augen, Augenbrauen und Augenlidern beeinflusst. Stirnfalten, Veränderungen an der Nase und das Mienenspiel mithilfe der Mundmuskulatur bestimmen die Mimik außerdem und lassen häufig Rückschlüsse auf die momentane Stimmung eines Menschen zu. Gestik und Körperhaltung unterstützen die Mimik.

12.9.3.2 Stimme und Sprache

Sprachentwicklung im Kleinkind-/Vorschulalter ☞ 5.6.4

> **Stimme:** Lautäußerung.
> **Sprache:** Zuordnung von Lauten zu Denkinhalten.

Stimme und **Sprache** sind die wesentlichen Instrumente der verbalen Kommunikation. Abgesehen von Wortwahl, Satzbau und Inhalten einer gesprochenen Aussage, beeinflusst die Stimme die Aussagekraft und die unterschwellige Botschaft.

Die **Stimme** eines Menschen ist durch seine individuellen anatomischen Gegebenheiten bestimmt. Die persönliche Stimme des Einzelnen wird durch *Stimmlage*, *Stimmklang* und *Lautstärke* charakterisiert. Der Mensch verändert je nach Stimmung und Situation seine Stimme, z. B. flüstern zwei Menschen, wenn sie verhindern möchten, dass ihr Gespräch belauscht wird; Heiserkeit und Schnupfen verändern den Stimmklang, bei gereizten Menschen verändert sich häufig die Stimmlage.

Die **Sprache** setzt eine gewisse Denkleistung voraus, damit das Gesprochene Sinn ergibt. Der Spracherwerb erfolgt im Kindesalter (☞ 5.6.4). Der Einsatz von Sprache ist altersabhängig, basiert auf angeborenen Sprachfähigkeiten und ist regional (Dialekt) und vom Umfeld geprägt. Der Berufsverband der Ärzte für Kinderheilkunde und Jugendmedizin weist darauf hin, dass Kinder aus sozial benachteiligten Familien deutlich in ihrer Sprachentwicklung beeinträchtigt sind. (✉ 1)

12.9.3.3 Hörvermögen

> **Hörvermögen:** Fähigkeit des Gehörorgans und des Bewusstseins, akustische Reize aufzunehmen, wahrzunehmen und zu verarbeiten.

Das **Hörvermögen** ist von wesentlicher Bedeutung für die menschliche Kommunikation. Bereits bei der Sprachentwicklung im Kindesalter ist das Hörvermögen eines Kindes von entscheidender Bedeutung (☞ 5.6.4). Doch auch im Erwachsenenalter erschweren Hörstörungen die Kommunikation mit den Mitmenschen (☞ 12.9.4.3).

12.9.3.4 Sehfähigkeit

> **Sehfähigkeit:** Fähigkeit des Sehorgans und des Bewusstseins, visuelle Reize aufzunehmen, wahrzunehmen und zu verarbeiten.

Die **Sehfähigkeit** erleichtert und beeinflusst die Kommunikation. Nur bei ausreichender Sehfähigkeit kann ein Mensch Mimik und Gestik, Körperhaltung und Verhalten seines Mitmenschen erkennen.

12.9.4 Pathologische Veränderungen und pflegerische Interventionen

12.9.4.1 Veränderungen von Mimik und Gestik

Mimik und **Gestik** verändern sich ständig. Je nachdem in welcher Stimmungslage ein Mensch ist oder welche Aussage er z. B. in einem Gespräch betonen möchte, wechselt er seine Mimik und setzt unterschiedliche Gesten ein. Davon abgesehen gibt es Veränderungen, die typisch für ein bestimmtes Krankheitsbild sind und Erkrankungen, die Mimik und Gestik beeinflussen, z. B.:

▶ Schlaffer Gesichtsausdruck und herabhängender Mundwinkel bei Gesichtslähmungen *(Fazialesparese)*
▶ Reduzierte Mimik, z. B. bei M. Parkinson (☞ 33.9.1)
▶ Verzerrter Gesichtsausdruck bei Schmerzen
▶ Beeinträchtigung der Armbewegungen, z. B. bei Amputation, Hemiplegie
▶ Greisengesicht bei Pylorusstenose (☞ 19.5.1, Abb. 12.9.3)
▶ Beeinträchtigung der Mundmuskulatur
▶ Starre Gesichtsmuskulatur und Krampf der Kaumuskulatur bei Tetanus *(facies tetanica)*.

12.9.4.2 Veränderungen von Stimme und Sprache

Sprachentwicklungsverzögerung

Entwicklungsverzögerung ☞ 33.2.1
Störungen der sprachlichen Entwicklung ☞ 5.6.4

> **Entwicklungsverzögerung** *(Retardierung)*: Verzögerung der Entwicklung eines Kindes im Vergleich zu Gleichaltrigen.
> **Sprachentwicklungsverzögerung:** Zeitliche Verzögerung der Sprachentwicklung, d. h. Lautbildung, Wortschatz, Grammatik und Sprachverständnis sind nicht altersentsprechend ausgebildet.

Sprachentwicklungsverzögerung gehen auf Erkrankungen oder soziokulturelle Faktoren (☞ Tab. 12.9.4) zurück.

Sprachförderung im Kindesalter

Das frühzeitige Erkennen von sprachlichen Entwicklungsstörungen ermöglicht rechtzeitige Frühförderung. Daher beobachten Pflegende das Sprech- und Sprachverhalten von Kindern sowie deren Hörvermögen. Bei auffälligen Abweichungen von der physiologischen Entwicklung informieren sie den Kinderarzt oder empfehlen Eltern, einen Kinderarzt aufzusuchen. (✉ 1)

Sprach- und Sprechstörungen

Störungen der verbalen Kommunikation haben ihre Ursache in der eingeschränkten Denkleistung *(Sprachstörungen)*, z. B. **Aphasie,** oder in der gestörten Funktion der Sprechwerkzeuge *(Sprechstörungen)*, z. B. **Dysarthrie,** Stottern.

Aphasie

Einteilung der Aphasien ☞ 33.2.7

> **Aphasie:** Sprachstörung nach abgeschlossener Sprachentwicklung bei intakten Sprechwerkzeugen, d. h. ungestörter Motorik. Ursächlich bedingt durch eine Schädigung des Gehirns, z. B. durch einen Schlaganfall *(Apoplex* ☞ 33.5*),* einen Tumor in der linken Gehirnhälfte oder ein Schädel-Hirn-Trauma (☞ 33.14.1).

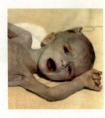

Abb. 12.9.3: Säugling mit typischem Greisengesicht bei einer Pylorusstenose. [R135]

12.9 Kommunikation

Erkrankung	Soziokulturelle Faktoren
Hörschädigung	Familiäre Sprachentwicklungsstörung
Erkrankung der peripheren Sprechwerkzeuge	Deprivationssyndrom
Mutismus, Autismus (☞ 34.14.2)	Überfürsorge
Allgemeine Entwicklungsverzögerung (☞ 33.2.1)	Mehrsprachigkeit

Tab. 12.9.4: Mögliche Ursachen einer Sprachentwicklungsverzögerung. (📖 1)

Die Produktion von Sprache ist bei Patienten mit einer Aphasie oft erheblich eingeschränkt, auch das Sprachverständnis und die Fähigkeit zu schreiben können gestört sein. Der Patient „fabuliert" möglicherweise, er verwendet falsche Worte, stellt Laute und Silben um oder spricht im „Telegrammstil".

Der Betroffene ist also fast aller verbalen Ausdrucksmöglichkeiten beraubt. Deshalb können Gesprächspartner seine Nachrichten kaum verstehen. Einige Patienten werden zornig, andere schweigen lieber, als dass sie sich bei ihren Mitmenschen „lächerlich" machen.

Der Umgang mit diesen Patienten ist deshalb nicht leicht. Zum einen versteht man ihre Nachrichten nicht oder nicht richtig, zum anderen verstehen auch die Patienten die an sie gehenden Signale nicht oder falsch. Da oft auch ihre Schreibfähigkeit beeinträchtigt ist, ist die Kommunikation erheblich eingeschränkt. Häufig stimmt das, was der Patient meint mit dem, was er verbal ausdrückt, nicht überein. Der Patient greift beispielsweise zu einem Glas und sagt „Gurke".

Eine intensive logopädische Therapie erzielt bei diesen Patienten oft gute Erfolge. Bis dahin stehen den Pflegenden Hilfsmittel zur nonverbalen Kommunikation zur Verfügung.

Hilfsmittel für Menschen mit Sprachstörungen (Aphasie)

Die **Sprechtafel** ist ein Karton, auf dem Zahlen, Wörter und Symbole abgebildet sind. Daneben befinden sich leere Felder, die mit selbstklebenden Zeichen nach den individuellen Bedürfnissen des Patienten gestaltet werden können. Er kann auf die entsprechenden Felder zeigen und damit seinen Wunsch oder seine Frage verdeutlichen. Außerdem kann die Pflegekraft zur Verdeutlichung ihrer gesprochenen Frage die Tafel benutzen.

Das **Kommunikationsbuch** enthält auf der linken Seite Begriffe als Zeichnungen und auf der rechten das dazugehörige Wort, ähnlich den Bilderbüchern für

Kleinkinder. Das Kommunikationsbuch fördert neben der situationsbedingten Kommunikation auch das erneute Einüben des Lesens. Der Patient sieht Bild und Begriff wieder im richtigen Zusammenhang.

Umgang mit sprachgestörten Menschen

Menschen mit Sprachstörungen müssen vorrangig das Gefühl haben, ernst genommen zu werden. Daher sind geduldiges Zuhören und die Ermunterung zum Sprechen besonders wichtig für eine erfolgreiche Kommunikation.

Damit die Pflegenden wissen, auf welche Fähigkeiten sie aufbauen können und wo die Schwächen des Patienten liegen, ist die Kenntnis der exakten Diagnose der Sprachstörung notwendig.

Bei der Pflege von Patienten mit Sprachstörungen beachten Pflegende, dass sie:
- ► Die Patienten nicht in ein Einzelzimmer legen. Wenn niemand mit ihnen spricht, können sie das Sprechen nicht neu erlernen. Mitpatienten sind auf die Sprachstörung aufmerksam zu machen, damit sie das nötige Verständnis aufbringen können
- ► Den Patienten Zeit lassen zum Verstehen, Worte suchen und Aussprechen. Sie verlieren die Lust am spontanen Sprechen, wenn ihnen immer ins Wort gefallen wird und ihre Sätze ergänzt werden. Patienten mit Wortfindungsstörungen brauchen Zeit, um den passenden Begriff in ihrem Gedächtnis abzurufen
- ► Die Patienten immer wieder zum Sprechen ermuntern. Sie können z. B. Wochentage aufzählen oder kleine Begebenheiten aus ihrem Leben erzählen. Dadurch wird das spontane, flüssige und sinnvolle Reden gefördert
- ► Bilder aus dem Alltagsleben zeigen und benennen lassen. Damit werden Wortneuschöpfungen abgebaut und vergessene Begriffe wieder in Erinnerung gerufen
- ► Wortreihen im Wechsel Patient – Pflegekraft bilden lassen, z. B. Auto – Auto-

tür – Türschloss – Schlosshof – Hofhund usw. Auf diese Weise erlernen die Patienten Begriffe und Wortzusammenhänge neu
- ► Einfache, aber grammatikalisch richtige Sätze benutzen, nicht in Telegrammstil oder Kindersprache sprechen. Die Patienten sollen lernen, in sinnvollen Sätzen zu sprechen, die grammatikalisch richtig und verständlich sind
- ► Fragen stellen, die mit „Ja" oder „Nein" zu beantworten sind. Die Patienten müssen sich nur auf eine Aussage konzentrieren, bei schweren Sprachstörungen kann die Frage durch eine Geste beantwortet werden
- ► Mimik und Gestik beim Sprechen einsetzen, während des Gesprächs auf Gegenstände zeigen oder Skizzen zeichnen
- ► Fragen nacheinander, nicht gleichzeitig stellen, damit der Patient sich eindeutig auf eine Frage beziehen kann. (📖 3; ✉ 2)

Dysarthrie

Stimmrehabilitation ☞ 32.8.6

> **Dysarthrie:** Zentralnervös bedingte Sprechstörung mit Schädigung der zum Sprechen notwendigen nervalen Strukturen.

Die **Dysarthrie** kann z. B. als Folge einer Multiplen Sklerose (☞ 33.8.6) entstehen. Für das Stottern, einer besonderen Form der Dysarthrie, können auch psychische Faktoren die Ursache sein.

Anders als bei den Aphasien (☞ oben) ist das Sprachverständnis dieser Menschen intakt, das heißt, der Patient versteht, was der andere sagt. Er kann aber seine „gedachten" Worte nicht oder zumindest nicht verständlich aussprechen. Auch bei diesen Menschen ist oft zu beobachten, dass sie lieber nicht sprechen, als sich durch ihre mangelhafte Artikulation womöglich bloßzustellen.

Die Kommunikation mit diesen Patienten erfordert viel Geduld. Da sie aber zumindest das von anderen Gesagte verstehen, kommt es seltener zu Missverständnissen als bei Patienten mit Aphasien. Außerdem ist die Schreibfähigkeit von Patienten mit einer Dysarthrie weitgehend erhalten, was wiederum die Kommunikationsmöglichkeiten verbessert.

Da die Betroffenen bei Artikulationsversuchen oft „um Worte ringen", greifen sie manchmal zu einer verstärkten Gestik. Sonst ist die Konvergenz zwischen nonverbalen und verbalen Signalen weitgehend vorhanden. Auch bei diesen Patienten kann eine logopädische Behandlung hilfreich sein. Beim Stottern lernt der Betroffene Sprech- und Atemtechniken, unterstützt durch eine Verhaltenstherapie.

Patienten nach Operationen am Kehlkopf können u. U. ebenfalls als sprechgestört gelten. Eine normale Tonbildung ist ihnen nicht möglich. Sie können jedoch mit Stimmprothesen oder einer Ersatzsprache *(Speiseröhrensprache)* sprechen. Wenn dies nicht möglich ist, helfen Sprechapparate.

Hilfsmittel für Menschen mit Sprechstörungen (Dysarthrie)

Alltalk ist ein elektronisches Hilfsmittel, das mit einer künstlichen, digitalisierten Stimme ausgestattet ist, die mit den verschiedenen Software-Programmen geladen werden kann. Zum Einsatz kommt Alltalk bei Dysarthrien oder nach Operationen am Kehlkopf.

Unter **Communicator** versteht man eine Schreibmaschine im Kleinstformat, die am Unterarm oder um den Hals getragen wird. Der Sprechbehinderte tippt seine Botschaften auf einen Papierstreifen, den

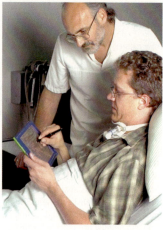

Abb. 12.9.5: Mit einer stets greifbaren Schreibtafel kann der Patient sich verständlich machen, wenn die Zeichensprache nicht ausreicht. [K183]

er seinem Gegenüber geben kann. Auch Spastiker können dieses Gerät benützen, da die Tasten weit auseinander angeordnet sind. Eine neuere Version arbeitet nicht mehr mit Papierband, sondern mit einem Display.

Elektronische Kommunikationsgeräte (☞ Abb. 12.9.6, 12.9.7) gibt es in verschiedenen Ausführungen mit unterschiedlichen Symbolen für Kinder und Erwachsene. Diese Geräte können auch von Menschen mit stärkeren körperlichen Beeinträchtigungen genutzt werden.

Als Übergangslösung können auch die **Sprechtafel** und die **Schreibtafel** (☞ Abb. 12.9.5) herangezogen werden.

Umgang mit sprechgestörten Menschen

Pflegebeziehungen zu Menschen mit Sprechstörungen erfordern genaues Zuhören. Wenn die Pflegekraft ein Gespräch beginnt, muss sie sich darüber klar sein, dass mehr Zeit in Anspruch nehmen kann als eine Unterhaltung mit einem Pati-

---

Pflegephänomen: Beeinträchtigung der verbalen Kommunikation durch Sprach- oder Stimmstörungen

Pflegephänomen ☞ *4.3.7*

Mit anderen Menschen sprachlich zu kommunizieren ist eine alltägliche und selbstverständliche Fähigkeit. Mittels Sprache werden Gefühle, Empfindungen, Meinungen und Wünsche geäußert. Man kann informieren, belehren, verhandeln, diskutieren, zustimmen oder ablehnen. Sprache ist ein Mittel, sich „Gehör" zu verschaffen, sich gegenüber anderen abzugrenzen und auch darzustellen. Menschen drücken ihre Individualität auch sprachlich aus: Es gibt Personen, die eher wortkarg sind, andere können die Sprache virtuos einsetzen.

Menschen mit Sprach- oder Stimmstörungen ist diese Selbstverständlichkeit verwehrt. Sie fühlen sich oftmals sehr verunsichert und hilflos, da ihnen ein alltägliches Mittel zur Kontaktaufnahme mit anderen nur erschwert oder gar nicht mehr zur Verfügung steht. Was sie denken, fühlen und erleben, bleibt oft in ihrem Inneren verschlossen und findet keinen adäquaten Weg zum Gegenüber.

Durch den Verlust der Sprachfähigkeit wird der betroffene Mensch häufig von anderen nicht mehr als die Persönlichkeit wahrgenommen, die er einmal war. Die Autonomie des Betroffenen und seine Gestaltungsmöglichkeiten sind, auch unabhängig von weiteren Krankheitssymptomen, erheblich eingeschränkt. Ebenso kann die Gestaltung sozialer Rollen beeinträchtigt sein: Eine betroffene Mutter kann evtl. ihre Kinder nicht trösten, aufmuntern oder ermahnen, ein Mann sich seiner Partnerin nicht mit zärtlichen Worten zuwenden.

Im Alltag gibt es zahlreiche Aktivitäten und Anforderung, die erschwert sind. So muss der Betroffene möglicherweise den Beruf aufgegeben, weil dessen Ausübung die Fähigkeiten des Lesens und Verstehens erfordert. Telefonieren, Briefe schreiben, Formulare ausfüllen stellen scheinbar unüberwindbare Hürden dar. Fernsehen ist aufgrund der schnellen Bildfolge ebenfalls oft nicht möglich. Erlebt wird dies als qualvolle soziale Isolation, die von Gefühlen wie Ungeduld, Angst, Hilflosigkeit und Verzweiflung begleitet wird. Depressionen und Suizidwünsche können auftreten.

In welchem Maß es den Betroffenen gelingt, die Sprachfähigkeit erneut zu erlernen, hängt weniger vom Alter als von früher erlernten Copingstrategien (☞ 5.5.1), Erfahrungen mit anderen kritischen Lebensereignissen, die gut bewältigt wurden (☞ 5.5.2), und weiteren Persönlichkeitsmerkmalen ab. Wichtig ist eine kontinuierliche, von wenig Personalwechsel geprägte Pflegebeziehung. In einer ruhigen vertrauensvollen Atmosphäre wird der Patient immer wieder zum Sprechen ermutigt. Dabei werden Themen gewählt, die den Patienten interessieren (Angehörige entsprechend befragen und einbeziehen). Ablenkung, z. B. durch Radio, Fernseher oder auch zu viele Besucher, erschwert die Kommunikation.

Pflegende können Mittler zwischen dem Patienten, seinen Angehörigen und dem übrigen therapeutischen Team sein. Die Förderung von Hoffnung und Zuversicht sowie die Anerkennung von (kleinen) Fortschritten unterstützen den Patienten in seinen Anstrengungen.

Insgesamt stellt die Pflege von Menschen mit Sprach- und Sprechstörungen hohe Anforderungen an Zeit, Geduld, Einfühlungsvermögen und Fachkompetenz der Pflegenden. Misserfolge und Rückschläge (z. B. durch Nichtverstehen oder fehlende Fortschritte) können zu Frustration und Schuldgefühlen führen. Regelmäßiger Austausch im therapeutischen Team und Weiterbildungen zum Thema können dem entgegenwirken. (☐ 2)

12.9 Kommunikation

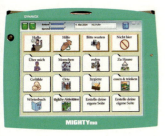 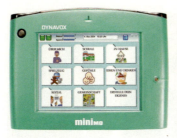

Abb. 12.9.6: Kommunikationsgerät von Rehavista. [V421]

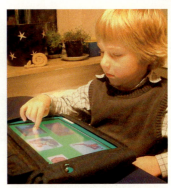

Abb. 12.9.7: Mithilfe eines altersentsprechenden Kommunikationsgerätes können auch beeinträchtigte und behinderte Kinder mit ihren Mitmenschen kommunizieren. [V421]

enten, der nicht an einer Sprechstörung leidet.

Im Umgang mit sprechgestörten Patienten beachten die Pflegenden außerdem, dass:

- Eine *gut sitzende Zahnprothese* das Sprechen und damit die Verständlichkeit des Patienten unterstützt. Die Prothese sollte daher immer getragen werden
- Sie die Patienten zum *Schreiben* und *Lesen* animieren
- Sie den Patienten *Zeit lassen*, ihre Worte auszusprechen.

12.9.4.3 Hörstörungen

Patienten mit Taubblindheit ☞ *12.9.4.4*
Angeborene Innenohrschwerhörigkeit ☞ *32.4.3*
Otitis media acuta ☞ *32.4.2*

Hörstörungen beeinträchtigen das tägliche Leben eines Menschen. Der Umgang mit seinen Mitmenschen bereitet ihm Schwierigkeiten, häufig fühlt er sich von seiner Umwelt isoliert. Unsicherheit, Isolation und Resignation sind oft die Folge.

Umgang mit schwerhörigen Menschen

Der **Umgang mit schwerhörigen und gehörlosen Menschen** ist oft nicht leicht. Nicht selten sind sie ihren Mitmenschen gegenüber misstrauisch, weil sie fürchten, dass ihnen Informationen entgehen, und oft haben sie die Erfahrung gemacht, dass Mitmenschen keine Rücksicht auf ihre Behinderung nehmen. Hinzu kommt, dass sich viele Schwerhörige in der fremden Krankenhausumgebung und unter fremden Menschen unsicher fühlen; sie haben Angst, nicht alles richtig zu verstehen und daher Fehler zu machen.

Folgende Maßnahmen helfen schwerhörigen Patienten:

- Alle Teammitglieder werden über die Schwerhörigkeit des Patienten informiert, damit sie ihm adäquat begegnen können. Hilfreich ist auch ein entsprechender Eintrag in der Patientenakte und auf Untersuchungsanforderungen
- In jedem Gespräch mit dem Schwerhörigen achtet die Pflegekraft darauf, dass ihr Gesicht für den Patienten gut sichtbar ist. Dies gilt auch in der Nacht; hier macht die Pflegekraft ggf. das Licht im Zimmer an. Beim Gespräch achtet sie darauf, Mundbewegungen nicht, z. B. durch Kaugummi-Kauen, zu „verfälschen". Auch sollte sie ihre Hand beim Sprechen nicht vor den Mund legen, weil der Patient dann nicht von den Lippen ablesen kann. Sind weitere Personen anwesend, darf beim Schwerhörigen nicht das Gefühl entstehen, dass über ihn geredet wird oder dass er „etwas verpasst"
- In jedem Gespräch vermeidet die Pflegekraft zu schnell gesprochene und verschachtelte Sätze, da diese – ebenso wie Fremdwörter – erfahrungsgemäß schlecht zu verstehen sind. Außerdem achtet sie auf eine deutliche Aussprache bzw. ein deutliches Mundbild und eine angemessene Lautstärke: Ein in normaler Lautstärke geführtes Gespräch kann nicht nur zu leise sein, sondern je

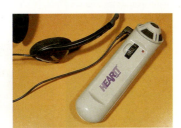

Abb. 12.9.8: Der Hörverstärker „Hearit" erleichtert die Kommunikation zwischen Patient und Pflegekraft, weil sie während des Gesprächs ihre Stimme nicht erhöhen muss. Der Patient kann das Gerät in der Hand halten oder auf den Tisch legen und über einen Kopfhörer die verstärkte Stimme der Pflegekraft hören. [U235]

nach Art der Behinderung auch verzerrt gehört werden. Da diese Verzerrung durch Schreien eher noch verstärkt wird, schadet es mehr, als dass es nützt. Es gibt Hilfsmittel (☞ Abb. 12.9.8), die dem Schwerhörigen helfen, eine in normaler Lautstärke sprechende Person besser zu verstehen

- Zu Beginn eines Gesprächs signalisiert die Pflegekraft dem Schwerhörigen, dass sie sich mit ihm unterhalten möchte, und teilt ihm das Thema der Unterhaltung mit. Außerdem bittet sie ihn, das Gespräch ohne Scheu sofort zu unterbrechen, wenn etwas nicht zu verstehen war
- Vor Aufenthalten in dunklen Räumen, z. B. bei einer Ultraschalluntersuchung, können mit dem Patienten bestimmte Zeichen zur Verständigung ausgemacht werden. Ist der Patient misstrauisch oder ängstlich, kann ihm bereits eine genaue Erklärung zum Vorgehen während der Untersuchung und zu den technischen Geräten eine Hilfe sein
- Je nach Behinderung des Patienten hält die Pflegekraft zusätzlich zu seinem Hörgerät andere Kommunikationsmittel bereit, z. B. Papier und Schreibzeug
- Wichtig ist ein enger Kontakt zu den Angehörigen; über sie kann die Pflegekraft mögliche Informationsdefizite, die trotz aller Bemühungen noch bestehen können, ausgleichen.

Umgang mit gehörlosen Menschen

Gehörlose Menschen können auch mit Hörgeräten allenfalls begrenzt Umweltgeräusche wahrnehmen, ein Sprachverständnis ist nicht zu erreichen. Viele Ge-

527

12 Beobachten, Beurteilen und Intervenieren

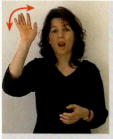 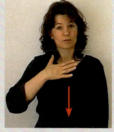 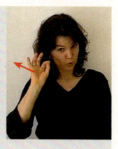

Hallo! Geht es dir gut?
[Hallo   Fühl   gut]

Abb. 12.9.9: Die Gebärdensprache setzt Handzeichen (Gebärden), Mimik und Körperhaltung zur Verständigung ein. Hier in deutscher Gebärdensprache dargestellt „Hallo! Geht es dir gut?" durch die Gebärden: Hallo, Fühl, gut. [X124]

hörlose können vom Mund des Sprechenden ablesen, wenn dieser langsam, deutlich und möglichst hochdeutsch spricht.

Im Gegensatz zur landläufigen Meinung können Gehörlose prinzipiell sprechen. Gehörlosigkeit bedeutet also – entsprechende Schulung vorausgesetzt – nicht zwangsläufig Sprachlosigkeit. Der Patient hört aber seine eigene Sprache nicht und kann sie daher nicht kontrollieren und korrigieren. Deshalb ist die Sprache eines Gehörlosen oft schwer verständlich.

Gehörlose verständigen sich untereinander meist mit der visuellen Gebärdensprache (☞Abb. 12.9.9). Da die Krankenhausmitarbeiter die Gebärdensprache in der Regel nicht beherrschen, schreiben sie alles Nötige auf. (✉ 3)

Hilfsmittel für Menschen mit Hörstörungen: Hörgeräte

Hörgeräte verstärken die Schallwellen, so dass der Schwerhörige Sprache wieder versteht.

Grundsätzlich besteht jedes Hörgerät aus *Mikrophon*, *Verstärker* und *Hörer*.

Häufige Bauformen von Hörgeräten

Am gebräuchlichsten sind **Hinter-dem-Ohr-Geräte** *(HdO-Geräte)*. Dabei sitzt das Hörgerät halbmondförmig hinter der Ohrmuschel und ist durch einen Verbindungsschlauch mit dem *Ohrpassstück* im äußeren Gehörgang verbunden. Dieses schließt den Gehörgang nach außen dicht ab und ist daher individuell anzufertigen (☞ Abb. 12.9.10 und 12.9.13).

Hörbrillen entsprechen Hinter-dem-Ohr-Geräten, wobei das Hörgerät in den Brillenbügel integriert ist.

Im-Ohr-Geräte *(IO-Geräte)* sind so klein, dass sie in die Ohrmuschel oder in den knorpeligen Anteil des äußeren Gehörgangs passen (☞ Abb. 12.9.11 und 12.9.13).

Taschengeräte sind heute nur noch selten angebracht, etwa bei Schwerbehinderten, die mit den kleineren Geräten nicht zurechtkommen.

Da jede Bauform typische Vor- und Nachteile hat, überlegen HNO-Arzt, Hörgeräteakustiker und Patient gemeinsam, was möglich und welches Gerät für den einzelnen Patienten am sinnvollsten ist.

Bedienung eines Hörgerätes

Die richtige Bedienung eines Hörgerätes beginnt mit dem korrekten Einsetzen des Ohrpassstückes, denn wenn es nicht dicht abschließt, kann das Hörgerät nicht richtig funktionieren (☞Abb. 12.9.14).

Zum Anlegen des Hörgerätes sitzt der Patient am besten an einem Tisch vor einem aufgestellten Spiegel. Das Aufstützen der Ellenbogen erleichtert das ruhige und sichere Führen seiner Hände. Das Hörgerät sollte ausgeschaltet oder zumindest auf minimale Lautstärke gestellt sein, damit es nicht pfeift. Wichtig ist, dass der Patient beim Üben Geduld

Obwohl das Hörgerät ein Hilfsmittel vergleichbar mit einer Brille ist, schämen sich einige Schwerhörige ihrer Behinderung und ihres Hörgerätes und benutzen es möglichst selten oder nie. Ältere Patienten fürchten zudem, mit dem Hörgerät und seiner Technik nicht zurechtzukommen. Daher ist es notwendig, dem Patienten seine Scheu zu nehmen und ihm klar zu machen, dass er durch das Hörgerät eine höhere Lebensqualität und mehr Sicherheit im Alltag gewinnen kann. Hörgeräte können auch in Brillenbügeln hinter dem Ohr oder in der Ohrmuschel „versteckt" oder als großer Ohrschmuck „getarnt" werden. Auch knallig-bunte, bewusst auffällige Hörgeräte sind im Handel erhältlich.

mit sich hat und sich durch anfängliche Fehlversuche nicht unter Druck gesetzt fühlt.

Wenn das Ohrpassstück richtig sitzt, fasst der Patient das Hinter-dem-Ohr-Gerät am unteren Ende an und legt es von oben hinter das Ohr. Dabei achtet er darauf, dass der Schallschlauch bei einer Drehung nicht geknickt wird, weil er sonst den Schall nicht leitet. Danach schaltet er das Hörgerät ein, indem er den Betriebsschalter ertastet und je nach Gerätetyp von der Position „0" oder „–", auf „M" oder „+" stellt. Dann stellt er durch Drehen am Lautstärkeregler die Lautstärke so ein, dass die eigene Stimme angenehm erscheint und nicht hallt.

Zum Herausnehmen des Hörgerätes reduziert der Patient zuerst die Lautstärke, damit das Gerät nicht pfeift. Dann schaltet er es aus und zieht das Ohrpassstück vorsichtig aus dem Ohr.

Wird das Hörgerät längere Zeit nicht benutzt, werden die Batterien herausgenommen. Der Betroffene sollte immer ei-

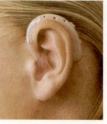 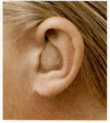 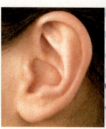

Abb. 12.9.10: HdO-Gerät mit platziertem Ohrpassstück und Positionierung des HdO-Gerätes hinter dem Ohr. [V137]

Abb. 12.9.11: IO-Gerät mit Bedienelementen am Gerät. [V137]

Abb. 12.9.12: Vollautomatisches IO-Gerät. Durch Farbanpassung an die Haut ist das Gerät vollkommen unauffällig. [V216]

12.9 Kommunikation

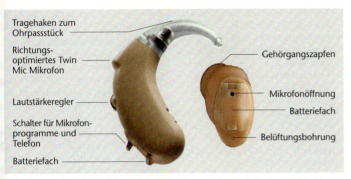

Abb. 12.9.13: HdO-Gerät (links) ohne das zugehörige Ohrpassstück und individuell angefertigtes IO-Gerät (rechts). [V137]

ne Ersatzbatterie oder ein Ladegerät zur Hand haben. Das Ohrpassstück wird gelegentlich mit speziellen Reinigungsmitteln (z. B. O-Purgat®-Reinigungstabletten) gesäubert und das Hörgerät regelmäßig in einem eigens dafür vorgesehenen „Trockenbeutel" entfeuchtet. In Nassräumen und bei Röntgen- oder Strahlenbehandlungen darf es nicht getragen werden.

Insbesondere bei älteren Menschen kann es Monate dauern, bis sie sich an das Hörgerät gewöhnt haben und mit ihm zurechtkommen. Auch aus diesem Grund ist es sinnvoll, frühzeitig mit dem Hörgerätetraining zu beginnen und nicht erst dann, wenn die Kommunikationsfähigkeit des Patienten schon hochgradig eingeschränkt ist.

Liegt der Träger eines Hörgerätes im Bett auf einem Kissen, so pfeift das Hörgerät eher. Das Gerät muss dann entweder leiser gestellt werden oder der Betroffene muss sich zu Gesprächen etwas aufrichten.

12.9.4.4 Sehbehinderungen

Unter **Sehbehinderung** versteht man sämtliche Störungen des Sehvermögens, meist hervorgerufen durch eine Schädigung des optischen Systems: der Augen. Deutlich seltener sind Störungen im zentralen Nervensystem, wo die Sinneseindrücke ausgewertet und bewusst werden.

Bei der **Seelenblindheit** sind die Augen und Sehnerven intakt; dennoch sind die Betroffenen blind, da optische Sinneseindrücke aufgrund einer Schädigung des zentralen Nervensystems *(Sehzentrum)* nicht richtig ausgewertet werden.

Leichte Sehbehinderungen, etwa die Kurz- oder Weitsichtigkeit, werden in unserer Gesellschaft eher akzeptiert als Hörbehinderungen. Sie sind mit Brillen oder Kontaktlinsen relativ leicht zu beheben, und die Betroffenen führen ein normales Leben.

Bei schweren Sehbehinderungen und Blindheit verlieren die Betroffenen jedoch den wichtigsten ihrer Sinne fast völlig. Jung erblindete Menschen finden sich in ihrer *gewohnten* Umgebung zurecht, bei Älteren ist dies oft schwieriger. In ihrer Wohnung, wo alles seinen festen Platz hat, sind sie meist völlig selbstständig. Wenn sie diese verlassen müssen, helfen Blindenstock (☞ Abb. 12.9.15) oder Blindenführhund.

Umgang mit sehbehinderten Menschen

Pflege bei Augenerkrankungen ☞ *31.1*

Ein Krankenhausaufenthalt führt zwangsläufig dazu, dass sich sehbehinderte Menschen in einer neuen Umgebung zurechtfinden müssen. Plötzlich sind sie von Fremden abhängig, sie finden sich in den Räumlichkeiten nicht zurecht und kennen die Menschen nicht, die sie betreuen.

Die Pflegenden sind daher gefordert, stark Sehbehinderten zu einer möglichst großen Selbstständigkeit und damit zu einer besseren Lebensqualität im Krankenhaus zu verhelfen. Wenn es auch manchen etwas Überwindung kostet, ist es dennoch eine freundliche Geste, sich von einem blin-

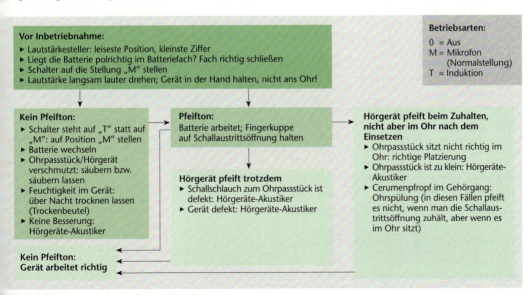

Abb. 12.9.14: Schema zur Funktionsprüfung eines Hörgerätes.

529

12 Beobachten, Beurteilen und Intervenieren

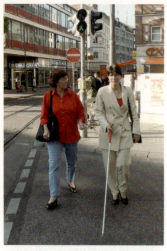

Abb. 12.9.15: Der weiße Blindenstock dient zum einen Sehbehinderten zur Orientierung im Straßenverkehr, zum anderen macht er andere Verkehrsteilnehmer auf die Behinderung aufmerksam [W231].

den Patienten das Gesicht abtasten zu lassen, damit er sich eine Vorstellung davon machen kann, wer ihn pflegt.

Für die Kommunikation mit schwer Sehbehinderten ist es wichtig, sich bewusst zu machen, dass sie die nonverbalen Teile eines Gespräches nicht bemerken.

Folgende Punkte sind beim Umgang und in der Kommunikation mit **stark sehbehinderten** und **blinden Menschen** hilfreich:

- Die Patienten werden stets mit ihrem Namen angeredet
- Auch der Gesprächspartner nennt jedes Mal seinen Namen
- Die Patienten werden nie ohne vorherige Ansprache angefasst
- Das Betreten und Verlassen eines Zimmers wird immer angekündigt, ebenso jede Tätigkeit im Zimmer
- Das Nachtkästchen wird nicht umgeräumt, damit alles an seinem festen Platz bleibt
- Eine genaue Beschreibung der Station und des Zimmers hilft dem Patienten, sich zurechtzufinden
- Wenn der Patient (zu einer Untersuchung) geführt werden muss, bieten die Pflegenden ihren Arm an und nehmen nicht einfach die Hand oder den Arm des Patienten
- Beim Treppensteigen dem Patienten die erste und die letzte Stufe ankündigen und – wenn nötig – seine Hand ans Geländer führen
- Beim Anbieten eines Sitzplatzes wird die Hand des Sehbehinderten auf die Arm-/Rückenlehne gelegt, so dass er sich allein orientieren kann
- Beim Essen ist es sinnvoll, die Anordnung der Speisen zu beschreiben und die Hände des Patienten zu Besteck und Trinkglas zu führen (☞ 12.6.5.2)
- Gläser und Tassen werden nicht ganz gefüllt; eventuell kann der Patient das Einschenken selbst übernehmen
- Private Post oder amtliche Schreiben werden selbstverständlich nur auf Wunsch des Patienten geöffnet. Zuerst ist der Absender zu nennen, damit der Patient entscheiden kann, wer den Inhalt vorlesen soll. Über den Inhalt unterliegt der Vorlesende der Schweigepflicht.

Hilfsmittel für sehbehinderte Menschen

Einige Sehbehinderungen sind mit Operationstechniken wie Laserbehandlung und Hornhautverpflanzung heilbar (☞ Kap. 31). Meist aber werden Hilfsmittel verwendet.

Das wichtigste Hilfsmittel für einen Menschen mit Seheinschränkung ist die **Brille**. Sie sollte immer sauber geputzt sein und griffbereit liegen. Im Krankenhaus kennzeichnen die Pflegenden sie ggf. mit dem Namen des Besitzers, z. B. bei verwirrten Patienten.

Kontaktlinsen liegen unmittelbar auf der Hornhaut auf, sie sind unauffällig und oft weniger hinderlich als eine Brille, verlangen aber sorgfältige und regelmäßige Pflege (☞ 31.1.5). Ältere Menschen können damit meistens nicht mehr gut umgehen.

Die **Braille-** oder *Punkte-Schrift* ermöglicht Blinden das Lesen. Sie wurde von *Louis Braille* Mitte des 19. Jahrhunderts erfunden. Innerhalb eines Grundsystems von sechs Punkten sind die erhabenen Punkte bei verschiedenen Buchstaben unterschiedlich angeordnet (☞ Abb. 12.9.16). Es gibt Bücher und Zeitungen in dieser Schrift; sie ist auch auf Geld scheinen und Arzneimittelverpackungen zu finden.

Zusatzgeräte für die Schreibmaschine oder den Computer wandeln das Getippte in die Brailleschrift um oder machen es hörbar, so dass der Blinde seinen Text korrigieren kann.

Hörbibliotheken verfügen über Bücher und Zeitschriften auf Band. Mit speziellen **Vorlesegeräten** lassen sich schriftliche Texte akustisch umwandeln. **Elektronische Orientierungshilfen** („elektronischer Blindenstock") können ebenfalls zur Erhöhung der Lebensqualität beitragen.

Menschen mit Taubblindheit

Die Kommunikation mit **taubblinden Menschen** ist sehr schwierig, da diese Menschen weder das Gesprochene hören noch Lippenbewegungen sehen können.

Den Taubblinden steht als Hilfsmittel für das Sprachverständnis ein Tastalphabet zur Verfügung, bei dem der Sprecher die einzelnen Buchstaben durch Drücken, Streichen und Tupfen an Handinnenflächen und Fingern des Patienten signalisiert. Diese Sprache heißt **Lormen** nach dem Erfinder des Tastalphabet *Hironymus Lomen*. Ein weiteres Kommunikationsmittel sind die „geführten Gebärden": Der Taubblinde nimmt Informationen seines Gesprächspartners auf, indem er mit den Händen den Bewegungen der Gebärdensprache folgt.

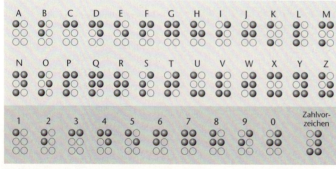

Abb. 12.9.16: Die internationale Blindenschrift (**Brailleschrift**) kann durch Abtasten der erhabenen, hier schwarz dargestellten Punkte gelesen werden. Um Ziffern von Buchstaben zu unterscheiden, wird vor einer Zahl ein Zahlenvorzeichen gesetzt.

12.9 Kommunikation

Literatur und Kontaktadressen

📖 Literaturnachweis

1. Vgl. Schrey-Dern, D.: Prävention von Sprachentwicklungsstörungen. In: Kinderkrankenschwester 2/2003.

2. Vgl. Bühlmann, J.: Beeinträchtigung der verbalen Kommunikation durch Sprach- oder Stimmstörungen. In: Käppeli, S. (Hrsg.): Pflegekonzepte – Phänomene im Erleben von Krankheit und Umfeld. Bd. 3, Verlag Hans Huber, Bern 2000, S. 99–124.

3. Vgl. Mundt, H.: WennWorteEntgleiten. In: Pflege Aktuell 11/2003, S. 586–590.

Vertiefende Literatur ☞ 💻

✉ Kontaktadressen

1. Berufsverband der Kinder- und Jugendärzte e.V. (BVKJ), Mielenforster Straße 2, 51069 Köln,
Tel.: 02 21/68 90 90,
Fax: 02 21/68 32 04,
www.kinderaerzteimnetz.de

2. Bundesverband für die Rehabilitation der Aphasiker e.V., Wenzelstraße 19, 97084 Würzburg,
Tel.: 09 31/2 50 13 00,
Fax: 09 31/25 01 30 39,
www.aphasiker.de

3. Institut für Deutsche Gebärdensprache und Kommunikation Gehörloser, Binderstraße 34, 20146 Hamburg,
Tel.: 0 40/4 28 38 67 37
Fax.: 0 40/4 28 38 61 09,
www.sign-lang.uni-hamburg.de

✉ Weitere Kontaktadressen

Infoportal zu Gehörlosigkeit und Gebärdensprache: www.visuelles-denken.de

Infoportal Sprach- und Sprechstörung: www.sprachheilpaedagogik.de

Hersteller elektronischer Kommunikationshilfen: www.reha-kom.de

HändlerelektronischerKommunikationshilfen: www.rehavista.de

12.10 Schlaf

12.10.1	**Physiologische Grundlagen** 531	
12.10.2	**Beobachtungskriterien, Datenerhebung und Dokumentation** 532	
12.10.3	**Normalzustand** 533	
12.10.3.1	Physiologische Veränderungen im Schlaf . . . 533	

12.10.3.2	Individuelle Schlafunterschiede 533	
12.10.4	**Pathologische Veränderungen/Schlafstörungen 535**	
12.10.4.1	Formen von Schlafstörungen 535	
12.10.4.2	Ursachen für Schlafstörungen 535	

12.10.5	**Pflegerische Interventionen** 537	
12.10.5.1	Schlaffördernde Maßnahmen 537	
12.10.5.2	Spezielle Interventionen im Krankenhaus und Pflegeheim 540	
Literatur und Kontaktadressen 547		

Fallbeispiel ☞ 💻

Schlaf ist ein menschliches Grundbedürfnis. Der menschliche Organismus benötigt diese Ruhephase, um sich körperlich und seelisch zu erholen. Jeder Mensch schläft ca. ein Drittel seines Lebens. Das individuelle Schlafbedürfnis verändert sich je nach Lebensalter und Situation. Schlafmangel und schlechte Schlafqualität haben Auswirkungen auf das emotionale Befinden eines Menschen und können zu physischen und psychischen Störungen führen.

12.10.1 Physiologische Grundlagen

Schlaf: Regelmäßig wiederkehrender, physiologischer Erholungszustand mit Veränderung der Bewusstseinslage. Er ist als Aufbau- und Erholungsphase lebensnotwendig. Rund ein Drittel seines Lebens schläft der Mensch.

Chronobiologie *(griech.* chronos = *Zeit):* Wissenschaft, die sich mit den *zeitlichen Gesetzmäßigkeiten* im Ablauf von Lebensprozessen sowohl einzelner Lebewesen als auch ganzer Populationen oder Ökosysteme befasst und ihre *Folgen* untersucht, z.B. die Auswirkungen des Tagesrhythmus auf die Körperfunktionen.

Biorhythmus: Natürliche Schwankungen der Körperfunktionen, geprägt durch *äußere Einflüsse* wie Licht, Temperatur oder Jahreszeit und *innere Einflüsse* wie etwa die Hormone beim Menstruationszyklus.

Schlaf-Wach-Rhythmus

Um Erkenntnisse über den **Schlaf-Wach-Rhythmus** des Menschen zu gewinnen, führten Wissenschaftler der Max-Planck-Gesellschaft an Probanden folgende Untersuchung durch: In einem unterirdischen Bunker ließen sie die Versuchspersonen von jeglichen Umwelteinflüssen und Zeitinformationen abschirmen und überließen sie ihrer eigenen biologischen Uhr. Ergebnis war, dass die Probanden trotz der Beseitigung der äußeren Zeitgeber einen stabilen Schlaf-Wach-Rhythmus von etwa 25 Std. aufwiesen: Eine Einstellung, die genetisch festgelegt ist.

Wie die innere Uhr genau funktioniert, wird noch immer erforscht, denn gerade die Entdeckung zentraler *Zeitgene* hat viele neue Fragen aufgeworfen, z.B. wie das Licht genau die innere Uhr beeinflusst oder welche Mechanismen dafür sorgen, dass sich die innere Uhr äußeren Bedingungen immer wieder anpasst.

Der biologische Rhythmus wird von der **Formatio reticularis** gesteuert; dabei handelt es sich um maschenförmig angeordnete Zellverbände des ZNS, im Thalamus, Hirnstamm und oberen Rückenmark. Diese Struktur reguliert Müdigkeit und Wachsein, aber auch die von der Tageszeit abhängige Ausschüttung bestimmter Hormone, z.B. Kortison. Den Schlaf-Wach-Rhythmus eines Tages bezeichnet man als **zirkadianen Rhythmus** (*lat.* circum = um, herum; dies = Tag). Darüber hinaus gibt es noch rhythmische Schwankungen im Laufe eines Monats und eines Jahres. (□ 1)

Schlafzyklus

Beim Schlaf spielen sich komplexe physische und psychische Vorgänge ab. Er verläuft zyklisch in folgenden fünf Phasen (☞ Abb. 12.10.1):

▶ **Phase 1 „Einschlafphase".** Dämmerzustand zwischen Wachsein und leichtem Schlaf. Kennzeichnend sind langsame, rollende Augenbewegungen. Im EEG beobachtet man eine gezackte Linie mit niedrigen Ausschlägen

▶ **Phase 2 „Leichter Schlaf".** Das Bewusstsein ist nun „ausgeschaltet", die Augen bewegen sich nicht mehr, und die Hirnströme zeigen die für den Schlaf typischen Veränderungen. Der Muskeltonus ist gegenüber der Phase 1 deutlich herabgesetzt

▶ **Phase 3 „Beginnender Tiefschlaf".** Etwa eine halbe Stunde nach dem Einschlafen wird der Schlaf tiefer. Diese Schlafphase wird auch *Delta-Schlaf* bezeichnet, weil die Aufzeichnung der Hirnströme Delta-Wellen (☞ Abb. 33.18) zeigen. Die Augen stehen immer noch still

▶ **Phase 4 „Tiefschlaf".** Der Schlaf hat seine tiefste Phase erreicht. Der Mensch schläft „wie ein Stein". Die Hirnströme werden noch langsamer (langsame und hohe Delta-Wellen).

Die Phasen 1–4 werden auch als **Non-REM-Schlaf** oder *orthodoxer Schlaf* bezeichnet. Nach der 4. Schlafphase werden nach etwa 20–30 Min. die Phasen 3 und 2 rückwärts durchlaufen. Danach, etwa 70–90 Min. nach dem Einschlafen, folgt die 5. Schlafphase.

▶ **Phase 5 „REM-Schlaf".** Am Ende eines jeden Schlafzyklus liegen Perioden des **REM-Schlafes** *(paradoxer Schlaf).* Dieser ähnelt dem Leichtschlaf, ist aber durch *schnelle Augenbewegungen* (**REM** = **r**apid **e**ye **m**ovement) unter den geschlossenen Lidern gekennzeichnet. In dieser Phase träumt der Schläfer häufig und ist schwer weckbar. Der Muskeltonus ist stark erniedrigt.

Vier bis fünf solcher Schlafzyklen können in einer Nacht durchlaufen werden, wobei sich die Schlafphasen im Laufe der Nacht verändern: Die REM-Phasen werden allmählich länger (von 5 bis zu 50 Min. Dauer), während die Non-REM-Phasen im Lauf der Nacht immer kürzer werden. Nach mehreren Schlafzyklen kommt es bei Erwachsenen nach ca. 6–8 Std. Schlaf zum Spontanerwachen. Entscheidend für den Erholungswert des Schlafs ist weniger die Dauer, sondern vielmehr der ungestörte Wechsel zwischen REM- und Non-REM-Phasen.

12.10.2 Beobachtungskriterien, Datenerhebung und Dokumentation

Beobachtungskriterien

Pflegende beobachten folgende Kriterien, um den Schlaf eines Menschen zu beurteilen:

▶ **Schlafzyklus.** Schlaf- und Wachphasen, Zeitpunkt des Einschlafens und des Erwachens

▶ **Gesamtschlafzeit,** die sich aus Nacht- und Tagesschlaf zusammensetzt

▶ **Art des Schlafes.** Ruhig, tief, oberflächlich

▶ **Schlafhaltung.** Liegt der Patient in Bauch-, Seiten- oder Rückenlage?

▶ **Begleitgeräusche.** Schnarchen, Stöhnen, Zähneknirschen

▶ **Pathologische Begleiterscheinungen.** Bettnässen, Schlafwandeln

▶ **Befinden nach dem Aufwachen.**

Fühlt sich der Patient erholt oder abgespannt?

▶ **Reaktionen auf Schlafmittel** (☞ 12.10.5.1)

▶ **Individuelle Schlafgewohnheiten** Braucht ein Kind z. B. sein Kuscheltier?

Datenerhebung

Zur **Datenerhebung** beobachten die Pflegenden den Schlaf eines Patienten vor allem nachts. Eine Krankenhausstation ist jedoch kein Schlaflabor. Deshalb können Pflegende nur vereinzelt überprüfen, ob ein Patient schläft oder nicht. Um Schlafstörungen zu erkennen, sind sie auf subjektive Äußerungen des Patienten angewiesen.

Bereits beim **Anamnesegespräch** erkundigen sich Pflegende nach dem *individuellen Schlafverhalten* des Patienten. Interessant sind u. a. folgende Informationen:

▶ Schläft er bei offenem oder geschlossenem Fenster?
▶ Bevorzugt er eine bestimmte Lagerung beim Schlafen?
▶ Leidet er an Schlafstörungen?
▶ Nimmt er bestimmte Schlafmittel ein?
▶ Liest er abends und in der Nacht?
▶ Sieht er vor dem Einschlafen länger fern?

Bei **Säuglingen und Kindern** ist weiterhin zu beachten:

▶ Hat das Kind bestimmte Rituale vor dem Einschlafen, z. B. das Vorlesen einer Gute-Nacht-Geschichte oder das gemeinsame Beten?
▶ Benötigt das Kind einen Schnuller zum Einschlafen?
▶ Welche Kuscheltiere braucht das Kind?
▶ Kommt das Kind nachts zu den Eltern ins Bett?
▶ Hat das Kind Angst im Dunkeln?

Pflegende fragen am Morgen den Patienten, ob er gut geschlafen hat. Dies ist nicht nur eine Floskel, sondern dient dazu, Informationen über den Schlaf eines Patienten zu gewinnen, denn: Das *subjektive Befinden* eines Menschen – ob es sich am Morgen erholt fühlt oder „wie gerädert" – ist das wichtigste Kriterium bei der Beurteilung des Schlafs.

Schlafprotokoll

Das Führen eines **Schlafprotokolls** (☞ Abb. 12.10.2) kann dem Patienten wesentliche Hinweise über sein Schlafverhalten geben. Es ist eine Möglichkeit

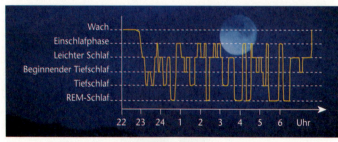

Abb. 12.10.1: Verlauf der verschiedenen Schlafphasen während einer Nacht.

Schlafprotokoll				Name:							
Bitte abends ausfüllen						Bitte morgens ausfüllen					
Datum	Genussmittel			Arzneimittel (Schlafmittel und andere)	Wann / Wie lange tagsüber gelegen?	Wann ins Bett gegangen?	Wann aufge-standen?	Wie oft aufge-wacht?	Wie haben Sie geschlafen? Und wie lange?			Bemer-kungen
	Alkohol	Nikotin	Kaffee, Cola, Tee						Gut	Mittel	Schlecht	
14.6.01	1 Bier (12.00 h)	5 Zig.	3 Tassen Tee (16.00 h)		13.00 h 1 Stunde	22.30 h	6.00 h	3 x			4 Std.	Ärger mit dem Chef

Abb. 12.10.2: Um einen Anhaltspunkt für die Ursache(n) seiner Schlafstörungen zu finden, wird der Patient gebeten, ein Schlafprotokoll zu führen.

der Selbstkontrolle und gibt Aufschluss darüber, ob Maßnahmen zur Schlafförderung greifen. Jeden Tag trägt der Patient ein, wann er zu Bett geht, wie häufig und wie lange er nachts wach liegt und wie lange er insgesamt schläft. Viele Menschen, die hin und wieder Schlafprobleme haben, neigen dazu, das Wachliegen in der Nacht zu überschätzen. Anhand der Eintragungen kann festgestellt werden, ob die geäußerten Beschwerden mit den schriftlichen Angaben übereinstimmen.

Das Schlafprotokoll kann auch herangezogen werden, um bei Schlafstörungen zu unterscheiden, ob es sich um Einschlaf- oder Durchschlafprobleme handelt.

Schlafuntersuchung im Schlaflabor

Mit der Erfindung des **Elektroenzephalogramms** (*EEG* ☞ 33.3.4) begann die moderne **Schlafforschung.** Im **Schlaflabor** werden Veränderungen des schlafenden Organismus durch die Messung verschiedener Körperfunktionen aufgezeichnet:

▶ Das **Elektroenzephalogramm** misst die elektrische Hirnaktivität
▶ Das **Elektrookulogramm** zeichnet die Augenbewegungen des Schlafenden auf
▶ Das **Elektromyogramm** registriert die Muskelaktivität.

Zusätzlich werden Atmung, Blutdruck, EKG, Temperatur und Körperbewegungen aufgezeichnet. Mithilfe dieser Messungen an schlafenden Menschen lassen sich international gültige Schlafphasen beschreiben (☞ 12.10.1).

Dokumentation

Die **Dokumentation** des Schlafes erfolgt im Pflegebericht. Besonders bei Säuglingen, Kleinkindern und bei Menschen mit Schlafstörungen werden die Wach- und Schlafzeiten exakt dokumentiert (☞ Schlafprotokoll).

12.10.3 **Normalzustand**
12.10.3.1 **Physiologische Veränderungen im Schlaf**

Im Schlaf sind zahlreiche Körperfunktionen gegenüber dem Wachzustand verändert. Tagsüber dominiert der Sympathikus, im Schlaf dagegen der Parasympathikus, der den Körper entspannt und ruhig stellt:

▶ Die Herzfrequenz verringert sich
▶ Der Blutdruck sinkt
▶ Die Atmung wird langsamer, flacher und regelmäßiger
▶ Die Körpertemperatur nimmt um ca. 0,4 °C ab. In den frühen Morgenstunden ist sie am niedrigsten, danach steigt sie an
▶ Die Muskelspannung lässt deutlich nach (je tiefer der Mensch schläft, desto weniger bewegt er sich).

Das Bewusstsein (☞ 12.11) ist je nach Schlaftiefe eingeschränkt bis ausgeschaltet. Die Augen sind geschlossen. Dagegen bleibt das Gehör funktionsfähig. Oft werden Geräusche in Träume eingebunden und auf diese Weise verarbeitet. Bei ungewohnten oder lauten Geräuschen wie das Klingeln des Weckers erwacht der Schläfer meist.

In der REM-Phase steigt der Blutdruck, die Hirnrinde wird stärker durchblutet,

Puls und Atmung werden schneller und unregelmäßig. Während die Körpermuskulatur maximal entspannt ist, werden die Geschlechtsorgane stärker durchblutet. Bei Männern kommt es zu Erektionen, bei Frauen steigen Körpertemperatur und Feuchtigkeit im Genitalbereich.

12.10.3.2 **Individuelle Schlafunterschiede**

Die Forscher im Schlaflabor können zwar messen, was während des Schlafens im Organismus vorgeht, nicht messbar ist jedoch das individuelle **Schlafbedürfnis** und die Einstellung zum Schlaf.

Bezogen auf das Schlafverhalten zeigen sich individuelle Unterschiede durch:
▶ Unterschiedliches Schlafbedürfnis
▶ Altersabhängige Schlafstruktur
▶ Körperliche und geistige Aktivitäten
▶ Individuelle Einstellung zum Schlaf
▶ Unterschiedliche Tagesrhythmen (Frühaufsteher und Langschläfer).

Unterschiedliches Schlafbedürfnis

Es gibt keine Faustregel dafür, wie viel Schlaf der Mensch braucht, um sich morgens erholt und leistungsfähig zu fühlen. Das **Schlafbedürfnis** ist individuell sehr verschieden und abhängig von der täglichen Beanspruchung, der eigenen Einstellung zum Schlaf und vom Lebensalter (☞ Abb. 12.10.4).

Das Bedürfnis zu schlafen oder zu ruhen tritt nicht nur nachts auf, sondern auch tagsüber in kürzeren Abständen. Eine verstärkte Müdigkeit am Tag zeigt sich oft gegen 9 – 10 Uhr, gegen 13 – 15 Uhr ("Mittagstief") und gegen 17 – 19 Uhr.

533

12 Beobachten, Beurteilen und Intervenieren

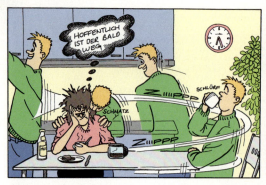
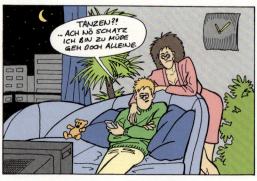

Abb. 12.10.3: Jeder Mensch hat seine bevorzugte Schlafenszeit. Der eine ist ein Morgenmuffel, der andere ist abends k.o. [A400-116]

Altersabhängige Schlafstruktur

Die durchschnittliche Schlafdauer von ca. 7–9 Std. bleibt beim Erwachsenen bis zum 60. Lebensjahr nahezu konstant. Erst ab dem 60.–70. Lebensjahr reduziert sie sich. Der Anteil an Tiefschlafphasen (Non-REM-Schlaf) nimmt ab. Ältere Menschen sind leichter weckbar; in der Nacht wird ihr Schlaf durch längere Wachpausen unterbrochen. Dafür halten sie am Tag häufiger kurze Schläfchen. Neugeborene und Säuglinge wachen nachts oft noch auf, weil sie Hunger haben. In der Regel verliert sich dieses Verhalten im Lauf des 1. Lebensjahres, das Kind schläft durch. Je jünger der Säugling oder das Kleinkind ist, desto mehr Schlaf benötigt es im Lauf des Tages, z. B. einen Vormittags- und einen Nachmittagsschlaf.

Körperliche und geistige Aktivitäten

Die Schlafdauer ist abhängig von **körperlichen und geistigen Aktivitäten** und von den täglichen Anforderungen. Menschen, die tagsüber körperlich schwer arbeiten oder sportliche Hochleistungen vollbringen, z. B. eine Gebirgswanderung, fallen abends „todmüde" ins Bett und schlafen „wie ein Stein". Der Körper wurde tagsüber beansprucht und verlangt den Schlaf als Erholung. Hingegen treten bei Menschen, denen eine Aufgabe und Beschäftigung fehlen, häufiger Schlafstörungen auf.

Individuelle Veranlagungen und Gewohnheiten bestimmen den Schlaf- und Wachrhythmus eines Menschen (☞ Abb. 12.10.3). Trotz vergleichbarer Schlafdauer sind manche Menschen morgens putzmunter, andere dagegen kaum ansprechbar.

Einschlafrituale

Gezielte Hilfestellung bei Schlafproblemen setzt voraus, die individuellen Gegebenheiten zu (er)kennen. Dazu zählt die Beobachtung der Schlafgewohnheiten und des Schlafverhaltens.

Der Mensch kann nicht abrupt zwischen den Zuständen „Wach sein" und „Schlafen" wechseln. Zwischen Aktivität und Schlaf gibt es Phasen der Ruhe und Entspannung, in denen Stress, Hektik und Tagesereignisse langsam von einem abfallen. Vor dem Schlafengehen haben die meisten Menschen abendliche **Einschlafrituale**, die eine Vorbereitung der Nacht und einen Abschied vom Tag darstellen. Bei Kindern sind diese besonders stark ausgeprägt: Sie brauchen meist „ihre" Gute-Nacht-Geschichte, „ihr" Schlaflied oder ein bestimmtes Stofftier. Zudem ist

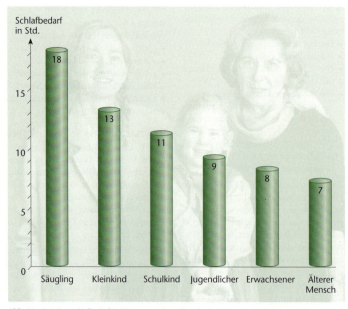

Abb. 12.10.4: Das Schlafbedürfnis hängt vom Lebensalter ab. Hier einige Durchschnittswerte. [Foto: K225]

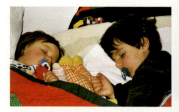

Abb. 12.10.5: Säuglinge und Kleinkinder sammeln im Schlaf Kraftreserven für die körperliche Entwicklung und erholen sich von den vielfältigen Sinneseindrücken während des Wachseins. [O408]

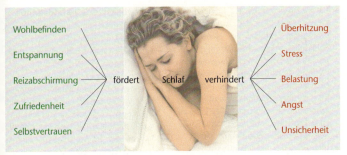

Abb. 12.10.6: Fördernde und hemmende Einflüsse auf den Schlaf. [Foto: J668]

bei vielen Kindern die Anwesenheit der Eltern während der Einschlafphase wichtig. Die Pflegenden bieten daher allen Eltern an, bei ihrem Kind zu übernachten und geben ihnen Informationsmaterial zur Mitaufnahme von Eltern, z. B. zu Möglichkeiten der Verpflegung. Können die Eltern nicht bei ihrem Kind übernachten, weil sie z. B. weitere Kinder zu Hause versorgen müssen, so können sie – ohne Eingrenzung durch Besuchszeiten – so lange bei ihrem Kind bleiben, wie sie es möchten.

Weitere Einschlafrituale sind z. B.:
▶ Lesen im Bett
▶ Fernsehen
▶ Spazieren gehen
▶ Ein Bier oder etwas Warmes trinken
▶ Duschen oder baden. (✉ 1)

12.10.4 Pathologische Veränderungen/Schlafstörungen

Schlafapnoesyndrom ☞ 12.10.4.2

12.10.4.1 Formen von Schlafstörungen

Schlafstörungen (Dyssomnien) werden nach ihrer Dauer, Ursache und Form unterschieden.

Akute und chronische Schlafstörungen

Akute Schlafstörungen: Dauern bis zu drei Wochen und haben eine erkennbare Ursache (z. B. bevorstehende OP, Prüfungsstress, Konflikte in der Partnerschaft oder Familie). Nach Beseitigung der Ursache stellt sich der normale Schlaf wieder ein.

Chronische Schlafstörungen: Dauern länger als drei Wochen, eine Ursache ist meist nicht erkennbar.

Akute Schlafstörungen treten z. B. nach Überschreiten mehrer Zeitzonen bei Interkontinentalflügen (*Jetlag*) sowie vor aufregenden Ereignissen wie Prüfungen oder Operationen auf. Sie können auch Folge von schmerzhaften Erkrankungen und quälenden Sorgen sein. Wenn Kinder viel Neues erleben, verarbeiten sie dies im Schlaf und wachen nachts häufiger auf.

Akute Schlafstörungen lassen sich durch die Beseitigung der Ursache meist beheben. Bleibt die Angst des Patienten, nicht einschlafen zu können, allerdings weiter bestehen, so kann sich eine **chronische Schlafstörung** entwickeln. Bei den meisten chronischen Schlafstörungen ist jedoch keine Ursache festzustellen.

Insomnie, Hypo- und Hypersomnie

Insomnie: Schlaflosigkeit.
Hyposomnie: Leichte Schlaflosigkeit.
Hypersomnie: Sehr starkes Schlafbedürfnis.

Eine **Hyposomnie** tritt häufig auf infolge von Einschlafstörungen und Durchschlaf-

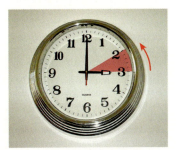

Abb. 12.10.7: Schon die einstündige Zeitverschiebung zu Beginn und Ende der Sommerzeit verursacht oft eine milde Form des Jetlags. [O200]

störungen. *Einschlafstörungen* führen zu einer Verkürzung der Gesamtschlafzeit, weil der Betroffene lange wach liegt und nicht einschlafen kann. Oft sind es quälende Gedanken, die ihm durch den Kopf gehen und ihn nicht zur Ruhe kommen lassen. Morgens fühlen sich diese Menschen schlapp und müde. Menschen mit *Durchschlafstörungen* können zwar einschlafen, wachen jedoch öfter in der Nacht auf und liegen wach, was dann ebenfalls zu einem Schlafdefizit führt.

Frühes Erwachen kommt hauptsächlich bei älteren Menschen vor, weil ihr Schlafbedarf reduziert ist.

Eine erhöhte Schlafneigung tagsüber zeichnet sich im Wesentlichen durch eine gesteigerte Schläfrigkeit während des Tages aus. Sie kann trotz ausreichenden Nachtschlafs auftreten. Etwa 4 % der Bevölkerung sind davon betroffen.

Handelt es sich um eine pathologisch erhöhte Schlafneigung, z. B. bei Vergiftungserscheinungen oder einigen Hirntumoren, spricht man von **Hypersomnie**.

Chronobiologische Störungen liegen vor, wenn dem biologischen Schlaf-Wach-Rhythmus nicht entsprochen werden kann. Dies ist z. B. bei (Nacht-)Schichtarbeitern der Fall. Aufgrund des sich häufig ändernden Schlaf-Wach-Rhythmus wird ihr Schlaf oberflächlicher und kürzer. In Deutschland sind 80 % der (Nacht-)Schichtarbeiter von Schlafstörungen betroffen.

Parasomnien

Unter **Parasomnien** versteht man störende oder krankhafte Begleiterscheinungen des Schlafes, die anfallsartig oder als Episoden auftreten, wie Schlafwandeln, Einnässen, Alpträume und nächtliche Angstzustände (*Pavor nocturnus*). Die meisten dieser Symptome treten überwiegend im Kindes- und Jugendalter, im Alter oder nach Belastungssituationen auf.

12.10.4.2 Ursachen für Schlafstörungen

Exogene Schlafstörungen

„Schlaf ist die beste Medizin", sagt eine Volksweisheit. Im Krankenhaus und im Pflegeheim wird der Schlaf-Wach-Rhythmus des Patienten häufig durch verschiedene Faktoren gestört. Pflegerische Aktivitäten, Überwachungsmaßnahmen, schnarchende und unruhige Mitpatienten im Zimmer verhindern oft eine erholsame

535

Nachtruhe. Schlafstörungen, die durch die Umgebung herbeigeführt werden, bezeichnet man als **exogene Schlafstörungen**. Weitere exogene Faktoren sind:
► Störendes Licht oder Lärm
► Zu warme oder kalte Raumtemperatur
► Zu weiche oder „durchgelegene" Betten.

Organische Schlafstörungen

Organischen Schlafstörungen liegt eine körperliche Ursache zugrunde, z. B.:
► Zu hoher oder zu niedriger Blutdruck (☞ 17.4)
► Schmerzen, z. B. postoperativ, bei Arthrose oder Tumoren

► *Schlafapnoesyndrom.* Rezidivierendes kurzes Aussetzen der Atemtätigkeit (vor allem während der Non-REM-Schlafphasen) ggf. mit kurzzeitiger Hypoxie *(Sauerstoffunterversorgung)* des Gehirns. Betroffen sind überwiegend Männer mittleren Alters. Die Patienten klagen über Müdigkeit und Kopfschmerzen, in schweren Fällen kann es zu Herzrhythmusstörungen kommen
► Schilddrüsenhormonstörung
► Internistische und neurologische Erkrankungen, z. B. Demenz (☞ 33.9.5), Asthma (☞ 18.6), koronare Herzkrankheit (☞ 16.5.1) oder Morbus Parkinson (☞ 33.9.1)
► Bewegungsmangel.

Psychoreaktive Schlafstörungen

Psychoreaktive Schlafstörungen haben psychische Ursachen, z. B.:
► Erlebnisse (auch freudige) des vergangenen Tages
► Bevorstehende Ereignisse
► Ängste, z. B. bei unklarer Diagnose oder vor einer OP, bei Kindern auch die Angst, verlassen zu werden, z. B. wenn die Eltern sich gerade getrennt haben, oder die Angst vor der Krankheit und deren Folgen
► Psychiatrische Erkrankungen, z. B. Depression (☞ 34.7.1), Schizophrenie (☞ 34.6.1), Alkoholkrankheit (☞ 34.8.2).

⌂ Pflegephänomen: Schlafstörungen

Pflegephänomene ☞ 4.3.7

Leichtere und sporadisch auftretende **Schlafstörungen** sind den meisten Menschen vertraut und stellen im Allgemeinen keine Gefährdung für die Gesundheit dar. „Etwa ein Drittel der Menschen in westlichen Industrieländern klagt über Schlafstörungen". (☐ 5) Schon nach einer Nacht ohne erholsamen Schlaf fühlen sich viele Menschen am Tag müde, sind weniger leistungsfähig und unkonzentrierter. Sie frieren schneller, bekommen Kopfschmerzen, sind gereizter als üblich. Wie sehr Menschen dies als Beeinträchtigung empfinden, ist individuell unterschiedlich und abhängig von der allgemeinen Verfassung, den zugrunde liegenden Ursachen und vorausgegangenen Erfahrungen sowie der Zuversicht, dass es sich um Vorübergehendes handelt. Auch Vorfreude und Aufregung lassen Menschen nicht einschlafen, was sich besonders deutlich bei Kindern zeigt.

Veränderungen des Schlafverhaltens (z. B. geringere Schlafdauer, verminderte Schlafqualität, unterbrochener Schlaf) erlebt der eine Mensch als gravierende Störung, die das Wohlbefinden beeinträchtigt, während ein anderer seine Lebensführung entsprechend anpasst (Nickerchen am Mittag) und sich in den wachen Phasen beschäftigt (z. B. lesen, schreiben).

Kommt es allerdings zu länger dauernden Schlafdefiziten, wachsen die Angst vor der Schlaflosigkeit und die Sorge vor den möglichen Konsequenzen. Betroffene gehen oft mit dem Gedanken zu Bett, wieder nicht einschlafen zu können, schauen ständig auf die Uhr und errechnen sorgenvoll, wie wenig Stunden sie noch für den Schlaf übrig hätten, wenn sie jetzt einschlafen könnten. Sie bedenken genau, welche Anforderungen am nächsten Tag auf sie zukommen und fürchten, diese nicht bewältigen zu können. Dadurch wird ein unheilvoller Kreislauf in Gang gesetzt, der die notwendige Entspannung weiter erschwert. Auch am Tag kreisen die Gedanken dann häufig um den fehlenden Schlaf.

Im Schlaflabor können Ein- und Durchschlafstörungen objektiv nachgewiesen werden. Bei Untersuchungen wurde deutlich, dass sich die subjektive Einschätzung des Ausmaßes nicht unbedingt mit den objektiven Befunden deckt. So glaubten Betroffene, die ganze Nacht nicht geschlafen zu haben, während dies doch für einige Stunden der Fall war. Auch die Dauer der Einschlafzeit wurde häufig als zu lang angegeben. Dennoch hatten viele Betroffene das Gefühl, nicht gut bzw. erholsam geschlafen zu haben. Für die pflegerische Einschätzung der Art und des Ausmaßes von Schlafstörungen ist deshalb allein die subjektive Beurteilung des Patienten ausschlaggebend.

Kranke Menschen sind in erhöhtem Maße schlaf- und erholungsbedürftig, andererseits aber gerade durch eine Erkrankung, Verletzung, Schmerzen oder unerwünschten Wirkungen der Behandlung, in ihrem Schlafverhalten beeinträchtigt. Eine gewohnte Schlafposition kann wegen eingeschränkter Bewegungsfähigkeit nicht eingenommen werden (z. B. durch Infusionen, spezielle Lagerungsarten, Gipsverbände, Schienen). Patienten oder Bewohner von Pflegeeinrichtungen befinden sich in einer fremden Umgebung, haben Bettnachbarn, die unruhig sind oder schnarchen. Therapeutische und pflegerische Handlungen werden auch nachts verrichtet und verursachen ungewohnte Geräusche, wobei Pflegende und Patienten diese Geräuschquellen unterschiedlich wahrnehmen. Die vertrauten Einschlafrituale sind oft nicht möglich. Zudem rufen bevorstehende Untersuchungen und Operationen, erwartete Diagnosen und Sorgen um die Zukunft Ängste und Befürchtungen hervor, die Schlafstörungen begünstigen.

Pflegerische Maßnahmen können deshalb in der Beratung über eine adäquate Schlafhygiene, der Durchführung schlaffördernder Maßnahmen sowie der Verabreichung von schlaffördernden Mitteln liegen.

Ebenso bedeutsam ist das kritische Hinterfragen von organisatorischen Abläufen, um möglichst viele Störfaktoren auszuschließen, beispielsweise die Reduzierung nächtlicher Pflege- und Behandlungsmaßnahmen, insbesondere von Kontrollgängen, soweit vertretbar.

Morgendliche Weck- und Waschzeiten können an den Schlaftyp des Patienten oder Bewohners angepasst werden.

Bei der räumlichen Neu- und Umgestaltung sollen Lärmschutzmaßnahmen (z. B. durch Verwendung entsprechender Materialien für Türen, Fenster und Bodenbeläge) berücksichtigt werden. (☐ 6)

12.10 Schlaf

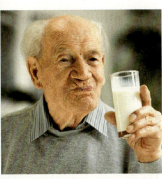

Abb. 12.10.8: Bei Schlafstörungen empfehlen die Pflegenden den Patienten, vor dem Einschlafen ein Glas kalte oder warme Milch zu trinken, weil sie eine positive Wirkung auf den Schlaf ausübt: Milch enthält die essentielle Aminosäure Tryptophan, die im Körper zu Serotonin umgebaut wird. Serotonin ist eine chemische Übertragersubstanz *(Transmitter)*, die im Gehirn die Tiefschlafphasen auslöst. [U130]

Patienten mit einer Depression (☞ 34.7.1) leiden in 90% der Fälle unter Schlafstörungen.

Schlafstörungen durch Arznei- und Genussmittel

Arzneimittel, z. B. Digitalisglykoside (☞ Pharma-Info 16.29), können den gesunden Schlaf ebenso beeinträchtigen wie:
- Kaffee und andere koffeinhaltige Getränke, wenn sie nicht unmittelbar vor dem Schlafengehen getrunken werden (nach dem Kaffeegenuss werden viele Menschen zuerst müde, ehe dann die anregende Wirkung einsetzt)
- Schwarzer Tee nach kurzer Ziehzeit
- Üppige, schwer verdauliche abendliche Mahlzeiten
- Größere Mengen an Alkohol (im Gegensatz zu geringen Mengen an Alkohol, z. B. 0,3 Liter Bier, die einen gesunden Schlaf fördern). Die erholsame REM-Schlafphase (☞ 12.10.1) ist unter deutlichem Alkoholeinfluss wesentlich verkürzt, und das Schnarchen sowie eine Schlafapnoe (☞ oben) werden begünstigt.

Schlafstörungen im Kindes- und Jugendalter

Kinder und Jugendliche mit Schlafstörungen fallen häufig dadurch auf, dass sie tagsüber verstärkt müde, emotional labil sind und ihre Leistungsfähigkeit nachlässt. Schlafstörungen zeigen sich als Schlafwandeln und Pavor nocturnus.

Ursachen sind mangelhafte Schlafhygiene, Störungen in der Umgebung, v. a. Fernsehkonsum (zu lange und zu spät). (📖 2, 3)

Schlafstörungen im Alter

Der Wechsel zwischen Wachen und Schlafen ist eine sehr störanfällige Körperfunktion und unterliegt zahlreichen endogenen und exogenen Einflüssen. Im Alter nimmt die Häufigkeit von Schlafstörungen zu. Sie sind nicht leicht von den physiologischen Veränderungen des Schlafmusters (z. B. häufige nächtliche Wachphasen) zu unterscheiden. Allerdings weisen erhebliche Einschlafstörungen oder sehr häufige und lange Nickerchen am Tag auf eine behandlungsbedürftige Störung hin. (📖 4)

Mögliche Ursachen für Schlafstörungen im Alter sind:
- Bewegungsmangel
- Schmerzen oder andere körperliche Beschwerden
- Nebenwirkung von Arzneimitteln
- Ängste, Sorgen, Einsamkeit
- Psychische Erkrankungen, z. B. Depression
- Ungewohnte Umgebung, z. B. nach einem Umzug ins Pflegeheim.

Nachtcafé

Insbesondere Menschen, die von einer Demenz betroffen sind, fallen durch lange Wachzeiten in der Nacht auf. Um den Betroffenen eine sinnvolle Beschäftigung zu ermöglichen, wurden in vielen Pflegeheimen sog. Nachtcafés eingerichtet. Dort erhalten die Patienten, wenn sie möchten, etwas zu trinken und eine Kleinigkeit zu essen und finden andere Menschen für ein Gespräch oder ein gemeinsames Spiel.

12.10.5 Pflegerische Interventionen

12.10.5.1 Schlaffördernde Maßnahmen

Gesunde Schlafhygiene

Damit ein Mensch gut schlafen kann, benötigt er eine angenehme Schlafumgebung. Pflegende beraten Patienten und Angehörige und erklären die Prinzipien der **Schlafhygiene** (☞ Abb. 12.10.9). Im Krankenhaus und Pflegeheim schaffen die Pflegenden die Voraussetzungen für einen erholsamen Schlaf. Kann der Patient trotzdem nicht schlafen, reichen oftmals schon kleine, „natürliche" Hilfsmittel, um dem Patienten zu einem erholsamen Schlaf zu verhelfen, z. B.:
- Ein zusätzliches Kissen anbieten
- Das Patientenzimmer (noch einmal) lüften
- Störendes Licht vermeiden, z. B. Gardinen zuziehen
- Ggf. das Bett von der Tür zum Fenster verschieben
- Individuelle Einschlafrituale (☞ 12.10.3.2) berücksichtigen, zu denen auch der Genuss von Kaffee gehören kann, wenn der Patient anschließend sofort schlafen möchte (wartet der Patient zu lange mit dem Schlafengehen, wirkt der Kaffee anregend)
- Schlaffördernde physikalische Maßnahmen (☞ unten) oder ein warmes Getränk, z. B. Milch, anbieten (☞ Abb. 12.10.8).

Schlaffördernde Maßnahmen bei Säuglingen und Kindern
- Bei Früh- und Neugeborenen CD mit Herztönen oder der Stimme der Mutter oder des Vaters, bei Säuglingen Spieluhr anstellen
- Säuglinge mit rhythmischen Bewegungen schaukeln, streicheln
- Kindern eine Gute-Nacht-Geschichte vorlesen oder Kassette mit beruhigender Musik leise anstellen
- Bei Kindern, die Angst im Dunkeln haben, Licht brennen lassen.

Kinder brauchen eine gewisse **Regelmäßigkeit** der Zubettgehenszeit. Rituale vor dem Zubettgehen, z. B. waschen, Lied vorsingen, beten, zudecken, die allabendlich in der gleichen Reihenfolge stattfinden, führen zur Entspannung des Kindes und erleichtern das Einschlafen.

Physikalische Maßnahmen

Durchführung von Teil- und Vollbädern ☞ Tab. 12.5.30

Neben den allgemeinen Regeln für einen gesunden Schlaf (☞ Abb. 12.10.9) gibt es eine Reihe physikalischer Maßnahmen, die beruhigend und schlaffördernd wirken:
- **Warme Vollbäder.** Ein Wannenbad von ca. 37–38 °C unmittelbar vor dem Schlafengehen entspannt. Unterstützend wirken Zusätze wie Kamille, Lavendel, Baldrian, Melisse oder Lindenblüten
- **Feucht-heiße Bauchkompressen** (☞ 12.5.1.4)

537

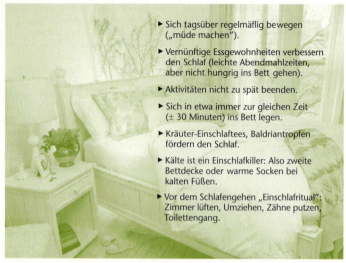

- Sich tagsüber regelmäßig bewegen („müde machen").
- Vernünftige Essgewohnheiten verbessern den Schlaf (leichte Abendmahlzeiten, aber nicht hungrig ins Bett gehen).
- Aktivitäten nicht zu spät beenden.
- Sich in etwa immer zur gleichen Zeit (± 30 Minuten) ins Bett legen.
- Kräuter-Einschlaftees, Baldriantropfen fördern den Schlaf.
- Kälte ist ein Einschlafkiller: Also zweite Bettdecke oder warme Socken bei kalten Füßen.
- Vor dem Schlafengehen „Einschlafritual": Zimmer lüften, Umziehen, Zähne putzen, Toilettengang.

Abb. 12.10.9: Die Prinzipien gesunder Schlafhygiene lassen sich mit Einschränkungen auch auf die Situation im Pflegeheim und Krankenhaus übertragen. [Foto: J668]

- **Kalte Armbäder** über 10–30 Sek. beruhigen Herz und Kreislauf (☞ Tab. 12.5.30)
- **Kaltes Abwaschen der Beine**
- **Kalte Wadenwickel** für Patienten, die wegen kalter Füße nicht einschlafen können. Zwei Leinen- oder Baumwolltücher in ca. 22 °C kaltes Wasser tauchen und auswringen. Jeweils ein Tuch um die Waden des Patienten wickeln, danach mit einem trockenen Tuch das feuchte nochmals umwickeln. Unter die Beine eine wasserdichte Unterlage legen, damit die Bettwäsche nicht feucht wird.
- **Atemstimulierende Einreibung** (☞ 12.2.5.5)
- **Basal stimulierende, beruhigende Ganzkörperwaschung** (☞ 12.5.1.4)
- **Wechselfußbad.**

Kälteapplikationen nur bei Patienten anwenden, die sich warm anfühlen und nicht frieren. Kontraindiziert sind sie bei Durchblutungsstörungen der Beine (Arztrücksprache). Kälteapplikationen bewirken zunächst eine Verengung der Blutgefäße, bevor als Gegenreaktion eine Weitstellung einsetzt, die zu warmen Füßen, körperlicher Entspannung und einem wohligen Gefühl führt.

Warme Getränke

Auf die meisten Menschen wirkt es beruhigend, im Bett noch schluckweise ein warmes Getränk zu sich zu nehmen. Gerade Kleinkinder trinken nicht selten noch eine Flasche Milch vor dem Schlafengehen.

Unter den **Teesorten** gibt es einige mit beruhigender und ausgleichender Wirkung, z. B. Baldrian, Hopfen, Johanniskraut, Lavendel, Melisse und Weißdorn. Diese Heilkräuter enthalten Wirkstoffe und sollten wie Arzneimittel mit Vorsicht angewandt (Arztrücksprache) und dosiert werden (☞ Tab. 15.106).

Medikamentöse Therapie

Als Alternative zu Schlafmitteln kommen neben den nicht-medikamentösen Maßnahmen pflanzliche Präparate (☞ unten) und eventuell auch beruhigende *Antihistaminika* (☞ Pharma-Info 27.11) oder „schlafanstoßende" *Neuroleptika* in Betracht.

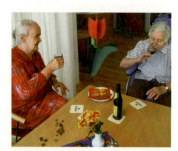

Abb. 12.10.10: Alte Menschen wachen häufig nachts auf und können nicht mehr einschlafen. Einige Pflegeheime bieten sog. Nachtcafés an, in denen sich die Betroffenen treffen und sich gemeinsam die Zeit vertreiben können. [K157]

Die am häufigsten eingesetzten **Schlafmittel** gehören zur Stoffgruppe der *Benzodiazepine*, z. B. Diazepam oder Oxazepam, die eine schlafanstoßende Wirkung haben (☞ Tab. 34.16).

Barbiturate wie Phenobarbital unterdrücken die REM-Phasen und werden wegen ihrer vielen Nebenwirkungen kaum noch als Schlafmittel, wohl aber in der Anästhesie oder Neurologie als Antiepileptika (☞ Pharma-Info 33.55) eingesetzt.

Bei chronischen Schlafstörungen greift man häufig auf *Chloralhydrat* zurück, da hier die Suchtgefahr etwas geringer ist.

Substanz- und Handelsname (Bsp.)	Wichtige unerwünschte Wirkungen*
Benzodiazepine (☞ Tab. 34.16)	
▸ Brotizolam, z. B. Lendormin® ▸ Oxazepam, z. B. Adumbran® ▸ Diazepam, z. B. Valium®	▸ Atemdepression ▸ Herabsetzung des Muskeltonus, dadurch die (eigentliche gewünschte) Schläfrigkeit, Gangunsicherheit und Sturzgefahr ▸ Bei Patienten mit Abhängigkeitsproblematik kontraindiziert
Benzodiazepin-Analoga	
▸ Zolpidem, z. B. Stilnox® ▸ Zopiclon, z. B. Ximovan®	▸ Im Wesentlichen wie Benzodiazepine, jedoch muskelentspannende Wirkung (und damit Sturzgefahr) geringer ▸ Abhängigkeitspotential wahrscheinlich ebenfalls geringer als bei Benzodiazepinen
Weitere	
▸ Chloralhydrat, z. B. Chloraldurat®	▸ Gelegentlich Übelkeit ▸ Kontraindiziert bei schweren Leber- und Nierenfunktionsstörungen sowie dekompensierter Herzinsuffizienz
Alle Präparate: ▸ Allergien ▸ Gefahr von Gewöhnung und Abhängigkeit ▸ Herabsetzung des Reaktionsvermögens, je nach Wirkdauer Tagesschläfrigkeit ▸ Verstärkung der Wirkung von Alkohol und anderer auf das ZNS wirkender Substanzen ▸ Paradoxe Reaktionen (z. B. Erregungszustände), insbesondere bei Kindern und älteren Menschen	

Abb. 12.10.11: Überblick über Schlafmittel *(Hypnotika)* und ihre unerwünschten Wirkungen.

12.10 Schlaf

> **Vorsicht**
> Starke Schlafmittel wirken atemdepressiv und blutdrucksenkend (vor allem nach intravenöser Verabreichung). Die Pflegenden beobachten daher nach Gabe solcher Arzneimittel den Blutdruck und die Atmung des Patienten und achten auf Müdigkeit und Apathie am nächsten Tag.

Schlafmittel *(Hypnotika)* gehören zu den gebräuchlichsten Arzneimitteln. 25% der alten Menschen, die sich selbst versorgen oder von ihren Angehörigen gepflegt werden, und 90% der stationär untergebrachten Betagten nehmen Schlaf- oder Beruhigungsmittel *(Sedativa)* ein. Schlaffördernde Arzneimittel erscheinen vielen Patienten als bequemer Weg aus der Schlaflosigkeit, sind aber alles andere als unproblematisch: Es besteht insbesondere die Gefahr der *Gewöhnung*. Viele Patienten brauchen immer höhere Dosierungen, was leicht zu einer *körperlichen Abhängigkeit* führt. Zusätzlich kann die Angst lösende Komponente vieler Schlafmittel zu einer *psychischen Abhängigkeit* führen. Darüber hinaus drohen wie bei allen Arzneimitteln unerwünschte Wirkungen (☞ Tab. 12.10.11) auf andere Organsysteme.

Besonders nach Einnahme lang wirksamer Schlafmittel, die zudem noch spät in der Nacht verabreicht wurden, fühlt sich der Patient am nächsten Morgen matt und benommen, häufig ist ihm schwindlig oder hat er Kreislaufprobleme (Sturzgefahr ☞ 12.8.5.5). Bei gleichzeitiger Einnahme anderer Arzneimittel wie Psychopharmaka oder Schmerzmittel können sich die Wirkungen auf das ZNS so verstärken, dass der Patient Aktivitäten des täglichen Lebens wie die Körperwäsche oder das Laufen nicht mehr selbstständig ausführen kann.

> **Tipps zum Umgang mit Schlafmitteln**
> - Immer nach der Ursache der Schlaflosigkeit suchen. Oft liegen ihr Probleme und Sorgen zugrunde. Diese werden aber nicht durch eine Schlaftablette, sondern eher durch persönlichen Kontakt und Gespräche gelöst
> - Nicht routinemäßig fragen, ob der Patient ein Schlafmittel wünscht. Die Gabe eines Schlafmittels bedarf der ärztlichen Anordnung.

Schlafbeeinflussende Faktoren	Lösungsmöglichkeiten
Umgebungsfaktoren	
Ungewohntes Bett	Persönliche Dinge, z. B. Kopfkissen oder Stofftier, mitbringen lassen
Ungewohnte Lage	Für möglichst bequeme Schlaflage sorgen („wie man sich bettet, so liegt man")
Mehrbettzimmer	Für ruhige Atmosphäre sorgen, Verhaltensregeln festlegen (z. B. Fernseh- und Besuchszeiten), die individuellen Einschlafrituale (☞ 12.10.3.2) berücksichtigen
Nächtlicher Kontrollgang des Pflegepersonals	▶ Nachtruhe einhalten ▶ Leise arbeiten ▶ Auf leisen Sohlen gehen (keine Clogs) ▶ Kontrollgänge auf ein vertretbares Minimum reduzieren
Licht	▶ Zimmer abdunkeln ▶ Nachtbeleuchtung einschalten ▶ Schlafbrille empfehlen
Krankheitsbedingte Faktoren	
Schmerzen	▶ Nach Arztanordnung Schmerz- und Beruhigungsmittel kombinieren ▶ Entsprechend lagern, z. B. bei Magen- und Darmbeschwerden Knierolle zur Entlastung der Bauchdecke
Nächtliches Wasserlassen	▶ Klingel/Rufanlage in Reichweite, Urinflasche oder Toilettenstuhl bereitstellen ▶ Sich vor der Nachtruhe nach Harndrang erkundigen ▶ Diuretika nach Möglichkeit nicht abends verabreichen
Bewegungseinschränkung durch Verbände, Infusionsleitungen, Sonden, Extensionen	▶ Bequeme Lagerung ermöglichen ▶ Infusionsleitungen verlängern bzw. gut sichern
Physiologische Faktoren	
Mangel an körperlicher Bewegung	▶ Beschäftigungen am Tag anbieten, je nach Krankheitsbild körperliche Betätigung anbieten
Störungen des Schlaf-Wach-Rhythmus	▶ Schlafverhalten beobachten ▶ Tagsüber Ruhezeiten vermeiden ▶ Tagesablauf möglichst nahe am Gewohnten orientieren ▶ Bei Patienten mit eingeschränkter Wahrnehmung bewusst auf Tageszeit hinweisen
Nächtliches Hungergefühl durch ungewohnt frühes Abendessen	▶ Spätmahlzeit anbieten ▶ Joghurt, Zwieback oder Apfel auf den Nachttisch legen
Psychische Faktoren	
Angst vor Untersuchungen und Eingriffen, Zukunftsängste, Depression	▶ Gesprächsbereitschaft zeigen ▶ Entspannungstechniken anbieten

Tab. 12.10.12: Für viele Schlafprobleme lassen sich mit oft geringem Aufwand geeignete Lösungen finden.

Auch das Absetzen von Schlafmitteln, insbesondere der Benzodiazepine, bringt Probleme mit sich: Sehr oft treten Entzugserscheinungen wie Angstzustände, Schlaflosigkeit, Zittern, Unruhe oder Verwirrtheit auf. Obwohl sich der Schlaf nach mehreren Nächten meist wieder normalisiert, ist lediglich eine zeitlich eng begrenzte Gabe von Schlafmitteln vertretbar, z. B. bei Schlafstörungen vor einer Operation.

Pflanzliche Arzneimittel (☞ *Phytotherapie* 15.15.2) werden seit Jahrtausenden als Beruhigungsmittel *(Sedativa)* eingesetzt, viele davon mit schlaffördernder Wirkung. Beispielsweise wirkt *Baldrian* beruhigend, stimmungsaufhellend und entspannend. Eine sedierende Wirkung

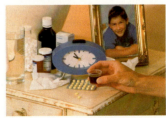

Abb. 12.10.13: Vor allem betagte, einsame Menschen greifen oft zu Schlafmitteln. [J668]

hat auch *Hopfen. Johanniskraut* wird bei Schlafstörungen, die mit depressiven Stimmungen einhergehen, angewendet.

> Pflanzliche Arzneimittel haben bei normaler Dosierung kaum unerwünschte Wirkungen. Sie dürfen jedoch erst nach Rücksprache mit dem Arzt verabreicht werden, da sie die Wirkung anderer Medikamente beeinflussen können. So darf z. B. Johanniskraut nicht in Kombination mit verschiedenen Herzmedikamenten, Immunsuppressiva oder Kontrazeptiva verabreicht werden. Kinder dürfen keine äthanolhaltigen Präparate bekommen.

12.10.5.2 Spezielle Interventionen im Krankenhaus und Pflegeheim

> Die Pflegenden tragen der inneren Uhr der Patienten Rechnung. Sie informieren sich im Aufnahmegespräch über ihren gewohnten Tagesablauf und versuchen, sich diesem zumindest anzunähern.

In der Pflegepraxis ist die Kenntnis des vom Patienten gewohnten Schlaf-Wach-Rhythmus von großer Bedeutung. In vielen Häusern beginnt die Nachtruhe bereits um 21 Uhr. Ist der Patient jedoch gewohnt, bis Mitternacht wach zu bleiben, handelt es sich nicht um eine Schlaflosigkeit, sondern um einen ganz natürlichen Vorgang.

Hat der Patient tatsächlich Schlafprobleme, lassen sie sich oft auf einen unregelmäßigen Schlaf-Wach-Rhythmus zurückführen. So werden viele Patienten in der Nacht wegen ungewohnter Geräusche (z. B. wenn der Nachtdienst die Tür öffnet) oder auch nachts durchzuführender Pflegemaßnahmen gestört. Am Tag legen sich viele Patienten aufgrund fehlender Alternativen ins Bett oder weil es ihnen nicht gut geht und sie Schmerzen haben. Auf Intensivstationen müssen die Räume auch nachts beleuchtet bleiben – wenn vielleicht auch nicht ganz so hell wie am Tag – mit dem Ergebnis, dass die dort liegenden Patienten nach einigen Tagen Aufenthalt jegliches Zeitempfinden verloren haben. Der Patient liegt dann häufig nachts wach und schläft tagsüber. Viele Patienten brauchen nach der Verlegung von der Intensivstation mehrere Tage, um ihren früheren Schlaf-Wach-Rhythmus zu finden.

Das Patientenbett

> Das Patientenbett ist für den bettlägerigen Patienten Ruhe- und Schlafstätte, Ess- und Wohnzimmer und in manchen Fällen auch Badezimmer und Toilette sowie für Kinder mitunter Spielzimmer. Von hier nimmt der Patient an seiner Umgebung teil und begegnet Angehörigen, Besuchern, Pflegenden und Ärzten.

Das **Patientenbett** muss sowohl den Bedürfnissen des Patienten als auch den Anforderungen der Pflegenden für gesundes Arbeiten gerecht werden. Bei Kindern richtet sich die Auswahl des Bettes nach der Größe bzw. dem Entwicklungszustand und der Erkrankung des Kindes. Die wichtigsten Bettarten sind:

▶ *Inkubator* zur Unterbringung von Früh- und Risikogeborenen (☞ 30.24.8)
▶ *Wärmebett* zur Unterbringung von Früh- und Neugeborenen mit noch schwankender Körpertemperatur sowie Säuglingen nach chirurgischen Eingriffen. Unter der eigentlichen Matratze befindet sich eine beheizbare Metallplatte, deren Temperatur reguliert werden kann
▶ *Säuglingsbett* unterschiedlicher Größe: für Neugeborene, für Säuglinge bis zu ca. sechs Monaten sowie für Säuglinge bis ca. einem Jahr
▶ *Gitterbetten* für Kleinkinder bis zu ca. sechs Jahren
▶ *Jugendbetten*, die im Wesentlichen so aussehen wie Erwachsenenbetten, jedoch kürzer sind
▶ *Erwachsenenbetten*
▶ *Spezialbetten* (☞ unten).

Physiologischer Bettknick

Ein an die Körpermaße des Menschen angepasstes Patientenbett hat ein gleich

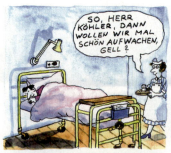
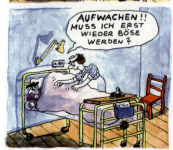
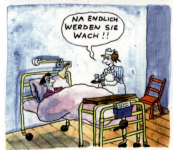
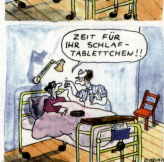

Abb. 12.10.14: Ohne Worte. [L100]

12.10 Schlaf

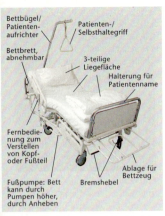

Abb. 12.10.15: Patientenbett mit physiologischem Bettknick. [K115]

großes Kopf- wie Fußende. So findet die Beugung des Körpers in Höhe des Hüftgelenks statt, und der gesamte Rücken wird gut unterstützt. Dadurch hat der Kranke mehr Bewegungsfreiheit, atmet besser durch und rutscht nicht nach unten.

Leider haben die meisten Krankenbetten eine Liegefläche, die sich *nicht* an den Körpermaßen des Menschen orientiert (☞ Abb. 12.10.17). Die Liegefläche ist bei diesen Betten im Verhältnis 1:2 in ein kurzes Kopfteil und ein langes Fußteil geteilt, das tatsächliche Verhältnis zwischen Oberkörper und Beinen beträgt aber 1:1.

Durch die unphysiologische Beugung des Körpers im Bereich der Brustwirbelsäule statt in der Hüfte kommt es zur Stauchung des Oberkörpers mit:
- Erschwerter Nahrungsaufnahme und Aspirationsgefahr
- Zunehmenden Rückenschmerzen
- Einschränkung der Atmung (☞ 12.2.4)
- Herunterrutschen zum Fußende

- Erhöhtem Muskeltonus
- Einschränkungen der Mobilität
- Erhöhung der Scherkräfte bei erhöhtem Oberkörper (☞ 12.5.1.4).

Um dem Patienten das Liegen in Krankenhausbetten mit unphysiologischem Bettknick zu erleichtern, können die Pflegenden zur Verlängerung des Oberkörperteils das Kopfbrett längs unter die Matratze schieben und mit Kissen ausfüllen (☞ Abb. 12.10.19 und 12.10.20). Damit kleinere Patienten im Bett nicht nach unten rutschen, können Pflegende einen Bettkasten ans Fußende stellen.

Bettzubehör

Zur sachgerechten Ausstattung von Patientenbetten gehören:
- Matratze (☞ unten) sowie wasserdampfdurchlässiger, aber Wasser abweisender Matratzenschoner
- Bettlaken, Stecklaken (☞ unten), ein großes und ein kleines Kopfkissen, eine Bettdecke.

> **Vorsicht**
> Bis zum Kleinkindalter wird kein Kopfkissen verwendet, da das Kind mit der Nase darin versinken und ersticken könnte.

Hilfsmittel, die bei Bedarf angebracht werden können, sind:
- Verschiedene Halter, z. B. für Infusionen (am Bettbügel), Urinflaschen, Handtücher und Gehhilfen
- Bettgitter. Das Anbringen von Bettgittern ersetzt nicht die Überwachung unruhiger oder verwirrter Patienten, da es möglich ist, dass sie über die Gitter klettern und sich dabei verletzen, außerdem bedürfen Bettgitter der Einwilligung bzw. Arztanordnung. Kleinkinderbetten haben immer Bettgitter
- Trittstufe für kleine Patienten.

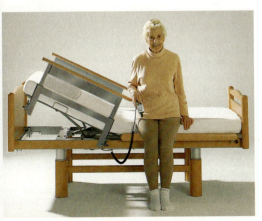

Abb. 12.10.16: In der häuslichen Pflege kommen meist moderne Pflegebetten zum Einsatz. Sie sind höhenverstellbar, haben elektrisch verstellbare Kopf- und (evtl.) Fußteile, ein eingebautes Bettgitter und Rollen zum Verschieben. [V075]

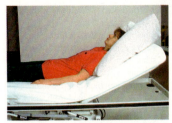

Abb. 12.10.17: Unphysiologische Liegefläche. Die Konstruktion vieler Krankenhausbetten macht eine physiologische Beugung in Höhe der Hüfte unmöglich, weil ihre Liegefläche in ein kleines „Kopf-" und ein großes „Fußteil" gegliedert ist. [K183]

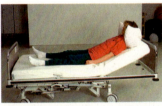

Abb. 12.10.18: Physiologischer Bettknick auf der Höhe des Hüftgelenks. [K183]

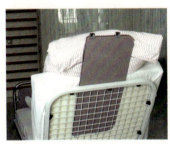

Abb. 12.10.19: Verlängerung des Bettes mit dem Kopfbrett, Ansicht von hinten. [K183]

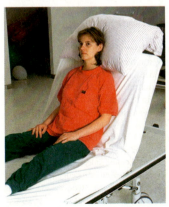

Abb. 12.10.20: Verlängerung des Bettes mit dem Kopfbrett, Ansicht von vorne. [K183]

Das **Stecklaken** *(Querlaken)* wird in den meisten Krankenhäusern nicht mehr routinemäßig verwendet, weil:

▸ Es keinen ausreichenden Matratzenschutz bei Inkontinenz bietet; flüssigkeitsundurchlässige Unterlagen wie offene und geschlossene Inkontinenzsysteme (☞ 12.7.1.6 und Abb. 12.7.39–12.7.41) sind ein wirkungsvollerer Schutz

▸ Der Auflagedruck des Patienten auf der Matratze mit jeder zusätzlichen Unterlage steigt; durch das Straffziehen des Stecklakens zur Verhinderung der Faltenbildung wird der Auflagedruck sogar noch erhöht, wodurch die Dekubitusgefahr (☞ 12.5.1.4) steigt

▸ Der Verzicht Kosten spart.

Matratze

Ist die **Matratze** im Patientenbett zu weich oder zu hart, führt dies bei vielen Patienten zu Rückenproblemen und Verspannungen, deren Folge häufig Kopfschmerzen sind. Bei zu weichen Matratzen schaffen schon einfache Mittel wie ein untergeschobenes Brett Abhilfe. Klagen Patienten über eine zu harte Unterlage, sollte diese ausgetauscht werden.

Die ideale Matratze passt sich den Körperformen des Patienten an. Daneben gibt es zahlreiche Spezialmatratzen, z. B. aus atmungsaktivem Schaumstoff zur Dekubitusprophylaxe.

Die richtige Matratze mindert die Gefahr von Rückenproblemen und Druckulzera. Für schlanke, leichtgewichtige Patienten eignen sich eher weiche Matratzen, bei adipösen Patienten oder Kranken mit Bandscheibenproblemen ist eher eine festere Unterlage angezeigt.

Spezialbetten

Spezialbetten (☞ 🖥) werden beispielsweise zur therapeutischen Lagerung z. B. Herzbettlage (☞ Abb. 16.1) und Dekubitusprophylaxe (☞ 12.5.1.4), eingesetzt. Sie unterscheiden sich erheblich in Wirkungsweise, Anwendung und Wartung. Meist verfügen lediglich Intensivstationen oder Fachkliniken, z. B. Querschnittszentren oder Zentren für Brandverletzte, über diese Betten, da sie in der Anschaffung sehr teuer sind. Besteht kein regelmäßiger Bedarf, ist es kostengünstiger, diese Betten zu mieten. Da auch die Mietkosten nicht unbeträchtlich

sind, ist die Indikation sorgfältig zu stellen.

Bettenmachen

Das tägliche **Bettenmachen** *(Betten, Bettenrichten)* dient nicht allein dem körperlichen Wohlbefinden des Patienten und der Hygiene: Es ist auch eine Gelegenheit zur Kontaktaufnahme zwischen Pflegenden und Patienten. Die Zeit kann für Gespräche genutzt werden und die Pflegenden können Beobachtungen und andere Pflegemaßnahmen (Prophylaxen, Mobilisation, Vitalzeichenkontrollen) mit dem Bettenmachen verbinden. Nach Möglichkeit arbeiten sie dabei zu zweit und vermeiden unnötige Gänge durch eine gute Koordination.

Da das Bettenmachen für bettlägerige Patienten mit Anstrengung verbunden ist, kontrollieren die Pflegenden Blutdruck, Puls und Atmung (☞ 12.2 und 12.3) dieser Patienten vor dem Bettenmachen oder mit deutlichem Zeitabstand danach.

Hygienische Prinzipien

Pflegende beachten folgende Hygienerichtlinien beim Bettenmachen:

▸ Je nach hausinternen Richtlinien zum Bettenmachen Schutzkittel anziehen; vorher immer die Hände desinfizieren

▸ Nach dem Abwerfen schmutziger Wäsche und vor der Entnahme frischer Wäsche Hände erneut desinfizieren

▸ Ablagefläche für Kissen und Decken vorbereiten, z. B. Stuhl vor das Fußende des Bettes stellen (manche Betten haben auch eine ausklappbare Ablagefläche für die Bettwäsche)

▸ Die Bettdecke von oben nach unten ziehharmonikaartig falten und mit der Außenseite auf die Ablagefläche legen. Kissen auf die Bettdecke legen

▸ Starkes Aufschütteln von Decke und Kissen vermeiden, um keinen Staub aufzuwirbeln und keine Krankheitserreger zu verbreiten

▸ Darauf achten, dass das Kopfkissen nicht mit dem Stecklaken in Berührung kommt

▸ Verschmutzte Wäsche wechseln und sofort in den Wäscheabwurf entsorgen

Vorbereitung

Rückengerechte Arbeitsweise ☞ 8.3.3

Ein Bett kann unterschiedlich gerichtet werden, jedoch erleichtert eine konstante

Abfolge das Erlernen und beschleunigt die Ausführung. Die Vorbereitung des Bettenmachens umfasst:

▸ Material richten
▸ Patienten und Zimmer vorbereiten

Material richten

▸ Auf einem Mehrzweckwagen oder speziellen Bettenwagen frische Wäsche, Händedesinfektionsmittel und benötigte Pflegematerialien richten

▸ Für die Schmutzwäsche einen Wäscheabwurf (fahrbares Gestell mit Wäschesack) mitführen und vor der Zimmertür abstellen. Ist der Wäscheabwurf mit einem Deckel verschließbar, kann er mit ins Zimmer genommen werden.

Patienten und Zimmer vorbereiten

▸ Bei Bedarf dem Patienten eine halbe Stunde vor dem Betten ein Schmerzmittel verabreichen (Arztanordnung beachten)

▸ Den Patienten über Ablauf, Handgriffe, Mithilfe und pflegerische Maßnahmen informieren

▸ Platz schaffen, Gegenstände, die im Weg stehen, zur Seite schieben, Patientenhaltegriff hochhängen und Bewegungshilfsmittel aus dem Bett entfernen

▸ Intimsphäre durch Aufstellen eines Sichtschutzes wahren oder Patienten mit einem Leintuch abdecken

▸ Das Vorgehen dem Befinden des Patienten anpassen

▸ Ressourcen des Patienten beachten, d. h. ihn zur Mithilfe ermuntern und sich Zeit dafür nehmen

▸ Auf Wunden, Drainagen, Infusionen und Katheter achten.

Rückengerechte Arbeitsweise beachten

Krankenbetten können meist durch Fußpumpen, die sich am unteren Bettgestell befinden, höher und tiefer gestellt werden (☞ Abb. 12.10.15). Zum rückengerechten Arbeiten wird die Matratze auf Beckenhöhe der Pflegenden gebracht. Bevor sie das Patientenzimmer verlassen, stellen sie das Bett wieder tiefer, damit der Patient problemlos ein- und aussteigen kann.

Ab- und Beziehen eines leer stehenden Bettes

▸ Hände desinfizieren und Bett auf Arbeitshöhe bringen

▸ Bettdecke und Kissen abziehen und auf der Ablage platzieren. Bettlaken entfernen (☞ 12.10.21)

12.10 Schlaf

Ab- und Beziehen eines leer stehenden Bettes [K115]

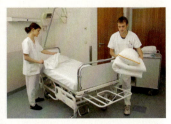

Abb. 12.10.21: Die nach innen zusammengefaltete Decke und das Kopfkissen werden auf der Bettablage platziert. Beim Abziehen des Leintuchs die Innenseiten zusammenlegen.

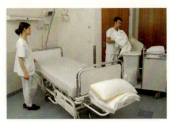

Abb. 12.10.22: Die Wäsche wird direkt in den Wäscheabwurf entsorgt.

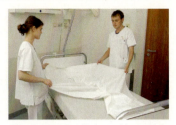

Abb. 12.10.23: Das frische Bettlaken wird der Länge nach ausgebreitet.

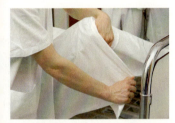

Abb. 12.10.24: Die Ecken des Leintuchs werden straff eingeschlagen.

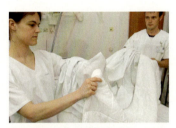

Abb. 12.10.25: Mit der Ecke des links gewendeten Bettbezugs wird die Bettdecke ergriffen und der Bezug darüber abgestreift.

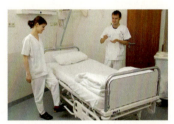

Abb. 12.10.26: Bett wieder auf Ausgangshöhe bringen.

- Verschmutzte Wäsche in den Wäschesack abwerfen (☞ Abb. 12.10.22). Dabei Wäsche fern vom Körper halten oder Schutzkittel anziehen
- Hände erneut desinfizieren
- Frisches Bettlaken der Länge nach auf der Matratze ausbreiten. Die Mittellinie des Lackens liegt auf der Bettmitte (☞ Abb. 12.10.23)
- Laken am Kopfende einschlagen, dann am Fußende straff ziehen und die Seiten einschlagen (☞ Abb. 12.10.24). Die überhängenden Lakenteile unter die Matratze stecken
- Kopfkissen beziehen und dabei darauf achten, dass die Kissenecken die Ecken des Bezugs ausfüllen
- Deckenbezug auf links drehen (falls der Bezug nicht schon so von der Wäscherei geliefert wird). Mit den Ecken des Bezugs die oberen Deckenenden fassen (☞ Abb. 12.10.25)
- Decke hoch halten, Bezug abstreifen und mit kleinen Bewegungen über die Decke schütteln
- Bettdecke der Länge nach auf das Bett legen und einschlagen. Abschließend erneut Hände desinfizieren und Bett auf Arbeitshöhe bringen (☞ 12.10.26)

Betten eines bettlägerigen Patienten

Mobilisation ☞ 12.8.5.2
Kinaesthetics ☞ 12.8.5.1

Patient dreht sich oder wird gedreht

Beim Betten eines bettlägerigen Patienten sind die Pflegenden zu zweit.
Bei noch sauberer Bettwäsche spannen die Pflegenden Bett- und Stecklaken nach. Der Patient dreht sich dazu auf die Seite (ggf. dabei unterstützen).

Das Bettenmachen **mit Wäschewechsel** geschieht wie folgt:

- Patient über den geplanten Vorgang informieren, Hände desinfizieren und Kopfteil flach stellen
- Patient unterstützen, sich nach kinästhetischen Richtlinien auf die Seite zu drehen (☞ Abb. 12.10.27). Ihn bitten, ein Bein anzustellen und ihm mit einer Hand an Knie und Schulterblatt dabei helfen, sich zur Seite zu drehen. Darauf achten, dass der Patient nicht zu weit seitlich zu liegen kommt. Ggf. Patient vor der Drehung erst noch ein Stück zur gegenüberliegenden Bettseite bewegen, damit er dann in Seitenlage sicher im Bett liegt
- Eine Pflegekraft hält den Patienten sicher in der Seitenlage. Die andere Pflegekraft löst das Bettlaken und rollt es bis zur Mitte auf
- Das frische Bettlaken der Länge nach auf der Matratze entfalten, bis zur Mitte aufrollen. Anschließend das Laken am Kopfende, dann am Fußende einschlagen und die Längsseite unter der Matratze feststecken (☞ Abb. 12.10.28)
- Soll zusätzlich z. B. eine Unterlage eingebracht werden, wird sie in Höhe des Gesäßes des Patienten quer ausgebreitet und ebenfalls bis zur Mitte aufgerollt
- Anschließend Patient auf den Rücken drehen, ein Bein anstellen lassen (ggf. dabei unterstützen) und mithilfe der zweiten Pflegekraft auf die andere Seite drehen (☞ Abb. 12.10.29)
- Das gebrauchte Laken entfernen und in den Wäschesack entsorgen
- Hände desinfizieren
- Das frische Bettlaken der Länge nach entfalten, am Kopfende einschlagen, am Fußende straff ziehen und anschließend am Fußende und an der Seite ein-

543

Beziehen des Bettes – Der Patient dreht sich [K115]

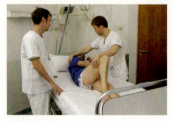

Abb. 12.10.27: Den Patienten unterstützen, sich zur Seite zu drehen.

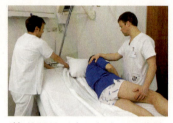

Abb. 12.10.28: Frisches Laken bis zur Hälfte des Bettes ausbreiten und einspannen.

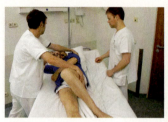

Abb. 12.10.29: Patienten unterstützen, sich über den „Wäschewulst" auf die andere Seite zu drehen, altes Laken entfernen und neues einspannen.

schlagen. Ebenso die ggf. eingebrachte Unterlage entfalten
▶ Zum Schluss den Patienten die gewünschte (bzw. ggf. die erforderliche) Lagerung einnehmen lassen, Kopfteil und Betthöhe in die Ausgangsposition bringen, Patientenhaltegriff in Greifnähe bringen und sich erkundigen, ob der Patient so bequem liegt.

Vorsicht!
Beim Straffziehen des Lakens darauf achten, nicht zu stark zu ziehen, damit keine Scherkräfte auf die Haut des Patienten einwirken (Dekubitusgefahr).

Können Frühgeborene und Säuglinge nicht regelgerecht auf den Arm genommen werden (z. B. bei Inkubatorpflege), werden sie ebenfalls gedreht. Auf diese Weise hält das Kind Kontakt zum „Boden" und kann Bewegungen leichter nachvollziehen.

Patient richtet den Oberkörper auf

Bei noch sauberer Bettwäsche bittet die Pflegekraft den Patienten, den Oberkörper anzuheben und spannt das Laken am Kopfende nach. Anschließend hebt der Patient das Gesäß an und das Laken wird am Fußende glatt gezogen und neu eingeschlagen.

Die Abbildungen 12.10.30–12.10.33 zeigen das Vorgehen **beim Wechseln der Bettwäsche.**

Nachbereitung
▶ Rufanlage und Nachttisch in Reichweite stellen
▶ Benutzte Wäsche entsorgen
▶ Evtl. den Bettenwagen desinfizieren und neu auffüllen.

Beziehen des Bettes – Die Patientin hebt das Gesäß [K115]

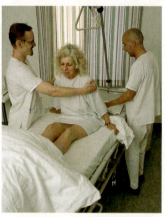

Abb. 12.10.30: Die Pflegekraft löst das benutzte Laken und rollt es vom flach gestellten Kopfende her bis zur Mitte auf, wo die Patientin sitzt.

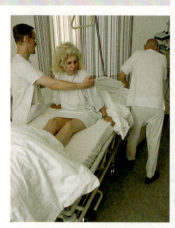

Abb. 12.10.31: Das neue Laken breitet sie am Kopfende aus, rollt es auf der Patientenseite bis zur Mitte hin auf und schlägt es am Kopfende ein.

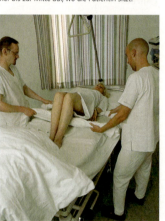

Abb. 12.10.32: Die Patientin legt sich nun wieder auf den Rücken und hebt das Gesäß an. Die Pflegekraft schiebt sowohl das benutzte als auch das frische Bettlaken weiter in Richtung Fußende.

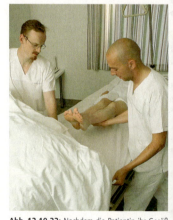

Abb. 12.10.33: Nachdem die Patientin ihr Gesäß niedergelassen und ihre Füße hochgehoben hat, entfernt die Pflegekraft das benutzte Bettlaken, zieht das frische Laken glatt und schlägt es am Fußende ein.

12.10 Schlaf

Betten eines Neugeborenen im Inkubator

Frühgeborene ☞ 30.24.8

> **Inkubator:** Hilfsmittel zur Versorgung von Frühgeborenen. Es sind Modelle mit unterschiedlichen Eigenschaften im Handel (Herstellerhinweise beachten). Pflegende, die ein Kind im Inkubator versorgen, müssen grundsätzlich eine Einweisung im Umgang mit dem Gerät erhalten haben.

Betten im Inkubator

Diese Pflegehandlung umfasst das Einbringen von frischer Wäsche in den Inkubator inklusive der Reinigung von Matratze und Gehäuse. Bei Früh- bzw. Neugeborenen ohne Beatmung können erfahrene Pflegende u. U. alleine betten, bei beatmeten oder instabilen Kindern wird das Arbeiten zu zweit empfohlen.

Indikation

- Aus hygienischen Gründen einmal täglich empfohlen (hauseigene Standards berücksichtigen)
- Bei Verschmutzungen ggf. häufiger.

Vorbereitung

Folgende Materialien werden gerichtet:
- Mehrere (evtl. sterile) Stoffwindeln (als Nestchen, zum Zudecken und zur Reinigung)
- Matratzenbezug
- Evtl. Mütze
- Händedesinfektionsmittel
- Flächendesinfektionsmittel
- Aqua dest.
- Wäscheabwurf.

Durchführung

Es empfiehlt sich die Durchführung zu zweit. Kann aus organisatorischen Gründen nur alleine gebettet werden, dreht die Pflegekraft den Säugling von sich weg auf die Seite und bezieht das Bett von der Seite neu (☞ oben). Die weiteren Punkte (z. B. Reinigung des Inkubators) entsprechen dem Vorgehen zu zweit:
- Hände waschen, Türen und Fenster schließen
- Ablagefläche mit Flächendesinfektionsmittel abwischen, Einwirkzeit beachten
- Stoffwindeln, Matratzenbezug und Aqua dest. auf der Ablagefläche bereitstellen
- Wäscheabwurf am Fußende des Inkubators bereitstellen

- Händedesinfektion (bis zum Ellbogen) durchführen, Einwirkzeit beachten
- Eine Pflegekraft öffnet den Inkubator (☞ Abb. 12.10.34). Temperatursensiblen Kindern kann eine Mütze angezogen und eine Stoffwindel übergelegt werden, um sie vor Zugluft zu schützen
- Die zweite Pflegekraft greift durch die geöffneten Inkubatorklappen an der gegenüberliegenden Seite. Sie greift mit einer Hand unter den Schulterbereich und den Kopf des Kindes und mit der anderen Hand unter sein Gesäß und hebt es hoch
- Die Kollegin auf der anderen Seite entfernt die benutzte Wäsche und den Matratzenbezug und entsorgt beides im Wäscheabwurf
- Sie taucht die Stoffwindel in Aqua dest., wringt sie aus und wischt damit die Matratze von oben nach unten ab
- Dann wischt sie mit einer trockenen Stoffwindel die Matratze trocken, breitet den Matratzenbezug aus und steckt ihn unter der Matratze fest (Faltenbildung vermeiden wegen Dekubitusgefahr)
- Am oberen Ende der Matratze legt sie eine gefaltete Stoffwindel als Kopfunterlage
- Sie faltet eine Stoffwindel zu einem Dreieck, rollt sie zusammen und legt sie zu einem „Nestchen" geformt in den Inkubator. Alternativ kann eine halbrunde Kissenrolle als fertiges „Nestchen" verwendet werden
- Die zweite Pflegekraft legt das Kind in der Kissenrolle ab (☞ Abb. 12.10.35), in die zusätzlich noch eine Unterlage gelegt wird. Sie achtet dabei auf eine bequeme Lagerung des Kindes
- Der Inkubator wird geschlossen. Um eine Auskühlung zu vermeiden, arbeitet die Pflegekraft anschließend durch die seitlichen Inkubatorklappen
- Aus einer Stoffwindel wird eine Rolle geformt, die um den Oberkörper des Kindes geführt wird, um den oberen Teil des „Nestchens" zu formen (☞ Abb. 12.10.36)
- Die Pflegekraft überprüft, ob sämtliche Materialien zur Überwachung, z. B. für EKG, bzw. zur Beatmung sicher am Kind angebracht und funktionstüchtig sind, und dass das Kind nicht auf Kabeln und faltenfrei liegt
- Sie schließt die seitlichen Inkubatorklappen und führt eine erneute Händedesinfektion durch (Einwirkzeit beachten)

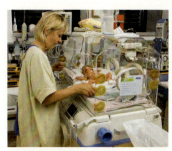

Abb. 12.10.34: Öffnen des Inkubators. [K115]

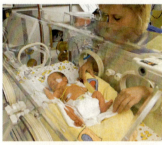

Abb. 12.10.35: Das Kind wird behutsam in die Kissenrolle gelegt. [K115]

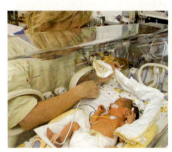

Abb. 12.10.36: Mit einer gerollten Stoffwindel wird das Nestchen vervollständigt. [K115]

- Die Pflegekraft öffnet den Inkubator und reinigt die Innenflächen mit der in Aqua dest. getauchten und ausgewrungenen Windel (von oben nach unten)
- Anschließend wischt sie die Innenseiten mit einer trockenen Windel nach und schließt den Inkubator. Die Außenseiten des Geräts wischt sie mit Aqua dest. bzw. Flächendesinfektionsmittel ab (drei Minuten einwirken lassen)
- Benutzte Stoffwindeln entsorgt sie im Wäscheeimer
- Abschließend entsorgt die Pflegekraft sämtliche Materialien und desinfiziert die Ablagefläche mit Flächendesinfektionsmittel.

545

12 Beobachten, Beurteilen und Intervenieren

Generell gilt es zu berücksichtigen:
▶ Kind nach der Infant-Handling-Methode (☞ 12.8.5.1) aufnehmen bzw. über die Seite drehen
▶ Saubere Materialien am Kopfende des Inkubators eingeben, schmutzige Materialien am Fußende ausschleusen
▶ Nach dem Betten die Körpertemperatur des Kindes überprüfen, ggf. Inkubatortemperatur regulieren oder Mützchen und Stoffwindel entfernen
▶ Auf Infusionsleitungen, Beatmungsschläuche, EKG-Kabel etc. beim Betten achten.

Lagerung

Verschiedene Lagerungsarten ☞ 🖥
Lagerungen nach dem Bobath-Konzept ☞ *33.5.6*

Prinzipien

Auch im Schlaf ist der Mensch nicht völlig bewegungslos: Er dreht sich mehrmals während der Nacht. Durch geeignete Lagerung und regelmäßigen Lagewechsel immobiler Patienten wird versucht, diese unbewusste Körperfunktion nachzuahmen und eine annähernd physiologische Situation zu schaffen.

Weiterhin dient die fachgerechte Lagerung des Patienten der:
▶ **Prophylaxe**, z. B. Dekubitusprophylaxe (☞ 12.5.1.4), Thromboseprophylaxe (☞ 12.3.3), Pneumonieprophylaxe (☞ 12.2.5.2) oder Kontrakturenprophylaxe (☞ 12.8.5.7)
▶ **Therapie**, z. B. der Ruhigstellung bei Frakturen (Retention ☞ 25.6.4), der Schmerzstillung und Entspannung (z. B. bei Bauchschmerzen) oder zur Behandlung eines Schlaganfalls (Bobath-Lagerung ☞ 33.5.6).

Lagerungshilfsmittel

Bei der Vielzahl von **Lagerungshilfsmitteln** hängt die Entscheidung für ein bestimmtes Produkt von mehreren Kriterien ab, etwa:
▶ *Zweck*, z. B. Weichlagerung, Hohllagerung, Ruhigstellung
▶ *Priorität*, ggf. werden Bewegungseinschränkung und Verlust des Körperschemas bei der Superweichlagerung (☞ Abb. 33.2) zugunsten der Dekubitusprophylaxe in Kauf genommen

▶ *Bequemlichkeit*, manche Patienten wünschen sich z. B. ein zweites Kopfkissen oder eine Nackenrolle
▶ *Hygiene* sowie Strapazierfähigkeit des Materials beim Waschen und Desinfizieren
▶ *Unerwünschte Wirkungen*, z. B. Schwitzen bei Kunst- und Schaumstoffen oder Gelkissen.

Richtlinien für die gezielte Lagerung

▶ So viele Lagerungshilfsmittel wie nötig, *so wenig wie möglich* einsetzen; zu viele Kissen hemmen die Bewegungen des Patienten
▶ Lagerung und Lagewechsel dem Tagesablauf anpassen, z. B. Rückenlage zu den Mahlzeiten oder Besuchszeiten, Seitenlage in den anderen Zeiten
▶ Im Pflegeteam gemeinsam festlegen, wann, womit und wie gelagert wird
▶ Patienten über Sinn und Zweck der Lagerung informieren und ihn so weit wie möglich in die Maßnahme einbeziehen
▶ Bewegungsplan sowie Bewegungs- und Lagerungsintervalle (☞ Abb. 12.8.26) einhalten
▶ Sich an der physiologischen Haltung und Stellung der Gelenke orientieren (☞ 12.8.1)
▶ Auf bequeme Lagerung achten; manchmal ist der Kompromiss zwischen therapeutischer Notwendigkeit und Bequemlichkeit nur durch Ausprobieren zu finden
▶ Lagewechsel mit anderen Handlungen kombinieren, z. B. ist eine rektale Temperaturkontrolle in Seitenlage leichter möglich.

In der Praxis werden oft spezielle Pläne zur Dokumentation der Lagewechsel benutzt (☞ Abb. 12.8.26).

Lagerung von Säuglingen

Die Ansichten darüber, wie ein Säugling richtig gelagert wird, haben sich in den vergangenen Jahren und Jahrzehnten immer wieder gewandelt. Zu Beginn der 1990er Jahre war z. B. die Rückenlage wegen der dabei angeblich erhöhten Aspirationsgefahr als Schlafposition tabu. Die Kinder wurden zum Aspirationsschutz und zur Förderung der motorischen Entwicklung vorzugsweise auf den Bauch gelegt. Seitdem sich herausgestellt hat, dass die Bauchlage ein Risikofaktor für den plötzlichen Kindstod ist (☞ 10.8.3), wird heute die Rücken- oder Seitenlage empfohlen. Es hat sich gezeigt, dass normal entwickelte Säuglinge in dieser Position weder aspirieren noch motorisch „zurückbleiben". Folgende Empfehlungen scheinen ein praktikabler Kompromiss zu sein (☞ Tab. 12.10.39):
▶ Säugling in Rücken- oder Seitenlage zum Schlafen legen. Säuglinge, die

Schlafumgebung von Säuglingen

Das Risiko des plötzlichen Kindstodes (☞ 10.8.3) kann durch die Gestaltung der Schlafumgebung minimiert werden:
▶ Säugling mit den Füßen an das Fußende legen, damit er nicht unter die Bettdecke rutschen kann
▶ Gegenständen, in die der Säugling mit dem Gesicht „einsinken" und ersticken kann, vermeiden: z. B. Kopfkissen, Tier- oder Kunstfelle, weiche Matratzen
▶ Keine Gegenstände, die sich das Kind über den Kopf ziehen kann, z. B. Kopfbedeckung, Nestchen, Stoffwindeln/Tücher, Bettdecke. Ein Schlafsack ist weniger gefährlich
▶ Raumtemperatur von 16–18 °C
▶ Überwärmung vermeiden; die Haut im Hals-Nackenbereich sollte warm, aber nicht verschwitzt sein
▶ Kind nicht in Bauchlage zum Schlafen legen (☞ oben).

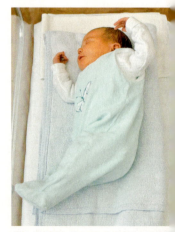

Abb. 12.10.37: Die optimale Schlafposition für Neugeborene und Säuglinge ist die Seitenlage [K115]

12.10 Schlaf

Lagerung	Vorteile	Nachteile	Durchführung	Indikation
Seitenlage	▶ Aspirationsschutz ▶ Rechtsseitenlage: Erleichterung der Magenentleerung	Rutschen oder Rollen des Säuglings in die Bauch- oder Rückenlage	▶ Kind auf die Seite legen ▶ Unten liegenden Arm hervorholen ▶ Handtuchrolle in den Rücken legen, um Rollen in die Rückenlage zu verhindern	▶ Schlafposition ▶ Rechtsseitenlage nach der Mahlzeit
Rückenlage	Gute Blickmöglichkeit für wache Kinder	Evtl. Abflachung des Hinterkopfes (vorübergehend)	Kind flach (ohne Kissen) auf den Rücken legen	Wachzeiten
Bauchlage	Aspirationsschutz	Risikofaktor für den plötzlichen Kindstod	▶ Kind flach (ohne Kissen) auf den Bauch legen ▶ Arme unter dem Rumpf vorholen	▶ Wachzeiten ▶ Zurzeit nicht als allgemeine Schlafposition empfohlen

Tab. 12.10.39: Vergleich verschiedener Lagerungsmöglichkeiten für Säuglinge.

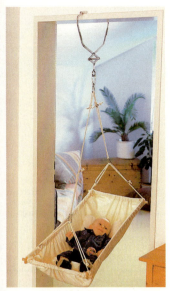

Abb. 12.10.38: Säuglinge beruhigen sich häufig durch wiegende, schaukelnde Bewegungen in einer Hängematte. [V422]

sich von der Seite auf den Bauch drehen können, möglichst auf den Rücken legen. Ältere Säuglinge, die sich vom Rücken in die Bauchlage drehen können, bestimmen ihre Schlafposition selbst
▶ In Wachzeiten Rücken- und Bauchlage miteinander abwechseln. Die Rückenlage ermöglicht Blickkontakt und das Spiel mit den Händen, die Bauchlage fördert andere Komponenten der motorischen Entwicklung, z. B. die Kopfhaltung.

Literatur und Kontaktadressen

Literaturnachweis

1. Vgl. Raus aus den Federn. In: Süddeutsche Zeitung, München, 24.09.2004.
2. Vgl. Frölich, J.; Lehmkuhl, G.: Schlafstörungen im Kindes- und Jugendalter. In: Kinderkrankenschwester 5/2002, S. 170–173.
3. Vgl. Ney, R.: Zu hoher Fernsehkonsum ist ein Hauptgrund für Schlafstörungen bei Kindern. www.aerztezeitung.de Zugriffsdatum: 6.11.06.
4. Vgl. Deutsche Gesellschaft für Schlafforschung und Schlafmedizin: Schlaf im Alter. („Sleep as We Grow Older". American Sleep Disorders Association, Rochester 1997; übersetzt aus dem Englischen und redaktionell bearbeitet von Knobl, B.; Penzel, T.). Nachzulesen unter: http://web.uni-marburg.de/sleep//dgsm/rat/alter.html
5. Vgl. Meier-Ewert, K.; Engfer, A. in: Rudolf, G.A.E.; Engfer, A. (Hrsg.): Schlafstörungen in der Praxis: Diagnostische und therapeutische Aspekte. Vieweg Verlag, Wiesbaden 1990.
6. Vgl. Glaus Hartmann, M.: Schlafstörungen. In: Käppeli, S. (Hrsg.): Pflegekonzepte: Phänomene im Erleben von Krankheit und Umfeld. Bd. 2, Verlag Hans Huber, Bern 1999, S. 97–113.

Vertiefende Literatur

Kontaktadresse

1. Deutsche Akademie für Gesundheit und Schlaf, Universitätsstraße 84, 93053 Regensburg,
Tel.: 0941/9411500,
Fax: 0941/9411505,
www.dags.de

12.11 Bewusstsein

12.11.1	Physiologische Grundlagen und Normalzustand 548	
12.11.2	Beobachtungskriterien, Datenerhebung und Dokumentation 549	
12.11.3	Pathologische Veränderungen 549	
12.11.3.1	Bewusstseinsstörungen 549	
12.11.3.2	Wahrnehmungsveränderungen 551	
12.11.3.3	Pflege von Menschen mit Wahrnehmungsveränderungen: Basale Stimulation® 552	
Literatur und Kontaktadressen 557		

Fallbeispiel

Das **Bewusstsein** ermöglicht es den Menschen, *sich selbst* und *seine Umwelt bewusst* wahrzunehmen, d.h. die aufgenommenen Reize (☞ Abb. 12.1.4) zu verarbeiten und mit eigenen Gedanken, Gefühlen und Erinnerungen zu verknüpfen. Durch das Bewusstsein kann sich der Mensch örtlich und zeitlich orientieren und ist in der Lage, mit seinen Mitmenschen übereinstimmend kommunizieren.

12.11.1 Physiologische Grundlagen und Normalzustand

Wahrnehmungen ☞ 12.1.1

> **Bewusstsein:** Gesamtheit aller psychischen Vorgänge (Gedanken, Gefühle, Wahrnehmungen), verbunden mit dem Wissen um das eigene „Ich" und die Subjektivität dieser Vorgänge.
>
> **Wahrnehmung:** Sinngebende Verarbeitung von Reizen unter Einbezug von Erfahrung und Lernen. Wahrnehmung bildet nicht einfach im Inneren die äußere Wirklichkeit ab, sondern schafft für jeden Menschen sein eigenes Bild von der Welt. Durch Kommunikation verständigen sich Menschen über das Wahrgenommene und schaffen eine gemeinsame Wirklichkeit.

Fähigkeiten des Bewusstseins sind:
- Merk- und Reaktionsfähigkeit
- Denkfähigkeit und Vorstellungskraft
- Reproduktions- und Handlungsfähigkeit
- Orientierungs- und Durchhaltevermögen.

Das menschliche **Bewusstsein** ist ein Zustand, der sich in ständiger Veränderung befindet und sich zwischen höchster Wachsamkeit und tiefer Bewusstlosigkeit bewegen kann. Mit dem Bewusstsein nehmen Menschen sich selbst und ihre Umwelt wahr, verarbeiten Eindrücke und reagieren auf sie. Durch die **Wahrnehmungsfähigkeit** der Sinne ist das Bewusstsein einem ständigen Reizfluss ausgesetzt. Bei ungenügender Stimulation lässt die Aufmerksamkeit eines Menschen nach und er gibt sich möglicherweise Phantasien, Halluzinationen und Tagträumen hin. Bei einer Reizüberflutung, die z. B. durch ein traumatisches Erlebnis ausgelöst wurde, entwickelt der Mensch häufig einen Abwehrmechanismus: Er verliert das Bewusstsein bzw. er wird ohnmächtig.

> Bei **klarem Bewusstsein** ist der Mensch ansprechbar, zeitlich und räumlich sowie zur eigenen Person orientiert.
>
> Der Bewusstseinszustand eines Menschen kann sich durch den Einfluss von Alkohol, Drogen und Medikamenten verändern.

Zusammenspiel von Wahrnehmung, Bewegung und Kommunikation

Die **menschliche Wahrnehmung** ist auf einen ununterbrochenen Austausch von Aktivitäten und der Aufnahme von Reizen aus der Umwelt oder aus dem eigenen Körper angelegt. Wahrnehmung im Sinne der Verarbeitung von Reizen kann nur dann ohne Störungen gelingen, wenn der Betroffene in der Lage ist, seine Wahrnehmungsaktivitäten zu steuern. Diese sind zunächst motorischer Art wie z. B. Befühlen mit den Händen, Augenbewegungen zum visuellen Abtasten, Hören und Lauschen sowie „Schnüffeln" zum Erkunden von Gerüchen. Über diese Reizaufnahmen und ihre Verarbeitung verschafft sich der Mensch ein Bild von seiner Umwelt, aber auch von sich selbst in dieser Umwelt. Bewegungen hängen somit eng mit der Kommunikation und der Wahrnehmung (☞ Abb. 12.11.1) zusammen. Wahrnehmung ist nur durch Bewegung möglich und Kommunikation baut auf der Wahrnehmung auf.

Wahrnehmungsbereiche

Die Möglichkeiten der Wahrnehmung sind während der embryonalen Entwicklung angelegt worden und umfassen zunächst drei grundlegende Bereiche: die **somatische**, die **vestibuläre** und die **vibratorische Wahrnehmung**. Die Pränatalforschung hat gezeigt, dass das ungeborene Kind möglicherweise bereits von der Konzeption an, mit Sicherheit aber im vierten Schwangerschaftsmonat, über diese drei elementaren Wahrnehmungsbereiche verfügt. Die Basale Stimulation® (☞ 12.11.3.3) knüpft an diese Erkenntnisse an.

Somatische Wahrnehmung. Die somatische Wahrnehmung ermöglicht die körperliche Wahrnehmung. Durch sie erlebt der Mensch Empfindungen von der Körperoberfläche *(Oberflächensensibilität)* und aus dem Körperinneren *(Tiefensensibilität)*. Über Rezeptoren empfindet er Informationen wie Druck, Temperatur oder Schmerz.

Vibratorische Wahrnehmung. Die Wahrnehmung von Vibration umfasst einen großen Teil des vorgeburtlichen Erfahrungshorizontes. Ein ungeborenes Kind ist ständig z. B. dem Herzschlag, der Atmung und den Bewegungen der Mutter ausgesetzt. Vibration wirkt nicht nur parallel zum Hörsinn, sondern vor allem auch auf das Skelettsystem. Schwingungen erreichen die Knochen, insbesondere die Gelenke, wo entsprechende Rezeptoren sitzen. Wahrgenommen wird dies vom Menschen als Eindruck der „Kohärenz", des zusammen Haltens des gesamten Stütz- und Bewegungsapparates.

Vestibuläre Wahrnehmung. Die vestibuläre Wahrnehmung dient in erster Linie der Steuerung des Gleichgewichts und der Orientierung im Raum. Der *Nervus vestibularis* hat unter anderem wesentlichen Einfluss auf die Augenbewegung, weshalb die vestibuläre Wahrnehmung in engem Zusammenhang mit der Verarbeitung visueller Eindrücke steht.

Neben den drei elementaren Wahrnehmungsbereichen erfolgt die menschliche Wahrnehmung noch über weitere fünf Sinne (☞ Abb. 12.1.4), die ebenfalls in der embryonalen Entwicklung angelegt wurden:

- **Orale und olfaktorische Wahrnehmung.** Das Schmecken und Riechen z. B. von Lebensmitteln, aber auch der Gerüche, die vom Menschen ausgehen
- **Auditive Wahrnehmung.** Das Hören z. B. von Stimmen, Geräuschen und Musik
- **Taktil-haptische Wahrnehmung.** Das Greifen und Tasten ermöglicht dem Menschen, seine Umwelt zu identifizieren und zu begreifen. Auch kann er passiv Berührungen spüren
- **Visuelle Wahrnehmung.** Das Sehen, z. B. das Erkennen von Farben, Bewegungen, Entfernungen, Kontrasten und dreidimensionalen Bildern.

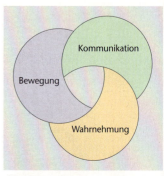

Abb. 12.11.1: Das enge Zusammenspiel von Wahrnehmung, Bewegung und Kommunikation ermöglicht insbesondere beeinträchtigten Menschen individuelle Entwicklungsmöglichkeiten. [A400]

12.11.2 Beobachtungs-kriterien, Datenerhebung und Dokumentation

Prüfung des Bewusstseins ☞ *13.3.1*

Die **Beobachtung des Bewusstseins** ist in bestimmten Situationen unverzichtbar, z. B.:

▶ Bei Verletzungen oder Erkrankungen des Schädels und/oder des Gehirns wie Schädel-Hirn-Traumen (☞ 33.14.1), Hirntumoren (☞ 33.13.1), zerebralen Durchblutungsstörungen und Blutungen des ZNS (☞ 33.5 und 33.6)
▶ In der postoperativen Phase (☞ 15.10.4)
▶ Nach schweren Verletzungen (Blutverlust, Schmerz, Schock ☞ 13.5)
▶ Nach Gabe von beruhigenden Arzneimitteln (Anxiolytika ☞ Tab. 34.16).

Datenerhebung: Durch gezieltes Befragen können die Pflegenden die Bewusstseinslage des Patienten erkennen und einordnen:

▶ Reagiert der Patient auf Ansprache spontan oder muss er geweckt werden?
▶ Antwortet er verständlich?
▶ Öffnet er die Augen und nimmt Blickkontakt auf?
▶ Weiß er seinen Namen, Geburtsdatum, Adresse?
▶ Kennt er den Wochentag, die Tages- oder Jahreszeit?
▶ Weiß er, wo er sich befindet?
▶ Führt er nach Aufforderung einfache Bewegungen aus?

> Beobachtungen des Bewusstseins **dokumentieren** die Pflegenden präzise. Bei Verdacht auf Bewusstseinsveränderungen informieren sie unverzüglich den Arzt.

Die *Glasgow-Koma-Skala* (☞ Tab. 33.8) ist ein wichtiges Instrument zur standardisierten Einschätzung des Schweregrades einer Bewusstseinsstörung v. a. bei Patienten mit einem Schädel-Hirn-Trauma (☞ 33.14.1). Die einzelnen Kriterien werden nach ärztlicher Anordnung in regelmäßigen Intervallen überprüft und dokumentiert. Die Kontrolle der *Pupillenreaktion* (☞ Tab. 33.79) gibt ebenfalls wichtige Informationen zur Bewusstseinsbeurteilung.

Da der Gebrauch einer einzelnen Skala in der Praxis zu falschen Ergebnissen führen kann, wird häufig eine Kombination verschiedener Skalen empfohlen. Gängige Skalen sind z. B. Koma-Remissions-Skala, Ramsey-Scale bei sedierten Patienten, Skala expressive Kommunikation und Selbstaktualisierung (☐ 1, ☐ 2)

Zur **Einschätzung der Wahrnehmungsfähigkeit** eines Menschen gibt es verschiedene (neuro-) psychologische Untersuchungsverfahren (z. B. verbaler Lern- und Merkfähigkeitstest, Mini-Mental-State-Examination), die allerdings sehr zeitaufwendig sind und spezifische Fachkenntnisse erfordern. Für Pflegende ist es wichtig, Äußerungen eines Patienten über eine veränderte Wahrnehmung z. B. beim Sehen, Hören, Fühlen oder Schmecken ernst zu nehmen und diese Informationen weiterzugeben (☞ 12.9.2).

12.11.3 Pathologische Veränderungen

12.11.3.3 Bewusstseinsstörungen

Bewusstseinsstörungen ☞ *34.2.1*
Orientierungsstörungen ☞ *34.2.2*
Aufmerksamkeits- und Konzentrationsstörungen ☞ *34.2.3*
Gedächtnisstörungen ☞ *34.2.4*
Denkstörungen ☞ *34.2.5*

Während der Schlaf mit einem physiologischen Bewusstseinsverlust einhergeht, kann ein Bewusstseinsverlust auch bei bestimmten Erkrankungen auftreten. Patienten mit **Bewusstseinsstörungen** können nicht adäquat auf die Umwelt reagieren und gefährden unter Umständen sich selbst oder andere. Es liegt im Aufgabenbereich der Pflegenden, das Ausmaß dieser Störungen und die daraus resultierende Gefährdung zu erkennen und entsprechend zu handeln bzw. diese Beobachtungen an den Arzt weiterzugeben.

> Es ist unmöglich, exakt einzuschätzen, welche Informationen aus der Umgebung ein Patient mit Bewusstseinsstörung wahrnimmt. Man geht davon aus, dass Menschen auch in schwersten, sie beeinträchtigenden Situationen über ein elementares Bewusstsein und Lebendigkeit verfügen. Selbst bei einer scheinbar tiefen Bewusstlosigkeit kann es sein, dass ein Patient Unterhaltungen, die im Zimmer stattfinden nicht nur hört, sondern auch versteht. Daher behandeln Pflegende alle Patienten unabhängig von der Bewusstseinslage so, als ob sie nicht eingeschränkt wären, z. B. indem sie alle Pflegemaßnahmen ankündigen und erklären.

Bei Patienten mit Bewusstseinsstörungen sind Wahrnehmung und Reaktionen auf Reize, Handeln und Denken, Schutzreflexe, Sensibilität und Mobilität verändert, verlangsamt oder fehlen völlig.

Quantitative Bewusstseinsstörungen

Bei **quantitativen Bewusstseinsstörungen** sind *alle* Fähigkeiten des Bewusstseins (☞ oben) gleichzeitig gestört. Unterschiede bestehen in der Tiefe der Bewusstseinsstörung (☞ 33.2.10). Ursachen können hirnorganische Prozesse, Vergiftungen und Stoffwechselstörungen sein.

Qualitative Bewusstseinsstörungen

Qualitative Bewusstseinsstörungen (☞ 34.2.1) betreffen jeweils *einzelne* Fähigkeiten des Bewusstseins, z. B. die Orientierungsfähigkeit. Sie treten hauptsächlich im Zusammenhang mit psychiatrischen oder neurologischen Erkrankungen auf und werden in Kapitel 33 und 34 ausführlich besprochen.

Verwirrtheit

Pflegephänomen Verwirrtheit ☞ 🖥

> **Verwirrtheit:** Bewusstseinsstörung mit komplexem Symptombild aus **Desorientiertheit** (Störung des normalen Selbst-, Raum- und Zeitempfindens ☞ 34.2.2), **Denkstörungen** (z. B. verlangsamtes Denken, Wahnvorstellungen ☞ 34.2.5) und **Gedächtnisstörungen** (☞ 34.2.4).

Leichte Verwirrungszustände sind auf den ersten Blick eher unauffällig. Das Verhalten der betroffenen Menschen scheint u. U. etwas unangepasst oder „seltsam". Eine schwere Verwirrung ist dadurch gekennzeichnet, dass der Patient offenbar nicht weiß, wo er sich befindet und sich an einem anderen als dem tatsächlichen Ort vermutet. Der Patient hat andere Zeitvorstellungen: hinsichtlich der Tages- und Nachtzeit oder hinsichtlich der Jahreszeit, des Jahres oder Jahrzehnts. Patienten wähnen sich oft in ihrer jungen Erwachsenenzeit wieder, selbst wenn sie schon hochbetagt sind. Das Verhalten ändert sich entsprechend; für Außenstehende wirkt es sinnlos und verwirrt, in sich ist es jedoch oft stimmig (Validation, ☞ unten).

Mit der Diagnose **„Verwirrtheit"** sollte vorsichtig umgegangen werden, denn nicht alle Patienten, die sich nicht in den

Alltag im Krankenhaus oder Pflegeheim einfügen oder die in irgendeiner Form unangemessen reagieren, sind verwirrt. Beispielsweise kann die Ursache auch in einer Hörbehinderung oder einer Depression liegen.

Für viele ältere Patienten, aber auch für ihre Angehörigen und die Pflegenden, ist Verwirrtheit ein zentrales Problem. Besonders belastend ist es, wenn die verwirrten Patienten, z. B. aus Angst oder Wahnvorstellungen, aggressiv werden und ihre Mitmenschen mit Gegenständen bedrohen oder wiederholt beleidigen.

Akute Verwirrtheit

Setzt eine Verwirrtheit *plötzlich* ein, spricht man von **akuter Verwirrtheit oder einem deliranten Syndrom.** Sie dauert oft nur Stunden oder Tage und wird meist durch ein Zusammenspiel *mehrerer* Faktoren hervorgerufen:

- *Medizinische Ursachen* wie Hormonstörungen oder Dehydratation, Störungen des Elektrolythaushalts (☞ 29.10.2), Sauerstoffmangel des Gehirns (☞ 33.6), Hypotonie, Herzschwäche oder Ateminsuffizienz, akute Infekte (z. B. Atemwegs- oder Harnwegsinfekte) oder Stoffwechselentgleisungen (z. B. bei Diabetes mellitus)
- *Iatrogene Ursachen,* z. B. Arzneimittelnebenwirkungen oder längere Narkosen
- *Vergiftungen,* insbesondere durch Alkohol oder Arzneimittel (☞ 13.6)
- *Soziale Ursachen,* z. B. ein Ortswechsel (Umzug in ein Altersheim oder Einweisung in ein Krankenhaus) oder der Verlust enger Bezugspersonen (z. B. Tod des Ehepartners).

Diese Faktoren gilt es durch eine sorgfältige Anamnese (meist Fremdanamnese ☞ 14.2) sowie körperliche und technische Untersuchungen herauszufinden. Können die Ursachen beseitigt werden, verschwindet die Störung oft. Allerdings beruht ein großer Teil der akuten Verwirrtheitszustände auf einer bis dahin maskierten *(versteckten)* Demenz (☞ 33.9.5).

> **Vorsicht: Akut verwirrte Menschen sind Notfallpatienten**
>
> Akute Verwirrtheitszustände sind Notfälle, die sorgfältiger Klärung, Überwachung und Betreuung bedürfen. Nahrungsverweigerung, Unfähigkeit zur Kooperation, Weglauftendenzen und aggressive Handlungen gefährden den Patienten. Sie begründen ggf. eine Zwangseinweisung und -behandlung.

Chronische Verwirrtheit

Entsteht eine Verwirrtheit langsam und nimmt über Monate oder Jahre zu, spricht man von **chronischer Verwirrtheit.** Ursache ist fast immer eine Demenz (☞ 33.9.5), weshalb die chronische Verwirrtheit an dieser Stelle nicht weiter ausgeführt wird.

Verwirrtheitsprophylaxe

Vielen älteren Menschen bereitet die Einweisung in ein Krankenhaus große Probleme, für manche stellt sie sogar eine ernste Lebenskrise dar. Viele ältere Menschen sind kaum in der Lage, sich schnell an die neuen Bedingungen und vielen Eindrücke anzupassen. Als Reaktion auf die zur Einweisung führende Grundkrankheit *und* den Umgebungswechsel kann es dann zu einer Phase akuter Verwirrtheit kommen: Die Betroffenen irren umher, finden ihr Zimmer nicht und wissen oft nicht, wo sie sind. Manche verlieren ihren Lebensmut, resignieren und verweigern sich den Pflegenden oder Ärzten. Die Pflegenden können mit den Maßnahmen einer **Verwirrtheitsprophylaxe** *(Desorientierungsprophylaxe)* dazu beitragen, dass neu aufgenommene Patienten nicht die Orientierung verlieren.

Zeitliche Orientierungshilfen

- Uhren in ausreichender Anzahl und Größe, die richtig gehen
- Kalender mit großen Zahlen in Zimmer, Flur oder Tagesraum, der täglich aktualisiert wird
- Beachten des Tag-Nacht-Rhythmus, bewusste Abendgestaltung, kein Waschen nachts
- Mahlzeiten als Orientierung, Abendessen nicht vor 18 Uhr (sonst verstehen es viele als Kaffeetrinken)
- Unterhaltung über das Wetter, die Jahreszeiten usw.

Örtliche Orientierungshilfen

- Auf der Station eine Tafel anbringen, die den Ort oder den Stadtteil zeigt, ggf. Fotos der einzelnen Mitarbeiter sowie eine Übersicht „Heute im Dienst"
- Sich genügend Zeit nehmen, neu aufgenommene Patienten in die Örtlichkeiten einzuführen: persönlich ins Zimmer begleiten, das Zimmer zeigen und die Bettnachbarn vorstellen, die Toilette und den Tagesraum zeigen
- Toilettenräume eindeutig kennzeichnen durch WC, Herren/Damen, Herzchen
- Patientenzimmer besonders kennzeichnen, z. B. auf ein Bild neben der Zim-

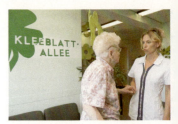

Abb. 12.11.2: Zur örtlichen Orientierungshilfe dient z. B. eine Beschriftung der Gänge mit großen Buchstaben. [K157]

mertür hinweisen; Bilder mit hohem Wiedererkennungswert (gegenständlich) bevorzugen
- Besondere Kennzeichnung an der Innen- und Außentür anbringen, damit es sich beim Verlassen des Zimmers einprägt
- Große Zahlen (Höhe mindestens 30 cm) an der Tür befestigen, am besten innen und außen, damit sich der Patient die Zahl beim Verlassen des Zimmers einprägen kann
- Das Bett besonders kennzeichnen, z. B. durch Kleidungsstücke
- Evtl. Pinnwand hinter dem Bett anbringen, an die unter anderem persönliche Fotos angebracht werden können
- Grundsätzlich beachten: Je mehr dargestellt wird, desto größer sollte die Darstellung sein und „weniger ist mehr" – auch bei Dekoration.

Persönliche Orientierungshilfen

- Patienten stets mit dem Namen ansprechen, grundsätzlich mit Herr bzw. Frau, nicht duzen oder verniedlichen
- Vor Betreten des Zimmers stets anklopfen
- Von Angehörigen Fotos oder Ähnliches mitbringen lassen und an einem geeigneten Ort platzieren
- Die Möglichkeit geben, sich im Spiegel zu betrachten (besonders bei Bettlägerigen wichtig – am besten bei jedem Aufstehen)
- Ganzkörperspiegel einsetzen, sobald der Patient das Bett verlassen kann
- Persönliche Kleidung tragen und wenn möglich komplett anziehen lassen.

Situative Orientierungshilfen

- Stets in allgemein verständlicher Sprache sprechen, nachfragen, ob das Gesagte verstanden wurde
- Auf Signale achten, die Unverständnis vermuten lassen
- Informationen wohldosiert geben, kein Überangebot; Unterscheidung in Wichtiges und weniger Wichtiges

- Scheinbar „Verrücktes" zulassen, solange es nicht schadet
- Geselligkeit fördern, ohne persönliche Grenzen zu überschreiten
- Privatheit und Schamgrenze achten, z.B. beim Waschen, beim Toilettengang oder der Inkontinenzversorgung
- Situationen nicht bagatellisieren.

Neben den verschiedenen Orientierungshilfen zählen zu den Maßnahmen der Verwirrtheitsprophylaxe solche Pflegemaßnahmen, die medizinische oder iatrogene Ursachen einer Verwirrtheit verhindern helfen, beispielsweise eine Dehydratationsprophylaxe (☞ 12.6.5.9) oder die Überwachung der Arzneimitteltherapie (☞ 15.2.10).

Darüber hinaus sind jene Maßnahmen fester Bestandteil der Verwirrtheitsprophylaxe, die die Wahrnehmung des Patienten sichern und fördern. Dies beginnt damit, dass Brillen und Hörgeräte funktionstüchtig sind, regelmäßig überprüft und gereinigt werden (☞ 12.9.4.3 und 12.9.4.4). Weiter können Pflegende dem Patienten sensorische Informationen geben und Angebote machen, z.B. zum Hören oder Sehen (☞ 12.11.3.5) und dadurch dessen (Selbst-)Wahrnehmung fördern, etwa durch eine in die Körperpflege eingebundene Basale Stimulation® (☞ 12.5.1.4), eine anregende Zubereitung der Speisen und eine geeignete Lagerung.

Validation®

Biografiearbeit ☞ 5.5.3

Die amerikanische Sozialarbeiterin *Naomi Feil* hat jahrzehntelang mit (verwirrten) alten Menschen gearbeitet. Sie ist die Begründerin der **Validation®**, die am ehesten als eine speziell auf die Bedürfnisse des verwirrten alten Menschen zugeschnittene Umgangs- und Kommunikationsform bezeichnet werden kann.

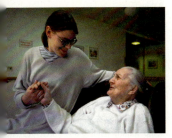

Abb. 12.11.3: Durch Aufmerksamkeit und Zuwendung kann teilweise verhindert werden, dass sich verwirrte alte Menschen noch stärker zurückziehen. [K157]

Nach Naomi Feil kehren alte Menschen vielfach in die Vergangenheit zurück, um nicht bewältigte Lebensaufgaben und -beziehungen aufzuarbeiten (Eriksons Theorie der Lebensstadien und -aufgaben ☞ 5.2). Validation® soll sie dabei unterstützen, wobei sich die Validationstechniken je nach Stadium des Rückzugs unterscheiden. Um validierend arbeiten zu können, müssen die Pflegenden die Biografie des Patienten kennen, sie hilft entscheidend bei der Deutung scheinbar sinnlosen Verhaltens.

Ständiges „Aus-dem-Zimmer-gehen-Wollen" kann z.B. bedeuten, dass der Patient zur Arbeit gehen möchte, wie er es 40 Jahre lang getan hat, es kann aber auch Flucht bedeuten. Und „Hin-und-Her-Räumen" kann Ausdruck des Bemühens nach Ordnung, aber auch einer Suche nach der eigenen Identität sein. Die Pflegenden bemühen sich, die Gefühle und Motive des Patienten zu erspüren und zu akzeptieren. Sie können beispielsweise zu einem Kranken, der unruhig Blätterstapel auf dem Tisch von links nach rechts umstapelt und von dem sie wissen, dass er früher im Büro sehr auf Ordnung bedacht war, sagen, dass er ein sehr gewissenhafter Mensch ist, der seine Arbeit machen möchte. Vielleicht führt die Äußerung, dass er sich aber nun eine Pause verdient habe, sogar dazu, dass sich der Patient wirklich hinsetzt. Evtl. ist es auch möglich, dem Patienten durch „Beschäftigungen", die an Altbekanntes anknüpfen, Wertschätzung zu vermitteln. Der Versuch aber, den Betroffenen in die „Wirklichkeit" zurückzuholen, etwa durch den Hinweis, dass er doch alt sei und schon lange nicht mehr ins Büro gehe, ist zum Scheitern verurteilt und frustriert Pflegende wie Patient, denn die Wirklichkeit des Patienten entspricht nicht der der Pflegenden.

Indem die Pflegenden sich auf die Ebene des Patienten begeben, also die eigene Wirklichkeit mit ihren Wertvorstellungen verlassen und sich dem Erleben des verwirrten Menschen öffnen, können sie eine Vertrauensbasis herstellen, die den Zugang zum chronisch verwirrten Menschen erleichtert und zu seinem Wohlbefinden beiträgt. Dies bedeutet gleichermaßen, dass Pflegende gegenüber dem verwirrten Menschen nicht in die Rolle eines Elternteils schlüpfen, der besser als der Betroffene selbst weiß, „was gut für ihn ist".

Auch die Reaktionen der Patienten auf ein und dieselbe Maßnahme können – je nach ihrer Biografie – sehr unterschiedlich sein. Ein religiöser Mensch, der sich in der Kirche geborgen fühlte, wird auf Kirchenmusik wahrscheinlich ruhiger werden, hingegen kann sich die Unruhe bei einem anderen, der von der Umgebung zum sonntäglichen Kirchgang gezwungen wurde, durchaus noch steigern.

> **Validation® ist:**
> - Das Erleben des Verwirrten respektieren, sich in dessen Realität einfühlen
> - Die Gefühle des Verwirrten achten
> - Die Aussagen und Mitteilungen des Verwirrten akzeptieren und ernst nehmen.
>
> Validation® kann dazu beitragen, dass die Grundbedürfnisse des verwirrten alten Menschen nach Sicherheit, Geborgenheit und Wertschätzung befriedigt werden und ein weiterer Rückzug verhindert wird.

12.11.3.4 Wahrnehmungsveränderungen

Sensibilitätsstörungen ☞ 33.2.9
Hörstörungen ☞ 12.9.4.3
Sehbehinderungen ☞ 12.9.4.4

Durch Krankheit kann sich die Bewegung eines Menschen auf rein lebenserhaltende Funktionen wie Herzschlag, Atmung und Peristaltik reduzieren. Schwere **Wahrnehmungsveränderungen** treten z.B. nach einem Schlaganfall (☞ 33.5.2) auf, sie äußern sich u.a. in Verwirrtheit mit zeitlich-räumlicher Desorientierung oder gar in einem Zustand, der als Bewusstlosigkeit *(Koma)* bezeichnet wird. Auch wenn der Mensch nicht „reagiert" und „weit entfernt" scheint, kann davon ausgegangen werden, dass er sich selbst doch fühlt.

Störungen wirken sich entweder *generalisiert* oder *isoliert* auf einen Wahrnehmungsbereich aus, z.B. auf das Sehen (☞ 12.9.4.4). Immer handelt es sich jedoch primär um Wahrnehmungsveränderungen durch mangelndes Informationsangebot oder durch Probleme der Verarbeitung, z.B. als Folge einer Behinderung.

Habituation und Autostimulation

Bei reduzierten oder fehlenden Wahrnehmungs-, Bewegungs- und Kommunikationsmöglichkeiten drohen Beziehungsverlust und Isolation des Menschen. Insbesondere die Bewegungsarmut führt durch Fehlen von ständig neuen Wahrnehmungsimpulsen zu einer Orientierungslosigkeit: Der Mensch verliert sich selbst in seiner Umgebung.

Patienten mit Wahrnehmungsveränderungen sind häufig nicht mehr in der Lage, über gezielte, koordinierte Eigenaktivität das notwendige Maß an differenzierten Informationen über ihren Körper und ihre Umwelt zu erhalten. Sie geraten in Gefahr, auch die Reste ihrer Orientierung zu verlieren, weil sie durch den reduzierten Informationsfluss in einem homogenen (gleich bleibenden) Feld leben. Die Folge ist die **Habituation,** die Gewöhnung an den reduzierten Informationsfluss. Das Gehirn schafft sich selbst Eindrücke; durch längerfristiges Starren auf eine weiße Zimmerdecke können Halluzinationen (Wahrnehmungstäuschungen) entstehen, der Patient sieht bewegliche „Flecken" oder krabbelnde Insekten.

In diesem Zusammenhang schätzt man auch stereotype Verhaltensweisen bei „hospitalisierten" Menschen neu ein: Weil sie nicht mehr genügend Informationen von der Außenwelt erhalten, versuchen sie durch **Autostimulation** wie Nesteln an der Bettdecke, Zähneknirschen, Brummen, Beißen, sich selbst Schlagen oder Treten, Schaukeln, Reiben und Kratzen an der eigenen Haut, ihrem Wahrnehmungssystem (z.T. schmerzhafte) Reize zuzuführen.

Habituation und Desorientierung zwingen den Menschen förmlich dazu, sein eigenes Wahrnehmungssystem durch Autostimulationen aufrechtzuerhalten. Seine Verhaltensauffälligkeiten werden von der Umwelt jedoch oft falsch interpretiert, wodurch die Isolation noch verstärkt wird und seine Kommunikationsfähigkeit weiter zurückgeht. In schweren Fällen ist er scheinbar völlig teilnahmslos und wird daher leider oft nicht mehr angesprochen.

12.11.4 Pflege von Menschen mit Wahrnehmungsveränderungen: Basale Stimulation®

Fallbeispiel und Lernaufgaben ☞ 🖥
Fallbeispiel zur Basalen Stimulation in der häuslichen Pflege ☞ 🖥

Basale Stimulation®: Handlungskonzept zur Förderung und Aktivierung schwer beeinträchtigter Menschen mit Bewegungs-, Kommunikations- und Wahrnehmungsveränderungen.

Basale Stimulation® heißt, dass die Pflegenden mit dem Patienten einfache, aber grundlegende Angebote zur Anregung gemeinsam entwickeln, die dem Patienten helfen, seinen Körper und seine Umwelt neu zu erspüren und zu erfahren.

Die Basale Stimulation® ist ein von *Andreas Fröhlich* entwickeltes Konzept zur Früh- und Wahrnehmungsförderung von behinderten Kindern und Jugendlichen. Pädagogische, psychologische, medizinische, insbesondere aber auch pflegerische Elemente wurden in dieses Konzept integriert, um einen möglichst umfassenden Ansatz zu gewährleisten. Anfang der 1980er Jahre übertrugen *Andreas Fröhlich* und *Christel Bienstein* das Konzept der Basalen Stimulation® auf die Pflege. Dabei erzielten sie erstaunliche Erfolge vor allem bei Menschen im Wachkoma (*Apallisches Syndrom* ☞ 33.12.3). Heute wird Basale Stimulation® in der Pflege als ein pflegewissenschaftliches Konzept mittlerer Reichweite betrachtet, d.h. es gilt für viele, aber nicht alle Patienten. Es handelt sich mehr und mehr um eine Kommunikationsform, die einer Sicht vom Menschen entspringt, bei der es nicht in erster Linie um die Anwendung einer Vielzahl stimulierender pflegerischer Techniken geht, sondern vielmehr der Patient mit seinen Bedürfnissen und Entwicklungen in den Mittelpunkt der pflegerischen Aktivität gerückt wird. (✉ 1)

Basale Stimulation® als Kommunikationsform in der Pflege

Die Basale Stimulation® in der Pflege wird als **Kommunikationsform** verstanden, die Patient und Pflegende gemeinsam gestalten. Die Kommunikation schwerst veränderter Menschen wird ermöglicht, indem die Pflegekraft genau beobachtet und die Signale des Menschen wahrnimmt und beantwortet: Die Pflegekraft beantwortet z.B. ein Zucken am Arm durch eine deutliche Berührung in diesem Bereich; sie berücksichtigt eine Schmerzmimik während einer Umlagerung, indem sie inne hält und dann andere Bewegungen durchführt; hustet der Patient, so wartet die Pflegekraft den Husten ab und arbeitet erst weiter, wenn der Patient das Signal dazu gibt. Der Patient erfährt auf diese Weise, dass er wahrgenommen wird. Er erlebt dadurch seine Wirksamkeit und Selbstbestimmung in einer Beziehung. Er kann eher vertrauen. Dieses Vertrauen ist ein zentrales Kriterium für eine gute, basal stimulierende Pflege. Zugleich fließen individuelle Wünsche, Bedürfnisse und Ideen des Patienten in den Pflegeprozess (☞ 11.2) ein.

Basale Stimulation® ist ein pädagogisch-pflegerisches Konzept zur Förderung, Pflege und Begleitung. Es beruht auf der Annahme, dass jeder Mensch wahrnimmt, erlebt und sich entwickelt.

Es ist Aufgabe der Pflegenden, diese Potentiale innerhalb einer vertrauenswürdigen Beziehung wahrzunehmen und zu fördern. Pflegende bieten dem Patienten einfache und bekannte Angebote an, um ihn in seiner Aktivitätsbereitschaft zu fördern. Zur Annäherung an die Lebenswirklichkeit des Patienten und Reflexion der Interaktion mit ihm dienen hierbei die zentralen Ziele (☞ unten).

Kommunikation mit bewusstlos wirkenden Patienten

Bewusstseinsstörungen ☞ 33.2.10
Pflege des beatmeten Patienten, Intensivpflege ☞ 🖥
Pflege von Patienten mit Verletzungen des knöchernen Schädels oder des Gehirns ☞ 33.14.1

Kommunikation mit bewusstlos wirkenden Menschen ist schwierig, da die Pflegenden kaum eine Rückmeldung über das bekommen, was diese Menschen hören, verstehen, wahrnehmen und fühlen. Dennoch ist es wichtig, dass die Pflegenden mit ihnen sprechen und sie über jede bevorstehende Pflegehandlung informieren.

Die Basale Stimulation® vermittelt Techniken für die Kommunikation mit Bewusstlosen. Eine Grundannahme in diesem pflegetherapeutischen Konzept ist, dass der betroffene Mensch nicht komplett ohne eigenes Bewusstsein ist.

Jeder Patient hat sein Bewusstsein und ist erlebnis- und damit kommunikationsfähig.

Diese Annahme hat sich inzwischen bestätigt. Betroffene haben nach ihrem „Erwachen" über das Hören von Stimmen und Geräuschen und das Wahrnehmen von Bewegungen berichtet. Darum warten die Pflegenden nicht ab, bis der „bewusstlose" Mensch von sich aus erwacht und Reaktionen zeigt, sondern fördern seine Reaktionsfähigkeit durch gezielte Stimulation, um ihn sanft aus seinem Zustand „herauszulocken".

Reflexion

Eine **Reflexion** ist bei der basal stimulierenden Pflege wegen ihres kommunikativen Charakters und den vor allem nonverbalen Aspekten besonders wichtig. Anhand folgender Fragen können Pflegende ihr Handeln bewusst überdenken:
- Welche pflegerischen Ziele wurden erreicht?
- Inwieweit wirkte das Verhalten der Pflegekraft auf den Patienten vertrauenswürdig?
- Inwieweit wurde die Selbstbestimmung des Patienten gefördert?
- Auf welche Weise wurde der Patient in seinen Fähigkeiten und in seiner Entwicklung unterstützt?
- Haben die gemachten Angebote einen Bezug zu der Lebenserfahrung des Patienten?

Anwendungsbereiche

Die basal stimulierende Pflege wird bei Patienten angewendet, die Störungen in ihrer Wahrnehmung, Kommunikation und Bewegung aufweisen. Dies sind neben Frühgeborenen (☞ 30.24.8) z. B. Menschen, die:
- Bewusstseinsgestört sind (☞ 12.11.3)
- Schlafstörungen haben (☞ 12.10.4)
- Im Sterben liegen (☞ Kap. 10)
- Atemwegserkrankungen haben (☞ Kap. 18)
- Immobil sind (☞ 12.8.4.4)
- Desorientiert oder dement sind, z. B. bei Morbus Alzheimer (☞ 33.9.5)
- Lähmungen haben, z. B. eine Hemiplegie (☞ 33.2.4)

Zentrale Ziele der Basalen Stimulation®

Weitere Ausführungen ☞ 🖵

Die **zentralen Ziele** beschreiben Aktivitäten aus dem Leben der Patienten, *nicht* pflegerische Handlungen und Aktivitäten aus dem Berufsleben der Pflegenden. Patienten werden nicht als Objekte der Pflege gesehen, sondern als eigenaktive Subjekte, die derzeit der Pflege bedürfen.

Es ist ein Perspektivwechsel nötig: Pflegende versetzen sich in die Situation der Patienten und entwickeln daraus zusammen mit dem Patienten die Pflege. Der Patient ist der Akteur seiner eigenen Entwicklung und die Pflegenden unterstützen ihn dabei.

Zentrale Ziele der Basalen Stimulation®:
- Leben erhalten und Entwicklung erfahren
- Das eigene Leben spüren
- Sicherheit erleben und Vertrauen aufbauen
- Den eigenen Rhythmus entwickeln
- Außenwelt erfahren
- Beziehung aufnehmen und Begegnung gestalten
- Sinn und Bedeutung geben
- Sein Leben gestalten
- Autonomie und Verantwortung leben.

Die **zentralen Ziele** beschreiben Schwerpunkte, durch die die Pflegenden ihren Handlungen eine individuelle Gewichtung geben. Dabei können ein oder auch mehrere zentrale Ziele bedeutend sein. Pflegende gestalten z. B. eine Ganzkörperwaschung bei einem Patienten, dem *das eigene Leben spüren* wichtig ist, durch nachmodellierende Berührungen. Bei einem anderen Patienten, für den *Autonomie und Verantwortung leben* bestimmend ist, führen sie die Ganzkörperwaschung durch, indem sie dem Patienten eigene Entscheidungen durch gezieltes Nachfragen ermöglichen.

Die **zentralen Ziele** ermöglichen den Pflegenden eine Orientierung an dem Erleben des Patienten, nicht nur an seinen Erkrankungen. Es handelt sich bei der Basalen Stimulation® nicht um eine „Bereizung" von Patienten, sondern um ein **Konzept zur individuellen Förderung.** Eine „Stimulation" wird in diesem Sinne als ein Angebot verstanden, über dessen Akzeptanz der Patient entscheidet: Wenn der Patient das Angebot mit Aufmerksamkeit, Aktivität oder weiteren Entwicklungen beantwortet, dann hat die Pflegekraft das richtige Vorgehen gewählt.

Basale Stimulation® orientiert sich an den Fähigkeiten eines Menschen, nicht an seinen Defiziten.

Basal stimulierende Pflegemaßnahmen

Es gibt vielfältige Anwendungsmöglichkeiten der basal stimulierenden Pflege, die in jede Pflegehandlung integriert werden können. Dabei gehen die Pflegenden behutsam vor und überfordern den Patienten nicht, weil dies zu Stressreaktionen führen würde. Vielmehr sollen Aufmerksamkeit und Neugier des Betroffenen geweckt werden. Er muss keine Vorleistungen erbringen, um von diesen basalen Angeboten profitieren zu können.

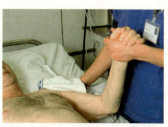

Abb. 12.11.4: Der Haut-zu-Haut-Kontakt ermöglicht dem in seiner Wahrnehmung beeinträchtigten Menschen, Kontakt mit der Umwelt aufzunehmen. Durch Berührung mit einem Waschlappen erhält er Informationen über seinen Körper und dessen Grenzen und damit auch über die eigene Identität. [K115]

Die Basale Stimulation® sorgt durch ein immer wieder verändertes Informationsangebot für ein „heterogenes", abwechslungsreiches Umfeld. Daher wird die Umgebung des Patienten so gestaltet, dass er wieder Lust bekommt, sich selbst und seine Umwelt neu zu entdecken.

Bei der Basalen Stimulation® gibt es folgende stimulierende Angebote, die sich auf die verschiedenen Wahrnehmungsbereiche (☞ oben) beziehen:
- Somatische Angebote
- Vibratorische Angebote
- Vestibuläre Angebote
- Olfaktorische Angebote
- Orale Angebote
- Auditive Angebote
- Taktil-haptische Angebote
- Visuelle Angebote.

Bei der Basalen Stimulation® konzentrieren sich die Pflegenden auf bestimmte Bereiche und überfordern den Patienten nicht, weil ansonsten die Gefahr einer Überstimulation besteht. Hier gilt das Prinzip: „Weniger" ist oft „mehr".

Somatische Angebote

Die **somatische** Stimulation (*griech.* soma = Körper) fördert den wichtigsten Wahrnehmungsbereich des Menschen, denn es werden ihm eindeutige Informationen über seinen Körper und damit über sich selbst vermittelt.

Der gesamte Körper ist ein Wahrnehmungsorgan. Die Haut grenzt den Menschen gegen die Umwelt ab, ermöglicht aber gleichzeitig unmittelbare Kontakte. Haut und Muskelkörper gestalten ganz wesentlich die Vorstellung vom eigenen Körper. Jeder Mensch hat sein eigenes **Körperbild**, d.h. ein nicht formuliertes Wissen über seine Körperformen, das aber jeweils unterschiedlich ausdifferenziert ist. Lange Bewegungslosigkeit, hohe Spastizität oder auch ein schlaffer Muskeltonus verhindern, dass der Körper klare Informationen erhält und vermittelt. Daher wägen die Pflegenden die Vor- und Nachteile ab, bevor sie Patienten, die in ihrer Wahrnehmung schwer beeinträchtigt sind, auf einer sehr weichen Matratze lagern. Die Patienten wären dort nicht mehr in der Lage, ihre Körperformen zu spüren und würden so ihr Körperbild ganz verlieren. Insbesondere die Superweichlagerung über längere Zeit lässt die Grenzen des eigenen Körpers verschwimmen.

Der Mensch erfährt seinen Körper primär durch **Berührung**. Berührungen ermöglichen es, einen anderen Menschen erfahren, zu kommunizieren und auch sich selbst deutlich zu spüren. In diesem Zusammenhang erhält die Berührung der Pflegekraft einen neuen, wichtigen Stellenwert. Berührungen sollten variabel in Dauer, Ort und Qualität sein. Sie sollten informativ, d.h. eindeutig sein, sowie mit konstantem Druck, mit flach aufgelegter Hand und mit Ruhe ausgeübt werden (☞ Abb. 12.11.6). Bei der Basalen Stimulation® geht die Berührung stets von einer Initialberührung aus. Von dort bewegen sich die Hände der Pflegekraft ruhig, umfassend und fließend zum eigentlichen Ort der pflegerischen Handlung. Die Berührung wird nicht unterbrochen, der physische Kontakt bleibt bei der ganzen Pflegehandlung erhalten.

Die somatische Stimulation wird intensiver, wenn die Pflegenden Materialien wie Frotteetücher oder raue Waschlappen einbeziehen, die das Empfinden für den eigenen Körper stärker hervorheben. Die Berührung von Haut zu Haut ermöglicht dagegen den zwischenmenschlichen Kontakt. Daher vermeiden die Pflegenden nach Möglichkeit das Tragen von Handschuhen (☞ Abb. 12.11.4).

Initialberührung

> **Initialberührung:** Ritualisierte Begrüßung und Verabschiedung, durch die der Patient Sicherheit und Orientierung erleben kann.

Die **Initialberührung** vermittelt eine ritualisierte Begrüßung und Verabschiedung und ist daher besonders wichtig für Patienten, die ihr Umfeld nicht kontrollieren können. Die Initialberührung orientiert sich an den Fähigkeiten des Patienten – wie kann der Patient eine Begegnung beginnen und auch beenden? – und beginnt mit einer Ansprache *(Fernsinn)*, der eine Berührung folgt *(Nahsinn)*. Sie soll in Ansprache und Berührung individuell angemessen sein (☞ Abb. 12.11.5).

Vibratorische Angebote

Weil sich die somatische Stimulation im Wesentlichen auf Haut und Muskeln bezieht, erreicht sie die innere Struktur des Körpers nicht. Hier fehlt noch das Gefühl der „Kohärenz", des inneren Zusammenhalts. **Vibratorische Angebote** ermöglichen ein Spüren der Körpertiefe, können aber auch als eine deutlich wahrnehmbare Kommunikation erlebt werden.

Der Einsatz der vibratorischen Stimulation in Längsrichtung des Körpers erzeugt ein intensives Gefühl für die tragenden Körperteile und die Gelenke. Ziel der vibratorischen Stimulation ist somit die Erfahrung der Körpertiefe, der Körperfülle und der inneren Stabilität.

> Während Vibrationen am Muskel eher lokale Empfindungen auslösen, werden Vibrationen am Knochen, z.B. an der Ferse oder am Ellenbogen, im Skelett weitergeleitet und sind tiefer im Körperinnern zu spüren.

Vibrationserfahrungen sind möglich, indem Pflegende ihre Hände an dem Körper des Menschen vibrieren lassen, z.B. an den Knochen als systematische Körpererfahrung. Alternativ können spezielle vibrierende Geräte verwendet werde. Dabei beachten die Pflegenden, ob der Patient dies angenehm empfindet oder ob er die lauten Geräusche störend wahrnimmt. Hält die Pflegekraft das Vibrationsgerät mit leichtem Druck z.B. an die Ferse des Patienten, spürt dieser sein gesamtes Bein durch die Weiterleitung des Reizes über die Röhrenknochen. Gerade bei der Mobilisation bettlägeriger Patienten bietet sich zur Vorbereitung auf das Aufstehen die Stimulation der Ferse an, wobei der Reiz über die Knochen in Richtung Unterschenkel weitergeleitet wird. Auf diese Weise baut der Patient eine Sensibilität gegenüber seinen Füßen und Beinen auf

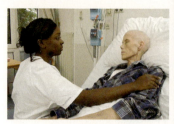

Abb. 12.11.5: Initialberührung. [K115]

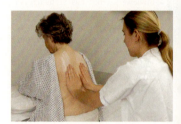

Abb. 12.11.6: Berührung von Haut zu Haut bei der atemstimulierenden Einreibung. [K115]

und motorischen Impulsen wird der Weg gebahnt.

Die vibratorische Stimulation kann insbesondere an Thorax und Kopf auch die Schwingungswahrnehmung zum Hören vorbereiten *(auditive Perzeption)*.

Vestibuläre Angebote

In der Basalen Stimulation® geht man davon aus, dass Immobilität und langes Liegen häufig dazu führen, dass Patienten regredieren, d.h. auf eine frühere Entwicklungsstufe zurückversetzt werden. Dabei handelt es sich um eine weit zurückgreifende Regression, nämlich um das Leben in der Horizontalen, wie wir es als Säugling gewohnt waren. Neben der visuellen Perspektive (das Sehen des Raumes) verändert sich das Empfinden der Wirkung von Schwerkraft auf den Körper.

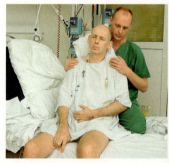

Abb. 12.11.7: Der Patient erfährt eine vestibuläre Stimulation, indem ihn die Pflegekraft im Bett leicht hin- und herwiegt. [K115]

12.11 Bewusstsein

Durch **vestibuläre Angebote** *(Vestibulum = Gleichgewichtsorgan im Innenohr)* wird es möglich, Patienten Informationen über Lage und Bewegung ihres Körpers im Raum zu vermitteln. Dies steht in engem Zusammenhang mit der Verarbeitung visueller Eindrücke. Die vestibuläre Stimulation wirkt haltungsstabilisierend und tonusnormalisierend. Sie fördert das Gleichgewicht, die Orientierung im Raum und die Wahrnehmung von Beweglichkeit. Äußere Zeichen weisen darauf hin, dass sich darüber hinaus ein intensives Wohlbefinden einstellt; während einer vestibulären Stimulation beobachtet man bei vielen Patienten erstmals ein entspanntes Lächeln.

Patienten genießen behutsame Schaukelbewegungen vergleichbar mit dem tröstenden und beruhigenden Wiegen eines Kindes, wenn sich eine Person neben sie setzt, um sie leicht hin- und herzuwiegen (☞ Abb. 12.11.7). Auch der regelmäßige Lagewechsel eines Patienten vermittelt vestibuläre Informationen. Zusätzlich wird er so wacher und kooperativer.

Leichtere Patienten schaukeln die Pflegenden sanft mit dem angehobenen Bettlaken, bei schwereren Personen bietet sich ein Patientenlifter (☞ Abb. 12.8.60) an.

Auch das Aufrichten eines Patienten im Bett kann die Pflegekraft mit vestibulärer Stimulation einleiten, indem sie seinen Kopf in beide Hände nimmt und vorsichtig von einer Seite auf die andere bewegt (☞ Abb. 12.11.8).

> **Somatische, vibratorische** und **vestibuläre** Stimulation sind die drei grundlegenden Anregungsangebote der Basalen Stimulation®. Sie vermitteln Ruhe, Sicherheit und Geborgenheit. Allein mit der Arbeit in diesen drei elementaren Bereichen kann die Wahrnehmung, die Körpererfahrung und die Identität schwer beeinträchtigter Menschen wesentlich gefördert werden.

Weitere denkbare Angebote der Basalen Stimulation® richten sich an die **fünf Sinne**, also Riechen, Schmecken, Hören, Tasten/Fühlen und Sehen.

Olfaktorische Angebote
Bei schwer beeinträchtigten oder komatösen Patienten ist die Geruchswahrnehmung in den meisten Fällen erhalten. Sie findet in einem entwicklungsgeschichtlich sehr frühen Bereich des Gehirns statt.

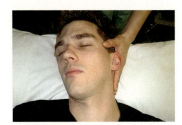

Abb. 12.11.8: Das behutsame Bewegen des Kopfes von einer auf die andere Seite bereitet den liegenden Patienten auf das Aufsetzen vor. [M161]

Geruchsinformationen sind daher für den ansonsten eher visuell oder auditiv orientierten Menschen von elementarer Bedeutung.

Im alltäglichen Leben spielen vier grundlegende Geruchsthemen eine wesentliche Rolle, nämlich der *Nahrungs-, Natur-, Heimat-* und *Menschengeruch*. Meist verbinden sich spezielle Erinnerungen mit diesen Gerüchen, z. B. eine frisch gemähte Wiese erinnert an das Haus der Großeltern oder ein bestimmter Duft an einen geliebten Menschen.

Die Situation im Krankenhaus ist für Patienten in Hinsicht auf das Riechen außerordentlich verwirrend. Hier fehlen vertraute Gerüche, die Patienten sind mit einer großen Zahl unbekannter Geruchseindrücke konfrontiert. Diese erleben sie oft in Verbindung mit Schmerzen, Unwohlsein, Desorientierung oder Ausgeliefertsein. Hinzu können intensivmedizinische Interventionen wie Intubation oder eine durch die Nase eingelegte Ernährungssonde treten, die die Geruchsinformationen weiter einschränken.

Die *Heimatgerüche* vermisst der Patient besonders. Das Krankenbett, die darin befindliche Wäsche und das Zimmer vermitteln keine Vertrautheit. Daher ist es sinnvoll, wenn der Lebenspartner z. B. ein Kopfkissen aus dem Ehebett oder auch ein getragenes Wäschestück mitbringt. Dies legen die Pflegenden dem Patienten möglichst nah beim Kopfkissen ins Bett, um „Heimatgefühle" hervorzurufen. Hier sollten hygienische Bedenken hinter den Bedürfnissen des Patienten zurückstehen. Bei Früh- oder Neugeborenen können die Eltern z. B. ein Halstuch der Mutter oder eine Stilleinlage in den Inkubator legen.

Die Vermittlung von *Nahrungsgerüchen* ist besonders wichtig für Patienten, die mit einer Magensonde ernährt werden (☞ 12.6.5.4), weil Essen nicht nur der Nahrungsaufnahme, sondern auch dem Schmecken und dem Genuss dient. Daher ist es sinnvoll, dass die Pflegenden die Sondenkostgabe mit einer olfaktorischen Anregung vorbereiten. Dies können z. B. appetitliche Düfte von Gewürzen wie Zimt, Anis oder Thymian sein. Manchmal beobachtet man bei Patienten Schmatzbewegungen, die einen Hinweis darauf geben, dass das Angebot von Gerüchen angenehme, appetitanregende Assoziationen auslöst.

Menschengerüche sind für Patienten, die sich nicht über Sehen und Hören orientieren können, eine wichtige Hilfe, Personen zu erkennen. Aus diesem Grund kann die für den Patienten hauptsächlich verantwortliche Pflegekraft ihren eigenen Duft mit ihrem Parfüm noch unterstreichen. Überdies ist es sinnvoll, zur Körperpflege des Patienten die ihm von zu Hause her vertrauten Produkte einzusetzen.

Viele Patienten sind nicht in der Lage, gezielt zu „schnüffeln". Daher ist es notwendig, Gerüche so anzubieten, dass sie leicht aufgenommen werden können. Es hat wenig Sinn, einem bewusstlosen Patienten ein Aromafläschchen unter die Nase zu halten, weil er hierzu tief einatmen müsste. Daher wedelt die Pflegekraft mit dem Fläschchen unter seiner Nase hin und her, wodurch sich die Moleküle verteilen und so leichter gerochen werden können.

> Gerüche dürfen nicht überdosiert werden; auch ein angenehmer Duft kann zu intensiv sein und dann als störend oder sogar Ekel erregend empfunden werden.

Orale Angebote
Orale Angebote beziehen sich auf den hochsensiblen Mundraum. Sie können

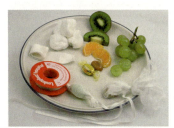

Abb. 12.11.9: Vor der Gabe von Sondenkost wickeln die Pflegenden z. B. Obst in Gazesäckchen ein und stimulieren damit im Mundbereich des Patienten. Vertraute Geschmacksrichtungen wecken auch bei Bewusstlosen angenehme Empfindungen. [K115]

555

z. B. in Verbindung mit der Nahrungsaufnahme gut mit der olfaktorischen Anregung gekoppelt werden.

Im Mund kann es zu einer sensorischen Verarmung kommen, insbesondere bei Sondenernährung oder Verabreichung von passierter Kost. In dieser Hinsicht wurde die übliche Mundpflege (☞ 12.5.2.4) neu überdacht. Ziel ist, dass der Patient damit positive Gefühle verbindet. Daher leiten Pflegende ein orales Angebot ein, indem sie zum Öffnen des Mundes die Lippen des Patienten mit einer wohlschmeckenden Flüssigkeit bestreichen. Je nach den Bedürfnissen bieten sich hierzu z. B. Spargelsaft, Bouillon, Gewürzgurkensud oder Cola an. Sogar bei komatösen Patienten wurde durch solche Angebote eine erhöhte Mundaktivität wie Schmatzen und Kauen bis hin zu verbesserten Schluckreflexen beobachtet.

Anstatt mit einem Instrument führen Pflegende bei der Basalen Stimulation® die Mundpflege vorsichtig mit dem geschützten Kleinfinger durch. In die angefeuchteten Mullkompressen können Pflegende angenehme Geschmacksrichtungen für kurze Zeit in den Mund einbringen (☞ Abb. 12.11.9). Geeignet sind auch gekühlte Saftstäbchen, mit denen vorsichtig über die Zunge des Patienten gestrichen wird.

Die gesamte Nahrungsaufnahme kann im Sinne einer Basalen Stimulation® mit vielfachen Sinnesanregungen verknüpft werden. Besonders bei dementen Menschen wurden in den letzten Jahren erfolgreich Ansätze mit „Fingerfood", Kochen am Bett oder Essen im Umhergehen entwickelt.

Auditive Angebote

Auditive Angebote durch Töne, Klänge, Geräusche oder Stimmen sind ein weiterer wichtiger Bereich in der Basalen Stimulation®. Viele Patienten, die scheinbar nicht ansprechbar sind, reagieren auf vertraute Geräusche. Ein solches vertrautes Geräusch kann bei neugeborenen Kindern z. B. eine Spieluhr sein, welche die Mutter sich in der Schwangerschaft auf den Bauch gelegt hat. Weiterhin kommt z. B. eine von den Eltern oder Geschwistern besprochene Kassette in Frage. Diese Möglichkeit bietet sich auch bei Erwachsenen an. Angehörige können z. B. Tonkassetten oder CDs mit vertrauten Stimmen oder Lieblingsmusik mitbringen oder eine Geschichte vorlesen. Pflegende fragen Angehörige, was der Patient zu welchen Gelegenheiten gerne gehört hat und wie er sich dann ausdrückt.

Von dem Einsatz von Kopfhörern, die der Patient nicht selbst entfernen kann, wird abgeraten, da dabei die Gefahr einer „Zwangsanregung" besteht.

Ungünstig ist ein auditives Umfeld, bei dem eine Fülle von Geräuschen, Klängen und Stimmen ungefiltert auf den Patienten einwirken. Er versinkt dann meist in einem „auditiven Rauschen", weil er einzelne Geräusche nicht mehr differenzieren kann. Es ist besser, wechselnde, aber ganz klare und eindeutige Angebote zu entwickeln. In der Pflege bedeutet schon die Ansprache und Information des Patienten eine akustische Anregung. Dabei achten die Pflegenden auf Verständlichkeit und Eindeutigkeit ihrer Worte, die sie evtl. mit Berührungen unterstützen.

Taktil-haptische Angebote

Der Mensch „begreift" seine Umwelt förmlich mit den Händen. Auch diese Informationen gehen bei Inaktivität verloren. Es gibt viele Möglichkeiten, den Patienten Objekte, die sich in Form, Größe und Oberflächenbeschaffenheit unterscheiden, in die Hand zu geben. Dies können z. B. Gegenstände wie eine Zahnbürste, eine Wärmflasche oder eine Tasse sein oder Dinge aus beruflichem oder privatem Umfeld des Patienten. Geeignet sind auch Naturobjekte, etwa ein Schwamm, ein Wollknäuel oder ein Stein. Die Pflegenden legen vorsichtig die Hände des Patienten um diese Gegenstände und vermitteln ihm so Tasteindrücke. Auch können Angehörige ein „Tastbrett" (☞ Abb. 12.11.10) mit vertrauten Materialien zusammenstellen. Mit Kindern kann ein nahezu spielerisches Entwickeln sinnvoll sein.

Visuelle Angebote

Beim langen Liegen ist der Blick zur Decke eintönig, monoton und sinnlos. Nur wenige Ereignisse finden im Blickfeld des Patienten statt, die horizontale Lage ermöglicht meist nicht das Fixieren von subjektiv bedeutsamen Gegenständen, Bildern oder Ereignissen. Gehörtes und Gesehenes fügt sich nicht zusammen, der Patient wird förmlich in eine visuelle Bewusstlosigkeit hineingedrängt.

Daher prüfen die Pflegenden das Patientenzimmer aus der Perspektive des Patienten und rücken klar strukturierte, einfache und trotzdem visuell anregende

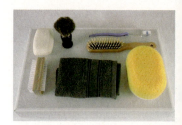

Abb. 12.11.10: Ein „Tastbrett" mit unterschiedlichen Gegenständen wie Schwamm, Handtuch, Bürsten, Rasierpinsel und Seife macht dem Patienten die tägliche Körperwäsche vertraut. [K115]

Objekte in sein Blickfeld. Sie achten darauf, wo der Blick des Patienten hängen bleibt und was vielleicht Bedeutung für ihn hat. Weil sich die Sehfähigkeit ursprünglich über die Hell-Dunkel-Wahrnehmung entwickelt, sollten die Bilder große, gut erkennbare Motive aufweisen. Ebenso ist es förderlich, wenn die Pflegenden den Patienten im Bett aufsetzen oder im Rollstuhl in eine andere Umgebung fahren, z. B. in den Aufenthaltsraum oder den Park (abhängig vom Befinden des Patienten).

Pflegeplanung

Eine basal stimulierende **Pflegeplanung** dient vor allem der Reflexion und stellt Fähigkeiten des Patienten in den Vordergrund. Sie unterstützt den Patienten in seinem Heilungsprozess und gibt damit ein ganzes Stück pflegerische Verantwortung und Einfluss an den Patienten zurück: Pflege macht nicht gesund, sondern hilft beim Gesundwerden. Die Bestimmung und Gestaltung der Gesundung – letztendlich seiner Lebenswirklichkeit – liegt in der Autonomie des Patienten selbst.

Basale Stimulation® als Bereicherung für die Pflege

Die Basale Stimulation® ermöglicht schwer beeinträchtigen Patienten eine Strukturierungshilfe in Bezug auf den eigenen Körper und zur Umwelt. Hierbei bedienen sich die Pflegenden der elementaren Wahrnehmungsmöglichkeiten des Patienten, die zumindest in Spuren auch dann noch erhalten sind, wenn kaum mehr offensichtliche Zeichen von Bewusstsein vorliegen. Besondere Bedeutung gewinnt die Schaffung eines Kontrastes von Wahrnehmbarem, Bedeutungsvollem und weniger Wichtigem. Dies erfolgt durch Berührungen, aber auch durch Gerüche, Stimmen oder Klänge.

Basale Stimulation® gibt vielen Pflegetätigkeiten einen neuen Sinn. Die Pflegenden gestalten Alltag und Umfeld der Patienten und wollen im Sinne der psychosomatischen Einheit auch die Seele des Patienten erreichen. Sie geben Signale, die aktivieren oder einfach nur Sicherheit spenden.

> Eine Bereicherung durch die basal stimulierende Pflege kann nur durch den Abschied von festgefahrenen, rein hygieneorientierten Prinzipien erreicht werden. Intuition, Kreativität, Geduld und die Bereitschaft zur engen Zusammenarbeit mit den Angehörigen sind neben der Akzeptanz des Patienten Voraussetzungen für diesen Ansatz.
>
> Die einzelnen Angebote und Reaktionen auf die Basale Stimulation® halten die Pflegenden fortlaufend in der Pflegedokumentation fest.

Literatur und Kontaktadressen

Literaturnachweis

1. Vgl. Stephan, C. u. a.: Die Problematik der klinischen Verlaufsbeurteilung von Patienten mit Apallischem Syndrom (AS) anhand von Rehabilitationsskalen – eine Überblick. In: Journal für Neurologie, Neurochirurgie und Psychiatrie 3/2004, S. 14 – 20.
2. Vgl. Zieger, A.: Der neurologisch schwertsgeschädigte Patient im Spannungsfeld zwischen Bio- und Beziehungsmedizin. In: Intensivmedizin 10/2002, S. 261 – 274.

Basale Stimulation

Bienstein, C.; Fröhlich, A.: Basale Stimulation® in der Pflege. Die Grundlagen. Kallmeyer, Seelze-Velbert 2003.

Bienstein, C.; Fröhlich, A. (Hrsg.): Bewusstlos. Verlag selbstbestimmtes Leben, Düsseldorf 1995.

Bienstein, C.; Zegelin, A.: Handbuch Pflege. Verlag selbstbestimmtes Leben, Düsseldorf 1994.

Buchholz, T. et al.: Begegnungen – Basale Stimulation® in der Pflege – Ausgesuchte Fallbeispiele. Verlag Hans Huber, Bern 2001.

Buchholz, T.; Schürenberg, A.: Lebensbegleitung alter Menschen. Verlag Hans Huber, Bern 2003.

Fröhlich, A.: Basale Stimulation in der Pflege – das Arbeitsbuch. Kallmeyer, Seelze-Velbert 2006.

Kostrzewa, S.; Kutzner, M.: Was wir noch tun können. Basale Stimulation® in der Sterbebegleitung. Verlag Hans Huber, Bern 2002.

Nydahl, P.; Bartoszek, G.: Basale Stimulation – Neue Wege in der Pflege Schwerstkranker. 4. Aufl., Urban & Fischer Verlag, München 2003.

Vertiefende Literatur ☞ 🖥

✉ Kontaktadressen

1. Internationaler Förderverein Basale Stimulation e. V., Eduard-Steinle-Straße 9, 70619 Stuttgart,
   Tel.: 07 11/47 50 63,
   Fax: 07 11/4 78 02 39,
   www.basale-stimulation.de

12.12 Schmerz

12.12.1 Physiologische Grundlagen **558**	12.12.1.5 Schmerzen in Abhängigkeit vom Lebensalter 561	12.12.3.1 Schmerzprävention 568
12.12.1.1 Schmerzformen 558	12.12.1.6 Psychische und kulturelle Einflüsse auf das Schmerzerleben 562	12.12.3.2 Medikamentöse Schmerzbehandlung....... 569
12.12.1.2 Noziception: Entstehung, Leitung und Wahrnehmung von somatischen Schmerzen 559	**12.12. 2 Beobachtungskriterien, Datenerhebung, und Dokumentation** **563**	12.12.3.3 Pflegerische Maßnahmen zur Schmerzlinderung 569
12.12.1.3 Schmerzschwelle und Schmerztoleranz 560		12.12.3.4 Information, Schulung und Beratung 571
12.12.1.4 Akuter und chronischer Schmerz 561	**12.12.3 Pflegerische Interventionen** **568**	12.12.3.5 Institutionelle Rahmenbedingungen 571
		Literatur und Kontaktadressen **572**

Fallbeispiel ☞ 🖥

> **Schmerz:** „Schmerz ist ein unangenehmes Sinnes- und Gefühlserlebnis, das mit aktueller oder potentieller *(möglicher)* Gewebeschädigung verknüpft ist oder mit Begriffen einer solchen Schädigung beschrieben wird." (Definition der *Internationalen Gesellschaft zum Studium des Schmerzes*) (📖 1)
>
> „Schmerz ist das, was der Betroffene über die Schmerzen mitteilt, er ist vorhanden, wenn der Betroffene sagt, dass er Schmerzen hat." (📖 2)

Schmerzen sind seit jeher Wegbegleiter

des Menschen. Auf Schritt und Tritt begegnet der Schmerz allen, die im medizinischen Bereich tätig sind. Aber obwohl Schmerz ein allgegenwärtiges Phänomen ist, entzieht er sich einfachen und eindeutigen Definitionen.

Was ist Schmerz?

Schmerz besitzt hauptsächlich drei Komponenten:

► Sensorisch-diskriminative Komponente (Wie nimmt der Mensch den Schmerz wahr?)
► Kognitiv-evaluative Komponente (Wie bewertet der Mensch den Schmerz vernunftmäßig?)

► Affektiv-motivationale Komponente (Wie erlebt der Mensch den Schmerz gefühlsmäßig?)

Die rein physiologische *Sinneswahrnehmung*, dass der Körper Schaden nimmt oder zu nehmen droht, ist Bestandteil der **sensorisch-diskriminativen** Komponente. Schmerz führt zu körperlichen Reaktionen mit dem Ziel, den Schaden zu vermeiden oder wenigstens zu vermindern. Ist die Schmerzwahrnehmung gestört, etwa bei einer diabetischen Neuropathie, kann aus einer kleinen Hautverletzung eine bedrohliche Entzündung werden, weil die „banale" Wunde nicht bemerkt und versorgt wurde.

12 Beobachten, Beurteilen und Intervenieren

> Schmerzen sind lebensnotwendige Alarmgeber zum Selbstschutz des Organismus.

Die einfache funktionale Betrachtung des Schmerzes als sinnvolles biologisches Warnsignal wird aber der Komplexität des Schmerzerlebens nicht gerecht. Gleiche periphere Schmerzreize können bei verschiedenen Menschen zu ganz unterschiedlichen Schmerzen führen, und selbst ein und derselbe Patient kann gleiche Schmerzreize in verschiedenen Situationen ganz unterschiedlich erleben. Die klinische Erfahrung zeigt außerdem, dass Schmerzen auch ohne drohende Gewebsschäden auftreten können. Zur Sinneswahrnehmung treten **affektiv-motivationale** Anteile: Mit welchen Gefühlen wird der Schmerz verbunden? Ist er quälend, bedrückend oder macht er Angst? Und wie wird er rational bewertet: Ist er gefährlich, wichtig, nebensächlich und verstehe ich seine Ursache (**kognitiv-evaluative Komponente**)?

Schmerz ist ein *psycho-physisches Erlebnis,* in das zahlreiche biologische und nichtbiologische Faktoren, z.B. persönliche Schmerzerfahrungen oder sozialer, ökonomischer und kultureller Hintergrund, einfließen. In seiner Intensität kann Schmerz von milden Formen bis zum schwersten Leiden variieren. Als subjektive Erfahrung ist Schmerz nur bedingt mitteilbar.

Schmerzfolgen

Schmerzen haben – trotz ihrer biologisch zunächst sinnvollen Funktion – für die Betroffenen zahlreiche negative Folgen. Auf physiologischer Ebene können durch Schmerz ausgelöste Stressreaktionen wie Blutdruckanstieg oder Anstieg der Herzfrequenz den Patienten gefährden und auch die Behandlung der Schmerzursache erschweren. Schmerzbedingte Immobilisation steigert das Risiko für Komplikationen und Folgeprobleme. So kann es z.B. zu Atemwegsinfektionen, tiefen Venenthrombosen sowie zu Muskelatrophie und Abnahme der Knochendichte kommen.

Schmerzen können außerdem zur Sensibilisierung und Ausbildung eines **Schmerzgedächtnisses** führen. Die Empfindlichkeit für zukünftige Schmerzreize steigt an.

Insbesondere chronische Schmerzen verändern den Tagesablauf und schränken die Lebensqualität und langfristige Lebensplanung der Patienten wie auch ihrer Angehörigen erheblich ein, oft führt der chronische Schmerz zu Schlafstörungen, Erschöpfung und Depressionen. Unzureichende Behandlung führt die Patienten auf der Suche nach Hilfe nicht selten zu zahlreichen verschiedenen Ärzten („Doctor-Hopping"), meist ohne dass eine durchgreifende Besserung der Beschwerden erreicht wird. Es kommt auch zu sinnlosen Operationen. Mittel- und langfristig entstehen häufig zusätzliche Probleme mit Freunden und Familie sowie am Arbeitsplatz, die ihrerseits wiederum schmerzverstärkend wirken können.

Problemfeld Schmerzbehandlung

Schmerzen sind nicht etwa eine Ausnahmeerscheinung, sondern ein häufiges Problem: Ein Ergebnis des Bundesgesundheitssurveys (1998) war, dass in Deutschland über 40% Prozent aller Frauen innerhalb einer Woche an mäßigen Schmerzen leiden. Mehr als 13% haben im gleichen Zeitraum sogar mit starken Schmerzen zu kämpfen. Bei Männern lag der entsprechende Anteil etwas niedriger. (📖 3)

Bei einer Erhebung in einem deutschen Universitätsklinikum litten 63% der befragten Patienten unter Schmerzen während der vergangenen 24 Std. Über ein Drittel dieser Patienten hatte sogar starke Schmerzen. Ebenfalls ein Drittel hatten bereits seit mehr als sechs Monaten Schmerzen. (📖 4) In Altersheimen sind Schmerzen ein Faktor, der zu starken Einschränkungen in den Aktivitäten des täglichen Lebens führt. Außerdem begünstigen Schmerzen besonders bei alten Menschen Bettlägerigkeit (☞ 12.8.5.6) und den Eintritt von Pflegebedürftigkeit.

Ausreichende Schmerzbehandlung ist nicht nur ethisch geboten, um den Patienten Leid zu ersparen. Sie ist auch medizinisch notwendig, um gute Behandlungsergebnisse zu erzielen. Unzureichend behandelte Schmerzen führen zu hohen Folgekosten, da sie die Verweildauer im Krankenhaus verlängern und Grund für schnelle Wiedereinweisungen und Arbeitsunfähigkeit sind.

Patientenzentrierter Therapieansatz – Herausforderung an die Pflege

Weil besonders chronischer Schmerz vielschichtig ist, erfordert er einen umfassenden Behandlungsansatz, der oft als „patientenzentriert" bezeichnet wird. Ein solcher Ansatz stützt sich nicht nur auf eine Therapieform, sondern ruht auf mehreren Säulen:

► Basis der Schmerzbehandlung ist die medikamentöse Therapie
► Information, Anleitung und Beratung ermöglichen es dem Patienten, seine Schmerzen zu verstehen und Strategien zu entwickeln, sie zu bewältigen
► Durch Aktivitätstraining wird der verbliebene Spielraum des Patienten ausgeweitet
► Die Einbeziehung von Angehörigen des Patienten soll das soziale Umfeld so verbessern, dass die Familie nicht zwischen übertriebener Fürsorge, Resignation, Unwillen und Ungeduld pendelt.

Neben den ärztlichen Möglichkeiten, gehören auch nicht-medikamentöse Behandlungsansätze aus dem Bereich der Physiotherapie, der Psychologie und auch der Pflege zur Schmerztherapie. Eine enge Abstimmung aller beteiligten Berufsgruppen ist unbedingt erforderlich.

Nach Vorbildern aus dem Ausland, gibt es auch in Deutschland Möglichkeiten, sich im Bereich des pflegerischen Schmerzmanagements weiterzubilden. Ein eigenes Curriculum hierfür hat die Arbeitsgruppe „Pflege" der Deutschen Gesellschaft zum Studium des Schmerzes erarbeitet und bietet Kurse zum „algesiologischen Fachassistenz" an. Einen etwas anderen Ansatz verfolgt die Fortbildung zur „Pain Nurse" des Weiterbildungszentrums am Klinikum Nürnberg, die Pflegende dazu befähigen soll, eine Schlüsselstellung in der Versorgung von Menschen mit Schmerzen einzunehmen. (✉ 1)

> Ziele der Schmerztherapie sind die größtmögliche Minderung der Schmerzintensität oder Beseitigung des Schmerzes sowie eine Verbesserung von Befinden, Funktion und Schlafqualität. Ein weiteres wichtiges Ziel ist es, dem Entstehen von Schmerzen vorzubeugen.

12.12.1 Physiologische Grundlagen

12.12.1.1 Schmerzformen

Schmerzen können grundsätzlich anhand der ihnen zugrunde liegenden Pathologie in nozizeptive Schmerzen und neuropathische Schmerzen unterschieden werden.

Noziceptiver Schmerz		Neuropathischer Schmerz	
Normale Verarbeitung von Reizen, die durch die Schädigung verschiedener Köpergewebe entstanden sind		Abnormale Verarbeitung von Reizen aus dem peripheren und zentralen Nervensystem	
Somatischer Schmerz	**Viszeraler Schmerz**	**Zentraler neuropathischer Schmerz**	**Peripherer neuropathischer Schmerz**
▸ Stammt aus Knochen, Gelenken, Haut oder Bindegewebe ▸ Normalerweise gut lokalisierbar	▸ Stammen von inneren Organen ▸ Oft schlecht lokalisierbar	Beispielsweise Phantomschmerzen oder ZNS-Schädigungen, etwa nach einem Schlaganfall (☞ 33.5). Auch Fehlregulationen des sympathischen Nervensystems können eine Ursache sein.	Ursache sind Polyneuropathien (z. B. aufgrund von Diabetes oder Alkoholmissbrauch ☞ 33.10.1) oder Mononeuropathien (z. B. aufgrund von Nervenkompressionen oder Trigeminusneuralgie ☞ 33.11.3)

Tab. 12.12.1: Schmerzen lassen sich in eine noziceptive und eine neuropathische Form unterscheiden. (🕮 5)

Nozizeptiver Schmerz

Nozizeptive Schmerzen entstehen in den „peripheren" Körpergeweben. Man unterscheidet zwischen somatischen Schmerzen und viszeralen Schmerzen.

Schäden an Haut, Muskeln, Knochen, Gelenken und Bindegewebe führen zum **somatischen Schmerz.** Dabei unterscheidet man den **Oberflächenschmerz,** der in der Haut entsteht, vom **Tiefenschmerz,** der von Muskeln, Gelenken, Knochen und Bindegewebe ausgeht.

Der Oberflächenschmerz wiederum hat zwei Anteile: Als erstes empfindet man einen kurzen, hellen, scharfen, gut lokalisierbaren **1. Oberflächenschmerz.** Nach kurzer Pause folgt der **2. Oberflächenschmerz,** ein diffuser, dumpfer oder brennender Schmerz, der nur langsam abklingt.

Betroffene benutzen häufig Worte wie scharf oder pulsierend, um ihren Schmerz zu beschreiben.

Viszerale Schmerzen *(Eingeweideschmerzen)* sind Schmerzen aus den inneren Organen. Der viszerale Schmerz entsteht z. B. durch Dehnung von Hohlorganen, Spasmen von glatter Muskulatur, Durchblutungsstörungen oder Entzündungen.

Diese Art von Schmerz wird häufig als krampfartig oder dumpf beschrieben, z. B. bei Magenscherzen oder Koliken.

Neuropathischer Schmerz

Beim **neuropathischen Schmerz** führen Nervenschäden zu einer pathologischen Reizverarbeitung. Neuropathische Schmerzen werden oft als quälend, blitzartig, brennend oder einschießend beschrieben. Die Schmerzen werden so empfunden, als kämen sie aus dem Körperteil, in dem die *Nervenendigungen* liegen, obwohl die Schädigung *irgendwo* im Nervenverlauf lokalisiert ist. Man nennt diese Schmerzen auch **projizierte**

Schmerzen, da sie quasi wie ein Dia in die Körperperipherie abgebildet werden. Am bekanntesten sind die ausstrahlenden, ziehenden mononeuropathischen Schmerzen im Bein bei Bandscheibenschäden im Lendenwirbelsäulenbereich (☞ 33.10.2) und die Neuralgien (☞ 33.11.3). Auch periphere Polyneuropathien, z. B. aufgrund eines Diabetes, oder zentrale Schmerzen, z. B. nach einem Schlaganfall, gehören zu dieser Art von Schmerzen. Meist verwenden Betroffene Worte wie brennend, blitzartig, elektrisierend oder einschießend, um die Schmerzen zu beschreiben.

Somatoforme Schmerzstörungen

Bei manchen Betroffenen mit stärksten chronischen Schmerzen, lässt sich auch bei gründlicher Diagnostik, keine körperliche Ursache für den Schmerz finden, die das Ausmaß der Symptome hinreichend erklärt. Die Patienten leiden über Monate oder Jahre unter Schmerzen, oft in wechselnden Körperregionen und mit veränderlichem Schmerzcharakter. Meist liegt der Schmerzbeginn vor dem 35. Lebensjahr, oft steht ein stark belastendes Lebensereignis am Anfang der Beschwerden. Die Schmerzen werden als „schrecklich", „vernichtend" oder „unerträglich" beschrieben. Vielfach haben die Patienten bereits viele unangenehme Untersuchungen, vergebliche Behandlungsversuche und Arztwechsel hinter sich. Die Kranken sind in ihrem täglichen Leben stark beeinträchtigt und depressive Symptome sind häufig. Man bezeichnet dieses Krankheitsbild als **somatoforme Schmerzstörung.** Die Diagnose darf nur als Ausschlussdiagnose gestellt werden, d.h., alle anderen möglichen Ursachen für Schmerzen müssen diagnostisch ausgeschlossen worden sein.

Die Behandlung ist schwierig. Einer Theo-

rie zufolge sind somatoforme Schmerzstörungen Folgen gestörter Schmerzverarbeitungsprozesse. Ursache könnten traumatische Erlebnisse sein. Entsprechend bilden psychosomatische und psychotherapeutische Behandlungsansätze neben Alltags- und Stressbewältigungsprogrammen einen Schwerpunkt im multidisziplinären Behandlungsansatz.

12.12.1.2 Nozizeption: Entstehung, Leitung und Wahrnehmung von somatischen Schmerzen

Der grundlegende Mechanismus des somatischen Schmerzes, die Nozizeption gliedert sich in vier Phasen:
▸ Transduktion
▸ Transmission
▸ Schmerzwahrnehmung
▸ Modulation.

Transduktion – die Schmerzentstehung

Schmerzen entstehen, wenn es zu einer Gewebeschädigung, etwa durch mechanische (z. B. ein Schnitt oder Tumorwachstum), chemische (z. B. Übersäuerung) oder physikalische (z. B. Verbrennung) Einflüsse kommt. Durch solche Reize *(Noxen)* werden in der Zelle chemische Botenstoffe ausgeschüttet, die Schmerzmediatoren. Dazu gehören Histamin, Serotonin, Prostaglandine und Kinine. Diese Stoffe sensibilisieren und steigern die Empfindlichkeit der im Gewebe befindlichen Schmerzrezeptoren, der Nozizeptoren. Nozizeptoren kommen in fast allen Geweben vor, z. B. in Haut, Muskeln, inneren Organen und Blutgefäßen. Allerdings unterscheidet sich ihre Anzahl an verschiedenen Körperstellen. Ist der schädigende Reiz stark genug und wurde eine ausreichende Menge an Botenstoffen ausgeschüttet, entsteht im

12 Beobachten, Beurteilen und Intervenieren

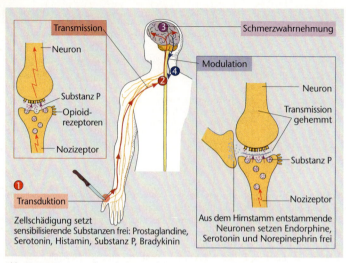

Abb. 12.12.2: Die vier grundlegenden Prozesse der Nozizeption: 1. Transduktion, 2. Transmission, 3. Schmerzwahrnehmung und 4. Modulation. [A400-190]

Schmerzrezeptor schließlich ein Aktionspotenzial (☞ Abb. 12.12.2; 1). Ein Aktionspotential entsteht nach dem Alles-oder-Nichts-Prinzip und ist mit kurzen, blitzartigen elektrischen Impulsen vergleichbar.

> Schmerzrezeptoren zeigen keine **Adaptation** *(Gewöhnung)*. Ein schmerzhafter Reiz wird also auch nach längerer Zeit in gleicher oder – wegen der Wirkung der Prostaglandine – sogar in zunehmender Heftigkeit wahrgenommen.

Transmission – die Schmerzleitung

Die **Schmerzleitung** erfolgt in drei Phasen. Zunächst wird das aufgrund des schädigenden Reizes entstandene Aktionspotenzial entlang der Bahn des Schmerzrezeptors weitergeleitet bis ins Rückenmark. Dort endet der Nozizeptor. In der zweiten Phase der Transmission wird der Schmerzreiz vom Nozizeptor auf Neurone im Dorsalhorn des Rückenmarks übertragen. Das bedeutet, dass der Schmerzreiz das periphere Nervensystem verlässt und nun im zentralen Nervensystem weiter verarbeitet wird. Als Neurotransmitter (Übertragerstoffe des Nervensystems) werden **Substanz P** und Glutamat ausgeschüttet. Über Opioidrezeptoren am Nozizeptor kann die Menge der ausgeschütteten Botenstoffe beeinflusst werden. Hier setzen zum Beispiel opioid-

haltige Schmerzmittel an. Die Erregung gelangt dann unter anderem über die Vorderseitenstrangbahn des Rückenmarks zum Thalamus. In einer dritten Phase dient der Thalamus als Verteilerstation: Von dort wird der Schmerzreiz weitergeleitet zu unterschiedlichen Regionen in der Großhirnrinde (☞ Abb. 12.12.2; 2).

Schmerzwahrnehmung

Jetzt erst dringt der Schmerz ins Bewusstsein. Die begleitenden Gefühlsqualitäten – Angst, Panik, Aufregung, Ekel, selten einmal auch Freude – werden aus verschiedenen Gebieten der Großhirnrinde „beigesteuert", ebenso die Bewertung des Schmerzes z. B. als harmlos oder bedrohlich. Welche Gehirnareale genau welche Rolle spielen, ist nach wie vor nicht restlos geklärt (☞ Abb. 12.12.2; 3).

Modulation – die körpereigene Schmerzbeeinflussung

Neben Transduktion, Transmission und Schmerzwahrnehmung, ist die **Modulation** von Schmerzen ein zentraler Bestandteil der Schmerzphysiologie.

Beim absteigenden Hemmsystem schüttet der Körper eigene schmerzreduzierende Stoffe, die Endorphine, im Rückenmark aus, die an die Opioidrezeptoren binden und so die Transmission dämpfen. Vermittelt wird dieser Mechanismus durch Bahnen, die vom Thalamus ins Rückenmark absteigen. Solche Regulationsmöglichkeiten sind sinnvoll, damit

Schmerzreize nicht zur Unterbrechung lebensnotwendiger Handlungsabläufe (z. B. Fluchtreaktionen) führen (☞ Abb. 12.12.2; 4).

Bei der **segmentalen Hemmung** wird die Umschaltung von einem schmerzleitenden Neuron auf das nächste im Rückenmark durch zwischengeschaltete Nervenzellen, die *Interneurone,* gehemmt.

Auch physikalische Maßnahmen, wie die Anwendung von Wärme oder Massagen, kognitive Interventionen, wie Ablenkung, Entspannung oder emotionale Zuwendung, können Schmerzen lindern. Noch weiß man nicht in jedem Fall, welcher physiologische Mechanismus hinter dieser Schmerzdämpfung steht. Theoretisch erklärt wird jedoch das Spektrum der Maßnahmen durch die von *Melzack* und *Wall* im Jahr 1965 entwickelte **Gate-Control-Theorie** (🕮 6), die im Laufe der Jahre einige Anpassungen erfahren hat.

Nach diesem Modell bildet ein neuronaler Mechanismus im Rückenmark gewissermaßen ein Tor (engl. „gate"), das die Schmerzreize passieren müssen, um ins Gehirn zu gelangen. Verschiedene Einflüsse können dieses Tor entweder öffnen (die Schmerzwahrnehmung wird verstärkt) oder schließen (die Schmerzwahrnehmung wird gedämpft). Der Umfang der Reize die ins Gehirn gelangen, hängt von der „Breite" des Tores ab. Zusätzliche, weniger unangenehme Reize können, nach dieser Vorstellung, die Schmerzreize verdrängen und somit den Schmerz ausschalten. Die Gate-Control-Theorie hat trotz einiger Schwächen nach wie vor einen wichtigen Stellenwert in der Schmerzforschung. Nicht zuletzt kann durch sie die Wirksamkeit vieler nichtmedikamentöser (☞ 12.12.3.3), auch pflegerischer Maßnahmen erklärt werden. Sie verdeutlicht darüber hinaus, welchen Spielraum die Patienten selbst im Umgang mit ihren Schmerzen haben.

12.12.1.3 Schmerzschwelle und Schmerztoleranz

> **Schmerzschwelle:** Der Punkt, ab dem ein Reiz als schmerzhaft wahrgenommen wird.
>
> **Schmerztoleranz:** Der Punkt, bis zu dem eine Person bereit ist, Schmerzen auszuhalten.

Zur Verdeutlichung, kann man daran denken, wie es ist, einen heißen Topf von der

560

Herdplatte zu nehmen: Zunächst empfindet man den Griff des Topfes zwar als heiß, empfindet aber noch keinen Schmerz. Wenn der Topf heißer wird, kommt der Punkt, an dem die Berührung des Topfes als schmerzhaft erlebt wird: die **Schmerzschwelle**. Noch kann man den Topf trotz Schmerzen anfassen. Wird er aber noch heißer, lässt man den Topf in jedem Fall los, weil der Schmerz unerträglich ist: die **Schmerztoleranz** ist erreicht.

Schmerzschwelle und **Schmerztoleranz** können sich von Mensch zu Mensch erheblich unterscheiden. Auch alters- und z. T. krankheitsabhängige Veränderungen lassen sich beobachten. Je nach Situation werden Schmerzen auch von derselben Person oft unterschiedlich toleriert. Wiederholte Schmerzen können zu einer Absenkung der Schmerzschwelle und zu einer verminderten Schmerztoleranz führen.

12.12.1.4 Akuter und chronischer Schmerz

Akuter Schmerz

Der **akute Schmerz** ist ein Warnsignal des Körpers. Er geht meist auf eine fassbare Gewebeschädigung zurück. Der Betroffene kann den akuten Schmerz in der Regel gut lokalisieren, wobei die Schmerzlokalisation oft dem Ort der Schädigung entspricht.

> **Vorsicht**
> Der plötzlich auftretende Schmerz ist ein Alarmzeichen. Akute Schmerzereignisse deshalb nicht nur in der Krankenakte dokumentieren, sondern unverzüglich den Arzt informieren.

Wichtig ist bei akuten Schmerzen, die Ursache zu finden und diese gezielt zu behandeln. Trotzdem können auch akute Schmerzen meist schon vor Abschluss der Diagnostik mit Schmerzmitteln behandelt werden. Die Schmerzlinderung kann für die Diagnosestellung sogar von Vorteil sein, da der Patient besser kooperieren und Auskunft geben kann, wenn seine Schmerzen gelindert sind.

Chronischer Schmerz

Von **chronischen Schmerzen** spricht man, wenn die Schmerzen über einen längeren Zeitraum andauern, als der Körper üblicherweise für die Heilung einer bestimmten Schädigung bräuchte. Im Allgemeinen werden Schmerzen, die länger als drei Monate andauern, als chronische Schmerzen bezeichnet. Chronische Schmerzen können ständig vorhanden sein oder chronisch-intermittierend auftreten, z. B. bei körperlicher Belastung.

Chronische Schmerzen können weiter in *maligne* und *nicht-maligne Schmerzen* unterschieden werden. Von **malignen Schmerzen** oder Tumorschmerzen spricht man, wenn die Ursache in einer bösartigen Neubildung („Krebs") liegt. Die Behandlung stützt sich weitgehend auf starke Schmerzmittel, berücksichtigt aber auch das aus der Palliativversorgung stammende Konzept des **„Totalen Schmerzes"**. Damit ist gemeint, dass Schmerzen neben ihrer körperlichen Komponente, auch psychische, emotionale, soziale und spirituelle Anteile haben, die sich gegenseitig beeinflussen und sowohl verstärken als auch mildern können. Mehr zum Tumorschmerz in Kapitel 22.4.5.

Chronisch nicht-malignen Schmerzen liegen andere Ursachen zugrunde. Oft gehen chronisch-degenerative Erkrankungen, z. B. Arthritis oder Arthrose, mit Schmerzen einher. Mit Zunahme dieser Erkrankungen, wächst auch die Bedeutung chronisch nicht-maligner Schmerzen. Dennoch erklärt die zugrunde liegende Funktionsstörung den Schmerz oft nicht allein. Denn während akuter Schmerz eine Warnfunktion erfüllt, hat insbesondere der chronisch nicht-maligne Schmerz diese Funktion weitgehend verloren. Er kann sich zu einer eigenständigen Krankheit entwickeln, die keine erkennbare körperliche Ursache (mehr) hat. Ein Beispiel hierfür sind die weit verbreiteten Rückenschmerzen. Tab. 12.3 gibt einen Überblick über die in diesem Buch behandelten **Schmerzsyndrome**. Chronischer Schmerz geht fast immer aus einem akuten Schmerz hervor, der nicht angemessen behandelt wurde.

Therapiekonzepte bei chronisch nicht-malignen Schmerzen sehen in aller Regel neben der Behandlung mit Medikamenten auch die Schulung der Patienten und psychologische Ansätze vor, ergänzt durch physiotherapeutische Komponenten und Entspannungs- bzw. Ablenkungsübungen („multimodale Schmerztherapie"). Die Einschaltung spezialisierter Schmerztherapeuten ist sinnvoll. Wird dieses umfassende Konzept nicht berücksichtigt, verlieren viele Betroffene den Glauben an sich und an die Therapeuten, weil ihre Schmerzen keine Besserung erfahren. Dadurch kann es z. B. zu depressiven Stimmungen kommen. Auch die Arbeitsfähigkeit oder die Wahrnehmung familiärer Rollen und Aufgaben kann dauerhaft eingeschränkt sein. Wichtiges Ziel ist deshalb die Stärkung der Kompetenzen des Betroffenen, für sich zu sorgen und seinen Alltag meistern zu können.

12.12.1.5 Schmerzen in Abhängigkeit vom Lebensalter

Schmerzen bei Kindern

Kinder leiden weit häufiger an Schmerzen, als allgemein geglaubt wird. Bis zu einem Drittel aller Kinder und Jugendlichen im Alter zwischen 3 und 20 Jahren berichten sogar über chronische Schmerzen. ([7]) Schwer erkrankte Kinder im Krankenhaus oder in der häuslichen Kinderkrankenpflege sind besonders betroffen, z. B. durch Tumorerkrankungen, vor allem aber durch diagnostische und therapeutische Eingriffe, angefangen von Blutentnahmen bis hin zu großen Operationen. Der früher weit verbreitete

Erkrankung/Schmerzsyndrom	Details ☞
Kopfschmerzerkrankungen	33.11.1, 33.11.2
Neuralgien, z. B. Trigeminusneuralgie	33.11.3
Phantom- und Stumpfschmerz	25.7
Somatoforme Schmerzstörungen	12.12.1.1
Rückenschmerzen, Schmerzen bei Bandscheibenerkrankung	33.10.2
Schmerzen bei Arthrose	24.10
Schmerzen bei Herpes zoster	26.6.8
Schmerzen bei Polyneuropathien	33.10.1
Schmerzen bei Rheuma	23.3.1

Tab. 12.12.3: Schmerzsyndrome und Erkrankungen, die mit chronischen Schmerzen einhergehen können.

Mythos, dass Kinder weit weniger unter Schmerzen leiden als Erwachsene, gilt als widerlegt. Bei **Frühgeborenen** scheint sogar das Gegenteil möglich. Da die körpereigene Schmerzhemmung noch nicht voll ausgeprägt ist, werden Schmerzen möglicherweise sogar verstärkt wahrgenommen. Wie bei Erwachsenen auch, sind nicht ausreichend gelinderte akute Schmerzen ein bedeutender Faktor für die Entstehung von chronischen Schmerzen. Auch schon im frühesten Alter kann sich ein **Schmerzgedächtnis** ausbilden.

Kinder übertreiben in der Regel ihre Schmerzen nicht und denken sie sich auch nicht aus, um andere zu manipulieren. Wie bei Erwachsenen auch, stellen bei Kindern Schmerzen ein Zusammenspiel aus körperlichen, psychischen und sozialen Faktoren dar. So wirkt sich die Anwesenheit der Eltern positiv, die beängstigende Umgebung einer Intensivstation negativ aus.

Schmerzen bei alten Menschen

Alte Menschen leiden ebenso unter Schmerzen wie jüngere. Mit dem Altern gehen allerdings einige Veränderungen einher, deren Ursachen und Bedeutung für das Schmerzerleben nicht restlos geklärt sind. Physiologisch gesichert ist, dass die Leitgeschwindigkeit der Nervenbahnen, und damit auch der Nozizeptoren, mit dem Alter leicht abnimmt.

Psychologisch haben sich ältere Menschen eher an Verluste und Einschränkungen ihrer Leistungsfähigkeit gewöhnt. Alte Menschen pflegen in sozialer Hinsicht außerdem eher Zurückhaltung als jüngere Menschen: Das eigene Leid soll anderen nicht „zur Last" fallen. Oft sehen sie Schmerzen als „logische" Folge des Alterns an und arrangieren sich besonders bei langsamer Zunahme der Schmerzintensität mit Einschränkungen ihrer Lebensqualität. Häufig fällt es ihnen schwer, über ihre Schmerzen zu reden, oder sie nehmen an, Ärzte und Pflegende wüssten über ihre Schmerzen Bescheid, auch ohne dass sie davon sprechen. Die Erinnerung an Schmerzen verschwindet, selbst wenn sie nur Stunden oder Tage zurückliegen, sobald kognitive Veränderungen, z. B. eine Demenz, den Menschen betreffen.

Die Auswirkungen dieser Faktoren auf das Schmerzerleben sind nicht abschließend geklärt. Aus verschiedenen Experimenten kann man jedoch schließen, dass sich mit dem Alter die *Schmerzschwelle* leicht erhöht, während die *Schmerztoleranz* eher sinkt. Daraus ergeben sich verschiedene Konsequenzen. Aufgrund der erhöhten Schmerzschwelle kann der Schmerz als Warnzeichen einer schweren Erkrankung in der Hintergrund treten: „Stille" Herzinfarkte sind ein Beispiel hierfür oder lange unterschätzte Bauchschmerzen („akutes Abdomen"). Eine erhöhte Sensibilität für Schmerzberichte alter Menschen kann unter Umständen Leben retten. Die herabgesetzte Schmerztoleranz bedeutet gleichzeitig, dass der Spielraum für die Schmerztherapie enger wird: Schmerzspitzen müssen sorgfältiger abgefangen werden und ein rasches Handeln bei akuten Schmerzen ist unbedingt geboten. Mehr noch als bei allen anderen Patienten gilt, dass Ärzte und Pflegende gezielt nach Schmerzen fragen müssen, weil alte Menschen von sich aus häufig nicht darüber berichten.

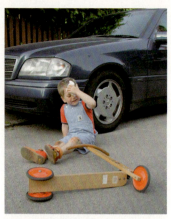

Abb. 12.12.4: Kleine Kinder äußern ihre Schmerzen noch ungezwungen. Geschlechterspezifische Erziehung mit Ermahnungen wie „Ein Indianer kennt keine Schmerzen" oder „Ein Junge weint doch nicht" verändert häufig das Verhalten der Kinder bei Schmerzen. [M294]

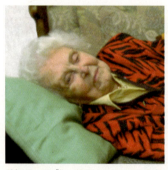

Abb. 12.12.5: Ältere Menschen versuchen häufig, sich ihre Schmerzen nicht anmerken zu lassen. [K115]

Als gesichert ist anzunehmen, dass die Prävalenz *(Häufigkeit)* von Schmerzen mit dem Alter ansteigt. Häufigste Ursachen sind Erkrankungen des Stütz- und Bewegungsapparates und Neuropathien. Auch Unfälle und, in geringerem Maß, Tumoren spielen eine Rolle. Alte Menschen sind jedoch deutlich seltener als jüngere von Kopfschmerzen und Migräne betroffen.

Die Versorgung mit Schmerzmitteln und der Zugang zu einer qualifizierten Schmerztherapie, etwa bei chronischen Schmerzen, sind für alte Menschen oft erschwert, weil z. B. Einschränkungen der Kognition oder Mobilität das Aufsuchen einer Schmerzambulanz oder die Teilnahme an einem multimodalen Gruppenprogramm erschweren. Spezialisierte Angebote für alte Menschen sind sehr selten.

Auch *demenziell erkrankte Menschen* empfinden Schmerzen und bedürfen einer angemessenen Schmerztherapie. Besonders die *Schmerzerkennung* und *-einschätzung* (☞ 12.12.2.2) sind bei ihnen sehr erschwert, was leicht zu einer Unterversorgung mit Schmerzmitteln führt.

12.12.1.6 Psychische und kulturelle Einflüsse auf das Schmerzerleben

Psychische Einflüsse

Aus der psychologischen Forschung sind viele Einflüsse auf das bewusste Schmerzerleben bekannt. *Schmerzverstärkende Faktoren* sind z. B. Angst, Einsamkeit, Abhängigkeit, Sorgen oder Depressionen. Dagegen wirken ein Gefühl der Sicherheit, Zuwendung sowie Verständnis durch nahe stehende Menschen, Selbstbestimmung, Hoffnung, Freude (etwa nach einer Geburt) und Ablenkung *schmerzlindernd*. Menschen, die Unangenehmes, z. B. eine Krankheit, nicht wahrhaben wollen, halten oft erhebliche Schmerzen aus. So werden selbst größere Tumoren, die „normalerweise" erhebliche Schmerzen auslösen würden, nicht „bemerkt". Auch (primäre) Depressionen können von starken Schmerzen begleitet sein.

Umgekehrt führen Schmerzen auch zu psychischen Veränderungen, besonders zu Depressionen, so dass die Differentialdiagnose gelegentlich schwierig ist.

Komplex und wenig erforscht ist der Einfluss sozialrechtlicher Faktoren auf chronische Schmerzformen. Dazu gehören z. B. Unfallentschädigungen und Erwerbsunfähigkeitsrenten. Es gibt Hinweise, dass Patienten mit Risikofaktoren für chronische Schmerzsyndrome z. B. nach Schleudertrauma eine deutlich bessere Prognose haben, wenn von Anfang an auf eine Rückkehr an den Arbeitsplatz hingearbeitet wird. Laufende Gerichtsverfahren führen zu Stress und können die Schmerzbewältigung verschlechtern.

Individuelles Schmerzkonzept

Auch die Einstellung des Einzelnen zu Schmerzen, das **individuelle Schmerzkonzept,** wirkt sich auf Schmerzwahrnehmung und den Umgang mit Schmerzen aus. Bei einer großen Zahl von Patienten hat das individuelle Schmerzkonzept zur Folge, dass sie in bestimmten Situationen damit „rechnen", Schmerzen zu haben, und dies für normal halten. Diese Patienten sprechen die Schmerzen von sich aus nicht an und äußern sie auch nicht anderweitig. Erst wenn Pflegende oder Ärzte gezielt nachfragen, wird klar, dass der Patient unter Schmerzen leidet. Auch eine in der Gesellschaft weit verbreitete, irrationale Angst vor Schmerzmitteln spielt für dieses Verhalten eine Rolle. Individuelle Vorstellungen von Schmerz lassen sich durch die Information und Beratung des Patienten beeinflussen, wobei insbesondere die Ängste, Sorgen und Befürchtungen des Betroffenen ernst genommen werden müssen.

Beispiele für individuelle Schmerzkonzepte sind:

▶ **Schmerz als Herausforderung.** Viele Menschen erwarten in bestimmten Lebenssituationen wie Operationen oder bei einer Geburt Schmerzen und stellen sich darauf ein, Schmerzen auszuhalten. Daher sind z. B. viele Patienten mit klinischen Behandlungen zufrieden, selbst wenn sie erhebliche (unnötige) Schmerzen erdulden mussten. Gelingt es Patienten nicht, so „tapfer" oder „widerstandsfähig" zu sein, wie sie es von sich verlangen, können Scham und Ärger die Kommunikation sehr erschweren

▶ **Schmerz als Schulderlebnis.** Patienten, die sich selbst die Schuld an den Schmerzen geben, nehmen Schmerz meist sehr intensiv wahr

▶ **Unverstandener Schmerz.** Wenn Schmerzen dem Patienten völlig unerklärlich sind und schicksalhaft über ihn hereingebrochen zu sein scheinen, können sie zur „Katastrophe" eskalieren. Die Patienten haben oft unmäßige

Angst vor der Zukunft und entwickeln unzureichende Bewältigungsstrategien

▶ **Schmerzakzeptanz** stellt sich oft ambivalent dar. Je nach Primärpersönlichkeit des Patienten kann Schmerzakzeptanz zu Hoffnungslosigkeit, Hilflosigkeit oder zur Übernahme einer passiven *Opferrolle* führen. Gelegentlich haben Schmerzpatienten einen hohen sekundären Krankheitsgewinn (positive Folgen einer Erkrankung), z. B. wenn sie von unangenehmen, eintönigen oder anstrengenden Arbeiten befreit werden. Andererseits ist Akzeptanz eines bei vernünftiger Gesamttherapie bestehenden, in einigen Fällen unvermeidbaren Restschmerzes Voraussetzung dafür, dass sich der Patient trotz der Schmerzen aktiv dem Leben zuwenden, seinen Interessen und der Pflege seiner Sozialkontakte nachgehen kann.

Kulturelle Schmerzkonzepte

Verschiedene Kulturen haben ein unterschiedliches Verständnis vom Schmerz und vom „angemessenen Umgang" mit ihm. Da diese **kulturellen Schmerzkonzepte** die Entwicklung des individuellen Schmerzkonzepts erheblich beeinflussen, hilft die Kenntnis der kulturellen Deutung von Schmerz, den einzelnen Patienten besser zu verstehen. Schmerzkonzepte können von Gesellschaftsschicht zu Gesellschaftsschicht unterschiedlich sein und einander widersprechen.

Ein in der mitteleuropäischen Gesellschaft verbreitetes Konzept ist etwa, dass Jungen weniger empfindlich sind (und sein dürfen) als Mädchen.

Ein anderes Konzept ist die Erwartung, dass natürliche Geburten bei gut vorbereiteten und entspannten Frauen nahezu schmerzlos verlaufen. Vor einem Jahrhundert dagegen galten Schmerzen bei der Geburt als unvermeidlich und gottgewollt. Interessanterweise haben beide Schmerzkonzepte für gebärende Frauen oft eine unzureichende Analgesie zur Folge.

Schmerz offen zuzugeben, gilt in der mitteleuropäischen Gesellschaft als Zeichen von Schwäche. In anderen Kulturen dagegen wird ein offener und extrovertierter Umgang mit Schmerzen gepflegt. Lautes, Aufmerksamkeit forderndes Klagen wird in Krankenhäusern oft negativ wahrgenommen und zum Beispiel als „Morbus mediterraneus" abqualifiziert. Dabei verhalten sich die Patienten nur so, wie es ihren kulturellen Umgangsformen entspricht. Auch wenn es allerdings schein-

bar typische Merkmale des Umgangs mit Schmerzen in bestimmten Kulturen gibt, so bestehen zwischen Patienten aus einer Kulturgruppe immer auch individuelle Unterschiede. Wichtig ist es daher, jeden einzelnen Patienten in seinen Schmerzäußerungen wahrzunehmen und ernst zu nehmen.

> Pflegende bedenken bei jedem Patienten die kulturellen Aspekte seines individuellen Umgangs mit Schmerzen und berücksichtigen dies bei der Behandlung und Pflege.

Zu den Schmerzkonzepten der medizinisch informierten Gesellschaft gehört auch, dass Schmerzen auf eine *körperliche* Krankheit hindeuten und die Behandlung am Körper anzusetzen hat. Dieses Schmerzkonzept verdrängt die psychischen und sozialen Dimensionen des Schmerzes und erschwert mehrdimensionale Therapieansätze.

Individuelle Sinnsuche

Jeder Mensch hat individuelle Überzeugungen in Bezug auf seine Schmerzen. Es hat sich gezeigt, dass es sehr wichtig ist, der eigenen Situation einen Sinn zuzuschreiben. Folgt man den Vorstellungen der Salutogenese, liegt darin ein Grund, dass Menschen z. B. trotz chronischer Schmerzen aus persönlicher Sicht eine hohe Lebensqualität erreichen können. Die Suche nach Sinn und Bedeutung von Schmerzen und Krankheit kann durch empathische Kommunikation und die Vermittlung von Wissen und Information unterstützt werden, ohne dass dem Patienten die eigenen Vorstellungen aufgezwungen werden. Auch das freie Ausüben religiöser und kultureller Riten stellt ein wichtiges, stützendes Element für kranke und von Schmerzen betroffene Menschen dar.

12.12. 2 Beobachtungskriterien, Datenerhebung und Dokumentation

Beobachtungskriterien

Folgende Aspekte sollten in jedem Fall berücksichtigt werden:

▶ **Lokalisation des Schmerzes.** Streng lokalisiert (z. B. an Wunden), diffus (z. B. Gliederschmerzen bei Grippe), ausstrahlend (z. B. in den linken Arm bei Herzinfarkt). Der Patient zeigt entweder auf die schmerzende Körperstelle oder trägt sie in einer Körperskizze ein

▸ **Stärke des Schmerzes (Schmerzintensität,** unterschieden in momentane Schmerzstärke in Ruhe, bei Bewegung oder bei tiefem Einatmen sowie stärkster, durchschnittlicher und geringster Schmerz. Um die spätere Vergleichbarkeit zu gewährleisten, sollte eine standardisierte Skala verwendet werden (☞ unten).

▸ **Qualität des Schmerzes.** Stechend (z.B. bei Pleurareizung), brennend (z.B. bei Hautabschürfungen), ziehend (z.B. bei Rückenschmerzen), klopfend (z.B. bei eitriger Entzündung), bohrend (z.B. bei einem Tumor), krampfartig (z.B. bei Nierenkolik), wehenartig (z.B. bei Menstruationsbeschwerden), beklemmend (z.B. bei Angina pectoris). Am sinnvollsten ist es, den Patienten zuerst selbst beschreiben zu lassen und bei Schwierigkeiten Auswahlmöglichkeiten anzubieten

▸ **Zeitliche Dimension.** Wann ist der Schmerz das erste Mal aufgetreten? Sind die Schmerzen zu bestimmten Tageszeiten oder im Verlauf der Woche oder des Monats schwächer oder stärker? Sind sie konstant vorhanden oder treten sie in Intervallen auf?

▸ **Verstärkende und lindernde Faktoren des Schmerzes.** Nach dem Essen (z.B. bei einem Magengeschwür), nach Anstrengung (z.B. bei Herzerkrankungen), witterungsabhängig (z.B. bei Rheuma)? Helfen Wärme, Kälte, Ablenkung oder Entspannungsverfahren?

▸ **Auswirkungen** auf das Alltagsleben. Welche Einschränkungen ergeben sich durch die Schmerzen für den Patienten oder seine Familie?

▸ **Kommunikation des Patienten:** Wie verhält sich der Patient, wenn er Schmerzen hat? Wie verändert sich seine Mimik, Gestik und Körperhaltung? Kann er sich verbal dazu äußern?

Datenerhebung

Schmerzerkennung

Häufig bleiben Schmerzen unerkannt, weil Betroffene zögern, sich mit ihren Beschwerden an Pflegende oder Ärzte zu wenden. Daher steht die **Schmerzerkennung** immer am Anfang des pflegerischen Schmerzmanagements. Erschwert wird das Erkennen von Schmerzen da-

durch, dass sie nicht direkt messbar sind und man immer auf die Mitteilung des Patienten angewiesen ist.

Daher muss bei jedem Patienten aktiv festgestellt werden, ob er im Moment oder generell Schmerzen oder schmerzbedingte Probleme hat. Dies kann mit einer einfachen Frage im Rahmen der pflegerischen Anamnese oder bei der ersten Ermittlung der Vitalzeichen erfolgen. Bei der Frage nach Schmerzen ist immer zu berücksichtigen, dass Patienten in Ruhe möglicherweise schmerzfrei sind, bei Bewegung (auch bei tiefem Durchatmen oder Husten) aber dennoch z.T. starke Schmerzen empfinden können.

Wichtig ist, dass sich die Pflegekraft der Sprache des Patienten anpasst. Manchmal ist es besser zu fragen, ob „etwas weh tut", als den (abstrakteren) Begriff „Schmerz" zu benutzen. Besonders ältere Menschen verwenden oft andere Begriffe, aber auch regionale sprachliche Besonderheiten sind zu berücksichtigen.

Schmerzeinschätzung

Hat ein Patient Schmerzen oder schmerzbedingte Probleme, schließt sich eine systematische Schmerz-Ersteinschätzung, das *Schmerzassessment* als Teil des pflegerischen Assessments an. Da Schmerz nicht direkt messbar ist, beruht die Einschätzung des Schmerzes immer auf den Mitteilungen des Patienten.

> Schmerz ist, was der Patient als Schmerz empfindet.

> **Starker, akuter Schmerz**
> Bei akut auftretenden und starken Schmerzen muss sofort der Arzt informiert werden, da sie auf eine Notfallsituation hindeuten können.

Vor der Erhebung eines ausführlichen Assessments werden akute Schmerzen soweit wie möglich gelindert, da der Patient erst dann in der Lage ist, in Ruhe über seine Schmerzen zu sprechen. Es ist möglich bereits Schmerzmittel zu geben, wenn die Ursache der Schmerzen noch nicht fest steht. Die Sorge, Schmerzmittel könnten die Diagnostik erschweren, ist zumeist unbegründet.

Die **Schmerzersteinschätzung** dient dazu, sich ein Bild über die Situation des Patienten, die Schwere der Schmerzen und die Ansatzpunkte für pflegerisches und ärztliches *Schmerzmanagement* zu

machen. Sie sind auch Basis der Verlaufskontrolle. Da die durch die Pflege ermittelten Angaben auch Grundlage für ärztliches Handeln sind, sollte mit den Ärzten eine Absprache über die Inhalte der Einschätzung getroffen werden.

Die **Dokumentation** erfolgt so, dass sie für alle Berufsgruppen nutzbar ist. Es gibt verschiedene Bögen und Formulare für die Schmerzeinschätzung.

> Die systematisch mittels entsprechender Skalen erhobene Schmerzstärke ist der wichtigste Indikator für die Schmerzsymptomatik des Patienten und den Erfolg des Schmerzmanagements.

Auch Begleitsymptome, z.B. Schwindel oder Schwellungen, sowie die bisherigen Therapien (z.B. Medikamente) können im Rahmen der Ersteinschätzung erhoben werden.

Regelmäßige Schmerzeinschätzung

Schmerzen können jederzeit neu auftreten und bekannte Schmerzen können sich in Stärke und Qualität verändern. Deshalb ist es wichtig, die Schritte Schmerzerkennung und Schmerzeinschätzung regelmäßig erneut durchzuführen.

Pflegende fragen im Rahmen eines stationären Aufenthaltes, wenigstens einmal pro Schicht (am Vormittag, am Nachmittag und zur Nacht) nach Schmerzen, unabhängig davon, ob der Patient bereits zuvor über Schmerzen berichtet hat oder nicht. Gab es Ereignisse, die wahrscheinlich Schmerzen verursacht haben, ist natürlich unmittelbar und auch mehrfach nachzufragen, z.B. nach Operationen oder anderen Eingriffen. Wenn die Schmerztherapie neu eingestellt wird, muss meist öfter nachgefragt werden, bis die richtigen Dosierungen gefunden sind. Bei Patienten mit chronischen Schmerzen, kann es sinnvoll sein, weniger häufig nachzufragen, um die Aufmerksamkeit für den Schmerz nicht zu verstärken.

Skalen zur Einschätzung der Schmerzstärke

Eindimensionale Skalen der Schmerzstärke

Eindimensionale Skalen der Schmerzstärke erfassen die Angaben des Patienten in genau festgelegter Form. So können subjektive Einflüsse bei der Schmerzerfassung verringert werden, und die

Einschätzungen verschiedener Untersucher werden besser vergleichbar. Auch der Zeitverlauf und der Therapieerfolg können besser beurteilt werden. Außerdem vereinfachen die Skalen die Dokumentation der Schmerzstärke.

Die meistgenutzten Skalen zur Messung der Schmerzstärke sind:

- **Numerische Rangskala (NRS).** Bei der bekanntesten Form der numerischen Rangskala ordnet der Patient seine Schmerzen einer Zahl zwischen 0 und 10 zu, wobei 0 für „kein Schmerz" und 10 für „stärkster vorstellbarer Schmerz" steht. Die numerische Rangskala gibt es in einer Papierversion, als Schmerzlineal (der Patient stellt einen Schieber entsprechend ein) oder in gesprochener Form („Auf einer Skala von 0 bis 10, auf der 0 für „kein Schmerz" und 10 für „stärkster vorstellbarer Schmerz" steht, welcher Zahl würden Sie Ihre Schmerzen zuordnen?"). Die numerische Rangskala ist unkompliziert und wird von den meisten Patienten ohne Probleme angenommen.
- **Visuelle Analogskala (VAS).** Die visuelle Analogskala besteht aus einer 10 cm langen, horizontalen Linie, deren eines Ende mit „keine Schmerzen", das andere mit „stärkster vorstellbarer Schmerz" markiert ist. Der Patient markiert auf der Linie die Stelle, die er der eigenen Schmerzstärke zuordnen würde. Das Ergebnis wird durch Ausmessen der Distanz zwischen dem mit „kein Schmerz" markierten Ende und der Markierung des Patienten ermittelt und dokumentiert. Auch die visuelle Analogskala gibt es in einer Papierversion und als Schmerzschieber (Abb. 12.2.6). Einige Patienten kommen mit der visuellen Analogskala nicht so gut zurecht und auch bei Patienten mit Sehbehinderungen ist sie nicht einsetzbar.
- **Verbale Rangskalen.** Der Patient ordnet seinen Schmerz festgelegten Ausdrücken wie „keine Schmerzen", „leichte Schmerzen", „mäßige Schmerzen", „starke Schmerzen", „stärkste vorstellbare Schmerzen" zu. Diese Zuordnungen sind vergleichsweise ungenau und lassen nicht zu, dass man kleinere Verbesserungen oder Verschlechterungen im Zustand des Patienten ermittelt. Allerdings werden sie von manchen Patienten sehr viel besser verstanden als NRS oder VAS.
- **Gesichterskalen** (☞ Abb. 12.12.8).

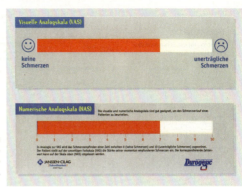

Abb. 12.2.6: Die visuelle Analogskala und die numerische Rangskala sind eindimensionale Schmerzskalen. [V174]

Mehrdimensionale Schmerzeinschätzungsinstrumte

Über die Ersteinschätzung hinaus kann der Einsatz von ausführlicheren, **mehrdimensionalen Schmerzeinschätzungsinstrumenten** sinnvoll sein, insbesondere bei chronischen Schmerzen. In Absprache mit dem Arzt können diese Instrumente auch durch Pflegende angewandt werden, die dem Patienten dabei helfen, die gestellten Fragen zu beantworten.

Verwendet werden z. B.:
- Das McGill-Pain-Questionnaire *(MPQ)*
- Der Fragebogen der DGSS *(Deutsche Gesellschaft zum Studium des Schmerzes)*
- Das Brief Pain Inventory *(BPI)*
- Die Schmerzevaluierungsskala *(SES)*
- Der Stan-Patientenfragebogen.

Besonderheiten bei Menschen mit chronischen Schmerzen

Patienten mit chronischen, manchmal nicht vollständig zu beseitigenden Schmerzen haben häufig Mechanismen entwickelt, mit denen sie sich von den Schmerzen ablenken oder sie in ihren Alltag integrieren. Häufiges Nachfragen kann dazu führen, dass diese sinnvollen Mechanismen beeinträchtigt werden und die Patienten wieder verstärkt unter Schmerzen leiden. Eine Nachfrage einmal am Tag oder noch seltener ist bei Patienten mit chronischen Schmerzen oft ausreichend. Das therapeutische Team trifft eine genaue Absprache darüber.

Schmerztagebuch

Menschen mit chronischen Schmerzen führen häufig ein **Schmerztagebuch**. Darin dokumentiert der Patient selbst seine Schmerzstärke, lindernde und verstärkende Faktoren, die eingenommenen Medikamente sowie weitere Angaben. Es dient dazu, Informationen für die Optimierung der Therapie zu sammeln und dem Patienten einen bewussteren Umgang mit seinen Schmerzen zu ermöglichen.

Schmerzeinschätzung bei alten Menschen

Da **alte Menschen** weniger häufig von sich aus über Schmerzen sprechen, ist ein gezieltes Nachfragen durch die Pflegenden sehr wichtig. Pflegende achten exakt auf eher untypische Schmerzbezeichnungen. Ältere Menschen sprechen oft statt von Schmerzen von „Ziehen", von „Wehtun" oder auch davon, dass ihnen „nicht wohl" ist. Pflegende verwenden beim Erfragen von Schmerzen Begriffe, die dem Patienten geläufig sind. Für die Auswahl der für den Patienten bestgeeigneten Schmerzskala und deren Erklärung sollte zu Beginn etwas mehr Zeit eingeplant werden, als bei jüngeren Menschen. Auch für die Antwort benötigen manche ältere Menschen etwas länger als jüngere. Eine langsame und deutliche, gut artikulierte Sprechweise ist besonders dann erforderlich, wenn Einschränkungen des Hörvermögens bestehen. Zu prüfen ist auch, ob die Sehstärke des Patienten den selbstständigen Umgang mit Skalen und Schmerztagebuch erlaubt. Auch bei alten Menschen gilt: Die Selbstauskunft hat immer Vorrang vor der Fremdeinschätzung. Bei der Anwendung des VAS (☞ oben) fällt auf, dass Ältere oft mit einer horizontalen Anordnung, etwa in der Art eines Thermometers, besser zu Recht kommen als mit der vertikalen Anordnung.

Schmerzeinschätzung bei Menschen mit Demenz

Demenzen erschweren die Einholung der Selbstauskunft des Patienten zu mög-

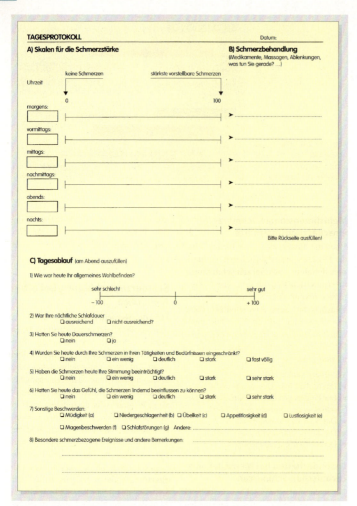

Abb. 12.12.7: Tagesprotokoll aus dem Heidelberger Schmerztagebuch. [W187]

▶ Gesichtsausdruck (z. B. Stirnrunzeln, geschlossene oder zusammengekniffene Augen, Grimassen)
▶ Lautäußerungen (z. B. Stöhnen, Jammern, Rufen, Bitten um Hilfe)
▶ Köperbewegungen (z. B. steife Körperhaltung, veränderte Haltung oder Mobilität)
▶ Veränderungen der zwischenmenschlichen Interaktion (z. B. Aggressivität, verminderte soziale Interaktion, Rückzug)
▶ Veränderungen der Aktivitäten oder Gewohnheiten (veränderter Appetit, Nahrungsverweigerung, verlängerte Ruhephasen usw.)
▶ Veränderungen des mentalen Status (z. B. Weinen, verstärkte Verwirrtheit, Reizbarkeit).

Physiologische Messungen (z. B. Puls, Blutdruck) sind bei der Beurteilung der Schmerzen eines Patienten unzuverlässig. Als Hilfestellung für die Pflegenden liegen zwei deutsche Fassungen internationaler Einschätzungsbögen für Schmerzen bei Menschen mit schwerer Demenz vor: Zum einen handelt es sich um das Instrument zur „Beurteilung von Schmerzen bei Demenz (BESD)" (✉ 2), zum anderen um das „Beobachtungsinstrument für das Schmerzassessment bei Menschen mit schwerer Demenz (BISAD, teilweise auch unter französischen Abkürzung ECPA). Beide Bögen sind vor allem für den Einsatz in der Langzeitversorgung gedacht, während Hilfsmittel für die Akutpflege derzeit fehlen.

Es muss immer bedacht werden, dass die Fremdeinschätzung von Schmerzen durch Angehörige oder Pflegende nie so zuverlässig ist, wie die Selbstauskunft des Patienten, und dass Schmerzen auch dann vorhanden sein können, wenn keine Verhaltensauffälligkeiten zu beobachten sind. Einige Experten empfehlen zudem, dass zunächst ein Versuch mit leichten Schmerzmitteln erfolgen sollte, bevor Menschen mit Demenz Psychopharmaka wegen Verhaltensauffälligkeiten erhalten, da Schmerzen ein Grund für herausforderndes Verhalten sein können.

> Trotz der vorhandenen Probleme gilt auch bei älteren Menschen mit kognitiven Einschränkungen, dass die Schmerzeinschätzung durch den Betroffenen immer Vorrang vor einer Fremdeinschätzung hat.

lichen Schmerzen. Studien haben jedoch gezeigt, dass Menschen mit leichter oder mittlerer Demenz durchaus in der Lage sind, die beschriebenen Schmerzeinschätzungsskalen zu verwenden. Dazu benötigen sie mitunter etwas mehr Zeit und die Instruktionen sollten bei jeder Anwendung wiederholt werden. Welche der standardisierten Skalen für den Patienten geeignet ist, muss im Einzelfall ausprobiert werden. Am häufigsten wird offenbar die Verbale Rangskala verstanden, während das Verständnis der VAS rasch abnimmt. Gesichterskalen sind für den Einsatz bei Menschen mit Demenz nicht ausreichend getestet und sollten nur mit großer Zurückhaltung eingesetzt werden.

Bei fortgeschrittener Demenz, wenn der Patient die Fähigkeit zur verbalen Kommunikation verloren hat oder Fragen nur unverständlich beantwortet, wird eine Fremdeinschätzung der Schmerzen vorgenommen. Dabei wird an erster Stelle geprüft, ob der Betroffene an einer Erkrankung leidet, die üblicherweise Schmerzen verursacht. Trifft dies zu, sollte der Arzt eine probatorische (zur Klärung einer Diagnose versuchsweise durchgeführte) Schmerztherapie einleiten, um zu sehen, wie der Betroffene darauf reagiert. Bei schmerzverursachenden pflegerischen und ärztlichen Eingriffen sollte, unabhängig von Äußerungen des Patienten, eine Schmerzmittelgabe erfolgen.

Bestimmte Verhaltensweisen können außerdem Hinweise auf Schmerzen bei alten Menschen mit Demenz geben. Dazu gehören (🕮 8):

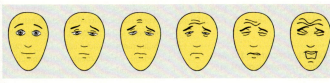

Abb. 12.12.8: Mithilfe der Faces Pain Scale (modifiziert nach Bieri et al.) können Kinder ab ca. vier Jahren die Stärke des Schmerzes einordnen. [F148]

Schmerzeinschätzung bei Menschen mit eingeschränkter Kommunikation

Neben einer Demenz, gibt es auch andere Gründe für **Kommunikationseinschränkungen,** z. B. geistige Behinderungen, Aphasien oder Wachkoma. Derzeit liegen in Deutschland keine geprüften Hilfsmittel vor, die die Schmerzeinschätzung bei diesen Personengruppen erleichtern könnten. Für beatmete und sedierte Patienten auf Intensivstationen gibt es Bögen, die den bei schwerer Demenz oder bei Neugeborenen eingesetzten ähneln. Geprüfte deutsche Fassungen fehlen zurzeit noch.

Schmerzeinschätzung bei Kindern

Für die **Schmerzeinschätzung bei Kindern** hängt die Erhebungsmethode von Alter und Entwicklungsstand des Kindes ab. Die eingeschränkten Ausdrucksmöglichkeiten von Kindern können dazu führen, dass Schmerzen nicht erkannt oder zumindest in ihrem Ausmaß unterschätzt werden und eine adäquate Behandlung somit ausbleibt.

Obwohl sich alle Untersucher um eine sachliche Beurteilung bemühen, gibt es typische Einflüsse, die ihre Schmerzeinschätzung beeinflussen: Schmerzen werden tendenziell stärker eingeschätzt, wenn die Prognose des Kindes ernst ist oder vor kurzem eine Operation stattgefunden hat. Liegt die Operation länger zurück, erhalten Kinder bei gleichem Schmerzausdruck täglich weniger Schmerzmittel. Eigene Schmerzerfahrungen und Elternschaft führen ebenso zu stärkerer Sensibilität gegenüber Schmerzäußerungen wie patientenorientierte Pflegesysteme.

Schmerzeinschätzung bei Früh- und Neugeborenen sowie Kleinkindern

Bei **Früh- und Neugeborenen** muss die Schmerzeinschätzung durch eine professionelle Fremdeinschätzung von Verhaltensindikatoren erfolgen. Hinweise auf Schmerzen können vermehrtes Weinen oder Schreien, Abwehrhaltungen, rhythmische oder ziellose Bewegungen, zusammengepresste Lippen und weit geöffnete Augen oder auch erhöhter Sauerstoffbedarf sein.

Die genannten Verhaltensäußerungen sind nicht eindeutig, so dass es zu Fehleinschätzungen kommen kann, etwa weil trotz Schmerzen die erwarteten Verhaltensäußerungen ausbleiben und das Kind stattdessen apathisch wird. Auch Umgebungsfaktoren (Lärm, Licht) und Therapien (Sedierung, Relaxierung) können die Beurteilung des kindlichen Verhaltens erschweren.

Bei Früh- und Neugeborenen, kann die **Neonatal Infant Pain Scale** *(NIPS)* bei der Schmerzeinschätzung helfen. Mit der **Children's Hospital of Eastern Ontario Pain Scale** *(CHEOPS),* lassen sich postoperative Schmerzen bis ins Kleinkindalter beurteilen. Aus Deutschland stammt die **Kindliche Unbehagens- und Schmerzskala** *(KUSS)*, die ebenfalls bei Kleinkindern bis etwa drei Jahre eingesetzt werden kann.

Zusätzlich muss immer die Wahrscheinlichkeit des Vorliegens von Schmerzen aufgrund der klinischen Situation (z. B. Erkrankung, Eingriffe) beachtet werden. Ansonsten kann es leicht passieren, dass die Schmerzen des Kindes unterschätzt werden.

Selbsteinschätzungsskalen für Kinder ab dem Vorschulalter

Bei Kindern beginnt die Schmerzeinschätzung im Gespräch mit den Eltern und dem Kind. Die **Selbsteinschätzung** von Schmerzen mittels anerkannter Skalen hat immer Vorrang vor einer Fremdeinschätzung, da sowohl Eltern als auch Pflegende oft die Schmerzen anders einschätzen, als das Kind selbst.

Bereits ab dem Alter von etwa 2½–3 Jahren (bzw. einer diesem Alter entsprechenden kognitiven Entwicklung) können Kinder anhand einfacher Rangskalen angeben, wie stark ihre Schmerzen sind.

- Häufig verwendet werden Skalen, die Gesichter abbilden, denen das Kind das eigene Befinden zuordnen soll. In aktuellen Studien hat sich gezeigt, dass die **Faces Pain Scale – Revised** *(FPS-R),* den früher weit verbreiteten Smiley-Skalen überlegen ist. Die FPS-R trifft bei Erwachsenen wegen der weniger „ansprechenden" Gesichterdarstellung oft auf Vorbehalte, wird von Kindern aber gut angenommen (☞ Abb. 12.12.8).
- Ein ähnliches Instrument ist die **Oucher-Skala,** auf der fotografierte Kindergesichter mit einer Zahlenskala kombiniert sind. Will das Kind die Zahlenskala verwenden, muss es bis 100 zählen und größere von kleineren Zahlen unterscheiden können. Sonst wird es aufgefordert, auf das Gesicht zu zeigen, das so aussieht, wie es sich selbst gerade fühlt
- Auf der **Eland-Farbskala** zeichnet das Kind auf Skizzen die schmerzenden Körperstellen ein. Verschiedene Farben stehen für verschiedene Schmerzintensitäten
- Ab dem Alter von etwa fünf Jahren kann, je nach Abstraktionsvermögen des Kindes, unter Umständen bereits auf eine visuelle Analogskala zurückgegriffen werden, z. B. in Form eines Schmerzthermometers
- Die numerische Rangskala und verbale Rangskalen lassen sich meist ab dem 6. Lebensjahr einsetzen.

> Wichtig ist, die Skala nach den Präferenzen des Kindes auszuwählen, da ältere Kinder sich bei der Verwendung von „Kinderskalen" unter Umständen nicht ernst genommen fühlen.

Die Einstufung der Schmerzen durch das Kind ist zudem ein guter Anknüpfungspunkt für ein Gespräch über den Schmerz (Lokalisation, Art). Kleinkinder können meist recht früh sagen, *ob* es ihnen wehtut, allerdings sind ihre Angaben, *wo* der Schmerz sitzt, noch unzuverlässig. Typischerweise wird der Schmerz in den Bauch lokalisiert.

Für Kinder mit eingeschränktem Sehvermögen steht bisher lediglich die zehnstufige **Tactile Scale** zur Verfügung, die aus Bällen unterschiedlicher Größe besteht (kein Ball = kein Schmerz; je größer der Ball, desto größer der Schmerz).

Zur umfassenden Schmerzanamnese bei Kindern und Jugendlichen mit chronischen Schmerzen wurde der **Dattelner**

Schmerzfragebogen entwickelt. Er kann bei Kindern ab sechs Jahren verwendet werden und wird durch eine Parallelbefragung der Eltern ergänzt. Der Elternfragebogen kann aber auch bereits bei der Informationssammlung mit den Eltern jüngerer Kinder und bei zu erwartenden akuten Schmerzen nützlich sein.

Bei Kindern mit chronischen Schmerzen wird wie bei Erwachsenen das Schmerztagebuch eingesetzt. Den meisten Kindern gelingt es etwa mit 8–9 Jahren, das Buch selbstständig zu führen, sonst übernehmen die Eltern die Einträge.

> **Vorsicht**
> Kinder können oft auch bei erheblichen Schmerzen kurzzeitig spielen oder abgelenkt werden – das heißt jedoch nicht, dass sie keine Schmerzen haben.

12.12.3 Pflegerische Interventionen

> **Schmerzmanagement:** Konzept der Schmerzbehandlung, in dem sich die Ressourcen des Betroffenen, des behandelnden Arztes, der Pflegenden sowie aller anderen beteiligten Berufsgruppen bündeln. Das gemeinsame Ziel ist es, sämtliche Strategien zu nutzen, die zu einer Linderung des Leidens beitragen.

Für ein effektives **Schmerzmanagement** ist die enge Zusammenarbeit unterschiedlicher Berufsgruppen unabdingbar. Vor allem Ärzte und Pflegende, aber auch Physiotherapeuten, Psychologen und Angehörige anderer Fachrichtungen arbeiten Hand in Hand und mit dem Patienten zusammen. Dabei haben die Berufsgruppen unterschiedliche Aufgaben: Während körperliche Untersuchungen, medikamentöse und technische Therapieverfahren in den Verantwortungsbereich des Arztes fallen, tragen die Pflegenden Verantwortung für das Erkennen und Einschätzen von Schmerzen, sie sind in der Regel für die Durchführung der medikamentösen Therapie und die Einleitung nicht-medikamentöser Verfahren sowie für die Schmerzprophylaxe zuständig. Ein besonders großer Stellenwert kommt auch der Information, Beratung und Anleitung von Patienten und Angehörigen zum Thema Schmerz zu. Pflegende bilden die Schnittstelle zwischen den Patienten und den verschiedenen beteiligten Berufsgruppen und gewährleisten den Informationsfluss.

> **Expertenstandard für das Schmerzmanagement in der Pflege**
> Als grundlegende Orientierung für das **pflegerische Schmerzmanagement** bei Patienten mit akuten und chronischen malignen Schmerzen dient der „Expertenstandard für das Schmerzmanagement in der Pflege", dessen Inhalte in diesem Kapitel berücksichtigt werden. (📖 10) Das Schmerzmanagement für Patienten mit chronischen nicht-malignen Schmerzen geht noch über diesen Standard hinaus. Ein entsprechender Standard ist in Planung.
>
> *Expertenstandard für das Schmerzmanagement in der Pflege* ☞ 💻

12.12.3.1 Schmerzprävention

Zu den Aufgaben der Pflegenden gehört es auch, durch Anwendung **schmerzpräventiver Pflegekonzepte** dafür zu sorgen, dass Schmerzen so weit wie möglich vermieden werden und bei zu erwartenden Schmerzen präventiv eine angemessene Analgesie eingesetzt wird. Dies trifft nicht nur für Schmerzen aufgrund der Erkrankung zu, sondern auch für Schmerzen, die von Interventionen durch Pflegende, Ärzte oder andere Berufsgruppen (z. B. Verbandswechsel, Umlagerung, Punktionen, Mobilisation) ausgelöst sind. Diese Schmerzen werden auch als **prozedurale Schmerzen** bezeichnet.

Alle potentiell schmerzhaften Maßnahmen werden zunächst auf ihre Notwendigkeit überprüft, z. B. können Verbandswechsel möglicherweise einmal statt zweimal täglich erfolgen. Die Pflege wird zeitlich so strukturiert, dass verschiedene Pflegetätigkeiten gebündelt werden. Einerseits ermöglicht dies längere Ruhepausen für den Patienten, andererseits wird es einfacher, Analgetika so zu geben, dass Schmerzen verringert werden.

Ein weiterer Ansatz zur Schmerzminimierung ist die Beteiligung des Patienten an der Tätigkeit, z. B. ist ein Verbandwechsel für den Patienten oft weniger schmerzhaft, wenn er den Verband selbst lösen kann.

Alle Maßnahmen werden möglichst schmerzarm durchgeführt. Beispielsweise können Schmerzen reduziert werden, wenn ein abzulösender Verband zuvor mit Ringer-Lösung gut durchfeuchtet wurde. Die schmerztherapeutischen Maßnahmen selbst sollten keine zusätzlichen Schmerzen verursachen, d. h. schmerzstillende Medikamente sollten möglichst oral, rektal oder über eine liegende Infusion gegeben und nicht i. m. oder s. c. gespritzt werden.

Sind Schmerzen nicht gänzlich vermeidbar, wird rechtzeitig vorher ein Schmerzmittel gegeben. Der Zeitpunkt hängt dabei von der Wartezeit bis zum Wirkeintritt des Medikaments ab. Grundsätzlich ist zu unterscheiden zwischen lokalen Mitteln (z. B. Emla® Pflaster zur Oberflächenanästhesie vor Punktionen ☞ Abb. 12.12.9) oder der systemischen Anwendung eines schnell wirkenden Schmerzmittels. Analgetika zum präventiven Einsatz vor prozeduralen Schmerzen sollten ärztlicherseits als Bedarfsmedikation angeordnet oder in der Verfahrensanweisung berücksichtigt werden, so dass aufwendige und zeitraubende Rückfragen entfallen können.

> Den Pflegenden kommt bei der Prävention von Schmerzen eine Schlüsselrolle zu, da sie rund um die Uhr engen Kontakt zum Patienten haben. Unbedingt erforderlich sind klare und verbindliche Absprachen zwischen den Berufsgruppen, so dass die Pflegekraft dem Patienten das erforderliche Schmerzmittel rechtzeitig vor einer geplanten Maßnahme geben kann.

Bedürfnisse von Kindern

Auch bei **Kindern** werden schmerzpräventive Pflegekonzepte wie „minimal handling" eingesetzt. Vermeidung von Stress, lauten Geräuschen und eine kindgerecht gestaltete Umgebung bilden einen weiteren Baustein der Schmerzprävention.

Viele Kinder haben große Angst vor Injektionen und Blutentnahmen. Untersuchungen zeigen, dass sich schon bei kleinen Kindern ein Schmerzgedächtnis ausbildet, wenn sie schmerzhafte Injektionen erhalten. Die Angst vor dem „Pieks" kann dazu führen, dass Kinder Schmerzen lieber verheimlichen als eine „Spritze zu riskieren".

Daher werden vor Punktionen Emla® Pflaster (☞ Abb. 12.12.9) zur Oberflächenanästhesie der Haut verwendet. Bei Emla® Pflastern wird eine Mischung von Lidocain und Prilocain als Creme unter einem Okklusivpflaster aufgetragen. Die

12.12 Schmerz

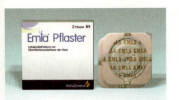

Abb. 12.12.9: Die Anwendung eines Emla®-Pflasters ca. 60 Min. vor dem Eingriff verringert die Schmerzen z. B. bei einer Blutentnahme oder LP. [V328]

Pflaster erreichen ihre maximale Wirkung nach 60 Min. Nach Ablösen des Pflasters muss man noch einige Minuten warten, bis die Venen wieder gut sichtbar sind. Selbst wenn das Pflaster erst kurz vor dem Stich geklebt werden kann, sollte es eingesetzt werden, denn ein leichter lokalanästhetischer Effekt tritt schon nach fünf Minuten ein. Hilfreich gegen die Angst ist neben der Anästhesie auch die psychische Wirkung des Pflasters.

Saugen oder Lutschen an Saccharoseschnullern stimuliert bei **Neu- und Frühgeborenen** die Endorphinausschüttung und wirkt ebenfalls schmerzlindernd. Schmerzhafte kapilläre Blutentnahmen werden nach Möglichkeit durch venöse Blutentnahmen ersetzt.

Die wichtigste Unterstützung für Kinder zur Bewältigung von Schmerzen ist die Anwesenheit ihrer Eltern. Für die Pflegenden bedeutet dies, dass sie die Eltern (oder andere wichtige Bezugspersonen) nicht von schmerzhaften Pflegemaßnahmen ausschließen sollten. Eltern haben allerdings oft große Angst, ihr Kind leiden zu sehen, solche Ängste können sich dann auf das Kind übertragen. Hier helfen wiederum die Pflegenden den Eltern, wenn sie glaubhaft vermitteln, dass sie bei allen Maßnahmen so schonend wie nur möglich vorgehen.

> Die Anwesenheit der Eltern ist aus der Sicht von Kindern (selbst wenn sie schon älter sind) die wichtigste Hilfe zur Bewältigung von Schmerzen.

12.12.3.2 Medikamentöse Schmerzbehandlung

Zubereiten und Richten von Arzneimitteln 15.2.9
Verabreichung von Arzneimitteln 15.2.10

Laut Standard zum Schmerzmanagement in der Pflege, muss spätestens dann eine medikamentöse Schmerzbehandlung eingeleitet werden, wenn der Patient Schmerzen von mehr als drei von zehn Punkten analog zur Numerischen Rangskala angibt. Aus Studien ist bekannt, dass stärkere Schmerzen besonders häufig negative Auswirkungen auf den Patienten haben. Wenn der Patient trotz starker Schmerzen eine Behandlung mit Analgetika *(schmerzstillende Arzneimittel)* ablehnt, so sind die Gründe dafür zu klären. Hat er Angst vor Schmerzmitteln oder ihren unerwünschten Wirkungen? Aufgabe der Pflegenden ist es, den Patienten über die Möglichkeiten der Schmerzbehandlung und die negativen Folgen unbehandelter Schmerzen zu informieren. Trifft er dann die Entscheidung, sich weiterhin nicht behandeln lassen zu wollen, so ist dies natürlich zu respektieren.

Besonders in Bereichen, in denen mit dem Auftreten von Schmerzen zu rechnen ist, zum Beispiel nach chirurgischen Eingriffen, sollte es feste und schriftlich fixierte Regelungen zur medikamentösen Schmerztherapie geben, die „Verfahrensanweisungen" zwischen Ärzten und Pflegenden. Der Vorteil einer Verfahrensanweisung besteht darin, dass sie den Pflegekräften einen genau definierten Spielraum gibt, welche Schmerzmittel sie dem Patienten in welcher Dosierung geben können, ohne jedes Mal eine Einzelanordnung einholen zu müssen. Dadurch kann dem Patienten meist viel schneller eine angemessene Schmerztherapie zuteil werden, während gleichzeitig alle Beteiligten rechtlich abgesichert sind. Verfahrensanweisungen sind auch in allen anderen Bereichen sinnvoll, besonders dort, wo nicht immer ein Arzt zur Stelle ist (z. B. ambulante Pflege, Pflegeheim).

Wirksamkeitsüberprüfung

Wenn ein Patient Schmerzmittel neu oder in veränderter Dosierung erhält, überprüft und dokumentiert die Pflegekraft, dem Standard entsprechend, ob die erwünschte Schmerzlinderung eingetreten ist. Dazu nutzt sie die beschriebenen standardisierten Schmerzskalen (☞ 12.12.2.2). Wie schnell nach der Medikamentengabe die Wirksamkeitsüberprüfung stattzufinden hat, hängt davon ab, wie rasch das Medikament wirkt.

Unerwünschte Wirkungen

In Absprache mit dem Arzt ist es Aufgabe der Pflegenden, Maßnahmen gegen **unerwünschte Wirkungen** der Schmerztherapie zu ergreifen. Dabei sollte möglichst vorbeugend vorgegangen werden. Gerade Menschen mit einer länger andauernden Schmerzbehandlung sollte vermittelt werden, was sie selbst gegen unerwünschte Wirkungen tun können. Was das im Einzelfall ist, hängt vom ausgewählten Schmerzmittel ab. Besonders im Umgang mit Analgetika, die *Opioide* (griech.: Mohnsaft) enthalten, ist es wichtig, den Patienten genau über Wirkung und Nebenwirkung aufzuklären, ggf. Vorurteile zu beseitigen und gemeinsam Präventivmaßnahmen gegen unerwünschte Wirkungen zu planen.

> **Sucht als Nebenwirkung von Opioiden**
>
> Alle Opioide besitzen ein Abhängigkeitspotential. Die Gefahr *psychischer Abhängigkeit* oder *Sucht* ist jedoch bei Schmerzpatienten gering, wenn Opioide nicht nach Bedarf, sondern regelmäßig nach Zeitplan gegeben werden (☞ 15.6.2). Außerdem sollten retardierte, also länger wirksame, Opioide verwendet werden. Die entstehende *körperliche Gewöhnung* ist nur bei einem plötzlichen Absetzen des Arzneimittels relevant, deshalb werden Opiate ausgeschlichen, d. h. die Dosis wird über mehrere Tage schrittweise bis zu einer geringen Dosis reduziert und erst dann abgesetzt.

☞ *Besonderheiten im Umgang mit Betäubungsmitteln 15.2.11*

12.12.3.3 Pflegerische Maßnahmen zur Schmerzlinderung

Weitere schmerztherapeutische Verfahren 15.6.7

Als Ergänzung zur medikamentösen Schmerztherapie, bieten Pflegende den Patienten nicht-medikamentöse **Maßnahmen zur Schmerzlinderung** an. Diese Maßnahmen wirken nur zum Teil direkt auf die Schmerzstärke, können aber bei vielen Patienten das Befinden insgesamt verbessern. Eine Absprache der gewählten Maßnahmen mit Ärzten, Physiotherapeuten und anderen Berufsgruppen ist erforderlich. Viele Patienten haben eigene Erfahrung mit „Hausmitteln", z. B. Wärmflaschen oder kalten Auflagen, die bei der Auswahl der Intervention unbedingt berücksichtigt werden sollten. Kann ein Patient, z. B. wegen kognitiver Einschränkungen, keine Auskunft zu seinen

569

Vorlieben geben, sollten diese bei den Angehörigen erfragt werden. Eine umfassende Information und Schulung der Patienten zu den angewandten Maßnahmen ist immer Bestandteil pflegerischer Interventionen.

Pflegerische Intervention greifen in verschiedene Bereiche der Schmerzentstehung und Schmerzwahrnehmung ein (☞ 12.12.1). Sie lassen sich in peripher wirkende Maßnahmen und zentral wirkende Maßnahmen unterscheiden.

Peripher wirkende Maßnahmen

Peripher wirkende Maßnahmen sind in erster Linie *physikalische Maßnahmen*. Einfach durchzuführen sind die Anwendung von Wärme oder Kälte.

Kälte (☞ 15.12.3) wirkt durch Hemmung entzündlicher Stoffwechselprozesse schmerzlindernd und verhindert den Austritt von Flüssigkeit und Zellen aus Blut- und Lymphgefäßen. Außerdem kommt es durch die lokale Unterkühlung des Gewebes zur direkten Hemmung der Schmerzrezeptoren und der Schmerzleitung. Kälteanwendungen gehören besonders bei akut-entzündlichen Schmerzen durch Verletzungen (z. B. Muskelzerrungen), aktivierten Arthrosen oder rheumatischen Gelenkveränderungen zum Therapieprogramm.

Die einfachste Form der Kälteanwendung ist ein kalter Umschlag mit einem zusammengefalteten, nassen Tuch. Kalte Packungen werden z. B. aus kalt angerührtem Fango, Lehm oder Quark hergestellt. Eis und Kühlelemente werden auf Stoff, z. B. ein Handtuch, und nicht direkt auf die Haut gelegt. Außerdem sind regelmäßige Kontrollen auf Kälteschäden erforderlich (erstes Anzeichen: wächserne Blässe der Haut durch Gefäßkrampf).

Wärme (☞ 15.12.3) erweitert die Gefäße und entspannt die Muskulatur. Indikationen für eine Wärmebehandlung sind z. B. chronische Gelenkerkrankungen, Koliken, muskuläre Verspannungen, Ischialgien und Kopfschmerzen. Bei akuten entzündlichen Veränderungen ist Wärmebehandlung kontraindiziert.

Feuchte Wärme lässt sich z. B. durch warme Teil- oder Vollbäder, Moor- oder Schlickbäder, heiße Umschläge oder Schlammpackungen applizieren, trockene Wärme durch eine Wärmflasche oder ein Heizkissen (☞ Abb. 12.12.10).

Bei Säuglingen ist die Wärmebehandlung auf Temperaturen um 37 °C zu beschränken, da ihre Haut besonders empfindlich für Hitzeschäden ist.

Eine **einfache Massage** unterstützt die allgemeine Entspannung und wird erfolgreich bei muskulären Verspannungen (z. B. bei Haltungsfehlern oder reflektorisch bei Erkrankungen) eingesetzt (☞ Abb. 12.12.11). Berührung oder Streicheln durch nahe stehende Personen kann ebenfalls Schmerzen lindern, ohne dass eine systematische Technik angewendet wird.

Pilotstudien deuten daraufhin, dass die **atemstimulierende Einreibung** (ASE) sich positiv auf die Schmerzwahrnehmung auswirkt (☞ Abb. 12.2.55).

Eine weitere Möglichkeit zur Schmerzbehandlung ist die **TENS** (☞ 15.6.7), die nach ärztlicher Verordnung und entsprechender Einweisung auch vom Patienten selbst angewendet werden kann und sich ähnlich wie die **Vibrationstherapie** für die Behandlung von Amputations-, Nerven- und Muskelschmerzen eignet.

Eine angemessene **Lagerung,** insbesondere nach Operation oder bei Paresen, kann das Entstehen schmerzhafter Reize vermindern. Allerdings sollte darauf geachtet werden, dass Patienten dadurch nicht zu Immobilität ermutigt werden. Wie heute bekannt ist, trägt ein übermäßiges Schonverhalten, z. B. zur Verstärkung von Rückenschmerzen bei, während Aktivierung diese auf Dauer lindern hilft.

Zentral wirkende Maßnahmen

Zentral wirkende Maßnahmen zielen auf eine psychologische Beeinflussung der Schmerzwahrnehmung. Sie setzen an emotionalen und kognitiven Faktoren an, die das Schmerzerleben negativ beeinflussen können.

Entspannungstechniken

Entspannungstechniken dienen vor allem der Stressreduktion und können dazu beitragen, den Kreislauf „Angst – Schmerz – noch mehr Angst – noch stärkerer Schmerz" zu unterbrechen. Zudem verbessern sie oft auch die Schlafqualität. Eine gezielte, **tiefe Atementspannung** ist bei postoperativen Schmerzen nachweislich wirksam (📖 11), nach Anleitung können auch die **Progressive Muskelentspannung** nach Jacobson oder **Autogenes Training** eingesetzt werden (☞ 15.14). Pflegende können die Vermittlung entsprechender Techniken in Fortbildungen lernen. Anleitungen sind aber auch als CD oder MP3 erhältlich und lassen sich vom Patienten direkt und ohne großen Aufwand anwenden. Patienten die Erfahrungen mit **Meditation** haben, sollten zur regelmäßigen Durchführung ermutigt werden. Einigen Patienten hilft das Zusammensein mit **Haustieren** wie Hunden oder Katzen, zu entspannen und so die Schmerzwahrnehmung zu mindern. Dabei muss es sich nicht um die eigenen Tiere handeln.

Ablenkung

Durch **Ablenkung** kann zum Teil eine Verminderung der Schmerzstärke erreicht werden, oft erhöht sich aber vor allem die Schmerztoleranz und es kommt zu einer Stimmungsaufhellung. In den Bereich der systematischen Ablenkung gehören zum Beispiel **Phantasiereisen** und **gelenkte Imagination**. Dabei übt der Patient ein, sich bewusst in eine andere Situation hineinzuversetzen. Auch hierzu gibt es vorgefertigte Übungen für den Patienten.

Studien konnten den schmerzlindernden Einfluss von **Musik** bei Krebskranken belegen. Die Organisation professioneller Therapien ist nur selten realisierbar. Da-

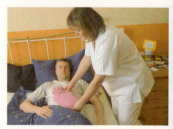

Abb. 12.12.10: Vielen Menschen hilft bei Schmerzen eine Wärmebehandlung, z. B. eine Wärmflasche bei Bauchschmerzen. [K115]

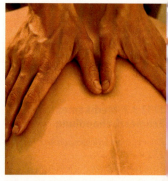

Abb. 12.12.11: Massagen können zur Schmerzlinderung beitragen. [J666]

für gibt es die einfache Möglichkeit, Patienten nach ihrer Lieblingsmusik zu fragen und sie zum Hören zu motivieren. Um Mitpatienten nicht zu stören, können Kopfhörer eingesetzt werden. Auch spannende **Lektüre** (je nach Vorliebe z. B. Krimis) oder fesselnde **Filme** können von Schmerzen ablenken. Der Besuch von Freunden oder Familie, ein Spaziergang im Park oder Ähnliches lassen die Schmerzen manchmal in Vergessenheit geraten. Ablenkungsstrategien werden bei Erfolg in den Pflegeplan aufgenommen.

> Erweisen sich Ablenkung und Entspannung als erfolgreich, darf daraus nicht gefolgert werden, dass die Schmerzen des Patienten weniger schwerwiegend sind. Ergänzende Maßnahmen können eine medikamentöse Therapie nicht ersetzen.

12.12.3.4 Information, Schulung und Beratung

Information, Schulung und Beratung gehören auch beim Schmerzmanagement zu den wichtigen Aufgabenbereichen der Pflegenden. Dadurch kann einerseits die kognitive Schmerzverarbeitung („Trotz meiner Schmerzen werde ich nach der Operation wieder laufen können") und andererseits die affektive Bewertung beeinflusst werden („Auch schwere Schmerzen können nach der Operation behandelt werden – ich muss keine Angst haben").

Ängste des Patienten können in Gesprächen aufgegriffen werden. Schon die Information über ein schmerzpräventives patientenorientiertes Gesamtkonzept wirkt angstlösend, da dabei die Angst vor unkontrollierbaren Schmerzen, vor dem Ausgeliefertsein an andere oder vor dem „Nicht-ernst-genommen-Werden" thematisiert wird und Lösungen angeboten werden. Es ist wichtig, dem Patienten seine Handlungsspielräume bei der Linderung von Schmerzen deutlich zu machen, sowohl bei chronischen, als auch bei akuten Schmerzen. Für viele Patienten mit chronischen Schmerzen gehört es zu den wichtigsten Bewältigungsstrategien, mit Menschen zu sprechen, die ihnen ihre Schmerzen „glauben". Die Informationsvermittlung und Schulung muss an das Alter, den Bildungsstand und die kognitive Leistungsfähigkeit des Patienten angepasst werden. Wenn möglich und vom Patienten akzeptiert, sollten auch Angehörige eingebunden werden, da sie als „Verstärker" wirken.

Spezielle Aspekte bei der Betreuung von Kindern

Die oben beschriebenen Pflegemaßnahmen werden – gegebenenfalls angepasst – auch bei Kindern eingesetzt. Prinzipiell werden auch Kinder möglichst umfassend über geplante Maßnahmen aufgeklärt. Dabei verwendet man altersgerechte Ausdrücke und Bilder.

Kindern wird in schmerzhaften Situationen möglichst **Hautkontakt** angeboten (Känguru-Methode bei Säuglingen, Kleinkinder und junge Schulkinder auf den Schoß nehmen). Auch Jugendliche möchten oft, dass man ihnen die Hand hält, allerdings sollte man vorher nachfragen.

Zur Ablenkung eignen sich bei jungen Kindern Schnuller, Bilderbücher, Reime sprechen, Lieder singen, Pusten oder Reiben der betroffenen Stelle. Ältere Kinder können z. B. Geschichten erzählen oder erzählt bekommen, Bücher oder Filme anschauen, Seifenblasen pusten, zählen oder Ähnliches. Spannendes interaktives Spielzeug hat den Vorteil, dass es nicht nur die Kinder, sondern auch die Eltern ablenkt. Das Kind sollte wissen, dass es abgelenkt wird („Es tut nicht so weh, wenn du an etwas anderes denkst") und nicht über eine zu erwartende schmerzhafte Maßnahme getäuscht werden.

Bei Kindern ab vier Jahren kann gelenkte Imagination eingesetzt werden. Beispiele sind der „Schmerzschalter", den das Kind im Kopf umlegt, damit es nicht mehr weh tut, die „Zauberdecke", die das Kind in Gedanken auf die schmerzende Stelle legt, oder ein „Zauberhandschuh". Kinder verfügen oft über eine lebendige Einbildungskraft und können bei Phantasiereisen in der Geschichte versinken.

Im Gegensatz zu Erwachsenen, die vielleicht lernen müssen, ihr Schmerzverhalten der Schmerzsituation anzupassen, entwickeln Kinder erst ein eigenes Schmerzkonzept und geeignetes Verhalten für Schmerzerfahrungen. Dabei beobachten sie andere Kinder (Lernen am Modell). So kann beispielsweise ein Kind, das zu Panik neigt, ein gelasseneres Kind als Verhaltensvorbild nutzen. Auch Rollenspiele können zum Einüben erwünschter Verhaltensweisen genutzt werden.

12.12.3.5 Institutionelle Rahmenbedingungen

Das Gelingen der Schmerztherapie wird auch durch **institutionelle Rahmenbedingungen** beeinflusst. Patientenzent-

rierte Pflegesysteme und ausformulierte klinikinterne Standards beispielsweise wirken positiv, hoher Arbeits- und Zeitdruck negativ auf die Qualität des Schmerzmanagements. Initiativen wie das von Ärzten und Pflegenden getragene Projekt „Schmerzfreies Krankenhaus" zielen darauf ab, einheitliche Standards beim Schmerzmanagement zu etablieren. (✉ 3) Der Aufbau einer **Vertrauensbeziehung** und **Versorgungskontinuität** in Pflege und Medizin stellen wichtige Faktoren dar, die es Patienten ermöglichen, besser mit ihren Schmerzen umzugehen, weil sie wissen, dass sie sich auf die betreuenden Personen verlassen können.

Interprofessionelle Kommunikationsprobleme

Basis für das dargestellte Schmerzmanagement ist eine gute Verständigung zwischen den einzelnen Berufsgruppen. Ohne gute Absprache gelingt keine zeitliche Koordination von schmerzhaften Pflegehandlungen und ärztlichen Interventionen, die eine sinnvolle Schmerzprophylaxe erst ermöglicht. In jeder Einrichtung sollte es, nach der Empfehlung des Expertenstandards zum Schmerzmanagement in der Pflege, eine interprofessionell geltende Verfahrensregelung zur medikamentösen Schmerzbehandlung geben, in der die Verantwortungsbereiche der verschiedenen Berufsgruppen festgelegt sind. So lässt sich vermeiden, dass sich im Einzelfall niemand zuständig fühlt.

Akutschmerzdienste

Um die Rahmenbedingungen für Schmerzpatienten zu verbessern, wurden mittlerweile in vielen Kliniken **Akutschmerzdienste** oder *Schmerzteams* eingerichtet. Sie bestehen in der Regel aus Anästhesisten und Pflegespezialisten, oft „Pain Nurses". Zu den Aufgaben gehören die Betreuung von postoperativen Schmerzpatienten, die Sicherstellung klinikinterner Standards für die Analgesie, die Kontrolle der eingesetzten Analgesieverfahren und die Schulung der Ärzte und Pflegekräfte auf den Stationen.

Schmerzambulanzen

In den **Schmerzambulanzen** werden hauptsächlich Menschen mit chronischen nicht-malignen Schmerzen betreut, deren Schmerzen oft besonders schwer zu behandeln sind. Auch hier arbeiten Schmerztherapeuten und Pflegende Hand in Hand.

Literatur und Kontaktadressen

📖 Literaturnachweis

1. International Association for the Study of Pain (IASP): www.iasp-pain.org/terms-p.html<Pain vom 4.2.2004.

2. McCaffery, M. et al.: Schmerz. Ein Handbuch für die Pflegepraxis. Ullstein Mosby, Wiesbaden 1997.

3. Vgl. Bellach, B.; Ellert, U.; Radoschewski, M: Epidemiologie des Schmerzes – Ergebnisse des Bundesgesundheitssurveys 1998. In: Bundesgesundheitsblatt 6/2000, S. 424–431.

4. Vgl. Strohbücker, B. et al.: Pain Prevalence in Hospitalized Patients in a German University Teaching Hospital. In: Journal of Pain and Symptom Management 5/2005, S. 498–506.

5. Vgl. McCaffery, M.; Pasero, C.: Pain. Clinical Manual. St. Louis, Mosby Ullstein Verlag, Wiesbaden 1999.

6. Vgl. Melzack, R.; Wall, P.: Textbook of Pain. 4th ed., Churchill Livingstone, Edinburgh 1999.

7. Vgl. Roth-Isigkeit, A. et al.: Schmerzen bei Kindern und Jugendlichen – Ergebnisse einer explorativen epidemiologischen Studie. In: Der Schmerz 3/2003, S. 171–178.

8. Vgl. AGS Panel on Persistent Pain in Older Adults: The management of persistent pain in older persons. In: Journal of the American Geriatrics Society 50 (6 Suppl), 2002, S. 205–224.

9. Vgl. Hicks, C. L. et al.: The Faces Pain Scale Revised: Toward a common metric in pediatric pain measurement. Pain, 93/2001, S. 173–183.

10. Deutsches Netzwerk für Qualitätsentwicklung in der Pflege: Expertenstandard Schmerzmanagement in der Pflege. Osnabrück 2005. Nachzulesen unter www.dnqp.de

11. Vgl. Osterbrink, J.; Evers, G.: Der Einfluss pflegerischer Maßnahmen auf Inzisionsschmerz und Opioidverbrauch in der postoperativen Phase. In: Pflege 5/2000, S. 306–314.

Vertiefende Literatur ☞ 💻

✉ Kontaktadressen

1. Fernlehrgang Pain Nurse – Schmerzmanagement in der Pflege: Centrum für Kommunikation, Information, Bildung, Klinikum Nürnberg, Prof.-Ernst-Nathan-Straße 1, 90419 Nürnberg, Tel.: 0911/3982998, Fax: 0911/3983405, www.cekib.de/fernlehrgaenge

2. Deutsche Gesellschaft zum Studium des Schmerzes e. V. (DGSS), Obere Rheingasse 3, 56154 Boppard, Tel.: 06742/800121, Fax: 06742/800122, www.dgss.org

3. Projekt Schmerzfreies Krankenhaus: www.schmerzfreies-krankenhaus.de

✉ Weitere Kontaktadressen

Deutsche Gesellschaft für Schmerztherapie e. V., Adenauerallee 18, 61440 Oberursel, Tel.: 06171/286060, Fax: 06171/286069, www.schmerz-therapie-deutschland.de

Österreichische Schmerzgesellschaft, St. Veiter Straße 34, A-9020 Klagenfurt, Tel.: 0043/(0)463/585617, Fax: 0043/(0)463/514222, www.oesg.at

Schweizerische Gesellschaft zum Studium des Schmerzes, Reppischtalstrasse 25, CH-8914 Aeugstertal, Tel.: 0041/(0)1760/2031, Fax: 0041/(0)1760/4185, www.pain.ch

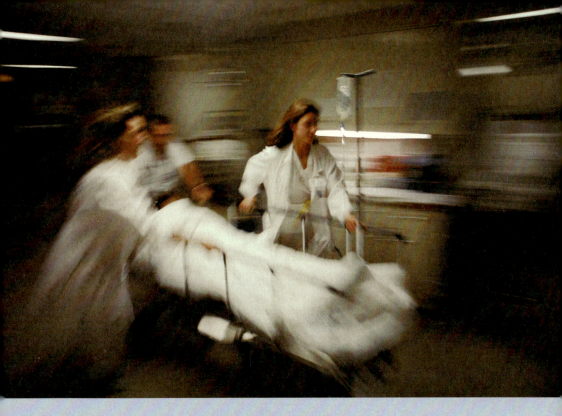

13 Sofortmaßnahmen in der Pflege

13.1	Was ist ein Notfall? 574	13.4.7	Notfallausstattung einer Normalstation 583	13.8.2	Kälteschäden 592
13.2	Basismaßnahmen 575	13.5	Vorgehen bei Schock 584	13.9	Erste Hilfe bei Stromunfällen 593
13.3	Die Basismaßnahmen im Detail 575	13.5.1	Erstmaßnahmen bei Verdacht auf Schock 584	13.10	Erste Hilfe bei Ertrinken .. 594
13.3.1	Prüfung des Bewusstseins ... 575	13.5.2	Volumenmangelschock 585	13.11	Erste Hilfe bei hirnbedingten Krampfanfällen 594
13.3.2	Prüfung der Atmung 576	13.5.3	Kardiogener Schock 586		
13.3.3	Notruf 577	13.5.4	Septischer Schock 586	13.12	Erste Hilfe bei Verschlucken 594
13.3.4	Prüfung des Kreislaufs 577	13.5.5	Anaphylaktischer Schock ... 586		
13.3.5	Maßnahmen, wenn nicht reanimiert werden muss ... 577	13.6	Erste Hilfe bei Intoxikationen und Rauschzuständen 587	13.13	Erste Hilfe bei Nadelstichverletzungen 595
13.4	Die kardiopulmonale Reanimation (CPR) 578	13.6.1	Überblick 587	13.14	Massenanfall von Verletzten, Erkrankten und Beteiligten (MANV) 596
		13.6.2	Alkoholvergiftung 589		
13.4.1	A = Atemwege freimachen .. 578	13.6.3	Benzodiazepinvergiftung 590		
13.4.2	H = Herz(druck)massage 579	13.6.4	Vergiftungen bei Kindern ... 590	13.14.1	Ablauf, Einsatzort und Tätigkeiten der Pflegenden bei einem MANV 596
13.4.3	A = Atemspende 580	13.7	Erste Hilfe bei Verätzungen 590		
13.4.4	D = Defibrillation 582				
13.4.5	D = (drugs) Notfallmedikamente 582	13.8	Erste Hilfe bei Verbrennungen und Kälteschäden 590	13.14.2	Psychische Erste Hilfe bei MANV 597
13.4.6	Suche nach Verletzungen ... 583	13.8.1	Verbrennungen 590		Literatur und Kontaktadressen 598

Vorsicht: Therapie gegen den Willen des Patienten

Auch im Notfall darf keine Therapie gegen den Willen des Patienten durchgeführt werden, selbst wenn dies zum Tod führen kann. Das konkrete Vorgehen in der Praxis ist dadurch erschwert, dass es im Augenblick des Notfalls in aller Regel nicht möglich ist, den Willen des Patienten zu erfragen. Vor allem drei Situationen sind anzutreffen:

► Beim Patienten liegt eine Störung der Bewusstseinslage oder eine Bewusstlosigkeit vor, z. B. nach einem Unfall oder bei einem Schlaganfall auf der Intensivstation, es besteht unmittelbare Lebensgefahr, und der Wille des Patienten ist nicht bekannt. Hier liegt ein *rechtfertigender Notstand* vor, und der Arzt muss die notwendigen, lebensrettenden Maßnahmen ergreifen.
Insbesondere bei chronisch Kranken wichtig: Die Aussage z. B. der Ehefrau, ihr Mann habe schon seit längerem sterben wollen und würde lebensrettende Maßnahmen ganz bestimmt ablehnen, gilt nicht als Willenserklärung des Patienten – nur der betroffene Erwachsene selbst, nicht seine Angehörigen, kann die Entscheidung treffen

► Beim Patienten liegen wiederum eine Störung der Bewusstseinslage und unmittelbare Lebensgefahr vor, der einwilligungs- und willensfähige Patient hat aber vorher bestimmt, dass im Notfall nicht reanimiert werden soll, z. B. in einer rechtlich verbindlichen Patientenverfügung (☞ 10.4.2) oder auch mündlich dem Arzt gegenüber. Hier muss die Ablehnung der lebensrettenden Maßnahmen akzeptiert werden.
Einwilligungs- und willensfähig ist ein Patient immer dann, wenn er über den nötigen Verstand, Kritik- und Urteilsfähigkeit verfügt sowie sich über Umfang, Bedeutung und Konsequenzen seines Entschlusses im Klaren ist. Zu dieser Feststellung reicht die Beurteilung des behandelnden Arztes aus (☐ 1, 2)

► Hat der Patient einen Vorsorgebevollmächtigten eingesetzt, so kann dieser für den Patienten entscheiden. Existiert zusätzlich eine Patientenverfügung, so hat die Patientenverfügung Vorrang vor den Äußerungen des Bevollmächtigten.

Fallbeispiel ☞ 🖥

Medizinische Notfälle treten gehäuft dort auf, wo kranke Menschen behandelt werden und sind damit in medizinisch-pflegerischen Einrichtungen ein *vorhersehbares Ereignis.*

Hingegen ist der **Massenanfall von Verletzten, Erkrankten und Beteiligten** *(MANV)* ein *unvorhersehbares Großschadenereignis,* das sich jederzeit an jedem Ort ereignen kann (☞ 13.14).

Als **Erste Hilfe** bezeichnet man die Hilfsmaßnahmen, die an Ort und Stelle eingeleitet werden, noch bevor der Verunglückte oder akut Erkrankte in ärztliche Behandlung kommt. Sie ist eine *ethische* wie *rechtliche* Verpflichtung.

Besser als Erste Hilfe zu leisten ist natürlich, Unfällen *vorzubeugen.* Hier ist nicht nur jeder Einzelne gefragt, sondern auch das Gesundheitswesen, öffentliche Einrichtungen (z. B. Verkehrsplanung) und Gesetzgebung (z. B. Gurtpflicht).

Zur Vorbeugung von Unfällen: Sturzprophylaxe ☞ 12.8.5.5

Richtlinien zur Ersten Hilfe

Dieses Kapitel orientiert sich an den neuen *Richtlinien des European Resuscitation Council* **(ERC)** von 2005, die von der Bundesärztekammer 2006 übernommen wurden. Zudem sind die internen Weisungen zum Notfallmanagement der Kliniken und Abteilungen zu beachten. (☐ 3, 4)

Vorsicht

Richtlinien geben zum einen den aktuellen wissenschaftlichen Stand wider, sie sind aber auch Lernhilfen. Der Erfolg der Ersten Hilfe hängt wesentlich davon ab, wie gut das Vorgehen bei einem Notfall *vorbereitet* und *trainiert* wird! Regelmäßiges Notfalltraining gehört deshalb zur modernen Pflege sowohl im häuslichen als auch im stationären Bereich.

13.1 Was ist ein Notfall?

Notfall: Akut lebensbedrohlicher Zustand, bei dem die **Vitalfunktionen** *(lebenswichtigen Körperfunktionen)* des Patienten gestört sind oder eine solche Störung unmittelbar droht.

Der Ausfall der Vitalfunktionen zeigt sich auf drei Ebenen:

► **Störungen des Bewusstseins.** Alle schwer wiegenden Störungen der lebenswichtigen Organe führen letzten Endes zur Fehlfunktion des Gehirns und damit zu Störungen des Bewusstseins bis zur *Bewusstlosigkeit* (Ursachen ☞ 13.3.1)

► **Störungen der Herzaktion und des Kreislaufs.** Hierdurch kommt es zu einer unzureichenden Versorgung der Körperzellen mit Sauerstoff und Nährstoffen (*Schock* ☞ 13.5). Zugrunde liegen kann:
  – Eine Krankheit des *Herzens*, etwa ein akuter Myokardinfarkt oder Herzrhythmusstörungen
  – Eine primär den *Kreislauf* betreffende Störung, etwa bei Blutverlust, Sepsis oder Anaphylaxie

► **Störungen der Atmung.** Eine unzureichende Atmung entsteht durch:
  – Verengung oder Verlegung der oberen Luftwege (etwa durch Insektenstich oder Zurückfallen der Zunge beim Bewusstlosen)
  – Verengung oder Verlegung der unteren Luftwege (z. B. Asthma bronchiale)
  – Funktionsverlust des Lungengewebes (bei Lungenembolie, Lungenentzündung)
  – Erkrankungen der Pleura (etwa durch Brustkorbverletzungen oder einen großen Pleuraerguss)
  – Zudem beeinträchtigt jede schwere Kreislaufstörung (Schock) auch die Atmung.

Die meisten Notfälle beim Erwachsenen sind durch Herzversagen bedingt.

Bei Kindern entstehen Notfallsituationen dagegen weitaus häufiger durch Störungen der Atemfunktion, etwa bei Fremdkörperaspiration.

Einen Notfall rasch erkennen

In der Regel erkennt man einen lebensbedrohlichen Notfall rasch und eindeutig. Typische bei einem Notfall zu beobachtende Zeichen sind in Tabelle 13.1 zusammengefasst.

Abgrenzung zum Todesfall

Auch muss der Notfall stets vom bereits eingetretenen **Todesfall** unterschieden werden: Findet man einen Patienten ohne Vitalparameter, jedoch mit *sicheren Todeszeichen* (Totenflecken und/oder Totenstarre ☞ auch 10.7) vor, so unterbleibt eine Reanimation.

13.3 Die Basismaßnahmen im Detail

Tab. 13.1: Die typischen Zeichen und Ursachen von Notfällen.

	Typische Zeichen	Typische Ursachen
Störungen des Bewusstseins	▸ Leichtere Störungen: Verwirrung, Verlangsamung, (leichte) Schläfrigkeit ▸ Schwerere Störungen: Zunehmende Schläfrigkeit mit immer geringeren Reaktionen bis zur Bewusstlosigkeit	▸ Vergiftungen ▸ Alle Formen des Schocks ▸ Diabetisches Koma ▸ Schwerer Schlaganfall ▸ Schädel-Hirn-Trauma ▸ Epilepsie
Störungen der Herzaktion und des Kreislaufs	▸ Veränderungen des Pulses ▸ Veränderte Hautfarbe (weiß, grau oder blau) ▸ Bewusstseinsstörungen	▸ Herzinfarkt, Herzinsuffizienz, Herzrhythmusstörungen ▸ Blutungen (nach innen oder außen) ▸ Sepsis, Anaphylaxie
Störungen der Atmung	▸ Insuffiziente (schwache, schnappende oder fehlende) Atmung ▸ Übermäßige Atemanstrengungen ▸ Abnorme Atemgeräusche (z. B. Stridor) ▸ Veränderte Hautfarbe (grau oder blau)	▸ Hochgradige Verengung/Verlegung der Atemwege ▸ Kardiogener Schock ▸ Lungenembolie ▸ Brustkorbverletzungen ▸ Vergiftungen ▸ Aspiration

„Psychische Erste Hilfe"

Im Notfall, d. h. im Zustand der äußersten Hilflosigkeit, wird auch der Erwachsene quasi wieder zum Kleinkind. Psychische Stressreaktionen wie Angst und Panik können z. B. einen Schock verschlimmern und durch gesteigerten Sauerstoffverbrauch zum Versagen der Vitalfunktionen beitragen. Die Pflegekraft versucht daher, dem Patienten das Gefühl der Angst und des Alleinseins zu nehmen.

> Beruhigung und Beistand sind auch dann unabdingbar, wenn der Patient so weit gestört ist, dass er keine Reaktionen mehr zeigt. Seine Wahrnehmung kann noch erhalten sein, auch wenn sein Reaktionsvermögen stark vermindert ist!

Vorbereitung auf einen Notfall

Auf jeder neuen Station, insbesondere vor Nachtdiensten, sollten zur Vorbereitung auf einen Notfall die folgenden Fragen geklärt werden:
- ▸ *Welche Hilfsmittel* sind im Haus vorhanden? Wie funktionieren sie, z. B. Notfallkoffer/-wagen, Sauerstoffquellen/-anschlüsse, EKG-Defibrillator-Einheit, Absauggerät?
- ▸ *Welche Patienten* könnten bedrohlich erkranken?
- ▸ *Welche Notfälle* könnten auftreten?
- ▸ *Welche Maßnahmen* sind dann möglich und angezeigt? Welche Maßnahmen und Medikamente sind vom Arzt für den Notfall angeordnet? Für welche Maßnahmen besteht pflegerische Kompetenz (z. B. Defibrillation)

- ▸ *Welche Patientenverfügungen* wurden getroffen? Soll bei Notfällen interveniert werden? Wenn ja, mit welchen Maßnahmen?
- ▸ *Wer soll im Notfall benachrichtigt werden,* z. B. allgemeiner Notruf, Dienst habender Arzt?

> Auszubildende in der Pflege werden bei jedem neuen Stationseinsatz frühzeitig mit dem Notfallprotokoll und der Notfallausstattung der Station vertraut gemacht.

13.2 Basismaßnahmen

Bei einem Notfall verschafft sich der Ersthelfer zunächst einen Überblick über die lebenswichtigen Körperfunktionen des Patienten.
- ▸ Er kontrolliert das Bewusstsein durch laute Ansprache und leichtes Rütteln an den Schultern (☞ 13.3.1)
- ▸ Erfolgt keine Reaktion, so ruft der Helfer um Hilfe
- ▸ Anschließend prüft der Helfer die Atmung. Hierzu werden zuerst die Atemwege frei gemacht, indem der Nacken des Patienten leicht überstreckt wird. Dann kontrolliert der Helfer die Atmung durch *Schauen* auf Brustkorbbewegungen, *Hören* auf Atemgeräusche und *Fühlen* von Luftbewegungen an der Wange. Diese Prüfung soll nicht länger als zehn Sekunden dauern (☞ 13.3.2)
- ▸ Ist keine normale Atmung vorhanden, wird sofort der Rettungsdienst alarmiert. Ist der Helfer alleine, muss er

dazu möglicherweise den Patienten für kurze Zeit alleine lassen (☞ 13.3.3)
- ▸ Medizinische Laien beginnen dann schnellstmöglich mit der Herzdruckmassage (☞ 13.4.2). Medizinisches Fachpersonal versucht zunächst den Puls an der A. carotis zu tasten (☞ 13.3.4), verwendet dazu aber nicht länger als zehn Sekunden
- ▸ Nach 30 Thoraxkompressionen werden zwei Beatmungen gegeben
- ▸ Die Wiederbelebung durch jeweils 30 Thoraxkompressionen und zwei Beatmungen wird mindestens bis zum Eintreffen des Rettungsdienstes fortgesetzt.

Bei *Kindern* unterscheiden sich die Basismaßnahmen in folgenden Punkten:
- ▸ Ist der Helfer alleine, so führt er erst eine Minute lang Wiederbelebungsmaßnahmen durch und tätigt dann den Notruf
- ▸ Zuerst werden fünf Beatmungen gegeben, danach geprüft, ob ein Kreislauf vorhanden ist und dann erst mit Thoraxkompressionen begonnen
- ▸ Auch bei Kindern (vom 2. Lebensjahr bis zum Beginn der Pubertät) werden 30 Thoraxkompressionen für die Herzdruckmassage empfohlen, die für die kardiopulmonale Wiederbelebung jeweils mit zwei Atemspenden abgewechselt werden. Sind allerdings zwei professionelle Helfer zur Stelle, so wird bei Kindern eine Wiederbelebung mit einem Rhythmus von 15 Thoraxkompressionen und zwei Beatmungen bevorzugt (15 : 2)
- ▸ Bei Neugeborenen wird nach wie vor im Verhältnis von drei Thoraxkompressionen zu einer Beatmung (3 : 1) reanimiert.

13.3 Die Basismaßnahmen im Detail

13.3.1 Prüfung des Bewusstseins

> **Bewusstlosigkeit:** Schwere Bewusstseinsstörung, bei der der Mensch nicht ansprechbar ist (☞ auch 33.2.10). Der Bewusstlose hat die Fähigkeit der räumlichen und zeitlichen Orientierung verloren und reagiert weder auf Fragen zur Person (z. B. nach dem Namen) noch auf taktile Reize (z. B. Rütteln an den Schultern).

Glasgow-Koma-Skala ☞ *Tabelle 33.8*

575

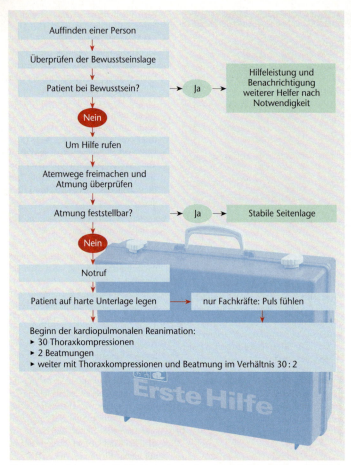

Abb. 13.2: Vom Erkennen des Notfalls bis zur Reanimation – Basismaßnahmen bei einem Notfall beim Erwachsenen.

13.3.2 Prüfung der Atmung

> **Vorsicht**
> Bei allen Bewusstlosen muss davon ausgegangen werden, dass die *Atemwege verlegt* sind: Bei Bewusstlosen erschlafft die gesamte Muskulatur, durch die Entspannung der Zungenmuskulatur rutscht die Zunge in den Rachen. Bei jedem Bewusstlosen wird deshalb sofort für zehn Sekunden die Atmung kontrolliert.

Das **Freimachen der Atemwege** erfolgt, indem der Kopf des Notfallpatienten nackenwärts gebeugt („überstreckt") wird; gleichzeitig wird das Kinn mit der anderen Hand in die Höhe gezogen (☞ Abb. 13.3). Der Ersthelfer beugt dann seine Wange dicht über Mund und Nase des Notfallpatienten und blickt gleichzeitig auf dessen Brustkorb. Atmet der Patient, so kann der Helfer dies *sehen* (atemsynchrone Thoraxexkursion), *hören* (Atemgeräusche) und *fühlen* (Luftbewegung an seiner Wange).

Bei vorhandener Atmung wird der Patient in die *stabile Seitenlage* (☞ Abb. 13.5) gebracht.

Atmet er nicht normal (d.h. ist seine Atmung schnappend oder fehlend), wird der Notruf getätigt und danach mit Thoraxkompressionen begonnen (Vorgehen beim Kind ☞ 13.4.2).

Im Gegensatz zu den früheren Empfehlungen werden beim Erwachsenen nach Feststellung einer unzureichenden Atmung keine Atemspenden durchgeführt, sondern *direkt* mit Thoraxkompressionen begonnen. Auch die initiale Inspektion des Mundes entfällt. Sie wird erst durchgeführt, wenn die auf die Thoraxkompressionen folgenden Atemspenden zu keiner sichtbaren Hebung des Brustkorbs führen.

Prüfen des Bewusstseins

Ein bewusstlos erscheinender Patient wird als Erstes kurz angesprochen („Wie heißen Sie?"). Reagiert er nicht, so ist eine Berührung angezeigt (z.B. Rütteln an der Schulter), da Schwerhörigkeit eine Bewusstseinsstörung vortäuschen kann. Erfolgt auch hierauf keine Reaktion, so ist der Patient bewusstlos. Damit liegt ein schwerwiegender Notfall vor.

Reagiert der Patient auf Ansprache oder Anfassen, so wird er zunächst in der vorgefundenen Position belassen und der Notruf getätigt.

Unklare Bewusstlosigkeit

Die Ursache der **Bewusstlosigkeit** ist in der Regel zunächst unklar.

Ursächliche Störungen *innerhalb des ZNS* sind z.B.:

▸ Durchblutungsstörungen oder Blutungen des Gehirns (etwa beim Schlaganfall ☞ 33.5)
▸ Entzündungen des Gehirns oder der Hirnhäute (☞ 33.8.1 und 33.8.2)
▸ Schädel-Hirn-Verletzung (etwa infolge eines Traumas ☞ 33.14.1)
▸ Hirntumoren und Hirnmetastasen (☞ 33.13.1)
▸ Zerebrale Krampfanfälle (☞ 33.7).

Auch Störungen *außerhalb des ZNS* können zu Bewusstlosigkeit führen, z.B.:

▸ Schwere Ateminsuffizienz
▸ Vergiftungen, etwa mit Alkohol oder Schlaftabletten (☞ 13.6)
▸ Stoffwechselentgleisungen, z.B. bei Funktionsstörungen der Leber, der Niere, der Schilddrüse oder beim Diabetes mellitus
▸ Schock, etwa durch einen akuten Myokardinfarkt.

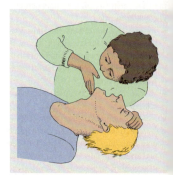

Abb. 13.3: Prüfung der Atmung durch Sehen, Hören und Fühlen. [A400-190]

13.3.3 Notruf

In aller Regel wird gleich nach Feststellung der Bewusstlosigkeit *um Hilfe gerufen*. Zeigt sich bei der Prüfung der Atmung, dass der Patient nicht normal atmet, so wird der **Notruf** getätigt, indem die Notrufnummer gewählt wird: 112 (D), 144 (A/CH) oder 19222 mit Vorwahl. In ganz Europa ist inzwischen der neue Eurontruf 112 gültig. Die Priorität des Notrufs vor allen weiteren Maßnahmen gilt auch, wenn nur *eine* Pflegekraft verfügbar ist und der Patient damit eine Zeit lang allein gelassen werden muss.

Diese **Phone-first-Regel** wurde wegen der überragenden Bedeutung technischer Hilfsmittel (z. B. Defibrillator) eingeführt. Von ihr abgewichen wird nur bei Kindern (hier wird zuerst eine Minute lang reanimiert ☞ 13.4.3), Verletzten (auch Brandverletzten), Ertrinkungsopfern, Drogenvergifteten sowie Patienten mit einer akuten Verlegung der Atemwege (akute Fremdkörperaspiration ☞ 13.12). Hier gilt: phone fast (statt phone first).

Inhalt des Notrufs
- Im Krankenhaus und medizinisch-pflegerischen Einrichtungen bei *allen* lebensbedrohlichen Notfällen das Wort „Reanimation" verwenden
- Immer Station/Bereich und Zimmer nennen. Angaben am besten wiederholen, um Missverständnisse zu vermeiden
- Wenn möglich Rückrufnummer hinterlassen
- Bei schwierigen Wegverhältnissen genaue Beschreibung geben.

13.3.4 Prüfung des Kreislaufs

Bei Erwachsenen leitet der Laienhelfer die kardiopulmonale Reanimation sofort ein, wenn die Prüfung der Atmung eine ineffektive Atmung (schnappend oder fehlend) zeigt. Medizinisches Fachpersonal dagegen versucht, vor Einleitung der kardiopulmonalen Reanimation den Puls zu tasten. Die Prüfung soll allerdings nicht länger als zehn Sekunden dauern.

Bei Kindern dagegen wird auch Laienhelfern vor Beginn der Thoraxkompressionen eine Prüfung des Kreislaufs empfohlen: Der Ersthelfer achtet auf Kreislaufzeichen wie Bewegungen, Husten oder eine normale Atmung. Professionelle Helfer fühlen auch bei Kindern zur Kreislaufkontrolle den Puls, ebenfalls über höchstens zehn Sekunden.

Pulskontrolle bei Erwachsenen

Die Pflegekraft prüft den Puls beim bewusstlosen Patienten am günstigsten an der *A. carotis communis* (☞ Abb. 13.4), da beim Schock infolge des eingeschränkten Kreislaufs die Körperperipherie nur wenig durchblutet ist und der Puls am Handgelenk womöglich „fehlt". Sie tastet dabei mit den Fingerkuppen seitlich am Kehlkopf entlang und rutscht dann mit den Fingern in die seitliche Halsgrube.

Der Puls wird fünf Sekunden lang getastet. Bei kürzerer Prüfung des Pulses könnte ein langsamer, schwacher oder unregelmäßiger Puls evtl. übersehen werden. Eine *einseitige* Tastung des Karotispulses wird dabei heute als ausreichend erachtet, da ein vorbestehender einseitiger und kompletter Verschluss der A. carotis selten ist.

Beim Nicht-Bewusstlosen kann der Puls auch am Handgelenk geprüft werden. Ist ein Stethoskop zur Hand, wird der Herzschlag direkt über dem Herzen auskultiert.

Vorsicht beim Tasten der A. carotis
Niemals beide Halsschlagadern *gleichzeitig* tasten; die Zufuhr von Blut zum Gehirn wird dadurch evtl. eingeschränkt. Auch ein zu starkes Drücken auf die Halsschlagader ist gefährlich – es können bedrohliche Kreislaufreflexe ausgelöst werden, die im Extremfall zum Herzstillstand führen.

Pulskontrolle bei Kindern

Der kurze, „speckige" Hals des Säuglings eignet sich nicht für eine Pulstastung an der Halsschlagader. Beim Säugling wird deshalb die Armarterie getastet (A. brachialis, tastbar an der Arminnenseite in der Mitte zwischen Ellenbogen und Schulter). Bei älteren Kindern kann der Puls wie bei Erwachsenen an der A. carotis geprüft werden.

13.3.5 Maßnahmen, wenn nicht reanimiert werden muss

Bei normaler Atmung oder Tastbarkeit eines Pulses muss zunächst nicht reanimiert, d. h. mit Thoraxkompressionen begonnen werden.
- Patienten mit erhaltenem Bewusstsein und ausreichender Atmung je nach zu-

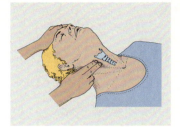

Abb. 13.4: Pulskontrolle an der A. carotis. [A400-190]

grunde liegender Erkrankung lagern, z. B. mit angehobenen Beinen bei Kreislaufschwäche (☞ Abb. 13.5 und 13.6)
- Bewusstlose Patienten mit ausreichender Atmung in stabiler Seitenlage lagern (☞ Abb. 13.5)
- Bei Atemnot und vorhandener Sauerstoffquelle O_2-Gabe vorbereiten (Nasensonde) und selbstständig durchführen (z. B. 4 l/Min. mit 100 % Sauerstoff)
- Ist bei der Prüfung durch den professionellen Helfer zwar ein Kreislauf vorhanden, die Atmung jedoch schnappend oder fehlend, so werden die Atemwege frei gemacht, indem der Nacken leicht überstreckt wird (☞ 13.4.3). Zudem wird jetzt die Mundhöhle inspiziert und sichtbare Fremdkörper entfernt (☞ 13.4.3). Anschließend wird mit der Beatmung begonnen
- Beatmung wenn immer möglich mit Beutel, Maske und Sauerstoff durchführen. Die Mund-zu-Mund- oder Mund-zu-Nase-Beatmung ist weitaus weniger effektiv
- So rasch wie möglich Notruf tätigen. Daran denken, dass ein externer Notdienst ins Haus kommen kann (z. B. Pforte aufschließen lassen, für Einweisung sorgen)!
- Regelmäßig Vitalparameter überprüfen: Blutdruck, Puls, Bewusstseinslage (mindestens alle drei Minuten, bis Hilfe kommt). Ggf. Blutzucker kontrollieren
- Patienten möglichst nicht alleine lassen, beruhigend und sicher auftreten
- Evtl. für den Notfall verordnete Medikamente verabreichen, z. B. Nitro-Spray
- Notfallkoffer und Medikamente des Patienten bereitstellen
- Verlauf, Maßnahmen und Notfallanamnese dokumentieren.

13.4 Die kardiopulmonale Reanimation (CPR)

> **Kardiopulmonale Reanimation** *(cardiopulmonale Reanimation, CPR, Herz-Lungen-Wiederbelebung):* Maßnahmen zur Wiederbelebung des Betroffenen. Beginnt immer dann, wenn die Prüfung der Vitalfunktionen eine vitale Bedrohung des Betroffenen ergibt (nicht vorhandene Atmung, nicht vorhandener Kreislauf).

Die **kardiopulmonale Reanimation** wird unterteilt in:
- Die auch von Laien durchzuführenden **Basismaßnahmen der Reanimation** *(Basisreanimation, Basis-CPR, basic life support, BLS)*
  - Kontrolle der Vitalzeichen (Bewusstsein, Atmung, evtl. Kreislauf, ☞ 13.3)
  - **A**temwege freimachen (☞ 13.4.1)
  - **H**erzdruckmassage (☞ 13.4.2)
  - **A**temspende (☞ 13.4.3)
- Die von medizinischem Fachpersonal anzuwendenden **erweiterten Maßnahmen der Reanimation** *(advanced life support, ALS)*
  - **D**efibrillation (☞ 13.4.4). Sie wird allerdings heute teilweise auch im Rahmen der Laienhilfe angewendet (☞ Abb. 13.16)
  - **D**rugs = Medikamente (☞ 13.4.5).

Rolle der Pflegenden

Pflegende führen als Ersthelfer die Basismaßnahmen der Reanimation selbstständig durch und sind – je nach Ausbildung – auch an den erweiterten Reanimationsmaßnahmen beteiligt.

Nach Eintreffen des Arztes übernehmen sie zudem Assistenzleistungen, etwa das Anreichen des Intubationsbestecks oder der Medikamente.

Immer gelten die folgenden Regeln:
- Eigenschutz beachten: Handschuhe tragen; bei Unfällen außerhalb des Krankenhauses Unfallstelle absichern
- Möglichst rasch für die zur Reanimation benötigte Ausrüstung sorgen: Notfallkoffer, harte Unterlage (Reanimationsbrett), EKG bzw. Defibrillator-EKG-Kombigerät
- Peripher venösen Zugang, Infusionen und Medikamente vorbereiten
- Basisreanimation dabei *nicht* unterbrechen. Ein Abbruch der Reanimation ist nur durch einen Arzt möglich
- Für eine ausreichend warme Umgebung sorgen, dies gilt v. a. für Kinder
- Alle Maßnahmen, Medikamente, Notruf- und Eintreffzeiten (nach-)dokumentieren
- Wenn möglich Ablauf nachbesprechen (Kurzauswertung), psychische „Nachsorge" im Team.

13.4.1 A = Atemwege freimachen

Nur wenn die Atemwege des zu Pflegenden frei sind, kann die Luft aus dem

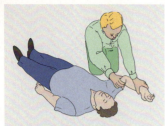

Den zugewandten Arm des Bewusstlosen rechtwinklig abspreizen. Den Arm so beugen, dass die Handfläche nach oben zeigt.

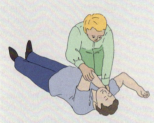

Den weiter entfernten Arm über die Brust des Betroffenen heranholen. Den Arm beugen und den Handrücken an die Wange des Bewusstlosen legen.

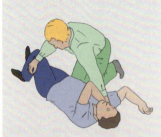

Mit einer Hand den Handrücken des Bewusstlosen an der Wange fixieren. Mit der anderen Hand das weiter entfernte Bein am Knie fassen, hochziehen (Knie gebeugt, Fuß auf dem Boden) und Betroffenen zu sich herüber drehen.

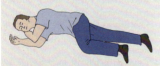

Hüfte und Knie des oben gelegenen Beins beugen.
Zum Freihalten der Atemwege den Kopf des Betroffenen nackenwärts beugen.
Diese Position ggf. mit der unter der Wange gelegenen Hand sichern.

Abb. 13.5: Stabile Seitenlage. [A400-190]

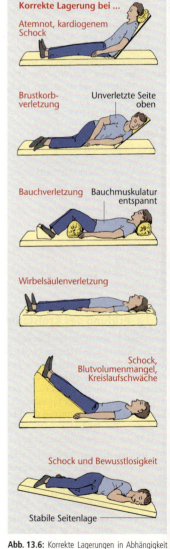

Abb. 13.6: Korrekte Lagerungen in Abhängigkeit von der Krankheitsursache. [A400-190]

13.4 Die kardiopulmonale Reanimation (CPR)

Maßnahmen	Ersthelfer	Arzt
Vitalzeichen prüfen	▸ Ansprechen, ggf. Schütteln an der Schulter ▸ Atemtätigkeit überprüfen ▸ Ggf Karotispuls tasten	▸ Fortlaufende, umfassende Kontrolle der Vitalparameter, meist apparativ assistiert
Atemwege freimachen	▸ Mechanische Reinigung von Mund und Rachen (nur bei sichtbaren Fremdkörpern) ▸ Überstrecken des Kopfes, evtl. Esmarch-Handgriff ▸ Stabile Seitenlage (sofern Atmung vorhanden)	▸ Gezieltes Absaugen mit Gerät ▸ Endotrachealer Tubus
Herzdruckmassage	▸ Thoraxkompressionen; „Arbeitsfrequenz" 100/Min.	
Atemspende	▸ Mund-zu-Nase-Beatmung oder Mund-zu-Mund-Beatmung	▸ Beutelbeatmung mit Maske oder über Endotrachealtubus ▸ Maschinelle Beatmung
Defibrillation	▸ Nur falls ein automatischer externer Defibrillator (AED ☞ 13.4.4) vorhanden ist	▸ Defibrillation ▸ Schrittmachertherapie
Drugs (Medikamente)		▸ Adrenalin ▸ Evtl. Amiodaron, Atropin, Dopamin

Tab. 13.7: Das Vorgehen bei der kardiopulmonalen Reanimation im Überblick.

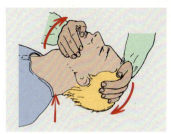

Abb. 13.8: Beugung des Halses nackenwärts („Überstrecken des Kopfes") zur Schaffung freier Atemwege. [A400-190]

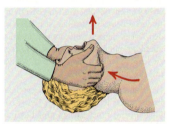

Abb. 13.9: Esmarch-Handgriff. Beide Hände fassen das Kinn des Verletzten und schieben den Unterkiefer so nach vorne, dass die untere Zahnreihe vor die obere kommt. Da durch diesen Griff die Atemwege auch ohne „Überstrecken" des Halses geöffnet werden, wird er bei vermuteter HWS-Verletzung zur Öffnung der Atemwege bevorzugt. [A400-190]

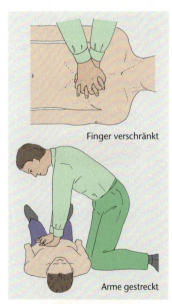

Abb. 13.10: Herzdruckmassage. Der Druckpunkt befindet sich nach den neuen Richtlinien „im Zentrum der Brust". Ersthelfer legen den Handballen der einen Hand auf. Der andere Handballen legt sich auf den Handrücken der ersten Hand, die Finger werden miteinander verschränkt (oben). Wichtig: Die Arme des Helfers sind gestreckt (unten). [L190]

Mund-Rachen-Raum in die Lunge gelangen. Verlegte Atemwege müssen als erstes freigemacht werden:
▸ Der Helfer entfernt alle **sichtbaren Fremdkörper,** z.B. Erbrochenes, aus dem Mund durch Ausräumung mit dem Finger, bei Verfügbarkeit auch mit Magillzange und Tupfer oder durch Absaugen. Fest sitzende Zahnprothesen werden belassen, lockere herausgenommen
▸ Beim Bewusstlosen sackt die Zunge durch die Muskelerschlaffung oft nach hinten und verlegt die Atemwege. Überstrecken des Kopfes nackenwärts und zusätzliches Anheben des Unterkiefers beseitigen das Hindernis (☞ Abb. 13.8). Die Überstreckung des Kopfes sollte am besten schon bei der Prüfung der Atmung durchgeführt werden
▸ Die Atemwege müssen auch dann frei gemacht werden, wenn sich bei der Beatmung herausstellt, dass sich der Brustkorb des Beatmeten nicht hebt. Hierzu wird die Mundhöhle genau inspiziert und eventuell erreichbare Fremdkörper entfernt
▸ Reichen diese Maßnahmen nicht aus, um eine Spontanatmung in Gang zu setzen, so wird der **Esmarch-Handgriff** angewendet, bei dem der Unterkiefer durch einen speziellen Griff weit nach vorne geschoben wird (☞ Abb. 13.9). Der Esmarch-Handgriff sollte aber nur von entsprechend geschulten professionellen Helfern durchgeführt werden.

> **Vorsicht: HWS-Verletzungen**
> Auch einen Bewusstlosen mit Verdacht auf Halswirbelsäulenverletzung bringen Ersthelfer in die stabile Seitenlage. Um eine zusätzliche Rückenmarkschädigung zu vermeiden, stützen sie den Kopf bei der Drehung so ab, dass die Halswirbelsäule nicht verdreht, gebeugt oder überstreckt wird.

13.4.2 H = Herz(druck)massage

Sobald feststeht, dass der Betroffene bewusstlos ist und nicht ausreichend atmet, beginnen die Ersthelfer mit der **Herzdruckmassage** *(Thoraxkompression).*

Voraussetzung ist eine **harte Unterlage** (z.B. Reanimationsbrett, Fußboden, Bettbrett), da auf einer weichen Unterlage (z.B. Matratze) die Druckbewegungen auf den Brustkorb „verpuffen" – der Betroffene wird lediglich tiefer in die weiche Unterlage hineingedrückt.

Die Pflegenden entkleiden den Brustkorb des Betroffenen, um die richtige Lokalisation für die Herzmassage aufzufinden: Der Druckpunkt befindet sich beim Erwachsenen in der *Mitte* des Brustkorbs.

> Die Herzdruckmassage beim Erwachsenen erfolgt mit einer „Arbeitsfrequenz" von etwa 100 Kompressionen/Min. Durch Pausen für die Beatmung ergibt sich eine effektive Frequenz von etwa 80 Kompressionen/Min.

13 Sofortmaßnahmen in der Pflege

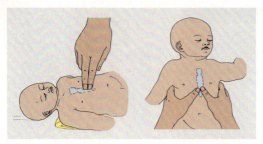

Abb. 13.12: Herzmassage beim Säugling. Rechts: Thoraxumfassende Technik (von professionellen Helfern bevorzugt, wenn mindestens zwei Helfer zur Verfügung stehen). Links: Zwei-Finger-Technik. [A300-215]

Der Helfer drückt dabei das Brustbein etwa 4–5 cm tief ein, was einige Kraft erfordert. Ebenso wesentlich ist es, dass er den Druck danach vollkommen lockert, allerdings ohne den Kontakt zum Körper zu verlieren, damit das Herz sich wieder mit Blut füllen kann.

Herzmassage und Atemspende erfolgen im rhythmischen Wechsel. Die Helfer beginnen beim Erwachsenen grundsätzlich mit der Herzdruckmassage. Das empfohlene Verhältnis von Herzkompression zu Atemspende beträgt 30 : 2, d.h. auf 30 Kompressionen des Brustkorbs folgen zwei Atemspenden.

Ein-Helfer-Methode

Steht nur ein Helfer zur Verfügung, beginnt er die Reanimation mit 30 Brustkorbkompressionen und führt anschließend zwei Atemspenden durch (Verhältnis 30 : 2). Diesen Rhythmus behält er bei.

Da die **Ein-Helfer-Methode** sehr anstrengend ist, sollte ein Einzelhelfer möglichst schnell eine zweite Person dazuholen (z.B. durch Rufe). Gemeinsam gehen sie ohne Zeitverzug zur Zwei-Helfer-Methode über.

Zwei-Helfer-Methode

Bei der **Zwei-Helfer-Methode** beatmet der eine Helfer, und der andere führt die Herzmassage durch. Die beiden Helfer stimmen sich dabei so ab, dass auf jeweils 30 Herzkompressionen zwei Atemspenden folgen (Verhältnis 30 : 2). Da die Herzmassage über längere Zeit sehr anstrengend ist, sollten sich die beiden Helfer im Abstand von 1–2 Min. abwechseln. Sie achten darauf, dass während des Positionswechsels die Unterbrechung der Thoraxkompressionen so gering wie möglich ist.

> Die **geglückte Wiederbelebung** erkennt der Helfer daran, dass der Puls am Hals tastbar wird und die Atmung einsetzt. Die Hautfarbe des Reanimierten sollte sich normalisieren und die Pupillen klein werden.

Herzdruckmassage bei Kindern

Laienhelfer und professionelle Einzelhelfer führen die Herzdruckmassage auch bei Kindern im Verhältnis von 30 Thoraxkompressionen zu zwei Beatmungen durch (30 : 2). Sind jedoch zwei professionelle Helfer verfügbar, so werden Kinder vor der Pubertät im Verhältnis von 15 Thoraxkompressionen zu zwei Beatmungen reanimiert.

Während der Druckpunkt beim Erwachsenen nach den neuen Richtlinien „in der Mitte der Brust" liegt, wird beim Kind das untere Drittel des Brustbeins empfohlen. Dazu wird der Punkt aufgesucht, an dem sich die untersten Rippen in der Mitte (d.h. am Brustbein) treffen. Der Druckpunkt liegt ein Fingerbreit darüber. Der Thorax soll bei jeder Kompression etwa um ein Drittel eingedrückt werden.

Bei Kindern nach dem ersten Geburtstag ist es dem Helfer überlassen, ob er für die Thoraxkompressionen nur eine Hand oder, wie beim Erwachsenen, zwei Hände verwendet. Bei Säuglingen wird dagegen die Zwei-Finger-Technik oder die thoraxumfassende Technik (☞ Abb. 13.2) durchgeführt.

13.4.3 A = Atemspende

Ist bei der Prüfung der Atmung (☞ 13.3.2) keine normale Atmung vorhanden, erfolgen beim Erwachsenen zunächst 30 Thoraxkompressionen, danach werden zwei Atemspenden gegeben. Beim nicht ausreichend atmenden Kind werden dagegen noch *vor* Beginn der Herzmassage fünf Atemspenden gegeben.

Behelfsweise erfolgt die Atemspende zunächst durch **Mund-zu-Nase-Beatmung** oder, falls die Nase verletzt oder beim Einblasen nicht durchlässig ist, durch **Mund-zu-Mund-Beatmung.** Wegen der Gefahr von Infektionen und der besseren Wirksamkeit sollte die Beatmung aber

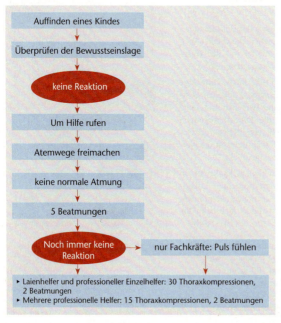

Abb. 13.11: Die kardiopulmonale Reanimation beim Kind.

13.4 Die kardiopulmonale Reanimation (CPR)

möglichst mittels Maske und Beatmungsbeutel (z. B. Ambu®-Beutel) durchgeführt werden. Die Luft wird bei der Beatmung des Erwachsenen jeweils etwa eine Sekunde lang eingeblasen.

Die Intubation durch den Arzt sollte so früh wie möglich erfolgen. Die **Intubationsbeatmung** beugt zusätzlich der Aspiration (☞ 12.6.5.7) vor und kann mit einer Frequenz erfolgen, die weitgehend unabhängig von den Thoraxkompressionen ist.

Mund-zu-Nase- und Mund-zu-Mund-Beatmung

▶ Als Erstes überstreckt der Helfer den Kopf des zu Pflegenden
▶ Der Helfer verschließt bei der **Mund-zu-Nase-Beatmung** den Mund durch Druck des Daumens auf die Unterlippe in Richtung Oberlippe. Ansonsten kann die gerade eingeblasene Luft wieder entweichen. Bei der **Mund-zu-Mund-Beatmung** wird die Nase mit Daumen und Zeigefinger der auf der Stirn liegenden Hand verschlossen. Gleichzeitig wird das Kinn nach oben gezogen, um die Atemwege freizuhalten
▶ Der Helfer bläst seine Ausatemluft eine Sekunde lang vorsichtig in Nase bzw. Mund ein. Das anschließende Luftholen erfolgt am besten zur Seite hin (dies ermöglicht einen gleichzeitigen Blick auf die Thoraxbewegung)
▶ Bei richtiger Beatmungstechnik hebt und senkt sich der Brustkorb des Betroffenen. Ist dies nicht der Fall, sind eventuell die Atemwege verlegt. Der Helfer kontrolliert dann Mund und Rachen, um sichtbare Fremdkörper entfernen zu können (☞ 13.4.1). Oberste Priorität hat in diesem Fall die unverzügliche Fortsetzung der Thoraxkompressionen
▶ Danach setzt er die Beatmung nach seinem eigenen Atemrhythmus fort (entspricht ca. 12-mal pro Minute beim Erwachsenen).

Beutel-Masken-Beatmung

Es hat sich in vielen Studien gezeigt, dass die Beatmung über Beutel und Maske genau so effizient sein kann wie die Intubationsbeatmung. Hierbei ist jedoch die korrekte Durchführung der Maskenbeatmung unerlässlich:

▶ Individuelle Auswahl der Maskengröße. Die Maske muss Nase und Mund dicht umschließen, sie darf Mundöffnung und Nase jedoch keinesfalls verlegen oder zusammenquetschen
▶ Nackenwärts-beugen („Überstrecken") des Kopfes wie bei der Mund-zu-Mund-Beatmung
▶ Fixation und „Hochziehen" des Unterkiefers mit dem 3.–5. Finger (bei Rechtshändern: der linken Hand), Aufsetzen der Maske, „C-Griff" mit Zeigefinger und Daumen (☞ Abb. 13.14)
▶ Rhythmisches Zusammenpressen und Sich-entfalten-lassen des Beatmungsbeutels. Insbesondere bei Kindern wird der Beutel nicht vollständig, sondern nur so stark komprimiert, dass sich der Brustkorb hebt, um eine Überblähung der Lunge zu verhindern
▶ Bei Ermüdung oder bei ineffektiver Beatmung (die etwa durch eine mangelhafte Hebung des Brustkorbs oder durch ein hörbares Leck am Maskenrand erkennbar ist) kann der Esmarch-Handgriff (☞ Abb. 13.9) durch eine zweite Person angewendet werden; diese Person hält dann gleichzeitig die Maske über Mund und Nase des Patienten. Der erste Helfer hat nun beide Hände zur Bedienung des Atembeutels frei.

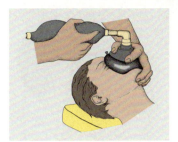

Abb. 13.14: Beutel-Masken-Beatmung mit C-Griff. [A300-190]

Risiken der Beutel-Masken-Beatmung

Ein Teil der insufflierten (eingeblasenen) Luft gerät zwangsläufig über die Speiseröhre in den Magen und bläht diesen auf. Durch die ballonartige Magenfüllung wird:

▶ Das Zwerchfell nach oben gedrückt, was die Lungenausdehnung und damit die Atemfunktion behindert
▶ Der Mageninhalt in die Speiseröhre gepresst, was eine Aspiration begünstigt.

Langsames Zusammendrücken des Beatmungsbeutels (etwa über zwei Sekunden) mindert vor allem das Risiko der Aspiration. Auch kann bei entsprechender Ausbildung bei bewusstlosen Patienten das **Sellick-Manöver** angewendet werden: Der Ringknorpel wird von einem weiteren Helfer mit Daumen und Zeigefinger seitlich umfasst und nach posterior (hinten) gedrückt, wodurch der Ösophagus komprimiert wird.

Besonderheiten bei Säuglingen und Kleinkindern

Bei Kindern werden *sofort* nach Feststellung des Atemstillstands fünf Atemspenden gegeben. Jede Serie der danach begonnenen Thoraxkompressionen wird wie beim Erwachsenen von zwei Atemspenden unterbrochen.

Prinzipiell entspricht die Technik der Atemspende bei Säuglingen und Kleinkindern derjenigen bei Erwachsenen. Bei Neugeborenen und Säuglingen wird der Kopf nicht überstreckt, sondern nur der Unterkiefer angehoben („Schnüffelstellung"). Der Atem wird dabei über eine bis anderthalb Sekunden eingeblasen. Bei Säuglingen (Kinder unter einem

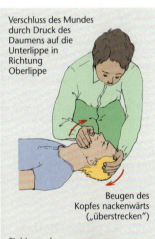

Verschluss des Mundes durch Druck des Daumens auf die Unterlippe in Richtung Oberlippe

Beugen des Kopfes nackenwärts („überstrecken")

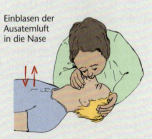

Einblasen der Ausatemluft in die Nase

Abb. 13.13: Mund-zu-Nase-Beatmung. Das leichte Anheben des Brustkorbs ist ein sicheres Zeichen dafür, dass die eingeblasene Luft auch die Lunge erreicht. [A400-190]

581

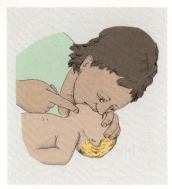

Abb. 13.15: Beatmung beim Säugling. [A400-190]

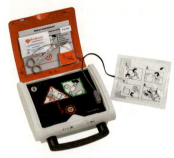

Abb. 13.16: Beim automatischen externen Defibrillator führen Piktogramme und Sprachanweisungen den ungeschulten Ersthelfer durch den gesamten Vorgang. [V083]

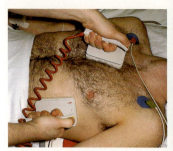

Abb. 13.17: Defibrillation eines Patienten mit Kammerflimmern. Um die Stromüberleitung an der Haut zu verbessern, bestreicht man die Elektroden zunächst mit Elektrodenpaste. Dann setzt man die Elektroden unter Druck unterhalb des rechten Schlüsselbeines und unterhalb der linken Brustwarze auf. Während der Defibrillation jede Berührung mit dem Patienten oder dem Bett vermeiden! [M161]

Jahr) umschließt der Helfer Mund *und* Nase des Kindes mit seinem Mund (☞ Abb. 13.15), bei älteren Kindern wird die Mund-zu-Mund-Beatmung bevorzugt (Nase wird dabei mit den Fingern zugedrückt) und der Kopf zur Beatmung wie beim Erwachsenen überstreckt. Säuglinge und kleine Kinder können zur Beatmung auf den Arm genommen werden. Je kleiner das Kind ist, desto weniger Luft wird pro Atemzug eingeblasen.

Beenden der Beatmung

Die Beatmung muss so lange fortgeführt werden, bis sie entweder erfolgreich ist, das heißt der Patient wieder selber atmet, fachliche Hilfe eintrifft oder ein approbierter Arzt die Beatmung abbrechen lässt (☞ 13.3.5).

13.4.4 D = Defibrillation

Das akute Herzversagen ist zumindest anfänglich in der Regel von einem Kammerflimmern (☞ 16.7.2) begleitet. Die einzige erfolgreiche Therapie des Kammerflimmerns besteht in der **Defibrillation,** d. h. der äußerlichen Gabe eines Stromimpulses, der den Herzmuskel für kurze Zeit elektrisch „stumm" werden lässt, sodass danach ein koordinierter, von den Vorhöfen ausgehender Herzrhythmus einsetzen kann. Fast jeder Erwachsene, der einen akuten, nicht durch einen Unfall bedingten Herzstillstand ohne neurologische Folgeschäden überlebt, verdankt dies einer rechtzeitigen Defibrillation.

Die Wirksamkeit der Defibrillation ist jedoch stark zeitabhängig: Mit jeder Minute, die nach einem Herzstillstand verstreicht, sinkt die Wahrscheinlichkeit einer erfolgreichen Wiederbelebung um etwa 7–10%. Nach zehn Minuten tendiert die Überlebenswahrscheinlichkeit also gegen Null!

Praktisch bedeutet dies, dass so bald wie möglich ein EKG aufgezeichnet wird. Bei einem Notfall wird sinnvollerweise ein kombiniertes Gerät eingesetzt, das einerseits die elektrischen Entladungen des Herzmuskels auf einem Bildschirm zeigt, anderseits auch zwei Metallkontakte *(Elektroden)* besitzt, mit deren Hilfe der Stromstoß zur **Defibrillation** verabreicht werden kann.

Nach den heutigen Richtlinien wird nur ein einzelner Schock abgegeben, danach wird zwei Minuten lang durch Thoraxkompressionen und Beatmungen reanimiert. Erst dann wird der Herzrhythmus erneut analysiert und ggf. erneut defibrilliert.

Pflegende beachten, dass alle Helfer während der Defibrillation den Körperkontakt zum Betroffenen lösen und nicht über stromleitende Materialien mit ihm in Verbindung stehen – die Helfer könnten sonst durch den Elektroschock verletzt werden.

> **Notfall**
> Bis ein Defibrillationsgerät geholt und bedienungsbereit am Patienten angebracht ist, wird die kardiopulmonale Basis-Reanimation mit Thoraxkompressionen und Beatmungen durchgeführt.
> Auch nach der Defibrillation wird die Basis-Reanimation sofort, also ohne weitere Prüfung der Vitalzeichen, wieder aufgenommen!

Automatische externe Defibrillation

Selbst bei einer guten Notfallversorgung vergehen außerhalb des Krankenhauses durchschnittlich über fünf Minuten bis zum Eintreffen des Rettungsdienstes. Um die oft prognoseentscheidende Defibrillation hier schnellstmöglich zur Verfügung zu stellen, wurden in Deutschland an Orten mit hohem Passantenaufkommen **automatische externe Defibrillatoren** *(AED)* installiert, die sich auch durch ungeschulte Ersthelfer leicht bedienen lassen.

Die Geräte leiten über zwei an der Brust des Patienten zu befestigende Klebeelektroden diese Elektroden die Herzaktionen ab. Diagnostiziert das Gerät eine entsprechende Herzrhythmusstörung, gibt es die Möglichkeit frei, einen Stromstoß auszulösen.

Durchführung der Defibrillation ☞ Abbildung 13.17

13.4.5 D = (drugs) Notfallmedikamente

Um rasch **Notfallmedikamente** (engl. drugs = Arzneimittel) geben zu können, legt der Arzt einen venösen Zugang (z. B. Braunüle®). Einige Notfallmedikamente, z. B. Adrenalin, Amiodaron, Atropin können mithilfe spezieller Kanülen auch in einen Knochen *(intraossär)* verabreicht werden. Die Applikation über den Beatmungstubus (möglich z. B. bei Adrenalin, Lidocain, Atropin) ist nach der ERC-Richtlinie 2005 nur die zweite Wahl.

Die wichtigsten Notfallmedikamente sind:

13.4 Die kardiopulmonale Reanimation (CPR)

13

Notfall: Die Wiederbelebung im Gesamtablauf

Die einzelnen Komponenten der Wiederbelebung ("AHADD") sind recht einfach zu verstehen, der Gesamtablauf einer lebensbedrohlichen Notfallsituation erscheint jedoch oft verwirrend, da Untersuchungsschritte (z. B. Prüfung des Bewusstseins), Krankenbeobachtung und Rettungsmaßnahmen ineinandergreifen und die Maßnahmen zudem unter emotionalem Druck ablaufen.

Im Folgenden ist deshalb der Gesamtablauf einer Wiederbelebung systematisch zusammengefasst:

Bewusstsein prüfen: Als erster Schritt in einer vermuteten Notfallsituation wird das Bewusstsein geprüft (☞ 13.3.1).

Hilferuf: Bestätigt sich, dass der Patient bewusstlos ist, wird nach Hilfe gerufen.

Prüfung der Atmung: Jetzt werden die Atemwege frei gemacht (Kopf wird nackenwärts überstreckt) und die Atmung geprüft ("sehen, hören und fühlen"). Ist die Atmung vorhanden und effektiv, so wird der Patient in die stabile Seitenlage gelagert.

Notruf: Ist die Atmung nicht vorhanden oder ineffektiv, so aktiviert der Helfer das Notfallsystem (telefonischer Notruf ☞ 13.3.3). Sind zwei Helfer zur Stelle, so tätigt einer den Notruf, während der andere mit der Reanimation beginnt.

Kardiopulmonale Reanimation: Hierzu wird der Patient als erstes adäquat **gelagert**, d. h. in Rückenlage auf harter Oberfläche. Bei Unfällen wird während dieser Umlagerung nach einer eventuellen **Verletzung gesucht** (☞ 13.4.6), da die Versorgung blutender Verletzungen lebensrettend sein kann. Wird eine Verletzung der Halswirbelsäule vermutet, wird die Umlagerung ohne Zug oder Drehung der Halswirbelsäule durchgeführt (zwei Helfer).

Die kardiopulmonale Reanimation wird beim Erwachsenen mit 30 Herzdruckmassagen begonnen, gefolgt von zwei Beatmungen. Diese Sequenz wird fortgesetzt, bis bei den nach jeweils vier Zyklen (d. h. jede volle Minute) durchgeführten Kontrollen Lebenszeichen festgestellt werden oder bis die Reanimation abgebrochen wird (☞ unten).

Sobald entsprechendes Fachpersonal zur Verfügung steht, wird der Patient intubiert und zur Intubationsbeatmung übergegangen (Anästhesiepflege ☞ 🖥).

Sobald verfügbar wird ein Herz-Kreislauf-Monitor angelegt und bei entsprechendem Herzrhythmus (z. B. Herzflimmern) die **Defibrillation** begonnen (☞ 13.4.4).

Ist entsprechendes Fachpersonal anwesend, so werden jetzt auch ein intravenöser Zugang gelegt und die je nach Situation erforderlichen **Notfallmedikamente** gegeben (☞ unten).

▸ **Sauerstoff:** Die Gabe von Sauerstoff wirkt dem bei einem Ausfall der Lungenfunktion typischen Sauerstoffmangel der Körpergewebe entgegen und kann die Überlebenszeit verlängern. O_2 sollte deshalb so rasch wie möglich eingesetzt werden!
Vorsicht ist allerdings bei spontan atmenden Patienten mit chronisch-obstruktiven Atemwegserkrankungen geboten (☞ 18.5).

▸ **Adrenalin:** Adrenalin stimuliert das sympathische Nervensystem und fördert dadurch die *Schlagkraft,* die *Schlagfrequenz,* die *Reizleitung* und die *Erregbarkeit* des Herzens. Alle diese Effekte sind erwünscht, um das Herz maximal zu stimulieren. Adrenalin wird deshalb bei allen Formen des Herzstillstands sowie beim anaphylaktischen und kardiogenen Schock (☞ 13.5.3, 13.5.5) eingesetzt

▸ **Atropin:** Atropin vermindert den dämpfenden Einfluss des Parasympathikus. Es steigert dadurch die Erregungsüberleitung vom Herzvorhof zur Herzkammer. Außerdem erhöht es die Frequenz im Sinusknoten, macht das Herz aber auch für Herzrhythmusstörungen empfindlicher. Atropin wird bei ausbleibendem Herzschlag (Asystole), bei zu langsamem Herzschlag (Bradykardie) mit unzureichendem Kreislauf sowie bei "pulsloser elektrischer Aktivität" (Herzrhythmus ohne effektiven Pulsschlag) gegeben

▸ **Amiodaron und Lidocain:** Diese *Antiarrhythmika* (☞ Pharma-Info 16.33) dämpfen die *Erregungsleitung* und die *Bildung von Extrasystolen* in der Herzkammer.
Amiodaron wird in der Notfallmedizin bei Kammerflimmern oder Kammerflattern eingesetzt, falls eine dreimalige Defibrillation erfolglos bleibt. Lidocain wird heute nur noch gegeben, wenn Amiodaron nicht verfügbar ist.

Abbruch der Reanimation

Der Abbruch der Reanimationsbemühungen kann grundsätzlich nur von einem approbierten Arzt angeordnet werden. Abbruch-Kriterien können sein:

▸ Länger als 30 Min. nach Beginn einer ordnungsgemäß durchgeführten Reanimation bestehender zerebraler Kreislaufstillstand (weite, lichtstarre Pupillen, Bewusstlosigkeit, fehlende Spontanatmung). Ausnahme ist die Reanimation bei Unterkühlung oder Intoxikation, da hier die Überlebenszeit des Körpers länger ist

▸ Länger als 15 Min. bestehende Zeichen des Herztodes im EKG (Asystolie)

▸ Zwischenzeitliches Auftreten sicherer Todeszeichen

▸ Sich während der Reanimation ergebende Hinweise aus der Vorgeschichte auf die Sinnlosigkeit der Bemühungen.

13.4.6 Suche nach Verletzungen

Verletzungen können sichtbar, aber auch unter der Kleidung verborgen oder ganz verdeckt sein. So ist z. B. der geschlossene Oberschenkelhalsbruch (☞ 25.8.8) von außen oft nur an einer Fehlstellung des betroffenen Beins oder an einer Schwellung über dem Bruch zu erkennen. Bei der Suche nach Verletzungen muss deshalb der ganze Körper abgesucht und eventuell Kleidung entfernt werden (möglichst mit atraumatischer Schere). Nach Verletzungen wird bei einem Unfall am besten dann gesucht, wenn der Patient umgelagert wird, z. B. zur Einleitung der Reanimation.

13.4.7 Notfallausstattung einer Normalstation

Die **Notfallausstattung einer Normalstation** muss an einem gut zugänglichen Platz aufbewahrt werden. Bewährt haben sich Notfallwagen, die sich im Bedarfsfall rasch in ein Krankenzimmer fahren lassen. Ihre Ausstattung muss regelmäßig von der dafür vorgesehenen Person überprüft werden und umfasst:

13 Sofortmaßnahmen in der Pflege

Arzneimittel und Infusionen
- Sauerstoff: Sauerstoff-Flaschen mit Anschlussmöglichkeiten für Beatmungsbeutel und Sauerstoffbrillen, ermöglichen eine bessere Oxigenierung
- Adrenalin (z. B. Suprarenin®): ☞ 13.4.5
- Atropin: ☞ 13.4.5
- Amiodaron, Lidocain: ☞ 13.4.5
- Ringer-Lösung oder eine andere Infusionslösung: Dient als Trägerlösung von Arzneimitteln, zum Volumenersatz und zum Freihalten der venösen Zugänge
- Natriumbikarbonat 8,4 %: Gleicht eine schwere metabolischen Azidose aus, die Folge jedes Kreislaufstillstandes ist
- Weitere im Notfallkoffer häufig zu findende Medikamente sind beispielsweise Magnesiumsulfat, Glukose-Ampullen, Theophyllin, Dopamin, Dobutamin, Midazolam, Prednisolon.

Materialien und Geräte
- Handschuhe, Desinfektionsspray, Schere, Pflaster
- Stauschlauch, Spritzen und Kanülen
- Venenverweilkatheter, evtl. zentrale Venenkatheter
- Flowmeter für Sauerstoff-Wandanschluss (ist meist im Zimmer vorhanden)
- Materialien zum Legen eines venösen Zugangs
- Beatmungsbeutel mit Ventilen und Sauerstoffschlauch, Gesichtsmasken
- Reservoirbeutel für den Beatmungsbeutel, Sauerstoffschlauch
- Sauerstoff-Nasensonden und -masken
- Guedel-Tuben
- Gegenstände zur Intubation: Laryngoskop mit diversen Spateln, Batterien
- Trachealtuben, Führungsstäbe für Trachealtuben
- Combitubus
- Absauggerät mit sterilen Kathetern (+ im Zimmer fest installiertes Wandabsauggerät)
- RR-Manometer mit Manschetten
- Defibrillator, EKG-Elektroden
- Reanimationsbrett
- Perfusoren und Infusiomaten, dazu passendes Infusionsmaterial
- Einmal-Tragetuch aus speziellem Plastikmaterial (bis 100 kg KG).

13.5 Vorgehen bei Schock

> **Schock:** Generalisiertes Kreislaufversagen, bei dem der Körper den Durchblutungsbedarf einzelner oder aller Organe nicht mehr decken kann. Durch den daraus resultierenden Sauerstoffmangel lebenswichtiger Gewebe kann der Schock zur Bewusstlosigkeit, aber auch zum Organversagen (z. B. der Nieren) und damit zum Tode führen.

Vier häufige Schockformen mit jeweils unterschiedlichen Ursachen sind zu unterscheiden:
- Volumenmangelschock
- Kardiogener Schock
- Septischer Schock
- Anaphylaktischer Schock.

Die bei älteren Menschen bei weitem häufigste Schockform ist der kardiogene Schock, der beispielsweise durch einen Herzinfarkt, eine Lungenembolie oder Herzrhythmusstörungen ausgelöst werden kann.

Bei Kindern steht der Volumenmangelschock im Vordergrund.

13.5.1 Erstmaßnahmen bei Verdacht auf Schock
Erkennen des Schocks
Der Schock kann anhand folgender Zeichen erkannt werden:
- Angst, Unruhe, Teilnahmslosigkeit, Verwirrung bis hin zur Bewusstlosigkeit
- Schneller (über 100 Schläge/Min.) und schwächer werdender, schließlich kaum noch tastbarer Puls (sog. Reflex-Tachykardie)
- Absinken des systolischen Blutdrucks unter 80 mmHg (10,5 kPa) bzw. Schockindex > 1 (☞ Kasten). Achtung: der Schockindex ist nicht bei allen Schockformen verlässlich
- Kalte Haut, fahle Blässe (bei Sepsis oft fehlend), feinperliger Schweiß auf der Stirn, Frieren
- Rasche und/oder erschwerte Atmung (Tachypnoe bzw. Dyspnoe)
- Verminderte Urinmenge (Oligurie).

Diese Zeichen müssen nicht immer alle und auch nicht gleichzeitig auftreten.

Meist ist das Bewusstsein anfänglich noch erhalten.

Die Dekompensation des Kreislaufs kann durch den sog. **Schockindex** erfasst werden:

$$\text{Schockindex} = \frac{\text{Puls}}{\text{RR}_{\text{systolisch}}}$$

Bewertung:
- Schockindex beim Gesunden ≅ 0,5
- Schockindex bei Schockgefahr/ Schock > 1.

> **Schock wahrscheinlich bei**
> Schweiß 3 × k (kalt, klebrig, kleinperlig) + Tachykardie + Apathie

---

Erstmaßnahmen beim Schock
- Bei unzureichender Atmung oder Kreislaufstillstand Notruf und kardiopulmonale Reanimation
- Beseitigung der Schockursache (z. B. Blutstillung)
- Lagerung:
  - Schockpatienten mit erhaltenem Bewusstsein und ausreichender Atmung (außer solche im kardiogenen Schock ☞ unten und 13.5.3) werden in der **Autotransfusionslage** gelagert. Diese besteht in einer Flachlagerung von Kopf und Oberkörper sowie Lagerung der Beine schräg nach oben durch Unterschieben eines geeigneten Gegenstandes unter die Beine. Hierdurch fließt das in den Beinvenen gespeicherte Blut in den Körperkreislauf und hilft, den Blutdruck aufrechtzuhalten. Mehr als ca. 45° sollten die Beine wegen einer möglichen Beeinträchtigung der Lungenfunktion jedoch nicht hochgehoben werden. Bei Atemnot oder Schmerzen im Bauchraum wird der Betroffene nach Wunsch gelagert, z. B. halb sitzend bei Atemnot
  - Der bewusstlose, spontan atmende Patient wird in der stabilen Seitenlage (☞ Abb. 13.5) gelagert
  - Bei Patienten mit kardiogenem Schock wird der Körper 30–45° hoch gelagert, die Beine werden gleichzeitig nach unten gelagert (Herzbettlagerung ☞ Abb. 16.1)
- Venöser Zugang: Sobald wie möglich werden mehrere peripher-venöse Zugänge gelegt
- Bei Patienten im Volumenmangelschock wird dann großzügig Flüssigkeit gegeben, z. B. isotone Kochsalzlösung. Auch zur Verabreichung von Medikamenten, z. B. beim kardiogenen Schock, ist ein parenteraler Zugang

584

13.5 Vorgehen bei Schock

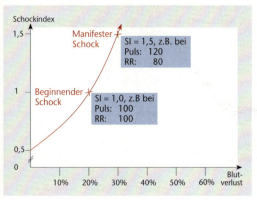

Abb. 13.18: Schockindex (SI) bei Volumenmangelschock. Hat der Patient bei 20 % Blutverlust einen Puls von 100 Schlägen/Min. und einen syst. RR von 100 mmHg, ergibt dies einen SI von 1. Bei weiteren rund 10 % Blutverlust steigt der SI auf 1,5. Jeder weitere Blutverlust verschlimmert den Zustand des Patienten. Deshalb werden frühestmöglich entsprechende Notfallmaßnahmen eingeleitet. [M138]

Die **Kreislaufzentralisation** zeigt sich an folgenden Symptomen:
▶ Marmorierte (fleckig-weiße), später blasse und kaltschweißige Haut
▶ Eingefallenes Gesicht des Patienten
▶ Kollabierte Halsvenen
▶ Frieren des Patienten
▶ Reaktionen auf Umweltreize verlangsamt

Durch den Flüssigkeitsverlust hat der Patient außerdem Durst.

Wird der Schock in diesem Stadium nicht effektiv bekämpft und sinkt der systolische Blutdruck unter 80 mmHg (10,5 kPa), so wird die Nierendurchblutung vermindert, und die Urinausscheidung geht zurück: *Oligurie* oder sogar *Anurie* treten auf (☞ 29.2.1). Gleichzeitig kommt es auch in anderen Organgebieten zu Durchblutungsstörungen, Sauerstoffmangel und letztlich Organschäden:
▶ Die Zellen stellen ihren Stoffwechsel von **aerob** *(mit Sauerstoff)* auf **anaerob** *(ohne Sauerstoff)* um, wodurch eine **metabolische Azidose** (☞ 29.11.1) entsteht
▶ Durch die Azidose werden die Zellen geschädigt und die Sauerstoffabgabe ins Gewebe gestört, was den Sauerstoffmangel verstärkt. Die Funktion lebenswichtiger Organe versagt, oft ist ein **Multiorganversagen** die Folge, wobei ein Lungenversagen (sog. ARDS, ☞ auch 18.13) und ein akutes Nierenversagen (☞ 29.5.8) besonders häufig sind.

Erstmaßnahmen
▶ Patienten beruhigen, hinlegen und in Autotransfusionslage bringen (☞ oben). Ausnahme: Blutungen an Kopf, Lunge und oberem Magen-Darm-Trakt
▶ Sauerstoff (100 %) 6–8 l/Min. geben, ggf. reanimieren
▶ Starke Blutungen durch Druckverband oder Abdrücken zuführender Arterien stillen
▶ Große zentralvenöse Zugänge (evtl. ZVK) legen. Großzügige Infusionstherapie zum Volumenausgleich durchführen, z. B. isotone Kochsalzlösung (☞ 15.4.1), bei Blutverlust evtl. auch Transfusion von Erythrozytenkonzentraten (☞ 22.4.6)
▶ Kreislauf durch Gabe von Katecholaminen (☞ 16.6.1) unterstützen
▶ Azidose und Elektrolytverluste je nach Laborbefunden ausgleichen

unerlässlich. Bei Kindern können Infusionen und Medikamente auch über einen intraossären Zugang verabreicht werden. Hierzu wird eine spezielle Hohlnadel in den Markraum der Tibia eingedrückt
▶ Gabe von Sauerstoff, bei unzureichender Atmung manuelle oder maschinelle Beatmung
▶ Regelmäßige Kontrolle von Vigilanz, Atmung, Puls, Blutdruck und Hautzustand (z. B. Zyanose) sowie laufendes Monitoring der Vitalparameter.

Sofortdiagnostik bei Schock
Manchmal ist die Schockform aufgrund der Anamnese und der Symptome klar, z. B. sprechen starke Blutungen für einen Volumenmangelschock oder ein Insektenstich für einen anaphylaktischen Schock. Mitunter ist die Ursache des Schocks zunächst völlig unbekannt.

Die Sofortdiagnostik im Krankenhaus hat zum Ziel, so rasch wie möglich die Ursache des Schocks herauszufinden, um eine kausale Therapie beginnen zu können:
▶ EKG: Herzinfarkt, Herzrhythmusstörungen?
▶ Röntgen-Thorax: Lungenödem, Pneumonie, Pneumo-/Hämatothorax?
▶ Blutuntersuchung: BGA, (großes) BB, CRP und Blutsenkung, Gerinnung, Blutgruppe und Kreuzblut, Kreatinin, Elektrolyte, CK, GOT, LDH, HBDH, Lipase, Amylase (Pankreatitis?), Laktat, BZ, evtl. Alkoholspiegel
 – Evtl. zusätzliche Röhrchen für toxikologische Untersuchungen sicherstellen
 – Evtl. Blutkultur anlegen
▶ ZVD: Bei Rechtsherzversagen und Lungenembolie erhöht, bei Volumenmangelschock erniedrigt

▶ Röntgenleeraufnahme des Abdomens: Spiegel als Ileuszeichen (☞ 19.6.1), freie Luft als Zeichen der Perforation eines Hohlorgans (☞ 19.3.2)?
▶ Sonographie und/oder CT: Cholezystitis, Harnstau, Abszesse, Milzvergrößerung, Aortenaneurysma?
▶ Urinstatus, Urinkultur: Harnwegsinfekt?
▶ Evtl. Liquorpunktion und -untersuchung (☞ 33.3.2).

13.5.2 Volumenmangelschock
Der **Volumenmangelschock** *(hypovolämischer Schock)* entsteht durch Verluste von:
▶ *Blut* (z. B. nach Unfällen, bei gastrointestinalen Blutungen)
▶ *Plasma* (z. B. nach einer Verbrennung ☞ 13.8.1)
▶ *Wasser und Elektrolyten* (z. B. bei starken Durchfällen oder Erbrechen, Transpiration)

Sobald es zu einem Verlust von über 10 % des Gesamtblutvolumens kommt, ergreift der Körper Gegenmaßnahmen, um die Sauerstoffversorgung lebenswichtiger Organe zu gewährleisten: Das Nebennierenmark schüttet vermehrt die Hormone *Adrenalin* und *Noradrenalin* aus, die zur Vasokonstriktion (Gefäßverengung) in nicht lebensnotwendigen Organen wie z. B. Haut und Muskulatur führen. Das noch vorhandene Flüssigkeitsvolumen in den Gefäßen wird dadurch umverteilt (**zentralisiert**). Durch Sympathikusstimulation steigt die Herzfrequenz an. Beide Mechanismen lassen den Blutdruck ansteigen, und die unmittelbar lebenswichtigen Organe wie Herz und Gehirn können zumindest eine Zeitlang mit Blut versorgt werden.

585

13 Sofortmaßnahmen in der Pflege

▶ Laufendes Monitoring der Vitalparameter durchführen.

13.5.3 Kardiogener Schock

Der **kardiogene Schock** (☞ auch 16.5.2) ist durch das Pumpversagen des Herzens gekennzeichnet. Häufige Ursachen sind:
▶ Akuter Myokardinfarkt (☞ 16.5.2)
▶ Myokarditis (☞ 16.8.2)
▶ Akute Herzinsuffizienz, z. B. bei Herzklappenfehler (☞ 16.4.2)
▶ Herzrhythmusstörungen (☞ 16.7)
▶ Lungenembolie (☞ 18.10.1)

Abweichend von den Symptomen des Volumenmangelschocks ist die Haut durch den oft starken Abfall der Sauerstoffsättigung des Blutes oft grau bis zyanotisch. Eventuell sind die Halsvenen gestaut. Bei Linksherzinsuffizienz (☞ 16.6.2) kommen Symptome des Lungenödems (☞ 16.6.3) wie brodelnde Atmung hinzu. Der Patient versucht sich meistens aufzusetzen und ringt nach Luft („aufrechte" Atmung = *Orthopnoe*).

Erstmaßnahmen

Wegen der herabgesetzten Leistungsfähigkeit des Herzens unterscheiden sich die Erstmaßnahmen bezüglich Lagerung und Volumengabe von denen des Volumenmangelschocks. Ziel ist es, das Herz zu entlasten und die Herzleistung zu steigern.
▶ Oberkörperhoch-, Beintieflagerung (nur bei systolischem RR > 100 mmHg = 13,3 kPa)
▶ Sauerstoffgabe (100%, z. B. 6–8 l/Min.), ggf. kardiopulmonale Reanimation
▶ Unterstützung der Pumpleistung des Herzens durch Dopamin- und/oder Dobutaminperfusor. Evtl. Diuretika geben, z. B. Furosemid®
▶ Therapie von Herzrhythmusstörungen (ggf. externe Stimulation des Herzens oder Einschwemmkatheter)
▶ Behandlung der Ursache (z. B. Herzinfarkt, Lungenembolie), ggf. Beginn der Antikoagulantien- oder Lysetherapie (☞ 17.6)
▶ Analgosedierung (reduziert den Sauerstoffbedarf)
▶ Wärmeerhalt – der Patient darf nicht frieren (erhöht den Sauerstoffverbrauch).

13.5.4 Septischer Schock

Zum **septischen Schock** kommt es vor allem bei schweren bakteriellen Infek-tionen. Die Freisetzung von mikrobiellen Produkten, insbesondere **Bakterientoxinen** (☞ 26.4 und 26.5.1), verursacht eine Weitstellung der Gefäße und somit trotz in der Frühphase hohen Herzminutenvolumens einen relativen Flüssigkeitsmangel in den peripheren Blutgefäßen. Blutströmung und Austauschprozesse in den peripheren Kreislaufgebieten *(Mikrozirkulation)* sind darüber hinaus durch weitere Prozesse gestört:
▶ Vom Körper freigesetzte vasoaktive *(gefäßaktive)* Substanzen führen über eine Erhöhung der Gefäßwanddurchlässigkeit zu einem weiteren Flüssigkeitsverlust ins Gewebe und zu einem Flüssigkeitsmangel in den Gefäßen
▶ Erythrozyten und Thrombozyten ballen sich in peripheren Gefäßen zusammen *(aggregieren)* und führen zu **Mikroembolien** (Verschluss kleiner Gefäße)
▶ Das Gerinnungssystem wird aktiviert, und Gerinnungsfaktoren werden massiv verbraucht (**Verbrauchskoagulopathie**, 22.8.2).

Häufige Ursachen des septischen Schocks sind:
▶ Infektionen der ableitenden Harnwege (☞ 29.4.2)
▶ Pneumonien (☞ 18.4.4)
▶ Gallenwegsinfektionen (20.5.4), Peritonitis (☞ 19.8)
▶ Katheterinfektionen (z. B. durch ZVK).

Besonders gefährdet sind abwehrgeschwächte Patienten, z. B. bei Diabetes mellitus (☞ 21.6), AIDS (☞ 27.1.3), Verbrennungen (☞ 13.8.1), Tumoren, nach großen Operationen oder bei Einnahme bestimmter Arzneimittel (z. B. Glukokortikoide ☞ Pharma-Info 21.13 oder Zytostatika ☞ 22.4.1).

Der Patient hat oft hohes Fieber, evtl. Schüttelfrost. Die Haut ist anfangs warm und gut durchblutet. Das rosige Aussehen kann über den Ernst der Erkrankung hinwegtäuschen. Typische Hauteinblutungen (*Petechien* ☞ 22.8) treten als Zeichen von Gerinnungsstörungen auf.

Behandlungsstrategie

Die gestörte Mikrozirkulation wird durch großzügige intravenöse Flüssigkeitszufuhr, z. B. mit isotoner Kochsalzlösung, behandelt (Volumenersatztherapie wie beim Volumenmangelschock). Zusätzlich erfolgen die intravenöse oder intramuskuläre Gabe von Antibiotika und die Suche und Sanierung der Infektionsquelle (Blutkulturen, Abstriche). Einer Verbrauchskoagulopathie wird, je nach Stadium, durch Heparingabe vorgebeugt.

13.5.5 Anaphylaktischer Schock

Der **anaphylaktische Schock** ist die Schwerstform der allergischen Reaktion vom Typ I (☞ 27.2.1). Als Folge eines Allergenkontaktes kommt es zur starken Histaminfreisetzung. Diese führt unter anderem zur Vasodilatation mit Blutdruckabfall, Abnahme des Herzminutenvolumen, Bronchokonstriktion und Erhöhung der Kapillarpermeabilität.

Häufig auslösende Allergene für einen anaphylaktischen Schock sind:
▶ *Antibiotika* (z. B. auch laufende Kurzinfusion!) und andere *Arzneimittel* (z. B. Infusion von HAES)
▶ Röntgenkontrastmittel
▶ Transfusionen
▶ *Insekten-* und *Schlangengifte*
▶ Allergene bei Hyposensibilisierungstherapie.

Der anaphylaktische Schock beginnt rasch nach dem Allergenkontakt mit Unruhe, Juckreiz, Niesen und Quaddelbildung auf der Haut. Es folgen Schwindel, Übelkeit, Erbrechen, Durchfall, Fieber, Schüttelfrost, Angstgefühl sowie Luftnot mit Bronchospasmus (☞ 18.6) und Larynxödem sowie Gefäßweitstellung mit reaktiven relativen Volumenmangel.

Erstmaßnahmen

▶ Unterbrechung der Allergenzufuhr (z. B. der Infusion)
▶ Adrenalin i. v. zur Kreislaufstabilisierung
▶ Volumenersatztherapie, evtl. mit Druckinfusionen
▶ Glukokortikoide hoch dosiert i. v.
▶ Evtl. Antihistaminika i. v. (z. B. Tavegil®)
▶ Bei Bronchospasmus Inhalation von Salbutamol (z. B. Ventolin®) bzw. Terbutalin (z. B. Bricanyl®) i. v.
▶ Bei Larynxödem evtl. Inhalation von Adrenalin (verdünnt)
▶ Autotransfusionslagerung: Beine um 45° hochlagern (wie beim hypovolämischen Schock, ☞ 13.5.2)
▶ Wärmeerhalt oder Wärmesubstitution mittels Wärmedecke
▶ O$_2$-Gabe (100%) mit 6 l/Min., bei unzureichender Atmung frühzeitige Intubation.

586

13.6 Erste Hilfe bei Intoxikationen und Rauschzuständen

13.6.1 Überblick

Intoxikation: Vergiftung des Körpers durch Aufnahme giftiger Substanzen (**Toxine**, *Gifte*).

Toxine *(Gifte)* können über die Verdauungswege, über die Atemwege, über die Blutbahn (z. B. durch i. v.-Injektion) oder über die Haut aufgenommen werden. Auf allen vier Wegen gelangt die giftige Substanz ins Blut, sodass eine Schädigung des gesamten Organismus möglich ist.

Intoxikationen *(Vergiftungen)* sind entweder vorsätzlich verursacht (in Suizidabsicht) oder versehentlich (z. B. Kinder, die Reinigungsmittel trinken, Arbeitsunfälle). Häufig sind sie auch Folge einer Überdosierung von Rausch- und Genussmitteln (z. B. Alkohol).

Vergiftungserscheinungen

Folgende Symptome weisen auf eine akute Vergiftung hin:
- Zentralnervöse Störungen wie Erregung, Bewusstseinstrübung bis hin zum **Koma** (Bewusstlosigkeit), Krämpfe, Lähmungen, Kopfschmerzen, Schwindel
- Psychische Störungen wie Aggressivität, Phantasieren, Depressionen
- Gastrointestinale Störungen wie Übelkeit, Erbrechen, Durchfall
- Atem- und Kreislaufstörungen wie Schock, Kreislaufstillstand, Atemlähmung,
- Tachykardie oder Bradykardie.

Hinzu treten lokale Schäden durch die toxische Substanz auf wie beispielsweise eine Speiseröhrenverätzung nach oraler Aufnahme von Säuren (☞ 13.7).

Vorsicht
Die Kombination von Bewusstseinsstörungen und Erbrechen kann für den Vergifteten gefährlich werden: Durch die Bewusstlosigkeit und die gleichzeitige Verminderung der Schutzreflexe kann es zur *Aspiration* (☞ 12.6.5.7) von Erbrochenem kommen.

Durch die toxische (giftige) Wirkung der eingenommenen Substanzen drohen neben der akuten Störung der Vitalfunktionen oft auch *Spätschäden* beispielsweise der Leber, des Gehirns oder der Nieren.

Schweregrad einer Vergiftung

Die Schwere bzw. Bedrohlichkeit einer Vergiftung ist nicht immer leicht einzuschätzen, da manche Gifte erst mit zeitlicher Verzögerung wirken (z. B. Eisenvergiftung) oder nur schwer erkennbare, aber evtl. gefährliche Symptome verursachen (z. B. Herzrhythmusstörungen). Bei Giften, welche das ZNS unterdrücken, ermöglicht evtl. die Komatiefe die Beurteilung des Vergiftungsgrades (Schweregrade der Bewusstseinsstörung ☞ 33.2.10). Jede Intoxikation wird deshalb so lange als akuter Notfall angesehen und behandelt, bis eine vitale Gefährdung des Patienten ausgeschlossen ist.

Behandlungsstrategie

Vorsicht
Bei Vergiftungen Eigenschutz nicht vergessen; Handschuhe und Schutzkleidung tragen! Dies gilt auch deshalb, weil die Patienten möglicherweise begleitende Infektionskrankheiten haben (z. B. HIV, Hepatitis B und C, Tuberkulose). Aus diesem Grund sollte den Pflegenden auch das Vorgehen bei eventuellen Nadelstichverletzungen oder Sekretspritzern bekannt sein.

Und: Aggressionen und Entzugssyndrome seitens intoxikierter Patienten sind möglich! Zur Gewaltabwehr sollten immer mehrere Personen anwesend sein.

Elementartherapie bei Vergiftungen

Bei Vergiftungen hat sich folgende **Elementartherapie** bewährt:
- Rettung des Betroffenen bei Gas- oder Dampfinhalation aus der Gefahrenzone – dazu Eigensicherung (Schutzkleidung, Schutzmasken) beachten
- Sicherung der Vitalfunktionen, evtl. kardiopulmonale Reanimation (☞ 13.4)
- Anruf bei der Giftinformationszentrale (☞ Kasten)
- Diagnosesicherung (Sicherstellung von Material wie z. B. Tablettenresten, Gläsern, Flaschen, Urin oder Erbrochenem)
- Im Krankenhaus evtl. *Verringerung der Giftresorption* (**primäre Giftelimination**) durch *induziertes Erbrechen*,

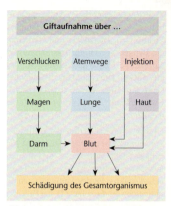

Abb. **13.19:** Möglichkeiten der Giftaufnahme. [A400]

Magenspülung oder Gabe von *Absorbentien* wie Aktivkohle (☞ unten)
- Gabe von Antidoten, also Gegengiften (☞ unten)
- Beschleunigung der Giftausscheidung, z. B. durch Hämodialyse (☞ 29.1.6), Blutaustauschtransfusion oder forcierte Diurese (☞ unten).

Notrufnummern von Giftinformationszentralen

Berlin	0 30/1 92 40
Bonn	02 28/1 92 40
Erfurt	03 61/73 07 30
Freiburg	07 61/1 92 40
Göttingen	05 51/1 92 40
Homburg (Saar)	0 68 41/1 92 40
Mainz	0 61 31/1 92 40
München	0 89/1 92 40
Nürnberg	09 11/3 98 24 51
Wien	(00 43)1/4 06 43 43
Zürich	(00 41)1/2 51 51 51

Beim Anruf folgende Informationen bereithalten:
- Wie alt ist der Vergiftete (schätzungsweise)?
- Was wurde wahrscheinlich eingenommen? Wirkstoff? Evtl. gezielt nach Hinweisen suchen, z. B. Tablettenschachteln im Papierkorb
- Wie viel wurde maximal/minimal eingenommen?
- Wann ist die Einnahme wahrscheinlich erfolgt?
- Was ist bisher beobachtet worden?
- Was ist bisher unternommen worden?
- Welche Vorerkrankungen bestehen (z. B. Epilepsie oder Herzrhythmusstörungen)?

Zum Routinelabor bei Vergiftungen gehört neben der Bestimmung von Blutbild, Elektrolyten, Blutzucker und Gerinnung ein **Drogen-Screening:** Das Serum wird auf häufige Toxine untersucht, z. B. Opiate. Auch in Urin, Stuhl und Mageninhalt kann mit Hilfe dieser toxikologischen Untersuchung das Toxin nachgewiesen werden.

Obwohl die Verringerung der Giftresorption unmittelbar einleuchtend ist, hat sich herausgestellt, dass dieser Schritt nicht nur schwer zu erreichen ist, sondern auch neue Gefahren für den Verunglückten heraufbeschwört. So sollte z. B. bei Patienten mit eingeschränkter Bewusstseinslage *kein* Erbrechen induziert werden, da diese wegen ausgefallener Schutzreflexe das Erbrochene aspirieren könnten. Eine Magenspülung sollte bei bewusstseinsgetrübten Patienten aus dem gleichen Grund nur unter Intubationsbeatmung durchgeführt werden.

Strategien zur Verringerung der Giftresorption sind daher meist dem Krankenhaus vorbehalten und werden nicht routinemäßig durchgeführt, sondern je nach Einzelfall nach sorgfältigem Abwägen der Chancen und Risiken.

Induziertes Erbrechen

Eine primäre Giftelimination sollte möglichst frühzeitig, nicht später als zwei Stunden nach der Gifteinnahme durchgeführt werden.

Bei wachen, kooperativen Patienten kann der Magen durch **induziertes** *(ausgelöstes)* **Erbrechen** geleert werden.

Kontraindikationen des **induzierten Erbrechens** sind:
- Bewusstlosigkeit
- Vergiftungen mit Arzneimitteln, die das Brechzentrum lähmen
- Vergiftungen mit Säuren und Laugen
- Vergiftungen mit organischen Lösungsmitteln
- Vergiftungen mit Waschmitteln (Gefahr der Aspiration durch Schaumbildung).

Induziertes Erbrechen durch Magenüberblähung:
Um den Brechreiz auszulösen (zu *induzieren*), muss der Patient 1–2 Liter Wasser innerhalb von fünf Minuten trinken. Erfolgt das Erbrechen nicht aufgrund der Magenüberblähung, wird der Brechreflex durch Reizen der Rachenhinterwand mit einem Spatel ausgelöst. Der Patient muss im Schwall erbrechen, um den Magen zu entleeren. Der Vorgang wird so oft wiederholt, bis das Erbrochene wasserklar ist.

Kann der wache Patient nicht genügend Flüssigkeit trinken, wird die notwendige Menge über eine Magensonde verabreicht: Über einen Sekretbeutel lässt man 1,5 Liter lauwarmes Wasser einlaufen (kein Salzwasser wegen des Risikos von Elektrolytverschiebungen). Das Erbrechen kann ebenfalls durch Reizung der Rachenhinterwand ausgelöst werden.

Medikamentös induziertes Erbrechen: Eher selten und vor allem bei Kindern wird das Erbrechen mit dem **emetisch wirksamen** *(Brechreiz auslösenden)* **Ipecacuanha-Sirup** induziert, das auf das Brechzentrum wirkt. Nach der Einnahme muss der Patient mehrere Gläser Wasser oder Saft trinken. Der Brechreiz setzt nach etwa 20 Min. ein und kann bis zu 60 Min. dauern.

Magenspülung

Eine **Magenspülung** ist nur indiziert bei lebensbedrohlichen Vergiftungen nach oraler Gifteinnahme, etwa nach Einnahme von *Alkylphosphaten* (in Pflanzenschutzmitteln) oder *Knollenblätterpilzen*. Liegt die Giftaufnahme länger als eine Stunde zurück, ist die Magenspülung nur noch bei Arzneimitteln sinnvoll, die zu einer verzögerten Magenentleerung führen, da sich ansonsten nur noch wenig oder gar kein Gift mehr im Magen befindet.

Kontraindikationen sind z. B. Vergiftungen mit Säuren, Laugen oder Kohlenwasserstoffen (Benzin), Blutungen aus dem Magen-Darm-Trakt oder Ösophagusvarizen.

Materialien:
- Notfallwagen mit Intubationsbesteck
- Monitorüberwachung
- Behandlungsliege
- Absauggerät
- Alle Materialien zum Legen einer gastrointestinalen Sonde (☞ 12.6.5.4), jedoch statt der Sonde ein Magenschlauch mit 15–20 mm ⌀ (Ausnahme: bei Vergiftungen mit Säuren, Laugen und Waschmitteln wird zur Minderung der Perforationsgefahr eine normale gastrointestinale Sonde verwendet)
- Plastiktrichter (1000 ml) mit Gummischlauch und Verbindungsstück
- Schlauchklemme
- Messgefäß, 15–150 l körperwarmes Wasser
- Gießkanne

- Auffanggefäß (z. B. Eimer)
- Ringförmiger Beißschutz oder Mundkeil
- Lange Gummischürzen, Zellstoff, Gummiunterlage
- Beschriftete Laborröhrchen (steril)
- Kohlekompretten, Glaubersalz, hyperosmolare Sorbitlösung 40%ig
- Bei Alkylphosphatvergiftung: zusätzlich wasserdichte Schutzkleidung und Atemschutzmasken zum Eigenschutz, da die giftige Substanz über Haut und Lunge aufgenommen wird.

Durchführung:
Der Patient wird an den Herz- und Atemfrequenzmonitor angeschlossen. Bradykarde Patienten erhalten wegen der Gefahr der Vagusreizung beim Legen des Magenschlauches eine Ampulle 0,5 mg Atropin über einen venösen Zugang. Bei Bewusstlosigkeit, insuffizienter Spontanatmung oder Vergiftung mit Schaum bildenden Substanzen oder organischen Lösungsmitteln muss der Patient intubiert werden. Die Pflegenden ziehen Schutzkleidung an.

Anschließend wird der Patient in Seitenlage mit tief liegendem Kopf auf dem Behandlungstisch fixiert. Dann schiebt der Arzt den Magenschlauch bis zum Mageneingang. Das erste auslaufende Sekret wird für das **Drogen-Screening** gewonnen. Eine Pflegeperson füllt dann den mit dem Magenschlauch verbundenen Trichter mit 300–500 ml lauwarmem Wasser (bei kaltem Wasser besteht die Gefahr von Hypothermie und Schock). Durch Hochhalten des Trichters fließt die Flüssigkeit ein, durch Tiefhalten wird der Mageninhalt im Auffanggefäß gesammelt (Flüssigkeitsbilanzierung!). Eine weitere Pflegeperson saugt kontinuierlich den Rachenraum ab. Die Spülung wird so lange durchgeführt, bis die Spülflüssigkeit wasserklar bzw. bei Vergiftung mit Säuren oder Laugen pH-neutral zurückkommt. Bei schweren Vergiftungen kann die Spülmenge bis 150 Liter betragen.

Abschließend zieht der Arzt den Magenschlauch, wobei er ihn abknickt, um ein Zurücklaufen des Schlauchinhaltes in den Rachenraum zu vermeiden.

Nachbereitung:
- Patienten bequem lagern, Mund ausspülen lassen, Ruhe ermöglichen
- Patienten engmaschig überwachen mittels Monitoring (Puls, Blutdruck, Atmung, Vigilanz)
- Untersuchungsmaterial ins Labor bringen
- Material desinfizieren, reinigen und sterilisieren oder in den Müll entsorgen
- Maßnahme dokumentieren.

Komplikationen:
- Aspiration von Erbrochenem oder Spülflüssigkeit
- Kreislaufkollaps, Herzstillstand
- Verletzungen, z. B. Perforation bei bestehendem Ulkus, Verätzungen

13.6 Erste Hilfe bei Intoxikationen und Rauschzuständen

13

Giftige Substanz	Antidot
Methylalkohol	Ethylalkohol, z. B. Alkohol-Konzentrat Braun®
Benzodiazepine (z. B. Valium®, Rohypnol®)	Flumazenil, z. B. Anexate®
Heroin, Opiate	Naloxon, z. B. Narcanti®
Paracetamol (z. B. ben-u-ron®)	N-Acetylcystein, z. B. Fluimucil®
Alkylphosphat	Atropin, z. B. Atropinsulfat Braun®
Cumarine (z. B. Marcumar®)	Vitamin K, z. B. Konakion®

Tab. 13.20: Giftige Substanzen und ihre spezifischen Antidote.

▸ Elektrolytverschiebungen
▸ Blutungen.

Aktivkohle und Glaubersalz

Je nach Art der eingenommenen Substanz können dem Patienten nach den oben genannten Entgiftungsmaßnahmen oral 20–40 Aktivkohle-Kompretten in 200 ml Glaubersalz *(Natriumsulfat)* gelöst verabreicht werden.

Aktivkohle *(Medizinische Kohle)*, z. B. Kohlekompretten, bindet fast alle wasser- und fettlöslichen Substanzen im Magen-Darm-Trakt und wird deshalb zur **Giftadsorption** *(Giftbindung)* verwendet. Wenn Kohle länger als 24 Std. im Magen-Darm-Trakt verbleibt, besteht allerdings die Gefahr, dass bereits gebundene Gifte durch die Verdauungssäfte wieder freigesetzt und resorbiert werden. Deshalb wird die Darmpassage durch gleichzeitige Gabe von **Glaubersalz** beschleunigt.

Durch dieses Abführen wird auch der **enterohepatische Kreislauf** durchbrochen: Manche Gifte (z. B. Alkylphosphate, Toxine des Knollenblätterpilzes) werden über die Galle ausgeschieden, gelangen wiederum in den Darm, werden dort nochmals resorbiert und führen zu einer erneuten Vergiftung.

Darmeinlauf

Bei sehr schweren Vergiftungen wird (ggf. mehrfach) ein Darmeinlauf mit Kohle und Glaubersalz durchgeführt, um auch den Dickdarm von möglichen Giftstoffen zu reinigen (Durchführung ☞ 12.7.2.5).

Forcierte Diurese

Bei der **forcierten Diurese** wird die Urinproduktion durch Zufuhr großer Mengen an Infusionslösungen in Kombination mit Diuretika massiv beschleunigt. Sie wird eingesetzt bei Intoxikationen zur Beschleunigung der Ausscheidung nieren-

gängiger Substanzen (z. B. Barbiturate, Lithium) sowie bei Hyperkalzämie (☞ 29.10.4).

Da es sich um sehr hohe Flüssigkeits- und damit auch Urinmengen handelt, erhält der Patient zur Entlastung und zur exakten Bilanzierung in aller Regel einen Blasendauerkatheter, evtl. auch einen ZVK zur ZVD-Kontrolle. Puls und Blutdruck sowie Elektrolyte müssen engmaschig überwacht werden, da die Gefahr von Kreislaufüberlastung und Elektrolytverschiebungen besteht. Fehlende Elektrolyte werden durch Zusatz zu den Infusionslösungen ergänzt. Kontraindiziert ist die forcierte Diurese bei Herz- und Niereninsuffizienz, Hirnödem und der Intoxikation mit Substanzen, die nicht über die Niere ausgeschieden werden.

Antidotgabe

Für einige toxische Substanzen, z. B. Heroin und andere Opioide sowie Benzodiazepine (z. B. Valium®), stehen spezifische **Antidote** *(Gegenmittel)* zur Verfügung (☞ Tab. 13.20). Je nach Applikationsform (s. c., i. m. oder i. v.) tritt die Wirkung unterschiedlich rasch ein.

Pflege bei Intoxikation

Krankenbeobachtung

▸ Bewusstsein, Reaktionsvermögen
▸ Atmung
▸ Puls, Blutdruck, Temperatur
▸ Pupillengröße und -reaktion
▸ Haut
▸ Stimmungslage
▸ Ein- und Ausfuhrbilanz

Neben der allgemeinen (Intensiv-)Pflege beachten die Pflegenden:
▸ Patienten mit einer Alkoholintoxikation neigen zum Auskühlen und müssen davor geschützt werden, ebenso neigen sie zur Hypoglykämie

▸ Bei Patienten mit bekannter Abhängigkeit von Drogen, Alkohol oder Arzneimitteln muss mit Entzugssymptomen (☞ 34.8.2) gerechnet werden
▸ Die Dekubitusprophylaxe (☞ 12.5.1.4) steht im Vordergrund bei Patienten mit Barbituratvergiftungen (heute sehr selten), die typische Hautläsionen in Form von Blasen verursachen.

13.6.2 Alkoholvergiftung

Alkoholvergiftungen sind sehr häufig und können zum Tode führen, wenn sie nicht oder zu spät behandelt werden.

Der **Patient mit einer Alkoholvergiftung** ist an folgenden Zeichen zu erkennen:
▸ Bei mäßiger Vergiftung erhöhtes Selbstbewusstsein, das dann (bei weiterer Alkoholzufuhr) in eine hypnoseähnliche Bewusstseinstrübung bis zum Koma übergehen kann
▸ Störung der motorischen Koordination, Verschlechterung der Konzentrationsfähigkeit, verlangsamte Reaktionen, Gedächtnisverlust für die zurückliegenden Stunden
▸ Geruch nach Alkohol *(Alkoholfötor)*
▸ Erhöhte Wärmeabgabe durch Erweiterung der peripheren Gefäße (gerötetes Gesicht), häufig mit nachfolgender Unterkühlung
▸ Erbrechen, erhöhter Harnfluss (Polyurie, Folge der durch Alkohol gehemmten Sekretion des antidiuretischen Hormons ADH).

Die Behandlung alkoholvergifteter Patienten läuft folgendermaßen ab:
▸ Bei bewusstlosen Patienten Notruf und evtl. kardiopulmonale Reanimation
▸ Im Krankenhaus evtl. Magenspülung nach Stabilisierung der Vitalfunktionen
▸ Bei Volumenmangel Infusionstherapie mit einer glukosehaltigen Kochsalzlösung wegen der häufigen Hypoglykämien (☞ 21.6.4)
▸ Bei Übererregung oder aggressivem Verhalten evtl. Haloperidol i. v. (z. B. in Haldol®).

Abgesehen von der sehr unterschiedlichen Alkoholtoleranz der Patienten (das klinische Stadium kann über den tatsächlichen Vergiftungsgrad des Organismus täuschen) bestehen bei Alkoholkranken oft gleichzeitig weitere Ursachen für ein Koma – v. a. Hypoglykämien (☞ 21.6.4), Mischintoxikationen (z. B. mit Tabletten

589

oder injizierten Opioiden) und traumatisch bedingte Hirnblutungen. Entsprechend müssen die obigen Behandlungsstrategien modifiziert werden.

Besteht nicht nur eine akute Alkoholvergiftung, sondern zugleich eine Alkoholabhängigkeit, entwickeln sich innerhalb von Stunden die Symptome des Alkoholentzugsdelir (☞ 34.8.2).

13.6.3 Benzodiazepinvergiftung

Benzodiazepine wie Valium® und Adumbran® gehören zu den meistverordneten Arzneimitteln in der Allgemeinmedizin und der Psychiatrie. Sie werden nicht selten in Suizidabsicht überdosiert eingenommen.

Der Patient erscheint benommen, seine Muskeln sind schlaff und entspannt, er läuft – so weit noch möglich – ataktisch (also unkoordiniert, schlaksig). Bei starker Überdosierung treten Bewusstlosigkeit, Atemdepression und Blutdruckabfall hinzu.

Eine Magenspülung (☞ 13.6.1) ist aufgrund der langsamen Resorption noch sechs Stunden nach Einnahme sinnvoll. Als Gegengift steht der Benzodiazepinantagonist Flumazenil (Anexate®) zur Verfügung, der i. v. gegeben wird.

Die weiteren Maßnahmen bei Benzodiazepinvergiftung richten sich nach dem Zustand des Patienten.

13.6.4 Vergiftungen bei Kindern

Von Vergiftungen sind meist Kinder zwischen sechs Monaten und drei Jahren betroffen („Unvernünftige auf Entdeckungsreise").

Die am häufigsten eingenommenen Substanzen sind Haushaltschemikalien (z. B. Spülmittel) und Arzneimittel (z. B. Schmerzmittel). Besonders schwere Vergiftungen entstehen bei Einnahme eisenhaltiger Präparate, beispielsweise Multivitaminpräparate mit Eisenzusatz.

> Bei Verdacht auf *Verätzungen* von Mund und Speiseröhre sollte das Kind möglichst rasch zur Verdünnung Wasser oder Milch trinken.

Die Erstmaßnahmen bei kindlichen Vergiftungen decken sich mit denen bei Erwachsenen.

13.7 Erste Hilfe bei Verätzungen

Verätzungen werden durch *Laugen* und *Säuren* hervorgerufen. Sie treten vor allem in Mund, Speiseröhre und Magen sowie an Augen und Haut auf.

Beim Trinken einer ätzenden Substanz kommt es zu heftigen Schmerzen und Speichelfluss. Die Schleimhäute sind durch Beläge, Verquellungen oder Blutungen verändert.

Als Erstmaßnahme wird dem Verunglückten etwa 200 ml Flüssigkeit, z. B. Leitungswasser oder Tee, in kleinen Schlucken zu trinken gegeben (nicht mehr, da sonst die Gefahr des Erbrechens besteht).

> **Vorsicht**
> Niemals den Betroffenen zum Erbrechen bringen! Dies würde die Schädigungen der Schleimhäute, insbesondere der Speiseröhre, nur verschlimmern.

Bei Verätzungen der Haut, z. B. durch Chemikalien, werden alle benetzten Kleider entfernt. Daraufhin muss der betroffene Bereich unter fließendem Wasser ausgiebig gespült werden. Ist kein Wasser vorhanden, wird der Schadstoff abgetupft. Dabei ist darauf zu achten, dass die Finger des Helfers den Ätzstoff nicht berühren und die Tupfer möglichst oft gewechselt werden.

13.8 Erste Hilfe bei Verbrennungen und Kälteschäden

13.8.1 Verbrennungen

> **Verbrennung:** Zerstörung der Haut (und evtl. der Hautanhangsgebilde) durch thermische oder chemische Einwirkungen oder elektrischen Strom.
>
> **Verbrühung:** Gewebeschädigung durch heiße Flüssigkeiten (z. B. kochendes Wasser).

Bei einer **Verbrennung** wird die Haut durch *Hitze*- oder *chemische Einwirkung* oder durch *elektrischen Strom* geschädigt. Bei Gewebeschädigung durch heiße Flüssigkeiten spricht man auch von **Verbrühung.**

Entscheidend für den Verlauf und für die Prognose einer Verbrennung sind u. a. Flächenausdehnung, Tiefenausdehnung (Schweregrad) und Alter des Patienten.

Flächenausdehnung

Je größer der verbrannte Hautanteil, desto bedrohlicher die Verbrennung. Sind mehr als 10–15 % der Hautoberfläche betroffen, so droht ein Volumenmangelschock, da große Mengen an Körperwasser über die geschädigte Haut verloren gehen. Verbrennungen über 50 % der Körperoberfläche enden oft tödlich.

Zur Abschätzung des verbrannten Hautanteils hat sich die **Neunerregel** bewährt: Beim Erwachsenen lässt sich die Körperoberfläche in elf „Neun-Prozent-Stückchen" aufteilen. Bei Kindern – und v. a. Säuglingen – mit ihrem relativ großen Kopf gelten modifizierte Regeln (☞ Abb. 13.21). Generell gilt auch: die Handfläche des Patienten entspricht 1 % seiner Körperoberfläche.

Tiefenausdehnung

Je tiefer der Verbrennungsdefekt reicht, desto größer sind die zu erwartenden Wasserverluste und toxinvermittelten Allgemeinschäden (☞ unten). Man unterscheidet drei Schweregrade:

▶ **Verbrennung 1. Grades:** Lokale Schwellung und Rötung. Die Schädigung ist auf die Oberhaut (Epidermis) beschränkt. Die Haut schuppt später ab; es bleiben keine Narben

▶ **Verbrennung 2. Grades:** Zusätzliche Bildung von **Brandblasen** mit starken Schmerzen. Auch die Lederhaut (Korium) ist betroffen. Je nach Tiefendehnung erfolgt die Abheilung ohne oder mit Narbenbildung

▶ **Verbrennung 3. Grades:** Komplette Zerstörung der Haut mit den Hautanhangsgebilden – sog. *Verkohlung*. Eine Selbstheilung ist nicht mehr möglich. Die schwere drittgradige Verbrennung kann auch Unterhaut, Knochen, Sehnen und Muskulatur betreffen und heißt dann auch **Verbrennung 4. Grades.**

> Bei der Verbrennung 3. Grades werden die Hautanhangsgebilde (Haare, Schweißdrüsen) und die Schmerzrezeptoren der Haut zerstört. Je geringer die Schmerzangaben bei Verbrennungen, desto schwerer ist möglicherweise die Schädigung!

Erstmaßnahmen

Oft sieht die Verbrennung zunächst undramatisch aus: Blasen bilden sich erst nach einer gewissen Zeit, Gewebedefekte sind anfänglich schwer einzuschätzen, zum Teil sind Verbrennungen auch noch unter Kleidern verborgen. Alle Verbrennungen > 10 % der Körperoberfläche (bei Kindern > 5 %) müssen im Krankenhaus behandelt werden.

- Kleiderbrände sofort löschen. Hierzu die brennende Person, die aus Panik meist davonläuft, unbedingt aufhalten
- Wenn verfügbar, brennende Person mit Wasser übergießen oder in Wasser eintauchen. Steht kein Wasser zur Verfügung, die Flammen mit Tüchern ersticken oder den Brennenden in Wolldecken einhüllen oder auf dem Boden wälzen („stop, drop and roll"). Auch Feuerlöscher können eingesetzt werden (nicht ins Gesicht spritzen)
- Alle Verbrennungen nach dem Löschen rasch und nachhaltig kühlen. Hierzu die betroffenen Stellen mit kaltem Wasser (ca. 6–12 °C) für 20 Min. übergießen, Extremitäten sofort für mindestens 20 Min. in kaltes Wasser tauchen. Auch Verbrühungen werden mit kaltem, aber nicht eiskaltem Wasser behandelt. Kleider und Schmuck werden möglichst rasch entfernt, da sie die Kühlung behindern, jedoch nur, wenn sie nicht an der Haut kleben bzw. sich leicht abnehmen lassen
- Brandwunden mit Verbandtuch abdecken. Steht kein Verbandtuch zur Verfügung, bleibt die Wunde unbedeckt. Keinesfalls Salben, Puder oder Sprays verwenden! Auch in die Haut eingebrannte Materialien wie z. B. Teer nicht entfernen. Brandblasen nicht öffnen
- Schock und Schmerzen bekämpfen, evtl. Reanimation (☞ 13.4) beginnen.

Vorsicht bei Inhalationsschäden

Insbesondere bei Explosionen oder Brand in geschlossenen Räumen sowie bei Brandmarkierungen im Gesicht an eine Lungenbeteiligung denken (Schleimhautschwellung, Lungenödem). Die Schädigung des Respirationstrakts äußert sich durch Heiserkeit, Husten, Ruß im Sputum und Atemnot. Der Inhalationsschaden kann bis zum Lungenversagen führen. Bei Inhalationstrauma ist oft die sofortige Intubation nötig.

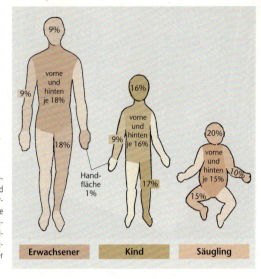

Abb. 13.21: Figurenschema zur Neunerregel und zur Abschätzung der verbrannten Körperoberfläche bei Kindern und Säuglingen. Faustregel: Der Handteller des Verletzten entspricht etwa 1 % seiner Körperoberfläche. [A300]

Weitere Behandlung und Verbrennungskrankheit

Verbrennungskrankheit: Bei Verbrennungen ab etwa 15 % der Körperoberfläche Schädigung des Gesamtorganismus durch Eiweißzerfallsprodukte, Flüssigkeits- und Salzverluste mit den lebensbedrohlichen Komplikationen:
- Schock (☞ 13.5)
- Organversagen (v. a. der Nieren und Lunge) durch Überschwemmung des Körpers mit toxischen Substanzen aus dem zerstörten Gewebe
- Infektionen.

Die **Verbrennungskrankheit** wird in drei Phasen mit jeweils typischen Komplikationen eingeteilt:
- In der **Akutphase** (*Frühphase,* die ersten 48 Std.) dominieren Flüssigkeits-, Elektrolyt-, Eiweiß- und Wärmeverluste über die ausgedehnten Wundflächen. Dadurch ist die Gefahr eines Schocks und Organversagens erhöht
- Während der **Intermediärphase** kommt es gehäuft zu Infektionen durch bakterielle Besiedelung der Wunden und zu einer gesteigerten Stoffwechselaktivität durch die einsetzende Wundheilung
- In der **Rehabilitationsphase** ist die akute Lebensbedrohung abgewendet, und die optische und funktionelle Wiederherstellung der Haut sowie die Mobilisation des Patienten stehen im Vordergrund.

Wundbehandlung

Konservative Wundbehandlung. Die Brandwunde wird anfangs *konservativ* mit folgenden Zielen behandelt:
- Primäre Wundheilung bei Verbrennungen 1. und 2. Grades
- Saubere (sterile) Wundverhältnisse für die spätere chirurgische Wundbehandlung bei Verbrennungen ab 3. Grad.

Der schwerbrandverletzte Patient wird 2- bis 3-mal pro Woche in sterilem, körperwarmem Wasser gebadet, in der Regel in Allgemeinanästhesie. Anschließend erfolgt die *geschlossene* oder *offene* Wundversorgung.

Chirurgische Wundbehandlung. Bei Verbrennungen 3. Grades ist eine Erneuerung der Haut nicht mehr möglich, da alle regenerationsfähigen Hautzellen zerstört sind. Die Wunde muss deshalb durch **Hauttransplantation** abgedeckt werden. Zuvor werden Nekrosen chirurgisch abgetragen (**Nekrosektomie**).

Spalthaut wird mit Hilfe eines Elektrodermatoms *(chirurgisches Schneidegerät zur Gewinnung von Hautlappen)* von nicht verbrannten Hautbezirken des Patienten entnommen. Sie eignet sich für die Transplantation kleiner, tiefer Verbrennungen. Ist nicht genügend Spalthaut für alle Wunden vorhanden, so wird aus kosmetischen Gründen zumindest im Gesicht Spalthaut transplantiert.

Zur Abdeckung großflächiger Wunden wird aus Spalthaut **Meshgraft** (engl.: *Maschentransplantat*) hergestellt. Hierbei wird der Spalthautlappen durch eine Messerwalze gitterförmig geschlitzt. Dieses Maschengitter

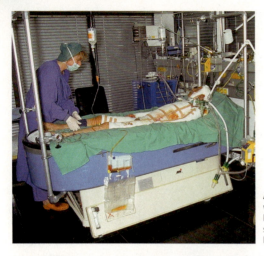

Abb. 13.22: Schwerbrandverletzter Patient im Mikroglaskugelbett mit geschlossener Wundbehandlung. [T129]

lässt sich bis auf die dreifache Größe dehnen. Der kosmetische Erfolg ist jedoch nicht so gut wie bei der Spalthauttransplantation.

Die **Zellkulturepidermis** *(in Kulturen gezüchtete Hautzellen)* stellt eine weitere Möglichkeit dar, die Fläche der gewonnen Haut zu vergrößern. Hierzu werden Keratinozyten *(hornhautbildende Zellen)* aus der nicht verbrannten Haut des Patienten entnommen und in eine spezielle Nährlösung gelegt. Nach drei Wochen steht eine tausendfach größere Hautfläche als die ursprünglich entnommene zur Transplantation zur Verfügung.

Nach der Transplantation wird die Entnahmestelle mit Fettgaze abgedeckt und hochgelagert, um einer Ödembildung vorzubeugen. Um eine Verschiebung des Transplantates zu vermeiden, darf die betroffene Körperregion bis zum ersten Verbandswechsel nach 3–5 Tagen nicht bewegt werden.

Kontrakturprophylaxe

Während der Narbenbildung schrumpft die Haut, und es kommt zur Bewegungseinschränkung der Gelenke, Sehnen und Muskeln. Schon zu Beginn der Behandlung muss sich der Patient mehrmals täglich aktiv bewegen bzw. passiv bewegt werden. Bewegungstherapie im Bad, selbstständige Übungen durch den Patienten und Frühmobilisation schließen sich an. Bei erhöhter Kontrakturgefahr werden Schienen angefertigt, die die Gelenke in physiologischer Stellung halten.

Hypertrophe Narbenbildung

Bei großflächigen Verbrennungen kommt es oft zur **hypertrophen Narbenbildung** (überschießendes Narbenwachstum). Durch Zug an dem darunterliegenden Gewebe sind Gelenke in ihrer Beweglichkeit stark eingeschränkt. Dies soll durch *Kompressionsbandagen* verhindert werden, die sowohl für einzelne Körperteile wie auch als Ganzkörperanzug angefertigt werden. Sie sitzen wie eine zweite Haut, damit das Narbengewebe keine Möglichkeit hat sich auszudehnen. Diese Bandagen oder den Anzug muss der Patient 1–2 Jahre lang 23 Std. täglich tragen und darf sie nur zur Körperpflege abnehmen.

Plastische Chirurgie

6–12 Monate nach dem Verbrennungsunfall kann ein chirurgischer Eingriff zur funktionellen oder kosmetischen Korrektur vorgenommen werden.

> **Psychische Situation schwerbrandverletzter Patienten**
>
> Der schwerbrandverletzte Patient ist extremen psychischen Belastungen ausgesetzt. Bei Einweisung ins Krankenhaus steht er meist noch unter dem Einfluss des Unfallschocks. Nach der Akutphase bis zum Einsetzen der Heilung (z. B. nach Transplantation) stehen die Angst ums Überleben und die Schmerzen im Vordergrund. Im weiteren Verlauf wird sich der Patient der körperlichen Folgen bewusst, und die Angst vor dauernder Entstellung durch Narbenbildung, Verlust von Freunden und sozialen Kontakten wächst. Hinzu kommen oft Sorgen um den Arbeitsplatz. In dieser extremen Belastungssituation liegt der Patient je nach Art der Wundbehandlung in einem Isolierzimmer, in dem er wenig Ansprache und Kontakt hat. Deshalb ist die psychische Unterstützung durch Pflegende und Ärzte sowie die Hilfe von speziell geschulten Psychologen für Patient und Angehörige unverzichtbarer Bestandteil der Therapie.

13.8.2 Kälteschäden

> **Erfrierung:** Lokale, meist auf die Haut beschränkte Kälteschädigung ohne Absinken der Körperkerntemperatur.
>
> **Unterkühlung** *(Hypothermie):* Absinken der Körperkerntemperatur unter 35 °C. Akute Lebensgefahr bei Körpertemperaturen unter 30 °C.

Erfrierung

Erfrierungen treten besonders an den Akren (Zehen, Finger, Ohrläppchen, Nasenspitze) auf.

Ähnlich wie bei Verbrennungen ist der Heilungsverlauf von der Tiefenausdehnung abhängig. Man unterscheidet drei Schweregrade. Wie bei der Verbrennung sind die Grade 1 und 2 auf Epidermis und Korium beschränkt und heilen zumeist folgenlos ab.

▶ **Erfrierung 1. Grades:** Verfärbung. Zunächst ist die Haut durch den kältebedingten Gefäßkrampf weiß, kalt und gefühllos. Später färbt sie sich blaurot und wird äußerst schmerzhaft
▶ **Erfrierung 2. Grades:** Blasenbildung und schwere Schwellungen *(Frostbeulen)*. Die Schmerzempfindlichkeit ist erhalten
▶ **Erfrierung 3. Grades:** Nekrose. Die gesamte Haut und evtl. tiefere Weichteilschichten sind durch die kältebedingte Minderdurchblutung zerstört und verfärben sich schwarzblau.

Erstmaßnahmen

Der betroffene Körperteil wird *langsam* erwärmt, z. B. im Wasserbad. Liegt eine schwere Erfrierung mit Unterkühlung einer Extremität vor, sollte keine Wärmeapplikation erfolgen, da hierdurch der Sauerstoffbedarf des geschädigten Gewebes rasch ansteigen würde – die wegen der Kälte eingeschränkte Durchblutung wäre nicht in der Lage, den benötigten Sauerstoff „anzuliefern". In diesem Fall wird der gesamte Körper langsam erwärmt (Erwärmung von „innen nach außen" ☞ unten).

Die Hautschäden werden, ähnlich wie bei Verbrennungen, steril abgedeckt.

> Bei allen Erfrierungen muss an eine gleichzeitig vorliegende Unterkühlung gedacht werden. Diese muss *vorrangig* behandelt werden.

Unterkühlung

Die **Unterkühlung** *(Hypothermie)* betrifft größere Körperregionen oder den gesamten Organismus.

Bei Überforderung der körpereigenen Gegenmaßnahmen (Muskelzittern, Engstellung der Hautgefäße) kommt es zum Absinken der Körperkerntemperatur (also der „Betriebstemperatur" der wichtigsten Organe) mit gefährlichen Folgen:

▸ Verlangsamung des Stoffwechsels mit Schläfrigkeit und Bewusstseinsveränderung
▸ Langsamerwerden des Herzschlags (Bradykardie)
▸ Nachlassen der Schmerzempfindung
▸ Bei frühgeborenen Kindern kann eine Unterkühlung auch zu Hirnblutungen führen

Bei etwa 27 °C sind die sichtbaren Lebensäußerungen so stark eingeschränkt, dass man vom **Scheintod** spricht (*Vita minima*: Koma, extrem langsamer Puls). Bei weiterem Absinken der Körpertemperatur tritt Kammerflimmern und später ein Herzstillstand auf (Stadien der Unterkühlung ☞ Tab. 13.23).

Unterkühlung tritt gehäuft auf:
▸ Bei Bewusstlosen (keine angemessene Wärmeproduktion)
▸ Im Wasser (Wasser leitet Kälte 20-mal besser als Luft)
▸ Bei Wind (rasche Wärmeverluste über die Haut)
▸ Unter Alkohol- und Arzneimittelwirkung (Hypnotika, Tranquilizer) – insbesondere Alkohol führt durch Weitstellung der Hautgefäße zu raschen Wärmeverlusten
▸ Bei alten Menschen (eingeschränkte Wärmeproduktion)
▸ Bei kleinen Kindern (relativ große Körperoberfläche mit raschen Wärmeverlusten).

Erstmaßnahmen

▸ Bei Kreislaufstillstand kardiopulmonale Reanimation durchführen. Da der Herzschlag extrem verlangsamt sein kann, Puls bei der Erstuntersuchung über mindestens 30 Sek. messen
▸ Weitere Kälteverluste verhindern. Nasse Kleider entfernen sowie den Unterkühlten gut bedeckt und windgeschützt (!) lagern. Falls verfügbar, den Betroffenen in einen warmen Raum bringen. Warmen Tee nur bei voll erhaltenem Bewusstsein anbieten. Kein Alkohol!
▸ Nur bei leichter Unterkühlung (Kerntemperatur > 30 °C) und erhaltener

Stadium	Körpertemperatur	Symptome
I	37–34 °C	Patient bewusstseinsklar, Muskelzittern, Schmerzen, RR und Puls erhöht, Haut blass und kalt
II	34–30 °C	Schläfrigkeit, Reflexe abgeschwächt, keine Schmerzen, RR und Puls erniedrigt, nach einem Tag Hautödem und -blasen
III	30–27 °C	Koma (Scheintod), Puls nicht tastbar, minimale Atmung, keine Reflexe, evtl. Herz-Kreislauf-Stillstand, Pupillenerweiterung, nach einer Woche Hautnekrosen

Tab. 13.23: Stadien der Unterkühlung.

Herz-Kreislauf-Aktion äußere Erwärmungsmaßnahmen ergreifen, z. B. durch in Achselhöhlen, am Hals oder in der Leistengegend platzierte Wärmepackungen. Bei allen schweren Fällen von Unterkühlung drohen bei der aktiven Wiedererwärmung schwerwiegende Komplikationen, z. B. Herzkammerflimmern und Schock. Den Unterkühlten in diesem Fall möglichst schonend transportieren und nur unter ärztlicher Aufsicht aufwärmen! Deshalb frühzeitig den Rettungsdienst aktivieren!

▸ Niemals die Extremitäten isoliert erwärmen (drohendes „Versacken" des Blutes mit nachfolgendem Volumenmangelschock ☞ 13.5.2)
▸ Niemals Autotransfusionslagerung oder größere Lageänderung am Unterkühlten vornehmen (Gefahr des Kammerflimmerns durch Rückfluss von kaltem Schalenblut zum Herzen).

13.9 Erste Hilfe bei Stromunfällen

Zu Stromverletzungen kann es kommen, wenn Strom durch den menschlichen Körper fließt. Das Ausmaß der Schädigung hängt ab von:
▸ **Stromart.** Wechselstrom ist gefährlicher als Gleichstrom
▸ **Spannungsebene.** Hochspannung ist gefährlicher als Niederspannung
▸ **Stromstärke**
▸ **Einwirkzeit**
▸ **Hautwiderstand.** Feuchte Haut leitet Strom besser
▸ **Stromweg.** Stromfluss von Hand zu Hand ist gefährlicher als Stromfluss von Hand zu Fuß.

Der Strom führt entweder zur direkten **elektrischen Schädigung** (Störungen der Reizleitung im Körper) oder durch Um-

wandlung der Stromenergie in Hitze zur **thermischen Schädigung** (Verbrennung). Folgen sind:
▸ **Muskelverkrampfungen,** solange die Stromeinwirkung besteht (insbesondere bei Wechselstrom). Hierdurch ist das Opfer oft nicht in der Lage, die Stromquelle loszulassen, so dass es zur verlängerten Stromeinwirkung kommt. Plötzliche Muskelverkrampfungen können so stark sein, dass es zu Muskelrissen oder Knochenbrüchen kommt
▸ **Herzrhythmusstörungen** bis zum Herzstillstand
▸ **Verbrennungen:** Insbesondere an den Ein- und Austrittsstellen des Stroms kommt es zur Hitzeentwicklung mit entsprechenden **Strommarken**
▸ Unter Umständen zentralnervöse Schädigungen wie Verwirrung, gestörte Atemregulation, Koma oder **Atemstillstand.**

Erstmaßnahmen

Durch Kontakt zum Verletzten kann der Helfer in den Stromkreis geraten. Bei Unfällen mit elektrischem Strom hat die **Eigensicherung** deshalb höchste Priorität.
▸ Bei Haushaltsunfällen sofort die Stromzufuhr durch Herausziehen des Netzsteckers oder Ausschalten der Sicherung unterbrechen und vor erneuten Zuschalten sichern
▸ Bei Hochspannungsunfällen (Spannung > 1000 Volt, z. B. an Hochspannungsleitungen) grundsätzlich sofort den Notarzt verständigen und z. B. durch Anruf beim örtlichen Stromwerk dafür sorgen, dass der Strom schnellstmöglich abgeschaltet wird. Weitere Hilfe kann erst *nach* dem Eintreffen von Fachpersonal erfolgen (Feuerwehr hat Fachpersonal!)
▸ Den Verunglückten in Ruhelage bringen und, wenn erforderlich, mit der Wiederbelebung beginnen
▸ Evtl. vorhandene Strommarken wie Verbrennungswunden keimfrei bedecken.

Hämodynamisch relevante Herzrhythmusstörungen können noch nach Tagen eintreten, ein eventuelles Kammerflimmern kann nur durch möglichst frühe Defibrillation behandelt werden. Deshalb muss jeder Stromunfallpatient stationär vorgestellt werden.

13.10 Erste Hilfe bei Ertrinken

Beim **Ertrinken** füllt sich die Lunge durch reflektorische Atembewegungen rasch mit Wasser, das die lebensnotwendige Atemluft verdrängt. Selten verhindert ein Krampf der Kehlkopfmuskulatur *(Laryngospasmus)* das Eindringen von Wasser **(trockenes Ertrinken)**.

Ursachen des Ertrinkens sind fehlende Schwimmkenntnisse, Erschöpfung, Unterkühlung, aber auch Intoxikationen (oft Alkohol), Trauma (Sprung ins flache Wasser), seltener epileptische Anfälle oder Herzinfarkt.

Der Ertrunkene ist in der Regel bewusstlos und zyanotisch. Meist besteht Atemstillstand, selten ist noch eine Schnappatmung (☞ 12.2.4.5) zu beobachten. Anfänglich ist evtl. noch ein schneller Herzschlag vorhanden, der bei längerem Untertauchen langsamer wird und schwindet (Asystolie). Durch den Sauerstoffmangel kommt es nicht selten zu Krampfanfällen. Erbrechen ist wegen der großen verschluckten Wassermengen häufig. Typisch ist ein weißlicher bis blutiger Schaum vor Mund und Nase.

Erstmaßnahmen

▶ Opfer aus dem Wasser retten. Das Opfer sollte bei der Rettung stets *horizontal* liegen, um eine weitere Einschränkung der Hirndurchblutung zu verhindern
▶ Bei Tauchverletzungen an das evtl. Vorliegen einer Wirbelsäulenverletzung denken. Der Kopf darf dann keinesfalls gebeugt oder gestreckt werden, und Kopf und Rumpf müssen stets en bloc bewegt werden
▶ Raschestmöglich Mund-zu-Nase- oder Mund-zu-Mund-Beatmung durchführen
▶ Keinesfalls versuchen, „das Wasser aus der Lunge zu entfernen", etwa, wie früher üblich, indem das Opfer mit dem Kopf nach unten „ausgeschüttelt"

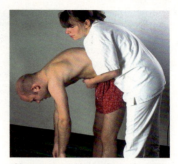

Abb. 13.24: Heimlich-Handgriff am stehenden Patienten: Die Helferin schlingt von hinten die Arme um die Taille des Patienten, dessen Arme, Kopf und Oberkörper herunterhängen. Sie platziert ihre Faust im epigastrischen Winkel des Patienten und umfasst sie mit der anderen Hand. Dann drückt sie die Faust mit Unterstützung der anderen Hand kräftig, notfalls bis zu fünf Mal, in die Bauchdecke in Richtung Zwerchfell. [K183]

wird. Das in der Lunge verbliebene Wasser wird ohne weitere Maßnahmen rasch in den Körper aufgenommen
▶ Heimlich-Manöver (☞ Abb. 13.24) nur anwenden, wenn eine Fremdkörperobstruktion der Atemwege vermutet wird
▶ Bei Pulslosigkeit kardiopulmonale Reanimation durchführen (☞ 13.4).

Meist besteht bei Ertrunkenen gleichzeitig eine Unterkühlung. Sie sind deshalb wie Unterkühlungsopfer zu versorgen (z. B. Schutz vor Wind, Entfernen nasser Kleider).

13.11 Erste Hilfe bei hirnbedingten Krampfanfällen

Notfall
Zeichen des hirnbedingten (z. B. epileptischen) Krampfanfalls:
▶ Plötzliches Hinfallen
▶ Zuckende Bewegungen oder Verkrampfungen (= tonisch-klonische Krämpfe)
▶ Bewusstlosigkeit.

Erstmaßnahmen

Ziel der Erstmaßnahmen ist das Vermeiden von Verletzungen während des Krampfs. Dazu werden Hindernisse wie beispielsweise Stühle weggeräumt. Muss der Krampfende unbedingt transportiert werden (z. B. von einer Treppe weg), so wird der Kopf von hinten gehalten und geführt. Die krampfenden Arme und Beine dürfen wegen der Verletzungs- und Frakturgefahr nicht festgehalten werden.

Die Injektion krampflösender Arzneimittel (z. B. Diazepam = Valium®) ist bei einem *einzelnen* Krampfanfall umstritten, bei *Krampfserien* oder langem, ununterbrochenem Krampfen *(Status epilepticus)* aber zwingend erforderlich (☞ auch 33.7.2). Ist der Patient nach dem Anfall weiterhin bewusstlos, wird er (bei vorhandener Atmung) in die stabile Seitenlage gebracht.

13.12 Erste Hilfe bei Verschlucken

Verschluckte Fremdkörper gelangen entweder in die Speiseröhre oder in die Atemwege. Man spricht in letzterem Fall von **Luftwegsobstruktion durch Fremdkörper** oder *Bolusgeschehen* (☞ 12.6.5.7).

Die betroffene Person greift sich mit der Hand an den Hals und kann nicht mehr sprechen. Außerdem tritt oft ein starker Hustenreiz zusammen mit einem pfeifenden Atemgeräusch auf.

▶ Der Fremdkörper in der Speiseröhre löst Schluckbeschwerden und Schmerzen aus
▶ Der in die Luftröhre aspirierte Fremdkörper verursacht krampfhafte Atemversuche und bei mangelhafter Lungenbelüftung eine periphere Zyanose (blaugraue Verfärbung der Haut ☞ 16.2.4).

Erstmaßnahmen bei Luftwegsobstruktion durch Fremdkörper

Ist der Patient noch bei Bewusstsein, so stellt sich die Pflegekraft neben und leicht hinter den Patienten und beugt seinen Oberkörper nach unten. Während sie die Brust des Patienten mit einer Hand von vorne unterstützt, gibt sie mit dem Handballen der anderen Hand bis zu fünf energische Schläge zwischen die Schulterblätter. Dies soll beim Betroffenen Hustenstöße auslösen.

Bleibt der Erfolg aus, so kann der **Heimlich-Handgriff** durchgeführt werden (☞ Abb. 13.24). Dieser ist allerdings nicht ungefährlich, da es dabei zu inneren Verletzungen sowie zur Verlagerung eines vorher nur teilweise blockierenden Fremdkörpers mit vollständiger Atemwegverlegung kommen kann. Deshalb darf der Heimlich-Handgriff nie leichtfertig angewendet werden. Der Patient muss danach gründlich untersucht und weiter beobachtet werden (mögliche Organruptur)!

Bei Erfolglosigkeit werden erneut Schläge zwischen die Schulterblätter gesetzt.

Ist das Opfer bewusstlos, wird folgendermaßen vorgegangen:
- Notruf tätigen und kardiopulmonale Reanimation beginnen
- Beim Freimachen der Atemwege Mund des Patienten öffnen (☞ 13.4.1) und die Mundhöhle inspizieren. Bei sichtbarem Fremdkörper diesen mit dem gebogenen Zeigefinger oder im Krankenhaus auch instrumentell entfernen. Ein „blindes" Entfernen des Fremdkörpers mit dem Finger wird nicht empfohlen!
- Thoraxkompressionen werden beim bewusstlosen Patienten selbst dann begonnen, wenn ein Puls fühlbar ist. Durch die Kompressionen könnte sich nämlich der Fremdkörper lösen
- Stehen entsprechende Hilfsmittel zur Verfügung (etwa im Krankenhaus), so kann durch Absaugung versucht werden, den Fremdkörper zu entfernen.

Erstmaßnahmen bei Insektenstich im Mund

Wird ein Patient von einem Insekt im Mund gestochen, so kann es wie bei einer Fremdkörperaspiration zu einer Verlegung der oberen Luftwege mit denselben Symptomen kommen.

Der Ersthelfer lässt den Betroffenen ständig Eis lutschen, legt kalte Umschläge um den Hals und betätigt den Notruf. Bei Atemstillstand erfolgt die Atemspende.

Luftwegsobstruktion durch Fremdkörper bei Kindern

Wegen ihrer „unvernünftigen" Erforschung der Umwelt mit dem Mund kommt es gerade bei jüngeren Kindern leicht zur Verlegung der Atemwege durch „verschluckte" Gegenstände. Betroffen sind fast immer Kinder unter fünf Jahren, zumeist Säuglinge und Kleinkinder. Am häufigsten werden Nahrungsmittel (Bonbons, Nüsse, Trauben), Spielsachen (besonders gefürchtet: Luftballons) oder andere kleine Gegenstände (z. B. Münzen) aspiriert.

Eine Verlegung der Atemwege äußert sich durch plötzliche Atemnot mit Husten, Würgen oder Pfeiftönen (*Stridor* oder *Giemen*).

Erstmaßnahmen bei Kindern

Bei Kindern jenseits des Säuglingsalters gelten dieselben Regeln wie bei der Fremdkörperobstruktion im Erwachsenenalter – auch hier sollten keine Versuche des blinden „Herausfingerns" des Fremdkörpers unternommen werden, da der Fremdkörper auf diese Weise noch tiefer in die Atemwege gedrückt werden könnte. Ist das Kind noch bei Bewusstsein, so sollte es diejenige Position einnehmen dürfen, die ihm am bequemsten ist.

Solange das Kind noch effektiv hustet und Luft bekommt, sollten *keinerlei spezifische Maßnahmen* ergriffen werden (kein Entfernen des Fremdkörpers versuchen!). Das Kind wird schnellstmöglich, möglichst von Fachpersonal, in die Klinik gebracht. Es sollte bequem und möglichst angstfrei gelagert sein, z. B. in den Armen der Mutter.

Sind die Atemwege dagegen stark verlegt (schwere Atemnot, schwaches Schreien, ineffektives Husten, graue Hautfarbe), werden folgende Schritte unternommen:
- Bis zu fünf Rückenschläge zwischen die Schulterblätter geben. Beim Kind kann dazu wie beim Erwachsenen vorgegangen werden (☞ oben). Kleinere Kinder und Säuglinge werden am besten in Bauchlage über den Schoß des Helfers gelegt. Wichtig ist dabei, dass der Kopf nach unten gelagert ist. Beim Säugling wird dabei der Kopf immer festgehalten (etwa am Kiefer)
- Lösen die Rückenschläge den Fremdkörper nicht, so wird auch bei Kindern das Heimlich-Manöver durchgeführt. Der Helfer kniet dazu eventuell hinter dem Kind. Bei Säuglingen dagegen wird das Heimlich-Manöver wegen der häufigeren Verletzungen nicht angewendet. Dafür werden feste Thoraxkompressionen vorgenommen. Der Säugling wird dazu auf den Rücken gedreht. Der Handballen wird wie bei regulären Thoraxkompressionen aufgesetzt, allerdings sind die Stöße härter und werden in größerem Abstand gegeben
- Löst sich der Fremdkörper noch immer nicht, wird wieder mit Rückenschlägen begonnen und die Sequenz wiederholt, bis sich der Fremdkörper löst.

Wird das Kind ohnmächtig, so wird wie folgt vorgegangen:
- Mund öffnen und nach Fremdkörper schauen.
- *Sichtbare* Fremdkörper mit dem Finger entfernen
- Atemwege frei machen (Kinn anheben, Nacken *etwas* überstrecken)
- Fünfmal beatmen (☞ 13.4.3). Erfolg kontrollieren (Brustkorbhebung? Husten, Bewegungen?)
- Bei mangelndem Erfolg mit Thoraxkompressionen beginnen (ohne vorherige Pulskontrolle)
- Nach einer Minute kardiopulmonaler Reanimation Notruf aktivieren (falls noch nicht geschehen)

13.13 Erste Hilfe bei Nadelstichverletzungen

Nadelstichverletzungen sind in Arztpraxen und Krankenhäusern häufig – pro Jahr verletzen sich mehrere Hunderttausend der im Gesundheitswesen Tätigen. Die dabei entstehenden kleineren Wunden sind harmlos – die eigentliche Gefahr besteht darin, dass über bereits gebrauchte Kanülen, Nadeln oder Skalpelle Infektionen übertragen werden. Insbesondere drohen eine Übertragung von Hepatitis B und C oder eine HIV-Infektion. Genaue Zahlen für Deutschland gibt es nicht, jedoch wurden 2002 neun HIV-Infektionen nach Nadelstichverletzung angezeigt, und statistisch gesehen ist bei 500 000 Nadelstichverletzungen mit mindestens einer HIV-Infektion zu rechnen. (📖 5, 6)

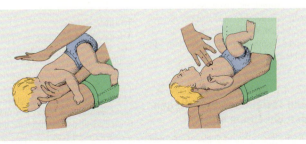

Abb. 13.25 – 13.26: Rückenschläge und Brustkompressionen beim Säugling mit Atemwegsobstruktion. [A400-190]

13 Sofortmaßnahmen in der Pflege

Notfall
Jede Nadelstichverletzung ist ein Notfall! Die Erstmaßnahmen sind nicht durch die Verletzung, sondern durch das Infektionsrisiko bedingt und werden in 27.1.3 zusammenfassend abgehandelt. Mit Nadelstichverletzungen gleichzusetzen sind Sekretspritzer in die Augen!

Kanülenverletzungen verhindern
Entscheidend ist die **Vorbeugung**:
▶ Gebrauchte Kanülen niemals liegen lassen, sondern sofort ohne Verpackungsmaterialien in den Kanülenwegwerfbehälter (Plastikkanister) werfen. Nicht in die Schutzkappe zurückstecken, denn dabei wird häufig der Finger getroffen (häufigste Verletzungsursache!)
▶ Kanülenwegwerfbehälter regelmäßig leeren (Gefahr durch herausstehende Kanülen).

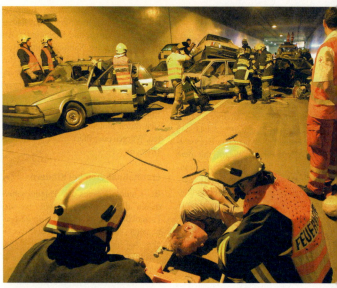

Abb. 13.27: Massenunfall im Tunnel. [J782]

13.14 Massenanfall von Verletzten, Erkrankten und Beteiligten (MANV)

Massenanfall von Verletzten, Erkrankten und Beteiligten (MANV) unterhalb der sog. Katastrophenschwelle: Situation, bei der so viele Menschen gleichzeitig versorgt werden müssen, dass die vorhandenen Rettungsmittel und das zur Verfügung stehende Personal nicht ausreichen, um nach individualmedizinischen Grundlagen helfen zu können. Unterteilt in **MANV 1–3** mit steigendem Missverhältnis zwischen Anzahl von Notfallpatienten und Ressourcen.

Katastrophe: Außergewöhnliches Schadenereignis, bei dem Gesundheit und Leben einer so großen Anzahl von Menschen, erhebliche Sachwerte und die lebensnotwendige Versorgung der Bevölkerung derart geschädigt oder gefährdet sind, dass die regional verfügbaren Mittel zur Bewältigung des Ereignisses nicht ausreichen und zusätzliche organisierte Hilfe von außen erforderlich ist. Katastrophenalarm wird vom Innenminister des einzelnen Bundeslandes bzw. vom Bundesinnenminister ausgelöst.

Zu jeder Zeit und an jedem Ort kann ein **Großschadenereignis** eintreten. Zu seiner Bewältigung ist eine andere Strategie nötig als bei der alltäglichen Individualmedizin oder der Pflege von Patienten oder Heimbewohnern. Ziel ist es, bei Vorliegen einer großen Anzahl von Notfallpatienten Leben zu retten und physische und psychische Folgeschäden auszuschließen oder zu minimieren.

Nach den neuen Ausbildungsrichtlinien sollen Pflegende nicht nur bei individuellen Notfällen, sondern auch bei MANV innerhalb wie außerhalb medizinischer Einrichtungen (Ersthelfer-)Funktionen wahrnehmen. Um bei einem MANV schnell und effektiv helfen zu können, ist eine mit allen Beteiligten (Feuerwehr, Polizei, Rettungsdienst, THW, Bundeswehr und Kliniken) abgestimmte Vorbereitung notwendig. Hierzu werden gemeinsam **Rettungspläne** erarbeitet und deren Realisierung hinterfragt. Gemeinsame theoretische und praktische Veranstaltungen der verschiedenen Berufsgruppen fördern das Verständnis und die Akzeptanz untereinander und damit die reibungslose Zusammenarbeit.

13.14.1 Ablauf, Einsatzort und Tätigkeiten der Pflegenden bei einem MANV

Bei Auslösung des Alarmplanes unterstützen Pflegende sowohl das diensthabende Personal der Klinik als auch das Katastrophenmanagement am externen Einsatzort. Die Rettungskräfte vor Ort benötigen Pflegende, die in lebensrettenden Sofortmaßnahmen (☞ oben) geschult sind.

Ablauf bei MANV

Die ersten am Einsatzort eintreffenden Rettungskräfte melden der Rettungsleitstelle die Lokalisation des MANV, die Anzahl der Patienten und was vorgefallen ist (z. B. „Nebelunfall Autobahn"). Daran schließt die weitere Sichtung und genauere Darstellung der Lage an. Die Rettungsleitstelle alarmiert daraufhin den Organisatorischen Leiter Rettungsdienst (OrgLRD) und den Leitenden Notarzt (LNA) sowie weitere Kräfte, auch Feuerwehr und Polizei. LNA und OrgLRD treffen erste Entscheidungen vor Ort, z. B. welcher Ort am besten als Verletztenablage (erste Anlauf- und Sammelstelle für die Verletzten geeignet) ist.

Rettungsplan ☞ 🖥

Triage

Triage ist die Sichtung und Einteilung von Verletzten und Erkrankten in verschiedene Kategorien. Die Triage ist Aufgabe des (leitenden) Notarztes. Der Zweck besteht im Grundanliegen des MANV-Managements, möglichst *viele* Menschenleben zu retten und nicht *einzelne* Patienten zu behandeln, um damit *mehrere* zu verlieren.

Ethisch ist das Unterordnen der Individualinteressen/-medizin unter die Interessen de

Kollektivs vertretbar, wenn auch problematisch. Die Triage ist für den Arzt oft extrem schwierig, zumal sie unter extremem Zeitdruck erfolgen muss.

Unterschieden werden:

▶ Triage 1 (T1): Dringliche Sofortbehandlung nötig (Kennzeichen: rot)
▶ Triage 2 (T2): Schwerverletzte, keine vitale Gefahr (gelb)
▶ Triage 3 (T3): Leichtverletzte, Betreuung/Beobachtung (grün)
▶ Triage 4 (T4): Infauste Prognose, Schmerzbehandlung/Pflege (schwarz).

Einsatzorte von Pflegenden

Bei einem MANV können Pflegende an nachfolgenden **Einsatzorten** eingesetzt werden:

▶ Im „eigenen" Krankenhaus auf Station oder in der Notaufnahme
▶ In einem anderen Krankenhaus zur Unterstützung
▶ Als Transportassistenz in Rettungsmitteln, z. B. dem Rettungswagen
▶ Im Einsatzabschnitt des MANV
  – Verletztenablage/Registrierung
  – Verbandplatz (ab etwa 40 Patienten)
  – Rettungsmittelhalteplatz
  – Betreuungsplatz
  – Hubschrauberlandeplatz
  – Ablage von Verstorbenen
  – Technische Einsatzleitung (TEL)
  – Presse-Informationsstelle
  – Abrollbehälter mit Verbrauchsmaterialien
  – Verpflegungsstelle der Patienten und des Einsatzpersonals.

Tätigkeiten der Pflegenden

Folgende **Tätigkeiten** führen Pflegende durch:

▶ Assistenztätigkeiten gegenüber Rettungsassistenten, Organisatorischen Leiter Rettungsdienst, Notärzten und dem Leitenden Notarzt:
  – Hilfe bei Dokumentation und Registrierung von Notfallpatienten
  – Hilfe bei Wundversorgung/Blutstillung
  – Hilfe bei Anreichen der Intubationsmaterialien
  – Hilfe bei der kardiopulmonalen Reanimation

– Hilfe bei Rettung aus dem Kfz
– Bestimmung des Blutzuckers mittels Blutzucker-Schnelltest
– Vorbereitung von Medikamenten/Perfusoren
– Wechsel von Sauerstoffflaschen an Beatmungsgeräten
– Hilfe beim Anlegen des KED-Systems zum Retten von Verletzten mit Verdacht auf Wirbelsäulenverletzungen
▶ Eigenschutzmaßnahmen
▶ Kontrolle und Dokumentation von Vitalfunktionen
▶ Trendanalyse von Vitalfunktionen
▶ Lagerung von Notfallpatienten
▶ Wärmeerhalt/lokale Kühlung
▶ Anlegen von Wundverbänden und Druckverbänden
▶ Vigilanzkontrolle und Trendbeurteilung
▶ Anwendung der Glasgow-Koma-Skala (☞ Tab. 33.8)
▶ Kontrolle der Pupillenreaktion
▶ Freimachen der Atemwege/Absaugung im Rachenraum
▶ Anlegen von Schienenmaterial bei Frakturen
▶ Vorbereitung und Durchführung von Injektionen
▶ Periphere Venenpunktion mit Venenverweilkanüle
▶ Vorbereitung von Druckinfusionen
▶ Transport von Verletzten
▶ Psychische Betreuung von Patienten, Betroffenen, akut Psycho-Traumatisierten
▶ Überwachung der maschinellen Beatmung oder Beutelbeatmung
▶ Anlegen, Einstellen und Auswerten des Basismonitorings
▶ Kardiopulmonale Reanimation von Erwachsenen und Kindern.

13.14.2 Psychische Erste Hilfe bei MANV

Bei jedem akuten Ereignis kann das psychische Gleichgewicht des Menschen gestört werden, Hilflosigkeit, Panik und Angst sind möglich. Dazu kommen die Sorgen der Betroffenen um Angehörige und die Frage, wie geht es wohl weiter

geht. Schmerzen, Verschüttung, Einklemmung, Blutungen, sichtbare und nicht sichtbare Verletzungen sowie Atemnot können die Angst, Panik und Ratlosigkeit verschlimmern. Folgende Maßnahmen der **Psychischen Ersten Hilfe** sind möglich:

▶ Patienten abschirmen, vor Gaffern schützen
▶ Blickkontakt herstellen und auf Augenhöhe gehen
▶ Sofern möglich, ruhiges Umfeld realisieren (Zelt, Haus, Bus)
▶ Begrüßen und mit Namen und Funktion vorstellen
▶ Nach dem Namen des Patienten fragen, Patienten mit Namen ansprechen, ab 16. Lebensjahr mit „Sie"
▶ Bei nicht Deutsch sprechenden Bürgern Übersetzer einschalten
▶ Angehörige wenn irgend möglich zusammenlassen
▶ Dezenten Körperkontakt anbieten (Hand halten)
▶ Aktiv zuhören, sofern der Patient etwas sagen möchte
▶ Alle medizinisch notwendigen Handlungen erklären (sofern möglich)
▶ Verbindung zur gewünschten Person (telefonisch) herstellen
▶ Kompetenz vermitteln duch sicheres Auftreten und korrekte Tätigkeit
▶ Keine Angaben zur Prognose geben
▶ Als Vermittler zwischen Patient und Rettungsfachpersonal auftreten
▶ Psychologen, Seelsorger, KIT (Kriseninterventionsteam)-Berater informieren
▶ Geistlichen Beistand nach Wunsch des Patienten erbitten.

Psychische Folgeschäden nach MANV

Großschadenereignisse können **psychische Folgeschäden** hinterlassen. Eine posttraumatische psychische Belastungsstörung muss unbedingt erkannt und behandelt werden. Deshalb wird nach Einsatzende allen beteiligten Helfern eine professionelle Aufarbeitung des Psychotraumas durch Psychologen und Notfallseelsorgern angeboten.

Literatur und Kontaktadressen

📖 Literaturnachweis

1. Berzewski, H.; Nickel, B.: Neurologische und psychiatrische Notfälle – Die Erstversorgung. Urban & Fischer Verlag, München 2002, S. 39 ff, 43 f.

2. Betz, P.; Eisenmenger, W.: Juristische und ethische Probleme bei der Erstversorgung von Notfallpatienten. In: Der Notarzt 12/1996, S. 55–59.

3. European Resuscitation Council Guidelines for Resuscitation 2005. Nachzulesen unter www.erc.edu/

4. Dirks, B.; Sefrin, P.: Reanimation 2006 – Empfehlungen der Bundesärztekammer nach den Leitlinien des European Resuscitation Council. In: Deutsches Ärzteblatt 103, Heft 34–35 (28.08.2006), S. A2263–A2267.

5. Mülder, C.: Nadelstichverletzungen. Der bagatellisierte „Massenunfall". In: Deutsches Ärzteblatt 102, Heft 9 (04.03.2005), S. A558–A561.

6. www.nadelstichverletzung.de

Vertiefende Literatur ☞ 💻

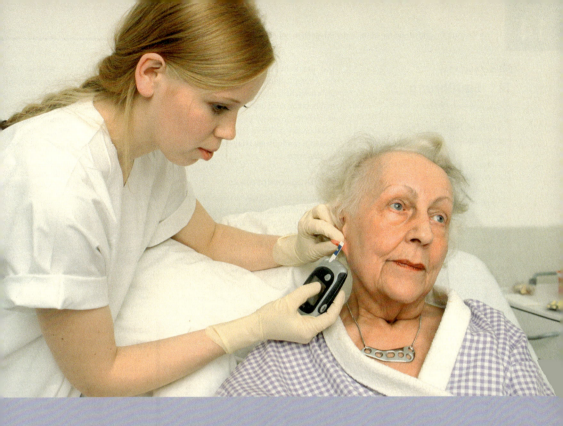

14 Der Weg zur Diagnose und die Mithilfe der Pflegenden bei der Diagnosefindung

14.1	Einführung 600	14.6	Bildgebende Diagnoseverfahren 610	14.7	Endoskopische Untersuchungen 618
14.2	Ärztliche Anamnese 601	14.6.1	Technisch-physikalische Grundlagen der Röntgendiagnostik und Strahlenschutz 610	14.8	Weitere invasive Diagnoseverfahren
14.3	Körperliche Untersuchung 603			14.8.1	Punktionen und Biopsien 620
14.4	Funktionsdiagnostik 604			14.8.2	Laparotomie und andere offene Operationen 620
14.5	Labordiagnostik 605	14.6.2	Konventionelle Röntgenleeraufnahmen 611	14.9	Untersuchungsmethoden in der Pathologie 620
14.5.1	Untersuchungsmedium Blut .. 605				
14.5.2	Untersuchungsmedium Urin .. 608	14.6.3	Röntgenverfahren mit Kontrastmittel 611	14.10	Diagnoseklassifikationen und Diagnoseschlüssel ... 621
14.5.3	Andere Untersuchungsmedien 609	14.6.4	Computertomographie 613	14.10.1	ICD-Diagnosestatistik 621
		14.6.5	Kernspintomographie 614	14.10.2	TNM-System 621
14.5.4	Klinisch-chemische Untersuchungen des Blutes 609	14.6.6	Nuklearmedizinische Untersuchungsverfahren 615	Literatur und Kontaktadressen 622
14.5.5	Hämatologische Untersuchungen 610	14.6.7	Sonographie 616		
14.5.6	Serologisch-immunologische Untersuchungen 610				

14 Der Weg zur Diagnose und die Mithilfe der Pflegenden bei der Diagnosefindung

Fallbeispiel ☞ 🖥

14.1 Einführung

Pflegediagnose ☞ 11.3

> **Ärztliche Diagnose** (Diagnose = „unterscheidende Beurteilung", „Erkenntnis"):
> ▶ Das *Erkennen* einer Krankheit. Dies setzt das Sammeln, Vergleichen und Bewerten von diagnostischen Informationen voraus
> ▶ Das *Benennen* der Erkrankung innerhalb eines Systems von Krankheitsnamen **(Nosologie).**
>
> **Differentialdiagnose:** Andere Diagnose bzw. Erkrankung, die von der (vermuteten) Diagnose bzw. Erkrankung durch geeignete diagnostische Maßnahmen abgegrenzt werden muss.

Die **ärztliche Diagnose** ist Grundlage der Therapieplanung. Für erste, dringend erforderliche Behandlungs- und Pflegemaßnahmen wird eine **Verdachtsdiagnose** *(Arbeitsdiagnose)* gestellt, die dann im Rahmen des weiteren Diagnoseprozesses bestätigt **(endgültige Diagnose)** oder verworfen wird.

Der Diagnoseprozess

Die (ärztliche) Diagnose ist also entscheidende Voraussetzung, um dem Patienten helfen zu können. Ehe sie jedoch gestellt werden kann, bedarf es des **Diagnoseprozesses,** der auch als *Informationsprozess* gesehen werden kann: Der Patient schildert dem Arzt seine Beschwerden in der *Anamnese*. Diese Informationen führen zusammen mit denen aus der *körperlichen Untersuchung* des Patienten zu einer *Verdachtsdiagnose*. Weitere Informationen aus *nichtinvasiver* und ggf. *invasiver Diagnostik* führen dann zur *endgültigen Diagnose*. Manchmal, etwa bei einigen Infektionskrankheiten, kann allein aufgrund von Anamnese und Untersuchung die endgültige Diagnose gestellt werden.

Sind zur Diagnosefindung aufwendige, unangenehme oder komplikationsreiche Untersuchungen erforderlich, stellt sich die Frage, ob und wann eine sichere Diagnose mit allen verfügbaren Mitteln erzwungen werden muss oder ob nicht zunächst ein Therapieversuch aufgrund einer Verdachtsdiagnose sinnvoll ist. Dies muss für jeden Patienten individuell entschieden werden.

> ### Die fünf Gebote der Angemessenheit
> Diagnostische Maßnahmen müssen den fünf Geboten der Angemessenheit genügen:
> ▶ **Aufklärung:** Der Patient muss angemessen über den zu erwartenden Erkenntnisgewinn durch die Untersuchung *informiert* und *aufgeklärt* worden sein (☞ unten). Dies kann bei Maßnahmen der Basisdiagnostik entfallen
> ▶ **Zustimmung:** Der Patient muss der Diagnostik *zustimmen.* Bei (wenig belastenden) Maßnahmen der Basisdiagnostik wird dies durch die Tatsache des Arztbesuches als gegeben vorausgesetzt, bei anderen Untersuchungen ist eine schriftliche Einverständniserklärung nötig
> ▶ **Nutzen:** Der *Informationsgewinn* muss in angemessenem Verhältnis zu den Risiken und möglichen Komplikationen der Untersuchung stehen
> ▶ **Therapeutische Konsequenz:** Der Informationsgewinn muss angemessen zu einer korrekten Therapie beitragen bzw. eine unnötige Therapie verhindern
> ▶ **Preis:** Die Kosten müssen in angemessenem Rahmen zum Nutzen für den Kranken stehen. Kosten-Nutzen-Erwägungen bewegen sich immer auch im Spannungsfeld zwischen Individual- und Allgemeininteressen und sind deshalb zunehmend Gegenstand gesundheitspolitischer Diskussionen und Entscheidungen. (📖 1)

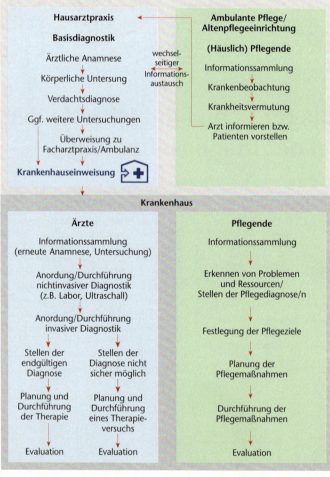

Abb. 14.1: Der Diagnoseprozess in der Übersicht. Der Pflegeprozess wird in Kapitel 11 detailliert beschrieben.

Rolle der Pflegenden im ärztlichen Diagnoseprozess

Die **Rolle der Pflegenden im ärztlichen Diagnoseprozess** liegt zum einen darin, Äußerungen des Patienten, Ergebnisse ihrer Patientenbeobachtung oder persönliche Eindrücke an den behandelnden Arzt weiterzuleiten. Im Gespräch mit dem Patienten erfahren Pflegende oft vermeintliche „Kleinigkeiten", da sie mehr Zeit am Krankenbett verbringen als der Arzt. In der Pflegedokumentation (☞ 11.10) stellen die Pflegenden u. a. diese diagnostischen Basisdaten aussagekräftig und transparent zusammen.

Die Pflegenden übernehmen zum anderen die Organisation der verordneten Untersuchungen und die Betreuung des Patienten vor, während und nach der Maßnahme.

Diagnoseaufklärung

Aufklärung vor therapeutischen Maßnahmen ☞ 15.1.2
Krankheit als (Sinn-)Krise ☞ 5.4.6

Der Arzt ist verpflichtet, den Patienten über die (Verdachts-)Diagnose und die Behandlungsmöglichkeiten der Erkrankung aufzuklären. Diese **Diagnoseaufklärung** ist eine ärztliche Aufgabe und *nicht* an die Pflegenden delegierbar.

Bei Kindern, die noch nicht über das nötige Verständnis verfügen, werden die Sorgeberechtigten aufgeklärt, also im Regelfall die Eltern. Jede anstehende Maßnahme wird dem Kind aber altersentsprechend erklärt, ältere Kinder werden zunehmend in die Diagnoseaufklärung mit einbezogen.

Bei älteren Patienten kann die Diagnoseaufklärung schwierig sein. Sind die Patienten einverstanden, werden ihre Angehörigen zum Aufklärungsgespräch hinzugezogen, damit sie dem Patienten später ggf. noch einmal alles erklären können. Bestehen begründete Zweifel an der Geschäftsfähigkeit des Patienten, muss der behandelnde Arzt ggf. einen Antrag beim Vormundschaftsgericht auf Genehmigung der Maßnahme stellen.

Auch Patienten mit unheilbaren Erkrankungen haben ein Recht auf Mitteilung der Diagnose. Der Arzt darf allerdings wesentliche Informationen verschweigen, wenn er gesundheitliche Verschlechterungen aufgrund der Aufklärung erwartet, z. B. durch Eröffnung einer Krebsdiagnose bei einem suizidgefährdeten Patienten.

Schwerkranke reagieren zwar zunächst mit einem Schock und starken Gefühlen der Angst, Depression oder Aggression auf die Diagnose. Langfristig sind aufgeklärte Patienten jedoch fast immer ausgeglichener. Nicht aufgeklärte Patienten erahnen spätestens bei Zustandsverschlechterung die Wahrheit und fühlen sich nicht selten betrogen, sodass keine Vertrauensbasis für die Mitteilung von Ängsten und die gemeinsame Bearbeitung von Problemen mehr besteht.

Aufklärung des Patienten heißt aber nicht, den Patienten innerhalb von Minuten mit der ganzen Tragweite seiner Erkrankung zu konfrontieren. Gute Aufklärung orientiert sich an Persönlichkeit, Belastbarkeit und Bedürfnissen des Patienten.

Aufklärung von Sterbenden ☞ 10.4.1
Sterbephasen nach Kübler-Ross ☞ 5.7.2

Rolle der Pflegenden bei der Diagnoseaufklärung

Ein **fortlaufender Informationsaustausch** zwischen Arzt und Pflegenden ist für alle Beteiligten von Vorteil:

► Sind die Pflegenden über den Aufklärungsstand des Patienten informiert, z. B. durch Teilnahme an Aufklärungsgesprächen und nachfolgender Dokumentation, dürfen sie dem Patienten weitere Erläuterungen zu den Aufklärungsinhalten geben und können so besser auf seine Bedürfnisse eingehen

► Teilen die Pflegenden dem Arzt mit, wie der Patient nach Weggang des Arztes auf die Diagnoseaufklärung reagiert hat, kann der Arzt evtl. erforderliche weitere Aufklärungsschritte besser planen

► Durch den wechselseitigen Austausch zwischen Patient, Pflegenden und Arzt entsteht eine gemeinsame Basis für Gespräche und eine Atmosphäre des Vertrauens, in der sich der Patient mit seinen oft quälenden Fragen nicht allein gelassen fühlt.

Viele Patienten wenden sich mit Fragen über ihre Erkrankung und ihre Prognose nicht (nur) an den Arzt, sondern auch an die Pflegenden (☞ auch 22.1.1). Der Hinweis auf die ärztliche Informationspflicht ist in dieser Situation zwar korrekt, kann aber zu einem Vertrauensverlust führen

und die Pflege erschweren. Die Pflegenden sorgen daher dafür, dass so rasch wie möglich ein gemeinsames Gespräch mit dem Arzt stattfindet, und unterstützen den Patienten ggf., seine Fragen zu formulieren.

Grenzgebiete der Diagnostik
Obduktion

Manchmal wird die richtige Diagnose erst nach dem Tod des Patienten in einer **klinischen Obduktion** (*Autopsie, Sektion*; Leichenöffnung zur Feststellung der Todesursache) durch den Pathologen gestellt. Diese Obduktion erfordert die Zustimmung der Angehörigen des Verstorbenen. Enthält der Krankenhausaufnahmeantrag schon eine entsprechende Klausel, müssen die Angehörigen des Toten von sich aus einer Obduktion widersprechen, wenn sie nicht einverstanden sind.

Bei Verdacht auf eine unnatürliche Todesursache oder aus seuchenhygienischen Gründen ist eine Obduktion gesetzlich vorgeschrieben und auch ohne Zustimmung der Angehörigen möglich. Diese gerichtliche Obduktion wird vom Amtsarzt oder Staatsanwalt angeordnet.

14.2 Ärztliche Anamnese

> **Anamnese** („Erinnerung"): Vorgeschichte des Patienten.

Pflegeanamnese ☞ 11.2

Wenn möglich, sollte die **ärztliche Anamnese** als **Eigenanamnese** erhoben werden. Dabei schildert der Patient persönlich seine Beschwerden und antwortet auf die Fragen des Untersuchers aus seiner Erinnerung.

Bei der **Fremdanamnese** werden die Auskünfte über den Patienten und den Krankheitsverlauf von Dritten gegeben, z. B. von Eltern, Arbeitskollegen oder Augenzeugen. Eigen- und Fremdanamnese schließen einander nicht aus: Während bei Säuglingen oder Bewusstlosen nur eine Fremdanamnese möglich ist, ergänzen sich z. B. bei älteren Kindern oder Patienten mit psychischen Störungen Eigen- und Fremdanamnese.

Eine Anamnese wird meist im direkten Gespräch zwischen Arzt und Patient erhoben. Fragebögen werden vor allem vorbereitend oder unterstützend zum persönlichen Gespräch eingesetzt, etwa in der Anästhesie (☞ 15.1.2).

Zu Beginn des Gesprächs stellt sich der Untersucher dem Patienten mit Namen und Funktion vor und erläutert kurz das weitere Vorgehen. Im Idealfall sind Untersucher und Patient während der Anamneseerhebung ungestört. Zuhörer sind nur mit Einverständnis des Patienten erlaubt.

Aktuelle Anamnese

Die **aktuelle** *(jetzige)* **Anamnese** beginnt nach der Erhebung identifizierender Daten (z. B. Name, Vorname, Geburtsdatum) mit den aktuellen Beschwerden. Dabei erfragt der Untersucher gezielt:
- *Lokalisation, Art und Stärke der Beschwerden.* Bauchschmerzen etwa können scharf begrenzt oder im ganzen Bauch auftreten, dumpfen, krampfartigen oder reißenden Charakter haben
- *Zeitliche Entwicklung der Beschwerden.* Sind die Beschwerden plötzlich oder langsam entstanden, ständig da oder immer mal wieder weg?
Bei Unfällen wird der genaue *Unfallhergang* erfragt, da Lokalisation und Art der Gewalteinwirkung Rückschlüsse auf die Verletzung des Patienten erlauben. Außerdem fragt der Arzt nach möglichen *Unfallursachen:* Ein Unfall kann nicht nur durch *äußere Unfallursachen* bedingt sein, etwa ein über die Fahrbahn laufendes Tier, sondern auch durch *innere Unfallursachen*, etwa eine plötzliche Bewusstlosigkeit infolge von Herzrhythmusstörungen
- *Auslösende, verstärkende oder lindernde Faktoren der Beschwerden.* Werden z. B. Rückenschmerzen durch bestimmte Bewegungen ausgelöst oder verstärken sie sich bei Husten oder Niesen?
- *Begleiterscheinungen der Beschwerden.* Ein Patient mit „Schwindelanfällen" wird z. B. nach Schwarzwerden vor den Augen, Gefühl des Drehens, Übelkeit und Erbrechen gefragt
- *Bisherige Behandlungsmaßnahmen.* Das Wissen um Erfolg oder Misserfolg einzelner Maßnahmen erleichtert die Diagnosestellung. Verschwinden z. B. Schmerzen im Brustkorb prompt auf Gabe von Nitro-Spray (☞ Pharma-Info 16.20), besteht der dringende Verdacht auf eine koronare Herzkrankheit.

Es folgen Fragen nach Erkrankungen in der Umgebung, Auslandsaufenthalten und Tierkontakten, aus denen sich insbesondere Hinweise auf Infektionen ergeben, sowie die Frage nach beruflichen Belastungen.

Als Nächstes wird die **vegetative Anamnese** erhoben, in der nach den wichtigsten Körperfunktionen des Patienten gefragt wird, z. B. Appetit, Durst, Stuhlgang, Wasserlassen (einschließlich nächtlichem Wasserlassen), Schwitzen, Schlafverhalten und Belastbarkeit („Leistungsknick"?). Bösartige Erkrankungen führen beispielsweise oft zu Gewichtsabnahme und Leistungsknick, Patienten mit chronischen Entzündungen berichten häufig über hartnäckigen Nachtschweiß.

Unbedingt ist die **aktuelle Medikation** des Patienten zu notieren und nach früheren Allergien zu fragen.

Frühere Anamnese

Es folgt die Erfragung der *Vorerkrankungen* **(frühere Anamnese)** des Patienten. Sinnvoller, als nach früheren ernsthaften Erkrankungen zu fragen, ist meist die Frage nach Operationen und Krankenhausaufenthalten, da sich der Patient an diese eher erinnert.

Sozial- und Familienanamnese

Die **soziale Anamnese** ist z. B. bei älteren Menschen zur Abschätzung der Versorgungslage wichtig. Gefragt wird nach den nächsten Angehörigen oder anderen Bezugspersonen, nach den Wohnverhältnissen sowie nach dem erlernten und ausgeübten Beruf des Patienten.

Weiterhin dient sie der Erkennung von Infektionsrisiken für das Krankenhauspersonal, etwa wenn ein Patient i. v.-drogenabhängig ist (erhöhte AIDS- und Hepatitisgefahr).

Da viele Erkrankungen zumindest erblich mitbedingt sind, ist meist auch eine **Familienanamnese** erforderlich. Der Untersucher fragt insbesondere nach Herz-Kreislauf-Erkrankungen, bösartigen Erkrankungen, Diabetes mellitus und psychischen Erkrankungen in der Verwandtschaft des Patienten.

Notfallanamnese

Bei der **Notfallanamnese** beschränkt sich der Untersucher auf die jetzige Anamnese und evtl. frühere Erkrankungen des Patienten.

Anamneseerhebung bei Kindern

Die Erhebung der aktuellen Beschwerden gestaltet sich bei der **Anamneseerhebung bei Kindern** häufig schwierig.

Bei Säuglingen und Kleinkindern können entsprechende Angaben nur von den Eltern oder anderen Begleitpersonen erfragt werden.

Bei älteren Kindern können verschiedene Hilfsmittel sinnvoll sein, z. B.:
- Eine Puppe oder ein Teddy. Damit kann das Kind Lokalisation und Ausdehnung beispielsweise von Schmerzen zeigen
- Eine Intensitätsskala (z. B. Faces Pain Scale), mithilfe derer das Kind den Grad der Beschwerden ausdrücken kann (☞ 12.12.2.2).

Der Untersucher fragt bei ihm bis dahin unbekannten Kindern außerdem immer nach dem bisherigen Wachsen und Gedeihen oder lässt sich das Kinder-Vorsorgeheft zeigen.

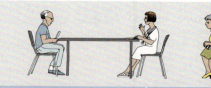

Abb. 14.2: Die Elemente der Eigenanamnese und der Fremdanamnese.

14.3 Körperliche Untersuchung

An die Anamnese schließt sich die körperliche Untersuchung an. Die Erstuntersuchung umfasst:

- Eine **Allgemeinuntersuchung** des Patienten, die insbesondere die Vitalfunktionen und den allgemeinen Gesundheitszustand des Patienten erfasst
- Ggf. die Erhebung von **Lokalbefunden**, etwa einer Hautveränderung
- Evtl. fachärztliche (Konsiliar-)Untersuchungen, z. B. der Augen, der Haut oder des Nervensystems.

Anamneseerhebung und Untersuchungsbefunde werden während oder nach der Untersuchung dokumentiert, entweder auf speziellen Bögen oder – heute zunehmend – mithilfe computergestützter Systeme.

Für eine gründliche Allgemeinuntersuchung sollten Arzt, eine evtl. assistierende Pflegekraft und Patient ungestört sein. Der Raum muss so warm sein, dass der (teil-)entkleidete Patient nicht friert. Das Schamgefühl des Patienten ist zu respektieren, z. B. durch Anbringen eines Sichtschutzes und Abdecken nicht untersuchter Körperregionen. Ängste und Unsicherheiten des Patienten werden direkt angesprochen. Dies gilt auch für Kinder. Die Anwesenheit von Bezugspersonen (bei Kindern die Eltern, bei desorientierten Patienten nahe stehende Menschen) kann hilfreich sein.

Jede Untersuchung beinhaltet folgende Grundelemente:

- **Inspektion** *(Betrachtung)*, z. B. der Haut (bei Lebererkrankungen evtl. gelblich verfärbt), der Atembewegungen des Brustkorbs (seitengleich?), von Gliedmaßen (Fehlstellungen bei Knochenbrüchen)
- **Palpation** *(Tastuntersuchung)*, z. B. Fühlen des Pulses, Abtasten innerer Organe (z. B. der Leber) durch die Bauchdecke
- **Perkussion** *(Klopfuntersuchung)*, z. B. der Lunge (☞ Kasten)
- **Auskultation** *(Abhorchen)* mit dem Stethoskop (☞ Kasten).

Routineuntersuchungen

Bei allen Patienten, auch bei jungen, scheinbar gesunden Patienten mit z. B. einem leichten Unfall, werden stets folgende Organe routinemäßig untersucht:

- Mundhöhle und Rachen des Patienten werden betrachtet. Die Schilddrüse wird abgetastet
- Herz und Lungen werden abgehorcht (☞ Kasten)
- Der Blutdruck wird an *beiden* Armen gemessen
- *Alle* Pulse werden *beidseits* getastet, bei älteren Patienten werden die großen Gefäße auskultiert, da bei Verengungen möglicherweise Stenosegeräusche hörbar sind
- Das Abdomen wird auf Druckschmerz oder Resistenzen abgetastet. Bei Patienten über 40 Jahren erfolgt eine rektale Untersuchung mit Beurteilung von Sphinkter und Schleimhaut, bei Männern auch der Prostata
- Bei den Bewegungen des Patienten achtet der Untersucher auf Form und Beweglichkeit von Wirbelsäule und Extremitäten
- Die Prüfung des Nervensystems erfolgt während der ganzen Untersuchung durch Beobachtung der Sprache, der Bewegungen sowie der Koordination des Patienten. Die Prüfung der wichtigsten Reflexe und der Pupillenreaktionen schließt die Untersuchung des Nervensystems ab.

Untersuchung bei Kindern

Bei Kindern werden im Rahmen der körperlichen Untersuchung stets Größe und Gewicht festgestellt und dokumentiert, bei jüngeren Kindern zusätzlich der Kopfumfang. Da Mittelohrentzündungen bei Kindern sehr häufig sind, werden fast immer auch die Ohren des Kindes untersucht. Bei Säuglingen und Kleinkindern, die noch Windeln tragen, achtet der Untersucher außerdem auf den Hautzustand im Windelbereich.

Kinder sind in ihren Reaktionen auf Schmerzen oder unangenehme Empfin-

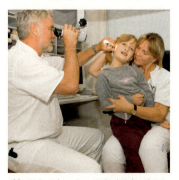

Abb. 14.3: Halten eines Kindes bei der Ohrspiegelung. Arme und Kopf werden sicher fixiert, damit sich das Kind nicht durch Abwehrbewegungen verletzen kann. [K115]

Perkussion und Auskultation der Lungen

Bei der **Perkussion** der gesunden Lunge ergibt sich ein typischer **sonorer** Klopfschall. Ist der Luftgehalt der Lunge erhöht, z. B. beim Emphysem oder Pneumothorax, so ist der Klopfschall lauter und tiefer (**hypersonor**), bei einer Lungenentzündung oder einem Erguss dagegen leiser (**gedämpft**). Außerdem können mithilfe der Perkussion die Lungengrenzen und ihre Atemverschieblichkeit (normal 4–6 cm) bestimmt werden.

Die **Auskultation** der Lunge mit dem Stethoskop zeigt beim Gesunden während der Einatmung ein leises Atemgeräusch (**Vesikuläratmen**). Pathologisch sind:

- Ein **abgeschwächtes** oder gar **fehlendes Atemgeräusch**, z. B. bei Emphysem bzw. bei großen Ergüssen
- Ein fauchendes **Bronchialatmen** (z. B. bei Pneumonie), das beim gesunden Erwachsenen nur über der Trachea und den Hauptbronchien zu hören ist
- **Neben-** oder **Rasselgeräusche**.

Auskultation des Herzens

Beim gesunden Erwachsenen lassen sich zwei **physiologische Herztöne** auskultieren:

- Der **erste Herzton** in der Anspannungsphase der Kammern
- Der **zweite Herzton** am Ende der Systole.

Ein **dritter Herzton** während der Diastole ist bei Kindern ohne Krankheitswert, bei Erwachsenen jedoch pathologisch.

Weitere Töne und Geräusche heißen **Herzgeräusche**. Bei Erwachsenen sind sie in der Regel krankhaft und weisen auf einen gestörten Blutfluss hin, bei Kindern können sie auch ohne Erkrankung auftreten (**akzidentelles Herzgeräusch**). Ein **Systolikum** lässt sich während der Kammersystole auskultieren, ein **Diastolikum** während der Kammerdiastole. Kontinuierliche **systolisch-diastolische Geräusche** sind möglich.

Nach ihrer Lautstärke werden die Herzgeräusche von ⅙ (sehr leises Herzgeräusch) bis ⁶⁄₆ (sehr lautes *Distanzgeräusch*) eingeteilt. Dabei ist die Lautstärke kein Maß für die Schwere der Erkrankung.

dungen unberechenbar. Daher werden Säuglinge und kleinere Kinder zum Schutz vor Verletzungen bei diagnostischen und therapeutischen Maßnahmen gut festgehalten, bei älteren Kindern wird das Vorgehen im Einzelfall entschieden. Eltern sollten das Festhalten nicht übernehmen, da sie für das Kind die Rolle des Beschützers haben (Rollenkonflikt).

Bei Untersuchungen von Kindern gilt:
▶ Jede anstehende Maßnahme wird dem Kind altersentsprechend erklärt
▶ Unangenehme oder gar schmerzhafte Untersuchungen müssen als solche angesprochen werden. Verharmlosungen zerstören das Vertrauen des Kindes
▶ Eltern werden ausdrücklich zu Zuspruch und Trost ermutigt und ggf. angeleitet, wie sie ihrem Kind am besten beistehen können
▶ Das Mitnehmen eines vertrauten Spielzeugs, z. B. Kuscheltier, kann dem Kind helfen
▶ Ein Kind, das geschickt abgelenkt und gut gehalten wird, verspürt häufig nur den halben Schmerz
▶ Nach jedem Eingriff wird das Kind getröstet und möglichst auf den Arm genommen. (📖 2)

Untersuchung bei alten Menschen

Die ungewohnte Situation kann ältere Patienten verunsichern und Unruhe, Verweigerung oder Aggressivität zur Folge haben. Die Anwesenheit einer vertrauten Person kann beruhigend wirken. Sie kann dem Patienten außerdem die Angst nehmen, etwas nicht zu verstehen oder Wichtiges zu vergessen.

Der Untersucher achtet (außer auf die bereits genannten Punkte) auf:
▶ Ernährungszustand, Flüssigkeitshaushalt (Dehydratationszeichen?)
▶ Mobilität, Grad der Einschränkungen bzw. Selbstständigkeit
▶ Haut- und Gefäßveränderungen (arterielle oder venöse Durchblutungsstörungen?).

Alle Untersuchungen werden dem Patienten entsprechend seiner individuellen Ressourcen und Einschränkungen (z. B. Seh- oder Hörbehinderung) erläutert. Verhaltensrichtlinien bzw. Informationsbroschüren werden, wenn möglich, in schriftlicher Form und ausreichend großer Schrift ausgehändigt.

Aufgaben der Pflegenden bei der Untersuchung zu Hause oder in Pflegeeinrichtungen

In der häuslichen Pflege oder in Pflegeeinrichtungen sind es nicht selten die Pflegenden, die auf eine Zustandsänderung des Patienten aufmerksam werden und den Arzt informieren. Die Pflegenden unterrichten den behandelnden Arzt über:
▶ Die durch Krankenbeobachtung und Pflegeanamnese gewonnenen Parameter wie z. B. Blutdruck, Puls und Körpertemperatur
▶ Ggf. dem Arzt noch nicht bekannte Einschränkungen wie z. B. Inkontinenz oder Immobilität
▶ Beobachtete Krankheitssymptome
▶ Für die Untersuchung wichtige Umstände wie z. B. Verwirrtheit
▶ Nutzbare Ressourcen wie z. B. kooperative Angehörige oder Wissen des Patienten.

Falls erforderlich, richten die Pflegenden die Umgebung für die Untersuchungen her, sorgen z. B. für genügend Licht oder ausreichend Arbeitsfläche, und unterstützen den Arzt (wie im Krankenhaus) ggf. bei der Untersuchung.

14.4 Funktionsdiagnostik

Funktionsdiagnostik: Systematische Prüfung der spezifischen Leistungen eines Organs oder Organsystems unter möglichst standardisierten Bedingungen, meist mit technischen Hilfsmitteln.

Manchmal sind die Grenzen zwischen gründlicher Allgemeinuntersuchung und einfacher Funktionsprüfung fließend. Beispielsweise achtet der Arzt bei jeder Allgemeinuntersuchung auf Bewegungseinschränkungen des Patienten. Von **Funktionsdiagnostik** im engeren Sinne spricht man aber erst, wenn die spezifischen Leistungen eines Organs oder Organsystems *systematisch* untersucht und dokumentiert werden.

Klinische Funktionsprüfungen

Für **klinische Funktionsprüfungen** sind keine oder nur einfache technische Hilfsmittel notwendig. Hierzu zählen z. B. die systematische Beweglichkeitsprüfung der Gelenke in der Orthopädie

und Rheumatologie oder der *Schellong-Test* in der Inneren Medizin (☞ 17.4.3).

Laboruntersuchungen zur Funktionsdiagnostik

Oft sind Funktionsuntersuchungen mit Laboruntersuchungen verknüpft, etwa wenn Hormonausschüttungen oder Hormonwirkungen nach entsprechender *Stimulation* (Anregung) oder *Suppression* (Unterdrückung) erfasst werden. Diese **Laboruntersuchungen zur Funktionsdiagnostik** erfordern häufig die Gewinnung mehrerer Proben in definierter zeitlicher Abfolge.

Beispiele sind hormonelle Stimulationstests für die Schilddrüse (☞ 21.3.1) oder der Dexamethason-Test bei einer Nebennierenrindenüberfunktion (☞ 21.5.1).

Messung elektrischer Phänomene

Viele Vorgänge im menschlichen Körper gehen mit *elektrischen Phänomenen* einher, die mithilfe empfindlicher Geräte registriert und diagnostisch genutzt werden können. Beispiele sind das *Elektrokardiogramm* (kurz **EKG**, Details ☞ 16.3.1 – 16.3.3), das in der Inneren Medizin sowie in fast allen medizinischen Fachgebieten zur präoperativen Diagnostik eingesetzt wird, und das *Elektroenzephalogramm* (kurz **EEG**, Details ☞ 33.3.4) in der Neurologie.

Gefäßdruckmessungen mit Kathetern

Unersetzlicher Bestandteil der kardiologischen Diagnostik sind Herzkatheteruntersuchungen (☞ 16.3.6), bei denen ein dünner Katheter über die Blutbahn bis ins Herz vorgeschoben wird, um die Druckverhältnisse im Herzen, Kammer-, Schlag- und/oder Herzminutenvolumen zu messen.

Weitere **Katheteruntersuchungen** ermöglichen Druckmessungen in der Speiseröhre (☞ 19.3.4), in den Harnwegen (☞ 29.3.5) und in der Schädelhöhle.

Funktionsdiagnostik mit bildgebenden Verfahren

Funktionsuntersuchungen können auch mithilfe bildgebender Verfahren durchgeführt werden, z. B. Beurteilung der Herzmuskel- und -klappenbeweglichkeit mithilfe der Sonographie (☞ 14.6.7) der Speiseröhrenbeweglichkeit oder der Harnblasenentleerung mithilfe von Kontrastmittelröntgen (☞ 14.6.3) oder der Stoffwechselleistungen mithilfe verschiedener szintigraphischer Verfahren (☞ 14.6.6).

Lungenfunktionsdiagnostik ☞ 18.3.1

14.5 Labordiagnostik

> **Labordiagnostik:** Laboruntersuchungen von Körperflüssigkeiten oder selten auch Körpergeweben auf ihre Zusammensetzung hin.

Jede Laboruntersuchung kann einem bestimmten **Untersuchungsmedium** (Blut, Urin, Eiter) und einer bestimmten **Untersuchungsmethode** (z. B. klinisch-chemisch, bakteriologisch) zugeordnet werden.

Drei Regeln, um aussagekräftige Labordaten zu erhalten

- **Vorbereitung:** Die Zuverlässigkeit der Labordiagnostik hängt in hohem Maße von der sorgfältigen Vorbereitung des Patienten (z. B. Nüchternlassen des Patienten) und der Probengewinnung ab, beispielsweise der korrekten Hautdesinfektion (☞ 14.5.1).
- **Transport:** Vor allem bei Spezialuntersuchungen sind häufig besondere Transportbedingungen erforderlich wie etwa ein Versand in speziellen Nährmedien, lichtgeschützten Behältern, kalt auf Eis oder warm mit Brutschrankzwischenlagerung. Eine Nichtbeachtung dieser Vorschriften führt zu falschen Ergebnissen und damit zu falschen therapeutischen Konsequenzen.
- **Identifikation:** Nicht unterschätzt werden darf die Verwechslungsgefahr von Probenmaterial. Deshalb sind Probengefäße (nicht z. B. deren Deckel) *vor* Probenentnahme mit Patientendaten zu versehen.

14.5.1 Untersuchungsmedium Blut

Am häufigsten wird das Blut des Patienten untersucht, da zahlreiche Erkrankungen die Zusammensetzung des Blutes verändern.

Zudem ist sowohl die *venöse* als auch die *kapillare* Blutentnahme für die meisten Patienten schmerzarm. Einzig die *arterielle* Blutentnahme (☞ 18.3.2) ist für den Patienten unangenehm und mit Risiken behaftet.

Einflussgrößen bei Blutuntersuchungen

Zahlreiche Blutwerte hängen von verschiedenen Einflussgrößen ab. Einige davon, z. B. Alter, Geschlecht, bestehende Erkrankungen und evtl. auch Arzneimittel, können nicht beseitigt werden. Sie werden auf der Laboranforderung dokumentiert, damit die Untersuchungsresultate richtig bewertet werden können. Andere Einflussgrößen sind jedoch *veränderlich* und können ausgeschlossen werden (☞ Tab. 14.4).

> **Standard für die geplante Blutabnahme**
> Um Störfaktoren zu minimieren und eine möglichst große Vergleichbarkeit von Untersuchungen zu erreichen, wurde folgender Standard für die planbare Blutentnahme entwickelt:
> - Morgens zwischen 7.00 und 9.00 Uhr
> - Aus der Vene
> - Am nüchternen Patienten (auch vor der Arzneimitteleinnahme)
> - Ohne körperliche Anstrengung in den letzten drei Stunden
> - Nach vorherigem Liegen über 15–30 Minuten.

Hautdesinfektion vor Injektion und Punktion

Hygienische Händedesinfektion ☞ 12.1.3.2

Der Gesetzgeber schreibt vor allen Injektionen und Punktionen eine **Hautdesinfektion** durch Einsprühen und anschließendes Abreiben der Haut mit Desinfek-

tionsmittel vor. Die Durchführung der Hautdesinfektion wird dem Infektionsrisiko des Eingriffs angepasst:

- Laut der Richtlinie des Robert Koch-Instituts (RKI) zu den „Anforderungen der Krankenhaushygiene bei Injektionen und Punktionen" ist vor der **i. c.-, s. c.- oder i. m.-Injektion** sowie bei der **Punktion eines peripheren Gefäßes**, z. B. zur Blutentnahme, die Haut mit Desinfektionsmittel abzureiben. Dazu wird das zu punktierende Hautareal mit Hautdesinfektionsmittel (z. B. Dibromol® farblos) satt eingesprüht, die Einwirkzeit von 15–30 Sek. eingehalten (Herstellerangaben beachten) und anschließend das Desinfektionsmittel mit einem sterilisierten Tupfer von der Einstichstelle weg (spiralförmig) nach außen abgewischt (▢ 3) (✉ 1)
- Vor der **Anlage eines Venenkatheters** (Verweilkanüle oder -katheter) wird der Bereich der Einsstichstelle mit Desinfektionsmittel umfassend eingesprüht und mit sterilen Tupfern abgerieben (Einwirkzeit beachten, mindestens 30 Sek.). Die Anlage eines Verweil*katheters* erfordert sterile Handschuhe, sterile Abdeckungen, sterile Kittel, einen Haar- und Mundschutz
- Die **Punktion von Gelenken und Körperhöhlen** erfordert strengere Vorsichtsmaßnahmen. Zuerst wird die Haut gereinigt, ggf. enthaart und entfettet, dann das Desinfektionsmittel zweimal aufgetragen (Einwirkzeit je nach Herstellerangaben beachten). Zum Abwischen werden nur sterile Tupfer verwendet. Für den Arzt werden sterile Handschuhe und ein Mundschutz gerichtet.

Einflussfaktor	... kann Messwert verfälschen von
Nahrungsaufnahme	Blutzucker, Bluteiweißen, Blutfetten (v. a. Triglyzeriden), Harnsäure, Phosphor, Kalium, Kalzium, einigen Leberwerten
Stehbelastung (Hämokonzentration)	Blutzellen, Bluteiweißen, Blutfetten, Kalzium, Noradrenalin, Aldosteron, Renin
Körperliche Anstrengung	☞ Stehbelastung, zusätzlich nach mehreren Stunden Muskelenzymen (CK, LDH, AST)
Tageszeit	Maximum morgens: Kortisol, Adrenalin, Noradrenalin
	Maximum nachmittags: Eisen
	Maximum nachts: Aldosteron, Parathormon, Renin, Wachstumshormon
Langes Stauen (Hämolyse)	☞ Stehbelastung, zusätzlich Kalium, AST, ALT, LDH

Tab. 14.4: Die wichtigsten veränderlichen Einflussgrößen bei der Blutuntersuchung. Als **Hämolyse** wird die Zerstörung der roten Blutkörperchen mit Austritt des Hämoglobins (☞ Tab. 22.25) und anderer Erythrozytenbestandteile bezeichnet.

Tipps zur Hautdesinfektion

- *Sterilisierte (einfache) Tupfer* werden nach der Herstellung sterilisiert und auf Rollen zum Einsetzen in die entsprechende Spender geliefert. Sie sind nach Anbruch zwar nicht mehr steril, aber frei von bakteriellen Sporen und genügen lt. RKI der Desinfektion bei der i.c.-, s.c.- oder i.m.-Injektion sowie der Punktion eines peripheren Gefäßes. *Sterile Tupfer* werden einzeln oder zu mehreren steril verpackt
- Die erforderliche Einwirkzeit von 30 Sek. entspricht ungefähr der Zeit, die die vom Desinfektionsmittel feuchte Haut zum Trocknen braucht
- Für die Hautdesinfektion sollten nur Hautdesinfektionsmittel, keine Händedesinfektionsmittel (z.B. Sterilium®) benutzt werden. Letztere enthalten rückfettende Substanzen, die z.B. das Haften von Pflastern verhindern
- Bei Blutentnahmen zur Alkoholbestimmung dürfen auf keinen Fall alkoholhaltige Desinfektionsmittel verwendet werden, da sie das Ergebnis verfälschen. In der Regel erfolgen diese Blutentnahmen mit speziellen Sets, die ein geeignetes Desinfektionsmittel enthalten. Auch vor der kapillaren Blutentnahme zur Blutzuckerkontrolle dürfen keine alkoholhaltigen Desinfektionsmittel verwendet werden (Verfälschung des Messergebnisses).

Kapillare Blutentnahme

Indikationen für die **kapillare Blutentnahme** sind die schnelle Blutzuckerbestimmung (*BZ-Stix* ☞ 21.6.3), die Blutgasanalyse (☞ 18.3.2) und das Neugeborenen-Screening (☞ 5.6.2), im ambulanten Bereich auch die Hb-Bestimmung sowie die Leukozytenzählung. Außerdem kann bei manchen normalerweise mit Venenblut durchgeführten Blutuntersuchungen bei extrem schlechten Venenverhältnissen auf Kapillarblut ausgewichen werden (Ergebnisse unzuverlässiger). Die kapillare Blutentnahme ist ein Eingriff in die körperliche Unversehrtheit des Patienten und bedarf seiner Erlaubnis.

Als Abnahmeorte empfehlen sich bei älteren Kindern und Erwachsenen die *seitlichen* Fingerkuppen (Prinzip des Streifen-Schnelltests ☞ 29.3.2) – dort beeinträchtigt der Stich das Tasten nicht – oder die Ohrläppchen. Bei Säuglingen wird auch die Ferse punktiert (☞ Abb. 14.5). Kinder oder desorientierte Erwachsene müssen sicher gehalten werden, um Verletzungen zu vermeiden. Zur hygienischen und gefahrlosen Kapillarblutentnahme stehen heute geschlossene Entnahmesysteme zur Verfügung (z.B. Microvette®, MiniCollect®).

Vorbereitung

- Patienten informieren
- Durchblutung ggf. durch Herabhängenlassen des Armes, leichtes Massieren der vorgesehenen Punktionsstelle oder Erwärmen (z.B. durch Eintauchen der Finger in warmes Wasser) verbessern
- Materialien bereitlegen: Hände- und Hautdesinfektionsmittel (ohne Alkohol), unsterile Handschuhe zum Eigenschutz, Tupfer, Stichlanzetten oder Stechhilfe, Kapillare, ggf. Probenröhrchen, Teststreifen oder Messgerät, Kanülenabwurfbox, kleine Pflaster.

Durchführung und Nachbereitung

- Hände desinfizieren
- Haut desinfizieren (nur im Krankenhaus, im ambulanten Bereich überwiegend als nicht notwendig erachtet)
- Schutzhandschuhe anziehen und Verpackung der Lanzette öffnen
- Mit der Lanzette zügig einstechen (zögerliches Einstechen ist schmerzhafter und geht oft nicht tief genug)
- Ersten Tropfen mit trockenem Tupfer abwischen
- Kapillarblut luftfrei in die Kapillare aufnehmen, auf den Teststreifen auftragen oder ins Probenröhrchen tropfen lassen. Dabei nicht quetschen (verfälscht die Messergebnisse durch Austritt von Gewebewasser oder Hämolyse), allenfalls Finger leicht komprimieren oder ausstreichen

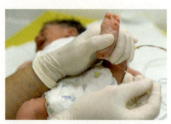

Abb. 14.5: Kapillare Blutabnahme beim Säugling am Fuß. Der Einstich erfolgt an der seitlichen Außenseite der Ferse, um eine Knochenentzündung am Fersenbein zu vermeiden. [K115]

- Einstichstelle kurz mit einem Tupfer komprimieren und dann ggf. mit einem Pflaster versorgen.

Blutgasanalyse ☞ *18.3.2*
Neugeborenen-Screening ☞ *5.6.2*

Venöse Blutentnahme

Die **venöse Blutentnahme** ist die technisch einfachste und häufigste Punktion.

Vorbereitung der Materialien

- Laboranmeldeformulare rechtzeitig ausfüllen, vom anordnenden Arzt unterschreiben bzw. ergänzen lassen (wenn im Hause üblich) und zum Labor schicken
- Spezielle Blutprobenröhrchen für die verschiedenen Untersuchungen richten
- Röhrchen mit Patientenetikett bekleben. Ggf. Infektionsverdacht vermerken (z.B. Hepatitis B, HIV). Dies ist in den meisten Häusern zum Schutz des Laborpersonals üblich, der Vermerk sollte jedoch nicht offen und für jedermann lesbar sein, um Missbrauch zu vermeiden
- Alle Materialien zur Venenpunktion (☞ Abb. 14.7) auf Spritzentablett oder Nierenschale bereitlegen
- Ggf. Transportbehälter für den Transport zum Labor besorgen.

Verschiedene Entnahmesysteme

Günstig sind Entnahmesysteme, die gleichzeitig aus Punktionseinheit und Probenröhrchen bestehen (z.B. Vacutainer®-, Sarstedt-Monovetten®-System) Sie ermöglichen die Entnahme mehrerer Blutproben bei einmaliger Venenpunktion und vermindern das Risiko für Arzt und Pflegende, mit (evtl. infektiösem) Patientenblut in Berührung zu kommen. Die Röhrchen sind bereits mit den für die jeweiligen Untersuchungen notwendigen Trennmitteln oder Gerinnungshemmern versehen. Die Verschlusskappen der Pro-

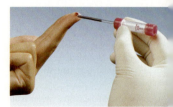

Abb. 14.6: Geschlossene Kapillarblut-Entnahmesysteme ermöglichen die hygienische und gefahrlose Kapillarblutentnahme. Die (Kunststoff-)Kapillare wird entweder vorher auf das Röhrchen aufgesteckt oder ist bereits integriert. [V153]

14.5 Laberdiagnostik

benröhrchen sind für die jeweiligen Untersuchungen farblich unterschiedlich gekennzeichnet (☞ Tab. 14.13).

Bei schwierigen Venenverhältnissen bevorzugen viele einen *Butterfly* (☞ Abb. 14.8), der über einen Adapter an die Probenröhrchen angeschlossen werden kann. Bei kleinen Kindern punktiert der Arzt die Vene lediglich mit einer Kanüle (Nr. 1 = gelb oder Nr. 2 = grün) und lässt das Blut dann ins Röhrchen abtropfen.

Durchführung

▶ Vene punktieren und Blut abnehmen. Röhrchen, die Gerinnungshemmer enthalten, genau bis zur Markierung füllen und durch mehrfaches, vorsichtiges Kippen gründlich vermischen
▶ Stauschlauch öffnen, Nadel entfernen und bei Systemen mit offener Nadel sofort in den Abwurfbehälter entsorgen, um Nadelstichverletzungen zu vermeiden (kein Recapping!). Punktionsstelle mehrere Minuten komprimieren (lassen). Dabei Arm in der Ellenbeuge *gestreckt* lassen und möglichst hochlagern. Dies vermindert die Hämatombildung, da beim Ausstrecken des Armes nach vorherigem Anbeugen (aber auch bei intensiven Bewegungen) die durch die Punktion verletzten Gewebe erneut voneinander gelöst und so Blutungen hervorgerufen würden
▶ Punktionsstelle versorgen (Pflaster).

Nachbereitung

▶ Nach der Blutentnahme Angaben auf dem Laborformular mit denen auf den Blutproben vergleichen, um Verwechslungen zu vermeiden
▶ Alle benutzten Materialien entsorgen, Nierenschale bzw. Spritzentablett desinfizieren
▶ Für baldigen Transport der Probe ins Labor sorgen
▶ Punktionsstelle weiter beobachten und Patienten informieren, sich bei Veränderungen zu melden. Bildet sich ein Hämatom, dieses später z. B. mit heparinhaltiger Salbe behandeln.

Befundauswertung

▶ Vom Labor eingehende Befunde werden dem Arzt zur Begutachtung vorgelegt und dann im Dokumentationssystem abgeheftet (Befundetiketten in „Kurve" kleben, Computerausdruck einheften)
▶ Der Patient hat ein Recht darauf, vom Arzt über die Ergebnisse der Blutun-

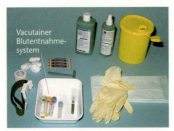

Abb. 14.7: Korrekt gerichtete Materialien für die venöse Blutentnahme. [M161]

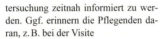

Abb. 14.8 (rechts): Butterfly-Besteck mit Adapter und Monovette®. [M161]

tersuchung zeitnah informiert zu werden. Ggf. erinnern die Pflegenden daran, z. B. bei der Visite
▶ Das Wissen um pathologische Blutbefunde, z. B. um Störungen des Kalium- oder Kalziumstoffwechsels (☞ 29.10.3) oder eine hochgradige Anämie (☞ 22.5.1), ist nicht nur wichtig für den Arzt, sondern auch für die Pflegenden (Notwendigkeit einer Diät, zusätzlicher Prophylaxen, z. B. Thromboseprophylaxe, oder Beobachtungen, z. B. Puls- und Blutdruckkontrollen?).

Venenpunktion

Indikationen für eine **Venenpunktion** sind Blutentnahmen zur Diagnostik (☞ oben), zur Blutspende oder zum Aderlass, die Injektion von Arzneimitteln (☞ 15.3.5) oder das Legen einer Venenverweilkanüle (☞ 15.4.3).

In aller Regel wird bei älteren Kindern und Erwachsenen eine Ellenbeugen-, Unterarminnenseiten- oder Handrückenvene punktiert. Bei Schwerkranken wird die (mediale) Ellenbeugenvene geschont, da über sie ein ZVK (☞ 15.4.4) vorgeschoben werden kann. Beim

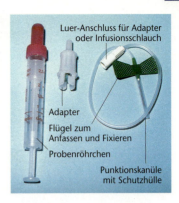

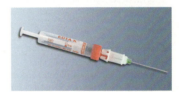

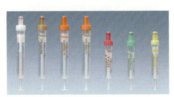

Abb. 14.9 – 14.10: Sarstedt-Monovetten®-System: Ein Blutstoppmechanismus zur Verhinderung eines Blutrückflusses beim Röhrchenwechsel ist in Kanülenkopf und Spritzenkonus integriert. Durch Zurückziehen des Kolbens wird dosiert Blut angesaugt. Alternativ wird vor Aufstecken des Röhrchens der Kolben bis zum Einrasten zurückgezogen, und das Röhrchen füllt sich dann von selbst. Nach der Blutentnahme wird die Kolbenstange komplett zurückgezogen und an der Sollbruchstelle abgebrochen oder abgedreht. [V153]

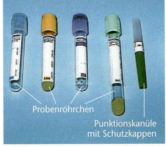

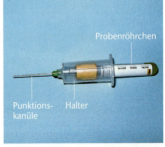

Abb. 14.11 – 14.12: Das Vacutainer®-System besteht aus der Punktionseinheit mit Halter und aufschraubbarer Kanüle sowie Vakuum-Blutprobenröhrchen. Erst nach der Venenpunktion wird der Stopfen des Röhrchens durch Druck durchstoßen und das Blut in das Röhrchen gesaugt. Wird das Probenröhrchen abgezogen, stoppt der Blutfluss, und ein zweites Röhrchen kann ohne Kontaminationsgefahr aufgesteckt werden. [M161]

Untersuchung	Sarstedt-Monovetten®	Vacutainer®	Zusätze
Blutbild	Rot	Violett	K⁺-EDTA
Serum			
Klinische Chemie	Braun	Pink, rot, orange, beige, braun	Ohne oder mit Trenngel
Klinische Chemie, Serologie, Blutgruppe	Weiß/Farblos		Kunststoffkügelchen
Blutgruppe	Rot	Gelb	ACD-Lösung
Plasma			
Klinische Chemie	Orange	(Hell)Grün	Li⁺-Heparin auf Kunststoffkügelchen/ Trenngel
Gerinnung	Grün	(Hell)Blau	Na⁺-Zitrat 1 : 10
BSG	Lila	Schwarz	Na⁺-Zitrat 1 : 5
Glukose	Gelb	Grau	Na⁺-Fluorid
Blutgase	Orange	Farblos	Li⁺-Heparin

Tab. 14.13: Farbkodierung und Zusätze der gängigen Blutentnahmesysteme für die häufigsten Untersuchungen (Herstellerangaben). Außerdem sind weitere Röhrchen für Spezialuntersuchungen erhältlich. Abkürzungen: K⁺-EDTA = Kalium-Ethylendiamintetraacetat, ACD = spezieller Zusatz, Li⁺ = Lithium, Na⁺ = Natrium.

Patienten mit Nierenfunktionsstörungen werden die Handrückenvenen punktiert, weil die Unterarmvenen für eine spätere Shuntanlage gebraucht werden (☞ 29.1.6). Bei Säuglingen punktiert der Arzt oft die Kopfhautvenen, auch die Fußrückenvenen kommen in Betracht.

Materialien zur Venenpunktion

- Spritzentablett oder Nierenschale
- Staubinde, flüssigkeitsdichte Unterlage, ggf. Unterarmpolster oder – bei desorientierten Patienten – Unterarmschiene
- Alles zur Hände- und Hautdesinfektion
- Ggf. alles zur Lokalanästhesie (nur bei großlumigen Kanülen): 1-ml-Spritze, dünne Kanüle (Nr. 16, 18), Lokalanästhetikum (z. B. Scandicain®, Novocain®)
- Unsterile Einmalhandschuhe zum Eigenschutz
- Punktionskanülen und Spritzen. Um die Blutkörperchen nicht zu schädigen, großlumige Kanülen bevorzugen (Nummer 2 oder 1). Günstig sind geschlossene Systeme, die ein Nachfließen des Blutes auch beim Wechseln der Blutröhrchen verhindern (☞ Abb. 14.9–14.12). Bei Entnahme großer Blutmengen, z. B. Blutspende oder Aderlass, großlumigere Kanülen verwenden. Blutspendeeinheiten haben meist eine integrierte Punktionskanüle
- Je ein Abwurfgefäß für Abfall und Kanülen
- Wundschnellverband
- Zur *Blutspende* (auch Eigenblutspende) werden Blutkonservenflaschen oder, heute bevorzugt, Plastikbeutel verwendet. Sie enthalten einen Stabilisator zur Haltbarkeitssteigerung des Blutes (☞ 22.4.6). Für *Aderlässe* können auch Vakuumflaschen eingesetzt werden, wenn das Blut schnell entnommen werden soll. Das Blut kann dann aber nicht weiterverwendet werden.

Vorbereitung des Patienten und Durchführung der Venenpunktion

Die Durchführung der Venenpunktion ist Aufgabe des Arztes. Er kann sie aber an weitergebildete Pflegende delegieren:

- Patienten informieren
- Bei Kindern ggf. eine Stunde vorher ein lokal anästhesierendes Pflaster auf die Punktionsstelle auflegen (z. B. EMLA® Pflaster)
- Patienten hinlegen oder hinsetzen (lassen) und störende Kleidung entfernen
- Bei schlechten Venenverhältnissen vor der Punktion z. B. feucht-warmen Wickel auflegen (erweitert die Venen)
- Punktionsort mit Unterarmpolster unterstützen. Bei desorientierten Patienten ggf. den Arm auf einer Schiene fixieren. Kinder gut festhalten
- Wasserdichte Unterlage unterlegen
- Für ausreichend Licht sorgen. Ruhige Atmosphäre schaffen (ggf. Besucher hinausbitten)
- Hände desinfizieren
- Vene punktieren: Haut desinfizieren, Staubinde ca. eine Handbreit proximal der Punktionsstelle anlegen bzw. bei kleinen Kindern mit der Hand stauen (Radialispuls muss noch tastbar sein), Vene zur Vermeidung einer Arterienpunktion palpieren (Arterie pulsiert), Haut erneut desinfizieren, Vene im flachen Winkel punktieren und Probenröhrchen nacheinander aufstecken
- Stauung maximal eine Minute belassen, länger andauernde Stauung verfälscht die Blutwerte. Ggf. Staupausen einlegen.

Nachsorge ☞ oben bei venöser Blutentnahme

14.5.2 Untersuchungsmedium Urin

Fast ebenso häufig wie das Blut wird der Urin des Patienten untersucht. Die Urinuntersuchung erlaubt v. a. bei Erkrankungen der Harn- und Geschlechtsorgane sowie des Hormonhaushaltes Rückschlüsse auf die Krankheitsursache bzw. ermöglicht Verlaufskontrollen.

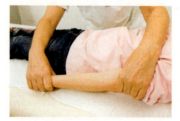
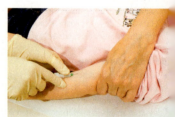

Abb. 14.14–14.15: Zur Punktion der Armvene wird das Kind an Armen und Beinen sicher fixiert (links). Sobald das Kind merkt, dass der Schmerz nachlässt, kann die Fixierung gelockert werden (rechts), die Hand der Pflegenden dient nur noch der Venenstauung (bei kleinen Kindern wird auf einen Stauschlauch meist verzichtet). [K115]

14.5 Labordiagnostik

Die Pflegenden sind entscheidend an der Probengewinnung beteiligt:
- Meist ist **Spontanurin** (☞ 12.7.1.2) für die Untersuchung ausreichend. Am häufigsten wird dabei der **Mittelstrahlurin** (☞ 12.7.1.2) untersucht. Für Säuglinge und Kleinkinder gibt es spezielle aufklebbare Beutelchen zum Abfangen des Spontanurins (☞ Abb. 12.7.5)
- Manchmal muss zur Uringewinnung die Harnblase *katheterisiert* oder *punktiert* werden. Dann ist die Uringewinnung für den Patienten belastend und auch nicht risikofrei (Infektion, Schleimhautverletzungen). Während die **Blasenkatheterisierung** (transurethrale Harnableitung ☞ 12.7.1.5) meist von den Pflegenden durchgeführt wird, ist die **suprapubische Blasenpunktion** (☞ 29.1.3) eine ärztliche Aufgabe
- Für gewisse Untersuchungen ist **Sammelurin** (☞ 12.7.1.2) erforderlich.

In einigen Häusern, insbesondere im Ambulanzbereich sowie nachts und am Wochenende, führen die Pflegenden v. a. *Streifenschnelltests* durch und legen *Urinkulturen* an (☞ 29.3.2).

14.5.3 Andere Untersuchungsmedien

Stuhl wird insgesamt seltener untersucht als Blut oder Urin. Die *Untersuchung auf Blut im Stuhl* ist mit einem einfachen Schnelltest (z. B. Hämoccult® ☞ 19.3.1) möglich. Die *mikrobiologische Stuhldiagnostik*, v. a. bei Verdacht auf Wurmerkrankungen und bei salmonellenverdächtigen Durchfällen, sowie die *klinisch-chemische Stuhldiagnostik* (bei Magen-Darm-Erkrankungen mit Malabsorption) erfordern den Versand von 2–5 ml Stuhl in einem Plastikröhrchen. Viele Patienten können den Probenbehälter selbst füllen.

Der **Liquor cerebrospinalis** (*Nervenwasser*) wird in erster Linie bei Erkrankungen des Zentralnervensystems untersucht (☞ 33.3.2), z. B. bei Verdacht auf Meningitis (☞ 33.8.1).

Krankhafte Körperflüssigkeiten sind z. B. Wundsekrete, Eiteransammlungen, ein Gelenkerguss (☞ 25.3.2), Pleuraerguss (☞ 18.11.2) oder Aszites (☞ 20.2.2). Die Untersuchung dieser Flüssigkeiten erlaubt in aller Regel Rückschlüsse auf die Ursache der Erkrankung und kann diagnostisch entscheidend sein, z. B. wenn im Sekret Tumorzellen oder andere normalerweise nicht vorkommenden Substanzen gefunden werden. Die Punktion eines eitrigen Gelenkergusses ermöglicht bei bakteriellen Infektionen meist einen präzisen Erregernachweis.

14.5.4 Klinisch-chemische Untersuchungen des Blutes

> Klinisch-chemische Untersuchungen sind die häufigsten „Routineblutuntersuchungen" im Krankenhaus.

Elektrolyte

Die Untersuchung der **Elektrolyte** (*Mineralstoffe* ☞ 29.10.2–29.10.5) Natrium, Kalium, Kalzium, Chlorid, Magnesium und Phosphat deckt vor allem Störungen des Wasser- und Elektrolythaushaltes sowie Nierenerkrankungen auf.

Enzyme

In der **Enzymdiagnostik** wird die Aktivität der Enzyme im Blut bestimmt. **Enzyme** sind Eiweiße, die bestimmte chemische Reaktionen beschleunigen und so den geordneten Zellstoffwechsel gewährleisten. Bei vielen Organen (z. B. der Leber) weist die Aktivitätsänderung bestimmter Enzyme im Blut auf eine Organschädigung hin.

Bluteiweiße

Das Blutplasma besteht zu ca. 8% aus verschiedenen Eiweißen *(Proteinen)*. Diese **Plasmaproteine** können mithilfe der Serum-(Eiweiß)-Elektrophorese in fünf Gruppen (**Albumine, α_1-, α_2-, β-, γ-Globulin**) aufgeschlüsselt werden. Dabei werden die unterschiedlichen Wanderungsgeschwindigkeiten der Eiweiße in einem elektrischen Feld zu ihrer Identifizierung ausgenutzt.

Bei zahlreichen Erkrankungen sind die Bluteiweiße *quantitativ* und/oder *qualitativ* verändert. So führen z. B. akute Entzündungen oder Operationen zu einer Erhöhung der α_1- und α_2-Globuline, chronische Entzündungen zu einer Erhöhung der γ-Globulinfraktion.

Ein vermindertes Gesamteiweiß ist meist durch einen Albuminmangel bedingt, etwa bei Mangelernährung oder hohen Eiweißverlusten über die Niere (*Proteinurie* ☞ 29.2.11).

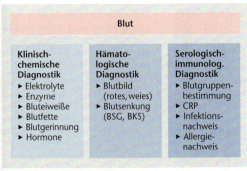

Abb. 14.16: Die gebräuchlichen Blutuntersuchungen lassen sich in drei Gruppen einteilen.

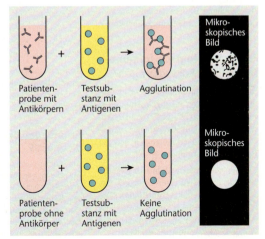

Abb. 14.17 (rechts): Schematische Darstellung eines Antikörpernachweises durch Agglutination (Verklumpungsreaktion).

609

14 Der Weg zur Diagnose und die Mithilfe der Pflegenden bei der Diagnosefindung

Blutfette

Wichtigste Blutfette **(Serumlipide)** sind das **Cholesterin** und die **Triglyzeride** *(Neutralfette)*. Da Fette im wässrigen Blut nicht löslich sind, werden sie an Eiweiße **(Apolipoproteine)** gebunden und als **Lipoproteine** transportiert.

Eine krankhafte *Verminderung* einzelner oder mehrerer Apolipoproteine (und damit Lipoproteine) ist selten. Dagegen sind **Hyperlipoproteinämien,** d. h. *Erhöhungen der Blutfette* (☞ 21.7.2), sehr häufig. Sie sind an der Entstehung von Arteriosklerose (☞ 17.5.1) und Herzinfarkt (☞ 16.5.2) beteiligt.

Gerinnungstests ☞ 22.3.3

Hormone

Das Blut transportiert die in den verschiedenen Hormondrüsen gebildeten **Hormone** zu ihren Zielorganen. Aus dem Hormonspiegel im Blut sind daher Rückschlüsse auf den Hormonhaushalt möglich.

Aufgrund der sehr niedrigen Hormonkonzentrationen erfordert die genaue Spiegelermittlung aufwendige **Immun(o)assays.** Dabei wird der Blutprobe des Patienten ein Testreagens zugesetzt, das Antikörper gegen das zu bestimmende Hormon enthält. Die entstehenden *Antigen-Antikörper-Komplexe* werden dann nachgewiesen.

14.5.5 Hämatologische Untersuchungen

Die wichtigsten **hämatologischen Untersuchungen** sind die *Blutkörperchensenkungsgeschwindigkeit* (kurz **BSG** oder *BKS*) sowie das **Blutbild** (kurz **BB**), d. h. die Auszählung und Differenzierung der zellulären Blutbestandteile. Sie werden in 22.3.1 detailliert abgehandelt.

14.5.6 Serologisch-immuno-logische Untersuchungen

Serologisch-immunologische Untersuchungen nutzen Antigen-Antikörper-Reaktionen (☞ Abb. 14.17) zum Nachweis von Infektionskrankheiten, Allergien, Autoimmunerkrankungen und zur Blutgruppenbestimmung (☞ 22.3.3).

Der Versuchsansatz wird in aller Regel so gewählt, dass es zu einer sichtbaren Reaktion wie z. B. einer **Agglutination** *(Verklumpung)* des Blutes kommt, sofern das Blut des Patienten die nachzuweisenden Antigene oder Antikörper enthält.

Bei einer *quantitativen* Antikörperbestimmung gibt der Titer die höchste Verdünnung einer Verdünnungsreihe an, bei der das Patientenblut noch positiv reagiert. Bei einem Antikörper-Titer von 1 : 8 ist der Antikörpergehalt der Probe also höher als bei einem Antikörper-Titer von 1 : 2.

14.6 Bildgebende Diagnoseverfahren

Bildgebende Diagnoseverfahren, allen voran Röntgen- und Ultraschalldiagnostik, sind heute aus der Medizin nicht mehr wegzudenken.

14.6.1 Technisch-physikalische Grundlagen der Röntgendiagnostik und Strahlenschutz

Die **diagnostische Radiologie** nutzt die Eigenschaft der **Röntgenstrahlung** (einer hochenergetischen elektromagnetischen Strahlung), verschiedene Körpergewebe in unterschiedlichem Maß zu durchdringen. Sie ist heute ein eigenständiges medizinisches Fachgebiet.

Zwei große Gruppen der diagnostischen Röntgenverfahren werden unterschieden:

► Bei **konventionellen Röntgenverfahren** wird das entstehende Bild direkt auf einem Bildschirm betrachtet oder auf einem Röntgenfilm sichtbar gemacht. Beispiele hierfür sind z. B. die Röntgenleeraufnahme der Lunge oder eines Knochens, die Kontrastmitteldarstellung des Darms oder die Durchleuchtung

► Bei **digitalen Röntgenverfahren** wie der Computertomographie werden die Absorptionsunterschiede mit speziellen Geräten gemessen und in Computern weiterverarbeitet, bevor sie auf dem Bildschirm erscheinen.

Röntgenstrahlen werden nicht nur zu diagnostischen, sondern auch zu therapeutischen Zwecken eingesetzt (Strahlentherapie ☞ 15.7).

Grundlagen der Röntgendiagnostik

Als Strahlenquelle dient eine **Röntgenröhre.** Ausgehend von einem möglichst kleinen Brennfleck verlassen die Röntgenstrahlen den **Röntgenapparat.** Zwischen Röntgenröhre und **Röntgenfilm** oder **Röntgenschirm** steht der Patient, dessen Gewebe die Röntgenstrahlen in unterschiedlichem Ausmaß

abschwächen *(absorbieren)*. Der Strahlenanteil, der den Körper durchdrungen hat, also nicht absorbiert worden ist, wird auf einem Röntgenfilm sichtbar gemacht (☞ Abb. 14.18). Röntgendichte Gewebe wie Knochen haben einen hohen Absorptionsanteil, d. h. sie lassen nur wenig Strahlung durch. Der Röntgenfilm wird also nur gering geschwärzt und erscheint im Negativ hell.

Strahlenschutz

Röntgendiagnostik bewegt sich im Spannungsfeld zwischen:
► Möglichst hoher diagnostischer Aussagekraft
► Strahlenschutzanforderungen zum Schutze des Patienten und des medizinisch-technischen Personals.

Die im Körper absorbierte Röntgenstrahlung kann biologische Wirkungen auf die Körperzellen entfalten und die Gewebe schädigen (☞ 22.4.2). Daher hat der Strahlenschutz von Patient und Personal eine große Bedeutung. Zwei Hauptprinzipien des praktischen Strahlenschutzes sind *Abschirmung* der Strahlung und *Abstandhalten:*

► Strahlenschutzkleidung aus Blei sowie dicke Betonschichten absorbieren einen großen Teil der Strahlung. Muss während Operationen geröntgt werden, trägt das Personal Bleischürzen, sofern ein Verlassen des Raumes für die Zeitdauer der Röntgenaufnahmen nicht möglich ist. Zum Strahlenschutz des Patienten stehen Bleiabdeckungen für die Keimdrüsenregion zur Verfügung. Ein vollständiger Schutz der Keimdrüsen vor der Strahlung ist jedoch wegen der **Streustrahlung** nicht zu erreichen (☞ Abb. 14.18)
► Die Strahlungsintensität nimmt mit zunehmendem Abstand von der Strahlenquelle ab. Als Faustregel gilt, dass bei doppeltem Abstand die Strahlung nur noch ein Viertel so stark ist.

Die **Röntgenverordnung** von 2002 und die **Strahlenschutzverordnung** von 2001 dienen dem Strahlenschutz von Personen, die im Beruf radioaktiver Strahlung ausgesetzt sind: Solche Mitarbeiter müssen beispielsweise besonders geschult werden, die Strahlenbelastung beruflich strahlenexponierter Mitarbeiter darf eine zulässige Höchstdosis nicht überschreiten, und es gibt Beschäftigungsverbote. Bei Beachtung der Vorschriften ist heutzutage kein messbares (zusätzliches) Tumorrisiko gegeben.

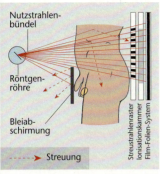

Abb. 14.18: Schematische Darstellung der Bildentstehung bei konventionellen Röntgenverfahren und Keimdrüsenschutz durch Bleiabschirmung. Die Strahlen des Nutzstrahlenbündels, die direkt auf die Keimdrüsen treffen würden, werden durch die Abschirmung abgefangen. Streustrahlen jedoch können die Keimdrüsen erreichen. [A400-215]

14.6.2 Konventionelle Röntgenleeraufnahmen

Bei den **konventionellen Röntgenleeraufnahmen** resultieren die Helligkeitsunterschiede im Röntgenbild allein aus der unterschiedlichen Absorption der Röntgenstrahlen durch die Gewebe. Typische Anwendungsgebiete sind etwa:

▶ Die Röntgenleeraufnahme des Thorax (☞ Kasten)
▶ Die Abdomenleeraufnahme bei Verdacht auf Magen-Darm-Perforationen (Luftsicheln unter dem Zwerchfell) oder Ileus (typische „Spiegel" an der Grenze zwischen Flüssigkeit und Luft in den Darmschlingen ☞ Abb. 19.30)
▶ Die Röntgenleeraufnahme eines möglicherweise gebrochenen Knochens (☞ 25.3.1).

Die **Tomographie** (Schichtaufnahme) bildet einzelne Schichten des Gewebes scharf ab, die darüber und darunter liegenden Schichten werden durch eine spezielle Aufnahmetechnik verwaschen dargestellt. Liegen mehrere Strukturen dicht zusammen, kann so die Detailerkennbarkeit deutlich verbessert werden. Die konventionelle Tomographie ist heute weitgehend durch die Computertomographie (☞ 14.6.4) verdrängt.

Durchleuchtungen (kurz DL) erlauben durch „kontinuierliches Röntgen" die Beobachtung funktioneller Abläufe, beispielsweise die Bewegungen von Magen und Darm nach einem Kontrastmittelbreischluck (☞ 19.3.2). Trotz moderner Bildverstärkungstechniken ist die Strahlenbelastung durch die lange Expositionszeit relativ hoch. Daher ist die Indikation zur Durchleuchtung eng zu stellen. Bei manchen Fragestellungen, z. B. bei Herzkatheteruntersuchungen oder Schrittmacherimplantationen, ist die Durchleuchtung allerdings unbedingt erforderlich.

Pflege bei konventionellen Röntgenaufnahmen

Bei konventionellen Röntgenaufnahmen haben die Pflegenden folgende Aufgaben:

▶ Untersuchung anmelden. Müssen Diabetiker wegen einer Röntgenaufnahme nüchtern bleiben, möglichst frühen Termin vereinbaren und Mitarbeiter der Röntgenabteilung informieren, damit der Patient vorgezogen wird. Insulin erst nach der Untersuchung spritzen, um Unterzuckerungen bei unvorhersehbaren Verzögerungen zu vermeiden
▶ Bei mobilen Patienten Weg zur Röntgenabteilung erklären und alle notwendigen Unterlagen mitgeben, z. B. Patientenkurve, Etiketten. Ansonsten sind meist keine besonderen pflegerischen Maßnahmen erforderlich. Vor einer Abdomenleeraufnahme muss der Patient allerdings nüchtern bleiben, evtl. ist zur Verminderung von Darmgasüberlagerungen die Gabe entblähender Substanzen (z. B. Sab simplex®) angezeigt
▶ Bei hilfsbedürftigen Patienten
  – Transport organisieren
  – Röntgendichte Gegenstände (Uhren, Schmuck) und ggf. störende Verbände, Pflaster und Schienen entfernen. Kleidung so wählen, dass sie im Bereich des zu untersuchenden Körperteils leicht entfernt werden kann
  – Infusions- und Schlauchsysteme sichern
  – Schwerkranke beim Transport und während der Untersuchung begleiten (ggf. in Reanimationsbereitschaft)
▶ Kinder möglichst vorher füttern. Muss das Kind zur Untersuchung nüchtern bleiben, Nahrung mitnehmen.

14.6.3 Röntgenverfahren mit Kontrastmittel

Oft reichen die natürlichen Dichteunterschiede der Gewebe nicht zur zuverlässigen Differenzierung der verschiedenen Organe und Strukturen aus. Dann können **Röntgenkontrastmittel** durch Kontrastverstärkung eine bessere Darstellung ermöglichen:

▶ **Positive Röntgenkontrastmittel** wie Jod oder Barium absorbieren die Röntgenstrahlen besonders stark und erscheinen daher im Röntgenbild hell. Sie werden v. a. im Bereich des Magen-Darm- und Urogenitaltraktes (Magen-Darm-Passage, Kolonkontrasteinlauf ☞ 19.3.2, Urographie ☞ 29.3.4) sowie zur Darstellung der Gefäße (Angiographie ☞ 17.3.2) verwendet
▶ **Negative Röntgenkontrastmittel,** z. B. Luft oder CO_2, haben eine sehr niedrige Dichte und erscheinen im Röntgenbild dunkel. Sie verbessern die Darstellung z. B. bei Doppelkontrastmethoden (☞ Abb. 14.20).

Je nach Art der Zubereitung und der Fragestellung werden die Röntgenkontrastmittel geschluckt, durch Sonden oder mittels Einlauf in den Magen-Darm-Trakt eingebracht oder in Hohlräume oder Gefäße injiziert. Dabei besteht immer die Gefahr einer **Kontrastmittelallergie** (☞ unten).

Weitere Komplikationen sind durch die Art der Untersuchung bedingt. So kann sich nach einer arteriellen Gefäßpunktion ein Thrombus in der Arterie bilden und zu Durchblutungsstörungen führen, im schlimmsten Fall zum Gefäßverschluss.

Über diese Komplikationsmöglichkeiten muss der Patient deshalb vor der Untersuchung vom Arzt aufgeklärt werden und schriftlich sein Einverständnis zur Untersuchung geben.

Kontrastmittelallergie und andere Risiken

> **Vorsicht**
> Bei jeder (v. a. der intravenösen und intraarteriellen) Gabe von Kontrastmittel droht eine **Kontrastmittelallergie,** die sich meist als Sofortreaktion (☞ 27.2.1) bis hin zum anaphylaktischen Schock (☞ 13.5.5) zeigt.

Insgesamt liegt die Häufigkeit allergischer Reaktionen heute unter 0,01 %. Höher ist das Risiko allerdings bei Personen mit vorangegangenen Kontrastmittelzwischenfällen, Allergikern und Patienten mit chronisch obstruktiven Atemwegserkrankungen (☞ 18.5). Bei ihnen ist die Indikation für eine Kontrastmitteluntersuchung besonders eng zu stellen. Ist eine Kon-

Röntgenleeraufnahme des Thorax

Eine der häufigsten Röntgenleeraufnahmen ist die **Röntgenleeraufnahme des Thorax** in zwei Ebenen, kurz Rö-Thorax. Sie ermöglicht Aussagen über Lungen, Herzgröße und -form sowie über benachbarte Strukturen wie Ösophagus, Lunge, Mediastinum und Aorta. Daher wird sie nicht nur bei konkretem Verdacht auf eine Herz- oder Lungenerkrankung durchgeführt, sondern z. B. auch zum präoperativen Screening.

Wenn irgend möglich, sollte der Patient bei der Röntgenaufnahme stehen, da dies die Beurteilung verbessert. Eine besondere Vorbereitung des Patienten ist nicht erforderlich.

Bei (fortgeschrittenen) Herzerkrankungen beispielsweise ist das Herz vergrößert oder abnorm verformt.

Im Bereich der Lungen können flächige Verschattungen oder Verdichtungen (im Röntgenbild hell) z. B. auf eine Pneumonie hinweisen, runde Gebilde haben oft einen Tumor oder eine Tuberkulose als Ursache. Bei einem Pneumothorax ist der betroffene Bezirk völlig schwarz, die feine Zeichnung der gesunden Lungen fehlt. Eine Verbreiterung des Lungenhilums ist häufig Folge von Tumoren oder Lymphknotenvergrößerungen.

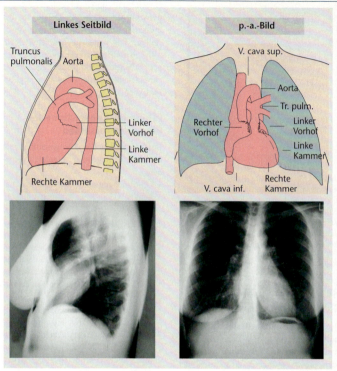

Abb. 14.19: Röntgenbild des Thorax von der Seite und von vorn (p.a.-Bild = posterior-anterior-Bild). [A300, O177]

---

trastmittelgabe unbedingt erforderlich, kann das Risiko durch die Verwendung sog. *nichtionischer Kontrastmittel* und eine medikamentöse Vorbehandlung mit H_1- und H_2-Rezeptoren-Blockern (z. B. Fenistil® und Tagamet® ☞ Pharma-Infos 27.11 und 19.22) sowie Glukokortikoiden (☞ Pharma-Info 21.13) verringert werden.

Alle Kontrastmitteluntersuchungen setzen eine sorgfältige Anamneseerhebung (Risikofaktoren?) und eine angemessene Aufklärung durch den Arzt sowie eine schriftliche Einverständniserklärung des Patienten voraus.

Weitere Risiken

Weitere Risiken durch das Kontrastmittel sind:
▶ Die Auslösung einer *thyreotoxischen Krise* (☞ 21.3.3) durch jodhaltige Kontrastmittel bei vorbestehender – nicht bekannter – Schilddrüsenüberfunktion
▶ Ein *akutes Nierenversagen* (☞ 29.5.8) bei Patienten mit eingeschränkter Nierenfunktion.

Aus diesen Gründen werden rechtzeitig vor einer geplanten Kontrastmitteluntersuchung die Schilddrüsenhormonspiegel und der Kreatininwert im Blut bestimmt.

Es können außerdem Komplikationen auftreten, die nicht durch das Kontrastmittel, sondern durch die Art der Untersuchung bedingt sind. So kann sich nach einer arteriellen Gefäßpunktion ein Thrombus in der Arterie bilden und zu Durchblutungsstörungen bis zum Gefäßverschluss führen.

Abb. 14.20: Doppelkontrastaufnahme des Kolons. Durch nacheinander eingesetzte positive und negative Kontrastmittel resultiert ein dünner Beschlag der Schleimhaut mit dem positiven Kontrastmittel. So stellen sich auch kleine pathologische Veränderungen gut dar, die bei einer Prallfüllung mit positivem Kontrastmittel oft übersehen werden. Diese Aufnahme zeigt einen Normalbefund. [B117]

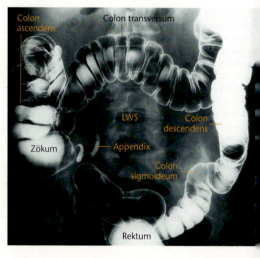

14.6 Bildgebende Diagnoseverfahren

Untersuchung	Indikation (Bsp.)	Besonderheiten in der Pflege
Arteriographie (☞ 17.3.2), **Koronarangiographie** (☞ 16.3.6)	Arterielle Durchblutungsstörungen	Vor der Untersuchung Gerinnungsstatus im Blut bestimmen, Punktionsstelle rasieren. Nach der Untersuchung 24 Std. Bettruhe mit Druckverband für wenige Std. einhalten lassen, periphere Pulse und Haut der punktierten Extremität kontrollieren, Vitalzeichen überprüfen. Auf Nachblutungen und Infektionszeichen achten. Ausreichende Flüssigkeitszufuhr sicherstellen
Bronchographie	Bronchiektasen	Nach der Untersuchung Nahrungs- und Nikotinkarenz für ca. 6 Stunden einhalten lassen. Expektorantien (☞ 18.4.4) nach Anordnung geben, reichlich Flüssigkeit zur Sekretolyse trinken lassen. Patienten beim Abhusten unterstützen. Kontrollröntgenaufnahmen des Thorax für den Folgetag einplanen
Cholangiographie inkl. PTC	Steine in Gallenblase und -wegen	Vor der Untersuchung Gerinnungsstatus und Bilirubin im Blut bestimmen. Nach der Untersuchung 24 Std. Bettruhe einhalten lassen, Vitalzeichen und Temperatur kontrollieren, Abdomen auf Veränderungen (Abwehrspannung, Entzündungszeichen an der Einstichstelle) beobachten, nach Bauchschmerzen fragen
Kolonkontrastaufnahme (☞ 19.3.2)	Tumoren, Divertikel, Polypen	Patienten vor der Untersuchung nach hausinternen Richtlinien abführen, auf Arztanordnung Atropin oder Spasmolytika i.m. injizieren. Nach der Untersuchung Patienten auf Veränderungen des Abdomens und Blut im Stuhl beobachten
Lymphographie	Lymphödem	☞ Arteriographie
Ösophagographie, Magen-Darm-Passage (☞ 19.3.2)	Funktionsstörung, Tumoren	Vor der Untersuchung auf Arztanordnung Spasmolytika (z. B. Buscopan® i.m.) verabreichen. Nach der Untersuchung bei Patienten mit Obstipationsneigung abführende Maßnahmen ergreifen, da der Bariumbrei obstipierend wirkt
Phlebographie (☞ 17.3.2)	Thrombose	☞ Arteriographie
Urographie (☞ 29.3.4)	Nierensteine, Harnleiterstenosen, Tumoren	Vor der Untersuchung abführende Maßnahmen durchführen. Nach der Untersuchung Patienten zum Trinken und zu häufigem Toilettengang anhalten

Tab. 14.21: Besondere Pflegemaßnahmen bei den wichtigsten Röntgenuntersuchungen mit Kontrastmittel. Grundregeln: Vorher Schilddrüsenhormone und Kreatininwert im Blut bestimmen lassen. Patienten nüchtern lassen, Arzneimittel nach Arztrücksprache geben. Besondere Vorschriften des Hauses beachten.

Pflege bei Kontrastmitteluntersuchungen

▶ Vor allen Kontrastmitteluntersuchungen Schilddrüsenwerte und Kreatininwert im Blut bestimmen lassen, weitere Untersuchungen je nach hausinternen Richtlinien organisieren (z.B. EKG, Röntgenaufnahme des Thorax bei Patienten über 40 Jahren)

▶ Patienten zur Untersuchung nüchtern lassen, da bei Zwischenfällen die Gefahr einer Aspiration besteht und evtl. eine Intubation erforderlich wird. Lose Zahnprothesen entfernen. Venösen Zugang legen (lassen)

▶ Patienten während und bis 15 Min. nach der Untersuchung auf die Symptome einer Kontrastmittelunverträglichkeit beobachten. In leichten Fällen sind dies Hitzegefühl, Juckreiz, Niesen, Hautausschlag (v.a. Urtikaria ☞ 28.6.1), Übelkeit und Brechreiz. Bei stärkerer Ausprägung treten Unruhe, Schwindel, Fieber und spastischer Husten hinzu. In schweren Fällen hat der Patient Luftnot durch Verengung der Atemwege und Kehlkopfschwellung. Nach Blutdruckabfall und Bewusstseinsverlust kann der Patient an Kreislaufversagen sterben. Daher Äu-

ßerungen des Patienten wie „mir wird so komisch" unbedingt ernst nehmen. Kontrastmittelzufuhr stoppen und sofort den Arzt benachrichtigen

▶ Vor jeder Kontrastmitteluntersuchung sicherstellen, dass Sauerstoffgerät sowie Notfallkoffer bzw. -wagen mit Reanimationsbesteck und Notfallmedikamenten (Glukokortikoide, Theophyllin, Antihistaminika) bereitstehen, damit bei Zwischenfällen eine sofortige Behandlung möglich ist

▶ Nach der Untersuchung auf ausreichendes Trinken des Patienten (Arztrücksprache bei Herzinsuffizienz) achten, um die Gefahr einer Nierenschädigung zu verringern.

Interventionelle Radiologie ☞ 15.8

14.6.4 Computertomographie

> **Computertomographie** *(CT)*: Röntgenverfahren, das ermöglicht, den Körper schichtweise zu röntgen. Ein Computer erstellt dann Querschnittsbilder des Körpers. Durch die Gabe von Kontrastmittel oft aussagekräftiger.

Die **Computertomographie** ist heute aus der Diagnostik in fast allen medizinischen Fachgebieten nicht mehr wegzudenken (Arbeitsweise ☞ Abb. 14.22).

Neuere Entwicklungen mit besonders genauer Darstellung sind **Spiral-CT** (mit kontinuierlichem Vorschieben des Tisches), **hochauflösende CT** *(high resolution CT, HRCT,* mit sehr dünnen Schichten und Kontrastanhebung) oder **Mehrzeilen-CT** *(Mehrschicht-CT, Multidetektor-CT, MDCT)* mit mehreren Detektorzeilen nebeneinander. Sie bilden außerdem die Basis für Gefäßdarstellungen (**CT-Angiographie**, *Angio-CT*) oder 3-D-Rekonstruktionen, z.B. zur Operationsplanung (**3-D-Computertomographie**).

Nach wie vor wird zwar die Computertomographie vor allem bei Tumorverdacht, Schädel-Hirn-Verletzungen oder Schlaganfall eingesetzt. Die neueren Verfahren haben jedoch z.B. bei der Diagnostik kleiner Lungenveränderungen oder der Lungenembolie sowie des Polytraumas mittlerweile einen hohen Stellenwert.

Möglicherweise werden moderne CT-Verfahren in Zukunft einen Teil der rein diagnostischen Herzkatheteruntersuchungen und Endoskopien (sog. **virtuelle Broncho-** oder **Koloskopie**) ersetzen können.

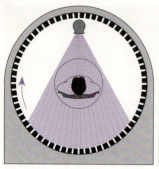
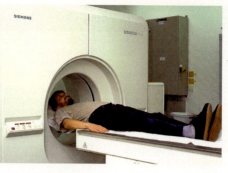

Abb. 14.22: Links: Im Ring des Computertomographen befinden sich eine rotierende Röntgenröhre und ein Detektorenkranz. Die im Detektorenkranz der Röhre jeweils gegenüberliegenden Detektoren messen die Strahlung, die den Körper des Patienten durchdrungen hat. Kontinuierlich oder nach einer Umdrehung wird der Tisch vorgeschoben und die nächste Schicht geröntgt. Rechts: Untersuchung aus Sicht des Patienten. [K183, S008-3]

Pflege bei Computertomographie

Die Computertomographie ist für den Patienten wenig belastend. Ängste des Patienten vor „der Technik" können meistens durch ausführliche Erklärungen oder ein Gespräch mit einem Mitpatienten, der die Untersuchung bereits hinter sich hat, abgebaut werden. Manche Patienten empfinden die räumliche Enge während der Untersuchung als unangenehm.

Computertomographische Aufnahmen ohne Kontrastmittel erfordern keine besonderen pflegerischen Maßnahmen. Wie bei konventionellen Röntgenuntersuchungen auch legt der Patient alle metallhaltigen Gegenstände (z. B. Schmuck, Prothesen, Haarspangen) vor Untersuchungsbeginn ab. Unterwäsche und Nachthemd kann er anbehalten.

Da der Patient während der Untersuchungszeit ruhig liegen muss, kann bei unruhigen Patienten eine medikamentöse Beruhigung, z. B. mit Oxazepam (etwa in Adumbran®), oder eine Kurznarkose notwendig sein. Auch kleine Kinder können während der Untersuchung noch nicht so still liegen, wie es nötig wäre. Sie werden daher medikamentös sediert und brauchen dafür möglicherweise einen venösen Zugang (☞ 15.4.3). Manche Schlafmittel können auch rektal gegeben werden.

Bei computertomographischen Aufnahmen mit Kontrastmittel gelten für die Pflegenden die gleichen Richtlinien wie bei konventionellen Röntgenverfahren mit Kontrastmittel (☞ 14.6.3).

14.6.5 Kernspintomographie

Kernspintomographie (kurz *KST*, auch *Kernspinresonanztomographie*, *Kernspin*, *Magnetresonanztomographie*, kurz *MRT*, sowie *NMR* von *nuclear magnetic resonance*): Bildgebendes Verfahren, das im Gegensatz zur Computertomographie ohne ionisierende Strahlung auskommt und ebenfalls eine schichtweise Darstellung des Körpers ermöglicht.

Die **Kernspintomographie** arbeitet nicht mit Strahlung, sondern mit Magnetfeldern (☞ Abb. 14.24). Sie eignet sich sehr gut zur Darstellung von Weichteilen, z. B. von Gehirn und Rückenmark, Halsweichteilen, Bandscheiben, aber auch der weiblichen Brust. Auch Gelenke mit ihren komplexen Strukturen sind gut darstellbar. Die **MR-Angiographie** *(MRT-Angio)* erspart heute manchen Patienten eine invasive Gefäßdarstellung.

Bei der **funktionellen Kernspintomographie** werden Organfunktionen abgebildet (z. B. die Gehirnaktivität beim Sprechen). Sie befindet sich noch in der Entwicklung. Bei der sich ebenfalls noch in der Entwicklung befindlichen **Kernspinspektroskopie** *(MR-Spektroskopie)* werden nicht die Signale der Protonen, sondern die anderer MR-Kerne untersucht. So sollen Stoffwechselveränderungen z. B. in Gehirn, weiblicher Brust oder Prostata dargestellt und zur Differenzierung von Entzündungen, Tumoren oder Durchblutungsstörungen genutzt werden.

Da die Magnetfelder die Funktionsfähigkeit elektrischer Implantate stören können, sind Herzschrittmacher, implantierte Medikamentenpumpen oder Nervenstimulatoren sowie Cochleaimplantate Kontraindikationen für eine Kernspintomographie. Bei Patienten mit metallhaltigen Implantaten (z. B. Gefäßclips, Nägel, Schrauben) muss im Einzelfall vom Arzt entschieden werden, ob die Untersuchung durchgeführt werden kann (Gefahr der Metallüberhitzung). Aufgrund der zunehmenden Verfügbarkeit der Kernspintomographie werden heute viele Endoprothesen, Stents oder andere Implantate aus nicht-magnetisierbaren Metallen gefertigt. In Zweifelsfällen hilft nur eine Herstelleranfrage.

Pflege bei Kernspintomographie

Eine besondere Vorbereitung oder Nachsorge des Patienten (z. B. Nahrungskarenz) ist bei Kernspintomographien nicht nötig. Die Pflegenden weisen den Patienten darauf hin, dass die Untersuchung bis zu einer halben Stunde dauern kann, damit er vorher ggf. noch einmal zur Toilette gehen kann. Bei Kernspintomographien mit Kontrastmitteln beachten die Pflegenden trotz der sehr guten Verträglichkeit dieser Kontrastmittel die gleichen Vorsichtsmaßnahmen wie bei anderen Röntgenverfahren mit Kontrastmittel (☞ 14.6.3).

Nicht wenige Patienten erleben die Kernspintomographie trotz ihrer Schmerzlosigkeit als belastend, da je nach Gerät die räumliche Enge noch bedrückender sein kann als bei der Computertomographie. Die Pflegenden erkundigen sich nach Problemen wie Platzangst und teilen dies dem Arzt mit, damit er ggf. ein Beruhigungsmittel verordnen kann. Außerdem wird dem Patienten erklärt, dass während

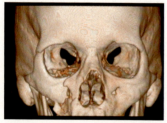

Abb. 14.23: Jochbogenfraktur in der 3-D-Computertomographie. Für die Operationsplanung besonders geeignet ist die Verfügbarkeit zwei- und dreidimensionaler CT-Bilder. [S008-3]

14.6 Bildgebende Diagnoseverfahren

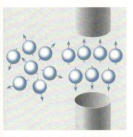
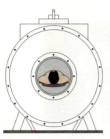
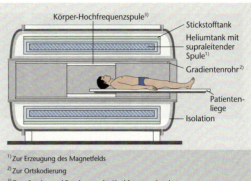

Abb. 14.24: Im Magnetfeld des Kernspintomographen (Mitte und rechts) werden die Wasserstoffkerne (Protonen) im Körper ausgerichtet (oben links) und diese Ausrichtung dann durch kurze Hochfrequenzimpulse gestört. Bei Rückkehr in den ursprünglichen Zustand senden die Kerne ihrerseits elektromagnetische Wellen aus, die durch Sensoren registriert werden. Ein Computer erstellt daraus die Schichtbilder. [S008-3]

[1] Zur Erzeugung des Magnetfelds
[2] Zur Ortskodierung
[3] Zum Senden und Empfangen der Hochfrequenzsignale

der Untersuchung eine teils erhebliche Geräuschbelästigung (Brummen, Klopfen) sowie Vibrationen auftreten können und er daher während der Untersuchung einen Gehörschutz (z. B. Ohropax®, Schallschutz-Kopfhörer) erhält. Viele Patienten beruhigt es zu wissen, dass die ganze Zeit Sprechkontakt zum Assistenzpersonal möglich ist und für den Fall von Problemen eine Notrufklingel zur Verfügung steht. Falls die Klinik nicht über einen seitlich offenen Kernspintomographen verfügt, hat es sich bei kleinen Kindern bewährt, dass sich ein Elternteil mit dem Kind in die Röhre legt und dem Kind so Sicherheit vermittelt. Dennoch kann manchmal eine leichte Sedierung erforderlich sein. Kernspintomographien in Vollnarkose sind auch bei Kindern Ausnahmefällen vorbehalten.

> **Vorsicht**
> ▶ Magnetische Gegenstände wie z. B. Schlüssel, Münzen, Haarspangen, Heftpflasterrollen, Schmuck, dürfen nicht in die Nähe des Kernspintomographen gebracht werden. Sie können von seinem starken Magnetfeld angezogen werden und wie ein Geschoss wirken. Verletzungsgefahr beim Patienten und Beschädigungen am Gerät sind nicht ausgeschlossen
> ▶ Metallische Gegenstände am oder im Körper (z. B. Armbanduhr, Piercing) können sich erhitzen und im ungünstigsten Fall zu Verbrennungen führen
> ▶ Codierungen auf Magnetstreifen, z. B. bei Bankkarten, sowie elektronische Datenträger, z. B. USB-Sticks, können durch das Magnetfeld gelöscht werden.

14.6.6 Nuklearmedizinische Untersuchungsverfahren

Nuklearmedizin: Medizinisches Fachgebiet, das sich mit dem Einsatz von radioaktiven Substanzen und kernphysikalischen Verfahren im Rahmen diagnostischer Maßnahmen sowie der therapeutischen Anwendung radioaktiver Substanzen (☞ 15.7) befasst.

Radionuklide *(Radioisotope)* sind radioaktive Isotope eines chemischen Elementes, die instabil sind und sich nach statistischen Gesetzmäßigkeiten wieder in stabile (nicht-radioaktive) Isotope umwandeln. Bei dieser Umwandlung senden sie Strahlen aus, die mit entsprechenden Geräten registriert und bildlich dargestellt werden können (**Szintigraphie**).

Die gesamte Nuklearmedizin beruht darauf, dass der Körper des Menschen die radioaktiven Isotope eines Elements genauso aufnimmt und verarbeitet wie die nicht-radioaktiven Isotope. Dies erlaubt einen Einblick in Stoffwechselvorgänge, ohne dass die untersuchten Organe in ihrer Tätigkeit beeinträchtigt werden.

Welches **Radiopharmakon**, d. h. welche radioaktiv markierte Substanz, gewählt und wie sie dem Patienten gegeben wird, hängt vom zu untersuchenden Organ ab:
▶ Für den Patienten ist es in aller Regel am angenehmsten, wenn das Radiopharmakon geschluckt werden kann, z. B. das [123]J-Natriumjodid in der Schilddrüsendiagnostik (☞ 21.3.1)
▶ Meist müssen die Substanzen aber intravenös gespritzt werden, z. B. bei der Skelettszintigraphie, der Nierendiagnostik (☞ Abb. 14.26 und 29.3.4) oder bei der (heute seltenen) Lungenperfusionsszintigraphie. Bei der *Leukozytenszintigraphie* zur Lokalisation unklarer Entzündungen werden dem Patienten weiße Blutkörperchen mit einer Blutprobe entnommen, radioaktiv markiert und dann intravenös zurückgespritzt. Die Leukozyten wandern dann entsprechend ihrer physiologischen Funktion zum Entzündungsherd
▶ Bei manchen Lungenfunktionsuntersuchungen atmet der Patient ein radioaktives Edelgas ein
▶ Selten sind die intraarterielle, intramuskuläre oder subkutane Injektion sowie das Einbringen in den Liquorraum oder in Körperhöhlen.

Das Radiopharmakon verteilt sich nach der Aufnahme im Körper des Patienten. Die von den Radionukliden ausgehende Strahlung

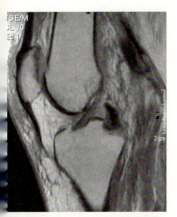

Abb. 14.25: Mithilfe der Kernspintomographie lassen sich komplexe (Weichteil-)Strukturen sehr genau darstellen, hier das Kniegelenk. Die diagonale Struktur in der Mitte ist das vordere Kreuzband (hier intakt). [S008-3]

615

14 Der Weg zur Diagnose und die Mithilfe der Pflegenden bei der Diagnosefindung

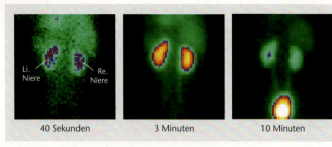

Abb. 14.26: Nierensequenzszintigraphie bei normaler Nierenfunktion. Die Sequenzszintigraphie mit der γ-Kamera stellt durch eine Bildfolge die Radioaktivität in Abhängigkeit von Ort und Zeit dar. Die Angaben entsprechen der nach der Injektion des Isotops vergangenen Zeitdauer. Nach 40 Sek. kann die Nierendurchblutung beurteilt werden (Perfusionsphase), nach 3 Min. die Verteilung im Nierengewebe (Parenchymphase) und danach die Ausscheidungsfunktion der Nieren (Ausscheidungsphase). [T165]

wird mit speziellen Messgeräten registriert. Die Strahlung kann sowohl in Abhängigkeit von der Lokalisation als auch von der Zeit (☞ Abb. 14.26) oder beidem (☞ Abb. 14.27) gemessen werden.

Häufige Szintigraphien sind beispielsweise die Schilddrüsenszintigraphie (☞ 21.3.1), die Nierenszintigraphie (☞ 29.3.4) und die Myokardszintigraphie (☞ 16.3.5).

Auch in der Nuklearmedizin besteht eine Strahlenbelastung für Patient und Personal.
▶ Die Strahlenbelastung für den Patienten wird durch die Auswahl kurzlebiger Radionuklide, deren Träger zudem rasch ausgeschieden werden, verringert
▶ Bei Schwangeren sind nuklearmedizinische Untersuchungen nur bei vitaler Indikation zulässig.

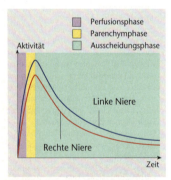

Abb. 14.27: Normalbefund eines Radioisotopennephrogramms. Nach Injektion von ^{131}J stellt sich die Nierenfunktion in Abhängigkeit von der Zeit dar. Auch hier lassen sich drei Phasen unterscheiden (☞ Abb. 14.26). Der Kurvenverlauf ist hier regelrecht und für beide Nieren gleich. [T165]

Vorsicht
▶ Eine laufende Behandlung mit Schilddrüsenhormonen, Jodid oder Thyreostatika beibehalten, da es Ziel der Untersuchung ist, eine Aussage über die Schilddrüsenfunktion *während der Therapie* zu erhalten. Zudem liefert die quantitative Messung der Nuklidanreicherung in der Schilddrüse während einer Therapie mit Schilddrüsenhormonen wichtige Informationen über den aktuellen Zustand des Schilddrüsenregelkreises
▶ Keine jodhaltigen Kontrastmittel vor der Schilddrüsenszintigraphie geben, da sie extrem hohe Jodmengen enthalten, die die Anreicherung des Radionuklids in der Schilddrüse verhindern. Das Szintigramm wäre dann nicht beurteilbar. Daher erfolgen Untersuchungen mit jodhaltigen Kontrastmitteln (z. B. Urographie, Angiographie, CT) *nach* einer Schilddrüsenszintigraphie
▶ Mindestens drei Tage *vor* der Nierenszintigraphie keine Kontrastmitteluntersuchungen durchführen, da Kontrastmittel meist über die Nieren ausgeschieden werden und somit zu Überlagerungen führen würden.

SPECT und PET

Moderne nuklearmedizinische Verfahren sind die **SPECT** *(Single-Photon-Emissions-Computertomographie)* und die **PET** *(Positronen-Emissions-Tomographie)*, bei der die Daten der γ-Kamera (SPECT) bzw. spezieller Ringdetektoren (PET) im Computer zu Schnittbildern wie bei der Computertomographie weiterverarbeitet werden. SPECT und PET unterscheiden sich in der Art der verwendeten Radionuklide und werden derzeit vor allem im Bereich des Herzens, des Gehirns und zur Tumorsuche eingesetzt. Allgemein spricht man auch von **E**missions**c**omputer**t**omographie, kurz **ECT**.

Pflege bei nuklearmedizinischen Untersuchungen

▶ Die Pflegenden informieren den Patienten, Mitpatienten und Besucher (auch Schwangere), dass die vom Patienten abgegebene Strahlendosis zu gering ist, um schädlich zu sein
▶ Metallhaltige Gegenstände werden abgelegt, da Metalle die Strahlung absorbieren
▶ Kurz vor der Untersuchung entleert der Patient die Blase
▶ Zur Beschleunigung der Ausscheidung der Radiopharmaka über die Nieren soll der Patient bereits vor der Untersuchung ca. 1 l Flüssigkeit trinken und danach für mindestens einen Tag vermehrt trinken sowie die Blase oft entleeren. Kindern wird reichlich Flüssigkeit angeboten und sie sollten oft gewickelt werden, damit der „strahlende" Harn nicht zu lange in der Windel und damit in der Nähe der Keimdrüsen bleibt.

14.6.7 Sonographie

Sonographie *(Ultraschalldiagnostik):* Verschiedene bildgebende Verfahren, die darauf beruhen, dass Ultraschall durch menschliche Gewebe teils reflektiert, teils absorbiert und teils gestreut wird und dann mithilfe spezieller Sensoren und Geräte als Bild darstellbar ist.

Ultraschall: Mechanische Schwingungen mit einer Frequenz oberhalb der menschlichen Hörgrenze von ca. 20 kHz (1 kHz = 1 Kilohertz = 1000 Schwingungen pro Sekunde).

Die **Ultraschallwellen** werden von einem speziellen Schallgeber (**Schallkopf**) produziert und *impulsförmig* oder als *Dauerschall* ausgesendet. Ein Gel dient als Kontaktmedium zwischen Schallkopf und Körperoberfläche des Patienten, um Luftbrücken zu vermeiden. Die von den Geweben reflektierten Schwingungen („Echos") werden dann durch den gleichen Schallkopf wieder aufgefangen. Ei-

616

ne aufwendige elektronische Weiterverarbeitung im Gerät liefert schließlich das Ultraschallbild.

Bei einer **Sonographie** entsteht keine Strahlenbelastung. Deshalb können auch Kinder und Schwangere nach heutigen Erkenntnissen ohne Bedenken und beliebig oft untersucht werden.

Da die Bilder mit wenigen Ausnahmen sofort zur Verfügung stehen, gehört die Sonographie bei vielen Notfällen zu den ersten diagnostischen Maßnahmen. Die Sonographie ist schmerzlos, wird allerdings bei Verwendung von Spezialschallköpfen zum Einführen in Ösophagus, Vagina oder Rektum von vielen Patienten dennoch als unangenehm empfunden.

Verschiedene Sonographieverfahren

A-Bild-Methode

Die **A-Bild-Methode** *(A-Scan, Amplituden-Scan)* ermöglicht eine *eindimensionale* Darstellung verschieden tiefer Gewebeschichten. Eine Darstellung von Bewegungen ist nicht möglich. Die A-Bild-Methode wird heute nur noch selten angewendet, z. B. zur vorgeburtlichen Bestimmung der kindlichen Kopfmaße oder zur präoperativen Bestimmung der Achsenlänge des Auges zur Berechnung der Brechkraft der einzusetzenden Kunstlinse.

B-Bild-Methode

Beim **B-Bild-Verfahren** *(B-Scan, Brightness-Scan, Helligkeits-Scan)* entsteht das typische *zweidimensionale* Schnittbild, das jeder Laie mit der Ultraschalldiagnostik gleichsetzt. Bei sehr kurzen Bildaufbauzeiten *(schneller B-Scan,* **Realtime-Scan)** können Bewegungsabläufe direkt beobachtet werden.

Anwendungsbereiche des B-Bild-Verfahrens sind z. B. die Suche nach Erkrankungen und Tumoren im gesamten Abdomen, die *Echokardiographie* (Ultraschalluntersuchung des Herzens ☞ auch 16.3.4) oder Kontrolluntersuchungen des Feten in der Schwangerschaft.

Time-Motion-Verfahren

Das **Time-Motion-Verfahren** *(M-Scan)* ist die eindimensionale Form des B-Bild-Verfahrens und wird insbesondere als *M-Mode-Echokardiographie* zur Darstellung von Bewegungen eingesetzt, z. B. der Herzklappen.

3-D-Sonographie

In den letzten Jahren rapide weiterentwickelt haben sich die verschiedenen Verfahren der **3-D-Sonographie.** Am bekanntesten ist ihr Einsatz in der Geburtshilfe (z. B. zur Fehlbildungsdiagnostik).

Doppler- und Duplex-Sonographie

Bei der **Doppler-Sonographie** sendet der Schallkopf kontinuierlich *(continuous-wave-Methode,* cw-Methode) oder schnell hintereinander *(pulsed-wave-Methode,* pw-Methode) Ultraschallwellen aus. Treffen diese auf eine sich bewegende Grenzfläche, z. B. die Membran eines Blutkörperchens, werden die Ultraschallwellen mit veränderter Frequenz zurückgeworfen (reflektiert), wobei die Frequenzänderung unter anderem von der Strömungsgeschwindigkeit abhängt (Dopplereffekt). So können Strömungsgeschwindigkeiten dargestellt werden. Die Darstellung erfolgt als Ton oder als Fläche ober- und unterhalb einer Nulllinie.

Die **Farb-Doppler-Darstellung** *(farbkodierter Doppler)* zeigt Geschwindigkeit und Richtung des Blutstromes in verschiedenen Farben an: Rot bedeutet Fluss in Richtung auf den Schallkopf, blau bedeutet Fluss vom Schallkopf weg. Helle Farbtöne zeigen eine schnelle, dunkle eine langsame Strömung. Die Darstellung ist sowohl ein- als auch zweidimensional möglich.

Die **Duplex-Sonographie** kombiniert das B-Bild-Ultraschall-Verfahren zur Darstellung von Gefäßstenosen und -ablagerungen mit dem Dopplerultraschall zur Darstellung der Strömungsgeschwindigkeit des Blutes. Eine Farbkodierung neuester Geräte erlaubt mittlerweile auch die *direkte* Darstellung der Strömungsrichtung und Turbulenzen (**Farb-Duplex-Sonographie,** *farbkodierte Doppler-Sonographie, Triplex-Sonographie*).

Bei Schwangeren können die Herztöne des Kindes mit dem Doppler-Ultraschall überwacht werden. In Kardiologie (☞ Kap. 16) und Angiologie (☞ Kap. 17) dienen Doppler- und Duplex-Untersuchungen der Beurteilung der Strömungsverhältnisse im Herzen bzw. in den Gefäßen, etwa zur Diagnose von Herzfehlern, Gefäßstenosen, Aneurysmen oder Thrombosen. Sogar die Beurteilung von Gefäßen im Schädelinneren ist mittlerweile möglich (**transkranielle Dopplersonographie**).

Die Indikationen der von Doppler- und Duplex-Sonographie entsprechen sich weitgehend, wobei insbesondere die Farb-Duplex-Sonographie in weiten Bereichen der Doppler-Sonographie überlegen ist.

Pflege bei Sonographien

▶ Darmgasüberlagerungen erschweren die Beurteilung der Bauchorgane und machen sie teilweise sogar unmöglich. Daher dürfen am Vortag einer geplanten Ultraschalluntersuchung des Abdomens keine blähenden Speisen wie Kohl oder Hülsenfrüchte gegeben werden. Je nach Untersuchungszeitpunkt werden am Vortag oder am Untersuchungstag entblähende Arzneimittel (z. B. Sab simplex®) verabreicht. Zur Untersuchung bleibt der Patient nüchtern (Zeitdauer der Nahrungskarenz nach Anordnung)
▶ Vor einer Oberbauchsonographie bleibt der Patient ebenfalls nüchtern, da sich durch Nahrungsaufnahme die zuvor gefüllte Gallenblase entleeren würde und somit kaum beurteilbar wäre
▶ Ultraschalluntersuchungen werden *vor* Röntgenkontrastdarstellungen eingeplant, da auch das v. a. zur Darstellung des Magen-Darm-Traktes verwendete Kontrastmittel Barium die Darstellung behindert

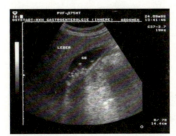

Abb. 14.28: Steingefüllte Gallenblase in der Sonographie. Gallenblasenwand und Leber sind dabei unauffällig. [M181]

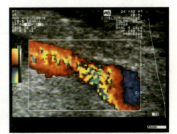

Abb. 14.29: Stenose der A. femoralis superficialis (Farb-Duplex-Sonographie). Der Blutfluss ist erkennbar eingeengt, hinter der Stenose kommt es zu deutlichen Wirbeln („buntes" Bild). [R132]

- Manche Organe können besser durch Flüssigkeit als „Schallfenster" betrachtet werden. Patienten vor Untersuchungen der Beckenregion, insbesondere der Harnblase und der weiblichen Geschlechtsorgane, sollten deshalb vor einer abdominalen Sonographie reichlich trinken und den Toilettengang aufschieben, damit die Harnblase gefüllt ist. Bei einer vaginalen Ultraschalluntersuchung der Unterbauchorgane muss die Harnblase jedoch leer sein
- Eine besondere Nachbereitung ist nicht erforderlich. Viele Patienten empfinden es als angenehm, wenn ihnen nach der Untersuchung beim Abwischen des Gels geholfen wird und sie sich waschen können, um das (meist reichlich aufgetragene) Kontaktgel vollständig zu entfernen.

Sonderformen der Sonographie

Endosonographie

Die **Endosonographie** kombiniert Sonographie und Endoskopie (☞ 14.7): Sonographiert wird nicht von der Körperoberfläche aus, sondern der Arzt führt den an einem Endoskop befestigten Schallkopf in Körperöffnungen des Patienten ein.

So kann der Arzt beispielsweise von einem im Ösophagus gelegenen Schallkopf aus Teile des Herzens besser einsehen (*transösophageale Echokardiographie* ☞ 16.3.4) oder bei Tumoren des Magen-Darm-Traktes von einem tumornah gelegenen Schallkopf aus die Ausdehnung des Tumors besser abschätzen (☞ 19.3.2, 20.3.2).

Die Pflege des Patienten umfasst die für den endoskopischen Eingriff notwendigen Maßnahmen (☞ Tab. 14.32).

Interventionelle Sonographie

Die diagnostische **interventionelle Sonographie** ist mit einem diagnostischen Eingriff, in erster Linie einer Punktion, verbunden. Die erforderlichen Pflegemaßnahmen hängen von der Art des Eingriffs ab (☞ auch 14.8.1).

Intraoperative Sonographie

Bei der **intraoperativen Sonographie** (*intraoperativer Ultraschall*, kurz *IOUS*) führt der Chirurg die Sonographie im Operationsgebiet durch, also z. B. im eröffneten Abdomen.

14.7 Endoskopische Untersuchungen

> **Endoskopische Untersuchungen:** Direkte Betrachtung von Körperhohlräumen oder Hohlorganen mittels spezieller, röhrenförmiger Instrumente **(Endoskope)**, die über optische Systeme mit Beleuchtung verfügen.

Diagnostische Endoskopien werden heutzutage in nahezu allen Fachdisziplinen durchgeführt (☞ Tab. 14.32). Bei entsprechenden Befunden ist eine Erweiterung zur **therapeutischen Endoskopie** Standard. Beispielsweise kann der Internist oder Chirurg die bei einer Koloskopie festgestellten Dickdarmpolypen meist in gleicher Sitzung entfernen. Werden chirurgische Eingriffe, die früher eine offene Operation erforderten, endoskopisch durchgeführt, spricht man auch von *minimalinvasiver Chirurgie* (*MIC*, ☞ 15.10.1).

Endoskopien sind nicht risikofrei. Hauptkomplikationen sind Blutungen (v. a. nach Entnahme von Gewebeproben), Infektionen oder Perforationen, weshalb der Patient vor der Untersuchung vom Arzt aufgeklärt werden und eine Einverständniserklärung unterzeichnen muss. Grundsätzlich ist die Gefahr von Komplikationen bei diagnostischen Endoskopien geringer als bei therapeutischen Eingriffen.

Pflege bei Endoskopien

Manche Endoskopien werden im OP durchgeführt, z. B. die diagnostische Laparoskopie oder die Arthroskopie, andere in speziell dafür eingerichteten Funktionsabteilungen, z. B. die Gastro- oder Rektoskopie. Dort wird der Patient während der Untersuchung von dafür ausgebildeten Pflegenden betreut.

Die Vorbereitung und Nachsorge des Patienten übernehmen die Pflegenden der Station.

Vorbereitungen auf Station

- Aufklärungsmaterial und Formulare zur Einverständniserklärung bereithalten
- Praktisch bei jeder Endoskopie wird eine Gewebeprobe (Biopsie) entnommen. Deshalb vorher Gerinnungsstatus überprüfen (Quick, PTZ, PTT, Thrombozytenzahl), evtl. Blutgruppe bestimmen und Erythrozytenkonzentrate kreuzen lassen (Arztanordnung)
- Venösen Zugang legen (lassen)
- Prämedikation je nach Anordnung verabreichen (v. a. bei Endoskopien in Allgemeinnarkose)
- Patienten zur Untersuchung nüchtern lassen. Kurz vor der Untersuchung Patienten bitten, die Toilette aufzusuchen und herausnehmbare Zahnprothesen zu entfernen

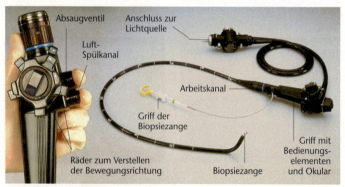

Abb. 14.30: Links Bedienungsteil eines Endoskops, rechts Endoskop mit in den Arbeitskanal eingeschobener Biopsiezange. [K183, V218]

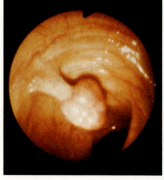

Abb. 14.31: Endoskopisches Bild eines gestielten Kolonpolypen. [E179-168]

14.7 Endoskopische Untersuchungen

▶ Weitere Vorbereitungen je nach Art der Untersuchung und Arztanordnung durchführen, z.B. Abführen.

Nachbereitung auf Station

▶ Patienten in Empfang nehmen. Sich bei den Pflegenden der Endoskopieabteilung oder des Aufwachraumes nach dem Untersuchungsverlauf bzw. den therapeutischen Maßnahmen, nach evtl. verabreichten Beruhigungsmitteln und beim Patienten nach seinem Befinden erkundigen

▶ Patienten Bettruhe nach Arztanordnung einhalten lassen. Dafür sorgen, dass Steckbecken bzw. Urinflasche bereitstehen und sich die Rufanlage in Reichweite befindet

▶ Vitalzeichen und Allgemeinbefinden (Schmerzen, Übelkeit) überwachen. Nach Endoskopien des Magen-Darm-Traktes besonders auf Veränderungen des Abdomens wie beispielsweise zunehmende Spannung der Bauchdecke oder anale Blutungen achten (☞ auch Tab. 14.32)

▶ Ggf. Punktionsstelle (Verband) auf Nachblutungen oder Entzündungszeichen kontrollieren

▶ Nach Narkose (z.B. bei Laparoskopie) und/oder Anästhesie des Rachenraumes darauf achten, dass der Patient für mehrere Stunden nichts isst und trinkt (Dauer nach Arztanordnung)

▶ Patienten informieren, das erste Mal nach der Untersuchung nur in Begleitung einer Pflegeperson aufzustehen. Vorher noch einmal Vitalzeichen kontrollieren.

Untersuchung	Indikation (Bsp.)	Besonderheiten in der Pflege
Arthroskopie (☞ 25.3.3)	▶ Unklare Gelenkbeschwerden	Vor der Untersuchung Patienten wie zu einer kleinen Operation vorbereiten.* Nach der Untersuchung Gelenk kühlen und hoch- bzw. nach Arztanordnung lagern. Patienten auf Nachblutung und Infektionszeichen beobachten
(Direkte) Laryngoskopie (☞ 32.8.6)	▶ Unklare Heiserkeit ▶ Verdacht auf Stimmbandpolypen/Kehlkopfkarzinom	Vor der Untersuchung Patienten wie zu einer kleinen Operation vorbereiten.* Nach Allgemeinanästhesie bis zum vollständigen Erwachen Bettruhe einhalten lassen. Vitalzeichen kontrollieren
Bronchoskopie (☞ 18.3.4)	▶ Verdacht auf Bronchialkarzinom	Vor der Untersuchung Patienten wie zu einer kleinen Operation vorbereiten.* Nach der Untersuchung Patienten auf Atembeschwerden und Blutungen aus den Atemwegen beobachten. Nach Lokalanästhesie zwei Stunden nicht trinken oder essen (Aspirationsgefahr). Nach Allgemeinanästhesie Vitalzeichen kontrollieren, bis zum vollständigen Erwachen Bettruhe einhalten lassen
Ösophagoskopie Gastroskopie Duodenoskopie Enteroskopie ERCP (alle ☞ 19.3.3)	▶ Verdacht auf Ulcera/Tumoren ▶ Unklare Beschwerden, Blutungen ▶ Cholestase	Vor der Untersuchung evtl. Entschäumer geben (z.B. Endo-Paractol®). Nach der Untersuchung besonders auf Veränderungen des Abdomens achten (z.B. Spannung), nach einer ERCP auf Arztanordnung Amylase im Blut kontrollieren lassen (☞ 20.3.2). Nach Lokalanästhesie zwei Stunden nicht trinken oder essen (Aspirationsgefahr)
Koloskopie Sigmoidoskopie Rektoskopie (☞ 19.3.3 bzw. 20.3.2)	▶ Verdacht auf Tumoren ▶ Unklare Beschwerden, Blutungen	Vor der Untersuchung Abführmaßnahmen nach Vorschriften des Hauses durchführen. Nach der Untersuchung auf Blut im Stuhl und Veränderungen des Abdomens achten
Laparoskopie (☞ 20.3.5)	▶ Verdacht auf Leber- und Gallenerkrankungen ▶ Gynäkologische Erkrankungen	Vor der Untersuchung Patienten wie zu einer kleinen Operation vorbereiten.* Nach der Untersuchung 4–6 Std. flach auf dem Rücken lagern, nach Biopsien Punktionsstelle durch Sandsack komprimieren, auf Nachblutungen achten, Vitalzeichen (auch Temperatur) kontrollieren. Nach Allgemeinanästhesie Vitalzeichen kontrollieren, bis zum vollständigen Erwachen Bettruhe einhalten lassen. Sechs Stunden Nahrungskarenz. Bei Bedarf Analgetika nach Arztanordnung verabreichen
Mediastinoskopie (☞ 18.3.4)	▶ Verdacht auf Tumoren ▶ Veränderungen der Hiluslymphknoten	Vor der Untersuchung Patienten wie zu einer kleinen Operation vorbereiten.* Nach der Untersuchung Patienten mit leicht erhöhtem Oberkörper lagern. Nach Allgemeinanästhesie Vitalzeichen kontrollieren, bis zum vollständigen Erwachen Bettruhe einhalten lassen. Sechs Stunden Nahrungskarenz. Patienten besonders auf Atemnot, Heiserkeit, Nachblutungen und Infektionszeichen beobachten
Thorakoskopie (☞ 18.3.4)	▶ Verdacht auf Pleuratumoren ▶ Verdacht auf thoraxwandnahe Lungentumoren	Vor der Untersuchung Patienten wie zu einer kleinen Operation vorbereiten.* Nach Allgemeinanästhesie Vitalzeichen kontrollieren, bis zum vollständigen Erwachen Bettruhe einhalten lassen. Patienten insbesondere auf Atemnot, Heiserkeit, Blutungen und Infektionszeichen beobachten. Pflege bei Pleuradrainage ☞ 18.1.4
Zystoskopie (☞ 29.3.6)	▶ Verdacht auf Tumoren	Vor der Untersuchung ggf. Dauerkatheter entfernen. Nach der Untersuchung darauf achten, ob der Patient spontan Wasser lassen kann und Urin auf Blut beobachten
Hysteroskopie (☞ 30.12)	▶ Unklare Blutungen ▶ Verdacht auf Tumoren	Prämedikation nach Arztanordnung. Nach Allgemeinanästhesie Vitalzeichen kontrollieren, bis zum vollständigen Erwachen Bettruhe einhalten lassen. Patientin auf das Auftreten von Entzündungszeichen und vaginalen Blutungen beobachten, evtl. saugfähige Vorlage anbieten. Bei Bedarf Analgetika nach Arztanordnung verabreichen

* Präoperative Untersuchungen nach Arztanordnung (auch abhängig von einer möglichen Erweiterung des Eingriffs), z.B. BSG, Blutbild, Blutgerinnung, Elektrolyte, Nierenwerte (evtl. Leberwerte, EKG, Rö-Thorax). Nahrungskarenz und Prämedikation nach Arztanordnung.

Tab. 14.32: Übersicht über besondere Pflegemaßnahmen bei den wichtigsten endoskopischen Untersuchungen. Endoskopische Untersuchungen, die keine besonderen Pflegemaßnahmen erfordern, sind nicht aufgeführt.

14.8 Weitere invasive Diagnoseverfahren

14.8.1 Punktionen und Biopsien

Punktion: Einstechen mit spezieller Nadel in Gefäße, Körperhohlräume oder Organe, um physiologische oder pathologische Körperflüssigkeiten oder Gewebe zu entnehmen (z. B. Schilddrüsenpunktion oder venöse Blutentnahme).

Biopsie: Entnahme einer Gewebeprobe am lebenden Patienten. Es können sowohl aus dem Gewebeverband herausgelöste Zellen (z. B. Aspirationsbiopsie) als auch Gewebestücke entnommen werden (z. B. Magen- oder Darmbiopsien bei Endoskopien).

Viele Punktionen dienen nicht nur diagnostischen, sondern auch therapeutischen Zwecken, z. B. der Entlastung eines Pleuraergusses (☞ 18.11.2) oder Aszites (☞ 20.2.2), der Spülung von Körperhöhlen oder dem Einbringen von Arzneimitteln.

Komplikationen

Bei jeder Punktion und Biopsie sind Komplikationen möglich, insbesondere eine Blutung, Perforation oder Infektion. Vor allem tiefer reichende Punktionen und Biopsien wie die Nieren- oder Leberbiopsie erfolgen heute unter endoskopischer, radiologischer oder sonographischer Kontrolle, um Organverletzungen zu vermeiden.

Pflege ☞ entsprechende Kapitel

14.8.2 Laparotomie und andere offene Operationen

Manchmal kann die Erkrankung des Patienten trotz aller Diagnostik nicht zweifelsfrei aufgeklärt werden. Häufig lässt sich beispielsweise nicht feststellen, ob ein Tumor gut- oder bösartig ist. Dann ist eine **Laparotomie**, d. h. eine Eröffnung des Bauchraumes, oder eine andere **offene Operation** erforderlich. Manchmal dient eine solche Operation allein der Diagnose, oft aber erfolgt in der gleichen Sitzung die Therapie, z. B. Tumorentfernung.

Die Vorbereitung des Patienten zu dem Eingriff hängt von der Verdachtsdiagnose ab und entspricht derjenigen für die größere Operation. Auch die Aufklärung durch den Arzt berücksichtigt die Komplikationsmöglichkeiten bei der größtmöglichen Operation.

14.9 Untersuchungsmethoden in der Pathologie

Die pathologischen Untersuchungsverfahren gliedern sich in **makroskopische** und **mikroskopische Verfahren**.

Große Tradition haben die makroskopischen Verfahren und hier insbesondere die Obduktion Verstorbener (☞ 14.1). Für die Diagnostik zu Lebzeiten haben jedoch die mikroskopischen Verfahren, bei denen das Präparat mithilfe eines Mikroskops vergrößert dargestellt wird, eine weit größere Bedeutung, vor allem bei der Tumordiagnostik.

Mikroskopische Verfahren der Pathologie

Zytodiagnostik

Untersucht der Pathologe lediglich aus dem Zellverband herausgelöste (Einzel-)Zellen, handelt es sich um **Zytodiagnostik** oder *zytologische Untersuchungen*. Diese Zellen können z. B. durch Gewinnung von Körpersekreten (etwa Urin, Sputum), Punktion oder Abstrichentnahme gewonnen werden.

Histologische Untersuchung

Zur Beurteilung der Gewebestruktur ist die **histologische Untersuchung** eines kleinen Gewebestückes erforderlich, das z. B. durch eine Stanzbiopsie, aber auch intraoperativ gewonnen werden kann.

Bei einer **Schnellschnittuntersuchung** untersucht der Pathologe den Tumor noch während der Operation, und der weitere Verlauf der Operation, besonders die Größe des Eingriffs, hängt vom Urteil des Pathologen ab. Nach der Operation wird das Tumorgewebe nochmals sorgfältig aufgearbeitet und abermals unter dem Mikroskop begutachtet.

Mikrobiologische Diagnostik
☞ *26.3.2 – 26.3.5*

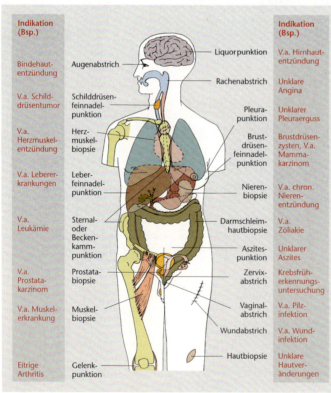

Abb. 14.33: Die häufigsten Punktionen, Biopsien und Abstriche. Weitere Punktionen und Biopsien sind im Rahmen endoskopischer Untersuchungen (☞ 14.7) möglich. [A400-215]

14.10 Diagnoseklassifikationen und Diagnoseschlüssel

Diagnoseschlüssel: Klassifikations- (= Einordnungs-) System für Krankheiten.

Zuverlässige und einheitliche Diagnosestatistiken werden immer wichtiger, etwa für den Vergleich verschiedener Therapiemethoden, für die Risikoabschätzung bestimmter Technologien oder zur Leistungserfassung und Kostensteuerung im Gesundheitswesen. Die wichtigsten Diagnoseschlüssel sind die große Familie der **ICD** und das **TNM-System**.

Internationale Pflegeklassifikationen ☞ 11.9

14.10.1 ICD-Diagnosestatistik

Die *Internationale Klassifikation der Krankheiten* (engl. *International Statistical Classification of Diseases and Related Health Problems,* kurz **ICD**) ist eine weltweit angewendete Diagnoseklassifikation der Weltgesundheitsorganisation WHO. In der Bundesrepublik Deutschland ist die ICD-10 sowohl in der ambulanten als auch in der stationären Patientenversorgung die derzeit verbindliche Diagnoseklassifikation und Grundlage z. B. der Todesursachenstatistik.

Der Diagnoseschlüssel besteht aus mehreren Zahlen und Buchstaben, ein akuter transmuraler Vorderwandinfarkt wird beispielsweise als I 21.0 kodiert.

Spezialausgaben der ICD werden den besonderen Erfordernissen des Fachgebiets gerecht. So wurde z. B. für die Kodierung bösartiger Erkrankungen die **ICD-O-3** (Internationale Klassifikation der Krankheiten für die Onkologie 3. Revision) erarbeitet.

Die ICD gehört zu einer großen Gruppe gesundheitsrelevanter Klassifikationen und wird ergänzt vor allem durch die *Internationale Klassifikation der Funktionsfähigkeit, Behinderung und Gesundheit* (kurz **ICF** ☞ auch 9.2.1). Die ICD ist außerdem Voraussetzung für die Anwendung der *Diagnosis Related Groups* (**DRGs**), eines Patientenklassifikationssystems zur pauschalierenden Abrechnung im Krankenhausbereich (☞ 3.2.1).

14.10.2 TNM-System

Das **TNM-System** (*TNM-Klassifikation*) ist eine von der *Union Internationale Contre le Cancer* (kurz **UICC**) erarbeitete Stadieneinteilung bösartiger Tumoren nach einheitlichen, nachvollziehbaren Zuordnungskriterien. Allerdings können vor allem hämatologische Erkrankungen, z. B. die *Non-Hodgkin-* und *Hodgkin-Tumoren*, nicht befriedigend erfasst werden, sodass für sie andere Stadieneinteilungen bestehen (z. B. Ann-Arbor-Klassifikation ☞ 22.7.1).

Die Kernpunkte des TNM-Systems sind:
- **T** für Tumor – Ausdehnung des Primärtumors
- **N** für Nodulus – Fehlen oder Vorhandensein regionärer Lymphknotenmetastasen
- **M** für Metastasen – Fehlen oder Vorhandensein von Fernmetastasen

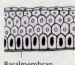

Normales Plattenepithel Normale Schichtung, kubische Basalzellen, flache Oberflächenepithelzellen
Basalmembran

Dysplasie Zellschichtung noch erhalten, Zell- und Kernatypien

Carcinoma in situ (Cis) Zellschichtung aufgehoben, Basalmembran noch intakt

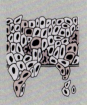

Invasives Karzinom Basalmembran zerstört. Eindringen von Tumorzellen ins Bindegewebe

T	Primärtumor
TX	Mindesterfordernisse zur Beurteilung des Primärtumors nicht erfüllt
T0	Kein Anhalt für Primärtumor
Tis	Carcinoma/Tumor in situ
T1, T2, T3, T4	Zunehmende Größe/lokale Ausdehnung des Primärtumors
N	**Regionale Lymphknoten**
NX	Mindesterfordernisse zur Beurteilung der regionalen Lymphknoten nicht erfüllt
N0	Kein Anhalt für regionale Lymphknotenmetastasen
N1, N2, N3	Zunehmender Befall regionaler Lymphknoten
M	**Metastasen**
MX	Mindesterfordernisse zur Erfassung von Fernmetastasen nicht erfüllt
M0	Kein Anhalt für Fernmetastasen
M1	Fernmetastasen vorhanden. Spezifizierung durch weitere Kürzel möglich, z. B. Lunge = PUL
R	**Residualtumor (postoperativ)**
R0	Kein Residualtumor
R1	Mikroskopischer Residualtumor
R2	Makroskopischer Residualtumor
G	**Histopathologischer Differenzierungsgrad (Grading)**
GX	Differenzierungsgrad kann nicht bestimmt werden
G1	Gut differenziert
G2	Mäßig differenziert
G3	Schlecht differenziert
G4	Undifferenziert

Abb. 14.35: Das TNM-System zur Stadieneinteilung von Tumoren nach der UICC.

Abb. 14.34 (links): Zwischen gutartigen (oben) und bösartigen (unten) Tumoren zu unterscheiden ist oft nicht leicht. [A400-215]

- **R** für Residualtumoren – Fehlen oder Vorhandensein von Residualtumoren postoperativ
- **G** für histologischen Differenzierungsgrad (Grading) – Je weniger differenziert ein Tumor ist, desto mehr Eigenschaften des Ursprunggewebes hat er

verloren und desto bösartiger verhält er sich in der Regel.

Die Benutzung der folgenden zusätzliche Kürzel ist nicht zwingend:
- **Präfix y.** Mit anderer Therapieform vorbehandelt

- **Präfix r.** Rezidive (beispielsweise rTNM/rpTNM)
- **C-Faktor** (C = certainty). Zuverlässigkeit des verwendeten diagnostischen Verfahrens; von C1 (klinische Untersuchung) bis C5 (Autopsie). Beispielsweise T3C2, N2C1, M0C2.

Literatur und Kontaktadressen

📖 Literaturnachweis

1. Vgl. Sachverständigenrat für die Konzertierte Aktion im Gesundheitswesen: Bedarfsgerechtigkeit und Wirtschaftlichkeit. Bd. III: Über-, Unter- und Fehlversorgung, 2000/2001.

2. Vgl. Royal College of Nursing: Pflegestandards Kinderkrankenpflege. Verlag Hans Huber, Bern 1999.

3. Vgl. Robert Koch-Institut (Hrsg.): Richtlinie für Krankenhaushygiene und Infektionsprävention. Elsevier, Urban & Fischer Verlag, München 2004. Alte Anlagen der Richtlinie für Krankenhaushygiene und Infektionsprävention (CD-ROM zur Loseblattsammlung).

Vertiefende Literatur ☞ 💻

✉ Kontaktadressen

1. Robert Koch-Institut, Postfach 650261, 13302 Berlin, Tel.: 0 18 88/75 40, Fax: 0 18 88/7 54 23 28, www.rki.de

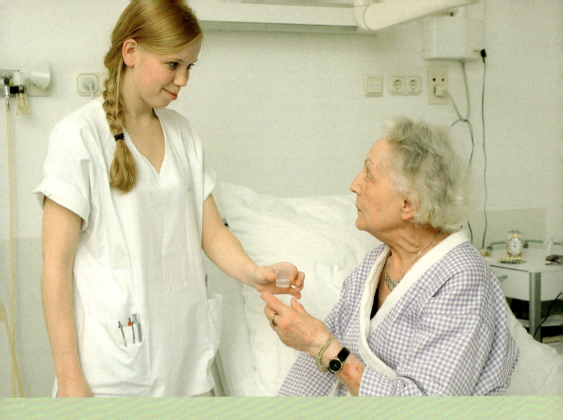

15 Heilmethoden und Aufgaben der Pflegenden bei der Therapie

15.1	**Einführung** **624**
15.1.1	Therapeutische Strategien ... 624
15.1.2	Rechtliche Grundlagen einer Behandlung 624
15.1.3	Rehabilitation 625
15.2	**Arzneimitteltherapie** **626**
15.2.1	Definition eines Arzneimittels 626
15.2.2	Arzneimittelgesetz 626
15.2.3	Pharmakokinetik und Pharmakodynamik 626
15.2.4	Arzneimittelnebenwirkungen 627
15.2.5	Formen der Arzneimitteltherapie 628
15.2.6	Arzneimittelformen 628
15.2.7	Applikationsformen 628
15.2.8	Bestellung, Lagerung und Entsorgung von Arzneimitteln 630
15.2.9	Zubereiten und Richten von Arzneimitteln 631
15.2.10	Verabreichung von Arzneimitteln 632
15.2.11	Besonderheiten im Umgang mit Betäubungsmitteln 633
15.3	**Injektionen** **634**
15.3.1	Überblick 634
15.3.2	Vorbereitung einer Injektion .. 635
15.3.3	Durchführung der subkutanen Injektion 638
15.3.4	Durchführung der intramuskulären Injektion 640
15.3.5	Durchführung der intravenösen Injektion 642
15.3.6	Maßnahmen nach einer Injektion 642
15.4	**Infusionen** **642**
15.4.1	Infusionslösungen 643
15.4.2	Vorbereitung einer Infusion .. 643
15.4.3	Periphervenöse Infusion und periphervenöser Zugang 645
15.4.4	Zentraler Venenkatheter und zentralvenöse Infusion 647
15.4.5	Pflegemaßnahmen während Infusionstherapie 649
15.5	**Künstliche Ernährung** **651**
15.5.1	Prinzipien der enteralen Ernährung 652
15.5.2	Parenterale Ernährung 653
15.6	**Medikamentöse Schmerztherapie** **654**
15.6.1	Nicht-Opioid-Analgetika 654
15.6.2	Opioid-Analgetika 654
15.6.3	Co-Analgetika und Begleitmedikamente 657
15.6.4	Grundsätze der systemischen medikamentösen Schmerztherapie 657
15.6.5	Lokale medikamentöse Schmerztherapie: Lokalanästhetika ... 658
15.6.6	Aufgaben der Pflegenden bei der medikamentösen Schmerztherapie 659
15.6.7	Weitere schmerztherapeutische Verfahren 659
15.7	**Strahlentherapie** **660**
15.7.1	Radiologische Strahlentherapie 660
15.7.2	Lasertherapie 661
15.8	**Invasive Heilverfahren: Interventionelle radiologische Therapie** **662**
15.9	**Wundversorgung** **662**
15.9.1	Wundheilung und Wundheilungsstörungen 662
15.9.2	Grundprinzipien der Wundversorgung 664

15.9.3 Verschiedene Produkttypen . . 665	15.10.3 Perioperative Phase: Thrombose- und Embolieprophylaxe 682	15.12.5 Lichttherapie 689
15.9.4 Verbandswechsel 670	15.10.4 Postoperative Phase 682	**15.13 Ergotherapie 690**
15.9.5 Versorgung von Wunddrainagen 671	**15.11 Transplantationen 686**	**15.14 Übende Verfahren 690**
15.9.6 Entfernung von Nahtmaterial 674	**15.12 Physikalische Therapie . . . 688**	**15.15 Naturheilverfahren 691**
15.10 Invasive Heilverfahren: Operation 675	15.12.1 Physiotherapeutische Methoden 688	15.15.1 Akupunktur und TCM 691
	15.12.2 Hydrotherapie 689	15.15.2 Phytotherapie 691
15.10.1 Offene Operationen und minimalinvasive Chirurgie. . . . 675	15.12.3 Thermotherapie 689	15.15.3 Aromatherapie 693
15.10.2 Präoperative Phase 676	15.12.4 Elektrotherapie 689	**Literatur und Kontaktadressen 694**

Fallbeispiel ☞ 🖥

15.1 Einführung

> **Therapie** (*griech.* therapeia = Dienst, Pflege, Heilung): Krankenbehandlung und -heilung.

An einer erfolgreichen **Therapie** wirken meist mehrere Berufsgruppen mit, z.B. Gesundheits- und Krankenpfleger oder Kinderkrankenpflegerin, Ärzte, Physio- und Ergotherapeuten, Psychologen und Sozialpädagogen. Ziel aller therapeutischen Bemühungen ist die Förderung bzw. Wiederherstellung von Gesundheit, die Linderung von Leiden und die Verhütung von Krankheit (☞ 1.1).

Indikationsstellung

Eine **Indikation** *(Heilanzeige)* ist gegeben, wenn eine bestimmte (diagnostische oder) therapeutische Maßnahme notwendig ist.

Eine **absolute Indikation** liegt vor, wenn die Behandlung zur Heilung der Erkrankung oder Vermeidung irreversibler Schäden zwingend erforderlich ist. Ein Sonderfall ist die **vitale Indikation,** bei der das Leben des Patienten gefährdet ist. Bei einer **relativen Indikation** besteht nur eine leichte Gefährdung des Patienten oder verspricht ein Heilverfahren nur bedingt, z.B. nur in der Hälfte der Fälle, Erfolg.

15.1.1 Therapeutische Strategien

Oft stehen für eine Erkrankung mehrere **Therapieformen** *(Therapieverfahren, Behandlungsmöglichkeiten)* zur Verfügung. Maßgeblich für die Wahl sind dann die möglichen Nebenwirkungen, die Behandlungsdauer und die Einschränkungen, welche die einzelnen Therapieformen vom Patienten erfordern.

Liegen **Kontraindikationen** *(Gegenanzeigen)* vor, darf die jeweilige Behandlung nur mit besonderer Vorsicht **(relative Kontraindikation)** oder gar nicht **(absolute Kontraindikation)** angewandt werden.

Die verschiedenen Therapieformen können nach zahlreichen Kriterien unterschieden werden:

▶ Ist die Heilung des Patienten das Therapieziel, spricht man von einer **kurativen Therapie.** Ist eine Heilung nicht möglich, soll eine **palliative Therapie** die verbleibende Lebenszeit des Patienten verlängern und seine Lebensqualität in dieser Zeit optimieren (☞ Kap. 10)

▶ Je nachdem, wie weit die körperliche Unversehrtheit des Patienten erhalten bleibt, spricht man von einer **nicht-invasiven** *(konservativen)* oder **invasiven Therapie** (☞ 15.8)

▶ **Spezifische Maßnahmen** sind speziell auf die vorliegende Erkrankung zugeschnitten, z.B. die Gabe eines Antibiotikums gegen einen bestimmten Erreger. **Allgemeinmaßnahmen** wie etwa Bettruhe schaffen günstige Bedingungen für die Heilung. Eine strenge Trennung beider Maßnahmen ist nicht immer möglich

▶ Die **kausale** Behandlung richtet sich gegen die Krankheitsursache, z.B. eine Zahnsanierung. **Symptomatische** Behandlungsformen (etwa Schmerztabletten) bekämpfen lediglich die Krankheitszeichen *(Symptome).*

> Parallel zur Therapieplanung der anderen beteiligten Berufsgruppen planen die Pflegenden nach dem Stellen der Pflegediagnose geeignete Pflegemaßnahmen. Der Meinungsaustausch zwischen allen an der Betreuung Beteiligten verhindert dabei, dass verschiedene Maßnahmen einander zuwiderlaufen.

Der **Therapiefortschritt** wird in Abhängigkeit von Erkrankung und Patient regelmäßig kontrolliert. Führt die Behandlung nicht zum gewünschten Erfolg, werden sowohl Therapie als auch Diagnose neu überdacht.

15.1.2 Rechtliche Grundlagen einer Behandlung

Diagnoseaufklärung ☞ *14.1*

Die Entscheidungsbefugnis über die Behandlung, sei es „nur" eine medikamentöse Therapie, eine Strahlentherapie oder eine Operation, liegt *immer* beim Patienten selbst. Jeder ärztliche Eingriff stellt eine Körperverletzung dar und ist nur dann nicht rechtswidrig, wenn eine Indikation *und* eine **Einwilligung** des Patienten vorliegen. (§§223, 223a, 226a, 230 Strafgesetzbuch im Zusammenhang mit Art. 2 Abs. 2 des Grundgesetzes). Aufgabe des Arztes ist es, den Patienten zu beraten und ihm alle notwendigen Informationen für die Entscheidungsfindung zur Verfügung zu stellen.

Aufklärungspflicht des Arztes

Damit die Einwilligung des Patienten rechtswirksam ist, muss er vom Arzt in einem persönlichen Gespräch über die geplante Behandlung aufgeklärt worden sein. Diese ärztliche Aufgabe ist nicht an Angehörige nichtärztlicher Berufsgruppen delegierbar.

Nur bei einfachen, alltäglichen und allgemein bekannten Behandlungsmaßnahmen kann die Einwilligung durch den Arztbesuch an sich als gegeben vorausgesetzt werden, wenn der Patient keinen Widerspruch äußert. Vorgefertigte **Aufklärungsbögen** und Einwilligungserklärungen können vorbereitend und ergänzend genutzt werden, ersetzen aber nicht das persönliche Gespräch mit dem Arzt.

Der Patient hat ein Recht zu wissen, was mit welchen Mitteln gemacht werden soll und welche möglichen Folgen dies (aber auch das Unterlassen einer Behandlung) haben kann.

Inhalte dieser **Behandlungsaufklärung** sind:

▶ Art, Wirkung, Verlauf und mögliche Komplikationen der vorgesehenen Behandlung (**Risikoaufklärung,** *Selbstbestimmungsaufklärung, Eingriffsaufklärung*) sowie ggf. andere in Betracht kommende Therapieformen. Die Risikoaufklärung muss dem Bildungsstand, dem Informationsbedürfnis und ggf. dem Beruf des Patienten Rechnung tragen (eine veränderte Fingerbeweglichkeit hat für einen Pianisten andere Folgen als für einen Lagerarbeiter). Die Aufklärung muss in den Patientenunterlagen dokumentiert werden, bei größeren Eingriffen werden die Aufklärungsinhalte schriftlich fixiert und von Patient wie Arzt unterschrieben

▶ Erforderliche Verhaltensweisen des Patienten, um den Erfolg der Behandlung sicherzustellen oder Gefahren für den Patienten oder Mitmenschen zu vermeiden, z. B. Ruhigstellung eines operierten Beines, kein Lenken von Fahrzeugen bei Einnahme bestimmter Medikamente.

Die Aufklärung muss so rechtzeitig erfolgen, dass dem Patienten eine angemessene Überlegungsfrist bleibt. Was als angemessen gilt, hängt auch von Schwere und Dringlichkeit der Behandlung ab. So reicht bei einem kleineren, ambulant durchgeführten Eingriff eine Aufklärung am Tag des Eingriffs, wohingegen bei allen schwerwiegenden Maßnahmen mindestens einen Tag vorher aufgeklärt werden muss.

Erfahrungsgemäß ist die Aufklärung vor Operationen besonders problembehaftet. Deshalb gibt Tabelle 15.1 einen Überblick über die Aufklärungspflicht des Operateurs und des Anästhesisten. Details zu Organisation und Zeitpunkt der Aufklärung (vor oder nach der Krankenhausaufnahme) sind dabei insbesondere bei geplanten Eingriffen von Haus zu Haus unterschiedlich.

Ausnahmen

Nur in folgenden Ausnahmefällen darf ohne Einwilligung des Patienten behandelt werden:

▶ Bei *Bewusstlosigkeit* in Akutsituationen (*Geschäftsführung ohne Auftrag*), etwa wenn ein bewusstloses Unfallopfer dringend operiert werden muss. Dann wird dem Bewusstlosen als „mutmaßlicher Wille" der Wunsch zu überleben unterstellt (**mutmaßliche Einwilligung**). Dies gilt auch für Patienten nach Suizidversuchen (Suizid = Selbsttötung ☞ 34.16)

▶ Bei *Kindern*. Generell muss bei Kindern die Einwilligung der Sorgeberechtigten, also in der Regel der Eltern, eingeholt werden. Bei weniger schwerwiegenden Maßnahmen wird die Zustimmung nur eines Elternteils als ausreichend erachtet, bei größeren Maßnahmen sollten beide einwilligen. Verweigern diese die Zustimmung zur Behandlung und kann eine Entscheidung des Vormundschaftsgerichts aufgrund der Dringlichkeit der Situation nicht abgewartet werden, darf der Arzt die Behandlung vornehmen. *Jugendliche* zwischen 14 und 18 Jahren können selbst einwilligen, sofern sie das hierzu notwendige Verständnis und Urteilsvermögen besitzen (eine klare Altersgrenze gibt es nicht). Im Zweifelsfall sollten Patient und Eltern unterschreiben

▶ Bei dementen oder psychisch kranken Menschen in (rechtlicher) *Betreuung,* also bei Personen, die als unfähig gelten, wohlüberlegte Entscheidungen zu treffen. Vergleichbar der Situation bei Kindern ist dann der Betreuer des Kranken zustimmungspflichtig

▶ Bei *Selbst-* oder *Fremdgefährdung*, etwa wenn ein psychisch Kranker droht, sich und/oder andere umzubringen – hier darf sogar gegen den Willen des Kranken behandelt werden.

15.1.3 Rehabilitation

> **Rehabilitation** (lat. *rehabilitare* = wieder tauglich machen): Pflegerische, medizinische, berufliche und soziale Maßnahmen, die den Menschen mit einer angeborenen oder erworbenen Behinderung fördern oder seine Fähigkeiten wiederherstellen bzw. bei drohendem Verlust erhalten sollen.

(Pflegerische) Rehabilitation ☞ Kap. 9

Die **medizinische Rehabilitation** umfasst alle ärztlichen bzw. ärztlich verordneten Maßnahmen zur Rehabilitation wie z. B. Operationen, orthopädische Hilfsmittel, Arznei- und Verbandsmittel, Physiotherapie oder Anschlussheilbehandlungen.

Die **berufliche Rehabilitation** soll die Eingliederung des Behinderten in das Berufsleben ermöglichen. Hier sind etwa Berufsfindungsmaßnahmen, Ausbildungs- oder Umschulungsmaßnahmen oder Arbeitserprobung zu nennen.

In der **sozialen Rehabilitation** steht die psychische, familiäre, gesellschaftliche und wirtschaftliche Eingliederung des Patienten im Vordergrund. Hierzu gehören beispielsweise die Förderungsmaßnahmen geistig und/oder körperlich kranker Kinder in speziell dafür eingerichteten Kindergärten und Schulen, Hilfen zur Verbesserung der Wohnsituation oder Maßnahmen zur Erleichterung der Verständigung mit der Umwelt.

Medizinische, berufliche und soziale Rehabilitation sind dabei eng miteinander verbunden und manchmal kaum voneinander zu trennen.

Aufklärungspflicht des Operateurs	Aufklärungspflicht des Anästhesisten
▶ Art und Umfang des Eingriffs ▶ Allgemeine OP-Risiken, z. B. Läsion eines Hautnerven ▶ Spezifische OP-Risiken, z. B. Verletzungen des Samenstranges bei Leistenbruchoperationen ▶ Evtl. nötige Zusatzeingriffe ▶ Evtl. notwendige Implantation von Fremdgewebe (z. B. Fremdknochen) ▶ Evtl. Risikoerhöhung durch vorhandene individuelle Risiken, z. B. Herz-Kreislauf-Erkrankungen ▶ Nachbehandlung, z. B. Entlastung eines Beines, spätere OPs ▶ Alternativmethoden ▶ Beantwortung von Fragen des Patienten	▶ Darstellung möglicher Anästhesiearten unter Betonung der für den Patienten am geeignetsten erscheinenden ▶ Typische Risiken dieser Verfahren ▶ Präoperative Flüssigkeits-, Nahrungs- und Nikotinkarenz ▶ Prämedikation ▶ Postoperative Betreuung in Aufwachraum oder Intensivstation ▶ Evtl. Nachbeatmung ▶ Evtl. Möglichkeiten der Schmerztherapie ▶ Evtl. Gabe von „Fremdblut", besonders die damit verbundenen Infektionsrisiken (Hepatitis, HIV) ▶ Beantwortung von Fragen des Patienten

Tab. 15.1: Inhalte des Aufklärungsgespräches von Operateur und Anästhesist.

15 Heilmethoden und Aufgaben der Pflegenden bei der Therapie

Selbsthilfegruppen

In **Selbsthilfegruppen** finden sich Menschen zusammen, die unter bestimmten (chronischen) Krankheiten bzw. Behinderungen leiden und die Gesprächsmöglichkeit mit anderen Betroffenen suchen (⊠ 1). In der Regel werden auch Betreuung und Beratung angeboten. Selbsthilfegruppen erleichtern insbesondere die soziale Rehabilitation.

In *Selbsthilfegruppen für Angehörige* Erkrankter, so z. B. Selbsthilfegruppen für Angehörige von Alkohol- oder Demenzkranken, können sich die oft ratlosen und überforderten Angehörigen austauschen und Unterstützung holen.

Die einzelnen Selbsthilfegruppen können sich auf Landes- und Bundesebene zu Selbsthilfeverbänden zusammenschließen. Ihr Ziel ist es, durch die Interessenvertretung auch auf politischer Ebene Verbesserungen für die Kranken und Behinderten zu erwirken und Öffentlichkeitsarbeit zu leisten (☞ 2.3.1).

15.2 Arzneimitteltherapie

15.2.1 Definition eines Arzneimittels

> **Arzneimittel** (*Medikament, Pharmakon,* engl. *drug*): Jeder Stoff und jedes Stoffgemisch zu diagnostischen Zwecken oder zur Verhütung oder Behandlung von Erkrankungen.

Ein **Arzneimittel** besteht aus einem oder mehreren **Wirkstoffen** sowie **Hilfsstoffen,** etwa zur Konservierung des Arzneimittels oder zur Steuerung des Wirkungseintritts (z. B. Freisetzung nicht im Magen, sondern im Darm).

Ausnahme ist das **Placebo** *(Plazebo, Scheinmedikament),* das keine Wirkstoffe enthält, aber „echten" Arzneimitteln täuschend ähnelt. Allein der Glaube an die Wirkung und das Vertrauen in den Arzt können zu einer Besserung der Beschwerden führen, was als **Placebo-Effekt** bezeichnet wird. Warum und wie ein Placebo die erwünschten Wirkungen wie auch Nebenwirkungen entfalten kann, ist dabei bis heute nicht genau geklärt. Placebos werden heute vor allem im Rahmen klinischer Studien gegeben. Ein darüber hinausgehender Einsatz ist äußerst umstritten.

Aus rechtlicher und ethischer Sicht ist die Placebogabe fragwürdig. Der Patient wird nicht wahrheitsgemäß und umfassend informiert, sein Selbstbestimmungsrecht nicht beachtet. Wird er informiert, ist das Vertrauen zum therapeutischen Team meist zerstört, ebenso wie die Wirkung des Placebos.

Während **Arzneirezepturen** einzeln in der Apotheke hergestellt werden, werden **Fertigarzneimittel** *(Arzneimittelspezialitäten, Arzneimittelpräparate)* industriell produziert. Letztere machen heute den größten Teil der verordneten Arzneimittel aus.

Arzneimittelnamen

Jedes Arzneimittel hat in der Regel drei Namen:

▸ Den **chemischen Namen.** Die genaue chemische Bezeichnung der Substanz, z. B. 2-Acetoxybenzoesäure, ist in erster Linie für den Apotheker und den Chemiker interessant

▸ Den **internationalen Freinamen** *(INN, generic name).* Der Freiname, im oben genannten Beispiel Azetylsalizylsäure, entspricht meist der chemischen Kurzbezeichnung der Substanz

▸ Den **Handelsnamen** *(Präparatenamen).* Unter dieser Bezeichnung wird das Arzneimittel vom jeweiligen Hersteller vertrieben. Der Handelsname ist auf Dauer, die Zusammensetzung des Arzneimittels patentrechtlich für 20 Jahre ab Anmeldung geschützt. Danach kann jede andere Firma das Arzneimittel „kopieren" und unter eigenem Handelsnamen in den Handel bringen. Diese *Nachahmerpräparate* heißen **Generika.** Der Handelsname ist durch ein ® (**R**egistered trademark = eingetragenes Warenzeichen) gekennzeichnet. Beispiele für unterschiedliche Handelsnamen des gleichen Arzneimittels sind Aspirin® oder ASS ratiopharm®.

15.2.2 Arzneimittelgesetz

Den Umgang mit Arzneimitteln regelt das **Arzneimittelgesetz** *(AMG).* Es enthält Vorschriften über die Herstellung, Zulassung, Kontrolle, Verschreibung und Abgabe von Arzneimitteln sowie die Produkthaftung des Herstellers.

Im Alltag sind vor allem die Vorschriften über die Verschreibung und Abgabe der Arzneimittel von Bedeutung:

▸ **Frei verkäufliche Arzneimittel,** z. B. bestimmte pflanzliche Tees oder Mineralstoffpräparate, sind in Apotheken, Drogerien und (zum Teil) Supermärkten erhältlich. Sie können von jedermann ohne Kontrollen gekauft werden

▸ **Apothekenpflichtige Arzneimittel,** z. B. viele Schmerz- oder Abführmittel oder Baldrianpräparate, dürfen nur in Apotheken verkauft werden, unterliegen aber ansonsten keinen Abgabekontrollen. Sie sind die typischen Arzneimittel zur Selbstmedikation (scheinbar) leichterer Erkrankungen. Dieser freie Zugang bedeutet aber nicht, dass die Mittel „harmlos" sind, insbesondere bei längerer Anwendung können ernste Schäden auftreten

▸ **Verschreibungspflichtige** *(rezeptpflichtige)* **Arzneimittel,** z. B. Antibiotika, werden vom Apotheker nur auf Vorlage einer schriftlichen ärztlichen Verordnung (eines *Rezepts*) abgegeben, da diese Arzneimittel bei unkontrollierter Einnahme zu Schäden führen können oder nicht selten missbräuchlich verwendet werden

▸ **Verschreibungsfähige Betäubungsmittel** wie beispielsweise Morphium oder Buprenorphin (Temgesic® ☞ Tab. 15.9) werden nur auf ein besonderes **Betäubungsmittelrezept** (☞ 15.2.11) und nur bis zu einer bestimmten Maximalmenge abgegeben.

15.2.3 Pharmakokinetik und Pharmakodynamik

Die Lehre von den Wechselwirkungen zwischen Arzneistoffen und Organismus ist die **Pharmakologie** *(Arzneimittelkunde).* Sie wird unterteilt in:

▸ **Pharmakokinetik,** das heißt die Lehre von der *Resorption* (Aufnahme), Verteilung, *Biotransformation* (Verstoffwechselung) und *Elimination* (Ausscheidung) des Arzneistoffes im Körper („Was macht der Körper mit der Substanz?" ☞ auch Abb. 15.2)

▸ **Pharmakodynamik,** die sich mit den – erwünschten und unerwünschten – Wirkungen eines Arzneistoffes auf den Organismus befasst („Was macht die Substanz mit dem Körper?").

Diese Vorgänge laufen nicht bei jedem Patienten gleich ab und werden z. B. durch Alter, Erkrankungen oder andere Arzneimittel beeinflusst. Insbesondere bei alten Menschen, Leber- und Nierenkranken kann die Ausscheidung des Arzneimittels so beeinträchtigt sein, dass sich die Substanz im Körper anreichert (**kumuliert**) und möglicherweise zu Vergiftungserscheinungen führt. Auch bei Kin-

15.2 Arzneimitteltherapie

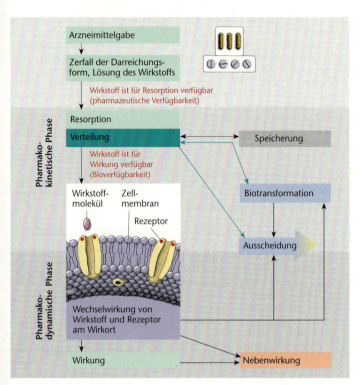

Abb. 15.2: Arzneimittelgabe, Pharmakokinetik und Pharmakodynamik eines Arzneimittels. [A400]

dern können Pharmakokinetik und Pharmakodynamik je nach Arzneimittel teils erheblich vom Erwachsenen abweichen. Generell werden Arzneimittel bei Kindern oft nach kg Körpergewicht dosiert.

Therapeutische Breite: Dosisunterschied zwischen der zur Erzielung der therapeutischen Wirkung erforderlichen Dosis und derjenigen, die gefährliche Überdosierungserscheinungen nach sich zieht.
- Große Therapeutische Breite = „sicheres" Arzneimittel
- Geringe therapeutische Breite = relativ risikoreiches Arzneimittel mit ggf. erhöhtem Überwachungsbedarf des Patienten bezüglich möglicher Nebenwirkungen.

Veränderungen von Pharmakokinetik und Pharmakodynamik im Alter

Aufgrund ihrer höheren Erkrankungshäufigkeit und *Multimorbidität* (☞ 5.6.7) nehmen alte Menschen durchschnittlich mehr Arzneimittel ein als jüngere, und zwar meist mehrere Präparate nebeneinander. Gleichzeitig reagieren Ältere *quantitativ* wie *qualitativ* anders auf zahlreiche Arzneimittel, so dass sich Probleme mit *Arzneimittelnebenwirkungen* und *Arzneimittelinteraktionen* (-wechselwirkungen) häufen.
- Viele Arzneimittel werden z. B. im Blut an Eiweiße gebunden. Bei alten Menschen sind weniger Eiweiße vorhanden als bei jüngeren. Deswegen kann es bei gleichzeitiger Gabe von mehreren Arzneimitteln durch die „verschärfte" Konkurrenz um diese (wenigen) Eiweiße zu einem höheren Anteil ungebundenen Arzneimittels und damit zu Wirkungserhöhungen kommen
- Durch die Alterungsvorgänge der Nieren werden nierengängige Arzneimittel verzögert ausgeschieden, so dass die Gefahr einer Anreicherung (*Kumulation*) bis hin zur Arzneimittelvergiftung erhöht ist. Möglicherweise lässt der Arzt das Blut des Patienten auf die Blutkonzentration der Arzneimittel untersuchen (*drug monitoring*)
- Manche Arzneimittel, etwa Beruhigungsmittel, wirken bei einigen alten Menschen auch *qualitativ* anders, z. B. führt die Gabe eines Schlafmittels (z. B. einer Valium®-Tablette) nicht zum Einschlafen, sondern zu Erregungszuständen. Als Ursache dieser **paradoxen Wirkungen** werden vor allem Veränderungen des Rezeptorengefüges im Gehirn vermutet.

> **Arzneimittelgabe bei älteren Patienten**
>
> Zu berücksichtigen ist:
> - Durch die im Alter veränderte Pharmakokinetik und -dynamik ist bei neu angeordneten Medikamenten Vorsicht geboten. Patienten sorgfältig auf unerwünschte Nebenwirkungen beobachten. Diese können auch erst nach mehreren Tagen bei anfänglich guter Verträglichkeit auftreten. Möglichst immer nur ein Arzneimittel verändern, um den „Verursacher" der Nebenwirkungen besser feststellen zu können
> - Tagesmedikamentenplan übersichtlich halten (am besten sind wenige Arzneimittel zu möglichst wenigen Zeiten), um Einnahmefehler zu vermeiden
> - Bei Sehbehinderung bzw. eingeschränkten motorischen Fähigkeiten Unterstützung bieten: z. B. Medikamente aus der Verpackung drücken, Uhrzeiten auf dem Medikamentenschieber in ausreichend großer Schrift festhalten
> - Bei Schluckstörungen Rücksprache mit dem Arzt, ob die Medikamente ggf. zermörsert oder in anderer Form verabreicht werden können (☞ 15.2.10)
> - Medikamenteneinnahme bei Patienten mit kognitiver Einschränkung überwachen
> - Werden einem Patienten „Schlafmittel" oder andere das ZNS beeinflussende Präparate abends gegeben, den Patienten nachts nicht alleine aufstehen lassen (erhöhte Sturzgefahr).

15.2.4 Arzneimittelnebenwirkungen

Bei jeder Arzneimitteltherapie können *unerwünschte Arzneimittelwirkungen* auftreten, meist kurz **Nebenwirkungen** genannt. Diese können störend, aber harmlos sein. Gelegentlich führen sie aber zu ernsten Organschäden, z. B. zum Gehörverlust oder zur Einschränkung der Blutzellbildung, oder zu Erbrechen, was zu einer gestörten Resorption führt.

15 Heilmethoden und Aufgaben der Pflegenden bei der Therapie

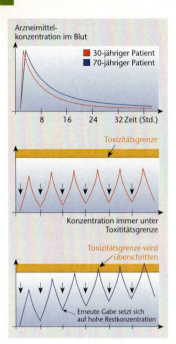

Abb. 15.3: Die verlängerte Ausscheidungszeit von Arzneimitteln bei älteren Menschen ist bei der einmaligen Gabe eines Arzneimittels unwichtig (oben). Gefährlich ist jedoch die Anreicherung des Arzneimittels, wenn regelmäßig Einzeldosen gegeben werden – beim jüngeren Menschen reicht das z. B. achtstündige Intervall, um die Substanz weitgehend abzubauen (Mitte), beim älteren jedoch nicht (unten).

Inwieweit Nebenwirkungen toleriert werden (müssen), hängt auch von der Grunderkrankung ab. Während man ein Präparat gegen leichte Befindlichkeitsstörungen meistens absetzt, müssen bei lebensbedrohlichen Erkrankungen, etwa bei schweren Infektionen oder Tumoren, auch ernste Nebenwirkungen in Kauf genommen werden.

Die Nebenwirkungen eines Arzneimittels sind aus der *Packungsbeilage* (sog. Beipackzettel) ersichtlich. Aus juristischen Gründen sind hier aber auch sehr seltene Nebenwirkungen vermerkt. Für die Pflegenden ist es kaum möglich, die Vielzahl der Nebenwirkungen im Kopf zu haben. Umso wichtiger ist es, bei allen beobachteten oder vom Patienten geäußerten Veränderungen an eine mögliche Medikamentennebenwirkung zu denken (Arzt informieren).

Unabhängig von diesen *substanzspezifischen* Nebenwirkungen kann der Patient auf jedes Arzneimittel mit einer *Allergie*

(☞ 27.2) reagieren, sowohl gegen den Wirkstoff selbst als auch gegen die in der jeweiligen Zubereitung enthaltenen Hilfsstoffe. Glücklicherweise zeigen sich die meisten Allergien durch relativ harmlose Erscheinungen, z. B. durch Hautausschläge. Es kann aber auch zu einer allergischen Sofortreaktion bis hin zum anaphylaktischen Schock kommen (☞ 13.5.5, 27.2.1), v. a. bei parenteraler Gabe eines Arzneimittels.

15.2.5 Formen der Arzneimitteltherapie

Prinzipiell werden zwei Formen der Arzneimitteltherapie unterschieden:
▶ Bei der **lokalen** *(örtlichen)* **Arzneimitteltherapie** ist das Ziel eine *örtlich begrenzte* Wirkung (*ohne* Wirkung auf den Gesamtorganismus). Typisches Beispiel ist das Auftragen einer Creme auf die Haut bei einer Pilzinfektion.
▶ Bei der **systemischen Arzneimitteltherapie** gelangt das Arzneimittel in die Blutbahn und damit in den gesamten Organismus. Typisches Beispiel ist das Schlucken eines Antibiotikums bei einer Harnwegsinfektion.

Diese strenge Trennung ist jedoch eine Idealvorstellung, die nicht immer zutrifft. So werden bei vielen Arzneimitteln zur Lokaltherapie geringe Mengen des Wirkstoffs z. B. über die Haut resorbiert und gelangen dann in die Lymph- und Blutbahn. Meist lassen sich diese Mengen vernachlässigen, manchmal aber führen sie zu systemischen (Neben-)Wirkungen.

15.2.6 Arzneimittelformen

Viele Arzneimittel sind in verschiedenen **Arzneimittelformen** *(Zubereitungen, Darreichungsformen)* erhältlich, z. B. als Tablette, als Granulat oder als Injektionslösung (☞ Tab. 15.4). Verträgt ein Patient eine bestimmte Arzneimittelform nicht, kann dies auf die Wirksubstanz oder die Zusatz- oder Hilfsstoffe zurückzuführen sein. Beim Anordnen des Arzneimittels gibt der Arzt die Arzneimittelform stets mit an.

Transdermale therapeutische Systeme

Eine verhältnismäßig neue Arzneimittelform sind **transdermale therapeutische Systeme** (*TTS*, „Medikamentenpflaster"). Sie werden auf die Haut aufgeklebt; der Wirkstoff wird kontinuierlich über längere Zeit freigesetzt und durch die Haut

resorbiert (☞ auch 15.6.2). Bekannte Beispiele sind „Hormonpflaster" zur Empfängnisverhütung oder gegen Wechseljahresbeschwerden, „Nikotinpflaster" bei der Raucherentwöhnung, „Nitratpflaster" bei koronarer Herzkrankheit oder „Schmerzpflaster" bei chronischen Schmerzen.

Generell dürfen TTS nur auf intakte, unbehaarte Haut geklebt werden. Um Hautschäden zu vermeiden, wird der Applikationsort regelmäßig gewechselt. Die genaue Handhabung der TTS ist unterschiedlich (Zerschneiden erlaubt? Was tun bei vorzeitigem Ablösen?). Hier sind die Herstellerangaben zu beachten.

15.2.7 Applikationsformen

Welche **Applikationsform** (*Applikation, Verabreichungsform*) gewählt wird, d. h. wie das Arzneimittel verabreicht wird, hängt ab von:
▶ Der *Art* des Arzneistoffes, insbesondere seiner Resorptionsfähigkeit. Viele Stoffe, insbesondere Eiweiße wie etwa Insulin, werden bei oraler Gabe durch die Verdauungsenzyme zerstört. Wird bei diesen Substanzen eine systemische Wirkung gewünscht, kommen nur parenterale Applikationen (☞ unten) in Betracht
▶ Dem gewünschten *Wirkort* des Arzneimittels (lokal oder systemisch), *Wirkungseintritt* und *Wirkdauer*. So sind beispielsweise viele Antirheumatika (☞ Pharma-Info 23.11) sowohl als Salbe zur lokalen als auch als Tablette zur systemischen Therapie erhältlich. Parenteral verabreichte Arzneimittel wirken meistens schneller als oral eingenommene Präparate
▶ *Zustand* und *Wunsch* des Patienten. Die meisten Patienten bevorzugen Tabletten, Dragees oder Kapseln. Ein Patient mit starker Übelkeit aber wünscht vielleicht ein Zäpfchen oder eine Spritze.

> Die Applikationsform macht keine Aussage darüber, ob das Arzneimittel lokal oder systemisch wirkt.

Erfolgt die Arzneimittelgabe wie etwa beim Schlucken einer Tablette über den Magen-Darm-Trakt, spricht man auch von einer **enteralen Applikationsform** (*griech.* enteral = auf den Darm bezogen). Wird hingegen der Magen-Darm-Trakt umgangen, z. B. bei einer Injektion, handelt es sich um eine **parenterale Applikationsform** (parenteral = am Darm

15.2 Arzneimitteltherapie

Arzneimittelform, Applikationsform		Arzneimittelform, Applikationsform	
Gasförmige Arzneimittelformen		**Feste Arzneimittelformen**	
	Gase: Sog. **medizinische Gase** höchster Reinheit Verabreichung: Pulmonal Bsp. Narkosegase, Sauerstoffgabe bei Atemstörungen		**Pulver:** Sehr fein zerkleinerte, feste Substanzen. Eingeschränkte Haltbarkeit, Dosierung oft ungenau Verabreichung: Meist lokal zum Auftragen auf die Haut (Puder). Seltener oral (in Flüssigkeit)
	Aerosole: „Schweben" fester oder flüssiger (Wirkstoff-)Teilchen in einem Gas Verabreichung: Pulmonal Bsp. Dosieraerosole, Pulverinhalate		**Granulat:** Grobkörnig zerkleinerte, feste Substanzen. Dosierung oft ungenau Verabreichung: Meist oral mit Flüssigkeit
Flüssige Arzneimittelformen			**Tablette:** Fest gepresstes Pulver in meist runder Form. Genaue Dosierung, oft teilbar, oft schlecht zu schlucken Verabreichung: Oral
	Lösung: Fester Wirkstoff, vollständig gelöst in einem Lösungsmittel (z. B. Wasser, Alkohol). Auch zur Herstellung von Inhalaten Verabreichung: Kutan, oral, parenteral		**Dragée** (Lacktablette): Tablette mit zusätzlichem Überzug (meist Zuckerguss). Genaue Dosierung, gut zu schlucken, geschmacksneutral, nicht teilbar Verabreichung: Oral
	Tinktur: Alkoholischer Auszug aus pflanzlichen oder tierischen Stoffen Verabreichung: Kutan, oral		**Kapsel:** Feste oder flüssige Arzneisubstanz in einer im Magen-Darm-Kanal löslichen Hülle. Nicht teilbar, Öffnen oft möglich. Pulverhaltige Kapseln auch zur Herstellung von Inhalaten Verabreichung: Meist oral
	Suspension: Aufschwemmung eines festen Wirkstoffes in Flüssigkeit. Auch zur Herstellung von Inhalaten. Vor Gebrauch schütteln! Verabreichung: Kutan, oral		**Tee:** Getrocknete (zerkleinerte) Pflanzenteile (☞ auch 15.15.2) Verabreichung: Meist oral nach Zubereitung eines Aufgusses mit kochend heißem Wasser
	Emulsion: Mischung zweier nicht ineinander löslicher Flüssigkeiten, z. B. Öl-in-Wasser- und Wasser-in-Öl-Emulsion Verabreichung: Kutan		**Zäpfchen:** Einbettung des Wirkstoffs in eine Fett-Grundlage, die bei Körpertemperatur schmilzt. Effektive Wirkstoffmenge stark schwankend Verabreichung: Meist rektal. Bei Vaginalzäpfchen vaginal
Halbfeste Arzneimittelformen		**Sonderformen (Bsp.)**	
	Salbe: Wirkstoff eingebettet in streichfähige Grundmasse, meist auf Fettbasis Verabreichung: Kutan		**Implantate:** Dauerhaft in Körperhöhlen oder Organe eingebrachte (implantierte) Fremdmaterialien Verabreichung: Operativ Bsp. Herzschrittmacher (☞ 16.7.5), Osteosynthesematerial (☞ 25.6.3)
	Creme: Weiche „Salbe" mit hohem Wassergehalt Verabreichung: Kutan, vaginal		**Intrauterinpessare** (IUP, Spirale): In den Uterus eingelegte Gebilde aus Kunststoff und Kupfer; z.T. mit kontinuierlicher Hormonfreigabe (☞ Tab. 30.48) Verabreichung: Intrauterin (in der Gebärmutterhöhle)
	Paste: Relativ feste „Salbe" mit hohem Pulveranteil Verabreichung: Kutan		
	Gel: Wirkstoff eingebettet in wasserlösliche Grundmasse. Trocknet auf der Haut, wirkt kühlend Verabreichung: Kutan		

Tab. 15.4: Viele Arzneimittel sind in verschiedenen Arzneimittelformen verfügbar – hier ein Überblick über die verschiedenen Arzneimittelformen. [Fotos: K115, K183, V137]

Applikations-form	Definition
Bukkal	In die Wangentasche des Mundhöhlenvorhofs
Intraarteriell	In eine Arterie (durch Injektion)
Intrakardial	In das Herz (durch Injektion)
Intrakutan	In die Haut (durch Injektion)
Intramuskulär	In den Muskel (durch Injektion)
Intrathekal	In den Liquorraum (durch Injektion)
Intravenös	In eine Vene (durch Injektion)
Kutan	Auf die Haut (z. B. Salben oder Cremes)
(Per)Oral	Durch den Mund (z. B. Schlucken einer Tablette)
Pulmonal	In die tieferen Atemwege (z. B. Inhalate)
Rektal	In den Mastdarm (Rektum), z. B. Zäpfchen
Subkutan	Unter die Haut (durch Injektion)
Sublingual	Unter die Zunge
Transkutan	Durch die Haut hindurch

Tab. 15.5: Die gebräuchlichsten Applikationsformen von Arzneimitteln in der Übersicht.

vorbei). Die gebräuchlichsten Applikationsformen zeigt Tabelle 15.5.

15.2.8 Bestellung, Lagerung und Entsorgung von Arzneimitteln

> **Vorsicht**
> Arzneimittel sind potentiell gefährlich. Nur durch sorgfältigen Umgang mit Arzneimitteln kann sichergestellt werden, dass sie nicht in unbefugte Hände geraten oder ein Patient z. B. durch falsche Dosierung Schaden nimmt.

Bestellung von Arzneimitteln

Alle Arzneimittel werden *schriftlich* in der Krankenhaus-Apotheke bestellt, heute vielfach auch in elektronischer Form. Einige Apotheken können bereits zentral den Medikamentenbestand auf Station überwachen und für die entsprechende Bevorratung sorgen. Grundsätzlich ist

darauf zu achten, dass notwendige Anpassungen des Medikamentenbestands an ein verändertes Patientenspektrum (z. B. bei epidemischen Durchfallerkrankungen) schnell und unkompliziert vorgenommen werden können. Dies wird u. a. durch die Zusammenarbeit mit großen Zentralapotheken gewährleistet.

Die benötigten Arzneimittel werden von den Pflegenden aufgelistet und die fertige Bestellung vom (Stations-)Arzt unmittelbar hinter der letzten von ihm geprüften Bestellung unterzeichnet. Bei Arzneimitteln, die die Krankenhaus-Apotheke nicht führt, bedarf es einer Begründung durch den verordnenden Arzt.

Die Bestellmenge wird dem jeweiligen Bedarf angepasst. Der Vorrat auf Station sollte nicht länger als 3–14 Tage reichen, damit der Arzneimittelschrank nicht unübersichtlich wird und Arzneimittel nicht verfallen. Zytostatika (☞ 22.4.1) werden nur im Bedarfsfall bestellt. Beim Auspacken der bestellten Arzneimittel ist der beiliegende Anforderungsschein mit der Lieferung zu vergleichen.

Lagerung von Arzneimitteln

> **Vorsicht**
> Arzneimitteldiebstähle sind leider häufig. Wichtigste Vorsichtsmaßnahme: Arzneimittelschrank immer abschließen.

Arzneimittel werden in einem *abschließbaren* Schrank gelagert, der immer abgeschlossen sein muss, damit Unbefugte nicht an die Arzneimittel gelangen können. Wird eine Pflegekraft beim Richten der Arzneimittel weggerufen, darf sie den Schrank nicht unbeaufsichtigt offen stehen lassen, sondern muss eine andere Pflegekraft oder einen anwesenden Arzt mit der Überwachung beauftragen oder den Schrank einschließlich der gerichteten Arzneimittel verschließen.

Meist werden Arzneimittel zur oralen Applikation, Ampullen für die parenterale Anwendung und Zäpfchen im Schrank getrennt gelagert, wobei innerhalb dieser Gruppen alphabetisch sortiert wird. Arzneimittel mit späterem Verfallsdatum werden *hinter* die mit baldigem Verfallsdatum einsortiert. Angebrochene Packungen werden gekennzeichnet und zuerst verbraucht.

Der Arzneimittelschrank wird einmal monatlich gereinigt und dabei auf verfallene Arzneimittel kontrolliert. Mindes-

tens zweimal im Jahr kommt ein Krankenhausapotheker auf die Stationen, um die adäquate Lagerung der Arzneimittel zu kontrollieren und diesbezüglich Hinweise zu geben. Arzneimittel, die nicht mehr benötigt werden oder kurz vor dem Verfallsdatum stehen, werden an die Apotheke zurückgegeben.

Die Lagerungstemperatur für ein Arzneimittel ist aus der Packungsbeilage und/oder der Arzneimittelverpackung ersichtlich:

▶ Die meisten Arzneimittel (inkl. Zäpfchen) können bei Zimmertemperatur, d. h. bei 15–25 °C, aufbewahrt werden
▶ Einige Arzneimittel, z. B. viele Impfstoffe, müssen im Kühlschrank bei 2–8 °C lagern. In diesem Kühlschrank dürfen keine Nahrungsmittel aufgehoben werden
▶ Wenige Arzneimittel (z. B. Fresh Frozen Plasma ☞ 22.4.6) bedürfen der Tiefkühlung. Sie werden zentral in der Krankenhausapotheke verwahrt und bei Bedarf abgegeben
▶ Feuergefährliche Stoffe wie Alkohol oder Äther dürfen nicht in der Nähe von Heizungen gelagert werden und müssen vor Sonne geschützt werden (Explosionsgefahr). Sie werden in verschließbaren, bruchsicheren Behältern mit Flammensymbol aufgehoben
▶ Einige Arzneimittel müssen vor Licht geschützt werden. Deshalb werden lichtempfindliche Infusionslösungen, z. B. Aminosäurelösungen, nicht aus dem Karton entfernt

> **Vorsicht**
> Um Verwechslungen zu vermeiden, dürfen Arzneimittel nie in andere Gefäße umgefüllt werden, sondern bleiben zusammen mit der Packungsbeilage in der Originalverpackung. Verfallsdatum und Chargennummer dürfen nicht unkenntlich gemacht oder entfernt werden.

Haltbarkeit von Arzneimitteln

Die meisten Arzneimittel sind zwar lange, aber nicht unbegrenzt haltbar. Deshalb ist auf allen Packungen das Verfallsdatum aufgedruckt, das aber nur für originalverschlossene Arzneimittel gilt.

Ist bei flüssigen Arzneimitteln die Flasche geöffnet oder sind Arzneimittel aus der Folie herausgeholt oder schon weiterverarbeitet (z. B. Antibiotikalösungen aus Pulver und Lösungsmittel), hält sich das Arzneimittel nur noch kurz. Details diesbezüglich sind der Packungsbeilage zu entnehmen.

Verfallene Arzneimittel fallen häufig auf durch:
▶ Verfärbungen, etwa Flecken auf Tabletten
▶ Konsistenzveränderungen, z. B. nicht aufschüttelbare Suspensionen (fester Bodensatz mit flüssigem Überstand), aufgeplatzte Oberflächen bei Dragees oder verklebte Kapseln
▶ Ungewöhnliche Beimengungen in Flüssigkeiten, etwa Trübungen oder Flocken in Infusionslösungen
▶ Geruchsveränderungen, etwa bei ranzigen Salben.

Auch Arzneimittel, die noch nicht verfallen sind und diese Veränderungen aufweisen, werden entsorgt. Hat die Pflegekraft Zweifel, ob das Arzneimittel noch in Ordnung ist, fragt sie den zuständigen Apotheker oder gibt das jeweilige Arzneimittel zur Kontrolle in die Apotheke.

Entsorgung von Arzneimitteln

Nicht benötigte Arzneimittel werden in die Apotheke zurückgeschickt, damit sie – beispielsweise auf anderen Stationen – vor Ablauf des Verfallsdatums weiterverwendet werden können. Arzneimittel, die trotzdem verfallen oder etwa beim Richten auf den Boden gefallen sind, werden in speziellen Behältnissen aufbewahrt und an die Apotheke zur Entsorgung zurückgegeben. Bis zur Übergabe an die Apotheke müssen auch diese verworfenen Medikamente unter Verschluss gehalten werden.

Wegen der Missbrauchs- und Intoxikationsgefahr gehören sie auf keinen Fall in die „normale" Mülltonne oder in den Ausguss. Sonderregelungen gelten für Zytostatika (☞ 22.4.1) und radioaktive Stoffe.

15.2.9 Zubereiten und Richten von Arzneimitteln

Der Arzt verordnet Arzneimittel schriftlich durch Eintrag in das Dokumentationssystem:
▶ Arzneimittel mit Arzneimittelform und Konzentration
▶ Dosierung
▶ Zeitpunkt der Verabreichung
▶ Evtl. zeitliche Befristung der Gabe.

Gerichtet werden die Arzneimittel im Krankenhaus in aller Regel von den Pfle-

genden. Nur in wenigen Häusern werden die Arzneimittel für jeden einzelnen Patienten in der Krankenhausapotheke dosiert und verblistert geliefert.

> Arzneimittel sollten zu einer möglichst ruhigen Zeit und an einem möglichst ruhigen Ort gerichtet werden, da sich die Pflegekraft konzentrieren muss, um folgenschwere „Flüchtigkeitsfehler" zu vermeiden.

Wann und wie genau die Arzneimittel gerichtet werden, ist von Station zu Station unterschiedlich. Grundsätzlich sollten die Medikamente von der Pflegeperson gerichtet werden, die sie auch an die Patienten verteilt. Werden die Medikamente ausnahmsweise von einer Pflegeperson verteilt, die sie nicht gerichtet hat, muss sie sich davon überzeugen, dass sie die richtigen Medikamente verabreicht, denn sie trägt die Verantwortung.

Vorsicht
Werden Medikamente verblistert (von der Apotheke fertig dosiert und eingeschweißt) geliefert, müssen sich die Pflegenden im Vorfeld rechtlich absichern, da sie in der Regel die verblisterten Medikamente verteilen und ggf. verabreichen müssen, ohne sie auf Richtigkeit kontrollieren zu können.

Meist erhält der Patient seinen gesamten Tagesbedarf in einem *Dispenser* (☞ Abb. 15.6). Auf dem Dispenser steht der *vollständige* Name des Patienten mit Zimmernummer. Bei Tropfen wird zunächst ein leerer Medikamentenbecher auf das Medikamententablett gestellt, das die Namen der Patienten enthält. Der Becher wird erst unmittelbar vor Verabreichung mit den Tropfen und etwas Wasser gefüllt.

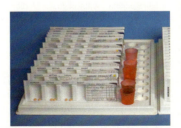

Abb. 15.6: Stationstablett mit den Dispensern für die Patienten. Jeweils zwei Mulden pro Patient können Medikamentenbecher für Tropfen oder Saft aufnehmen. [K183]

Gelegentlich gehört es auch zu den Aufgaben der Pflegenden, den Patienten zum eigenständigen Richten der Arzneimittel anzuleiten, etwa in der psychiatrischen Pflege.

Grundregeln für das Richten von Arzneimitteln sind:
▶ Vor jedem Umgang mit Arzneimitteln Hände waschen
▶ Die Arzneimittel stets aus der bereits angebrochenen Packung oder aus der Packung mit dem kürzesten Verfallsdatum nehmen, so dass die ältesten Arzneimittel zuerst verbraucht werden
▶ Das Arzneimittel dreimal auf seine Richtigkeit überprüfen: beim Herausholen aus dem Schrank, bei der Entnahme der Tablette und beim Wegstellen
▶ Die Arzneimittel auf Aussehen und Geruch kontrollieren
▶ Eingeschweißte Arzneimittel möglichst in ihrer Folie lassen, damit eine nochmalige Kontrolle vor dem Verabreichen möglich ist
▶ Die Arzneimittel nicht mit der Hand berühren
▶ Verschmutzte oder verklebte Arzneimittelbehältnisse vor dem Zurückstellen in den Schrank reinigen oder verwerfen, um ein Keimwachstum zu verhindern
▶ Die Arzneimittel in der Originalverpackung an ihren ursprünglichen Platz zurückstellen und fehlende oder in Kürze ausgehende Arzneimittel neu bestellen. Packungsbeilage in der Arznei-

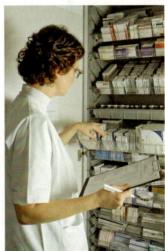

Abb. 15.7: Das Richten der Arzneimittel auf Station erfordert Konzentration und geduldiges Kontrollieren. Die Pflegende sollte nicht z. B. durch das Telefon gestört werden, da Tablettenverwechslungen die Patienten gefährden. [K115]

mittelpackung belassen, bis die letzte Tablette aufgebraucht ist
- Nach dem Richten der Arzneimittel das Tablett bis zum Austeilen in den Arzneimittelschrank stellen und abschließen.

Beim Arzneimittelrichten „5-R-Regel" beachten
- **R**ichtiger Patient
- **R**ichtiges Arzneimittel
- **R**ichtige Dosierung oder Konzentration
- **R**ichtige Applikationsart
- **R**ichtiger Zeitpunkt.

15.2.10 Verabreichung von Arzneimitteln

Verabreichung von Arzneimitteln bei psychiatrischen Patienten ☞ 34.3.5

Beim Austeilen der Arzneimittel weisen die Pflegenden den Patienten ggf. auf Besonderheiten der Arzneimitteleinnahme (z. B. eine Stunde vor der Mahlzeit, nicht mit Milch) oder Umstellungen seiner Medikation hin. Die meisten Patienten nehmen ihre Arzneimittel dann selbstständig ein. Ist eine zuverlässige Arzneimitteleinnahme durch den Patienten nicht gewährleistet, bleibt die Pflegekraft während der Einnahme beim Patienten.

Ist keine Flüssigkeitseinschränkung angeordnet, sollten Tabletten mit viel Flüssigkeit eingenommen werden, da sie dann besser rutschen und für den Magen verträglicher sind. Prinzipiell sind alle Getränke außer Alkohol geeignet. Präparatspezifische Einschränkungen sind auf der Packungsbeilage vermerkt. Beispielsweise dürfen Tetrazykline nicht mit Milch(-produkten) eingenommen werden, da deren Kalzium die Resorption behindert.

Beim Abräumen des Essenstabletts achten die Pflegenden darauf, ob der Patient die Tabletten genommen hat. Möchte ein Patient seine Arzneimittel nicht nehmen, so erfragen sie seine Gründe und verständigen den Arzt, zwingen aber den Patienten auf keinen Fall zum Einnehmen.

Bei Patienten, die schlecht schlucken können oder eine Ernährungssonde haben, wird mit dem Arzt geklärt, ob Kapseln geöffnet und Tabletten zermörsert werden dürfen. Das Öffnen einer Kapsel kann z. B. zu erheblicher Resorptionsveränderung führen. Alternativ ist zu prüfen, ob es dasselbe Medikament in einer geeigneteren Applikationsform (z. B. als Suppositorium) gibt.

Vorsicht
Bei Fehlern in der Arzneimittelgabe muss *sofort* der Arzt verständigt werden, damit der Schaden für den Patienten möglichst gering bleibt. Aus Angst und Scham zu schweigen, in der Hoffnung, „dass nichts passiert", ist unverantwortlich.

Regeln zur Arzneimittelgabe bei Kindern

In der Regel wird versucht, „kinderfreundliche" Formen eines Arzneimittels anzubieten. Ein Saft ist leicht zu schlucken und sieht meist hübsch aus. Zäpfchen sind vor allem für Säuglinge gut geeignet. Ältere Kinder nehmen ihre Medikamente selbstständig unter Aufsicht ein. Verweigert das Kind die Arzneimittelgabe, wird der Arzt informiert.

Verabreichung von Säften und Tropfen
- Das Arzneimittel niemals direkt in eine Trinkflasche des Kindes geben. Zum einen könnte das Arzneimittel durch die Nahrung verändert werden, zum anderen weiß man nicht, wie viel das Kind von dem Arzneimittel tatsächlich bekommen hat, wenn es einen Rest in der Flasche lässt
- Daher das Arzneimittel immer mit einem Löffel, einem Medikamentenbecher oder einer Spritze eingeben: Bittere Tropfen evtl. auf einem Stück Würfelzucker verabreichen oder mit einem Löffel Fruchtsaft oder -mus mischen. Hierfür werden möglichst wohlschmeckende, nicht unbedingt notwendige Flüssigkeiten gewählt. Manche Kinder lehnen z. B. ihre Milch längere Zeit ab, wenn sie einmal (unangenehm) anders geschmeckt hat
- Kind evtl. durch interessante Becher oder Behältnisse dazu bewegen, auch unangenehm schmeckende Medikamente zu nehmen. Manchen Kindern macht es z. B. Spaß, sich Saft in den Mund zu „spritzen".

Verabreichung von Tabletten
- Tablette auf einen Löffel geben und mit Flüssigkeit auflösen. Tabletten, die sich nicht auflösen, zermörsern
- Tabletten zur Rachitisprophylaxe (z. B. D-Fluoretten®) dem Säugling in die Wangentasche legen, sie lösen sich dort auf
- Evtl. Tee oder Saft nachtrinken lassen.

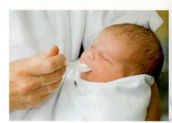

Abb. 15.8: Zur Arzneimittelgabe führt man den Löffel an die Lippen des Säuglings und lässt in dem Augenblick, wenn er zu saugen beginnt, die Flüssigkeit in den Mund hineinlaufen. [K115]

Arzneimittelgabe bei Kindern
Kindern ein Arzneimittel zu verabreichen kann sehr schwierig sein.
Folgende Regeln erleichtern die Arzneimittelgabe bei Kindern:
- Einfach, kurz und kindgerecht erläutern, warum die Medizin wichtig ist und wie sie eingenommen wird
- Ehrlich sein, nichts Falsches versprechen, wie z. B. „Das schmeckt gut" oder „Die Spritze tut gar nicht weh"
- Praktische Hilfestellung bei der Einnahme anbieten, z. B. eine Tablette weit hinten in den Mund schieben
- Vorlieben des Kindes berücksichtigen. Ein Kind, das beispielsweise keine Bananen mag, lehnt auch Medikamente mit Bananengeschmack ab (Arzt nach Alternativpräparat fragen)
- Verständnis zeigen für die Sorgen und Ängste des Kindes („Es ist in Ordnung, wenn du weinen musst")
- Zeitpunkt der Medikation – soweit medizinisch vertretbar – individuell wählen. Manche Kinder nehmen ihre Medikamente z. B. lieber in Anwesenheit der Eltern
- Rasch und entschlossen handeln, also keine langen Vorbereitungen vor den Augen des Kindes, z. B. Spritze außerhalb der Sichtweite des Kindes aufziehen
- Dem Kind nicht die Wahl lassen, ob es das Arzneimittel will oder nicht, ihm allerdings Mitspracherecht zu Details der Arzneimittelgabe einräumen, etwa mit welchem Fruchtsaft es das Arzneimittel nimmt
- Nach einer schwierigen Einnahmesituation das Kind loben
- Kind auf Nebenwirkungen des Medikamentes beobachten

15.2 Arzneimitteltherapie

Verabreichung von Zäpfchen

- Säuglinge und Kleinkinder wie zum Fiebermessen lagern (auf den Rücken legen, Beine im Gabelgriff festhalten, ☞ Abb. 12.4.6). Größere Kinder auf die Seite legen lassen
- Zäpfchen vorsichtig in den After einführen, bei Säuglingen und Kleinkindern Pobacken noch 1–2 Min. zusammenhalten, Intimsphäre des Kindes berücksichtigen. Ältere Kinder können das Zäpfchen evtl. selbst einführen.

Arzneimittelgabe in der häuslichen Pflege

In der häuslichen Pflege muss sich die Arzneimittelgabe in das Umfeld und die Organisation des Patienten und seiner Familie einfügen:

- Gemeinsam mit dem Patienten einen „Stammplatz" für die Medikamente festlegen, z.B. eine gut sichtbare Schachtel auf dem Esstisch. Diese enthält die aktuell verordneten Medikamente sowie eine gut lesbare Verordnungsliste, ggf. mit Hinweisen auf Besonderheiten (z.B. 30 Min. vor dem Essen einnehmen)
- Kann der Patienten seine Medikamente nicht selbstständig richten, wird der Tages- oder Wochenbedarf in geeigneten Dispensern vorgerichtet
- Braucht der Patient Unterstützung bei der Einnahme, können dies (mit seinem Einverständnis) Familienangehörige oder andere Bezugspersonen übernehmen. Die Pflegenden achten darauf, dass Informationen an unterstützende Personen nur in Anwesenheit des Patienten weitergegeben werden.

> **Vorsicht**
> Ältere Menschen wehren sich häufig gegen Veränderungen der Medikamentenverordnung, insbesondere wenn sie über Jahre hinweg bestimmte Medikamente gewohnt sind. Eine patientengerechte Information ist daher besonders wichtig.

15.2.11 Besonderheiten im Umgang mit Betäubungsmitteln

Betäubungsmittel *(BtM)*: Bewusstseins- und stimmungsverändernde Substanzen, die zu Abhängigkeit (☞ 34.8) führen können. In der Medizin vor allem zur Bekämpfung schwerer Schmerzen eingesetzt.

Um zu verhindern, dass Unbefugte Zugang zu Betäubungsmitteln erlangen, wurden in der **Betäubungsmittel-Verschreibungsverordnung** *(BtMVV)* und im **Betäubungsmittelgesetz** *(BtMG)* strenge Vorschriften im Umgang mit Betäubungsmitteln festgelegt:

- Die Verordnung von Betäubungsmitteln ist nur auf dreiteiligen amtlichen Formularen möglich, dem **Betäubungsmittelrezept** *(BtM-Rezept)*. Teil I und II wird der Apotheke vorgelegt, Teil III bleibt beim verordnenden Arzt. Für die BtM-Anforderung im Krankenhaus gibt es spezielle *Betäubungsmittelanforderungsscheine* (☞ Abb. 15.10). Die verordnenden Ärzte und ihre Rezepte werden vom Bundesinstitut für Arzneimittel und Medizinprodukte registriert
- Alle Arzneimittel, die unter das Betäubungsmittelgesetz fallen, müssen getrennt von den übrigen Arzneimitteln unter *ständigem* Verschluss aufbewahrt werden. In der Praxis sieht das so aus, dass die stationsüblichen Arzneimittelschränke ein separates, zusätzlich abschließbares Fach für Betäubungsmittel haben. Die Schichtleitung trägt den Schlüssel für dieses Fach stets bei sich und ist für seine sichere Aufbewahrung verantwortlich
- In diesem Extrafach befindet sich auch das **Betäubungsmittelbuch**, dessen Seiten fortlaufend nummeriert sind, bzw. die **Betäubungsmittelkarten** (☞ Abb. 15.11). Dort sind alle auf der Station vorrätigen Betäubungsmittel verzeichnet (Bezeichnung, Darreichungsform, Menge). Ändert sich der Bestand durch Lieferung aus der Apotheke oder durch Abgabe von Betäubungsmitteln an einen Patienten, wird das Betäubungsmittelbuch aktualisiert. Alle entnommenen Betäubungsmittel werden mit Datum, Uhrzeit, vollständigem Patientennamen, Art und Menge des entnommenen Betäubungsmittels, verordnendem Arzt sowie oft auch entnehmender und verabreichender Pflegekraft dokumentiert. Auch zu Bruch gegangene Ampullen werden protokolliert (möglichst mit Zeugen, um falschen Verdächtigungen vorzubeugen). Bei Schreibfehlern wird das falsch geschriebene Wort *einmal* durchgestrichen. Auf keinen Fall dürfen Seiten herausgerissen oder Korrekturen vor-

Substanz	Handelsname (Bsp.)
Morphium und Morphinderivate	Morphin Merck 10/-20®, MSI 10/-20 Mundipharma®, MSR 10/-20/-30 Mundipharma®, MST 10/-30/-60/-100 Mundipharma®, MST Continus® long 60
Buprenorphin	Temgesic®
Pethidin	Dolantin®
Piritramid	Dipidolor®

Tab. 15.9: Überblick über wichtige Betäubungsmittel (weitere Infos ☞ auch 15.6.2).

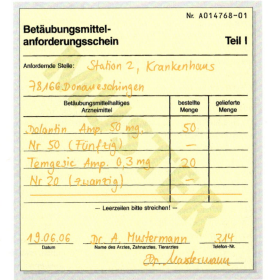

Abb. 15.10: Betäubungsmittelanforderungsschein. Er ist nur für die Verwendung im Krankenhaus gedacht und nicht für die BtM-Verordnung in Arztpraxen. Die Spalte „gelieferte Menge" wird von der Apotheke ausgefüllt.[W188]

633

15 Heilmethoden und Aufgaben der Pflegenden bei der Therapie

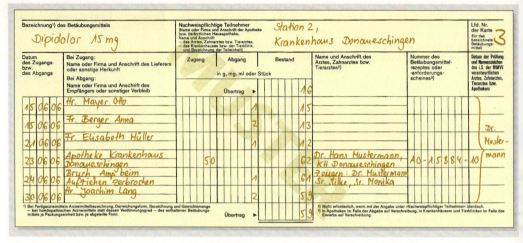

Abb. 15.11: BtM-Karte, in die alle aus der Apotheke gelieferten und auf der Station verabreichten oder verworfenen BtM eingetragen werden. Die Betäubungsmittel-Verschreibungsverordnung sieht vor, dass der Name des verschreibenden Arztes dokumentiert wird und dass BtM-Zugänge mit der Nummer des Betäubungsmittel-anforderungsscheines zu versehen sind. [W187]

genommen werden, die das Geschriebene völlig unkenntlich machen (z. B. durch Tipp-Ex®).
▶ Der BtM-Bestand und das BtM-Buch bzw. die BtM-Karten werden regelmäßig vom dafür zuständigen Arzt kontrolliert. Die Kontrolle wird durch Unterschrift dokumentiert.

15.3 Injektionen

15.3.1 Überblick

Injektion: *Einspritzen* von sterilen Arzneimitteln in den Körper mit einer Spritze und einer Hohlnadel. Im Gegensatz zur *Infusion* (☞ 15.4) wird das Arzneimittel innerhalb von Sekunden bis zu wenigen Minuten verabreicht.

Aufklärung und Einwilligung ☞ 15.1.2

Vorsicht
Da eine Injektion einen Eingriff in die körperliche Unversehrtheit darstellt, muss der Patient sein Einverständnis erklärt haben, bevor injiziert werden darf. Ordnet der Arzt eine Injektion an, können die Pflegenden grundsätzlich davon ausgehen, dass der Patient sich nach ausreichender Aufklärung einverstanden erklärt hat. Verweigert der Patient eine Injektion, darf trotz vorhergehenden Einverständnisses nicht gegen seinen Willen gehandelt werden.

Alle **Injektionen** müssen vom Arzt *verordnet* werden. Die *Durchführung* kann jedoch bei einem Teil der Injektionen an die Pflegenden *delegiert* werden (delegieren = abordnen, Amt einem anderen übertragen), die dann auch die **Durchführungsverantwortung** übernehmen. Der Arzt hat dabei die Pflicht, sich zuvor von der Eignung der Pflegekraft zu überzeugen.

Für die subkutane (s. c.) und intramuskuläre (i. m.) Injektion erwerben Pflegende durch ihre dreijährige Ausbildung **Handlungskompetenz** (Durchführungskompetenz). Auf ärztliche Anordnung übernehmen sie die Durchführung dieser Injektionen eigenverantwortlich.

Ist der Pflegekraft das zu injizierende Arzneimittel, dessen Wirkungen oder Nebenwirkungen unbekannt, so muss sie sich zunächst darüber informieren. Kann sie die fehlende Information nicht einholen, muss sie die Injektion ablehnen. Die Pflegekraft kann die Durchführung der Injektion auch ablehnen, wenn ihr die Durchführung im Einzelfall zu gefährlich erscheint, z. B. eine i. m.-Injektion bei einem kachektischen Patienten.

Andere Injektionen, insbesondere intravenöse Injektionen, dürfen vom Arzt nur an Pflegende mit spezieller Weiterbildung (z. B. Anästhesie-, Intensivpflege) delegiert werden. Eine dritte Gruppe von Injektionen, etwa die intraarterielle Injektion, wird ohne Ausnahme nur vom Arzt durchgeführt (☐ 1).

Arten von Injektionen

Die verschiedenen Injektionsarten werden durch das Gewebe bezeichnet, in das injiziert wird (☞ Tab. 15.12).

Vorteile von Injektionen

Vorteile von Injektionen sind:
▶ **Schneller Wirkungseintritt.** Innerhalb von Sekunden bei der i. v.- und i. a.-Injektion, innerhalb von 10–15 Min. bei der i. m.-Injektion (bei öligen Injektionslösungen allerdings verzögert) und innerhalb von 20–30 Min. bei der s. c.-Injektion
▶ **Kein Wirkstoffverlust.** Durch die parenterale Verabreichung können die unkalkulierbaren Wirkstoffverluste vermieden werden, die bei der oralen Gabe infolge Resorptionsstörungen oder Inaktivierung durch Verdauungsenzyme auftreten
▶ **Lokale Wirkung.** Beispielsweise können bei der intraartikulären Injektion Arzneimittel direkt an den Ort des Geschehens gebracht werden
▶ **Exakte Dosierbarkeit.** Während z. B. bei Tabletten oder Dragees ein Zerteilen schwer oder gar nicht möglich ist, kann von einer Injektionslösung jede beliebige Menge entnommen werden
▶ **Bessere Steuerung des Wirkungseintritts und der Wirkungsdauer.** Durch die Auswahl von Injektionsart und Injektionslösung (z. B. Depotpräparate) können Wirkungsbeginn und Wirkdauer beeinflusst werden

15.3 Injektionen

Injektionsart	Gewebe/Struktur
Intrakutan (i. c.)	Haut
Subkutan (s. c.)	Unterhaut = Subkutis
Intramuskulär (i. m.)	Muskel
Intravenös (i. v.)	Vene
Intraarteriell (i. a.)	Arterie
Intrakardial	Herzmuskel
Intraartikulär	Gelenk
Intrathekal	Liquorraum

Tab. 15.12: Verschiedene Injektionsarten.

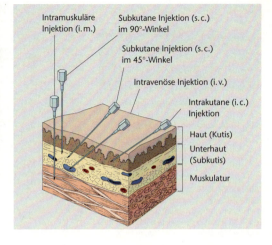

Abb. 15.13: Die häufigsten Injektionen sind die subkutane, die intramuskuläre und die intravenöse Injektion. [A400-190]

▶ **Vermeiden von Magen-Darm-Beschwerden.** Durch die Umgehung des Magen-Darm-Traktes wird die bei oraler Applikation häufig beobachtete Schleimhautschädigung vermieden. Sind die Beschwerden (z. B. Übelkeit) allerdings Folge der *systemischen* Wirkung des Arzneimittels, können sie auch durch eine parenterale Gabe nicht verhindert werden
▶ **Unabhängigkeit von den Ressourcen des Patienten.** Eine parenterale Arzneimittelgabe ist auch möglich bei bewusstlosen Patienten, Patienten mit Schluckstörungen oder desorientierten, verwirrten Patienten.

Komplikationen von Injektionen

Unverträglichkeitsreaktionen

Unverträglichkeitsreaktionen, z. B. allergische Reaktionen, zeigen sich vor allem durch Hautrötung, Juckreiz oder Hautausschlag, Kopf-, Gelenk- und Gliederschmerzen, Unruhe, Angst, Übelkeit, Erbrechen, Temperaturanstieg, Hitzewallungen, Atemnot sowie Kreislaufstörungen bis hin zum Schock. Diese Reaktionen können nach *jeder* Arzneimittelgabe auftreten, sind aber nach parenteraler Gabe ausgeprägter und setzen schneller – oft ohne Vorboten – ein.

Folgen einer falschen Injektionstechnik

Folgen einer falschen Injektionstechnik treten auf:
▶ Wenn bei adipösen Patienten zur i. m.-Injektion eine zu kurze Kanüle verwendet wird; dann wird das Arzneimittel stattdessen s. c. gespritzt.

Mögliche Folgen: Schmerzen, verlängerte Resorptionszeit mit verzögertem Wirkungseintritt und verlängerter Wirkungsdauer, Gewebenekrose
▶ Wenn bei kachektischen Patienten zur s. c.-Injektion eine zu lange Kanüle verwendet wird; dann wird das Arzneimittel tatsächlich i. m. gespritzt.
Mögliche Folgen: beschleunigte Resorption mit schnellerem Wirkungseintritt und verkürzter Wirkdauer
▶ Wenn bei einer i. v.-Injektion das Gefäß durchstochen oder nach der Injektion nicht ausreichend lange und intensiv komprimiert wird; dann kommt es zu Einblutungen in das Gewebe.
Mögliche Folgen: Schmerzen, Hämatome
▶ Wenn bei einer i. v.-Injektion das Gefäß nicht getroffen oder durchstochen wird, so dass das Arzneimittel nicht in das Gefäß, sondern das umliegende Gewebe (paravenös) gelangt.
Mögliche Folgen: Schmerzen, Nervenschädigungen, Gewebenekrosen
▶ Wenn ein für eine andere Injektionsform vorgesehenes Arzneimittel in eine Arterie gelangt; dann kann sich ein dramatisches Bild entwickeln.
Mögliche Folgen: Schmerzen, Gefäßverschluss, Ischämie, Gewebenekrosen bis hin zur Amputationsnotwendigkeit
▶ Wenn eine i. m.-Injektion nicht fachgerecht durchgeführt wird und ein Nerv getroffen oder in unmittelbare Nähe eines Nerven gespritzt wird.
Mögliche Folgen: Schmerzen, Nervenschädigung, möglicherweise mit neurologischen Ausfällen
▶ Wenn bei einer Injektion die Hygienevorschriften missachtet werden, so dass Krankheitserreger eindringen können (z. B. bei nicht korrekter Hände- oder Hautdesinfektion sowie durch die Rekontamination des bereits desinfizierten Injektionsortes durch erneutes Palpieren).
Mögliche Folgen: lokale Infektionen (z. B. Spritzenabszess), Sepsis, Schmerzen.

15.3.2 Vorbereitung einer Injektion

Anforderungen an die Pflegekraft

Führt eine examinierte Pflegekraft eine Injektion auf Anordnung des Arztes durch oder beauftragt sie einen Schüler damit, ist sie für die ordnungsgemäße Durchführung verantwortlich und deshalb auch haftbar.
Folgende **Anforderungen** werden an sie gestellt:
▶ Die Pflegekraft wurde vom Arzt mit der Durchführung beauftragt
▶ Die Pflegekraft kennt Indikationen und Kontraindikationen, Wirkungen und mögliche Nebenwirkungen des Arzneimittels
▶ Die Pflegekraft beherrscht die geforderte Injektionstechnik
▶ Sie vergewissert sich, dass keine Gründe vorliegen, die eine Durchführung der Verordnung verbieten oder in Frage stellen. Hier sind insbesondere eine zwischenzeitliche Verschlechterung des Allgemeinzustandes des Patienten, die Verweigerung der Injektion durch den Patienten oder Unverträglichkeitsreaktionen nach einer früheren Injektion dieses Arzneimittels zu nennen.

635

15 Heilmethoden und Aufgaben der Pflegenden bei der Therapie

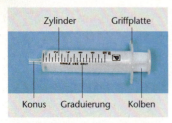

Abb. 15.14: Kunststoff-Einwegspritze nach Luer mit Beschriftung der Einzelteile. [K115]

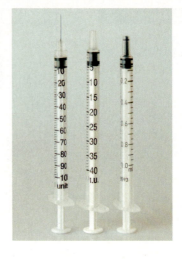

Abb. 15.15: Insulinspritzen sind als U40- und U100-Spritzen mit und ohne integrierte Kanüle erhältlich. Links eine U100-Spritze mit, in der Mitte eine U40-Spritze ohne integrierte Kanüle. Rechts eine 1-ml-Spritze mit 0,05-ml-Graduierung. [K115]

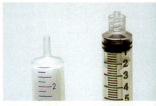

Abb. 15.16: Links 10-ml-Spritze mit exzentrischem Konus und Luer-Steckansatz, rechts 10-ml-Spritze mit zentralem Konus und Luer-Lock-Ansatz. [K183]

Vorbereitung des Patienten

▶ Die Pflegekraft vergewissert sich, dass der Patient vom Arzt angemessen informiert wurde, vor allem über den Sinn der Injektion, über Injektionsart, Nebenwirkungen, Komplikationen sowie mögliche „normale" Empfindungsstörungen während der Injektion, z. B. Schmerzen, Herzklopfen, Hitzegefühl, Übelkeit, ungewöhnlicher Geschmack
▶ Die Pflegekraft weist den Patienten auf notwendige oder sinnvolle Verhaltensregeln hin, z. B. das Einhalten von (kurzzeitiger) Bettruhe.

Spritzen und Kanülen zur Injektion

Injektionsspritzen

Es gibt **Injektionsspritzen** zum einmaligen und zum mehrmaligen Gebrauch. Heute überwiegen steril verpackte **Einmalspritzen** aus Kunststoff mit einem Volumen von 1, 2, 5, 10 und 20 ml. Die **Standardspritze** besteht aus zwei Teilen, dem **Kolben** und dem **Zylinder** (☞ Abb. 15.14). Die **Insulinspritze** ist als U40- bzw. U100-Spritze erhältlich für Insulinlösungen mit 40 bzw. 100 IE/ml (mit und ohne integrierte Kanüle), eine Sonderform ist der Insulinpen (☞ auch 21.6.6). Die **Tuberkulinspritze** zu 1 ml weist einen Skalenwert von 0,01 ml zur exakten Dosierung auch kleinster Mengen auf. **Spritzen zum mehrmaligen Gebrauch** bestehen aus einem Glaszylinder mit einem Konus und einem Kolben aus Metall oder Glas.

Der **Konus** kann unterschiedlich geformt sein (☞ Abb. 15.16). Am gebräuchlichsten sind der **Luer-Steckansatz** mit einer großen Kontaktfläche, so dass die Kanüle nach dem Aufstecken gut sitzt, und der **Luer-Lock-Ansatz**, der aufgeschraubt wird. Bei Spritzen ab 5 ml kann der Steckansatz auch exzentrisch sitzen.

Injektionskanülen

Zur Injektion werden im Stationsalltag ausschließlich Einwegkanülen in genormten Größen verwendet. Sterile, einzeln verpackte Einmalkanülen sind mit unterschiedlichem Außendurchmesser und verschiedener Länge erhältlich und können aufgrund ihrer Farbmarkierung leicht voneinander unterschieden werden (☞ Tab. 15.17).

Vorbereitung der Materialien und Aufziehen des Arzneimittels

Vorbereitung der Materialien

Zur sicheren Vorbereitung von Injektionen ist ein ruhiges und hygienisch einwandfreies Arbeitsumfeld mit ausreichender Arbeitsfläche und Materialdepots in Griffnähe notwendig (☞ Abb. 15.19).

Die Pflegekraft desinfiziert Arbeitsfläche, Spritzentablett und Hände. Anschließend bereitet sie alle für Aufziehen und Injektion notwendigen Materialien vor

Farbkodierung von Einmalkanülen										
Nummer	20	–	18	–	17	16	14	12	2	–	1	–	–
Gauge	27	26	24	23	23	22	21	20	19
Farbe	grau	braun	lila	blau	violett	schwarz	grün	gelb	weiß
Außendurchmesser [mm]	0,40 0,40–0,42	0,45	0,55	0,66	0,60–0,65	0,70	0,80	0,90	1,10
Länge [mm]	20 12–16	25 12	25	25	30–32	30–32	40	50–60	40	70	30
Verwendung	Insulin, s.c.	Insulin, s.c.	s.c.	s.c.	s.c., i.m.[1]	s.c., i.m.[1]	i.v.	i.m.[3]	i.v., i.m.[4]	tief i.m.	Aufziehkanüle, Blutentn.

[1] Oberschenkel [2] Oberschenkel; Gesäß bei Untergewichtigen und großen Kindern
[3] Gesäß bei Normal- bis Übergewichtigen [4] Für dickflüssige Lösungen

Tab. 15.17: Die verschiedenen Einmalkanülen und ihre Verwendungszwecke. Gauge [G] = spezielles Eichmaß.

15.3 Injektionen

damit sie das Arzneimittel ohne Unterbrechung aufziehen und so die Kontaminationsgefahr verringern kann:
▶ Arzneimittel
▶ Sterilisierte Tupfer (Tipps zur Hautdesinfektion ☞ 14.5.1)
▶ Ggf. Ampullensäge
▶ Ggf. Hautdesinfektionsmittel
▶ Aufziehkanülen
▶ Injektionskanülen
▶ Spritzen
▶ Ggf. Belüftungskanülen mit Bakterienfilter für Stechampullen (statt Aufziehkanüle)
▶ Spritzentablett
▶ Abwurfgefäß für Glas und Kanülen
▶ Abwurfgefäß für sonstigen Abfall (Papier, Tupfer, Spritzen).

Für die *i.v.-Injektion* werden zusätzlich bereitgelegt:
▶ Unsterile Einmalhandschuhe (Eigenschutz)
▶ Staubinde
▶ Flüssigkeitsdichte Unterlage
▶ Ggf. Unterarmpolster, ggf. Unterarmschiene bei verwirrten Patienten.

Für die *i.a.-Injektion* zusätzlich:
▶ 2–4 sterile Mullkompressen
▶ Pflasterstreifen, Druckverband (mehrere Kompressen)
▶ Evtl. Sandsack, Einmalrasierer.

Erforderlich sind folgende Kontrollen (☞ 15.2.9):
▶ Stimmen die Angaben auf dem Etikett des Arzneimittels mit den Anordnungen des Arztes überein?
▶ Wurde das Arzneimittel korrekt gelagert, z. B. im Kühlschrank?
▶ Ist das Verfallsdatum überschritten?
▶ Ist die Ampulle unbeschädigt und ungeöffnet, oder liegt das erste Anstechen einer Stechampulle weniger als 24 Std. zurück?
▶ Ist das Arzneimittel in Farbe und Konsistenz unverändert?

Injektionslösungen werden in unterschiedliche Ampullen abgefüllt (☞ Abb. 15.18). Das Aufziehen hängt von der Art der Ampulle ab.

Aufziehen aus der Glasampulle
Beim **Aufziehen aus Glasampullen** gilt:
▶ Ggf. die Injektionslösung aus dem Ampullenkopf in die Ampulle zurückbefördern, z. B. durch Beklopfen des Ampullenkopfes oder eine Bewegung aus dem Handgelenk heraus, ähnlich der beim Herunterschlagen eines Quecksilberthermometers
▶ Bei Ampullen ohne Sollbruchstelle (heute selten) Ampullenhals mit 2–3 Sägebewegungen der Ampullensäge ansägen. Bei den heute üblichen *Brechampullen,* die eine Sollbruchstelle am Ampullenhals haben und am Ampullenhals durch einen weißen Ring oder am Ampullenkopf durch einen Punkt gekennzeichnet sind, entfällt das Ansägen
▶ Die Ampulle in die Hand nehmen und – zur Vermeidung von Schnittverletzungen – einen unsterilen Tupfer mit dem Zeigefinger hinter den Ampullenhals klemmen (☞ Abb. 15.20)
▶ Den Ampullenkopf mit einer ruckartigen Bewegung abbrechen (☞ Abb. 15.21)
▶ Die Injektionslösung mit einer Spritze und der Aufziehkanüle *restlos* aufziehen, dabei die Ampulle schräg halten und die Kanüle mit dem Schliff so drehen, dass auch der letzte Tropfen aufgezogen werden kann (☞ Abb. 15.22). Günstig ist eine möglichst kleinlumige Aufziehkanüle, damit auch kleinste Glaspartikel der Ampulle keinesfalls mit aufgezogen werden
▶ Die Aufziehkanüle abziehen und sofort in den dafür vorgesehenen Abwurfbehälter entsorgen, ohne den Kanülenschutz noch einmal aufzustecken, d. h. ohne sog. *recapping*

Abbrechen des Ampullenhalses [K183]

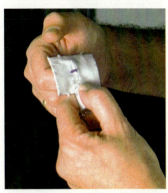

Abb. 15.20: Tupfer mit dem Zeigefinger hinter den Ampullenhals klemmen.

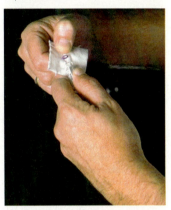

Abb. 15.21: Ampullenkopf mit dem Zeigefinger als Hebel abbrechen.

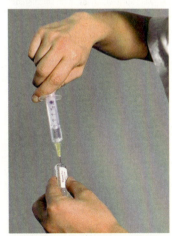

Abb. 15.22: Aufziehen aus der Glasampulle. Die Kanülenspitze sitzt dem Boden der Ampulle auf. Der Zeigefinger bietet ein Widerlager an der Spritzengriffplatte; Daumen und Mittelfinger ziehen den Spritzenkolben zurück. [K183]

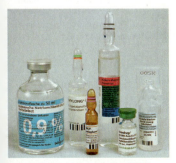

Abb. 15.18: Verschiedene Ampullen. [K115]

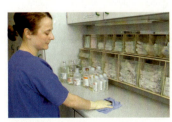

Abb. 15.19: Arbeitsfläche mit griffbereiten Materialien für die Vorbereitung einer Injektion. In den durchsichtigen Schütten befinden sich Kanülen und Spritzen verschiedener Größen sowie zusätzliche Utensilien wie Röhrchen zur Blutentnahme und Dreiwegehähne. [K115]

637

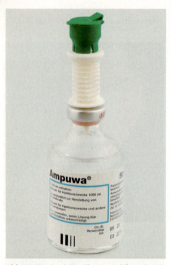

Abb. 15.23: Stechampulle mit Belüftungskanüle (Mini-Spike®). [K115]

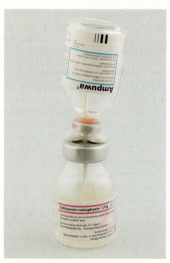

Abb. 15.24: Überleitungskanüle mit aufgesteckten Stechampullen während der Überleitung. [K115]

- Die Luft aus der Spritze entfernen. Dazu den Konus nach oben halten. Durch leichtes Beklopfen des Spritzenzylinders sammeln sich die Luftblasen am Konus und können ohne gleichzeitiges Austreten von Injektionslösung herausgespritzt werden
- Injektionskanüle aufsetzen, Kanülenschutz nicht abziehen
- Die Spritze und die leere Ampulle auf das mit dem Namen des Patienten versehene Spritzentablett legen
- Das Spritzentablett mit sterilisierten Tupfern, Haut- und Händedesinfektionsmittel, Abwurf für Kanülen und ggf. Wundschnellverband ausstatten.

Aufziehen aus Stechampullen

Aus **Stechampullen** (Inhalt 1–200 ml) werden Arzneimittel wie folgt entnommen:
- Den Metall- bzw. Plastikverschluss entfernen
- Den Gummistopfen desinfizieren (Einwirkzeit beachten)
- Bei der Entnahme von Teilmengen („Mehrdosisbehälter") jeweils eine neue Kanüle verwenden oder eine Mehrfachentnahmekanüle mit Belüftungsfilter (Mini-Spike® ☞ Abb. 15.23). Diese macht das früher übliche, aber umstrittene Einspritzen von Luft in die Ampulle überflüssig. Nach Entnahme den Spike sofort verschließen (📖 2). Bei Entnahme des kompletten Ampulleninhaltes und Verwendung einer Aufziehkanüle diese entfernen und adäquat entsorgen (☞ oben)
- Die Spritze entlüften (☞ oben) und ggf. zu viel aufgezogenes Arzneimittel vorsichtig herausspritzen
- Die Injektionskanüle aufsetzen
- Spritze und leere Stechampulle auf das mit dem Namen des Patienten versehene Spritzentablett legen, Spritze mit Patientennamen und Inhalt beschriften.

> Eine nur teilweise entleerte Stechampulle wird mit Datum und Uhrzeit der ersten Entnahme beschriftet und zum baldigen Verbrauch (max. 24 Std., Ausnahme z. B. Insulinampullen ☞ 21.6.6) in den Arzneimittelschrank oder ggf. in den Kühlschrank (+4 bis +7 °C) gestellt. Die Belüftungskanüle (z. B. Mini-Spike®) wird verschlossen und verbleibt in der Stechampulle.

Auflösen von Trockensubstanzen

Trockensubstanzen müssen vor der Injektion vollständig aufgelöst werden. Dazu dürfen nur die mitgelieferten oder die auf der Ampulle bzw. dem Beipackzettel angegebenen Lösungsmittel verwendet werden.

Befinden sich Lösungsmittel und Trockensubstanz in *Glasampullen:*
- Glasampullen öffnen (☞ oben)
- Lösungsmittel aus der Glasampulle aufziehen (☞ oben)
- Lösungsmittel mit nur geringem Druck auf die Trockensubstanz spritzen (Schaumbildung vermeiden)
- Abwarten, bis sich die Trockensubstanz aufgelöst hat; nicht mit der Kanüle rühren oder die Ampulle schütteln.

Bei *Stechampullen:*
- Den Metall- bzw. Plastikverschluss entfernen
- Die Gummikappe desinfizieren (Einwirkzeit beachten)
- Eine Überleitungskanüle in die Stechampulle mit dem Lösungsmittel einstechen
- Die Stechampulle mit der Trockensubstanz auf das zweite Ende der Überleitungskanüle aufstecken
- Das gesamte Lösungsmittel überleiten (☞ Abb. 15.24)
- Die vollständige Auflösung der Trockensubstanz abwarten; das Auflösen kann durch vorsichtiges Rollen der Stechampulle zwischen den Handflächen beschleunigt werden.

Einige Arzneimittel werden in sog. *Zweikammerspritzen* angeboten, in die Trockensubstanz und Lösungsmittel getrennt eingebracht wurden. Durch Betätigung eines speziellen Mechanismus, der aus der Packungsbeilage ersichtlich ist, werden Trockensubstanz und Lösungsmittel gemischt. Auch hier wird vor der Injektion das vollständige Auflösen der Trockensubstanz abgewartet.

> **Vorsicht**
> - Eine unbeschriftete Spritze oder eine Spritze, neben der keine leere Ampulle steht und über deren Inhalt keine Gewissheit herrscht, muss verworfen werden
> - Kein Recapping. Kanüle direkt in Abwurfbehälter entsorgen.

Bei der Vorbereitung und Durchführung von Injektionen gilt ebenso wie für das Richten von Arzneimitteln die „5-R-Regel" (☞ 15.2.9).

15.3.3 Durchführung der subkutanen Injektion

> **Subkutane Injektion** (kurz *s. c.-Injektion*): Einspritzen der Injektionslösung in die Unterhaut *(Subkutis).*

S. c.-Injektion von Insulin ☞ 21.6.6

15.3 Injektionen

Geeignet für eine **subkutane Injektion** sind alle isotonischen, wässrigen Lösungen wie z. B. Insulin (☞ 21.6.6) und Heparin. Kontraindikationen für subkutane Injektionen sind Störungen der Hautdurchblutung, Entzündungen, Ödeme oder Hauterkrankungen im Injektionsgebiet sowie Schockzustände, da Haut und Muskulatur dann nur unzureichend durchblutet werden, so dass injizierte Arzneimittel nicht (vollständig) resorbiert werden und das Gewebe schädigen können.

Injektionsorte

Alle Körperregionen mit ausgeprägtem Unterhaut(fett)gewebe sind zur subkutanen Injektion geeignet (☞ Abb. 15.25). Bevorzugt (Injektionsort 1. Wahl) werden:
▶ Die Bauchdecke unterhalb des Bauchnabels (um den Nabel 2 cm frei lassen)
▶ Die seitlichen und vorderen Flächen beider Oberschenkel.

Alternative Injektionsorte 2. Wahl ☞ *Abb. 15.25*

Material und Vorbereitung

Vorbereitung der Materialien und Aufziehen des Arzneimittels ☞ *15.3.2*

Als Injektionskanüle eignen sich Kanülen mit einem geringen Außendurchmesser (☞ Tab. 15.17). Die Länge der Kanüle hängt von Alter und Körperbau des Patienten und dem Injektionswinkel ab.

Durchführung

▶ Hände desinfizieren
▶ Hautdesinfektion durchführen, Einwirkzeit abwarten (in der häuslichen Pflege kann bei der Injektion von Insulin auf die Desinfektion verzichtet werden, ▭ 3)
▶ Mit Daumen und Zeigefinger eine Hautfalte bilden, dabei die Haut nicht zu weit von der Körperoberfläche abheben, damit nicht Muskulatur mit in die „Hautfalte" gerät
▶ Zügig in die Hautfalte einstechen. Am sichersten zur Injektion in die Subkutis sind 12-mm-Kanülen, bei normgewichtigen Patienten mit senkrechtem, bei kachektischen Patienten mit 45°-Einstichwinkel
▶ Arzneimittel langsam injizieren
▶ Kanüle zügig entfernen, Hautfalte loslassen und Einstichstelle mit einem trockenen Tupfer komprimieren
▶ Kanüle in Kanülenabwurf entsorgen.

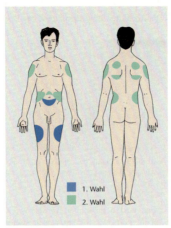

Abb. 15.25: Injektionsorte der ersten und zweiten Wahl für subkutane Injektionen. [A400-215]

Die Frage, ob vor einer s.c.-Injektion aspiriert werden soll, lässt sich nicht grundsätzlich beantworten. Bei der Injektion von Heparin wird dies wegen der möglichen Hämatombildung nicht empfohlen, bei anderen Arzneimitteln sind die Angaben der Hersteller zu beachten.

> Um Schäden der Haut und des subkutanen Gewebes zu vermeiden, wird bei s.c.-Injektionen über längere Zeit die Einstichstelle systematisch gewechselt (sog. Spritzenkalender ☞ z. B. Abb. 21.23).

Anleitung zu Injektionen in der häuslichen Pflege

Insbesondere durch die Heparingabe zur Thromboembolieprophylaxe und Langzeitmedikationen in Form von s.c.-Injektionen hat die Anleitung von Patienten

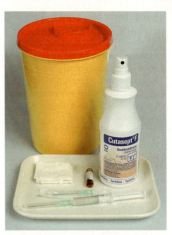

Abb. 15.26: Gerichtetes Spritzentablett mit aufgezogener Spritze, leerer Ampulle des aufgezogenen Arzneimittels, Hautdesinfektionsmittel, Ersatz-Injektions-Kanüle, sterilisierten Tupfern und Kanülenabwurfgefäß. [K115]

bzw. Angehörigen in der häuslichen Pflege große Bedeutung erlangt. Die Pflegenden:
▶ Weisen darauf hin, alle Materialien ausreichend zu bevorraten (rechtzeitig für Nachschub sorgen, Bestellung über den Hausarzt)
▶ Sorgen dafür, dass die Injektion an einer ausreichend großen, desinfizierbaren Arbeitsfläche vorbereitet wird
▶ Leiten Patient bzw. Angehörige Schritt für Schritt an und überprüfen in regelmäßigen Abständen die korrekte Durchführung der Injektion
▶ Informieren den Patienten bzw. seine Angehörigen, Materialien mit Verletzungsgefahr sicher in einer Abwurfbox zu entsorgen (bei Bedarf nachbestellen, Rezept des Hausarztes).

Durchführung der subkutanen Injektion [M161]

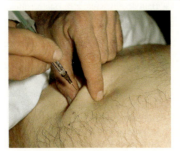

Abb. 15.27: Mit Daumen und Zeigefinger eine Hautfalte bilden.

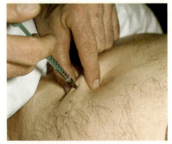

Abb. 15.28: Senkrecht einstechen, umgreifen und dann injizieren.

639

15.3.4 Durchführung der intramuskulären Injektion

> **Intramuskuläre Injektion** (kurz *i. m.-Injektion*): Arzneimittelgabe in einen Skelettmuskel. Arzneimittelaufnahme ist schneller als bei subkutaner, aber langsamer als bei intravenöser Arzneimittelgabe.

Für bestimmte Arzneimittel, vor allem Depotpräparate, ist die intramuskuläre Injektion ausdrücklich vorgeschrieben. Die Kontraindikationen der **intramuskulären Injektion** entsprechen denen der Subkutaninjektion (☞ 15.3.3). Zusätzliche Kontraindikationen sind eine erhöhte Blutungsneigung (auch künstlich durch Antikoagulantientherapie ☞ 17.6) und eine evtl. bevorstehende Lyse-Therapie (z. B. auch bei Herzinfarktverdacht).

Injektionsorte

> **Vorsicht**
> Bei nicht fachgerechter Injektion in die Gesäßmuskulatur ist der N. ischiadicus sehr verletzungsgefährdet. Außerdem ist die i. m.-Injektion die Injektion mit der höchsten Infektionsgefahr (z. B. Spritzenabszess).

Von Pflegenden bevorzugte **Injektionsorte** für die i. m.-Injektion sind:
- Der *M. gluteus medius* zwischen Spina iliaca anterior superior (vorderer oberer Darmbeinstachel), Crista iliaca (Darmbeinkamm) und Trochanter maior (großer Rollhügel, Knochenvorsprung am Oberschenkelknochen)
- Der *M. vastus lateralis* zwischen Trochanter maior und Patella, also die laterale, äußere Fläche am Oberschenkel.

Ärzte bevorzugen für Impfzwecke wegen der leichteren Zugänglichkeit oft den M. deltoideus am Oberarm (ca. 5 cm unterhalb des Akromions/der Schulterhöhe). Wegen der geringen Muskelmasse dürfen hier jedoch keine öligen Injektionslösungen oder Mengen über 2 ml injiziert werden.
Bestimmung der Injektionsorte ☞ unten

Materialien und Vorbereitung

Vorbereitung der Materialien und Aufziehen des Arzneimittels ☞ 15.3.2
Die Länge der Injektionskanüle hängt von Alter und Körpergewicht des Patienten ab. Im Normalfall korrespondieren Körpergewicht und Dicke der Subkutis,

Ventroglutäale Injektion nach von Hochstetter [K115]

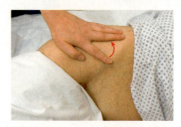

Abb. 15.29: Ertasten der knöchernen Anhaltspunkte und Drehung der Hand um ca. 2 cm. (☞ Text)

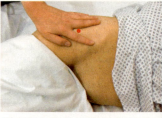

Abb. 15.30: Ermittelte Injektionsstelle (hier rot gekennzeichnet).

so dass bei einem höheren Körpergewicht von einer dickeren Subkutis ausgegangen werden kann und eine längere Kanüle gewählt werden muss.

Kanülenlänge bei **normalgewichtigen** Patienten (☞ auch Tab. 15.17):
- Bei größeren Kindern 4 cm
- Bei Erwachsenen 5–6 cm.

Kanülenlänge bei **übergewichtigen** Patienten:
- Bei größeren Kindern 5–6 cm
- Bei Erwachsenen 7 cm.

Für die i. m.-Injektion sollte der Patient möglichst liegen. Plötzliche Bewegungen im Stehen können zu Scherkräften im Muskel führen, so dass die Injektionskanüle am Übergang zwischen Kanülenschaft und -konus abbrechen kann. Wird die Injektion ausnahmsweise im Stehen durchgeführt, so verlagert der Patient das Gewicht auf die Gegenseite und entspannt das Bein der Injektionsseite so gut wie möglich.

Durchführung

- Patienten informieren und vor Blicken schützen
- Injektionsort sorgfältig lokalisieren (☞ unten)
- Hände desinfizieren
- Haut desinfizieren: z. B. Hautdesinfektionsmittel aufsprühen, mit sterilisierten Tupfern abwischen und ein zweites Mal sprühen, jeweils Einwirkzeit von ca. 30 Sek. einhalten (☞ 14.5.1)
- Injektionskanüle zügig und *senkrecht* einstechen. Ein zaghaftes, stückweises Einstechen der Injektionskanüle löst Abwehrspannung im Muskel aus, der Patient hat Schmerzen, und das Muskelgewebe wird übermäßig geschädigt. Sich beim Eindringen der Kanüle in die Muskelschicht beim Patienten nach Veränderungen (Kribbeln/Missempfindungen) erkundigen. Ggf. Kanüle sofort zurückziehen. Zwischen Haut und Kanülenkonus ca. 1 cm Abstand lassen, da Kanülen zwischen Kanülenschaft und -konus abbrechen können und der Schaft bei ausreichender Länge über Hautniveau noch von Hand herausgezogen werden kann
- Nach dem Einstich *aspirieren,* d. h. die Spritze in der Position halten und den Spritzenstempel leicht zurückziehen
- Wird Blut aspiriert, Injektion mit neuer Kanüle an einer anderen Stelle durchführen, da das Arzneimittel sonst in die Blutbahn gelangen kann (irrtümliche i. v.- oder i. a.-Injektion). Ist das Arzneimittel stark mit Blut vermischt, muss es verworfen und neu aufgezogen werden
- Wurde bei der Injektion der Knochen getroffen, Kanüle 1–2 cm zurückziehen, so dass die Kanülenspitze sicher im Muskel liegt. Wurde der Nerv getroffen, klagt der Patient über Missempfindungen und nachfolgend Schmerzen. Keine Stichkanalkorrektur vornehmen, sondern Vorgang abbrechen und Arzt informieren
- Das Arzneimittel *langsam* injizieren (ca. 2 ml/Min.), damit sich die Lösung schmerzlos im Muskelgewebe verteilt
- Nach beendeter Injektion die Kanüle rasch zurückziehen
- Injektionsort mit einem Tupfer komprimieren
- Kanüle direkt im Anschluss in Kanülenabwurf entsorgen.

Lokalisation des Injektionsortes

Zur **Lokalisation des Injektionsortes** bieten sich folgende Methoden an.
- Musculus gluteus medius:
  – Ventroglutäale Methode nach von Hochstetter

15.3 Injektionen

Durchführung der ventroglutäalen Injektion nach von Hochstetter

Patient liegt auf der linken Seite	Patient liegt auf der rechten Seite
Der Patient liegt entspannt auf der Seite und zieht die Knie leicht an (darf oder kann sich der Patient nicht drehen, ist die ventroglutäale Injektion aber auch in Rückenlage möglich) Die Pflegekraft steht hinter dem Patienten	
Beim Rechtshänder ertastet der Zeigefinger der linken Hand, beim Linkshänder der Mittelfinger der rechten Hand die Spina iliaca anterior superior und bleibt dort liegen	Beim Rechtshänder ertastet der Mittelfinger der linken Hand, beim Linkshänder der Zeigefinger der rechten Hand die Spina iliaca anterior superior und bleibt dort liegen
Beim Rechtshänder gleitet der Mittelfinger der linken Hand, beim Linkshänder der Zeigefinger der rechten Hand etwa 7 cm entlang der Crista iliaca	Beim Rechtshänder gleitet der Zeigefinger der linken Hand, beim Linkshänder der Mittelfinger der rechten Hand etwa 7 cm entlang der Crista iliaca
Die Hand wird so gedreht, dass der eine Finger auf der Spina iliaca anterior superior liegen bleibt und der andere Finger vom höchsten Punkt der Crista iliaca um ca. 2 cm nach unten rutscht, so dass der Handteller in Richtung Trochanter maior liegt	
Die Spitze des Dreiecks zwischen Zeige- und Mittelfinger ist der Injektionsort. Nimmt die Pflegekraft die Hand vor der Injektion weg, kann sie den Injektionsort mit Daumennagel oder Tupferreibungen (Haut rötet sich) markieren	

Tab. 15.31: Schritt-für-Schritt-Vorgehen bei der ventroglutäalen Injektion nach von Hochstetter.

- Crista-Methode (ventroglutäale Injektion nach Sachtleben)
▶ Muskulus vastus lateralis: Methode nach von Hochstetter.

Ventroglutäale Methode nach von Hochstetter

Mit der **ventroglutäalen Methode nach von Hochstetter** kann der Injektionspunkt am M. gluteus medius zuverlässig bestimmt werden. Sie ist für die i.m.-Injektion beim Erwachsenen die sicherste Methode. Die ventroglutäale Methode nach von Hochstetter kann auch bei größeren Kindern angewendet werden, nicht jedoch bei kleineren, da die Erwachsenenhand hier im Verhältnis zu groß ist.

Der sichere Injektionspunkt nach von Hochstetter liegt in einem gedachten Dreieck zwischen Spina iliaca anterior superior (vorderer oberer Darmbeinstachel), Crista iliaca (Darmbeinkamm) und Trochanter maior (großer Rollhügel, ☞ Abb. 15.29 und 15.30). Tab. 15.31 beschreibt das Vorgehen Schritt für Schritt.

Injektion nach der Crista-Methode

Eine zweite Methode, den sicheren Injektionspunkt am M. gluteus medius zu bestimmen, ist die **Crista-Methode** (ventroglutäale Injektion nach Sachtleben). Sie wird bevorzugt bei Säuglingen und kleineren Kindern angewandt.

Der sichere Injektionspunkt liegt auf einer gedachten Linie zwischen Crista iliaca und Trochanter maior (Details ☞ unten):

▶ Der Patient liegt entspannt auf der Seite und hat die Knie leicht angewinkelt
▶ Beim Rechtshänder liegt der Kopf des Patienten rechts, beim Linkshänder links
▶ Der Rechtshänder legt den Zeigefinger der rechten Hand, der Linkshänder den Zeigefinger der linken Hand parallel der Crista iliaca zwischen Spina iliaca anterior superior und dem höchsten Punkt der Crista iliaca (gelegentlich als *Eminentia cristae iliacae* bezeichnet) an
▶ Der Injektionsort liegt beim Kind ab ca. zwölf Jahren (Körpergröße ≥ 150 cm) und beim Erwachsenen drei Querfinger, beim Kind von 3–12 Jahren (Körpergröße 100–150 cm) zwei Querfinger und beim Säugling und Kleinkind (Körpergröße ≤ 100 cm) einen Querfinger unterhalb des Zeigefingers in Richtung Trochanter maior: Steht die Pflegekraft vor dem Patienten, liegt der Injektionsort unterhalb des *proximalen* Drittels des Zeigefingers, steht sie hinter dem Patienten, unterhalb des *distalen* Drittels des Zeigefingers. Die Lokalisation des Injektionspunktes ist allerdings auch abhängig von der Länge des Zeigefingers der Pflegeperson und dem Körperbau des Patienten ☞ Abb. 15.32 und 15.33)
▶ Die Pflegekraft desinfiziert die vorgesehene Injektionsstelle unterhalb der Querfinger. Wird die abmessende Hand vor dem Einstich entfernt, wird der Injektionsort mit dem Daumennagel oder Tupferreibungen (Haut rötet sich) markiert
▶ Der Einstich erfolgt in Richtung Bauchnabel und soll ausreichend tief hineingehen
▶ Nach beendeter Injektion die Kanüle rasch zurückziehen
▶ Injektionsort mit einem Tupfer komprimieren
▶ Kanüle unmittelbar im Anschluss an die Injektion in Kanülenabwurf entsorgen.

Auffinden der Injektionsstelle nach der Crista-Methode beim Erwachsenen und größeren Kind [K115]

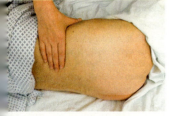

Abb. 15.32: Die Patientin liegt mit leicht angewinkelten Beinen auf der Seite. Die Pflegekraft steht vor ihr. Ihre rechte Hand liegt so in der Flanke, dass der Zeigefinger am Darmbeinkamm anliegt.

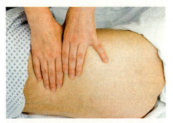

Abb. 15.33: Die Einstichstelle befindet sich bei Erwachsenen und Kindern ab zwölf Jahren (Körpergröße über 150 cm) drei Querfinger unterhalb des Darmbeinkamms (kleinere Kinder ☞ Text).

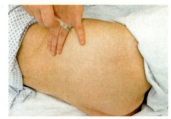

Abb. 15.34: Die Injektion erfolgt in Richtung Bauchnabel.

Intramuskuläre Injektion in den Oberschenkel

Eine Alternative zur ventroglutäalen Injektion, z. B. bei Verletzungen oder Verbrennungen im Bereich des M. gluteus medius, ist die senkrechte **Injektion in den Oberschenkelmuskel** (M. vastus lateralis des M. quadriceps femoris), ebenfalls nach der Beschreibung von v. Hochstetter (☞ Abb. 15.35).

Der Injektionsort liegt im mittleren Drittel einer gedachten Linie zwischen Trochanter maior und Patella (Kniescheibe):

- Patienten in eine entspannte Rückenlage bringen
- Das zur Injektion vorgesehene Bein leicht innenrotieren
- Trochanter maior ertasten und eine gedachte Linie zwischen Trochanter maior und Patella ziehen
- Im mittleren Drittel dieser Linie liegt der Injektionspunkt. Injektionspunkt mit Daumennagel oder Tupferreibungen (Haut rötet sich) bzw. mit gefärbtem Desinfektionsmittel markieren. Eine Handbreit unterhalb des Trochanters und eine Handbreit oberhalb des Knies darf nicht injiziert werden.

15.3.5 Durchführung der intravenösen Injektion

> **Intravenöse Injektion** (kurz *i. v.-Injektion*): Arzneimittelgabe direkt in eine Vene. Wird gewählt, wenn eine schnelle Wirkung des Arzneimittels erforderlich ist, Kontraindikationen für andere Injektionsarten bestehen oder keine andere Verabreichungsform für das Arzneimittel erlaubt ist.

Venenpunktion und i.v.-Injektion sind Aufgabe des Arztes oder von weitergebildeten Pflegenden, etwa Fachpflegekräften in der Intensivpflege, Anästhesie und Dialyse.

Material und Vorbereitung

Vorbereitung der Materialien ☞ 15.3.2

Länge und Dicke der Injektionskanüle hängen von den individuellen Vorlieben des Injizierenden ab. Meist werden gelbe oder grüne Kanülen (Nr. 1 bzw. 2) bevorzugt (☞ 15.3.2). Sind mehrere i.v.-Injektionen nacheinander erforderlich, wird häufig ein **Butterfly** (Flügelkanüle ☞ Abb. 14.8) oder eine Venenverweilkanüle gelegt (☞ 15.4.3).

Bei schlechten Venenverhältnissen kann die Venenfüllung durch feuchtwarme Wickel, ein warmes Armbad oder einfaches Herabhängenlassen des Armes für ein paar Minuten verbessert werden.

Nachbereitung ☞ 14.5.1

15.3.6 Maßnahmen nach einer Injektion

Die Entsorgung der gebrauchten Materialien ist Aufgabe des Injizierenden. Dies gilt besonders für die gebrauchten Kanülen, um Verletzungen anderer Mitarbeiter zu vermeiden. Der Patient wird auf sein Befinden, Injektionsstelle bzw. Verband auf Nachblutungen und Infektionszeichen beobachtet.

Komplikationen und Nebenwirkungen

- Hämatome und Paravasate (para = neben, vas = Gefäß) werden gekühlt (Kühlelemente, Alkoholumschläge) und später mit Heparinsalbe behandelt. Außerdem wird der Arzt informiert
- Sind gewebeschädigende Arzneimittel (z. B. Zytostatika ☞ 22.4.1) nicht in die Vene, sondern in das umliegende Gewebe gelaufen, klagt der Patient über Schmerzen oder besteht ein Verdacht auf Nervenschädigungen (z. B. Lähmungen, Empfindungsstörungen) oder eine irrtümliche i.a.-Injektion (Durchblutungsstörungen distal der Injektionsstelle), wird der Arzt sofort benachrichtigt. Weitere Maßnahmen erfolgen auf Anordnung
- Auch bei allergischen Reaktionen ist der Arzt sofort zu benachrichtigen, da sich zunächst harmlos erscheinende Beschwerden rasch verstärken können (Arzneimittel ☞ 13.5.5 und 27.2.3).

15.4 Infusionen

> **Infusion:** Langsames, meist tropfenweises Einfließen größerer Flüssigkeitsmengen in den Körper.

Unter einer Infusion versteht man im klinischen Sprachgebrauch die **intravenöse Infusion** *(in eine Vene hinein)*. **Intraarterielle Infusionen** werden nur selten eingesetzt, z. B. in der Angiologie bei arteriellen Durchblutungsstörungen (☞ 17.5.2).

Noch seltener sind die **subkutane Infusion**, z. B. in das Unterhautgewebe des Bauches

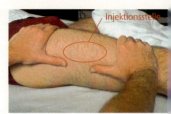

Abb. 15.35: Injektionsstelle bei der intramuskulären Injektion in den Oberschenkel nach von Hochstetter. [K183]

oder der Oberschenkel oder **intraossäre Infusionen** (in einen Röhrenknochen, z. B. die Tibia, v. a. bei Kindernotfällen).

Ziele der Infusionstherapie sind:

- Erhaltung oder Wiederherstellung der **Homöostase**, d. h. des Gleichgewichts des Inneren Milieus: Physiologischer Wasser-, Elektrolyt-, Säure-Basen-Haushalt
- Nährstoffzufuhr (☞ auch 15.5.2)
- Arzneimittelverabreichung
- Offenhalten von Gefäßen.

Die Infusionstherapie ist Aufgabe des Arztes. Er kann Vorbereitung, praktische Durchführung und Überwachung aber an Pflegende mit entsprechender Handlungskompetenz delegieren.

Von Pflegenden kann *Durchführungsverantwortung* übernommen werden für:

- Vorbereiten von Infusionslösungen
- Zumischen von Arzneimitteln zur Infusionslösung
- Auswechseln von Infusionslösungen bei bestehendem venösen Zugang
- Auswechseln der Zu- und Überleitungssysteme
- Überwachung und Steuerung des Infusionsablaufs.

Durch Weiterbildung können Pflegende Durchführungskompetenz erwerben für:

- Das Anlegen von Infusionen
- Die Injektion von Arzneimitteln in die Zuspritzvorrichtung der Infusionszuleitung oder der Venenverweilkanüle.

Arten von i. v.-Infusionen

Unterschieden werden:

- Je nach Art der punktierten Vene *periphervenöse Infusionen* (☞ 15.4.3) und *zentralvenöse Infusionen* (☞ 15.4.4)
- Je nach Zeitdauer der Infusion *Dauer-* und *Kurzinfusionen*.

Dauerinfusionen laufen über mehrere Stunden, oft 24 Std. am Tag. Bei einer **Kurz(zeit)infusion** wird die Infusionslösung in höchstens drei Stunden gegeben, oft in 15–30 Min.

15.4.1 Infusionslösungen

Osmose: Übergang des Lösungsmittels (z. B. Wasser) einer Lösung in eine stärker konzentrierte Lösung durch eine semipermeable (halb durchlässige) Membran, die für das Lösungsmittel (Wasser), nicht jedoch für den gelösten Stoff (z. B. Bluteiweiße) durchlässig ist.

Osmolarität: Maß für die Stärke (*griech.* osmo = Schub, Stoß) des Lösungsmittelübergangs bei der Osmose. Definiert als Menge der gelösten Teilchen pro *Liter* Lösungsmittel (osmol/l).

Osmolalität: Ebenfalls Maß für die Stärke des Lösungsmittelübergangs bei der Osmose, jedoch definiert als Menge der gelösten Teilchen pro *Kilogramm* Lösungsmittel (osmol/kg).

Die **Osmolarität** ist wichtig für die praktische Arbeit mit Infusionslösungen:

▶ **Isotone Infusionslösungen** entsprechen in ihrer Osmolarität (nicht in ihrer Zusammensetzung) dem Blutplasma, d. h. die Osmolarität liegt um 300 mosmol/l

▶ **Hypotone Infusionslösungen** haben eine Osmolarität unter 270 mosmol/l, **hypertone Infusionslösungen** eine von über 310 mosmol/l. Diese Lösungen können die Venenwände und Erythrozyten schädigen (Erythrozyten „saugen" in hypotoner Lösung Wasser auf, bis sie platzen, in hypertoner Lösung geben sie Wasser ab und schrumpfen). Infusionslösungen mit einer Osmolarität > 800 mosmol/l müssen über einen zentralvenösen Katheter verabreicht werden (☞ Angaben auf der Infusionsflasche). Beim Austritt aus dem Katheter werden sie durch die im Vergleich zur peripheren Vene große Blutmenge rasch verdünnt und schädigen Venenwände und Erythrozyten deshalb nicht.

Alle Infusionslösungen müssen ebenso wie die Injektionslösungen *steril* (keimfrei) und *pyrogenfrei*, d. h. frei von fiebererzeugenden Substanzen, sein. Einen Überblick über die verschiedenen Infusionslösungen gibt Tabelle 15.36.

Infusionslösung	Kurzcharakterisierung, Besonderheiten, Handelsnamen (Bsp.)
Lösungen zur Elektrolytzufuhr (Ziel Korrektur des Wasser- und Elektrolythaushaltes)	
Vollelektrolyt-lösungen	▶ Na⁺-Konzentration ≥ 120 mmol/l ▶ Mit und ohne Kohlenhydratzusatz ▶ z. B. Ringer-Lösung, Jonosteril®, Sterofundin®
Zweidrittel-, Halb- und Eindrittelelektrolytlösungen	▶ Na⁺-Konzentration absteigend von 120 – 61 mmol/l
Spezielle Elektrolyt-lösungen	▶ Kaliumfreie Elektrolytlösungen, z. B. isotone Kochsalzlösung ▶ Korrigierende Elektrolytlösungen bei Azidose oder Alkalose (z. B. Natriumhydrogencarbonat 4,2 %/8,4 % Braun®) ▶ Lösungen zum Ersatz bestimmter Elektrolyte (z. B. Kalium, etwa Inzolen®-HK) ▶ Elektrolytkonzentrate zum Zumischen zu anderen Infusionslösungen, z. B. Calciumchlorid 5,5 % pfrimmer®
Lösungen zur Energie- und Nährstoffzufuhr	
Kohlenhydrat-lösungen	▶ Am häufigsten Glukose- = Dextroselösungen (5 – 70 %), z. B. Glucose 5 Braun® ▶ Selten Xylitol, ein insulinunabhängig verwertbarer Zuckeralkohol, z. B. Xylitol-Infusionslösung 5 ▶ Einzeln oder in Kombination, mit oder ohne Elektrolyte ▶ Niedrigkonzentrierte Lösung (z. B. Glucose 5 %) entspricht der Zufuhr freien Wassers ▶ Bei hoher Konzentration ZVK erforderlich
Fettlösungen	▶ 10- bis 30 %ige Fettemulsionen auf Soja-, Fisch- oder Olivenölbasis (z. B. Intralipid®, Lipofundin®, SMOFLipid®) ▶ Kontinuierlich periphervenös oder im Bypass eines ZVK (Fette sind osmotisch unwirksam und reizen die Venen nicht) ▶ Gleichzeitig zu KH- und/oder AS-Lösung geben, nicht mit anderen Substanzen wie Elektrolytlösungen mischen ▶ Zu Beginn langsam infundieren, dann steigern ▶ Unverträglichkeitsreaktionen möglich, z. B. Fieber, Schüttelfrost
Aminosäure-lösungen	▶ Mit und Kohlenhydrate bzw. Elektrolyte (z. B. Aminoplasmal®, Intrafusin®) ▶ Spezielle Aminosäurelösungen für Leber- und Nierenkranke (z. B. Aminofusin® 5 % Hepar, Nephrotect®) und für Kinder (Aminoven infant 10 %) ▶ Gleichzeitige Kohlenhydratzufuhr, da der Körper die Aminosäuren sonst zur Energiegewinnung abbaut
Kombinationslösungen zur parenteralen Ernährung	▶ Mit Aminosäuren, Kohlenhydraten und Elektrolyten zur Erleichterung der Infusionsplanung (z. B. AKE® 4 GX, Aminomix® 1, 2, 5) ▶ Bei Mehrkammerbeuteln (z. B. Nutriflex® Lipid) Herstellerangaben beachten
Lösungen zur Osmotherapie	
Mannitol-Lösung 10 – 20 %	▶ Hypertone, stark wasserbindende Lösungen (z. B. Osmofundin® 15 %, Osmosteril® 20 %), die zuerst im Blutkreislauf und dann in der Niere wirken ▶ Bei Ödemen (einschl. Hirnödem) und zur Steigerung der Diurese bei bestimmten Vergiftungen oder beginnendem akuten Nierenversagen (☞ 29.5.8)
Lösungen zum Volumenersatz und bei Mikrozirkulationsstörungen	
Gelatinelösungen	▶ Vor allem bei (drohendem) Volumenmangelschock
Hydroxyethylstärke (HAES)	▶ Hochverzweigte Stärkemoleküle, mittleres Molekulargewicht ca. 40 000, 200 000 und 450 000 (z. B. HAES-steril® 6 %, 10 %, Plasmasteril®, Haemofusin®) ▶ Vor allem zur Durchblutungsverbesserung

Tab. 15.36: Übersicht über häufige Infusionslösungen.

15.4.2 Vorbereitung einer Infusion

Die Überlegungen zur Vorbereitung einer Infusion durch eine Pflegekraft und die Aufklärung des Patienten vor Beginn einer Infusionstherapie entsprechen denen vor einer Injektion (☞ 15.3.2). Zusätzlich sind Angaben bezüglich der Dosierung, der Infusionsabfolge, der Einlaufgeschwindigkeit (Tropfen/Min. oder ml/Std.), der Applikationsart (über peripheren Zugang, zentralen Venenkatheter oder Infusionspumpe) und eventueller Zusatzarzneimittel (☞ unten) zu beachten.

> Infusionen dürfen erst kurz vor ihrer Verabreichung gerichtet werden, damit evtl. eingebrachte Erreger keine Zeit zur Vermehrung haben.

Infusionsbehälter

Von der Industrie werden Glas- und Kunststoffflaschen/Kunststoffbeutel sowie Mehrkammersysteme angeboten. Die Behältergrößen reichen von 50 ml über 100 ml, 250 ml und 500 ml bis zu 1000 ml. Für die Mischung von Infusionslösungen auf Station stehen *Mixbeutel* (z. B. Freka® Mix) in verschiedenen Größen von 150 ml–3 000 ml zur Verfügung.

Infusionszubehör

Infusionssysteme (-geräte, -bestecke) stellen die Verbindung zwischen Infusionsflasche und Kanüle her (☞ Abb. 15.38).

An weiterem Zubehör sind erhältlich:
- Dreiwegehahn und Hahnbank (☞ Abb. 15.39 und Abb. 15.42)
- Bakterienfilter (☞ Abb. 15.41 und 15.42) für ZVK
- Mehrfachverbindungsstücke für Simultaninfusionen (☞ Abb. 15.40)
- Verschlusskappen mit und ohne Mandrin zum Offenhalten von Kanülen bei Infusionspausen (☞ Abb. 15.43) oder zum Verschluss eines Dreiwegehahns
- Infusionspumpen und Infusionsspritzenpumpen (☞ Abb. 15.57) zur Sicherstellung einer konstanten Einlaufgeschwindigkeit
- Spezielle Infusionsgeräte für Infusionspumpen oder -spritzenpumpen.

> **Vorsicht**
> Infusionssysteme sollen spätestens alle 72 Std. gewechselt werden. Bei Verabreichung von Lipidlösungen erfolgt dies spätestens alle 24 Std., bei Blut und Blutprodukten alle sechs Stunden (📖 4).

Venenzugänge zur Infusionstherapie

- **Periphervenöse Venenzugänge** werden bei älteren Kindern und Erwachsenen in aller Regel in die Venen der Ellenbeuge, des Unterarms oder des Handrückens eingebracht. Vor allem bei Säuglingen wird der Zugang oft an „ungewohnten" Stellen gelegt, etwa an der Innenseite des Handgelenks, am Fußrücken, am Kopf, an der Schläfe oder der Stirn.
  Details zu Venenverweil- und Butterfly-Kanülen ☞ 15.4.3
- **Zentralvenöse und Midline-Katheter** werden von der V. subclavia oder der V. jugularis bzw. den Venen der Ellenbeuge (V. basilica oder V. cephalica) vorgeschoben.
  Details zu Midline-Kathetern ☞ 15.4.3
  Details zu zentralen Venenkathetern ☞ 15.4.4

Vorbereitung der Infusionslösungen und Systeme

Als Erstes werden alle benötigten Materialien bereitgelegt:
- Verordnete Infusionsflasche mit Aufhängevorrichtung, falls diese nicht bereits an der Infusionsflasche vorhanden ist
- Steriles Infusionsbesteck (☞ Abb. 15.38)
- Desinfektionsmittel
- Bei Bedarf Infusionsständer
- Ggf. Bakterienfilter
- Ggf. Mehrfachverbindungen und Dreiwegehähne (☞ Abb. 15.37)
- Ggf. verordnete Arzneimittel zum Zumischen.

Es folgt das Richten der Infusion:
- Infusionsflasche/-beutel auf Unversehrtheit, Verfallsdatum, Trübung, Kristallisierung oder Ausflockung kontrollieren
- Arbeitsfläche desinfizieren und hygienische Händedesinfektion durchführen
- Verschlussabdeckung der Infusionsflasche entfernen und Einstichstelle desinfizieren (Einwirkzeit beachten). Gummistopfen von Plastikflaschen müssen nicht desinfiziert werden
- Infusionsbesteck auspacken, Durchflussregler und Belüftungsventil/Bakterienfilter schließen. Bei nicht geschlossenem Ventil kann dieses feucht und damit unbrauchbar werden
- Dorn der Infusionsleitung in die *stehende* Flasche bzw. den schräg gehaltenen Beutel stechen
- Infusionsflasche/-beutel aufhängen

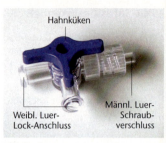

Abb. 15.37: Dreiwegehahn. [K183]

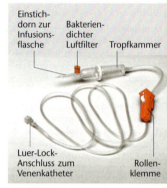

Abb. 15.38: Infusionsbesteck. [K183]

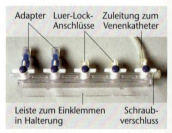

Abb. 15.39: Hahnbank. Mehrere Dreiwegehähne sind fest miteinander verbunden und ermöglichen die gleichzeitige Verabreichung verschiedener Infusionen und/oder Arzneimittel. Verträglichkeit der Infusionen untereinander beachten. [K183]

Patientennahe Mehrfachverbindungen [K183]

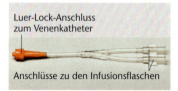

Abb. 15.40: Das Y-Stück wird patientennah zwischen Infusionsbesteck und Venenkatheter angebracht.

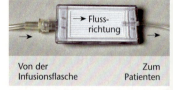

Abb. 15.41: Der Bakterienfilter ermöglicht die Verwendung eines Infusionssystems über 2–4 Tage ohne erhöhtes Risiko einer bakteriellen Infektion.

- Tropfkammer durch Komprimieren und Loslassen zu $^2/_3$ (bis zur Markierung) füllen
- Belüftungsventil öffnen. Bei Plastikflaschen kann, bei Glasflaschen muss der Belüftungsfilter geöffnet werden
- Durchflussregler langsam öffnen, Infusionsleitung blasenfrei füllen und Durchflussregler wieder schließen.

> **Vorsicht**
> Wegen der Gefahr einer Kontamination dürfen zur Belüftung keine Kanülen in Infusionsbeutel gestochen werden. Der Druckausgleich stellt sich durch das Zusammenziehen der Plastikbeutel her.

Zumischen von Arzneimitteln

Häufig werden Arzneimittel zur Infusion zugemischt. Nicht jede Infusionslösung ist aber als **Trägerlösung** geeignet.

Gut geeignet sind z. B.:
- Physiologische Kochsalzlösung (NaCl 0,9%)
- Glukose 5–10%
- Elektrolytlösungen mit niedriger Konzentration.

Nicht geeignete Trägerlösungen sind beispielsweise:
- Hoch konzentrierte Lösungen
- Aminosäurenlösungen
- Fettlösungen (außer für fettlösliche Vitamine)
- Blut- und Blutbestandteile.

Wegen eventueller Unverträglichkeit von Trägerlösung und Arzneimittel ist beispielsweise bei Furosemid, Metamizol, Diazepam, Antibiotika und Zytostatika besondere Vorsicht geboten. Verschiedene Hersteller von Infusionslösungen geben *Kompatibilitätslisten* heraus, in denen nachgeschlagen werden kann, welche Arzneimittel und Trägerlösungen gefahrlos mischbar sind.

Zum Zumischen des Arzneimittels:
- Hände desinfizieren
- Den Verschlussstopfen des Infusionsbehältnisses desinfizieren (Einwirkzeit beachten)
- Das verordnete Arzneimittel unmittelbar vor dem Zumischen aufziehen (☞ 15.3.2)
- Die Injektionskanüle an der markierten Stelle des Verschlussstopfens bei stehender Flasche bzw. schräg gehaltenem Beutel einstechen und das Arzneimittel vorsichtig einspritzen (Schaumbildung vermeiden)
- Um beim Einspritzen größerer Arzneimittelvolumina (> 5 ml) einen Überdruck in der Infusionsflasche zu vermeiden, vorher entsprechende Flüssigkeitsmenge aus der Infusionsflasche abziehen
- Die Infusionslösung zur gleichmäßigen Durchmischung mehrmals vorsichtig kippen (nicht schütteln) und auf Ausflockung, Kristallisierung und Trübung hin kontrollieren. Tritt nach der Arzneimittelzugabe eine ungewöhnliche Veränderung der Infusionslösung auf, darf sie nicht infundiert werden
- Zugemischte Arzneimittel mit vollständigem Namen (keine Abkürzung), Menge und Konzentration auf der Infusionsflasche vermerken (evtl. Aufklebeetikett verwenden).

> **Vorsicht**
> - Die Arzneimittel zumischen, solange der Dorn der Infusionsleitung noch nicht in die Infusionsflasche eingestochen ist
> - Lichtempfindliche Arzneimittel (beispielsweise Vitamine) durch einen lichtundurchlässigen Überzug über der Infusionsflasche und durch eine lichtdichte Infusionsleitung schützen.

15.4.3 Periphervenöse Infusion und periphervenöser Zugang

Periphervenöse Infusionen werden über kleinere, oberflächliche Venen appliziert. Hauptindikationen sind Kurzinfusionen (☞ unten) und die (meist kurzzeitige) Infusionstherapie mit *isotonen* Lösungen.

Voraussetzung für eine periphervenöse Infusion ist ein **periphervenöser Zugang.** Heute werden in der Regel einzelne, steril verpackte Venenverweilkanülen (z. B. Braunüle® ☞ Abb. 15.44, Venüle®, Viggo®) verwendet. Dies sind 19–50 mm lange Kunststoffkanülen mit eingelegtem Stahl-Mandrin, der als Führungsschiene dient und nach dem Legen entfernt wird. Da somit nur die Kunststoffkanüle in der Vene bleibt, ist die Gefahr gering, dass die Kanüle während der Liegezeit (max. 72–96 Std.) das Gefäß perforiert (□ 5).

Midline-Katheter sind periphere Katheter aus Polyurethan oder aus Silikon mit einer Länge von 10–20 cm. Das distale Katheterende liegt also in einer großen Vene, aber nicht zentral. Die Liegedauer eines Midline-Katheters beträgt bei guter Verträglichkeit ca. vier Wochen. Meistens erfolgt die Punktion der Vena basilica oder der Vena cephalica oberhalb der Armbeuge. Da Midline-Katheter gewissermaßen „zu kurze" zentrale Venenkatheter sind, entsprechen Vorbereitungen, Legen und Pflege denen eines zentralen Venenkatheters (☞ 15.4.4).

Nur bei Kurzinfusionen oder Einzelinfusionen, die lediglich kurze Zeit laufen, ist eine **Butterfly-Kanüle** (☞ Abb. 14.8) sinnvoll, da diese scharfe Hohlnadel das Gefäß bereits bei geringfügigen Bewegungen des Patienten perforieren kann.

Materialien für das Legen eines periphervenösen Zugangs

- Flüssigkeitsdichte Unterlage als Bettschutz
- Unsterile Handschuhe für den Eigenschutz
- Ggf. Materialien für die Hautrasur (Einmalrasierer)
- Hände- und Hautdesinfektionsmittel
- Stauschlauch
- Tupfer
- Venenverweilkanülen verschiedener Größe oder alternativ eine Butterfly-Kanüle mit kurzer Anschlussleitung
- Bei Verweilkanülen mit großem Lumen je nach hausinternen Standards alles zur Lokalanästhesie
- Materialien für die Fixierung und den Schutz des Venenzugangs: hautfreundliches Heftpflaster, Folienverband, sterile Kompressen (☞ Abb. 15.45)
- Abwurfgefäß
- Sterile Verschlusskappe mit oder ohne Mandrin
- 5 ml NaCl 0,9% zum „Durchspülen" oder Infusion zum sofortigen Anschließen
- Evtl. Lagerungskissen.

Durchführung

Ein periphervenöser Zugang wird vom Arzt gelegt. Die Aufgabe der Pflegenden

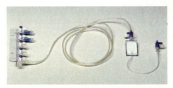

Abb. 15.42: Infusionssystem mit Hahnbank, Zuleitung, Dreiwegehahn (z. B. zum Zuspritzen von Arzneimitteln), Bakterienfilter und patientennahem Dreiwegehahn. [K183]

15 Heilmethoden und Aufgaben der Pflegenden bei der Therapie

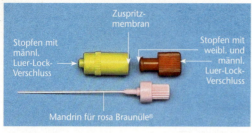

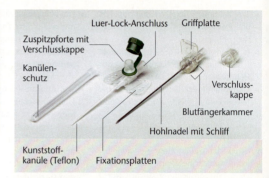

Abb. 15.43 (oben): IN-Stopfen, Kombiverschlussstopfen und Braunülen®-Mandrin. [K183]

Abb. 15.44 (rechts): Braunüle®, zerlegt in ihre Einzelteile. [K183]

besteht im Richten der benötigten Materialien sowie in der Betreuung des Patienten, evtl. auch in der Assistenz des Arztes:

- Bei Kindern lokal betäubende Creme auf die vorgesehene Punktionsstelle auftragen. Dies muss jedoch mindestens eine halbe Stunde vorher erfolgen und ist daher nur bei „geplanten" Venenzugängen möglich
- Patienten informieren und Toilettengang ermöglichen
- Patienten in eine entspannte, für die Venenpunktion geeignete Lage bringen (meist Rückenlage)
- Störende Bekleidung ausziehen
- Bei Bedarf Haut im Bereich der vorgesehenen Punktionsstelle rasieren
- Ggf. Lokalanästhesie setzen (Arzt)
- Ggf. die Venenfüllung verbessern (Venenpunktion ☞ 14.5.1)
- Ängstliche Patienten z.B. durch ein Gespräch ablenken
- Eigentliche Venenpunktion durchführen (Arzt)
  Hände desinfizieren, Einmalhandschuhe anziehen, Vene stauen (distaler Puls bleibt tastbar). Punktionsstelle wählen und desinfizieren. Haut mit der passiven Hand spannen und fixieren. Mit der Verweilkanüle Haut rasch im Winkel von 45° durchstechen, dann Vene flach punktieren. Wenn Blut am transparenten Kanülenansatz erscheint, Venenverweilkanüle ein kurzes Stück ins Venenlumen vorschieben, Punktionsnadel zurückziehen, aber nicht ganz herausziehen, und *gleichzeitig* Plastikkanüle vorschieben. Stauschlauch lösen. Nadel entfernen, dabei die Vene auf der Höhe der Kanülenspitze abdrücken
- Venenverweilkanüle mit NaCl 0,9% durchspülen und mit Mandrin verschließen oder – evtl. nach Zwischenschalten eines Dreiwegehahns – Infusion anschließen (vorher Dreiwegehahn durchspülen) und korrekte Tropfgeschwindigkeit einstellen. Kanüle fixieren (☞ Abb. 15.47–15.50)

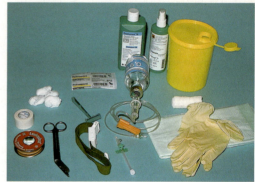

Abb. 15.45: Set für das Legen eines peripheren venösen Zugangs, hier mit bereits gerichteter Infusion. [M161]

- Auf Veränderungen im Bereich der Punktionsstelle achten (Hämatom? Paravasat?). Patienten erst verlassen, wenn sicher ist, dass die Lösung korrekt einfließt
- Gebrauchte Materialien entsorgen.

Die Fixierung von venösen Zugängen (v.a. bei Kindern) erfordert größte Sorgfalt. Der Zugang wird mittels Klebefolie, Pflaster, evtl. auch Verband und Schiene gesichert (täglich Einstichstelle inspizieren).

Das zusätzliche Fixieren der Hände z.B. am Bett ist, wenn irgend möglich, zu vermeiden. Dazu wäre die schriftliche Einverständniserklärung der Sorgeberechtigten einzuholen.

Farbkodierung von Verweilkanülen						
Größenangabe [Gauge]	24 G	22 G	20 G	18 G	17 G	16 G	14 G
Farbe	Gelb	Blau	Rosa	Grün	Weiß	Grau	Orangebraun
Außendurchmesser [mm]	0,7	0,9	1,1	1,3	1,5	1,7	2,1
Innendurchmesser [mm]	0,4	0,6	0,8	1,0	1,1	1,3	1,7
Durchfluss [ml/min]	22	35	60	95	125	195	330
Strichlänge [mm]	19	25	33	33/45	45	50	50
Verwendung	Kinder						
		Erwachsene					
		Dünne Venen		Infusionen, Transfusion		Notfälle, Schnellinfusionen	

Tab. 15.46: Größe und Durchflussrate verschiedener Venenverweilkanülen (die Durchflussrate gilt für NaCl 0,9%). Bei der Transfusion von Blut ist die Durchflussrate etwa ⅓ niedriger. Bei Notfällen mit hohem Infusions-/Transfusionsbedarf wird die größtmögliche Kanüle gewählt. Größenbezeichnung und Farbkodierung gemäß ISO-Standard (International Organization for Standardization).

Fixieren einer Venenverweilkanüle mit speziellem Pflaster [K115]

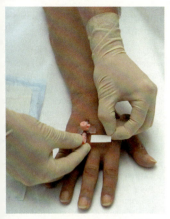

Abb. 15.47: Pflaster der Verpackung entnehmen und Vliesrechteck unter die Kanülenflügel legen.

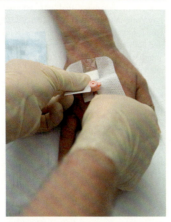

Abb. 15.48: Papier vom ungeschlitzten Rand des Pflasters ca. 1,5 cm abziehen und Pflaster so aufkleben, dass der Beginn des Schlitzes an der Zuspritzpforte der Kanüle liegt.

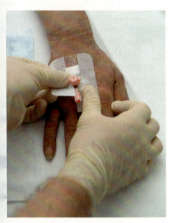

Abb. 15.49: Papier weiter abziehen und beide Pflasterflügel nacheinander auf der Haut festkleben. Kanülenende und Infusionsschlauch werden nicht vom Pflaster erfasst.

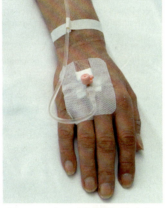

Abb. 15.50: Infusionsschlauch in Schlaufe legen (evtl. auch zwischen Daumen und Zeigefinger des Patienten) und mit einem Pflasterstreifen fixieren.

Eine Sitzwache während der Dauer der Infusion, evtl. auch durch ein Elternteil, ist die bessere Lösung.

15.4.4 Zentraler Venenkatheter und zentralvenöse Infusion

Zentralvenöse Infusionen werden mithilfe eines *zentralen Venenkatheters* (kurz **ZVK**, auch *Cavakatheter, Venenkatheter*) direkt in die großen, klappenlosen Venen unmittelbar vor dem rechten Herzen geleitet. Ein ZVK ist zur Messung des zentralvenösen Druckes (kurz **ZVD** ☞ 16.1.3), für länger dauernde Infusionstherapien (etwa bei der parenteralen Ernährung), Massen- und Druckinfusionen, hypertone Infusionslösungen (☞ 15.4.1) sowie Infusionen mit gefäßwandreizenden Arzneimitteln (z. B. Zytostatika) erforderlich.

Nicht-implantierbare zentrale Venenkatheter

Nicht-implantierbare zentrale Venenkatheter verbleiben nur kurzzeitig im Körper. Sie können vorgeschoben werden:

▶ Auf kurzem Weg („von zentral") über die V. subclavia, die V. jugularis externa oder – heute bevorzugt – über die V. jugularis interna
▶ Mit einem langen Venenkatheter über eine periphere Vene, vorzugsweise die V. basilica oder V. cephalica.

Bei Kindern kommen außerdem die V. femoralis, V. tibialis posterior, V. temporalis sup. sowie bei Neugeborenen bis etwa Ende der ersten Lebenswoche die Nabelvene in Betracht.

Materialien für das Legen eines ZVK

▶ Hände-, Hautdesinfektionsmittel
▶ Lokalanästhetikum (z. B. 1%iges Lidocain®), 10-ml-Spritze und dünne Kanüle (z. B. Nr. 18)
▶ Ggf. alles zur Hautrasur
▶ 10-ml-Spritze mit NaCl 0,9% zum Durchspülen des Katheters
▶ Sterile Tupfer
▶ Sterile Lanzette oder spitzes Skalpell
▶ Abwurfbehälter für scharfe und spitze Gegenstände und Abwurfbeutel
▶ Flüssigkeitsdichte Unterlage
▶ Sterile Handschuhe, steriler Kittel, Haube, Mundschutz
▶ Sterile Abdecktücher (Lochtuch)
▶ Dreiwegehähne/Mehrfachverbindungen, Bakterienfilter
▶ Mehrere Venenkatheter. Heute werden Katheter aus Polyurethan bzw. Silikon bevorzugt, da sie eine geringe Thrombogenität haben. Für besondere Indikationen werden spezielle Venenkatheter benutzt, z. B. **Multilumenkatheter** bei inkompatiblen Infusionslösungen oder Patienten in der Intensivmedizin
▶ Verschiedene Kathetereinführsysteme (je nach Art des Hauses und vom Arzt bevorzugter Technik). In den meisten Kliniken werden steril verpackte Einmalpunktionssets verwendet, die alles Notwendige für die jeweilige Punktionstechnik enthalten
▶ Ggf. Nahtmaterial und Nadelhalter zur Fixierung des Venenkatheters, außerdem sterile Kompressen und Folienverband.

Durchführung

Zentrale Venenkatheter werden vom Arzt gelegt, oft unter Monitorkontrolle auf der Intensivstation oder präoperativ im Anästhesieeinleitungsraum.
Aufgaben der Pflegenden sind die Betreuung des Patienten und die Assistenz des Arztes:

▶ Patienten informieren und ihm vorher noch die Möglichkeit zum Toilettengang geben

15 Heilmethoden und Aufgaben der Pflegenden bei der Therapie

- Störende Bekleidung des Patienten entfernen und ihm ggf. ein OP-Hemd anziehen
- Ängstliche Patienten z. B. durch ein Gespräch ablenken. Selten ist eine Prämedikation mit Schmerz- und/oder Beruhigungsmitteln nötig (Arztanordnung)
- Haut des Patienten im Bereich der vorgesehenen Punktionsstelle rasieren
- Patienten lagern:
  – Für einen über die V. jugularis oder V. subclavia vorgeschobenen ZVK das Bett bzw. die Untersuchungsliege in Arbeitshöhe hochfahren, eine Kopftieflage von ca. 15° zur besseren Venenfüllung und Vermeidung von Luftembolien einstellen, das Kopfkissen entfernen und eine flüssigkeitsdichte Unterlage unter Kopf und Schulter legen. Den Kopf des Patienten zur Gegenseite drehen (lassen)
  – Für einen über die V. basilica oder V. cephalica vorgeschobenen ZVK eine flüssigkeitsdichte Unterlage unter den Arm legen und Arm ggf. auf Lagerungskissen lagern
- Mundschutz anlegen, hygienische Händedesinfektion durchführen (Pflegende)
- Venenkatheter legen (Arzt)
  Bei der **Seldingertechnik** wird zuerst ein Führungsdraht durch die Vene vorgeschoben, über den dann der Venenkatheter eingebracht wird. Der Führungsdraht wird anschließend wieder entfernt. Bei der **Braunülentechnik** wird der Katheter über einen braunülenähnlichen Kurzkatheter vorgeschoben
- Punktionsstelle reinigen, desinfizieren und verbinden
- Patient beobachten (Puls, RR)
- Maßnahme und Verlauf dokumentieren.

Nachbereitung
Nach dem Legen des ZVK wird der Patient beim Anziehen und ggf. bei der Lagerung unterstützt. Anschließend wird eine Röntgenaufnahme zur Lagekontrolle und zum Ausschluss eines Pneumothorax angefertigt. Erst danach darf der ZVK benutzt werden.

Komplikationen
Häufigste Komplikationen sind:
- Hämatome
- Pneumothorax (☞ 18.9)
- Irrtümliche *arterielle* Punktion mit Gefahr des *Hämatothorax* (Ansammlung von Blut im Pleuraraum ☞ 18.11.2) oder eines *Dissektionsaneurysmas* (☞ 17.5.6). Die Erstmaßnahmen bestehen in der sofortigen Entfernung der Kanüle sowie evtl. einem Druckverband für mindestens fünf Minuten und dem Auflegen eines Eisbeutels
- Luftembolie
- Bei linksseitiger Punktion Verletzung des Ductus thoracicus mit *Chylothorax* (Ansammlung der fetthaltigen Lymphe des Ductus thoracicus im Pleuraraum ☞ 18.11.2)
- Verletzungen des *Plexus brachialis* (den Arm versorgendes Nervengeflecht in der Halsregion)
- Katheterfehllage mit Herzrhythmusstörungen bei zu weitem Vorschieben des Katheters beim Legen oder bei Armbewegungen, durch die sich ein von peripher gelegter ZVK bis zu 10 cm, ein von zentral gelegter ZVK um 1–5 cm nach zentral bewegen kann
- Infektionen, vor allem mit Staphylokokkus aureus und Staphylokokkus epidermidis (ca. 7–16 % der Patienten ☞ 26.5.2)
- Thrombose der Vene (ca. 4–10 % der Patienten).

Implantierbare zentrale Venenkatheter
Einige Patienten benötigen über einen längeren Zeitraum einen zentralvenösen Zugang, etwa zur parenteralen Ernährung oder zu wiederholten Zytostatikatherapien. Um diesen Patienten zusätzliche Schmerzen und Komplikationen zu ersparen, wird ihnen heute operativ ein **teil- oder vollimplantierbarer (zentraler) Venenkatheter** gelegt.
- **Teilimplantierbare** (zentrale) **Venenkatheter** wie z. B. der *Hickman-, Broviac-* und *Groshong-Katheter* liegen nur zum Teil im Körper: Das proximale Katheterende wird operativ in die V. cava superior vorgeschoben und dort fixiert. Der Katheter wird über einen subkutanen Tunnel durch die Haut geführt. Infusionen werden am außen liegenden, distalen Katheterende angeschlossen. Bei guter Pflege kann der Katheter mehrere Jahre verbleiben
- **Vollimplantierbare** (zentrale) **Venenkatheter** liegen vollständig im Körper. Ein subkutan implantiertes Reservoir **(Port)** wird durch einen (röntgendichten) Katheter mit einer zentralen Vene verbunden. Für Injektionen oder Infusionen wird der Port mit speziellen Nadeln durch die Haut angestochen, die aufgrund ihres besonderen Schliffes keine Membranstückchen ausstanzen (beispielsweise Intrastrich® Fresenius).

Neben den intravenösen Portsystemen gibt es intraarterielle, peritoneale Portsysteme sowie „intraspinale" (intrathekale oder peri- = epidurale) Portsysteme mit vergleichbarer Funktionsweise.

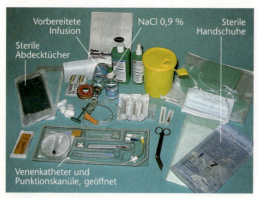

Abb. 15.51: Set zum Legen eines zentralen Venenkatheters. [M161]

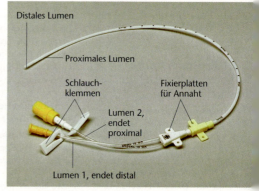

Abb. 15.52: Zweilumiger Subklavia-Katheter. [K183]

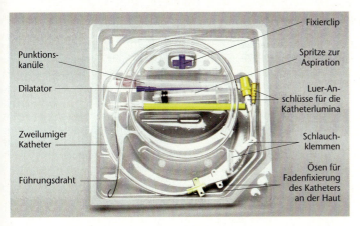

Abb. 15.53: Fertigset mit zweilumigem Venenkatheter. [K183]

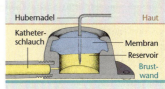

Abb. 15.54: Schnitt durch einen implantierten Portkatheter. [A300]

Pflege

▶ Zur Vermeidung von Infektionen stets streng aseptisch arbeiten (➔ 6). Bei Portsystemen keine Spritzen unter 10 ml verwenden, da diese einen zu hohen Druck erzeugen
▶ Einstichstelle/Katheterumgebung täglich auf Infektionszeichen und Flüssigkeitsansammlungen kontrollieren, ebenso Katheterlage und Fixierung, Patient zur Selbstbeobachtung anleiten. Bei Veränderungen Arzt informieren
▶ Vor jeder Injektion/Infusion System mit 10 ml NaCl 0,9 % spülen. Dabei Umgebung der Einstichstelle und Katheterbahn auf Schwellungen kontrollieren
▶ System ebenso nach jeder Manipulation vor dem Abstöpseln entsprechend der hausinternen Richtlinien durchspülen (meist mit NaCl, ggf. mit Heparinkochsalzlösung, Herstellerangaben beachten). Nicht benutzte Ports mit eingestochener Nadel nach jeweils 24 Std. spülen. Bei längerer Nichtbenutzung System alle vier Wochen spülen (➔ 7)
▶ Dem Patienten einen Portpass ausstellen.

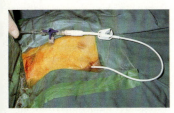

Abb. 15.55: Hickman-Katheter. Das proximale Katheterende wird wie beim Portkatheter in der V. subclavia fixiert. Das distale Ende wird durch einen Hauttunnel geführt und bleibt z. B. für den Anschluss von Spritzen zugänglich. [K183]

15.4.5 Pflegemaßnahmen während Infusionstherapie

Gewährleistung der verordneten Infusionsabläufe

Die Pflegenden gewährleisten und überwachen die verordneten Infusionsabläufe:

▶ Die auf dem Infusionsplan vorgegebene Reihenfolge der Infusionen darf nicht ohne vorherige Absprache mit dem Arzt geändert werden
▶ Durch die richtige Einstellung der Tropfgeschwindigkeit wird die verordnete Einflussdauer gewährleistet.

Häufig reicht es aus, die errechnete Tropfenzahl in etwa über die Rollenklemme am Infusionssystem einzustellen (☞ Tab. 15.56). Ist aber eine exakte Einhaltung der Einflussrate nötig, etwa bei hochwirksamen Arzneimitteln wie z. B. Heparin oder Dopamin, werden elektronisch gesteuerte Infusions(spritzen)pumpen eingesetzt. Diese werden nur von Pflegenden benutzt oder überwacht, die eine Einweisung gemäß der Medizinprodukte-Betreiber-Verordnung erhalten haben und als benutzungsberechtigte Personen in das Gerätebegleitbuch eingetragen wurden. Liegt die Einweisung und/oder letzte Handhabung längere Zeit zurück, werden die Kenntnisse durch eine erneute Einweisung oder Lesen der Geräteanleitung aufgefrischt. Die Bedienung der Infusionspumpen unterscheidet sich von Fabrikat zu Fabrikat.

Eine parallele Infusion von Lösungen mittels Schwerkraft und Infusomat und/oder Perfusor über denselben venösen Zugang wird nach Möglichkeit vermieden, da u. U. die durch Druck infundierte Lösung in die Infusionslösung gedrückt wird, die durch Schwerkraft infundiert wird, oder es zu einer unerwünschten und gefährlichen Bolusgabe kommen kann. Möglich ist eine parallele Infusion nur, wenn die Schwerkraftinfusion mit einem Infusionssystem mit Rückschlagventil versehen ist.

Pflege bei peripherer Venenverweilkanüle und ZVK

Den Pflegenden obliegt die Pflege des Venenkatheters und der Infusionszuleitungen. Grundregeln zur Vermeidung von Komplikationen, insbesondere lokaler oder systemischer Infektionen, sind:

▶ Vor jeder Manipulation an einer Verweilkanüle oder am Venenkatheter sowie an den Verbindungsstellen eine hygienische Händedesinfektion durchführen. Generell Venenverweilkanülen

Infusionsmenge	Tropfen/Min.
42 ml/Std.	14 Tr./Min.
55 ml/Std.	19 Tr./Min.
64 ml/Std.	21 Tr./Min.
84 ml/Std.	28 Tr./Min.
166 ml/Std.	55 Tr./Min.
100 ml/Std.	33 Tr./Min.
126 ml/Std.	42 Tr./Min.
200 ml/Std.	67 Tr./Min.
250 ml/Std.	83 Tr./Min
333 ml/Std.	111 Tr./Min.
500 ml/Std.	167 Tr./Min.

Tab. 15.56: Die zu verabreichende Infusionsmenge wird zunächst auf ml/Stunde umgerechnet, z. B. ergeben 1000 ml, zu verabreichen in 3 Std., 333 ml/Std. Dann kann die Tropfenzahl pro Minute der Tabelle entnommen werden.

Berechnung der Infusionsgeschwindigkeit

Grundlage aller Berechnungen: **1 ml entspricht 20 Tropfen**
1 Tropfen/Min. = 3 ml/Std.

Häufig werden die Gesamtmenge der Infusionen und die Infusionsdauer angeordnet. Dann lässt sich die notwendige Tropfenzahl pro Minute bzw. die Infusionsmenge in ml/Std. folgendermaßen errechnen:

$$\frac{\text{Infusionsmenge in ml} \times 20 \text{ Tropfen/ml}}{\text{Infusionsdauer in Std.} \times 60 \text{ Min./Std.}} = \frac{\text{Gesamttropfenzahl}}{\text{Infusionsdauer in Min.}} = \frac{\text{Tropfen}}{\text{Min.}}$$

Beispiel: 500 ml Infusionslösung sollen in 12 Std. durchlaufen.

$$\frac{500 \times 20 \text{ Tropfen/ml}}{12 \times 60 \text{ Min./Std.}} = \frac{10\,000 \text{ Tropfen}}{720 \text{ Min.}} = \frac{13{,}88 \text{ Tropfen}}{\text{Min.}}$$

$$\frac{60 \text{ Sek./Min.}}{13{,}88 \text{ Tropfen/Min.}} = 4{,}32 \text{ Sek./Tropfen}$$

→ Ungefähr alle 4 Sek. muss 1 Tropfen fallen

Manchmal werden aber auch die Tropfenzahl pro Minute und die Gesamtinfusionsmenge verordnet, und die Pflegekraft möchte zur Zeitabschätzung und Infusionsplanung wissen, wann die Infusion beendet sein wird:

$$\frac{\text{Infusionsmenge in ml} \times 20 \text{ Tropfen/ml}}{\text{Tropfenzahl/Min.} \times 60 \text{ Min./Std.}} = \text{Einlaufzeit in Std.}$$

$$\frac{\text{Infusionsmenge in ml} \times 20 \text{ Tropfen/ml}}{\text{Tropfenzahl/Min.}} = \text{Einlaufzeit in Min.}$$

Beispiel: Eine Kurzinfusion mit einem Gesamtvolumen von 100 ml soll mit einer Tropfenzahl von 30 Tropfen pro Minute einlaufen.

$$\frac{100 \text{ ml} \times 20 \text{ Tropfen/ml}}{30 \text{ Tropfen/Min.} \times 60 \text{ Min./Std.}} = \frac{2000}{1800} = 1{,}1 \text{ Std.}$$

$$\frac{100 \text{ ml} \times 20 \text{ Tropfen/ml}}{30 \text{ Tropfen/Min.}} = \frac{2000}{30} = 66{,}6 \text{ Min.}$$

→ Die Infusion läuft etwas länger als eine Stunde.

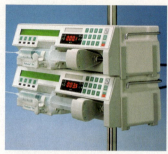

Abb. 15.57: Perfusor® fm. Stapelbare Infusionsspritzenpumpen mit digitaler Einstellung der Perfusionsgeschwindigkeit, des Sollvolumens und des Perfusionsdruckes. [U223]

oder -katheter so wenig wie möglich berühren
▶ *Zentrale Venenkatheter* möglichst nicht abstöpseln, da dann die Gefahr der Thrombenbildung im Lumen und ihrer Einschwemmung in die Blutbahn bei erneuter Infusion besteht. Das Infusionsprogramm möglichst so berechnen, dass es über 24 Std. läuft
▶ Um eine Thrombosierung des Kanülenlumens zu vermeiden, *periphere Venenverweilkanülen* nach Einlaufen der Infusion mit NaCl 0,9% oder Heparin (nach Arztanordnung) durchspülen und mit einem sterilen Verschluss (Luer-Lock) ohne Mandrin abstöpseln. Alternativ eine Verschlusskappe mit Mandrin verwenden. Dabei darauf achten, dass die Verschlusskappe mit der gleichen Größenbezeichnung und Farbmarkierung versehen ist wie die Verweilkanüle, da bei Verwendung zu langer Mandrins die Vene geschädigt wird und zu kurze Mandrins das Verstopfen der Kanüle nicht verhindern
▶ Vor Mobilisation des Patienten sichergehen, dass Verbindungsstücke, Dreiwegehahn und/oder Infusionen fest miteinander verschraubt sind
▶ Verstopfte Venenzugänge nicht freispritzen, da hierdurch im Kanülenlumen haftende Blutgerinnsel in die Blutbahn gespritzt werden können. Stattdessen den Arzt informieren und seine Anordnung abwarten
▶ (Bakterien-)Filter patientennah zwischen Dreiwegehahn unmittelbar im Anschluss an den Venenkatheter und einen weiteren Dreiwegehahn oder eine Mehrfachverbindung mit anschließender Infusionszuleitung anbringen (☞ Abb. 15.41). Die zwei Dreiwegehähne ermöglichen das Zuspritzen von Arzneimitteln zum einen über den Bakterienfilter, zum anderen ohne ihn (manche Arzneimittel, beispielsweise Claforan®, dürfen nicht über einen Bakterienfilter gegeben werden). Den Filter entsprechend der Herstellerangaben wechseln
▶ Membran von Zuspritzstellen vor der Injektion sprühdesinfizieren
▶ Infusionen wechseln, wenn die Infusionsflasche leer ist, der Spiegel in der Tropfkammer aber noch besteht. Ist dieser Zeitpunkt verpasst worden, muss eine neue Infusionsleitung entlüftet und angeschlossen werden
▶ Zum Wechsel des Infusionssystems eines zentralen Venenkatheters Dreiwegehahn zudrehen bzw. Katheter abklemmen, um einer Luftembolie oder Blutungen aus dem ZVK vorzubeugen
▶ Mobile Patienten zum richtigen Umgang mit Infusionen und Infusionsständern anleiten. Die Patienten sollten sich frühzeitig melden, wenn die Infusionsflasche leer wird, bei ihren Bewegungen Zug auf den Venenkatheter vermeiden, die Infusionsflasche nie unter Kopfniveau absenken und bei der Verwendung mobiler Infusionspumpen mit Batteriebetrieb die wichtigsten Regeln zur Handhabung des Geräts (u. a. die Alarmfunktionen) kennen und wissen, wann sie sich bei den Pflegenden melden müssen.

Pflege der Punktionsstelle und Verbandswechsel

Die Pflege der Punktionsstelle und der fachgerechte Verbandswechsel beugen Infektionen vor:

Verband und Fixierung eines ZVK

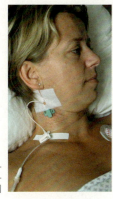

Abb. 15.58: Jugulariskatheter mit Folienverband. [K115]

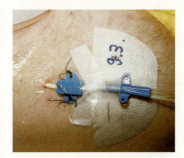

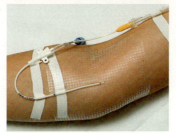

Abb. 15.59 (rechts oben): Subklaviakatheter mit Folienverband. [M161]

Abb. 15.60 (rechts unten): Von peripher gelegter ZVK (Basilikakatheter) mit Folienverband. [K115]

- Nach dem ersten Verbandswechsel wird der Verband bei Bedarf (z. B. Verschmutzung, Durchfeuchtung) bzw. nach Herstellerangaben gewechselt. Transparentverbände können in der Regel sieben Tage, Gazeverbände zwei Tage belassen werden (□ 8).
- Transparentverbände werden täglich inspiziert bzw. bei Gazeverbänden die Einstichstelle auf Druckschmerzhaftigkeit palpiert. Hat der der Patient Schmerzen an der Einstichstelle, unklare Temperaturerhöhungen oder andere Entzündungszeichen, wird der Verband entfernt und die Einstichstelle inspiziert.
  Nach Arztanordnung wird z. B. bei Infektionsverdacht der venöse Zugang gezogen, die Katheterspitze zur Keim- und Resistenzbestimmung ins Labor geschickt und die Einstichstelle mit desinfizierenden Arzneimitteln versorgt. Bei Paravasaten und/oder Venenentzündungen kann der geschwollene Bezirk zusätzlich mit heparinhaltigen Salben behandelt werden.

Richtlinien für den Verbandswechsel bei komplikationslosem Venenzugang sind:
- Patienten informieren
- Platz im Krankenzimmer schaffen oder das Untersuchungszimmer bzw. das Verbandszimmer der Station nutzen
- Den Patienten in eine entspannte und gleichzeitig geeignete Lage bringen
- Die Arbeitsfläche desinfizieren
- Benötigte Materialien zurechtlegen
- Hygienische Händedesinfektion durchführen
- Einmalhandschuhe anziehen, den alten Verband abnehmen und zusammen mit den Handschuhen in den Abwurf entsorgen
- Die Einstichstelle und die Umgebung inspizieren (Entzündungszeichen, z. B. Schwellung an der Einstichstelle oder im Venenverlauf? Paravasat? Hautmazerationen durch Auslaufen von Infusionslösung an der Einstichstelle? Allergische Hautreaktionen?)
- Die Einstichstelle und das umgebende Hautgebiet mit NaCl-Lösung bzw. Hautdesinfektionsmittel, einem sterilen Handschuh und sterilen Kompressen oder sterilen Kugeltupfern reinigen, Verkrustungen vorsichtig mit sterilem NaCL 0,9 % lösen. Von innen nach außen wischen, dabei die Lage des Venenzugangs nicht verändern
- Frische sterile Verbandmaterialien auflegen und mit Heftpflaster fixieren bzw. Folienverband aufkleben. Keine unsterilen Pflasterstreifen als Zügel in der Nähe einer nicht verbundenen Einstichstelle aufbringen
- Nach dem Verbandswechsel ungehindertes Einfließen der Infusionslösung überprüfen

Patientenbeobachtung und Dokumentation

- Allgemeinzustand des Patienten: Körpergewicht, Durst- und Hungergefühl, Hautturgor, Ödeme, Schleimhautbeschaffenheit, Unverträglichkeitsreaktionen
- Zustand der Einstichstelle (Kriterien ☞ oben)
- Vitalzeichen, insbesondere RR, Puls, Temperatur (Temperaturerhöhung als Frühzeichen einer Infektion), Atmung (Pneumo-, Hämatothorax, Pleuraerguss durch Infektion?)
- Bei ZVK: ZVD (☞ 16.1.3)
- Bei größeren Infusionsprogrammen tägliche Flüssigkeitsbilanzierung und Blutuntersuchungen nach ärztlicher Anordnung.

Zusätzliche Dokumentation:
- Alle Infusionen mit genauer Bezeichnung, Menge, ggf. Zumischungen, eingestellter Tropfenzahl, Einlaufbeginn und -ende
- Alle Abweichungen und Unterbrechungen im Infusionsprogramm
- Alle Komplikationen (Art der Komplikation, Erstmaßnahmen, durchgeführte Arztanordnungen)
- Alle durchgeführten Pflegemaßnahmen
- Alle von der Norm abweichenden Beobachtungen.

Komplikationen und ihr Management

Eine Infusionstherapie ist immer mit Risiken für den Patienten verbunden. Die wichtigsten Risiken nennt Tabelle 15.61.

Hinzu kommt, dass viele Patienten infolge ihrer Grunderkrankung anfälliger gegenüber Infektionen sind.

15.5 Künstliche Ernährung

Ernährung ☞ *12.6*

Bei vielen Patienten reicht die orale Ernährung zur Deckung des Nährstoffbedarfs nicht aus, weil sie nicht essen:
- *Können,* beispielsweise bei Schlucklähmungen, Speiseröhrenkrebs, Bewusstlosigkeit
- *Dürfen,* z. B. prä- und postoperativ
- *Wollen,* beispielsweise bei Nahrungsverweigerung (☞ 34.14.6).

15 Heilmethoden und Aufgaben der Pflegenden bei der Therapie

Komplikation	Beobachtungskriterien	(Sofort-)Maßnahmen
Allergische Reaktionen (☞ 27.2.1)	▶ Hautrötung, Juckreiz, Hautausschlag ▶ Kopf-, Gelenk- und Gliederschmerzen ▶ Unruhe, Angst ▶ Übelkeit, Erbrechen ▶ Temperaturanstieg, Hitzewallungen ▶ Atemnot ▶ Schockzeichen (☞ 13.5)	▶ Infusion sofort abstellen, Venenzugang belassen ▶ Unverzüglich Arzt rufen (lassen), beim Patienten bleiben, ihn beobachten und beruhigen ▶ Kreislaufsituation einschätzen (Beobachtung von RR, Puls, Gesichtsfarbe, Schweiß), Patienten evtl. in Schocklage bringen ▶ Atemsituation einschätzen (Atemgeräusche, Zyanose, Einsatz der Atemhilfsmuskulatur, Äußerungen des Patienten), ggf. Oberkörper erhöht lagern, Sauerstoff auf Arztanordnung verabreichen (☞ 12.2.5.9)
Luftembolie	▶ Plötzlicher, stechender Schmerz im Brustkorb ▶ Atemnot, Zyanose ▶ Tachykardie, Hypotonie, Schock	▶ Verbindung zwischen Infusionssystem und Venenkatheter/Venenverweilkanüle unterbrechen („dekonnektieren"), den venösen Zugang verschließen ▶ Arzt rufen (lassen) ▶ Patienten in Kopftieflage bringen, bei ihm bleiben, ihn beobachten und beruhigen ▶ Kreislauf und Atmung beurteilen ☞ allergische Reaktion, 27.2
Blutverlust	▶ Austritt größerer Blutmengen aus dem venösen Zugang (z. B. bei Ablösen der Infusionslösung im Schlaf) ▶ Umfangreiche Hämatome im Hals- und Thoraxbereich (bei ZVK)	▶ Dekonnektierten Zugang verschließen oder Infusion mit neuem Infusionssystem wieder anhängen ▶ Kreislauf kontrollieren ▶ Arzt sofort informieren und Anordnungen abwarten
Thrombophlebitis (☞ 17.7.2)	▶ Entzündungszeichen im Venenverlauf ▶ Schmerzäußerungen des Patienten	▶ Beim ZVK Arzt informieren und Anordnungen abwarten ▶ Periphere Verweilkanüle entfernen, evtl. Alkoholumschläge machen oder heparinhaltige Salben auftragen, Arzt informieren, wenn nötig, neuen peripheren Zugang legen lassen
(Katheter-)Sepsis (☞ 26.4)	▶ Plötzlich auftretendes, hohes Fieber, oft mit Schüttelfrost ▶ „Verfall" des Patienten	▶ Arzt sofort informieren ▶ Blutkultur vorbereiten (☞ 26.3.3) ▶ Weitere Maßnahmen nach Arztanordnung durchführen

Tab. 15.61: Die Hauptrisiken von Infusionen, Beobachtungskriterien und Erstmaßnahmen.

Dann wird der Patient künstlich ernährt. Hierbei gibt es zwei Möglichkeiten: die *enterale Ernährung* über eine im oberen Magen-Darm-Trakt platzierte Sonde (☞ 15.5.1) und die *parenterale Ernährung* über venöse Zugänge (☞ 15.3.4).

15.5.1 Prinzipien der enteralen Ernährung

Verabreichung von Sondenkost ☞ 12.6.5.4
Sonden zur enteralen Ernährung ☞ Tab. 12.6.36

Bei der **enteralen Ernährung** erhält der Patient über eine Sonde die Nährstoffe **(Sondenkost)** in den Magen oder in den Dünndarm. Alle Formen der Sondenernährung setzen eine gewisse Funktionsfähigkeit des Magen-Darm-Traktes voraus, z. B. die Resorption (🕮 9).

Die Art der Sondenkost hängt von der Grunderkrankung des Patienten ab und wird vom Arzt angeordnet. Dieser legt auch die Nährstoff-, Energie- und Flüssigkeitsmenge fest und ordnet an, ob die Sondenkost als Bolus verabreicht, durch Schwerkraft einlaufen oder ob eine Ernährungspumpe verwendet werden soll (Details zur Verabreichung ☞ 12.6.5.4). In den meisten Fällen ist eine Flüssigkeitsergänzung durch Wasser erforderlich.

Selbst gefertigte Sondenkost, d. h. pürierte und mit Flüssigkeit verdünnte Vollkost, ist wegen der Gefahr bakterieller Verunreinigungen und der ungenauen Nährstoffzufuhr heute in der Regel nicht zu empfehlen.

Komplikationen

Die enterale Ernährung ist im Vergleich zur parenteralen Ernährung mit deutlich weniger **Komplikationen** behaftet, aber nicht komplikationsfrei:
▶ Bei zu schneller Gabe der Sondenkost können Magen-Darm-Störungen mit *Erbrechen, Durchfällen* und *abdominellen Schmerzen* auftreten. Es wird zunächst überlegt, ob die Sondenkost vielleicht zu kalt war, die Einzelportionen zu groß waren oder die Menge zu schnell gesteigert wurde. Die Rücksprache mit dem Arzt klärt, ob eine *osmotische Diarrhö* vorliegen könnte, bei der die Sondenkost im Darm osmotisch Wasser anzieht. Auch an die Möglichkeit einer *infektiösen Diarrhö* sollte immer gedacht werden
▶ Insbesondere bei Sondenkost mit niedermolekularen Kohlenhydraten sind *Hyperglykämien* möglich, wenn Mono-, Di- und Oligosaccharide zu rasch verstoffwechselt werden
▶ Die Sonde kann z. B. bei transnasalen Sonden zu Reizungen von Nase und Rachen, *Refluxösophagitis* (☞ 19.4.1) oder *Druckgeschwüren* führen

▶ Bei einer PEG (☞ 12.6.5.3) sind lokale Wundinfektionen, das Eindringen von Luft in den Peritonealraum (bei Anlage), eine Peritonitis und Pflasterunverträglichkeiten möglich

> Zur Vermeidung von Komplikationen sind eine sorgfältige Patientenbeobachtung (Zeichen einer Dehydratation, Ödeme), Flüssigkeitsbilanzierung, Gewichtskontrollen, BZ-Tagesprofile, Blutkontrollen (Kreatinin, Elektrolyte, Leberwerte etc.) sowie die richtige Auswahl der Sondennahrung und des Sondentyps (Arztanordnung) notwendig.

Arten der Sondenkost
Hochmolekulare nährstoffdefinierte Diäten

Industriell hergestellte **hochmolekulare nährstoffdefinierte Diäten** (kurz *NDD*, von lat. *formula* = Regel, *Formeldiäten*) enthalten die verschiedenen Nährstoffe in *definierter* Zusammensetzung, z. B. Fresubin® original fibre. Da die Nährstoffe in hochmolekularer Form vorliegen und damit noch vom Darm aufgespalten werden müssen, muss die Verdauungsfunktion weitgehend intakt sein, wie sie es z. B. bei Patienten mit Schluckstörungen ist.

Hochmolekulare Diäten werden flüssig oder als Pulver zum Anrühren angeboten.

652

und über eine Sonde verabreicht. Sie können vom Patienten als Trinknahrung aber auch getrunken werden, z.B. bei Kaustörungen.

Meist sind hochmolekulare Diäten glutenfrei und *vollbilanziert*, d.h. sie decken bei der Einnahme der durch den Hersteller angegebenen Menge den Tagesbedarf aller Nährstoffe.

Hochmolekulare Diäten sind auch als **nährstoffmodifizierte Diäten** für die besonderen Bedürfnisse von Diabetes-, Leber- oder Nierenkranken sowie für die Bedürfnisse von Kindern erhältlich.

Niedermolekulare chemisch definierte Elementardiäten

Bei **niedermolekularen chemisch definierten Elementardiäten** (kurz *CDD*, oft auch als *Oligopeptiddiäten* bezeichnet) sind die Nährstoffe bereits in resorptionsfähige Bestandteile aufgespalten und erfordern nur geringe Verdauungsleistungen vom Darm (z.B. Survimed® instant, Precitene® MCT 50). Bei einer solchen Diät nimmt die Stuhlmenge des Patienten ab, nicht aber der Bakteriengehalt des Stuhls. Der Stuhl besteht vorwiegend aus abgestoßenem Darmepithel und kann selbst Stenosen meist noch passieren.

Diese Diäten werden beispielsweise Patienten mit schweren Resorptions- und Digestionsstörungen gegeben, z.B. Menschen mit entzündlichen Darmerkrankungen (☞ 19.6.4). Sie sind darüber hinaus angezeigt bei einem Kostaufbau nach lang andauernder parenteraler Ernährung (☞ 15.5.2) oder großen abdominellen Operationen (📖 10).

15.5.2 Parenterale Ernährung

Kann der Nährstoffbedarf des Patienten weder durch orale noch durch (künstliche) enterale Ernährung gedeckt werden, wird eine intravenöse, **parenterale Ernährung** (*griech. para = neben* und *enteron = Darm*) erforderlich.

Unterschieden werden die **partielle** *(inkomplette)* **parenterale Ernährung** *(PPE)* und die **totale** *(komplette)* **parenterale Ernährungstherapie** *(TPE)*.

Bei der partiellen parenteralen Ernährung wird ein Infusionsregime verabreicht, das den Energie- und Flüssigkeitsbedarf des Patienten *teilweise* deckt. Die fehlenden Nährstoffe und die noch fehlende Flüssigkeit werden oral oder enteral zugeführt. Die partielle parenterale Ernährung

erfolgt z.B. bei Patienten mit Tumorerkrankungen, die auf Grund von Appetitlosigkeit oder durch die Tumortherapie nicht mehr ausreichend essen und trinken können, wenn eine enterale Ernährung nicht durchgeführt werden kann.

Bei der totalen parenteralen Ernährung wird der Verdauungstrakt völlig umgangen z.B. bei Ileus, Stenosen im Magen-Darm-Trakt oder schwerem Kurzdarmsyndrom (☞ 19.6.4).

> Die parenterale Ernährungstherapie unterliegt dem Arzneimittelgesetz, da es sich bei den Lösungen nicht um Lebensmittel, sondern um Arzneimittel handelt.

Die Wahl des venösen Zugangs ist abhängig vom Zustand der Venen, dem Ernährungszustand sowie der voraussichtlichen Dauer der parenteralen Ernährungstherapie:

▸ Kann der Kranke voraussichtlich nach 2–3 Tagen wieder essen, können Flüssigkeit, Elektrolyte und Glukose über einen **periphervenösen Katheter** gegeben werden (☞ 15.4.3)

▸ Bei länger dauernder totaler parenteraler Ernährung ist eine Bedarfsdeckung nur mit höher osmolaren Infusionslösungen möglich, die über einen **zentralvenösen Katheter** gegeben werden müssen (☞ 15.4.4).

Täglicher Wasserbedarf

Der **tägliche Wasserbedarf** im Rahmen der Infusionstherapie ist je nach individuellen Bedürfnissen zu berechnen und berücksichtigt auch weitere Erkrankungen des Patienten, z.B. Durchfall, Fieber. Als Orientierung sind 30–40 ml pro Kilogramm Körpergewicht zu berücksichtigen. Der Flüssigkeitsbedarf muss regelmäßig überprüft werden!

Stufenschema der Parenteralen Ernährung
Flüssigkeitszufuhr mit geringer Kaloriengabe

Bei einer voraussichtlichen Nahrungskarenz von weniger als 48 Std. kann es ausreichend sein, den Flüssigkeitsbedarf und wenig Energie über einen periphervenösen Zugang zu verabreichen.

Meist werden fertige Vollelektrolytlösungen, z.T. mit fünfprozentigem Glukosezusatz (z.B. Ringer-Lösung, Sterofun-

din G®) gewählt. Die Kalorienzufuhr ist dabei jedoch gering.

Diese Form der Infusionstherapie zählt nicht als Ernährungstherapie und sollte nur sehr kurzfristig und bei gutem Ernährungszustand ohne Mangelerscheinungen durchgeführt werden.

Periphervenöse Ernährungstherapie

Bereits bei einer Nahrungskarenz von 2–3 Tagen oder leicht kataboler *(abbauender)* Stoffwechsellage braucht der zu Pflegende eine parenterale Ernährungstherapie.

Hierfür gibt es im Handel spezielle Nährlösungen, z.B. StructoKabiven® peripher. Diese Nährlösungen können über einen periphervenösen Zugang verabreicht werden.

Zentralvenöse parenterale Ernährungstherapie

Bei einer längeren Nahrungskarenz oder bei sehr schlechtem Ernährungszustand muss der Patient über einen zentralen Venenkatheter vollständig parenteral ernährt werden.

Auch hierfür sind Komplettlösungen (z.B. StructoKabiven® Fresenius Kabi, Nutriflex Lipid® BBraun) im Handel.

Häufig, z.B. bei Leber- oder Nierenfunktionsstörungen und langfristigen Therapien, ist jedoch eine **individuelle** Zusammensetzung erforderlich. Es werden Aminosäurelösungen (10- bis 15%ig), Glukoselösungen (20- bis 50%ig), Fettemulsionen (10- bis 20%ig), Elektrolyt- und Spurenelementlösungen für den einzelnen Patienten optimal aufeinander abgestimmt und unter sterilen Kautelen (Vorsichtsmaßregeln) gemischt. Vitamine werden kurz vor Verabreichung hinzugegeben.

Während der gesamten Dauer der parenteralen Ernährungstherapie sind unter anderem eine Flüssigkeitsbilanzierung und engmaschige Kontrollen von Blutwerten wie z.B. Blutzucker oder Elektrolyte erforderlich.

Pflege bei parenteraler Ernährung

Bei allen Formen der parenteralen Ernährung besteht die Aufgabe der Pflegenden in:

▸ Fachgerechter Zubereitung der Infusionen und ihrer Überwachung (☞ 15.4.2)

- Pflege des venösen Zugangs und der Infusionsleitungen (☞ 15.4.5)
- Krankenbeobachtung, z. B. Beschaffenheit von Haut und Schleimhäuten (☞ 15.4.5)
- Soor- und Parotitisprophylaxe (☞ 12.5.2.4)
- Flüssigkeitsbilanzierung (☞ 12.7.1.2)
- Kontrolle des Ernährungszustandes (☞ 12.6.2).

Nach Beendigung der parenteralen Ernährung erfolgt – je nach Stufe der parenteralen Ernährung – der Kostaufbau enteral oder oral. Der orale Kostaufbau erfolgt über 2–8 Tage, bei Magen-Darm-Erkrankungen langsamer. Der Kostaufbau beginnt mit Tee, d. h. flüssiger Kost, geht über Milchsuppe und Brei bis hin zur leichten Kost, die dann bis zur Vollkost gesteigert wird.

15.6 Medikamentöse Schmerztherapie

Entstehung und Auswirkungen von Schmerz ☞ *12.12.1*
Expertenstandard Schmerzmanagement ☞ 🖥
Schmerzassessment ☞ *12.12.2.2*

Schmerzen quälen und zermürben den Kranken und können direkt oder indirekt gefährliche Komplikationen zur Folge haben. Entsprechend ist sowohl im ambulanten als auch im stationären Bereich die **Schmerztherapie** eine wesentliche Aufgabe von Medizin und Pflege.

Ziel jeder Schmerztherapie ist die weitestmögliche Schmerzminderung. Der Patient soll (wieder) ein selbstbestimmtes Leben führen können. Eine wichtige Säule ist die Gabe von *schmerzstillenden Arzneimitteln* oder **Analgetika** (☞ 15.6.1–15.6.3). Ganzheitliche Schmerztherapie umfasst darüber hinaus zahlreiche nicht-medikamentöse Maßnahmen einschließlich der Patientenschulung, etwa zur Selbsthilfe bei Schmerzen. Wünscht ein Patient trotz Schmerzen keine Schmerzmedikamente, akzeptieren Pflegende und Ärzte dies, gestalten aber den Umgang mit dem Kranken so, dass er seine Entscheidung jederzeit ohne Gesichtsverlust revidieren kann.

Analgetika greifen sowohl in die Vorgänge der *Schmerzentstehung* als auch der *Schmerzwahrnehmung* ein. Nach ihrer Wirkungsweise werden sie in *Nicht-Opioid-Analgetika* und *Opioid-Analgetika* eingeteilt.

Vorsicht

Das Risiko von **Arzneimittelmissbrauch** und **Arzneimittelabhängigkeit** wird bei den Opioid-Analgetika häufig überschätzt, hingegen bei den Nicht-Opioid-Analgetika oft unterschätzt.

Schmerzmittelabhängigen Patienten drohen nicht nur die jeweiligen substanzspezifischen Nebenwirkungen, sondern auch ein **Analgetika-Kopfschmerz**, ein chronischer Kopfschmerz durch das Schmerzmittel selbst, den der Patient durch immer höhere Schmerzmitteldosen zu bekämpfen sucht (☞ 33.11.2).

Außerdem können durch Arzneimittelmissbrauch Diagnosen verschleppt und Therapiechancen verpasst werden.

15.6.1 Nicht-Opioid-Analgetika

Nicht-Opioid-Analgetika: Schmerzmittel unterschiedlicher chemischer Struktur, die hauptsächlich über eine Synthesehemmung der schmerzvermittelnden *Prostaglandine* in der Körperperipherie wirken. Nicht-Opioid-Analgetika sind besonders bei leichten bis mäßigen Schmerzen, bei Knochenschmerzen und zum Teil auch als Antirheumatika (☞ Pharma-Info 23.11) geeignet.

Im geschädigten Gewebe werden **Prostaglandine** freigesetzt, die neben Schmerzen auch Fieber und Entzündungsreaktionen hervorrufen.

Klassische Nicht-Opioid-Analgetika wie etwa Azetylsalizylsäure oder Ibuprofen hemmen die **Zyklooxygenase**, ein Schlüsselenzym bei der Prostaglandinbildung, und vermindern so die Prostaglandinsynthese. Dadurch wirken sie schmerzlindernd *(analgetisch)*, fiebersenkend *(antipyretisch)* und teilweise auch entzündungshemmend *(antiphlogistisch)*.

Die verminderte Prostaglandinsynthese verringert aber auch den Schutz der Magenschleimhaut, so dass Magengeschwüre und -blutungen begünstigt werden. Außerdem führen Prostaglandinsynthesehemmer oft zu einer Verschlechterung allergischer Erkrankungen wie Heuschnupfen oder Asthma.

15.6.2 Opioid-Analgetika

Opioid-Analgetika: Vom Rauschmittel **Opium** abgeleitete, stark wirksame Schmerzmittel, die ihre Wirkung über die **Endorphinrezeptoren** *(Opiatrezeptoren)* des ZNS entfalten. Unterliegen größtenteils der *Betäubungsmittelverschreibungsverordnung* und dem *Betäubungsmittelgesetz* (☞ 15.2.11).

Die Rohsubstanz **Opium** war lange das wirksamste Schmerzmittel.

Ihr wichtigster Bestandteil ist das **Morphin**. Morphin und die anderen Bestandteile des Opiums mit morphinartiger Wirkung werden in aller Regel als **Opiate** bezeichnet, halb- und vollsynthetische Schmerzmittel, die über die Endorphinrezeptoren des ZNS wirken, als **Opioide**.

Wirkprofil der Opioide

Alle Opiate und Opioide besitzen im Wesentlichen die gleichen Wirkungen:
- *Starke Schmerzstillung* (Analgesie)
- *Sedation,* v. a. bei Therapiebeginn
- *Hemmung des Atemzentrums* (gefährlich vor allem bei Überdosierung, daher langsame Dosissteigerung)
- *Hemmung des Hustenreflexes*
- *Reizung des Brechzentrums im Stammhirn* mit Übelkeit und Erbrechen (ebenfalls v. a. bei Behandlungsbeginn)
- *Tonuserhöhung der glatten Muskulatur des Magen-Darm-Trakts und der ableitenden Harnwege* mit den Folgen Obstipation und Harnverhalt
- *Einfluss auf die Stimmung* (besonders intensiv bei i. v.-Gabe). Meist wirken Opioide euphorisierend (bei Schmerzpatienten oft nur entspannend), manchmal aber angstauslösend und niederschlagend
- *Histaminfreisetzung* mit Juckreiz, Bronchialverengung und Gefäßweitstellung
- *Toleranzentwicklung.* Die Toleranzentwicklung gegenüber den Wirkungen und Nebenwirkungen der Opiate ist unterschiedlich. Die Toleranzentwicklung gegenüber der analgetischen Wirkung wird häufig überschätzt und kann durch eine Dosissteigerung meist ausgeglichen werden.

Opioide eignen sich zur Bekämpfung starker Schmerzen, z. B. postoperativ, beim akuten Herzinfarkt, bei Tumorpatienten (☞ auch 22.4.5), aber auch bei schweren nicht tumorbedingten Schmerzzuständen. Bei neurogenen Schmerzen wirken sie oft weniger gut.

15.6 Medikamentöse Schmerztherapie

🖉 Pharma-Info 15.62: Nicht-Opioid-Analgetika

Azetylsalizylsäure und Paracetamol: Die Klassiker

Azetylsalizylsäure *(Acetylsalicylsäure),* kurz *ASS* (z.B. Aspirin®, ASS-ratiopharm®), ist ein typischer Prostaglandinsynthesehemmer und vor allem für die Behandlung leichter bis mäßiger Schmerzen geeignet. Sie hemmt außerdem die Aggregation (Verklumpung) von Thrombozyten. Therapeutisch wird dies bei der Gefahr arterieller Gefäßverschlüsse ausgenutzt, z.B. bei KHK (☞ 16.5.1) oder bei Karotisstenose (☞ 33.5).

Hauptnebenwirkungen sind gastrointestinale Beschwerden und allergische Reaktionen. Bei Kindern kann ASS das seltene, aber lebensbedrohliche **Reye-Syndrom** mit akuten Leber- und Gehirnschädigungen auslösen (☞ 20.4.5) und wird daher bei Kindern und Jugendlichen unter 16 Jahren wenn irgend möglich vermieden (keinesfalls Selbstmedikation!).

Paracetamol (z.B. ben-u-ron®) wirkt schmerzlindernd und fiebersenkend, aber nicht antientzündlich und ist bei Kindern Mittel der Wahl gegen Schmerzen und Fieber. Nebenwirkungen sind sehr selten. Bei einer Überdosierung sind schwerste Leberschäden mit Todesfolge möglich.

Metamizol

Metamizol *(Novaminsulfon,* z.B. Novalgin®) ist ein gutes Analgetikum und Antipyretikum und wirkt außerdem *spasmolytisch* (krampflösend). Es ist besonders zuverlässig bei viszeralen Schmerzen (☞ 12.12.1.1), z.B. bei Nieren- oder Gallenkoliken. Wegen des zwar geringen, aber realen Risikos eines anaphylaktischen Schocks (☞ 13.5.5) und toxischer Knochenmarkschädigungen (☞ 22.6.4) wird Metamizol nur bei Kontraindikationen oder unzureichender Wirksamkeit anderer Analgetika gegeben.

Nichtsteroidale Antiphlogistika und COX-2-Hemmer

☞ *auch Pharma-Info 23.11*

Die **nichtsteroidalen Antiphlogistika** *(nichtsteroidale Antirheumatika,* **NSAR),** so genannt, weil Glukokortikoide (Kortikosteroide) wie Decortin® ebenfalls stark entzündungshemmend wirken, weisen alle das gleiche (Neben-)Wirkungsspektrum auf, allerdings mit unterschiedlicher Gewichtung. Zu dieser Gruppe gehören unter anderem Diclofenac (z.B. Voltaren®) und Ibuprofen (z.B. Anco®).

Nichtsteroidale Antiphlogistika sind in den hohen Dosierungen, die gegen Entzündungen erforderlich sind, meist besser verträglich als Azetylsalizylsäure. Auf die entzündungshemmende Wirkung muss man im Gegensatz zur analgetischen einige Wochen warten.

Die neueren **COX-2-Hemmer** *(COX-2-Inhibitoren)* wie etwa Celecoxib (Celebrex®) hemmen nur eine Unterform der Cyclooxygenase und haben daher ein anderes Nebenwirkungsprofil. Nach heutigem Kenntnisstand sind die COX-2-Hemmer bei gleicher Wirksamkeit zwar magenschonender als die älteren nichtsteroidalen Antiphlogistika, das kardiovaskuläre Risiko ist aber wahrscheinlich erhöht.

Flupirtin

Flupirtin (z.B. Katadolon®) wirkt über Angriffspunkte im ZNS (jedoch nicht über Opioid-Rezeptoren) analgetisch und muskelentspannend. Rückenschmerzen mit Muskelverspannungen sind entsprechend eine Hauptindikation. Wichtige Nebenwirkungen sind Magen-Darm-Beschwerden, Müdigkeit und Leberschäden.

Häufig verwendete Nicht-Opioid-Analgetika			
Substanz (Bsp. Handelsname)	Indikationen; Dosierung in der Schmerztherapie (Einzeldosis)	Wirkdauer	Wichtigste Nebenwirkungen (NW)/Kontraindikationen (KI)
Azetylsalizylsäure (ASS), z.B. Aspirin®, ASS-ratiopharm®	Kopf-, Zahn- und Gliederschmerzen, beginnende Tumorschmerzen, v.a. bei Knochenmetastasen, Fieber, entzündliche Erkrankungen (v.a. Rheuma), Thrombozytenaggregationshemmung 0,5–1 g oral, i.v.	4–6 Std.	**NW:** Gastrointestinale Beschwerden bis hin zur Ulkusbildung (→ nach den Mahlzeiten einnehmen, auf Oberbauchbeschwerden und Teerstuhl achten). Allergische Haut- und Blutbildveränderungen, Asthmaanfälle **KI:** Magen-/Duodenalgeschwüre, Asthma bronchiale, Gerinnungsstörungen, Antikoagulantien, Kinder, Schwangerschaft
Paracetamol, z.B. ben-u-ron®	In der Schmerztherapie im Wesentlichen wie Azetylsalizylsäure, Fieber 0,5–1 g oral, rektal	4–6 Std.	**NW** (geringer als bei ASS): Gastrointestinale Beschwerden, Allergien. Bei Überdosierung Leber- und Nierenschäden **KI:** Schwere Leber- und Nierenfunktionsstörungen, Suizidgefahr
Nichtsteroidale Antiphlogistika (NSAR), etwa ▶ Diclofenac (z.B. Voltaren®) ▶ Ibuprofen (z.B. Imbun®) ▶ Indometacin (z.B. Indo-CT®) ▶ Naproxen (z.B. Proxen®)	Im Wesentlichen wie Azetylsalizylsäure, rheumatische Entzündungen ▶ 25–50 mg oral, rektal, i.m. ▶ 0,2–0,8 g oral; 0,5 g rektal; 0,4 g i.m. ▶ 25–100 mg oral, rektal ▶ 250–500 mg oral, rektal	Je nach Präparat und Zubereitung 4–12 Std.	**NW:** Gastrointestinale Beschwerden, Bronchialverengung bei disponierten Patienten, ZNS-Störungen (z.B. Kopfschmerz, Depressionen, Müdigkeit), Allergie **KI:** Magen- oder Duodenalgeschwüre, schwere Leber- und Nierenschäden, Blutgerinnungsstörungen, Schwangerschaft
COX-2-Hemmer, etwa ▶ Celecoxib (Celebrex®) ▶ Rarecoxib (Dynastat®)	Leichte bis mäßige Schmerzen, Arthroseschmerzen, chronische Polyarthritis ▶ 200 mg oral ▶ 40 mg i.v., i.m. (bei postoperativen Schmerzen)	12–24 Std. 6–12 Std.	**NW:** Allergien, Wasser- und Elektrolytretention (Ödeme), Oberbauchbeschwerden. Evtl. fetale Fehlbildungen, verminderte Fertilität und erhöhtes Thromboserisiko **KI:** Schwangerschaft, eingeschränkte Nierenfunktion, KHK, Schlaganfall, z.T. arterielle Hypertonie
Metamizol, z.B. Novalgin®	Schmerzen, v.a. mit spastischer Komponente (z.B. Nierenkoliken), sowie Fieber, wenn andere Maßnahmen nicht wirken 0,5–1 g oral, rektal; 0,5–2,5 g i.m., i.v.	4 Std.	**NW:** Leichte gastrointestinale Beschwerden, Allergie; sehr selten (tödliche) Agranulozytose. Wegen der Gefahr schwerer anaphylaktischer Reaktionen und eines Blutdruckabfalls v.a. bei Fieber langsame i.v.-Injektion (1 ml/Min.) verdünnt oder als Kurzinfusion. (Harmlose) Rotfärbung des Urins möglich

655

15 Heilmethoden und Aufgaben der Pflegenden bei der Therapie

Die verschiedenen Opioide haben den gleichen Wirkungsmechanismus und ein ähnliches Nebenwirkungsprofil – analgetische Wirkung und unerwünschte Nebenwirkungen konnten bislang noch nicht „entkoppelt" werden. Trotzdem vertragen Patienten verschiedene Opioide unterschiedlich gut. Daher kann bei starken Nebenwirkungen der Wechsel auf ein anderes Opioid Erfolg bringen (**opioid rotation**). Eine Kombination verschiedener Opiate ist nicht sinnvoll.

Vorurteile gegenüber Opioiden

Auch wenn sich die Situation in den letzten Jahren verbessert hat: Immer noch behindern Vorurteile und Ängste den vernünftigen Gebrauch von Opioiden.

Ein Kernpunkt ist die Angst vor einer *Suchtentwicklung*. Die Gefahr *psychischer Abhängigkeit* ist jedoch bei Schmerzpatienten gering, wenn Opioide regelmäßig nach Zeitplan gegeben werden, so dass der Blutspiegel relativ konstant ist. Die wohl entstehende *körper-* *liche Gewöhnung* ist nur bei einem plötzlichen Absetzen relevant, deshalb werden Opiate ausgeschlichen. Auch dass die z.B. bei unheilbaren Erkrankungen erforderlichen Dosissteigerungen ins Unvertretbare gehen oder gar nicht möglich sind, ist ein Vorurteil.

Zweiter Kernpunkt ist die Angst, dass Opioide den Betroffenen „dahindämmern" lassen. Eine Sedierung tritt vor allem bei Therapiebeginn auf, bei länger andauernder Opiatgabe tritt sie in den Hintergrund. Oft ermöglichen Opiate dem nun schmerzfreien Patienten überhaupt erst soziale Kontakte.

Prophylaxe und Behandlung von Opioidnebenwirkungen

Bei den mit Opioden behandelten Patienten können einige spezifische Nebenwirkungen auftreten, deren Erkennen, Prophylaxe und Behandlung in den Verantwortungsbereich der Pflegenden fällt:

▶ Obstipationsprophylaxe ☞ 12.7.2.5. Die Obstipation ist die häufigste Ne-

benwirkung bei längerfristig mit Opioiden behandelten Patienten, aber mit prophylaktischen Maßnahmen gut in den Griff zu bekommen
▶ Übelkeit und Erbrechen (☞ 12.7.3) treten manchmal zu Beginn einer Opioidtherapie auf, verlieren aber in aller Regel nach kurzer Zeit an Bedeutung
▶ Überwachung der Blasenentleerung wegen der Möglichkeit eines Harnverhalts
▶ Ggf. Pneumonieprophylaxe ☞ 12.2.5.2
▶ Ggf. Pflege bei Juckreiz ☞ 28.2.3. Selten und meist nur vorübergehend erforderlich
▶ Bei Sedation Begleitung des Patienten beim Aufstehen
▶ Kontrolle von Puls, Blutdruck und Atmung, um eine mögliche Überdosierung, besonders bei erstmalig mit Opioiden behandelten Patienten, zu erkennen
▶ Achten auf Anzeichen eines Missbrauchs bzw. auf das Sammeln von Arzneimitteln zu Suizidversuchen oder zu Weitergabe/Weiterverkauf.

✐ Pharma-Info 15.63: Übersicht über die Opioid-Analgetika

Substanz (Bsp. Handelsname)	Dosierung und Darreichungsform	Wirkdauer	Nebenwirkungen und Kontraindikationen
Schwache Opioide			Alle Substanzen
Dihydrocodein retard (z.B. DHC 60/90/120 Mundipharma®)	60–120 mg oral	8–12 Std.	**Nebenwirkungen:** ▶ Obstipation (wichtigste Nebenwirkung bei Dauerbehandlung) ▶ Übelkeit, Erbrechen ▶ Tonuserhöhung im Magen-Darm-Trakt und in den Harnwegen, Kontraktion des Sphinkter oddi (geringer bei Pethidin) ▶ Schwindel, Benommenheit ▶ Mundtrockenheit ▶ Sedierung ▶ Atemdepression (selten) **Kontraindikationen:** ▶ Störungen der Atmung ▶ Strengste Indikationsstellung in Schwangerschaft und Stillzeit und bei Alkoholkranken
Tilidin-Naloxon (z.B. Valoron® N) Tilidin-Naloxon retard (z.B. Valoron® N retard)	50–100 mg oral 50–200 mg oral	2–4 Std. 12 Std.	
Tramadol (z.B. Tramal®) Tramadol retard (z.B. Tramal® long)	50–100 mg oral, rektal, s.c., i.m., i.v. 100 mg oral	2–4 Std. 8–12 Std.	
Starke Opioide			
Buprenorphin (z.B. Temgesic®, Transtec Matrixpflaster®)*	0,2–0,4 mg sublingual; 0,3 mg i.m., i.v.; 35–70 µg/Std. transdermal		
Fentanyl* ▶ Fentanyl-Lutschtablette (Actiq®) ▶ Fentanyl TTS (Durogesic®) ▶ Fentanyl in der Anästhesie ☞ 🖳	0,2–1,6 mg 25–100 µg/Std. transdermal	2 Std. 72 Std.	
Morphin* ▶ Nicht-retardiertes Morphin (z.B. Morphin Merck® 10/20, Sevredol® 10/20, MSR® 10/20/30) ▶ Retardiertes Morphin (z.B. MST 10/30/60/100/200 Mundipharma®, MST Continus® 30/60)	Initial 10–30 mg s.c., i.m., oral, rektal; 5–10 mg i.v.; Dosierung bei Langzeitgabe teils erheblich höher	4 Std. 8–24 Std.	
Oxycodon retard (Oxygesic®)*	10 mg oral	8–12 Std.	
Pethidin (z.B. Dolantin®)*	25–150 mg oral, s.c., i.m.; 25–100 mg i.v.	2–4 Std.	
Piritramid (z.B. Dipidolor®)*	15–30 mg i.m.; 7,5–22,5 mg i.v.	4–8 Std.	

* Verordnung erfordert Betäubungsmittelrezept (☞ 15.2.11)

Besonders bei der erstmaligen Gabe von Opioiden müssen Pflegende auf nur selten auftretende Nebenwirkungen achten. Diese sind in den Packungsbeilagen (Beipackzetteln) der Arzneimittel aufgeführt, die immer bei der aktuellen Packung bleiben sollten.

> **Notfall! Zeichen der Opiatvergiftung**
> ▶ Stark vermindert Atemfrequenz (< 8 Atemzüge/Min.)
> ▶ Bewusstseinsstörungen bis hin zum Koma
> ▶ Zerebrale Krämpfe
> ▶ Zyanose durch zentrale Atemlähmung, Ansammlung von Bronchialsekret in den Atemwegen wegen Dämpfung des Hustenreflexes, toxisches Lungenödem bei Heroin
> ▶ Übelkeit, Erbrechen, Darmatonie
> ▶ Hypothermie
> ▶ Anfangs Pupillenverengung *(Miosis)*, in fortgeschrittenen Stadien Pupillenerweiterung *(Mydriasis)*.
>
> Sollte es zu einer Opiatvergiftung gekommen sein, steht als Therapie das Antidot (Gegenmittel) **Naloxon** (Narcanti®) zur Verfügung, das in kurzen Abständen intravenös gespritzt wird. Eventuell ist eine Beatmung nötig.

15.6.3 Co-Analgetika und Begleitmedikamente

Co-Analgetika

Co-Analgetika: Unterstützend zu den Analgetika eingesetzte Substanzen, die z. B. durch Abschwellung eines Ödems oder Beeinflussung der Schmerzverarbeitung schmerzlindernd wirken.

Psychopharmaka

Psychopharmaka (☞ auch 34.3) unterstützen die Schmerzverarbeitung und besitzen zum Teil eigene analgetische Effekte. Diese Wirkungen sind *unabhängig* von ihrem antidepressiven bzw. antipsychotischen Effekt. Hierüber wird der Patient informiert – sonst fühlt er sich nicht ernst genommen, evtl. sogar zum psychisch Kranken „abgestempelt".

Antidepressiva (z. B. Amitriptylin, etwa in Saroten® ☞ auch 34.3.2) mildern besonders Kopf- und Nervenschmerzen. Die empfohlene Dosierung in der Schmerztherapie ist geringer als die bei Depressionen.

Antipsychotika (z. B. Haloperidol, etwa in Haldol® ☞ auch 34.3.1) wirken bei nahezu allen Schmerzzuständen. Weil sie gegen Übelkeit und Erbrechen helfen, werden sie oft in Kombination mit Opioid-Analgetika gegeben.

Benzodiazepine (z. B. Diazepam, etwa in Valium® ☞ auch 34.3.4) wirken beruhigend und haben eine starke muskelentspannende Wirkung. Wegen der Suchtgefahr werden Benzodiazepine zurückhaltend eingesetzt. Schlafanstoßend wirken z. B. auch Antidepressiva.

Weitere Co-Analgetika

Viele Schmerzzustände gehen mit entzündlichen Reaktionen (z. B. rheumatische Erkrankungen) oder Geweseschwellungen (z. B. Ödem um einen Tumor) einher. In diesen Fällen lindern **Glukokortikoide** (☞ Pharma-Info 21.13) den Schmerz.

Weitere Co-Analgetika, die je nach Schmerzursache eingesetzt werden, sind **Kalzitonin** (z. B. Karil®) und **Biphosphonate** (z. B. Ostac®, Fosamax®) bei Knochenschmerzen, z. B. infolge von Osteoporose oder Tumormetastasen, sowie bei Nervenschmerzen **Antiepileptika** wie **Carbamazepin** und **Gabapentin** (z. B. Tegretal® bzw. Neurontin® ☞ Pharma-Info 33.55).

Begleitmedikamente

Neben Analgetika und Co-Analgetika sind häufig weitere **Begleitmedikamente** erforderlich, die in erster Linie die Nebenwirkungen der Analgetika mildern sollen.

Am wichtigsten sind Laxantien gegen eine opioidbedingte Obstipation, Antiemetika gegen Übelkeit und Erbrechen oder Mittel zur Vorbeugung von Magengeschwüren bei Gabe von Prostaglandinsynthesehemmern.

15.6.4 Grundsätze der systemischen medikamentösen Schmerztherapie

Therapie akuter Schmerzen

Postoperative Schmerztherapie ☞ *auch 15.10.4*

Akute Schmerzen treten z. B. bei einem Herzinfarkt, bei Verletzungen oder nach Operationen auf. Ziel ist die schnelle Schmerzbeseitigung, auch um gefährliche vegetative Nebeneffekte des Schmerzes wie Blutdrucksteigerung zu vermeiden.

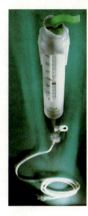

Abb. 15.64: Einweg-PCA-Pumpe zur patientenkontrollierten Analgesie. Sie wird an einen intravenösen Zugang angeschlossen. Der Patient kann, meist zusätzlich zu einer Basisrate, durch Knopfdruck Schmerzmitteldosen abrufen. Eine festgelegte „Sperrzeit" und eine eingestellte Höchstdosis pro Stunde verhindern Überdosierungen. [V157]

Meistens ist die Therapie nur einige Tage lang notwendig, bis die akute Krankheitsphase und damit der Schmerz vorüber ist.

Therapeutisch werden kurz wirksame Arzneimittel in Standarddosis verabreicht. Ein i. v.-Bolus führt oft schon nach wenigen Minuten zur Schmerzstillung oder deutlichen Schmerzlinderung, die Wirkung klingt allerdings rasch ab.

Im besten Fall kann durch vorausschauendes Schmerzmanagement iatrogener – d. h. durch medizinische Eingriffe bedingter – Schmerz fast ganz vermieden werden.

> Je länger ein Patient akute Schmerzen erleidet, desto größer ist das Risiko, später chronische Schmerzen zu entwickeln, weil sich ein **neuronales Schmerzgedächtnis** ausprägt. Daher: Von Beginn an ausreichende Schmerztherapie anstreben.

Pumpengesteuerte on-demand-Analgesie (PCA)

Um eine optimale, dem unterschiedlichen Schmerzempfinden genau angepasste Schmerzmitteldosierung zu erreichen, wurden Pumpen zur parenteralen Gabe von Schmerzmitteln entwickelt, die die Patienten selbst bedienen können. Diese Verfahren bezeichnet man als *pumpengesteuerte on-demand-Analgesie* (**PCA** = *patient controlled analgesia*, patientenkontrollierte Analgesie). Auf Knopfdruck kann der Patient eine vorprogrammierte Schmerzmitteldosis abrufen. Die Erfahrungen haben gezeigt, dass die Patienten keineswegs hemmungslos „zugreifen", sondern eher Arzneimittel eingespart werden.

Die PCA wird sowohl bei akuten (insbesondere postoperativen) als auch bei chronischen Schmerzen eingesetzt. Kinder können ab dem 6. Lebensjahr mit einer PCA versorgt werden.

Therapie chronischer Schmerzen

Beim chronisch Schmerzkranken muss der Teufelskreis von Schmerz, Angst, Vereinsamung, Depression, Schlaflosigkeit, Erschöpfung und gesteigertem Schmerz durchbrochen werden. Ziel der Therapie ist Schmerzfreiheit, zumindest aber ein subjektiv erträgliches, niedriges Schmerzniveau.

Für die medikamentöse Therapie von (gezielt nicht angehbaren) Tumorschmerzen gibt es einen WHO-Stufenplan. Die Arzneimittel werden auf jeder Stufe ausdosiert, bei unzureichender Wirkung wird auf die nächste Stufe gewechselt. Prinzipiell ist die medikamentöse Therapie kontinuierlich und vorausschauend.

Der WHO-Stufenplan wird heute zunehmend auch für die Therapie chronischer Schmerzen anderer Ursache verwendet. Bei vielen nicht tumorbedingten chronischen Schmerzen weist die alleinige medikamentöse Schmerztherapie allerdings keine ausreichenden Erfolge auf. Problematisch sind außerdem die Nebenwirkungen, die bei Dauereinnahme von Arzneimitteln drohen. Daher werden vor und neben der medikamentösen Therapie alle therapeutischen Alternativen nicht-medikamentöser Art ausgeschöpft.

> **Vorsicht**
> Jeder vergebliche Therapieversuch verstärkt die Chronifizierung der Schmerzen.

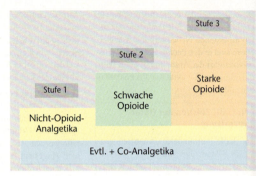

Abb. 15.65: WHO-Stufenschema zur Schmerztherapie. [A300, B110]

WHO-Stufenschema zur Schmerztherapie

1. Stufe: Nicht-Opioid-Analgetika. Die erste Stufe umfasst *Nicht-Opioid-Analgetika* (☞ 15.6.1), ggf. in Kombination mit *Co-Analgetika* (☞ 15.6.3). Die Wahl des geeigneten Arzneimittels hängt dabei auch von der Schmerzursache (z. B. Knochen, innere Organe) ab.

2. Stufe: Schwache Opioid-Analgetika (☞ 15.6.2) in Kombination mit Arzneimitteln der Stufe 1 und evtl. Co-Analgetika.

3. Stufe: Starke Opioid-Analgetika (☞ 15.6.2) in Kombination mit Arzneimitteln der Stufe 1 und evtl. Co-Analgetika.

Auf jeder Stufe sind neben **Co-Analgetika** (☞ 15.6.3) und **Begleitmedikamenten** (☞ 15.6.3) weitere Verfahren der Schmerztherapie wie etwa lokalanästhetische Methoden oder Bestrahlungen möglich.

Entscheidung mit dem Patienten

Über die (medikamentöse) Schmerztherapie wird *zusammen mit dem Patienten* entschieden. Zur Ermittlung des individuellen Arzneimittelbedarfs und als Erfolgskontrolle der Therapie ist es für viele chronisch Schmerzkranke sinnvoll, ein Schmerztagebuch (☞ 12.12.2.2) zu führen.

Als Darreichungsform ist die *orale* Analgetikagabe meistens am günstigsten. Sie wird nicht nur von der Mehrzahl der Patienten bevorzugt, sondern vermindert auch die Abhängigkeit des Kranken von den Pflegenden und wirkt bei chronisch Schmerzkranken durch eher konstante Blutspiegel der Suchtgefahr entgegen.

Auch Zäpfchen (Suppositorien) werden von vielen Patienten toleriert, doch ist die Resorption unsicherer.

Injektionen schaffen nicht nur Abhängigkeit, sondern führen auch zu stark schwankenden Blutspiegelwerten. Nach einem raschen Anfluten des Schmerzmittels mit hohem Blutspiegel, der zwar zu guter Schmerzlinderung führt, aber auch ein hohes Nebenwirkungsrisiko birgt, sinkt der Blutspiegel schnell ab, und die Schmerzen kommen wieder. Bei Infusionen werden solche Schwankungen zwar vermieden, doch ist der Patient in Mobilität und Unabhängigkeit stark eingeschränkt. Parenterale Verabreichungsformen sind daher vor allem für Patienten sinnvoll, die nicht schlucken können (z. B. bei Ösophaguskarzinom ☞ 19.4.6) oder starkes Erbrechen haben.

Eine wichtige Erweiterung der therapeutischen Möglichkeiten sind das Fentanyl- und Buprenorphin-TTS (☞ Pharma-Info 15.63). Wegen ihrer langen Wirkdauer und schlechten Steuerbarkeit sind sie besonders geeignet zur Analgesie bei einem stabilen Schmerzsyndrom, nicht aber bei akuten Schmerzen.

Wichtig ist eine Medikation *in regelmäßigen Zeitabständen*. Diese werden so gewählt, dass der Blutspiegel des Schmerzmittels immer im therapeutischen Bereich liegt und der Schmerz kontinuierlich unterdrückt wird. Günstig sind retardierte Präparate, die der Patient während der Wachzeit einnehmen kann und für die er nachts nicht geweckt werden muss.

Der Patient wird angeleitet, die Arzneimittel selbstständig in der vereinbarten Dosis und zum richtigen Zeitpunkt zu nehmen.

Zusätzlich zur Dauermedikation ist es sinnvoll, ein schnell wirksames Schmerzmittel für sog. „Durchbruchschmerzen", also Schmerzspitzen, vorzusehen, so dass sich der Patient bei Bedarf schnell helfen kann.

> **Vorsicht**
> Erfolgt die Schmerzbehandlung ausschließlich durch *Bedarfsmedikationen*, erhöht sich die erforderliche Dosierung, der Patient wird zum Bittsteller und die Suchtgefahr steigt.

15.6.5 Lokale medikamentöse Schmerztherapie: Lokalanästhetika

> **Lokalanästhetika:** Substanzen, die *reversibel* (d. h. für eine bestimmte Zeit) und *lokal* (d. h. örtlich begrenzt) die Signalleitung durch die Nervenfasern hemmen und so zu Schmerzlinderung oder -freiheit führen (Anästhesiepflege ☞ 🖥).

Zur medikamentösen Schmerztherapie zählt nicht nur die systemische Gabe von Schmerzmitteln, sondern auch die lokale Anwendung von **Lokalanästhetika** (Anästhesiepflege ☞ 🖳). Bedeutendste Kontraindikation ist eine Allergie des Patienten gegen die Substanz.

▶ **Oberflächenanästhesie.** Die Nervenendigungen in der Haut oder Schleimhaut werden durch Auftragen des Lokalanästhetikums betäubt. Typische Beispiele sind das Aufsprühen von Lidocain-Spray im Rachen vor einer Endoskopie oder die Anwendung von Emla® Pflaster (☞ 12.12.3.1)

▶ **Infiltrationsanästhesie.** Das gewünschte Areal wird durch intradermale, subkutane oder intramuskuläre Injektion eines Lokalanästhetikums betäubt. Die Infiltrationsanästhesie wird beispielsweise bei kleineren chirurgischen Eingriffen angewendet

▶ **Periphere Nervenblockaden** *(Leitungsanästhesie).* Das Lokalanästhetikum wird möglichst nahe an periphere Nerven oder Nervengeflechte injiziert. Die Leitungsanästhesie wird bei chirurgischen Eingriffen, aber auch zur Therapie schwerer Nervenschmerzen genutzt

▶ **Zentrale Nervenblockaden** *(rückenmarknahe Anästhesien* ☞ 🖳). Bei der **Spinalanästhesie** wird das Lokalanästhetikum in den liquorhaltigen Subarachnoidalraum um das Rückenmark appliziert. Die Spinalanästhesie wird bei chirurgischen Eingriffen an den unteren Extremitäten bzw. im Unterbauch oder in der Geburtshilfe im Dammbereich verwendet.

Bei der **Periduralanästhesie (PDA,** *Epiduralanästhesie)* wird das Lokalanästhetikum in den Periduralraum des knöchernen Spinalkanals injiziert und hemmt die Schmerzleitung in den Nervenwurzeln. Die Periduralanästhesie ist breiter anwendbar als die Spinalanästhesie. Bei starken, länger dauernden Schmerzen kann ein Katheter in den Periduralraum gelegt werden, der eine kontinuierliche Arzneimittelgabe (auch Opioid-Analgetika) ermöglicht. Die Nebenwirkungen der periduralen Opiodtherapie, die auch bei ambulanten Patienten möglich ist, sind geringer als bei systemischer Gabe. Allerdings besteht die Gefahr einer ZNS-Infektion über den Katheter, so dass der Patient über den sterilen Umgang mit dem Katheter unterrichtet werden muss.

Vorsicht

Bei Patienten mit Gerinnungsstörungen dürfen rückenmarknahe Anästhesien wegen der Gefahr einer Blutung mit nachfolgenden neurologischen Ausfällen nicht eingesetzt werden.

15.6.6 Aufgaben der Pflegenden bei der medikamentösen Schmerztherapie

Der pflegerische Verantwortungsbereich bei der medikamentösen Schmerztherapie umfasst:

▶ Die von den Pflegenden durchgeführten Schmerzassessments (☞ 12.12.2.2) sind Grundlage der ärztlichen Verordnungen und der Erfolgskontrolle. Besonders wichtig ist die Effektivitätskontrolle nach der ersten Gabe. Die Schmerzeinschätzung muss zu einem Zeitpunkt nach der Arzneimittelgabe erfolgen, der die Dauer bis zum Wirkeintritt und den Wirkzeitraum berücksichtigt. Bei chronischen Schmerzen werden die Eintragungen des Patienten in das Schmerztagebuch zur Bewertung des Therapieerfolgs ausgewertet

▶ Eine regelmäßige vorausschauende Schmerzmittelgabe ist besser für den Patienten als eine Therapie, die auf schon bestehende Schmerzen reagiert. Die Abgabe erfolgt nach einem festen Schema zu festgelegten Zeiten

▶ Zusätzlich werden oft Schmerzmedikamente für Schmerzdurchbrüche verordnet. Es ist Aufgabe der Pflegenden, im Gespräch mit dem Patienten den Bedarf festzustellen. Falls mehrere Medikamente angeordnet sind, treffen sie die richtige Auswahl

▶ Auch Wiederholungsgaben der Analgetika sind je nach Angaben im Dokumentationssystem möglich. Leidet der Patient nach Einsatz der verordneten Medikation immer noch unter Schmerzen, wird der Arzt informiert

▶ Die Prävention und ggf. Behandlung von schmerzmittelbedingten Nebenwirkungen stellt einen weiteren wichtigen pflegerischen Verantwortungsbereich dar, der ggf. in Absprache mit dem zuständigen Arzt wahrgenommen wird (☞ 12.12.3.2)

▶ Eine Schmerzmittelgabe sollte auch vorausschauend vor geplanten schmerzhaften Eingriffen erfolgen.

Patientenschulung ☞ *Kapitel 7*

Prävention und Gesundheitsberatung

Damit der Patient aktiv bei der Schmerzbehandlung mitarbeiten kann, benötigt er Basiswissen über Sinn und Zweck der geplanten Therapie. Sonst sind Fehler unvermeidlich. Zum Beispiel könnte er bereit sein, ein gewisses Maß an Schmerz „tapfer" auszuhalten und fordert daher keine Bedarfmedikation an, ohne zu wissen, dass seine schmerzbedingte flache Atmung das Risiko für eine Pneumonie steigert.

Neben der mündlichen Information über therapeutische Maßnahmen und Möglichkeiten zum Umgang mit den Schmerzen sowie der Anleitung bei bestimmten Verfahren (z. B. PCA-Pumpen, TENS) ist es wichtig, dass der Patient zusätzlich schriftliche Informationen zum Nachlesen erhält. Medikamentenpläne und Merkblätter zur Prophylaxe von Nebenwirkungen (z. B. Obstipationsprophylaxe) sind für die allermeisten Patienten und Angehörigen ausgesprochen hilfreich.

Strukturierte Schulungen vor Eingriffen oder Operationen können zu verminderten Schmerzen im Anschluss an die Maßnahme beitragen. Inhalte dabei sind zum einen Informationen über den Ablauf der Maßnahme und die zu erwartenden Sinneseindrücke, zum anderen aber auch über empfehlenswerte Verhaltensweisen. So sollten Patienten zum Beispiel bereits vor einer Operation lernen, wie sie die im Anschluss daran vorgesehene PCA-Pumpe bedienen können. Nach einem Eingriff sind die Aufmerksamkeit der Patienten und ihre Lernfähigkeit in aller Regel so stark vermindert, dass sie keine neuen Informationen aufnehmen können.

Außerdem beteiligen sich Pflegende an der Mitgestaltung und Durchführung von strukturierten Edukationsprogrammen für Patienten mit chronischen Schmerzen.

15.6.7 Weitere schmerztherapeutische Verfahren

Schmerztherapie umfasst über die Analgetikagabe hinaus weitere individuell angepasste Verfahren – im Folgenden eine Auswahl:

Akupunktur

Die Wirkung der **Akupunktur** (☞ 15.15.1) ist nach wie vor unklar, eine große Studie brachte 2004 in Deutschland uneinheitliche Ergebnisse. Derzeit wird die Akupunktur vor allem bei Rücken- und Knieschmerzen angewendet, seltener z. B. bei Migräne. Ist nach 3–5 Std. keine Wirkung eingetreten, ist die Behandlung wohl wirkungslos. Naturwissenschaftlich orientierte Forscher erklären sich die Akupunkturwirkung durch Endorphinproduktion und eine Aktivierung zentraler schmerzhemmender Mechanismen.

Phytotherapie

Arnikablüten, *Paprikafrüchte*, *Heublumen*, *Kiefernsprossen* und *Guajakholz* eignen sich zur Schmerzbehandlung bei Erkrankungen des Bewegungsapparats. Sie werden häufig mit physikalischen Maßnahmen wie Wärmebehandlung kombiniert. *Teufelskralle* hilft bei Gelenkentzündungen, *Pfefferminzöl* bei Kopfschmerzen. *Kamillenblüten* sind ein bekanntes Hausmittel bei Magenschmerzen und fördern als Badezusatz die Wundheilung. *Keuschlammfrüchte* helfen bei Regelschmerzen. *Johanniskraut* wirkt gegen Angst und Depressionen, die oft mit chronischen Schmerzen verbunden sind.

Körperliches Training

Körperliches Training wirkt über eine Aktivierung des körpereigenen Endorphinsystems und möglicherweise den Serotoninhaushalt im Gehirn. Darüber hinaus vermindert es z. B. Schonhaltungen und kann so Schmerzen vorbeugen.

Elektrotherapie

Ein sehr wichtiges Verfahren ist die *trans*kutane *e*lektrische *N*ervenstimulation, kurz **TENS**. In dem schmerzenden Bereich werden Elektroden auf die Haut geklebt, die nicht-schmerzhafte Stromimpulse aus einem handtellergroßen Stimulationsgerät zum Patienten leiten. Die Wirkung der TENS wird – je nach Stromfrequenz – durch Hemmung der Schmerzübermittlung vor allem im Rückenmark und durch Ausschüttung von Endorphinen erklärt. Indikationen sind besonders lokale, neurogen oder muskulär bedingte Schmerzen wie Neuralgien oder Wirbelsäulensyndrome. TENS kann vom Patienten selbst angewendet werden (auch zu Hause) und verbessert dessen Unabhängigkeit.

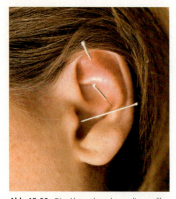

Abb. 15.66: Die Akupunktur kann die medikamentöse Schmerztherapie ergänzen oder manchmal sogar ersetzen. [J666]

Therapieresistente Nervenschmerzen und chronische Schmerzen z. B. bei pAVK (☞ 17.5.2) können auch mit *Rückenmarkstimulation* (**SCS** = *spinal cord stimulation*) behandelt werden. Dabei wird ein Elektroden-Empfängersystem in den Periduralraum eingebracht, dessen Stimulation zu einer angenehmen Parästhesie im schmerzenden Dermatom (von einer Spinalnervenwurzel sensibel versorgtes Hautgebiet) führt.

> Für Patienten mit einem Herzschrittmacher sind TENS und SCS nicht geeignet.

Psychotherapeutische Verfahren

Verhaltenstherapeutische Ansätze sind ein wesentlicher Baustein in der ganzheitlichen Schmerztherapie. Basis sind verschiedene Entspannungstechniken (☞ 15.14) wie die progressive Muskelrelaxation nach Jacobson.

Schmerzbewältigungsverfahren bauen auf diesen Entspannungstechniken auf, der Patient soll mit ihrer Hilfe eine aktive Schmerzkontrolle erarbeiten. Zunächst wird er umfassend über die Pathophysiologie seiner Schmerzerkrankung informiert. Anschließend lernt der Patient, in tiefer Entspannung seine Aufmerksamkeit vom Schmerzsyndrom weg auf schmerzlindernde Ereignisse oder Vorstellungen zu lenken. So wird schrittweise eine kognitive Umstrukturierung, also eine Änderung gedanklicher Prozesse, erreicht, bei der ungünstige belastende Vorstellungen durch entlastende Gedanken ersetzt werden.

Stressbewältigungsprogramme sind Schmerzbewältigungsverfahren, die darüber hinaus einen besonderen Schwerpunkt auf die Identifikation häuslicher oder beruflicher Stressoren (Stress auslösende Einflüsse) legen.

Beim **Biofeedback** werden automatisch ablaufende Prozesse wie z. B. Gefäßverengung über Sensoren gemessen, das Ergebnis wird dem Kranken über ein Signal (z. B. Töne) mitgeteilt. Dann wird es ihm möglich, bewusst Einfluss auf die normalerweise nicht wahrgenommenen physiologischen Prozesse zu nehmen. Ein Beispiel ist ein computergestütztes Biofeedback-Programm, bei dem Migränepatienten lernen, die zu Beginn des Anfalls gesteigerte Durchblutung ihrer Schläfenarterien zu vermindern.

Chirurgische Therapien

Als letzte Möglichkeit kann bei schwersten therapieresistenten Schmerzen der Einsatz chirurgischer neurodestruktiver, d. h. nervenzerstörender Verfahren erwogen werden. Da sie zu neuen neuropathischen Schmerzen oder Schmerzrezidiven führen können, werden sie sehr zurückhaltend angewendet.

15.7 Strahlentherapie

> **Strahlentherapie** (Bestrahlungstherapie): Im klinisch-medizinischen Sprachgebrauch Nutzung *ionisierender Strahlung* zu therapeutischen Zwecken (**radiologische Strahlentherapie**, *Radiotherapie*). Medizinisches Fachgebiet.
>
> Strahlentherapie im weiteren Sinne bezeichnet die Nutzung *elektromagnetischer Wellen* zu Behandlungszwecken. Hierzu gehören neben der radiologischen Strahlentherapie auch die Lasertherapie, die Mikrowellen- und Infrarotbestrahlungen sowie die Lichttherapie.

Infarot- und Lichttherapie ☞ 15.12.5
Lichttherapie in der Dermatologie ☞ 28.4.4
UV-Strahlentherapie beim Neugeborenenikterus ☞ 30.24.5

15.7.1 Radiologische Strahlentherapie

Pflege bei Strahlentherapie ☞ 22.4.2

Grundlagen

Ionisierende Strahlung ist so energiereich, dass sie andere Moleküle *ionisieren* kann, d.h. die Elektronenzahl eines neutralen Moleküls wird durch Abspalten oder Hinzufügen eines oder mehrerer Elektronen verändert. Hierbei wird Energie frei und von der durchstrahlten Materie zu einem Teil aufgenommen *(absorbiert)*. Dadurch kommt es im menschlichen Körper zu einer Reihe **biologischer Strahlenwirkungen,** insbesondere DNA-Schäden und Störungen aller anderen Zellfunktionen bis hin zum Zelltod.

Am Arbeitsplatz oder bei diagnostischen Röntgenaufnahmen sind diese Auswirkungen der Strahlung unerwünscht (☞ 14.6.1), bei der Strahlentherapie dagegen wird diese Wirkung zu Behandlungszwecken ausgenutzt, vor allem um Tumorzellen abzutöten.

Grundsätzlich reagieren schnell wachsende, stoffwechselaktive Gewebe mit guter Durchblutung besonders sensibel auf die Bestrahlung.

Bestrahlungstechniken

Mehrere Bestrahlungstechniken stehen zur Verfügung:
- Bei der **perkutanen Strahlentherapie** wird der krankhafte Prozess von außen durch die intakte Haut hindurch bestrahlt
- Als **Kontaktbestrahlung** werden solche Methoden bezeichnet, bei denen Strahlenquelle und Tumor direkten Kontakt zueinander haben. Bei der **intrakavitären Bestrahlung** werden radioaktive Substanzen in Körperhöhlen eingebracht, z.B. in die Gebärmutter eingelegte Kunststoffschläuche mit Caesiumkügelchen befüllt. Bei der **interstitiellen Strahlentherapie** wird der Tumor, z.B. ein Mundbodenkarzinom, mit dem radioaktiven Material förmlich gespickt. Bei beiden Methoden werden Stoffe verwendet, die Strahlung von nur geringer Reichweite abgeben, um die umliegenden gesunden Gewebe zu schonen
- In der Nuklearmedizin wird durch die Gabe **offener Radionuklide** (☞ 14.6.6) bestrahlt. Bekanntestes Beispiel ist die Radiojodtherapie (☞ 21.3.6).

Indikationen

Aufgrund vieler *Langzeitwirkungen*, u.a. Häufung von Organtumoren und Leukämien, wird die **Indikation zur Strahlenbehandlung** *gutartiger* Erkrankungen heute sehr eng gestellt. Ein Beispiel ist die „Schmerzbestrahlung" bei schweren Arthrosen älterer Patienten (☞ 24.10).

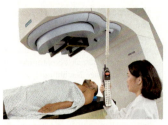

Abb. 15.67: Moderne Geräte für die Strahlentherapie (hier ein Linearbeschleuniger) ermöglichen eine exakte Steuerung der Bestrahlung (z.B. Feld, Eindringtiefe der Strahlung) bei kurzen Bestrahlungszeiten. Letztere erhöhen den Patientenkomfort und mindern Ungenauigkeiten. CT und Kernspintomographie sowie Computerunterstützung sind heute für die Bestrahlungsplanung unabdingbar, vielfach sind die Geräte auch mit dem hausinternen Datensystem verknüpft. [V137]

Überwiegend werden bösartige Tumoren strahlentherapeutisch behandelt, oft vor oder nach einer operativen Maßnahme oder einer Chemotherapie.

Ziel der **kurativen Strahlentherapie** ist die Vernichtung der Tumorzellen bei möglichst geringer Schädigung des (umliegenden) gesunden Gewebes. Zwar sind insbesondere schnell wachsende Tumoren wegen ihrer guten Durchblutung und ihres damit verbundenen erhöhten Stoffwechsels erheblich strahlensensibler als gesundes Gewebe, doch schließt dies Nebenwirkungen auf das gesunde Gewebe nicht aus. Zudem kann eine schlechte Gefäßversorgung im Tumor zu Sauerstoffmangel und damit zu verminderter Strahlenempfindlichkeit führen. Daher wurden mehrere Techniken entwickelt, die eine größtmögliche Schonung des gesunden Gewebes bewirken sollen:
- Die zur Tumorvernichtung erforderliche Strahlendosis wird in vielen kleinen Dosen und zeitlich verzögert appliziert, das heißt **fraktioniert** und **protrahiert.** Das gesunde Gewebe erholt sich besser als das Tumorgewebe und wird daher nicht so stark geschädigt
- Es wird nicht eine Strahlenquelle in starrer Position eingesetzt, die immer das *gleiche* gesunde Gewebe bestrahlt, sondern die Strahlenquelle bestrahlt den Tumor in einer Sitzung nacheinander aus verschiedenen Richtungen **(Mehrfeld-Bestrahlung),** oder die Strahlenquelle bewegt sich während der Bestrahlung um den Tumor herum (z.B. **Pendelbestrahlung**). So kann die Bestrahlung des gesunden Gewebes reduziert werden.

Die **palliative Strahlentherapie** dient der Beschwerdelinderung des Patienten, z.B. bei schmerzenden Knochenmetastasen oder Atemnot infolge eines inoperablen Bronchialkarzinoms (☞ 18.8.1).

Nebenwirkungen und Komplikationen der Strahlentherapie ☞ 22.4.2

15.7.2 Lasertherapie

Laser: Light **A**mplification by **S**timulated **E**mission of **R**adiation (= Lichtverstärkung durch stimulierte Emission von Strahlung). Bezeichnet fast paralleles Licht einer Wellenlänge (monochromatisch), gleicher Phasendifferenz (kohärent) und hoher Energiedichte.

Lasertherapie: Behandlung mit Laserstrahlen.

Grundlagen

Lasermaterialien wechseln durch Energiezufuhr von außen auf ein höheres Energieniveau und kehren bei weiterer Energiezufuhr unter Aussendung *monochromatischen, kohärenten Lichts* wieder in ihren Grundzustand zurück. Monochromatisches Licht bezeichnet Licht *gleicher Wellenlänge* („normales" Licht ist immer ein Gemisch vieler Wellenlängen), kohärent bedeutet eine *gleich bleibende Phasendifferenz* der Wellen. Durch geeignete technische Tricks wird das entstandene Licht verstärkt und verlässt schließlich als fast paralleles, monochromatisches, kohärentes Lichtstrahlenbündel hoher Energiedichte die Apparatur. Die Wellenlänge des Lichtstrahlenbündels und damit letztlich die Anwendungsmöglichkeiten, z.B. oberflächliche oder tiefe Koagulation, Schneiden, Verdampfen, hängen vom verwendeten Lasermaterial ab, weshalb man z.B. von **CO_2-Laser, Argon-Laser, Krypton-Laser** oder **Neodym-YAG-Laser** spricht.

Indikationen

Laserstrahlen werden in zahlreichen medizinischen Fachgebieten bereits genutzt, z.B.:
- In der Chirurgie zum Schneiden und zur Blutstillung
- In der Augenheilkunde zur Behandlung von Netzhauterkrankungen
- In der Dermatologie zum Entfernen von Hautveränderungen
- In verschiedenen Disziplinen zur Tumorbehandlung, z.B. Behandlung von

Lebermetastasen, Offenhalten der Ösophauslichtung bei stenosierendem Ösophaguskarzinom.

15.8 Invasive Heilverfahren: Interventionelle radiologische Therapie

Invasive Heilverfahren: Heilverfahren, die die körperliche Integrität des Patienten verletzen.

Interventionelle radiologische Therapie: Behandlung einer Erkrankung von außen mit Punktionsnadeln oder mit Instrumenten, die über einen Katheter vorgeschoben werden, unter Zuhilfenahme radiologischer Methoden (z.B. der Kontrastmittelgabe) und/ oder unter röntgenologischer Kontrolle. Eine Operation im engeren Sinne findet nicht statt.

Hauptanwendungsgebiete **interventioneller radiologischer Therapien** sind z.B. die Wiedereröffnung bzw. Erweiterung von Gefäßen (z.B. Ballondilatation von Herzkranzgefäßen ☞ 16.5.1, Einlage von Gefäßprothesen ☞ 17.5.2), Punktionen unter radiologischer Kontrolle oder eine intraarterielle Chemotherapie, z.B. bei bösartigen Lebertumoren.

Interventionelle radiologische Therapien sind nicht risikolos. Sie erfordern eine sorgfältige Vorbereitung des Patienten, die auch mögliche Komplikationen mit der Notwendigkeit einer Operation in Narkose berücksichtigt, sowie eine gewissenhafte Nachbereitung. Beide Aufgaben werden zu großen Teilen durch die Pflegenden geleistet.

Vor- und Nachbereitung

► Patienten zum Eingriff nüchtern lassen, da bei Komplikationen evtl. eine (Intubations-)Narkose notwendig wird
► Die Hautregion, in der punktiert werden wird, rasieren
► Gerinnungs- und Kreatininwerte bestimmen lassen. Bei Arterienpunktion ist die Gefahr von Blutungskomplikationen hoch, wenn Gerinnungsstörungen vorliegen. Der Kreatininwert wird v.a. bei Kontrastmittelgabe benötigt
► Nach dem Eingriff Patienten Bettruhe nach Arztanordnung einhalten lassen
► Vitalzeichen des Patienten und punktierte Extremität oder Körperregion engmaschig kontrollieren, um Komplikationen wie allergische Reaktionen, Nachblutungen oder Durchblutungsstörungen möglichst früh zu erkennen. Die Punktionsstelle wird meist mit einem Sandsack komprimiert, um das Risiko einer Nachblutung zu vermindern
► Nach Gabe nierengängiger Kontrastmittel Patienten zu reichlichem Trinken anhalten, um die Kontrastmittelausscheidung zu beschleunigen.

15.9 Wundversorgung

Wunde: Zerstörung oder Trennung von Körpergewebe, meist verbunden mit einem Substanzverlust sowie einer Funktionseinschränkung. Im medizinischen Alltag oft Bezeichnung für solche Gewebeschäden, die mit Zerstörung der Haut- bzw. Schleimhautoberfläche einhergehen.

Wundheilung: Alle physiologischen Prozesse zur Wiederherstellung des geschädigten oder zerstörten Gewebes. Beginnt bereits wenige Minuten nach Entstehen der Wunde.

Primäre Wundheilung: Wundheilung unter weitgehender Wiederherstellung der normalen Strukturen und daher nur minimaler Narbenbildung. Bei aseptischen OP-Wunden, infektionsfreien akuten Verletzungen (nicht älter als 4–6 Std.) mit aneinander liegenden, nicht zerfetzten, gut durchbluteten Wundrändern. Solche Wunden werden durch Naht, Klammerung, Wundkleber oder kleine Pflasterstreifen verschlossen.

Sekundäre Wundheilung: Offene Wundheilung mit verzögertem Heilungsverlauf unter ausgedehnter Narbenbildung. Bei klaffenden und/oder bakteriell kontaminierten, infizierten, großflächigen und chronischen Wunden. Alle offen heilenden Wunden sind kontaminiert. Eine **Wundinfektion** liegt jedoch erst bei einer Keimzahl von > 10^5 koloniebildenden Einheiten (KBE) pro Gramm Gewebe (Keimzahlbestimmung durch Abstrich oder Gewebeprobe) *und* Vorhandensein der klassischen Entzündungszeichen vor: Rötung, Schwellung, Überwärmung, Schmerz und Funktionseinschränkung.

Wunden können nach mehreren Kriterien eingeteilt werden.

► Unter **akuten Wunden** versteht man üblicherweise solche Wunden, die durch ein Trauma (inkl. Operation) entstanden sind. Akute Wunden heilen überwiegend komplikationslos, kleine Wunden (sog. *banale Gelegenheitsverletzungen*) oft ohne besondere Maßnahmen, größere erfordern eine entsprechende *chirurgische Wundversorgung* (☞ 25.4.2)
► **Chronische Wunden** entstehen infolge von schlechten Heilungsbedingungen, z.B. bei Stoffwechselerkrankungen (Diabetes mellitus) oder bei Durchblutungsstörungen. Eine Wunde, die nach vier Wochen keine Heilungstendenz zeigt, gilt als chronische Wunde.

Chronische Wunden sind ein bedeutsames pflegerisches Problem. Die Pflegenden können sich neben den zahlreichen Veröffentlichungen zu diesem Thema über verschiedene Kontaktadressen auf dem Laufenden halten (✉ 2). Es besteht außerdem die Möglichkeit zur berufsbegleitenden Fortbildung zur Wundexpertin.

15.9.1 Wundheilung und Wundheilungsstörungen

Physiologische Wundheilung

Die Wundheilung verläuft in drei sich überlappenden Phasen:

► **Exsudationsphase** *(Reinigungsphase):* Blutstillung durch Engstellung der Gefäße und Blutgerinnung, Abwehrzellen (Leukozyten, v.a. Makrophagen) wandern ein und bauen Bakterien und Gewebsnekrosen ab
► **Proliferationsphase** *(Granulationsphase):* Einwanderung von Fibroblasten und Aufbau eines Gerüstes für die Gewebeneubildung, Anlagerung von Endothelzellen, Verfestigung durch Kollagenfasern, Einsprießen von Kapillaren, Ausbildung von gefäßreichem Granulationsgewebe
► **Reparationsphase** *(Epithelisierungsphase):* Wundkontraktion durch Abgabe von Wasser und Gefäßrückbildung im Granulationsgewebe, Einwanderung der Epithelzellen vom Wundrand, Ausbildung von faserreichem Narbengewebe, Verschluss durch Verdickung der Zellschicht.

Die Phasen der sekundären Wundheilung entsprechen denen der primären Wundheilung, der Heilungsverlauf dauert aber wesentlich länger.

15.9 Wundversorgung

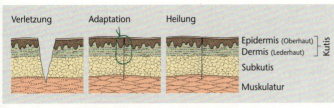

Abb. 15.68: Primäre Wundheilung, hier nach einer sofort chirurgisch versorgten Verletzung. [A400-190]

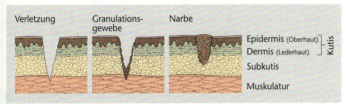

Abb. 15.69: Die sekundäre Wundheilung verläuft wesentlich langsamer als die primäre durch die Vernarbung von Granulationsgewebe. [A400-190]

Wundheilungsstörungen

Die Wundheilung wird durch zahlreiche Faktoren beeinflusst.

Lokale Störfaktoren

Lokale, direkt von der Wunde ausgehende Störfaktoren sind:
- Keimbesiedelung der Wunde
- Unzureichende Ruhigstellung der verletzten Region
- Druck
- Austrocknung oder Auskühlung der Wunde
- Nekrosen, Wundtaschen, Hämatome, Ödeme, Schorf (☞ unten)
- Fremdkörper innerhalb der Wunde, Wundinfektion (☞ unten)
- Schlechte Durchblutung
- Nahtdehiszenz (☞ unten)
- Hypergranulation
- Hypertrophes Narbengewebe
- Vorgeschädigtes Gewebe z. B. nach Bestrahlung, Tumoren.

Allgemeine Störfaktoren

Nicht nur lokale, sondern auch **allgemeine Störfaktoren** beeinträchtigen die Wundheilung: Akute Wunden heilen nur verzögert, bei chronischen Wunden ist ohne Ausschaltung der allgemeinen Störfaktoren trotz optimalen Wundverbands oft gar keine Ausheilung zu erzielen. Entsprechend setzt sich in der Wundversorgung immer mehr eine *ganzheitliche Betrachtungsweise* durch: (🕮 12)
- Die Haut des älteren Menschen ist empfindlicher gegenüber äußeren Einflüssen und heilt im Verletzungsfall mit steigendem Lebensalter immer langsamer
- Je schlechter der Ernährungs- und Flüssigkeitszustand ist, desto schlechter ist die Wundheilung
- Medikamentenzufuhr kann einen negativen Einfluss haben, z. B. Antikoagulantien, Sedativa, Diuretika, Chemotherapeutika, Kortikosteroide, Antibiotika
- Allgemeiner Gesundheitszustand (Grunderkrankungen, Immunstatus, Infektionen, Mobilität) und psychische Verfassung beeinflussen die Heilung
- Bei einem **Dekubitus** steht die Beseitigung von Druck, Reibungs- und Scherkräften im Vordergrund (☞ Kap. 12.5.1.4)
- Ein **Ulcus cruris venosum** (☞ 17.2.3) erfordert eine adäquate Kompression zusätzlich zur Wundversorgung (ggf. operative Versorgung)
- Eine **pAVK** (☞ 17.5.2) ist zunächst durch eine Revaskularisation oder Bypass-OP zu bessern
- Beim **diabetischen Fußsyndrom** (☞ 21.6.5) steht zu Beginn eine Entlastung z. B. durch einen Vorfußentlastungsschuh an. Im weiteren Verlauf sind orthopädische Schuhversorgung, Diabetesschulung, tägliche Fußinspektion, adäquate Hautpflege sowie regelmäßige Besuche beim Podologen (medizinischen Fußpfleger) angeraten

Erst durch eine optimale Behandlung und/oder Behebung dieser störenden Faktoren kann eine stadiengerecht angepasste Wundversorgung erfolgreich sein.

Abhängig vom Wundstadium ist die dem Zustand der Wunde angemessene Wundauflage zu wählen (☞ Tab. 15.71).

Hämatome

Blutet es längere Zeit nach, bildet sich ein **Hämatom** *(Bluterguss)* im Wundbereich, das den Wundspalt vergrößert und die Wundheilung stört. Die Wundregion schwillt an, spannt und schmerzt. Kleinere Hämatome resorbieren sich in der Regel von selbst. Größere und/oder infizierte Hämatome müssen chirurgisch ausgeräumt werden (☞ Tab. 15.70).

Wundinfektion

Finden die in nahezu jeder unfallbedingten Wunde vorhandenen Bakterien „gute" Bedingungen vor (z. B. Wundtaschen mit schlechter Blutversorgung), können sie sich vermehren und zur klinisch manifesten **Wundinfektion** mit den klassischen Entzündungszeichen (☞ oben) führen.

Um den Sekretabfluss sicherzustellen, wird die Wunde eröffnet (ggf. werden dazu Fäden bzw. Klammern entfernt), gereinigt und anschließend so lange offen weiterbehandelt, bis keine Entzündungszeichen mehr sichtbar sind. Unterstützend wird die Wunde mit zeitgemäßen Antiseptika (z. B. Octenisept®) und antiinfektiven Wundauflagen (z. B. Cutisorb® sorbact, Vliwaktiv® Ag) behandelt. Ggf. ist eine systemische Antibiotikatherapie erforderlich.

Wundrandnekrose

Wundrandnekrosen entstehen v. a. in zerfetzten Wunden mit mangelhafter Blutversorgung einzelner Gewebebezirke. Kleine Wundrandnekrosen können belassen werden, größere werden chirurgisch abgetragen.

Wunddehiszenz

Als **Wunddehiszenz** wird das Auseinanderweichen primär verschlossener Wund-

Farbe	Alter
Rot, rötlich-blau	Bis 24 Stunden
Purpur, dunkel, dunkelblau	1–4 Tage
Grünlich, gelbgrünlich	5–7 Tage
Gelblich, bräunlich	8–10 Tage
Verschwinden der Verfärbung	1–3 Wochen

Tab. 15.70: Anhand der Farbveränderung kann das Alter eines Hämatoms eingeschätzt werden.

ränder bezeichnet ("Aufplatzen" der Wunde). Ausgelöst wird dies durch eine zu große Spannung auf den Wundrändern, verursacht z.B. durch Hämatome oder Wundinfektionen. Das therapeutische Vorgehen hängt von Ausmaß und Ursache der Wunddehiszenz ab.

15.9.2 Grundprinzipien der Wundversorgung

In den letzten Jahren ist die Wundversorgung immer differenzierter geworden. Die folgenden Ausführungen konzentrieren sich auf die pflegerische Wundversorgung und dabei vor allem auf die Versorgung der besonders problematischen chronischen Wunden (stets hausinterne Standards berücksichtigen).

Die chirurgische Wundversorgung als Bestandteil der medizinischen Versorgung (Unfall-)Verletzter findet sich in 25.4.2.

Die **Wundversorgung** orientiert sich u. a. an (11):
► Heilungsphase und Wundstadium
► Menge der Exsudation
► Zustand von Wundrand- und umgebung
► Wundgröße, Tiefe und Unterminierung
► Geruchsbelästigung
► Schmerzen
► Ausmaß der bakteriellen Besiedelung. Kontaminierte Wunden werden durch einen aseptischen, infizierte Wunden durch einen septischen Verbandswechsel versorgt (15.9.4).

Innerhalb der Wundheilungsphasen werden verschiedene **Wundzustände** differenziert, z.B. Nekrosen, infizierte, belegte, granulierende oder epithelisierende Wunden. Je nach Zustand der Wunde werden vom Arzt entsprechende Wundauflagen verordnet (Überblick Tab. 15.75).

Es ist Aufgabe der Pflegenden, im Rahmen des Verbandswechsels die Wunde genau zu inspizieren, Veränderungen wahrzunehmen und ihre Beobachtungen im Rahmen einer umfassenden **Wunddokumentation** festzuhalten.

Bogen zur Wunddokumentation

Anforderungen an moderne Wundauflagen

Grundsätzlich erfüllen **moderne feuchte Wundauflagen** alle Bedingungen, die für eine physiologische Wundheilung Voraussetzung sind (13):

► Feuchthalten der Wunde; die Zellen können sich nur in einem feuchten Milieu überall bewegen, bei Trockenheit würden sie am Wundrand haften. Ein trockener Wundgrund hemmt die Bildung von Granulationsgewebe und lässt das Verbandsmaterial mit der Wunde verkleben
► Gewährleistung des Gasaustausches, wodurch der Bildung einer infektionsanfälligen feuchten Kammer vorgebeugt wird (Sauerstoff kommt in die Wunde, Kohlendioxid kann austreten)
► Schutz vor eindringenden Keimen
► Wärmeisolation: Eine Heilung findet erst ab 28 °C statt, da dann die Mitose (Zellteilung) beginnt. Die modernen Wundauflagen können Temperaturen von ca. 30–33 °C halten
► Aufnahme von überschüssigem Wundexsudat, ohne die Wunde auszutrocknen.

In jeder Phase sichern diese Produkte ein optimales Wundmilieu durch:
► Aufnahme von Abbauprodukten, Keimen, Blut und überschüssigem Wundexsudat in der Reinigungsphase
► Gewährleistung der Wundruhe in der Granulationsphase
► Zusätzlichen Schutz des empfindlichen Neugewebes in der Epithelisierungsphase
► Gewährleistung eines atraumatischen Verbandswechsels.

Aussehen der Wunde		Geeignete Wundauflagen
Primäre Wundheilung		
	Geschlossene Wunde: glatte, dicht beieinanderstehende Wundränder, durch Fäden, Klammerung, Wundkleber oder Pflasterstreifen/Steristrips adaptiert	► Steriler Wundschnellverband: haftendes Trägermaterial, auf dessen Innenseite eine saugende Auflage angebracht ist ► Sprühpflaster ► Sterile Kompressen/Schlitzkompressen
Sekundäre Wundheilung		
Trockene Nekrose	Feuchte Nekrose	► Hydrogele in Gelform ► Wundauflage zur Nasstherapie ► Maden
	Infizierte Wunde	► Silberhaltige Wundauflagen ► Silberaktivkohle ► Wirkstofffreie Wundauflage mit hydrophober Wechselwirkung ► Maden (nicht bei Pseudomonas-Infektion)
	Fibrinbelegte Wunde	► Hyrogele in Gelform ► Alginate ► Hydrokolloidverbände
	Unterminierte Wunde	► Alginate ► Hydrofaser ► „Cavity"-Polyurethanschäume
	Granulierende Wunde	► Hydrokapillarverbände ► Polyurethanschäume ► Hydrokolloidverbände ► Transparenter Hydroaktivverband
	Epithelisierende Wunde	► Dünne/transparente Hydrokolloidverbände ► Dünne Polyurethanschäume ► Hydrogelkompressen ► Transparenter Hydroaktivverband ► Semipermeable Transparentfolien

Tab. 15.71: Übersicht über geeignete Wundauflagen je nach Aussehen der Wunde. [M291]

Allgemeine Richtlinien für die Wundbehandlung

Um ein Aus- bzw. Unterkühlen der Wunde zu vermeiden, ist zu beachten:
- Spüllösungen wie z. B. NaCl 0,9 % oder Ringerlösung werden auf Körpertemperatur angewärmt. Flaschen können z. B. im Wasserbad, Babyflaschenwärmer oder Wärmeschrank, kleinere Behältnisse in der Hosentasche oder unter fließendem Wasser angewärmt werden
- Der Verbandswechsel wird zügig durchgeführt, d. h. die Wunde nicht lange unverbunden liegen gelassen (Gefahr der Auskühlung und Keimeinschleppung)
- Alle Wundauflagen mit direktem Wundkontakt werden nur steril eingesetzt. Angebrochene Materialien beim nächsten Verbandswechsel nicht weiterverwenden, weil sie nicht mehr steril sind
- Die Packungsbeilage liefert Informationen zu Anwendungsgebieten und zum Umgang mit der Wundauflage. Viele Wundauflagen dürfen z. B. nicht zurechtgeschnitten werden
- Die Notwendigkeit des Verbandswechsels richtet sich nach Exsudation und Wundzustand und nicht nach den Visiteterminen
- Klinisch infizierte Wunden werden in der Akutphase nicht mit modernen feucht haltenden, folienbeschichteten Wundauflagen abgedeckt: Das feuchtwarme Milieu ist ideal, um eine Infektion noch zu fördern. Hier ist eine Versorgung mit Antiseptika und antiinfektiven Wundauflagen ohne Folienbeschichtung angebracht.

Haltbarkeit von Spüllösungen und Antiseptika

- Ringerlösung und NaCl 0,9 % direkt nach Anbruch (spätestens nach 24 Std.) verwerfen
- Lösungen mit Polyhexanid je nach Produkt wenige Tage bis zu acht Wochen nach Anbruch entsorgen (Angaben des Herstellers beachten!), z. B. Prontosan® Wundspüllösung acht Wochen nach Anbruch
- Octenisept® drei Jahre nach Anbruch verwerfen.

15.9.3 Verschiedene Produkttypen

Auswahl der Wundauflage

> **Vorsicht**
> Laut der Konsensuserklärung zur Wundantiseptik sind Farbstoffe sowie diverse Lokalantibiotika und Antiseptika nicht mehr zeitgemäß, z. B. Rivanol®, organische Quecksilberverbindungen oder Wasserstoffperoxid 3 % (📖 15). Farbstoffe enthalten Schwermetalle, gerben den Wundgrund und behindern die Granulation und Epithelisierung. Es kommt zur Ausbildung von Schorf und zur Austrocknung der Wunde. Die Einfärbung behindert die Wundbeurteilung. Lokalantibiotika können zu Kontaktallergien sowie Resistenzbildung führen. Folgende Materialen sind nicht für die Wundversorgung zugelassen und sollten deshalb keine Anwendung finden: Honig, Zucker, Seesand, Kohlblätter, Insulin, Zink-Paste, Quark.

Die Kenntnis der verschiedenen Produktgruppen und ihrer Eigenschaften (☞ Tab. 15.75) ist Voraussetzung für eine fachgerechte Anwendung (📖 14). Die **Verweildauer** der einzelnen Produkte ist abhängig vom jeweiligen Wundzustand und der Heilungsphase. Je nach Exsudation ist eine entsprechende **Abdeckung** zu wählen.

- **Geschlossene, trockene Wunden** bleiben offen. Nur mechanisch stark beanspruchte Stellen werden mit einer Kompresse, einem sterilen Pflaster (ggf. Sprühpflaster) oder einer Folie abgedeckt
- **Offene Wunden**, die **mit Granulationsgewebe** bedeckt sind und epithelisieren, werden mit einer nicht verklebenden Wundauflage versorgt, die eine lange Wundruhe gewährleistet und die Wunde nicht austrocknet (z. B. 3M™ Tegaderm™ Absorbent oder ein transparenter Hydrokolloidverband). Trockene Kompressen würden mit dem Granulationsgewebe verkleben und es beim nächsten Verbandswechsel zum Teil wieder abreißen
- **Stark exsudierende Wunden** werden mit besonders saugfähigen Wundauflagen abgedeckt bzw. tamponiert. Insbesondere der Schutz der Wundumgebung vor Mazeration ist hier zu beachten. Mögliche Wundauf- bzw. -einlagen sind z. B. eine Vlieskompresse mit Superabsorber oder Hydrofaser, zum Tamponieren sind insbesondere Cavity-Schäume oder bei kleineren Taschen Alginate geeignet
- **Nekrosen und Beläge** können durch Hydrogele in Gelform verflüssigt und somit abgebaut werden. Bei eher trockenen Belägen ist diese Fähigkeit schnell erschöpft, da die Feuchtigkeit des Gels zügig aufgebraucht ist. Deshalb empfiehlt es sich bei eher *trockenen Belägen*, Hydrogele in Gelform mit einer Wundauflage abzudecken, die kein Sekret aufnehmen kann (z. B. eine semipermeable Transparentfolie, die die verflüssigende Eigenschaft des Hydrogels unterstützt). Eine saugende Auflage würde das Hydrogel in Gelform teilweise mit aufnehmen und dadurch die Wirkung verringern. Bei *feuchten Nekrosen* oder Belägen mit stärkerer Exsudation ist dagegen die Abdeckung von Hydrogelen in Gel-

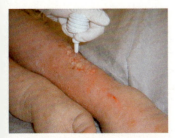

Abb. 15.72: Auftragen eines Hydrogels in Gelform. [M291]

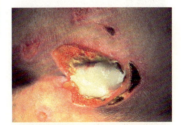

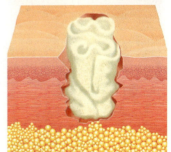

Abb. 15.73–15.74: Tiefe, zerklüftete Wunden können mit Alginattamponaden oder sog. Cavity-Schäumen austamponiert werden. Diese Produkte nehmen das überschüssige Wundexsudat auf, quellen dadurch, füllen die Wunde aus und halten sie feucht. Wirkungsweise und Handhabung von Alginaten ☞ Text. [V220]

15 Heilmethoden und Aufgaben der Pflegenden bei der Therapie

form mit einem Polyurethanschaum ratsam. Dieser kann das überschüssige Wundsekret in seine Schaumstruktur einlagern.

Wirkungsweise einzelner Produkttypen

Heute gibt es eine Vielzahl von Produkten zur Wundversorgung auf dem Markt. Im Rahmen dieses Buchs kann nur auf eine Auswahl eingegangen werden. Weitere

Möglichkeiten (z.B. Vakuumversiegelung) finden sich in Kapitel 25.4.2.

Hydrokolloide

Hydrokolloide sind semiokklusive (halbdurchlässige) Wundauflagen. In ihrer wasserabweisenden Polymermatrix sind hydrophile (wasserliebende) Teilchen wie Gelatine, Cellulosederivate und Pektin eingelagert. Bei Kontakt mit dem Wundexsudat bilden sie ein gelbes, übelriechen-

des Gel (kein Eiter!). Sie verflüssigen oberflächliche Beläge und wirken granulationsfördernd. Das Gel ist unterhalb der Wundauflage als Blase sichtbar, die sich immer weiter ausdehnt. Erst wenn diese Blase den Rand der Wundauflage fast erreicht hat, ist ein Verbandswechsel nötig.

Aufgrund ihrer begrenzten Aufnahmefähigkeit kommen sie bei schwach bis mäßig exsudierenden Wunden zum Einsatz. Kontraindikationen sind u.a. kli-

Produktgruppe	Eigenschaften	Produktnamen (Auswahl)
Wundauflagen zum routinemäßigen Einsatz in der modernen Wundversorgung		
Alginate	► Als Tamponaden und Kompressen erhältlich ► Wundreinigend ► Granulationsfördernd ► Blutstillend ► Bei Aufquellen saugkräftig ► Zum Tamponieren geeignet ► Abdeckung erforderlich ► Verweildauer: 1–4 Tage	► Algisite* M (Smith & Nephew) ► Curasorb® (Tyco Healthcare) ► DracoAlgin (Dr. Ausbüttel & Co) ► Kaltostat® (ConvaTec) ► Melgisorb® (Mölnlycke Health Care) ► NOBAALGIN® Tamponade und NOBAALGIN-PLUS® Kompresse (NOBA) ► SeaSorb® Soft Alginattamponade/-kompresse (Coloplast) ► Sorbalgon® (Hartmann) ► Sorbsan® (B.Braun) ► Suprasorb® A (Lohmann & Rauscher) ► Tegaderm™ Alginat (3M Medica) ► Trionic® (Johnson & Johnson) ► URGOsorb® (URGO)
Hydrofiber (Hydrofaser)	► Als Kompresse und Tamponade erhältlich ► Durch vertikale Flüssigkeitsaufnahme Schutz vor Wundrandmazeration ► Gelbildung unter Sekretaufnahme ► Zum Tamponieren geeignet ► Abdeckung erforderlich ► Verweildauer: 1–7 Tage	AQUACEL® (ConvaTec)
Hydrogele in Gelform	► Verflüssigung von Nekrosen und Belägen ► Anfeuchten und Feuchthalten von trockenen Wunden oder freiliegenden Strukturen (Knochen, Muskulatur, Sehnen) ► Dick (0,3–0,5 cm) auftragen ► Abdeckung erforderlich ► Verweildauer: 1–3 Tage	► Askina® Gel (B.Braun) ► CURAFIL® (Tyco Healthcare) ► IntraSite® Gel (Smith&Nephew) ► NOBAGEL® (NOBA) ► Normlgel® (Mölnlycke Health Care) ► NU-GEL® (Johnson & Johnson) ► Purilon® Gel (Coloplast) ► Suprasorb® G Gel (Lohmann & Rauscher) ► 3M Tegaderm™ Hydrogel (3M Medica) ► URGO hydrogel® (URGO) ► Varihesive® Hydrogel (ConvaTec)
Hydrogelkompresse	► Je nach Produkt mit/ohne Transparentkleberand erhältlich ► Produkte ohne Klebefläche können z.B. durch eine elastische Mullbinde fixiert werden ► Feuchthalten der Wundoberfläche ► Rehydration trockener Wunden ► Schmerzlindernd durch kühlenden Effekt ► Kein Verkleben (bei Produkten ohne Klebeflächen oder klebender Beschichtung) ► Verweildauer: 1–7 Tage	► ApoCure® (Vertrieb: Beese) ► AQUAFLO® und CURAGEL® (Tyco Healthcare) ► Elasto-Gel® (Vertrieb: Velo Medizinprodukte GmbH) ► Hydrosorb® (Hartmann) ► TEXTUS Hydro® Hydro (biocell) ► NOBAGEL® (NOBA) ► Suprasorb® G Gel-Kompresse (Lohmann & Rauscher)
Hydrokapillarverband	► Mit/ohne Klebefläche erhältlich ► Aufnahme von überschüssigem Wundexsudat, Zelltrümmern und Keimen ► Hohes Aufnahmevermögen ► Verweildauer: 1–7 Tage	Alione® (Coloplast)

Tab. 15.75: Übersicht über die gängigsten Produktgruppen zur Wundversorgung. [Fotos: M291]

666

15.9 Wundversorgung **15**

Produktgruppe	Eigenschaften	Produktnamen (Auswahl)
Hydrokolloide	▸ Als Standard- und dünnes/transparentes Produkt erhältlich ▸ Granulationsfördernd ▸ Verflüssigung oberflächlicher Beläge ▸ Feucht haltend ▸ Aufnahme von überschüssigem Wundsekret unter Blasenbildung ▸ Wasserundurchlässig ▸ Als Duschverband geeignet ▸ Verweildauer: 1 – 7 Tage	▸ Algoplaque® und Algoplaque® Film (URGO) ▸ Askina® Biofilm Transparent und Askina® Hydro (B.Braun) ▸ CombiDERM®, VariHesive® Signal und VariHesive® E (ConvaTec) ▸ Comfeel® Plus (Coloplast) ▸ DracoHydro (Dr. Ausbüttel & Co) ▸ Hydrocoll® (Hartmann) ▸ NOBACOLLOID® (NOBA) ▸ NU-Derm® (Johnson & Johnson) ▸ Restore® (Hollister) ▸ Suprasorb® H (Lohmann & Rauscher) ▸ Sure Skin® (Medi Bayreuth) ▸ 3M Tegaderm™ Hydrokolloid (3M Medica) ▸ Traumasive® (Hexal) ▸ ULTEC PRO® (Tyco Healthcare)
Polyurethanschäume	▸ Mit/ohne Klebefläche und als „Cavity"-Produkte zum Tamponieren erhältlich ▸ Setzen Granulationsreiz ▸ Hohe Aufnahmekapazität ▸ Aufnahme von überschüssigem Wundsekret, Zelltrümmern und Keimen ▸ Gut unter begleitender Kompressionstherapie einsetzbar ▸ „Cavity-Produkte" benötigen eine Abdeckung ▸ Verweildauer: 1 – 7 Tage	▸ Allevyn® und Cutinova® hydro (Smith & Nephew) ▸ Askina® Transorbent (B.Braun) ▸ Biatain® (Coloplast) ▸ Cellosorb® (URGO) ▸ CURAFOAM® und HYDRAFOAM® (Tyco Healthcare) ▸ DracoFoam (Dr. Ausbüttel & Co) ▸ 3M Tegaderm™ Foam (3M Medica) ▸ Mepilex® (Mölnlycke Health Care) ▸ PermaFoam™ (Hartmann) ▸ Sterisorb® (Medi Bayreuth) ▸ Suprasorb® P (Lohmann & Rauscher) ▸ Tielle® (Johnson & Johnson) **Hydropolymerverbände zum Austamponieren:** ▸ Allevyn® Cavity und Allevyn® Plus Cavity (Smith & Nephew) ▸ Biatain® Cavity (Coloplast) ▸ PermaFoam™ cavity (Hartmann) ▸ Tielle® packing (Johnson & Johnson)
Semipermeable Transparentfolie	▸ Wasserdampfdurchlässig ▸ Wasser- und keimdicht ▸ Selbstklebend ▸ Hautverträglich ▸ Als Duschverband geeignet ▸ Zur Fixierung/Abdeckung von Wundauflagen ▸ Verweildauer: 1 – 7 Tage ▸ Achtung: Folien spannungsfrei aufkleben!	**Steril:** ▸ Askina® Derm (B. Braun) ▸ Bioclusive Select® (Johnson & Johnson) ▸ Hydrofilm® (Hartmann) ▸ Mefilm® (Mölnlycke Health Care) ▸ NOBADERM® (NOBA) ▸ OpSite* Flexigrid (Smith & Nephew) ▸ Optiskin® (URGO) ▸ POLYSKIN® II oder M.R. (Tyco Healthcare) ▸ Suprasorb® F (Lohmann & Rauscher) ▸ 3M Tegaderm™ (3M Medica) **Unsteril von der Rolle:** ▸ OpSite* Flexifix (Smith & Nephew) ▸ Suprasorb® F Folienverband gerollt (Lohmann & Rauscher) ▸ Fixomull® transparent (BSNmedical) ▸ 3M Tegaderm™ Roll (3M Medica)
Transparenter Hydroaktivverband	▸ Gute Wundbeobachtung durch die Transparenz des Verbandes (auch nach Absorption von Wundexsudat) ▸ Die nicht perforierte Rückseite der Klebefolie ist durchlässig für Feuchtigkeit (= wasserdampfdurchlässig) jedoch undurchlässig für Bakterien, Viren und Flüssigkeiten ▸ Erhält ein feuchtes Wundmilieu ▸ Als Sekundärverband auch z. B. über Alginaten ▸ Verweildauer abhängig von der Exsudatmenge auch deutlich länger als 7 Tage	3M Tegaderm™ Absorbent (3M Medica)
Wundauflage zur Nasstherapie	▸ Kontinuierliche Abgabe von Ringer-Lösung an die Wunde ▸ Aufnahme von Wundexsudat ▸ Abdeckung erforderlich ▸ Verweildauer: je nach Produkt 12 – 24 Std.	▸ TenderWet® (Hartmann) ▸ TenderWet® 24 active (Hartmann), bereits mit Ringer-Lösung aktiviert

Tab. 15.75 (Fortsetzung): Übersicht über die gängigsten Produktgruppen zur Wundversorgung.

15 Heilmethoden und Aufgaben der Pflegenden bei der Therapie

Produktgruppe	Eigenschaften	Produktnamen (Auswahl)
Wundauflagen zur Anwendung bei infizierten Wunden		
Silberhaltige Wundauflage	▶ Bakterizid ▶ Keine Resistenzbildung ▶ Einige Produkte sind nur für infektgefährdete, aber nicht superinfizierte Wunden indiziert (Beipackzettel beachten!) ▶ Bei einigen Produkten ist eine Abdeckung erforderlich ▶ Verweildauer: je nach Produkt, Exsudation und Wunde sehr unterschiedlich: ca. 1–7 Tage	▶ Acticoat® (Smith & Nephew) **Silberhaltiger Polyurethanschaum:** ▶ Contreet® Schaumverband, Contreet® cavity (Coloplast) ▶ Acticoat® Moisture Control (Smith & Nephew) ▶ UrgoCell® Silver (URGO) **Silberhaltiges Alginat:** ▶ Acticoat® Absorbent (Smith & Nephew) ▶ SeaSorb-Ag (Coloplast) ▶ SILVERCEL® Hydroalginat (Johnson & Johnson) ▶ Urgasorbsilver® (Urgo) **Silberalginat Wundauflage:** ▶ Askina® Calgitrol Ag (B. Braun) **Silberhaltige Hydrofaser:** ▶ Aquacel® Ag (ConvaTec) ▶ TEXTUS® bioaktiv (biocell) **Silberhaltiger Hydrokolloidverband:** ▶ Contreet® H (Coloplast) **Silberhaltige Wundgaze:** ▶ Atrauman® Ag (Hartmann), Urgotül® Silver (URGO)
Silber-Aktivkohle-Verband	▶ Bakterizid ▶ Geruchsbindend ▶ Toxinbindend ▶ Keine Resistenzbildung ▶ Bei einigen Produkten Abdeckung erforderlich erforderlich ▶ Verweildauer: 1–3 Tage	▶ Actisorb® Silver 220 (Johnson & Johnson) ▶ Vliwaktiv® Ag (Lohmann & Rauscher) ▶ NOVACARBON®-AG (NOBA)
Wirkstofffreie Wundauflage mit hydrophober Wechselwirkung	▶ Bindet hydrophobe Wundbakterien und Pilze ▶ Nicht zelltoxisch ▶ Keine Resistenzbildung ▶ Je nach Produkt Abdeckung erforderlich ▶ Verweildauer: 1–2 Tage	Cutisorb Sorbact® (BSN medical)
Wundauflagen zur Geruchsbindung		
Aktivkohle-Kompresse	▶ Geruchsbindend ▶ Bindet Eiweißmoleküle und Bakterien ▶ Verweildauer je nach Geruchsentwicklung und Exsudatmenge: 1–3 Tage	▶ Askina® Carbosorb (B. Braun) ▶ CarboFlex® (ConvaTec) ▶ Carbonet® (Smith & Nephew) ▶ InCare® (Hollister) ▶ NOBACARBON® (NOBA) ▶ Vliwaktiv® (Lohmann & Rauscher)
Spezielle Wundauflagen**		
Vlieskompresse mit Superabsorber	▶ Hohe und schnelle Saugleistung unter Aufrechterhaltung eines feuchten Wundklimas ▶ Überschüssiges Wundsekret, Beläge, Bakterien werden aktiv in die Wundauflage eingesogen ▶ Verweildauer je nach Exsudation ein bis mehrere Tage. Spätestens nach 4 Tagen Kompresse wechseln	▶ Sorbion sachet S (Sorbion AG)

Tab. 15.75 (Fortsetzung): Übersicht über die gängigsten Produktgruppen zur Wundversorgung.

15.9 Wundversorgung

Produktgruppe	Eigenschaften	Produktnamen (Auswahl)
Kollagen-Wund-auflage/Pulver	▸ Granulationsfördernd ▸ Bindet überschüssige Proteasen sowie entzündungsfördernde und die Wundheilung unterbrechende Radikale und Zytokine ▸ Schützt die Wachstumsfaktoren ▸ Unterstützt die körpereigene Kollagensynthese ▸ Wird von der Wunde resorbiert ▸ Abdeckung erforderlich ▸ Verweildauer: 1–3 Tage	▸ Catrix® (ICN Pharmaceuticals) ▸ NOBAKOLL® (NOBA) ▸ Promogran® und Promogran® Prisma (Johnson & Johnson) ▸ Suprasorb® C (Lohmann & Rauscher)
Hyaluronsäure	▸ Fördert die Gefäßneubildung ▸ Transparenz sichert Beobachtung ▸ Reguliert die Gewebehydration ▸ Abdeckung erforderlich ▸ Verweildauer: 1–3 Tage	▸ Hyalofill® und Hyalogran® (ConvaTec) ▸ TEXTUS® heal Hyaluronspray (biocell)
Polyurethanschaum-verband mit Ibuprofen	▸ Enthält pro cm² 0,5 mg Ibuprofen ▸ Als nicht haftendes und sanfthaftendes Produkt (ohne Klebeflächen) erhältlich ▸ Ibuprofenfreisetzung bei Kontakt mit Wundexsudat. Kontinuierliche Abgabe von Ibufrofen in die Wunde bis zu sieben Tage in Abhängigkeit von der Exsudatmenge ▸ Lokale Schmerzlinderung ▸ Bei begleitender Kompressionstherapie einsetzbar ▸ Verweildauer 1–7 Tage	Biatain®-Ibu (Coloplast)
Maden (Lucilia sericata)	▸ Verflüssigung von Nekrosen und Belägen ▸ Antimikrobiell wirksam (auch bei MRSA. Ausnahme: Pseudomonasinfektion) ▸ Keine Resistenzbildung ▸ Abdeckung erforderlich ▸ Verweildauer: 1–4 Tage	Maden im Beutel: ▸ Biobag® (Bio Monde) ▸ Vita Pad® (Neocura) „Freiläufer" (Bio Monde)
V.A.C. Therapie	▸ Wundkonditionierung ▸ Abtransport von Toxinen ▸ Stimulation von Gewebsneubildung ▸ Granulationsfördernd ▸ Reduktion des Wundödems ▸ Verweildauer: 1–4 Tage	V.A.C.® Therapie (KCI)

* Die Produktnennungen erfolgen ohne Anspruch auf Vollständigkeit. Zur besseren Übersichtlichkeit sind Beschreibung und Anwendung der Materialien bewusst kurz gehalten. Maßgeblich sind immer die Anwendungshinweise des Herstellers.
** Keine Standardprodukte, sollten nur nach klarer Indikationsstellung und Abwägung der Wirtschaftlichkeit eingesetzt werden.

Tab. 15.75 (Fortsetzung): Übersicht über die gängigsten Produktgruppen zur Wundversorgung.

nisch infizierte Wunden, Osteomyelitis, ischämische Ulcera und frei liegende Sehnen, Knochen oder Muskulatur.

Alginate

Alginate sind als Kompressen und Tamponaden (zum Austamponieren tiefer, nässender Wunden ☞ Abb. 15.73–15.74) erhältlich. Sie werden aus Braunalgen hergestellt und enthalten Alginsäure sowie Calcium. Je nach Produkt finden sich weitere Zusätze, z.B. Zink, Mangan, Chlorophyllin oder Gelbildner. Calcium-Alginate wirken granulationsfördernd und wundreinigend. Bei Kontakt mit natriumhaltigen Flüssigkeiten kommt es zum Austausch von Ionen. Calciumionen des Alginats werden abgegeben und Natriumionen aus dem Wundexsudat auf-

genommen. Die trockene Alginatfaser wandelt sich dadurch in lösliches Natriumalginat. Das Calcium wirkt in der Wunde zusätzlich blutstillend. Die Alginate quellen gelartig auf und entfalten so ihre Wirkung. Dieses Gel hat eine hohe Saugkapazität und schließt überschüssiges Wundexsudat, Bakterien und Zelltrümmer ein (= „Staubsaugereffekt"). Durch die Aufnahme dieser Abfallstoffe kann es zur Geruchsbildung kommen. Alginate benötigen eine Sekundärabdeckung z.B. mit einem Polyurethanschaumverband oder einer semipermeablen Transparentfolie.

Hydrogele in Gelform

Hydrogele in Gelform enthalten zwischen 60 und 95% gebundenes Wasser,

sind aber selbst in Wasser nicht löslich. Sie wirken durch Abgabe ihrer Feuchtigkeit auf schonende Art (gesundes Gewebe bleibt erhalten) verflüssigend auf Nekrosen und Beläge, weshalb ein dickes Auftragen (0,3–0,5 cm) empfehlenswert ist. Diese Produkte benötigen eine Sekundärabdeckung, z.B. trockene Beläge eine Transparentfolie, eher feuchte Beläge einen feinporigen Polyurethanschaum.

Madentherapie

In der **Madentherapie** werden steril gezüchtete Maden (Lucilia sericata = „gefräßige Lucy") dazu verwendet, um Nekrosen und Beläge abzutragen (Details zur Anwendung ☞ 21.6.5). Im Verlauf dieses biochirurgischen Debridements sondern die Maden Speichel (Verdauungssekret)

15 Heilmethoden und Aufgaben der Pflegenden bei der Therapie

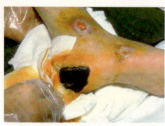

Abb. 15.76: Als Folge der diabetischen Gefäßschäden entwickelt sich häufig eine Mikro- und Makroangiopathie, hier mit trockener Gangrän der Ferse. Der gleiche Befund kann auch im Rahmen einer peripheren arteriellen Verschlusskrankheit (pAVK) ☞ 17.5.2) auftreten. [T195]

auf die Beläge ab, wodurch diese verflüssigt werden. Das Verdauungssekret daut durch seine eiweißaufspaltenden Enzyme nur avitales Gewebe an, gesundes Gewebe bleibt verschont und wird nicht angegriffen. Anschließend nimmt die Made die entstandene Bouillon aus abgestorbenem Gewebsresten wieder auf. Durch diesen Reinigungsprozess wird die Wunde zunächst vergrößert, selten kommt es zu Blutungen und der Patient kann ggf. Kribbeln, Juckreiz oder Schmerzen empfinden.

Wegen der verständlichen Ekelhemmschwelle der Patienten und auch des Pflegepersonals sind Fliegenmaden nicht nur als „Freiläufer", sondern auch eingeschlossen in Beuteln (z. B. Biobag®/VITA PAD®) erhältlich. Da die „Lucys" sehr empfindlich sind, dürfen sie keinem Druck ausgesetzt werden. Maden benötigen gleichzeitig Feuchtigkeit und Sauerstoff. Die Beutel werden deshalb nur mit 1–2 leicht angefeuchteten Mullkompressen (mit NaCl 0,9 %) abgedeckt und locker mit einer elastischen Mullbinde fixiert.

15.9.4 Verbandswechsel
Allgemeine Richtlinien

Allgemeine Richtlinien zum Verbandswechsel betreffen nicht nur Vorbereitung, Durchführung und Nachbereitung, sondern auch die korrekte Bevorratung der Materialien im Verbandswagen.

Verbandswagen

Für das Verbinden benutzen viele Stationen einen **Verbandswagen,** wobei es oft getrennte Verbandswägen für aseptische und septische Wunden gibt. Die benötigten Verbandmaterialien werden vor jedem Verbandswechsel aus dem Verbandswagen entnommen und auf einem Tablett gerichtet.

Nach jeder Benutzung werden die Flächen des Verbandswagens gereinigt und desinfiziert, alle Materialien aufgefüllt und die gebrauchten Instrumente zur Sterilisation gegeben.

Eine Routinereinigung und Überprüfung auf Vollständigkeit und Verfallsdatum sollte einmal wöchentlich erfolgen.

Reihenfolge der Verbände

Bei den Verbandswechseln sollte folgende Reihenfolge eingehalten werden, um die Gefahr der Keimverschleppung zu minimieren:

- **Aseptische Wunden** (d. h. durch einen aseptischen Eingriff entstandene Wunden, die keine Entzündungszeichen aufweisen), z. B. nach Osteosynthesen, werden zuerst verbunden

> Ziel der Wundbehandlung ist die *primäre Wundheilung*. Verbände werden postoperativ deshalb standardisiert unter strenger Einhaltung aseptischer Grundsätze gewechselt, damit es nicht zu einer nosokomialen Wundinfektion (☞ 12.1.3.2) mit nachfolgender *sekundärer Wundheilung* kommt.

- Danach werden **kontaminierte Wunden** verbunden, d. h. Wunden, bei denen von einer Keimbesiedelung auszugehen ist. Dazu gehören alle offen behandelten Wunden wie z. B. Verbrennungswunden, Platzbauch, Drainageaustrittsstellen und chronische Wunden
- Anschließend **kolonisierte Wunden:** Es finden sich bereits vermehrungsfähige Bakterien, die die Wundheilung jedoch nicht nachhaltig beeinflussen
- Danach **kritisch kolonisierte** Wunden: Es ist eine erhöhte bakterielle Besiedlung durch vermehrungsfähige Keime nachweisbar. Sie stellen ein Zwischen- oder Übergangsstadium zur infizierten/septischen Wunde dar
- Zuletzt **septische Wunden,** d. h. infizierte Wunden, die die klassischen Entzündungszeichen zeigen, z. B. eröffnete Eiterherde (Abszessinzision) oder wieder eröffnete OP-Wunden bei einer Wundinfektion.

Verbandswechsel bei aseptischen Wunden
Vorbereitung

- Ist der Verbandswechsel mit Schmerzen verbunden, rechtzeitig vorher die

---

Sterile Verbandmaterialien
- Einmalhandschuhe
- Einzeln verpackte Kompressen unterschiedlicher Größen
- Schlitzkompressen, Kugeltupfer („Pflaumen")
- Verschiedene Wundauflagen (☞ 15.9.3)
- Pflaster, z. B. Fixomull® oder Cutiplast®
- Watteträger
- Einmalabdecktücher
- Pinzette, Schere
- Klemme, Verbandschere
- Fadenmesser, Skalpell, Klammerentferner
- Knopfkanüle
- Isotonische Kochsalz- bzw. Ringerlösung

Unsterile Verbandmaterialien
- Pflaster, Verbandschere
- Einmalschürze. Weiter gehende Schutzmaßnahmen z. B. bei speziellen Infektionen (u. a. MRSA) oder bei hochgradigen Verbrennungswunden
- Einmalhandschuhe
- Desinfektionsspray
- Händedesinfektionsmittel
- Flächendesinfektionsmittel
- Ggf. Bettschutz (z. B. Moltex)
- Nierenschalen
- Abwurf für Einmalmaterialien
- Abwurf für gebrauchte, resterilisierbare Instrumente

Tab. 15.77: Auswahl häufig benötigter steriler und unsteriler Verbandmaterialien bei primärer Wundversorgung.

Verabreichung der verordneten Schmerzmedikation bedenken
- Den Patienten über geplante Maßnahmen informieren und den Verbandswechsel in den Tagesablauf einplanen (z. B. muss der Patient noch zu einer Untersuchung?)
- Verbandswagen nicht mit ins Zimmer nehmen. Er dient zum Transport und zur Lagerung der benötigten Materialien. Ein Abwurfbehälter für benutzte Instrumente zur Wiederaufbereitung muss vorhanden sein
- Benötigte Utensilien auf dem Verbandswagen vorbereiten. Vorher Händedesinfektion durchführen
- Durchführung genau planen und Vollständigkeit des Materials überprüfen, um nicht während des Verbandswechsels Vergessenes holen zu müssen
- Utensilien auf einem desinfizierbaren Tablett ins Zimmer bringen
- Arbeitsfläche im Zimmer schaffen, z. B. Patientenklapptisch benutzen (vorher wischdesinfizieren). Darauf alle benötigten Utensilien bereitstellen. Keine Materialien im Patientenbett ablegen

15.9 Wundversorgung

- Sterile Materialien immer patientenfern, unsterile patientennah ablegen
- Abwurfbehälter bzw. Abwurfbeutel bereitstellen. Ggf. zusätzlich Entsorgungsbehälter für spitze Gegenstände (z. B. Kanüle, Skalpell) bereitstellen
- Fenster und Türen schließen. Dafür sorgen, dass keine anderen Tätigkeiten während des Verbandswechsels im Patientenzimmer ausgeführt werden (z. B. Putzarbeiten, Bettenmachen) und dass keine Besucher ins Zimmer kommen (Intimsphäre des Patienten wahren)
- Patientenbett auf Arbeitshöhe bringen und Patienten bei der angemessenen Lagerung unterstützen. Falls nötig Bettschutz unterlegen, auf gute Beleuchtung achten
- Einmalschürze anlegen und hygienische Händedesinfektion durchführen. Einmalhandschuhe anziehen.

Durchführung

- Nach dem „Non-touch-Prinzip" arbeiten: Die Wunde wird nur mit sterilen Instrumenten bzw. sterilen Handschuhen berührt, nie mit bloßen Händen („non touch"). Dies bedeutet: Arbeiten mit unsterilen Handschuhen und sterilen Instrumenten oder Verwendung steriler Handschuhe. Unsterile Materialien berühren also nie die Wunde!
- Darauf achten, mit bereits kontaminierten Handschuhen keine Gegenstände anzufassen, die später andere Hände wieder berühren, also z. B. auch nicht die Türklinke, um vergessenes Material zu holen
- Bei aufwändigen Verbandswechseln zu zweit arbeiten und diese ggf. in einem separaten Zimmer durchführen
- Alten Verband mit unsterilen Einmalhandschuhen abnehmen. Verkrustungen vorher durch Anfeuchten (z. B. mit Ringerlösung) lösen
- Alte Wundauflage inspizieren (Blut- bzw. Eiterauflagerungen? Durchfeuchtung mit Wundexsudat?). Danach alte Wundauflage im bereit gestellten Abwurfbehälter entsorgen
- Handschuhwechsel und hygienische Händedesinfektion durchführen
- Bei der Wundreinigung aseptische Wunden immer von innen nach außen reinigen (☞ Abb. 15.78). Hierzu gehören auch alle offen heilenden (= kontaminierten) Wunden
- Wundumgebung nicht tupfen, sondern wischen. Pro Wischgang eine neue sterile Kompresse oder sterilen Tupfer verwenden
- Gebrauchtes Material sofort entsorgen (nicht zwischenlagern!): Einmalmaterial im Abwurfbeutel, resterilisierbares Material im Abwurfbehälter mit Desinfektionslösung
- Gereinigte Wunde inspizieren
- Handschuhe wechseln, dabei hygienische Händedesinfektion durchführen
- Ggf. Klammern/Fäden ziehen und dazu neue sterile Instrumente verwenden (☞ unten)
- Je nach Wunde und Wundzustand phasen- und stadiengerechte Wundversorgung durchführen (☞ 15.9.3)
- Einmalhandschuhe ausziehen und entsorgen
- Hygienische Händedesinfektion durchführen

Nachbereitung

- Sich beim Patienten erkundigen, ob der Verband bequem sitzt. Hat der Patient kein gutes Gefühl (z. B. Druckgefühl) muss der Sitz des Verbands überprüft bzw. ggf. der Verband neu angebracht werden
- Patienten informieren, sich zu melden, wenn er Veränderungen am Verband feststellt (Schwellungen, Schmerzen o. Ä.)
- Patient bei der gewünschten bzw. erforderlichen Lagerung unterstützen. Überprüfen, ob Patientenrufanlage und benötigte Gegenstände (z. B. Trinkbecher) in Reichweite sind
- Arbeitsfläche desinfizieren, Abwurfbeutel verschließen und außerhalb des Zimmers entsorgen, hygienische Händedesinfektion durchführen
- Gebrauchte Instrumente in Desinfektionslösung später zur Resterilisation geben
- Verbandswechsel einschließlich der Wundbeobachtungen in der Patientenakte dokumentieren (ggf. auch Fotodokumentation)

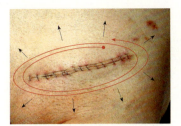

Abb. 15.78: Aseptische Wunden von innen nach außen reinigen. [X211]

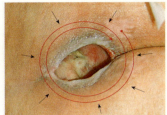

Abb. 15.79: Septische Wunden von außen nach innen reinigen. [V220]

Verbandswechsel bei septischen Wunden

Die **Durchführung** des Verbandswechsels bei septischen Wunden entspricht in vielen Punkten dem Verbandswechsel bei aseptischen Wunden. Abweichend gilt:
- Septische Wunden immer von außen nach innen reinigen (☞ Abb. 15.79)
- Wundreinigung und -versorgung ggf. mit Antiseptika und antiinfektiven Wundauflagen nach Arztanordnung durchführen
- Innerhalb der septischen Wunden solche mit speziellen Problemkeimen wie MRSA als letzte verbinden
- Bei speziellen Wundkeimen (wie z. B. MRSA) auf eine angemessene Schutzkleidung achten: langer und langärmeliger Schutzkittel, Mund- und Nasenschutz, Einmalhandschuhe, ggf. Schutzhaube.

15.9.5 Versorgung von Wunddrainagen

T-Drainage ☞ 20.5.2
Thorax-Saug-Drainage ☞ 18.1.4

Vor dem Verschluss einer OP-Wunde werden in der Regel ein oder mehrere **Drainagen** *(engl.:* to drain = ableiten, trockenlegen) zur Ableitung von Wundsekret in die Wundhöhle oder andere eröffnete Hohlräume eingebracht. Dies

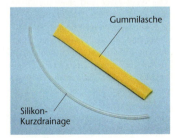

Abb. 15.80: Silikon-Kurzdrainage und Gummilasche. [M120]

15 Heilmethoden und Aufgaben der Pflegenden bei der Therapie

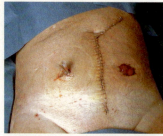

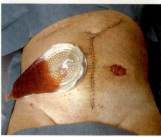

Abb. 15.81–15.82: Wundversorgung mit Easy-Flow-Drain. Das Sekret wird hier in einen Adhäsivbeutel abgeleitet. [K183]

beugt Infektionen vor, da Wundsekret einen optimalen Nährboden für Bakterien darstellt. Bekommt ein Patient mehrere Drainagen, so werden diese beschriftet, damit bei Auffälligkeiten auf die Lokalisation geschlossen werden kann.

Gummilasche, Silikon-Kurzdrain, Penrose-Drainage, Easy-Flow-Drain

Gummilasche, Silikon-Kurzdrain, Penrose-Drainage (Drainage mit eingezogenem Gazestreifen) und **Easy-Flow-Drain** (außen geriffeltes Kunststoffrohr mit geringem Innendurchmesser) werden zur Ableitung von Sekreten aus oberflächlichen Wundhöhlen eingesetzt. Eine sterile Sicherheitsnadel vermeidet, dass der Drain in die Wunde hineinrutscht, nur selten fixiert der Operateur diese Drains mit einer Naht.

Das Wundsekret wird ohne Sog infolge des Kapillareffekts (Dochtwirkung) in die Wundauflage oder beim Easy-Flow-Drain und bei der Silikon-Kurzdrainage auch in einen Adhäsivbeutel (ähnlich dem Beutel beim Anus praeter ☞ 12.7.2.5) abgeleitet. So wird ein vorzeitiger Wundverschluss und damit ein Sekretstau verhindert.

Bei fortschreitender Wundheilung (wenig Sekret, Wachsen von Granulationsgewebe) kürzt der Arzt diese Drainagen zunächst unter aseptischen Bedingungen und entfernt sie spätestens nach 4–6 Tagen.

Verbandswechsel

Der Verband, in den das Wundsekret abfließt, wird je nach Bedarf (ggf. mehrmals am Tag) von den Pflegenden unter aseptischen Bedingungen gewechselt:
▶ Handschuhe anziehen, da Verband potentiell infektiös ist
▶ Verband entfernen, Sekretmenge abschätzen und Geruch, Farbe und Konsistenz des Sekrets sowie Drainageaustrittsstellen auf Entzündungszeichen beobachten. Verband zusammen mit den Handschuhen in einen Abwurfbeutel, z. B. Steripak®, entsorgen
▶ Lage von Drain oder Lasche kontrollieren und ggf. vom Arzt korrigieren lassen: Sie sollen das Hautniveau etwa 2–3 cm überragen und sind knapp über der Haut mit einer Sicherheitsnadel versehen, damit sie nicht in die Wunde hineinrutschen
▶ Neue Handschuhe anziehen
▶ Die Wundumgebung von außen nach innen desinfizieren (Drainageeintrittsstellen gelten als kontaminierte Wunden)
▶ Die Haut ggf. durch Zinksalbe oder Anlegen einer Hautschutzplatte vor dem Sekret schützen. Hat sich die Austrittsstelle entzündet, wird sie nach Arztrücksprache mit einer Polyvidon-Salbe, z. B. Betaisodona®-Salbe, behandelt (Salbenreste bei nächstem Verbandswechsel vollständig entfernen, da diese einen optimalen Nährboden für Erreger darstellen)
▶ Beim Anlegen des neuen Verbandes zunächst eine Schlitzkompresse um Drain bzw. Lasche legen (unterhalb der Sicherheitsnadel, um Druckstellen vorzubeugen). Dann das Drain- bzw. Laschenende mit Saugkompressen abdecken, ohne dabei Druck auszuüben.

Bei sehr starker Sekretion die Kleidung des Patienten mit einer Einmalunterlage schützen.

Wird das Wundsekret in einen Adhäsivbeutel abgeleitet, z. B. bei Easy-flow-Drainagen (☞ Abb. 15.82), den Beutel mindestens einmal täglich und zusätzlich nach Bedarf (z. B. bei Undichtigkeit) wechseln. Dabei die Drainageaustrittsstelle wie oben beschrieben versorgen. Ggf. einen Beutel mit Hautschutzplatte verwenden, z. B. bei Entzündungen im Bereich der Drainagesaustrittsstelle.

Robinson-Drainage

Bei der **Robinson-Drainage** handelt es sich um ein geschlossenes Wunddrainagesystem, bei dem der Beutel fest mit der Drainage verbunden ist und nicht gewechselt wird, sondern lediglich über einen Ablaufstutzen entleert werden kann. Die Robinson-Drainage wird intraabdominal eingelegt und arbeitet ohne Sog. Der Operateur legt das Drainagerohr am tiefsten Punkt der Wundhöhle bzw. des Operationsgebietes ein (hier sammelt sich das Wundsekret) und leitet es nach Möglichkeit unterhalb davon aus.

Umgang mit Robinson-Drainagen

Die Pflegenden achten darauf, dass der Ableitungsschlauch nicht abgeknickt ist. Da Robinson-Drainagen ohne Sog arbeiten, darf der Ableitungsschlauch außerdem nicht durchhängen („Affenschaukel") und muss der Sekretauffangbeutel unterhalb des Wundniveaus hängen, damit sich das Sekret weder staut noch zurückfließt. Das Wundsekret wird täglich auf Farbe, Geruch, Konsistenz und Beimengungen kontrolliert und die aus dem Beutel abgelassene Menge dokumentiert. Der Verbandswechsel entspricht dem bei der Redon-Drainage. Fließt nur noch wenig Sekret ab, wird die Robinson-Drainage

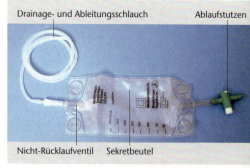

Abb. 15.83: Bei der Robinson-Drainage ist der Drainage- und Ableitungsschlauch fest mit dem Beutel verbunden. Der Beutel kann daher nicht gewechselt, sondern nur entleert werden. [K183]

15.9 Wundversorgung

gezogen (☞ Entfernen der Redon-Drainage) und in den Müll entsorgt (vorher Beutel leeren).

Redon-Saugdrainagen

Eine **Redon-Saugdrainage** besteht aus zwei Teilen:
- Einem *Kunststoffschlauch*, dessen eines Ende Löcher zur Aufnahme des Sekretes aufweist und in der Wunde bleibt und dessen anderes Ende intraoperativ mit einem Spieß durch die Haut geleitet und mit einer Vakuum-Saugflasche verbunden wird. Damit der Schlauch nicht versehentlich herausgerissen werden kann, wird er mit Pflaster oder einer Annaht fixiert
- Einer *Vakuum-Saugflasche*. Diese ist mit einer Klemme versehen, die erst nach dem Wundverschluss geöffnet werden darf, damit sich das Vakuum nicht ausgleicht. Ist das Vakuum der Flasche erschöpft, etwa weil sie mit Wundsekret vollgelaufen ist, muss sie unter sterilen Kautelen (Bedingungen) gewechselt werden.

Redon-Drainagen liegen meist im Gelenk (**intraartikulär**), unter der Muskelfaszie (**subfaszial**) oder im Unterhautfettgewebe (**subkutan**). Durch den Sog werden die Wundflächen zusammengezogen, wodurch ein schnelleres Verkleben und Zusammenwachsen möglich ist. In Abhängigkeit von der Wundsekretion werden sie nach 48–72 Std. entfernt.

Umgang mit Redon-Drainagen

Nach der Übernahme des Patienten aus dem OP und nach jedem Betten und Lagern überprüfen die Pflegenden:
- Die Festigkeit der Steckverbindungen zwischen Ableitungsschlauch und Redonflasche
- Die Klemmen (sie müssen offen sein)
- Die Sogstärke
- Die Lage und Durchgängigkeit des Ableitungsschlauches (Ist er abgeknickt oder verdreht? Liegt er unter dem Rumpf oder einer Extremität und kann daher zu Druckstellen führen?)
- Das Sekret (Menge, Farbe, Konsistenz, Beimengungen)
- Die sichere Befestigung der Flasche am Bett
- Die Beschriftung (z. B. I, II, III) bei mehreren Drainagen.

Mindestens einmal täglich, bei Bedarf (z. B. rasch nachlaufendem Wundsekret) auch öfter, wird die Sekretmenge abgelesen und auf der Redonflasche (Aufkle-

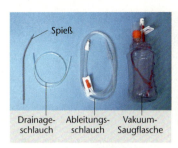

Abb. 15.84: Bestandteile einer Redon-Drainage. [K183]

Drainageschlauch — Ableitungsschlauch — Vakuum-Saugflasche

ber) und/oder im Dokumentationssystem protokolliert.

> Wenn Drainagen überhaupt kein Sekret fördern, immer nochmals überprüfen, ob die Klemmen auch ganz geöffnet sind. Ist dies nicht der Fall, ist die Drainage meistens verstopft und der Operateur sollte benachrichtigt werden.

Verbandswechsel

Die Drainageaustrittsstellen werden nach dem Entfernen des alten Verbandes unter sterilen Bedingungen mit NaCl oder Ringer-Lösung gereinigt und auf Infektionszeichen kontrolliert. Anschließend werden sie desinfiziert und mit einer Schlitzkompresse umlegt (das Unterlegen des Drainageschlauches beugt Druckstellen vor). Bei der Verwendung von Klebeverbänden, z. B. Fixomull®, wird der Drainageschlauch nicht mit festgeklebt, damit er beim Verbandswechsel nicht versehentlich herausgerissen wird oder dem Patienten durch Zug an der Annaht Schmerzen bereitet. Durch die Fixierung des Verbandes darf der Ableitungsschlauch nicht abknicken. Ebenso werden unnötiger Zug und Druck vermieden, damit keine Druckstellen unter dem Verband entstehen.

Wechsel der Redonflasche

Die Flasche wird ausgewechselt, wenn sie voll oder das Vakuum erschöpft ist (☞ Abb. 15.87). Beim Flaschenwechsel werden die Regeln der Asepsis (☞ 12.1.3.2) eingehalten:
- Hygienische Händedesinfektion
- Neue Redonflasche auf Beschädigungen und Intaktheit des Vakuums prüfen, dabei darauf achten, dass der Ansatz des Ableitungsschlauches steril bleibt. Vakuumflasche nicht auf dem Boden abstellen. Ggf. Einmalunterlage unterlegen

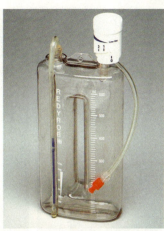

Abb. 15.85: Einmal-Vakuum-Saugflasche groß (600 ml) mit regulierbarem Sog. [K183]

- Handschuhe zum Eigenschutz anziehen
- Ableitungsschlauch flaschennah abklemmen, Redonflasche verschließen
- Schlauchende sprühdesinfizieren (z. B. mit Dibromol®), ohne dass Desinfektionsmittel in das Lumen gelangt, dabei die Schlauchenden nicht berühren
- Alte Redonflasche abnehmen (i. d. R. Luer-Lock oder Bajonettverschluss)
- Sofort neue Redonflasche aufstecken
- Klemme an neuer Redonflasche öffnen
- Klemme am Ableitungsschlauch langsam öffnen („frischer" Sog kann schmerzen)
- Sekretabfluss beobachten
- Aufkleber zur Bilanzierung des Drainagesekrets von der alten auf die neue Redonflasche kleben (falls hausintern keine anderen Regeln gelten)
- Alte Redonflasche ungeöffnet *mit* Inhalt entsorgen
- Flaschenwechsel dokumentieren.

Da es sich um ein geschlossenes System handelt, gilt das Sekret als nicht kontaminiert und ist geeignet für mikrobiologische Untersuchungen.

Entfernen der Redon-Drainage

Redon-Drainagen werden in aller Regel spätestens nach 48–72 Std. gezogen, da sie dann nur noch minimal Sekret fördern und durch längeres Belassen die Gefahr einer aufsteigenden Infektion wächst. Üblicherweise führt der operierende Arzt den ersten Verbandswechsel durch und entfernt dabei meist auch die Drainagen. Der Patient sollte ehrlich

15 Heilmethoden und Aufgaben der Pflegenden bei der Therapie

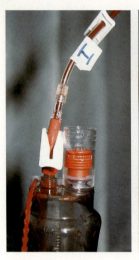 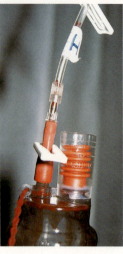

Abb. 15.86–15.87: An der zusammengepressten „Gummi-Ziehharmonika" ist erkennbar, dass in der Redonflasche ausreichend Vakuum enthalten ist (links). Ist die „Gummi-Ziehharmonika" entfaltet (rechts), muss die Redonflasche gewechselt werden. [M161]

darüber informiert werden, dass dies schmerzhaft sein kann, der Schmerz aber nur kurz anhält. Ggf. erhält der Patient rechtzeitig vorher ein Schmerzmittel.

Vor dem Ziehen der Drainage wird der Wundverband entfernt und die Wundregion desinfiziert. Nach Lösen der Fixation fasst der Arzt mit der einen Hand den Ableitungsschlauch einige Zentimeter oberhalb der Austrittsstelle, mit der anderen Hand hält er eine sterile Kompresse zum Abdecken und Auffangen von Wundsekret. Dann fordert er den Patienten auf, tief ein- und auszuatmen. Während des Ausatmens wird der Ableitungsschlauch zügig, aber nicht ruckartig, gezogen. Nach Entfernen der Drainage werden die Drainageaustrittsstellen mit einem sterilen selbstklebenden Wundverband, z. B. Cosmopor®, abgedeckt sowie Datum, Zeitpunkt der Drainageentfernung und Sekretmenge dokumentiert.

Bei Verdacht auf eine Wundinfektion (z. B. trübes Sekret, Eiterentleerung aus der Drainageaustrittstelle, übler Geruch) wird das Schlauchende mit einer sterilen Pinzette gefasst, in ein Gefäß zur bakteriologischen Untersuchung eingetaucht und mit einer sterilen Schere abgeschnitten. Schlauchende oder Gefäßrand dürfen dabei nicht kontaminiert werden, da dies zu der Fehldiagnose *Wundinfektion* führen könnte.

Häufige Probleme und „Zwischenfälle"

Fördert eine Drainage bereits am ersten postoperativen Tag keine Flüssigkeit mehr, sind oft die Löcher des Redonschlauches durch Wundsekret verklebt. Dann hilft es, den Ableitungsschlauch etwas zu drehen oder ihn ein wenig herauszuziehen (Arztaufgabe). Auf keinen Fall darf er in den Körper zurückgeschoben werden! Die Drainageaustrittsstelle gilt als potenziell infiziert, und durch das Zurückschieben würden Keime ins Körperinnere verschleppt, was zu einer Wundinfektion führen kann. Aus dem gleichen Grund sollten Drainagen auch nicht angespült werden. Geschieht dies ausnahmsweise auf ärztliche Anordnung, ist streng auf aseptisches Vorgehen zu achten.

Wurde eine Drainage aus Versehen entfernt, z. B. durch einen verwirrten Patienten oder Hängenbleiben beim Transport des Patienten, muss der Verband sofort auf Durchbluten untersucht und ggf. ein Druckverband angelegt werden (Arzt informieren und dokumentieren).

Spül-Saug-Drainage

Eine **Spül-Saug-Drainage** (Details ☞ 24.12.1 und Abb. 24.54) dient der *kontinuierlichen* Spülung von infizierten Wundhöhlen, z. B. eines infizierten Gelenkes.

15.9.6 Entfernung von Nahtmaterial

Nicht nur eine Operationswunde, sondern auch größere akute Wunden im Rahmen der chirurgischen Wundversorgung werden durch Naht verschlossen. Wird kein *resorbierbares* Nahtmaterial gewählt (Pflege im OP ☞ 🖥), muss das Nahtmaterial später wieder entfernt werden.

Zeitpunkt

Die Liegedauer der Nahtmaterialien hängt von mehreren Faktoren ab. Nahtmaterialien in gut durchbluteten Hautpartien können früher als durchschnittlich entfernt werden, Intrakutannähte sollten länger belassen werden. Steht die Naht unter Spannung, werden die Fäden ebenfalls länger als normal belassen.

▶ An Rumpf und Extremitäten werden die Hautnähte meist am 10.–14. Tag entfernt
▶ Im Gesicht und bei Kindern kann dies bereits nach 4–7 Tagen erfolgen
▶ Am Hals kann ein Teil der Fäden ab dem 4. Tag entfernt werden.

Abhängig vom Lokalbefund kann auch zunächst nur ein Teil der Fäden *(Teilfädenentfernung)* und ein bis mehrere Tage später die übrigen entfernt werden.

Durchführung

Grundsätzlich wird Nahtmaterial erst nach sorgfältiger Hautdesinfektion und nur mit sterilen Instrumenten entfernt.

Entfernen von Einzelknopfnähten

Mit einer anatomischen Pinzette wird der Knoten angehoben und der Faden mit einem Fadenziehmesser, einer Schere oder einem spitzen Skalpell *dicht über der Haut* abgeschnitten (☞ Abb. 15.88). So wird das kontaminierte, über der Haut gelegene Fadenende nicht durch den Stichkanal gezogen, was eine Entzündung verursachen kann.

Bei kleinen Kindern kann es sinnvoll sein, die Fäden in einer Kurznarkose zu entfernen.

Entfernen von Intrakutannähten

Nach Hautdesinfektion wird *einer* der beiden Knoten dicht über der Haut abgeschnitten (auf keinen Fall dürfen bei der Entfernung der Intrakutannaht beide Knoten abgeschnitten werden). Dann wird der Faden am anderen Ende vorsichtig herausgezogen (nicht ruckartig!). Hilfreich ist es, das gezogene Fadenende um eine Pinzette zu wickeln, damit es nicht zu lang wird. Der Faden kann sonst überdehnt werden und abreißen.

Wenn der Faden reißt, sollte der Arzt darüber informiert werden und über das weitere Vorgehen entscheiden.

Entfernen von Hautklammern

Zum Entfernen von Hautklammern werden Klammerentfernungsgeräte verwendet (☞ Abb. 15.89). Die untere Zange wird unter die Hautklammer geschoben. Durch Zusammendrücken der beiden Zangen wird die Hautklammer aufgebogen und lässt sich ohne Hautschädigung schmerzfrei entfernen.

15.10 Invasive Heilverfahren: Operation

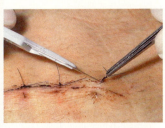

Abb. 15.88: Entfernen von Einzelknopfnähten mit Pinzette und Skalpell. [K183]

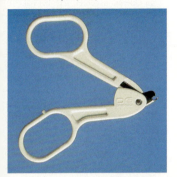

Abb. 15.89: Klammerentfernungsgerät. [K183]

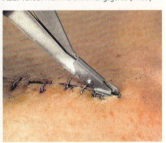

Abb. 15.90: Entfernung von Hautklammern mit Klammerentfernungsgerät. [K183]

Nachbereitung
Nach Entfernung der Fäden wird die Wundregion nochmals desinfiziert und nach dem Abtrocknen mit einem Pflaster bedeckt. Am nächsten Tag darf der Patient das Pflaster entfernen und duschen. Dann sind die Stichkanäle durch kleine Fibrinpfröpfe verschlossen, und es besteht keine Infektionsgefahr mehr.

15.10 Invasive Heilverfahren: Operation

> **Operation** (kurz *OP*): Chirurgischer Eingriff zu diagnostischen oder therapeutischen Zwecken.

Allgemeine Überlegungen zur Indikationsstellung ☞ 15.1.1
Aufklärung und Einwilligung ☞ 15.1.2

Patienten kennen keine „Routine"
Jeder invasive Eingriff ist eine Ausnahmesituation für den Patienten und seine Angehörigen. Das Fachpersonal, das täglich mit Operationen in Berührung kommt, mag vor allem kleinere Eingriffe als „Routine" ansehen, beim Patienten ist das nie der Fall. Der Patient braucht Unterstützung und Ermunterung, um dieser für ihn bedrohlichen Situation begegnen zu können.

Je nach Dringlichkeit einer Operation wird zwischen **Notfalloperation, dringlicher nicht geplanter Operation, bedingt dringlicher geplanter Operation** und **nicht dringlicher geplanter Operation** *(Wahleingriff, Elektiveingriff)* unterschieden. Von der Dringlichkeit einer Operation hängt ab, wie viel Zeit für OP-Planung und Vorbereitung des Patienten bleibt.

15.10.1 Offene Operationen und minimalinvasive Chirurgie

Offene Operationen
Bei **offenen Operationen** wird der Körper des Patienten großflächig eröffnet, um an das erkrankte Organ zu gelangen. Vorteile einer offenen Operation sind der meist gute Überblick über die erkrankten Organe und die Möglichkeit, den Eingriff bei Komplikationen, unerwartet großer Ausdehnung der Erkrankung oder bei neuen, überraschenden Befunden zu erweitern. Nachteilig ist unter anderem die höhere Belastung für den Patienten wie Schmerzen, ggf. längere Bettlägerigkeit durch meist größere Wundflächen und Narben.

Minimalinvasive Chirurgie
Bei der **minimalinvasiven Chirurgie** (kurz *MIC*, auch *endoskopische Operationen* genannt) kann auf eine breite Eröffnung der erkrankten Körperregion oder der Körperhöhle verzichtet werden. Stattdessen führt der Operateur ein Endoskop ein, durch das er das zu operierende Organ ansehen und operieren kann. Reicht dem Arzt ein einziger Zugang nicht aus, legt er weitere Zugänge zum Einführen der Instrumente, bei der laparoskopischen Cholezystektomie z. B. vier Zugänge (☞ auch Abb. 15.92, 20.5.2).

Vorteil der minimalinvasiven Chirurgie ist, dass sie für den Patienten schonender und weniger schmerzhaft ist, dass er oft schneller aus dem Krankenhaus entlassen werden kann und dass die sichtbaren Narben nur klein sind. Ein Nachteil sind die eingeschränkten Operationsmöglichkeiten. Treten z. B. überraschend Komplikationen auf, muss der endoskopische Eingriff abgebrochen und zu einer offenen Operation übergegangen werden. Ob eine endoskopische Operation kürzer oder länger dauert als ein konventioneller Eingriff, hängt von der Art des Eingriffs ab.

Die Zahl der Eingriffe, die minimalinvasiv durchgeführt werden können, hat in den letzten Jahren stark zugenommen: Von den Nasennebenhöhlen über Medi-

Art der Operation	Definition	Beispiele
Notfalloperation	Sofortige Operation als einzige Möglichkeit, das Leben des Patienten zu retten oder einen Dauerschaden zu verhindern. Vorbereitungszeit Minuten	Gefäß-, Milzruptur, rasch zunehmende Querschnittlähmung, schneller intrakranieller Druckanstieg nach Schädel-Hirn-Trauma
Dringliche nicht geplante Operation	Operation als einzige Möglichkeit, das Leben des Patienten zu retten oder Dauerschaden zu verhindern. Vorbereitungszeit Stunden	Eingeklemmter Leistenbruch, akute Appendizitis
Bedingt dringliche geplante Operation	Operation als wichtigste Therapie, um Folgeschäden zu verhindern. Vorbereitungszeit wenige Tage	Gewebeprobenentnahme bei Verdacht auf bösartigen Tumor, langsam entstandenes subdurales Hämatom
Nicht dringliche geplante Operation	Häufigster Fall: Operation als prophylaktische Maßnahme, um Folgeschäden zu verhindern, oder kosmetische Operation. Vorbereitungszeit Wochen bis Monate	Implantation einer Hüftgelenk-Totalendoprothese bei Arthrose, Korrektur einer Gelenkfehlstellung

Tab. 15.91: Beispiele für Operationsindikationen (Einteilung nach Dringlichkeit).

675

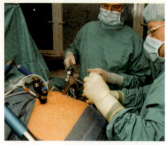

Abb. 15.92: Setting einer laparoskopischen Cholezystektomie. Die Instrumente werden durch Stichkanäle in der Bauchdecke in den Bauchraum eingebracht und unter Sichtkontrolle auf dem Videoschirm bedient. [T220]

astinum, Lunge, Herz, Bauchraum und Gelenke bis hin zu den Gefäßen sind in fast allen Organbereichen mittlerweile endoskopische Operationen möglich. Hinzu kommen solche (kleineren) Eingriffe, bei denen das Endoskop über eine natürliche Körperöffnung eingeführt wird.

Ambulante Operationen

Ambulantes Operieren nimmt immer mehr zu. Der Patient verbringt dabei die Nacht vor und die Nacht nach der Operation zu Hause. Ambulantes Operieren ist in unterschiedlichen Fachgebieten möglich. Nicht nur personell und räumlich, auch von Seiten des Patienten müssen bestimmte Voraussetzungen erfüllt sein (keine schweren Erkrankungen, die das Risiko unvertretbar erhöhen, Fähigkeit zur Kooperation). Außerdem muss die häusliche Versorgung des Patienten innerhalb der ersten postoperativen Tage gewährleistet sein.

Beispiele für häufige ambulante Operationen sind Venenoperationen, viele Gelenk- oder Bauchspiegelungen, die Ausschabung der Gebärmutter oder bei Kindern die Entfernung von „Polypen" oder die Beseitigung von Vorhautverengungen.

In einem bundesweit gültigen OP-Katalog ist festgelegt, welche Operationen ambulant durchzuführen sind. Nur in begründeten Ausnahmefällen sind diese Eingriffe noch stationär möglich.

Bei einer Weiterbetreuung in der Operationseinrichtung über die erste Nacht hinweg (insgesamt ca. 24 Std.) spricht man von **tagesklinischer Betreuung**.

15.10.2 Präoperative Phase

Prästationäre Phase

Eine **prästationäre Phase** gibt es nur bei *geplanten Eingriffen*, wobei die **Indikation** zumeist im Rahmen einer ambulanten Vorstellung des Patienten gestellt wird. Das Ziel der prästationären Phase ist die optimale Vorbereitung des Patienten auf seine Operation, um das Operationsrisiko so gering wie möglich zu halten.

Wie viele Tage *vor* dem Eingriff der Patient aufgenommen wird, hängt von den notwendigen Vorbereitungen ab. Bei kleineren Eingriffen kommt der Patient in der Regel am Vortag des Eingriffs ins Krankenhaus, bei größeren Eingriffen oder herabgesetzter Operationsfähigkeit (☞ unten) wird der Patient meist einige Tage vorher aufgenommen.

Die präoperative Vorbereitung des Patienten beginnt im Idealfall bereits mit der Indikationsstellung. Folgende Maßnahmen werden eingeleitet:

- Beurteilung der OP- und Anästhesiefähigkeit des Patienten
- OP- und Anästhesie-Aufklärung (☞ 15.1.2)
- Bei Frauen im gebärfähigen Alter Ausschluss einer Schwangerschaft
- Ggf. optimale Einstellung internistischer Begleiterkrankungen. Hier spielen in unserer Gesellschaft die arterielle Hypertonie (☞ 17.4.1), der Diabetes mellitus (☞ 21.6) und chronische Atemwegserkrankungen (☞ 18.5) die Hauptrolle
- Ggf. Absetzen von Medikamenten. Bestimmte Medikamente müssen rechtzeitig vor einer geplanten Operation ab- oder umgesetzt werden, etwa Cumarine (z. B. Marcumar®) und Thrombozytenaggregationshemmer (z. B. ASS®). Ob es notwendig ist, dass Frauen, die orale Kontrazeptiva („Pille") einnehmen, diese absetzen, wird kontrovers diskutiert. Bei länger dauernden Eingriffen (über 30 Min.), Beeinträchtigung der Extremitätendurchblutung durch eine Blutsperre oder Blutleere (OP-Pflege ☞ 🖥) oder Bettruhe über den Operationstag hinaus wird in aller Regel empfohlen, die Pille 4–6 Wochen vor dem OP-Termin abzusetzen
- Ggf. Sanierung der Hautverhältnisse im Operationsgebiet, z. B. bei bakteriellen oder pilzbedingten Hautentzündungen
- Ggf. Einleitung fremdblutvermeidender Maßnahmen, z. B. Eigenblutspende
- Ggf. Gewichtsreduktion. Auch übergewichtige Patienten sollten sich aber in den letzten zwei Wochen präoperativ normal ernähren, damit der Organismus zur Operation in einem ausgeglichenen Stoffwechselzustand ist
- Ggf. Ausräumung organisatorischer Schwierigkeiten, z. B. Anforderung einer Kostenträgerzusage bei unklaren Versicherungsverhältnissen.

OP- und Anästhesiefähigkeit

Das OP- und Anästhesierisiko eines Patienten hängt nicht nur von seiner Erkrankung und dem geplanten Eingriff ab, sondern auch von – evtl. bisher unbekannten – Risikofaktoren und Begleiterkrankungen des Patienten. Um die **OP- und Anästhesiefähigkeit** eines Patienten einschätzen zu können, informiert sich der Arzt durch Anamneseerhebung, körperliche Untersuchung, präoperative Routinediagnostik sowie ggf. Zusatzuntersuchungen über den Gesundheitszustand des Patienten. In den meisten Häusern gibt es Standards bezüglich der präoperativen Routine- und Zusatzdiagnostik, die aber nicht einheitlich sind (Beispiel ☞ Tab. 15.93). Bekannte Vorerkrankungen

Präoperative Routinediagnostik	Häufige präoperative Zusatzuntersuchungen
▶ Blutbild ▶ Blutgruppe (ab mittelgroßen Eingriffen) ▶ Elektrolyte: mindestens Na+, K+, Ca2+ ▶ Nierenwerte: Kreatinin, Harnstoff ▶ Leberwerte: ALT, AST, γ-GT ▶ Gesamteiweiß ▶ Glukose im Serum ▶ Gerinnungsparameter: Quick, PTT, Thrombozytenzahl ▶ BSG, CRP ▶ EKG ▶ Röntgen-Thorax bei Patienten ab 40 Jahren	▶ Schilddrüsenwerte ▶ Weitere Gerinnungsparameter, z. B. Fibrinogen, TZ, AT III ▶ Medikamentenspiegel (z. B. Antiepileptika) ▶ Hepatitis-Serologie, HIV-Test ▶ Blutgasanalyse ▶ Lungenfunktionsprüfung

Tab. 15.93: Beispiel für präoperative Routinediagnostik und häufige präoperative Zusatzuntersuchungen. Es sind immer die haus- und stationsinternen Richtlinien sowie gesonderte Arztanordnungen zu beachten.

wie neu entdeckte Risikofaktoren können dann oft vor der stationären Aufnahme abgeklärt und optimal „eingestellt" werden. Die dadurch mögliche Verkürzung der präoperativen Liegezeit spart nicht nur Zeit und Kosten, sondern senkt auch das Infektionsrisiko des Patienten, da das Risiko einer nosokomialen Infektion (☞ 26.1.1) mit zunehmender Dauer des präoperativen Aufenthaltes durch die Besiedelung von Haut und Schleimhäuten mit pathogenen Krankenhauskeimen steigt.

Oft führt der Hausarzt des Patienten die präoperativ notwendigen Untersuchungen (teilweise) durch, und der Patient bringt die Befunde dann am Aufnahmetag mit in die Klinik. Parallel dazu führt der Anästhesist evtl. vor der stationären Aufnahme ein *ambulantes anästhesiologisches Aufklärungsgespräch* (*Prämedikationsvisite* ☞ 🖥) mit dem Patienten.

Maßnahmen zur Vermeidung von Fremdblutgaben

Zwar ist das Infektionsrisiko durch Bluttransfusionen heute sehr gering (☞ 22.4.6), ausgeschlossen ist es aber nach wie vor nicht. Deshalb *muss* der Arzt den Patienten vor geplanten Operationen mit zu erwartendem Blutbedarf (d. h. einem Blutverlust über 1000 ml) über die Möglichkeiten zur Vermeidung von Fremdbluttransfusionen aufklären.

Besonders wichtig sind fremdblutvermeidende Verfahren für Patienten, die eine Fremdblutgabe ablehnen.

Eigenblutspende. Bei der **Eigenblutspende** wird dem Patienten, beginnend 4–5 Wochen vor der Operation, ca. einmal wöchentlich 450–500 ml Blut entnommen, das ihm während oder nach der Operation bei Bedarf retransfundiert wird. Da pro Entnahme ca. 210–250 mg Eisen verloren gehen, erhält der Patient zur Unterstützung der Blutregeneration täglich Eisenpräparate.

Der Patient muss zuvor über Vor- und Nachteile des Verfahrens, insbesondere Verunreinigung, Verwechslungsgefahr und mögliche Transport- und Lagerungsmängel, aufgeklärt worden sein.

Das abgenommene Vollblut wird in **Eigenerythrozytenkonzentrate** (*autologes Erythrozytenkonzentrat, AEK*, Haltbarkeit sieben Wochen) und **Eigenplasmapräparate** (*EPL*) getrennt, die sofort tiefgefroren werden, um die Blutgerinnungsaktivität zu erhalten. Fehlt die dafür notwendige technische Ausstattung, kann das abgenommene Vollblut bei +4 °C (Blutkühlschrank) für maximal 35 Tage gelagert werden.

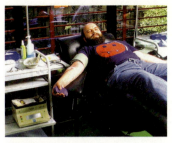

Abb. 15.94: Patient bei der Eigenblutspende. [K183]

Kontraindikationen für die Eigenblutspende sind schwere Erkrankungen des Herz-Kreislauf-Systems oder der Atemwege, eine Anämie mit einem Hämatokrit unter 34 % (☞ 22.5.1), Gerinnungsstörungen, akute Infektionskrankheiten sowie bösartige Tumorerkrankungen. Bei einer koronaren Herzerkrankung (☞ 16.5.1), einer kompensierten Herzinsuffizienz (☞ 16.6), leichteren Einschränkungen der Atmung, Schwangerschaft und höherem Lebensalter muss im Einzelfall entschieden werden, ob die Eigenblutspende oder die Fremdblutgabe ein höheres Risiko für den Patienten darstellt.

Akute präoperative Hämodilution. Bei der **akuten präoperativen Hämodilution** werden dem Patienten unmittelbar vor der Operation 1–2 Konservenbeutel Blut entnommen. Der Volumenverlust wird durch *Plasmaexpander* (☞ 15.4.1) ausgeglichen. Der Patient verliert während der Operation also verdünntes, erythrozytenarmes Blut. Während oder unmittelbar nach der Operation erhält der Patient sein Eigenblut retransfundiert. Die Indikationen und Kontraindikationen entsprechen denen der Eigenblutspende.

Maschinelle Autotransfusion. Bei der **maschinellen Autotransfusion** wird das während der Operation abgesaugte Blut aufgefangen, in einem speziellen Gerät (**Cellsaver** ☞ Abb. 15.95) aufbereitet und innerhalb von 6–8 Std. retransfundiert. Typische Einsatzgebiete sind Operationen bei Patienten, bei denen eine Eigenblutspende nicht möglich ist, sowie Notfalleingriffe mit starker Blutung.

Bei Tumoreingriffen, akuten Entzündungen im Wundgebiet oder einer Sepsis darf der Cellsaver wegen einer möglichen Streuung von Tumorzellen bzw. Keimen nicht eingesetzt werden.

Retransfusion von Drainageblut. Verschiedene Hersteller bieten Systeme an, die an Wunddrainagen angeschlossen werden können. In den Auffanggefäßen dieser Systeme sammelt sich das Drainageblut, welches dann in den ersten sechs Stunden nach dem Eingriff über – meist bereits integrierte – spezielle Blutfilter retransfundiert werden kann.

Kinder in der prästationären Phase

Reaktion auf das Krankenhaus ☞ 5.6.4
Eltern kranker Kinder ☞ 5.6.4

Kann ein Eingriff bei Kindern nicht ambulant durchgeführt werden, ist es für das Kind meist am besten, wenn ein Elternteil mit aufgenommen wird. Ist dieses klinikseitig nicht möglich, sollten die Eltern möglichst in klinikeigenen Appartments oder Pensionen in der Nähe untergebracht werden, damit sie viel Zeit bei ihrem Kind verbringen können.

Während kleine Kinder unter sechs Monaten eine Trennung von den Eltern in

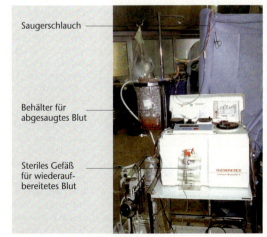

Abb. 15.95: Im Cellsaver wird das während der Operation abgesaugte Blut filtriert und gewaschen. Danach kann es dem Patienten retransfundiert werden. [M120]

der Regel gut verkraften, wenn eine Er-
satzperson in der Nähe ist, reagieren Kinder von sechs Monaten bis vier Jahren
hierauf am heftigsten. Die Trennung kann
als Strafe empfunden werden. Durch
patientenorientiertes Arbeiten lenken die
Pflegenden die Kinder ab, Erklärungen
finden in kindgerechter Weise, z. B. mithilfe einer Geschichte oder eines Bilder-
buches, statt. Bei etwas älteren Kindern
(ca. sechs Jahre) ist das Erklären der
Abläufe wichtig, um die Angst vor dem
Ungewissen zu minimieren. Je älter die
Kinder schließlich sind, umso mehr ähneln sie in ihrem Verhalten den Erwachsenen.

Hilfreich ist es auch, wenn das Kind die
Station, auf der es betreut werden wird,
vorher besuchen konnte. Dies gilt auch
für Intensivstationen.

Ambulante Operation: Vor dem OP-Tag

▶ Beurteilung der Eignung für eine
ambulante Durchführung von Anästhesie und Operation
▶ Voruntersuchungen und Vorbespre-
chung für die Anästhesie und die
Operation entsprechend den dargestellten Richtlinien
▶ Besprechung der Verhaltensregeln
für den Operationstag (Nahrungskarenz).

Stationäre Phase: Präoperative Pflege

Alle Maßnahmen der **präoperativen
Pflege** dienen der optimalen Vorbereitung des Patienten auf die bevorstehende Operation. Einige Maßnahmen,
beispielsweise das präoperative Einüben von Atem-, Abhust- oder Auf-
stehtechniken, sollen dem Patienten
die unmittelbar *postoperative* Phase
erleichtern und helfen, Komplikationen zu verhüten. Sie bieten den Pflegenden aber immer die Möglichkeit,
Kontakt zum Patienten aufzunehmen
und eine vertrauensvolle Atmosphäre
zu schaffen, die für den anschließenden Heilungs- und Genesungsprozess
von großer Bedeutung ist.

Stationäre Aufnahme eines Patienten
☞ *6.2.1*

Erstgespräch

So früh wie möglich erfolgt zwischen
dem Patienten und den ihn betreuenden

Pflegenden das Erstgespräch (☞ Tab.
6.16), das Ausgangspunkt einer vertrauensvollen Zusammenarbeit sein kann,
wenn die Pflegenden alle Äußerungen
des Patienten ernst nehmen und sensibel
auf seine Signale reagiert. Möchte der
Patient über seine Ängste sprechen, gehen sie darauf ein (psychische Betreuung
☞ unten), möchte der Patient nicht viel
reden, respektieren sie diesen Wunsch.
Wird in dem Gespräch deutlich, dass der
Patient über den bevorstehenden Eingriff
nicht ausreichend informiert ist, obwohl
er vom Arzt bereits aufgeklärt wurde,
weisen sie den Stationsarzt darauf hin.

In dem Erstgespräch wird des Weiteren nach
Allergien wie z. B. Pflasterunverträglichkeit
und nach dem aktuellen Befinden des Patienten gefragt. Der Arzt informiert sich zwar
auch in der ärztlichen Anamnese darüber,
aber das Erstgespräch zwischen Patient und
Pflegenden findet meist *vor* der ärztlichen
Anamnese statt, so dass Befindlichkeitsstörungen oder Erkrankungen, die den geplanten
Eingriff gefährden (z. B. Infekte der Atemwege), eher erkannt und dem Arzt mitgeteilt
werden können. Dieser entscheidet dann, ob
der Eingriff wie geplant stattfindet oder ob er
verschoben wird. So können dem Patienten
unangenehme Operationsvorbereitungen erspart werden.

Nach dem Erstgespräch erfassen die Pflegenden die Körpermaße (Körpergröße
und -gewicht) und Vitalzeichen (Puls,
Blutdruck, Temperatur) des Patienten und
dokumentieren sie. Die Krankenunterlagen werden auf ihre Vollständigkeit hin
überprüft und noch erforderliche präoperative Untersuchungen vorbereitet (☞
Tab. 15.93). Müssen Blutkonserven bereitgestellt werden, organisieren das in
der Regel ebenfalls die Pflegenden (auf
Arztanordnung).

Bei Operationen an den unteren Extremitäten, bei denen eine postoperative
Mobilisation lediglich mit Unterarmgehstützen erlaubt ist (z. B. Hüftendoprothesen ☞ 24.7.2), wird meist bereits
präoperativ eine Gehschulung durch Physiotherapeuten veranlasst. Die Zeit zwischen stationärer Aufnahme und Operation kann außerdem zum Training für
postoperativ benötigte Fähigkeiten genutzt werden, z. B. für Atemübungen oder
das Erlernen von Muskelanspannungsübun-
gen zur Thromboseprophylaxe.

Bei der Zimmerbelegung berücksichtigen
die Pflegenden die Kontaminationsgefahr
bei Wunden. Beispielsweise dürfen Patienten mit aseptischen Wunden, z. B. Patienten *vor* oder *nach* Knochenoperatio-

nen, nicht zu Patienten mit infizierten
Wunden oder nach Bauchoperationen mit
Eröffnung von Hohlorganen (z. B. Ma-
gen, Gallenblase, Darm) gelegt werden.

Psychische Betreuung

Jede Operation, auch ein kleiner Eingriff (oft als „banale Routine" abge-
tan), stellt für den Patienten eine Ausnahmesituation dar, die ihn psychisch
stark belasten kann. Gute perioperative Pflege bedeutet daher nicht nur
die Sorge um die körperlichen Belange
des Patienten, sondern immer auch die
Begleitung des Patienten in seiner
individuellen Situation über den gesamten stationären Aufenthalt.

Auch wenn der Patient die Notwendigkeit der Operation einsieht und sich von
ihr eine Besserung seiner Beschwerden
erhofft, empfindet er die Operation oder
die Narkose als vitale Bedrohung. Die
Auseinandersetzung mit seinen Gefühlen
und das Aussprechen von Ängsten helfen
dem Patienten oft schon, mit der Situation fertig zu werden. Dadurch, dass er
seine Ängste konkretisiert, wird dem Patienten bewusst, wovor er wirklich Angst
hat (z. B. aus der Narkose nicht mehr auf-
zuwachen), und die Pflegenden können
adäquat darauf eingehen. Im Vordergrund
steht oft die Angst vor postoperativen
Schmerzen. Hier kann der Patient durch
die Erklärung beruhigt werden, dass diese Schmerzen sich durch Schmerzmittel
gut beherrschen lassen und er sich bei
Schmerzen frühzeitig melden kann.

Können sich ausländische, schlecht
deutsch-sprechende Patienten nicht ausreichend äußern, sollte ein Dolmetscher
hinzugezogen werden, der den Ablauf
erläutert und somit den Ängsten der Patienten entgegenwirkt.

Besonders unangenehm ist es für den Patienten, wenn seine Operation verschoben werden muss, z. B. wegen einer zusätzlichen Notfalloperation. Überreaktio-
nen des Patienten in dieser Situation sind
nicht persönlich gemeint, sondern Ausdruck seiner psychischen Belastung. Entsprechend sensibel sollten die Pflegenden
auf Unmut oder gar Aggressionen reagieren.

Patienteninformation und -beratung

Nachgewiesenermaßen kann durch präoperative Beratung (z. B. zu persönlichen
Risikofaktoren) und Schulung sowie Ein-

beziehung des Patienten in alle Maßnahmen der postoperative Verlauf wesentlich beeinflusst werden (kürzere Verweildauer, niedrigere Komplikationsrate). Zu einer gelenkten Patientenschulung gehören die mündliche, schriftliche und praktische Instruktion.

Eine auf die Atmung bezogene präoperative Beratung bei abdominellen Eingriffen umfasst beispielsweise Informationen zu:
▶ Auswirkung der Beatmung und Narkose auf Atmung, Husten und Sekretproduktion
▶ Auftreten von Schmerzen und Schonatmung, Schmerzbehandlung
▶ Wichtigkeit des Hustens, Abhustens sowie Hustentechnik und Körperhaltung
▶ Bedeutung und Vorgehen bei der Mobilisation.

Ein entsprechendes Patienteninformationsblatt mit Anleitung zu einfachen Atemübungen kann die Motivation des Patienten zusätzlich fördern.

Praktisch eingeübt werden sollten z. B.:
▶ Mobilisationstechniken (☞ 12.8.5.2) und Atemübungen (☞ 12.5.3)
▶ Anwendung von Trainingsgeräten und Inhalation (z. B. IPPB-Inhalation ☞ 12.2.5.6)
▶ Abhusttechnik und atembegünstigende Körperpositionen (☞ 12.2.5.4 – 12.2.5.6).

Patientenberatung
Besonders bei der Anwendung von Atemtrainingsgeräten (z. B. SMI-Trainer) oder Inhalationen ist ein motivierter und kooperativer Patient, der die nötige Kraft für das Training aufbringt, entscheidend. Damit sich der Patient aber motivieren kann, braucht er ein gewisses Verständnis für den Sinn und Zweck der Maßnahme. Die Pflegenden nehmen sich deshalb die Zeit, den Patienten mit dem Gerät vertraut zu machen und seine Wirkungsweise zu erklären. Bei weiteren Fragen stehen sie dem Patienten jederzeit zur Verfügung.

Körperreinigung
Falls organisatorisch möglich, sollte der Patient am Morgen des Operationstags duschen (sonst am Vorabend). Auch der Nabel muss gründlich gereinigt werden. Vor Eingriffen an den Extremitäten ist auf eine sorgfältige Nagelpflege und Reinigung insbesondere der Zwischenfinger- bzw. -zehenräume zu achten. Weniger mobile Patienten brauchen hierbei die Unterstützung der Pflegenden. Nach der Körperreinigung zieht der Patient frische Wäsche an.

Make-up und Nagellack werden entfernt, da sie eine zuverlässige Beurteilung von Hautfarbe und Durchblutung des Nagelbettes unmöglich machen.

Waschen und kleiden ☞ *12.5.1.4*

Vorbereitung des Operationsfeldes
Haare im Bereich des Operationsfeldes werden in der Regel entfernt, da sie als Keimträger Wundinfektionen begünstigen. Dabei wird ein ausreichender „Sicherheitsabstand" eingehalten (☞ Abb. 15.96), damit eine eventuell notwendige Erweiterung des Hautschnitts möglich und die Haut im Bereich des späteren Wundverbands und der Drainagen frei von Haaren ist.

Bei der Haarentfernung ist darauf zu achten, dass die Haut des Patienten nicht verletzt wird. Kleine Hautläsionen *(Mikroläsionen)* stellen nämlich durch die austretende Körperflüssigkeit einen guten Nährboden für Bakterien dar. Außerdem entfällt an diesen Stellen die Schutzfunktion der Haut (☞ 12.5.1.4). Die Frage nach dem optimalen Zeitpunkt und der

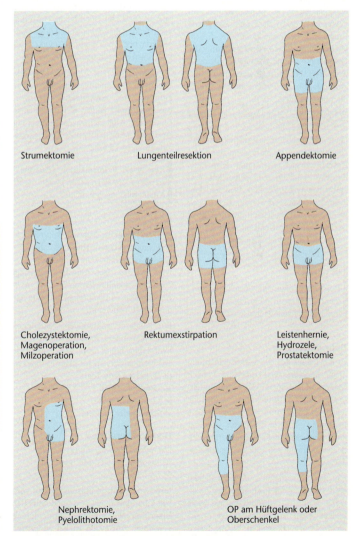

Abb. 15.96: Rasurpläne bei verschiedenen Operationen. [A300-157]

bestmöglichen Art der Haarentfernung wird nach wie vor diskutiert. In vielen Häusern erfolgt die Rasur nicht mehr auf der Station, sondern unmittelbar vor dem Eingriff im OP-Trakt, um im Falle von Mikroläsionen die Keimbesiedelung und -vermehrung so gering wie möglich zu halten. Die Tendenz geht außerdem zu einer Haarentfernung mittels spezieller elektrischer Rasierer. Manche Ärzte lassen die Haare im Operationsgebiet nur mit einer Schere kürzen.

Neben der Nass- oder Trockenrasur kommt zur Haarentfernung – bei geringer Behaarung – auch die Enthaarung mittels Enthaarungscreme in Betracht. Der Vorteil der Creme besteht darin, dass keine Mikroläsionen entstehen. Nachteilig ist, dass sie nicht an Schleimhäuten angewendet werden darf und allergische Reaktionen auslösen kann. Aus diesem Grund sollte etwas Creme am Vortag der Operation auf eine Hautstelle außerhalb des OP-Bezirks aufgetragen werden, um zu testen, ob der Patient auf die Creme allergisch reagiert.

Während der Haarentfernung besteht nochmals die Möglichkeit, die Haut im Operationsgebiet zu inspizieren. Bei Besonderheiten, z. B. einer nicht durch die Rasur verursachten Rötung, einem „Eiterpickel" oder einem Insektenstich, wird sofort der Arzt informiert, weil die Operation ggf. abgesetzt werden muss – auch wenn dies für alle Beteiligten belastend ist. Bei Wahleingriffen stellen Infektionsherde im OP-Gebiet ein nicht zu vertretendes Risiko dar.

> **Vorsicht**
> Bei Operationen im Gesicht werden die Augenbrauen nicht rasiert, da sie nur sehr schlecht nachwachsen!

Nahrungskarenz

Ist ein Patient bei der Narkoseeinleitung nicht nüchtern und erbricht, können Magensaft und Speisereste aufgrund fehlender Schutzreflexe in die Luftwege gelangen (**Aspiration** ☞ 12.6.5.7). Eine Beatmung ist dann erschwert oder gar unmöglich, und nicht wenige Patienten bekommen eine schwere Lungenentzündung.

Um dies zu vermeiden, darf der Patient sechs Stunden vor Einleitung der Anästhesie (außer bei Infiltrationsanästhesie kleiner Areale, Anästhesiepflege ☞ 🖳) nicht essen, nicht trinken, nicht rauchen und auch kein Kaugummi kauen (regt die

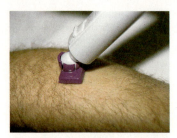

Abb. 15.97: Schonende Rasur mit einem elektrischen Rasierer. Im Beispiel mit einem Cutter der Firma 3M. [M161]

Magensaftproduktion an). Im Stationsalltag gilt bisher, dass der Patient am Vorabend der Operation leichte Kost erhält, nach der Abendmahlzeit nicht mehr essen und ab ca. 22.00 Uhr bis zur Operation auch nicht mehr trinken soll. Einige Häuser erlauben noch klare Flüssigkeit bis max. zwei Stunden vor der OP.

Vor Eingriffen am Magen-Darm-Trakt dauert die präoperative Nahrungskarenz aufgrund der notwendigen Darmbereitung meist länger. Bei Patienten in schlechtem Allgemeinzustand ordnet der Arzt häufig eine intravenöse Flüssigkeitszufuhr an (☞ 15.5.2).

> Eine orale Prämedikation (Anästhesiepflege ☞ 🖳) widerspricht dem Nüchternheitsgebot nicht!

In *Notfällen* (z. B. beim Polytrauma ☞ 25.11) kann die Nahrungskarenz nicht eingehalten werden. Hier muss trotz der Aspirationsgefahr eine Narkose eingeleitet werden. Der Anästhesist wendet dann ein spezielles Verfahren an *(Crash-Einleitung, Ileuseinleitung),* um eine Aspiration zu verhindern.

Bei Kindern, insbesondere Säuglingen und Kleinkindern, ist die Gefahr der Dehydratation höher. Hier gelten folgende Nüchternheitszeiten für klare Flüssigkeit (z. B. gezuckerter Tee):
▶ Säuglinge 4 Std.
▶ Kleinkinder 6 Std.
▶ Schulkinder 6–8 Std.

Darmvorbereitung

Orthograde Darmspülung ☞ 19.1.5
Reinigungseinlauf und Klysma ☞ 12.7.2.5

Insbesondere im ambulanten Sektor wird bei kurz dauernden, extraabdominellen Eingriffen meist auf eine Darmreinigung verzichtet. Ansonsten ist bei Eingriffen außerhalb des Magen-Darm-Traktes die

Entleerung des Rektums üblich, z. B. mittels eines Klysmas oder Suppositoriums am Vorabend der Operation, um eine intraoperative Darmentleerung zu verhindern. Vor abdominellen Eingriffen, z. B. an Magen, Leber oder Nieren, ist ein hoher Reinigungseinlauf erforderlich (ggf. in Kombination mit oralen Abführmitteln), um die Operationsbedingungen zu verbessern (ein voller Darm verdrängt die benachbarten Organe). Vor Darmoperationen ordnet der Arzt meist eine orthograde Darmspülung an, da das Risiko einer Infektion nach Eröffnung eines stuhlgefüllten Darmes sehr hoch ist.

Die Pflegenden wählen den Zeitpunkt der notwendigen Abführmaßnahmen so, dass die Nachtruhe des Patienten nach Möglichkeit nicht gestört ist.

Prämedikation

Hauptziel der **Prämedikation** ist die *Anxiolyse*, also das Dämpfen von Angst- und Spannungszuständen. Hierzu erhält der Patient die vom Anästhesisten verordneten Arzneimittel, meist oral zu verabreichende Benzodiazepine in zwei Einzeldosen (☞ 🖳). Eine davon erhält der Patient am Vorabend der Operation, die andere kurz vor der Operation (meist „auf Abruf", d. h. nachdem der Patient in den OP abgerufen wurde).

Vor der Gabe der Prämedikation wird der Patient gebeten, noch einmal auf die Toilette zu gehen, da eine Beeinträchtigung der Kreislaufregulation häufige Nebenwirkung der Prämedikation ist und der Patient deshalb nach Einnahme der Arzneimittel wegen der erhöhten Kollapsneigung nicht mehr alleine aufstehen soll.

Bei der anästhesiologischen Visite legt der Anästhesist auch fest, wie bei Patienten mit Dauermedikation zu verfahren ist, z. B. bei Einnahme von blutzuckersenkenden Arzneimitteln oder Schilddrüsenhormonen.

Transport in den OP

> Alle Tätigkeiten am Operationstag ruhig und ohne Hektik ausführen, da sich Unruhe und Fahrigkeit auf den ohnehin schon angespannten Patienten übertragen.

Falls möglich, wird der Patient von einer ihm vertrauten Pflegekraft in den OP gebracht. Vor dem Transport werden Zahnprothesen, Brillen, Kontaktlinsen, Hörgeräte und Schmuck abgelegt. Bei

Patienten, die ohne Hilfsmittel extrem schlecht sehen oder hören und damit das Geschehen um sich herum nicht mehr verfolgen können, kann dies alternativ auch erst nach dem Einschleusen in den OP erfolgen. Gleiches gilt für Patienten mit Perücken, die sich ohne diese unwohl fühlen. Dann sorgen die Pflegenden dafür, dass die Hilfsmittel nach dem Einschleusen bzw. der Narkoseeinleitung zurück auf die Station gebracht und sicher aufbewahrt werden.

Wertgegenstände werden in einen mit dem Namen des Patienten versehenen Umschlag gegeben und in einem Tresor aufbewahrt (Maßnahme aus juristischen Gründen im Pflegeprotokoll dokumentieren). Neuere Patientenschränke verfügen häufig über ein Wertschließfach. Dies kann der Patient für seine Wertsachen nutzen und den Schlüssel bei den Pflegenden abgeben.

Der Patient erhält ein frisches Klinikhemd, medizinische Thromboseprophylaxestrümpfe (nicht bei Patienten mit arteriellen Durchblutungsstörungen ☞ 17.5.2) und eine Kopfhaube, die beim Einschleusen in den OP-Bereich aufgesetzt wird.

Das frisch bezogene Bett wird deutlich mit dem Namen des Patienten und der Station versehen, damit er postoperativ in das richtige Bett umgelagert wird. Die postoperativ notwendigen Lagerungsmittel, z. B. Schaumstoffschienen zur Hochlagerung der Extremitäten, werden mitgenommen und nach dem Einschleusen des Patienten in das leere Bett gelegt. An das Kopfteil des Bettes wird eine Nierenschale gelegt, falls der Patient nach der Operation erbrechen muss.

Folgende Unterlagen werden mit in den OP gegeben:
▶ Aktuelle Krankenakte mit Patientenkurve, Laborwerten und Untersuchungsbefunden
▶ Ggf. Krankenunterlagen früherer Klinikaufenthalte
▶ Einverständniserklärungen für Operation und Anästhesie
▶ Anästhesieprotokoll
▶ Röntgenaufnahmen
▶ Patientenetiketten.

Die Pflegenden bringen den Patienten zur OP-Schleuse, stellen ihn dort der zuständigen Pflegekraft aus dem OP vor und übergeben die mitgebrachten Unterlagen. In den meisten Kliniken ist in der Schleuse eine Umbettanlage (☞ Abb. 15.98) eingebaut, mit welcher der Pa-

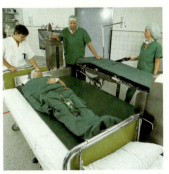

Abb. 15.98: Patientenschleuse mit Umbettanlage. Mithilfe der Umbettanlage wird der Patient schonend vom Bett auf den Operationstisch umgelagert. [V141]

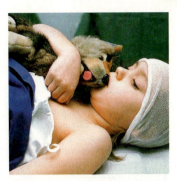

Abb. 15.99: Wenn das geliebte Kuscheltier mit in den Anästhesievorbereitungsraum darf, sind die vielen Geräte und die verkleideten Menschen nicht mehr so bedrohlich. [K303]

tient vom Bett auf den Operationstisch umgelagert wird. Dazu schieben die Pflegenden das Patientenbett dicht an die Umbettanlage heran, stellen das Kopfteil flach und die Betthöhe auf das Niveau der Umbettplatte ein. Nach dem Umlagern verabschieden die Pflegenden sich vom Patienten und stellen das Bett in dem dafür vorgesehenen Bereich vor der Patientenausschleuse (meist räumlich getrennt von der Patienteneinschleuse) ab.

Präoperative Pflege bei Kindern

Eine bevorstehende Operation bedeutet für Kind und Eltern eine große Belastung. Die Eltern haben Angst um ihr Kind, viele fühlen sich hilflos, weil sie ihrem Kind nicht helfen oder seine Situation nicht verändern können.

Säuglinge und Kleinkinder sollten, wenn irgend möglich, von einer engen Bezugsperson ins Krankenhaus begleitet werden.

Nicht unbedingt erforderliche Eingriffe (z. B. die Entfernung eines großen Muttermals am Rumpf) werden möglichst bis ins späte Kindergarten- oder frühe Schulalter verschoben.

Körperliche Operationsvorbereitung

Die **körperliche Operationsvorbereitung** ist ähnlich der bei Erwachsenen:
▶ Routinemäßig werden Körpermaße des Kindes, Körpertemperatur, Kreislauf- und Atemverhältnisse, Blutbild, Elektrolyte, Nierenwerte, Gerinnungsfaktoren sowie evtl. Urinstatus, Blutgruppe und Kreuzprobe bestimmt. Bei Neugeborenen sind der Flüssigkeits-, Elektrolyt- und Säure-Basen-Haushalt besonders wichtig.
▶ Die üblichen Vorbereitungen am Vortag der Operation umfassen ein Bad oder eine Ganzwaschung, ggf. eine Darmentleerung und bei größeren Kindern evtl. die Rasur des Operationsgebietes.
▶ Das Kind muss Nahrungskarenz nach Anordnung einhalten. Diese wird bei Kindern möglichst kurz gehalten; als Richtwert kann das altersentsprechende Zeitintervall zwischen Hauptmahlzeiten dienen.
▶ Säuglinge, die präoperativ nüchtern bleiben müssen, sind oft sehr schwer zu beruhigen. Daher erhalten sie in der Nacht vor dem Eingriff oft noch eine zusätzliche Still- oder Flaschenmahlzeit und werden zudem möglichst früh im OP-Plan berücksichtigt.
▶ Auch Kinder erhalten in der Regel eine Prämedikation. Häufig werden Sedativa eingesetzt, um die Kinder zu beruhigen, den Schlaf zu fördern, die Angst zu vermindern und die Anästhesieeinleitung zu erleichtern.

Um ein schmerzfreies Legen einer Venenverweilkanüle zu ermöglichen, kann die voraussichtlich punktierte Hautregion präoperativ mit einer anästhesierenden Salbe eingerieben werden (Hautregion, Präparat und Zeitpunkt nach Arztanordnung).

Es sollte heute üblich sein, die Mutter oder eine andere Bezugsperson möglichst lange mit einzubeziehen. Gerade bei der Anästhesievorbereitung kann die Anwesenheit eines Elternteils für den Anästhesisten hilfreich sein.

15.10.3 Perioperative Phase: Thrombose- und Embolieprophylaxe

Thrombose ☞ *17.7.3*
Thromboseprophylaxe ☞ *12.3.3*
Lungenembolie ☞ *18.10.1*

> Ohne ausreichende Prophylaxe erleiden bis zu 50 % aller operierten Erwachsenen eine tiefe Bein- oder Beckenvenenthrombose, die bei einem Ablösen des Thrombus zu einer (tödlichen) Lungenembolie führen kann.

Da Beinvenenthrombosen zu 80–90 % *während* der Operation entstehen, wird mit der Thromboseprophylaxe spätestens am Morgen des OP-Tages begonnen.

Ein besonders hohes Risiko besteht bei unfallchirurgischen und orthopädischen Eingriffen im Becken- und Hüftbereich sowie an den unteren Extremitäten.

Risikofaktoren des Patienten sind (☞ auch 12.3.3, 17.5.1):
▶ Höheres Alter
▶ Immobilisierung
▶ Übergewicht
▶ Rauchen
▶ Einnahme oraler Kontrazeptiva („Pille")
▶ Infektionskrankheiten
▶ Herzerkrankungen
▶ Varikosis (Krampfadern ☞ 17.7.1)
▶ Vorausgegangene Thrombosen
▶ Erhöhte Gerinnungsneigung.

Low-dose-Heparinisierung

Heparine ☞ *Pharma-Info 17.28*

Die **Low-dose-Heparinisierung** *(prophylaktische Heparinisierung)* ist die wirksamste (Einzel-)Maßnahme zur Thromboseprophylaxe. Sie wird am Morgen des Operationstages begonnen und erst bei voller Mobilisierung des Patienten beendet.

Von der Low dose-Heparinisierung wird abgesehen bei:
▶ Kindern und Jugendlichen unter ca. 14 Jahren
▶ Kontraindikationen
▶ Kurzen Operationen (unter 30 Min.), wenn die Patienten nicht älter als 40 Jahre sind, keine zusätzlichen Risikofaktoren aufweisen und nach der Operation schnell mobilisiert werden können.

Der Patient erhält je nach Medikament ein- bis dreimal täglich eine subkutane Heparininjektion *außerhalb* des Lymphabflussgebiets des Operationsbereichs, z. B. nach einer *linksseitigen* Leistenbruchoperation in den *rechten* Unterbauch oder *rechten* Oberschenkel (☞ 15.3.3). Dadurch soll eine Blutungsgefahr durch eine höhere lokale Konzentration des gerinnungshemmenden Medikaments vermieden werden.

> Viele Patienten sehen die (sehr häufigen) blauen Flecke der Haut um den Injektionsort herum als Folge einer falschen Injektionstechnik an. Hier hilft der Hinweis, dass die Flecken durch die stärkere Gerinnungshemmung (und dadurch erhöhte Blutungsneigung) am Injektionsort bedingt sind und von alleine wieder weggehen werden.

Physikalische Maßnahmen

Die **physikalischen Maßnahmen** zur Thromboseprophylaxe (☞ 12.3.3) ergänzen nur die medikamentöse Prophylaxe und können diese nicht ersetzen.

Wichtigste physikalische Maßnahme ist die Frühmobilisation des Patienten. Möglichst noch am Operationstag sollte der Patient erstmalig aufstehen. Je nach Indikation gehört eine Venenkompression mit medizinischen Thromboseprophylaxestrümpfen oder Zugbinden dazu.

Patienten mit Cumarintherapie

Cumarine ☞ *Pharma-Info 17.29*

Bei Patienten nach durchgemachter tiefer Bein- oder Beckenvenenthrombose und Patienten mit einer künstlichen Herzklappe oder bekanntem Vorhofflimmern wird die Blutgerinnung in der Regel mit Cumarinen (z. B. Marcumar® ☞ Pharma-Info 17.29) deutlich herabgesetzt. Bei einer Operation ohne vorherige Umstellung der Therapie wären teils lebensbedrohliche Blutungen die Folge. Daher werden Patienten mit Cumarintherapie vor einer geplanten Operation auf eine Thromboseprophylaxe mit Heparin umgestellt.

Bei dringlichen Operationen von Marcumar®-Patienten kann versucht werden, die Blutgerinnungsbereitschaft mit Vitamin-K-Präparaten, z. B. Kanavit®, anzuheben. Da es jedoch bis zum Einsetzen der Wirkung mindestens 6–12 Std. und bis zur Normalisierung der Gerinnung 2–3 Tage dauert, müssen in Notfällen Gerinnungspräparate (z. B. PPSB ☞ 22.4.6) gegeben werden.

> **Ambulante Operation: Der OP-Tag**
> Nach der Operation wird der Patient im Aufwachraum (Anästhesiepflege ☞ 🖥) so lange betreut, bis er nach Hause entlassen werden kann. Meist kommen Operateur und Anästhesist einige Stunden postoperativ zu einer Abschlussuntersuchung (Lokalbefund? Kreislauf stabil?) und entscheiden dann über die Entlassungsfähigkeit. Vielfach soll der Patient vor der Entlassung auch schon ein paar Schlucke trinken, um zu sehen, ob er dies verträgt. Für den Weg nach Hause sowie die häusliche Betreuung für den Rest des Tages und die Nacht nach der Operation muss eine Vertrauensperson den Patienten unterstützen.

15.10.4 Postoperative Phase

Übernahme des Patienten aus dem Aufwachraum

Nach kleinen oder mittelgroßen Operationen können die meisten Patienten nach 1–2 Std. vom Aufwachraum auf die Bettenstation verlegt werden. Sind die *Voraussetzungen für die Verlegung* des Patienten (☞ 🖥) erfüllt, werden die Pflegenden der Station telefonisch gebeten, den Patienten abzuholen.

Vorbereitungen auf Station

Wenn der Patient abgeholt wird, sollte sein Zimmer vorbereitet sein, damit er in einer ruhigen Atmosphäre versorgt werden kann. Dies gibt dem Patienten das Gefühl, gut betreut zu sein, während Hektik durch Herbeiholen verschiedener Utensilien eher ein Gefühl der Unsicherheit auslöst. Zu diesen Vorbereitungen gehören:
▶ Ggf. Patientenzimmer vorwärmen
▶ Bettenplatz richten (z. B. Platz für neues Bett schaffen, bei Platzmangel ggf. Nacht- oder Rollstühle aus dem Zimmer fahren, Besucher aus dem Zimmer bitten, überprüfen, ob Patientenklingel vorhanden ist und ob sie funktioniert)
▶ Lagerungshilfsmittel bereitlegen (falls nicht schon in den OP bzw. in den Aufwachraum mitgegeben)
▶ Blutdruckapparat, Stethoskop und Überwachungsprotokoll bereitlegen
▶ Voraussichtlich benötigte Pflegeutensilien vorbereiten (Nierenschalen, Zellstoff, Urinflasche, Steckbecken, Zubehör für Mund- und Nasenpflege)

- Sauerstoffgerät, Beatmungsbeutel, Absauggerät und anderes Notfallzubehör bereithalten
- Ggf. ZVD-Set, Infusionspumpen, Perfusoren oder Materialien für Blutabnahme vorbereiten.

Abholen vom Aufwachraum

Der Patient darf nur von einer examinierten Pflegekraft abgeholt werden, da sich sein Zustand während des Transports akut verschlechtern kann. Um in dieser Situation jemanden bei sich zu haben, der ärztliche Hilfe herbeiholen kann, sollte sich die examinierte Pflegekraft nach Möglichkeit von einer zweiten Pflegenden begleiten lassen. Außerdem schiebt sich das Krankenbett zu zweit einfacher, und die Fahrt verläuft für den Patienten somit ungestörter.

Die **Übergabe** des Patienten von den Pflegenden im Aufwachraum an die Pflegenden der Allgemeinstation beinhaltet (Anästhesiepflege ☞ 💻):

- Name und Alter des Patienten zur Identitätsüberprüfung
- Hauptdiagnose und Nebenerkrankungen des Patienten
- Art und Verlauf der durchgeführten OP
- Art und Verlauf der Anästhesie
- Infusionen, Drainagen und Katheter des Patienten
- Verlauf der Aufwachphase (z. B. Vitalparameter, bei Diabetikern Blutzuckerwerte, subjektive Beschwerden wie Übelkeit)
- Durchgeführte Therapie- und Pflegemaßnahmen (z. B. Druckverbände, Schmerztherapie, Transfusionen, Einmalkatheterisierung oder Sauerstoffgabe)
- Verordnete Nachbehandlung und Kontrollen (z. B. Lagerung, Schmerzmedikation, Antibiotikagabe, Röntgenkontrollen).

Die Pflegenden überprüfen die in den OP mitgegebenen Patientenunterlagen auf ihre Vollständigkeit und achten auf das Vorhandensein des OP- und Anästhesieprotokolls sowie auf die schriftlich angeordneten postoperativen Maßnahmen.

Danach begrüßen sie den Patienten und informieren ihn (nochmals) über die Rückverlegung. Dann decken sie ihn gut zu, damit er während des Transports nicht auskühlt und seine Intimsphäre gewahrt bleibt, und sichern Infusionsflaschen, Drainagen und Urinableitung gegen Herunterfallen und versehentliches Herausziehen.

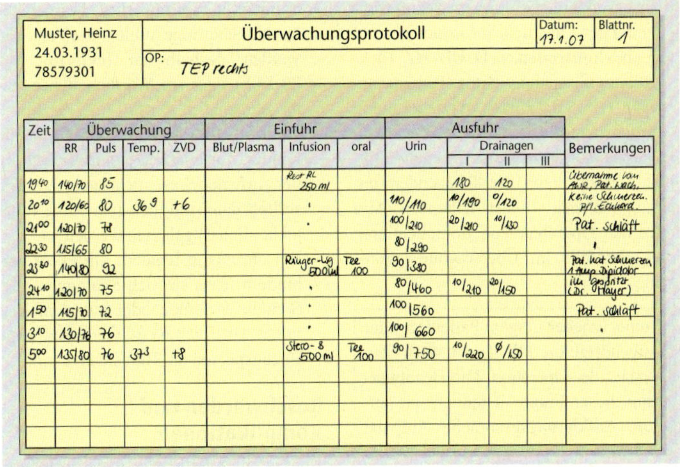

Muster, Heinz
24.03.1931
78579301

Überwachungsprotokoll — Datum: 17.1.07 — Blattnr. 1

OP: TEP rechts

Zeit	Überwachung				Einfuhr			Ausfuhr				Bemerkungen
	RR	Puls	Temp.	ZVD	Blut/Plasma	Infusion	oral	Urin	Drainagen I	Drainagen II	Drainagen III	
19^{40}	140/70	85				Rest RL 250 ml			180	120		Übernahme vom AWR, Pat. wach,
20^{10}	120/60	80	36^9	+6		·		110/110	10/190	0/120		keine Schmerzen. Pfl. Eckhard.
21^{00}	120/70	78				·		100/210	20/210	10/130		Pat. schläft
22^{30}	115/65	80						80/290				·
23^{30}	140/80	92				Ringer-Lsg 500 ml	Tee 100	90/380				Pat. hat Schmerzen, 1 Amp. Dipidolor i.m. gespritzt
24^{10}	120/70	75				·		80/460	10/210	20/150		(Dr. Mayer)
1^{50}	115/70	72				·		100/560				Pat. schläft
3^{10}	130/76	76				·		100/660				·
5^{00}	135/80	76	37^3	+8		Stero-8 500 ml	Tee 100	90/750	10/220	∅/150		

Abb. 15.100: Postoperatives Überwachungsprotokoll. [M161]

Während des Transports sprechen die Pflegenden mit dem Patienten und beobachten ihn sorgfältig. In manchen Kliniken ist es üblich, während des Transports einen Beatmungsbeutel für den Notfall bereitzuhalten. Ist der Patient wohlbehalten in seinem Zimmer angekommen, bringen die Pflegenden die Patientenklingel so am Bett an, dass der Patient sie sehen und gut erreichen kann.

Postoperative Überwachung auf der Station

In den ersten Stunden auf der Station wird der Zustand des Patienten halbstündlich, später (bei stabilem Kreislauf) ein- bis zweistündlich kontrolliert. Alle ermittelten Befunde werden mit Angabe der Uhrzeit auf einem Überwachungsprotokoll dokumentiert (☞ Abb. 15.100).

Postoperative Verordnungen (z. B. spezielle Lagerungen, Antibiotikagabe, Röntgenkontrollaufnahmen) müssen schriftlich vom Arzt angeordnet werden. Die Pflegenden sorgen für die Durchführung und dokumentieren eventuelle Patientenreaktionen.

Folgende Parameter werden postoperativ überwacht:

- **Bewusstsein.** Ansprechbarkeit, Orientiertheit und ggf. Pupillenreaktionen beurteilen (☞ 33.2.10)
- **Schmerzen.** Lokalisation, Art und Intensität der Schmerzen erfragen. Bedarfsmedikation anordnen lassen (☞ unten)
- **Atmung.** Auf Atemrhythmus, -tiefe und -frequenz, Zyanose und Blässe achten (☞ 12.2.2, 12.2.3)
- **Herz- und Kreislauffunktion.** Puls, Blutdruck, ggf. ZVD (Häufigkeit der Messung nach Arztanordnung)
- **Körpertemperatur.** Messung nach Arztanordnung, Zustand des Patienten und letztem gemessenen Wert kontrollieren. Anfangs besteht die Gefahr der Auskühlung, später ist Resorptionsfieber bis 38,5 °C normal (☞ 12.4.4)
- **Urinausscheidung.** Bei liegendem Dauerkatheter auf ungehinderten Abfluss achten und Ausscheidungsmenge regelmäßig kontrollieren (Zeitabstände abhängig von Operation, Zustand des Patienten und eventuellen Vorerkrankungen). Ein Patient ohne Dauerkatheter sollte spätestens acht Stunden postoperativ Spontanurin gelassen haben
- **Venöse Zugänge** ☞ 15.4.3, 15.4.4, **Infusionsprogramm** ☞ 15.4.1 und ggf. **Bluttransfusionen** ☞ 22.4.6
- **Wundverband, postoperativer Gipsverband.** Bei leicht durchgeblutetem Verband mit einem Stift Umriss des durchgebluteten Bereiches markieren und Uhrzeit dokumentieren. Bei stark durchgeblutetem Verband Arzt informieren und ggf. Druckverband anlegen. Vor allem nach Eingriffen an den Extremitäten auf Einschnüren des Verbands, Blässe oder zyanotische Verfärbung der Finger oder Zehen achten. Durchblutung, Sensibilität und aktive Beweglichkeit der Extremität überprüfen (☞ 24.1.3)
- **Drainagen.** Art, Lage, Funktion und Fixation der Drainage (☞ 15.9.5) kontrollieren. Menge und Beschaffenheit des Drainagensekrets beobachten und bei raschem Vollaufen der Drainagen

15 Heilmethoden und Aufgaben der Pflegenden bei der Therapie

insbesondere mit blutigem Sekret frühzeitig den Operateur informieren
- **Laborkontrollen.** Z.B. BB, BZ, Elektrolyte, Gerinnungsstatus, Blutgasanalyse (☞ 18.3.2) nach Arztanordnung organisieren.

Bei (neu aufgetretenen) Unregelmäßigkeiten informieren die Pflegenden unverzüglich den Dienst habenden Arzt oder den Operateur und dokumentieren dies ebenfalls im Überwachungsprotokoll.

> Immer wieder fragen Patienten oder Angehörige die Pflegenden nach dem Verlauf der Operation. Die Beantwortung dieser Frage ist jedoch wie andere Aufklärungsgespräche Aufgabe des Arztes. Deswegen verweisen die Pflegenden in dieser Situation auf den Arzt (Arzt ggf. benachrichtigen).

Postoperative Pflege bei Kindern

Falls möglich, sollte das Kind bereits unmittelbar postoperativ im Aufwachraum von einem Elternteil besucht werden können. Die **postoperative Betreuung** von Kindern umfasst:
- Kontinuierliche oder engmaschige Kontrolle der Vitalzeichen (Puls, RR, Atmung, Temperatur)
- Überwachung der Flüssigkeitszufuhr/ Infusionstherapie und der Ausscheidung (v.a. des Urins)
- Beobachtung auf Erbrechen (zur Aspirationsprophylaxe Kind u.U. in Seitenlage bringen, Nierenschale, Tücher, Absauggerät bereitstellen)

- Schutz vor Wärmeverlust. Neugeborene und Säuglinge kühlen rasch aus und werden deshalb im Inkubator (☞ 30.24.8) oder im Wärmebettchen untergebracht
- Kontrolle des Bewusstseins. Manche Kinder, vor allem Kleinkinder, sind in der Aufwachphase nicht orientiert. Sie sollten dann möglichst in Ruhe (aber nicht alleine) gelassen werden
- Bei unruhigen Kindern gilt es zu verhindern, dass sie sich Drainagen oder Sonden entfernen oder aus dem Bett fallen. Hilfreich ist es, wenn eine enge Bezugsperson am Bett sitzen kann.

Beschwerden und Komplikationen

Bei fast allen Patienten treten postoperativ mehr oder minder starke Beschwerden auf. Da die Patienten aber nicht immer zwischen „normalen" Beschwerden und ernsthaften Komplikationen unterscheiden können, werden sie von den Pflegenden nicht nur nach ihrem Befinden gefragt, sondern auch sorgfältig auf pathologische Veränderungen beobachtet. Bei Komplikationen benachrichtigen die Pflegenden den Arzt.

Postoperative Schmerzen

Eine der Hauptängste der Patienten betreffen **postoperative Schmerzen.**

Unmittelbar postoperativ auftretende Schmerzen sind am häufigsten **Wundschmerzen** durch die intraoperative Gewebeverletzung. Sie klingen in der Regel nach drei Tagen deutlich ab und werden durch geeignete Schmerzmittel und un-

terstützende pflegerische Maßnahmen behandelt (☞ unten). Vom Wundschmerz unterschieden werden müssen Schmerzen durch:
- Zu straffe Verbände oder enge Gipse
- Falsche oder einseitige Lagerung
- Blähungen
- Harnverhalt.

In diesen Fällen besteht die Behandlung in der Beseitigung der Ursache. Ein Schmerzmittel würde das klinische Bild nur verschleiern und den Patienten evtl. sogar gefährden (Schmerz als Alarmsignal).

Schmerzen, die erst Tage nach der Operation beginnen, weisen oft auf Komplikationen hin, z.B. eine Wundinfektion.

Nicht alle Patienten wenden sich an die Pflegenden oder Ärzte, wenn sie Schmerzen haben. Daher fragen die Pflegenden Patienten, die nicht klagen und sich nicht „melden", regelmäßig nach Schmerzen. Meist wissen die Pflegenden aufgrund ihrer Erfahrung, welche Operationen postoperativ besonders schmerzhaft sind, und bieten den Patienten von sich aus Schmerzmittel aus der Bedarfsmedikation an. Eine ausreichende Schmerztherapie hilft außerdem, Komplikationen zu verhüten: Mit Abnahme der Schmerzen bessern sich Tachykardie, Hypertonus und Schonatmung, und der Patient kann bei allen aktiven Maßnahmen, z.B. der Mobilisation, viel besser mitarbeiten.
Systemische medikamentöse Schmerztherapie. Prinzipiell gelten für die postoperative medikamentöse Schmerztherapie die in 15.6.4 dargestellten Grundsätze.

Komplikationen/ Beschwerden	Symptome	Mögliche Ursachen	Erstmaßnahmen
Aspiration ☞ 12.6.5.7			
Fieber ☞ 12.4.4, 12.4.5			
Harnverhalt ☞ auch 29.2.6 Richtlinie: Erster Spontanurin postoperativ nach spätestens acht Stunden	• Unruhe • Tachykardie, Hypertonie • Unterbauchschmerz, evtl. Harndrang, tastbare Verhärtung im Unterbauch	• Meist Restwirkung rückenmarknaher Regionalanästhesien (☞ 🖳), aber auch nach Allgemeinanästhesie • Reflektorische Miktionshemmung (Hemmungen, wenn jemand „daneben steht") • Schwellung im OP-Gebiet bei Eingriffen im Genitalbereich	• Wenn Aufstehen erlaubt ist, bei guten Kreislaufverhältnissen Nachtstuhl oder Toilette benutzen lassen • Bei Bettruhe Patienten zum Wasserlassen im Bett aufrichten (Kopfteil hochstellen) und ihn falls möglich alleine lassen, Mitpatienten evtl. aus dem Zimmer bitten • Wasser am Waschbecken laufen oder Patienten Hände in warmes Wasser halten lassen (wirkt oft „bahnend") • Auf Arztanordnung Parasympatholytikum verabreichen. Bei Erfolglosigkeit (einmal-)katheterisieren
Herzinsuffizienz durch Volumenüberlastung ☞ auch 16.6.2 Erhöhtes Risiko bei älteren Patienten	• Dyspnoe, Rasselgeräusche • Tachykardie, Blutdruckabfall bei erhöhtem ZVD und verminderter Urinausscheidung • Grau-fahle Haut	• Meist Kombination verschiedener Faktoren wie lange Narkose, Überangebot an Flüssigkeit und Minderperfusion bei bis dahin kompensierter Herzschwäche	• Arzt informieren, evtl. Sauerstoff geben (Arztanordnung) • Herzbettlagerung (☞ 16.1.1) • Flüssigkeitsbilanz erstellen, Flüssigkeitszufuhr einschränken • Nach Arztanordnung Medikamente verabreichen, z.B. Diuretika • Kreislauf engmaschig überwachen

Tab. 15.101: Häufige postoperative Beschwerden und Komplikationen sowie pflegerische Erstmaßnahmen.

15.10 Invasive Heilverfahren: Operation

Komplikationen/ Beschwerden	Symptome	Mögliche Ursachen	Erstmaßnahmen
Hypertonie ☞ auch 17.4.1	▸ Oft symptomlos ▸ Vor allem bei sehr hohen Werten Kopfschmerzen, Schwindel, Übelkeit oder verschwommenes Sehen	▸ Schmerzen, Angst, Atemnot ▸ Volle Harnblase ▸ Zu große Infusionsmenge ▸ Vorbestehender Hypertonus (in der Regel präoperativ erfasst)	▸ Auslösende Ursache suchen und beseitigen, z.B. Schmerzen lindern, Harnblase entleeren (lassen) ▸ Blutdrucksenkende Medikamente nach Arztanordnung geben (Achtung: RR nicht zu schnell senken, da Gefahr einer Durchblutungsstörung im Gehirn) ▸ Blutdruck engmaschig kontrollieren ▸ Flüssigkeitsbilanz erstellen
Laryngospasmus *(Stimmritzen- krampf,* bei Erwach- senen sehr selten)	▸ Inspiratorischer Stridor, Dyspnoe, Zyanose, Angst, Tachykardie ▸ Im Extremfall Herz-Kreislauf- Stillstand	▸ Reizung der Rachen- oder Kehlkopfschleimhaut , z.B. durch Sekret, Blut oder Erbrochenes ▸ Chirurgische Eingriffe im Rachen oder am Kehlkopf	▸ Ruhe vermitteln, Schmerzreize vermeiden ▸ Auslösende Reize beseitigen, z.B. Guedel- oder Wendl- Tubus herausnehmen, Atemwege ggf. absaugen ▸ Atemwege frei halten (Esmarch-Handgriff ☞ 13.4.1) ▸ Sauerstoff geben (Arztanordnung) ▸ Ggf. Verlegung auf die Intensivstation/Intubation vorbereiten ▸ Notfalls reanimieren (☞ 13.4)

Lungenembolie ☞ 18.10.1

Magen-Darm- Atonie ☞ auch 19.6.1	▸ Völlegefühl, häufiges Auf- stoßen, evtl. Reflux von Mageninhalt (Aspirations- gefahr), Übelkeit, Erbrechen ▸ Gespanntes, schmerzhaftes, aufgeblähtes Abdomen ▸ Spärliche oder fehlende Darmgeräusche	▸ Reflektorisch durch mecha- nische Manipulation am Darm während der Operation ▸ Intraabdominelle Hämatome oder Infektionen (z.B. Abs- zesse oder Peritonitis) ▸ Eiweißmangel, Mikrozirkulationsstörungen	▸ Magensonde und Darmrohr legen (Arztanordnung) ▸ Abführmittel, Klysmen oder Einläufe verabreichen (Arzt- anordnung) ▸ Auf Arztanordnung Sympatholytika oder Parasympathomi- metika zur Anregung der Darmtätigkeit geben ▸ Nahrungskarenz, bis Magen-Darm-Funktion wieder einsetzt
Respiratorische Insuffizienz	▸ Dyspnoe und Tachypnoe (ohne Dyspnoe z.B. bei Hypoventilation durch Überhang atemdepressiver Narkotika) ▸ Zyanose, Unruhe, Schwitzen, evtl. Schnarchen ▸ Zunächst Tachykardie, später Bradykardie ▸ Bewusstseinsstörungen (Verwirrtheit, später Ein- trübung, Koma)	▸ Verlegung der Atemwege (Zunge, Schleim, Sekret, Fremdkörper) ▸ Narkotikaüberhang (Opiate, Relaxantien) ▸ Vorbestehende Lungenerkran- kungen ▸ Schmerzen, zu straffe Verbän- de am Thorax oder Oberbauch ▸ Zwerchfellhochstand bei post- operativer Magen-Darm-Ato- nie ▸ Pneumonie	▸ Patient auf dem Rücken mit erhöhtem Oberkörper lagern und zum tiefen Durchatmen anhalten ▸ Sekret mobilisieren, z.B. durch Abhusten (Wunde ggf. mit Händen komprimieren, um Schmerzen zu vermeiden) ▸ Bei Schmerzen Analgetika aus der Bedarfsmedikation ver- abreichen, zu straffe Verbände lockern ▸ Ggf. Atemwege durch Absaugen, Guedel- oder Wendl- Tubus (☞ 12.2.5.8) frei machen und frei halten ▸ Sauerstoff auf Arztanordnung geben ▸ Blutentnahme zur BGA vorbereiten (☞ 18.3.2) ▸ Beatmungsbeutel bereithalten, bei zunehmender Atem- insuffizienz Intubation und Verlegung auf Intensivstation vorbereiten
Schluckauf *(Sin- gultus):* Gefahr der Nahtinsuffizienz bei Darmanastomosen und OP-Nähten	▸ Wiederholt hörbare Inspira- tionen mit nachfolgendem geräuschvollen Verschluss der Stimmritze	▸ Reizung des Zwerchfells (häu- fig nach Eingriffen im Ober- bauch) oder des Nervus phre- nicus ▸ Sehr selten Erkrankungen des Gehirns	▸ Patienten Luft anhalten und – falls erlaubt – etwas trinken lassen ▸ Patienten ablenken, z.B. durch Gespräche ▸ Bei anhaltendem Singultus Medikamente nach ärztlicher Anordnung verabreichen

Postoperative Schmerzen ☞ Text

Übelkeit und Erbrechen ☞ 19.2.1

Verwirrtheit *(Durchgangs- syndrom)* ☞ auch 34.12	▸ Verwirrtheit, Desorientiert- heit (☞ 12.11.3.3, 34.2.2), Unruhe ▸ Sinnlose, teils aggressive und selbstgefährdende Handlungen ▸ Meist bei älteren Patienten auftretend	▸ Oft vorbestehende Zerebral- sklerose (☞17.5.1), die durch die OP (vorübergehend) ver- stärkt wird, z.B. durch Blut- druckabfall, Flüssigkeitsman- gel oder Elektrolytstörungen ▸ Wichtige Differential- diagnosen: – Entzug bei Arzneimittel- oder Alkoholabhängigkeit – Sauerstoffmangel	▸ Kontakt zu vertrauten Personen herstellen, bekannte Gegenstände (z.B. Bilder) in Sichtweite stellen ▸ Blutdruck kontrollieren (normalhoch halten) ▸ Blutentnahme zur BGA vorbereiten (☞ 18.3.2), ggf. Sauerstoff verabreichen (Arztanordnung) ▸ Katheter und Drainagen gegen Herausziehen sichern ▸ Auf ärztliche Anordnung Arzneimittel verabreichen und/ oder Patienten zum Eigenschutz fixieren ▸ Bei Selbstgefährdung Sitzwache anfordern ▸ Ggf. Verlegung auf die Intensivstation vorbereiten ▸ Basale Stimulation® einsetzen (☞ 12.11.3.3)
Volumenmangel ☞ auch 29.10.2	▸ Tachykardie, Blutdruckabfall, erniedrigter ZVD ▸ Rückgang der Urinaus- scheidung	▸ Unzureichende Flüssigkeits- zufuhr (z.B. zu geringe Infusionsmenge) ▸ Größere Blut- und Flüssigkeits- verluste (z.B. bei Erbrechen)	▸ Nach auslösender Ursache suchen (Nachblutung?) ▸ Vitalzeichen, ZVD, Flüssigkeitsbilanz kontrollieren ▸ Patienten nicht alleine aufstehen lassen ▸ Infusionen nach Arztanordnung geben ▸ Auf ausreichende Flüssigkeitzufuhr achten

Tab. 15.101 (Fortsetzung): Häufige postoperative Beschwerden und Komplikationen sowie pflegerische Erstmaßnahmen.

Auf der Allgemeinstation erfolgt die Schmerztherapie oral, rektal, i. m. oder in einigen Häusern als langsam laufende (Kurz-)Infusion. Folgendes Stufenschema hat sich bewährt:

▶ Bei mäßigen Schmerzen werden Nicht-Opioid-Analgetika (Details ☞ 15.6.1) eingesetzt. Diese Substanzen führen nicht zur Atemdepression

▶ Gerade in den ersten drei postoperativen Tagen reichen die oben genannten Medikamente häufig nicht aus. Dann wird ein schwächeres Opioid-Analgetikum (☞ 15.6.2) zusätzlich oder als Monotherapie gegeben. Gebräuchlichste Substanzen sind hier Tilidin (in Kombination mit Naloxon in Valoron® N) und Tramadol (z. B. 20–40 Tropfen Tramal® alle 4–6 Std. oder 1 Amp. Tramal® à 1 ml in 100 ml NaCl als Kurzinfusion, deren Tropfenzahl je nach Schmerzintensität eingestellt werden kann)

▶ Sind die Schmerzen auch mit dieser Medikation nicht zu beherrschen, werden stärkere Opioid-Analgetika gegeben, z. B. Dipidolor®, Temgesic® oder MST®.

Große Bedeutung in der postoperativen Schmerztherapie hat außerdem die PCA erlangt (☞ 15.6.4).

Lokale medikamentöse Schmerztherapie. Neben der systemischen Schmerztherapie stehen eine Reihe von Regionalanästhesieverfahren zur postoperativen Schmerztherapie zur Verfügung, beispielsweise PDA-Katheter (☞ 15.6.5).

Ergänzende Maßnahmen. Oft können auch *physikalische Maßnahmen* die Schmerzen entscheidend verbessern, z. B. die Hochlagerung und Ruhigstellung operierter Extremitäten oder die Auflage von Eisbeuteln. Nach abdominellen Eingriffen empfinden viele Patienten eine bauchdeckenentspannende Lagerung als schmerzlindernd.

Postoperativer Kostaufbau

Fast-Track-Chirurgie ☞ 19.6.7
Kostaufbau ☞ 12.6.5.3

Der **postoperative Kostaufbau** wird von Krankenhaus zu Krankenhaus unterschiedlich gehandhabt. Meist gibt es hausinterne Standards, die je nach Allgemeinzustand und Darmfunktion des Patienten modifiziert werden.

Während der Nahrungs- und Flüssigkeitskarenz geben die Pflegenden dem Patienten die Möglichkeit, die Mund-

schleimhaut feucht zu halten (regelmäßig Mund ausspülen) und die Lippen einzucremen.

Wann der operierte Patient essen und trinken darf, hängt vom operativen Eingriff ab.

In der Regel ist dies bei *Operationen außerhalb des Abdomens in Allgemeinanästhesie* nach (4–) 6 Stunden der Fall. Würde der Patient vorher essen oder trinken, wäre die Gefahr des Erbrechens mit Aspiration groß. Ist dem Patienten übel oder musste er bereits erbrechen, sollte mit dem ersten Trinken noch länger gewartet werden.

Nach sechs Stunden darf der Patient in manchen Häusern bereits leichte Kost oder Vollkost zu sich nehmen. In anderen Häusern erhält er lediglich Tee oder Wasser (ohne Kohlensäure) und nur bei sehr gutem Zustand zusätzlich Zwieback oder Haferbrei. Ab dem ersten postoperativen Tag bekommt der Patient in nahezu allen Kliniken Vollkost. Nach Regionalanästhesien, z. B. Spinal- oder Periduralanästhesien, darf der Frischoperierte bereits nach zwei Stunden trinken und leicht verdauliche Nahrung zu sich nehmen, sofern sein Allgemeinzustand stabil ist.

Bei *großen Operationen außerhalb des Abdomens* (z. B. Herz-OP) bzw. *abdominellen Eingriffen ohne Eröffnung des Magen-Darm-Traktes* (z. B. Cholezystektomie) bleibt der Patient am Abend des Operationstags nüchtern oder darf lediglich etwas Tee trinken. Liegt eine Magensonde, wird diese erst entfernt, wenn der Patient Flüssigkeit gut verträgt. Am ersten postoperativen Tag erhält der Patient nur Tee, Wasser, andere klare Flüssigkeiten oder gelegentlich auch etwas Haferbrei. Nach dem Abführen am zweiten oder dritten postoperativen Tag wird die Nahrung weiter aufgebaut (Bouillon, Suppe, Weißbrot/Zwieback, Kartoffelbrei mit heller Soße), bis der Patient wieder seine gewohnte Nahrung zu sich nehmen kann (leichte Kost, Vollkost).

Nach *Operationen mit Eröffnung des Magen-Darm-Traktes* dauert die postoperative Nahrungs- und Flüssigkeitskarenz länger (beispielsweise 5–7 Tage nach einer Rektumresektion), um die Nähte zu entlasten. Daher werden diese Patienten zunächst meist parenteral ernährt. Im Anschluss daran wird mit dem Kostaufbau ähnlich dem oben genannten Schema begonnen.

Ambulante Operation: Nachbereitung

Für den Fall von Problemen müssen Operateur bzw. Krankenhaus 24 Std. erreichbar sein. Der Patient muss über zu erwartende postoperative Beschwerden (etwa lokaler Wundschmerz oder geringe Nachblutung) informiert sein und wissen, bei welchen Problemen er sich beim Operateur melden oder in der Klinik vorstellen muss (z. B. Nachblutung, die auch eine weitere Kompresse durchdringt, Fieber über 38 °C).

Empfehlenswert sind auch Informationen der Operateure, wie sich der Patient weiter zu verhalten hat:

▶ Wann soll sich der Patient nochmals vorstellen und wo?
▶ Was ist erlaubt (z. B. Beugung – Streckung bei Eingriffen an den Gelenken), was sollte vermieden werden (z. B. Bücken und Tragen)?
▶ Wann werden die Fäden entfernt?
▶ Wann darf geduscht werden?

15.11 Transplantationen

Transplantation: Übertragung von Zellen, Geweben oder Organen entweder auf ein anderes Individuum oder eine andere Körperstelle des gleichen Individuums.

Bei einer **Transplantation** werden Zellen, Gewebe oder Organe von einem Individuum auf ein anderes oder von einer Körperstelle auf eine andere Körperstelle des gleichen Individuums übertragen. Manche Transplantationen sind seit langem fester Bestandteil der therapeutischen Möglichkeiten (Bluttransfusion, Hornhauttransplantation, Nierentransplantation), andere befinden sich noch im experimentellen Stadium, z. B. Transplantation von Pankreasinselzellen. (✉ 3)

Bei einem Teil der transplantierten Gewebe reicht es, wenn sie für kurze Zeit die Aufgaben des zerstörten Empfängergewebes übernehmen, bis dieses sich regeneriert hat. Dies ist z. B. bei Knochentransplantaten als vorübergehende Stütze nach einer Fraktur oder bei Fremdhauttransplantaten nach Verbrennungen der Fall. Andere Transplantate sollen das funktionsunfähige Empfängerorgan dauerhaft ersetzen, so z. B. die Hornhaut, die Nieren oder das Herz.

_____ 15.11 Transplantationen | **15**

Einteilung nach der Art des Transplantats

Wohl am bekanntesten sind die verschiedenen **Organtransplantationen** wie etwa die Nieren-, Herz- oder Lebertransplantation. Beispiele für **Gewebetransplantationen** sind z. B. die Hauttransplantation bei Verbrennungen oder die Knochentransplation zum Auffüllung größerer Knochendefekte. **Zelltransplantationen** sind z. B. die Übertragung Insulin bildender Inselzellen aus dem Pankreas (Inselzelltransplantation) oder die von Blutzellen bei der Bluttransfusion.

Stammzellen

Jede noch nicht ausdifferenzierte Zelle eines Organismus, die sich teilen und noch entwickeln kann, ist eine **Stammzelle.**

▶ **Embryonale Stammzellen** finden sich, wie der Name schon sagt, im Embryo. Ihr Einsatz in der Medizin ist ethisch äußerst umstritten und in Deutschland bis auf wenige Ausnahmen verboten

▶ Es gibt jedoch auch nach der Geburt noch Stammzellen, z. B. in Nabelschnurblut, Knochenmark und vielen anderen Organen einschließlich des ZNS. Diese **adulten Stammzellen** sind bereits auf wenige Differenzierungsmöglichkeiten festgelegt (determiniert), ihre Anwendung ist aber ethisch weit weniger problematisch. Etabliert ist bislang nur die Übertragung von Blutstammzellen als Alternative zur Knochenmarktransplantation. Mediziner in fast allen medizinischen Fachgebieten setzen aber große Hoffnungen in die Stammzellforschung.

Einteilung nach immunologischen Aspekten

Die Transplantationen werden im Hinblick auf immunologische Konsequenzen wie folgt eingeteilt:

▶ Bei der **autogenen Transplantation** *(autologen Transplantation)* wird das Gewebe von einer Körperstelle auf eine andere Körperstelle des gleichen Individuums übertragen. Bekanntestes Beispiel sind Hauttransplationen nach Verbrennungen (☞ 13.8.1). Bei diesen Transplantationen gibt es keine Abstoßungsreaktion, da körpereigenes Gewebe übertragen wird

▶ Von einer **syngenen Transplantation** *(isogene* oder *isologe Transplantation)* spricht man bei einer Transplantation zwischen eineiigen Zwillingen, also genetisch identischen Individuen. Auch hier findet keine Abstoßungsreaktion statt

▶ Die **allogene Transplantation** *(homogene* oder *homologe Transplantation)* ist die häufigste Transplantation. Spender und Empfänger sind zwei genetisch verschiedene Personen. Sie sind meist nicht miteinander verwandt. In der Regel werden Organe Verstorbener übertragen (Lebendspenden ☞ unten). Fast immer ist zur Verhinderung von Abstoßungsreaktionen die dauerhafte Einnahme von Arzneimitteln mit ausgeprägten Nebenwirkungen notwendig

▶ Selten ist die **xenogene Transplantation** *(heterogene* oder *heterologe Transplantation)*, bei der Tierorgane übertragen werden. Neben ethischen Problemen und in ihrem genauen Ausmaß bisher unbekannten Infektionsrisiken bestehen enorme Abstoßungsprobleme.

Abstoßungsreaktionen

Die Prognose einer Transplantation wird entscheidend von den **Abstoßungsreaktionen** bestimmt. In der Regel bekämpft der Organismus des Empfängers das Spendergewebe. Dieser Typ der Abstoßung heißt **Host-versus-graft-Reaktion** (kurz *HVGR*, engl. host = Wirt, versus = gegen, graft = Pfropf, hier Transplantat). Ausnahme ist die Knochenmarktransplantation (☞ 22.4.7), bei der sich immunkompetente Zellen des Spenders gegen den Empfänger richten (**Graft-versus-host-Reaktion,** kurz *GVHR*). Die Transplantation von Geweben mit wenig Blut- und Lymphgefäßen wie etwa der Hornhaut bietet die geringsten Probleme.

Ursache für die Immunreaktionen sind Unterschiede in den **MHC-Antigenen** (auch als *HLA-Antigene* bezeichnet). Die Chancen einer erfolgreichen Transplantation steigen erheblich durch eine weitgehende Übereinstimmung der MHC-Antigene von Spender und Empfänger, doch sind Abstoßungsprobleme immer noch die Regel.

Immunsuppression

Zur weitestmöglichen Verhinderung von Abstoßungsreaktionen wird die Abwehr des Patienten vor und nach der Transplantation durch eine medikamentöse **Immunsuppression** unterdrückt. Eingesetzt werden vor allem Glukokortikoide (z. B. Decortin® ☞ Pharma-Info 21.13), Azathioprin (z. B. Imurek®), Ciclosporin (Sandimmun® ☞ Pharma-Info 27.14), Tacrolimus (Prograf®), Sirolimus (Rapamune®), Mycophenolatmofetil (Cellcept®) sowie verschiedene Antikörperpräparate. Meist werden mehrere Arzneimittel kombiniert eingesetzt.

Akute Abstoßungsreaktionen können oft durch eine (zeitweilige) Dosiserhö-

hung der Immunsuppressiva beherrscht werden. **Chronische Abstoßungsreaktionen** hingegen führen meist nach Jahren zu einem Funktionsverlust des transplantierten Organs.

Weitere Risiken von Transplantationen

Der Empfänger ist nicht nur durch Abstoßungsreaktionen (☞ oben) gefährdet:

▶ Bei jeder Transplantation können auch Krankheitserreger (Zytomegalie-Viren ☞ 26.6.9; HI-Viren ☞ 27.1.3; Hepatitis-Viren ☞ 20.4.1) und Tumorzellen übertragen werden

▶ Durch die Immunsuppression nach der Transplantation steigt außerdem die Infektgefährdung des Patienten

▶ Langfristig ist das Malignomrisiko erhöht, da die Abwehr körpereigener Tumorzellen beeinträchtigt wird

▶ Hinzu kommen die spezifischen Nebenwirkungen der jeweiligen Arzneimittel wie z. B. Nierenschäden unter Ciclosporinbehandlung.

Kontraindikationen für Transplantationen sind prognostisch ungünstige Begleiterkrankungen (z. B. nicht ausgeheilte Tumorerkrankung), weitere schwere Erkrankungen, die den Transplantationserfolg gefährden, sowie psychosoziale Faktoren, welche eine zuverlässige Mitarbeit des Patienten fraglich machen (lebenslange Immunsuppression und Nachkontrollen).

Ethische Probleme

> Die Transplantationsmedizin gehört zu den meistdiskutierten ethischen Problemen der Medizin.

Leichenspende

Meist werden die Organe Verstorbener transplantiert **(Leichenspende).** Viele Menschen haben jedoch Angst davor, dass für sie nicht alles Menschenmögliche zur Erhaltung ihres Lebens getan wird, wenn sie als „potentielle Organspender" zwischen Leben und Tod stehen. Diese Angst ist aber in Mitteleuropa ebenso unbegründet wie die Angst, dass vor dem tatsächlichen Eintritt des (Hirn-)Todes ein Organ entnommen wird.

Feststellung des Hirntodes

Nach heutigem Kenntnisstand ist ein Mensch tot, wenn die zentralnervösen

687

Funktionen *unwiderruflich* ausgefallen sind (**Hirntod** ☞ 10.7). Eine Wiederbelebung ist dann nicht mehr möglich. Zur Feststellung des Hirntodes sind genaue Kriterien festgelegt. So müssen zwei untersuchende Ärzte, die nichts mit der Transplantation zu tun haben und von denen wenigstens einer über langjährige Erfahrung in der Intensivmedizin verfügt, unabhängig voneinander den Hirntod feststellen und dokumentieren. Darüber hinaus sind Wartezeiten und/oder technische Untersuchungen erforderlich.

> Das Konzept des Hirntodes ist nicht unumstritten. Kritiker sehen im hirntoten Patienten zwar einen (unwiederbringlich) *Sterbenden*, aber nicht einen *Toten*.

Für eine Organentnahme muss neben der Feststellung des Hirntodes die schriftliche Einwilligung des Verstorbenen, am einfachsten in Form eines Organspenderausweises, oder eines nahen Angehörigen vorliegen. Diese *erweiterte Zustimmungslösung* ist in Deutschland durch ein **Organspendegesetz** bundesweit festgeschrieben worden.

Leider stehen heute immer noch zu wenig Spenderorgane zur Verfügung, die Spendebereitschaft lässt derzeit sogar eher nach. Um sicherzustellen, dass Spender bzw. Empfänger *überregional* gesucht und zusammengebracht werden, sowie um eine gerechte Zuteilung zu ermöglichen, wurden internationale Koordinationszentren errichtet, z. B. *Eurotransplant* in den Niederlanden.

Lebendspende

Bei einigen Organen ist eine **Lebendspende** möglich, d. h. das zu transplantierende Organ wird einem lebenden Menschen entnommen. Abgesehen von der Blutspende ist dies für den Spender immer mit einem Risiko verbunden: Wird beispielsweise dem Spender eine Niere entnommen, setzt das voraus, dass die andere funktionstüchtig ist und bleibt. Um Missbrauch und kommerzielle Organspenden zu verhindern, werden in den deutschsprachigen Ländern Spenden Lebender nur bei sich sehr nahe stehenden Personen und unentgeltlich akzeptiert, etwa die Nierenspende einer Mutter für ihr Kind.

> Aufgrund des Organmangels und der guten Ergebnisse haben Lebendspenden von Niere und Leberteilen in den letzten Jahren deutlich zugenommen.

Konflikte des Empfängers

Auch für den Empfänger ist eine Transplantation kein „normaler" Eingriff. Viele potenzielle Empfänger haben psychische Probleme. Manche fragen sich, ob das fremde Organ sie verändern wird, andere haben ein schlechtes Gewissen und schämen sich, dass sie geradezu auf den Tod eines anderen Menschen hoffen, da nur dann für sie eine Überlebenschance besteht. Fast alle ertragen das lange Hoffen und Bangen nur schwer, vor allem wenn kein technischer Organersatz möglich ist und die Kräfte immer mehr schwinden.

Nach der Transplantation bestimmt nach anfänglicher Erleichterung meist die Frage, „wie lange das Organ wohl halten wird", das Denken des Patienten. Zudem bestehen oft körperliche Probleme, und der Patient muss ausgeklügelte Arzneimittelschemata und ärztliche Kontrollen genau einhalten.

15.12 Physikalische Therapie

> **Physikalische Therapie:** Aktivierung der Heilkräfte des Körpers durch physikalische Faktoren wie Wärme und Kälte, Licht, Wasser, mechanische Energie, dynamische Kräfte und Elektrizität. Dabei sollen sowohl kurzfristige Reaktionen auf die Reize provoziert als auch langfristige Regulationsvorgänge (z. B. Normalisierung einer gestörten Durchblutung, Steigerung der Abwehr) in Gang gesetzt werden.

Im Folgenden sollen ausgewählte physikalische Therapien dargestellt werden, bei denen den Pflegenden eine besondere Rolle zukommt. Auch für physikalische Therapien ist eine Arztanordnung erforderlich.

15.12.1 Physiotherapeutische Methoden

Hauptziel der **Physiotherapie** (früher auch als *Krankengymnastik* bezeichnet) ist es, Patienten mit einer Bewegungsstörung durch den gezielten Einsatz aktiver und passiver Techniken bei der (Wieder-)Erlangung physiologischer Bewegungsmuster zu helfen. Außerdem spielt die Physiotherapie eine große Rolle bei der Vermeidung von Komplikationen, z. B. Pneumonie- oder Kontrakturprophylaxe bei Bettlägerigkeit, und in der Präventivmedizin, z. B. Kreislauftraining oder Gymnastik zur Geburtsvorbereitung.

Passive Techniken erfordern keine aktive Muskelarbeit des Patienten. Zu ihnen zählen:
▶ Die verschiedenen Lagerungsarten
▶ Das „Durchbewegen", bei dem die Gelenke vom Therapeuten ohne eigene Aktivität des Patienten bewegt werden
▶ Die *Traktion*, bei der der Therapeut die Gelenke und Gelenkflächen des Patienten durch manuellen Zug an den Gelenken entlastet.

Dagegen leistet der Patient bei den **aktiven Bewegungsübungen** selbst Muskelarbeit.

Rolle der Pflegenden in der Physiotherapie

Bei zahlreichen physiotherapeutischen Konzepten reichen die Übungszeiten mit den Physiotherapeuten nicht aus, um eine optimale Wirkung zu erzielen. Das Therapiekonzept muss z. B. durch geeignete Lagerung des Patienten in Ruhezeiten oder durch individuell abgestimmte Hilfestellungen, etwa beim Gang zum Tisch, in den pflegerischen Alltag integriert werden (☞ auch Bobath-Konzept in 33.5.6). Dadurch wird der Patient gewissermaßen 24 Std. am Tag behandelt.

Viele Patienten sollen nach entsprechender Anleitung durch die Physiotherapeuten mehrfach am Tag selbstständig üben, was oft anstrengend und unbequem ist. Dann motivieren die Pflegenden den Patienten immer wieder zu den Übungen. Ein ständiger Dialog zwischen Pflegenden, Ärzten und Physiotherapeuten stellt sicher, dass die Beanspruchung des Patienten während der Physiotherapie stets seiner individuellen Belastbarkeit entspricht.

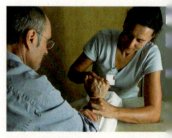

Abb. 15.102: Die passive und aktive Physiotherapie ist unerlässlich, um nach Verletzungen und Operationen die Gelenkbeweglichkeit und die volle Muskelkraft wiederherzustellen. [K115]

Lagerung

Für die **Lagerung** des Patienten sind überwiegend die Pflegenden verantwortlich. Die korrekte Lagerung des Patienten dient nicht nur dem unmittelbaren Wohlbefinden des Patienten („bequem liegen"), sondern ist häufig Bestandteil der Behandlung, etwa die Hochlagerung einer Extremität zur Förderung des venösen Abflusses. Sie hilft außerdem, Komplikationen zu vermeiden, z. B. im Rahmen der Dekubitusprophylaxe (☞ 12.5.1.4).

In der täglichen Arbeit sind die in der Tabelle „Übersicht über die verschiedenen Lagerungsarten" aufgeführten Lagerungen von Bedeutung (☞ 🖥).

Handling

Unter **Handling** versteht man den Umgang mit dem Patienten nach einem speziellen Therapiekonzept, z. B. beim Essen, Waschen oder Betten. Hier sind besonders folgende Konzepte zu nennen:

- Die **Kinästhetik** *(Lehre von den Bewegungsempfindungen)*, aus der das *systematische* Einsetzen der Bewegungswahrnehmung in die Arbeit mit dem Patienten resultiert (☞ 12.8.5.1)
- Die **Basale Stimulation**® zur gezielten Wahrnehmungsförderung *aller* Sinne (☞ 12.11.3.3)
- Das **Bobath-Konzept**, das in der Inneren Medizin und der Neurologie vor allem bei der Pflege halbseitengelähmter Patienten von Bedeutung ist (☞ 33.5.6).

15.12.2 Hydrotherapie

> **Hydrotherapie:** Systematische Anwendung von Wasser zu Behandlungszwecken.

Anwendungsformen der **Hydrotherapie** sind:

- **Waschungen** mit kaltem oder warmem Wasser
- **Güsse**, bei denen ein Wasserstrahl die Haut weich umspült
- **Wickel**
- **Packungen** (Wickel, die mehr als die Hälfte des Körpers einhüllen)
- **Teil-** oder **Ganzkörperbäder**, evtl. mit Zusatz von Pflanzenauszügen, Kohlensäure oder Luftsprudel oder in Kombination mit elektrischen oder mechanischen Reizen.

Für die Pflegenden bedeutsam sind v. a. **Wickel**, da diese auch auf Station durchgeführt werden, insbesondere z. B. bei Fieber und zur Schmerzlinderung. Grundlagen zum Anlegen eines Wickels und zur Wirkungsweise finden sich in Kapitel 12.4.5.2.

15.12.3 Thermotherapie

> **Thermotherapie:** Therapeutische Anwendung von Wärmeenergie. Man unterscheidet **Kältetherapie** *(Kryotherapie, Wärmeentzug)* und **Wärmetherapie** *(Thermotherapie im engeren Sinne, Wärmezufuhr)*.

Kältetherapie

Die **Kältetherapie** wird meist *lokal* angewendet. Sie wirkt antiödematös, entzündungs- und schmerzhemmend, temperatursenkend und über eine Gefäßerweiterung (nach anfänglicher Vasokonstriktion) auch durchblutungsfördernd.

Applikationsformen sind:

- Der **Kryopack**, eine vorgefertigte, plastikummantelte Silikatkompresse, die auch kalt gut verformbar ist und mehrfach verwendet werden kann
- Die **Kryomanschette**, eine von Eiswasser durchflossene Manschette
- Der **Eisbeutel**, eine mit Eiswürfeln und etwas Wasser gefüllte Plastiktüte oder Gummiflasche
- Die **Frottierhandtuchtechnik** mit einem eiskalten Frottierhandtuch, das in Salzwasser getaucht und bei –15 °C eingefroren wurde
- Die **Eismassage** oder **Eisabreibung** mit Eiswürfeln
- Das **Eistauchbad**, bei dem die zu behandelnde Extremität in Eiswasser (zwei Teile Wasser und ein Teil Eis) eingetaucht wird.

Wärmetherapie

Durch eine **Wärmetherapie** können die oberen Gewebeschichten (bis etwa 3 cm ab Hautoberfläche) erwärmt werden (tiefere Strukturen erreicht die Elektrotherapie ☞ 15.12.4). Die Wärme ruft eine verbesserte Durchblutung, Stoffwechselsteigerung, Entspannung der Muskulatur und Hemmung der Schmerzempfindung hervor.

Hauptanwendungsformen der Wärmetherapie sind:

- Die **heiße Rolle** aus fest zusammengerollten, mit (fast) kochendem Wasser durchtränkten Frotteetüchern
- **Feucht-heiße Kompressen** *(nasse Umschläge)* bzw. **Kataplasmen** *(feucht-*

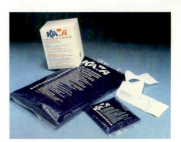

Abb. 15.103: Kryopack-Silikatkompressen sind für verschiedene Körperregionen in unterschiedlichen Größen erhältlich. [V212]

heiße Breiumschläge). Sie haben eine bessere Tiefenwirkung als trockene Wärme

- **Peloide**, das sind *Moor* (Torf), *Schlamm* (z. B. *Fango*) oder *Heilerden*. Sie werden zu Packungen und Bädern verwendet. Insbesondere industriell vorgefertigte Peloid-Kompressen werden oft auch auf Station verabreicht
- **Warme Bäder**
- Die **Infrarotbestrahlung** und der **Lichtbogen**.

> Kinder werden je nach Alter und Therapieform bei Kälte- oder Wärmeanwendungen engmaschig kontrolliert oder sogar ständig beaufsichtigt, um Kälte- oder Hitzeschäden zu vermeiden.

15.12.4 Elektrotherapie

> **Elektrotherapie:** Einsatz von Strom zu therapeutischen Zwecken. Ziel ist meist eine Durchblutungsförderung und Schmerzlinderung.

Die **Elektrotherapie** wird in der Regel in den Funktionsabteilungen der Krankenhäuser durchgeführt. Die Pflegenden achten darauf, dass vor der Untersuchung Metallgegenstände (z. B. Uhr, Schmuck, Haarnadeln) aus dem bestrahlten Bereich entfernt werden.

Eine spezielle Methode der Schmerzbehandlung ist die *transkutane elektrische Nervenstimulation*, kurz **TENS** (☞ 15.6.7).

15.12.5 Lichttherapie

> **Lichttherapie** *(Phototherapie):* Nutzung des Sonnenlichtes im infraroten (IR), im sichtbaren und im ultravioletten (UV) Bereich zu therapeutischen Zwecken.

Lichttherapie in der Dermatologie
☞ *28.4.4*

Licht steigert das allgemeine Wohlbefinden und reguliert zahlreiche Stoffwechselvorgänge. Allerdings hat der UV-Anteil des (Sonnen-)Lichts auch nachteilige Wirkungen auf die Haut. Daher ist bei einer Lichttherapie immer der Hauttyp des Patienten zu berücksichtigen.

Die **Infrarot-Therapie** mit *Infrarotstrahlern (Solluxlampen)* kann auch der Thermotherapie zugeordnet werden (☞ 15.12.3), da es sich bei der IR-Strahlung um eine Wärmestrahlung handelt. Metallgegenstände werden vorher aus dem Bestrahlungsgebiet entfernt, der Patient trägt während der Bestrahlung eine Schutzbrille.

Kinder bedürfen bei Lichttherapien besonderer Aufsicht.

15.13 Ergotherapie

> **Ergotherapie:** *Beschäftigungs-* und *Arbeitstherapie* (von *griech.* ergon = Tätigkeit, Aufgabe, Werk).

Ziel der **Ergotherapie** ist die Förderung der Selbstständigkeit des Patienten in allen Aspekten menschlichen Daseins. Dabei kommen spezielle Übungsmaterial, handwerkliche und gestalterische Techniken und lebenspraktische Übungsfelder zum Einsatz.

Selbsthilfetraining und funktionelles Training

Das **Selbsthilfetraining** soll dem Patienten ermöglichen, seinen alltäglichen Bedürfnissen (Waschen, Anziehen, Essen etc.) wieder selbstständig nachzukommen. Hierbei werden oft Hilfsmittel eingesetzt, etwa Trinkbecher mit extra breitem Fuß und großem Griff, Teller mit erhöhtem Rand, spezielles Essbesteck, Fixierbretter zum einhändigen Schneiden, Bürsten mit verstellbaren Griffen für die Körperpflege oder Zuknöpf-Hilfen (☞ Abb. 23.3–23.6).

Zum **funktionellen Training** können z.B. spezielle graphomotorische Übungen gehören, damit der Patient wieder eine Unterschrift leisten kann.

Arbeitstherapie

In der **Arbeitstherapie** steht der Erwerb bzw. die Wiedererlangung von Arbeits-

fähigkeiten im Vordergrund (z.B. Belastbarkeit, Entscheidungsfähigkeit).

Aufgabe der Pflegenden in der Ergotherapie

Den Pflegenden kommt bei der Ergotherapie die Aufgabe zu:
- ▶ Die ergotherapeutischen Therapieplanungen mit den Zielen und Maßnahmen der Pflegeplanung zu koordinieren
- ▶ Für die Ergotherapie relevante Ergebnisse der Krankenbeobachtung weiterzugeben
- ▶ Den Patienten als *aktiven* Gestalter einzubeziehen
- ▶ Falschen Ehrgeiz zu bremsen bzw. in die richtigen Bahnen zu lenken
- ▶ Dem Patienten Mut zu machen, ihn zu trösten, ihn aber auch einmal „wachzurütteln", wenn die Motivation nachlässt
- ▶ Ergotherapeutische Übungen wie z.B. das Essen mit Hilfsmitteln als Pflegemaßnahme zu übernehmen
- ▶ Jede vorgesehene Maßnahme *mit* dem Patienten abzusprechen.

In (kleineren) Häusern ohne ergotherapeutische Abteilungen versuchen die Pflegenden, Ideen der Ergotherapie im Stationsalltag zu verwirklichen, z.B. indem sie dem Patienten sinnvolle Beschäftigungen ermöglichen.

15.14 Übende Verfahren

Psychotherapie ☞ *34.4*

Viele Menschen fühlen sich im Alltag einer **chronischen Stressbelastung** ausgesetzt: Der natürliche Wechsel von Spannung und Entspannung ist einer *Daueranspannung* gewichen. Diese wirkt sich langfristig negativ auf das körperliche und seelische Befinden aus und ist an der Entstehung z.B. von Spannungskopfschmerzen, funktionellen Magen-Darm- oder Herzbeschwerden, Rückenschmerzen, Konzentrations- und Schlafstörungen beteiligt.

Übende Verfahren (*Entspannungstechniken*) versuchen, durch bewusstes Erleben sowie übendes, aktives „Entlasten" des Nervensystems, z.T. auch durch Aktivieren des Bewegungsapparates, Körper und Psyche zu einem neuen Gleichgewicht zu verhelfen.

Bei *chronisch Kranken* wirkt die (primär körperliche) Krankheit selbst als Stressfaktor. Auch Krankenhausaufenthalte

oder Arztbesuche rufen Spannungen hervor. Diesen Patienten können übende Verfahren helfen, besser mit ihrer Erkrankung umzugehen.

> Ob das Erlernen einer Entspannungstechnik empfehlenswert ist und welche Methode am besten geeignet ist, hängt nicht nur von der Erkrankung, sondern auch von der Persönlichkeit des Patienten ab. So können sich viele Patienten nur sehr schwer in meditative Techniken einfinden. Diesen Patienten ist mit körperbetonten Verfahren oft besser gedient.

Autogenes Training

Das **autogene Training** ist ein übendes Verfahren zur *konzentrativen Selbstentspannung*. Der Patient soll lernen, sich mithilfe der Konzentration auf kurze, prägnante Übungsformeln (z.B. „Der rechte Arm ist schwer") zu entspannen und dann diese Entspannung schrittweise wieder zurückzunehmen. Das autogene Training hat folgende therapeutische Ziele:
- ▶ Erholung und Entspannung
- ▶ Selbstruhigstellung durch „Resonanzdämpfung" der Effekte, z.B. „Loslassen" von Angst auslösenden Erinnerungen, geringere Belastung durch Stressoren
- ▶ Bessere Funktion der unwillkürlichen Körperfunktionen (Atmung, Herz- und Kreislauffunktionen)
- ▶ Körperliche und geistige Leistungssteigerung
- ▶ Positive Schmerzbeeinflussung.

> „Konzentration" bedeutet hier nicht die gespannte Konzentration des Alltags, sondern eher ein Versenken in sich selbst.

Progressive Muskelrelaxation nach Jacobson

Das **progressive Muskelrelaxationstraining** (auch *Tiefenmuskelentspannung = TME* genannt) versucht, dem Patienten den Gegensatz zwischen den beiden Polen muskulärer Spannung und muskulärer Entspannung bewusst zu machen, damit sich anschließend das Gefühl einer tiefen muskulären Entspannung auf den ganzen Körper ausbreitet.

Der Patient lernt, verschiedene Muskelgruppen im Wechsel maximal zu kontrahieren und zu entspannen. Der Therapeut

15.15 Naturheilverfahren

unterstützt und führt den Patienten, indem er in wiederkehrenden, gleich bleibenden Formeln Anweisungen gibt.

Das progressive Muskelrelaxationstraining kann wesentlich schneller erlernt werden als das autogene Training.

Entspannung durch meditative Techniken

Besonders im asiatischen Kulturkreis ist die **Meditation** seit Jahrtausenden bekannt. Unterstützt durch bestimmte, häufig wiederholte Übungen soll sich der Mensch selbst erfahren.

Einige dieser Meditationstechniken fanden in den letzten Jahrzehnten auch in unserem Kulturkreis Verbreitung:

▶ **Qi Gong,** eine heilgymnastisch-meditative Technik der traditionellen chinesischen Medizin (☞ 15.15.1)
▶ **Yoga,** ein in der indischen Kultur seit Jahrtausenden verwurzeltes Selbsterfahrungssystem mit ebenfalls starken gymnastischen Elementen.

Bei der Übertragung auf den westlichen Kulturkreis ging allerdings das dahinter stehende Gedankengebäude zu großen Teilen verloren, so dass im Wesentlichen körper- und atembetonte Entspannungsübungen übrig blieben.

Entspannung durch Sport und bewegungsorientierte Therapieformen

Auch physiotherapeutische Übungen und bewegungsorientierte Therapieformen eignen sich als Entspannungstherapie, vor allem für motorisch unruhige Patienten.

15.15 Naturheilverfahren

> **Naturheilkunde:** Behandlung von Krankheiten durch Anregung der *selbstregulativen Kräfte* im Patienten. Medizinische Zusatzbezeichnung **Naturheilverfahren.**

Oft gelangen in der **Naturheilkunde** Mittel aus der Natur wie etwa Luft, Licht, Pflanzenextrakte oder Wasser zur Anwendung.

Manche Methoden der Naturheilkunde werden auch von der Schulmedizin angewendet, z. B. die *Akupunktur*. Andere dagegen stehen im Widerspruch zu schul-

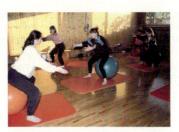

Abb. 15.104: Sporttherapie als körperliches Training hat stets auch positive Wirkung auf die Seele und kann zur Entspannung beitragen. [K183]

medizinischen Ansätzen (z. B. *Homöopathie*) und/oder sind selbst unter Naturheilkundlern umstritten (z. B. *Edelsteintherapie*). Hieraus erklärt sich auch die Bezeichnung *alternative Medizin,* die oft gleichbedeutend mit dem Begriff „Naturheilkunde" gebraucht wird.

Die Wirksamkeit der Mehrzahl der naturheilkundlichen Verfahren konnte bis heute nicht mit wissenschaftlichen Methoden bewiesen werden.

> Schulmedizin und Naturheilkunde sollten zum Wohl des Patienten miteinander verbunden werden. Die Grenzen zwischen ihnen sind fließend, z. B. bei physikalischen Therapiemethoden und bei Entspannungstechniken.

15.15.1 Akupunktur und TCM

Die **Akupunktur** (*lat.* pungere = stechen) hat ihren Ursprung in der *traditionellen chinesischen Medizin* (kurz **TCM**). Die Akupunktur ist eine *Reflextherapie*. Nadeln unterschiedlicher Länge und unterschiedlichen Durchmessers werden in genau festgelegte Hautpunkte gestochen, die spontan oder auf Druck schmerzhaft sind. Heute werden wegen der Infektionsgefahr zumeist sterile Einmal-Stahlnadeln eingesetzt. Ob und wie Akupunktur wirkt, ist trotz vieler Forschungen nach wie vor unklar (☞ auch 15.6.7).

Am bekanntesten ist die **Körperakupunktur,** bei der über 300 Akupunkturpunkte auf insgesamt 22 **Meridianen** über den ganzen Körper verteilt liegen. Meridiane sind gedachte Längslinien auf dem menschlichen Körper und entsprechen nach den Vorstellungen der TCM Kanälen, durch die die Lebensenergie fließt. Bei der **Ohrakupunktur** (Auriculo-Therapie) liegen alle Akupunkturpunkte auf der Ohrmuschel, auf der sämtliche Organe des menschlichen Körpers

repräsentiert sein sollen. Bei der **Laser-Akupunktur** wird die Nadel durch einen Laserstrahl ersetzt. Bei der **Akupressur** werden die gleichen Punkte verwendet wie in der Akupunktur, die Reizung aber erfolgt durch Druck oder Massage.

15.15.2 Phytotherapie

> **Phytotherapie:** Behandlung von Krankheiten mit Pflanzen, Pflanzenteilen oder Pflanzeninhaltsstoffen.

Seit Jahrtausenden setzen die Menschen Heilkräuter gegen Erkrankungen ein. Weltweit angewandt werden beispielsweise die Abkömmlinge des Fingerhutes (lat. *Digitalis*) als herzstärkendes Arzneimittel (☞ Pharma-Info 16.29). Bis heute konnte nur ein Teil der bekannten Pflanzenwirkstoffe und deren Wirkung analysiert werden. Es ist immer wieder zu beobachten, dass die ganze Pflanze anders wirkt als ihre isolierten Inhaltsstoffe.

> Meist ist das Verhältnis zwischen erwünschten und unerwünschten Wirkungen in der Phytotherapie gut. Allerdings sind bei Anwendung durch Unkundige, vor allem über einen längeren Zeitraum hinweg, Vergiftungserscheinungen und andere schwere Nebenwirkungen möglich: Beispielsweise werden manche pflanzlichen Abführmittel mit der Entstehung von Darmkrebs in Verbindung gebracht. Auch sind Allergien gegen Pflanzenpräparate genauso häufig wie gegen andere Arzneimittel.

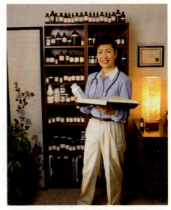

Abb. 15.105: Chinesische Ärzte und Apotheker besitzen schon seit Jahrtausenden ein großes Wissen in der Phytotherapie. [J668]

15 Heilmethoden und Aufgaben der Pflegenden bei der Therapie

Pflanze	Indikation	Anwendung
Anis	▶ Atemwegsinfektionen ▶ Blähungen, krampfartige Magen-Darm-Beschwerden	Tee, Fertigarzneimittel, z.B. Bronchoforton® Kps.
Baldrianwurzel	▶ Nervosität, Schlafstörungen ▶ Krampfartige Magen-Darm-Schmerzen	Tee, Fertigarzneimittel, z.B. Valdispert®
Bärentrauben-blätter	▶ Harnwegsinfekte	Tee, Fertigarzneimittel, z.B. Cephanephrin® N Cave: bei längerer Anwendung evtl. Leberschäden
Brennnesselkraut	▶ Dysurie	Tee, Fertigarzneimittel, z.B. Bazoton®
Efeublätter	▶ Infektionen der oberen Atemwege	Nicht zur Teezubereitung geeignet! Fertigarzneimittel, z.B. Bronchoforton® Saft
Eibisch	▶ Schleimhautentzündungen von Mund, Rachen-, Atemwegen und Magen-Darm-Trakt	Teezubereitung aus Eibischblättern oder -wurzeln (Kaltauszug). Fertigarzneimittel, z.B. Bronchitussin® N
Eukalyptusblätter	▶ Bronchitis	Tee, Fertigarzneimittel, z.B. Bronchoforton® Kps.
Fenchel	▶ Blähungen, krampfartige Magen-Darm-Schmerzen ▶ Verschleimte Atemwege	Teezubereitung, Fertigarzneimittel, z.B. Hustentee Stada® N, Carminativum Babynos® Blähungstropfen
Holunderblüten	▶ Fieberhafte Erkältungskrankheiten	Tee, Fertigarzneimittel, z.B. Aurica®
Hopfen	▶ Unruhe, Schlafstörungen ▶ Angstzustände	Teezubereitung aus Hopfen Fertigarzneimittel, z.B. Euvegal® Drg. N
Isländisch Moos	▶ Atemwegsinfekte ▶ Appetitlosigkeit	Tee (bei Appetitlosigkeit Kaltauszug), Fertigarzneimittel, z.B. Isla-Moos®-Pastillen
Johanniskraut	▶ Psychovegetative Störungen ▶ Depressive Verstimmungen ▶ Angst, Nervosität	Tee, Fertigarzneimittel, z.B. Esbericum® Kps.
Kamillenblüten	▶ Magen-Darm-Entzündungen, -Krämpfe ▶ Zahnfleisch- und Schleimhautentzündungen in der Mundhöhle	Tee (bei Magen-Darm-Erkrankungen trinken, Mund- und Rachen-Schleimhautentzündungen damit spülen oder gurgeln), Fertigarz-neimittel, z.B. Magen-Tee Stada®, Kamillosan®
Koriander	▶ Völlegefühl ▶ Blähungen ▶ Krampfartige Magen-Darm-Störungen	Tee, Fertigarzneimittel, z.B. Carminat®
Kümmel	▶ Völlegefühl, Blähungen ▶ Leichte, krampfartige Magen-Darm-Störung	Tee, Fertigarzneimittel, z.B. Carminativum Hetterich® N
Kürbissamen	▶ Dysurie ▶ Prostatahyperplasie (Anwendung erfolgt über Monate)	Teezubereitung nicht möglich, jedoch Einnahme gemahlener/zerhackter Kürbissamen (ohne Schale) mit Flüssigkeit, Fertig-arzneimittel, z.B. Granufink® Granulat
Lindenblüten	▶ Hustenreiz bei Infekten der Atemwege ▶ Erkältungen	Tee, Fertigarzneimittel, z.B. Grippe-Tee Stada® N
Maiglöckchen-kraut	▶ Leichte Herzinsuffizienz ▶ Chronisches Cor pulmonale	Nicht zur Teezubereitung geeignet! Fertigarzneimittel, z.B. Cor-Vel® N
Mariendistel-früchte	▶ Verdauungsbeschwerden bei Leberschädigung ▶ Chronische Leberentzündungen, Leberzirrhose	Tee, Fertigarzneimittel, z.B. Hepa-Merz® Sil, Legalon®
Pfefferminz-blätter	▶ Krampfartige Beschwerden des Magen-Darms, der Gallenblase und -wege	Tee, Fertigarzneimittel, z.B. Gastricard® N, Japanisches Heilpflanzenöl
Rosskastanien-samen	▶ Varikosis, chronisch-venöse Insuffizienz ▶ Weichteilschwellungen nach OP/Trauma	Nicht zur Teezubereitung geeignet! Fertigarzneimittel, z.B. Venostasin®
Sägepalmen-früchte	▶ Miktionsbeschwerden bei Prostatahyperplasie	Tee, Fertigarzneimittel, z.B. Prostagutt® mono
Sennesblätter/-früchte	▶ Obstipation ▶ Zur leichten Darmentleerung z.B. bei Analfissuren, nach OP ▶ Darmreinigung, z.B. vor OP	Tee aus Blättern oder Früchten (milder). Tee nur einige Tage einnehmen. Fertigarzneimittel, z.B. Agioloax®
Spitzwegerich-kraut	▶ Atemwegsinfekte ▶ Mund- und Rachenentzündung	Tee, Fertigarzneimittel, z.B. Spitzwegerich-Hustensaft®, Broncholind® Hustensaft
Weißdornblätter mit Blüten	▶ Leichte Herzinsuffizienz ▶ Druck in der Herzgegend	Tee, Fertigarzneimittel, z.B. Crataegutt® Tbl.

Tab. 15.106: Übersicht über einige Heilpflanzen zur inneren Anwendung. In den genannten Fertigarzneien ist die betreffende Pflanze als wesentlicher Wirkstoff enthalten. [A400, O216]

15.15 Naturheilverfahren

Für die Pflegenden sind vor allem die verschiedenen Teezubereitungen bedeutsam, daneben Grundkenntnisse vor allem über frei verkäufliche Fertigarzneimittel auf Pflanzenbasis.

Viele Arzneipflanzen werden nur einmal jährlich, zur Zeit ihres höchsten Wirkstoffgehaltes, geerntet. Ein geringer Teil der Arzneipflanzen wird frisch verarbeitet, in Flaschen gefüllt und haltbar gemacht. Der größere Teil aber wird zerkleinert, getrocknet und zu einem späteren Zeitpunkt zubereitet. An Zubereitungsformen werden unterschieden:

- **Dekokt.** Abkochung mit Wasser, meist bei harten Pflanzenteilen (z. B. Wurzeln, Rinden)
- **Destillat** („Geist"). Konzentrierter Extrakt aus Drogen mit flüchtigen Wirkstoffen, durch Wasserdampfdestillation gewonnen
- **Elixier.** Tinktur mit Weingeist, evtl. mit Zusätzen (z. B. Extrakten, ätherischen Ölen)
- **Extrakt.** Konzentrierter Pflanzenauszug mit wässrigen, alkoholischen oder ätherischen Lösungsmitteln. Je nach Einengungsgrad unterscheidet man **Fluidextrakt**, **Spissumextrakt** (konzentriert) und **Trockenextrakt** (stark konzentriert)
- **Infus.** Aufguss mit kochendem Wasser, meist bei zarten Pflanzenteilen (z. B. Blüten, Blätter, Samen)
- **Mazeration.** Kaltwasserauszug, meist bei schleimhaltigen Drogen sowie Baldrian
- **Spezies (Teegemisch).** Mischung zerkleinerter oder ganzer Pflanzenteile. Zubereitung meist als Infus, je nach verwendeter Droge, aber auch aus Dekokt oder Mazeration. Ein Teerezept sollte genaue Angaben über Bestand-

Ätherisches Öl	Anwendungsgebiet
Lavendelöl	► Angstzustände, depressive Verstimmung ► Geschlossene Weichteilverletzungen, z. B. Prellung ► Nervosität, innere Unruhe ► Schlafstörungen ► Schmerzen
Minzöl	► Fieber ► Unkonzentriertheit, nachlassende Gedächtnisleistung ► Verdauungsstörungen, z. B. bei Meteorismus, Übelkeit, Erbrechen
Orangenöl	► Angstzustände, depressive Verstimmung ► Fieber ► Nervosität, innere Unruhe
Rosmarinöl	► Nachlassende Gedächtnisleistung, Antriebsschwäche ► Kreislaufbeschwerden ► Rheumatische Beschwerden
Zitronenöl	► Depressive Verstimmung ► Fieber

Tab. 15.107: Mögliche Anwendungsgebiete verschiedener ätherischer Öle.

teile, Zubereitungsform, Dosierung und Dauer der Anwendung enthalten
- **Tinktur.** Dünnflüssiger Drogenauszug, entspricht einer länger dauernden Mazeration mit Ethanol.

15.15.3 Aromatherapie

> **Aromatherapie:** Verwendung von natürlichen Duftstoffen (meist in Form von ätherischen Ölen) zu therapeutischen Zwecken.

In Deutschland werden ätherische Öle zur **Aromatherapie** derzeit am häufigsten zur Raumaromatisierung, als Zusatz im Waschwasser bei der Körperpflege, bei Massagen, Wickeln und Auflagen verwendet.

Handelt es sich um eine _pflegerische_ Maßnahme, z. B. um die Verwendung der ätherischen Öle bei der Körperpflege, wird vor der Anwendung die Zustimmung des Patienten eingeholt (bei Raumaromatisierung auch die der Mitpatienten), eine Geruchsprobe durchgeführt (empfindet der Patient den Geruch als angenehm oder unangenehm?), ggf. eine Alternative überlegt und ein Allergietest durchgeführt (Auftragen einer geringen Menge Öl in der Ellenbogenbeuge des Patienten und abwarten, ob Hautreaktionen auftreten).

Handelt es sich um eine _therapeutische_ Maßnahme, etwa um die Anwendung ätherischer Öle bei Inhalation oder Wickeln, muss sie ärztlich angeordnet werden.

Während und nach der Anwendung wird der Patient auf körperliche Reaktionen, psychisches Befinden und Gefühlsreaktionen beobachtet und um ein Feedback gebeten.

Literatur und Kontaktadressen

📖 Literaturnachweis

1. Bundesärztekammer: Stellungnahme der Deutschen Krankenhausgesellschaft zur Durchführung von Injektionen, Infusionen und Blutentnahmen durch das Krankenpflegepersonal vom 11. März 1980. In: Deutsches Ärzteblatt, Heft 27 (3.7.1980), S. 1709–1710.

2. Loczenski, B.: Hygiene in der Pflege – Teil 9: Infusionen und Injektionen: Vor Infektionen und Nadelstichverletzungen schützen. In: Pflegezeitschrift 3/2006, S. 147–147.

3. ebda, S. 145.

4. Robert Koch-Institut (RKI): Prävention Gefäßkatheterassoziierter Infektionen. Veröffentlichungen des Robert Koch-Instituts. In: Bundesgesundheitsblatt 11/2002, S. 907–924.

5. Endres, H.: Neue und alte Empfehlungen zur Prävention der Katheter-assoziierten Sepsis. In: Anasthesiol Intensivmed Notfall 2003, S. 389–392.

6. Robert Koch-Institut (RKI): Prävention Gefäßkatheterassoziierter Infektionen. Veröffentlichungen des Robert Koch-Instituts. In: Bundesgesundheitsblatt 11/2002, S. 907–924.

7. Brandstätter, M.: Parenterale Ernährung. Indikation, Techniken, Organisation. Urban & Fischer Verlag, München 2002.

8. Endres, H.: Neue und alte Empfehlungen zur Prävention der Katheter-assoziierten Sepsis. In: Anasthesiol Intensivmed Notfall 2003, S. 389–392.

9. Vgl. Kalde, S. et. al. (Hrsg.): Enterale Ernährung. 3. Aufl., Urban & Fischer Verlag, München 2002.

10. Kalde, S. 35–61.

11. Protz, K.: Moderne Wundversorgung. Elsevier/Urban & Fischer Verlag, München 2005.

12. Danzer, S.: Wundheilungsbeeinflussende Faktoren: Den Patienten als Ganzes sehen. In: Pflegezeitschrift 6/2005, S. 352–354.

13. Protz, K.: Moderne Wundversorgung. Elsevier/Urban & Fischer Verlag, München 2005.

14. ebda.

15. Kramer, A. et al.: Konsensuserklärung zur Auswahl für die Wundantiseptik. In: ZfW (Zeitschrift für Wundbehandlung) 3/2004, S. 110 ff.

Weiterführende Literatur ☞ 🖥

✉ Kontaktadressen

1. Nationale Kontakt- und Informationsstelle zur Anregung und Unterstützung von Selbsthilfegruppen, Wilmersdorfer Straße 39, 10627 Berlin,
Tel.: 0 30/31 01 89 60,
Fax: 0 30/31 01 89 70,
www.nakos.de

2. Initiative Chronische Wunden e.V. (ICW), Kuhtor 2, 37170 Uslar,
Tel.: 0 55 71/3 02 93 15
Fax: 0 55 71/3 02 93 19
www.icwunden.de

   Wundzentrum Hamburg e.V., Langelohstraße 16, 22609 Hamburg,
Tel.: 0 40/7 66 13 60,
Fax: 0 40/68 87 74 55,
ww.wundzentrum-hamburg.de

   www.diewundeverbindet.de
www.werner-sellmer.de

3. Deutsche Stiftung Organtransplantation (DSO), Emil-von-Behring-Passage, 63263 Neu-Isenburg,
Tel.: 0 61 02/3 00 80,
Fax: 0 61 02/3 00 81 88,
www.dso.de

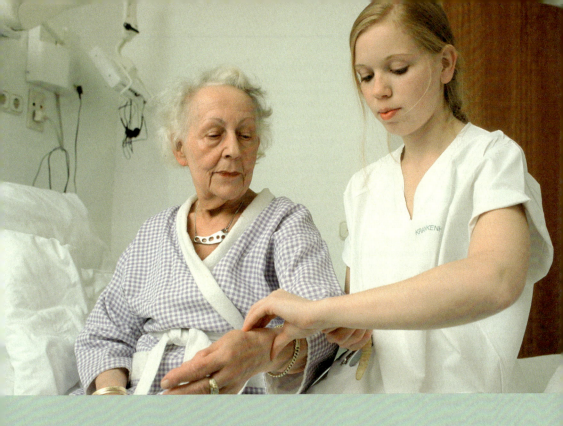

16 Pflege von Menschen mit Herzerkrankungen

16.1	**Pflege von Menschen mit Herzerkrankungen 696**	16.3.2	Belastungs-EKG 704	**16.7**	**Herzrhythmusstörungen .. 719**
16.1.1	Situation des Patienten 696	16.3.3	Langzeit-EKG 705	16.7.1	Extrasystolen 719
16.1.2	Beobachten, Beurteilen, Intervenieren 696	16.3.4	Echokardiographie 705	16.7.2	Tachykarde Herzrhythmusstörungen 720
		16.3.5	Myokardszintigraphie 705		
16.1.3	Messung des zentralen Venendrucks 696	16.3.6	Herzkatheterdiagnostik 705	16.7.3	Reizleitungsstörungen des Herzens 722
		16.4	**Herz- und Herzklappenfehler 707**		
16.1.4	Pflege bei Herzoperationen .. 698			16.7.4	Bradykarde Herzrhythmusstörungen 723
16.2	**Hauptbeschwerden und Leitbefunde in der Kardiologie 700**	16.4.1	Angeborene Herzfehler 707		
		16.4.2	Erworbene Herzklappenfehler 707	16.7.5	Herzschrittmachertherapie ... 723
16.2.1	Thoraxschmerz („Herzschmerz") 700			**16.8**	**Entzündliche Herzerkrankungen 724**
		16.5	**Durchblutungsstörungen des Herzens 709**		
16.2.2	Herzklopfen, Herzrasen, Herzstolpern 701			16.8.1	Endokarditis 724
		16.5.1	Koronare Herzkrankheit (KHK) 709	16.8.2	Myokarditis 725
16.2.3	Synkopen 701	16.5.2	Akutes Koronarsyndrom und Herzinfarkt 712	16.8.3	Perikarditis 725
16.2.4	Zyanose 701			**16.9**	**Kardiomyopathien 726**
16.3	**Der Weg zur Diagnose in der Kardiologie 702**	**16.6**	**Herzinsuffizienz 715**		
		16.6.1	Chronische Herzinsuffizienz .. 716		Literatur und Kontaktadressen 726
16.3.1	Ruhe-EKG 702	16.6.2	Akute Herzinsuffizienz 718		
		16.6.3	Akutes Lungenödem 718		

Fallbeispiel ☞ 💻

Die medizinischen Fachgebiete

Kardiologie: Teilgebiet der Inneren Medizin, das sich mit den Erkrankungen des Herzens und der herznahen Gefäße einschließlich der konservativen und katheterinterventionellen Therapien befasst.

Kinderkardiologie: Teilgebiet der Pädiatrie, das Erkennung und konservative Behandlung von Herz-Kreislauf-Erkrankungen im Kindes- und Jugendalter zum Gegenstand hat.

Herzchirurgie *(Kardiochirurgie):* Eigenständiges medizinisches Fachgebiet, das die Diagnostik, operative und postoperative Behandlung von Fehlbildungen, Klappenerkrankungen und Verletzungen des Herzens, der herznahen Gefäße und des Mediastinums umfasst.

16.1 Pflege von Menschen mit Herzerkrankungen

Blutdruckkontrolle ☞ *12.3.2.2*
Pulskontrolle ☞ *12.3.1.2*

16.1.1 Situation des Patienten

Akut Herzkranke werden in der Regel auf einer speziellen Überwachungs- oder Intensivstation mithilfe eines Überwachungsmonitors (Intensivpflege ☞ 💻) kontinuierlich überwacht, um plötzliche Veränderungen, etwa Herzrhythmusstörungen, rechtzeitig erkennen und behandeln zu können. Auch auf der Allgemeinstation kontrollieren die Pflegenden regelmäßig die Vitalzeichen des Patienten. Sie beobachten sein Befinden, nehmen die von ihm geäußerten Beschwerden ernst und unterstützen ihn je nach seinen Einschränkungen.

> **Vorsicht**
> Auch wenn der Patient tagtäglich über dieselbe Symptome klagt, ist er immer ernst zu nehmen, da die Beschwerden auf eine Verschlechterung hinweisen können.

Viele Patienten plagen Ängste, die sich häufig sowohl auf ihre berufliche als auch auf ihre gesundheitliche Zukunft beziehen. In dieser Zeit helfen die Pflegenden dem Patienten durch Anteilnahme und Gesprächsbereitschaft (☞ 5.5). Sie beziehen ihn aktiv in alle Maßnahmen ein, treffen Entscheidungen *gemeinsam* mit ihm und beraten ihn zu einem *gesundheitsfördernden Verhalten* (☞ Kap. 8).

Bei der Neuorientierung ist vielen Patienten die Kontaktaufnahme zu Selbsthilfegruppen, Koronarsportgruppen oder der *Deutschen Herzstiftung* eine große Hilfe. (✉ 1, 2, 3)

16.1.2 Beobachten, Beurteilen und Intervenieren

Atmung

Herzkranke Patienten leiden oft unter *Atemnot* (Dyspnoe ☞ auch 16.6.1, 18.2.1), die sich unter Belastung und im Liegen verschlimmert und beim Aufsetzen bessert. Daher werden Herzkranke auf Atembeschwerden beobachtet. Atemunterstützende Maßnahmen (☞ 12.2.5.2 – 12.2.5.7) verschaffen dem Kranken oft Linderung.

Bewegung

In der Akutphase soll der Herzkranke auf körperliche Anstrengung verzichten. Im weiteren Verlauf entscheidet der Arzt je nach Art und Schwere der Erkrankung, welche körperliche Belastung sich der Patient zumuten darf.

Muss der Patient strenge Bettruhe einhalten, empfindet er meist die Oberkörperhochlagerung bis hin zur **Herzbettlage** (☞ Abb. 16.1) als angenehm, bei der er sowohl Füße als auch Hände abstützen kann. Je nach Zustand sind Dekubitus-, Thrombose-, Pneumonie- und/oder Kontrakturenprophylaxe erforderlich.

Ernährung

Viele Risikofaktoren für kardiovaskuläre Erkrankungen sind ernährungsabhängig (z. B. Übergewicht ☞ 21.7.1, Hyperlipoproteinämie ☞ 21.7.2) und können durch eine Ernährungsumstellung positiv beeinflusst werden. Ärzte, Pflegende und Diätassistenten bemühen sich gemeinsam, den Patienten von der Notwendigkeit einer Ernährungsumstellung zu überzeugen und informieren ihn über geeignete Nahrungsmittel und Zubereitungsarten.

Ausscheidung

Die bei Herzkranken oft erforderliche körperliche Schonung und eine evtl. Be-

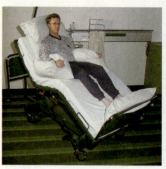

Abb. 16.1: Die Herzbettlage mit Oberkörperhoch- und Beintieflagerung erleichtert die Atmung und entlastet das Herz. Sie ist in Standard-Krankenbetten nicht möglich; geeignet sind Sitzwagen oder Herzbetten mit nach unten verstellbarem Fußende. [K183]

schränkung der Trinkmenge begünstigen das Entstehen einer Obstipation. Da obstipationsbedingtes Pressen das Herz belastet und Atemnot auslösen kann, ist auf weichen Stuhlgang zu achten und eine Obstipationsprophylaxe (☞ 12.7.2.5) durchzuführen. Bei bestehender Obstipation werden nach Arztrücksprache Abführmittel (*Laxantien* ☞ Pharma-Info 19.7), Klistiere oder Einläufe verabreicht.

Häufig sind tägliche Gewichtskontrollen oder eine Flüssigkeitsbilanzierung (☞ 12.7.1.2) angezeigt, z. B. um bei einer Herzinsuffizienz Ausmaß und Verlauf der Flüssigkeitseinlagerungen bestimmen zu können. Bei schwerer Herzinsuffizienz kann ein Blasendauerkatheter mit Messen der Urinmenge nötig sein.

Körpertemperatur

Bei entzündlichen Herzerkrankungen (☞ 16.8) wird die Körpertemperatur engmaschig überprüft, da sie rasch sehr hohe Werte erreichen kann.

Generell werden fiebersenkende Maßnahmen bei Herzkranken großzügiger eingesetzt als bei Herzgesunden, da die mit Fieber einhergehende Steigerung der Herzarbeit den Kranken gefährden kann.

16.1.3 Messung des zentralen Venendrucks

Zentraler Venendruck (kurz *ZVD*): Blutdruck im intrathorakalen Hohlvenensystem. Maß für die Funktion des rechten Herzens und den Füllungszustand des venösen Systems.

Bei den meisten Patienten reichen regelmäßige Kontrollen von Puls und Blutdruck (☞ 12.13.1.2, 12.13.2.2) zur Kreislaufbeurteilung aus. Manchmal muss hierzu jedoch der **zentrale Venendruck** bestimmt werden, also der Druck in den großen intrathorakalen Venen.

Hauptindikationen der ZVD-Messung sind die Überwachung der Herz-Kreislauf-Funktion von Schwerkranken (z. B. bei Schockgefahr, hochgradiger Herzinsuffizienz) sowie des Flüssigkeitshaushaltes (z. B. bei Infusionstherapie).

Gemessen wird der ZVD in der oberen Hohlvene unmittelbar vor dem rechten Vorhof. Voraussetzung ist ein korrekt liegender zentraler Venenkatheter (☞ 15.4.4).

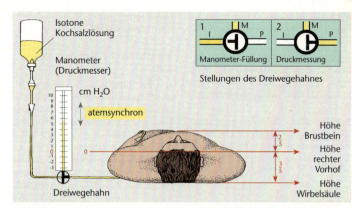

Abb. 16.2: Messprinzip der ZVD-Messung. I = Infusions-Schenkel; M = Manometer-Schenkel; P = Patienten-Schenkel. [A400-190]

Durchführung der ZVD-Messung mit einer Wassersäule		
Benötigtes Material	▸ Händedesinfektionsmittel, Desinfektionsspray ▸ Thoraxschublehre mit eingebauter Wasserwaage (☞ Abb. 16.4) ▸ Wasserfester Markierungsstift	▸ ZVD-Set (z. B. Medifix®) mit Infusionssystem: Verbindungsschlauch zur Infusion, zum ZVK sowie zur Messleiste und Dreiwegehahn ▸ Infusionsständer und Messleiste (in cm H$_2$O graduiert) ▸ NaCl 0,9% zur Infusion (wegen des geringen Verbrauchs 100- bzw. 250-ml-Flasche ausreichend)
Vorbereitungen	▸ Messleiste an den Infusionsständer klemmen (Nullpunkt etwa in Patientenniveau) ▸ Bei Glasflaschen Stopfen der Infusionsflasche desinfizieren (☞ 16.5.2), Einwirkzeit beachten ▸ Hände desinfizieren ▸ Sterile Verpackung des ZVD-Sets öffnen ▸ Dorn des Infusionssystems in die Infusionsflasche einstechen, Rollenklemme schließen ▸ Infusionsflasche am Infusionsständer aufhängen ▸ Messschlauch mit Filterende nach oben in die dafür vorgesehenen Halterungen der Messleiste klemmen, dabei Verbindungsleitung zum Patienten nicht auf den Boden fallen lassen	▸ Luftfilter an der Tropfkammer schließen, Flüssigkeitsspiegel in der Tropfkammer schaffen ▸ Infusionssystem, Verbindungsleitung zum Patienten und Messschlauch durch Umschalten des Dreiwegehahns und Öffnen der Rollenklemme und des Luftfilters an der Tropfkammer luftleer machen (Messschlauch bis ungefähr zum Oberrand der Messleiste füllen, Bakterienfilter nicht benetzen). Rollenklemme schließen ▸ Dreiwegehahn in Richtung Infusion – Patient öffnen, in Richtung Patient-Messschlauch muss der Dreiwegehahn geschlossen sein ▸ Verbindungsleitung zum Patienten an der Rollenklemme festklemmen ▸ Patienten informieren, in flache Rückenlage bringen, Kopfkissen entfernen und Thoraxbereich aufdecken (kann der Patient nicht flach liegen, ggf. Nullpunkt modifizieren und dokumentieren)
Bestimmung des äußeren Nullpunktes (Der Nullpunkt entspricht der Höhe des rechten Vorhofes)	▸ Messpunkt ertasten: 3–4 Querfinger oberhalb des Processus xiphoideus (Schwertfortsatz des Brustbeins) ▸ Thoraxschublehre ansetzen und unteren Schenkel unter den Oberkörper des Patienten schieben. Dabei den Schenkel mit der Hand beim Einführen abdecken, um den Patienten vor Verletzungen zu schützen	▸ Oberen Schenkel der Schublehre an vordere Thoraxwand anlegen und austarieren ▸ Stahlstift zwischen oberem und unterem Schenkel zeigt den Nullpunkt (Messpunkt) an ▸ Nullpunkt mit wasserfestem Stift markieren
Messvorgang	▸ Durch Verschieben der Messleiste am Infusionsständer bzw. Verstellen der Betthöhe Zeiger an der Messleiste mit dem Nullpunkt auf gleiche Höhe bringen (☞ Abb. 16.5) ▸ Verbindungsleitung des ZVD-Sets zum Patienten mit dem Dreiwegehahn des Venenkatheters verbinden ▸ Parallel laufende Infusionen unterbrechen (z. B. durch Schließen der Rollenklemme) ▸ Dreiwegehahn des Venenkatheters in Richtung Patient ZVD-Set öffnen ▸ Rollenklemme kurz öffnen, um den Venenkatheter mit NaCl-Lösung durchzuspülen ▸ Rollenklemme schließen ▸ Dreiwegehahn des ZVD-Systems in Richtung Patient – Messleiste öffnen	▸ Flüssigkeitssäule im Messschenkel beobachten. Hat sie sich unter atemsynchronen Schwankungen um einen Messwert eingependelt, entspricht das obere Ende der Flüssigkeitssäule im Messschenkel dem ZVD-Wert (☞ Abb. 16.6) ▸ Dreiwegehahn des Venenkatheters zum ZVD-Set schließen und alle gestoppten Infusionen wieder laufen lassen ▸ Dreiwegehahn des ZVD-Systems wieder in Richtung Infusion – Messschenkel öffnen und diesen zur Wiederverwendung auffüllen ▸ Das ZVD-Set sollte zur Infektionsprophylaxe nach Möglichkeit am Dreiwegehahn des Venenkatheters angeschlossen bleiben. Ist dies nicht möglich, ZVD-Set vom Patienten abkoppeln und den Dreiwegehahn des Venenkatheters sowie das Systemende des ZVD-Sets mit sterilen Stöpseln verschließen. Verbindungsleitung zum Patienten unter Wahrung der Sterilität wieder an der Rollenklemme befestigen
Nachbereitung	▸ Patienten bequem lagern ▸ ZVD-Wert und Besonderheiten der Messung (z. B. keine flache Rückenlage des Patienten) dokumentieren	▸ Materialien entsorgen

Tab. 16.3: Durchführung der ZVD-Messung.

16 Pflege von Menschen mit Herzerkrankungen

Die ZVD-Messung gehört zu den Aufgaben der Pflegenden und erfolgt auf ärztliche Anordnung.

Der normale ZVD beträgt 2–12 cm H_2O bzw. 1,5–9 mmHg (1 mmHg $\cong$ 1,32 cm H_2O; 1 cm H_2O $\cong$ 0,75 mmHg). Atemabhängig treten geringe Schwankungen auf.

Bei Hypovolämie (Volumenmangel) ist der ZVD erniedrigt, bei Hypervolämie, Herzinsuffizienz (vor allem Rechtsherzinsuffizienz ☞ 16.6.2), Lungenembolie (☞ 18.10.1), Einengung der Vena cava oder *Perikardtamponade* (☞ 16.5.2) erhöht.

Tipps zum richtigen ZVD-Messen
- Ein einzelner ZVD-Wert hat eher geringe Aussagekraft. Erst im Vergleich mehrerer Werte kann eine Tendenz abgeschätzt werden
- Falsch hohe Werte können sich beispielsweise bei beatmeten Patienten ergeben, die während der Messung gegen den Respirator atmen (Intensivpflege ☞ 💻), bei adipösen Patienten und bei Patienten mit Aszites wegen des erhöhten intrathorakalen Drucks. Eine Fehllage des Katheters führt ebenfalls zu falschen Messergebnissen
- Vor jeder ZVD-Messung wird der Patient in dieselbe Lage (möglichst flache Rückenlage) gebracht, der Nullpunkt überprüft und der Zeiger der Messleiste mit dem angezeichneten Nullpunkt abgestimmt, da die Ergebnisse sonst nicht vergleichbar sind. Abweichungen von der flachen Rückenlage ohne Kopfkissen werden immer dokumentiert
- Ist eine flache Rückenlage des Patienten nicht möglich, kann auch in einer anderen Lage (immer die gleiche) gemessen werden. Es ist dann jedoch nur eine Verlaufsbeobachtung des ZVD (gleich bleibend, ansteigend oder absinkend) möglich.

Durchführung der ZDV-Messung mit einer Wassersäule ☞ Tabelle 16.3

Elektronische Messung des ZVD

Auf der Intensivstation wird der ZVD meist elektronisch über einen mit dem zentralen Venenkatheter verbundenen Druckwandler gemessen, der wiederum an den Überwachungsmonitor angeschlossen ist (Intensivpflege ☞ 💻). Die Maßeinheit ist dann mmHg. Angaben über Verwendung der benötigten Materialien und Durchführung der Messung werden von den jeweiligen Firmen herausgegeben.

Damit die Messung von den Pflegenden durchgeführt werden kann, müssen sie gemäß des Medizinproduktegesetzes (MPG) geschult und eingewiesen werden.

Wie oft ZVD-Systeme gewechselt werden müssen, ist unterschiedlich: Bei der Messung mit einer Wassersäule handelt es sich um offene Systeme, die nach 24–72 Std. gewechselt werden. Bei den geschlossenen Systemen der elektronischen Messung wird meist ein Wechsel alle 96 Std. für ausreichend erachtet. (📖 1)

16.1.4 Pflege bei Herzoperationen

Herzoperationen erfordern einen hohen personellen und technischen Aufwand und sind daher speziellen **Herzzentren** mit besonders geschultem Personal vorbehalten.

- Bei **geschlossenen Herzoperationen** *(Operationen am geschlossenen Herzen)* wird die Herztätigkeit während der Operation gar nicht oder nur für kurze Zeit unterbrochen. Der Kreislauf des Patienten wird nicht umgeleitet (☞ unten)
- Bei **offenen Herzoperationen** *(Operationen am eröffneten Herzen)* sind Herztätigkeit und Kreislauf für längere Zeit unterbrochen, ihre Funktionen werden während dieser Zeit von Maschinen übernommen.

Offene Herzoperationen werden vor allem zur Korrektur von Herz- oder Herzklappenfehlern (☞ 16.4.1, 16.4.2), zur Anlage eines koronaren Bypasses bei Koronarer Herzkrankheit (☞ 16.5.1) sowie zur Herztransplantation durchgeführt.

Häufigster Zugang ist die **mediane Längssternotomie,** d. h. die Längsspaltung des Sternums in der Mittellinie.

Technische Voraussetzungen offener Herzoperationen

Die meisten der oben genannten Eingriffe erfordern ein längeres „Stilllegen" des Herzens und/oder Abklemmen der Herzkranzarterien, was ohne besondere Maßnahmen zu irreversiblen Schäden an Herz und/oder Gehirn führen würde. *Extrakorporale Zirkulation* sowie *Hypothermie* und *Kardioplegie* als myokardprotektive Maßnahmen (protektiv = schützend) verlängern die zur Verfügung stehende Zeit.

Extrakorporale Zirkulation

Extrakorporale Zirkulation *(EKZ, extrakorporaler Kreislauf, EKK):* Mit dem Blutkreislauf verbundener künstlicher Blutkreislauf außerhalb des Körpers zur vorübergehenden Ausschaltung eines Kreislauf- oder Gefäßabschnittes. Meist als venoarterielle Umleitung mittels **Herz-Lungen-Maschine** bei teilweisem oder (meist) völligem Ausschalten von Herz und Lunge aus dem Körperkreislauf (**kardiopulmonaler Bypass**), aber auch Bestandteil extrakorporaler Blutreinigungsverfahren (☞ 29.1.6).

Bei der **extrakorporalen Zirkulation** werden Herz-, Kreislauf- und in der Re

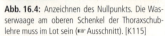

Abb. 16.4: Anzeichnen des Nullpunkts. Die Wasserwaage am oberen Schenkel der Thoraxschublehre muss im Lot sein (☞ Ausschnitt). [K115]

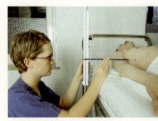

Abb. 16.5: Ausrichten des Zeigers der Messleiste auf den Nullpunkt. Die Pflegekraft begibt sich dazu auf Augenhöhe. [K115]

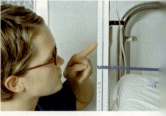

Abb. 16.6: Ablesen des Messwertes an der Oberkante des Flüssigkeitsspiegels. [K115]

698

gel auch Lungenfunktion des Patienten von einer Maschine, der **Herz-Lungen-Maschine** (kurz *HLM*), übernommen. Da das Blut an Herz und Lunge vorbeigeleitet wird, spricht man auch von einem *kardiopulmonalem Bypass*.

Hypothermie

Mit sinkender Körpertemperatur nehmen Stoffwechselaktivität und Sauerstoffverbrauch des Organismus ab und die Ischämietoleranz von Herz und Gehirn zu (*Ischämietoleranz* = Widerstandsfähigkeit von Geweben gegenüber Durchblutungsminderung oder -unterbrechung). Daher werden Herzoperationen in **Hypothermie** *(Unterkühlung)* von 26–30 °C durchgeführt. Diese wird meist durch *Blutkühlung* in der Herz-Lungen-Maschine erzielt *(Wärmetauscher* ☞ Abb. 16.7).

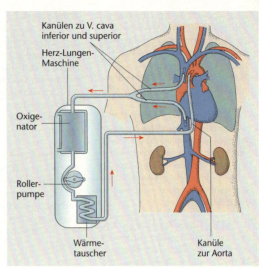

Abb. 16.7: Funktionsprinzip einer Herz-Lungen-Maschine (Schemazeichnung). Venöses Blut wird aus Hohlvenen oder rechtem Vorhof in die Herz-Lungen-Maschine geleitet. Als Erstes nimmt es im Oxigenator Sauerstoff auf und gibt Kohlendioxid ab. Danach passiert das Blut die Rollerpumpe, die es vorantreibt. Im Wärmetauscher wird das Blut je nach Erfordernissen gekühlt oder erwärmt, bevor es in eine große Körperarterie zurückgeleitet wird. [A400-190]

Kardioplegie

> **Kardioplegie** *(Herzlähmung):* Künstlich herbeigeführter, reversibler Herzstillstand.

Die meistverwendete Methode ist die **Perfusionskardioplegie** mit *kardioplegischer Lösung nach Bretschneider*. Dabei wird eine kaliumhaltige Spüllösung in die Koronararterien infundiert, was zum Herzstillstand in der Diastole führt.

Minimalinvasive Eingriffe in der Herzchirurgie

Etwa 20% aller Eingriffe an herzchirurgischen Zentren können derzeit ohne großflächige Eröffnung des Brustkorbs als minimalinvasive Eingriffe durchgeführt werden.

Dabei werden im Wesentlichen zwei Operationsverfahren angewandt:
- Eingriffe am schlagenden Herzen ohne Einsatz der Herz-Lungen-Maschine über einen seitlich zwischen den Rippen angelegten kleinen Schnitt (lediglich das Operationsgebiet wird mit speziellen Instrumenten ruhig gestellt). Diese Technik eignet sich insbesondere für Eingriffe an den Koronararterien. Auf diese Weise durchgeführte Bypass-Operationen heißen **MIDCAB-Operationen** *(Minimalinvasive direkte Coronararterien-Bypassoperation).* Bei vergleichbarer Technik, aber Zugang über eine Sternotomie spricht man von **OPCAB-Operation** *(off pump coronary artery bypass)*
- Eingriffe mit Einsatz der Herz-Lungen-Maschine. Dabei wird die Herz-Lungen-Maschine entweder über Blutgefäße in der Leiste angeschlossen und die Operation über einen kleinen seitlichen Schnitt am Brustkorb vorgenommen **(Port-Access-System)** oder das obere Drittel des Sternums durchtrennt **(Ministernotomie)** und darüber sowohl die Herz-Lungen-Maschine angeschlossen als auch die Operation vorgenommen.

Komplikationen

Allgemeine OP-Risiken ☞ 15.10.2

Hauptkomplikationen von Herzoperationen sind:
- Nachblutungen im Operationsgebiet
- (Generalisierte) Blutungen infolge Gerinnungsstörungen
- Atemstörungen bis hin zur Ateminsuffizienz
- Zerebrale Ausfälle bis hin zum zerebralen Insult (☞ 33.5), z. B. durch Luftembolie oder Kalkembolisation (nach Klappenoperationen)
- Postoperative Durchgangssyndrom mit z. T. länger anhaltender Verwirrtheit
- Herz-Kreislauf-Störungen bis hin zum Herzinfarkt und Kreislaufversagen
- Aseptische Lockerung oder Wundinfektionen am Sternum.

Intraaortale Ballonpumpe

Zur Unterstützung des Kreislaufs bei einer akuten intra- oder postoperativen Herzinsuffizienz, aber auch bei Herzversagen anderer Ursache (etwa kardiogenem Schock nach Herzinfarkt), kann eine **intraaortale Ballonpumpe** *(IABP)* eingesetzt werden.

Ein Katheter mit einem aufblasbaren Gummiballon wird über die A. femoralis bis in die Aorta descendens vorgeschoben und mit einer Pumpe verbunden, die den Gummiballon des Katheters in der Diastole EKG-getriggert aufbläst. Durch die Druckerhöhung in der Diastole wird Blut aus der Aorta in die Koronargefäße zurückgepresst, die Koronargefäße werden besser durchblutet und damit die Herzfunktion verbessert. Beim Einsetzen der Systole ist der Gummiballon wieder leer, das Blut aus der Aorta gelangt in den Körperkreislauf.

Präoperative Pflege

Allgemeine präoperative Pflege ☞ 15.10.2

- Die Pflegenden organisieren alle angeordneten Untersuchungen: EKG, Blutuntersuchungen (wegen der intraoperativen Hypothermie einschließlich Kälteantikörper), Blutgruppenbestimmung, Röntgen-Thorax, Lungenfunktionsprüfungen, Echokardiographie (☞ 16.3.4), Sonographie der hirnversorgenden Gefäße (☞ 14.6.7 und 33.3.3) sowie invasive Untersuchungen (v. a. Herzkatheteruntersuchung). Bei entzündlichen Prozessen, z. B. bei bakterieller Endokarditis (☞ 16.8.1), sind eine HNO- und zahnärztliche Konsiliaruntersuchung zur Fokussuche erforderlich
- Da die Lunge während des Einsatzes der Herz-Lungen-Maschine nicht belüftet wird, kommt der Pneumonieprophylaxe besondere Bedeutung zu. Pflegende und/oder Physiotherapeuten

16 Pflege von Menschen mit Herzerkrankungen

üben schon vor der Operation mit dem Patienten Atem- und Abhusttechniken ein und erinnern ihn ggf. immer wieder an die mindestens zweiwöchige Nikotinkarenz vor der Operation
▸ Nahrungsabbau und Darmreinigung richten sich nach dem geplanten Eingriff
▸ Die Rasur erfolgt erst unmittelbar vor der Operation und umfasst den gesamten vorderen Rumpf vom Hals bis zu den Leisten einschließlich der Achsel- und Schambehaarung. Vor einer Bypass-Operation mit geplanter Entnahme von Beinvenen werden zusätzlich beide Beine enthaart.

Bei allen Pflegemaßnahmen berücksichtigen die Pflegenden die enorme psychische Belastung des Patienten. Die bevorstehende Operation am Herzen, einem lebenswichtigen Organ, löst vitale Ängste aus, mit denen jeder Patient anders umgeht. Vertrauensvolle Gespräche können dem Patienten helfen, seine Sorgen und Befürchtungen abzubauen.

Postoperative Pflege

Allgemeine postoperative Pflege
☞ *15.10.4*

Bei komplikationslosem Verlauf kann der Patient nach vielen Operationen bereits am ersten postoperativen Tag von der Intensiv- auf die Allgemeinstation verlegt werden.

Krankenbeobachtung

Die Vitalzeichen des Patienten werden regelmäßig, ggf. über einen Monitor, kontrolliert. Besonders ist auf die Herz-Kreislauf-Funktionen zu achten, da (tachykarde) Herzrhythmusstörungen in der ersten postoperativen Woche nicht selten sind.

Flüssigkeitsbilanzierung, tägliche Überprüfung des Gewichts und Kontrolle der Trinkmenge sollen einer Volumenüberlastung des Herzens mit Herzinsuffizienz vorbeugen.

Lagerung

Patienten nach einer Sternotomie werden in den ersten postoperativen Tagen auf dem Rücken mit leicht erhöhtem Oberkörper gelagert. Nach einer antero- oder posterolateralen (Mini-)Thorakotomie werden die Patienten abwechselnd mit leicht erhöhtem Oberkörper auf dem Rücken oder der Seite gelagert.

Prophylaxen

Durch die intraoperative Unterbrechung der Lungenbelüftung (bei Einsatz der Herz-Lungen-Maschine) ist die Pneumoniegefahr, durch die Hypothermie und die mehrtägige Lagerung auf dem Rücken die Dekubitusgefahr besonders hoch. Alle notwendigen Prophylaxen werden dementsprechend sorgfältig durchgeführt.

Ernährung

Am OP-Tag und am 1. postoperativen Tag wird der Patient parenteral ernährt. Am 2. postoperativen Tag darf er flüssige Kost zu sich nehmen. Nach dem Abführen am 2. oder 3. postoperativen Tag kann der Patient dann feste Nahrung erhalten.

Mobilisation

Die Mobilisation richtet sich nach dem Zustand des Patienten. Vielfach ist eine Frühmobilisation ab dem ersten postoperativen Tag möglich.

Ruckartige und asymmetrische Bewegungen des Oberkörpers sind nach einer Sternotomie zu vermeiden, ebenso starkes Dehnen des Thorax, beispielsweise beim Hochziehen am Bettbügel oder durch Aufstützen auf beide Arme. Besser als ein Bettbügel ist das Anbringen einer Strickleiter am Bettenende, an der sich der Patient im Sitzen festhalten kann. Die Pflegenden unterstützen ihn z. B. mit einem Arm unter den Schultern beim Aufsetzen.

Wunde, Wundversorgung

Die Naht und die Drainageaustrittsstellen werden täglich inspiziert und der Verband in den ersten Tagen täglich gewechselt.

Wurde ein Pulmonaliskatheter gelegt (☞ 16.3.6), wird dieser ebenso wie die substernale und die Perikarddrainage (beide mit Sog) am 2. postoperativen Tag entfernt.

Evtl. liegende Herzschrittmacherelektroden werden über die ausgeleiteten Schrittmacherdrähte nach 8–10 Tagen gezogen, die Wundfäden bzw. -klammern am 10.–12. postoperativen Tag.

Verlegung

Nach Zustandstabilisierung wird der Patient bei komplikationslosem Verlauf nach ca. einer Woche in ein wohnortnäheres Krankenhaus oder in eine Reha-Klinik verlegt. (▢ 2)

16.2 Hauptbeschwerden und Leitbefunde in der Kardiologie

Atemnot (Dyspnoe) ☞ *18.2.1*
Lungenödem ☞ *16.6.3*

16.2.1 Thoraxschmerz („Herzschmerz")

„Herzschmerzen": Im allgemeinen Sprachgebrauch alle Schmerzen in der linken Thoraxhälfte *(linksthorakal)* oder hinter dem Sternum *(retrosternal).*

Die wichtigsten Krankheitsbilder, die sich in **Thoraxschmerzen** („Herzschmerzen") äußern können, sind:
▸ *Koronare Herzkrankheit* (kurz *KHK* ☞ 16.5.1)
 – *Angina pectoris* (☞ 16.5.1): vor allem bei Belastung Schmerz und Engegefühl in der Herzgegend, oft ausstrahlend in linken Arm oder Hals, evtl. Atemnot. Besserung auf Gabe von Nitraten (☞ Pharma-Info 16.20) oder bei körperlicher Ruhe
 – *Akutes Koronarsyndrom* (☞ 16.5.2): plötzlich heftigste retrosternale Schmerzen, häufig starke Unruhe und Todesangst. Keine wesentliche Besserung durch Ruhe oder Nitratgabe
▸ *Perikarditis* (☞ 16.8.3): meist atem- und lageabhängige Schmerzen, oft flache Atmung, Fieber
▸ *Bluthochdruck-Krisen* (17.4.2): ähnlich Angina pectoris
▸ *Dissezierendes Aortenaneurysma* (☞ 17.5.6): akute, heftige Thoraxschmerzen, oft retrosternal mit Ausstrahlung zwischen die Schulterblätter
▸ *Lungenembolie* (☞ 18.10.1): atemabhängige Thoraxschmerzen (meist inspiratorisch stärker), Atemnot, Zyanose (☞ 16.2.4), Schocksymptomatik
▸ *Pneumothorax* (☞ 18.9): Thoraxschmerzen, Atemnot, asymmetrische Atembewegungen, einseitig eingeschränkte oder fehlende Atemgeräusche
▸ *Erkrankungen des Magen-Darm-Traktes:* z. B. bei Entzündungen der Speiseröhre *(Ösophagitis* ☞ 19.4.1), Magenschleimhautentzündungen *(Gastritis* ☞ 19.5.2), Magen- und Zwölffingerdarmgeschwüren *(Ulcus ventriculi, Ulcus duodeni* ☞ 19.5.3) sowie Gallenwegs- und *Bauchspeicheldrüsenerkrankungen* (☞ 20.5, 20.6)

16.2 Hauptbeschwerden und Leitbefunde in der Kardiologie

16

▸ *Interkostalneuralgie:* Nach vorne ziehende Schmerzen durch Reizung der Zwischenrippennerven bzw. deren Wurzeln, z. B. bei Herpes zoster oder Veränderungen der Brustwirbelsäule
▸ *Muskuläre Verspannungen:* gelegentlich Angina-pectoris-ähnliche Beschwerden durch muskuläre Verspannungen. Ausgelöst nicht durch allgemeine Belastung, sondern durch *bestimmte* Rumpf- oder Armbewegungen
▸ *Seelischer Stress.*

Insbesondere bei erstmaligem Auftreten der Schmerzen ist eine Klärung der Ursache ohne Hilfsmittel (EKG, Sonographie, Labor) kaum möglich.

> Jeder akute „Herzschmerz" wird bis zum Beweis des Gegenteils als bedrohlich eingestuft.

Erstmaßnahmen bei akuten Thoraxschmerzen

▸ Arzt benachrichtigen, weitere Pflegende verständigen
▸ Patienten beruhigen, beengende Kleidungsstücke entfernen und Oberkörper hochlagern, Fenster öffnen
▸ Pulsfrequenz, -rhythmus, -qualität, Blutdruck, Hautfarbe und Bewusstseinslage beobachten und dokumentieren
▸ Patienten informieren, absolute Bettruhe einzuhalten und jegliche körperliche Anstrengung zu vermeiden
▸ Auf Arztanordnung: Gabe von Sauerstoff (☞ 12.2.5.9), bei einem systolischen Blutdruck ≥ 100 mmHg Verabreichung von zwei Hüben Nitroglycerin-Spray (z. B. Nitrolingual-Spray®)
▸ Weitere Maßnahmen auf Arztanordnung, z. B. EKG (☞ 16.3.3) anmelden oder durchführen lassen, Materialien zur Blutabnahme (☞ 14.5.1) richten.

16.2.2 Herzklopfen, Herzrasen, Herzstolpern

Der Mensch verspürt seinen eigenen Herzschlag nur, wenn er bewusst darauf achtet oder wenn sich Rhythmus, Frequenz oder Qualität der Herzschläge auffallend verändern (☞ 12.3.1.4).

Dies kann physiologisch sein, etwa bei körperlicher oder psychischer Belastung, aber auch auf eine Herzerkrankung hinweisen:
▸ Als **Herzklopfen** *(Palpitation)* bezeichnet man ganz allgemein das (un-

angenehme) Empfinden des eigenen Herzschlages
▸ Beim **Herzrasen** schlägt das Herz viel zu schnell. Die Zeit reicht für eine vollständige Füllung und Entleerung der Kammern nicht mehr aus und das Schlagvolumen verringert sich. Hält das Herzrasen länger an, wird dem Betroffenen schwindelig, evtl. wird er sogar bewusstlos (☞ 16.2.3)
▸ Mit dem Begriff **Herzstolpern** umschreiben die Betroffenen meist Extrasystolen (☞ 16.7.1).

Erstmaßnahmen bei Herzrasen und Herzstolpern

▸ Arzt benachrichtigen (lassen), Patienten nicht alleine lassen
▸ Pulsfrequenz, -rhythmus, -qualität, Blutdruck, Hautfarbe und Bewusstseinslage beobachten und dokumentieren. Baldmöglichst EKG ableiten (lassen) und/oder Patienten an einen Monitor anschließen
▸ Patienten informieren, jegliche körperliche Anstrengung zu vermeiden
▸ Bei Atemnot atemunterstützende Maßnahmen (☞ 12.2.5.2 – 12.2.5.7) durchführen, auf Arztanordnung Sauerstoff verabreichen
▸ Bei drohendem Herz-Kreislauf-Stillstand (Puls extrem schwach, nicht zählbar oder > 180/Min.) Reanimation vorbereiten, ggf. unverzüglich reanimieren (☞ 13.4).

16.2.3 Synkopen

Bewusstlosigkeit bei zerebralen Krampfanfällen ☞ 33.7

> **Synkope** *(griech.;* plötzlicher Kräfteverlust): Plötzlich auftretender, kurz dauernder Bewusstseinsverlust infolge einer vorübergehenden Minderversorgung des Gehirns mit Sauerstoff oder Glukose.

Am häufigsten sind die vasovagale und die orthostatische Synkope:
▸ Die **vasovagale Synkope** kann z. B. durch Schreck, Angst, Hysterie oder Aufregung hervorgerufen werden. Häufige Vorboten sind Übelkeit, Schwäche- oder Kältegefühl, Sehstörungen und Schwindel
▸ Die sehr ähnliche **orthostatische Synkope** kommt vor allem bei jungen Mädchen oder Frauen mit niedrigem Blutdruck nach längerem Stehen oder schnellem Aufstehen vor.

Der Kreislauf normalisiert sich bei diesen Formen in der Regel innerhalb von Sekunden.

Bei Kleinkindern abgegrenzt werden muss das sog. *Wegbleiben:* Ein zornig schreiendes Kleinkind wird plötzlich still, bekommt dann eine Atempause und wird bewusstlos. Die Haut ist meist anfangs blass und später bläulich, leichte Muskelzuckungen können auftreten (daher auch **Affektkrämpfe**). Nach wenigen Sekunden wacht das Kind wieder auf und ist beschwerdefrei.

Synkopen können auch Zeichen ernst zu nehmender Erkrankungen sein, beispielsweise:
▸ **Kardiale Synkopen**, z. B. bei *Aortenstenose* (☞ Tab. 16.16), *Adams-Stokes-Anfall* (☞ 16.7.3) oder *Herzinfarkt* (☞ 16.5.2)
▸ Synkopen bei *Karotissinus-Syndrom* (☞ 16.7.4)
▸ **Zerebro-vaskuläre Synkopen** bei *TIA* (☞ 33.5.2)
▸ Synkopen durch Stoffwechselstörungen wie etwa Hypoglykämie (☞ 21.6.4).

> *Jede* Synkope muss als Warnsymptom angesehen und diagnostisch geklärt werden.

Erstmaßnahmen bei Synkopen

▸ Patienten sofort hinlegen, Beine hochlagern, nicht alleine lassen
▸ Ist der Betroffene gestürzt, ihn auf Verletzungen oder Folgeerkrankungen untersuchen (Extremitätenfraktur? Platzwunde? Gehirnerschütterung?)
▸ Pulsfrequenz, -rhythmus und -qualität, Blutdruck, Hautfarbe und Bewusstsein überwachen und dokumentieren, BZ-Stix durchführen
▸ Arzt benachrichtigen (lassen) und nach Anordnung EKG-Ableitung organisieren.

16.2.4 Zyanose

> **Zyanose:** Bläulich-rote Verfärbung der Haut und/oder Schleimhäute durch verminderten Sauerstoffgehalt des Blutes. Besonders gut sichtbar an Lippen und Akren (Finger-, Zehenspitzen, Nase).

Häufiges Begleitsymptom einer **Zyanose** ist Atemnot. Patienten mit einer Zyanose leiden vielfach unter Kopfschmerzen, Müdigkeit und Konzentrationsschwäche, oft ist ihnen kalt.

701

Unterschieden werden:
- **Zentrale Zyanose** *(pulmonale Zyanose)*: Die arterielle O_2-Sättigung ist vermindert, d. h. das reduzierte Hämoglobin in den Arterien erhöht. Typischerweise sind auch gut durchblutete Organe wie z. B. die Zunge zyanotisch. Häufige Ursachen sind
  - Herz-Lungen-Erkrankungen mit Behinderung des Gasaustausches (z. B. Lungenödem) oder Verlegungen der Lungenstrombahn (z. B. Lungenembolie)
  - Herzfehler mit Zumischung von venösem zu arteriellem Blut (Rechts-Links-Shunt ☞ 16.4.1)
- **Periphere Zyanose:** Dem Blut wird im Gewebe vermehrt Sauerstoff entzogen (erhöhte Sauerstoffausschöpfung), etwa bei verlangsamter Blutzirkulation (z. B. Herzinsuffizienz, Schock) sowie bei erhöhtem Sauerstoffbedarf der Gewebe.

Pflege bei Zyanose

Atemunterstützende Maßnahmen ☞ *12.2.5.2–12.2.5.7*
Maßnahmen bei akuter Atemnot ☞ *12.2.5.1, 18.2.1*

Die Pflegenden achten bei allen Pflegemaßnahmen, z. B. bei der Ganzkörperwäsche, auf eine Zyanose. Da Patienten mit einer Zyanose häufig frieren, sorgen Pflegende für ausreichende Wärmezufuhr. Bei neu aufgetretener Zyanose unbedingt Arztrücksprache (Hypoxämiegefahr!).

16.3 Der Weg zur Diagnose in der Kardiologie

Auskultation des Herzens ☞ *14.3*
Enzymdiagnostik bei Verdacht auf Herzinfarkt ☞ *16.5.2*
Röntgenleeraufnahme des Thorax ☞ *14.6.2*

16.3.1 Ruhe-EKG

Bei der Weiterleitung des elektrischen Impulses über das Herz entsteht ein geringer Stromfluss, der sich bis auf die Körperoberfläche ausbreitet und sich an der Thoraxwand oder an Armen und Beinen messen lässt. Diese Stromflusskurve des Herzens heißt *Elektrokardiogramm* oder kurz **EKG.** Das EKG gibt Auskunft über den Herzrhythmus sowie über den Erregungszustand des Myokards.

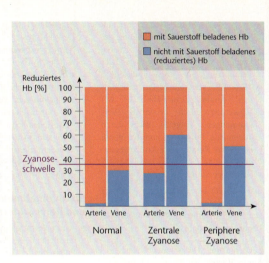

Abb. 16.8: Gehalt des Blutes an reduziertem Hb beim Gesunden und bei Zyanose. Eine Zyanose entsteht, wenn bei normalem Gesamt-Hb mehr als ein Drittel des Hämoglobins nicht mit Sauerstoff beladen ist. Bei Anämie ist die Zyanoseschwelle erhöht (d.h. eine Zyanose wird schwerer bemerkt), bei Polyglobulie erniedrigt, da eine Zyanose erst bei mindestens (30–) 50 g reduziertem Hb/l sichtbar wird.

Wird in der Klinik von einem „EKG" gesprochen, so ist das von der Körperoberfläche abgeleitete **Oberflächen-EKG** gemeint. Am häufigsten ist das **Ruhe-EKG,** bei dem der Patient ruhig auf einer Liege oder im Bett liegt. Sonderformen sind das **Belastungs-EKG** und das **Langzeit-EKG** (☞ 16.3.2 und 16.3.3). Bei einem **Monitor-EKG** (Intensivpflege ☞🖥) wird das EKG zur Überwachung des Patienten kontinuierlich abgeleitet. Die Herzströme können auf dem Monitor sichtbar gemacht und auch ausgedruckt werden.

Bei besonderen Fragestellungen kann ein EKG unter entsprechenden räumlichen, apparativen und personellen Voraussetzungen auch von der Speiseröhre aus (**Ösophagus-EKG,** heute selten) oder – nach Vorschieben eines Herzkatheters – von den Höhlen des rechten Herzens aus (**intrakardiales EKG**) registriert werden. Bei Letzterem ist auch eine **elektrophysiologische Untersuchung** *(EPU)* zur Abklärung unklarer Synkopen (☞ 16.2.3) oder Herzrhythmusstörungen möglich. Komplikationen und Pflege entsprechen im Wesentlichen denen anderer Herzkatheteruntersuchungen.

Außerdem gibt es heute kleine, tragbare EKG-Geräte z. B. für die Ableitung eines (Notfall-)EKGs bei einem Hausbesuch, **Telemetrie-EKG-Geräte** für die drahtlose Überwachung von Patienten und zur Diagnose von Herzrhythmusstörungen sowie handgroße Eventrecorder, die der Patient selbst bei Beschwerden auf die Brust drückt (geeignet v. a. zur Rhythmusdiagnostik).

Indikationen für ein EKG

Ein EKG wird abgeleitet bei Verdacht auf Herzerkrankungen, zur Herzschrittmacherkontrolle (☞ 16.7.5), bei der Gesundheitsvorsorge, vor Operationen und als Monitor-EKG bei Notfall- und Intensiv-Patienten sowie während Operationen.

Vorbereitung eines EKGs

Benötigte Materialien sind:
- EKG-Gerät mit zehn Elektrodenkabeln und ausreichend EKG-Papier
- Ggf. EKG-Monitor
- Klemm- oder Saugelektroden oder selbstklebende Einmal-Elektroden
- Elektroden-Gel oder Hautdesinfektionsmittel
- Ggf. Einmalrasierer bei starker Brustbehaarung.

Der Patient soll Oberkörper, Unterarme und Unterschenkel frei machen.

Durchführung eines EKGs

Um immer vergleichbare Ergebnisse zu erhalten, sind die Punkte (☞ Abb. 16.9) zur Befestigung der Elektroden standardisiert. Zur Steigerung der Leitfähigkeit wird Elektrodengel auf die Haut bzw. Hautdesinfektionsmittel auf Saugelektroden aufgebracht. Selbstklebende Einmalelektroden enthalten das Gel unter der Folie. Haften alle Elektroden gut, werden sie mit den entsprechenden Elektrodenkabeln des Gerätes verbunden. Dann kann das Gerät eingeschaltet und das EKG abgeleitet werden. Während der Ableitung soll sich der Patient nicht bewegen und keine Metallteile berühren.

16.3 Der Weg zur Diagnose in der Kardiologie

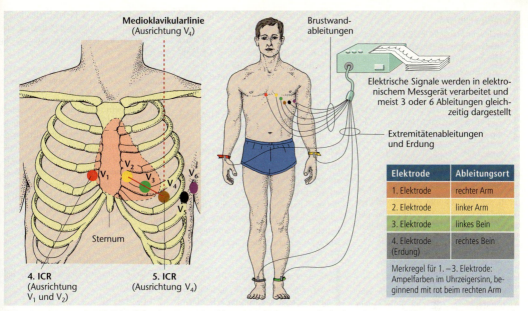

Abb. 16.9: Platzierung der EKG-Elektroden an der Brustwand und den Extremitäten. Man unterscheidet die sechs Brustwandableitungen V_1 bis V_6 von den sechs Extremitätenableitungen. Üblicherweise werden beide Verfahren gemeinsam durchgeführt (12-Kanal-EKG).

Extremitätenableitungen

Die Elektroden werden ca. 2 cm oberhalb der Fuß- bzw. Handgelenke angebracht und mit den Elektrodenkabeln des Gerätes verbunden (Farben der Kabel ☞ Abb. 16.9).

Brustwandableitungen

Die Elektroden der **unipolaren Brustwandableitungen nach Wilson** werden mit V_1 bis V_6 bezeichnet und folgendermaßen angelegt:
- V_1 = rechts parasternal (am Sternumrand) im 4. ICR (Interkostalraum)
- V_2 = links parasternal im 4. ICR
- V_3 = auf der 5. Rippe zwischen V_2 und V_4 (etwas oberhalb der Herzspitze)
- V_4 = in der linken Medioklavikularlinie im 5. ICR links (Herzspitze, bei Frauen mit großen Brüsten Elektrode unter der Brustfalte befestigen)
- V_5 = vordere Axillarlinie (am vorderen Rand der Achselhöhle) links in Höhe V_4
- V_6 = mittlere Axillarlinie links in Höhe V_4.

Nachbereitung

- Qualität des EKGs beurteilen (Linien in der richtigen Position? Verwackelt? 1-mV-Eichzacke vorhanden?)
- Ableitungen entfernen, Patienten Tücher reichen und ihm ggf. beim Abwischen des Gels und beim Anziehen behilflich sein
- Je nach Gerät EKG-Streifen mit Patientendaten, Datum und Uhrzeit beschriften bzw. Richtigkeit dieser Angaben auf dem Ausdruck überprüfen, Ableitungsmodus kennzeichnen, Besonderheiten vermerken
- Durchführung dokumentieren
- Saugelektroden reinigen und desinfizieren, Einmalelektroden entsorgen.

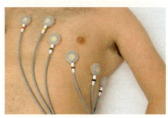

Abb. 16.10: Korrekt angelegte Brustwandableitungen mit Saugelektroden. [K115]

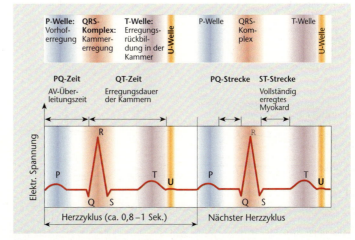

Abb. 16.11: Zacken, Wellen, Strecken und Komplexe im EKG (Ableitung II).

703

16 Pflege von Menschen mit Herzerkrankungen

Häufige Fehler
- Schlecht klebende Elektroden, Wackelkontakte, Wechselstromsignale durch andere Geräte im Raum, Zittern, Bewegungen des Patienten → „verzittertes" EKG, Null-Linien-Schwankungen
- Fehlerhafter Anschluss von Kabeln → Falsch krankhafte Befunde, „völlig anderes" Aussehen des EKGs.

Auswertung des EKGs

Bei der Auswertung eines EKGs überprüft der Arzt, ob alle Zacken, Wellen, Komplexe und Strecken normal aussehen und ob ihre Dauer im (altersabhängigen) Normbereich liegt (☞ auch Abb. 16.11).

16.3.2 Belastungs-EKG

Ein normales Ruhe-EKG schließt eine Herzerkrankung, z. B. eine KHK, nicht aus. Beim **Belastungs-EKG** *(Ergometrie)* versucht der Arzt, durch eine genau definierte Belastung einen erhöhten Sauerstoffverbrauch und damit möglicherweise EKG-Veränderungen zu provozieren.

Indikationen für ein Belastungs-EKG

Ein Belastungs-EKG kann angezeigt sein zur:

- Gesundheitsvorsorge (Ausschluss einer KHK, Sportuntersuchung)
- Diagnose und Verlaufskontrolle einer KHK (☞ 16.5.1) oder (belastungsabhängigen) Hypertonie (☞ 17.4.1)
- Diagnose und Verlaufskontrolle belastungsabhängiger Herzrhythmusstörungen
- Kontrolle der Belastbarkeit Herzkranker oder nach Herzoperation.

Vorbereitung des Patienten

Bei einigen Arzneimitteln ist eine Medikationspause vor dem Belastungs-EKG erforderlich, sofern es sich nicht um eine Verlaufskontrolle während der Therapie handelt. Vor der Untersuchung ist der Patient über den Sinn der Vorbereitung sowie Zweck und Ablauf des Belastungs-EKGs zu informieren.

> Unmittelbar vor jeder Ergometrie muss ein vollständiges Ruhe-EKG aufgezeichnet werden, um z. B. einen frischen Herzinfarkt oder eine Mangeldurchblutung auszuschließen. Nur wenn dieses in Ordnung ist, darf anschließend die Ergometrie erfolgen.

Durchführung eines Belastungs-EKGs

Weit verbreitet ist die **Fahrrad-Ergometrie** im Liegen oder Sitzen, bei der der Patient während der gesamten Belastungszeit mit einer vorgeschriebenen Geschwindigkeit in die Pedale treten muss. Begonnen wird mit einer Belastung von 25–50 Watt, die stufenweise erhöht wird.

Seltener wird die **Laufband-Ergometrie** eingesetzt, bei der der Patient auf einem Laufband geht oder läuft.

Die Ergometrie muss sofort abgebrochen werden bei Erschöpfung, stark zunehmender Dyspnoe, Erreichen der maximalen Herzfrequenz, Schwindel, Kopfschmerz, Zyanose, Angina pectoris, EKG-Veränderungen, die eine akute Schädigung des Herzens anzeigen, ausgeprägten Herzrhythmusstörungen, Blutdruck-Anstieg über 250/130 mmHg oder Blutdruckabfall.

Material

- (Fahrrad-)Ergometer
- EKG-Gerät mit Elektrodenkabeln und EKG-Papier
- EKG-Monitor
- Saugelektroden
- Elektrodengel bzw. alkoholhaltiges Hautdesinfektionsmittel
- Blutdruckmessgerät und Stethoskop
- Vorgefertigtes Formular zum Protokollieren.

> **Vorsicht**
> Da bei jeder Ergometrie lebensbedrohliche Zwischenfälle auftreten können, müssen Notfallkoffer bzw. -wagen, Defibrillator und Sauerstoffgerät immer bereitstehen.
>
> Das Belastungs-EKG darf nur in ständiger Anwesenheit eines Arztes durchgeführt werden.

Die Punkte zur Ableitung der Herzströme entsprechen im Prinzip denen des normalen Ruhe-EKGs. Damit der Patient aber beim Fahrradfahren nicht durch Kabel behindert wird, werden die Elektroden für die Extremitätenableitungen in aller Regel am Rumpf statt an Armen und Beinen fixiert.

Während der gesamten Belastung und mindestens fünf Minuten danach wird:
- Das EKG des Patienten kontinuierlich aufgezeichnet
- In regelmäßigen Abständen (*ohne* Belastungsunterbrechung) ein EKG-Streifen ausgedruckt. Beschwerden des Patienten werden zum entsprechenden Zeitpunkt auf dem EKG-Streifen vermerkt
- Der Blutdruck des Patienten engmaschig kontrolliert.

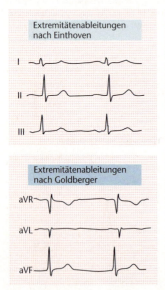
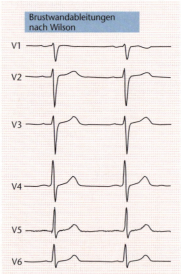

Abb. 16.12: Das Standard-EKG besteht aus den Standard-Ableitungen I, II, III, aVR, aVL, aVF und V_1–V_6. Hier der Normalbefund einer 27-jährigen Frau. [B152]

704

16.3 Der Weg zur Diagnose in der Kardiologie

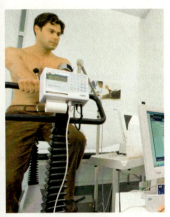

Abb. 16.13: Fahrrad-Ergometrie. In festen Intervallen wird der Blutdruck des Patienten gemessen, ohne die Belastung zu unterbrechen. [V137]

Nachbereitung

Da auch nach Belastungsende Beschwerden auftreten können, wird der Patient weiter beobachtet. Ggf. muss nochmals ein (Ruhe-)EKG angefertigt werden.

16.3.3 Langzeit-EKG

Ein **Langzeit-EKG** (meist über 24 Std.) dient der Erfassung nur zeitweilig auftretender Herzrhythmusstörungen. Da der Patient seinen gewohnten Tätigkeiten nachgehen soll, werden tragbare Langzeit-EKG-Rekorder verwendet, welche die Herzströme kontinuierlich ableiten und auf Kassetten oder Speicherkarten aufzeichnen. Die Aufzeichnungen werden anschließend mit einem Computer ausgewertet.

Indikationen für ein Langzeit-EKG

Das Langzeit-EKG dient:
- Der Diagnose von Herzrhythmusstörungen
- Der Abklärung von Synkopen oder – bei Kindern – Atempausen
- Der Überwachung einer antiarrhythmischen Therapie
- Der Kontrolle nach Herzoperationen
- Der Schrittmacherkontrolle
- Bei entsprechenden Funktionen des Gerätes der Diagnose stummer, d. h. vom Patienten nicht bemerkter Durchblutungsstörungen des Herzens.

Vorbereitung und Durchführung

Benötigt werden:
- Langzeit-EKG-Rekorder mit Befestigungsgurt, Ableitungen und Kassette/Speicherkarte

- Selbstklebende Einmal-Klebeelektroden
- Ggf. Einmalrasierer
- Pflaster.

An den Ableitungspunkten wird die Haut des Patienten ggf. rasiert sowie mit alkoholhaltigem Desinfektionsmittel entfettet, die Klebeelektroden werden angebracht. Vor der sicheren Fixierung der Elektroden und Kabel wird die EKG-Qualität geprüft.

Der Patient soll sich während der Ableitzeit völlig normal verhalten. Er erhält einen Protokollbogen, auf dem er besondere Belastungen oder Beschwerden (z. B. Herzrasen, Schwindel) unter Angabe der Uhrzeit vermerkt. Bei den heute üblichen Geräten kann er auch über Knopfdruck eine entsprechende Markierung im EKG setzen.

16.3.4 Echokardiographie

Grundlagen der Sonographie ☞ 14.6.7

Die **Echokardiographie** (kurz *Echo*), die Ultraschalluntersuchung des Herzens, hat sich zu einer der wichtigsten nicht-invasiven Untersuchungsmethoden in der Kardiologie entwickelt. Am häufigsten ist die **transthorakale Echokardiographie** *(TTE)*, bei der ein Ultraschallkopf auf den Thorax aufgesetzt wird. Die heute üblichen Geräte ermöglichen das Zuschalten von Farb-Doppler-Informationen auf Knopfdruck (**Farb-Doppler-Echokardiographie**), was Aussagen über die Schwere von Herzfehlern ermöglicht (☞ auch 14.6.7).

Bei der **transösophagealen Echokardiographie** *(TEE)* wird der Schallkopf in die Speiseröhre eingeführt, um Vorhöfe, Aorten- und Mitralklappe sowie Aortenanfang besser beurteilen zu können. Der Patient muss hierzu nüchtern sein und eine Einverständniserklärung unterzeichnen. In den ersten zwei Stunden nach der Untersuchung darf er nichts essen. Eine leichte Sedierung des Patienten mit Midazolam (z. B. Dormicum®) kann die Untersuchung erleichtern.

Bei der **Stressechokardiographie** wird unter standardisierter körperlicher (Ergometer) oder medikamentöser Belastung (Dobutamin, Adenosin, ggf. in Kombination mit Atropin) eine Echokardiographie abgeleitet. Unter Belastung auftretende regionale Wandbewegungsstörungen weisen auf eine Minderdurchblutung hin, meist im Rahmen einer koronaren Herzkrankheit. Die Aussagekraft der Stress-echokardiographie ist größer als die des Belastungs-EKGs, Komplikationen sind selten.

16.3.5 Myokardszintigraphie

Die **Myokardszintigraphie** dient der bildhaften Darstellung von Myokardvitalität und (indirekt) Myokarddurchblutung, heute überwiegend in SPECT-Technik (☞ 14.6.6). Abhängig von der eingesetzten radioaktiven Substanz wird lebendes oder infarziertes Myokard markiert.

Je nach verwendetem Radionuklid und Untersuchungsschema muss der Patient nüchtern bleiben (hausinterne Richtlinien beachten).

16.3.6 Herzkatheter-diagnostik

Rechtsherzkatheter-untersuchung

Bei der **Rechtsherzkatheteruntersuchung** (oft kurz *Pulmonaliskatheter*) werden mit einem speziellen Herzkatheter *(Einschwemm-Katheter, Vielzweckkatheter, Angiographiekatheter)* Messungen oder Kontrastmitteldarstellungen im *rechten Herzen* vorgenommen.

Nach Punktion einer großen Vene wird der Katheter bis zum rechten Vorhof vorgeschoben und bei der sehr häufigen *Einschwemmkatheteruntersuchung* der an seinem Ende befindliche kleine Ballon mit Luft gefüllt, so dass er bis in eine Lungenarterie eingeschwemmt wird. Auf ihrem Weg dorthin misst die Katheterspitze den Druck in rechtem Vorhof, rechter Kammer und A. pulmonalis; Letzterer entspricht bei in der Pulmonalarterie geblocktem Ballon in etwa dem Druck im linken Vorhof. Bei Verwendung spezieller Katheter *(Swan-Ganz-Katheter)* mit einer Temperatursonde erlaubt die gleichzeitige Injektion von gekühltem NaCl 0,9 % die Bestimmung des Herzminutenvolumens (**Thermodilutionsverfahren**).

Die Rechtsherzkatheteruntersuchung wird auf vielen Intensivstationen zur Kreislaufüberwachung eingesetzt, z. B. bei Patienten mit akutem kardiogenen Schock oder Sepsis. Der Pulmonaliskatheter hat mehrere Lumina und kann gleichzeitig als normaler ZVK genutzt werden (Intensivpflege ☞ 💻). Bei einer einmaligen Rechtsherzkatheteruntersuchung wird er nach Dokumentation der Messwerte wieder entfernt.

Die Untersuchung erfordert das (schriftliche) Einverständnis des Patienten.

705

16 Pflege von Menschen mit Herzerkrankungen

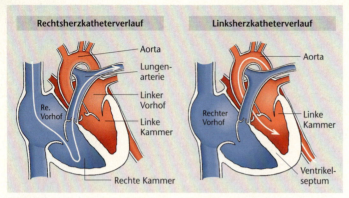

Abb. 16.14: Katheterverlauf bei Rechts- und Linksherzkatheteruntersuchung. [A400-190]

Komplikationen der Rechtsherzkatheteruntersuchung

Komplikationen bei Legen eines ZVK ☞ 15.4.4

Spezielle Komplikationen der Rechtsherzkatheteruntersuchung sind:
▶ Herzrhythmusstörungen
▶ Perikardtamponade bei Perforation des Myokards (☞ 16.5.2)
▶ Pulmonalarterienverschluss, wenn der Ballon sich nicht mehr entblocken lässt.

Aufgaben der Pflegenden bei liegendem Rechtsherzkatheter

▶ Die Pflegenden wechseln den Verband täglich. Dabei achten sie darauf, dass keine klebenden Materialien (z. B. Pflaster oder Fixomull®) mit der Plastikumhüllung des Katheters in Berührung kommen, da die Hülle bei deren Entfernung einreißt und der Katheter dann unsteril wird
▶ Die Katheterzuleitungen werden übersichtlich angeordnet und fixiert
▶ Die Einstichstelle wird regelmäßig auf Entzündungszeichen kontrolliert
▶ Die Ärzte und/oder Pflegenden hören den Patienten regelmäßig ab, um Komplikationen wie einen Pneumothorax (☞ 18.5) frühzeitig zu erkennen
▶ Nach jeder Manipulation am Katheter (Verbandswechsel, Umlagerung des Patienten) kontrollieren die Pflegenden die Lage des Katheters über den Monitor und benachrichtigen bei Lageveränderungen sofort den Arzt.

Linksherzkatheteruntersuchung und Koronarangiographie

Bei der wesentlich invasiveren **Linksherzkatheteruntersuchung** wird der Katheter meist nach Punktion der A. femoralis in der Leiste über die Aorta bis in die linke Herzkammer vorgeschoben (mit zunehmender Miniaturisierung der Kathetersysteme wird inzwischen immer häufiger die A. radialis punktiert). Dabei kann unter Röntgendurchleuchtung Kontrastmittel in die proximale Aorta, die linke Kammer oder die Koronararterien gespritzt werden **(Aorto-, Laevokardio-, Koronarangiographie)**, um z. B. festzustellen, wie stark die Herzkranzgefäße bei einer koronaren Herzkrankheit (☞ 16.5.1) verengt sind oder welches Herzkranzgefäß bei einem Herzinfarkt (☞ 16.5.2) verschlossen wurde.

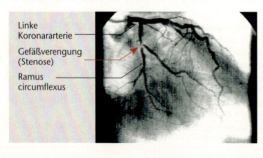

Abb. 16.15: Koronarangiographie eines Patienten mit schwerer koronarer Herzkrankung. Man erkennt einen fast vollständigen Verschluss des Ramus circumflexus der linken Koronararterie. [X112]

Für eine Linksherzkatheteruntersuchung bzw. Koronarangiographie muss der Patient vom Arzt aufgeklärt werden und schriftlich einwilligen.

Komplikationen der Linksherzkatheteruntersuchung

Die Komplikationen der Linksherzkatheteruntersuchung bestehen in:
▶ Kontrastmittelzwischenfällen (☞ 13.5.5, 27.2.1)
▶ Herzrhythmusstörungen
▶ Infarkt bei Koronarangiographie
▶ Perikardtamponade bei Perforation des Myokards (☞ 16.5.2)
▶ Blutungen, Thrombosen und Aneurysmabildung im Bereich der Punktionsstelle mit der Gefahr arterieller Embolien.

Aufgaben der Pflegenden bei der Linksherzkatheteruntersuchung

Vor der Untersuchung:
▶ Blutgruppe bestimmen und Blutgerinnung kontrollieren lassen sowie Lungenfunktionsprüfung organisieren
▶ Arzneimittel (z. B. Marcumar®) auf Arztanordnung rechtzeitig vor der Untersuchung absetzen
▶ Patienten wegen möglicher Zwischenfälle mit nachfolgender Narkose nüchtern lassen (hausinterne Richtlinien beachten). Patienten mit Diabetes mellitus informieren, kein Insulin zu spritzen bzw. keine oralen Antidiabetika einzunehmen
▶ Linke und rechte Leistengegend (falls Punktion an einer Seite fehlschlägt) von Unterbauch bis Mitte Oberschenkel rasieren, auf Hautveränderungen (z. B. Eiterpusteln) achten. Palpationsstellen der Fußpulse beidseits mit wasserfestem Stift markieren
▶ Materialien für einen periphervenösen Zugang stellen (☞ 15.4.3)
▶ Patienten unmittelbar vor der Gabe des ärztlich verordneten Beruhigungsmittels (meist 10 mg Diazepam oral eine Stunde vor der Untersuchung) noch einmal die Toilette aufsuchen und ihn dann ein Flügelhemd und Einmalunterhose anziehen und Zahnprothese entfernen lassen
▶ Patienten im Bett mit allen Patientenunterlagen (aktuelles EKG, Ergebnisse vorheriger Herzkatheteruntersuchungen, Einverständniserklärung, Kurve) in das Untersuchungszimmer bringen.

Nach der Untersuchung:
▶ Werden die Vitalzeichen engmaschig überprüft

16.4 Herz- und Herzklappenfehler

16

▶ Wird der liegende Druckverband zunächst stündlich, dann zweistündlich auf Zeichen einer Blutung kontrolliert. Der Druckverband wird vom Arzt in der Regel nach 24 Std. entfernt

▶ Muss der Patient nach Punktion der A. femoralis für eine vom Arzt festzulegende Zeit strenge Bettruhe einhalten (Flachlagerung). Nach Punktion der A. radialis ist keine Bettruhe notwendig, der Patient darf dann den Arm nicht beugen

▶ Werden die Fußpulse zur Früherkennung einer Durchblutungsstörung anfangs stündlich, dann zweistündlich getastet und dabei auch die Haut des punktierten Beines beurteilt (Blässe, Kälte?). Bei Punktion der A. radialis gilt Entsprechendes für die Hand

▶ Darf der Patient meist sofort trinken und essen (Arztanordnung). Ist keine Flüssigkeitsbeschränkung (etwa bei Herzinsuffizienz) angeordnet, soll der Patient reichlich trinken, um die Kontrastmittelausscheidung zu beschleunigen. Die Pflegenden bzw. der Patient achten auf eine ausreichende Ausscheidung

▶ Wird der Patient gebeten, sich bei Kribbeln im Bein, Pelzigkeit oder Schmerzen sofort bei den Pflegenden zu melden

▶ Wird der Patient informiert, dass er die Punktionsstelle in den nächsten Tagen nicht belasten soll (z. B. durch das Heben von schweren Gegenständen). (◻ 3)

16.4 Herz- und Herzklappenfehler

16.4.1 Angeborene Herzfehler

Angeborene Herzfehler *(kongenitale Herzfehler, kongenitale Herzvitien):* Angeborene Fehlbildungen des Herzens, der Herzklappen und/oder der herznahen großen Gefäße.

Ungefähr 1 % aller Lebendgeborenen hat einen **angeborenen Herzfehler.** Ursächlich spielen sowohl genetische als auch exogene Faktoren eine Rolle, z. B. Infektionen der Mutter während der Schwangerschaft.

Gerade schwere angeborene Herzfehler werden heute zunehmend schon vor der Geburt durch Ultraschall diagnostiziert.

Wie andere chronische Organerkrankungen können auch angeborene Herzfehler die gesamte Entwicklung des Kindes beeinträchtigen. Generell sollte ein herzkrankes Kind an möglichst vielen Aktivitäten seiner gesunden Altersgenossen teilhaben dürfen, damit es nicht in eine Außenseiterrolle gerät. Nicht wenige Eltern neigen aus Angst zu einer Überbehütung des Kindes.

Der größte Teil der angeborenen Herzfehler ist heutzutage operabel. Bei einigen Herzfehlern kann zunächst gewartet werden, andere müssen schon in den ersten Lebenstagen operiert werden, nicht selten sind mehrere Operationen erforderlich. Schätzungsweise 85 % der Kinder mit einem angeborenen Herzfehler erreichen heute das Erwachsenenalter, viele davon können normal leben. Sinnvoll ist bei den meisten Herzfehlern eine lebenslange kardiologische Betreuung.

Pathophysiologie und Einteilung

Bei einem Teil der angeborenen Herzfehler fließt das Blut durch Kurzschlussverbindungen (engl. *shunts*) über normalerweise nicht angelegte oder bei gesunden Kindern bereits kurz nach der Geburt verschlossene „Abkürzungen", z. B. Ductus arteriosus Botalli (☞ Tab. 16.16). Die Flussrichtung wird durch das Druckgefälle bestimmt, d. h. das Blut fließt von Kreislaufabschnitten mit höheren zu Abschnitten mit niedrigeren Drücken. Andere Herzfehler schränken lediglich den ansonsten normal angelegten Blutfluss ein, z. B. durch Verengungen der Hauptschlagader oder durch Klappenfehler. Bei wieder anderen Herzfehlern ist die Herzanatomie völlig „falsch" angelegt (wie etwa bei der *Transposition der großen Arterien*).

Je nach ihrer Auswirkung auf die Sauerstoffkonzentration des Körperkreislaufs unterscheidet man:

▶ **Zyanotische Herzfehler.** Führt der Herzfehler zum Zufluss von sauerstoffarmem Blut in das arterielle, sauerstoffreiche Blut des Körperkreislaufs, so vermindert sich dort die Sauerstoffsättigung – es kommt zur Zyanose. Da das sauerstoffarme Blut normalerweise ausschließlich von der rechten Herzkammer ausgeworfen wird, spricht man auch von **Rechts-Links-Shunts**

▶ **Azyanotische** *(nicht-zyanotische)* **Herzfehler.** Hier kommt es entweder nicht zur Durchmischung von sauerstoffar-

mem und sauerstoffgesättigtem Blut oder es wird sauerstoffgesättigtes Blut (aus der linken Herzhälfte oder der Aorta) in den Lungenkreislauf eingeschleust **(Links-Rechts-Shunt)**. Es kommt dabei nicht zu einem Sauerstoffabfall im Körperkreislauf und deshalb nicht zur Zyanose.

16.4.2 Erworbene Herzklappenfehler

Herzklappenfehler: Krankhafte Veränderung und Funktionsstörung einer Herzklappe.

Erworbene Herzklappenfehler sind in der Regel Folge einer Endokarditis (☞ 16.8.1) oder Arteriosklerose (☞ 17.5.1). Am häufigsten ist die Mitralklappe betroffen, am zweithäufigsten Mitral- und Aortenklappe kombiniert.

▶ Bei einer **Klappenstenose** ist die Lichtung der Klappe zu eng. Die vorgeschalteten Herzabschnitte müssen einen höheren Druck aufbringen, um das Blut durch die kleinere Öffnung zu pressen. Übersteigt dies die Leistungsfähigkeit des Herzens, entsteht eine Herzinsuffizienz

▶ Bei einer **Klappeninsuffizienz** schließt die Klappe nicht mehr dicht, ihre Ventilfunktion geht verloren, und bei jedem Herzschlag wird ein Teil des Blutes in die „stromaufwärts" liegende Kammer zurückgepresst. Das hin- und herpendelnde Blut überfordert schließlich die Leistungsfähigkeit des Herzens, eine Herzinsuffizienz entwickelt sich.

Behandlungsstrategie

Die Behandlungsstrategie hängt von Art und Schwere des Klappenfehlers ab. Bei vielen Patienten ist nach einer gewissen Zeit der konservativen (medikamentösen) Therapie eine Operation unumgänglich.

Bei **klappenerhaltenden Eingriffen** versucht der Chirurg, die Funktionsfähigkeit der Klappe z. B. durch Lösen von Verwachsungen wiederherzustellen *(Klappenrekonstruktion).* Insbesondere bei *kombinierten Klappenfehlern,* d. h. solchen mit Stenose- und Insuffizienzkomponenten, ist dies jedoch nicht möglich. Dann muss die funktionsunfähige Herzklappe ersetzt werden **(Klappenersatzoperation).** Als Klappenersatz können *mechanische Prothesen* aus Metall oder Kunststoff, *biologische Prothesen* (in der

707

Schemazeichnung	Anatomie und Physiologie des Defektes	Klinik	Schemazeichnung	Anatomie und Physiologie des Defektes	Klinik
Ventrikelseptumdefekt (VSD) 30 %*			**Fallot-Tetralogie (TOF) 5–10 %***		
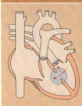	Loch im Kammerseptum → Blutfluss von der linken in die rechte Kammer → Druck- und Volumenbelastung des Lungenkreislaufs, Rechtsherzhypertrophie. Später Shuntumkehr zum Rechts-Links-Shunt (Eisenmenger-Reaktion)	Je nach Größe und Lage des Defektes verminderte Belastbarkeit, Gedeihstörungen, wiederholte bronchitische Infekte, Herzinsuffizienz	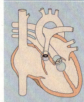	Pulmonalstenose + Ventrikelseptumdefekt + Nach rechts verlagerte und damit über dem Septumdefekt „reitende" Aorta + Hypertrophie der rechten Kammer	Zyanose, stark verminderte Belastbarkeit, Gedeihstörung, Atemnot, hypoxämische Anfälle, evtl. mit Bewusstlosigkeit. Typische Hockstellung der Kinder zur Verbesserung der Sauerstoffversorgung
Vorhofseptumdefekt (ASD) 5–10 %*			**Transposition der großen Arterien (TGA) 5 %***		
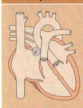	Loch im Vorhofseptum → Blutfluss vom linken in den rechten Vorhof → Druck- und Volumenbelastung des Lungenkreislaufs, Rechtsherzhypertrophie. Später Shuntumkehr	Je nach Größe und Lage des Defektes verminderte Belastbarkeit, Gedeihstörungen, wiederholte bronchitische Infekte, Herzinsuffizienz. Erste Symptome oft erst im späten Kindes- oder Jugendalter	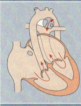	Ursprung der Aorta aus dem rechten, der Pulmonalarterie aus dem linken Ventrikel. Nur lebensfähig bei gleichzeitigem Shunt, z. B. durch persistierenden Ductus	Zyanose, Atemnot, Herzinsuffizienz
Persistierender Ductus arteriosus (PDA) 8 %*			**Hypoplastisches Linksherzsyndrom (HLHS) 2 %***		
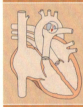	Ausbleibender Verschluss des Ductus arteriosus Botalli → Blutfluss aus der Aorta zurück in die Lungenarterie. Später Shuntumkehr	Je nach Shuntgröße verminderte Belastbarkeit, Entwicklungsverzögerung, Infekte	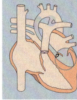	Unterentwickelter linker Ventrikel, kleine Aorta, oft kombiniert mit Stenose/Atresie von Mitral- und Aortenklappe, Blutfluss in den Körper durch offenen Ductus arteriosus	In der ersten Lebenswoche Herzinsuffizienz, schnelle Verschlechterung des Allgemeinzustandes
Pulmonalstenose (PS) 8 %*					
	Druckbelastung des rechten Herzens durch Verengung der Pulmonalklappe	Atemnot, Rechtsherzinsuffizienz			
Aortenisthmusstenose (ISTA) 6 %*					
	Einengung der Aorta vor oder nach dem Abgang des Ductus arteriosus Botalli	Je nach Typ unterschiedlich, v. a. Hypertonie im Kopf-Arm-Bereich bei gleichzeitiger Pulsabschwächung und Schwäche der Beine			
Aortenstenose (AS) 5 %*					
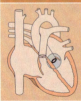	Druckbelastung des linken Herzens durch Einengung der Aortenklappe	Im Säuglingsalter Herzinsuffizienz, später Atemnot bei Belastung, Herzrhythmusstörungen, Synkopen (☞ 16.2.3), Angina-pectoris-Anfälle			

* Häufigkeit bezogen auf alle angeborenen Herzfehler

Tab. 16.16: Die häufigsten angeborenen Herzfehler. Die Therapie besteht in der Regel in der Endokarditisprophylaxe, einer oder mehrerer Operationen sowie einer Behandlung der Herzinsuffizienz. Rosa unterlegt Herzfehler ohne, hellblau unterlegt Herzfehler mit Zyanose. [A300-157]

Regel aufwendig präparierte Schweineklappen) oder aus Spenderherzen gewonnene *menschliche Klappentransplantate (Homograft, Allograft)* verwendet werden.

Hauptnachteil der künstlichen Klappen ist die Notwendigkeit einer lebenslangen Antikoagulation (☞ 17.6), wesentlicher Minuspunkt der biologischen Klappen ihre mit ca. zehn Jahren recht kurze Haltbarkeit. Homografts sind länger haltbar als biologische Prothesen, eine Antikoagulation ist nicht notwendig. Allerdings können sie nur entnommen werden, wenn für das betreffende Spenderherz kein geeigneter Empfänger gefunden werden konnte. Homografts sind daher nicht unbegrenzt verfügbar.

In allen Fällen sind regelmäßige Nachsorgeuntersuchungen erforderlich.

> Das Klicken der mechanischen Herzklappen wird anfangs oft als störend und beängstigend erlebt („Warten auf den nächsten Schlag"). Den Patienten daher raten, sich tagsüber abzulenken bzw. sie dabei ggf. unterstützen, und abends schlaffördernde Maßnahmen durchführen (☞ 12.10.5.1). Offen sein z. B. für Gespräche über die mit der Herzklappe verbundenen Ängste.

16.5 Durchblutungsstörungen des Herzens

	Mitralklappenstenose	Mitralklappen-insuffizienz	Aortenklappen-stenose	Aortenklappen-insuffizienz
Symptome	▶ **Fazies mitralis** (Wangenrötung = Mitralbäckchen plus Lippenzyanose) ▶ Atemnot, Husten, evtl. blutiges Sputum, Lungenödem ▶ Vorhofflimmern ▶ Später retrosternales Engegefühl, Zeichen der Rechtsherzinsuffizienz	▶ Belastungsdyspnoe, Schwindel, Zeichen der Rechtsherzinsuffizienz ▶ Bei akuter Insuffizienz (z. B. bei Myokardinfarkt) akute Herzinsuffizienz mit Lungenödem	Linksherzinsuffizienz, Schwindel und Synkopen v. a. bei Belastung, Angina pectoris	Linksherzinsuffizienz, Belastungsdyspnoe, Angina pectoris. Typisch: sehr hohe Blutdruckamplitude
Auskultationsbefund	Diastolisches Geräusch	Systolisches Geräusch	Systolisches Geräusch	Diastolisches Geräusch
Diagnosesicherung	EKG, Röntgenaufnahme des Thorax, Farb-Doppler-Echokardiographie, Herzkatheteruntersuchung			

Tab. 16.17: Symptome und Diagnostik der häufigsten erworbenen Herzklappenfehler. Therapie ☞ Text.

Mitralklappenprolaps

Beim **Mitralklappenprolaps** *(MKP)* ist die Mitralklappe im Verhältnis zur Öffnungsfläche zu groß angelegt. Dadurch wölbt sich das Mitralsegel während der Ventrikelsystole in den linken Vorhof vor.

Der Mitralklappenprolaps ist relativ häufig (ca. 6% aller Erwachsenen), bereitet in aller Regel aber keine Beschwerden und wird nur zufällig diagnostiziert.

Symptomatische Patienten klagen meist über Schwindel, Schwäche, Kollapsneigung und Angstgefühle oder über Angina-pectoris-ähnliche Beschwerden.

Die Diagnose wird durch Auskultation (systolisches Herzgeräusch) und Echokardiographie gestellt. Endokarditisprophylaxe oder Behandlung sind nur in ausgeprägten Fällen erforderlich.

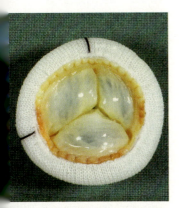

Abb. 16.18: Bioprothese. Die Schweineklappe wird konserviert und auf einen Rahmen aufgezogen. Der (helle) Gewebering dient zum Einnähen der Klappe. [T125]

16.5 Durchblutungsstörungen des Herzens

16.5.1 Koronare Herzkrankheit (KHK)

Koronare Herzkrankheit (kurz **KHK**): Mangeldurchblutung *(Ischämie)* und dadurch Sauerstoffmangel *(Hypoxie)* des Herzmuskels durch Einengung oder Verschluss von Koronararterien. In den Industrieländern sehr häufige Erkrankung, ca. 30% aller Männer und 15% aller Frauen erkranken während ihres Lebens daran. Prognose abhängig vom Schweregrad der Ekranung. Die KHK und ihre Folgeerkrankungen stellen in den Industrieländern die häufigste Todesursache überhaupt dar.

Krankheitsentstehung

Ursache der **KHK** ist überwiegend eine fortschreitende atherosklerotische Verengung der Herzkranzgefäße, die zu einer Minderdurchblutung und in der Folge zum Sauerstoffmangel des Herzmuskels führt. Hauptrisikofaktoren sind:
▶ Männliches Geschlecht
▶ Alter (Männer über 45, Frauen über 55 Jahren)
▶ Rauchen
▶ Diabetes mellitus (☞ 21.6)
▶ Hohes LDL-, niedriges HDL-Cholesterin (☞ 21.7.2)
▶ Hypertonie (☞ 17.4.1)
▶ Familiäre Veranlagung
▶ Bewegungsmangel
▶ (Stammbetontes) Übergewicht.

Pathogenetisch diskutiert werden außerdem eine chronische Gefäßentzündung durch Mikroorganismen wie *Chlamydia pneumoniae* (☞ auch 26.5.17) und eine fehlgeleitete Immunreaktion.

Je nachdem, wie viele Herzkranzgefäße von der koronaren Herzkrankheit betroffen sind, spricht man von einer **1-, 2-** oder **3-Gefäß-Erkrankung**.

Symptome und Untersuchungsbefund

Die KHK kann sich äußern in:
▶ Angina-pectoris-Anfällen
▶ Herzinfarkt (☞ 16.5.2)
▶ Herzinsuffizienz (☞ 16.6)
▶ Herzrhythmusstörungen (☞ 16.7)
▶ **Plötzlichem Herztod** *(akutem Herztod, Sekundenherztod)*, d. h. plötzliches Herzversagen z. B. infolge Kammerflimmern.

Stabile Angina pectoris

Ab einer Koronararterienverengung von ca. 70% kommt es unter körperlicher oder psychischer Belastung (aber auch durch Kälte oder schwere Mahlzeiten) zu einem Sauerstoffmangel des Herzmuskels, der sich typischerweise durch **Angina-pectoris-Anfälle** äußert: Sekunden bis Minuten anhaltende Schmerzen im Brustkorb mit Engegefühl (Angina pectoris = Brustenge), Beklemmung und oft Angst. Meist strahlen die Schmerzen in den linken Arm aus, seltener in den Hals, den Oberbauch, den rechten Arm, den Unterkiefer oder den Oberkiefer (☞ Abb. 16.19). Frauen haben oft atypische Beschwerden, z. B. Übelkeit.

Bei einer **stabilen Angina pectoris** treten die Anfälle jeweils nach ähnlichen auslösenden Umständen auf (z. B. nach zwei

16 Pflege von Menschen mit Herzerkrankungen

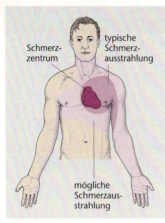

Abb. 16.19: Charakteristische Ausbreitung des Angina-pectoris-Schmerzes. Auch Ausstrahlung in den Rücken ist häufig.

Etagen Treppensteigen), der Schmerzcharakter der Anfälle ist gleich und die Beschwerden verschwinden durch körperliche Ruhe und Arzneimittel nach höchstens 20 Min.

Instabile Angina pectoris

Bei **instabiler Angina pectoris** (Crescendo-Angina, Präinfarktangina) nehmen Anfallshäufigkeit, Anfallsdauer und Schmerzintensität rasch zu und helfen Arzneimittel immer schlechter.

> **Notfall!**
> Das Infarktrisiko bei instabiler Angina pectoris ist hoch. Klinisch ist eine instabile Angina pectoris nicht vom Herzinfarkt zu unterscheiden, die Erstmaßnahmen entsprechen sich (☞ 16.5.2).

Diagnostik und Differentialdiagnose

Bei einem (schweren) Angina-pectoris-Anfall muss zuerst ein akuter Herzinfarkt ausgeschlossen werden (☞ 16.5.2). Erst dann folgen weitere kardiologische Untersuchungen wie z. B. Belastungs-EKG, Langzeit-EKG, Myokardszintigraphie oder Stress-Echokardiographie sowie meist eine Koronarangiographie.

Die nicht-invasive Darstellung der Herzkranzgefäße durch Mehrzeilen-Spiral-CT und moderne Kernspintomographieverfahren (☞ 14.6.5) hat zwar in den letzten Jahren deutliche Fortschritte gemacht, kann aber bislang die Koronarangiographie nicht ersetzen. Der Nachweis von Koronarkalk in der **Elektronenstrahl-CT** (EBCT) ist ebenfalls nicht ausreichend zuverlässig.

Außerdem werden die weiteren Risikofaktoren abgeklärt (z. B. Blutzucker-, Cholesterinbestimmung, Blutdruckmessungen), um das gesamte kardiovaskuläre Risiko des Patienten einschätzen zu können.

Behandlungsstrategie bei Angina-pectoris-Anfall

Behandlung bei stabiler Angina pectoris ☞ Pflege
Behandlung bei instabiler Angina pectoris ☞ 16.5.2

Langzeitbehandlung der KHK
Medikamentöse Langzeitbehandlung

Die medikamentöse Langzeitbehandlung soll die Beschwerden des Patienten lindern und einen Herzinfarkt verhindern. Sie umfasst:

▶ Nitrate und/oder Molsidomin (z. B. Corvaton®) ☞ Pharma-Info 16.20
▶ β-Blocker (z. B. Tenormin® ☞ Pharma-Info 17.15). Sie senken durch Reduzierung des myokardialen O_2-Verbrauchs Anfallshäufigkeit und -schwere und beugen Rhythmusstörungen vor. Für β-Blocker ist eine mortalitätssenkende Wirksamkeit bei KHK nachgewiesen
▶ Niedrig dosierte Azetylsalizylsäure (z. B. Aspirin® 100, ASS® 100), bei Unverträglichkeit Ticlopidin (z. B. Tiklyd®) oder Clopidogrel (Iscover®, Plavix®) zur Verhinderung einer Thrombenbildung in den Herzkranzgefäßen mit nachfolgendem Herzinfarkt
▶ Cholesterinsenkende Statine (Sortis®, Zocor®, Pravasin®, Locol®), da für diese ebenfalls eine Prognoseverbesserung nachgewiesen wurde.

🖉 Pharma-Info 16.20: Nitrate

Nitrate werden insbesondere bei der Koronaren Herzkrankheit eingesetzt. Sie lindern gut die Beschwerden, haben aber keinen Einfluss auf die Prognose. Ihre Wirkung beruht auf einer Entspannung der glatten Gefäßmuskulatur.

▶ Durch Erweiterung der Venen (venöses Pooling) wird der Blutrückstrom zum Herzen geringer, die *Vorlast* sinkt
▶ Infolge Arterienerweiterung sinkt der Widerstand, gegen den das Herz anpumpen muss, die *Nachlast*
▶ Es kommt zu einer direkten Erweiterung der Herzkranzgefäße.

Das Herz muss weniger Arbeit leisten, verbraucht dadurch weniger Sauerstoff und wird besser mit Sauerstoff versorgt.

Die hauptsächlich verwendeten Substanzen sind:

▶ Zur *Anfallsbehandlung* **Glyceroltrinitrat** (Nitroglycerin), z. B. Nitrolingual®, Coro Nitro®

▶ Zur *Anfallsprophylaxe* **Isosorbidmononitrat** (z. B. Ismo®, Mono-Mack®, Corangin®) oder **Isosorbiddinitrat**, kurz ISDN (z. B. Isoket®, ISDN-Stada®, Iso-Mack®).

Hauptnebenwirkung der Nitrate sind Kopfschmerzen („Nitratkopfschmerzen"), die aber häufig nach 2–3 Tagen verschwinden. Weitere Nebenwirkungen sind Gesichtsröte und, vor allem bei höherer Dosierung, Blutdruckabfall bis hin zum Kollaps sowie als Gegenregulation ein Frequenzanstieg (*Reflextachykardie*).

Für den akuten Angina-pectoris-Anfall geeignet sind Zerbeißkapseln und Dosiersprays. Die Resorption des Wirkstoffes erfolgt über die Mundschleimhaut. Die Wirkung tritt bereits nach 1–5 Min. ein und hält ca. eine halbe Stunde an. Werden die Kapseln ohne Aufbeißen geschluckt, setzt die Wirkung erst nach Auflösung der Kapselhülle ein, also zur Anfallsbehandlung viel zu spät.

Für die Dauerbehandlung werden Tabletten bevorzugt, deren Wirkung ungefähr 4–6 Std. anhält. Allerdings tritt bei wiederholter Gabe bereits nach wenigen Tagen eine Gewöhnung ein, so dass die Wirkung nachlässt. Eine nächtliche „Nitratpause" reicht zumeist, um die Wirksamkeit wiederherzustellen. Bei Patienten beliebt sind Nitratpflaster und -salben (z. B. Nitroderm® TTS). Auch hier muss die nächtliche „Nitratpause" eingehalten werden, d. h. das Pflaster nach 12 Std. abgezogen werden.

Bei anhaltendem Nitratkopfschmerz oder zur Überbrückung der „Nitratpause" kann Nitrat durch **Molsidomin** (z. B. Corvaton®) ersetzt werden, eine chemisch völlig andere Substanz, die ebenfalls über eine Gefäßerweiterung wirkt.

Perkutane transluminale koronare Angioplastie (PTCA) und Stents

Die *p*erkutane *t*ransluminale *c*oronare *(coronary) A*ngioplastie (kurz **PTCA**, koronare Ballondilatation) ist die wichtigste *nichtoperative* invasive Behandlungsmethode der KHK.

Unter Röntgendurchleuchtung wird ein dünner Ballonkatheter in der Regel von der A. femoralis aus in das erkrankte Koronargefäß vorgeschoben, der Ballon in der Engstelle aufgeblasen (☞ Abb. 16.21) und dadurch die Stenose aufgedehnt. Die PTCA kann die Lebensqualität der Patienten deutlich verbessern, eine Lebensverlängerung ist aber nur für bestimmte Patientengruppen nachgewiesen. Die PTCA erfordert nur einen kurzen stationären Aufenthalt. Sie muss in der Nähe kardiochirurgischer Zentren durchgeführt werden, da Zwischenfälle während des Eingriffs eine notfallmäßige Bypass-OP (☞ unten) erfordern können. Die übrigen Komplikationen entsprechen denen der Koronarangiographie (☞ 16.3.6).

Um das Risiko einer **Restenose** (abermaligen Einengung) zu verringern, wird in der Regel im Rahmen der PTCA unmittelbar nach der Aufdehnung ein **Stent** implantiert. Dies sind Gefäßstützen aus Metall, die das Gefäß sowohl bei drohendem Verschluss in der Akutsituation stabilisieren als auch Restenosen verhindern sollen. Zur Vermeidung der früher häufigen Koronarthrombosen wird entweder ein medikamentenbeschichteter Stent eingesetzt oder Azetylsalizylsäure kombiniert mit Clopidogrel oder Ticlopidin gegeben.

Koronarchirurgie

Falls die Aufdehnung der Stenose durch PTCA nicht gelingt oder nicht möglich ist, wird operativ eine „Umleitung", ein **Bypass**, angelegt. Die verengten Koronararterien verbleiben im Körper:

▶ Beim *aorto-koronaren Venen-Bypass*, kurz **ACVB**, werden dem Patienten ein oder mehrere Venenstücke (meist aus der V. saphena magna) entnommen und zwischen dem herznahen Abschnitt der Aorta und den Koronararterien distal der Engstelle oder des Verschlusses eingesetzt (☞ Abb. 16.22).

> Wird ein Venenstück aus der V. saphena entnommen, können Stauungserscheinungen auftreten. Die Pflegenden informieren den Patienten, keinen Strumpf mit festem Bund zu tragen und das Bein häufig hochzulagern. Das Bein wird nur auf Arztanordnung gewickelt, da viele Patienten mit KHK eine pAVK (☞ 17.5.2) haben.

▶ Alternativ (und zunehmend) wird die hinter dem Brustbein verlaufende A. thoracica interna (früher *A. mammaria interna*, engl. kurz *IMA*) distal abgetrennt und hinter der Engstelle der Koronararterie neu eingepflanzt (**Mammaria-Bypass**, *Mammaria-koronarer-Bypass*, kurz *MCB, IMA-Bypass*).

Beide Operationen erfordern meist den Einsatz einer Herz-Lungen-Maschine. Zunehmend werden minimalinvasive Operationstechniken eingesetzt. Die Letalität einer Bypass-Operation liegt insgesamt unter 4 %.

Pflege bei KHK

Pflege bei Herzinsuffizienz ☞ *16.6.1*
Pflege bei Herzoperationen ☞ *16.1.4*
Pflege bei Herzrhythmusstörungen ☞ *16.7*
Pflege bei Dyspnoe ☞ *12.2.4.1, 18.2.1*

> **Notfall: Erstmaßnahmen bei akuter Angina pectoris**
>
> ▶ Patienten ins Bett bringen, mit erhöhtem Oberkörper lagern und beengende Kleidung entfernen
> ▶ Vitalzeichen kontrollieren, Patienten beruhigen und nicht alleine lassen
> ▶ Hilfe herbeiholen, z. B. über die Rufanlage
> ▶ Sauerstoff geben (Arztanordnung). Beinhaltet ein hausinterner Standard die Sauerstoffgabe mit Menge und Verabreichungsform, muss keine zusätzliche Arztanordnung eingeholt werden
> ▶ Bei systolischen RR ≥ 100 mmHg zwei Hübe Nitro-Spray verabreichen (Arztanordnung)
> ▶ EKG nach Arztanordnung schreiben
> ▶ Je nach Zustand des Patienten und EKG-Befund Verlegung zum Herzkatheterlabor oder auf die Intensivstation vorbereiten
> ▶ Solange ein Herzinfarkt nicht ausgeschlossen ist: Pflege wie bei Herzinfarkt (☞ 16.5.2).

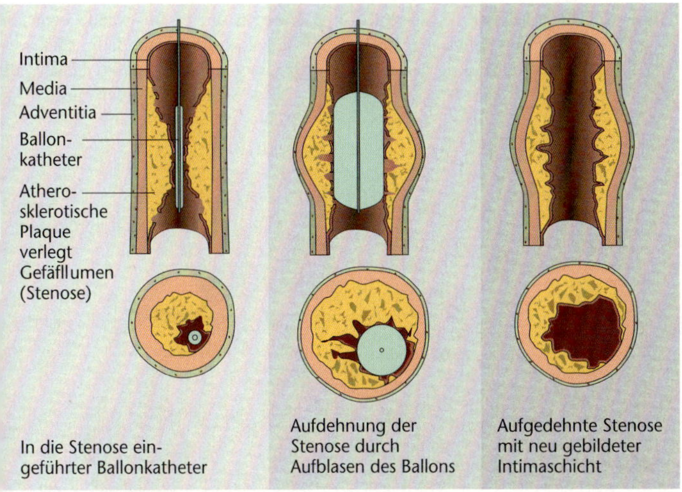

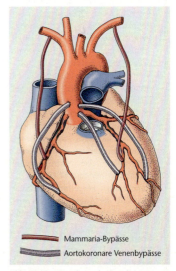

Abb. 16.22: Umgehung hochgradig verengter Koronararterien, hier durch drei aorto-koronare Venen-Bypässe (ACVB) und zwei Neueinpflanzungen der A. thoracica interna (Mammaria-Bypässe). [A400-190]

Abb. 16.21: Durchführung der perkutanen transluminalen (koronaren) Angioplastie. Nach Aufdehnung der Stenose wächst über die Plaquereste eine neue Intimaschicht. [L115]

16 Pflege von Menschen mit Herzerkrankungen

Krankenbeobachtung im Angina-pectoris-Anfall

- Vitalzeichenkontrolle (Blutdruckabfall bei Nitro-Gabe? Herzrhythmusstörungen? Tachykardie?)
- Ggf. Monitoring mit kontinuierlicher Überprüfung von EKG, Blutdruck und Sauerstoffsättigung des Blutes
- Schmerz (Schmerzen führen zu einem erhöhten Sauerstoffbedarf)

Weitere Aufgaben

- Patienten zunächst Bettruhe einhalten lassen und anschließend nach Arztanordnung mobilisieren. Je nach Einschränkungen unterstützen und alle notwendigen Prophylaxen durchführen
- Obstipationsprophylaxe durchführen (☞ 16.1.2)
- Patienten vor Kälte schützen (kann einen Angina-pectoris-Anfall provozieren)
- Ggf. Reduktionskost und/oder cholesterinarme Kost bestellen. Blähende Speisen vermeiden, da der Zwerchfellhochstand bei Blähungen die Herzbeschwerden oft verstärkt. Mehrere kleine Mahlzeiten reichen, da große Mahlzeiten Angina-pectoris-Anfälle auslösen können
- Kontakte zu Selbsthilfegruppen ermöglichen. (✉ 4)

Prävention und Gesundheitsberatung

- Minimierung aller vermeidbaren Risikofaktoren. Oft erstrangig: Nikotinkarenz (☞ 18.1.3). Bestmögliche Einstellung weiterer Risikoerkrankungen wie etwa Hypertonie oder Diabetes mellitus
- Vermeidung individuell Angina pectoris auslösender Situationen (z. B. große Anstrengung, Kälte, reichliche Mahlzeiten)
- Abbau von Übergewicht, bei Normgewicht kalorisch ausreichende, fettarme Ernährung unter Bevorzugung pflanzlicher Nahrungsmittel (Ernährungsberatung ☞ 12.6.5.2)
- Regelmäßige körperliche Aktivität unterhalb der Angina pectoris auslösenden Schwelle mindestens dreimal pro Woche, ggf. in speziellen Sportgruppen (☞ auch 16.6.1)
- Erkennen der Warnzeichen von instabiler Angina pectoris und Herzinfarkt (☞ 16.5.2)
- Umgang mit Nitratspray/-kapseln, Notwendigkeit einer (nächtlichen) Nitratpause bei Nitratpflastern.

16.5.2 Akutes Koronarsyndrom und Herzinfarkt

Akutes Koronarsyndrom *(ACS):* Alle lebensbedrohlichen KHK-Manifestationen, also instabile Angina pectoris, Herzinfarkt und plötzlicher Herztod.
Bezeichnet im klinischen Sprachgebrauch oft nur die mit heftigen Thoraxschmerzen einhergehenden Manifestationen instabile Angina pectoris und Herzinfarkt.
Herzinfarkt *(Myokardinfarkt):* Akute, schwere Manifestation der KHK mit umschriebener *Nekrose* (Gewebsuntergang) des Herzmuskelgewebes infolge lang anhaltender *Ischämie* (Mangeldurchblutung). Sterblichkeit bis zu 50 % im ersten Jahr, vor allem *vor* Krankenhausaufnahme. In Deutschland eine der häufigsten Todesursachen überhaupt.

Krankheitsentstehung

Dem Herzinfarkt zugrunde liegt der Verschluss einer oder mehrerer Koronararterien(-äste), meist infolge einer Thrombusbildung in atherosklerotisch veränderten Gefäßabschnitten. Das distal des Verschlusses gelegene Myokard wird nicht mehr (ausreichend) mit Sauerstoff versorgt. Nach ungefähr 3–6 Std. hat sich eine irreversible Nekrose des betroffenen Muskelgewebes ausgebildet.

Infarkte betreffen meist den Ramus interventricularis anterior der linken Koronararterie (**Vorderwandinfarkt**). Bei einem **Hinterwandinfarkt** sind die rechte Koronararterie oder der Ramus circumflexus der linken Koronararterie verschlossen.

Symptome und Untersuchungsbefund

- Plötzlich heftige retrosternale Schmerzen, häufig mit starkem Engegefühl, Todesangst und Unruhe

> Schätzungsweise 20 % der Patienten mit einem Herzinfarkt haben allerdings nur wenig oder gar keine Schmerzen *(stummer Herzinfarkt).* Oft sind dies Diabetiker und ältere Menschen, aber auch Frauen.

- Schmerzausstrahlung in Unterkiefer, Arme, Bauch oder zwischen die Schulterblätter möglich
- Übelkeit, Erbrechen
- Blasse, fahl-graue Gesichtsfarbe und kalter Schweiß im Gesicht
- Durch die Todesangst bis zur Fremdheit verzerrter Gesichtsausdruck
- Atemnot (Dyspnoe), die zum Hinsetzen oder Hinlegen zwingt
- Plötzlich Kreislaufzusammenbruch, ggf. mit Bewusstlosigkeit und kardiogenem Schock (☞ unten).

Diagnostik und Differentialdiagnose

Die wichtigsten technischen Untersuchungen bei Verdacht auf Herzinfarkt sind das EKG und Blutuntersuchungen.

EKG-Diagnostik

Ein sofortiges Ruhe-EKG zeigt bei ca. 80 % der Infarktpatienten typische Veränderungen (☞ Abb. 16.24).
Gerade in der ersten Stunde kann das EKG jedoch noch unauffällig sein, weshalb ein EKG bei Infarktverdacht alle 1–2 Std. wiederholt werden muss.

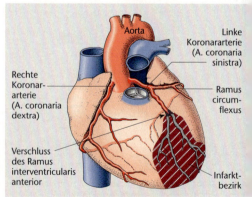

Abb. 16.23: Herzinfarkt. Durch Verschluss einer Koronararterie stirbt das von dieser Arterie versorgte Herzmuskelgewebe ab. [A400-190]

Labordiagnostik

Aus den geschädigten Herzmuskelzellen gelangen vermehrt Enzyme ins Blut und können dort in erhöhter Konzentration nachgewiesen werden. Den **Troponinen** (**Troponin T** und **I**) kommt dabei die größte Rolle in der Frühdiagnistik zu, gefolgt von der Kreatinphosphokinase der Untergruppe MB (kurz **CK-MB**); diese Enzyme sind *herzmuskelspezifisch.*

Gesamt-CK, AST (ASAT, Aspartat-Amino-Transferase), LDH (HBDH) und Myoglobin kommen auch in anderen Organen vor und sind damit alleine nicht beweisend für einen Herzinfarkt, ihr Verlauf gibt aber bei nachgewiesenem Infarkt Auskunft über Schwere und Zeitpunkt des Infarktes.

Sind sechs Stunden nach dem Schmerzereignis EKG und Troponine normal, ist ein Herzinfarkt unwahrscheinlich. Zum sicheren Infarktausschluss werden die Untersuchungen 12–24 Std. nach dem Schmerzereignis wiederholt.

Vorsicht
Auch Muskelschädigungen durch Sturz oder eine i. m.-Injektion führen zum CK-Anstieg (nicht aber zum Anstieg der herzmuskelspezifischen CK-MB oder der Troponine).

Die Definition des Herzinfarktes hat sich in den letzten Jahren gewandelt:
▶ Sind bei einem akuten Koronarsyndrom keine ST-Hebungen (= Elevationen) nachweisbar und die Troponine normal, so handelt es sich um eine instabile Angina pectoris
▶ Sind bei einem akuten Koronarsyndrom keine ST-Hebungen nachweisbar, aber die Troponine erhöht, liegt ein **NSTEMI** *(Non-ST-Elevations-Myokardinfarkt)* vor
▶ Sind bei einem akuten Koronarsyndrom ST-Hebungen nachweisbar und ist die CK-MB erhöht, spricht der Mediziner von einem **STEMI** *(ST-Elevations-Myokardinfarkt).*

Weitere Diagnostik

Eine möglichst frühzeitige Echokardiographie klärt das Ausmaß des Herzinfarktes und somit des funktionsgestörten Myokards. In größeren Kliniken wird mittlerweile zunehmend aus diagnostischen wie therapeutischen Gründen bereits im Akutstadium eine Koronarangiographie, ggf. mit Akut-PTCA, durchgeführt.

Differentialdiagnose des akuten Brustschmerzes ☞ *16.2.1*

Komplikationen

Insbesondere in den ersten Stunden und Tagen drohen Komplikationen:

Herzrhythmusstörungen

Ca. 80% der Herzinfarktpatienten entwickeln Herzrhythmusstörungen. In 10% kommt es sogar zum Kammerflimmern, das auch bei sofortiger Reanimation häufig zum Tod des Patienten führt. Herzrhythmusstörungen sind die häufigste Todesursache bis zum Eintreffen des Infarktpatienten auf der Intensivstation!

Linksherzinsuffizienz

Je größer die Nekrosen und damit die nicht-funktionellen Muskelanteile sind, desto eher kommt es zu einer (Links-)Herzschwäche mit Lungenstauung bis hin zum akuten Lungenödem (☞ 16.6.3).

Kardiogener Schock

Kardiogener Schock: Lebensbedrohliches Kreislaufversagen mit schwerem Sauerstoffmangel des Organismus, hervorgerufen durch ein primäres Herzversagen („Pumpversagen").

Bei ungefähr 15% der Patienten pumpt das Herz nur noch so wenig Blut, dass ein kardiogener Schock entsteht (☞ auch 13.5.3, häufigste Todesursache bei Infarktpatienten *während* der Intensivbehandlung).

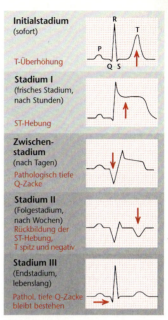

Abb. 16.24: Zeitlicher Verlauf typischer EKG-Veränderungen beim Herzinfarkt.

Symptome. Zeichen des kardiogenen Schocks sind:
▶ Symptome einer Herzinsuffizienz, z. B. „Brodeln" über der Lunge und Stauung der Halsvenen, Patient bekommt nur noch im Sitzen Luft (☞ 16.6.2)
▶ Tachykardie mit unregelmäßigem Puls, selten auch Bradykardie
▶ Systolischer Blutdruck ≤ 90 mmHg
▶ Veränderte Bewusstseinslage (Somnolenz, Koma), Unruhe, Angst

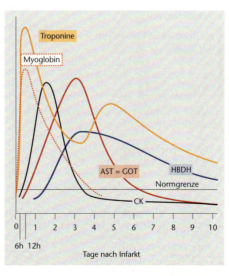

Abb. 16.25: Herzmuskelenzyme im Blut bei Herzinfarkt. [L157]

16 Pflege von Menschen mit Herzerkrankungen

- Kaltschweißigkeit
- Fahle, blasse Haut, evtl. Zyanose
- Oligurie.

Herzwandaneurysma und Myokardruptur

Im Bereich der Nekrosen bilden sich bindegewebige Narben, die bei starker Belastung nach außen gedrückt werden können, so dass eine Aussackung der Herzwand **(Herzwandaneurysma)** entsteht. Ein Aneurysma schränkt nicht nur die Herzfunktion ein, sondern kann auch perforieren (platzen) oder zum Entstehungsort von Thromben werden.

Auch ohne Bildung eines Aneurysmas kann die Myokardnarbe reißen **(Myokardruptur)** und bei einer Herzwandruptur zur **Perikardtamponade** (Austritt von Blut aus dem Herzen in den kaum dehnbaren Herzbeutel) oder bei einer Septumperforation zu einem Links-Rechts-Shunt (☞ 16.4.1) mit Herzinsuffizienz führen.

Re-Infarkt

Gut ein Drittel der Herzinfarktpatienten erleidet einen zweiten Infarkt mit insgesamt schlechter Prognose.

Behandlungsstrategie

Bei etwa 50 % der verstorbenen Herzinfarktpatienten ist der Tod innerhalb der ersten 15 Min. nach dem Infarktereignis eingetreten. Deswegen wird jeder Patient mit akutem Koronarsyndrom unter notärztlicher Transportbegleitung unverzüglich in ein Krankenhaus eingeliefert und dort intensivmedizinisch betreut.

Erstmaßnahmen

> **Vorsicht: Keine i. m.-Injektionen**
> I. m.-Injektionen verfälschen die Enzymwerte (CK) und können zu Blutungen während der Lysetherapie führen.

Bei den Erstmaßnahmen arbeiten Ärzte, Rettungssanitäter und Pflegende eng zusammen:
- Ggf. sofort reanimieren (☞ 13.4.1 – 13.4.5)
- Patienten nicht alleine lassen und beruhigen. Ist er ansprechbar, ihm alle Maßnahmen erklären
- Mit erhöhtem Oberkörper lagern
- Beengende Kleidung entfernen
- Vitalzeichen kontrollieren (nach Möglichkeit Monitoring)
- Sauerstoff geben (2 – 4 l/Min.)

- Bei systolischem Blutdruck > 110 mmHg zwei Hübe Nitroglycerin-Spray verabreichen, anschließend Nitroglycerin über Perfusor geben
- Venenzugang legen
- Schmerzen bekämpfen, um den Vernichtungsschmerz auszuschalten und den Sauerstoffverbrauch des Organismus zu senken. Mittel der Wahl ist Morphin, z. B. langsam i. v.
- Patienten sedieren (Mittel der Wahl: Diazepam, z. B. Valium®). Dadurch wird der Sauerstoffverbrauch des Organismus gesenkt, das ZNS gedämpft und die Empfänglichkeit für äußere Reize reduziert
- Bei fehlender Vormedikation 500 mg Azetylsalizylsäure i. v. verabreichen. Meist wird heute zusätzlich eine Aufsättigung mit Clopidogrel oral (Plavix®, Iscover®) durchgeführt
- Heparin i. v. geben zur Vermeidung von (weiteren) Thrombosierungen in Herzkranz- und anderen Gefäßen
- Bei Schocksymptomatik evtl. die Katecholamine Dopamin (z. B. Dopamin Nattermann®) und/oder Dobutamin (z. B. Dobutrex®) über Perfusor zur Stärkung der Herzkraft des Patienten sowie zur Förderung der Nierendurchblutung verabreichen
- Bei Hypertonie medikamentös Blutdruck senken, evtl. Herzrhythmusstörungen regulieren
- Blutentnahme vorbereiten
- Patienten auf die Intensivstation verlegen (genaue Übergabe vom behandelnden Arzt), ggf. dort Lysetherapie (nur bei STEMI ☞ oben) durchführen, oder Akut-PTCA im Herzkatheterlabor anmelden.

Lysetherapie

Auf der Intensivstation werden die Erstmaßnahmen fortgesetzt.

Außerdem kann dort eine **Lysetherapie** *(Thrombolyse)* durchgeführt werden. Sie wird als *systemische Lyse* über einen peripher- oder zentralvenösen Zugang verabreicht. Ziel ist, den Thrombus in der Koronararterie aufzulösen und so die Durchblutung wiederherzustellen. Häufig gelingt es hierdurch, das Infarktareal zu begrenzen.

Die heute am häufigsten verwendeten Substanzen sind rt-PA (kurz für *Recombinant tissue plasminogen activator*, Actilyse®) und TNK-tPA (Tenecteplase, Metalyse®). Eine Lysetherapie ist aber nur in den ersten Stunden nach dem Infarkt erfolgversprechend.

Die Lysetherapie ist für den Patienten nicht ungefährlich (Blutungen, Embolien, Herzrhythmusstörungen und Überempfindlichkeitsreaktionen). Absolute Kontraindikationen sind vor kurzem durchgeführte Operationen und Gerinnungsstörungen sowie relative frische i. m.-Injektionen.

Akut-PTCA

Unter der Voraussetzung, dass sie innerhalb von möglichst weniger als zwei Stunden verfügbar ist, zeigt sich die **Akut-PTCA** gegenüber der Lysetherapie in den meisten Studien etwas überlegen.

Weiterführende Maßnahmen

Wird keine Akut-PTCA durchgeführt, erfolgt spätestens nach einigen Tagen eine Koronarangiographie, um festzustellen, ob das Risiko eines Re-Infarktes durch PTCA oder Bypass-Operation gesenkt werden kann.

Risikofaktoren müssen konsequent behandelt werden.

Die langfristige Therapie mit β-Blockern und 100 mg Azetylsalizylsäure täglich senkt das Risiko eines erneuten Infarktes. Die Gefahr einer Herzinsuffizienz kann durch die Einnahme von ACE-Hemmern (☞ Pharma-Info 17.15) verringert werden. Bei hohem Risiko einer Gerinnselbildung im Herzen wird der Patient antikoaguliert (☞ Pharma-Info 17.29).

Oft empfiehlt sich eine **Anschlussheilbehandlung**, kurz **AHB**, in direktem Anschluss an den Krankenhausaufenthalt, bei der die Belastung des Patienten unter Kontrolle weiter gesteigert und der Patient zu einer herzgesunden Lebensweise beraten wird.

Pflege des Infarktpatienten

Der Herzinfarktpatient wird in den ersten Tagen auf einer Intensivstation gepflegt.

Krankenbeobachtung und Überwachung

- Vitalzeichenkontrolle: Anfangs über den Monitor, dann je nach Zustand des Patienten bzw. je nach verordneten Arzneimitteln und den gemessenen Werten alle 30 – 60 Min. Häufig treten in den ersten Tagen Rhythmusstörungen auf
- Beobachtung der Atmung: Dyspnoe? Verschlechterung bei Belastung? „Brodeln" als Zeichen einer Lungenstauung? Sauerstoffbedarf?
- ZVD-Messung alle 4 – 12 Std.

714

16.6 Herzinsuffizienz **16**

- Evtl. Messung des Füllungsdrucks der linken Kammer über einen Rechtsherzkatheter (☞ 16.3.6)
- Flüssigkeitsbilanzierung, anfangs stündlich
- Regelmäßige Temperaturkontrollen, da in der Postinfarktphase Temperaturerhöhungen auftreten können. Eine Fiebersenkung ist nur bei höheren Werten angezeigt, um den Sauerstoffbedarf des Organismus zu reduzieren
- Ausscheidung: Urin- und Stuhlbeobachtung. Obstipationsprophylaxe, um starkes Pressen zu vermeiden
- Bewusstseinslage: Patient orientiert? Zunehmende Verwirrtheit?
- Schmerzen: Fragen nach Schmerzen, Achten auf Gestik und Mimik. Arzt ggf. um Veränderung der Analgetikamedikation bitten, da Schmerzen den Sauerstoffverbrauch erhöhen und somit den Kranken gefährden
- Haut: Blässe? Zyanose? Schweiß?
- Beobachtung auf Medikamentennebenwirkung, z. B. Übelkeit durch Analgetika?
- Psychisches Befinden: Ängste? Unruhe?

Ernährung

Am ersten Tag bleibt der Patient in der Regel nüchtern. Nur auf Arztanordnung dürfen einige Schlucke Wasser oder Tee, ggf. auch Zwieback oder Weißbrot gegeben werden. Danach wird die Ernährung langsam aufgebaut.

Mobilisation

In den ersten 24 Std. muss der Patient (zumindest bei größeren Infarkten) Bettruhe einhalten und wird mit erhöhtem Oberkörper gelagert. Zur Entlastung des Herzens wird die Körperpflege komplett von den Pflegenden übernommen und der Patient bei der Ausscheidung unterstützt (entlastende Pflege). Die sich bei gutem Verlauf anschließende Frühmobilisation nach Arztanordnung dient der Rehabilitation des Patienten sowie der Prophylaxe von Folgeerkrankungen (z. B. Pneumonie, Dekubitus, Thrombose).

Die Entscheidung, wann die Belastung des Patienten gesteigert werden kann, fällt der Arzt. Sie richtet sich nach dem subjektiven Befinden des Patienten (Schmerzen? Dyspnoe?) sowie den Untersuchungsergebnissen (stabiler Blutdruck und Puls? Befund der Herzenzyme?). Die Pflegenden sprechen mit dem Arzt ab, ob der Patient evtl. vorzeitig den Toilettenstuhl benutzen darf, wenn die Anwendung des

Steckbeckens im Bett für ihn eine Belastung darstellt. Die Belastbarkeit kann von Tag zu Tag variieren. Das Leistungsvermögen muss nicht jeden Tag gleich oder sogar besser sein als am Vortag.

Der *Belastungskontrolle* dienen Blutdruck- und Pulskontrollen vor, während, unmittelbar nach sowie drei Minuten nach der Belastung. Blutdruckabfall oder Herzrhythmusstörungen während der Belastung machen einen sofortigen Abbruch des Trainings, kontinuierliche Kontrollen und Benachrichtigung des Arztes erforderlich. Ist die während der Belastung angestiegene Herzfrequenz bis drei Minuten nach Belastungsende nicht deutlich zurückgegangen, so weist dies auf eine zu hohe Belastung hin. Der Patient sollte sich dann hinlegen, und Puls und Blutdruck werden weiter engmaschig kontrolliert. Bleibt der Puls deutlich erhöht, wird der Arzt hinzugezogen. Außerdem achten die Pflegenden bzw. Physiotherapeuten während und nach den Übungen auf Warnsymptome wie z. B. Blässe, Tachypnoe oder Schweißausbruch und fragen den Patienten mehrfach nach seinem Befinden (Schmerzen, Luftnot). Sie leiten ihn außerdem zur Selbstbeobachtung an. Zu beachten ist, dass subjektiv empfundene Beschwerden vom Patienten oft verharmlost werden, um die Zeit der Bettruhe zu verkürzen.

> Durch selbstständige Pulskontrollen vor, während und nach einer Belastung wird der Patient in seinen Genesungsprozess aktiv einbezogen und lernt, seine Belastbarkeit einzuschätzen.

Allgemeine Maßnahmen

Keine Aufregung: Besucher, Telefongespräche, Radio- und Fernsehsendungen können Aufregung für den Patienten bedeuten. Da Stress die Kreislaufsituation verschlechtert, können diesbezüglich Einschränkungen nötig sein.

Prophylaxen: Alle notwendigen Prophylaxen einschließlich der Obstipationsprophylaxe werden sorgfältig durchgeführt. Bei der Pneumonieprophylaxe ist auf das Abklatschen und Abklopfen zu verzichten. Der Patient sollte in den ersten Tagen nach dem Infarkt nicht zum Abhusten aufgefordert werden (Erhöhung des intrathorakalen Drucks).

Persönliche Zuwendung

Ein Infarkt ist ein tiefer Einschnitt im Leben des Patienten. Das bisherige Leben

wird überdacht, und nicht selten bewegt den Patienten die Frage nach dem Sinn des (Weiter-)Lebens. Die Pflegenden können zwar diese existentiellen Fragen nicht für den Patienten beantworten, sie können aber durch ihre Bereitschaft, dem Patienten zuzuhören und Denkanstöße zu geben, den Betroffenen bei der Verarbeitung unterstützen.

> **Prävention und Gesundheitsberatung**
> Im Wesentlichen wie bei KHK (☞ 16.5.1). Zusätzlich:
> - Warnzeichen eines Zweitinfarktes
> - Mitführen eines Notfallausweises.

16.6 Herzinsuffizienz

> **Herzinsuffizienz** *(Herzmuskelschwäche)*: Unvermögen des Herzens, das zur Versorgung des Körpers erforderliche Blutvolumen zu fördern. Nur bei Ursachenbeseitigung in frühen Stadien gute Prognose.

Die **Herzinsuffizienz** ist eigentlich keine eigenständige Krankheit, sondern mögliche Folge verschiedener Herz-Kreislauf-Erkrankungen, die zu einer Reduktion der Pumpleistung führen. Dabei ist entweder die Auswurfleistung der linken Herzkammer **(Linksherzinsuffizienz)**, der rechten Herzkammer **(Rechtsherzinsuffizienz)** oder des gesamten Herzens **(Globalinsuffizienz)** herabgesetzt.

Nach der Zeitdauer der Entwicklung der Herzinsuffizienz unterscheidet man die **chronische Herzinsuffizienz** (☞ 16.6.1) von der **akuten Herzinsuffizienz** (☞ 16.6.2).

Je nach Schwere wird außerdem zwischen einer kompensierten und einer dekompensierten Herzinsuffizienz differenziert:

- Bei einer **kompensierten Herzinsuffizienz** wird die Pumpleistung des Herzens durch Gegenregulationen wie **Herzmuskelhypertrophie** (Länger- und Dickerwerden der Herzmuskelfasern), Steigerung der Herzfrequenz, Erhöhung des Gefäßtonus und Aktivierung des Renin-Angiotensin-Aldosteron-Mechanismus so weit verbessert, dass ein ausreichendes Herzminutenvolumen gefördert werden kann
- Bei der **dekompensierten Herzinsuffizienz** reichen diese Mechanismen nicht mehr aus und es treten Beschwerden des Herzversagens (16.5.2) ein.

715

Insuffizienz-Stadium	Beschwerden
I	Keine Beschwerden bei normaler Belastung, aber Nachweis einer beginnenden Herzerkrankung durch (technische) Untersuchungen
II	Leichte Beschwerden bei normaler Belastung, mäßige Leistungsminderung
III	Erhebliche Leistungsminderung bei normaler Belastung
IV	Ruhedyspnoe

Tab. 16.26: Stadieneinteilung der Herzinsuffizienz (gemäß der New York Heart Association, kurz NYHA).

16.6.1 Chronische Herzinsuffizienz

Krankheitsentstehung

Häufigste Ursache einer chronischen Herzinsuffizienz beim Erwachsenen ist heute die KHK (☞ 16.5.1), gefolgt von der arteriellen Hypertonie (☞ 17.4.1). Beide treten oft kombiniert auf. Weitere Ursachen sind entzündliche Herzerkrankungen (☞ 16.8), Herzrhythmusstörungen (☞ 16.7) und Kardiomyopathien (☞ 16.9).

Bei Säuglingen ist eine Herzinsuffizienz am häufigsten durch angeborene Herzfehler verursacht. Bei älteren Kindern ist eine (neu aufgetretene) Herzinsuffizienz selten, hier nehmen Entzündungen und Infektionen, Herzrhythmusstörungen und Kardiomyopathien als Ursache zu.

Symptome und Untersuchungsbefund

Die Symptome einer Herzinsuffizienz sind in erster Linie **Stauungszeichen** durch den Blutstau *vor* der geschwächten Kammer.

Bei der Linksherzinsuffizienz staut sich das Blut in den kleinen Kreislauf (Lungenkreislauf) zurück. Leitsymptome sind Belastungs- und Ruhedyspnoe bis zur Orthopnoe (☞ 18.2.1), Zyanose, Hustenreiz mit rostbraunem Sputum, Tachykardie und Herzrhythmusstörungen.

Bei der Rechtsherzinsuffizienz staut sich das Blut im venösen System des Körperkreislaufs. Sichtbare Zeichen sind lagerungsabhängige Ödeme **(Anasarka)**, vor allem an Knöcheln und Unterschenkeln, Halsvenenstauung und Zyanose. Leber und Milz sind vergrößert tastbar. Durch den Rückstau in den Magenvenen leiden die Patienten unter Appetitlosigkeit und Übelkeit.

Die Nachtruhe des Patienten ist sowohl bei der Rechts- als auch bei der Linksherzinsuffizienz gestört, da er nachts mehrfach aufstehen muss, um Wasser zu lassen **(Nykturie):** Nachts wird das geschwächte Herz durch die Bettruhe entlastet, und die meist in ihrer Leistungsfähigkeit eingeschränkten Nieren werden besser durchblutet, so dass Ödeme leichter ausgeschwemmt werden können.

Herzinsuffizienz bei Kindern

Leitsymptome der Herzinsuffizienz bei Säuglingen sind schneller Herzschlag, beschleunigte Atmung sowie Gedeihstörung oder Belastungsunverträglichkeit: Die Säuglinge schwitzen schon bei geringer Belastung, also typischerweise bei ihrer wichtigsten Tätigkeit, dem Trinken. Charakteristisch ist außerdem eine Lebervergrößerung (Hepatomegalie).

Diagnostik

Die Verdachtsdiagnose einer Herzinsuffizienz wird klinisch gestellt. Das EKG kann erste Hinweise auf die Grunderkrankung geben, z. B. unbemerkte Infarkte. Die Röntgenaufnahme des Thorax zeigt eine Herzvergrößerung und evtl. Zeichen einer Lungenstauung. Die Echokardiographie ermöglicht die Beurteilung von Größe und Funktion der Herzkammern und z. B. die Diagnose von Herzfehlern.

Ergänzend können Herzkatheteruntersuchung, Myokardszintigraphie, CT oder eine Herzmuskelbiopsie (z. B. bei Verdacht auf Kardiomyopathie) angezeigt sein.

Behandlungsstrategie

Ziel der Therapie ist zunächst die Milderung der Symptome, dann möglichst die Beseitigung der Ursache, z. B. durch eine Operation bei Herzfehlern oder durch Arzneimittel bei Hypertonie.

Linksherzinsuffizienz

Häufige Ursachen:
KHK einschl. Herzinfarkt, Arterielle Hypertonie, Klappenfehler (v.a. des linken Herzens), Rhythmusstörungen

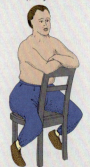

Symptome bei Linksherzinsuffizienz
- Belastungs-, Ruhedyspnoe, Orthopnoe
- Rasselgeräusche über Lunge, Husten
- Lungenödem
- Zyanose
- Einsatz der Atemhilfsmuskulatur

Rechtsherzinsuffizienz

Häufige Ursachen:
Linksherzinsuffizienz, Herzklappenfehler (v.a. des rechten Herzens), Lungenerkrankungen

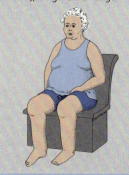

Symptome bei Rechtsherzinsuffizienz
- Gestaute, erweiterte Halsvenen
- Ödeme (Bauch, Unterschenkel, Füße)
- Gewichtszunahme
- Leber- und Milzvergrößerung
- Aszites
- „Magenbeschwerden"

Gemeinsame Symptome
- Eingeschränkte Leistungsfähigkeit, Schwäche und Ermüdbarkeit
- Nykturie
- Tachykardie bei Belastung, Herzrhythmusstörungen
- Herzvergrößerung, Pleura- und Perikarderguss
- Im Spätstadium niedriger Blutdruck

Abb. 16.27: Häufige Ursachen und unterschiedliche wie auch gemeinsame Symptome von Links- und Rechtsherzinsuffizienz.

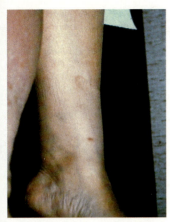

Abb. 16.28: Typisches Knöchelödem bei Herzinsuffizienz. [R154]

Medikamentöse Therapie der Herzinsuffizienz

Folgende Wirkstoffgruppen werden einzeln oder in Kombination eingesetzt (☐ 4):

▶ **ACE-Hemmer und Angiotensin-II-Antagonisten** (☞ Pharma-Info 17.15): ACE-Hemmer (z.B. Delix®, Pres®) wirken gefäßerweiternd und senken dadurch die Nachlast. ACE-Hemmer werden heute bereits bei leichter Herzinsuffizienz gegeben, da sich in Studien eine erhebliche Prognoseverbesserung gezeigt hat. Alternative bei Nebenwirkungen sind Angiotensin-II-Antagonisten (z.B. Lorzaar®, Diovan®)

▶ **β-Blocker** (☞ Pharma-Info 17.15): β-Blocker schützen das Herz vor einer zu starken Sympathikusaktivierung als Folge der Herzinsuffizienz. Sie verhindern außerdem ein Herunterregulieren der Katecholaminrezeptoren am Herzmuskel, d.h. die Zahl der β-Rezeptoren am Herzmuskel und damit auch die Ansprechbarkeit auf Katecholamine bleibt bestehen. Problematisch ist ihr blutdrucksenkender Effekt. Insbesondere zu Beginn der Therapie kann sich der Zustand des Patienten sogar vorübergehend verschlechtern. Daher muss die Anfangsdosis sehr niedrig gewählt und darf nur sehr vorsichtig gesteigert werden

▶ **Diuretika** (☞ Pharma-Info 29.34): Diuretika schwemmen die Ödeme aus und entlasten so durch Senkung der Vor- und Nachlast das geschwächte Herz. Zusätzlich haben die Aldosteronantagonisten Spironolacton (z.B. Aldactone®) und Eplerenon (Inspra®) in niedriger Dosierung einen mortalitätssenkenden Effekt bei schwerer Herzinsuffizienz

▶ **Digitalisglykoside** (☞ Pharma-Info 16.29): Digitalisglykoside haben schon in therapeutischer Dosierung zahlreiche Nebenwirkungen. Sie werden vor allem zur Frequenzkontrolle der Tachyarrhythmie bei Vorhofflimmern gegeben und haben insgesamt an Bedeutung verloren

▶ **Phosphodiesterasehemmer** (z.B. Perfan®, Wincoram®) und **Katecholamine** (z.B. Dobutrex®, Dopamin) sind Substanzen, die – intravenös gegeben – auf Intensivstationen für kürzere Zeiträume überbrückend eingesetzt werden können, um die Schlagkraft zu verbessern. Bei längerer Behandlung kommt es jedoch zu einem weitgehenden Wirkungsverlust.

Herztransplantation

Bleiben alle Maßnahmen erfolglos, wird bei Patienten unter 60–65 Jahren eine **Herztransplantation** erwogen (Allgemeines zu Transplantationen ☞ 15.11). Die 5-Jahres-Überlebensrate liegt derzeit bei ca. 75%.

Auch **ventrikuläre Assist-Systeme** zur (zeitweisen) Kammerunterstützung oder ein **Kunstherz** im engeren Sinne können in speziellen kardiologisch-kardiochirurgisch ausgerichteten Zentren eingesetzt werden.

Pflege bei chronischer Herzinsuffizienz

Pflege bei Dyspnoe ☞ 12.2.4.1, 18.2.1
Pflege bei Zyanose ☞ 16.2.4
Unterstützung bei der Sekretentleerung ☞ 12.2.5.6 – 12.2.5.8

Pharma-Info 16.29: Digitalisglykoside

Digitalisglykoside steigern die Kontraktionskraft des Herzmuskels *(positive Inotropie)*, verlangsamen die Herzfrequenz *(negative Chronotropie)*, verzögern die Erregungsleitung *(negative Dromotropie)* und steigern die Reizbildung *(positive Bathmotropie)*.

Die verschiedenen Digitalisglykoside unterscheiden sich vor allem hinsichtlich ihrer Resorption und Ausscheidung:

▶ **Digitoxin** (z.B. Digimerck®) wird am wenigsten über die Niere ausgeschieden. Deshalb wird es von vielen Ärzten bei älteren Patienten wegen der im Alter nachlassenden Nierenfunktion bevorzugt. Allerdings braucht es am längsten, bis es seine Wirkung erreicht hat, und bei einer Überdosierung klingen die Erscheinungen aufgrund der langen Halbwertszeit von ca. einer Woche nur langsam ab

▶ **Digoxin** und -abkömmlinge (z.B. Methyldigoxin, etwa in Lanitop®, oder Acetyldigoxin, etwa in Novodigal®) werden vor allem über die Nieren ausgeschieden. Ihre Wirkung tritt schneller ein und klingt rascher wieder ab als die des Digitoxins. Daher ist die Behandlung besser steuerbar, erfordert aber bei Patienten mit Einschränkungen der Nierenfunktion wegen der Kumulationsgefahr (☞ 15.2.3) unbedingt eine Dosisreduktion.

Digitalisglykoside haben eine *geringe therapeutische Breite*, d.h. bereits bei geringfügiger Überdosierung treten ernste Nebenwirkungen auf, die zum Absetzen zwingen:

▶ Übelkeit und Erbrechen
▶ (Vor allem bradykarde) Herzrhythmusstörungen
▶ Sehstörungen (v.a. Farbensehen, Augenflimmern)
▶ Kopfschmerzen und Halluzinationen oder Verwirrtheit.

Nebenwirkungen treten vermehrt bei Hypokaliämie, Hyperkalzämie und Hypomagnesiämie (☞ 29.10.3 – 29.10.5) auf. Ältere Menschen reagieren empfindlicher als jüngere. Besondere Vorsicht ist bei gleichzeitiger Gabe von β-Blockern (☞ Pharma-Info 17.15) oder Theophyllinen (☞ Pharma-Info 18.27) angezeigt.

Zur Vermeidung einer *Digitalisintoxikation* dienen regelmäßige EKG-Kontrollen, Kontrolle von Serum-Kreatinin und -Kalium sowie des Digitalisspiegels im Blut.

Patientenbeobachtung

▶ Pulsfrequenz und -qualität
▶ Arzneimittelwirkung (Beschwerdebesserung?)
▶ Nebenwirkungen: Allergische Reaktionen (Erythem? Urtikaria?), Störungen des ZNS und der Psyche (z.B. Alpträume, Verwirrtheit?), Übelkeit, Erbrechen, Diarrhö.

16 Pflege von Menschen mit Herzerkrankungen

Patientenbeobachtung

Die Patientenbeobachtung bei chronischer Herzinsuffizienz umfasst:
- Vitalzeichen
- Körpergewicht (☞ 12.6.3.2), Flüssigkeitsbilanz (☞ 12.7.1.2)
- Ggf. ZVD (☞ 16.1.3)
- Sputum (☞ 12.2.4.9)
- Haut (☞ 12.5.1.2), z.B. Stauungsdermatitis bei Beinödemen.

Weitere Aufgaben

- Bei Appetitlosigkeit Wunschkost ermöglichen. Dabei auf niedrigen Kochsalzgehalt und – je nach Arztanordnung – Beschränkung der Trinkmenge achten, um die Entstehung von Ödemen nicht zu begünstigen. Erlaubte Trinkmenge möglichst gleichmäßig über den Tag verteilen, bei starkem Durst z.B. Eiswürfel zum Durstlöschen anbieten. Kaffee und Tee sind in geringen Mengen gestattet. Mehrere kleine, eiweißreiche Mahlzeiten sind üppigen Mahlzeiten vorzuziehen. Auf blähende, fettreiche und schwer verdauliche Nahrungsmittel sollte der Patient verzichten.
  Bei Säuglingen, die noch keine Beikost erhalten, muss möglicherweise eine höher konzentrierte Milchnahrung gegeben werden, um den Energiebedarf des Kindes trotz Flüssigkeitsrestriktion zu decken. Ist die Anstrengung beim Trinken für das Kind zu groß, kann eine Sondenernährung erforderlich sein
- Darmtätigkeit anregen, z.B. mit Laktulose oder Weizenkleie
- Körperliche Schonung ermöglichen, evtl. Bettruhe (Arztanordnung), um den Sauerstoffbedarf zu reduzieren. Besteht keine strenge Bettruhe, darf und soll der Kranke sich entsprechend seiner Leistungsfähigkeit belasten
- Patienten je nach seiner Belastbarkeit bei den täglichen Verrichtungen unterstützen, ggf. die entsprechenden Prophylaxen (wie etwa Thrombose-, Pneumonie- und Dekubitusprophylaxe) durchführen
- Patienten nötigenfalls mit erhöhtem Oberkörper lagern, optimale Schlafbedingungen schaffen (frische Luft, angenehme Raumtemperatur, Dunkelheit, Ruhe, keine schwere Mahlzeit vor dem Schlafengehen), da Atemnot und Nykturie den Schlaf des Betroffenen schon genug stören
- Medikamentöse Therapie überwachen und auf Nebenwirkungen achten.

Prävention und Gesundheitsberatung

- Vermeidung kardiovaskulärer Risikofaktoren, bestmögliche Behandlung ursächlicher Erkrankungen. Dabei oft an erster Stelle: Aufgeben des Rauchens (☞ 18.1.3).
- Weiter bedeutsam: Reduktion von Übergewicht, nur mäßiger Alkoholkonsum
- Bei kompensierter Herzinsuffizienz regelmäßiges Ausdauertraining, z.B. in speziellen Sportgruppen. Verbessert den Stoffwechsel im Skelettmuskel, hat positive Auswirkungen auf die Gefäße, erhöht die Lebensqualität. Jedoch keine Belastungen, die zu Atemnot führen. Strenge Schonung bis zur Bettruhe nur bei dekompensierter Herzinsuffizienz
- Keine spezielle Diät, aber ausgewogene, fettarme Kost, Salz sparsam bis gar nicht verwenden, gesalzene Nahrungsmittel meiden. Bei leichter Herzinsuffizienz maximal 2 l Flüssigkeitszufuhr pro Tag, bei schwerer 1–1,5 l
- Tägliche Gewichtskontrolle. Rasche Gewichtszunahme ist durch Wassereinlagerung bedingt. Ggf. Rücksprache mit dem Arzt wegen Anpassung der Trinkmenge und der Medikamente
- Keine lang andauernde Kälteeinwirkung. Kälte verengt die peripheren Gefäße und erhöht damit den Widerstand, gegen den das Herz arbeiten muss.

16.6.2 Akute Herzinsuffizienz

Akute Linksherzinsuffizienz

Ursachen der **akuten Linksherzinsuffizienz** sind vor allem der Herzinfarkt (☞ 16.5.2) und die hypertensive Krise (☞ 17.4.2), aber auch der plötzliche Abriss von (Teilen der) Herzklappen. Folge ist ein akutes **Lungenödem** (☞ 16.6.3) oder der *kardiogene Schock* (☞ 16.5.2).

Akute Rechtsherzinsuffizienz

Zur **akuten Rechtsherzinsuffizienz** führen am häufigsten die Lungenembolie mit plötzlichem Druckanstieg im Lungenkreislauf (☞ 18.10.1) und der rasch auftretende Perikarderguss (☞ Abb. 16.38).

Aus der Unfähigkeit des Herzens, das erforderliche Blutvolumen zu transportieren, entwickeln sich:
- Ein Blutrückstau in die großen Venen des Körperkreislaufs, der sich durch Halsvenenstauung und später auch periphere Ödeme zeigt *(Rückwärtsversagen)*
- Ein unzureichendes Blutangebot an die linke Kammer (und damit den arteriellen Körperkreislauf), was zu Tachykardie, Blutdruckabfall und Schocksymptomatik führt *(Vorwärtsversagen)*.

16.6.3 Akutes Lungenödem

> **Akutes Lungenödem:** Ansammlung von (seröser) Flüssigkeit in Lungeninterstitium oder Lungenalveolen mit lebensbedrohlicher Atemstörung.

Krankheitsentstehung

Häufigste Ursache eines **Lungenödems** ist die akut dekompensierte Linksherzinsuffizienz, etwa im Rahmen eines Herzinfarktes oder einer Kardiomyopathie (☞ 16.9). Die Pumpschwäche des linken Herzens führt zu einem Blutrückstau im Lungenkreislauf. Weitere Ursachen eines Lungenödems sind Überwässerung bei Niereninsuffizienz oder Proteinmangel, Infekte, anaphylaktischer Schock oder toxische Reaktionen.

Symptome, Befund und Diagnostik

Ein Lungenödem beginnt mit Atemnot und Husten *(Asthma cardiale)*. Die Atemnot nimmt rasch zu, und es sind ohne Stethoskop „brodelnde" feuchte Rasselgeräusche hörbar *(Distanzrasseln)*. Der Kranke hustet schaumig-rotes Sputum ab, er ist zyanotisch, und die Herzfrequenz steigt bei sinkendem Blutdruck schnell an. Der Patient ist unruhig und hat Todesangst.

Die Diagnose eines Lungenödems wird klinisch gestellt. Das EKG kann Hinweise auf die Ursache geben, z.B. auf Herzrhythmusstörungen (☞ 16.7) oder einen Herzinfarkt (☞ 16.5.2). Eine Blutgasanalyse (☞ 18.3.2) zeigt das Ausmaß der Gasaustauschstörung an und hilft bei der Einschätzung der Prognose. Hat sich der Zustand des Patienten durch die Therapie stabilisiert, sind Röntgen des Thorax und eine Echokardiographie angezeigt.

718

Behandlungsstrategie

Beim Lungenödem ist die sofortige Behandlungsbeginn lebensrettend. Dabei arbeiten Ärzte und Pflegende Hand in Hand:

▶ In Herzbettlage lagern (☞ Abb. 16.1) und möglichst beruhigend auf den Patienten einwirken
▶ Atemwege frei machen, ggf. Absaugen
▶ Vitalzeichen kontrollieren, Atmung beobachten
▶ Sauerstoff (2–8 l/Min.) verabreichen (☞ 12.2.5.9)
▶ Bei RR > 120 mmHg systolisch zwei Hübe Nitroglycerin sublingual geben, danach meist Fortsetzung der Behandlung mittels Perfusor
▶ Venösen Zugang legen
▶ 20–80 mg Furosemid (z. B. Lasix®) i. v. injizieren
▶ Evtl. zur Steigerung der Herzkraft Dobutamin und/oder Dopamin (etwa Dobutrex® bzw. Dopamin-Nattermann®) über Perfusor verabreichen
▶ Bei starker Unruhe niedrig dosiert Morphin geben
▶ Bei ausbleibender Besserung der Atmung Patienten nichtinvasiv über eine Maske oder maschinell nach Intubation beatmen.

Pflege bei Lungenödem

Pflege bei Dyspnoe ☞ 12.2.4.1, 18.2.1

Krankenbeobachtung
▶ Blutdruck, Puls, Atmung (Brodeln? Dyspnoe? Sputum ☞ 12.2.4.9)
▶ Haut: Zyanose? Blässe? Kaltschweißigkeit? Schweißausbrüche?
▶ Periphere Sauerstoffsättigung
▶ Temperatur
▶ Flüssigkeitsbilanz (☞ 12.7.1.2)
▶ Ggf. ZVD (☞ 16.1.3).

Weitere Maßnahmen
▶ Anfangs Bettruhe einhalten lassen, danach Mobilisation nach Arztanordnung. Je nach Grad der Immobilität alle erforderlichen Prophylaxen durchführen und Patienten bei der Körperpflege und Ausscheidung unterstützen
▶ Blasendauerkatheter (☞ 12.7.1.5) zur Flüssigkeitsbilanzierung (☞ 12.7.1.2) legen, nachfolgend stündlich Ausscheidung dokumentieren
▶ In der Akutphase Patienten nüchtern lassen

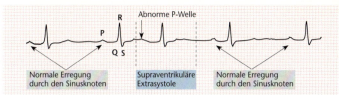

Abb. 16.30: EKG-Bild bei supraventrikulärer Extrasystolie. Jeder Kammererregung (QRS-Komplex) geht eine Vorhoferregung (P-Welle) voraus. Da die Erregungswelle der Extrasystole in den Vorhöfen einen anderen Weg nimmt als bei einer vom Sinusknoten ausgehenden Erregung, sieht die P-Welle der Extrasystole abnorm aus. Sie ist deformiert oder auch negativ. [B152]

▶ Nach der Akutphase auf Trinkmengenbeschränkung (Arztanordnung) achten. Ggf. Mundpflege (☞ 12.5.2.3) sorgfältig durchführen
▶ Regelmäßige Gewichtskontrollen, um Effektivität der ausschwemmenden Maßnahmen zu überwachen bzw. weitere Flüssigkeitsansammlung rechtzeitig zu erkennen
▶ Kochsalzarme Kost geben.

16.7 Herzrhythmusstörungen

Herzrhythmusstörungen: Störung der Herzfrequenz und/oder der Regelmäßigkeit des Herzschlags.
Tachykardie: Herzfrequenz über 100 Schläge/Min. bei Erwachsenen bzw. über der altersentsprechenden Normgrenze bei Kindern (☞ 12.3.1.4).
Bradykardie: Herzfrequenz unter 60 Schläge/Min. bei Erwachsenen bzw. unter der altersentsprechenden Normgrenze bei Kindern (☞ 12.3.1.4).
Arrhythmie: Unregelmäßiger Herzschlag.
Tachyarrhythmie: Unregelmäßiger, zu schneller Herzschlag.
Bradyarrhythmie: Unregelmäßiger, zu langsamer Herzschlag.

Diagnosesicherung und Klassifikation von Herzrhythmusstörungen erfolgen durch Ruhe-EKG (☞ 16.3.1) mit langem Rhythmusstreifen, Langzeit- (☞ 16.3.3) und Belastungs-EKG (☞ 16.3.2). In schwierigen Fällen ist eine invasive elektrophysiologische Untersuchung (☞ 16.3.4) erforderlich, in deren Rahmen auch eine Arzneimitteltestung möglich ist.

Bei Kindern sind Herzrhythmusstörungen insgesamt selten, wobei prinzipiell alle Formen wie beim Erwachsenen auftreten können.

16.7.1 Extrasystolen

Extrasystole (kurz *ES*): Außerhalb des regulären Grundrhythmus auftretender Herzschlag.

Extrasystolen können vorzeitig oder verspätet, einzeln oder gehäuft auftreten. Ist der Abstand zwischen einer (vorzeitig einfallenden) Extrasystole und der nächsten regulären Herzaktion größer als derjenige zwischen zwei normalen Herzaktionen, wird dies als **kompensatorische** (= ausgleichende) **Pause** bezeichnet.

Supraventrikuläre Extrasystolen

Eine **supraventrikuläre Extrasystole** (kurz *SVES*) hat ihr Erregungszentrum

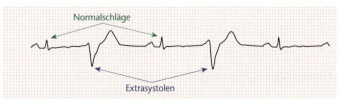

Abb. 16.31: EKG-Bild bei ventrikulärer Extrasystolie. Typisch ist, dass dem verbreiterten und deformierten QRS-Komplex keine P-Welle vorangeht. In diesem Fall folgt jedem Normalschlag eine Extrasystole (Bigeminus). [B152]

16 Pflege von Menschen mit Herzerkrankungen

oberhalb des His-Bündels im Sinusknoten, AV-Knoten oder Vorhofmyokard. Sie kommt sowohl bei Gesunden als auch bei Herzkranken vor. Der Betroffene hat meist keine Beschwerden. Gelegentlich bemerkt er Herzklopfen, Herzjagen oder „Aussetzer".

Bei einer fassbaren Herzerkrankung wird diese behandelt. Bei Herzgesunden ist eine Behandlung nur selten erforderlich.

Ventrikuläre Extrasystolen

Ventrikuläre Extrasystolen (kurz *VES*) können von allen Teilen des Kammermyokards oder dem His-Bündel ausgehen.

Einzelne VES haben meist keinen Krankheitswert. Wiederholen sich die VES häufiger, liegt oft eine organische Herzkrankheit (z. B. KHK ☞ 16.5.1) vor, und lebensgefährliche ventrikuläre Tachykardien (☞ 16.7.2) können die Folge sein. Dann müssen zum einen die Grunderkrankungen behandelt und zum anderen die VES mit Antiarrhythmika unterdrückt werden. Ggf. ist die Implantation eines automatischen Defibrillators (AICD ☞ 16.7.2) angezeigt.

16.7.2 Tachykarde Herzrhythmusstörungen

> **Tachykarde Herzrhythmusstörungen:** Herzrhythmusstörung mit einer Herzfrequenz über 100 Schlägen/Min. (☞ 12.3.1.4) bzw. oberhalb der altersentsprechenden Normgrenze bei Kindern (☞ Tab. 12.3.6).

Bei Überschreiten einer bestimmten Herzfrequenz wird mit zunehmender Herzfrequenz immer weniger Blut in das Kreislaufsystem gepumpt, weil den Kam-

Erkrankung	Definition	Wichtige Ursachen/Symptome	Therapie
Sinus(knoten)tachykardie			
	Vom Sinusknoten ausgehende Erregungen, F = 100–160/Min. (bei Kindern altersentsprechend mehr)	**U:** Körperliche/psychische Belastungen, Fieber, Hyperthyreose, Blutverlust, Anämie, Schock, Herzinsuffizienz, Koffein, Arzneimittel **S:** Beschleunigter Herzschlag	▸ Beseitigung der Ursache ▸ Selten medikamentöse Therapie (z. B. β-Blocker)
Paroxysmale supraventrikuläre Tachykardie			
	Von den Vorhöfen ausgehende Erregungen, die alle auf die Kammern übergeleitet werden, F = 160–200/Min., bei Kindern 180–300/Min.	**U:** z. B. WPW-Syndrom ☞ Text **S:** Plötzliche Anfälle von Herzrasen, evtl. mit Schwindel und Bewusstlosigkeit	▸ Beruhigung ▸ Steigerung des Vagotonus (Trinken von kaltem Wasser, Karotissinus-Druckversuch durch den Arzt) ▸ Adenosin (Adrekar®), Verapamil (z. B. Isoptin®), Ajmalin (z. B. Gilurytmal®) oder β-Blocker
Vorhofflattern			
	250–350 Vorhofkontraktionen/Min., i. d. R. Überleitung nur jeder 2. oder 3. Erregung zu den Kammern (2 : 1- bzw. 3 : 1-Überleitung), F = 125–150/Min.	**U:** Meist vorbestehende Herzerkrankungen **S:** Herzrasen, Schwäche, bei Überleitung aller Vorhofaktionen akute Herzdekompensation mit Luftnot	▸ Digitalis ▸ Verapamil (z. B. Isoptin®) ▸ Hochfrequenz-Überstimulation der Vorhöfe über einen Schrittmacher oder Elektrokardioversion
Vorhofflimmern			
	350–600 Vorhofkontraktionen/Min. mit unregelmäßiger Überleitung auf die Kammern	**U:** z. B. Überlastung des Vorhofs bei Klappenfehler **S:** Völlig unregelmäßiger Herzschlag (absolute Arrhythmie). Evtl. Bildung von Vorhofthromben mit Emboliegefahr im Körperkreislauf	Versuch der Rhythmisierung (unter Antikoagulation): ▸ **Medikamentöse Kardioversion** durch verschiedene Antiarrhythmika ▸ **Elektrokardioversion:** EKG-getriggerter Gleichstromstoß in Kurznarkose ▸ Ansonsten medikamentöse frequenzkontrollierende Behandlung, Antikoagulation
Kammerflattern			
	Kammerfrequenz 250–350/Min.	**U:** z. B. KHK, Herzinfarkt, Kardiomyopathie, Myokarditis **S:** (Funktioneller) Herz-Kreislauf-Stillstand mit akuter Lebensgefahr!	▸ Reanimation und Defibrillation ▸ Behandlung der Grunderkrankung ▸ Antiarrhythmika ▸ Evtl. Implantation eines AICD (☞ Text)
Kammerflimmern			
	Kammerfrequenz > 350/Min.	☞ Kammerflattern	☞ Kammerflattern

Tab. 16.32: Übersicht über die tachykarden Herzrhythmusstörungen. F = Herzfrequenz (Kammerfrequenz), U = Ursachen, S = Symptome. Hellblau unterlegt die supraventrikulären, dunkelblau die ventrikulären Tachykardien. [B152, A300]

720

16.7 Herzrhythmusstörungen

mern nicht genügend Zeit zur Erschlaffung und Neufüllung verbleibt oder die Herzkontraktionen zu schwach und unkoordiniert sind.

Unterschieden werden:
- **Supraventrikuläre Tachykardien** (*lat.* supra: über; *lat.* ventriculus: Kammer), bei denen das Erregungsbildungszentrum in den Vorhöfen liegt
- **Ventrikuläre Tachykardien** (*Kammertachykardie*), bei denen das Erregungsbildungszentrum in den Herzkammern liegt.

Tabelle 16.32 gibt eine Zusammenfassung der verschiedenen tachykarden Herzrhythmusstörungen.

Ventrikuläre Tachykardien

Ventrikuläre Tachykardie *(Kammertachykardie):* Tachykardie mit über 100 Kammerkontraktionen/Min. beim Erwachsenen bzw. über 150 Kammerkontraktionen/Min. beim Kind, wobei das Erregungsbildungszentrum in den Herzkammern liegt. Lebensgefährlich!

Jede **ventrikuläre Tachykardie** ist lebensbedrohlich und muss medikamentös oder durch elektrische **Defibrillation** (Verabreichung eines Gleichstromstoßes ohne EKG-Triggerung ☞ 13.4.4) behandelt werden. Danach sollen eine Behand-

lung der Grunderkrankung und eine Dauerbehandlung mit Antiarrhythmika erneute Tachykardien verhindern. Bei Medikamentenresistenz ist die Implantation eines **AICD** (*automatic implantable cardioverter defibrillator*) angezeigt, eines herzschrittmacherähnlichen Gerätes, das Kammertachykardien erkennt und selbstständig durch Elektroschocks behandelt.

Kammerflattern und **Kammerflimmern** entsprechen funktionell einem Herz-Kreislauf-Stillstand. Damit der Patient eine Überlebenschance hat, muss sofort reanimiert und defibrilliert werden (☞ 13.4.4).

🖉 Pharma-Info 16.33: Antiarrhythmika

Unter dem Begriff **Antiarrhythmika** werden verschiedene Substanzgruppen zur medikamentösen Behandlung von (tachykarden) Herzrhythmusstörungen zusammengefasst.

Die Antiarrhythmika werden nach *Vaughan/Williams* je nach ihrem Wirkmechanismus in vier Klassen eingeteilt:

I	**A–C:** Na⁺-Kanalblocker mit unterschiedlicher Wirkung auf das Aktionspotential der Herzmuskelzellen: Chinidin, Disopyramid, Ajmalin, Flecainid
II:	β-Rezeptorenblocker, z. B. Metoprolol, Bisoprolol
III:	K⁺-Kanalblocker: Amiodaron, Sotalol (mit gleichzeitiger β-Blockierung)
IV:	Ca²⁺-Antagonisten vom Verapamil-Typ.

Bei nicht wenigen Patienten müssen nacheinander mehrere Antiarrhythmika ausprobiert werden, bis ein wirksames Präparat gefunden ist. Gelegentlich ist eine Kombinationstherapie erforderlich.

Viele Antiarrhythmika können zu Übelkeit und zentralnervösen Störungen führen. Darüber hinaus können sie *Nebenwirkungen* auf das Herz selbst haben:
- Die meisten Antiarrhythmika schwächen die Kontraktionskraft des Herzens und können dadurch zu einer Herzinsuffizienz führen
- Alle Antiarrhythmika können selbst zu lebensbedrohlichen Herzrhythmusstörungen führen. Welche Patienten davon betroffen sein werden, kann nicht zuverlässig vorausgesagt werden.

Antiarrhythmika bessern zwar oft das EKG-Bild, nicht aber die Prognose des Patienten. Deshalb werden sie derzeit zurückhaltend eingesetzt. Ausnahmen von dieser Regel sind Amiodaron und β-Blocker.

Patientenbeobachtung und Überwachung bei Antiarrhythmika-Therapie
- Erfolg der Therapie: Pulsfrequenz, -qualität, Blutdruck, Dyspnoe, allgemeine Leistungsfähigkeit
- Nebenwirkungen, z. B. therapieinduzierte neue Herzrhythmusstörungen?
- Bei i. v.-Therapie mit Antiarrhythmika stets EKG-Monitoring.

Substanz	Handelsname (Bsp.)	Vorteile, spezifische Nebenwirkungen (NW)
Adenosin	Adrekar®	NW: Synkope!
Ajmalin	Gilurytmal®	NW: Gastrointestinale Beschwerden, Kopfschmerzen, Cholestase, Leberschädigung
Amiodaron	Cordarex®	Vorteil: keine negative Inotropie. NW: Hornhauttrübung, Schilddrüsenfunktionsstörungen, Photosensibilisierung, Lungenfibrose
β-Blocker, z. B. Metoprolol	Beloc®	Vorteil: geringes Potential, selbst Herzrhythmusstörungen hervorzurufen. NW: Bronchokonstriktion, negative Inotropie, Bradykardie, Müdigkeit, Depression
Chinidin	Chinidin duriles®	NW: Ventrikuläre Herzrhythmusstörungen bis hin zum Kammerflimmern, gastrointestinale Beschwerden, Ohrensausen, Synkopen, Knochenmarkdepression, anticholinerge Nebenwirkungen
Disopyramid	Rhythmodul®	NW: Gastrointestinale Beschwerden, Müdigkeit, Cholestase, Mundtrockenheit, Miktionsstörung
Flecainid	Tambocor®	NW: Doppelsehen, Schwindel, Kopfschmerzen
Lidocain	Xylocain®	NW: Benommenheit, Schwindel, zerebrale Krampfanfälle
Mexiletin	Mexitil®	NW: Hypotonie, gastrointestinale Beschwerden, ZNS-Störungen
Propafenon	Rytmonorm®	NW: Mundtrockenheit, Salzgeschmack, gastrointestinale Beschwerden, Kopfschmerzen
Sotalol	Sotalex®	NW: Wie β-Blocker; ventrikuläre Tachykardien
Verapamil	Isoptin®	NW: Hypotonie, gastrointestinale Beschwerden

16.7.3 Reizleitungsstörungen des Herzens

Reizleitungsstörungen des Herzens liegen dann vor, wenn die Erregung aus dem Sinusknoten nicht auf normalem Weg und in normaler Geschwindigkeit bis zum Myokard weitergeleitet wird.

Präexzitationssyndrome

Bei **Präexzitationssyndromen** wie z. B. dem **WPW-Syndrom** *(Wolff-Parkinson-White-Syndrom)* wird die Vorhoferregung nicht über den AV-Knoten geleitet, sondern über einen zusätzlichen, schnelleren Leitungsweg zwischen Vorhöfen und Kammern. Dies führt zu einer verfrühten Kammererregung.

Gefährdet wird der Patient durch die Möglichkeit „kreisender Erregungen" **(Reentry-Tachykardien)**, einer Art elektrischem Kurzschluss mit vom Vorhof ausgehender paroxysmaler supraventrikulärer Tachykardie.

Das Herzrasen kann oft durch reflektorische Steigerung des Vagotonus (z. B. Karotissinus-Druckversuch) beendet werden. Ansonsten müssen Antiarrhythmika, vorzugsweise Ajmalin (z. B. Gilurytmal®), i. v. gespritzt werden.

Gelegentlich ist im Anschluss an die akute Rhythmisierung eine medikamentöse Prophylaxe mit anderen Antiarrhythmika erforderlich. Alternativ muss wegen der Nebenwirkungen der Langzeittherapie eine Durchtrennung des zusätzlichen Leitungswegs erwogen werden, die durch Anwendung von Hochfrequenzströmen über einen Katheter möglich ist *(Katheterablation)*.

Reizleitungsverzögerungen
SA-Block (Sinuatrialer Block)

Sinuatrialer Block (kurz **SA-Block**): Verzögerte oder unterbrochene Erregungsleitung vom Sinusknoten zur Vorhofmuskulatur.

Beim **sinuatrialen Block** ist die Erregungsleitung vom Sinusknoten zur Vorhofmuskulatur verzögert oder unterbrochen. Bei einer unterbrochenen Erregungsleitung erreicht den AV-Knoten keine Erregung mehr, und dieser übernimmt nach einer gewissen Pause die Erregungsbildung **(Knotenrhythmus** mit einer Frequenz von 40–60/Min.). Ist diese Pause zu lang, kann es zur Synkope (☞ 16.2.3) kommen.

AV-Block (Atrioventrikulärer Block)

Atrioventrikulärer Block (kurz **AV-Block**): Verzögerte oder unterbrochene Erregungsleitung von den Vorhöfen zu den Kammern.

- Beim **AV-Block I. Grades** ist die Überleitung verzögert. Im EKG ist die PQ-Zeit verlängert. Eine Behandlung ist meist nicht erforderlich
- Beim **AV-Block II. Grades** werden intermittierend Vorhofaktionen nicht zu den Kammern übergeleitet:
  – Beim **Typ I** *(Mobitz I, Wenckebach-Periodik)* verzögert sich die Überleitung immer mehr, bis schließlich eine Überleitung ausfällt. Der Puls des Patienten ist unregelmäßig
  – Beim **Typ II** *(Mobitz II)* werden die Vorhofaktionen in einem bestimmten Rhythmus übergeleitet, bei der 2 : 1-Überleitung z. B. jede zweite
- Arzneimittel-Überdosierungen müssen als Ursache ausgeschlossen werden. Eine (Herzschrittmacher-)Behandlung ist erforderlich, falls der Patient Symptome wie Synkopen oder Belastungsdyspnoe zeigt (meist bei Typ II)
- Beim **AV-Block III. Grades** ist die Überleitung der Vorhoferregung auf die Kammern aufgehoben, so dass Vorhöfe und Kammern unabhängig voneinander schlagen **(AV-Dissoziation)**.

Die Kammerfrequenz ist mit weniger als 40 (bei Säuglingen bis 80) Schlägen/Min. sehr niedrig, und es können sich Zeichen der Herzinsuffizienz entwickeln. Es besteht die Gefahr der zerebralen Durchblutungsminderung mit Synkopen **(Adams-Stokes-Anfall)**. Daher muss der AV-Block III. Grades zunächst medikamentös (z. B. mit Atropin oder Orciprenalin) oder mithilfe eines passageren Schrittmachers, dann durch Einsetzen eines (permanenten) Schrittmachers behandelt werden (☞ 16.7.5).

Schenkelblockierungen

Schenkelblock *(intraventrikulärer Block, faszikulärer Block):* Verzögerte oder unterbrochene Reizleitung in rechtem und/oder linkem Kammerschenkel (**Rechtsschenkelblock**, kurz **RSB**, bzw. **Linksschenkelblock**, kurz **LSB**).

Schenkelblockierungen betreffen die Reizleitung innerhalb der Herzkammern.

Die Blockade *eines* Schenkels ist meist asymptomatisch, da die etwas verzögerte Erregung der betroffenen Kammer ohne hämodynamische Konsequenzen bleibt. Bei Blockade *beider* Schenkel muss das Kammermyokard selbst die Erregung bilden. Die Kammereigenfrequenz ist jedoch für eine ausreichende Blutversor-

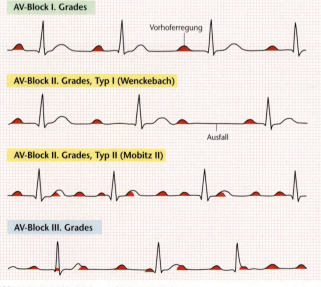

Abb. 16.34: EKG-Bilder bei den verschiedenen AV-Blöcken.

gung des Organismus zu gering (☞ AV-Block III. Grades). Die Therapie besteht dann in der Implantation eines Schrittmachers (☞ 16.7.5).

16.7.4 Bradykarde Herzrhythmusstörungen

Bradykarde Herzrhythmusstörung: Herzrhythmusstörung mit Herzfrequenz < 60 Schlägen/Min. (☞ 12.3.1.4) bzw. bei Kindern unter der altersentsprechenden Normgrenze (☞ Tab. 12.3.6).

AV-Block III. Grades, Schenkelblock ☞ *16.7.3*

Sinus(knoten)bradykardie

Bei **Sinus(knoten)bradykardien** gehen die Erregungen vom Sinusknoten aus. Sinusbradykardien werden meist zufällig diagnostiziert, eine Behandlung ist in der Regel nicht erforderlich.

Sinusknoten-Syndrom

Als **Sinusknoten-Syndrom** (*Sick-Sinus-Syndrom, kurz SSS, Syndrom des kranken Sinusknotens, kurz SKS*) fasst man eine Reihe von Herzrhythmusstörungen durch gestörte Sinusknotenfunktion zusammen, oft bei KHK (☞ 16.5.1).

Das Sinusknoten-Syndrom zeigt sich vor allem durch anhaltende Sinusknotenbradykardie, Sinusknotenstillstand (**Sinusarrest**) oder einen Wechsel von brady- und tachykarden Herzrhythmusstörungen (**Bradykardie-Tachykardie-Syndrom**) mit entsprechenden Beschwerden.

Die Behandlung besteht in einer Herzschrittmacherimplantation. Oft ist zusätzlich eine medikamentöse Therapie nötig.

Karotissinus-Syndrom

Beim **Karotissinus-Syndrom** (*hypersensitiver Karotissinus*) werden durch Druck auf den **Sinus caroticus** (Erweiterung an der Gabelung der A. carotis communis mit intravasalen Druckrezeptoren) reflektorisch eine Bradykardie bis hin zum Herzstillstand und eine Gefäßweitstellung ausgelöst. Typisch ist, dass die Patienten bei bestimmten Kopfbewegungen Schwindel angeben oder sogar bewusstlos werden.

Die Diagnose wird durch einen **Karotissinus-Druckversuch** gestellt. Dabei wird die Karotisgabelung vom Arzt unter EKG-Kontrolle und in Reanimationsbereitschaft massiert und die Herz-Kreislauf-Reaktionen des Patienten beobachtet.

Einzig wirksame Behandlung ist die Implantation eines Herzschrittmachers.

16.7.5 Herzschrittmachertherapie

Ein **künstlicher Herzschrittmacher** (kurz *Schrittmacher,* engl. *Pacemaker*) ist erforderlich, wenn das Herz durch Erregungsbildungs- oder -leitungsstörungen so langsam schlägt, dass der Sauerstoffbedarf des Körpers nicht mehr gedeckt wird. Die kritische Herzfrequenz liegt bei ungefähr 40 Schlägen/Min., bei Kindern etwas höher. Herzschrittmacher stimulieren die Herzmuskulatur durch elektrische Impulse zur Kontraktion und führen so zu einem regelmäßigen Herzschlag. Die häufigste Indikation für eine Schrittmacherimplantation ist ein höhergradiger AV-Block (☞ 16.7.3).

Temporäre Herzschrittmacher

Temporäre *(passagere)* **Herzschrittmacher** gelangen in Notfallsituationen zum Einsatz, etwa bei kurzzeitigen Bradykardien im Rahmen eines Infarktes, oder zur Überbrückung bis zur Implantation eines permanenten Herzschrittmachers. Die Elektroden werden über eine größere Vene eingeführt, der Impulsgeber liegt *außerhalb* des Körpers. Der Patient muss Bettruhe einhalten, um eine Dislokation (Verschiebung) der Sonde im rechten Ventrikel zu vermeiden.

In der Herzchirurgie werden temporäre Herzschrittmacher zur Behandlung von (meist vorübergehenden) postoperativen Rhythmusstörungen eingesetzt. Dabei werden die Elektroden während der Operation an der Herzwand befestigt und über die Brustwand ausgeleitet.

Permanente Herzschrittmacher

Ein **permanenter Herzschrittmacher** wird dem Patienten operativ implantiert. In Lokalanästhesie oder – v.a. bei Kindern – Vollnarkose wird das Schrittmacheraggregat subkutan meist im Bereich des rechten M. pectoralis major eingesetzt (☞ Abb. 16.36), bei kleineren Kindern im Bauchbereich. Die Elektrode(n) für die Impulsübermittlung wird/werden über die V. subclavia und die V. cava superior in das rechte Herz vorgeschoben und dort verankert, je nach Schrittmachertyp mit nur einer Elektrode in Vorhof oder Kammer oder mit je einer Elektrode in beiden Herzhöhlen. Bei Kindern wird die Elektrode manchmal direkt auf dem Herzen fixiert.

Noch im Operationssaal wird die Funktion des Schrittmachers überprüft und die für den Patienten geeignete Impulsfrequenz eingestellt.

Schrittmachertypen

Heute werden nur noch **Demand-Schrittmacher** *(Bedarfs-Schrittmacher)* gewählt, die die Eigenaktionen des Herzens registrieren und nur dann einen Impuls abgeben, wenn nach einer festgesetzten Zeit keine Eigenaktion erfolgt ist.

Außerdem lassen sich Vorhöfe und Kammern durch **Zweikammer-Schrittmacher** (☞ Abb. 16.35) zeitlich koordiniert anregen, damit die Vorhofaktion zur Kammerfüllung beitragen kann.

Schrittmachercode

Der Schrittmachertyp ist aus dem **Schrittmachercode** aus drei bis fünf Buchstaben ersichtlich.

▶ 1. Buchstabe: Ort der Stimulation (Vorhof = A, Kammer = V, beides = dual = D)
▶ 2. Buchstabe: Ort der Reiz-Registrierung (☞ oben)
▶ 3. Buchstabe: Arbeitsweise des Schrittmachers, z.B. Hemmung des Schrittmachers bei Eigenaktionen = Inhibition = I
▶ Evtl. 4. Buchstabe: Programmierbarkeit des Schrittmachers, z.B. Frequenzanpassungsfunktion
▶ Evtl. 5. Buchstabe: Antitachykardiefunktion

Schrittmacher-Fehlfunktion

Fehlfunktionen des Schrittmachers, z.B. Elektrodenbrüche, sind relativ selten, aber für den Patienten aufgrund der Grunderkrankung gefährlich.

Pflege bei Herzschrittmacherimplantation

▶ Vor Schrittmacherimplantation achtstündige Nahrungs- und Flüssigkeitskarenz. Rasur von Hals, oberem Thorax (bis Mamillenhöhe), Schulter und Oberarm
▶ Postoperativ Organisation von EKG und Röntgen-Thorax. Engmaschige Vitalzeichenkontrollen

- Bettruhe nach Arztanordnung
- Druckverband je nach Arztanordnung für 24–48 Std., Beobachten des Verbands auf Nachblutungen. Bis zum Entfernen der Fäden regelmäßiger Verbandswechsel, dabei Kontrolle auf Entzündungszeichen
- Information des Patienten, wegen der Gefahr der Sondendislokation in den ersten Tagen nach der Operation keine heftigen oder anstrengenden Bewegungen mit der (operierten) Schulter zu machen. (5)

Prävention und Gesundheitsberatung

- Bei Magnetfeldern Abstand halten, z.B. 50 cm bei Mikrowellen. Andere elektrische Haushaltsgeräte sind unbedenklich
- Keine Dauermagneten in Schrittmachernähe bringen
- Mindestabstand von 25 cm zu Mobiltelefonen einhalten, da diese (abhängig vom Netz) zu Störungen führen können: Telefon immer an das dem Schrittmacher abgewandte Ohr halten, nicht in der Brusttasche direkt über dem Schrittmacher tragen
- An Flughäfen vor der Personenkontrolle Schrittmacherausweis zeigen (Detektoren verursachen keine Störungen des Schrittmachers, geben jedoch Alarm). Durch Diebstahlsicherungssysteme am Ausgang von Kaufhäusern rasch durchgehen (bei längerem Aufenthalt zwischen den Systemen sind theoretisch Störungen möglich)
- Sich nicht unmittelbar vor großen Lautsprecherboxen, z.B. bei Livekonzerten, aufhalten
- In den ersten Wochen keine Sportarten ausüben, die den Oberkörper stark beanspruchen. Prinzipiell die Frage geeigneter Sportarten mit dem Arzt besprechen
- Bei jedem neuen Arztkontakt auf den Schrittmacher aufmerksam machen. Bei Schrittmacher oder implantierbarem AICD (16.7.2) darf z.B. keine Kernspintomographie durchgeführt werden
- Schrittmacherausweis immer bei sich tragen
- Regelmäßige ärztliche Kontrollen zur Funktionskontrolle des Schrittmachers wahrnehmen (1- bis 2-mal jährlich). (6)

16.8 Entzündliche Herzerkrankungen

> **Entzündliche Herzerkrankungen:** Entzündung der Innenhaut (**Endokarditis**), der Muskelschicht (**Myokarditis**), der Außenhaut des Herzens (**Perikarditis**) oder aller Herzschichten (**Pankarditis**). Bedingt durch eine Vielzahl von Ursachen (Bakterien, Viren, Autoimmunphänomene, oft auch nicht erkennbar).

16.8.1 Endokarditis

> **Endokarditis:** Entzündung der Herzinnenhaut *(Endokard)* mit drohender Zerstörung der Herzklappen. Letalität ca. 20%, Folgeschäden möglich.

Krankheitsentstehung
Bakterielle Endokarditis
Bei einer **bakteriellen Endokarditis** besiedeln Bakterien die Herzklappen und schädigen diese. Besonders gefährdet sind vorgeschädigte Herzklappen. Bei Immungeschwächten können auch Pilze zu einer Endokarditis führen.

Rheumatische Endokarditis
In Mitteleuropa heute selten ist das **rheumatische Fieber**, eine Streptokokken-Folgekrankheit (26.5.3). Die gegen die Streptokokken gebildeten Antikörper richten sich gegen strukturähnliche Anteile des Endokards. Besonders häufig ist die Mitralklappe betroffen.

Symptome
Bakterielle Endokarditis
Eine **bakterielle Endokarditis** kann – je nach Erreger und Abwehrsituation des Patienten – hochakut, aber auch schleichend (**Endocarditis lenta**) beginnen. Typische Symptome sind:
- (Unklares) Fieber, Nachtschweiß
- Schwäche, Gewichtsverlust
- Anämie
- Evtl. Zeichen der Herzinsuffizienz (16.6.2), ZNS-Störungen, Hautsymptome (besonders Petechien oder kleine, rote schmerzhafte Knötchen v. a. an Fingern und Zehen).

Hauptkomplikation ist das Ablösen der Ablagerungen auf den Herzklappen mit nachfolgendem Einschwemmen in den Kreislauf. Es bilden sich Embolien in Gehirn, Nieren, Haut und anderen Organen („septische Metastasen").

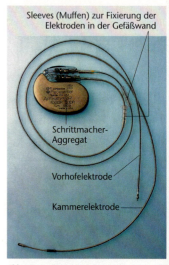

Abb. 16.35: Permanenter Herzschrittmacher, hier ein Zweikammer-Schrittmacher. [V112]

Rheumatische Endokarditis
Typisch für die **rheumatische Endokarditis** sind:
- Fieber, allgemeines Krankheitsgefühl
- Gelenkschmerzen (Polyarthritis der großen Gelenke)
- Hauterscheinungen (ringförmige Hautausschläge, kleine subkutane Knötchen)
- Zunächst kaum Herzbeschwerden.

Untersuchungsbefund und Diagnostik
Bei der Untersuchung ist häufig ein bis dahin noch nicht diagnostiziertes Herzgeräusch festzustellen. Diagnostisch erstrangig sind Blutuntersuchungen einschließlich wiederholter Blutkulturen und (transösophageale) Echokardiographie.

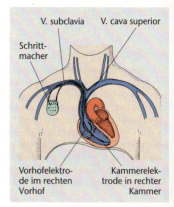

Abb. 16.36: Lage eines permanenten Herzschrittmachers im Körper. [A400-190]

Behandlungsstrategie

Die bakterielle Endokarditis erfordert eine sofortige Antibiotikatherapie, zunächst über mehrere Wochen intravenös (möglichst nicht über ZVK, sondern Butterfly), danach evtl. oral. Bei Komplikationen wie etwa einer Klappenzerstörung mit akuter Herzinsuffizienz oder einer Abszessbildung muss bereits im Akutstadium operiert werden.

Bei der rheumatischen Endokarditis wird zur Beseitigung des (chronischen) Streptokokkeninfektes Penicillin gegeben. Die rheumatischen Beschwerden werden mit Azetylsalizylsäure, evtl. auch mit Glukokortikoiden behandelt.

Pflege bei Endokarditis

Pflege bei Antibiotikaeinnahme ☞ *Pharma-Info 26.17*
Pflege bei Fieber ☞ *12.4.4.2*
Pflege bei Herzinsuffizienz ☞ *16.6.1*

Krankenbeobachtung

Die Krankenbeobachtung umfasst:
- Vitalzeichen (evtl. Monitoring)
- Temperaturkontrollen
- Haut/Schleimhaut (rote Flecken oder Knötchen?), Ödeme? Nachtschweiß?
- Sehstörungen oder andere Ausfälle durch „septische Metastasen"
- Körpergewicht, Flüssigkeitsbilanzierung, v. a. bei Herzinsuffizienz oder vermuteter Nierenschädigung.

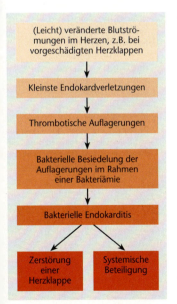

Abb. 16.37: Krankheitsentstehung der bakteriellen Endokarditis in der Schemazeichnung.

Weitere Maßnahmen

- Materialien für Blutkulturen (☞ 26.3.3) richten und Arzt bei Fieberanstieg umgehend informieren
- Patienten Bettruhe nach Arztanordnung einhalten lassen, später nach Arztanordnung mobilisieren. Körperpflege teilweise oder ganz übernehmen, Prophylaxen durchführen.

> **Prävention und Gesundheitsberatung**
>
> Nach einer bakteriellen Endokarditis Arzt vor allen invasiven Eingriffen (z. B. Zahnsanierung, endoskopische Eingriffe, Operationen) auf die durchgemachte Endokarditis aufmerksam machen, da dann vorbeugend Antibiotika eingenommen werden müssen (sonst Rezidivgefahr!). Eine solche **Endokarditisprophylaxe** ist auch bei praktisch allen Fehlbildungen des Herzens oder der herznahen Gefäße erforderlich.

16.8.2 Myokarditis

> **Myokarditis:** Akute oder chronische Entzündung der Muskelschicht des Herzens. Meist gute Prognose.

Krankheitsentstehung

Häufige Ursache einer **Myokarditis** sind Virusinfektionen.

Symptome, Befund und Diagnostik

Die Beschwerden der Patienten reichen von allgemeiner Schwäche, Leistungsminderung und Fieber über Atemnot, Herzschmerzen und Herzrhythmusstörungen bis hin zu allen Schweregraden einer Herzinsuffizienz. Die Diagnose wird durch Blutuntersuchungen, EKG, Röntgen und Echokardiographie gestellt.

Behandlungsstrategie

Therapiert wird meist symptomatisch (Bekämpfung von Herzinsuffizienz und Herzrhythmusstörungen). Bei schwerer Herzinsuffizienz ist eine Antikoagulation erforderlich.

Da sich nach (manifester) Virusmyokarditis bei ca. 10 % der Patienten eine (dilatative) Kardiomyopathie entwickelt, sollen sich die Betroffen für etwa ein halbes Jahr nicht „ausbelasten" (Alltagsbelastungen sind erlaubt).

16.8.3 Perikarditis

> **Perikarditis:** Entzündung des Herzbeutels. Ist keine Ursache feststellbar **(idiopathische Perikarditis)**, meist gute Prognose, sonst ursachenabhängig.

Krankheitsentstehung

Eine **Perikarditis** kann bedingt sein durch Bakterien, Viren, Autoimmunerkrankungen, Erkrankungen der Nachbarorgane (z. B. Herzinfarkt, Pleuritis) oder Stoffwechselentgleisungen, z. B. Urämie. In 70 % der Fälle bleibt die Ursache unklar *(idiopathische Perikarditis)*.

Symptome, Befund und Diagnostik

Zu Beginn (**Pericarditis sicca** oder *fibrinosa*) klagt der Patient über Schwäche, Atemnot, Beklemmungsgefühl im Liegen und einen retrosternalen, oft lage- und atemabhängigen Schmerz. Der Untersucher hört bei der Auskultation ein charakteristisches *Perikardreiben*.

Häufig bildet sich im Folgestadium ein entzündlicher **Perikarderguss** im Herzbeutel (**Pericarditis exsudativa** oder *feuchte Perikarditis*). Ist dieser sehr groß, kann es als Folge zu einer verminderten Auswurfleistung des Herzens mit vermindertem Blutdruck und Tachykardie bis zum kardiogenen Schock kommen.

Die Diagnose stützt sich auf Auskultation (Perikardreiben), EKG, Röntgenbefund, Echokardiographie (Perikarderguss?) und Laboruntersuchungen.

Manchmal ist eine **Perikardpunktion** erforderlich, die eine zytologische und biochemische Untersuchung des Punktats erlaubt und das Herz gleichzeitig vom Erguss entlastet.

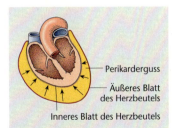

Abb. 16.38: Schematische Darstellung eines Perikardergusses. Da das Perikard kaum elastisch ist, wirkt der Flüssigkeitsdruck vor allem nach innen auf das Herz. [A400-190]

Behandlungsstrategie

Bettruhe, Schmerzbekämpfung, Entzündungshemmung und evtl. Antibiotika oder Glukokortikoide stehen therapeutisch im Vordergrund.

16.9 Kardiomyopathien

> **Kardiomyopathie:** Herzmuskelerkrankung mit Funktionsstörung des Herzmuskels (☞ Abb. 16.39) und/oder Dilatation (Ausweitung) der Herzhöhlen, ohne dass andere Herz- oder Gefäßleiden (z. B. KHK, Bluthochdruck) zugrunde liegen.

Meist werden die Kardiomyopathien nach morphologischen Kriterien eingeteilt mit **dilatativer** und **hypertrophischer Kardiomyopathie** als häufigsten Gruppen. Ist die Ursache unbekannt, spricht der Arzt von **idiopathischer**, bei bekannter von **spezifischer Kardiomyopathie**.

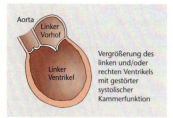

Abb. 16.39: Morphologie der dilatativen Kardiomyopathie. [A400-190]

Pathophysiologie	Ursachen/Symptome	Therapie
Dilatative Kardiomyopathie (DCM, CCM)		
Kammererweiterung, eingeschränkte Pumpfunktion, evtl. mangelnder AV-Klappen-Schluss	U: viral/autoimmun, familiär, Alkoholabusus, oft aber unklar S: Herzinsuffizienz, Herzrhythmusstörungen	Symptomatische Therapie von Herzinsuffizienz und -rhythmusstörungen, Ausschaltung weiterer herzschädigender Faktoren. Ggf. (frühzeitige) Vorstellung in einem Transplantationszentrum
Hypertrophische Kardiomyopathie (HCM)		
Herzmuskelverdickung ohne Zunahme der Leistungsfähigkeit. Bei der *hypertrophisch-obstruktiven Kardiomyopathie (HOCM)* zusätzlich Behinderung des Blutausflusses in die Aorta durch Verdickung des Septums	U: oft familiär S: Atemnot bei Belastung, Angina-pectoris-ähnliche Beschwerden, Herzklopfen, Schwindel, Synkope, plötzlicher Herztod durch Herzrhythmusstörungen (unklare Todesfälle junger Sportler)	β-Blocker, herzfrequenzsenkende Kalziumantagonisten, evtl. operative Entfernung oder katheterinterventionelle Infarzierung des Muskelwulstes. Körperliche Schonung. Untersuchung leiblicher Angehöriger

Tab. 16.40: Dilatative und hypertrophische Kardiomyopathie.

Literatur und Kontaktadressen

📖 Literaturnachweis

1. Vgl. Empfehlung der Kommission für Krankenhaushygiene und Infektionsprävention beim Robert Koch-Institut (RKI): Prävention Gefäßkatheter-assoziierter Infektionen. In: Bundesgesundheitsblatt – Gesundheitsforschung – Gesundheitsschutz 2002, 45, S. 907–924.
2. Vgl. Korn, M.; Bolanz, H.: Pflegequalifikationskurs für die herzchirurgische Intensivpflege. In: Die Schwester/Der Pfleger 7/2002, S. 594–596.
3. Vgl. Großmann, K.: Pflege von Patienten nach PTCA. Mehr Aufklärung – weniger Angst. In: Pflegezeitschrift 11/2002, S. 783–786.
4. Vgl. Vorstand der Gesellschaft für Kardiologie (Hrsg.): Leitlinien zur Therapie der chronischen Herzinsuffizienz. In: Zeitschrift für Kardiologie 94/2005, S. 488–509. Nachzulesen unter www.dgk.org/leitlinien/Leitlinienzur chronischenHerzinsuffizienz.pdf (Stand 30.10.2006).
5. Vgl. Frank, E.: Pflege bei Herzschrittmachertherapie. Die neue Vielfalt. In: Pflegezeitschrift 11/2002, S. 779–781.
6. www.bmwi.de/BMWi/Navigation/ root,did=37380.html (Stand 30.10.2006).

Vertiefende Literatur ☞ 💻

✉ Kontaktadressen

1. Deutsche Herzstiftung e.V., Vogtstraße 50, 60322 Frankfurt a. M., Tel.: 069/955 12 80, Fax: 069/955 12 83 13, www.herzstiftung.de
2. Deutsche Gesellschaft für pädiatrische Kardiologie e.V. (DGPK), Achenbachstraße 43, 40237 Düsseldorf, Tel.: 02 11/6 02 66 55, Fax: 02 11/6 02 66 56, www.kinderkardiologie.org
3. HERZKIND e.V., Husarenstraße 70, 38102 Braunschweig, Tel.: 05 31/22 06 60, Fax: 05 31/22 06 22, www.herzkind.de
4. Deutsche Gesellschaft für Prävention und Rehabilitation von Herz-Kreislauferkrankungen e.V. (DGPR), Friedrich-Ebert-Ring 38, 56068 Koblenz, Tel.: 02 61/30 92 31, Fax: 02 61/30 92 32, www.dgpr.de

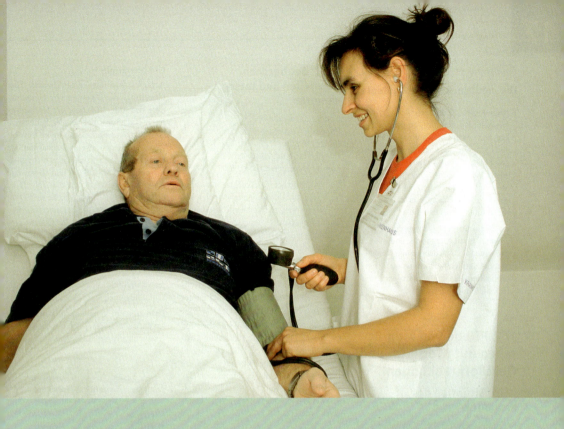

17 Pflege von Menschen mit Kreislauf- und Gefäßerkrankungen

17.1	Pflege von Menschen mit Kreislauf- und Gefäßerkrankungen 728
17.1.1	Situation des Patienten 728
17.1.2	Beobachten, Beurteilen, Intervenieren 728
17.1.3	Perioperative Pflege bei Gefäßoperationen 730
17.2	Hauptbeschwerden bei Kreislauf- und Gefäßerkrankungen 731
17.2.1	Schmerzen 731
17.2.2	Schwellung 732
17.2.3	Ulcus cruris 732
17.2.4	Nekrose und Gangrän 734

17.3	Der Weg zur Diagnose bei Kreislauf- und Gefäßerkrankungen 734
17.3.1	Klinische Funktionsprüfungen 734
17.3.2	Bildgebende Verfahren 734
17.4	Blutdruckregulationsstörungen 735
17.4.1	Hypertonie 735
17.4.2	Hypertensive Krise/Hypertensiver Notfall 738
17.4.3	Hypotonie 739
17.5	Erkrankungen der Arterien 739
17.5.1	Arteriosklerose: Atherosklerose 739
17.5.2	Periphere arterielle Verschlusskrankheit (pAVK) 740
17.5.3	Akuter Verschluss einer Extremitätenarterie 742

17.5.4	Durchblutungsstörungen der Eingeweidearterien 743
17.5.5	Raynaud-Syndrom 744
17.5.6	Aneurysmen 744
17.6	Antikoagulation und Lyse 745
17.7	Erkrankungen der Venen 745
17.7.1	Varikosis 745
17.7.2	Thrombophlebitis 750
17.7.3	Tiefe Venenthrombose (Phlebothrombose) 750
17.7.4	Chronisch-venöse Insuffizienz (CVI) 752
17.8	Arteriovenöse Fisteln 752
17.9	Gefäßverletzungen 752
17.9.1	Arterienverletzungen 752
17.9.2	Venenverletzungen........ 753
Literatur und Kontaktadressen	**.... 754**

17 Pflege von Menschen mit Kreislauf- und Gefäßerkrankungen

Fallbeispiel ☞ 🖥

Die medizinischen Fachgebiete

Angiologie: Teilgebiet der *Inneren Medizin*, das sich mit den Erkrankungen von Arterien, Kapillaren, Venen und Lymphgefäßen befasst. Hierin eingeschlossen sind Prophylaxe, Diagnostik, *konservative* Therapie, Indikationsstellung zu operativen und interventionellen Therapieverfahren und Rehabilitation des Patienten.

Gefäßchirurgie: Medizinisches Fachgebiet, das die Diagnostik und *operative* Therapie, Nachsorge und Rehabilitation von Gefäßerkrankungen einschließlich der Gefäßverletzungen und Gefäßfehlbildungen umfasst.

17.1 Pflege von Menschen mit Kreislauf- und Gefäßerkrankungen

17.1.1 Situation des Patienten

Kreislauf- und Gefäßerkrankungen sind in unserer Gesellschaft sehr häufig. Viele von ihnen entstehen unbemerkt über Jahre und Jahrzehnte, begünstigt durch eine ungesunde Lebensweise.

Patienten mit Kreislauf- und/oder Gefäßerkrankungen kommen aufgrund eines akuten Ereignisses (z. B. akuter Beinschmerz) oder im Rahmen der Verschlechterung einer vorbestehenden Erkrankung in die Klinik. Im Gegensatz zu zahlreichen anderen Patienten können sie ihre Beschwerden nicht an einem „einzelnen Organ" festmachen, sondern fühlen sich durch die Erkrankung des gesamten „Systems" ihres Körpers gleichzeitig bedroht.

Viele Patienten müssen ihre jahrelangen ungesunden Lebensgewohnheiten umstellen (falsche Ernährung, Bewegungsmangel, Stress) und sich mit einer Abhängigkeitsproblematik auseinandersetzen, am häufigsten einer Nikotinabhängigkeit (☞ auch 18.1.3). Eventuell können sie ihren bisherigen Beruf nicht mehr ausüben.

Der Beratung im multiprofessionellen Team durch Pflegende, Ärzte und Sozialarbeiter zu einem gesundheitsfördernden Verhalten kommt daher besondere Bedeutung zu (☞ Kap. 8). Die Pflegenden nehmen sich Zeit für Gespräche mit dem Patienten und planen alle weiteren Schritte gemeinsam mit ihm (☞ 5.5).

17.1.2 Beobachten, Beurteilen und Intervenieren

Coping-Strategien ☞ 5.5.1
Pflege bei Dekubitus ☞ 12.5.1.4
Pflege bei Lyse ☞ Pharma-Info 17.31
Pflege bei Ulcus cruris ☞ 17.2.3
Thromboseprophylaxe ☞ 12.3.3

Ein wesentlicher Risikofaktor für (arterielle) Gefäßerkrankungen, bei vielen Betroffenen sogar der wichtigste überhaupt, ist das *Rauchen*: Es beschleunigt die Entwicklung einer Arteriosklerose und dabei insbesondere der peripheren arteriellen Verschlusskrankheit (☞ 17.5.2) und des Herzinfarktes (☞ 16.5.2). Entsprechend ist die Motivation zur Raucherentwöhnung eine wichtige Aufgabe aller an der Therapie Beteiligten (☞ 18.1.3).

Geringe Mengen Alkohol sind bei den meisten Gefäßerkrankungen erlaubt. Größere Mengen allerdings führen (einmal abgesehen von ihren Wirkungen auf die Leber ☞ 20.4.3) durch Stimulation des sympathischen Nervensystems zur Blutdruckerhöhung und sollten daher gemieden werden.

Mit Stress jeglicher Art richtig umzugehen und so seine „Blutdruckwirkung" abzufangen, ist besonders für Patienten mit Hypertonie wichtig (☞ 8.1.5).

Bewegung
Lagerung
Arteriell bedingte Krankheiten. Nach Möglichkeit sollte sich der Patient gelegentlich an den Bettrand setzen und die Beine herunterhängen lassen.

> **Vorsicht**
> Bei Patienten mit *arteriellen* Gefäßerkrankungen darf das betroffene Bein auf keinen Fall hochgelagert werden, da dies die Durchblutungsstörungen fördern würde. Das Bein wird vielmehr leicht abwärts gelagert.

Venös bedingte Krankheiten. Patienten mit venösen Gefäßkrankheiten werden mit leicht erhöhten Beinen gelagert, um den venösen Rückfluss zu fördern.

Gleichzeitiges Bestehen arteriell und venös bedingter Krankheiten. Bei gleichzeitigem Vorliegen von arteriell und venös bedingten Gefäßerkrankungen ist eine Flachlagerung der Beine mit kurzen Einschüben einer Tieflagerung (keine Hochlagerung!) sinnvoll.

Gefäßtraining
Arteriell bedingte Krankheiten. Hier eignen sich die Übungen zum Gefäßtraining der Abb. 17.1 oder die **Rollübung nach Ratschow**, bei der der Patient auf dem Rücken liegt und mit in die Luft gestreckten Beinen 30- bis 40-mal mit den Füßen kreist oder – wenn dies nicht möglich ist – den Vorfuß auf und ab bewegt. Anschließend setzt sich der Patient an den Bettrand und lässt die Beine herunterhängen, wodurch es zu einer stoßartigen Mehrdurchblutung der Beinarterien kommt. Die Strömungsgeschwindigkeit des Blutes nimmt zu, und die Umgehungskreisläufe erweitern sich. Patienten mit einer arteriellen Erkrankung der oberen Extremität können analoge Faustschlussübungen durchführen.

Patienten mit Venenerkrankungen sollten entweder liegen (insbesondere mit etwas hochgelagerten Beinen) oder gehen.

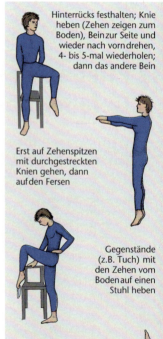

Hinterrücks festhalten; Knie heben (Zehen zeigen zum Boden), Bein zur Seite und wieder nach vorn drehen, 4- bis 5-mal wiederholen; dann das andere Bein

Erst auf Zehenspitzen mit durchgestreckten Knien gehen, dann auf den Fersen

Gegenstände (z.B. Tuch) mit den Zehen vom Boden auf einen Stuhl heben

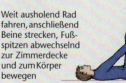

Weit ausholend Rad fahren, anschließend Beine strecken, Fußspitzen abwechselnd zur Zimmerdecke und zum Körper bewegen

Abb. 17.1: Vier wichtige Übungen zum Gefäßtraining. [A400-157]

Ungünstig sind längeres Sitzen, vor allem mit übereinander geschlagenen Beinen, und Stehen. Ist längeres Stehen unvermeidlich, fördern „Gehen auf der Stelle" oder zwischenzeitliches Anspannen der Beinmuskulatur den venösen Rückfluss.

„S-L-Faustregel" für Venenkranke
S wie Stehen und Sitzen ist schlecht,
L wie Laufen und Liegen ist gut.

Ausdauertraining
Alle Kreislauf- und Gefäßerkrankungen. Hervorzuheben ist vor allem das *Ausdauertraining*, das bei konsequenter und regelmäßiger Durchführung unter anderem zu einer besseren Sauerstoffausschöpfung des Blutes und somit einer Entlastung des Herz-Kreislauf-Systems führt. Dabei sollten möglichst viele und möglichst große Muskelgruppen beteiligt sein. Außerdem beeinflusst Ausdauertraining die Fließeigenschaft des Blutes und die Funktionsfähigkeit des Gefäßendothels positiv, so dass das Risiko einer Thrombusbildung sinkt. Zusätzlich hilft Ausdauertraining, die Blutfettwerte und das Körpergewicht zu senken. Geeignet sind Wandern, Schwimmen, Dauerlauf, Radfahren, Tanzen, Skilanglauf und Gymnastik.

Ernährung
Alle Kreislauf- und Gefäßerkrankungen. Alle Kreislauf- und Gefäßerkrankten sollten Übergewicht abbauen, da es einen Risikofaktor für Kreislauf- und Gefäßerkrankungen darstellt. Bei Diabetikern ist zur Prophylaxe diabetischer Folgeerkrankungen an den Gefäßen (☞ 21.6.5) eine gute Einstellung des Blutzuckerspiegels anzustreben (☞ 21.6.10).
Venöse Erkrankungen. Da Obstipation den venösen Rückfluss im Becken erschweren kann, sollte dieser durch ballaststoffreiche Ernährung, ausreichendes Trinken und Bewegung vorgebeugt werden (☞ 12.7.2.5).
Hypertonie. Eine arterielle Hypertonie wird durch hohe Kochsalzzufuhr und Adipositas begünstigt, weshalb eine salz- und fettarme Ernährung empfehlenswert ist (☞ 12.6.5.6 bzw. 21.6.10). Hyperlipidämie (☞ 21.7.2) ist ein wichtiger Risikofaktor der Arteriosklerose (☞ 17.5.1) und erhöht somit das kardiovaskuläre Gesamtrisiko des Patienten; auch aus diesem Grunde ist eine fettarme Ernährung anzuraten.

Haut
Wärme
Arteriell bedingte Erkrankungen. Hier soll das erkrankte Bein z.B. mit Wollsocken oder Wattepackungen warm gehalten werden. *Lokale* Wärmeanwendungen z.B. durch Wärmflaschen sind kontraindiziert, da diese nur die gesunden, nicht aber die erkrankten arteriellen Gefäße erweitern und so die Durchblutung in den ohnehin schon minderversorgten Bezirken noch mehr verschlechtern *(Steal-Phänomen)*. Außerdem hat der Patient durch die Erkrankung oft ein gestörtes Temperaturempfinden, wodurch die Verbrennungsgefahr bei lokalen Wärmeanwendungen steigt.
Venös bedingte Erkrankungen. Lokale Wärmeanwendung führt über die Erschlaffung der Gefäße zu einer Venenstauung und damit zu einer Bildung von Varizen. Im Gegensatz dazu ist es empfehlenswert, gegen eine Wärmezufuhr z.B. mittels Infrarotlampe in der Kreuz- und Lendengegend (Heizkissen o.Ä. können zu Verbrennungen führen).

Kälte
Arteriell bedingte Erkrankungen. Zu meiden ist Kälteexposition der minderdurchbluteten Körperteile, da dies die Durchblutung weiter verschlechtert.
Hypotonus und Venenerkrankungen. Empfehlenswert sind kalte Wasseranwendungen wie Knie- und Schenkelgüsse, kühle Waschungen oder Abduschen der Beine von distal nach proximal, Wasser- und Tautreten oder Schwimmen (Wassertemperatur 22–28°C). Dies strafft die Gefäße und bringt den Kreislauf in Schwung. Anwendungen mit kaltem Wasser dürfen jedoch nur bei warmem Körper und warmen Beinen durchgeführt werden. Bei kalten Beinen sind höchstens Wechselgüsse erlaubt (erst warm, dann kalt). Je kälter das Wasser ist, desto kürzer sollte die Anwendung sein.

Baden und Duschen
Venenkranke. Von warmen oder heißen Voll- und Fußbädern sowie Sauna ist abzuraten. Abgesehen davon, dass die Haut davon nicht profitiert, erschlaffen die Gefäße und erweitern sich noch mehr. Günstiger sind zügiges Abduschen oder Wechselduschen.

Pediküre und Hautpflege
Sowohl bei **arteriellen** als auch bei **venösen Gefäßerkrankungen** heilen selbst kleine Wunden nur schlecht, und Infektionen breiten sich in dem minderdurchbluteten Gewebe schnell aus. Zur Vermeidung von Verletzungen sollte der Patient nicht barfuß laufen und bei der *Pediküre* statt Scheren lieber Feilen verwenden. Am besten ist es, die Fußpflege durch geschultes Fachpersonal durchführen zu lassen. Kleine Hautrisse, wie sie z.B. bei trockener Haut entstehen, stellen ebenfalls eine mögliche Eintrittspforte für Erreger dar. Daher ist eine sorgfältige Hautpflege wichtig. Gut sitzendes Schuhwerk beugt Druckstellen vor. Häufig sind auch Pilzinfektionen (☞ 26.8.2, 28.5.3), vor allem zwischen den Zehen. Pilze bevorzugen warme, feuchte und aufgequollene Haut. Da warmes Wasser und Seife das Aufquellen der Haut begünstigen, sollten die Füße morgens und abends nur mit kaltem bis lauwarmem Wasser und ohne Reinigungszusatz abgewaschen und gut abgetrocknet werden. Die Strümpfe werden täglich gewechselt und sollten z.B. aus Baumwolle sein, damit der Patient nicht schwitzt.

Kleidung
Beide Patientengruppen. Da die Kleidung die Blutzirkulation nicht behindern darf, sind Strümpfe oder Unterwäsche mit einengenden Gummibändern ungeeignet.
Arterielle Gefäßerkrankungen. Bei hochgradigen arteriellen Durchblutungsstörungen (☞ 17.5.2) sind – etwa zum Zweck der Thromboseprophylaxe – Kompressionsmaßnahmen durch Kompressionsstrümpfe oder Druckverbände kontraindiziert, da sie die Durchblutung weiter verschlechtern.

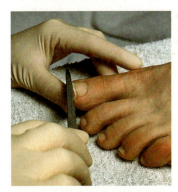

Abb. 17.2: Bei vielen Gefäßkrankheiten ist eine Fußpflege durch ausgebildete Fußpfleger sinnvoll, um Verletzungen bei der Nagelpflege zu vermeiden. [K115]

Venöse Gefäßerkrankungen. Dagegen sollten Patienten mit Venenerkrankungen zumindest bei längerem Sitzen oder Stehen zur Förderung des venösen Rückflusses Kompressionsstrümpfe tragen. Da die Bauchatmung für den Blutabfluss aus den Beckenvenen mitverantwortlich ist, sind einengende Kleidungsstücke oder Gürtel ungünstig.

17.1.3 Perioperative Pflege bei Gefäßoperationen

> **Gefäßoperation:** Eingriff an den Blutgefäßen, also an Arterien und Venen, um den z. B. durch eine Gefäßverengung gestörten Blutfluss weitestmöglich wiederherzustellen und so drohende Folgeschäden durch schlechte Gewebsdurchblutung zu minimieren oder zu verhüten.

Thromboseprophylaxe und medizinische Thromboseprophylaxestrümpfe ☞ 12.3.3

Präoperative Pflege

Allgemeine präoperative Pflege ☞ 15.10.2
Pflege nach Amputationen ☞ 25.7

Im Rahmen der präoperativen Diagnostik werden in der Gefäßchirurgie am häufigsten eine Doppler- bzw. Duplex-Sonographie (☞ 14.6.7), eine CT- oder MR-Angiographie oder, falls diese nicht ausreichen, eine Angiographie (☞ 17.3.2) durchgeführt.

Ernährung

In der Regel ist eine Nahrungskarenz von 6–8 Std. vor dem *geplanten Eingriff* an den Extremitäten ausreichend. Vor intraabdominellen Eingriffen, z. B. bei Bauchaortenaneurysma, beginnt der Kostabbau meist früher (hausinterne Standards beachten).

Bei Krankheitsbildern, bei denen die Möglichkeit eines *nicht geplanten Eingriffs* besteht (z. B. bei akuten Ischämien durch Arterienverschluss), gilt eine Nahrungskarenz bis zum Entscheid für oder gegen eine Operation.

Darmentleerung

Wird die Operation in Spinalanästhesie (Anästhesiepflege ☞ 🖥) durchgeführt, sind keine abführenden Maßnahmen erforderlich. Bei Eingriffen in Allgemeinnarkose reicht meist ein Klysma am Vorabend vor der Operation aus.

Rasur

Die Rasur umfasst bei Extremitätenoperationen die ganze Extremität einschließlich der Achsel- bzw. Leisten- und Schambehaarung. Bei abdominellen Eingriffen wird von den Mamillen bis zu den Knien rasiert, bei Eingriffen im Bereich der Leiste vom Nabel bis zur Oberschenkelmitte.

Vor Entnahme körpereigener Venen wird zusätzlich die vorgesehene Entnahmeregion enthaart, also typischerweise ein Bein.

> **Vorsicht**
> Patienten mit schweren arteriellen Durchblutungsstörungen der Beine erhalten präoperativ *keine* Thromboseprophylaxestrümpfe, und ihre Beine dürfen auch nicht gewickelt werden, da beides die Durchblutungsstörung noch verstärken würde. Bei leichteren arteriellen Durchblutungsstörungen (pAVK-Stadium I und II ☞ 17.5.2) nehmen die Pflegenden mit dem Arzt Rücksprache.

Pflege nach arteriell bedingten Operationen

Allgemeine postoperative Pflege ☞ 15.10.4
Schmerzmanagement ☞ 12.12.3, 15.6

Patientenbeobachtung

Zu den allgemeinen Überwachungsmaßnahmen (z. B. Kontrolle von Vitalzeichen, Verband, Drainagen) kommt die Prüfung auf eventuelle Funktionseinschränkungen und Durchblutungsstörungen distal des Operationsgebietes. Die Pflegenden beobachten Sensibilität, Beweglichkeit, Hautfarbe und -temperatur und fragen den Patienten nach Schmerzen. In vielen Kliniken ist es auch üblich, dass die Pflegenden postoperativ die Pulse der operierten Extremität kontrollieren (am Bein insbesondere die Fußpulse).

> **Vorsicht**
> Akute Schmerzen im Bein oder Veränderungen der Fußpulse der operierten Extremität sind mögliche Symptome eines (erneuten) Gefäßverschlusses. Die Pflegenden informieren in einem solchen Fall unverzüglich den Arzt.

Da ein zu hoher Blutdruck (über 160 mmHg systolisch) die Gefäßnaht gefährdet, andererseits aber ein zu niedriger Blutdruck (unter 120 mmHg systo-

lisch) einen erneuten Gefäßverschluss durch Thrombosierung (z. B. des Bypasses) verursachen kann, sind engmaschige Blutdruckkontrollen unerlässlich. Bei Risikopatienten legt der Arzt in der Regel einen oberen und unteren Grenzwert für den systolischen Blutdruck fest. Über- oder unterschreitet der Patient diese Werte, informieren die Pflegenden den Arzt bzw. ergreifen die für diesen Fall vom Arzt angeordneten Maßnahmen.

Postoperativ ist oft eine Antikoagulation (☞ 17.6) erforderlich. Die Pflegenden achten verstärkt auf lokale oder generalisierte Blutungskomplikationen.

Nach intraabdominellen Eingriffen sind eine engmaschige Kontrolle der Urinausscheidung sowie eine Flüssigkeitsbilanzierung (☞ 12.7.1.2) erforderlich, um eine Störung der Nierenfunktion (infolge Beeinträchtigung der Nierengefäße) rechtzeitig zu erkennen.

Lagerung

Nach Operationen an Arm- oder Beinarterien wird die betroffene Extremität in den ersten Stunden flach gelagert und ein Watteverband angelegt. Dies vermindert den Druck auf die Haut, dient somit der Dekubitusprophylaxe und fördert die Durchblutung. Um eine Durchblutungsminderung zu vermeiden, dürfen die Gefäße nicht abgeknickt gelagert werden. Für Eingriffe im Abdomen bedeutet dies eine leichte Oberkörperhochlagerung (15°) bei Flachlagerung der Beine, für einen knieüberschreitenden Eingriff eine geringe Kniebeugung von maximal 15°; damit die Naht nicht zu sehr unter Spannung steht, darf das Kniegelenk jedoch auch nicht ganz durchgestreckt werden. Druck auf das Operationsgebiet, z. B. durch die Bettdecke, ist zu vermeiden.

Mobilisation

In der Regel wird der Patient am 1. oder 2. postoperativen Tag nach Arztanordnung mobilisiert. Auch hier ist ein Abknicken der operierten Gefäße zu vermeiden. Beispielsweise sind nach arteriellen Gefäßoperationen im Bereich des Beckens und der Leiste Stehen, Liegen und Gehen erlaubt, hingegen ist auf längeres Sitzen wegen der Gefäßabknickung zu verzichten. Die Pflegenden leiten den Patienten zu schonenden Bewegungsabläufen an und begleiten ihn so lange beim Aufstehen, bis er kreislaufstabil ist und die Bewegungsabläufe beherrscht.

Wundbehandlung

Redon-Saugdrainagen entfernt der Arzt bei komplikationslosem Verlauf am 1. oder 2. postoperativen Tag, bei starker Sekretförderug später. Hautfäden werden nach Eingriffen am Hals nach 5–7 Tagen gezogen, Fäden nach abdominellen Eingriffen oder Eingriffen in der Leiste nach 8–10 Tagen und Fäden an den Extremitäten nach 10–12 Tagen. Hautnähte über Gelenken und nach Amputationen werden oft länger belassen. Ansonsten erfolgt die übliche postoperative Wundkontrolle und -behandlung (☞ 15.9).

Prophylaxen

Besonders dekubitusgefährdet sind das Gesäß und – v. a. bei Patienten mit pAVK III und IV (☞ 17.5.2) – die Fersen. Der Dekubitusprophylaxe dienen regelmäßige Umlagerung, Weichlagerung und frühzeitige Mobilisation.

Zur Thromboseprophylaxe wird der Patient heparinisiert (meist Low-dose-Heparinisierung ☞ Pharma-Info 17.28). Eine Antikoagulation kann unter Umständen lebenslang erforderlich sein.

Pflege bei Antikoagulation und Lyse ☞ 17.6

Pflege nach venös bedingten Operationen

Allgemeine postoperative Pflege ☞ 15.10.4

Lagerung

Nach Operationen am venösen System werden die betroffenen Extremitäten leicht hochgelagert, z. B. auf einer Keel-Schiene (☞ Abb. 17.3). Eine Kompression erfolgt mittels Verband oder Strümpfen (☞ 17.7.1).

Mobilisation und Thromboseprophylaxe

Die Patienten werden noch am OP-Tag mobilisiert. Außerdem erhalten sie meist Heparin subkutan.

> **Vorsicht**
> Wegen der Gefahr einer tiefen Beinvenenthrombose keine Mobilisation ohne Kompression der oberflächlichen Venen durch Kompressionsverband oder -strümpfe. Die Kompression muss zur Beschleunigung des venösen Rückflusses auch in Ruhe belassen.

Nach Operationen am venösen System sollte längeres Stehen und Sitzen vermieden werden, Liegen und Laufen wirken sich positiv aus.

(Medizinische) Kompressionsstrümpfe ☞ 17.7.1

Obstipationsprophylaxe

Um den venösen Rückfluss im Becken nicht durch Stuhlverstopfung zu erschweren, wird eine Obstipationsprophylaxe durchgeführt (☞ 12.7.2.5).

17.2 Hauptbeschwerden bei Kreislauf- und Gefäßerkrankungen

17.2.1 Schmerzen

Aufgrund der Lokalisation der befallenen Gefäße sind **Beinschmerzen** besonders häufig.

Akute Beinschmerzen

▶ Beim klassischen Fall eines *Arterienverschlusses* am Bein hat der Patient starke Schmerzen in der betroffenen Extremität. Das Bein ist blass und kalt, die Fußpulse sind nicht mehr tastbar. Ischämiebedingte Nervenläsionen verursachen Sensibilitäts- und motorische Störungen, meist der Zehen. Möglicherweise besteht eine Schocksymptomatik (☞ 13.5).

▶ Schmerzen durch *Venenverschlüsse* beginnen eher schleichend und sind in der Regel nicht so stark wie diejenigen bei arteriellen Verschlüssen. Insbesondere Schmerzen in der Wadenmuskulatur, die beim Auftreten zu- und bei Hochlagerung abnehmen, weisen auf eine tiefe Beinvenenthrombose hin. Eine Thrombophlebitis ist vor allem auf Druck schmerzhaft.

Pflege

> **Notfall!**
> Plötzlich einsetzende oder sich verschlimmernde Beinschmerzen sind zwar auch bei venösen Verschlüssen möglich. Typisch sind sie aber für den akuten Verschluss einer Extremitätenarterie und somit ein Notfall.

Bei **plötzlich einsetzenden** oder **sich verschlimmernden Beinschmerzen** gilt:
▶ Vitalzeichen kontrollieren
▶ Arzt benachrichtigen
▶ Bei blasser, kalter Haut und Fehlen der Fußpulse (dringender Verdacht auf arteriellen Gefäßverschluss) betroffene

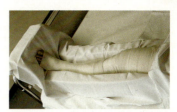

Abb. 17.3: Patientin nach einer Varizen-OP, deren Bein auf einer Keel-Schiene gelagert ist. [M161]

Extremität *tief* lagern, Wattepackung anlegen und/oder Wollstrümpfe anziehen, Patienten Bettruhe einhalten lassen (Arztanordnung). Venösen Zugang für die Schmerztherapie und die intravenöse Heparinisierung vorbereiten. Evtl. OP-Vorbereitungen durchführen, Patienten nüchtern lassen
▶ Bei livider, warmer Haut (wahrscheinlichste Ursache ist eine Thrombose) Bein *hoch* lagern (z. B. mit Keel-Schiene ☞ Abb. 17.3), Patienten Bettruhe einhalten lassen (auf Arztanordnung) und Materialien für venösen Zugang zur eventuell notwendigen intravenösen Heparinisierung vorbereiten. Ggf. OP-Vorbereitung treffen
▶ Bei akutem Gefäßverschluss an einer Extremität Dekubitusprophylaxe (☞ 12.5.1.4) vor allem an der betroffenen Extremität durchführen
▶ Schmerzlokalisation und -intensität, Hautfarbe und Hautwärme, Bein- und Fußpulse, Beinumfang, Sensibilität und Motorik beobachten und dokumentieren. Je nach ärztlicher Anordnung Vitalzeichen weiter engmaschig kontrollieren.

Intermittierende Beinschmerzen

Intermittierende, d. h. wiederkehrende, **Beinschmerzen** treten charakteristischerweise während Belastung auf und verschwinden in Ruhe. Sie zeigen zwar meist keinen Notfall an, sind aber ein wichtiges Alarmsignal.

Typisches Beispiel ist die **Claudicatio intermittens** (*intermittierendes Hinken, Schaufensterkrankheit*): Ein Patient mit hochgradigen Stenosen (Verengungen) der Beinarterien kann je nach Stenosegrad z. B. 100–150 Meter gehen, bevor Schmerzen in den Beinen durch die Minderdurchblutung ihn zum Ausruhen – Schaufenster gucken – zwingen. Durch das ruhige Stehen verbessert sich die Durchblutung, die Schmerzen lassen nach, und der Patient kann ein Stück weitergehen. Mit Fortschreiten der Durchblutungsstörungen wird die schmerzfreie Gehstrecke immer kürzer.

Stadien der peripheren arteriellen Verschlusskrankheit ☞ 17.5.2

17.2.2 Schwellung

Die **akute Schwellung** einer Extremität ist Leitsymptom des *venösen* Verschlusses. Im klinischen Alltag ist die **akute Beinschwellung** (innerhalb von Stunden bis Tagen) infolge einer tiefen Bein- oder Beckenvenenthrombose am häufigsten. Meist ist die Haut gleichzeitig verfärbt (Rötung, mäßige Zyanose) und überwärmt. Auf Druck gibt der Patient Schmerzen an.

Andere Ursachen einer Beinschwellung sind Varizen ohne tiefe Beinvenenthrombose (☞ 17.7.1), Lymphödeme (☞ 23.9.2), Rechtsherzinsuffizienz (☞ 16.6.) oder einseitige Verletzungen.

Messen des Umfangs einer Extremität

- Messung stets in der gleichen Position des Patienten vornehmen
- Messhöhe am Patienten mit wasserfestem Stift markieren, damit immer auf gleicher Höhe gemessen wird (☞ Abb. 17.4). Dabei hausinterne Richtlinien beachten, z. B. bei Verdacht auf tiefe Beinvenenthrombose 15 cm oberhalb des Innenknöchels sowie 10 und 20 cm oberhalb der Kniescheibe oder des tastbaren Spaltes am Kniegelenk
- Stets im Seitenvergleich messen
- Maßband ohne Zug eng anlegen.

Viele Menschen haben eine physiologische, meist geringe Beinumfangsdifferenz.

17.2.3 Ulcus cruris

Ulcus cruris (*Unterschenkelulkus, Unterschenkelgeschwür*, umgangssprachlich auch *offenes Bein*): Substanzdefekt in vorgeschädigter Haut am Unterschenkel, in 60–80 % venös (**Ulcus cruris venosum**), in 10–15 % arteriell (**Ulcus cruris arteriosum**) bedingt. Kombinierte Formen (**Ulcus mixtum**) kommen vor.

Diabetischer Fuß ☞ 21.6.5

Typische Hautveränderungen bei **Ulcus cruris** sind:
- Glänzende, dünne und leicht verletzbare Haut durch Elastizitätsverlust
- Braun-gelbe und/oder livide Hyperpigmentierung, besonders bei venösem Grundleiden
- Typisch bei venösem Grundleiden: Lokale Gefäßerweiterungen (Corona phlebectatica) in der Knöchelregion und oberhalb des Fußgewölbes, Knöchel- bis Unterschenkelödeme. Haut und Beinmuskulatur bilden eine verhärtete, glänzende Einheit (Dermatoliposklerose)
- Verletzungsbedingte unregelmäßige, kleine Narben infolge der schlechten Heilungstendenz
- Entzündliche Veränderungen bei bakterieller/mykotischer Folgeinfektion
- Nagelveränderungen
- Harte, rote, schmerzhafte „Platten" kurz vor der Ulkusentwicklung.

Arteriell bedingtes Ulcus cruris

Das **arteriell bedingte Ulcus cruris** *(Ulcus cruris arteriosum)* ist meist Endzustand einer *peripheren arteriellen Verschlusskrankheit* (pAVK ☞ 17.5.2), selten Folge einer Polyneuropathie (☞ 21.6.3, 33.10.1). Es sitzt vor allem an den Zehen, an lateralen Fußrändern und an Druckstellen (Zehen, Ferse). Fast immer sind Haut, Weichteile und der Knochen zerstört.

Venös bedingtes Ulcus cruris

Das **venös bedingte Ulcus cruris** *(Ulcus cruris venosum)* ist die schwerste Form der *chronisch-venösen Insuffizienz* (CVI ☞ 17.7.4) und bevorzugt am Innenknöchel und medialen Unterschenkel lokalisiert. Es kann bis auf die Faszie oder den Knochen reichen. Der Geschwürgrund ist oft schmierig fibrinös bis eitrig belegt, die Ulkusränder wulstig und verhärtet.

Beinumfangsmessung [K183]

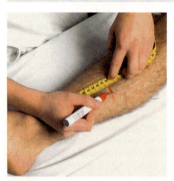

Abb. 17.4: Die Pflegekraft zeichnet eine Markierung am Messpunkt und eine weitere 1 cm oberhalb auf, damit bei Kontrollen auf gleicher Höhe gemessen wird.

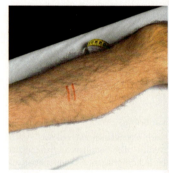

Abb. 17.5: Bei nur einer Markierung würden verschiedene Personen einmal oberhalb und einmal unterhalb der Markierung messen und unterschiedliche Messwerte erhalten.

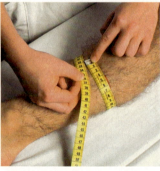

Abb. 17.6: Zwischen den beiden Markierungen wird das Maßband angelegt und der Umfang gemessen.

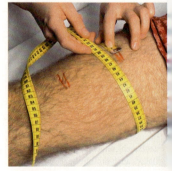

Abb. 17.7: Abschließend misst die Pflegekraft den Umfang an beiden Oberschenkelmesspunkten.

17.2 Hauptbeschwerden bei Kreislauf- und Gefäßerkrankungen

	Arterielles Ulcus cruris	**Venöses Ulcus cruris**
Entstehungs- mechanismus	Unzureichende Versorgung der Zellen mit Sauerstoff und Nährstoffen → Mikrozirkulationsstörungen → Herabgesetzter Zellstoffwechsel → Zell- und Gewebsnekrosen	Insuffiziente Venenklappen → Erhöhter Venendruck → Ödem ← → Vermehrter Anfall u. a. von Kohlendioxd und Laktat → Herabgesetzter Zellstoffwechsel → Zell- und Gewebsnekrosen
Bevorzugte Lokalisation	An Druckstellen, z. B. Ferse, Zehen, Außenknöchel, vorderer Unterschenkel	Innenknöchel, medialer Unterschenkel
Beobachtbare Veränderungen	Kühle Haut, evtl. livide verfärbt, Fußpulse meist fehlend	Stauungsdermatose, evtl. Ödeme

Tab. 17.8: Arterielles und venöses Ulcus cruris im Vergleich. Zum diabetischen Fuß ☞ 21.6.5.

Pflege bei Ulcus cruris venosum

Förderung des venösen Rückflusses. Ein Ulcus cruris heilt nur ab, wenn seine Ursache beseitigt wird, hier also die venöse Stauung. Ein Kompressionsverband setzt dem erhöhten Gefäßinnendruck einen erhöhten Außendruck entgegen. Gefördert wird der venöse Rückfluss außerdem durch Bewegung der Wadenmuskulatur und des Sprunggelenks (**Muskel-Gelenk-Pumpe**). Der Patient sollte deshalb mit dem Kompressionsverband viel herumlaufen und häufig Fußgymnastik durchführen, damit das gestaute Blut abgepumpt und der Kontrakturtendenz im Sprunggelenk entgegengewirkt wird (☐ 1). Hochlagern der Beine, Meiden von Wärme, bequeme, nicht einengende Kleidung sowie Verzicht auf schweres Heben oder Tragen (führen zu einem erhöhten Druck in den Venen) beugen ebenfalls einer venösen Stauung vor.

Wundversorgung. Das Ulkus wird zunächst gereinigt, z. B. mit Ringer-Lösung (Spülen oder vorsichtige Säuberung mittels Kugeltupfern). Für die anschließende **feuchte Wundbehandlung** wird eine moderne Wundauflage (Polyurethanschäume, Hydrogele oder Alginate, Details ☞ 15.9.3) entsprechend dem Heilungsstadium der Wunde gewählt, die die Wunde vor dem Austrocknen schützen soll.

> Aufgrund der häufig problematischen Umgebungshaut beim Ulcus cruris venosum (Haut trocken, schuppig, ekzematös) sind zum Abdecken Wundauflagen ohne Klebeflächen empfehlenswert. Die Fixierung erfolgt durch elastische Mullbinden.

Nekrosen und fibrinöse Beläge werden chirurgisch, physikalisch, autolytisch, biochirurgisch oder enzymatisch gelöst. Bei Wundinfektionen kann eine systemische Antibiose angezeigt sein, in Einzelfällen lokale Antiseptika.

Nach dem Anlegen des Verbandes wird eine **Kompressionsbehandlung** mittels Binden oder Strumpf durchgeführt. Der lokale Druck auf das venös bedingte Ulcus cruris lässt sich durch Unterlegen eines Polsters aus Schaumgummi steigern, was vielen Patienten angenehm ist (bei arteriellen Ulzera ist eine Kompression kontraindiziert). Die Kompressionstherapie sollte immer durch eine Aktivierung der Muskel-Gelenk-Pumpe ergänzt werden.

Nach Abheilung des Ulcus cruris sind bei instabilen Narben Hautplastiken oder Hauttransplantationen möglich.

Schmerztherapie (Schmerzassessment ☞ 12.2.2). Bei venösen Ulzera wirkt Kompression durch Besserung der venösen Stauung schmerzlindernd. Wärme verschlechtert die Stauung und sollte deshalb gemieden werden. Bei stärkeren Schmerzen sind Analgetika erforderlich. Durch Verbandswechsel entstehenden Schmerzen sollte rechtzeitig vorher medikamentös vorgebeugt werden.

Hautpflege. Die Umgebung um das Ulcus cruris herum sollte gereinigt und mit einem speziellen Hautschutz (z. B. 3M™ Cavilon™ Reizfreier Hautschutzfilm) gegen Mazerationen geschützt oder bei trockener Haut mit harnstoffhaltigen Produkten (z. B. Allpresan®, Atrac-Tain®) gepflegt werden.

Verhinderung von Rezidiven. Nach Abheilen des Ulcus cruris sollten die Patienten prophylaktisch Kompressionsstrümpfe oder -verbände tragen, die allgemeinen Maßnahmen zur Förderung des venösen Rückstroms beachten (Hochlagern der Beine etc., ☞ oben), regelmäßig Sport treiben (z. B. Wandern, Schwimmen, Radfahren, Walking), flaches Schuhwerk tragen, Waden einmal täglich in kreisenden Bewegungen kalt abduschen und darauf achten, sich (am Bein) nicht zu verletzen. (☐ 2, 3, 4)

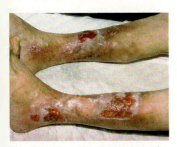

Abb. 17.9: Venöse Ulcera cruris mit typischen braun-gelben Verfärbungen der Haut und langsamer Wundheilung mit Narbenbildung. [T195]

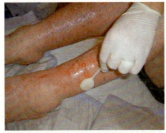 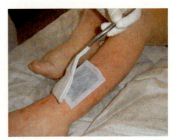

Abb. 17.10: Versorgung eines Ulcus cruris venosum. Links: Aufbringen des Hautschutzes (z. B. Cavilon™ Hautschutz Lolly) auf die Wundumgebung. Rechts: Auflegen und Fixieren einer geeigneten Wundauflage. [M291]

Prävention und Gesundheitsberatung

▶ Zusammenhang zwischen Muskel-Gelenk-Pumpe und Ulkus, Bedeutung von Kompression und Bewegung

▶ Kompression: Anlegen, Pflege und Haltbarkeit von Kompressionsstrümpfen und -binden, Umgang mit kompressionsbedingten Beschwerden

▶ Bewegung: „S-L-Regel" (☞ 17.1.2), Beherrschen der Fußgymnastik, täglicher Spaziergang von ca. einer halben Stunde, Tragen geeigneter Schuhe, Schuheinkauf am Nachmittag oder Abend

▶ Vermeiden von (direkter) Wärme

▶ Vermeiden von schwerem Heben und Tragen

▶ Hygienischer Verbandswechsel und Wundbeobachtung

▶ Adressen von Selbsthilfegruppen bzw. Gefäßsportgruppen (✉ 1, 2).

17.2.4 Nekrose und Gangrän

Kommt es im lebenden Organismus zu einem lokal begrenzten Absterben von Zellen oder Geweben, so liegt eine **Nekrose** vor. Ist eine Minderdurchblutung die Ursache der Nekrose, so wird dies meist als **Gangrän** bezeichnet.

Jede noch so kleine Gangrän bedarf der Information des Arztes und der (chirurgischen) Behandlung.

Trockene Gangrän

Die **trockene Gangrän** ist ein blauschwarzer bis schwarzer, scharf abgegrenzter Gewebedefekt, der wie mumifiziert aussieht. Das Gewebe ist trocken und hart.

Die trockene Gangrän entsteht vor allem bei Patienten mit schwerer peripherer arterieller Verschlusskrankheit (☞ 17.5.2) sowie bei Diabetikern nach kleineren Verletzungen oder an Druckstellen, vorzugsweise an Zehen und Vorfuß.

Pflege

Aufgabe der Pflegenden ist das Trockenhalten und das Vermeiden von Infektionen. Gelingt dies, mumifiziert das Gewebe (zu Beginn meist ein Zeh), fällt ab und das darunterliegende granulierende Gewebe wird sichtbar.

Feuchte Gangrän

Besiedeln Bakterien die Nekrose (vorzugsweise Anaerobier ☞ 26.5.1), so zersetzen diese allmählich das abgestorbene Gewebe. Es entsteht eine **feuchte Gangrän** mit matschig-schmierigem Aussehen und übel-fauligem Geruch der Wunde.

Eine feuchte Gangrän ist lebensbedrohlich für den Patienten – es droht eine Ausbreitung der Infektion, im Extremfall eine Sepsis (☞ 26.4). Daher erfolgt eine systemische Antibiotikatherapie (☞ 26.5.1), meist ist eine frühestmögliche Amputation sinnvoll.

Pflege

Bei der feuchten Gangrän kann aus pflegerischer Sicht nicht viel getan werden. Sie wird trocken behandelt, meist wird nur ein lockerer Verband aus Mullbinden angelegt. Ggf. werden trocken haltende antiinfektive Wundkompressen wie Silberaktivkohle (Vliwaktiv® Ag, Actisorb® silver 220) oder Cutisorb® sorbact eingesetzt.

17.3 Der Weg zur Diagnose bei Kreislauf- und Gefäßerkrankungen

Blutdruckmessung ☞ 12.3.2.2
Tasten der Pulse ☞ 12.3.1.2

17.3.1 Klinische Funktionsprüfungen

Schellong-Test ☞ 17.4.3

Klinische Funktionsprüfungen ermöglichen eine schnelle Einschätzung des Schweregrades einer Gefäßerkrankung ohne weitere Hilfsmittel. Tabelle 17.11 zeigt die klinischen Funktionspüfungen bei Arterien-, Tabelle 17.12 bei Venenerkrankungen.

17.3.2 Bildgebende Verfahren

Die **Duplex-** und dabei insbesondere die **Farb-Duplex-Sonographie** (Grundprinzipien ☞ 14.6.7) genießen mittlerweile in der Gefäßdiagnostik einen sehr hohen Stellenwert und haben zusammen mit CT- und MR-Angiographie viele rein diagnostische Angiographien ersetzt.

Arteriographie

Obwohl der Begriff **Angiographie** streng genommen die Darstellung *aller* Gefäße bezeichnet, wird er im klinischen Sprachgebrauch nur für die *Arteriendarstellung* benutzt. Korrekt wäre **Arteriographie** (☞ auch 14.6.3). Diagnostische Angiographien werden vor allem zur Vorbereitung einer Gefäßoperation durchgeführt, falls Doppler- und Duplex-Sonographien nicht ausreichen.

Üblicherweise wird das Kontrastmittel über einen Katheter in den krankheitsverdächtigen Gefäßbezirk injiziert. Standard ist heute die *digitale Subtraktionsangiographie,* kurz **DSA:** Es werden *vor* und *nach* der Kontrastmittelapplikation Röntgenbilder erstellt und die Nativaufnahmen (nativ = „natürlich" = vor Kontrastmittelgabe) von den Kontrastmittelaufnahmen mithilfe eines Computers „abgezogen", also subtrahiert (daher Subtraktionsangiographie), so dass die Gefäße nahezu überlagerungsfrei abgebildet werden. Bei der i. v.-DSA wird das Kontrastmittel in eine Vene appliziert, bei der i. a.-DSA in eine Arterie.

Bei der Katheterangiographie lässt sich die Gefäßdarstellung mit therapeutischen Maßnahmen verbinden, etwa mit einer Aufdehnung von Stenosen (*perkutane transluminale Angioplastie,* kurz **PTA** ☞ 17.5.2), ggf. mit einer Stentimplantation (Einsetzen einer Gefäßstütze aus Metall), oder mit einer lokalen Lyse durch Injektion thrombenauflösender Arzneimittel direkt an den Ort des Gefäßverschlusses (☞ 17.6 und Pharma-Info 17.31). Auf diese Weise können sehr hohe lokale Konzentrationen des Arzneimittels erreicht werden, die bei systemischer Gabe nicht möglich wären.

Komplikationen

Die Angiographie ist eine invasive Methode. Hauptkomplikationen sind:

▶ (Nach-)Blutungen und Hämatome an der Punktionsstelle

▶ Infektionen

▶ Gefäßverletzungen, Thromboembolien, Aneurysmen oder Fisteln

▶ Kontrastmittelkomplikationen (☞ 14.6.3).

Pflege bei Angiographie ☞ 14.6.3

Phlebographie

Die **Phlebographie** (Darstellung der Venen mit Röntgenkontrastmittel), jahrzehntelang *der* Standard zur Beurteilung

17.4 Blutdruckregulationsstörungen

	Gehtest	Lagerungsprobe nach Ratschow	Faustschluss-probe*	Allen-Test
Zielsetzung	Differenzierung einer pAVK Stadium II	Test der Beindurchblutung	Test der Armdurchblutung	Test der Handdurchblutung
Durchführung	Zügiges Gehen unter standardisierten Bedingungen auf einem Laufband, alternativ auf ebenem Boden	Füßekreisen in Rückenlage (Beine senkrecht erhoben), dann Aufsitzen und Hängenlassen der Beine	20- bis 30-mal Faustschluss bei erhobenem Arm. Dann Hängenlassen des Armes	10-mal Faustschluss bei Kompression der A. ulnaris oder A. radialis am Handgelenk
Normalbefund	Unbegrenzt beschwerdefreies Gehen	Beim Kreisen keine/geringe Hautfarbenveränderung der Fußsohlen. Beim Hängenlassen Hautrötung nach max. 10 s, Venenfüllung nach max. 20 s	☞ Lagerungsprobe nach Ratschow	Keine Veränderung der Hautfarbe
Pathologischer Befund	Einschränkung der Gehstrecke durch Schmerzen (schmerzfreie/max. Gehstrecke in m)	Fußsohlenblässe und Schmerzen beim Füßekreisen. Verzögerte Rötung und Venenfüllung	☞ Lagerungsprobe nach Ratschow	Abblassen der Handfläche

Tab. 17.11: Klinische Funktionsprüfungen bei arteriellen Gefäßerkrankungen (* verschiedene Varianten möglich).

der tiefen Venen, ist bei vielen Fragestellungen weitgehend durch die Duplex-Sonographie verdrängt worden.

Das Kontrastmittel wird in eine Fußrücken- oder Handvene injiziert und dann das venöse Abflussgebiet dargestellt. Hauptrisiko ist eine Kontrastmittelunverträglichkeit bzw. -allergie. Außerdem ist die Strahlenbelastung relativ hoch (Pflege ☞ 14.6.3).

> Bei schlechten Venenverhältnissen können ein feuchtwarmer Umschlag oder ein warmes Fußbad die Fußgefäße erweitern und so die Punktion erleichtern.

	Trendelenburg-Test	Perthes-Test
Zielsetzung	Test der Funktionsfähigkeit der Perforansvenen und der Mündungsklappe der V. saphena magna	Test der Funktionsfähigkeit der Perforansvenen, Durchgängigkeit der tiefen Beinvenen
Durchführung	Ausstreichen der Venen am liegenden Patienten, Anlegen einer Staubinde distal der Leiste an der Mündungsstelle der V. saphena magna in die V. femoralis. Dann Aufstehen und erste Beurteilung, anschließend Lösen der Stauung und zweite Beurteilung	Anlegen einer Staubinde oberhalb der Varizen beim stehenden Patienten. Dann Umhergehen
Normalbefund	Trendelenburg-Test negativ: keine Venenfüllung oder langsam oder von unten her	Entleeren der Varizen beim Umhergehen
Pathologischer Befund	Funktionsunfähige Perforansvenen: Trendelenburg-Test positiv = Varizenfüllung innerhalb von ca. 20 Sek. nach dem Aufstehen. Funktionsunfähige Mündungsklappe: Trendelenburg-Test doppelt positiv = rasche Füllung der V. saphena magna nach Lösen der Stauung	Keine Entleerung der tiefen Beinvenen beim Umhergehen, zunehmende Schmerzen

Tab. 17.12: Klinische Funktionsprüfungen bei venösen Gefäßerkrankungen.

17.4 Blutdruckregulationsstörungen

17.4.1 Hypertonie

> **Arterielle Hypertonie** *(Bluthochdruck):* Dauerhafte, nicht situationsabhängige Blutdruckerhöhung über 140/90 mmHg beim Erwachsenen (☞ 12.3.2.4) bzw. über die altersabhängigen Normalwerte bei Kindern (☞ Tab. 12.3.17). In unserer Gesellschaft mit ca. 50 % aller Erwachsenen eine der häufigsten Erkrankungen überhaupt und durch ihre Spätkomplikationen von großer sozialer Bedeutung. Prognose nur gut bei dauerhafter Normalisierung des Blutdrucks.

Krankheitsentstehung

Ätiologisch werden die primäre Hypertonie und die sekundären Hypertonieformen unterschieden:

▶ Die **primäre** *(essentielle)* **Hypertonie** ist multifaktoriell bedingt (☞ Abb. 17.13)

▶ Bei den **sekundären Hypertonieformen** ist der Bluthochdruck Folge anderer Erkrankungen. Am häufigsten zugrunde liegen Erkrankungen des Nierenparenchyms (**renoparenchymatöse Hypertonie**) oder der Nierengefäße (**renovaskuläre Hypertonie**). Auch Arzneimittel (z. B. „Pille") sowie Erkrankungen des Hormonsystems (z. B. Schilddrüsenüberfunktion, Cushing-Syndrom) oder der Gefäße können Ursache einer Hypertonie sein.

Während es sich bei den arteriellen Hypertonien im Kindesalter zu 90 % um sekundäre und nur zu 10 % um primäre Hypertonien handelt, überwiegen bereits bei den Jugendlichen die primären Hypertonien. Bei Erwachsenen schließlich sind dann 90 % primäre und nur 10 % sekundäre Hypertonien.

Symptome, Befund und Einteilung

Die meisten Patienten mit primärer Hypertonie haben überhaupt keine Beschwerden; die Blutdruckerhöhung wird oft zufällig diagnostiziert. Einige Patienten klagen über (morgendlichen) Kopfdruck oder Kopfschmerzen, Ohrensausen, Herzklopfen, Dyspnoe, Schwindel oder Schweißausbrüche, besonders bei Belastung.

Bei Patienten mit einer sekundären Hypertonie bestehen zusätzlich die Symptome der Grunderkrankung.

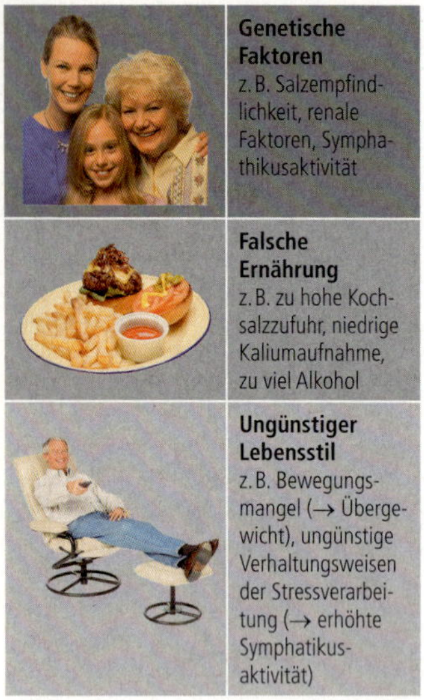

17 Pflege von Menschen mit Kreislauf- und Gefäßerkrankungen

Genetische Faktoren
z. B. Salzempfindlichkeit, renale Faktoren, Sympathikusaktivität

Falsche Ernährung
z. B. zu hohe Kochsalzzufuhr, niedrige Kaliumaufnahme, zu viel Alkohol

Ungünstiger Lebensstil
z. B. Bewegungsmangel (→ Übergewicht), ungünstige Verhaltensweisen der Stressverarbeitung (→ erhöhte Sympathikusaktivität)

Abb. 17.13: Multifaktorielle Genese der primären Hypertonie, die bei Erwachsenen über 90 % aller Hypertonien ausmacht. [A400, J666, J668]

	Systolischer RR	Diastolischer RR
Optimaler Wert	< 120 mmHg	< 80 mmHg
Normwert	< 130 mmHg	< 85 mmHg
Hochnormaler Wert	130 – 139 mmHg	85 – 89 mmHg
Hypertonie Grad 1 (milde Hypertonie)	140 – 159 mmHg	90 – 99 mmHg
Hypertonie Grad 2 (mittelschwere Hypertonie)	160 – 179 mmHg	100 – 109 mmHg
Hypertonie Grad 3 (schwere Hypertonie)	≥ 180 mmHg	≥ 110 mmHg
Isolierte systolische Hypertonie	≥ 140 mmHgg	< 90 mmHg

Tab. 17.14: Schweregrade der Hypertonie beim Erwachsenen (□ 5). Fallen systolischer und diastolischer Blutdruck eines Patienten in unterschiedliche Kategorien (Schweregrade), gilt die höhere Einstufung.

Bei der körperlichen Untersuchung sind die Blutdruckwerte erhöht. Ansonsten ist der körperliche Untersuchungsbefund bei der primären Hypertonie anfangs normal.

In Europa wird die Hypertonie so eingeteilt wie in Tabelle 17.14 aufgeführt. Zusätzlich gibt es den Begriff der **malignen Hypertonie:** Der Blutdruck liegt diastolisch über 115 mmHg, außerdem liegen schwere Augenhintergrundveränderungen oder Nierenfunktionsstörungen vor.

Spätkomplikationen

Je länger eine Hypertonie besteht und je höher der Blutdruck ist, desto größer ist die Gefahr von Endorganschäden:
- **Gefäße.** Der Bluthochdruck beschleunigt die Arterioseroseentwicklung aller Arterien. Der Schweregrad dieser hypertoniebedingten Gefäßveränderungen ist gut durch die Betrachtung der Gefäße des Augenhintergrundes (☞ Abb. 31.18 – 31.22) zu beurteilen
- **Auge.** Die hypertoniebedingten Netzhautschäden reichen über Netzhautblutungen bis zur Erblindung
- **Herz.** Da die linke Herzkammer gegen den erhöhten Widerstand im Körperkreislauf anpumpen muss, entwickelt sich eine Linksherzhypertrophie (☞ 16.6). Zusätzlich besteht häufig eine KHK (☞ 16.5.1) durch eine Arteriosklerose der Herzkranzgefäße
- **Niere.** Frühes Zeichen einer Nierenschädigung ist eine (erhöhte) Albu-

minausscheidung mit dem Urin. Bei langjähriger Hypertonie bildet sich auf dem Boden der erwähnten Gefäßveränderungen eine *arteriosklerotische Schrumpfniere* mit Niereninsuffizienz bis hin zum Nierenversagen (☞ 29.5.8) aus
- **Gehirn.** Wichtigste Komplikation des Hypertonus am Gehirn ist der Schlaganfall (☞ 33.5).

Diagnostik

Die Diagnostik hat folgende Ziele:
- Bestimmung des Schweregrades der arteriellen Hypertonie
- Abgrenzung der verschiedenen Hypertonieformen
- Erfassung von Folgeschäden
- Diagnose weiterer kardiovaskulärer Risikofaktoren.

Das Basisprogramm wenig belastender Untersuchungen umfasst:
- Blutdruckmessungen: Während Patienten mit einer primären Hypertonie bei wiederholten Blutdruckmessungen *(RR-Tagesprofil, 24-Std.-Blutdruckmessung, ambulante Langzeitblutdruckmessung)* relativ konstante Blutdruckerhöhungen zeigen, sind z. B. für Kranke mit einem Phäochromozytom (☞ unten) krisenhafte Entgleisungen des Blutdrucks typisch. Bei einer Aortenisthmusstenose (☞ 16.4.1) ist der Blutdruck an den Armen zu hoch, der an den Beinen hingegen zu niedrig

> Unerlässlich ist die Messung des Blutdrucks zumindest einmal an *beiden* Armen *und* Beinen.

- Blutuntersuchungen: Schilddrüsenwerte, Elektrolyte, Kreatinin, Blutbild, Glukose, Blutfette, Harnsäure

- Urinuntersuchung (☞ 29.3.2): Teststreifenuntersuchung auf Mikroalbuminurie
- Röntgenaufnahme des Thorax, EKG und Echokardiographie (☞ 16.3.1 – 16.3.4)
- Augenärztliche Untersuchung mit Spiegelung des Augenhintergrunds.

Zur weiterführenden Diagnostik bei Verdacht auf sekundäre Hypertonie gehören:
- Bildgebende Diagnostik
  - Ultraschall der Bauchorgane
  - Duplex-Sonographie (☞ 14.6.7) der Nierenarterien, Nierenszintigramm (☞ Abb. 14.26) und Digitale Subtraktionsangiographie
  - Bei Verdacht auf Nebennierenveränderungen (z. B. das Adrenalin produzierende **Phäochromozytom**) Angiographie und CT
- Hormonanalysen, z. B.
  - Schilddrüsenhormonbestimmung, Kortisolbestimmung im Blut, Dexamethasonkurztest (☞ 21.5.1)
  - Renin- und Aldosteronbestimmung im Blut
  - Untersuchung des 24-Std.-Urins auf Katecholamine und ihre Abbauprodukte. Dies erfordert das Sammeln eines 24-Std.-Urins in einem dunklen Gefäß unter Zusatz von Salzsäure/Eisessig. Arzneimittel werden vorher auf Arztanordnung abgesetzt. Einen Tag vor und während des Sammelns sind starke körperliche Aktivität, Stress, Kaffee und schwarzer Tee zu meiden. Ob eine Diät erforderlich ist (z. B. keine Bananen, Nüsse, Zitrusfrüchte, Vanille), ist vom verwendeten Analyseverfahren abhängig und muss beim Labor erfragt werden.

17.4 Blutdruckregulationsstörungen

17

🖉 Pharma-Info 17.15: Antihypertensiva

Antihypertensiva *(Antihypertonika)* senken einen krankhaft erhöhten Blutdruck. Hauptsächlich eingesetzt werden Diuretika zur Steigerung des Harnflusses und der Salzausscheidung (☞ Pharma-Info 29.34), β-Blocker, ACE-Hemmer und Kalziumantagonisten. Immer gilt:

▸ Eine (zu schnelle) Blutdrucksenkung kann insbesondere bei älteren Patienten die Gehirndurchblutung verschlechtern und zu Verwirrtheit, Lethargie und Antriebslosigkeit führen

▸ Vor allem zu Therapiebeginn sind Orthostase-Probleme (☞ 17.4.3) häufig. Wichtig ist, dass der Patient langsam aufsteht und vor dem Stehen erst auf der Bettkante sitzt. Bei Kreislaufinstabilität darf er nur in Anwesenheit einer Pflegeperson aufstehen

▸ Der Patient darf die Medikation nicht eigenmächtig abbrechen: Es drohen bei einigen Substanzen ein überschießender Blutdruckanstieg *(Rebound-Effekt)* und Herzrhythmusstörungen

▸ Müdigkeit und Magen-Darm-Beschwerden treten meist nur zu Beginn der Behandlung auf.

β-Blocker

β-Blocker sind besonders für Patienten mit einer gleichzeitigen KHK Mittel der Wahl. Sie zählen zu den **Sympatholytika** *(Sympathikolytika, Antisympathotonika)*, hemmen also den Sympathikotonus und führen über eine Verminderung von Herzfrequenz und Herzkraft zu einer Senkung des Herzzeitvolumens und damit auch des Blutdrucks. Wegen ihrer atemwegsverengenden Wirkung sind β-Blocker beim Asthmatiker kontraindiziert.

Oft eingesetzt werden z. B. Atenolol (z. B. Tenormin®), Bisoprolol (z. B. Concor®), Metoprolol (z. B. Beloc®) und Propranolol (z. B. Dociton®).

Carvedilol (z. B. Dilatrend®) und Nebivolol (Nebilet®) blockieren zusätzlich die peripheren α_1-Rezeptoren und erweitern dadurch die Gefäße.

Pflege bei Therapie mit β-Blockern

▸ Zu Beginn engmaschig Blutdruck und Puls kontrollieren (Herzfrequenzabfälle möglich)
▸ Bei Diabetikern BZ häufiger überprüfen (β-Blocker verschleiern eine Hypoglykämie ☞ 21.6.4).

Hemmstoffe des Renin-Angiotensin-Aldosteron-Systems

ACE-Hemmer hemmen das *Angiotensin converting enzyme,* so dass aus Angiotensin I nicht Angiotensin II gebildet werden kann. Dadurch wird unter anderem der periphere Gefäßwiderstand vermindert und so der Blutdruck gesenkt und das Herz entlastet.

Nach heutigem Kenntnisstand haben ACE-Hemmer eine *organoprotektive* (organschützende und damit prognoseverbessernde) *Wirkung,* insbesondere auf Herz und Nieren. Daher sind sie in den letzten Jahren zu Antihypertensiva der ersten Wahl geworden.

Wichtige Vertreter sind beispielsweise Enalapril (z. B. Pres®, Xanef®), Lisinopril (z. B. Acerbon®, Coric®) und Ramipril, z. B. Delix®).

Nebenwirkungen von ACE-Hemmern sind chronischer Reizhusten (in ca. 10 %), ein angioneurotisches Ödem (Quincke-Ödem ☞ 28.6.1), Blutbildstörungen (Abfall der weißen Blutkörperchen), Geschmacksstörungen, Obstipation und Hautausschläge. Außerdem erhöhen ACE-Hemmer das Risiko einer Hyperkaliämie.

Pflege bei Therapie mit ACE-Hemmern

▸ Wegen besonders starker Blutdrucksenkung nach der *ersten* Gabe anfangs Blutdruck engmaschig kontrollieren. Diuretika möglichst 1–2 Tage vorher absetzen, ansonsten zu Therapiebeginn Bettruhe einhalten lassen
▸ Auf Zeichen einer Hyperkaliämie, Sensibilitätsstörungen oder Obstipation achten.

Eine Weiterentwicklung sind die **Angiotensin-II-Antagonisten** *(Angiotensin-II-AT1-Rezeptor-Antagonisten, Sartane),* die Angiotensin II von seinem Typ-1-Rezeptor verdrängen. Sie werden ähnlich beurteilt wie die ACE-Hemmer, sind jedoch besser verträglich.

Zu den Angiotensin-II-Antagonisten gehören Candesartan (z. B. Atacand®), Eprosartan (z. B. Teveten®), Irbesartan (z. B. Karvea®), Losartan (z. B. Lorzaar®), Olmesartan (z. B. Votum®), Telmisartan (z. B. Micardis®) oder Valsartan (z. B. Diovan®).

Kalziumantagonisten

Kalziumantagonisten *(Kalziumkanal-Blocker,* kurz Ca^{2+}*-Antagonisten)* erweitern die peripheren Blutgefäße und senken damit den Widerstand im Gefäßsystem und den Blutdruck. Außerdem verringern sie die Herzkraft und damit die Herzarbeit sowie den Sauerstoffverbrauch des Herzens.

In der Bluthochdrucktherapie werden länger wirksame Tabletten, Kapseln oder Dragees eingesetzt (Ausnahme: hypertensive Krise ☞ 17.4.2).

Auch Kalziumantagonisten haben in der Regel nur geringe Nebenwirkungen, vor allem Kopfschmerz, Hitzegefühl und Beinödeme sowie Magen-Darm-Beschwerden (Appetitlosigkeit, Übelkeit) und Herzrhythmusstörungen.

Bei einer Herzinsuffizienz dürfen Kalziumantagonisten nur mit besonderer Vorsicht gegeben werden, da sie die Herzkraft weiter schwächen. Diltiazem und Verapamil dürfen wegen der Gefahr eines AV-Blocks nicht mit β-Blockern kombiniert werden.

Häufig eingesetzte Substanzen sind
▸ Amlodipin (z. B. Norvasc®)
▸ Diltiazem (z. B. Dilzem®)
▸ Nercanidipin (z. B. Carmen®)
▸ Nifedipin (z. B. Adalat®)
▸ Nitrendipin (z. B. Bayotensin®)
▸ Verapamil (z. B. Isoptin®).

Pflege bei Therapie mit Kalziumantagonisten

Wegen des schnellen Wirkungseintritts sind häufige Blutdruckkontrollen angezeigt. Bei Gabe von Verapamil ist außerdem eine Obstipationsprophylaxe nötig, da der Wirkstoff zu hartnäckiger Obstipation führen kann.

Weitere Antihypertensiva

Es gibt noch eine Reihe weiterer Antihypertensiva, die jedoch speziellen Indikationen vorbehalten sind, etwa:

▸ α-Methyldopa (z. B. Presinol®, hemmt im ZNS das sympathische Nervensystem) und Dihydralazin (z. B. Nepresol®, erweitert die Blutgefäße) zur Behandlung Schwangerer
▸ Clonidin (z. B. Catapresan®, zentraler Sympathikushemmer) oder Urapidil (z. B. Ebrantil®) bei hypertensiver Krise.

737

Behandlungsstrategie

Bei der *sekundären Hypertonie* wird möglichst die Grunderkrankung behandelt. Hier sind vor allem die Aufdehnung oder Operation einer Nierenarterienstenose (☞ 29.5.2), die Entfernung von Nebennierentumoren (☞ 21.5.1) und die Operation einer Aortenisthmusstenose (☞ 16.4.1) zu nennen.

Neben blutdruckregulierenden Allgemeinmaßnahmen (☞ Pflege und Patienteninformation) ist eine medikamentöse Therapie nötig bei der Mehrzahl der Patienten mit einer *primären Hypertonie* und den Patienten mit einer sekundären Hypertonie, die nicht operabel sind oder bei denen der Bluthochdruck auch nach der Behandlung der Grunderkrankung weiter besteht.

> Ziel ist ein Blutdruck von dauerhaft unter 140/90 mmHg, bei Diabetikern und Nierenkranken maximal 130/80 mmHg.

In der medikamentösen Therapie werden derzeit **Diuretika, β-Blocker, Kalziumantagonisten, ACE-Hemmer** und **Angiotensin-II-Antagonisten** als gleichwertige Hauptsubstanzgruppen angesehen.

Die Auswahl der Arzneimittel richtet sich nach Alter und ggf. Begleiterkrankungen des Patienten. Das früher gültige Stufenschema wurde abgelöst von einem flexiblen, individuellen Vorgehen, das z. B. auch eine frühe Kombinationstherapie erlaubt.

Das Medikamentenschema sollte möglichst einfach sein, da die Kooperationsbereitschaft der Patienten erfahrungsgemäß mit zunehmender Zahl der Tabletten abnimmt.

Pflege

Typischerweise hat der Hypertoniker keine Symptome durch die Erkrankung, aber vor allem zu Therapiebeginn Beschwerden durch die Nebenwirkungen der Arzneimittel (☞ Pharma-Info 17.15).

Gerade im ambulanten Bereich ist die Compliance ein großes Problem und entsprechend die fortwährende Motivation des Patienten eine wesentliche Aufgabe der Pflegenden. Berichtet der Patient über Nebenwirkungen, ermutigen die Pflegenden ihn zu einem offenen Gespräch mit dem Arzt, damit er die Behandlung nicht eigenmächtig abbricht.

Prävention und Gesundheitsberatung

► Umgang mit Medikamenten (☞ Pharma-Info 17.15) und Bedeutung der regelmäßigen Medikamenteneinnahme für die Prognose. Wie bei vergessener Einnahme vorzugehen ist, ist in aller Regel der Packungsbeilage zu entnehmen. Bei den in der Hypertonie bevorzugten Präparaten zur einmal täglichen Einnahme gilt als Faustregel: Wird die vergessene Einnahme im Laufe des Tages bemerkt, sollte die Tablette „nachgenommen" werden. Fällt sie erst am nächsten Tag auf, wird die Dosis übersprungen

► Anleitung zu Blutdruckselbstkontrolle (korrekte Blutdruckmessung ☞ 12.3.2.2) und Führen eines Blutdrucktagebuches. In regelmäßigen Abständen Vergleichsmessung durch Pflegende oder Arzt zur Überprüfung des Gerätes

► Minimierung aller vermeidbaren Risikofaktoren: Abbau von Übergewicht (☞ 21.7.1, Gewichtsreduktion um 1 kg → Senkung des systolischen Blutdruckwertes um ca. 2 mmHg). Nikotinkarenz (☞ 18.1.3). Maximal 20–30 g (Männer) bzw. 10–20 g (Frauen) Alkohol täglich (Alkohol hat einen deutlichen blutdrucksteigernden Effekt). Kochsalzreduzierte Kost (max. 6 g/Tag). Vorsicht vor „verstecktem" Salz in Konserven, Fertigsaucen, Wurst, Käse etc. Generell Ernährung mit reichlich Obst und Gemüse, wenig Fett unter Bevorzugung ungesättigter Fette

► Stressabbau bzw. Erlernen von Stressbewältigungsstrategien (☞ 8.1.5)

► Mildes Ausdauertraining (z. B. schnelles Gehen, Joggen, Schwimmen) mindestens dreimal wöchentlich über 20–30 Min. (besser 30–45 Min.), möglichst nach Austesten der Belastbarkeit durch den Arzt. Keine Kraft- und Kampfsportarten oder Sportarten mit hohen „Belastungsspitzen" (□ 6)

► Ggf. Kontaktvermittlung zu Anbietern strukturierter Schulungsprogramme, Selbsthilfe-/Sportgruppen (✉ 3)

► Regelmäßige Arztbesuche zur Frühdiagnose von weiteren Risikofaktoren für Gefäßerkrankungen und Spätkomplikationen.

17.4.2 Hypertensive Krise/ Hypertensiver Notfall

> **Hypertensive Krise:** Krisenhafte Entgleisung des Bluthochdrucks ohne Symptome des Patienten. Blutdruck bei Erwachsenen über 220/120 mm-Hg, bei Kindern altersabhängige, niedrigere Grenzwerte.
>
> **Hypertensiver Notfall:** Blutdruckentgleisung, begleitet von Symptomen wie Kopfschmerzen, Sehstörungen, Angina pectoris oder Luftnot. Umgehende stationäre Behandlung notwendig. Es drohen v. a. Hirnblutungen (☞ 33.5), zerebrale Krampfanfälle (☞ 33.7) und eine akute Linksherzinsuffizienz (☞ 16.6.2).

Notfall: Hypertensiver Notfall

► Arzt benachrichtigen

► Patienten beruhigen, Bettruhe einhalten lassen und Oberkörper hochlagern. Vitalzeichen engmaschig kontrollieren bzw. Patienten an Monitor anschließen

► Bei (drohendem) Lungenödem oder Angina pectoris 2–3 Hübe Glyceroltrinitrat (z. B. Nitrolingual®) sublingual geben

► Ansonsten Nifedipin oder Nitrendipin auf Arztanordnung verabreichen, z. B. eine Adalat®-Kapsel zerbeißen und mit Inhalt schlucken lassen bzw. 1 ml Bayotensin® akut-Lösung oral geben (nicht bei Angina pectoris). Bei Bedarf nach 30 Min. wiederholen

► Bei Überwässerung oder (drohendem) Lungenödem 20–40 mg Furosemid (z. B. Lasix®) intravenös spritzen (Arzt)

► Bei Erfolglosigkeit der bisherigen Maßnahmen Nitroperfusor nach hausinternen Richtlinien vorbereiten

► Bei Tachykardie (Herzfrequenz über 120/Min.) Clonidin (z. B. Catapresan®) i. m. oder i. v. spritzen (Arzt), bei Bradykardie (Herzfrequenz unter 60/Min.) Dihydralazin (z. B. Nepresol®). Frequenzneutral ist Urapidil (z. B. Ebrantil®).

Warnzeichen des **hypertensiven Notfalls** sind Kopfschmerzen, verschwommenes Sehen, Unruhe, Schwindel, Übelkeit sowie eventuell neurologische Störungen (beispielsweise Sprachstörungen ☞ 33.2.7) oder Angina pectoris (☞ 16.5.1).

Behandlungsziel ist zunächst eine Blutdrucksenkung um ca. 20–25 %. Besonders bei älteren Menschen darf der Blutdruck nicht zu rasch gesenkt werden, um eine Minderdurchblutung des Gehirns zu vermeiden.

Nach Beseitigung der akuten Gefahr besteht die weitere Pflege in der regelmäßigen Kontrolle der Vitalzeichen, der Überwachung der medikamentösen Behandlung und der Mobilisation nach Anordnung.

Pflege bei Hypertonie ☞ *17.4.1*

17.4.3 Hypotonie

Hypotonie: Dauernde Blutdruckerniedrigung auf Werte unter 105/60 mm Hg bei gleichzeitigen Beschwerden des Patienten durch die Minderdurchblutung der peripheren Organe.

Orthostatische Dysregulation *(orthostatische Hypotonie):* Wiederkehrender Blutdruckabfall beim Wechsel vom Liegen/Sitzen zum Stehen oder bei längerem Stehen. Der Ruhe-Blutdruck kann dabei erniedrigt, normal oder sogar erhöht sein. Durch die kurzzeitige Minderdurchblutung des Gehirns wird dem Patienten schummrig und schwarz vor Augen, er kann stürzen und ohnmächtig werden.

Schock ☞ *13.5*

Krankheitsentstehung

Ätiologisch werden unterschieden:
- Die **essentielle Hypotonie** ohne erkennbare Ursache
- Die **symptomatischen Hypotonien** als Ausdruck einer Grunderkrankung, etwa Herzinsuffizienz (☞ 16.6.1), Anämie (☞ 22.5.1), hormonelle Störungen (z. B. Nebennierenrindeninsuffizienz ☞ 21.5.2), oder als Nebenwirkung von bestimmten Arzneimitteln (z. B. Diuretika).

Symptome, Befund und Diagnostik

Die Patienten klagen meist über Abgeschlagenheit, Leistungs- und Konzentrationsschwäche sowie Schwindel mit Schwarzwerden vor den Augen. (Kurze) Bewusstlosigkeiten sind möglich. Nicht selten sind depressive Verstimmungen, Frösteln, Blässe und Stiche oder Beklemmungsgefühl in der Herzgegend.

Bei der essentiellen Hypotonie handelt es sich sehr häufig um sehr schlanke Kinder, Jugendliche oder junge Frauen mit einem unauffälligen Untersuchungsbefund.

Bei den sekundären Hypotonieformen stehen die Befunde der Grunderkrankung im Vordergrund.

Die Diagnose wird durch mehrfache Blutdruckmessungen und durch einen Schellong-Test gestellt.

Durchführung eines Schellong-Tests

Der Patient soll unter Kontrolle von Puls und Ruheblutdruck 5–10 Min. ruhig auf dem Rücken liegen. Dann steht er (rasch) auf und bleibt möglichst zehn Minuten lang stehen, ohne sich abzustützen. Während des Stehens werden jede Minute oder zumindest alle zwei Minuten Puls und Blutdruck gemessen und auf einem vorgefertigten Diagramm eingetragen. Nach zehn Minuten legt sich der Patient wieder hin, und Puls und Blutdruck werden so lange gemessen, bis die Ausgangswerte wieder erreicht sind. Normal ist ein leichter Blutdruckabfall im Stehen um maximal 20 mmHg systolisch und 10 mmHg diastolisch.

Behandlungsstrategie

> **Notfall: Kollaps bei orthostatischer Hypotonie**
> - Patienten hinlegen und Beine hochlagern
> - Arzt benachrichtigen
> - Vitalzeichen kontrollieren
> - Arzneimittel, z. B. Sympathomimetika, nach ärztlicher Anordnung geben
> - Bei ausbleibender Besserung i. v.-Zugang vorbereiten und Infusionen nach ärztlicher Anordnung geben
> - Tipp: Bei Diabetikern und alkoholkranken Menschen kann auch eine Hypoglykämie vorliegen. BZ-Stix durchführen, falls Patient nicht prompt aufklart.

Die sehr häufige essentielle Hypotonie hat keinen Krankheitswert (blutdruckregulierende Allgemeinmaßnahmen ☞ unten). Medikamente, etwa Dihydroergotamin (z. B. Dihydergot®) oder Sympathomimetika (z. B. Effortil®), sollten nur ausnahmsweise eingesetzt werden.

Bei symptomatischen Hypotonien wird, wenn irgend möglich, die ursächliche Erkrankung behandelt.

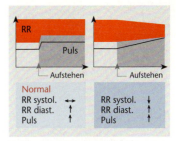

Abb. 17.16: Schellong-Test beim Gesunden (links) und möglicher Untersuchungsbefund bei orthostatischer Hypotonie (rechts).

> **Prävention und Gesundheitsberatung**
> - Gefäßtraining durch Wechselduschen, Bürstenmassagen, klimatische Reize
> - Regelmäßige körperliche Betätigung
> - Reichliches Trinken, sofern keine Kontraindikationen bestehen
> - Kein abruptes Aufstehen aus dem Liegen, sondern zunächst Aufsetzen und z. B. Kreisen mit den Füßen
> - Bei längerem Stehen Wippen auf dem Zehenballen, Betätigung der Bauchpresse oder andere Muskelbetätigung.

17.5 Erkrankungen der Arterien

Vaskulitiden (Gefäßentzündungen) ☞ *23.7.5*

17.5.1 Arteriosklerose: Atherosklerose

Arteriosklerose (umgangssprachlich *Arterienverkalkung*): Im weiteren Sinn Sammelbezeichnung für verschiedene chronische Arterienerkrankungen, die mit einer Verhärtung und Verdickung der Arterienwand einhergehen. Im engeren Sinn (und in diesem Buch so benutzt) Synonym für die häufigste dieser Erkrankungen, die **Atherosklerose** mit vorherrschenden Intimaveränderungen der großen Arterien mit der Folge einer Einengung des Gefäßlumens und daraus resultierenden Durchblutungsstörungen. Die Atherosklerose ist in unserer Wohlstandsgesellschaft die häufigste Gefäßerkrankung überhaupt mit enormer sozialer und volkswirtschaftlicher Bedeutung.

17 Pflege von Menschen mit Kreislauf- und Gefäßerkrankungen

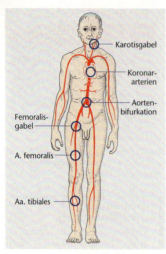

Abb. 17.17: Bevorzugte Lokalisationen der Arteriosklerose. [A400-190]

Krankheitsentstehung und Risikofaktoren

Krankheitsentstehung

Nach heutigem Kenntnisstand führt eine Schädigung der Intima zur Ausbildung eines Ödems und zur Anlagerung von Blutzellen und Lipiden (**Fettstreifen**). Es kommt zu einer entzündlichen Reaktion der Gefäßwand, Proliferation (Wuchern) der Zellen in der Gefäßwand und schließlich einer Fibrose mit **atherosklerotischen Plaques** (Plaque = plattenförmige Gewebeveränderung), Nekrosen und Verkalkungen. Durch Einreißen der Plaques entstehen Gefäßläsionen, an denen sich oft Thromben bilden, die das Gefäß teilweise oder vollständig verlegen und Ausgangspunkt von Embolien (☞ 17.5.3) sein können. Über arterielle Gefäßverengungen und -verschlüsse kommt es zu Durchblutungsstörungen bis hin zum Gewebsuntergang (**Infarkt**) in den nachgeschalteten Organen.

Risikofaktoren

Risikofaktoren sind:
- Nikotinabusus (☞ 18.1.3)
- Hypertonie (☞ 17.4.1)
- Diabetes mellitus (☞ 21.6)
- Fettstoffwechselstörungen (☞ 21.7.2)
- Übergewicht (☞ 21.7.1)
- Bewegungsmangel
- Genetische Disposition.

Auch die Neigung der Thrombozyten zur Aggregation spielt eine Rolle. Die Bedeutung infektiöser Erreger, z. B. Chlamydien, ist nach wie vor unklar. Die weiblichen Geschlechtshormone üben eine Schutzfunktion aus; bis zur Menopause sind Frauen seltener betroffen als Männer.

Folgen der Arteriosklerose

Je nach Lokalisation der Gefäßverengungen entwickeln sich:
- **Koronare Herzkrankheit** (☞ 16.5.1)
- **Schlaganfall** (☞ 33.5), evtl. **Multiinfarkt-Demenz** (☞ 33.9.5)
- **Periphere arterielle Verschlusskrankheit** der Leisten- und Beinarterien (*pAVK* ☞ 17.5.2)
- **Akute arterielle Verschlüsse** v. a. von Bauch-, Leisten- und Beinarterien (☞ 17.5.3, 17.5.4)
- Vor allem in Bauch und Gehirn **arteriosklerotische Aneurysmen**, die platzen und zu tödlichen Blutungen führen können (☞ 17.5.6, 33.5.1)
- **Durchblutungsstörungen der Eingeweidearterien** (☞ 17.5.4).

> **Prävention und Gesundheitsberatung**
>
> Schwerpunkt der Gesundheitsberatung bei Arteriosklerose ist die Motivation zur Minimierung aller vermeidbaren Risikofaktoren: Raucherentwöhnung ☞ 18.1.3, Senkung eines erhöhten Blutdruckes (☞ 17.4.1), Behandlung von Fettstoffwechselstörungen oder Diabetes mellitus (☞ 21.7.2 bzw. 21.6), Abbau von Übergewicht (☞ 21.7.1), ausreichend Bewegung (☞ 17.1.2).

17.5.2 Periphere arterielle Verschlusskrankheit (pAVK)

> **Periphere arterielle Verschlusskrankheit** *(pAVK)*: Chronische Verengungen und Verschlüsse der Extremitätenarterien, in > 90 % der unteren Extremität.

Krankheitsentstehung

Weitaus häufigste Ursache der pAVK ist die Arteriosklerose. Andere Ursachen, insbesondere Gefäßentzündungen, sind selten. Daher beschränken sich die folgenden Ausführungen auf die arteriosklerotisch bedingte pAVK.

Die Patienten sind in der Mehrzahl langjährige Diabetiker und/oder Raucher; deshalb und wegen der Hauptlokalisation wird die pAVK häufig auch als *Raucherbein* bezeichnet.

Symptome und Untersuchungsbefund

Da fast immer die unteren Extremitäten betroffen sind, sucht der Patient den Arzt meist wegen Beinschmerzen auf. Typisch ist die **Claudicatio intermittens** (*intermittierendes Hinken* ☞ 17.2.1). Weitere Krankheitszeichen sind *belastungsabhängige* Schwäche der betroffenen Extremität, Kältegefühl und Gefühlsstörungen. Eine Verschlimmerung der Erkrankung ist durch das Auftreten dauernder **Ruheschmerzen** gekennzeichnet. Nekrosen und Ulzera können auftreten.

Einteilung der pAVK

Im klinischen Alltag hat sich eine Einteilung der pAVK nach *Lokalisation* und *Schweregrad* bewährt:
- Bei der Einteilung nach der Lokalisation wird bei der unteren Extremität eine pAVK vom **Becken-, Oberschenkel-** und **Unterschenkeltyp** unterschieden. Die Schmerzen des Patienten sind fast immer eine Etage tiefer als die befallene Arterie lokalisiert, also im Hüft-Oberschenkelbereich, im Unterschenkel (Wade) und im Fuß.
- Für den Schweregrad der Erkrankung hat sich für die untere Extremität die **Stadieneinteilung nach Fontaine** etabliert (☞ Tab. 17.18).

Diagnostik und Differentialdiagnose

Bei klinischem Verdacht (Tasten der Pulse, Funktionsprüfungen, **Doppler-Index** = *Knöchel-Arm-Index* = Blutdruck am Knöchel geteilt durch Blutdruck am Oberarm ≤ 0,9) zeigen Doppler- und Duplex-Sonographie die genaue Lokalisation und das Ausmaß der Stenosen. Arteriographie und (Angio-)CT dienen der Planung rekanalisierender Maßnahmen.

I	Keine Beschwerden, aber nachweisbare Veränderungen (Stenose, Verschluss)	
II	Claudicatio intermittens („Schaufensterkrankheit")	II a: Schmerzfreie Gehstrecke > 200 m
		II b: Schmerzfreie Gehstrecke < 200 m
		Kompliziertes Stadium II: nicht heilende Verletzung
III	Ruheschmerz in Horizontallage	
IV	Ruheschmerz, Nekrose/Gangrän/Ulkus	

Tab. 17.18: Stadieneinteilung der pAVK nach Fontaine.

17.5 Erkrankungen der Arterien

Da meist ein generalisierten Gefäßleiden mit Verengungen auch in weiteren Gefäßregionen vorliegt, wird nach weiteren Manifestationen gesucht, vor allem einer KHK (☞ 16.5.1) oder zerebralen Durchblutungsstörung (☞ 33.5.1, 33.5.2).

Behandlungsstrategie
Konservative Therapie

Grundsätzlich müssen Grunderkrankungen bzw. Risikofaktoren behandelt werden (☞ 17.5.1).

In den Stadien I und II ist das Vorgehen konservativ:

- Konsequentes **Gehtraining** (mindestens eine Stunde einschließlich Pausen) beseitigt zwar nicht die Gefäßverengung, führt aber durch wiederholte Beanspruchung der Muskulatur *hinter* der Stenose zur Ausbildung von **Kollateralen** (Umgehungskreislauf um die Gefäßverengung). Der Patient soll 70–90% der ausgetesteten Maximalgehstrecke zügig gehen, dann anhalten und nach einer Pause weitergehen. Alternative sind fußgymnastische Übungen. Weiterüben trotz Schmerz ist nicht sinnvoll, da dies zu Zellschädigungen und damit einer Abnahme der Trainierbarkeit führt
- Die Gabe von täglich 100 mg Azetylsalizylsäure soll die Thrombenbildung in den Arterien verhindern. Bei ASS-Unverträglichkeit werden Ticlopidin (z. B. Tiklyd®) oder Clopidogrel (z. B. Plavix®) gegeben
- Die Gabe sog. **Rheologika** (z. B. Dusodril®, Trental®), die die Durchblutung verbessern sollen, kann versucht werden
- Bei hohem Hämatokrit wird ein Aderlass von 400–500 ml unter gleichzeitiger Infusion von Hydroxyäthylstärke 10% durchgeführt (**isovolämische Hämodilution** = Blutverdünnung zur Verbesserung der Fließeigenschaften des Blutes bei gleich bleibendem Volu-

men), bis der Hämatokrit unter 38% liegt. Bei der **hypervolämischen Hämodilution** wird nur Hydroxyäthylstärke 10% oder 6% (z. B. HAES-steril®) oder niedermolekulare Dextranlösung infundiert.

In den Stadien III und IV können bei Inoperabilität Prostaglandine (z. B. Prostavasin®) intravenös oder intraarteriell zur Gefäßerweiterung verabreicht werden. Da hierbei starke Schmerzen in den minderdurchbluteten Extremitäten auftreten können, ist oft eine begleitende Schmerzmedikation erforderlich.

Rekanalisierende Maßnahmen: Interventionelle Verfahren

Die Stadien III und IV, evtl. bereits das Stadium II b, erfordern in der Regel *rekanalisierende Maßnahmen*.

PTA. Bei der PTA *(perkutane transluminale Angioplastie)* wird die Stenose durch einen kleinen, aufblasbaren Ballon aufgedehnt, der an einem Katheter bis zur Stenose vorgeschoben wird. Die PTA wird v. a. bei isolierten, kurzstreckigen Stenosen angewendet und kann mit der lokalen Lyse kombiniert werden. Heute wird im Rahmen der PTA häufig ein **Stent** *(innere Gefäßstütze)* implantiert, der das Gefäß nach der Aufdehnung von innen offen halten soll.

PTCA, PTRA. Eine Ballondilatation der Herzkranzarterien wird als *perkutane transluminale koronare Angioplastie* (kurz **PTCA** 16.5.1) bezeichnet, eine solche der Nierenarterien gelegentlich als *perkutane transluminale renale Angioplastie*, kurz **PTRA**.

> **Pflege bei PTA**
> - Der Patient bleibt für den Eingriff nüchtern. Die Pflegenden rasieren die Leistenregion und achten darauf, dass alle Röntgenbilder und Laborbefunde rechtzeitig für den Eingriff vorliegen. Heparin wird nach Anordnung gegeben
> - Nach der PTA werden die Vitalzeichen und die korrekte Lage von Druckverband und Sandsack auf der Punktionsstelle engmaschig kontrolliert. Die Pflegenden achten darauf, dass der Patient für die verordnete Zeit Bettruhe einhält und flach liegt (bei Problemen wie z. B. Dyspnoe Arztrücksprache), um eine Durchblutungsminderung durch Abknicken der Gefäße zu vermeiden. Beim Essen wird das Bett in eine schiefe Ebene gebracht.

Lokale Lyse. Bei der **lokalen Lyse** werden Streptokinase, Urokinase oder Plasminogenaktivator (rt-PA) mit einem *arteriellen* Katheter direkt an den Thrombus gebracht, um diesen aufzulösen und so das Gefäß wieder zu öffnen.

Die Pflege bei lokaler Lyse entspricht im Wesentlichen derjenigen bei Angiographie (☞ 16.3.6), hinzu kommen Kontrollen der Blutgerinnung nach Arztanordnung.

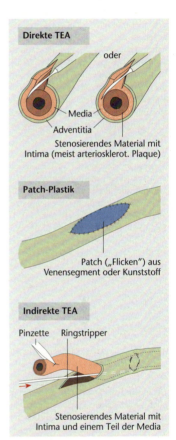

Abb. 17.20: Direkte und indirekte TEA.
Oben: Bei der direkten TEA wird die Arterie über der Stenose eröffnet und das stenosierende Material, evtl. unter Mitnahme eines Teils der Media (rechts), mit einem Spatel ausgeschält.
Mitte: Nach der direkten TEA folgt oft eine *Patch-* oder *Erweiterungs-Plastik*. Der Einschnitt in der Arterie wird mit einem Venen- oder Kunststoff-„Flicken" (engl. patch) so verschlossen, dass sich der Querschnitt des Gefäßes vergrößert und dadurch das Risiko eines abermaligen Verschlusses sinkt.
Unten: Bei der indirekten TEA werden von einer weiter entfernten Gefäßinzision Spezialinstrumente (z. B. Ringstripper, Fogarty-Ballonkatheter) vorgeschoben und das stenosierende Material ausgeschält. [A400-115]

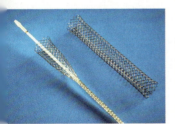

Abb. 17.19: Teilweise entfalteter (links) und ganz entfalteter (rechts) koronarer Wallstent mit Applikator. [U220]

17 Pflege von Menschen mit Kreislauf- und Gefäßerkrankungen

Rekanalisierende Maßnahmen: Operative Verfahren

TEA *(Thrombendarteriektomie, Endarteriektomie, Intimektomie, Ausschälplastik):* Bei der TEA wird der Thrombus zusammen mit der krankhaft veränderten Gefäßinnenwand „ausgeschält" (☞ Abb. 17.20). Da die Gefahr einer erneuten Stenose- oder Verschlussbildung mit der Länge des operierten Gefäßabschnittes steigt, bleibt die TEA kurzen Stenosen vorbehalten.

Bypass-Operationen: Bei langstreckigen oder multiplen Stenosen sowie Stenosen im Bereich der Aorta oder aortennahen Arterien sind Bypass-Operationen (koronare Bypass-Operation ☞ 16.5.1) besser geeignet als die TEA. Dabei wird der verengte oder verschlossene Gefäßabschnitt durch Implantation einer Kunststoffprothese oder einer körpereigenen Vene umgangen. Das stenosierte Gefäß wird nicht entfernt.

Entspricht der Verlauf des Bypasses in etwa dem des stenosierten Gefäßes, spricht man von einem **anatomischen Bypass.** Verläuft die Prothese hingegen völlig anders, handelt es sich um einen **extraanatomischen Bypass** (☞ Abb. 17.23). Extraanatomische Bypässe sind oft technisch einfacher und mit einem geringeren OP-Risiko behaftet als anatomische Bypässe, aber für die Blutströmung (und damit für das Langzeitergebnis) ungünstiger.

Aus der genauen Bezeichnung eines Bypasses wird deutlich, welche Gefäße miteinander verbunden wurden: Ein *aorto-bifemoraler Bypass* (☞ Abb. 17.22) beginnt an der Aorta und endet an beiden Femoralarterien, ein *femoropoplitealer Bypass* reicht von der A. femoralis bis zur A. poplitea.

Bei einem **Interponat** wird der verengte oder verschlossene Gefäßabschnitt entfernt und die Prothese End-zu-End mit den beiden Gefäßstümpfen anastomosiert.

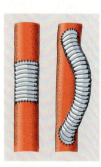

Abb. 17.21: Interponat (links) und Bypass (rechts). [A400-190]

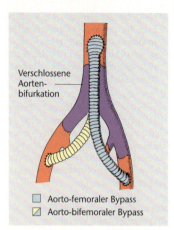

Abb. 17.22: Aorto-bifemoraler Bypass als Beispiel eines anatomischen Bypasses (hier eine Bifurkationsprothese). [A300-190]

Sympathektomie

Da der N. sympathicus eine Engstellung der Arterien bewirkt, kann seine Ausschaltung über eine Weitstellung der Gefäße die Durchblutung verbessern. Bei einer AVK der unteren Extremität werden die Ganglien im Lumbalbereich durch Alkoholinjektion (CT-gesteuert) verödet oder die Nerven operativ durchtrennt. Eine solche **Sympathektomie** ist nur angezeigt, wenn eine Amputation droht und keine anderen konservativen und/oder operativen Verfahren möglich bzw. erfolgversprechend sind.

Amputationen

Haben sich bereits Nekrosen entwickelt oder leidet der Patient unter nicht beherrschbaren Ruheschmerzen, ist die Amputation des betroffenen Extremitätenabschnittes oft unumgänglich. Evtl. werden vor der Amputation rekanalisierende Maßnahmen durchgeführt, um die Amputation weiter distal vornehmen zu können.

Pflege nach Amputationen ☞ 25.7

Pflege bei pAVK

Pflege bei Gefäßerkrankungen ☞ 17.1
Pflege nach Gefäßoperationen ☞ 17.1.2

Prävention und Gesundheitsberatung

Für viele Patienten entscheidend, aber gleichzeitig am schwierigsten, ist die Nikotinkarenz. Entsprechend ist die Motivation zur Raucherentwöhnung (☞ 18.1.3) wesentliche, oft Monate dauernde Aufgabe aller an der Betreuung des Patienten Beteiligten.

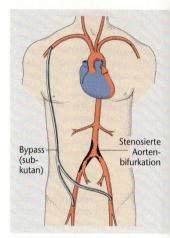

Abb. 17.23: Axillo-bifemoraler Bypass als Beispiel eines extraanatomischen Bypasses. [A400-190]

Ernährung

Zur Ausschaltung von Risikofaktoren wird dem Patienten bei Übergewicht zu einer Reduktionskost und bei erhöhten Blutfettwerten zu einer fettarmen Diät geraten. Bei Diabetikern wird der Blutzucker normnah eingestellt (☞ 21.6.6).

Bewegung

Der Patient wird zur Einhaltung des Gehtrainings motiviert, da hierdurch das Fortschreiten der Erkrankung verzögert und oft eine deutliche Besserung der Symptome erzielt werden kann (☞ oben).

Lagerung

Vor allem bei Ruheschmerzen hat sich folgende Wechsellagerung bewährt: Die Beine 10–15 Min. flach im Bett ausstrecken, dann die Beine für kurze Zeit warm eingepackt – auf einem etwas niedrigeren Hocker lagern. Ggf. mehrmals wiederholen (☒ 4).

17.5.3 Akuter Verschluss einer Extremitätenarterie

Akuter Verschluss einer Extremitätenarterie: Durch plötzliche Verlegung einer Arterie meist der unteren Extremitäten bedingter Durchblutungsstopp mit akuter Gefährdung der abhängigen Organe bzw. Gewebe. Notfall!

Krankheitsentstehung

Ca. 80 % der akuten arteriellen Verschlüsse sind Folge einer Embolie, am häufigs ten aus dem linken Herzen, z. B. bei Vorhofflimmern (☞ 16.7.2) oder Endokarditis (☞ 16.8.1). Im Herzen entstandene Thromben lösen sich und „verstopfen" eine periphere Arterie. Auch Embolien aus arteriosklerotischen Gefäßen, v. a. der Aorta, sind möglich.

Die übrigen 20 % haben andere Ursachen, z. B. eine aufgepfropfte Thrombose bei Arteriosklerose (etwa Beinarterienverschluss bei zuvor bereits bestehender Stenose und pAVK).

Symptome, Befund und Diagnostik

Typisch für einen akuten arteriellen Verschluss sind die „sechs englischen P":
- **P**ain: (plötzlich einsetzender) stärkster Schmerz
- **P**aleness: Blässe des betroffenen Körperteiles
- **P**araesthesia: Gefühlsstörungen
- **P**ulslessness: Pulslosigkeit der Extremität
- **P**aralysis: Bewegungseinschränkungen oder -unfähigkeit
- **P**rostration: Schock.

Besonders bei einem thrombotischen Verschluss auf dem Boden einer Arteriosklerose können die Symptome langsam entstehen und evtl. einzelne Symptome fehlen, da sich vielfach ein Kollateralkreislauf ausgebildet hat, d. h. die Ischämie inkomplett ist.

Die Diagnose wird klinisch gestellt. Doppler-Ultraschall- und Duplex-Untersuchung sichern die Lokalisation des Verschlusses. Eine Arteriographie erleichtert die OP-Planung. EKG, Röntgenaufnahme des Thorax und Echokardiographie erlauben die Feststellung bzw. den Ausschluss einer kardialen Emboliequelle. Eine vorbestehende AVK legt einen thrombotischen Verschluss nahe.

Behandlungsstrategie

Erstmaßnahmen bei einem arteriellen Gefäßverschluss sind:
- Sofortige Gabe von 5000–10 000 IE Heparin i. v. (☞ Pharma-Info 17.28)
- Schmerzbekämpfung, meist mit Opiaten (z. B. Dolantin® ☞ Pharma-Info 15.71)
- Hämodilutions-Infusionen, z. B. HAES-steril® (Vorsicht bei Herzinsuffizienz).

Die weitere Behandlung richtet sich v. a. nach der Ursache des Verschlusses:
- Bei einem *embolischen Verschluss* ist die Operation innerhalb der ersten sechs Stunden Methode der Wahl. Da das „eingeschleppte" Gerinnsel (noch) keine feste Verbindung zur Gefäßwand hat, ist die **Embolektomie** *(Thrombektomie)* in der Regel unkompliziert. Häufig ist keine direkte Eröffnung des Gefäßes notwendig, sondern der Embolus kann in Lokalanästhesie *indirekt* über einen Ballonkatheter (z. B. Fogarty-Katheter) entfernt werden (☞ Abb. 17.24). Bei einer inkompletten Ischämie peripherer Arterien kommt auch eine Lysetherapie in Betracht
- Beim *thrombotischen Verschluss* kommen je nach Thromboslokalisation, Allgemeinzustand des Patienten und Erfahrungen der Klinik Lyse (☞ 17.5.2 und 17.6), TEA (☞ 17.5.2) oder Bypass-OP (☞ 17.5.2) in Frage.

An die Operation schließt sich oft eine Langzeit-Antikoagulation (z. B. mit Cumarinderivaten ☞ Pharma-Info 17.29) oder eine Thrombozytenaggregationshemmung (z. B. mit Azetylsalizylsäure ☞ Pharma-Info 17.30) an.

Gelingt es nicht, die Durchblutung innerhalb weniger Stunden (bei einem kompletten Verschluss im Bereich der unteren Extremität sechs Stunden) wiederherzustellen, muss die Extremität amputiert werden, um das Leben des Patienten zu retten.

Pflege

Vor der Entscheidung über die endgültige Therapie soll der Patient nüchtern bleiben und strenge Bettruhe einhalten, wobei die betroffene Extremität tief gelagert und warm gehalten wird. Besonders geeignet ist hier ein Watteverband, der gleichzeitig der Dekubitusprophylaxe dient.

Die Vitalzeichen werden engmaschig kontrolliert, die Durchblutung der betroffenen Extremität wird überwacht (Hauttemperatur, Hautaussehen, Pulse, Umfang) und die Wirksamkeit der Schmerzbekämpfung überprüft.

Pflege bei Lyse ☞ *Pharma-Info 17.31 Perioperative Pflege bei Gefäßoperationen* ☞ *17.1.3*

> **Vorsicht bei Arterienverschluss**
> - Keine i. m.-Injektionen, da diese eine Kontraindikation für eine evtl. Lyse darstellen können
> - Keine MT-Strümpfe, keine einschnürenden Socken oder Verbände.

17.5.4 Durchblutungsstörungen der Eingeweidearterien

Akute arterielle Durchblutungsstörungen

Akute arterielle Durchblutungsstörungen des Darmes sind Folge eines embolischen oder thrombotischen *Verschlusses der Mesenterialarterie* (**Mesenterialinfarkt**).

Symptome sind zu Beginn starke Bauchschmerzen bis hin zum Vernichtungsschmerz und in schweren Fällen ein Schock. Nach einer „fatalen Pause" („fauler Friede") von ca. zwölf Stunden, in denen die Bauchschmerzen nachlassen, folgen ein paralytischer Ileus (☞ 19.6.1) und meist eine Peritonitis (☞ 19.8).

Bei der Blutuntersuchung zeigt sich eine Leukozytose. Die Abdomenleeraufnahme weist den Ileus nach, Doppler- bzw. Farb-Duplex-Sonographie oder Angiographie mit Darstellung der Mesenterialgefäße *(Mesenterikographie)* den Gefäßverschluss. Oft ist sogar eine Probelaparotomie (☞ 14.8.2) erforderlich.

Wird die Diagnose rechtzeitig gestellt, besteht die Behandlung in der Entfernung des Thrombus bzw. Embolus. Sind bereits Darmnekrosen vorhanden, müssen die betroffenen Darmabschnitte reseziert werden. Nach der Operation wird der Patient auf einer Intensivstation betreut.

Die Prognose ist mit einer Letalität um 70 % ernst.

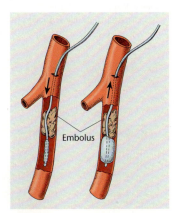

Abb. 17.24: Embolektomie mit einem Fogarty-Ballonkatheter.
Der Katheter wird nach Inzision in die Arterie eingeführt (links) und mit entblocktem Ballon durch den Embolus geschoben. Dann wird der Ballon geblockt und beim Herausziehen des Katheters der Embolus mit entfernt. [A400-190]

Chronische arterielle Durchblutungsstörungen

Bei **chronischen arteriellen Durchblutungsstörungen der Eingeweidearterien**, die am häufigsten bei älteren Patienten mit arteriosklerotischen Gefäßen auftreten, entsteht durch die langsam zunehmende Gefäßeinengung eine **Angina abdominalis** *(Angina intestinalis).*

Die Patienten klagen vor allem über Bauchschmerzen nach dem Essen (erhöhter Sauerstoffbedarf des Darmes durch die Verdauungstätigkeit). Essensvermeidung (wegen der Schmerzen) und Malabsorptionssyndrom (☞ 19.6.2) aufgrund der Darmischämie führen zu Gewichtsverlust. Weitere Symptome sind Dauerschmerzen, Blut im Stuhl und Ileus (☞ 19.6.1).

Die Diagnostik entspricht der bei akuten peripheren Durchblutungsstörungen.

Therapeutisch wird die Blutversorgung des Darmes wenn irgend möglich operativ verbessert, z. B. durch Ballondilatation zur Weitung der Engstelle oder Umgehung der Engstelle mit einem Bypass. Mehrere kleine Mahlzeiten sind günstiger als wenige große, da für die Verdauung kleiner Mahlzeiten weniger Sauerstoff benötigt wird und die Beschwerden daher nach dem Essen geringer ausgeprägt auftreten.

17.5.5 Raynaud-Syndrom

> **Raynaud-Syndrom:** Anfallsweise Minderdurchblutung der Finger, seltener auch der Zehen. Zu 80 % Frauen betreffend.

Das **primäre Raynaud-Syndrom** *(Morbus Raynaud)* ist funktionell bedingt, d. h. es ist keine organische Ursache für die vorübergehenden Spasmen der Gefäße zu finden. Bei den Anfällen werden die Finger der Patienten durch die Ischämie zunächst blass und kalt, dann zyanotisch, und als Letztes folgt eine Rötung durch reaktive Mehrdurchblutung. Die Anfälle werden oft durch Kälte ausgelöst. Diese Art des Raynaud-Syndroms ist harmlos.

Das **sekundäre Raynaud-Syndrom** tritt hingegen im Rahmen bestimmter Grunderkrankungen auf, beispielsweise einer Sklerodermie (☞ 23.7.2), eines systemischen Lupus erythematodes (☞ 23.7.1), einer Arteriosklerose mit Gefäßverschlüssen an den Akren oder bei einigen Arzneimitteln. Die Anfälle treten öfter auf und dauern länger an, die Rotfärbung fehlt nicht selten. Durch die Ernährungsstörung entwickeln sich punktförmige Nekrosen an den Kuppen.

Die Therapie besteht bei den funktionellen Durchblutungsstörungen im Vermeiden von Kälte und Nässe sowie strikter Nikotinkarenz. Im akuten Anfall hilft Erwärmung der betroffenen Körperteile, z. B. durch Handschuhe, Wollsocken, hohe Raumtemperatur oder Trinken warmer Flüssigkeiten.

Medikamentös werden auf die Gefäße wirkende Substanzen eingesetzt, vor allem Kalziumantagonisten (z. B. Adalat®), Nitrate (auch lokal als Salbe) und Guanethidin (ein Sympatholytikum, etwa in Ismelin®). Bei Erfolglosigkeit kommt in fortgeschrittenen Fällen des sekundären Raynaud-Syndroms eine thorakale *Sympathektomie* (☞ 17.5.2) in Betracht.

17.5.6 Aneurysmen

> **Aneurysma:** Umschriebene Arterienausweitung, am häufigsten der Bauchaorta. Zurückzuführen auf angeborene (selten) oder erworbene (häufig) Gefäßveränderungen. Für den Patienten durch Blutungen und Durchblutungsstörungen gefährlich.

Zerebrale Aneurysmen ☞ 33.6.1

Die verschiedenen Formen von Aneurysmen zeigt Abbildung 17.26.

Jedes Aneurysma bedroht den Patienten:
- Durch **Ruptur** mit Blutaustritt in die Nachbarschaft. Die dünne Aneurysmawand kann bei Blutdruckerhöhungen, etwa bei körperlicher Anstrengung, platzen und das Blut strömt mit arteriellem Druck in die Umgebung. Bei einem Aortenaneurysma kann der Patient in zehn Minuten verbluten. Bei zerebralen Aneurysmen droht eine tödliche Einblutung ins Gehirn
- Durch **Größenzunahme** mit Verdrängung benachbarter Strukturen
- Durch **Thrombose**. Durch veränderte Strömungsverhältnisse ist die Thrombosegefahr in aneurysmatisch veränderten Gefäßabschnitten größer als in intakten Gefäßen
- Durch **arterielle Embolie** mit akutem Gefäßverschluss (☞ z. B. 17.5.3) infolge Verschleppung thrombotischen Materials in distale Arterien. Auch eine Thrombose, die das Aneurysma nur teilweise verlegt, gefährdet den Patienten, da sich Teile des Thrombus lösen und mit dem Blutstrom in kleinere Arterien verschleppt werden können, wo sie „stecken bleiben" und einen akuten Gefäßverschluss hervorrufen können *(arterio-arterielle Embolie).*

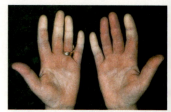

Abb. 17.25: Primäres Raynaud-Syndrom. Die Blässe der Finger (hier durch Kälte provoziert) ist deutlich zu erkennen. [M180]

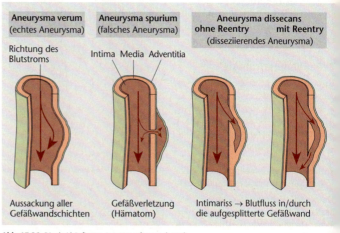

Abb. 17.26: Die drei häufigsten Aneurysmaformen. [L115]

Bauchaortenaneurysma

Bauchaortenaneurysma *(BAA):* Aneurysma der Aorta zwischen Durchtritt durch das Zwerchfell und Aufgabelung der Aorta (ungefähr auf Höhe von LWK 4), am häufigsten unterhalb des Abgangs der Nierenarterien *(infrarenal)*. Meist arteriosklerotisch bedingt mit einem Erkrankungsgipfel nach dem 50. Lebensjahr. Bei Ruptur sehr hohe Letalität.

Symptome, Befund und Diagnostik

Einige Patienten haben Rücken- und Bauchschmerzen. Oft wird das Aneurysma aber zufällig diagnostiziert, z. B. bei einer Ultraschalluntersuchung. Lebensbedrohliche Komplikation ist die Ruptur, die sich als Akutes Abdomen (☞ 19.2.3) mit starken Schmerzen und Schockzustand zeigt.

Die Diagnose wird durch (Duplex-)Sonographie des Abdomens, (Angio-)CT oder -MRT und evtl. Angiographie (insbesondere zur Operationsplanung) gesichert.

Behandlungsstrategie und Pflege

Notfall: Bauchaortenaneurysmaruptur
▸ Arzt benachrichtigen (Notruf)
▸ Patienten Bettruhe einhalten und nüchtern lassen, Vitalzeichen kontrollieren
▸ Ggf. Material zum Legen eines venösen Zugangs oder zur Intubation vorbereiten
▸ Ggf. Reanimation vorbereiten bzw. einleiten
▸ Auf Arztanordnung diagnostische Maßnahmen, Verlegung auf die Intensivstation oder Not-Operation vorbereiten.

Bei symptomlosen Aneurysmen unter 4 cm Durchmesser mit ausreichend dicker Wand oder bei schweren Begleiterkrankungen und daher sehr hohem Operationsrisiko kann unter dreimonatlichen sonographischen Kontrollen (zunächst) abgewartet werden. Ansonsten ist die Behandlung meist operativ mit Ersatz des aneurysmatragenden Aortenabschnitts durch ein Kunststoff-Interponat (☞ 17.5.2 und Abb. 17.21). Endovaskuläres Einbringen eines Aorten-Stents oder Stent-Grafts (Kombination aus Stent und Prothese) ist nur bei einem Teil der Aneurysmen möglich und wird zurzeit vor allem bei Patienten mit hohem Operationsrisiko eingesetzt.

Für die Pflege ist neben der allgemeinen OP-Vorbereitung wichtig:
▸ Aufklärung des Patienten, Blutdruckanstiege und ruckartige Bewegungen zu vermeiden
▸ Obstipationsprophylaxe
▸ Häufige Vitalzeichenkontrollen und Überwachung einer evtl. antihypertensiven Medikation
▸ Ggf. Gewichtsreduktion zur Senkung des OP-Risikos.

Perioperative Pflege bei Gefäßoperationen ☞ *17.1.3*

Bei Leistenaneurysma wegen der Rupturgefahr keine Gymnastik und kein Belastungs-EKG mit Fahrradergometer!

Disseziierende Aneurysmen

Disseziierende Aneurysmen der Aorta *(Aortendissektion)* beginnen am häufigsten in der thorakalen Aorta und reichen in bis zu 50 % der Fälle bis zur Bauchaorta.

Ursache ist meist eine Arteriosklerose, seltener eine Aortenentzündung oder das **Marfan-Syndrom**, eine erbliche Bindegewebserkrankung mit daraus resultierender Gefäßwandschwäche. Auch ärztliche Eingriffe, beispielsweise Katheteruntersuchungen, können zu einem disseziierenden Aneurysma führen.

Symptome, Befund und Diagnostik

Leitsymptom sind stärkste, teilweise wandernde Thoraxschmerzen (vor allem im Rücken). Da die Abgänge der Aortenäste im Dissektionsbereich komprimiert werden, sind Durchblutungsstörungen, etwa ein Herzinfarkt, Schlaganfall, Nierenversagen oder Darmnekrosen die Folge. Je nach Ausmaß des Blutverlustes entwickelt sich ein Schock (☞ 13.5).

Diagnostik ☞ *Bauchaortenaneurysma*

Behandlungsstrategie und Pflege

Der Patient muss sofort absolute Bettruhe einhalten und wird intensivmedizinisch betreut. Seine Vitalzeichen werden engmaschig kontrolliert, ein erhöhter Blutdruck nach Arztanordnung medikamentös gesenkt.

Das weitere Vorgehen (konservativ oder Einsetzen einer Gefäßprothese, ggf. unter Einsatz der Herz-Lungen-Maschine) hängt von Lokalisation und Größe des

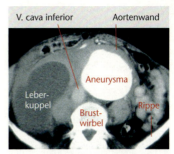

Abb. 17.27: Großes Aneurysma der Bauchaorta im CT. Normalerweise hat die Aorta hier etwa den gleichen Durchmesser wie die V. cava inferior. Die massive Gefäßaussackung des Patienten lässt sich durch die Bauchdecke als pulsierender Tumor tasten. [T170]

Aneurysmas sowie dem Zustand des Patienten ab.

17.6 Antikoagulation und Lyse

Antikoagulation: Medikamentöse Gerinnungshemmung zur Vorbeugung der Entstehung von oder Verhinderung der Ausweitung bestehender Thrombosen.

Lysetherapie (Lyse = Auflösung): Medikamentöse Wiederauflösung sowohl arterieller als auch venöser Blutgerinnsel.

Aufgrund der großen Bedeutung beider Therapiemethoden werden die wichtigsten Arzneimittel in Pharma-Infos ausführlich behandelt (☞ 17.28 – 17.31).

17.7 Erkrankungen der Venen

17.7.1 Varikosis

Varizen *(Krampfadern):* Geschlängelte und erweiterte (oberflächliche) Venen, am häufigsten an den Beinen auftretend.

Varikosis *(Krampfaderleiden):* Ausgedehnte Varizen der Beine.

Jeder Dritte entwickelt im Lauf seines Lebens **Varizen**, Frauen 4-mal häufiger als Männer.

Krankheitsentstehung

Der **primären** *(idiopathischen)* **Varikosis** liegt eine Venenwandschwäche oder

17 Pflege von Menschen mit Kreislauf- und Gefäßerkrankungen

⌀ Pharma-Info 17.28: Heparine

Heparin bildet im Blut einen Komplex mit Antithrombin III, der die Blutgerinnung an mehreren Stellen der Gerinnungskaskade hemmt, vor allem die Umwandlung von Fibrinogen in Fibrin.

Low-dose-Heparinisierung

Die *prophylaktische Heparinisierung* **(Low-dose-Heparinisierung)** ist die sicherste einzelne Vorbeugungsmaßnahme gegen Thrombosen nach Operation oder bei Immobilisation. Sie ist deshalb bei allen Patienten indiziert, die weniger als sechs Stunden täglich das Bett verlassen.

Eine weitere Indikation ist die Embolieprophylaxe beispielsweise bei Vorhofflimmern oder Herzklappenerkrankungen, falls keine Cumarine gegeben werden dürfen.

Kontraindikationen sind eine Heparinallergie oder ein heparininduzierter Thrombozytenabfall (☞ unten).

Bei Heparinisierung darf kein ASS (z. B. Aspirin®) gegen Schmerzen gegeben werden, da dies die Blutungsgefahr weiter steigert (stattdessen z. B. Paracetamol verwenden).

Bei **unfraktionierten Heparinen** (z. B. Liquemin®) werden zweimal täglich 5000 IE s. c gespritzt, bei hohem Risiko und/oder übergewichtigen Patienten bis zu dreimal täglich 7500 IE.

Niedermolekulare, sog. fraktionierte **Heparine** (z. B. Clexane®, Fraxiparin®, Innohep®) erfordern dagegen nur eine Injektion täglich.

Heparine sind als Injektionslösung zum Aufziehen und als Fertigspritze erhältlich. Kontrollen der Blutgerinnung sind nicht erforderlich, wohl aber der Thrombozytenzahl (☞ unten).

High-dose-Heparinisierung

Die *therapeutische Heparinisierung* **(High-dose-Heparinisierung, Vollheparinisierung)** ist angezeigt z. B. bei thromboembolischen Erkrankungen (frische Venenthrombose, Lungenembolie), Herzinfarkt, Verbrauchskoagulopathie (☞ 22.8.2) oder extrakorporaler Zirkulation (Dialyse, Herz-Lungen-Maschine).

Kontraindikationen. Kontraindikationen für eine Vollheparinisierung sind beispielsweise eine Heparinallergie, ein heparininduzierter Thrombozytenabfall, eine Operation innerhalb der letzten Tage, frische Verletzungen oder manifeste Blutungen.

High-dose-Heparinisierung mit unfraktioniertem Heparin. Bis vor kurzem war die intravenöse Gabe unfraktionierter Heparine die Regel. Zu Beginn wird ein Bolus gespritzt, danach die Behandlung über eine Dauerinfusion mittels Perfusor fortgesetzt (z. B. 20 000 IE unfraktioniertes Heparin auf 50 ml NaCl 0,9 % entsprechend 400 IE/ml). Die Wirkung setzt praktisch sofort ein.

Therapieziel ist eine Verlängerung der PTT (partielle Thromboplastinzeit) auf das 1,5- bis 2-fache (alternativ der Thrombinzeit [TZ] auf das 2- bis 4-fache) des Ausgangswertes. Die Blutproben für die 8-, 12- oder 24-stündlichen Gerinnungskontrollen dürfen nicht aus der Extremität mit dem Heparinperfusor und erst recht nicht aus dem Zugang selbst entnommen werden. Nach der Blutabnahme wird die Punktionsstelle wegen der Gerinnungshemmung mehrere Minuten komprimiert.

Bei einer zu starken Hemmung der Blutgerinnung ist eine Therapiepause von 1–2 Std. mit nachfolgender Dosisreduktion erforderlich. Bei Blutungen kann als Antidot Protamin (z. B. Protamin „Roche"®) langsam i. v. gegeben werden.

> Die wichtigste Aufgabe der Pflege ist das Achten auf Blutungen, z. B. bei der Ganzkörperwäsche auf Blutungen in die Haut oder Schleimhäute (z. B. Zahnfleisch- oder Nasenbluten) bzw. auf Blut im Stuhl.

High-dose-Heparinisierung mit niedermolekularem Heparin. Zunehmend praktiziert wird die gewichtsangepasste subkutane Gabe niedermolekularer Heparine ein- oder zweimal täglich, z. B. 2 × 0,8 ml Fraxiparin® für einen 80 kg schweren Patienten. Eine Kontrolle der Gerinnungsparameter ist nicht nötig. Allerdings muss die Gerinnungsüberprüfung im Bedarfsfall durch die Aktivitätsbestimmung des aktivierten Faktor X erfolgen.

Komplikationen

Bei jeder Heparinbehandlung kann es nach wenigen Tagen bis zwei Wochen zu einem heparininduzierten Abfall der Blutplättchen **(heparininduzierte Thrombozytopenie)** kommen.

Während die Frühform eine gute Prognose hat, sinken die Thrombozyten bei der Spätform auf unter 100 000/ml Blut (= 100/nl) ab, und die Letalität beträgt trotz sofortigen Absetzens bis zu 20 %. Bei Verwendung niedermolekularer Heparine ist die Gefahr einer heparininduzierten Thrombozytopenie niedriger als bei Gabe unfraktionierter Heparine.

Weitere, z. T. sehr seltene Nebenwirkungen sind allergische Reaktionen, (reversibler) Haarausfall, Hautnekrosen, Anstieg der Leberwerte sowie bei längerdauernder Anwendung eine Osteoporose.

Bei der Vollheparinisierung ist außerdem die Blutungsgefahr erheblich erhöht (schwere Blutungen bei 2–7 % der Patienten).

⌀ Pharma-Info 17.29: Cumarine

Wirkprinzip

Cumarine sind Vitamin-K-Antagonisten (Antagonist = Gegenspieler). Sie hemmen die Synthese bestimmter Gerinnungsfaktoren in der Leber, indem sie das hierzu notwendige Vitamin K aus seiner Bindung verdrängen.

Indikationen

Angezeigt sind Cumarine bei jeder *Langzeitkoagulation,* z. B. bei Vorhofflimmern oder Thromben in den Herzhöhlen, nach Herzklappenersatz, tiefen Bein- und Beckenvenenthrombosen (☞ 17.7.3) oder Lungenembolien (☞ 18.10.1).

Kontraindikationen

Kontraindikationen sind neben den Gegenanzeigen der Vollheparinisierung (☞ Pharma-Info 17.28) eine Verbrauchskoagulopathie (☞ 22.8.2), schwere Leberschäden (☞ 20.4.4) sowie eine Schwangerschaft (dann Ausweichen auf Heparin).

17.7 Erkrankungen der Venen

17

🔗 Pharma-Info 17.29: Cumarine (Fortsetzung)

Besondere Vorsicht ist außerdem bei solchen Patienten geboten, bei denen eine zuverlässige Tabletteneinnahme und regelmäßige Blutkontrollen nicht gewährleistet scheinen (z. B. verwirrte Patienten, Alkoholkranke) oder bei denen die Verletzungsgefahr hoch ist, z. B. nicht anfallsfreie Epileptiker.

Präparate und Dosierung

In Deutschland wird in erster Linie Phenprocoumon (z. B. Marcumar®) verwendet, in anderen Ländern ist Warfarin (Coumadin®) gebräuchlicher. Die Wirkung setzt erst nach einigen Tagen ein, da zu Beginn der Behandlung noch genügend funktionsfähige Gerinnungsfaktoren im Blut vorhanden sind.

Oft werden am 1. und 2. Tag drei Tabletten Marcumar® zu je 3 mg gegeben, am 3.Tag zwei Tabletten Marcumar®. Die weitere Dosierung richtet sich nach dem Quick-Wert bzw. der INR (Abk. für International Normalized Ratio), wobei der Zielwert abhängig ist von der zugrunde liegenden Indikation. Die Erhaltungsdosis liegt meist bei 0,5 – 2 Tabletten Marcumar® täglich.

Überdosierung

Bei Überdosierung oder vor geplanten invasiven Eingriffen wird das Arzneimittel abgesetzt. Zusätzlich kann Vitamin K, z. B. 5 – 10 Tropfen Konakion®, oral gegeben werden. Die Wirkung setzt aber erst nach 6 – 12 Std. ein, da die Gerinnungsfaktoren erst in der Leber synthetisiert werden müssen. Ist ein sofortiger Wirkungseintritt erforderlich, etwa bei schweren Blutungen oder einer Notfalloperation, muss PPSB i. v. (☞ Tab. 22.24) gegeben werden.

Nebenwirkungen

Nebenwirkungen der Cumarinbehandlung sind vor allem:
- Blutungen
- Allergien

- **Marcumarnekrosen** (Hautnekrosen, meist in der ersten Woche der Cumarinbehandlung)
- Ikterus und
- Haarausfall.

Prävention und Gesundheitsberatung

- Ausstellen eines Antikoagulantien-Passes, den der Patient immer bei sich tragen sollte
- Umgang mit Marcumar®: Tabletten immer zur gleichen Tageszeit nehmen. Bei vergessener Einnahme Rücksprache mit dem Arzt, auf keinen Fall am Tag darauf Dosis „nachholen". Wegen der zahlreichen Wechselwirkungen auch keine frei verkäuflichen Arzneimittel eigenmächtig einnehmen, sondern vorher Arztrücksprache
- Selbstbeobachtung: Bei Blut in Urin oder Stuhl bzw. schwarzem Stuhl sofort den Arzt aufsuchen. Bei gehäuften „blauen Flecken" evtl. nächste Gerinnungskontrolle vorziehen
- Information „neuer" Ärzte bzw. Zahnärzte über die Marcumar®-Medikation, unter Marcumar® -Medikation dürfen z. B. keine i. m.-Injektionen verabreicht werden. Umgekehrt Information des behandelnden Hausarztes/Internisten über von anderen Ärzten verschriebene Arzneimittel, da evtl. Gerinnungskontrollen notwendig sind
- Vermeiden von Verletzungen (☞ auch 22.1.3): Verzicht auf Sportarten mit hohem Verletzungsrisiko, Vorsicht bei der Gartenarbeit, Trockenrasur statt Nassrasur, Verwendung von weichen Zahnbürsten
- Ernährung: Möglichst konstante Vitamin-K-Zufuhr, da die Marcumarwirkung vom Verhältnis zwischen Vitamin K und seinem Antagonisten Marcumar® abhängt. Entsprechend grüne Gemüse und Salate sowie Kohl nur in Normalportionen verzehren. Eine besondere Diät ist aber nicht nötig
- Reisen: Keine Reisen in Länder, in denen Blutkonservengaben nicht gewährleistet oder risikoreich sind (☞ 22.4.6)
- Regelmäßige Blutgerinnungskontrollen (je nach Stabilität der Einstellung ca. zweimal pro Woche bis einmal alle zwei Wochen) mit nachfolgender individueller Dosierung der Tabletten nach dem aktuell gemessenen Quick-/INR-Wert. Entweder Kontrollen in der Arztpraxis oder Selbstkontrolle durch INR-Bestimmung aus Kapillarblut mithilfe kleiner Testgeräte, vergleichbar der Blutzuckerselbstkontrolle des Diabetikers. Dann Vermittlung entsprechender Schulungsprogramme
- Bei Frauen zuverlässige Empfängnisverhütung (☞ 30.11), da Marcumar® teratogen (fruchtschädigend) ist.

🔗 Pharma-Info 17.30: Thrombozytenaggregationshemmer

Thrombozytenaggregationshemmer hemmen in *Arterien* die Zusammenballung von Thrombozyten mit nachfolgender Thrombusbildung.

Thrombozytenaggregationshemmer sind z. B. bei einem akuten oder abgelaufenen Herzinfarkt (☞ 16.5.2), Angioplastie oder koronarer Bypass-Operation (☞ 16.5.1), pAVK (☞ 17.5.2), TIA oder Schlaganfall (☞ 33.5) angezeigt. Zur Prophylaxe venöser Thrombosen eignen sich Thrombozytenaggregationshemmer bei alleiniger Gabe *nicht*.

Gebräuchlichstes Präparat ist die als Schmerzmittel lange bekannte **Azetylsalizylsäure** (kurz *ASS*, z. B. Aspirin®). Meist werden zur Thrombozytenaggregationshemmung 100 – 300 mg täglich empfohlen. Häufigste *Nebenwirkungen* sind Magen-Darm-Beschwerden bis hin zu Geschwüren oder Magen-Darm-Blutungen bei entsprechend Veranlagten, Allergien und Verengungen der Atemwege („ASS-Asthma" – deshalb Vorsicht bei Asthmatikern!).

Alternativpräparate sind Dipyramidol (beispielsweise Persantin®, in Kombination mit ASS in Asasantin®), Ticlopidin (z. B. Tyklit®) und Clopidogrel (Iscover®, Plavix®).

747

Pharma-Info 17.31: Fibrinolytika

Wirkprinzip und Indikationen
Fibrinolytika (*Thrombolytika*) aktivieren die *Fibrinolyse*, d. h. den Abbau von Fibrin. In der Medizin werden sie zur **Thrombolyse** (medikamentöse Auflösung eines Thrombus oder eines Embolus) vor allem bei einem Herzinfarkt (☞ 16.5.2), einer massiven Lungenembolie (☞ 18.10.1), einer tiefen Bein- oder Beckenvenenthrombose (☞ 17.7.3) oder einem akuten Arterienverschluss (☞ 17.5.3) eingesetzt.

Kontraindikationen
Wegen drohender unbeherrschbarer Blutungen darf eine Lyse nicht bei Störungen der Blutgerinnung, manifesten Blutungen, einigen entzündlichen Erkrankungen und Infektionen (Sepsis, Endokarditis, Pankreatitis), fortgeschrittenen Tumorleiden, Aneurysmen, nach einem Schlaganfall, kurz nach Operationen, größeren Verletzungen und bestimmten Punktionen durchgeführt werden.

Verfahren und Präparate
Unterschieden werden:
- Die **systemische Lyse,** bei der das Arzneimittel i. v. gespritzt wird und seine Konzentration im ganzen Körper gleich hoch ist
- Die **lokale Lyse,** bei der das Arzneimittel mit einem Katheter direkt an den Thrombus gebracht wird und dort die höchste Konzentration erreicht.

Derzeit zugelassene Fibrinolytika sind:
- **Urokinase** (z. B. Actosolv®)
- **rt-PA** (*recombinant tissue plasminogen activator*, z. B. Actilyse®)
- **r-PA** (*Reteplase*, z. B. Rapilysin®)
- **APSAC** (*azetylierter Plasminogen-Streptokinase-Aktivator-Komplex*, z. B. Eminase®).

Welches Fibrinolytikum verwendet wird, entscheidet der Arzt unter Berücksichtigung der Erkrankung (es sind nicht alle Präparate für alle Indikationen zugelassen), der Vorerkrankungen des Patienten und der hausinternen Verfügbarkeit.

Wegen der Gefahr schwerwiegender Nebenwirkungen, v. a. Blutungen und Unverträglichkeitsreaktionen, erfordert die Lysetherapie die eingehende Aufklärung des Patienten durch den Arzt und sein (schriftliches) Einverständnis.

Vor Beginn der Lysetherapie werden Blutbild, Blutgruppe und Gerinnungsstatus bestimmt und zwei Erythrozytenkonzentrate bereitgestellt. Gesteuert wird die Lyse nach den zweimal täglich bestimmten Gerinnungswerten.

Eine Lyse wird möglichst auf der Intensivstation durchgeführt.

Pflege bei Lysetherapie
- Arzneimittel in verordneter Verdünnung über Perfusor geben
- Patienten während der Infusion nicht alleine lassen und genau auf Nebenwirkungen beobachten. Dies sind besonders allergische Reaktionen (wie etwa Hautrötung), Blutungen (Bewusstseinsstörungen als Zeichen einer Hirnblutung) und Temperaturanstieg. Bei Verdacht auf Nebenwirkungen sofort Arzt informieren
- Täglich Stuhl auf Blut untersuchen (☞ 19.3.1)
- Wegen der Gefahr lebensbedrohlicher Blutungen keine i. m.-Spritzen und bei Schmerzen keine Azetylsalizylsäure und keine nichtsteroidalen Antiphlogistika (beispielsweise Aspirin® bzw. Voltaren®) verabreichen.

---

eine Klappeninsuffizienz zugrunde. Fast immer besteht eine familiäre Disposition. Begünstigt wird die Varikosis z. B. durch stehende Tätigkeit, Übergewicht und Schwangerschaft.

Die **sekundäre Varikosis** entsteht als Folge anderer Venenerkrankungen (z. B. einer tiefen Beinvenenthrombose ☞ 17.7.3), die zu einer Abflussbehinderung im tiefen Venensystem oder Zerstörung der Venenklappen führen. Die oberflächlichen Venen werden dann langfristig überlastet.

Einteilung
- Sind nur ganz kleine, in der Haut gelegene Venen erweitert, handelt es sich um **Besenreiservarizen.** Typisch ist die netz- oder kranzartige Anordnung
- **Perforansvarizen** betreffen die Verbindungsvenen zwischen tiefen und oberflächlichen Venen
- **Retikuläre Varizen** liegen im Subkutangewebe. Die Perforansvenen sind intakt
- Bei **Seitenastvarizen** sind die Seitenäste der V. saphena magna und V. saphena parva verändert
- **Stammvarizen** betreffen die V. saphena magna und V. saphena parva selbst. Sie liegen an der Innenseite von Ober- und Unterschenkel bzw. Rück- und Außenseite des Unterschenkels. Häufig sind auch die Perforansvenen oder die Mündungsklappe der V. saphena magna in die V. femoralis funktionsunfähig.

Symptome und Untersuchungsbefund
Eine Varikosis kann lange symptomlos bleiben und die Patienten nur in kosmetischer Hinsicht stören. Viele Patienten klagen aber über Schwellneigung, Schwere- und Spannungsgefühl der Beine sowie nächtliche Muskelkrämpfe. Wichtig ist, den Patienten immer im Stehen zu untersuchen, da die Varizen im Liegen oft „leerlaufen".

Komplikationen
Bedeutsam sind die Komplikationen einer Varikosis:
- Thrombophlebitis (☞ 17.7.2)
- Blutung aus geplatzten Varizen (*Varizenruptur*)
- Trophische Hautveränderungen
- Bei langjähriger Varikosis eine chronisch-venöse Insuffizienz (☞ 17.7.4).

Diagnostik
Ziel ist die Unterscheidung zwischen primären und sekundären Varizen durch

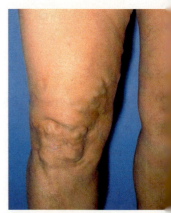

Abb. 17.32: Patient mit ausgeprägter Varikosis. Die erweiterten, geschlängelten Venen sind deutlich zu erkennen. [T129]

17.7 Erkrankungen der Venen

Anamnese, Untersuchung einschließlich Funktionstests (☞ 17.3.1), Doppler- und Duplex-Sonographie (☞ 14.6.7) sowie evtl. Phlebographie (☞ 17.3.2).

Behandlungsstrategie

Sklerosierung

Bei der ambulant durchführbaren **Sklerosierung** *(Verödung)* wird ein Verödungsmittel, das ausschließlich die Veneninnenwand schädigt, in die Varizen eingespritzt. Vorzugsweise wird *Aethoxysklerol* verwendet. Anschließend wird ein Kompressionsverband angelegt und der Patient geht zügig umher.

Komplikationen der Sklerosierung sind Nekrosen bei paravenöser Injektion, Hautpigmentierungen und allergische Reaktionen. Die Sklerosierung wird in erster Linie bei Insuffizienz der Perforansvenen und auf den Unterschenkel beschränkten Varizen angewendet.

Operative Varizenentfernung

Operiert wird hauptsächlich bei der Stammvarikosis der V. saphena magna und nur, wenn das tiefe Beinvenensystem durchgängig ist. Angewendet wird eine der zahlreichen Modifikationen der **Babcock-Operation** *(Varizenstripping).* Varizenoperationen werden zunehmend ambulant durchgeführt.

Der Chirurg unterbindet die V. saphena magna an ihrer Einmündung in die V. femoralis sowie unterhalb des varikös veränderten Venensegments. Anschließend führt er eine **Babcock-Sonde** *(Venenstripper)* in die Vene ein, schiebt sie vor, versieht die Sondenspitze mit einem hütchenförmigen Kopfteil und zieht die Sonde mitsamt der daran hängenden Vene heraus. Das Vorgehen bei einer Stammvarikosis der V. saphena parva ist analog (proximaler Schnitt in der Kniekehle). Kleine Varizen können in Lokalanästhesie über Mini-Inzisionen entfernt werden. Gesunde Venenabschnitte werden nicht entfernt, um bei einer evtl. zu einem späteren Zeitpunkt notwendigen Bypassoperation (z. B. ACVB ☞ 16.5.1) autologen Gefäßersatz zur Verfügung zu haben.

Komplikationen einer Varizenoperation sind Wundheilungsstörungen, auffällige (Keloid-)Narben und Gefühlsstörungen am operierten Bein.

Pflege bei Varizenoperation

Pflege nach Gefäßoperationen ☞ 17.1.3

Präoperative Pflege

▶ **Rasur:** Die Pflegenden rasieren den Patienten vom Bauchnabel abwärts

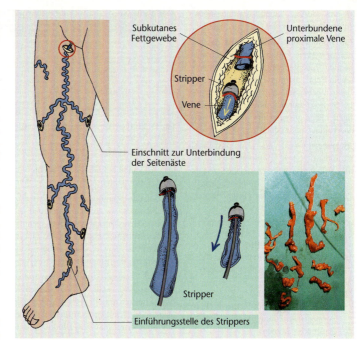

Abb. 17.33 (kleines Foto rechts): Gestrippte Venen. [T129]
Abb. 17.34: Eine Variante der Babcock-Operation. [A400-215]

(einschließlich der Schambehaarung) bis hin zum betroffenen Fuß.

▶ **Körperreinigung:** Die präoperativen Maßnahmen (Rasur, Bad) werden so geplant, dass sie beendet sind, bevor der Arzt den Patienten zum Anzeichnen der Venenverläufe aufsucht. Hierzu wird ein wasserfester Stift bereitgelegt. Der Patient darf das betroffene Bein anschließend nicht mehr waschen.

▶ **Thromboseprophylaxe:** Für das nicht zu operierende Bein erhält der Patient einen MT-Strumpf (in der Regel wird das Bein nur dann gewickelt, wenn der Arzt dies anordnet).

Postoperative Pflege

▶ **Krankenbeobachtung und Dokumentation:** Die Pflegenden achten auf Nachblutungen (Verband durchgeblutet?), Zeichen von Durchblutungsstörungen (Hauttemperatur, Hautfarbe), motorische oder sensible Störungen, Schmerzen (z. B. bei zu straffem Verband, aber auch bei Durchblutungsstörungen) und auf den korrekten Sitz des intraoperativ angelegten Kompressionsverbandes am operierten Bein.

▶ **Lagerung:** Das operierte Bein wird auf einer flachen Schaumstoffschiene (Keel-Schiene ☞ Abb. 17.3) leicht hochgelagert.

▶ **Mobilisation:** Der Patient wird in der Regel noch am OP-Tag mobilisiert.

▶ **Verbandswechsel:** Der erste Verbandswechsel erfolgt meist am zweiten postoperativen Tag. Dann wird auch eine evtl. Redon-Saugdrainage in der Leiste gezogen. Der Arzt kontrolliert die Wunde täglich. Die Pflegenden legen einen neuen Wundverband und Kompressionsstrumpf an. Die Fäden werden zwischen dem 8. und 11. postoperativen Tag entfernt.

Nach der Entlassung sollte der Patient 6–8 Wochen (manche Ärzte empfehlen drei Monate) einen Kompressionsstrumpf der Kompressionsklasse II (☞ Tab. 17.35) tragen.

Kompressionsstrümpfe

Medizinische Kompressionsstrümpfe werden insbesondere bei venösen Erkrankungen und beim Lymphödem eingesetzt. Sie sind längs- und querelastisch und üben von außen einen Druck auf das Bein aus, der von distal nach proximal abnimmt. Bei einer (ausgeprägten) peripheren arteriellen Verschlusskrankheit und einer dekompensierten Herzinsuffizienz dürfen keine Kompressionsstrümpfe getragen werden.

Ein Kompressionsstrumpf muss passen, um zu wirken. Deshalb werden am stehenden Patienten (und bei abgeschwollenem Bein!) definierte Beinumfänge und Längen gemessen und dann ein geeigneter Serienkompressionsstrumpf der richtigen Länge ausgewählt oder eine Maßanfertigung angeordnet.

Angezogen wird der Kompressionsstrumpf wie ein MT-Strumpf (☞ 12.3.3), meist morgens vor dem Aufstehen (nachts wird der Kompressionsstrumpf abgelegt). Zur Erleichterung bieten einige Hersteller Anziehhilfen an.

Kompressionsklasse	Druck im Fesselbereich [mmHg]	Indikationen
I	18–21	Leichte Varikosis ohne Ödeme
II	23–32	Varikosis mit Schwellneigung, nach Sklerosierung oder postoperativ
III	36–46	Schwere Varikosis, leichtes Lymphödem
IV	Darüber	Lymphödem, Elephantiasis

Tab. 17.35: Überblick über die Kompressionsklassen bei Kompressionsstrümpfen (modifiziert nach der AWMF-Leitlinien 2004).

> **Prävention und Gesundheitsberatung**
> ▶ Bedeutung der Kompression, insbesondere bei Patienten mit Stehberufen
> ▶ „S-L-Regel" ☞ 17.1.2
> ▶ Meiden von Wärme: Keine direkte Sonneneinstrahlung, keine heißen Bäder oder Saunagänge
> ▶ Meiden einer Erhöhung des Venendruckes, z. B. kein Tragen schwerer Lasten
> ▶ Abbau von Übergewicht, Nikotinkarenz.

17.7.2 Thrombophlebitis

> **Thrombophlebitis:** Entzündung einer oberflächlichen Vene.

Krankheitsentstehung

Bei der **abakteriellen Thrombophlebitis** bildet sich ein Gerinnsel in einer oberflächlichen Vene (meist einer Unterschenkelvarize) und es kommt zu einer *lokal begrenzten* Entzündung.

Die **bakterielle Thrombophlebitis** ist zumeist Folge eines Bagatelltraumas, von Injektionen oder von venösen Zugängen an nicht varikös veränderten Venen (im Krankenhaus meist eine Armvene). Als Komplikation droht eine hämatogene Streuung der Bakterien.

Symptome, Befund und Diagnostik

Die *abakterielle Thrombophlebitis* an Krampfadern zeigt sich durch einen derben, druckschmerzhaften (Venen-)Strang, dessen Umgebung gerötet und überwärmt ist. Evtl. besteht eine *lokale* Schwellung. Das Allgemeinbefinden des Patienten ist nicht beeinträchtigt.

Die lokalen Symptome der *bakteriellen Thrombophlebitis* ähneln denjenigen der abakteriellen Thrombophlebitis, jedoch können Allgemeinsymptome wie Fieber, Schüttelfrost sowie eine eitrige Einschmelzung des Entzündungsherdes hinzutreten.

Die Diagnose einer Thrombophlebitis wird klinisch gestellt. Bei Verdacht auf bakterielle Beteiligung sollten ein Blutbild angefertigt und eine Blutkultur entnommen werden.

Behandlungsstrategie und Pflege

Bei einer Thrombophlebitis oberflächlicher Varizen:
▶ Keine Bettruhe, sondern Patienten mit Kompressionsverband viel umhergehen lassen
▶ Nachts Bein gewickelt lassen und hochlagern
▶ Zur Beschwerdelinderung lokal kühlende Umschläge anlegen und Heparinsalbe auftragen. Bei Schmerzen Analgetika, bevorzugt mit gleichzeitiger antientzündlicher Wirkung, nach Arztordnung verabreichen (☞ 15.6.1).

Bei großem Gerinnsel ist evtl. eine Stichinzision mit Auspressen des Koagels erforderlich. Bei bettlägerigen Patienten ist eine Antikoagulation angezeigt. Wiederholte Thrombophlebitiden erfordern eine Varizensanierung durch Operation oder Sklerosierung nach Abheilen der Entzündung.

Bei bakterieller Thrombophlebitis:
▶ Venenkatheter entfernen, Katheterspitze (steril) abschneiden und zur bakteriologischen Prüfung schicken (☞ Abb. 26.13–26.14)
▶ Lokale Maßnahmen wie bei abakterieller Thrombophlebitis durchführen
▶ Antibiotika und evtl. Heparin nach Anordnung verabreichen.

17.7.3 Tiefe Venenthrombose (Phlebothrombose)

> **Thrombose:** Lokale *intravasale* und *intravitale* (= während des Lebens auftretende) Gerinnung (Blutpfropfbildung).
>
> **Tiefe Venenthrombose** *(Phlebothrombose):* Verschluss einer tiefen Vene durch eine Thrombose. Zu 90 % in den tiefen Bein- und Beckenvenen auftretend, wobei in ca. 60 % die Beine und in ca. 30 % der Beckenbereich betroffen sind. Vor allem durch ihre Komplikationen Lungenembolie und postthrombotisches Syndrom gefährlich.
>
> **Embolie:** Gefäßverschluss durch einen **Embolus**, d.h. in die Blutbahn verschleppte Substanzen, die sich nicht im Blut lösen, z. B. Thromben (*Thromboembolie,* häufigste Form), Luft, Fremdkörper oder Bakterien.

Lungenembolie ☞ 18.10.1

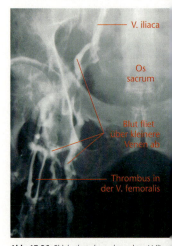

Abb. 17.36: Phlebothrombose der rechten V. iliaca und der V. femoralis. Die Konturen der V. femoralis sind gerade noch erkennbar. [T170]

17.7 Erkrankungen der Venen **17**

Krankheitsentstehung

Die Entstehung eines Thrombus wird vor allem durch drei Risikofaktoren begünstigt, die auch als **Virchow-Trias** bezeichnet werden:

- Veränderung der Blutströmung, v. a. Strömungsverlangsamung (z. B. bei Immobilisation)
- Gefäßwandschädigung (etwa nach einer Operation)
- Veränderte Blutzusammensetzung, z. B. *Hyperkoagulabilität* (erhöhte Gerinnungsneigung). Die erhöhte Gerinnungsneigung ist oft erblich bedingt, wobei die **APC-Resistenz** *(Faktor-V-Leiden-Mutation)* mit ca. 5 % der Bevölkerung am häufigsten ist.

Thrombosegefährdet sind insbesondere ältere und übergewichtige Patienten.

Langfristige Folge ist trotz einer (gewissen) Wiedereröffnung der Lichtung ein chronischer Stau venösen Blutes mit sekundärer Varikosis und chronisch venöser Insuffizienz (☞ 17.7.4).

Symptome und Untersuchungsbefund

Meist bemerkt der Patient zuerst ein Schwere- und Spannungsgefühl am betroffenen Bein, einen belastungsabhängigen Fußsohlen- oder Wadenschmerz und evtl. einen ziehenden Schmerz entlang der Venen. Mäßiges Fieber ist möglich.

Der Untersucher stellt eine Schwellung von Unterschenkel oder gesamtem Bein (Umfänge beider Beine messen!), evtl. aber nur ein diskretes Ödem der Knöchelregion fest. Die Haut der betroffenen Extremität ist bläulich-rot, warm und glänzend. Evtl. sind die tiefen Beinvenen druckschmerzhaft.

> Vielfach verläuft eine tiefe Bein-/Beckenvenenthrombose symptomlos oder symptomarm und wird erst nach Auftreten einer Lungenembolie (☞ Komplikationen und 18.10.1) diagnostiziert.

Schwerste Verlaufsform ist die **Phlegmasia coerula dolens** mit (praktisch) vollständiger Verlegung der venösen Strombahn und Stillstand des venösen Rückstromes in der betroffenen Extremität. Das Bein nimmt rasch an Umfang zu und verfärbt sich blau-rot, die Pulse sind nicht mehr tastbar. Der Patient hat stärkste Schmerzen und gerät in einen Schock (☞ 13.5).

Komplikationen

Lebensgefährliche Komplikation einer tiefen Bein- oder Beckenvenenthrombose ist die *Lungenembolie* (☞ 18.10.1).

Außerdem gefährdet die Phlebothrombose das betroffene Bein durch Verlegung des venösen Abstromes und führt bei ca. 40–50 % der Patienten als Spätkomplikation zur chronisch-venösen Insuffizienz (☞ 17.7.4). Thromboserezidive sind häufig, da die vorgeschädigten Venenwände neue Thromboseherde darstellen.

Diagnostik

Der Erhärtung und Sicherung der klinischen Verdachtsdiagnose dienen:

- **Kompressions-Sonographie:** Bei Thrombose lässt sich die Vene kaum oder gar nicht zusammendrücken
- Doppler- und Duplex-Sonographie (☞ 14.6.7)
- Bei weiter bestehender Unklarheit und therapeutischen Konsequenzen (Lyse?) Phlebographie (☞ 17.3.2)
- **D-Dimer-Bestimmung** im Blut (D-Dimere = Bruchstücke des Fibrins). Bei normalem D-Dimer-Wert ist eine akute Bein- oder Beckenvenenthrombose sehr unwahrscheinlich
- Suche nach erblichen Risikofaktoren: „Großer" Gerinnungsstatus mit AT III, Protein C, Protein S (erhöhte Gerinnbarkeit des Blutes?) und Suche nach APC-Resistenz. Das Blut hierfür muss vor Beginn der Marcumarisierung abgenommen werden, da diese das Ergebnis verfälscht.

Diagnostik bei V. a. Lungenembolie ☞ 18.10.1

Behandlungsstrategie

Ziel ist es, eine Lungenembolie zu verhindern, der Entstehung neuer Thromben entgegenzuwirken und die Auswirkungen der venösen Abflussbehinderung (Schmerzen, Ödem) zu minimieren. Hierzu dienen:

- **High-dose-Heparinisierung,** heute überwiegend mit niedermolekularen Heparinen über 5–7 Tage (☞ Pharma-Info 17.28). Hierdurch ist bei ausgewählten Patienten sogar eine kurzstationäre oder ambulante Behandlung möglich. Innerhalb der ersten 48 Std. wird mit der oralen Antikoagulation begonnen, in Deutschland v. a. mit Phenprocoumon (z. B. Marcumar®). Sie ist für mindestens 6–12 Monate erforderlich

- **Thrombektomie.** Bei schweren, anders nicht beherrschbaren frischen Verschlüssen v. a. der Beckenvenen kommt eine Thrombektomie, z. B. mittels eines Fogarty-Katheters, in Betracht (☞ 17.5.2, 17.5.3)
- **Thrombolysetherapie:** Die Indikation zur Trombolyse wird streng gestellt, sie wird insbesondere bei ausgedehnten frischen Thrombosen jüngerer Patienten durchgeführt.

Pflege

> **Fehler vermeiden**
> Bereits bei Verdacht auf Phlebothrombose keine i. m.-Injektionen, da diese eine Kontraindikation für eine evtl. Lyse darstellen. Das Gleiche gilt auch für die Zeit der Antikoagulation.

- Patienten mit einer tiefen Beinvenenthrombose werden heute früh mobilisiert, da Bettruhe nach heutigem Kenntnisstand weder das Risiko einer Lungenembolie noch das eines postthrombotischen Syndroms vermindert. Nur bei akuter Schwellung und Schmerzen ist überwiegende Bettruhe mit Hochlagerung des Beines angezeigt, bis die Beschwerden abgeklungen sind. Ordnet der Arzt im Einzelfall Bettruhe an, führen die Pflegenden alle entsprechenden Prophylaxen durch (v. a. auf Druckschäden der Fersen achten) und unterstützen den Patienten bei allen Einschränkungen
- Die betroffene Extremität wird zunächst mit Binden gewickelt (☞ 12.3.3). Der Verband wird zweimal täglich erneuert, um Hautschäden durch Einschnürung zu vermeiden. Durch die Kompression soll der Thrombus festgehalten und einer Embolisierung entgegengewirkt werden
- Nach Abschwellen des betroffenen Beines (regelmäßig Beinumfang messen) werden dem Patienten Kompressionsstrümpfe der Klasse II oder III angepasst, die ca. 6–12 Monate zu tragen sind
- Wegen der Gefahr einer Lungenembolie sind abrupte Bewegungen und Pressen beim Stuhlgang zu vermeiden (Obstipationsprophylaxe ☞ 12.7.2.5)
- Bei einer Antikoagulation mit unfraktioniertem Heparin oder Lysetherapie (☞ 17.6) werden die Gerinnungsparameter regelmäßig überprüft und Pulse, Wärme und Farbe der Haut sowie Sensibilität engmaschig kontrolliert

751

17 Pflege von Menschen mit Kreislauf- und Gefäßerkrankungen

Prävention und Gesundheitsberatung

▶ Beratung bei Varizen ☞ 17.7.1
▶ Aufklärung über die weiter erhöhte Thrombosegefahr mit Notwendigkeit einer Rezidivprophylaxe: Antikoagulation für mindestens 6–12 Monate, nach Absetzen der Antikoagulation großzügige Indikation einer Low-Dose-Heparinisierung bei Bettlägerigkeit. Keine thrombofördernden Arzneimittel („Pille"). Vorsicht bei langen Bus- oder Flugreisen.

17.7.4 Chronisch-venöse Insuffizienz (CVI)

Chronisch-venöse Insuffizienz (kurz *CVI*): Typische Kombination von Venen- und/oder Hautveränderungen bei länger bestehender primärer oder sekundärer Varikosis oder angeborenen Fehlbildungen der Venen/-klappen. Bei Thrombose der tiefen Bein- oder Beckenvenen als Ursache auch als **postthrombotisches Syndrom** bezeichnet.

Krankheitsentstehung

Die Stauung des Blutes lässt den Blutdruck im venösen Schenkel der Kapillaren und in den Venolen ansteigen. Zunächst resultiert eine Ödemneigung, langfristig eine Sklerose (Verhärtung) der Haut und Unterhaut. Die Hautanhangsgebilde (Haare, Nägel, Drüsen) werden geschädigt, Pigmente lagern sich vermehrt ein, und im Endstadium bilden sich Ulzera und Nekrosen. Die Haut wird anfällig gegenüber Keimen und heilt nach Verletzungen nur schlecht.

Symptome, Befund und Therapie

Am häufigsten klagen die Patienten über Wadenschmerzen, -krämpfe oder ein „Berstungsgefühl" im betroffenen Bein bei längerem Stehen oder Sitzen.

Abhängig vom Schweregrad der Erkrankung liegen Ödeme, Pigmentstörungen der Haut, Entzündungen, Narben, Varizen sowie vorzugsweise am Innenknöchel lokalisierte *Ulcera cruris* (☞ 17.2.3) vor.

Die Behandlung ist stadienabhängig (☞ Tab. 17.37).

17.8 Arteriovenöse Fisteln

Arteriovenöse Fistel *(AV-Fistel)*: Angeborene oder erworbene, krankhafte Kurzschlussverbindung zwischen arteriellem und venösem Gefäßsystem.

Krankheitsentstehung

Die meisten **AV-Fisteln** sind angeboren. Erworbene Fisteln sind Folge von Gefäßverletzungen (☞ 17.9), ärztlichen Maßnahmen, Entzündungen oder Tumoren. Eine absichtlich herbeigeführte AV-Fistel ist der Shunt zur Dialyse (☞ 29.1.6).

Symptome, Befund und Therapie

▶ Dadurch, dass das Blut nicht durch das kapillare Stromgebiet, sondern durch den Kurzschluss direkt in eine Vene fließt, werden die hinter dem Shunt gelegene Gewebe nicht ausreichend durchblutet, und es entwickeln sich die Zeichen einer peripheren Minderdurchblutung
▶ Die Vene hinter der Fistel muss eine unphysiologisch hohe Blutmenge bei unphysiologisch hohem Druck transportieren. Sie erweitert sich und pulsiert
▶ Bei großen AV-Fisteln kann das Herzzeitvolumen erheblich gesteigert sein. Folgen sind Tachykardie, belastungsabhängige Dyspnoe und bei langem Bestehen der Fistel eine Herzinsuffizienz (☞ 16.6.1)
▶ Bei angeborenen oder früh erworbenen Fisteln kann es durch Stimulation des Längenwachstums zu einem lokalen Riesenwuchs (meist einer Extremität) kommen.

Die Verdachtsdiagnose wird durch Klinik und Auskultation („Maschinengeräusch") gestellt und durch Doppler- oder Farb-Duplex-Sonographie sowie Angiographie gesichert.

Behandlungsstrategie

Therapeutisch wird versucht, z. B. durch Ligatur oder Resektion der beteiligten Gefäße oder interventionelle radiologische Verfahren einen Verschluss der Fistel zu erreichen.

17.9 Gefäßverletzungen

17.9.1 Arterienverletzungen

Arterielle Verletzungen haben größere klinische Bedeutung als venöse, da sich infolge des hohen Drucks rasch ein erheblicher Blutverlust entwickeln kann.

Krankheitsentstehung

▶ **Direkte Arterienverletzungen** sind Folge einer *direkten Gewalteinwirkung* auf die Arterie. Sie machen den Hauptteil arterieller Verletzungen aus. Dabei wird nochmals zwischen scharfen und stumpfen Arterienverletzungen differenziert (☞ Abb. 17.38).
  – **Scharfe Arterienverletzungen** entstehen durch Stich, Schnitt, Schuss oder Pfählungstrauma sowie durch ärztliche Maßnahmen (z. B. Angiographie, Punktionen). Die drei Wandschichten des Gefäßes werden von außen nach innen durchtrennt
  – **Stumpfe Arterienverletzungen** sind Folge von Prellungen, Quetschungen, Verrenkungen oder Frakturen. Bevorzugt sind Arterien mit enger Nachbarschaft zu Knochen betroffen. Durch das Trauma werden die Wandschichten des Gefäßes von innen nach außen verletzt. Intima und Media retrahieren sich. Dadurch wird die Gefäßlichtung verkleinert, und an der Verletzungsstelle können sich Thromben bilden, die die Arterienlichtung verlegen
▶ **Indirekte Arterienverletzungen** sind Folge *indirekter Gewalteinwirkung* Typisches Beispiel ist das Zerreißen

Tab. 17.37: Stadieneinteilung und Therapie der chronisch-venösen Insuffizienz.

Stadium	Klinische Befunde	Behandlungsstrategie und Pflege
I	Varikosis ohne Hautveränderungen	☞ 17.7.1
II	Varikosis, Hyper-/Depigmentierung, Stauungsdermatitis, weiß-fleckige Hautatrophie	Chirurgische oder sklerosierende Maßnahmen, Gefäßtraining, Kompression
III	Ulcus cruris	Ulkuspflege (☞ 17.2.3), i. d. R. keine Sklerosierung oder OP mehr möglich, Kompression

der Aorta bei einem frontalen Autozusammenstoß (*Dezelerationstrauma* bei plötzlicher Beschleunigungsänderung).

Symptome und Untersuchungsbefund

Leitsymptom der *scharfen Arterienverletzung* ist die *Blutung* nach außen (hellrote, pulsierende Blutung) oder innen (Hämatombildung). Durch den Blutverlust kann der Patient in einen Volumenmangelschock geraten (☞ 13.5.2).

Leitsymptom der *stumpfen Arterienverletzung* ist die *Ischämie* mit Kälte, Blässe und peripherem Pulsverlust der betroffenen Extremität, Schmerzen und evtl. neurologischen Ausfällen. Die Blutung fehlt, da der Thrombus im Gefäßinneren das Gefäß abdichtet.

Diagnostik

Die Verdachtsdiagnose wird aufgrund der Klinik gestellt (Pulsstatus!). Doppler- und Duplex-Sonographie können die Verdachtsdiagnose oft bestätigen. Zur sicheren Beurteilung sowie zur Operationsplanung ist eine Angiographie sinnvoll, jedoch aus Zeitgründen bei akuter Ischämie nicht immer möglich.

Die Röntgenleeraufnahme des Thorax und Sonographie des Abdomens, möglichst auch ein Thorax- bzw. Abdomen-CT, dienen der Erkennung von Gefäßverletzungen im Thorax- oder Abdominalbereich. Besteht danach weiter der Verdacht einer Gefäßverletzung, ist eine diagnostische Laparotomie bzw. Thorakotomie unumgänglich.

Behandlungsstrategie

Notfall: Erstmaßnahmen

▶ Offene Blutungen keimfrei verbinden und durch Druckverband oder Blutdruckmanschette komprimieren, bei ausgedehnten Blutungen notfalls zuführende Arterie mit Fingern oder Faust komprimieren, z. B. A. femoralis in der Leiste bei Blutungen am Oberschenkel. Keinesfalls blutende Gefäße mit scharfen Klemmen fassen (eher mit den Fingern), da dies die Aussichten einer operativen Gefäßwiederherstellung erheblich verschlechtert! Kontamination der Wunde vermeiden

▶ Vitalzeichen und Bewusstseinslage kontrollieren, ggf. Schock bekämpfen und Kreislauf stabilisieren (z. B. Volumenersatz). Bei (mutmaßlich) geschlossenen Blutungen Kreislauf stabilisieren, Blutungsquelle suchen (Weichteilschwellungen?) und möglichst zuführendes Gefäß komprimieren.

Da sich durch den hohen Druck in den Arterien rasch ein lebensbedrohlicher Blutverlust entwickeln kann, werden alle Arterienverletzungen nach provisorischer Blutstillung und Diagnostik schnellstmöglich operativ versorgt. Rasches Handeln schützt den Patienten auch vor dem Verlust der minderdurchbluteten Extremität (maximale Ischämiezeit etwa sechs Stunden).

Bei **Polytraumen** (*Mehrfachverletzungen* ☞ auch 25.11) haben Arterienverletzungen oberste Priorität.

17.9.2 Venenverletzungen

Venenverletzungen entstehen durch die gleichen Mechanismen wie arterielle Verletzungen, sind jedoch seltener.

Die Symptome von Venenverletzungen sind weniger dramatisch als die von Arterienverletzungen. Typisch ist das langsame, kontinuierliche Austreten dunklen Blutes. Nach ausgedehnter Quetschung oder längerer Kompression (z. B. beim Abbinden einer arteriellen Blutung!) können sich aber Thromben in dem verletzten Gefäß bilden und zu einer Lungenembolie führen.

Größere Venenverletzungen werden durch Gefäßnaht und evtl. Einsetzen eines Interponats (☞ Abb. 17.21) versorgt. Ggf. ist eine Thrombektomie nötig. Selten wird außerdem eine AV-Fistel angelegt, um einen ausreichenden Blutfluss zu gewährleisten.

Art der Verletzung	Ursachen	Schweregrade		Symptomatik	
				Blutung nach außen	Periphere Ischämie
Scharfe Arterienverletzung 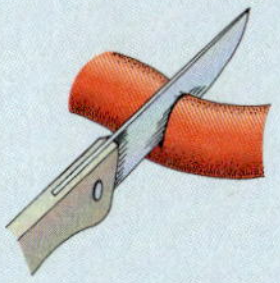	Schnitt-, Stich-, Schussverletzungen; iatrogene Verletzungen (Punktionen, Angiographie, OPs)	I 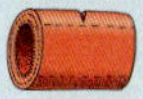		Nein	Nein
		II 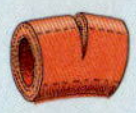		Stark	Möglich
		III 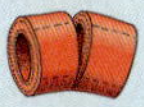		Unterschiedlich	Immer
Stumpfe Arterienverletzung 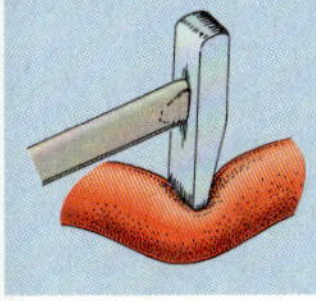	Prellungen, Quetschungen, Luxationen, Frakturen, einschnürende Verbände	I 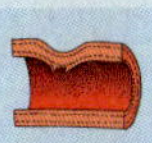		Nein	Selten
		II 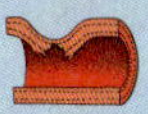		Nein	Häufig
		III 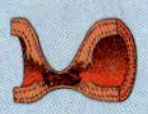		Gering	Immer

Abb. 17.38: Unterschiede bei scharfen und stumpfen Arterienverletzungen. [A400-190]

Literatur und Kontaktadressen

Literaturnachweis

1. Vgl. Phillip, S.; Emanuelsson, S.: Ganzheitliche Versorgung einer Patientin mit Ulcus cruris: Damit das Leben nicht zur Wunde wird. In: Pflegezeitschrift 6/2002, S. 406–407.

2. Vgl. Panfil, E.: Mehr als Wundmanagement. Pflege von Patienten mit Ulcus cruris venosum. In: Pflegezeitschrift 6/2003, S. 425–428.

3. Vgl. Panfil, E.: Messung der Selbstpflege bei Ulcus cruris venosum. Verlag Hans Huber, Bern 2003.

4. Vgl. Deutsche Gesellschaft für Phlebologie: Leitlinie Diagnostik und Therapie des Ulcus cruris venosum, Fassung Mai 2004. Nachzulesen unter www.awmf-online.de (Stand 30. 10. 2006).

5. Vgl. European Society of Hypertension – European Society of Cardiology guidelines for the management of arterial hypertension, Journal of Hypertension 21(6)/2003, S. 1011–1053. Nachzulesen auf den Internetseiten der European Society of Hypertension unter www.eshonline.org

6. Vgl. Deutsche Liga zur Bekämpfung des hohen Blutdruckes e. V.: Hypertonie und Sport, Fassung März 2005. Nachzulesen auf den Internetseiten der Deutschen Hochdruckliga e. V – Deutsche Hypertonie Gesellschaft e. V. unter www.paritaet.org/hochdruckliga/hypsport.htm (Stand 30. 10. 2006).

7. Vgl. Deutsche Gesellschaft für Phlebologie: Leitlinie Medizinischer Kompressionsstrumpf (MKS), Fassung Mai 2004. Nachzulesen unter www.awmf-online.de (Stand 30. 10. 2006).

Vertiefende Literatur ☞ 🖳

✉ Kontaktadressen

1. Deutsche Gesellschaft Venen e. V., Postfach 1810, 90007 Nürnberg, Tel.: 09 11/5 98 86 00, Fax: 09 11/59 12 19, www.dgvenen.de

2. Deutsche Liga zur Bekämpfung von Gefäßerkrankungen e.V., Postfach 4038, 69254 Malsch, Tel.: 0 72 53/2 62 28, Fax: 0 72 53/27 81 60, www.deutsche-gefaessliga.de

3. Deutsche Hochdruckliga e. V. (DHL) – Deutsche Hypertonie Gesellschaft, Berliner Straße 46, 69120 Heidelberg, Tel.: 0 62 21/58 85 50, Fax: 0 62 21/5 88 55 25, www.hochdruckliga.de

   Deutsche Herzstiftung e. V., Vogtstraße 50, 60322 Frankfurt a. M., Tel.: 0 69/9 55 12 80, www.herzstiftung.de

4. AVK-Selbsthilfegruppen Bundesverband e. V., An der Oberhecke 34, 55270 Sörgenloch/Mainz, Tel.: 0 61 36/92 40 50, Fax: 0 61 36/92 52 51, www.avk-bundesverband.de

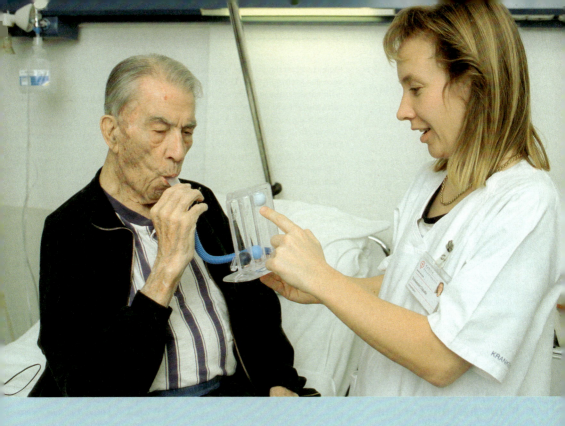

18 Pflege von Menschen mit Lungenerkrankungen

18.1	Pflege von Menschen mit Lungenerkrankungen 756
18.1.1	Situation des Patienten 756
18.1.2	Beobachten, Beurteilen und Intervenieren 756
18.1.3	Aufgaben der Pflegenden bei der Raucherentwöhnung 756
18.1.4	Pflege bei Pleuradrainage ... 758
18.1.5	Perioperative Pflege bei Lungenoperationen.......... 761
18.2	Hauptbeschwerden und Leitbefunde bei Lungenerkrankungen 763
18.2.1	Dyspnoe 763
18.2.2	Apnoe 764
18.2.3	Husten und Sputum 764
18.2.4	Atemgeräusche 764
18.2.5	Atemgeruch 765
18.2.6	Pathologische Atemintensität 765
18.2.7	Schmerzen 765
18.3	Der Weg zur Diagnose bei Lungenerkrankungen 766
18.3.1	Lungenfunktionsdiagnostik .. 766
18.3.2	Blutgasanalyse 766
18.3.3	Pulsoximetrie 767
18.3.4	Endoskopische Untersuchungen 768
18.3.5	Pleurapunktion 769
18.4	Infektiöse Erkrankungen der Atmungsorgane 769
18.4.1	Influenza und grippeähnliche „Erkältungskrankheiten" 769
18.4.2	Akute Bronchitis 771
18.4.3	Bronchiolitis 771
18.4.4	Pneumonie 771
18.4.5	Tuberkulose 773
18.5	Chronisch-obstruktive Lungenerkrankungen 776
18.5.1	Chronische und chronisch-obstruktive Bronchitis 776
18.5.2	Lungenemphysem 778
18.6	Asthma bronchiale 779
18.7	Interstitielle Lungenerkrankungen/Lungenfibrosen . 783
18.7.1	Lungensarkoidose 784
18.7.2	Exogen-allergische Alveolitis 784
18.8	Bösartige Lungentumoren 784
18.8.1	Lungenkarzinom 784
18.8.2	Lungenmetastasen 787
18.9	Pneumothorax 787
18.10	Erkrankungen des Lungenkreislaufs............. 788
18.10.1	Lungenembolie 788
18.10.2	Pulmonale Hypertonie und chronisches Cor pulmonale .. 789
18.11	Pleuraerkrankungen 790
18.11.1	Pleuritis 790
18.11.2	Pleuraerguss 790
18.11.3	Pleuramesotheliom 791
18.12	Mukoviszidose.......... 791
18.13	ARDS 792
18.14	Erkrankungen des Mediastinums 793
18.14.1	Akute Mediastinitis 793
18.14.2	Mediastinaltumoren 793
	Literatur und Kontaktadressen 793

Fallbeispiel ☞ 🖥

Die medizinischen Fachgebiete

Pneumologie *(Lungen- und Bronchialheilkunde, Pulmologie):* Teilgebiet der Inneren Medizin, das sich mit Prophylaxe, Diagnostik und *konservativer* Therapie von Erkrankungen der unteren Atemwege und der Lunge befasst. Es beinhaltet außerdem die Erkrankungen der Pleura und des Mediastinums.

Thoraxchirurgie: Teilgebiet der Chirurgie, das die Diagnostik und *operative* Therapie von Erkrankungen und Fehlbildungen der Brustwand, der Pleura, des Bronchialsystems, der Lunge, des Mediastinums und des Zwerchfells zum Gegenstand hat.

Fremdkörperaspiration ☞ *13.12*
Lungenprobleme bei Neugeborenen ☞ *30.24.2*

18.1 Pflege von Menschen mit Lungenerkrankungen

Pflege eines beatmeten Patienten ☞ 🖥
Pflege eines Patienten mit Tracheostoma ☞ *32.8.6*

18.1.1 Situation des Patienten

Lungenerkrankungen belasten die Betroffenen in unterschiedlichem Ausmaß. Ein Patient mit einer leichten Bronchitis leidet weniger unter seinen Beschwerden als ein Patient mit einer schweren Pneumonie. Unabhängig vom Ausmaß der Einschränkungen ist die Lunge jedoch für viele Menschen – ebenso wie das Herz – ein Organ von besonderer Bedeutung, denn Sauerstoff ist die Grundlage allen Lebens. Beeinträchtigungen der Lungenfunktion werden daher meist als sehr belastend, Atemnot in Ruhe sogar als lebensbedrohlich empfunden.

18.1.2 Beobachten, Beurteilen und Intervenieren

Messung von Blutdruck und Puls ☞ *12.3.1.2, 12.3.2.2*
Messung der Körpertemperatur ☞ *12.4.2*
Hautbeobachtung ☞ *12.5.1.2*
Beobachtung des Bewusstseins ☞ *12.11.2*

Viele Lungenerkrankungen beeinträchtigen das *Kreislaufsystem.* Daher werden nicht nur die Atmung (☞ unten), sondern auch die übrigen *Vitalzeichen* des Patienten nach Arztanordnung kontrolliert. Messungen der *Körpertemperatur* dienen außerdem der Verlaufskontrolle bei entzündlich bedingten Erkrankungen wie z. B. einer Pneumonie. Kommt es zu einer Sauerstoffunterversorgung durch Beeinträchtigungen der Atmung, kann dies zu einer bläulichen Verfärbung von Lippen und *Haut* führen. Die Pflegenden beobachten die Haut des Patienten und informieren den Arzt bei Veränderungen.

Atmung

Beobachtung der Atmung ☞ *12.2.2*
Beobachtung von Husten und Sputum ☞ *12.2.4.8, 12.2.4.9*
Atemübungen, Atemgymnastik ☞ *12.2.5.3*
Sekretlösende Maßnahmen, Unterstützung bei der Sekretentleerung ☞ *12.2.5.6, 12.2.5.7*
Pflege bei Dyspnoe ☞ *18.2.1*

Das Hauptaugenmerk liegt auf der Beobachtung der Atmung (z. B. Dyspnoe? Husten und Sputum?). Sie ergreifen Maßnahmen, um dem Kranken die Atmung zu erleichtern und sorgen für eine ausreichende Sauerstoffzufuhr nach Arztanordnung. Bei einer eingeschränkten Ventilation führt der Patient, ggf. mit Unterstützung der Pflegenden, Atemübungen und Atemgymnastik durch. Kann er Sekret nicht abhusten, helfen ihm die Pflegenden dabei, u. U. mit sekretlösenden Maßnahmen.

18.1.3 Aufgaben der Pflegenden bei der Raucherentwöhnung

Pro Jahr sterben in Deutschland 110 000 – 140 000 Menschen an den Folgen des Rauchens (🕮 1). Die gesundheitlichen Risiken des Rauchens sind lange bekannt. Nennenswerten Einfluss auf die Rauchgewohnheiten der Deutschen hatte dies aber nicht: Gut 20 % der Frauen und fast 30 % der Männer in Deutschland rauchen täglich, davon ein Drittel der Frauen bzw. fast die Hälfte der Männer mehr als 20 Zigaretten am Tag. Hinzu kommen noch einmal 6 bzw. 8 % sog. Gelegenheitsraucher (🕮 2).

Nikotinabhängigkeit

Die WHO zählt Nikotin zu den stofflichen Drogen, in der ICD-10 gibt es eine eigene Kategorie „psychische und Verhaltensstörungen durch Tabak".

Zum einen entwickelt sich eine körperliche Abhängigkeit: Nikotin gelangt in den Blutkreislauf und flutet rasch im Gehirn an, wo es über Nikotinrezeptoren als „Belohnung" vor allem Entspannungsgefühle, Anregung oder Aufmerksamkeitssteigerung vermittelt. Die Zahl der Rezeptoren, die „versorgt" werden will, nimmt dabei mit der Zeit ebenso zu wie die Geschwindigkeit, mit der das Nikotin abgebaut wird.

Zum anderen existiert eine psychische Abhängigkeit: In bestimmten Situationen greift der Raucher „automatisch" zur Zigarette – die Kaffeepause (der Abschluss des Essens, das Fernsehen etc.) ist ohne Zigarette kaum mehr denkbar.

> **Fragen zur Beurteilung der Nikotinabhängigkeit**
> Folgende Fragen helfen zu beurteilen, ob ein Raucher abhängig ist:
> ► Wie viele Zigaretten rauchen Sie pro Tag ungefähr? Wie verteilen sich die über den Tag?
> ► Wie lange können Sie ohne Zigarette auskommen? Fällt es Ihnen z. B. schwer, in Kino oder Theater nicht zu rauchen? Können Sie im Restaurant in rauchfreien Zonen essen?
> ► Haben Sie schon einmal versucht, mit dem Rauchen aufzuhören?
> ► Wann rauchen Sie morgens die erste Zigarette?
> ► Rauchen Sie auch, wenn Sie krank sind und im Bett liegen?

Gesundheitliche Folgen

Nikotin ist akut toxisch – für ein Kleinkind kann das Essen einer einzigen herumliegenden Zigarette tödlich sein. Die für eine akute Vergiftung erforderliche Dosis wird beim Erwachsenen durch Rauchen nicht erreicht.

Von enormer Bedeutung sind die gesundheitlichen Spätschäden des Rauchens. Sie sind nicht allein auf das Nikotin, sondern auch auf die ca. 4000 weiteren Inhaltsstoffe (etwa Benzol, Nitrosamine, Schwermetalle) zurückzuführen. Am bekanntesten, aber nur die „Spitze des Eisbergs", ist das stark erhöhte Lungenkrebsrisiko (☞ Abb. 18.1).

Auch Passivrauchen ist schädlich – im Nebenrauch, der ins Zimmer zieht, sind die schädlichen Stoffe teilweise sogar höher konzentriert als im Hauptrauch, den

18.1 Pflege von Menschen mit Lungenerkrankungen

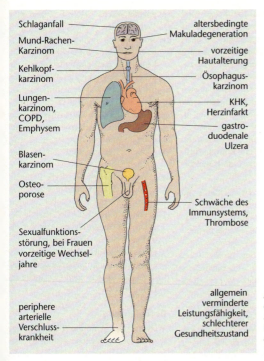

Abb. 18.1: Rauchen ist ein Risikofaktor für mehr als zwei Dutzend Erkrankungen (Risikoerhöhung ca. 2- bis über 20-fach). [A400-190]

der Raucher inhaliert. Besonders schädlich ist Passivrauchen für Kinder. Raucht eine Schwangere, so leidet das Kind doppelt: Zum einen „raucht es mit", zum anderen ist seine Versorgung mit Sauerstoff und Nährstoffen infolge der vasokonstriktorischen Wirkung des Nikotins auf die Placentagefäße schlechter.

Raucherentwöhnung

Es ist schwer, von der Zigarette loszukommen. Weniger als 5 % der Raucher, die sich spontan zum „Stopp" entschließen, sind nach einem Jahr noch abstinent. Strukturierte Raucherentwöhnungsprogramme steigern die Ein-Jahres-Erfolgsquote auf rund ein Drittel. Aber: Es ist nie zu spät, mit dem Rauchen aufzuhören. Bereits nach wenigen Wochen sind positive Veränderungen zu beobachten.

Motivation und Information

Ohne den festen Willen des Rauchers aufzuhören geht es nicht. Die Motivation zum Rauchstopp entwickelt sich oft langsam über Monate und in vielen Gesprächen. Als besonders aussichtsreich hat es sich erwiesen, die positiven Folgen des Rauchstopps herauszustellen (höhere Leistungsfähigkeit und Attraktivität, mehr Geld), wohingegen Abschreckung in aller Regel wenig Wirkung zeigt.

Auch Information über die zu erwartenden Schwierigkeiten, vor allem Entzugserscheinungen (z. B. Unruhe, Reizbarkeit, Konzentrations- und Schlafstörungen, Heißhunger), gehört dazu.

Um später das eingefahrene Rauchverhalten unterbrechen zu können, sollte sich der Raucher bewusst werden, in welchen Situationen er vor allem raucht und rechtzeitig Gegenmaßnahmen ergreifen (☞ unten). Die Pflegenden verstehen sich als Begleiter des Patienten auf dem Weg zur Entwöhnung. Sie unterstützen ihn, nicht aufzugeben, auch nicht nach einem „Rückfall", denn alle bis dahin nicht gerauchten Zigaretten sind als Gewinn zu sehen. Die Pflegenden bestärken und ermutigen den Patienten und vermeiden Gespräche „mit dem erhobenen Zeigefinger".

Verhaltenstherapien

Verhaltenstherapien gehen die psychische Abhängigkeit an. Sie sind ein wesentlicher Bestandteil der Raucherentwöhnung. Es gibt Einzel- und Gruppentherapien sowie Broschüren und Bücher für die Selbstanwendung. Das Verhalten, dass die Pause oder der Kaffee an eine Zigarette gekoppelt ist, muss wieder „verlernt" werden. Hilfreich sind Alternativhandlungen (z. B. Kaugummikauen) oder zu Beginn das Meiden solcher Situationen, in denen man sonst geraucht hätte (etwa der „Stammtisch").

Medikamentöse Hilfen

▶ Am häufigsten eingesetzt werden (rezeptfreie) **Nikotinersatzpräparate.** Sie dämpfen die durch die physische Abhängigkeit bedingten Entzugserscheinungen und werden maximal ein halbes Jahr in absteigender Dosierung angewendet. Hauptnebenwirkungen sind Übelkeit, Kopfschmerzen und Schlafstörungen, Kontraindikationen schwere kardiovaskuläre Erkrankungen. Ganz wichtig: Es darf nicht gleichzeitig geraucht werden! Und: Wegen der Vergiftungsgefahr für Kinder unzugänglich aufbewahren! Zur Verfügung stehen **Nikotinpflaster, -kaugummis, -lutschtablette, -nasenspray** und **-inhalator** in verschiedenen Dosierungen
▶ Das Antidepressivum **Bupropion** (Zyban®) verringert das Rauchverlangen, ist also auf die psychische Komponente gerichtet. Wegen seiner (teils noch nicht abschließend zu beurteilenden) Nebenwirkungen ist es rezeptpflichtig und wird nur gegeben, wenn vorhergehende Versuche mit Nikotinersatzpräparaten erfolglos geblieben sind
▶ Seit kurzem im Handel ist das ebenfalls verschreibungspflichtige **Vareniclin** (Champix®), das an den Nikotinrezeptoren im ZNS angreift und den körperlichen Entzug erleichtert. Hauptnebenwirkungen sind Übelkeit, Schlafstörungen, abnorme Träume und Kopfschmerzen, eine endgültige Beurteilung ist noch nicht möglich.

Weitere Hilfen

Als hilfreich haben sich regelmäßige (z. B. wöchentliche) Kontakte zu Selbsthilfegruppen oder medizinisch Tätigen erwiesen, bei denen Probleme besprochen werden und der Betroffene immer wieder in seiner Motivation gestärkt wird. Verschiedene Institutionen, auch Krankenkassen, bieten Programme zur Unterstützung des Rauchers an (✉ 1). Entspannungstechniken sind insbesondere für solche Menschen sinnvoll, die vor allem in Stresssituationen geraucht haben. Viel Bewegung und gesunde Ernährung beugen der Gewichtszunahme nach dem Rauchstopp vor.

Akupunktur und Hypnose haben in puncto Langzeiterfolg bislang enttäuscht.

Prävention und Gesundheitsberatung

Rauchprävention setzt am besten bei Kindern und Jugendlichen an. Erfahrungsgemäß haben die meisten Raucher als Jugendliche begonnen, Jugendliche werden schneller abhängig und haben ein hohes Risiko gesundheitlicher Folgeschäden. Rauchprävention ist Aufgabe von Politik und Gesellschaft (z. B. erschwerter Zugang zu Tabakwaren, lokale Rauchverbote) wie auch jedes Einzelnen. Zu ihr gehören unter anderem:

▶ Vorbild zu sein – wer selbst raucht, ist in puncto Rauchprävention meist wenig glaubwürdig
▶ Das Selbstbewusstsein der Jugendlichen zu stärken – wer selbstbewusst ist, kann leichter Nein zur Zigarette sagen.

Alle medizinisch Tätigen sollten Patienten auf ihre Rauchgewohnheiten ansprechen und sie über die Folgen des Rauchens und verfügbare Hilfen bei der Raucherentwöhnung informieren. Hat sich ein Raucher zum „Rauchstopp" entschlossen, begleiten die Pflegenden ihn in allen Phasen und weisen ihn bei Problemen auf Lösungsstrategien hin, die anderen geholfen haben (z. B. temporäre Ersatzhandlungen für die Zigarette zu finden).

18.1.4 Pflege bei Pleuradrainage

Prinzip der Pleuradrainage

Pleura- oder **Thoraxdrainagen** dienen der Ableitung von Blut (Hämatothorax ☞ 18.11.2), Sekreten (Pyo-, Serothorax ☞ 18.11.2) oder Luft (Pneumothorax ☞ 18.9) aus der Pleurahöhle. Gleichbedeutend wird gelegentlich noch der Ausdruck **Bülau-Drainage** verwendet (nach dem Erfinder der Pleuradrainage, Gottfried Bülau).

Gelegt wird die Pleuradrainage in der Regel im 5. Interkostalraum (ICR) in der vorderen bis mittleren Axillarlinie, eine Drainage zum Absaugen von Luft evtl. auch im 2. oder 3. ICR in der Medioklavikularlinie.

Der Drainageschlauch wird an das geschlossene Absaugsystem (z. B. Pleurevac®-System, Thorax Drain III®) angeschlossen und das Sekret oder Blut in den Sammelkammern aufgefangen. Die Luft, z. B. bei einem Pneumothorax, entweicht

in die Kammer mit dem destillierten Wasser **(Wasserschloss),** steigt im Wasser auf und wird über die angeschlossene elektrische Saugpumpe oder einen Vakuum-Wandanschluss abgesaugt. Der Weg zurück durch das Wasser in die Sammelkammern bleibt der einmal entwichenen Luft verschlossen, d. h. sie kann nicht mehr in den Pleuraspalt zurückgelangen. Moderne Absaugsysteme ermöglichen eine Ableitung auch ohne Wasserschloss: Bei ihnen verhindert ein Einwegventil, dass bereits entwichene Luft zurückgelangt (☞ Abb. 18.2).

Die Sogstärke wird entweder durch die Füllhöhe in der Saugkontrollkammer (bei *nasser Saugung*) oder durch das mechanische Manometer am Drainagesystem (bei *trockener* Saugung ☞ Abb. 18.3) reguliert. Meist wird ein Sog von 15 – 20 cm Wassersäule eingestellt. Die Summe aus der eingestellten Sogstärke und der Höhe der Wassersäule im Wasserschloss entspricht in etwa dem Unterdruck im Thorax des Patienten. Ist der Sog im Absaugsystem bzw. der Unterdruck im Thorax zu hoch, kann er durch Druck auf ein Ventil (Hochnegativitäts-Entlastungsventil) ausgeglichen werden (☞ Abb. 18.3).

Legen einer Pleuradrainage
Vorbereitung

▶ Pleuradrainagen werden bevorzugt in einem Eingriffsraum oder auf der Intensivstation gelegt, da dort eine kontinuierliche Überwachung und sofortige Behandlung eventueller Komplikationen möglich sind.

> **Vorsicht: Handhabung der Absaugsysteme**
>
> Die verschiedenen Drainagesysteme unterscheiden sich in der Handhabung erheblich, daher immer die Gebrauchsanweisung des jeweiligen Herstellers beachten!

▶ *Patienten informieren.* Nach der ärztlichen Aufklärung können die Pflegenden durch weitere Erläuterungen dem Patienten Ängste nehmen
▶ *Benötigtes Material richten.* Hautdesinfektionsmittel, Lokalanästhetikum mit 10-ml-Spritze und Kanülen zur Infiltrationsanästhesie, Skalpell, steriles Lochtuch, sterile Handschuhe, Mundschutz, Haube, Thorax-Drainageschlauch (mit Mandrin), ggf. Kornzange, Klemme, Saugpumpe (alternativ: Vakuumanschluss), geschlossenes Absaugsystem, Nahtmaterial, sterile (Schlitz-)Kom-

pressen, Klebevlies (z. B. Fixomull®), Verbandschere
▶ *Saugung vorbereiten.* Wasserschloss (2 cm Wasserpegel) und Saugkontrollkammer (je nach angeordneter Sogstärke, in der Regel bis zur 20-cm-Marke) mit sterilem Wasser auffüllen (nicht nötig bei Geräten mit einem entsprechendem Einmalventil), Absaugsystem mit Vakuumquelle verbinden und Saugung überprüfen
▶ Aktuelle Röntgenaufnahme des Thorax bereitlegen
▶ *Patienten vorbereiten.* Evtl. Prämedikation und Hustendämpfer verabreichen, ggf. Punktionsstelle rasieren. Patienten möglichst halb sitzende Position einnehmen lassen, Arm der betroffenen Seite über den Kopf zur gegenüberliegenden Seite lagern. Patienten über Funktion der Saugung und die dabei entstehenden Geräusche informieren.

Durchführung

Während der Arzt die Pleuradrainage legt, achtet die Pflegeperson auf das Befinden des Patienten (Puls, Atmung, Schmerzen, Unruhe) und reicht das benötigte Material an. Sie nimmt die Ängste des Patienten wahr und vermittelt Anteilnahme, Ruhe und Sicherheit.

Nachbereitung

▶ Patienten unterstützen, sich in Rückenlage mit leicht erhöhtem Oberkörper zu lagern
▶ Drainage steril verbinden. Dazu kleine Schlitzkompressen versetzt um die Drainageaustrittsstelle legen und mit elastischem Klebevlies (z. B. Fixomull®) fixieren
▶ Pflasterzügel anbringen, um Zug an der Drainage mit Schmerzen und evtl. Ausreißen des Fadens zu verhindern. Dabei zwischen Pflasterzügel und Wunde so viel Abstand lassen, dass der Verbandswechsel an der Drainage ohne Lösen des Pflasterzügels möglich ist
▶ Drainage vor Diskonnektion sichern, z. B. durch Kabelbinder oder längs über die Konnektionsstellen aufgeklebte Pflasterstreifen
▶ Sog der Drainage kontrollieren
▶ Vitalzeichen überprüfen
▶ Röntgenaufnahme des Thorax zur Lagekontrolle der Drainage organisieren
▶ Bei Schmerzen angeordnete Arzneimittel geben (Bedarfsmedikation)
▶ Drainagestelle auf Nachblutungen kontrollieren.

18.1 Pflege von Menschen mit Lungenerkrankungen

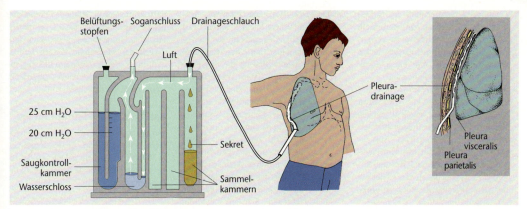

Abb. 18.2: Das Prinzip der Pleuradrainage. [A400-215]

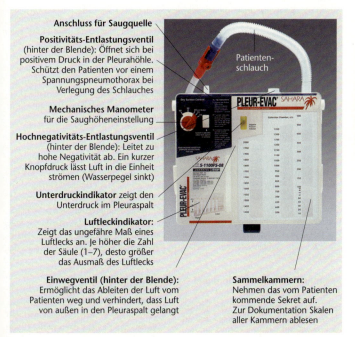

Abb. 18.3: Funktionen des Pleur-evac®-Systems, Typ Sahara, der Firma Teleflex medical. [V379]

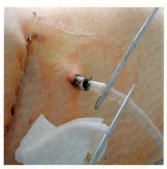

Abb. 18.4: Bei Störungen oder zum Wechseln des Absaugsystems wird der Drainageschlauch aus zwei Richtungen versetzt mit zwei Klemmen abgeklemmt. Ausnahmen: Bei Spannungspneumothorax oder maschineller Beatmung darf der Schlauch nicht abgeklemmt werden. [M289]

▶ *Atemunterstützende Lagerung.* Oberkörperhochlagerung verbessert die Ventilation (☞ 12.2.5.4). Zusätzliche Kissen unter den Armen werden häufig als angenehm empfunden, schränken aber die Bewegung zusätzlich ein
▶ *Atemunterstützende Maßnahmen* (☞ 12.2.5). Die Durchführung von atemunterstützenden Maßnahmen (z. B. Atemgymnastik, SMI-Trainer) und evtl. sekretlösenden Maßnahmen (z. B. Inhalation ☞ 12.2.5.6) vermindert Komplikationen
▶ *Unterstützung bei der Körperpflege*
▶ *Verbandswechsel* (aseptisch) je nach klinikinternem Standard. In manchen Kliniken wird die Drainageaustrittsstelle täglich steril verbunden, in anderen nur bei Bedarf, z. B. bei durchfeuchtetem Verband. Folienverbände sind bei trockener Einstichstelle sinnvoll
▶ *Befestigung des Absaugsystems* am Bett. Das Absaugsystem muss immer

Pflege bei liegender Pleuradrainage

Unabhängig von der Art des Systems sind während der Liegezeit einer Pleuradrainage folgende Maßnahmen nötig:
▶ *Frühmobilisation.* Der Patient sitzt an der Bettkante, tritt vor dem Bett auf der Stelle oder sitzt im Sessel. Einwegpleurasysteme können hierzu kurz vom Sog abgekoppelt werden, andernfalls Sessel direkt ans Bett stellen. Die Pflegenden unterstützen den Patienten dabei, auch um die Drainage vor dem Herausrutschen zu sichern. Bei Abkopplung vom Vakuum-Wandanschluss muss bei Mehrwegsystemen mit Glasflasche der Drainageschlauch abgeklemmt werden. Moderne Einmalabsaugsysteme halten den Unterdruck über einige Stunden, was das Abklemmen erübrigt. Allerdings sollte das System dabei stets aufrecht stehen. Bei beatmeten Patienten darf die Drainage wegen der Gefahr eines Spannungspneumothorax (☞ 18.9) nie abgeklemmt werden!

759

(auch bei Unterbrechung des Soges) unter Patientenniveau hängen, um ein Zurücklaufen von Sekret zu verhindern. Die Drainageschläuche dürfen nicht durchhängen, um einen effektiven Abfluss zu gewährleisten

▶ *Versehentliches Herausrutschen der Drainage.* In diesem Fall wird sofort ein steriler Verband angelegt und die Stelle mit Folie oder breiten Pflasterstreifen luftdicht abgedeckt. Ausnahme: Bei Patienten mit frischem Pneumothorax oder während der maschinellen Beatmung nur steriles Abdecken der Drainageeintrittsstelle, sofortige Arztinformation.

Prävention und Gesundheitsberatung

Die Pflegenden informieren den Patienten über:
▶ Die Notwendigkeit der atemunterstützenden Maßnahmen wie z.B. Lagerung, Atemübungen und Mobilisation
▶ Die Wichtigkeit, in jedem Fall eine Schonhaltung zu vermeiden. Oft helfen hier schon Lagewechsel, ggf. ist eine Schmerztherapie (☞ 12.12 und 15.6) notwendig
▶ Den korrekten Umgang mit dem Saugsystem, wenn der Patient selbstständig aufstehen möchte. Die Schläuche sind so zu fixieren, dass der Patient sein Bett ohne fremde Hilfe verlassen kann. Die Pflegenden üben die korrekte Mobilisation mit dem Patienten und überprüfen sie. Die Drainage soll vom Patient zwar beobachtet werden, er selbst darf aber auf keinen Fall selbstständig an der Drainage manipulieren.

Beobachtungsparameter

▶ *Atmung.* Atemfrequenz, -intensität und -rhythmus (☞ 12.2.3). Schonatmung, atmungsabhängige Schmerzen? Atemgeräusche, Zeichen der Atemnot (☞ 12.2.4.6, 18.2.1)?
▶ *Puls, Blutdruck, Temperatur*
▶ *Allgemeinbefinden* und *Kooperationsfähigkeit* beispielsweise bei der Atemgymnastik
▶ *Einstichstelle/Wunde.* Infektionszeichen (z.B. Rötung), Blutung, Hautemphysem (Schwellung, auf Druck typisches Knistern)?
▶ *Sekret.* Menge, Beschaffenheit (Wundsekret, Blut, Eiter). Sekretmenge in einer evtl. Flüssigkeitsbilanzierung (☞ 12.7.1.2) berücksichtigen

▶ *Sogstärke.* Bei angeschlossener Saugung und einem leichten Sprudeln ist der Flüssigkeitspegel in der Saugkontrollkammer (bei *nasser* Saugung) ein ungefähres Maß für die Sogstärke (normalerweise 20 cm Wassersäule). Bei *trockener* Saugung sind diesbezüglich die Herstellerangaben zu beachten.
▶ *Wasserstand im Wasserschloss und in der Saugkontrollkammer.* Ist der Wasserstand durch Verdunstung gesunken, Flüssigkeit nur bei unterbrochener Saugung auffüllen. Atemsynchrone Schwankungen des Wasserspiegels im Wasserschloss sind normal. Sind keine atemsynchronen Schwankungen im Wasserschloss zu beobachten, ist das System zwischen Patient und Wasserschloss verstopft oder abgeknickt. Dann den Drainageschlauch kontrollieren. Bei unauffälligem Schlauch probieren, ob Lagewechsel oder Atemübungen helfen
▶ *Durchgängigkeit des Systems.* Ein hörbares Blubbern im Wasserschloss ist bei einem Pneumothorax oder bei älteren Absaugsystemen normal. Liegt dagegen kein Pneumothorax vor, ist das Blubbern Zeichen einer undichten Schlauchverbindung zwischen Patient und Absaugsystem oder eines Lecks innerhalb der Pleurahöhle („Fistelbildung"). Dann körpernah abklemmen. Blubbert es danach nicht mehr, ist das Leck innerhalb der Pleurahöhle oder an der Punktionsstelle (Arzt informieren). Blubbert es weiter, nach Leck im Schlauchsystem suchen (💾 3).

Besonderheiten bei Kindern und älteren Menschen

Bei Kindern entsprechen die pflegerischen Maßnahmen denjenigen bei Erwachsenen, allerdings variieren die benötigten Drainagekomponenten und die Sogstärke je nach Körpergröße des Kindes. Da die Drainage das natürliche Bewegungsbedürfnis eines Kindes einschränkt, sorgen Pflegende für ausreichend Beschäftigungsmöglichkeiten. Die Einbeziehung, Aufklärung und Anleitung der Eltern ist besonders wichtig.

Bei älteren Menschen ist bei der Fixierung der Drainage die empfindliche Altershaut zu berücksichtigen. Neben hautfreundlichem Pflaster kann die Fixierung auch auf einer aufgeklebten Hautschutzplatte (z.B. Coloplast®) erfolgen.

Ältere Menschen mit Veränderung der Wahrnehmung und Orientierung neigen

dazu, Drainagen als störenden Fremdkörper zu empfinden, den sie u. U. entfernen möchten. Information über Sinn und Zweck der Maßnahme können helfen, evtl. muss die Drainage großflächig mit Kompressen und Klebevlies abgedeckt werden, um sie zu sichern.

Entfernen der Pleuradrainage

Der Arzt entfernt die Drainage nach einem Pneumothorax in der Regel am 3.–8. Tag. Hat er sie gelegt, um Sekret abzusaugen, zieht er sie bei geringer Förderleistung (meist am 7.–14. Tag).

Bevor der Arzt die Drainage zieht, wird eine Röntgenaufnahme des Thorax angefertigt. Bei unauffälligem Befund wird zumeist der Sog abgestellt und die Drainage abgeklemmt. Nach einer erneuten Röntgenaufnahme der Lunge 24 Std. später (Lunge weiterhin ausgedehnt?) wird die Drainage entfernt, die Drainageaustrittsstelle mit ein bis zwei Hautnähten verschlossen und ein steriler Verband angelegt. In einigen Häusern wird die Drainage bei unauffälligem Befund sofort entfernt.

Vorbereitung

Für das Entfernen der Pleuradrainage richten die Pflegenden folgende Materialien: Abwurf für gebrauchte Materialien, unsterile Kompressen, Desinfektionsmittel, sterile Kompressen, sterile Watteträger, sterile Handschuhe, sterile Pinzette und Schere, Nahtmaterial, Verbandmaterial (Kompressen und Fixiervlies oder Folienverband).

Durchführung

Unmittelbar bevor die Drainage gezogen wird, soll der Patient tief einatmen und während des Ziehens dann pressen (wie bei der Darmentleerung) oder aktiv ausatmen. Dies soll vermeiden, dass während des Entfernens der Drainage Luft in den Pleuraspalt gelangt.

Wurde bei Anlage der Drainage eine Tabaksbeutelnaht angelegt, so wird diese beim Entfernen gezogen.

Nachbereitung

Nach dem Ziehen der Drainage wird die kleine Wunde mit einem sterilen Verband (z.B. Folienverband) bedeckt, der drei Tage verbleibt.

Darüber hinaus überprüfen die Pflegenden engmaschig die Vitalparameter des Patienten, insbesondere seine At-

18.1 Pflege von Menschen mit Lungenerkrankungen

mung. Kontrollröntgenaufnahmen der Lunge zeigen, ob die Lunge weiterhin ausgedehnt bleibt.

18.1.5 Perioperative Pflege bei Lungenoperationen

Die Grunderkrankung des Patienten geht meist mit einer Einschränkung der Lungenfunktion einher, die durch den operativen Eingriff noch zusätzlich vermindert wird.

Ziele der perioperativen Pflege sind neben der Optimierung der Lungen- und Herzfunktion die Vermeidung von Komplikationen wie z. B. Pneumonie, Thrombose oder Atelektasenbildung (**Atelektase** = nicht belüfteter Lungenbezirk mit unzureichend entfalteten/kollabierten Alveolen).

Thorakotomie

> **Thorakotomie:** Operative Eröffnung der Brusthöhle.

Eine **Thorakotomie** ist nicht nur bei Lungenoperationen, sondern z. B. auch für offene Herzoperationen (☞ 16.1.4) oder bestimmte Eingriffe am Ösophagus (☞ 19.4.6) notwendig.

Ziel der **Thorakotomie bei Lungenerkrankungen und -verletzungen** ist meist die Entfernung (Resektion) der erkrankten Lungenabschnitte (**Lungenresektionsverfahren** ☞ Tab. 18.5). Es wird möglichst wenig Lungengewebe entfernt, damit möglichst wenig Atemfläche verloren geht.

Diagnostische **Probethorakotomien** z. B. zur alleinigen Entnahme einer Gewebeprobe sind heute eher selten.

Schnittführung bei Thorakotomie

Es werden zwei Zugangswege unterschieden:

- Bei den meisten Lungenoperationen wird eine **anterolaterale Thorakotomie** (in der vorderen Thoraxhälfte) oder eine **posterolaterale Thorakotomie** (in der hinteren Thoraxhälfte) gewählt. In beiden Fällen wird der Thorax seitlich zwischen zwei Rippen eröffnet (☞ Abb. 18.6)
- Bei der **medianen Thorakotomie** (Sternotomie) wird der Thorax vorne durch eine Längsspaltung des Sternums eröffnet. Dieser Zugang wird beispielsweise bei Herzoperationen gewählt.

Bezeichnung	Definition	Indikationen (Bsp.)
Keilresektion	Entfernung eines keilförmigen Lungenabschnittes unabhängig von den anatomischen Grenzen	Biopsien (z. B. bei generalisierten Lungenerkrankungen wie etwa Fibrosen), kleine gutartige Tumoren, Metastasen
Segmentresektion	Entfernung eines oder mehrerer Lungensegmente	Entzündungen, isolierte Bronchiektasen, gutartige Tumoren, Metastasen, seltener bösartige Tumoren
Lobektomie (Lappenresektion)	Entfernung eines oder – rechts – zweier Lungenlappen (Bilobektomie)	Ausgedehnte Entzündungen, bösartige Tumoren (häufigste OP-Form beim Lungenkarzinom!)
Pneumektomie (Flügelresektion)	Entfernung eines ganzen Lungenflügels	Bösartige Tumoren, insbesondere zentrale Lungenkarzinome
Manschettenresektion	Lobektomie oder Pneumektomie mit Resektion eines Bronchus- oder Trachealabschnittes und End-zu-End-Anastomosierung der Stümpfe	Bösartige Tumoren, die auf den Bronchus oder die Trachea übergegriffen haben (bei dennoch kurativer Zielsetzung)

Tab. 18.5: Verschiedene Lungenresektionsverfahren in der Übersicht. [A300-190, A400-190]

Minimalinvasive Eingriffe

Auch in der Thoraxchirurgie werden kleinere Eingriffe zunehmend minimalinvasiv über eine **videoassistierte Thorakoskopie**, kurz VAT oder VATS, durchgeführt. Dabei wird ein in den Thorax eingebrachtes **Thorakoskop** mit einer Videokette verbunden, dann werden über kleine Inzisionen weitere Instrumente eingeführt.

> **Hauptkomplikationen nach Lungenoperationen**
> - Nachblutung
> - Pneumonie durch Sekretstau
> - Belastungsdyspnoe, respiratorische Insuffizienz
> - Pleuraerguss, Pneumothorax
> - Herzrhythmusstörung, Herzinsuffizienz
> - Fistelbildung mit **Hautemphysem:** Luft dringt in das Subkutangewebe ein und führt zu einer teils massiven Schwellung, die sich unter typischem „Schneeballknirschen" wegdrücken lässt.

Präoperative Pflege

Thoraxchirurgische Eingriffe lösen beim Betroffenen große Furcht aus. Die einfühlsame Beratung, Führung und Unterstützung des Patienten bei allen Einschränkungen vermitteln Sicherheit und helfen, Ängste abzubauen.

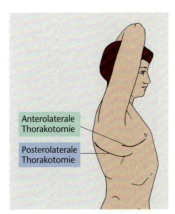

Abb. 18.6: Thorakotomie. Anterolaterale und posterolaterale Schnittführung. [A400-215]

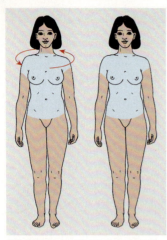

Abb. 18.7: Vor anterolateralen oder posterolateralen Thorakotomien wird der komplette Oberkörper rasiert (links), bei einer Sternotomie nur die Vorderseite des Oberkörpers samt Achselhöhlen (rechts). [A400-215]

Neben der allgemeinen präoperativen Diagnostik und Pflege (☞ 15.10.2, Rasur ☞ Abb. 18.7) sind *Lungenfunktionsprüfungen* (☞ 18.3.1) zur Abschätzung des Operationsrisikos erforderlich.

Erwiesen ist, dass sich durch präoperative Beratung und Schulung der postoperative Verlauf günstig beeinflussen lässt (kürzere Verweildauer, niedrigere Komplikationsrate). Die Atemtherapie (☞ 12.2.5.3) muss unbedingt präoperativ beginnen, da der Patient nach der Lungenoperation müde und in seiner Aufnahmefähigkeit eingeschränkt ist.

Die präoperativen Ausgangsbefunde sind zudem Richtwerte für die postoperative Atemtherapie. Sie können motivationsfördernd auf den Patienten wirken.

Die präoperative Beratung erfolgt schriftlich sowie mündlich und schließt praktische Übungen mit ein. Sie umfasst:
▶ Auswirkung von Beatmung und Narkose auf Atmung, Husten und Sekretproduktion
▶ Postoperative Schmerzen und Schonatmung (frühzeitiges Melden bei Schmerzen, um eine Schonatmung zu vermeiden), Möglichkeiten und Bedeutung der Schmerztherapie
▶ Wichtigkeit des Abhustens sowie Hustentechniken und atemunterstützende Körperpositionen
▶ Bedeutung und Techniken der Mobilisation (Wichtigkeit der Frühmobilisation)
▶ Atemübungen. Anwendung von Trainingsgeräten (v. a. SMI-Trainer ☞ 12.2.5.3, VRP-Flutter ☞ 12.2.5.6) und Inhalatoren, ggf. Patienteninformationsblatt mit entsprechenden Anleitungen unterstützend einsetzen
▶ Negative Auswirkungen postoperativen Rauchens (erhöhte Sekretbildung, Gefahr von Sekretstau).

Postoperative Pflege

Allgemeine postoperative Pflege ☞ 15.10.4
Intensivpflege ☞ 🖥
Pflege bei Pleuradrainage ☞ 18.1.4
Pulsoximetrie ☞ 18.3.3

Nach der Operation wird der Patient mindestens 24 Std. auf der Intensivstation betreut. Auch nach Verlegung auf die Allgemeinstation werden die Vitalzeichen des Patienten sowie die intraoperativ eingelegten Pleuradrainagen regelmäßig kontrolliert (z. B. Nachblutung? Dichtigkeit?).

Da postoperative Schmerzen die Atmung stark beeinträchtigen, ist in den ersten postoperativen Tagen eine ausreichende Analgesierung wichtig (☞ 15.6). In der Regel verordnet der Arzt dem Patienten eine Basismedikation, die in regelmäßigen Zeitabständen verabreicht wird. Bei Bedarf erhält er zusätzlich rasch wirksame Analgetika nach Arztanordnung. Evtl. liegt eine Schmerzmittelpumpe zur Patienten-kontrollierten-Analgesie (PCA-Pumpe ☞ 15.6.4). Atemübungen werden kurz nach einer Schmerzmittelgabe durchgeführt, damit der Patient gut mitarbeiten kann.

Patientenbeobachtung und Dokumentation

▶ Puls, Blutdruck, Atmung, Sputum, Temperatur, Pulsoximetrie
▶ Bewusstseinslage, Hautfarbe
▶ Wundkontrolle (Nachblutung, Infektion, Hautemphysem)
▶ Kontrolle der Pleuradrainage (Dichtigkeit, Sogstärke, Menge des abgesaugten Sekrets)
▶ Schmerzen, Allgemeinbefinden, Mobilität, Ausscheidung, evtl. Flüssigkeitsbilanz und ZVD.

Pflege nach Segmentresektion oder Lobektomie

Nach einer Segmentresektion oder Lobektomie sind außerdem zu beachten:
▶ *Lagerung*. Direkt nach der Operation wird der Patient mit erhöhtem Oberkörper gelagert. Nach ca. sechs Stunden (oder sobald der Patient ausreichend wach ist) wird unter Berücksichtigung der individuellen Schmerzsituation mit der regelmäßigen Umlagerung begonnen. Der Operierte wird unterstützt, abwechselnd auf den Rücken und auf der *gesunden* Seite zu liegen, um Lungenentfaltung und -belüftung auf der operierten Seite zu verbessern. Zwischenzeitlich ist je nach Operationsgebiet auch eine V- oder Schiffchenlagerung möglich (☞ 12.2.5.4).
▶ *Sauerstoffgabe*. Meist sind in den ersten postoperativen Tagen 2–3 l/Min. erforderlich (Arztanordnung).
▶ *Frühmobilisation*. Schon am Abend des Operationstages erfolgt die Frühmobilisation unter Berücksichtigung eines korrekten Umgangs mit der Pleuradrainage (☞ 18.1.4). Bereits am ersten postoperativen Tag sollte der Patient mindestens zweimal täglich aufstehen und im Sessel sitzen. Vor dem Aufstehen kontrollieren die Pflegenden die Vitalzeichen des Patienten
▶ *Pneumonie- und Atelektasenprophylaxe* (☞ 12.2.5.2). Die Atemtherapie beginnt, sobald der Patient wach ist. Neben der häufigen Aufforderung zum tiefen Durchatmen, der Unterstützung beim Abhusten, dem Abhusttraining (☞ 12.2.5.7) sowie Atemgymnastik (Bauch- und Flankenatmung) und Atemübungen (☞ 12.2.5.3) gelangen dreimal täglich Inhalationen (☞ 12.2.5.6), meist mit Zusatz von Sekretolytika und/oder Bronchospasmolytika, zur Anwendung. Tagsüber sollte der Patient mindestens alle zwei Stunden mit einem SMI-Trainer trainieren (ca. zehn tiefe Inspirationen pro Training)
▶ *Kontrakturenprophylaxe* (☞ 12.8.5.7). Nach Lungenoperationen bewegen die Patienten das Schultergelenk auf der betroffenen Seite nur eingeschränkt. Dies kann massive Verspannungen, im Extremfall Kontrakturen verursachen. Gezielte physiotherapeutische Übungen wirken dem entgegen
▶ *Unterstützung bei der Körperpflege*. Am Operationstag übernehmen die Pflegenden in der Regel die komplette Körperpflege. Ab dem ersten postoperativen Tag wäscht sich der Patient mit Hilfe im Bett. Befindet sich die Waschgelegenheit unmittelbar neben dem Bett, kann sich der Patient bei guten Kreislaufverhältnissen am Waschbecken waschen

18.2 Hauptbeschwerden und Leitbefunde bei Lungenerkrankungen

► *Kostaufbau, Obstipationsprophylaxe.* Frühestens 4–6 Std. nach der Operation erhält der Patient Tee (je nach Anästhesieprotokoll). Danach wird die Kost rasch aufgebaut. Um einen Zwerchfellhochstand mit zusätzlicher Atmungseinschränkung zu vermeiden, werden keine blähenden Speisen gegeben und eine Obstipationsprophylaxe durchgeführt. Obstipationsgefahr besteht außerdem durch Bewegungseinschränkung und Analgetikanebenwirkung.

Pflege nach Pneumektomie

Die Entfernung eines ganzen Lungenflügels (Pneumektomie) ist eine große thoraxchirurgische Operation, die den Patienten physisch (z. B. verminderte Atemleistung, verstärkte Rechtsherzbelastung) und psychisch fordert.

Die Pflege nach Pneumektomie entspricht im Wesentlichen derjenigen nach Lobektomie. Unterschiede bestehen aber in folgenden Bereichen:

► *Lagerung.* Der Patient wird unterstützt, sich abwechselnd auf den Rücken und auf die *operierte* Seite zu lagern, um die Belüftung der Restlunge zu verbessern

► *Pleuradrainage.* Der *kontinuierliche* Sog über die Pleuradrainage darf wegen einer drohenden Mediastinalverschiebung nur niedrig eingestellt werden (ärztliche Anordnung, meist bis ca. 5 cm H₂O). Alternativ wird *intermittierend* mit einem Sog von etwa 15 cm H₂O abgesaugt (10 Min. mit Sog, 50 Min. ohne Sog)

► *Flüssigkeitsbilanz.* Eine zu große Flüssigkeitszufuhr kann zum Lungenödem führen

► *Sozialdienst.* Insbesondere körperlich Arbeitende sind meist auf Dauer arbeitsunfähig, ggf. ist ein Schwerbehindertenausweis zu beantragen.

Prävention und Gesundheitsberatung

Patienten nach Lungenresektionen sollten auch nach der unmittelbar postoperativen Phase alles vermeiden, was die angegriffene Lunge weiter schädigen könnte. Hier ist in erster Linie das Rauchen zu nennen. Die Patienten sollten im eigenen Interesse völlig auf Nikotin verzichten (☞ 18.1.3). Vielfach empfiehlt sich eine Fortführung der Atemübungen auch nach der Entlassung aus dem Krankenhaus bzw. der Reha-Klinik.

18.2 Hauptbeschwerden und Leitbefunde bei Lungenerkrankungen

Bradypnoe, Tachypnoe ☞ 12.2.4.3
Pathologische Atemmuster ☞ 12.2.4.5

18.2.1 Dyspnoe

Dyspnoe: Atemnot, also das (subjektive) Gefühl, „nicht genug Luft zu bekommen" und die Atemtätigkeit steigern zu müssen. Meist Ausdruck einer schweren Atmungsstörung unterschiedlicher Ursache und in der Regel mit sichtbar verstärkter Atemarbeit (z. B. Tachypnoe, Auxiliaratmung) einhergehend.

Die **Dyspnoe** wird in vier Schweregrade eingeteilt (☞ Tab. 18.8): Grad I–III sind Formen der **Belastungsdyspnoe**, Grad IV ist die schwerste Form der Dyspnoe, die **Ruhedyspnoe**. Patienten mit schwerer (Ruhe-)Dyspnoe sitzen mit aufgerissenen Augen und einem Gesichtsausdruck voller Panik und Todesangst im Bett und ringen nach Luft. Eine solche Dyspnoe, die der Patient nur durch aufrechte Haltung und Einsatz der Atemhilfsmuskulatur kompensieren kann, wird oft als **Orthopnoe** („ortho" = aufrecht) bezeichnet.

Gerade beim Säugling sind die Zeichen einer Atemnot oft diskret und nicht mit denen beim Erwachsenen zu vergleichen. Ein Stöhnen bei der Atmung, Bewegungen der Nasenflügel mit der Ein- und Ausatmung („Nasenflügeln") oder Einziehungen am unteren Thoraxrand, an den Schlüsselbeingruben oder zwischen den Rippen können einzige sichtbare Zeichen sein (☞ auch Abb. 8.114).

Ursachen

Die Ursachen für eine Dyspnoe sind vielfältig (☞ Tab. 18.9).

Oft ist es hilfreich, auf Charakter und Begleitsymptome zu achten. Tritt die Dyspnoe z. B. anfallsweise auf, weist dies auf Asthma bronchiale (☞ 18.6) hin. Atemnot im Liegen, die hauptsächlich nachts auftritt, ist häufig durch Herzinsuffizienz (☞ 16.6.1) bedingt. Geht die Dyspnoe mit Fieber einher, ist an eine Pneumonie (☞ 18.4.4) zu denken.

Pflege

Einschätzung der Dyspnoe (Borg-Skala)
☞ *Abb. 12.2.8*

Erstmaßnahmen bei Atemnot

► Über die Rufanlage Alarm auslösen
► Patienten nicht alleine lassen, ihm das Gefühl von Ruhe und Sicherheit vermitteln
► Bei Notfall- oder Bedarfsmedikation Medikament nach Anordnung verabreichen

Grad I	Atemnot nur bei großer körperlicher Anstrengung wie schnellem Gehen auf ebener Strecke, Bergaufgehen oder Treppensteigen
Grad II	Atemnot schon bei mäßiger körperlicher Anstrengung, z. B. beim langsamen Gehen auf ebener Strecke
Grad III	Atemnot bereits bei geringen körperlichen Anstrengungen wie An- und Ausziehen oder leichten Verrichtungen im Haushalt
Grad IV	Atemnot auch in Ruhe

Tab. 18.8: Schweregrade der Dyspnoe.

Pulmonale Ursachen

Atemwegswiderstand ↑
► Asthma bronchiale (☞ 18.6)
► Chronisch-obstruktive Bronchitis (☞ 18.5.1)
► Fremdkörperaspiration (☞ 13.12)

Gasaustauschfläche ↓ und/oder Lungendehnbarkeit ↓
► Pneumonie (☞ 18.4.4)
► Lungenfibrose (☞ 18.7)
► Pleuraerguss (☞ 18.11.2)
► Atelektasen (☞ 12.2.5.2)
► Lungenemphysem (☞ 18.5.2)
► Pneumothorax (☞ 18.9)
► Thoraxverletzungen (☞ 25.9)
► Skoliose (☞ 24.5.3)

Alveolendurchblutung ↓
► Lungenembolie (☞ 18.10.1)
► Lungeninfarkt

Kardiale Ursachen

► Akut dekompensierte Herzinsuffizienz mit Lungenödem (☞ 16.6.3)
► Herzinfarkt (☞ 16.5.2), Herzrhythmusstörungen (☞ 16.7)
► Perikarditis, Perikarderguss (☞ 16.8.3)

Extrathorakale Ursachen

► Anämie (☞ 22.5.1)
► Adipositas (☞ 21.7.1)
► Emotionale Faktoren
► Physiologisch bei körperlicher Anstrengung

Tab. 18.9: Die wichtigsten Ursachen einer Dyspnoe (↑ erhöht, ↓ erniedrigt).

763

18 Pflege von Menschen mit Lungenerkrankungen

- Oberkörper hoch, bei bekannter Herzinsuffizienz zusätzlich Beine tief lagern
- Beengende Kleidung entfernen, evtl. Fenster öffnen
- Atemhilfsmuskulatur unterstützen, z. B. die Arme leicht vom Brustkorb abgespreizt auf ein Kissen oder die gepolsterte Nachttischplatte abstützen oder den Patienten im Kutschersitz (☞ Abb. 12.2.18) sitzen lassen
- Patienten zu ökonomischer Atmung anleiten, z. B. zur *dosierten Lippenbremse* (☞ 12.2.5.3)
- Auf Arztanordnung Sauerstoff geben (☞ 12.2.5.9). **Vorsicht:** Wird der Patient dann plötzlich ruhiger, kann dies für eine Verbesserung der Atemnot sprechen, aber auch ein Hinweis auf einen Anstieg des pCO_2 mit drohender Kohlendioxidnarkose (☞ 12.2.5.9) sein
- Je nach Zustand Verlegung des Patienten auf die Intensivstation oder Intubation vorbereiten
- Auf Arztanordnung Bronchialsekret absaugen (Durchführung ☞ 12.2.5.8)
- Bewusstseinslage, Hautfarbe, Atmung, Blutdruck und Pulsfrequenz engmaschig kontrollieren und Geschehen dokumentieren.

Prävention und Gesundheitsberatung

Bei akuter Atemnot ist es kaum mehr möglich, den Patienten anzuleiten. Er muss Techniken zur bewussten Wahrnehmung der Atmung und zur Atemerleichterung schon vorher eingeübt haben und sicher „abrufen" können. Patienten mit chronischen Lungenerkrankungen wird daher die Teilnahme an standardisierten Schulungsprogrammen empfohlen, z. B. für Asthma bronchiale (☞ 18.6).

18.2.2 Apnoe

Schlafapnoesyndrom ☞ 18.2.4

Apnoe: Atemstillstand. Verlangt sofortiges Eingreifen.

Ursächlich können einer **Apnoe** eine Verlegung der Atemwege, eine Lähmung des Atemzentrums und/oder eine Lähmung der Atemmuskulatur zugrunde liegen.

Eine Apnoe bedeutet immer akute Lebensgefahr für den Patienten.

Notfall: Sofortige Reanimation bei Atemstillstand

Falls nicht ausdrücklich vorher anders vereinbart und vom Arzt angeordnet, müssen beim Atemstillstand *immer* Erste-Hilfe-Maßnahmen durchgeführt werden (Freimachen der Atemwege, Atemspende, evtl. Herzdruckmassage ☞ 13.4). Andernfalls verstirbt der Patient innerhalb weniger Minuten.

18.2.3 Husten und Sputum

Husten: Heftige Ausatmung gegen die zunächst geschlossene, dann plötzlich geöffnete Stimmritze (Glottis). Dient der Freihaltung der Atemwege von schädigenden Reizen. Kann physiologisch oder pathologisch sein.

Sputum *(Auswurf):* Ausgehustetes Bronchialsekret. Abgesehen von geringen Mengen gelegentlichen, glasighellen Sputums immer pathologisch.

Hämoptyse: Aushusten von blutigem Sputum oder geringen Blutmengen.

Hämoptoe: Aushusten größerer Blutmengen.

Hämoptyse und Hämoptoe werden als **Bluthusten** zusammengefasst.

Beobachtung von Husten und Sputum ☞ 12.2.4.8, 12.2.4.9
Umgang mit Sputum ☞ 12.2.4.9

Sputumdiagnostik

Gewinnung von Sputum ☞ 12.2.4.9

Bei der **bakteriologischen Untersuchung** von Sputum werden die Keime bestimmt, die zur Entzündung der Atemwege geführt haben, ggf. mit anschließendem Antibiogramm (☞ 26.3.3).

Bei der **zytologischen Untersuchung** wird nach Gewebetrümmern oder abgestoßenen Zellen gesucht, wie sie bei Tumoren der Atemwege vorkommen. Hier muss dem Sputum Formalin zugesetzt werden, damit die evtl. enthaltenen Bakterien die Gewebeprobe nicht zersetzen.

Hämoptyse und Hämoptoe

Bereits eine starke Bronchitis oder eine Pneumonie können zu einer **Hämoptyse** führen, manchmal nur als rotbraune Fädchen sichtbar. Besonders bei älteren Menschen ist blutiges Sputum aber oft

Zeichen einer schweren Erkrankung, beispielsweise eines Lungenkarzinoms oder -infarktes. Die Ursache kann auch *außerhalb* der Lunge liegen. etwa in Herzerkrankungen mit Lungenstauung (☞ 17.6.1) oder Gerinnungsstörungen (☞ 22.8).

Abzugrenzen sind die **Hämatemesis,** das *Bluterbrechen* (☞ 19.2.4), sowie Blutungen aus Nase oder Rachen.

Notfall: Erstmaßnahmen bei Hämoptoe

- Arzt sofort benachrichtigen
- Oberkörper hochlagern
- Patienten beruhigen
- Blut auffangen, etwa in einer Nierenschale
- Evtl. Sekret absaugen
- Mundpflege durchführen (lassen).

18.2.4 Atemgeräusche

Schnarchen

Das wohl häufigste Atemgeräusch ist das **Schnarchen** während des Schlafs. Es ist meist Folge einer Erschlaffung der Rachenmuskulatur oder einer behinderten Nasenatmung (z. B. Adenoide bei Kindern, ☞ 32.5.4) mit daraus resultierender Verengung der Atemwege. In jedem Alter begünstigt Übergewicht das Schnarchen.

Schlafapnoesyndrom

Lautes Schnarchen ist eines der Leitsymptome des **Schlafapnoesyndroms.**

Hier treten während des Schlafs pro Stunde mehr als zehn Atempausen von über zehn Sekunden Dauer auf. Der Patient erwacht jedes Mal infolge des O_2-Mangels (ohne dass ihm dies allerdings bewusst wird), was tagsüber zu starker Müdigkeit (Einschlafen bei unpassenden Gelegenheiten) und Leistungsminderung führt. Außerdem können eine arterielle Hypertonie und Herzrhythmusstörungen auftreten.

Die Diagnose wird durch Untersuchung im **Schlaflabor** gesichert.

Verengungen im HNO-Bereich werden möglichst operativ beseitigt, Übergewicht sollte abgebaut werden.

In schweren Fällen ist eine kontinuierliche nächtliche Überdruckbeatmung über eine nasale Maske (**nCPAP-Therapie,** *nCPAP = nasal continuous positive airway pressure*) notwendig.

18.2 Hauptbeschwerden und Leitbefunde bei Lungenerkrankungen

18

Stridor

Ein **Stridor** (*lat.*: Zischen, Pfeifen) ist ein pfeifendes Atemgeräusch und entsteht bei verengten Atemwegen. Die Verengung behindert den Luftstrom, so dass die Atmung meist verlängert und mühsam ist. Evtl. tritt gleichzeitig eine Dyspnoe (☞ 18.2.1) auf.

Ein **inspiratorischen Stridor** entsteht bei der Einatmung infolge einer Verengung der *großen extrathorakalen* Atemwege, z. B. bei einem Pseudokrupp-Anfall (☞ 32.8.3) oder Einengung der Trachea durch eine vergrößerte Schilddrüse.

Der **exspiratorische Stridor** während der Ausatmung ist die Folge einer Verengung in den *kleinen intrathorakalen* Atemwegen und kommt z. B. beim Asthma bronchiale vor.

Auch ein kombinierter in- und exspiratorischer Stridor ist möglich.

> **Notfall**
> Gleichzeitiges Auftreten von Atemnot und Stridor sind Zeichen eines Notfalls (Verhalten im Notfall ☞ 13.3 und 13.4).

Rasselgeräusche

Rasselgeräusche *(RG)* sind pathologische Atemgeräusche in den Bronchien. Rasselgeräusche unterscheidet der Arzt durch Auskultation (☞ 14.3):
- **Trockene Rasselgeräusche** entstehen, wenn Schleimfäden in den Luftwegen schwingen. Sie treten bei chronisch obstruktiver Bronchitis oder Asthma bronchiale auf. Je nach Klangqualität werden üblicherweise *Pfeifen, Giemen* und *Brummen* unterschieden
- **Feuchte Rasselgeräusche** sind am ehesten mit dem Perlen von Mineralwasser zu vergleichen, können aber auch brodelnden Charakter haben.

Die Nomenklatur zum Stridor und den Rasselgeräuschen ist allerdings nicht einheitlich.

> **Notfall**
> Brodelnde Atemgeräusche in Kombination mit Atemnot und evtl. schaumig-serösem Sputum sind Leitsymptome des Lungenödems (☞ 16.6.3).
> - Sofort Arzt informieren
> - Oberkörper hoch- und Beine tieflagern
> - Auf Arztanordnung Sauerstoff verabreichen.

Schluckauf

Schluckauf *(Singultus)* ist Folge einer Reizung des Nervus phrenicus. Dieser versorgt das Zwerchfell und gibt den Impuls für eine ruckartige Kontraktion des Zwerchfells, die plötzlich Luft in den Brustkorb einströmen lässt.

Der N. phrenicus kann gereizt werden, wenn zu viel Luft geschluckt wurde und eine Luftblase im Magen auf den Nerv drückt. Auch kalte Getränke und Operationen im Oberbauch können einen Schluckauf auslösen. Gelegentlich tritt ein (besonders hartnäckiger) Schluckauf ohne erkennbare Ursache auf.

Bei extrem quälendem Schluckauf schaffen krampflösende oder beruhigende Arzneimittel Abhilfe.

18.2.5 Atemgeruch

Unangenehmer **Atemgeruch** (*lat.* **Foetor** = übler Geruch) ist meist ein Krankheitszeichen. Dieser muss allerdings vom *Mundgeruch* unterschieden werden (☞ 12.2.4.7).
- **Azetongeruch** ist typisch für das diabetische Koma und tritt hier oft zusammen mit einer Kussmaul-Atmung (☞ 12.2.4.5) auf. Auch Nahrungskarenz oder Hunger können zum Azetongeruch führen, wenn beim Abbau der Fettreserven vermehrt Ketonkörper (☞ 21.6.3) entstehen
- **Ammoniakgeruch** (nach Salmiakgeist riechend) weist auf eine schwere Beeinträchtigung der Leberfunktion hin. Die Leber kann das Ammoniak, das beim Eiweißzerfall entsteht, nicht mehr abbauen (Leberkoma ☞ 20.4.4)
- **Foetor hepaticus** (wie frische Leber) kann beim Leberversagen (Leberzerfallkoma ☞ 20.4.4) auftreten
- **Fäulnisgeruch** (übel riechend bis jauchig-stinkend) weist auf Zerfallsprozesse in den Atemwegen hin, etwa bei Lungengangrän oder Lungenkarzinom (☞ 18.8.1)
- Ein fade-süßlicher **Eitergeruch** kennzeichnet bakterielle Infektionen und ist charakteristisch bei akuter Bronchitis, Pneumonie oder Diphtherie
- **Foetor uraemicus** (urinöser Geruch) tritt im Endstadium des Nierenversagens (Urämie ☞ 29.5.9) auf.

Pflege

Die Pflegenden vermitteln dem Patienten und evtl. seinen Angehörigen in einem (einfühlsamen) Gespräch den Zusammenhang zwischen Erkrankung und Atemgeruch und achten auf regelmäßige Mundpflege (☞ 12.5.2.4) sowie häufiges Lüften des Zimmers.

18.2.6 Pathologische Atemintensität

Beobachtung der Atemintensität ☞ *12.2.3.3*

Hypoventilation

> **Hypoventilation:** Im Verhältnis zum Sauerstoffbedarf des Körpers zu geringe Belüftung der Alveolen mit vermindertem Atemminutenvolumen und Anstieg von pCO_2 (*respiratorische Insuffizienz* ☞ 18.3.2).

Mögliche Ursachen einer **Hypoventilation** sind:
- Schmerzen im Brustkorb oder Abdomen, die zu einer *Schonatmung* führen
- Schlechter Allgemeinzustand des Patienten
- Behinderung der Atmung durch Störungen des Atemzentrums, der Atemmuskulatur oder der Atemwege.

Hyperventilation

> **Hyperventilation:** Gesteigertes Atemminutenvolumen über die Stoffwechselbedürfnisse des Körpers hinaus mit zu niedrigem pCO_2 (**Hypokapnie** ☞ 18.3.2).

Eine **Hyperventilation** ist am häufigsten psychogen verursacht (☞ 29.11.2). Sie kann darüber hinaus metabolisch (= stoffwechselbedingt), zentral (ZNS-Schädigung), kompensatorisch (als Reaktion auf einen Sauerstoffmangel), hormonell oder medikamentös bedingt sein.

18.2.7 Schmerzen

Schmerzen im Thorax sind eine häufige Beschwerde sowohl im ambulanten als auch im stationären Bereich (zur Differentialdiagnose des Thoraxschmerzes ☞ auch 16.2.1). Ihnen liegen allerdings eher selten Lungenerkrankungen zugrunde, denn die meisten Lungenerkrankungen verlaufen schmerzlos. Lungenerkrankungen, die zu Schmerzen führen, sind der Pneumothorax (☞ 18.9), die Pleuritis (☞ 18.11.1) und die Lungenembolie (☞ 18.10.1). Meist sind die Schmerzen dabei atemabhängig.

765

18.3 Der Weg zur Diagnose bei Lungenerkrankungen

CT, Kernspintomographie ☞ 14.6.4, 14.6.5
Lungenperfusionsszintigraphie ☞ 18.10.1
Perkussion und Auskultation der Lungen ☞ 14.3
Röntgen(leer)aufnahme des Thorax ☞ 14.6.2

18.3.1 Lungenfunktionsdiagnostik

Die **Lungenfunktionsprüfung** (kurz *Lufu*) dient der genauen Messung der mechanischen Leistungsfähigkeit der Lunge. Sie wird zur Diagnose und Verlaufskontrolle von Lungenerkrankungen und vor operativen Eingriffen eingesetzt.

> Die Lungenfunktionsprüfung erlaubt die Unterscheidung zwischen **restriktiven** und **obstruktiven Ventilationsstörungen** (Ventilationsstörungen = Störungen der Lungenbelüftung):
> ▶ Bei *obstruktiven Ventilationsstörungen* ist der Strömungswiderstand in den Atemwegen erhöht. Beispiele sind die chronisch-obstruktive Bronchitis (☞ 18.5.1) und das Asthma bronchiale (☞ 18.6).
> ▶ *Restriktive Ventilationsstörungen* dagegen bezeichnen die krankhaft veränderte Dehnbarkeit der Lunge. Mögliche Ursache ist z. B. eine Lungenfibrose (☞ 18.7).
> ▶ Mischformen sind möglich.

Spirometrie

Am häufigsten eingesetzt wird die **Spirometrie**. Mit ihrer Hilfe können die verschiedenen Lungenvolumina und Ventilationsgrößen mit Ausnahme des Residualvolumens gemessen werden.

Ein wichtiger Wert ist das *forcierte exspiratorische Volumen* (FEV_1 = *Einsekundenkapazität*). Es gibt an, wie viel Luft der Patient in einer Sekunde maximal ausatmen kann. Bezogen auf die Vitalkapazität (FEV_1/VC) ergibt sich der **Tiffeneau-Wert**, der beim Gesunden bei ca. 70 % liegt. Beide Werte sind insbesondere bei Verengungen der Atemwege, etwa beim Asthma bronchiale, vermindert. Durch Testwiederholung nach Inhalation eines $β_2$-Sympathomimetikums (z. B. Salbutamol ☞ Pharma-Info 18.27) kann getestet werden, ob sich die verengten Atemwege wieder erweitern können (**Bronchospasmolysetest**).

Pflege vor Spirometrie

Notwendig ist die Dokumentation von Größe, Gewicht und Alter des Patienten, da alle Lungenvolumina hiervon und vom Geschlecht abhängig sind.

Peak-Flow-Meter

Auch zur häuslichen Selbstkontrolle geeignet ist der **Peak-Flow-Meter** (peak flow = Spitzenfluss). Das ungefähr handgroße Gerät misst den Höchstwert des Ausatmungsstroms bei forcierter Ausatmung und ermöglicht dem Patienten selbst (aber auch dem Arzt) eine einfache Therapiekontrolle z. B. bei Asthma.

Für jeden Patienten wird zunächst ein individueller „Bestwert" als Richtgröße ermittelt. Die Messungen erfolgen regelmäßig 1- bis 2-mal täglich (am besten morgens), außerdem bei Anzeichen von Obstruktion, Atemnot oder Bronchialinfekt sowie bei Medikamentenumstellung, ggf. 15 Min. vor und nach der Inhalation mit Bronchiodilatatoren. Nach der Messung ordnet der Patient den besten Wert einer der drei Farben des Ampelschemas (☞ Abb. 18.11) zu und passt die Behandlung ggf. entsprechend der Vorgaben des Arztes an.

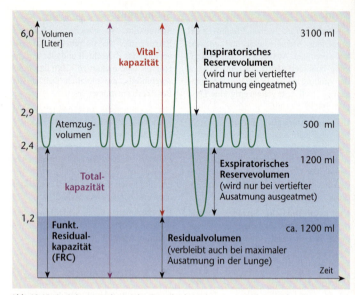

Abb. 18.10: Statische Atemvolumina des Gesunden bei Ruheatmung und bei vertiefter Ein- und Ausatmung. Die angegebenen Werte beziehen sich auf einen gesunden jungen Mann, bei Frauen sind sie um ca. 15 %, bei Kindern altersabhängig niedriger.

Anleitung des Patienten

Die Pflegenden leiten den Patienten an:
▶ Im Stehen bzw. mit aufrechtem Oberkörper messen
▶ Zeiger am unteren Ende der Messskala auf Null stellen
▶ Gerät waagerecht vor den Mund halten, tief einatmen, Luft kurz anhalten
▶ Mundstück fest mit den Lippen umschließen
▶ Schnell mit aller Kraft ausatmen, mit kurzem Atemstoß
▶ Messwert (Zeigerstand) ablesen
▶ Zeiger wieder auf Null stellen und zwei weitere Messungen durchführen, höchsten Wert im Protokoll notieren.

18.3.2 Blutgasanalyse

> **Blutgasanalyse** *(BGA):* Messung der **Partialdrücke** (d. h. der *Teilkonzentrationen*) der Atemgase im arteriellen oder arterialisierten Blut. Zusätzlich werden meist der pH-Wert und das *Standardbikarbonat* des Bluts bestimmt, da Blutgase und Säure-Basen-Haushalt eng zusammenhängen.

Die **Blutgasanalyse** *(BGA)* erlaubt eine Beurteilung des Gasaustausches in der Lunge. Hierfür ist arterielles Blut (☞ unten) oder arterialisiertes Kapillarblut (☞ 14.5.1) erforderlich.

18.3 Der Weg zur Diagnose bei Lungenerkrankungen

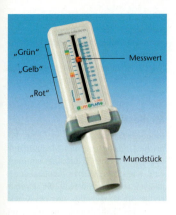

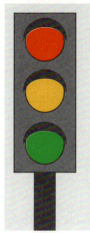

Abb. 18.12 (links): Peak-Flow-Meter. Handhabung ☞ Text. [V067]

Abb. 18.11 (rechts): Ampelschema (mod. nach: Deutsche Atemwegsliga e.V. (Hrsg.): Chronisch obstruktive Bronchitis und Lungenemphysem – besser mit der Krankheit leben, S. 22).

Peak-Flow-Wert < 50 % des persönlichen Bestwertes: **Gefahr!** Suchen Sie bitte einen Arzt auf!

Peak-Flow-Wert 50–80 % des persönlichen Bestwertes: **Gefahr!** Zusätzliche Medikamenteneinnahmen.

Peak-Flow-Wert 80–100 % des persönlichen Bestwertes: Ihre Erkrankung ist unter Kontrolle.

Mit Hilfe des „Ampelschemas" kann der Betroffene seine Atemsituation objektivieren und gezielt auf Veränderungen der Peak-Flow-Werte reagieren.

Die Normwerte der Partialdrücke sind altersabhängig (Details ☞ Kap. 35).

Folgende Abweichungen werden differenziert:

- **Hypoxie.** Erniedrigung des Sauerstoffpartialdrucks im arteriellen Blut unter 70 mmHg (9,5 kPa, altersabhängig)
Abgrenzend wird eine Erniedrigung des Sauerstoff*gehalts* im Blut meist als **Hypoxämie** bezeichnet, wobei aber auch hier die Nomenklatur nicht einheitlich ist
- **Hypokapnie.** Erniedrigung des Kohlendioxidpartialdrucks im arteriellen Blut ($paCO_2$) unter 32 mmHg (4,2 kPa). Durch Hyperventilation (☞ 18.2.6) oder metabolische Azidose mit respiratorischer Kompensation bedingt
- **Hyperkapnie.** Erhöhung des Kohlendioxidpartialdrucks im arteriellen Blut ($paCO_2$) auf über 45 mmHg (6,1 kPa). Hervorgerufen durch Hypoventilation (☞ 18.2.6) oder metabolische Alkalose mit respiratorischer Kompensation
- **Respiratorische Partialinsuffizienz:** Absinken des paO_2 unter den unteren Normwert von 70 mmHg bei normalem oder sogar erniedrigtem Kohlendioxidgehalt des Bluts
- **Respiratorische Globalinsuffizienz:** Absinken des paO_2 im Blut unter den unteren Normwert von 70 mmHg bei gleichzeitigem Anstieg des Kohlendioxidgehalts des Bluts über 45 mmHg.

Arterielle Blutentnahme

Für eine arterielle Punktion werden benötigt:
- Sterile Handschuhe, Tupfer und Hautdesinfektionsmittel
- Ein spezielles BGA-Röhrchen (☞ Abb. 18.13), 17er = lila Kanüle
- Tupfer oder Kompressen zum Komprimieren der Punktionsstelle, Verbandmaterial, bei Punktion der A. femoralis ein Sandsack.

Die Arterienpunktion ist eine ärztliche Aufgabe. Meist wird die A. radialis im Handgelenkbereich oder die A. femoralis im Leistenbereich punktiert.

Nach der Punktion ist eine Kompression der Punktionsstelle für mindestens fünf Minuten erforderlich, da sich sonst große Hämatome bilden können. Auch danach muss die Punktionsstelle noch auf Nachblutungen kontrolliert werden.

An der punktierten Extremität werden zunächst stündlich Puls und Hautdurchblutung geprüft. Das gefüllte BGA-Röhrchen wird nach der Punktion sofort luftdicht verschlossen und (gekühlt) zum Labor gebracht. Geräte zur BGA stehen auch auf vielen Intensivstationen. Für die korrekte Auswertung der BGA sind zusätzlich (für Patienten während einer Sauerstofftherapie) die O_2-Konzentration der Atemluft und (bei Fieber) die Körpertemperatur des Patienten zu notieren.

18.3.3 Pulsoximetrie

Bei der **Pulsoximetrie** wird mit einer aufgesteckten oder aufgeklebten Sonde transkutan die (arterielle) Sauerstoffsättigung des Hämoglobins gemessen. Dies ermöglicht die Beurteilung des Gasaustausches in der Lunge. Eingesetzt wird die Pulsoximetrie bei Patienten mit Lungenerkrankungen oder im Rahmen des Monitorings in der Intensivmedizin, Anästhesie sowie bei diagnostischen und therapeutischen Eingriffen.

Der Clip hat auf der einen Seite Lichtquellen, die rotes und infrarotes Licht aussenden. Auf dem Weg durch Finger, Zeh oder Ohrläppchen wird dieses Licht durch sauerstoffbeladenes (oxigeniertes) und nicht-sauerstoffbeladenes (desoxigeniertes) Hämoglobin aufgrund deren unteschiedlicher Farbe verschieden stark absorbiert. Auf der gegenüberliegenden Seite misst ein Photodetektor das ankommende Licht, aus dem Vergleich mit Referenzwerten ergibt sich dann die Sauerstoffsättigung.

Normal ist eine Sauerstoffsättigung über 95 %. Grundsätzlich gilt es, bei den Messwerten den Gesamtzustand des Patienten zu berücksichtigen (z. B. Schock?) und bei unglaubwürdigen Werten mögliche Störfaktoren zu überprüfen (☞ Tab. 18.14).

Pflege

Bei Erwachsenen und Kindern wird der Sensor in aller Regel an Finger, Zeh oder Ohrläppchen platziert, bei Säuglingen an Handteller, Handgelenk oder Mittelfuß:
- Bei Platzierung am Ohr Ohrring, bei Platzierung an Finger oder Zeh ggf. Nagellack entfernen
- Pulsoximeter anbringen (Clip- oder Klebesensor), Photodetektor vollständig bedecken, damit kein Licht von außen darauf fällt
- Bei Messung an Finger oder Zeh darauf achten, dass Extremität ruhig gehalten wird

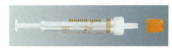

Abb. 18.13: Spezielles BGA-Röhrchen. [V153]

18 Pflege von Menschen mit Lungenerkrankungen

Falsche Messergebnisse bei	Mögliche Ursachen
▸ Schlechter Gewebedurchblutung ▸ Schwachem Puls	▸ Hyptonie, Schock ▸ Niedriges Herzzeitvolumen ▸ pAVK, Vasokonstriktion jeglicher Ursache (Arzneimittel, Kälte) ▸ Blutdruckmessung an der Extremität, an der das Pulsoximeter befestigt ist
Lichteinfall von außen auf den Sensor	▸ Lockere Sonde, falsche Sondengröße (z. B. bei Kindern)
Bewegungen	▸ Zittern, unruhiger Patient
Verfärbung im durchstrahlten Bereich	▸ Schmutz ▸ Nagellack
Verändertem Hämoglobin	▸ Kohlenmonoxidvergiftung, Methämoglobinämie

Abb. 18.14: Wichtige Ursachen falscher Messwerte bei der Pulsoximetrie.

▸ Zur Vermeidung von Druckstellen Position des Pulsoximeters mindestens alle zwei Stunden wechseln
▸ Sensor nach Herstellerangaben reinigen und desinfizieren.

18.3.4 Endoskopische Untersuchungen

Bronchoskopie

Bei der **Bronchoskopie** werden die Luftwege mit einem Spezialendoskop betrachtet, wobei je nach Fragestellung bzw. geplantem Eingriff *flexible* oder *starre Bronchoskope* zum Einsatz kommen. Bei flexiblen Bronchoskopen reicht bei Erwachsenen in aller Regel eine Schleimhautanästhesie und Sedierung aus, bei starren ist eine Allgemeinanästhesie erforderlich.

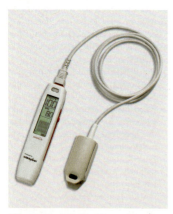

Abb. 18.15: Batteriebetriebener Pulsoximeter. Links die Anzeige (oben Sauerstoffsättigung, unten Pulsfrequenz), rechts der Sensor. Durch auswechselbare Sensoren kann das Gerät sowohl bei Säuglingen als auch bei Erwachsenen verwendet werden. [V083]

Die *diagnostische Bronchoskopie* (evtl. mit Biopsie) wird v. a. bei Verdacht auf bösartige Tumoren durchgeführt. Bei einer *therapeutischen Bronchoskopie* werden Fremdkörper entfernt, Tumoren z. B. mittels Laser verkleinert oder Schleim aus den Atemwegen abgesaugt.

Hauptkomplikationen einer Bronchoskopie sind Hypoxie, Herzrhythmusstörungen, Blutungen, Infektionen, Asthmaanfälle, Perforationen oder Pneumothorax.

Bronchoalveoläre Lavage

Im Rahmen einer Bronchoskopie ist auch eine **bronchoalveoläre Lavage** (*Bronchiallavage, BAL*) möglich. Dabei werden den Bronchien und Alveolarraum mit physiologischer Kochsalzlösung gespült, um Sekret und darin befindliche Zellen und Mikroorganismen zu gewinnen (*diagnostische bronchoalveoläre Lavage*). Auch eine *therapeutische* bronchoalveoläre Lavage kann manchmal notwendig sein.

Pflege bei Bronchoskopie

Allgemeine Richtlinien für endoskopische Untersuchungen ☞ 14.7

Vor der Untersuchung müssen die Befunde von Röntgen-Thorax, Lungenfunktionsprüfung, arterieller BGA, Blutbild und Gerinnungsstatus vorliegen.

Vor dem Eingriff bleibt der Patient nüchtern. Kurz vor der Untersuchung wird er aufgefordert, eine vorhandene Zahnprothese zu entfernen und noch einmal zur Toilette zu gehen. Nach dem Eingriff ist meist eine Bettruhe von wenigen Stunden angebracht. Die Pflegenden kontrollieren engmaschig die Vitalzeichen des Patienten und fragen ihn nach seinem Befinden. Bis zum völligen Abklingen der Lokalanästhesie (ca. zwei Stunden) darf der Patient wegen der Aspirationsgefahr nicht essen und trinken. Nach einer Allgemeinanästhesie dauert die Nahrungskarenz länger (Arztanordnung). Darüber hinaus kann der Patient (vorübergehend) heiser sein.

Mediastinoskopie

Eine **Mediastinoskopie**, die endoskopische Untersuchung des Mediastinums über einen kleinen Hautschnitt am Jugulum, kann bei unklaren Lungenerkrankungen mit Vergrößerung der Lymphknoten am Lungenhilus oder bei Krankheiten des Mediastinums angezeigt sein. Die Mediastinoskopie ist eine kleine Operation und erfordert eine Intubationsnarkose. Sie wird bei einigen Indikationen zunehmend durch Endosonographie (Schallkopf im Ösophagus) mit Biopsie ersetzt.

Pflege bei Mediastinoskopie

▸ Die präoperative Vorbereitung entspricht der bei einer kleinen Operation (☞ 15.10.2). Die Hautrasur umfasst den vorderen Oberkörper, eine Handbreit des Halses sowie die Axillen (hausinternen Standard berücksichtigen)
▸ Nach dem Eingriff wird der Patient in Oberkörperhochlage gelagert (mindestens 30°). Seine Vitalzeichen werden zuerst halbstündlich und später stündlich kontrolliert
▸ Nach einigen Stunden (Arztanordnung) darf der Patient trinken
▸ Temperatur- und Wundkontrollen sind in den nächsten Tagen wichtig, um eine Infektion rechtzeitig zu erkennen.

Thorakoskopie

Als **Thorakoskopie** wird die endoskopische Untersuchung der Pleurahöhle bezeichnet. Indikationen sind Prozesse des Mediastinums, die durch eine Mediastinoskopie nicht erreicht werden können, generalisierte Lungenerkrankungen nach erfolgloser Bronchoskopie oder unklare Befunde im Bereich von Brustwand, Pleura, Lungenoberfläche oder Zwerchfell. Wichtigste Komplikation sind Blutungen.

Die Thorakoskopie wird in Allgemeinanästhesie oder Lokalanästhesie plus Sedierung durchgeführt. Der Patient wird auf die Seite gelagert und das Endoskop zwischen den Rippen eingeführt. Nach der Untersuchung wird eine Pleuradrainage gelegt.

Die Pflege bei Thorakoskopie entspricht in etwa derjenigen bei Mediastinoskopie. Hinzu kommt die Pflege bei Pleuradrainage (☞ 18.1.4).

Videoassistierte Thorakoskopie (VAT) ☞ *18.1.5*

18.3.5 Pleurapunktion

Große Bedeutung in der Lungenheilkunde hat die **Pleurapunktion**. Eine *diagnostische Pleurapunktion* wird bei Pleuraergüssen zur Artdiagnose des Ergusses durchgeführt. *Therapeutische Pleurapunktionen* dienen dem Ablassen des Ergusses oder der *Installation* (dem Einbringen) von Arzneimitteln, z.B. Zytostatika bei Tumoren.

Hauptkomplikationen sind Pneumothorax (☞ 18.9), Blutungen aus der Punktionsstelle oder Infektionen.

Vorbereitung

Vor der Pleurapunktion kann der Patient noch einmal zur Toilette gehen. Die Pflegenden richten folgende *Materialien*:
- Ggf. Materialien zur Hautrasur
- Steril abgepacktes Punktionsset
- Desinfektionsmittel (gefärbt), sterile Tupfer und Kompressen, steriles Abdecktuch
- Materialien für eine Lokalanästhesie
- Sterile Handschuhe und Mundschutz, evtl. Kittel und Haube
- Drei beschriftete Untersuchungsröhrchen (je eins für Klinische Chemie, Pathologie und Mikrobiologie), nach Anordnung evtl. Blutkulturflaschen (anaerob und aerob)
- Evtl. Codein gegen Hustenreiz, Verbandmaterial (evtl. auch Nahtmaterial).

Durchführung und Unterstützung durch die Pflegenden

Unmittelbar vor der Punktion helfen die Pflegenden dem Patienten, die richtige Haltung einzunehmen: Der Patient sitzt mit angehobenen, aufgestützten Armen am Bettrand oder auf einem Stuhl. Der Oberkörper ist leicht vorgebeugt, so dass sich die Zwischenrippenräume dehnen. Günstig ist, wenn eine Pflegekraft während der Punktion vor dem Patienten steht, seine Position unterstützt und ihm gleichzeitig Sicherheit vermittelt. Der Patient soll während der Punktion nicht husten oder pressen.

Zunächst stellt der Arzt die Ergusslokalisation fest, heute in der Regel sonographisch. Dann sticht er nach vorheriger Desinfektion und Lokalanästhesie der Punktionsstelle am Oberrand einer Rippe ein. Die Punktionsstelle liegt am Rücken zwischen hinterer Axillarlinie und Skapularlinie.

Nach der Punktion wird die Einstichstelle mit einem sterilen Verband versorgt.

Nachbereitung

Nach der Untersuchung werden Atmung, Puls und Blutdruck des Patienten engmaschig überwacht und der Wundverband regelmäßig kontrolliert. Außerdem organisieren die Pflegenden die vom Arzt angeordnete Röntgenaufnahme des Thorax zum Ausschluss eines Pneumothorax und zur Bestimmung des Restergusses.

18.4 Infektiöse Erkrankungen der Atmungsorgane

Epiglottitis ☞ *32.8.4*
Pseudokrupp ☞ *32.8.3*

18.4.1 Influenza und grippeähnliche „Erkältungskrankheiten"

Influenza

> **Influenza** *(Virusgrippe, echte Grippe):* Akute Infektion der Atemwege, typischerweise mit hohem Fieber und starkem Krankheitsgefühl. Bei komplikationslosem Verlauf Abklingen der Krankheitserscheinungen nach knapp einer Woche, vor allem bei Menschen mit Vorerkrankungen jedoch hohes Risiko teils ernster Komplikationen. In Deutschland durchschnittlich 5000–8000 Grippetote jährlich, bei stärkeren Epidemien wesentlich mehr.

Der direkte Nachweis von **Influenza-Viren** ist meldepflichtig (☞ 26.12).

Krankheitsentstehung

Die **Influenza** wird durch **Influenza-Viren** der Typen A, B oder C hervorgerufen. Die Viren werden durch Tröpfcheninfektion und direkten Kontakt übertragen und schädigen die Epithelien des Atemtraktes.

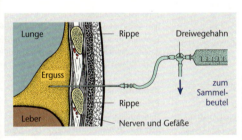

Abb. 18.16: Lage der Pleurapunktionsnadel. Der Erguss wird mit der Spritze aspiriert und nach Umstellen des Dreiwegehahns in den Sammelbeutel gefüllt. [A400-190]

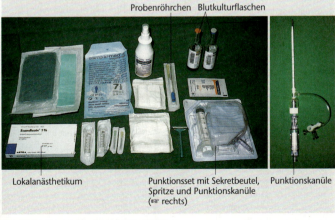

Abb. 18.17: Materialien zur Pleurapunktion. [M161]

18 Pflege von Menschen mit Lungenerkrankungen

Charakteristisch für Influenzaviren ist die rasche Entstehung neuer Virusuntertypen durch Mutation, welche im Abstand von einigen Jahren zu **Influenzaepidemien** führen, da die vorhandenen Antikörper nicht mehr schützen. Influenzaviren treten auch im Tierreich (z.B. **Vogelgrippeviren**) auf und können bei Mutationen zu Epidemien beim Menschen führen.

Symptome, Befund und Diagnostik

Nach einer Inkubationszeit von 1–3 Tagen bekommt der Patient innerhalb von Stunden hohes Fieber. Er fühlt sich sehr krank und hat Kopf-, Glieder- und Rückenschmerzen. Hinzu treten Schnupfen, Husten, Halsschmerzen und Heiserkeit.

Die körperliche Untersuchung ist nur wenig ergiebig (geröteter Rachen, evtl. wenige Rasselgeräusche auskultierbar). Die Abgrenzung der Influenza von anderen schweren „Erkältungen" ist im Frühstadium der Erkrankung klinisch unmöglich. Ein Schnelltest kann vor allem bei Risikogruppen sinnvoll sein.

Komplikationen

Besonders bei Säuglingen, älteren Menschen sowie Patienten mit Abwehrschwäche oder Vorerkrankungen der Atemwege drohen Komplikationen:
- Gefürchtet sind *toxisch bedingte Schädigungen* praktisch aller Organe, insbesondere eine Herzbeteiligung, eine Gefäßschädigung bis hin zum Kreislaufversagen, eine ZNS-Beteiligung und eine Nervenentzündung
- Die virusbedingte Schädigung der Schleimhäute begünstigt *bakterielle* Folgeinfektionen (Sekundärinfektionen). Zu nennen sind hier vor allem Pneumonien (das Virus kann aber auch direkt zu einer Pneumonie führen), Nasennebenhöhlenentzündungen und bei Kindern Mittelohrentzündungen
- Vorerkrankungen der Atemwege (z.B. Asthma) verschlimmern sich oft und können zur beatmungspflichtigen respiratorischen Insuffizienz führen
- Kleine Kinder bekommen zudem häufig Pseudokrupp-Anfälle (☞ 32.8.3).

Behandlungsstrategie

In den ersten 24–48 Std. nach Krankheitsausbruch kann eine antivirale Medikation, heute bevorzugt mit Neuraminidasehemmern (z.B. Oseltamivir, Tamiflu®), den Krankheitsverlauf etwas abschwächen. Sie wird für oben genannte Risikogruppen empfohlen.

Ansonsten ist die Behandlung symptomatisch, vor allem mit fiebersenkenden und schmerzlindernden Arzneimitteln (z.B. Paracetamol, etwa in ben-u-ron®). Bei bakteriellen Sekundärinfektionen werden Antibiotika gegeben.

Pflege bei Influenza

- Solange der Patient hohes Fieber hat und daher überwiegend Bettruhe einhält, sind Dekubitus-, Thrombose-, Pneumonie- und Obstipationsprophylaxe erforderlich (☞ Kap. 12)
- Die Pflegenden kontrollieren engmaschig die Vitalzeichen und die Temperatur. Wichtig ist auch das Achten auf Husten und Sputum, z.B. grünliches Sputum als Zeichen einer bakteriellen Folgeinfektion (☞ 12.2.4.9)
- Da die Kranken stark schwitzen, werden Bettwäsche und Kleidung oft gewechselt
- Unter Umständen brauchen die Patienten Hilfe bei der Körperpflege
- Die Kost soll leicht verdaulich und vitaminreich sein (Wunschkost). Wichtig ist ausreichende Flüssigkeitszufuhr (wenn keine Kontraindikationen vorliegen). Als angenehm werden oft warme Getränke empfunden
- Wegen der hohen Ansteckungsgefahr sind Maßnahmen zur Quellenisolierung erforderlich (☞ 26.2.3). Besucher werden über die Ansteckungsgefahr (bis fünf Tage nach Krankheitsbeginn) informiert.

Prävention und Gesundheitsberatung

Für ältere, besonders komplikations- oder ansteckungsgefährdete Menschen (darunter auch medizinisches und pflegerisches Personal) wird die Grippeschutzimpfung empfohlen (🕮 4). Da sich die Viren rasch verändern, muss jedes Jahr mit den *wahrscheinlich* „aktuellen" Stämmen neu geimpft werden. Einen sicheren Schutz bietet die Impfung allerdings nicht.

Grippeähnliche „Erkältungskrankheiten"

Erkältung (*grippaler Infekt*, oft auch nicht ganz korrekt als *Grippe* bezeichnet): Sehr häufige, fast immer virale Infektion der oberen und unteren Luftwege von meist nur wenigen Tagen Dauer. Nur für Risikopatienten durch ihre Komplikationen gefährlich.

Krankheitsentstehung

Bis heute konnten Hunderte verschiedener „Schnupfenviren" identifiziert werden. Wichtige Erreger sind *Adeno-, Myxo-, Echo-* und *Rhinoviren* und – für Kleinkinder gefährlich – *RS-Viren* (*respiratory syncytial virus,* kurz *RSV*).

Übertragung und Schädigungsmechanismus entsprechen dem bei Influenza (☞ oben).

Erwachsene haben ca. 3–5, Vorschulkinder 4–8 Erkältungen pro Jahr.

Symptome, Befund und Diagnostik

Nach kurzer Inkubationszeit von meist nur 1–2 Tagen bekommen die Patienten abhängig von der Art des Virus und der individuellen Veranlagung:
- Schnupfen (zunächst dünnflüssig-klar, später schleimig-eitrig), Niesen
- Halsschmerzen, „Kratzen" im Rachen
- Heiserkeit, Husten
- Evtl. Augenbindehautentzündung
- Kopf- und Gliederschmerzen, möglicherweise (leichtes) Fieber.

Die körperliche Untersuchung ist bis auf eine mäßige Rötung der Rachenschleimhaut unauffällig.

Eine weitergehende Diagnostik ist nur bei Risikopatienten oder Verdacht auf Komplikationen angezeigt (etwa bei einem erneuten Fieberanstieg nach mehreren Tagen).

Behandlungsstrategie und Pflege

Behandlung und Pflege entsprechen denen bei Influenza (☞ oben). Bei Säuglingen kann die Behinderung der Nasenatmung zu Atem- und Trinkstörungen führen. Hier helfen abschwellende Nasentropfen (z.B. Otriven®) und Nasenpflege mit NaCl 0,9% oder z.B. Rhinomer®-Nasenspray.

Prävention und Gesundheitsberatung

Um längerfristig das Erkältungsrisiko zu reduzieren, werden Maßnahmen zur *unspezifischen Immunstimulation* empfohlen, z.B. sportliche Betätigung und Bewegung, vor allem im Freien, oder Klimareize (etwa Wechselduschen, Sauna). In der „Erkältungssaison" können „Abstand halten" und Händehygiene (z.B. Vermeiden von Händeschütteln) das Ansteckungsrisiko etwas mindern.

770

18.4 Infektiöse Erkrankungen der Atmungsorgane **18**

18.4.2 Akute Bronchitis

Akute Bronchitis: Entzündung der Bronchien, meist mit einer **Tracheitis** (Entzündung der Luftröhre) einhergehend und in ca. 90% viral verursacht. Vor allem bei Kindern häufige Erkrankung mit jahreszeitlichem Gipfel im Winter. Beim Gesunden meist folgenloses Ausheilen. Bei Patienten mit vorbestehenden Lungenerkrankungen (z.B. Emphysem) erhöhtes Pneumonierisiko und Gefahr einer Verschlechterung der Lungenerkrankung bis zur respiratorischen Insuffizienz.

Krankheitsentstehung

Meist hat sich bei einer **akuten Bronchitis** eine virale Infektion der oberen Luftwege nach „unten" ausgebreitet.

Manchmal ist die akute Bronchitis durch chemische Reize bedingt oder tritt im Rahmen allgemeiner Viruserkrankungen auf, z.B. bei Masern.

Symptome und Untersuchungsbefund

Bei der unkomplizierten Virusbronchitis hat der Patient zunächst für kurze Zeit Schnupfen, Hals-, Kopf- und Gliederschmerzen und allgemeines Krankheitsgefühl als Zeichen eines Infektes der oberen Luftwege. Dann beginnt ein trockener Husten, der bald produktiv wird. Das Sputum ist meist schleimig-eitrig. Fieber über 39 °C ist selten.

Die Auskultation der Lunge ergibt wenige Rasselgeräusche. Die Diagnose wird klinisch gestellt.

Obstruktive Bronchitis des Kleinkinds

Vor allem bei entsprechend veranlagten Kleinkindern können sich die Bronchien entzündungsbedingt stark verengen. Bei dieser **obstruktiven Bronchitis** ist die Ausatmung erschwert, in ausgeprägten Fällen hat das Kind Atemnot, und man hört ein Pfeifen während der Exspiration. Die Abgrenzung zum Infektasthma (☞ 18.6) ist bisweilen erst durch die weitere Beobachtung des Kindes über Jahre möglich.

Behandlungsstrategie

Die Behandlung ist symptomatisch mit fiebersenkenden und evtl. schmerzlin-

dernden Arzneimitteln (z.B. Azetylsalizylsäure, etwa in Aspirin®) und bei behinderter Nasenatmung mit Nasentropfen (z.B. Nasivin®). Bei einer bakteriellen Sekundärinfektion sind Antibiotika angezeigt, bei einer obstruktiven Bronchitis werden die Bronchien mit den gleichen Arzneimitteln wie beim Asthma erweitert.

Hustendämpfende Arzneimittel (*Antitussiva*, ☞ Pharma-Info 18.36) sind selten angebracht, etwa bei hochgradiger Erschöpfung durch hustenbedingten Schlafmangel, da sie das erwünschte Abhusten des Sputums hemmen.

Pflege

- ▸ Bettruhe je nach Fieberhöhe und Befinden
- ▸ Leichte, vitaminreiche Kost
- ▸ Bei Fieber oder starker Verschleimung der Atemwege reichliche Flüssigkeitszufuhr, sofern keine Kontraindikationen vorliegen, wobei insbesondere heiße Getränke schleimlösend wirken. Teezubereitungen aus Anis, Fenchel, Salbei und Thymian können zusätzlich helfen
- ▸ Bei trockenem, unproduktivem Husten Hustentechnik bei Reizhusten (☞ 12.2.5.7)
- ▸ Ggf. sekretlösende Maßnahmen (z.B. Anfeuchten der Raumluft, Inhalationen, Vibrationsmassage, ☞ 12.2.5.6)
- ▸ Ausreichend Frischluft, kein Nikotin.

18.4.3 Bronchiolitis

Bronchiolitis: Viral bedingte Entzündung der kleinen Luftwege bei Säuglingen, häufig mit Giemen einhergehend.

Virusinfekte der oberen Luftwege breiten sich bei Säuglingen nicht selten bis hinunter in die Bronchiolen aus und führen dort zu einer **Bronchiolitis.** Häufigstes verursachendes Virus ist das *Respiratory Syncytial Virus* (RSV).

Die betroffenen Säuglinge fallen durch rasche Atmung, Dyspnoe (☞ Abb. 30.135), Husten, feuchte Rasselgeräusche und Giemen auf. Säuglinge unter sechs Monaten können unter teilweise gefährlichen Atempausen (Apnoe ☞ 30.24.2) leiden.

Die Diagnose wird klinisch gestellt. Das auslösende Virus kann oft in den Nasen-Rachen-Sekreten nachgewiesen werden.

Eine spezifische Therapie steht nicht zur Verfügung. Die Behandlung beschränkt

sich im Wesentlichen auf ausreichende Flüssigkeitszufuhr und Sauerstoffgabe im Bedarfsfall.

Eine passive Impfung gegen RSV (monatliche Injektion von RSV-Immunglobulin während der Winterzeit) steht für Risikogruppen wie etwa ehemalige Frühgeborene mit Atemwegsproblemen zur Verfügung.

18.4.4 Pneumonie

Pneumonie *(Lungenentzündung):* Entzündung des Lungenparenchyms durch infektiöse, allergische oder physikalisch-chemische Ursachen. Prognose für vorher Gesunde meist gut, für Herz-Lungen-Kranke oder Abwehrgeschwächte hohe Komplikationsgefahr. In vielen Industrieländern nach wie vor häufigste zum Tod führende Infektionskrankheit.

Wie gefährlich Pneumonien auch heute noch sein können und wie schnell sie sich teilweise ausbreiten, verdeutlichte 2003 die Lungenkrankheit **SARS** *(schweres akutes respiratorisches Syndrom),* eine neue Pneumonieform durch ein Virus aus der Familie der Coronaviren.

Krankheitsentstehung und Einteilung

Es gibt mehrere *Einteilungen der Pneumonien,* die sich zum Teil überlappen (☞ Tab. 18.18). Heute am wichtigsten, auch für die Wahl einer geeigneten (vorläufigen) Therapie, ist die Unterteilung in **ambulant erworbene Pneumonie** *(AEP, CAP)* und **nosokomiale Pneumonie.**

Symptome und Untersuchungsbefund

Weit überwiegend werden Pneumonien durch Bakterien verursacht. Typischerweise entwickelt sich innerhalb von 12–24 Std. ein schweres Krankheitsbild mit hohem Fieber und Schüttelfrost. Gleichzeitig tritt Husten auf, nach kurzer Zeit hustet der Patient eitriges, gelbliches oder grünes Sputum aus. Blutbeimengungen färben den Auswurf rötlich-braun. Oft klagt der Patient über Dyspnoe (☞ 18.2.1) und Schmerzen beim Atmen (*pleuritischer Schmerz* ☞ 18.11.1).

Auffallend ist ein süßlicher oder übel riechender Mundgeruch. Einige Patienten

771

Pflege von Menschen mit Lungenerkrankungen

	Pneumoniebegriff	Definition
Ätologie	Infektiöse Pneumonie	Bedingt durch Bakterien, Viren, Pilze, Mykoplasmen oder Protozoen
	Nicht-infektiöse Pneumonie	Bedingt durch physikalisch-chemische Reize (Bestrahlung, Reizgasinhalation), allergische Mechanismen oder Aspiration („Einatmen" von flüssigen oder festen Fremdkörpern mit nachfolgender bakterieller Besiedelung, sog. **Aspirationspneumonie,** ☞ auch 12.6.5.7)
Epidemiologie	Primäre Pneumonie	Pneumonie bei zuvor Gesunden
	Sekundäre Pneumonie	Pneumonie bei Patienten mit Grunderkrankung wie z. B. Herzinsuffizienz (sog. **Stauungspneumonie** bei Linksherzinsuffizienz), Lungenerkrankung (z. B. COPD ☞ 18.5), Aspiration, Atelektase (nicht belüftete Lungenbezirke, z. B. bei Bettlägerigkeit)
	Ambulant erworbene Pneumonie	Zu Hause erworben. Erregerprofil altersabhängig, häufigster Erreger Pneumokokken
	Nosokomiale Pneumonie	Im Krankenhaus erworbene Pneumonie (ab 48 Std. nach Aufnahme auftretend)
Ausdehnung/ Röntgenbild	Lobärpneumonie	Ein ganzer Lungenlappen ist betroffen, vor allem bei Kindern auftretend
	Bronchopneumonie	Herdförmige Entzündung der Bronchiolen und des sie umgebenden Gewebes
Pathologisch-anatomische Kriterien	Alveoläre Pneumonie	Entzündung vor allem in den Alveolen
	Interstitielle Pneumonie	Betroffen ist das Lungeninterstitium, oft durch Viren verursacht. Häufig bei immungeschwächten Patienten
	Pleuropneumonie	Pneumonie unter Mitbeteiligung der Pleura (Pleuritis ☞ 18.11.1)

Tab. 18.18: Übersicht über die verschiedenen Einteilungen der Pneumonien.

atmen schnell und flach, wobei die Nasenflügel sich deutlich mitbewegen (Nasenflügeln) und die erkrankte Brustkorbhälfte sichtbar weniger an der Atmung teilnimmt (Schonatmung). Manchmal ist der Kranke zyanotisch (☞ 16.2.4). Bei der Perkussion der Lunge ist der Klopfschall über dem betroffenen Lungenabschnitt gedämpft, und es sind Bronchialatmen und Rasselgeräusche auskultierbar.

Vor allem Pneumonien durch Viren, Chlamydien, Mykoplasmen, seltener solche durch Bakterien, beginnen langsam und uncharakteristisch mit trockenem Husten und Fieber meist unter 39 °C („atypisch"). Das Allgemeinbefinden der Patienten ist in der Regel nur mäßig beeinträchtigt. Diese Pneumonien werden häufig zunächst als „Grippe" fehldiagnostiziert. Die physikalische Untersuchung der Lunge ist meist wenig ergiebig.

Weil ein zuverlässiger Rückschluss vom klinischen Verlauf auf den ursächlichen Erreger nicht möglich ist, wurde die Einteilung in *typische* und *atypische* Pneumonien je nach Verlauf (rascher bzw. langsamer Beginn, ☞ oben) weitgehend verlassen.

Diagnostik und Differentialdiagnose

Zentrale Bedeutung hat die Röntgenaufnahme des Thorax, die flächige oder herdförmige Verschattungen zeigt. Bei allen unklaren Fällen ist vor Therapiebeginn ein Erregernachweis durch Untersuchung des Sputums oder Bronchoskopie mit Bronchiallavage (☞ 18.3.4) anzustreben. Bei Abwehrgeschwächten sind zur Erregeridentifizierung auch Blutkulturen und invasive Maßnahmen (Punktion, Biopsie) angezeigt. Zum Ausschluss einer Tuberkulose ist ein Tuberkulintest erforderlich (☞ 18.4.5). Das Blutbild ist je nach Erreger entzündlich verändert. In ausgeprägten Fällen zeigt eine Blutgasanalyse die Schwere der Gasaustauschstörung.

Komplikationen

Hauptkomplikationen bei Pneumonie sind respiratorische Insuffizienz und ARDS (akutes Lungenversagen ☞ 18.13), eitrige Einschmelzung von Lungengewebe (**Lungenabszess**), Pleuraerguss und **Pleuraempyem** (eitriger Pleuraerguss), Herzinsuffizienz, Kreislaufsymptome bis hin zum Schock, Thrombosen mit Thromboembliegefahr und systemische Erregerausbreitung (z. B. mit Meningitis). Insbesondere nach (wiederholten) kindlichen oder nekrotisierenden Pneumonien können sich **Bronchiektasen** entwickeln, irreversible Erweiterungen von Bronchien oder deren Ästen, die Lungenbelüftungsstörungen und Infektionen begünstigen.

Behandlungsstrategie

Antiinfektiöse Therapie

Der Arzt überlegt, welche Keime am wahrscheinlichsten sind, und wählt das Antibiotikum entsprechend aus. Kriterien bei diesen Überlegungen sind vor allem der Ort der Erkrankung, Alter und Vorerkrankungen des Patienten, Symptome und Röntgenbefund. Nach Vorliegen der mikrobiologischen Untersuchungsergebnisse wird die Behandlung evtl. geändert.

Bei Pilzpneumonien (die nur bei erheblicher Abwehrschwäche auftreten) werden Antimykotika (☞ Pharma-Info 26.36) i. v. und inhalativ gegeben.

Bei Viren kommt eine Behandlung mit Virostatika in der Regel zu spät, weil diese nur in frühen Krankheitsstadien die Vermehrung der Viren verhindern können. Dann ist nur eine symptomatische Behandlung möglich.

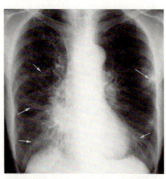

Abb. 18.19: Bronchopneumonie in der p.a.-Aufnahme. Die Pfeile zeigen auf mehrere Verschattungen, die sich nicht an Lappengrenzen halten. Lobärpneumonie. [S008-3]

Expektorantien

Expektorantien *(Expektoranzien)* sind eine chemisch uneinheitliche Gruppe von Arzneimitteln. Sie sollen:

▸ Die Bronchialsekretion steigern
▸ Den bereits gebildeten Schleim verflüssigen (**Sekretolytika**, *Mukolytika*)
▸ Den Abtransport des Sekrets fördern (**Sekretomotorika).**

Häufig eingesetzte Expektorantien sind z.B. Acetylcystein (etwa Fluimucil®) oder Ambroxol (etwa Musosolvan®).

Die Wirksamkeit von Expektorantien und somit ihr Einsatz ist umstritten. Wichtiger ist wahrscheinlich, dass der Patient ausreichend (2–3 l täglich) trinkt. Vorsicht ist allerdings bei Herzinsuffizienz geboten. *Inhalationen* mit physiologischer Kochsalzlösung (ggf. in Verbindung mit Sekretolytika) können helfen, ein Austrocknen der Schleimhäute zu verhindern.

Bei Patienten, die zu schwach zum Abhusten sind, dürfen Expektorantien nicht gegeben werden, da das Sekret dann in den Atemwegen verbleibt. Bei der *oralen Gabe* von Expektorantien können Magen-Darm-Beschwerden (v.a. Übelkeit) auftreten.

Allgemeine Maßnahmen

▸ Bei starken Schmerzen oder hohem Fieber sind fiebersenkende und schmerzstillende Arzneimittel, beispielsweise Paracetamol (etwa ben-u-ron®), angezeigt
▸ Bei unstillbarem Husten ohne Sputum werden hustendämpfende Arzneimittel (etwa Codeinpräparate wie Tussipect® Codein-Tropfen) verordnet
▸ Bei fortgeschrittener respiratorischer Insuffizienz erfolgt eine Sauerstofftherapie (☞ 12.2.5.9) bis hin zur Beatmung
▸ Eine Thromboseprophylaxe ist bei bettlägerigen Patienten erforderlich (☞ 12.3.3).

Pflege

Pneumonieprophylaxe

Es wird geschätzt, dass in Deutschland jährlich bis zu 800 000 Menschen an einer ambulant erworbenen Pneumonie erkranken. Deren Letalität liegt bei durchschnittlich 6–8%, bei Menschen mit schweren Grunderkrankungen mit ca. 20% wesentlich höher. Die Zahl der nosokomialen Pneumonien in Deutschland ist mit etwa 200 000 jährlich zu veranschlagen bei einer Letalität von ca. 50%

(☐ 5). Oder umgekehrt: 70% der tödlichen nosokomialen Infektionen sind durch Pneumonien bedingt.

> Diese Zahlen belegen eindrücklich die Notwendigkeit und Bedeutung einer **Pneumonieprophylaxe.**
>
> Gefährdet sind insbesondere Säuglinge und ältere Menschen, Patienten mit Vorerkrankungen von Herz oder Lunge, schwerer Grunderkrankung oder Abwehrgeschwächte. Auch eine mangelhafte Belüftung der Lunge (z.B. bei Bettlägerigkeit oder schmerzbedingter Schonatmung), die beeinträchtigte Drainage der Atemwege (etwa durch einen Tumor) sowie langjähriges Rauchen stellen Risikofaktoren dar. Zu Beginn jedes Krankenhausaufenthalts sowie bei allen Veränderungen des Gesundheitszustandes (sowohl in der stationären als auch in der häuslichen Pflege) müssen daher das Gefährdungsrisiko eingeschätzt und frühzeitig prophylaktische Maßnahmen ergriffen werden (☞ 12.3.3).

Pflege bei Fieber ☞ *12.4.4.2, 12.4.5.2*

Patientenbeobachtung und Dokumentation

▸ Atmung (☞ 12.2.2, 18.1.2, 18.2.4– 18.2.6), Sputum (☞ 12.2.4.9)
▸ Puls, Blutdruck, Ausscheidungen (Schweiß, Urin, Stuhl, evtl. Flüssigkeitsbilanz)
▸ Körpertemperatur
▸ Allgemeinzustand, Mobilität, Appetit.

Pflegeziele und -maßnahmen

Wichtige Pflegeziele sind:

▸ Förderung von Lungenbelüftung, Sekretlösung und -entleerung
▸ Fiebersenkung
▸ Verbesserung des Allgemeinbefindens
▸ Vermeiden von Komplikationen.

An erster Stelle stehen Maßnahmen zur *Atemunterstützung* und *Sekretlösung* (☞ 12.2.5.2 – 12.2.5.8), z.B. Inhalationen, Atemgymnastik, atemerleichternde Lagerungen und Anleitung beim Husten. Besonders ältere Menschen müssen hierzu ständig motiviert und ggf. unterstützt werden. Nach genauer Diagnosestellung und Lokalisation der Pneumonie ist eine gezielte *Lagerung* (☞ 12.2.5.4) zur Sekretentleerung sinnvoll. Ausreichendes Trinken fördert die Sekretolyse.

Das schwere Krankheitsbild schränkt die Selbstpflege des Betroffenen (zeitweise)

stark ein, so dass die Pflegenden ihn bei allen Einschränkungen unterstützen.

Mit der *Mobilisation* wird in der Regel begonnen, wenn das Fieber gesunken und der Kreislauf stabil ist. Bis dahin werden alle Prophylaxen notwendig (☞ 12.2.5.2, 12.3.3, 12.5.1.4, 12.5.2.4, 12.6.5.9, 12.7.2.5, 12.8.5.7). Kinder sollen bei Aufstehwunsch auch bei Fieber unter Beobachtung kurz aufstehen dürfen, wenn keine Kontraindikationen vorliegen, grundsätzlich ist Ruhe anzuraten.

Regelmäßiges kurzes Lüften sorgt für ausreichend Frischluft, wobei Zugluft zu vermeiden ist.

Prävention und Gesundheitsberatung

Da die Mehrzahl der Kranken an einer infektiösen Pneumonie leidet, werden der Kranke und seine Besucher über hygienische Schutzmaßnahmen, vor allem beim *Husten* und dem *Umgang mit Sputum* (☞ 12.2.4.9), informiert. Auch die Pflegenden achten auf hygienisches Arbeiten, um nicht Keimüberträger zu sein (☞ 12.1.3.2).

Alle Maßnahmen zur Pneumonieprophylaxe werden individuell auf den Patienten abgestimmt (☞ 12.2.5.2). Besonders gefährdete Patienten werden darüber aufgeklärt, wie sie selbst ihr Pneumonierisiko mindern können und z.B. zur Atemgymnastik angeleitet.

18.4.5 Tuberkulose

> **Tuberkulose** *(Tb, Tbc, Schwindsucht):* Weltweit verbreitete, bakterielle Infektionskrankheit mit chronischem Verlauf. Meist in den Atmungsorganen lokalisiert, jedoch grundsätzlich Befall aller Organe möglich. Besonders gefährdet sind Ältere, Alkoholkranke und Abwehrgeschwächte (z.B. HIV-Infizierte). Auch heute noch wichtige Infektionserkrankung in medizinischen Berufen.

Nach wie vor steigen die Erkrankungszahlen an Tuberkulose weltweit an, unter anderem infolge der größeren Mobilität der Menschen und der Zunahme HIV-assoziierter Infektionen In Deutschland ist die Zahl der Neuerkrankungen zwar weiter rückläufig, der Anteil der Bakterien mit Resistenzen gegen antituberkulöse Arzneimittel steigt jedoch (☐ 6). Verschiedene Netzwerke arbeiten länder-

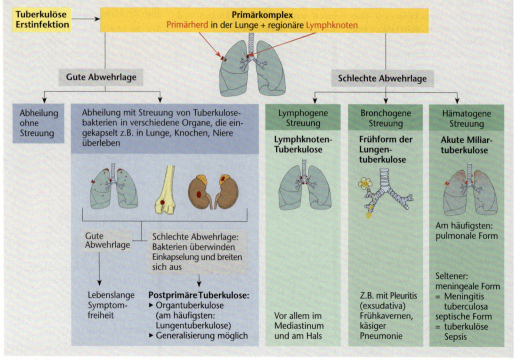

Abb. 18.20: Pathogenese der Tuberkulose. [A400-215]

übergreifend mit dem Ziel, die Tuberkulose zu bekämpfen (✉ 2).

Erkrankungen an und Todesfälle bei Tuberkulose sind namentlich meldepflichtig, ebenso der Nachweis von Tuberkulosebakterien sowie Verweigerung oder Abbruch einer notwendigen Behandlung (☞ 26.12).

Krankheitsentstehung und -verlauf

Erreger der ansteckenden Tuberkulose ist das sehr widerstandsfähige Stäbchenbakterium **Mycobacterium tuberculosis.** Tuberkulosebakterien werden überwiegend durch Tröpfcheninfektion übertragen, also durch Husten, Niesen oder Sprechen.

Primäre Tuberkulose

Die Tuberkulosebakterien gelangen mit dem Atemstrom in die Lungen. In den Folgewochen bildet sich ein kleiner **Primärherd,** der zusammen mit den ebenfalls beteiligten regionären Lymphknoten des Lungenhilus als **Primärkomplex** bezeichnet wird. Bei guter Abwehrlage heilt der Primärkomplex ab, möglicherweise allerdings unter Bildung hämatogener Streuherde.

Alle Krankheitserscheinungen bei der Erstinfektion werden als **primäre Tuberkulose** zusammengefasst.

Typische Gewebereaktion ist der **Tuberkel,** ein **Granulom** (zell- und gefäßreiches Bindegewebsknötchen) mit zentraler Nekrose, die bei der Tuberkulose auch **Verkäsung** oder *tuberkulöser Käse* heißt.

Postprimäre Tuberkulose

Die **postprimäre Tuberkulose** entsteht Jahre oder Jahrzehnte nach der Erstinfektion, meist in Zeiten der Abwehrschwäche, durch *Reaktivierung* (Wiederaufflackern) der während der Frühphase gesetzten Organherde. Sie ist in der Regel eine isolierte Organtuberkulose, am häufigsten eine **Lungentuberkulose.**

Symptome und Untersuchungsbefund

Die *primäre Tbc* verläuft meist symptomlos. Evtl. hat der Patient grippeähnliche Beschwerden. Selten treten Fieber, Nachtschweiß, Husten, Auswurf, Pleuritis, evtl. mit Pleuraerguss (☞ 18.11.1, 18.11.2), oder ein *Erythema nodosum* (bestimmte Form von rötlichen, druckschmerzhaften Hautknoten) auf.

Die *postprimäre Tbc der Lunge* verläuft ebenfalls zunächst uncharakteristisch. Oft bemerkt der Patient die Krankheitszeichen wegen ihrer schleichenden Entwicklung lange Zeit nicht. Typische Symptome der (postprimären) Lungentuberkulose sind Leistungsabfall, ständige Müdigkeit, Gewichtsverlust, subfebrile Körpertemperatur mit Nachtschweiß sowie chronischer Husten, evtl. mit (blutigem) Sputum und Thoraxschmerzen.

Offene und geschlossene Tuberkulose

Bei einer **offenen Tuberkulose** sind in Sputum oder Magensaft Tuberkulosebakterien nachweisbar. Bei einer **geschlossenen Tuberkulose** ist dies nicht der Fall (wichtig für die Einschätzung des Ansteckungsrisikos).

Diagnostik und Differentialdiagnose

Leider liegen bei der Tbc derzeit im Schnitt 1,7 Monate zwischen erstem Arztbesuch und Diagnose (🕮 7). Die Befunde bei Röntgenaufnahme des Thorax und

18.4 Infektiöse Erkrankungen der Atmungsorgane **18**

ggf. CT sind sehr variabel und reichen von Verschattungen und Verkalkungen bis hin zu **Kavernen** (Kaverne = krankhafte Höhle) und Pleuraergüssen.

Bei Kindern sind die klinischen Symptome der primären Tuberkulose häufig uncharakteristisch. Daher sollte bei anhaltenden Atemwegserkrankungen differentialdiagnostisch auch an eine Tuberkulose gedacht werden.

> Wird eine Tbc-Infektion erst während der Krankenhausbehandlung diagnostiziert, ohne dass zuvor Schutzmaßnahmen ergriffen wurden, müssen alle Mitarbeiter mit vorherigem Patientenkontakt dem Betriebsarzt gemeldet und untersucht werden.

Tuberkulintest

Der **Tuberkulintest** testet die immunologische (Spät-)Reaktion des Körpers auf den Kontakt mit Tuberkuloprotein. Er wird 5–6 Wochen nach der Infektion positiv.

Ein positiver Test beweist lediglich die Auseinandersetzung des Immunsystems mit pathogenen Tuberkulosebakterien oder Impfstämmen, nicht eine Erkrankung! Umgekehrt kann der Test trotz Vorliegen einer Tuberkulose z.B. bei hochakutem Verlauf oder bei Abwehrschwäche negativ ausfallen.

Durchführung: Der früher übliche Stempeltest steht nicht mehr zur Verfügung. Zugelassen ist der **Mendel-Mantoux-Test** mit *Tuberkulin PPD RT 23* (2 oder 10 Tuberkulineinheiten/ml), bei dem die Testsubstanz intrakutan injiziert wird. Zuerst wird der Test mit der schwächeren Konzentration durchgeführt, bei negativem Ausfall evtl. mit der höheren nachgetestet. Die Teststelle wird mit Fettstift oder Kugelschreiber markiert und darf bis zum Ablesen nicht gewaschen werden.

> Viele Patienten waschen die Markierung der Teststelle trotzdem ab. Daher stets an der gleichen Stelle testen (z.B. am linken Unterarm knapp unterhalb der Ellenbeuge) und dies auch in der Krankenakte vermerken.

Ablesen: Der Tuberkulintest wird meist am vierten Tag nach der Applikation, frühestens aber nach 72 Std. abgelesen.

Als positiv wird eine tastbare Verhärtung von mehr als 6 mm Durchmesser bewertet, die in der Regel von einer Rötung umgeben ist.

Nachweis der Tuberkulosebakterien

Eine sichere Diagnose ist nur durch Erregernachweis in *Magensaft* und *Sputum* möglich (Gewinnung von Untersuchungsmaterial ☞ 18.2.3). Evtl. ist hierzu eine bronchoskopische Sekretgewinnung (☞ 18.3.4) erforderlich.

Behandlungsstrategie

Tuberkulostatika (*antituberkulöse Arzneimittel*) erster Wahl sind Ethambutol (EMP, z.B. Myambutol®), Isoniazid (INH, z.B. Isozid®), Pyrazinamid (PZA, z.B. Pyrazinamid Lederle), Rifampicin (RMP, z.B. Rifa®) und Streptomycin (SM, Strepto-Fatol®). Zunächst wird zwei Monate mit einer Vierer-, dann vier Monate mit einer Zweierkombination behandelt. Nach Resistenztestung der Bakterien kann die Vierfach- auf eine Dreifachtherapie reduziert werden. Bei Resistenzen oder intolerablen Nebenwirkungen werden Reservesubstanzen mit längerer Behandlungsdauer eingesetzt.

> Besorgniserregend ist die zunehmende Zahl von Resistenzen, welche die Behandlung verlängern und erschweren: Realistisch für Deutschland sind Schätzungen, die von ca. 14% Resistenzen gegen ein Tuberkulostatikum und knapp 3% Resistenzen gegen mindestens Isoniazid und Rifampicin ausgehen (**MDR-Tuberkulose**, von *multidrug resistant*). Bei der **XDR-Tuberkulose** (*extensive drug resistant*) sind die Erreger sogar auf drei unterschiedliche Klassen von Reservemedikamente resistent. In Osteuropa sind multiresistente Erreger noch weitaus häufiger.

Pflege bei Lungentuberkulose

Pflege bei Pneumonie ☞ 18.4.4
Umgang mit Sputum ☞ 12.2.4.9

Patientenbeobachtung

- Überwachung der Medikamenteneinnahme
- Vitalzeichen, Temperatur, Allgemeinbefinden
- Husten, Sputum
- Appetit, Gewicht (2 × wöchentlich)

Hygienemaßnahmen

Besonders bei der offenen Lungentuberkulose sind gewissenhafte Hygienemaß-

nahmen wichtig, um weitere Ansteckungen von Mitpatienten, Personal und Angehörigen zu verhindern (☞ auch 26.2.3, hausinterne Standards beachten).

- Einzelzimmerunterbringung. Dauer der Isolierung nach hausinternem Standard, in der Regel bis der Erregernachweis im Sputum dreimal negativ war (meist ca. drei Wochen nach Beginn der medikamentösen Therapie)
- Information des Patienten, dass er sich beim Husten oder Niesen ein Papiertuch vor Mund und Nase halten soll, um die Anzahl der Keime in der Raumluft möglichst gering zu halten
- Möglichst gleich bleibender Personalstamm zur Betreuung des Patienten (nur so viel Mitarbeiter wie nötig)
- Anlegen von Mund-Nasen-Schutz und Schutzkittel bei Betreten des Zimmers, von Handschuhen bei möglichem Kontakt mit infektiösem Material. Besondere Vorsicht beim Umgang mit Sputum, nicht anhusten lassen. Beim Absaugen zusätzlich Schutzbrille
- Händedesinfektion immer zweimal, Einwirkzeit jeweils 30 Sek.
- Besuche in der Regel nur von Angehörigen nach vorheriger Aufklärung über Infektionsgefährdung und Hygienemaßnahmen
- Bei unumgänglichen Transporten Schutzkittel und Mund-Nasen-Schutz für den Patienten. Dabei ist ein chirurgischer Mund-Nasen-Schutz ausreichend (🕮 8). Der Mundschutz muss alle 2–3 Std. gewechselt werden, da die Feuchtigkeit der Atemluft die Filterschicht für Bakterien passierbar macht (Herstellerangaben beachten)
- Verbleib aller Gebrauchsgegenstände im Zimmer
- Beim Geschirr krankenhausübliche Hygienemaßnahmen. Entsorgung sämtlichen Mülls gesondert, da die Trennung von infektiösem (z.B. Papiertaschentücher, Verbandmaterial) und „normalem" Material nicht praktikabel ist. Aus dem gleichen Grund gilt auch die Wäsche als infektiös, der Wäschesack verbleibt im Zimmer
- Desinfektion nur mit Desinfektionsmitteln, die nach der Liste der Deutschen Gesellschaft für Hygiene und Mikrobiologie (DGHM-Liste) wirksam sind, z.B. Desderman® oder Gigasept® . In der Regel werden eine laufende Desinfektion patientennaher Flächen und eine Schlussdesinfektion aller erreichbaren Flächen durchgeführt.

775

Prävention und Gesundheitsberatung

- Die Impfung mit dem derzeit verfügbaren BCG-Impfstoff wird nicht mehr empfohlen, eine Expositionsprophylaxe ist nur sehr eingeschränkt möglich
- Entsprechend sind eine frühzeitige Diagnose und konsequente Behandlung Erkrankter entscheidend für die Heilungschancen des Einzelnen, die Unterbrechung der Infektionskette und die Eindämmung von Resistenzentwicklungen. Die Patienten werden über diese Zusammenhänge aufgeklärt und eindrücklich auf die Bedeutung einer regelmäßigen Medikamenteneinnahme hingewiesen. Da oft elf Tabletten und mehr einzunehmen sind, kann die Gabe u. U. auch gestreckt über den Tag erfolgen (📖 9)
- Erkrankte sollten starke körperliche Anstrengungen vermeiden, sich kalorisch ausreichend und ausgewogen ernähren, während der Behandlung auf Alkohol verzichten sowie auf Dauer lungenschädigende Faktoren (Rauchen!) vermeiden. Zusätzlich wird der Betroffene über die Hygienegrundsätze informiert. Alle Informationen sind möglichst in schriftlicher Form weiterzugeben.

18.5 Chronisch-obstruktive Lungenerkrankungen

Chronisch-obstruktive Lungenerkrankungen (kurz *COPD* von engl. *chronic obstructive pulmonary diseases*): Sammelbegriff für die chronisch-obstruktive Bronchitis und das (obstruktive) Lungenemphysem mit den gemeinsamen Kennzeichen einer chronischen Entzündung und nur teilweise reversiblen Verengung (Obstruktion) der Atemwege. Hauptrisikofaktor Rauchen. Mit einer Häufigkeit von ca. 10–15 % der Bevölkerung „Volkskrankheit" mit erheblicher sozioökonomischer Bedeutung.

Die Zusammenfassung der chronisch-obstruktiven Bronchitis und des (obstruktiven) Lungenemphysems zu einer Gruppe ist umstritten. Auch bevorzugen einige Wissenschaftler die Bezeichnung *chronisch-obstruktive Atemwegserkrankungen*, da die Erkrankung in den Atemwegen ihren Anfang nimmt. National wie international ist jedoch die Bezeichnung COPD am häufigsten und soll daher hier verwendet werden.

18.5.1 Chronische und chronisch-obstruktive Bronchitis

Chronische Bronchitis: Gemäß Weltgesundheitsorganisation (WHO) „Husten und Auswurf an den meisten Tagen von mindestens drei Monaten zweier aufeinanderfolgender Jahre":
- **Einfache chronische Bronchitis:** Schleimig-weißer Auswurf ohne bronchiale Obstruktion (sog. „Raucherhusten")
- **Chronisch-obstruktive Bronchitis:** Symptome der Bronchitis plus dauerhafte Obstruktion der Atemwege, zähes Sputum (Dyskrinie) und Schleimhautödem, im Gegensatz zum Asthma bronchiale durch inhalative β_2-Sympathomimetika eher wenig beeinflusst.

Prognose nur gut, wenn es im Frühstadium gelingt, die Ursache der Schädigung (meist Rauchen) zu beseitigen.

Krankheitsentstehung

Der **chronischen Bronchitis** liegt bei der Mehrzahl der Patienten langjähriges, regelmäßiges (Zigaretten-)Rauchen zugrunde. Jeder zweite Raucher über 40 Jahre hat eine chronische Bronchitis (📖 10), etwa 80–90 % der Patienten mit chronischer Bronchitis sind oder waren Raucher.

Symptome und Untersuchungsbefund

Typischerweise hat der Patient zunächst jahrelang kaum Beschwerden. Der (morgendliche) Husten mit schleimig-weißem Auswurf wird von den meisten Patienten nicht ernst genommen („Raucherhusten"). Im weiteren Verlauf der Erkrankung bekommt der Patient oft Belastungsdyspnoe und immer häufiger **Exazerbationen** (infektbedingte Verschlimmerungen) der chronisch-obstruktiven Bronchitis.

Im Endstadium der Erkrankung kommen Sauerstoffmangel, eine Kohlendioxidanreicherung, eine Rechtsherzbelastung und später eine Rechtsherzinsuffizienz (*Cor pulmonale* ☞ 18.10.2) hinzu.

Bei der körperlichen Untersuchung zeigt sich oft ein Fassthorax. Der Klopfschall über der Lunge ist hypersonor. Bei der Auskultation sind Giemen und Brummen als Ausdruck der Obstruktion hörbar (Zeichen des Emphysems ☞ 18.5.2).

Diagnostik und Differentialdiagnose

Die Diagnosestellung ist in der Regel anhand des klinischen Bilds möglich. Als Basisdiagnostik gilt:
- Lungenfunktionsprüfung
- Röntgenaufnahme des Thorax
- Bei jungen Patienten Ausschluss eines α_1-Antitrypsin- oder Immunglobulinmangels (☞ auch 18.5.2)
- Bei Exazerbationen BSG, Blutbild, mikrobiologische und zytologische Sputumdiagnostik
- Bei schwerer Erkrankung BGA.

Weiterführende Untersuchungen erfolgen je nach Einzelfall.

Bei Kindern tritt eine chronische Bronchitis nicht auf. Bei ständigem Husten muss bei

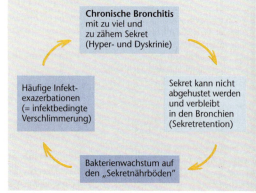

Abb. 18.21: Bei der chronischen Bronchitis entsteht ein Teufelskreis, der zur zunehmenden Verschlimmerung der Erkrankung führt.

18.5 Chronisch-obstruktive Lungenerkrankungen

18

Schweregrad			Therapie
0	Gefährdete Personen		Vermeiden von weiteren Schädigungen (Raucherentwöhnung!), Impfung gegen Influenza*
1	Leichte COPD	Zunehmende Lungenfunktions-einschränkung	Zusätzlich kurz wirksame Bronchodilatatoren bei Bedarf. Patientenschulung
2	Mäßig schwere COPD		Zusätzlich regelmäßig ein oder mehrere lang wirksame Bronchodilatatoren (Formoterol, Salmoterol oder Tiotropiumbromid). Bei ausbleibender Besserung zusätzlich Theophylline. Reha-Maßnahmen
3	Schwere COPD		Zusätzlich regelmäßig inhalative Glukokortikoide (auch als Kombinationspräp. mit lang wirk-sam Bronchodilatator, zunächst Versuch über drei Monate, danach Entscheid über weitere Therapie)
4	Sehr schwere COPD		Zusätzlich O₂-Langzeit-Therapie (über O₂-Brille oder transtrachealen Katheter, bei Erschöpfung der Atemmuskulatur evtl. intermittierende nichtinvasive Selbstbeatmung), chirurgische Maßnahmen prüfen

* Die meisten Mediziner empfehlen außerdem die Impfung gegen Pneumokokken

Tab. 18.22: Schweregradeinteilung und Therapie der COPD, vereinfacht nach den Empfehlungen der Globalen Initiative für chronisch-obstruktive Lungenerkrankungen (GOLD, 🕮 11).

ihnen also nach anderen Ursachen gesucht werden, z. B. einem Asthma oder einer chronischen Nasennebenhöhlenentzündung mit ständigem Herunterlaufen von Schleim in den Rachen.

Behandlungsstrategie

> Wichtigste Maßnahme in der Behandlung der chronischen Bronchitis ist die absolute Nikotinkarenz!

Für die medikamentöse Therapie gibt es heute einen etablierten Stufenplan (☞ Tab. 18.22). Die eingesetzten Substanzen entsprechen im Wesentlichen denen der Asthmatherapie und werden dort ausführlich dargestellt. Atemwegsinfekte werden stets konsequent antibiotisch behandelt.

Pflege bei chronisch-obstruktiver Bronchitis

Ziel der Pflege ist es, dem Kranken zu einer ökonomischen Atmung zu verhelfen, Symptome wie z. B. die Dyspnoe zu lindern, ihn bei der Sekretlösung und -entleerung zu unterstützen und seine (Thorax-)Beweglichkeit und Lungenfunktion so gut wie möglich zu erhalten.

Patientenbeobachtung und Dokumentation

- Atmung, Husten und Sputum
- Körpertemperatur (Fieber als Infektzeichen?)
- Hautfarbe, Puls und RR (v. a. bei Rechtsherzinsuffizienz), Ödeme
- Bewusstseinslage (Unruhe bei O₂-Mangel, Somnolenz bei Hyperkapnie oder drohender CO₂-Narkose bei O₂-Gabe).

Atemunterstützende Maßnahmen

- Atemübungen und Atemgymnastik (☞ 12.2.5.3)
- Atemerleichternde Positionen: Dehnlagerungen, Kutschersitz (☞ 12.2.5.4)
- Sekretlösende Maßnahmen: Vibrationsbehandlung, Einreibungen, Brustwickel, Drainagelagerung (☞ 12.2.5.6), ausreichend Flüssigkeitszufuhr
- Unterstützung bei der Sekretentleerung: Hustentechniken (☞ 12.2.5.7), evtl. Absaugen von Sekret (☞ 12.2.5.8)
- Anleitung des Patienten zur richtigen Arzneimittelanwendung (z. B. Umgang mit Dosieraerosolen, ☞ 18.6) und zur Handhabung des Peak-Flow-Meters (☞ 18.3.1)
- Techniken zum Ausatmen gegen Widerstand: dosierte Lippenbremse, Gähn- und Schnüffelatmung, Ausatmen mit oszillierenden PEP-Geräten (12.2.5.6) und Atemtraining mit dem Threshold®-Gerät (☞ Abb. 12.2.17)
- Inhalation und Luftbefeuchtung (☞ 12.2.5.6)
- Hilfe bei Dyspnoe (☞ Abb. 12.2.5.1 und 18.2.1)
- In fortgeschrittenen Stadien (Langzeit-) Sauerstofftherapie (☞ 12.2.5.9), evtl. Heimbeatmung.

Heimbeatmung

Eine **Heimbeatmung** verbessert die Lebensqualität des Patienten bei respiratorischer Insuffizienz (🕮 12). Voraussetzungen sind die professionelle, in der Regel stationäre Anleitung von Patient und Angehörigen sowie die Begleitung durch einen ambulanten Pflegedienst bzw. ein Heimbeatmungszentrum nach der Entlassung. Patient und Angehörige werden frühzeitig über die Möglichkeit der Heim-

beatmung informiert, um entscheiden zu können, ob und welche der zur Verfügung stehenden Verfahren sie für sich in Anspruch nehmen möchten.

Geeignet ist insbesondere die (nächtliche) Maskenbeatmung in Form einer **nichtinvasiven CPAP-Beatmung** (*continous-positiv-airway-pressure*). Auch eine *invasive Beatmung* (z. B. bei Tracheotomie) ist prinzipiell als Heimbeatmung möglich, stellt jedoch noch höhere Ansprüche an Patient und Angehörige (z. B. Tracheostomapflege, Beatmung mit dem Beatmungsbeutel, Verhalten im Notfall, endotracheales Absaugen, Hygienekonzept).

Für Langzeittracheotomierte steht ein Anleitungs- und Begleitungsprogramm zur Verfügung, das der behandelnde Arzt unterstützt.

Prävention und Gesundheitsberatung

Auch Patienten mit chronisch-obstruktiver Lungenerkrankung profitieren von strukturierten Patientenschulungen, die ambulant oder stationär durchgeführt werden. Sie umfassen folgende Inhalte, die auch die Pflegenden auf Station und in der häuslichen Pflege immer wieder aufgreifen und individuell vertiefen (🕮 13):

- Beratung zur Raucherentwöhnung (☞ 18.1.3)
- Meiden atemverschlechternder Umgebungsfaktoren, insbesondere Kälte, Nebel, sehr trockene oder schadstoffbelastete Luft (auch am Arbeitsplatz, auch Passivrauchen)
- Selbstwahrnehmung der Atmung, Einschätzung der Atemsituation mit dem Peak-Flow-Meter (☞ 18.3.1)

777

18 Pflege von Menschen mit Lungenerkrankungen

- Atemverhalten: Einatmen möglichst über die Nase, damit die Atemluft angefeuchtet, angewärmt und gefiltert wird, Bevorzugung der Bauchatmung (☞ 12.2.5.3)
- Atemunterstützende Maßnahmen ☞ oben
- Keine einengende Kleidung im Brust- und Bauchbereich
- Reduktion von Übergewicht (☞ 21.7.1), da es die Atmung zusätzlich erschwert und die allgemeine Beweglichkeit herabsetzt.
  Umgekehrt wirkt sich aber auch das bei Patienten mit fortgeschrittener chronisch-obstruktiver Bronchitis relativ häufige Untergewicht ungünstig aus. Hier ist eine hochkalorische Ernährung anzuraten
- Meiden blähender Speisen, da Zwerchfellhochstand die Atmung zusätzlich beeinträchtigt. Häufige, kleine Mahlzeiten
- Ausreichende Flüssigkeitszufuhr zur Schleimlösung (Kontraindikationen Herz-, Niereninsuffizienz!)
- Wirkungsweise von und Umgang mit Medikamenten, vor allem mit Dosieraerosolen (☞ 18.6)
- Regelmäßige sportliche Betätigung, angepasst an die individuelle Leistungsfähigkeit, zum einen zur Steigerung der allgemeinen Belastbarkeit, zum anderen zur gezielten Förderung der für die Atmung wichtigen Thoraxbeweglichkeit. Sinnvoll sind häusliches Training (z. B. Spaziergehen oder Treppensteigen), regelmäßige Physiotherapie und die Teilnahme an einer „Lungensportgruppe" (🕮 14, ✉ 3)
  Die Haltung vieler Kranker, sich zu schonen, um die Atemnot zu mindern, ist ungünstig, denn durch die Schonung nehmen Muskelkraft sowie Leistungsfähigkeit des Herz-Kreislauf-Systems ab, und die Atemnot tritt bei immer geringerer Belastung auf. Überforderung ist allerdings ebenso zu vermeiden
- Weitestmögliche Vorbeugung vor Atemwegsinfektionen, da diese die Atemsituation akut und drastisch verschlechtern können:
  – Kontakt zu Erkrankten und insbesondere im Winter Menschenansammlungen meiden
  – Influenza- und Pneumokokkenimpfung durchführen lassen
  – Hygienemaßnahmen wie beispielsweise regelmäßiges Reinigen der

Inhalations- und Atemübungsgeräte sorgfältig einhalten.

Disease-Management-Programm: COPD

Um die Versorgungsqualität des Patienten zu optimieren und ihn durch systematische Aufklärung und Schulung stärker in die Behandlung einzubinden, trat 2005 für COPD und Asthma ein **Disease-Management-Programm** in Kraft.

18.5.2 Lungenemphysem

Lungenemphysem: Überblähung des Lungengewebes mit Elastizitätsverlust und unwiderruflicher Zerstörung von Alveolen. Dadurch Bildung immer größerer Emphysemblasen, Verminderung der Gasaustauschfläche und Totraumvergrößerung.

Krankheitsentstehung

Meist liegt dem **Lungenemphysem** langjähriges Rauchen zugrunde. Bei jungen Patienten ohne Risikofaktoren kann ein erblicher Enzymmangel (α_1-Antitrypsin-Mangel) ursächlich sein.

Beides führt zu einem Enzymungleichgewicht in der Lunge mit Überwiegen der **Proteasen,** welche die elastischen Fasern des Lungengewebes abbauen, so dass die Lunge irreversibel überdehnt wird. Gasaustauschfläche wie auch Lungengefäße sind verringert. Es kommt zu einer Druckerhöhung im Lungenkreislauf und infolgedessen zu einem *chronischen Cor pulmonale* (☞ 18.10.2).

Symptome und Untersuchungsbefund

Die Patienten haben chronische Atemnot, oft zunächst nur bei Belastung, schließlich schon in Ruhe. Manche zeigen eine Zyanose (☞ 16.2.4). Hinzutreten können die Symptome einer chronisch-obstruktiven Bronchitis (☞ 18.5.1).

Bei der Inspektion fällt ein *Fassthorax* auf: Die Rippen stehen fast horizontal, d. h. der Brustkorb des Patienten verharrt ständig in Inspirationsstellung. Bei der Perkussion ist der Klopfschall durch den vermehrten Luftgehalt hypersonor, die Lungengrenzen stehen tief und sind kaum mehr verschieblich. In Spätstadien der Erkrankung bestehen zusätzlich Zeichen

einer Rechtsherzinsuffizienz (☞ Abb. 16.27).

Diagnostik und Differentialdiagnose

Die Diagnosestellung ist anhand des klinischen Bilds, einer Lungenfunktionsprüfung und ggf. einer hochauflösenden Computertomographie (empfindlichstes Verfahren) möglich. Röntgenaufnahmen des Thorax und Blutuntersuchungen (BB, BGA) sind zur Einschätzung der respiratorischen Situation und zum Ausschluss einer Pneumonie erforderlich. Das EKG zeigt in Spätstadien die Zeichen der Rechtsherzhypertrophie. Bei jüngeren Patienten ist die α_1-Antitrypsin-Bestimmung im Blut angezeigt.

Behandlungsstrategie

Eine Wiederherstellung der zerstörten Strukturen ist nicht möglich. Entscheidend ist also, das Fortschreiten der Emphysemerkrankung aufzuhalten (Raucherentwöhnung!). Ist das Emphysem Folge einer chronisch-obstruktiven Bronchitis, folgt die Behandlung den in 18.5.1 dargestellten Grundsätzen.

Bei einem α_1-Antitrypsin-Mangel ist heute eine kausale Behandlung durch Ersatz des fehlenden Enzyms möglich.

Chirurgische Maßnahmen, etwa die Resektion einzelner sehr großer Emphysemblasen der am stärksten betroffenen Lungenbezirke oder in Extremfällen eine Lungentransplantation, sind nur sehr selten indiziert.

Lungentransplantation

Sind im Endstadium einer chronischen Lungenerkrankung alle anderen therapeutischen Maßnahmen ausgeschöpft, kann eine ein- oder doppelseitige **Lungentransplantation** einem Teil der Patienten helfen. Hauptindikationen zur Lungentransplantation sind derzeit das Lungenemphysem, die Lungenfibrose (☞ 18.7) und die Mukoviszidose (☞ 18.12).

Pflege

Pflegeziele, -maßnahmen sowie Aspekte der Patientenberatung entsprechen im Wesentlichen denen bei (fortgeschrittener) chronisch-obstruktiver Bronchitis (☞ 18.5.1). Der Betroffene kann zusätzlich auf Selbsthilfegruppen hingewiesen werden (✉ 4).

Pflege bei Langzeitsauerstofftherapie ☞ *12.2.5.9*

18.6 Asthma bronchiale

Asthma bronchiale (*Bronchialasthma*, oft kurz *Asthma*, *griech.:* Atemnot): Entzündliche Erkrankung der Atemwege, die durch Überempfindlichkeit des Bronchialsystems und reversible Atemwegsobstruktionen gekennzeichnet ist. Leitsymptom Atemnotanfälle. Betrifft ca. 3–6 % der Erwachsenen und 5–10 % der Kinder. Schwerstes Bild ist der **Status asthmaticus** mit über 6–12 Std. andauerndem Asthmaanfall. Bei konsequenter Behandlung jedoch für die meisten Patienten gute Prognose.

Krankheitsentstehung

▶ Beim **exogen-allergischen Asthma** (*extrinsic-Asthma*) handelt es sich um eine allergische Typ-I-Reaktion (☞ 27.2.1), z. B. gegen Hausstaubmilben, Blütenpollen, Nahrungsmittel oder Tierhaare. Diese Form zählt zum *atopischen Formenkreis* (☞ 27.2.1)
▶ Beim häufigeren **nicht-allergischen Asthma** (*intrinsic-Asthma*) lösen Infekte (*Infektasthma*), körperliche Anstrengungen (*Anstrengungsasthma*), kalte Luft, psychische Faktoren (z. B. Stress) oder Inhalation atemwegsreizender Substanzen die Anfälle aus
▶ Mischformen sind häufig.

Hauptauslöser des Asthmas sind bei Säuglingen und Kleinkindern Infekte und bei Schulkindern Allergien. Bei Erwachsenen schließlich überwiegen die Mischformen.

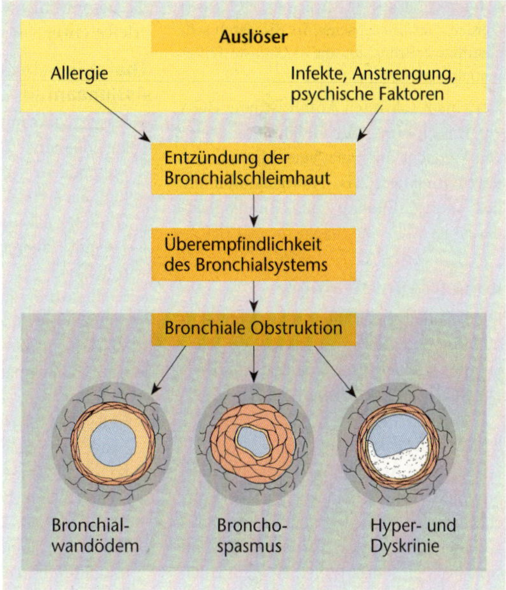

Symptome und Untersuchungsbefund

Leitsymptom des Asthma bronchiale ist der Atemnotanfall mit *erschwerter und verlängerter Ausatmung* und giemenden, pfeifenden und brummenden Nebengeräuschen. Oft hat der Patient vor allem zu Anfallsbeginn Husten. Er wird von Erstickungs- und Todesangst gequält. Meist am Ende des Anfalls hustet der Patient zähen, glasigen Schleim aus. Fast alle Patienten nehmen im Anfall eine „Asthmatikerstellung" ein, d. h. sie sitzen aufrecht mit vornüber geneigtem Oberkörper und sprechen nur in kurzen Wortfolgen.

Alarmsymptome sind der Gebrauch der **Atemhilfsmuskulatur** (☞ Abb. 18.24),

Abb. 18.23: Pathogenese und Pathophysiologie des Asthma bronchiale. Starke Schwellung der Bronchialschleimhaut (Ödem), Kontraktion der Bronchialmuskulatur (Bronchospasmus) sowie übermäßige und zähe Schleimbildung (Hyper- und Dyskrinie) führen zum Atemnotanfall. Im weiteren Verlauf kann es zu einem bindegewebigen Umbau (Remodeling) der Atemwege kommen.

verlangsamte, unregelmäßige Atmung, vermindertes Atemgeräusch oder Zyanose sowie gestaute Halsvenen. Oft hat der Patient einen **paradoxen Puls** (Abnahme der Puls[druck]amplitude = Abnahme der lokalen Blutdruckamplitude um mehr als 10 mmHg während der Einatmung). Lebensgefahr besteht bei allgemeiner Erschöpfung des Patienten, verminderter Ansprechbarkeit oder Abfall der Herzfrequenz.

Diagnostik

Die Erstdiagnostik umfasst:
▶ Lungenfunktionsprüfung inkl. Bronchospasmolysetest
▶ Röntgenaufnahme des Thorax
▶ Blutbild, bei Kindern Immunglobulinbestimmung im Blut
▶ Allergiediagnostik im anfallsfreien Intervall
▶ Weiterführende Untersuchungen je nach Verdachtsmomenten.

Schwierigkeiten bereiten leichte Formen mit ständig wiederkehrendem Husten. Bei Säuglingen ist hier an Husten durch gastroösophagealen Reflux (☞ 19.4.1) zu denken, bei Kleinkindern ist die Grenzziehung zwischen (wiederholten) obstruktiven Bronchitiden und (Infekt-)Asthma kaum möglich, auch eine Mukoviszidose (☞ 18.12) kann sich ähnlich zu erkennen geben. Bei Jugendlichen sollte eine (funktionelle) *Stimmbanddysfunk-*

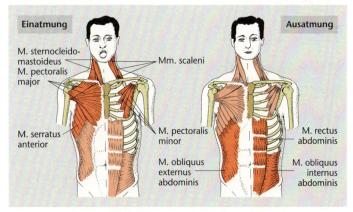

Abb. 18.24: Atemhilfsmuskulatur. Links Hilfseinatmer, rechts Hilfsausatmer. [A400-190]

tion durch den HNO-Arzt ausgeschlossen werden. Bei Erwachsenen ist die chronisch-obstruktive Bronchitis die wichtigste Differentialdiagnose.

Bei einem schweren Anfall ist eine BGA zur Einschätzung der Gefährdung nötig, bei Verdacht auf eine Verschlimmerung durch Infektion z. B. Röntgenaufnahme des Thorax, Sputum- und Blutdiagnostik.

Behandlungsstrategie

Die Asthmabehandlung umfasst medikamentöse und nicht-medikamentöse Maßnahmen sowohl für den akuten Anfall als auch für die Dauerbehandlung.

Bedarfsmedikation

Bei seltenen Anfällen reicht die Inhalation von β_2-Sympathomimetika oder Anticholinergika im Anfall aus, die der Patient als Bedarfsmedikation erhält und stets bei sich führen sollte. Beide werden auch als **Erleichterungsmedikamente** oder *Reliever* bezeichnet, da sie im Anfall die Beschwerden vermindern (to relieve = erleichtern).

Therapie beim akuten Asthmaanfall

▶ Rasch wirksame β_2-Sympathomimetika inhalativ, z. B. Salbutamol (z. B. Sultanol®) 2–4 Hübe, ggf. Wiederholung nach 10–15 Min.
▶ Glukokortikoide, beispielsweise 25–100 mg Prednisolon i. v. (☞ Pharma-Info 21.13)
▶ Sauerstoff 2–4 l/Min. über Nasensonde unter Bewusstseins- und evtl. auch BGA-Kontrolle
▶ Evtl. β_2-Sympathomimetika s. c. oder langsam i. v.
▶ Evtl. Theophyllin als orale Lösung oder (langsam) intravenös (nur im Krankenhaus, ☞ Pharma-Info 18.27)
▶ Ausreichende Flüssigkeitszufuhr (oral oder i. v.), d. h. 2–4 l täglich
▶ Möglichst keine sedierenden Arzneimittel (dämpfen den Atemantrieb)
▶ Evtl. bronchoalveoläre Lavage zur Sekretentfernung (☞ 18.3.4)

▶ Intubation und Beatmung bei zunehmendem Anstieg des pCO_2 oder der Atemfrequenz, abfallendem pO_2 oder pH sowie zunehmender Erschöpfung oder Bewusstseinsstörung.

Antiobstruktive Dauertherapie

Viele Patienten bedürfen jedoch einer antiobstruktiven Dauertherapie, die sich nach dem Schweregrad der Erkrankung richtet (Stufentherapie ☞ Tab. 18.25).

Entzündungshemmende Medikamente heißen auch **Kontrollmedikamente** oder *Controller*, da sie die Erkrankung (längerfristig) kontrollieren sollen.

Neue Ansätze sind die antientzündlichen **Leukotrienmodifier,** am häufigsten **Leukotrien(rezeptor)antagonisten** (z. B. Montelukast, Singulair®), sowie bei schwerem allergischen Asthma der monoklonale Anti-IgE-Antikörper Omalizumab (Xolair®, s. c.-Injektion alle 2–4 Wochen).

Die Behandlungsprinzipien bei Kindern entsprechen denen bei Erwachsenen

Symptome (tags/nachts) FEV₁/Peak-Flow-Wert [% des Sollwerts]	Dauermedikation
I Intermittierendes Asthma	
▶ Tags: Weniger als einmal wöchentlich ▶ Nachts: maximal zweimal monatlich ▶ Beschwerden nur kurzzeitig ▶ FEV₁/PEF > 80 %	Keine
II Leichtes persistierendes Asthma	
▶ Tags: Weniger als einmal täglich ▶ Nachts: Mehr als zweimal monatlich ▶ Bei Beschwerden Beeinträchtigung der körperlichen Aktivitäten und des Schlafes ▶ FEV₁/PEF > 80 %	Inhalative Glukokortikoide in niedriger Dosierung. Alternativ lang wirksames Theophyllin oder Leukotrienmodifier
III Mittelgradiges persistierendes Asthma	
▶ Tags: Täglich ▶ Nachts: Mehr als einmal wöchentlich ▶ Bei Beschwerden Beeinträchtigung der körperlichen Aktivitäten und des Schlafes ▶ FEV₁/PEF 60–80 %	Inhalative Glukokortikoide in niedriger bis mittelhoher Dosierung plus inhalative lang wirksame β_2-Sympathomimetika (ggf. als Kombinationspräparat) Alternativ: ▶ Inhalative Glukokortikoide in mittelhoher Dosierung plus orale lang wirksame β_2-Sympathomimetika, Theophyllin oder Leukotrienmodifier oder ▶ Inhalative Glukokortikoide in hoher Dosierung
IV Schweres persistierendes Asthma	
▶ Tags: Ständig ▶ Nachts: Häufig ▶ Beeinträchtigung der körperlichen Aktivitäten und des Schlafes ▶ FEV1/PEF < 60 %	Inhalative Glukokortikoide in hoher Dosierung plus inhalative lang wirksame β_2-Sympathomimetika. Alternativ, ggf. auch zusätzlich: ▶ Lang wirksames Theophyllin und/oder ▶ Orale lang wirksame β_2-Sympathomimetika und/oder ▶ Leukotrienmodifier und/oder ▶ Orale Glukokortikoide. Bei weiter unzureichendem Therapieerfolg bei allergischem Asthma ggf. Omalizumab
Bedarfsmedikation bei allen Schweregraden ist die Inhalation kurz wirksamer β_2-Sympathomimetika, alternativ Anticholinergika. Details zu den Substanzen ☞ Text und Pharma-Info 18.27	

Tab. 18.25: Schweregradeinteilung und Stufenschema der medikamentösen Behandlung des Asthma bronchiale bei Erwachsenen (modifiziert nach ☐ 15). Für Kinder gibt es vergleichbare Schemata. FEV₁ = forciertes exspiratorisches Volumen, PEF = peak exspiratory flow, Details ☞ 18.3.1

18.6 Asthma bronchiale **18**

allerdings müssen altersentsprechende Inhalationshilfen verwendet werden (☞ Pflege).

Weitere Maßnahmen

▶ Bei einem _allergischen Asthma_ muss die Allergie behandelt werden (☞ 27.2.3)
▶ Wenn psychosoziale Faktoren als Anfallsauslöser eine Rolle spielen, können stützende psychotherapeutische Behandlungsmaßnahmen helfen.

Substanz	Handelsname (Bsp.)	Darreichungsformen*
Beclometason	AeroBec®, Sanasthmyl®	DA, Pulverinhalat, Inhaletten
Budesonid	Budecort®, Pulmicort®	DA, Pulverinhalat
Ciclesonid	Alvesco®	DA
Flunisolid	Inhacort®	DA
Fluticason	Atemur®, Flutide®	DA, Pulverinhalat
* DA = Dosieraerosol; Inhaletten = Kapseln zur Inhalation		

Tab. 18.26: Übersicht über gebräuchliche inhalative Glukokortikoide in der Asthmatherapie.

🖉 Pharma-Info 18.27: Bronchospasmolytika

Bronchospasmolytika: Substanzen, die über eine Erschlaffung der Bronchialmuskulatur die Atemwege erweitern. Bei chronisch-obstruktiven Atemwegserkrankungen (☞ 18.5) und Asthma eingesetzt. Hauptvertreter der Bronchospasmolytika sind β_2-Sympathomimetika, Parasympatholytika und Theophylline.

β_2-Sympathomimetika

Die Wirkung des Sympathikus wird durch α-, β_1- und β_2-Rezeptoren an der Oberfläche der Zielzellen vermittelt. An den Bronchien sind in erster Linie β_2-Rezeptoren zu finden. Ihre Stimulation führt zu einer _Erschlaffung der Bronchialmuskulatur_ und so zu einer Erweiterung der Atemwege.

Die in der Lungenheilkunde verwendeten β_2-**Sympathomimetika** wirken zwar bevorzugt auf die β_2-Rezeptoren, jedoch geringer auch auf die β_1-Rezeptoren am Herzen, was zu Tachykardie, Herzklopfen, Rhythmusstörungen, Angina pectoris und Blutdruckkrisen führen kann. Weitere Nebenwirkungen sind Unruhe, Zittern und Kopfschmerzen.

Deshalb werden β_2-Sympathomimetika bei Patienten mit Bluthochdruck, Herzrhythmusstörungen, koronarer Herzkrankheit oder Schilddrüsenüberfunktion nur unter sorgfältiger Kontrolle eingesetzt.

Wichtigste Darreichungsform sind **Pulverinhalatoren** und **Dosieraerosole** _(DA)_. Sie wirken bei korrekter Anwendung (☞ Pflege) in Minuten.

Parasympatholytika

Parasympatholytika _(Anticholinergika)_ sind Atropinabkömmlinge, die durch Hemmung des Parasympathikus die Bronchien erweitern. Nebenwirkungen, die bei inhalativer Anwendung jedoch in der Regel gering sind, bestehen in Mundtrockenheit und einer verminderten Produktion von Bronchialsekret. Parasympatholytika werden vorzugsweise bei Patienten mit Vorerkrankungen des Herzens angewendet.

Die Wirkung der Parasympatholytika ist beim Asthma insgesamt geringer als die der β_2-Sympathomimetika, bei der chronisch-obstruktiven Bronchitis etwa gleichwertig. Im akuten Asthmaanfall reichen sie in der Regel nicht aus.

Theophylline

Theophyllin und Theophyllinabkömmlinge erweitern unter anderem die Bronchien und Gefäße durch Erschlaffung der glatten Muskulatur, senken den Lungengefäßwiderstand und steigern den Atemantrieb.

Durch den Angriff an mehreren Organen erklären sich auch die insgesamt stärkeren Nebenwirkungen der Theophylline. Am häufigsten sind Herzbeschwerden (Tachykardie, Herzrhythmusstörungen), Magen-Darm-Beschwerden (Übelkeit, Erbrechen, Durchfall) und ZNS-Symptome wie Unruhe, Kopfschmerz und Muskelzittern. Eine Bestimmung des Serumtheophyllinspiegels kann die Dosisfindung erleichtern (Blutentnahme mittags um 12 Uhr bei letzter Einnahme um 8 Uhr).

Die _therapeutische Breite_ (☞ 15.2.3) der Theophylline ist gering, d.h. die Spanne zwischen „zu wenig" (= unwirksam) und „zu viel" (= Vergiftungserscheinungen) nur eng. Besonders betroffen sind Patienten mit Herzinsuffizienz oder Leberfunktionsstörungen.

Theophylline werden grundsätzlich systemisch gegeben, wenn irgend möglich oral.

Substanz (Bsp.)		Handelsname (Bsp.)
β_2-Sympathomimetika		
Kurz wirksam (4–6 Std.)	Fenoterol	Berotec®
	Reproterol	Bronchospasmin®
	Salbutamol	Sultanol®, Volmac®
	Terbutalin	Bricanyl®
Lang wirksam (8–12 Std.)	Formoterol	Oxis®, Foradil®
	Salmeterol	Aeromax®, Serevent®
Parasympatholytika		
Ipratropiumbromid		Atrovent®
Oxitropiumbromid		Ventilat®
Tiotropiumbromid		Spiriva®
Alle Substanzen stehen in Darreichungsformen zum Inhalieren zur Verfügung (z.B. Dosieraerosol, Pulverinhalat, Inhaletten)		

781

18 Pflege von Menschen mit Lungenerkrankungen

Pflege bei Asthma bronchiale

Peak-Flow-Meter 18.3.1

Pflege im akuten Anfall

Im akuten Anfall mindert ruhiger und einfühlsamer Umgang die Angst des Patienten. Wenn irgend möglich, bleibt eine Pflegekraft beim Patienten, bis die Atemnot besser geworden ist.

Erstmaßnahmen bei Atemnot ☞ 12.2.5.1, 18.2.1

Bis zum Eintreffen des Arztes sollten die Materialien für die zu erwartenden Anordnungen vorbereitet werden:
- Arzneimittel: $β_2$-Sympathomimetika, Theophyllin, Glukokortikoide
- Materialien für venösen Zugang, Blutentnahmeröhrchen (BB, Elektrolyte, evtl. BGA)
- Alles für eine Sauerstoffgabe (☞ 12.2.5.9), zum Absaugen (☞ 12.2.5.8) und evtl. Intubieren (Anästhesiepflege ☞ 🖥).

Korrekte Anwendung von Dosieraerosolen und Pulverinhalatoren

Bei **Dosieraerosolen** wird das Arzneimittel mithilfe eines Treibgases vernebelt, wobei heute zunehmend das chlorfreie, im Vergleich zu FCKW weniger umweltschädliche FKW verwendet wird. Dosieraerosole gibt es mit und ohne Inhalationshilfen (Spacer). Ein Spacer erleichtert die Koordination zwischen Einatmung und Auslösung des Sprühstoßes.

Pulverinhalatoren brauchen kein Treibgas. Zudem kommen viele Patienten besser mit ihnen zurecht, da sie nicht wie bei den Dosieraerosolen gleichzeitig das Arzneimittel durch Druck freisetzen und einatmen müssen, der Kältereiz auf die Atemwege durch Verdunstung des Treibgases wegfällt und keine großen Spacer erforderlich sind. Von Vorteil ist außerdem, dass nur wenig Wirkstoff im Mundbereich „hängen bleibt" und von außen gesehen werden kann, wie viel Medikament noch im Behälter ist.

Korrekte Anwendung von Dosieraerosolen: Entscheidend ist die Anleitung des Patienten.

Anwendung von Dosieraerosolen *ohne Spacer*:
- Aerosolbehälter schütteln
- Schutzkappe abnehmen
- Tief ausatmen
- Mundstück in den Mund führen (Arzneimittelbehälter zeigt nach oben) und mit den Lippen fest umschließen
- Während langsamer, tiefer Einatmung Druck auf den Kanister ausüben (Arzneimittel wird freigesetzt)
- Ca. fünf Sekunden Luft anhalten
- Langsam (über die Nase) wieder ausatmen

Die Anwendung von Dosieraerosolen *mit Spacer* zeigt Abbildung 18.29.

Korrekte Anwendung von Pulverinhalatoren: Die Anwendung eines Pulverinhalators hängt vom jeweiligen System ab (Packungsbeilage beachten). Gebräuchlich sind beispielsweise Turbohaler® (z. B. Aerodur® Turbohaler®, Oxis® Turbohaler®), Diskus® (z. B. Serevent® Diskus®), Easyhaler® (z. B. Salbu Easyhaler®), HandiHaler® (z. B. Spiriva® HandiHaler®) und Diskhaler® (z. B. Sultanol® Rotadisk®). Exemplarisch ist in Abbildung 18.30 die Anwendung des Turbohaler® dargestellt.

Korrekte Anwendung inhalativer Glukokortikoide:
- Glukokortikoide als Dosieraerosol stets mit Spacer inhalieren, da dann eine geringere Menge des Arzneimittels im Mund-Rachen-Raum hängen bleibt und mehr Wirkstoff die tieferen Atemwege erreicht
- Vor den Mahlzeiten inhalieren
- Nach der Inhalation Zähne putzen oder zumindest Mund gründlich ausspülen

Besonderheiten bei Kindern. Bei Kindern müssen altersgerechte Inhalationshilfen verwendet werden.

Stets werden die als Dosieraerosole gegebenen Arzneimittel mit einem vorgeschalteten Spacer verabreicht, da Kinder die Einatmung nicht mit dem Sprühstoß koordinieren können. Bei Säuglingen wird zusätzlich eine weiche Gesichtsmaske vorgeschaltet, da sie das Mundstück nicht im Mund halten können.

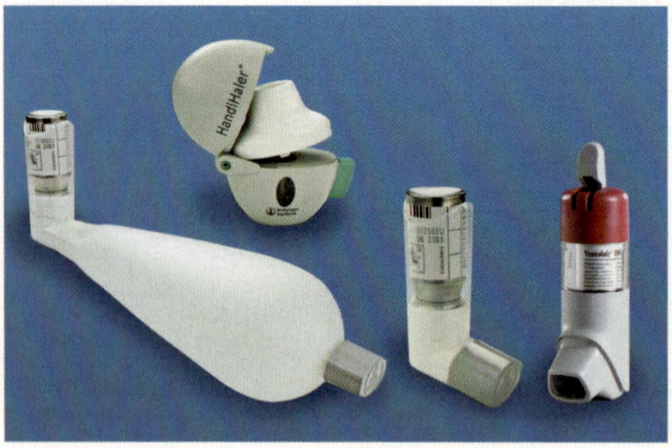

Abb. 18.28: Verschiedene Applikatoren für Dosieraerosole. Von links nach rechts: Treibgasapplikator mit Spacer, HandiHaler® (nicht für den akuten Asthmaanfall), Treibgasapplikator und Autohaler®. [U234, U335]

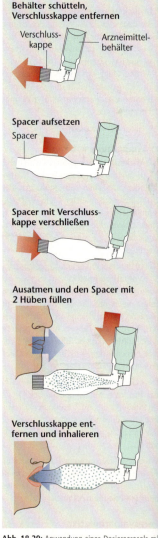

Abb. 18.29: Anwendung eines Dosieraerosols mit Spacer als Inhalationshilfe. [A400]

18.7 Interstitielle Lungenerkrankungen/Lungenfibrosen

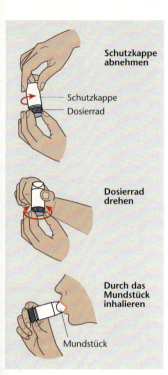

Abb. 18.30: Anwendung des Turbohaler® als Beispiel eines Pulverinhalators. [O137]

Vorsicht: Kein Aspirin bei Asthma bronchiale

Die Patienten müssen wissen, dass sie bei Schmerzen oder Fieber keine Azetylsalizylsäure (z. B. Aspirin®) einnehmen dürfen, da diese Asthmaanfälle provozieren kann. Besser ist das ebenfalls rezeptfreie Paracetamol (beispielsweise ben-u-ron®). Außerdem müssen sie bei jedem neuen Arztkontakt auf ihre Asthmaerkrankung hinweisen, da viele Arzneimittel bei Asthma kontraindiziert sind.

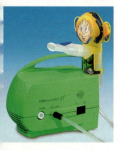

Abb. 18.31: PARI-Inhalationsgerät. [V067]

Prävention und Gesundheitsberatung

Prävention vor Allergien und damit auch vor allergischem Asthma ist nur begrenzt möglich. Zusätzlich zu dem in 27.2.3 Gesagten sollte ein allergischer Schnupfen konsequent behandelt werden, um einem Etagenwechsel zum allergischen Asthma vorzubeugen.

Die Zahl der Todesfälle bei Asthma bronchiale hat in den letzten zehn Jahren um ca. ein Drittel abgenommen. Dies wird im Wesentlichen auf die Therapie mit inhalierbaren Glukokortikoiden und die Einführung standardisierter **Patientenschulungsprogramme** zurückgeführt, deren Effizienz inzwischen auch wissenschaftlich belegt ist. (16).

Asthmaschulungsprogramme

Die Patientenschulung erfolgt ambulant oder stationär in Kleingruppen, am günstigsten durch ein interdisziplinäres Team (17). Hauptziele sind Förderung von Selbstkontrolle und Eigenverantwortung (begrenzt selbstständiges Asthmamanagement), Unterstützung bei der Krankheitsbewältigung und Bewältigung von persönlichen und familiären Belastungen (psychische Belastungen können Asthma nachteilig beeinflussen). Nachschulungen sind etwa alle zwei Jahre sinnvoll.

Die Inhalte werden je nach Patientengruppe (Kleinkinder/Eltern, Schulkinder, Jugendliche, Erwachsene) auf unterschiedliche Weise vermittelt:
▶ Ursachen, Auslöser und Symptome des Asthma
▶ Wahrnehmung und Einschätzung der Atmung und der Lungenfunktion
▶ Peak-Flow-Meter und Ampelschema (☞ 18.3.1)
▶ Asthmaprotokoll, Patiententagebuch
▶ Medikamentöse Therapie, Umgang mit Medikamenten und individuellem Behandlungs-/Notfallplan, Selbstanpassung der Therapie nach Vorgaben des Arztes (Selbstmanagement)
▶ Inhalatiergeräte, Inhalationstechnik
▶ Atemtraining (☞ 12.2.5.3), atemerleichternde Positionen (☞12.2.5.4), Atemtechniken zur Verminderung der Atemwegsverengung, z. B. dosierte Lippenbremse (12.2.5.3)
▶ Verhalten bei akutem Asthma-Anfall
▶ Entspannungstechniken
▶ Ausdauertraining und Sport
▶ Bedeutung regelmäßiger Arztbesuche und Lungenfunktionsprüfung

	Sieben Warnsymptome eines Asthmaanfalls
1	Peak-Flow-Meter (Ampelschema): Abfall der Morgenwerte, Zunahme der tageszeitlichen Schwankung, Umschalten der Ampel von „grün" auf „gelb"
2	Steigerung der Atemnot, besonders nachts oder früh morgens
3	Zunehmender Husten, besonders nächtliche Hustenattacken
4	Veränderung des Auswurfs (Menge, Farbe, Zähigkeit)
5	Abnahme der körperlichen Belastbarkeit
6	Zunehmender Verbrauch an Notfall-Spray
7	Auftreten von Anzeichen eines Atemwegsinfektes (z. B. Fieber, gelb-grüner Auswurf)

Tab. 18.32: Kennt ein Patient die Symptome, durch die sich ein Asthmaanfall ankündigt, kann er rechtzeitig Gegenmaßnahmen ergreifen.

▶ Kontaktadressen und Hinweise auf Selbsthilfegruppen (✉ 5, 6).

Bei rauchenden Patienten ist unbedingt auf eine Raucherentwöhnung hinzuarbeiten (☞ 18.1.3). Einige Asthmaschulungsprogramme beinhalten diese, meist empfiehlt sich aber ein separates Raucherentwöhnungsprogramm.

> Sinnvoll ist ein Asthma-Notfallset mit:
> ▶ Persönlichem Notfallstufenplan und Notrufnummern (Haus-, Notarzt)
> ▶ Notfallmedikamenten (ärztlich verordnete Bedarfsmedikamente für Verschlechterungen).
>
> Das Set wird an einem festgelegten Platz daheim deponiert bzw. auch außerhalb des Hauses vom Patienten mit sich geführt. Der Aufbewahrungsort des Notfallsets ist auch den Angehörigen bekannt.

18.7 Interstitielle Lungenerkrankungen/ Lungenfibrosen

> **Interstitielle Lungenerkrankungen:** Zusammenfassende Bezeichnung für zahlreiche chronische Entzündungen des Lungenparenchyms. Bei Fortschreiten Entwicklung einer **Lungenfibrose:** Bindegewebiger Umbau *(Fibrosierung)* des Lungengerüsts und daraus resultierende *restriktive Ventilationsstörung.*

18.7.1 Lungensarkoidose

Sarkoidose *(Morbus Boeck, M. Besnier-Boeck-Schaumann, gutartige Lymphogranulomatose):* Granulombildende, meist chronische Systemerkrankung unklarer Ursache mit Bevorzugung der Lymphknoten (meist Hiluslymphknoten), der Lunge, der Gelenke und der Haut. Altersgipfel 20–40. Lebensjahr. Prognose typabhängig, meist gut.

Löfgren-Syndrom: Akute Form der Sarkoidose, an der vor allem junge Frauen erkranken. Meist Spontanheilung.

Symptome und Untersuchungsbefund

Die **Sarkoidose** kann prinzipiell alle Organe befallen, am häufigsten ist jedoch die Lunge betroffen.

Die schleichend beginnende **chronische Form der Lungensarkoidose** verläuft anfangs häufig symptomlos oder symptomarm und wird oft nur zufällig diagnostiziert. Später hat der Patient Husten, Fieber, Belastungsdyspnoe und Gelenkbeschwerden.

Das **Löfgren-Syndrom** ist seltener als die chronische Verlaufsform. Es beginnt akut mit Fieber, Erythema nodosum und Gelenkschmerzen sowie häufig trockenem Husten und Belastungsdyspnoe. Besonders typisch sind Schmerzen in beiden Sprunggelenken.

Diagnostik

An erster Stelle der diagnostischen Maßnahmen steht die Röntgenaufnahme des Thorax, ggf. ergänzt durch eine (hochauflösende) CT:

► **Typ 0:** Unauffälliger Röntgenbefund des Thorax bei isoliertem Befall außerhalb der Lunge
► **Typ I:** Hiluslymphknoten beidseitig vergrößert, spontane Rückbildung der Symptome *(Spontanremission)* in 80% der Fälle
► **Typ II:** Zusätzlich streifige oder fleckige Zeichnungsvermehrung der Lunge, Spontanremission in 40%
► **Typ III:** Irreversible Lungenfibrose, keine Spontanremission.

Die Lungenfunktionsprüfung zeigt in fortgeschrittenen Krankheitsstadien die typischen Zeichen einer restriktiven Ventilationsstörung. Die weitere Diagnostik umfasst:

► Blutuntersuchungen incl. Bestimmung des *Angiotensin converting enzyme*, das bei vielen Patienten erhöht und als Aktivitätsparameter verwertbar ist
► Tuberkulintest (charakteristischerweise negativ ☞ 18.4.5)
► Bronchoskopie mit bronchoalveolärer Lavage (☞ 18.3.4), evtl. Mediastinoskopie.

Behandlungsstrategie

Das Stadium I der Erkrankung ist wegen des günstigen Spontanverlaufs nur kontroll-, nicht aber therapiebedürftig. In späteren Stadien werden in erster Linie Glukokortikoide eingesetzt (☞ Pharma-Info 21.13). Beim Löfgren-Syndrom ist die Behandlung symptomatisch.

Pflege bei Lungensarkoidose

Die Pflege bei Lungensarkoidose hängt vom Krankheitsstadium ab. Bei weit fortgeschrittener Krankheit stehen atemerleichternde und -unterstützende Maßnahmen (☞ 12.2.5.3 – 12.2.5.8) im Vordergrund. Atemübungen, Gymnastik und verschiedene Dehnübungen erhalten und fördern die Thoraxbeweglichkeit. Blähende Speisen sollten vermieden werden.

18.7.2 Exogen-allergische Alveolitis

Exogen-allergische Alveolitis (kurz *EAA*, auch *Hypersensitivitätspneumonie, allergische interstitielle Pneumonie*): Chronische, entzündliche Lungenerkrankung, die unbehandelt in eine irreversible Lungenfibrose mündet. Hervorgerufen durch die Inhalation organischer Stäube, die bei entsprechend veranlagten Menschen zu einer Typ-III- und Typ-IV-Immunreaktion (☞ 27.2.1) mit nachfolgender Entzündung der Lunge führt. Nur bei rechtzeitiger Antigenkarenz gute Prognose.

Leitsymptome der **exogen-allergischen Alveolitis** sind rezidivierende Fieberschübe mit Schüttelfrost, Husten und Atemnot, oft in zeitlicher Abhängigkeit zur Antigenexposition. Die Diagnose wird durch Röntgenaufnahme des Thorax, bronchoalveoläre Lavage und Blutuntersuchungen gestellt. Hat der Patient nur im Beruf Kontakt mit dem auslösenden Antigen (Überblick ☞ Tab. 18.33), liegt eine (melde- und entschädigungspflichtige) Berufskrankheit vor.

Erkrankung	Antigenquelle
Befeuchterfieber	Befeuchtungs- und Klimaanlagen
Byssinose	Baumwolle
Dachdeckerlunge	Organische Dachmaterialien (Stroh, Schilf)
Farmerlunge	Feuchtes, schimmeliges Material (Heu, Komposterde)
Holz- und Waldarbeiterlunge	Sägemehl von Eichen und Zedern
Müllarbeiterlunge	Biomüll
Taubenzüchter- und Vogelhalterlunge	Vogelexkremente (auch Tauben)

Tab. 18.33: Verschiedene Formen der exogen-allergischen Alveolitis.

Die wichtigste Behandlungsmaßnahme ist das Meiden der auslösenden Substanz (Antigenkarenz). Medikamentös werden Glukokortikoide (☞ Pharma-Info 21.13) und Immunsuppressiva (☞ Pharma-Info 27.14) eingesetzt. Infektionen müssen antibiotisch behandelt werden.

Pflege

Die Pflegenden informieren den Patienten über die Bedeutung der Arzneimitteleinnahme und leiten ihn zu atemunterstützenden Maßnahmen (☞ 12.2.5) an.

18.8 Bösartige Lungentumoren

18.8.1 Lungenkarzinom

Lungenkarzinom *(Bronchialkarzinom, bronchogenes Karzinom):* Weitaus häufigstes primäres Lungenmalignom mit Ausgang vom Bronchialepithel und häufigster bösartiger Tumor überhaupt. Altersgipfel 55–65 Jahre. Prognose insgesamt schlecht: 5-Jahres-Überlebensrate bei kurativ Behandelten ca. 25%, bei palliativ Behandelten unter 5%. Verantwortlich für ca. 25% aller Krebstodesfälle!

Krankheitsentstehung

Beim größten Teil der **Lungenkarzinome** spielen eingeatmete Noxen für die Entstehung eine entscheidende Rolle. Dabei ist an erster Stelle das Tabakrauchen zu nennen. Nach langjährigem

18.8 Bösartige Lungentumoren

Rauchen von 25 Zigaretten täglich ist das Risiko im Vergleich zu einem Nichtraucher auf das 25-fache erhöht. Noch sind v. a. Männer von der Erkrankung betroffen, doch steigt der Frauenanteil infolge zunehmenden Zigarettenkonsums.

Bedeutung kommt außerdem dem radioaktiven Radon zu; berufliche Karzinogene wie Asbest, Chrom oder Kohlenteer können ebenfalls eine Rolle spielen. Bei gleichzeitigem Rauchen potenziert sich das Risiko.

Histologische Einteilung

Die WHO-Klassifikation unterscheidet verschiedene histologische Typen. Wichtig für die Behandlungsstrategie ist vor allem die Differenzierung zwischen **kleinzelligen** und **nicht-kleinzelligen Karzinomen** (z. B. Plattenepithelkarzinom).

Symptome und Untersuchungsbefund

Die Erstsymptome des Lungenkarzinoms sind in der Regel Spätsymptome!

Dem Patienten fallen zunächst länger anhaltender, eher trockener Husten oder Veränderungen seines „Raucherhustens" auf. Auch blutiges Sputum oder Atemnot können erste Zeichen der Erkrankung sein. Verlegt der Tumor einen Bronchus, so können sich dahinter gelegene Lungenabschnitte entzünden **(Retentionspneumonie)**.

Später kommen Appetitlosigkeit, Gewichtsverlust und Leistungsknick hinzu.

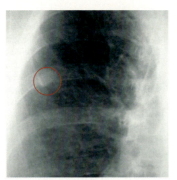
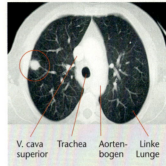

V. cava superior — Trachea — Aortenbogen — Linke Lunge

Abb. 18.34: Lungenkarzinom. In der Röntgenleeraufnahme (links) ist der Rundherd durch die Überlagerung mit einer Rippe nur bei genauer Betrachtung erkennbar. Wesentlicher deutlicher stellt sich das Lungenkarzinom in der Computertomographie (rechts) dar. [T197]

Die körperlichen Untersuchungsbefunde sind je nach Tumorlokalisation und -ausdehnung sehr variabel.

Symptome invasiven Wachstums und Metastasierung

Heiserkeit durch Beeinträchtigung des N. laryngeus recurrens oder gestaute Halsvenen sind in der Regel Zeichen organüberschreitenden Wachstums und damit der Inoperabilität.

Ein **Pancoast-Tumor,** der in der Lungenspitze liegt, führt meist durch Einwachsen in die Thoraxwand und Nervenreizung zu hartnäckigen Thoraxschmerzen.

Manchmal geht der Patient auch wegen Rückenschmerzen, Kopfschmerzen oder Lähmungen zum Arzt, die Ausdruck einer bereits erfolgten Knochen- oder Gehirnmetastasierung sind.

Paraneoplastische Symptome

Viele Lungenkarzinome, vor allem die kleinzelligen, verursachen **paraneoplastische Symptome** (☞ 22.2), etwa ein Cushing-Syndrom (☞ 21.5.1) durch Substanzen mit ACTH-ähnlicher Wirkung.

Diagnostik

An erster Stelle der diagnostischen Maßnahmen stehen Röntgenaufnahmen und Computertomographie des Thorax. Bei entsprechendem Verdacht folgt eine Bronchoskopie mit Biopsie, ggf. auch eine **endobronchiale Sonographie.** Sie ermöglicht oft eine histologische Artdiagnose, die Voraussetzung der Therapieplanung ist.

Zur Früherkennung bei Risikopatienten kommt die **Autofluoreszenz-Bronchoskopie** in Betracht. Sie beruht darauf,

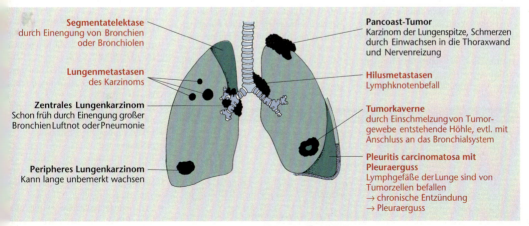

Segmentatelektase durch Einengung von Bronchien oder Bronchiolen

Lungenmetastasen des Karzinoms

Zentrales Lungenkarzinom Schon früh durch Einengung großer Bronchien Luftnot oder Pneumonie

Peripheres Lungenkarzinom Kann lange unbemerkt wachsen

Pancoast-Tumor Karzinom der Lungenspitze, Schmerzen durch Einwachsen in die Thoraxwand und Nervenreizung

Hilusmetastasen Lymphknotenbefall

Tumorkaverne durch Einschmelzung von Tumorgewebe entstehende Höhle, evtl. mit Anschluss an das Bronchialsystem

Pleuritis carcinomatosa mit Pleuraerguss Lymphgefäße der Lunge sind von Tumorzellen befallen
→ chronische Entzündung
→ Pleuraerguss

Abb. 18.35: Mögliche Befunde in der Röntgenaufnahme des Thorax bei einem Lungenkarzinom. [A400-215]

18 Pflege von Menschen mit Lungenerkrankungen

dass blaues Licht einer bestimmten Wellenlänge gesunde Gewebe wesentlich stärker fluoreszieren lässt als maligne Gewebe.

Wichtige *Tumormarker* (☞ 22.3.6) sind NSE (**N**euro**s**pezifische **E**nolase), CYF-RA 21-1 (Zytokeratinfragment) und CEA (**C**arcino**e**mbryonales **A**ntigen).

Bei gesicherter Tumordiagnose folgen Untersuchungen zur Metastasensuche, z. B. CT von Schädel und Bauchorganen, Ultraschall, Knochenszintigraphie, Knochenmarkpunktion und evtl. PET (☞ 14.6.6).

Lungenfunktionsprüfung (☞ 18.3.1) und BGA (☞ 18.3.2) sollen die Operabilität des Patienten klären.

Behandlungsstrategie
Kurative Therapieansätze

Ob ein kurativer Therapieansatz möglich ist, hängt von Größe und Art des Tumors ab:

▶ Bei *nicht-kleinzelligen* Karzinomen ist die Behandlung bei kurativem Therapieansatz primär operativ (meist Lobektomie). Postoperativ erfolgt oft eine Strahlentherapie. Insbesondere bei fortgeschrittenen Tumoren sind präoperative Radio- und Chemotherapie erfolgversprechend (neoadjuvantes Therapiekonzept)

▶ *Kleinzellige Karzinome* metastasieren sehr früh auf dem Blutweg, so dass zum Zeitpunkt der Diagnosestellung in aller Regel keine *lokale*, sondern eine *generalisierte* Tumorerkrankung anzunehmen ist, auch wenn zunächst noch keine Fernmetastasen nachgewiesen werden können. Eine kurative Zielsetzung ist daher selten möglich. Die Behandlung umfasst zurzeit meist eine Kombinations-Chemotherapie mit nachfolgender Strahlentherapie.

Palliative Therapieansätze

Bei fortgeschrittenem Lungenkarzinom können **palliative Therapien** wie Laser-, Chemo- oder Strahlentherapie (☞ 22.4.1 und 22.4.2) den Tumor oft (nochmals) über Monate verkleinern und so zur Besserung von Beschwerden und Lebensqualität sowie zur Lebensverlängerung des Patienten führen. Manchmal ist auch eine *palliative Operation* angezeigt. Der Einsatz bronchialer Endoprothesen aus Silikon oder Metall *(Stents)* kann verengte Bronchien offen halten.

In Spätstadien der Erkrankung sind meist eine medikamentöse Schmerzbehandlung (☞ 15.6, 22.4.5) und eine umfangreiche Begleitmedikation erforderlich, etwa:

▶ Hustendämpfer zur Linderung des unstillbaren Hustenreizes (☞ Pharma-Info 18.36)

▶ Antiemetika (z. B. Vomex®, Paspertin®) gegen Übelkeit und Erbrechen
▶ Laxantien (z. B. Bifiteral®, Dulcolax® gegen Obstipation (☞ Pharma-Info 19.7)
▶ Neuroleptika und Antidepressiva zur Unterstützung der medikamentösen Schmerztherapie
▶ Glukokortikoide (z. B. Fortecortin® bei Hirnödem oder Leberkapselspannungsschmerz infolge von Metastasen

Pflege

Perioperative Pflege bei Lungenoperationen ☞ 18.1.5
Pflege bei Chemotherapie ☞ 22.4.1
Pflege bei Strahlentherapie ☞ 22.4.2
Pflege bei Tumorerkrankungen ☞ 22.1

Psychische Betreuung

Meist trifft den Betroffenen die Diagnose „Lungenkrebs" sehr überraschend, häufig ist die Krankheit schon so weit fortgeschritten, dass eine Heilung unwahrscheinlich ist.

Entsprechend ist eine Hauptaufgabe, der Patienten und seine Angehörigen einfühlsam zu begleiten, in der seelischer Verarbeitung der Krankheit zu unterstützen und für seine Ängste Verständnis z zeigen. Wichtig ist, sehr genau auf di Äußerungen des Kranken und auch sei ner Angehörigen bezüglich seiner Befindlichkeit zu hören.

Weitere Schwerpunkte

Um bestmögliche Lebensqualität und di Würde des Kranken zu gewährleister werden folgende Schwerpunkte gesetzt:
▶ Schmerzassessment und -therapie (☞ 12.12.3, 22.4.5)
▶ Erkennen von Atembeeinträchtigur gen (☞ 12.2.4), daraus resultieren Pneumonieprophylaxe, atemunterstü zende und sekretlösende Maßnahme (☞ 12.2.5.2 – 12.2.5.8)
▶ Vermeiden von Sekundärerkrankunge (z. B. Thrombose, Dekubitus, Infekti nen)
▶ Erhaltung von Mobilität und größ möglicher Selbstständigkeit
▶ Erläuterungen zur Bedeutung der Tu mornachsorge
▶ Evtl. Vermittlung von weiteren A sprechpartner wie Sozialarbeite Seelsorger, Psychologe oder Selbs hilfegruppen (✉ 7)
▶ Evtl. Pflegeüberleitung in die häu liche Pflege oder zu einem Hospi dienst.

✐ Pharma-Info 18.36: Antitussiva

Husten ist ein Schutzreflex, der die Atemwege von schädigenden Substanzen reinigen soll. Manchmal aber ist ein Husten nutzlos, so etwa beim Lungenkarzinom. Bei diesen Patienten oder bei Erschöpfung des Kranken durch den ständigen Husten kann eine medikamentöse Unterdrückung des Hustens sinnvoll sein.
Antitussiva *(Hustendämpfer, Hustenmittel)* blockieren über zentrale oder periphere Angriffspunkte den Hustenreflex

und lindern so den Hustenreiz. Die meisten Antitussiva sind *Opiatabkömmlinge.* Sie haben deshalb die gleichen Nebenwirkungen wie Opioide (v. a. Obstipation, Atemdepression, Sedierung, ☞ Pharma-Info 15.63), wenn auch schwächer ausgeprägt. Suchtgefahr besteht zwar prinzipiell, ist aber bei Patienten mit nur noch kurzer Lebenserwartung vernachlässigbar. Ambulante Patienten werden auf eine Beeinträchtigung der Fahrtüchtigkeit hingewiesen.

Substanzgruppe	Arzneisubstanz	Handelsnamen (Bsp.)
Opiatabkömmlinge	Codein	Codicaps mono®, Dicton®
	Dihydrocodein	Paracodin®, Remedacen®
	Hydrocodon	Dicodid®
	Dextromethorphan	Contac® H, Wick Formel 44 plus Hustenstiller, Rhinotussal®
Andere Substanzen	Noscapin	Capval®
	Clobutinol	Silomat®

786

18.8.2 Lungenmetastasen

Lungenmetastasen *(sekundäre Lungenmalignome):* Tochtergeschwülste anderer bösartiger Tumoren in der Lunge, v. a. von Mamma-, Nieren- und Prostatakarzinomen.

Die Prognose einer Tumorerkrankung ist bei Vorliegen von Lungenmetastasen meist infaust.

Eine operative Entfernung kommt nur in Betracht, wenn der Primärtumor sowie eventuelle Metastasen außerhalb der Lunge kurativ behandelt sind und abzusehen ist, dass alle vorhandenen Lungenmetastasen vollständig entfernt werden können.

18.9 Pneumothorax

Thorax- und Lungenverletzungen ☞ 25.9

Pneumothorax: Ansammlung von Luft im normalerweise spaltförmigen Raum zwischen den beiden Pleurablättern. Durch Aufhebung des Unterdrucks im Pleuraspalt kommt es zu einem teilweisen oder kompletten Kollaps des betroffenen Lungenflügels, der dann nur noch vermindert oder gar nicht mehr am Gasaustausch teilnimmt. Prognose des Spontanpneumothorax trotz Möglichkeit von Rezidiven oft gut, des symptomatischen Pneumothorax abhängig von der Grunderkrankung.

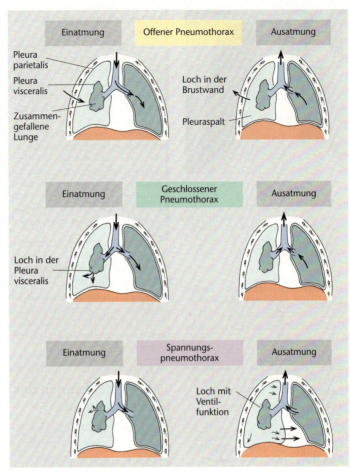

Abb. 18.37: Verschiedene Formen des Pneumothorax. [A400-190]

Krankheitsentstehung und Formen

Die häufigste Form des Pneumothorax ist der **Spontanpneumothorax:**
- Vom **idiopathischen Spontanpneumothorax,** bei dem zum Teil die Ruptur einer direkt unter der Pleura gelegenen Emphysemblase nachgewiesen werden kann, sind vor allem Männer von 20–40 Jahren betroffen
- Der **symptomatische** oder *sekundäre* **Spontanpneumothorax** ist Folge anderer Lungenerkrankungen wie etwa einem Abszess oder einem Lungenkarzinom.

Demgegenüber steht der **traumatische Pneumothorax.** Unterschieden werden:
- **Offener Pneumothorax** mit Brustwanddefekt (z. B. nach einer Stichverletzung)
- **Geschlossener Pneumothorax,** bei dem nur die Pleura selbst verletzt ist (z. B. nach Rippenfraktur oder Bronchusriss)
- Der **iatrogene Pneumothorax** als Komplikation einer ärztlichen Maßnahme.

Die Nomenklatur ist aber nicht einheitlich. Vielfach wird nur der idiopathische Pneumothorax als Spontanpneumothorax bezeichnet. Alle anderen Formen zählen zum symptomatischen Pneumothorax.

Spannungspneumothorax

Lebensbedrohlicher Notfall ist der **Spannungspneumothorax** *(Ventilpneumothorax),* bei dem die Luft infolge eines Ventilmechanismus zwar in den Pleuraspalt eindringen, aber nicht mehr entweichen kann. Die betroffene Pleurahöhle wird immer mehr aufgepumpt und das Mediastinum zur gesunden Lungenseite hin verdrängt. Blutrückfluss zum Herzen, Herzfunktion und Funktion des gesunden Lungenflügels werden mit jedem Atemzug mehr beeinträchtigt (☞ Abb. 18.38).

Symptome, Befund und Diagnostik

Häufig verläuft der Pneumothorax symptomarm, manchmal hat der Patient akut einsetzende Atemnot sowie einseitige, stechende Schmerzen im Brustkorb und Husten.

Dem Untersucher fallen Tachypnoe und asymmetrische Atembewegungen auf, evtl. auch Zyanose. Der Klopfschall ist einseitig hypersonor, und es sind mit dem Stethoskop nur sehr leise oder evtl. sogar keine Atemgeräusche auskultierbar.

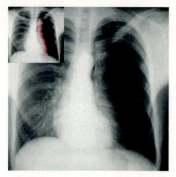

Abb. 18.38: Spannungspneumothorax links. Die linke Lunge ist völlig kollabiert und grenzt sich am linken Herzrand als Verschattung ab (rosa eingefärbt). Die Röntgenstrahlen werden nicht mehr (wie auf der rechten Thoraxseite) teilweise vom Lungengewebe absorbiert und schwärzen daher den Röntgenfilm mehr. Das Mediastinum und das Herz sind zur gesunden Seite hin verdrängt. [T197]

Beim Spannungspneumothorax können sich innerhalb kurzer Zeit stärkste Atemnot, Zyanose, Tachykardie und Blutdruckabfall bis zum lebensbedrohlichen Schock (☞ 13.5) entwickeln.

Die Diagnose wird durch Röntgen des Thorax (in Exspiration) gesichert. Ein EKG ist zum Ausschluss kardialer Erkrankungen, eine BGA zur Einschätzung der respiratorischen Situation nötig.

Behandlungsstrategie

Die Luft wird heute fast immer durch eine **(Saug-)Drainage** entfernt (☞ 18.1.4). Der Sog wird so lange aufrechterhalten, bis Röntgenaufnahmen eine voll entfaltete Lunge zeigen.

Schließt sich die Verbindung zwischen Pleuraspalt und Bronchialsystem – unabhängig von der Ursache – nach Wiederausdehnung der Lunge nicht, muss sie operativ verschlossen werden (heute bevorzugt videoassistiert thorakoskopisch). Auch beim wiederholt auftretenden Spontanpneumothorax auf der gleichen Seite sind invasive Maßnahmen angezeigt.

> **Notfall: Spannungspneumothorax**
>
> Lebensrettende Sofortmaßnahme bei einem Spannungspneumothorax ist die Umwandlung in einen offenen Pneumothorax: Falls kein spezielles Besteck zur Verfügung steht, wird mit einer möglichst großen Braunüle im 2. oder 3. ICR in der Medioklavikularlinie der betroffenen Seite eingestochen. Hierdurch kommt es zu einer sofortigen Entlastung des Überdrucks. Falls vorhanden, kann ein eingeschlitzter Fingerling aufgesetzt und so ein *Ventil* (sog. *Tiegel-Ventil*) geschaffen werden. Die endgültige Versorgung besteht in einer Pleuradrainage.

Pflege und Patientenberatung bei Pneumothorax

Die Erstmaßnahmen bei Pneumothorax entsprechen den Erstmaßnahmen bei Atemnot (☞ 18.2.1), die Pflege bei liegender Pleuradrainage ist in 18.1.4 detailliert dargestellt.

18.10 Erkrankungen des Lungenkreislaufs

Lungenödem ☞ 16.6.3

18.10.1 Lungenembolie

> **Lungenembolie:** Plötzliche oder schrittweise Verlegung der Lungengefäße durch Thromben aus dem venösen Gefäßsystem, in 90 % aus der unteren Körperhälfte, die über untere Hohlvene und rechtes Herz die Lungenstrombahn erreichen. Eine der häufigsten „plötzlichen" Todesursachen überhaupt (etwa 90 % der zum Tode führenden Lungenembolien ereignen sich innerhalb der ersten beiden Stunden nach Symptombeginn).

Krankheitsentstehung

Eine **Lungenembolie** ist meist Folge einer (nicht entdeckten) tiefen Bein- oder Beckenvenenthrombose (☞ 17.7.3).

Die Verlegung der Lungenstrombahn führt zu einer akuten Widerstandserhöhung im kleinen Kreislauf mit Entwicklung eines Pumpversagens *(Dekompensation)* der rechten Herzkammer (**akutes Cor pulmonale**).

Symptome und Untersuchungsbefund

Die Symptome einer Lungenembolie hängen von dem Ausmaß der Strombahnverlegung ab. Typisch sind das plötzliche Auftreten von Atemnot, Zyanose, und Husten, evtl. mit blutigem Sputum. Charakteristisch sind *atemabhängige Thoraxschmerzen*. Der Patient ist sehr ängstlich und unruhig, seine Haut blass und schweißig. Zusätzlich bestehen meist die Symptome einer tiefen Beinvenenthrombose (☞ 17.7.3), von denen oft aber nicht bemerkt wurden.

Als Zeichen einer zentralvenösen Druckerhöhung sind die Halsvenen gestaut. Der Puls des Patienten ist oft arrhythmisch und tachykard. Die Atemfrequenz ist ebenfalls erhöht.

Diagnostik

Diagnostisch entscheidend ist die Computertomographie mit einem speziellen Embolieprogramm oder bei Kontrastmittelallergie die Kernspintomographie zur Gefäßdarstellung. Nur bei Zweifeln oder zur Festlegung der Behandlungsstrategie (Operation, Lyse) ist eine Pulmonalisangiographie (Pulmonalis-DSA) nötig.

Gleichzeitig wird durch Farb-Duplex-Sonographie nach der meist ursächlichen tiefen Beinvenenthrombose gefahndet.

Die früher übliche **Lungenperfusionsszintigraphie** mit Darstellung der Lungendurchblutung durch i. v.-Injektion einer radioaktiven Substanz ist dadurch weitgehend verdrängt worden.

	I (klein)	II (submassiv)	III (massiv)	IV (fulminant)
Ausdehnung der Gefäßverschlüsse	Periphere Äste	Segmentarterien	Ein Pulmonalarterienast	Pulmonalarterienhauptstamm oder mehrere Lappenarterien
Klinik	Leichte Dyspnoe, Thoraxschmerz	Akute Dyspnoe, Thoraxschmerz, Tachypnoe, Tachykardie	Akute schwere Dyspnoe, Thoraxschmerz, Zyanose, Unruhe, Synkope	Dyspnoe, Schocksymptomatik, drohender Herz-Kreislauf-Stillstand
Blutdruck	Normal	Leicht erniedrigt	Stark erniedrigt	Schock

Tab. 18.39: Schweregradeinteilung der Lungenembolie anhand ihrer Symptome und Befunde.

18.10 Erkrankungen des Lungenkreislaufs

18

Bei eher vagem Verdacht auf eine Lungenembolie wird zunächst ein **D-Dimer-Test** durchgeführt (bei Thrombenbildung erhöhte Werte). Bei negativem Ergebnis ist eine Lungenembolie äußerst unwahrscheinlich.

Behandlungsstrategie

Medikamentöse Erstmaßnahmen bei einer Lungenembolie sind die i. v.-Schmerzbekämpfung mit Opioiden (☞ Pharma-Info 15.63), die Sedierung, z. B. mit Diazepam (z. B. Valium®), und die intra-venöse Gabe eines Heparinbolus (meist 10 000 IE). Bei Hypoxie ist Sauerstoffgabe, ggf. auch Intubation mit Beatmung erforderlich.

Eine i. v.-Vollheparinisierung (☞ Pharma-Info 17.28) über Perfusor verhindert relativ zuverlässig die weitere Ausbreitung der Lungenembolie, neueren Studien zufolge ist eine gewichtsadaptierte s. c.-Gabe niedermolekularer Heparine gleichwertig. Nur in den Stadien III und IV wird nach der initialen Schocktherapie die rasche Auflösung bzw. Entfernung des Embolus versucht: Die *Lysetherapie* mit Streptokinase, Urokinase oder rt-PA ist aber nicht immer erfolgreich, zudem liegen oft Kontraindikationen (☞ Pharma-Info 17.31) vor. Manchmal kann der Embolus über einen Katheter entfernt werden. Eine offene Operation zur Entfernung des Embolus ist nur selten angezeigt.

Nach Überwinden des Akutstadiums hat die medikamentöse Behandlung mit Antikoagulantien (z. B. Marcumar® ☞ Pharma-Info 17.29) die Rezidivverhütung zum Ziel. Rezidivierende Lungenembolien können zum chronischen Cor pulmonale (☞ 18.10.2) führen.

Pflege bei Lungenembolie

Überwachung bei Lysetherapie ☞ Pharma-Info 17.31
Pflege bei tiefer Beinvenenthrombose ☞ 17.7.3

Erstmaßnahmen

▶ Patienten absolute Bettruhe einhalten lassen
▶ Oberkörper des Patienten hochlagern (wirkt erhöhtem intrathorakalem Druck entgegen)
▶ Über die Rufanlage Hilfe holen. Arzt benachrichtigen
▶ Bei Atemnot entsprechende Hilfestellung leisten (☞ 12.2.5.1, 18.2.1)

▶ Patienten möglichst nicht alleine lassen, beruhigend auf ihn einwirken, Hektik vermeiden
▶ Bei Hypoxie Fenster öffnen und auf Arztanordnung bis zu 10 l/Min. Sauerstoff mittels Maske (möglichst mit Ventil und Reservoirbeutel) geben, Patienten dabei ständig überwachen (☞ 12.2.5.9)
▶ Vitalzeichen kontrollieren. Bei Schockzeichen (Blutdruckabfall, Pulsanstieg ☞ 13.5) Beine auf Herzniveau anheben, dabei leichte Oberkörperhochlagerung belassen. Keine Kopftieflage als Schocktherapie, da die Volumenverschiebung zu einem akuten Herzversagen führen kann!
▶ Analgetika nach Arztanordnung geben
▶ Intubations- und Reanimationsbereitschaft sicherstellen. Bei Atem- oder Herzstillstand mit Reanimation beginnen (☞ 13.4)
▶ Materialien für einen venösen Zugang mit Blutentnahme, einen ZVK und eine Blutgasanalyse sowie die oben genannten Arzneimittel richten (lassen)
▶ Evtl. Verlegung des Patienten auf die Intensivstation vorbereiten.

> **Vorsicht**
> Bei Verdacht auf eine Lungenembolie und während einer Lysetherapie keine i. m.-Injektionen verabreichen (☞ auch Pharma-Info 17.31).

Pflege im weiteren Krankheitsverlauf

▶ Bei einer Lysetherapie hat der Patient Bettruhe. Die Dauer der Bettruhe ist vom Schweregrad der Lungenembolie und der Grunderkrankung abhängig und wird vom Arzt angeordnet. Größere Bewegungen des Kranken sind zu vermeiden, damit sich keine weiteren Thromben ablösen
▶ Oberkörperhochlagerung ist zur Atemerleichterung und zur Senkung des intrathorakalen Druckes wichtig
▶ Im Rahmen der Dekubitusprophylaxe (☞ 12.5.1.4) wird eine Weichlagerung bzw. Wechseldrucklagerung durchgeführt
▶ Die Körperpflege des Patienten übernehmen zunächst die Pflegenden, da der Kranke sich nicht anstrengen soll (bei Lysetherapie vorsichtige Mundpflege, keine Nassrasur). Dabei ist auf Blutungen, vor allem an Schleimhäuten und Punktionsstellen, zu achten

▶ Bei der Ernährung werden blähende Speisen vermieden, da ein Zwerchfellhochstand die Atmung weiter beeinträchtigt. Da die Patienten zur Verhinderung neuer Embolien zum Stuhlgang nicht pressen sollen, ist eine Obstipationsprophylaxe erforderlich (☞ 12.7.2.5), auf stopfende Speisen (z. B. Bananen) ist zu verzichten
▶ Bei Rechtsherzbelastung ist eine Flüssigkeitsbilanzierung (☞ 12.7.1.2) angezeigt (evtl. Trinkmengenbeschränkung nach Arztanordnung)
▶ Die Thromboseprophylaxe mit Kompressionsverbänden oder -strümpfen und Beinhochlagerung wird konsequent fortgesetzt (☞ 12.3.3)
▶ Wegen der erhöhten Pneumoniegefahr ist eine sorgfältige Atemtherapie erforderlich (☞ 12.2.5.2 – 12.2.5.8).

> **Patientenbeobachtung und Dokumentation**
> ▶ Atmung, Bewusstsein, Puls, RR, Hautfarbe, Temperatur, Allgemeinbefinden
> ▶ Bei Lysetherapie zusätzlich Achten auf Blutungen (Haut, Schleimhäute, Blut im Stuhl, Gelenkschmerzen).

> **Prävention und Gesundheitsberatung**
> Die Patienten müssen nach einer durchgemachten Lungenembolie wissen, welche Risikofaktoren die Erkrankung begünstigen, wie sie sich vor einer (erneuten) Thrombose schützen können und bei welchen Warnzeichen sie unverzüglich den (Not-)Arzt aufsuchen müssen (☞ 17.7.3).
>
> Die Betroffenen werden für mindestens sechs Monate auf orale Antikoagulantien (z. B. Marcumar®) eingestellt, über die Besonderheiten dieser Therapie werden sie ausführlich informiert (☞ Pharma-Info 17.29).

18.10.2 Pulmonale Hypertonie und chronisches Cor pulmonale

> **Pulmonale Hypertonie**: Erhöhung des mittleren Pulmonalarteriendrucks auf > 20 mmHg.
>
> **Chronisches Cor pulmonale:** Pulmonale Hypertonie mit Rechtsherzbelastung und nachfolgender Hypertrophie der rechten Herzkammer (☞ auch 16.6.1.

789

Die Beschwerden sind zunächst oft nur diskret mit leichter Ermüdung, geringer Belastungsdyspnoe und Tachykardie.

Die Diagnose wird durch Echokardiographie und Druckmessung im Rahmen einer Rechtsherzkatheteruntersuchung gestellt.

Bei der ursächlich unklaren **primären pulmonalen Hypertonie** wird eine Drucksenkung durch hoch dosierte Kalziumantagonisten, Prostaglandine, Endothel-Rezeptor-Antagonisten oder Phosphodiesterasehemmer versucht, die alle gefäßerweiternd wirken. Hierdurch hat sich die Prognose deutlich verbessert. Bei der **sekundären pulmonalen Hypertonie** mit feststellbarer Lungenerkrankung als Ursache (z. B. COPD) ist die Behandlung der Grunderkrankung vorrangig und prognoseentscheidend.

Akutes Cor pulmonale ☞ *18.10.1*

18.11 Pleuraerkrankungen

18.11.1 Pleuritis

> **Pleuritis** (*Brustfellentzündung*, auch anatomisch nicht ganz korrekt *Rippenfellentzündung*): Entzündung der Pleura.

Krankheitsentstehung

Zu einer **Pleuritis** kommt es meist sekundär im Rahmen einer Lungenentzündung, einer Lungentuberkulose, eines Lungeninfarkts oder eines Lungen- oder Pleuratumors. Auch Herzinfarkt, Bauchspeicheldrüsenentzündung oder Kollagenosen (☞ 23.7) können zu einer Pleuritis führen.

Als **Pleuritis sicca** (*Pleuritis fibrinosa, trockene Rippenfellentzündung*) wird die „trockene" Form der Pleuraentzündung ohne Erguss bezeichnet. Aus ihr entwickelt sich meist eine **Pleuritis exsudativa** (*feuchte Rippenfellentzündung*), bei der sich ein *entzündlicher Pleuraerguss* bildet (☞ 18.11.2).

Symptome, Befund und Diagnostik

Bei der Pleuritis (sicca) hat der Patient atemabhängige Thoraxschmerzen, die oft so stark sind, dass es zu einer ausgeprägten Schonhaltung und -atmung kommt. Beim Übergang der Pleuritis sicca in eine Pleuritis exsudativa lassen die Schmerzen oft nach. Je nach Größe des Pleuraergusses treten dann Atemnot und Druckgefühl in der Brust in den Vordergrund. Zusätzlich bestehen die Symptome der jeweiligen Grunderkrankung.

Kennzeichnend für eine Pleuritis sicca ist das „Pleurareiben" oder „Lederknarren" bei der Lungenauskultation.

Wichtig ist, die Grunderkrankung der Pleuritis herauszufinden. Hierzu dienen Blutuntersuchungen, Röntgen-Thorax und ein Tuberkulintest (☞ 18.4.5). Bei der Pleuritis exsudativa wird der Erguss punktiert und untersucht (☞ 18.11.2).

Behandlungsstrategie

An erster Stelle steht die Behandlung der Grunderkrankung. Symptomatisch ist bei der Pleuritis sicca eine Schmerzmittelgabe erforderlich, damit der Patient durchatmen kann.

Pflege

Wegen der schmerzbedingten Atemeinschränkung und der damit verbundenen Schonatmung sind eine konsequente Schmerztherapie (☞ 15.6) und Pneumonieprophylaxe (☞ 12.2.5.2) wichtig. Der Kranke soll sich möglichst auf die gesunde Seite legen, um die Belüftung und Ausdehnung der erkrankten Lungenabschnitte zu fördern. Je nach Befinden ist Unterstützung bei der Körperpflege und Mobilisation notwendig.

18.11.2 Pleuraerguss

> **Pleuraerguss:** Flüssigkeitsansammlung in der Pleurahöhle. Hauptursachen: Tumoren (ca. 50%), Entzündungen (ca. 30%), Herzinsuffizienz (ca. 10%). Die Prognose hängt von der Ursache ab.

Je nach Art der Flüssigkeit werden unterschieden:
- **Seröser Pleuraerguss** (*Serothorax*): Klares, gelbliches Sekret. Entsteht meist im Rahmen von Herzinsuffizienz, Entzündungen oder bösartigen Tumoren
- **Pleuraempyem** (*Pyothorax*): Eitriger Erguss, z. B. bei bakterieller Pneumonie (☞ 18.4.4)
- **Hämatothorax:** Blut im Pleuraraum. Meist durch Verletzungen. Seltener z. B. durch **Pleurakarzinose** (Durchsetzung der Pleura von zahlreichen Karzinommetastasen) hervorgerufen
- **Chylothorax:** Milchig-trübes Sekret durch den Austritt von Lymphflüssigkeit in den Pleuraraum. Durch Lymphabflussstörungen (z. B. bei malignen Lymphomen ☞ 22.7) oder Verletzungen des Ductus thoracicus.

> Da ca. 50% aller Pleuraergüsse durch bösartige Tumoren bedingt sind, wird jeder neu aufgetretene Pleuraerguss punktiert und das Punktat chemisch, zytologisch und bakteriologisch untersucht. Hauptsächliche bösartige Tumoren sind das Lungenkarzinom, seltener ein Pleuramesotheliom.

Symptome, Befund und Diagnostik

Hauptsymptome eines (ausgedehnten) Pleuraergusses sind Atemnot und atemabhängige Thoraxschmerzen. Vor allem langsam entstehende Pleuraergüsse werden aber lange nicht bemerkt.

Der Klopfschall über dem Erguss ist gedämpft und das Atemgeräusch mit dem Stethoskop nur noch leise oder gar nicht mehr hörbar.

Gesichert wird die Diagnose durch Röntgen-Thorax, Ultraschalluntersuchung und diagnostische Pleurapunktion (☞ 18.3.5).

Behandlungsstrategie

Die Behandlungsstrategie eines Pleuraergusses hängt von seiner Ursache ab:
- Bei entzündlichen Ergüssen steht die antiinfektiöse Therapie im Vordergrund. Zusätzlich wird der Erguss abpunktiert oder drainiert, um **Pleuraschwarten** (bindegewebige, flächige Pleuraverdickung) vorzubeugen. Pleuraempyeme werden drainiert oder evtl. thorakoskopisch saniert (mit nach-

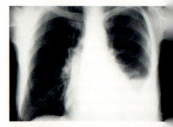

Abb. 18.40: Röntgenaufnahme des Thorax bei Pleuraerguss links. Typisch für einen Pleuraerguss ist das seitliche Ansteigen der glatt begrenzten Verschattung. [T170]

folgender Spül-Saug-Behandlung). In Spätstadien kann eine **Dekortikation** (Entfernung der Pleuraschwarten) notwendig sein
- Durch eine Herzinsuffizienz bedingte Pleuraergüsse werden durch medikamentöse Therapie der Herzinsuffizienz und ggf. entlastende Pleurapunktion behandelt
- Bei ständig wiederkehrenden Pleuraergüssen, z. B. bei unheilbaren Tumoren, kann eine **Pleurodese** (medikamentöse Verklebung der Pleurablätter) versucht werden. Hierzu wird nach Punktion des Ergusses z. B. Tetrazyklin oder – thorakoskopisch – Talkum in den Pleuraraum eingebracht. Einen ähnlichen Effekt erzielt die **Pleurektomie**, bei der operativ Teile der Pleura parietalis (Rippenfell) entfernt werden. Dadurch verklebt die Pleura visceralis mit der Wundfläche der inneren Brustwand
- Bei verletzungsbedingten Ergüssen ist in aller Regel eine Operation notwendig.

Pflege

Pflege bei Pleurapunktion/-drainage ☞ 18.3.5

Pflegemaßnahmen und Patientenberatung beziehen sich auf atemunterstützende Maßnahmen (☞ 12.2.5.3 – 12.2.5.8) und Hilfe bei Atemnot (☞ 12.2.5.1). Der Patient sollte möglichst nicht auf der betroffenen Seite liegen, um eine zusätzliche Beeinträchtigung der Belüftung in den beteiligten Lungenabschnitten zu vermeiden, Oberkörperhochlagerung und Sauerstoffgabe sind meist angezeigt. Da die Belastbarkeit des Kranken eingeschränkt ist, benötigt er Hilfe bei der Körperpflege und Mobilisation.

Nach einer **Pleurodese** werden die häufig großen Sekretfördermengen über die Pleuradrainage anhand der Flüssigkeitsbilanz erfasst und ggf. nach Arztanordnung ausgeglichen.

Da nach einer **Pleurektomie** am Anfang viel blutiges Sekret abfließt, werden Vitalzeichen und Fördermenge der Drainage engmaschig überwacht. Bei anhaltendem oder verstärktem Blutverlust über die Drainage informieren die Pflegenden den Arzt. Ein plötzliches Nachlassen der Blutung kann Zeichen für die Verstopfung der Drainage oder eines intrathorakalen Hämatoms sein (Arzt benachrichtigen). Daher ist die Drainage regelmäßig auf Durchgängigkeit zu überprüfen

(atemsynchrone Schwankungen im Drainagesystem erkennbar).

18.11.3 Pleuramesotheliom

Pleuramesotheliom: Hochmaligner Pleuratumor, der sich flächenhaft über die gesamte Pleura ausbreitet und auch die Lunge infiltriert.

Ungefähr tausendmal seltener als das Bronchialkarzinom, wobei Männer infolge beruflicher Schadstoffexposition bevorzugt erkranken: Die Mehrzahl der Pleuramesotheliome ist durch Asbest bedingt, das früher vor allem bei Bauarbeiten zur Isolierung und in der Autoindustrie breite Anwendung fand. Meldepflichtige Berufskrankheit.

Leitsymptome des **Pleuramesothelioms** sind hartnäckiger Husten, zunehmende Atemnot, starke Thoraxschmerzen und trotz Punktionen rasch nachlaufende Pleuraergüsse. Eine Thorakoskopie ermöglicht eine Biopsieentnahme zur Gewebediagnose, zur Beurteilung der Tumorausdehnung werden vor allem Computer- und Kernspintomographie sowie Bronchoskopie eingesetzt.

Die Prognose der Erkrankung ist sehr schlecht: Eine chirurgische Entfernung des Tumors ist in der Regel nicht möglich. Palliative Maßnahmen umfassen vor allem eine Pleurodese oder Pleurektomie, Strahlentherapien und evtl. eine systemische Zytostatikatherapie. Entsprechend haben auch die Pflegemaßnahmen vorrangig die psychische Begleitung der Betroffenen und eine eine Linderung ihrer Beschwerden zum Ziel.

18.12 Mukoviszidose

Mukoviszidose (*zystische Fibrose, cystische Fibrose*, kurz *CF*): Mit einem Vorkommen von ca. 1 : 2500 häufigste angeborene Stoffwechselerkrankung in Deutschland. Betrifft v.a. Lunge und Bauchspeicheldrüse. Durchschnittliche Lebenserwartung heute bei über 30 Jahren.

Krankheitsentstehung

Ursache der **Mukoviszidose** sind verschiedene autosomal-rezessiv vererbte Gendefekte, die über einen Chloridkanaldefekt in allen exokrinen Drüsen zur Bil-

dung abnorm zäher Sekrete und damit zur Verstopfung der Drüsenausführungsgänge führen.

Symptome und Untersuchungsbefund

In ca. 10% wird die Erkrankung schon im Neugeborenenalter durch **Mekoniumileus** manifest: Das abnorm zähe Mekonium verlegt die Darmlichtung und führt kurz nach der Geburt zum Ileus.

In der Folge betreffen die Symptome den gesamten Organismus, wobei der Schweregrad sehr variabel ist:
- Im Vordergrund stehen oft die Lungensymptome. Der zähe Bronchialschleim erschwert die (Selbst-)Reinigung der Atemwege und ist ein guter Nährboden für Bakterien. Die betroffenen Kinder haben immer wieder schwere Atemwegsinfekte. Sie husten typischerweise reichlich zähes, bei Infektionen gelbgrünes Sekret aus. Nach Infekten brauchen sie lange Zeit, bis sie sich wieder einigermaßen erholt haben, auf Dauer können Bronchiektasen (☞ 18.4.4) entstehen
- Sehr häufig ist eine chronische Nasennebenhöhlenentzündung
- Die Bauchspeicheldrüsenbeteiligung führt zu einer Pankreasinsuffizienz mit massigen Fettstühlen
- Sowohl die Lungenprobleme als auch die Verdauungsstörungen münden oft schon frühzeitig in eine Gedeihstörung, die Kinder sind typischerweise klein und mager
- Durch Beteiligung der Leber und Gallenwege kommt es bei ungefähr 10% der erwachsenen Patienten zu einer Leberzirrhose (☞ 20.4.4)
- Bei Frauen ist die Fruchtbarkeit herabgesetzt, Männer sind in aller Regel unfruchtbar.

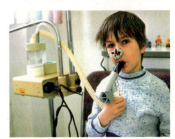

Abb. 18.41: Inhalationen mit schleimlösenden und/oder bronchienerweiternden Arzneimitteln gehören für Kinder mit Mukoviszidose oder anderen chronischen Atemwegserkrankungen zum Alltag wie die Mahlzeiten. [K303]

Diagnostik

Die Diagnose kann meist durch den Nachweis eines erhöhten Chloridgehalts des Schweißes gesichert werden (**Schweißtest**). Der Test ist schmerzlos und ungefährlich. Um Verfälschungen zu vermeiden, sollte das Kind vorher nicht geduscht und keinen schweißtreibenden Sport ausgeübt haben.

Bei positivem Schweißtest wird der genaue Gendefekt mittels gentechnischer Untersuchung des Bluts oder von Mundschleimhautzellen bestimmt.

Behandlungsstrategie

Eine ursächliche Behandlung der Erkrankung ist bis heute nicht möglich. Die Therapie muss sich also auf symptomatische Maßnahmen beschränken und wird am besten durch ein CF-Zentrum koordiniert.

Bakterielle Infektionen werden frühzeitig antibiotisch behandelt. Teilweise werden langfristig inhalierbare Antibiotika (z. B. Tobramycin) eingesetzt. In fortgeschrittenen Fällen kann ein DNA-spaltendes Enzym (Pulmozyme®) zur Sekretverflüssigung sinnvoll sein. Bei respiratorischer Insuffizienz ist eine Sauerstofflangzeittherapie angezeigt (☞ 12.2.5.9), letzter Ausweg ist die Lungentransplantation (5-Jahres-Überlebensrate 50–60 %).

Die Funktionsstörung des Pankreas und die Resorptionsstörung erfordern eine ausreichende Enzymsubstitution mit fett-, eiweiß- und kohlenhydratabbauenden Enzymen (z. B. mit Kreon® ☞ 20.6.2) und die zusätzliche Zufuhr fettlöslicher Vitamine. Die Kost sollte kalorienreich und ausgewogen sein, nicht selten ist Zusatznahrung erforderlich.

Pflege

Die konsequente **Inhalationstherapie** ist lebenswichtig und kann mehrere Stunden täglich in Anspruch nehmen. Nacheinander wird mit NaCl, Mukolytika, Sympathomimetika und Antibiotika jeweils 15 Min. inhaliert.

Vor der Inhalation mit Antibiotika wird eine **autogene Drainage** durchgeführt, eine Selbsthilfetechnik zur Sekretentleerung. Nach langsamer Einatmung folgt eine Atempause, anschließend wird durch schnelle, schwungvolle Ausatmung das Sekret gelöst und in die oberen Atemwege befördert, so dass es abgehustet werden kann. Die Anwendung eines oszillierenden PEP-Gerätes wirkt zusätzlich

unterstützend. Weitere sekretlösende und sekretentleerende Maßnahmen sind sinnvoll (☞ 12.2.5.6 – 12.2.5.8).

Atemunterstützende Maßnahmen erfolgen je nach Krankheitsstadium, evtl. wird eine Sauerstofflangzeittherapie notwendig.

Im Säuglingsalter stehen Lagerungsdrainagen und Klopfmassagen, später autogene Drainage und Vibrationsgeräte im Vordergrund.

Da Infektionen die Allgemeinsituation erheblich verschlechtern, ist eine Infektionsprophylaxe und die Anleitung des Patienten (bzw. der Eltern und Kinder) diesbezüglich erforderlich (Beachtung strenger Hygienemaßnahmen im Umgang mit dem Inhaliergerät, allgemeine Händehygiene, Bakterienfilter auf Wasserhähnen, ◻ 18).

Durch eine zusätzliche Fett- und Kohlehydratzufuhr (hochwertige Öle, Sahne, Maltodextrin) wird der erhöhte Energie- und Nährstoffbedarf gedeckt (kranke Kinder sind meist untergewichtig). Hochkalorische Präparate und Sondenernährung können während vorübergehender Appetitlosigkeit oder bei akutem Atemwegsinfekt erforderlich sein. Die erhöhte Vitamin- und Elektrolytzufuhr wird durch Nachsalzen und Vitaminpräparate gedeckt. Tritt zusätzlich ein Diabetes mellitus auf, werden alle damit verbundenen Pflegemaßnahmen ergriffen (☞ 21.6).

Eltern und Kinder werden wiederholt geschult und möglichst in Selbsthilfegruppen eingebunden (✉ 8). Klimakuren können das Immunsystem des kranken Kindes stärken. Wie bei allen genetischen Erkrankungen sollten die Eltern über die Möglichkeiten der humangenetischen Beratung informiert werden.

18.13 ARDS

> **ARDS** *(adult* oder *acute respiratory distress syndrome*, deutsch *akutes Lungenversagen, Atemnotsyndrom des Erwachsenen, Schocklunge, hyalines Membran-Syndrom):* Akute respiratorische Insuffizienz bei vorher Lungengesunden, z. B. als Folge eines länger andauernden Schocks jeglicher Ursache. Letalität 40–70 %.

Krankheitsentstehung

Ursache des **ARDS** ist eine schwere direkte oder indirekte Schädigung der Lunge, etwa durch Aspiration (z. B. von

Magensaft), Sepsis, Schock, Traumen (z. B. Polytrauma, Verbrennungen), Verbrauchskoagulopathie (☞ 22.8.2) oder Pankreatitis.

Symptome, Befund und Diagnostik

Symptome und Untersuchungsbefunde bei ARDS sind zunächst Hyperventilation, Dyspnoe, Hypoxie und respiratorische Alkalose. Es folgen eine respiratorische Globalinsuffizienz und ein interstitielles Lungenödem.

Je nach Ursache und Ausmaß der Schädigung können die Krankheitserscheinungen sofort oder nach einer Latenz von wenigen Stunden bis mehreren Tagen eintreten.

Die Diagnose wird durch Anamnese, Blutgasanalyse, Röntgenaufnahme des Thorax und Lungenfunktionsprüfung gestellt.

Behandlungsstrategie

Die Behandlung beginnt wegen der Schwere des Krankheitsbilds bereits bei Verdacht. Dabei stehen die Beseitigung der auslösenden Ursache und die Schockbehandlung sowie eine frühzeitige maschinelle Beatmung mit PEEP (zur Behandlung der Atelektasen, Intensivpflege ☞ 🖳) im Vordergrund. Wegen des Lungenödems wird eine negative Flüssigkeitsbilanz (☞ 12.7.1.2) angestrebt.

Maßnahmen zur Kreislaufstabilisierung und ausgewogene Nährstoffzufuhr sind begleitende Therapiemaßnahmen.

Bei Patienten, bei denen eine ausreichende Sauerstoffversorgung trotz maximaler Intensivtherapie nicht gelingt, kommt der Einsatz eines **Lungenersatzverfahrens** in Betracht, bei der das Blut des Patienten außerhalb des Körpers mit Sauerstoff aufgesättigt und von Kohlendioxid gereinigt wird (**ECMO** = *extracorporeal membrane oxygenation*). Diese personell und technisch sehr aufwendige Behandlung wird nur an wenigen spezialisierten Zentren durchgeführt.

Pflege

Pflege bei beatmeten Patienten ☞ 🖳

Kinetische Therapie

Von besonderer Bedeutung in der Behandlung ist die **kinetische Therapie**, also die regelmäßige Umlagerung, um die Durchblutungs- und Belüftungsverhältnis der Lunge zu verbessern.

Eine Form der kinetischen Therapie ist die **Rotationstherapie.** Der Patient erhält ein um die Längsachse rotierendes Spezialbett und wird bei festgelegten Zeitintervallen und Rotationsgrad von der Rechts- zur Linksseitenlage bewegt. Schaumstoffpolster und Gurte gewährleisten eine sichere Lagerung. Da die länger dauernde Anwendung von Luftkissenmatratzen zur Weichlagerung zu einem zunehmenden Verlust der Körperwahrnehmung führen kann, werden zusätzlich die Prinzipien der Basalen Stimulation® (Details ☞ 12.11.3.3) beachtet.

Bei einer anderen Form der kinetischen Therapie wird der Patient in die **Bauchlagerung** gebracht. In Bauchlage werden die dorso-basalen Lungenabschnitte besser belüftet und Bronchialsekret aus diesen Bezirken kann leichter abfließen. Wie lange die Bauchlagerung belassen wird, hängt davon ab, ob und wie lange der Patient davon profitiert: Verringert sich die Sauerstoffsättigung oder zeigt die BGA eine Verschlechterung, wird die Bauchlagerung beendet. In vielen Kliniken ist es üblich, den Patienten nachts, ggf. über einen Zeitraum von bis zu zwölf Stunden, auf den Bauch zu lagern.

18.14 Erkrankungen des Mediastinums

18.14.1 Akute Mediastinitis

> **Mediastinitis:** Entzündung des Mediastinums, d.h. des Bindegewebes zwischen den beiden Lungen. Hauptsächlich als **akute Mediastinitis** auftretend.

Die **akute Mediastinitis** ist meist Folge anderer Erkrankunken: Durch Perforation von Luftwegen oder Speiseröhre (auch im Rahmen von Endoskopien) oder durch Fortleitung schwerer Entzündungen benachbarter Organe dringen Bakterien ins Mediastinum ein und rufen dort eine lebensbedrohliche Entzündung hervor.

Meist ist der Patient schwer krank. Er klagt über Schmerzen hinter dem Brustbein und beim Schlucken und hat hohes Fieber, nicht selten auch Zeichen einer Sepsis (☞ 26.4). Liegt eine Perforation zugrunde, entwickelt sich ein Mediastinalemphysem und in der Folge ein Hautemphysem an Hals und Gesicht.

Die Behandlung erfordert fast immer einen operativen Eingriff mit Drainage unter gleichzeitiger hoch dosierter Antibiotikagabe. Der Patient wird intensivmedizinisch betreut. Trotzdem ist die Letalität mit bis zu 50 % hoch.

18.14.2 Mediastinaltumoren

Im Mediastinum können sich verschiedene Tumoren oder andere Raumforderungen entwickeln, z.B. gut- oder bösartige Tumoren des Thymus, maligne Lymphome, aber auch von den Luftwegen ausgehende, gutartige Zysten.

Kleine Tumoren bereiten meist keine Beschwerden, größere rufen durch Kompression benachbarter Organe z.B. Luftnot oder Schluckbeschwerden hervor.

Erster diagnostischer Schritt sind bildgebende Verfahren, heute meist Computer- oder Kernspintomographie. Zur Diagnosesicherung ist meist eine Biopsie erforderlich, je nach Lokalisation des Tumors z.B. im Rahmen einer Bronchoskopie oder Thorakoskopie.

Die Behandlung ist von der Gewebediagnose des Tumors abhängig. Abgesehen von malignen Lymphomen und Lymphknotenmetastasen ist meist die operative Entfernung angeraten, bei bösartigen Tumoren ggf. ergänzt durch Strahlen- und/oder Chemotherapie.

Literatur und Kontaktadressen

📖 Literaturnachweis

1. Rauchfrei-Info-Portal der Bundeszentrale für gesundheitliche Aufklärung (BZgA), www.rauchfrei-info.de
2. Telefonischer Gesundheitssurvey 2003 des Fachgebiets Gesundheitsberichterstattung des Robert Koch-Instituts, nachzulesen unter www.rki.de
3. Vgl. Beuse, H.: Sicher durchatmen – Pflege von Patienten mit Thoraxdrainage. In: Pflegezeitschrift 7/2003, S. 487–490.
4. Vgl. Panknin, H.-Th.: Grippe, Vogelgrippe und Pandemiegefahr. In: Die Schwester/Der Pfleger 12/2005, S. 960–963.
5. www.dgp2005.de/abstract/pn199.pdf, S. 7.
6. Robert Koch-Institut: Zur Situation bei wichtigen Infektionskrankheiten in Deutschland. Tuberkulose im Jahr 2005. In: Epidemiologisches Bulletin 44/2006, S. 379–382.
7. Kosaris, G. (Hrsg.): Bewusstsein für Tbc muss geschärft werden. Ärztezeitung online; 15.02.2006.
8. Vgl. Robert Koch-Institut: Mitteilungen des RKI zur Infektionsprävention beim Transport von Patienten mit offener Lungentuberkulose. In: Epidemiologisches Bulletin 20/2006, S. 156.
9. Vgl. Wolfrum, T.: Tuberkulose. Von der „Mottenburg zur modernen Therapie", Teil 2. In: Die Schwester/Der Pfleger 9/2006, S. 710–713.
10. Stoschek, J., Ärztezeitung online; 02.04.2003.
11. Kroegel, C.: Die „Globale Initiative für chronisch-obstruktive Lungenerkrankungen" (GOLD). Aktualisierung der GOLD-Empfehlungen. In: Pneumologie 58/2004, S. 65–68; nachzulesen auch unter www.pneumologie.de/img/737f4ad11301b1c1.pdf
12. Vgl. Schaefer, I.L.; Dorschner, S.: „Für mich ist Lebensqualität, selbstständig handeln zu können …" Wie erleben COPD-Patienten ihre Heimbeatmung? In: Pflege 3/2005, S. 159–168.
13. Vgl. Worth, H. et al.: Leitlinie der Deutschen Atemwegsliga und der Deutschen Gesellschaft für Pneumologie zur Diagnostik und Therapie von Patienten mit chronisch-obstruktiver Bronchitis und Lungenemphysem (COPD). In: Pneumologie 56/2002, S. 704–738; nachzulesen auch unter www.pneumologie.de/img/9fab28a0dac238da.pdf
14. Vgl. Seth, C.: Wenn die Luft knapp wird. Physiotherapie bei obstruktiven Lungenerkrankungen. In: Pflegezeitschrift 7/2003, S. 473–477.
15. Buhl, R. et al.: Leitlinie zur Diagnostik und Therapie von Patienten mit Asthma. Herausgegeben von der Deutschen Atemwegsliga und der Deutschen Gesellschaft für Pneumologie und Beatmungsmedizin e.V. In: Pneumologie 60/2006, S. 139–183; nachzulesen auch unter www.pneumologie.de/img/c877e0942ceed5f0.pdf
16. Vgl. Abt-Zegelin, A.: Patienteninformation, -schulung und -beratung. In: Bienstein, C. et al.: Atmen. Thieme, Stuttgart 2000, S. 433.
17. Vgl. Asthmaschulungsprogramme: ABUS: Asthma-Behandlungs- und Schulungsprogramm, Heinrich-Heine Universität, Düsseldorf – AFAS: Ambulantes Fürther Asthma Schulungsprogramm, Klinikum Fürth – SAAT: Strukturiertes ambulantes Asthma Therapieprogramm;

aus: ABUS entwickelt Luftiku(r)s: Schulungsprogramm für Kinder und Erwachsene bis 18 Jahre, Kinderkrankenhaus Osnabrück.

18. Vgl. Meseke, M.: Pflege von Menschen mit Mukoviszidose: Leben mit begrenzter Zukunft. In: Pflegezeitschrift 7/2003, S. 491–494.

Vertiefende Literatur ☞ 🖵

✉ Kontaktadressen

1. Bundeszentrale für gesundheitliche Aufklärung (BZgA), Ostmerheimer Straße 220, 51109 Köln,
Tel.: 0221/8 99 20,
Fax: 0221/8 99 23 00,
www.rauchfrei-info.de

2. Stop TB Partnership, World Health Organization, HTM/STB/TBP, Avenue Appia 20, CH-1211 Genf 27,
Tel.: 0041/2 27 91 46 50,
Fax: 0041/2 27 91 48 86,
www.stoptb.org

3. Lungensport in Deutschland e.V., c/o PCM, Wormser Straße 81, 55276 Oppenheim,
Tel.: 06133/2021,
Fax: 06133/2024,
www.lungensport.org

4. Deutsche Emphysemgruppe e.V., Steinbrecherstraße 9, 38106 Braunschweig,
Tel.: 0531/2 34 90 45,
Fax: 0531/2 34 90 46,
www.emphysem.de

5. Deutscher Allergie- und Asthmabund e.V. (DAAB), Hindenburgstraße 110, 41061 Mönchengladbach,
Tel.: 02161/81 49 40,
Fax: 02161/8 14 94 30,
www.daab.de

Deutsche Atemwegsliga, Burgstraße 12, 33175 Bad Lippspringe,
Tel.: 05252/93 36 15,
Fax: 05252/93 36 16,
www.atemwegsliga.de

6. Arbeitsgemeinschaft Allergiekrankes Kind (AAK), Postfach 1141, 35721 Herborn,
Tel.: 02772/9 28 70,
Fax: 02772/9 28 79,
www.aak.de

7. Selbsthilfe Lungenkrebs, Geschäftsstelle Charité, Universitätsmedizin Berlin, Campus Virchow-Klinikum, Mittelallee 1, Augustenburger Platz 1, 13353 Berlin,
Tel.: 030/4 50 57 83 06,
Fax: 030/4 50 57 89 26,
www.selbsthilfe-lungenkrebs.net

8. Mukoviszidose e.V. – Bundesverband Selbsthilfe bei Cystischer Fibrose (CF), In den Dauen 6, 53117 Bonn,
Tel.: 0228/98 78 00,
Fax: 0228/9 87 80 77,
www.muko.info

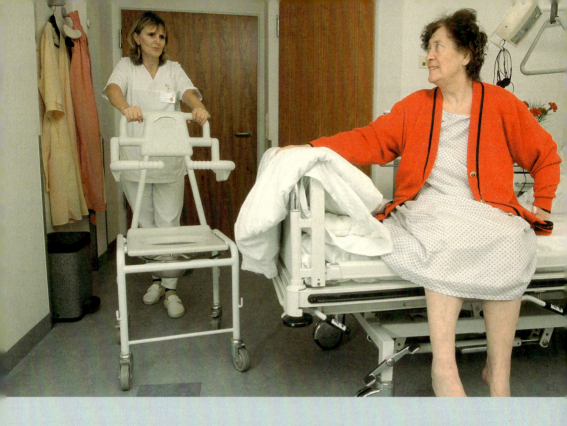

19 Pflege von Menschen mit Erkrankungen des Magen-Darm-Traktes

19.1	**Pflege von Menschen mit Erkrankungen des Magen-Darm-Traktes** **796**	19.3.3	Endoskopische Verfahren im Magen-Darm-Trakt 806	19.6.5	Akute Appendizitis 825
		19.3.4	Funktionsdiagnostik 806	19.6.6	Morbus Hirschsprung 826
19.1.1	Situation des Patienten 796	19.3.5	Biopsien 807	19.6.7	Dickdarmdivertikulose und Dickdarmdivertikulitis 826
19.1.2	Beobachten, Beurteilen, Intervenieren 796	**19.4**	**Ösophaguserkrankungen 807**	19.6.8	Reizdarmsyndrom 827
19.1.3	Pflege bei Ösophaguskompressionssonden 797	19.4.1	Gastroösophageale Refluxkrankheit, Refluxösophagitis . 807	19.6.9	Dickdarmpolypen 827
		19.4.2	Hiatushernie 808	19.6.10	Kolorektales Karzinom 828
19.1.4	Pflege bei Dünndarmsonden . 799	19.4.3	Ösophagusfremdkörper 810	**19.7**	**Erkrankungen der Analregion** **831**
19.1.5	Orthograde Darmspülung ... 800	19.4.4	Ösophagusdivertikel 810	19.7.1	Hämorrhoiden 831
19.2	**Hauptbeschwerden des Patienten mit Magen-Darm-Erkrankungen** **800**	19.4.5	Ösophagus-Achalasie 810	19.7.2	Weitere Erkrankungen der Analregion 832
		19.4.6	Ösophaguskarzinom 811		
		19.5	**Erkrankungen des Magens 813**	**19.8**	**Erkrankungen des Bauchfells: Peritonitis** **832**
19.2.1	Übelkeit und Erbrechen 800	19.5.1	Pylorusstenose 813		
19.2.2	Dysphagie 801	19.5.2	Gastritis 813	**19.9**	**Hernien** **833**
19.2.3	Akutes Abdomen 801	19.5.3	Peptisches Ulkus, Ulkuskrankheit 813	19.9.1	Übersicht 833
19.2.4	Hämatemesis, Teer- und Blutstuhl 802	19.5.4	Magenkarzinom 815	19.9.2	Leistenhernien 835
19.2.5	Diarrhö 803	**19.6**	**Erkrankungen des Dünn- und Dickdarms** **818**	**Literatur und Kontaktadressen** **836**
19.2.6	Obstipation 803	19.6.1	Ileus 818		
19.3	**Der Weg zur Diagnose** ... **804**	19.6.2	Malassimilation 820		
19.3.1	Stuhluntersuchungen 804	19.6.3	Glutensensitive Enteropathie 820		
19.3.2	Ösophagusbreischluck, Magen-Darm-Passage und Kolonkontrasteinlauf 805	19.6.4	Chronisch-entzündliche Darmerkrankungen 821		

Fallbeispiel ☞ 🖳

Die medizinischen Fachgebiete

Gastroenterologie: Teilgebiet der *Inneren Medizin.* Umfasst die Vorbeugung und Diagnostik sowie die konservative und endoskopische Therapie von Erkrankungen des Magen-Darm-Traktes, der Leber, des Gallensystems und des Pankreas.

Viszeralchirurgie: Teilgebiet der *Chirurgie,* das sich mit Prophylaxe, Diagnostik, operativer Behandlung und Nachbehandlung von Erkrankungen der inneren Organe befasst, insbesondere der Verdauungs- und der endokrinen Organe.

19.1 Pflege von Menschen mit Erkrankungen des Magen-Darm-Traktes

Darmeinläufe und Klistiere ☞ *12.7.2.5*
Magenspülung ☞ *13.6.1*
Pflege bei gastrointestinaler Sonde
☞ *12.6.5.4*
Stomatherapie und -pflege ☞ *12.7.2.5*

19.1.1 Situation des Patienten

Nicht wenige Patienten werden wegen einer akuten und/oder lebensbedrohlichen Erkrankung stationär aufgenommen. Sie und ihre Angehörigen sind angesichts der Bedrohung sehr verunsichert. Die Pflegenden bemühen sich, auf die Ängste und Probleme des Patienten und seiner Angehörigen einzugehen sowie Hektik und Aufregung zu vermeiden. Die Aufklärung über alle Pflegemaßnahmen sowie die Information, wann weitere Untersuchungsergebnisse vorliegen oder ein Gespräch mit dem Arzt möglich ist, vermitteln Sicherheit.

Für Kinder ist es je nach Alter schwierig oder unmöglich, die Situation und die Veränderungen ihres Körpers zu verstehen. Deshalb sind ein einfühlsames Verhalten der Pflegenden, viel Zuwendung und eine enge Zusammenarbeit mit den Eltern erforderlich.

Einige Erkrankungen des Magen-Darm-Traktes verändern das Leben des Betroffenen drastisch. Deshalb ist es wichtig, ihn frühzeitig über Erkrankung, Lebens-

führung, Beruf, Veränderungen im Körperbild und Sexualität sowie über Hilfen zu informieren. Hilfreich ist oft der Kontakt zu Selbsthilfegruppen, die nützliche Tipps und Erfahrungen weitergeben können.

Bei körperlich belastenden Erkrankungen ist die frühzeitige Einleitung von Reha- bzw. Kurmaßnahmen sinnvoll.

19.1.2 Beobachten, Beurteilen und Intervenieren

Zentrale Pflegeprobleme bei Magen-Darm-Erkrankungen sind die beeinträchtigte Nahrungsaufnahme und Stuhlausscheidung. Weitere Pflegeschwerpunkte sind die Pflege bei Schmerzen (viele Magen-Darm-Erkrankungen gehen mit Schmerzen einher), die onkologische Pflege und die Pflege vor und nach Magen-Darm-Operationen. Die perioperative Pflege ist aufgrund der erheblichen Unterschiede je nach Operation in diesem Buch jeweils bei der Erkrankung zu finden, bei der die betreffende Operation typischerweise vorgenommen wird.

Ernährung

Auf die meisten der früher üblichen Diäten wird heute verzichtet, da sie bei der Mehrzahl der Patienten für die Prognose unerheblich sind. Die Kranken sollen lediglich die Speisen und Getränke meiden, die ihnen nicht bekommen. Hierbei können die Pflegenden aufgrund ihrer Erfahrung zwar zu bestimmten Nahrungsmitteln raten oder von ihnen abraten, doch ausprobieren muss es der Betroffene selbst.

Ist eine Diät zwingend notwendig, etwa im akuten Schub einer chronisch-entzündlichen Darmerkrankung (☞ 19.6.4), werden der Patient und seine Angehörigen über deren Zweck und Dauer informiert, damit die Diät nicht durch „Beikost" unterlaufen wird. Insbesondere wenn die Diät für längere Zeit oder gar lebenslang notwendig ist, z. B. bei glutensensitiver Enteropathie (☞ 19.6.3), wird eine Diätassistentin hinzugezogen. Auch Kinder werden altersgemäß über die Kostumstellung informiert bzw. durch die Diätassistentin beraten.

Auf Wünsche des Patienten eingehen

Ein appetitloser Patient wird nicht zum Essen gezwungen. Oft ist nach 1–2 Tagen die Akutphase der Erkrankung oder

die psychische Ausnahmesituation vorbei, und der Appetit stellt sich von selbst wieder ein. Ansonsten kann eine Diätassistentin oft helfen.

Hat der Patient Appetit auf bestimmte Speisen, werden diese nach Möglichkeit über die Krankenhausküche bestellt oder der Patient bittet Freunde oder Angehörige, sie mitzubringen.

Günstig wirken sich auch ein frisch gelüftetes, aber nicht zu kaltes Patientenzimmer, ein appetitlicher Anblick des Essenstabletts (das Auge isst mit!) sowie das Essen in Tischgemeinschaft aus (☞ auch 12.6.5.2).

Weiter empfehlenswert sind:
▸ Regelmäßig essen
▸ Kleine Mahlzeiten zu sich nehmen
▸ Auf (höher konzentrierten) Alkohol, starken Kaffee und Zigaretten verzichten bzw. den Konsum reduzieren (schlecht magenverträglich)
▸ Keine Arzneimittel einnehmen, die der Magenschleimhaut zusetzen, beispielsweise Azetylsalizylsäure, etwa in Aspirin®.

Bei Kindern wissen oft die Eltern, wie viel von dem gewünschten Essen das Kind wirklich isst. Häufig ist es hilfreich, wenn die Eltern beim Essen anwesend sind. Ist das Kind übermüdet, kann das Essen später gewärmt und noch einmal angeboten werden.

Ausscheiden

Beobachtung des Stuhlgangs ☞ *12.7.2.2*
Obstipationsprophylaxe ☞ *12.7.2.5*
Unterstützung bei Erbrechen ☞ *12.7.3.3*
Unterstützung bei Stuhlinkontinenz
☞ *12.7.2.5*

Beschwerden beim Stuhlgang oder im Bereich des Afters werden trotz aller Aufgeklärtheit auch heute noch schamhaft verschwiegen. Die Pflegenden können also nur mit viel Sensibilität herausfinden, ob bzw. welche Beschwerden (z. B. erstmalig aufgetretene Stuhlinkontinenz) vorliegen.

Wichtig ist aufmerksames Zuhören. Nicht selten erwähnen Patienten dringend abklärungsbedürftige Beschwerden nur beiläufig. Beispielsweise muss die Äußerung eines Patienten, er leide wohl unter Hämorrhoiden, da er seit kurzem ein bisschen Blut auf dem Stuhl habe, an den Arzt weitergeleitet werden, da auch ein Darmtumor für die Beschwerden verantwortlich sein kann. Dann können frühe Diagnostik und Therapie lebensrettend sein.

19.1 Pflege von Menschen mit Erkrankungen des Magen-Darm-Traktes

Viele Untersuchungen im Magen-Darm-Bereich sowie die Unterstützung beim Ausscheiden greifen massiv in die Intimsphäre des Patienten ein. Für die Pflegenden gilt daher immer:
- Die Intimsphäre des Patienten beachten
- Hilfsmittel frühzeitig aufzeigen und einsetzen, z. B. Nachtstuhl sowie weiches Toilettenpapier, Einlagen und Cremes, um ein Wundwerden zu vermeiden
- Abführmaßnahmen auf Toilette oder in separatem Raum durchführen
- Bei eingeschränkter Mobilität ggf. einen Nachtstuhl ans Bett stellen.

Haben Kinder Durchfall, ist das Gesäß ebenfalls vor dem Wundwerden zu schützen und auf eine ausreichende Flüssigkeitszufuhr zu achten (Exsikkosegefahr!).

Bewegung

Zur Bauchdeckenentspannung wird bei Bauchschmerzen (v. a. nach Operationen am Gastrointestinaltrakt) oft eine Lagerung mit Knierolle empfohlen. Diese verleitet den Patienten jedoch zur Inaktivität. Besser ist es, den Patienten zum Bewegen der Beine aufzufordern, bei Schmerzen Beine z. B. aufstellen und dann wieder strecken zu lassen. Dies dient – durch die Betätigung der Muskelpumpe – gleichzeitig der Thromboseprophylaxe (☞ 12.3.3). Bei älteren, geschwächten Patienten kann es u. U. sinnvoll sein, eine Knierolle zu verwenden, da vorrangig die Schmerzen gelindert werden müssen.

19.1.3 Pflege bei Ösophaguskompressionssonden

Indikationen

Ösophaguskompressionssonden werden zur Blutstillung bei blutenden Ösophagus- oder Magenfundusvarizen (☞ 20.4.4) eingesetzt, wenn eine endoskopische Therapie (noch) nicht möglich ist (☞ 20.4.4). Man unterscheidet die Sengstaken-Blakemore-Sonde und die Linton-Nachlas-Sonde.

Sengstaken-Blakemore-Sonde

Die **Ösophaguskompressionssonde nach Sengstaken-Blakemore** ist eine *dreilumige Doppelballonsonde* aus Gummi oder Vinyl.

Zwei ihrer Lumina führen zu den Ballons. Das eine Lumen führt zum großen, 20 cm langen *Ösophagusballon* zur Kompression blutender Ösophagusvarizen, das andere zum *Magenballon* zur Fixation der Sonde. Beide werden über eine Spritze mit Luft gefüllt (☞ Abb. 19.1). Steht die Blutung, wird der Druck im Ösophagusballon exakt reguliert (Richtwert 35–45 mmHg): Er muss so hoch sein, dass die Blutung steht, darf aber nicht so hoch sein, dass er das komprimierte Gewebe schädigt. Der Druck wird alle 15 Min. über ein Manometer kontrolliert.

Das dritte Lumen führt zu dem in den Magen hineinragenden Sondenabschnitt, der ca. 70 cm langen *Magensonde* (14–16 Ch). Durch sie kann blutiger Mageninhalt abgesaugt und Nahrung zugeführt werden. Evtl. befindet sich an der Sonde proximal des Ösophagusballons eine Öffnung zum Absaugen von Speichel.

Linton-Nachlas-Sonde

Die **Linton-Nachlas-Sonde** ist eine *dreilumige Einballonsonde*. Ein Lumen dient dem Aufblasen des birnenförmigen **Magenballons** mit einem Fassungsvermögen von ca. 600 ml (☞ Abb. 19.2). Die anderen zwei Lumina ermöglichen eine getrennte Aspiration aus Magen und Ösophagus zur Lokalisation der Blutung (Varizenblutung? Ulkusblutung?).

Legen einer Ösophaguskompressionssonde

Material
- Alle Materialien zum Legen einer gastrointestinalen Sonde (☞ 12.6.5.4)
- Großlumige Spritze (mind. 50 ml)
- Klemme
- Schaumstoffpolster (Nase) und Pflaster
- Absauggerät mit Zubehör
- Zusätzlich bei der Sengstaken-Blakemore-Sonde eine Handpumpe und ein Manometer nach Recklinghausen

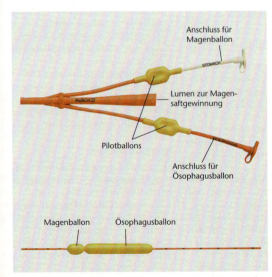
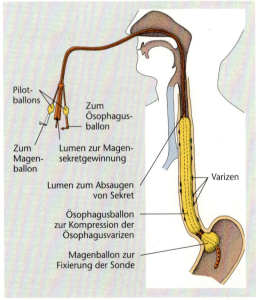

Abb. 19.1: Sengstaken-Blakemore-Sonde zur Kompression von blutenden Ösophagusvarizen. Oben: Proximales und distales Ende der Sonde. Rechts: Lage der Sonde im Körper. [A400-190] [V420]

Pflege von Menschen mit Erkrankungen des Magen-Darm-Traktes

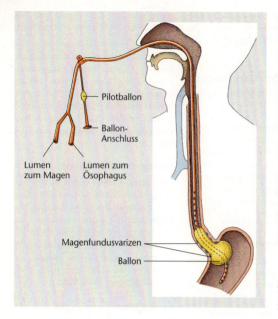
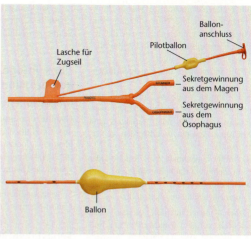

Abb. 19.2: Linton-Nachlas-Sonde zur Kompression von blutenden Varizen in Magenfundus und unterem Ösophagus. Oben: Proximales und distales Ende der Sonde. Links: Lage der Sonde im Körper. [A400-190, V420]

▶ Ggf. Aufhängevorrichtung für den Zug sowie Gewichte.
  – Bei der Sengstaken-Blakemore-Sonde ein Gewicht von 250 g
  – Bei der Linton-Nachlas-Sonde ggf. ein Gewicht von 500–1000 g

Als Gewichte benutzt werden können beispielsweise eine Plastikinfusionsflasche mit 250 ml, 500 ml oder 1000 ml Inhalt.

Vorbereitung
Die weiteren Vorbereitungen für das Legen einer Ösophaguskompressionssonde umfassen:
▶ Ggf. Sedativum nach Arztanordnung verabreichen
▶ Am Krankenbett ggf. Aufhängevorrichtung für die Extension anbringen
▶ Weitere Vorbereitungen wie beim Legen einer gastrointestinalen Sonde (☞ 12.6.5.4) treffen
▶ Vor dem Legen einer Ösophaguskompressionssonde überprüfen, ob die Lumina durchgängig und die Ballons dicht sind. Anschließend die Luft aus den Ballons absaugen und die Ansätze mit Verschlusskappen oder Klemme schließen, um das Eindringen von Luft in die Ballons während des Vorschiebens zu vermeiden.

Das **Legen von Ösophaguskompressionssonden** und die **Pflege bei liegender Sonde** sind in den Tabellen 19.3 und 19.4 zusammengefasst.

> **Vorsicht**
> **Atmung ständig beobachten**
> Wichtig ist eine ständige Kontrolle der Atmung, da eine verrutschte Sonde oder Speichelansammlungen oberhalb des Ballons zu Dyspnoe, Aspiration und Ersticken führen können. Immer eine Schere am Patientenbett bereithalten, um im Notfall eine verrutschte Sonde durchtrennen und so die Ballons entlüften zu können.

Entfernen der Sonde
Sengstaken-Blakemore-Sonde
Soll die Sonde nicht wegen einer nachfolgenden endoskopischen Sklerosierung entfernt werden, wird folgendermaßen vorgegangen:
▶ Steht die Blutung bei einem intraösophagealen Druck von 25–30 mmHg, Kompression für weitere zwölf Stunden belassen
▶ Dann bei bestehender Extension Gewicht entfernen (falls vorhanden) und Pflasterfixierung lösen
▶ Luft aus dem Ösophagusballon ablassen. Den Patienten beim Entblocken des Ballons schluckweise Tee trinken lassen, um Verklebungen zu lösen
▶ Sonde bei geblocktem Magenballon ein kleines Stückchen in den Magen vorschieben, neu fixieren und 4–24 Std. in dieser Lage belassen (Möglichkeit der sofortigen Komprimierung bei Rezidivblutungen)
▶ Weiteres Vorgehen wie beim Entfernen eine gastrointestinalen Sonde ☞ 12.6.5.4.

Linton-Nachlas-Sonde
▶ Bei bestehender Extension Gewichte pro Stunde um 100 g vermindern
▶ Luft aus dem Ballon erst ablassen, wenn alle Extensionsgewichte entfernt sind (100 ml Luft pro Stunde), um ein Verrutschen des Ballons mit Kompression der Luftwege während des Entblockens zu vermeiden
▶ Sicherstellen, dass sich kein Blut im Aspirat von Magen oder Ösophagus befindet
▶ Weiteres Vorgehen wie bei Entfernung einer gastrointestinalen Sonde.

Komplikationen
Ösophaguskompressionssonden sind komplikationsträchtig. Die Hauptgefahren bestehen in:
▶ *Asphyxie* (Sauerstoffmangel) durch Sondendislokation und dadurch Verlegung von Trachea und Larynx
▶ *Aspirationspneumonie* (☞ Tab. 18.18)
▶ *Ösophagusruptur* (Speiseröhrenriss) oder *Kardiaruptur* (Riss am Mageneingang)
▶ *Druckulzera* im Bereich des Ösophagus mit *Perforationsgefahr.*

19.1 Pflege von Menschen mit Erkrankungen des Magen-Darm-Traktes

Sengstaken-Blakemore-Sonde	Linton-Nachlas-Sonde
▶ Legen der Ösophaguskompressionssonde durch Arzt, Pflegende assistieren (Handschuhe, Mundschutz, ggf. Schutzbrille zum Eigenschutz nicht vergessen) ▶ Lage kontrollieren, in der Regel durch Bildwandler	
Magenballon mit 100–150 ml Luft füllen	Ballon mit 400–700 ml Luft füllen
▶ Ansatz zum Magenballon sofort zwischen angesetzter Spritze und Pilotballon (☞ Abb. 19.1 bzw. 19.2) abklemmen ▶ Evtl. Mageninhalt über das Magensondenvolumen absaugen (Prophylaxe von Erbrechen) ▶ Sonde vorsichtig zurückziehen, bis federnder Widerstand spürbar wird	
Ggf. Zugseil mit Pflaster an der Sonde befestigen oder an der Sonde einhaken, freies Ende des Zugseils über die Aufhängevorrichtung leiten und Gewicht von 250 g anhängen Manometer nach Recklinghausen und Handpumpe am Ansatz zum Ösophagusballon befestigen	Ggf. Zugseil an der Sonde einhaken, freies Ende des Zugseils über die Aufhängevorrichtung leiten und Gewicht von 500–1000 g anhängen
Sonde an der Nase fixieren und im Nasenbereich mit einem Polster aus Schaumstoff unterlegen (Dekubitusprophylaxe)	
▶ Ösophagusballon aufpumpen, bis der angeordnete Druck erreicht ist (meistens 35–45 mmHg) ▶ Ansatz zum Ösophagusballon zwischen aufgesetztem Manometer und Pilotballon abklemmen	
Vorgang dokumentieren	
Nach spätestens 6 Std. Kompression aufheben	Sonde nach 6 Std. ziehen

Tab. 19.3: Legen von Ösophaguskompressionssonden.

Sengstaken-Blakemore-Sonde	Linton-Nachlas-Sonde
Engmaschige Druckkontrollen (ca. alle 15 Min.). Alle 6 Std. Absenken des Drucks im Ösophagusballon auf 0 für 5 Min. (auf Arztanordnung)	
Blutungskontrolle durch halbstündliches oder stündliches Spülen des Magens mit Wasser über den Magenzugang, bei Blutungen aus dem Magen evtl. Eiswasserspülung (auf Arztanordnung)	
Evtl. Erhöhung des Drucks im Ösophagusballon	Bei Extension evtl. Erhöhung des Zugs auf die Sonde
Aspirationsprophylaxe bei Sonden ohne proximales Ösophaguslumen: Alle 30 Min. Absaugen des Speichels aus dem Mund-Rachen-Raum, ansprechbare Patienten ggf. dazu anhalten, den Speichel auszuspucken	Aspirationsprophylaxe: Alle 30 Min. Absaugen des Speichels oberhalb des Magenballons durch den Ösophaguszugang, ggf. auch Dauersog
Regelmäßige Lagekontrolle, weitere Pflegemaßnahmen wie bei liegender Gastrointestinalsonde ☞ 12.6.5.4. Wichtig: Mund- und Nasenpflege	
Engmaschige Vitalzeichenkontrolle, evtl. O₂-Gabe (☞ 12.2.5.9). Ständige Nähe einer Pflegekraft (Intensivpflege)	

Tab. 19.4: Pflegemaßnahmen bei liegender Ösophaguskompressionssonde.

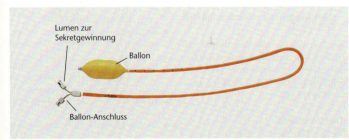

Abb. 19.5: Miller-Abbott-Sonde. [V420]

19.1.4 Pflege bei Dünndarmsonden

Dünndarmsonde: 120–310 cm lange Sonde aus Gummi oder Kunststoff, die zu Diagnostik oder Therapie transoral oder nasal in den (tieferen) Dünndarm eingeführt wird. Besitzt am Ende meist einen Ballon, der mit Luft oder Wasser gefüllt und dann mit der Darmperistaltik weitertransportiert wird.

Indikationen

Die kürzeren Sonden werden zur Ernährung und zur Dekompression, die längeren zur Dekompression und inneren Schienung des Darms genutzt. **Dekompression** bezeichnet die Entlastung des Darms von Darminhalt, z. B. bei einem Ileus (☞ 19.6.1). Die **innere Schienung** soll einem mechanischen Ileus bei Verwachsungen vorbeugen. Dazu wird die Sonde intraoperativ vom Anästhesisten über die Nase eingeführt und dann vom Chirurgen unter manueller Führung im Duodenum „eingefädelt".

Die Gewinnung von Duodenalsekret zu Untersuchungszwecken über Dünndarmsonden wird heute nur noch ausnahmsweise durchgeführt.

Miller-Abbott-Sonde

Die **Miller-Abbott-Sonde** (☞ Abb. 19.5) ist zweilumig mit einem distalen Ballon und hat eine Länge von 310 cm (12–18 Ch). Ein Lumen dient dem Absaugen von Sekret über Öffnungen proximal und distal des Ballons, das zweite zum Füllen des Ballons.

Pflege bei liegender Dünndarmsonde

▶ Pflegemaßnahmen wie bei liegender Gastrointestinalsonde durchführen
▶ Durchgängigkeit der Sonde durch Spülungen alle 6–8 Std., z. B. mit Tee oder 30 ml physiologischer Kochsalzlösung, sicherstellen
▶ Abgesaugtes Sekret bilanzieren.

Entfernen einer Dünndarmsonde

Dünndarmsonden dürfen nur langsam über Stunden und nur auf Arztanordnung entfernt werden.

▶ Ballon entleeren, Ansatz zum Ballon abklemmen
▶ Sonde stündlich um ca. 20 cm herausziehen. Bei zu schnellem Entfernen be-

steht die Gefahr einer Darminvagination (Darmeinstülpung). Das herausgezogene Stück reinigen und die Sonde erneut fixieren

▶ Bei einer noch verbleibenden Länge von 45–50 cm Sonde durchspülen, damit sich kein Magensaft mehr in den Sondenlumen befindet, der beim Herausziehen der Sonde zu Schleimhautreizungen führt

▶ Sonde abklemmen

▶ Sonde zügig entfernen. Patienten dabei zur Vermeidung einer Aspiration von Darminhalt oder anhaftenden Schleimpartikeln vorher tief einatmen und dann die Luft anhalten lassen

▶ Patienten den Mund spülen (lassen) und Nasenpflege durchführen. Sonde in den Müll entsorgen

19.1.5 Orthograde Darmspülung

> **Orthograde Darmspülung** (orthograd = in physiologischer Richtung): Spülung zur gründlichen Darmreinigung vor Darmoperationen oder -untersuchungen.

Bei der **orthograden Darmspülung** werden dem Patienten am Vortag der Untersuchung oder Operation 4–6 l einer speziellen Spüllösung binnen weniger Stunden oral oder über eine gastrointestinale Sonde verabreicht. Im Anschluss an die orthograde Spülung soll der Stuhlgang wasserklar sein. Kontraindikationen sind Herzinsuffizienz, Ileus oder Darmstenosen.

Orthograde Darmspülung durch orale Flüssigkeitsaufnahme

Die orthograde Darmspülung durch Trinken der Spüllösung ist im ambulanten Bereich die Regel und wird auch im Krankenhaus von vielen Patienten bevorzugt. Vor der Spülung sind keine Diäteinschränkungen nötig. Der Patient wird darauf hingewiesen, dass er alle 30–45 Min. einen Liter getrunken haben muss, da die Elektrolytlösung bei zu langsamem Trinken resorbiert wird, der Spüleffekt ausbleibt und Herz, Kreislauf und Nieren belastet werden.

Je nach Richtlinien des Arztes bzw. Hauses trinkt der Patient entweder große Mengen einer speziellen Spüllösung (z. B. Klean-Prep®, Endofalk®) oder eine geringere Menge Fertiglösung (Fleet® Phospho-soda®) und zusätzlich ausreichend klare Flüssigkeit nach Wahl (z. B. Wasser, Kamille- oder Fencheltee, klare Brühe). In beiden Fällen verspüren viele Patienten Übelkeit durch die große Trinkmenge.

Orthograde Darmspülung über eine Sonde

Kann der Patient die Spüllösung nicht in ausreichender Menge trinken, wird sie ihm über eine gastrointestinale Sonde zugeführt.

Materialien und Vorbereitung

▶ Materialien zum Legen einer gastrointestinalen Sonde (☞ 12.6.5.4)

▶ Körperwarme Spülflüssigkeit

▶ Infusionsgeräte und Klemme, ggf. Infusionsständer

▶ Formular zur Flüssigkeitsbilanzierung und zur Überwachung (☞ 12.7.1.2)

▶ Blutdruckapparat, Stethoskop

▶ Nachtstuhl, Bademantel, Decke (zum Warmhalten)

▶ Antiemetikum (z. B. Paspertin®, Vomex®) nach Arztanordnung.

Der Patient wird vor der Spülung gewogen, um anhand einer eventuellen Gewichtszunahme unter der Spülung Flüssigkeitseinlagerungen erkennen zu können.

Durchführung

▶ Gastrointestinale Sonde legen (☞ 12.6.5.4)

▶ Für mobile Patienten eine Toilette freihalten, weniger mobile Patienten auf einen Nachtstuhl setzen (lassen). Während der Spülung den Topf des Nachtstuhls regelmäßig leeren

▶ Dafür sorgen, dass der Patient nicht friert

▶ Infusionssystem an die Sonde anschließen und den ersten Liter der Spülflüssigkeit in etwa einer halben Stunde einlaufen lassen. Übrige Flüssigkeit bei guter Verträglichkeit innerhalb 2–4 Std. verabreichen

▶ Bei starken Schmerzen, Brechreiz, Erbrechen und/oder fehlender Stuhlausscheidung Spülung abbrechen und Arzt informieren.

Während der Darmspülung werden der Zustand des Patienten, seine Vitalzeichen, die Einlaufgeschwindigkeit der Spüllösung und die Ausscheidung engmaschig kontrolliert.

Nachbereitung

Die Nachbereitung bei orthograder Darmspülung besteht in:

▶ Entfernen der Sonde (☞ 12.6.5.4)

▶ Ggf. Unterstützung bei der Intimtoilette bzw. Körperpflege

▶ Reinigen und Desinfizieren des Nachtstuhls

▶ Bis zur Untersuchung/Operation nur klare Flüssigkeiten (z. B. Tee, Mineralwasser, Bouillon)

▶ Flüssigkeitsbilanzierung

▶ Gewichtskontrolle, bei starker Gewichtszunahme Arztinformation

▶ Elektrolytkontrolle nach Arztanordnung.

19.2 Hauptbeschwerden des Patienten mit Magen-Darm-Erkrankungen

Blähungen ☞ 12.6.4.4
Dreimonatskoliken ☞ 12.6.4.4
Kindliche Gedeihstörung ☞ 5.6.4
Stuhlinkontinenz ☞ 12.7.2.4, 12.7.2.5

19.2.1 Übelkeit und Erbrechen

> **Übelkeit** *(Nausea)* und **Erbrechen** *(Emesis, Vomitus):* Zum Symptomenkomplex zahlreicher gastroenterologischer Erkrankungen gehörend, vor allem des Akuten Abdomens (☞ 19.2.3), der Gastroenteritis (☞ 26.5.5) sowie Magen- und Darmgeschwüren (☞ 19.5.3).

Pflege bei Erbrechen ☞ 12.7.3.3

Krankheitsentstehung

Beim Erwachsenen treten **Übelkeit** und **Erbrechen** meist im Rahmen gastroenterologischer Erkrankungen (einschließlich der Gastroenteritis) auf.

Sie können jedoch auch zahlreiche Ursachen außerhalb des Magen-Darm-Traktes haben, z. B.:

▶ Herzinsuffizienz (*Stauungsgastritis* ☞ 16.1.6.1) oder Herzinfarkt (☞ 16.5.2)

▶ Stoffwechselerkrankungen und -entgleisungen, z. B. diabetische Ketoazidose (☞ 21.6.3)

▶ Medikamenteneinnahme, etwa Zytostatika, Opioide, seltener z. B. Antibiotika, Glykoside, nichtsteroidale Antirheumatika

▶ Vergiftungen (☞ 13.6), z. B. durch Alkohol

▶ Erkrankungen des Gleichgewichtsorgans

▶ Neurologische Erkrankungen, z. B. erhöhter Hirndruck, Meningitis (☞ 33.8.1)

▶ Psychisch als Reaktion auf Ekelgefühle, Schmerzen, Angst und Aufregung
▶ Frühschwangerschaft.

Bei Kindern sind Übelkeit und Erbrechen wohl am häufigsten Folge von Infektionen: Viele, insbesondere kleine Kinder erbrechen nicht nur bei einer Gastroenteritis, sondern auch bei Infektionen an anderer Stelle des Körpers, z. B. Mittelohrentzündungen (☞ 32.4.2) oder Harnwegsinfekten (☞ 29.4.2).

Neben den oben für die Erwachsenen genannten Ursachen gibt es bei Kindern außerdem einige altersspezifische Gründe für Erbrechen wie etwa die Dünndarmatresie des Neugeborenen (☞ auch Tab. 30.132), die Pylorusstenose des wenige Wochen alten Babys (☞ 19.5.1) sowie das **azetonämische** *(zyklische)* **Erbrechen** des Kindergarten- und Schulkindes. Bei letzterem haben die Kinder wiederholt und teils regelmäßig wiederkehrend hartnäckiges Erbrechen, evtl. ausgelöst durch Infekte oder psychische Belastungen, oft aber auch aus heiterem Himmel. Typisch ist der obstartige Mundgeruch, der auf eine Unterzuckerung hindeutet.

Vorsicht
Viele Säuglinge „spucken" ein bisschen nach dem Füttern, oft befördern sie beim „Bäuern" nicht nur Luft, sondern auch Milch wieder nach draußen. Dieses Speien ist als normal anzusehen, solange sich das Kind wohl fühlt und gedeiht.
„Echtes" Erbrechen (also im Schwall und verbunden mit anderen Krankheitszeichen wie Fieber, Nahrungsverweigerung oder Blässe) ist beim Säugling hingegen immer abklärungsbedürftig.

Behandlungsstrategie

Je nach Stärke und Dauer des Erbrechens drohen v. a. *Dehydratation* (☞ 29.10.2) und *Elektrolytverschiebungen* (infolge des Verlusts v. a. von H+- und Cl−-Ionen), wobei insbesondere bei Kindern die Dehydratationsgefahr nicht selten unterschätzt wird (Einschätzung der Dehydratation ☞ 12.6.5.9).

Vorrangige Maßnahmen bei Erbrechen sind das Herausfinden und Beseitigen der Ursache sowie in ausgeprägten Fällen der (intravenöse) Flüssigkeits- und Elektrolytersatz (Pflege bei Infusionstherapie ☞ 15.4.5). Ist eine medikamentöse Behandlung mit **Antiemetika** erforderlich,

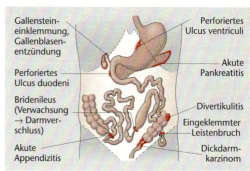

Abb. 19.6: Häufigste Ursachen des Akuten Abdomens beim Erwachsenen. [A400-190]

wird bei Kindern häufig Dimenhydrinat (z. B. Vomex®) verwendet, bei Erwachsenen außerdem Substanzen, welche die Beweglichkeit des Magen-Darm-Traktes steigern (etwa Metoclopramid, z. B. MCP®), sowie gelegentlich verschiedene Neuroleptika (etwa Triflupromazin, z. B. Psyquil®). Bei schwerem Erbrechen, vor allem unter Zytostatikatherapie, können oft **Serotonin-5-HT$_3$-Rezeptor-Antagonisten** (z. B. Ondansetron, in Zofran®; Granisetron, in Kevatril®) oder eine Kombination mehrerer Präparate helfen.

Bei Verdacht auf eine Vergiftung Erbrochenes für die toxikologische Analyse aufheben.

19.2.2 Dysphagie

Dysphagie *(Schluckbehinderung, Schluckbeschwerden):* Schluckstörung, meist mit Druckgefühl oder Schmerzen hinter dem Sternum oder im Oberbauch.

Bei der **oropharyngealen Dysphagie** bereitet der Weitertransport der zerkleinerten Nahrung aus dem Mund Probleme. Bei der **ösophagealen Dysphagie** handelt es sich um eine Passagebehinderung im Ösophagus.

Die Ursachen der **Dysphagie** sind zahlreich, vor allem:
▶ Erkrankungen des Mund-Rachen-Raumes wie etwa Infektionen oder Tumoren
▶ Erkrankungen des Ösophagus von Störungen der Ösophagusbeweglichkeit über Fremdkörper und Divertikel bis zum Ösophaguskarzinom
▶ Neurologische Erkrankungen, z. B. ein Schlaganfall oder ein Parkinson-Syndrom (☞ Kapitel 33).

Nicht selten ist eine Dysphagie auch psychogen bedingt.

Oft gelingt es durch Anamnese und Untersuchung, die Ursache einzugrenzen. Ist am ehesten eine Ösophaguserkrankung für die Dysphagie verantwortlich, steht heute die Ösophagogastroskopie an erster Stelle. Die Therapie richtet sich nach der Grunderkrankung. Evtl. ist eine künstliche (enterale) Ernährung erforderlich, um die Ernährung sicherzustellen.

Schluckprüfung und -training ☞ *12.6.5.8*

Jede Dysphagie ist ein Alarmsymptom und muss diagnostisch geklärt werden (☞ 19.3).

19.2.3 Akutes Abdomen

Akutes Abdomen *(akuter Bauch):* Symptomenkomplex mit akuten, starken Bauchschmerzen, Abwehrspannung des Abdomens und Kreislaufbeeinträchtigung. Erfordert unverzügliche Diagnostik.

Krankheitsentstehung

Beim Erwachsenen stehen als Ursachen eines **Akuten Abdomens** Entzündungen (allen voran die Appendizitis, ☞ 19.6.5), Organperforationen (z. B. durchgebrochenes Magengeschwür), Ileus (☞ 19.6.1) sowie Durchblutungsstörungen (z. B. Mesenterialarterieninfarkt ☞ 17.5.4) im Vordergrund (☞ auch 19.8).

Auch Erkrankungen außerhalb des Magen-Darm-Traktes können ein gleichartiges klinisches Bild hervorrufen, etwa der Herzinfarkt (☞ 16.5.2), eine diabetische Ketoazidose (*Pseudoperitonitis* ☞ 21.6.3), Nierensteine (☞ 29.5.12) oder gynäkologische Erkrankungen (z. B. rupturierte Extrauteringravidität ☞ 30.15.2).

19 Pflege von Menschen mit Erkrankungen des Magen-Darm-Traktes

Die Ursachen bei Kindern sind anders gewichtet. Bei Früh- und Neugeborenen sind Darmatresien (☞ Tab. 30.132) und andere Fehlbildungen sowie die nekrotisierende Enterokolitis (☞ 30.24.8) bedeutsam, bei älteren Säuglingen und Kleinkindern die Invagination (Darmeinstülpung ☞ 19.6.1) und der Volvulus (Darmdrehung ☞ 19.6.1). Inkarzerierte Hernien (eingeklemmte Brüche ☞ 19.9.1) können in jedem Alter auftreten.

Symptome, Befund und Diagnostik

Leitsymptome des Akuten Abdomens sind akut einsetzende, starke Bauchschmerzen, Übelkeit und Erbrechen. Häufig finden sich auch Fieber sowie Unruhe, Kaltschweißigkeit, Tachykardie und Hypotonie als Zeichen eines beginnenden Schocks.

> **Vorsicht**
> Bei Säuglingen ist jedes über Stunden anhaltende Schreien, bei dem sich der Säugling nicht beruhigen lässt oder zunehmend „verfällt", verdächtig auf ein Akutes Abdomen!

Bei der *körperlichen Untersuchung* achtet der Arzt insbesondere auf eine **Abwehrspannung** („brettharter Bauch") als Zeichen einer Bauchfellentzündung und auf Darmgeräusche (Peristaltik). Unbedingt erforderlich ist eine rektale Untersuchung. Bei Frauen kann eine gynäkologische (Konsiliar-)Untersuchung notwendig sein.

Schmerzcharakter und Schmerzverlauf als Hinweis auf die mögliche Ursache:
- *Kontinuierlich zunehmender Schmerz* bei Entzündung, z. B. Appendizitis
- *Kolikartiger Schmerz* mit schmerzfreien Intervallen bei Hohlorganverlegung, z. B. eingeklemmte Gallensteine
- *Perforationsschmerz:* hochakuter Beginn, später zusätzlich Peritonitiszeichen
- *Darmischämieschmerz:* hochakuter Beginn, dann für Stunden relative Schmerzbesserung („fauler Friede"), später zusätzlich Peritonitis
- *Schmerzausstrahlung,* z. B. in die rechte Schulter bei Cholezystitis.

Blut- und Urinuntersuchungen, EKG, Sonographie des Abdomens, Röntgen-Thorax in zwei Ebenen, Abdomenübersichts-

aufnahme und CT des Abdomens dienen der Ursacheneingrenzung. Weitere Untersuchungen, z. B. ERCP, folgen je nach Befund.

> Ein Akutes Abdomen ist lebensgefährlich und erfordert immer eine stationäre Einweisung und unverzügliche Diagnostik.

Behandlungsstrategie

Die Erstmaßnahmen umfassen:
- Nahrungs- und Flüssigkeitskarenz
- Bettruhe
- I.v.-Zugang zur Volumengabe (Kreislauf stabilisieren)
- Bei V. a. mechanischen Ileus gastrointestinale Sonde
- Sofortige Operation bei lebensbedrohlichem Geschehen, z. B. massiver Blutung oder anhaltendem heftigen Schmerz seit mehr als sechs Stunden bei bis dahin gesundem Patienten.

Ob vor Klärung der Ursache Analgetika (schmerzstillende Arzneimittel) verabreicht werden dürfen, ist nach wie vor umstritten, da Analgetika die Symptome verschleiern. Viele Mediziner halten angesichts der quälenden Schmerzen des Patienten die *Bolusgabe kurz wirkender* Schmerzmittel für vertretbar.

Pflege

> **Patientenbeobachtung**
> - Allgemeinzustand des Patienten, Vitalzeichen
> - Flüssigkeitsbilanz (☞ 12.7.1.2)
> - Evtl. ZVD (☞ 16.1.3)
> - Stuhlgang, Miktion
> - Erbrechen
> - Schmerzcharakter und -verlauf.

Die Aufgaben der Pflegenden umfassen vor allem:
- Auf das Einhalten der Nahrungs- und Flüssigkeitskarenz achten
- Infusionen anhängen und überwachen
- Alle Maßnahmen durchführen, die bei strenger Bettruhe des Patienten notwendig sind, z. B. Prophylaxen, Körperpflege im Bett
- Ggf. den Patienten für die Operation vorbereiten (☞ 15.10.2)
- Ggf. Blasenkatheter legen (☞ 29.1.3)
- Ggf. gastrointestinale Sonde legen/legen lassen (☞ 12.6.5.4)
- Ggf. Sauerstoff nach Absprache mit dem Arzt verabreichen (☞ 12.2.5.9)
- Evtl. Patienten beim Erbrechen unterstützen (☞ 12.7.3.3).

Die Pflegenden nehmen bei allen Pflegemaßnahmen Rücksicht auf die psychische Ausnahmesituation des Patienten, indem sie Hektik vermeiden, ruhig und besonnen handeln und dem Patienten ihre Tätigkeiten erklären.

19.2.4 Hämatemesis, Teer- und Blutstuhl

> **Hämatemesis:** Bluterbrechen infolge **oberer Gastrointestinalblutung** mit Blutungsquelle in Ösophagus, Magen oder Duodenum. Entweder „kaffeesatzartig" (braun-schwarz) durch Kontakt des Bluts mit der Salzsäure des Magens oder hellrot (frisches Blut) bei sehr starker Blutung oder Blutungsquelle im Ösophagus (Ösophagusvarizenblutung ☞ 20.4.4).
>
> **Teerstuhl** *(Meläna):* Durch Hämoglobinabbauprodukte schwarz gefärbter, glänzender Stuhl mit klebriger Konsistenz. Auftreten 5–10 Std. nach einer Blutung in Magen oder oberen Darmabschnitten.
>
> **Blutstuhl** *(rote Darmblutung, Hämatochezie):* Peranaler Abgang von rotem Blut in oder auf dem Stuhl. Leitsymptom der **unteren Gastrointestinalblutung,** aber auch bei massiver oberer Gastrointestinalblutung möglich.

Hämoptoe und Hämoptyse (Bluthusten) ☞ 18.2.3

Hämatemesis und **Teerstuhl** sind Leitsymptome der **oberen Gastrointestinalblutung,** die am häufigsten durch Ösophagusvarizen (☞ 20.4.4), blutende Ulzera (☞ 19.5.3) oder ein **Mallory-Weiss-Syndrom** (Längseinrisse der Ösophagusschleimhaut nach starkem Erbrechen) bedingt ist.

Eine **untere Gastrointestinalblutung** aus tieferen Darmabschnitten zeigt sich dagegen durch dunkel- oder hellrote Blutbeimischungen zum Stuhl oder Blutauflagerungen auf dem Stuhl, die auch als **Blutstuhl** bezeichnet werden. Ursachen hierfür sind beispielsweise Darmpolypen, Darmkarzinome, Darmentzündungen, Divertikel, Angiodysplasien (Gefäßfehlbildungen) und Hämorrhoiden bei Erwachsenen sowie eine Analfissur, Invagination (☞ 19.6.1), ein Meckel-Divertikel (☞ 19.6.5) oder eine Purpura Schoenlein-Henoch (☞ 22.8.4) bei Kindern.

19.2 Hauptbeschwerden des Patienten mit Magen-Darm-Erkrankungen

19

Nicht jeder dunkel oder schwarz ge-färbte Stuhl ist durch eine Blutung bedingt (Beobachtung des Stuhls ☞ 12.7.2.2).

Zur Ursachenklärung ist nach Kreislauf-stabilisierung eine frühzeitige Notfall-endoskopie angezeigt, bei der sich die Blutung meist stillen lässt (☞ auch 21.4.4).

Pflege

Auch wenn die meisten gastrointestinalen Blutungen (zunächst) von selbst aufhö-ren, ist jede Blutung potentiell lebens-bedrohlich (Letalität insgesamt ca. 10%) und erfordert von den Pflegenden ein schnelles und sicheres Vorgehen:
▶ Patienten Bettruhe, Nahrungs- und Flüssigkeitskarenz einhalten lassen
▶ Auch bei scheinbar stabilem Zustand den Patienten ständig beobachten auf: Puls, RR, Atmung, Bewusstsein, Stuhl- und Urinausscheidung (evtl. Blasenka-theter legen ☞ 12.7.1.5). Bei Haut-blässe, Kaltschweißigkeit, Pulsanstieg und Blutdruckabfall Schockbehandlung einleiten (☞ 13.5) und Arzt benach-richtigen
▶ Auf Arztanordnung Materialien richten für das Legen von zwei großlumigen Venenverweilkanülen und Abnahme des Notfalllabors (BB, Gerinnung, Le-berwerte, Kreatinin, Elektrolyte, BZ, Blutgruppe, Kreuzblut), Blutprodukte bestellen (☞ 22.4.6)
▶ Infusionen anhängen und überwachen
▶ Evtl. Sauerstoff nach Arztanordnung geben
▶ Blutverlust möglichst exakt dokumen-tieren. Hb- und Hkt-Kontrolle nach Arztanordnung
▶ Evtl. gastrointestinale Sonde legen (lassen)
▶ Psychische Situation des Patienten be-rücksichtigen (Lebensgefahr), beruhi-gend einwirken, ggf. Sedativa nach Arztanordnung verabreichen

19.2.5 Diarrhö

Diarrhö *(Durchfall):* Bei Erwachse-nen mehr als drei ungeformte bis dünnflüssige Stühle täglich, bei Kin-dern deutlich mehr und deutlich dün-nere Stühle als gewöhnlich. Je nach zeitlichem Verlauf Unterscheidung zwischen **akuter** und **chronischer** (länger als einen Monat anhaltender) **Diarrhö.**

Einschätzung der Dehydratation bei Kin-dern ☞ 12.6.5.9
Infektiöse Diarrhö ☞ 26.5.5
Paradoxe Diarrhoe ☞ 19.2.6
Stuhlinkontinenz ☞ 12.7.2.4, 12.7.2.5

Die normale Stuhlfrequenz schwankt bei Kin-dern erheblich mehr als bei Erwachsenen. Bei gestillten Säuglingen sind zehn Stühle pro Tag, aber auch ein Stuhl alle zehn Tage nor-mal, sofern sich das Kind ansonsten wohl-fühlt. Bei nicht gestillten Säuglingen schwankt die Stuhlfrequenz zwischen ein- und sechsmal täglich. Ältere Kinder haben dreimal pro Tag bis einmal jeden zweiten Tag Stuhlgang.

Häufige Ursachen für **akute Diarrhöen** sind:
▶ Bakterielle oder virale Magen-Darm-Infektionen (☞ 26.5.5, 26.5.6), bei Kindern auch Infektionen an anderer Stelle des Körpers (Darm „reagiert mit")
▶ Lebensmittelvergiftungen (☞ 26.5.5)
▶ Einnahme von Arzneimitteln mit ab-führender Wirkung, z.B. Abführmittel, Antibiotika
▶ Psychische Einflüsse, z.B. Angst.

Chronische Diarrhöen können z.B. durch die chronischen Darmentzün-dungen M. Crohn (☞ 19.6.4) und Colitis ulcerosa (☞ 19.6.4), durch Nahrungs-mittelunverträglichkeiten und -allergien (eher bei Kindern, ☞ auch 27.2.1) oder eine Malabsorption (☞ 19.6.2) bedingt sein. Wird trotz Diagnostik keine Ursa-che gefunden und liegen keine sog. Warn-symptome (z.B. ungewollter Gewichts-verlust, Fieber, Blutbeimengungen) vor, spricht man von einer „funktionell be-dingten" Diarrhö.

Begleitsymptome der Diarrhö sind u.a. krampfartige Bauchschmerzen, Dehydra-tation (vor allem bei Kindern), Elektro-lytverlust, körperliche Schwäche, Appe-titlosigkeit, evtl. Fieber und insbesondere bei älteren Menschen auch Stuhlinkonti-nenz.

Zunächst erfolgt eine ausführliche *Anam-nese* und körperliche Untersuchung des Patienten. Bei **blutiger Diarrhö** und län-ger andauerndem Durchfall werden Stuhl-proben mikrobiologisch untersucht (☞ 19.3.1). Weitere Untersuchungen, z.B. serologische Blutuntersuchungen, Funk-tionstests oder Endoskopien, schließen sich in unklaren Fällen oder je nach Ver-dachtsdiagnose an.

Therapie und Pflege entsprechen bis auf die Isolation den Maßnahmen bei infek-tiöser Diarrhö (☞ 26.5.5).

19.2.6 **Obstipation**

Obstipation *(Konstipation, Stuhlver-stopfung):* Verzögerte Darmentleerung mit geringer Stuhlfrequenz (alle 3–4 Tage), harter Stuhlkonsistenz *und* da-mit verbundenen Beschwerden.

Pflege bei Obstipation und Obstipations-prophylaxe ☞ 12.7.2.5

Im Vergleich zur Diarrhö ist eine echte **Obstipation** beim Säugling selten. Ein fehlender oder verzögerter Abgang des Mekoniums beim Neugeborenen kann auf eine Mukoviszidose (☞ 18.12), eine Fehlbildung des Magen-Darm-Traktes oder eine Störung der Nervenversorgung des Darms (M. Hirschsprung ☞ 19.6.6) hinweisen.

Im Kleinkind- und Schulalter verhältnis-mäßig häufig ist die **chronisch-habitu-elle** (nicht organisch bedingte) **Obsti-pation,** die überwiegend durch falsche, ballaststoffarme Ernährung, zu geringe Flüssigkeitszufuhr und Bewegungsman-gel verursacht wird. Auch psychische Faktoren können eine Rolle spielen. Eine *organisch bedingte Obstipation* entsteht bei Analfissuren, Fehlbildungen des Rü-ckenmarks (☞ 33.4.1) oder bis dahin nicht diagnostiziertem M. Hirschsprung. Auch Allgemeinerkrankungen (z.B. Hy-pothyreose, Elektrolytstörungen) oder Arzneimittel können zu einer Obstipation führen. Da sich die „oberhalb" des harten Stuhlpfropfens aufgestauten Kotmassen bakteriell zersetzen und verflüssigen und dann um den harten Stuhl herum „auslau-fen", kommt es zum ständigen *Stuhl-schmieren,* auch als **paradoxe Diarrhö** bezeichnet.

Ursachen einer **akuten Obstipation** beim Erwachsenen sind z.B.:
▶ Kolonkarzinome oder -polypen, die das Darmlumen einengen
▶ Erkrankungen der Analregion (z.B. Analfissuren), so dass die Defäkation schmerzhaft ist und deswegen unter-drückt wird
▶ Peristaltikstörungen nach Operationen oder bei Koliken
▶ Fieberhafte Erkrankungen, insbeson-dere bei gleichzeitig geringer Flüssig-keitszufuhr.

Bei der **chronischen Obstipation** des Er-wachsenen stehen wie beim Kind die chronisch-habituelle Obstipation sowie endokrinologische Ursachen (z.B. Dia-betes mellitus, Hypothyreose) im Vorder-grund, bei Frauen auch Schwangerschaft (hormonelle Umstellung). Einige Arzneimittel wie Opioide, Sedativa oder Diuretika, besonders häufig aber ein Laxantienabusus, führen ebenfalls zur chronischen Obstipation.

Begleitend können krampfartige Schmerzen bei der Stuhlentleerung *(Tenesmen)*, Völlegefühl, Appetitlosigkeit und ein aufgeblähter Bauch sowie leichte Bauchschmerzen hinzutreten.

> Jede plötzlich einsetzende Obstipation beim Erwachsenen ist verdächtig auf ein Dickdarmkarzinom, insbesondere wenn ein Wechsel von Obstipation und Diarrhö, Blutauflagerungen auf dem Stuhl und/oder unfreiwilliger Stuhlabgang mit Winden hinzutreten. Sie muss immer durch Koloskopie (☞ 19.3.3) abgeklärt werden.

Evtl. lassen sich bei der Untersuchung Resistenzen (Widerstände, Verhärtungen) im Abdomen tasten. Nach der Inspektion der Analregion folgen die digitale Untersuchung des Rektums sowie Sonographie und Rekto- und/oder Koloskopie.

Bei organisch bedingter Obstipation steht die Behandlung der Grunderkrankung im Vordergrund, bei habitueller Obstipation körperliche Bewegung und eine Ernährungsumstellung (mit ausreichender Menge an Ballaststoffen und Flüssigkeit). **Laxantien** *(Abführmittel* ☞ Pharma-Info 19.7) dürfen nur für kurze Zeit verabreicht werden, da in der Regel ein Gewöhnungseffekt eintritt. Vorübergehend verschaffen **Klistiere** oder **Darmeinläufe** bzw. -spülungen (☞ 12.7.2.5) dem Betroffenen Erleichterung.

19.3 Der Weg zur Diagnose

Abdomenleeraufnahmen ☞ *14.6.2*
Angiographie ☞ *14.6.3*
Computertomographie ☞ *14.6.4*
Sonographie und Endosonographie
☞ *14.6.7*

19.3.1 Stuhluntersuchungen

Inspektion des Stuhls ☞ *12.7.2.2*
Nachweis von Helicobacter pylori
☞ *19.5.3*

Nachweis okkulten Bluts im Stuhl

Die sicherlich häufigste Stuhluntersuchung ist die Untersuchung des Stuhls auf **okkultes** (d. h. mit dem bloßen Auge nicht sichtbares) **Blut** zur Frühdiagnose kolorektaler Karzinome (☞ 19.6.10) und Ursachensuche bei unklarer Anämie (☞ auch 22.5).

Zum Nachweis okkulten Bluts im Stuhl werden von zwei Seiten zu öffnende Testbriefe, z. B. hemo FEC®-Test, Hämoccult® oder Faecanostik®, verwendet. Auf der Seite, die vom Patienten zu öffnen ist, befinden sich 2–3 Felder. Auf diese trägt der Patient mit den beigefügten Spateln Proben aus verschiedenen Stuhlabschnitten auf und verschließt den Testbrief. Kann er dies nicht selbst, bringt die Pflegekraft die Probe auf. Der Brief wird dann mit Patientenetikett und Datum der Stuhlprobe versehen ins Labor gebracht. Hier wird die andere Seite des Briefes geöffnet und mit einer Testlösung beträufelt, die sich bei einem positiven Befund bläulich verfärbt. In manchen Häusern fällt dies auch in den Aufgabenbereich der Pflegenden.

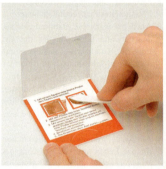

Abb. 19.8: Testbrief für okkultes Blut im Stuhl mit Spatel. [U237]

🖉 Pharma-Info 19.7: Laxantien

> **Laxantien** *(Laxanzien, Abführmittel)*: Arzneimittel zur Beschleunigung des Nahrungstransports im Darm und der Darmentleerung.

Notwendig sind **Laxantien** nur selten, etwa bei Patienten, die während der Defäkation nicht pressen dürfen (z. B. nach einem Herzinfarkt) oder zur Darmreinigung vor diagnostischen oder therapeutischen Eingriffen. Auf keinen Fall dürfen Laxantien bei unklaren Bauchschmerzen, Ileus (☞ 19.6.1) oder Akutem Abdomen (☞ 19.2.3) gegeben werden.

Quellmittel *(Füllmittel)* sind nicht-resorbierbare Substanzen, die im Darm aufquellen, so die Darmwand dehnen und reflektorisch zu einer Anregung der Darmperistaltik führen. Die wichtigsten Vertreter sind Agar-Agar, Weizenkleie und Leinsamen (z. B. Movicol®, Linusit®). Vielfach werden auch Lactulose (z. B. Bifiteral®) und Macrogol (Laxofalk®) dazugezählt. Quellmittel müssen immer mit reichlich Flüssigkeit eingenommen werden, da sie sonst im Darm verkleben und in Extremfällen zu einem mechanischen Ileus (☞ 19.6.1) führen können.

Gleitmittel wirken durch ihren „Schmiereffekt". Am häufigsten eingesetzt werden Glyzerinpräparate als Zäpfchen oder Klysma (z. B. Glycilax®).

Osmotische Abführmittel enthalten Sulfationen (z. B. „Glaubersalz", „Bittersalz"), Mannit oder Sorbit. Diese nur schwer resorbierbaren Substanzen halten *osmotisch* Wasser im Darm zurück. Auch sie müssen bei oraler Gabe mit reichlich Flüssigkeit gegeben werden. Präparate zur rektalen Anwendung sind z. B. Practo-Clyss® oder 1 x Klysma salinisch®.

Schleimhautreizende Laxantien hemmen über eine Irritation der Darmschleimhaut die Resorption von Natrium und Flüssigkeit und fördern gleichzeitig die Absonderung anderer Elektrolyte wie Kalium und Kalzium in den Darm. Am bekanntesten sind **Anthrachinone,** die etwa in Sennesblättern (z. B. Bekunis®, Alasenn®, Agiolax®) enthalten sind, sowie **Rizinusöl, Bisacodyl** (z. B. Dulcolax®) und **Natriumpicosulfat** (z. B. Laxoberal®). Bei Dauereinnahme drohen schwerwiegende Nebenwirkungen wie Hypokaliämie mit Verstärkung der Obstipation (☞ 29.10.3), Osteoporose durch Kalziummangel, Darmatrophie, **Melanosis coli** (Schwarzpigmentierung der Dickdarmschleimhaut) und Leberschäden.

> Laxantien werden nur in Absprache mit dem behandelnden Arzt und nur über möglichst kurze Zeit gegeben.

19.3 Der Weg zur Diagnose **19**

Untersuchung	Indikation (Bsp.)	Pflegerische Aufgaben
Stuhlkultur	V. a. bakteriell bedingte Diarrhö (☞ 26.5.5)	An drei aufeinanderfolgenden Tagen noch warme Stuhlproben (erbsengroße Menge bzw. 0,5 – 1 ml dünnflüssiger Stuhl) in einem sterilen Röhrchen rasch ins Labor schicken (☞ auch 26.5.5)
Untersuchung des Stuhls auf Parasiten/ Wurmeier	V. a. Wurmerkran-kungen (☞ 26.10)	An drei aufeinanderfolgenden Tagen Stuhlproben in einem sterilen Röhrchen ins Labor schicken. Evtl. auch Analabstrich, Klebestreifenmethode (bei V. a. Madenwürmer ☞ 26.10.3)
Fettbestimmung im Stuhl	V. a. Malassimilation (☞ 19.6.2)	Fünf Tage vor und während des Tests keine Pan-kreasenzyme geben. Keine Zäpfchen verabreichen. Dann an drei Tagen den gesamten Stuhl in einem vorher gewogenen Behälter ins Labor schicken
Chymotrypsin-bestimmung im Stuhl	V. a. exokrine Pankreas-insuffizienz (☞ 20.6.2)	Fünf Tage vor und während des Tests keine Pankre-asenzyme geben. Dann an zwei Tagen den gesam-ten Stuhl in einem vorher gewogenen Behälter ins Labor schicken
Bestimmung der pankreatischen Elastase 1 im Stuhl	V. a. exokrine Pankreas-insuffizienz (☞ 20.6.2)	Stuhlprobe ins Labor schicken. Keine Verfälschung durch Pankreasenzympräparate, kein Sammelstuhl notwendig

Tab. 19.9: Die wichtigsten Stuhluntersuchungen (Test auf okkultes Blut ☞ Text).

Am besten erhält der Patient alle drei bereits beschrifteten Testbriefe zusammen ausgehändigt mit der Bitte, sie an drei aufeinanderfolgenden Tagen bzw. Stuhl-gängen zu verwenden und sie sofort nach der Probenentnahme einzeln zurückzu-geben.

Da nicht nur menschliches Hämoglo-bin, sondern auch tierischer Blutfarb-stoff und bestimmte pflanzliche Subs-tanzen ein positives Testergebnis ver-ursachen können, soll der Patient zur Vermeidung falsch positiver Tester-gebnisse in den drei Tagen vor Gewin-nung der ersten Stuhlprobe und wäh-rend des Tests auf rohe oder halbrohe Fleisch- und Wurstwaren verzichten. Hoch dosierte Vitamin-C-Präparate können zu einem falsch negativen Testergebnis führen. Eisen- oder wis-muthaltige Arzneimittel verfärben den Stuhl und erschweren so die Ablesung, verfälschen jedoch das Ergebnis nicht.

Bei Zahnfleisch- oder Nasenbluten, Durchfällen sowie bei Frauen wäh-rend der Regelblutung wird der Test verschoben.

Ein neuer Stuhltest weist das Hämoglogin immunologisch nach. Er ist empfindlicher, falsch positive Ergebnisse sind seltener.

Ein positiver Test erfordert letztlich eine Koloskopie (☞ 19.3.3) zur Ursachenklä-rung. Auch wenn die Ursache harmlos sein kann (z. B. Hämorrhoiden), ist der Patient beunruhigt und hat Angst vor ei-ner bösartigen Erkrankung. Die Pfle-genden nehmen sich Zeit für die Sorgen und Fragen des Patienten.

Weitere Stuhluntersuchungen

Einen Überblick über weitere Laborunter-suchungen des Stuhls gibt Tabelle 19.9.

Außerdem gibt es einen weiteren Stuhltest zur Früherkennung von Karzinomen im Ma-gen-Darm-Trakt (vor allem des Kolons), den **Tumor-M2-Pyruvatkinase(PK)-Test.** Er be-ruht darauf, dass in Polypen mit Dysplasien und Karzinomen zusätzlich eine andere Form der Pyruvatkinase vorkommt als in gesunder Schleimhaut. Der Test kann entweder über Arzt bzw. Krankenhaus ins Labor geschickt oder in der Apotheke gekauft und vom Pati-enten selbst versendet werden. Die Kosten werden bislang nicht von den gesetzlichen Krankenkassen übernommen.

19.3.2 Ösophagus-breischluck, Magen-Darm-Passage und Kolonkontrasteinlauf

Kontrastmittelröntgenaufnahmen des Magen-Darm-Kanals ermöglichen die Tumor-, Ulkus-, Fistel- und Divertikel-darstellung sowie eine Beurteilung der Beweglichkeit der einzelnen Organe. Durch die breite Verfügbarkeit von En-doskopien werden sie deutlich seltener als früher durchgeführt.

Verabreicht wird das Kontrastmittel:
▶ Bei der Untersuchung von Ösophagus (**Ösophagusbreischluck),** Magen und

Duodenum (**Magen-Darm-Passage,** kurz *MDP*) *oral* durch Trinken
▶ Bei der Doppelkontrastuntersuchung von Jejunum und Ileum (**Enteroklys-ma nach Sellink**) über eine *gastroin-testinale Sonde*
▶ Bei Untersuchungen des Dickdarms durch einen *Einlauf* (deshalb **Kolon-kontrasteinlauf,** kurz KE). Beim **Doppelkontrasteinlauf** (☞ auch 14.6.3) wird nach Ablassen des Kon-trastmittels Luft über das Darmrohr eingebracht, so dass der Darm auf-gedehnt und die Schleimhaut von Kontrastmittel benetzt wird (☞ Abb. 14.20). Dieses Verfahren ermöglicht eine bessere Schleimhautbeurteilung als die Prallfüllung mit Kontrast-mittel.

Untersuchungen planen
▶ Zwischen einer Probeexzision (Bi-opsie) im Gastrointestinaltrakt und einer Kontrastmitteluntersuchung muss ein Sicherheitsabstand von drei Tagen eingehalten werden
▶ Sind mehrere Kontrastmittelunter-suchungen vorgesehen, werden die Darstellungen von Gallenblase und/ oder Harnwegen (☞ 29.3.4) vor der Darmuntersuchung eingeplant, da das Kontrastmittel im Darm die sichere Beurteilung der anderen Organe unmöglich macht.

Pflege

Pflege bei Röntgenverfahren mit Kon-trastmittel ☞ 14.6.3

▶ Vor einem *Ösophagusbreischluck* bleibt der Patient ab 22 Uhr des Vor-abends nüchtern
▶ Am Vortag einer *MDP* sollte der Pati-ent abgeführt haben, ab 22 Uhr des Vorabends bleibt er nüchtern
▶ Am Vortag einer *Doppelkontrastunter-suchung* nach Sellink erhält der Patient bis mittags leichte Kost und danach nur noch klare Flüssigkeit. Die Darm-reinigung wird vom Arzt angeordnet
▶ Vor einem *Kolonkontrasteinlauf* ist eine vollständige Darmentleerung er-forderlich. In den meisten Häusern er-hält der Patient am Mittag vor der Untersuchung ein Abführmittel, z. B. X-Prep®, und danach nur noch flüssige Kost. Außerdem soll er reichlich trin-ken (ca. 3 l, z. B. Wasser oder Tee). Vielfach wird am Vortag und/oder kurz vor der Untersuchung ein Einlauf (oh-ne Glyzerinzusatz) durchgeführt

805

▶ Nach der Untersuchung soll der Patient reichlich trinken, um einer Obstipation durch das Kontrastmittel vorzubeugen, in manchen Häusern wird routinemäßig ein Abführmittel verabreicht. Eine Weißfärbung des Stuhls ist durch das Kontrastmittel bedingt.

19.3.3 Endoskopische Verfahren im Magen-Darm-Trakt

Endoskopien des Magen-Darm-Traktes können sowohl zu diagnostischen (Ösophagitis? Ulkus?) als auch zu therapeutischen Zwecken wie etwa Blutstillung oder Polypabtragung durchgeführt werden.

Unterschieden werden:
▶ Die **Ösophagoskopie** zur Untersuchung der Speiseröhre
▶ Die **Gastro-** und **Duodenoskopie** zur Untersuchung von Magen bzw. Duodenum, wobei Speiseröhre, Magen und Duodenum meist in *einer* Untersuchung beurteilt werden (**Ösophagogastroduodenoskopie,** kurz **ÖGD**)
▶ Die **Koloskopie** zur Untersuchung des Dickdarms
▶ Die **Rektoskopie** zur Untersuchung des Mastdarms
▶ Die **Proktoskopie** zur Untersuchung des analnahen Darmabschnitts.

Der Dünndarm war bislang nur in seinem Anfangs- bzw. Endabschnitt endoskopisch zu untersuchen. Die **Videokapsel-Endoskopie,** bei der eine Videokapsel geschluckt wird und dann auf natürliche Weise den Darm passiert, kann beispielsweise bei unklaren Blutungen oder M. Crohn hilfreich sein.

Pflege

Pflege bei Endoskopie ☞ *14.7*

Zusätzlich zur allgemeinen Pflege bei Endoskopien sind folgende Maßnahmen nötig (hausinterne Standards berücksichtigen):
▶ Bei allen Untersuchungen ggf. Verabreichen der Prämedikation nach Arztanordnung
▶ *Ösophagogastroduodenoskopie:* Am Vorabend leichte und flüssige Kost, ab 22 Uhr Nahrungskarenz. Kurz vor der Untersuchung Entfernen herausnehmbarer Zahnprothesen. Nach der Untersuchung in aller Regel Nahrung erlaubt nach Abklingen der Lokalanästhesie im Rachen (ca. zwei Stunden nach der Untersuchung), nach einer Biopsieentnahme meist längere Nahrungskarenz von ca. 4–6 Std. (Arztanordnung)
▶ Vor allen *Darmuntersuchungen* gründliche Reinigung der Analregion
▶ *Proktoskopie:* Verabreichung eines Klistiers ca. eine Stunde vor der Untersuchung
▶ *Rektoskopie:* Am Vortag leichte Kost. Meist 1–2 Klistiere am Untersuchungstag, selten gründliche Darmreinigung
▶ *Koloskopie:* Die letzten drei Tage vor der Untersuchung keine kern- oder faserhaltigen Lebensmittel (z. B. Trauben, Spargel), kein Müsli oder andere körnerhaltige Lebensmittel. Heute üblicherweise orthograde Darmspülung (☞ 19.1.5) am Vortag der Untersuchung, ggf. zusätzliche Gabe von Laxantien (☞ Pharma-Info ☞ 19.7). Danach nur noch flüssige Kost (keine Milch, keine fetthaltigen Suppen). Am Untersuchungstag darf der Patient Tee oder Kaffee trinken, Arzneimittel einnehmen und der Diabetiker frühstücken. Nach der Untersuchung Nahrungskarenz für ca. zwei Stunden, falls keine anderslautende Arztanordnung existiert.

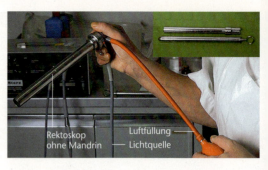

Abb. 19.10: Das Rektoskop besteht aus Außenrohr und abgerundetem Mandrin, der nach Einführen entfernt wird. Mit dem Ballon wird Luft in das Rektum gepumpt, um die Darmlichtung zur besseren Sicht aufzuweiten. Ausschnitt: Rektoskop und Mandrin. [K183]

Hauptkomplikationen aller gastroenterologischen Endoskopien sind Blutungen und Perforation, wobei das Risiko nach Biopsieentnahme oder beispielsweise Polypabtragung höher ist als bei Endoskopien ohne solche Maßnahmen.

Deshalb achten die Pflegenden nach der Untersuchung auf das Allgemeinbefinden des Patienten (RR, Puls, Schmerzen, Hautfarbe) sowie Veränderungen des Abdomens und der Stuhlausscheidung (Blut im Stuhl?) und informieren bei jeglichen Auffälligkeiten den Arzt.

19.3.4 Funktionsdiagnostik

Langzeit-pH-Metrie

Die **Langzeit-pH-Metrie** misst den pH-Wert im Ösophagus oder Magen und so die Magensäureproduktion über 24 Std. Dazu wird dem Patienten eine pH-Messsonde über die Nase in Ösophagus bzw. Magen eingeführt und ein Registriergerät umgehängt. Die Langzeit-pH-Metrie kann zur Diagnostik eines gastroösophagealen Refluxes (Messungen im unteren Ösophagus im Liegen und im Stehen) sowie zur Überprüfung der Wirksamkeit säureblockierender Arzneimittel eingesetzt werden.

Ösophagusmanometrie

Für die **Ösophagusmanometrie** wird eine Sonde in den Magen geschoben und der Druck im Inneren des Ösophagus und im Magenfundus an verschiedenen Stellen gemessen. Während der Untersuchung trinkt der Patient schluckweise Wasser. So sind Aussagen über die Ösophagusmotilität, den Verschluss zwischen Magen und Ösophagus und die zeitgerechte Öffnung des unteren Ösophagussphinkters möglich.

Tests zur Überprüfung der Dünndarmresorption

Laktose-Toleranztest

Der **Laktose-Toleranztest** dient dem Nachweis eines Laktasemangels (Laktose spaltendes Enzym) im Dünndarm. Der nüchterne Patient trinkt morgens 50 g Laktose in 400 ml Wasser. Bei einem Laktasemangel kann das Disaccharid (Zweifachzucker) Laktose im Dünndarm nicht in Einfachzucker aufgespalten und somit auch nicht resorbiert werden, so dass der Blutglukosespiegel nach 30, 60, 90 und 120 Min. im Vergleich zum Gesunden nicht oder kaum ansteigt. Typischerweise treten bei Patienten mit einem

Laktasemangel außerdem Blähungen und/oder Durchfall nach der Laktosegabe auf.

D-Xylose-Test

Der **D-Xylose-Test** weist eine Störung der Kohlenhydratresorption im Dünndarm nach. Nach Entleerung der Blase trinkt der nüchterne Patient 25 g Xylose (Holzzucker, ein Monosaccharid = Einfachzucker) in 300 ml Wasser. Während der nächsten fünf Stunden sammelt der Patient Urin (☞ 12.7.1.2). Zwei Stunden nach der Xylose-Einnahme wird der Xylosespiegel im Blut bestimmt. Bei einer Resorptionsstörung sind der Xylosespiegel im Blut und die Ausscheidung der Xylose mit dem Urin im Vergleich zum Gesunden erniedrigt.

H$_2$-Atemtest

Ohne Blutentnahme kommt der **H$_2$-Atemtest** *(H$_2$-Exhalationstest)* aus. Der Patient nimmt oral 50 g des zu testenden Zuckers (Laktose, Laktulose, Fruktose) zu sich. Bei einer Resorptionsstörung im Dünndarm gelangt der Zucker in den Dickdarm, wo er von Bakterien verstoffwechselt wird. Der dabei entstehende Wasserstoff (H$_2$) diffundiert durch die Darmwand und ist in der Ausatemluft des Patienten in erhöhter Konzentration nachweisbar.

19.3.5 Biopsien

Neben den im Rahmen von Endoskopien gewonnenen Biopsien ist vor allem in der Pädiatrie die **Dünndarmsaugbiopsie** von Bedeutung. Hauptindikation ist die Abklärung einer Malabsorption (☞ 19.6.2), insbesondere der Verdacht auf eine glutensensitive Enteropathie (☞ 19.6.3).

Vor der Untersuchung werden ein Blutbild und ein Gerinnungsstatus bestimmt und die Einverständniserklärung des Patienten (bzw. bei Kindern der Eltern) eingeholt. Zur Untersuchung bleibt der Patient nüchtern, Kinder werden medikamentös sediert. Der Arzt schiebt eine Sonde mit der Biopsiekapsel (sog. *Watson-Kapsel*) bis ins Duodenum vor. Nach Erreichen der Flexura duodenalis wird die Kapsel ausgelöst und dadurch eine kleine Schleimhautprobe entnommen. Danach werden Sonde und Kapsel wieder zurückgezogen und entfernt.

Analog kann auch eine rektale Saugbiopsie entnommen werden, z. B. bei Verdacht auf M. Hirschsprung (☞ 19.6.6).

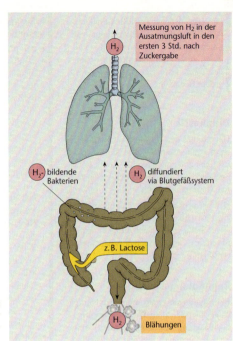

Abb. 19.11: Der H$_2$-Atemtest ist ein nichtinvasives Verfahren zur Diagnostik von Resorptionsstörungen. [L157]

19.4 Ösophaguserkrankungen

Ösophagusvarizen ☞ 20.4.4

19.4.1 Gastroösophageale Refluxkrankheit, Refluxösophagitis

Gastroösophageale Refluxkrankheit: Beschwerden oder Komplikationen durch Zurückfließen (Reflux) von Mageninhalt in den Ösophagus, z. B. **Refluxösophagitis** (Entzündung der Ösophagusschleimhaut infolge gastroösophagealen Refluxes), Blutverluste, Gedeih-, Atemstörungen.

Soor-Ösophagitis ☞ 26.8.2

Krankheitsentstehung

Ursache ist ganz überwiegend ein unzureichender Verschluss des unteren Ösophagussphinkters. Die aggressive Magensäure fließt zurück in den Ösophagus und greift das Plattenepithel der Ösophagusschleimhaut an. Ein gewisses Zurücklaufen von Speisebrei aus dem Magen in die Speiseröhre ist jedoch bei jungen Säuglingen normal.

Symptome und Untersuchungsbefund

Leitsymptom bei Säuglingen ist das ständige Spucken nach den Mahlzeiten, das bei schwerer Ausprägung zu einer **Ösophagitis** *(Speiseröhrenentzündung),* Anämie (durch die Blutverluste) sowie Gedeihstörungen führt. Durch Aspiration kann Mageninhalt in die Trachea gelangen und scheinbar unerklärlichen, chronischen Husten sowie Lungenentzündungen oder „Asthma" hervrrufen. Weitere mögliche Folge bei Säuglingen sind Atemstörungen bis hin zum Atemstillstand!

Typische Beschwerden bei älteren Kindern und Erwachsenen sind **Sodbrennen** und (saures) Aufstoßen vor allem beim Bücken, im Liegen und nach der Nahrungsaufnahme. In späteren Stadien treten Schmerzen hinter dem Sternum sowie beim Schlucken hinzu. Auch Husten und Heiserkeit sind möglich, sogar ohne gastrointestinale Beschwerden. Komplikationen sind Blutungen aus Ulzera, narbige Strikturen des Ösophagus oder ein **Barrett-Ösophagus** (Zylinderepithel statt Plattenepithel im unteren Ösaophagus) mit erhöhtem Risiko einer malignen Entartung der chronisch entzündeten Ösophagusschleimhaut.

19 Pflege von Menschen mit Erkrankungen des Magen-Darm-Traktes

Die gastroösophagale Refluxkrankheit ist bei Erwachsenen eine nach wie vor unterschätzte Volkskrankheit und durch ihre Komplikationen, insbesondere das Ösophaguskarzinom, von großer Bedeutung.

Diagnostik

Hauptmittel der Diagnostik bei Kindern ist die Langzeit-pH-Metrie, die einen zu häufigen und zu langen pH-Abfall in der Speiseröhre durch das Zurückfließen sauren Mageninhalts zeigt.

Bei Erwachsenen steht die Endoskopie zur Feststellung von Komplikationen an erster Stelle, ggf. ergänzt durch Langzeit-pH-Metrie und Ösophagusmanometrie (☞ 19.3.4).

Behandlungsstrategie

Bei Säuglingen reicht meist die häufige Gabe kleiner Mahlzeiten, Oberkörperhochlagerung (ca. 30°-Lagerung) beim Schlafen und evtl. Eindickung der Säuglingsmilch (z. B. Nestargel®). Bei endoskopisch gesicherten Schleimhautschädigungen der Speiseröhre werden säureunterdrückende Arzneimittel wie Cimetidin (z. B. Tagamet®) gegeben. Meist verbessert sich die Schließfunktion des unteren Ösophagus von selbst, eine Operation ist nur selten erforderlich.

Bei Erwachsenen umfasst die Therapie neben der Änderung von Ernährungsgewohnheiten und Verhalten (☞ unten) eine medikamentöse Behandlung, heute meist mit Protonenpumpenhemmern (☞ Pharma-Info 19.22). Bei häufigen Rezidiven und daraus resultierender Notwendigkeit einer medikamentösen Dauertherapie wird eine Operation erwogen, dabei wird der Mageneingang durch eine *Fundoplikatio* (☞ 19.4.2) operativ eingeengt. Narbige Verengungen des Ösophagus können endoskopisch aufgedehnt werden **(Bougierung)**.

Da eine Refluxösophagitis wesentlicher Risikofaktor für ein Ösophaguskarzinom ist, sind Kontrollendoskopien bis zur Ausheilung erforderlich.

Pflege

Pflege bei Fundoplikatio ☞ *19.4.2*

Die Pflegenden informieren den Patienten über günstige Allgemeinmaßnahmen, die ebenso wichtig sind wie Arzneimittel.

Prävention und Gesundheitsberatung

▶ Nur im Sitzen essen
▶ Häufige kleine Mahlzeiten einnehmen, dabei „Säurelocker" wie Kaffee, Alkohol und Süßspeisen meiden und kohlenhydrat- und fett*arme*, aber eiweiß*reiche* Nahrungsmittel bevorzugen; Eiweiß führt zu einer vermehrten Produktion von *Gastrin* und dadurch zu einem gesteigerten Tonus des Ösophagussphinkters
▶ Kaugummi kauen nach dem Essen – dies erhöht den Speichelfluss und damit die Spülwirkung in der Speiseröhre
▶ Nach den Mahlzeiten nicht hinlegen
▶ In den letzten drei Stunden vor dem Schlafengehen nichts mehr essen
▶ Mit leicht erhöhtem Oberkörper schlafen
▶ Bei Übergewicht Gewicht reduzieren; dies senkt den Druck auf den unteren Ösophagussphinkter
▶ Nicht so bücken, dass der Oberkörper nach vorne oder unten hängt, sondern in die Hocke gehen
▶ Keine einschneidende Kleidung anziehen, z. B. Gürtel, Korsetts
▶ Obstipationsprophylaxe durchführen; ein voller Darm und Pressen bei der Defäkation erhöhen den abdominellen Druck
▶ Auf höherprozentige Alkoholika generell verzichten
▶ Rauchen einstellen. Nikotin führt über eine Vasokonstriktion zu einer Verschlechterung der Schleimhautdurchblutung und vermindert so den Schutz vor der Magensäure (Raucherentwöhnung ☞ 18.1.3).

19.4.2 Hiatushernie

Leisten-, Schenkel-, Nabel- und Narbenhernie ☞ *19.9*

Hiatushernie (*lat.* hiatus = Spalt): Zwerchfellbruch mit teilweiser oder kompletter Verlagerung des Magens in den Thorax ohne Einstülpung der Speiseröhre. Ursache ist meist eine Erweiterung des Hiatus oesophageus.

Krankheitsentstehung und Einteilung

Folgende Formen werden unterschieden:
▶ Die mit ca. 80–90 % häufigste Form

ist die **axiale Hernie** *(Gleithernie, gastroösophageale Hernie)*, bei der Kardia und Fundus des Magens zeitweise oder ständig oberhalb des Zwerchfells liegen
▶ Bei der **paraösophagealen Hernie** liegen Ösophagus und Kardia an normaler Stelle im Brust- bzw. Bauchraum, während sich der Magenfundus *neben* der Speiseröhre in den Brustraum drängt
▶ **Mischformen** beider kommen vor
▶ Bei einem **Upside-down-Magen** ist der gesamte Magen in den Thorax verlagert und steht durch die Fixierung des unteren Ösophagus am Zwerchfell „auf dem Kopf".

Begünstigend wirken ein anlage- oder altersbedingter Verlust der Bindegewebselastizität und ein erhöhter Druck im Bauchraum, z. B. verstärkte Bauchpresse bei chronischer Obstipation, chronischer Husten oder Schwangerschaft.

Symptome, Befund und Diagnostik

Axiale Hernien bereiten meist keine Beschwerden und werden daher oft nur zufällig entdeckt. Mitunter tritt eine Refluxösophagitis (☞ 19.4.1) wegen des fehlenden unteren Ösophagusverschlusses auf.

Paraösophageale Hernien betreffen meist Patienten im mittleren Lebensalter und führen zu Völlegefühl, Druckgefühl in der Herzgegend, Schluckbeschwerden oder Luftnot. Refluxösophagitiden sind sehr selten (Sphinkterfunktion intakt).

Die Diagnose wird durch Endoskopie und Röntgenbreischluck in Kopftieflage gestellt.

Komplikationen

Insbesondere bei der paraösophagealen Hernie drohen Komplikationen in Abhängigkeit davon, welche(s) Organ(e) in den Thoraxraum verlagert ist/sind, z. B. Einklemmung des Magens mit Strangulation der Blutzufuhr, Stieldrehung des Magens **(Magenvolvulus)** oder Speiseröhreneinklemmung **(Ösophagusinkarzeration)**.

Behandlungsstrategie

Axiale Hernien sind nur bei einer Refluxkrankheit behandlungsbedürftig (☞ 19.4.1).

Paraösophageale Hernien und ein Upside-down-Magen werden hingegen we-

808

19.4 Ösophaguserkrankungen

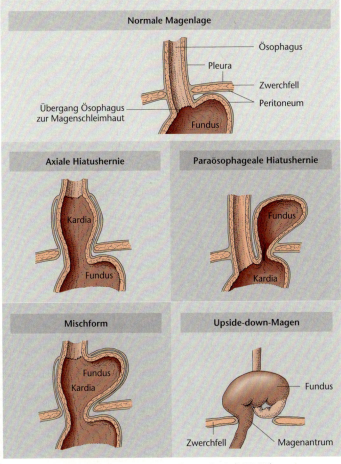

Abb. 19.12: Physiologische Magenanlage und Formen der Hiatushernie. [A400-190]

durchgeführt, häufig minimalinvasiv (laparoskopisch).

Bei der **Fundoplikatio** wird der Magenfundus manschettenförmig um den unteren Ösophagus genäht. Die **Fundusmanschette** (☞ Abb. 19.13) soll die Funktion des unteren Ösophagussphinkters stärken oder wiederherstellen und den Reflux von saurem Mageninhalt in den Ösophagus verhindern. Falls notwendig, wird zusätzlich der Hiatus oesophageus durch einige Nähte verengt (**Hiatoplastik**).

Die **Gastropexie** wird bei der paraösophagealen Hernie nach vorheriger Rückverlagerung des Magens in den Bauchraum und Einengung des Hiatus oesophageus durchgeführt: Bei der **Fundophrenikopexie** wird der Magenfundus von unten am Zwerchfell fixiert, bei der **vorderen Gastropexie** die Magenvorderwand an die Bauchdecke angeheftet (☞ Abb. 19.14).

Pflege bei Fundoplikatio, Hiatoplastik und Gastropexie

Allgemeine prä- und postoperative Pflege ☞ 15.10.2 – 15.10.4

Präoperative Pflege

Bereits vor der Operation beginnt der Patient mit der Atemtherapie. Am Vortag der Operation erhält der Patient leichte Kost. Vor dem Eingriff werden die Haare des vorderen Rumpfes von den Mamillen bis oberhalb der Schambehaarung entfernt.

Postoperative Pflege

Postoperative Pflegemaßnahmen:
▶ Allgemeine Pflegemaßnahmen wie bei Refluxösophagitis (☞ 19.4.1)
▶ Die Lage der intraoperativ als innere Schienung eingelegten Magensonde wird mindestens einmal täglich kontrolliert, da die Verletzungsgefahr bei

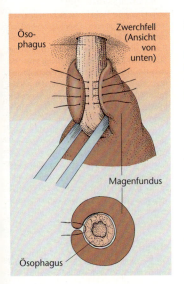

gen der möglichen Komplikationen auch bei asymptomatischem Verlauf operiert.

Fundoplikatio, Hiatoplastik und Gastropexie

Fundoplikatio, Hiatoplastik und Gastropexie werden ohne Eröffnung des Thorax und des Ösophagus transabdominell

Abb. 19.13 (links): Fundoplikatio. Oben der OP-Situs, unten im Querschnitt. [A400-190]

Abb. 19.14 (rechts): Links Fundophrenikopexie, rechts vordere Gastropexie. [A400-190]

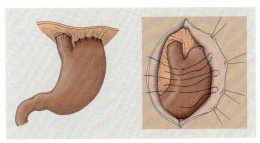

809

Dislokation der Sonde hoch ist. An der Sonde wird in keinem Fall manipuliert, bei jedem versehentlichen Verrutschen wird sofort ein Arzt benachrichtigt. Die Sonde wird entfernt, wenn die Darmtätigkeit eingesetzt und vorheriges Abklemmen nicht zu einem Sekretstau geführt hat, in der Regel nach 48 Std.
- Wunddrainagen sind nicht obligat. Liegt eine Zieldrainage, wird sie in der Regel am 2. postoperativen Tag gekürzt und am 4. Tag entfernt
- Der Patient darf ab dem 1. postoperativen Tag schluckweise Tee trinken. Die Pflegenden überwachen die Schluckfunktion. Danach wird die Kost nach Arztanordnung aufgebaut
- Bei guten Kreislaufverhältnissen wird noch am OP-Tag mit der Frühmobilisation begonnen
- Der Pneumonieprophylaxe dienen regelmäßige Atemgymnastik und ausreichende Schmerzmittelgabe.

19.4.3 Ösophagusfremdkörper

Fremdkörper bleiben meist in der obersten physiologischen Engstelle des Ösophagus oder im unteren Ösophagussphinkter stecken. Am häufigsten sind Kinder oder ältere Patienten betroffen. Kinder verschlucken am häufigsten Münzen, kleine Spielzeugteile und Nüsse, bei Erwachsenen finden sich eher zu große Fleischbrocken, Gebissteile und Knochen (Hühnchen).

Bei vielen Patienten ist zum Zeitpunkt der Krankenhausvorstellung nicht nur unklar, was, sondern auch, ob überhaupt etwas verschluckt wurde. *Jeder* Verdacht auf einen Fremdkörper muss durch Ösophaguskopie (☞ 19.3.3) abgeklärt werden, um eine **Ösophagusperforation** zu verhindern. In gleicher Sitzung gelingt auch meist die endoskopische Entfernung des Fremdkörpers.

19.4.4 Ösophagusdivertikel

Divertikel: Angeborene oder erworbene, sackartige Schleimhautausstülpung umschriebener Wandbezirke in Ösophagus, Magen (selten), Dünndarm (selten) oder Dickdarm (☞ 19.6.7). Unterschieden werden **echte Divertikel** mit Ausstülpung der *gesamten* Darmwand und **falsche Divertikel** *(Pseudodivertikel),* die als erworbene *Schleimhauthernien* durch Lücken der Muskulatur dringen, z.B. an Durchtrittsstellen von Gefäßen (☞ Abb. 19.38).

Ösophagusdivertikel: Ausstülpungen der Ösophaguswand. Entstehen entweder durch Druck von innen **(Pulsionsdivertikel)** oder Zug von außen **(Traktionsdivertikel),** z.B. durch Narben nach Entzündungen.

Symptome, Befund und Diagnostik

Leitsymptome der **Ösophagusdivertikel** sind Fremdkörpergefühl im Hals, Schluckbeschwerden *(Dysphagie* ☞ 19.2.2) und ein übler Mundgeruch. Typisch ist das nächtliche Zurückströmen *(Regurgitieren)* von unverdauten Speiseresten, sichtbar an den morgendlichen Flecken auf dem Kopfkissen.

Komplikationen entstehen durch Aspiration der nächtlich zurückströmenden Speisereste (Gefahr einer Aspirationspneumonie) und Entzündungen (Divertikulitis) mit erhöhter Perforationsneigung.

Die Diagnose wird durch Ösophagusbreischluck und Endoskopie gestellt.

Behandlungsstrategie

Zenker-Divertikel stellen eine Behandlungsindikation dar (offene oder endoskopische Resektion). Die übrigen Divertikel sind meist nicht behandlungsbedürftig.

Pflege

Die Pflege bei Divertikelresektion entspricht im Wesentlichen derjenigen bei Ösophagusresektion (☞ 19.4.6), da der Ösophagus intraoperativ eröffnet wird. Die präoperative Rasur umfasst den vorderen Rumpf vom Kinn bis zur Leiste (je nach Lokalisation des Divertikels erfolgt der operative Zugang im Hals- oder Thoraxbereich).

19.4.5 Ösophagus-Achalasie

> **Ösophagus-Achalasie:** Unfähigkeit des unteren Ösophagussphinkters zu erschlaffen, mit ungeordneter Peristaltik im unteren und Erschlaffung der Muskulatur im mittleren Ösophagusanteil. Seltene Erkrankung des mittleren Lebensalters.

Symptome, Befund und Diagnostik

Die Patienten klagen über krampfartige Brustschmerzen und zunehmende Schluckbeschwerden *(Dysphagie* ☞ 19.2.2) sowohl bei fester als auch bei flüssiger Nahrung. Deshalb essen sie wenig und verlieren an Gewicht. Charakteristisch ist das nächtliche Zurückfließen unverdauter Speisen in die Mundhöhle *(Regurgitation).*

Die Diagnose wird durch Röntgenbreischluck, Manometrie und endoskopische Untersuchung gesichert.

Behandlungsstrategie

Behandlung der Wahl ist die mehrmalige Aufweitung des unteren Ösophagussphinkters durch einen in die Speiseröhre eingeführten Ballonkatheter (**pneumatische Dilatation,** *Ballondilatation*). Die Behandlung muss bei etwa der Hälfte der Patienten innerhalb von fünf Jahren wiederholt werden. Bei älteren Patienten steht alternativ die endoskopische Injektion von Botulinustoxin (☞ Tab. 26.25) in den Sphinkter zur Verfügung, wodurch dieser erschlafft. Die Wirkung hält aber meist nur 6–12 Monate an. Insbesondere jüngeren Patienten sollte die laparoskopische oder offene **Kardiomyotomie** (*Heller-Myotomie*) mit Spaltung der verdickten Muskelschichten an der Kardia und des unteren Ösophagussphinkters *ohne* Schleimhauteröffnung empfohlen werden. Sie kann ggf. mit einer Fundoplikatio kombiniert werden.

Pflege

Die Patienten brauchen Zeit zum Essen und sollten ihre Kost nach der individuellen Ver-

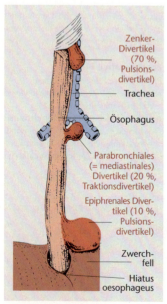

Abb. 19.15: Lokalisation der Ösophagusdivertikel. [A400-190]

träglichkeit auswählen. Günstig sind kleine und häufige Mahlzeiten.

Pflege bei Kardiomyotomie wie bei Fundoplikatio ☞ 19.4.2

19.4.6 Ösophaguskarzinom

> **Ösophaguskarzinom** *(Speiseröhrenkrebs)*: Bösartiger Speiseröhrentumor, der meist früh das lokale Bindegewebe infiltriert und metastasiert. Betrifft vor allem männliche Raucher und alkoholkranke Menschen > 50 Jahre. Schlechte Prognose (5-Jahres-Überlebensrate 10 %).

Krankheitsentstehung

Risikofaktoren des **Ösophaguskarzinoms** sind langjähriger Konsum hochprozentiger Alkoholika, Nikotinabusus, Barrett-Ösophagus (☞ 19.4.1) und andere (chronische) Ösophaguserkrankungen. Auch besonders heiße und scharf gewürzte Speisen sowie bestimmte chemische Substanzen (Nitrosamine) spielen eine Rolle. Allen Risikofaktoren gemeinsam ist die chronische Reizung und Schädigung der Ösophagusschleimhaut.

Das Ösophaguskarzinom ist vorwiegend an den drei physiologischen Engstellen der Speiseröhre (Ringknorpel-, Aorten- und Zwerchfellenge) lokalisiert.

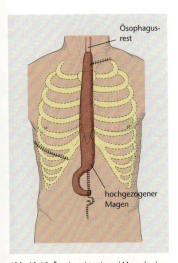

Abb. 19.16: Ösophagektomie und Magenhochzug als Ösophagusersatz. Meist wird der Magen im ehemaligen Ösophagusbett hochgezogen, seltener vor oder hinter dem Sternum. [A400-190]

Symptome, Befund und Diagnostik

Beim Auftreten erster Beschwerden verlegt das Karzinom oft schon zwei Drittel des Ösophaguslumens. Die Patienten klagen zunächst nur bei festen Speisen über Schluckbeschwerden *(Dysphagie)*, später auch bei weicher Nahrung und Flüssigkeit. Folge ist meist eine unzureichende Nahrungszufuhr mit massivem Gewichtsverlust. Durch den Verschluss des Ösophagus kommt es zur Regurgitation der Nahrung und fauligem Aufstoßen. Eine Infiltration in die Umgebung führt zu Schmerzen hinter dem Sternum, Heiserkeit, Stimmlosigkeit *(Aphonie)*, Husten und Atemnot.

Entscheidend ist die Endoskopie mit Biopsie. Zur genauen Stadieneinteilung schließen sich (Endo-)Sonographie, (Spiral-)CT von Thorax und Abdomen sowie evtl. Bronchoskopie an.

Behandlungsstrategie

Die radikale operative Entfernung des Tumors ist die einzige Chance des Patienten auf Heilung. Sie ist meist nur bei Tumoren im mittleren und unteren Drittel möglich. Der Ösophagus wird teilweise (**Ösophagusresektion**) oder fast ganz (**subtotale Ösophagektomie**) entfernt und der entstandene Defekt durch Hochziehen des Magens *(Magenhochzug)* oder Zwischenschalten eines Darmstücks *(Interponat* aus Dünn- oder Dickdarm) überbrückt. Das genaue Vorgehen hängt von Lokalisation und Ausdehnung des Tumors ab; meist sind eine Thorakotomie, eine Laparotomie und eine Inzision am Hals erforderlich. Die Operationsletalität ist mit ca. 8 % dementsprechend hoch.

Bei fortgeschrittenen Tumoren kann präoperativ mit Chemotherapie und Bestrahlung versucht werden, den Tumor zu verkleinern *(Downstaging)*, um die Operationsbedingungen zu verbessern. Karzinome im oberen Speiseröhrendrittel werden meist primär bestrahlt.

Bei ausgedehntem Tumorwachstum in die Umgebung oder bei Fernmetastasen ist nur eine palliative Therapie möglich, die insbesondere die Nahrungspassage sicherstellen und so die Lebensqualität des Patienten verbessern soll. Durch endoskopisches Lasern, oft mit nachfolgender Bestrahlung des Tumors von innen *(Afterloading-Verfahren* ☞ 30.6.3), oder endoskopisches Einlegen eines *Stents* (☞ Abb. 19.17) wird versucht, das Lumen des Ösophagus offen zu halten. Das Legen einer perkutanen endoskopischen Gastrostomie (PEG ☞ 15.5.1) ermöglicht die Nahrungszufuhr bei Verschluss des Ösophagus.

Pflege bei Ösophaguskarzinom

Pflege onkologischer Patienten ☞ 22.1
Pflege bei Dyspnoe ☞ 12.2.4.1
Pflege bei PEG/PEJ ☞ 12.6.5.4, 15.5

▶ Viele kleine Mahlzeiten verabreichen und mit reichlich Flüssigkeit einnehmen (lassen). Bei Schmerzen beim Schlucken auf Arztanordnung Analgetikum vor den Mahlzeiten verabreichen. Nach den Mahlzeiten den Patienten zum Umhergehen auffordern (besserer Übertritt der Speise in den Magen)
▶ Die Mahlzeiten mit flüssiger (Zusatz-)Kost *(Formuladiät* ☞ 15.5.1) und Vitaminen ergänzen, um die Ernährungssituation des Patienten zu verbessern
▶ Bei Stimmlosigkeit Logopäden einschalten und andere Wege zur Kommunikation ausprobieren
▶ Ggf. Infusionen zur hyperkalorischen Ernährung über einen ZVK (☞ 15.4.4) geben, z. B. bei Unfähigkeit zu schlucken oder sehr schlechtem Ernährungszustand.

> **Patientenbeobachtung und Dokumentation**
> ▶ Atmung, Husten, Schlucken, Stimme
> ▶ Ernährungszustand, Gewichtskontrolle
> ▶ Vitalzeichen.

Perioperative Pflege bei Ösophagusresektion/Ösophagektomie

Allgemeine prä- und postoperative Pflege ☞ 15.10.2–15.10.4

Präoperative Pflege

Neben den allgemeinen präoperativen Maßnahmen ist die Anmeldung eines HNO-Konsils zur Beurteilung der N.-recurrens-Funktion und einer Lungenfunktionsprüfung (☞ 18.3.1) erforderlich. Die Rasur erfolgt vom Kinn bis zu den Leisten einschließlich der Flanken-, Achsel- und Schambehaarung. Darmreinigung und Nahrungsabbau werden nach Arztanordnung durchgeführt. Sie hängen davon ab, ob der Magen oder ein Darmstück als Speiseröhrenersatz dienen soll. Unabdingbarer Bestandteil der Pneumonieprophylaxe ist der präoperative Beginn der Atemgymnastik. Bei allen Pflegetätigkeiten berücksichtigen die Pflegenden die enorme psychische Belastung, unter der die körperlich oft erheblich geschwächten Patienten stehen.

Postoperative Pflege

Patientenbeobachtung und Dokumentation

- Vitalzeichen, Temperatur
- Allgemeinbefinden, Schmerzen
- Magensonde: Lage der Sonde, Menge und Aussehen des Sekrets
- ZVK, Infusionen
- Flüssigkeitsbilanz, ZVD
- Wunddrainagen, Verbände
- Pleuradrainage (Sekretmenge)
- Zeichen einer Anastomoseninsuffizienz (z. B. Verschlechterung des Allgemeinzustands, Fieber)
- Später: Kostaufbau, Verträglichkeit der Kost.

▶ **Lagerung.** Postoperativ wird der Patient halb sitzend mit dem Kopf leicht nach vorne gelagert. Eine Überstreckung des Kopfes nach hinten wird vermieden, um die Anastomose zwischen Ösophagusstumpf und hochgezogenem Magen/Interponat nicht zu stark zu belasten

▶ **Mobilisation.** Der Patient wird frühestmöglich mobilisiert, wobei eine Frühmobilisation bei den durch die lange Operation geschwächten Patienten meist nicht durchführbar ist

▶ **Prophylaxen.** Da Schmerzen zu einer Schonatmung führen, ist auf eine ausreichende Schmerzmedikation zu achten. Zur Pneumonieprophylaxe (☞ 12.2.5.2) werden regelmäßig Atemgymnastik und ggf. Inhalationen durchgeführt. Die früher üblichen Laparotomiebinden wirken sich ungünstig auf die Atmung aus und werden deshalb möglichst nicht eingesetzt. Röntgenaufnahmen des Thorax organisieren die Pflegenden auf Arztanordnung. Soor- und Parotitisprophylaxe sind wegen der trockenen Mundschleimhaut bei parenteraler Ernährung und liegender Magensonde besonders wichtig (☞ 12.5.2.4). Dem Patienten werden nach Möglichkeit verschiedene Teesorten zum Ausspülen des Mundes angeboten

▶ **Wundversorgung.** Die Zieldrainagen (meist Easy-Flow-Drainagen mit Adhäsivbeutel) werden am 2. postoperativen Tag gekürzt und am 5.–6. postoperativen Tag gezogen, Redon-Saugdrainagen am 2.–3. Tag (Umgang mit Drainagen ☞ 15.9.5). Die Fäden werden zwischen dem 7. und 10. Tag entfernt

▶ **Pleuradrainage.** Die Sekretmenge wird engmaschig kontrolliert und bei V. a. auf ein Leck sofort der Arzt informiert. Bleibt die Lunge auch zwölf Stunden nach Abklemmen der Drainage entfaltet und fördert die Drainage weniger als 100 ml Sekret/24 Std., wird die Pleuradrainage durch den Arzt entfernt (☞ 18.1.4)

▶ **Magensonde.** Postoperativ liegt für ca. 5–7 Tage eine Magensonde, die Sekret ableitet und die Anastomosen von innen schient; sie wird gezogen, wenn ein Gastrografin-Breischluck Dichtigkeit der Anastomosen ergeben hat (☞ unten)

> **Vorsicht**
> An einer Magensonde, die nach Operationen von Ösophagus und Magen liegt, darf nie manipuliert werden. Durch die unmittelbare Nähe zum OP-Gebiet birgt jede Dislokation die Gefahr einer **Anastomosenperforation**. Eine Dislokation wird unverzüglich dem Arzt gemeldet.

▶ **Kostaufbau.** Wann mit dem Kostaufbau angefangen wird, ist von Haus zu Haus unterschiedlich. Meist wird damit erst begonnen, wenn ein Gastrografin-Breischluck am 5.–7. postoperativen Tag die Dichtigkeit der Anastomose bestätigt hat. Bis dahin wird der Patient parenteral ernährt (☞ 15.5.2). Anschließend darf er in der Regel schluckweise Tee trinken und ab dem 6.–9. Tag Breikost zu sich nehmen. Bei guter Verträglichkeit wird der Nahrungsaufbau dann weiter gesteigert. Wenige Kliniken gehen von dieser Regelung ab und beginnen bei guten Anastomosenverhältnissen und normalem postoperativen Verlauf schon am 2.–3. Tag mit der oralen Flüssigkeitsaufnahme, nachdem die Magensonde frühzeitig entfernt wurde. Wurde der Magen zur Überbrückung des fehlenden Ösophagusabschnitts hochgezogen, kann der Patient nur kleine Mahlzeiten zu sich nehmen, da ihm das physiologische Speisereservoir fehlt.

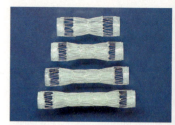

Abb. 19.17: Ösophagusstents verschiedener Längen zum Offenhalten des Ösophaguslumens bei inoperablem Ösophaguskarzinom. Sie werden endoskopisch platziert und ermöglichen dem Patienten, wieder (festere) Nahrung zu sich zu nehmen, da sie den Tumor daran hindern, in das Ösophaguslumen hineinzuwachsen. [V214]

Patienten mit tiefen Anastomosen leiden häufig unter einem Reflux von Magensaft. Hier finden zusätzlich die Pflegemaßnahmen bei Refluxösophagitis Anwendung (☞ 19.4.1).

Auch in der Folgezeit sollte der Patient 6–8 kleine Mahlzeiten täglich zu sich nehmen und die Nahrung gut durchkauen. Die meisten Patienten vertragen eine fett- und zuckerarme Schonkost am besten. Kaffee und Alkohol sollten sie meiden.

Pflege bei Stentimplantation

Die Pflege vor Stentimplantation entspricht derjenigen bei einer Ösophagogastroduodenoskopie (☞ 19.3.3).

Nach der Implantation wird der Patient in Oberkörperhochlage gelagert. Meist ist eine sofortige Mobilisation möglich. In der Regel kann der Patient 24 Std. nach der Implantation nach vorheriger Röntgenkontrolle Flüssigkeit zu sich nehmen. Ab dem 2. Tag ist pürierte Kost erlaubt. Um die Schmerzen beim Essen durch die gereizten Schleimhäute gering zu halten, kann 15 Min. vor dem Essen ein Lokalanästhetikum nach Arztanordnung in den Rachenraum gesprüht werden, das beim Schlucken in die Speiseröhre gelangt. Der Patient soll zu den Mahlzeiten viel trinken und nur in halb sitzender oder sitzender Position essen: Die Nahrung „rutscht" nur durch die Schwerkraft durch den Stent. Auch zum Schlafen werden das Kopfteil des Bettes hoch- und das Fußteil tiefgestellt.

Günstiges Verhalten nach Stentimplantation

- Auch nach der Entlassung kann der Patient nur pürierte Kost oder kleine Bis-

sen fester Nahrung (gut gekaut) zu sich nehmen und sollte 6–8 kleine Mahlzeiten täglich essen
- Zu den Mahlzeiten muss der Patient sitzen und sollte viel trinken, danach eine Viertelstunde zur Verbesserung der Speisepassage umhergehen
- Kopfhoch- und Beintieflage beim Ruhen und Schlafen sind ebenfalls weiter erforderlich.

19.5 Erkrankungen des Magens

19.5.1 Pylorusstenose

> **Pylorusstenose** *(Pylorushypertrophie, Magenpförtnerverengung):* Angeborene Verengung des Magenausgangs. Manifestation im Neugeborenenalter typischerweise zwischen der 2. und 4. Lebenswoche. Betrifft zu 80 % Jungen.

Krankheitsentstehung

Die Ursache der **Pylorusstenose** ist bis heute unklar. Die Ringmuskulatur am Magenausgang ist so verdickt, dass selbst die flüssige Nahrung des Säuglings den Magenausgang kaum passieren kann.

Symptome, Befund und Diagnostik

Die Symptome setzen etwa in der dritten Lebenswoche ein. Nach den Mahlzeiten erbricht das Baby *im Strahl* oder *Bogen*. Typischerweise ist das Kind nach dem Erbrechen gleich wieder hungrig, trinkt eine angebotene zweite Portion gierig und erbricht wieder. Durch die fehlende Nahrungs- und Flüssigkeitszufuhr verfallen die Kinder körperlich rasch (Dehydratation).

Die Diagnosesicherung ist heute sonographisch möglich.

Behandlungsstrategie

Eine konservative Behandlung mit kleinen, häufigen Mahlzeiten (12–24 Mahlzeiten täglich) und Atropinabkömmlingen zur Entspannung der Muskulatur ist langwierig und kommt nur in leichten Fällen infrage. In der Regel müssen das Flüssigkeitsdefizit und die Elektrolytstörungen zunächst durch Infusionen ausgeglichen werden. Dann wird die Enge

laparoskopisch oder offen operativ durch Spaltung der verdickten Pförtnermuskulatur dauerhaft beseitigt.

19.5.2 Gastritis

> **Gastritis:** Magenschleimhautentzündung.

Akute Gastritis

Infektiöse Gastroenteritis ☞ 26.5.5

Die **akute Gastritis** *(akute Magenschleimhautentzündung, Magenverstimmung)* entsteht durch Infektionen, bakterielle Toxine („Lebensmittelvergiftung" ☞ 26.5.5), stressbedingt z. B. durch schwere Operationen sowie – bei Erwachsenen wohl am häufigsten – durch übermäßigen Alkohol- und Nikotingenuss oder (länger dauernde) Einnahme nichtsteroidaler Antiphlogistika (☞ Pharma-Infos 15.62 und 23.11).

Symptome, Befund und Diagnostik

Die Patienten leiden unter Druckgefühl in der Magengegend, Appetitlosigkeit, Übelkeit und Erbrechen. Bei (blutenden) Schleimhautdefekten (Erosionen, daher **erosive Gastritis**) treten die Symptome der gastrointestinalen Blutung wie Teerstuhl und/oder Hämatemesis (Bluterbrechen) hinzu.

Die Diagnose wird meist klinisch gestellt, kann aber nur durch eine Gastroskopie mit Biopsie gesichert werden.

Behandlungsstrategie und Pflege

Wird die Ursache beseitigt, heilt eine akute unkomplizierte Gastritis unter Nahrungskarenz oder Tee-Zwieback-Diät über 24–36 Std. folgenlos aus. Auf Kaffee, Alkohol und Nikotin muss der Patient verzichten. Arzneimittel sind meist nicht erforderlich.

Bei Schleimhauterosionen entspricht die Therapie der des Magenulkus bzw. der gastrointestinalen Blutung.

Chronische Gastritis

Die **chronische Gastritis** *(chronische Magenschleimhautentzündung)* ist relativ häufig. Sie hat verschiedene Ursachen, deren Anfangsbuchstaben die sog. **ABC-Klassifikation** ergeben:
- **Typ A:** *Autoimmungastritis.* Seltene Erkrankungsform mit Autoantikörper-

bildung gegen die Salzsäure produzierenden Zellen und den Intrinsic Factor. Infolgedessen Salzsäuremangel im Magensaft (**Anazidität**) und *perniziöse Anämie* (☞ 22.5.1). Erhöhtes Magenkarzinomrisiko
- **Typ B** (am häufigsten): *Bakterielle Helicobacter-pylori-Gastritis.* Mit zunehmendem Alter ansteigende Infektionshäufigkeit (Faustregel: 50 % der 50-Jährigen, 75 % der 75-Jährigen)
- **Typ C:** *Chemisch-toxische Gastritis* aufgrund eines Gallenrefluxes oder durch die Einnahme nichtsteroidaler Antiphlogistika.

Symptome, Befund und Diagnostik

Die chronische Gastritis verläuft häufig über Jahre symptomlos. Nur wenige Patienten leiden unter Oberbauchschmerzen, Übelkeit und Brechreiz.

Therapeutisch und prognostisch wichtig ist die Diagnosesicherung durch Endoskopie und Biopsie sowie der Nachweis bzw. Ausschluss von *Helicobacter pylori*. Weitere serologische und immunologische Blutuntersuchungen folgen.

Behandlungsstrategie

Die Beschwerden des Patienten werden wie bei der akuten Gastritis symptomatisch behandelt. Eine spezifische Therapie der Typ-A-Gastritis gibt es nicht. Bei Vitamin-B$_{12}$-Mangel bekommen die Patienten lebenslang alle drei Monate das fehlende Vitamin B$_{12}$ parenteral verabreicht. Bei der Typ-B-Gastritis wird die Besiedelung des Magens mit Helicobacter medikamentös angegangen (☞ 19.5.3).

19.5.3 Peptisches Ulkus, Ulkuskrankheit

> **Ulkus** *(Geschwür):* Ein durch Verdauungssäfte entstandener Schleimhautdefekt, der im Gegensatz zur *Erosion* auch die Muscularis mucosae der Schleimhaut durchbricht (☞ Abb. 19.18). Am häufigsten entwickeln sich die Ulzera im Magen (= **Ulcus ventriculi,** *Magengeschwür*) und im Duodenum (= **Ulcus duodeni,** *Zwölffingerdarmgeschwür*). Treten über Jahre immer wieder Ulzera auf, handelt es sich um die chronisch-rezidivierende **Ulkuskrankheit.** Heute haben Ulcera ventriculi oder duodeni dank der Fortschritte der medikamentösen Therapie meist eine gute Prognose.

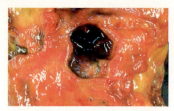

Abb. 19.19: OP-Präparat eines Ulcus duodeni. Im Ulkuskrater liegt noch ein dickes Blutkoagel. [M207]

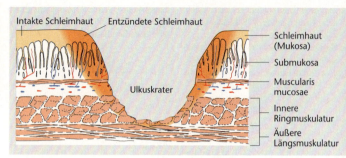

Abb. 19.18: Schematische Darstellung eines Ulkus. Der Gewebsdefekt in dieser Abbildung reicht tief und hat die Submukosa und die innere Ringmuskulatur erfasst. [A400-190]

Krankheitsentstehung

Der Ulkusbildung liegt ein Ungleichgewicht zwischen *aggressiven* (die Schleimhaut angreifenden) und *defensiven* (die Schleimhaut schützenden) Faktoren zugrunde (☞ Abb. 19.20).

Die drei wichtigsten aggressiven Faktoren bei der Ulkusentstehung sind die Salzsäure, eine Besiedelung des Magens mit dem gramnegativen Bakterium **Helicobacter pylori** (kurz *Hp*) und die Einnahme nichtsteroidaler Antiphlogistika.

Stressulkus

Als Sonderform wird das **Stressulkus** abgegrenzt, das bei Intensivpatienten durch die akute physische und psychische Stresssituation auftritt und meist ein einmaliges Ereignis bleibt.

Ulkusformen

- **Ulcus ventriculi:** Meist ältere Menschen betroffen. Keine Geschlechtsdifferenz. Häufigste Lokalisation im Antrum und an der kleinen Kurvatur. Bei ca. 75 % der Betroffenen positiver *Helicobacter-pylori-Status* (kurz *Hp-Status*). Gefahr der Verwechslung mit ulzeriertem Magenkarzinom
- **Ulcus duodeni:** 2- bis 3-mal häufiger als Magenulkus. Meist jüngere Menschen – und hier vor allem Männer – betroffen, bei Kindern vor dem 10. Lebensjahr selten. Vermehrte Produktion von Magensäure. Bei 95 % aller Betroffenen positiver Helicobacter-pylori-Status.

Symptome, Befund und Diagnostik

Im Vordergrund stehen unspezifische Beschwerden wie Schmerzen im Oberbauch, die beim Ulcus ventriculi typischerweise direkt, beim Ulcus duodeni länger nach den Mahlzeiten auftreten (Nüchternschmerz). Außerdem äußern die Patienten Übelkeit, Appetitlosigkeit, Völlegefühl und Gewichtsverlust.

Nicht wenige Patienten haben allerdings kaum oder gar keine Beschwerden, so dass das Ulkus erst nach Auftreten von Komplikationen erkannt wird (☞ Tab. 19.21).

Die Diagnose wird durch Ösophagogastroduodenoskopie mit Biopsie gesichert. Wichtig sind ein Karzinomausschluss bei Magenulzera und die Klärung, ob eine Infektion mit Helicobacter pylori vorliegt. Nur bei Kindern und jungen, nicht vorbehandelten Patienten unter etwa 45 Jahren mit leichten Oberbauchbeschwerden, aber ohne Alarmsymptome wie etwa Erbrechen und Gewichtsverlust, kann im Einzelfall zunächst auf eine Endoskopie verzichtet und ein Atem- oder Stuhltest auf Helicobacter pylori durchgeführt werden.

Abb. 19.20: Faktoren, die zur Ulkusentstehung im Magen beitragen oder die Magenschleimhaut davor schützen. Wichtigste aggressive Faktoren sind eine Besiedelung mit Helicobacter pylori, die Einwirkung von Magensäure und die Einnahme nichtsteroidaler Antiphlogistika.

Tests zum Nachweis von Helicobacter pylori

- **Ureaseschnelltest** aus Magenbiopsaten: Nach wie vor bevorzugtes Verfahren zur Routinediagnostik
- **Histologische Sicherung** aus Biopsaten
- **Kultur** auf Spezialnährböden (sehr selten)
- ^{13}C- oder ^{14}C-**Atemtest:** Zum nichtinvasiven Screening, zur Erstdiagnostik bei jungen Menschen und zur Erfolgskontrolle nach Eradikationstherapie (ersetzt nicht die Endoskopie und Biopsie!)
- **Serologische Untersuchungen:** praktisch nur für epidemiologische Zwecke
- **Helicobacter-Stuhl-Antigen-Test:** Indikationen wie bei Atemtest.

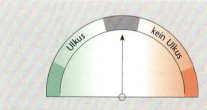

Aggressive Faktoren, Risikofaktoren
- Helicobacter-Bakterien
- Magensäure und Pepsin
- Gallensäurehaltiger Duodenalsaft
- Bestimmte Arzneimittel (Glukokortikoide, nichtsteroidale Antiphlogistika)
- Nikotin
- Unguter körperlicher und psychischer Stress
- Familiäre Disposition

Defensive (schützende) Faktoren
- Aktive Bikarbonatsekretion (Bikarbonat [HCO_3^-] neutralisiert Magensäure, die in die Schleimschicht über der Mukosaoberfläche eindringt)
- Gut durchblutete Magenschleimhaut
- Ausreichende Bildung von Magenschleim

19.5 Erkrankungen des Magens **19**

Komplikation und Symptome	(Sofort-)Maßnahmen
Akute Blutung	
▶ Hämatemesis ▶ Teerstuhl ▶ Volumenmangel ▶ Schock	▶ Überwachung von RR, Puls, Atmung und Bewusstsein ▶ Notfallendoskopie mit Versuch der endoskopischen Blutstillung ▶ Möglichst Flachlagerung des Patienten ▶ Legen einer gastrointestinalen Sonde zur Entlastung bei gestautem Magensaft oder Blutungen (☞ 12.6.5.4) ▶ Medikamentöse Säurehemmung (Protonenpumpenhemmer) ▶ Ggf. Transfusion, evtl. Gabe von Plasmaexpandern ▶ Nahrungs- und Flüssigkeitskarenz ▶ Infusionstherapie (☞ 15.4.5) ▶ Messung des ZVD (☞ 16.1.3) ▶ Wenn Blutung nicht gestoppt werden kann oder bei hoher Rezidivgefahr: Operation
Chronische Blutung	
▶ Anämie	▶ Ggf. Transfusion
Perforation (Durchbruch)	
▶ Brettharter Bauch (Peritonitis) ▶ Tachykardie ▶ Kreislaufschock	▶ Vitalzeichenkontrolle ▶ Nahrungs- und Flüssigkeitskarenz ▶ Schockbekämpfung (☞ 13.5), evtl. Plasma- oder Blutersatz ▶ Sofortige Notoperation ▶ Hoch dosiert Antibiotika
Penetration in umliegende Organe	
▶ Anhaltende, starke, bohrende Schmerzen (oft bis in Rücken und linke Schulter)	▶ Überwachung (RR, Puls, Temperatur, Schmerzverlauf) ▶ Nahrungs- und Flüssigkeitskarenz ▶ Infusionstherapie (☞ 15.4.5) ▶ Operation
Stenose des Pylorus	
▶ Langsame Entwicklung von Völlegefühl, Übelkeit, Erbrechen ▶ Gewichtsverlust	▶ Legen einer gastrointestinalen Sonde zur Magenentleerung ▶ Parenterale Ernährung (☞ 15.5.2) ▶ Hemmung von Säuresekretion und Motorik (Anticholinergika) ▶ Aufdehnung, Operation

Tab. 19.21: Ulkuskomplikationen und (Sofort-)Maßnahmen. Weitere diagnostische und therapeutische Maßnahmen ☞ Text.

Sehr selten ist eine Gastrinbestimmung im Blut zum Ausschluss eines **Zollinger-Ellison-Syndroms** nötig. Hier führt ein Gastrin produzierender Tumor über eine massive Steigerung der Magensäuresekretion zu rezidivierenden Ulzera auch in tieferen Dünndarmabschnitten.

Behandlungsstrategie: Medikamentöse Therapie

Für fast alle Patienten ist heute eine medikamentöse Therapie ausreichend.

Bei positivem Hp-Status ist eine **Helicobacter-Eradikationstherapie** (Eradikationstherapie = Therapie zur Ausrottung eines Krankheitsgeschehens) angezeigt. Gängig ist heute die einwöchige Therapie mit einem Protonenpumpenhemmer und zwei Antibiotika (Clarithromycin und Metronidazol oder Amoxicillin). Hierunter sind Rezidive selten geworden.

Ist der Hp-Status negativ, stützt sich die Behandlung auf die mehrwöchige Gabe von Protonenpumpenhemmern zur Hemmung der Säuresekretion (☞ Pharma-Info 19.22).

Ulkusbegünstigende Arzneimittel, z.B. nichtsteroidale Antiphlogistika, werden möglichst abgesetzt.

Bei hohem Rezidivrisiko wird eine medikamentöse Rezidivprophylaxe durchgeführt.

> Die Ausheilung eines Ulcus ventriculi muss beim Erwachsenen endoskopisch kontrolliert werden, um kein Karzinom zu übersehen. Bei Kindern und Jugendlichen oder einem Ulcus duodeni reicht es, bei Beschwerdefreiheit den Erfolg der Eradikationstherapie durch einen Atemtest zu sichern.

Pflege bei konservativer Therapie

Eine Ulkusdiät ist nicht erforderlich, da der Patient meist von selbst das weg-

lässt, was er nicht verträgt. Verzichten muss der Betroffene aber auf hochprozentige Alkoholika und Nikotin. Ansonsten gelten bezüglich der Ernährung dieselben Empfehlungen wie bei der Refluxösophagitis (☞ 19.4.1) Ist das Ulkus im Zusammenhang mit einer Stresssituation entstanden, kann das Erlernen von Stressbewältigungstechniken sinnvoll sein.

> **Patientenbeobachtung und Dokumentation**
> ▶ Vitalzeichen (Schock?)
> ▶ Erbrochenes (Hämatemesis?)
> ▶ Stuhl (Teerstuhl?)
> ▶ Ulkussymptome (z.B. Schmerz, Übelkeit, Appetitlosigkeit)
> ▶ Zeichen von Ulkuskomplikationen (☞ Tab. 19.21)
> ▶ Ernährung, Gewicht.

Behandlungsstrategie: Operative Therapie

Folgezustände nach Magenoperationen ☞ *19.5.4*

Durch die Erfolge der medikamentösen Behandlung wird ein Ulkus nur noch selten operiert. Lediglich bei Perforation, Penetration, endoskopisch nicht stillbaren Blutungen oder nicht dilatierbaren Magenausgangsstenosen ist nach wie vor eine Operation angezeigt, wobei meist lokale Exzisionen, Umstechung, Gefäßunterbindung oder Übernähung ausreichen.

Die früher häufigen **Operationen nach Billroth**, bei denen durch Zweidrittel-Resektion des Magens große Teile der Gastrin und Säure produzierenden Magenabschnitte entfernt werden, werden ebenso wie die **Vagotomie** (Unterbindung der zum Magen führenden Vagusäste) kaum noch durchgeführt.

Pflege nach Magenoperation ☞ *19.5.4*

19.5.4 Magenkarzinom

Magenkarzinom *(Magen-Ca, Magenkrebs):* Bösartiger Tumor, der von den Drüsen (Adenokarzinom) oder dem Zylinderepithel der Magenschleimhaut ausgeht und vor allem Männer im 50.–70. Lebensjahr betrifft. In Deutschland mit derzeit gut 5 % aller Krebsneuerkrankungen fünfthäufigster bösartiger Tumor. Prognose beim auf Mukosa und Submukosa beschränkten **Magenfrühkarzinom** mit einer 5-Jahres-Überlebensrate > 90 % gut, ansonsten schlecht.

815

19 Pflege von Menschen mit Erkrankungen des Magen-Darm-Traktes

Pharma-Info 19.22: Ulkustherapeutika

Protonenpumpenhemmer

Protonenpumpenhemmer *(PPH, Protonenpumpeninhibitoren, PPI)* wie z.B. Lansoprazol (etwa Lanzor®), Omeprazol (etwa Antra®), Pantoprazol (etwa Pantozol®) oder Rabeprazol (etwa Pariet®) *unterdrücken die Magensäuresekretion* durch Hemmung des Enzyms H^+/K^+-ATPase, ein Schlüsselenzym für den Protonentransport der Belegzelle der Magenschleimhaut. Sie sind heute Substanzen der ersten Wahl bei Magen- und Duodenalulzera sowie Refluxösophagitis und auch für die Langzeittherapie zugelassen.

Wichtigste Nebenwirkungen sind gastrointestinale Symptome (Durchfall oder Obstipation, Blähungen), Schwindel und Kopfschmerzen.

Protonenpumpenhemmer sollen nach langer Nüchternphase vor dem Essen eingenommen werden (vor dem Frühstück).

H₂-Antagonisten

H₂-Antagonisten *(H₂-Rezeptor-Antagonisten, Histamin-H₂-Anagonisten, H₂-Blocker)* vermindern die *Magensäuresekretion*, indem sie die Histamin-H₂-Rezeptoren der Belegzellen blockieren. Die wichtigsten Substanzen sind Famotidin (z.B. Ganor®), Nizatidin (z.B. Gastrax®), Ranitidin (z.B. Sostril®) und Roxatidin (z.B. Roxit®). Oft reicht eine Tageseinzeldosis am Abend (vor dem Schlafengehen). H₂-Antagonisten werden heute vor allem in der Stressulkusprophylaxe verwendet.

Hauptnebenwirkungen sind allergische Reaktionen, gastrointestinale Symptome (z.B. Durchfall), Müdigkeit, Kopfschmerzen und Schwindel. Seltener sind ein Anstieg des Serumkreatinins oder der Leberwerte sowie bei längerer Anwendung eine Gynäkomastie (Vergrößerung der männlichen Brust) und Libidostörungen.

Antazida

Antazida *neutralisieren die bereits gebildete Magensäure.* Sie enthalten meist Aluminium- oder Magnesiumhydroxid oder Karbonatverbindungen. Sie sind als Gel, Suspension oder (Kau-)Tabletten in großer Anzahl auf dem Markt (z.B. Maaloxan®, Riopan®). Aluminiumhaltige Präparate wirken eher obstipierend, magnesiumhaltige dagegen laxierend.

Die Präparate sind 1–2 Std. *nach* den Mahlzeiten und ggf. – bei längerer Essenspause – noch einmal nach drei Stunden einzunehmen. Andere Arzneimittel sollten mit einem Sicherheitsabstand von einer Stunde zu den Antazida verabreicht werden, da ansonsten deren Resorption beeinträchtigt werden kann. Die Bedeutung der Antazida ist in den letzten Jahren stark zurückgegangen.

Schutzfilmbildner

Schutzfilmbildner, z.B. Sucralfat (etwa in Ulcogant®), überziehen die Magenschleimhaut mit einem dünnen Film, der sie vor der aggressiven *Magensäure schützt* und etwa sechs Stunden auf dem Ulkusgrund haftet. Hauptnebenwirkung ist eine (gelegentliche) Obstipation.

Schutzfilmbildner werden möglichst auf leeren Magen eine Stunde vor einer Mahlzeit gegeben, Wasser kann nachgetrunken werden. Antazida und H₂-Antagonisten sollten nicht zeitgleich zu den Schutzfilmbildnern, sondern wegen möglicher Wirkungsbeeinträchtigung um ca. eine Stunde versetzt gegeben werden.

Antibiotika

Antibiotika (Details ☞ 26.5.1) werden zur *Bekämpfung der Helicobacter-pylori-Besiedelung* eingesetzt.

Wichtigste Substanzen sind Amoxicillin, Clarithromycin und Metronidazol.

Weitere Substanzen

Wismutpräparate (z.B. Jatrox®) sind zur Helicobacter-Bekämpfung nur noch zweite Wahl. Wismutpräparate werden $1/2$–1 Std. vor den Mahlzeiten eingenommen. Stuhl, evtl. auch Zunge, Zahnfleisch und Zahnprothesen können sich vorübergehend dunkel verfärben.

Krankheitsentstehung

Bekannte Risikofaktoren für ein **Magenkarzinom** sind:

▶ Besiedelung des Magens mit Helicobacter pylori
▶ Magenvorerkrankungen, z.B. chronische Gastritis vom Typ A oder B (☞ 19.5.2), Zustand nach Magenresektion
▶ Familiäre Disposition
▶ Nikotin- und Alkoholabusus
▶ Nitrosamine in der Nahrung, z.B. in Fleisch- und Wurstwaren.

Symptome, Befund und Diagnostik

Typische Magenkarzinomsymptome gibt es nicht. Alle Symptome des Magenkarzinoms entsprechen denen gutartiger Magenleiden.

Das Magenkarzinom bereitet dem Patienten lange Zeit keine oder nur unspezifische Beschwerden („empfindlicher Magen"). Meist klagen die Kranken erst in späten Stadien über Gewichtsabnahme, Leistungsknick, Schmerzen, Übelkeit und evtl. Abneigung gegenüber bestimmten Speisen (häufig Fleisch und Wurst). Chronische Blutverluste (Teerstuhl) können zu einer Anämie mit entsprechender Symptomatik (☞ 22.5.1) führen.

An erster Stelle steht die Gastroskopie mit Biopsie. Endosonographie, Sonographie und CT des Abdomens sowie Röntgenaufnahme des Thorax dienen der Bestimmung der Tumorausdehnung und der Metastasensuche. Als Tumormarker (☞ 22.3.6) dienen CA 72-4 und CEA.

Behandlungsstrategie

Die Behandlung des Magenkarzinoms ist operativ. Oft muss der gesamte Magen entfernt werden **(Gastrektomie),** nicht selten auch großes und kleines Netz, distaler Ösophagus, Pankreasschwanz und Milz. Nur bei kleinen Tumoren in Kardia oder Antrum ist eine **Magenresektion** (operative Teilentfernung des Magens) mit weitem Sicherheitsabstand und Entfernung der regionären Lymphknoten ausreichend.

Nach der Entfernung des Magens wird die Magen-Darm-Passage wiederhergestellt (☞ Abb. 19.23 und 19.24), heute üblicherweise unter Bildung eines *Ersatzmagens,* der als Speisereservoir eine Überdehnung des Darms verhindert.

Multimodale Therapiekonzepte, z.B. mit präoperativer Radio- oder Chemotherapie, um doch noch kurativ operieren zu können, werden gelegentlich eingesetzt.

Palliativmaßnahmen zur Verbesserung der Nahrungspassage sind z.B. die endoskopische Abtragung des Tumors mit einer *Diathermieschlinge* (Hochfrequenzwärme ☞ Abb. 19.41), die Lasertherapie und die Einlage einer Ernährungssonde (☞ 12.6.5.4). Bei inoperablem Antrum

19.5 Erkrankungen des Magens

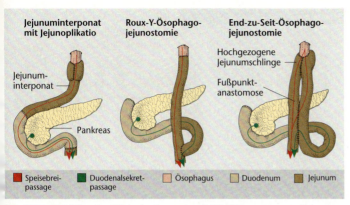

Abb. 19.23: OP-Techniken ohne Bildung eines Ersatzmagens. [A400-190]

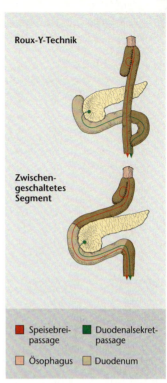

Abb. 19.24: OP-Techniken mit Bildung eines Ersatzmagens: Dünndarmersatzmagen mit der Roux-Y-Technik (oben) und mit zwischengeschaltetem Jejunalsegment (unten). [A400-190]

karzinom mit Magenausgangsstenose wird manchmal eine **Gastroenterostomie** *(GE)* angelegt, beispielsweise wird eine Jejunumschlinge hochgezogen und Seit-zu-Seit mit der Magenwand anastomosiert, so dass der Speisebrei auch über diesen Bypass abfließen kann.

Frühkomplikationen nach Magenresektion/Gastrektomie
- Blutung
- Anastomoseninsuffizienz
- Duodenalstumpfinsuffizienz
- Abszesse.

Spätfolgen nach Magenoperationen

Schätzungsweise 10–20 % aller magenoperierten Patienten leiden unter Spätfolgen der Magenoperation, die auf die veränderte anatomische Situation zurückzuführen sind. Tabelle 19.25 gibt einen Überblick.

Langfristig besteht außerdem ein erhöhtes Karzinomrisiko im Magenstumpf. Daher werden Patienten nach einer Magenresektion ab dem 15. postoperativen Jahr jährlich endoskopiert.

Pflege bei Magenresektion/Gastrektomie

Pflege bei onkologischen Erkrankungen ☞ 22.1
Allgemeine prä- und postoperative Pflege ☞ 15.10.2 – 15.10.4

Präoperative Pflege

Folgende Besonderheiten sind vor einer Magenoperation zu beachten:
- Am Vortag der Operation bekommt der Patient zum Frühstück leichte Kost, ab Mittag nur noch flüssige Nahrung

- Zur Darmentleerung wird dem Patienten in manchen Häusern zusätzlich zum üblichen Reinigungseinlauf ein orales Abführmittel gegeben
- Der Patient wird von den Mamillen abwärts (einschließlich Achselhöhlen) bis zur Leistenregion (einschließlich Schambehaarung) rasiert. Mit dem obligaten Duschen oder Baden vor der Operation wird die Reinigung des Bauchnabels verbunden
- Präoperativ ist es sinnvoll, den Patienten mit der Technik des Aufsitzens (☞ 12.8.5.2) und der Atemtherapie (☞ 12.2.5.3) vertraut zu machen, da er postoperativ wenig aufnahmefähig ist.

Postoperative Pflege

Patientenbeobachtung und Dokumentation
- Vitalzeichen, Temperatur
- Allgemeinbefinden
- Schmerz
- Infusionen, ZVK
- Flüssigkeitsbilanz, ZVD
- Gastrointestinale Sonde
- Magensekret: Menge, Farbe, Geruch, Beimengungen
- Wunde, Drainagen (Menge und Aussehen des Sekrets), Verbände
- Später: Kostaufbau, Verträglichkeit der Kost.

Lagerung. Postoperativ wird der Patient mit leicht erhöhtem Oberkörper gelagert (evtl. Knierolle zur Bauchdeckenentlastung).

Mobilisation. Je nach durchgeführter Operation und Befinden wird der Patient noch am Abend des Operationstages, sonst am 1. (– 2.) postoperativen Tag mobilisiert.

Gastrointestinale Sonde. Die Pflegenden achten auf die korrekte Lage der Sonde (sie darf wegen der Perforationsgefahr der Anastomosen auf keinen Fall dislozieren) sowie auf Sekretmenge und -aussehen, Geruch und Beimengungen; ein kotiger Geruch weist beispielsweise auf einen Dünndarmileus hin. Die Sonde wird erst entfernt, wenn die Darmtätigkeit wieder eingesetzt hat: Nach einer Magenresektion ist dies in der Regel um den 5. postoperativen Tag, nach einer Gastrektomie meist um den 7. postoperativen Tag der Fall.

Zieldrainagen. Zieldrainagen, z. B. Easy flow, Robinson-Drainage, werden je nach Art der Operation in Anastomosennähe platziert. Eine zunehmende Blutmenge kann auf eine Nachblutung hinweisen, ein verändertes Aussehen des Sekrets auf Anastomosenundichtigkeit *(Anastomosendehiszenz)*.

Die Drainagen werden nach einer Magenresektion meist am 2. postoperativen Tag gekürzt und am 4. Tag entfernt, nach

817

19 Pflege von Menschen mit Erkrankungen des Magen-Darm-Traktes

Syndrom	Ursache	Symptome	Therapie
Frühdumpingsyndrom	Zu rascher Nahrungsübertritt ins Jejunum → Dehnung des Jejunums, osmotisch bedingter Flüssigkeitsstrom aus den Blutgefäßen ins Jejunum mit Volumenmangel	10–20 Min. nach Beginn der Mahlzeit Völlegefühl, Übelkeit, Erbrechen, Schwitzen, Blutdruckabfall, Tachykardie	Diät (☞ Kasten Prävention und Gesundheitsberatung)
Spätdumpingsyndrom	Rasche Nahrungspassage und -resorption → überschießende Insulinfreisetzung → Hypoglykämie	1–3 Std. nach dem Essen Hypoglykämie mit Heißhunger, Schwäche, Schwitzen, Zittern (☞ 21.6.4) bis zur Bewusstlosigkeit	
Syndrom der zuführenden Schlinge	Stenose der zuführenden Schlinge am Übergang zum Magen oder Magenentleerung in die zuführende Schlinge → Ansammlung von Galle, Pankreassekret und evtl. Mageninhalt in der zuführenden Schlinge	Druckgefühl im rechten Oberbauch, Besserung nach (galligem) Erbrechen. Bei bakterieller Fehlbesiedelung des gestauten Inhalts zusätzlich Durchfälle	Operativ
Syndrom der abführenden Schlinge	Stenose der abführenden Schlinge → Aufstau von Nahrungsbrei	Erbrechen von Flüssigkeit, Galle und Nahrung	Operativ

Tab. 19.25: Die häufigsten Folgezustände nach Magenoperationen.

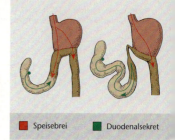

Abb. 19.26: Syndrom der zuführenden Schlinge hier nach Magenteilresektion. Links infolge einer technisch ungünstigen Anastomose mit Magenentleerung auch in die zuführende Jejunumschlinge, rechts infolge Stenose der zuführenden Jejunumschlinge. [A300-190]

einer Gastrektomie etwas später (nach röntgenologischem Nachweis der Anastomosensuffizienz).

Abführmaßnahmen. Hat noch keine Darmtätigkeit eingesetzt, erhält der Patient am 3. postoperativen Tag ein Klysma.

Kostaufbau. Nach einer Magenresektion darf der Patient in der Regel 3–5, nach einer Gastrektomie 7–9 Tage nichts essen oder trinken und wird parenteral ernährt (☞ 15.5.2). Mit dem Kostaufbau wird begonnen, wenn ein Gastrografin-Breischluck die Dichtigkeit der Anastomose gezeigt hat, bei einer Magenresektion nach ca. fünf Tagen, bei einer Gastrektomie nach gut einer Woche. Am 1. Tag des Kostaufbaus darf der Operierte schluckweise Tee trinken. Am 2. Tag des Kostaufbaus erhält er fünf Tassen Tee über den Tag verteilt und am 3. Tag zusätzlich Schleimsuppe und Zwieback. Verträgt er dies, kann er am 4. Tag des Kostaufbaus passierte Kost und am 5. Tag leichte Kost zu sich nehmen. Als Faustregel gilt, dass der Operierte nach einer Gastrektomie nach ca. 2–3 Wochen wieder (weitgehend) normale Kost essen kann, allerdings auf mindestens 6–8 kleine Mahlzeiten verteilt.

Die Pflegenden informieren den Betroffenen außerdem über eine auf Dauer günstige Ernährung, um resektionsbedingten Beschwerden vorzubeugen.

Prävention und Gesundheitsberatung

▶ Einnahme vieler kleiner (8–10) statt weniger großer Mahlzeiten (kleiner Rest- bzw. Ersatzmagen)
▶ Kein Trinken zu, sondern vor allem zwischen den Mahlzeiten und nicht mehr als 200 ml auf einmal
▶ Größere Zuckermengen vermeiden, da Zucker Wasser anzieht und somit ähnlich wirkt wie Trinken; Zucker in kleinen Mengen, z. B. im Kaffee, schadet allerdings nicht
▶ Bevorzugter Verzehr langsam resorbierter Kohlenhydrate (Vollkornprodukte), falls gut verträglich. Ggf. zusätzlich Quellstoffe (Guar, Pektin) zur Resorptionsverzögerung
▶ Milch- und Milchprodukte nach individueller Verträglichkeit (häufig schlechte Verträglichkeit von z. B. Süßmilch bei guter Verträglichkeit von Sauermilcherzeugnissen wie etwa Quark und Joghurt)
▶ Vermeiden blähender, stark gewürzter/gesalzener und sehr fetter Speisen
▶ Verzicht auf Alkohol und Rauchen
▶ Alle drei Monate Injektion von Vit. B_{12}, ggf. Einnahme von Folsäure, Kalzium- und Eisenpräparaten
▶ Zusätzlich bei Spät-Dumping-Syndrom Bei-sich-Tragen von Würfel-/Traubenzucker zum Abfangen einer evtl. Hypoglykämie

19.6 Erkrankungen des Dünn- und Dickdarms

19.6.1 Ileus

Ileus: Lebensbedrohliches Krankheitsbild mit Unterbrechung der Dünn- oder Dickdarmpassage durch ein *mechanisches Hindernis* (**mechanischer Ileus**) oder eine *Darmlähmung* (**paralytischer Ileus**). Letalität je nach Ursache und Zeitpunkt der Diagnosestellung ca. 10–25 %.

Krankheitsentstehung
Mechanischer Ileus

Der **mechanische Ileus** entsteht durch Verengung des Darmlumens von innen oder Kompression von außen. Die Gewichtung der Ursachen ist dabei altersabhängig:

▶ Hauptursachen beim Neugeborenen sind der **Mekoniumileus** durch zähes Mekonium (v. a. bei Mukoviszidose, ☞ 18.12) und **Atresien** (etwa Dünndarmatresie ☞ Tab. 30.132)
▶ Bei älteren Säuglingen und Kleinkindern ist eine **Invagination** häufig: Ein Darmabschnitt stülpt sich teleskopartig in einen anderen, am häufigsten das distale Ileum ins Kolon, wobei die Ursache der Einstülpung in aller Regel unklar bleibt. Bei einem **Volvulus** hat sich der Darm gewissermaßen um sich selbst gedreht und sich selbst verlegt
▶ Bei älteren Kindern und jungen Erwachsenen sind *Darmpolypen* oder die chronischen Darmentzündungen *Morbus Crohn* und *Colitis ulcerosa* (☞ 19.6.4) bedeutsam

19.6 Erkrankungen des Dünn- und Dickdarms

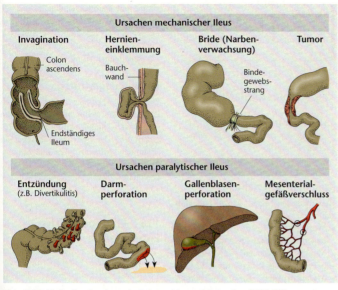

Abb. 19.27: Häufige Ursachen des mechanischen und des paralytischen Ileus. [A400-190]

- Bei älteren Erwachsenen sind zunehmend *Tumoren*, vor allem Kolonkarzinome, für einen Ileus verantwortlich
- Eine *inkarzerierte Hernie* (eingeklemmter Bruch ☞ 19.9.1) oder Verwachsungen nach vorangegangenen Bauchoperationen (**Bridenileus**) können in jedem Alter Ursache eines mechanischen Ileus sein.

Sonderform des mechanischen Ileus ist der **Strangulationsileus**, bei dem die Blutversorgung der Darmwand *zusätzlich* durch eine Abschnürung oder Verdrehung der Mesenterialgefäße unterbrochen ist.

Paralytischer Ileus

Ein **paralytischer Ileus** (*Darmparalyse*) tritt vor allem bei Entzündungen auf, z. B. einer perforierten Appendizitis (☞ 19.6.5), Pankreatitis (☞ 20.6.1) oder Peritonitis (☞ 19.8), sowie reflektorisch nach Bauchoperationen (*Darmatonie*) oder Verletzungen. Er kann aber auch durch Gallen- oder Nierenkoliken, Stoffwechselentgleisungen, vaskulär, z. B. bei einem Darmarterienverschluss ohne mechanische Komponente, oder durch eine Überdosierung von Psychopharmaka bedingt sein.

Symptome und Untersuchungsbefund

Gemeinsame Symptome und Untersuchungsbefunde beider Ileusformen sind:

- **Übelkeit und Erbrechen,** bei fortgeschrittenem, unbehandeltem Ileus auch kotiges Erbrechen durch Stauung des Dünndarminhalts in den Magen (**Miserere**)
- **Meteorismus**
- **Volumenmangel/-schock:** Durch die fehlende Rückresorption von Verdauungssäften verbleibt viel Flüssigkeit im Darmlumen. Zusätzliche Flüssigkeitsverluste entstehen durch Erbrechen
- Evtl. Fieber, Tachykardie, Leukozytose.

Klinische Unterschiede ☞ Tabelle 19.28

Diagnostik

Die Röntgenaufnahme des Abdomens zeigt typisch aufgeblähte Darmschlingen mit Flüssigkeitsspiegeln. Der Ursachenklärung dienen Sonographie sowie evtl. eine Kontrastmitteluntersuchung des Darms mit wasserlöslichem Kontrastmittel, eine Angiographie der Bauchgefäße, ein CT oder – bei Dickdarmileus – eine Endoskopie. Blutuntersuchungen dienen sowohl der Ursachensuche als auch der Zustandsbeurteilung des Patienten (BB, CRP, Elektrolyte, Kreatinin, Blutzucker, ALAT, ASAT, Gerinnung, Lipase, AP, Blutgasanalyse, präoperativ Blutgruppe und Kreuzblut). Außerdem wird der Urin untersucht.

Behandlungsstrategie

Ein *mechanischer Ileus* erfordert stets eine rasche Operation und Beseitigung des Hindernisses. Ausnahme ist eine frühzeitig entdeckte Invagination bei Kindern. Hier gelingt es oft durch einen Kolonkontrasteinlauf, das eingestülpte Darmstück wieder in seine normale Position zurückzubringen. Bis zur Operation wird das gestaute Sekret durch eine gastrointestinale Sonde abgeleitet und werden Flüssigkeit und Elektrolyte intravenös ersetzt.

Der *paralytische Ileus* wird nur bei chirurgisch angehbarer Ursache wie etwa Mesenterialarterienverschluss oder Peritonitis operiert. Ansonsten wird er unter Berücksichtigung der Grunderkrankung konservativ behandelt.

Die *konservative Behandlung* umfasst Nahrungskarenz, Legen einer gastrointestinalen Sonde und Absaugen des gestauten Sekrets, die Anregung der Peristaltik durch Arzneimittel (z. B. Bepanthen® i. v., Prostigmin® i. v.), ggf. abführende Maßnahmen, die Korrektur des Flüssigkeits- und Elektrolythaushalts durch Volumensubstitution und evtl. Antibiotikagabe.

Pflege

- Überwachung von Bettruhe und Nahrungskarenz
- Bauchdeckenentspannte Lagerung
- Unterstützung bei allen Einschränkungen und Durchführung aller notwendigen Prophylaxen

Mechanischer Ileus	Paralytischer Ileus
Krampfartige Schmerzen durch Hyperperistaltik (bei Säuglingen: anhaltendes Schreien)	Meist nur Druckgefühl
Stuhl/Windverhalt bei Dickdarm- und tiefem Dünndarmileus	Stuhl-Windverhalt
▶ Bei Auskultation Stenoseperistaltik (Darmmuskulatur kämpft gegen die Stenose an): „metallische", „spritzende", „hochgestellte" oder „klingende" Darmgeräusche ▶ Nach Stunden bis Tagen Fehlen von Darmgeräuschen (Ermüdung der Darmmuskulatur)	Bei Auskultation Fehlen von Darmgeräuschen („Totenstille")

Tab. 19.28: Unterscheidung von mechanischem und paralytischem Ileus.

19 Pflege von Menschen mit Erkrankungen des Magen-Darm-Traktes

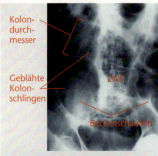

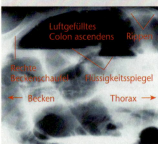

Abb. 19.29–19.30: Röntgenaufnahmen eines 68-jährigen Patienten mit mechanischem Ileus. Aufnahme im Stehen (oben): Die Kolonschlingen sind mit Luft gefüllt und massiv aufgedehnt. Aufnahme im Liegen (unten): Wieder sind die geblähten Kolonschlingen zu sehen. Die Flüssigkeit im Darm wird nicht weitertransportiert, sammelt sich in den Darmschlingen und wird als Flüssigkeitsspiegel sichtbar. [T170]

- Legen eines transurethralen Blasendauerkatheters
- (Assistenz beim) Legen einer gastrointestinalen Sonde
- Ggf. Operationsvorbereitung (Rasur bei Darmoperationen ☞ Abb. 15.36)
- Bei konservativer Therapie eines paralytischen Ileus intermittierendes Legen eines Darmrohrs (mechanischer Reiz erleichtert den Abgang von Blähungen), auf Arztanordnung Durchführung von Schwenkeinläufen zur Anregung der Peristaltik
- Psychische Begleitung des Patienten (lebensbedrohliche Erkrankung). Patienten miteinbeziehen (alle Maßnahmen erklären), Unruhe vermeiden.

Die postoperative Pflege hängt vom durchgeführten Eingriff ab.

> **Patientenbeobachtung und Dokumentation**
> - Vitalzeichen, ZVD
> - Flüssigkeitsbilanz
> - Gastrointestinale Sonde (Menge, Aussehen, Sekret)
> - Infusionen, ZVK.

> **Vorsicht**
> Beim mechanischen Ileus sind Einläufe und orale Abführmittel kontraindiziert.

19.6.2 Malassimilation

> **Malassimilation:** Verminderte Ausnutzung der in der Nahrung enthaltenen Nährstoffe.

Krankheitsentstehung

Hauptursachen einer **Malassimilation** sind:
- **Maldigestion:** Unzureichende Verdauung der Nahrung, meist durch einen Mangel an Verdauungsenzymen (z. B. bei chronischer Pankreatitis ☞ 20.6.2)
- **Malabsorption:** Resorptionsstörung der bereits aufgespaltenen Nährstoffe infolge chronischer Dünndarmerkrankungen, z. B. Morbus Crohn oder glutensensitive Enteropathie.

Symptome und Untersuchungsbefund

Eine Malassimilation zeigt sich durch Gewichtsabnahme, Darmbeschwerden, Mineralstoff-, Eiweiß- und Vitaminmangelsymptome (☞ 21.7.3):
- Chronische Diarrhö mit oft voluminösen Stühlen, evtl. **Fettstühle** (Steatorrhö = lehmartige, klebrige, glänzende, scharf riechende Stühle, Volumen > 300 g, Fettgehalt > 7 g täglich)
- Gärungsstühle und Blähungen (Flatulenz)
- Ödeme
- Anämie
- Nachtblindheit (Vitamin-A-Mangel)
- Neurologische Komplikationen, Wesensveränderung
- Pigmentveränderungen
- Knochenschmerzen bei Osteoporose, Osteomalazie mit Tetanie
- Glossitis, Mundwinkelrhagaden und Stomatitis
- Im Kindesalter zusätzlich Gedeih- und Wachstumsstörungen.

Diagnostik

Mithilfe von Laboruntersuchungen kann der bestehende Mangel an Nährstoffen, Vitaminen und Mineralien nachgewiesen werden. Die Ursachenklärung der Malassimilation wird meist möglich durch Stuhluntersuchungen (☞ 19.3.1), Endo-skopie mit Darmschleimhautbiopsie (☞ 19.3.3), Funktionstests (☞ 19.3.4), Untersuchung der Elastase 1 im Stuhl (☞ 19.3.1) sowie je nach Verdacht weitere Untersuchungen bis hin zum CT.

Behandlungsstrategie

Die kausale Therapie richtet sich nach der Ursache. Symptomatisch werden der Wasser- und Elektrolythaushalt reguliert und der bestehende Mangel an Vitaminen, Mineralstoffen und Spurenelementen ausgeglichen. Evtl. ist eine parenterale Ernährung erforderlich (☞ 15.5.2).

19.6.3 Glutensensitive Enteropathie

> **Glutensensitive Enteropathie** (gluteninduzierte Enteropathie): Durch Glutenunverträglichkeit bedingte Schädigung der Dünndarmzotten mit Resorptionsstörungen und Malabsorptionssyndrom. Manifestation oft bereits im Kindesalter, dann als **Zöliakie** bezeichnet. Vollbild bei ca. 0,1 % der deutschen Bevölkerung, leichtere Formen häufiger (ca. 0,5%). Bei konsequent glutenfreier Diät gute Prognose.

Krankheitsentstehung

Die **glutensensitive Enteropathie** ist eine Autoimmunerkrankung. Genetische Faktoren spielen eine Rolle (familiär gehäuftes Auftreten), auslösende Umweltfaktoren sind möglich, aber nicht gesichert.

Autoantigen ist die praktisch überall im Körper vorkommende **Gewebstransglutaminase**. Die Autoantikörperbildung führt zur Freisetzung von Gewebstransglutaminase. Diese verändert das in **Gluten** vorkommende **Gliadin,** was über weitere Zwischenschritte zur T-Zell-vermittelten Zottenschädigung bis zur Zottenatrophie führt. Folge ist eine eingeschränkte Verdauungs- und Resorptionsfunktion des Dünndarms.

Symptome, Befund und Diagnostik

Die Nahrung junger Säuglinge ist in der Regel glutenfrei. Typischerweise setzen die Symptome deshalb erst mit einer gewissen Verzögerung nach Beginn der Zufütterung um den 4.–8. Lebensmonat ein.

820

Beim Vollbild der Erkrankung haben die Kinder keinen Appetit und leiden unter chronischen Durchfällen (Fettstühle) sowie evtl. Erbrechen. Ihr Bauch ist vorgewölbt, die Extremitäten sind dünn. Häufig sind die Kinder blass und übel gelaunt. Im Lauf der Zeit entwickelt sich eine schwere Gedeihstörung und alle Symptome eines Malabsorptionssyndroms.

Bei leichteren Verläufen beginnen die Beschwerden später und sind weniger charakteristisch, z. B. mit wiederholten Bauchschmerzen, Wachstumsverminderung, Pubertätsverzögerung und sogar Obstipation.

Ist eine glutensensitive Enteropathie möglich, das Bild aber nicht typisch, können im Blut die Antikörper gegen *Gliadin* (Bestandteil des Glutens), *Endomysium* und *Gewebstransglutaminase* bestimmt werden. Diese Untersuchungen werden auch beim Screening von beschwerdefreien Familienangehörigen durchgeführt.

Erhärtet sich aufgrund der Blutuntersuchungen der Verdacht auf eine glutensensitive Enteropathie oder besteht das Vollbild der Erkrankung, wird eine Dünndarmbiopsie (entweder als Saugbiopsie oder endoskopisch) durchgeführt, die zusammen mit dem Ansprechen auf eine glutenfreie Diät die Diagnose sichert.

Behandlungsstrategie und Pflege

Patientenbeobachtung und Dokumentation
- Stuhl: Häufigkeit? Beschaffenheit? Aussehen?
- Appetit, Ernährungszustand (Gewicht?), Einhaltung der Diät
- Körperlicher Allgemeinzustand (bei Kindern Entwicklungsstörung?).

Die einzig wirksame Behandlung besteht in einer *lebenslangen* glutenfreien Diät. Hierunter werden die meisten Patienten völlig beschwerdefrei. Auch beschwerdearme Patienten sollten sich lebenslang glutenfrei ernähren, da sonst das Risiko bösartiger Magen-Darm-Erkrankungen (vor allem von Lymphomen) steigt.

Zusätzlich werden in den Anfangsmonaten fehlende Vitamine, Elektrolyte und Eisen parenteral verabreicht. Bei deutlicher Gewichtsabnahme ist eine hochkalorische Ernährung angezeigt. Haben sich später die Zotten regeneriert, so dass die Nährstoffe wieder resorbiert werden, ist dies nicht mehr nötig.

Prävention und Gesundheitsberatung

Bei familiärer Belastung wird ausschließliches Stillen über sechs Monate und späte Einführung glutenhaltiger Nahrung empfohlen, eine sichere Vorbeugung ist aber nicht möglich.

Wichtig ist die Aufklärung des Patienten (bei Kindern auch der Eltern) durch eine Diätassistentin über erlaubte und nicht geeignete Lebensmittel:
- Weizen, Roggen, Gerste, Dinkel und Grünkern enthalten Gluten, Hafer ist in aller Regel mit Weizen verunreinigt. Daher sind praktisch alle „normalen" Brote, Backwaren, Nudeln, Bier und Malzgetränke tabu
- Erlaubt sind z. B. Mais, Reis, Hirse, Buchweizen, Kartoffeln, Johannisbrotkernmehl, Quinoua und Soja sowie daraus hergestellte Produkte, außerdem alle Fleisch-, Fisch-, Obst- und Gemüsearten. Vielerorts sind glutenfreie Mehle und Brote im Handel erhältlich
- Da Gluten auch „versteckt" in vielen anderen Produkten vorhanden ist, empfiehlt sich eine Kontaktaufnahme mit der *Deutschen Zöliakie-Gesellschaft*, die Listen glutenfreier Nahrungsmittel herausgibt (✉ 1)
- Bei Verwendung von Fertiggerichten sind die Angaben der Inhaltsstoffe aufmerksam zu lesen (seit 2005 Kennzeichnungspflicht für alle Produkte der EU)
- Empfehlenswert ist, Mahlzeiten anfangs milcheiweißfrei zuzubereiten und Fett in Form von mittelkettigen Triglyzeriden zu geben
- Günstig ist die weitere Betreuung des Patienten bzw. von Eltern und Kind auch nach der Entlassung durch eine Ernährungsberaterin.

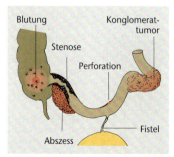

Abb. 19.31: Komplikationen des Morbus Crohn. [A300-190]

19.6.4 Chronisch-entzündliche Darmerkrankungen

Chronisch-entzündliche Darmerkrankungen (CED): Zusammenfassende Bezeichnung für die unspezifischen chronischen Magen-Darm-Trakt-Entzündungen **Morbus Crohn** und **Colitis ulcerosa**. Oft schubweiser Verlauf, Leitsymptome Bauchschmerzen, Durchfälle und beeinträchtigtes Allgemeinbefinden. Manifestationen außerhalb des Magen-Darm-Traktes möglich. Erstmanifestation meist im 15.–30. Lebensjahr.

Nach heutigem Kenntnisstand bedingt durch ein Zusammenspiel von mehreren genetischen und exogenen Faktoren (deutlicher Anstieg in den Industrieländern in den letzten Jahrzehnten) und nicht psychisch verursacht. (📖 1). Möglicherweise durch Ernährung, häufigere Antibiotikagabe und bessere Hygiene veränderte Darmflora und gestörte Barrierefunktion der Darmschleimhaut, die zum Eindringen von an sich harmlosen Bakterien der Darmflora mit nachfolgender, zu starker Immunreaktion führt.

Morbus Crohn

Morbus Crohn (*Ileitis terminalis, Enteritis regionalis*): Chronisch-entzündliche Darmerkrankung unklarer Ursache, die im ganzen Gastrointestinaltrakt vom Ösophagus (sehr selten) bis zum Anus auftreten kann. In etwa 75 % sind das terminale Ileum und das Kolon betroffen. Die Entzündung umfasst alle Schichten der Darmwand und kann zu Abszessen, Fisteln und Stenosen führen. Hohe Rezidivneigung, jedoch mit zunehmendem Alter eher Abnahme der Krankheitsaktivität. Lebenserwartung der Betroffenen (fast) normal.

Symptome und Untersuchungsbefund

Der Morbus Crohn verläuft typischerweise in Schüben. Die Patienten haben chronische Durchfälle (3- bis 6-mal täglich), krampfartige Bauchschmerzen und im akuten Schub Fieber. Der Gewichtsverlust ist Folge einer unzureichenden Nährstoffresorption im Darm und einer unzureichenden Nahrungsaufnahme aus Angst vor Schmerzen nach dem Essen. Kinder haben oft Wachstumsstörungen.

821

Pflege von Menschen mit Erkrankungen des Magen-Darm-Traktes

Bei der körperlichen Untersuchung lässt sich die Verdickung des Darms evtl. als druckschmerzhafte Resistenz im Bauch tasten. Bei der Inspektion der Analregion können Fistelausgänge sichtbar sein.

Komplikationen ☞ Abbildung 19.31
Diagnostik und Differentialdiagnose zur Colitis ulcerosa ☞ Tabelle 19.35

Behandlungsstrategie

Konservative Therapie. Die Erkrankung wird primär *konservativ* behandelt. Bei leichten Schüben, insbesondere bei isoliertem Dickdarmbefall, kann die Gabe von **Mesalazin** (*5-Aminosalizylsäure*, kurz *5-ASA*, z. B. Claversal®, Salofalk®) ausreichend sein, das wie andere Aminosalizylsäureabkömmlinge (z. B. Olsalazin in Dipentum®) über eine Beeinflussung der Prostaglandinsynthese entzündungshemmend wirkt. Die Arzneimittel können bei (alleinigem) Befall des Rektums und tiefer Dickdarmabschnitte auch als Zäpfchen oder (Schaum-)Klysma gegeben werden. Elektrolyt- und Flüssigkeitsverluste durch die Durchfälle müssen ausgeglichen werden. Im schweren Schub sind Glukokortikoide (☞ Pharma-Info 21.13) zur Entzündungshemmung und zur Abschwächung der immunologischen Reaktion am wirksamsten. Bei Patienten mit Fisteln kann zusätzlich das Antibiotikum Metronidazol (z. B. Clont®) eingesetzt werden. Bleibt diese Behandlung erfolglos, ist die Gabe von Immunsuppressiva (z. B. Azathioprin, etwa in Imurek®) angezeigt. Spricht die Erkrankung auch hierauf nicht an, können TNF-Antikörper (z. B. Infliximab, in Remicade®) i. v. gegeben werden. Bei vielen Patienten ist eine medikamentöse Rezidivprophylaxe, vorzugsweise mit Azathioprin, erforderlich. Bei hochgradigen Resorptionsstörungen müssen vor allem Vitamine, Folsäure, Eisen und Zink zugeführt werden.

Der Stellenwert von **Probiotika** (speziell gezüchtete, lebende Bakterienstämme, vor allem *Laktobazillen* = Milchsäurebakterien), die sich günstig auf die Darmflora auswirken sollen, ist nach wie vor unklar.

Im akuten Schub wird entweder parenteral ernährt (☞ 15.5.2) oder eine niedermolekulare Elementardiät (☞ 15.5.1) gegeben, die vollständig im oberen Dünndarm resorbiert wird, so dass die tiefer liegenden Darmabschnitte entlastet werden.

Operative Therapie. Komplikationen wie (langstreckige) Stenosen, Perforation, Ileus, Blutungen, Abszesse oder ausgedehnte Fisteln müssen operativ behandelt werden. Aufgrund der bevorzugt befallenen Ileozökalregion handelt es sich oft um eine **Ileozökalresektion** (operative Entfernung von terminalem Ileum und Zökum ☞ Abb. 19.32) mit **Ileoaszendostomie.** Prinzipiell wird so sparsam wie möglich reseziert. Bei mehreren kurzstreckigen Strikturen werden **Strikturoplastiken** (☞ Abb. 19.33) durchgeführt, um Komplikationen durch einen zu kurzen Dünndarm infolge ausgedehnter Resektionen zu verhindern (*Kurzdarmsyndrom* ☞ unten). Eine Heilung der anderen betroffenen Darmabschnitte kann durch eine Operation naturgemäß nicht erreicht werden.

Pflege bei Morbus Crohn

Hilfe bei der Ausscheidung ☞ 12.7.2.5
Pflege bei Diarrhö ☞ 26.5.5

Ein Pflegeschwerpunkt bei M. Crohn ist die **psychische Betreuung** der Patienten. Die Betroffenen benötigen Hilfe bei der Auseinandersetzung mit der chronischen Erkrankung und dem doch ungewissen Krankheitsverlauf. Da die meisten Betroffenen noch recht jung sind, kommen erschwerend Probleme am Arbeitsplatz und in der Partnerschaft hinzu. Hier hilft oft schon aktives Zuhören, bei Arbeitsplatzproblemen kann der Sozialdienst eingeschaltet werden. Vielen Betroffenen hilft auch der Kontakt zu Selbsthilfegruppen, um sich mit Betroffenen auszutauschen (✉ 2). Notwendige Reha-Maßnahmen werden schon in der Klinik eingeleitet.

Ein großes Problem sind die häufigen **Durchfälle**, die den Betroffenen körperlich und psychisch stark belasten. Aus diesem Grund ist es wichtig:

▸ Die Intimsphäre des Patienten zu beachten
▸ Ihm die Angst zu nehmen, dass bei Stuhldrang keine Toilette zur Verfügung steht bzw. er sie nicht rechtzeitig erreichen kann (ggf. Nachtstuhl bereitstellen)
▸ Ausreichend Materialien zur sanften Intimtoilette zur Verfügung zu stellen (weiches Toilettenpapier, Vorlagen, ggf. Salbe zur Pflege der beanspruchten Analregion)
▸ Ihn anzuleiten, den Stuhlgang zu beobachten (z. B. Häufigkeit, Aussehen, Zeitpunkt des Auftretens, ggf. auslösende Faktoren) und seine Beobachtungen festzuhalten.

Ein weiterer Schwerpunkt ist die **Ernährung.** Nach der anfänglichen parenteralen Ernährung und Elementardiät über Ernährungssonde wird nach Abklingen der akuten Phase die Kost langsam aufgebaut. Begonnen wird mit Tee, Brühe (kein Kaffee, keine Fruchtsäfte), Reis- und Haferschleim sowie Zwieback. Bei guter Verträglichkeit kommen Weißbrot, Kompotte, Teigwaren, Kartoffeln, Fleisch und leicht verdauliche Gemüse (alle passiert und fettarm zubereitet) hinzu. Weitere Gemüse- und magere Fleischsorten sowie Fette werden hinzugefügt und nicht mehr passiert, jedoch zunächst noch sehr

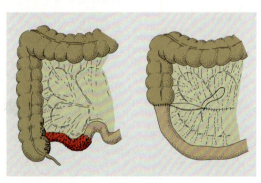

Abb. 19.32 (links): Ileozökalresektion mit anschließender Ileoaszendostomie (Verbindung zwischen Ileumrest und Colon ascendens). Prinzipiell wird so sparsam wie möglich reseziert. [A400-190]

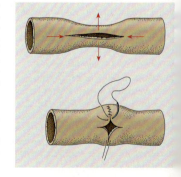

Abb. 19.33 (rechts): Strikturoplastik: Erweiterung der Striktur durch Längseröffnung und Quervernähung. [A400-190]

weich gekocht (keine rohen Gemüse, Salate oder unverdünnten Säfte). So wird allmählich eine leichte Vollkost erreicht (☐ 2). Im weiteren Verlauf kann sich der Patient seine individuell verträgliche Kost zusammenstellen. Möglicherweise wirkt sich auch ein Zusatz von Omega-3-Fettsäuren günstig aus. Meist werden mehrere kleine Mahlzeiten besser vertragen. Bei der individuellen Kost beachten die Pflegenden:
▶ Bei der häufigen Laktoseunverträglichkeit wird milchfreie Kost gegeben
▶ Bei Stenosen ist eine ballaststoffarme Kost angezeigt
▶ Bei Fettstühlen wird eine MCT-reiche Kost (MCT = mittelkettige Triglyzeride) verabreicht (☞ 15.5.1)
▶ Dabei muss die Kost den Flüssigkeits-, Kalorien- und Nährstoffbedarf des Patienten decken (☞ 12.6.1, der Eiweißbedarf ist im Schub erhöht).

Bei **Schmerzen** wirken oft eine Knierolle zur Bauchdeckenentlastung, feuchtwarme Wickel und rhythmische Einreibungen mit Ölen (beispielsweise Kümmel-Anis-Öl) schmerzlindernd.

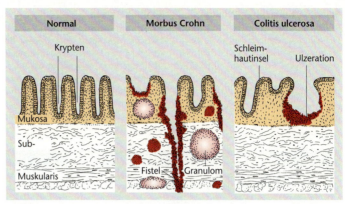

Abb. 19.34: Morbus Crohn und Colitis ulcerosa im Vergleich. Während die Ulzerationen bei der Colitis ulcerosa auf Mukosa und Submukosa begrenzt sind, ergreifen sie bei Morbus Crohn alle Wandschichten und führen häufig zur Fistelbildung. [A400-190]

Patientenbeobachtung und Dokumentation
▶ Allgemeinzustand, Entwicklung
▶ Flüssigkeitshaushalt (Gefahr der Dehydratation bei Durchfällen)
▶ Vitalzeichen, Gewicht, Schmerzen, Temperatur, Haut
▶ Stuhl (Häufigkeit, Menge, Konsistenz, Beimengungen, Geruch)
▶ Überwachung der parenteralen, später der Verträglichkeit der enteralen Ernährung
▶ Arzneimittelwirkungen und -nebenwirkungen.

Perioperative Pflege bei Ileozökalresektion

Allgemeine perioperative Pflege ☞ *15.10.2 – 15.10.4*

Besonderheiten der präoperativen Pflege:
▶ **Ernährung:** Erhält der Patient Elementardiät oder wird er parenteral ernährt, ist keine besondere Vorbereitung nötig. Ansonsten wird am Vortag der Operation ab mittags flüssige Kost gegeben
▶ **Darmreinigung:** Vor einer Ileozökalresektion wird ein Reinigungseinlauf durchgeführt, vor isolierten Dünndarmeingriffen ist keine besondere Darmreinigung erforderlich

▶ **Rasur** (☞ Rasur bei Magenresektion 19.5.4)

Postoperative Besonderheiten:
▶ **Gastrointestinale Sonde:** Eine eventuell liegende gastrointestinale Sonde wird in der Regel am 1. postoperativen Tag entfernt. Mussten größere Dünndarmabschnitte entfernt werden, bleibt sie liegen, bis die Fördermenge weniger als 300 ml beträgt, die Peristaltik wieder in Gang gekommen ist und der Patient das Abklemmen ohne Übelkeit oder Erbrechen toleriert
▶ **Kostaufbau:** Der Kostaufbau beginnt meist am 4.–5. Tag mit schluckweise Tee. Am 2. Tag des Kostaufbaus ist gut ein halber Liter Flüssigkeit erlaubt, am 3. Tag Suppe und Zwieback, am 4. Tag passierte Kost und ab dem 5. Tag leichte Kost
▶ **Abführen:** Entleert sich der Darm nicht spontan, wird dem Patienten am 5. oder 6. postoperativen Tag ein Klysma verabreicht
▶ **Wunde, Drainagen:** Die Redon-Saugdrainage wird am 2. Tag entfernt, die Zieldrainage(n) zwischen dem 4. und 8. postoperativen Tag, sofern keine Anastomoseninsuffizienz vorliegt. Anastomosen am Dünndarm sind etwa am 5. postoperativen Tag verheilt.

Nach ausgedehnten Dünndarmresektionen kann sich ein **Kurzdarmsyndrom** entwickeln, da die zur Verfügung stehende Resorptionsfläche viel kleiner als normal ist: Es kommt zur Gallensäurenmalabsorption und später zu Fettresorptionsstörungen, Vitaminmangelerscheinungen (☞ 21.7.3) und Störungen im Mineralstoffhaushalt. Der Patient hat Fettstühle, eine Anämie, evtl. Gallen- und/oder Nierensteine und nimmt an Gewicht ab. Daher wird er bereits im Krankenhaus über die geeignete **Diät** informiert:
▶ Günstig sind 6–8 kleine Mahlzeiten täglich, die nicht zu viel Milch(-produkte) enthalten, da diese Durchfälle provozieren. Fett ist im Rahmen des Verträglichen erlaubt (☞ oben)
▶ Nach der Resektion distaler Dünndarmabschnitte ist die Gefahr von Nierensteinen erhöht. Deshalb sollten diese Patienten oxalsäurereiche Lebensmittel, v. a. Rhabarber, Spinat, Bohnen und Erdbeeren, nur in kleinen Portionen essen oder ganz darauf verzichten
▶ Wegen der gestörten Resorption lebenswichtiger Vitamine und Mineralstoffe muss der Patient oral Vitamin B_{12}, A, D und K, Folsäure, Zink und möglicherweise Eisen und Kalzium einnehmen.

Colitis ulcerosa

Colitis ulcerosa: Chronische Dickdarmentzündung, im stets betroffenen Rektum beginnend und in Richtung Dünndarm fortschreitend. In 30% Befall des gesamten Dickdarms.

Die Entzündung ist auf die Schleimhaut und die Submukosa begrenzt, wo sie zu Ulzerationen und Kryptenabszessen führen kann.

Nach langjähriger Erkrankung hohes Entartungsrisiko insbesondere bei Befall von Colon ascendens und transversum.

Symptome und Untersuchungsbefund

Die blutig-schleimigen Durchfälle treten bis zu 30-mal täglich auf und sind von krampfartigen Schmerzen *(Tenesmen)* begleitet.

Bei schwerer Entzündung kommen Fieber, Appetitlosigkeit, Übelkeit und Gewichtsabnahme hinzu.

Diagnostik ☞ *Tabelle 19.35*

Komplikationen

Gefährlichste Akutkomplikation ist das **toxische Megakolon**, eine massive Erweiterung des Darmlumens. Symptome sind Erbrechen, hohes Fieber, ein aufgetriebenes, gespanntes Abdomen und Schockzeichen. Bessert sich das Bild nicht rasch auf einen medikamentösen Therapieversuch, muss eine Kolektomie erfolgen.

Mit zunehmender Krankheitsdauer und Ausdehnung steigt das Risiko eines kolorektalen Karzinoms erheblich.

Behandlungsstrategie

Konservative Therapie. Medikamentöse Therapie und Ernährung ähneln der des Morbus Crohn (☞ oben).

Operative Therapie. Versagt die konservative Therapie oder treten Komplikationen auf, ist eine **Proktokolektomie** angezeigt: Der gesamte Dickdarm einschließlich des Rektums wird entfernt. Damit der Patient nicht (auf Dauer) inkontinent wird, versucht man, den Schließapparat des Rektums und die sensible Darmschleimhaut zu erhalten (**Rektokolektomie mit submuköser Proktektomie**). Heute wird der ileoanalen Anastomose in der Regel ein Dünndarmreservoir *(ileoanaler Pouch)* vorgeschaltet (☞ Abb. 19.36), das die Funktion der Rektumampulle übernimmt. In aller Regel muss aber ein temporäres Ileostoma gelegt werden (☞ 12.7.2.5).

Pflege bei konservativer Therapie ☞ *Morbus Crohn*
Pflege bei Kolonresektion ☞ *19.6.10*

	Morbus Crohn	**Colitis ulcerosa**
Lokalisation	Abschnittsweiser Befall von terminalem Ileum und Kolon, selten des gesamten GIT	Beginn im Rektum, kontinuierliche Ausbreitung nach proximal, äußerst selten bis ins terminale Ileum
Symptome	3–6 Durchfälle pro Tag, selten blutig. Darmkrämpfe, Schleimabgang. Appendizitisähnliche Symptome. Schubweiser Verlauf ohne richtige Ausheilung	Bis zu 30 blutig-schleimige Durchfälle pro Tag. Darmkrämpfe, Bauchschmerzen, Temperaturerhöhung. Meist chronisch-rezidivierender Verlauf
Diagnostik	▶ Anamnese und körperliche Untersuchung (Stuhlfrequenz? Blutauflagerung? Fisteln? Abszesse?) ▶ Blut: BB (Anämie?), Entzündungsparameter (BSG, Leukozyten) ▶ Stuhlkultur und Serologie (Ausschluss infektiöser Ursachen, z. B. Yersinien, Salmonellen) ▶ Sonographie ▶ Ileokoloskopie mit Biopsie ▶ Bei Morbus Crohn Suche nach weiteren Herden durch Sonographie, Doppelkontrast-Röntgenuntersuchung nach Sellink (☞ 19.3.2) oder Hydro-MRT (Kernspintomographie nach Trinken einer osmotisch wirksamen Lösung und medikamentöser Entspannung der Darmmuskulatur) des Dünndarms und Ösophagoduodenoskopie	
Komplikationen	Stenosen, Fistelbildung, Abszesse, Malabsorption mit Gewichtsverlust, selten Perforation und Entartung	Ulzerationen mit Blutungen, Abszesse, toxisches Megakolon mit septischem Krankheitsbild, erhöhtes Kolonkarzinomrisiko
Therapie	Im schweren Schub parenterale Ernährung oder Elementardiät. Milchfreie Kost bei Patienten mit Unverträglichkeit von Laktose. Arzneimittel ☞ Text	
	Bei Komplikationen früher oder später fast immer chirurgisch (so sparsam wie möglich resezieren). Hohe Rezidivrate	Bei Komplikationen oder Versagen der konservativen Therapie chirurgisch: Proktokolektomie, möglichst kontinenzerhaltend mit ileoanalem Pouch (☞ Abb. 19.36)

GIT = Gastrointestinaltrakt

Tab. 19.35: Vergleichende Übersicht Morbus Crohn – Colitis ulcerosa.

Prävention und Gesundheitsberatung

Sowohl bei Colitis ulcerosa als auch bei Morbus Crohn gelten folgende Beratungsschwerpunkte:
▶ Beratung über die je nach Krankheitsaktivität angepasste Ernährung, ggf. gezielte Substitution fehlender Nährstoffe, Vitamine und Mineralien
▶ Umgang mit Medikamenten und deren Nebenwirkungen (z. B. regelmäßige Kontrollen beim Augenarzt bei Kortisoneinnahme, ☞ auch Pharma-Info 21.13)
▶ Bei Anlage eines Stomas Beratung zur Stomaversorgung (☞ 12.7.2.5)
▶ Bei psychischer Belastung Erlernen von Entspannungstechniken (alleine oder in der Gruppe), ggf. Unterstützung durch den Psychologen
▶ Kontakt zu Selbsthilfegruppen, Vermittlung von Informationen (✉ 2, ✉ 3)
▶ Notwendigkeit regelmäßiger ärztlicher Kontrollen. Karzinomrisiko insbesondere nach langjähriger Colitis ulcerosa stark erhöht (jährliche Koloskopie je nach befallenen Darmanteilen ab dem 8., spätestens 15. Krankheitsjahr)

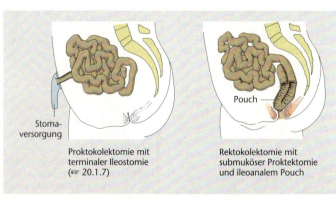

Proktokolektomie mit terminaler Ileostomie (☞ 20.1.7)

Rektokolektomie mit submuköser Proktektomie und ileoanalem Pouch

Abb. 19.36: Chirurgische Therapieverfahren bei Colitis ulcerosa. [A400-190]

19.6.5 Akute Appendizitis

Akute Appendizitis (*Wurmfortsatzentzündung*, umgangssprachlich fälschlicherweise auch *Blinddarmentzündung*): Akute (bakterielle) Entzündung der Appendix vermiformis. Betrifft v. a. Kinder ab dem Grundschulalter und jüngere Erwachsene.

Krankheitsentstehung

Ursache der **akuten Appendizitis** ist meist ein Verschluss des Appendixlumens, z. B. durch Narbenstränge oder Kotsteine. Das gestaute Sekret schädigt durch Druck die Appendixwand und bildet einen optimalen Nährboden für Bakterien.

Symptome und Untersuchungsbefund

Nur ca. die Hälfte der Patienten zeigt die „klassischen" Symptome:
▶ Appetitlosigkeit
▶ Zunächst ziehende, oft kolikartige Schmerzen in der Nabelgegend oder im Epigastrium. Nach einigen Stunden Schmerzverlagerung in den rechten Unterbauch. Dauerschmerz mit Verstärkung beim Gehen und Schmerzlinderung bei Beugen des rechten Beins
▶ Übelkeit und Erbrechen
▶ Mäßiges Fieber.

Die häufigsten Befunde bei der Untersuchung des Abdomens sind:
▶ Lokaler Druck- und Klopfschmerz im rechten Unterbauch am McBurney- und Lanz-Punkt
▶ *Loslassschmerz* (kurz *LLS*) am McBurney- und Lanz-Punkt. Schmerzen im *rechten* Unterbauch bei plötzlichem Loslassen des eingedrückten Bauches auf der *rechten* Seite
▶ Gekreuzter Loslassschmerz (*kontralateraler Loslassschmerz*, kurz *KLLS*, *Blumberg-Zeichen*). Schmerzen im *rechten* Unterbauch bei plötzlichem Loslassen des eingedrückten Bauchs auf der *linken* Seite
▶ Lokale Abwehrspannung
▶ Druckschmerz bei rektaler Untersuchung.

Die Differenz zwischen axillar und rektal ermitteltem Wert bei der Temperaturmessung ist häufig größer als gewöhnlich, Verlass ist jedoch hierauf nicht.

Komplikationen

Hauptkomplikation der Appendizitis ist die **Perforation**. Bei der **offenen Perforation** fließt eitriges Sekret in die freie Bauchhöhle und führt zu einer lebensbedrohlichen *diffusen Peritonitis* (☞ 19.8). Von einer **gedeckten Perforation** spricht man, wenn z. B. das große Netz die Perforation abdeckt. Dann kommt es zu einer begrenzten *lokalen Peritonitis* mit Eiteransammlung im rechten Unterbauch (**perityphlitischer Abszess**).

Diagnostik und Differentialdiagnose

Die Verdachtsdiagnose wird klinisch gestellt. Obwohl die akute Appendizitis sehr häufig ist, ist die frühzeitige Diagnose schwierig, da Lageanomalien der Appendix die verschiedensten Schmerzlokalisationen hervorrufen und die Symptomatik je nach Alter variiert.

So äußert sich die Appendizitis bei kleinen Kindern in geblähtem Abdomen, fast immer mit Fieber und Appetitlosigkeit. Alte Menschen dagegen haben oft nur geringe Beschwerden, weil ihre körperlichen Reaktionen auf die Entzündung abgeschwächt sind (*Altersappendizitis*). Besonders schwierig ist das rechtzeitige Erkennen einer akuten Appendizitis in der Schwangerschaft, weil hier die anatomischen Veränderungen auch das typische klinische Bild verändern (*Schwangerschaftsappendizitis*).

Auch die Entzündung eines **Meckel-Divertikels**, einem Rest des embryonalen Dottergangs im Bereich des präterminalen Ileums, kann zu appendizitisähnlichen Beschwerden führen. Weitere Komplikation des Meckel-Divertikels ist eine (schmerzlose) untere gastrointestinale Blutung, meist schon im Kindesalter.

Die Blutuntersuchung zeigt fast immer eine Leukozytose und CRP-Erhöhung. Zunehmende Bedeutung erlangt die Sonographie, die darüber hinaus ebenso wie weitere Laborwertbestimmungen dem Ausschluss anderer Ursachen dient.

Behandlungsstrategie

Kann eine Appendizitis nicht mit Sicherheit ausgeschlossen werden, wird die Appendix entfernt (**Appendektomie**), entweder durch eine offene Operation über einen kleinen Wechsel- oder Pararektalschnitt im rechten Unterbauch (Pflege im OP ☞ 🖳) oder laparoskopisch.

Bei perforierter Appendizitis wird in der Bauchhöhle befindlicher Eiter abgesaugt und die Bauchhöhle mit Ringer-Lösung ausgespült. Als Zieldrainage wird eine Easy-flow- oder Robinson-Drainage eingelegt. Zur Peritonitisprophylaxe erhält der Patient perioperativ Antibiotika i. v. (meist als Kurzinfusion).

Bei einer gedeckten Perforation wird in der Regel mit der Operation gewartet, bis die akute Entzündung abgeklungen ist. Der Patient muss relative Bettruhe einhalten und wird parenteral ernährt, außerdem bekommt er Antibiotika i. v. Mit diesen Maßnahmen ist die akute Entzündung nach ca. zwei Wochen ausgeheilt. Dann wird baldmöglichst appendektomiert.

Therapie bei diffuser Peritonitis ☞ 19.8

Pflege

> **Erstmaßnahmen bei Patient mit Appendizitisverdacht**
> ▶ Temperaturmessung axillär und rektal
> ▶ Nahrungskarenz, Bettruhe
> ▶ Kleines Blutbild
> ▶ Urinsediment
> ▶ Ggf. Richten der Materialien für venösen Zugang, Infusion
> ▶ Eisbeutel auf rechten Unterbauch (nach Arztrücksprache)
> ▶ Nach Rücksprache OP-Vorbereitung.

Perioperative Pflege

Allgemeine prä- und postoperative Pflege ☞ *15.10.2 – 15.10.4*

Die Operationsvorbereitung entspricht den allgemein üblichen Regeln, wobei auf das Abführen wegen des Zeitdrucks oft verzichtet werden muss. Rasiert wird von einer Handbreit oberhalb des Nabels bis zu den Leisten einschließlich Schambehaarung.

Postoperativ gelten für die Pflege folgende Grundsätze:

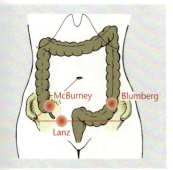

Abb. 19.37: Die drei nach den Ärzten McBurney, Lanz und Blumberg benannten Druckpunkte bei der Appendizitis. [A300-190]

Pflege von Menschen mit Erkrankungen des Magen-Darm-Traktes

- **Vitalzeichenkontrolle.** Neben der Blutdruck- und Pulskontrolle ist die Überwachung der Temperatur von besonderer Bedeutung (erhöhte Gefahr der Abszessbildung nach perforierter Appendizitis).
- **Mobilisation.** Der Patient wird bereits am Abend des OP-Tags mobilisiert (☞ 12.8.5.2)
- **Ernährung.** Bei nicht perforierter Appendizitis erhält der Patient nach konventioneller Operation am 1. postoperativen Tag Tee und am 2. leichte Kost (Voraussetzung: rege Darmperistaltik). Nach einer laparoskopischen Appendektomie darf der Patient bereits am OP-Tag trinken und ab dem 1. postoperativen Tag essen. War die Appendix perforiert, wird der Patient für 2–3 Tage parenteral ernährt, bevor die Kost langsam entsprechend der Arztanordnung aufgebaut wird
- **Gastrointestinale Sonde.** Eine gastrointestinale Sonde wird nur bei perforierter Appendizitis oder präoperativ nicht nüchternem Patienten gelegt. Sie wird in der Regel am 1. postoperativen Tag wieder gezogen
- **Wunde, Zieldrainage.** Eventuelle Zieldrainagen werden entfernt, wenn sich kein eitriges Sekret mehr entleert (meist nach 4–6 Tagen). Die Hautfäden werden zwischen dem 8. und 10. postoperativen Tag gezogen.

Um die Narbe nicht zu belasten, sollte der Patient bis ca. zwei Wochen nach der Entlassung nicht schwer heben (höchstens ca. 5 kg). Sport ist etwa zwei Wochen nach einer laparoskopischen und vier Wochen nach einer konventionellen Appendektomie wieder erlaubt (auch sportartabhängig).

19.6.6 Morbus Hirschsprung

> **Morbus Hirschsprung** (*Megakolon congenitum*, Megakolon = Riesendarm): Angeborene Enge im Bereich des Dickdarms mit Erweiterung des proximal der Engstelle gelegenen Darmabschnitts.

Krankheitsentstehung

Beim **Morbus Hirschsprung** sind bestimmte Nervenzellen innerhalb der Darmwand (meist im Enddarm) nicht angelegt. Dadurch kann der entsprechende Darmabschnitt nicht erschlaffen, ist also ständig enggestellt. Der Kot staut sich vor der Engstelle auf, so dass sich die Darmabschnitte proximal des *aganglionären Segments* (aganglionär = ohne Nervenzellen) enorm erweitern.

Symptome, Befund und Diagnostik

Die erkrankten Kinder fallen meist durch fehlenden Mekoniumabgang in den ersten 48 Lebensstunden oder hartnäckige, bereits im Säuglingsalter beginnende Obstipation auf. Das Abdomen ist oft aufgetrieben. Evtl. treten Erbrechen und eine Gedeihstörung (☞ 5.6.4) hinzu.

Gesichert wird die Diagnose durch histologische Untersuchung einer Darmschleimhautbiopsie, die das Fehlen der Nervenzellen zeigt.

Behandlungsstrategie

Die Behandlung besteht in der operativen Entfernung des verengten Darmabschnitts.

19.6.7 Dickdarmdivertikulose und Dickdarmdivertikulitis

> **(Dickdarm-)Divertikulose:** Zahlreiche, meist falsche Divertikel (☞ 19.4.4 und Abb. 19.38) vor allem in Colon descendens und Sigma. Dickdarmdivertikel sind die häufigsten Divertikel des Verdauungstraktes. Vor allem bei älteren Menschen auftretend.
> **Divertikulitis:** Entzündung der Wand und meist auch der Umgebung eines Divertikels.

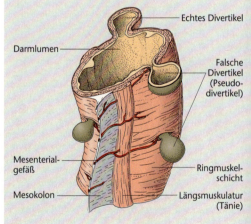

Abb. 19.38: Echte und falsche Kolondivertikel. Bei den echten Divertikeln stülpt sich die gesamte Darmwand aus, bei den falschen Divertikeln nur Mukosa und Submukosa. Besondere Schwäche zeigt die Darmwand an den Eintrittsstellen von Blutgefäßen. [A400-190]

Krankheitsentstehung

Dickdarmdivertikel entstehen durch eine *Darmwandschwäche* (konstitutionell, im Alter) in Kombination mit *erhöhtem Darminnendruck*. Begünstigend wirken sich ballaststoffarme Ernährung, Obstipation, Adipositas und Bewegungsmangel aus.

Ursache einer **Divertikulitis** ist der in der Aussackung gestaute Darminhalt, der die Divertikelwand reizt und schließlich zur Entzündung führt.

Symptome und Untersuchungsbefund

Die Divertikulose bleibt in der Regel symptomlos. Bei der häufigen **Sigmadivertikulitis** klagen die Betroffenen typischerweise über krampfartige Schmerzen im linken Unterbauch, die oft nach dem Essen zu- und nach erfolgter Defäkation abnehmen, über Stuhlunregelmäßigkeiten (Verstopfungen oder Durchfälle) und Meteorismus. Die Symptome ähneln denen einer akuten Appendizitis, sind jedoch *links* lokalisiert (daher auch *Linksappendizitis*). Blut- und Schleimbeimengungen im Stuhl sowie Fieber sind möglich. Bei der Untersuchung lässt sich mitunter eine walzenförmige Resistenz im linken Unterbauch tasten.

Komplikationen der Divertikulitis

Hauptkomplikationen der Divertikulitis sind *gedeckte Perforation*, evtl. mit *Abszessbildung*, *offene Perforation*, u. U. mit *diffuser Peritonitis*, *Fistelbildung* zu Harnblase und Vagina, *Divertikelblutung* durch Arrosion („Anfressen") umliegender Blutgefäße sowie insbesondere bei chronischem Verlauf recht häufig *narbige Einengungen (Stenosierung)* des Darms, die zu einem *mechanischen Ileus* (☞ 19.6.1) führen können.

Diagnostik

Die Diagnose einer Divertikulose wird durch Kolonkontrasteinlauf oder Koloskopie gestellt, oft als Nebenbefund anderer Erkrankungen. Wegen der erhöhten Perforationsgefahr werden diese Untersuchungen nicht bei akuter Divertikulitis durchgeführt, hier helfen Sonographie und/oder CT weiter. Die Blutuntersuchung zeigt bei einer Divertikulitis die typischen Entzündungszeichen.

Behandlungsstrategie und Pflege

Kolonchirurgie im Fluss

Die Kolonchirurgie und damit auch die perioperative Pflege befinden sich derzeit im Fluss. Elektive Kolonoperationen bei gutartigen Erkrankungen sowie palliative Eingriffe werden zunehmend laparoskopisch oder kombiniert laparoskopisch-offen durchgeführt, in einigen Häusern je nach Lokalisation auch kleine bösartige Tumoren. Eine zweite neue Entwicklung ist die **Fast-Track-Chirurgie.** Durch kürzere prä- und postoperative Nahrungskarenz, verminderte Darmvorbereitung, andere Operationstechnik, intensive Schmerztherapie (einschließlich eines Periduralkatheters) und Frühmobilisation sind viele Patienten schon am 2.–3. postoperativen Tag wieder selbstständig und können kurz darauf entlassen werden. Die pflegerische Betreuung ist dabei in den ersten zwei postoperativen Tagen ausgesprochen intensiv. Das Fast-Track-Konzept wird derzeit auf Eingriffe im übrigen Magen-Darm-Trakt, am Pankreas und an der Lunge übertragen.

Die Behandlung der *nichtperforierten Divertikulitis* erfolgt zunächst konservativ. Unter Bettruhe, parenteraler Ernährung für 5–7 Tage und i.v.-Antibiotika heilt der akute Schub in der Regel aus. Zur Linderung krampfartiger Bauchschmerzen können Spasmolytika, z.B. Buscopan®, gegeben werden. Peristaltikanregende Laxantien und Einläufe sind wegen der Perforationsgefahr verboten. Bei Versagen der konservativen Thera-

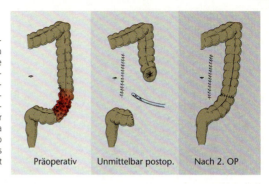

Abb. 19.39: Diskontinuitätsresektion nach Hartmann. Der erkrankte Darmabschnitt wird reseziert und eine Kolostomie angelegt, das Rektosigmoid wird blind verschlossen (Mitte). Später wird das Enterostoma zurückverlagert und so die Kontinuität des Darms wiederhergestellt (rechts). [A400-190]

Präoperativ   Unmittelbar postop.   Nach 2. OP

pie, häufigen Rezidiven, Perforationsverdacht oder Stenosierung wird der betroffene Darmabschnitt – nach Möglichkeit kontinenzerhaltend – reseziert, wobei bei Elektivoperationen meist eine **Sigmaresektion,** bei akuter Entzündung oder Perforation hingegen eine **Diskontinuitätsresektion nach Hartmann** mit Anlegen einer (passageren) Kolostomie durchgeführt wird (☞ Abb. 19.39).

Pflege bei Kolonresektion ☞ *19.6.10 Stomapflege* ☞ *12.7.2.5*

Prävention und Gesundheitsberatung

Sowohl zur Vorbeugung von Divertikeln als auch bei bereits bestehenden Divertikeln zur Verminderung von Komplikationen wird dem Patienten eine langfristige Stuhlregulierung durch ballaststoffreiche Ernährung und ausreichend körperliche Aktivität empfohlen (📖 3).

19.6.8 Reizdarmsyndrom

Reizdarmsyndrom: Häufige funktionelle Darmstörung ohne fassbare organische Ursache.

Die Ursache des **Reizdarmsyndroms** ist unklar, diskutiert werden z.B. eine veränderte Darmbeweglichkeit, eine zu starke Schmerzempfindlichkeit des Darms und psychosomatische Faktoren.

Charakteristisch sind unregelmäßig auftretende Bauchschmerzen wechselnder Stärke und Lokalisation. Die Schmerzen treten nie nachts, sondern erst morgens beim Aufstehen auf. Stuhlgang bringt meist Erleichterung. Hinzu treten Verstopfung, Durchfall, Veränderungen der Stuhlkonsistenz und/oder ein Gefühl der unvollständigen Entleerung nach dem Stuhlgang, oft auch Blähungen oder das Gefühl eines aufgetriebenen Abdomens. Schleimbeimengungen im Stuhl sind möglich.

Der körperliche Untersuchungsbefund ist unergiebig. Auffällig ist der trotz der chronischen Beschwerden gute Allgemeinzustand des Patienten.

Die Diagnose eines Reizdarmsyndroms ist eine Ausschlussdiagnose, meist sind gezielte und evtl. belastende Untersuchungen notwendig, z.B. eine Koloskopie. Je kürzer die Vorgeschichte und je älter der Patient ist, desto unwahrscheinlicher ist ein Reizkolon.

Eine kausale Therapie gibt es nicht. Kostveränderung wie kleinere, ballaststoffreichere Mahlzeiten, Meiden nicht verträglicher Lebensmittel und kohlensäurehaltiger Getränke, langsames Essen mit gutem Kauen, Hausmittel (z.B. warmes Bad), regelmäßige Lebensweise mit körperlicher Bewegung und psychotherapeutische Beratung können langfristig helfen. Arzneimittel können zur Symptomlinderung (zurückhaltend) verabreicht werden.

19.6.9 Dickdarmpolypen

Dickdarmpolyp: Benigner Tumor meist der Darmschleimhaut, überwiegend **Adenome.** Vorkommen bei 10% der Erwachsenen (aber 30% der über 50-Jährigen), in 50% im Rektum.

Die folgenden Ausführungen konzentrieren sich auf die adenomatösen Dickdarmpolypen.

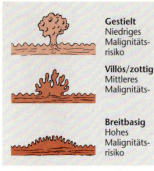

Abb. 19.40: Unterschiedliche Wuchsformen von Dickdarmpolypen. Das Entartungsrisiko ist bei breitbasig wachsenden Polypen höher als bei gestielten. [A400-190]

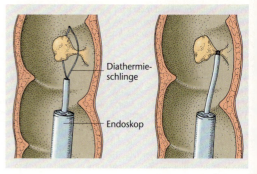

Abb. 19.41: Polypektomie mit Hochfrequenz-Diathermieschlinge. Durch Hochfrequenzstrom erhitzt sich der Schlingendraht, durchtrennt den Polypenstiel und wirkt gleichzeitig durch Eiweißgerinnung und Gewebeverkochung blutstillend. [A400-190]

Krankheitsentstehung

Bei der Entstehung von Adenomen spielen wahrscheinlich die gleichen Faktoren eine Rolle wie beim kolorektalen Karzinom (☞ 19.6.10). Eine Sonderform ist die autosomal-dominant vererbte **familiäre adenomatöse Polypose** (FAB, Adenomatosis coli) mit mehr als 100 Polypen.

Symptome, Befund und Diagnostik

Meist führen die Adenome nicht zu Beschwerden und werden dann nur bei einer Dickdarmuntersuchung aus anderen Gründen diagnostiziert. Mitunter können kleinere Mengen Blut (Nachweis okkulten Bluts im Stuhl) abgesetzt werden. Einige Adenomformen können große Mengen Schleim sezernieren, bei großen Polypen sind Bauchschmerzen, eine Invagination oder ein Ileus möglich.

Die Diagnose wird durch Koloskopie mit Biopsie gesichert.

Behandlungsstrategie und Pflege

Wegen des Entartungsrisikos der Adenome wird jeder Polyp (endoskopisch) abgetragen (*Polypektomie* ☞ Abb. 19.41) und histologisch beurteilt. Nachuntersuchungen sollten in regelmäßigen Abständen erfolgen. Bei größeren Adenomen und Passagestörungen kann eine Dickdarmteilresektion erforderlich sein.

Bei einer familiären adenomatösen Polypose ist immer eine Proktokolektomie angezeigt, da praktisch jeder Patient früher oder später ein Karzinom entwickelt. Familienmitgliedern Betroffener wird eine genetische Beratung mit Genanalyse angeboten.

Pflege bei Koloskopie ☞ *19.3.3*
Pflege bei endoskopischer Polypabtragung ☞ *19.3.5*
Pflege bei Kolonresektion ☞ *19.6.10*

19.6.10 Kolorektales Karzinom

> **Kolorektales Karzinom** (*Dickdarm- bzw. Mastdarmkarzinom, Kolon-Rektum-Karzinom*): Zweihäufigster bösartiger Tumor in industrialisierten Ländern (Lebenszeitrisiko 6%). Histologisch meist Adenokarzinom. Altersgipfel 55.–75. Lebensjahr, Männer : Frauen = 3 : 2. Frühzeitig behandelt gute Prognose.

Krankheitsentstehung

Nach heutigem Kenntnisstand spielen Umweltfaktoren und hier insbesondere die Ernährung eine bedeutende Rolle bei der Entstehung des **kolorektalen Karzinoms**, vor allem ballaststoffarme, fleisch- und fettreiche Kost (📖 4). Eine familiäre Häufung weist auf genetische Einflüsse hin. Als **Präkanzerosen** (Karzinomvorstufen) gelten Polypen (**Adenom-Karzinom-Sequenz**) – v. a. die familiäre adenomatöse Polypose (☞ 19.6.9) – und die Colitis ulcerosa (☞ 19.6.4). Die kolorektalen Karzinome sind nicht gleichmäßig über Kolon und Rektum verteilt, Rektum und Sigma sind schwerpunktmäßig betroffen. Manchmal sind mehrere Karzinome vorhanden.

Symptome und Untersuchungsbefund

Symptome treten in aller Regel erst spät auf. Jeder Wechsel von Stuhlgewohnheiten ohne erklärbare Ursache, z. B. Obstipation und/oder Diarrhö (auch abwechselnd auftretend), ist bei Menschen ab dem 40. Lebensjahr verdächtig auf ein kolorektales Karzinom. Da die Patienten diese Symptome aber oft lange nicht beachten, kommen sie erst bei weiteren Beschwerden wie Blut im Stuhl, Gewichtsabnahme, krampfartigen Schmerzen und Ileussymptomen (durch die Tumorstenose) zum Arzt. Durch die chronischen, oft unbemerkten Blutverluste entsteht eine Anämie (☞ 22.5.1).

Diagnostik

Bei Verdacht auf ein kolorektales Karzinom erfolgt eine Koloskopie mit Biopsie. Ist diese nicht möglich, kommen eine **virtuelle Koloskopie** mithilfe von Computer- oder Kernspintomographie oder ein Doppelkontrasteinlauf in Betracht. Bei einem Rektumkarzinom erfolgt zusätzlich eine Endosonographie zur Einschätzung der lokalen Tumorausdehnung. Zur Metastasensuche werden eine Sonographie des Abdomens, Röntgenaufnahmen des Thorax und/oder CT durchgeführt. Die Blutuntersuchung zeigt evtl. eine Anämie. Wiederholte Bestimmungen der Tumormarker CEA und CA 19-9 (☞ 22.3.6) ermöglichen eine Verlaufskontrolle.

Nachweis okkulten Bluts im Stuhl als Screening-Untersuchung ☞ *19.3.1*

Behandlungsstrategie
Kurative Behandlungsstrategien

Ziel der Operation ist die En-bloc-Entfernung des Tumors mit ausreichendem Sicherheitsabstand unter Mitnahme der regionären Lymphknoten. Welche Darmanteile reseziert werden, hängt von der Lokalisation des Tumors ab. Bei der überwiegenden Mehrzahl der Patienten kann der Sphinkter und damit die Kontinenz erhalten werden. Nur bei tief sitzenden

Rektumtumoren muss ein (endgültiges) Sigmoidostoma angelegt werden, weil sonst eine Entfernung des Tumors mit ausreichendem Sicherheitsabstand nicht möglich ist.

Beim **einzeitigen Vorgehen** wird unmittelbar nach der Darmresektion die Darmkontinuität durch Anastomosierung der beiden Stümpfe wiederhergestellt.

Bei Ileus oder Darmperforation wird zunächst der tumorbefallene Darmabschnitt reseziert, der Darm anastomosiert und proximal der Anastomose zur Entlastung ein doppelläufiges Enterostoma angelegt. Nach einigen Wochen wird das Enterostoma zurückverlagert. Sonderform dieses **zweizeitigen Vorgehens** ist die **Diskontinuitätsresektion nach Hartmann** (☞ Abb. 19.39).

Insbesondere bei Patienten in sehr schlechtem Allgemeinzustand ist ein **dreizeitiges Vorgehen** angezeigt: mit Anlage eines doppelläufigen Enterostomas in der ersten, Resektion in der zweiten und Rückverlagerung des Stomas in der dritten Operation.

Als adjuvante (unterstützende) Therapie kann eine Chemotherapie durchgeführt werden, die immer 5-Fluorouracil (mit-) enthält, beim Rektumkarzinom auch eine Radiochemotherapie. Weitere multimodale Therapiekonzepte werden in klinischen Studien getestet. Einzelne Leber- und Lungenmetastasen werden operiert, wenn der Primärtumor vollständig entfernt werden konnte und sonst keine Metastasen nachweisbar sind.

Postoperative Komplikationen

▶ Blutung
▶ Verlängerte Darmatonie
▶ Anastomoseninsuffizienz. Warnzeichen: Faulig riechendes, kotiges Drainagesekret, (lokaler) Druckschmerz, Fieber, Leukozytose
▶ Blasenentleerungsstörungen, v. a. nach Rektumoperationen
▶ Potenzstörungen, v. a. nach Rektumoperationen
▶ Stomakomplikationen (☞ 12.7.2.5).

Palliative Behandlungsstrategien

Ist ein Tumor nicht im Gesunden absetzbar, wird er nach Möglichkeit trotzdem palliativ reseziert, um Komplikationen wie Blutung, Stenose mit Ileus und Schmerzen zu verhindern. Ist eine Darmresektion nicht mehr möglich, kann eine Umgehungsoperation ohne Entfernung des Tumors die Darmpassage wiederherstellen und den drohenden mechanischen Ileus verhindern (☞ Abb. 19.43). In Ausnahmefällen wird lediglich ein palliatives Enterostoma angelegt. Außerdem können tief sitzende Rektumkarzinome lokal exzidiert oder kryo- oder elektrochirurgisch bzw. mittels Laser abgetragen werden. Dies ist auch bei Patienten in schlechtem Allgemeinzustand möglich.

Bei metastasiertem kolorektalen Karzinom kann eine Chemotherapie die Überlebenszeit verlängern.

Pflege bei Kolonresektion

Allgemeine prä- und postoperative Pflege ☞ *15.10.2 – 15.10.4*
Pflege von onkologischen Patienten ☞ *22.1*
Sterbebegleitung ☞ *10.3*
Stomapflege ☞ *12.7.2.5*

Kolonresektionen sind große Operationen, die den Patienten physisch und psychisch stark belasten. Oft wissen die Patienten vor der Operation nicht, ob eine kurative oder nur eine palliative Behandlung möglich ist und ob ein permanentes oder temporäres Stoma angelegt wird. In dieser Ausnahmesituation benötigen die Patienten viel Aufmerksamkeit und Einfühlungsvermögen von den Pflegenden.

Präoperative Pflege

Die präoperativen Pflegemaßnahmen weichen in folgenden Punkten von den allgemeinen Regeln ab:

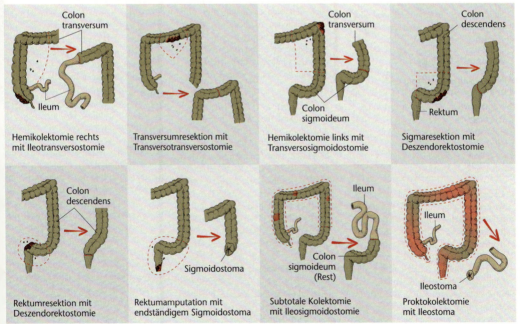

Abb. 19.42: Typische En-bloc-Resektionsverfahren an Kolon und Rektum. Die genauen Resektionsgrenzen sind von der Grunderkrankung und bei malignen Tumoren von der gesamten Tumorlokalisation abhängig. [A400-190]

19 Pflege von Menschen mit Erkrankungen des Magen-Darm-Traktes

- Der **Nahrungsabbau** beginnt früher als vor den meisten anderen Operationen. 2–5 Tage vor der Operation erhält der Patient nur noch ballaststoffarme Kost, am Vortag nur noch Flüssigkeit. Ggf. wird der Patient bei reduziertem Allgemeinzustand über einen ZVK hochkalorisch parenteral ernährt
- Vor jeder Kolonresektion ist eine gründliche **Darmreinigung** notwendig, meist durch eine orthograde Darmspülung (☞ 19.1.5) am Vortag der Operation. Bei Kontraindikationen, etwa einer tumorbedingten hochgradigen Stenose, erfolgt die Darmvorbereitung nach Anordnung des Chirurgen
- Zur Reduzierung des Risikos postoperativer Infektionen (Eröffnung des bakterienhaltigen Kolons) erhält der Patient Antibiotika *(perioperative Antibiose)*
- Ist schon vor der Operation klar, dass ein Enterostoma gelegt werden muss, wird die Stomatherapeutin informiert, die noch vor der Operation Kontakt zu dem Patienten aufnimmt. Wird im Haus keine Stomatherapeutin beschäftigt, übernehmen die Pflegenden gemeinsam mit dem Arzt deren Aufgaben (☞ 12.7.2.5)
- Die **Rasur** umfasst den vorderen Rumpf von den Mamillen bis zu den Leisten einschließlich der Schambehaarung; bei Rektumresektion oder -amputation auch im Anal- und Gesäßbereich.

Postoperative Pflege

Patientenbeobachtung und Dokumentation

- Vitalzeichen, Allgemeinzustand, Schmerzen
- Flüssigkeitsbilanzierung, ZVD
- OP-Wunde, Verbände
- Sonden, Drainagen
- Ausscheidungen.

- **Lagerung/Mobilisation:** Der Patient wird mit leicht erhöhtem Oberkörper gelagert. Nach Rektumamputation mildert ein weiches Kissen die Schmerzen beim Sitzen und Liegen. Gummiringe oder Sitzringe werden nicht mehr angewendet, weil sie Druck ausüben, die Blutzirkulation beeinflussen und das Gewebe schädigen (☐ 5). Der Patient sollte selbst entscheiden, welche Lagerung ihm am wenigsten Schmerzen bereitet. 6–8 Std. nach der Operation wird mit der Mobilisation begonnen

- **Gastrointestinale Sonde:** Die gastrointestinale Sonde wird bei geringer Fördermenge entfernt, in der Regel am 1.–2. postoperativen Tag
- **Blasenkatheter** (Pflege ☞ 12.7.1.5): Während nach Eingriffen im Bereich des Kolons in der Regel nur für 1–2 Tage ein Blasenkatheter notwendig ist, sind Blasenentleerungsstörungen nach Rektumoperationen sehr häufig und länger dauernd. Deshalb verbleibt der Blasenkatheter nach Eingriffen am Rektum für ca. 3–6 Tage (nach Rektumamputationen auch länger)
- **Darmstimulation:** Eine Darmatonie über 2–3 Tage ist normal. Die beginnende Darmtätigkeit zeigt sich durch Darmgeräusche und abgehende Blähungen. Die erste Defäkation erfolgt nach präoperativer orthograder Darmspülung häufig erst nach 6–7 Tagen. Fehlen die Darmgeräusche, ist das Abdomen aufgebläht oder muss der Patient aufstoßen oder sogar erbrechen, informieren die Pflegenden den Arzt. Die Darmtätigkeit wird nur auf Arztanordnung stimuliert. Aggressive Abführmittel werden nicht angewendet, da sie die Darmnaht zu sehr belasten würden. Manchmal tut dem Patienten feuchte Wärme gut

> **Vorsicht**
> Nach Rektumoperationen sind alle Manipulationen am Enddarm, etwa die rektale Temperaturmessung oder die Anwendung von Suppositorien, Klysmen oder Einläufen, verboten, um die Anastomose nicht zu gefährden.

- **Kostaufbau:** Mit der Nahrungsaufnahme wird begonnen, sobald die Anastomosennähte belastbar sind. Bis dahin wird der Patient parenteral ernährt (auf Soor- und Parotitisprophylaxe achten). Je nach Klinik erhält der Patient zwischen dem 3. und 6. postoperativen Tag schluckweise Tee, dann wird die Kost langsam aufgebaut, bis am 11. postoperativen Tag leichte Kost erreicht ist. Voraussetzung des Kostaufbaus ist immer eine geregelte Darmtätigkeit
- **Wunde, Drainagen:** Verbände werden gewechselt, wenn sie durchgeblutet sind. Ist die Wunde trocken, bleibt sie offen. Wurde ein Enterostoma angelegt, wird beim Verbandswechsel die Bauchwunde vor dem Enterostoma versorgt. Redon-Saugdrainagen wer-

den am 2.–3., Zieldrainagen am 4.–5. und Fäden oder Klammern zwischen dem 7. und 10. postoperativen Tag entfernt. Anastomosen am Dickdarm sind etwa am 7. postoperativen Tag verheilt.

Je nach Größe und Lokalisation des entfernten Darmabschnitts muss der Patient auf eventuelle Veränderungen der Stuhlgewohnheiten vorbereitet werden:

- Eine Hemikolektomie rechts, Transversum- oder Sigmaresektion bleibt in aller Regel ohne Folgen für Stuhlkonsistenz und Häufigkeit der Stuhlentleerung
- Nach einer linksseitigen Hemikolektomie wird der Stuhl weicher (es wird nicht mehr so viel Flüssigkeit resorbiert), und die Entleerungsfrequenz steigt auf durchschnittlich 2- bis 3-mal täglich an
- Nach einer Kolektomie wird wässriger, elektrolytreicher, recht aggressiver Stuhl ausgeschieden. Der Patient wird daher rechtzeitig von einer Diätassistentin über die geeignete Ernährung informiert.

Regelmäßige Kontrollen sind zur Früherkennung von Lokalrezidiven und Metastasen notwendig.

Prävention und Gesundheitsberatung

- Vorbeugung: Vermeiden von Übergewicht, reichlicher Verzehr von Obst und Gemüse („5 am Tag", ✉ 4), ausreichend körperliche Aktivität, Nikotinverzicht, mäßiger Alkoholkonsum. Derzeit keine Empfehlung einer zusätzlichen Vitamin-, Mineralstoff- oder Arzneimitteleinnahme (☐ 6)
- Früherkennung: Stuhltest auf okkultes Blut im Stuhl ab dem 50. Lebensjahr. Koloskopie, bei Beschwerdefreiheit erstmalig nach dem 55. Lebensjahr, danach alle zehn Jahre. Bei Menschen mit erhöhtem Risiko früherer Beginn der Koloskopien, z. B. bei Kolonkarzinomen/-polypen bei Verwandten ersten Grades zehn Jahre vor der Diagnose beim Verwandten bzw. sofort, falls dieser Zeitpunkt schon verstrichen ist (etwa bei Geschwistern). Die Koloskopie dient nicht nur der Früherkennung von Karzinomen, sondern auch von Polypen, deren rechtzeitige Entfernung die Karzinomentstehung verhindert.

830

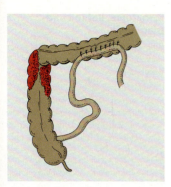

Abb. 19.43: Seit-zu-Seit-Ileotransversostomie zur Umgehung einer tumorbedingten Stenose in der rechten Kolonhälfte. [A300-190]

19.7 Erkrankungen der Analregion

19.7.1 Hämorrhoiden

Hämorrhoiden: Krampfaderähnliche, knotige Erweiterungen des submukösen arterio-venösen Schwellkörpers im Analkanal. Sehr häufige Erkrankung: 70% der über 30-Jährigen haben Hämorrhoiden, aber nur bei einem geringen Prozentsatz treten Beschwerden auf.

Krankheitsentstehung

Wichtig scheint eine familiäre Disposition zu einer Bindegewebsschwäche zu sein. Begünstigende Faktoren sind Entzündungen der Analregion, chronische Obstipation, Schwangerschaft und eine vorwiegend sitzende Tätigkeit, weil hierdurch das Blut im Gefäßgeflecht gestaut wird.

Symptome und Untersuchungsbefund

Hämorrhoiden lassen sich in vier Schweregrade einteilen:
▶ **Stadium I:** Gelegentlich hellrote Blutauflagerungen auf dem Stuhl, perianaler Juckreiz, keine Schmerzen
▶ **Stadium II:** Bei der Stuhlentleerung Vorfallen größerer Knoten, Schmerzen. Nach der Defäkation schieben sich die Knoten wieder von alleine in den Analkanal zurück *(spontane Reposition)*. Begleitende Entzündungserscheinungen (perianales Brennen, Nässen)
▶ **Stadium III:** Keine spontane Reposition, aber manuelle Reposition möglich. Entzündung, ödematöse Schwellung, Juckreiz, Schleimabsonderung. Zunehmende Schmerzen v.a. bei und nach dem Stuhlgang und beim Sitzen
▶ **Stadium IV:** Einklemmung der vorgefallenen Hämorrhoiden mit heftigsten Schmerzen.

Komplikationen

Komplikationen sind massive Blutungen, Ausbildung von Nekrosen und Ulzerationen bei permanentem Prolaps der Knoten sowie Infektion und die schmerzhafte Thrombosierung.

Diagnostik

Die Diagnosesicherung erfolgt durch Analinspektion, rektale Untersuchung und Prokto-Rektoskopie.

Behandlungsstrategie

Konservative Therapie

Zu den allgemeinen Maßnahmen gehören die Gewichtsreduktion bei Übergewicht und die Obstipationsprophylaxe (☞ 12.7.2.5).
In frühen Stadien lindern die lokale Applikation von schmerzstillenden und entzündungshemmenden Salben und Zäpfchen (z.B. Faktu®, Recto-Serol® Salbe, Anusol® Supp.) sowie Sitzbäder mit entzündungshemmenden Zusätzen (z.B. Kamille) die Beschwerden. Kalte feuchte Umschläge ermöglichen manchmal durch ihre abschwellende Wirkung ein Hineindrücken von vorher nicht reponiblen prolabierten Knoten in den Analkanal.
Bei stärkeren Beschwerden im Stadium I und II können die Hämorrhoiden mit Gummibändern ligiert (abgebunden) oder verödet *(sklerosiert)* werden. Dabei wird ein Verödungsmittel in Höhe der Knoten unter die Rektumschleimhaut gespritzt, so dass die Knoten vernarben und sich innerhalb weniger Wochen zurückbilden.

Operative Therapie

Hämorrhoiden im Stadium III und IV werden in Vollnarkose operativ entfernt **(Hämorrhoidektomie)**. Dabei werden die Knoten vom darunterliegenden Schließmuskel gelöst und nach Unterbindung der versorgenden Gefäße abgetragen.

> **Komplikationen nach Hämorrhoidektomie**
> ▶ Blutung
> ▶ Stuhlinkontinenz (meist temporär)
> ▶ Stenose des Analkanals (selten).

Pflege

Pflege bei konservativer Therapie

Zu den Aufgaben der Pflegenden gehört die Unterstützung des Patienten bei der Durchführung der konservativen Therapiemaßnahmen (☞ oben).

Pflege bei Hämorrhoidektomie

Allgemeine prä- und postoperative Pflege ☞ 15.10.2 – 15.10.4

Präoperative Pflege. Präoperativ genügt die Entleerung des Rektums z.B. durch ein Klysma. Die Haare der Perianalregion werden entfernt.

Postoperative Pflege:
▶ Bei der Patientenbeobachtung insbesondere auf Nachblutungen im Analbereich achten
▶ Patienten vorzugsweise in Seiten- oder Bauchlage lagern
▶ Am Abend des OP-Tags dem Patienten leichte Kost geben (Anästhesieprotokoll beachten)
▶ Den Verband am 1. postoperativen Tag abnehmen, evtl. vorher anfeuchten, und die offene Wunde nach jedem Stuhlgang sowie morgens und abends mit lauwarmem Wasser abduschen (lassen). Danach Salbentupfer aufle-

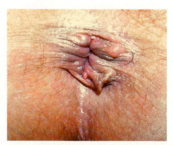

Abb. 19.44 – 19.45: Links: Entzündlich geschwollene Hämorrhoiden. Rechts: Deutlicher Rückgang nach zweiwöchiger Salbenbehandlung. [U127]

19 Pflege von Menschen mit Erkrankungen des Magen-Darm-Traktes

gen, z.B. mit Bepanthen®-Salbe, oder trocken verbinden (Einmalnetzhose mit Vorlage). Sitzbäder nach Arztanordnung durchführen.

▶ Obstipationsprophylaxe (z.B. mit Agiolax®) durchführen, um die Schmerzen bei der Stuhlentleerung zu reduzieren. Ggf. Schmerzmittelgabe vor dem Stuhlgang.

Auch nach der Entlassung sollte der Patient den Einsatz der Bauchpresse zur Stuhlentleerung vermeiden (Information über Obstipationsprophylaxe ☞ 12.7.2.5).

Prävention und Gesundheitsberatung

▶ Bedeutung einer sorgfältigen Analreinigung (Waschen nach jedem Stuhlgang, Sitzbäder)
▶ Umgang mit lokal wirkenden Arzneimitteln (Salbeneinlagen, Zäpfchen)
▶ Allgemeine Verhaltensregeln:
  – Stuhl nicht unterdrücken, beim Stuhlgang nicht pressen, ballaststoffreiche Kost zu sich nehmen, stopfende Nahrungsmittel (z.B. Bananen) meiden, viel trinken
  – Übergewicht reduzieren, für ausreichend Bewegung sorgen
  – Langes Sitzen ohne Unterbrechungen vermeiden.

19.7.2 Weitere Erkrankungen der Analregion

Einen Überblick über weitere Erkrankungen der Analregion gibt Tabelle 19.46.

19.8 Erkrankungen des Bauchfells: Peritonitis

Peritonitis: Bauchfellentzündung. Lebensbedrohliches Krankheitsbild mit einer Letalität bis zu 50%.

Einteilung

Die Einteilung der Peritonitis ist nicht einheitlich.

Bakterielle – abakterielle Peritonitis

Eine **Peritonitis** ist ganz überwiegend *bakteriell* bedingt.

▶ Häufig: *sekundäre* bakterielle Peritonitis in Form einer **Perforationsperitonitis** (Perforation eines bakteriell kontaminierten Hohlorgans, z.B. einer entzündeten Appendix) oder einer **Durchwanderungsperitonitis** (Bakterien wandern durch eine stark geschädigte Darmwand)
▶ Selten: *primäre* bakterielle Peritonitis durch hämatogene Streuung von Bakterien oder über die Eileiter in den Bauchraum aufsteigende Infektion.

Bei der **abakteriellen Peritonitis** führen z.B. Blut oder Galle *(chemisch-toxische Peritonitis)* oder auch Strahlen zu einer Entzündung des Peritoneums.

Lokale – generalisierte Peritonitis

Ist die Peritonitis örtlich begrenzt, spricht man von einer **lokalen Peritonitis** (☞ auch 19.6.5). Eine **diffuse** *(generalisierte)* **Peritonitis** betrifft das gesamte Peritoneum.

Symptome, Befund und Diagnostik

Eine *lokale Peritonitis* verursacht einen starken, aber örtlich eingegrenzten Bauchschmerz.

Charakteristisch für eine *diffuse Peritonitis* ist neben starken Bauchschmerzen eine zunehmende Abwehrspannung der *gesamten* Bauchmuskulatur, die sich bis zum „brettharten" Bauch steigern kann.

Die Peritonitis ist im eigentlichen Sinn keine Erkrankung, sondern ein Symptom. Die *akute generalisierte Peritonitis* äußert sich in einem Akuten Abdomen mit paralytischem Ileus (☞ 19.6.1).

Diagnostik eines Akuten Abdomens ☞ 19.2.3

Komplikationen

Gefährliche Akutkomplikationen einer generalisierten Peritonitis sind eine Sepsis (☞ 26.4) sowie ein Kreislauf- oder Multiorganversagen. Im Rahmen einer Peritonitis können sich außerdem Abszesse innerhalb der Bauchhöhle entwickeln und Darmschlingen verkleben.

Behandlungsstrategie

Die primäre Peritonitis kann meist konservativ behandelt werden. Bei der sekundären Peritonitis ist nach Kreislaufstabilisierung und Schockbehandlung die rasche Operation mit Beseitigung der Peritonitisursache und weitestmöglicher Entfernung von Keimen, Nekrosen und Fibrin unter perioperativer Antibiose angezeigt (Noteingriff):

Erkrankung	Definition, Symptome, Befund und Diagnostik	Behandlungsstrategie und Pflege
Analabszess/ -fistel	Abszess- und evtl. Fistelbildung durch Entzündung sphinkternaher Schleim produzierender Drüsen. Unterschiedliche Lagebeziehung zur Schließmuskulatur, teils ausgedehnte Fistelgangsysteme. Bei Analabszess Leitsymptome Schmerz, Schwellung, Rötung, bei Fistel verschmutzte Wäsche	Chirurgische Sanierung, danach offene Wundbehandlung, täglich Sitzbäder, Duschen nach dem Stuhlgang
Analfissur	Schmerzhafter Längsriss der Analschleimhaut. Leitsymptom stechende Schmerzen bei und nach dem Stuhlgang, evtl. Blutauflagerungen. Diagnose klinisch mit Proktoskopie zum Karzinomausschluss	Schmerzbekämpfung und Entzündungshemmung (z.B. Salben, Supp.), Stuhl weich halten
Analkarzinom	Schmerzen, Fremdkörpergefühl, Juckreiz, Blutauflagerungen auf dem Stuhl, Kontinenzstörungen. Diagnosesicherung endoskopisch und histologisch	Je nach Einzelfall Operation, Strahlen-, Chemotherapie
Anal- und Rektumprolaps	Vorfallen und äußeres Sichtbarwerden der Analschleimhaut bzw. des Rektums. Leitsymptome Blut- und Schleimabgang, Nässen, Inkontinenz, Schleimhautschädigung. Diagnosestellung klinisch	Bei Rektumprolaps Operation und Straffung des zu schwachen Beckenbodens
Perianalthrombose	Thrombosierung einer perianalen Vene. Leitsymptom Schmerz. Blickdiagnose (bläulicher, harter Knoten)	Bei ausgeprägten Beschwerden Stichinzision. Anschließend Sitzbäder

Tab. 19.46: Überblick über weitere Erkrankungen der Analregion. Analabszesse und -fisteln ☞ Text.

832

- Bei leichter bis mäßiger Peritonitis spült der Chirurg die Bauchhöhle und legt dann dicklumige Drainagen ein
- Bei schwerer Peritonitis verschließt er das Abdomen z. B. mit einem provisorischen „Reißverschluss". In den Folgetagen öffnet er den provisorischen Verschluss alle 24–48 Std. zur wiederholten Spülung *(Lavage)* und Reinigung der Bauchhöhle **(Etappenlavage)**.

Pflege bei Peritonitis

Die (sekundäre) Peritonitis erfordert in der Regel intensivmedizinische Betreuung.

Präoperativ entspricht die Pflege der bei Akutem Abdomen. Postoperativ orientiert sich die Pflege nach Verlegung von der Intensiv- auf die Allgemeinstation an der Art des durchgeführten Eingriffs und der Belastbarkeit des Patienten.

Pflege bei Akutem Abdomen ☞ *19.2.3*
Intensivpflege ☞ 💻

19.9 Hernien

19.9.1 Übersicht

Hernie *(Bruch):* Eingeweide- oder Weichteilbruch, oft mit sackartiger Ausstülpung des Peritoneums **(Bruchsack)** durch eine Bauchwandlücke **(Bruchpforte,** *Bruchring)* und Hervortreten von Eingeweiden oder Organteilen **(Bruchinhalt,** *Bruchsackinhalt)* in den Bruchsack. Man unterscheidet:
- Nach Entstehung **angeborene** und **erworbene** Hernien
- Nach Lokalisation **äußere** und **innere** Hernien
- Nach Komplikationen **reponible, irreponible** und **inkarzerierte** *(eingeklemmte)* Hernien.

Bei der **Gleithernie** fehlt der peritoneale Bruchsack ganz oder teilweise und bilden die vorgefallenen Eingeweide selbst einen Teil des Bruchsacks, beispielsweise bei Leistenhernien auf der rechten Seite das Zökum, auf der linken Seite das Sigma. Möglich ist das nur bei lockerem retroperitonealem Bindegewebe, auf dem die nur teilweise von Peritoneum überzogenen Organe durch die Bruchpforte gleiten.

Im Gegensatz zur Gleithernie ist eine „echte" Hernie immer vollständig von Peritoneum überzogen.

Von einem **Prolaps** *(Eingeweidevorfall)* spricht man bei vorfallenden Eingeweiden nach offenen Verletzungen oder Operationen. Sie sind nicht von Peritoneum bedeckt.

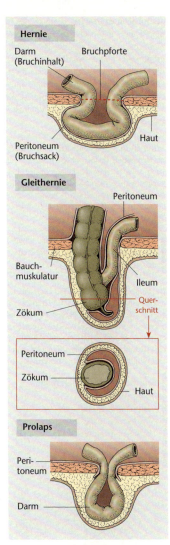

Abb. 19.47: Hernie, Gleithernie und Prolaps. [A400-190]

Krankheitsentstehung

Angeborene Hernien haben ihre Ursache im fehlenden Verschluss embryonal bestehender Peritonealausstülpungen. Zu den angeborenen Hernien gehören beispielsweise die kindlichen Nabelhernien (☞ 19.9.2) und ein Teil der indirekten Leistenhernien (☞ Abb. 19.51 und 19.9.2).

Die häufigeren **erworbenen Hernien** sind durch anlagebedingte, etwa Durchtrittsstellen von Gefäßen, Nerven oder des Samenstrangs, oder z. B. durch Verletzung erworbene Schwächen der Bauchwand bedingt. Begünstigend wirken z. B. Adipositas oder chronische Obstipation.

Erworbene Hernien können auch aufgrund einer krankhaften Erhöhung des intraabdominellen Drucks durch andere Grunderkrankungen entstehen, etwa durch Aszites oder Darmtumoren.

Symptome, Befund und Diagnostik

Äußere Hernien

Äußere Hernien (z. B. *Leisten-, Schenkel-, Nabel-* und *Narbenhernien*) treten durch die Bauchwand nach außen. Ihre Symptome sind relativ einheitlich und unterscheiden sich nur durch die unterschiedliche Lokalisation der Brüche.

Im Bereich der Bruchpforte findet sich in Abhängigkeit von der Bruchsackgröße eine sicht- oder nur tastbare Vorwölbung. Diese Vorwölbung kann normalerweise in den Bauchraum zurückgedrückt werden **(reponible Hernie)** und stülpt sich bei Erhöhung des intraabdominalen Drucks (Husten, Niesen, Schreien, Pressen) wieder aus. Bei einer **irreponiblen Hernie**, z. B. durch Verwachsungen zwischen Bruchinhalt und Bruchsack, kann die Hernie nicht mehr zurückgedrängt werden. Die Bruchregion ist häufig mäßig schmerzhaft, insbesondere bei Belastung, und bei im Bruchsack befindlichen Darmanteilen können über der Vorwölbung Darmgeräusche gehört werden.

Die Diagnostik äußerer Hernien erfolgt durch klinische Untersuchung.

Innere Hernien

Innere Hernien sind selten und von außen nicht sichtbar. Am häufigsten ist die Hiatus-

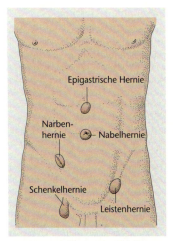

Abb. 19.48: Lokalisation wichtiger äußerer Hernien. [A400-190]

hernie (☞ 19.4.2). Innere Hernien, die sich in den Peritonealtaschen gebildet haben, z. B. in der Bursa omentalis, führen in der Regel erst bei Komplikationen zu Symptomen, z. B. einem Ileus. Aus diesem Grund werden innere Hernien entweder erst bei Abklärung eines *Akuten Abdomens* (☞ 19.2.3) oder zufällig im Rahmen anderer Untersuchungen, z. B. eines Kolonkontrasteinlaufs oder einer Angiographie, diagnostiziert.

Komplikationen

Drohende Komplikation jeder Hernie ist die **Inkarzeration** *(Einklemmung),* bei der der Bruchinhalt (häufig der Darm) in der Bruchpforte stranguliert wird. Die **komplette Inkarzeration** führt sowohl zur Unterbrechung der Stuhlpassage mit *mechanischem Ileus* (☞ 19.6.1) als auch zur Ischämie der Darmwand mit lebensbedrohlichem Absterben von Darmgewebe *(Darmgangrän)* und nachfolgender *Durchwanderungsperitonitis* (☞ 19.8). Die Bruchregion ist hochschmerzhaft und mitunter gerötet. Der Patient entwickelt die Symptome des *Akuten Abdomens* (☞ 19.2.3).

Bei einer **inkompletten Inkarzeration** *(Darmwandbruch, Littré-Hernie, Richter-Littré-Hernie)* wird nur ein Teil der Darmwand eingeklemmt. Da die Stuhlpassage erhalten bleibt, verläuft diese Komplikation zunächst relativ symptomarm und wird vielfach erst durch die Peritonitis bemerkt.

> **Vorsicht**
> Bei einem Säugling mit bekannter Hernie ist stundenlanges, nicht zu unterbrechendes Schreien immer verdächtig auf eine Inkarzeration der Hernie.

Behandlungsstrategie

Reponible Hernien können meist leicht manuell reponiert werden. Diese Maßnahme hilft jedoch nicht auf Dauer, und es kann außerdem jederzeit zu einer Inkarzeration kommen. Deswegen werden auch reponible Hernien operiert. Bei der Operation wird zunächst der Bruchsack eröffnet, der Bruchinhalt zurückverlagert und der Bruchsack beseitigt **(Herniotomie).** Danach wird die Bruchpforte verschlossen oder zumindest stark eingeengt **(Hernioplastik,** *Herniereparation, Bruchpfortenverschluss*). Insbesondere bei Leisten- und Schenkelhernien haben sich mittlerweile auch minimalinvasive (laparoskopische) Verfahren etabliert.

Nicht eingeklemmte Hernien können zu einem geplanten Zeitpunkt, inkarzerierte Hernien müssen sofort operiert werden.

Je früher operiert wird, desto größer ist die Chance, dass sich der eingeklemmte Darm nach Lösung aus der Bruchpforte erholt und erhalten werden kann. Durch die Durchblutungsstörung bereits irreversibel geschädigte Darmabschnitte müssen entfernt werden. Manchmal ist die vorübergehende Anlage eines Enterostomas erforderlich.

Bei einer Hernie, die weniger als 4–6 Std. inkarzeriert ist, versucht der Arzt manchmal eine **Reposition** (jedoch ohne Gewalt), wenn noch keine Peritonitis, keine lokalen Reizungen und kein Ileus bestehen. Gelingt diese, kann auf den Noteingriff zugunsten eines geplanten Eingriffs innerhalb der nächsten Tage verzichtet werden.

> Merkspruch: „Über einem eingeklemmten Bruch darf die Sonne weder auf- noch untergehen."

Bei inoperablen Patienten kann bei nicht eingeklemmten Hernien zur Inkarzerationsprophylaxe das ansonsten obsolete **Bruchband** angelegt werden. Hierbei wird durch eine mechanische Kompression von außen versucht, ein Ausstülpen des Bruchsacks und dadurch eine mögliche Einklemmung zu vermeiden.

> **Hauptkomplikationen nach Hernienoperation**
> ▶ Blutung; Peritonitis
> ▶ Verletzung nahe gelegener anatomischer Strukturen, z. B. bei Fehleinschätzung des Bruchinhalts
> ▶ Rezidivhernie.

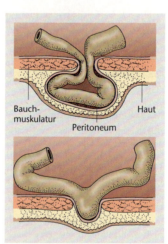

Abb. 19.49: Komplett inkarzerierte Hernie mit Störung von Durchblutung und Darmpassage (oben) und inkomplett inkarzerierte Hernie (unten) mit lokaler Durchblutungsstörung ohne gestörte Darmpassage. [A400-190]

Pflege bei Hernienoperation

Allgemeine prä- und postoperative Pflege ☞ *15.10.2 – 15.10.4*

Präoperative Pflege

Der Patient wird bei Leisten- und Schenkelhernien von einer Handbreit oberhalb des Nabels bis zur Mitte beider Oberschenkel einschließlich der Schambehaarung rasiert, bei Narben-, Nabel- und epigastrischen Hernien großzügig in der Umgebung der Hernie. Bei geplanten Operationen bekommt der Patient am Vorabend der Operation flüssige Kost und erhält meist ein Klistier zur Darmreinigung. Bis zur Operation beobachten ihn die Pflegenden auf die Symptome der inkarzerierten Hernie (☞ oben), da die Operation dann vorgezogen werden muss.

Postoperative Pflege

▶ Die Wunde wird auf Arztanordnung mit einem kleinen Sandsack komprimiert, um Hämatomen vorzubeugen; allerdings nur, wenn keine Redon-Saugdrainage eingelegt wurde. Bei Männern sind nach Leisten- und Schenkelhernienoperationen die Lagerung der Hoden auf einem *Hodenbänkchen* und die Benutzung eines *Hodensuspensoriums* empfehlenswert, um einer postoperativen Hodenschwellung entgegenzuwirken. Wurde eine Redon-Saugdrainage eingelegt, wird diese am 2. postoperativen Tag entfernt. Fäden werden zwischen dem 6. und 8. postoperativen Tag gezogen, nach Narbenhernien evtl. später.

▶ Die Kost wird in der Regel ab dem 1. postoperativen Tag auf Arztanordnung aufgebaut, nach einer Darmresektion bzw. einer Eröffnung des Darms später (abhängig von einsetzender Darmperistaltik). Bei großen Nabelhernien erfolgt der Kostaufbau wie nach Appendektomie (☞ 19.6.5).

▶ In der Regel kann der Patient noch am OP-Tag mobilisiert werden. Abweichungen von der Frühmobilisation, z. B. bei Rezidivoperationen, werden vom Arzt angeordnet. Zur Verringerung des Rezidivrisikos sollte der Patient ruckartige Bewegungen meiden und beim Aufstehen, Husten oder Niesen eine Hand auf die Wunde legen und damit einen Gegendruck erzeugen.

▶ Starke Belastungen der Bauchdecken und eine Erhöhung des intraabdominalen Drucks sind zu vermeiden, weil sie das Rezidivrisiko ebenfalls erhöhen. Da der Patient zum Stuhlgang nicht pressen soll, ist eine Obstipationsprophylaxe erforderlich. Husten wird bei Erfolglosigkeit physikalischer Maßnahmen medikamentös bekämpft.

Prävention und Gesundheitsberatung
Wann der Patient nach der Operation wieder voll belastbar ist (Sport, Heben), hängt von der Art der Hernie und der Operationstechnik ab. Faustregel: Nach laparoskopischen Operationen kann nach etwa zwei Wochen, nach konventionellen nach 3–4 Wochen mit leichten körperlichen Tätigkeiten begonnen werden. Der Patient sollte dabei dem Arzt seine beruflichen oder sportlichen Belastungen möglichst konkret darlegen, denn die Vorstellungen von leichter, mäßiger und schwerer körperlicher Anstrengung gehen weit auseinander.

19.9.2 Leistenhernien

Leistenhernie *(Hernia inguinalis):* Mit ca. 75% der Fälle häufigste Hernie bei Erwachsenen. Betrifft zu 90% Jungen oder Männer.

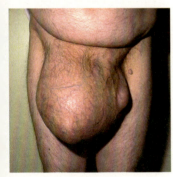

Abb. 19.50: Leistenhernie. [T129]

Leistenhernien werden nach ihrem Verlauf in direkte und indirekte Hernien eingeteilt: Leistenhernien, die am inneren Leistenring *lateral* der epigastrischen Gefäße in den Leistenkanal eintreten (☞ Abb. 19.51), werden als **indirekte Hernien** bezeichnet. Sie liegen innerhalb des M. cremaster und können bis ins Skrotum reichen **(Skrotalhernie).**

Bei Leistenhernien, die sich *medial* der epigastrischen Gefäße durch die dünne Faszie des M. transversus abdominis in den Leistenkanal hineinwölben, handelt es sich um **direkte Leistenhernien** (☞ Abb. 19.51).

Bei jeder erworbenen Leistenhernie wird die Bruchpforte operativ verschlossen (z. B. nach *Bassini* oder nach *Shouldice,* auch laparoskopisch). Trotz regelrechter Operation und optimalem postoperativen Verhalten tritt bei 5–10% der Operierten ein Rezidiv auf. Eine ernste Spätkomplikation bei Männern ist die *Hodenatrophie* (bei 2–3% aller operierten Männer).

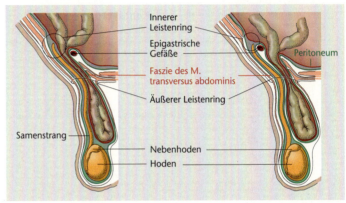

Abb. 19.51: Links: Indirekte Leistenhernie. Sie tritt durch den inneren Leistenring lateral der epigastrischen Gefäße in den Leistenkanal ein. Rechts: Direkte Leistenhernie. Sie tritt nicht durch den inneren Leistenring ein, sondern wölbt sich z. B. bei hohem intraperitonealen Druck medial der epigastrischen Gefäße durch die hier sehr dünne Faszie des M. transversus abdominis in den Leistenkanal. [A400-190]

Hernie	Bruchpforte	Besonderheiten
Nabelhernie (Hernia umbilicalis)	Nabelöffnung	Häufigste Hernie bei Kindern, v. a. Frühgeborenen. Oft Spontanverschluss, daher OP vor dem 2. Geburtstag nur bei Inkarzeration
Narbenhernie (Hernia cicatricea)	OP-Narbe	Erhöhtes Risiko z. B. bei Wundinfektionen, Adipositas oder Kachexie, auch abhängig von der Schnittführung
Schenkelhernie (Hernia femoralis)	Unter dem Leistenband medial der Femoralgefäße.	Vor allem bei älteren Frauen. Hohe Inkarzerationsgefahr

Tab. 19.52: Übersicht über weitere Hernien.

Literatur und Kontaktadressen

📖 Literaturnachweis

1. Vgl. Däubler, P.; Stange, E. F.: Chronisch entzündliche Darmerkrankungen: Psychische Faktoren sind nicht entscheidend. In: Pflegezeitschrift 6/2004, S. 386–388.

2. Vgl. Müller-Nothmann, S.-D.: Darmerkrankungen: Voll unterstützender Energie. Ernährungstherapie bei Morbus Crohn und Colitis ulcerosa. In: Die Schwester/Der Pfleger 7/2005, S. 528–531.

3. Vgl. Blank, I.: Divertikel – Komplikationen machen sie zur heimlichen Gefahr. In: Heilberufe 8/2002, S. 28–29.

4. Vgl. Peters, U. et al.: Dietary fibre and colorectal adenoma in a colorectal cancer early detection programme. In: Lancet 5/2003, S. 1491–1495.

5. Vgl. Walsh, M.; Ford, P.: Pflegerituale. Verlag Hans Huber, Bern 2000, S. 115 f.

6. Kolorektales Karzinom. Leitlinie der Deutschen Gesellschaft für Verdauungs- und Stoffwechselkrankheiten, Stand September 2004. Nachzulesen unter www.uni-duesseldorf.de/AWMF/ll/021-007.htm

Vertiefende Literatur ☞ 🖳

✉ Kontaktadressen

1. Deutsche Zöliakie-Gesellschaft e. V., Filderhauptstraße 61, 70599 Stuttgart, Tel.: 07 11/4 59 98 10,
Fax: 07 11/45 99 81 50,
www.dzg-online.de

2. Deutsche Morbus Crohn/Colitis Ulcerosa Vereinigung e. V., Paracelsusstraße 15, 51375 Leverkusen,
Tel.: 02 14/87 60 80,
Fax: 02 14/8 76 08 88, www.dccv.de

3. Kompetenznetz chronisch entzündliche Darmerkrankungen e. V., c/o Universitätsklinikum Schleswig-Holstein, Campus Kiel, Klinik für Allgemeine Innere Medizin, Schittenhelmstraße 12, 24105 Kiel,
Tel.: 04 31/5 97 39 37,
Fax: 04 31/5 97 14 34,
www.kompetenznetz-ced.de

4. www.5amtag.de

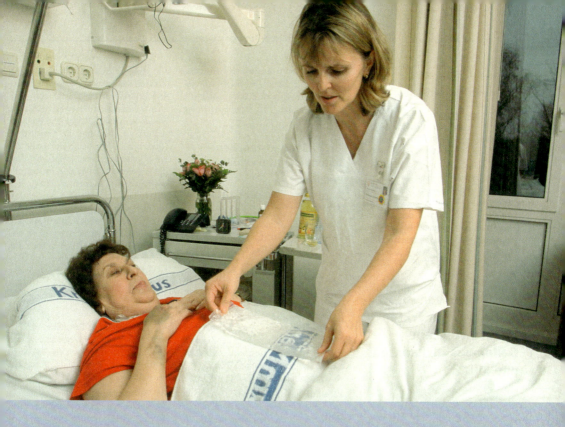

20 Pflege von Menschen mit Erkrankungen von Leber, Gallenwegen, Pankreas und Milz

20.1	Pflege von Menschen mit Erkrankungen von Leber, Gallenwegen, Pankreas und Milz 838	20.4	Erkrankungen der Leber .. 842	20.5.4	Akute eitrige Cholangitis 855
		20.4.1	Akute Virushepatitis 842	20.5.5	Nicht-eitrige chronisch-destruierende Cholangitis und primär biliäre Zirrhose ... 855
		20.4.2	Chronische Hepatitis 845		
		20.4.3	Alkoholische Leberschädigung 845		
20.1.1	Situation des Patienten 838			20.6	Erkrankungen des Pankreas 856
20.1.2	Beobachten, Beurteilen und Intervenieren 838	20.4.4	Leberzirrhose und Leberausfallkoma 846		
				20.6.1	Akute Pankreatitis 856
20.2	Hauptbeschwerden des Patienten 838	20.4.5	Leberschädigungen durch andere Noxen und akutes Leberversagen 849	20.6.2	Chronische Pankreatitis und Pankreasinsuffizienz 857
20.2.1	Ikterus 838			20.6.3	Pankreaskarzinom 857
20.2.2	Aszites 839	20.4.6	Bösartige Tumoren der Leber................... 850	20.6.4	Pankreasverletzungen 860
20.3	Der Weg zur Diagnose ... 840			20.7	Erkrankungen der Milz ... 860
20.3.1	Laboruntersuchungen 840	20.4.7	Leberverletzungen 851	20.7.1	Splenomegalie 860
20.3.2	ERCP und MRCP 840	20.5	Erkrankungen von Gallenblase und Gallenwegen .. 851	20.7.2	Milzverletzungen/Milzruptur 860
20.3.3	Aszitespunktion 840				
20.3.4	Leberbiopsie und Leberpunktion 841	20.5.1	Gallengangatresie 851	**Literatur und Kontaktadressen 862**	
		20.5.2	Cholelithiasis 851		
20.3.5	Laparoskopie 842	20.5.3	Cholezystitis 855		

20 Pflege von Menschen mit Erkrankungen von Leber, Gallenwegen, Pankreas und Milz

Fallbeispiel ☞ 🖥

Das medizinische Fachgebiet

Neben dem Magen-Darm-Trakt (☞ Kap. 19) gehören die **Leber**, die **Gallenblase** und das **Pankreas** *(Bauchspeicheldrüse)* zu den Verdauungsorganen und damit zum Fachgebiet des *Gastroenterologen* bzw. *Allgemein-* oder *Viszeralchirurgen*. Die **Milz** ist zwar kein Verdauungsorgan, jedoch wegen ihrer Nähe und der gemeinsamen Blutversorgung bei Erkrankungen der Verdauungsorgane oft mitbetroffen.

20.1 Pflege von Menschen mit Erkrankungen von Leber, Gallenwegen, Pankreas und Milz

Prä- und postoperative Pflege
☞ *15.10.2 – 15.10.4*
Pflege von Alkoholkranken ☞ *34.8.2*

20.1.1 Situation des Patienten

Bei Erkrankungen von Leber, Gallenwegen und Pankreas sind die Krankheitsbilder und damit auch die Situation des Patienten sehr unterschiedlich. Einen Patienten mit einer erstmaligen, akuten Cholezystitis bewegen andere Fragen als einen Patienten mit einer chronischen Hepatitis. In beiden Fällen kann der Betroffene jedoch durch eine angepasste Lebensweise und Ernährungsform seinen Zustand positiv beeinflussen. Hier ist die kompetente Beratung durch die Pflegenden wichtig. Hilfreich insbesondere bei den recht häufigen chronischen Erkrankungen ist die Vermittlung von Kontaktadressen zum Austausch mit anderen Betroffenen (✉ 1).

Bei einer hochgradigen Einschränkung der Leberfunktion oder (blutenden) Ösophagus- bzw. Magenfundusvarizen muss sich der Patient u. U. mit einer akut lebensbedrohlichen Situation auseinandersetzen.

Bei Patienten mit einem Karzinom von Leber, Gallenblase, Gallengängen oder Pankreas stehen Fragen und Ängste in Zusammenhang mit der eigenen Vergänglichkeit im Vordergrund. Diese Karzinome werden typischerweise spät diagnostiziert und haben daher eine schlechte Prognose. Hier wird Pflege innerhalb absehbarer Zeit zur Sterbebegleitung (☞ Kap. 10).

20.1.2 Beobachten, Beurteilen und Intervenieren

Ernährung

Ernährung nach Pankreatektomie ☞ *20.6.3*

Die meisten Patienten dürfen essen, was sie vertragen (Arztrücksprache). Nur in Einzelfällen ist das Einhalten einer speziellen Diät nötig.

Patienten mit akuten und chronischen *Lebererkrankungen* vertragen häufig keine fetthaltigen oder in Fett zubereiteten Speisen sowie Kohl und Hülsenfrüchte. Dies bedeutet die Auswahl magerer Fleischsorten und eine fettarme Zubereitung. Bei einer fortgeschrittenen Leberzirrhose (☞ 20.4.4) muss die Eiweiß- und Kochsalzzufuhr eingeschränkt werden.

Patienten mit *Gallensteinen* (☞ 20.5.2) sollen die Speisen meiden, die bei ihnen Koliken auslösen. Besonders häufig sind dies fetthaltige und gebratene Speisen, Eier, Kohl, Vollkornprodukte, Kaffee, aber auch rohes Obst.

Bei Patienten mit *chronischen Pankreaserkrankungen* (☞ 20.6.2) ist wegen der dabei vorhandenen Fettverwertungsstörung eine fettarme Kost unter Bevorzugung mehrfach ungesättigter Fettsäuren empfehlenswert. Oftmals reicht es aus, bei der Nahrungszusammenstellung bewusst auf Fettgehalt und -art der Nahrungsmittel zu achten. Außerdem können Verdauungsenzyme medikamentös ersetzt werden (z. B. Panzytrat®, Kreon® ☞ auch 20.6.2). Ansonsten können spezielle Fette gegeben werden, sog. *mittelkettige Triglyzeride* (engl. *medium chain triglycerides*, kurz *MCT*, z. B. in CERES®-Öl oder -Margarine), um die Versorgung des Kranken sicherzustellen. Entwickelt sich aufgrund der gestörten Fettverwertung ein Mangel an fettlöslichen Vitaminen, werden diese parenteral zugeführt.

Eine *Nahrungskarenz* ist nur selten notwendig, z. B. bei der akuten Pankreatitis (☞ 20.6.1). Um das Organ ruhig zu stellen und die Produktion von Pankreassaft zu stoppen, dürfen die Patienten überhaupt nichts oral zu sich nehmen und müssen vollständig parenteral bzw. über eine gastrointestinale Sonde ernährt werden (☞ 15.5.2).

Ein großes diätetisches Problem ist der *Alkohol,* der bei allen Leber- und Bauchspeicheldrüsenerkrankungen egal welcher Ursache absolut tabu ist. Für einige ist das Nein zum Alkohol kein Problem. Andere, die bislang in Gesellschaft (Stammtisch, Familienfeiern) gerne Alkohol getrunken haben, empfinden zwar die Verhaltensänderung als schwierig und die Fragen der anderen als lästig, vielleicht auch als unangenehm, ein Verzicht ist aber möglich. Alkoholkranke Menschen jedoch brauchen in aller Regel professionelle Unterstützung (☞ 34.8), und trotzdem ist die Rückfallquote hoch. Bei einem abrupten Unterbrechen der Alkoholzufuhr droht ein *Entzugsdelir* (☞ 34.8.2).

Ausscheidung

Blasse, salbenartige Fettstühle *(Steatorrhö)* weisen auf Pankreaserkrankungen hin, ein tonfarbener *(acholischer)* Stuhl und brauner Urin auf einen Verschluss der Gallengänge.

Bei bestimmten Erkrankungen, die mit Wassereinlagerungen einhergehen (z. B. Aszites), ist eine exakte Dokumentation von Ein- und Ausfuhr erforderlich (☞ 12.7.1.2).

Atmung

Einschränkungen der Mobilität, eine erkrankungsbedingt flachere Atmung, ein reduzierter Allgemeinzustand sowie ggf. eine Restriktion der Flüssigkeitszufuhr führen zu einer erhöhten Pneumoniegefahr. Maßnahmen zur Pneumonieprophylaxe sind daher besonders wichtig.

20.2 Hauptbeschwerden des Patienten

20.2.1 Ikterus

Ikterus *(Gelbsucht):* Gelbfärbung von Haut und Schleimhäuten durch Anstieg des Bilirubins im Blut mit nachfolgendem Bilirubinübertritt in die Gewebe. Mit dem bloßen Auge sichtbar ab einem *Gesamtbilirubin* (Summe aus *indirektem* und *direktem Bilirubin* ☞ unten) von etwa 2 mg/dl (= 34 mol/l), zuerst als **Sklerenikterus** am Auge, weil hier die Gelbfärbung der Bindehaut vor dem Hintergrund der weißen Sklera (Lederhaut) besonders gut sichtbar wird.

838

20.2 Hauptbeschwerden des Patienten

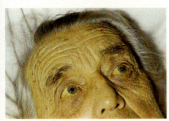

Abb. 20.1: Ikterus mit typischer Gelbfärbung der Haut und der Bindehäute. [R186]

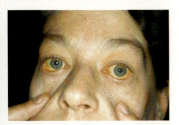

Abb. 20.2: Sklerenikterus. Deutliche Gelbfärbung der Augenbindehaut bei (noch) normalem Hautkolorit. [R168]

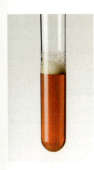

Abb. 20.3: Bilirubinhaltiger bierbrauner Urin, auf dem sich nach dem Schütteln Schaumbläschen gebildet haben. [K115]

Tab. 20.4: Differentialdiagnose des Ikterus anhand Laboruntersuchungen und klinischer Kriterien. Ist der Quotient direktes Bilirubin/Gesamt-Bilirubin > 0,5, so spricht dies für eine posthepatische Ursache des Ikterus. Zu den sonstigen Laborparametern ☞ 20.3.1.

	Prähepatisch	Intrahepatisch	Posthepatisch
Serum			
▸ Indirektes Bilirubin	↑↑	Normal bis ↑	(↑)
▸ Direktes Bilirubin	Normal	↑↑	↑↑
▸ AST, ALT	Normal	↑↑	↑
▸ AP, γ-GT	Normal	↑	↑↑
Urinfarbe	Normal	Dunkel	Dunkel
Stuhlfarbe	Dunkel	Hell bis dunkel	Hell
Juckreiz	Nein	Evtl.	Häufig

Ikterusformen

Drei Formen des Ikterus werden unterschieden:

- **Prähepatischer Ikterus** *(nicht-hepatischer Ikterus, Überproduktionsikterus)*: Beispielsweise durch erhöhten Abbau roter Blutkörperchen *(hämolytischer Ikterus, Hämolyse* ☞ 22.5.1*)*. Die (gesunde) Leber kann das vermehrt anfallende Bilirubin nicht bewältigen (d. h. konjugieren), so dass das *indirekte* Bilirubin im Blut ansteigt
- **Intrahepatischer Ikterus** *(Parenchymikterus)*: Durch krankhafte Veränderungen der Leberzellen, etwa bei bestimmten Vergiftungen, Leberentzündungen (☞ 20.4.1) oder Leberzirrhose (☞ 20.4.4)
- **Posthepatischer Ikterus** *(Verschlussikterus, obstruktiver Ikterus, cholestatischer Ikterus)*: Folge einer Verlegung der Gallenwege, z. B. durch Gallensteine oder Tumoren. Das nach der Konjugation von den Leberzellen wieder ausgeschiedene, direkte Bilirubin kann nicht abfließen, sondern staut sich zurück **(Cholestase)** und steigt im Blut an.

Vor allem beim posthepatischen Ikterus können die Patienten von starkem Juckreiz gequält werden. Abhängig von der Form des Ikterus treten außerdem Stuhlentfärbung und (Dunkel-)Braunfärbung des Urins hinzu.

Die Differenzierung erfolgt v. a. durch Laboruntersuchungen (☞ Tab. 20.4) und weitergehende technische Untersuchungen. Die erste und oft entscheidende Untersuchung dabei ist die Sonographie, z. B. bei Verdacht auf einen posthepatischen Ikterus.

Behandlungsstrategie

Pflege bei Juckreiz ☞ 28.2.3

Ein prä- und intrahepatischer Ikterus wird meist konservativ behandelt. Die Ursachen eines posthepatischen Ikterus müssen in aller Regel operativ beseitigt werden (z. B. Gallensteine).

Der Juckreiz lässt sich durch gallensäurebindende Arzneimittel, z. B. Cholestyramin (auch Colestyramin, etwa Quantalan®) lindern, wohingegen Antihistaminika nur selten helfen.

20.2.2 Aszites

Aszites *(Bauchwassersucht)*: Ansammlung von Flüssigkeit in der freien Bauchhöhle. Meist Symptom einer fortgeschrittenen Erkrankung mit schlechter Prognose.

Mit ca. 80 % ist die *Leberzirrhose* (☞ 20.4.4) die häufigste Ursache eines **Aszites**. Weitere Ursachen sind bösartige Tumoren oder Entzündungen im Bauchraum sowie eine Rechtsherzinsuffizienz (☞ 16.6.1).

Der Patient bemerkt den Aszites an einem vergrößerten Bauchumfang und einer teils erheblichen Gewichtszunahme, die aber (zunächst) durch eine gleichzeitige Abmagerung infolge der Grunderkrankung überdeckt werden kann. Zusätzlich leiden viele Patienten an starken Blähungen.

Dem Untersucher fallen ein vorgewölbter Bauch mit verstrichener Nabelregion und evtl. eine *Nabelhernie* (☞ Tab. 19.52) auf. Bei der körperlichen Untersuchung lässt sich der Aszites ab 500–1000 ml Flüssigkeit durch die *Perkussion* des Abdomens nachweisen. Ihr weit überlegen ist die abdominelle Sonographie, die bereits Flüssigkeitsmengen ab etwa 50 ml darstellt.

Bei unklarer Aszitesursache wird eine (diagnostische) Aszitespunktion durchgeführt und der Aszites untersucht (☞ 20.3.3).

Die symptomatische Therapie besteht in erster Linie in einer medikamentösen Ausschwemmung des Aszites mit Diuretika (☞ Pharma-Info 29.34), vorzugsweise Spironolacton (z. B. Aldactone®), bei unzureichendem Erfolg zusätzlich Furosemid (z. B. Lasix®) oder Torasemid (z. B. Torem®). Bei ausgedehntem Aszites wird eine Aszitespunktion (☞ 20.3.3) durchgeführt, ggf. mehrfach (□ 1).

Bleibt diese Behandlung erfolglos, wird die Anlage eines *transjugulären intrahepatischen portosystemischen Shunts* **(TIPS,** ☞ 20.4.4) erwogen.

Ein **peritoneovenöser Shunt** *(PVS)* mit Ableitung des Aszites über einen subkutan verlaufenden Kunststoffkatheter ins Venensystem wird wegen seiner Risiken nur noch ausnahmsweise durchgeführt. In ausgewählten Fällen kommt eine Lebertransplantation (☞ 20.4.4) in Betracht.

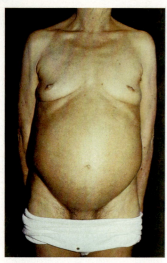

Abb. 20.5: Patient mit ausgeprägtem Aszites bei dekompensierter Leberzirrhose. Das Abdomen ist deutlich vorgewölbt, der Betroffene ansonsten mager. Die Haut des Patienten ist gelblich verfärbt (Ikterus). Gut sichtbar und typisch für eine Leberzirrhose sind außerdem die Gynäkomastie (Brustdrüsenvergrößerung beim Mann) bei gleichzeitig nur noch spärlicher Bauch- und Schambehaarung. [R186]

Pflege bei Aszites

- Einhalten relativer Bettruhe zur Verstärkung der Natriumausscheidung
- Ggf. Unterstützung bei der Ganzkörperwäsche
- Durchführung aller Prophylaxen (Pneumonie-, Dekubitus-, Thromboseprophylaxe)
- Evtl. Lagerung mit angezogenen Beinen oder Knierolle zur Bauchdeckenentspannung
- Beschränkung der Salzzufuhr auf ca. 3 g täglich
- Flüssigkeitsrestriktion auf 1000–1500 ml täglich bei Patienten mit niedrigem Blutnatriumspiegel (auf Arztanordnung)
- Flüssigkeitsbilanzierung. Patienten zur aktiven Mitarbeit in die Maßnahme miteinbeziehen, ggf. unterstützen
- Tägliches Wiegen des Patienten zur Verlaufskontrolle. Die tägliche Gewichtsabnahme soll bei alleinigem Aszites bei maximal 300–500 g liegen, bei zusätzlich peripheren Ödemen bei maximal 1 kg
- Tägliches Messen des Bauchumfangs an markierter Stelle
- Bei liegendem ZVK ZVD-Messung (☞ 16.1.3)
- Assistenz bei einer Aszitespunktion (☞ 20.3.3).

20.3 Der Weg zur Diagnose

Abdominale Sonographie ☞ 14.6.7
Abdomenleeraufnahme ☞ 14.6.2

20.3.1 Laboruntersuchungen

Blutuntersuchungen spielen bei *Leber-, Gallenwegs-* und *Pankreaserkrankungen* eine überragende Rolle.

- Messung der *Leber- und Pankreasenzymaktivitäten.* Marker von Leberzellschäden sind vor allem die **ALT** (*ALAT, Alanin-Amino-Transferase*) und die **AST** (*ASAT, Aspartat-Amino-Transferase*), Indikatoren einer Cholestase die **AP** (*Alkalische Phosphatase*) und die γ-**GT** (γ-*Glutamyl-Transferase*). Bei Verdacht auf eine Pankreatitis wird die **Lipase** im Blut bestimmt, evtl. auch die (nicht pankreasspezifische) α-**Amylase** (Normwerte ☞ Kap. 35)
- *Bilirubin* (☞ 20.2.1)
- Bestimmung des Plasmaeiweißes *Albumin,* des Enzyms **Cholinesterase** (kurz **ChE**) und der in der Leber synthetisierten *Gerinnungsfaktoren* (☞ 22.8) zur Beurteilung ihrer Syntheseleistung
- *Serologische Untersuchungen* (☞ 14.5.6) bei Verdacht auf eine *akute Virushepatitis* (☞ 20.4.1)
- *Autoantikörpersuche* (☞ 27.3)
- Bestimmung des *Eisen-* und *Kupferspiegels* im Blut (☞ 20.4.4).

20.3.2 ERCP und MRCP

ERCP

Die *endoskopisch-retrograde Cholangio-Pankreatikographie* (kurz **ERCP**) kombiniert Endoskopie und Kontrastmittelröntgen und wird z. B. bei unklarer posthepatischer Cholestase (☞ 20.2.1) sowie Verdacht auf Steine im Ductus choledochus oder einen Tumor von Gallenwegen oder Pankreas durchgeführt.

Nach einer Duodenoskopie (☞ 19.3.3) wird die Papille im Duodenum sondiert, *retrograd* Kontrastmittel in Gallengang und Pankreasgang gespritzt (retrograd: „rückwärts"; hier: in Gegenrichtung zum physiologischen Gallenfluss) und geröntgt. Im Rahmen einer ERCP können auch therapeutische Eingriffe erfolgen, v.a. eine **Papillotomie** (*Papillenschlitzung*) bei Konkrementen in den Ductus choledochus oder bei Papillenstenose, Steinentfernungen oder Einlagen von Drainagen.

Hauptkomplikationen einer ERCP sind eine Pankreatitis (☞ 20.6.2), Blutung oder Perforation.

Pflege bei ERCP

Die Pflege bei ERCP entspricht im Wesentlichen derjenigen bei einer Ösophagogastroduodenoskopie (☞ 14.7, 19.3.3). Zusätzlich achten die Pflegenden nach der Untersuchung auf Anzeichen einer Pankreatitis bzw. auf Veränderungen des Abdomens (Abwehrspannung? Schmerzen?). Die Zeitdauer der Nahrungskarenz und der Verabreichung von Infusionen richtet sich ebenso wie der Kostaufbau nach der Art des Eingriffs und wird vom Arzt festgelegt.

MRCP

Neue Verfahren der Kernspintomographie sind **MRC** (*Magnetresonanz-Cholangiographie*) und **MRCP** (*Magnetresonanz-Cholangiopankreatikographie*) zur dreidimensionalen Darstellung von Gallenwegen bzw. Gallenwegen und Pankreasgang. Durch spezielle Aufnahmetechniken nach vorheriger Kontrastmittelgabe ist die MRCP bei vielen Fragestellungen heute gleichwertig zur ERCP, ohne deren Risiken und Strahlenbelastung, allerdings auch ohne die Möglichkeit therapeutischer Eingriffe.

20.3.3 Aszitespunktion

Die **Aszitespunktion** (*Bauchpunktion, Bauchhöhlenpunktion, Peritonealpunktion*) hilft bei der Klärung eines Aszites unbekannter Ursache und dient zur Entlastung bei ausgeprägtem Aszites.

Bevorzugter Punktionsort ist der Übergang vom äußeren zum mittleren Drittel auf einer gedachten Linie zwischen Nabel und Spina iliaca anterior superior (vorderer oberer Darmbeinstachel) links. Heute wird der vorgesehene Punktionsort vor der Punktion meist sonographisch markiert oder die Punktion unter ständiger sonographischer Kontrolle durchgeführt, um Verletzungen der Bauchorgane durch die Punktion zu vermeiden.

Vorbereitung der Aszitespunktion

Vorbereitung des Patienten

- Kontrollieren, dass der Patient vom Arzt aufgeklärt worden ist und eine Einverständniserklärung unterschrieben hat. Aktuelle Werte von Blutbild und Gerinnung bereitlegen
- Patienten unmittelbar vor der Punktion bitten, zur Toilette zu gehen
- Ggf. Bereich der Einstichstelle rasieren

20.3 Der Weg zur Diagnose

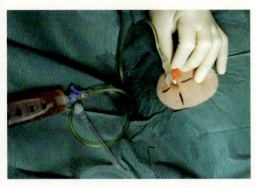

Abb. 20.6: Nach Punktion mit einer Braunüle® wird mit einer Spritze eine Aszitesprobe entnommen und der Aszites zur Entlastung dann in einen Sekretbeutel abgeleitet. [K115]

- Bauchumfang messen und dokumentieren (Messort mit Filzschreiber markieren)
- Patienten in Rücken- bis leichter Linksseitenlage lagern (um den Zugang zur Punktionsstelle und das Ablaufen des Punktats zu erleichtern).

Benötigte Materialien
- Bettschutz
- Maßband, Filzschreiber, ggf. Einmalrasierer
- Abwurfbehälter
- Materialien zur Hautdesinfektion (☞ 14.5.1), Händedesinfektionsmittel
- Instrumententisch mit steriler Auflage
- Steriler OP-Kittel
- Bei Punktion auf Station: mobiles Ultraschallgerät
- Materialien zur Lokalanästhesie (Anästhesiepflege ☞ 💻)
- Materialien zur Punktion: Steriles Abdecktuch, sterile Handschuhe, zusätzlich
  – bei der diagnostischen Punktion 20-ml-Spritze und Kanüle Nr. 1 (gelb)
  – bei der Entlastungspunktion z. B. Kanüle Nr. 1 bzw. Braunüle® mit Infusionssystem (Tropfkammer mit steriler Schere abschneiden) und Auffanggefäß oder eine Braunüle® mit einem sterilen Pleurapunktionsset, das Luer-Ansatz, Dreiwegehahn, Spritze und Beutel im geschlossenen System enthält
- Materialien zur Diagnostik:
  – Urometer
  – Beschriftete Untersuchungsröhrchen (klinische Chemie, Pathologie, Mikrobiologie)
  – Anforderungsschein
- Materialien zum Wundverschluss:
  – Pflaster, sterile Kompressen
  – Evtl. breite Bauchbinde
  – Evtl. Sandsack zur Kompression der Punktionsstelle

Durchführung und Pflege
Die eigentliche Aszitespunktion (☞ Abb. 20.6) ist eine ärztliche Tätigkeit. Die Pflegenden:
- Kontrollieren die Vitalzeichen des Patienten (Schockzeichen möglich durch zu rasche Druckentlastung)
- Messen direkt nach der Punktion abermals den Bauchumfang
- Legen nach dem Abpunktieren großer Flüssigkeitsmengen evtl. eine Bauchbinde an oder einen Sandsack auf, um einem raschen Nachlaufen des Ergusses vorzubeugen
- Messen die Punktatmenge, dokumentieren das Aussehen des Punktats (klar? trüb?), bestimmen das spezifische Gewicht und leiten die Probe ins Labor weiter
- Dokumentieren den Verlauf der Punktion und alle ermittelten Werte im Dokumentationssystem.

Nachbereitung
Nach der Punktion kontrollieren die Pflegenden den Verband (auslaufender Aszites?) sowie Allgemeinbefinden, Vitalparameter und Temperatur des Patienten, um Komplikationen (z. B. Peritonitis) rechtzeitig zu erkennen. Sie veranlassen Laboruntersuchungen (auf Arztanordnung) zur Feststellung von Veränderungen nach der Punktion (z. B. Bluteiweißverlust).

20.3.4 Leberbiopsie und Leberpunktion

Eine **Leberbiopsie**, heute üblicherweise durch **Menghini-Punktion**, kann sowohl zur Diagnosefindung als auch zu Verlaufskontrolle und Therapieentscheid bei bekannter Grunderkrankung angezeigt sein. Sie erfordert eine schriftliche Einverständniserklärung durch den Patienten nach vorheriger Aufklärung durch den Arzt.

Bei der Menghini-Punktion wird die Leber nach Ultraschallkontrolle perkutan mit einer speziellen Nadel punktiert. Bei kleinen Kindern wird die Punktion in Kurznarkose, bei älteren unter Sedierung durchgeführt. Bei Erwachsenen reicht in aller Regel eine Lokalanästhesie.

Eine *Laparoskopie* (☞ 20.3.5) zur Entnahme einer Leberbiopsie ist nur gerechtfertigt, wenn eine *gezielte* Gewebeentnahme unter Sicht erforderlich ist.

Die Hauptkomplikationen sind Blutungen, Peritonitis (☞ 19.8) und Pneumothorax (☞ 18.9).

Vorbereitung
- Patienten nüchtern lassen
- Ggf. Punktionsstelle rasieren
- Krankenakte (inkl. Blutbild- und Gerinnungskontrolle) und genügend Etiketten für die Probenröhrchen mitgeben, falls die Punktion nicht auf der Station durchgeführt wird
- Patienten unmittelbar vor der Punktion bitten, Blase und möglichst auch Darm zu entleeren
- Material vorbereiten: ggf. alles zum Legen einer Braunüle®, Desinfektionsmittel, alles zur Lokalanästhesie, spezielles Punktionsbesteck mit Leberpunktionsnadeln nach Menghini und Spezialspritze, Skalpell oder Lanzette, NaCl 0,9%, sterile Handschuhe, sterile Abdecktücher, sterile Kompressen, Tupfer, Verbandsmaterial, Gefäß mit Fixierlösung für Leberzylinder, Sandsack.

Nachbereitung
- Die Pflegenden kontrollieren über vier Stunden halbstündlich die Vitalzeichen des Patienten und den Verband (Blutungen? Austritt von Galle?)

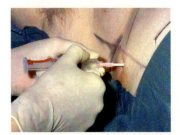

Abb. 20.7: Leberpunktion mit Menghini-Nadel. [K183]

- Nach der Punktion soll der Patient für ca. 24 Std. lockere Bettruhe einhalten, davon die ersten 2–4 Std. (je nach Punktionsstelle) in Rechtsseitenlage auf einem Sandsack oder in Rückenlage mit aufliegendem Sandsack; durch den Sandsack wird eine Kompression auf die Leber ausgeübt
- Bei komplikationslosem Verlauf darf der Patient nach sechs Stunden wieder essen und trinken (Arztanordnung)
- Sonographiekontrolle der Punktionsstelle nach 24 Std. veranlassen
- Schmerzen in der rechten Schulter können durch eine Zwerchfellreizung bedingt sein. Arzt informieren.

20.3.5 Laparoskopie

Die **Laparoskopie** (Bauchspiegelung) ermöglicht die direkte Betrachtung erkrankter Organe und die gezielte Punktion von Krankheitsherden im Bauchraum. Ihren Schwerpunkt hat sie in der Gynäkologie (☞ 30.3.6) und Chirurgie – viele therapeutische Eingriffe sind mittlerweile laparoskopisch möglich. Hauptkomplikationen sind Blutungen in der Bauchdecke oder Bauchhöhle, Peritonitis, Verletzung intraabdomineller Organe und Kreislaufstörungen.

In der Regel in Vollnarkose wird die Bauchhöhle über eine Kanüle mit Kohlensäuregas oder Lachgas aufgebläht, so dass sich die inneren Organe voneinander abheben. Anschließend wird nach einem kleinen Bauchschnitt im Bereich des Nabels ein 20 cm langes, bleistiftdünnes Führungsrohr (das *Laparoskop*) eingeführt. Der Arzt kann sich dann die inneren Organe wie Leber, Gallenblase, Milz und Teile des Darms ansehen und über einen Arbeitskanal im Laparoskop Spezialinstrumente vorschieben. Für operative Eingriffe werden zusätzliche Instrumente über weitere Einstiche eingeführt (☞ Abb. 20.21).

Eine diagnostische Laparoskopie mit sehr kleinen Instrumenten (Durchmesser unter 2 mm) heißt auch **internistische Laparoskopie**. Die Belastung für den Patienten ist hier geringer, weshalb eine Lokalanästhesie mit zusätzlicher Gabe von Schmerzmitteln und Sedativa (**Analgosedierung**, dem Patienten oft anschaulich als „schmerzfreier Dämmerschlaf" umschrieben) ausreicht.

Pflege

Die Vorbereitungen zu einer Laparoskopie entsprechen denen zu einer kleinen Operation (☞ 15.10.2).

Nach dem Eingriff:
- Vitalzeichen kontrollieren, in den ersten Stunden dreimal stündlich
- Nach Gewebeentnahme Einstichstelle mithilfe eines Sandsackes komprimieren
- Verband auf Durchbluten kontrollieren
- Patienten nach Blutdruckkontrolle erstmalig nach 4–6 Std. in Begleitung aufstehen lassen (mit erstem Toilettengang verbinden)
- Nahrungskarenz nach Arztanordnung einhalten lassen. Meist ist am Abend des OP-Tages Suppe oder Tee und Zwieback erlaubt, ab dem ersten postoperativen Tag Vollkost
- Zusätzliche Maßnahmen je nach durchgeführtem Eingriff auf Arztanordnung durchführen.

Postoperative Schmerzen von unterhalb des Zwerchfells bis zum Nacken sind durch das eingeleitete Gas bedingt und bedürfen in der Regel keiner medikamentösen Therapie.

20.4 Erkrankungen der Leber

20.4.1 Akute Virushepatitis

> **Akute Virushepatitis:** Viral bedingte Leberentzündung mit Nekrosen der Leberzellen und einem meist intrahepatischen Ikterus (☞ 20.2.1). Unterteilung je nach ursächlichem Virus in die Typen A–E. Die Viren unterscheiden sich erheblich in ihrem Ansteckungsweg, der Inkubationszeit sowie ihrer Neigung zu Folgeerkrankungen, weniger durch ihre (Akut-)Symptome.

Virushepatitiden gehören mit jährlich über 20 000 Fällen zu den häufigsten schweren Infektionskrankheiten in Deutschland und unterliegen ebenso wie der Nachweis der Hepatitis-Viren A–E der Meldepflicht (☞ 26.12). Bei medizinischem Personal können sie als Berufskrankheit anerkannt werden (☐ 2).

Eine **akute infektiöse Hepatitis** kann nicht nur durch die Hepatitisviren Typ A–E hervorgerufen werden, sondern auch durch zahlreiche andere Viren (z. B. Epstein-Barr-Virus, Cytomegalie-Virus), Bakterien (z. B. Leptospiren, Salmonellen) und Protozoen (z. B. Toxoplasmen, Plasmodien). In der Klinik werden aber unter einer akuten infektiösen Hepatitis im engeren Sinn nur Hepatitiden durch die Hepatitisviren A–E verstanden, weshalb sich die folgenden Ausführungen hierauf beschränken.

Gesichert ist außerdem die Existenz eines *Hepatitis-G-Virus*, das aber, wenn überhaupt, nur milde Erscheinungen hervorruft.

Krankheitsentstehung und Hepatitis-Typen

In Deutschland sind zurzeit die Virustypen A–C bedeutsam.

Hepatitis A

Die **Hepatitis A** (*epidemische Virushepatitis*) wird durch das *Hepatitis-A-Virus* (**HAV**) hervorgerufen, ein weltweit verbreitetes RNS-Virus, das v. a. fäkal-oral durch Schmierinfektion, infizierte Nahrungsmittel oder verseuchtes Wasser übertragen wird. 14–21 Tage nach der Infektion beginnt der Betroffene, das Virus mit dem Stuhl auszuscheiden, und ist somit ansteckend, meist ohne es selbst zu bemerken. Erst 2–7 Wochen nach der Ansteckung treten erste Symptome auf – wenn überhaupt, denn 50 % der Infektionen verlaufen asymptomatisch. Die Krankheitsdauer beträgt 4–6 Wochen, selten 3–4 Monate, wobei Kinder durchschnittlich leichter erkranken als Erwachsene. Fulminante Formen mit Leberversagen sind mit ca. 0,1–0,2 % selten.

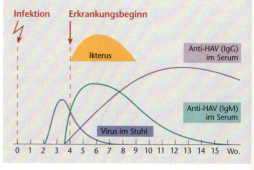

Abb. 20.8: Hepatitis A. Die Nachweisbarkeit der Hepatitis-A-Viren im Stuhl oder der HAV-Antikörper im Blut ist abhängig vom Krankheitsstadium.

20.4 Erkrankungen der Leber

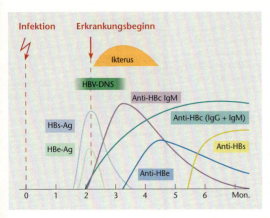

Abb. 20.9: Hepatitis B. Nachweisbarkeit von Virusantigenen und -antikörpern im Krankheitsverlauf. Wenn HBs-Ag positiv ist, so ist eine Ansteckungsfähigkeit möglich. Der Nachweis von HBV-DNS bedeutet definitive Ansteckungsfähigkeit.

Die Hepatitis A heilt aus und wird nicht chronisch.

> Die Hepatitis A ist in Deutschland eine typische *Reiseerkrankung* nach Reisen in Länder mit schlechterem Hygienestandard.

Hepatitis B

Verursacher der **Hepatitis B** *(Spritzen-, Serumhepatitis)* ist das *Hepatitis-B-Virus* (HBV), ein DNS-Virus. Es wird in erster Linie durch Körpersekrete wie Blut und Blutprodukte sowie durch Speichel und Samenflüssigkeit beim Mann bzw. Vaginalsekret bei der Frau übertragen. Risikogruppen sind daher vor allem Bluterkranke, Dialysepatienten, Drogenabhängige ohne eigenes Injektionsbesteck und Personen mit häufig wechselnden Sexualpartnern. Auch (zahn-)medizinisches Personal ist gefährdet. Bedeutsam ist außerdem die perinatale Infektion Neugeborener von Hbs-Ag-positiven Müttern (☞ unten).

Die Zeit zwischen Ansteckung und Ausbruch der Krankheit beträgt etwa 1–6 Monate. In den meisten Fällen heilt die Hepatitis B folgenlos ab. Bei ca. 10 % der erkrankten Erwachsenen, jedoch in ca. 90 % der Fälle bei Säuglingen, wird sie chronisch.

Hepatitis C

Die **Hepatitis C** ist durch eine Infektion mit dem *Hepatitis-C-Virus* (HCV), einem RNS-Virus, bedingt. Übertragungswege und Risikogruppen entsprechen denen der Hepatitis B. Die Inkubationszeit beträgt zwei Wochen bis fünf Monate. Die Hepatitis C geht bei Erwachsenen in ca. 50–85 % aller Fälle in eine chronische Form über; für Kinder ist die Prognose wahrscheinlich günstiger. Bei Chronifizierung entwickeln ca. 20 % der Patienten nach langjährigem Verlauf eine Leberzirrhose (☞ 20.4.4).

Hepatitis D–E ☞ Tabelle 20.10

Symptome und Untersuchungsbefund

Typisch ist ein dreiphasiger Verlauf der Erkrankung:
- **Prodromalphase** *(präikterisches Stadium):* Tage bis Wochen
  - Grippeähnliche Allgemeinsymptome
  - Appetitlosigkeit, Übelkeit, Brechreiz, Durchfall und Druckgefühl im Oberbauch
  - Gelenk- und Muskelschmerzen
- **Krankheitsphase** *(ikterisches Stadium):* meist 2–6 Wochen
  - Graugelber Stuhl und braun gefärbter Urin (☞ 20.2.1)
  - (Druckschmerzhafte) Vergrößerung von Leber, Milz und evtl. Lymphknoten
  - Juckreiz, insbesondere bei ausgeprägtem Ikterus, ansonsten nicht selten subjektive Beschwerdebesserung
- **Rekonvaleszenzphase** *(postikterisches Stadium):*
  - Langsame Rückbildung aller Krankheitszeichen, uncharakteristische Beschwerden über längere Zeit möglich.

	Hepatitis A	Hepatitis B	Hepatitis C	Hepatitis D	Hepatitis E
Erreger	HAV	HBV	HCV	HDV*	HEV
Hauptübertragungsweg	Fäkal-oral	Parenteral, sexuell, perinatal	Parenteral, sexuell, perinatal	Parenteral, sexuell	Fäkal-oral
Inkubationszeit	2–7 Wochen	1–6 Monate	2 Wochen–5 Monate	4–7 Wochen	2–8 Wochen
Dauer der Infektiosität	Bis 4 Wo. nach Auftreten der ersten Symptome	Bis HBs-Ag, HBe-Ag, HBV-DNS und Anti-HBc-IgM negativ	Unklar	Unklar	Unklar
Serologische Routinediagnostik	Anti-HAV-IgM	HBs-Ag, HBe-Ag, Anti-HBc-IgM (HBV-DNS)	Anti-HCV (erst nach 2–6 Monaten positiv), HCV-RNS	Anti-HDV-IgM, (HDV-RNS) plus Hepatitis-B-Serologie	Anti-HEV-IgM, (HEV-RNS)
Besonderheiten des Verlaufs	Fulminante Verläufe ca. 0,1–0,2 %, keine chron. Verläufe	Fulminante Verläufe < 1 %, 5–10 % chron. Verläufe bei Erwachsenen, jedoch 90 % bei Säuglingen	Fulminante Verläufe < 1 %, unbehandelt 50–85 % chron. Verläufe bei Erwachsenen	Fulminante Verläufe in 2–10 %, chron. Verläufe je nach Infektionszeitpunkt**	Bei Schwangeren bis 20 % fulminante Verläufe, keine chron. Verläufe
Impfung	Passiv und aktiv	Passiv und aktiv	Nicht möglich	Schutz durch Impf. gegen Hepatitis B	Nicht möglich

* Für sich alleine nicht pathogen, nur bei gleichzeitiger Hepatitis-B-Infektion
** Bei *gleichzeitiger* HBV- und HDV-Infektion 5 %, bei HDV-Infektion bei *vorbestehender* Hepatitis-B-Infektion bis 95 % chronische Verläufe

Tab. 20.10: Übersicht über die wichtigsten Hepatitisviren und die durch sie verursachten Erkrankungen.

20 Pflege von Menschen mit Erkrankungen von Leber, Gallenwegen, Pankreas und Milz

Komplikationen

Gefährlichste Frühkomplikation ist ein **fulminanter Verlauf** bis hin zum akuten Leberversagen (☞ 20.4.5).

Wichtigste Spätkomplikation ist der Übergang in eine **chronische Hepatitis** mit erhöhtem Risiko einer *Leberzirrhose* (☞ 20.4.4) und eines *Leberzellkarzinoms* (☞ 20.4.6).

> Ein Rückschluss von der Schwere des akuten Krankheitsbildes auf das Risiko einer Chronifizierung ist nicht möglich. Gerade die akute Hepatitis C verläuft überwiegend asymptomatisch, wird aber oft chronisch.

Diagnostik

Bei einer akuten Virushepatitis sind Bilirubin und Transaminasen (ALT > AST) deutlich, AP und γ-GT in der Regel nur leicht erhöht. Eine Sicherung des Erregers ist durch verschiedene serologische Untersuchungen (☞ Tab. 20.10) möglich.

Behandlungsstrategie

Die akute Hepatitis C wird möglichst frühzeitig über 24 Wochen mit α-Interferon (vorzugsweise an Polyethylenglykol gekoppeltes Interferon = pegyliertes = PEG-Interferon, z. B. Pegasys®) behandelt (Nebenwirkungen ☞ 22.4.4) und heilt dann in über 90 % aus (☐ 3).

Ansonsten besteht die symptomatische Behandlung vor allem in der Ausschaltung leberschädigender Noxen und einer sorgfältigen Pflege; Leberversagen ist eine Indikation zur Lebertransplantation (☞ 20.4.4).

Pflege

Pflege auf einer Infektionsstation ☞ 26.2

> **Patientenbeobachtung und Dokumentation**
>
> ► Allgemeinbefinden, Vitalzeichen, Temperatur, Gewicht
> ► Ausscheidungen (Häufigkeit, Konsistenz, Blut)
> ► Haut und Skleren (Gelbfärbung?).

Hygienemaßnahmen

Obwohl die Notwendigkeit einer Isolierung von Hepatitiskranken bei Einhaltung der entsprechenden Hygienevorschriften (☞ unten) eher verneint wird,

werden Patienten mit einer Hepatitis A oder E in vielen Krankenhäusern in einem Einzelzimmer untergebracht. Bei einer Hepatitis B, C oder D wird dies nur in Sonderfällen, etwa bei Gastrointestinalblutung oder anderen schweren Blutungen, als notwendig erachtet.

Immer gilt:

► Patienten über Hygienemaßnahmen informieren
► Bei möglichem Kontakt (z. B. auch durch Verspritzen) mit virushaltigem Material wie Blut, Sekret oder anderen Ausscheidungen Handschuhe und Schutzkittel tragen (ggf. auch Schutzbrille und Mund-Nasen-Schutz). Nach Umgang mit kontagiösem Material Hände desinfizieren. Auch eingetrocknetes Blut ist ansteckend
► Kanülen nicht in ihre Hülle zurückstecken (Verletzungsgefahr), sondern sofort in einen als „infektiös" gekennzeichneten Abfallbehälter werfen (☒ 2)
► Laborröhrchen je nach Richtlinien des Hauses besonders kennzeichnen
► Mit virushaltigem Material in Berührung gekommene Gegenstände desinfizieren. Kontaminierte Bettwäsche sowie Verbandsmaterial kennzeichnen und gesondert entsorgen
► Hygieneartikel des Patienten beschriften und gesondert aufbewahren (z. B. im Nachttisch)
► Separate Toilette/Waschbecken zur Verfügung stellen. Falls dies nicht möglich ist, Patienten eigenen Nachtstuhl oder Steckbecken benutzen lassen und nach Entlassung gemäß Hygienevorschriften desinfizieren
► Dusche nach Gebrauch desinfizieren und versehentliche Benutzung durch andere Patienten vermeiden.

Allgemeine Pflegemaßnahmen

Pflege bei Fieber ☞ 12.4.4.2, 12.4.5.2
Pflege bei Ikterus ☞ 20.2.1
Pflege bei Übelkeit ☞ 19.2.1

Bettruhe wird heute nicht mehr generell empfohlen, der Patient soll sich aber körperlich schonen. Auch die Pflegemaßnahmen wie etwa die Prophylaxen oder die Unterstützung bei allen Einschränkungen richten sich nach dem Allgemeinzustand des Patienten.

Eine spezielle Leberschonkost (☞ 20.1.2) ist nicht nötig, wohl aber absolute Alkoholkarenz. Viele Patienten empfinden warme Wickel bei Oberbauchschmerzen als angenehm.

> **Prävention und Gesundheitsberatung**
>
> Aufklärung von Risikogruppen/Eltern über die Möglichkeiten der Prävention:
>
> ► Expositionsprophylaxe: bei Hepatitis A und E vor allem fäkal-orale Übertragung mit entsprechend großer Bedeutung der allgemeinen Hygieneregeln sowie der Küchen- und Toilettenhygiene insbesondere bei Reisen in Länder mit schlechterem Hygienestandard. Bei Hepatitis B, C, D vor allem Schutz vor Blutkontakten, bei Geschlechtsverkehr mit (evtl.) infiziertem Partner Kondombenutzung (☒ 3)
> ► Möglichkeit der Immunprophylaxe gegen Hepatitis A und B: Gegen beide kann aktiv (z. B. Havrix® bzw. Gen-H-B-Vax®) und passiv (z. B. Beriglobin®S bzw. Hepatitis-B-Immunglobulin S Behring®) geimpft werden, außerdem gibt es einen Kombinationsimpfstoff für die aktive Impfung gegen Hepatitis A *und* B (Twinrix®). Die aktive Hepatitis-B-Impfung wird für alle Kinder empfohlen, für Erwachsene nur bei erhöhter Gefährdung (z. B. medizinisch Tätige, Sexualpartner und enge Familienangehörige von Patienten mit chronischer Hepatitis B). Die Hepatitis-A-Impfung wird nur bei erhöhter Gefährdung empfohlen (z. B. viel beruflicher Kontakt zu Kindern, Reisen in gefährdete Gebiete). Nach Exposition Ungeschützter kann eine Aktiv-Passiv-Simultanimpfung empfehlenswert sein. Für Pflegende wird zunehmend die aktive Impfung gegen Hepatitis A *und* B befürwortet (☐ 4)
> ► Hepatitis C: keine Impfprophylaxe möglich. Nach wahrscheinlicher oder sicherer Exposition wiederholte Blutuntersuchungen, bei Serokonversion Interferontherapie
>
> Information des Patienten über:
>
> ► Die Notwendigkeit regelmäßiger Kontrolluntersuchungen und einer absoluten Alkoholkarenz nach der Entlassung
> ► Für eine gewisse Zeit Medikamenteneinnahme nur nach Arztrücksprache, bei Frauen keine „Pille" (belastet die Leber)
> ► Schutz der Angehörigen vor Ansteckung: ☞ oben und Tabelle 20.10.

844

20.4 Erkrankungen der Leber

20

Pflegemaßnahmen bei Kindern

▶ Hautpflege gemeinsam durchführen, um die Haut intakt zu halten (Juckreiz ist für Kinder sehr belastend)
▶ Spiele und Beschäftigungsmöglichkeiten im oder am Bett anbieten (lenken auch vom Juckreiz ab).

20.4.2 Chronische Hepatitis

> **Chronische Hepatitis** *(chronische Leberentzündung):* Länger als sechs Monate bestehende Entzündung der Leber unterschiedlicher Ursache.

Krankheitsentstehung und Einteilung

Heutige Einteilungen der chronischen Hepatitis umfassen drei Kriterien.
▶ Die zugrunde liegende Ursache:
  – Virusbedingte chronische Hepatitis
  – **Autoimmunhepatitis** *(AIH).* Die meist schleichend beginnende Autoimmunhepatitis betrifft vor allem jüngere Frauen. Die Betroffenen haben gehäuft weitere Autoimmunerkrankungen (z.B. autoimmun bedingte Schilddrüsenentzündung oder rheumatoide Arthritis)
  – Exogen-toxische chronische Hepatitis durch Alkohol (☞ 20.4.3), Arzneimittel oder Chemikalien
  – Stoffwechselkrankheiten, die unter dem Bild einer chronischen Hepatitis verlaufen können, z.B. die *Hämochromatose* (☞ 20.4.4) oder der *Morbus Wilson* (☞ 20.4.4).
▶ Das Ausmaß der entzündlichen Aktivität: minimal, mild, mäßig oder schwer
▶ Das Ausmaß der Fibrosierung, also der Bindegewebsvermehrung, der Leber: minimal, mild, mäßig oder schwer.

Symptome, Befund und Diagnostik

Die chronische Hepatitis bereitet dem Patienten in erster Linie uncharakteristische Beschwerden wie Müdigkeit, verminderte Leistungsfähigkeit sowie Völle- und Druckgefühl im Oberbauch.

Die Verdachtsdiagnose wird durch eine immer wieder auftretende oder lang andauernde Erhöhung der Transaminasen sowie positive Hepatitisserologie bei infektiöser Ursache bzw. positiven Autoantikörpern bei Autoimmunhepatitis gestellt. Zur Diagnosesicherung oder Einschätzung der Leberschädigung kann eine Leberbiopsie durch Leberpunktion (☞ 20.3.4) erforderlich sein.

Behandlungsstrategie und Pflege

Die chronische Hepatitis B mit entzündlicher Aktivität (Transaminasen erhöht) wird mit (pegyliertem) α-Interferon (☞ 20.4.1) und antiretroviralen Substanzen (☞ Abb. 27.3) behandelt. Da die Erkrankung zwar meist hierauf anspricht, jedoch nach Absetzen der Medikamente wieder aufflackert, ist häufig eine Dauertherapie nötig. Behandlung der Wahl bei chronischer Hepatitis C ist eine Kombinationstherapie mit α-Interferon und Ribavirin (Rebetol®). Hierunter ist je nach Virustyp in ca. 50–90% eine Ausheilung zu erzielen.

Bei der Autoimmunhepatitis ist die 5-Jahres-Überlebensrate durch immunsuppressive Therapie (☞ 27.3) mit Glukokortikoiden und Azathioprin (z.B. Imurek®) über mindestens vier Jahre auf über 90% gestiegen.

Im Endstadium wird eine Lebertransplantation erwogen.

Weitere leberschädigende Noxen wie etwa Alkohol müssen unbedingt vermieden werden.

Der Patient soll sich mäßig körperlich bewegen und auf eine ausgewogene, vitaminreiche Ernährung achten.

Weiterführende Informationen für Betroffene bieten diverse Selbsthilfegruppen (✉ 4).

20.4.3 Alkoholische Leberschädigung

Alkoholkrankheit und Entzugsdelir ☞ 34.8.2
Pflege von Alkoholkranken ☞ 34.8.2

> Schätzungsweise ein Drittel bis die Hälfte aller Leberschäden in Deutschland ist ursächlich auf Alkohol zurückzuführen. **Alkoholische Leberschädigungen** sind mit zunehmendem Schweregrad die *Alkoholfettleber,* die *Alkohol-Hepatitis* und die *alkoholbedingte Leberzirrhose.*

Alkoholfettleber

> **Leberzellverfettung:** Verfettung von weniger als 50% der Leberzellen.
>
> **Fettleber:** Verfettung von über 50% der Leberzellen.

Krankheitsentstehung

Vor allem die regelmäßige Zufuhr größerer Alkoholmengen führt über verschiedene Stoffwechselveränderungen der Leber zu Leberverfettung und -vergrößerung, verminderter Glukoneogenese (Hypoglykämiegefahr!) und durch toxische Abbauprodukte zur Leberzellschädigung und vermehrten Bildung von Bindegewebe (Fibrosierung). Besonders empfindlich sind Frauen – bei ihnen ist die toxische Grenze für die Leber bereits mit 15–20 g Alkohol täglich erreicht. Bei Männern wird die Grenze bei ca. 25–40 g angesetzt.

> **Alkohol pro Getränk in g =**
> $$\frac{\text{Volumen \%}}{100} \times \text{Vol. d. G. in ml} \times 0{,}8 \text{ g/ml}$$
>
> **Beispiel:**
> 0,2 l Wein mit 11 Vol% Alkohol enthalten
> 0,11 × 200 ml × 0,8 g/ml = 17,6 g Alkohol
>
> 0,5 l Bier mit 5 Vol% Alkohol enthalten
> 0,05 × 500 ml × 0,8/ml/g = 20 g Alkohol

Neben dem Alkohol (☞ 34.8.2) sind der Diabetes mellitus (☞ 21.6), die Überernährung (☞ 21.7.1) sowie Fettstoffwechselstörungen (☞ 21.7.2) in unserer Gesellschaft weitere Ursachen einer Fettleber.

Symptome, Befund und Diagnostik

Die meisten Patienten haben keinerlei Beschwerden, so dass die Fettleber eher zufällig diagnostiziert wird. Die Leber ist vergrößert tastbar, die sonographische Leberstruktur verändert. Bei den Laborwerten weisen erhöhte γ-GT, erhöhte CDT (Transferrinformen mit weniger Kohlenhydraten als normal, evtl. auch erhöhte AP und Transaminasen (ALT, AST) auf den Alkoholkonsum hin.

Alkohol-Hepatitis

Wird die Ursache der Fettleber nicht beseitigt, so kann es zur *Fettleber-Hepatitis* **(Alkohol-Hepatitis)** mit entzündlich-nekrotischen Leberveränderungen kommen. Einige Patienten haben kaum Beschwerden, andere klagen über verminderte Leistungsfähigkeit, Übelkeit und Erbrechen. Ein Ikterus ist möglich. Transaminasen, γ-GT, Bilirubin und Blutfette sind oft erhöht.

> Die einzig wirksame Behandlung ist die absolute Alkoholabstinenz und das Vermeiden leberschädigender Arzneimittel.

845

Alkoholbedingte Leberzirrhose

Bei weiter fortgesetztem Alkoholabusus (*lat.*: abusus = Missbrauch) entwickelt sich eine nicht mehr rückbildungsfähige, **alkoholbedingte Leberzirrhose** (☞ 20.4.4).

20.4.4 Leberzirrhose und Leberausfallkoma

Leberzirrhose *(Schrumpfleber):* Chronisch-progrediente, irreversible Zerstörung der Leberläppchen, einhergehend mit knotig-narbigem Umbau der Leber. Mögliches Endstadium aller chronischen Lebererkrankungen. Lebensbedrohlich durch ihre Folgezustände. Altersgipfel 50.–60. Lebensjahr, Männer : Frauen = 7 : 3. Prognose insgesamt eher schlecht, bei bereits stattgehabten Komplikationen 5-Jahres-Überlebensrate 20%.

Stad.	Leberveränderung	Reversibel
0	Leberzellverfettung	Ja
I	Fettleber	Ja
II	Alkohol-Hepatitis	Teils
III	Alkoholbedingte Leberzirrhose	Nein

Komplikationen der Zirrhose: Aszites, Ösophagusvarizenblutung, Enzephalopathie (☞ auch 20.4.4), Leberzellkarzinom

Tab. 20.11: Stadien der Leberschädigung durch Alkohol. Bei fortgesetzter Alkoholzufuhr schreitet die Leberschädigung bis zum Tod hin fort.

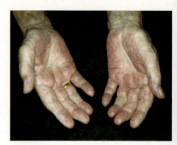

Abb. 20.12: Klassisches, symmetrisches Palmarerythem. [R186]

Krankheitsentstehung

Häufigste Ursachen einer Leberzirrhose bei Erwachsenen sind in Deutschland mit ca. 50–60% ein chronischer Alkoholabusus und mit ca. 25–30% eine chronische Virushepatitis. Bei Kindern stehen hingegen Fehlbildungen der Gallenwege und angeborene Stoffwechselerkrankungen ursächlich im Vordergrund.

Weitere Ursachen sind:
- Autoimmunerkrankungen (Autoimmunhepatitis ☞ 20.4.2, primär biliäre Zirrhose ☞ 20.5.5)
- Gallenwegserkrankungen mit Gallestau **(sekundär biliäre Zirrhose)**
- Kardiovaskuläre Erkrankungen, z.B. Stauungsleber bei chronischer Rechtsherzinsuffizienz oder Lebervenenverschluss
- Arzneimittel oder Gifte
- Stoffwechselerkrankungen, z.B.
  - die **Hämochromatose,** eine vererbte Eisenstoffwechselstörung, bei der es zu pathologischen Eisenablagerungen und in der Folge zu Leberschäden (bis zur Leberzirrhose), Diabetes mellitus und bronzefarbener Haut kommt
  - der **Morbus Wilson** mit abnormer Kupferspeicherung insbesondere in der Leber und in den Basalganglien. Dies führt zum klinischen Bild einer chronischen Hepatitis (☞ 20.4.2)

und schließlich einer Leberzirrhose sowie zu neurologischen Erscheinungen
- der α_1-Antitrypsin-Mangel (☞ auch 18.5.2)
- die Mukoviszidose (☞ 18.12).

Leberzelluntergang, narbig-bindegewebige Umwandlung der Leber und Durchblutungsstörungen führen zum einen durch den erschwerten Blutstrom zu einem Pfortaderhochdruck (☞ unten), zum anderen durch die abnehmende Leberdurchblutung zu einer fortschreitenden Leberfunktionseinschränkung.

Symptome und Untersuchungsbefund

- *Allgemeine Beschwerden* bei Leberzirrhose sind Mattigkeit, verminderte Leistungsfähigkeit, Gewichtsverlust, Schwitzen, psychische Verstimmung und evtl. Druckgefühl oder Schmerzen im Oberbauch
- Zu den typischen *Hautauffälligkeiten* **(Leberhautzeichen)** gehören **Spider naevi** (Gefäßsternchen der Haut, sternförmige Gefäßerweiterungen mit einer roten Erhabenheit in der Mitte), **Palmarerythem** (gerötete Handinnenflächen), Weißfleckung der Haut bei Abkühlung, **Lackzunge** (glatte und rote Zunge durch Vitamin-B-Mangel), Mundwinkelrhagaden (eingerissene Mundwinkel) und das **Caput medusae** (*Medusenhaupt*, erweiterte Venen unter der Bauchhaut infolge eines Umgehungskreislaufs bei Pfortaderhochdruck). Im fortgeschrittenen Stadium ist die Haut atrophisch, graufahl und evtl. ikterisch
- Ausdruck *hormoneller Störungen* sind Potenzstörungen und Libidoverlust, Gynäkomastie (Brustbildung beim Mann), Hodenatrophie und die Ausbildung einer sog. *Bauchglatze* durch

den Verlust der männlichen Sekundärbehaarung. Bei Frauen sind Störungen der Regelblutung häufig.

Liegt der Leberzirrhose eine Erkrankung mit Gallestau zugrunde, haben die Patienten neben einem ausgeprägten Ikterus oft quälenden Juckreiz.

Die derbe Leber kann normal groß, vergrößert oder verkleinert sein. Bei der körperlichen Untersuchung zeigt sich oft ein von Blähungen und Aszites aufgetriebener Bauch.

Komplikationen

Schreitet die Leberzirrhose fort, führt sie bei fast allen Patienten früher oder später zu tödlichen Komplikationen.

Pfortaderhochdruck

Die Ansammlung von Bindegewebe in der Leber engt die Blutgefäße ein oder schnürt sie ab. Das Blut kann nicht mehr ungehindert durch die Leber strömen, und es entsteht ein **Pfortaderhochdruck**

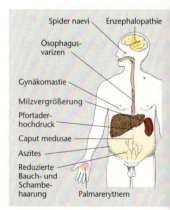

Abb. 20.13: Typische Symptome eines Patienten mit Leberzirrhose. [A400-190]

(portale Hypertension). Der Blutstau führt zu einer Milzvergrößerung (*Splenomegalie* ☞ 20.7.1) mit vermehrtem Abbau von Blutkörperchen und zur Ausbildung von Umgehungskreisläufen zwischen Pfortader- und V.-cava-System (☞ Abb. 20.15).

Beeinträchtigte Syntheseleistung der Leber

Durch die beeinträchtigte Syntheseleistung der Leber werden nicht mehr genügend Gerinnungsfaktoren gebildet, was eine erhöhte *Blutungsneigung* (☞ 22.8) zur Folge hat. Die unzureichende Albuminsynthese der Leber und der Pfortaderhochdruck begünstigen die Ödem- und Aszitesentwicklung, die dann durch einen *sekundären Hyperaldosteronismus* (☞ 21.5.1) unterhalten werden.

Hepatische Enzephalopathie und Leberkoma

> **Leberkoma** *(hepatisches Koma, Coma hepaticum):* Schwerste Bewusstseinsstörung bis zur tiefen Bewusstlosigkeit durch Ausfall der Entgiftungsfunktion der Leber. Häufig tödlich. Unterteilt in:
> ▶ **Leberzerfallkoma** *(endogenes Leberkoma)* bei akutem Leberversagen, z. B. bei einer fulminanten Hepatitis oder bei Vergiftungen (☞ auch 20.4.5)
> ▶ **Leberausfallkoma** *(exogenes Leberkoma)* bei Leberzirrhose mit Umgehungskreislauf, ausgelöst durch zusätzliche „exogene" Belastungen des Organismus wie hohe Eiweißzufuhr, gastrointestinale Blutung, Alkohol oder Infektionen.

Nicht nur die Synthese-, sondern auch die Entgiftungsfunktion der Leber ist gestört. Als **hepatische Enzephalopathie** (*portosystemische Enzephalopathie,* Enzephalopathie = nichtentzündliche Erkrankung/Schädigung des Gehirns) werden verschiedene neurologische und psychische Auffälligkeiten des Kranken bezeichnet, die wahrscheinlich auf einen Anstieg von Eiweißabbauprodukten im Blut zurückzuführen sind: Leitsymptome sind zunehmende Verlangsamung, Schläfrigkeit, Konzentrationsstörungen, verwaschene Sprache, grobschlägiger Handtremor (Flattertremor) und Änderungen der Handschrift. Bei stärkerer Ausprägung tritt Verwirrtheit hinzu. Schwerste Form der hepatischen Enzephalopathie

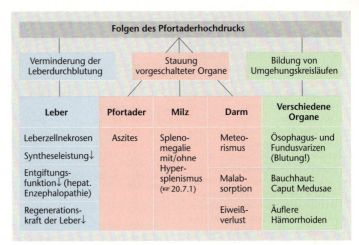

Abb. 20.14: Auswirkungen des Pfortaderhochdrucks auf verschiedene Organe.

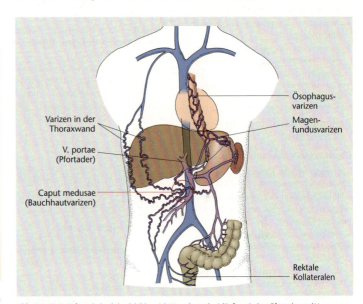

Abb. 20.15: Bei Pfortaderhochdruck bilden sich Umgehungskreisläufe zwischen Pfortader und V. cava superior und inferior aus – das Blut sucht sich andere Wege, um aus dem Pfortadereinzugsgebiet in die obere oder untere Hohlvene zu gelangen. Klinisch bedeutsam sind *Hämorrhoiden,* sichtbare Varizen in der Thorax- und Bauchwand *(Caput medusae)* und vor allem **Ösophagus-** und **Magenfundusvarizen,** die leicht platzen und zu einer akut lebensbedrohlichen gastrointestinalen Blutung führen können. [A400-190]

ist das **Leber(ausfall)koma**, in dem viele Patienten versterben.

Hepatorenales Syndrom

Bei Patienten mit einer fortgeschrittenen Leberzirrhose kann es zum Nierenversagen kommen, das als **hepatorenales Syndrom** bezeichnet wird und bei rascher Progredienz eine schlechte Prognose hat. Typische Auslöser sind beispielsweise eine zu schnelle Aszitesausschwemmung, schwere Durchfälle oder die Gabe nephrotoxischer Arzneimittel. Elektrolytausgleich und Dialyse wirken nur symptomatisch, das Syndrom bessert sich erst mit verbesserter Leberfunktion.

Hepatozelluläres Karzinom

Patienten mit einer Leberzirrhose haben ein erhöhtes Risiko, an einem **Leberzellkarzinom** (☞ 20.4.6) zu erkranken.

Diagnostik

- *Labor.* Transaminasen (ALT, AST), γ-GT, AP und Bilirubin sind meist erhöht. Wegen der Funktionsstörung der Leber sind Gerinnungsfaktoren, Cholinesterase und Albumin vermindert. Das Blutbild zeigt oft eine Anämie, Leuko- und Thrombozytopenie. Elektrolytstörungen, v.a. eine Hypokaliämie, sind häufig. Die Hepatitis-Serologie, die Bestimmung von Eisen und Kupfer und die Suche nach Autoantikörpern dienen der Ursachenklärung
- *Oberbauchsonographie:* Sie dient sowohl zur Darstellung zirrhosetypischer Veränderungen und eines Aszites in fortgeschrittenen Stadien als auch zum Ausschluss anderer Oberbaucherkrankungen
- *Duplex-Sonographie* zur Einschätzung des Blutflusses in der Pfortader
- *Endoskopie* (Ösophagus- und Magenfundusvarizen?)
- *Biopsie.* Die Diagnose einer Leberzirrhose wird durch perkutane Leberbiopsie, seltener durch Laparoskopie (höckerige Leberoberfläche) mit Biopsie gesichert.

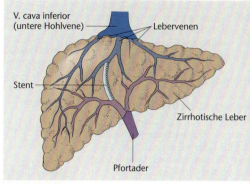

Abb. 20.16: Beim TIPS wird in der Leber eine Kurzschlussverbindung zwischen einem Pfortaderast und einer Lebervene geschaffen und mittels eines Stents offen gehalten. [A400-190]

Behandlungsstrategie bei Leberzirrhose

Konservative Therapie

Vorrangig ist die Ursachenbeseitigung. Zusätzliche Noxen (z.B. Schadstoffe, Alkohol, Arzneimittel) werden weitestmöglich ausgeschaltet und die Komplikationen behandelt:

- Behandlung des Aszites ☞ 20.2.2
- Zur Blutungsprophylaxe bei Ösophagus- oder Fundusvarizen Gabe von β-Blockern oder Nitraten, die den Druck im Pfortadergebiet senken
- Bei Ösophagus- oder Fundusvarizenblutung Endoskopie mit Versuch einer **Gummibandligatur** *(Speed-banding).* Alternativ **Laserkoagulation,** Verschluss des blutenden Gefäßes durch das Kunstharz Cyanoacrylat oder endoskopische **Sklerosierung** *(Verödung)* mit Injektion eines speziellen Venenverödungsmittels in das blutende Gefäß oder seine unmittelbare Umgebung; dies führt zu einer lokalen Entzündung und dadurch zu einem Gefäßverschluss. Vor allem Sickerblutungen können durch die Gabe von Somatostatin, Octreotid (☞ 21.2.2) oder Terlipressin (Glycylpressin®) gestillt werden. Die Notfallendoskopie erfolgt bei Patienten mit Leberzirrhose unter Antibiotikaprophylaxe. Bei zu starker Blutung Legen einer Ösophaguskompressionssonde (☞ 19.1.3).
Bei Erfolglosigkeit notfallmäßig TIPS-Anlage (☞ unten). Ein evtl. bestehender hämorrhagischer Schock wird nach den üblichen Richtlinien behandelt (☞ 13.5)
- Nach überstandener Ösophagus- oder Fundusvarizenblutung Prophylaxe einer zweiten Blutung durch Gummibandligatur, Laserkoagulation oder Sklerosierung. Bei Versagen ggf. TIPS-Anlage
- Bei Leberkoma Intensivtherapie, u.a. mit Darmsterilisation (☞ Pflege), parenteraler Ernährung (Elektrolytausgleich, Substitution von Aminosäuren) sowie dem Ersatz von Gerinnungsfaktoren und Vitamin K.

Portosystemische Shunts

> **Portosystemischer Shunt** *(portovenöser Shunt, portokavaler Shunt):* Kurzschlussverbindung zwischen portalem und kavalem Gefäßsystem zur Druckentlastung des Pfortaderkreislaufs bei Pfortaderhochdruck.
>
> **Transjugulärer intrahepatischer portosystemischer [Stent-]Shunt** (kurz *TIP[S]S*): Über Spezialkatheter in die Leber eingeführter und zwischen Lebervene und Pfortaderast platzierter Stent (Metallgitterendoprothese).
>
> **Chirurgischer portosystemischer Shunt** (kurz *ChiPS*): Operativ angelegter portosystemischer Shunt. Heute nur noch selten durchgeführt.

Bei einem **portosystemischen Shunt** wird das Blut aus dem Pfortaderkreislauf vollständig *(kompletter portosystemischer Shunt)* oder teilweise *(inkompletter portosystemischer Shunt)* an der geschädigten Leber vorbei ins Hohlvenensystem geleitet. Der Vorteil des portosystemischen Shunts besteht in der sicheren Druckentlastung. Die Ösophagus- und Fundusvarizen kollabieren, und der Patient ist vor weiteren Varizenblutungen weitgehend geschützt. Hauptnachteil ist ein deutlich erhöhtes Risiko einer hepatischen Enzephalopathie, weil die Leberdurchblutung und damit die Entgiftung des Bluts noch geringer werden.

> Als Faustregel gilt: Je mehr Pfortaderblut umgeleitet wird, desto geringer ist das Risiko einer Ösophagusvarizenblutung oder eines thrombotischen Shuntverschlusses, aber desto größer ist die Gefahr einer hepatischen Enzephalopathie.

Heute bevorzugt wird der **transjuguläre intrahepatische portosystemische (Stent-)Shunt** (kurz *TIPS*), ein interventionell-radiologisches Verfahren. Er ist risikoarm möglich und behindert eine spätere Lebertransplantation nicht. **Chirurgische portosystemische Shunts** mit operativer Anlage des Kurzschlusses (Letalität selbst bei geplanter Operationen 5–10%) wurden dadurch weitgehend zurückgedrängt.

In Lokalanästhesie und unter Analgosedierung wird ein Spezialkatheter über die V. jugularis und die Hohlvenen in eine Lebervene vorgeschoben. Dort wird über den Katheter ein Pfortaderast punktiert und das Gewebe zwischen Lebervene und Pfortaderast mittels Ballondilatation etwas aufgeweitet. In den so entstandenen Kanal wird der Stent (Metallgitterprothese) eingelegt und auf den individuell erforderlichen Durchmesser aufgedehnt (die Blutmenge, die über den Stent abfließt, wird über dessen Durchmesser festgelegt).

20.4 Erkrankungen der Leber

20

Lebertransplantation

Hauptindikationen für eine **Lebertransplantation** *(LTX)* sind in Deutschland die verschiedenen Leberzirrhosen, primäre Tumoren von Leber oder Gallenwegen sowie das (sub-)akute Leberversagen, z. B. im Rahmen einer akuten Virushepatitis oder einer Intoxikation mit Knollenblätterpilzen.

Die Kontraindikationen entsprechen im Wesentlichen denen anderer Transplantationen (beispielsweise metastasierende Tumorleiden).

In aller Regel wird die Leber *orthotop* transplantiert, also an der Stelle, an der die kranke Leber lag. Die Operation dauert ca. 6–8 Stunden.

Wie bei anderen Organen besteht auch bei den Lebertransplantationen ein Mangel an Spenderorganen. Zwei verhältnismäßig neue Verfahren sind zumindest für einen Teil der Patienten ein Ausweg:
▶ Die **Split-Leber-Transplantation,** bei der die Spenderleber in zwei Teile für zwei Empfänger geteilt wird
▶ Die **Leberlebendspende,** bei der dem Spender ein Teil seiner Leber entnommen und diese Teilleber dann transplantiert wird.

Postoperativ werden die Patienten zunächst auf der Intensivstation betreut. Frühkomplikationen bestehen vor allem in Nachblutungen, Thrombosen der A. hepatica oder der Pfortader sowie einer Stenose oder Fistel der Gallengangsanastomose. Zu den Spätkomplikationen zählt das Wiederauftreten der Grundkrankheit, z. B. einer Virushepatitis. Am meisten gefürchtet ist die akute oder chronische Transplantatabstoßung (☞ 15.11).

Vorsicht: Zeichen der Transplantatabstoßung
▶ Fieber, Abgeschlagenheit
▶ Bauchschmerzen
▶ Verminderte Galleproduktion
▶ Anstieg von Transaminasen und Bilirubin.

Wie bei anderen Transplantierten sind auch nach einer Lebertransplantation eine konsequente Immunsuppression (☞ 15.11) und lebenslange Nachkontrollen notwendig (✉ 5).

Heute liegt die 1-Jahres-Überlebensrate nach Lebertransplantation bei ca. 85–90 %, die 5-Jahres-Überlebensrate um die 75 % (je nach Grunderkrankung).

Pflege

Pflege von Alkoholkranken ☞ *34.8.2*
Pflege bei Aszites ☞ *20.2.2*
Pflege bei Ikterus ☞ *20.2.1*
Pflege bei Juckreiz ☞ *28.2.3*
Pflege bei Ösophagusvarizenblutungen ☞ *19.1.3*

Unabdingbar ist absolute Alkoholkarenz!

▶ Vitaminreiche, kochsalzarme, ausgewogene Mischkost, bei Vitaminmangelerscheinungen parenterale Gabe von Vitaminpräparaten. Eine spezielle Diät ist in den Anfangsstadien einer Leberzirrhose nicht nötig
▶ Bei Aszites Bettruhe, Kochsalz- und ggf. Flüssigkeitsbeschränkung zur Gewichtsabnahme (☞ 20.2.2)
▶ Bei hepatischer Enzephalopathie Verminderung der Eiweißzufuhr. Häufig werden eine *Darmsterilisation* durch orale Gabe von Antibiotika und Lactulose (z. B. Bifiteral®) angeordnet, um die Ammoniakkonzentration im Darm zu reduzieren. Im Akutstadium liegen die Patienten auf der Intensivstation
▶ Prophylaxen je nach Einschränkung, v. a. Dekubitus-, Thrombose-, Infektions- und Kontrakturenprophylaxe. Bei Aszites (oberflächlichere Atmung) Pneumonieprophylaxe, bei hepatischer Enzephalopathie Sturzprophylaxe
▶ Wegen Gerinnungsstörungen Vermeiden von Verletzungen und Hautläsionen (☞ 22.8)
▶ Sorgfältige Pflege der oft atrophischen Haut (Pergamenthaut)
▶ Engmaschige Patientenbeobachtung v. a. auch in der häuslichen Pflege, da Angehörige eine sich verschlechternde hepatische Enzephalopathie oft nicht bemerken
▶ Absetzen aller nicht unbedingt nötigen Arzneimittel, keine eigenmächtige Einnahme von Arzneimitteln, da viele Arzneimittel die Leber belasten.

Patientenbeobachtung
▶ Allgemeinbefinden und Bewusstsein (Bewusstseinseintrübung durch Anstieg der Ammoniakkonzentration? Drohendes Alkoholdelir?)
▶ Blutdruck, Puls, Temperatur, Atmung, ZVD (☞ 16.1.3)
▶ Haut (Gelbfärbung?)
▶ Bauchumfang, Körpergewicht, Ausscheidung (Urinbeobachtung), Flüssigkeitsbilanz
▶ Blutungszeichen.

20.4.5 Leberschädigungen durch andere Noxen und akutes Leberversagen

Leberschädigungen durch andere Noxen

Nicht nur Alkohol, auch viele andere Fremdstoffe können die Leber akut und/oder chronisch schädigen:
▶ Nahrungsmittel und -zusatzstoffe
▶ Toxine, z. B. des *Knollenblätterpilzes*
▶ Arzneimittel, z. B. Immunsuppressiva oder Zytostatika
▶ Gewerbliche Stoffe, z. B. Pestizide in der Landwirtschaft.

Man unterscheidet eine *toxische Form* mit dosisabhängiger Leberschädigung von einer *Überempfindlichkeitsreaktion,* die dosisunabhängig nur bei einigen Menschen auftritt.

Die Symptome reichen von geringem Druckgefühl im Oberbauch bis zum akuten, tödlichen **Leberversagen** und können den Krankheitszeichen aller anderen Lebererkrankungen zum Verwechseln ähnlich sein. Eine Therapie ist nur teilweise möglich.

Akutes Leberversagen

Akutes Leberversagen: Funktionsausfall der Leber bei vorher Lebergesunden innerhalb von Tagen bis Wochen nach Beginn einer Lebererkrankung.

Hauptursachen des **akuten Leberversagens** in Mitteleuropa sind Virushepatitiden (☞ 20.4.1) und Intoxikationen, z. B. durch Paracetamol oder Knollenblätterpilze.

Leitsymptome des akuten Leberversagens sind Ikterus, Gerinnungs- und Bewusstseinsstörungen (Schwerstform Leberzerfallkoma ☞ 20.4.4).

Reye-Syndrom

Beim **Reye-Syndrom** handelt es sich um eine akute Gehirn- und Leberschädigung bei Kindern und Jugendlichen, die wahrscheinlich auf dem Boden einer genetischen Disposition durch die Kombination von viralem Infekt und Gabe von Azetylsalizylsäure ausgelöst wird.

Die Krankheit beginnt mit Erbrechen, es folgen Krampfanfälle und eine zunehmende Bewusstseinstrübung bis hin zum lebensbedrohlichen Koma.

849

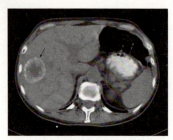

Abb. 20.17: Lebermetastase (Pfeil) in der Computertomographie. [S008-3]

Die Behandlung ist rein symptomatisch, die Prognose schlecht.

> **Bei Kindern keine Azetylsalizylsäure**
>
> Alle Eltern sollten wissen, dass bei Kindern und Jugendlichen unter 16 Jahren zur Fiebersenkung und Schmerzbekämpfung keine Azetylsalizylsäure gegeben werden darf.

20.4.6 Bösartige Tumoren der Leber

Lebermetastasen

Häufigste **bösartige Lebertumoren** sind **Lebermetastasen** *(sekundäre Lebermalignome)*. Sie können *solitär* (einzeln) oder *multipel* auftreten und werden gewöhnlich bei der Sonographie als rundliche Knoten erkannt. Von einer **Metastasenleber** spricht man, wenn die Leber von Tumorknoten übersät ist, die sich an der Oberfläche vorwölben können.

Lebermetastasen werden zwar in den letzten Jahren zunehmend behandelt, trotzdem ist die Prognose überwiegend schlecht, da die Lebermetastasen Zeichen einer bereits stattgehabten hämatogenen Streuung sind.

Hepatozelluläre Karzinome

Primäre Leberkarzinome sind in Europa selten. Am häufigsten bei Erwachsenen sind **hepatozelluläre Karzinome**, überwiegend auf dem Boden einer chronischen Hepatitis (☞ 20.4.2) oder Leberzirrhose.

Die Patienten sind ikterisch und klagen über Müdigkeit, Gewichtsverlust und Oberbauchbeschwerden. Die Leber ist meist vergrößert und hart, Aszites kann sich entwickeln. Die Diagnose wird sonographisch oder mittels CT gestellt. Häufig ist der Tumormarker *AFP* (α-Fetoprotein ☞ 22.3.6) erhöht.

Ist der Tumor klein und lokal begrenzt, kann er evtl. durch eine Leberteilresektion (☞ unten) entfernt werden. Ansonsten kommen als palliative Maßnahmen die Chemotherapie, z. B. eine **regionale Chemotherapie** über einen in die Leberarterie implantierten Katheter, oder eine **transarterielle Embolisation**, d. h. der Verschluss *(Embolisation)* der Tumorgefäße über einen perkutan in die Leberarterie vorgeschobenen Katheter, infrage. In einzelnen Fällen kann auch eine Lebertransplantation sinnvoll sein.

Die Prognose ist mit einer 5-Jahres-Überlebensrate von 20 % schlecht.

Verfahren der Leber(teil)resektion

Bei Lebertumoren, aber auch bei schweren Leberverletzungen oder bei Leberzerstörung durch Abszesse oder Echinokokkuszysten (☞ 20.4.7 und 26.10.1), kann eine **Leber(teil)resektion**, d. h. eine operative Entfernung von Teilen der Leber, erforderlich sein. Diese orientiert sich in der Regel an den anatomischen Grenzen der Leber (**typische Resektion**, z. B. Entfernung eines oder mehrerer Lebersegmente). **Atypische Resektionen**, etwa die Keilexzision oder Tumorenukleation, sind dagegen nicht anatomiegerecht.

> Aufgrund der großen Regenerationsfähigkeit der nicht-zirrhotischen Leber können bis zu 80 % der Leber entfernt werden. Der verbleibende Leberrest wächst nach, so dass er den Funktionsverlust durch die Resektion in der Regel ausgleichen kann.

Pflege bei Leberresektion
Präoperative Pflege

Allgemeine präoperative Pflege ☞ 15.10.2

Die präoperativen Maßnahmen hängen vom geplanten Eingriff und Ausmaß der Leberschädigung ab. In aller Regel erhält der Patient am Vortag der Operation einen Reinigungseinlauf. Mittags bekommt er leichte, abends nur noch flüssige Kost. Die Rasur umfasst den vorderen Rumpf von den Mamillen bis zu den Leisten einschließlich der Schambehaarung. Da die Leber sehr gefäßreich ist und es daher während der Operation stark bluten kann, müssen ausreichend Erythrozytenkonzentrate bereitgehalten werden.

Postoperative Pflege

Allgemeine postoperative Pflege ☞ 15.10.4

Nach einer Leberresektion werden die Patienten postoperativ meist für einen Tag auf der Intensivstation betreut (☞ 🖥). Nach Übernahme auf die Allgemeinstation gilt:
▶ **Lagerung.** Der Patient wird abwechselnd in Rückenlage mit leicht erhöhtem Oberkörper und in 30°-Linksseitenlage gelagert (Rechtsseitenlage führt zu Druck auf die Wunde)
▶ **Mobilisation.** Die Pflegenden lassen den Patienten bei guten Kreislaufverhältnissen meist am ersten postoperativen Tag aufstehen. Dabei wird mit den Händen ein Gegendruck auf die Operationswunde ausgeübt, um Zug auf die Wunde und dadurch bedingte Schmerzen zu vermeiden. Häufigkeit und Dauer des Aufstehens werden je nach Befinden des Patienten gesteigert. Die Mobilisation wird nach Möglichkeit mit der Körperpflege verbunden.
▶ **Kostaufbau.** Mit dem Kostaufbau wird nach kleineren Resektionen (Enukleation, Keilresektion) am 2.–4. postoperativen Tag begonnen, nach großen Resektionen am 5.–7. Tag. Zuerst erhält der Patient schluckweise Tee. Verträgt er diesen gut und liegt keine Darmatonie vor (ggf. Darmstimulation auf Arztanordnung), wird die Kost täglich gesteigert.
Wurde intraoperativ eine gastrointestinale Sonde gelegt, wird diese bei komplikationslosem Verlauf meist am 1. postoperativen Tag (nach Arztanordnung) gezogen
▶ **Wundversorgung.** Der erste Verbandswechsel erfolgt in der Regel am 2. postoperativen Tag. Dabei entfernt der Arzt auch die Redon-Saugdrainagen. Im weiteren Verlauf wird der Verband alle 1–2 Tage unter sterilen Bedingungen gewechselt und die Wunde dabei insbesondere auch auf Gallenfisteln beobachtet. Robinson- und Penrose-Drainagen (☞ 15.9.5) werden je nach Menge und Beschaffenheit des Wundsekrets, in der Regel jedoch am 4. oder 5. postoperativen Tag entfernt. Bis dahin kontrollieren und dokumentieren die Pflegenden das Wundsekret täglich. Die Fäden entfernt der Arzt zwischen dem 7. und 10. postoperativen Tag
▶ **Prophylaxen.** Wegen der Schmerzen beim Atmen (aufgrund des hohen Bauchschnitts) atmen viele Patienten nicht tief genug durch (Schonatmung). Deswegen kommt der Pneumonieprophylaxe eine große Bedeutung zu. Dürfen die Patienten über mehrere Tage nichts essen, ergreifen die Pfle-

genden Maßnahmen zur Soor- und Parotitisprophylaxe (☞ 12.5.2.4).

> **Patientenbeobachtung und Dokumentation**
> ▶ Blutdruck, Puls, Temperatur, Atmung
> ▶ Flüssigkeitsbilanz, ggf. ZVD-Messung
> ▶ Wundkontrolle, v. a. auf Nachblutungen wegen der häufigen Gerinnungsstörungen bei Lebererkrankungen
> ▶ Bewusstseinslage, insbesondere bei Verdacht auf Insuffizienz der Restleber.

20.4.7 Leberverletzungen

Krankheitsentstehung

Stumpfe und penetrierende (scharfe) Bauchtraumen führen nicht selten zu **Leberverletzungen**. Das Leberparenchym reißt ein, Blut und Galle treten in die freie Bauchhöhle aus.

Symptome, Befund und Diagnostik

Hauptsymptome von Leberverletzungen sind:
- Prellmarken
- Schmerzen, oft mit Ausstrahlung in die rechte Schulter durch Reizung des N. phrenicus
- Volumenmangelschock durch Blutverlust
- Akutes Abdomen durch Galle- und Blutaustritt in die freie Bauchhöhle.

Anfängliche Symptomarmut bedeutet nicht, dass die Leber unverletzt ist: Bei einem Leberparenchymriss und noch intakter Leberkapsel kommt es zunächst zu einer Einblutung unter die Kapsel (**subkapsuläres Hämatom**). Erst nach Stunden bis maximal zwei Tagen rupturiert die Kapsel, und der Patient kann innerhalb kürzester Zeit in einen lebensbedrohlichen Zustand geraten (**zweizeitige Leberruptur**).

Die Diagnose wird durch Sonographie (freies Blut in der Bauchhöhle?), CT und evtl. *Peritoneallavage* (Bauchhöhlenspülung) gestellt.

Komplikationen

Hauptkomplikationen von Leberverletzungen sind:
- Nachblutungen
- Infektionen
- **Hämobilie**: Übertritt von Blut in die Gallenwege und nachfolgend in das Duodenum; Symptomtrias *Kolik, Melaena* und *Ikterus*
- **Bilhämie**: Übertritt von Galle in die Blutbahn mit hochgradigem Bilirubinanstieg im Blut und ausgeprägtem Ikterus.

Behandlungsstrategie und Pflege

> **Patientenbeobachtung und Dokumentation bei Verdacht auf Lebertrauma**
> ▶ Vitalzeichen (Atmung, Puls, RR, Temperatur)
> ▶ Stuhl (Teerstuhl?), Haut, Skleren (Ikterus?)
> ▶ Allgemeinbefinden (Schmerz), Bewusstsein
> ▶ Abdomen (Hämatome, Bauchdeckenspannung, Bauchschmerzen).

Die Behandlung besteht in einer möglichst raschen operativen Versorgung der Verletzung. Dabei wird versucht, die Leber weitestmöglich zu erhalten. Bei schweren Leberverletzungen ist jedoch eine Leberteilresektion unvermeidlich.

Pflege bei Leberresektion ☞ 20.4.6

20.5 Erkrankungen von Gallenblase und Gallenwegen

20.5.1 Gallengangatresie

Ungefähr eines von 12 000 Kindern kommt mit einer **Gallengangatresie** zur Welt, bei der die intra- oder extrahepatischen Gallenwege nur unzureichend oder gar nicht ausgebildet sind. Die Ursache ist unbekannt. Die Galle staut sich in die Leber zurück, auf Dauer bildet sich eine (biliäre) Leberzirrhose aus.

Leitsymptom ist ein im Neugeborenenalter beginnender, zunehmender Ikterus. Der Urin des Kindes ist dunkel, sein Stuhl hell. Die Diagnose wird durch Sonographie und MRC (**M**agnet**r**esonanz-**C**holangiographie) gestellt.

Bei einer extrahepatischen Gallengangatresie kann eine **Kasai-Operation** helfen, bei der eine künstliche Verbindung zwischen Leberhilus und Jejunum geschaffen wird. Bei einer intrahepatischen Gallengangatresie oder unzureichendem Operationserfolg ist eine Lebertransplantation die einzige Chance des Kindes.

20.5.2 Cholelithiasis

> **Cholelithiasis** (*Gallensteinkrankheit, Gallensteinleiden*): Bildung von Konkrementen in der Gallenblase (**Cholezystolithiasis**) und/oder den Gallengängen (**Choledocholithiasis**). Jeder 10. in Deutschland ist betroffen, vor allem Frauen. In 80 % der Fälle symptomlos.

Krankheitsentstehung

Voraussetzung für die Gallensteinbildung ist ein Lösungsungleichgewicht der Galle („übersättigte Galle"), so dass Cholesterin, Bilirubin und Kalzium ausgefällt werden.

Es bilden sich kleine Kristalle, die zu **Cholesterinsteinen** (meist als Mischsteine mit einem Cholesteringehalt über 50 %, in etwa 10 % als *reine* Cholesterinsteine), **Pigmentsteinen** (vor allem Bilirubinsteinen) oder – selten – **Kalziumbilirubinatsteinen** heranwachsen.

Die meisten Steine bilden sich in der Gallenblase. Steine in den Gallengängen sind überwiegend Folge einer Steinaustreibung aus der Gallenblase in die Gallengänge.

Risikofaktoren für die Entstehung von Gallensteinen sind Entzündungen, Beweglichkeitsstörungen und Stauung der Gallenwege, hämolytische Anämien (☞ 22.5.1), Diabetes mellitus (☞ 21.6), Hypercholesterinämie (☞ 21.7.2), unausgewogene Ernährung, Adipositas, Schwangerschaft und eine positive Familienanamnese.

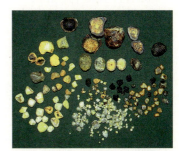

Abb. 20.18: Verschiedene Gallensteine. Man erkennt hellgelbe, kugelig-ovale Cholesterinsteine, kleine schwarze Bilirubinsteine und gemischte Steine, die den größten Anteil aller Gallensteine ausmachen. Entsprechend ihrer Zusammensetzung aus Cholesterin, Bilirubin und Kalk unterscheiden sie sich in Form, Farbe und Festigkeit. [T173]

Symptome, Befund und Komplikationen

Zeigen Gallensteinträger überhaupt keine oder nur geringe Symptome, spricht man von **stummen Steinen,** die meist nicht behandelt werden müssen.

Gallenkolik

Typisches Symptom des Gallensteinleidens ist die **Gallenkolik,** wenn der Stein aus der Gallenblase in den Ductus cysticus oder Ductus choledochus ausgetrieben wird: Der Patient hat heftige, krampfartige Schmerzen im rechten Ober- und Mittelbauch, die in den Rücken oder die rechte Schulter ausstrahlen können. Vegetative Begleiterscheinungen wie Schweißausbruch, Brechreiz und Erbrechen sowie evtl. Kreislaufkollaps sind häufig.

Die Temperatur kann leicht erhöht sein. Die körperliche Untersuchung ergibt einen Druckschmerz über der Gallenblase.

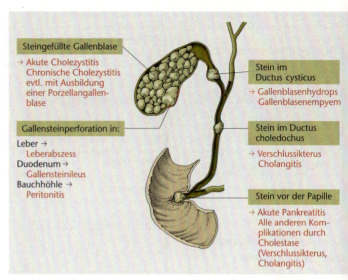

Abb. 20.19: Mögliche Komplikationen von Gallensteinen (rote Schrift) in Abhängigkeit von ihrer Lokalisation. [A400-190]

Komplikationen

Bei einem relativ geringen Teil der Patienten führt das Gallensteinleiden zu ernsten Komplikationen (☞ Abb. 20.19):

- Bei Einklemmung von Steinen im Ductus choledochus bekommen die Patienten einen *Verschlussikterus* (☞ 20.2.1)
- Verschließt ein Stein den Ductus cysticus, können in der Gallenblase gebildeter Schleim und die Galle nicht abfließen und sammeln sich in ihr an. Es entsteht ein **Gallenblasenhydrops.** Durch zusätzliche bakterielle Besiedelung kann sich ein **Gallenblasenempyem** (Eiteransammlung in der Gallenblase) entwickeln, das sich durch hohes Fieber und Schüttelfrost zeigt. Die geschwollene Gallenblase ist stark druckschmerzhaft
- Der Gallenstau begünstigt auch eine bakterielle *Cholezystitis* (☞ 20.5.3) und *Cholangitis* (☞ 20.5.4)
- Klemmt sich ein Stein im Papillenbereich ein oder verletzt er bei seiner Passage das Pankreas, droht eine *akute Pankreatitis* (☞ 20.6.1)
- Insbesondere bei einer gleichzeitigen Entzündung können die Steine die Gallenblasenwand perforieren und zu einer *Peritonitis* (☞ 19.8) führen. Sie können auch in benachbarte Gewebe penetrieren und in der Folge **Leberabszesse** (umschriebene Eiteransammlungen in der Leber) oder einen **Gallensteinileus** hervorrufen

- Bei massiver Cholezystitis, Gallenblasenempyem und abszedierender Cholangitis kann durch Streuung der Erreger in die Blutbahn eine lebensbedrohliche Sepsis entstehen (☞ 26.4).

Diagnostik und Differentialdiagnose

Die Sonographie ist heute das zentrale Diagnoseinstrument bei Gallensteinleiden. Sie stellt sowohl die Steine selbst als auch ihre Folgen und Komplikationen dar, z.B. Wandverdickungen bei entzündeter Gallenblase oder erweiterte Gallengänge bei Gallenstau.

Zum differentialdiagnostischen Ausschluss anderer Erkrankungen oder Komplikationen sind erforderlich:
- Blut- und Urinuntersuchung (Pyelonephritis?)
- EKG (Herzinfarkt?)
- Evtl. Röntgenleeraufnahme des Abdomens (Ileus? Freie Luft?) und des Thorax (Pneumonie?).

Behandlungsstrategie

Bei einer symptomlosen Cholezystolithiasis besteht in der Regel keine OP-Indikation. Eine Ausnahme ist die **Porzellangallenblase** (Gallenblase mit verkalkter, verhärteter Wand), die wegen des erhöhten Risikos eines **Gallenblasenkarzinoms** entfernt werden sollte.

Patienten mit einer akuten starken Gallenkolik erhalten krampflösende (z.B. Buscopan®) und schmerzlindernde (z.B. Novalgin®, Dolantin®) Arzneimittel intravenös, und der Arzt verordnet eine vorübergehende Nahrungskarenz.

Klingt die Gallenkolik während der Therapie ab, sollten sich die Betroffenen trotzdem zu einer Operation im beschwerdefreien Intervall entschließen *(Intervalloperation),* um erneuten Koliken mit entsprechender Komplikationsgefahr vorzubeugen. Auch Patienten mit wiederholten leichten Koliken, rezidivierendem „Ziehen" oder Schmerzen im rechten Oberbauch wird die Operation angeraten.

Bei anhaltenden Schmerzen und Entzündungszeichen ist die *Frühoperation* angezeigt, um z.B. einer Gallenblasenperforation vorzubeugen.

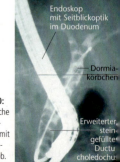

Abb. 20.20: Endoskopische Gallensteinentfernung mit Dormiakörbchen (☞ Abb. 29.39). [X211]

20.5 Erkrankungen von Gallenblase und Gallenwegen

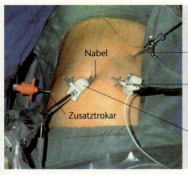

Abb. 20.21: Position der Instrumente bei einer laparoskopischen Cholezystektomie. Der operative Zugang erfolgt über vier kleine Inzisionen im Ober- und Mittelbauch, eine davon direkt oberhalb des Nabels. [X211]

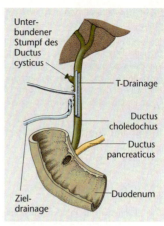

Abb. 20.22: Drainagen nach Cholezystektomie mit Choledochusrevision. [A400-190]

Bei Gallensteineinklemmung im Ductus choledochus wird zunächst versucht, den oder die eingeklemmten Steine unverzüglich durch ERCP (☞ 20.3.2) und Papillotomie mittels Dormiakörbchen zu entfernen. Klappt das nicht, erfolgt eine **Cholezystektomie** (kurz **CHE,** Entfernung der Gallenblase) mit *Choledochusrevision* (☞ unten). Konnte der Stein durch die Papillotomie entfernt werden, erfolgt im beschwerdefreien Intervall die (in der Regel laparoskopische) Cholezystektomie.

Operationsverfahren der Cholezystektomie

Durchführung einer Laparoskopie ☞ 20.3.5

Laparoskopische Cholezystektomie. Bei unkomplizierten Fällen ist heute die **laparoskopische Cholezystektomie**, ein Verfahren der minimalinvasiven Chirurgie, die Standardoperation (☞ Abb. 20.21). Zusätzlich müssen entweder durch präoperative Sonographie und ggf. ERCP oder durch intraoperative Cholangiographie Gallengangskonkremente ausgeschlossen werden.

Bei laparoskopisch nicht beherrschbaren Komplikationen während der Operation (z. B. Blutungen) und meist auch bei nicht durch eine ERCP angehbaren Gallengangskonkrementen wird der Eingriff erweitert und als konventionelle Operation bzw. Choledochusrevision fortgesetzt.

Bei ca. 5 % aller laparoskopisch begonnenen Cholezystektomien ist intraoperativ ein Verfahrenswechsel zur konventionellen Cholezystektomie erforderlich. Der Patient muss vom Arzt präoperativ über diese Möglichkeit aufgeklärt werden.

Konventionelle Cholezystektomie. Bei starken Verwachsungen, z. B. nach Voroperationen am Magen, Gallenblasenempyem oder -gangrän oder massivem Hydrops ist nach wie vor meist eine **konventionelle Cholezystektomie** erforderlich, also die Entfernung der Gallenblase über einen Transrektalschnitt im rechten Oberbauch oder einen Rippenbogenrandschnitt.

Zeigt die anschließende intraoperative Cholangiographie keine Steine in den Gallenwegen, kann die Operation beendet werden. Sind hingegen Gallengangskonkremente sichtbar, muss eine *Choledochusrevision erfolgen.*

Nach jeder Cholezystektomie können sich Steinrezidive im Gallengangsystem bilden. Dann wird versucht, diese mit ERCP und endoskopischer Papillenschlitzung zu entfernen; misslingt dies, muss operiert werden (Choledochusrevision).

Choledochusrevision. Finden sich im Röntgenbild auffällige Strukturen oder Konkremente, erfolgt eine **Choledochotomie** *(Eröffnung des Choledochus).* Diese ermöglicht das Betrachten der Gallengänge durch ein Choledochoskop zur sicheren Diagnosestellung (Konkremente? Tumoren?). Konkremente lassen sich meist ausspülen oder mit *Fogarty-Kathetern* (☞ Abb. 17.24), *Steinfasszangen* oder *Steinlöffeln* entfernen.

Sind alle Steine entfernt, legt der Chirurg eine **T-Drainage** in den Choledochus ein, um einen ungestörten Galleabfluss nach außen zu gewährleisten, da der normale Gallefluss ins Duodenum durch eine Papillenschwellung aufgrund der intraoperativen Manipulationen in den ersten postoperativen Tagen erschwert ist.

> **Hauptkomplikationen nach Cholezystektomie**
> ▶ Blutung
> ▶ Infektion (Bauchdeckenabszess, intraabdomineller Abszess)
> ▶ Gallenfistel (selten).

Nichtoperative Steinentfernung

Verfahren zur *nichtoperativen Steinentfernung* sind nur selten sinnvoll. Erwähnenswert sind v. a. die *extrakorporale Stoßwellenlithotripsie* bei einzelnen Gallensteinen (☞ 29.5.12) und die *medikamentöse Steinauflösung* durch Gabe von Urso- und/oder Chenodesoxycholsäure bei nicht-röntgendichten Steinen.

Pflege bei Gallenkolik

> **Patientenbeobachtung und Dokumentation**
> ▶ Puls, Blutdruck, Temperatur
> ▶ Allgemeinbefinden
> ▶ Abdomen (Harte Bauchdecken? Schmerzen?).

Maßnahmen gegen Schmerzen. Bei Schmerzen verabreichen die Pflegenden schmerzlindernde Arzneimittel aus der vom Arzt festgelegten Bedarfsmedikation. Krampflösend wirken auch warme Bauchwickel (nicht bei entzündlichen Erkrankungen). Angenehm kann außerdem eine Knierolle zur Bauchdeckenentspannung sein.

Ernährung. Die Patienten sollen relative Bettruhe und Nahrungskarenz einhalten. Ab dem 2.–3. Tag wird die Kost langsam wieder aufgebaut (Tee → Haferschleim → Weißbrot, Zwieback → Kartoffelbrei

20 Pflege von Menschen mit Erkrankungen von Leber, Gallenwegen, Pankreas und Milz

→ Gallenschonkost bzw. die Nahrungsmittel, die der Betroffene verträgt).

Im beschwerdefreien Intervall wird häufig eine fettarme Diät zur Vermeidung von Koliken empfohlen, obwohl eine positive Auswirkung auf das Beschwerdebild wissenschaftlich nicht erwiesen ist. Übergewicht sollte der Patient abbauen.

Pflege bei Cholezystektomie

Allgemeine perioperative Pflege
☞ *15.10.2 – 15.10.4*

Pflege bei laparoskopischer Cholezystektomie

Die **präoperativen Pflegemaßnahmen** entsprechen denen der konventionellen Cholezystektomie (ein Patient wird stets für den größtmöglichen Eingriff vorbereitet):

▸ Am Vortag der Operation morgens normales Frühstück, mittags leichte Kost, abends Flüssigkeit
▸ Darmreinigung (Klysma) am Vortag der Operation
▸ Gründliche Reinigung des Nabels
▸ Rasur von den Brustwarzen bis zu den Leisten (einschließlich der Schambehaarung).

Postoperativ kommt der Patient nach einer laparoskopischen Cholezystektomie meist schnell wieder „auf die Beine":

▸ Rückenlage mit leicht erhöhtem Oberkörper, erstes Aufstehen am Operationsabend
▸ Ziehen der ggf. liegenden gastrointestinalen Sonde je nach Sekretmenge am Operationsabend oder am 1. postoperativen Tag
▸ Rascher Kostaufbau mit schluckweise Tee am Operationsabend, unbegrenzt Tee am 1. postoperativen Tag, Suppe, Zwieback. Leichte Kost ab dem 2. postoperativen Tag bei in Gang gekommener Darmtätigkeit
▸ Sonographiekontrolle am ersten postoperativen Tag
▸ Beobachtung der Wunde (Blutung? Austritt von Galle?)
▸ Erster Verbandswechsel am 2. postoperativen Tag, Ziehen der Fäden am 7. postoperativen Tag
▸ Entlassung etwa am 3. postoperativen Tag.

Pflege bei konventioneller Cholezystektomie

Die präoperative Pflege ist die gleiche wie bei laparoskopischer Cholezystektomie (☞ oben).

Postoperativ gelten folgende Richtlinien:

▸ **Lagerung.** Der Patient wird mit leicht erhöhtem Oberkörper in Rückenlage gelagert
▸ **Mobilisation.** Bereits am Abend des Operationstags wird der Patient mobilisiert (an der Bettkante sitzen und einige Schritte neben dem Bett gehen)
▸ **Wundversorgung.** Beim ersten Verbandswechsel am 2. postoperativen Tag wird die subkutan eingelegte Redon-Saugdrainage gezogen. Die subhepatisch eingelegte Zieldrainage (Robinson- oder Penrose-Drainage ☞ 15.9.5) wird in der Regel am 3. – 4. postoperativen Tag entfernt. Die Fäden zieht der Arzt zwischen dem 8. und 10. postoperativen Tag
▸ **Gastrointestinale Sonde.** Eine intraoperativ gelegte gastrointesinale Sonde wird üblicherweise am 1. – 2. postoperativen Tag entfernt
▸ **Darmtätigkeit.** Gegebenenfalls wird am 2. – 3. postoperativen Tag ein Klysma zur Anregung der Darmtätigkeit gegeben
▸ **Kostaufbau.** Der Patient darf am 1. postoperativen Tag schluckweise und ab dem 2. postoperativen Tag in größeren Mengen Tee trinken. Bei vorhandener Darmtätigkeit wird die Kost ab dem 3. postoperativen Tag nach hausüblichem Schema aufgebaut.

Pflege nach Choledochusrevision

Die Besonderheiten der Pflege nach Choledochusrevision resultieren aus der intraoperativ eingebrachten T-Drainage:

▸ Der Sekretbeutel wird zunächst unter Körperniveau des Patienten befestigt. Ab dem 5. – 6. postoperativen Tag wird die Drainage intermittierend und immer länger auf Arztanordnung abgeklemmt. In einigen Häusern wird stattdessen der Sekretbeutel ab dem 5. postoperativen Tag auf und danach über Körperniveau gehängt. Verträgt der Patient dies gut und ist die postoperative Cholangiographie unauffällig, wird die Drainage vom Arzt am 8. – 10. postoperativen Tag gezogen
▸ Die heutzutage üblichen Sekretbeutel haben einen Ablassschlauch, über den die Galle zur Bestimmung der Flüssigkeitsmenge z. B. in ein Glas mit Graduierung abgeleitet werden kann. Wird noch ein Sekretbeutel ohne Ablassschlauch verwendet, darf der Sekretbeutel nur gewechselt werden, wenn er voll ist, da ein zu häufiges Wechseln die Infektionsgefahr unnötig erhöht.

Beim Wechseln des Beutels achten die Pflegenden auf streng aseptisches Arbeiten

▸ Die Sekretmenge wird regelmäßig gemessen und dokumentiert (hat der Sekretbeutel keinen Ablassschlauch, den Füllstand mit Datum auf dem Sekretbeutel vermerken). Am 1. – 2. postoperativen Tag sind 1000 – 1500 ml täglich normal, am 3. – 4. Tag sollte die Sekretmenge deutlich abnehmen (auf ca. 300 ml/24 Std. oder weniger)
▸ Vor dem Ziehen der Drainage wird der Beutel in manchen Kliniken für kurze Zeit nochmals ohne Abklemmung unter Köperniveau aufgehängt, damit nach dem Ziehen möglichst wenig Galle austritt
▸ Nach der Drainagenentfernung wird der Patient noch ca. 24 Std. lang beobachtet. Kurzzeitig können einige Stunden nach Entfernung der Drainage leichtes Fieber und geringe Schmerzen im rechten Oberbauch auftreten. Der Drainagekanal verschließt sich normalerweise innerhalb von 1 – 3 Tagen spontan. Geringer Galleaustritt über 1 – 2 Tage ist (selten) möglich. Bei größeren Sekretmengen informieren die Pflegenden den Arzt.

Patientenbeobachtung und Dokumentation nach Cholezystektomie und Choledochusrevision

▸ Vitalzeichen, Temperatur
▸ Allgemeinbefinden, Schmerzen, Haut (Ikterus?), Stuhl-, Urinfarbe
▸ Wund- und ggf. T-Drainage: Art und Menge des Sekrets
▸ Wunde/Verband: Entzündungszeichen? Nachblutung? Nach Entfernen der T-Drainage Galleaustritt?
▸ Kostaufbau: Verträglichkeit der Kost, Appetit.

Vorsicht

Folgende Zeichen können auf eine verstopfte oder dislozierte T-Drainage hinweisen:

▸ Im Vergleich zum Operationstag unverhältnismäßig geringe Sekretmenge im Auffangbeutel oder plötzliches Sistieren (Stehen bleiben) des Sekretflusses
▸ Ikterus, Juckreiz, Druckgefühl im Oberbauch.

Postcholezystektomiesyndrom

Von einem **Postcholezystektomiesyndrom** spricht man, wenn die Patiente

854

20.5 Erkrankungen von Gallenblase und Gallenwegen

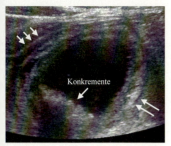

Abb. 20.23: Geschichtete Gallenblasenwand (Pfeile) mit vielen kleinen Gallensteinen bei Cholezystitis. [R132]

nach der Operation weiter über Beschwerden klagen, unabhängig davon, ob ein ursächlicher Zusammenhang zum Gallensteinleiden oder zur Operation besteht oder nicht. Mögliche Ursachen sind z. B. eine falsche Indikationsstellung zur Operation, während der Operation übersehene Steine oder eine Papillenstenose sowie neu aufgetretene Krankheiten.

20.5.3 Cholezystitis

Cholezystitis: Entzündung der Gallenblase, meist bei bestehendem Gallensteinleiden. Je nach zeitlichem Verlauf Unterteilung in **akute** und **chronische Cholezystitis.**

Akute Cholezystitis
Krankheitsentstehung
Die akute Cholzystitis ist meist bakteriell bedingt.

Symptome, Befund und Diagnostik
Bei der akuten Cholezystitis haben die Patienten Schmerzen im rechten Oberbauch, evtl. mit Ausstrahlung in die rechte Schulter, Übelkeit, Erbrechen, Fieber über 38,5 °C, Schüttelfrost und evtl. einen Ikterus. Die Gallenblase ist druckschmerzhaft.

Die Diagnose kann meist sonographisch und anhand einer Blutuntersuchung (BSG-Erhöhung, Leukozytose, Leberwertanstieg) gestellt werden. Die weiteren technischen Untersuchungen entsprechen denen bei Gallenkolik. Bei hohem Fieber sind zusätzlich Blutkulturen (☞ 26.3.3) erforderlich.

Komplikationen
Die Hauptkomplikationen sind Perforation der Gallenblasenwand mit Gefahr einer galligen Peritonitis, Penetration z. B. in die Leber, Gallenblasenempyem und Sepsis. Der Übergang in eine chronische Cholezystitis (☞ unten) ist möglich.

Behandlungsstrategie und Pflege
Eine akute Cholezystitis wird immer stationär behandelt. Sie besteht in Nahrungs- und Flüssigkeitskarenz mit parenteraler Ernährung, intravenöser Antibiotikagabe und Schmerzbekämpfung wie bei einer Gallenkolik (☞ oben).

Am günstigsten wird die entzündete Gallenblase innerhalb der ersten 48 Std. nach Symptombeginn entfernt. Nur wenn dies nicht möglich ist, wird zunächst konservativ behandelt und im beschwerdefreien Intervall operiert. Schwere Verlaufsformen sind eine Indikation zur Notfallcholezystektomie.

> **Patientenbeobachtung und Dokumentation**
> ▸ Temperatur, Puls, Blutdruck
> ▸ Schmerzen, Bauchdeckenspannung
> ▸ Pankreatitiszeichen, Darmtätigkeit.

Chronische Cholezystitis
Die **chronische Cholezystitis** ist Folge einer akuten Cholezystitis oder einer (evtl. symptomlosen) Cholezystolithiasis.

Hauptsymptome sind Beschwerden nach bestimmten Nahrungsmitteln (vor allem nach fettreichen Speisen), Oberbauchdruck oder -schmerz sowie Koliken und Meteorismus. Die Beschwerden können abklingen (und später rezidivieren), aber auch in eine akute Cholezystitis übergehen.

Die Behandlung besteht in der Cholezystektomie.

20.5.4 Akute eitrige Cholangitis

Akute eitrige Cholangitis: Entzündung der Gallenwege, in der Regel durch Aufsteigen von Bakterien bei einer Gallenabflussstauung.

Typische Dreifach-Symptomkombination bei der **akuten eitrigen Cholangitis** ist die **Charcot-Trias** aus Fieber mit Schüttelfrost, Ikterus und Koliken. Die Diagnose wird durch Blutuntersuchungen und Sonographie gesichert.

Die Patienten bedürfen der Intensivüberwachung mit Kontrolle von Blutdruck, Puls, Ausscheidungen und Atmung (BGA ☞ 18.3.2).

Unter intravenöser Antibiotikatherapie erfolgt schnellstmöglich eine ERCP mit Papillotomie und Steinextraktion (☞ 20.3.2). Gelingt dies nicht, muss die Galle entweder durch eine perkutane Drainage nach außen abgeleitet (**perkutane transhepatische Cholangio-Drainage,** *PTCD*) oder eine Cholezystektomie mit Choledochusrevision durchgeführt werden. Ansonsten droht innerhalb von Stunden eine **Cholangiosepsis.** Die übrige Therapie entspricht derjenigen bei einer akuten Cholezystitis (☞ 20.5.3).

20.5.5 Nicht-eitrige chronisch-destruierende Cholangitis und primär biliäre Zirrhose

Nicht-eitrige chronisch-destruierende Cholangitis (destruieren = zerstören): Chronisch-progrediente, nicht-eitrige Entzündung der kleinen intrahepatischen Gallengänge. Wahrscheinlich autoimmunologisch bedingt. Betrifft zu 90 % Frauen, meist über 40 Jahren.

Endstadium ist die **primär biliäre Zirrhose,** kurz *PBC,* eine Sonderform der Leberzirrhose (☞ 20.4.4). Bei einem Bilirubinwert über 6 mg/dl durchschnittliche Lebenserwartung ohne Lebertransplantation unter zwei Jahren.

Die Patienten haben lange Zeit nur uncharakteristische Oberbauchbeschwerden und Juckreiz. Die Betroffenen leiden gehäuft unter weiteren Autoimmunerkrankungen.

Wichtigster Laborbefund ist der Nachweis antimitochondrialer Autoantikörper (☞ 27.3). Sind andere Erkrankungen durch Blutuntersuchungen und Sonographie ausgeschlossen, kann durch eine Leberbiopsie die Diagnose gesichert und die Prognose abgeschätzt werden.

Eine kausale Therapie ist nicht bekannt. Immunsuppressiva zeigten bislang keine positive Wirkung, auch eine Prognoseverbesserung durch Ursodesoxycholsäure (z. B. Urofalk®) zur Anregung des Gallenflusses ist nicht belegt. Juckreiz und z. B. Vitaminmangelerscheinungen werden symptomatisch angegangen. Bei einem Bilirubinwert über 6 mg/dl ist eine Lebertransplantation zu erwägen, die bei diesem Krankheitsbild insgesamt gute Ergebnisse zeigt.

20.6 Erkrankungen des Pankreas

Mukoviszidose ☞ 18.12

20.6.1 Akute Pankreatitis

Akute Pankreatitis *(akute Bauchspeicheldrüsenentzündung):* Plötzlich einsetzende Entzündung des Pankreas mit Selbstandauung *(Autolyse)* des Organs und Beeinträchtigung der Pankreasfunktion. Altersgipfel 30.–50. Lebensjahr. Akut-Sterblichkeit bei der leichten **ödematösen Pankreatitis** unter 5%, bei einer **nekrotisierenden Pankreatitis** 20–50%. Nur bei Ursachenbeseitigung gute Langzeitprognose.

Krankheitsentstehung

Bei der **akuten Pankreatitis** werden die Verdauungsenzyme des Pankreas bereits im Pankreas und nicht erst im Dünndarm aktiviert. Folge ist die Selbstandauung des Organs.

Hauptursache der akuten Pankreatitis bei Erwachsenen sind mit knapp 50% Gallenwegserkrankungen, gefolgt vom Alkoholabusus mit schätzungsweise 35%.

Selten ist die akute Pankreatitis bei Erwachsenen durch Arzneimittel, Infektion (beispielsweise Mumps, Scharlach, Hepatitis), Trauma oder iatrogen (ERCP) bedingt.

Bei Kindern ist eine akute Pankreatitis seltener als bei Erwachsenen und vergleichsweise häufiger durch Infektionen, Pankreas- oder Gallenwegsfehlbildungen, Traumen (Rolleroder Fahrradlenker in den Bauch) oder auch eine Mukoviszidose (☞ 18.12) bedingt.

Symptome und Untersuchungsbefund

Typisch ist ein plötzlicher Beginn mit schweren Dauerschmerzen im Oberbauch, die oft gürtelförmig in den Rücken ausstrahlen. Außerdem bestehen Übelkeit, Erbrechen, Subileus oder Ileus (☞ 19.6.1) und evtl. Fieber. In schweren Fällen treten Aszites, Pleuraergüsse, Schock- und Sepsiszeichen hinzu.

Charakteristisch bei der körperlichen Untersuchung sind ein druckschmerzhaftes Abdomen und ein prall-elastisches Abdomen (sog. *Gummibauch*).

Komplikationen

Vorsicht
Die Gefährlichkeit der akuten Pankreatitis lässt sich oft erst um den dritten Erkrankungstag abschätzen.

Lebensbedrohliche Komplikationen der akuten Pankreatitis sind Kreislaufversagen mit nachfolgendem *akuten Nierenversagen* (☞ 29.5.8) und *Schocklunge* (☞ 18.13), *Verbrauchskoagulopathie* (☞ 22.8.2), *Sepsis* (☞ 26.4), Blutungen, Abszesse und **Pseudozystenbildung** (Pseudozyste = krankhafter Hohlraum, der nur von Bindegewebe umgeben ist und nicht von Epithel ausgekleidet wird).

Diagnostik

Die nicht-pankreasspezifische α-*Amylase* und die pankreasspezifische *Lipase* sind im Blut stark erhöht. Außerdem bestehen Leukozytose, BSG-Erhöhung und evtl. Blutzuckeranstieg. Indikatoren eines schweren Verlaufes sind z. B. eine Hypokalzämie oder ein hohes CRP. Bei der Sonographie sind oft Pankreasnekrosen, Gallensteine, Gallengangerweiterungen und – meist ab der zweiten Krankheitswoche – Pseudozysten nachweisbar.

Behandlungsstrategie
Konservative Therapie

Die Therapie einer akuten Pankreatitis ist primär konservativ:
▶ Allgemeinmaßnahmen ☞ Pflege
▶ Parenterale Ernährung mit Elektrolyt- und Volumenersatz
▶ Schmerzbekämpfung, z. B. mit Tramadol (etwa Tramal®) oder Pethidin (etwa Dolantin®)
▶ Bei wiederholtem Erbrechen, Subileus oder Ileus Ableiten des Magensafts über eine gastrointestinale Sonde
▶ Ggf. Antibiotika bei Nekrosen (umstritten)
▶ Ggf. Schocktherapie, maschinelle Beatmung, Hämodialyse.

Invasive Therapien

Bei Verdacht auf eine Gallensteineinklemmung im Papillenbereich ist eine frühzeitige ERCP (☞ 20.3.2) mit Papillenschlitzung und Steinentfernung angezeigt, auch (symptomatische) Pankreaspseudozysten können oft endoskopisch angegangen werden. Beispielsweise bei ausgedehnten Nekrosen oder Abszessbildung ist ein chirurgisches Eingreifen nötig. Die Nekrosen werden operativ ausgeräumt (**Nekrosektomie**) und die Bauchhöhle gespült. Ggf. ist anschließend eine kontinuierliche Spülung über intraoperativ eingebrachte Drainagen oder eine Etappenlavage (☞ 19.8) erforderlich.

Pflege

Pflege bei Fieber ☞ 12.4.4.2, 12.4.5.2
Pflege bei nasogastraler Sonde ☞ 12.6.5
Pflege bei Pankreasoperationen ☞ 20.6.3
Pflege bei parenteraler Ernährung ☞ 15.5.2

Patienten mit einer akuten Pankreatitis werden meist auf der Intensivstation betreut:
▶ Engmaschige Kontrolle von Vitalzeichen, ZVD, Flüssigkeitsbilanzierung
▶ Infolge des stark eingeschränkten Allgemeinzustands Unterstützung bei allen Einschränkungen und Durchführung aller notwendigen Prophylaxen
▶ Zur Schmerzlinderung ggf. Knierolle zur Entlastung der Bauchdecke und Kühlelement auf den Oberbauch (Arztanordnung)
▶ Zunächst Nahrungskarenz, parenterale Ernährung, entsprechend sorgfältige Soor- und Parotitisprophylaxe (☞ 12.5.2.4)
▶ Bei schweren Verläufen ca. ab dem 5. Tag künstliche enterale Ernährung (niedermolekulare Elementardiät) über eine gastrointestinale Sonde
▶ Nach Abklingen der Akutphase langsame Mobilisation und vorsichtiger Kostaufbau. In den meisten Häusern

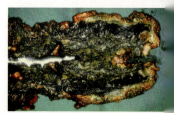

Abb. 20.24: Nekrotisierende Pankreatitis im OP-Präparat. Die schwarz-grünliche Verfärbung zeigt, dass fast das gesamte Organ nekrotisiert ist. [X211]

gibt es „Stufenpläne", die einen Beginn mit Tee und Zwieback und eine Steigerung je nach Verträglichkeit und ermittelten Lipase- bzw. Amylasewerten, frühestens aber alle 2–3 Tage, vorsehen. Reizstoffe wie Alkohol oder Kaffee sind tabu, Fett wird erst zuletzt in kleinen Mengen zugegeben. Günstig sind mehrere kleine Mahlzeiten täglich.

20.6.2 Chronische Pankreatitis und Pankreasinsuffizienz

Chronische Pankreatitis: Kontinuierlich oder in Schüben fortschreitende Pankreatitis mit zunehmendem Verlust der endokrinen und exokrinen Pankreasfunktion (**Pankreasinsuffizienz**). In ca. 75% durch Alkoholabusus bedingt. Langzeitprognose wesentlich abhängig von dem Fortbestehen oder der Beseitigung der Ursache.

Symptome und Untersuchungsbefund

Leitsymptom der **chronischen Pankreatitis** sind wiederholte, nicht kolikartige Oberbauchschmerzen über Stunden bis Tage, typischerweise mit gürtelförmiger Ausstrahlung in den Rücken. Oft werden sie durch fette Mahlzeiten oder Alkohol ausgelöst. Die Patienten nehmen wegen der starken Schmerzen häufig eine gekrümmte Körperhaltung ein. Im Endstadium lassen die Schmerzen meist nach („Ausbrennen" der Pankreatitis).

Viele Patienten verlieren bereits recht früh an Gewicht.

Erst wenn mehr als 90% des Pankreas zerstört sind, treten mit Fettunverträglichkeit, Fettstühlen, Malassimilationssyndrom (☞ 19.6.2) und Diabetes mellitus (☞ 21.6) die Zeichen einer exokrinen und endokrinen **Pankreasinsuffizienz** auf.

Bei der Palpation des Abdomens geben die meisten Patienten einen Druckschmerz im Oberbauch an.

Komplikationen

Komplikationen sind insbesondere Pseudozysten mit Kompression der Gallenwege (Ikterus) oder des Duodenums, Abszesse, eine Milzvenenthrombose oder ein Aszites.

Diagnostik und Differentialdiagnose

Bei ca. 30% der Patienten sind in der Röntgenleeraufnahme des Abdomens Verkalkungen sichtbar. (Endo-)Sonographie, Computer- und Kernspintomographie einschließlich MRCP und/oder ERCP zeigen typische Veränderungen und ermöglichen die Abgrenzung zu anderen Abdominalerkrankungen, insbesondere eines Pankreaskarzinoms. Die α-Amylase und Lipase im Blut sind in der Regel nur während eines akuten Schubs erhöht.

Bei Verdacht auf eine exokrine Pankreasinsuffizienz ist heute die Bestimmung der Elastase 1 im Stuhl (☞ auch Tab. 19.9) Untersuchung der ersten Wahl, da sie recht empfindlich, wenig aufwendig und auch bei Pankreasenzymsubstitution verwertbar ist.

Andere Untersuchungen, etwa der **Pankreolauryltest**, der **NBT-PABA-Test** und der belastende **Sekretin-Pankreozymin-Test**, sind dadurch weitgehend zurückgedrängt.

Behandlungsstrategie

Akute Schübe werden wie eine akute Pankreatitis behandelt (☞ 20.6.1).

Ansonsten gilt:
▶ Stets notwendig ist absoluter Alkoholverzicht, außerdem das Meiden pankreastoxischer Medikamente
▶ Die Kost sollte kohlenhydrat- und eiweißreich, dabei fettarm sein. Fehlende Pankreasenzyme werden in ausreichend hoher Menge substituiert (z.B. Kreon®-Granulat), die Fettzufuhr wird so „austariert", dass der Patient keine Fettstühle hat. Am günstigsten sind mehrere kleine Mahlzeiten. Am besten werden mittelkettige Triglyzeride (z.B. Ceres®-Margarine) resorbiert
▶ Bei einem Diabetes mellitus ist eine Insulintherapie notwendig (☞ 21.6)
▶ Bei Mangelzuständen ist die Gabe von Vitaminen und Spurenelementen notwendig
▶ Vielfach müssen Analgetika gegeben werden.

Pankreasgangsteine oder Pankreasgangstenosen können heute vielfach endoskopisch angegangen werden, ebenso ist eine Drainage von Pseudozysten oft über endoskopisch eingebrachte Katheter möglich.

Operiert wird nur bei konservativ oder endoskopisch nicht lösbaren Ursachen der Erkrankung, etwa bei endoskopisch

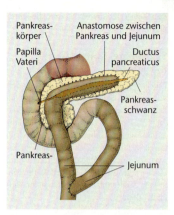

Abb. 20.25: Pankreatojejunostomie bei chronischer Pankreatitis. Der Ductus pancreaticus wird langstreckig eröffnet und mit einer ausgeschalteten Jejunumschlinge verbunden. Dadurch kann das zuvor gestaute Sekret abfließen. [A300-190]

nicht behebbaren Stenosen und Pseudozysten, bei Fisteln, bei konservativ nicht beherrschbaren Schmerzen oder bei trotz Ausschöpfung aller anderen diagnostischen Möglichkeiten weiter bestehendem Tumorverdacht. Häufigste Eingriffe sind **Drainageoperationen**, bei denen die Pseudozyste oder der erweiterte Pankreasgang eröffnet und zur Entlastung z.B. mit einer nach der Roux-Y-Technik ausgeschalteten Jejunumschlinge anastomosiert werden (☞ Abb. 20.25). Resezierende Verfahren sind selten erforderlich.

Pflege

Pflege bei konservativer Therapie einer akuten Pankreatitis ☞ 20.6.1
Pflege bei Pankreasoperation ☞ 20.6.3

20.6.3 Pankreaskarzinom

Pankreaskarzinom (*Bauchspeicheldrüsenkrebs*): Zu ca. 70% im Pankreaskopf lokalisierter, bösartiger Tumor des Pankreas. Histologisch meist Adenokarzinom. Betrifft Männer etwas häufiger als Frauen, Hauptmanifestationsalter 60.–70. Lebensjahr. Sehr schlechte Prognose, selbst bei Therapie mit kurativer Zielsetzung 5-Jahres-Überlebensrate nur ca. 10%.

Krankheitsentstehung

Als Risikofaktoren des **Pankreaskarzinoms** gelten das Vorkommen eines Pankreaskarzinoms bei nahen Verwandten,

Rauchen, Alkoholabusus und die chronische Pankreatitis (☞ 20.6.2).

Symptome, Befund und Diagnostik

Das Pankreaskarzinom bereitet lange Zeit nur unspezifische Beschwerden ähnlich denen bei chronischer Pankreatitis (☞ 20.6.2). Pankreaskopf- und Papillenkarzinome können aber bereits recht früh durch Verlegung der ableitenden Gallenwege zu einem *schmerzlosen* Ikterus und einer vergrößerten, nicht druckschmerzhaften Gallenblase (**Courvoisier-Zeichen**) führen.

Paraneoplastische Thrombosen und Thrombophlebitiden sind möglich.

Bei Verdacht sind heute (Endo-)Sonographie, Kernspintomographie mit MRCP und MR-Angiographie oder alternativ Spiral-CT plus ERCP die ersten Untersuchungen. Wenn irgend möglich sollte die Diagnose durch Biopsie im Rahmen einer Endosonographie gesichert werden. Tumormarker (☞ 22.3.6) sind CEA, CA 125 und CA 19-9.

Behandlungsstrategie

Die Behandlung des Pankreaskarzinoms ist primär operativ. Aufgrund der oft späten Diagnosestellung ist eine kurative Operation nur bei ungefähr 20% aller Patienten möglich.

Kurative Operationsverfahren

Methode der Wahl beim Pankreaskopf- oder -papillenkarzinom ist die **Whipple-Operation** *(partielle Duodenopankreatektomie)* mit Entfernung von Pankreaskopf (**Pankreasrechtsresektion**), Duodenum, Gallenblase und zwei Dritteln des Magens sowie aller regionären Lymphknoten. Zur Wiederherstellung der Magen-Darm-Passage sind zahlreiche Verfahren bekannt. Abbildung 20.27 zeigt eines davon.

Nur manchmal ist ein Erhalt des Magens und des Pylorus (**pyloruserhaltende Duodenopankreatektomie**) oder, selten, sogar des Duodenums und damit der normalen Magen-Darm-Passage möglich.

Bei einem Pankreasschwanzkarzinom wird in der Regel eine **Pankreaslinksresektion** durchgeführt, bei der der Pankreasschwanz – oft mit der Milz – entfernt wird.

Bei Pankreaskörperkarzinomen, sehr großen Pankreastumoren oder mehreren Tumoren in verschiedenen Anteilen des Pankreas ist eine **totale Duodenopankreatektomie** (☞ Abb. 20.28) erforderlich. Da das Pankreas hierbei vollständig entfernt wird, resultieren eine exokrine *und* endokrine Pankreasinsuffizienz mit insulinpflichtigem Diabetes mellitus (☞ unten).

> Die Whipple-Operation und die totale Duodenopankreatektomie gehören zu den größten Bauchoperationen überhaupt.

Palliative Verfahren

Palliativmaßnahmen verlängern die Überlebenszeit des Patienten zwar nicht oder kaum, können aber die teils sehr quälenden Beschwerden des Kranken lindern:

▶ Bei **Ikterus** möglich sind eine endoskopische Stent-Einlage in den Ductus choledochus oder die Anlage einer **biliodigestiven Anastomose**, d. h. einer operativen Verbindung zwischen Gallenwegen und Magen-Darm-Trakt. Beispiel hier ist die **Cholezysto-** oder **Choledochojejunostomie** zwischen der Gallenblase bzw. dem Ductus choledochus und einer ausgeschalteten Dünndarmschlinge. Da die Galle nun wieder abfließen kann, bildet sich der Ikterus schnell zurück, und dem Patienten geht es subjektiv besser

▶ In fortgeschrittenen Stadien ist eine **Magenentleerungsstörung** häufig. Hier kann dem Patienten eine **Gastrojejunostomie** zur Umgehung der tumorbedingten Stenose helfen. Alternativ ist die endoskopische Einlage eines Metallstents möglich

▶ Häufig praktiziert werden „milde" Chemotherapien, vor allem mit Gemcitabin (Gemzar®).

Pflege bei Pankreaskarzinom

Pflege bei Diabetes mellitus ☞ 21.6.9
Pflege bei onkologischen Erkrankungen ☞ 22.1

Prä- und postoperative Pflege bei Pankreasoperationen

Allgemeine prä- und postoperative Pflege ☞ 15.10.2–15.10.4

Am Vortag der Operation erhält der Patient mittags flüssige Kost und abends nur noch Tee. Zur Darmreinigung wird ein Reinigungseinlauf durchgeführt. Die Rasur erfolgt von den Brustwarzen bis in den Leisten einschließlich der Schambehaarung. Auf Arztanordnung bestellen die Pflegenden meist 4–6 Erythrozytenkonzentrate.

Postoperativ wird der Patient in der Regel mehrere Tage auf der Intensivstation betreut.

▶ **Lagerung und Mobilisation.** Postoperativ wird der Patient zunächst in Rückenlage mit leicht erhöhtem Oberkörper gelagert, ab dem ersten postoperativen Tag dann abwechselnd auf dem Rücken oder in 30°-Seitenlage rechts oder links. Eine Mobilisation ist je nach Zustand des Patienten ab dem ersten postoperativen Tag möglich

▶ **Wundversorgung.** Postoperativ beobachten die Pflegenden den Wundverband auf Nachblutungen und kontrollieren engmaschig Menge und Beschaffenheit des Drainagensekrets. Ggf. werden Amylase und Lipase im Drainagesekret bestimmt (Arztanordnung). Normalerweise fallen die Werte

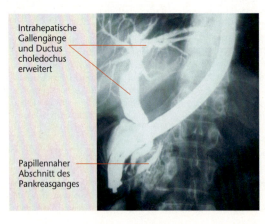

Abb. 20.26: Pankreaskarzinom in der ERCP. Durch das Kontrastmittel lassen sich der geweitete Ductus choledochus und die intrahepatischen Gallengänge darstellen, der Pankreasgang jedoch nur im Pankreaskopfbereich. Der komplette Kontrastmittelabbruch weist auf eine Verlegung des Gangs durch den Tumor hin. [X211]

20.6 Erkrankungen des Pankreas

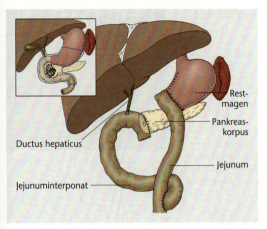

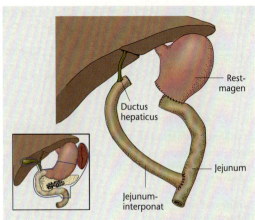

Abb. 20.27: Whipple-Operation (partielle Duodenopankreatektomie). Im kleinen Bild die Situation vor der Operation mit den Resektionskanten. Nach Entfernung des Duodenums laufen Gallen- und Pankreassekret über eine End-zu-Seit anastomosierte Jejunumschlinge ab. [A400-190]

Abb. 20.28: Totale Duodenopankreatektomie. Die Abbildung zeigt eine von mehreren Möglichkeiten, die Magen-Darm-Passage wiederherzustellen. Im kleinen Bild die präoperative Situation mit den Resektionskanten. [A400-190]

ab. Ein Anstieg deutet auf eine Anastomoseninsuffizienz hin. Den ersten Verbandswechsel führt der Arzt am 2. postoperativen Tag durch. Danach wird der Verband täglich unter sterilen Bedingungen gewechselt. Die Zieldrainagen entfernt der Arzt, wenn diese nur noch wenig unauffälliges Wundsekret fördern. Möglicherweise sind Röntgenuntersuchungen mit Kontrastmittel notwendig, um die Dichtigkeit der Anastomosen zu kontrollieren

▶ **Gastrointestinale Sonde.** Bei komplikationslosem Verlauf kann die gastrointestinale Sonde meist am ersten postoperativen Tag entfernt werden

▶ **Kostaufbau.** Der Kostaufbau hängt von der Art der Operation und dem Befinden des Patienten ab. In der Regel beginnt die orale Nahrungsaufnahme zwischen dem 4. und 8. postoperativen Tag und wird entsprechend dem Kostaufbau bei akuter Pankreatitis gesteigert (☞ auch 20.6.1). Voraussetzungen für den Kostaufbau sind die Dichtigkeit der operativ angelegten Anastomosen und die wieder in Gang gekommene Darmtätigkeit.
Später kann der Patient essen, was er verträgt. Auf Alkohol sollte er allerdings verzichten (spezielle Ernährungsmaßnahmen bei Pankreatektomie ☞ unten)

▶ **Blutzuckerkontrollen.** Nach jeder Pankreasoperation wird der Blutzuckerspiegel des Patienten engmaschig kontrolliert und auf Arztanordnung durch Gabe von Altinsulin korrigiert. In der Regel normalisiert sich der postoperativ erhöhte Blutzuckerspiegel nach einer Whipple-Operation und nach einer Pankreaslinksresektion nach einiger Zeit wieder. Nach der Pankreatektomie bleibt der Patient Zeit seines Lebens insulinpflichtiger Diabetiker (☞ unten).

Patientenbeobachtung und Dokumentation

▶ Vitalzeichen, Temperatur
▶ Allgemeinbefinden, Schmerz
▶ Bauchumfang, Bauchdeckenspannung
▶ Infusionen (ZVK)
▶ Flüssigkeitsbilanz, ZVD
▶ Blutzuckerkontrollen
▶ Gastrointestinale Sonde (Lage der Sonde, Menge und Beschaffenheit des Sekrets)
▶ Wunde, Drainagen und Verbände
▶ Später: Kostverträglichkeit.

Ernährung nach Pankreatektomie

Nach einer vollständigen Entfernung des Pankreas (**Pankreatektomie**) kann die Ernährung Probleme bereiten. Durch die fehlende exokrine Pankreasfunktion ist die Fettverdauung, durch die fehlende endokrine Pankreasfunktion die Blutzuckerregulation erheblich gestört.
Grundzüge der Diät nach Pankreatektomie sind:
▶ Alkoholkarenz
▶ Verteilung der Nahrung auf 6–8 kleine Mahlzeiten täglich
▶ Substitution der fehlenden Pankreasenzyme, z. B. durch Pankreon® Granulat. Keine Gabe (mikro-)verkapselter Präparate, da die Magen-Darm-Passage aufgrund der veränderten anatomischen Verhältnisse beschleunigt ist und die Wirksubstanz erst zu spät freigesetzt würde
▶ Fettarme Kost, da die Fettresorption trotz der Substitution von Pankreasenzymen beeinträchtigt bleibt. Zufuhr eines Teils der Fette als mittelkettige Triglyzeride
▶ Vitamin- und proteinreiche Ernährung
▶ Diabetes-Diät, dabei zur Deckung des Kalorienbedarfs auf einen erhöhten Kohlenhydratanteil bei vermindertem Fettanteil in der Nahrung achten.
Patienten mit einer Pankreatektomie haben stets eine lebenslangen insulinpflichtigen Diabetes mellitus. Da im Gegensatz zum „normalen" Diabetiker nicht nur die Produktion des blutzuckersenkenden Insulins ausgefallen ist, sondern auch die des blutzuckersteigernden Glukagons, ist die Stoffwechsellage vielfach labil und sind die Patienten insbesondere durch Hypoglykämien (☞ 21.6.4) gefährdet. Information und Schulung durch einen Diabetesberater kommen daher besondere Bedeutung zu
▶ Substitution der fettlöslichen Vitamine und Vitamin B$_{12}$, z. B. durch i. m.-Injektion einer Ampulle Adek Falk® monatlich und einer Ampulle Cytobion 1000® alle vier Monate
▶ Bei schwerer Beeinträchtigung der Verdauungsfunktion zusätzlich Gabe von Eisen-, Kalium-, Kalzium- und Spurenelementpräparaten.

Angesichts der erheblichen Beeinflussung des täglichen Lebens durch die Pankreatektomie ist rechtzeitig eine Anschlussheilbehandlung durch den Sozialdienst in die Wege zu leiten und dem Patienten der Kontakt zu einer Selbsthilfegruppe zu empfehlen (✉ 6).

20.6.4 Pankreasverletzungen

Krankheitsentstehung

Pankreasverletzungen sind eher selten und meist Folge eines stumpfen Bauchtraumas (☞ 25.10).

Symptome und Untersuchungsbefund

Leitsymptome sind Oberbauchschmerzen mit Ausstrahlung in Rücken und Schulter, Übelkeit bis zum Erbrechen, zunehmende Abwehrspannung des Abdomens und paralytischer Ileus.

> Da bei Pankreasverletzungen oft schwere Begleitverletzungen bestehen, werden gerade die Anfangssymptome oft übersehen.

Diagnostik

Zur Diagnosesicherung werden α-Amylase und Lipase im Blut bestimmt (beide meist erhöht) und eine Sonographie sowie ggf. ein CT durchgeführt. Manchmal wird die Pankreasverletzung auch während einer wegen eines stumpfen Bauchtraumas durchgeführten Probelaparotomie festgestellt.

Behandlungsstrategie

Eine leichte **Pankreaskontusion** *(Pankreasprellung)* wird konservativ behandelt.

Ansonsten muss operiert werden. Ziel der Operation ist der weitestmögliche Organerhalt bei Rekonstruktion der Pankreasgänge. Bei schweren Parenchymverletzungen kann allerdings eine (Teil-) Resektion unvermeidlich sein.

Pflege

Bei Verdacht auf eine Pankreasverletzung beobachten die Pflegenden den Patienten engmaschig auf die Zeichen eines Akuten Abdomens (☞ 19.2.3). Bei erstmalig auftretenden oder zunehmenden Beschwerden informieren sie den Arzt.

Pflege bei Akutem Abdomen ☞ 19.2.3
Pflege bei Pankreasoperation ☞ 20.6.3

20.7 Erkrankungen der Milz

20.7.1 Splenomegalie

Splenomegalie *(Milzschwellung, Milztumor):* Vergrößerung der Milz, wodurch die ansonsten jenseits des Säuglingsalters nicht tastbare Milz unter dem linken Rippenbogen tastbar wird.

Hypersplenismus *(Hyperspleniesyndrom):* Splenomegalie, Überaktivität der Milz mit beschleunigtem Blutzellabbau und dadurch Mangel an Blutzellen im Blut.

Krankheitsentstehung

Ursachen von **Splenomegalie** und **Hypersplenismus** sind:
- Infektionskrankheiten, z. B. infektiöse Mononukleose (☞ 32.6.1) oder Sepsis (☞ 26.4)
- Hämatologische und lymphatische Erkrankungen, z. B. hämolytische Anämien (☞ 22.5.1), Leukämien (☞ 22.6.1), Lymphome (☞ 22.7)
- Pfortaderstau, z. B. bei Leberzirrhose (☞ 20.4.4)
- Rheumatische Erkrankungen, z. B. Lupus erythematodes (☞ 23.7.1)
- Primäre Milzerkrankungen, z. B. Milztumoren (Sarkom), Milzzysten.

Eine Splenomegalie kann zu einer Überaktivität der Milz mit beschleunigtem Abbau der Blutzellen führen. Kann das Knochenmark diesen nicht mehr kompensieren, entsteht ein Mangel an Zellen im Blut (Hypersplenismus).

Symptome, Befund und Diagnostik

Die Diagnose einer Splenomegalie wird heute durch Sonographie gestellt (Faustregel für die normale Milzgröße beim Erwachsenen: 4711, also 4 cm × 7 cm × 11 cm).

Blutuntersuchungen und technische Untersuchungen zur Ursachenklärung schließen sich an.

Behandlungsstrategie und Pflege

Therapie und Pflege sind abhängig von der Grundkrankheit. Insbesondere wenn eine Ursachenbeseitigung nicht möglich ist, kann je nach Grunderkrankung eine **Splenektomie** *(Milzexstirpation, Milzentfernung)* in Betracht kommen.

Pflege bei Splenektomie ☞ 20.7.2

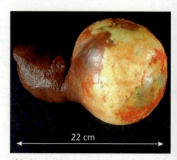

Abb. 20.29: OP-Präparat einer Milz, deren gesundes Gewebe zur Hälfte von einem riesigen, abgekapselten Milztumor verdrängt wurde. [X211]

20.7.2 Milzverletzungen/ Milzruptur

Krankheitsentstehung

Die Milz ist aufgrund ihrer Blutfülle und dadurch weichen Konsistenz besonders verletzungsgefährdet. Die Ursache für eine Milzverletzung ist meist ein stumpfes oder penetrierendes Bauch- oder Thoraxtrauma (☞ 25.9 und 25.10).

Spontanrupturen, z. B. bei chronisch myeloischer Leukämie (22.6.3), sind selten.

Eine Sonderform ist die **zweizeitige Milzruptur,** bei der sich das Blut erst innerhalb der Milzkapsel ansammelt **(subkapsuläres Hämatom),** bis nach einem symptomfreien Intervall von einigen Tagen bis zu zwei Wochen die Kapsel reißt und eine akute Blutung einsetzt.

Symptome, Befund und Diagnostik

Aufgrund des massiven Blutverlustes in die Bauchhöhle entsteht ein Volumenmangelschock (☞ 13.5.2). Durch Nervenreizung kommen zu den Oberbauch- und linksseitigen Flankenschmerzen noch linksseitige Schulterschmerzen hinzu **(Kehr-Zeichen).**

Bei der Untersuchung fallen die Abwehrspannung des Abdomens, Zunahme des Bauchumfangs und bei traumatischer Ursache evtl. Prellmarken auf.

Die Diagnose lässt sich in aller Regel durch sonographischen Nachweis der Blutung oder andere bildgebende Verfahren sichern.

> Bei jeder linksseitigen Rippenfraktur muss eine Milzverletzung ausgeschlossen werden!

20.7 Erkrankungen der Milz

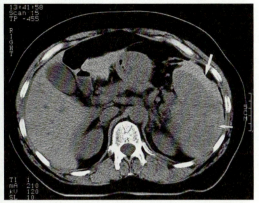 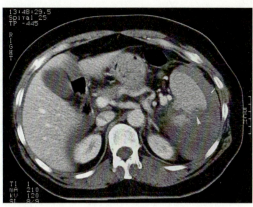

Abb. 20.30: Milzruptur in der Computertomographie. In der Nativaufnahme ohne Kontrastmittel (links) sind die Milzkonturen unregelmäßig (→), die Milz ist von einem Saum umgeben, dessen Dichte zu Blut passt (➔). Nach Kontrastmittelgabe (rechts) zeigt sich die Ruptur von Milz und Milzkapsel (▲) mit umgebendem Hämatom (←) deutlich [S008-5].

Behandlungsstrategie

Bei dringendem Verdacht auf eine Milzverletzung wird immer eine Probelaparotomie durchgeführt.

Bei kleinen Milzeinrissen kann der Defekt meist mit einem Fibrinkleber verklebt werden, bei größeren Zerreißungen wird die Milz bei Erwachsenen in der Regel entfernt.

Bei Kindern wird immer versucht, die rupturierte Milz zu erhalten, beispielsweise durch Fibrinklebung, kombiniert mit Naht und Auflegen eines Vlieses oder Einhüllen der Milz in ein resorbierbares Netz.

Komplikationen nach Splenektomie

Insbesondere zwei Komplikationen der Splenektomie sind zu beachten:
- **Thrombose/Thromboembolie.** Nach einer Splenektomie steigt die Thrombozytenzahl im peripheren Blut teils erheblich an (Maximum ca. zwei Wochen postoperativ). Alle Patienten erhalten deshalb eine Low-dose-Heparinisierung, bei Thrombozytenzahlen über 400 000 Thrombozyten/μl Blut zusätzlich Azetylsalizylsäure oral und bei extrem hohen Werten über 1 000 000 Thrombozyten/μl Blut eine Vollheparinisierung (☞ 17.6).
- **OPSI-Syndrom** *(Overwhelming post splenectomy infection syndrome, Postsplenektomiesepsis).* Hierbei handelt es sich um eine fulminante Sepsis mit einer Letalität von über 50 %, am häufigsten hervorgerufen durch Pneumokokken und Meningokokken. Das Risiko ist besonders hoch in den ersten zwei Jahren nach dem Eingriff. Daher sollte der Patient 3–4 Wochen vor einer geplanten Splenektomie gegen Pneumokokken geimpft werden, ansonsten 2–3 Wochen danach.

Pflege

Allgemeine prä- und postoperative Pflege ☞ 15.10.2–15.10.4

Pflege bei Splenektomie

Die präoperative Pflege folgt den allgemein üblichen Richtlinien. Bei den häufigen Notfallsplenektomien ist eine gründliche Vorbereitung des Patienten naturgemäß nicht möglich. Die Rasur ist notwendig von den Mamillen bis zu den Leisten einschließlich der Schambehaarung und der linken Flanke. Bei geplanten Splenektomien bekommt der Patient am Vortag der Operation mittags nur noch leichte, abends flüssige Kost, zur Darmreinigung ein Klysma bzw. ein orales Abführmittel.

Postoperativ ist hervorzuheben:
- **Lagerung und Mobilisation.** Postoperativ wird der Patient in Rückenlage mit leicht erhöhtem Oberkörper gelagert. Sitzen am Bettrand ist meist am Abend des Operationstags, erstes Aufstehen am 1. postoperativen Tag möglich
- **Prophylaxen.** Wegen der häufigen Schonatmung ist eine Pneumonieprophylaxe (☞ 12.2.5.2) erforderlich. Der Thromboseprophylaxe dienen Frühmobilisation, Verwendung von MT-Strümpfen (☞ 12.3.3) und Heparinisierung nach Arztanordnung
- **Darmstimulation.** Ggf. werden am 3. postoperativen Tag Abführmaßnahmen durchgeführt
- **Kostaufbau.** Bei reger Darmtätigkeit erfolgt der Kostaufbau nach hausüblichem Schema (z. B. flüssige Kost ab dem 2. postoperativen Tag).

Pflege bei organerhaltender Operation

Nach einer organerhaltenden Operation mobilisieren die Pflegenden den Patienten erst nach Rücksprache mit dem Arzt, da in vielen Häusern eine mehrtägige Bettruhe üblich ist, um Zug auf die frisch vernähte bzw. verklebte Milz zu vermeiden.

> **Prävention und Gesundheitsberatung**
>
> Beginnend einige Tage nach der Splenektomie besteht eine erhöhte Infektionsgefahr durch Wegfall der Milz bei der Immunabwehr.
>
> Bis zur vollen Leistungsfähigkeit des Immunsystems
> - Sind größere Menschenansammlungen und Menschen mit ansteckenden Erkrankungen (auch banalen Erkältungen) zu meiden
> - Ist bei Fieber über 38 °C der Hausarzt aufzusuchen.

Literatur und Kontaktadressen

◫ Literaturnachweis

1. Vgl. Wiest, R.; Schölmerich, J.: Diagnostik und Therapie des Aszites. In: Dtsch Ärztebl 2006; 103 (28 – 29), S. A 1972 – 1981. Nachzulesen auch unter www.aerzteblatt.de/v4/archiv/artikel.asp?src=suche&id=52 163

2. Vgl. Bruns, W. et al.: Hepatitis B als Berufskrankheit. Wann muss die Berufsgenossenschaft anerkennen? In: Die Schwester/Der Pfleger 5/2005, S. 400 – 401.

3. Vgl. Wedemeyer, H.: Virushepatitis – Verbreitete Krankheit mit vielen Gesichtern. In: Pflegezeitschrift 2/2003, S. 90 – 94.

4. Vgl. Hofmann, F.: Schutzimpfung ersetzt sorgfältiges Arbeiten nicht. In: Pflegezeitschrift 2/2003, S. 95 – 98.

Vertiefende Literatur ☞ 🖳

✉ Kontaktadressen

1. Deutsche Leberhilfe e. V., Luxemburger Straße 150, 50937 Köln, Tel.: 02 21/2 82 99 80, Fax: 02 21/2 82 99 81, www.leberhilfe.org

2. Siehe auch www.nadelstichverletzung.de

3. Deutsches Hepatitis C Forum e. V., Postfach 1331, 49783 Lingen, Tel.: 05 91/8 07 95 79, Fax: 05 91/8 07 95 78, www.hepatitis-c.de

4. Hepatitis Selbsthilfegruppe Rhein-Main e. V., Rüdigerstraße 27, 65189 Wiesbaden, Tel.: 06 11/7 63 79 64, Fax: 06 11/7 88 87 61, www.hepatitis-rm.de

5. Selbsthilfe Lebertransplantierter Deutschland e. V., Karlsbader Ring 28, 68782 Brühl, Tel.: 0 62 02/70 26 13, Fax: 0 62 02/70 26 14, www.lebertransplantation.de

6. Arbeitskreis der Pankreatektomierten e. V. (AdP), Haus der Krebs-Selbsthilfe, Thomas-Mann-Straße 40, 53111 Bonn, Tel.: 02 28/33 88 90, Fax: 02 28/33 88 92 53, www.adp-bonn.de

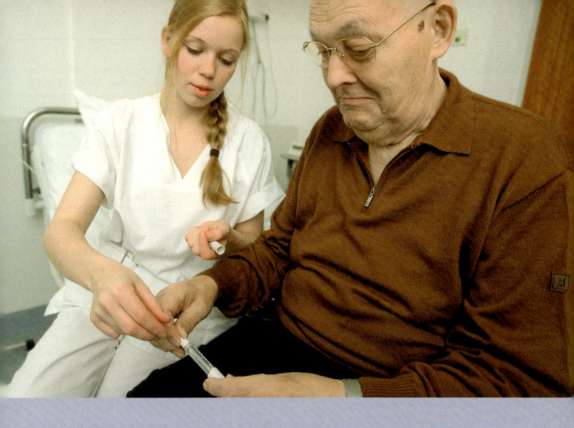

21 Pflege von Menschen mit endokrinologischen, stoffwechsel- und ernährungsbedingten Erkrankungen

21.1	Angeborene Hormon- und Stoffwechselstörungen ... 864
21.2	Erkrankungen der Hypophyse 864
21.2.1	Unterfunktion des Hypophysenvorderlappens 864
21.2.2	Überfunktion des Hypophysenvorderlappens 866
21.3	Schilddrüsenerkrankungen 866
21.3.1	Schilddrüsendiagnostik 866
21.3.2	Euthyreote Struma 867
21.3.3	Hyperthyreose 868
21.3.4	Hypothyreose 870
21.3.5	Hashimoto-Thyreoiditis und andere Schilddrüsenentzündungen 871
21.3.6	Bösartige Schilddrüsentumoren 871
21.4	Erkrankungen der Nebenschilddrüsen 872
21.4.1	Überfunktion der Nebenschilddrüsen 872
21.4.2	Unterfunktion der Nebenschilddrüsen 872
21.5	Erkrankungen der Nebennierenrinde 873
21.5.1	Überfunktion der Nebennierenrinde 873
21.5.2	Unterfunktion der Nebennierenrinde 875
21.6	Diabetes mellitus 876
21.6.1	Diabetes mellitus Typ 1 876
21.6.2	Diabetes mellitus Typ 2 877
21.6.3	Diabetisches Koma 878
21.6.4	Hypoglykämischer Schock ... 879
21.6.5	Diabetische Folgeerkrankungen 880
21.6.6	Insulin-Therapie bei Diabetes mellitus 881
21.6.7	Orale medikamentöse Therapie des Diabetes mellitus 885
21.6.8	Situation des Patienten...... 886
21.6.9	Beurteilen, Bewerten, Intervenieren 887
21.6.10	Ernährung bei Diabetes mellitus 889
21.6.11	Diabetikerschulung 890
21.7	Ernährungsbedingte Erkrankungen 891
21.7.1	Adipositas 891
21.7.2	Fettstoffwechselstörungen ... 893
21.7.3	Vitaminmangelsyndrome und Hypervitaminosen 894
21.7.4	Spurenelementmangelsyndrome 895
21.8	Hyperurikämie und Gicht 896
21.9	Diabetes insipidus 897
21.10	Apudome: Insulinom, Gastrinom und Karzinoid 897
Literatur und Kontaktadressen 898	

21

Pflege von Menschen mit endokrinologischen, stoffwechsel- und ernährungsbedingten Erkrankungen

Fallbeispiel ☞ 🖳

Das medizinische Fachgebiet

Endokrinologie und Diabetologie: Teilgebiet der Inneren Medizin, das sich mit Vorbeugung, Diagnostik und konservativer Behandlung von Erkrankungen der hormonbildenden Drüsen einschließlich des endokrinen Pankreas beschäftigt.

Das Fachgebiet ist so komplex, dass es keine Pflegemaßnahmen, Symptome oder Diagnoseverfahren gibt, die – wie in den meisten anderen Kapiteln – allgemeingültig für alle Erkrankungen zu formulieren sind. Daher beginnt dieses Kapitel direkt mit den einzelnen Krankheitsbildern.

21.1 Angeborene Hormon- und Stoffwechselstörungen

Es gibt eine Vielzahl **angeborener Hormon- und Stoffwechselstörungen** (Überblick ☞ Tab. 21.1). Jede dieser Erkrankungen ist für sich genommen selten, alle zusammen sind jedoch mit einer Häufigkeit von ungefähr 1 : 1000 durchaus klinisch relevant. Die schwerwiegendsten Störungen werden dabei heute im Rahmen des Neugeborenen-Stoffwechselscreenings (☞ 5.6.2) frühzeitig erkannt.

Störungen, die zwar genetisch bedingt sind, sich aber erst beim Erwachsenen zeigen, wie etwa die Hämochromatose, werden dabei überwiegend nicht mitgerechnet.

Manchmal kommt es in den ersten Lebenstagen zu einer akuten Stoffwechselentgleisung. Häufig beginnen die Symptome aber erst später und sind zunächst oft wenig charakteristisch:

► (Anhaltende) Fütterungsschwierigkeiten, Nahrungsverweigerung, Erbrechen
► Gedeihstörung (☞ 5.6.4)
► Auffälliger Körpergeruch
► Muskeltonus erniedrigt („schlaffes" Baby) oder erhöht
► Teilnahmslosigkeit, Bewusstseinsstörungen, Krampfanfälle
► Entwicklungsverzögerung (☞ 5.6).

Ohne Behandlung beeinträchtigen viele Hormon- und Stoffwechselstörungen die kindliche Entwicklung bis hin zu schweren geistigen und körperlichen Behinderungen, einige enden tödlich. Ein Teil dieser Erkrankungen ist durch rechtzeitige diätetische oder medikamentöse Maßnahmen gut behandelbar, wobei die Behandlung oftmals vor Einsetzen der ersten Symptome beginnen muss, um eine (weitgehend) normale Entwicklung des Kindes zu erreichen. Dies unterstreicht die Bedeutung des Neugeborenenscreenings.

21.2 Erkrankungen der Hypophyse

21.2.1 Unterfunktion des Hypophysenvorderlappens

Hypophysenvorderlappeninsuffizienz *(Hypopituitarismus):* Unterfunktion des Hypophysenvorderlappens mit teilweisem oder völligem Fehlen von Hypophysenvorderlappenhormonen.

Krankheitsentstehung

Der **primären Hypophysenvorderlappeninsuffizienz** liegt eine Zerstörung oder Verdrängung des Hypophysenvorderlappens z. B. durch Tumoren, Entzündungen oder Autoimmunprozesse zugrunde. Die **sekundäre Hypophysenvorderlappeninsuffizienz** ist durch Erkrankungen des Hypothalamus verursacht.

Symptome und Untersuchungsbefund

Die Symptome setzen in aller Regel schleichend ein. Die Betroffenen bemerken meist als erstes die Folgen einer Hoden- bzw. Eierstockunterfunktion: Die Schambehaarung lichtet sich, bei Frauen sind die Brüste, bei Männern die Hoden verkleinert. Männer berichten über verminderte Libido und Potenz, Frauen über Zyklusstörungen und Ausbleiben der Menstruation. Dann treten die Zeichen einer Schilddrüsenunterfunktion hinzu (☞ 21.3.4). Als Letztes kommt es zur Nebennierenrindenunterfunktion, die akut lebensbedrohlich werden kann (☞ 21.5.2). Die Patienten sind blass und wirken müde und antriebsarm.

Bei Kindern besteht infolge des Wachstumshormonmangels eine Wachstumsverzögerung.

Akute Entgleisung: Hypophysäres Koma

Bei zusätzlichen Belastungen, z. B. Verletzungen oder Operationen, kann der Zustand des Patienten rasch entgleisen, da der Körper auf den Stress nicht mit einer erhöhten Hormonproduktion reagiert. Die Symptome des **hypophysären Komas** bestehen vor allem in Atem- und Kreislaufstörungen (Hypoventilation, Bradykardie, Hypotonie), Hypothermie (Abfall der Körpertemperatur), Hypoglykämie (Unterzuckerung ☞ 21.6.4) und Bewusstseinstrübungen bis hin zum Koma.

Diagnostik und Differentialdiagnose

Die Hypophysenvorderlappen- und peripheren Hormone im Blut sind vermindert und steigen auch nach Gabe der Releasing-Hormone nur unzureichend oder gar nicht an (**kombinierter Hypophysenvorderlappen-Stimulationstest** mit i. v. Gabe von CRH, TRH, LHRH und GH-RH). Weitere Untersuchungen, heute vor allem CT (☞ 14.6.4) oder Kernspintomographie (☞ 14.6.5), sollen die Ursache der Erkrankung feststellen. Eine augenärztliche Untersuchung deckt Gesichtsfelddefekte (durch Druck eines Tumors auf den Sehnerven) auf.

Behandlungsstrategie

Wann immer möglich, wird die zugrunde liegende Erkrankung behandelt, etwa der Tumor entfernt. Außerdem werden die fehlenden Glukokortikoide, Schilddrüsenhormone und Geschlechtshormone lebenslang ersetzt. Bei Kindern wird immer Wachstumshormon gegeben (einmal täglich subkutan mittels spezieller Pens), zunehmend auch bei Erwachsenen.

Pflege

► Bei starker Ausprägung engmaschige Kontrolle der Vitalzeichen zur frühzeitigen Erkennung eines hypophysären Komas
► Sorgfältige Haut- und Haarpflege (sehr dünne, trockene und empfindliche Haut ☞ 12.5.1.3, 12.5.3.4).

Prävention und Gesundheitsberatung
► Notfallausweis
► Ggf. Anleitung zur s. c.-Injektion
► Notwendigkeit einer Dosisanpassung bei Stresssituationen, z. B. Infektionen
► Vermittlung von Kontaktadressen zum Austausch mit Betroffenen (✉ 1)

Diabetes insipidus ☞ 21.9

21.2 Erkrankungen der Hypophyse

Erkrankung ungefähre Häufigkeit	Defekt	Leitsymptome	Behandlung
Adrenogenitales Syndrom *(AGS)* 1 : 5000	Durch verschiedene Enzymdefekte bedingter Glukokortikoidmangel mit kompensatorischer Nebennierenrindenhyperplasie und Anstau von Zwischenprodukten der Glukokortikoidsynthese, die dann zu Androgenen umgebaut werden. Teils auch Mineralokortikoidsynthese beeinträchtigt	▸ Evtl. beim Neugeborenen Salzverlustsyndrom mit Trinkschwäche, Apathie, Erbrechen, Exsikkose ▸ Mädchen: zunehmende Virilisierung („Vermännlichung") des äußeren Genitales, z. B. Klitorishypertrophie. Keine Pubertät ▸ Jungen: zunächst unauffällig, dann frühe Scheinpubertät (Wachsen von Penis und Schambehaarung, kleine Hoden) ▸ Als Kinder groß (androgenbedingt), als Erwachsene zu klein (früher Epiphysenschluss)	▸ Bei Salzverlustsyndrom Korrektur des entgleisten Wasser- und Elektrolythaushaltes durch Infusionen ▸ Ersatz der fehlenden Glukokortikoide (Patientenausweis) ▸ Bei Mädchen ggf. operative Korrektur des äußeren Genitales
Ahornsiruperkrankung 1 : 120 000	Durch Enzymmangel Abbaustörung der Ketosäuren von Leuzin, Isoleuzin und Valin	In den ersten Lebenstagen Atemstörungen, Trinkschwäche, Krampfanfälle. Später Spastik, geistige Behinderung. Auffälliger Maggi-artiger Geruch	Diät mit eingeschränkter Zufuhr der Aminosäuren Leuzin, Isoleuzin und Valin
Angeborene Hypothyreose 1 : 4000	☞ 21.3.4		
Fruktoseintoleranz 1 : 20 000	Durch Enzymmangel bedingte Abbaustörung der Fruktose (= Fruchtzucker, enthalten in Obst und Gemüse sowie in Sorbit und Saccharose = Haushaltszucker)	Bei Beginn der Beikostfütterung Hypoglykämie (☞ 21.6.2), Übelkeit, Erbrechen, Krampfanfälle. Bei fortgesetzter Zufuhr Gedeihstörung, Leber- und Nierenschäden	Fruktose-, saccharose- und sorbitfreie Ernährung
Galaktosämie (1 : 40 000)	Durch Mangel an verschiedenen Enzymen Abbaustörung der Galaktose	Bei Beginn der Milchernährung Erbrechen, Durchfall, Gedeihstörung, Ikterus, hämolytische Anämie, evtl. Krämpfe, Hypoglykämie	Galaktosefreie Ernährung, d.h. keine Milch (Milchzucker besteht zur Hälfte aus Galaktose) bzw. Milchprodukte (Ausweichen auf Sojaprodukte)
Glykogenosen 1 : 20 000	Durch Mangel an verschiedenen Enzymen bedingte Glykogenspeicherung in verschiedenen Organen	Je nach Form unterschiedlich, v.a. Hypoglykämie, Lebervergrößerung, schlaffe Muskulatur	Nur zum Teil verfügbar, V.a. verschiedene Diäten. Möglicherweise Lebertransplantation
Hyperammonämie 1 : 25 000	Am häufigsten Enzymdefekte im Harnstoffzyklus mit Ammoniakanstieg im Blut	Trinkschwäche, Erbrechen, Bewusstseinsstörungen, Krämpfe, schlaffe Muskulatur, später geistige Behinderung	Eiweißarme Diät (mit Deckung des Bedarfs an essentiellen Aminosäuren), evtl. z.B. Arginingabe
Mukoviszidose 1 : 3000	☞ 18.12		
Organoazidopathien 1 : 2500	Durch Enzymmangel bedingte Störungen im Abbau organischer Säuren, z.B. Glutarazidurie, Biotinidasemangel, Fettsäureoxidationsdefekte	Unterschiedlich, v.a. Trinkschwäche, Erbrechen, Gedeihstörung, Krämpfe, Bewusstseinsstörung, auffälliger Geruch nach Mäuseurin	Diät, ggf. Karnitin-, Thiamin-, Biotingabe
Phenylketonurie 1 : 8000	Durch Enzymmangel verursachte Umwandlungsstörung der Aminosäure Phenylalanin mit Anreicherung von Phenylalanin(-abbauprodukten)	Bei Neugeborenen keine Symptome. Im Baby- und Kindesalter Geruch der Windel nach Mäuseurin, Entwicklung einer schweren geistigen Behinderung, oft zerebrale Krampfanfälle. Verminderte Pigmentierung (blaue Augen, hellblondes Haar)	Zunächst phenylalaninfreie, dann -arme Diät, gleichzeitig Gabe spezieller Eiweißpräparate zur Deckung des Eiweißbedarfs. Im Erwachsenenalter oft Lockerung der Diät möglich (bei Frauen nicht vor und in der Schwangerschaft!)
Tyrosinämie Typ 1 1 : 100 000	Durch Enzymmangel bedingte Abbaustörung der Aminosäure Tyrosin	Erbrechen, Durchfall, Gedeihstörung, Ikterus, Leber- und Nierenschäden	Phenylalanin-, tyrosin- und methioninarme Diät, medikamentös, evtl. Lebertransplantation

Tab. 21.1: Überblick über wichtige angeborene Stoffwechselstörungen.

21.2.2 Überfunktion des Hypophysenvorderlappens

> **Überfunktion des Hypophysenvorderlappens:** Vermehrte Sekretion *eines* oder *mehrerer* Hypophysenvorderlappenhormone, meist durch gutartige hormonproduzierende Tumoren *(Adenome)*.

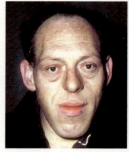 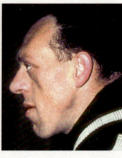

Abb. 21.2 – 21.3: 30-jähriger Patient mit Akromegalie. Stirnbein, knöcherne und knorpelige Nase sowie Kinn lassen eine deutliche Vergrößerung erkennen. Die Füße sind um zwei Schuhgrößen länger geworden, die Hände haben sich ebenfalls vergrößert. [T127]

Symptome, Befund und Diagnostik

Das häufigste Adenom ist das **Prolaktinom,** das durch *Prolaktinsekretion* bei Frauen zu Zyklusstörungen, Sterilität, Brustwachstum und Milchfluss führt. Männer klagen häufig über Libidostörungen sowie seltener über Brustwachstum und Brustschmerzen. Durch Druck des Tumors auf die Sehnervenkreuzung kann es zu einer Einschränkung des Gesichtsfeldes kommen.

Bei einer Überproduktion von *Wachstumshormon* kommt es bei Kindern zum **Riesenwuchs.** Bei Erwachsenen entsteht eine **Akromegalie** (*Akren* = distale Körperteile), d.h. einer Vergrößerung von Kinn, Nase, Händen und Füßen sowie eine Vergrößerung der Gesichtszüge vor allem durch Wachstum von Jochbeinen, Kiefer, Lippen und Zunge (☞ Abb. 21.2 und 21.3). Auch die inneren Organe können vergrößert sein.

Wird das normale Gewebe durch den Tumor geschädigt, bestehen zusätzlich die Zeichen einer Hypophysenvorderlappenunterfunktion (☞ 21.2.1).

Die Diagnose wird durch Hormonbestimmung im Blut mit nachfolgender Lokalisationsdiagnostik gestellt.

Behandlungsstrategie

Therapie erster Wahl ist die operative Entfernung des Tumors. Nur bei Prolaktinomen ist eine medikamentöse Hemmung der Hormonproduktion durch Bromocriptin (z.B. Pravidel®), Lisurid (z.B. Dopergin®), Quinagolid (z.B. Norprolac®) oder Cabergolin (z.B. Dostinex®) sinnvoll, die oft zu einer weitgehenden Rückbildung des Tumors führt. Zur Behandlung der Akromegalie bei inoperablen Patienten oder zur präoperativen Tumorverkleinerung werden Octreotid (Sandostatin®, ein Somatostatin-Analogon) oder der Wachstumshormonrezeptor-Antagonist Pegvisomant (Somavert®) gegeben (Bromocriptin wirkt nur selten).

Bei inoperablen Tumoren und Erfolglosigkeit der medikamentösen Therapie kommt eine Strahlentherapie in Betracht.

Hat der Patient eine partielle Hypophysenvorderlappeninsuffizienz, werden die fehlenden Hormone substituiert.

21.3 Schilddrüsenerkrankungen

Schilddrüsenerkrankungen sind sehr häufig. Sie können eingeteilt werden in:
▶ Erkrankungen mit *normalen* Schilddrüsenhormonspiegeln **(Euthyreose)**
▶ Erkrankungen mit Störung der Schilddrüsenstoffwechsellage. Bei **Hyperthyreose** sind die Schilddrüsenhormonspiegel zu hoch, bei **Hypothyreose** zu niedrig.

Unabhängig von der Schilddrüsenstoffwechsellage kann die Schilddrüse normal groß oder vergrößert sein **(Struma).**

21.3.1 Schilddrüsendiagnostik

Blutuntersuchungen

Als erste Blutuntersuchung bei Verdacht auf eine Schilddrüsenerkrankung, aber auch als Screening-Test z.B. vor Kontrastmittelgabe, dient heute die Bestimmung des TSH-Basalwertes. Bei pathologischem Ausfall werden dann die (freien) Schilddrüsenhormone T_3 und T_4 bestimmt.

Bei Patienten mit Verdacht auf immunogen (mit-)bedingte Schilddrüsenerkrankungen, z.B. M. Basedow (☞ 21.3.3 und Abb. 21.8) und Hashimoto-Thyreoiditis (☞ 21.3.5), wird das Blut auf **Schilddrüsen(auto)antikörper** untersucht, vor allem:
▶ **Antikörper gegen thyreoidale Peroxidase** (ein bestimmtes Enzym der Schilddrüse, kurz *Anti-TPO-Ak*)
▶ **Thyreoglobulin-Antikörper** (*TgAK, TAK*). Thyreoglobulin ist ein in der Schilddrüse gebildeter Vorläufer der Schilddrüsenhormone
▶ **TSH-Rezeptor-Antikörper** (kurz **TRAK**).

Sonographie

Sonographische Untersuchungen ermöglichen eine genaue *Volumenbestimmung* der Schilddrüse und weisen *Knoten* und *Zysten* nach. Eine sichere Aussage über Gut- oder Bösartigkeit der Veränderung ist allerdings nicht möglich. Bei Verdacht auf ein Nebenschilddrüsenadenom (☞ 21.4.1) vermag die Sonographie manchmal die Lokalisation zu klären.

Schilddrüsenszintigraphie

Die **Schilddrüsenszintigraphie** (☞ 14.6.6) ist bei speziellen Fragestellungen angezeigt, z.B. der Funktionsdiagnostik von Knoten. Sie wird meist mit radioaktiv markiertem Technetium (^{99m}Tc) i.v. durchgeführt, seltener mit ^{123}Jod oder ^{131}Jod oral. Schilddrüsenhormone, Jodpräparate oder schilddrüsenblockierende Arzneimittel wie z.B. Thyreostatika werden vier Wochen vor der Untersuchung abgesetzt, Untersuchungen mit jodhaltigen Kontrastmitteln werden *nach* der Schilddrüsenszintigraphie eingeplant. Die Beurteilung der Szintigraphie erfolgt im Vergleich mit der Sonographie.
▶ **Warme Knoten** speichern das Radionuklid ebenso stark wie die Umgebung
▶ **Heiße Knoten** speichern das Nuklid sehr intensiv. Sie produzieren u.U. große Schilddrüsenhormonmengen. Das übrige Schilddrüsengewebe stellt sich kaum oder gar nicht dar
▶ **Kalte Knoten** sind nicht stoffwechselaktiv und speichern das Radionuklid somit nicht. Kalte Knoten mit soliden Anteilen sind karzinomverdächtig.

Der **Suppressionstest** *(Suppressionsszintigraphie)* überprüft die Funktion des Regelkreises und schließt sich an eine Schilddrüsenszintigraphie an. Die Gabe von Schilddrüsenhormonen über einige Tage führt physiologischerweise über eine verringerte TSH-Sekretion zu einer verminderten Radionuklidaufnahme des normalen Schilddrüsengewebes im (zweiten) Szintigramm. Dagegen speichern *autonome Bezirke*, die sich der Kontrolle durch das übergeordnete TSH entzogen haben, das Radionuklid ebenso stark wie im Ausgangsszintigramm.

Pflege bei Szintigraphie ☞ 14.6.6

Feinnadelpunktion der Schilddrüse

Eine **Feinnadelpunktion der Schilddrüse** *(Aspirationszytologie)* ist insbesondere bei kalten Knoten zur weiteren Abklärung indiziert. Unter sonographischer Kontrolle wird der verdächtige Bezirk mit einer dünnen Kanüle punktiert und Material für die zytologische Untersuchung entnommen.

Pflege bei Feinnadelpunktion
▶ *Benötigtes Material:* Hautdesinfektionsmittel, sterile Tupfer und Kompressen, dünne Kanülen, mehrere 10-ml-Spritzen, spezieller *Cameco-(Pistolet-) Handgriff* oder *Kolbenschieber-Ventil* (☞ Abb. 21.4), Handschuhe, Pflaster, Objektträger, Behälter für das Punktat, Begleitpapiere, Sonographiegerät (falls nicht im Raum vorhanden)
▶ *Vorbereitung des Patienten:* Den Patienten kurz vor der Punktion bitten, die Blase zu entleeren. Patienten ggf. zur Punktion begleiten
▶ *Nachbereitung:* Wunde auf Blutung oder Zeichen einer Infektion beobachten.

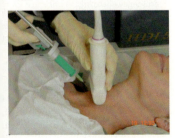

Abb. 21.4: Spezielle Handgriffe ermöglichen die einhändige Schilddrüsenfeinnadelpunktion. Die zweite Hand bleibt für die Fixation des Herdes oder die Ultraschallkontrolle frei. In vergleichbarer Weise werden auch andere Organe punktiert, z.B. die Brustdrüse. [T004]

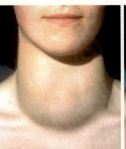 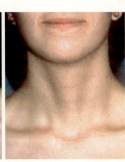

Abb. 21.5–21.6: Patientin mit euthyreoter Knotenstruma (Struma nodosa) vor und nach der Operation. Der Patientin war nur eine Verdickung des Halses aufgefallen. Man tastete zwei hühnereigroße Seitenlappen und einen tischtennisballgroßen Knoten im Isthmus der Schilddrüse. [T127]

21.3.2 Euthyreote Struma

Euthyreote Struma *(blande Struma):* Schilddrüsenvergrößerung bei regelrechter Schilddrüsenstoffwechsellage. Sehr häufige Erkrankung, 30–50% der Bevölkerung sind betroffen. Prognose unter Therapie sehr gut.

Ist das Schilddrüsengewebe gleichmäßig vergrößert, heißt dies (euthyreote) **Struma diffusa**. Sind Knoten vorhanden, handelt es sich um eine (euthyreote) **Struma nodosa** *(Knotenstruma)*.

Krankheitsentstehung

Häufigste Ursache einer Struma ist Jodmangel in der Nahrung. Dann ist die Schilddrüsenhormonsynthese erschwert, und die Schilddrüse versucht durch Wachstum, genügend Hormone zu produzieren.

Auch das Arzneimittel *Lithium* (☞ 34.3.3) kann zu einer Struma führen.

Symptome und Untersuchungsbefund

Dem Patienten fällt zumeist eine Verdickung des Halses auf, evtl. auch ein Engegefühl im Halsbereich. Eine große Struma führt durch Druck auf Luft- und Speiseröhre zu *inspiratorischem Stridor* (☞ 18.2.4), Luftnot (☞ 18.2.1), Kloßgefühl und Schluckbeschwerden, vor allem wenn Teile der Struma hinter dem Brustbein liegen (**retrosternale Struma**).

Nach ihrer Größe werden die Strumen in folgende Stadien eingeteilt:
▶ Stadium I a: Tastbare Struma, die auch beim Zurückbeugen des Kopfes nicht sichtbar ist, oder kleiner Strumaknoten
▶ Stadium I b: Tastbare Struma, die nur bei zurückgebeugtem Kopf sichtbar ist
▶ Stadium II: Bei normaler Kopfhaltung sichtbare Struma
▶ Stadium III: Auf Distanz sichtbare Struma, die zu Lokalsymptomen (☞ oben) führt.

Diagnostik und Differentialdiagnose
▶ Blutabnahme: TSH basal, freies T_3 und T_4, BSG, CRP, Schilddrüsenantikörper
▶ Sonographie (Schilddrüsenvolumen? Knoten? Entzündungszeichen?)
▶ Evtl. Szintigraphie zur Erfassung karzinomverdächtiger kalter und autonomer heißer Knoten (☞ 21.3.1)
▶ Evtl. Feinnadelpunktion bei V. a. Karzinom oder Entzündung.

Behandlungsstrategie
Konservative Therapie
Die medikamentöse Behandlung der euthyreoten Struma besteht je nach Alter des Patienten und Ausmaß der Schilddrüsenvergrößerung in der Gabe von Jodid (z. B. Jodid 100 μg bei Kindern, Jodid 200 μg bei Erwachsenen) und/oder – trotz des normalen Hormonspiegels – Schilddrüsenhormonen (z. B. Euthyrox®), um der Schilddrüse den Wachstumsreiz zu nehmen.

Operative Therapie
Bei erheblichen Beschwerden des Patienten oder Erfolglosigkeit der medikamentösen Therapie ist eine **subtotale Strumaresektion** angezeigt. Über einen queren Zugang knapp oberhalb des Sternums (**Kocher-Kragenschnitt** ☞ Pflege im OP ☞ 💻) wird nicht die gesamte Schilddrüse entfernt, sondern beidseitig ein Schilddrüsenrest und die Nebenschilddrüsen belassen.

Komplikationen einer Schilddrüsenoperation. Durch intraoperative Schädigung des nahe der Schilddrüse verlaufenden N. recurrens kann es zu einer **Rekurrensparese** *(Kehlkopflähmung, Lähmung der Kehlkopfmuskulatur)* mit Beeinträchtigung der Stimmbandbeweglichkeit kommen. Die *einseitige* Rekurrensparese zeigt sich durch postoperative Heiserkeit, die (seltene) *beidseitige* Rekurrensparese durch schwere Atemnot.

21 Pflege von Menschen mit endokrinologischen, stoffwechsel- und ernährungsbedingten Erkrankungen

Komplikation	Symptome	Überwachung von
Nachblutung nach innen (in die Wundhöhle)	▸ Stridor ▸ Atemnot ▸ Halsumfang ↑	▸ Atmung (Geräusche) ▸ Halsumfang ▸ Puls, RR
Nachblutung nach außen	▸ Rasche Volumenzunahme in den Redon-Flaschen ▸ Durchbluteter Verband ▸ Zeichen eines Volumenmangelschocks (☞ 13.5.2)	▸ Redon-Saugdrainagen (Sekretmenge, -aussehen) ▸ Verband ▸ Puls, RR
Rekurrensparese durch lokales Wundödem oder intraoperative Reizung/Verletzung des Nerven	▸ Heiserkeit nimmt postoperativ zu bzw. klingt nicht ab ▸ Sprechschwierigkeiten, Stimmlosigkeit ▸ Atemnot	▸ Heiserkeit ▸ Stimmfähigkeit: Sprechproben von stimmhaften Wörtern wie z.B. Coca-Cola ▸ Atmung
Hypoparathyreoidismus durch Verletzung oder Entfernung der Nebenschilddrüsen	▸ Sensibilitätsstörungen wie Parästhesien perioral und an den Fingern (Kribbeln, Ameisenlaufen) ▸ Tetanische Krämpfe mit Pfötchenstellung ▸ Serumkalzium ↓	▸ Sensible Störungen (Patienten gezielt fragen) ▸ Finger- und Handstellung ▸ Serumkalziumspiegel

Tab. 21.7: Mögliche Komplikationen nach einer Schilddrüsenoperation und daraus resultierende pflegerische Konsequenzen.

Das Risiko bleibender Paresen liegt heute unter 1 %.

Eine weitere postoperative Komplikation besteht in einer vorübergehenden oder bleibenden Unterfunktion der Nebenschilddrüsen (*Hypoparathyreoidismus* ☞ 21.4.2), die die Gabe von Kalzium- und ggf. Vitamin-D-Präparaten (z.B. A.T. 10® Lösung oder Perlen) erfordert. Wegen der Gefahr der Überdosierung von Vitamin-D-Präparaten sind dann regelmäßige Kontrollen des Blutkalziumspiegels notwendig (☞ 29.10.4).

Radiojodtherapie

Bei einer **Rezidivstruma** (erneute Struma nach früherer Operation) oder allgemeiner Inoperabilität besteht auch die Möglichkeit einer **Radiojodtherapie** (☞ 21.3.6).

Perioperative Pflege bei Schilddrüsenoperation

Allgemeine perioperative Pflege ☞ *15.10.2 – 15.10.4*

Präoperative Pflege

▸ Neben den üblichen präoperativen Untersuchungen HNO-Konsil zur Beurteilung der Stimmbänderfunktion und damit der Funktion des N. recurrens einplanen
▸ Kurz vor der Operation Patienten vom Kinn bis *hinter* die Ohren, Hals und Brust bis zu den Brustwarzen rasieren und Haare ggf. so zusammenbinden, dass in Rückenlage keine Druckstellen

entstehen. Darauf achten, dass Körperpflege und ggf. Rasur beendet sind, bevor der Operateur zum Einzeichnen der geplanten Schnittführung kommt (hausinterne Richtlinien beachten, zunehmend werden Rasur wie Einzeichnen erst unmittelbar präoperativ im OP-Bereich durchgeführt).

Postoperative Pflege

▸ Postoperativ ansprechbare Patienten halb sitzend lagern, damit Wundödem und -sekret besser abfließen können. Hals durch kleines Kissen oder Nackenrolle unterstützen
▸ Patienten am Abend des OP-Tages erstmals aufstehen lassen. Anspannen der (vorderen) Halsmuskulatur, Drehen des Kopfes und ruckartige Körperbewegungen vermeiden, z.B.:
 – Den Kopf mit beiden Händen umgreifen, etwas nach vorne beugen und während des Aufsetzens festhalten (lassen)
 – Ein gefaltetes Handtuch quer unter den Nacken des Patienten legen, das der Patient an beiden Enden fassen und so den Kopf nach vorne bzw. hochziehen soll
▸ Bei der Körperpflege unterstützen
▸ Am Abend des OP-Tages Tee zu trinken geben, dabei wegen der Gefahr des Verschluckens anfangs beim Patienten bleiben. Wenn keine Schluckbeschwerden auftreten, ab dem nächsten Tag Kost weiter aufbauen, meist Breikost am ersten postoperativen Tag, danach Vollkost (☞ auch 15.10.4).

Die Redon-Saugdrainagen werden nach 24 – 48 Std. entfernt, die Fäden schon ab dem 4. postoperativen Tag gezogen, um die Narbenbildung so unauffällig wie möglich zu halten.

Bei komplikationslosem Verlauf kann der Patient oft bereits am 3. postoperativen Tag entlassen werden.

> **Prävention und Gesundheitsberatung**
>
> ▸ Präventiv ausreichende Jodzufuhr mit der Nahrung. Der Bedarf von 150 – 200 µg Jodid täglich wird in weiten Teilen Deutschlands nicht gedeckt *(Jodmangelgebiete):* Verwendung jodierten Kochsalzes im Haushalt, bevorzugter Kauf mit Jodsalz zubereiteter Produkte, häufiger Verzehr von Seefisch. In Pubertät, Schwangerschaft und Stillzeit (erhöhter Bedarf) ggf. Jodidtabletten
> ▸ Nach Strumaresektion: Lebenslange *Rezidivprophylaxe* zur Vermeidung einer Rezidivstruma aus dem Schilddrüsenrestgewebe, meist mit Schilddrüsenhormonen
> ▸ Umgang mit Schilddrüsenhormontabletten: Einnahme am besten morgens 30 Min. vor dem Frühstück mit Wasser
> ▸ Notwendigkeit regelmäßiger ärztlicher Kontrolluntersuchungen.

21.3.3 Hyperthyreose

> **Hyperthyreose** *(Schilddrüsenüberfunktion):* Überproduktion von Schilddrüsenhormonen. Sehr häufige Erkrankung. Hauptursachen **Schilddrüsenautonomie** (ungehemmte Produktion von Schilddrüsenhormonen in Schilddrüsengewebebezirken) mit meist guter Prognose oder **M. Basedow** (chronische, autoimmunogene Schilddrüsenentzündung, oft Frauen mittleren Alters betreffend).

Krankheitsentstehung

Bei der **Schilddrüsenautonomie** haben sich abgegrenzte Gewebebezirke, meist gutartige **Adenome,** oder (diffus) das ganze Gewebe der Kontrolle durch die übergeordneten Zentren entzogen und produzieren ungehemmt Schilddrüsenhormone.

Der **M. Basedow** ist eine chronische *Autoimmunerkrankung* (☞ 27.3). Die

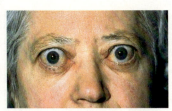

Abb. 21.8: 53-jährige Patientin mit M. Basedow. Auffallend sind die hervortretenden Augen mit zurückgezogenen Oberlidern und der starre Blick. [T127]

Autoantikörper besetzen die TSH-Rezeptoren und führen zu einer ständigen Stimulation der hormonbildenden Zellen.

Seltener tritt eine Hyperthyreose im Anfangsstadium einer *Thyreoiditis* (Schilddrüsenentzündung ☞ 21.3.5), bei einem Schilddrüsenkarzinom (☞ 21.3.6) oder einer Überdosierung von Schilddrüsenhormonen auf.

Symptome und Untersuchungsbefund

Die Symptome der Hyperthyreose betreffen den ganzen Organismus. Häufig sind:
▶ Psychische Veränderungen. Die Patienten sind rastlos, nervös und leicht erregbar, viele leiden auch unter Schlafstörungen. In Extremfällen kann eine Psychose *(endokrines Psychosyndrom)* auftreten. Bei Kindern können die Schulleistungen infolge Konzentrationsstörungen abfallen
▶ Erhöhte Herzfrequenz, evtl. Herzrhythmusstörungen
▶ Warme und gerötete Haut sowie dünnes, weiches Haar
▶ Wärmeempfindlichkeit mit leichtem Schwitzen
▶ Erhöhte Stuhlfrequenz bis hin zu Durchfällen
▶ Muskelschwäche und feinschlägiger Fingertremor („Zittern" der Finger)
▶ Gewichtsverlust trotz eher reichlicher Nahrungsaufnahme infolge des gesteigerten Energiebedarfs.

Vor allem bei älteren Patienten kann die Hyperthyreose symptomarm verlaufen und sich lediglich durch Gewichtsverlust, Schwäche oder Herzrhythmusstörungen zeigen.

Bei über 50% der Patienten mit einem M. Basedow sind Zeichen einer ebenfalls immunbedingten **endokrinen Orbitopathie** *(endokrine Ophthalmopathie)* zu beobachten. Der Augapfel tritt aus der Augenhöhle hervor **(Exophthalmus)**, das Oberlid ist zurückgezogen und der Lidschlag zu selten. In schweren Fällen bestehen Augenmuskellähmungen mit Doppelbildern, in Extremfällen erblindet der Patient durch Druck auf den Sehnerven. Typisch für den M. Basedow ist auch das **prätibiale Myxödem**, eine blaurote, grobporige Schwellung in der Schienbeinregion. Im Gegensatz zu den Beinödemen des Herzkranken (☞ 16.6.1, Abb. 16.28) bleibt beim Myxödem auf Druck keine Delle zurück.

Diagnostik und Differentialdiagnose

Die technischen Untersuchungen entsprechen denen bei einer euthyreoten Struma (☞ 21.3.2). Die Stoffwechsellage ist hyperthyreot (T_3 und T_4 erhöht, TSH erniedrigt). Bei Verdacht auf M. Basedow ist eine Autoantikörper-Suche (TRAK ☞ 21.3.1) angezeigt. Die Szintigraphie erfasst autonome Schilddrüsenbezirke.

Behandlungsstrategie

Beim *M. Basedow* werden zunächst meist orale **Thyreostatika** verabreicht, welche die Schilddrüsenhormonsynthese hemmen, die Schilddrüsenfunktion normalisieren und eine *Remission* (Rückgang der Krankheitszeichen) erreichen sollen. Die meistgebrauchten Substanzen sind Carbimazol (z. B. Neo-Thyreostat®), Thiamazol (z. B. Favistan®) und Propylthiouracil (z. B. Propycil®). Die Dosierung wird durch Kontrolle der Schilddrüsenwerte überprüft, da Überdosierung zu einer Struma führen kann. Nebenwirkungen sind Hautjucken und Hautausschläge sowie Leberschäden oder (selten) Agranulozytose (☞ 22.6.4, regelmäßige Blutbildkontrolle).

Bei ausgeprägten Nebenwirkungen, Erfolglosigkeit der medikamentösen Therapie oder einem Rezidiv nach Absetzen der Arzneimittel wird eine subtotale Schilddrüsenresektion oder eine Radiojodtherapie durchgeführt.

Gegen die *endokrine Orbitopathie* werden Glukokortikoide und Strahlentherapie, seltener Immunsuppressiva (z. B. Ciclosporin A) eingesetzt. In schweren Fällen ist eine Augenoperation angezeigt. Das Rauchen sollte der Patient unbedingt aufgeben. Trotzdem lässt sich die endokrine Ophthalmopathie nicht immer befriedigend bessern.

Autonome Adenome sollten operiert werden. Dabei ist nicht immer eine subtotale Strumaresektion erforderlich. Einzelne Adenome können oft aus dem gesunden Gewebe ausgeschält (enukleiert) werden. Vor der Operation muss die Schilddrüsenfunktion normalisiert werden. Hierzu werden vorzugsweise Thyreostatika, seltener hoch dosiertes Jod eingesetzt.

> ### Notfall: Thyreotoxische Krise
> Lebensbedrohliche Komplikation einer Hyperthyreose ist die **thyreotoxische Krise** (Letalität 30–50%). Sie tritt spontan oder nach Gabe *jodhaltiger Arznei-* oder *Kontrastmittel* (☞ 14.6.3, 14.6.6) auf.
>
> Die Symptome sind hochgradige Tachykardie, Herzrhythmusstörungen, Fieber, Durchfall, Erbrechen, Muskelschwäche und Erregung, die später von Somnolenz und Koma abgelöst wird.
>
> Der Patient wird unverzüglich unter Arztbegleitung und in Reanimationsbereitschaft auf eine Intensivstation verlegt. Sofortiger Therapiebeginn ist lebensrettend:
> ▶ Thyreostatika, hoch dosiert Jodid oder Lithium, β-Blocker, Glukokortikoide i. v.
> ▶ Evtl. medikamentöse Sedierung, z. B. mit Diazepam (etwa in Valium®)
> ▶ Flüssigkeitsersatz (4–6 l täglich)
> ▶ Hohe Kalorienzufuhr
> ▶ Ggf. O_2 niedrig dosiert über Nasensonde
> ▶ Fiebersenkende physikalische Maßnahmen
> ▶ Thromboseprophylaxe.
>
> Die **Prophylaxe** der kontrastmittelinduzierten thyreotoxischen Krise besteht in:
> ▶ Bestimmung des TSH vor Kontrastmitteluntersuchungen
> ▶ Gabe von Perchlorat (z. B. Irenat® Tropfen) vor der Untersuchung bei Patienten mit einer autonomen Schilddrüsenüberfunktion, evtl. in Kombination mit einem Thyreostatikum (☞ oben).

Pflege bei Hyperthyreose

Perioperative Pflege bei Schilddrüsenoperation ☞ 21.3.2
▶ Engmaschige Kontrollen der Kreislaufparameter, der Temperatur, der Motorik (Tremor? Hyperaktivität?), der Ausscheidungen (Durchfall?) und des psychischen Zustands, um eine

thyreotoxische Krise rechtzeitig zu erkennen
- Unterbringung in einem ruhigen Zimmer. Hektik durch Personal, Mitpatienten oder Besucher, aber auch aufregende Fernsehsendungen vermeiden. Bettruhe bei schweren Verläufen
- Verzicht auf stimulierende Getränke wie Kaffee oder Tee
- Regulation der Raumtemperatur gemäß den Wünschen des Patienten (meist unter 20 °C)
- Einträufeln künstlicher Tränen oder entzündungshemmender Augentropfen nach Arztanordnung bei einer Hornhautgefährdung durch die endokrine Orbitopathie.

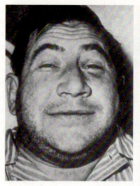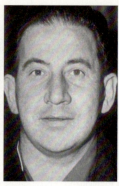

Abb. 21.9–21.10
Links: Patient mit Hypothyreose. Auffällig sind die mühsam offen gehaltenen Augen und das teigig geschwollene Gesicht. Der Patient ist sehr kälteempfindlich und leidet unter Verlangsamung und Müdigkeit. Rechts: Derselbe Patient sieht unter der Therapie mit Schilddrüsenhormonen normal aus und fühlt sich wohl. [T127]

Prävention und Gesundheitsberatung

- Umgang mit Schilddrüsenhormontabletten: Einnahme am besten morgens 30 Min. vor dem Frühstück mit Wasser
- Umgang mit Thyreostatika: Bei Mandelentzündung oder Fieber Arzt aufsuchen (Ausschluss Agranulozytose)
- Rezidivprophylaxe nach Resektion, in aller Regel mit Schilddrüsenhormonen
- Regelmäßige ärztliche Kontrolluntersuchungen
- Keine eigenmächtige Einnahme von Arzneimitteln. Das „banale" Schmerzmittel Aspirin® etwa kann durch Verdrängung der Schilddrüsenhormone aus ihrer Bindung an die Bluteiweiße die Hyperthyreose verstärken.

21.3.4 Hypothyreose

Hypothyreose *(Schilddrüsenunterfunktion)*: Mangel an Schilddrüsenhormonen. Seltener als die Hyperthyreose. Sie kann auch angeboren sein und führt dann unbehandelt zu schweren Entwicklungsstörungen des Kindes. Behandelt gute Prognose.

Krankheitsentstehung

Bei der **primären Hypothyreose** liegt die Ursache in der Schilddrüse, am häufigsten einer Thyreoiditis (Schilddrüsenentzündung ☞ 21.3.5), seltener einer Hypophysenvorderlappeninsuffizienz (☞ 21.2.1), einer Schilddrüsenoperation oder Radiojodtherapie (☞ 21.3.6). Die seltene **sekundäre Hypothyreose** ist meist durch eine Hypophysenvorderlappeninsuffizienz (☞ 21.2.1) bedingt.

Symptome und Untersuchungsbefund

Die Hypothyreose beginnt schleichend mit Leistungsabfall, Müdigkeit, Verlangsamung und Desinteresse. Sie wird häufig als Depression oder bei älteren Patienten als Demenz (☞ 33.9.5) verkannt.

Beim Vollbild der Erkrankung:
- Ist die Haut des Patienten kühl, blass, rau, trocken und teigig geschwollen (**generalisiertes Myxödem**)
- Sind die Haare struppig und trocken
- Hat der Patient eine raue, heisere Stimme
- Klagt der Kranke oft über Kälteempfindlichkeit, Gewichtszunahme und Obstipation.

Bei Kindern bleibt außerdem die körperliche wie geistige Entwicklung zurück.

Der Untersucher stellt eine Bradykardie und evtl. eine Herzinsuffizienz fest. Die Reflexe sind verlangsamt.

Hypothyreotes Koma

Heute selten ist das **hypothyreote Koma** *(Myxödem-Koma)*: Neben verstärkten Hypothyreose-Symptomen treten Bewusstseinstrübung, Krampfanfälle, Atemstörung, Hypothermie und Elektrolytentgleisung auf. Die Therapie erfolgt auf der Intensivstation (Schilddrüsenhormon- und Glukokortikoidgabe, langsame Erwärmung).

Angeborene Hypothyreose

Mit einer Häufigkeit von ca. 1 : 4000 ist die **angeborene Hypothyreose** die häufigste angeborene Hormonstörung. Meist ist sie Folge einer Entwicklungsstörung der Schilddrüse.

Oft treten erst in der 2.–4. Lebenswoche mit einem verlängerten Neugeborenenikterus (☞ 30.24.5), Trinkunlust, Muskelschlaffheit, Schläfrigkeit und zunehmender Obstipation wegweisende Beschwerden auf; Nabelhernien (☞ 19.9) sind häufiger als bei gesunden Kindern. In der Folge bleibt das Kind in seiner gesamten körperlichen und geistigen Entwicklung immer mehr zurück.

> Prognoseentscheidend ist der frühestmögliche und lebenslange Ersatz der fehlenden Schilddrüsenhormone.
>
> Da schon eine Therapieverzögerung von wenigen Wochen zu deutlicher und irreversibler Intelligenzminderung führt, wird bei allen Neugeborenen in Deutschland ein **Hypothyreose-Screening** aus Kapillarblut durchgeführt (☞ auch 5.6.2), das die meisten angeborenen Hypothyreosen erfasst.

Diagnostik und Differentialdiagnose

Die Blutuntersuchung ergibt erniedrigte T_3- und T_4-Werte. Bei der häufigeren primären Hypothyreose ist der TSH-Spiegel erhöht. Liegt eine *Hashimoto-Thyreoiditis* zugrunde, sind Anti-TPO und Antikörper gegen Thyreoglobulin (TgAK) in der Regel erhöht.

Zusätzlich sind die Cholesterinwerte erhöht (☞ 21.7.2).

Zur weiteren Diagnostik wird eine Sonographie durchgeführt (☞ 14.6.7).

Behandlungsstrategie

Die Behandlung besteht in der individuell angepassten Dauersubstitution mit Schilddrüsenhormonen, z. B. Euthyrox®. Um Herzbeschwerden zu vermeiden, wird einschleichend dosiert (je älter der Patient, desto vorsichtiger).

Pflege

▶ Zu Beginn der medikamentösen Substitution Puls, Blutdruck und EKG regelmäßig kontrollieren, um Herzrhythmusstörungen und andere Zeichen einer bis dahin latenten KHK (☞ 16.5.1) rechtzeitig zu erkennen (der Sauerstoffverbrauch des Herzens steigt durch die Gabe von Schilddrüsenhormonen an)
▶ Wegen der Obstipation Obstipationsprophylaxe durchführen (☞ 12.7.2.5)
▶ Kalorienarme, aber appetitlich angerichtete Mahlzeiten reichen. Die Patienten sind trotz ihres schlechten Appetits häufig übergewichtig
▶ Für gut geheizte Räume sorgen
▶ Wegen der trockenen Haut auf adäquate Haut- und Haarpflege achten. Patienten auf Ödeme beobachten
▶ Bei verlangsamten Patienten mehr Zeit für die aktivierende Pflege sowie Ruhepausen einplanen.

Prävention und Gesundheitsberatung

▶ Umgang mit Schilddrüsenhormontabletten ☞ 21.3.3
▶ Notwendigkeit des lebenslangen Hormonersatzes und regelmäßiger ärztlicher Kontrollen.

21.3.5 Hashimoto-Thyreoiditis und andere Schilddrüsenentzündungen

Thyreoiditis: Schilddrüsenentzündung. Insgesamt eher selten, wobei je nach Verlauf **akute, subakute** und **chronische Thyreoiditis** unterschieden werden. Am häufigsten ist die chronische, autoimmunbedingte **Hashimoto-Thyreoiditis.**

Die **Hashimoto-Thyreoiditis** (*chronisch-lymphozytäre Thyreoiditis, Autoimmunthyreoiditis*) verläuft verhältnismäßig symptomarm. Evtl. bemerkt der Patient lediglich eine zunehmende Schilddrüsenvergrößerung. Manchmal kommt es zu einer vorübergehenden Hyperthyreose (☞ 21.3.3). In späteren Stadien ist der Patient hypothyreot (☞ 21.3.4), da die Schilddrüsenfollikel durch Bindegewebe ersetzt werden.

Bei der Blutuntersuchung sind regelmäßig Autoantikörper (Anti-TPO, TgAK ☞ 21.3.1) nachweisbar, evtl. eine beschleunigte BSG und eine Lymphozyto-

se. Die Diagnose wird durch Sonographie und evtl. Feinnadelpunktion (☞ 21.3.1) gesichert.

Eine kausale Behandlung der Erkrankung ist nicht möglich. Die entstehende, lebenslange Hypothyreose lässt sich aber durch Schilddrüsenhormone problemlos behandeln.

21.3.6 Bösartige Schilddrüsentumoren

Bösartige Schilddrüsentumoren: Insgesamt 0,5 % aller Malignome. Am häufigsten als **differenziertes** oder **undifferenziertes Schilddrüsenkarzinom** vom Follikelepithel ausgehend. Selten als **medulläres Karzinom** (*C-Zell-Karzinom*) durch Entartung der Kalzitonin produzierenden C-Zellen auftretend. Frauen sind etwa doppelt so häufig betroffen wie Männer. Prognose früh diagnostizierter differenzierter Karzinome gut (10-Jahres-Überlebensrate über 90 %), Prognose undifferenzierter Karzinome schlecht, medullärer Karzinome dazwischen.

Symptome, Befund und Diagnostik

Die meisten **Schilddrüsenkarzinome** zeigen sich durch Schilddrüsenvergrößerung mit Knotenbildung. Verdächtig sind schnelles Wachstum der Knoten, Schluckbeschwerden und Heiserkeit des Patienten.

Die Diagnosestellung erfolgt durch Ultraschall, Szintigraphie und Feinnadelpunktion. Computer- und Kernspintomographie des Halses dienen der Einschätzung des Lokalbefundes, weitere bildgebende Verfahren ggf. der Metastasensuche. Im Zweifelsfall wird operiert. Als Tumormarker für die postoperative Verlaufskontrolle sind das *Thyreoglobulin* für differenzierte Karzinome und das *Kalzitonin* für C-Zell-Karzinome geeignet (☞ 23.3.7).

Multiple endokrine Neoplasie

Bei einem C-Zell-Karzinom muss eine autosomal dominant vererbte **Multiple endokrine Neoplasie** (kurz *MEN*, auch *Multiple endokrine Adenomatose*, kurz *MEA*) ausgeschlossen werden. Hier treten neben dem Schilddrüsenkarzinom noch weitere, teils maligne endokrine Tumoren unter anderem in Nebenschilddrüsen, Bauchspeicheldrüse und Neben-

niere auf. Bei gesicherter Multipler endokriner Neoplasie werden auch die Familienangehörigen des Patienten untersucht.

Behandlungsstrategie

Als Erstes werden die gesamte Schilddrüse (**totale Thyreoidektomie**) und die regionalen Lymphknoten entfernt. In fortgeschrittenen Stadien kann eine **neck dissection** (operative Ausräumung der Halsweichteile mit Entfernung weiterer Lymphknoten) indiziert sein.

Postoperativ schließt sich bei differenzierten, hormonell aktiven Karzinomen eine **Radiojodtherapie** an, die auch kleinste Metastasen zerstören soll (☞ unten). Bei undifferenzierten Tumoren ist evtl. eine perkutane Bestrahlung (☞ 15.7.1) sinnvoll. Zur Vermeidung einer Hypothyreose werden lebenslang Schilddrüsenhormone substituiert. Die Schilddrüsenhormone werden so hoch dosiert, dass die TSH-Sekretion dauerhaft unterdrückt wird, um möglicherweise noch vorhandenen Tumorzellen keinen Wachstumsreiz zu geben.

Radiojodtherapie

Die **Radiojodtherapie** ist eine nuklearmedizinische Strahlentherapie (☞ 15.7.1). Sie ist bei bestimmten Formen der Hyperthyreose und bei differenzierten Schilddrüsenkarzinomen angezeigt. Als Radionuklid wird ^{131}Jod benutzt.

Von außen zugeführtes Jod wird fast nur im Schilddrüsengewebe gespeichert, kaum etwas gelangt in die übrigen Organe. Daher werden bei Zufuhr radioaktiven Jods die Schilddrüse und funktionell aktive, Jod speichernde Schilddrüsenkarzinome einschließlich ihrer Metastasen mit sehr hohen Dosen bestrahlt und zerstört, wohingegen die Strahlenbelastung des Knochenmarks und der Keimdrüsen relativ gering ist. Im Vergleich zu einer perkutanen Strahlentherapie werden die Nachbarorgane geschont, da die durch das Jod verursachte Strahlung im Gewebe mit der Entfernung rasch abnimmt.

Die Radiojodtherapie wird in Deutschland nur in speziellen nuklearmedizinischen Stationen mit Strahlenschutzeinrichtungen durchgeführt. Die Patienten schlucken das radioaktive Jod und bleiben in der Klinik, bis die von ihnen ausgehende Radioaktivität unter den gesetzlichen Grenzwert gefallen ist. Um die Strahlenbelastung für die Pflegenden gering zu

21 Pflege von Menschen mit endokrinologischen, stoffwechsel- und ernährungsbedingten Erkrankungen

halten, versorgen sich die Patienten nach Möglichkeit selbst. Komplikationen treten in der Regel nicht auf. Nach der Radiojodtherapie ist für mindestens 6–12 Monate eine zuverlässige Empfängnisverhütung erforderlich (☞ 30.11).

Zur Dosisberechnung ist vor der Radiojodtherapie ein **Radiojodtest** erforderlich, bei dem nach Gabe radioaktiven Jods eine Schilddrüsen- bzw. Ganzkörperszintigraphie zur Berechnung des Jodumsatzes und Metastasenlokalisation angefertigt wird.

Beim Schilddrüsenkarzinom erfolgt die Radiojodtherapie einige Wochen nach der vollständigen Entfernung der Schilddrüse. In der Zeit zwischen Operation und Radiotherapie dürfen *keine* Schilddrüsenhormone oder Jodpräparate gegeben werden, da die Metastasen sonst nur wenig oder gar kein (radioaktives) Jod aufnehmen.

Pflege ☞ *21.3.2, 22.4.2*

21.4 Erkrankungen der Nebenschilddrüsen

21.4.1 Überfunktion der Nebenschilddrüsen

Hyperparathyreoidismus: Überfunktion der Nebenschilddrüsen mit gesteigerter Sekretion von Parathormon (PTH), die durch den veränderten Kalzium- und Phosphathaushalt zu einer klassischen Symptomkombination aus „Stein-, Bein- und Magenpein" (☞ unten) führt. Betrifft vor allem Frauen.

Krankheitsentstehung

Ursache des **primären Hyperparathyreoidismus** ist in ca. 80% ein *Nebenschilddrüsenadenom,* das unabhängig vom Blutkalziumspiegel Parathormon produziert. An zweiter Stelle steht mit 15% die Nebenschilddrüsenhyperplasie. Beim **sekundären Hyperparathyreoidismus** ist die gesteigerte PTH-Sekretion Folge eines erniedrigten Kalziumspiegels im Blut, am häufigsten bei Niereninsuffizienz.

Das Parathormon führt über eine vermehrte Kalziumresorption aus dem Darm und eine gesteigerte Knochendemineralisation zu einem erhöhten Blutkalziumspiegel, der seinerseits zahlreiche Stoffwechselveränderungen bewirkt (Stimulation der Gastrin- und Säurebildung des Magens, Beeinflussung des Nerven- und Muskelstoffwechsels).

Symptome und Untersuchungsbefund

> Am häufigsten ist heute eine zufällig festgestellte symptomlose Hyperkalzämie.

Leitsymptome sind ansonsten:
▶ Weichteilverkalkungen und wiederholte Nierensteine („Steinpein") durch den erhöhten Blutkalziumspiegel
▶ Knochenschmerzen („Beinpein") durch den erhöhten Knochenumbau
▶ Obstipation und Magenbeschwerden („Magenpein") bis zum Magengeschwür (☞ 19.5.3) durch die gesteigerte Säuresekretion
▶ Psychische Veränderungen, Müdigkeit und Muskelschwäche.

Diagnostik und Differentialdiagnose

Die Blutuntersuchung ergibt beim primären Hyperparathyreoidismus einen erhöhten Kalzium- und PTH-Spiegel sowie eine Erniedrigung des Phosphatspiegels. Beim sekundären Hyperparathyreoidismus kann der Kalziumspiegel normal sein.

Die Röntgenaufnahmen des Skeletts zeigen Knochenentkalkungen, zystische Auftreibungen und Verformungen der Knochen. Nierensteine werden durch eine Ultraschalluntersuchung nachgewiesen. Die Lokalisation des bzw. der Adenome gelingt meist durch Ultraschalluntersuchung, Computer- und/oder Kernspintomographie. Ggf. muss eine Multiple endokrine Neoplasie (☞ 21.3.6) ausgeschlossen werden.

Behandlungsstrategie

Bei dem zufällig diagnostizierten *asymptomatischen* Hyperparathyreoidismus mit normalem Serumkalzium kann oft unter regelmäßiger ärztlicher Kontrolle abgewartet werden.

Ansonsten müssen Adenome operativ entfernt werden. Ist eine Hyperplasie *aller* Epithelkörperchen Ursache des Hyperparathyreoidismus, werden sie entfernt und ein Epithelkörperchenrest in die Muskulatur des Unterarms eingepflanzt, wo er bei einer evtl. Zweitoperation besser zugänglich ist (Zweitoperationen in der Schilddrüsenregion sind komplikationsträchtig).

Ein Nebenschilddrüsenkarzinom erfordert die **Hemithyreoidektomie** *(halbseitige Schilddrüsenentfernung)* auf der erkrankten Seite.

Vor der Operation muss ein erhöhter Kalziumspiegel durch intravenöse Flüssigkeitszufuhr, Furosemid (z. B. Lasix®), Kalzitonin (z. B. Karil®) und in schwersten Fällen durch Biphosphonate (z. B. Aredia®) gesenkt werden (☞ 29.10.4).

Bei älteren oder inoperablen Patienten ist eine symptomatische Behandlung mit reichlich Flüssigkeit, kalziumarmer Ernährung und oraler Gabe von Phosphaten zur Verminderung der Kalziumresorption angezeigt. Intermittierend können auch Biphosphonate i. v. oder oral gegeben werden.

Postoperative vorübergehende Hypokalzämien (☞ 21.3.2) werden mit Kalzium und Vitamin D behandelt.

Pflege

Patientenbeobachtung

Ein unbehandelter Hyperparathyreoidismus kann zur **hyperkalzämischen Krise** (☞ 29.10.4) führen. Um diese frühzeitig zu erkennen, sind eine gezielte Beobachtung des Patienten auf die Warnsymptome massive Polyurie, Polydipsie, Erbrechen, Exsikkose, Fieber und Bewusstseinstrübung sowie engmaschige Kontrollen des Blutkalziumspiegels erforderlich. Bei einer hyperkalzämischen Krise muss der Patient auf die Intensivstation verlegt werden (Behandlung ☞ 29.10.4).

Die perioperative Pflege entspricht im Wesentlichen derjenigen nach Schilddrüsenoperationen (☞ 21.3.2). Wurde bei der Operation Restgewebe eines Epithelkörperchens in den Unterarm eingepflanzt, achten die Pflegenden darauf, diesen Arm zu schonen (keine Blutdruckmessungen oder Staumanschetten zur Blutentnahme an diesem Arm).

Nach der Operation kommt es durch den überstürzten Kalziumeinbau in die Knochen zu einer Hypokalzämie mit Muskelkrämpfen. Deshalb wird mehrfach am Tag der Blutkalziumspiegel kontrolliert und evtl. Kalzium oral oder intravenös ersetzt.

21.4.2 Unterfunktion der Nebenschilddrüsen

Hypoparathyreoidismus: Unterfunktion der Nebenschilddrüsen mit Parathormon-Mangel. Meist Folge von Operationen im Halsbereich mit (versehentlicher) Entfernung aller vier Nebenschilddrüsen.

Klinisch kommt es beim **Hypoparathyreoidismus** als Folge des niedrigen Serumkalziumspiegels vor allem zu einer Übererregbarkeit der Nerven und der Muskulatur, die sich in gesteigerten Reflexen, Parästhesien und anfallsartigen Muskelkrämpfen (**Tetanie** ☞ 29.10.4) mit typischer Pfötchenstellung der Hände äußert.

Die Diagnose wird durch die Blutuntersuchung gestellt (zu niedriger Kalzium- und PTH-Spiegel bei erhöhtem Blutphosphatspiegel), die auch die Abgrenzung zur meist psychisch bedingten *Hyperventilationstetanie* (☞ 18.2.6) ermöglicht.

Die Behandlung erfolgt durch orale oder intravenöse Kalziumzufuhr in Kombination mit Vitamin-D-Präparaten (z. B. Vigantol®). Der Patient erhält einen Patientenausweis, der Blutkalziumspiegel wird regelmäßig kontrolliert.

21.5 Erkrankungen der Nebennierenrinde

21.5.1 Überfunktion der Nebennierenrinde

Cushing-Syndrom

> **Cushing-Syndrom:** Störung des Nebennierenrindenhormonhaushaltes mit (überwiegender) Erhöhung von Kortisol (Hauptvertreter der körpereigenen Glukokortikoide) im Blut. Prognose abhängig von der Erkrankungsursache.

Krankheitsentstehung

Ein **Cushing-Syndrom** kann bedingt sein durch:
- Eine Glukokortikoid-Dauertherapie (☞ Pharma-Info 21.13)
- Eine Störung des hypothalamisch-hypophysären Regelkreises. Meist liegen (gutartige) Tumoren des Hypophysenvorderlappens zugrunde, die über eine ACTH-Mehrsekretion zu einer beidseitigen Nebennierenrindenhyperplasie mit Nebennierenrindenüberfunktion führen (**Morbus Cushing**). Am zweithäufigsten ist eine autonome Kortisol-Mehrsekretion durch gutartige **Nebennierenrindenadenome**, selten durch ein **Nebennierenrindenkarzinom**
- Eine paraneoplastische ACTH-Bildung, vor allem bei kleinzelligem Bronchialkarzinom (☞ 18.8.1).

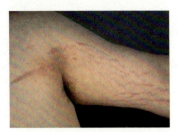

Abb. 21.11: Striae bei einem Patienten mit Cushing-Syndrom. [T102]

Symptome und Untersuchungsbefund

Nach meist unspezifischem Beginn mit Leistungsabfall, Müdigkeit und Schwäche entwickeln sich:
- *Stammfettsucht, Rundgesicht* und Fettansammlung im Nacken durch Gewichtszunahme und Fettverteilung
- Gesichtsrötung, Hauteinblutungen und dunkelrote Striae *(Striae rubrae)* durch Eiweißabbau und Bindegewebsatrophie
- Muskelschwäche durch Eiweißabbau
- Buckelbildung und Knochenschmerzen durch erhöhten Knochenumbau und Osteoporose
- Psychische Veränderungen, meist Depressionen
- Fettige Haut, Akne und männlicher Schambehaarungstyp bei Frauen infolge Androgenwirkung
- Zyklusstörungen bei Frauen, Potenzminderung bei Männern.

Oft berichten die Patienten über erhöhte Infektanfälligkeit und langsames Heilen von Wunden. Bei Kindern kommt es außerdem zu einer Wachstumsverminderung.

Bei der Untersuchung werden häufig eine Hypertonie und Ödeme festgestellt.

Diagnostik und Differentialdiagnose

Mehrfach täglich Bestimmungen des Plasmakortisols, alternativ des freien Kortisols im Speichel, sichern den Hormonüberschuss (morgendlich erhöhte Werte, kein fehlender Abfall zum Nachmittag). Außerdem werden Kortisol im 24-Std.-Urin (☞ 12.7.1.2) und der ACTH-Spiegel im Blut bestimmt. Bei der Blutuntersuchung zeigen sich sekundär oft eine diabetische Stoffwechsellage sowie Blutbildveränderungen.

Es folgt ein **Dexamethason-Kurztest:** Bei Vorliegen eines Cushing-Syndroms sinkt der Plasmakortisolspiegel auf orale Gabe von 2 mg Dexamethason um 24 Uhr bis zum nächsten Morgen nicht oder nicht ausreichend ab.

Bei pathologischem Ergebnis wird ein **hoch dosierter Dexamethason-Hemmtest** mit höher dosierter, längerer Kortisongabe durchgeführt sowie ein **CRH-Stimulations-Test** mit Stimulation von ACTH- und Kortisolproduktion durch CRH. Der weiteren Lokalisationsdiagnostik dienen vor allem Sonographie, CT und Kernspintomographie von Nebenniere und Gehirn.

Behandlungsstrategie

Das nicht-iatrogene Cushing-Syndrom wird in erster Linie chirurgisch behandelt. Bei Hypophysen- oder Nebennierenadenomen wird versucht, den Tumor operativ zu entfernen. Gelingt dies nicht, kann eine Strahlenbehandlung der Hypophyse oder die beidseitige Entfernung der Nebennieren (**bilaterale Adrenalektomie**) angezeigt sein. Auch bei multiplen Nebennierenrindenadenomen werden beide Nebennieren entfernt. Bei Karzinomen der Nebenniere ist in aller Regel die Entfernung der betroffenen Nebenniere ausreichend, oft ist eine Nachbestrahlung erforderlich. Bei paraneoplastischem Cushing-Syndrom steht die Behandlung des Primärtumors im Vordergrund.

Postoperativ müssen zunächst hohe Glukokortikoidmengen substituiert werden, da die Nebennieren erst allmählich wieder „anspringen" und der Patient sonst durch eine akute Nebennierenrindeninsuffizienz gefährdet ist (☞ 21.5.2). Nach beidseitiger Nebennierenentfernung müssen die Nebennierenrindenhormone lebenslang substituiert werden, nach einseitiger Nebennierenentfernung wird die Medikation mit wiederkehrender Eigenleistung der verbliebenen Nebenniere langsam ausgeschlichen.

Bei bösartigen Erkrankungen, Inoperabilität des Patienten oder als Überbrückungsmaßnahme bis zur Operation kann eine medikamentöse Hemmung der Hormonsynthese versucht werden. Eingesetzt werden z. B. Ketoconazol (z. B. Nizoral®), Mitotan (etwa in Lysodren®), Metyrapon (etwa in Metopiron®) oder Aminoglutethimid (etwa in Orimeten®).

Pflege

- Tägliche Gewichtskontrolle wegen der Gefahr der Flüssigkeitsretention
- Kalorien- und salzarme, jedoch kaliumreiche Kost

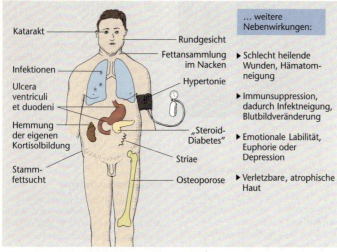

Abb. 21.12: Mögliche Nebenwirkungen einer Glukokortikoid-Dauertherapie. [A400-190]

- Wegen der Hautveränderungen sorgfältige Hautpflege und Vermeidung zusätzlicher Belastungen, z. B. möglichst keine Pflaster
- Postoperativ sind bei Patienten mit M. Cushing die Infektions- und Thrombosegefahr besonders erhöht, daher entsprechende Prophylaxen. Außerdem Beobachtung des Patienten auf die Symptome einer Nebennierenunterfunktion (☞ 21.5.2)
- Bei Depressionen evtl. (auf Arztanordnung) Einschaltung eines Psychologen bzw. Psychiaters.

Hyperaldosteronismus

Hyperaldosteronismus: Nebennierenrindenhormonüberproduktion mit Erhöhung des Aldosterons.

Pharma-Info 21.13: Glukokortikoidtherapie

Es gibt zwei Formen der **Glukokortikoidtherapie**:
- Die Substitutionstherapie bei Glukokortikoidmangel
- Die weitaus häufigere **pharmakologische Glukokortikoidtherapie**. Hier werden die entzündungshemmenden und immunsupprimierenden Wirkungen der Glukokortikoide zur Behandlung von Allergien, chronischen Entzündungen (z. B. chronische Polyarthritis und einige Darmentzündungen), Autoimmunerkrankungen (☞ 27.3) und Transplantatabstoßungen ausgenutzt.

Mit den bekannten und gefürchteten Nebenwirkungen ist nur die *länger dauernde* pharmakologische Glukokortikoidtherapie behaftet:
- *Iatrogenes Cushing-Syndrom* (☞ 21.5.1), falls eine substanzabhängige „Schwellendosis" (sog. **Cushing-Schwelle**) überschritten wird, z. B. bei Prednisolon (etwa Decortin®, Ultracortin®) ca. 7,5 mg täglich
- *Sekundäre Nebennierenrindeninsuffizienz*, da das von außen zugeführte Glukokortikoid die CRH- und ACTH-Sekretion hemmt. Bei plötzlichem Absetzen des Glukokortikoids droht daher eine akute Nebennierenrindenunterfunktion (☞ 21.5.2). Aus diesem Grund wird die Medikation immer langsam abgesetzt *(Ausschleichen)*,

damit sich die Nebennierenrinden wieder an die „Eigenarbeit" gewöhnen können. Ein gewisser Schutz wird durch Nachahmung des Tagesrhythmus erreicht, d. h. morgendliche Gabe der gesamten Tagesdosis. Alternativ kommt eine *alternate-day-Gabe* in Betracht, d. h. Gabe des Arzneimittels nur jeden zweiten Tag.
Auch der Glukokortikoidmehrbedarf in Stresssituationen kann von der Nebenniere nicht gedeckt werden und macht z. B. perioperativ eine Erhöhung der Glukokortikoiddosis erforderlich (Anästhesisten informieren).

Um die Nebenwirkungen gering zu halten, wird die lokale Gabe gegenüber der systemischen bevorzugt (für die meisten Nebenwirkungen ist die Dosis im Blutkreislauf maßgeblich) und stets die geringste noch ausreichende Dosis gegeben.

Pflege

- Während einer Glukokortikoidtherapie kommt es häufig zu blutenden Magen- und Zwölffingerdarmgeschwüren, oft ohne nennenswerte Beschwerden. Daher auf das Auftreten von Teerstuhl achten, ggf. Test auf okkultes Blut (☞ 19.3.1) durchführen
- Auch Infektionen können maskiert sein. Deshalb Temperatur regelmäßig kontrollieren und auf Krankheits- oder Entzündungszeichen achten
- Patienten auf das Auftreten von Cushing-Symptomen beobachten, insbesondere auf psychische Veränderungen
- Eiweiß-, kalzium- und kaliumreiche, aber salz- und kalorienarme Kost geben, um der Appetit- und Gewichtssteigerung sowie den Stoffwechselwirkungen der Glukokortikoide entgegenzuwirken
- Wegen der Gefahr der Flüssigkeitsretention täglich Gewicht kontrollieren
- Der Patient sollte einen Notfallausweis erhalten, aus dem Indikation, Dauer und Dosierung der Glukokortikoidtherapie hervorgehen. Patienten dazu anhalten, den Ausweis stets bei sich zu tragen, damit beispielsweise bei Unfällen keine zusätzliche Gefährdung durch die sekundäre Nebennierenrindenunterfunktion entsteht (☞ 21.5.2).

Glukokortikoide zur systemischen Anwendung
Hydrocortison (z. B. Hydrocortison 10 mg JENAPHARM®)
Prednison (z. B. Decortin®)
Prednisolon (z. B. Decortin H®)
Methylprednisolon (z. B. Urbason®)
Dexamethason (z. B. Fortecortin®)
Von oben nach unten zunehmende Wirkstärke, abnehmende Cushing-Schwelle

21.5 Erkrankungen der Nebennierenrinde

21

Krankheitsentstehung

Unterschieden werden:

▸ *Primäre* Mehrproduktion von Aldosteron (**Conn-Syndrom**), z.B. durch gutartige Adenome der Nebennierenrinde oder eine beidseitige idiopathische Nebennierenrindenhyperplasie.

▸ *Sekundäre* Mehrausschüttung von Aldosteron (**sekundärer Hyperaldosteronismus**) durch Aktivierung des Renin-Angiotensin-Aldosteron-Systems, z.B. bei Diuretikatherapie oder Nierenarterienstenose (☞ 29.5.2).

Symptome und Untersuchungsbefund

Leitsymptom ist eine Hypertonie mit allen ihren Folgen (☞ 17.4.1). Viele Patienten klagen außerdem über Obstipation, Muskelschmerzen und Muskelschwäche bis hin zu Lähmungen, aber auch über tetanische Muskelkrämpfe und Parästhesien (Missempfindungen) als Folge der Elektrolytstörungen.

Diagnostik

Kalium, Magnesium und Chlorid im Blut sind erniedrigt, Natrium dagegen erhöht. Es besteht eine Alkalose (☞ 29.11.2). Die Aldosteronbestimmung ergibt erhöhte Werte. Beim Conn-Syndrom ist der Reninspiegel erniedrigt, beim sekundären Hyperaldosteronismus erhöht.

Die Lokalisation eines Tumors gelingt meist mit Ultraschall, Szintigraphie, CT und Kernspintomographie.

Behandlungsstrategie

Bei Adenomen wird die betroffene Nebenniere operativ entfernt (teils minimalinvasiv), bei Nebennierenrindenhyperplasie die Aldosteronwirkung z.B. mit Spironolacton (etwa in Aldactone®) dauerhaft unterdrückt. Evtl. sind weitere Diuretika (☞ Pharma-Info 29.34) erforderlich. Bei sekundärem Hyperaldosteronismus steht die Ursachenbeseitigung im Vordergrund.

Pflege ☞ *oben*

21.5.2 Unterfunktion der Nebennierenrinde

Adrenogenitales Syndrom (AGS) ☞ *21.1*

> **Nebennierenrindeninsuffizienz** *(Unterfunktion der Nebennierenrinde):* Möglicherweise lebensbedrohlicher Mangel an Mineralo- und Glukokortikoiden. Durch Substitution der fehlenden Hormone heute gute Prognose.

Krankheitsentstehung

Liegt die Ursache in einem Zelluntergang von Nebennierenrindenzellen, spricht man von *primärer Nebennierenrindeninsuffizienz* (**Morbus Addison**). Der Zelluntergang kann Folge sein von:

▸ Autoimmun bedingter Zerstörung der Nebennieren (80 % der Fälle)

▸ Tuberkulöser Zerstörung der Nebennierenrinde, Blutungen in die Nebenniere, z.B. bei Antikoagulantientherapie, oder Tumoren (alle selten).

Die **sekundäre Nebennierenrindeninsuffizienz** ist Folge einer verminderten Stimulation bei Hypothalamus- oder Hypophysenerkrankungen sowie Nebenwirkung einer Glukokortikoiddauerbehandlung (☞ Pharma-Info 21.13). Im Gegensatz zum Morbus Addison ist bei der sekundären Nebennierenrindeninsuffizienz die ACTH-unabhängige Mineralokortikoidsekretion weitgehend erhalten.

Symptome und Untersuchungsbefund

Die Patienten fühlen sich müde und schwach. Oft bestehen Übelkeit und Erbrechen, so dass die Kranken an Gewicht verlieren. Hypoglykämien sowie psychische Störungen wie Reizbarkeit oder Verwirrtheit sind möglich.

Beim M. Addison bestehen mit Exsikkose, Hypotonie, evtl. Schwindel und Ohnmachtsanfällen sowie Salzhunger zusätzlich die Zeichen eines Mineralokortikoidmangels. Bei der Untersuchung fällt beim M. Addison eine Hyperpigmentierung auch nicht sonnenbeschienener Hautbezirke wie beispielsweise Handinnenflächen, Fußsohlen und Mundschleimhaut auf.

> **Notfall: Addison-Krise**
>
> Typische Erstmanifestation ist die **Addison-Krise**, die bei bis dahin (gerade noch) kompensierter Nebennierenrindeninsuffizienz durch zusätzliche Belastungen wie einen Infekt oder einen Unfall ausgelöst wird.
>
> Zusätzlich zu den oben genannten Symptomen bestehen eine deutliche Exsikkose, ein Schock mit Oligurie und Bewusstseinsstörungen bis zum Koma sowie möglicherweise Erbrechen und Durchfälle. Lebensrettend ist dann die Intensivtherapie mit Kortisongabe und Volumensubstitution.

Diagnostik und Differentialdiagnose

Kortisol im Blut sowie seine Metaboliten im Urin sind vermindert. Beim Morbus Addison bestehen ein Aldosteronmangel und eine metabolische Azidose (☞ 29.11.1) mit erhöhter Kalium- und erniedrigter Natriumkonzentration des Blutes.

ACTH-Bestimmung im Blut, CRH-Test (☞ 21.5.1) und **ACTH-Test** (Kortisolbestimmung nach Gabe von ACTH) erlauben die Differenzierung zwischen M. Addison und sekundärer Nebennierenrindeninsuffizienz. Bei einem Morbus Addison wird nach Autoantikörpern im Blut gesucht, bei sekundärer Nebennierenrindeninsuffizienz nach der Ursache.

Behandlungsstrategie

Beim Morbus Addison müssen sowohl Mineralo- als auch Glukokortikoide lebenslang ersetzt werden (☞ Pharma-Info 21.13). Bei der sekundären Nebennierenrindeninsuffizienz reicht es, die Glukokortikoide zu substituieren.

Geeignete Präparate sind z.B. Astonin H®, Cortison Ciba® oder Hydrocortison 10 mg JENAPHARM®. Vom Gesunden (mit 70 kg KG) werden täglich ca. 25–50 mg Kortisol produziert. Um den normalen Tagesrhythmus nachzuahmen, wird die Kortisondosis meist in eine morgendliche und geringere mittägliche und/oder abendliche Dosis aufgeteilt.

Pflege

▸ Bei Verdacht auf eine Nebennierenrindeninsuffizienz Beobachtung auf die Warnsymptome einer Addison-Krise: zunehmende Schwäche bei gleichzeitiger Unruhe, Übelkeit, Erbrechen und Verminderung der Urinmenge. Wegen Hypotonie regelmäßig Blutdruck kontrollieren

▸ Reichliches Trinken, eher kochsalzreiche Ernährung.

> **Prävention und Gesundheitsberatung**
>
> ▸ Notwendigkeit der lebenslangen Hormonsubstitution. Bei Belastungen jeder Art (Stress, körperliche Anstrengung, Infekte) Erhöhung der Kortisondosis auf das 2- bis 5-fache, im Zweifelsfall Arztrücksprache
>
> ▸ Patientenausweis, den der Betroffene zusammen mit einer „Notportion" Kortison stets bei sich tragen sollte.

875

21 Pflege von Menschen mit endokrinologischen, stoffwechsel- und ernährungsbedingten Erkrankungen

21.6 Diabetes mellitus

Diabetes mellitus *(Zuckerkrankheit):* Durch Insulinmangel oder verminderte Insulinempfindlichkeit bedingte, chronische Störung des Glukosestoffwechsels mit Erhöhung des Blutzuckerspiegels bei erniedrigter intrazellulärer Blutzuckerverfügbarkeit. Erhebliche soziale Bedeutung insbesondere durch gravierende Folgeerkrankungen. In Deutschland mehr als sechs Millionen Betroffene.

Der manifeste Diabetes mellitus wird nach der WHO eingeteilt in:
▶ Den **Diabetes mellitus Typ 1**
▶ Den **Diabetes mellitus Typ 2**
▶ **Spezielle Diabetes-mellitus-Formen** wie z. B. Diabetes mellitus durch Erkrankungen des Pankreas, hormonelle Erkrankungen (etwa Morbus Cushing ☞ 21.5.1) oder Arzneimittel (Glukokortikoide ☞ Pharma-Info 21.13, Thiazid-Diuretika ☞ Pharma-Info 29.34). Hierzu zählen auch die **MODY-Formen** *(Maturity-onset-Diabetes-of-the-Young),* die durch einen genetischen Defekt der B-Zell-Funktion bedingt sind
▶ Den **Schwangerschaftsdiabetes** *(Gestationsdiabetes),* der bei 0,5–3 % aller Schwangeren auftritt. Die Behandlung besteht in der Gabe von Insulin bis wenige Tage nach der Entbindung.

21.6.1 Diabetes mellitus Typ 1

Diabetes mellitus Typ 1: Diabetes mellitus durch absoluten Insulinmangel infolge autoimmun bedingter Zerstörung der B-Zellen des Pankreas. In Deutschland ca. 200 000 Erkrankte. Mit einer Häufigkeit von 1 : 1000 häufigste Stoffwechselerkrankung bei Kindern. Prognose durch Möglichkeit der (intensivierten) Insulintherapie heute wesentlich besser als früher.

Krankheitsentstehung

Wahrscheinlich setzen exogene Faktoren, am ehesten Virusinfekte (z. B. Mumps, Coxsackie), auf dem Boden einer erblichen Veranlagung eine pathologische Immunreaktion in Gang, welche die B-Zellen des Pankreas zerstört und dadurch zu einem *absoluten* Insulinmangel führt. Wenn 80–90 % der B-Zellen zerstört

	Diabetes mellitus Typ 1	Diabetes mellitus Typ 2
Manifestationsalter	Meist vor dem 35. Lebensjahr	Meist im höheren Lebensalter
Ursache und Auslöser	Absoluter Insulinmangel infolge autoimmunbedingter Zerstörung der B-Zellen des Pankreas	Verminderte Insulinwirkung an Leber-, Muskel- und Fettzellen. Zunächst kompensatorisch erhöhte Insulinproduktion, die sich später erschöpft. Förderung der Manifestation v. a. durch Übergewicht und Bewegungsmangel
Erbliche Komponente	Vorhanden	Stärker ausgeprägt als bei Typ 1
Klinik	Rascher Beginn mit starkem Durst, Polyurie, Übelkeit, Schwäche und Gewichtsverlust, gerade bei Kindern oft Koma als Erstmanifestation	Langsamer Beginn mit Harnwegsinfekten, Hautjucken, Mykosen, Furunkeln, Schwäche. Häufig gleichzeitig Fettstoffwechselstörungen, Bluthochdruck und Übergewicht. Zum Zeitpunkt der Diagnose oft bereits diabetische Folgeerkrankungen
Besondere Laborbefunde	C-Peptid niedrig. Oft Autoantikörper gegen Inselzellen	C-Peptid meist hoch. Serumlipide erhöht
Stoffwechsellage	Eher labil	Eher stabil
Therapie	Insulin, diabetesgerechte Ernährung	Gewichtsreduktion, Diät, Bewegung. Bei Erfolglosigkeit orale Antidiabetika, bei Versagen Insulin

Tab. 21.14: Unterscheidung von Diabetes mellitus Typ 1 und Typ 2.

sind, wird die Erkrankung klinisch manifest, meist im Kindes-, Jugend- und jungen Erwachsenenalter.

Symptome und Untersuchungsbefund

Das klinische Bild des Diabetes mellitus Typ 1 entwickelt sich rasch in Tagen bis Wochen:
▶ Durch die erhöhte Zuckerausscheidung mit dem Urin **(Glukosurie)** kommt es zu einer Polyurie. Diese kann bei schon „trockenen" Kindern zu erneutem nächtlichen Einnässen führen. Trotz großen Durstes und hoher Trinkmengen *(Polydipsie)* entwickelt der Patient eine zunehmende Exsikkose
▶ Viele Patienten nehmen trotz reichlichen Essens an Gewicht ab
▶ Die zunehmende Stoffwechselentgleisung führt zu Übelkeit, Bauchschmerzen, Schwäche und Bewusstseinsstörungen bis hin zum Koma (☞ 21.6.3), das vor allem bei Kindern nicht selten Erstmanifestation der Erkrankung ist.

Die Patienten sind meistens schlank oder gar mager. Bei Bewusstlosen weisen vertiefte Atmung und *Azetongeruch* der Atemluft auf ein **ketoazidotisches Koma** hin (☞ 21.6.3).

Diagnostik

Zum Zeitpunkt der Krankheitsmanifestation ist der Blutzuckerspiegel *(BZ)* deutlich erhöht. Das gleichzeitige Vorhandensein typischer Diabetessymptome sichert dann die Diagnose (☞ auch 21.6.3). Die akute Gefährdung kann durch Blutgasanalyse (☞ 18.3.2) und Bestimmung der Elektrolyte, des Phosphatspiegels, der Nierenwerte und der Serumosmolarität eingeschätzt werden. An Urinuntersuchungen zweckmäßig ist neben dem Urinstatus eine Untersuchung auf Glukose und Ketonkörper, die als Folge des gesteigerten Fettabbaus entstehen.

Die Messung des **C-Peptids,** einer Aminosäurekette, die bei Abspaltung des Insulins aus dem Vorläufer **Proinsulin** entsteht, ermöglicht die Abschätzung der (Rest-)Insulineigenproduktion. Bei den meisten Typ-1-Diabetikern sind verschiedene Autoantikörper nachweisbar. Sie spielen für die Risikoabschätzung z. B. bei Kindern Betroffener eine Rolle, nicht aber für die Diabetesdiagnose.

Diagnostik bei ketoazidotischem Koma ☞ *21.6.3*

Behandlungsstrategie

Der Diabetes mellitus Typ 1 erfordert das lebenslange Spritzen von Insulin (☞ 21.6.6). Therapieziel ist immer ein möglichst normaler Blutzucker (nahe-normoglykämische Blutzuckereinstellung), um die Leistungsfähigkeit des Patienten wiederherzustellen und Folgeerkrankungen vorzubeugen. Erstrebenswert ist außerdem eine größtmögliche Flexibilität bei der Nahrungsaufnahme, um ein weitgehend normales Leben des Betroffenen zu ermöglichen.

Ernährung ☞ 21.6.10
Pflege ☞ 21.6.3 – 21.6.6, 21.6.9

21.6.2 Diabetes mellitus Typ 2

Diabetes mellitus Typ 2: Diabetes mellitus durch Insulinresistenz und gestörte Insulinsekretion. Über 90 % aller Diabetiker in Deutschland sind Typ-2-Diabetiker. Auftreten in aller Regel im mittleren bis höheren Lebensalter. Hauptmanifestationsfaktoren Übergewicht und Bewegungsmangel (ca. 90 % der Betroffenen sind übergewichtig).

Krankheitsentstehung

Beim Typ-2-Diabetiker ist die körpereigene Insulinproduktion erhalten und insbesondere in Anfangsstadien der Erkrankung sogar erhöht. Die *Insulinempfindlichkeit* der Zielzellen ist jedoch vermindert *(Insulinresistenz)* und die Insulinsekretion nach einer Mahlzeit häufig zeitlich verzögert. Die Manifestation der Erkrankung hängt von exogenen Faktoren wie Überernährung, Übergewicht und Bewegungsmangel ab.

Metabolisches Syndrom

Der Diabetes mellitus Typ 2 ist meist Teil des **metabolischen Syndroms**, bestehend aus stammbetonter Adipositas, erhöhten Blutfettspiegeln (insbesondere der Triglyzeride ☞ 21.7.2), Hypertonie (☞ 17.4.1) und einer gestörten Glukosetoleranz bzw. eines Diabetes mellitus Typ 2. Das Risiko von Herz-Kreislauf-Erkrankungen ist erheblich erhöht (☐ 1).

Noch vor ca. zehn Jahren war der Diabetes mellitus Typ 2 bei Kindern praktisch unbekannt. Mit zunehmender Häufigkeit von massivem Übergewicht und Bewegungsmangel schon bei Kindern hat die Zahl der Jugendlichen mit einem Diabetes mellitus Typ 2 in den letzten Jahren bedenklich zugenommen.

Symptome und Untersuchungsbefund

Die Krankheitserscheinungen setzen langsam über Monate bis Jahre ein, vor allem mit allgemeiner Schwäche, Leistungsknick, Juckreiz, Pilzinfektionen der Haut und Harnwegsinfekten. Erst später treten die „typischen" Diabetessymptome wie Durst, Polyurie und Gewichtsabnahme hinzu.

Nicht selten wird ein Diabetes mellitus Typ 2 zufällig durch eine Routineuntersuchung des Blutes diagnostiziert. Selten manifestiert sich der Diabetes mellitus Typ 2 durch ein (hyperosmolares) Koma (☞ 21.6.3).

Bei der körperlichen Untersuchung ist die Suche nach bereits eingetretenen diabetischen Folgeerkrankungen (☞ 21.6.5) von Bedeutung, da der Diabetes zum Zeitpunkt der Diagnose oft jahrelang (unbehandelt) bestanden hat. Erforderlich sind daher eine sorgfältige Abklärung der Gefäßsituation (☞ 16.3.6, 17.3.2), eine neurologische und eine augenärztliche Untersuchung.

Diagnostik und Differentialdiagnose

Diagnosekriterien des Diabetes mellitus (nach ADA = Amerikanische Diabetes-Gesellschaft und WHO)

▶ Vorliegen der klassischen Symptome des Diabetes (Polyurie, Polydipsie, nicht erklärbarer Gewichtsverlust) *und* gleichzeitig ein Glukosespiegel im Plasma oder kapillären Vollblut ≥ 200 mg/dl = 11,1 mmol/l zu einem beliebigen Zeitpunkt des Tages gemessen, ohne Rücksicht auf die letzte Mahlzeiteneinnahme,
oder

▶ Nüchtern-Plasmaglukose ≥ 126 mg/dl = 7,0 mmol/l (im kapillären Vollblut ≥ 110 mg/dl = 6,1 mmol/l). Nüchtern bedeutet hier keine Kalorienzufuhr für wenigstens acht Stunden,
oder

▶ Im **oralen Glukosetoleranz-Test** *(OGT, oGTT)* 2-Std.-Wert im Plasma oder kapillären Vollblut ≥ 200 mg/dl = 11,1 mmol/l (Testdurchführung nach WHO-Richtlinien).

Ohne eindeutige Zeichen der Hyperglykämie müssen die Ergebnisse der Glukosebestimmung durch Wiederholungsmessungen zu einem späteren Zeitpunkt bestätigt werden.

Durchführung des oralen Glukosetoleranztests (nach WHO-Richtlinien)

▶ In den drei Tagen vor dem Test mindestens 150 – 200 g Kohlenhydrate pro Tag bei normaler körperlicher Aktivität zuführen
▶ Nach 10 – 16 Std. Nahrungskarenz um 8 Uhr Nüchtern-BZ bestimmen und den Patienten dann 75 g Glukose, gelöst in 250 – 300 ml Wasser, innerhalb von 5 Min. trinken lassen
▶ BZ zwei Stunden nach dem Glukosetrunk messen
▶ Störfaktoren:
 – Menstruation (mindestens drei Tage Abstand)

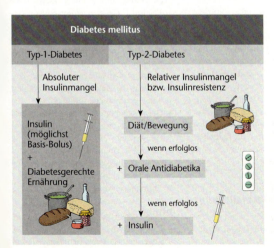

Abb. 21.15: Übersicht der Grundbausteine der Diabetestherapie. Insbesondere beim Diabetes Typ 2 spielen Diät und Bewegung eine entscheidende Rolle, da sie zur Gewichtsreduktion beitragen und möglicherweise eine medikamentöse Therapie überflüssig machen.

21 Pflege von Menschen mit endokrinologischen, stoffwechsel- und ernährungsbedingten Erkrankungen

Bewertung*	Normal	Pathologische Glukosetoleranz	Diabetes mellitus
Nüchtern	< 110 mg/dl (6,1 mmol/l)	110–125 mg/dl (6,1–7,0 mmol/l)	≥ 126 mg/dl (≥ 7,0 mmol/l)
2-Std.-Wert	< 140 mg/dl (7,8 mmol/l)	140–199 mg/dl (7,8–11,1 mmol/l)	≥ 200 mg/dl (≥ 11,1 mmol/l)

* Plasmaglukose
Glukosekonzentration in mmol/l x 18 = Glukosekonzentration in mg/dl
Glukosekonzentration in mg/dl : 18 = Glukosekonzentration in mmol/l

Tab. 21.16: Beurteilung des oralen Glukosetoleranztests (oGTT).

– Arzneimittel, z.B. Thiazid-Diuretika, Kortikoide, Kontrazeptiva, Laxantien (mindestens drei Tage vorher absetzen)
– Hypokaliämie, Magen- und Duodenalulkus, Magenteilresektion.

Glykohämoglobine

Abhängig vom Blutzuckerspiegel lagert sich Glukose *fest* an die Hämoglobinmoleküle an. Die Bestimmung der **Glykohämoglobine** („gezuckertes" Hämoglobin) **HbA₁** bzw. **HbA₁c** (Untergruppe des HbA₁) im Blut erlaubt eine Aussage über den mittleren Blutzuckerspiegel der letzten 6–8 Wochen (Dauer bis zum Abbau eines Hämoglobinmoleküls) und damit eine Behandlungskontrolle.

Beim Gesunden beträgt der Anteil des HbA₁ am Gesamt-Hb laborabhängig bis ca. 7,6%, des HbA₁c bis ca. 6%. Bei gut eingestellten Diabetikern liegt das HbA₁c unter 6,5%.

Behandlungsstrategie

Die Therapieziele sind zwar grundsätzlich die gleichen wie beim Typ 1. Jedoch rückt mit zunehmendem Erkrankungsalter und bei schweren Begleiterkrankungen des Patienten die Vorbeugung vor Langzeitschäden in den Hintergrund, da der Patient diese vermutlich nicht mehr erleben wird. Zudem sind Patienten im höheren Lebensalter oft nur noch eingeschränkt schulbar.

Bei adipösen Patienten reichen häufig eine kalorienreduzierte Diät (☞ 21.6.10) und Bewegung, die den Diabetes mellitus Typ 2 *ursächlich* angehen. Nur wenn der Blutzucker hierdurch nicht ausreichend sinkt, wird eine medikamentöse Therapie mit *oralen Antidiabetika* begonnen (☞ 21.6.7). Versiegt nach Jahren die körpereigene Insulinproduktion, benötigt auch der Typ-2-Diabetiker Insulin (Details zur Insulintherapie ☞ 21.6.6).

Pflege ☞ 21.6.9

21.6.3 Diabetisches Koma

Diabetisches Koma *(Coma diabeticum, hyperglykämisches Koma):* Stets lebensbedrohliche Akutkomplikation des Diabetes mellitus mit extrem hohen Blutzuckerwerten (Letalität bis 10%). Unterteilt in:

▶ **Ketoazidotisches Koma,** vor allem bei Typ-1-Diabetikern und bei ungefähr 25% aller Typ-1-Diabetiker *Erstmanifestation* der Erkrankung. Typische Auslöser bei *behandelten* Diabetikern sind ein erhöhter Insulinbedarf, z.B. bei Infekt, sowie Dosierungsfehler, auch durch Pen- oder Pumpendefekte. Der hochgradige Insulinmangel führt zu einer Hyperglykämie (BZ meist 300–700 mg/dl = 17–39 mmol/l) *und* zu einer *Lipolyse* (Fettabbau) mit Ketonkörperproduktion und Azidose. Infolge der Azidose entgleist der Elektrolyt-, v.a. der Kaliumhaushalt
▶ **Hyperosmolares Koma** bei Patienten mit einem Diabetes mellitus Typ 2. Erstmanifestation oder infolge von Diätfehlern, vernachlässigter Tabletteneinnahme oder plötzlich erhöhtem Insulinbedarf. Die extreme Blutzuckererhöhung (BZ meist > 700 mg/dl = 39 mmol/l) bedingt eine ausgeprägte Glukosurie mit so hohen Flüssigkeits- und Elektrolytverlusten über die Niere, dass sich eine deutliche Exsikkose entwickelt. Die vom Körper noch selbst produzierten Insulinmengen reichen aber zur Hemmung der Lipolyse aus, so dass meist keine Azidose entsteht.

Symptome und Untersuchungsbefund

Nach einem Stunden bis Tage dauernden Stadium mit Polyurie, starkem Durst, Schwäche, Übelkeit und Erbrechen kommt es zu einer zunehmenden Bewusstseinstrübung (☞ Tab. 21.17).

Beim *ketoazidotischen Koma* können abdominelle Symptome mit Schmerzen und Abwehrspannung bis zum brettharten Abdomen im Vordergrund stehen **(Pseudoperitonitis).** Typisch für das ketoazidotische Koma sind darüber hinaus vertiefte Atmung *(Kussmaul-Atmung)* und Azetongeruch in der Atemluft.

Dagegen dominieren beim *hyperosmolaren Koma* oft die Zeichen des Volumenmangels: Die Patienten sind exsikkiert, trotz einer Tachykardie ist der Blutdruck niedrig, die Haut ist warm und trocken.

Diagnostik und Differentialdiagnose

Eine (Verdachts-)Diagnose ist durch einen einfachen **BZ-Stix** möglich (Streifen-Schnelltest zur Blutzuckerbestimmung; kapilläre Blutentnahme ☞ 14.5.1, Prinzip Streifenschnelltest ☞ 29.3.2).

Zur Abschätzung der aktuellen Gefährdung sind eine Blutgasanalyse (BGA ☞ 18.3.2), die Bestimmung der Elektrolyte, der Serumosmolarität und der Nierenwerte im Blut sowie der Ketonkörper im Urin erforderlich. Ein Blutbild ist zum Ausschluss von Infektionen nötig.

Behandlungsstrategie

Auf der Intensivstation erfolgen:
▶ Intravenöse Volumensubstitution unter ZVD-Kontrolle. In den ersten 12 Std. kann der Flüssigkeitsbedarf bis zu 10% des Körpergewichts betragen
▶ Intravenöse Gabe von Normalinsulin (☞ 21.6.6) über Perfusor (meist 6–10 I.E./Std.). Dabei darf der Blutzuckerspiegel stündlich nur um maximal 100 mg/dl (5,5 mmol/l) sinken, da sonst die Gefahr eines Hirnödems besteht
▶ Kaliumzufuhr, da durch Azidoseausgleich und Insulingabe vermehrt Kalium in die Zellen einströmt (Gefahr von Herzrhythmusstörungen)
▶ Bei ausgeprägter Azidose Bikarbonatgabe zur Korrektur des Säure-Basen-Haushalts (☞ 29.11.1)
▶ Bei BZ < 250 mg/dl (13,8 mmol/l) zusätzlich Glukose intravenös, um den Blutzuckerabfall zu verlangsamen
▶ Thromboseprophylaxe mit Heparin.

Pflege

▶ Flüssigkeitsbilanzierung (☞ 12.7.1.2). Legen eines transurethralen Blasen-

878

21.6 Diabetes mellitus

	Ketoazidotisches Koma	Hyperosmolares Koma
Bevorzugt Betroffene	Typ-1-Diabetiker	Typ-2-Diabetiker
Zeitdauer bis zum Vollbild	Stunden bis Tage	Tage bis Wochen
BZ-Werte	Ca. 300–700 mg/dl (17–39 mmol/l)	> 700 mg/dl (39 mmol/l)
Leitsymptome	Appetitlosigkeit, Polyurie, Polydipsie. Dehydratation durch osmotische Diurese (massive Glukosurie), Tachykardie und Hypotonie bis zum Schock. Oligo-/Anurie bis zum akuten Nierenversagen. Verlangsamte Reflexe, hypotone Muskulatur, Bewusstseinsstörungen	
	Azidose mit Übelkeit, Erbrechen, Peritonitissymptomen, Azetongeruch der Atemluft, vertiefte Atmung (Kussmaul-Atmung)	Trockene, heiße Haut

Tab. 21.17: Symptome bei ketoazidotischem und bei hyperosmolarem Koma.

dauerkatheters (☞ 12.7.1.5), bei starkem Erbrechen auch Legen einer Magensonde (☞ 12.6.5.4)
- Durchführung aller notwendigen Prophylaxen (☞ 12.2.5.2, 12.5.1.4, 12.3.3, 12.8.5.7, 12.7.2.5, 12.5.2.4)
- Überwachung der Infusionstherapie, Pflege der venösen Zugänge.

> **Patientenbeobachtung und Dokumentation**
> - Stündliche Kontrollen von BZ, Kalium, Natrium, ZVD (☞ 16.1.3)
> - Mindestens vierstündliche Kontrollen der BGA (☞ 18.3.2)
> - Regelmäßige Kontrolle von Blutdruck, Puls, Atmung (Aspirationsgefahr), Temperatur, Haut und Bewusstsein
> - Flüssigkeitsbilanzierung mit stündlicher Bilanz.

21.6.4 Hypoglykämischer Schock

> **Hypoglykämie:** Blutzucker unter 50 mg/dl (2,8 mmol/l). Beim **hypoglykämischen Schock** *(Unterzuckerungsschock)* liegen zusätzlich Schocksymptome vor (BZ in der Regel < 40 mg/dl entsprechend 2,2 mmol/l) und der Patient ist meist handlungsunfähig. Bleibende Folgeschäden nur bei lang andauernden Hypoglykämien.

Krankheitsentstehung

Der **hypoglykämische Schock** tritt ganz überwiegend bei bekannten Diabetikern als Folge einer Arzneimittelüberdosierung (Insulin, Sulfonylharnstoffe), zu später oder/und zu geringer Aufnahme von Kohlenhydraten, von Alkoholgenuss oder schwerer körperlicher Anstrengung auf. Nicht selten haben vor allem ältere Menschen keinen Appetit und essen folglich nur wenig oder gar nichts, spritzen aber trotzdem die verordnete Menge Insulin oder nehmen ihre Tabletten ein.

Ursache einer Hypoglykämie können aber auch andere Grunderkrankungen sein, beispielsweise schwere Leber- oder Nierenfunktionsstörungen oder eine Alkoholvergiftung (☞ 13.6.2) sowie ein *Insulinom*, ein Insulin produzierender und meist gutartiger Tumor des endokrinen Pankreas (☞ 21.10).

Symptome, Befund und Diagnostik

Die klinischen Symptome entwickeln sich oft innerhalb weniger Minuten:
- Heißhunger, Zittern, Schwitzen, Angst, Unruhe, Herzklopfen durch die Sympathikusaktivierung mit Adrenalinausschüttung
- Als Folgen des ~~Insulinmangels~~ *Glukosemangel* psychische Veränderungen (Reizbarkeit, Aggressivität, Konzentrationsstörungen, Albernheit, Weinen, Verwirrtheit), Kopfschmerzen. Bewusstseinstrübung bis zur Bewusstlosigkeit. Neurologische Ausfälle (z. B. Halbseitenlähmung, Sprachstörung), zerebrale Krampfanfälle, im Extrem zentrale Atem- und Kreislaufregulationsstörungen.

> Bei Medikation mit β-Blockern (☞ Pharma-Info 17.15) oder diabetischer Neuropathie (☞ 21.6.5) können die vegetativ bedingten Symptome fehlen, so dass der Patient scheinbar unvermittelt ins Koma gerät. Andererseits können Hypoglykämien langsam entstehen und sich zunächst durch Verhaltensauffälligkeiten zeigen, die der Patient nicht immer richtig einordnet. Geschulte Angehörige oder Freunde erkennen dies und können dann helfen.

Die Diagnosestellung ist durch einen BZ-Stix sofort möglich.

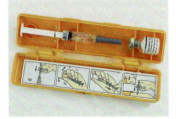

Abb. 21.18: Bei einem hypoglykämischen Schock außerhalb des Krankenhauses kann die Glukagoninjektion lebensrettend sein. Dieses Set ermöglicht durch seine bebilderten Instruktionen auch Laien die Injektion. [U107]

Behandlungsstrategie

Gelegentliche leichte Hypoglykämien sind gerade bei guter Blutzuckereinstellung „normal" und werden meist vom

	Hyperglykämisches Koma	Hypoglykämischer Schock
Beginn	Langsam über Tage	Rasch (Minuten)
Bedürfnis	Starker Durst	Heißhunger
Muskulatur	Hypoton	Hyperton, Tremor
Haut	Trocken, exsikkiert	Feucht, kalter Schweiß
Atmung	Vertieft bei Ketoazidose	Normal
Augäpfel	Weich, eingefallen	Normal
Symptome	Fieber, Bauchschmerz, evtl. zerebrale Krampfanfälle	Zerebrale Krampfanfälle, neurologische Ausfälle

Tab. 21.19: Differentialdiagnose zwischen hyperglykämischem Koma und hypoglykämischem Schock.

Betroffenen selbst im Frühstadium abgefangen. Würfel- oder Traubenzucker sowie zuckerhaltige Getränke, etwa Apfelsaft, führen zu einem raschen Blutzuckeranstieg. Ist der Patient nicht mehr ansprechbar, können Angehörige eine *Glukagon-Fertigampulle* (z. B. Gluca Gen Hypokit®) i. m. oder s. c. spritzen, die aber nicht bei alkoholbedingten Hypoglykämien wirkt. Die ärztliche Behandlung besteht in Glukose 10 % – 40 % i. v.

Die weitere Behandlungsstrategie hängt davon ab, wie schnell der Patient aufklart und welche Ursache der Hypoglykämie zugrunde lag. Da die Hypoglykämien durch orale Antidiabetika oft länger andauern, muss der Patient in diesem Fall über 24 – 48 Std. beobachtet werden und entsprechend der BZ-Werte Glukoseinfusionen erhalten. Immer ist eine genaue Überprüfung der Medikation erforderlich.

Pflege

Patienten sorgfältig überwachen: Puls und RR halbstündlich kontrollieren, Bewusstsein beobachten, Blutzucker in den ersten 24 Std. alle zwei Stunden bestimmen.

> **Vorsicht**
> ▶ Bei Bewusstlosigkeit unbekannter Ursache stets BZ-Stix durchführen
> ▶ Bei unklarem Koma von einer Hypoglykämie ausgehen, nie Insulin, sondern Glukose geben und Wirkung abwarten. Bei einer Hyperglykämie schaden die 10 g Zucker auch nicht mehr, aber Insulin bei Hypoglykämie kann tödlich sein
> ▶ Bei Hypoglykämien während einer (Kombinations-)Therapie mit Acarbose (beispielsweise Glucobay® ☞ 21.6.7) stets reine Glukose (Traubenzucker, etwa Carrero® Flüssigzucker, Monosaccharid) geben. Der sonst rasch aufgenommene Würfelzucker (Disaccharid) wird infolge der acarbosebedingten Enzymhemmung im Darm zu langsam in Monosaccharide aufgespalten.

> **Prävention und Gesundheitsberatung**
> ▶ Warnsymptome einer Hypoglykämie
> ▶ Bei-sich-Tragen von Traubenzucker: mindestens 2 BE, entsprechend z. B. vier quadratischen Plättchen (23 g).

21.6.5 Diabetische Folgeerkrankungen

> Entscheidend für die Prognose des Diabetikers sind heute weniger die Akutkomplikationen als vielmehr die **diabetischen Folgeerkrankungen**, die vor allem die Arterien und damit so gut wie alle Organsysteme betreffen. An ihrem Zustandekommen ist die chronische Hyperglykämie ganz wesentlich beteiligt. Gute Stoffwechselführung vermag Manifestation und Voranschreiten der Spätkomplikationen wesentlich zu verzögern.

Diabetische Makroangiopathie und Mikroangiopathie

Die **Makroangiopathie** (Erkrankung der großen Blutgefäße) führt zu einer Arteriosklerose (☞ 17.5.1). KHK (☞ 16.5.1), Herzinfarkt (☞ 16.5.2), Schlaganfall (☞ 33.5) und periphere arterielle Verschlusskrankheit (pAVK ☞ 17.5.2) treten häufiger und früher auf als beim Gesunden. Ein Herzinfarkt beim Diabetiker verläuft oft klinisch „stumm", d. h. ohne (nennenswerte) Schmerzen. Dadurch wird der Infarkt zu spät erkannt und wichtige Therapiechancen werden nicht genutzt.

Die diabetesspezifische **Mikroangiopathie** (Erkrankung der kleinen Blutgefäße)

Abb. 21.20: Diabetische Folgeerkrankungen. Das kardiovaskuläre Risiko eines Diabetikers ist wesentlich erhöht. Todesursache bei Diabetikern ist in 50 % ein Herzinfarkt bei koronarer Herzkrankheit, in 30 % ein Schlaganfall und in 12 % Nierenversagen durch diabetische Nephropathie. [A400-190]

befällt insbesondere Nieren und Augen (☞ unten), aber auch die peripheren Nerven und die kleinen Äste der Herzkranzarterien in der Herzwand *(small vessel disease)*.

Diabetische Nephropathie

Bei der **diabetischen Nephropathie** *(Glomerulosklerose Kimmelstiel-Wilson)* vergrößern sich die Glomeruli, verdicken sich die glomerulären Kapillarwände und bilden sich – evtl. als Ausdruck von Reparationsvorgängen – Knötchen in den Glomeruli. Frühsymptom ist eine *Mikroalbuminurie*, d. h. eine gesteigerte Albuminausscheidung (Ausscheidung 30 – 300 mg/24 Std.), die heute mittels Urinteststreifen leicht feststellbar ist (z. B. Micral-Test®, ☞ auch 29.3.2). Die Nierenfunktionsstörung nimmt langsam zu, im Endstadium ist der Patient dialysepflichtig (☞ 29.1.6). Beschleunigend wirken nach heutigem Kenntnisstand neben hohem Blutzucker eine arterielle Hypertonie, erhöhte Blutfette, Rauchen und hoher Eiweißverzehr.

Augenkomplikationen des Diabetes mellitus

Am Auge führt die Mikroangiopathie zur **diabetischen Retinopathie** mit Netzhautschäden durch Einblutungen, Gefäßwucherungen und Netzhautablösung (☞

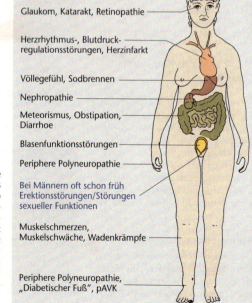

Abb. 31.34). Sie ist eine der häufigsten Erblindungsursachen bei Erwachsenen.

Auch **Katarakt** (Linsentrübung ☞ 31.7) und **Glaukom** (Erhöhung des Augeninnendrucks ☞ 31.8) können als Folge eines Diabetes mellitus am Auge auftreten.

Diabetische Polyneuropathie

Die **diabetische Polyneuropathie** (nichtverletzungsbedingte Erkrankung mehrerer peripherer Nerven ☞ 33.10.1) ist wahrscheinlich bedingt durch eine direkte Schädigung der Nervenfasern durch Stoffwechselprodukte der Hyperglykämie kombiniert mit einer Schädigung der winzig kleinen Blutgefäße, welche die Nerven versorgen.

Sie zeigt sich vor allem als **periphere Polyneuropathie** (Schädigung der peripheren Nerven) mit Sensibilitätsstörungen, Schmerzen und Lähmungen. Besonders typisch sind schmerzhafte Missempfindungen der distalen Unterschenkel und der Füße *(burning feet).*

Oft besteht eine Mitbeteiligung des vegetativen (autonomen) Nervensystems (**autonome Polyneuropathie**). Hauptsymptome sind Herzrhythmusstörungen, Blutdruckregulationsstörungen mit Schwindel und Übelkeit, Völlegefühl durch eine Magenentleerungsstörung und Durchfall oder Obstipation durch Beeinträchtigung der Darmperistaltik. Besonders belastend sind Störungen der Blasenentleerung sowie Impotenz, die bereits bei jungen Männern auftreten kann. Auch bei Frauen sind Störungen der Sexualfunktion möglich. Ggf. spürt der Patient die Warnsymptome einer Hypoglykämie (☞ 21.6.4) nicht mehr.

Diabetisches Fußsyndrom

Das **diabetische Fußsyndrom** ist durch ein Zusammenspiel von Makro- und Mikroangiopathie, Neuropathie und erhöhter Infektneigung des Diabetikers bedingt. Druckstellen (Zehen, Fersen) oder kleine Wunden führen unbehandelt durch Infektion und Durchblutungsstörungen rasch zu einer *diabetischen Gangrän* (Gangrän ☞ 17.2.4). Tiefe Geschwüre und Knochenbeteiligung sind häufig. Typisch ist das *Mal perforans*, ein wie ausgestanzt wirkendes Ulkus am Fuß, das vor allem in mechanisch belasteten Fußregionen (Vorfuß) entsteht.

Durch geeignete Prophylaxe sollte die Entstehung eines diabetischen Fußes vermieden werden (Fußpflege des Diabetikers ☞ 21.6.9). Hat sich dennoch ein diabetisches Fußsyndrom entwickelt, ist in Frühstadien eine lokale Behandlung der Läsionen zusammen mit einer Druckentlastung durch entsprechende (orthopädische) Schuhe fast immer erfolgreich. In Spätstadien können Operationen oder sogar Amputationen notwendig werden.

Wundversorgung

Grundsätzlich erfolgt die Wundversorgung beim diabetischen Fußsyndrom wie bei allen Wunden phasengerecht mit den entsprechenden Wundauflagen (☞ 15.9). Da Wundränder und Umgebungshaut durch die Neuropathie häufig sehr trocken, rissig, verhornt oder schuppig sind (Hautpflege ☞ 21.6.9), empfehlen sich Wundauflagen ohne Klebeflächen. So sind z. B. einige **Polyurethanschäume** bereits in runder Form erhältlich. Diese werden locker mit einer elastischen Mullbinde fixiert. Der Einsatz von **Hydrokolloidverbänden** ist bei einer bestehenden Polyneuropathie mit Risiken verbunden. Aufgrund des verminderten Schmerz- und Temperaturempfindens bemerken Diabetiker Entzündungszeichen nicht. Unter einem Hydrokolloidverband mit längeren Wechselintervallen kann sich so unbemerkt eine Infektion ausbilden.

Eine weitere Möglichkeit ist die **Wundbehandlung mit sterilen Fliegenlarven** (auch *Madenbehandlung, Biochirurgie* oder *Biosurgery*, Grundlagen ☞ 15.9.3).

Der Wundbereich wird zunächst gründlich mit Ringer- oder physiologischer Kochsalzlösung gespült. Zusätzlich ist der Wundrand mit einem speziellen Hautschutz (z. B. 3M™ Cavilon™ Reizfreier Hautschutzfilm) abzudecken. Danach werden die Wundränder mit Stomapaste (alkoholfrei!) oder Adhäsivklebestreifen umklebt. Die in einem Kunststoffreagenzröhrchen angelieferten Maden werden anschließend mit Kochsalzlösung getränkt. Danach wird das Röhrchen gekippt und die Maden dabei auf ein Nylonnetz gespült. Als nächstes wird das Netz umgedreht und auf die Wunde gelegt. Die Maden befinden sich nun zwischen Wunde und Netz. Das Nylonnetz wird lückenlos mit der Paste bzw. den Streifen verklebt und hindert so die Maden am Verlassen der Wunde. Die weitere Wundabdeckung erfolgt durch ein bis zwei mit Kochsalzlösung angefeuchtete Mullkompressen, die locker mit einer elastischen Mullbinde fixiert werden.

Neben dieser Therapie mit „Freiläufer-Maden" gibt es außerdem die Möglichkeit einer Therapie mit „Maden im Beutel": Sterile Maden werden zusammen mit einer geeigneten

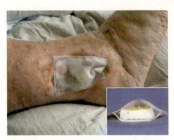

Abb. 21.21: Die Verfügbarkeit von „Maden im Beutel" verbessert oftmals die Patientenakzeptanz. [M291, V416]

Wundauflage in einem Beutel eingeschweißt, die Maden haben also keinen direkten Kontakt zur Wunde und können nicht „ausreißen" (für viele Patienten ganz wesentlich!). Vorteilhaft ist außerdem die leichtere Handhabung. Bei zerklüfteten Wunden mit unregelmäßigen Rändern gelangen die Maden allerdings nicht in alle Nischen.

Die Maden dürfen nicht gequetscht werden und es muss genügend Sauerstoff an die Wunde gelangen! Die Maden werden je nach Wundzustand 3–5 Tage belassen. Der Verband wird täglich kontrolliert und Kompressen und Mullbinden je nach Stärke der Wundexsudation gewechselt.

21.6.6 Insulin-Therapie bei Diabetes mellitus

Eine Insulin-Therapie ist bei allen Patienten mit einem Typ-1-Diabetes erforderlich. Zwar kommt es nach der Krankheitsmanifestation oft zu einer sog. **Honeymoon-Phase** mit sehr geringem Insulinbedarf, doch ist diese immer nur vorübergehend.

Typ-2-Diabetiker müssen „spritzen", wenn Diät, Gewichtsabnahme, Bewegung und orale antidiabetische Medikation (☞ 21.6.7) nicht (mehr) ausreichen.

Weitere Indikationen der Insulinbehandlung sind das diabetische Koma (☞ 21.6.3) und (größere) Operationen bei ansonsten nicht insulinpflichtigen Diabetikern.

Insulinarten

Neueinstellungen erfolgen heute mit gentechnisch produziertem **Humaninsulin**, das mit dem körpereigenen Insulin identisch ist. **(Human-)Insulin-Analoga** *(Analoginsuline)* werden ebenfalls gentechnisch hergestellt und unterscheiden sich gering vom Humaninsulin. **Tierische Insuline** sind kaum mehr auf dem Markt.

Kurz wirksame Insuline

Normalinsulin *(Altinsulin)*, z. B. Huminsulin® Normal, Actrapid®, Insuman® Rapid. Die blutzuckersenkende Wirkung des Normalinsulins setzt nach 15–30 Min. ein, erreicht nach (1–)2 Std. ihren Gipfel und ist nach 4–6 Std. beendet. Normalinsuline werden in erster Linie bei akuten Stoffwechselentgleisungen sowie im Rahmen der intensivierten konventionellen Insulintherapie oder der Insulinpumpentherapie eingesetzt.

> Normalinsulin ist das einzige Insulin, das intravenös gespritzt werden darf.

Kurz wirksame Insulin-Analoga, z. B. Apidra®, Humalog®, NovoRapid®. Durch Austausch einer oder weniger Aminosäuren lagern sich die Insulinmoleküle im Subkutangewebe nicht zusammen und werden schneller resorbiert als Normalinsulin. Die Wirkung beginnt bereits nach 10–15 Min., die Maximalwirkung wird nach einer Stunde erreicht, nach 2–3 Std. ist die Wirkung abgeklungen. Mischung mit Verzögerungsinsulinen ist möglich (Herstellerangaben beachten). Die Anwendungsgebiete entsprechen weitestgehend denen von Altinsulin.

Verzögerungsinsuline

Durch Änderung der physikochemischen Eigenschaften oder durch Bindung an Verzögerungssubstanzen gelang die Produktion von länger wirksamen **Verzögerungsinsulinen** *(Depotinsulinen)*:

- **Intermediärinsuline** wie z. B. Insuman® Basal, Huminsulin® Basal (NPH) oder Protaphan® beginnen nach 30–45 Min. zu wirken, erreichen das Maximum ihrer Wirkung nach 4–8 Std. und haben eine (dosisabhängige) Wirkdauer von 12–18 Std. Sie eignen sich für ältere Patienten mit stabiler Stoffwechsellage und als Bestandteil von *Mischinsulinen*
- **Langzeitinsuline** wirken bis zu 28 Std. und werden zur Deckung des Basalbedarfs im Rahmen einer intensivierten Insulintherapie eingesetzt. Ihre Wirkung setzt erst 3–4 Std. nach der Injektion ein. Ein Langzeit-Humaninsulin ist Ultratard®, ein Langzeit-Insulin-Analogon ist Insulin glargin (Lantus®), das nur einmal täglich gespritzt werden muss
- **Mischinsuline** wie etwa Actraphane® oder Insuman Comb® bestehen aus einer Mischung aus Normal- und Verzögerungsinsulin und sind in zahlreichen Mischungsverhältnissen erhältlich, um ein unterschiedliches zeitliches Wirkprofil zu erreichen. Ihr Hauptanwendungsgebiet ist die konventionelle Insulintherapie.

Insulindosierung

Alle Insuline werden nach *internationalen Einheiten,* kurz **I.E.,** dosiert. In Deutschland sind zzt. Insuline für Einmalspritzen in den Konzentrationen 40 I.E./ml und 100 I.E./ml im Handel. Ampullen für Insulin-Pens enthalten 100 I.E./ml und sind meist durch den Zusatz „100", „Penfill" oder „für Pens" gekennzeichnet. Aus ihnen kann im Notfall in aller Regel auch in eine Spritze aufgezogen werden (Achtung – passende Spritze mit 100 I.E./ml verwenden).

Insulinlagerung

Der Insulinvorrat wird bei einer Temperatur von +2–+8 °C aufgehoben, z. B. im Butter- oder Gemüsefach des Kühlschranks. Tiefgefrieren verträgt das Insulin ebenso wenig wie Hitze, z. B. im Handschuhfach des Autos, weil es dann ausflockt und unwirksam wird. Das Fläschchen, das der Patient gerade benutzt, kann aber 3–4 Wochen bei Zimmertemperatur gelagert werden (Anbruchdatum auf die Flasche schreiben). Einmal in Gebrauch befindliche Pens dürfen wegen der Gefahr der Luftblasenbildung *nicht* im Kühlschrank aufgeboben werden. Der Pen wird bei 4–35 °C gelagert (☞ oben).

Auf Reisen gehören Insulin und Spritzbesteck in das Handgepäck (je nach Umgebungstemperatur am Körper tragen oder in einem Thermosbehälter bzw. einer Kühltasche aufbewahren).

Therapieschemata der Insulintherapie

Bei der Insulintherapie gibt es drei verschiedene Therapieschemata: die konventionelle Insulintherapie, die intensivierte konventionelle Insulintherapie und die Insulinpumpentherapie (☞ Abb. 21.22).

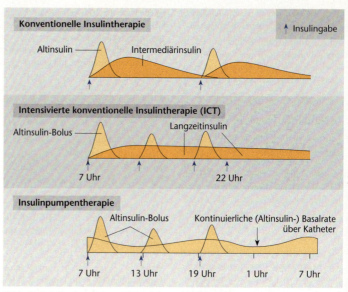

Abb. 21.22: Verschiedene Therapieschemata der Insulintherapie. [A400]

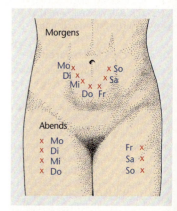

Abb. 21.23: Beispiel für einen Spritzenkalender für die Insulininjektion. Bevorzugte Bereiche sind das Unterhautfettgewebe des Bauches und des Oberschenkels, weil der Patient sie bei der Selbstinjektion gut erreicht. [A300-190]

21.6 Diabetes mellitus

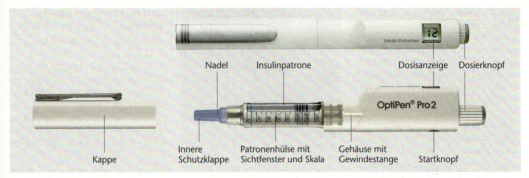

Abb. 21.24: Insulinpen, zerlegt in seine Einzelteile. Der Pen erlaubt eine exakte und schnelle Insulingabe, bei der das Aufziehen der Spritze nicht mehr nötig ist. Im Pen liegt eine Insulinpatrone, die je nach Modell bis zu 300 Einheiten Insulin enthält. Man stellt die gewünschte Insulinmenge in Einheiten ein. Durch Knopfdruck wird die vorgegebene Insulinmenge gespritzt. [U117]

Unabhängig von der Art der Insulintherapie gilt:
▶ Die Insulintherapie ist unphysiologisch, da die Mahlzeit von der Insulininjektion abhängt und nicht die Insulinausschüttung von der Mahlzeit
▶ Die Insulintherapie erfordert eine angepasste Ernährung
▶ Es besteht Hypoglykämiegefahr

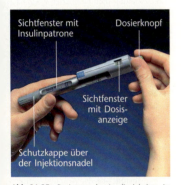

Abb. 21.25: Dosierung der Insulineinheiten im Pen. Mit dem Dosierknopf lassen sich je nach Ausführung die Einheiten in $^1/_2$- bis 2er-Schritten einstellen und im Sichtfenster kontrollieren. [U135]

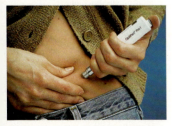

Abb. 21.26: Die Patientin injiziert das Insulin in eine Bauchfalte. Die Einstichstelle sollte möglichst nach einem festen Plan gewechselt werden, um die Haut zu schonen (☞ Abb. 21.23). [U117]

▶ Bei besonderen Belastungen, z. B. neue Arbeitsstelle, Sporturlaub, Operation, ist eine Neuanpassung der Insulindosis erforderlich
▶ Lösungen mit Verzögerungsinsulinen müssen vor dem Aufziehen bzw. Spritzen durchmischt werden (Flaschen rollen, Pen kippen, ungefähr 20-mal).

Die Insulintherapie ist heute sehr individuell. Die folgenden Ausführungen sind daher nur Anhaltspunkte. Die meisten Diabetiker finden mit der Zeit selbst heraus, wie sie ihren Stoffwechsel optimal einstellen und mit welchen Hilfsmitteln sie am besten zurechtkommen.

Konventionelle Insulintherapie
Bei der **konventionellen Insulintherapie** (*CT*) wird vor dem Frühstück und vor dem Abendessen ein Mischinsulin injiziert, meist morgens zwei Drittel und abends ein Drittel der Gesamtdosis. Der Vorteil ist, dass nur zwei Injektionen am Tag nötig sind, die auch vom ambulanten Pflegedienst verabreicht werden können, falls der Patient die Selbstinjektion nicht erlernt. Der Nachteil ist, dass Tages- und Essensablauf des Patienten völlig an das Wirkprofil des Insulins angepasst werden müssen und die Blutzuckereinstellung selbst dann meist nicht befriedigend gelingt.

Daher wird die konventionelle Insulintherapie hauptsächlich bei insulinbedürftigen Typ-2-Diabetikern mit festem Tagesablauf eingesetzt. Beim Typ-1-Diabetiker ist sie als Notlösung anzusehen.

Intensivierte konventionelle Insulintherapie
Bei der **intensivierten konventionellen Insulintherapie** (*ICT*) nach dem **Basis-Bolus-Konzept** spritzt der Patient zur Deckung des Basalbedarfs 1- oder 2-mal

Insulintagesbedarf	Kinder	0,7–1,2 I.E./kg KG*, davon ca. 35 % Basalrate (Remission ca. 0,5 I.E./kg KG)
	Jugendliche	In der Pubertät bis 1,5 I.E./kg KG, davon ca. 45 % Basalrate
	Erwachsene	0,5–0,7 I.E./kg KG, davon ca. 50 % Basalrate
Bolus zu den Mahlzeiten	Morgens	1,5–2 I.E./BE
	Mittags	1–1,5 I.E./BE
	Abends	1,5 I.E./BE
Zielbereich Blutzucker	Nüchtern 60 Min. pp** 120 Min. pp**	80–120 mg/dl < 140 mg/dl < 120 mg/dl
Korrekturmöglichkeiten		▶ 1 I.E. Altinsulin senkt den Blutzucker bei Erwachsenen tags um ca. 30 mg/dl, nachts um ca. 50 mg/dl ▶ Um den Blutzucker um 50 mg/dl zu senken, braucht man bei Kindern unter 20 kg KG ca. 0,25 I.E. Altinsulin, bei Kindern von 20–40 kg KG 0,5 I.E. und bei Kindern über 40 kg KG 1 I.E. ▶ 1 BE hebt den Blutzucker um ca. 50 mg/dl (entspricht 2 Plättchen Dextro Energen® oder 100 ml Fruchtsaft)

* kg KG = Kilogramm Körpergewicht   ** pp = postprandial (nach dem Essen)

Tab. 21.27: Richtwerte für die intensivierte konventionelle Insulintherapie (ICT). Sie geben v.a. einen Anhaltspunkt zu Beginn der Therapie und müssen bei Bedarf korrigiert werden.

täglich abends ein Langzeitinsulin (40%–50% des Gesamttagesbedarfs = **Basalrate**). Zusätzlich ist zu den Hauptmahlzeiten die Gabe eines kurz wirksamen Insulins (**Bolus**) erforderlich, dessen Menge sich nach dem unmittelbar davor bestimmten Blutzuckerwert, dem Broteinheiten-Gehalt (☞ 21.6.10) der Mahlzeit und der geplanten körperlichen Aktivität richtet. Pro Broteinheit sind dabei morgens mehr Insulineinheiten erforderlich als mittags und abends.

Vorteilhaft sind die gute Stoffwechsellage und die hohe Flexibilität des Patienten bei Aktivität wie auch beim Essen. Allerdings muss der Patient vor jeder Mahlzeit den Blutzucker messen und entsprechend Insulin spritzen. Dies addiert sich leicht auf zehn Nadelstiche pro Tag. Die Berechnung der notwendigen Insulindosis und die Korrektur von Blutzuckerschwankungen können nur von gut geschulten Patienten geleistet werden.

Spritz-Ess-Abstand und Zwischenmahlzeiten. Bei Mischinsulinen sind auf jeden Fall ein **Spritz-Ess-Abstand** (d.h. ein zeitlicher Abstand zwischen Insulininjektion und nachfolgender Mahlzeit) und die Einnahme von Zwischenmahlzeiten erforderlich. Bei kurz wirksamen Insulin-Analoga ist beides nicht nötig, für Zwischenmahlzeiten muss meist nochmals Insulin gespritzt werden. Bei Normalinsulin ist die Frage des Spritz-Ess-Abstands umstritten; letztlich muss jeder Diabetiker durch Messung des postprandialen (= nach dem Essen) Blutzuckers nach unterschiedlichem Spritz-Ess-Abstand selbst herausfinden, was für ihn am besten ist.

Insulinpumpentherapie

Derzeit benutzen ca. 20 000 Diabetiker in Deutschland eine Insulinpumpe (**Insulinpumpentherapie,** *CSII = kontinuierliche* [engl. *continuous*] *subkutane Insulininfusion*). Ein Mindestalter für die Insulinpumpe gibt es nicht mehr, ca. 10% der diabetischen Kinder und Jugendlichen verwenden eine Insulinpumpe. Der Katheter liegt meist subkutan, die Pumpe selbst außerhalb des Körpers (☞ Abb. 21.28). Die Insulinpumpentherapie erfolgt ebenfalls nach dem Basis-Bolus-Prinzip: Den ganzen Tag über wird eine fest einprogrammierte Basalrate von kurz wirksamem Insulin freigesetzt, die stündlich abgestuft vorgewählt werden kann. Zusätzlich ruft der Patient auf Knopfdruck vor Mahlzeiten einen Bolus ab, den er wie bei der intensivierten konventionellen Insulintherapie abhängig vom zuvor bestimmten Blutzuckerwert berechnet. Den Vorteilen wie meist besserer

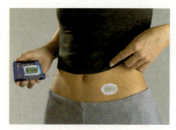

Abb. 21.28: Bei der Insulinpumpentherapie wird kontinuierlich Insulin über einen Katheter ins Subkutangewebe abgegeben. Der Katheter ist unter der Kleidung verborgen, die Pumpe kann z.B. am Gürtel getragen werden. [V336]

Stoffwechseleinstellung, Möglichkeit geringster Insulinmengen und weniger Spritzen (beides wichtig bei Kindern) stehen auch Nachteile gegenüber (ständig liegender Schlauch, bei Defekt rasche Ketoazidoseentwicklung (☐ 2, 3).

Ausblick

Mittlerweile ist ein **Blutzuckersensor** auf dem Markt, der drei Tage im Subkutangewebe belassen wird, selbsttätig fast 300 Blutzuckermessungen täglich durchführt und diese auf einem kleinen Monitor anzeigt. Es ist ein Fortschritt auf dem Weg zu einem **künstlichen endokrinen Pankreas** (kurz *KEP*), einem *geschlossenen System,* in dem die (automatische) Insulinabgabe vom zuvor gemessenen Blutzucker abhängt.

Seit 2006 auf dem Markt ist das erste inhalierbare Insulin (Exubera®). Es kann allerdings nur den Mahlzeitenbolus ersetzen und darf z.B. bei Patienten mit Lungenerkrankungen oder Rauchern nicht gegeben werden. Sein Stellenwert kann derzeit noch nicht beurteilt werden. **Nadelfreie Insulininjektionssysteme** (per Druckluft) konnten sich nicht durchsetzen. **Insulintablette und -pflaster** sind voraussichtlich noch längere Zeit nicht anwendungsreif.

Bei dialysepflichtigen Typ-1-Diabetikern werden kombinierte **Pankreas-Nieren-Transplantationen** durchgeführt. Alleinige Pankreastransplantationen werden zurzeit abgelehnt. Im Rahmen von Studien bei ausgewählten Patienten durchgeführt wird die **Inselzelltransplantation,** bei der isolierte Inselzellen in die Pfortader injiziert werden. Allerdings ist hier ebenfalls eine lebenslange Immunsuppression erforderlich. Auch auf den Einsatz adulter **Pankreasstammzellen** werden Hoffnungen gesetzt.

Durchführung der Insulininjektion

Insulin wird – abgesehen von der intravenösen Injektion durch den Arzt – immer *subkutan* gespritzt. Mögliche Injektionsorte zeigt Abbildung 21.23. Dabei sind die Injektionsstellen systematisch zu wechseln, um Veränderungen des Unterhautfettgewebes zu verhindern. Diese sind nicht nur kosmetisch störend, sondern beeinflussen auch die Insulinresorption.

Ob eine Insulinspritze oder eine Injektionshilfe wie etwa ein **Pen** benutzt wird, ist Geschmackssache. Pen-Benutzer sollten aber für den Fall eines Defektes Einmalspritzen (plus passendes Insulin) zu Hause haben und damit auch umgehen können. Die meisten Kinder können die eigenständige Injektion ab dem frühen Grundschulalter erlernen, nicht wenige beherrschen das Berechnen der notwendigen Insulindosis etwa mit 10–12 Jahren.

Im Krankenhaus leiten die Pflegenden den Patienten bzw. Angehörige bei der korrekten Injektionstechnik an. Ggf. wird der Sozialdienst eingeschaltet, wenn nach der Entlassung Unterstützung bei der Injektion (bzw. deren Übernahme) erforderlich ist.

Insulininjektion mit Einmalspritze

▶ Verzögerungsinsulin vor dem Aufziehen durch mehrfaches Rollen (Flaschen, Ampullen) durchmischen. Es sieht dann trüb aus. Nicht schütteln, da dies zur Schaumbildung und Schädigung des Insulins führen würde
▶ So viel Luft in die Spritze aufziehen, wie Insulin aus der Ampulle entnommen werden soll. Dabei darauf achten, dass es Spritzen mit 40 und 100 IE/ml gibt (☞ oben)
▶ Sprüh-Wisch-Desinfektion des Gummipfropfens durchführen
▶ Luft in die stehende Insulinampulle spritzen
▶ Ampulle kippen, Insulin aufziehen, Luft zur Nadelspitze klopfen und Luftblasen sowie zu viel aufgezogenes Insulin in die Ampulle zurückspritzen
▶ Hautdesinfektion durchführen (im häuslichen Bereich nicht notwendig)
▶ An der geplanten Injektionsstelle eine Hautfalte abheben und s.c. injizieren, nicht aspirieren. Nadel noch für ca. fünf Sekunden in der Haut belassen (☐ 4)

21.6 Diabetes mellitus

Insulininjektion mit Pen

Der Pen gehört in die Hand des Patienten! Die Pflegenden vermitteln alle notwendigen Informationen zum korrekten Umgang mit dem Pen (z. B. auch zum Wechsel der Insulinpatrone) und zur Durchführung der Injektion:

► Verzögerungsinsulin vor dem Aufziehen durch mehrfaches Kippen (nicht Rollen) durchmischen
► Die vom Arzt angeordnete Insulinmenge am Dosierrad einstellen. Die Anzahl der Einheiten erscheint im Sichtfenster
► Schutzkappe vom Pen abnehmen und neue Kanüle aufschrauben. Die Länge der Nadel richtet sich nach dem Körperbau des Patienten: für Erwachsene 8–12 mm, für Kinder 5 mm
► Hautfalte abheben und Kanüle im 90°-Winkel in die Haut einstechen. Penknopf drücken und Insulin in die angehobene Hautfalte injizieren. Dabei darauf achten, den Injektionsknopf ganz herunterzudrücken. Im Sichtfenster erscheint „0". Ist dies nicht der Fall, zeigt das Dosisfenster die fehlende Menge an. Dann Patrone wechseln, die noch zu verabreichende Dosis einstellen und erneut injizieren
► Einige Sekunden abwarten, damit das Insulin beim Herausziehen der Nadel nicht mit nach außen gezogen wird
► Injektionsnadel herausziehen, Hautfalte loslassen, Sicherheitskappe aufsetzen, zusammen mit der Kanüle abdrehen und im Kanülenabwurf entsorgen. Kanülen dürfen nie im Hausmüll nicht ungeschützt entsorgt werden. Manche Firmen bieten Entsorgungssysteme für Pennadeln an, um Nadelstichverletzungen zu vermeiden (🕮 5)
► Schutzkappe wieder aufsetzen.

Beachte: Verwendung der Injektionskanüle

Zu Hause verwenden manche Patienten (noch) eine Kanüle mehrfach. Im Krankenhaus wird immer für jede Injektion eine neue Nadel verwendet.

Die Gründe hierfür sind nicht (nur) in der Hygiene zu suchen: Verbleibt die Nadel auf dem Pen, kann dies zu Luftbläschenbildung und zum Auslaufen des Insulins aus der Patrone führen. Außerdem wird die Nadel durch mehrfache Benutzung stumpf und verformt sich, auch können Gewebsteile hängen bleiben. Mögliche Folgen sind Dosierungenauigkeiten sowie Gewebeveränderungen am Injektionsort. Dies beeinflusst die Insulinresorption.

Wirkbeginn und -dauer des Insulins

Wie schnell und wie lange das gespritzte Insulin wirkt, hängt von mehreren Faktoren ab:

► In den Bauch gespritztes Insulin wird schneller resorbiert als das in den Oberschenkel gespritzte, denn das Unterhautfettgewebe des Bauchs ist besser durchblutet. Deshalb sollte das Insulin nicht planlos, sondern nach einem festen Muster gespritzt werden (☞ Abb. 21.23). Meist ist es sinnvoll, die letzte Insulingabe des Tages in den Oberschenkel zu injizieren. Bei der Injektion in den Bauch muss man rund 2 cm Abstand vom Nabel, bei der in den Oberschenkel eine Handbreit Abstand vom Knie einhalten
► Die Injektion in den Oberarm (nur Außenseite) ist problematisch, da eine versehentliche i. m.-Injektion relativ häufig ist. Manche Diabetiker spritzen aber ihr Normalinsulin bei drohender Hyperglykämie absichtlich i. m., um eine schnellere Wirkung zu erzielen
► Nach Reiben der Injektionsstelle, Wärme (warmes Baden, Sauna) oder Muskelarbeit tritt die Insulinwirkung schneller ein und ist evtl. verkürzt
► Je höher die Insulindosis (bei gleichem Präparat), desto länger wirkt das Insulin (nicht bei kurz wirksamen Insulin-Analoga).

Mischen von Insulin

Viele Diabetiker müssen Normal- und Verzögerungsinsulin zum gleichen Zeitpunkt spritzen. Die Möglichkeit, Insuline zu mischen, erspart diesen Patienten eine zweite Injektion. Mit Normalinsulin gemischt werden dürfen nur sog. *NPH-Insuline* (NPH = **N**eutral-**P**rotamin-**H**agedorn), nicht aber zinkhaltige Verzögerungsinsuline. Ob ein Insulin Zink enthält, ist dem Beipackzettel und der „Roten Liste" zu entnehmen.

Zunächst zieht der Patient so viel Luft in die Einmalspritze auf, wie er Verzögerungsinsulin benötigt, und spritzt die Luft dann in das Fläschchen mit dem Verzögerungsinsulin. Dieser Vorgang wird danach mit dem Normalinsulin wiederholt. Direkt im Anschluss daran zieht der Patient erst das Normal- und dann das Verzögerungsinsulin auf.

Um eine Vermischung der Insuline in den Stechampullen zu vermeiden, dürfen zu viel aufgezogene Insulineinheiten oder Luftblasen keinesfalls in die Ampulle zurückgespritzt werden, sondern sind zu verwerfen.

21.6.7 Orale medikamentöse Therapie des Diabetes mellitus

Eine orale medikamentöse Therapie ist bei den Typ-2-Diabetikern angezeigt, bei denen mit Diät, Bewegung und Gewichtsabnahme keine befriedigende Stoffwechseleinstellung erzielt werden kann.

BZ zu hoch	BZ zu tief
Nüchtern: Abendliches Insulin zu wenig oder Injektionszeitpunkt zu früh am Abend, Spätmahlzeit oder Abendbrot zu reichlich, nächtliche Hypoglykämie (Somogyi-Effekt, durch 3-Uhr-BZ auszuschließen)	**Nüchtern:** Verzögerungsinsulin am Abend zu hoch dosiert, Spätmahlzeit zu gering, Alkoholgenuss, Sport
Morgendlicher Postprandial-BZ: Spritz-Ess-Abstand zu kurz, zu viel BE für die gespritzten Insulineinheiten, BE-Zusammensetzung ungünstig (leicht resorbierbare Kohlenhydrate)	**Morgendlicher Postprandial-BZ:** Frühstück zu gering, Insulin am Morgen zu hoch dosiert, Alkoholgenuss, Sport
Vor dem Abendbrot: Mittags- oder Nachtmittagsmahlzeit zu reichlich, morgendliches Verzögerungsinsulin zu gering dosiert, Normalinsulin zum Mittag zu gering dosiert	**Nachmittags:** Basalrate zu hoch, Normalinsulin am Mittag zu hoch dosiert, Mittags- und/oder Nachmittagsmahlzeit zu gering, Alkoholgenuss, Sport
Vor dem Schlafengehen: Abendbrot zu reichlich, Zusammensetzung ungünstig, Normalinsulin zum Abendbrot zu gering dosiert, Spritz-Ess-Abstand zu kurz	**Vor dem Schlafengehen:** Abendbrot zu gering, Normalinsulin zum Abendbrot zu hoch dosiert, Alkoholgenuss, Sport
Nachts: Spätmahlzeit zu reichlich, Basalrate zu gering	**Nachts:** Spätmahlzeit zu gering, Basalrate zu hoch, Alkoholgenuss, Sport
BZ-Niveau insgesamt zu hoch: Unerkannter Infekt, zusätzliche Medikation, Änderung der Essgewohnheiten, weniger körperliche Aktivität, Änderung des Injektionsortes, Gewebeveränderung an der Injektionsstelle, Pen oder Messgerät defekt, Teststreifen verfallen	

Tab. 21.29: Häufige Probleme bei der Blutzuckereinstellung und deren mögliche Ursachen.

Hemmstoffe der Kohlenhydrat-resorption

Hemmstoffe der Kohlenhydratresorp-tion „glätten" die Blutzuckerspitzen nach den Mahlzeiten. Hauptvertreter sind **En-zymhemmer** (z.B. Acarbose, etwa in Glucobay®), die ganz zu Beginn einer Mahlzeit eingenommen werden.

Blähungen und Völlegefühl sind häufige Nebenwirkungen und Folge der nicht re-sorbierten Kohlenhydrate im Dickdarm. Sie können aber durch eine einschlei-chende Dosierung vermindert werden. Hemmstoffe der Kohlenhydratresorption rufen bei alleiniger Gabe keine Hypo-glykämien hervor.

Biguanide

Biguanide (in Deutschland zugelassen nur Metformin, z.B. Glucophage®) sind insbesondere bei stark adipösen Patienten unter 65 Jahren angezeigt. Metformin reduziert die Glukoseresorption, hemmt die Glukoseneubildung in der Leber und verstärkt die periphere Insulinwirkung. Metformin hemmt zudem den Appetit und erleichtert so die erwünschte Ge-wichtsreduktion. Da die Insulinsekretion nicht gesteigert wird, verursacht es keine Hypoglykämien. Die häufigsten Neben-wirkungen sind Magen-Darm-Beschwer-den und Blutbildveränderungen. Sehr seltene, aber lebensbedrohliche Neben-wirkung ist eine **Laktatazidose** (meta-bolische Azidose durch erhöhten Milch-säurespiegel im Blut), fast immer bei Nichtbeachtung der Kontraindikationen (z.B. Niereninsuffizienz). Eine Kombi-nation mit Sulfonylharnstoffen ist mög-lich.

Sulfonylharnstoffe

Sulfonylharnstoffe, z.B. Glibornurid (etwa in Glutril®), Gliquidon (etwa in Glurenorm®) oder das stark wirksame Glibenclamid (etwa in Euglucon®), stimu-lieren die Insulinsekretion der Bauch-speicheldrüse und wirken so blutzucker-senkend. Glimepirid (Amaryl®) wirkt zusätzlich durch eine Hemmung der Glu-koseneubildung in der Leber und eine Verbesserung der Insulinempfindlichkeit der Zielzellen blutzuckersenkend. Es hat außerdem den Vorteil, dass es nur einmal täglich gegeben werden muss. Kombina-tion mit Insulin ist möglich.

Sulfonylharnstoffe werden am besten eine *halbe Stunde vor den Mahlzeiten* eingenommen. Nebenwirkungen der Sul-

fonylharnstoffe sind Hypoglykämien, Magen-Darm-Beschwerden (Übelkeit, Erbrechen) und allergische Hautreaktio-nen.

> In Deutschland werden Sulfonylharn-stoffe meist zu früh im Krankheits-verlauf verordnet und ersetzen dann häufig die Diät. Dadurch ist die Ge-wichtsreduktion erschwert, und die Stoffwechselstörungen des Diabeti-kers nehmen eher noch zu.

Weitere orale Antidiabetika

Prandiale Glukoseregulatoren

Prandiale Glukoseregulatoren (Repa-glinid in NovoNorm®, Nateglinid in Star-lix®) werden zu Beginn der Mahlzeiten eingenommen und steigern kurzfristig die Insulinfreisetzung aus der Bauch-speicheldrüse, so dass der postprandiale Blutzuckeranstieg deutlich niedriger aus-fällt. Da die Wirkung auch schnell wieder nachlässt, ist die Hypoglykämiegefahr geringer als bei Sulfonylharnstoffen.

Prandiale Glukoseregulatoren sollen die Flexibilität des Typ-2-Diabetikers bei der Nahrungsaufnahme erhöhen. Eine Kom-bination z.B. mit Metformin ist möglich, nicht jedoch mit Sulfonylharnstoffen.

Glitazone

Glitazone (Rosiglitazon in Avandia®, Pioglitazon in Actos®) sollen die Gewebe für die Insulinwirkung empfindlicher machen, d.h. die Insulinresistenz des Typ-2-Diabetikers bessern. Deshalb hei-ßen sie auch **Insulinsensitizer.** Der Fett-stoffwechsel soll ebenfalls positiv beein-flusst werden.

Diesen erwünschten Effekten stehen als wichtigste Nebenwirkungen Gewichts-zunahme, Anämie, Ödeme vor allem der Beine und Leberschäden (das erste Glita-zon wurde wegen tödlicher Leberschäden vom Markt genommen) gegenüber.

Bislang sind Glitazone in Deutschland nur für die Kombinationstherapie mit Sulfonylharnstoffen oder Biguaniden bei nicht ausreichender Wirkung derselben zugelassen.

21.6.8 Situation des Patienten

Ein Patienten mit länger bestehendem Diabetes mellitus ist oft gut geschult. Die Pflegenden unterstützen ihn nur im Rah-men seiner aktuellen Einschränkungen

und ermöglichen ihm ansonsten weiter den gewohnten eigenverantwortlichen Umgang mit der Erkrankung.

Wird ein Diabetes mellitus erstmalig dia-gnostiziert, liegt die Hauptaufgabe der Pflege in der Begleitung, Anleitung und Beratung des Patienten. Die Diagnose be-deutet oft zunächst einen Schock (be-sonders für Eltern betroffener Kinder), die notwendige Lebensumstellung belas-tet viele Patienten und ihre Angehörigen. Die Pflegenden nehmen sich Zeit für Gespräche und vermitteln Kontakt zu Selbsthilfegruppen oder Informations-stellen (✉ 2, 3, 4, 5).

Beruf und Freizeit

Diabetiker können heute wie Nicht-Dia-betiker berufstätig sein, eine Familie gründen, Hobbys ausüben, reisen und vieles andere mehr. Insbesondere insu-linpflichtige Diabetiker müssen aber Rücksicht auf ihre Erkrankung nehmen.

Günstig sind Berufe mit regelmäßiger Arbeitszeit und gleichmäßiger körper-licher Belastung, z.B. Büro- oder Hand-werksberufe. Berufe mit Nachtdienst oder Schichtdienst sind eher ungünstig, aber bei kooperativen, gut geschulten Pa-tienten durchaus möglich.

Berufe mit erhöhter Eigen- oder Fremd-gefährdung sind für den Diabetiker un-geeignet, da eine Hypoglykämie zu schweren Unfällen führen kann. Hier sind etwa Dachdecker, Gerüstbauer, Fenster-putzer, Lokomotivführer, Taxi- und Bus-fahrer zu nennen. Ggf. ist nach Manifes-tation eines Diabetes mellitus eine Um-schulung erforderlich.

Diabeteskranke Kinder und Jugendliche

In Deutschland leben ca. 20000–25000 Kinder und Jugendliche mit einem Dia-betes mellitus Typ 1, Tendenz steigend. Inwieweit diabeteskranke Kinder lernen mit ihrer Erkrankung zurechtzukommen, hängt maßgeblich von ihrem psycho-sozialen Hintergrund ab, vor allem also von den Eltern.

Grundlage ist eine altersangepasste Schu-lung von Kindern wie Eltern, die alle 2–3 Jahre wiederholt wird. Aufgrund der Ver-sorgungsstrukturen werden diese Schu-lungen in Deutschland meist stationär durchgeführt. Für ältere Kinder haben sich Ferienlager bewährt – auch, damit die Kinder sehen, dass es viele andere in der gleichen Situation gibt.

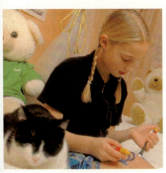

Abb. 21.30: Kinder sollten möglichst früh beim Spritzen mit einbezogen werden. Dieses Mädchen injiziert sein Insulin selbstständig. [U107]

Die Therapie ist prinzipiell dieselbe wie beim erwachsenen Typ-1-Diabetiker. Therapieziel ist neben einer möglichst guten Blutzuckereinstellung immer eine normale psychosoziale Entwicklung. Ernährung und Tagesablauf sollten daher so normal und flexibel sein wie möglich, das Kind soll (trotz individueller Unterschiede) zunehmend Eigenverantwortung für sich und seine Erkrankung übernehmen dürfen. Und: der Diabetes darf nicht zum alle beherrschenden Thema in der Familie werden (also nicht als Erstes fragen, ob es heute „den Blutzucker geschafft hat", wenn das Kind zur Tür hereinkommt).

21.6.9 Beobachten, Beurteilen und Intervenieren

Bewegung

Typ-1-Diabetiker sind meist jung mit altersentsprechendem Bewegungsdrang. Sie möchten (und sollen) wie Gesunde an Schul- wie Vereinssport teilnehmen, sind aber prinzipiell hypoglykämie- und ketoazidosegefährdet. Deshalb sind solche Sportarten nicht geeignet, die in Einsamkeit ausgeübt werden (etwa Kletterpartien in den Bergen ohne Begleitung), nicht unterbrochen werden können, z. B. tagelanges Segeln, oder mit einer hohen Selbstgefährdung einhergehen wie Fallschirmspringen oder Tauchen.

Bewegung wirkt blutzuckersenkend. Eine allgemeingültige Antwort, ab wann eine Änderung der Insulindosis oder der Ernährung erforderlich ist, gibt es leider nicht:

- Je höher die körperliche Anstrengung ist, desto stärker sinkt der Blutzucker
- Je ballaststoffreicher die zuvor gegessene Nahrung war, desto eher bleibt der Blutzucker (einigermaßen) konstant.

Nur durch häufige Blutzuckerselbstkontrollen vor, während *und* nach der körperlichen Belastung (Sport wirkt bis zu 24 Std. „nach") kann der Diabetiker herausfinden, wie sein Blutzucker beeinflusst wird, und sich entsprechend darauf einstellen.

Als Richtlinien können gelten:
- Vor *kurzzeitigen* Belastungen ist meist eine erhöhte Kohlenhydratzufuhr sinnvoll
- Bei einem Training *länger als vier Stunden* ist in der Regel eine Reduktion des Insulins empfehlenswert, z. B. nur die Hälfte des Verzögerungsinsulins
- Bei *ganztägigen Belastungen* kommen die meisten Diabetiker mit einer Kombination aus beidem am besten zurecht.

Des Weiteren gilt grundsätzlich, dass der Betroffene genügend Traubenzucker und/oder süße Getränke mit sich führen muss. Begleitpersonen müssen über die Erkrankung Bescheid wissen und möglichst auch in die Technik der Glukagoninjektion (☞ 21.6.6) eingewiesen sein. Bei Blutzuckerwerten über 300 mg/dl (16,7 mmol/l) darf kein Sport getrieben, sondern muss erst die Stoffwechsellage korrigiert werden.

Anders die Situation bei **Typ-2-Diabetikern**. Hier packt Bewegung „das Übel an der Wurzel". Gleichzeitig haben die meisten Betroffenen sich lange kaum bewegt und nicht selten (in aller Regel ungerechtfertigte) Angst vor Unterzuckerung. Sportgruppen für Typ-2-Diabetiker, betreut von speziell ausgebildeten Übungsleitern (vergleichbar den Herzsportgruppen) können hier den Einstieg ermöglichen.

Haut

Diabetiker sind stark infektionsgefährdet. Sorgfältige Körperpflege und das Beachten der Hygienemaßnahmen kann Candidosen (Hefepilzinfektionen ☞ 26.8.2) und bakteriellen Hautinfektionen vorbeugen.

Die Kleidung sollte atmungsaktiv sein und nicht zu eng am Körper anliegen, damit sich keine feuchten Kammern bilden, die Hautpilz begünstigen.

Zum Waschen sind rückfettende Seifen geeignet, wobei nicht jeden Tag der ganze Körper eingeseift werden muss. Dies trocknet die Haut nur unnötig aus (Hautrisse sind Infektionspforten). Gleiches gilt für Desinfektionsmittel und Pflegelotionen mit Alkoholanteil.

Die Haut sollte (v. a. auch in Hautfalten) gut abgetrocknet und danach eingecremt werden.

Fußpflege des Diabetikers

Ungefähr ein Viertel der älteren Diabetiker hat diabetische Folgeschäden an den Füßen (diabetischer Fuß ☞ 21.6.5). Die Schmerzempfindung ist reduziert, weswegen Verletzungen an den Füßen oft erst spät bemerkt werden, die Durchblutung ist gestört, die Haut durch verminderte Schweißsekretion oft trockener und rissiger. Diese Kombination kann gefährlich werden. Jeder Diabetiker sollte daher seinen Füßen schon vorbeugend besondere Pflege zukommen lassen:

- Die Füße täglich mit körperwarmem Wasser (Thermometer benutzen) und einer rückfettenden Seife waschen. Die Dauer des Bades sollte drei Minuten nicht überschreiten. Danach die Füße und besonders die Zehenzwischenräume gut abtrocknen. Bei trockener, rissiger Haut die Füße (aber *nicht* die Zehenzwischenräume) mit einer Pflegecreme oder einem Pflegeschaum, z. B. Allpresan®, eincremen
- Die Strümpfe sollten aus einem Material sein, das ein trockenes Milieu begünstigt (z. B. Baumwolle oder Seide)
- Täglich die Füße, vor allem Zehen und Ferse, genau auf Druckstellen, Hornhaut, Blasen, Rötungen und Verletzungen inspizieren. Zum Betrachten der Fußsohle leistet ein kleiner Spiegel oft große Hilfe. Evtl. muss auch ein Angehöriger die Fußinspektion übernehmen
- Die Zehennägel gerade schneiden (besser noch: feilen) und mit einer kleinen Abrundung an den Ecken feilen. Keine scharfen Werkzeuge verwenden (Verletzungsgefahr!). Bei Hühneraugen, Hornhaut und eingewachsenen Nägeln muss ein medizinischer Fußpfleger die Fußpflege übernehmen
- Auch kleinste Verletzungen an den Füßen desinfizieren und (ärztlich) beobachten (lassen), da Entzündungen und Nekrosen drohen (☞ auch 21.6.5). Möglichst nicht barfuß gehen, um Verletzungen vorzubeugen
- Wegen der häufigen Sensibilitätsstörungen bei kalten Füßen keine Wärmflaschen und kein Heizkissen benutzen (Verbrennungsgefahr). Besser ist beispielsweise das Tragen von dicken Wollsocken

► Schuhe regelmäßig auf Falten in der Einlegesohle, eingetretene Nägel oder erhabene Nähte kontrollieren, damit diese nicht unbemerkt zu Druckstellen und in der Folge zu ernsten Schäden am Fuß führen. Manchmal sind sogar speziell angepasste Schuhe (mit entsprechenden Einlagen) zur Druckentlastung erforderlich (◫ 6).

Körpertemperatur

Bei fieberhaften Infektionen kann es – insbesondere bei Typ-1-Diabetikern – rasch zu einer hyperglykämischen Stoffwechselentgleisung kommen. Die Pflegenden kontrollieren daher die Körpertemperatur regelmäßig.

In der ambulanten Pflege sollte bei Diabetikern mit scheinbar „harmlosen" Infekten häufiger der Blutzucker gemessen und der Besuch des Hausarztes angefordert werden.

Ernährung

Das Thema „Ernährung bei Diabetes" ist sehr komplex und wird daher in 21.6.10 separat abgehandelt.

Inwieweit Essstörungen bei Diabetikern durch Ernährungsvorschriften von Kindheit an gefördert werden, ist unklar. Die Anorexia nervosa scheint nicht häufiger aufzutreten als bei Gesunden, wohingegen auch nach neueren Zahlen die Bulimie bei Diabetikerinnen häufiger zu sein scheint.

Ausscheidung

Eine erhöhte Urinmenge und starker Durst sind immer als Hinweis auf hohe Blutzuckerspiegel zu werten.

Bei Diabetikern und insbesondere bei einer *Glukosurie* ist das Risiko eines Harnwegsinfektes deutlich erhöht. Daher müssen die Patienten unbedingt über die Zeichen einer Blasenentzündung (☞ 29.4.2) aufgeklärt werden. Im Rahmen einer diabetischen Polyneuropathie können nen Blasenentleerungsstörungen mit *Restharnbildung* (d.h. es verbleibt Harn nach dem Wasserlassen in der Blase) die Gefahr weiter erhöhen. Oft kann dann Blasentraining weiterhelfen. Außerdem kann es zu Harn- oder Stuhlinkontinenz kommen. Ebenfalls durch die Neuropathie bedingt, können phasenweise (nächtliche) Durchfälle im Wechsel mit einer Obstipation auftreten. Die damit verbundene unterschiedliche Nahrungsresorption erschwert die Stoffwechseleinstellung ganz erheblich.

Schlaf

Wohl häufigstes Problem sind nächtliche Hypoglykämien, meist zwischen 2 und 3 Uhr nachts. Sie können auch Patienten betreffen, die tagsüber unauffällig sind. Nächtliche Blutzuckerentgleisungen nach oben sind zwar möglich, doch es ist es selten, dass ein Patient von normalen Blutzuckerwerten am Abend innerhalb von Stunden in ein ketoazidotisches Koma rutscht. Schlafmittel sollten möglichst nicht gegeben werden, da sie die Symptomatik nächtlicher Stoffwechselentgleisungen verschleiern können.

Vorsicht: Nächtliche Hypoglykämien

Die Hauptsymptome nächtlicher Hypoglykämien sind unruhiger Schlaf, Angstträume, Schwitzen und verändertes Atemgeräusch sowie morgendliche Kopfschmerzen. Typische Situation: Die Pflegekraft im Nachtdienst findet den Patienten blass und kaltschweißig im Bett.

Langjährige Diabetiker schlafen häufig trotzdem weiter, so dass den Pflegenden nur das vermehrte Schwitzen des Patienten auffällt:
► Die Pflegenden wecken den Patienten dann und kontrollieren den Blutzucker. Bei niedrigen Werten soll der Patient Kohlenhydrate, z.B. Traubenzucker, Apfelsaft und/oder Brot, zu sich nehmen (Traubenzucker und Apfelsaft wirken schnell, Brot hält länger vor)
► Ist der Patient nicht weckbar, wird *sofort* der Arzt benachrichtigt. Danach wird der Blutzucker bestimmt und ggf. eine Glukoseinfusion vorbereitet.

Nächtliche Blutzuckerkontrollen

Bei vielen Diabetikern sind in der Einstellungsphase nächtliche Blutzuckerkontrollen nötig, die entweder von Pflegenden oder von Laborkräften durchgeführt werden:
► Bei einem 22-Uhr-Blutzucker zwischen 80 und 120 mg/dl sind keine besonderen Maßnahmen erforderlich. Ist der Nüchtern-Blutzucker am nächsten Morgen ebenfalls normal und ist der Patient ausgeruht und beschwerdefrei, kann man davon ausgehen, dass der Blutzucker auch während der Nacht in Ordnung war
► Ist der Blutzucker um 22 Uhr zu niedrig (also < 50 mg/dl), soll der Patient zwei BE Kohlenhydrate zusätzlich essen und seine übliche Insulindosis

spritzen. Weitere Blutzuckerkontrollen sind dann um 24 Uhr und um 3 Uhr notwendig
► Bei normalem 22-Uhr-Blutzucker, aber hohen morgendlichen Blutzuckerwerten sollte der Blutzucker um 3 Uhr kontrolliert werden, da ein hoher Nüchternblutzucker auch Gegenreaktion auf eine unbemerkte nächtliche Hypoglykämie sein kann **(Somogyi-Effekt)**. Zweite Möglichkeit ist das **Dawn-Phänomen**, bei dem der Blutzucker zwischen 3 Uhr und 7 Uhr durch Freisetzung von Glukose aus der Leber ansteigt.

Diabetes mellitus und Sexualität

Nicht wenige Diabetiker haben sexuelle Funktionsstörungen, wobei eine verminderte sexuelle Erregung am häufigsten ist.

Einerseits werden Sexualität im Allgemeinen und sexuelle Funktionsstörungen im Besonderen nach wie vor tabuisiert, andererseits beeinträchtigen sexuelle Probleme den Patienten und die Partnerschaft und damit die Lebensqualität oft sehr. Viele Patienten möchten hierüber Informationen, scheuen sich aber, dies offen anzusprechen. Die Pflegenden sollten auf entsprechende Andeutungen des Patienten achten, sich bemühen, ein Vertrauensverhältnis aufzubauen und anbieten, über die Probleme zu sprechen oder ein Gespräch mit dem behandelnden Arzt oder Urologen vermitteln.

Insbesondere wenn die Pflegenden bemerken, dass das Thema dem Patienten unangenehm ist, sollten sie darauf hinweisen, dass es heute zahlreiche Hilfen gibt (z.B. Gleitmittel, Arzneimittel wie etwa Viagra® und Cialis®), die man zur Verbesserung der Lebensqualität ebenso ohne Scheu in Anspruch nehmen sollte wie z.B. andere Arzneimittel oder Physiotherapie. Vielen Patienten hilft auch die Vermittlung von Kontaktadressen (✉ 6).

Schwangerschaft

Diabetes mellitus spricht nicht gegen eine Schwangerschaft. Allerdings sind bei schwangeren Diabetikerinnen eine normnahe Blutzuckereinstellung und häufige ärztliche Kontrollen durch Gynäkologen und Internisten unerlässlich, um diabetesbedingte Komplikationen bei Mutter und Kind zu vermeiden. Das Kind einer Diabetikerin ist ein Risikoneugeborenes

Altersgruppe	Täglicher Kalorienbedarf in kJ/kg KG (kcal/kg KG)
Erwachsene, leichte körperlicher Arbeit	135 (32)
Erwachsene, mittelschwere körperlicher Arbeit	168 (40)
Erwachsene, schwere körperlicher Arbeit	200 (48)
Bei Gewichtsreduktion	$^2/_3$ des Kalorienbedarfs
Säuglinge	400 – 460 (95 – 110)
Kinder 1 – 3 Jahre	420 (100)
Kinder 4 – 6 Jahre	380 (90)
Kinder 7 – 9 Jahre	315 (75)
Kinder 10 – 12 Jahre	210 – 250 (50 – 60)
Jugendliche 13 – 15 Jahre	190 – 250 (45 – 50)

Tab. 21.31: Richtwerte zur Abschätzung des Kalorienbedarfs. Die Kohlenhydratmenge (angegeben in Broteinheiten = BE) ergibt sich dann aus dem Gesamtkalorienbedarf und dem gewünschten Verhältnis der verschiedenen Nährstoffe zueinander (kJ/kg KG = Kilo Joule/Kilogramm Körpergewicht).

(diabetische Embryofetopathie ☞ Tab. 30.131) und wird in den ersten Tagen sorgfältig überwacht.

21.6.10 Ernährung bei Diabetes mellitus

DGE-Ernährungskreis ☞ Abb. 12.6.4

> Die Ernährung bei Diabetes mellitus entspricht im Wesentlichen einer gesunden Vollwertkost, wie sie auch für Gesunde wünschenswert ist.

Die Diät muss den Kalorien- und Nährstoffbedarf des Patienten decken (☞ 12.6.1 und Tab. 21.31). Wie viele Kalorien benötigt werden, hängt wie beim Gesunden von Geschlecht, Alter, Beruf und Freizeitgewohnheiten ab.

Ernährungsberatung

Der Kostplan muss sich in erster Linie dem Patienten anpassen und nicht umgekehrt. Ausgehend von der Ernährungsanamnese (z.B. Tagesablauf, Geschmacksvorlieben) erstellt eine Diätassistentin zusammen mit dem Patienten einen Kostplan:

▶ Bei den übergewichtigen Typ-2-Diabetikern, also ca. 80% der Patienten, steht der *Energie-* und damit *Kaloriengehalt* der Nahrung im Vordergrund. Sie sollten zwar über die Blutzuckerwirksamkeit der Kohlenhydrate Bescheid wissen und diese bei der Ernährung berücksichtigen, grammgenaue Kenntnis ist jedoch nicht notwendig. Diese Patienten müssen vielmehr bezüglich einer *Reduktionsdiät* und lang-

fristigen Ernährungsumstellung beraten werden (☞ 21.6.10)

▶ Insulin spritzende Diabetiker mit konventioneller Insulintherapie müssen über Kohlenhydratmengen und Broteinheiten Bescheid wissen. Für diese meist älteren Patienten empfiehlt sich auch die Erstellung konkreter Tageskostpläne, um eine gleichmäßige Verteilung der Kohlenhydrate über den Tag sicherzustellen. Außerdem sollten die Patienten wissen, welche Nahrungsmittel sie gegeneinander austauschen können (☞ unten)

▶ Patienten mit einer intensivierten konventionellen Insulintherapie können über Zahl und Zeitpunkt der Mahlzeiten weitgehend frei entscheiden. Voraussetzungen sind eine Blutzuckerselbstkontrolle (☞ 21.6.11) sowie Übung im Schätzen von Kohlenhydratmengen (☞ unten) und Berechnen der notwendigen Insulindosis. Für diese Patienten sind Kostpläne eine Hilfestellung für den Anfang, von denen sie mit zunehmender Erfahrung abweichen können und dürfen.

Kohlenhydrate und Broteinheiten

Menge der Kohlenhydrate. Das in Deutschland und Österreich gebräuchliche Maß für die Kohlenhydratmenge ist die **Broteinheit** (kurz *BE*, neuerdings auch *Kohlenhydrateinheit*, kurz *KE*). Die Broteinheit ist heute als *Schätzwert* für eine *Kohlenhydratportion* von 10 – 12 g definiert. Da der Kohlenhydratgehalt der Nahrungsmittel sehr unterschiedlich ist, muss der Patient wissen, wie viel Lebensmittel in g einer BE entspricht und wie schwer die Portion in seiner Hand ist. Da-

zu benötigt zumindest der Anfänger eine Diätwaage (auf 10 g genau), mit der er alle kohlenhydratreichen Lebensmittel auswiegt. Der Geübte kann den BE-Gehalt einer Portion abschätzen, sollte aber zwischendurch immer wieder seine Schätzungen mit der Waage kontrollieren.

Art der Kohlenhydrate. Nicht nur die *Menge,* sondern auch die *Art* der Kohlenhydrate ist entscheidend. *Monosaccharide* (Einfachzucker, z.B. Trauben- und Fruchtzucker) und *Disaccharide* (Zweifachzucker, z.B. Rüben- und Milchzucker) führen zu einem raschen Blutzuckeranstieg und sind damit für den Diabetiker ungünstig. *Polysaccharide* (Vielfachzucker, z.B. Stärke) steigern den Blutzucker langsam, aber länger dauernd und sind vom Diabetiker daher zu bevorzugen.

Aus diesem Grund wurden die kohlenhydrathaltigen Nahrungsmittel in fünf Gruppen eingeteilt, die unterschiedlich blutzuckerwirksam sind:

▶ Brot und Nährmittel
▶ Milch und Milchprodukte
▶ Kartoffeln
▶ Obst
▶ Gemüse.

Mag der Diabetiker bestimmte Lebensmittel einer Kohlenhydratgruppe nicht, so kann er die in seinem Kostplan vorgesehenen Broteinheiten durch andere Kohlenhydratträger der *gleichen* Gruppe ersetzen, z.B. Nudeln statt Reis. Heute gibt es eine Reihe sog. **Kohlenhydrat-Tabellen,** die nicht nur den Kohlenhydratgehalt der einzelnen Lebensmittel angeben, sondern auch Lebensmittel mit „gleichwertigen", d.h. austauschbaren Kohlenhydraten in Gruppen zusammenfassen. Hilfreich sind dabei insbesondere solche Tabellen, die den Grammangaben entsprechende Küchenmaße (also z.B. Esslöffel, Scheiben, Stück) gegenüberstellen. Sogar für industrielle Fertigprodukte sind solche Tabellen mittlerweile verfügbar. (📖 7)

Eine andere Möglichkeit ist das Arbeiten mit dem glykämischen Index: Der **glykämische Index** (kurz *Glyx, GI*) ist ein Maß für die blutzuckersteigernde Wirkung der Kohlenhydrate in einem bestimmten Lebensmittel im Vergleich zu Glukose (Traubenzucker). Für Glukose wurde 100 als Referenzwert definiert. Je niedriger der glykämische Index, desto langsamer gehen die Kohlenhydrate ins Blut über. Eine Weiterentwicklung ist die

glykämische Last, die den glykämischen Index auf eine Portion bezieht. Diabetiker sollten Lebensmittel mit niedrigem glykämischen Index bzw. niedriger glykämischer Last bevorzugen.

Verteilung der Kohlenhydrate. Dritte Einflussgröße neben *Menge* und *Art* der Kohlenhydrate ist ihre *zeitliche Verteilung* über den Tag. Für Patienten mit einer konventionellen Insulintherapie ist eine relativ regelmäßige Verteilung der Kohlenhydrate über den Tag in sechs Mahlzeiten am günstigsten, um Blutzuckerspitzen, aber auch unerwünscht niedrige Werte zu vermeiden. Gut geschulte Diabetiker mit einer intensivierten Insulintherapie können Zahl und Zeitpunkt ihrer Mahlzeiten (fast) frei wählen.

Süßungsmittel

Nach heutigem Kenntnisstand verschlechtern geringe Zuckermengen bis etwa 10 g täglich (entsprechend zwei gestrichenen Teelöffeln) den Blutzuckerspiegel nicht, falls der Zucker im Rahmen von Mahlzeiten verzehrt und durch eine entsprechende Insulindosis abgedeckt wird. Zu meiden sind jedoch zuckerhaltige Getränke. Sie dürfen nur bei Hypoglykämie gegeben werden.

> Für Diabetiker (wie für Nicht-Diabetiker) gilt, dass Zucker und Zuckeraustauschstoffe „leere" Kalorien ohne Nährstoffe darstellen. Beide sollten daher eher als Gewürz und nicht als Nahrungsmittel betrachtet werden.

Zuckeraustauschstoffe enthalten Kalorien und Kohlenhydrate und müssen daher wie andere kohlenhydrathaltige Lebensmittel im Ernährungsplan berücksichtigt werden. Bei empfindlichen Patienten oder übermäßigem Verzehr können sie zu Blähungen und Durchfall führen. Sorbit, Fructose und Xylit sind im Handel z. B. als Fructosan®, Laevoral®, Diabetiker-Süße und Sionon® erhältlich. Außerdem sind sie in zahlreichen Diabetiker-Fertigprodukten wie Obstkonserven, Kuchen oder Schokolade enthalten. Diese Fertigprodukte müssen entsprechend den Angaben auf der Packung beim Ernährungsplan berücksichtigt werden. Der von einem Teil v. a. der Typ-2-Diabetiker praktizierte reichliche Verzehr von Zuckeraustauschstoffen ist ungünstig.

Süßstoffe wie Saccharin, Cyclamat und Aspartam enthalten keine Kalorien und müssen nicht berechnet werden.

Weitere „Diabetiker-Lebensmittel", etwa Spezialbrote oder Spezialpuddingpulver, sind in der Regel überflüssig und überteuert.

Getränke

Diabetiker sollen reichlich trinken. Ideal geeignet sind z. B. (Kräuter-)Tee, Mineralwasser oder ungesüßter Kaffee. Bedingt geeignet sind Fruchtsäfte, da hier Kalorien- und Kohlenhydratgehalt zu berücksichtigen sind.

Alkohol kann auch bei Diabetes in Maßen genossen werden, wobei Getränke mit wenig Restsüße zu empfehlen sind (trockene Weine, trockener Sekt). Ungeeignet sind alle Akoholika mit einem hohen Zuckeranteil (z. B. Liköre, Dessertweine, süßer Sekt). Zu beachten ist, dass Alkohol bei der Therapie mit oralen Antidiabetika oder Insulin zu einer Hypoglykämie führen kann, da er die Glukoneogenese in der Leber hemmt.

21.6.11 Diabetikerschulung

Je besser ein Diabetiker geschult ist, desto geringer sind die Einschränkungen seiner Lebensqualität. Der Inhalt der Patientenschulung hängt auch von der Lernfähigkeit des Patienten ab. Erstrebenswert ist:

- Bei *alleiniger Diättherapie:* Erklärung der Krankheit, Diätetik (mit besonderer Betonung der Kohlenhydrate und der Fette ☞ 21.6.10), Wirkung von Alkohol, Bedeutung von Fußpflege und Körperpflege (☞ 21.6.9), Wichtigkei ärztlicher Kontrollen (☞ unten)
- Bei *oralen Antidiabetika* zusätzlich Urin-Zuckerselbstkontrolle (☞ unten) Auswirkungen von körperlicher Bewegung (☞ 21.6.9), Zeichen der Hypoglykämie und Selbsthilfemöglichkeiten (☞ 21.6.3)
- Bei *Insulin-Behandlung* zusätzlich Blutzuckerselbstkontrolle (☞ unten) Umgang mit Insulin (☞ 21.6.6), Injektionsorte, Spritz-Ess-Abstand, Broteinheit als Maß für die Kohlenhydratmenge, Verhalten in besonderen Situationen (z. B. Krankheit, Sport, Reisen ☞ auch 21.6.9).

Viele Krankenhäuser beschäftigen heut speziell ausgebildete Pflegekräfte **(Diabetesberater),** die zusammen mit Diätassistenten und ärztlichem Personal di Diabetikerschulung übernehmen. Besonders intensiv ist die Schulung in *Diabeteskliniken* und *Schwerpunktpraxen*. Sowohl Typ-1- als auch Typ-2-Diabetiker können sich für ein *Disease-Management-Programm* einschreiben (☞ 6.1).

Diabetikerselbstkontrolle

Die **Diabetikerselbstkontrolle** ist unerlässlicher Bestandteil der modernen Diabetestherapie. Sie dient nicht nur der *Therapiekontrolle,* sondern ermöglicht der Diabetiker in gewissem Umfang auc eigenständige *Korrekturen* der Behandlung. Dies erfordert aber zumindest in den Anfangsmonaten das konsequent Führen eines Diabetikertagebuches, i dem alle Befunde der Selbstkontroll sowie Besonderheiten der Lebensführun (z. B. Einladungen, Sport) und Erkrankungen (z. B. Infekte) eingetragen wer den. Nur so kann der Diabetiker nach vollziehen, welche Auswirkungen z. B ein Korrekturversuch bei Hyperglykämi gehabt hat.

Das Führen des Diabetikertagebuche erlernt der Patient bereits während de Ersteinstellung. Das Tagebuch oder eine Notfallausweis sollte der Diabetiker ste bei sich tragen, damit etwa bei einer Be wusstlosigkeit rasch geholfen wird.

Datum	Insulin (i.E.)				Blutzucker ☐ (mg/dl) ☐ (mmol/l)						Bemerkungen (z. B. Unterzuckerungen Blutdruck)
					Nüchtern	Nach dem Frühstück	Vor dem Mittagessen	Nach dem Mittagessen	Vor dem Abendessen	Vor dem Schlafen	
Mo ______											
Di ______											
Mi ______											
Do ______											
Fr ______											
Sa ______											
So ______											

Gewicht (kg): ______________

Abb. 21.32: Beispiel für ein Diabetikertagebuch mit bis zu vier regulären Insulininjektionen. [U225]

Urinzucker-Selbstkontrolle

Die **Urinzucker-Selbstkontrolle** sollte auch der ältere Diabetiker, der „nur" mit Tabletten behandelt wird, beherrschen. Sie erfolgt mit Hilfe eines Streifen-Schnelltests (Durchführung ☞ 14.5.1, 29.3.2) und beruht darauf, dass oberhalb eines Blutzuckers von 160–180 mg/dl (der sog. **Nierenschwelle**) Zucker mit dem Urin ausgeschieden wird. Bei Diabetikern mit Nierenschäden ist der Test nur eingeschränkt oder gar nicht verwertbar, weil sich durch die Nephropathie (☞ 21.6.5) die Nierenschwelle geändert haben kann.

Urinazeton-Selbstkontrolle

Azeton gehört zu den sog. *Ketonkörpern*, die bei gesteigertem Fettabbau (etwa bei Insulinmangel) vermehrt gebildet und mit dem Urin ausgeschieden werden. Weitere Ursachen für eine Ketonurie sind Sport, Hunger, Fieber, lang andauerndes Erbrechen oder sehr reichliche Fettzufuhr mit der Nahrung. Für den Azetonnachweis im Urin sind ebenfalls Streifen-Schnelltests im Handel.

> **Vorsicht**
> Azetonnachweis im Urin ist beim Diabetiker immer ein Alarmsignal für eine Stoffwechselentgleisung. Bekommt der Diabetiker die Situation nicht rasch in den Griff, muss er den Arzt aufsuchen.

Blutzucker-Selbstkontrolle

Die intensivierte Insulintherapie ist ohne Blutzucker-Selbstkontrollen nicht durchführbar. Kapillarblut wird auf das Testfeld eines Blutzuckerteststreifens aufgebracht und dieser dann in ein kleines Messgerät gesteckt.

- Kapillare Blutentnahme ☞ 14.5.1. Besonderheiten:
  - Eine Hautdesinfektion ist im häuslichen Bereich nicht notwendig. Im Krankenhaus darf kein alkoholhaltiges Desinfektionsmittel verwendet werden (Verfälschung des Messergebnisses).
  - Der Patient sticht mit einer dünnen Einstichnadel (Lanzette) oder einer der zahlreichen Stechhilfen *seitlich* in die Fingerbeere ein. Dort stört die Einstichstelle nicht beim Tasten
- Wenn ein Wert unsicher erscheint, muss die Messung wiederholt werden.

Welches Gerät gewählt wird, ist von den persönlichen Bedürfnissen und Vorlieben

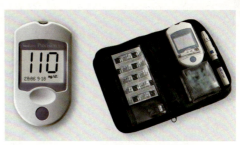

Abb. 21.33: Diabetikern steht heute eine Reihe von Hilfsmitteln zur Verfügung, angefangen beim Blutzuckermessgerät bis hin zu einer Software, die die gesammelten Messdaten auswertet. Links ein modernes Blutzuckermessgerät, das gleichzeitig eine Messung des Hauptketonkörpers im Blut erlaubt, rechts mit weiterem Zubehör. [U142]

des Patienten abhängig. Da sich die Handhabung der einzelnen Geräte unterscheidet, wird hierauf nicht näher eingegangen (Herstellerangaben beachten). Die Teststreifen werden kühl und trocken gelagert (nicht über 30 °C und unter 2 °C). Zu vermeiden sind deshalb direkte Sonneneinstrahlung und Frost (Teststreifen nicht im Auto liegen lassen). Der vom Gerät gemessene Wert sollte etwa alle drei Monate mit einer Labormessung verglichen werden.

Die Häufigkeit der Blutzuckerkontrollen hängt von der Therapieform ab (Faustregel: etwa so viele Messungen wie Insulininjektionen am Tag, zusätzlich gelegentliche Messungen des postprandialen und des nächtlichen Blutzuckers).

Ärztliche Kontrolluntersuchungen

Zur Schulung des Diabetikers gehört auch die Information über die notwendigen Kontrollen durch den Arzt, um Komplikationen der Erkrankung rechtzeitig zu erkennen (⌑ 8). Auch wenn der Patient beschwerdefrei ist, sollte er jedes Vierteljahr den behandelnden Arzt aufsuchen, jedes halbe Jahr den Zahnarzt und einmal im Jahr den Augenarzt und den Neurologen.

21.7 Ernährungsbedingte Erkrankungen

Essstörungen ☞ 34.14.6

21.7.1 Adipositas

> **Adipositas** *(Fettleibigkeit, Fettsucht)*: Body-Mass-Index > 30 kg/m². In unserer Wohlstandsgesellschaft sehr häufig und durch das gesteigerte Risiko von Herz-Kreislauf-Erkrankungen wie etwa Schlaganfall und Herzinfarkt ein ernst zu nehmendes Problem.

Krankheitsentstehung

Bei der Entstehung der häufigen **primären Adipositas** spielen genetische, metabolische, psychische und psychosoziale Faktoren eine Rolle, doch ist ihre Gewichtung umstritten. Für den Einzelnen ist entscheidend, dass durch falsches Essverhalten und/oder verminderte körperliche Bewegung die zugeführte über der verbrauchten Energie (☞ 12.6.1) liegt.

Nur bei ca. 3–5 % der adipösen Menschen können organische Ursachen der Adipositas wie eine Schilddrüsenunterfunktion (☞ 21.3.4), ein Cushing-Syndrom (☞ 21.5.1) oder ein Hypothalamustumor gefunden werden (**sekundäre Adipositas**). Auch einige Arzneimittel (etwa bestimmte Antiepileptika, Psychopharmaka) können bei Langzeiteinnahme eine Adipositas begünstigen.

> Besonders ernst zu nehmen ist der Anstieg übergewichtiger Kinder und Jugendlicher. Auch wenn die Angaben variieren, so sind heute etwa ein Fünftel aller Schulanfänger und knapp ein Drittel aller Jugendlichen als übergewichtig einzuschätzen, mehr als 5 % als adipös. Diese Kinder und Jugendlichen sind bereits im frühen oder mittleren Erwachsenenalter von Folgeerkrankungen wie etwa dem Diabetes mellitus Typ 2 bedroht. Die Ursachen kann man nicht selten als die „drei C" zusammenfassen: Cola (oder andere süße Getränke), Chips (oder andere fettreiche Knabbereien), Computer (oder Fernsehen und andere Ursachen von Bewegungsmangel).

Symptome, Befund und Diagnostik

Die Diagnose der Adipositas wird durch Anamnese, Inspektion und Bestimmung von Körpergewicht und -größe gestellt.

21 Pflege von Menschen mit endokrinologischen, stoffwechsel- und ernährungsbedingten Erkrankungen

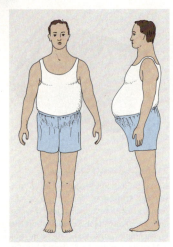

Abb. 21.34: Stammbetonte Adipositas mit schlanken Extremitäten. [A400-190]

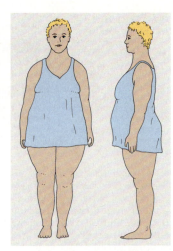

Abb. 21.35: Hüftbetonter Fettverteilungstyp mit Fettansatz hauptsächlich an Hüften und Oberschenkeln. [A400-190]

Schädlich: Kurzzeitdiäten

Das Schwierige und Entscheidende ist nicht die „harte" Diät am Anfang, sondern die *langfristige* Kostumstellung, die nur 20% der Betroffenen gelingt. Sonderdiäten, die die Zahl der erlaubten Nahrungsmittel stark einschränken, sind wissenschaftlich fragwürdig und insbesondere bei Langzeitanwendung und Patienten mit Vorerkrankungen teilweise auch schädlich. Auch eine dem stationären Patienten aufgenötigte Reduktionskost für acht oder 14 Liegetage ist nicht sinnvoll, wenn sie nicht den „Startschuss" für eine Langzeitgewichtsreduktion bildet. Kurzzeitdiäten mit sehr starker Kalorieneinschränkung bergen zudem die Gefahr des „Jo-Jo-Effektes", d.h. einer übermäßigen Gewichtszunahme nach Ende der Diät.

Zur Beurteilung des Körpergewichts hat sich mittlerweile der **Body-Mass-Index** durchgesetzt, der entweder berechnet (Körpergewicht/Quadrat der Körpergröße [kg/m^2] ☞ 12.6.3.2 und Abb. 12.6.19) oder Nomogrammen oder Normwerttabellen entnommen werden kann und eng mit der Fettmasse korreliert.

Beim Gesunden liegt der BMI bei 18,5–24,9 kg/m^2. Bei einem BMI von 25–29,9 kg/m^2 spricht man von *Übergewicht* oder **Präadipositas,** darüber von *Fettsucht* oder **Adipositas,** die in drei Schweregrade unterteilt wird:
▶ BMI von 30–34,9 kg/m^2: Adipositas Grad I
▶ BMI von 35–39,9 kg/m^2: Adipositas Grad II
▶ BMI über 40 kg/m^2: Adipositas Grad III (Adipositas per magna).

Bei Kindern sind die Normalwerte für den BMI alters- und geschlechtsabhängig, wobei hier entsprechende Perzentilenkurven zur Verfügung stehen.

Die Berechnung des **Normal-** oder **Idealgewichts nach Broca** (☞ 12.6.3.2) ist dadurch weitgehend verdrängt worden.

Bei der **stammbetonten Adipositas** *(abdominelle Adipositas, androider Fettverteilungstyp, „Apfelform"* ☞ Abb. 21.34) befinden sich die Hauptfettansammlungen am Stamm des Patienten und hier vermehrt innerhalb der Bauchhöhle. Die Extremitäten sind relativ schlank. Das Verhältnis zwischen Taillen- und Hüftumfang beträgt mehr als 0,85 bei Frauen und mehr als 1 bei Männern bzw. der Taillenumfang liegt bei Frauen über 88 cm und bei Männern über 102 cm (gemessen im Liegen auf Nabelhöhe). Patienten mit dieser Fettverteilung haben ein hohes Risiko, Folgeerkrankungen zu entwickeln. Beim **hüftbetonten Fettverteilungstyp** *(gynäkoider Fettverteilungstyp, „Birnenform"* ☞ Abb. 21.35) lagert sich das Fett mehr im Unterhautfettgewebe von Hüften und Oberschenkeln an. Die Gefahr von Folgeerkrankungen ist deutlich geringer.

Ein wichtiger Schritt auf dem Weg zur Behandlung ist das Führen eines Ernährungsprotokolls über mindestens eine Woche, um falsche Essgewohnheiten zu objektivieren. Das Aufschreiben reicht häufig schon als Anstoß aus, um das Essverhalten zu ändern.

Behandlungsstrategie und Pflege

Adipositas ist eine behandlungsbedürftige Erkrankung. Grundlage jeder Behandlung ist eine langfristige Kostumstellung, die eine individuelle Ernährungsberatung erfordert. Einem alleinstehenden Berufskraftfahrer ist mit einem in die Hand gedrückten, vorgefertigten Koch- und Diätplan, der mehrmals täglich Kochen erfordert, nicht gedient. Radikale und einseitige Diäten sind abzulehnen, weil sie Mangelerscheinungen fördern und falsches Essverhalten nicht korrigiert wird. Angestrebt wird eine langsame, aber stetige Gewichtsabnahme von 0,5 kg pro Woche über 3–6 Monate (☐ 9, ✉ 7).

▶ „Mildeste", aber oftmals schon ausreichende Maßnahme ist eine fettarme Ernährung
▶ Am häufigsten praktiziert wird die Aufnahme einer **mäßig energiereduzierten Mischkost** *(Reduktionskost)* mit einem Defizit von 500–800 kcal täglich im Vergleich zum normalen Bedarf (☞ 12.6.1). Eine solche Kostform ist langfristig durchzuhalten und deckt den Bedarf an allen essentiellen Nährstoffen
▶ Eine weitere Möglichkeit ist der Ersatz einzelner Mahlzeiten durch industrielle **Formulaprodukte** (Suppen, Getränke etc.)
▶ Werden solche Formulaprodukte ausschließlich verzehrt, spricht man von **Formuladiät.** Formuladiäten können durch schnelle Gewichtsabnahme der Einstieg erleichtern, sollten aber nur unter ärztlicher Kontrolle und maximal drei Monate lang erfolgen. Der Patient soll täglich mindestens 2,5 l trinken. Diäten mit weniger als 800 kcal täglich sind nur im Einzelfall sinnvoll. Nach Beendigung der Diät wird die Kost vorsichtig wieder aufgebaut, und der Patient muss mithilfe einer Diätassistentin lernen, seine Ernährung langfristig umzustellen.

Die Pflegenden motivieren den Patienten zur Umstellung seiner Ess- und Lebensgewohnheiten und stehen für Fragen zur Verfügung. Bei der Körperpflege achten sie auf das gute Abtrocknen zwischen Körperfalten, um Hautpilzinfektionen vorzubeugen.

21.7 Ernährungsbedingte Erkrankungen

Arzneimittel sind nur selten angezeigt, wobei in Deutschland nur Sibutramin (Reductil®) und Orlistat (Xenical®) zugelassen sind. Operative Maßnahmen wie die Implantation eines (verstellbaren) Magenbandes *(gastric banding)* sind nur bei extremer Adipositas und nach Ausschöpfen der konservativen Möglichkeiten indiziert.

Mitentscheidend: den Lebensstil verbessern

Die Diät sollte stets in ein individuelles Gesamtkonzept unterstützender Maßnahmen eingebettet sein. Hierzu gehören:

▶ **Verhaltenstherapie:** z.B. Selbstbeobachtung des Essverhaltens mit Einüben eines neuen Verhaltens, Techniken zur Stressbewältigung bei „Kummerspeck"
▶ **Selbsthilfegruppen:** z.B. die „Weight Watchers". Manchen Patienten erleichtert das Abnehmen in der Gruppe das Durchhalten
▶ **Körperliches Training:** Die meisten Übergewichtigen leiden unter Bewegungsmangel. Die Patienten sollten vorsichtig an mehr Bewegung herangeführt werden. Geeignet sind etwa zügiges Gehen, Radfahren, Schwimmen und evtl. Dauerlauf, aber auch ganz einfach Treppensteigen statt Aufzugfahren. Wichtig ist *regelmäßige* Betätigung.
Da die Patienten auf sich alleine gestellt erfahrungsgemäß nicht lange durchhalten, ist eine Bindung an Vereine oder Krankenkassensportgruppen sinnvoll (✉ 8).

Auch bei Kindern ist ein Abbau des Übergewichts nur über eine Umstellung des gesamten Lebensstils zu erzielen:

▶ Das übergewichtige Kind soll sich satt essen dürfen, aber mit den „richtigen" Sachen (also Apfelschnitze oder Möhren statt Schokolade und Chips). Verbote sollten möglichst nicht ausgesprochen werden. Süßigkeiten als Ausnahme zu erlauben ist z.B. in aller Regel sinnvoller und realistischer als die Forderung völligen Verzichts
▶ Gleichzeitig soll möglichst viel Bewegung in den Tagesablauf integriert werden, sowohl über sportliche Aktivitäten als auch „normale" Alltagsbewegung (also mit dem Fahrrad oder zu Fuß zur Schule statt mit dem Bus oder Auto)
▶ Am sinnvollsten ist es, wenn die ganze Familie mitmacht.

21.7.2 Fettstoffwechselstörungen

> **Hyperlipoproteinämie** *(Hyperlipidämie):* Erhöhung des Triglyzeridspiegels und/oder des Cholesterinspiegels im Blut. Sehr häufig (je nach Grenzwert über 50% der Deutschen). Risikofaktor für koronare Herzkrankheit mit Herzinfarkt (☞ 16.5.1), Schlaganfälle (☞ 33.5) und arterielle Verschlusskrankheit (☞ 17.5.2).

	Serumcholesterin	HDL- Cholesterin	Triglyzeride
Normal	< 200 mg/dl (5,2 mmol/l)	> 40 mg/dl (1 mmol/l)	< 150 mg/dl (1,7 mmol/l)
Grenzwertig	200 – 239 mg/dl (5,2 – 6,2 mmol/l)		150 – 200 mg/dl (1,7 – 2,3 mmol/l)
Pathologisch	> 240 mg/dl (6,2 mmol/l)	< 40 mg/dl (1 mmol/l)	> 200 mg/dl (2,3 mmol/l)

Tab. 21.36: Richtwerte für die Blutfette. LDL-Cholesterin ☞ Tab. 21.37. (📖 10) (✉ 9)

✎ Pharma-Info 21.37: Medikamentöse Cholesterinsenkung

Insbesondere folgende Stoffe werden zur Senkung zu hoher Blutfettspiegel eingesetzt:

▶ **Statine** *(CSE-Hemmer, Cholesterinsyntheseenzymhemmer, HMG-CoA-Reduktasehemmer),* z.B. Atorvastatin, etwa in Sortis®, Lovastatin, etwa in Mevinacor®, Simvastatin, etwa in Zocor®: Sie senken den Cholesterinspiegel am stärksten (ca. 30–40%) durch Hemmung eines Schlüsselenzyms der körpereigenen Cholesterinsynthese. Der relativ guten subjektiven Verträglichkeit stehen allerdings einige ernste Nebenwirkungen gegenüber, vor allem Leber- und Muskelschäden sowie eine periphere Neuropathie (☞ 33.10.1)
▶ **Fibrate,** z.B. Bezafibrat, etwa in Cedur®: Sie senken v.a. den Triglyzeridspiegel und sind – abgesehen von (seltenen) Magen-Darm-Beschwerden – meist nebenwirkungsarm
▶ **Nikotinsäureabkömmlinge,** z.B. Nikotinsäure, etwa in Niconacid®: Auch bei diesem Präparat sind Nebenwirkungen, vor allem ein mit der Zeit nachlassender *Flush,* andere Hauterscheinungen und Magen-Darm-Beschwerden, häufig. Harnsäure- und Blutzuckerspiegel können unter der Behandlung ansteigen und sollten daher kontrolliert werden
▶ **Cholesterin-Absorptionhemmer.** Sitosterin (z.B. Sito-Lande®) vermindert die Cholesterinaufnahme im Dünndarm und ist bei leicht bis mäßig erhöhten Cholesterinspiegeln sowie in der Kombinationstherapie angezeigt. Bis auf geringe Magen-Darm-Beschwerden sind keine Nebenwirkungen bekannt.
Ezetimib (Ezetrol®) lagert sich in der Darmschleimhaut ein und hemmt die Cholesterinresorption (nicht aber beispielsweise die Aufnahme fettlöslicher Vitamine). Es kann gut mit Statinen kombiniert werden. Hauptnebenwirkungen sind gastrointestinale Beschwerden, Langzeiterfahrungen stehen jedoch noch aus
▶ **Anionenaustauscher,** z.B. Cholestyramin, etwa in Quantalan®: Sie hemmen die Rückresorption von Gallensäuren im Darm, so dass in der Leber vermehrt Cholesterin zum Neuaufbau von Gallensäuren verbraucht wird. Nachteilig sind häufige Blähungen und Völlegefühl, weshalb bis zu 30% der Patienten das Arzneimittel absetzen. Außerdem vermindern die Anionenaustauscher die Resorption anderer Arzneimittel, die daher entweder zwei Stunden vor oder vier Stunden nach den Anionenaustauschern eingenommen werden sollen
▶ **Omega-3-Fettsäuren** (Fischöl) senken in einer Dosierung von 6–12 g täglich hauptsächlich die Triglyzeride. Die Verträglichkeit ist meist gut, jedoch beschränken ein fischiger Nachgeschmack und gelegentlich Verdauungsstörungen ihre Anwendung.

893

21 Pflege von Menschen mit endokrinologischen, stoffwechsel- und ernährungsbedingten Erkrankungen

Charakterisierung	0 – 1 Risikofaktor	≥ 2 Risikofaktoren	Manifeste KHK oder andere Gefäßerkrankung oder Diabetes mellitus
Therapieziel	LDL ≤ 160 mg/dl (4 mmol/l)	LDL ≤ 130 mg/dl (3,5 mmol/l), evtl. ≤ 100 mg/dl (2,5 mmol/l)	LDL ≤ 100 mg/dl (2,5 mmol/l)
Risikofaktoren: Rauchen, Bluthochdruck, HDL-Cholesterin ≤ 40 mg/dl, Alter (Männer ≥ 45 Jahre, Frauen ≥ 55 Jahre), positive Familienananmese für frühe KHK (Männer ≥ 45 Jahre, Frauen ≥ 55 Jahre)			

Tab. 21.38: Das Therapieziel der Blutfettwerte hängt vor allem davon ab, ob der Patient noch weitere Risikofaktoren aufweist, da dies das Risiko vervielfacht, z. B. frühzeitig einen Herzinfarkt zu erleiden.

Krankheitsentstehung

Die **primären Hyperlipoproteinämien** sind genetisch bedingt oder mitbedingt:
► Häufigste Fettstoffwechselstörung überhaupt ist die **polygene Hypercholesterinämie.** Auf dem Boden einer von vielen Genen beeinflussten erblichen Veranlagung führt falsche Ernährung zu einem erhöhten Cholesterinspiegel
► Die übrigen primären Hyperlipoproteinämien sind deutlich seltener, z. B. die autosomal dominant vererbte **familiäre (monogene) Hypercholesterinämie,** bei der schon beim Jugendlichen ein Herzinfarkt auftreten kann.

Die **sekundären** *(symptomatischen)* **Hyperlipoproteinämien** sind auf Grunderkrankungen wie etwa Diabetes mellitus (☞ 21.6), Hypothyreose (☞ 21.3.4) oder bestimmte Nierenerkrankungen (☞ 29.5.7) zurückzuführen. Auch einige Arzneimittel, z. B. Thiaziddiuretika (☞ Pharma-Info 29.34) oder Östrogene („Pille"), können den Blutfettspiegel erhöhen.

Symptome, Befund und Diagnostik

Die meisten Hyperlipoproteinämien bereiten dem Patienten keinerlei Beschwerden und werden nur zufällig diagnostiziert. Die Erstsymptome sind oft Zeichen arteriosklerosebedingter Komplikationen, etwa ein Herzinfarkt (☞ 16.5.2) oder ein Schlaganfall (☞ 33.5).

Eine Blutabnahme nach 14-stündiger Nahrungskarenz mit Bestimmung von Gesamtcholesterin, Triglyzeriden, HDL- und LDL-Cholesterin sichert die Diagnose. Die Grenzwerte (☞ Tab. 21.36) sind allerdings nach wie vor umstritten. Die Ultraschalluntersuchung des Abdomens zeigt evtl. eine Lebervergrößerung oder eine Fettleber.

Behandlungsstrategie

Liegen ursächliche Grunderkrankungen vor, werden diese behandelt.

Bei der überwiegenden Mehrzahl der Patienten ist der Cholesterinwert nur mäßig auf 250 – 350 mg/dl (6,5 – 9,1 mmol/l) erhöht. Dann besteht der erste Behandlungsschritt in einer fett- und cholesterinarmen Diät (☞ Pflege). Führt diese nicht zu einer Normalisierung der Werte, ist eine medikamentöse Therapie angezeigt. Bei hohen Cholesterinwerten über 350 mg/dl (9,1 mmol/l) sollte die medikamentöse Behandlung (☞ Pharma-Info 21.37) sofort beginnen.

In sehr schweren Fällen können invasive Therapieverfahren erforderlich sein, etwa eine wiederholte **Lipid-Apherese,** bei der das LDL-Cholesterin außerhalb des Körpers aus dem Blut entfernt wird.

Prävention und Gesundheitsberatung

► Abbau von Übergewicht ☞ 21.7.1
► Fett- und cholesterinarme Ernährung:
  – Weniger als 30% der Kalorien sollten als Fett stammen (mindestens 10% mehrfach ungesättigte, 10% einfach ungesättigte und höchstens 10% gesättigte Fettsäuren). (Mehrfach) ungesättigte Fettsäuren sind v. a. in pflanzlichen, gesättigte Fettsäuren v. a. in tierischen Fetten enthalten. Besonders günstig: Rapsöl, einige Nussöle, Seefisch
  – An Cholesterin sind maximal 300 mg täglich erlaubt (zum Vergleich: ein Eidotter enthält je nach Gewicht ca. 250 mg Cholesterin)
  – Die detaillierte Ernährungsberatung erfolgt durch die Diätassistentin
► Verzehr von reichlich Ballaststoffen (mindestens 35 g täglich), insbesondere Haferkleie und Apfelpektin (senken den Blutfettspiegel)
► Bei Erhöhung der Triglyzeride Alkoholverzicht
► Bewegung (täglich mindestens eine halbe Stunde) verbessert ebenfalls den Fettstoffwechsel.

Pflege

Patienten mit Fettstoffwechselstörungen sind nicht erhöht pflegebedürftig.

Hauptaufgabe der Pflege ist die Motivation des Patienten zur Umstellung seines Lebensstils.

21.7.3 Vitaminmangelsyndrome und Hypervitaminosen

Vitaminmangelsyndrome
Krankheitsentstehung

Ein Vitaminmangel entsteht als Folge von:
► Fehlernährung, beispielsweise bei Alkoholikern oder Personen, die sich in erster Linie mit Fast-Food-Produkten ernähren
► Erhöhten Bedarfs, z. B. bei Frauen während der Schwangerschaft und Stillzeit
► Resorptionsstörungen, etwa nach Magen-Darm-Resektionen oder bei schweren Darmentzündungen
► Arzneimitteln, beispielsweise Langzeitgabe von Antibiotika, die die Darmflora zerstören, oder Cumarinabkömmlingen zur Gerinnungshemmung, die als Vitamin-K-Antagonisten zu einem (gewünschten) Vitamin-K-Mangel führen.

Symptome und Untersuchungsbefund

Leichte Vitaminmangelsymptome werden als **Hypovitaminosen,** schwere als **Avitaminosen** bezeichnet.

Vitaminmangelerscheinungen betreffen selten nur ein einzelnes Vitamin (☞ Tab 21.39). Meist liegen komplexe Störungen mit Mischsymptomatik vor. So werden nach einer Darmresektion zahlreiche Nahrungsbestandteile nicht ausreichend aufgenommen, und beim Alkoholkranken bestehen zusätzlich zur Vitaminmangelsymptomatik toxische Erscheinungen durch den Alkohol selbst.

894

21.7 Ernährungsbedingte Erkrankungen

Vitamin	Mangelerscheinungen
Vit. A (Retinol)	Nachtblindheit, in schweren Fällen Blindheit, Atrophie und Verhornung von Haut/Schleimhäuten, Immunschwäche, Wachstumsstörung
Vit. D (Calciferol)	Osteomalazie (☞ 29.10.4), Rachitis (☞ 29.10.4)
Vit. E (Tocopherol)	Muskelschwäche, Anämie, Ataxie, Areflexie. Mangelzustände sollen angeblich häufig Ursache von nachlassender Lebenskraft und geistiger Vitalität sein
Vit. K	Blutgerinnungsstörungen. Häufig bei Säuglingen ohne entsprechende Prophylaxe und bei Leberzirrhose (☞ 20.4.4) auftretend
Vit. B_1 (Thiamin)	Leistungsminderung, Appetitlosigkeit, Gewichtsverlust, Muskelschwund, in schweren Fällen **Beri-Beri** mit Herzinsuffizienz, Ödemen und neurologischen Störungen
Vit. B_2 (Riboflavin)	Anämie, Mundwinkelrhagaden, Entzündungen von Haut und Schleimhaut, Hornhautveränderungen, Wachstumsstörungen
Niacin	**Pellagra** (3-D-Krankheit) mit Hautentzündungen (Dermatitiden), Verdauungsstörungen (Diarrhö) und neurologisch-psychiatrischen Störungen (z. B. Depressionen, Polyneuritis)
Vit. B_6 (Pyridoxin)	Anämie, neurologische Störungen (z. B. Neuritis, Bewegungsstörungen, Krämpfe), Dermatitis
Vit. B_{12} (Cobalamin)	Häufig: Perniziöse Anämie (☞ 22.5.1)
Folsäure	Häufig: Makrozytäre Anämie, Abwehrschwäche, Veränderungen der Darmschleimhaut. Im Embryonalstadium: Häufung von Neuralrohrdefekten (z. B. Spina bifida)
Pantothensäure	Müdigkeit, Kopfschmerzen, Gefühlsstörungen
Vit. H (Biotin)	Dermatitis, Haarausfall, ZNS- und Fettstoffwechselstörungen
Vit. C (Ascorbinsäure)	Infektanfälligkeit, in schweren Fällen Skorbut mit Blutungsneigung, verzögerter Wundheilung und Zahnausfall

Tab. 21.39: Übersicht über die Vitaminmangelerscheinungen. Hellblau unterlegt = fettlösliche Vitamine, dunkelblau unterlegt = wasserlösliche Vitamine. Das Vitamin D wird heute auch den Hormonen zugeordnet. Bei den fettlöslichen Vitaminen sind auch Hypervitaminosen möglich (☞ Text). Funktion, Vorkommen und Tagesbedarf der Vitamine ☞ 12.6.1.

Diagnostik

Viele Vitamine oder ihre Metaboliten können direkt im Blut bestimmt werden, so z. B. Vitamin A, Vitamin B_{12}, Vitamin D und Folsäure.

Behandlungsstrategie

Die Behandlung verfolgt zwei Ziele:
► Das bestehende Defizit muss durch Zufuhr des Vitamins beseitigt werden. Ob diese oral oder parenteral erfolgt, hängt unter anderem von der Ursache der Erkrankung ab. Bei Resorptionsstörungen nach Darmresektionen ist die parenterale Zufuhr angezeigt, bei Fehlernährung als Ursache kann das Vitamin oral gegeben werden
► Die Grunderkrankung muss nach Möglichkeit beseitigt werden, also die Ernährung umgestellt oder eine Darmerkrankung behandelt werden.

Während die leichteren Hypovitaminosen oft völlig reversibel sind, können Avitaminosen bleibende Schäden hinterlassen, z. B. Sensibilitätsstörungen nach schwerem Vitamin-B_{12}-Mangel oder Zahnverlust nach Skorbut.

Hypervitaminosen

Hypervitaminosen, d. h. Krankheitserscheinungen durch eine zu *hohe* Vitaminzufuhr, sind nur bei den *fettlöslichen* Vitaminen A, D, E und K möglich, da diese im Körper gespeichert werden können.

Hypervitaminosen werden meist durch Überdosierung von Vitaminpräparaten hervorgerufen:
► Die **Vitamin-A-Hypervitaminose** zeigt sich *akut* durch Schmerzzustände, Schwindel und Erbrechen oder *chronisch* durch Knochenhautveränderungen, Blutungen und neurologisch-psychiatrische Störungen (z. B. Reizbarkeit)
► Die **Vitamin-D-Hypervitaminose** äußert sich in Knochenentkalkung, Nie-

renverkalkungen und *Hyperkalzämie* (☞ 29.10.4)
► Hypervitaminosen der Vitamine E und K dagegen sind beim Menschen bisher nicht bekannt.

Ein „Zuviel" an wasserlöslichen Vitaminen hingegen kann der Mensch über die Nieren ausscheiden. Ob dies auch für die Langzeiteinnahme extrem hoher Dosierungen gilt, kann aber noch nicht endgültig beurteilt werden.

21.7.4 Spurenelementmangelsyndrome

In unseren Breiten sind der *Eisen-* (☞ 22.5.1) und der *Jodmangel* (☞ 21.3.2) am häufigsten. Besonders bei Kindern spielt zusätzlich der *Fluormangel* bei der Kariesentstehung eine Rolle.

Für viele Spurenelemente sind Mangelsyndrome beim Menschen nicht gesichert, auch wenn sie in der Laienpresse immer wieder postuliert und mit dem Verkauf entsprechender Präparate zur Vorbeugung und Behandlung verbunden werden. Nach heutigen Erkenntnissen kann man davon ausgehen, dass durch eine gesunde, vollwertige Ernährung der Spurenelementbedarf eines ansonsten Gesunden gedeckt wird.

Einen Überblick über sichere oder zumindest wahrscheinliche Spurenelementmangelsyndrome gibt Tabelle 21.40.

Element	Mangelerscheinung
Eisen	Anämie (Blutarmut), Haarausfall, brüchige Fingernägel, Wachstumsstörungen
Fluor	Gehäuft Karies
Jod	Struma (Kropf, sehr häufig), Schilddrüsenunterfunktion (Hypothyreose, selten)
Kobalt	Makrozytäre Anämie
Kupfer	Anämie (Blutarmut), Wachstumsstörungen
Mangan	Knochenfehlbildungen, Sterilität
Selen	Haut-, Nagelveränderungen, Herz-, Skelettmuskelschäden
Zink	Wachstumsstörungen, Haarausfall, verzögerte Wundheilung, Hauterscheinungen (Acrodermatitis atrophica)

Tab. 21.40: Überblick über die Spurenelementmangelsyndrome.

21.8 Hyperurikämie und Gicht

Purine: Bestandteile der Nukleinsäuren. Endprodukt des Purinstoffwechsels ist beim Menschen in erster Linie die **Harnsäure**.

Hyperurikämie: Harnsäureerhöhung im Serum über 7 mg/dl (420 µmol/l).

Gicht *(Urikopathie, Arthritis urica)*: Klinische Manifestationsform der Hyperurikämie, äußert sich insbesondere in Gichtanfällen mit starken Gelenkbeschwerden. Betrifft zu 95 % Männer, Prognose bei konsequenter Behandlung in aller Regel gut.

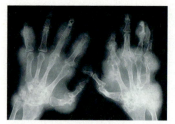

Abb. 21.41: Röntgenbild der Hände eines 53-jährigen Patienten mit chronischer Gicht. Die chronische Hyperurikämie hat zu Ablagerungen von Harnsäurekristallen in Knochen, Gelenken und Weichteilen geführt. Knochen und Gelenke sind teilweise zerstört und verursachen zusammen mit den Weichteileinlagerungen massive Schmerzen. (T170)

Krankheitsentstehung

Am häufigsten ist die **primäre Hyperurikämie**, bei der Harnsäure nur unzureichend durch die Nieren ausgeschieden wird. Exogene Manifestationsfaktoren, allen voran Überernährung mit viel Fleischverzehr sowie vermehrter Alkoholkonsum, lassen dann den Harnsäurespiegel ansteigen. Bei der weitaus selteneren **sekundären Hyperurikämie** ist die Harnsäureerhöhung Folge eines vermehrten Zellunterganges (z. B. unter Zytostatikatherapie) oder von Nierenfunktionsstörungen.

Bei hoher Harnsäurekonzentration fällen Harnsäurekristalle *(Urate)* aus, lagern sich insbesondere in den Gelenken ab und führen dort zu der typischen Entzündungsreaktion im Rahmen eines Gichtanfalls.

Symptome und Untersuchungsbefund

Die Hyperurikämie verläuft über lange Zeit völlig symptomlos, bis überraschend und meist nachts ein **akuter Gichtanfall** einsetzt. Anfangs ist nur ein Gelenk, am häufigsten das Großzehengrundgelenk, betroffen **(Podagra)**. Es ist stark geschwollen, gerötet und extrem druckschmerzhaft. Selbst das Gewicht der Bettdecke und leichteste Berührungen oder Erschütterungen lösen schon heftige Schmerzen aus. Evtl. hat der Patient Fieber. Im weiteren Verlauf der Erkrankung wechseln akute Gichtanfälle mit symptomfreien Intervallen ab.

Die **chronische Gicht** mit Gelenkdeformierungen und Harnsäureablagerungen in Weichteilen und Knochen ist heute sehr selten.

In allen Stadien kann eine **Gichtnephropathie** *(Gichtniere)* komplizierend hinzutreten. Uratablagerungen führen zu einer Nierenentzündung, denen sich oft eine bakterielle Nierenbeckenentzündung aufpfropft. Nierensteine treten gehäuft auf. In Spätstadien der Gichtniere ist die Nierenfunktion immer mehr eingeschränkt (☞ 29.5.9).

Diagnostik und Differentialdiagnose

Die Blutuntersuchung zeigt eine Hyperurikämie. Im akuten Gichtanfall ist das CRP erhöht bzw. die BSG beschleunigt, und es liegt eine Leukozytose vor.

Manchmal ist die Differentialdiagnose zu einer eitrigen Gelenkentzündung schwierig. Dann ist eine Punktion des betroffenen Gelenks erforderlich. Bei der Gicht sind im Punktat mikroskopisch Uratkristalle nachweisbar. In fortgeschrittenen Stadien einer Gicht sind in der Röntgenleeraufnahme typische Knochendefekte sichtbar.

Behandlungsstrategie
Akuter Gichtanfall

Beim *akuten Gichtanfall* werden entzündungs- und schmerzhemmende Arzneimittel gegeben:

- Mittel der ersten Wahl sind heute nichtsteroidale Antiphlogistika, etwa Indometazin (z. B. Amuno®) oder Diclofenac (z. B. Voltaren®, ☞ Pharma Infos 15.62 und 23.11)
- Sehr gut und rasch wirksam, aber mit mehr Nebenwirkungen behaftet, ist Colchizin, z. B. Cochicum-dispert®, vier Stunden lang 1 mg oral pro Stunde, dann 0,5 – 1 mg alle zwei Stunden, jedoch nicht mehr als 8 mg/Tag. Schnelle Dosisreduktion am 2. Tag. Hauptnebenwirkungen des Colchizin sind Durchfälle, Übelkeit, Erbrechen, Knochenmarkdepression und Haarausfall
- Glukokortikoide *intraartikulär* (in das Gelenk hinein) oder systemisch nur bei Erfolglosigkeit obiger Behandlungsschritte.

Intervallbehandlung

Nach Abklingen des akuten Gichtanfalls wird der Harnsäurespiegel durch Diät (☞ Pflege) und Arzneimittel gesenkt. Mittel der Wahl ist Allopurinol, beispielsweise in Zyloric®, das die Harnsäureproduktion reduziert. Hauptnebenwirkung sind Magen-Darm-Beschwerden.

Urikosurika, welche die Harnsäureausscheidung erhöhen (z. B. Benzbromaron, Probenecid), werden heute nur noch selten gegeben, z. B. wenn Allopurinol nicht vertragen wird. Da sich die genetische Veranlagung nicht ändert, ist die Behandlung lebenslang erforderlich.

Pflege

- Im akuten Gichtanfall wirken kühlende Alkoholumschläge und Ruhigstellung des betroffenen Gelenks beschwerdelindernd. Da oft schon der Druck der Bettdecke als schmerzhaft empfunden wird, empfiehlt es sich, einen Deckenheber („Tunnel") zu benutzen
- Insbesondere bei der Behandlung mit Urikosurika muss der Patient viel trinken. Die tägliche Urinmenge sollte mindestens 2 l betragen, um der Harnsäuresteinbildung vorzubeugen. Bier ist aber trotz seiner harnflussfördernden Wirkung nicht geeignet, da es den Harnsäurespiegel erhöht
- Eine Urinalkalisierung, etwa durch Uralyt-U®, kann bei erhöhtem Harnsäureanfall, z. B. während einer Chemotherapie, angezeigt sein. Dann sind Urinkontrollen mit Indikatorpapier erforderlich (angestrebt wird ein pH von 5 – 7)
- Extreme körperliche Anstrengung und Unterkühlung können Anfälle auslösen und sollten daher vermieden werden
- Die Ernährung sollte *purinarm* sein. Fleisch ist nur in kleinen Portionen erlaubt. Auf Innereien, Wild, Sardinen und Fleischextrakte muss der Patient ganz verzichten. Auch einige pflanzliche Nahrungsmittel wie Hülsenfrüchte, Spargel und Kohl enthalten viel Harnsäure und sollten nur einge-

schränkt verzehrt werden. Außerdem sollte Kaffee gemieden werden. Als Eiweißträger sind Milch und Milchprodukte sowie bei normalem Blutcholesterinspiegel (☞ 21.7.2) Eier geeignet (🕮 11)

▶ Bei übergewichtigen Patienten ist eine Gewichtsnormalisierung anzustreben. Verboten sind jedoch radikale Fastenkuren, da diese den Harnsäurespiegel erhöhen.

21.9 Diabetes insipidus

> **Diabetes insipidus:** Störung des Wasser- und Elekrolythaushaltes mit Ausscheidung großer Urinmengen infolge verminderter Fähigkeit der Nieren zur Wasserrückresorption.

Krankheitsentstehung

Beim **Diabetes insipidus** ist die Wasserrückresorption in der Niere gestört:

▶ Dem **zentralen Diabetes insipidus** liegt eine zu geringe ADH-Sekretion zugrunde, z. B. bei Hypothalamus- und Hypophysentumoren oder Gehirnentzündungen

▶ Beim sehr seltenen **renalen Diabetes insipidus** sprechen die Nieren nicht auf das normal gebildete ADH an.

Symptome, Befund und Diagnostik

Der Patient hat eine Polyurie mit täglichen Urinmengen bis zu 20 l. Dadurch ist der Kranke immer durstig. Kann der Patient nicht ausreichend nachtrinken, entsteht eine Exsikkose, die v. a. für Kleinkinder schnell zur tödlichen Gefahr wird. Bei Säuglingen ist das Bild uncharakteristisch mit Fieber, Exsikkose, Erbrechen und Gedeihstörungen.

Die Diagnose wird durch Bestimmung der Urinosmolarität sowie evtl. einen *Durstversuch* (Harnkonzentrierung bei Verminderung des Flüssigkeitsangebots?) und probeweise Zufuhr von ADH gestellt.

Behandlungsstrategie

Nur selten liegt eine behandelbare Grunderkrankung vor.

Für den zentralen Diabetes insipidus stehen Abkömmlinge des ADH zur Verfügung, die „geschnupft" oder als Tabletten eingenommen werden können (z. B. Desmopressin, etwa in Minirin®).

Beim renalen Diabetes insipidus werden die Flüssigkeits- und Elektrolytverluste ausgeglichen, außerdem senken einige nichtsteroidale Antiphlogistika (Indometacin, z. B. Amuno® ☞ Pharma-Infos 15.62 und 23.11) und paradoxerweise mache Diuretika (Hydrochlorothiazid, z. B. Esidrix® ☞ Pharma-Info 29.34) die Urinproduktion.

21.10 Apudome: Insulinom, Gastrinom und Karzinoid

Als **Apudome** *(Neuroendokrinome)* werden endokrin aktive Tumoren des **diffusen** *(disseminierten)* **neuroendokrinen Systems** bezeichnet. Dies sind verstreute endokrin aktive Zellen, deren Herkunft und Bedeutung nur teilweise geklärt sind. Apudome im Magen-Darm-Trakt heißen auch **GEP-Tumoren** (von *gastro-entero-pankreatisches System*)

Insulinom

Das **Insulinom** ist der häufigste endokrine Bauchspeicheldrüsentumor und in 90 % der Fälle gutartig.

Die Insulinüberproduktion führt zu allen Zeichen einer Hypoglykämie, oft auch zu psychischen Auffälligkeiten. Durch die vermehrte Nahrungsaufnahme (Heißhunger bei Hypoglykämie) nehmen viele Patienten zu.

Die Behandlung besteht in der operativen Tumorentfernung. Bei metastasierenden Insulinomen kann palliativ eine Medikation mit Diazoxid (Proglicem®), Octreotid (Sandostatin®) oder bestimmten Zytostatika versucht werden.

Gastrinom

Das meist in Bauchspeicheldrüse oder Zwölffingerdarm lokalisierte, überwiegend bösartige **Gastrinom** führt zum **Zollinger-Ellison-Syndrom,** für das ständig wiederkehrende Magen- und Zwölffingerdarmgeschwüre sowie Durchfälle kennzeichnend sind.

Bei einem Teil der Patienten gelingt es, das gesamte Tumorgewebe operativ zu entfernen. Bei Inoperabilität ist eine symptomatische Behandlung mit Protonenpumpenhemmern (beispielsweise Antra®, Lanzor®) oder Streptozotocin möglich.

Karzinoide

Als **Karzinoide** werden vor allem Serotonin produzierende Tumoren des Magen-Darm-Trakts und der Lunge bezeichnet.

Die Tumoren zeigen sich vor allem durch Durchfälle und ein **Flush-Syndrom** mit rötlicher Verfärbung insbesondere des Gesichts- und Halsbereichs. Im Magen-Darm-Trakt lokalisierte Karzinoide bereiten aber oft erst bei Lebermetastasen Beschwerden.

Ist eine operative Tumorentfernung nicht möglich, ist die Prognose trotz medikamentöser Behandlung schlecht.

Literatur und Kontaktadressen

Literaturnachweis

1. Vgl. Riese, M.; Knerr, A.: Metabolisches Syndrom – In der Wohlstandsfalle. In: Pflegezeitschrift 9/2002, S. 631–634.

2. Vgl. Zick, R.; Schnitger, F.: Insulin aus der Pumpe. Kirchheim Verlag, Mainz 2002.

3. Vgl. Thurm, U.: Insulinpumpenfibel ... oder ... bei Dir piept's ja. Disetronic Medical Systems GmbH, 5. Aufl., Sulzbach 2006.

4. Vgl. Schöning, D.: Insulintherapie: Nicht nur die Dosis entscheidet. Vom richtigen Umgang mit Insulin und Injektionen. In: Die Schwester/Der Pfleger 12/2005, S. 928–932.

5. Vgl. Wittmann, A. et al.: Infektionsschutz: Insulinpens im Klinikalltag. In: Die Schwester/Der Pfleger 5/2005, S. 356–358.

6. Vgl. Jäckle, R. et al.: Gut leben mit Typ-1-Diabetes. 5. Aufl., Urban & Fischer Verlag, München 2003, S. 151–164.

7. Vgl. Schumacher, W.; Toeller, M.: KH-Tabelle für Diabetiker. 7. Aufl., Kirchheim Verlag, Mainz 2003.

8. Vgl. Gesundheitspass der Deutschen Diabetes-Gesellschaft.

9. Vgl. Deutsche Adipositas-Gesellschaft: Evidenzbasierte Leitlinie Prävention und Therapie der Adipositas, 2006. Nachzulesen unter www.adipositas-gesellschaft. de/daten/Adipositas-Leitlinie-2006.pdf (Stand 30.10.2006).

10. Vgl. DGFF: Vereinheitlichung von Referenzwerten für das Lipidprofil auf Laborberichten, 2006. Nachzulesen unter www.lipid-liga.de/inhalt/empfehlungen. htm#index6 (Stand 30.10.2006).

11. Vgl. Müller, S.: Rote Karte für Fleisch und Alkohol. Diätetische Therapie bei Hyperurikämie und Gicht. In: Pflegezeitschrift 9/2002, S. 635–637.

Vertiefende Literatur ☞ 💻

✉ Kontaktadressen

1. Netzwerk Hypophysen- und Nebennierenerkrankungen e.V., Waldstraße 34, 91054 Erlangen,
Tel.: 09131/815046,
Fax: 09131/815047,
www.glandula-online.de

2. Deutscher Diabetiker Bund e.V. (DDB), Goethestraße 27, 34119 Kassel,
Tel.: 0561/7034770,
Fax: 0561/7034771,
www.diabetikerbund.de
Mit vielen Links zu Zeitschriften, darunter auch dem Diabetes Journal

3. Deutsche Diabetes-Gesellschaft e.V. (DDG), Bürkle-de-la-Camp-Platz 1, 44789 Bochum,
Tel.: 0234/978890,
Fax: 0234/9788921,
www.deutsche-diabetes-gesellschaft.de

4. www.diabetes-kids.de
(Privatinitiative der Fam. Bertsch)

5. Deutsche Diabetes-Union e.V. (DDU), Prof. Dr. med. Eberhard Standl, III. Med. Abteilung, Städt. Krankenhaus München-Schwabing, Kölner Platz 1, 80804 München,
Tel.: 089/3068 2523,
Fax: 089/3068 3906,
www.diabetes-union.de.
Mit den Mitgliedern Deutsche Diabetes-Gesellschaft (☞ oben); Deutscher Diabetiker Bund (☞ oben); Bund Diabetischer

Kinder u. Jugendlicher e.V., Hahnbrunner Straße 46, 67659 Kaiserslautern,
Tel.: 0631/76488,
Fax: 0631/97222,
www.bund-diabetischer-kinder.de

Verband der Diabetes-Beratungs- und Schulungsberufe in Deutschland e.V. (VDBD), Am Eisenwald 16, 66386 St. Ingbert,
Tel.: 06894/5908313,
Fax: 06894/5908314,
www.vdbd.de

6. Informationszentrum für Sexualität und Gesundheit e.V. (ISG), c/o Universitätsklinik Freiburg, Hugstetter Straße 55, 79106 Freiburg,
Tel. (Büro): 0761/2702701,
Tel. (Beratung): 0180/5558484,
Fax: 0761/2702745,
www.isg-info.de

7. Deutsche Adipositas-Gesellschaft e.V., Hochschule für angewandte Wissenschaften Hamburg, Fachbereich Ökotrophologie, Lohbrügger Kirchstraße 65, 21033 Hamburg,
Tel.: 040/428756124,
Fax: 040/428756129,
www.adipositas-gesellschaft.de

8. Weight Watchers (Deutschland), Postfach 105344, 40044 Düsseldorf,
Tel. (Büro): 0211/96860,
Tel. (Beratung): 01802/234564,
Fax: 0211/968 6260,
www.weightwatchers.de

9. Deutsche Gesellschaft zur Bekämpfung von Fettstoffwechselstörungen und ihren Folgeerkrankungen DGFF (Lipid-Liga) e.V., Waldklausenweg 20, 81377 München,
Tel.: 089/7191001,
Fax: 089/7142687,
www.lipid-liga.de

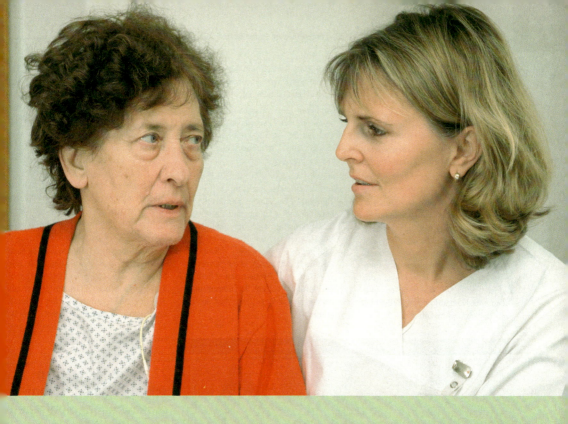

22 Pflege von Menschen mit hämatologischen und onkologischen Erkrankungen

22.1	Pflege von Menschen mit hämatologischen und onkologischen Erkrankungen .. 900
22.1.1	Situation der Patienten 900
22.1.2	Beobachten, Beurteilen und Intervenieren 903
22.1.3	Pflege bei erhöhter Blutungsneigung 904
22.1.4	Pflege bei erhöhter Infektionsgefahr 904
22.1.5	Pflege bei (krebsassoziierter) Fatigue 906
22.2	Hauptbeschwerden und Leitbefunde des hämatologisch-onkologischen Patienten 907
22.3	Diagnostik in der Hämatologie und Onkologie ... 907
22.3.1	Blutsenkung und Blutbilduntersuchungen 907
22.3.2	Blutgruppenbestimmung 908
22.3.3	Gerinnungstests 909
22.3.4	Knochenmarkpunktion und -biopsie 910
22.3.5	Lymphknoten- und Tumorpunktion/-exstirpation 911
22.3.6	Tumormarker 912
22.4	Therapiemaßnahmen in der Hämatologie und Onkologie 912
22.4.1	Chemotherapie 912
22.4.2	Strahlentherapie 915
22.4.3	Hormontherapie 916
22.4.4	Immuntherapie 916
22.4.5	Schmerztherapie 916
22.4.6	Blutprodukte 916
22.4.7	Knochenmark- und Stammzelltransplantation 918
22.5	Erkrankungen der roten Blutzellen 920
22.5.1	Anämien 920
22.5.2	Polyglobulie und Polycythaemia vera 920
22.6	Erkrankungen der weißen Blutzellen 922
22.6.1	Übersicht über die Leukämien 922
22.6.2	Akute Leukämien 922
22.6.3	Chronische Leukämien 923
22.6.4	Allergische Agranulozytose .. 923
22.7	Maligne Lymphome 924
22.7.1	Hodgkin-Lymphom 924
22.7.2	Non-Hodgkin-Lymphome 924
22.8	Hämorrhagische Diathesen 925
22.8.1	Hämophilie A und B 925
22.8.2	Verbrauchskoagulopathie ... 926
22.8.3	Thrombozytär bedingte hämorrhagische Diathese 926
22.8.4	Blutungen durch Gefäßerkrankungen: Purpura Schoenlein-Henoch 927
22.9	Erkrankungen des lymphatischen Systems 927
22.9.1	Lymphangitis und Lymphadenitis 927
22.9.2	Lymphödem 927
	Literatur und Kontaktadressen 928

22 Pflege von Menschen mit hämatologischen und onkologischen Erkrankungen

Fallbeispiel ☞ 💻

Die medizinischen Fachgebiete

Hämatologie: Lehre von den Erkrankungen des Blutes und der blutbildenden Organe sowie der Bluteiweiße, der Blutgerinnung *(Hämostaseologie)* und des Lymphsystems *(Lymphologie)* einschließlich ihrer Prophylaxe, Diagnostik und Therapie.

Onkologie: Lehre von den Tumoren sowie ihrer Entstehung, Diagnostik und Behandlung. Berührt alle Gebiete der Medizin. Im engeren Sinne die *internistische Onkologie,* die sich auf die Tumoren des blutbildenden und lymphatischen Systems sowie die Zytostatikatherapie konzentriert und die mit der Hämatologie ein Teilgebiet der *Inneren Medizin* bildet.

Tumor (lat. *Schwellung*) bezeichnet im weiteren Sinn *jede lokalisierte Schwellung,* z. B. im Rahmen einer Entzündung. Im engeren Sinn versteht man darunter eine *Geschwulst* **(Neoplasie),** d. h. eine pathologische Zellansammlung durch überschießendes, ungehemmtes Wachstum körpereigener Zellen.

Tumoren werden nach ihrem biologischen Verhalten eingeteilt in:

▶ **Benigne** *(gutartige)* **Tumoren,** die verdrängend wachsen und das Leben des Erkrankten nur bei ungünstiger Lokalisation bedrohen
▶ **Maligne** *(bösartige)* **Tumoren** („Krebs"), die invasiv und destruierend wachsen und **Metastasen** *(Tochtergeschwülste)* setzen. Sie führen unbehandelt in der Regel zum Tod des Erkrankten

▶ **Semimaligne** („halb bösartige") **Tumoren,** die eine Zwischenstellung einnehmen, da sie am Entstehungsort invasiv und destruierend wachsen, aber in der Regel nicht metastasieren.

Präkanzerosen sind (potentielle) Vorstadien eines Karzinoms. *Fakultative Präkanzerosen* entarten nur in einem Teil der Fälle, *obligate Präkanzerosen* sehr häufig und oft innerhalb weniger Jahre. Abzugrenzen ist das **Carcinoma in situ** (*Cis, präinvasives Karzinom*) als Karzinom, das die Basalmembran noch nicht durchbrochen hat (☞ Abb. 14.34).

Gut- wie bösartige Tumoren werden nach ihrem *Ursprungsgewebe* eingeteilt und benannt. So wird ein aus Drüsenepithel hervorgegangener gutartiger Tumor als *Adenom,* ein bösartiger gleicher Herkunft als *Adenokarzinom* bezeichnet. Tabelle 22.1 zeigt die Unterschiede zwischen gut- und bösartigen Tumoren.

22.1 Pflege von Menschen mit hämatologischen und onkologischen Erkrankungen

Palliativpflege ☞ *Kapitel 10*

> **Weiterbildung: Pflege in der Onkologie**
> *Weiterbildung in der Pflege* ☞ *2.2.5*
> Examinierte Pflegende mit mindestens zweijähriger Berufstätigkeit haben die Möglichkeit einer zweijährigen berufsbegleitenden Weiterbildung *Pflege in der Onkologie,* während der sie ihre Kenntnisse und Fähigkeiten vertiefen, um krebskranke Menschen in den verschiedenen Krankheitsphasen optimal pflegen zu können. (✉ 1)

22.1.1 Situation der Patienten

> Eine Tumorerkrankung stürzt den Betroffenen (oft) plötzlich und unvorbereitet in eine fundamentale Lebenskrise. Die Pflegenden sind in dieser Krise wichtige Begleiter.

Aufklärung bei Tumorerkrankungen

Prinzipiell gilt auch bei der Aufklärung von Tumorpatienten das in 14.1 Gesagte. Da jedoch die Pflegenden – im Kranken-

Eigenschaft	Benigne Tumoren	Maligne Tumoren
Größenzunahme	Meist langsam	Meist rasch
Abgrenzung zum Nachbargewebe	Meist scharf abgrenzbar („abgekapselt")	Unscharf oder nicht abgrenzbar, ohne „Rücksicht" auf Organgrenzen
Verschieblichkeit zur Umgebung	Gut verschieblich	Oft unverschieblich, mit Nachbargeweben verbacken
Funktionelle Leistungen (z. B. Sekretion)	Oft erhalten	Meist ausgefallen
Histologie	▶ Gewebe und einzelne Zellen reif und differenziert ▶ Wenige und typische Mitosen (niedrige Zellteilungsrate) ▶ Expansives Wachstum, kein Einbruch in Gefäße	▶ Gewebe und einzelne Zellen unreif und undifferenziert, Anaplasie („Entartung") ▶ Zahlreiche und pathologische Mitosen (hohe Zellteilungsrate) ▶ Infiltrierendes und invasives Wachstum mit Zerstörung der Nachbargewebe und Einbruch in Gefäße
Metastasierung	Nein	Ja, z. B. Verschleppung von Tumorzellen mit der Lymphe **(lymphogene Metastasierung)** oder mit dem Blut **(hämatogene Metastasierung)**
Auswirkungen auf den Gesamtorganismus	Außer lokalen Wirkungen nur gering	Zumindest in fortgeschrittenen Stadien stark: Tumorkachexie (Auszehrung), Anämie, evtl. paraneoplastische Syndrome (☞ 18.8.1)
Prognose	Nur selten bedrohlich	Ohne Behandlung fast immer tödlich

Tab. 22.1: Unterscheidungsmerkmale gutartiger und bösartiger Tumoren.

22.1 Pflege von Menschen mit hämatologischen und onkologischen Erkrankungen

22

haus wie in der häuslichen Pflege – von allen Berufsgruppen die meiste Zeit mit den Patienten verbringen, wenden sich viele Patienten mit der Bitte um zusätzliche Informationen eher an die Pflegenden als an den Arzt, vor allem wenn sie spüren, dass sie möglicherweise unheilbar krank sind. Die Pflegenden geraten dann in einen Gewissenskonflikt, weil sie nicht informieren dürfen und so nicht helfen können. Sie sollten den Arzt bitten, ein Aufklärungsgespräch mit dem Patienten zu führen und alle ihn bedrängenden Fragen zu klären. Am besten findet das Gespräch zusammen mit der Bezugspflegekraft des Patienten statt oder dokumentiert der Arzt die Aufklärungsinhalte schriftlich, damit jeder über den Wissensstand des Patienten Bescheid weiß. Hat der Patient die wesentlichen Fakten erfahren und möchte er nur noch zusätzliche Informationen, dürfen ihm die Pflegenden weiterhelfen.

> Jede Frage des Patienten ist als Bitte um ein Gespräch, um Zuwendung zu verstehen. Die Frage „Muss ich sterben?" erwartet nicht ein konkretes „Ja" oder „Nein" als Antwort. Vielmehr ist sie ein Signal des Patienten, aufrichtig auf seine Fragen, Nöte und Ängste einzugehen. Dabei darf die Fähigkeit der Patienten, die Wahrheit zu ertragen, nicht unterschätzt werden.

Fragen von Tumorkranken

Patienten mit Krebserkrankungen stellen sich – und bei einem guten Vertrauensverhältnis auch den Pflegenden – immer wieder die gleichen Fragen. Auf sie einzugehen und so Ängste, Vorurteile und Schuldgefühle abzubauen, hilft den Betroffenen meist sehr:

► *Ursache der Krebserkrankung.* Glasklare Ursachen und eindeutige Ursache-Wirkungs-Prinzipien gibt es bei Krebserkrankungen nicht. Zwar sind bei einem Teil der Krebserkrankungen hochgradige Risikofaktoren bekannt, doch hat z. B. auch starkes Rauchen „nur" bei 10–15 % der Raucher Lungenkrebs zur Folge

► *Art der Krebserkrankung.* Viele Patienten glauben, „Krebs ist gleich Krebs". Hingegen existieren verschiedene Krebsformen, und selbst in einem Organ können mehrere Krebsformen mit unterschiedlichen Eigenschaften auftreten

► *Diagnosestellung der Krebserkrankung.* Viele Patienten glaubten sich gesund und sicher vor Krebs, weil sie noch kurz vor der Diagnosestellung beim Arzt waren. Verlorenes Vertrauen kann zurückgewonnen werden, wenn ihnen erläutert wird, dass es keinen einfachen „Krebstest" gibt, sondern bösartige Tumoren oft nur durch komplizierte oder eingreifende Diagnostik festgestellt werden können

► *Behandlung der Krebserkrankung.* Ein Großteil der Patienten hat zu Beginn der Erkrankung kaum konkrete Vorstellungen von deren Behandlung. Im weiteren Krankheitsverlauf werden sie von Zeitschriftenartikeln über „Krebswundermittel" mit angeblich einzigartiger Wirkung magisch angezogen. Möchte der Patient die darin empfohlene Therapie ausprobieren, sollte er mit diesem Wunsch ernst genommen werden. Der Arzt sollte das Gelesene mit ihm besprechen und auch auf seine Ängste, z. B. dass etwas bei ihm versäumt würde, eingehen

► *Verlauf der Krebserkrankung.* Für die meisten Patienten ist Krebs gleichbedeutend mit langem, schmerzhaftem Leiden, an dessen Ende der Tod steht. Sie sollten wissen, dass zwar im Lauf einer Krebserkrankung Schmerzen auftreten können, dass aber nicht jeder davon betroffen ist und auch chronische Schmerzen gut bekämpft werden können (☞ 15.6). Sicherlich sollten die Patienten wissen, dass Krebs ihr Leben verändern, aber abhängig von der Tumorart nicht zwangsläufig (dauerhaft) *einschränken* oder gar *beenden* wird

Psychische Betreuung

Viele Patienten sind schockiert, wenn sie über Diagnose und evtl. Prognose ihrer Erkrankung informiert werden. Sie brauchen dann die Nähe und Gesprächsbereitschaft der Pflegenden. Diese versuchen, den Patienten über die erste Phase der tiefen Depression hinweg zu aktiver Mitarbeit bei der Therapie zu motivieren (☐ 1, 2). In diesem Zusammenhang ist es wichtig, dass der Patient die Diagnose „Krebs" nicht mit seinem Todesurteil gleichsetzt: Jeder zweite Tumorkranke wird geheilt oder verstirbt an einer anderen als an seiner Tumorerkrankung.

Die Behandlung bei Tumorerkrankungen ist notwendigerweise oftmals sehr aggressiv und belastet den ohnehin schon angegriffenen Patienten sehr. Durch wiederholte Erklärungen bezüglich Sinn und Zweck der manchmal lästigen Pflegemaßnahmen und durch geduldige Gespräche können die Pflegenden den Patienten zu aktiver Mitarbeit und Eigenverantwortlichkeit z. B. bei den prophylaktischen Maßnahmen motivieren und dadurch seine Gefährdung verringern. Sicherheitsvermittelnd sind auch – v. a. bei ungünstiger Prognose – das Gefühl, ernst genommen zu werden, und das Wissen, dass jederzeit jemand da ist, der hilft.

> In der Krise einer Tumorerkrankung ist das zentrale Problem, den Sinn des Lebens nicht zu verlieren oder ihn (neu) zu finden.

Nach dem ersten Schock beginnt bei den meisten Patienten die psychische Auseinandersetzung mit der Erkrankung. Sie läuft sehr individuell ab (Krisenverlaufsmodell ☞ 5.4.6). Viele Patienten stürzen mit der Tumordiagnose „in ein tiefes Loch", andere sind scheinbar gefasst und „wie benommen", wieder andere grübeln Tag und Nacht. Nicht wenige müssen alle Kraft aufbringen, um alltägliche Verrichtungen ausführen zu können. Die richtige Balance zwischen Auseinandersetzung einerseits und Ablenkung und Entspannung andererseits zu finden fällt sehr schwer. Mal- oder Musiktherapien (☞ 34.4.5) können sowohl zur Ablenkung und Entspannung als auch zur Krankheitsverarbeitung beitragen.

Wichtig ist, andere Berufsgruppen in die psychische Betreuung des Patienten einzubeziehen. Dies können die Krankenhausseelsorger der Kirchen, Psychologen, Psychotherapeuten oder Psychoonkologen, aber auch Mitglieder von Selbsthilfegruppen sein. Hilfreich können auch Angebote der Klinik für den Patienten sein, z. B. Vorträge oder andere Veranstaltungen. Besonders bei reaktiven Depressionen (☞ 34.7) ist weitere professionelle Hilfe unverzichtbar, in schweren Fällen muss über den Einsatz von Antidepressiva nachgedacht werden.

Nicht selten sind andere Patienten bei der Verarbeitung der Krankheit eine große Hilfe. Gerade auf onkologischen Stationen kennen sich viele Patienten durch ihre wiederholten Krankenhausaufenthalte von früher, und für „neue" Patienten kann der Kontakt zu einem Kranken, der Ähnliches durchgestanden hat, eine wertvolle Hilfe sein. Daher berücksichtigen die Pflegenden schon bei der Zimmerbelegung, welche Patienten sich von früher kennen und mögen – oder nicht.

901

22 Pflege von Menschen mit hämatologischen und onkologischen Erkrankungen

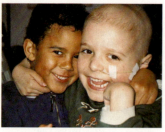

Abb. 22.2: Onkologische Therapien erfordern viel Kraft von Kindern wie Eltern, wobei Erwachsene immer wieder über die Reife von Kindern staunen, aber auch über ihre Fähigkeit, in schweren Zeiten zu spielen oder zu lachen. Aber: Viele Kinder können heute geheilt werden und danach ein (fast) normales Leben führen. Links ein vierjähriger Junge während einer Leukämietherapie, rechts das gleiche Kind fünf Jahre später. [O438]

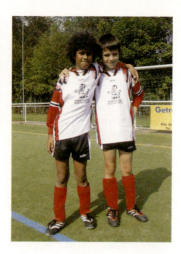

Mit Krebserkrankungen und ihrer Bewältigung beschäftigen sich außerdem viele Internetseiten und Bücher für Patienten und ihre Angehörigen. Einige davon geben gute und fundierte Hilfestellungen für Patienten. Hier kann eine kleine Spezialbibliothek auf Station oder eine Literatur- und Websiteliste hilfreich sein, insbesondere wenn Pflegende und Ärzte die entsprechenden Bücher bzw. Seiten selbst gelesen haben und sich somit Anknüpfungspunkte für ein Gespräch ergeben. (✉ 2)

Es gibt auch Patienten, die sich nicht mit ihrer Krankheit auseinandersetzen wollen. Auch dieses Verhalten muss von Pflegenden akzeptiert werden, da es ein Schutzmechanismus sein kann. Ein Gespräch kann zwar angeboten, darf aber nicht erzwungen werden.

Betreuung von Kindern und ihren Angehörigen

Die Pflege eines tumorkranken Kindes und die Betreuung der betroffenen Eltern sind eine große Herausforderung für die Pflegenden. Basis eines guten Vertrauensverhältnisses ist unbedingte Ehrlichkeit gegenüber allen Beteiligten. Die Pflegenden erläutern alle therapeutischen, diagnostischen und pflegerischen Maßnahmen einfühlsam, evtl. mit spielerischen Elementen.

Nach Möglichkeit beziehen die Pflegenden die Eltern in die Pflege des Kindes mit ein. Gleichzeitig bedenken sie, dass die Eltern sowohl psychisch als auch physisch bis an ihre Grenzen belastet sind: Die Krebsdiagnose bei ihrem Kind ist für Eltern auch nach Wochen und Monate nach der Diagnosestellung unfassbar. Insbesondere wenn Geschwisterkinder zu betreuen sind, können die Eltern trotz aller sozialen Hilfen und Unterstützung durch Familie und Freunde nicht alle Wünsche und Anforderungen erfüllen, die sie selbst wie andere an sie stellen, es kann z. B. oftmals nicht ein Elternteil über die gesamte Behandlungsdauer immer bei dem kranken Kind sein. Die Pflegenden versuchen, zusammen mit den Eltern einen Weg zu finden, der auf Dauer für alle gangbar ist.

Angehörige des Tumorkranken

Viele Patienten fürchten sich vor einer dauerhaften Abhängigkeit vom Partner, beispielsweise durch zunehmende Pflegebedürftigkeit im Verlauf der Erkrankung. Sie machen sich Sorgen um die Balance und die Belastbarkeit ihrer Partnerschaft.

Nicht nur der Patient, sondern auch seine Angehörigen stehen der Erkrankung oft hilflos gegenüber. Zu den Aufgaben der Pflegenden gehört es, die Nächsten des Patienten zu unterstützen, sie in die Pflege einzubeziehen und ihnen möglichst viel Zugang zum Kranken zu ermöglichen. Dies sind die besten Voraussetzungen dafür, dass die Angehörigen dem Patienten eine Stütze sein und (letzte) Wünsche des Patienten, etwa die Teilnahme an einer Familienfeier, erfüllt werden können.

Körperlicher Zustand des Tumorkranken

Der körperliche Zustand von Tumorkranken ist sehr unterschiedlich. Ein schlechter Allgemeinzustand bedeutet nicht immer Unheilbarkeit; umgekehrt kann ein unheilbar Kranker „blühend" aussehen. Das Allgemeinbefinden von Tumorpatienten lässt sich u. a. anhand des **Karnofsky-Index** oder des **WHO-Aktivitätsindex** (☞ Tab. 22.3) einstufen.

Karnofsky-Index [%]		WHO-Aktivitätsindex [Grad]	
100	Normal, keine Beschwerden, keine Krankheitszeichen	Normale Aktivität ohne Einschränkungen	0
90	Patient ist zu normaler Aktivität fähig, zeigt kleinere Krankheitssymptome	Leicht verminderte Aktivität und Belastbarkeit, ambulant und in der Lage, sich selbst zu versorgen	1
80	Normale Aktivitäten, allerdings mit Anstrengung, einige Krankheitssymptome		
70	Patient versorgt sich selbst, ist jedoch weder zu normalen Aktivitäten noch zu normaler Arbeit fähig	Arbeitsunfähigkeit, aber in der Lage, sich selbst zu versorgen. Tagsüber weniger als 50 % der Zeit im Bett	2
60	Gelegentliche Unterstützung erforderlich, Patient versorgt sich jedoch weitgehend selbst		
50	Erhebliche Unterstützung sowie häufige medizinische Versorgung erforderlich	Nur eingeschränkt in der Lage, sich selbst zu versorgen, ständige Pflege und Hilfe notwendig, tagsüber mehr als 50 % der Zeit im Bett	3
40	Patient ist behindert, benötigt besondere Versorgung und Unterstützung		
30	Schwerbehindert, Krankenhauseinlieferung angezeigt, Patient ist jedoch nicht moribund (sterbend)	Nicht in der Lage, sich selbst zu versorgen, komplett pflegebedürftig, bettlägerig	4
20	Patient ist schwerstkrank, Krankenhauseinlieferung unerlässlich, Intensivbehandlung		
10	Patient ist moribund, tödlicher Krankheitsverlauf schreitet rasch voran		
0	Tod		

Tab. 22.3: Der Karnofsky-Index und der WHO-Aktivitätsindex erlauben es, den körperlichen Zustand und die Autonomie (Unabhängigkeit) von Tumorkranken einzuschätzen.

Häufig wird das Körperbild des Patienten durch Erkrankung und Therapie stark beeinträchtigt, etwa durch den Haarausfall bei Zytostase. Die Patienten fühlen sich dadurch weniger attraktiv und sind in ihrem Selbstwertgefühl beeinträchtigt. Für viele Patienten ist es eine Hilfe, wenn sie frühzeitig auf die möglichen Veränderungen ihres Aussehens und zur Verfügung stehende Hilfen wie beispielsweise eine Perücke aufmerksam gemacht werden (☞ 22.4.1).

Die Bedeutung sexueller Fragen variiert bei Tumorpatienten erheblich. Wie jede lebensbedrohliche Erkrankung lässt auch die Diagnose „Krebs" das Sexualleben zunächst in den Hintergrund rücken. Sind jedoch der erste Schock und anstrengende Therapien vorbei, verspüren viele Betroffenen wieder verstärkt den Wunsch nach körperlicher Nähe zum Partner und Sexualität. Andere hingegen haben kein Bedürfnis danach, vielleicht sogar Angst vor (vermuteten) Erwartungen des Partners. Probleme ergeben sich von drei verschiedenen Seiten:

▶ Der Psyche, etwa vermindertes Selbstwertgefühl oder Körperbildstörungen, z. B. nach Mastektomie (Entfernung der weiblichen Brust) oder Stomaanlage
▶ Dem Tumor, vor allem bei Tumoren der Geschlechtsorgane
▶ Der Therapie, z. B. bei therapiebedingten Hormonmangelerscheinungen.

Nicht selten reicht ein offenes Gespräch der Partner über ihre Wünsche und Ängste schon aus. Ansonsten sind der behandelnde Arzt, Beratungsstellen oder auch Selbsthilfegruppen geeignete Ansprechpartner. Wichtig ist es, dass die Betroffenen sich mit ihren Problemen nicht alleine gelassen fühlen und wissen, dass es, wie bei anderen Schwierigkeiten auch, Hilfsmöglichkeiten gibt.

Psychische Situation der Pflegenden

Um todkranke Menschen auf Dauer pflegen zu können, müssen sich die Pflegenden mit dem eigenen Tod auseinandersetzen. Wer versucht, seine eigenen Ängste zu verdrängen, läuft Gefahr, dem Patienten nicht mehr teilnehmend gegenübertreten zu können.

Die psychische Belastung der Pflegenden kann und muss durch Aussprache im Team, Supervision oder auf entsprechenden Fortbildungen gemindert werden.

22.1.2 Beobachten, Beurteilen und Intervenieren

Die Patientenbeobachtung nimmt in der Pflege von Patienten mit hämatologischen und onkologischen Erkrankungen einen großen Stellenwert ein. Aus diesen Beobachtungen leiten sich die Maßnahmen zur Unterstützung und zur Beratung bzw. Anleitung ab. Die Grenzen können dabei fließend sein.

Zu beachten ist, dass die Patienten oft noch unter dem Schock der Diagnose stehen und mit dem Verständnis der in der Onkologie sehr komplexen Behandlungs- und (teils prophylaktischen) Pflegemaßnahmen überfordert sind. Unabdingbar sind daher mehrfache Beratungen und zusätzliches Informationsmaterial in Form von Broschüren, Merkblättern oder kurzen Videos. Eine Evaluation der Beratung erfolgt in regelmäßigen Abständen.

Bewegung

Patienten mit Anämie (☞ 22.5.1), allgemeiner Schwäche oder Fatigue (☞ 22.1.5) ermüden bereits bei geringer Belastung rasch und brauchen häufig längere Ruhepausen. Die Pflegenden berücksichtigen diese Pausen bei den notwendigen Pflegemaßnahmen, unterstützen den Betroffenen aber gleichzeitig, seine Selbstständigkeit im Rahmen seiner Möglichkeiten zu erhalten.

Haut

Pflege der bestrahlten Haut, ☞ 22.4.2
Pflege bei Haarausfall ☞ 22.4.1
Spezielle Mundpflege ☞ 12.5.2.3
Sowohl Chemo- oder Strahlentherapie selbst als auch die durch sie bedingte Leuko- und/oder Thrombozytopenie mit erhöhter Infektions- und Blutungsgefahr können zu Hautveränderungen führen, etwa Hyperkeratosen (überschießende Hornhautbildungen), Pigmentstörungen, Herpes- (☞ 26.6.7) oder Pilzinfektionen oder Hautblutungen.

Die Pflegenden wie auch der Patient selbst inspizieren Haut und (Mund-)Schleimhaut daher regelmäßig vor allem auf Rötungen, Schuppungen oder weißliche Beläge als Ausdruck einer Pilzinfektion sowie *Petechien* (punktförmige Blutungen) als Zeichen einer Thrombozytopenie (☞ 22.8.3). Bei schlechtem Licht ist hierzu eine Lampe notwendig.

Körpertemperatur

Regelmäßige Kontrollen der Körpertemperatur sind bei Patienten mit Leukämien, Zytostatika- oder Strahlentherapie nötig, um auftretende Infektionen rechtzeitig zu erkennen.

Ernährung

Tumorleiden führen oft zu Gewichtsverlust und – durch Schmerzen und Therapie bedingt – zu Appetitlosigkeit, Übelkeit und Erbrechen, die den Patienten noch mehr schwächen. Daher:

▶ Wunschkost anbieten oder Mahlzeiten von den Angehörigen mitbringen lassen. Bei nicht gestörter Verdauung auf ballaststoff-, vitamin- und eiweißreiche, hochkalorische Kost achten. Patienten mit Strahlentherapie des Bauchraums leicht verdauliche, ballaststoffarme Kost reichen (Durchfälle)
▶ 5 – 6 kleine Mahlzeiten täglich einnehmen lassen
▶ Patienten bei Appetitlosigkeit nicht zum Essen zwingen, sondern Mahlzeit zurückstellen und evtl. später wärmen
▶ Abwehrgeschwächten Patienten keine stark verkeimten Lebensmittel geben (☞ 22.1.4 und Abb. 22.6), Kranken mit erhöhter Blutungsgefahr keine harten und scharfkantigen Nahrungsmittel (☞ 22.1.3)
▶ Bei Gefahr von Mundschleimhautreizungen säurehaltige Getränke wie z. B. Orangensaft meiden.

Reicht die orale Nahrungsaufnahme dennoch nicht aus, kann sie durch orale Zusatznahrung, Sondenernährung (PEG oder Magensonde ☞ 12.6.5.4) oder parenterale Ernährung (☞ 15.5.2) ergänzt oder ersetzt werden. Wichtig sind Gewichtskontrollen und die Flüssigkeitsbilanzierung (☞ 12.7.1.2) zur Überwachung der Nahrungsaufnahme.

Welche Form der Ernährung für den Patienten am besten ist, hängt von der individuellen Situation und den weiteren Aussichten des Patienten ab und wird zusammen mit dem Patienten besprochen. Das Legen einer PEG ist ein invasiver Eingriff und wird nur bei lang anhaltenden Ernährungsproblemen in Erwägung gezogen. Eine Magensonde macht es dem Patienten nahezu unmöglich, nebenher etwas zu essen, wenn er Appetit haben sollte, was eine weitere Einschränkung seiner Lebensqualität bedeutet. Die parenterale Ernährung dagegen ermöglicht dem Patienten zu essen, worauf er Appetit hat, hat aber den Nachteil des ständigen venösen Zugangs und der damit verbundenen Immobilität.

903

22 Pflege von Menschen mit hämatologischen und onkologischen Erkrankungen

Immer wieder werden Pflegende und Ärzte auf spezielle „Tumordiäten" angesprochen, die den Tumor z. B. „aushungern" sollen. Eine „krebshemmende" Diät ist jedoch bisher nicht bekannt. Möchte ein Patient aber trotz diesbezüglicher Aufklärung eine bestimmte Diät ausprobieren, achten die Pflegenden darauf, dass der Nährstoffbedarf gedeckt wird (evtl. Diätassistentin hinzuziehen). Eine spezielle Diät ist bei Tumorkranken nur bei Begleiterkrankungen (z. B. Diabetes mellitus ☞ 21.6) oder Komplikationen (z. B. Mundschleimhaut- oder Speiseröhrenentzündung, Hyperkalzämie) notwendig.

Ausscheidung

Stuhl und Urin müssen – nach Anleitung durch die Pflegenden auch vom Patienten selbst – auf Veränderungen beobachtet werden:
- Blutbeimengungen (sichtbares Blut in Urin oder Stuhl, Teerstühle) können z. B. bei Gerinnungsstörungen oder Magengeschwüren auftreten
- Bei Harnwegsinfekten ist der Urin oft flockig oder riecht anders als sonst (☞ 29.4.2)
- Obstipation kann z. B. durch eine veränderte Ernährung und Bewegungsmangel, aber auch durch bestimmte Arzneimittel (z. B. Morphinabkömmlinge) bedingt sein. Durchfälle können sowohl Folge einer Darminfektion als auch einer Zytostatika- oder Strahlentherapie sein (☞ 22.4.1, 22.4.2).

Schlaf

Alle schwer kranken Patienten brauchen viel Ruhe und Schlaf, um Kräfte zu sammeln. Eine geeignete Planung der Untersuchungen und pflegerischen Maßnahmen ermöglicht tagsüber längere Ruhepausen. Manchmal ist auch eine Besuchsbeschränkung sinnvoll.

Oft vermögen entspannende Waschungen, atemstimulierende Einreibungen, Wärmeanwendung, eine Aromatherapie mit z. B. Lavendel- oder Rosenöl, ein Gespräch oder Musik das Einschlafen zu erleichtern (☞ 12.10.5).

Kommunikation

Unter anderem abhängig von der Persönlichkeit der Patienten durchleben die Betroffenen Phasen, in denen sie sich mit-

teilen wollen, und Zeiten, in denen sie lieber schweigen möchten. Die Pflegenden bemühen sich, die verschiedenen Phasen und unterschiedlichen Bedürfnissen des Patienten zu erspüren und *sagen* ihm nicht nur, dass er sich mit Problemen jederzeit an sie wenden kann, sondern lassen ihn ihre Gesprächsbereitschaft auch durch kleine Gesten *spüren*.

22.1.3 Pflege bei erhöhter Blutungsneigung

Im Vordergrund der Pflege bei erhöhter Blutungsneigung steht der Schutz vor Verletzungen. Bei Patienten mit gleichzeitig erhöhter Infektionsgefahr (☞ 22.1.4) wird hierdurch auch das Infektionsrisiko gesenkt, da Verletzungen potentielle Eintrittspforten für Infektionserreger darstellen.

Die folgenden Maßnahmen gelangen je nach Ausmaß der Gefährdung abgestuft zur Anwendung:
- Bei Männern Trocken- statt Nassrasur
- Angepasste Ernährung: Bei leichter Gefährdung lediglich Verzicht auf sehr harte oder scharfkantige Nahrungsmittel (z. B. Nüsse, Fisch mit Gräten), bei hoher Gefährdung weiche Kost
- **Atraumatische Zahnpflege:** Bei leichter Gefährdung weiche Zahnbürste mit abgerundeten Borsten, Putzen nur der Zähne und nicht des Zahnfleisches, keine Zahnseide. Bei hoher Gefährdung Mundpflege lediglich mithilfe von Watteträgern, Mundduschen oder (häufigen) Mundspülungen mit einem geeigneten Mundhöhlenantiseptikum, z. B. Meridol®
- Nagelpflege: bei hoher Gefährdung möglichst durch professionelle Kraft
- Beobachtung der Ausscheidungen auf Blutbeimengungen
- Keine rektalen Temperaturmessungen, keine Klysmen, Suppositorien oder Einläufe
- Keine i.m.-Injektionen
- Keine Arzneimittel, die die Blutungsneigung weiter erhöhen, z. B. kein ASS bei Schmerzen
- Entfernung von Stolperfallen und besonders verletzungsträchtigen Gegenständen aus der Umgebung des Patienten. Bei hoher Gefährdung Bettruhe.

Ist es trotzdem einmal zu einer Blutung gekommen:
- Bei akuten Blutungen genaue Beobachtung des Patienten, auch auf Blut in Stuhl oder Urin. Häufige Kontrollen von RR und Puls

- Lokale Maßnahmen zur Blutstillung, d. h. Ruhigstellung und Hochlagerung der betroffenen Extremität, evtl. Druckverband, Kälteanwendung oder Tamponaden.

22.1.4 Pflege bei erhöhter Infektionsgefahr

Eine **Schutzisolierung** (*Umkehrisolierung, protektive Isolierung*) ist notwendig bei **hochgradiger Abwehrschwäche mit erhöhter Infektionsgefahr**, etwa:
- Wenn durch Zytostatikatherapie die Granulozyten länger unter 500/µl abfallen
- Nach Knochenmarktransplantation (☞ 22.4.7)
- Bei angeborenen oder erworbenen Immundefekten (☞ 27.1).

Wie die Schutzisolierung im Detail gehandhabt wird, ist von Haus zu Haus unterschiedlich, oft gibt es verschiedene Stufen, z. B. **einfache** und **erweiterte Schutzisolierung**. Die Pflegenden beachten daher stets die hausinternen Richtlinien.

> Die Maßnahmen zum Schutz abwehrgeschwächter Patienten lassen sich folgendermaßen zusammenfassen:
> - Reduktion der Keime in der Umgebung des Patienten
> - Verminderung der körpereigenen Keime des Patienten
> - Früherkennung und Frühbehandlung von Infektionen.

Reduktion der Umgebungskeime

Die allgegenwärtigen Umweltkeime können beim Abwehrgeschwächten lebensbedrohliche Infektionen hervorrufen. Der Patient muss also vor den Bakterien, Viren und Pilzen seiner Umgebung (d. h. auch seiner Mitmenschen) geschützt werden.

Der Patient liegt in einem Isolierzimmer (☞ Abb. 22.4) mit eigener Nasszelle und Schleuse (möglichst mit Waschbecken und Fäkalienspüle). Er darf das Zimmer nicht verlassen, Fenster und Türen sind geschlossen. Prinzipiell wird der Kontakt des Patienten zur Außenwelt auf das Nötigste beschränkt.

Heute selten ist die Unterbringung in einem **Life island**, einer speziellen *Sterilbetteinheit.*

Um die Keimeinschleppung wirksam zu reduzieren, sind folgende Maßnahmen erforderlich:

904

- Alle Personen, die das Zimmer betreten, tragen Schutzkittel, Mundschutz und Überschuhe, bei langem Haar auch einen Haarschutz, und desinfizieren sich vor dem Betreten des Zimmers die Hände
- Regelmäßige Zimmer- und Händedesinfektion vermindern die Keime auf den Gegenständen im Zimmer
- Blumen und Topfpflanzen sind bedeutende Keimträger und daher im Patientenzimmer verboten
- Die Wäsche des Patienten wird bei Kochtemperatur gewaschen. Als Hausschuhe sind Plastik- oder Gummisandalen geeignet, da sie sich wesentlich besser reinigen und desinfizieren lassen als Stoff- oder Lederpantoffeln
- Auch die Nahrung muss keimarm sein. Dies bedeutet den Verzicht auf:
  – Frischen Salat, nicht-schälbares Obst
  – Rohes oder nur teilweise durchgegartes Fleisch, Fisch oder Eier, „losen" Aufschnitt, vakuumverpackten Räucherfisch
  – Schimmelkäse und Milchprodukte aus unpasteurisierter Milch (z. B. Rohmilchkäse), Käse von der Käsetheke
  – Nicht-erhitztes Getreide
- Erlaubt sind dagegen Salate aus dem Glas, Obstkonserven und schälbares Obst, z. B. Bananen
- Angebrochene Getränkepackungen werden nach 24 Std. weggeworfen
- Die Besucherzahl wird in der Regel auf zwei Besucher, die der Patient vorher angegeben hat, beschränkt. Die Besucher müssen gesund sein, wobei auch eine „harmlose" Erkältung als „nicht gesund" gilt, und dürfen sich nicht auf das Bett des Patienten setzen
- Ständiges Hinein- und Hinausgehen aus dem Zimmer ist zu vermeiden (Arbeit gut organisieren).

Verminderung der körpereigenen Keime

Der Patient ist nicht nur durch Keime aus seiner Umwelt, sondern auch durch eigene, für den Gesunden harmlose Haut- und Darmkeime gefährdet. Folgende Maßnahmen schützen ihn:
- Leib- und Bettwäsche sowie alle Handtücher des Patienten werden täglich gewechselt, da sie eine Brutstätte für Bakterien darstellen
- Der Patient soll den ganzen Körper täglich mit einer geeigneten Desinfektionslösung waschen bzw. diese beim

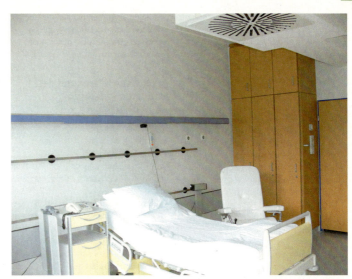

Abb. 22.4: Die Patientenzimmer für die Schutzisolierung sehen heute fast genauso aus wie herkömmliche Patientenzimmer. Ausgefeilte Belüftungstechnik hilft, das Risiko der Keimeinschleppung zu minimieren. [T345]

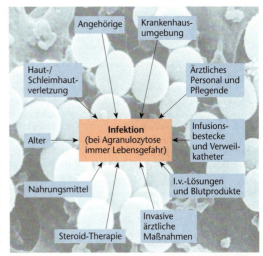

Abb. 22.5: Der abwehrgeschwächte Patient ist von vielen Seiten infektionsbedroht. Aufgabe der Pflege ist die Minimierung aller Infektionsrisiken. Hierzu ist oft auch die Schutzisolierung des Patienten erforderlich (☞ Text). [Foto: U136]

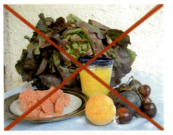
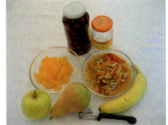

Abb. 22.6: Stark verkeimte Lebensmittel wie Blattsalate, Schimmelkäse, Nüsse, rohes Fleisch sowie nicht-schälbares Obst sind für abwehrgeschwächte Patienten verboten. Erlaubt sind schälbares und eingekochtes Obst sowie Salate im Glas. [O408]

Duschen auftragen (Einwirkzeit beachten). Auch die Haare werden mit entsprechenden Präparaten gewaschen
▶ Nach dem Waschen oder Duschen muss der Patient die Haut gut abtrocknen, besonders auch die Hautfalten. Sonst bilden sich feuchte Kammern, in denen sich Bakterien und Pilze optimal vermehren können. Eincremen schützt die Haut vor dem Austrocknen und beugt Hauteinrissen vor, die Keimen als Eintrittspforte dienen
▶ Der Patient soll die Intimpflege nach dem Stuhlgang mit Handschuhen durchführen und danach die Hände desinfizieren. Außerdem ist eine Händedesinfektion nach jedem Wasserlassen erforderlich
▶ Mehrfach täglich notwendig sind Mundspülungen mit antimykotischen Lösungen, etwa Moronal® Suspension, sowie die Desinfektion aller Körperöffnungen und -falten mit Antiseptika- oder Antibiotikapräparaten, z.B. Nobecutan® Spray (🕮 3)
▶ Die Darmkeime werden ggf. durch eine *Darmdekontamination* vermindert: Durch die Einnahme von Antibiotika und Antimykotika wird die Darmflora zerstört und einem Pilzbefall im Gastrointestinaltrakt vorgebeugt
▶ Die Effektivität aller genannten Maßnahmen wird durch regelmäßige bakteriologische Abstriche z.B. der Achsel- und Genitalregion kontrolliert.

Früherkennung von Infektionen

Trotz aller Vorsichtsmaßnahmen können Infektionen nicht immer vermieden werden, doch helfen frühe Erkennung und Behandlung der Infektion, den „Schaden zu begrenzen":
▶ Wegen der häufig auftretenden Pilzinfektionen und oft gleichzeitiger Blutungsneigung soll der Patient Haut und Mundschleimhaut täglich auf Risse, Rötungen, Druckstellen und Blutungen beobachten. Frauen werden über die Symptome von Vaginalinfektionen aufgeklärt (☞ 30.9.1)
▶ Er wird gebeten, zweimal täglich seine Temperatur zu messen (nicht rektal) und auf Erkrankungssymptome wie Husten, Auswurf, Übelkeit, Durchfälle oder Veränderungen beim Wasserlassen zu achten
▶ Auch scheinbare Kleinigkeiten wie leichte Kopfschmerzen, abnormes Schwitzen, Frieren oder Blähungen

können eine Infektion ankündigen und sollten daher beobachtet werden
▶ Zusätzlich soll sich der Patient vor Verletzungen schützen.

Psychische Betreuung des isolierten Patienten

Die isolierten Patienten befinden sich zusätzlich zu ihrer schweren körperlichen Erkrankung in einer psychischen Ausnahmesituation.

Die Pflegenden können den Patienten in dieser Phase entscheidend unterstützen:
▶ Ein gut informierter Patient ist eher bereit, alle unangenehmen Beschränkungen und prophylaktischen Maßnahmen auf sich zu nehmen. Daher werden ihm stets Sinn und Zweck einer Maßnahme erklärt und die Maßnahmen möglichst positiv formuliert („zu Ihrer Sicherheit")
▶ Individuelle Besuchszeiten tragen den Möglichkeiten der Besucher Rechnung und ermöglichen (plötzlich notwendige) „Krisenintervention" durch Angehörige
▶ Die Pflegenden ermutigen den Patienten, den Kontakt zur Außenwelt durch Briefe, Telefonate, Zeitungen und Fernsehen aufrechtzuerhalten. Sie bitten die Angehörigen, Briefe und Telefonate von weiteren Angehörigen oder Freunden zeitlich zu verteilen, damit der Patient weder am Anfang zu stark belastet wird noch sich später vergessen fühlt
▶ Die Angehörigen werden mit Einverständnis des Patienten ebenso aufgeklärt und informiert wie der Patient selbst, damit ein Gedankenaustausch auf einer gemeinsamen Grundlage möglich ist
▶ Nach Möglichkeit werden einige persönliche Sachen im Patientenzimmer platziert
▶ Die Pflegenden suchen gemeinsam mit dem Patienten Beschäftigungsmöglichkeiten, die seinen Neigungen entsprechen und früheren Patienten erfahrungsgemäß geholfen haben.

> Im Rahmen der Krankheitsbewältigung kann der Patient depressive oder aggressive Phasen durchleben.
>
> Auch wenn es Kraft kostet, wird der Patient dann besonders intensiv betreut. Die Pflegenden sind gesprächsbereit und bringen dem Patienten Verständnis entgegen.

22.1.5 Pflege bei (krebsassoziierter) Fatigue

Pflegephänomen Ermüdung/Erschöpfung
☞ 🖳

Fatigue bedeutet wörtlich übersetzt „Ermüdung, Erschöpfung". Im deutschen Sprachgebrauch wird der Begriff heute meist synonym gebraucht für die **krebsassoziierte Fatigue:** Viele Krebspatienten fühlen sich ständig erschöpft und kraftlos, sie können sich kaum konzentrieren und „zu nichts aufraffen", trotz großer Müdigkeit nur schlecht schlafen und sind gleichzeitig ängstlich, reizbar und depressiv. Die Betroffenen benötigen bei vielen Alltagstätigkeiten Unterstützung, ihre Lebensqualität ist erheblich eingeschränkt und der Leidensdruck groß. Diese Erschöpfung kann nicht mit „normaler" Müdigkeit verglichen werden.

Die Entstehung der krebsassoziierten Fatigue ist nach heutiger Kenntnis durch viele Faktoren bedingt: sowohl durch den Tumor als auch durch die Therapien sowie die körperlichen und seelischen Reaktionen auf beides.

Feststellbare (Teil-)Ursachen der Fatigue wie etwa Anämie, Elektrolytveränderungen oder Mangelernährung werden wenn irgend möglich beseitigt. Entsprechend der vielfältigen und teils noch unbekannten Ursachen ist dadurch aber häufig nur eine Beschwerdebesserung, keine -freiheit zu erwarten.

Pflege

Den meisten Patienten hilft es schon sehr zu wissen, dass Fatigue bei Krebserkrankungen ein sehr häufiges und manchmal langwieriges Problem ist. Denn während die **akute Fatigue** während der Erkrankung oder anstrengender Therapien meist verstanden wird, ist die **chronische Fatigue** nach Behandlungsende vielen nicht erklärbar und wird vom Patienten nicht selten als „persönliches Versagen" oder von Angehörigen und Bekannten als „Nicht-Wollen" fehlgedeutet.

Die Pflegenden beraten den Patienten insbesondere über die richtige Balance von Aktivität und Ruhe und geeignete Strategien hierzu. Genauso kontraproduktiv wie unbedingtes Erzwingen-Wollen ist nämlich übermäßige Schonung: Zu wenig Aktivität kann den Kräfteverfall beschleunigen, was der Patient mit noch mehr Schonung zu bessern versucht, so dass er in einen Teufelskreis hineingerät. (🕮 4), (✉ 3)

Prävention und Gesundheitsberatung

▶ **Körperliches Training:** Entgegen dem früheren Ratschlag, sich zu schonen, wird heute auch Krebspatienten leichtes bis mäßiges Ausdauertraining empfohlen. Es steigert die körperliche Leistungsfähigkeit wie auch Selbstwertgefühl und Lebensqualität und wirkt der Abwärtsspirale somit gleich mehrfach entgegen
▶ **Setzen von Prioritäten:** Was ist unbedingt notwendig, was verzichtbar? Welche Arbeiten können delegiert, welche kraftsparender gestaltet werden?
▶ **Einplanen von Ruhepausen:** z.B. anstrengende Aktivitäten nicht hintereinander einplanen, sondern verteilen, Umgebungsbedingungen für Nachtschlaf optimieren, ggf. Techniken zum Stressabbau erlernen
▶ **„Sich-Gönnen" von Ablenkung:** z.B. Freunde besuchen, ins Kino/Theater gehen, spazierengehen
▶ Aufklärung von Angehörigen über diese Zusammenhänge.

22.2 Hauptbeschwerden und Leitbefunde des hämatologisch-onkologischen Patienten

Anämie ☞ *22.5.1*

> **Vorsicht: „Diffuse Beschwerden"**
> Das Gefährliche an Tumorerkrankungen ist, dass sie sich meist eine ganze Zeit lang nur durch „diffuse" Beschwerden äußern. Ein entsprechend langer Zeitraum verstreicht bis zur Diagnosestellung und zum Therapiebeginn.

Fieber und Nachtschweiß

Bei manchen Tumoren und hämatologischen Erkrankungen stellen nicht erklärbare *Fieberzustände* und *Nachtschweiß* lange Zeit die Hauptbeschwerden des Patienten dar. Beispielsweise haben 5–10 % der Patienten mit einem Morbus Hodgkin (☞ 22.7.1) typische, wellenförmige Fieberschübe.

Infektionsneigung

Bluterkrankungen, insbesondere die Leukämien (☞ 22.6.2), alle Leukozytopenien sowie ausgedehnte Tumorleiden verursachen häufig eine **Abwehrschwäche** und dadurch eine erhöhte **Infektionsneigung**. Ursache der Abwehrschwäche ist ein Mangel an funktionsfähigen Abwehrzellen im Blut. Die Infektionen treten nicht nur häufiger auf, sondern verlaufen auch schwerer als bei Abwehrgesunden. Die Gefahr einer Sepsis oder einer ZNS-Beteiligung ist groß.

Lymphknotenvergrößerung (Lymphom)

Lymphknotenschwellungen können *lokal* auftreten, also nur an *einer* Körperregion, z.B. bei lokal begrenzten Entzündungen oder Tumoren, oder *generalisiert* an weiten Teilen des Körpers, z.B. bei manchen Infektionen oder bösartigen Erkrankungen des lymphatischen Systems.
Maligne Lymphknotenvergrößerungen sind typischerweise schmerzlos, hart und evtl. mit dem darunter liegenden Gewebe verbacken. Der Patient bemerkt die Schwellung meist zufällig. Kennzeichnend für **entzündliche Lymphknotenschwellungen** hingegen ist, dass die vergrößerten Lymphknoten weich, druckschmerzhaft und gut verschieblich sind.

> Jede über Wochen bestehende, scheinbar grundlose Vergrößerung eines oder mehrerer Lymphknoten ist verdächtig und muss abgeklärt werden, auch wenn sich der Patient sonst wohl fühlt. Nur so kann eine bösartige Erkrankung ausgeschlossen werden.

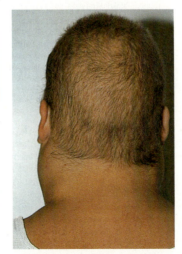

Abb. 22.7: Patient mit deutlich sichtbaren Lymphknotenvergrößerungen (Lymphomen) am Hals. [E179-168]

Milzvergrößerung

Zu einer **Milzvergrößerung** (*Splenomegalie*, auch 20.7.1) kommt es bei Leukämien, malignen Lymphomen, manchen Infektionen (z.B. infektiöser Mononukleose) sowie einer Stauung der Pfortader, z.B. als Folge einer Leberzirrhose.

Die vergrößerte Milz kann Druckgefühl und Schmerzen im linken Oberbauch verursachen. Vermehrte Speicherung und der beschleunigte Abbau von Blutzellen in der vergrößerten Milz (*Hypersplenismus*) führen zum Mangel einzelner oder aller Blutzellarten.

Weitere Hauptbeschwerden des hämatologisch-onkologischen Patienten

Weitere häufige Beschwerden bei hämatologisch-onkologischen Patienten sind ein unerklärbarer **Leistungsknick** und **ungewollte Gewichtsabnahme**. Beide werden aber oft einige Zeit nicht bemerkt oder auf andere Ursachen zurückgeführt.

Außerdem können Tumoren zu einer Vielzahl von **paraneoplastischen Syndromen** (*Paraneoplasie*, kurz *PNS*) führen. Dies sind tumor*ferne* Symptome, die im Zusammenhang mit Tumorerkrankungen auftreten, jedoch weder durch direkte Tumorinfiltration noch unmittelbar durch Tumormetastasen zu erklären sind. Am häufigsten handelt es sich um **endokrine Störungen** wie etwa eine ACTH-Produktion mit nachfolgendem Cushing-Syndrom (☞ 21.5.1), **Funktionsstörungen des peripheren** oder **zentralen Nervensystems** sowie **der Muskulatur** (z.B. Polyneuropathien ☞ 33.10.1, Dermatomyositis ☞ 23.7.4) sowie die verschiedensten **Blutveränderungen** (einschließlich **Gerinnungsveränderungen**).

22.3 Diagnostik in der Hämatologie und Onkologie

22.3.1 Blutsenkung und Blutbilduntersuchungen

Blutsenkung

Die **Blutsenkung** oder – präziser – die *Blutkörperchensenkungsgeschwindigkeit* (**BSG**, **BKS**, *Blutsenkungsreaktion*, **BSR**) gibt an, wie schnell die Erythrozyten in durch Zitratzusatz ungerinnbar gemachtem Blut sedimentieren. Normal ist eine Absenkung um höchstens 15 mm in der ersten Stunde bei Männern und 20 mm bei Frauen (bei über 50-Jährigen etwas mehr, ☞ 14.5.1), gemessen in einem speziellen Senkungsröhrchen.

Eine erhöhte BSG tritt bei systemischen Infektionen, sonstigen Entzündungen, Tumoren und Veränderungen der Bluteiweiße auf.

Vorbereitung und Durchführung der BSG

- *Material bereitlegen.* Alles für die venöse Blutentnahme (☞ 14.5.1), außerdem Blutsenkungskapillaren, Senkungsständer, ggf. Kurzzeitwecker, vorbereitetes Dokumentationsprotokoll
- *Blut vorbereiten.* Darauf achten, dass das Röhrchen exakt bis zur Markierung gefüllt ist. Inhalt durch vorsichtiges Kippen gut durchmischen
- *BSG bestimmen.* Senkungskapillare je nach Herstellerangabe mit Blut füllen und senkrecht in den Ständer stellen. Der Ständer darf weder hohen Temperaturen noch stärkeren Erschütterungen ausgesetzt sein, da dies die Ergebnisse verfälscht; der Blutspiegel muss dem Nullwert der Skala entsprechen. Wecker auf eine Stunde stellen, dann BSG ablesen (= Zahlenwert der Skala an der Grenze zwischen festen und flüssigen Blutbestandteilen). Wert sowie sichtbare Auffälligkeiten des Plasmas (z. B. milchiges Plasma bei erhöhten Blutfetten) dokumentieren. Der früher übliche Zweistundenwert wird kaum mehr bestimmt
- *Nachbereitung.* Materialien entsorgen. BSG-Ständer desinfizieren und bei grober Verschmutzung reinigen.

Blutbilduntersuchungen

Bei der **Blutbilduntersuchung** wird unterschieden zwischen dem **kleinen Blutbild** *(kleines BB)*, das aus dem roten Blutbild und der Gesamtleukozytenzahl besteht, und dem **Differentialblutbild** oder *großen Blutbild (großes BB)*, in dem zusätzlich die Zahl der Thrombozyten und die verschiedenen Gruppen der weißen Blutzellen bestimmt werden.

> Der Mangel einer Zellfamilie wird als **-penie** (Leukozytopenie, Erythrozytopenie = Anämie, Thrombozytopenie), ein Zuviel als **-zytose** (Leukozytose, Erythrozytose = Polyglobulie, Thrombozytose) und eine Funktionsstörung als **-pathie** (Thrombozytopathie ☞ 22.8, 22.8.3) bezeichnet.

Rotes Blutbild

Die grundlegenden Größen des **roten Blutbilds** sind (☞ 14.5.1):

- **Hämatokrit** *(Hkt, Hk).* Volumenanteil der festen Blutanteile in Prozent bezogen auf das Gesamtblutvolumen. Den größten Anteil der festen Blutbestandteile machen die Erythrozyten aus (☞ auch Abb. 22.8)
- **Hämoglobingehalt des Blutes** *(Hb).* Menge des roten *Blutfarbstoffs* in Gramm pro Liter Blut. Da Hämoglobin ausschließlich in Erythrozyten vorkommt, hängt der Hb-Gehalt des Blutes von der Anzahl der Erythrozyten und vom Hb-Gehalt des einzelnen Erythrozyten ab
- **Erythrozytenzahl** (Erys).

Zusätzlich kann die Bestimmung der **Retikulozytenzahl** *(Retis)* angefordert werden. Bei einer gesteigerten Blutbildung, etwa nach einem Blutverlust, werden vermehrt junge Erythrozyten aus dem Knochenmark ausgeschwemmt (**Retikulozytose**, d. h. Retis > 3 %).

Aus den oben genannten Grundgrößen des roten Blutbilds lassen sich drei weitere Parameter errechnen:

- **Mittleres korpuskuläres Volumen** *(MCV).* Mittleres Volumen eines einzelnen Erythrozyten. Anämien mit erhöhtem MCV werden als *makrozytäre* Anämien, solche mit erniedrigtem MCV als *mikrozytäre* Anämien bezeichnet
- **Mittleres korpuskuläres Hämoglobin** *(MCH, Hb_E, Färbekoeffizient).* Durchschnittlicher Hämoglobingehalt des einzelnen Erythrozyten. Anämien mit erniedrigtem MCH heißen *hypochrom*, die mit erhöhtem MCH *hyperchrom*
- **Mittlere korpuskuläre Hämoglobinkonzentration** *(MCHC).* Durchschnittliche Hämoglobinkonzentration des Erythrozyten.

Die Normwerte des roten Blutbilds bei Kindern weichen von denen bei Erwachsenen ab: Nach hohen Hb- und Hkt-Werten kurz nach der Geburt fallen die Werte ab, um etwa im dritten Lebensmonat ein Minimum zu erreichen und sich danach über Jahre den Erwachsenenwerten anzunähern.

Weißes Blutbild

Im modernen Krankenhausalltag wird das **weiße Blutbild** mit seinen unterschiedlichen Zellen durch Automaten ausgezählt. Hierbei werden die Zellen beim Durchfließen von Glaskapillaren (Durchflusszytometer) anhand der Größe und der zytochemischen Reaktionen der Leukozyten differenziert (**Differentialblutbild** ☞ Kap. 35). Bei Bedarf, beispielsweise bei Abweichungen von der Normverteilung, wird eine mikroskopische Nachauswertung durchgeführt.

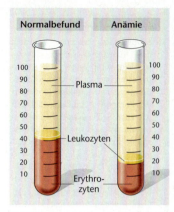

Abb. 22.8: Hämatokrit: Normalbefund und Befund bei Anämie. Durch Zentrifugieren sinken die festen Bestandteile im unteren Teil des Reagenzglases abgesetzt. Ihr Volumenanteil beträgt ca. 45 %. Der Hämatokrit ist bei Anämien vermindert, bei Polyglobulien dagegen erhöht. [A400-190]

Parameter	Normwerte
Hämoglobin (Hb)	♂ 135 – 175 g/l (8,4 – 10,9 mmol/l) ♀ 120 – 160 g/l (7,4 – 9,9 mmol/l)
Erythrozyten (Erys)	♂ 4,3 – 5,9/pl ♀ 3,5 – 5,0/pl
Hämatokrit (Hkt)	♂ 40 – 52 % ♀ 35 – 47 %
Mittleres korpuskuläres Volumen (MCV)	80 – 96 fl (80 – 96 µm³)
Mittleres korpuskuläres Hämoglobin (MCH)	27 – 33 pg (1,7 – 2,1 fmol)
Mittlere korpuskuläre Hämoglobinkonzentration (MCHC)	330 – 360 g/l Erys (20,5 – 22,3 mmol/l)
Retikulozyten (Retis)	ca. 1,7 – 2 % der Erys

Tab. 22.9: Überblick über die wichtigsten Parameter des roten Blutbilds und ihre Normwerte bei Erwachsenen.

22.3.2 Blutgruppenbestimmung

Blutersatzprodukte und Durchführung einer Transfusion ☞ 22.4.6

AB0-System

Im **AB0-System** besitzt jeder Mensch eine der vier Blutgruppen **A, B, AB** oder **0**. Diese Blutgruppennamen bezeichnen jeweils bestimmte Antigenmuster auf der Oberfläche der Erythrozyten, die für das gesamte Leben bestehen bleiben und nach festen Regeln vererbt werden. In Deutschland am häufigsten sind die Blutgruppen A (44%) und 0 (42%).

Wird Blut mit Erythrozyten einer anderen Blutgruppe, d. h. anderen AB-Antigenen, übertragen *(transfundiert)*, so kommt es bereits bei der *ersten* Fehltransfusion durch eine Antigen-Antikörper-Reaktion zu lebensbedrohlichen Transfusionsreaktionen, in deren Verlauf das Blut verklumpt *(agglutiniert)*. Um bei geplanten Transfusionen Fehlbestimmungen zu vermeiden, werden bei der Blutgruppenbestimmung im AB0-System nicht nur die Antigene auf den Erythrozyten durch spezielle Testseren nachgewiesen, sondern es wird umgekehrt auch das Serum des Patienten mithilfe von Testerythrozyten auf das Vorhandensein der „passenden" Antikörper geprüft.

Für eine Blutgruppenbestimmung inkl. Rhesus-System (☞ unten) sind 10 ml zitratfreies Blut erforderlich.

Rhesus-System

Das **Rhesus-System** umfasst mehrere Antigene, von denen das **Antigen D** das wichtigste ist. 86% der Bevölkerung haben das D-Antigen und sind somit **Rhesus-positiv** *(Rh pos., D pos.)*, die übrigen **Rhesus-negativ** *(Rh neg., D neg.)*. In der Routinediagnostik sind ferner noch die Antigene C, c, E und e von Bedeutung.

Im Gegensatz zum AB0-System werden Antikörper gegen die Antigene des Rhesus-Systems erst *nach* Kontakt mit dem Antigen gebildet, z. B. Fehltransfusion, Geburt oder Fehlgeburt.

In der Schreibweise ist heute die **CDE-Nomenklatur** Standard, bei der alle drei Antigene berücksichtigt werden, also beispielsweise CcD.ee, CCD.ee, CcddEe. Ein Punkt hinter dem D bedeutet, dass der Genotyp eines Rh-positiven Menschen nicht bekannt ist, da hier bisher kein serologischer Nachweis möglich ist.

Antikörpersuchtests und serologische Verträglichkeitsprobe

Die Antigene der zahlreichen weiteren Blutgruppensysteme sind normalerweise so schwach immunogen, dass sie nicht einzeln bestimmt werden. Durch **Antikörpersuchtests** (z. B. *Coombs-Test*) und **serologische Verträglichkeitsprobe** *(Kreuzprobe)* im Labor wird das Vorhandensein **irregulärer Antikörper** durch frühere Immunisierung ausgeschlossen,

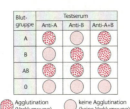
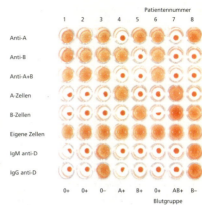

Abb. 22.10: Blutgruppenbestimmung mit Testseren. Oben Reaktionsschema, rechts Routinebestimmung auf einer 96-Kammer-Platte. Reihen 1–3 Patientenerythrozyten und Antiseren, Reihen 4–6 Patientenseren und Testerythrozyten, Reihen 7–8 Patientenerythrozyten und Anti-D-Serum. [E278, R178]

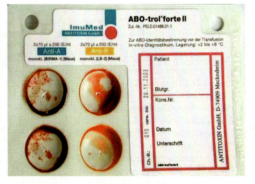

Abb. 22.11: Bedside-Test: Die Prüfkarten enthalten in den folienüberzogenen Mulden Anti-A und Anti-B. Nach dem Einspritzen je eines Tropfens Patienten- bzw. Konservenblut in die Mulden ist es zu einer Agglutination bei Anti-A, nicht aber bei Anti-B gekommen. Zur Dokumentation wird das Durchschreibeetikett (rechts) abgezogen und in das Transfusionsprotokoll geklebt. [V334]

durch die serologische Verträglichkeitsprobe werden ABO-Verwechslungen verhindert.

Die Verträglichkeitsprobe besteht aus dem **Majortest** und dem **Minortest**. Beim Majortest werden Empfängerserum und Spendererythrozyten vermischt, beim Minortest (der je nach Spendervortestung entfallen kann) Empfängererythrozyten und Spenderserum.

Für die Verträglichkeitsprobe werden Spenderblut sowie 5–10 ml zitratfreies Empfängerblut benötigt. Dieses muss dem Patienten speziell dafür abgenommen werden. Die Verwendung des Bluts, aus dem die Blutgruppe bestimmt wurde, ist nicht zulässig. Die Verträglichkeitsprobe ist nur für drei Tage gültig. Wurde die Blutkonserve bis dahin nicht transfundiert, muss sie wiederholt werden.

In Notfällen kann und muss bei Lebensgefahr des Patienten von dem oben Gesagten abgewichen werden (Gabe von ungekreuzten Erythrozytenkonzentraten oder Konzentraten der Blutgruppe 0 Rh neg.). Indikationsstellung und Verantwortung diesbezüglich liegen beim transfundierenden Arzt.

Bedside-Test

Unmittelbar vor *jeder* Transfusion überprüft der Arzt anhand des **Bedside-Tests** (am Krankenbett durchgeführt, daher „bedside") die Blutgruppe des Patienten. Die Blutgruppe des Spenders wird vom Labor geprüft und garantiert, aber zur Dokumentation meist ebenfalls mitbestimmt (Ausnahme: Eigenblutspende, hier *muss* auch die Konserve getestet werden).

Für einen Bedside-Test werden benötigt:
▶ Blutgruppen-Dokumentationskarte, heute meist mit schon vom Hersteller aufgetragenem Anti-Serum, ansonsten zusätzlich Fläschchen-Satz mit Anti-Serum (Anti-A, Anti-B, Anti-AB und evtl. Anti-D)
▶ Alles zur venösen Blutentnahme (☞ 14.5.1).

22.3.3 Gerinnungstests

Thrombozytenzahl ☞ 22.8.3

Labortests ermöglichen die Feststellung, ob eine Gerinnungsstörung vorliegt und welcher Art sie ist:

22 Pflege von Menschen mit hämatologischen und onkologischen Erkrankungen

- **Quick-Test** *(Thromboplastinzeit, Prothrombinzeit).* Der Quick-Test ist ein Globaltest für die Gerinnselbildung über den Weg des **exogenen Systems** *(extrinsic system, extravaskuläre Aktivierung),* also v. a. für die Faktoren I, II, V, VII und X. Zitratblut wird mit Gewebsthrombokinase und Kalzium vermischt und dadurch die Gerinnungskaskade in Gang gebracht. Die Dauer bis zum Einsetzen der Gerinnung wird gemessen und bezogen auf eine Standardzeit in Prozent angegeben. Der Quick-Wert dient vor allem der Überwachung einer Marcumar-Therapie und der Leberfunktion. Normal sind 70–120 %.
  Da der Quick-Wert laborabhängig ist, wird insbesondere bei der Therapiekontrolle zunehmend die *International normalized ratio,* kurz **INR,** bestimmt, bei der diese Unterschiede durch einen entsprechenden Korrekturfaktor ausgeglichen werden. Normal ist eine INR von 1,0. Je stärker die Gerinnung herabgesetzt ist, desto höher ist die INR.
- **Partielle Thromboplastinzeit** *(PTT).* Zitratplasma wird mit Kalzium und einer speziellen Verbindung, die den Plättchenfaktor simuliert, gemischt und die Gerinnungszeit gemessen. Die PTT dient somit als Globaltest des **endogenen Systems** *(intrinsic system, intravaskuläre Aktivierung)* und damit der Faktoren I, II, V, VIII, IX, X, XI und XII. Der Normwert liegt bei ca. 30–40 Sek.
- **Thrombinzeit** *(Plasmathrombinzeit, PTZ).* Nach Zusatz von Thrombin zu Zitratplasma wird die Gerinnungszeit gemessen (normal 17–23 Sek.). Die Thrombinzeit wird z. B. zur Überwachung einer Fibrinolyse- oder Heparintherapie oder bei Verdacht auf Fibrinbildungsstörungen bestimmt.

22.3.4 Knochenmarkpunktion und -biopsie

Für eine **Knochenmarkpunktion** wird der Beckenkamm **(Beckenkammpunktion)** oder – selten einmal bei Erwachsenen – das Sternum **(Sternalpunktion)** punktiert. Die Beckenkammpunktion ist schmerz- und komplikationsärmer und ermöglicht nicht nur eine Punktion, sondern auch eine **Knochenmarkbiopsie.** Bei der Knochenmark*punktion* wird lediglich mit einer Spritze Knochenmark aspiriert. Bei der Knochenmark*biopsie* wird zusätzlich ein Stanzzylinder entnommen, so dass die

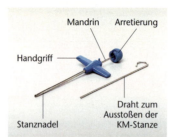

Abb. 22.12: Yamshidi-Stanznadel zur Beckenkammbiopsie (☞ Abb. 22.14 – 22.17). Sie erlaubt sowohl eine Knochenmarkpunktion (durch Aufsetzen einer normalen Spritze) als auch eine Knochenmarkbiopsie (durch weiteres Eindrehen der Nadel ohne Mandrin). [K183]

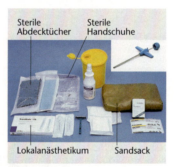

Abb. 22.13: Set zur Knochenmarkpunktion. [M161]

Knochenmarkstruktur im Zusammenhang, d. h. Knochenbälkchen *und* KM-Zellen im Verhältnis zueinander, beurteilt werden können **(KM-Histologie).** Bei Säuglingen kann außerdem Knochenmark aus der Tibia gewonnen werden.

Aufgaben der Pflegenden bei Knochenmarkpunktion oder -biopsie

- **Materialvorbereitung.** Ggf. Einmalrasierer, Hautdesinfektionsmittel, Lokalanästhetikum, vier einfache Objektträger (auf saugfähigem Papier auf einem Tablett angeordnet), 4–8 Objektträger mit Namensfeld, plan geschliffene Deckgläschen (zum Übertragen der Markbröckel), 5-ml-Spritze mit 2 ml Natriumzitrat, Ampullensäge, Abwurfbehälter, Sandsack.
  Steriles Material: 10-ml-Spritzen mit Kanülen, Skalpell für evtl. Hautschnitt, Handschuhe, Lochtuch, Tupfer, Verbandsmaterial (möglichst Klebeverband mit breitflächiger Auflage), *Yamshidi-Stanznadel* für die Beckenkammbiopsie.

Beckenkammpunktion und -biopsie [K115]

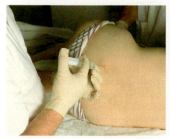

Abb. 22.14: Nach Desinfektion der Punktionsstelle folgt die Lokalanästhesie bis zum sehr schmerzempfindlichen Periost.

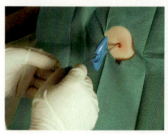

Abb. 22.15: Nach evtl. Stichinzision und „Eindrehen" der Yamshidi-Nadel wird der Stahlmandrin entfernt und eine Spritze zur Aspiration von Zellen aufgesetzt.

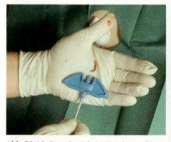

Abb. 22.16: Danach wird eine Knochenmarkstanze gewonnen und mit einem Draht aus der Yamshidi-Stanznadel ausgestoßen.

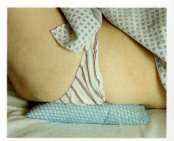

Abb. 22.17: Nach der Punktion/Biopsie wird ein Wundverband angelegt und die Patientin auf einen Sandsack gelagert.

22.3 Diagnostik in der Hämatologie und Onkologie

Im Fall einer Knochenmarkbiopsie zusätzlich verschließbarer Glaszylinder oder Plastikröhrchen mit Fixierungslösung (*Schaffer-* bzw. *10 %ige Formaldehyd-Lösung*)

- **Vorbereitung des Patienten.** Evtl. (nach Arztanordnung) Prämedikation, z. B. Midazolam (etwa Dormicum®) oral verabreichen. Nur selten, vor allem bei Kindern, wird eine Punktion unter Kurznarkose durchgeführt (das Ansaugen von Knochenmark gibt einen kurzen, ziehenden Schmerz, da die Lokalanästhesie nur bis zum Periost reicht). Patienten informieren und ihn bitten, noch einmal die Blase zu entleeren. Ggf. Punktionsstelle rasieren. Zugluft im Punktionsraum vermeiden
- **Lagerung des Patienten.** Patienten für die Beckenkammpunktion auf der Seite mit angewinkelten Knien oder auf dem Bauch mit einer Rolle unter dem Bauch (etwas oberhalb der Symphyse) lagern
- **Assistenz bei der Durchführung.** Patienten beruhigen, evtl. Material anreichen.

Durchführung ☞ *Abb. 22.14–22.17*

Nachbereitung

- Punktionsstelle für mindestens drei Minuten komprimieren, danach Pflasterverband anlegen und evtl. Sandsack auf die Wunde legen bzw. Patienten mit der Wunde auf einen Sandsack lagern. Der Verband wird nach 24 Std. gewechselt und ggf. erneuert
- Patienten eine Stunde Bettruhe einhalten lassen und ihn genau auf Nachblutungen beobachten
- Nach einer Kurznarkose Vitalzeichen kontrollieren und Patienten noch zwei Stunden nüchtern lassen.

Untersuchungsbefund

Pathologische Befunde sind beispielsweise:
- Tumorzellen – die Knochenmarkpunktion bzw. -biopsie liefert oft den entscheidenden Tumornachweis
- **Knochenmarkaplasie,** das ist eine Verminderung der Blutzellbildung aller Reihen
- **Hyperzellularität:** Krankhafter Zellreichtum (durch Wucherung einzelner oder mehrerer Knochenmarkzellreihen), z. B. bei Leukämien (☞ 22.6.1)
- Verschiebung der Mengenverhältnisse der Zellen untereinander.

22.3.5 Lymphknoten- und Tumorpunktion/-exstirpation

Lymphknotenpunktion und -exstirpation

Die **Lymphknotenpunktion** ist bei Verdacht auf *entzündliche* Prozesse (z. B. Tuberkulose) angezeigt. In Lokalanästhesie wird ein oberflächlich gelegener Lymphknoten mit einer dünnen Kanüle punktiert und unter Sog Material aspiriert *(Feinnadelpunktion),* das ein Pathologe anschließend mikroskopisch untersucht.

Bei Verdacht auf eine **bösartige** Erkrankung ist eine **Lymphknotenexstirpation** erforderlich, bei der ein Lymphknoten operativ entfernt und histologisch untersucht wird. Im Gegensatz zur Punktion können nicht nur einzelne Zellen, sondern das Lymphknotengewebe im Verband beurteilt werden.

Tumorpunktion und -exstirpation

Punktiert werden können praktisch alle tastbaren Knoten (also Tumoren) und in Ultraschall oder Computer- bzw. Kernspintomographie auffälligen Befunde. Heute wird meist unter Utraschall- oder CT-Kontrolle punktiert, um Organverletzungen zu vermeiden.

Da die Bewertung jedoch vielfach schwierig ist, falsch-negative Ergebnisse möglich sind und Tumorzellen verschleppt werden können, wird der verdächtige Tumor zumeist als Ganzes entfernt.

Pflege

- Je nach Art der Punktion müssen vorher aktuelle Gerinnungswerte (Quick, Thrombozyten, PTT), bei einer CT-ge-

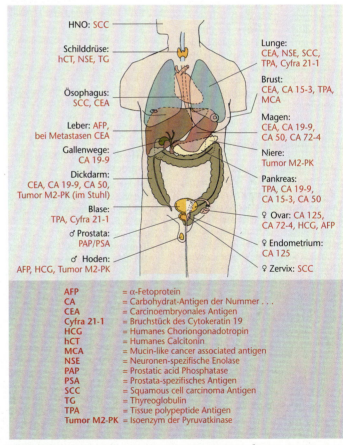

Abb. 22.18: Die wichtigsten Tumormarker verschiedener Organtumoren im Überblick. Hinzu kommen die p53-Autoantikörper, die von zahlreichen Tumoren gebildet werden und daher keinem Organ zugeordnet werden können. [A400-215]

steuerten Punktion mit Gabe von i.v.-Kontrastmittel auch Kreatinin und TSH vorliegen. Weitere Vorbereitungen hängen von der Art der Punktion und der vorgesehen Anästhesie ab, oft sind keine besonderen Vorbereitungen erforderlich.

Das benötigte Material umfasst: evtl. Einmalrasierer zur Hautrasur über der Punktionsstelle, Hände- und Hautdesinfektionsmittel, Material zur Lokalanästhesie, Tupfer, sterile Arbeitsfläche, Punktionsset (steril: Handschuhe, Abdeck- oder Lochtuch, Spritze, Pistolet-Griff ☞ 21.3.1), beschriftete Objektträger, Zubehör und Fixationsspray für den Ausstrich, Verbandsmaterial, Abwurf

- Vor Exstirpationen werden meist die Untersuchungen wie vor anderen kleinen operativen Eingriffen auch verlangt (☞ 14.8). Die weiteren Vorbereitungen auf Station hängen vor allem von der Art der Anästhesie ab (Anästhesieprotokoll beachten)
- Postoperativ beobachten die Pflegenden die Wunde auf Nachblutungen und Infektionen. Besonderheiten wie etwa das Auflegen eines Sandsacks, bestimmte Lagerungen oder Nahrungskarenz werden im Einzelfall vom Arzt angeordnet.

22.3.6 Tumormarker

Tumormarker: Substanzen in Gewebe, Blut oder anderen Körperflüssigkeiten, die normalerweise nicht oder nur in geringen Mengen vorhanden sind und bei einer Reihe von Tumorerkrankungen durch die Tumorzellen selbst oder andere, vom Tumor beeinflusste Körperzellen gebildet werden. Nachweis oder Anstieg weisen auf eine bösartige Tumorerkrankung oder ein Tumorrezidiv hin.

Leider sind bis heute nur für einige Tumoren **Tumormarker** bekannt. Zudem sind die Tumormarker, von Ausnahmen abgesehen, nicht organspezifisch und können auch bei gutartigen Erkrankungen (leicht) erhöht sein oder umgekehrt trotz Vorhandenseins eines malignen Tumors im Normbereich liegen.

Daher ist die Bestimmung von Tumormarkern als Screening-Methode kaum geeignet, sondern vielmehr bei der Therapie- und Verlaufskontrolle bösartiger Erkrankungen von Nutzen.

Ein Wiederanstieg eines Tumormarkers deutet auf ein Tumorrezidiv hin, auch wenn dies evtl. mit weiteren diagnostischen Maßnahmen noch nicht bestätigt werden kann.

22.4 Therapiemaßnahmen in der Hämatologie und Onkologie

Eine optimale Behandlung von Tumoren ist nur interdisziplinär möglich. Immer häufiger werden bereits von Beginn der Therapie an **multimodale Therapiekonzepte** aus mehreren Bausteinen verfolgt. Neben der unmittelbar gegen die Tumorzellen gerichteten **antineoplastischen Therapie** sind zahlreiche unterstützende Maßnahmen zum Abfangen von Komplikation notwendig, etwa die Gabe von Blutersatzprodukten. Sie werden unter der Bezeichnung **supportive Therapie** zusammengefasst.

Voraussetzungen jeder onkologischen Therapie sind eine gesicherte histologische Tumordiagnose und ein **Staging** (Stadieneinteilung), d.h. die möglichst genaue Bestimmung der Tumorausdehnung mit Einordnung in ein entsprechendes Klassifikationssystem wie etwa das TNM-System (☞ 14.10.2).

Begriffe zur Beschreibung des Therapieerfolgs

Zur Beschreibung des Krankheitsverlaufs und Therapieerfolgs werden in der Onkologie spezielle Begriffe verwendet:
- **Remission.** Objektiv messbare Rückbildung der Tumorherde.
  - **Teilremission** *(partielle Remission).* Deutliches Ansprechen eines Tumors auf die Behandlung. Es sind aber weiterhin Tumorzeichen vorhanden
  - **Vollremission** *(komplette Remission, anscheinende Heilung).* Der Tumor ist nach der Behandlung nicht mehr nachweisbar, der Patient von Seiten des Tumors beschwerdefrei. Dies ist aber nicht gleichbedeutend mit endgültiger Heilung, da winzige Tumorzellnester **(Mikrometastasen)** verblieben sein und zu einem **Tumorrezidiv** *(Wiederauftreten des Tumors)* führen können
- **5-Jahres-Überlebensrate.** Anteil der Patienten mit einer bestimmten Erkrankung in Prozent, die nach fünf Jah-

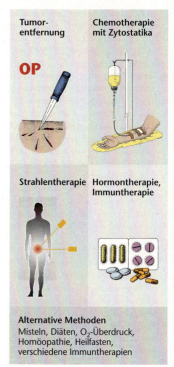

Abb. 22.19: Die Säulen der Therapie bösartiger Tumoren.

ren noch *leben*. Ist *nicht* identisch mit der **Heilungsrate** eines Tumors, da Rezidive noch nach mehr als zehn Jahren auftreten können.

22.4.1 Chemotherapie

Chemotherapie: Bezeichnete früher den Einsatz von natürlichen oder künstlichen Substanzen zur spezifischen Hemmung von Infektionserregern *(antimikrobielle Chemotherapie, Antibiotikatherapie)* oder Tumorzellen *(Zytostatikatherapie).* Heute praktisch gleichbedeutend mit **Zytostatikatherapie**.

Zytostatika: Starke Zellgifte zur Zerstörung der unkontrolliert wuchernden Krebszellen.

Zytostatika sind Zellgifte, die nur auf wachsende, nicht aber auf ruhende Zellen wirken. Weil aber auch Tumoren stets einen gewissen Anteil ruhender Zellen enthalten, reicht eine einmalige, kurzzeitige Zytostatikatherapie nicht aus. Es wird vielmehr eine wiederholte Behandlung in standardisierten *Zyklen* oder – seltener – eine *Dauertherapie* durchgeführt.

22.4 Therapiemaßnahmen in der Hämatologie und Onkologie

Die heute verwendeten Zytostatika gehören unterschiedlichen Substanzklassen an:

▸ **Alkylantien,** z. B. Cisplatin (etwa Platinex®), Cyclophosphamid (etwa Endoxan®)
▸ **Antimetabolite,** z. B. Fluorouracil (etwa Fluorouracil „Roche"®), Methotrexat (etwa Methotrexat „Lederle"®)
▸ **Alkaloide,** z. B. Etoposid (etwa Vepesid®), Vinblastin (etwa Velbe®)
▸ **Antibiotika,** z. B. Daunorubicin (etwa Daunoblastin®)
▸ **Andere.**

Eine **Monochemotherapie** mit einem einzelnen **Zytostatikum** ist selten, ganz überwiegend wird eine Kombination mehrerer Zytostatika **(Polychemotherapie)** eingesetzt. Eine **adjuvante Chemotherapie** soll nach einer Operation oder Bestrahlung möglicherweise verbliebene, nicht nachweisbare Tumorzellen vernichten, eine **neoadjuvante Chemotherapie** den Tumor präoperativ verkleinern **(Downstaging).** Von einer **Salvage-Chemotherapie** spricht man, wenn bei einem Rezidiv eine erneute intensive Chemotherapie erfolgt. Meist handelt es sich um **systemische Chemotherapien,** d. h. die Zytostatika gelangen über das Blut in den ganzen Körper. Seltener eingesetzt werden **regionale Chemotherapien** (z. B. durch Einbringen des Zytostatikums in die Blase, die Pleurahöhle oder den Liquorraum).

Vorsicht bei Zytostatika

Zytostatika blockieren zelluläre Wachstumsvorgänge. Sie wirken prinzipiell immer auch auf gesunde Körpergewebe, und zwar umso stärker, je häufiger sich ihre Zellen teilen. Die Folge sind vielfältige Nebenwirkungen, deren Prophylaxe und Therapie weitreichende medizinische und pflegerische Maßnahmen erfordern.

Prävention und Patientenberatung

▸ Vor der ersten Chemotherapie Eingehen auf die Ängste des Patienten, Informationen über die Möglichkeiten der Linderung von Nebenwirkungen (z. B. von Übelkeit und Erbrechen) und die prophylaktischen Maßnahmen zur Verminderung von Komplikationen
▸ Bei „Vorerfahrungen" des Patienten Erfragen der bisherigen Verträglichkeit der Chemotherapie und individueller Coping-Strategien (z. B. „In-Ruhe-gelassen-werden" oder lieber einmal öfter nachsehen).

Zytostatika-Paravasate

Fließen Zytostatika nicht in das Blutgefäß, sondern *paravenös* ins umgebende Gewebe **(Paravasatbildung),** kann es je nach Arzneimittel zu Schäden bis hin zum großflächigen Absterben von Gewebe kommen. Zur (weitgehenden) Vermeidung von Paravasaten und Schmerzen durch zahlreiche Gefäßpunktionen werden zunehmend voll- oder teilimplantierte zentrale Venenkatheter wie ein **Port-** bzw. **Hickman-Katheter** (☞ 15.4.4) eingesetzt, insbesondere aber bei Patienten mit schlechten Venenverhältnissen und Kindern.

Pflege

Die Pflegenden weisen den Patienten darauf hin, sich bei Veränderungen oder Schmerzen während der Infusion sofort zu melden. Ist es trotzdem zu einem Paravasat gekommen:

▸ Infusion sofort stoppen, Injektionsnadel belassen
▸ Betroffene Extremität ruhig stellen und hochlagern
▸ Unverzüglich Arzt benachrichtigen, weitere Maßnahmen auf Anordnung
▸ Vorgang dokumentieren, ggf. auch fotografisch, im weiteren Verlauf betroffenes Gebiet sorgfältig beobachten

Welche Maßnahmen im Einzelfall getroffen werden, hängt von der jeweiligen Substanz ab. In der Praxis haben sich vorbereitete **Paravasat-Sets** für bestimmte Zytostatika bewährt.

Häufig angewendet wird **Di**methylsulfoxid (DMSO)-Lösung bzw. -Salbe: Über 3–14 Tage alle 3–4 Std. auf die Haut des Paravasatgebietes und dessen Umgebung auftragen, mit einem Watteträger verteilen und dann ohne Abdeckung an der Luft trocknen lassen. DMSO riecht stark, häufige Nebenwirkungen sind Hautrötung, -brennen und ein knoblauchähnlicher Mundgeruch.

Systemische Nebenwirkungen
Übelkeit und Erbrechen

Die meisten Zytostatika führen zu Appetitlosigkeit, Übelkeit (Nausea) und Erbrechen **(ANE-Syndrom).** Meist treten die Beschwerden präparatabhängig in unterschiedlicher Intensität ca. 1–10 Std. nach der Gabe auf.

Da Übelkeit und Erbrechen durch eine Erwartungsangst aufgrund Erbrechens bei vorangegangenen Chemotherapien erheblich gesteigert werden, ist eine *prophylaktische* antiemetische Therapie ab dem ersten Zyklus sehr wichtig. Medikamen-

tös werden hierzu z. B. **Meto**clo**pramid** (kurz MCP), Alizaprid (etwa Vergentan®) oder *Serotonin-5-HT₃-Rezeptor-Antagonisten* (z. B. Ondansetron, in Zofran®) eingesetzt, ggf. in Kombination mit weiteren Arzneimitteln (z. B. Psychopharmaka oder Glukokortikoide). Bei Gabe des hoch emetogenen Cisplatins kann seit kurzem auch der Neurokinin-1-Rezeptor-Antagonist Aprepitant (EMEND®) eingesetzt werden.

Nüchtern zu bleiben hat *keinen* antiemetischen Effekt. Orale Zytostatika sollen nur *nach* den Mahlzeiten auf vollen Magen eingenommen werden. Während der Infusion hilft manchen Patienten das Lutschen von Bonbons oder das Kauen von Kaugummi. Nierenschale und Zellstoff stehen in Griffnähe, aber nicht im direkten Blickfeld des Patienten. Einzelne Patienten empfinden starke Geruchsreize als unangenehm, anderen hilft das Abdunkeln des Zimmers.

Pflege bei Übelkeit und Erbrechen ☞ 12.7.3.3

Haut- und Schleimhautveränderungen

Zytostatika können zu Hautveränderungen führen, vor allem Hautrötung, -schuppung, Pigmentstörungen, Schwielen und Ausschlägen. Zytostikabedingte Leuko- und Thrombozytopenie können ebenfalls Hautveränderungen nach sich ziehen (☞ auch 22.1.2).

Auch die Schleimhäute sind betroffen: Entzündungen der Mundschleimhaut (Stomatitis) und der Speiseröhre (Ösophagitis) sind für den Patienten sehr unangenehm, Geschwüre im Mund lassen das Essen zur Qual werden. Entsprechend ist eine sorgfältige Mundhygiene nach den Regeln bei erhöhter Infektions- und Blutungsgefahr (☞ 22.1.3. und 22.1.4) erforderlich.

Anästhesierende Lutschtabletten oder Salben lindern Schmerzen in der Mundhöhle und Schluckbeschwerden bei bereits vorhandenen Veränderungen. In der Ernährung sind weiche, säurearme und schwach gewürzte Lebensmittel zu bevorzugen.

Häufige Ursache einer Therapieunterbrechung ist eine schmerzhafte Entzündung der Mundschleimhaut, die durch eine regelmäßige Beurteilung der Mundschleimhaut (☞ 12.5.2.3) und sorgfältige Mundpflege vermindert oder vermieden werden kann.

913

22 Pflege von Menschen mit hämatologischen und onkologischen Erkrankungen

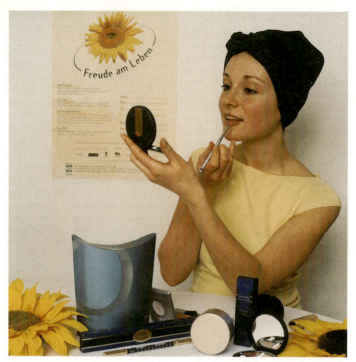

Abb. 22.20: Krebskranke Frauen können an bundesweiten kostenlosen Kosmetikseminaren teilnehmen. Sie erhalten Tipps zur Gesichtspflege und zum Schminken sowie Tücher- und Kopfschmuckberatung. So kann auch während der Therapie das Selbstwertgefühl unterstützt werden. (✉ 4) [W262]

Prävention und Gesundheitsberatung

- (Rest-)Haarpflege: weiche Haarbürste, mildes Shampoo, nicht fönen, kein Dauerwellen oder Färben.
- Kopfhautpflege mit feuchtigkeitsspendenden Hautpflegeprodukten
- Beratung über die Möglichkeiten, den Haarausfall optisch zu verdecken: Frühzeitige Vermittlung eines Friseurtermins, Anpassung einer Perücke *vor* dem Haarausfall ([Teil-]Kosten trägt die Krankenkasse). Bei Frauen: Geschicktes Binden von Schals/Tüchern als Kopfbedeckung, Nachschminken der Augenbrauen (☞ Abb. 22.20).
- Schutz der Kopfhaut unabhängig von kosmetischen Gesichtspunkten sowohl vor Kälte als auch vor Hitze und Sonne: Kopfbedeckung. (📖 5)

Die Schädigung der Darmschleimhaut kann zu Durchfällen führen, die gegenüber infektiösen Durchfällen (abwehrgeschwächte Patienten) abzugrenzen sind.

Leuko- und Thrombozytopenie

Die Zytostatika führen zu einer präparat- und dosisabhängigen **Knochenmarkdepression**, d. h. zu einer Schädigung der blutbildenden Zellen. Hauptprobleme sind dabei die **Leukozytopenie** und die **Thrombozytopenie**. Der Kranke ist erhöht infektions- und blutungsgefährdet. Bleibt vor einer Zytostatikatherapie genügend Zeit, sollte vorher noch der Zahnarzt aufgesucht und eine professionelle Zahnreinigung, ggf. in Verbindung mit einer Sanierung kariöser Zähne, durchgeführt werden. Zumindest bei früheren Problemen ist ein Besuch beim HNO-Arzt zur Suche nach Infektherden sinnvoll.

Bei **Agranulozytose** (Granulozyten < 500/μl Blut) ist aufgrund der höchsten Infektionsgefährdung eine *Schutzisolierung* des Patienten angezeigt (☞ 22.1.4). Bei hohem Risiko einer lang andauernden Leukozytopenie kann heute eine **Leukozytenstimulation** mit Wachstumsfaktoren der Hämatopoese (vor allem G-CSF, in Neupogen®, Neulasta®, oder GM-CSF, in Leukomax®) die Zeit der Leukozytopenie verkürzen und so die Chancen des Patienten verbessern.

Pflege bei erhöhter Blutungsneigung ☞ 22.1.3
Pflege bei erhöhter Infektionsgefahr/Schutzisolierung ☞ 22.1.4

Haarausfall

Auch die Haarwurzeln werden aufgrund ihrer raschen Zellteilung durch Zytostatika stark in Mitleidenschaft gezogen. Folge ist ein unterschiedlich starker **Haarausfall** bis hin zum völligen Haarverlust (einschließlich der Augenbrauen und Wimpern!).

Wichtig für den Patienten ist das Wissen, dass die Haare 2–4 Wochen nach Beendigung der Behandlung wieder wachsen werden.

Eine zuverlässige Methode, dem Haarausfall vorzubeugen, existiert nicht. Die heute nur noch selten eingesetzten **Kältekappen** helfen oft nicht, sind unangenehm und kommen überhaupt nur für einen Teil der Patienten in Betracht.

Hormonelle Nebenwirkungen

Zytostatika schädigen Eierstöcke und Hoden. Bei Frauen bleibt die Menstruation aus, bei Männern verringert sich die Samenzellbildung. Häufige Folge ist eine vorübergehende oder bleibende Sterilität. Um die Möglichkeit einer späteren Elternschaft zu erhalten, sollte jüngeren Männern vor der Zytostatikatherapie die Tiefkühllagerung einer Samenspende angeboten werden. Bei Frauen kann eine medikamentöse „Stilllegung" der Eierstöcke die spätere Fruchtbarkeit verbessern.

Da Zytostatika außerdem Mutationen auslösen und die Frucht schädigen können, sollten sowohl Frauen als auch Männer in den ersten zwei Jahren nach der Chemotherapie kein Kind empfangen bzw. zeugen.

Zubereitung von Zytostatika

Vorsicht

Zytostatika schädigen den Körper bei Hautkontakt sowie bei Einatmung und oraler oder perkutaner Aufnahme. Daher darf nur ausgebildetes Personal mit Zytostatika umgehen. Schwangeren und Jugendlichen ist die Arbeit mit Zytostatika verboten.

Um die Gefährdung für die Mitarbeiter zu minimieren, werden Zytostatikalösungen heute meist zentral in der Apotheke an einem speziellen Arbeitsplatz zubereitet und die gebrauchsfertigen Lösungen

914

22.4 Therapiemaßnahmen in der Hämatologie und Onkologie

auf Station geliefert. Trotzdem sind nach wie vor auf Station gewisse Vorsichtsmaßnahmen nötig:

Beim Richten von Zytostatikatabletten trägt die Pflegekraft Handschuhe oder benutzt eine Pinzette, die Tabletten dürfen nicht geteilt oder zermörsert werden. Die Gabe erfolgt getrennt von den übrigen Arzneimitteln. Beim Umgang mit Infusionslösungen zieht die Pflegekraft spezielle Zytostatika-Handschuhe an, ebenso bei möglichem Kontakt mit kontaminierten Gegenständen.

Sollte es trotz aller Vorsichtsmaßnahmen einmal zum Kontakt mit einer Zytostatikalösung kommen, spült die Pflegekraft Haut bzw. Schleimhaut sofort mit sehr viel Wasser und sucht danach den Betriebsarzt auf (Arbeitsunfall).

Mit Zytostatika kontaminierter Abfall ist als Sondermüll zu behandeln und entsprechend der Vorschriften in speziellen Abfallbehältern zu entsorgen. Ist es zu einer Kontamination mit Zytostatika gekommen, minimieren **Dekontaminations-Sets** die Gefährdung der Mitarbeiter bei der Reinigung und Entsorgung. (✉ 5)

22.4.2 Strahlentherapie

Die Strahlentherapie (☞ 15.7) wird bei malignen Tumoren vor oder nach einer Chemotherapie und/oder Operation oder als alleinige Behandlung eingesetzt.

Frühe Nebenwirkung: Strahlenkater

Hauptsymptome des **Strahlenkaters** nach den einzelnen Bestrahlungen sind Müdigkeit, Appetitlosigkeit, Übelkeit und Erbrechen. Viel Ruhe und Schlaf nach jeder Bestrahlungssitzung wirken dem Strahlenkater am besten entgegen.

Lokale Nebenwirkungen und ihre Prophylaxe

Die lokalen Nebenwirkungen sind abhängig vom Bestrahlungsgebiet (☞ Tab. 22.21):

▶ Zum Schutz der Mundschleimhaut sorgfältige Zahnpflege nach jeder Mahlzeit mit einer weichen Zahnbürste. Mehrmals täglich Mundspülungen mit einer für den Patienten angenehmen Lösung, z.B. Tee, Kamillenlösung, panthenolhaltige oder desinfizierende Lösungen. Bei Schmerzen – insbesondere vor den Mahlzeiten – anästhesie-

Organ	Nebenwirkungen
Haut	Rötung, Dermatitis, evtl. Epithelablösung, Haarausfall, bestrahlte Haut kann dauerhaft empfindlicher bleiben („Pergamenthaut")
Mundschleimhaut	Geschmacksverlust (Geschmack kommt nach 3–6 Monaten wieder), Mundtrockenheit (bleibt häufig), Schluckbeschwerden, Verschleimung, Parodontose (Zahnfleisch bildet sich zurück), Stomatitis, Ulzerationen, Soor (Pilzbefall)
Lunge	Husten, Kurzatmigkeit, Strahlenpneumonitis (Entzündung des Lungeninterstitiums) mit subfebrilen Temperaturen, Lungenfibrose
Dünndarm	Übelkeit, Erbrechen, Durchfall, Meteorismus, Tenesmen, Blut und Schleim im Stuhl
Rektum	Häufige, schmerzhafte Stuhlgänge, z.T. blutig („Strahlenproktitis"), Obstipation
Blase	Pollakisurie, blutiger Urin
Blut	Leukozytopenie, Thrombozytopenie, Blutungsneigung, erhöhte Infektanfälligkeit, Fieber, Leistungsschwäche
Schädel/ZNS	Hirnödem, Kopfschmerz, Übelkeit und Erbrechen, Gleichgewichtsstörungen, zerebrale Krampfanfälle. Evtl. auch schwer fassbare und lang anhaltende Störungen wie etwa Konzentrationsstörungen

Tab. 22.21: Nebenwirkungen der Strahlentherapie auf wichtige Organe, wenn sie im Bestrahlungsgebiet liegen.

rende Lutschtabletten oder anästhesierende Lösungen zur Mundspülung, z.B. Subcutin® N-Lösung. Bei Pilzinfektionen antimykotische Tinkturen, z.B. Nystatin, etwa in Moronal®. Zahnbehandlung möglichst vor Beginn der Strahlenbehandlung

▶ Bei Speiseröhrenentzündung pürierte Kost, bei starken Schmerzen beim Schlucken evtl. 15 Min. vor den Mahlzeiten Gabe eines Analgetikums (z.B. 20 Tropfen Novalgin®); evtl. ist (vorübergehend) eine enterale oder parenterale Ernährung notwendig (☞ 15.5)

▶ Bei Magen-Darm-Störungen hochkalorische und eiweißreiche, dabei aber fett- und ballaststoffarme, leicht verdauliche Kost in mehreren kleinen Mahlzeiten. Ausgleich etwaiger Flüssigkeits- und Elektrolytverluste

▶ Striktes Rauchverbot, insbesondere wenn die Lunge innerhalb des Bestrahlungsfelds liegt. Außerdem Atemgymnastik und Inhalationen mehrfach täglich zur Sekretlösung

▶ Vorbeugend hohe Flüssigkeitszufuhr zur Vermeidung von Blasenkomplikationen. Urinkontrolle auf Blutbeimengungen. Wegen der reduzierten Abwehrlage ist eine sehr sorgfältige Intimhygiene erforderlich und die Indikation für einen Blasendauerkatheter sehr eng zu stellen.

Auch bei der Bestrahlung des Schädels werden die Haarwurzelzellen geschädigt. Deshalb wird möglichst *vor* Beginn der Therapie eine Perücke angepasst (☞ 22.4.1). Ob die Haare nach Beendi-

gung der Behandlung wieder wachsen, hängt von der Strahlendosis im Bereich der Haarwurzeln ab.

Pflege der bestrahlten Haut

Patienten, die bestrahlt werden, sind meist in der Lage, sich selbst zu versorgen. Die Pflegenden informieren sie dann über die notwendigen Maßnahmen und klären sie über die Zusammenhänge auf. So fühlt sich der Patient in seine Therapie einbezogen und wird sich bei Komplikationen frühzeitig melden.

Bei perkutanen Bestrahlungen (☞ 15.7.1) wird das bestrahlte Hautareal mit einem wasserfesten Fettstift eingegrenzt. Für die Pflegenden markiert es den Bezirk, der besonderer Beachtung bedarf. Die Markierung darf nicht entfernt werden.

Bei Bestrahlungen im Gesicht werden spezielle patientenbezogene Masken angewendet, auf denen die Anzeichnung erfolgt.

Der den Strahlen ausgesetzte Hautbereich ist gegenüber jeglichen Reizen sehr empfindlich.

Wurde früher die Haut grundsätzlich nicht gewaschen, sondern nur mehrmals täglich gepudert, dürfen sich die Patienten heutzutage waschen und duschen. Dabei sollten sie aber auf Seifen im Bestrahlungsfeld sowie auf starkes Reiben oder Rubbeln verzichten. Anschließend tupfen sie die Haut trocken. Das Bestrahlungsfeld sollte mit einer dermatologisch getesteten, parfümfreien Lotion gepflegt werden, z.B. Eucerin 3% Urea Lotion,

915

Bepanthol®-Lotion. Darüber hinaus gilt für das Bestrahlungsfeld:

- Bei Hautreizungen oder nässenden Läsionen unbedingt Rücksprache mit dem zuständigen Strahlentherapeuten halten
- Das Bestrahlungsfeld nicht parfümieren, desodorieren oder salben (Anweisungen des Strahlentherapeuten beachten)
- Verschmutzungen z.B. durch Stuhlgang mit weichem Tuch und panthenolhaltiger Lösung („Babypflegetücher") entfernen, wenn möglich nur abtupfen
- Keine enge Kleidung aus Synthetikfasern tragen, keine Pflaster aufkleben, nicht kratzen, reiben oder rasieren
- Im bestrahlten Gebiet keine i.m.- oder s.c.-Injektionen verabreichen (Diabetiker entsprechend informieren)
- Das Bestrahlungsfeld vor Sonnenbestrahlung, Hitze oder Kälte schützen, z.B. keine Wärmflasche benutzen. (□ 6)

Vorsicht
Die Strahlen durchdringen den Körper. Dies bedeutet, dass z.B. bei der Brustbestrahlung auch die hintere Thoraxwand im Bestrahlungsfeld liegt und entsprechend gepflegt werden muss.

22.4.3 Hormontherapie

Hormonabhängige Tumoren wachsen wie ihr Ursprungsgewebe bei Zufuhr des entsprechenden Hormons (verstärkt) und bilden sich bei Fehlen des Hormons zurück. Zu den hormonabhängigen Tumoren zählen z.B. das Mammakarzinom der weiblichen Brust (☞ 30.4.2), das Endometrium- (☞ 30.6.4) oder das Prostatakarzinom (☞ 29.6.3)

Die Hormonabhängigkeit dieser Tumoren wird bei der Hormontherapie therapeutisch genutzt durch:

- Medikamentöse Stilllegung oder operative Entfernung der Drüse, die das für das Tumorwachstum benötigte Hormon produziert (**ablative Hormontherapie**). Beispiel ist die Orchidektomie (Hodenentfernung) beim Prostatakarzinom
- Blockade der Hormonrezeptoren des Tumorgewebes mit Antihormonen (Beispiel: Behandlung mit Antiöstrogenen beim Mammakarzinom ☞ 30.4.2)

- Syntheseblockade des Hormons (z.B. Aromatasehemmung beim Mammakarzinom ☞ 30.4.2)
- Gabe eines anderen Hormons, das die Wirkung des tumorwachstumsstimulierenden Hormons aufhebt (**additive Hormontherapie**), etwa die Gabe von Gestagenen bei Mammakarzinom

Die Hormontherapie hat meist wesentlich weniger Nebenwirkungen als eine Zytostatikatherapie. Insbesondere ist nicht mit einer Hemmung der Knochenmarkfunktion zu rechnen.

22.4.4 Immuntherapie

Wie alle Gewebe im menschlichen Körper agieren Tumorgewebe im ständigen Wechselspiel mit Immunbotenstoffen.

Onkologische **Immuntherapien** verfolgen z.B. folgende Ansätze:

- **Gabe von Zytokinen.** Die Gabe von Zytokinen wie z.B. **Interleukin I** (IL-1), **Interleukin II** (IL-2) und **α-Interferon** *(IFN-α)* soll das Immunsystem stimulieren, damit es den Tumor besser bekämpfen kann. Die häufigste Nebenwirkung ist eine Art „Grippesyndrom".
  Unangenehmer sind jedoch zentralnervöse Nebenwirkungen wie eine Depression oder Konzentrationsschwäche sowie Nebenwirkungen, die Autoimmunerkrankungen (z.B. Lupus erythematodes ☞ 23.7.1) gleichen
- **Tumorvakzinetherapien.** Die Verabreichung tumorspezifischer Antigene soll die gegen den Tumor gerichtete Immunantwort des Organismus verstärken
- **Gabe modifizierter Immunzellen.** Dem Patienten werden z.B. aus dem Knochenmark Immunzellen entnommen, außerhalb des Körpers aufgearbeitet und dann dem Patienten zurückgegeben (zum Graftversus-Leukämie-Effekt ☞ 22.4.7)
- **Gabe von Antikörpern.** Hierbei werden dem Patienten z.B. monoklonale Antikörper gegen den Tumor injiziert, teilweise gekoppelt an eine radioaktive Substanz.
  Verfügbar sind beispielsweise Bevacizumab (Avastin®) beim fortgeschrittenen Kolonkarzinom, Trastuzumab (Herceptin®) für Patientinnen mit metastasiertem Mammakarzinom (☞ auch 30.4.2) und Alemtuzumab (Campath®) sowie Rituximab (Mabthera®) gegen B-Zell-Lymphome.

22.4.5 Schmerztherapie

Grundlagen der Schmerztherapie
☞ 12.12.3, 15.6

60–90% aller Krebspatienten leiden im Verlauf der Erkrankung unter *chronischen* Schmerzen (☞ auch 12.1.4, 15.6.4), verursacht in ca. 40% durch Knochenmetastasen. Die zermürbenden Schmerzen hindern den Kranken, die noch verbleibende Lebenszeit bewusst zu erleben und zu gestalten. Dies ist aber kein unabwendbares Schicksal: Der Schmerz bei malignen Tumoren ist meist gut behandelbar (☞ 12.12.3, 15.6.4).

Auch bei scheinbar klaren „Tumorschmerzen" muss zunächst eine Ursachendifferenzierung versucht werden:

- Vielfach können tumorbedingte oder durch die Therapie verursachte Schmerzen durch *gezielte* Maßnahmen gebessert werden, beispielsweise eine Strahlentherapie bei Knochenmetastasen
- Außerdem kann der Tumorkranke unter *tumorunabhängigen Schmerzen* leiden, etwa einem verspannungsbedingten Kopfschmerz.

Sind die Schmerzen tumorbedingt und gezielten Maßnahmen nicht zugänglich, steht die symptomatische Analgetikagabe im Vordergrund. Hier gibt es mit dem WHO-Stufenschema zur Schmerztherapie eine etablierte Richtlinie (☞ 15.6.4).

Analgetika wie Co-Analgetika werden je nach Schmerzintensität und Tumorlokalisation gewählt: Bei Knochenmetastasen etwa sind Prostaglandinsynthesehemmer am wahrscheinlichsten geeignet, bei Nervenschädigung Antiepileptika und bei von viszeralen Organen ausgehenden Schmerzen Spasmolytika und Metamizol.

22.4.6 Blutprodukte

Eigenblutspende ☞ 15.10.2

Patienten mit Bluterkrankungen oder Tumorleiden haben häufig einen Mangel an bestimmten Blutbestandteilen, Unfallopfer verlieren oft viel Blut. Heute können viele dieser Patienten durch Gabe von **Blutprodukten** (*Blutpräparaten* ☞ Tab. 22.24) gerettet werden.

Risiken von Blutprodukten

Die Hauptgefahren bei der Gabe von Blutprodukten sind:

- **Unverträglichkeitsreaktionen.** Bis heute ist nur ein Teil der zu Unverträglichkeitsreaktionen führenden Anti-

22.4 Therapiemaßnahmen in der Hämatologie und Onkologie

gene bekannt, und von diesen können wiederum nur die wichtigsten vor der Gabe von Blutpräparaten getestet werden. Unverträglichkeitsreaktionen gefährden den Patienten nicht nur unmittelbar. Vielmehr besteht bei jeder Gabe von Blutpräparaten auch die Gefahr einer Immunisierung, die den Erfolg späterer Transfusionen vermindert

- **Infektionen.** Bei einem Teil der Blutprodukte besteht die Gefahr, Infektionserreger zu übertragen. Besonders bedrohlich sind die Hepatitiserreger (☞ 20.4.1) und das HI-Virus (☞ 27.1.3). In Deutschland ist das Risiko einer Infektionsübertragung heute sehr gering. Die Angaben bezüglich des Restrisikos schwanken. Einer Schätzung zufolge liegt das Restrisiko für HIV und Hepatitis C unter 1 : 1 Million und für Hepatitis B bei 1 : 500 000 bis 1 : 1 Million, andere Zahlen liegen noch niedriger (☐ 7)
- **Stoffwechselentgleisungen**, z. B. eine Hyperkaliämie und Gerinnungsstörungen durch Hämolyse.

Auch wenn die Risiken in Deutschland vergleichsweise gering sind, dürfen Blut-

präparate nur nach strenger Indikationsstellung eingesetzt werden.

Vorbereitung einer Transfusion

Die folgenden Ausführungen konzentrieren sich auf die Gabe von Erythrozytenkonzentraten. Für gefrorenes Frischplasma und Thrombozytenkonzentrate z. B. gelten modifizierte Richtlinien (hausinterne Anweisung beachten).

Aufwärmen der Konserve

In der Regel können Blutprodukte bei Zimmertemperatur transfundiert werden. Nur bei speziellen Indikationen, etwa Neugeborenen, Massentransfusionen, unterkühlten Patienten oder Vorliegen von Kälteantikörpern, werden sie mittels spezieller **Blutwärmegeräte** auf 37 °C erwärmt (Arztanordnung). Erwärmen in Wasserbad o. Ä. ist nicht zulässig.

Transfusionsbesteck anschließen

Hat die Konserve die richtige Temperatur, wird das Transfusionsbesteck (☞ Abb. 22.23) angeschlossen und dabei

eine Sicherheitsüberprüfung durchgeführt:
- Arbeitsfläche desinfizieren
- Benötigte Materialien bereitlegen: Händedesinfektionsmittel, alkoholisches Sprühdesinfektionsmittel, Infusionsständer, Blutkonserve mit Begleitpapieren, Transfusionsbesteck
- Sicherheitsüberprüfung durchführen (von zwei Personen): Angaben auf der

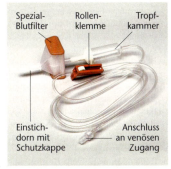

Abb. 22.23: Transfusionsbesteck mit Mikrofilter. [K183]

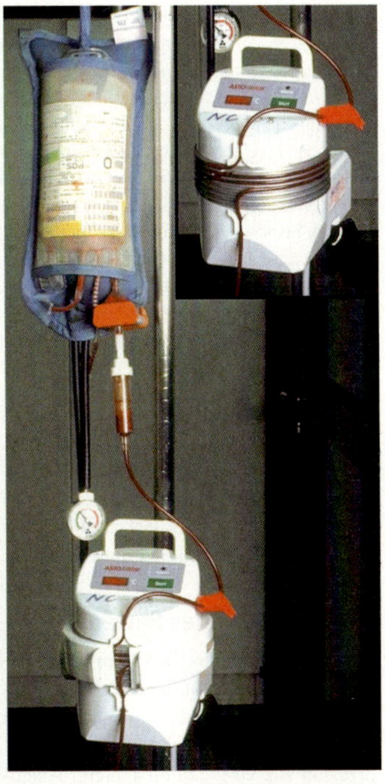

Abb. 22.22: Blutwärmegerät nach dem Durchlaufprinzip. Das Erythrozytenkonzentrat wird (hier mittels Drucktransfusion) im Schlauch spiralförmig an der Heizung vorbeigeleitet und kann so direkt aus dem Kühlschrank dem Patienten verabreicht werden. Der Ausschnitt rechts oben zeigt das Gerät ohne Abdeckung. [K183]

Präparat	Beschreibung	Indikation
Ersatz von Erythrozyten		
Erythrozytenkonzentrat (EK)	Abzentrifugierte Eryhrozyten mit möglichst wenig Restleukozyten und -thrombozyten	Akuter Blutverlust, hochgradige Anämie
Ersatz von Thrombozyten		
Thrombozytenkonzentrat (TK)	Aus Einzelspende oder Poolen von mehreren Einzelspender-TK	Thrombozytopenie, insbesondere bei Thrombozytenbildungsstörung
Ersatz von Plasma		
Gefrorenes Frischplasma (GFP, Fresh Frozen Plasma, FFP)	Schockgefrorenes, zellarmes Plasma (Rest-Erys, -Leukos und -Thrombos) eines Einzelspenders oder Poolplasma. Blutgruppengleiche Transfusion sofort nach Auftauen	Massentransfusion, komplexe Gerinnungsstörungen, Faktorenmangel V, XI (für diese Faktoren keine Einzelpräparate verfügbar)
Ersatz einzelner Plasmabestandteile (Fertigarzneimittel, die unabhängig von der Blutgruppe infundiert werden)		
Humanalbumin	Humanalbumin	Akuter Volumenersatz (als Teilkomponente), chronische Hypoalbuminämie
(Hyper-)Immunglobuline	Vor allem Immunglobulin G	Passive Immunisierung (☞ 26.11.2)
PPSB	Prothrombin-Komplex reich an Faktoren II, VII, IX, X, z. B. Beriplex® HS	Blutungen bei Lebererkrankungen, Marcumar-Überdosierung, DIC (☞ 22.8.2), Hämophilie B
Einzelfaktorkonzentrate	z. B. Faktor VIII bzw. Faktor VIII/ von Willebrand-Faktor (z. B. Alpha VIII®), Faktor IX (z. B. Berinin® HS)	Einzelfaktormangel

Tab. 22.24: Überblick über die wichtigsten Blutprodukte. Mittlerweile sind in Deutschland leukozytendepletierte zelluläre Blutprodukte vorgeschrieben, d. h. eine weitestmögliche Entfernung der Leukozyten aus dem Präparat. Erythrozyten- und Thrombozytenkonzentrate können bei speziellen Indikationen (z. B. bei Patienten nach Knochenmarktransplantation) zusätzlich bestrahlt werden.

Konserve mit denen der Begleitpapiere und der Patientenunterlagen vergleichen. Evtl. Unstimmigkeiten müssen erst zweifelsfrei geklärt werden, bevor die Konserve verwendet werden darf. Danach Konservenbeutel auf Beschädigungen und Konserve auf Farbveränderungen prüfen

▶ Hygienische Händedesinfektion durchführen
▶ Blutkonserve durch Kippen vorsichtig durchmischen, nicht schütteln
▶ Folienkappe bzw. Lasche am Konservenbeutel öffnen und Dorn der Transfusionsleitung in den Konservenbeutel einstechen
▶ Beutel flach hinlegen, Transfusionsbesteck schräg nach oben halten (Tropfkammer steht auf dem Kopf), durch Druck auf den Beutel Tropfkammer füllen, bis Filter benetzt ist
▶ Rollenklemme schließen, Konservenbeutel aufhängen, Spiegel in der Tropfkammer einrichten
▶ Rollenklemme öffnen, Transfusionsleitung langsam luftfrei füllen und Schlauchklemme wieder schließen
▶ Transfusionsprotokoll vorbereiten
▶ Evtl. Material für großlumigen venösen Zugang bereitstellen, z.B. Braunüle Größe 14 G (☞ 15.4.3).

Vorbereitung des Patienten

Die Pflegenden informieren den Patienten über die bevorstehende Transfusion und bitten ihn, noch einmal zur Toilette zu gehen.

Durchführung und Überwachung der Transfusion

Das Anlegen und Einleiten einer Transfusion ist Aufgabe des Arztes. Empfohlen wird die zügige Transfusion von ungefähr 10 ml mit 5- bis 10-minütiger Beobachtung des Patienten. Die normale Tropfgeschwindigkeit bei Erythrozytenkonzentraten beträgt dann 40–60 Tropfen pro Minute, d.h. ein Erythrozytenkonzentrat läuft in etwa einer Stunde ein. Bei Patienten mit einer Herzinsuffizienz (☞ 16.6) wird die Durchlaufzeit verlängert. Für andere Blutprodukte gelten andere Richtlinien. Nach unauffälliger Einleitung einer Transfusion delegiert der Arzt die weitere Überwachung in der Regel an die Pflegenden:

▶ Erkundigung nach dem Befinden des Patienten mit dem Hinweis, sich bei Veränderungen sofort zu melden (Klingel in Reichweite)

▶ Regelmäßige Kontrolle von Puls, RR, Atmung und Bewusstseinslage
▶ Beobachtung der Haut auf Rötungen und Quaddelbildung
▶ Kontrolle von Transfusionssystem und Füllungszustand des Konservenbeutels und Inspektion der Einstichstelle
▶ Dokumentation aller Befunde im Transfusionsprotokoll.

Transfusionszwischenfälle

Häufigste Ursache von **Transfusionszwischenfällen** *(Transfusionsreaktionen)* sind immunologische Reaktionen, z.B. gegen mittransfundierte weiße Blutkörperchen. Seltene Komplikationen sind Hämolyse und bakteriell bedingte Reaktionen durch kontaminierte Transfusionen bis hin zum Schock mit Verbrauchskoagulopathie (☞ 22.8.2).

Bei Transfusionen muss der Notfallkoffer oder Notfallwagen immer bereitstehen.

Notfall: Erstmaßnahmen beim Transfusionszwischenfall

▶ Unruhe, Beklemmungsgefühl, Übelkeit, Brechreiz, Atemnot, Kopf-, Gelenk- und Gliederschmerzen, aber auch diffuse Beschwerden („Komisch-sein", „flaues Gefühl") können Anzeichen einer Unverträglichkeitsreaktion sein. Transfusion stoppen, Arzt benachrichtigen, venösen Zugang mit NaCl 0,9% offen halten
▶ Hautrötung, Quaddelbildung und Juckreiz, evtl. mit Blutdruckabfall, sind Hinweise auf eine allergische Reaktion. In diesem Fall Transfusion zunächst stoppen, Arzt benachrichtigen
▶ Fieber und Schüttelfrost weisen auf eine bakterielle Verunreinigung der Konserve hin. Transfusion stoppen, Arzt benachrichtigen, venösen Zugang belassen, Materialien für Blutkulturentnahme richten (☞ 26.3.3).

Beenden der Transfusion

Die Transfusion wird beendet, wenn das Präparat bis auf einen Rest von ca. 10 ml eingelaufen ist:

▶ Der Venenzugang wird (vom Arzt) mit NaCl durchgespült und zunächst belassen, um Spätkomplikationen medikamentös behandeln zu können
▶ Der Patient wird noch ca. eine Stunde weiter überwacht
▶ Transfusionsbeutel und -besteck mit dem Blutrest werden für 24 Std. im

Kühlschrank aufbewahrt, damit bei etwaigen Spätkomplikationen noch Blut für Nachuntersuchungen vorhanden ist
▶ Das Transfusionsprotokoll wird abgeschlossen und zu den Krankenunterlagen genommen.

22.4.7 Knochenmark- und Stammzelltransplantation

Hämatopoetische Stammzelltransplantation *(HSZT, HSCT):* Übertragung von Stammzellen der Blutbildung durch **Knochenmarktransplantation** *(KMT)* oder **periphere Blutstammzelltransplantation** *(PBST, Stammzelltransplantation, SZT).*

Die **hämatopoetische Stammzelltransplantation** durch **Knochenmark-** oder **periphere Blutstammzelltransplantation** ist mittlerweile eine etablierte Therapiemethode. Angezeigt ist sie insbesondere bei Erkrankungen, bei denen die blutbildenden Zellen des Knochenmarks durch Krankheit (z.B. Leukämie) oder vorangegangene Therapie (Hochdosis-Chemotherapie ☞ unten) geschädigt sind.

Bei einigen Erkrankungen, z.B. erbten Stoffwechselstörungen, ist naturgemäß nur eine *allogene* Transplantation möglich, d.h. das Knochenmark bzw. die Stammzellen stammen von einem Verwandten oder Fremdspender ohne die Stoffwechselstörung. Bei vielen hämatologisch-onkologischen Erkrankungen, insbesondere bei akuten Leukämien, wird die allogene Transplantation bevorzugt. Nur wenn kein Spender zur Verfügung steht, wird eine *autologe Knochenmarktransplantation* durchgeführt, bei der Stammzellen des Patienten selbst aus Knochenmark oder Blut gewonnen, aufbereitet (☞ unten) und ihm dann wieder zugeführt werden. Bei den Lymphomen wird ebenso wie bei den soliden Tumoren meist primär eine autologe Transplantation durchgeführt. Aufgrund der raschen Änderungen auf diesem Gebiet soll darauf nicht näher eingegangen werden. (✉ 6)

Vorbereitung des Patienten

Die Vorbereitung des Patienten (**Konditionierung**) hängt von der Art der Erkrankung ab. Bei allogenen Transplantationen ist stets eine hochgradige Immunsuppression zur Vermeidung späterer Abstoßungsreaktionen erforderlich, bei Leukämien zudem eine möglichst weitgehende Vernichtung der Tumorzellen. Heute wird überwiegend eine Kombination aus **Hochdosis-Chemotherapie** (besonders aggressive Chemotherapie mit extrem hohen Zytostatikadosen) und Ganzkörperbestrahlung angewandt. Bei einer autologen Transplantation kann oft auf die Ganzkörperbestrahlung (die bei fast allen Patienten zu einer dauerhaften Unfruchtbarkeit führt) verzichtet werden.

Bei **Stammzelltransplantationen mit reduzierter Konditionierung** ist Hauptziel der Konditionierung die Immunsuppression und nicht die Vernichtung aller Leukämiezellen. Infolge der dabei verminderten Nebenwirkungen können auch Patienten transplantiert werden, für die eine „herkömmliche" Stammzelltransplantation zu risikoreich ist.

Durchführung

Knochenmark wird in Vollnarkose durch vielfache Nadelpunktionen aus dem Beckenkamm entnommen. Periphere Stammzellen können durch **Stammzellapherese**, ein Verfahren, das äußerlich an die Dialyse erinnert, kontinuierlich aus dem peripheren Blut entnommen werden. Da ihre Konzentration im peripheren Blut normalerweise sehr gering ist, ist zuvor eine Vorbehandlung mit Wachstumsfaktoren der Blutbildung (z. B. Neupogen®) und/oder Zytostatika zur Ausschwemmung von Stammzellen aus dem Knochenmark ins Blut erforderlich. Das Knochenmark bzw. die Stammzellen werden dann aufbereitet (bei einer autologen Transplantation zusätzlich von Tumorzellen „gereinigt") und dann dem Empfänger über einen zentralvenösen Katheter infundiert. Die Stammzellen finden von selbst ihren Weg ins Knochenmark, wo sie „anwachsen" und neue Blutzellen bilden.

Hämatopoetische Stammzellen können auch (postnatal) aus *Nabelschnurblut* gewonnen werden. Zwar ist die Gewinnung für Mutter wie Kind gefahrlos, doch reichen die in einer Nabelschnur enthaltenen Mengen (bislang) nur für die Transplantation eines Kindes, nicht eines Erwachsenen.

Risiken

Der Krankenhausaufenthalt dauert etwa zehn Wochen (einschließlich Konditionierung), falls keine Komplikationen auftreten. Die hoch dosierte Chemotherapie und die Strahlentherapie führen regelmäßig zu zahlreichen Nebenwirkungen, darunter Leuko- und Thrombozytopenie, Anämie, schweren Schleimhautschädigungen sowie Übelkeit. Die Patienten werden parenteral ernährt und bekommen prophylaktisch Antibiotika i. v.

In den ersten Monaten nach der Transplantation, insbesondere in den ersten 2–3 Wochen, wenn noch keine „neuen"

Blutzellen vorhanden sind, ist der Patient hochgradig infektionsgefährdet. Daher ist eine Schutzisolierung erforderlich, und es müssen alle Vorsichtsmaßnahmen wie bei einer Agranulozytose (Abfallen der Granulozyten unter 500/µl Blut ☞ 22.4.1) getroffen werden.

Die zweite wesentliche Gefahr für den Patienten besteht in der **Graft-versus-Host-Krankheit**, kurz *GvHD*, einer akuten oder chronischen Abstoßungsreaktion des Transplantats (graft) gegen den Empfänger (host). Betroffen sind vor allem Haut (auch Schleimhäute), Leber und Magen-Darm-Trakt, seltener die Lunge des Empfängers. Es kommt zu Juckreiz, sonnenbrandähnlichen Hauterscheinungen, Durchfällen, Leberfunktionsstörungen und evtl. Dyspnoe. Die Behandlung besteht vor allem in der Gabe von Glukokortikoiden, Ciclosporin A, Antithymozytenglobulin oder (monoklonalen) Antikörpern gegen T-Zellen. Eine gewisse Graft-versus-Host-Reaktion ist allerdings durchaus erwünscht, da bei dieser nach heutigem Kenntnisstand auch im Körper des Patienten verbliebene Leukämiezellen erkannt, angegriffen und vernichtet werden (**Graft-versus-Leukämie-Effekt**).

Um der Graft-versus-Host-Krankheit vorzubeugen, erhält der Patient nach der Transplantation Methotrexat und Ciclosporin A. Da das transplantierte Knochenmark nach einiger Zeit den Organismus des Empfängers nicht mehr als „fremd" ansieht und die Abstoßungsversuche einstellt, können die Immunsuppressiva im Normalfall nach ca. 100 Tagen ausgeschlichen werden. Im Gegensatz zu den meisten Organtransplantationen ist also keine lebenslange Immunsuppression erforderlich.

Pflege

Pflege bei Zytostatikatherapie ☞ 22.4.1
Pflege bei Strahlentherapie ☞ 22.4.2
Pflege bei Schutzisolierung ☞ 22.1.4

Nach der Transplantation beginnt für den Patienten eine Zeit des Wartens, ob das Transplantat „angeht". In dieser Zeit geht es ihm häufig körperlich und psychisch sehr schlecht. Zudem leidet der Kranke häufig unter einer Körperbildstörung: Er hat überhaupt keine Haare mehr, die Haut ist trocken, schuppig, fleckig und gerötet, häufig bestehen Bein- und Knöchelödeme sowie je nach Glukokortikoiddosis die Symptome eines Cushing-Syndroms (☞ 21.5.1). Körperliche Schwäche führt außerdem zu Einschränkungen. Die Pflegenden müssen dann individuell bera-

tend, unterstützend und/oder kompensatorisch tätig werden.

Viele Patienten sind nach der Zeit der Umkehrisolation und der vollständigen Überwachung ihrer Körperfunktionen zudem hochgradig verunsichert und wissen nicht mehr, wie sie sich sicher verhalten und ob sie ihrem Körper noch trauen können. Pflegende können in Gesprächen auf diese Ängste eingehen und dem Patienten helfen, in die Normalität zurückzufinden, indem sie ihn beraten, motivieren und unterstützen.

> ### Prävention und Patientenberatung
>
> ▸ Ausstellung eines Behandlungspasses, den der Patient immer bei sich tragen sollte
> ▸ Weiter sorgfältige Hygiene, vor allem Händehygiene
> ▸ In den ersten sechs Monaten Meiden von Menschenansammlungen, ggf. außer Haus Tragen eines Mundschutzes, kein Kontakt zu Kranken
> ▸ Stufenweise Lockerung der Ernährungsvorschriften auf Arztanordnung über ca. ein Jahr, vor allem in den ersten drei Monaten sind die Vorschriften noch streng. Fast alle Knochenmarktransplantationszentren haben ausführliches Informationsmaterial einschließlich umfangreicher Listen (anfänglich) erlaubter, bedenklicher und verbotener Lebensmittel
> ▸ Keine direkte Sonneneinstrahlung wegen der Graft-versus-Host-Krankheit
> ▸ Kein direkter Kontakt zu Tieren, Pflanzen, Erde, Hausmüll/Biotonnen
> ▸ Keine Zahnbehandlungen, keine Aktiv-Impfungen (bei Verletzungen Rücksprache mit dem Arzt wegen Tetanus-Schutz)
> ▸ Kein Baden in Schwimmbädern oder Badeseen
> ▸ Bei Reisen Wahl des Reiszieles nach Rücksprache mit dem Arzt
> ▸ Sport nach Rücksprache mit dem Arzt
> ▸ Keine Medikamenteneinnahme ohne Rücksprache mit dem Transplantationszentrum
> ▸ Wahrnehmen der regelmäßigen ärztlichen Kontrolltermine, bei Fragen oder Problemen (z. B. Fieber) sofortige Rücksprache mit dem Transplantationszentrum.

22 Pflege von Menschen mit hämatologischen und onkologischen Erkrankungen

22.5 Erkrankungen der roten Blutzellen

22.5.1 Anämien

> **Anämie:** Verminderung von Hämoglobinkonzentration, Hämatokrit und meist auch Erythrozytenzahl unter die altersentsprechenden Normwerte bei normalem Blutvolumen. Eigenständige Krankheit oder Folge einer anderen Erkrankung. Leitsymptome Blässe, verminderte Belastbarkeit, Müdigkeit, bei stärkerer Anämie Tachykardie, Schwindel. Symptomatik abhängig von Ausprägung der Anämie und Geschwindigkeit ihrer Entstehung. Zusätzlich auf die Grunderkrankung hinweisende Symptome. Blutuntersuchungen diagnostisch wegweisend, Behandlung und Prognose ursachenabhängig.

Die mit ca. 80 % häufigste Anämieform ist die *Eisenmangelanämie,* die daher im Folgenden ausführlich dargestellt werden soll.

Einen Überblick über weitere Anämieformen gibt Tabelle 22.25.

Eisenmangelanämie
Krankheitsentstehung

Eisenmangelanämien entstehen:
▶ Als Folge chronischer Blutungen aus Magen-Darm-Trakt oder Harnwegen sowie verlängerter, zu häufiger oder zu starker Menstruationsblutungen. Bei mit Kuhmilch ernährten Säuglingen kann eine allergisch bedingte Kolitis (Dickdarmentzündung) mit okkulten Blutverlusten und nachfolgender Eisenmangelanämie auftreten
▶ Durch zu geringe Eisenaufnahme mit der Nahrung (häufig bei älteren Säuglingen und Kleinkindern, die vegetarisch oder mit viel Kuhmilch ernährt werden), verminderte Eisenresorption nach Magenentfernung oder bei bestimmten Darmerkrankungen
▶ Durch erhöhten Eisenbedarf bei Schwangeren oder Kindern.

Die Hämoglobinsynthese und infolgedessen die Erythrozytenbildung sind gestört, da nicht genügend Eisen zum Einbau zur Verfügung steht.

Symptome und Untersuchungsbefund

Meist bestehen lediglich die uncharakteristischen Allgemeinsymptome einer Anämie (☞ oben). Zusätzlich können insbesondere bei Erwachsenen Hohlnägel, Haarausfall, trockene, rissige Haut mit Mundwinkelrhagaden sowie Zungenbrennen und Schluckbeschwerden durch Schleimhautatrophie **(Plummer-Vinson-Syndrom)** auffallen.

Eine ausgeprägte, lang dauernde Eisenmangelanämie kann bei Kindern zu Entwicklungs- und Gedeihstörungen führen.

Diagnostik und Differentialdiagnose

Die Eisenmangelanämie ist eine hypochrome mikrozytäre Anämie. MCV, MCH und MCHC sind vermindert. Im Blut sind der Eisenspiegel und das Speicherprotein **Ferritin** erniedrigt, das Transporteiweiß **Transferrin** erhöht.

Diese Blutuntersuchungen ermöglichen auch die Abgrenzung zur **Anämie der chronischen Erkrankung,** die einziges Zeichen z. B. einer Tumorerkrankung sein kann (Ferritin erhöht, Transferrin erniedrigt).

Da die Ursache des Eisenmangels gefunden werden muss, wird:
▶ Nach den Ernährungsgewohnheiten gefragt
▶ Auf Hinweise auf Darmerkrankungen mit verminderter Resorption geachtet
▶ Nach Blutungen im Magen-Darm-Trakt und im Bereich der Harnwege durch Test auf Blut im Stuhl (☞ 19.3.1) und Urinstatus (☞ 29.3.2) gesucht
▶ Bei Frauen eine gynäkologische Untersuchung vorgenommen.

Behandlungsstrategie

An erster Stelle steht die Behandlung der Grunderkrankung. Zusätzlich ist meist eine medikamentöse Eisenzufuhr erforderlich. Trotz der relativ schlechten Magenverträglichkeit sollte die orale Gabe zweiwertiger (Fe^{2+}) Eisenpräparate bevorzugt werden (z. B. Eryfer® 100). Die parenterale Gabe dreiwertiger Fe^{3+}-Eisenpräparate (z. B. Ferrlecit®) ist nur in Ausnahmefällen, z. B. bei Malabsorption, indiziert, da sie Kopfschmerzen, Übelkeit, Hitzegefühl und Herzschmerzen verursachen kann, in sehr schweren Fällen sogar einen Schock (☞ 13.5).

Pflege

Anleitung bei Test auf okkultes Blut im Stuhl ☞ 19.3.1

Für die Pflege von Patienten mit Eisenmangelanämie gilt:
▶ Bei Kreislaufsymptomen regelmäßig RR und Puls kontrollieren

▶ Anstrengungen der Belastbarkeit anpassen und gleichmäßig über den Tag verteilen (ausreichend Ruhepausen einplanen)
▶ Patienten bei der Mobilisation langsam aus dem Liegen über das Sitzen aufstehen lassen, bei Kreislaufinstabilität begleiten (Sturzgefahr durch einen orthostatischen Blutdruckabfall)
▶ Durch intensive Hautpflege trockene, rissige Haut, Mundwinkelrhagaden und brüchige Nägel lindern
▶ Dekubitusprophylaxe (☞ 12.5.1.4) durchführen, da durch die verminderte Sauerstoffversorgung der Haut die Dekubitusgefahr erhöht ist
▶ Retikulozytenkontrolle (☞ 22.3.1) im Blut ungefähr eine Woche nach Behandlungsbeginn einplanen, da ein Retikulozytenanstieg das Ansprechen auf die Eisengabe zeigt.

> **Prävention und Gesundheitsberatung**
> ▶ Behandlungsdauer über Monate zur Auffüllung der Eisenspeicher
> ▶ Einnahme der Eisentabletten möglichst zwischen den Mahlzeiten zur besseren Resorption. Als Getränk vorzugsweise Wasser reichen und keine Milch, da Kalzium die Eisenresorption vermindert. Aus dem gleichen Grund keine anderen Tabletten gleichzeitig geben. Bei schlechter Magenverträglichkeit Einnahme während oder nach der Mahlzeit
> ▶ Schwarze Stuhlverfärbung, je nach Präparat auch Obstipation durch die Eisentabletten
> ▶ Ernährung: Tierisches Eisen (Fleisch, Eier) wird besser resorbiert als pflanzliches Eisen (Kartoffeln, Gemüse, Getreide). Genügend Vitamin C (Obst, frisches Gemüse) fördert die Eisenresorption.

22.5.2 Polyglobulie und Polycythaemia vera

> **Polyglobulie** *(Erythrozytose):* Erythrozytenvermehrung bei normalem Plasmavolumen.
>
> **Polycythaemia vera:** Bösartige Erkrankung des Knochenmarks mit unkontrollierter Vermehrung der Erythrozyten. Mittlere Überlebenszeit 10 – 15 Jahre.

920

22.5 Erkrankungen der roten Blutzellen

Anämieform Ursache	Zusätzliche Symptome und Befunde	Diagnostik	Behandlungsstrategie und Pflege
Anämie der chronischen Erkrankung (vor allem infolge Eisenverwertungsstörung)			
▸ Chronische nicht-infektiöse Entzündungen ▸ Chronische Infektionen ▸ Tumoren	Symptome der Grunderkrankung	▸ BB: normochrome normozytäre oder hypochrome mikrozytäre Anämie ▸ Eisenspiegel und Transferrin im Blut niedrig, Ferritin erhöht ▸ Weitere Untersuchungen je nach mutmaßlicher Ursache	▸ Behandlung der Grunderkrankung ▸ Evtl. Erythropoetin ▸ Kein Eisen
Megaloblastäre Anämien: Gestörte Kernreifung → zu wenige, sehr große Erythrozyten			
Vitamin-B$_{12}$-Mangel-Anämie ▸ Mangel an dem zur Vitamin-B$_{12}$-Resorption notwendigen Intrinsic Factor durch chronische Auto-immungastritis **(perniziöse Anämie)** oder Magenresektion ▸ Fehlernährung ▸ Malabsorption	▸ Häufig zusätzliche neurologische Symptome, z. B. Gangunsicherheit, Kribbeln, Missempfindungen ▸ Möglicherweise „strohgelbe" Hautfarbe ▸ Möglicherweise glatt-rote, „brennende" Zunge **(Hunter-Glossitis)**	▸ BB: hyperchrome makrozytäre Anämie, oft auch Thrombo- und Leukozytopenie ▸ Im Blut Vitamin-B$_{12}$-/Folsäure-spiegel erniedrigt ▸ Ggf. Autoantikörpersuche, Knochenmarkuntersuchung, Schilling-Test (Bestimmung der Vitamin-B$_{12}$-Resorption vor und nach Intrinsic-Factor-Gabe)	▸ Behandlung der Grunderkrankung ▸ Gabe von Vitamin B$_{12}$ bzw. Folsäure. Vorsicht – z. B. bei perniziöser Anämie oder nach Magenresektion i.m.-Injektion von Vitamin B$_{12}$ erforderlich, da keine Resorption möglich ▸ Kaliumreiche Kost, ggf. orale Kaliumpräparate, Eisengabe
Folsäuremangelanämie ▸ Fehlernährung ▸ Malabsorption	Neurologische Symptome bei reinem Folsäuremangel fraglich. Bei Schwangeren erhöhtes Risiko eines kindlichen Neuralrohrdefektes		
Renale Anämie: Eythropoetinmangel → unzureichende Stimulation der Erythropoese			
▸ Niereninsuffizienz	▸ Symptome der Niereninsuffizienz dominierend	▸ BB: normochrome normozytäre Anämie ▸ Kreatinin im Blut erhöht	▸ Behandlung der Grunderkrankung ▸ Erythropoetingabe
Aplastische Anämie: Fast immer erworbene Verminderung der Stammzellen im Knochenmark			
▸ Knochenmarkschädigung. Ursache meist unbekannt, sonst durch Arzneimittel, Chemikalien, Infektionen, ionisierende Strahlung	▸ Zusätzlich zu den Anämiesymptomen Infektions- und Blutungsneigung	▸ BB: Verminderung meist von Erythrozyten, Leukozyten und Thrombozyten in unterschiedlicher Ausprägung ▸ Knochenmark: keine Zellen der Blutbildung	▸ Gabe von Erythrozyten, Thrombozyten, evtl. Wachstumsfaktoren ▸ Evtl. Immunsuppression ▸ Evtl. hämatopoetische Stammzeltransplantation
Hämolytische Anämien: Vorzeitiger Untergang von Erythrozyten			
Korpuskuläre hämolytische Anämien (fast immer angeboren) ▸ Defekte der Erythrozytenmembran: z. B. **Kugelzellenanämie** ▸ Enzymdefekte: z. B. **Glucose-6-Phosphat-Dehydrogenase-Mangel** ▸ Hämoglobindefekte: z. B. **Sichelzellenanämie, Thalassämie**	▸ Ikterus mit dunklem Urin ▸ Milzvergrößerung ▸ Je nach Anämieform **hämolytische Krisen** mit Ikterusverstärkung, Fieber, Oberbauchschmerzen oder **aplastische Krisen** möglich ▸ Je nach Anämieform zusätzliche Symptome, z. B. Skelett auffälligkeiten, intermittierende Organdurchblutungsstörungen, Zeichen der zugrunde liegenden Infektion	▸ BB: Retikulozyten erhöht ▸ LDH, Bilirubin erhöht ▸ Weitere Untersuchungen zur Ursachensuche je nach Verdacht, z. B. Hämoglobinelektrophorese, Autoantikörpersuche (Blut für Suche nach Wärmeantikörpern kalt, für Suche nach Kälteantikörpern warm verschicken)	Ursachen- und schweregradabhängig: ▸ Milzentfernung ▸ Hämatopoetische Stammzelltransplantation ▸ Weitere Maßnahmen je nach Anämieform, z. B. Meiden von Kälte, bestimmter Nahrungs- oder Arzneimittel
Extrakorpuskuläre hämolytische Anämien (fast immer erworben) ▸ Immunologisch bedingt, z. B. **M. haemolyticus neonatorum,** durch Wärme- oder Kälteantikörper ▸ Arzneimittel ▸ Infektionen			▸ Immunsuppression ▸ Arzneimittel absetzen ▸ Behandlung der Infektion

Tab. 22.25: Überblick über die Anämien. Eisenmangelanämie ☞ Text. Laborkontrollen zur Therapiekontrolle auf Arztanordnung.

Krankheitsentstehung

Eine **primäre Polyglobulie** liegt bei der **Polycythaemia vera** vor, einer zu den **myeloproliferativen Erkrankungen** (myeloproliferativen Syndromen) zählenden bösartigen Störung des Knochenmarks mit Wucherung vor allem der Erythrozyten. Viel häufiger sind **sekundäre Polyglobulien,** die als Folge anderer Erkrankungen entstehen, etwa eines Herzfehlers mit Zyanose oder einer Lungenfunktionsstörung mit Sauerstoffmangel.

Symptome, Befund und Diagnostik

Die Patienten haben typischerweise eine rot-blaue Hautfarbe („blühendes Aussehen"). Bei sehr hohem Hämatokrit bekommen viele „Kreislaufbeschwerden"

921

Bezeichnung	Zellreihe
Polycythaemia vera	Erythrozyten
CML (Chronisch myeloische Leukämie)	Granulozyten
Essentielle Thrombozythämie	Thrombozyten
Idiopathische Myelofibrose (Osteomyelosklerose)	Bindegewebe

Tab. 22.26: Die Polycythaemia vera zählt zu den myeloproliferativen Erkrankungen, bei denen alle Zellreihen der Blutbildung und das Bindegewebe im Knochenmark unkontrolliert wuchern.

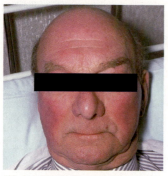

Abb. 22.27: Typisch für einen Patienten mit Polyglobulie oder Polycythaemia vera sind die geröteten Wangen. [E279]

(Schwindel, Ohrensausen, Atemnot), Kopfschmerzen, Angina pectoris und Nasenbluten. Typisch für die Polycythaemia vera ist ein ständiger Juckreiz.

Bei der körperlichen Untersuchung fallen oft ein Bluthochdruck und eine Vergrößerung von Leber und Milz auf.

Die Diagnose wird anhand des roten Blutbilds und des Knochenmarkbefunds (sehr zellreiches Knochenmark) gestellt. Weitere diagnostische Kriterien der Polycythaemia vera sind eine Splenomegalie, eine Leuko- und eine Thrombozytose.

Behandlungsstrategie

Bei einer sekundären Polyglobulie ist die Behandlung der Grunderkrankung vorrangig und prognosebestimmend.

Hauptsäule der Behandlung bei Polycythaemia vera sind regelmäßige Aderlässe. Zur Hemmung der Zellwucherung ist α-Interferon Mittel erster Wahl, Reserve ist Hydroxyharnstoff. Bei erhöhter Thrombosegefahr wird Azetylsalizylsäure gegeben, bei gleichzeitiger Erhöhung der Thrombozyten Anagrelide (Agrelin®), das die Thrombozytenbildung hemmt.

Pflege

Die Pflegenden berücksichtigen vor allem das erhöhte Thromboserisiko der Patienten (☞ 12.3.3). Manche Patienten haben (Spontan-)Blutungen, oft aus Nase und/oder Darm, da die gebildeten Thrombozyten funktionsunfähig sein können.

22.6 Erkrankungen der weißen Blutzellen

22.6.1 Übersicht über die Leukämien

Leukämie: Bösartige Erkrankung der weißen Blutzellen mit unkontrollierter, krebsartiger Wucherung einer oder mehrerer weißer Vorläuferzellen. Schätzungsweise erkrankt einer von 20 000 Menschen pro Jahr an Leukämie.

Die Einteilung der Leukämien ist komplex und überlappt sich teilweise mit denen der Lymphome. Im klinischen Sprachgebrauch wird meist differenziert:
▶ Nach der Abstammung der entarteten Blutzellen in **lymphatische Leukämien,** bei denen die bösartigen Zellen der lymphatischen Reihe angehören, und **myeloische** *(nicht-lymphatische)* **Leukämien,** bei denen die Vorstufen der Granulozyten betroffen sind. Durch heutige Diagnoseverfahren sehr selten sind **undifferenzierte Leukämien** mit unklarem Zellursprung
▶ Nach dem zeitlichen Verlauf in **akute** und **chronische Leukämien.**

Die Krankheitsentstehung ist weitgehend ungeklärt, bei den meisten Patienten ist keiner der bekannten Risikofaktoren (z.B. einige Chemikalien, radioaktive Strahlung, Down-Syndrom) feststellbar. Die wuchernden weißen Zellen verdrängen die Vorstufen der Erythrozyten und Thrombozyten, sind aber selbst funktionsunfähig.

22.6.2 Akute Leukämien

Die **akute lymphatische Leukämie** (kurz *ALL*) tritt bevorzugt bei Kindern auf, während die **akute myeloische Leukämie** (kurz *AML*) überwiegend bei Erwachsenen vorkommt. Unbehandelt überleben die Patienten nur wenige Monate. Mit optimaler Behandlung liegt die rezidivfreie 5-Jahres-Überlebensrate bei Kindern heute je nach Leukämieform bei 50–80 % (ALL besser als AML), bei Erwachsenen bei 20–60 %.

Symptome und Untersuchungsbefund

Die Beschwerden bei akuter Leukämie bilden sich meist binnen weniger Wochen aus:
▶ Anämie mit Abgeschlagenheit und Müdigkeit
▶ Erhöhte Blutungsneigung
▶ Gehäufte Infektionen.

Kinder fallen oft durch ständige Müdigkeit, Blässe oder viele blaue Flecke auf, oft auch durch ansonsten unerklärliche Fieberschübe und Knochenschmerzen.

Bei Patienten mit einer ALL zeigen sich bei der Untersuchung oft Lymphknotenschwellungen und eine Milzvergrößerung. In fortgeschrittenen Krankheitsstadien können leukämische Infiltrate z.B. in der Haut (☞ Abb. 22.28) und im Gehirn auftreten.

Diagnostik

Im Vordergrund steht die Untersuchung des Bluts und des Knochenmarks:
▶ Meist sind die *Blasten*, d.h. die abnormen Vorstufen, schon im Differentialblutbild sichtbar. Dabei kann die Gesamtleukozytenzahl im Blut normal, erhöht oder erniedrigt sein
▶ Häufig bestehen eine Anämie, Granulo- und Thrombozytopenie
▶ Die Knochenmarkuntersuchung (☞ 22.3.4) zeigt ein zellreiches, viel zu viele Blasten enthaltendes Mark.

Die genaue Klassifikation der Leukämie erfolgt durch morphologische, zytochemische, immunologische, zyto- und molekulargenetische Untersuchungen der bösartigen Zellen. Diese erlauben auch eine Einteilung in prognostisch unterschiedliche Leukämiesubtypen und damit eine an das individuelle Risiko angepasste Behandlung sowie im weiteren Verlauf bessere Therapiekontrollen als konventionelle Verfahren.

Weitere Untersuchungen sind zur Diagnose von Organmanifestationen erforderlich.

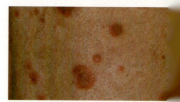

Abb. 22.28: Leukämisches Hautinfiltrat am Oberschenkel eines Patienten mit akuter myeloischer Leukämie. [R162]

Behandlungsstrategie

Alle akuten Leukämien werden in hämatologisch-onkologischen Zentren nach festen Schemata, sog. **Protokollen,** intensiv mit Zytostatika behandelt, um eine Vollremission zu erreichen. Die Behandlung umfasst außerdem eine Bestrahlung des Gehirns und/oder das Einbringen von Zytostatika in den Liquorraum, um eine leukämische Infiltration der Hirnhäute oder ein späteres Rezidiv zu vermeiden (ZNS-Prophylaxe, die Zytostatika dringen nicht ausreichend ins Gehirn ein). Während dieser 4–6 Monate dauernden ersten Phase **(Induktions-, Konsolidierungs- und Reinduktionstherapie)** ist der Patient auch durch die Behandlung akut gefährdet. Aufkeimende Infektionen müssen sofort antibiotisch behandelt werden. Fast immer ist die Gabe von Blutersatzprodukten (☞ Tab. 22.24) nötig.

Nach der Induktionstherapie folgt eine weniger aggressive, ambulante **Erhaltungstherapie** über ca. zwei Jahre.

Rezidive können zwar abermals zytostatisch behandelt werden, die Behandlung ist jedoch schwieriger, und die Erfolgsaussichten sind schlechter. Daher wird bei prognostisch ungünstigen Subtypen der akuten Leukämie schon in der ersten Vollremission eine Knochenmarktransplantation angestrebt (☞ 22.4.7).

Pflege bei Zytostatikatherapie ☞ 22.4.1

Akute Leukämien sind die häufigsten bösartigen Erkrankungen im Kindesalter. Meist sind Klein- und Kindergartenkinder betroffen, die manchmal innerhalb von Stunden aus ihrer bis dahin intakten Welt herausgerissen werden. Gerade in dieser ersten Phase sollten die Eltern möglichst viel Zeit mit ihrem Kind verbringen. Das Kind wird von Anfang an altersentsprechend über seine Erkrankung aufgeklärt, nur so kann es verstehen, warum all die schmerzhaften Prozeduren nötig sind, und mithelfen. Im weiteren Verlauf empfiehlt es sich meist, zu Hause gepflegte Rituale und den bisherigen Erziehungsstil beizubehalten, beides bietet dem Kind Orientierung. Mit Beginn der Erhaltungstherapie ist oft eine Familienkur sinnvoll, denn nicht nur das kranke Kind, sondern die ganze Familie ist aus der Bahn geworfen. Danach ist langsam wieder eine Rückkehr zum Alltag (wenn auch mit Einschränkungen) möglich.

22.6.3 Chronische Leukämien

Während die **chronisch myeloische Leukämie** (kurz *CML*) vor allem Erwachsene im berufstätigen Alter betrifft, ist die **chronisch lymphatische Leukämie** (kurz *CLL*) eine typische Erkrankung des höheren Lebensalters. Die CLL wird zu den lymphozytischen *Non-Hodgkin-Lymphomen* (☞ 22.7.2) gezählt und ist insgesamt die häufigste und gleichzeitig prognostisch günstigste Leukämie.

Symptome, Befund und Diagnostik

Die chronischen Leukämien beginnen uncharakteristisch und schleichend. Die Patienten fühlen sich abgeschlagen und müde. Viele Patienten mit einer CLL haben unklare Hautausschläge oder klagen über starken Juckreiz.

Leitbefund ist bei der CLL eine symmetrische, schmerzlose Lymphknotenvergrößerung (☞ Abb. 22.7), während bei der CML die Milzvergrößerung besonders auffällig ist.

Auch bei den chronischen Leukämien sind Blutbild und Knochenmarkausstrich diagnostisch entscheidend. Besonders bei der CML ist die Zellzahl im peripheren Blut stark erhöht.

Behandlungsstrategie

CML

Bei der CML wird zunächst durch Gabe von Hydroxyharnstoff (Litalir®) die Zellzahl im Blut gesenkt. Für jüngere Patienten wird eine allogene Knochenmarktransplantation angestrebt. Ansonsten wird mit α-Interferon, ggf. zusammen mit Arabinosid C, behandelt, wobei allerdings die meisten Betroffenen nach wenigen Jahren einen oft tödlichen Blastenschub erleiden. Eine noch recht neue Therapiemöglichkeit ist der Tyrosinkinasehemmer Imatinib (Glivec®, *Tyrosinkinasen* spielen eine zentrale Rolle in der Wachstumsregulation). Die Behandlung in fortgeschrittenen Stadien zeigt bis heute kaum Erfolge.

CLL

Bei der CLL wird nach wie vor möglichst spät und schonend behandelt. Erst bei deutlicher Anämie, Lymphozytose, Thrombozytopenie oder starken Beschwerden des Patienten wird eine milde Zytostatikatherapie eingeleitet. Bei Therapieversagen kann der Antikörper Alemtuzumab (Campath®) versucht werden.

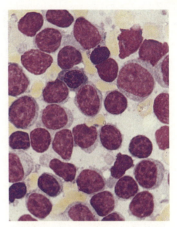

Abb. 22.29: CLL im Knochenmarkausstrich. Das Knochenmark besteht fast ausschließlich aus Lymphozyten. [E277]

Eine palliative Bestrahlung von Lymphknoten oder Milz ist bei erheblicher Vergrößerung sinnvoll. Zusätzlich ist oft eine symptomatische Therapie erforderlich, z. B. die Gabe von Immunglobulinen. Geheilt werden kann die CLL hierdurch nicht, allerdings zeigt sie oft einen sehr langsamen Verlauf über viele Jahre und hat auch die hämatopoetische Stammzelltherapie bislang keine besseren Ergebnisse gezeigt.

Pflege

Pflege bei Knochenmarktransplantation ☞ 22.4.7

Bei den chronischen Leukämien kommen die Patienten oft erst in späteren Krankheitsstadien zu längeren Aufenthalten in die Klinik. Die Pflegenden helfen, die Selbstständigkeit der Patienten so lange wie möglich zu bewahren. Sie stellen außerdem den Kontakt zu Beratungsstellen her, wenn der Patient sich selbst informieren möchte. (✉ 7)

22.6.4 Allergische Agranulozytose

Selten, aber gefürchtet ist die **allergische Agranulozytose,** bei der immunologisch bedingt fast alle Granulozyten im Blut und teilweise auch ihre Vorläuferzellen im Knochenmark zerstört werden und die nach zahlreichen Arzneimitteln (etwa Metamizol, z. B. Novalgin®) auftreten kann. Im Gegensatz zur **toxischen Agranulozytose** (z. B. bei Zytostatikatherapie) setzt die allergische Agranulozytose *plötzlich* ein und ist *dosisunabhängig*.

Der Patient wird innerhalb weniger Tage schwer krank. Hauptsymptome sind Schüttelfrost, hohes Fieber und zahlreiche (Mund-)Schleimhautnekrosen. Das Risiko einer Sepsis ist hoch.

Alle verdächtigen Arzneimittel müssen sofort abgesetzt werden. Die symptomatische Behandlung entspricht derjenigen bei Agranulozytosen durch Zytostatikatherapie (☞ 22.4.1), die Gabe z. B. von G-CSF kann die Zeit der Agranulozytose verkürzen.

Überlebt der Patient die akute Phase, ist die Prognose gut. Der Patient muss unbedingt einen *Allergiepass* (☞ 27.2.3) erhalten und sollte diesen auch immer bei sich tragen.

22.7 Maligne Lymphome

Maligne Lymphome: Bösartige, ursächlich unklare Erkrankungen der lymphatischen Gewebe. Nach morphologischen Kriterien (feingewebliche histopathologische Einteilung) Differenzierung in **Morbus Hodgkin** und **Non-Hodgkin-Lymphome**.

22.7.1 Hodgkin-Lymphom

Hodgkin-Lymphom *(M. Hodgkin, Lymphogranulomatose):* Von den Lymphknoten ausgehende bösartige Erkrankung. Jährlich in Deutschland ca. 1500–2000 Neuerkrankungen mit einem ersten Altersgipfel im frühen und einem zweiten im höheren Erwachsenenalter. Mit einer 10-Jahres-Überlebensrate von 50 bis über 90% insgesamt recht günstige Prognose.

Symptome, Befund und Diagnostik

Typischerweise kommen die Patienten wegen einer schmerzlosen Lymphknotenvergrößerung, am häufigsten im Halsbereich, zum Arzt. Evtl. haben sie unspezifische Allgemeinsymptome wie Müdigkeit, Leistungsabfall oder Juckreiz.

Für die Stadieneinteilung *(Staging)* ist es wichtig, ob ein ungewollter Gewichtsverlust (> 10% in den letzten sechs Monaten), ungeklärtes Fieber (> 38 °C) oder Nachtschweiß vorliegen. Diese **B-Symptome** kündigen oft einen Ausbreitungsschub an.

Stadium	Befallener Körperabschnitt
I	Einzelne Lymphknotenregion (I/N) oder einzelner extranodaler (= außerhalb der Lymphknoten gelegener) Herd (I/E)
II	Zwei oder mehr Lymphknotenregionen auf der gleichen Zwerchfellseite (II/N) oder lokalisierte extranodale Herde mit Befall einer oder mehrerer Lymphknotenregionen auf der gleichen Zwerchfellseite (II/E)
III	Lymphknotenregionen auf beiden Zwerchfellseiten (III/N) oder lokalisierte extranodale Herde und Lymphknoten auf beiden Zwerchfellseiten (III/E)
IV	Diffuser Befall eines oder mehrerer extralymphatischer Organe mit oder ohne Lymphknotenbefall

Zusatz: **B** = mit mindestens einem der sog. B-Symptome: Gewichtsverlust, Fieber oder Nachtschweiß; **A** = ohne Gewichtsverlust, Fieber oder Nachtschweiß
Organsymbole: D = Haut, **H** = Leber, **L** = Lunge, **M** = Knochenmark, **N** = Lymphknoten, **O** = Knochen, **P** = Pleura, **S** = Milz

Tab. 22.30: Stadieneinteilung des Morbus Hodgkin nach der Ann-Arbor-Klassifikation.

Diagnostisch entscheidend ist die histologische Untersuchung eines betroffenen Lymphknotens. Es folgen weitere Untersuchungen zur Stadieneinteilung und Therapieplanung (☞ Tab. 22.30).

Behandlungsstrategie

Die risikoadaptierte Behandlung des Morbus Hodgkin besteht bei Erwachsenen fast immer in einer kombinierten Chemo- und Radiotherapie. Bei frühen Krankheitsstadien wird bei Kindern teilweise auf die Radiotherapie verzichtet. Bei Rezidiven und ungünstiger Prognose kann eine Hochdosis-Chemotherapie mit nachfolgender hämatopoetischer Stammzelltransplantation erwogen werden.

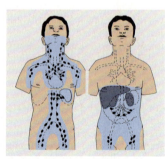

Abb. 22.31: Bestrahlungsfelder bei malignen Lymphomen.
Links: Das „obere Mantelfeld" schließt alle oberhalb des Zwerchfells gelegenen Lymphknoten ein. Das „umgekehrte y-Feld mit Milzstiel" bestrahlt die Lymphknoten unterhalb des Zwerchfells entlang der Aorta, der A. lienalis und der Aa. iliacae einschließlich der Leisten.
Rechts: Das „abdominelle Bad" schließt alle Lymphknoten unterhalb des Zwerchfells bis zu den Leisten ein, also auch die im Mesenterium gelegenen. Da der ganze Darm mitbestrahlt wird, ist mit ausgeprägten Nebenwirkungen zu rechnen (z. B. heftige Durchfälle). Nieren und Leber werden ausgespart. [A400-215]

Pflege

Pflege bei Zytostatikatherapie ☞ 22.4.1
Pflege bei Strahlentherapie ☞ 22.4.2

Viele der Patienten sind noch jung und haben sich oft überhaupt noch nicht mit der Möglichkeit einer lebensbedrohlichen Erkrankung auseinandergesetzt. Sie brauchen daher besondere psychische Unterstützung.

22.7.2 Non-Hodgkin-Lymphome

Non-Hodgkin-Lymphome (kurz *NHL*): Sammelbegriff für mehrere bösartige Erkrankungen des lymphatischen Systems, die sich vom vergleichsweise gutartigen M. Hodgkin abgrenzen lassen. In Deutschland ca. 12 000 Neuerkrankungen jährlich, Tendenz steigend.

Die Klassifikation der Non-Hodgkin-Lymphome ist im Fluss. Zunehmend benutzt wird die auf der **REAL-Klassifikation** (REAL = *Revised European American Lymphoma*) basierende **WHO-Klassifikation**, die *alle* bösartigen Erkrankungen lymphatischer Zellen (also auch die lymphatischen Leukämien) umfasst. Unterschieden werden **indolente**, **aggressive** und **sehr aggressive Lymphome**, jeweils innerhalb der B- und T-Zell-Reihe. Die chronisch lymphatische Leukämie ist z. B. ein indolentes NHL der B-Zell-Reihe.

Symptome, Befund und Diagnostik

Die Anfangssymptome der Non-Hodgkin-Lymphome entsprechen denen der Hodgkin-Lymphome.

Diagnostik, Staging und Stadieneinteilung erfolgen wie beim M. Hodgkin. Non-Hodgkin-Lymphome breiten sich wesentlich früher als die Hodgkin-Lymphome im gesamten Körper aus und sind daher sehr häufig im Knochenmark nachweisbar.

Plasmozytom

Heute zu den aggressiven Non-Hodgkin-Lymphomen gerechnet wird das **Plasmozytom** *(M. Kahler, Multiples Myelom)*, bei dem Plasmazellen entartet sind und das vor allem Ältere betrifft. Die entarteten Plasmazellen produzieren zwar Immunglobuline oder Bruchstücke von Immunglobulinen, diese sind aber nicht funktionsfähig **(Paraproteine)**. Zusätzlich zu den oben genannten Beschwerden treten Knochenschmerzen und Spontanfrakturen sowie in späteren Stadien Anämie, Infektneigung und Niereninsuffizienz auf. Diagnostisch ist eine **Sturzsenkung** mit BSG > 100 mm wegweisend. In der Urinelektrophorese sind sog. **Bence-Jones-Proteine** (die *Leicht-Ketten* von Immunglobulinen) nachweisbar, im Knochenröntgen zeigen sich zahlreiche Osteolysen (lochförmige Knochenaufhellung durch Auflösung von Knochen, z. B. der sog. „Schrotschussschädel").

Behandlungsstrategie

Etablierte Richtlinien gibt es kaum.

Aggressive und sehr aggressive Lymphome werden, falls Alter und Zustand des Patienten es erlauben, unter kurativer Zielsetzung ähnlich wie akute Leukämien aggressiv behandelt, da sie sonst eine sehr schlechte Prognose haben.

Indolente Lymphome (zu ihnen gehört die CLL ☞ 22.6.3) werden meist schonend unter palliativer Zielsetzung behandelt.

22.8 Hämorrhagische Diathesen

Hämorrhagische Diathese: Gesteigerte Blutungsneigung.

Die Art der Blutung lässt häufig Rückschlüsse auf die zugrunde liegende Ursache zu (☞ Tab. 22.33):
▶ Bei **Koagulopathien** durch Mangel oder Funktionsstörungen der Gerinnungsfaktoren im Blutplasma haben die Patienten bereits nach kleinen Traumen große Hämatome. In schweren Fällen, v. a. bei Bluterkrankungen (☞ 22.8.1), kommt es zu spontanen *Gelenkeinblutungen* **(Hämarthros)**. Zu den Koagulopathien zählen beispielsweise die Hämophilie A (☞ 22.8.1), die Verbrauchskoagulopathie (☞ 22.8.2) und die erhöhte Blutungsneigung durch Vitamin-K-Mangel.
▶ Für eine Blutungsneigung durch *verminderte Thrombozytenzahl* **(Thrombozytopenie,** *Thrombopenie***)** oder *Funktionsstörungen der Thrombozyten* **(Thrombozytopathie)** sind kleine, punktförmige Einblutungen **(Petechien)** oder kleinflächige Blutungen **(Purpura)** in Haut und Schleimhäute typisch (☞ 22.8.3)
▶ Das Beschwerdebild bei Blutungen durch **Vasopathien** *(Gefäßerkrankun-gen* ☞ 22.8.4) ist uncharakteristisch. Meist sind die Blutungen punktförmig oder kleinflächig.
▶ Die kleinflächigen Hauteinblutungen bei älteren Menschen **(Purpura senilis)** sind durch eine verminderte Widerstandsfähigkeit der Kapillaren bedingt und in der Regel harmlos.

22.8.1 Hämophilie A und B

Hämophilie *(Bluterkrankheit):* Angeborene, X-chromosomal-rezessiv vererbte Koagulopathie, bei der einzelne Gerinnungsfaktoren nicht oder nicht ausreichend gebildet werden können:
▶ Am häufigsten ist die **Hämophilie A** mit gestörter Bildung des Gerinnungsfaktors VIII
▶ Deutlich seltener kommt die **Hämophilie B** vor, bei der der Faktor IX betroffen ist.

Symptome, Befund und Diagnostik

Aufgrund des X-chromosomal-rezessiven Erbgangs sind fast alle Hämophile männlich. Die Krankheit zeigt sich in 90 % bereits im ersten Lebensjahr. Typisch sind ausgedehnte Blutungen bereits nach kleinen Verletzungen, auch Spontanblutungen in Muskel und Gelenke sind möglich.

Die Blutung hört zunächst auf, da die Gefäßreaktion und die Blutstillung intakt sind, beginnt aber nach Stunden oder gar Tagen wieder. Bei leichter Krankheitsausprägung zeigt sich die erhöhte Blutungsneigung nur in Ausnahmesituationen, z. B. nach Operationen.

Die PTT ist stark verlängert. Die definitive Diagnose liefert die Faktor-VIII- bzw. -IX-Bestimmung.

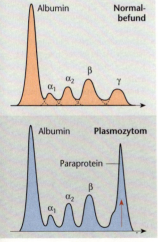

Abb. 22.32: Serum-Eiweißelektrophorese. Normalbefund und Befund bei Plasmozytom. Die hemmungslose Immunglobulinbildung des Plasmozytoms zeigt sich durch eine spitze Proteinzacke im Bereich der γ-Globuline (M-Gradient, M-Form des Kurvenverlaufs).

		Koagulopathie	Thrombozytopathie, Thrombozytopenie	Vasopathie
Klinik		Hämatome, Muskel- und andere Weichteilblutungen, bei schweren Formen auch Gelenkblutungen (Hämarthros)	Stecknadelkopfgroße Blutungen *(Petechien)*. Kleinflächige Blutungen v. a. der unteren Extremität *(Purpura)*. Schleimhautblutungen	Uncharakteristisch, meist Petechien und Purpura
Orientierende Diagnostik	Quick	Erniedrigt *	Normal	Normal
	PTT	Verlängert **	Normal	Normal

* Normal bei Mangel an Faktor VIII, IX, XI, XII
** Normal bei Faktor-VII-Mangel

Tab. 22.33: Überblick über Klinik und orientierende Diagnostik bei erhöhter Blutungsneigung.

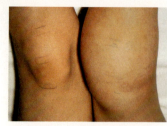

Abb. 22.34: Heute wesentlich seltener als früher sind Gelenkblutungen bei Hämophilie, hier in das linke Kniegelenk bei einem 12-jährigen Jungen. Sie können bei wiederholtem Auftreten zu bleibenden Gelenkdeformierungen bis zu Kontrakturen führen. [R132]

Diese erlaubt auch die Abgrenzung zum häufigeren **von-Willebrand-Jürgens-Syndrom** *(vWS)*, das infolge der autosomalen Vererbung bei beiden Geschlechtern auftritt und meist milde verläuft. Die Behandlung ähnelt der bei Hämophilie.

Behandlungsstrategie

Zur Behandlung der Hämophilie stehen heute für beide Krankheitsformen virusinaktivierte Faktorenkonzentrate zur Verfügung (z. B. Haemate® HS, Berinin HS®), die i. v. gespritzt werden. Erythrozytenkonzentrate und **F**resh **F**rozen **P**lasma (kurz FFP) sind nur bei gleichzeitigem nicht kompensierbaren Volumenverlust durch die Blutung angezeigt.

Bei leichten Formen vermag eine Behandlung mit *Desmopressin* (z. B. Octostim® Dosierspray) den Faktor-VIII-Spiegel für kurze Zeit so anzuheben, dass eine Faktorsubstitution nicht notwendig ist.

Dadurch können fast alle Patienten heute ein einigermaßen normales Leben führen.

Pflege

Pflege bei erhöhter Blutungsneigung ☞ 22.1.3

> **Prävention und Gesundheitsberatung**
> ▸ Notfallausweis, den der Patient möglichst immer bei sich tragen sollte
> ▸ Allgemeine Lebensführung: Schutz vor Verletzungen, Maßnahmen bei erhöhter Blutungsneigung (☞ 22.1.3)
> ▸ Möglichkeit der Heimbehandlung, Anleitung (durch den Arzt) zur i. v.-Injektion (☞ 15.3.5)
> ▸ Kontakt zu Selbsthilfegruppen (✉ 8).

22.8.2 Verbrauchskoagulopathie

> **Verbrauchskoagulopathie** *(disseminierte intravasale Gerinnung, kurz DIC)*: Erworbene komplexe Gerinnungsstörung mit gleichzeitigen (multiplen) Organfunktionsstörungen. Bei bereits ausgeprägtem Vollbild schlechte Prognose.

Krankheitsentstehung

Ursachen einer **Verbrauchskoagulopathie** können Schockzustände, Sepsis, bösartige Erkrankungen, Operationen oder geburtshilfliche Komplikationen sein. Zunächst bilden sich *Mikrothromben* (kleinste Gerinnsel) in den Gefäßen, die zu den Organfunktionsstörungen führen. Durch den Verbrauch von Gerinnungsfaktoren und Thrombozyten entsteht dann eine gesteigerte Blutungsneigung.

Symptome, Befund und Diagnostik

Das voll ausgeprägte Krankheitsbild zeigt sich durch:
▸ Hämorrhagische Diathese mit Haut- und Schleimhautblutungen, Nachblutungen z. B. aus Stichkanälen, Magen-Darm-, Nieren- oder Gehirnblutungen
▸ Gleichzeitiges Organversagen (Niere) infolge von Mikrothromben.

Anfangs ist die Thrombozytenzahl erniedrigt bei normaler oder sogar verkürzter PTT. In fortgeschrittenen Krankheitsstadien fallen praktisch alle Gerinnungstests pathologisch aus, und als Folge des sekundär gesteigerten Fibrinabbaus sind *Fibrinspaltprodukte* im Blut nachweisbar.

Behandlungsstrategie

Vordringlich sind die Behandlung der Grunderkrankung und die allgemeine Schocktherapie (☞ 13.5). In Frühstadien wird Heparin gegeben, um die Thrombenbildung zu verhindern. In späteren Stadien hingegen ist die Gabe von Heparin kontraindiziert. Dann werden die Gerinnungsfaktoren und evtl. auch Thrombozyten ersetzt.

Pflege

Pflege bei erhöhter Blutungsneigung ☞ 22.1.3

Alle gefährdeten Patienten und Patienten während der Therapie werden engmaschig auf mögliche Zeichen einer Blutung beobachtet, z. B. auch auf Bauch- oder Kopfschmerzen. Die Vitalzeichen werden kontrolliert. Die Schwere des zugrunde liegenden Krankheitsbilds zusammen mit der Verbrauchskoagulopathie und ihren Komplikationen erfordert eine intensivmedizinische Betreuung.

22.8.3 Thrombozytär bedingte hämorrhagische Diathese

> **Thrombozytär bedingte hämorrhagische Diathese:** Erhöhte Blutungsneigung durch zu geringe Thrombozytenzahl (**Thrombozytopenie**) oder Funktionsstörungen der Blutplättchen (**Thrombozytopathie**).

Krankheitsentstehung

▸ Antikörperbedingte **Thrombozytopenien** treten nach Arzneimitteln (Heparin ☞ 17.6) oder Infektionen auf. Die **akute idiopathische thrombozytopenische Purpura,** kurz *ITP*, tritt vor allem bei Kindern im Anschluss an Virusinfekte auf, sie ist die häufigste thrombozytopenische Blutungsform im Kindesalter. Dagegen kommt die **chronische idiopathische thrombozytopenische Purpura** *(Morbus Werlhof)* vor allem bei Erwachsenen vor
▸ Beim *Hypersplenismus* ist die Zellverminderung durch „Überfunktion" der Milz mit erhöhtem Blutzellabbau bedingt
▸ Eine verminderte Thrombozytenproduktion ist in erster Linie Folge von Knochenmarkerkrankungen, z. B. Leukämien
▸ **Thrombozytopathien** können z. B. Arzneimittel (etwa Azetylsalizylsäure) oder ein Plasmozytom (☞ 22.7.2) ursächlich zugrunde liegen.

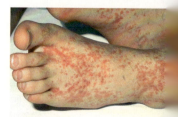

Abb. 22.35: Patient mit stecknadelkopfgroßen Blutungen (Petechien) infolge einer Thrombozytopenie. [T127]

Symptome, Befund und Diagnostik

Bei den thrombozytär bedingten Blutungen handelt es sich meist um Petechien. In der Regel wird die erhöhte Blutungsneigung erst bei Thrombozytenzahlen unter 30 000/μl klinisch manifest.

Die Diagnose einer Thrombozytopenie kann durch Plättchenzählung gestellt werden. Spezielle Funktionstests weisen eine Thrombozytopathie nach.

Behandlungsstrategie

Bei lebensbedrohlichen Blutungen sind **Thrombozytentransfusionen** erforderlich.

Ansonsten hängt die Behandlung von der Ursache der Erkrankung ab. Bei medikamentös bedingter Thrombozytopenie muss das auslösende Arzneimittel abgesetzt werden. Die akute ITP bedarf oft keiner Behandlung und verschwindet in 85 % der Fälle innerhalb von Wochen spontan. Bei schweren chronischen Verlaufsformen sind Glukokortikoide und Immunglobuline (z. B. Sandoglobin®) angezeigt, auch der Antikörper Rituximab (Mabthera®) kann versucht werden. Kommt es hierunter nicht zu einer Besserung, wird die Milz entfernt.

Pflege bei erhöhter Blutungsneigung ☞ 22.1.3

22.8.4 Blutungen durch Gefäßerkrankungen: Purpura Schoenlein-Henoch

Häufigste Blutungsneigung infolge Gefäßerkrankungen ist die **Purpura Schoenlein-Henoch**. Betroffen sind meist Kinder und Jugendliche.

2–3 Wochen nach einem Infekt kommt es zu einer allergischen Gefäßentzündung *(Vaskulitis)* mit Fieber, Gelenk- und Bauchschmerzen. Häufig treten Blutungen in den Magen-Darm-Trakt auf. In 70 % der Fälle besteht eine *Glomerulonephritis* (☞ 29.5.6), oft mit *Makrohämaturie* (☞ 29.2.9). Auch Arzneimittel oder Nahrungsmittel können die Erkrankung auslösen. In ca. 50 % der Fälle bleibt die Ursache unklar.

Bei der Behandlung steht die Ursachenbeseitigung, z. B. das Absetzen des verdächtigen Arzneimittels, an erster Stelle. In schweren Fällen werden Glukokortikoide gegeben (☞ Pharma-Info 21.13).

Pflege bei erhöhter Blutungsneigung ☞ 22.1.3

22.9 Erkrankungen des lymphatischen Systems

Maligne Lymphome ☞ 22.7

22.9.1 Lymphangitis und Lymphadenitis

Lymphangitis: Entzündung der Lymphgefäße.

Lymphadenitis: Entzündung der Lymphknoten.

Krankheitsentstehung

Lymphangitis und **Lymphadenitis** entstehen durch ausgeprägte lokale Entzündungen in den vorgeschalteten Körperregionen.

Darüber hinaus können systemische Infektionen eine generalisierte Lymphknotenbeteiligung hervorrufen.

Symptome, Befund und Diagnostik

Eine Entzündung der *Lymphgefäße* zeigt sich durch rote Streifen im Verlauf der Lymphbahnen, die sich zum Körperstamm hin ausbreiten, warm anfühlen und druckschmerzhaft sind.

Entzündete *Lymphknoten* sind vergrößert und druckschmerzhaft. Die Haut darüber kann gerötet und überwärmt sein. In schweren Fällen bilden sich *Abszesse*. Oft bestehen Fieber und eine Beeinträchtigung des Allgemeinbefindens.

Die Diagnose wird meist klinisch gestellt.

Behandlungsstrategie und Pflege

Häufig kann die zugrunde liegende Entzündung medikamentös, z. B. mit Antibiotika, behandelt werden. Lymphknotenabszesse werden chirurgisch versorgt.

Das betroffene Körperteil wird ruhig gestellt, gekühlt und nach Möglichkeit hochgelagert. Die weitere Pflege hängt von der Grunderkrankung ab.

22.9.2 Lymphödem

Lymphödem: Chronisches Ödem infolge Beeinträchtigung des Lymphabflusses.

Krankheitsentstehung

Das **primäre Lymphödem** ist angeboren und durch eine Minderentwicklung der Lymphgefäße bedingt.

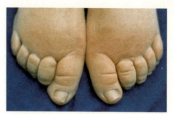

Abb. 22.36: Primäres Lymphödem mit Stauung bis in die Zehen und Furchenbildung. [M180]

Dagegen wird das **sekundäre Lymphödem** z. B. durch (wiederholte) Entzündungen, Tumoren *(malignes Lymphödem)* oder Therapien (Strahlentherapie, Lymphknotenentfernung, z. B. beim Mammakarzinom) verursacht, die die Lymphgefäße und Lymphknoten mechanisch verlegen oder zerstören.

Symptome, Befund und Diagnostik

Der Patient klagt über Spannungs- und Schweregefühl sowie Brennen und Bewegungseinschränkung der betroffenen Körperregion.

Das Lymphödem ist typischerweise blass, teigig (später hart), lässt sich nicht oder nur gering eindrücken und ist schmerzlos (☞ Abb. 22.36). Schwerste Fälle mit unförmiger Schwellung der gestauten Körperregion heißen **Elephantiasis**.

Die Diagnose ist meist klinisch möglich. Manchmal sind Spezialuntersuchungen (z. B. *Lymphszintigraphie, Lymphographie* oder CT) erforderlich.

Behandlungsstrategie

Soweit möglich, wird die zugrunde liegende Erkrankung behandelt. In fortgeschrittenen Stadien und bei Erfolglosigkeit der konservativen Therapie kann eine Operation angezeigt sein.

Pflege

Lymphödemprophylaxe bei (gynäkologischen) Karzinomen ☞ 30.1.6

Pflege und physikalische Therapie beim Lymphödem sind sehr komplex und zeitintensiv, vermögen aber den Zustand des Patienten oft sehr zu bessern.

Die **komplexe physikalische Entstauungstherapie** *(KPE)* umfasst:
▶ Manuelle Lymphdrainage
▶ Hautpflege
▶ Kompression durch Kompressionsstrümpfe, -handschuhe, -ärmel oder -verbände
▶ Bewegungstherapie.

22 Pflege von Menschen mit hämatologischen und onkologischen Erkrankungen

Prävention und Gesundheitsberatung

▶ Konsequente Durchführung der komplexen physikalischen Entstauungstherapie
▶ Lagerung: intermittierende Hochlagerung der betroffenen Extremität, Meiden bestimmter Körperhaltungen wie etwa übereinander geschlagene Beine oder langes Sitzen bei einem Beinödem
▶ Bewegungstherapie. Auch im Alltag auf die Bewegungen achten. Gleich-

mäßige, sanfte Bewegungen wirken sich positiv aus, während ruckartige Bewegungen (z. B. beim Kegeln), Überkopfarbeiten (z. B. Wäsche aufhängen), Überanstrengung und monotone Belastungen der betroffenen Region ungünstig sind
▶ Kleidung: Keine einengenden oder abschnürenden Kleidungsstücke
▶ Keine starke Hitze oder Kälte. Diese führen über eine Durchblutungssteigerung (bei Kälte reaktive Hyperämie) zu einer Ödemverstärkung.

Also keine heißen Bäder oder Wickel, keine Sonnenbäder und Saunagänge, aber auch keine Kälteanwendungen, z. B. Eispackungen
▶ Schutz der betroffenen Extremität vor Verletzungen. Im Falle einer Verletzung sorgfältige Behandlung und engmaschige Kontrolle der Extremität, z. B. auf Infektionszeichen
▶ Keine Injektionen und Blutdruckmessungen an der betroffenen Extremität!

Literatur und Kontaktadressen

Literaturnachweis

1. Vgl. Popp, I.: Umgang mit der bitteren Wahrheit. In: Heilberufe 3/2002, S. 8–9.

2. Vgl. Löser, A.: Unterstützung zur Selbsthilfe. Existenzielle Erfahrungen im Umgang mit der Diagnose Krebs. In: Pflegezeitschrift 4/2000, S. 251–255.

3. Vgl. Scholz, T.: Mundpflege bei immunsupprimierten Patienten mit Zytostatikatherapie. In: Die Schwester/Der Pfleger 8/2003, S. 592–594.

4. Vgl. Deutsche Krebshilfe (Hrsg., gemeinsam erstellt mit der Deutschen Fatigue Gesellschaft): Fatigue. Chronische Müdigkeit bei Krebs. Ein Ratgeber für Betroffene, Angehörige und Interessierte. Bonn 2005.

5. Vgl. Gutenschwager, K.: Alopezie – Haarausfall durch Chemotherapie. In: Die Schwester/Der Pfleger 9/2005, S. 694–699.

6. Vgl. Haake, I.: Hautpflege bei Patienten mit Bestrahlung. In: Die Schwester/Der Pfleger 2/2001, S. 115–121.

7. Vgl. Bundesärztekammer (Hrsg. im Einvernehmen mit dem Paul-Ehrlich-Institut): Richtlinien zur Gewinnung von Blut und Blutbestandteilen und zur Anwendung von Blutprodukten (Hämotherapie) gemäß §§ 12 und 18 des Transfusionsgesetzes (Novelle 2005). Deutscher Ärzte-Verlag, Köln 2005.

Vertiefende Literatur ☞ 💻

Kontaktadressen

1. www.clunes.de/gesetze/pdf/dkg.pdf (DKG-Empfehlung zur Weiterbildung

von Krankenpflegepersonen für die Pflege in der Onkologie; Stand 30. 10. 2006) www.kok-krebsgesellschaft.de/content/ bag_adressen.php (Übersicht Weiterbildungsstätten Pflege in der Onkologie; Stand 30. 10. 2006)

2. Deutsche Krebshilfe e. V., Buschstraße 32, 53113 Bonn,
Tel.: 02 28/72 99 00,
Fax: 02 28/72 99 0 11,
www.krebshilfe.de

Krebsinformationsdienst (KID), Deutsches Krebsforschungszentrum, Im Neuenheimer Feld 280, 69120 Heidelberg,
Tel. (Büro): 0 62 21/42 28 90,
Tel. (Informationsdienst für krebsbezogene Anfragen): 08 00/4 20 30 40,
Fax: 0 62 21/40 18 06,
www.krebsinformation.de

DKMS LIFE gGmbH, Scheidtweilerstraße 63–65, 50933 Köln,
Tel.: 02 21/9 40 28 11,
Fax: 02 21/94 05 82 22,
www.aktiv-gegen-krebs.de

Deutsche Krebsgesellschaft e. V., Steinlestraße 6, 60596 Frankfurt,
Tel.: 0 69/63 00 96 0,
Fax: 0 69/63 00 96 66,
www.deutschekrebsgesellschaft.de

3. www.kraftgegenkrebs.de (Ortho Biotech, Division of Janssen-Cilag GmbH); Deutsche Fatigue Gesellschaft e. V. (DFaG), Maria-Hilf-Str. 15, 50677 Köln,
Tel.: 02 21/9 31 15 96,
Fax: 02 21/9 31 15 97,
www.deutsche-fatigue-gesellschaft.de

4. DKMS LIFE gGmbH, Scheidtweilerstraße 63–65, 50933 Köln,
Tel.: 02 21/9 40 28 11,

Fax: 02 21/94 05 82 22,
www.aktiv-gegen-krebs.de

5. Berufsgenossenschaft für Gesundheitsdienst und Wohlfahrtspflege (BGW), Pappelallee 35/37, 22089 Hamburg,
Tel.: 0 40/20 20 70,
Fax: 0 40/20 20 75 25
(Merkblatt M 620: Sichere Handhabung von Zytostatika; Stand Nov. 2004),
www.bgw-online.de

6. Deutsche Knochenmarkspenderdatei (DKMS), Zentrale Tübingen, Kressbach 1, 72072 Tübingen,
Tel.: 0 70 71/94 30,
Fax: 0 70 71/94 31 17,
www.dkms.de

7. Deutsche Leukämie- und Lymphom-Hilfe e. V. (DLH), Thomas-Mann-Straße 40, 53111 Bonn,
Tel.: 02 28/33 88 92 00,
Fax: 02 28/33 88 92 22,
www.leukaemie-hilfe.de

Kompetenznetz Maligne Lymphome, Zentrale, Klinikum der Universität zu Köln (Haus Lebenswert Geb. 61), Joseph-Stelzmann-Straße 9, 50924 Köln,
Tel.: 02 21/4 78 74 00,
Fax: 02 21/4 78 74 06,
www.lymphome.de

8. Deutsche Hämophiliegesellschaft zur Bekämpfung von Blutungskrankheiten e. V. (DHG), Neumann-Reichardt-Straße 34, 22041 Hamburg,
Tel.: 0 40/6 72 29 70,
Fax: 0 40/6 72 49 44,
www.dhg.de

Interessengemeinschaft Hämophiler e. V. (IGH), Ermekeilstraße 38, 53113 Bonn,
Tel.: 02 28/4 29 89 55,
Fax: 02 28/4 29 89 66,
www.igh.info

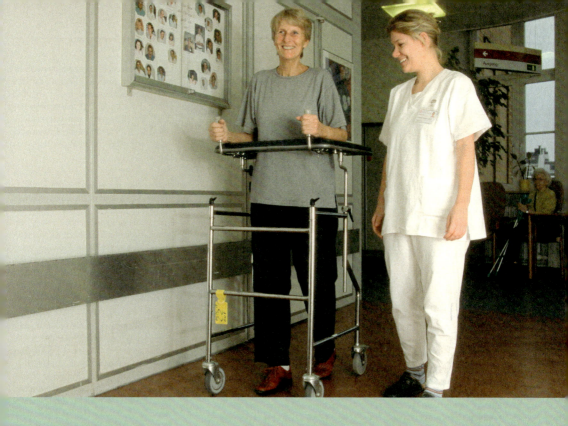

23 Pflege von Menschen mit rheumatischen Erkrankungen

23.1	Einführung in die Rheumatologie 930
23.2	Pflege von Menschen mit rheumatischen Erkrankungen 930
23.2.1	Situation des Patienten 930
23.2.2	Beobachten, Beurteilen und Intervenieren 931
23.3	Beschwerden bei rheumatischen Erkrankungen 933
23.3.1	Gelenkschmerzen und -schwellungen 933
23.3.2	Gelenksteifigkeit und Gelenkdeformitäten 933
23.3.3	Beschwerden der gelenknahen Sehnen und Schleimbeutel ... 933
23.3.4	Störungen des Allgemeinbefindens 934
23.3.5	Begleitende Symptome 934
23.4	Der Weg zur Diagnose in der Rheumatologie 934
23.4.1	Blutuntersuchungen 934
23.4.2	Weitere Diagnostik 934
23.5	Behandlungsstrategien in der Rheumatologie 935
23.5.1	Systemisch-medikamentöse Therapie 935
23.5.2	Physikalische Therapie 935
23.5.3	Ernährung bei rheumatischen Erkrankungen 937
23.5.4	Lokaltherapien 938
23.6	Entzündlich-rheumatische Erkrankungen 938
23.6.1	Rheumatoide Arthritis 938
23.6.2	Spondylarthritiden 940
23.6.3	Reaktive Arthritiden 941
23.7	Kollagenosen 941
23.7.1	Systemischer Lupus erythematodes 942
23.7.2	Progressiv systemische Sklerodermie 943
23.7.3	Polymyalgia rheumatica 944
23.7.4	Polymyositis/Dermatomyositis 944
23.7.5	Vaskulitiden 945
Literatur und Kontaktadressen 946

Fallbeispiel ☞ 🖥

Die medizinischen Fachgebiete

Rheumatologie: Befasst sich mit Diagnostik und Therapie von **rheumatischen Erkrankungen.** Hierzu gehören nicht-verletzungsbedingte Erkrankungen des Bewegungs- und Stützapparates sowie (immunogen bedingte) Entzündungen des Bindegewebes **(Kollagenosen)** oder der Gefäße **(Vaskulitiden).**

23.1 Einführung in die Rheumatologie

Das Rheuma gibt es nicht, denn „Rheuma" ist eine Sammelbezeichnung für verschiedenste Erkrankungen, die sich in Beschwerdebild, Verlauf, Therapie und Prognose sehr unterscheiden.

Arthritis und Arthrose

Arthritis: Gelenkentzündung. Hauptsymptome sind Gelenkschmerzen, -schwellung, Überwärmung und Bewegungseinschränkung.

Arthrose: Degenerative Gelenkerkrankung. Zeigt sich anfangs v.a. durch Gelenksteife und „Spannungsgefühl" in den betroffenen Gelenken, später auch durch Schmerzen.

Grundsätzlich kann eine **Arthritis** auf zwei verschiedenen Wegen entstehen. Diese unterschiedliche Entstehung begründet die Unterscheidung zweier großer Krankheitsgruppen:
▶ Bei den **Arthrosen** (☞ 24.10) stehen nicht-entzündliche *Abnutzungserscheinungen* **(degenerative Veränderungen)** an den Gelenkknorpeln am Anfang des Geschehens. Auf diese Arthrose kann sich *sekundär* eine Entzündung aufpfropfen; die Arthrose wird zur Arthritis. Die Entzündung ist also Folge, nicht Ursache der Erkrankung
▶ Bei den **entzündlich-rheumatischen Systemerkrankungen,** die in diesem Kapitel vorgestellt werden, ist die Arthritis durch Autoimmunreaktionen (mit-)bedingt (☞ 27.4) und manifestiert sich an bis dahin nicht vorgeschädigten Gelenken. Die Entzündung kann langfristig zu degenerativen, also arthrotischen Veränderungen des Gelenks führen.

Entzündlich-rheumatische Systemerkrankungen

Als **entzündlich-rheumatische Systemerkrankungen** fasst man eine Reihe von Erkrankungen zusammen, die nach heutigem Kenntnisstand autoimmun (mit-)bedingt sind.

Ein Teil dieser Erkrankungen wie etwa die rheumatoide Arthritis (☞ 23.6.1) manifestiert sich vorwiegend an den Gelenken. Diese Erkrankungen heißen auch **entzündlich-rheumatische Gelenkerkrankungen.** Sie können nur ein einziges Gelenk **(Monoarthritis),** wenige **(Oligoarthritis)** oder viele **(Polyarthritis)** Gelenke betreffen und *akut, chronisch-progredient* oder *in Schüben* verlaufen. Manche dieser Erkrankungen hinterlassen keine bleibenden Schäden, andere zerstören unbehandelt die Gelenke und führen zu hochgradiger funktioneller Beeinträchtigung des Patienten.

Bei den **Kollagenosen** (☞ 23.7) ist das Bindegewebe entzündet, bei den **Vaskulitiden** (☞ 23.7.5) die Gefäße, vor allem die Arterien. Typischerweise sind *viele* verschiedene Organe betroffen und steht der Gelenkbefall eher im Hintergrund.

23.2 Pflege von Menschen mit rheumatischen Erkrankungen

Zentrales Problem der meisten Patienten ist die schmerzhaft eingeschränkte Beweglichkeit, die alle Lebensbereiche beeinflusst. Angesichts der Chronizität der Erkrankung ist es ganz wesentlich, die Beweglichkeit und damit die Selbstständigkeit des Patienten durch *aktivierende Pflege* (☞ 2.4.1) bestmöglich zu erhalten.

23.2.1 Situation des Patienten

Viele Patienten mit dem Verdacht auf eine rheumatische Erkrankung haben eine „Odyssee" hinter sich. Sie hatten schon lange mit erheblichen Beschwerden zu kämpfen, sind in der Ungewissheit, woran sie nun eigentlich erkrankt sind. Dabei sind die gesammelten Erfahrungen, das Beschwerdebild und der bisherige Verlauf sehr verschieden.

Für die Pflegenden ist es wichtig zu wissen, wo sie den Patienten „abholen", ob er schon viele Behandlungsversuche mit

mehr oder weniger Erfolg hinter sich hat oder ob er sich mit der Diagnose das erste Mal auseinandersetzen muss. Orientierende Fragen der Pflegeanamnese (☞ 11.2) betreffen daher den Informationsstand des Patienten zu seiner Erkrankung, seine bisherigen Erfahrungen und seine Ängste.

Häufig stellt sich durch die Pflegeanamnese oder durch Fragen des Patienten heraus, dass der Patient Wissensdefizite bezüglich Ursache, Verlauf, Hilfs- und Behandlungsmöglichkeiten seiner Erkrankungen hat. Viele Fragen können die Pflegenden selbst klären. Fällt die Beantwortung in die Kompetenz anderer, vermitteln die Pflegenden die entsprechenden Kontakte, z.B. ein Gespräch mit dem Arzt oder einen Termin beim sozialen Dienst.

Viele Patienten mit einer rheumatischen Erkrankung empfinden sich durch Veränderungen ihrer äußeren Erscheinung (z.B. Deformierungen an den Händen) als unattraktiv. Andere Patienten erleben besonders den Verlust der Körperkraft als einschneidend, vor allem wenn sie einen Beruf ausgeübt oder Hobbys gepflegt haben, welche Kraft und Geschicklichkeit erforderten. Manche Kranke reagieren aus Unsicherheit aggressiv, auch gegenüber den Pflegenden.

Das Vermitteln eines positiveren Körperbilds kann durch Hilfestellungen gefördert werden:
▶ Die Patienten motivieren, ihrer Körperpflege wie gewohnt nachzugehen, z.B. ihre Kosmetika weiterhin zu benutzen
▶ Sie dazu anregen, Kleidung zwar zweckmäßig, jedoch durchaus „chic" auszuwählen.

Besonders jüngeren Patienten fällt es schwer, ihre Beeinträchtigung, die ihre Lebenspläne umstößt, zu akzeptieren. Patienten mittleren Alters bedrücken meist Probleme am Arbeitsplatz, Sorgen um die finanzielle Sicherheit ihrer Familie und die Bewältigung der praktischen Probleme eines Haushalts mit Kindern.

Ältere Patienten haben eher Schwierigkeiten mit der eigenen häuslichen Versorgung. Partnerschaftskonflikte sind wie bei anderen chronischen Erkrankungen auch in allen Lebensphasen möglich, etwa wenn die Möglichkeit einer Familiengründung in Frage gestellt wird oder die bisherige Rollenverteilung in der Partnerschaft infolge der Erkrankung verändert wird.

Die chronische Erkrankung führt möglicherweise zu Einschränkungen der Berufs- oder Erwerbsfähigkeit. Auf Wunsch des Patienten schalten die Pflegenden den sozialen Dienst ein, der z. B. Jugendliche bei der Berufwahl und Erwachsene bei der beruflichen Rehabilitation berät.

Auch wenn die Patienten für viele Verrichtungen des täglichen Lebens mehr Zeit brauchen zuvor, haben sie häufig durch den Verlust des Arbeitsplatzes oder eine Frühberentung sowie den Verzicht auf gewohnte Sportarten oder Hobbys deutlich mehr „Freizeit" als vor ihrer Erkrankung. Diese sinnvoll auszufüllen, fällt oft schwer. In Zusammenarbeit mit Ergotherapeuten und Angehörigen regen die Pflegenden die Aufnahme neuer Hobbys/Sportarten an.

Rheumakranke Patienten profitieren erwiesenermaßen von ambulanten oder stationären Patientenschulungen, wie sie z. B. von der Deutschen Gesellschaft für Rheumatologie und der Rheuma-Liga entwickelt wurden. Sie umfassen die Themen: Vermittlung von Krankheitswissen, Aufbau einer Krankheitseinstellung, gesundheitsförderliches Verhalten, Erwerb von Selbstmanagementkompetenzen, verbesserte Körperwahrnehmung und Mobilisierung sozialer Unterstützung. (⊠ 1, 3)

Rheumakranke Kinder und Jugendliche

Jährlich erkranken in Deutschland etwa 3000 Kinder und Jugendliche neu an einer chronischen rheumatischen Erkrankung. Kindliches Rheuma ist weithin unbekannt, Rheuma gilt als „Alte-Leute-Krankheit". Entsprechend haben Kinder und Jugendlich häufig mit Verständnisproblemen ihrer Umwelt zu kämpfen.

Rheumakranke Kinder und Jugendliche werden nach Möglichkeit in kinderrheumatologischen Facheinrichtungen betreut. Wie bei Erwachsenen ist auch bei Kindern die Bewegung zentrales Thema. Kleinen Kinder ist oft nur schwer vermittelbar, warum sie bestimmte Bewegungen nicht machen sollen, z. B. Hüpfen, Springen, Vierfüßer-, Knie- oder Fersenstand. Die physiotherapeutischen Übungen werden möglichst spielerisch gestaltet, und die Kinder und Jugendlichen bzw. ihre Eltern werden über geeignete Sport- und Freizeitaktivitäten beraten.

Wie bei anderen chronischen Erkrankungen auch sollten die Kinder so normal wie möglich leben. Sie brauchen genauso Pflichten und Grenzen, aber auch zunehmende Freiheit und Eigenverantwortung wie andere Kinder. Erzieherinnen und Lehrer werden über die Erkrankung informiert und beraten, wie sie z. B. Kindergartenspiele oder Übungen im Sport gestalten können, damit das Kind weitestmöglich an den Aktivitäten seiner Freunde und Klassenkameraden teilnehmen kann. Jugendliche werden in Zusammenarbeit mit Rehabilitationsberater und ggf. Arbeitsamt beraten, welche Berufe ihren Neigungen entgegenkommen und ihnen körperlich möglich sind.

Die Eltern werden angeleitet, die aktuelle Leistungsfähigkeit des Kindes einzuschätzen und Bewegungsmuster zu beurteilen, um bei ungünstigen Mustern frühzeitig Gegenmaßnahmen ergreifen zu können. Vielen Kindern und Eltern hilft der Austausch mit anderen Betroffenen. (▯ 1), (⊠ 2)

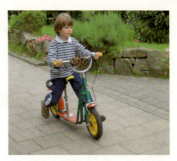

Abb. 23.1: Dreiräder, Geholler oder Fahrräder können bei Kindern für die Bewegungstherapie genutzt werden und sind gleichzeitig eine Entlastung bei der Fortbewegung (hier ein Leochrima Therapieroller). [V418]

Prävention und Gesundheitsberatung

▶ Bedeutung der regelmäßigen physiotherapeutischen Übungen für den Erhalt der Beweglichkeit
▶ Wahl geeigneter technischer Hilfsmittel, Möglichkeiten der Wohnraumanpassung
▶ Umgang mit Arzneimitteln: Wirkung, Nebenwirkungen, Lagerung, Einnahme, ggf. Technik der subkutanen Injektion, Verhaltensrichtlinien während der Zeit der Medikation (z. B. Empfängnisschutz, keine Sonnenbäder)
▶ „Rheumapass" mit Überblick über Untersuchungen, Laborwerte, alle Therapien und Kontrolltermine
▶ Aufklärung über soziale Hilfen
▶ Einbeziehung der Angehörigen in die therapeutischen Konzepte
▶ Vermittlung des Kontakts zu Selbsthilfegruppen (⊠ 3), Aufklärung über Schulungsprogramme.

23.2.2 Beobachten, Beurteilen und Intervenieren

Pflege bei Schmerzen ☞ *12.12.3*

Bewegung

Die Beweglichkeit wird nicht nur durch Schmerzen eingeschränkt, sondern auch durch bereits eingetretene **Deformierungen** (krankhafte Verformungen) und **Kontrakturen.** Dies sind Veränderungen an der Gelenkkapsel oder Verkürzungen von Sehnen und Muskeln, die die Bewegungsfähigkeit vermindern oder völlig aufheben.

Trotz dieser Probleme darf kein Patient mit einer rheumatischen Erkrankung auf Bewegung verzichten. Langes Ruhen lässt die Gelenke einsteifen und führt langfristig zu Kontrakturen. Deshalb gilt:

▶ Alle Maßnahmen, bei denen eine aktive Mitarbeit des Patienten erforderlich ist, so planen, dass sie zeitlich mit der größtmöglichen Bewegungsfähigkeit des Patienten zusammenfallen. Also z. B. die morgendliche Körperpflege und die physiotherapeutischen Übungen wegen der Morgensteifigkeit nicht zu früh vorsehen. Evtl. vorher Schmerztherapie durchführen (z. B. lokale Kälte- oder Wärmetherapie, Medikamentengabe)
▶ Bewegung ist Therapie für den Patienten. Deshalb den Patienten nicht aus Zeitmangel *unter*fordern.

Die Beweglichkeit kann außerdem durch folgende Maßnahmen unterstützt werden:

▶ Rheumamedikamente schon frühmorgens (5–6 Uhr) einnehmen lassen, jedoch zur besseren Magenverträglichkeit nicht nüchtern, sondern z. B. mit einem Stück Brot. Nach ca. einer Stunde ist die Beweglichkeit meist deutlich besser. Alternativ kommt die spätabendliche Gabe von Suppositorien in Betracht
▶ Geeignete Hilfsmittel auswählen (ungeeignete oder falsch benutzte Hilfsmittel können zu einer Schonhaltung führen). Hilfsmittel, z. B. Unterarmgehstützen, in Reichweite des Patienten aufbewahren, damit er selbstständig aufstehen kann

931

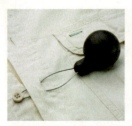
Abb. 23.3: Zuknöpf-Hilfe, mit der Patienten mit Handverformungen selbst Knopfverschlüsse schließen können. [V121]

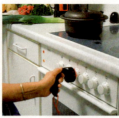
Abb. 23.4: Universalhalter mit dicht stehenden Kunststoff- oder Metallstiften ersetzen die Greiffunktion und reduzieren den Kraftaufwand für die ungünstigen Drehbewegungen. [V121]

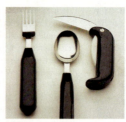
Abb. 23.5: Spezial-Essbesteck mit kräftigen Griffen und tiefer Löffelmulde. Das abgewinkelte Messer kann mit der Faust umschlossen werden. [V121]

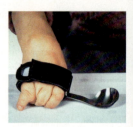
Abb. 23.6: Besteckhalter für alle „normalen" Bestecke mit flachem Griff – wichtig für Mahlzeiten außer Haus. [V121]

▶ Kontrakturen durch richtige Positionsunterstützung (☞ 12.8.5.7) sowie aktives und passives Durchbewegen der Gelenke (☞ 23.5.2) vorbeugen
▶ Schutz der betroffenen Gelenke beachten: keine ruckartigen Stoßbewegungen, keine abrupten Bewegungen oder Sprungbelastungen, keine Belastung bei nicht achsengerechter Stellung der Gelenke, kein Dreh- oder Pinzettengriff.

Prävention und Gesundheitsberatung

Die Bewegungseinschränkung führt zu einer erhöhten Sturzgefährdung.

Daher muss die Umgebung des Patienten so sicher wie möglich gestaltet werden (☞ auch Sturzprophylaxe in 12.8.5.5):
▶ Trockene Böden und rutschfeste Unterlagen im Bad
▶ Aufgeräumte Zimmer, um Stolperfallen zu vermeiden
▶ Genügend Platz für den Rollstuhl oder andere Hilfsmittel
▶ Angezogene Roll- oder Sitzstuhlbremsen
▶ Für den Patienten erreichbare Haltevorrichtungen für Stöcke und Gehstützen
▶ Sitzerhöhungen, um das Aufstehen zu erleichtern
▶ Haltegriffe entlang der Wände in Patientenzimmer, Flur, Toilette und Bad
▶ Rutschfestes Schuhwerk des Patienten
▶ Verlängerungen für solche Klingeln und Lichtschalter, die der Patient nicht sicher erreichen kann
▶ Ggf. Tragen von Hüftprotektoren (☞ Abb. 12.8.81)

Haut
Körperpflege
▶ Eine sorgfältige Mundhygiene (regelmäßiges Zähneputzen, Gebrauch von Zahnseide, Mundwasser) ist bei trockenem Mund (Sjögren-Syndrom, ☞ 23.3.5) wegen des verminderten Speichelflusses wichtig, um Entzündungen vorzubeugen. In aller Regel ist gleichzeitig die Tränensekretion vermindert. Befeuchtende Augentropfen und abgedunkelte Brillengläser helfen
▶ Sinnvoll sind z. B. Griffverlängerungen oder -verdickungen an Zahnbürste, Kamm und Rasierapparat. Evtl. kann eine elektrische Zahnbürste die Selbstständigkeit des Patienten bewahren
▶ Waschlappen sollten nicht wie üblich mit Drehbewegungen ausgewrungen werden
▶ Bei Langzeit-Kortisontherapie sind eine besonders sorgfältige Hautpflege und das Vermeiden von Verletzungen bedeutsam: Pflaster und Scherkräfte vermeiden, Dekubitusprophylaxe sorgfältig durchführen.

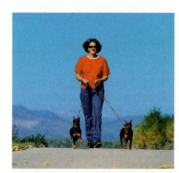
Abb. 23.2: Auf Sport muss der Rheumapatient nicht verzichten, wenn er die Regeln zum Gelenkschutz beachtet (☞ Text). Günstig sind gleichmäßige, rhythmische Bewegungen wie Schwimmen, Radfahren oder Spazierengehen/Walking. [J668]

Kleidung
▶ Mit Klettverschlüssen an Kleidung und Schuhen kommt der Patient meist besser zurecht als mit Knöpfen oder Reißverschlüssen
▶ Rutschfeste Sohlen sind unabdingbar (erhöhtes Sturzrisiko)
▶ Nachthemden, Blusen und Hemden sollten ausreichend lange Vorderverschlüsse (aber ohne kleine Knöpfe) haben, damit sie leicht über den Kopf zu ziehen sind, BHs sollten sich vor der Brust schließen lassen.

Ernährung
Behandlungsstrategien in der Rheumatologie/Ernährung ☞ 23.5.3

Patienten, bei denen die Hände mitbefallen sind, haben Schwierigkeiten beim Essen und Trinken. Die Pflegenden:
▶ Besorgen in Absprache mit dem Ergotherapeuten geeignete Hilfsmittel (☞ Abb. 23.3–23.6)
▶ Öffnen Flaschenverschlüsse für den Patienten, sofern keine Hilfsmittel vorhanden sind (Öffnen belastet die Gelenke zu stark, viele Patienten sind für ein Öffnen zu kraftlos)
▶ Leiten die Patienten an, Becher zu benutzen und mit beiden Händen zu greifen
▶ Fragen den Patienten, was auf- bzw. kleingeschnitten werden soll, öffnen z. B. Marmelade

Bei trockenem Mund kann die Tabletteneinnahme durch viel Flüssigkeit oder „Verstecken" der Tabletten in Jogurt erleichtert werden.

Ausscheidung
Viele Patienten haben Probleme beim Toilettengang, verschweigen diese aber aus Scham:

23.3 Beschwerden bei rheumatischen Erkrankungen

▶ Die mangelnde Beweglichkeit der Patienten erschwert die Drehung nach hinten zur Säuberung
▶ Für Patienten mit Hüft- und Kniegelenkschäden sind normale Toiletten zu niedrig, um sich schmerzfrei daraufsetzen zu können. Hier sind eine Toilettensitzerhöhung und vorn oder seitlich befestigte Haltegriffe hilfreich.

Schlaf

Schmerzen und Unbeweglichkeit können die Nachtruhe stören. Daher:

▶ Die abendliche Schmerzmedikation möglichst spät verabreichen (aber nicht im Liegen, damit das Arzneimittel nicht in der Speiseröhre verbleibt und diese schädigt)
▶ Dem Patienten eine möglichst leichte Decke geben, bei HWS-Beschwerden speziell abstützende Kissen besorgen
▶ Bei einigen Erkrankungen wird Wärme als angenehm und schmerzlindernd empfunden
▶ Sofern vorhanden bei der Anlage von Nachtlagerungsschienen helfen.

23.3 Beschwerden bei rheumatischen Erkrankungen

23.3.1 Gelenkschmerzen und -schwellungen

Leitsymptom der meisten rheumatischen Erkrankungen ist der **Gelenkschmerz** *(Arthralgie)*.

Das entzündete Gelenk ist typischerweise durch Schmerzen **bewegungseingeschränkt** sowie durch Erguss und Weichteilschwellung **verdickt.** Die Haut darüber ist erwärmt und evtl. gerötet.

Höchstwahrscheinlich infolge einer Autoimmunreaktion entzündet sich bei entzündlich-rheumatischen Erkrankungen die **Synovialis** *(Gelenkinnenhaut)*. Als Reaktion auf diesen Entzündungsreiz fängt die Synovialis an zu wuchern und wächst wie ein Keil in das Gelenk hinein **(Pannusbildung).** Zusätzlich produziert sie ein entzündliches Sekret, das zu einem **Gelenkerguss** (Flüssigkeit im Gelenkinnern) führt. Es entsteht eine Gelenkschwellung mit schmerzhafter Gelenkkapselspannung und Bewegungseinschränkung.

Der entzündliche Erguss enthält knorpelschädigende Substanzen, die langfristig zuerst den Knorpel abbauen und später die gelenkbildenden Knochenflächen zerstören. **Knorpel-** und **Knochendestruktion** verursachen ihrerseits Fehlstellungen des Gelenks und Lockerung des Bandapparates, die dem Patienten weitere Fehlbelastungsschmerzen bereiten.

Schmerztypen

▶ Die Kombination aus **Anlauf-** und **Belastungsschmerz** ist typisch für die degenerative Gelenkerkrankung (*Arthrose* ☞ 23.1 und 24.10). Der Schmerz ist zu Anfang einer Bewegung nach vorangegangener Ruhe am schlimmsten und wird dann geringer oder verschwindet ganz. Nach längerer *Belastung,* also v. a. abends, treten erneut Schmerzen auf
▶ Der **Nacht-** und **Ruheschmerz** ist die charakteristische Schmerzform der entzündlich-rheumatischen Erkrankung. Der schon in Ruhe vorhandene Schmerz wird durch Bewegung verstärkt und schränkt häufig die Beweglichkeit des Gelenks stark ein. Die nächtlichen Schmerzen plagen die Patienten besonders frühmorgens.

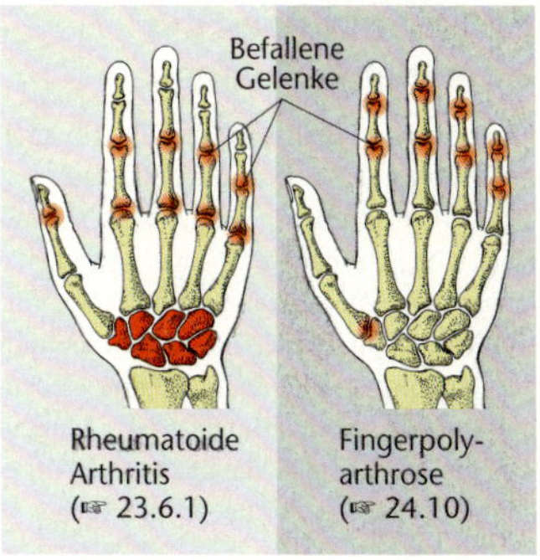

Abb. 23.8: Typische Befallsmuster im Handbereich, die auf die Erkrankungsursache hinweisen. Befallsmuster bei Psoriasis-Arthritis ☞ Abb. 23.20. [A400-190]

Befallsmuster

Viele rheumatische Erkrankungen haben ein typisches **Befallsmuster,** d. h. die von der Erkrankung befallenen Gelenke sind in charakteristischer Weise über den Körper verteilt (☞ z. B. Abb. 23.8).

23.3.2 Gelenksteifigkeit und Gelenkdeformitäten

Der entzündliche Prozess zerstört Gelenk-, Band- und Sehnenstrukturen und führt langfristig zur dauerhaften Bewegungseinschränkung und Deformierung der Gelenke.

Wie in einem Teufelskreis begünstigt eine einmal eingetretene Fehlstellung weitere Deformierungen, die zur völligen Einsteifung des Gelenks führen können. Deshalb ist es wichtig, den Gelenkdeformierungen durch physio- und ergotherapeutische Maßnahmen und orthopädische Hilfsmittel (z. B. Schienen) vorzubeugen.

23.3.3 Beschwerden der gelenknahen Sehnen und Schleimbeutel

Die Entzündung greift bei vielen Patienten auf benachbarte Strukturen über. So leiden viele rheumatische Patienten zusätzlich unter **Schleimbeutelentzündungen** *(Bursitiden),* **Sehnen-** bzw. **Sehnenscheidenentzündungen** (*Tendinitis* bzw. *Tendovaginitis*)) oder einem **Karpaltunnelsyndrom** (☞ 24.6.5). Sehr schmerzhaft sind auch **entzündete Sehnenansätze** *(Insertionstendopathien, Enthesiopathien),* die bei jeder Anspannung des zugehörigen Muskels starke Beschwerden hervorrufen.

	Degenerativer Gelenkschmerz	Entzündlich-rheumatischer Gelenkschmerz
Vorstadium	Jahre	Wochen bis Monate
Lokalisation	Meist große Gelenke wie Knie und Hüfte	Oft kleine Gelenke, v. a. der Hände
Schmerz	Anlauf- und Belastungsschmerz, abends stärker als morgens, meist von kurzer Dauer	Morgensteifigkeit, lang anhaltender Schmerz
Gelenkschwellung	Selten, und wenn, dann meist erst nach Belastung	Praktisch immer (und ohne vorherige Belastung)
Fieber	Nie	Manchmal
Verlauf	Langsam fortschreitend	Oft in Schüben

Tab. 23.7: Klinische Unterscheidung zwischen degenerativem und entzündlich-rheumatischem Gelenkschmerz.

23.3.4 Störungen des Allgemeinbefindens

Das Allgemeinbefinden eines Rheumapatienten kann v. a. in akuten Phasen erheblich gestört sein. Typisch sind Schwäche, Appetitlosigkeit und Gewichtsabnahme, evtl. auch mäßiges Fieber. Fast alle Rheumapatienten müssen Arzneimittel einnehmen, die unangenehme Nebenwirkungen haben können (z. B. Magenbeschwerden) und dadurch das Allgemeinbefinden weiter beeinträchtigen.

23.3.5 Begleitende Symptome

Augen

Das sog. **trockene Auge** (Symptome sind verminderter Tränenfluss, Fremdkörpergefühl und Hornhautdefekte ☞ auch 31.6.1) ist zusammen mit einem trockenen Mund und Unterfunktion weiterer exokriner Drüsen als **Sjögren-Syndrom** *(Sicca-Syndrom)* bekannt.

Unbehandelt zum kompletten Sehverlust führen kann die **Iridozyklitis** (Entzündung der Regenbogenhaut und des Ziliarkörpers ☞ 31.2.3), die bei ca. 20% der Patienten mit Morbus Bechterew (☞ 23.6.2) und bei bis zu 50% der Kinder mit rheumatischen Erkrankungen auftritt. Während sie bei Erwachsenen sehr schmerzhaft ist, fühlen sich Kinder nur wenig beeinträchtigt, so dass die Iridozyklitis evtl. übersehen wird.

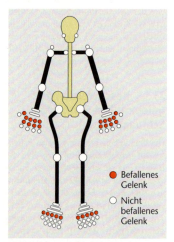

Abb. 23.9: Eine genaue Dokumentation der Beschwerden und Funktionseinschränkungen aller Gelenke ist Voraussetzung für die Beurteilung von Krankheitsverlauf und Therapieeffekten, hier ein „Männchen-Schema". [A300-190]

Haut

▶ Die rheumatoide Arthritis kann mit einem *Exanthem* (Hautausschlag) einhergehen. Wichtiger diagnostischer Hinweis sind **Rheumaknoten,** subkutane Knötchen in Gelenknähe besonders an den Streckseiten

▶ Ca. 10% der Patienten mit einer **Psoriasis** *(Schuppenflechte ☞ 28.8)* leiden gleichzeitig unter Gelenkentzündungen (**Psoriasis-Arthritis** ☞ 23.6.2)

▶ Bei der **Sklerodermie** (☞ 23.7.2) ist die Verhärtung und Schrumpfung der Haut Hauptsymptom, Gelenkbeschwerden treten nur begleitend auf.

23.4 Der Weg zur Diagnose in der Rheumatologie

23.4.1 Blutuntersuchungen

Antikörper

Der Antikörpernachweis im Blut ist ein wichtiger Bestandteil der rheumatologischen Diagnostik. Der Nachweis verschiedener *Autoantikörper* (☞ unten) begründet auch die Einordnung vieler rheumatischer Erkrankungen als *Autoimmunerkrankungen* (☞ 27.4). Da allerdings positive Antikörperbefunde auch bei Gesunden auftreten können, einige Antikörper bei *mehreren* Erkrankungen nachgewiesen werden und umgekehrt die Antikörper trotz Vorliegen einer Erkrankung fehlen können, sind Antikörperuntersuchungen zwar diagnostisch hinweisend, überwiegend aber nicht beweisend.

▶ **Rheumafaktoren** (kurz *RF*) sind Autoantikörper gegen körpereigene IgG-Moleküle. Die Höhe der Rheumafaktoren erlaubt eine Abschätzung von Erkrankungsschwere und Prognose

▶ **Anti-CCP-Antikörper** gegen das künstlich hergestellte *zyklisch zitrullinierte Peptid (CCP)* finden sich speziell bei der rheumatoiden Arthritis

▶ **Antinukleäre Antikörper** (kurz *ANA*, auch *antinukleäre Faktoren*, *ANF*) sind gegen Bestandteile des Zellkerns gerichtete Antikörper. Sie dienen vor allem dem Screening und der Verlaufskontrolle bei Kollagenosen (☞ 23.7)

▶ **Antineutrophile zytoplasmatische Antikörper** (kurz *ANCA*) sind gegen Bestandteile des Zytoplasmas gerichtet. Die Untergruppe cANCA findet sich bei Wegener-Granulomatose, die Untergruppe pANCA bei Gefäßentzündungen (Vaskulitiden ☞ 23.7.5)

▶ Viele Infektionen können Gelenkbeschwerden auslösen (**reaktive Arthritiden** ☞ 23.6.3). Bei entsprechendem Verdacht kann der Antikörpertiter gegen den verdächtigen Erreger im Blut bestimmt werden (☞ 26.3.5).

HLA-Antigene

HLA-Antigene (kurz für *human leucocyte antigen*, eines der wichtigsten *Histokompatibilitätsantigene*) befinden sich auf den Zellmembranen aller kernhaltigen Körperzellen. Sie werden vererbt und bleiben während des ganzen Lebens konstant. Einige HLA-Antigene korrelieren mit bestimmten Erkrankungen. Das **HLA-B27-Antigen** ist in der Rheumatologie am wichtigsten. Über 90% der Patienten mit M. Bechterew (☞ 23.6.2) sind HLA-B27-positiv. Auch beim M. Reiter (☞ 23.6.2) und den reaktiven Arthritiden (☞ 23.6.3) wird HLA-B27 bei mehr als 60% der Patienten nachgewiesen. Allerdings: Auch 6% der Gesunden besitzen das HLA-B27-Antigen.

Basislabor

Die folgenden Untersuchungen können als „Basislabor" bei rheumatischen Erkrankungen gelten:

▶ BSG, CRP, großes BB
▶ Rheumafaktoren, Anti-CCP-Antikörper, antinukleäre Antikörper, evtl. Antistreptolysin-Titer (ASL, bei V. a. Rheumatisches Fieber ☞ 16.8.1)
▶ Harnsäure, Alkalische Phosphatase (AP), γ-GT, Kreatinkinase (CK ☞ Kap. 40), Kreatinin, Elektrophorese, Eisen
▶ Urinstatus und Stuhluntersuchung auf okkultes Blut (☞ 19.3.1).

23.4.2 Weitere Diagnostik

Diagnostische Gelenkpunktion ☞ 25.3.2

Sonographie

Die **Sonographie** (☞ 14.6.7) hilft bei der Differenzierung zwischen einem Gelenkerguss und einer Gelenkinnenhautverdickung *(Synovialitis)* sowie bei der Verlaufsbeobachtung dieser Befunde, bei Verdacht auf Sehnen- und Schleimbeutelentzündungen und bei der Darstellung nicht tastbarer Gelenke (beispielsweise Hüftgelenk).

Konventionelle Röntgenuntersuchung, CT und Kernspintomographie

Eine umfassende **Röntgendiagnostik** ist unverzichtbar, um eine rheumatologische

Diagnose zu sichern und das Stadium der Erkrankung zu ermitteln.

Da eine genaue Gelenkbeurteilung nur im Seitenvergleich möglich ist, werden die entsprechenden Gelenke der anderen Körperseite stets mitgeröntgt. Meist werden auch beide Hände geröntgt, denn ein (unbemerkter) Befall der Hände gibt wichtige diagnostische Hinweise.

Die **Computertomographie** (CT ☞ 14.6.4) ist bei der Differentialdiagnose der Wirbelsäulenleiden Standardmethode. Die **Kernspintomographie** (☞ 14.6.5) erlaubt eine optimale Beurteilung der Weichteilstrukturen des Gelenks und kann Knochenveränderungen im Frühstadium aufdecken.

Skelettszintigraphie

Die **Skelettszintigraphie** (☞ 14.6.6) zeigt das Verteilungsmuster und den Aktivitätsgrad der entzündlichen Vorgänge an den Gelenken, da das Radionuklid im Bereich der entzündeten Gelenke vermehrt eingelagert wird. Sie lässt allerdings keine Unterscheidung zwischen entzündlichen oder degenerativen Gelenkserkrankungen zu.

23.5 Behandlungsstrategien in der Rheumatologie

Die Rheumatherapie ruht auf mehreren Säulen. Ziel ist es, für den einzelnen Patienten seine maßgeschneiderte Behandlungskombination zu finden, die sowohl das individuelle Krankheitsbild als auch die Lebenssituation des Patienten berücksichtigt.

23.5.1 Systemisch-medikamentöse Therapie

Die *systemische* Gabe von entzündungshemmenden oder das Immunsystem beeinflussenden Arzneimitteln bildet den Sockel der rheumatischen Behandlung. Arzneimittel gegen rheumatische Erkrankungen werden als **Antirheumatika** zusammengefasst. Sie unterscheiden sich sowohl von ihrem chemischen Aufbau als auch von ihrer Wirkungsweise her und werden nicht nur bei rheumatischen Erkrankungen, sondern auch bei anderen Erkrankungen eingesetzt.

Die Vielzahl der eingesetzten Substanzen lässt ahnen, dass bisher noch kein Arzneimittel gefunden wurde, das die rheumatischen Erkrankungen *ursächlich* zu behandeln vermag:

▶ **Nichtsteroidale Antirheumatika** (☞ Pharma-Info 23.11) sind wegen ihres raschen Wirkungseintritts für die meisten rheumatischen Erkrankungen Mittel der Wahl zur kurzfristigen Symptomkontrolle, haben jedoch keinen Einfluss auf den gelenkzerstörenden Verlauf der Erkrankungen.

▶ **Lang wirksame Antirheumatika** und **Biologika** (☞ Pharma-Info 23.12) hingegen können das Fortschreiten der Erkrankung bremsen.

▶ Fast alle rheumatischen Erkrankungen sprechen schnell und sehr gut auf **Glukokortikoide** (Details ☞ Pharma-Info 21.13) an. Aufgrund der ernsten Nebenwirkungen einer Langzeittherapie gehören Glukokortikoide aber nur bei den *Kollagenosen* und der *Polymyalgia rheumatica* (☞ 23.7.3) zur Standardtherapie. Ansonsten werden sie möglichst kurzzeitig zum Abfangen akuter Schübe eingesetzt.

Bei Kindern kommen generell die gleichen Substanzen zum Einsatz wie bei Erwachsenen. Wegen der begrenzten Erfahrungen ist die Anbindung an ein kinderrheumatologisches Zentrum empfehlenswert.

23.5.2 Physikalische Therapie

Die **physikalische Therapie** (☞ auch 15.12) verringert die Beschwerden des Patienten und greift über eine Beeinflussung des Immunsystems und eine Durchblutungsverbesserung in den Krankheitsprozess ein.

Kälte- und Wärmeanwendungen

Die Thermotherapie durch **Kälteanwendungen** (mit Eis, gefrorenen Gelbeuteln, kalten Gasen oder in sog. Kältekammern für eine Ganzkörperexposition) oder **Wärmeanwendungen** (z. B. Bäder, Wickel, Fango, Infrarot) lindert bei vielen Patienten die Beschwerden, hemmt die Entzündung und löst Muskelverspannungen. Beide Methoden haben unterschiedliche Indikationen und Kontraindikationen (☞ Tab. 23.13). Da die Verträglichkeit von Patient zu Patient verschieden ist, wird jeder Patient vor Therapiebeginn nach seinen Erfahrungen gefragt. Unmittelbar im Anschluss an die physikalische Therapie erfolgen Bewegungsübungen, um die Schmerzfreiheit zu nutzen.

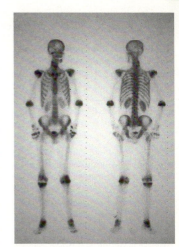

Abb. 23.10: Die Skelettszintigraphie deckt häufig weitere, bis dahin nicht bekannte Herde auf: Diese Patientin hatte lediglich Schulterbeschwerden. Tatsächlich waren auch beide Ellenbogen- und Kniegelenke sowie die Mittelfußknochen beteiligt. [S008-3]

Physiotherapie
Positionsunterstützung

Die richtige **Lagerung der Gelenke** ist, besonders während eines Krankheitsschubes, die wichtigste passive physiotherapeutische Maßnahme, um Kontrakturen in ungünstiger Stellung vorzubeugen und Schmerzen zu reduzieren. Häufig werden zur Fehlstellungsprophylaxe auch speziell angefertigte Schienen eingesetzt.

Die Pflegenden überprüfen und korrigieren immer wieder die Position des Patienten bzw. leiten ihn an, sie selbstständig zu korrigieren, falls er dazu in der Lage ist. Welche Position für einen Patienten am besten ist und in welchen Zeitabständen sie gewechselt wird, wird in Absprache mit dem Physiotherapeuten entschieden. Besteht keine anders lautende Anordnung, lagern die Pflegenden den Patienten in der *physiologischen Mittelstellung der Gelenke (Neutral-Null-Stellung).*

Die **Neutral-Null-Stellung** entspricht der Körperhaltung des gesunden Menschen im Stehen: Die Augen blicken nach vorne, die Arme hängen herab, die Daumen zeigen nach vorne, und die Füße stehen parallel.

Kontrakturenprophylaxe ☞ 12.8.5.7

Durchbewegen der Gelenke

Patienten, die ihre Gelenke nicht in vollem Umfang eigenständig bewegen können, werden zur Gelenkmobilisation

23 Pflege von Menschen mit rheumatischen Erkrankungen

⌀ Pharma-Info 23.11: Nichtsteroidale Antirheumatika

Nichtsteroidale Antirheumatika (*NSAR, nichtsteroidale Antiphlogistika* ☞ auch Pharma-Info 15.62) sind Substanzen, die hauptsächlich über eine Hemmung der Prostaglandinsynthese Schmerzen lindern *(analgetische Wirkung)*, Entzündungen hemmen *(antiphlogistische Wirkung)* und Fieber senken *(antipyretische Wirkung)*.

Nichtsteroidale Antirheumatika werden insbesondere zur Behandlung rheumatischer Erkrankungen eingesetzt. Sie werden aber auch bei Schmerzen anderer Ursachen gegeben und von Laien zur Selbstmedikation eingenommen.

Kennzeichnend für alle NSAR sind ein rascher Wirkungseintritt und ein schnelles Abklingen der Wirkung. Trotz ihrer chemischen Verwandtschaft unterscheiden sich die einzelnen Substanzen in ihrem Wirkungsprofil (d. h. dem Verhältnis zwischen analgetischer, antiphlogistischer und antipyretischer Wirkung) und wirken unterschiedlich von Patient zu Patient. Daher werden bei mangelndem Erfolg trotz gleichen Wirkprinzips verschiedene Präparate ausprobiert.

Die gelegentliche Einnahme nichtsteroidaler Antirheumatika ist in der Regel unproblematisch. Hingegen ist die in der Rheumatologie notwendige Langzeittherapie vielfach von zum Teil ernsten Nebenwirkungen begleitet, obwohl die NSAR zu den weniger toxischen Arzneimitteln der Rheumatologie zählen:

▶ Am häufigsten sind *gastrointestinale Nebenwirkungen*, vor allem Magenbe-

schwerden bis zu (blutenden) Magen-Darm-Ulzera (☞ 19.5.3). Diese werden durch eine gleichzeitige Glukokortikoidbehandlung (☞ Pharma-Info 21.13) begünstigt und wegen der Schmerzlinderung durch die NSAR häufig erst spät bemerkt. Oft müssen die NSAR trotz bestehender Magenschleimhautveränderungen weiter gegeben werden, da bei Absetzen Immobilisierung und Versteifung des Patienten drohen. Daher werden meist – gewissermaßen als „Notlösung" – Antazida oder Protonenpumpenhemmer (☞ Pharma-Info 19.22) zusätzlich verordnet, um den Magen zu schützen. Die sog. selektiven COX-2-Hemmer (☞ Pharma-Info 15.62) gelten bei gleicher Wirksamkeit zumindest bei der kurzfristigen Gabe als magenverträglicher. Die Gabe von Zäpfchen bietet (leider) keinen Ausweg, da die magenschädliche Wirkung (vor allem) im Wirkmechanismus begründet liegt

▶ Nach heutigem Kenntnisstand erhöhen sowohl nichtsteroidale Antirheumatika als auch COX-2-Hemmer bei Langzeiteinnahme das kardiovaskuläre Risiko, COX-2-Hemmer jedoch stärker als nichtsteroidale Antirheumatika. Deshalb gerieten besonders COX-2-Hemmer in die Schlagzeilen und wurde ein Teil der Präparate wieder vom Markt genommen. Dennoch sind beide weiter ein fester Bestandteil der Rheumatherapie

▶ Recht häufig sind außerdem Hauterscheinungen (Juckreiz, Exantheme)

und ZNS-Störungen (Kopfschmerz, Schwindel)

▶ Seltener werden Nierenfunktionsstörungen, Leberenzymerhöhungen und Ödeme beobachtet.

> Nichtsteroidale Antirheumatika sollten in Sitzen oder Stehen mit viel Wasser eingenommen werden, um eine zusätzliche lokale Schleimhautschädigung zu vermeiden. Günstig ist die gleichzeitige Einnahme einer kleinen Mahlzeit. Wichtig sind bei Langzeiteinnahme regelmäßige Tests auf Blut im Stuhl (☞ 19.3.1), um ernste Magenkomplikationen frühzeitig zu entdecken.

Auswahl nichtsteroidaler Antirheumatika (NSAR)		
Antiphlogistische Wirkkraft	**Substanzname**	**Handelsname (Bsp.)**
Schwach	Azetylsalizylsäure	Aspirin®
Mittel	Diclofenac Ibuprofen	Voltaren® Brufen®, Imbun®
	Ketoprofen Naproxen Fenbufen Piroxicam Celecoxib Etoricoxib	Alrheumun® Proxen® Lederfen® Felden® Celebrex® Arcoxia®
Stark	Phenylbutazon Oxyphenbutazon Indometacin	Butazolidin® Phlogont® Amuno®

---

und Kontrakturenprophylaxe mehrmals täglich durchbewegt. Der Patient selbst leistet dabei keine Muskelarbeit. Nach entsprechender Anleitung durch die Physiotherapeuten kann das Durchbewegen auch zum Aufgabenbereich der Pflegenden gehören.

Kräftigung der Muskulatur

Die Muskulatur des rheumatischen Patienten atrophiert rasch durch die schmerzbedingte Inaktivität, wodurch auch die stabilisierende Funktion der Muskulatur nachlässt. Aus diesem Grund muss der Patient motiviert werden, dem Muskelschwund durch regelmäßige aktive Bewegungsübungen (entweder alleine oder mit Hilfe) entgegenzuwirken.

Zur Prophylaxe und Therapie von Atrophien können auch *elektrische Muskelstimulationsgeräte* eingesetzt werden.

Dabei werden Elektroden auf die zu behandelnden Muskeln aufgesetzt und dann elektrische Reize gegeben.

	Indikationen	Kontraindikationen
Wärme	▶ Arthrosen ▶ Chronische Arthritis zwischen den Schüben ▶ Weichteilrheumatismus ▶ Wirbelsäulenleiden	▶ Akute Arthritis ▶ Durchblutungsstörungen ▶ Schwere Herz-Kreislauf-Erkrankungen
Kälte	▶ Akute Arthritis ▶ Gichtanfall ▶ Aktivierte Arthrose ▶ Schleimbeutelentzündung ▶ Postoperativ	▶ Vaskulitis ▶ Raynaud-Syndrom (☞ 17.5.5) ▶ Durchblutungsstörungen

Tab. 23.13: Indikationen und Kontraindikationen der Wärme- und Kältetherapie bei rheumatischen Erkrankungen.

Pharma-Info 23.12: Lang wirksame Antirheumatika

Als **lang wirksame Antirheumatika** (früher *Basistherapeutika*) werden verschiedene, chemisch nicht verwandte Substanzen bezeichnet, welche die Entzündungsaktivität rheumatischer Erkrankungen langfristig mindern und damit das Fortschreiten der Gelenkschäden aufhalten können. Daher heißen sie auch *krankheitsmodifizierende Substanzen* (*disease modifying antirheumatic drugs, DMARDs*).

Mithilfe der Molekularbiologie und Gentechnologie wurde außerdem eine neue Medikamentenklasse entwickelt, die durch *direkten Eingriff* in die Regulation immunologischer Reaktionen den Entzündungsprozess „herunterregelt", die **Biologika** (Details ☞ Tab.).

Die Wirkung der lang wirksamen Antirheumatika setzt erst nach 4–6 Wochen ein und kann erst nach sechs Monaten endgültig beurteilt werden. Kombinationstherapien sind möglich. Wegen möglicher Nebenwirkungen soll sich der Patient auch bei gutem Therapieerfolg ca. alle vier Wochen beim Arzt vorstellen. Bis auf Sulfasalazin haben alle lang wirksamen Antirheumatika vermutlich eine teratogene (embryonenschädigende) Wirkung und dürfen deshalb nur bei sicherem Empfängnisschutz gegeben werden. Die Details diesbezüglich sind präparatabhängig.

Chloroquin (z. B. Resochin®), Goldpräparate zur oralen oder intramuskulären Anwendung (z. B. Ridaura® bzw. Tauredon®) oder Cyclophosphamid (z. B. Endoxan®) werden heute durch die Verfügbarkeit dieser neuen Medikamente nur noch selten eingesetzt.

Lang wirksame Antirheumatika und Biologika			
Substanz, Handels-name (Bsp.)	**Wirkmechanismus**	**Nebenwirkungen**	**Besonderheiten, pflegerische Konsequenzen**
Sulfasalazin z. B. Pleon RA®, Azulfidine RA®	Unbekannt	Gastrointestinale Beschwerden, Haut-, Schleimhaut-, Blutbildveränderungen, Depression	Kontrolle von BB, Kreatinin, Leberenzymen und Urinstatus alle 2–4 Wochen
Methotrexat (kurz *MTX*) z. B. Lantarel®	Hemmt als Folsäureantagonist die Nukleinsäuresynthese (Zytostatikum)	Häufig: Übelkeit, Leberwerterhöhungen, Stomatitis. Seltener: Pneumonitis, Knochenmarkdepression. Die niedrigen Dosierungen in der Rheumatherapie führen selten zu schweren Nebenwirkungen	Mittel der 1. Wahl bei rheumatoider Arthritis, Psoriasis-Arthritis und hochentzündlichen Spondylarthritiden. Kontrollen wie oben, einmal pro Jahr Rö-Thorax, sichere Empfängnisverhütung während und bis sechs Monate nach der Therapie
Leflunomid z. B. Arava®	Hemmt die Pyrimidinsynthese (Nukleinsäurebestandteil) und damit v. a. die Lymphozytenproliferation	Häufig: erhöhter Blutdruck, gastrointestinale Beschwerden mit Durchfall, Haarausfall, Hautausschläge, Leukozytopenie (selten so stark, dass die Infektanfälligkeit steigt)	Kontrollen von RR, BB, Nieren-, Leberwerten und Urinstatus. Empfängnisschutz. Wegen der extrem langen Halbwertszeit muss die Substanz bei Kinderwunsch mit Cholestyramin „ausgewaschen" werden
Anakinra* (*IL-1-Blocker*) z. B. Kiniret®	Hemmt Interleukin 1 (IL-1), einen entzündungsfördernden Botenstoff	Rötung der Einstichstelle. Kopfschmerzen, milde Leukopenien, erhöhtes Infektionsrisiko	S. c.-Injektion einmal täglich. Kontrolle von BB, Leber- und Nierenwerten. Empfängnisschutz
Etanercept* (*TNF-α-Blocker*) z. B. Enbrel®	Bindet als künstlicher TNF-α-Rezeptor den entzündungsfördernden Botenstoff TNF-α	Rötung und Schwellung der Einstichstelle. Gehäuft leichte Infektionen der oberen Atemwege	S. c.-Injektion zweimal pro Woche. Empfängnisschutz
Infliximab* (*TNF-α-Blocker*) z. B. Remicade®	Monoklonaler Antikörper gegen TNF-α	Leichte Infektionen der oberen Atemwege, teils schwere Infusionsreaktionen	Nur in Kombination mit MTX zugelassen. I. v.-Gabe ca. alle 6–8 Wochen. Empfängnisschutz
Adalumimab* (*TNF-α-Blocker*) z. B. Humira®	Monoklonaler Antikörper gegen TNF-α	Lokalreaktionen, Kopfschmerzen, Übelkeit, Durchfall, BB-Veränderungen, obere Atemwegs-, Harnwegsinfektionen	S. c.-Injektion alle zwei Wochen. Empfängnisschutz

* Vor der Therapie Tbc-Screening. Keine Impfung mit Lebendimpfstoffen.

Ergotherapie

Die **Ergotherapie** (*Beschäftigungs-* und *Arbeitstherapie*) ist besonders für Patienten geeignet, die schon unter Funktionseinschränkungen ihrer Gelenke (vor allem der Hände) leiden. Mithilfe handwerklicher und künstlerischer Techniken werden Kraft, Geschicklichkeit und Funktion gefördert. Die Patienten erlernen gelenkschonende Bewegungsabläufe für den Alltag; Haushalts- und Selbsthilfetraining sollen die Selbstständigkeit so lange wie möglich erhalten.

23.5.3 Ernährung bei rheumatischen Erkrankungen

Die Bedeutung der **Ernährung bei rheumatischen Erkrankungen** ist umstritten.

Nicht wenige Patienten berichten über positive Einflüsse einer bestimmten Diät auf ihren Krankheitsverlauf. Wissenschaftlich konnte eine entscheidende Verminderung der Entzündungsaktivität unter bestimmten Diätformen bisher nicht belegt werden, einige Studien weisen aber auf die Möglichkeit einer gewissen Symptomlinderung hin. Eine entscheidende Prognoseverbesserung ist jedoch nicht zu erreichen.

Prävention und Gesundheitsberatung

Sinnvolle Ernährungsstrategien sind:
- Auf Vollwertkost umstellen
- Kalziumreich und phosphorarm ernähren (Osteoporoseprophylaxe)
- Übergewicht vermeiden, um die Gelenke zu entlasten
- Auf individuell beschwerdeverstärkende Nahrungsmittel verzichten
- Vegetarische Kost über längere Zeit ausprobieren, da Fleisch Fettsäuren enthält, die im Körper zu entzündungsvermittelnden Prostaglandinen umgebaut werden.

Günstig ist wahrscheinlich auch ein Zusatz von Vitamin E (fängt Sauerstoffradikale ab, die die Gelenke angreifen) und Fischöl (enthält Omega-3-Fettsäuren, die Entzündungen entgegenwirken).

23.5.4 Lokaltherapien

Intraartikuläre Injektionen

Bei **intraartikulären Injektionen**, also Injektionen direkt in das Gelenk hinein, werden insbesondere Glukokortikoide (☞ 23.5.1 und Pharma-Info 21.13) eingesetzt. Diese Behandlung ist dann sinnvoll, wenn nur wenige Gelenke entzündet sind und diese nicht auf die Gabe von nichtsteroidalen Antirheumatika ansprechen.

Synoviorthesen

Synoviorthese ist die gezielte Zerstörung der entzündeten und gewucherten Gelenkinnenhaut durch Injektion einer aggressiven oder radioaktiven Substanz in den Gelenkinnenraum. Man erreicht so eine komplette **Synovektomie** *(Entfernung bzw. Zerstörung der Gelenkinnenhaut)* ohne offene Operation.

Das Gelenk wird anschließend etwa drei Tage ruhig gestellt. Meist bildet sich vorübergehend ein schmerzhafter Reizerguss, der sich aber recht gut mit Eis und Analgetika behandeln lässt.

Operative Eingriffe

Auch **operative Eingriffe** haben in der Rheumatologie ihren festen Platz, vor allem die *Synovektomie* (Entfernung der Gelenkinnenhaut), korrigierende *Osteotomien* (☞ 24.4.2) oder eine Versorgung mit künstlichen Gelenken. Letztes Mittel zur Schmerzbekämpfung bleibt die operative Versteifung eines Gelenks *(Arthrodese)*.

Pflege in der Orthopädie ☞ *24.1*
Prä- und postoperative Pflege
☞ *15.10.2 – 15.10.4*

23.6 Entzündlich-rheumatische Erkrankungen

23.6.1 Rheumatoide Arthritis

Rheumatoide Arthritis (kurz *RA*, auch *[primär] chronische Polyarthritis*, kurz *cP* bzw. *pcP*): Chronisch-entzündliche, oft in Schüben verlaufende Erkrankung des Binde-, Stütz- und Muskelgewebes mit Hauptmanifestation an der Gelenkinnenhaut (Synovialis) und an gelenknahen Strukturen (z. B. Schleimbeuteln). Häufigste (ca. 1 % der Bevölkerung) und gleichzeitig bekannteste der entzündlich-rheumatischen Erkrankungen. Betrifft Frauen dreimal häufiger als Männer, Altersgipfel 40. Lebensjahr. Individuell unterschiedlicher, meist aber langsam fortschreitender Verlauf mit zunehmender Bewegungseinschränkung und etwas verkürzter Lebenserwartung.

Krankheitsentstehung

Unbekannte Auslöser führen bei genetisch Disponierten zu einer Autoimmunreaktion (☞ 27.3) besonders gegen körpereigenes Gelenkgewebe. Die Gelenkinnenhaut reagiert mit Ergussbildung und wuchert tumorähnlich in das Gelenk hinein (☞ 23.3.1). Die Entzündung zerstört und deformiert langfristig die Gelenke.

Symptome und Untersuchungsbefund

Typisch für die rheumatoide Arthritis ist die *Morgensteifigkeit* der betroffenen Gelenke über mindestens eine Stunde. Die Gelenke sind geschwollen, überwärmt, druckschmerzhaft und schmerzhaft bewegungseingeschränkt. Die Gelenkkonturen sind durch Erguss und Weichteilschwellung verstrichen.

Zunächst sind meist die Handgelenke sowie die Fingergrund- und -mittelgelenke betroffen. Später treten größere Gelenke und evtl. die Wirbelsäule hinzu. Charakteristisch ist ein *symmetrischer* Befall der Gelenke beider Körperhälften.

Die Zerstörung von Gelenken, Bändern und Sehnen hat langfristig typische Fehlstellungen zur Folge, vor allem (☞ Abb. 23.14 – 23.16):

- **Ulnardeviation.** „Abwanderung" der Finger in Richtung Handaußenkante (d. h. Ulna) durch Verschiebung der Gelenkflächen der Fingergrundgelenke *(Subluxation)*
- **Schwanenhalsdeformität.** Überstreckung im Fingermittelgelenk bei gleichzeitiger Beugung im Endgelenk (☞ Abb. 23.16).
- **Knopflochdeformität.** Beugekontraktur im Mittelgelenk und Überstreckung im Endgelenk, also genau umgekehrt wie bei der Schwanenhalsdeformität.

In vergleichbarer Weise kommt es an den Füßen zu Krallenbildung, „Wanderung" der Zehen in Richtung Fußaußenkante und Abflachung des Fußgewölbes. Bei Befall der Knie entwickelt der Patient oft O-Beine. Eine Instabilität der Halswirbelsäule kann zu Rückenmarkschäden führen.

Häufig treten zusätzlich in den gelenknahen Bereichen Sehnenscheiden- und Schleimbeutelentzündungen auf. Auffällig, aber harmlos sind die sog. **Rheumaknoten**, subkutane, harte Knötchen, die meist in Gelenknähe an der Ellenbogenstreckseite lokalisiert sind.

Verlaufsformen bei Kindern

Die **juvenile idiopathische** *(chronische, rheumatoide)* **Arthritis** ist die häufigste *chronische rheumatische Erkrankung des Kindesalters*, der Altersgipfel der Erst-

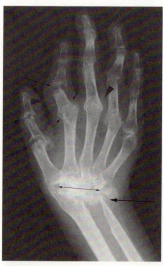

Abb. 23.14: Röntgenaufnahme der Hand einer Patientin mit rheumatoider Arthritis. Sichtbar sind Weichteilschwellungen (▶), eine Zerstörung der Handwurzelknochen (↔) und der Elle (←) sowie Erosionen der Fingerknochen (→). [S008-3]

23.6 Entzündlich-rheumatische Erkrankungen

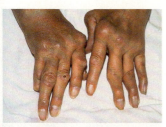

Abb. 23.15: Die „typischen" Hände einer Patientin mit fortgeschrittener rheumatoider Arthritis mit Ulnardeviation und aufgetriebenen Gelenken. [T127]

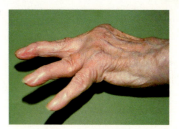

Abb. 23.16: Schwanenhalsdeformität des Mittel- und Ringfingers bei fortgeschrittener rheumatoider Arthritis. [M114]

manifestation liegt im Kindergarten- und Grundschulalter. Die juvenile idiopathische Arthritis verläuft extrem unterschiedlich (☞ Abb. 23.17). Wie praktisch alle chronischen Erkrankungen kann auch die juvenile idiopathische Arthritis zu allgemein verlangsamtem Wachstum und verzögerter Pubertät führen. Durch die Nähe der Entzündungsherde zu den Wachstumsfugen kann es zusätzlich zu lokalen Wachstumsveränderungen kommen. Eine Sonderform ist der **Morbus Still:** Das Kind hat Fieberschübe, Hautausschläge und evtl. Bauchschmerzen, wohingegen die Gelenkbeschwerden zunächst eher leicht und flüchtig sind. Der Arzt stellt eine Vergrößerung von Lymphknoten, Leber und Milz fest, auch Herz- und Lungenbeteiligung sind möglich.

Komplikationen

Bei manchen Patienten befällt der rheumatisch-entzündliche Prozess auch die Gefäße und die inneren Organe, vor allem Herz, Lunge, Pleura, Nieren, ZNS, Nerven und Augen.

Wie bei anderen chronischen Entzündungen kann sich außerdem eine **sekundäre Amyloidose** entwickeln. Hierbei lagern sich pathologische Eiweiße in den Organen ab und führen zu Magen-Darm-Beschwerden, Herz- und Niereninsuffizienz.

Diagnostik und Differentialdiagnose

Die Diagnose einer rheumatoiden Arthritis wird hauptsächlich aufgrund der Anamnese, des körperlichen Befundes und des Röntgenbildes gestellt (Kriterienkatalog des **American College of Rheumatology**, *ACR*, ☞ Kasten). Bei Kindern wird die Diagnose gestellt, wenn bei einer länger als sechs Wochen bestehenden Arthritis keine andere Ursache gefunden werden kann.

ACR-Diagnosekriterien

Die Diagnose einer rheumatoiden Arthritis wird bei Vorliegen von mindestens vier der folgenden Kriterien gestellt:
▶ Morgensteifigkeit der Gelenke von mindestens einer Stunde vor maximaler Besserung
▶ Arthritis in mindestens drei Gelenkregionen
▶ Arthritis der Fingergrund- oder -mittelgelenke oder der Handgelenke
▶ Symmetrischer Befall
▶ Rheumaknoten
▶ Rheumafaktor (☞ 23.4.1) positiv
▶ Typische röntgenologische Veränderungen, z. B. gelenknahe Osteoporose, *Usuren* (kleine Knochendefekte unter dem Knorpel).

Die Symptome 1–4 müssen dabei mindestens sechs Wochen bestehen, um zu „zählen".

Die Blutuntersuchung ergibt positive Entzündungszeichen (erhöhte BSG, erhöhtes CRP), eine Anämie (*Anämie der chronischen Erkrankung* ☞ 22.5.1) sowie bei Erwachsenen Anti-CCP-Antikörper bei bis zu 80 %, Rheumafaktoren bei ca. 70 % (bei Kindern nur 10–20 %) und antinukleäre Antikörper bei ca. 20 % der Betroffenen (☞ 23.4.1).

Behandlungsstrategie

Heute weiß man, wie wichtig eine frühzeitige und effektive antientzündliche Therapie ist, um das Fortschreiten der Erkrankung zu verhindern. Zentrale Bedeutung kommt dabei den lang wirksamen Antirheumatika und den Biologika zu (☞ Pharma-Info 23.12), insbesondere niedrig dosiertem Methotrexat. Nichtsteroidale Antirheumatika (☞ Pharma-Info 23.11) und Glukokortikoide (☞ Pharma-Info 21.13) dienen nur der kurzfristigen Schmerz- und Symptomkontrolle in Phasen gesteigerter Krankheitsaktivität.

Gleichberechtigt neben der medikamentösen Therapie steht immer ein individuelles Programm physikalischer Therapiemaßnahmen (☞ 23.5.2) zum Erhalt der Gelenkfunktion.

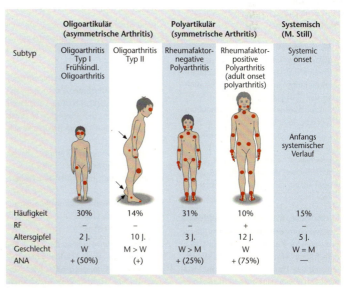

Abb. 23.17: Untergruppen der juvenilen idiopathischen Arthritis in der Übersicht. [A300-157]

Sind die Schmerzen konservativ nicht zu beherrschen oder sind starke Fehlstellungen entstanden, werden operative Behandlungsverfahren erwogen, z. B. die Synovektomie (☞ 23.5.4) oder die Arthroplastik.

23.6.2 Spondylarthritiden

Spondylarthritiden *(Spondarthritiden, Spondylarthropathie)*: Zusammenfassende Bezeichnung für verschiedene rheumatisch-entzündliche Erkrankungen mit vorwiegender Wirbelsäulenbeteiligung. Früher als „seronegativ" bezeichnet, da Rheumafaktor und antinukleäre Antikörper im Blut nicht nachweisbar sind. Nach jahrelangem Verlauf Versteifung und sogar Verknöcherung der Wirbelsäule möglich. Hauptvertreter **M. Bechterew, Psoriasis-Arthritis** und **M. Reiter**.

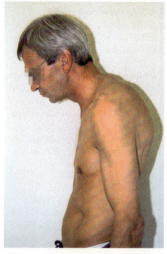

Abb. 23.18: Patient mit typischer „Begrüßungshaltung" bei fortgeschrittenem M. Bechterew. [M114]

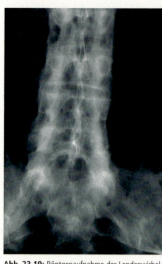

Abb. 23.19: Röntgenaufnahme der Lendenwirbelsäule eines Patienten mit Morbus Bechterew. Die Wirbelsäule ist zu einem unbeweglichen Stab geworden (Bambusstab-Wirbelsäule). [T170]

Typische Kennzeichen aller **Spondylarthritiden** sind:
- Wirbelsäulenbeteiligung, oft in Form einer **Sakroiliitis** (Entzündung der Sakroiliakalgelenke = Kreuzbein-Darmbein-Gelenke) mit tiefem Kreuz- oder Gesäßschmerz
- Oligoarthritis, d. h. der Befall nur weniger peripherer Gelenke
- Rheumafaktoren und antinukleäre Antikörper negativ, HLA-B27 oft positiv (☞ 23.4.1)
- Häufige Beteiligung von Haut, Augen und Darm.

M. Bechterew

M. Bechterew *(ankylosierende Spondylitis, Spondylitis ancylopoetica)*: Entzündlich-rheumatische Allgemeinerkrankung mit Hauptmanifestation an der Wirbelsäule einschließlich der Sakroiliakalgelenke. Im Endstadium typische knöcherne Versteifung *(Ankylose)* v. a. der Wirbelsäule. Erkrankungsbeginn bevorzugt im 16.–40. Lebensjahr. Individuell sehr unterschiedlicher Verlauf, insgesamt günstiger als bei rheumatoider Arthritis.

Symptome, Befund und Diagnostik

Leitsymptom des **M. Bechterew** ist ein tief sitzender Rückenschmerz, der sich in den frühen Morgenstunden verschlechtert und den Patienten aus dem Bett treiben kann (Bewegung bessert die Schmerzen).

Weitere mögliche Symptome sind:
- Steifigkeit des Nackens, der Wirbelsäule und des Brustkorbs
- (Oligo-)Arthritis anderer Körpergelenke (20–30 % der Patienten)
- Schmerzen beim Niesen, Husten oder Pressen in Wirbelsäule, Thorax und Gesäß
- Sehnenansatzentzündungen (z. B. am Fersenbein)
- Iridozyklitis des Auges (10–25 % der Patienten ☞ 23.3.5 und 31.2.3).

Die körperliche Untersuchung ergibt eine eingeschränkte Wirbelsäulenbeweglichkeit und eine verminderte Dehnbarkeit des Brustkorbs.

Ohne entsprechende physiotherapeutische Gegenmaßnahmen entwickelt sich die charakteristische Haltung des Bechterew-Patienten, die allerdings in dieser Extremform heute nur noch selten zu sehen ist:
- Stark vorgebeugter Rumpf („Begrüßungshaltung" ☞ Abb. 23.18)
- Beugestellung der Hüft- und Kniegelenke
- Auffallend starke Mitbewegungen der Arme beim Gehen bei gleichzeitig starrer Wirbelsäule.

Die Diagnose wird anhand der Klinik und der typischen Wirbelsäulenveränderungen im Röntgenbild gestellt. Dies sind insbesondere (beidseitige) Veränderungen der Sakroiliakalgelenke und *Knochenspangen* an der Wirbelsäule, die die Zwischenwirbelräume im Spätstadium völlig überbrücken.

Die Blutuntersuchung zeigt häufig eine BSG-Erhöhung. In 90 % der Fälle ist das HLA-B27 positiv (☞ 23.4.1). Der Rheumafaktor ist negativ.

Behandlungsstrategie

Der Schwerpunkt der Bechterew-Therapie liegt im lebenslangen, *täglichen* Bewegungstraining, um ein Versteifen der Wirbelsäule zu verhindern. Positiv wirken auch muskelentspannende Maßnahmen (Moorbäder, Massagen, Niederfrequenzstromtherapie, Thermen).

Medikamentös werden vor allem nichtsteroidale Antirheumatika (☞ Pharma-Info 23.11) eingesetzt, bei schweren akuten Schüben außerdem Glukokortikoide (☞ Pharma-Info 21.13) intraartikulär oder oral als sog. *Pulstherapie* (bis zu 250 mg über drei Tage). Bei Therapieresistenz werden neuerdings auch TNF-α-Blocker (☞ Pharma-Info 23.12) mit großem Erfolg verabreicht. Gelegentlich wird das Radionuklid [224]Radium zur Schmerzlinderung und Entzündungshemmung direkt in die entzündeten Gelenke injiziert.

Operative Maßnahmen sind vor allem Aufrichtungsoperationen der Wirbelsäule im Endstadium der Erkrankung. (📖 2) (✉ 4)

Psoriasis-Arthritis

Psoriasis ☞ 28.8

> **Psoriasis-Arthritis** *(Arthritis psoriatica, Psoriasis-Arthropathie):* Bei etwa 10% der Patienten mit *Psoriasis* (Schuppenflechte) auftretende Gelenkbeschwerden, fast immer mit gleichzeitigen Hauterscheinungen. Verlauf meist leichter als bei rheumatoider Arthritis, nur selten schwere Funktionseinbußen der Gelenke.

Typisch für die **Psoriasis-Arthritis** sind der *asymmetrische* Gelenkbefall, der *Strahlbefall* der Finger, d.h. alle drei Gelenke eines Fingers sind betroffen, oder der *Transversalbefall*, d.h. beispielsweise der Befall aller Fingermittelgelenke einer Hand (☞ Abb. 23.20). Die Hauterscheinungen sind z.T. sehr diskret.

Die Diagnose wird anhand des klinischen Bildes und durch Röntgenuntersuchungen gestellt.

Gegen die Gelenkbeschwerden werden nichtsteroidale Antirheumatika und Sulfasalazin gegeben, in schweren Fällen z.B. Methotrexat. Regelmäßige Physiotherapie ist unverzichtbar.

M. Reiter

> **M. Reiter** *(Reiter-Syndrom, okulourethro-synoviales Syndrom):* „Klassische" Symptomkombination aus Arthritis, Urethritis (Harnröhrenentzündung ☞ 29.4.2) und Konjunktivitis (Entzündung der Augenbindehaut ☞ 31.6.1), die durch Infektionen ausgelöst wird. Betrifft zu 90% Männer, Altersgipfel ist das 3. Lebensjahrzehnt. Bei ca. einem Drittel der Patienten Chronifizierung.

Obwohl der **M. Reiter** eine klassische *reaktive Arthritis* (☞ 23.6.3) ist, wird er wegen der starken HLA-B27-Assoziation, des Fehlens von Rheumafaktoren und häufiger Beteiligung des Sakroiliakalgelenks den Spondylarthritiden zugerechnet.

Krankheitsentstehung

Auf der Basis einer erblichen Veranlagung lösen Darm- und Harnröhreninfektionen auf noch nicht genau bekannte Weise die Erkrankung aus. Die häufigsten Erreger sind dabei Chlamydien, Mykoplasmen, Shigellen, Salmonellen und Yersinien.

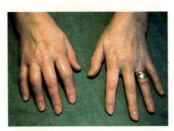

Abb. 23.20: Psoriasis-Arthritis mit typischem Transversalbefall der rechten Hand, d.h. alle Fingermittelgelenke sind betroffen. [M114]

Symptome, Befund und Diagnostik

Typisch für den M. Reiter ist der asymmetrische Befall weniger Gelenke, oft unter Beteiligung der Sakroiliakalgelenke. Dabei sind die Beschwerden des Patienten sehr unterschiedlich, nur $2/3$ der Patienten zeigen die typische Trias. Oft haben die Betroffenen zusätzlich Haut- und Schleimhautveränderungen.

Die Blutuntersuchung ergibt Zeichen einer akuten Entzündung. Der Rheumafaktor ist negativ, das HLA-B27 in 80% der Fälle positiv.

Bei den meisten Patienten gelingt eine direkte Erregeridentifizierung im Harnröhrenabstrich oder der Stuhlkultur oder zumindest ein serologischer *(indirekter)* Erregernachweis.

Behandlungsstrategie

Eine noch akute Darm- oder Harnröhreninfektion wird mit Antibiotika behandelt, welche aber die Arthritis nicht beeinflussen. Die Arthritis wird wie bei den anderen Spondylarthritiden mit nichtsteroidalen Antirheumatika und Sulfasalazin behandelt. Bei schwereren Verläufen werden Goldpräparate oder Methotrexat eingesetzt.

23.6.3 Reaktive Arthritiden

Coxitis fugax ☞ 24.7.4
Eitrige Arthritiden ☞ 24.12.4
M. Reiter ☞ 23.6.2
Rheumatisches Fieber ☞ 16.8.1

> **Reaktive Arthritis:** Akute, nicht-eitrige Gelenkentzündung, die bei entsprechender genetischer Veranlagung während oder nach bestimmten Infektionen auftreten kann und durch Autoimmunreaktionen (☞ 27.3) bedingt ist. Bei Kindern häufigste rheumatologische Erkrankung. Erregerabhängige Neigung zur Chronifizierung.

Die klassischen Infektionen, die solche Arthritiden auslösen („triggern") können, sind bakterielle Darm- und Urogenitalinfektionen.

Durch Viren ausgelöste reaktive Arthritiden verlaufen in der Regel milder und werden nicht chronisch. Daher grenzen viele Autoren die *postinfektiösen* Arthritiden nach *bakteriellen* Infektionen von den *parainfektiösen* (begleitenden) Arthritiden bei *Viruserkrankungen* ab.

Symptome, Befund und Diagnostik

Meist schwellen einige wenige Gelenke an, evtl. „springen" die Beschwerden von Gelenk zu Gelenk. Augen, Haut- und/oder Schleimhautbeteiligung sind häufig. Vielfach ist auch das Sakroiliakalgelenk entzündet.

Oft lässt sich der vorangegangene Infekt anamnestisch erfragen und der Erreger durch die Bestimmung der antibakteriellen Antikörper nachweisen. Der Rheumafaktor ist negativ, HLA-B27 in bis zu 80% positiv.

Behandlungsstrategie

Bei noch bestehender Infektion werden Antibiotika gegeben, wobei aber die Antibiotikagabe die Arthritis nicht mehr beeinflusst.

Die Gelenkbeschwerden werden mit nichtsteroidalen Antirheumatika (☞ Pharma-Info 23.11) therapiert, bei schwerem Gelenkbefall auch mit Glukokortikoidinjektionen (☞ Pharma-Info 21.13). Entwickelt sich eine chronische Arthritis, werden auch lang wirksame Antirheumatika (☞ Pharma-Info 23.12) eingesetzt.

23.7 Kollagenosen

> **Kollagenosen:** Nicht ganz zutreffende, aber übliche Bezeichnung für systemisch-entzündliche Bindegewebskrankheiten, die nach heutiger Kenntnis durch Autoimmunreaktionen (☞ 27.3) bedingt sind und deren gemeinsames Kennzeichen eine generalisierte Schädigung des Bindegewebes ist. Frauen sind wesentlich häufiger betroffen als Männer mit einem Erkrankungsgipfel im 20.–40. Lebensjahr.

Das klinische Bild ist abhängig von den jeweils bevorzugt befallenen Organen.

Viele Patienten mit systemisch-entzündlichen Bindegewebserkrankungen haben auch Gelenkbeschwerden, die jedoch nicht zu Gelenkzerstörungen und Invalidität führen. Prognoseentscheidend sind die Veränderungen der Gefäße und der inneren Organe.

Zu den Kollagenosen zählen:
- Der *systemische Lupus erythematodes* (☞ 23.7.1).
- Die *progressive systemische Sklerodermie* (☞ 23.7.2).
- *Polymyositis* und *Dermatomyositis* (☞ 23.7.4).
- Die **Mischkollagenose** als „Mix" aus systemischem Lupus erythematodes, progressiv systemischer Sklerodermie, Polymyositis und rheumatoider Arthritis mit unter Glukokortikoidbehandlung relativ günstiger Prognose
- Verschiedene Gefäßentzündungen (*Vaskulitiden* ☞ 23.7.5), v. a. die Panarteriitis nodosa.

Das rheumatische Fieber (☞ 16.8.1) und die rheumatoide Arthritis (☞ 23.6.1) werden manchmal ebenfalls zu den Kollagenosen gezählt.

23.7.1 Systemischer Lupus erythematodes

Systemischer Lupus erythematodes (kurz *SLE,* auch *Lupus erythematodes disseminatus,* kurz *LED,* oder *Lupus erythematodes visceralis*): Generalisierte, oft schwere Autoimmunerkrankung, die praktisch alle Organe schädigen kann. 90% der Patienten sind Frauen, Altersgipfel im 3. Lebensjahrzehnt. 5-Jahres-Überlebensrate heute über 90%.

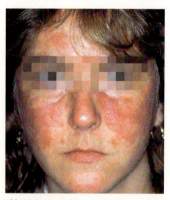

Abb. 23.21: Im Gesicht zeigt sich der systemische Lupus erythematodes typischerweise durch Hautrötungen, die im zentralen Bereich an die Form eines Schmetterlings erinnern. [R126]

Krankheitsentstehung

Auf dem Boden einer genetischen Veranlagung lösen wahrscheinlich Umweltfaktoren wie UV-Bestrahlung (Sonnenlicht), Arzneimittel oder Infektionen die Bildung von Autoantikörpern und Immunkomplexen aus, die sich in der Haut und den inneren Organen ablagern und diese schädigen.

Symptome und Untersuchungsbefund

Wegen des bunten klinischen Bildes gilt der systemische Lupus erythematodes als „Chamäleon". Vor allem unklare Fieberschübe zusammen mit Gelenkbeschwerden und/oder Hautveränderungen lassen an einen systemischen Lupus erythematodes denken.

Anfangs können Müdigkeit, Schwäche oder Fieber die einzigen Symptome sein. Später treten weitere organspezifische Beschwerden und Befunde hinzu:
- **Gelenkbeschwerden** (in 90%) v. a. im Knie- und Handbereich. Trotz zum Teil erheblicher Schmerzen werden die Gelenke nicht zerstört
- **Hauterscheinungen** (in 75%) insbesondere an den Körperregionen, die dem Sonnenlicht ausgesetzt sind (beispielsweise Rötung, Gefäßerweiterungen, Pigmentstörungen, Verdickungen der Hornschicht und Atrophien). Als klassisch gilt das **Schmetterlingserythem**, eine rot-violette Hautverfärbung, die sich schmetterlingsförmig über den Nasenrücken und beide Wangen erstreckt
- **Blutbildveränderungen,** hier in erster Linie Anämie, Leuko- und/oder Thrombozytopenie
- **Nierenbeteiligung** (in 45%), meist als Glomerulonephritis (☞ 29.5.6)
- **ZNS-Störungen** wie charakteristischerweise Krampfanfälle und Psychosen, aber auch Kopfschmerzen und Depressionen
- **Pleuritis** (☞ 18.11.1), **Perikarditis** (☞ 16.8.1).

Sonderformen

Der **diskoide Lupus erythematodes** *(kutaner Lupus erythematodes)* bleibt auf die Haut beschränkt.

Der **medikamenteninduzierte Lupus erythematodes** wird durch eine Vielzahl von Arzneimitteln ausgelöst. Die Symptome verschwinden nach Absetzen des Arzneimittels in der Regel wieder.

Diagnostik

- 90% der Patienten haben antinukleäre Antikörper (☞ 23.4.1) im Blut. Quasi beweisend sind aber nur **Antikörper gegen doppelsträngige DNA** (70% der Patienten) und **Antikörper gegen das Sm-Nukleoprotein,** ein spezielles Eiweiß im Zellkerninneren
- Weiter können Antikörper z. B. gegen Gerinnungsfaktoren, Blutzellen und die verschiedensten Organzellen vorhanden sein.

In der Akutphase sind BSG und CRP stark erhöht.

ACR-Diagnosekriterien
1. Schmetterlingserythem
2. Scheibenförmige Hautveränderungen
3. Photosensibilität, d. h. ungewöhnliche Hautrötungen auf Sonnenlicht
4. Ulzera in Mund- oder Nasen-Rachen-Raum
5. Arthritis von mindestens zwei Gelenken
6. Pleuritis oder Perikarditis
7. Nierenbeteiligung
8. ZNS-Beteiligung
9. Blutbildveränderungen
10. Nachweis bestimmter immunologischer Auffälligkeiten (z. B. Anti-DNS-Antikörper)
11. Antinukleäre Antikörper

Die Diagnose eines SLE gilt als sicher, wenn antinukleäre Antikörper und/oder SLE-typische Autoantikörper nachweisbar sind und der Patient zwei oder mehr SLE-typische Krankheitszeichen zeigt.

Behandlungsstrategie

Die Behandlung richtet sich nach dem Entzündungsgrad und dem Organbefall. Eine ursächliche Therapie ist aber bis heute nicht möglich:
- Bei geringer Entzündungsaktivität ohne Befall innerer Organe reichen nichtsteroidale Antirheumatika, evtl. in Kombination mit Chloroquin (☞ Pharma-Info 23.11, 23.12)
- Bei mittlerer Entzündungsaktivität mit Beteiligung innerer Organe sind zusätzlich Glukokortikoide angezeigt (☞ Pharma-Info 21.13)
- Bedrohlich ist ein Befall von ZNS, Herz oder Nieren. Dann müssen Immunsuppressiva und Glukokortikoide gegeben werden. Zusätzlich kann eine

Plasmapherese (☞ 27.3) durchgeführt werden, um die schädlichen Antikörper und Immunkomplexe aus dem Blut des Patienten zu entfernen. Erste Therapieversuche mittels autologer Stammzelltransplantation waren vielversprechend und könnten zukünftig an Bedeutung gewinnen.

Bei Patienten mit einem Nierenversagen ist eine Dauerdialysetherapie (☞ 29.1.6) erforderlich.

Pflege

Die Pflege eines Patienten mit einem systemischen Lupus erythematodes kann in Abhängigkeit vom jeweiligen Organbefall sehr umfassend sein:
▶ Mögliche Auslöser eines Krankheitsschubes vermeiden. Da Sonnenlicht zu den häufigsten Auslösern gehört, sollen die Patienten nicht direkt am Fenster liegen
▶ Insbesondere bei neu erkrankten Patienten auf Wunsch sozialen Dienst einschalten, der beispielsweise Kontakte zu Selbsthilfegruppen herstellt (✉ 5) und Rehabilitationsmaßnahmen einleitet.

Patientenbeobachtung und Dokumentation
▶ Körpertemperatur (Fieber?)
▶ Haut
▶ Schmerzen
▶ Urinausscheidung und Ödementwicklung (Niereninsuffizienz?), evtl. Sammelurin (☞ 12.7.1.2)
▶ Gewichtskontrollen (rasche Gewichtszunahme durch Wassereinlagerung?)
▶ Blutdruck, Puls (Herzinsuffizienz?), Atmung
▶ (Neben-)Wirkungen der Arzneimittel.

23.7.2 Progressiv systemische Sklerodermie

Progressiv systemische Sklerodermie (kurz *PSS*, auch *systemische Sklerose*, kurz *SS*): Generalisierte Erkrankung des kollagenen Bindegewebes mit *Sklerosierung* (Verhärtung) von Haut, Gefäßen und inneren Organen. Meist bei Frauen mittleren Alters auftretend und auch heute noch bei Beteiligung innerer Organe mit schlechter Prognose behaftet.

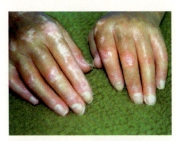

Abb. 23.22: Hände einer Patientin mit Sklerodermie. Die Hände sind geschwollen und die Haut ist atrophisch. Sie zeigt Pigmentstörungen und glänzt wachsartig (Glanzhaut). [M114]

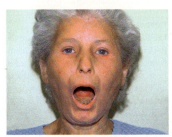

Abb. 23.23: Mikrostomie (Verkleinerung der Mundöffnung) bei einer Patientin mit Sklerodermie. Die Augenlider sind geschwollen und gerötet als Hinweis auf ein Sjögren-Syndrom (☞ 23.3.5). [M114]

Symptome und Untersuchungsbefund

Die Erkrankung beginnt mit Hautsymptomen:
▶ 90% der Patienten haben ein *Raynaud-Syndrom* (☞ 17.5.5), eine anfallsartige Durchblutungsstörung der Finger oder Zehen, die v. a. durch Kälte ausgelöst wird. In Extremfällen entwickeln sich insbesondere an den Fingerkuppen Nekrosen *(Rattenbissnekrosen)*
▶ Typisch sind zudem schmerzlose Ödeme an Händen und Füßen. Später verdickt sich die Haut und wird starr, bevor sie im Endstadium atrophiert und wachsartig dünn wird. Durch die Hautschrumpfung werden die Finger in Beugestellung fixiert und verschmälert *(Krallenfinger, Madonnenfinger)*
▶ Befall des Gesichts führt zum charakteristischen *Maskengesicht* mit maskenhafter Starre des Gesichtsausdrucks, Verkleinerung der Mundöffnung (*Mikrostomie* ☞ Abb. 23.23) mit dünnen Lippen und radialer Hautfältelung um den Mund herum *(Tabaksbeutelmund)*, Verkürzung des Zungenbändchens (der Patient kann die Zunge nicht mehr richtig anheben und herausstrecken) sowie Lidschlussproblemen.

Die Hauterscheinungen beginnen in der Regel an den distalen Extremitätenabschnitten und breiten sich nach proximal aus, so dass der Patient gleichsam „eingemauert" wird.

Nach unterschiedlich langer Zeit werden die inneren Organe mitbefallen. Relativ früh ist der Ösophagus betroffen (Schluckbeschwerden und *Refluxösophagitis* ☞ 19.4.1). Beweglichkeitsstörungen des übrigen Magen-Darm-Traktes äußern sich in Durchfall oder Obstipation, krampfartigen Bauchschmerzen oder als *Malabsorptionssyndrom* (☞ 19.6.2).

Eine Lungenbeteiligung führt zur Lungenfibrose und im weiteren Verlauf zum Cor pulmonale (☞ 18.10.2).

Bei einer Herzmuskelfibrose entsteht eine Herzinsuffizienz (☞ 16.6).

Eine Nierenbeteiligung führt zu Niereninsuffizienz (☞ 29.5.9) mit sekundärer Hypertonie.

Typisch für den Augenbefall ist das *Sjögren-Syndrom* (☞ 23.3.5).

Diagnostik

Die Diagnose wird anhand der klinischen Symptome, einer Hautbiopsie und durch Antikörpernachweis (insbesondere Antikörper gegen das Kerneiweiß Scl-70) gestellt.

Hilfreich ist auch die **Kapillarmikroskopie** *(Kapillaroskopie)*, bei der der Verlauf der Kapillaren im Nagelbett mithilfe eines Lichtmikroskops beurteilt wird. Sie zeigt unregelmäßige, zahlenmäßig verminderte Kapillaren mit wechselnden Durchmessern.

Behandlungsstrategie

Regelmäßige physio- und ergotherapeutische Übungsbehandlungen sind unerlässlich, um die Beweglichkeit möglichst lange zu erhalten. Die medikamentösen Behandlungsmöglichkeiten sind unbefriedigend. Wahrscheinlich vermag am ehesten noch D-Penicillamin das Fortschreiten der Fibrosierung zu hemmen. Aber auch Colchizin und Zytostatika werden eingesetzt. Gegen die Gelenkschmerzen wirken nichtsteroidale Antirheumatika (☞ Pharma-Info 23.11), während entzündlicher Schübe werden Glukokortikoide (☞ Pharma-Info 21.13) gegeben. Die Durchblutungsstörungen können durch Gabe von Azetylsalizylsäure oder gefäßerweiternde Arzneimittel (z. B. Kalziumantagonisten ☞ Pharma-Info 17.15) gebessert werden. (✉ 6)

23 Pflege von Menschen mit rheumatischen Erkrankungen

Pflege

Bewegung

Morgensteifigkeit, Gelenkbeschwerden und die häufige Muskelschwäche erschweren das morgendliche Aufstehen. Entsprechend wird dem Patienten dafür Zeit gelassen (Patienten rechtzeitig wecken). Isometrische Übungen (☞ 12.8.5.4) vor dem Aufstehen erleichtern das „In-Gang-Kommen".

Um die Schrumpfung der Haut zu verzögern und die wichtige Handbeweglichkeit zu erhalten, soll der Patient mit den Händen so oft wie möglich knetende Bewegungen ausführen, z.B. an weichen Schaumgummibällen.

Haut

Die Haut der Sklerodermie-Patienten ist extrem empfindlich. Mechanische Belastungen wie Druck oder Reiben sowie alle austrocknenden Maßnahmen können zu irreversiblen Hautschäden führen. Daher:

- Ölhaltige Waschsubstanzen, fetthaltige Cremes und Lotionen verwenden, jedoch wegen der Empfindlichkeit der Haut nicht einmassieren (Scherkräfte)
- Rasch wachsende Hornhaut durch Fachkräfte entfernen lassen
- Rattenbissnekrosen der Fingerspitzen steril verbinden
- Weite, nicht einengende Kleidung tragen, Schuhe ausreichend groß wählen
- Zähne sorgfältig pflegen (ggf. mit elektrischer Zahnbürste und Munddusche), da eine Zahnsanierung durch die verminderte Mundöffnung in späteren Krankheitsstadien schwierig ist.

Ernährung

Mit fortschreitender Erkrankung können die Patienten ihren Mund immer schlechter öffnen. Durch den krankheitsbedingten Knochenabbau lockern sich ihre Zähne, und sie haben retrosternale Schmerzen beim Schlucken (insbesondere bei festen Speisen). Durch die gestörte Peristaltik des Ösophagus kommt es zu Sodbrennen sowie zum Aufstoßen von Speisen und Getränken.

Bei der Pflege ist deshalb Folgendes zu beachten:

- Speisen so zubereiten, dass sie in den Mund eingeführt werden können; falls nötig, weiche Kost bestellen
- Kaffee, Alkohol, Salat und Zucker meiden
- Mehrmals täglich kleine Mahlzeiten anbieten

- Zu ausreichendem Trinken motivieren
- Nach dem Essen nicht hinlegen lassen.

Ausscheidung

Sklerodermie-Patienten leiden häufig unter ständigem Wechsel von Durchfall und Obstipation. Bei Durchfall kann die Einnahme von Heilerde Erleichterung bringen (Pflege bei Obstipation ☞ 12.7.2.5, 19.2.6, Pflege bei Diarrhö ☞ 26.5.5).

Bei Mitbeteiligung der Nieren müssen Urinmenge und -aussehen beobachtet und dokumentiert und der Blutdruck regelmäßig kontrolliert werden (evtl. krisenhafte Blutdruckanstiege).

Körpertemperatur

Die Patienten frieren extrem. Deshalb das Patientenzimmer bei kühlen Außentemperaturen nur dann lüften, wenn der Patient nicht anwesend ist. Anschließend die Heizung wieder aufdrehen, sofern der Patient keinen anderen Wunsch äußert. Vor der Körperpflege werden Zimmer und/oder Bad auf eine zum Waschen angenehme Temperatur erwärmt. Bei allen Maßnahmen bedenken, dass ein Sklerodermie-Patient unbekleidet noch schneller friert als ein Gesunder. Bei notwendigen Untersuchungen (z.B. Röntgen, EKG) kann es dem Patienten eine Hilfe sein, wenn die Pflegenden die Kollegen des Funktionsbereiches entsprechend informieren.

Schlaf

Lidschlussprobleme erschweren das Einschlafen, und Schmerzen lassen den Patienten zu früh wieder erwachen. Auch das Austrocknen der Augen verursacht Beschwerden.

Folgende Maßnahmen können helfen:

- Schmerzmittel ausreichend früh einnehmen
- Augen-Gel auftragen und eine Schlafbrille aufsetzen. Falls dies nicht ausreicht, zur Nacht Salbenverbände auf die Augen legen (☞ 31.1.8)
- Patienten möglichst ein Einzelzimmer anbieten.

23.7.3 Polymyalgia rheumatica

> **Polymyalgia rheumatica:** Hochentzündliche, mit starken Muskelschmerzen einhergehende Erkrankung fast ausschließlich des älteren Menschen (über 60 Jahre). In etwa der Hälfte der Fälle zusammen mit einer *Arteriitis temporalis* (☞ 23.7.5) auftretend.

Symptome, Befund und Diagnostik

Typisch ist die Trias („Dreierkombination") aus:

- Muskelschmerzen
- Massiv erhöhter BSG *(Sturzsenkung)*
- Anämie.

Die heftigen Muskelschmerzen im Schulter- und Beckengürtelbereich treten besonders in den frühen Morgenstunden auf. Die Patienten klagen über Steifigkeit, Schwäche und Bewegungseinschränkung. Diese sind rein schmerzbedingt.

Im Blut zeigen sich stark erhöhte Entzündungsparameter (BSG, CRP, Leukozytose).

Behandlungsstrategie

Unter Glukokortikoidtherapie bessern sich die Symptome in der Regel innerhalb weniger Tage. Die Dosis kann meist bereits nach zwei Wochen reduziert werden. Die Behandlung muss aber zur völligen Ausheilung in niedriger Dosierung über 1–2 Jahre fortgesetzt werden.

Eine physikalische Therapie ist *nicht* erforderlich.

23.7.4 Polymyositis/ Dermatomyositis

> **Polymyositis, Dermatomyositis** (kurz *PM* bzw. *DM*): Seltene, entzündliche Systemerkrankungen der Skelettmuskulatur *(Polymyositis)* oder der Skelettmuskulatur und der Haut *(Dermatomyositis)*.

Symptome, Befund und Diagnostik

Leitsymptom ist eine symmetrische Muskelschwäche im Schulter- und Beckengürtel. Etwa die Hälfte der Patienten klagt dabei über muskelkaterartige Schmerzen. Begleitende Gelenkschmerzen gehen nicht mit einer Gelenkzerstörung einher.

Eine Beteiligung der Muskulatur von Ösophagus, Kehlkopf oder Augen ruft Schluckbeschwerden, Heiserkeit oder Schielen hervor.

Bei der Dermatomyositis treten zusätzlich Hautveränderungen auf, insbesondere:

- Ein typisches, rötlich-livides Ödem um die Augen
- Rot-lila Ausschläge an Schultern, Rücken und Oberarm

- Schuppende rote Knötchen an Knochenvorsprüngen
- Verhärtungen, Pigmentstörungen und Schleimhautulzera
- Mimische Starre.

Die Blutuntersuchung zeigt eine entzündungsabhängige BSG-Beschleunigung und eine Erhöhung der Muskelenzyme. Der Rheumafaktor ist in 30% der Fälle nachweisbar. Antinukleäre Antikörper finden sich seltener als bei den anderen Systemerkrankungen.

EMG (*Elektromyographie*, d.h. Ableitung der Muskelströme) und Muskelbiopsie sind pathologisch verändert.

Insbesondere bei der Dermatomyositis muss nach einem Tumor gesucht werden, da dieses Krankheitsbild oft mit bösartigen Tumoren assoziiert ist.

Behandlungsstrategie

Mittel der Wahl sind Glukokortikoide über mindestens 2–3 Jahre, bei Erfolglosigkeit Zytostatika. Die physikalische Therapie besteht im akuten Schub aus kontrakturverhütenden Lagerungen. Später ist Physiotherapie notwendig.

23.7.5 Vaskulitiden

Vaskulitiden *(Angiitiden):* Systemische Gefäßentzündungen, die von der Wand der Blutgefäße ihren Ausgang nehmen und in der Regel durch Autoimmunreaktionen bedingt sind. Symptome, Verlauf und Prognose sind sehr variabel.

Ob große, mittlere oder kleine Arterien oder Kapillaren befallen und welche Organe bevorzugt betroffen sind, hängt von der Erkrankung ab. Tabelle 23.25 nennt die wichtigsten Vaskulitiden.

Die Beschwerden des Patienten sind Folgen der Gefäßverengungen und Gefäßverschlüsse (z. B. durch Thrombosen), die bis zu Organinfarkten führen können.

Diagnostisch stehen Blutuntersuchungen und (Gefäß-)Biopsien im Vordergrund, bei Befall größerer Gefäße helfen zum Teil bildgebende Verfahren (Duplexsonographie, CT-, MR-Angiographie).

> Das klinische Bild der systemischen Vaskulitiden ist sehr bunt. Hat ein Patient Allgemeinsymptome (v. a. Fieber, Abgeschlagenheit) zusammen mit verschiedenen Organsymptomen, die scheinbar nicht „zusammenpassen", so ist eine vaskulitische Ursache zu erwägen.

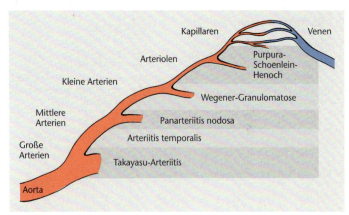

Abb. 23.24: Die verschiedenen Vaskulitiden befallen charakteristischerweise unterschiedliche Gefäßabschnitte. [A300]

Erkrankung	Klinische Charakteristika
Polymyalgia rheumatica	Fast nur ältere Menschen betroffen. Leitsymptom Schmerzen der Schulter- und Beckengürtelmuskulatur. Durch Glukokortikoide meist gut behandelbar
Arteriitis temporalis (Riesenzellarteriitis, M. Horton)	Vor allem bei älteren Frauen zu beobachten. Leitsymptom Kopfschmerzen, evtl. Kauschmerzen, evtl. verschiedene Augensymptome. Erblindungsgefahr. Durch Glukokortikoide meist gut behandelbar
Panarteriitis nodosa	Betrifft vor allem Männer im mittleren Lebensalter. Typischerweise Allgemeinbeschwerden plus verschiedenste Symptome im Bereich *mehrerer* Organe. Behandlung mit Glukokortikoiden und Immunsuppressiva (v. a. Cyclophosphamid)
Mikroskopische Polyangitis	Im Vordergrund Nierenbefall (oft rasch progrediente Glomerulonephritis), Lungen- und Hautbeteiligung. Behandlung ähnlich wie bei Panarteriitis nodosa
Wegener-Granulomatose	Altersgipfel mittleres Erwachsenenalter. Zunächst Befall der oberen Luftwege, später Lungen- und Nierenbeteiligung. Bei rechtzeitiger Behandlung heute gute Prognose
Hypersensitivitätsangiitis (allergische Vaskulitis)	Ursächlich allergische Reaktion auf Infekte oder Arzneimittel. Buntes klinisches Bild. Therapeutisch Infektbehandlung, Absetzen des Medikaments. Purpura Schoenlein-Henoch ☞ 22.8.4
Kawasaki-Syndrom (mukokutanes Lymphknotensyndrom)	Erkrankung des Kleinkindalters. Beginn mit Fieber (mind. fünf Tage), Augenbindehaut-, Mundentzündung, trockenen, rissigen Lippen, vergrößerten Halslymphknoten. Dann Hautrötung der Hände und Füße, rumpfbetonter Hautausschlag. Gefürchtet: Herzbeteiligung mit Herzrhythmusstörungen und Herzkranzgefäßaneurysmen. Bei frühzeitiger Behandlung (Immunglobuline, Azetylsalizylsäure) meist gute Prognose

Tab. 23.25: Wichtige Vaskulitiden im Überblick.

Literatur und Kontaktadressen

📖 Literaturnachweis

1. Vgl. Hammerschmidt, Y.; Müller, H.: Pflege bei juveniler idiopathischer Arthritis – Die Krankheit nicht in den Mittelpunkt stellen. In: Pflegezeitschrift 10/2005, S. 626–627.

2. Vgl. Schmied, P.; Baumberger, H.: Morbus Bechterew. Der entzündliche Wirbelsäulen-Rheumatismus. 3. Aufl., Urban & Fischer Verlag, München 2003.

Vertiefende Literatur ☞ 💻

✉ Kontaktadressen

1. Deutsche Gesellschaft für Rheumatologie e.V. (DGRh), Luisenstraße 41, 10017 Berlin,
Tel.: 0 30/24 04 84 70,
Fax: 0 30/24 04 84 79,
www.dgrh.de

2. Geschäftsstelle der Gesellschaft für Kinder- und Jugendrheumatologie (GKJR), c/o Deutsches Rheumaforschungszentrum (DRFZ), Charitéplatz 1, 10117 Berlin,
Tel.: 0 30/28 46 06 32,
Fax: 0 30/28 46 06 26,
www.gkjr.de
Kinder-Rheumastiftung, Rummelsberg 2, 90592 Schwarzenbruck,
Tel.: 0 91 28/50 25 01,
Fax: 0 91 28/50 22 17,
www.rheumakids.de

3. Deutsche Rheuma-Liga e.V., Maximilianstraße 14, 53111 Bonn,
Tel.: 02 28/76 60 60,
Fax: 02 28/7 66 06 20,
www.rheuma-liga.de
www.rheumanet.org

4. Deutsche Vereinigung Morbus Bechterew e.V. (DVMB), Metzgergasse 16, 97421 Schweinfurt,
Tel.: 0 97 21/2 20 33,
Fax: 0 97 21/2 29 55,
www.bechterew.de

5. Lupus Erythematodes Selbsthilfegemeinschaft e.V., Döppersberg 20, 42103 Wuppertal,
Tel.: 02 02/4 96 87 97,
Fax: 02 02/4 96 87 98,
www.lupus.rheumanet.org

6. Scleroderma Liga e.V., Kelterstraße 23, 76227 Karlsruhe,
Tel.: 07 21/40 48 44,
Fax: 07 21/9 41 55 15,
www.scleroliga.de
Sklerodermie Selbsthilfe e.V., Am Wollhaus 2, 74072 Heilbronn,
Tel.: 0 71 31/3 90 24 25,
Fax: 0 71 31/3 90 24 26,
www.sklerodermie-selbsthilfe.de

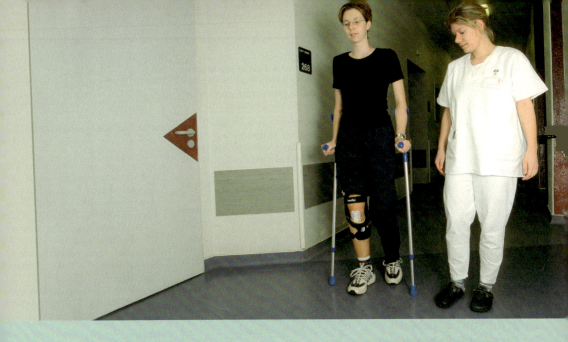

24 Pflege von Menschen mit orthopädischen Erkrankungen

24.1	Pflege von Menschen mit orthopädischen Erkrankungen 948	24.5	Erkrankungen von Kopf, Wirbelsäule und Rumpf .. 960	24.7.10	Meniskuserkrankungen 968
24.1.1	Situation des Patienten 948	24.5.1	Muskulärer Schiefhals 960	24.7.11	Femoropatellares Schmerzsyndrom 969
24.1.2	Beobachten, Beurteilen und Intervenieren 948	24.5.2	Morbus Scheuermann 960	24.7.12	Osteochondrosis dissecans .. 970
24.1.3	Pflege nach orthopädischen Eingriffen 949	24.5.3	Skoliosen 961	24.7.13	Morbus Osgood-Schlatter ... 970
24.1.4	Gipsverbände und Pflege bei Gipsbehandlung 951	24.5.4	Spondylolyse und Spondylolisthesis 961	24.7.14	Angeborener Klumpfuß 970
		24.6	Erkrankungen der oberen Extremität 962	24.7.15	Hallux valgus 971
24.2	Beschwerden und Symptome bei orthopädischen Erkrankungen 955	24.6.1	Supraspinatussehnensyndrom 962	24.7.16	Weitere Deformitäten von Füßen und Zehen 971
24.2.1	Schmerzen, Schwellung und Bewegungseinschränkung ... 955	24.6.2	Tendinitis calcarea, Bursitis subacromialis 962	24.8	Angeborene Knochenerkrankungen 973
24.2.2	Hinken 956	24.6.3	Schultersteife 963	24.8.1	Dysmelien 973
24.2.3	Beinlängendifferenz 956	24.6.4	Tennis- und Golferellenbogen 963	24.8.2	Osteogenesis imperfecta 973
24.3	Der Weg zur Diagnose bei orthopädischen Erkrankungen 957	24.6.5	Karpaltunnelsyndrom 963	24.9	Systemische Knochen- und Gelenkerkrankungen 973
		24.6.6	Morbus Dupuytren 964	24.9.1	Osteoporose 973
24.3.1	Prüfung von Gelenk- und Wirbelsäulenbeweglichkeit .. 957	24.6.7	Ganglion 964	24.9.2	Morbus Paget 975
24.4	Behandlungsstrategien bei orthopädischen Erkrankungen 957	24.7	Erkrankungen des Beckens und der unteren Extremität 964	24.10	Arthrosen 975
		24.7.1	Angeborene Hüftdysplasie ... 964	24.11	Knochentumoren 976
		24.7.2	Coxa vara und Coxa valga ... 965	24.11.1	Primäre Knochentumoren ... 976
24.4.1	Verbände 957	24.7.3	Epiphyseolysis capitis femoris 965	24.11.2	Knochenmetastasen 977
24.4.2	Operative Therapieverfahren 959	24.7.4	Coxitis fugax 965	24.12	Knochen- und Gelenkinfektionen 977
24.4.3	Hilfsmittel: Orthesen und Schuhzurichtungen 959	24.7.5	Morbus Perthes 966	24.12.1	Akute Osteomyelitis 977
		24.7.6	Idiopathische Hüftkopfnekrose des Erwachsenen.... 966	24.12.2	Chronische Osteomyelitis 979
		24.7.7	Koxarthrose 966	24.12.3	Infizierter Gelenkersatz 979
		24.7.8	Gonarthrose 967	24.12.4	Eitrige Arthritis 979
		24.7.9	Genu varum und Genu valgum 968	Literatur und Kontaktadressen 980

Fallbeispiel

Das medizinische Fachgebiet

Orthopädie: Befasst sich mit der Entstehung, Verhütung, Erkennung und Behandlung angeborener oder erworbener Form- oder Funktionsfehler des Bewegungsapparates sowie der Rehabilitation des Patienten.

Die in Deutschland praktizierte, historisch bedingte Trennung von Orthopädie und Traumatologie bzw. Unfallchirurgie wurde 2005 durch Zusammenfassung zum neuen Fachgebiet „Orthopädie und Unfallchirurgie" aufgehoben.

24.1 Pflege von Menschen mit orthopädischen Erkrankungen

24.1.1 Situation des Patienten

Insbesondere Patienten mit chronisch verlaufenden orthopädischen Erkrankungen haben oft unter einer länger dauernden Bewegungseinschränkung oder gar Immobilität zu leiden. Ist eine dauerhafte Behinderung zu erwarten, treten häufig berufliche Schwierigkeiten und der Verlust sozialer Kontakte hinzu. Patienten, die ihrem Beruf und ihren Hobbys nicht mehr nachgehen können, geraten oft in eine Lebenskrise, aus der sie nur mit verständnisvoller Hilfe, z. B. durch Angehörige oder Freunde, wieder herausfinden (☞ 5.4.6).

Die Pflegenden unterstützen den Patienten bei seiner Krankheitsverarbeitung und -bewältigung und fördern seine Selbstständigkeit. Auch beraten sie z. B. über orthopädische Hilfsmittel (☞ 24.4.3) und weisen auf die vielfältigen physiotherapeutischen Behandlungsmöglichkeiten hin (📖 1).

Rehabilitationsmaßnahmen werden so früh wie möglich eingeleitet, auch um den Patienten eine Neuorientierung zu ermöglichen (☞ auch Kap. 9, 15.1.3).

24.1.2 Beobachten, Beurteilen und Intervenieren

Bewegung

Prophylaxen bei Immobilität ☞ *12.2.5.2, 12.3.3, 12.5.1.4, 12.7.2.5, 12.8.5.5, 12.8.5.7*

Erkrankungen des Bewegungsapparates gehen häufig mit erheblicher Bewegungseinschränkung einher oder erfordern eine (postoperative) Ruhigstellung.

Bei der **Lagerung** ist zu beachten:
- Gelenke in physiologischer Mittelstellung lagern, sofern die Erkrankung dies zulässt und keine anders lautende Anordnung vorliegt
- Lagerung und Umlagerung immer mit dem Patienten abstimmen
- Bei Schmerzen rechtzeitig vor dem Umlagern Analgetika geben (Arztanordnung)
- Patienten auffordern, nicht ruhig gestellte Gelenke so oft wie möglich zu bewegen; auf Arztanordnung isometrische Anspannungsübungen (☞ 12.8.5.4) durchführen lassen.

Prävention und Gesundheitsberatung

Die Pflegenden beginnen mit der **Mobilisation** so früh wie möglich. Sie beugt nicht nur Komplikationen vor, sondern steigert auch das Selbstwertgefühl des Patienten, zeigt Fortschritte zur Selbstständigkeit auf und motiviert den Patienten zur weiteren Mitarbeit. Wann und wie ein Patient mobilisiert werden darf, entscheidet der Arzt.

Haut
Körperpflege

Viele orthopädische Patienten benötigen wegen der eingeschränkten Beweglichkeit Unterstützung bei der Körperpflege. Folgende Hilfsmittel tragen dazu bei, dass der Patient sich (teilweise) selbstständig waschen und kleiden kann:

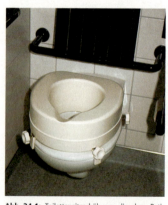

Abb. 24.1: Toilettensitzerhöhung, die dem Patienten das Hinsetzen und Aufstehen von der Toilette erleichtert. [M161]

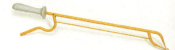

Abb. 24.2: Hilfsmittel „Helfende Hand". [V143]

- Verschiedene Hilfsmittel zum Waschen, Duschen, Baden sowie zur Toilettenbenutzung, z. B. eine gekrümmte Badebürste mit Griff zum Waschen des Rückens oder Toilettensitzerhöhungen für Patienten nach einer Operation der Hüfte (☞ Abb. 24.1)
- Hilfsmittel zum Anziehen, etwa Strumpfanziehhilfen oder Reißverschlusshilfen (☞ 12.5.1.4)
- Kippbare Spiegel und/oder höhenverstellbare Waschbecken (in Spezialabteilungen für Rollstuhlfahrer).

Kleidung

Vor bestimmten orthopädischen Maßnahmen werden der Patient und seine Angehörigen auf praktische Kleidung hingewiesen, z. B. weite Jogginghosen und große, dicke Wollsocken für die Zehen bei Beingipsen oder Hosen mit Knopfleisten.

Atmung

Insbesondere bei Gipsanlagen im Kopf-, Hals- und Brustbereich (☞ 24.1.4), aber auch bei Schanz-Krawatten oder Zervikalstützen (☞ Abb. 25.41) fühlen sich manche Patienten so eingeengt, dass es zu Atemnot kommen kann.

Maßnahmen bei Dyspnoe ☞ *12.2.5.1*

Schlaf

Bei der Auswahl des Krankenbettes ist darauf zu achten, dass bestimmte Anbauten möglich sind (z. B. Extensionen, Haltegriffe, Halterungen für Gehstöcke). Die Höhenverstellbarkeit des Bettes erleichtert die Mobilisation des Patienten und unterstützt die rückenschonende Arbeitsweise (☞ auch 8.3.3).

Ernährung

Manche Patienten mit orthopädischen Erkrankungen können (vorübergehend) nicht selbstständig essen und trinken, etwa weil sie wegen einer Wirbelsäulenerkrankung flach auf dem Rücken liegen müssen. Dann unterstützen die Pflegenden den Patienten so viel wie nötig (Hilfestellung beim Essen und Trinken ☞ 12.6.5.2).

24.1.3 Pflege nach orthopädischen Eingriffen

Allgemeine perioperative Pflege 15.10.2–15.10.4

Allgemeine postoperative Pflege in der Orthopädie

Nach orthopädischen Operationen sind spezielle Maßnahmen zu beachten. Hierzu gibt es oft hausinterne Nachbehandlungsschemata für die einzelnen Operationen, die neben den gängigen Therapieprinzipien auch Klinikspezifisches berücksichtigen. Im Einzelfall erforderliche Abweichungen von diesen Standards legt der Operateur schriftlich fest.

Folgende Ausführungen geben ein weit verbreitetes Vorgehen wieder:
- Postoperative Patientenbeobachtung entsprechend den in 15.10.4 dargestellten Richtlinien, zusätzliche Maßnahmen nach Schema oder auf Anordnung
- Medikamentöse Therapie laut Anordnung. In der postoperativen Phase sind v. a. Analgetika, medikamentöse Thromboseprophylaxe, Eisbehandlung und Antibiotika zu nennen
- Lagerung, Mobilisation und Belastung nach Arztanordnung
- Regelmäßige Kontrolle der betroffenen Extremität auf **D**urchblutung, **M**otorik und **S**ensibilität („DMS" ☞ 25.6.2)
- Erster Verbandswechsel üblicherweise am 2. postoperativen Tag durch den Arzt
- Entfernung z. B. von Drainagen und Laschen in der Regel am 2. oder 3. postoperativen Tag
- Danach Verbandswechsel und Wundkontrolle alle 1–2 Tage
- Entfernen der Fäden oder Hautklammern je nach Alter des Patienten und operierter Körperregion am 7.–14. postoperativen Tag (evtl. Teilfäden ☞ 15.9.6). Bei Amputationswunden oder Intrakutannähten werden die Fäden oft länger belassen.

> **DMS-Kontrolle**
> Zur DMS-Kontrolle prüfen die Pflegenden und fragen nach:
> - **D**urchblutung. Pulse tasten, Hauttemperatur fühlen (warm oder kalt)
> - **M**otorik. Extremität bewegen lassen, z. B. Hand – Finger, Fuß – Zeh
> - **S**ensibilität. Z. B. Finger oder Zeh berühren und fragen: „Welchen Finger fasse ich an?", „Spüren Sie meine Berührung?"

Pflege nach Eingriffen an der oberen Extremität

Zusätzlich ist im Umgang mit der operierten Extremität zu beachten:
- Die operierte Extremität wird so lange hochgelagert bzw. die Schulter unterlagert und gekühlt, bis die operationsbedingte Schwellung abgeklungen ist (☞ 25.1.2). Dabei muss der venöse Abfluss gewährleistet sein
- Häufig wird bereits im OP ein ruhigstellender Verband angelegt, z. B. eine Gipsschiene (☞ 24.1.4), oder im Aufwachraum ein spezielles Lagerungshilfsmittel, etwa ein Abduktionskissen für die Schulter, angelegt.

Eine Frühmobilisation ist in der Regel am Operationstag möglich. Trotzdem kann eine Thromboseprophylaxe erforderlich sein.

Die Pflegenden sorgen dafür, dass der Patient sich selbstständig helfen und beschäftigen kann: Klingel, Buch, Getränk usw. sollten für ihn in Reichweite sein. Dabei achten die Pflegenden auf Links- oder Rechtshändigkeit des Patienten.

Pflege nach Operationen an Becken oder Hüftgelenk

Lagerung

Nach einer Operation am Hüftgelenk wird die operierte Extremität in leichter Abduktion in einer Schaumstoffschiene gelagert (Innen- und Außenrotation vermeiden). Vor allem nach der Implantation eines künstlichen Hüftgelenks (☞ 24.7.7) achten die Pflegenden wegen der Luxationsgefahr auf eine ständige Abduktion des operierten Beines, insbesondere beim Drehen und Aufstehen des Patienten. Eine 15- bis 30°-Seitenlage, z. B. zur Druckentlastung, ist auch bei diesen Patienten möglich. Die Patienten werden darauf hingewiesen, dass das Kopfende des Bettes maximal 45° hochgestellt werden darf, um eine Beugung über 90° im Hüftgelenk zu vermeiden, und dass sie die Beine zur Vermeidung einer zu starken Adduktion nicht überkreuzen dürfen (Luxationsgefahr).

Prophylaxen

Pneumonieprophylaxe ☞ 12.2.5.2
- **Dekubitusprophylaxe** (☞ 12.5.1.4). Patienten regelmäßig umlagern, z. B. erstmalig unmittelbar postoperativ, um Druckstellen durch die OP-Lagerung zu erkennen, bei unauffälligen Hautverhältnissen dann am Abend des OP-

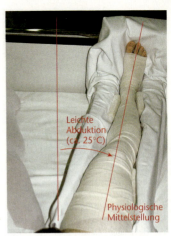

Abb. 24.3: Korrekt gelagertes Bein nach einer Operation an der unteren Extremität. [M161]

Tages und danach je nach Dekubitusrisiko des Patienten
- **Thromboseprophylaxe** (☞ 12.3.3). Thromboseprophylaxe regelmäßig durchführen, da bei allen Eingriffen an Hüfte oder Becken erhöhte Thrombose- und Emboliegefahr besteht
- **Kontrakturenprophylaxe.** Ein länger dauerndes Ungleichgewicht zwischen gegensätzlich wirkenden Muskelgruppen (etwa ein Überwiegen der Fußstrecker gegenüber den Fußbeugern) begünstigt die Ausbildung einer Kontraktur (hier eines Spitzfußes) und erfordert entsprechende prophylaktische Maßnahmen (☞ 12.8.5.7).

Mobilisation

Der Patient wird nach Arztanordnung mobilisiert. Meist ist Stehen vor dem Bett mit Unterstützung durch ein bis zwei Personen bereits am 1. postoperativen Tag möglich. Vor dem Aufstehen dienen aktive und passive Bewegungsübungen im Bett dem Kreislauftraining. Bei guten Kreislaufverhältnissen helfen Physiotherapeuten oder Pflegende, die das operierte Bein führen, dem Patienten beim Aufstehen. Dabei sollte der Patient die Hüfte nur gering beugen.

Nach dem Entfernen der Drainagen kann der Patient häufig in den Sessel gesetzt und im Gehwagen oder mit Unterarmstützen weiter mobilisiert werden.

Belastbarkeit

Die Pflegenden achten darauf, dass der Patient die operierte Extremität nur im erlaubten Rahmen belastet. Eine Vollbelas-

949

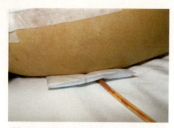

Abb. 24.4: Wegen der Gefahr von Drucknekrosen polstern die Pflegenden den Drainageschlauch unter dem Patienten ab. [M161]

tung ist z. B. bei Hüftprothesen meistens möglich (☞ 24.7.7). Bei anderen Operationen ist nur eine Teilbelastung oder gar keine Belastung erlaubt. Die Steuerung der Belastung gestaltet sich v. a. bei älteren und unkooperativen Patienten schwierig.

Pflege nach Operationen an Bein oder Knie

Zusätzlich zur allgemeinen postoperativen Pflege ist im Umgang mit der operierten Extremität zu beachten:

- Operiertes Bein auf Schiene oder Schaumstoffschiene lagern, evtl. Lagerungskissen verwenden
- Bein in physiologischer Mittelstellung lagern, Knie leicht unterpolstern, Ferse freilagern, Spitzfußprophylaxe durchführen. Eine Ausnahme stellen Patienten nach Implantation einer Knie-Endoprothese dar. Hier wird das Kniegelenk flach gelagert. Je nach Arztanordnung wird regelmäßig, z. B. alle sechs Stunden, versucht, das Knie leicht zu beugen, um Verklebungen im Kniegelenk zu vermeiden
- Abschwellende Maßnahmen (Hochlagern, Eisbehandlung) auf Arztanordnung durchführen
- Prophylaxen wie bei Operationen an Hüftgelenk und Becken durchführen (☞ oben)
- Frühmobilisation anstreben. Einzelheiten zu Mobilisation und Belastung werden vom Arzt angeordnet. Häufig kann das Bein mittels einer Motorschiene passiv bewegt werden.

Pflege nach Operationen an der Wirbelsäule

Entscheidend für die **Pflege nach Operationen an der Wirbelsäule** ist die Frage der Stabilität der Wirbelsäule. Unterschieden werden:

- **Instabilität.** Eine vollkommene postoperative Instabilität ist selten. Da bei diesen Patienten jede Bewegung der Wirbelsäule eine Schädigung des Rückenmarks nach sich ziehen kann, müssen die Betroffenen mit gerader Wirbelsäule liegen, entweder flach auf dem Rücken oder in Bauchlage. Patienten, die nur auf dem Rücken liegen dürfen, werden zur Kontrolle der Haut unter Stabilisierung und leichtem Zug auf die Wirbelsäule mindestens alle sechs Stunden angehoben
- **Drehstabilität.** Der Patient kann zum Betten auf die Seite gedreht werden. Dabei soll sich der Patient möglichst „steif im Rücken" machen (Drehen en bloc ☞ 25.8.2)
- **Lagerungsstabilität.** Der Patient kann in der Regel in Seiten- und Rückenlage gelagert werden. Unmittelbar postoperativ ordnet der Operateur meist die flache Rückenlagerung an
- **Mobilisationsstabilität.** Der Patient kann nach einigen Tagen mit Hilfsmitteln, die die Stabilität erhöhen (z. B. Korsett, Bandagen, Mieder), aufstehen
- **Belastungsstabilität.** Der Patient kann in den ersten postoperativen Tagen ohne Hilfsmittel aufstehen

Patientenbeobachtung

Die Pflegenden überprüfen regelmäßig Motorik und Sensibilität (nach Eingriffen an der HWS vor allem der Arme und Beine, nach Eingriffen an der BWS/LWS der Beine) und achten auf die Blasen- und Darmfunktion.

Wegen der Nachblutungsgefahr sind engmaschige Verbands- und Drainagekontrollen erforderlich. Häufig sollen die Patienten postoperativ auf dem Rücken liegen, um die Wunde zu komprimieren. Wegen der Gefahr von Drucknekrosen polstern die Pflegenden den Drainageschlauch unter dem Verband ab (☞ Abb. 24.4), z. B. mit Zetuvit®. Die Pflegenden dokumentieren ihre Beobachtungen im Pflegedokumentationssystem.

Lagerung

Die Pflegenden lagern den Patienten flach auf dem Rücken und entfernen den Bettbügel, damit sich der Patient nicht daran hochzieht. Durch die Flachlagerung wird gleichzeitig die Wunde komprimiert. Um ein versehentliches Hochstellen des Kopfteiles zu verhindern, schalten die Pflegenden an Betten mit elektronisch verstellbarem Kopfteil die entsprechende Funktion aus. Alternativ kann der Patient „falsch herum" ins Bett gelegt werden, d. h. der Kopf liegt am Fußende, die Füße am Kopfende (bei Betten mit elektrischer Verstellfunktion Funktion ausstellen). Bei Instabilität der Wirbelsäule empfiehlt sich eine Lagerung auf Spezialbetten, z. B. Sandwichbetten (Intensivpflege ☞ 🕮). Hier ist die Umlagerung einfacher und sicherer als im Normalbett. Prinzipiell muss der Arzt nach jeder Wirbelsäulenoperation anordnen, wie der Patient gelagert und mobilisiert werden darf.

Prophylaxen

Kontrakturen-, Pneumonie-, Thromboseprophylaxe ☞ 12.8.5.7, 12.2.5.2, 12.3.3

Wegen der anfänglich meist ausschließlichen Flachlagerung besteht eine erhöhte Dekubitusgefahr. Die Pflegenden achten auf geeignete Matratzen und Schaumstoffauflagen und fordern evtl. Spezialbetten an. Das Drehen des Patienten erfolgt en bloc. Patienten mit instabiler Wirbelsäule werden in Sandwichbetten gelagert, drehstabile Patienten alle 2–3 Std. gedreht, lagerungsstabile alle 2–3 Std. umgelagert.

Mobilisation

Mobilisation ☞ 12.8.5.2

Die Pflegenden mobilisieren den Patienten so bald wie möglich, wobei die Wirbelsäule evtl. mittels Mieder oder Korsett stabilisiert wird. Patienten nach Eingriffen an der HWS können durch Schanzkrawatte, Zervikalstütze (☞ Abb. 25.41) oder Halo-Fixateur (☞ Abb. 25.42) zusätzlich stabilisiert werden.

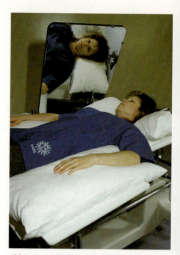

Abb. 24.5: Mithilfe eines fahrbaren Spiegels können bettlägerige Patienten mehr von ihrer Umwelt wahrnehmen. [M161]

24.1 Pflege von Menschen mit orthopädischen Erkrankungen

Wenn der Patient flach auf dem Rücken liegen muss und auch den Kopf nicht drehen kann oder darf, können große, fahrbare Spiegel sein Blickfeld weiten. Lesehilfen ermöglichen es dem Patienten, trotz flacher Rückenlage zu lesen.

Beim Ansprechen des Patienten beachten die Pflegenden dessen eingeschränktes Blickfeld, indem sie sich vorher rechtzeitig bemerkbar machen, damit er nicht erschrickt.

Ausscheidung
Bei Wirbelsäuleneingriffen kann es, obwohl das Abdomen nicht eröffnet wurde, reflektorisch zu einer Magen-Darm-Atonie kommen. Deshalb sollte der postoperative Kostaufbau langsam stattfinden, um sicherzugehen, dass die Magen-Darm-Passage funktioniert (☞ 15.10.4).

Je nach Stabilität der Wirbelsäule ist das postoperative Abführen evtl. nur in Rücken- oder Seitenlage möglich. Auch nach dem ersten Abführen achten die Pflegenden bei den Patienten auf regelmäßigen und weichen Stuhlgang.

Obstipationsprophylaxe ☞ 12.7.2.5

24.1.4 Gipsverbände und Pflege bei Gipsbehandlung

> **Gipsverband:** Fester Stützverband, hergestellt aus dem Pulver des Gipsminerals und Wasser.

Indikationen
Gipsverbände dienen v.a. der Ruhigstellung von Körperteilen (meist der Extremitäten) nach Frakturreposition (☞ 25.6.3), nach Operationen oder bei Entzündungen.

Redressierende Gipse (z.B. Klumpfußgips ☞ 24.7.14, Gipskorsett) sollen vorhandene Deformitäten schrittweise korrigieren, *Quengelgipse* Kontrakturen dehnen.

Materialien
Klassisches Material für Gipsverbände ist das Pulver des gebrannten und gemahlenen **Gipsminerals** ($CaSO_4 \times 1/2\ H_2O$). Dieses sog. **Plaster** nimmt nach Wasserzugabe das beim Brennen abgegebene Wasser wieder auf und wird zu einem formbaren Brei, der in der Folgezeit erstarrt.

Für medizinische Zwecke wird Gips mit Bindemitteln auf Mullbinden aufgebracht und vorgefertigt in Form von **Longuetten** (10 – 20 cm breit, 20 – 25 m lang, **Breitlonguetten** für Großgipse bis 100 cm breit) und **Binden** (6 – 20 cm breit, 2 – 4 m lang) abgepackt. Diese werden erst unmittelbar vor der Gipsanfertigung der Verpackung entnommen, da sie sonst Luftfeuchtigkeit aufnehmen und dann nicht mehr zu einem stabilen Verband zu verarbeiten sind.

Als moderne Alternative stehen **synthetische Stützverbände aus Kunststoff** *(Cast)* zur Verfügung, die leichter sind.

Ob ein Gips- oder Kunststoffverband angelegt wird, entscheidet der Arzt je nach Indikation und Verfügbarkeit (☞ auch Tab. 24.8).

> **Faustregel**
> ▶ Patienten, bei denen wahrscheinlich nachträgliche Korrekturen erforderlich sind, erhalten einen Gips
> ▶ Ist eine längerfristige Ruhigstellung ohne zwischenzeitliche Korrekturen geplant, erhält der Patient einen synthetischen Stützverband aus Kunststoff.

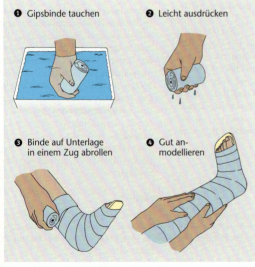

❶ Gipsbinde tauchen
❷ Leicht ausdrücken
❸ Binde auf Unterlage in einem Zug abrollen
❹ Gut anmodellieren

Abb. 24.6 (oben): Anlegen eines Gipsverbandes (hier Fixieren einer Gipsschale) mit Gipsbinden. [L157]

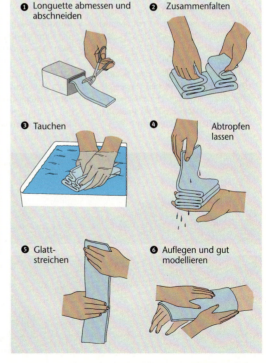

❶ Longuette abmessen und abschneiden
❷ Zusammenfalten
❸ Tauchen
❹ Abtropfen lassen
❺ Glattstreichen
❻ Auflegen und gut modellieren

Abb. 24.7 (rechts): Anlegen eines Gipsverbandes (hier einer dorsalen Unterarmgipsschiene) mit Gipslonguette. [L157]

	Gips	Kunststoffverband (Cast)
Kosten	Niedrig	Hoch
Modellierzeit	3–7 Min.	1–5 Min.
Modellierbarkeit	Sehr gut	Mäßig bis schlecht
Nachträgliche Bearbeitbarkeit	Gut	Schlecht
Belastbarkeit nach	24–36 (max. 48) Std.	30–45 Min.
Gewicht	Hoch	Niedrig
Röntgendurchlässigkeit	Schlecht (schattengebend)	Gut bis sehr gut
Eignung Rundverband	Sehr gut, aber schwer	Gut, aber teuer
Eignung Schienenverband	Sehr gut	Mäßig und umständlich
Verhalten gegenüber Wasser	Nimmt Wasser auf und löst sich dadurch auf	Wasserfest

Tab. 24.8: Vergleich von Gips und Kunststoff als Material zur Anlage fester Stützverbände.

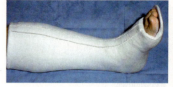

Abb. 24.11: Gespaltener Unterschenkelgips vor Entfernen des Gipsstreifens (☞ Text). [T134]

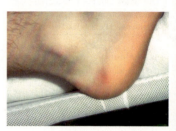

Abb. 24.12: Beginnender Dekubitus (deutliche Rötung) am lateralen Fußrand bei unzureichend gepolsterter Gipsschiene. Der Patient klagte über anhaltende Schmerzen im Bereich der Druckstelle. [T195]

Gipsarten

Folgende Gipsarten werden unterschieden:
- **Geschlossener Gips** *(zirkulärer Gips, Rundgips)*. Der Gipsverband umschließt den gesamten Umfang der Extremität (☞ Abb. 24.9) und stellt in der Regel mindestens zwei Gelenke ruhig, z. B. Knie- und Sprunggelenk
- **Gespaltener Gips** *(Spaltgips)*. Ein geschlossener Gips wird nach dem Härten einschließlich des Polstermaterials durchgehend längs gespalten und nach Entfernung eines ca. 1 cm breiten Gipsstreifens mit elastischen Binden überwickelt. Indiziert, wenn wegen Dislokationsgefahr ein geschlossener Gips erforderlich und eine Schiene daher nicht geeignet, eine Weichteilschwellung jedoch nicht auszuschließen ist (z. B. bei frischen Frakturen oder unmittelbar postoperativ)
- **Gipsschiene** und **Gipsschale** (☞ Abb. 24.10). Der Gipsverband umfasst nur einen Teil des Extremitätenumfangs. Indiziert v. a. bei noch zu erwartender Weichteilschwellung, Prellungen, Distorsionen und zur Ruhigstellung bei Infektionen
- **Gipstutor** *(Gipshülse)*: Ein Gipstutor umgibt die Extremität wie eine Hülse. Er wird meist an der unteren Extremität zur Ruhigstellung des Knies eingesetzt, z. B. bei Läsionen des Bandapparates, Fraktur der Kniescheibe und Tibiakopffraktur
- **Rumpfliegeschale** *(Rückenschale)* und **Sandwich-Gips**. Die Liegeschale dient der Ruhigstellung der Wirbelsäule z. B. bei entzündlichen Prozessen. Zur Anfertigung der Rückenschale liegt der Patient auf dem Bauch. Nach Fertigstellung der Rückenschale kann der Patient gedreht und ein Bauchdeckel angefertigt werden. Der Vorteil dieses Sandwich-Gipses liegt darin, dass der Patient sicher und stabil gedreht und in Bauchlage gebracht werden kann
- **Gipskorsett** *(Rumpfgips)*: Das Gipskorsett kann vom Becken bis zum unteren Thorax oder Sternum reichen und auch abnehmbar gemacht werden: die zwei ausgepolsterten Gipsschalen werden dann mit Klettverschlüssen zusammengehalten. Beispielsweise wird eine Spondylodiszitis damit nachbehandelt. Der Patient kann aufstehen und mit dem Korsett herumlaufen
- Neben diesen Gipsarten gibt es noch eine Reihe spezieller Gipse wie den **Thorax-Arm-Abduktionsgips,** den **Becken-Bein-Fuß-Gips** und den **Minervagips**.

Gehgips

Für einen **Gehgips** wird an einen geschlossenen Gips eine Gehfläche montiert, sobald der Patient die Extremität belasten darf.

Heute bevorzugt werden verschiedene industriell vorgefertigte **Gehflächen** wie etwa eine **Gehgipssandale.**

Die aus der Gehfläche resultierende „Beinverkürzung" der Gegenseite kann (bei Bedarf) temporär ausgeglichen werden, z. B. durch Einlagen oder eine Sohlenerhöhung (☞ 24.2.3).

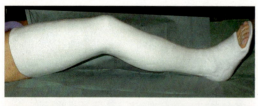

Abb. 24.9: Geschlossener Oberschenkelgips, hier ein Liegegips ohne Gehfläche. [T134]

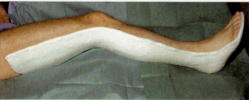

Abb. 24.10: Oberschenkelgipsschiene. [T134]

Komplikationen der Gipsbehandlung

Hauptkomplikationen einer Gipsbehandlung sind:
- Bewegungseinschränkung bis hin zur Kontraktur des ruhig gestellten Gelenks
- Thrombose (insbesondere bei Gipsen der unteren Extremität) mit evtl. nachfolgender Embolie
- Haut- und Weichteilschäden
- Inaktivitätsbedingte Muskelatrophie
- Evtl. irreversible Druckschädigung von Nerven und Durchblutungsstörungen bis hin zu Gewebsnekrosen bei „zu engem" oder unzureichend gepolstertem Gips (Kompartmentsyndrom ☞ 25.6.5).

Pflege vor Anlage eines Gipsverbandes

Vor der **Anlage eines Gipsverbandes** klärt der Arzt den Patienten über Grund (Indikation) der Gipsbehandlung, Größe des Gipses und die damit verbundene Immobilisation sowie Komplikationen auf. Dies ist nicht nur für die Rechtmäßigkeit seiner Einwilligung erforderlich, sondern baut auch Angst und Unsicherheit ab und verbessert dadurch die Kooperation des Patienten.

Der Patient wird auf zweckmäßige Kleidung hingewiesen (☞ 24.1.1).

Die Pflegenden überprüfen die Hautverhältnisse der später vom Gips bedeckten Körperregion. Bei Hautausschlägen, Wunden oder Infektionen informieren sie den Arzt, da der Gips in diesen Fällen evtl. nicht angelegt werden kann.

Danach wird der Patient geeignet gelagert. Fingerringe und störender Schmuck sowie Nagellack werden entfernt, da sie die Beurteilung der Durchblutung erschweren oder unmöglich machen und Ringe bei einer Weichteilschwellung einschnüren können.

Die Haut wird gereinigt und sorgfältig abgetrocknet. Hierfür ist es zweckmäßig, zu zweit zu arbeiten. Eine Person hält die verletzte Extremität, die andere führt die Pflege durch. Evtl. vorhandene Pflaster werden entfernt, da Pflasterallergien unter dem Gipsverband nicht erkannt werden. Wundverbände werden mit dem Polstermaterial anwickelt. Die Haut wird – außer bei einer Operation – nicht rasiert, da die nachwachsenden Haare zu einem quälenden Juckreiz unter dem Gips führen würden.

Anlegen eines Gipsverbandes

Das **Anlegen eines Gips- oder Kunststoffverbandes** ist Aufgabe des Arztes, der die Tätigkeit aber an entsprechend ausgebildete Pflegende delegieren kann. Der Arzt muss den angelegten Gips dann kontrollieren. Bei manchen Gipsen ist die Gegenwart eines Arztes jedoch erforderlich, etwa bei Frakturen mit Dislokationstendenz. Angelegt wird der Gips meist in einem speziellen **Gipsraum,** in dem alle notwendigen Materialien vorhanden sind. Alternative ist ein entsprechend ausgerüsteter **Gipswagen,** der zum Patienten gefahren wird.

Zunächst lagern der Arzt und die Pflegenden den Patienten, ggf. mithilfe geeigneter Gipsbänkchen oder Polsterkissen. Die einzugipsenden Gelenke werden in *Funktionsstellung* gelagert (☞ Abb. 24.14), um den Funktionsverlust durch die Ruhigstellung zu minimieren. Ausnahmen werden vom Arzt angeordnet. Diese Lagerung ist während der gesamten Anlage beizubehalten.

> Vor dem Arbeiten mit Kunststoffverbänden Einmalhandschuhe anziehen, da das Harz in den Binden stark an der Haut klebt.

Ein Gipsverband wird wie folgt angelegt (von innen nach außen ☞ Abb. 24.13):
- Ggf. **Wundauflage**
- **Hautschutz.** Hierzu dient vorzugsweise Schlauchmull, der faltenfrei übergezogen wird. Unter einem Gips darf niemals Haut direkt auf Haut liegen. Ggf. ist ein Hautschutz mit Leinenläppchen oder Mullkompressen erforderlich, z. B. bei größeren Brüsten bei Frauen oder Fettschürze am Bauch
- **Polsterung.** Unterschieden werden die *zirkuläre Polsterung* mit Polsterbinden und die *Teilpolsterung,* d. h. die Polsterung nur der besonders gefährdeten Stellen, mit Polsterbinden, -platten und/oder Filzpolstern
- **Kreppapier.** Eine Schicht straff um die Watte gelegtes Kreppapier fixiert die Polsterung und verhindert ein Hartwerden der Watte durch den darüberliegenden Gips. Bei Kunststoffverbänden entfällt das Kreppapier
- **Gipsbinden.** Diese werden gewässert, bis keine Luftblasen mehr aufsteigen (ca. 2–3 Sek.), ausgedrückt, ohne Zug flach auf der einzugipsenden Körperpartie abgewickelt und mit der flachen Hand anmodelliert (☞ Abb. 24.6). Longuetten werden analog verarbeitet,

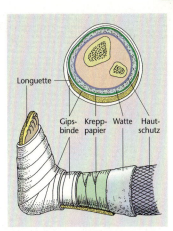

Abb. 24.13: Aufbau eines geschlossenen Gipsverbandes. [A400-190]

jedoch vor dem Wässern gefaltet und nicht gewickelt, sondern angelegt und glattgestrichen (☞ Abb. 24.7). Anschließend wird der Gips an den Enden ausgeschnitten, der Schlauchmull mit der Watte umgeschlagen und fixiert.

Nach dem Anlegen des Gipsverbandes dauert es ca. 5–10 Min., bis der Gips *abgebunden* hat, d. h. steif und fast unverformbar geworden ist. In dieser Zeit muss die eingegipste Extremität ruhig gehalten werden, damit keine Falten entstehen (Druckstellen!).

Danach werden auf dem Gips das aktuelle Datum und der Namen der ausführenden Person mit wischfestem Stift vermerkt.

Wurde der Gips unmittelbar nach der Verletzung bzw. der Operation oder bei einer Entzündung angelegt, wird er in der Regel nach dem Aushärten gespalten (☞ Abb. 24.11). Ansonsten kann er durch Weichteilschwellung „zu eng" werden und zu irreversiblen Schäden führen.

Eine *Fensterung* des Gipses (☞ Abb. 24.15), d. h. das Aussägen eines Gipsfensters, ist bei Wunden zur Wundkontrolle oder Drainagenentfernung erforderlich. Die Lage des Gipsfensters wird beim Eingipsen durch den Arzt markiert. Das ausgesägte Gipsfenster wird nach Wundkontrolle oder Drainagenentfernung wieder eingesetzt und angewickelt. Bleibt dies aus, kann sich ein Ödem („Fensterödem") ausbilden und zu Schäden führen.

Bei Frakturen wird die Frakturstellung nach dem Anlegen des Gipses röntgenologisch kontrolliert.

953

24 Pflege von Menschen mit orthopädischen Erkrankungen

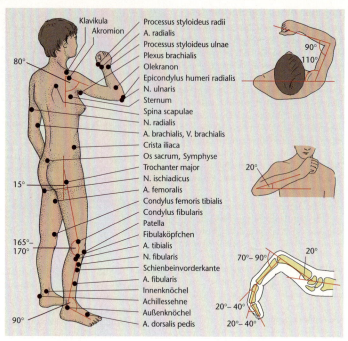

Abb. 24.14: Druckgefährdete Stellen des Körpers und Funktionsstellungen einiger Gelenke, wie sie beim Eingipsen zu beachten sind. [L157]

Gipskontrolle

Sowohl unmittelbar nach Anlage eines Gipses als auch in den Folgetagen sind regelmäßige Gipskontrollen unabdingbar, um Komplikationen vorzubeugen bzw. rechtzeitig zu erkennen. Diese erfolgen immer nach dem gleichen Schema:

- ▶ **Befragen.** Patienten nach Schmerzen, Engegefühl, Druckstellen und Gefühlsstörungen fragen.
- ▶ **Betrachten.** Auf Hautfarbe, Schwellung von Fingern oder Zehen und Gipsränder (glatt, nicht einschnürend, ohne Randwulst oder scharfe Kanten) sowie Bruchlinien achten.
- ▶ **Betasten.** Hauttemperatur fühlen. Evtl. Pulse tasten. Zehen, Finger, Hand, Fuß im Gips bewegen lassen. Prüfen, ob die Beugung/Streckung auch gegen Widerstand möglich ist.

Eine ärztliche Kontrolle ist zumindest 24 Std. nach Gipsanlage obligat.

Der Patient muss darauf hingewiesen werden, dass er sich bei Auftreten von Warnzeichen (☞ unten) unverzüglich beim Arzt oder den Pflegenden melden soll.

Pflege nach Anlegen eines Gipsverbandes

Kontrakturenprophylaxe ☞ *12.8.5.7*
Thromboseprophylaxe ☞ *12.3.3*

Da sich ein frischer Gipsverband auch nach dem ersten Abbinden noch eindrücken lässt und brechen kann, wird die eingegipste Extremität während der Trockenzeit von bis zu zwei Tagen (je nach Größe) großflächig auf einer flachen Unterlage gelagert. Geringe Hochlagerung verringert die Gewebeschwellung, z. B. beim Gips an der unteren Extremität mit Schaumstoff-Schiene. Sandsäcke links und rechts der Extremität dienen zur weiteren Stabilisierung. Zusätzlich kann das Fußteil des Bettes hochgestellt werden. Gipse an der oberen Extremität werden mit Kissen und/oder Schaumstofflagerungshilfen gelagert. Bewährt bei Unterarmgipsen hat sich das Anbringen eines Gipszügels bei der Gipsanlage. An diesem Zügel kann man eine unelastische Mullbinde befestigen, mit der der Gips z. B. an der Haltestange für den Bettbügel hochgebunden werden kann.

Der frische Gipsverband sollte möglichst nicht zugedeckt werden, damit die Feuchtigkeit schneller aus dem Gipsverband entweichen kann. Damit sich der Patient nicht erkältet, wird vor allem bei Liegeschalen und anderen großflächigen Gipsen darauf geachtet, dass das Krankenzimmer ausreichend warm ist und Zugluft vermieden wird. Da der Gips während des Trocknens erhebliche Wassermengen abgibt, wird die Matratze des Krankenbetts mit einem Gummilaken oder einer saugfähigen Unterlage geschützt. Auf diese Unterlage kommt ein zusätzliches Stecklaken zur Aufnahme der Feuchtigkeit.

> **Vorsicht: Komplikationen im Gipsverband**
>
> **Warnzeichen** sind:
> - ▶ Zunehmende (evtl. pochende) Schmerzen
> - ▶ Neurologische Symptome, beispielsweise Kribbeln („Ameisenlaufen"), Taubheitsgefühl („Pelzigkeit") oder Beweglichkeitsabnahme von Fingern oder Zehen
> - ▶ Blässe, Blaufärbung der Haut
> - ▶ Zunehmende Schwellung der Finger, Hand, Zehen, des Fußes
> - ▶ Schwächer werdender oder nicht mehr tastbarer Puls.
>
> Bei Auftreten dieser Warnzeichen ist *sofort* der Arzt zu informieren. Ist ein Schaden eingetreten, sind die Folgen manchmal irreversibel.
>
> Ein Patient, der Beschwerden im Gips äußert, hat im Zweifelsfalle immer Recht!

Die nicht in den Gips einbezogenen Gelenke müssen regelmäßig (möglichst aktiv) durchbewegt werden, um einer Muskelatrophie und einer Gelenkkontraktur durch Schrumpfen der Gelenkkapsel vorzubeugen. Diese Übungen soll der Patient nach Möglichkeit mehrmals täglich selbstständig durchführen.

Wichtig ist auch die frühzeitige Mobilisation unter Anleitung der Physiotherapeuten. Die Pflegenden und Physiotherapeuten weisen den Patienten auf die Bedeutung der Mobilisation zur Thromboseprophylaxe hin und unterstützen ihn dabei, das Bett möglichst mehrmals täglich zu verlassen.

Der Patient ist insbesondere bei größeren Gipsen oder erforderlicher Bettruhe in seiner Selbstständigkeit und dadurch in seinem Wohlbefinden beeinträchtigt. Durch entsprechende Hilfestellungen verhelfen die Pflegenden dem Patienten zu weitestmöglichem Wohlbefinden:

- **Essen.** Bei Oberarmgipsen, Thorax-Abduktions-Gipsverbänden und evtl. auch Unterarmgipsen benötigt der Patient Hilfe beim Essen (z. B. Fleisch schneiden) und Trinken. Der Patient muss in der Lage sein, alle Speisen mit einer Hand zu sich zu nehmen. Hilfreich ist eine rutschfeste Unterlage, auf der das Geschirr abgestellt wird. Freie Finger im Gips können und sollen zum Essen mit verwendet werden
- **Körperpflege und Ankleiden.** Die Pflegenden achten darauf, dass alle Pflegeutensilien am Waschbecken mit einer Hand erreichbar sind. Besonders Patienten mit Großgipsen benötigen Hilfe bei der Körperpflege. Für Unterarm- oder Unterschenkelgipse gibt es spezielle Plastiksäcke, die wasserdicht oberhalb des Gipses verschlossen werden können. Damit ist (abhängig von Verletzung und körperlichem Zustand des Patienten) Duschen möglich. Es besteht aber erhöhte Rutsch- und Sturzgefahr, auf die der Patient hingewiesen werden muss. Durch ausreichend weite oder entsprechend umgeänderte Kleidung (z. B. Jogginghose mit Druckknöpfen am Unterschenkel) kann sich der Patient meist selbst anziehen
- **Mobilität.** Bei Großgipsen fällt es älteren Patienten anfangs oft schwer, das Gleichgewicht zu halten. Auch das Aufstehen mit Oberschenkelgipsen ist trotz Unterarmgehstützen oder Gehwagen unsicher. Der Patient sollte deshalb anfangs nur mit Unterstützung aufstehen. Bei einer geplanten Operation sollte das Gehtraining bereits vor der Operation beginnen, da der Patient dann postoperativ leichter mobilisierbar ist und mehr Selbstvertrauen hat.

> **Vorsicht**
> Bei geschlossenen Thoraxgipsen, z. B. Gipskorsett oder Thorax-Arm-Abduktionsgips ohne Klettverschlüsse, darauf achten, dass eine Gipssäge für den Notfall bereitliegt. Eine Reanimation ist sonst nicht möglich!

Abnahme des Gipsverbandes

Die **Entfernung eines Gipsverbandes** ist wie das Anlegen eine ärztliche Tätigkeit, die jedoch an entsprechend ausgebildete Pflegende delegiert werden kann:
- Materialien vorbereiten. Benötigt werden *Gipssäge* (☞ Abb. 24.16), *Gipsspreizer* und sog. *Rabenschnabel* sowie zwei verschieden kräftige, gut schneidende *Verbandscheren*.
- Patienten informieren, insbesondere über die Ungefährlichkeit der Gipssäge, die spürbare Vibrationen sowie teils erheblichen Lärm und Wärmeentwicklung während der Gipsabnahme verursacht. Evtl. an der eigenen Haut demonstrieren
- Körperpartie auf einer harten Unterlage lagern
- Gips schrittweise aufschneiden, dabei alle Schichten auf einmal durchtrennen
- Gipsverband mithilfe eines Gipsspreizers aufspreizen
- Restliche Polsterschichten mithilfe von Verbandscheren aufschneiden
- Gipsverband vorsichtig abnehmen, Körperteil sicher lagern
- Haut reinigen, trockene Haut ggf. mit geeigneten Präparaten eincremen.

Bei Kindern können dünne Redressionsgipse evtl. mit einer Gipsschere entfernt werden. Manchmal ist eine Sedierung des Kindes vor der Gipsabnahme sinnvoll. Schmerzhafte Verbands- und Gipswechsel werden bei Kindern in Kurznarkose durchgeführt.

24.2 Beschwerden und Symptome bei orthopädischen Erkrankungen

24.2.1 Schmerzen, Schwellung und Bewegungseinschränkung

Schmerzen, Schwellung und **Bewegungseinschränkung** sind die häufigsten Leitsymptome in der Orthopädie. Sie stehen in engen Wechselbeziehungen zueinander und können nicht getrennt voneinander betrachtet werden.

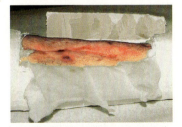

Abb. 24.15: Gefensterter Gips bei offener Unterschenkelfraktur. Zur Wundbehandlung wird das Gipsfenster abgenommen, danach wieder eingesetzt und lose angewickelt. [T195]

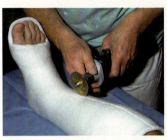

Abb. 24.16: Entfernt wird der Gips mithilfe einer oszillierenden Gipssäge (Gipsfräse). Sie dreht sich nicht, sondern fräst sich mit schnellen, nur wenige Millimeter umfassenden Schwingungen durch den Gipsverband. Dadurch kann es nicht zu größeren Hautverletzungen, wohl aber – bei unsachgemäßem Arbeiten – zu Hautabschürfungen kommen. [T134]

Rückenschmerzen

Rückenschmerzen, insbesondere die als **Kreuzschmerzen** bezeichneten Rückenschmerzen im Lumbalbereich, sind eine Volkskrankheit: Praktisch jeder Erwachsene hat im Laufe seines Lebens einmal Rückenschmerzen, bei Befragungen gaben ca. drei Viertel Rückenschmerzen im Laufe des letzten Jahres an. Nach den Atemwegsinfekten sind Rückenschmerzen der zweithäufigste Grund von Arztbesuchen. Sowohl für den Einzelnen als auch für die Gesellschaft besonders problematisch sind die chronischen Rückenschmerzen von über drei Monaten Dauer.

Krankheitsentstehung

Rückenschmerzen können zahlreiche orthopädische wie nicht-orthopädische Ursachen haben, etwa degenerative oder rheumatische Wirbelsäulenerkrankungen, Bandscheibenvorfall, Osteoporose, Wirbelfrakturen oder -entzündungen, Tumoren (z. B. Knochenmetastasen), Aortenaneurysmen oder gynäkologische Erkrankungen. Bei ca. 85 % der Patienten mit akuten Rückenschmerzen lässt sich trotz Diagnostik keine befriedigende Ursache der Beschwerden finden (die in bildgebenden Verfahren oft darzustellenden degenerativen Veränderungen der Wirbelsäule korrelieren nur wenig mit dem Beschwerdeausmaß).

Kinder leiden weit seltener an Rückenschmerzen als Erwachsene. Ursächlich ist hier beispielsweise an einen M. Scheuermann, eine Spondylolisthesis (Wirbelgleiten), aber auch an eine Leukämie zu denken.

955

24 Pflege von Menschen mit orthopädischen Erkrankungen

Diagnostik

Ergeben sich aus Anamnese und körperlicher Untersuchung einschließlich Beweglichkeitsprüfung und neurologischer Basisuntersuchung keine besonderen Verdachtsmomente, sind zunächst keine technischen Untersuchungen erforderlich (sog. **unkomplizierter Rückenschmerz**) (🕮 2).

Bei Verdachtsmomenten wie etwa Trauma oder bösartigem Tumor in der Anamnese, Fieber und anderen Allgemeinbeschwerden sowie sehr starken oder mit deutlichen neurologischen Auffälligkeiten verbundenen Rückenschmerzen (☞ auch 33.2.4) erfolgen weitere Untersuchungen je nach der (mutmaßlichen) Grunderkrankung.

Behandlungsstrategie und Pflege

Behandlungsstrategie bei Bandscheibenvorfall ☞ *33.10.2*
Rückengerechte Arbeitsweise ☞ *8.3.3*

Zahlenmäßig überwiegen weit die Patienten mit unkompliziertem Rückenschmerz. Eine auf mehreren Ansätzen beruhende Behandlung soll eine Chronifizierung des Rückenschmerzes verhindern.

Die medikamentöse Therapie soll der Entwicklung eines Schmerzgedächtnisses vorbeugen und körperliche Aktivität ermöglichen. Sie umfasst vor allem:

▶ Gabe von Analgetika, vor allem nichtsteroidaler Antirheumatika (☞ Pharma-Infos 15.62 und 23.11)
▶ Ggf. Gabe muskelentspannender Arzneimittel oder lokale Injektionen von Lokalanästhetika und/oder Glukokortikoiden.

Als wesentlich hat sich eine ausführliche Beratung des Patienten erwiesen. Besonders wichtig: Der Kranke sollte möglichst früh seine normalen Aktivitäten wieder aufnehmen; körperliche Schonung oder gar Bettruhe, die viele Betroffene immer noch gedanklich mit Rückenschmerzen verbinden, leisten einer Chronifizierung Vorschub. Die von vielen Kranken als wohltuend empfundenen Wärmeanwendungen aller Art (z. B. Heizkissen, Wärmeelement, Fango) können durchaus befürwortet werden, solange sie den Betroffenen nicht zu Inaktivität verleiten und sein Krankheitsgefühl fördern. Physiotherapie kann sinnvoll sein, hat aber einen geringeren Stellenwert als bei chronischen Rückenschmerzen.

24.2.2 Hinken

> **Hinken:** Störung von Rhythmus und Symmetrie des Gangbildes.

Der gesunde Mensch hat ein gleichmäßiges, symmetrisches Gangbild. Eine der häufigsten Gangstörungen ist das **Hinken.** Je nach zugrunde liegender Ursache werden v. a. unterschieden:

▶ **Verkürzungshinken** bei größeren Beinlängendifferenzen (☞ auch 24.2.3) oder Beugekontrakturen des Hüft- oder Kniegelenks. Der Körper des Patienten senkt sich dabei zum verkürzten Bein. Oft scheint es, als steige der Patient mit dem längeren Bein eine kleine Stufe hinauf

▶ **Schonhinken** *(Schmerzhinken)* durch Schmerzen z. B. in Hüfte oder Knie. Der Patient belastet die erkrankte Extremität beim Gehen kaum und tritt nur ganz kurz mit ihr auf. Häufig berühren die Patienten mit den Zehen (anstatt mit den Fersen) zuerst den Boden.

▶ **Hüfthinken.** Beim Gesunden steht das Becken während des Einbeinstandes leicht angehoben. Bei einer Beeinträchtigung der Hüftabduktoren (v. a. des M gluteus medius), etwa durch Muskellähmung oder Hüftdislokation, ist dies nicht mehr möglich: Steht der Patient auf dem Bein der erkrankten Seite, kippt das Becken zur gesunden Seite hin ab **(Trendelenburg-Zeichen).** Kompensatorisch neigt der Patient den Rumpf zur erkrankten Seite **(Duchenne-Zeichen).** Beim Gehen resultiert ein watschelndes Gangbild, das als **Hüfthinken** *(Insuffizienzhinken)* bezeichnet wird.

24.2.3 Beinlängendifferenz

> **Beinlängendifferenz** (kurz *BLD*): Angeborener oder erworbener Längenunterschied der Beine. Mit ca. 75 % der Bevölkerung sehr häufig. Funktionell bedeutsam ab einer Beinlängendifferenz von 1–2 cm (beim Erwachsenen).

Krankheitsentstehung und Einteilung

Unterschieden wird die **funktionelle** *(scheinbare)* **Beinverkürzung**, etwa bei einer Kontraktur, von der **reellen** *(echten)* Beinverkürzung, die anatomisch bedingt ist.

Häufige Ursachen erworbener Beinlängendifferenzen sind z. B. fehlverheilte Frakturen oder Epiphysenschädigungen während des Wachstums (☞ 25.6.1). Bei einem Großteil, v. a. bei Beinlängendifferenzen bis ca. 2 cm (beim Erwachsenen), ist aber keine Ursache zu finden.

Symptome, Befund und Diagnostik

Geringe Beinlängendifferenzen bleiben häufig unbemerkt. Das Gangbild des Patienten ist normal, da die Längendifferenz – in der Regel unbewusst – durch Beugung im Hüft- und Kniegelenk sowie evtl. Spitzfußstellung auf der erkrankten Seite ausgeglichen wird. Größere Beinlängendifferenzen zeigen sich durch Hinken (Verkürzungshinken ☞ 24.2.2) sowie Wirbelsäulen- und Hüftbeschwerden im Erwachsenenalter, die Folge der abnormen Statik sind.

Die Diagnose wird durch die Beinlängenmessung (☞ unten) und spezielle Röntgenaufnahmen gestellt.

Beinlängenmessung

Bei der Messung der Beinlänge ist zu beachten, dass auch bei genauem Vorgehen ein Messfehler von ± 1 cm möglich ist.

▶ **Direkte Messung.** Der Patient liegt in Rückenlage auf der Untersuchungsliege. Mit einem Maßband wird die Entfernung zwischen Spina iliaca anterior superior und Außenknöchel gemessen

▶ **Indirekte Messung.** Der Patient steht aufrecht, und der Untersucher schiebt so lange Brettchen unterschiedlicher Dicke unter das kürzere Bein, bis der Beckenschiefstand ausgeglichen ist.

Behandlungsstrategie

Empfohlen werden bei Beinverkürzung:

▶ Bis 1,5 cm: Absatzerhöhung, Einlage
▶ Von 1,5–3 cm: Kombinierte Maßnahmen am Konfektionsschuh (Absatzerhöhung, Einlage, Ballenrolle, Zwischensohle, Fersenkeil, evtl. Absatzerniedrigung der Gegenseite)
▶ Von 3–7 cm: *Orthopädischer Schnürstiefel*
▶ Von 7–12 cm: *Orthopädischer Schuh mit Innenschuh*
▶ Von mehr als 12 cm: *Etagenschuh* (Orthoprothese).

Ab einer Beinlängendifferenz von ca. 3 cm (abhängig von der Ursache und evtl. Begleitstörungen) werden operative Maßnahmen erwogen.

24.3 Der Weg zur Diagnose bei orthopädischen Erkrankungen

Arthroskopie ☞ 25.3.3
Bildgebende Diagnostik ☞ 25.3.1
Gelenkpunktion ☞ 25.3.2

24.3.1 Prüfung von Gelenk- und Wirbelsäulenbeweglichkeit

Bei der orthopädischen **Untersuchung** besonders wichtig ist die Prüfung der Gelenk- und Wirbelsäulenbeweglichkeit.

▶ Zur Prüfung der *Gelenkbeweglichkeit* wird die zu untersuchende Extremität ausgehend von einer definierten **Null-Stellung** (aufrechter, gerader Stand mit herabhängenden Armen) vom Arzt in die jeweilige Bewegungsrichtung geführt. Der Untersucher misst das Bewegungsausmaß mittels eines Winkelmessers oder schätzt es ab.
Dokumentiert wird die Gelenkbeweglichkeit mit drei Gradzahlen, getrennt durch zwei Schrägstriche: vom Körper wegführende Bewegung/Nullstellung/zum Körper hinführende Bewegung. Normal für das Kniegelenk sind z. B. 5–10°/0°/120–150°. 0°/0°/100° würde bedeuten, dass es sich nicht über die Nullstellung hinaus strecken lässt und eine Beugung nur bis 100° möglich ist

▶ Ein Maß für *Hüftbeweglichkeit* ist der **Finger-Boden-Abstand** (*FBA* ☞ Abb. 24.17). Dabei achtet der Untersucher darauf, ob Teile der Wirbelsäule fixiert sind und nicht an der Krümmung teilnehmen und ob eine Höhendifferenz

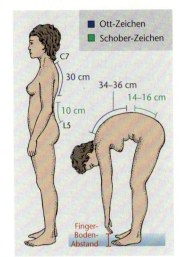

Abb. 24.17: Ott-Zeichen, Schober-Zeichen und Finger-Boden-Abstand. [A300-190]

zwischen rechter und linker Thoraxhälfte besteht (Rippenbuckelbildung bei Skoliose ☞ 24.5.3)

▶ Die BWS-Beweglichkeit wird durch das **Ott-Zeichen** (☞ Abb. 24.17) geprüft: Der Dornfortsatz des HWK 7 wird am stehenden Patienten markiert und eine Strecke von 30 cm nach unten abgemessen. Bei maximaler Rumpfbeugung vergrößert sich diese Strecke auf ca. 34–36 cm. Die analoge Prüfung im LWS-Bereich heißt **Schober-Zeichen** (☞ Abb. 24.17). Die Seitneigung und Drehung der Wirbelsäule ist beim Gesunden harmonisch und beidseits gleich.

24.4 Behandlungsstrategien bei orthopädischen Erkrankungen

Extensionsbehandlung ☞ 25.1.3
Osteosynthese ☞ 25.1.2, 25.6.3

24.4.1 Verbände

Pflege bei Gipsverband ☞ 24.1.4
Kompressionsverband ☞ 12.3.3
Wundverband ☞ 15.9

Rucksackverband

Ein **Rucksackverband** zur Ruhigstellung der Schulter wird vor allem nach Klavikulafrakturen (☞ 25.8.3) angelegt.

Benötigt werden ein schmales, langes Stück Schlauchmull, zwei Rollen Polsterwatte (10 cm breit, der Länge nach mehrfach gefaltet), ein breites Stück Schlauchmull für das Rückenpolster und ein doppelt gelegtes Stück Polsterwatte von 15 cm Breite, ebenfalls für das Rückenpolster.

Der mit der langen Polsterwatte gefüllte Schlauchmull wird um den Oberkörper des Patienten gelegt und auf dem Rücken verknotet. Unter den Knoten wird das Rückenpolster geschoben.

Der Verband muss anfangs täglich nachgespannt, der Patient auf Durchblutungsstörungen im Armbereich beobachtet werden (Radialispuls tasten, Hautfarbe kontrollieren).

Heute stehen in vielen Häusern auch Fertigverbände zur Verfügung (z. B. Tricodur®-Clavicula-Bandage), die einfacher anzulegen sind.

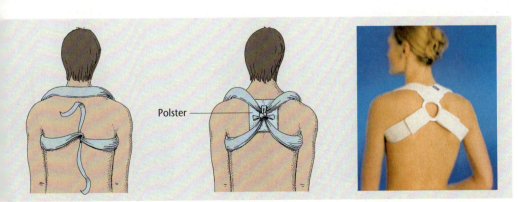

Abb. 24.18: Rucksackverband, links und Mitte mithilfe von Schlauchmull, rechts mit einem Fertigverband. [A400-190, V155]

24 Pflege von Menschen mit orthopädischen Erkrankungen

Prävention und Gesundheitsberatung

- Erklären und demonstrieren, wie Bandage korrekt angelegt wird: Der Patient sollte aktiv den Schultergürtel nach hinten ziehen, dann wird die Bandage fest gespannt. Die Handgelenkspulse müssen aber beidseits tastbar sein. Ansonsten Bandage vorsichtig lockern
- Dem Patienten mögliche Probleme (Schwellung der Arme, Kribbeln, Venenstauungen, livide Verfärbungen der Arme oder Sensibilitätsstörungen) und Selbsthilfemaßnahmen erläutern: Rückenlage und Arme nach oben nehmen. Gehen die Beschwerden nicht zurück, sollte die Bandage etwas gelockert und der Arzt aufgesucht werden
- Patienten zur Hautbeobachtung anleiten: Gefährdet ist v.a. die Haut im Achselbereich und zwischen den Schulterblättern.

Desault-Verband

Der **Desault-Verband**, ein Bindenverband, dient der kurzzeitigen Ruhigstellung von Schulter und Ellenbogen:

- Zuerst wird ein Achselpolster eingelegt und mit drei Kreistouren fixiert. Bei Frauen muss auch unter den Brüsten gepolstert werden
- Es folgt die Fixation des Oberarmes an den Thorax in drei Kreistouren
- Danach wird der Unterarm in 90°-Stellung fixiert. Gewickelt wird von der gesunden Achsel über die Schulter der erkrankten Seite hinunter zum Ellenbogen der erkrankten Seite zurück zur gesunden Achsel. Die Binden laufen abwechselnd über Brust und Rücken
- Abschließend kann der Unterarm mit einem Tragegurt gesichert werden.

Als Alternative können **Desault-Westen** angelegt werden. Sie sind einfacher in der Handhabung.

Gilchrist-Verband

Ein **Gilchrist-Verband** ist z.B. bei Verletzungen des Schultereckgelenks (☞ 25.8.3) oder bei Frakturen des Oberarmkopfes älterer Menschen angezeigt.

Benötigt werden ein langes Stück Schlauchmull (die erforderliche Länge beträgt das Dreifache der Entfernung zwischen Halsansatz und Fingerspitzen des Patienten), Polster- und Verbandwatte und 2–4 Sicherheitsnadeln.

Der Schlauchmull wird nach zwei Dritteln längs eingeschnitten und der Arm des Patienten in das längere Ende eingeführt. Dann wird die Achsel mit der Verbandwatte gepolstert, das kurze Ende um den Hals des Patienten geführt (Polsterwatte in der Nackenregion einziehen), schlaufenartig um das Handgelenk gelegt und mit 1–2 Sicherheitsnadeln befestigt. Das lange Ende wird um den Rumpf geführt und wiederum mit einer Schlaufe am distalen Oberarm fixiert. Zuletzt wird der Schlauchmull auf Höhe der Fingergrundgelenke und des Daumens eingeschnitten und werden die Finger aus dem Verband geführt.

Zinkleimverband

Ein **Zinkleimverband** dient z.B. der Kompressionsbehandlung bei Schwellungszuständen am Unterschenkel oder bei Stumpfödem nach Amputation.

Benötigt werden elastische Zinkleimbinden und Schlauchmull oder elastische Binden.

Vor dem Anlegen sollte die Extremität soweit möglich abgeschwollen sein, evtl. vorher zwei Stunden hochlagern. Angelegt wird der Zinkleimverband wie ein

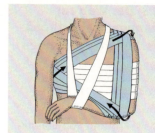

Abb. 24.19: Desault-Verband. [A300-190]

„normaler" Bindenverband an der unteren Extremität (☞ 12.3.3). Die Zinkleimbinden werden zum Schutz der Kleidung mit Schlauchmull überzogen oder mit elastischen Binden überwickelt. Da der Zinkleimverband nicht elastisch ist, müssen Schnürfurchen und Zug beim Wickeln vermieden werden.

Darüber hinaus kann es erforderlich sein, den Zinkleimverband (öfters) zu erneuern, denn da er zur Abschwellung der betroffenen Extremität beiträgt, geht der korrekte Sitz schnell verloren.

Funktioneller Tape-Verband

Ein **funktioneller Tape-Verband** soll die verletzte Extremität nicht vollständig immobilisieren, sondern stützen, entlasten und vor Extrembewegungen schützen.

Hauptindikationen sind Muskelzerrungen, Sehnenscheidenentzündungen, Schwäche des Kapsel-Band-Apparates, chronische Überlastungsreize und die Nachbehandlung nach Gipsabnahme.

Vor Anlegen des Verbandes wird die Haut gereinigt und getrocknet, in der Regel aber nicht rasiert. Ein Tape-Verband wird meist aus Pflasterstreifen hergestellt. Die einzelnen Elemente in der Reihenfolge des Anlegens sind (☞ Abb. 24.22):

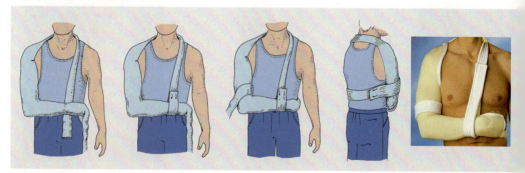

Abb. 24.20 und 24.21: Anlage eines Gilchrist-Verbandes. [A400-190, V155]

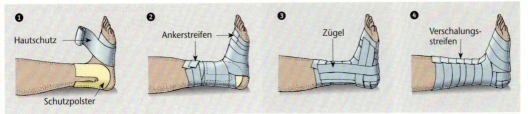

Abb. 24.22: Anlage eines Tape-Verbandes, hier am Sprunggelenk. [A400-190]

- *Polster*, z. B. ein zurechtgeschnittenes Schaumstoffpolster
- *Hautschutz*, z. B. Gasofix®-Binde
- *Ankerstreifen* zur Anheftung der Zügel
- *Zügel*. Sie sind die tragenden Elemente des Verbandes und bestimmen die genaue Funktion des Verbandes, z. B. Entlastung, Bewegungseinschränkung
- *Verschalungsstreifen*. Sie sollen einen geschlossenen Verband und festen Verbund schaffen. Bei Schwellungstendenz können auch semizirkuläre Verbände angelegt werden
- *Sicherungsstreifen* zum Schutz an besonders beanspruchten Stellen.

Tape-Verbände dürfen nicht mit Wasser in Kontakt kommen, da sie beim anschließenden Trocknen schrumpfen und dann einschnüren können. Ist der Verband doch einmal nass geworden, wird die Feuchtigkeit mit einem saugfähigen Stoff aufgenommen (nicht fönen – Verband klebt dann nicht mehr).

> **Vorsicht**
> Blau- oder Weißverfärbung distaler Extremitätenabschnitte, Schwellung auch bei Hochlagerung, zunehmende Schmerzen sowie Sensibilitätsstörungen sind Alarmzeichen, über die der Patient informiert sein muss. Der Verband muss bei Auftreten eines dieser Symptome sofort entfernt werden.

24.4.2 Operative Therapieverfahren

Viele orthopädische Erkrankungen lassen sich nur durch eine Operation langfristig bessern oder heilen. Folgende Begriffe zeigen Grundprinzipien der orthopädischen Chirurgie auf:

- **(Knochen-)Resektion:** operative Entfernung des kranken/überschüssigen Gewebes, z. B. bei krankhaften Knochenvorsprüngen
- **Osteosynthese:** operative Zusammenführung von Knochenfragmenten nach Fraktur, aber auch iatrogener Knochendurchtrennung
- **Umstellungsoperation.** Nach einer **Osteotomie** (operative Durchtrennung des Knochens) und evtl. *Resektion* z. B. eines Knochenkeils wird der Knochen in möglichst physiologischer Stellung wieder zusammengefügt und stabilisiert (*Osteosynthese* ☞ oben). Zur Korrektur von Knochenfehlstellungen, z. B. bei ausgeprägten X- oder O-Beinen
- **Gelenkendoprothesen.** „Künstliche" Gelenke ☞ 24.7.7, 25.6.3
- **Arthroplastik:** operative Wiederherstellung der Gelenkbeweglichkeit durch körpereigene Gewebe oder Endoprothesenimplantation
- **Arthrolyse:** operative Wiederherstellung der Gelenkbeweglichkeit durch Lösen von Verwachsungen oder Durchtrennung einer geschrumpften Gelenkkapsel
- **Arthrodese:** operative Gelenkversteifung (sehr selten). Die Hemmung der Gelenkbeweglichkeit in nur einer Richtung heißt **Arthrorise**
- **Operationen an Sehnen und Muskeln**, z. B. **Tenotomie** *(Sehnendurchtrennung)*, **Sehnennähte, -raffungen, -verpflanzungen**, **Myotomien** (operative Muskeldurchtrennung), **Muskelnähte** und **-verpflanzungen**
- **Synovektomie:** Entfernung der (erkrankten) Synovialis, z. B. in der Rheumachirurgie
- **Amputationen:** z. B. bei bösartigen Tumoren (☞ auch 25.7).

24.4.3 Hilfsmittel: Orthesen und Schuhzurichtungen

> **Hilfsmittel:** Körperersatzstücke, orthopädische oder andere Geräte zum Ausgleich oder zur Vorbeugung einer Behinderung oder zur Sicherung einer Heilbehandlung (Definition der gesetzlichen Sozialversicherung).

Prothesen ☞ 25.7

Zu den **Hilfsmitteln** gehören beispielsweise Gehhilfen (Prothesen, Orthesen, Gehstöcke, Gehwagen) und Rollstühle. Je nach Art des Hilfsmittels ist eine Anleitung des Patienten durch den Orthopädietechniker, Physio- oder Ergotherapeuten sowie eine Kontrolle von Sitz, Passform und Funktion durch den Arzt erforderlich.

Das Hilfsmittel wird vom Arzt verordnet. Die Verordnung wird zusammen mit einem Kostenvoranschlag des Leistungserbringers (z. B. des Sanitätshauses) an die Krankenkasse gerichtet. Diese entscheidet, ob das Hilfsmittel genehmigt wird. Ist ein Hilfsmittel nur für einen befristeten Zeitraum erforderlich, kann es evtl. auch ausgeliehen werden.

Orthesen

> **Orthese:** Hilfs- und Heilmittel zum Ausgleich fehlender Funktionen des Bewegungsapparates.

Orthesen dienen als äußere Kraftträger zahlreichen Funktionen:

- *Stützung*, z. B. Abstützung des Fußlängsgewölbes durch eine spezielle Einlage
- *Fixation*, z. B. der Wirbelsäule nach einer Operation durch Anpassung eines Korsetts
- *Stabilisierung*, z. B. der unteren Extremität durch *Lähmungsapparate* (teilfixierende Schienen ☞ Abb. 24.23) oder der Wirbelsäule durch Korsetts
- *Redression*, d. h. Korrektur einer Deformierung, z. B. einer Skoliose (☞ 24.5.3) durch ein Korsett oder eines Klumpfußes (☞ 24.7.14) durch Redressionsschienen
- *Entlastung*, z. B. des Kniegelenks durch eine Kniegelenksorthese oder des Fersenbeins durch eine Fersenentlastungsorthese
- *Immobilisation*, z. B. der Schulter in speziellen Abduktionsorthesen
- *Mobilisierung*, z. B. bei einer Peroneusläsion mit Fußheberschwäche oder -ausfall und Steppergang durch eine

24 Pflege von Menschen mit orthopädischen Erkrankungen

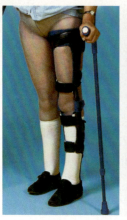
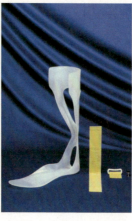

Verschiedene Orthesen für die untere Extremität [V164]

Abb. 24.23 (links): Lähmungsapparat zur Stabilisierung des Beines.

Abb. 24.24 (rechts): Peroneusschiene zur Mobilisierung bei Peroneusläsion.

- Peroneus-Orthese, z. B. die Peroneusschiene (☞ Abb. 24.24)
- **Längenausgleich** bei Beinlängendifferenz (☞ 24.2.3).

Beratung und Pflege bei Hilfsmitteln und Orthesen

Meist erfolgt die Einweisung und Anpassung durch den Orthopädietechniker oder Bandagisten eines Sanitätshauses.

Die Pflegenden unterstützen die Patienten bei der Anlage und korrekten Handhabung. Besonderer Beachtung bedürfen in der Anfangszeit der korrekte Sitz und die Hautkontrolle auf Druckstellen oder Unverträglichkeitserscheinungen (z. B. gegen Kunststoffe).

Schuhzurichtungen

Schuhzurichtungen bei Beinlängendifferenz ☞ 24.2.3

> **Schuhzurichtung:** Modifikation am Konfektionsschuh bei orthopädischen Erkrankungen.

Bei zahlreichen Erkrankungen der unteren Extremität kann der Patient nicht mehr beschwerdefrei in normalen Konfektionsschuhen laufen. Vielen dieser Patienten kann durch **Schuhzurichtungen** geholfen werden. Diese sollen den Schuh dem Fuß anpassen und die Stellung des Fußes im Schuh verändern, so dass wieder eine normale Bewegung möglich ist.

Schuhzurichtungen sind wesentlich preiswerter als **orthopädische Maßschuhe** und werden aus ästhetischen Gründen eher vom Patienten akzeptiert. Allerdings ist der Patient in der Schuhauswahl eingeschränkt (meist sind feste Schuhe erforderlich).

24.5 Erkrankungen von Kopf, Wirbelsäule und Rumpf

Bandscheibenerkrankungen ☞ *33.10.2*
Seronegative Spondylarthritiden ☞ *23.6.2*
Spondylodiszitis ☞ *24.12.1*
Wirbelsäulenverletzungen ☞ *25.8.2*

24.5.1 Muskulärer Schiefhals

> **Muskulärer Schiefhals** (*muskulärer Tortikollis, lat.* tortus = gedreht, collum = Hals): Bei Neugeborenen oder jungen Säuglingen auftretende, durch einseitige Verkürzung des M. sternocleidomastoideus bedingte, fixierte Schiefstellung des Kopfes mit Neigung des Kopfes zur erkrankten und Drehung zur gesunden Seite. Bei frühzeitiger Behandlung gute Prognose.

Die Veränderung des M. sternocleidomastoideus wird auf Geburtstraumen mit Einblutung und nachfolgender Vernarbung des Muskels sowie genetische Faktoren zurückgeführt.

Symptome, Befunde und Diagnostik

Die Diagnose wird aufgrund des klinischen Bildes gestellt: Der verkürzte Muskel ist als derber, manchmal verdickter Strang tastbar, der Kopf des Kindes zur kranken Seite geneigt und zur gesunden gedreht und in seiner Beweglichkeit eingeschränkt. Bei längerem Bestehen des muskulären Schiefhalses entwickelt sich eine Gesichtsasymmetrie (*Gesichtsskoliose*).

Behandlungsstrategie und Pflege

Eine konservative Therapie ist nur in leichten Fällen ausreichend und muss in den ersten Lebensmonaten beginnen: Beispielsweise wird das Kind so in sein Bettchen gelegt, dass es in der Fehlhaltung eine uninteressante Wand anschaut, während es auf der anderen Seite Bilder zu sehen gibt. Dadurch wird das Kind angeregt, sich aktiv der „interessanteren" Wand zuzuwenden. Zusätzlich werden krankengymnastische Übungen durchgeführt.

Ansonsten wird der Muskelansatz nach dem ersten Lebensjahr operativ durchtrennt und der Kopf postoperativ für 3–4 Wochen in leichter „Überkorrektur" ruhig gestellt, z. B. durch eine Halskrawatte (☞ Abb. 25.41). Danach sind Dehnungs-, Halte- und Bewegungsübungen für ca. sechs Monate erforderlich.

24.5.2 Morbus Scheuermann

> **Morbus Scheuermann** (*Adoleszentenkyphose*): Im Jugendalter auftretende Wachstumsstörung an Grund- und Deckplatten der Brust- und/oder Lendenwirbelsäule mit Keilwirbelbildung und fixierter Kyphose. Häufigste Wirbelsäulenerkrankung im Jugendalter, jedoch überwiegend ohne Beeinträchtigung im Alltag. Meist gute Prognose mit spontanem Erkrankungsstillstand nach dem 18. Lebensjahr.
>
> **Kyphose:** Fixierte, das physiologische Ausmaß überschreitende, dorsal konvexe Krümmung der Wirbelsäule.

Krankheitsentstehung

Die Ätiologie ist unklar. Infolge einer reduzierten Belastbarkeit der Wirbelkörper bricht Bandscheibengewebe in den Wirbelkörper ein (**Schmorl-Knötchen**), es

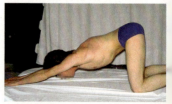

Abb. 24.25: Morbus Scheuermann. Klinisches Bild. [M158]

960

24.5 Erkrankungen von Kopf, Wirbelsäule und Rumpf

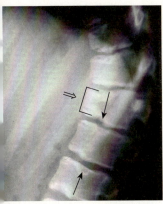

Abb. 24.26: Radiologische Zeichen bei M. Scheuermann. Die Pfeile zeigen auf Schmorl-Knötchen, der Doppelpfeil auf einen Keilwirbel. [R110-19]

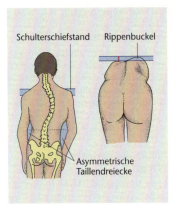

Abb. 24.27: Klinische Zeichen der Skoliose. [A300-190]

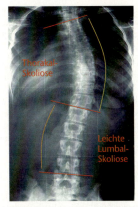

Abb. 24.28: Skoliose im Röntgenbild. [A400-190, M158]

kommt zur Schädigung der Bandscheiben, zur Wirbeldeformierung (Keilwirbel) und zur Entwicklung einer fixierten Kyphose, d. h. zu einer verstärkten Wölbung nach hinten.

Symptome, Befund und Diagnostik

Es besteht eine fixierte Kyphose, meist im Brustwirbelsäulenbereich. Nur ungefähr ein Drittel der Betroffenen hat Beschwerden. Eine Röntgenaufnahme sichert die Diagnose.

Behandlungsstrategie

Bei leichten Formen reichen konsequente krankengymnastische Übungen. Bei schweren Formen wird ein Korsett angepasst. Eine Operation ist nur selten indiziert, etwa bei Beeinträchtigung der Herz-Lungen-Funktion durch die Kyphose.

> **Prävention und Gesundheitsberatung**
> Berufe mit häufigem Heben schwerer Lasten sollten nicht gewählt werden. Als Sportart ist Rückenschwimmen zu empfehlen.

24.5.3 Skoliosen

Skoliose: Fixierte Seitausbiegung der Wirbelsäule in der Frontalebene mit Rotation und Strukturveränderungen. Prognose abhängig u. a. von der Ursache und der zu erwartenden Progredienz.

Krankheitsentstehung und Einteilung

80–90 % aller Skoliosen sind *idiopathisch*, also ursächlich ungeklärt. Betroffen sind vor allem Mädchen in der Pubertät. Die übrigen verteilen sich auf zahlreiche Ursachen, z. B. Wirbeldeformitäten, Muskeldystrophien oder Meningomyelozelen.

Symptome, Befund und Diagnostik

Die meisten Skoliosen bereiten keine Beschwerden und werden durch Becken- oder Schulterschiefstand oder asymmetrische Taillendreiecke entdeckt, oft im 10.–12. Lebensjahr (☞ Abb. 24.27). Sehr schwere Skoliosen können durch die Thoraxdeformierung die Lungenfunktion beeinträchtigen und zu einem Cor pulmonale führen (☞ 18.10.2).

Das genaue Ausmaß der Skoliose wird anhand von Röntgenaufnahmen festgestellt.

Behandlungsstrategie und Pflege

Ca. 90 % aller Skoliosen können konservativ behandelt werden:
▶ Bei leichten Skoliosen reicht Physiotherapie aus – Muskelaufbau, Haltungsschule mit regelmäßigem und konsequentem Eigentraining
▶ Bei mäßigen Skoliosen ist zusätzlich die Anpassung eines Korsetts erforderlich, das 23 Std. am Tag getragen werden muss.

Bei schweren Skoliosen ist eine Operation indiziert, bei der die verkrümmte Wirbelsäule aufgerichtet, entdreht und durch knöcherne Versteifung (**Spondylodese**, z. B. mit einem Fixateur interne ☞ Abb. 25.43) fixiert wird.

Postoperative Pflege nach Eingriffen an der Wirbelsäule ☞ 24.1.3

> **Prävention und Gesundheitsberatung**
> Der Patient und seine Eltern werden über die Notwendigkeit regelmäßiger ärztlicher Kontrollen aufgeklärt, da bei den sehr häufigen idiopathischen Skoliosen bis zum Abschluss des Wachstums mit einer Verschlechterung zu rechnen ist. Angesichts der jahrelang notwendigen Behandlung empfinden viele Betroffene und ihre Angehörigen die Anbindung an eine Selbsthilfegruppe als hilfreich. (✉ 1)

24.5.4 Spondylolyse und Spondylolisthesis

Spondylolyse: Spaltbildung im Wirbelbogen zwischen oberem und unterem Gelenkfortsatz.

Spondylolisthesis *(Wirbelgleiten):* Abgleiten des Wirbels nach vorn, in der Regel im unteren LWS-Bereich.

Spondyloptose: Völliges Abrutschen eines Wirbels nach vorn.

Symptome, Befund und Diagnostik

Die Spondylolyse bereitet meist keine Beschwerden und wird nur zufällig diagnostiziert. Bei der Spondylolisthesis treten evtl. lage- und belastungsabhängige Rückenschmerzen auf. Bei Wurzelkompression treten neurologische Ausfälle hinzu (☞ 33.10.2).

Der Untersucher tastet bei ausgeprägtem Gleiten eine Stufe zwischen den Dornfortsätzen. Die Diagnose wird durch verschiedene Röntgenaufnahmen der Wirbelsäule gestellt. Evtl. sind elektrophysiologische Untersuchungen (EMG, NLG ☞ 33.3.6), CT und Kernspintomographie erforderlich.

Behandlungsstrategie

Bei einer Spondylolyse oder bei geringer, asymptomatischer Spondylolisthesis wird unter Kontrollen abgewartet. Bei Schmerzen ist eine konservative Behandlung mit Krankengymnastik und Miederanpassung angezeigt.

Bei Erfolglosigkeit der konservativen Therapie, raschem Fortschreiten der Erkrankung oder neurologischen Ausfällen ist eine operative Stabilisierung der Wirbelsäule erforderlich.

Pflege

Pflege nach Wirbelsäulenoperationen ☞ 24.1.3

24.6 Erkrankungen der oberen Extremität

Pflege bei ambulanten Operationen ☞ 15.10

24.6.1 Supraspinatussehnensyndrom

> **Supraspinatussehnensyndrom** *(SSP-Syndrom):* Reizzustand der Sehne des M. supraspinatus mit bewegungsabhängigen Schulterschmerzen. Langwierig, jedoch in 90% Beschwerdefreiheit oder -armut zu erzielen.

Degenerative Veränderungen der Supraspinatussehne führen zu einem mechanischen Reizzustand der Sehne und eventuell der Bursa subacromialis (☞ 24.6.2).

Symptome, Befund und Diagnostik

Leitsymptom ist ein bewegungsabhängiger Schulterschmerz (auch nachts). Häufig ist der sog. **Painful arc** *(schmerzhafter Bogen* ☞ Abb. 24.29). Außerdem kann der Patient den Arm nicht in 90°-Abduktion bei gleichzeitigem Druck von oben halten **(Supraspinatustest).**

Die Röntgenaufnahme des Schultergelenks ist meist unauffällig. Die Sonographie stellt eine eventuelle Verdünnung der Sehne oder Kalkeinlagerungen dar. Weitere Untersuchungen können zum Ausschluss anderer degenerativer Erkrankungen nötig sein.

Behandlungsstrategie und Pflege

In der überwiegenden Mehrzahl der Fälle reicht eine konservative Behandlung mit (vorübergehender) Belastungsreduktion im Schulterbereich, Kälte- (im akuten) bzw. Wärmeanwendungen (im chronischen Stadium) (☞ 15.12.3), Elektrotherapie (☞ 15.12.4), physiotherapeutischen Übungen (☞ 15.12.1) sowie evtl. der Gabe nichtsteroidaler Antiphlogistika (☞ Pharma-Infos 15.62 und 23.11) und/oder lokalen Infiltrationen von Arzneimitteln in den Hauptschmerzpunkt.

Operative Maßnahmen zur Dekompression der Supraspinatussehne sind nur selten erforderlich. Die postoperative Nachbehandlung hängt von der Art des durchgeführten Eingriffs ab.

24.6.2 Tendinitis calcarea, Bursitis subacromialis

> **Tendinitis calcarea:** Reaktive Kalkablagerungen in Sehnenansätzen bei Minderdurchblutung der Rotatorenmanschette des Schultergelenks (in 90% Supra- und Infraspinatus)
>
> **Chronische Bursitis subacromialis:** Ausdehnung des Kalkherdes bis an die Oberfläche des Sehnenspiegels und mechanische Irritation der Bursa subacromialis.
>
> **Akute Bursitis subacromialis:** Durchbrechen des Kalkdepots in die Bursa.

Symptome, Befund und Diagnostik

Die **Tendinitis calcarea** bereitet in der Regel keine Beschwerden. Bei der **chronischen Bursitis subacromialis** klagt der Patient über chronisch-rezidivierende Schmerzen ähnlich denen bei einem Supraspinatussehnensyndrom.

Bei einer **akuten Bursitis subacromialis** hat der Patient einen sehr starken Dauer- und Druckschmerz in der gesamten Schulterregion, am stärksten vor

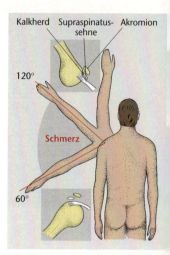

Abb. 24.29: Der schmerzhafte Bogen (Painful arc) [A300-157]

dem Tuberculum majus des Humerus. Er bewegt die Schulter schmerzbedingt kaum. Die Gelenkkonturen sind evtl. verstrichen, die Haut ist überwärmt. Der Painful-arc- und der Supraspinatustest sind schmerzbedingt kaum zu überprüfen (☞ 24.6.1).

Meist genügt eine Sonographie zur Beurteilung. Röntgenaufnahmen und evtl. Kernspintomographie werden ergänzend durchgeführt.

Behandlungsstrategie

Wegen der hohen Selbstheilungstendenz (die Kalkherde lösen sich oft innerhalb von Wochen oder Monaten spontan auf) ist die Behandlung zunächst konservativ:

▶ Bei der chronischen Bursitis werden physikalische Therapiemaßnahmen, Ultraschall und lokale Injektionen eingesetzt. Bei Erfolglosigkeit kann eine Stoßwellenbehandlung ähnlich der Lithotrypsie bei Nierensteinen (☞ 29.5.12) erwogen werden.

▶ Bei der akuten Bursitis sind Kälte- und Elektrotherapie angezeigt. Medikamentös werden starke Analgetika (z.B. Tramal®) und nichtsteroidale Antirheumatika (z.B. Voltaren® ☞ Pharma-Infos 15.62 und 23.11) gegeben.

▶ Verflüssigt sich der Kalkherd (röntgenologisch erkennbar an der Weichzeichnung des Kalkherdes), hilft oft eine Punktion und Spülung der Bursa unter Bildverstärkerkontrolle, evtl. mit Injektion z.B. von Lokalanästhetika (ggf. mit Glukokortikoidzusatz).

24.6 Erkrankungen der oberen Extremität **24**

Eine operative Entfernung des Kalkherdes ist bei Erfolglosigkeit der konservativen Therapie angeraten.

24.6.3 Schultersteife

Schultersteife *(Frozen shoulder):* Fibrosierung und Schrumpfung der Gelenkkapsel mit schmerzhafter Bewegungseinschränkung des Gelenks. Altersgipfel 40.–60. Lebensjahr.

Krankheitsentstehung

Bei der **primären** *(idiopathischen)* **Schultersteife** ist die Ätiologie unbekannt. Häufiger ist die **sekundäre Schultersteife** als Folge z.B. einer *Omarthrose* (Arthrose des Schultergelenks ☞ 24.10), eines Traumas oder nach Immobilisation.

Symptome, Befund und Diagnostik

Die Erkrankung zeigt sich v.a. durch Schmerzen und Bewegungseinschränkung insbesondere der Außenrotation und Abduktion.

Dabei nimmt die *primäre* Schultersteife einen typischen stadienhaften Verlauf mit Schmerzen in der Frühphase und zunehmender Bewegungseinschränkung bei abnehmenden Schmerzen in der Spätphase, bevor die Beweglichkeit der Schulter langsam zurückkehrt.

Die Diagnose wird durch klinischen Befund, Sonographie und evtl. Arthrographie gestellt.

Ist eine Ruhigstellung der Schulter über mehrere Wochen unumgänglich, so erfolgt die Lagerung zur Vermeidung einer Kapselschrumpfung und Bewegungseinschränkung in *Abduktion.*

Behandlungsstrategie

Die Schultersteife wird konservativ behandelt, meist mit an das Stadium angepassten krankengymnastischen Übungen, manueller Therapie sowie Massagen und Hydrotherapie im Spätstadium. Bei starken Schmerzen können Analgetikagabe und/oder Lokalanästhetika-Injektionen helfen. Evtl. kann eine schonende Mobilisation des Gelenks in Narkose mit nachfolgenden Bewegungsübungen den Krankheitsverlauf abkürzen.

24.6.4 Tennis- und Golferellenbogen

Tennisellenbogen *(Epicondylitis [humeri] radialis):* Umschriebenes Schmerzsyndrom am Ursprung der radialen Unterarm- und Fingerstrecker.

Golferellenbogen *(Werferellenbogen, Epicondylitis [humeri] ulnaris):* Umschriebenes Schmerzsyndrom am Ursprung der ulnaren Hand- und Fingerbeuger.

Häufige Krankheitsbilder, insbesondere im 4. Lebensjahrzehnt.

Krankheitsentstehung

Beide Schmerzsyndrome sind meist Folge einer Überbeanspruchung (monotone Tätigkeiten) mit Degeneration der entsprechenden Muskelansätze und nachfolgender Bildung eines degenerativen Granulationsgewebes.

Symptome, Befund und Diagnostik

Die Patienten klagen vor allem nach monotonen Tätigkeiten über Schmerzen im Bereich der Humerusepikondylen, evtl. mit Schmerzausstrahlung in den ellenbogennahen Ober- und Unterarm.

▶ Beim Tennisellenbogen können die Schmerzen durch Pronation und Handgelenkstreckung sowie bei der Mittelfingerstreckung gegen Widerstand provoziert werden

▶ Beim Golferellenbogen rufen Supination und Handgelenksbeugung gegen Widerstand die Schmerzen hervor.

Der Arzt stellt einen umschriebenen Druckschmerz über den Epikondylen fest.

Behandlungsstrategie

Die Behandlung ist primär konservativ mit Meiden der auslösenden Noxe, physikalischen Maßnahmen, Salbenverbänden und evtl. Infiltrationen des Sehnenansatzes mit einem Lokalanästhetikum-Glukokortikoid-Gemisch. Begleitende Physiotherapie und konsequentes Eigentraining sind wichtig. Evtl. kann eine sog. Epikondylitisspange oder z.B. eine Epitrain®-Bandage helfen, die den Sehnenansatz durch Änderung der Zugrichtung an der Sehne entlasten. Zeigen diese Maßnahmen keinen Erfolg, ist eine Ruhigstellung mittels Gipsschiene oder Tape-Verband (☞ Abb. 24.22) über ca.

zwei Wochen angezeigt (beim Tennisellenbogen Fixierung der Hand in leichter Streckung, beim Golferellenbogen in leichter Beugung). Nur bei mehrmonatiger Therapieresistenz kommen verschiedene Operationen in Betracht.

Prävention und Gesundheitsberatung

Der Patient sollte die ursächlichen, monotonen Tätigkeiten auch nach Abklingen des akuten Beschwerdebildes meiden, da es sonst zu einem Rezidiv kommt.

24.6.5 Karpaltunnelsyndrom

Karpaltunnelsyndrom *(Medianuskompressionssyndrom):* Durch Kompression des N. medianus im Karpaltunnel (unter dem Retinaculum flexorum) hervorgerufene sensible und motorische Störung im Versorgungsgebiet des Nerven im Handbereich. Die Ursache der Kompression bleibt meist unklar.

Symptome, Befund und Diagnostik

Die Krankheit beginnt mit leichten Kribbelparästhesien und Hypästhesie (☞ 33.2.9) der Fingerspitzen (v.a. des Zeige- und Mittelfingers) und dadurch beeinträchtigter Greiffunktion. In der Folge entwickelt sich das typische Bild: Der Patient wacht nachts auf, weil die Hand kribbelt und schmerzt. Die Schmerzen können bis zur Schulter ausstrahlen. Insbesondere morgens haben die Kranken große Probleme, Gegenstände zu greifen. Bei länger dauernder Erkrankung kommt es zur sichtbaren Atrophie der vom N. medianus versorgten Daumenballenmuskulatur.

Bei der Untersuchung provoziert der Arzt die typischen Symptome durch verschiedene Manipulationen. Zur Objektivierung wird die Nervenleitgeschwindigkeit des N. medianus gemessen und evtl. ein EMG (☞ 33.3.6) angefertigt. Röntgenaufnahmen sind zum Ausschluss einer knöchernen Kompression erforderlich.

Behandlungsstrategie

Zeigt eine konservative Behandlung mit nächtlicher Ruhigstellung des Handgelenks auf einer Schiene und Kortisoninfiltration des Karpaltunnels nicht den gewünschten Erfolg, wird das Retinaculum flexorum operativ gespalten und der N. medianus entlastet. Die Operation führt bei über 90 % der Patienten zu einer Besserung, viele sind fast unmittelbar postoperativ schmerzfrei.

24.6.6 Morbus Dupuytren

Morbus Dupuytren *(Dupuytren-Kontraktur):* Ursächlich unklare Knoten- und Strangbildung der Palmaraponeurose mit zunehmender Beugekontraktur der Finger. Betrifft Männer wesentlich häufiger als Frauen, Altersgipfel nach dem 50. Lebensjahr.

Symptome, Befund und Diagnostik

Der Patient kann die Finger im Mittel- und Endgelenk nicht mehr strecken. Meist sind der Klein- und der Ringfinger zuerst betroffen. In fortgeschrittenen Stadien sind die Knoten und Stränge deutlich tastbar, und der Patient ist durch die Funktionsausfälle erheblich behindert. Die Diagnose wird klinisch gestellt.

Behandlungsstrategie

Bei stärkerer Behinderung wird die Palmaraponeurose operativ entfernt. Postoperativ lagern die Pflegenden die Hand hoch und stellen Eis zum Kühlen und Abschwellen bereit. Intensive physiotherapeutische Bewegungsübungen dienen dem Erhalt der Handbeweglichkeit während der mehrmonatigen Narbenbildung.

24.6.7 Ganglion

Ganglion *(Überbein):* Häufige, gutartige Geschwulst der Hand, bevorzugt am Handrücken über dem Mondbein. Betrifft Frauen häufiger als Männer, Altersgipfel bei 20–30 Jahren.

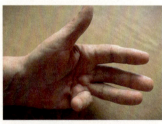

Abb. 24.30: M. Dupuytren. [M158]

Das klinische Bild ist sehr unterschiedlich. Während einigen Patienten nur eine prall-elastische Vorwölbung des Handrückens auffällt, haben andere heftige belastungsabhängige Schmerzen und evtl. Sensibilitätsstörungen infolge Nervenkompression.

Die Diagnose wird meist klinisch gestellt. Bei unklarem Befund hilft eine Sonographie weiter. Röntgenaufnahmen können zum Ausschluss knöcherner Veränderungen angezeigt sein.

Bei Patienten ohne Beschwerden genügt Aufklärung über die Gutartigkeit der Erkrankung. Bei leichten Beschwerden wird ein konservativer Therapieversuch mit Bewegungsübungen zur Kräftigung der Unterarmmuskulatur und damit zur Stabilisierung des Handgelenks unternommen. Zerdrücken des Ganglions bringt in ca. 20 % Besserung. Ansonsten wird das Ganglion operativ entfernt (Rezidivrate um 10 %).

24.7 Erkrankungen des Beckens und der unteren Extremität

24.7.1 Angeborene Hüftdysplasie

Angeborene Hüft(gelenk)dysplasie: Entwicklungsstörung der Hüftpfanne mit postnataler Entwicklung einer (Teil-)Luxation des Hüftgelenks. Mit ca. 4 % häufigste angeborene Skelettfehlentwicklung. Mädchen : Jungen = 6 : 1. In ca. 40 % beidseitig auftretend. Bei frühzeitiger Behandlung meist folgenloses Ausheilen.

Krankheitsentstehung

Die **angeborene Hüft(gelenk)dysplasie** ist höchstwahrscheinlich multifaktoriell bedingt, d. h. auf eine Kombination mehrerer Faktoren zurückzuführen. Dabei ist die Rolle exogener Faktoren, z. B. einer Geburt aus Beckenendlage (☞ 30.16.1), noch nicht endgültig geklärt.

Bei der Geburt ist in der Regel nur die Dysplasie der Hüftpfanne vorhanden: Die Hüftpfanne ist zu flach und zu steil, der Hüftkopf aber noch nicht luxiert.

Erst nach der Geburt kommt es durch die fehlende Zentrierung des Hüftkopfes in der Gelenkpfanne unter Einfluss von Muskelzug und (später) statischer Belas-

tung zu einer weitergehenden Deformierung der Gelenkpfanne und einer zunehmenden (Teil-)Luxation (Luxation = Verrenkung ☞ auch 25.5).

Symptome, Befund und Diagnostik

Unmittelbar nach der Geburt ist das Kind beschwerdefrei. Fängt es an zu laufen, kann den Eltern bei einseitigem Auftreten ein Hinken (☞ 24.2.2), bei beidseitigem Auftreten ein watschelnder Gang auffallen. Für eine konservative Therapie ist es zu diesem Zeitpunkt bereits zu spät.

Die wichtigsten klinischen Untersuchungsbefunde bei Neugeborenen und jungen Säuglingen sind:
▶ Das sog. **Ortolani-Zeichen,** d. h. spür- und hörbares Schnappen, wenn die erkrankte Hüfte in Beugung, Außenrotation und Abduktion passiv bewegt wird
▶ Eine **Abspreizbehinderung** der erkrankten Hüfte
▶ Eine **Faltenasymmetrie** an Oberschenkel und Gesäß
▶ Eine **Beinverkürzung.**

Die Diagnose wird sonographisch gesichert. Röntgenuntersuchungen sind zur Verlaufskontrolle sowie bei Kindern über einem Jahr erforderlich.

Entscheidend: Frühe Therapie
Da die klinischen Früherkennungszeichen unsicher sind, ein früher Behandlungsbeginn aber für die Prognose entscheidend ist, wird in Deutschland bei allen Kindern im Rahmen der pädiatrischen Vorsorgeuntersuchung U3 (☞ auch 30.23.2) die Hüfte sonographiert. Bei Risikokindern (etwa nach Geburt aus Beckenendlage) wird die Untersuchung bereits früher durchgeführt.

Behandlungsstrategie

Therapieziel ist, durch die Zentrierung des Hüftkopfes in der Gelenkpfanne die Ausbildung einer normalen Gelenkpfanne zu ermöglichen.

Je nach Ausprägung der Dysplasie wird der Säugling für 1–6 Monate z. B. mit einer *Spreizhose* oder einer *Pavlik-Bandage* versorgt. Letztere erlaubt Strampelbewegungen, zentriert aber den Hüftkopf in der Pfanne und fördert dadurch die Ausbildung einer normalen Pfanne. Liegt bereits eine (Sub-)Luxation vor, muss der Hüftkopf zunächst reponiert werden, z. B.

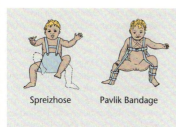
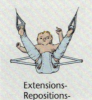
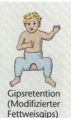
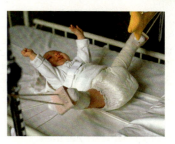

Spreizhose | Pavlik Bandage | Extensions-Repositionsbehandlung | Gipsretention (Modifizierter Fettweisgips)

Abb. 24.31: Therapieformen bei Hüftdysplasie/Hüftluxation. [A400-190, M158]

durch spezielle *Extensionsverfahren*, die einen stationären Aufenthalt erfordern. Die anschließende Retention erfolgt durch Schienen oder Gipsverbände (z. B. *Fettweis-Gips*).

Operative Maßnahmen sind v. a. bei verspäteter Diagnose und nicht reponierbarem Hüftkopf erforderlich.

Komplikationen
Kommt es zu einer **Hüftkopfnekrose** (Häufigkeit bei schonender Therapie < 5%) oder wird die Erkrankung nicht behandelt, entwickelt sich eine frühzeitige Koxarthrose (☞ 24.7.7).

24.7.2 Coxa vara und Coxa valga

Coxa valga: Steilstellung der Schenkelhalsachse über 140° beim Erwachsenen. Häufig in Kombination mit einer angeborenen Hüftdysplasie.
Coxa vara: Zu geringer Schenkelhalswinkel unter 120° beim Erwachsenen.

Die Diagnose wird durch Röntgenaufnahmen des Beckens mit Bestimmung des *Schenkelhals-Schaft-Winkels* (*Centrum-Collum-Diaphysen-Winkel*, kurz **CCD-Winkel**) gestellt. Ob eine und welche Therapie erforderlich ist, hängt vom Alter des Patienten, von der Ausprägung der Deformität und der eventuellen Grunderkrankungen ab. In schweren Fällen sind Korrekturosteotomien am Femur zur Verhütung einer Koxarthrose erforderlich.

24.7.3 Epiphyseolysis capitis femoris

Epiphyseolysis capitis femoris *(Hüftkopf-Epiphysen-Lösung, Coxa vara adolescentium, Coxa vara epiphysarea):* In der Pubertät auftretende, meist langsame Verschiebung des Schenkelhalses nach vorn oben mit Entwicklung einer Coxa vara (☞ 24.7.2). Jungen sind häufiger betroffen als Mädchen. Bei rechtzeitiger Behandlung gute Prognose. Bei verspäteter Behandlung oder komplizierender Hüftkopfnekrose Gefahr einer (sekundären) Koxarthrose (☞ 24.7.7).

Krankheitsentstehung
Wahrscheinlich aufgrund eines Zusammenspieles hormoneller und mechanischer Faktoren kommt es zu einer Lockerung der Epiphysenfuge und nachfolgend zu einer Verschiebung des Schenkelhalses nach vorn oben.

Symptome, Befund und Diagnostik
Die betroffenen Jugendlichen sind oft auffällig groß, adipös und in ihrer Geschlechtsentwicklung eher zurückgeblieben.
Bei der häufigen **Lenta-Form** sind die Beschwerden mit rascher Ermüdbarkeit, Hinken, Leisten- und Knieschmerz anfangs diskret. Später kommt es zu einer zunehmenden Außenrotation und Verkürzung des erkrankten Beines.

Die seltene **akute Form** zeigt sich durch plötzliche Hüftschmerzen und Belastungsunfähigkeit der Hüfte (bis hin zum plötzlichen Zusammenbrechen des Jugendlichen).

Die Diagnose wird radiologisch gesichert.

Behandlungsstrategie
Die Behandlung ist grundsätzlich operativ. In leichten Fällen werden Epiphyse und Schenkelhals reponiert und mittels Kirschner-Drähten oder Schrauben fixiert (☞ 25.6.3), in schweren Fällen sind Korrekturosteotomien mit osteosynthetischer Stabilisierung erforderlich. Da die Erkrankung in bis zu 60% beidseits auftritt, wird auch die radiologisch unauffällige Seite prophylaktisch mit Kirschner-Drähten versorgt.

> **Notfall: akute Epiphysenlösung**
> Die **akute Epiphysenlösung** ist ein orthopädischer Notfall! Nach sofortiger Bettruhe, absolutem Belastungsverbot und evtl. kurzzeitiger Extensionsbehandlung wird schnellstmöglich operiert. Es besteht die Gefahr von Gefäßverletzungen mit nachfolgender Hüftkopfnekrose!

Pflege
Postoperative Pflege nach orthopädischen Eingriffen ☞ 24.1.3
Pflege nach Osteosynthese ☞ 25.1.2

24.7.4 Coxitis fugax

Coxitis fugax *(Hüftschnupfen):* Flüchtige Entzündung der Hüftgelenkkapsel, oft im Anschluss an einen (viralen) Infekt. Altersgipfel 4.–8. Lebensjahr.

Die **Coxitis fugax** zeigt sich durch Hüft- und Knieschmerzen mit Bewegungseinschränkung der Hüfte bei ungestörtem Allgemeinbefinden. Sonographisch stellt sich ein typischer seröser (nicht-eitriger)

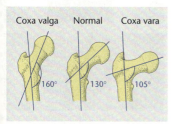

Abb. 24.32: Normaler Schenkelhals-Schaft-Winkel (Mitte) sowie Winkel bei Coxa valga (links) und Coxa vara (rechts). [A400-190]

Hüftgelenkerguss dar. Therapeutisch reichen kurzzeitige Bettruhe sowie die Gabe von nichtsteroidalen Antiphlogistika und Analgetika über wenige Tage aus. Die Problematik der Erkrankung besteht in der Abgrenzung zu ernsthaften Erkrankungen, v. a. der eitrigen Hüftgelenksentzündung.

24.7.5 Morbus Perthes

> **Morbus Perthes** *(Morbus Legg-Calvé-Perthes, juvenile Hüftkopfnekrose):* Erworbene, sog. aseptische Nekrose des Hüftkopfes, meist bei Jungen von 3–10 Jahren. Häufigste **aseptische Knochennekrose** überhaupt. Je älter das Kind zu Erkrankungsbeginn und je ausgedehnter der Befund, desto schwerer deformiert meist der wieder aufgebaute Hüftkopf und desto größer die Gefahr einer frühzeitigen Koxarthrose (☞ 24.7.7).

Krankheitsentstehung

Eine ursächlich noch unklare Durchblutungsstörung führt zur Nekrose des Knochenkerns mit nachfolgendem Abbau des nekrotischen Knochens und Wiederaufbau. Bei Mitbeteiligung der Epiphysenfuge kommt es zur Wachstumsstörung.

Aseptische Knochennekrosen können an zahlreichen Stellen des Körpers auftreten und sind unter jeweils eigenen Bezeichnungen bekannt (z. B. Morbus Scheuermann, ☞ 24.5.2, Osteochondrosis dissecans, ☞ 24.7.12, M. Osgood-Schlatter, ☞ 24.7.13).

Symptome, Befund und Diagnostik

Die Kinder klagen über belastungsabhängige Hüft- und Knieschmerzen. Es folgen ein (Schon-)Hinken und eine schmerzhafte Bewegungseinschränkung.

Diagnose und Stadieneinteilung erfolgen radiologisch. Häufig zeigt die Sonographie einen Gelenkerguss. Ist die Röntgenaufnahme im Frühstadium unauffällig, ermöglicht eine Kernspintomographie die Diagnose.

Behandlungsstrategie

Die Behandlung des M. Perthes ist nach wie vor umstritten. Im Allgemeinen wird bei leichten Formen abwartendes Verhalten und evtl. Physiotherapie empfohlen. Sprungbelastungen sollen vermieden

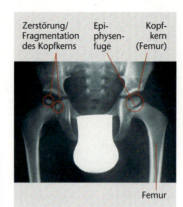

Abb. 24.33: Morbus Perthes rechts. [M158]

werden, Radfahren und Schwimmen sind hingegen günstig. Bei schweren Formen wird heute überwiegend operiert.

24.7.6 Idiopathische Hüftkopfnekrose des Erwachsenen

> **Idiopathische Hüftkopfnekrose:** Ursächlich ungeklärte Hüftkopfnekrose bei Erwachsenen. Meist bei Männern im mittleren Lebensalter und in 50 % der Fälle doppelseitig auftretend.

Krankheitsentstehung

Die Ursache der Durchblutungsstörung bleibt häufig unklar. Bekannte Ursachen sind z. B. eine hoch dosierte Glukokortikoidtherapie, Alkoholabusus, bestimmte Bluterkrankungen und Stoffwechselstörungen. Der Hüftkopf bricht ein, es kommt zu einer Deformierung und sekundären Koxarthrose.

Symptome, Befund und Diagnostik

Die Patienten klagen über belastungsabhängige Leistenschmerzen mit Bewegungseinschränkung in der Hüfte. Die Diagnose wird durch Röntgenaufnahmen oder – in Frühstadien – Kernspintomographie gesichert.

Behandlungsstrategie

Die Behandlung ist operativ. Je nach Erkrankungsstadium wird die Nekrose angebohrt und der Defekt durch autologe Spongiosa aufgefüllt, eine Umstellungsosteotomie durchgeführt (um den Nekro-

seherd aus der Belastungszone herauszudrehen) oder eine Hüftendoprothese implantiert (☞ 24.7.7). Letzteres ist aber aufgrund des frühen Erkrankungsalters und der häufigen Doppelseitigkeit der Erkrankung problematisch. Unterstützend werden etwaige Ursachen der Durchblutungsstörung beseitigt. Der neuere Ansatz einer Behandlung mit Biphosphonaten kann noch nicht abschließend beurteilt werden.

Pflege

Pflege nach orthopädischen Eingriffen ☞ 24.1.3

24.7.7 Koxarthrose

Allgemeines zu den Arthrosen ☞ 24.10

> **Koxarthrose** *(Coxarthrose):* Sammelbezeichnung für degenerative Veränderungen des Hüftgelenks mit schmerzhafter Funktionsminderung.

Krankheitsentstehung und Einteilung

Primäre Koxarthrosen machen ca. $1/3$ aller Fälle aus. Die Patienten sind bei Krankheitsbeginn meist über 50 Jahre alt. Bei den übrigen $2/3$ handelt es sich um **sekundäre Koxarthrosen**. Sie sind häufiger einseitig und beginnen früher als bei der primären Form.

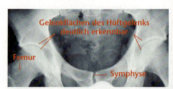

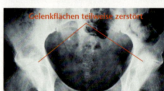

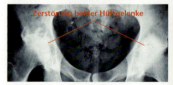

Abb. 24.34: Koxarthrose (Hüftgelenkarthrose). Die Aufnahmen wurden im Zeitraum von drei Jahren aufgenommen und zeigen die fortlaufende Zerstörung beider Hüftgelenke. [M114]

Symptome, Befund und Diagnostik

Die Patienten klagen über zunehmende Schmerzen in der Leisten-, Trochanter- und Gesäßregion (☞ auch 24.10) sowie über Bewegungseinschränkungen. Die Schmerzen strahlen oft in die Oberschenkel- und Knieregion aus. Da die Patienten auf die Beugekontraktur der Hüfte mit einer *Hyperlordose* der Lendenwirbelsäule reagieren, treten nicht selten Schmerzen im LWS-Bereich hinzu.

Die klinische Untersuchung zeigt ein typisches Hinken, einen Klopf- und Druckschmerz in der Leiste und am Trochanter sowie eine Bewegungseinschränkung der Hüfte, wobei die Innenrotation besonders früh beeinträchtigt ist. In der Beckenübersichtsaufnahme sind die typischen Arthrosezeichen nachweisbar.

Behandlungsstrategie

In der Regel wird die Koxarthrose so lange wie möglich konservativ behandelt (☞ 24.10). Operative Therapien werden erst nach Ausschöpfung aller konservativen Möglichkeiten eingesetzt. Ausnahme ist die frühzeitige operative Korrektur von Fehlstellungen bei sekundären Koxarthrosen, um das Fortschreiten der Arthrose zu verlangsamen.

Hüftgelenkerhaltende Operationen

Insbesondere bei sekundären Koxarthrosen jüngerer Patienten wird versucht, eine Schmerzlinderung und Funktionsverbesserung durch **hüftgelenkerhaltende Operationen** zu erzielen. Bei der **hüftnahen Femurkorrekturosteotomie** wird ein genau berechneter Knochenkeil aus dem proximalen Femur entfernt und der Femur durch eine Plattenosteosynthese wieder stabilisiert. Durch die Achsenkorrektur sollen Gelenkkongruenz, Lastübertragung im Gelenk sowie evtl. Durchblutung und Funktion des Gelenks verbessert werden.

Endoprothetischer Gelenkersatz

TEP: *T*otal*e*ndo*p*rothese mit künstlichem Gelenkkopf und künstlicher Gelenkpfanne.

HEP *(Kopfendoprothese): Hemi-Endoprothese* (hemi = halb) ohne künstliche Pfanne.

Hybrid-Prothese: Prothese mit zementfreier Pfanne und zementiertem Schaft (☞ Text).

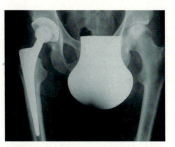

Abb. 24.35: Totalendoprothese (TEP) der rechten Hüfte. HEP ☞ Abb. 25.56. [M158]

Bei fortgeschrittener Koxarthrose, Erfolglosigkeit der konservativen Therapie und geringen Erfolgschancen einer gelenkerhaltenden Osteotomie (☞ 24.4.2) kann ein **endoprothetischer Gelenkersatz** die Lebensqualität des Patienten verbessern. Die zerstörten Gelenkstrukturen (bei der Koxarthrose Hüftpfanne und Femurkopf) werden entfernt und durch ein „künstliches" Gelenk ersetzt. Bei beidseitiger Koxarthrose wird zunächst die schmerzhaftere Seite operiert. Die Gegenseite wird ggf. in einem späteren Eingriff ersetzt. Ein endoprothetischer Gelenkersatz wird darüber hinaus oft bei Schenkelhalsfrakturen (☞ 25.8.8) durchgeführt.

Zur Verfügung stehen **zementierte TEP** mit Einbringen eines speziellen Knochenzements zwischen Prothese und Knochen zur Festigung der Verbindung und **zementfreie TEP**, bei denen der Knochen in die Prothese „einwachsen" soll. Beide sind im Wesentlichen als gleichwertig zu betrachten. Eine **HEP**, bei der nur der Hüftkopf ersetzt wird, ist nur bei sehr alten Patienten mit Schenkelhalsfraktur, aber ohne nennenswerte Koxarthrose angezeigt.

Da die Eingriffe mit hohem Blutverlust einhergehen können, wird der Patient auf die Möglichkeit der Eigenblutspende hingewiesen (☞ 15.10.2).

Hauptkomplikationen von Endoprothesenimplantationen sind:

▶ **Aseptische Prothesenlockerung,** d.h. ein Lockerwerden der Prothese *ohne* Bestehen eines Infekts. Leitsymptom sind (belastungsabhängige) Schmerzen. Evtl. ist ein Prothesenwechsel erforderlich, der aber mit einem höheren Komplikationsrisiko behaftet ist als der Ersteingriff
▶ **Periartikuläre Ossifikationen,** d.h. radiologisch nachweisbare Verkalkungen, die die Beweglichkeit einschränken
▶ **Luxationen,** d.h. der Gelenkkopf „springt" aus der Pfanne
▶ **Protheseninfektionen** (☞ 24.12.3)
▶ **Gefäß- und Nervenverletzungen,** v.a. des N. ischiadicus und des N. femoralis.

Pflege bei TEP

Pflege nach Operationen am Hüftgelenk ☞ *24.1.3*

Patienten mit zementierten und zementfreien Hüftendoprothesen werden, falls vom Operateur nicht ausdrücklich anders festgelegt, ab dem 1. postoperativen Tag mobilisiert, nach einem Prothesenwechsel manchmal erst ab dem 2. oder 3. postoperativen Tag. Inwieweit der Patient das operierte Bein belasten darf, legt der Operateur fest.

Folgende Bewegungen sind unmittelbar postoperativ mit erhöhter Luxationsgefahr verbunden und sind daher untersagt:
▶ Hüftbeugung über 90°
▶ Beine überkreuzen
▶ Kombinierte Bewegungen wie Hüftbeugung mit Rotation.

24.7.8 Gonarthrose

Allgemeines zu den Arthrosen ☞ *24.10*

> **Gonarthrose:** Arthrose des Kniegelenks. Häufigste Arthrose im Bereich der großen Gelenke (fast jeder über 70-Jährige hat arthrotische Veränderungen der Kniegelenke).

Einteilung

Je nachdem, welche Gelenkanteile betroffen sind, unterscheidet man:
▶ Die bevorzugt medial oder lateral lokalisierte **Gonarthose**
▶ Die **Retropatellararthrose** mit hauptsächlichem Befall des femoropatellaren Gelenkanteils
▶ Die **Pangonarthrose,** bei der alle drei Gelenkanteile verändert sind.

Symptome, Befund und Diagnostik

Die Patienten klagen über Gelenksteife und uncharakteristische Gelenkschmerzen (☞ 24.2.1), die langsam zunehmen. Oft sind die Beschwerden wetterabhängig.

> Stets muss eine (gleichzeitig vorhandene) Hüfterkrankung ausgeschlossen werden, da ca. 20% der Patienten mit Hüfterkrankungen primär über Kniebeschwerden klagen.

Behandlungsstrategie

Die Behandlung der Gonarthrose entspricht den in 24.10 und 24.7.7 dargestellten Grundsätzen. Folgende operative Möglichkeiten sind zu nennen:

- **Gelenknahe Osteotomien** (☞ 24.4.2) zur Korrektur von Varusstellungen (O-Stellung ☞ 24.7.9) oder Valgusstellungen (X-Stellung ☞ 24.7.9)
- **Implantation einer Gelenkendoprothese.** Hier stehen heute zahlreiche Modelle zur Verfügung, wobei am häufigsten ein *uni-* oder *bikondylärer Oberflächenersatz (ungekoppelte Endoprothese)* gewählt wird. Ober- und Unterschenkelteil haben hier keine Verbindung miteinander.
Bei *teilgekoppelten Endoprothesen* ragt ein kleiner Stift vom Unter- in den Oberschenkelteil, es ist neben Beugung und Streckung weiterhin eine Rotation möglich. Bei *vollgekoppelten Endoprothesen* sind Ober- und Unterschenkelteil über eine starre Achse verbunden, Rotation ist somit nicht mehr möglich
- **Arthrodese,** d.h. Versteifung des Kniegelenks (selten).

In einigen Häusern wird insbesondere in Frühstadien auch eine **arthroskopische Gelenkspülung** durchgeführt, um Zell- und Gewebetrümmer aus dem Gelenk herauszuspülen, oder eine sog. **Gelenktoilette** (*Knorpelshaving,* Abtragen von Knochenneubildungen etwa in Form von Höckern oder Randzacken und von zerstörtem Knorpel im Gelenk).

Pflege

Postoperative Pflege nach Knieoperationen ☞ 24.1.3

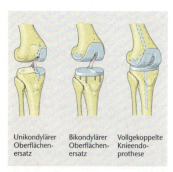

Abb. 24.36: Arten von Knieendoprothesen. Links ungekoppelter, bikondylärer Oberflächenersatz, rechts vollgekoppelte Knieendoprothese, die nur noch Beugung und Streckung erlaubt. [A400-190]

24.7.9 Genu varum und Genu valgum

> **Genu varum:** O-Bein. In leichter Ausprägung bei Säuglingen physiologisch.
>
> **Genu valgum:** X-Bein. In leichter Ausprägung im 2.–5. Lebensjahr physiologisch.

Beim **Genu varum** und **Genu valgum** handelt es sich um angeborene oder erworbene Beinachsenfehlstellungen. Bedeutung haben sie v.a. durch die aufgrund der ungleichmäßigen Belastung entstehende Gonarthrose (*Varus-* bzw. *Valgusgonarthrose* ☞ Abb. 24.37 und 24.38).

Therapeutisch sind bei geringen Fehlstellungen das Ausüben geeigneter Sportarten (z.B. Schwimmen), evtl. krankengymnastische Übungen und Schuhaußen- bzw. -innenranderhöhung zu empfehlen. In ausgeprägten Fällen sind Korrekturosteotomien erforderlich.

> Das krankhafte Genu varum und valgum darf nicht verwechselt werden mit der physiologischen Beinachsenentwicklung bei Kindern:
> - Bei Säuglingen ist eine leichte O-Bein-Stellung normal
> - Für Kleinkinder charakteristisch ist hingegen eine leichte X-Bein-Stellung, die sich im Laufe des Grundschulalters auswächst.

24.7.10 Meniskuserkrankungen

> **Meniskuserkrankungen:** Degenerative Schädigung und/oder traumatisch bedingter Einriss eines Meniskus im Kniegelenk. Männer sind doppelt so häufig betroffen wie Frauen.

Krankheitsentstehung

Die meisten **Meniskuserkrankungen** entstehen auf dem Boden degenerativer Veränderungen der Menisken. Dann führen bereits geringe Gewalteinwirkungen, die das Ausmaß physiologischer Belastungen kaum überschreiten, zum Einriss des Meniskus.

Traumatisch bedingte Meniskusverletzungen sind v.a. bei jüngeren Menschen zu beobachten.

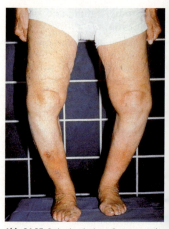

Abb. 24.37: Patientin mit einem Genu varum, das bereits zu einer Varusgonarthrose geführt hat. [M158]

Symptome und Untersuchungsbefund

Die Symptome bei degenerativen Meniskusveränderungen sind oft unspezifisch: Die Patienten klagen über belastungsabhängige Schmerzen im Knie, Streckhemmung und häufig Einklemmungserscheinungen („Blockieren" des Knies) bei bestimmten Bewegungen. Infolge der Schonung des Beins kann die Oberschenkelmuskulatur atrophieren. Häufig liegt gleichzeitig eine Kniegelenkarthrose vor (☞ 24.7.8).

Frische Meniskusverletzungen zeigen sich durch starke Schmerzen, eine Bewegungseinschränkung des Kniegelenks sowie evtl. Einklemmungserscheinungen (v.a. eine Streckhemmung) und einen Kniegelenkerguss.

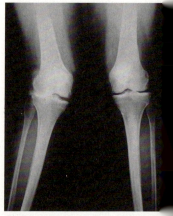

Abb. 24.38: Valgusgonarthrose im Röntgenbild [M158]

24.7 Erkrankungen des Beckens und der unteren Extremität

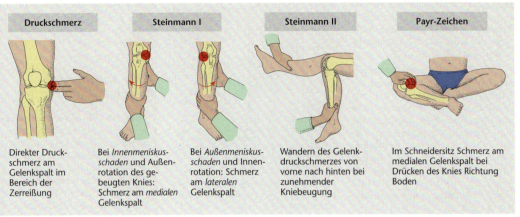

Abb. 24.39: Wichtige Meniskustests. [A400-190]

Es gibt verschiedene klinische Meniskustests (☞ Abb. 24.39), die meist auf einer Schmerzprovokation durch Kompression des lädierten Meniskus beruhen. Negative Meniskustests bedeuten aber nicht, dass die Menisken intakt sind. Die Kombination verschiedener Tests erhöht die Aussagekraft.

Diagnostik und Behandlungsstrategie

In der Diagnostik von Meniskusschäden hat die Kernspintomographie (☞ 14.6.5) die bisher übliche Arthroskopie verdrängt. Wird mittels Kernspintomographie ein Meniskusriss nachgewiesen, erfolgt eine arthroskopische Operation (☞ 25.3.3). Je nach Befund wird eine **Meniskusteilresektion** (partielle Meniskektomie), eine **totale Meniskektomie** (bei ausgedehnten Verletzungen) oder eine **Meniskusrefixation** (Annähen des Meniskus bei basisnahen Meniskusabrissen) durchgeführt.

Eine konservative Behandlung durch Gipsruhigstellung und Entlastung des Knies ist in aller Regel nicht sinnvoll.

Pflege bei Meniskusteilresektion
Präoperative Pflege
Allgemeine präoperative Pflege
☞ 15.10.2
▶ Kühlung und Hochlagerung des betroffenen Beins bis zur Operation
▶ Rasur handbreit oberhalb bis handbreit unterhalb des Kniegelenks. Sie wird erst unmittelbar vor dem Eingriff vorgenommen.

Postoperative Pflege
Allgemeine postoperative Pflege
☞ 15.10.4
▶ Hochlagerung des operierten Beins nach Anordnung des Operateurs mittels Schaumstoffschiene
▶ Kühlung des Knies mit speziellen Kühlelementen (☞ Abb. 15.103)
▶ Frühmobilisation, Belastung des operierten Beins gemäß den Anordnungen des Operateurs. Oft darf der Patient ab dem 2. postoperativen Tag voll belasten (Arztanordnung).
▶ Ggf. Schulung des Patienten z. B. im Gebrauch der notwendigen Gehstützen, die er auch nach Klinikentlassung bis zur Vollbelastung benutzen soll
▶ Bewegungsübungen des operierten Beins durch Physiotherapeuten ab dem ersten postoperativen Tag.

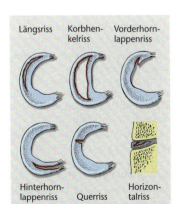

Abb. 24.40: Typische Meniskusläsionen. Meist reißt der kaum verschiebliche Innenmeniskus ein. [A400-190]

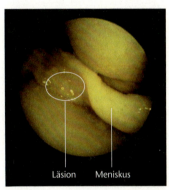

Abb. 24.41: Befund bei Arthroskopie, hier eine Meniskusläsion. [M158]

Patientenbeobachtung und Dokumentation
▶ Vitalzeichen, Temperatur
▶ Allgemeinbefinden, Schmerz
▶ Durchblutung, Motorik und Sensibilität der operierten Extremität („DMS")
▶ Drainagen, Verband.

24.7.11 Femoropatellares Schmerzsyndrom

Femoropatellares Schmerzsyndrom *(Chondropathia patellae, Chondromalacia patellae)*: Sehr häufige, ätiologisch nicht vollständig geklärte Erkrankung v. a. des Jugendalters mit Schmerzen im Kniescheibenbereich. Bei Jugendlichen oft spontanes Ausheilen, bei Erwachsenen häufig Übergang in eine Femoropatellararthrose.

969

Die Jugendlichen klagen über meist beidseitige Schmerzen bei oder nach längerer Kniebeugung oder Treppensteigen. Nachgeben des Knies oder Blockierungsphänomene sind nicht selten.

Die Behandlung ist primär konservativ mit physiotherapeutischen Übungen zur Kräftigung der Muskulatur und zum Ausgleich der Muskeldysbalance, physikalischen Maßnahmen, Bandagen oder Tape-Verband sowie ggf. der Gabe nichtsteroidaler Antiphlogistika. Die Patienten sollten längeres Sitzen mit gebeugten Knien und sportliche Überlastung vermeiden. Erst nach Ausschöpfen aller konservativen Maßnahmen wird eine Operation erwogen.

24.7.12 Osteochondrosis dissecans

Osteochondrosis dissecans (kurz *OD*): Lokalisierte aseptische Knochennekrose mit scharfer Abgrenzung der Nekrose zum gesunden Knochengewebe *(Dissektion)*. Es besteht die Gefahr der Abstoßung des *Dissekats* als freier Gelenkkörper **(Gelenkmaus).** In 85 % am Kniegelenk auftretend, jedoch auch z. B. auch an Sprung- oder Ellenbogengelenk möglich.

Die Erkrankung befällt v. a. Jugendliche gegen Ende des Wachstumsalters. Die Betroffenen haben uncharakteristische, belastungsabhängige Knieschmerzen, evtl. mit Knieschwellung und -erguss. Plötzliche Einklemmungen nach Abstoßung der Knochennekrose sind typisch.

Die Diagnose wird durch Röntgenaufnahmen, Kernspintomographie und Arthroskopie gestellt.

In frühen Erkrankungsstadien ist die Behandlung konservativ mit Analgetikagabe, Entlas-

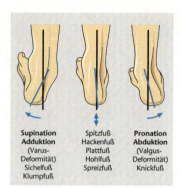

Abb. 24.43: Grundsätzliche Abweichungen von der Sagittalachse bei den verschiedenen Fußdeformitäten. [R110-19]

tung (z. B. durch Gehstützen, Gipstutor) für 6–10 Wochen, körperlicher Schonung und Sprungverbot. In späteren Stadien wird zur Operation geraten. Hierbei wird entweder durch verschiedene Methoden versucht, eine Wiedereinheilung des Dissekats zu erreichen, oder das Dissekat wird entfernt.

24.7.13 Morbus Osgood-Schlatter

Morbus Osgood-Schlatter *(Apophyseopathie der Tuberositas tibiae):* Gehäuft bei 10- bis 14-jährigen Jungen auftretende, aseptische Knochennekrose der Tibiaapophyse (Ansatz der Patellarsehne). In aller Regel spontanes Ausheilen mit dem Wachstumsabschluss.

Ursächlich scheint ein verstärkter Zug des Ligamentum patellae z. B. bei sportlicher Überbelastung zu sein.

Symptome, Befund und Diagnostik

Insbesondere nach sportlicher Belastung klagen die Patienten über Schmerzen an der Tuberositas tibiae. Knien verstärkt den Schmerz. Manchmal sieht man bei der seitlichen Betrachtung eine Beule, die als harter Tumor zu tasten ist.

Die Diagnose wird durch eine Röntgenaufnahme des Kniegelenks bestätigt.

Behandlungsstrategie

Die Behandlung des M. Osgood-Schlatter beim Jugendlichen ist stets konservativ. Zur Schmerzlinderung genügen oft Schonung, lokale antiphlogistische Therapie und/oder eine spezielle Schuhzu-

richtung *(rückhebelnde Zehenrolle)*. Bei starken Schmerzen kann das Knie für einige Wochen in einem Gipstutor ruhig gestellt werden.

24.7.14 Angeborener Klumpfuß

Klumpfuß *(Pes equinovarus adductus et excavatus):* Angeborene, passiv nicht ausgleichbare, komplexe Fußdeformität, die aus folgenden Einzelfehlstellungen zusammengesetzt ist:
- *Spitzfuß* durch verstärkte Plantarflexion im oberen Sprunggelenk. Fast immer ist die Achillessehne verkürzt
- *Supination (Varusstellung)* des Fersenbeins
- *Sichelfuß* durch Adduktion des Vorfußes
- *Hohlfuß* durch verstärktes Fußlängsgewölbe.

Bei frühzeitiger, konsequenter Behandlung meist gute Prognose.

Die Entstehung der Klumpfußdeformität ist unklar. Nicht selten tritt sie in Kombination mit anderen Fehlbildungen oder Behinderungen auf, z. B. einer Hüftdysplasie (☞ 24.7.1).

Symptome, Befund und Diagnostik

Bei ausgeprägten Klumpfüßen ist eine Blickdiagnose möglich. Röntgenaufnahmen dienen der Verlaufskontrolle.

Behandlungsstrategie

Entscheidend sind die Frühbehandlung unmittelbar nach der Geburt und die weitere konsequente Therapie bis zum Wachstumsabschluss.

Zunächst wird der Klumpfuß vorsichtig mit der Hand ein kleines Stück in Richtung normale Fußform gebracht *(manuelle Redression)*. Danach wird das Korrekturergebnis mittels Redressionsgips gehalten (☞ Abb. 24.45). Nach einigen Tagen wird der Gips entfernt und der Fuß wieder ein Stück weiter redressiert *(Etappengipse)*. Diese Phase dauert etwa drei Monate. In der Regel ist etwa im 6. Lebensmonat eine Achillessehnenverlängerung, evtl. auch eine Eröffnung der hinteren Gelenkkapsel nötig. Falls sich intraoperativ keine befriedigende Stellung

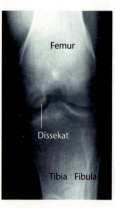

Abb. 24.42: Osteochondrosis dissecans mit Dissekat („Gelenkmaus"). [M158]

24.7 Erkrankungen des Beckens und der unteren Extremität

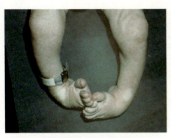

Abb. 24.44: Angeborene Klumpfüße. [E284]

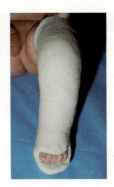

Abb. 24.45: Klumpfußgips. [T135]

erzielen lässt, sind weitere Weichteileingriffe erforderlich. Nachdem eine physiologische Fußform erreicht ist, muss eine weitere Behandlung z. B. mit Lagerungsschienen aus Kunststoff sowie begleitender aktiver und passiver Krankengymnastik erfolgen. Bei inkonsequenter Behandlung droht ein Rezidiv (sog. *rebellischer Klumpfuß*).

Derzeit zunehmend durchgeführt wird das Verfahren nach *Ponseti*. Durch ausgefeilte Redression ist nur eine kleine, ambulante Operation nötig (Achillessehnendurchtrennung). Danach ist eine mehrjährige Behandlung mit Fußschienen erforderlich, anfänglich über den ganzen Tag, später nur noch nachts und während des Mittagsschlafs.

Verbleibt eine (Rest-)Deformität, sind orthopädietechnische Maßnahmen, z. B. spezielle Klumpfußeinlagen bis hin zu orthopädischen Schuhen, angezeigt. Bei starken Schmerzen erfolgt eine Versteifungsoperation des unteren Sprunggelenks, evtl. kombiniert mit Weichteileingriffen (Ablösung oder Verlagerung von Gelenkkapsel, Bändern und/oder Sehnen).

Pflege
Pflege bei Gipsbehandlung ☞ 24.1.4

24.7.15 Hallux valgus

Hallux valgus: Sehr häufige, meist erworbene Zehendeformität, bei der die Großzehe im Grundgelenk zur Fußaußenseite abweicht *(Ballenfuß)* und das Großzehenendglied quer unter oder über den anderen Zehen liegt. Hauptsächlich betroffen sind Frauen mittleren und höheren Lebensalters.

Die Fehlstellung ist im späteren Krankheitsverlauf passiv nicht mehr auszugleichen. Durch die Subluxationsstellung der Großzehenbasis steht das Mittelfußköpf- chen nach medial vor (Pseudoexostose), und es kommt zu einer Arthrose im Großzehengrundgelenk.

Symptome, Befund und Diagnostik

Die Patienten kommen meist zum Arzt, weil sie Schmerzen im Bereich der Pseudoexostose haben oder ihnen keine Schuhe mehr passen. Der chronische Druck im Bereich der Pseudoexostose führt zu einer Bursitis, die sich bei Entstehung einer Drucknekrose durch Eindringen von Bakterien zu einer eitrigen Bursitis ausweiten kann.

Die Diagnose wird klinisch gestellt und durch eine Röntgenaufnahme im Stehen ergänzt. Wichtig für den Therapieentscheid ist die Beurteilung des Großzehengrundgelenks mit der Frage, ob bereits eine Arthrose vorliegt. Viele Patienten wünschen aber auch aus praktischen oder kosmetischen Gründen die (oft ambulante) Operation.

Behandlungsstrategie

Eine symptomatische Therapie, z. B. durch weite Schuhe und Einlagen, kann versucht werden. Das Fortschreiten der Fehlstellung der Großzehe ist hierdurch aber nicht aufzuhalten.

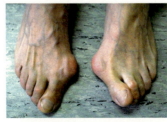

Abb. 24.46: Hallux valgus beidseits. [M158]

Beschwerdefreiheit auf Dauer ist meist nur durch eine Operation zu erzielen. Hier gibt es ca. 150 verschiedene Techniken. Unterschieden werden:
- **Gelenkerhaltende Eingriffe** mit Verlagerung von Sehnen oder Korrekturosteotomien. Sie sind indiziert bei jüngeren Patienten mit noch freier Beweglichkeit im Großzehengrundgelenk und passiver Ausgleichbarkeit der Fehlstellung
- **Resektions-Interpositions-Arthroplastiken** mit Teilentfernung der Gelenkfläche (Resektion) und Einnähen eines aus der Gelenkkapsel präparierten Lappens in den erweiterten ehemaligen Gelenkraum (Interposition). Sie sind bei Vorliegen einer Arthrose im Großzehengrundgelenk und kontrakter Fehlstellung die einzig erfolgversprechenden Maßnahmen.

Nach Entfernung der Spickdrähte ca. vier Wochen nach dem Eingriff sollte noch für einige Monate eine Hallux-valgus-Nachtlagerungsschiene zur Rezidivprophylaxe getragen werden. Der begleitende Spreizfuß wird mittels Einlagen behandelt.

Pflege

Vor dem Eingriff wird eine sorgfältige Fußpflege (Zehenzwischenräume) vorgenommen oder ein desinfizierendes Fußbad durchgeführt.

Postoperativ wird der Fuß in einer Unterschenkelgipsschiene hochgelagert und bis zum Abklingen der Schwellung gekühlt. Um beispielsweise zur Toilette zu gehen, darf der Patient ohne Belastung des operierten Fußes kurz mit Unterarmgehstützen aufstehen. Alternativ kann zur Mobilisation ein sog. Vorfußentlastungsschuh eingesetzt werden. Der erste Verbandswechsel erfolgt zusammen mit dem Ziehen des Redons am 2. postoperativen Tag, anschließend täglicher Verbandswechsel. Ragen Spickdrähte aus der Wunde, entspricht der Verbandswechsel den gleichen Prinzipien wie bei Fixateur externe (☞ 25.1.1).

24.7.16 Weitere Deformitäten von Füßen und Zehen

Insbesondere erworbene **Deformitäten von Füßen und Zehen** sind außerordentlich häufig und oft durch falsches Schuhwerk verursacht. Tabelle 24.47 fasst weitere angeborene und erworbene Deformitäten von Füßen und Zehen zusammen.

971

24 Pflege von Menschen mit orthopädischen Erkrankungen

Erkrankung	Klinische Kurzcharakterisierung	Behandlungsstrategie
Hammerzehe	Beugung des Zehenendgelenks bei gleichzeitiger Streckung im Zehengrundgelenk. Dadurch Hühneraugen, Schwielen, Schmerzen	In Frühstadien konservativ durch Einlagen, Schienen oder Verbände, Druckentlastung der Hühneraugen/Schwielen. Bei starken Beschwerden Operation (Resektionsarthroplastik oder -arthrodese). Pflege: Belastung nach Arztanordnung. Anleitung des Patienten zum Anlegen eines Pflasterzügelverbandes (bis zur 6. postoperativen Woche)
Krallenzehe	Überstreckung des Zehengrundgelenks bei Beugung des Mittel- und Endgliedes. Dadurch Hühneraugen, Schwielen, Schmerzen	
Spreizfuß	Häufigste erworbene Fußdeformität mit Verbreiterung des Vorfußes, Auseinanderweichen der Mittelfußknochen und Abflachung des Quergewölbes. Schwielen, evtl. Schmerzen im Vorfußbereich	Falls erforderlich, meist konservativ: im Vorfußbereich ausreichend weite Schuhe, keine zu hohen Absätze, ggf. Spreizfußeinlagen. Selten operativ
Spitzfuß	Fixierte Plantarflexion im oberen Sprunggelenk. Die Ferse berührt nicht den Boden, der Fuß kann nicht aktiv gehoben werden. Sonderform: **Hängefuß** bei Fußheberlähmung, etwa bei N.-peroneus-Schädigung. Beim Gehen **Steppergang** mit starker Anhebung des Knies, damit der Fuß nicht auf dem Boden schleift	Konservativ: aktive und passive Mobilisation, manuelle Redression, Lagerungsschalen, Muskeldehnungstechniken, Physiotherapie. Bei Hängefuß Orthese, die verhindert, dass der Fuß in der Schwungphase nach unten abklappt, z. B. *Peroneus-Orthese* (☞ Abb. 24.24). Bei Erfolglosigkeit/Restdeformität operativ Spitzfußprophylaxe ☞ 12.8.5.7
Knickfuß	Valgusstellung des Rückfußes. Evtl. Schmerzen im Knöchel- und Fußsohlenbereich	Konservativ: das mediale Fußlängsgewölbe unterstützende Einlagen, medialer Fersenkeil zur Aufrichtung der Ferse, guter seitlicher Halt der Ferse durch geeignete Schuhe oder Einlagen
Hohlfuß	Verstärkung des Fußlängsgewölbes (also das Gegenteil des Plattfußes), oft mit Rückfußsupination und Vorfußpronation. Leitsymptom Schmerzen bei Überlastung des Vorfußes	Abgesehen von leichten Ausprägungen oft operativ
Plattfuß	Abflachung des Fußlängsgewölbes mit teilweisem Aufliegen des Fußinnenrandes auf dem Boden	Bei stärkeren Beschwerden aktive Fußgymnastik in Kombination mit Einlagen. Bei persistierenden Schmerzen operativ
Sichelfuß	Sichelförmig in Adduktion stehender Vorfuß mit Abflachung des Längsgewölbes („Bajonettstellung")	Meist konservativ durch Redression, ggf. Redressionsgips, später Physiotherapie. In ausgeprägten Fällen Nachtlagerungsschalen, Sichelfußeinlagen. Selten operativ
Hackenfuß	Fehlstellung des Fußes in Richtung Fußrücken, so dass die Ferse tiefster Punkt ist	Meist konservativ durch Redression, Physiotherapie. In ausgeprägten Fällen Gips- oder Schienenbehandlung

Tab. 24.47: Weitere Deformitäten von Fuß und Zehen. Klumpfuß ☞ 24.7.14, Hallux valgus ☞ 24.7.15. [A400-190]

24.8 Angeborene Knochenerkrankungen

24.8.1 Dysmelien

Dysmelie: Fehlbildung im Bereich der Extremitäten.

Ursächlich vermutet werden in der Mehrzahl der Fälle endogene Faktoren, seltener exogene Schädigungen (z. B. Röntgenstrahlen, Medikamente, z. B. Thalidomid, in Contergan®).

Die Klassifikation der **Dysmelien** ist nicht einheitlich. Unterschieden werden meist **Plusbildungen** (*Überschussvarianten,* also beispielsweise überzählige Finger = **Polydaktylie**) und **Minusbildungen** (*Mangelvarianten,* z. B. das Fehlen von Gliedmaßenteilen). Bei **Syndaktylien** haben sich zwei oder mehr Finger bzw. Zehen während der Entwicklung nur unvollständig oder gar nicht voneinander getrennt.

Nach dem klinischen und anatomischen Befund werden die Minusbildungen in **transversale Defekte** („Amputationen") und **longitudinale Defekte** (*Ektromelien,* „verstümmelte" Gliedmaßen) unterteilt.

Einen Überblick über die häufigsten Formen und ihre Begriffsbezeichnungen gibt Abbildung 24.48.

Da grobe Dysmelien von außen sichtbar sind, werden sie meist unmittelbar nach der Geburt des Kindes diagnostiziert.

Therapeutisch steht das Erzielen einer möglichst guten Funktion der fehlgebildeten Extremität im Vordergrund, am günstigsten noch vor dem Schulalter. Hierzu sind evtl. operative Korrekturen (sinnvollerweise in speziellen Zentren) und z. B. eine Prothesenversorgung erforderlich.

24.8.2 Osteogenesis imperfecta

Osteogenesis imperfecta *(Glasknochenkrankheit):* Erblich bedingte Gruppe von Erkrankungen mit dem Leitsymptom einer erhöhten Knochenbrüchigkeit. In Deutschland ca. 3500 Erkrankte.

Infolge eines genetischen Defektes ist die Kollagensynthese bei der **Osteogenesis imperfecta** gestört, was zu einer erhöhten Knochenbrüchigkeit führt.

Es werden unterschiedliche Ausprägungsgrade und Begleitstörungen (z. B. Zahndefekte, Blaufärbung der Skleren) beschrieben. In schwersten Fällen haben die Kinder bereits bei der Geburt zahlreiche Spontanfrakturen und Deformierungen und sterben kurze Zeit später. In leichten Fällen besteht eine mäßige Frakturneigung, die nach der Pubertät nachlässt. Eine kausale Therapie ist nicht möglich.

24.9 Systemische Knochen- und Gelenkerkrankungen

Gicht ☞ 21.8
Rachitis ☞ 29.10.4
Rheumatische Erkrankungen ☞ 23.6

24.9.1 Osteoporose

Osteoporose: Generalisierte Knochenerkrankung mit Verminderung der Knochenmasse, veränderter Knochenarchitektur und erhöhtem Frakturrisiko. Erkrankung vornehmlich des älteren Menschen, insbesondere älterer Frauen.

Die Osteoporose hat eine enorme medizinische, pflegerische und soziale Bedeutung: In Deutschland gibt es ca. 5 – 7 Millionen Betroffene und schätzungsweise 65 000 osteoporosebedingte Schenkelhalsfrakturen pro Jahr, oft mit dauerhafter Beweglichkeitseinschränkung oder Pflegebedürftigkeit.

Krankheitsentstehung

Die Ursache der häufigsten Form, der **primären Osteoporose,** ist bislang ungeklärt. Zwei Typen werden differenziert:
▶ Typ I befällt vor allem Frauen nach den Wechseljahren (25 % aller Frauen über 60 Jahre sind betroffen). Der Knochenumsatz ist typischerweise hoch. Wichtigster Faktor bei der Krankheitsentstehung ist nach heutigem Kenntnisstand der Östrogenmangel der Frau nach der Menopause.
▶ Typ II mit niedrigem Knochenumsatz tritt bei ca. 50 % aller über 70-Jährigen auf und nimmt meist einen schleichenden Verlauf
▶ Mischformen sind möglich.

Insgesamt seltener, aber bei Männern häufiger, ist die **sekundäre Osteoporose** mit bekannter Ursache. Die wichtigsten Ursachen sind eine Langzeitbehandlung mit Glukokortikoiden (☞ Pharma-Info 21.13), ein Diabetes mellitus (☞ 21.6), eine Schilddrüsenüberfunktion (☞ 21.3.3), Alkoholmissbrauch, Nikotinabusus, Mangelernährung, Tumoren und Bewegungsmangel *(Inaktivitätsosteoporose).*

Die Verminderung der Knochenmasse und Veränderungen der Mikroarchitektur führen zu einer erhöhten Knochenbrüchigkeit mit Frakturgefahr bereits bei geringen Traumen.

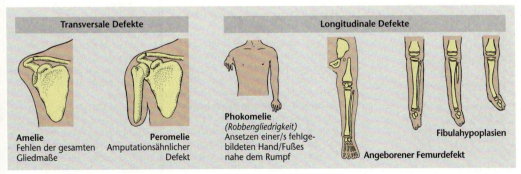

Abb. 24.48: Einteilung der Gliedmaßenfehlbildungen. [A400-190]

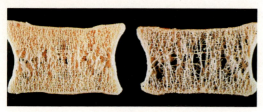

Abb. 24.49: Makroskopisches Präparat zweier Wirbelkörper. Links Normalbefund, rechts deutlicher Abbau der Knochenbälkchen bei Osteoporose. [O136]

Symptome und Untersuchungsbefund

Viele Erkrankte sind beschwerdefrei, bis sie durch eine sonst harmlose Verletzung einen Knochenbruch erleiden, typischerweise eine Wirbelkörper- oder Schenkelhalsfraktur. Andere berichten über Rückenschmerzen, die durch Wirbelkörperverformungen mit reaktiven Muskelverspannungen und Fehlhaltungen bedingt sind. Auch der Körperlängenverlust im Alter, der „Witwenbuckel" älterer Frauen, der „Tannenbaumeffekt" durch schlaffe, quere Hautfalten am Rücken und scheinbar zu lange Arme (durch Rumpfverkürzung; die Betroffenen werden meistens deutlich kleiner) sind Zeichen einer Osteoporose.

Diagnostik und Differentialdiagnose

In der normalen Röntgenaufnahme des Knochens ist die Osteoporose erst bei einem Knochenverlust von ca. 30 % erkennbar (Kalksalzminderung und Wirbelkörperdeformierung). Somit eignet sie sich nicht zur Früherkennung. Hierzu ist eine **Knochendichtemessung** (Knochendensitometrie) erforderlich, die für Risikopatienten empfohlen wird. Zurzeit empfehlenswertestes Verfahren ist die **DXA** (Doppel-Röntgen-Absorptiometrie, engl. *dual X-ray absorptiometry*).

Der Abgrenzung zur **Osteomalazie** (zu weicher Knochen mit Verbiegungstendenz, meist durch Störung des Vitamin-D-Stoffwechsels), zu Knochentumoren und anderen Gelenkerkrankungen dienen Blutuntersuchungen (v. a. Bestimmung von Kalzium, Phosphat, Alkalischer Phosphatase und Parathomon – bei der Osteoporose Normwerte), Skelettszintigraphie (☞ 14.6.6), CT und Kernspintomographie.

Behandlungsstrategie
Primäre Osteoporose

Eine kausale Therapie ist nicht bekannt. Durch Gabe von **Biphosphonaten** (z. B. Alendronat, in Fosamax®, Risedronat, in Actonel®) in Kombination mit Kalzium und Vitamin D und wird versucht, den Knochenabbau zu hemmen bzw. die Knochenbildung zu fördern. Bei Frauen kommt eine Hormontherapie mit Raloxifen (z. B. Evista®) in Betracht. Calcitonin (z. B. Karil®) und Fluoride (z. B. Tridin®) sind Reservemedikamente. Die niedrig dosierte Parathormongabe ist Gegenstand von Studien (☞ 3).

Bei einer klinisch manifesten Osteoporose ist eine medikamentöse Schmerzbekämpfung, z. B. mit nichtsteroidalen Antirheumatika (etwa Voltaren® ☞ Pharma-Infos 15.62 und 23.11), oft nicht zu umgehen. Physikalische Maßnahmen (z. B. Massagen, warme Bäder), physiotherapeutische Übungen zur Muskelstärkung (☞ 15.12.1) und das Anpassen eines Mieders oder Korsetts bei Wirbelsäulendeformierungen und instabilen Frakturen sind weitere Maßnahmen.

Die sehr häufigen osteoporosebedingten Schenkelhalsfrakturen werden in der Regel operativ versorgt (☞ 25.8.8), Wirbelsäulenfrakturen meist konservativ behandelt. Neuere Alternative ist die **(Ballon-) Kyphoblastie:** In den zusammengebrochenen Wirbelkörper wird ein Ballonkatheter eingeführt, aufgeblasen und der so entstandene Hohlraum mit Knochenzement gefüllt. Eine abschließende Bewertung ist noch nicht möglich.

Sekundäre Osteoporose

Bei den sekundären Osteoporosen wird versucht, die Ursache zu beseitigen. Ansonsten entspricht die Therapie derjenigen bei primärer Osteoporose.

Pflege

Prävention und Gesundheitsberatung

Ziel der **Osteoporoseprävention** ist es, in jungen Jahren eine optimale Knochenmasse aufbauen *und* im Alter den Knochenabbau zu verringern. Diese Maßnahmen sind sowohl (noch) Gesunden als auch Betroffenen zu erläutern: (☞ 3)

▶ Körperliche Bewegung (möglichst mindestens 30 Min. täglich), am besten im Freien
▶ Ausreichend Kalzium (z. B. Milch, Käse – v. a. Hartkäse – grüne Blattgemüse, kalziumreiche Mineralwässer) und Vitamin D, Vermeiden einer unzureichenden Ernährung. Ggf. Gabe entsprechender (Kombinations-)präparate
▶ Verzicht auf übermäßigen Alkoholgenuss und Rauchen
▶ Bei Frauen nach den Wechseljahren ggf. Hormonersatztherapie. Diese wurde lange für alle Frauen nach den Wechseljahren befürwortet, wird aber heute wegen ihrer Risiken nur noch für Frauen mit einem besonders hohen Osteoporoserisiko nach Abwägen des individuellen Nutzen-Risiko-Verhältnisses empfohlen (zur Hormonersatztherapie ☞ auch 30.10)
▶ Bei medikamentöser Behandlung Beratung über Wirkung, Nebenwirkungen und Einnahme der Arzneimittel: Biphosphonateinnahme am besten zwischen den Mahlzeiten, nicht mit Milch und wegen einer möglichen Komplexbildung getrennt von Kalzium.

Zur Prävention einer osteoporotischen Fraktur ist zusätzlich die **Sturzprophylaxe** wesentlich (☞ auch 12.8.5.5):
▶ Beseitigen von Stolperfallen, Anbringen von Haltegriffen, gute Beleuchtung
▶ Ausreichend Bewegung (führt z. B. zur Verbesserung der Koordination)
▶ Zur Prophylaxe von hüftgelenknahen Frakturen bei hohem Risiko und Akzeptanz des Patienten ggf. *Hüftprotektoren* (☞ Abb. 12.8.81).

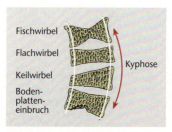

Abb. 24.50: Osteoporose der Wirbelsäule. [A300-190]

24.9.2 Morbus Paget

> **Morbus Paget** *(Osteodystrophia deformans):* Lokalisierte Knochenerkrankung mit übermäßigem Knochenumbau und dadurch bedingter mechanischer Minderwertigkeit des Knochens. Betrifft Männer häufiger als Frauen, der Altersgipfel liegt bei ca. 60 Jahren.

Krankheitsentstehung

Aus noch nicht genau bekannten Gründen (virale Genese?) kommt es beim **Morbus Paget** zu einer Vermehrung und Überaktivität der Osteoklasten. Reparaturversuche der Osteoblasten führen zu einem unkoordinierten Anbau mechanisch minderwertigen Knochens mit erhöhter Frakturgefahr und zunehmenden Deformitäten.

Symptome, Befund und Diagnostik

Häufiges Symptom sind aufgrund der bevorzugten Lokalisation in Becken und LWS ziehende Schmerzen in diesem Bereich, die oft als „rheumatisch" oder „ischiasbedingt" angesehen werden. Bei Befall des Schädels kann der Patient darüber klagen, dass ihm seine Hüte wegen des größeren Schädelumfangs nicht mehr passen. Manchmal treten kompressionsbedingte Hirnnervenstörungen (☞ 33.10.3) oder eine Hirndrucksymptomatik (☞ 33.12.1) auf. In fortgeschrittenen Stadien sind die Knochen teils erheblich deformiert („Säbelscheidentibia" mit Verbiegung der Tibia nach vorn), und es treten pathologische Frakturen auf. Etwa $\frac{1}{3}$ aller Betroffenen ist aber beschwerdefrei.

Weitere **Komplikationen** der Erkrankung sind eine Hyperkalzämie und Hyperkalzurie (Gefahr von Nierensteinen!) aufgrund des gesteigerten Stoffwechsels sowie eine maligne Entartung (< 1 %).

Die Röntgenaufnahme zeigt einen charakteristischen grobsträhnigen Knochenumbau. Die Knochenszintigraphie deckt asymptomatische Krankheitsherde auf. Ein guter Laborparameter für die Krankheitsaktivität ist die Alkalische Phosphatase (erhöht). In seltenen Fällen ist eine Knochenbiopsie erforderlich.

Behandlungsstrategie

Die medikamentöse Behandlung besteht in der Gabe von Calcitonin (z. B. Karil®) und/oder Biphosphonaten zur Hemmung des Knochenabbaus. Physikalische Therapiemaßnahmen und Anpassung z. B. von Orthesen oder Korsetts können ebenfalls die Schmerzen des Patienten lindern und Deformierungen hinauszögern.

24.10 Arthrosen

Gonarthrose ☞ 24.7.8
Koxarthrose ☞ 24.7.7

> **Arthrose** *(Arthrosis deformans):* Schmerzhafte, degenerative Gelenkerkrankung mit Zerstörung des Gelenkknorpels und Entzündung der Innenschicht der Gelenkkapsel, die zur völligen Einsteifung eines Gelenks führen kann. Bei älteren Menschen sind v. a. die Hüft- und Kniegelenke betroffen *(Kox-* bzw. *Gonarthrose).*

Krankheitsentstehung

Ursache der Arthrose ist ein Missverhältnis zwischen der Belastungsfähigkeit eines Gelenks und seiner tatsächlichen Belastung:

▶ Bei der häufigeren **primären** *(idiopathischen)* **Arthrose** ist keine Ursache bekannt

▶ Die **sekundäre Arthrose** ist Folge angeborener oder erworbener Deformierungen und daraus resultierender unphysiologischer Gelenkbelastung (z. B. bei angeborener Hüftdysplasie ☞ 24.7.1, X- oder O-Beinen ☞ 24.7.9). Ist die Arthrose Folge einer Verletzung (z. B. einer fehlverheilten Fraktur), spricht man von einer **posttraumatischen Arthrose.**

Die Gelenkknorpeloberflächen werden rau, reißen auf und werden durch Entzündungen der Gelenkkapselinnenfläche zerstört. Manchmal lösen sich sogar Knorpelteile völlig ab **(freie Gelenkkörper).**

Symptome, Befund und Diagnostik

Anfangs fällt dem Patienten ein Steifegefühl an den befallenen Gelenken auf. Es folgen Schmerzen *zu Beginn* einer Belastung *(Anlaufschmerz,* „eingerostete Gelenke"), die sich über einen *ständigen* Belastungsschmerz zum *Dauerschmerz* auch in Ruhe und während der Nacht steigern (☞ Tab. 24.51).

Besonders eindrücklich ist das klinische Bild bei einer sog. **aktivierten Arthrose,** bei der z. B. Überanstrengung zu einer Entzündung der Gelenkinnenhaut geführt hat: Das betroffene Gelenk ist durch einen Erguss geschwollen und entzündlich überwärmt, und der Patient hat starke Schmerzen.

Die Diagnose wird klinisch und anhand von Röntgenaufnahmen gestellt. Das Röntgenbild zeigt eine Verschmälerung des Gelenkspaltes und typische Knochenveränderungen im betroffenen Gelenk. Nicht selten besteht eine Diskrepanz zwischen den radiologisch nachweisbaren Gelenkveränderungen und den subjektiven Beschwerden. Durch Blutuntersuchungen und evtl. eine Punktion des Gelenks werden andere rheumatische Erkrankungen (☞ Kap. 23) oder eine Infektion ausgeschlossen.

Behandlungsstrategie

Zunächst werden die konservativen Therapiemaßnahmen ausgeschöpft (☞ auch Pflege). Medikamentös gelangen vor allem *nichtsteroidale Antiphlogistika* zur Schmerzlinderung und Entzündungshemmung zur Anwendung (☞ Pharma-Infos 15.62 und 23.11). Die Einnahme sog. knorpelschützender Präparate **(Chondroprotektiva)** ist weiterhin umstritten. In fortgeschrittenen Fällen können Medikamente vom Arzt unter sterilen Bedingungen direkt in das Gelenk gespritzt werden (Infektionsgefahr!). Sind die Beschwerden weiterhin sehr stark, wird bei älteren Patienten und Inoperabilität des Kranken auch eine *Strahlentherapie* (☞ 15.7) erwogen, welche die Beschwerden durch ihre entzündungshemmende Wirkung bessern kann. Ob und wann sie wiederholt werden kann, hängt wesentlich von der verabreichten Dosis ab und wird vom Strahlentherapeuten entschieden.

In schweren Fällen ist eine Operation notwendig. Ob dabei eine gelenkerhaltende Operation, eine Resektionsarthroplastik oder eine Gelenkendoprothese (☞ 24.4.2 und 25.6.3) die bessere Lösung für den Patienten darstellt, ist jeweils im Einzelfall zu entscheiden.

Die Erkrankung schreitet in der Regel unaufhaltsam fort, oft – v. a. bei richtiger Lebensführung – aber nur so langsam, dass der meist ältere Patient bis zu seinem Lebensende durch konservative Maßnahmen beschwerdearm bleibt.

Pflege

Prävention und Gesundheitsberatung

Die Pflegenden beraten den Betroffenen über günstiges Verhalten:

▶ Wichtig ist eine *Anpassung der Belastung* an den Gelenkzustand bei gleichzeitig *ausreichender Bewegung* des Gelenks. Dies bedeutet die Reduktion von Übergewicht, regelmäßige krankengymnastische Übungen und die Auswahl geeigneter Sportarten, z.B. Schwimmen, Fahrradfahren. Gehen auf weichen Böden ist besser als auf harten, also besser Spaziergang im Wald statt „Pflastertreten". Auch durch Gummi-, Krepp- oder Luftpolster-Sohlen wird das Gehen weicher

▶ Die Benutzung von Gehstöcken kann Gelenke der unteren Extremität entlasten. Dabei wird der Gehstock gleichzeitig mit dem erkrankten Bein aufgesetzt. Manchmal sind spezielle Absätze (z.B. Pufferabsätze, Abrollhilfen) zur Belastungsregulierung empfehlenswert

▶ Eine Ruhigstellung des Gelenks ist nur während hochakuter Schübe sinnvoll, da sie eine Versteifung des Gelenks begünstigt

▶ Treten im arthrotischen Gelenk Entzündungen auf, werden diese physikalisch mit Kälte behandelt, z.B. durch kalte Wickel (☞ 15.12.2) oder Eispackungen (☞ 15.12.3). Gibt es keine Anzeichen für Entzündungen, bekommen dem Betroffenen in der Regel Wärmeanwendungen gut, z.B. Moorpackungen oder warme Bäder (☞ 15.12.3). Weiter können Massagen und Elektrotherapie (☞ 15.12.4) sinnvoll sein

▶ Ist durch oben genannte Maßnahmen Beschwerdefreiheit erzielt worden, darf der Patient das betroffene Gelenk trotzdem nicht sofort wieder voll belasten. Ständige Überlastung und häufige Extrembelastungen sind auf Dauer zu vermeiden

▶ Nimmt der Patient nichtsteroidale Antiphlogistika ein, ist die Gefahr von Magenschleimhautentzündungen und Magengeschwüren (☞ 19.5.3) erhöht. Deswegen ist auf Blut im Stuhl zu achten

▶ Viele Patienten empfinden es als Hilfe, wenn sie sich selbst informieren und mit anderen Betroffenen austauschen können. (✉ 3)

Bezeichnung	Symptome
Omarthrose (Arthrose des Schultergelenks)	Schmerzen mit Bewegungseinschränkung (v.a. bei der Abduktion und Rotation); in der Regel sekundäre Arthrose
Radiokarpalgelenk-Arthrose (Arthrose des Handgelenks)	Belastungsabhängige Schmerzen und Bewegungseinschränkung im Handgelenk; meist sekundäre Arthrose
Rhizarthrose (Arthrose des Daumensattelgelenks)	Schmerzen v.a. beim Zufassen mit Opposition des Daumens (z.B. Auswringen von Wäsche, Schlüsseldrehen)
Bouchard-Arthrose (Arthrose der Fingermittelgelenke)	Schmerzen, Fehlstellung und Deformierung der Fingermittelgelenke, Streckdefizit
Heberden-Arthrose (Arthrose der Fingerendgelenke)	Schmerzen, Fehlstellung und Deformierung der Fingerendgelenke, Streckdefizit, insgesamt geringe Funktionseinschränkung
Degenerative Wirbelsäulenveränderungen	Rückenschmerzen (evtl. ausstrahlend), Muskelverhärtung, Fehlhaltung, Bewegungseinschränkung ☞ auch 33.10.2
Koxarthrose (Arthrose des Hüftgelenks)	☞ 24.7.7
Gonarthrose (Arthrose des Kniegelenks)	☞ 24.7.8
Sprunggelenkarthrose (Arthrose des oberen/unteren Sprunggelenks)	Belastungsabhängige Schmerzen, Schwellung, Bewegungseinschränkung; meist sekundäre Arthrose
Hallux rigidus (Arthrose des Großzehengrundgelenks)	Belastungsabhängige Schmerzen beim Gehen, vor allem beim Abrollen, später zunehmende Einsteifung des Gelenks

Tab. 24.51: Arthrosen der verschiedenen Gelenke.

24.11 Knochentumoren

24.11.1 Primäre Knochentumoren

> **Primäre Knochentumoren:** Insgesamt seltene Tumoren (ca. 1% aller Tumoren), häufiger gutartig als bösartig.

Krankheitsentstehung und Einteilung

Die Ursache der Entartung bleibt in der Regel unklar. Entarten können alle im Knochen vorhandenen Gewebe- und Zellformen, z.B. auch Gefäß- und Nervenzellen. Tabelle 24.53 gibt eine Übersicht.

Symptome und Untersuchungsbefund

Das klinische Bild bei Knochentumoren ist wenig spezifisch. Im Vordergrund stehen Auftreibungen des Knochens bzw. der Extremität, (lokale) Schmerzen, Bewegungseinschränkung und Spontanfrakturen. Viele Tumoren bereiten aber überhaupt keine Beschwerden.

Diagnostik

Erste diagnostische Maßnahme bei Verdacht auf einen Knochentumor ist die Röntgennativaufnahme. Deren Beurteilung ist oft schwierig, da die Veränderungen variabel und nicht selten uncharakteristisch sind. Sie reichen von Zeichen des Knochenabbaus (Osteolysen) bis zu Zeichen des Knochenumbaus und der -neubildung. Bei der weiteren Abklärung steht heute die Kernspintomographie, ggf. mit Gefäßdarstellung, im Vordergrund. Bei bösartigen Tumoren folgen weitere technische Untersuchungen zur Metastasensuche. Blutuntersuchungen einschließlich Tumormarker sind wenig hilfreich.

Letzter und fast immer entscheidender Schritt in der Diagnostik ist die Biopsie. Bei Verdacht auf einen bösartigen Knochentumor sollte sie in der Klinik durchgeführt werden, in der auch die endgültige operative Therapie erfolgt.

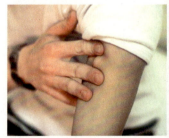

Abb. 24.52: Solitäre Exostose am Oberarm eines jungen Mannes. [M158]

24.12 Knochen- und Gelenkinfektionen 24

Tumor	Klinische Kurzcharakterisierung	Behandlungsstrategie
Gutartige Knochentumoren		
Enchondrom (Chondrom)	Meist vor dem 40. Lebensjahr. Hauptlokalisation kleine Röhrenknochen von Hand oder Fuß. Oft symptomlos, evtl. sichtbare Auftreibung, selten Spontanfraktur, bei stammnaher Lokalisation Entartungsrisiko	Je nach Beschwerden und Lokalisation (Entartungsrisiko) Kürettage und Spongiosaauffüllung des Defekts
Osteochondrom (solitäre Exostose)	Häufigster Knochen „tumor" (eher Wachstumsstörung). Hauptlokalisation Kniebereich, Oberarm. Oft symptomlos, evtl. sichtbare Auftreibung, selten Spontanfraktur, sehr selten maligne Entartung	Operative Entfernung bei Beschwerden (z. B. Gefäß- oder Nervenkompression) oder schnellem Wachstum
Juvenile (solitäre) **Knochenzyste**	Tumorähnliche Läsion, Altersgipfel 10.–15. Lebensjahr. Hauptlokalisation proximaler Humerus, Femur. Oft Erstmanifestation durch Spontanfraktur	Punktion und Kortisoninstallation oder Operation (v. a. Kürettage und Spongiosaauffüllung)
Bösartige Knochentumoren		
Chondrosarkom	Altersgipfel 30.–50. Lebensjahr. Hauptlokalisation Becken, proximaler Femur, Schultergürtel, proximaler Humerus. Leitsymptom Schmerzen, oft relativ lange Anamnese	Radikale Tumorentfernung. Chemo- und Strahlentherapie wirkungslos
Ewing-Sarkom	Altersgipfel 10.–15. Lebensjahr. Hauptlokalisation Becken, Femur, Tibia, Humerus. Leitsymptome lokale Schmerzen, Schwellung, nicht selten allgemeines Krankheitsgefühl, Fieber. In 25 % zur Zeit der Diagnose bereits Metastasen	Behandlung meist im Rahmen von Studien: präoperative Chemotherapie, Lokaltherapie durch Operation und Strahlentherapie, postoperative Chemotherapie
Osteosarkom	Altersgipfel um die Pubertät, Hauptlokalisation Metaphysen langer Röhrenknochen (50 % kniegelenknah). Leitsymptome Schmerzen, Schwellung, Bewegungseinschränkung. In 80 % zur Zeit der Diagnose Mikrometastasen, meist der Lunge	Behandlung meist im Rahmen von Studien: präoperative Chemotherapie, radikale Tumorentfernung, postoperative Chemotherapie

Tab. 24.53: Überblick über die wichtigsten primären Knochentumoren. Plasmozytom ☞ 22.7.2

Behandlungsstrategie

Benigne Tumoren werden z. B. bei Kompression benachbarter Strukturen, Gefahr von Spontanfrakturen oder zunehmenden Schmerzen operativ entfernt. Alternativ kann ein abwartendes Verhalten mit Verlaufsbeobachtung in Betracht kommen.

Die aussichtsreichste Therapie maligner Tumoren ist von der Histologie des Tumors abhängig und umfasst oft eine Kombination aus Operation, Radio- und Chemotherapie.

24.11.2 Knochenmetastasen

Knochenmetastasen: Durch Metastasenbildung entstandene, sekundäre Knochenmalignome und die häufigsten Knochentumoren überhaupt.

Prinzipiell können alle bösartigen Tumoren **Knochenmetastasen** setzen. Besonders oft aber metastasieren Mamma-, Prostata-, Lungen-, Nieren- und Schilddrüsenkarzinome in den Knochen. Häufigster Sitz der Metastasen ist die Wirbelsäule.

Drei **Leitsymptome** stehen im Vordergrund:

▶ Schmerzen, die bei noch unbekanntem Primärtumor oft als „rheumatisch" oder „ischiasbedingt" gedeutet werden

▶ Spontanfrakturen, insbesondere bei **osteolytischen** (= den Knochen auflösenden) **Metastasen.** Diese können im Bereich der Wirbelsäule durch Zusammenbruch des Wirbelkörpers mit nachfolgender Kompression des Rückenmarks zu neurologischen Ausfällen bis hin zum Querschnittssyndrom (☞ 33.14.2) führen

▶ Bei **osteoblastischen** („knochenbildenden") **Metastasen** neurologische Ausfälle durch Kompression z. B. der Spinalnervenwurzeln.

Therapieziel bei Knochenmetastasen sind vor allem die Beschwerdelinderung und die Komplikationsvermeidung. Eine kurative Zielsetzung ist die Ausnahme.

Je nach zugrunde liegendem Tumor und Allgemeinzustand des Patienten gelangen Strahlen-, Hormon- oder Chemotherapie, aber auch operative Maßnahmen zur Knochen- bzw. Frakturstabilisierung (z. B. Verbundosteosynthese ☞ 25.6.3, Endoprothese ☞ 25.6.3) zur Anwendung.

Bei multiplen Metastasen wird vielfach Clodronsäure (z. B. Ostac®) als Co-Analgetikum (☞ 15.6.3) und zur Erhöhung des Kalziumgehalts im Knochen gegeben. Hier muss beachtet werden, dass der Patient eine Stunde vor und nach Einnahme des Arzneimittels nichts essen darf.

24.12 Knochen- und Gelenkinfektionen

Sepsis ☞ 26.4

24.12.1 Akute Osteomyelitis

Osteomyelitis: Knochenmarkentzündung, meist mit einer Entzündung der übrigen Knochenstrukturen einhergehend. Prognose durch heutige Antibiotika wesentlich besser als früher, jedoch in ca. 30 % irreversible Gelenkschäden.

Spondylitis: Osteomyelitis eines Wirbelkörpers. Bei Mitbeteiligung der Bandscheibe **Spondylodiszitis** genannt.

Krankheitsentstehung und Einteilung

Zwei Formen der **akuten Osteomyelitis** werden unterschieden:

▶ **Endogene Osteomyelitis** durch hämatogene Aussaat der Erreger im Rahmen einer Allgemeininfektion oder von einem Streuherd aus (Hauptentstehungsweg bei Kindern)

▶ **Exogene Osteomyelitis** durch Eindringen der Erreger von außen, etwa bei einer offenen Fraktur, Operation oder Verletzung (Hauptentstehungsweg bei Erwachsenen).

977

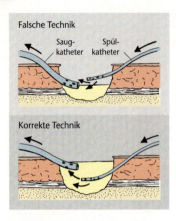

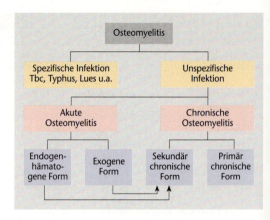

Abb. 24.54 (links): Technik der Spül-Saug-Drainage bei Osteomyelitis. [A300-190]

Abb. 24.55 (rechts): Einteilung der Osteomyelitiden. [A300]

Haupterreger sind Staphylo- und Streptokokken.

Bei Kindern besteht durch die gefäßlose Epiphysenfuge eine „natürliche" Grenze zwischen Knochen und Gelenk. Eine Ausbreitung der Infektion auf das Gelenk ist daher eher selten. Bei Säuglingen (Epiphysenfuge durch Gefäße überbrückt) und Erwachsenen (Epiphysenfuge knöchern durchbaut) besteht ein solches Hindernis nicht, so dass die Gelenke wesentlich stärker gefährdet sind.

Symptome, Befund und Diagnostik

Meist ist das Bild der akuten Osteomyelitis eindrücklich: Die Patienten haben Fieber, fühlen sich schlecht und klagen über Schmerzen in der betroffenen Gliedmaße bzw. bei der Spondylitis im Rücken (auch nachts). Insbesondere bei Gelenkbeteiligung nehmen sie eine schmerzlindernde Schonhaltung ein.

Eher schleichend beginnt die **tuberkulöse** (spezifische) **Osteomyelitis**. Sie befällt v. a. die Wirbelkörper sowie das Hüft-, Knie- und/ oder Iliosakralgelenk.

Der Untersucher stellt mit Druckschmerz, Rötung, Überwärmung und Schwellung die klassischen (lokalen) Entzündungszeichen fest. Evtl. ist die Venenzeichnung vermehrt, und es liegt ein Gelenkerguss vor.

Der Diagnosesicherung dienen:
- *Blutuntersuchungen.* BSG und CRP (☞ 26.3.2) sind stark erhöht, das Blutbild zeigt die für bakterielle Infektionen charakteristische Leukozytose. Durch serologische Untersuchungen und Blutkulturen ist evtl. ein Erregernachweis möglich
- *Tuberkulintest* (☞ 18.4.5)
- *Bildgebende Verfahren.* In der Nativröntgenaufnahme sind erst ab der 2.–3. Krankheitswoche Veränderungen sichtbar. Dies ist für den Behandlungsentscheid zu spät. Häufig können Knochenszintigraphie, Sonographie, Kernspintomographie und CT vorher weiterhelfen
- *Mikrobiologische Untersuchungen.* Ein Erregernachweis (*vor* Beginn der Antibiotikatherapie!) ist stets anzustreben. Das hierfür notwendige Material wird durch Abstrich, Punktion oder Biopsie während einer Operation gewonnen.

Komplikationen

Frühkomplikationen der akuten hämatogenen Osteomyelitis sind:
- Bildung eines **Sequesters**. Infolge schlechter Durchblutungsverhältnisse stirbt ein Knochenstück ab und ist völlig vom vitalen Knochengewebe abgetrennt (*demarkiert*). Eine dadurch entstehende Aussparung im Knochen mit typischen reaktiven Veränderungen (*Randsklerose*) heißt **Totenlade**
- Abszedierung
- Fistelung, d. h. Durchbrechen durch die Haut nach außen
- Pathologische Fraktur (☞ 25.6.1)
- Gelenkempyem (☞ 24.12.4)
- Sepsis durch hämatogene Aussaat der Erreger (☞ 26.4)
- Chronische oder rezidivierende Osteomyelitis (☞ 24.12.2).

Spätfolgen sind in erster Linie Fehlstellungen, bleibende Gelenkschäden sowie Wachstumsstörungen bei Kindern (Schädigung der Epiphysenfuge).

Behandlungsstrategie

Grundpfeiler jeder Osteomyelitisbehandlung sind die Ruhigstellung des erkrankten Knochens und die Antibiotikatherapie.

Bei einer hämatogen entstandenen Osteomyelitis kann zumindest in der Frühphase von einer guten Durchblutung des entzündeten Knochens ausgegangen werden. Dementsprechend steht eine hoch dosierte, *intravenöse* Antibiotikagabe über mindestens 2–4 Wochen an erster Stelle. Begonnen wird mit einer Kombinationstherapie. Liegt der Befund des Antibiogramms vor, wird die Therapie evtl. umgestellt. Nach deutlichem Rückgang der Entzündungsparameter und klinischer Besserung kann die Antibiotikabehandlung oral fortgesetzt werden, ebenfalls über mehrere Wochen.

Hingegen ist bei einer exogenen Osteomyelitis die Knochendurchblutung in der Regel gestört, so dass intravenös verabreichte Antibiotika den Ort der Entzündung nicht oder nicht ausreichend erreichen. Therapie der Wahl ist hier die (abermalige) Operation.

Bei dieser werden Nekrosen entfernt und die Wunde gespült. Stabile Osteosynthesen werden belassen, instabile entfernt und durch einen Fixateur externe (☞ 25.1.1) fern der Fraktur ersetzt. Dann werden Medikamententräger in unterschiedlicher Form (Ketten Schwämme) eingelegt, oder es wird eine **Spül-Saug-Drainage** (☞ Abb. 24.54) eingebracht. Ist eine primäre Defektdeckung nicht möglich, erfolgt eine offene Wundbehandlung (☞ 25.4.2), evtl. mit späterer sekundärer Deckung. Ggf. ist ein Zweiteingriff (second-look-Operation) notwendig, etwa um Restnekrosen auszuräumen.

Pflege bei akuter Osteomyelitis

Pflege bei Fieber ☞ *12.4.4.2, 12.4.5.2*
Pflege bei Fixateur externe ☞ *25.1.1*

Da die Patienten oft strenge Bettruhe einhalten müssen, unterstützen die Pflegenden sie bei den beeinträchtigten Aktivi

24.12 Knochen- und Gelenkinfektionen

24

täten und führen alle notwendigen Prophylaxen (☞ 12.2.5.2, 12.5.1.4) durch. Viele Kranke sind zudem psychisch niedergeschlagen, haben Angst vor einem chronischen Verlauf (☞ 24.12.2) und brauchen Verständnis und Aufmunterung.

Alle Materialien, die mit dem infizierten Gebiet in Berührung gekommen sind (z. B. Verbände, Drainagen), gelten als „infiziös" und werden entsprechend entsorgt (besonders wichtig bei Patienten mit Knochentuberkulose).

Pflege bei Spül-Saug-Drainage

Durch Spülen mit bis zu 2–5 l Ringer-Lösung täglich (evtl. mit Antibiotika- oder Antiseptikazusatz) wird die infizierte Wundhöhle mechanisch gereinigt. In der Regel wird ca. eine Woche lang gespült. Bei der Pflege ist zu beachten:

▶ Wunde nach den Regeln des Verbandswechsels bei septischen Wunden versorgen (☞ 15.9.4). Da sich häufig erhebliche Mengen der Spülflüssigkeit im Verband befinden, für ausreichende Unterlage sorgen
▶ Einlaufgeschwindigkeit der Spüllösung regelmäßig kontrollieren
▶ Spülmenge bilanzieren (Bilanzbogen)
▶ Menge, Farbe und Beimengungen der ablaufenden Lösung beobachten und dokumentieren
▶ Nach Arztanordnung Abstriche aus der Spülflüssigkeit entnehmen
▶ Bei Verstopfung der abführenden Drainagen sofort Arzt informieren
▶ Auf Schwellung des Wundgebiets achten, Umfang der Extremität regelmäßig messen

Ist die Spül-Saug-Drainage nicht mehr notwendig, wird zuerst die Spülflüssigkeit entfernt. Dann werden auch an die Spülkatheter Redon-Flaschen angeschlossen, die zusammen mit den anderen Drainagen so lange belassen werden, bis wenig oder kein Wundsekret nachfließt (in der Regel 1–2 Tage). Erst danach werden die Drainagen gezogen und die Drainagespitzen auf Arztanordnung zur Keimbestimmung ins Labor geschickt.

24.12.2 Chronische Osteomyelitis

Die **chronische Osteomyelitis** entsteht meist sekundär nach nicht ausgeheilter *exogener* (akuter) Osteomyelitis.

Leitsymptome sind Schmerzen (auch in Ruhe und nachts), Fistelbildung und die klassischen lokalen Entzündungszeichen

in unterschiedlicher Ausprägung. Die Diagnose wird durch Laboruntersuchungen, Röntgenaufnahmen, Kernspintomographie und mikrobiologische Untersuchungen gesichert.

Therapeutisches Ziel ist die dauerhafte Infektsanierung bei weitestmöglichem Funktionserhalt der Extremität. Dies kann nur durch eine operative Sanierung, vergleichbar dem Vorgehen bei exogener akuter Osteomyelitis (☞ 24.12.1), erreicht werden.

Rezidive können noch nach Jahrzehnten auftreten. Spätfolgen der chronischen Osteomyelitis sind v. a. Fehlstellungen, Beinlängendifferenz und – insbesondere nach langjährigem Verlauf – eine *Amyloidose* (Ablagerung eines speziellen Proteins, des *Amyloids*, im Gewebe mit nachfolgenden Stoffwechselstörungen) oder *Fistelkarzinome*.

24.12.3 Infizierter Gelenkersatz

> **Infizierter Gelenkersatz:** Bakterielle Infektion einer implantierten Gelenkendoprothese. Schwerwiegende Komplikation mit drohendem Verlust der Gelenkfunktion.

Eine **Frühinfektion** (innerhalb der ersten drei Monate postoperativ) ist durch intraoperative oder frühe postoperative Kontamination der Wunde bedingt. Hingegen ist eine **Spätinfektion** (später als drei Monate postoperativ) durch eine *Bakteriämie* und eine Aktivierung ruhender Keime bei Abwehrschwäche verursacht.

Leitsymptome von *Frühinfektionen* sind postoperativ persistierendes oder nach einem freien Intervall wieder auftretendes Fieber, Schmerzen oder starke, evtl. übel riechende Wundsekretion. *Spätinfektionen* zeigen sich in erster Linie durch Schmerzen und Prothesenlockerung.

Die Diagnose wird durch klinische Untersuchung, Blutuntersuchungen, Gelenkpunktion, ggf. Wundabstrich, Röntgenaufnahmen und evtl. Szintigraphie gestellt. Die Röntgenaufnahmen zeigen – teils aber erst sehr spät – die Zeichen einer Prothesenlockerung (sog. *Lockerungssaum*). Bleibt die Diagnose auch nach diesen Maßnahmen offen, ist eine Operation nötig.

Die Therapie beinhaltet stets eine operative Infektsanierung. Häufig werden in einem ersten Eingriff die infizierte Pro-

these entfernt und Medikamententräger eingebracht, die zusätzlich Platzhalterfunktion haben. Ist der Infekt sicher abgeheilt, kann in einer zweiten Operation eine neue Prothese implantiert werden.

24.12.4 Eitrige Arthritis

Reaktive Arthritis ☞ 23.6.3

> **Eitrige Arthritis** (*septische, infektiöse* oder *mikrobielle Arthritis*): Akute bakterielle Gelenkentzündung, oft mit Eiteransammlung in der Gelenkhöhle.
>
> (**Gelenkempyem**, *Pyarthros*). Orthopädischer Notfall! Je später der Behandlungsbeginn, desto größer die Gefahr von Folgeschäden bis hin zum völligen Funktionsverlust des Gelenks.

Krankheitsentstehung

Eine **eitrige Arthritis** kann auf drei Wegen entstehen:

▶ Hämatogen (endogen) durch Erregeraussaat mit dem Blutstrom
▶ Exogen durch Keimeinschleppung von außen, etwa bei Verletzung, Gelenkpunktion oder -injektion
▶ Fortgeleitet von gelenknahen bakteriellen Entzündungen, etwa einer Osteomyelitis (☞ 24.12.1).

Begünstigend wirken vorbestehende Gelenkerkrankungen, bestimmte Allgemeinerkrankungen (beispielsweise Diabetes mellitus), Abwehrschwäche und Suchtkrankheiten.

Unbehandelt führt die eitrige Arthritis innerhalb kurzer Zeit zur Zerstörung von Gelenkknorpel und Knochen.

Symptome, Befund und Diagnostik

Die eitrige Arthritis verläuft meist akut und hochschmerzhaft: Das betroffene Gelenk ist geschwollen, gerötet und überwärmt, seine Funktion ist schmerzhaft eingeschränkt. Der Patient vermeidet ängstlich jede Bewegung. Zusätzlich bestehen oft die Zeichen einer Allgemeininfektion.

Die Diagnose wird durch Blutuntersuchungen (CRP- und BSG-Erhöhung, Leukozytose) und Gelenkpunktion mit bakteriologischer und mikroskopischer Untersuchung des Punktats gestellt. Die Röntgenaufnahme ist zunächst wenig ergiebig, knöcherne Veränderungen sind erst nach 2–3 Wochen darstellbar. Die

979

Pflege von Menschen mit orthopädischen Erkrankungen

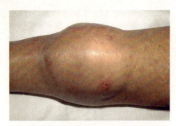

Abb. 24.56: Hochrotes, überwärmtes, stark geschwollenes und schmerzhaftes Kniegelenk bei einem Gelenkempyem. [M158]

Sonographie dient der Darstellung des Gelenkergusses. Ein Szintigramm kann eventuell weitere Infektionsherde schon sehr früh nachweisen.

Behandlungsstrategie

Prognoseentscheidend ist ein *frühestmöglicher* Behandlungsbeginn:
- Die mehrmonatige Antibiotikabehandlung beginnt sofort
- Durch **Arthrotomie** *(operative Gelenköffnung)* oder Arthroskopie mit Spülung und Einlegen einer Spül-Saug-Drainage wird das Gelenk gereinigt und die Keimzahl reduziert. Bei Entzündung der Synovia wird diese zum Teil entfernt **(Synovektomie)**
- Unterstützend werden nichtsteroidale Antiphlogistika (☞ Pharma-Infos 15.62 und 23.11) verabreicht
- Nach Infektabheilung ist evtl. die Operation von Folgeschäden erforderlich.

Pflege bei akuter Arthritis

Pflege bei Fieber ☞ *12.4.4.2, 12.4.5.2*
Pflege bei Immobilität ☞ *12.8.5.2*
Pflege bei Spül-Saug-Drainage ☞ *24.12.1*

- Die betroffene Extremität wird hochgelagert
- Kälteanwendungen lindern die Beschwerden des Patienten und wirken entzündungshemmend
- Die Mobilisation des Patienten erfolgt nach Arztanordnung. In den letzten Jahren wird immer mehr zur Frühmobilisation übergegangen, z. B. mittels elektrischer Bewegungsschiene, um einer Bewegungseinschränkung vorzubeugen.

Literatur und Kontaktadressen

📖 Literaturnachweis

1. Vgl. Fleischhauer, M.; Heimann, D.: Leitfaden Physiotherapie in der Orthopädie und Traumatologie. Elsevier/Urban & Fischer Verlag, 2. Aufl., München 2006.
2. Leitlinien der Deutschen Gesellschaft für Allgemeinmedizin und Familienmedizin: Kreuzschmerzen. Gekürzte Internetfassung 2003. Nachzulesen unter www.uni-duesseldorf.de/AWMF/ll/053-003.htm
3. Prophylaxe, Diagnostik und Therapie der Osteoporose bei Frauen ab der Menopause, bei Männern ab dem 60. Lebensjahr. S3-Leitlinie des Dachverbands der Deutschsprachigen Wissenschaftlichen Osteologischen Gesellschaften e. V., Stand 01.06.2006. Nachzulesen unter www.dv-osteologie.org

Vertiefende Literatur ☞ 💻

✉ Kontaktadressen

1. Bundesverband Skoliose-Selbsthilfe e. V., Mühlweg 12, 74838 Limbach, Tel.: 01 77/7 32 33 34 (Mobilfunknummer), Fax: 0 62 87/92 59 96, www.bundesverband-skoliose.de
2. www.kuenstliches-gelenk.info
3. Deutsche Arthrose-Hilfe e. V., Postfach 11 05 51, 60040 Frankfurt a. M., Tel. 0 68 31/94 66 77, Fax: 0 68 31/94 66 78, www.arthrose.de
   www.arthroseliga.de
   www.deutsches-arthrose-forum.de

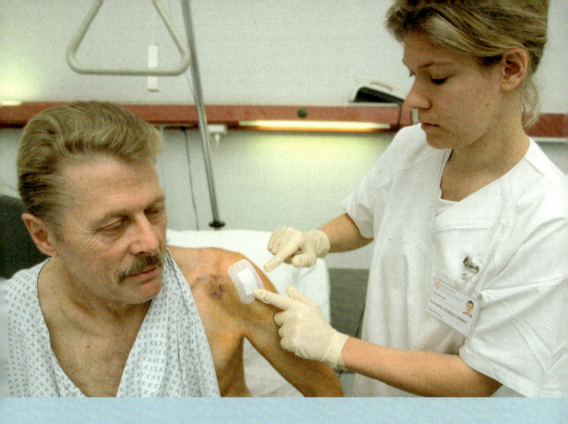

25 Pflege von Menschen mit traumatologischen Erkrankungen

25.1	Pflege von Menschen mit traumatologischen Erkrankungen 982	25.4	Weichteilverletzungen ... 987	25.8.2	Verletzungen der Wirbelsäule 1002
		25.4.1	Entstehung von Wunden 988	25.8.3	Verletzungen des Schulter- gürtels 1004
25.1.1	Pflege von Patienten mit Fixateur externe 982	25.4.2	Wundversorgung im Krankenhaus 988	25.8.4	Verletzungen des Oberarms 1004
25.1.2	Pflege von Patienten mit Osteosynthese 983	25.5	Luxation 991	25.8.5	Verletzungen des Ellenbogengelenks und des Unterarmes 1004
25.1.3	Pflege von Patienten mit Extension 984	25.6	Fraktur 992		
		25.6.1	Einteilung von Frakturen 992	25.8.6	Verletzungen der Hand 1006
25.2	Leitsymptome und -befunde in der Traumatologie 985	25.6.2	Klinik und Diagnostik von Frakturen 993	25.8.7	Verletzungen des Beckens ... 1007
				25.8.8	Verletzungen des Hüftgelenks und des Oberschenkels 1007
25.2.1	Schmerzen 985	25.6.3	Therapieprinzipien bei Frakturen 994	25.8.9	Verletzungen des Knies und des Unterschenkels 1008
25.2.2	Schwellungen 985				
25.2.3	Blutungen 985	25.6.4	Frakturheilung 996		
25.2.4	Neurologische Ausfälle 985	25.6.5	Störungen und Komplikationen der Frakturheilung 996	25.8.10	Verletzungen des Sprunggelenks und des Fußes 1009
25.2.5	(Periphere) Durchblutungs- störungen 985	25.6.6	Kontrollen bei Frakturen 998	25.9	Thoraxverletzungen 1010
		25.7	Amputation 998	25.10	Stumpfes Bauchtrauma 1012
25.3	Der Weg zur Diagnose ... 986	25.8	Spezielle Frakturen, Luxationen und Bandverletzungen 1001	25.11	Polytrauma 1012
25.3.1	Bildgebende Diagnostik 986				
25.3.2	Gelenkpunktion 986			Literatur und Kontaktadressen ... 1014
25.3.3	Arthroskopie 987	25.8.1	Verletzungen des Schädels .. 1001		

25 Pflege von Menschen mit traumatologischen Erkrankungen

Fallbeispiel

Die medizinischen Fachgebiete

Traumatologie *(griech.* trauma = Verletzung, Wunde): Lehre von der Entstehung, Verhütung und Behandlung von Verletzungen. Im klinischen Sprachgebrauch oft synonym verwendet mit

Unfallchirurgie: Befasst sich mit Diagnostik, konservativer und operativer Behandlung sowie Rehabilitation von Verletzungen (insbesondere des Bewegungsapparates) einschließlich deren Folgeschäden. Bildet seit kurzem zusammen mit der Orthopädie (☞ Kap. 24) ein medizinisches Fachgebiet.

Da Verletzungen oft nicht nur den Bewegungsapparat, sondern auch andere Organe/Organsysteme betreffen, ist die Versorgung Unfallverletzter häufig eine interdisziplinäre Aufgabe.

Arbeitsunfälle und private Unfälle

Ein **Arbeitsunfall** liegt vor, wenn eine *versicherte Person* (z. B. Arbeitnehmer, Kindergartenkind, Schüler) während einer *versicherten Tätigkeit* (z. B. Arbeit, Weg von oder zur Arbeitsstelle, Schulbesuch) einen *Unfall* mit *Körperschaden* (z. B. Prellung, Knochenbruch) erleidet. Dagegen spricht man z. B. bei Sportunfällen oder Unfällen zu Hause von **privaten Unfällen**.

Diese Unterscheidung hat versicherungsrechtliche Bedeutung: Bei Arbeitsunfällen besteht Versicherungsschutz durch die **Berufsgenossenschaft** *(BG).* Nach einem Arbeitsunfall *muss* der Patient so früh wie möglich einen **Durchgangsarzt** *(D-Arzt)* aufsuchen, d. h. einen von der Berufsgenossenschaft zugelassenen (Fach-)Arzt mit besonderen Erfahrungen in der Traumatologie. Dieser entscheidet, ob eine allgemeine Heilbehandlung durch den Hausarzt oder eine spezielle Heilbehandlung durch ihn oder einen anderen D-Arzt erforderlich ist und erstellt einen **Durchgangsarztbericht** *(D-Bericht).*

25.1 Pflege von Menschen mit traumatologischen Erkrankungen

Pflege im OP
Pflege bei Gipsbehandlung ☞ 24.1.4

25.1.1 Pflege von Patienten mit Fixateur externe

Ein **Fixateur externe** *(äußerer Spanner, äußerer Festhalter)* wird zur *äußeren* Stabilisierung v. a. bei Frakturen mit umgebenden Weichteilverletzungen, infizierten oder Trümmerfrakturen sowie zur temporären Stabilisierung einer Fraktur bis zur endgültigen Versorgung angewandt.

Proximal und distal der Fraktur werden z. B. Schrauben oder Nägel in den Knochen eingebracht, die durch die Haut nach außen ragen. Dann werden diese außerhalb des Körpers mit Metallstäben so miteinander verbunden und verspannt, dass die Fraktur stabilisiert wird.

Durch die Verbindung zwischen Knochen und Außenwelt besteht die Gefahr einer **Pin-Track-Infektion** (von *engl.* pin = Stift und track = Weg, *Bohrloch-Osteomyelitis*). Hierbei kommt es zunächst zu einer Entzündung an der Durchtrittsstelle der Schraube an der Haut, die dann in die Tiefe fortschreitet und im schlimmsten Fall zu einer **Ostitis** (Entzündung von Knochengewebe) führt. Eine Pin-Track-Infektion zeigt sich durch Rötung der Haut um die Eintrittsstellen, seröse Sekretion aus den Eintrittsstellen, Schmerzen und allgemeine Entzündungszeichen.

Behandelt wird die Pin-Track-Infektion mit desinfizierenden Verbänden. Schreitet die Infektion in die Tiefe fort und lockern sich die Pins, müssen die Pins versetzt und die infizierten Hautkanäle operativ saniert werden.

Prophylaxen

Ein Fixateur externe an den unteren Extremitäten oder am Becken schränkt die Mobilität des Patienten meist erheblich ein und erhöht dadurch die Thrombose-, Dekubitus-, Pneumonie- und Obstipationsgefahr. Die Pflegenden führen daher alle Prophylaxen sorgfältig durch (☞ 12.3.3, 12.5.1.4, 12.2.5.2, 12.7.2.5).

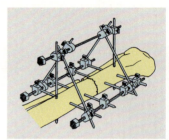

Abb. 25.2: Durch die Schrauben oder Nägel besteht eine Verbindung zwischen Außenwelt und Knochen, über die Bakterien einwandern und zu einer Infektion führen können. [A400-190]

Lagerung

Bei der Lagerung des Patienten achten die Pflegenden insbesondere auf:
- Lagerung der verletzten Extremität in einer hohen Schaumstoffschiene oder auf Kissen, um Schwellungen zu vermeiden (Schiene ausreichend polstern)
- Lagerung des Fußgelenks in ca. 90°-Stellung (Spitzfußprophylaxe an der gesunden Extremität ☞ 12.8.5.7) und freie Lagerung der Ferse, z. B. durch Polster im Bereich der Achillessehne
- Zusätzliche Polsterung von Stellen mit oberflächlich gelegenen Nervenbahnen (z. B. Wadenbeinköpfchen) wegen der Gefahr der Nervenschädigung
- Ggf. Abpolsterung des Fixateurs mit Schaumstoff oder Kissen, damit der Patient sich mit dem Fixateur keine Verletzungen der nicht betroffenen Extremität zuzieht

Verbandswechsel

Bei einem Patienten mit Fixateur externe wird der Verband täglich unter aseptischen Bedingungen gewechselt, um einer Pin-Track-Infektion (☞ oben) vorzubeugen.

Materialien

Benötigt werden:
- Händedesinfektionsmittel, zwei Paar unsterile Schutzhandschuhe
- Kugeltupfer („Pflaumen"), Ringer-Lösung, sterile Pinzette, ggf. eine sterile Nierenschale
- Hautdesinfektionsmittel, z. B. Octenisept®
- Schutzunterlage
- Abwurf
- Materialien zur Wundbehandlung nach Arztanordnung, z. B. Epigard®
- Sterile Kompressen in unterschiedlichen Größen, Schlitzkompressen

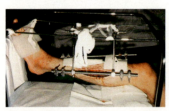

Abb. 25.1: Fixateur externe bei einer offenen Unterschenkelfraktur. [T195]

982

- Mullbinde und bei großem Abstand der Durchtrittsstellen elastische Binde
- Ggf. Abstrichröhrchen.

Durchführung des Verbandswechsels

Der Verband bei Fixateur externe wird wie folgt gewechselt:
- Patienten informieren und bequem lagern
- Hände desinfizieren
- Schutzhandschuhe anziehen, Schutzunterlage unterlegen und alten Verband entfernen (angetrocknete Kompressen mit Ringer-Lösung anweichen). Beim alten Verband auf Blut, seröse Flüssigkeit oder Eiter achten
- Handschuhe ausziehen
- Kugeltupfer in der wasserdichten Originalverpackung oder in der sterilen Nierenschale mit Ringer-Lösung tränken
- Neue Handschuhe anziehen
- Schrauben und Drähte mit den getränkten Tupfern mechanisch reinigen
- Draht- oder Schraubendurchtrittsstellen auf Überwärmung, Rötung und Schwellung als Zeichen einer Entzündung begutachten. Bei entzündlichen Veränderungen Wundabstrich abnehmen (Arztanordnung)
- Mit der sterilen Pinzette getränkte Kugeltupfer fassen und damit die Durchtrittsstellen der Drähte von Krusten befreien
- Durchtrittsstellen mit einem geeigneten Hautdesinfektionsmittel desinfizieren
- Bestehende Weichteilverletzungen versorgen, z. B. mit Epigard® (ärztliche Aufgabe, die an die Pflegenden delegiert werden kann)
- Durchtrittsstellen mit (Schlitz-)Kompressen und Mullbinde verbinden (kein Pflaster aufkleben)
- Ggf. Extremität mit elastischer Binde wickeln
- Anschließend Durchblutung, Motorik und Sensibilität distal des Verbandes prüfen und Patienten nach Schmerzen fragen. Bei auffälligem Befund Ursache suchen und möglichst beseitigen, z. B. zu straffen Verband lockern
- Patienten bequem lagern
- Gebrauchte Materialien entsorgen
- Hände desinfizieren
- Maßnahme und Beobachtungen dokumentieren.

Krankenbeobachtung und Dokumentation

- **D**urchblutung, **M**otorik und **S**ensibilität der betroffenen Extremität („DMS")
- Schmerzen
- Zeichen einer Pin-Track-Infektion (☞ oben)
- Korrekte Lagerung
- Allgemeinzustand des Patienten, Dekubitus, Ödeme, Obstipation.

Prävention und Gesundheitsberatung

Wird ein Patient mit Fixateur externe nach Hause entlassen, beraten die Pflegenden ihn zum richtigen Umgang:
- Kleidung anpassen, z. B. Hosen- oder Ärmelnähte auftrennen oder Hosen mit Druckknöpfen an der Seite anziehen
- Fixateur vor Nässe und Schmutz (auch Tierhaare) schützen
- Verband täglich wechseln, Eintrittsstellen reinigen und desinfizieren. Kann der Patient seine Wunde nicht selbst sehen, kann er einen Spiegel benutzen oder Angehörige übernehmen den Verbandswechsel. Trockene, reizlose Eintrittsstellen können nach Reinigung und Desinfektion auch offen bleiben. Duschen ist bei reizlosen Wundverhältnissen möglich. Wasser vorher laufen lassen, um Keime auszuspülen, nach dem Duschen Eintrittsstellen reinigen und desinfizieren
- Bewegungsübungen nach Anleitung durch die Physiotherapeuten selbstständig durchführen
- Arzt regelmäßig zur Kontrolle aufsuchen, bei Problemen (z. B. lockerem Fixateur, roter, warmer Haut, Schmerzen, Eiter im Bereich der Pineintrittsstellen) sofort.

25.1.2 Pflege von Patienten mit Osteosynthese

Osteosynthese bezeichnet die operative Frakturstabilisierung durch (Metall-)Implantate (Details ☞ 25.6.3).

Präoperative Pflege

Allgemeine präoperative Pflege ☞ 15.10.2

Die Pflegenden rasieren das OP-Feld unmittelbar vor dem Eingriff (☞ auch 15.10.2). In der Regel genügt es, das Gebiet etwa handbreit um die geplante Inzision (Hautschnitt) herum zu rasieren.

Postoperative Pflege

Allgemeine postoperative Pflege ☞ 15.10.4

Lagerung

Die operierte Extremität wird hochgelagert und gekühlt, solange sie geschwollen ist (Haut vor Kälteschäden schützen, indem das Eis z. B. in ein Handtuch eingeschlagen wird und so keinen direkten Hautkontakt hat). Extremitäten werden in der Regel mittels Schaumstoffschienen oder Kissen hochgelagert (☞ Abb. 25.3).

In vielen Häusern gibt es Pflegestandards, in denen Lagerungen und Lagerungshilfsmittel in Abhängigkeit von der durchgeführten Operation beschrieben sind. Dann lagern die Pflegenden den Patienten entsprechend, falls keine anderslautende Arztanordnung existiert.

Mobilisation

Die Mobilisation erfolgt auf Arztanordnung abhängig von der Art der Osteosynthese (☞ 25.6.3) und den Wundverhältnissen. Mit der physiotherapeutischen Behandlung kann in der Regel am 1. postoperativen Tag begonnen werden.

Versorgung der Wunden

Die Redon-Saugdrainagen werden in der Regel am 2. postoperativen Tag entfernt. Im weiteren Verlauf wird der Verband mindestens alle zwei Tage gewechselt, bei Bedarf, z. B. Durchfeuchtung, auch öfter. Dabei beobachten die Pflegenden die Wunde auf Entzündungen und Häma-

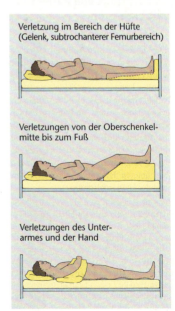

Abb. 25.3: Die drei Standard-Lagerungen von verletzten Patienten. [A400-190]

tome. Nach 2–5 Tagen kann der Verband entfallen, sofern die Wunde trocken ist. Die Hautfäden werden je nach Lokalisation der Wunde zwischen dem 10. und 14. postoperativen Tag entfernt.

Krankenbeobachtung

Postoperativ kontrollieren die Pflegenden Durchblutung, Motorik und Sensibilität (Details ☞ 25.1.3) der operierten Extremität und achten auf Schwellungen, Menge und Beschaffenheit des Wundsekrets sowie Schmerzäußerungen des Patienten.

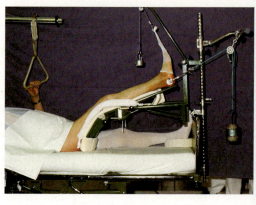

Abb. 25.4: Kalkaneusextension. Das verletzte Bein ist auf einer Schiene hochgelagert. Das größere Gewicht (rechts im Bild) dient der Extension, das kleinere Gewicht (Bildmitte) der Spitzfußprophylaxe. [M161]

> **Prävention und Gesundheitsberatung**
>
> Zur Entlassungsberatung nach Osteosynthese gehören oft:
> ▶ Einüben der postoperativ angeordneten **Teilbelastung** mithilfe einer Waage: Der Patient stellt sich mit dem operierten Bein mehrmals auf die Waage und steigert die Belastung, bis die erlaubte Kilogrammzahl erreicht ist. So bekommt er ein Gefühl für die Teilbelastung der Extremität.
> ▶ Anleitung des Patienten oder seiner Angehörigen zum Anlegen eines elastischen Verbandes.

25.1.3 Pflege von Patienten mit Extension

Overhead-Extension ☞ 25.8.8

Die **Extensionsbehandlung** *(Streckbehandlung)* dient in der Traumatologie der konservativen Frakturbehandlung instabiler Frakturen, bei denen das Risiko einer Fragmentverschiebung durch den Muskelzug besteht und die sich nicht durch einen Gips fixieren lassen. Am häufigsten wird die Extensionsbehandlung zur Zeitüberbrückung bis zur Operation eingesetzt, vor allem bei Frakturen der unteren Extremitäten, des Beckens und der Halswirbelsäule.

Für die Extension wird ein spezieller Nagel oder ein Kirschner-Draht in Lokalanästhesie durch einen Knochen gebohrt oder geschlagen und ein Extensionsbügel (☞ Abb. 25.18) angebracht, an den das Extensionsgewicht (ca. 10–15 % des Körpergewichts) über einen Seilzug angehängt wird. Durch den Dauerzug wird die Fraktur langsam reponiert und in anatomischer Lage ruhig gestellt (Details ☞ 25.6.3). An welcher Stelle der Nagel oder Draht in den Knochen eingebracht wird, hängt von der Lokalisation der Fraktur ab.

Lagerung

Da die verletzte Extremität meist geschwollen und dadurch außerordentlich druckempfindlich ist, kommen der Hochlagerung der Extremität und der Dekubitusprophylaxe mit Weichlagerung der dekubitusgefährdeten Areale große Bedeutung zu.

Für die Lagerung des Beins bei suprakondylärer Femurextension oder Tibiakopfextension gilt:
▶ Bei ungepolsterten Schienen dicklagige Polsterung
▶ Schienenhöhe 40–60 cm über Bettniveau
▶ Lagerung des Beins in leichter Abduktion und Außenrotation (korrekter Lagerungswinkel ☞ Abb. 25.5)
▶ Lagerung des Kniegelenks in 30–45° Beugung
▶ Lagerung des Fußgelenks in ca. 90°-Stellung
▶ Freie Lagerung der Ferse, z. B. durch Polster im Bereich der Achillessehne
▶ An der Extremität in Extension Stülpen eines Schlauchverbands über den Fuß und Anhängen eines Gewichtes von 0,5–1 kg zur Spitzfußprophylaxe (☞ Abb. 25.4, Spitzfußprophylaxe an der gesunden Extremität ☞ 12.8.5.7)
▶ Weichlagerung von Körperarealen mit oberflächlich gelegenen Nervenbahnen (z. B. Wadenbeinköpfchen) wegen der Gefahr der Nervenschädigung.

Da der Patient während der Extensionsbehandlung meist auf dem Rücken liegen muss, achten die Pflegenden auf regelmäßige Dekubitusprophylaxe.

Versorgung der Einstichstellen

Die Ein- und Austrittsstellen des Kirschner-Drahtes oder Nagels werden wie beim Fixateur externe (☞ 25.1.1) versorgt.

Krankenbeobachtung

Zusätzlich zu dem in 25.1.1 Gesagten:
▶ Mehrfach täglich Lagerungskontrollen der verletzten Extremität und Überprüfen der Extensionsvorrichtung, insbesondere nach jedem Lagewechsel: Die Extensionsgewichte müssen frei hängen, das Zugseil frei beweglich sein (keine Behinderung z. B. durch die Bettdecke). Der Extensionsbügel muss frei schweben und darf wegen der Gefahr von Druckstellen nicht der Extremität aufliegen
▶ Regelmäßige Beobachtung dekubitusgefährdeter Areale, ggf. Intensivierung der Dekubitusprophylaxe.

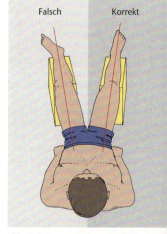

Abb. 25.5: Lagerung bei suprakondylärer Extension. Zur Überprüfung der korrekten Einstellung der Rotation dient eine gedachte Linie von der Spina iliaca anterior superior (vorderer Darmbeinstachel) durch die Mitte der Patella bis zum Zehenzwischenraum zwischen 1. und 2. Zeh. [A400-190]

25.2 Leitsymptome und -befunde in der Traumatologie **25**

Patienten mit Extensionen sind häufig längere Zeit ans Bett gefesselt. Deshalb sollte hier bei Kindern wie Erwachsenen für ausreichend Beschäftigung gesorgt werden. Zeitschriften, Rätselhefte, Bücher, Bastel- und Handarbeiten, zahlreiche Spiele (z.B. Kartenspiele, eigentlich für die Reise gedachte Magnetspiele), Discman, MP3-Player, Gameboy oder auch Fernseher können Abwechslung in den Krankenhausalltag bringen.

25.2 Leitsymptome und -befunde in der Traumatologie

25.2.1 Schmerzen

Schmerzassessment ☞ *12.12.2.2*
Schmerztherapie ☞ *12.12.3, 15.6*

Bei den **Schmerzen** traumatologischer Patienten handelt es sich meist um *akute* Schmerzen, die als Warnsignal zu verstehen sind und immer der diagnostischen Abklärung bedürfen. Mögliche Ursachen sind z.B. Wunden, Minderdurchblutung (☞ 17.9.1) oder Kompression von Nerven, etwa durch Ödeme oder Hämatome.

Jeder noch so geringe Schmerz bei Druck, Bewegung oder beim Atmen kann auf eine ernst zu nehmende Verletzung hinweisen. Vor allem Schmerzen bei Kindern immer ernst nehmen!

25.2.2 Schwellungen

Am häufigsten treten verletzungsbedingte **Schwellungen** an den Extremitäten auf. Sie können Zeichen einer harmlosen Prellung, aber auch einer Fraktur oder Einblutung sein (☞ 25.6.2). Schwellungen im Bereich eines Gelenks verdienen besondere Beachtung, da sie auf eine Verletzung gelenknaher Strukturen oder des Gelenks selbst hindeuten können.

Pflegerische Erstmaßnahmen

Ruhigstellung, Hochlagerung und Kühlung (☞ 15.12.2) wirken bei Schwellungen im Bereich der Extremitäten abschwellend und lindern die oft gleichzeitig vorhandenen Schmerzen. Gerade die ausreichende Kühlung sofort nach dem Trauma hat große Bedeutung, da dadurch Schwellung und Hämatombildung deut-

lich gemildert werden können (kein direkter Kontakt des Eises oder Coolpacks mit der Haut!).

25.2.3 Blutungen

Äußere Blutungen

Blutungen aus einer Wunde (z.B. Schnittwunde ☞ 25.4.1) oder Körperöffnung nach *außen* (z.B. aus der Nase) werden in der Regel rasch erkannt. Dabei weisen pulsierende Blutungen auf eine arterielle, eher kontinuierliche Blutungen auf eine venöse Verletzung hin. Der Kreislaufzustand des Verletzten entspricht meist dem äußerlich sichtbaren Blutverlust.

Innere Blutungen

Blutungen ins *Körperinnere*, z.B. Blutung bei Milz- oder Gefäßruptur im Bauchraum, sind nicht offensichtlich und dadurch besonders gefährlich. Sie zeigen sich v.a. durch Kreislaufreaktionen infolge des Blutverlustes (Blutdruckabfall, Pulsanstieg, evtl. Schock ☞ 13.5), Zunahme des Bauchumfanges (bei Verletzungen im Bauchbereich), Atemstörungen (bei Verletzungen im Thoraxbereich) und Schmerzen. Der Kreislaufzustand des Verletzten ist oft sehr schlecht, obwohl äußerlich keine Blutung zu sehen ist. Liegen bei einem Patienten gleichzeitig äußere *und* innere Blutungen vor, ist sein Kreislaufzustand schlechter, als man aufgrund der äußerlich sichtbaren Blutung erwarten würde.

Pflegerische Erstmaßnahmen

Erstmaßnahmen bei Blutungen am Unfallort ☞ *13.5.2*

Generell gilt bei Blutungen: Blutstillung (Druckverband), Hilfe holen, Kreislaufkontrolle und geeignete Lagerung (Hochlagerung).

Für die Klinik bedeutet dies bei **äußeren Blutungen:**

▶ Sterile Handschuhe anziehen und Wunde mit sterilen Kompressen abdecken, bei starken Blutungen Druckverband anlegen (☞ auch 17.9.1)
▶ Patienten hinlegen, Vitalzeichen kontrollieren. Bei Pulsanstieg und/oder Blutdruckabfall Schocklagerung durchführen (☞ 15.3.1)
▶ Arzt informieren
▶ Verletzte Extremität hochlagern, falls kein Frakturverdacht besteht
▶ Engmaschig Vitalzeichen kontrollieren.

Bei Verdacht auf **innere Blutungen:**

▶ Patienten hinlegen, Vitalzeichen kontrollieren. Bei Pulsanstieg und/oder Blutdruckabfall sofort Schocklagerung durchführen
▶ Sofort Arzt informieren
▶ Ggf. Diagnostik vorbereiten (z.B. Sonographie)
▶ Vitalzeichen engmaschig kontrollieren
▶ Patienten nicht alleine lassen.

25.2.4 Neurologische Ausfälle

Neurologische Ausfälle nach einem Trauma sind Ausdruck einer Nervenschädigung. Die Ausfälle hängen von der Art des Nerven (☞ 33.10) ab; im Vordergrund stehen *Sensibilitätsstörungen*, z.B. Taubheitsgefühl. Bereits zuvor bestehende Schädigungen, etwa eine diabetische Polyneuropathie (☞ 21.6.5), müssen ausgeschlossen werden. *Motorische Ausfälle* (☞ 33.2.4) werden häufig nicht sofort vom Patienten bemerkt, da er die verletzte Körperregion schmerzbedingt nicht zu bewegen wagt.

Pflegerische Erstmaßnahmen

Die Pflegenden sorgen für eine Ruhigstellung der betroffenen Extremität bis zur diagnostischen Abklärung durch den Arzt. Außerdem beobachten und dokumentieren sie Art, Ausprägung, Lokalisation und zeitlichen Verlauf der neurologischen Ausfälle.

25.2.5 (Periphere) Durchblutungsstörungen

Pflege bei Gefäßerkrankungen ☞ *17.1*

Durchblutungsstörungen können durch Gefäßverletzung oder Kompression eines Gefäßes von außen hervorgerufen werden, z.B. durch ein Hämatom oder fehlstehende Knochenfragmente.

Arterielle Durchblutungsstörungen

Arterielle Durchblutungsstörungen zeigen sich v.a. durch Pulslosigkeit distal der Verletzungsstelle, Blässe und Kälterwerden der Haut sowie Schmerzen. Sie müssen wegen der maximalen Ischämiezeit von ca. sechs Stunden für Extremitäten raschestmöglich diagnostiziert und operativ versorgt werden (Ischämiezeit = Dauer der Minderdurchblutung, die das Gewebe ohne bleibende Schäden überstehen kann). Daher werden bei jeder

985

Extremitätenverletzung die arteriellen Pulse distal der Verletzung palpatorisch oder dopplersonographisch überprüft (☞ 12.3.1.2, 17.3.2).

Venöse Durchblutungsstörungen

Venöse Abflussstörungen geben sich durch eine blau-rote Hautfarbe bei eher erhöhter Hauttemperatur und Zunahme des Extremitätenumfangs zu erkennen. Sie können anfangs aber auch symptomarm sein und sich einige Tage später durch eine venöse Thrombose (☞ 17.7.3), evtl. mit nachfolgender Lungenembolie (☞ 18.10.1), bemerkbar machen.

25.3 Der Weg zur Diagnose

Diagnostik bei Polytrauma ☞ 25.11
Diagnostik bei ZNS-Verletzungen ☞ 33.3

25.3.1 Bildgebende Diagnostik

(Konventionelle) Röntgenaufnahmen

Häufigste Indikation **(konventioneller) Röntgenaufnahmen** in der Traumatologie ist der Verdacht auf eine *Fraktur* (Knochenbruch) oder eine *Gelenkluxation* (Gelenkverrenkung). In der Regel erfolgen die Aufnahmen in zwei Ebenen mit angrenzenden Gelenken (☞ 25.6.2).

Bei Verdacht auf eine Verletzung der gelenkstabilisierenden Bandstrukturen werden zusätzlich **gehaltene Aufnahmen** *(Stressaufnahmen)* angefertigt. Mittels konventioneller Röntgenaufnahme sind auch Fremdkörper darstellbar.

Bei Verdacht auf eine traumatisch bedingte Magen- oder Darmperforation erfolgt eine Röntgenaufnahme des Abdomens im Stehen und in Linksseitenlage, die aus dem Magen-Darm-Trakt ausgetretene freie Luft unter Zwerchfell bzw. Bauchwand nachweist.

Die Röntgenaufnahme des Thorax kann eine Verschattung als Zeichen eines Hämatothorax (☞ 18.11.2) zeigen. Bei Verdacht auf einen Pneumothorax erfolgt die Thoraxaufnahme in Exspiration (☞ Abb. 18.38).

Computer- und Kernspintomographie

Bleibt die Diagnose nach den konventionellen Röntgenaufnahmen unklar, klagt der Patient trotz unauffälliger Röntgenbefunde weiter über Beschwerden oder sind die Verletzungen sehr komplex, werden heute Computer- und Kernspintomographie eingesetzt, evtl. mit 3-D-Nachbearbeitung.

Sonographie

Höchsten Stellenwert hat die **Sonographie** beim stumpfen Bauchtrauma zum Ausschluss innerer Verletzungen. Der sonographische Nachweis freier Flüssigkeit im Abdomen nach einem Unfall ist beweisend für eine intraabdominale Blutung, z. B. durch Leber- oder Milzverletzung (☞ 20.4.7, 20.7.2), oder eine Darmperforation (flüssiger Darminhalt im Abdomen). Auch Weichteilhämatome können sonographisch nachgewiesen und der weitere Krankheitsverlauf kontrolliert werden.

25.3.2 Gelenkpunktion

Gelenkpunktion: Punktion eines Gelenks zu diagnostischen und/oder therapeutischen Zwecken. Am häufigsten durchgeführt am Knie- und Schultergelenk. Strenge Indikationsstellung wegen erheblicher Infektionsgefahr mit eventuellen schweren Folgeschäden am Gelenk.

Normalerweise befindet sich im Gelenk nur eine geringe Menge an Synovialflüssigkeit. Nimmt sie zu und entwickelt sich ein **Gelenkerguss** ohne klinisch oder sonographisch feststellbare Ursache, wird eine **diagnostische Gelenkpunktion** mit anschließender serologischer, mikrobiologischer und histologischer Untersuchung des gewonnenen Materials durchgeführt.

Bei der **therapeutischen Gelenkpunktion** wird der Erguss abpunktiert, um die Gelenkkapsel zu entlasten, die Durchblutung zu verbessern, die Schmerzen des

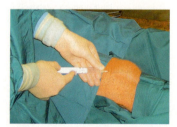

Abb. 25.6: Die Kniegelenkpunktion erfolgt unter sterilen Bedingungen. [M114]

Patienten zu lindern und evtl. Arzneimittel in das Gelenk einzubringen.

Die Gelenkpunktion bedarf der Aufklärung und schriftlichen Einwilligung des Patienten. Sie kann auch ambulant erfolgen.

> **Vorsicht**
> Bei Infektionen der Haut, Hauterkrankungen oder Wunden im Punktionsbereich darf wegen der hohen Infektionsgefahr keine Gelenkpunktion durchgeführt werden.

Vorbereitung

Wegen der hohen Infektionsgefahr wird die Punktion nicht im Patientenzimmer, sondern unter sterilen Bedingungen, z. B. im Ambulanz-OP, durchgeführt.

Vorbereitungen durch die Pflegenden

▸ Die Pflegenden richten die benötigten Materialien: Steriles Punktionsset mit Spritze, Kanüle, ggf. Skalpell, Tupfer und Kompressen. Mundschutz, sterile Handschuhe, sterile wasserdichte Unterlage, sterile Abdecktücher, alles für die Lokalanästhesie (Wundversorgung im Krankenhaus ☞ 25.4.2), Verbandsmaterial, Hände- und Hautdesinfektionsmittel, beschriftete Untersuchungsröhrchen nach Arztanordnung, Abwurf, ggf. Schienen oder Polsterungen
▸ Kurz vor der Punktion bitten sie den Patienten, noch einmal die Toilette aufzusuchen, anschließend helfen sie ihm bei Bedarf beim Entkleiden
▸ Danach wird der Patient nach Arztanordnung gelagert, z. B. bei Punktion des Kniegelenks in Rückenlage mit ca. 10- bis 30°-Beugung des Knies durch Unterpolsterung
▸ Eine Rasur des Punktionsbereichs wird nicht mehr empfohlen, um die dabei entstehenden Mikroläsionen (kleinste, mit bloßem Auge nicht sichtbare Verletzungen) zu vermeiden, die eine Infektion begüstigen können. Lange Haare werden mit einer Schere oder einem Tangentialrasierer gekürzt.

Durchführung

Die Durchführung der Gelenkpunktion ist eine ärztliche Aufgabe, bei der die Pflegenden assistieren. Durch ruhiges, patientenzugewandtes Arbeiten vermeiden sie Angst und Unruhe und geben dem Patienten Sicherheit. Der Arzt trägt zur Punktion Kopfhaube, Mundschutz und sterile Handschuhe. Nach großflächiger Hautdesinfektion, Abdecken der umliegenden Hautareale mit einem Lochtuch, ggf. Lokalanästhesie und nochmaliger Hautdesinfektion sticht der Arzt die Kanüle ein und schiebt sie bis ins Gelenk vor. Dann aspiriert er die vorhandene Flüssigkeit und befüllt ggf. die Untersuchungsröhrchen. Anschließend wird die Punktionskanüle entfernt, die Punktionsstelle kurz komprimiert und ein steriler Verband, evtl. auch ein Druckverband (z. B. am Knie mit einem Filzkreuz), angelegt.

Beobachtung des Punktats
Farbe, Menge und abnorme Beimengungen des Punktats lassen erste Rückschlüsse auf die zugrunde liegende Erkrankung zu:
▶ Bei Arthrose oder entzündlich-rheumatischen Erkrankungen (☞ 23.6) ist das Punktat meist klar bis leicht milchig-trüb
▶ Bakteriell verursachte Gelenkergüsse (☞ 24.12.4) sind typischerweise (flockig) trüb oder eitrig
▶ Blutiges Punktat nach einem Trauma weist auf eine Verletzung im Gelenkinnenraum hin, Fettaugen auf eine Fraktur gelenkbildender Knochenteile (Fett tritt aus dem Knochenmark aus).

Die weitere Untersuchung des Punktats erfolgt im Labor (z. B. Untersuchung auf Kristalle bei V. a. Gicht, auf Rheumafaktoren bei V. a. rheumatoide Arthritis, Bestimmung von Leukozytenzahl und Erregerkultur bei V. a. bakterielle Arthritis).

Nachsorge
▶ Nach der Punktion wird die betroffene Extremität nach Anordnung gelagert. Der Arzt legt die Dauer der Ruhigstellung, z. B. mittels Schiene, fest
▶ Das Probenmaterial wird unverzüglich in die entsprechenden Labors weitergeleitet und (insbesondere nach Lokalanästhesie) der Allgemeinzustand des Patienten überwacht
▶ Der Verband wird täglich unter aseptischen Bedingungen gewechselt und die Punktionsstelle und das Gelenk auf Entzündungszeichen beobachtet.

> **Prävention und Gesundheitsberatung**
> Die Pflegenden informieren den Patienten über die **Warnzeichen einer Entzündung,** bei denen er sich sofort melden soll: Schmerzen, Rötung, Überwärmung und Beweglichkeitseinschränkung des Gelenks sowie Fieber.

25.3.3 Arthroskopie
Allgemeine Richtlinien bei Endoskopien ☞ 14.7

> **Arthroskopie:** Gelenkspiegelung. Endoskopische Untersuchung und ggf. Operation des Gelenkinnenraumes.

Gelegentlich bleibt nach klinischer Untersuchung, Röntgen, Gelenksonographie, Kernspintomographie und ggf. Gelenkpunktion unklar, ob und inwieweit ein Gelenk geschädigt ist. Dann ist eine **diagnostische Arthroskopie** angezeigt. Vielfach kann in gleicher Sitzung der Gelenkschaden endoskopisch behoben werden (**arthroskopische Operation**). Arthroskopien können auch ambulant erfolgen (☞ 14.7, 15.10.1).

Durchführung
Die Arthroskopie wird in Allgemein-, Regional- oder Lokalanästhesie unter sterilen Bedingungen im Operationssaal durchgeführt. Nach einer Stichinzision wird eine Führungshülse mit Trokar eingebracht, der Trokar entfernt, das eigentliche Arthroskop eingeführt und das Gelenk mit Ringer-Lösung, selten mit Gas (CO_2) gefüllt. Nun kann der Arzt über einen angeschlossenen Monitor das Gelenk beurteilen und arthroskopische Eingriffe durchführen (z. B. Meniskusentfernung oder Knorpelglättung). Bevor das Arthroskop entfernt wird, legt der Arzt evtl. eine Redon-Saugdrainage ein. Dann wird die Wunde verschlossen und steril verbunden.

Pflege bei Arthroskopie des Kniegelenks
Die folgenden Ausführungen beschränken sich auf die häufigste Arthroskopie, die des Kniegelenks. Sie können in modifizierter Form auf die anderer Gelenke übertragen werden.

Präoperative Pflege
Allgemeine präoperative Pflege ☞ 15.10.2
▶ Um 22 Uhr des Vortages bleibt der Patient nüchtern
▶ Eine Rasur erfolgt nur ausnahmsweise bei starker Behaarung von handbreit oberhalb bis handbreit unterhalb des Kniegelenks. Sie wird erst unmittelbar vor dem Eingriff vorgenommen.

Postoperative Pflege nach diagnostischer Arthroskopie
Allgemeine postoperative Pflege ☞ 15.10.4
▶ Hochlagerung des betroffenen Beins mittels Schaumstoffschiene

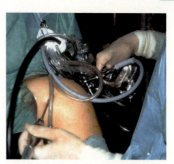

Abb. 25.7: Arthroskopie des Kniegelenks mit Einführung eines Spezialinstrumentes zur Synovektomie (Entfernung der Synovialis). [M114]

▶ Ggf. Überwachung der Redon-Saugdrainage
▶ Kühlung des Knies mittels spezieller Kühlelemente oder Eisbeutel
▶ Beobachtung von Durchblutung, Motorik und Sensibilität des Beins
▶ Verabreichung der angeordneten Arzneimittel, z. B. Diclofenac 50 mg 3 × 1 Tablette über 2–3 Tage
▶ In der Regel Mobilisation mit Vollbelastung am ersten postoperativen Tag (Sportpause für etwa eine Woche).

Postoperative Pflege nach arthroskopischer Operation
Die Pflege nach arthroskopischer Operation hängt von der Art der Schädigung und des durchgeführten Eingriffs ab. Insbesondere die Mobilisation und Freigabe zur Belastung sind im Vergleich zur diagnostischen Arthroskopie verzögert. Einzelheiten diesbezüglich ordnet der Arzt an.

Einüben der Teilbelastung ☞ 25.1.2

25.4 Weichteilverletzungen

> **Weichteilverletzung:** Umschriebene Gewebedurchtrennung oder Gewebezerstörung durch Gewalteinwirkung von außen. Kann Haut, Schleimhäute, subkutanes Gewebe, Muskeln und Sehnen, aber auch innere Organe betreffen. Unterschieden werden:
> ▶ **Geschlossene Weichteilverletzung** (Läsio), d. h. Verletzung, die von außen nicht sichtbar ist, z. B. ein Muskelfaserriss
> ▶ **Offene Weichteilverletzung** (Vulnus, Wunde), bei der die Haut- bzw. Schleimhautoberfläche zerstört ist, z. B. eine Schürf- oder Schnittwunde.

25 Pflege von Menschen mit traumatologischen Erkrankungen

Die Nomenklatur ist nicht einheitlich. Einige Autoren bezeichnen jede gewaltsame Gewebeverletzung als Wunde und differenzieren dann geschlossene und offene Wunden.

25.4.1 Entstehung von Wunden

Je nach ihrer Entstehung werden unterschieden:

▶ **Mechanische Wunden** durch äußere Gewalteinwirkung wie Druck, Schlag oder Stich (Überblick ☞ Tab. 25.8)
▶ **Thermische Wunden** durch Einwirkung extremer Temperatur. Unterschieden werden **Verbrennungen** (durch offene Flammen oder heiße Gegenstände), **Verbrühungen** (durch heiße Flüssigkeiten) und **Erfrierungen** (Kälteschäden der Gewebe)
▶ **Chemische Wunden** durch Chemikalien, allen voran **Verätzungen** durch Säuren oder Laugen (☞ 13.7). Säuren führen zur Denaturierung von Proteinen **(Koagulationsnekrosen)**, Laugen hingegen zur Verflüssigung der Gewebe **(Kolliquationsnekrosen)**
▶ **Strahlenbedingte Wunden** durch Röntgenstrahlung, radioaktive Substanzen oder zu starke UV-Strahlung.

Keimgehalt von Wunden

Aseptische Wunden entstehen unter sterilen Bedingungen in nicht-infiziertem Gewebe (z. B. die meisten Operationswunden).

Unfallbedingte Wunden hingegen sind fast immer mit Keimen besiedelt. In besonderem Maße keimbesiedelt und damit infektionsgefährdet sind Bisswunden, Metzgerverletzungen und tiefe, verschmutzte Stichwunden.

Septische Wunden zeigen bereits die klassischen Entzündungszeichen: **Schmerz** *(Dolor)*, **Rötung** *(Rubor)*, **Schwellung** *(Tumor)*, **Überwärmung** *(Calor)* und **Funktionsstörung** *(Functio laesa)*.

Prävention und Gesundheitsberatung

Die Pflegenden tragen große Mitverantwortung bei der Prävention von Wundinfektionen.

So ist eine sachgemäß ausgeführte Händedesinfektion (☞ 12.1.3.2) beim Verbandswechsel und das Tragen von Einmalhandschuhen obligat. Auch achten sie beim Verwenden von Wundverbänden und Spüllösungen auf die Haltbarkeitszeiten. Abgelaufene Produkte werden verworfen. (📖 1)

Bezeichnung	Zeichnung	Kurzcharakterisierung
Platzwunde		Durch starken Druck oder Schlag bedingte oberflächliche Wunde mit ausgerissenen Wundrändern (Aufplatzen der Haut) und Prellung benachbarter Gewebe
Schnittwunde ❶		Durch scharfe Instrumente entstandene, unterschiedlich tiefe Wunde mit glatten Rändern
Quetschwunde ❷		Wundentstehung ähnlich Platzwunde, jedoch oft Zerstörung tieferer Gewebeschichten mit Bildung tiefer Wundtaschen. Hautoberfläche evtl. intakt
Risswunde ❸		Durch scharfe/spitze Instrumente (z. B. Nägel) bedingte Wunde mit unregelmäßigen, zerfetzten Wundrändern (Haut zerrissen, nicht zerschnitten)
Stichwunde ❹		Durch spitze Instrumente verursachte Wunde mit oft nur kleiner äußerer Wunde, aber tiefem Stichkanal
Ablederungswunde ❺ *(Décollement)*		Durch tangential einwirkende Kräfte (Scherkräfte) hervorgerufene, meist großflächige Wunde mit Ablösung oberflächlicher von tiefen Hautschichten bzw. der Haut von tiefer liegenden Weichteilen
Schürfwunde ❻		Oberflächliche Wunde mit Zerstörung nur der oberen Hautschichten bis zur Lederhaut. Durch Eröffnung der Blutgefäße in der Lederhaut punktförmige Blutungen
Kratzwunde ❼		In der Regel durch Tierkrallen verursachte, oberflächliche Risswunde
Schusswunde ❽		Durch Schuss entstandene Wunde mit oft erheblicher Gewebezerstörung. Differenzierung zwischen **Streifschuss** (Kugel streift den Körper tangential), **Steckschuss** (Kugel dringt in den Körper ein und verbleibt im Gewebe) und **Durchschuss** (Kugel durchschlägt den Körper, Ausschussöffnung meist erheblich größer als Einschussöffnung)
Pfählungsverletzung ❾		Durch Einstoßen pfahlartiger Gegenstände verursachte Wunde. Oft sehr tief und mit erheblicher Gewebezerstörung einhergehend
Bisswunde ❿		Durch Tier- oder Menschenbiss bedingte Wunde mit unterschiedlicher Gewebequetschung in Abhängigkeit von der Größe des Tieres

Tab. 25.8: Die verschiedenen mechanischen Wunden und ihre Nomenklatur. Die genannten Wundarten können auch kombiniert auftreten, etwa als Riss-Quetschwunde. [A400-190]

25.4.2 Wundversorgung im Krankenhaus

Erstmaßnahmen bei Arterienverletzungen
☞ *17.9.1*
Erstmaßnahmen bei traumatischer Amputation ☞ *25.7*
Pflegerische Versorgung von Wunden
☞ *15.9.2*
Wundheilung und Wundheilungsstörungen ☞ *15.9.1*

Grundsätzlich werden zwei Formen der Wundversorgung unterschieden: Die Wundversorgung *mit Primärnaht* und die Wundversorgung *ohne Primärnaht* (offene Wundversorgung). (✉ 2, 3)

Wundversorgung mit Primärnaht

Ein **primärer Wundverschluss** durch Naht **(Primärnaht)** ist möglich bei sauberen Wunden, die nicht älter als 6 – 8 Std. sind. Ausnahme: Saubere, gut durchblutete und offenbar kaum kontaminierte Wunden können meist bis 24 Std. nach der Verletzung primär verschlossen werden.

988

Ziel der primären Wundnaht ist die *primäre Wundheilung* ohne Infektion mit weitgehender Wiederherstellung der normalen Strukturen und möglichst gutem kosmetischen Ergebnis (minimale Narbenbildung).

Vorbereitung

Benötigte Materialien. Die Pflegenden richten folgende Materialien:

▶ Ggf. alles zur *Lokalanästhesie*. Nichtalkoholisches Hautdesinfektionsmittel wegen der unmittelbaren Nähe zur Wunde, z. B. Octenisept® (brennt nicht). Außerdem Spritze (5 oder 10 ml), Kanülen (21, 22 oder 24 Gauge), Lokalanästhetikum, sterile Tupfer
▶ Alles zur *Hautdesinfektion*. Wird die Wunde nicht in Lokalanästhesie versorgt, alkoholfreie Hautdesinfektionsmittel wie Octenisept® oder Hansamed® Spray. Wird eine Lokalanästhesie gesetzt, bieten sich alkoholische Desinfektionsmittel an. Bei kleinen Wunden wird das Desinfektionsmittel, z. B. Kodan® oder Freka®-Derm, aufgesprüht, bei großen Wunden wird das Wundgebiet mit dem Desinfektionsmittel, z. B. Silnet®, wie vor einer Operation abgewaschen
▶ Alles zur eigentlichen *Wundversorgung*
 – Händedesinfektionsmittel, sterile Handschuhe
 – Wasserdichte Unterlage, sterile Abdecktücher, steriles Schlitztuch
 – Ggf. sterile anatomische oder Splitterpinzette, (Kugel-)Tupfer, Ringer-Lösung, sterile Nierenschale, Knopfkanüle und sterile 10-ml-Einwegspritze zum Ausspritzen der Wunde, ggf. Bürste
 – Ggf. Wundhaken, chirurgische Pinzette, Skalpell, Klemmen, ggf. Knopfsonde, sterile Tupfer und Kompressen
 – Steriler Nadelhalter und Nahtmaterial (Pflege im OP ☞ 🖥) oder Klammerpflaster wie Steristrip® oder Gewebekleber wie Histoacryl®
▶ Alles für den *Verband*. Ggf. transparente Hydrokolloidverbände, z. B. Comfeel® plus Transparenter Wundverband, ggf. Pflaster wie Cutiplast® oder sterile Kompressen und selbstklebendes Netzpflaster wie Fixomull® oder Verbandsschere oder elastische bzw. Mullbinden zur Fixierung.

Vorbereitung des Patienten. Der Arzt informiert den Patienten und fragt ihn nach Allergien, v. a. einer Jodallergie (in vielen Desinfektionsmitteln oder Salbenkompressen). Danach führen Arzt und Pflegende eine hygienische Händedesinfektion durch, ziehen Handschuhe an und lagern die verletzte Körperregion auf eine wasserdichte Unterlage. Ein evtl. vorhandener Erstverband wird erst unmittelbar vor der Wundversorgung abgenommen, um die Wunde nicht unnötig lange den Keimen der Raumluft auszusetzen.

Durchführung bei kleinen und sauberen Wunden

Nachdem sich der Arzt die Wunde angesehen und ggf. von Blutresten gesäubert hat, desinfiziert er die Wunde und die umliegende Haut, setzt ggf. eine Lokalanästhesie und näht die Wunde. Als Wundverband reicht oft ein Pflaster.

Durchführung bei größeren und/oder verschmutzten Wunden

Bevor der Arzt die Lokalanästhesie setzt, entfernen die Pflegenden den groben Schmutz um die Wunde herum. Wirkt die Anästhesie, spült der Arzt die Wunde mit Ringer-Lösung oder reinigt sie mechanisch mit Pinzette und Kugeltupfer oder auch mit einer Bürste. Dann desinfiziert und inspiziert er die Wunde, schließt Begleitverletzungen von Sehnen, Nerven und anderen anatomischen Strukturen aus und entfernt vorhandene Fremdkörper. Stark gequetschtes, schlecht durchblutetes, zerfetztes und verschmutztes Gewebe schneidet er aus, um glatte und saubere Wundränder zu erhalten (**Friedrich-Wundexzision**, *Débridement* ☞ Abb. 25.9). Im Gesicht, am Hals und an den Fingern wird nur sparsam oder gar nicht ausgeschnitten.

Die Wunde wird nochmals gespült und anschließend durch Naht oder – seltener – Klammerung verschlossen; bei Kindern wird geprüft, ob die Wunde mit Klammerpflaster oder Gewebekleber verschlossen werden kann. Danach wird die Wunde steril verbunden. Bewährt haben sich selbstklebende transparente Wundverbände wie Hydrofilm®, Bioclusive® oder Comfeel® Plus Transparenter Wundverband, die die Wunde vor Sekundärinfektionen schützen, gleichzeitig aber sauerstoff- und wasserdampfdurchlässig sind (☞ auch 15.9.3). Sie verkleben nicht mit der Wunde und lassen sich ohne Schädigung des neu gebildeten Gewebes abnehmen. Zusätzlich ermöglichen sie eine permanente Wundbeobachtung ohne Verbandswechsel.

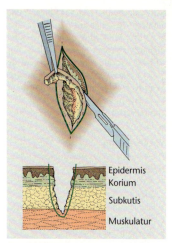

Abb. 25.9: Bei der Friedrich-Wundexzision werden die Wundränder nach einer lokalen Infiltrationsanästhesie (Anästhesiepflege ☞ 🖥) sparsam mit dem Skalpell exzidiert (ausgeschnitten). Danach kann meist ein primärer Wundverschluss mittels Naht erfolgen. Bei tiefen Wunden muss die Wundausschneidung manchmal bis zur Muskulatur ausgedehnt werden. [A400-190]

Wundversorgung ohne Primärnaht

Die Wundversorgung ohne Primärnaht (**offene Wundversorgung,** *konservative Wundversorgung*) erfolgt bei:

▶ Wunden, bei denen eine Naht nicht nötig ist, z. B. oberflächlichen Schürfwunden oder kleinen glattrandigen Schnittwunden, deren Wundränder gut aneinanderliegen (bei Letzteren reicht die Versorgung mit Klammerpflastern)
▶ Wunden, bei denen eine Naht nicht möglich ist, weil sie zu sehr unter Spannung stehen würde, z. B. bei stark geschwollener Wundumgebung oder großflächigen Wunden
▶ Wunden mit erhöhter Gefahr einer manifesten Wundinfektion, z. B. Wunden, die vermutlich stark kontaminiert sind (etwa Biss-, Schusswunden, Fleischerverletzungen).

Je nach Größe, Ausdehnung, Lokalisation und Verschmutzungsgrad der Wunde und der Gewebeschädigung setzt der Chirurg eine Lokalanästhesie oder lässt vom Anästhesisten eine Regional- oder Allgemeinanästhesie durchführen.

Großflächige Wunden werden nach dem Débridement mittels Hautplastik, Hauttransplantation (☞ 13.8.1) oder speziellen Wundabdeckungen wie Epigard® oder Coldex® verschlossen. Vermutlich kontaminierte Wunden werden mit Wundreinigungsverbänden abgedeckt, z.B. Sorbalgon®. Sobald wie möglich wird der Defekt dann verschlossen (**sekundärer Wundverschluss** mittels **Sekundärnaht**, Deckung mit Spalthaut oder plastisch-chirurgischen Maßnahmen).

Vorbereitung

Die Pflegenden bereiten folgende **Materialien** vor:

▶ Alles zur Anästhesie und Hautdesinfektion
▶ Händedesinfektionsmittel, sterile Handschuhe, Schutzhandschuhe
▶ Wasserdichte Unterlage
▶ Sterile anatomische Pinzette, Kugeltupfer, Ringer-Lösung, sterile Nierenschale
▶ Sterile Abdecktücher, steriles Schlitztuch, ggf. Tuchklemmen
▶ Knopfsonde, Knopfkanüle und sterile 10-ml-Einwegspritze zum Ausspritzen der Wunde (insbesondere der Wundtaschen)
▶ Sterile Tupfer und Kompressen
▶ Alles zur Wundbehandlung (Arztanordnung), z.B. Mittel zur Wundreinigung wie Lavasept® oder ein Wundreinigungsverband wie Actisorb® plus (Zusammensetzung aus Aktivkohle mit 0,15% elementarem Silber). Zur Granulationsförderung z.B. antiseptische, nicht-haftende Salbenkompressen wie Inadine® (mit PVP-Jod), außerdem Calciumalginat-Kompressen wie Sorbalgon® und Algosteril® oder Hydrogel- bzw. Hydrokolloidverbände. Weiterhin können auch Salben wie z.B. Betaisodona®-Salbe in die Wunde eingebracht werden
▶ Ggf. Drainagen, z.B. Silikon-Kurzdrainage oder Penrose-Laschendrainage (☞ 15.9.5)
▶ Ggf. alles für den Verband, z.B. Pflaster, Verbandschere, Mullbinden.

Vorbereitung des Patienten ☞ Wundversorgung mit Primärnaht

Durchführung

Die Wunde wird desinfiziert und gereinigt (☞ Wundversorgung mit Primärnaht), dann aber nicht verschlossen, sondern z.B. mit speziellen Wundauflagen versehen. Welche Wundauflage verwendet wird, hängt vom Zustand der Wunde, den Erfahrungen der Ärzte und Pflegenden mit bestimmten Wundauflagen

und nicht zuletzt von den Kosten ab (☞ auch 15.9.3). Ob eine systemische Antibiotikagabe erforderlich ist, entscheidet der Arzt im Einzelfall.

Sekundäre Wundnaht

Zeigt eine offen versorgte Wunde nach 5–7 Tagen eine gute Heilungstendenz ohne Infektionszeichen, entschließt sich der Arzt in der Regel zu einer **sekundären Wundnaht**, um die Heilungszeit zu verkürzen und das kosmetische Ergebnis zu verbessern. Dabei wird die Wunde zunächst ausgeschnitten und dann durch Naht verschlossen.

Vakuumversiegelung von Wunden

Die **Vakuumversiegelung** (kurz *VVS*) ist eine moderne und effiziente Methode der Wundversorgung, bei der ein Unterdruck auf die Wundoberfläche einwirkt.

Eingesetzt wird sie vorwiegend bei traumatologischen Wunden sowie bei akuten und chronischen Wundinfektionen mit dem Ziel einer schnellen und sicheren Wundheilung. Indiziert ist die Vakuumversiegelung insbesondere, wenn die körpereigene *Wundheilungskapazität* nicht ausreicht (Wundheilungsstörungen ☞ 15.9.1).

> Ziel ist es, den Patienten so schnell wie möglich einer definitiven Wundversorgung zuzuführen, z.B. einer plastischen Deckung (☞ 13.8.1). Langzeitvakuumversiegelungen sollen vermieden werden.

Vorbereitung des Patienten

Bei großen Verletzungen legt der Chirurg die Vakuumversiegelung im OP an. Der Patient erhält dazu eine Allgemeinanästhesie. In diesem Fall bereiten die Pflegenden den Patienten entsprechend der klinikinternen Standards und evtl. weiterführender ärztlicher Anordnungen auf den Eingriff vor.

Bei kleineren Verletzungen oder chronischen Wunden genügt eine Lokalanästhesie, und die Vakuumversiegelung kann im Patientenzimmer angelegt werden.

Materialien zur Vakuumversiegelung

Neben den üblichen Materialien zur Wundversorgung (☞ oben) werden zur Vakuumversiegelung spezielle Materialien benötigt:

▶ *Polyvinylalkoholschwamm* (kurz *PVA-Schwamm*) mit in den Schwamm eingearbeiteter Drainage
▶ *Gelstreifen* zum atraumatischen Fixieren der epikutan (auf der Haut) ausgeleiteten Drainagen
▶ Vakuumquelle (Redon-Saugdrainagen oder Vakuumpumpe)
▶ Wasserdampfdurchlässige *Polyurethanfolie*.

Anlegen der Vakuumversiegelung
☞ *Abb. 25.10–25.12*

Zunächst schneidet der Chirurg den Polyvinylalkoholschwamm entsprechend der Wundkontur zu und legt ihn dann so ein, dass die gesamte Wundoberfläche Kontakt zum PVA-Schwamm hat. Dann leitet er die Drainagen entweder epikutan (auf der Haut) oder – seltener – transkutan (durch die Haut) aus. Bei den epikutanen Ausleitung bettet er die Drainagen zwischen Gelstreifen ein. Dies verhindert Druckschäden der Haut durch den Drainageschlauch und ermöglicht ein sicheres Abdichten der Wunde. Die Wunde und ihre Umgebung werden danach mit der Polyurethanfolie hermetisch abgeklebt und so gegenüber der Außenwelt abgedichtet. Abschließend werden die Drainagen geöffnet, so dass der Sog auf den Schwamm einwirken kann, der dadurch der Wundoberfläche eng aufliegt.

Bei traumatischen Wunden wird die Vakuumversiegelung am 4. postoperativen Tag erstmals gewechselt oder zur definitiven Wundversorgung entfernt.

Die Vakuumversiegelung kann auch als **Instillations-Vakuumversiegelung** (mit intermittierendem Einbringen von antiseptischen oder antibiotischen Lösungen in den Schwamm) angewendet oder mit anderen Wundbehandlungsmethoden (z.B. Madentherapie ☞ 21.6.5, mechanische Hautdehnung) kombiniert werden.

Wirkungsweise der Vakuumversiegelung

Der Vorteil der Vakuumversiegelung gegenüber allen anderen Methoden liegt in einer massiven *Detoxikation* („Entgiftung"). Das Wundsekret wird vollständig abgesaugt und bleibt in einem geschlossenen Ableitungssystem. So werden z.B. bei einem polytraumatisierten Patienten die im Verletzungsbereich freigesetzten Toxine abgesaugt und können nicht systemisch wirksam werden, was schlimmstenfalls ein Multiorganversagen (☞ 26.4) zur Folge haben könnte. Weiter unterstützt die Vakuumversiegelung die Neubildung von Granulationsgewebe und wirkt antiödematös (die Wunde schwillt ab, dadurch nimmt die Durchblutung zu).

Anlegen einer Vakuumversiegelung
[T159]

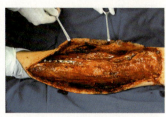

Abb. 25.10: Offene Unterschenkelfraktur Grad III bei einem polytraumatisierten Patienten. Die Fraktur wurde mit einer Plattenosteosynthese versorgt, Blutgefäße wurden rekonstruiert.

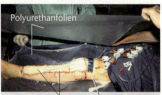

Polyurethanfolien

PVA-Schwämme mit eingearbeiteten Drainagen

Gelstreifen zum Einbetten der Drainagen

Abb. 25.11: Nachdem der Arzt die PVA-Schwämme eingelegt und die Drainagen ausgeleitet hat, wird der gesamte Wundbereich mit der Polyurethanfolie abgeklebt.

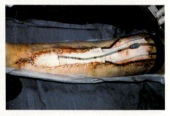

Abb. 25.12: Die fertige Vakuumversiegelung wird bei Patienten mit traumatischen Wunden am 4. postoperativen Tag erstmals gewechselt oder zur definitiven Wundversorgung entfernt.

Durch die Vakuumversiegelung wird aus einer offenen Wunde eine geschlossene. Dies erhöht den Komfort für den Patienten, da beispielsweise keine nässenden oder durchgebluteten Verbände mehr auftreten, schützt die Wunde vor (weiterer) Keimbesiedelung und verhindert bei septischen Wunden eine Keimverschleppung.

Nachsorge

Nach komplikationsloser primärer Wundnaht reichen Wundkontrollen am 2. und 7. Tag aus. Die Fäden werden je nach Körperregion am 7.–14. Tag gezogen, bei Kindern früher (Durchführung ☞

15.9.6). Der Patient soll die verletzte Region schonen und sich bei lokalen Beschwerden, z. B. Anschwellen der Wundumgebung, Schmerzen, Pochen, Rötung, sofort beim Arzt vorstellen.

Bei offen versorgten Wunden ist alle 1–2 Tage ein Verbandswechsel erforderlich. Ausnahmen sind Wunden, die mit speziellen industriell vorgefertigten Wundauflagen wie etwa einem Hydrokolloidverband versorgt sind. Hier gelten die Anwendungshinweise auf der Packungsbeilage.

Industriell vorgefertigte Wundauflagen ☞ *15.9.3*
Umgang mit Drainagen ☞ *15.9.5*
Verbandswechsel bei aseptischen und septischen Wunden ☞ *15.9.4*

Impfschutz

Bei allen offenen Wunden wird der *Tetanusschutz* des Patienten überprüft und ggf. vervollständigt (☞ 26.11.2).

Bei Bisswunden ist stets an die Möglichkeit einer *Tollwutinfektion* zu denken. Bei Bissen durch Haustiere kann meist geklärt werden, ob das Tier gegen Tollwut geimpft ist; dann besteht keine Gefahr für den Patienten. Bei Bissen durch Wildtiere oder durch verhaltensauffällige unbekannte Haustiere wird unverzüglich mit der Tollwutimmunisierung (☞ 26.6.11) begonnen.

25.5 Luxation

> **Luxation** *(Verrenkung):* Pathologische Verschiebung zweier durch ein Gelenk verbundener Knochen mit vollständigem Kontaktverlust der gelenkbildenden Knochenenden, meist mit Verletzung des Kapsel-Band-Apparates einhergehend. Bei der **Subluxation** *(unvollständige Verrenkung)* bleiben die verschobenen Gelenkenden noch teilweise in Berührung.

Krankheitsentstehung

- **Traumatische Luxationen** sind durch abnorme Gewalteinwirkungen bedingt. Sie entstehen vor allem durch indirekte Traumen wie bei einem Sturz, seltener durch direkten Zug am Gelenk selbst
- Insbesondere bei fehlerhafter Behandlung einer traumatischen Erstluxation (und dadurch bedingten Gelenkschäden) kann es nachfolgend schon bei geringen Traumen zu **Reluxationen** *(rezidivierenden Luxationen)* kommen

- Bei **habituellen** *(gewohnheitsmäßigen)* Luxationen führen angeborene Gelenkfehlanlagen, etwa eine zu flache Gelenkpfanne, bereits bei normaler Gelenkbelastung (z. B. Mantel anziehen) immer wieder zu Luxationen
- **Atraumatische** *(chronische, spontane)* Luxationen sind Folge einer chronischen Gelenkschädigung, z. B. einer rheumatoiden Arthritis (☞ 23.6.1).

Symptome, Befund und Diagnostik

Meist nimmt der Patient von sich aus eine typische Schonhaltung ein und vermeidet wegen der damit verbundenen Schmerzen jede Bewegung der betroffenen Extremität (☞ Abb. 25.46b).

> **Sichere Luxationszeichen** sind Fehlstellung, federnde Fixation im Gelenk, abnorme Lage des Gelenkkopfes und eine leere Gelenkpfanne. **Unsichere Luxationszeichen** sind Schmerz, Funktionseinschränkung, Schwellung und Bluterguss.

Insbesondere bei Kindern ist auch ein sonographischer Luxationsnachweis möglich. Stets erforderlich sind Röntgenaufnahmen in mindestens zwei Ebenen, um knöcherne Begleitverletzungen und Bandverletzungen auszuschließen, sowie Kontrollen von Durchblutung, Motorik und Sensibilität zur Diagnose von Nerven- und Gefäßverletzungen.

Behandlungsstrategie

Die Therapie besteht in der schnellstmöglichen **Reposition** *(Einrichtung)* des Gelenks unter Zug und Gegenzug. Danach kontrolliert der Arzt nochmals Durchblutung, Motorik und Sensibilität der betroffenen Extremität und ordnet eine erneute Röntgenaufnahme zur Kontrolle des Repositionsergebnisses und zum Ausschluss bei der Reposition entstandener Knochenverletzungen an. Gelingt diese **geschlossene Reposition** nicht oder liegen Band- oder Knochenverletzungen vor, ist in der Regel eine Operation erforderlich (**offene Reposition**). Bei rezidivierenden und habituellen Luxationen muss die zugrunde liegende Ursache operativ korrigiert werden, da es ansonsten immer wieder zu Luxationen kommt.

Pflege

Die Pflegemaßnahmen sollen die Beschwerden des Patienten lindern:

- Ruhigstellung mit Stützverband oder Schiene
- Hochlagerung der unteren Extremitäten mit Schaumstoffschiene und der oberen Extremitäten beispielsweise mit dickem Kissen
- Kühlung
- Nach Arztrücksprache Auftragen von heparinhaltigen Salben im Hämatombereich
- Mobilisation nach Arztanordnung.

Krankenbeobachtung und Dokumentation
- Durchblutung, Motorik und Sensibilität der betroffenen Extremität
- Schmerzen
- Schwellung
- Hautfarbe, z. B. Rötung bei Entzündung, Blaufärbung bei Thrombose.

25.6 Fraktur

25.6.1 Einteilung von Frakturen

Fraktur *(Knochenbruch)*: Kontinuitätsunterbrechung eines Knochens unter Bildung von mindestens zwei Bruchstücken **(Fragmenten)**, die durch einen **Bruchspalt** voneinander getrennt werden.

Bei den **unvollständigen** *(inkompletten)* **Frakturen** ist die Kontinuität des Knochens nur teilweise unterbrochen. Zu den unvollständigen Frakturen gehören die **Fissur**, bei der sich ein Riss im Knochen bildet, die **Infraktion**, d. h. Spaltbildung im Knochen, und die **Impressionsfraktur**, bei der Teile des Knochens eingedrückt werden, wodurch es meist zur Stufenbildung an der Knochenoberfläche kommt.

Entstehungsmechanismen
Traumatische Fraktur
Von einer **traumatischen Fraktur** spricht man, wenn die Fraktur durch Gewalt von außen bedingt ist. Unterschieden werden dabei **direkte Frakturen**, bei denen der Knochen am Ort der Gewalteinwirkung bricht, z. B. Oberarmfraktur bei starkem Schlag auf den Oberarm, und **indirekte Frakturen**, bei denen der Ort der Gewalteinwirkung nicht identisch ist mit dem Ort der Fraktur, z. B. Oberarmfraktur bei Sturz auf den gestreckten Arm.

Eine differenzierte Unterteilung ist auch nach der *Art der Gewalteinwirkung* möglich. Hier sind z. B. die **Biegungsfraktur** durch zu starkes Biegen des Knochens (oft mit Loslösen eines **Biegungskeils** als drittes Fragment), die **Spiralfraktur** durch Drehung eines an einem Ende fixierten Röhrenknochens oder die **Kompressionsfraktur** durch zu starkes Stauchen des Knochens zu nennen.

Spontanfraktur
Bei **Spontanfrakturen** fehlt ein adäquates Trauma:
- Eine **Ermüdungsfraktur** entsteht durch unphysiologische Dauerbelastung, z. B. die sog. *Marschfraktur* des zweiten und dritten Mittelfußknochens nach langen Fußmärschen
- Eine **pathologische Knochenfraktur** ist Folge einer abnormen Knochenstruktur. Häufige Beispiele sind Frakturen bei Osteoporose, z. B. Oberschenkelhalsfraktur alter Menschen nach leichtem Sturz, oder Frakturen bei Skelettmetastasen.

Frakturlinienverlauf
Je nach Verlauf der Frakturlinie werden **Querfraktur**, **Schrägfraktur** und **Defektfraktur** (mit Verlust von Knochensubstanz) unterschieden (☞ Abb. 25.13).

Viele Autoren unterscheiden in diesem Zusammenhang auch noch **Biegungsfraktur** (☞ oben) und **Torsionsfraktur** sowie Stückfraktur und Trümmerfraktur (☞ unten). Hier überlappen sich die verschiedenen Einteilungen.

Anzahl der Fragmente
Bei der **einfachen Fraktur** ist der Knochen an einer Stelle gebrochen, so dass zwei Fragmente entstehen. Bei einer **Mehrfragmentfraktur** sind 3–6 Fragmente vorhanden, bei einer **Trümmerfraktur** mehr als sechs Fragmente. Sonderfall der Mehrfragmentfraktur ist die **Stückfraktur** *(Etagenbruch, Doppelbruch)*, bei der der Knochen an zwei Stellen gebrochen ist und sich zwischen den beiden Bruchstellen ein größeres Bruchstück befindet (☞ Abb. 25.14).

Fragmentverschiebung
Bei einem Teil der Frakturen kommt es zur **Verschiebung** *(Dislokation)* **der Fragmente** (☞ Abb. 25.15) gegeneinander. Diese kann durch die von außen einwirkende Gewalt, durch Muskelzug an den Fragmenten, aber auch durch falsche Lagerung sowie im weiteren Verlauf durch zu frühe Bewegung oder Belastung bedingt sein.

Unterschieden werden:
- **Längsverschiebung** mit Verlängerung oder Verkürzung
- **Seitverschiebung**
- **Achsenknickung**
- **Drehfehler** *(Rotationsfehler)*.

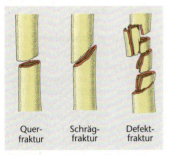

Abb. 25.13: Frakturlinienverlauf. [A300-190]

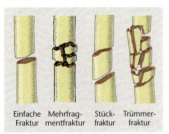

Abb. 25.14: Anzahl der Fragmente einer Fraktur. [A300-190]

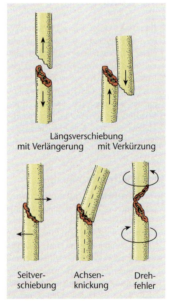

Abb. 25.15: Fragmentverschiebungen bei Frakturen. [A400-190]

Begleitende Weichteil-/ Hautverletzungen

Ist die Haut über der Frakturstelle intakt, spricht man von einer **geschlossenen Fraktur**.

Bei einer **offenen Fraktur** hingegen ist es durch Haut- und Weichteilverletzungen zu einer Verbindung zwischen Fraktur und Außenwelt gekommen. Die weitere Einteilung in offene Frakturen I.–IV. Grades erfolgt je nach Ausmaß des Weichteilschadens (☞ Tab. 25.16).

> Bei offenen Frakturen besteht die Gefahr der bakteriellen Kontamination der Weichteile und Knochen mit nachfolgender Infektion. Je größer der Weichteilschaden, desto höher das Risiko einer manifesten Infektion!

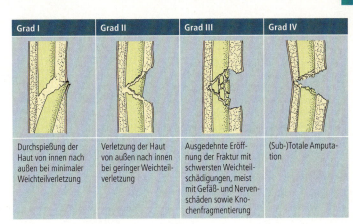

Tab. 25.16: Einteilung offener Frakturen. [A400-190]

Frakturen bei Kindern
Grünholzfraktur
Bei der **Grünholzfraktur** *(subperiostale Fraktur)* bleibt das beim Kind noch sehr kräftige und elastische Periost (Knochenhaut) teilweise erhalten – vergleichbar dem Bruch eines grünen Weidenastes. Grünholzfrakturen zeigen in der Regel keine oder nur eine sehr geringe Fragmentverschiebung.

Epiphysenfugenverletzung
Bei Kindern und Jugendlichen sind die Epiphysenfugen noch offen. Eine Mitverletzung bei gelenknahen Frakturen kann zu Wachstumsstörungen des Knochens in diesem Bereich führen. Wie hoch das Risiko ist, hängt vom Frakturlinienverlauf und einer evtl. Stauchung der Epiphysenfuge ab. Die Eltern des Kindes werden hierüber aufgeklärt und auf ggf. erforderliche Langzeitkontrollen aufmerksam gemacht.

> **Vorsicht**
> Frakturen bei Kindern werden von Erwachsenen oft wegen (scheinbar oder tatsächlich) geringer Beschwerden übersehen. Daher gilt: Kindliche Klagen sowie neu aufgetretene Auffälligkeiten immer ernst nehmen!

Frakturen bei alten Menschen
Alte Menschen sind durch erhöhte Fallneigung, verminderte Fähigkeit, Stürze abzufangen, und geringere Knochenstabilität (Osteoporose) erhöht frakturgefährdet.

Gleichzeitig ist das Komplikationsrisiko z. B. durch Immobilisierung bei ihnen höher als bei jungen Menschen. Zudem können nicht wenige alte Menschen im Rahmen der Rehabilitation nicht so gut mitarbeiten wie jüngere, z. B. gestaltet sich die Mobilisierung mit Teilbelastung oft schwierig. Ziel ist es, den alten Menschen so schnell wie möglich wieder zu mobilisieren (möglichst unter Vollbelastung) und in sein bisheriges soziales Umfeld zurückzubringen. Hierfür werden ggf. Abstriche bei der Funktion (z. B. Beweglichkeitseinschränkung) in Kauf genommen.

Sturzprophylaxe ☞ 12.8.5.5

25.6.2 Klinik und Diagnostik von Frakturen
Klinische Frakturzeichen
Sichere Frakturzeichen
Nur **sichere Frakturzeichen** sind *beweisend* für eine Fraktur:
- Fehlstellung durch eine Frakturverschiebung
- Abnorme Beweglichkeit
- Fühl- oder hörbare **Krepitation** *(Knochenreiben)* bei Bewegung
- Sichtbare Fraktur, z. B. bei durchgespießtem Knochenfragment.

Unsichere Frakturzeichen
Bei vielen Frakturen sind nur **unsichere Frakturzeichen** feststellbar. Sie deuten zwar auf eine Fraktur hin, können aber auch bei anderen Verletzungen auftreten:
- Schmerzen
- Schwellungen, Hämatome
- Störungen der Beweglichkeit.

Diagnostik
Zu Diagnosesicherung und Therapieplanung werden stets Röntgenbilder angefertigt, zur dreidimensionalen Darstellung immer in mindestens zwei Ebenen. Bei unklarem Befund erfolgt heute oft eine Computertomographie, ebenso bei komplexen Frakturen (dann evtl. als 3-D-Computertomographie, ☞ 14.6.4). Eine invasive Diagnostik, z. B. durch diagnostische Arthroskopie, ist heute selten.

Ausschluss von Begleitverletzungen
Bei jeder Fraktur können Nerven oder Gefäße mitverletzt werden, insbesondere solche, die in Knochennähe verlaufen. Typische Beispiele sind die Lähmung des N. radialis bei einer Oberarmfraktur und die Verletzung der A. poplitea bei knienahen Oberschenkelfrakturen.

> **DMS-Kontrolle**
> Unbedingt erforderlich ist die Kontrolle von **D**urchblutung (periphere Pulse), **M**otorik und **S**ensibilität distal der Fraktur.

Blutverlust durch Frakturen
Nicht unterschätzt werden darf der Blutverlust bei Frakturen. Beispielsweise sind bei Oberschenkelfrakturen Erwachsener Blutverluste bis zu ca. 2 l möglich, bei Beckenfrakturen sogar bis zu ca. 4 l und bei Oberarmfrakturen immerhin bis zu ca. 700 ml. Insbesondere bei Frakturen großer Knochen und/oder ausgedehnten Weichteilverletzungen gerät der Verletzte schnell in einen hypovolämischen Schock (☞ 13.5.2).

25.6.3 Therapieprinzipien bei Frakturen

Ziel jeder Frakturbehandlung ist eine möglichst *frühzeitige Remobilisation* des Patienten bei *bestmöglicher (Langzeit-)Funktion* des verletzten Körperteils. Hierzu dient das Konzept der drei Rs: **R**eposition, **R**etention, **R**ehabilitation.

Reposition

Der erste Schritt der Frakturbehandlung ist die **Reposition** (*Einrichten* der Fraktur), d.h. das Zurückführen der Fragmente in die anatomisch korrekte Position. Die Reposition sollte möglichst sofort erfolgen, insbesondere bei Frakturen mit Gelenkbeteiligung oder gleichzeitiger Luxation, da die Gefahr einer posttraumatischen Arthrose (☞ 24.10) sonst groß ist.

Oft ist eine **geschlossene Reposition** möglich, d.h. ein Einrichten der Fraktur durch manuellen Zug und Gegenzug von außen. Wesentliche Voraussetzung ist eine adäquate Schmerzausschaltung, ggf. durch Narkose. Gelingt die geschlossene Reposition nicht, ist eine **offene Reposition** durch Operation erforderlich.

Retention

Der zweite Schritt ist die **Retention** (*Fixation*), d.h. die Ruhigstellung der Fraktur bis zur Verheilung.

Auf Reposition und Retention kann nur in definierten Ausnahmefällen verzichtet werden, etwa bei einer eingekeilten, nicht verschobenen Oberarmkopffraktur. Hier geht man davon aus, dass durch den kräftigen Muskelmantel eine ausreichende Retention der Fraktur besteht.

Konservative Retention: Gipsbehandlung, Extension, Verbände

Pflege bei Gipsbehandlung ☞ 24.1.4
Pflege bei Extension ☞ 25.1.3

Bekanntestes Verfahren der konservativen Retention ist die **Gipsbehandlung** (☞ 24.1.4).

Zweite Möglichkeit der konservativen Frakturretention ist die **Extension** (*Streckbehandlung*). Sie wird bei Frakturen angewandt, bei denen ein hohes Risiko der Fragmentverschiebung durch Muskelzug besteht, etwa bei knienahen Oberschenkelfrakturen. Meist handelt es sich um *knöcherne Extensionen*. Dabei wird ein spezieller Draht oder Nagel frak-

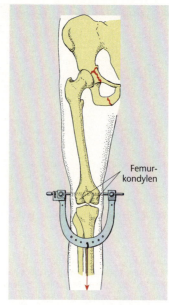

Abb. 25.17: Suprakondyläre Extension bei Beckenringfraktur. Die Extension soll eine Fragmentverschiebung durch Muskelzug verhindern (☞ auch Abb. 25.4). [A300-190]

turfern durch einen Knochen gebohrt und ein Extensionsbügel angebracht. An diesen werden dann über einen Seilzug (☞ Abb. 25.4) Gewichte angehängt, die einen Zug ausüben. Insbesondere bei Kindern kann der Zug auch über *Klebe-(Pflaster-)* oder *Schaumstoffverbände* ausgeübt werden.

Am häufigsten wird die Extensionsbehandlung bei Frakturen im Bereich der unteren Extremität, des Beckens und der HWS durchgeführt, und zwar meist zur Zeitüberbrückung bis zur Operation. Die Komplikationen bei Extensionsbehand-

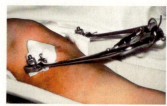

Abb. 25.18: Extensionsbügel bei Tibiakopfextension. [T195]

lungen entsprechen im Wesentlichen denen bei Fixateur externe (☞ 25.1.1).

Andere ruhig stellende Verbände zur Fraktur- (und Luxationsbehandlung) kommen vor allem am Schultergelenk zum Einsatz, wo eine Gipsruhigstellung zu aufwändig oder nur schwer durchführbar wäre. Am gebräuchlichsten sind der *Desault-* und der *Gilchrist-Verband* (☞ 24.4.1).

Operative Retention: Osteosynthese

Pflege bei Osteosynthesen ☞ 25.1.2

Die **operative Retention** durch **Osteosynthese** ist bei konservativ nicht reponiblen oder nicht fixierbaren Frakturen, bei den meisten Frakturen mit Gelenkbeteiligung, bei höhergradig offenen Frakturen oder bei älteren Patienten zur Verkürzung der Immobilisation angezeigt. Die Fraktur wird reponiert und das Ergebnis durch Einbringen eines (Metall-)Implantats gesichert. Heute gibt es zahlreiche Osteosyntheseverfahren (☞ Abb. 25.20), die auch miteinander kombiniert werden können.

Bei zusätzlicher Anwendung von Knochenzement, v.a. um große Knochendefekte bei pathologischen Frakturen aufzufüllen, spricht man von einer **Verbundosteosynthese**.

Indikationen für konservative Frakturbehandlung	Indikationen für operative Frakturbehandlung
▸ Frakturen im Kindesalter (in 90 % der Fälle) ▸ Nicht dislozierte und nicht dislokationsgefährdete Frakturen, evtl. auch nicht dislozierte, aber dislokationsgefährdete Frakturen; z.B. unkomplizierte Radiusfrakturen, Rippenfrakturen ▸ OP- und/oder Anästhesieunfähigkeit des Patienten ▸ Ruhigstellung bis zur (endgültigen) operativen Versorgung	▸ Offene Frakturen (ab Grad II) ▸ Frakturen mit begleitenden Gefäß- und/oder Nervenverletzungen ▸ Frakturen mit Gelenkbeteiligung ▸ Frakturen bei Polytrauma (☞ 25.11) ▸ Frakturen bei älteren Patienten (weniger Komplikationen durch schnellere Mobilisation) ▸ Dislozierte Frakturen, die unter Bildwandlerkontrolle nicht reponiert werden können ▸ Frakturen der unteren Extremität (hohe Gefahr der Achsenfehlstellung wegen der starken Belastung) ▸ Unterarmfrakturen

Tab. 25.19: Hauptindikationen für die konservative und die operative Frakturbehandlung.

25.6 Fraktur

Schrauben-osteosynthese
▶ Kompression des Frakturspalts durch sog. Zugschrauben

Platten-osteosynthese
▶ Stabilisierung durch mithilfe von Schrauben befestigter Metallplatten

Marknagel-osteosynthese
▶ Bei langen Röhrenknochen Schienung der Fraktur von innen

Spickdraht-osteosynthese
▶ Stabilisierung durch kleine Drahtstifte
▶ Nur Lagerungsstabilität

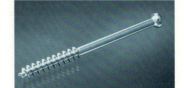

Abb. 25.21: Kortikalisschraube (rechts) und Spongiosaschraube (glattes Halsteil, oben). [V228]

Zuggurtungs-osteosynthese
▶ Kompression des Frakturspalts durch Drahtschlingen

Fixateur externe
▶ Stabilisierung durch frakturfern angebrachte, die Haut überragende (Metall)Konstruktion

Dynamische Hüftschraube
▶ Gleiten einer Laschenschraube in einer fixierten Platte. Bei Belastung Kompression des Frakturspalts

Endoprothese
▶ Implantation eines künstlichen Gelenks

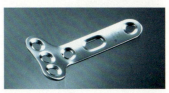

Abb. 25.22: Die verschiedenen Platten werden nach ihrer Funktion (z. B. Neutralisations-, Kompressionsplatte) oder Form bezeichnet – hier eine T-Platte. [V228]

Abb. 25.20: Verschiedene Osteosyntheseverfahren in der Schemazeichnung. [A400-190]

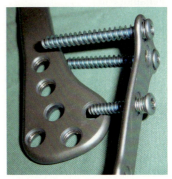

Abb. 25.23: Bei winkelstabilen Platten haben sowohl Schraubenkopf als auch die Löcher der Platte ein Gewinde, so dass die Platte nicht mehr an den Knochen gepresst werden muss. [M281]

Knochendefekte können auch mit autologen (körpereigenen) oder homologen (Knochenbank-)**Transplantaten** aufgefüllt werden, um eine knöcherne Durchbauung zu ermöglichen. Dabei sollte körpereigenem Knochen (z. B. aus dem Beckenkamm) wegen der höheren biologischen Wertigkeit und des fehlenden Infektionsrisikos der Vorzug gegeben werden. Unterschieden werden der **kortikale Knochenspan**, der **kortikospongiöse Knochenspan** und die **Spongiosaplastik**.

Die Stabilität einer osteosynthetisch versorgten Fraktur ist v. a. von Frakturtyp, Osteosyntheseverfahren und evtl. Begleiterkrankungen des Patienten, z. B. einer schweren Osteoporose, abhängig. In der Regel ist die Fraktur nach Osteosynthese zumindest **übungsstabil** (d. h. der Patient darf die betroffene Extremität bewegen, aber nicht belasten) oder **teilbelastungsstabil**, oft auch **belastungsstabil** (d. h. der Patient darf voll belasten). **Lagerungsstabile** Osteosynthesen, bei denen der Patient die betroffene Region ohne Stütze von außen weder bewegen noch belasten darf, sind die Ausnahme.

Meist ist eine zweite Operation nach Wochen oder Monaten zur **Metallentfernung** erforderlich.

Endoprothesen

Bei manchen gelenknahen Frakturen ist ein Erhalt des natürlichen Gelenks nicht um jeden Preis erstrebenswert. Beispielsweise kann es bei vorbestehender Arthrose am Hüftgelenk und bei alten Patienten zur rascheren und schmerzärmeren Remobilisation sinnvoll sein, eine **Endoprothese** (künstliches Gelenk aus Metall) zu implantieren.

Am häufigsten werden Endoprothesen am Hüftgelenk bei Schenkelhalsfrakturen implantiert (☞ 25.8.8), gefolgt von Knieprothesen bei Arthrose und den bei Oberarmkopftrümmerfrakturen verwendeten Schulterprothesen.

995

	Gipsbehandlung	Extension	Osteosynthese
Vorteile	• Keine Operation • Keine Infektionsgefahr (Fraktur bleibt geschlossen) • Meist frühe Mobilisation des Patienten • Meist Möglichkeit einer ambulanten Therapie	• Möglichkeit der Weichteilinspektion • Keine Infektionsgefahr an der Frakturstelle (Fraktur bleibt geschlossen) • Keine Dislokation der Fragmente durch Muskelzug	• Möglichkeit der Weichteilinspektion • Anatomisch genaue Reposition • Völlige Ruhigstellung der Fraktur • Meist sofortige Übungsstabilität • Oft Erleichterung der Pflege
Nachteile	• Längere Immobilisation der betroffenen Extremität, daher Muskelschwund und Gefahr der Thromboseentstehung und Gelenkversteifung • Keine oder nur eingeschränkte Weichteilinspektion möglich bei gleichzeitiger Gefahr einer Druckschädigung von Nerven und Weichteilen • Keine völlige Ruhigstellung der Fraktur	• Operationsrisiko • Längere Immobilisierung des Patienten mit Thrombose-, Pneumonie- und Dekubitusgefahr • Bei zu starkem Zug Gefahr des Auseinanderweichens der Fragmente mit verzögerter Frakturheilung • Keine völlige Ruhigstellung der Fraktur • Infektionsgefahr an den Nageldurchtrittsstellen	• Operationsrisiko (zweimal, da in der Regel eine spätere Metallentfernung notwendig ist) • Infektionsgefahr (Fraktur wird eröffnet)

Tab. 25.24: Überblick über die spezifischen Vor- und Nachteile wichtiger Verfahren der Frakturbehandlung.

Rehabilitation

Drittes „R" der Frakturbehandlung ist die **Rehabilitation.** Sie beginnt bereits im Krankenhaus, etwa wenn der Physiotherapeut mit dem Patienten die nicht fixierten Gelenke sowohl der verletzten als auch der nicht-verletzten Extremitäten durchbewegt oder die Pflegenden den Patienten alles selbst machen lassen (bzw. ihn dazu anleiten), was er in dieser Situation selbst machen kann.

Besonders deutlich wird der Stellenwert der Rehabilitation als Teil der Frakturbehandlung bei der **frühfunktionellen Behandlung** einer Fraktur, beispielsweise bei einer nicht dislozierten schulternahen Oberarmfraktur. Da der kräftige Muskelmantel die Fraktur ausreichend retiniert, kann der Patient schon nach wenigen Tagen ohne Gips mit Bewegungsübungen beginnen.

25.6.4 Frakturheilung

Primäre Frakturheilung

> **Primäre Frakturheilung:** Direkte knöcherne Überbrückung des Frakturspaltes.

Bei nahezu fugenlosem Aneinanderliegen der Knochenfragmente, guter Durchblutung und konsequenter Ruhigstellung wird der Bruchspalt direkt von den knochenbildenden *Osteonen* überbrückt (**primäre Frakturheilung**).

Meist ist dies nur durch eine stabile Osteosynthese nach vorheriger idealer Reposition erreichbar (☞ 25.6.3).

Sekundäre Frakturheilung

> **Sekundäre Frakturheilung:** Im Frakturbereich zunächst Ausbildung eines nicht-knöchernen Zwischengewebes **(Kallus),** das dann sekundär zu Knochen umgewandelt wird.

Sind die oben genannten Voraussetzungen zur primären Frakturheilung nicht erfüllt (beispielsweise ist bei Anlegen eines Gipsverbandes weder eine fugenlose Adaption der Fragmente noch eine völlige Ruhigstellung zu erzielen), kommt es zur **sekundären Frakturheilung:**

- Im Frakturbereich bildet sich ein Hämatom
- In das Hämatom wandern Zellen aus dem Blut ein, darunter auch *Fibroblasten*
- Die Fibroblasten bilden ein bindegewebig-knorpeliges Zwischengewebe, den **Kallus.** Dieser fixiert die Fragmente zunehmend und ist im Röntgenbild als wolkige Auftreibung um den Frakturspalt sichtbar

- Erst im Verlauf der nächsten Monate wird der Kallus zum „normalen" Knochen umgewandelt.

Heilungsdauer

Die **Heilungsdauer** einer Fraktur ist vom Alter des Patienten (Frakturen bei Kindern heilen schneller als bei Erwachsenen), von der Lokalisation, von der Durchblutung und von den Begleitverletzungen abhängig. Sie schwankt zwischen 3–5 Wochen für Frakturen des Fingerskeletts und 12–14 Wochen für Frakturen des Beckens, des Oberschenkelhalses und einiger Handwurzelknochen.

Verzögerte Frakturheilung und Pseudarthrose ☞ 25.6.5

25.6.5 Störungen und Komplikationen der Frakturheilung

Kompartmentsyndrom

> **Kompartmentsyndrom** *(Muskelkammer-Syndrom):* Mit Schmerzen, Bewegungseinschränkung und neurologischen Symptomen einhergehendes Syndrom, bedingt durch eine Durchblutungsstörung infolge erhöhten Gewebedrucks. Endzustand ist die **ischämische Kontraktur.**

Infolge eines Frakturhämatoms, eines posttraumatisches Muskelödems oder eines zu engen Gipsverbandes steigt der Gewebedruck in den unnachgiebigen *Muskellogen* (Muskellogen = durch Faszien eingegrenzte Räume). Dadurch wird die Durchblutung der Kapillaren eingeschränkt, die geschädigten Zellen schwellen an. Diese Volumenzunahme reduziert

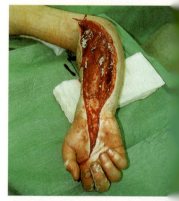

Abb. 25.25: Kompartmentsyndrom am Unterarm. Zur Entlastung wurde die Faszie gespalten. [F207]

25.6 Fraktur

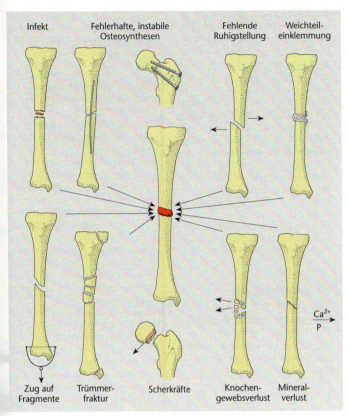

Abb. 25.26: Ursachen für verzögerte Frakturheilung und Pseudarthrosen. [A300-190]

Zahlreiche Faktoren können dazu führen, dass eine Fraktur nur verzögert oder gar nicht heilt. Allgemeine Faktoren sind beispielsweise ein erhöhtes Lebensalter des Patienten oder die Einnahme bestimmter Medikamente (etwa Glukokortikoide, Zystostatika). Lokale Faktoren sind unter anderem eine fehlende Ruhigstellung, ein Auseinanderweichen der Fragmente und Infektionen. Die Frakturstelle wird lediglich bindegewebig überbrückt und verknöchert nicht.

Je nach Krankheitsentstehung werden unterschieden:
▶ Die **hypertrophe Pseudarthrose** mit vermehrter Kallusbildung („Elefantenfuß"), die meist Folge einer unzureichenden Ruhigstellung bei guter Durchblutung ist
▶ Die **hypotrophe Pseudarthrose** mit verminderter Kallusbildung (die Fragmente werden zum Bruchspalt hin immer dünner) infolge einer Minderdurchblutung der Fragmente
▶ Die **Defektpseudarthrose** bei Fehlen von Knochenteilen
▶ Die **Infektpseudarthrose** bei Ostitis oder Osteomyelitis.

Klinisch fallen Druck- und Belastungsschmerz, Schwellung, Funktionseinschränkung der betroffenen Extremität und abnorme Beweglichkeit auf, sofern die Fraktur nicht operativ stabilisiert worden ist.

Die Diagnose wird durch eine Röntgenaufnahme (evtl. mit Tomographie) gesichert. Ist die Vitalität und damit die Reaktionsfähigkeit der Knochenfragmente

wiederum die Kapillarperfusion und es entsteht ein Teufelskreis aus Zellschwellung und immer weiter abnehmender Gewebeperfusion. Die Erstsymptome bestehen in Verfärbung der betroffenen Region, Schmerzen, Schwellung und Parästhesien bei noch erhaltenen Pulsen.

Wenn schließlich die nervenversorgenden Gefäße abgedrückt werden, sterben die Nerven ab und der initial starke Ischämieschmerz lässt nach. Erst danach sterben auch die Muskelzellen ab. Aufgrund der abgestorbenen Nerven kommt es zu Lähmungen und Gefühllosigkeit. Die Muskeln werden in der Folgezeit durch narbiges Bindegewebe ersetzt, und es bildet sich eine Kontraktur aus.

Besonders häufig sind die Tibialis-Loge am Unterschenkel (**Tibialis-anterior-Syndrom**) und die Unterarmbeuger (**Volkmann-Kontraktur**) betroffen. Bei Verdacht sichert eine (invasive) **Logendruckmessung** mittels einer unter die Muskelfaszie eingeführten Messsonde die Diagnose. Einzig wirksame Thera-

pie ist die frühzeitige Druckentlastung durch Gipsentfernung und/oder Faszienspaltung der betroffenen Muskelloge.

> Bei auffällig starken und/oder zunehmenden Schmerzen nach Fraktur stets Arzt informieren.

Infektion
Insbesondere bei offenen Frakturen, aber auch nach Osteosynthese besteht die Gefahr einer Keimbesiedelung mit nachfolgender manifester Infektion der Wunde (☞ 25.4.2), des Knochens (Ostitis), evtl. auch des Knochenmarks (Osteomyelitis).

Verzögerte Frakturheilung/Pseudarthrose

Verzögerte Frakturheilung: Verlängerung der Heilungsdauer einer Fraktur auf 4–6 Monate.

Pseudarthrose (*Fractura non sanata, Falschgelenkbildung*): Ausbleiben der Frakturheilung ≥ acht Monate.

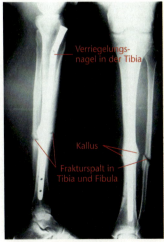

Abb. 25.27: Hypertrophe Pseudarthrose nach Unterschenkelverriegelungsnagel. [T128]

997

25 Pflege von Menschen mit traumatologischen Erkrankungen

unklar, hilft die Knochenszintigraphie weiter.

Die Therapie hängt von der Ursache der Pseudarthrose ab: Wichtig sind eine optimale Stabilisierung, Verbesserung der Durchblutung und Anlagerung von autologer Spongiosa.

Sudeck-Dystrophie

Sudeck-Dystrophie *(Sudeck-Syndrom, Morbus Sudeck, Algodystrophie, Reflexdystrophie, komplexes regionales Schmerzsyndrom Typ 1):* Sekundäre Extremitätendystrophie mit lokalen Durchblutungs- und Stoffwechselstörungen nach Fraktur. Meist an Unterarm oder Hand auftretend.

Ursächlich wird eine neurovaskuläre Fehlregulation mit Beteiligung des sympathischen Nervensystems vermutet, die zu lokalen Durchblutungs- und Stoffwechselstörungen führt. Am Anfang steht eine überschießende efferente sympathische Reizantwort mit motorischen, sensiblen und autonomen Störungen. Klinik und Therapie der drei Krankheitsstadien fasst Tabelle 25.28 zusammen.

25.6.6 Kontrollen bei Frakturen

Bei allen Frakturen sind regelmäßige klinische und röntgenologische Kontrollen erforderlich, um Komplikationen der Frakturheilung rechtzeitig zu erkennen.

Als Faustregel können folgende Richtlinien gelten:

▶ Kontrolle von Durchblutung, Motorik und Sensibilität (DMS) bei stationärer Behandlung mindestens einmal täg-

lich, bei ambulanter Behandlung am ersten Tag nach der Behandlung und dann bei jeder Röntgenkontrolle (☞ unten). Aufklärung des Patienten über die Warnsymptome, bei denen er sich unverzüglich melden bzw. einen Arzt aufsuchen soll (☞ auch 25.1.3)
▶ Erste Röntgenkontrolle nach Anlegen des Gipses bzw. nach Durchführung der Osteosynthese, am 3. und 7. Tag, danach alle drei Wochen. Vor Belastungsaufnahme, nach Ablauf der erfahrungsgemäßen *Konsolidierungszeit* (Zeit bis zur knöchernen Verfestigung der Fraktur) und bei Komplikationen erfolgen auf jeden Fall Röntgenkontrollen
▶ Funktionskontrolle 2–3 Wochen nach Gipsabnahme und ggf. nach Ende der Physiotherapie.

25.7 Amputation

Amputation: Vollständige Entfernung eines Körperteils. Entweder verletzungsbedingt **(traumatische Amputation)** oder notwendige therapeutische Maßnahme.

Traumatische Amputation

Unter **traumatischer Amputation** versteht man die vollständige Abtrennung einer Gliedmaße durch einen schweren Unfall. Unter günstigen Bedingungen (glatte Abtrennung ohne ausgedehnte Weichteilschäden, saubere Wunden, keine vorbestehenden Gefäßerkrankungen mit Durchblutungsstörungen) kann die amputierte Gliedmaße **(Amputat)** oft durch einen erfahrenen Chirurgen re-

plantiert („wieder angenäht") werden. Voraussetzung ist, dass das Amputat gefunden, in die Klinik gebracht und durch den Transport nicht zusätzlich geschädigt wurde.

Notfall: Erstmaßnahmen am Unfallort bei traumatischer Amputation

Folgende Maßnahmen dienen der eventuellen **Replantation** der abgetrennten Gliedmaße:
▶ Amputat gezielt suchen (lassen)
▶ Amputat trocken in sterile Kompressen hüllen, in eine saubere, wasserdichte Plastiktüte geben und diese verschließen. In eine zweite Plastiktüte Eis-Wasser-Gemisch füllen und in diese die erste Tüte einlegen, zweite Tüte verschließen (☞ Abb. 25.29). Auf keinen Fall Amputat direkt mit Eis oder Wasser in Kontakt bringen (führt zu zusätzlichen Schäden)
▶ Das so verpackte Amputat schnellstmöglich mit dem Patienten in die Klinik transportieren
▶ Den Stumpf steril abdecken und hochlagern. Bei Blutungen Gefäß zur Not manuell komprimieren, nicht abklemmen oder Extremität „abbinden".

Amputation als therapeutische Maßnahme

Manchmal ist es trotz aller Bemühungen nicht möglich, eine erkrankte oder verletzte Gliedmaße zu erhalten. Häufigste Indikation für eine Amputation ist hierzulande eine AVK (☞ 17.5.2). Es folgen Verletzungen, Infektionen und bösartige Tumoren.

Stadium	Klinik	Therapie
Stadium I *(akute Entzündung, sympathische Überaktivität)* 2–8 Wochen nach Trauma	Brennender Ruhe- und Bewegungsschmerz, Schonhaltung bis zur Schmerzsteife, Schwellung, blau-livide Verfärbung und Überwärmung der Haut, gestörte Schweißdrüsenaktivität	Kurzzeitige Ruhigstellung, Hochlagerung, großflächige leichte Kühlung, Lymphdrainage, aktive Bewegungsübungen vor allem der Gegenseite, Ergotherapie, evtl. Elektrotherapie. Analgetika, nichtsteroidale Antirheumatika, Glukokortikoide, Antidepressiva, Sympathikusblockade, Kalzitonin (z. B. Karil®)
Stadium II *(chronische Dystrophie, abklingende sympathische Aktivität)* 1–3 Monate nach Trauma	Verminderung des Ruheschmerzes, Bewegungsschmerz, Zunahme der trophischen Störungen mit Muskeldystrophie, Verminderung des subkutanen Fettgewebes und kühler, blass-livider Haut. Zunehmende Gelenkversteifung	Physikalische Maßnahmen ☞ oben, jedoch zunehmende aktive Bewegungsübungen der betroffenen Seite unterhalb der Schmerzgrenze, vorsichtige Mobilisation einsteifender Gelenke, evtl. Kohlensäurebäder, aufsteigende Bäder. Nichtsteroidale Antirheumatika ausschleichend, Glukokortikoide, ggf. Antidepressiva
Stadium III *(irreversible Atrophie)* 3–6 Monate nach Trauma	Muskelatrophie, Schrumpfung des Bindegewebes, Gelenkversteifung und pergamentdünne Haut. Keine Schmerzen mehr	Physikalische Maßnahmen ☞ oben, weiter aktive Bewegungsübungen, Gelenkmobilisation, ggf. plastische Korrekturen, Manualtherapie, Hilfsmittelversorgung

Tab. 25.28: Stadien der Sudeck-Dystrophie. In der klinischen Praxis sind die drei Stadien nicht scharf voneinander zu trennen, sondern gehen fließend ineinander über.

25.7 Amputation

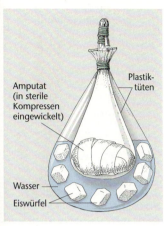

Abb. 25.29: Transport eines Amputats. [A300-190]

Grundsätzlich wird die Amputationshöhe so weit distal wie möglich gewählt, um eine gute Restfunktion zu erhalten. Eine ausreichende Weichteildeckung und die Platzierung der Narbe außerhalb der späteren Belastungszone sollen Komplikationen vorbeugen.

Komplikationen

Hauptkomplikationen von Amputationen sind:
- Nachblutungen
- Wundheilungsstörungen und Wundinfektionen, insbesondere bei AVK-Patienten
- Stumpfödem und -hämatom
- Kontrakturen, z. B. der Hüfte bei Oberschenkelamputationen
- Hauterkrankungen im Stumpfgebiet, z. B. Kontaktekzem, Hautpilzerkrankungen, Furunkelbildung
- **Stumpf-** und **Phantomschmerz.** Hinter diesen Bezeichnungen verbergen sich verschiedene Erkrankungen und Probleme, die zu Schmerzen im Stumpf bzw. „im" amputierten Glied führen, z. B. Durchblutungsstörungen, schlechter Sitz der Prothese oder ein **Stumpfneurom** (ungeordnetes Aussprossen von Axonen nach Nervendurchtrennung). Die Behandlung ist ursachenabhängig und häufig problematisch
- Dekubitus als Komplikation nach Prothesenerstversorgung.

Pflege

Allgemeine perioperative Pflege ☞ 15.10.2

Lagerung und Versorgung des Stumpfes

- Häufige Verband- und Drainagekontrollen wegen der großen Nachblutungsgefahr
- Bei Oberschenkelamputation ggf. Hochlagerung des Stumpfes am OP-Tag zur Ödemprophylaxe (Anordnung des Arztes beachten). Da die Beugemuskulatur stärker ist als die Streckmuskulatur, neigt die amputierte Extremität zu einer Beugekontraktur. Um dieser entgegenzuwirken, wird die amputierte Extremität ab dem 1. postoperativen Tag überwiegend in Streckung gelagert:
  – Bei Oberschenkelamputation nachts oder intermittierend Bauchlage
  – Bei Unterschenkelamputation zusätzliche Streckung durch Auflegen eines Sandsäckchens. Auch während der Patient im Rollstuhl sitzt, soll die Extremität gestreckt sein, z. B. auf einer Schiene
  – Bei Fingeramputation Schienen des Stumpfes
- Zur Ödemprophylaxe und zur Stumpfformung Wickeln des Stumpfes in Achtertouren mit elastischen Binden (☞ Abb. 25.30–25.33), wobei der Druck nach proximal abnimmt; bei AVK Rücksprache mit dem Arzt wegen der Gefahr einer Durchblutungsminderung. Keine zirkulären Verbände anlegen. Zur besseren Resorption des Wundödems können postoperativ auch Zinkleimverbände oder Prothesengipse angelegt werden. Diese müssen aber, um effektiv zu sein, täglich gewechselt werden
- Frühestmöglicher Beginn der aktiven Bewegungsübungen

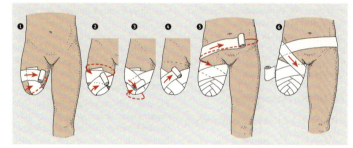

Abb. 25.34: Konisches Wickeln eines Amputationsstumpfes in den ersten postoperativen Tagen. [A300-157]

Wickeln eines Amputationsstumpfes [V164]

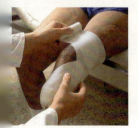 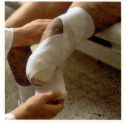 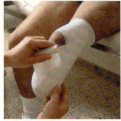 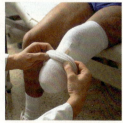

Abb. 25.30: Fixieren des gesamten Verbandes durch Touren oberhalb des Knies.

Abb. 25.31: Einwickeln der Kompresse während der Restrunde.

Abb. 25.32: Formung des Stumpfes durch diagonalen Zug (Knie frei bleibend).

Abb. 25.33: Abschließen des Verbandes mit Trikotschlauch.

999

25 Pflege von Menschen mit traumatologischen Erkrankungen

▶ Nach Abschluss der Wundheilung ist eine sorgfältige Hautpflege wichtig, da die Haut im Bereich des Amputationsstumpfes sehr empfindlich ist und stark beansprucht wird. Haut täglich kurz und gründlich waschen (Haut nicht aufweichen) und durch viel Luft, Sonne und weiche Bürstungen abhärten. Zusätzlich bietet sich die Anwendung eines Hautbehandlungsmittels zur Dekubitusprophylaxe an, z.B. PC 30 V Liquidum. Viele Patienten benutzen unter der Prothese einen Stumpfstrumpf oder Trikotschlauch.

▶ Baldige Prothesenbestellung (nach Arztanordnung). Die vorläufige Prothese (Interimsprothese) sollte nach 14 Tagen verfügbar sein, damit der Patient so früh wie möglich mit der *Prothesenschulung* beginnen kann, in der er die Handhabung der Prothese und (möglichst physiologische) Bewegungsabläufe lernt.

Psychische Betreuung

Eine Amputation beeinträchtigt das Körperschema ganz erheblich, und die Patienten brauchen einfühlsame Begleitung (ggf. auch durch Seelsorger oder Psychologen), um dies verarbeiten zu können. Hinzu kommen häufig soziale Probleme, etwa weil der Patient seinen bisherigen Beruf nicht mehr ausüben kann. Frühzeitig wird der Sozialdienst des Hauses eingeschaltet, der die Rehabilitationsmaßnahmen im Anschluss an den Krankenhausaufenthalt organisiert.

Prothesenversorgung

> **Prothese:** Künstlicher Ersatz fehlender Körperteile.

Prothesen sollen nach Amputationen oder bei angeborenen Fehlbildungen der Extremitäten einen optischen Ausgleich schaffen sowie die Steh-, Geh- bzw. Greiffähigkeit des Patienten (wieder)herstellen und ihm ein weitestgehend selbstständiges Leben ermöglichen. Sie werden in Abhängigkeit von der Amputationshöhe und den Bedürfnissen und Fähigkeiten des Patienten individuell angepasst. Unabdingbar ist eine entsprechende Schulung des Patienten in Benutzung und Pflege der Prothese. In der Regel wird die Prothesenanpassung und -schulung ambulant oder teilstationär durchgeführt.

Folgende Versorgungsbeispiele zeigen die Möglichkeiten, aber auch die Grenzen von Prothesen:

Beinprothesen

Hauptziele von Beinprothesen sind die Steh- und Gehfähigkeit des Patienten.

Heute werden Beinprothesen meist in der **Rohrskelettbauweise** (*Modularbauweise*) hergestellt, bei der die tragende Rohrkonstruktion von flexiblem Schaumstoff ummantelt wird und die Beinform optisch dem gesunden Bein angleicht. Diese Prothesenform hat die früher übliche **Schalenbauweise** weitgehend verdrängt, bei der die Beinform z. B. aus Holz nachgebildet wird. Zur Befestigung der Prothese am Bein werden häufig **Liner-Systeme** verwendet (☞ Abb. 25.38). Hierbei wird die große Adhäsionskraft von Silikon oder ähnlichen Materialien genutzt. Ein hieraus gefertigter dicker Strumpf wird über den Stumpf gerollt und der Strumpf dann mit einem Metallstift oder über ein Vakuumsystem mit der Prothese verbunden.

Der genaue Prothesenaufbau richtet sich primär nach dem Patienten. Prinzipiell gilt: Je älter der Patient, desto statischer, je jünger, desto dynamischer der Prothesenaufbau.

Beispiel Unterschenkelkurzprothese. Bei ausreichend langem Unterschenkelstumpf passt der Orthopädiemechaniker eine **Unterschenkelkurzprothese** an. Bei dieser bilden Ausbuchtungen im Bereich der Femurkondylen eine Art Spange, welche die Prothese in der Schwungphase am Knie fixiert. Eine weitere Befestigung der Prothese am Oberschenkel mittels Oberschaft ist nicht nötig.

Beispiel Oberschenkelprothese. Moderne Oberschenkelprothesen bestehen aus den Elementen *Oberschaft* zur Stumpfbettung, *Kniegelenkmodul* und *Prothesenfußkonstruktion*. Für alle Elemente stehen dabei verschiedene Bauarten zur Verfügung.

So gibt es heute neben *mechanischen Kunstkniegelenken* mit pneumatischer und hydraulischer Schwungphasensteuerung sowie unterschiedlicher Standphasensicherung ein komplett *computergesteuertes Kunstkniegelenk* (sog. *C-Leg*). Dem Vorteil, dass der Prothesenträger weit weniger an seine Prothese „denken muss", steht z. B. der Nachteil einer limitierten Kapazität des ins Knie eingebauten Akkus entgegen.

Bei den Fußkonstruktionen gibt es solche, die nur eine Plantarflexion und Dorsalextension erlauben, sowie andere, die zusätzlich die Supination und Pronation ermöglichen.

Energie speichernde Prothesenfüße aus Kunststoffmaterialien und hier vor allem Kohlefa-

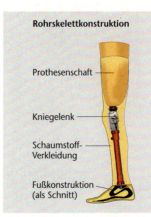

Abb. 25.35: Oberschenkelprothese in Rohrskelettbauweise, teilweise längs geschnitten. [V164]

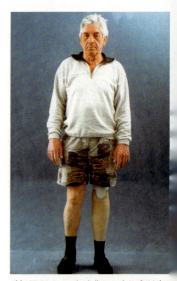

Abb. 25.36: Unterschenkelkurzprothese. [V164]

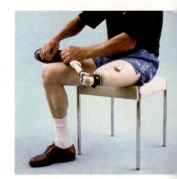

Abb. 25.37: Oberschenkelprothese mit phasengesteuertem hydraulischem Kniegelenk im Probezustand. [V164]

25.8 Spezielle Frakturen, Luxationen und Bandverletzungen

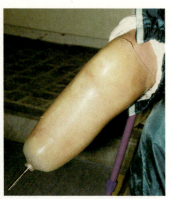

Abb. 25.38: Liner-System. Hier erfolgt die Verbindung zwischen Strumpf (und damit Stumpf) und Prothese durch einen Metallstift. Die dadurch erzielte feste Verbindung sorgt für eine gute Führung der Prothese. [V164]

ser gelten inzwischen als Standard. Sie setzen den Druck, der beim Auftreten entsteht, über eine Federkonstruktion in eine Vorwärtsbewegung um. Dadurch erleichtern sie das Abrollen (das Gangbild wird runder) und reduzieren den Kraftaufwand beim Gehen.

Armprothesen

Bei der Prothesenversorgung des Armes steht der Ersatz der Greif- und Haltefunktion im Vordergrund.

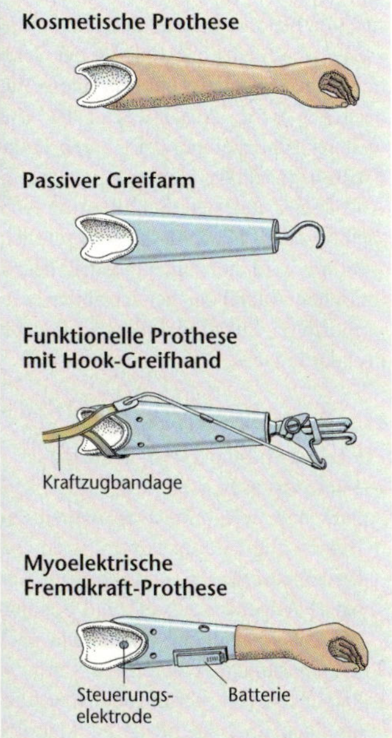

Abb. 25.39: Verschiedene Unterarmprothesen. [A400-190]

Prinzipiell gibt es heute folgende Möglichkeiten der prothetischen Versorgung nach Armverlust:

- **Schmuckprothesen** *(kosmetische Prothesen)* können bezüglich Farbe, Form und Oberflächenstruktur gut dem verbleibenden Arm/der verbleibenden Hand angepasst werden, übernehmen aber keine Funktionen
- **Passive Greifarme** sind stabile Prothesen, an die Handersatzstücke (z. B. Haken) aufgeschraubt werden können. Aufgrund ihrer guten Kraftübertragung eignen sie sich v. a. für größere, kraftvolle Tätigkeiten
- **Funktionelle Prothesen** *(mechanische Greifprothesen)* haben am distalen Ende der Prothese einen Haken oder eine sog. *aktive Systemhand*. Eine Kraftzugbandage überträgt die Bewegungen des Schultergürtels auf die Mechanik des Prothese, z. B. zum Öffnen des Hakens bei Vorbringen der Schulter
- **Fremdkraftprothesen,** zu denen auch die **myoelektrischen Prothesen** gehören, nutzen willkürliche Muskelkontraktionen z. B. am Amputationsstumpf. Diese werden durch einen Sensor in der Prothese registriert, verstärkt und zu einem batteriegetriebenen Motor weitergeleitet, der dann beispielsweise die Hand öffnet oder schließt. Hiermit sind zwar abgestufte Greifbewegungen möglich, doch diese Prothesen sind für kraftvolle Arbeiten weniger geeignet. Zudem stellen sie hohe Anforderungen an Kooperationsbereitschaft und koordinative Fähigkeiten des Prothesenträgers.

25.8 Spezielle Frakturen, Luxationen und Bandverletzungen

25.8.1 Verletzungen des Schädels

Schädel-Hirn-Trauma ☞ 33.14.1

Schädelfrakturen
Frakturen der Schädelbasis

Prellmarken, Hämatome um ein oder beide Augen (**Monokel-** bzw. **Brillenhämatom** ☞ Abb. 25.40) sowie Liquor- oder Blutfluss aus Mund, Nase und/oder Ohr weisen nach einem Trauma auf **Schädelbasisfrakturen** hin. Die Diagnose wird durch konventionelle Röntgenaufnahmen, Spezialaufnahmen der Schädelbasis und ein CT gesichert. Eine OP-Indikation besteht bei Verletzungen der Hirnnerven und bei Liquorfisteln, die sich nach spätestens einer Woche noch nicht verschlossen haben (Gefahr einer ZNS-Infektion ☞ 33.14.1). Die Prognose hängt entscheidend von den meist gleichzeitig vorhandenen ZNS-Verletzungen ab.

> Bei Unsicherheit, ob es sich bei austretender Flüssigkeit um Liquor handelt, hilft ein BZ-Stix weiter: Austretender Liquor reagiert wegen seines hohen Glukosegehaltes positiv.
>
> Auch ein heller Hof um eine Blutlache ist Zeichen austretenden Liquors.

Frakturen des Gesichtsschädels

Nasenpyramidenfraktur ☞ 32.5.1

Bei den **lateralen Mittelgesichtsfrakturen** kommt es durch stumpfe Gewalteinwirkung auf das seitliche Gesicht zu knöchernen Verletzungen von Kieferhöhle, Orbita und Jochbein bzw. Jochbogen. Leitsymptome sind ein Monokelhämatom, Doppelbilder und Sensibilitätsstörungen an Wange, Oberlippe und seitlicher Nasenfläche. Die Diagnose wird röntgenologisch gestellt. Therapeutisch werden bei verschobenen (dislozierten) Frakturen die Bruchstücke reponiert und anschließend mit *Miniplattenosteosynthese* fixiert.

Zentrale Mittelgesichtsfrakturen treten in erster Linie bei polytraumatisierten Patienten und zusammen mit Schädelbasisfrakturen (**frontobasale Fraktur**) auf. Klinisch bestehen häufig erhebliche Weichteilverletzungen im Gesichtsbereich mit Blutungen aus Nase und Mund, außerdem Hämatome im Bereich eines oder beider Augen. Bei einer Durazerreißung (mit Liquorfluss) droht eine ZNS-Infektion. Im Extremfall kann es auch zu einem Prolaps von Hirngewebe in die Nasennebenhöhlen kommen. Diagnostisch ist neben der klinischen Untersuchung ein Schädel-CT notwendig, um intrakranielle Verletzungen, z. B. ein epidurales Hämatom (☞ 33.6.2), oder Lufteinschlüsse im Hirnbereich auszuschließen. Die Verletzungen des Patienten sind oft so schwer, dass eine Sofortversorgung durch Anästhesist, Neurochirurg und HNO-Arzt notwendig ist.

Frakturen der Schädelkalotte

Frakturen der Schädelkalotte entstehen durch direkte oder indirekte Gewalteinwirkung.

Prellmarken oder offene Wunden sind hinweisend, evtl. ist ein Frakturspalt oder eine Impression zu tasten.

Bei rissförmigen, geschlossenen Kalottenfrakturen ist meist keine spezielle

25 Pflege von Menschen mit traumatologischen Erkrankungen

Therapie erforderlich. Da sich aber hinter jeder scheinbar harmlosen Kopfverletzung ein Schädel-Hirn-Trauma verbergen kann, wird der Patient stationär überwacht. **Impressionsfrakturen,** d. h. solche Frakturen, bei denen ein Knochenstück in den Schädel „hineingedrückt" wurde, müssen operativ versorgt werden: Die Impression wird angehoben und die evtl. mitverletzte harte Hirnhaut (Dura mater) verschlossen, um neurologische Komplikationen zu vermeiden.

25.8.2 Verletzungen der Wirbelsäule

Verletzungen des Rückenmarks und Querschnittssyndrom ☞ 33.14.2

> **Notfall: Erstmaßnahmen am Unfallort bei Verdacht auf Wirbelsäulenverletzungen**
>
> Jede Bewegung des Patienten mit instabiler Wirbelsäulenfraktur, insbesondere Drehen und Beugen der Wirbelsäule, birgt die Gefahr, dass sich die Fragmente verschieben und das Rückenmark oder die Nervenwurzeln schädigen. Daher bei jeglichem Verdacht auf Wirbelsäulenverletzung als Ersthelfer:
> ▶ Absolute Immobilisation des Verletzten anstreben
>   – Verunfallten auffordern, sich nicht zu bewegen. Ihn von vorne ansprechen, damit er nicht den Kopf dreht
>   – Verletzten nur bei absoluter Lebensgefahr von der Unfallstelle bergen (z. B. Explosionsgefahr). Keine nicht absolut notwendigen Manipulation an der Wirbelsäule durchführen
>   – Für Bergung, Transport und Lagerung Hilfsmittel des Rettungsdienstes benutzen, z. B. Stifneck®, Schaufeltrage, Vakuummatratze
> ▶ Rettungsdienst anfordern, Verdacht mitteilen
> ▶ Bis Rettungsdienst eintrifft, Vitalzeichen des Verletzten engmaschig kontrollieren, evtl. Patienten zur motorischen Funktionsprüfung die Faust schließen oder die Zehen bewegen lassen, zur Prüfung auf Sensibilitätsstörungen Finger oder Zehen berühren („Welchen Finger fasse ich an?"). Alle Befunde mit Uhrzeitangabe dokumentieren.

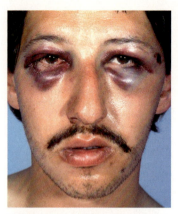

Abb. 25.40: Patient mit Brillenhämatom nach einer frontobasalen Mittelgesichtsfraktur. [M117]

Verletzungen der HWS

Verletzungen der Halswirbelsäule (HWS) entstehen meist durch Auffahrunfälle, bei denen die Halswirbelsäule plötzlich stark gebeugt *(Hyperflexion)* und anschließend stark überstreckt *(Hyperextension)* wird (**Whiplash injury, Peitschenschlagverletzung**). Weitere häufige Unfallursache ist ein Kopfsprung in flache Gewässer.

HWS-Distorsion

Als **HWS-Distorsion** wird eine durch oben dargestellte Hyperflexion und Hyperextension bedingte Weichteil-, Gelenkkapsel- und Bänderschädigung im HWS-Bereich bezeichnet.

Je nach Schweregrad der Distorsion klagt der Patient – oft nach einem symptomlosen Intervall – über Kopf- und Nackenschmerzen, muskulären Hartspann (zu hoher Dauertonus eines quer gestreiften Muskels), Bewegungsschmerzen und Bewegungseinschränkung der HWS bis hin zum Gefühl der Haltlosigkeit des Kopfes. Schluckbeschwerden sind möglich.

Stets nötig sind Röntgenaufnahmen der Halswirbelsäule, bei anhaltenden Beschwerden sollte eine Kernspintomographie erfolgen.

Die Behandlung ist konservativ und besteht in der kurzzeitigen Anlage einer Schanz-Krawatte oder einer Zervikalstütze (☞ Abb. 25.41) und körperlicher Schonung. Ergänzend können muskelentspannende Medikamente und nichtsteroidale Antirheumatika gegeben werden. Später sind Krankengymnastik und Massagen empfehlenswert.

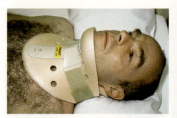

Abb. 25.41: Patient mit Zervikalstütze (Philadelphia-Krawatte). Diese dient der Stabilisierung der HWS bei Frakturen. [M161]

Frakturen und Luxationen der HWS

Bei **Frakturen und Luxationen der HWS** besteht ein hohes Risiko der Mitverletzung des Halsmarks mit inkompletter oder kompletter Querschnittssymptomatik (☞ 33.14.2) bis hin zum sofortigen Tod des Patienten.

HWS-Frakturen (Atlas-, Axis- und Densfrakturen sowie Frakturen der unteren Halswirbelsäule HWK3 – HWK7) zeigen sich in der Regel durch Schmerzen und Instabilitätsgefühl im Nackenbereich sowie durch neurologische Ausfälle v. a. im Nacken-Arm-Bereich. Stabile Frakturen sind gelegentlich völlig symptomlos.

Bei stabilen Frakturen erhält der Patient eine Zervikalstütze (☞ Abb. 25.41), eine stabilisierende Orthese oder einen Diademgips. Bei Luxationen und dislozierten Frakturen erfolgt zunächst die Reposition und Retention mit einer **Crutchfield-Extension**, bei der eine Metallklammer über zwei Stifte rechts und links in der Schädelkalotte verankert und über diese Zug ausgeübt wird. Anschließend ist eine weitere Ruhigstellung z. B. durch **Halo-Fixateur** (Metallring um den Schädel mit Abstützung auf den Schultern ☞ Abb. 25.42) oder Diademgips erforderlich. Operiert wird bei zunehmenden neurologischen Ausfällen, bei instabilen oder irreponiblen Luxationsfrakturen und bei Pseudarthrosen.

Pflege bei HWS-Fraktur

Pflege bei stabiler HWS-Fraktur:
▶ Vitalzeichen (v. a. Atmung) sowie Motorik und Sensibilität von Armen und Beinen engmaschig kontrollieren, außerdem auf Blasen- und Darmfunktion sowie Allgemeinzustand und Schmerzen achten und ggf. Analgetika nach Arztanordnung verabreichen
▶ Patienten bei isolierter Halswirbelfraktur flach im Bett mit harter Matratze und ohne oder mit flachem Kopfkissen lagern. Handelt es sich um eine Hals-

25.8 Spezielle Frakturen, Luxationen und Bandverletzungen

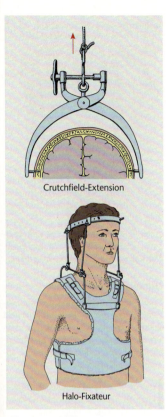

Abb. 25.42: Möglichkeiten der HWS-Reposition und Retention. Oben Crutchfield-Extension, unten Halo-Fixateur. [A300-190]

Pflege bei instabiler HWS-Fraktur. Patienten mit instabiler HWS-Fraktur werden so lange auf der Intensivstation versorgt, bis die Fraktur operativ oder konservativ stabilisiert werden konnte. Bis zu diesem Zeitpunkt werden die Patienten möglichst wenig und nur absolut achsengerecht bewegt. Zur äußeren Stabilisierung können vorübergehend Sandsäcke seitlich neben den Kopf gelegt werden, um ein versehentliches Drehen zu verhindern.

Frakturen der BWS und LWS

Frakturen der BWS und LWS sind meist durch indirekte Traumen wie Sturz aus großer Höhe auf gestreckte Beine oder Gesäß oder starke Überbiegung der Wirbelsäule bei Verkehrsunfällen bedingt. Häufig sind auch pathologische Frakturen bei schwerer Osteoporose oder Knochenmetastasen.

Bei ca. 90 % der Wirbelfrakturen handelt es sich um *stabile Frakturen*, d.h. der hintere Bandapparat, die Deckplatte und die Bandscheibe sind intakt und die hintere Wirbelkörperkante ist nicht wesentlich höhengemindert.

Nur ca. 10 % sind *instabile Frakturen*, d.h. das hintere Längsband ist zerrissen, die hintere Kante stark höhengemindert, und es besteht ein Achsenknick über 15°. Hier ist das Rückenmark hochgradig gefährdet.

Hauptsymptome stabiler Wirbelfrakturen sind Druck-, Klopf- und Belastungsschmerz. Bei instabilen Wirbelfrakturen bestehen ein Spontanschmerz, Belastungsunfähigkeit und oft neurologische Ausfälle bis zur Querschnittsymptomatik.

Die Therapie bei stabilen Wirbelfrakturen besteht in einer Flachlagerung über ca. 1–2 Wochen mit nachfolgender schmerzabhängiger Remobilisation. Physiotherapie zur Stärkung der Rückenmuskulatur ist unabdingbar.

Instabile Frakturen erfordern bei konservativer Behandlung eine mindestens sechswöchige Bettruhe. Eine absolute OP-Indikation besteht bei Frakturen und Luxationen mit sensomotorischen Ausfällen.

Pflege bei BWS- und LWS-Frakturen

Die **Pflege bei instabiler BWS/LWS-Fraktur** entspricht der bei instabiler HWS-Fraktur (☞ oben).

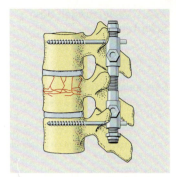

Abb. 25.43: Fixateur interne bei Wirbelkörperfraktur. Bei gleichem Wirkprinzip ist der Fixateur interne im Gegensatz zum Fixateur externe völlig von Weichteilen bedeckt und von außen nicht sichtbar. Ist die Fraktur nach Einbringen des Fixateur interne stabil, kann der Patient bereits nach wenigen Tagen aufstehen. [A400-190]

Pflege bei stabiler BWS/LWS-Fraktur. Für die Lagerung des Patienten gilt:
▶ Flachlagerung in Rückenlage (Bettbügel entfernen), kleines Kissen unter den Kopf legen. Stets auf gerade (achsengerechte) Lagerung des Rumpfes achten
▶ Evtl. Lordosekissen in den LWS-Bereich einbringen (Arztanordnung)
▶ Zum Essen das gesamte Bett schräg stellen (Beintieflagerung)
▶ Drehen auf die Seite mithilfe von zwei Pflegenden, um Verdrehungen der Wirbelsäule zu vermeiden („en bloc" drehen).
▶ Bei bestehender Dekubitusgefahr Spezialbetten nur nach Arztrücksprache einsetzen, da eine Weichlagerung auch zum „Durchhängen" der Wirbelsäule führt.

Die **Mobilisation** des Patienten erfolgt so früh wie möglich nach Arztanordnung:
▶ Isometrische Spannungsübungen
▶ Aktive Bewegungsübungen in Rücken- und Bauchlage
▶ Aufstehen (mit gerader Wirbelsäule!)
▶ Gehen (mit Gehwagen zur Unterstützung)
▶ Möglichst kein Sitzen.

---

wirbelfraktur in Kombination mit anderen Erkrankungen, z.B. einem Schädel-Hirn-Trauma (☞ 33.14.1), kann auch eine andere Lagerung nötig sein, z.B. mit erhöhtem Oberkörper (Arztanordnung beachten)
▶ Kopf des Patienten nicht beugen oder drehen
▶ Trägt der Patient eine Schanz- oder Philadelphia-Krawatte (☞ Abb. 25.41), ihn auf Allergien durch den Werkstoff und Druckstellen an den Kanten beobachten und Stütze mindestens zweimal täglich auf korrekten Sitz überprüfen
▶ Beim Drehen des Patienten eine gedachte Linie von der Nase zum Bauchnabel immer beibehalten und den Patienten *en-bloc* (als Ganzes) drehen. Dabei Bewegungen der HWS unbedingt vermeiden
▶ Patienten nach Arztanordnung mobilisieren, dabei Kopf anfangs durch behutsames Anheben unterstützen.

> **Patientenbeobachtung und Dokumentation**
> ▶ Vitalzeichen, Allgemeinzustand, Schmerzen
> ▶ Durchblutung, Motorik und Sensibilität, insbesondere der Extremitäten
> ▶ Blasenfunktion, Darmtätigkeit.

25.8.3 Verletzungen des Schultergürtels

Pflege nach Eingriffen an den oberen Extremitäten ☞ 25.1.2

Klavikulafraktur

Klavikulafraktur beim Neugeborenen ☞ 30.24.4

Eine **Klavikulafraktur** *(Schlüsselbeinbruch)* ist meist durch indirekte Gewalteinwirkung bedingt, etwa einen Sturz auf den gestreckten Arm.

Der Patient klagt über (Druck-)Schmerzen und eine schmerzhafte Bewegungseinschränkung des Schultergelenks. Der Untersucher stellt eine Krepitation (knisterndes, knarrendes Geräusch durch Reiben der rauen Knochenenden aneinander) und tastbare Stufenbildung fest. Die Diagnose wird radiologisch gesichert.

Komplikationen sind Gefäß- oder Nervenschädigungen sowie eine Verletzung der Pleura.

Die Behandlung besteht im Anlegen eines Rucksackverbandes für vier Wochen (☞ 24.4.1). Eine operative Therapie ist nur selten nötig, z. B. bei drohender Hautdurchspießung.

Schulterluxation

Die **Schulterluxation** ist mit ca. 50 % aller Luxationen die häufigste Luxation überhaupt. Da die Fixierung des Oberarmkopfes in der Gelenkpfanne nur durch Muskeln erfolgt und eine knöcherne Führung fehlt, ist die Schulter das beweglichste, aber auch das am meisten luxationsgefährdete Gelenk des Körpers. Zu über 95 % handelt es sich um eine *vordere Luxation*.

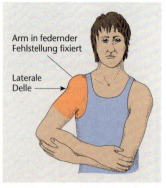

Abb. 25.44: Klinisches Bild bei Schulterluxation. [A400-190]

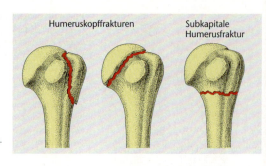

Abb. 25.45: Proximale Humerusfrakturen. [A300-190]

Der Patient kann die luxierte Schulter nicht bewegen und klagt über Schmerzen und evtl. Sensibilitätsstörungen im betroffenen Arm. Das Gelenk ist typischerweise in Fehlstellung federnd fixiert. Manchmal ist die leere Gelenkpfanne tastbar.

Die Therapie besteht in der sofortigen Reposition, da Nerven und Gefäße durch Überdehnung gefährdet sind (DMS-Kontrolle vor und nach Reposition!). Nach der Reposition wird die Schulter mit einem Gilchrist-Verband oder einer Schulterbandage für 2–3 Wochen ruhig gestellt. (✉ 1)

25.8.4 Verletzungen des Oberarms

Proximale Humerusfraktur

Proximale Humerusfrakturen (je nach Lokalisation unterteilt in **Humeruskopffrakturen** und **subkapitale Humerusfrakturen**) sind meist durch Sturz auf den gestreckten Arm oder auf den Ellenbogen bedingt, also indirekte Traumen. Insbesondere die subkapitale Humerusfraktur ist eine typische Fraktur des älteren Menschen.

Der Patient hat eine schmerzhafte Bewegungseinschränkung des Schultergelenks und oft ein ausgedehntes Hämatom am Oberarm. Der Plexus brachialis, der N. axillaris und die A. axillaris sind gefährdet.

Bei eingestauchten oder nur gering dislozierten Frakturen (ca. 75 % der Fälle) wird die Fraktur für etwa eine Woche in einem Gilchrist- oder Desault-Verband (☞ 24.4.1) ruhig gestellt. Danach erfolgt eine frühzeitige aktive Übungsbehandlung unter physiotherapeutischer Anleitung (Pendelübungen). Stark dislozierte Frakturen und Abrissfrakturen des Tuberculum majus (Gefahr der Dislokation durch Muskelzug) werden osteosynthetisch versorgt. Als Ultima ratio bei Trümmerfrakturen des Humeruskopfes oder bei Knochenmetastasen kann die Implantation einer Humeruskopfprothese indiziert sein.

Auch bei Kindern kann zumeist konservativ behandelt werden, z. B. mit einem (teilweise gegipsten) Gilchrist-Verband.

Humerusschaftfraktur

Eine **Humerusschaftfraktur** *(Oberarmschaftbruch)* tritt als Folge direkter und indirekter Gewalt auf. Bei den meisten Patienten lassen sich sichere Frakturzeichen nachweisen, insbesondere eine abnorme Beweglichkeit.

> Bei ca. 8 % aller Humerusschaftfrakturen ist der hier knochennah verlaufende N. radialis mitgeschädigt (☞ 33.10.3).

Die meist wenig dislozierten Humerusschaftfrakturen bei Erwachsenen werden konservativ behandelt mit Ruhigstellung im Desault-Verband (☞ 24.4.1) oder **Hanging Cast** (Gipsverband mit Gewichtsextension) und anschließendem **Sarmiento-Brace** (Plastikschale mit Klettverschluss, die den Oberarm korrigiert). Bei Kindern wird zunächst ein Desault- oder Gilchrist-Verband und später ebenfalls ein Sarmiento-Brace angelegt. Bei Gefäß- oder Nervenschädigung sowie starker Dislokation und Mehrfragmentfrakturen wird die Fraktur operativ stabilisiert. Offene Frakturen Grad II und III werden mit einem Fixateur externe versorgt.

25.8.5 Verletzungen des Ellenbogengelenks und des Unterarmes

Ellenbogenluxation

Bei einem Sturz auf den lang gestreckten oder leicht gebeugten Arm kommt es zur **humero-ulnaren Luxation**, die sich

25.8 Spezielle Frakturen, Luxationen und Bandverletzungen

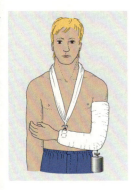
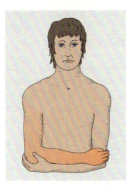

Abb. 25.46a: Hanging Cast zur Behandlung einer Oberarmschaftfraktur. [A400-190]

Abb. 25.46b: Stützhaltung bei Unterarmfraktur. Bei einer Fraktur des rechten Unterarms hält der Patient den rechten Arm typischerweise mit dem gesunden linken Arm fest. [A300-190]

durch eine sichtbare Fehlstellung im Gelenk mit schmerzhafter Bewegungseinschränkung zeigt. Die unverzügliche Reposition erfolgt in Narkose durch anhaltenden Längszug am Unterarm bei gleichzeitiger Fixation des Oberarmes. Danach wird der Arm ca. 2–3 Wochen im Oberarmgips ruhig gestellt, um mitverletzte Band- und Kapselstrukturen ausheilen zu lassen.

Die **radio-ulnare Luxation** tritt meist zusammen mit einer Schaftfraktur der Ulna auf (☞ unten, Monteggia-Luxationsfraktur).

Die **Subluxation des Radiusköpfchens** (Chassaignac, nurse made elbow) tritt v.a. bei Kleinkindern nach plötzlichem Längszug am gestreckten Arm des Kindes auf, etwa wenn die Mutter versucht, ein stürzendes Kind festzuhalten. Das Radiusköpfchen rutscht unter das Ringband und klemmt hier fest. Das Kind klagt über Schmerzen und kann den Arm nicht mehr aktiv beugen. Die Reposition erfolgt durch Festhalten des Ellenbogens (am Oberarm) und gleichzeitige Beugung und Supination im Ellenbogengelenk. Danach prüft der Arzt, ob das Kind den Arm normal gebraucht (Gummibärchen oder Spielzeug hinhalten). Eine anschließende Ruhigstellung ist normalerweise nicht erforderlich.

Olekranonfraktur

Ursache einer **Olekranonfraktur** (Bruch des Ellenhakens) ist meist ein Sturz auf den gebeugten Ellenbogen. Das Olekranon wird durch den Zug des M. triceps nach oben gezogen, der Arm kann nicht mehr kraftvoll gestreckt werden. Evtl. ist der Frakturspalt tastbar. Die Behandlung besteht fast immer in der offenen Reposition und Fixation mit einer Zuggurtungsosteosynthese und frühzeitigen Bewegungsübungen oder bei Kindern evtl. Spickdrahtosteosynthese mit nachfolgender Gipsbehandlung.

Unterarmschaftfraktur

Unterarmschaftfrakturen der Ulna und des Radius können durch direkte und indirekte Gewalteinwirkung bedingt sein.

Die Fraktur nur *eines* Knochens zeigt sich oft lediglich durch Schmerzen. Bei Fraktur von Ulna *und* Radius sind in der Regel eine abnorme Beweglichkeit und eine schmerzhafte Bewegungseinschränkung von Pro- und Supination vorhanden. Meist nimmt der Patient die typische Stützhaltung ein (☞ Abb. 25.46b).

Nicht verschobene Frakturen werden bei Kindern konservativ mit einem Oberarmgips behandelt. Verschobene Frakturen oder Frakturen mit stärkerem Achsenknick werden operativ stabilisiert, beim Erwachsenen meist durch Platten, bei Kindern durch Spickdrähte.

> Bei allen Unterarmschaftfrakturen besteht aufgrund der engen, straffen Muskellogen am Unterarm die Gefahr eines Kompartmentsyndroms (☞ 25.6.5), das eine Kontraktur (hier *Volkmann-Kontraktur* genannt) zur Folge haben kann.

Sonderformen

Als **Monteggia-Luxationsfraktur** wird die Schaftfraktur der Ulna mit gleichzeitiger proximaler *radio-ulnarer Luxation* (☞ oben) bezeichnet. Bei der **Galeazzi-Luxationsfraktur** liegt eine Radiusschaftfraktur mit Luxation im *distalen* Radioulnargelenk vor. Beide werden zumindest bei Erwachsenen meist operativ versorgt.

Distale Radiusfraktur

> Mit ca. 25% aller Frakturen ist die Colles-Fraktur die häufigste Fraktur überhaupt.

Bei der **distalen Radiusfraktur** (handgelenksnaher Speichenbruch) werden je nach Entstehungsmechanismus zwei Typen unterschieden:

▶ Durch Sturz auf die überstreckte Hand kommt es zur **Colles-Fraktur** (*distale Radiusfraktur vom Extensionstyp*, *Radiusfraktur loco typico* = am typischen Ort) mit Einstauchung und Verschiebung des handgelenknahen Fragments nach dorsal
▶ Ein Sturz auf das gebeugte Handgelenk führt zur selteneren **Smith-Fraktur** (*distale Radiusfraktur vom Flexionstyp*).

Leitsymptome sind Druckschmerz, Weichteilschwellung und Fehlstellung mit Beweglichkeitseinschränkung.

Nicht oder wenig verschobene Colles-Frakturen werden meist konservativ behandelt. Wichtig ist die Wiederherstellung der physiologischen Gelenkwinkel an Radius und Ulna im Handgelenk, um einer späteren posttraumatischen Arthrose vorzubeugen. Der Reposition (☞ Abb. 25.49) folgt eine 4- bis 6-wöchige Ruhigstellung im Unterarmgips; ausnahmsweise werden hier nicht beide angrenzenden Gelenke ruhig gestellt. Nur verschobene Frakturen, die nach Reposition erneut abzurutschen drohen, werden operativ fixiert. Smith-Frakturen werden fast immer osteosynthetisch versorgt.

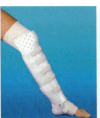
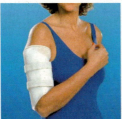
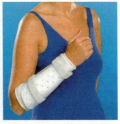

Abb. 25.47: Ein Brace ist eine industriell vorgefertigte Kunststoffschiene mit Klettverschluss. Er ist in verschiedenen Größen für Ober- und Unterarm sowie Ober- und Unterschenkel erhältlich. [V163]

1005

25 Pflege von Menschen mit traumatologischen Erkrankungen

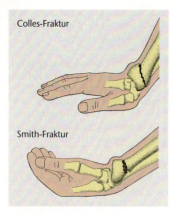

Abb. 25.48: Oben Colles-Fraktur, unten Smith-Fraktur des distalen Radius. [A400-190]

Mögliche Komplikationen sind:
- Erneute Dislokation der Fraktur (auch noch nach 1–2 Wochen möglich)
- Sudeck-Syndrom (☞ 25.6.6)
- Sekundäre Arthrose (☞ 24.10)
- Posttraumatisches Karpaltunnelsyndrom (☞ 25.6.5).

25.8.6 Verletzungen der Hand

Handwurzelfrakturen

Häufigste **Handwurzelfraktur** ist die **Kahnbeinfraktur** *(Os naviculare-Fraktur, Scaphoidfraktur)*. Ursache ist ein Sturz auf die überstreckte Hand.

Die Fraktur zeigt sich durch Schwellung, schmerzhafte Bewegungseinschränkung im Handgelenk sowie einen umschriebenen Druckschmerz in der Tabatière (bei Streckung und Abduktion des Daumens) auftretende Vertiefung zwischen distalem Radius und Daumen).

Radiologisch ist die Kahnbeinfraktur die am häufigsten übersehene Fraktur (im Zweifel Spiral-CT bzw. bei anhaltenden Beschwerden Kernspintomographie).

Wenig dislozierte Frakturen werden in der Regel konservativ behandelt, zunächst mit Ruhigstellung für sechs Wochen im Oberarmgips mit Daumeneinschluss **(Kahnbeingips)**, danach für weitere sechs Wochen im Unterarmgips mit Daumeneinschluss. Eine aufgrund der schlechten Blutversorgung des Kahnbeins häufige Komplikation ist eine Pseudarthrose. Bei dislozierten oder instabilen Frakturen wird operiert mit anschließender sechswöchiger Ruhigstellung im Unterarmgips mit Daumeneinschluss.

Mittelhand- und Fingerfrakturen

Mittelhandfrakturen sind meist sturzbedingt. Sie zeigen sich v. a. durch Druckschmerz und Schwellung im Bereich des Handrückens und eine Fehlstellung, insbesondere einen Drehfehler bei Fingerbeugung. Nicht dislozierte Frakturen ohne Gelenkbeteiligung werden für ca. vier Wochen mit einer Gipsschiene ruhig gestellt. Gelenkfrakturen, dislozierte Frakturen und Serienfrakturen sollten osteosynthetisch versorgt werden.

Leitsymptome von **Finger(glied)frakturen** sind Fehlstellung, Stufenbildung, abnorme Beweglichkeit und Schmerzen. Meist ist die Ruhigstellung in einem Gips unter Einschluss des Nachbarfingers therapeutisch ausreichend.

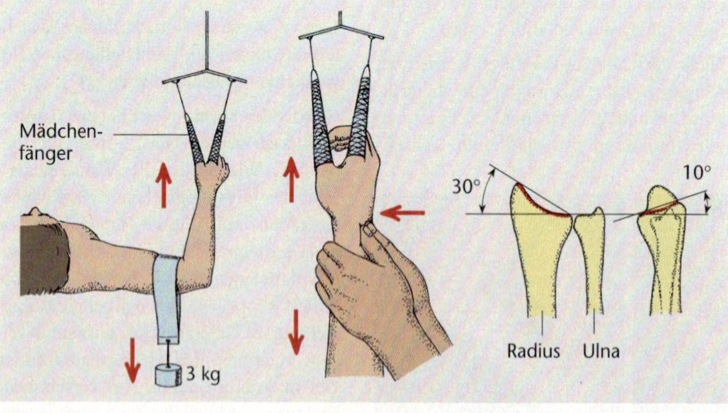

Ruptur des ulnaren Seitenbandes

Bei einer gewaltsamen Abknickung des Daumens im Grundgelenk, z. B. wenn der Daumen bei einem Sturz in der Schlaufe des Skistockes hängen bleibt, kann es zur **Ruptur des ulnaren Seitenbandes** *(Skidaumen)* kommen. Schlüsselgriff und Spitzgriff zwischen Daumen und Zeigefinger sind schmerzhaft und kraftlos. Bei der gehaltenen Röntgenaufnahme ist der ulnare Grundgelenkspalt vermehrt aufklappbar. Die Therapie besteht in der operativen Bandnaht und nachfolgender Ruhigstellung im Daumenabduktionsgips über vier Wochen.

Sehnenverletzungen der Hand

Sehnenverletzungen der Hand können durch Traumen entstehen, z. B. Schnittverletzungen, aber auch spontan bei degenerativen Sehnenveränderungen im Rahmen rheumatischer Erkrankungen auftreten.

Der Patient kann den betreffenden Finger nur noch eingeschränkt oder gar nicht mehr aktiv beugen oder strecken.

Lediglich eine geschlossene Strecksehnenruptur am Finger*end*gelenk kann konservativ mit Ruhigstellung in einer *Stack-Schiene* für mindestens sechs Wochen behandelt werden. Alle anderen Sehnenverletzungen sollten möglichst baldig operativ durch Sehnennaht versorgt werden. Bis zur Ausheilung (ca. 4–6 Wochen) darf die Naht nicht belastet werden: Der Patient darf z. B. nach einer Beugesehnennaht den Finger zwar aktiv strecken, aber nur passiv beugen.

Komplikationen nach Handsehnenverletzungen sind vor allem postoperative Verklebungen und Vernarbungen, die zu anhaltenden Funktionseinschränkungen führen können.

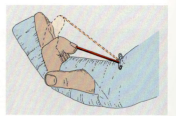

Abb. 25.49: Links: Gut geeignet zur Reposition einer distalen Radiusfraktur ist der sog. Mädchenfänger (Extensionshülse), eine sich auf Längszug verengende Hülse aus Bast- oder Drahtgeflecht, die über Daumen und Zeigefinger gestülpt wird. Rechts: Die Wiederherstellung der physiologischen Gelenkwinkel dient der Arthrosenprophylaxe. [A300-190]

Abb. 25.50: Kleinert-Gipsschiene zur Nachbehandlung nach Beugesehnennaht. Die Kleinert-Gipsschiene erlaubt eine aktive Streckung des Fingers bei passiver Beugung durch das Gummiband. [A300-190]

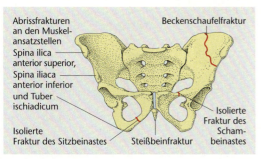 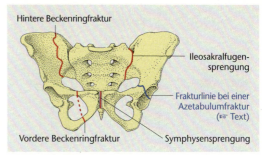

Abb. 25.51–25.52: Links Beckenrandfrakturen. Rechts Beckenringfrakturen. Die **Malgaigne-Fraktur** (doppelte Vertikalfraktur) besteht aus einer Kombination von vorderer Beckenringfraktur oder Symphysensprengung plus hinterer Beckenringfraktur oder Ileosakralfugensprengung. Die vordere Beckenringfraktur links und rechts nennt man **Schmetterlingsfraktur**. [A400-L190]

25.8.7 Verletzungen des Beckens

Pflege nach Eingriffen am Becken
☞ *24.1.3*

Beckenfrakturen
Beckenrandfraktur

Bei der **Beckenrandfraktur** (Übersicht ☞ Abb. 25.51) bleibt die Kontinuität des Beckenrings erhalten und ist die statische Funktion des Beckens nicht beeinträchtigt.

Leitsymptome sind Druckschmerz und Hämatom (evtl. mit Prellmarke) über der Fraktur.

Unter konservativer Behandlung mit Analgetika, kurzzeitiger Bettruhe von maximal Tagen (Thromboseprophylaxe durchführen) und schmerzabhängiger Remobilisation heilt sie in der Regel problemlos aus.

Beckenringfraktur

Bei sehr starken Gewalteinwirkungen (beispielsweise Sturz aus großer Höhe, Einquetschung zwischen schweren Maschinen) kann es zu einer **Beckenringfraktur** kommen (☞ Abb. 25.52). Bei Beckenringfrakturen ist die Kontinuität des Beckenringes unterbrochen und die statische Funktion des Beckens beeinträchtigt.

Vordere Beckenringfrakturen sind häufiger als hintere, da der vordere Beckenringanteil schwächer ist.

Leitsymptome der Beckenringfraktur sind Schmerzen (Ruhe- und Bewegungsschmerz im Frakturbereich, Beckenkompressionsschmerz), eine schmerzhafte Beweglichkeitseinschränkung im Hüftbereich sowie Hämatome und Prellmarken.

> **Vorsicht**
> Beckenringfrakturen gehen sehr häufig mit Begleitverletzungen v.a. der unteren Harnwege (☞ 29.4.4) und erheblichen Blutverlusten (Schock ☞ 13.5) einher.

Einfache stabile vordere und hintere Beckenringfrakturen werden konservativ mit Bettruhe behandelt. Die Mobilisation des Patienten erfolgt danach schmerzabhängig.

Symphysensprengungen werden bei einer Spaltbreite über 25 mm operativ durch Plattenosteosynthese stabilisiert. Instabile dislozierte Beckenringfrakturen werden ebenfalls osteosynthetisch mit geeigneten Platten oder ggf. mit einem Fixateur externe versorgt.

Azetabulumfraktur

Eine **Azetabulumfraktur** *(Fraktur der Hüftgelenkspfanne)* entsteht am häufigsten als Folge von Verkehrsunfällen und hier insbesondere infolge eines Aufpralls der Knie gegen das Armaturenbrett **(Dashboard injury)**. Die Kraft wird über Patella und Femur auf die Hüftgelenkpfanne übertragen, die dann frakturiert.

Der Patient hat Schmerzen, insbesondere einen Trochanterdruck- und -klopfschmerz. Er kann die Hüfte kaum bewegen, oft steht das Bein in fixierter Rotationsfehlstellung nach dorsal.

Der Hüftkopf wird baldmöglichst reponiert und eine Tibiakopfdrahtextension angelegt, um die Dislokation des Hüftkopfes mit all ihren negativen Folgen möglichst gering zu halten. Die endgültige operative Rekonstruktion erfolgt mittels Schrauben und Plattenosteosynthese 5–7 Tage später je nach Allgemeinzustand des Patienten (meist Polytrauma! ☞ 25.11).

Komplikationen der Azetabulumfraktur sind Fehlstellungen, Sekundärarthrose und Hüftkopfnekrose durch ausgedehnte Kapsel- und Gefäßzerreißung.

25.8.8 Verletzungen des Hüftgelenks und des Oberschenkels

Pflege nach Operationen am Becken
☞ *24.1.3*
Endoprothetischer Gelenkersatz
☞ *24.7.7*

Schenkelhalsfrakturen

Die **Schenkelhalsfraktur** (kurz *SHF*) ist eine typische Fraktur des älteren Menschen. Bereits ein verhältnismäßig leichter Sturz auf die Hüfte führt zur Fraktur des meist osteoporotischen Knochens (Osteoporose ☞ 24.9.1).

Die Schenkelhalsfrakturen werden meist wie folgt eingeteilt (☞ Abb. 25.56):
- Bei den eher seltenen **lateralen Schenkelhalsfrakturen** liegt die Frakturlinie außerhalb der Gelenkkapsel.
- Bei den häufigen **medialen Schenkelhalsfrakturen** liegt die Frakturlinie innerhalb der Gelenkkapsel. Je nach dem Winkel zwischen Frakturlinie und Horizontale werden die medialen Schenkelhalsfrakturen nach *Pauwels* in Grad I–III unterteilt (☞ Abb. 25.53). Je steiler die Frakturlinie, desto größer die Dislokationsgefahr
- Je nach Dislokationsgrad des Hüftkopfes (wichtig für die Indikationsstellung der verschiedenen OP-Verfahren) wird nach *Garden* in I–IV eingeteilt.

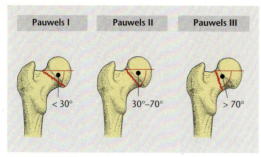
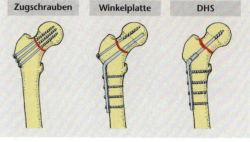

Abb. 25.53: Klassifikation der medialen Schenkelhalsfrakturen nach Pauwels. [A300-190]

Abb. 25.54: Osteosynthese bei Schenkelhalsfrakturen. [A300-190]

Nach Unfallmechanismus unterscheidet man **Abduktionsfrakturen,** die eingestaucht und stabil sein können, und die stets instabilen **Adduktionsfrakturen.**

Der Patient hat Schmerzen in der Leiste und bei Druck auf den Trochanter und kann die Hüfte nicht belasten. Typischerweise ist das betroffene Bein verkürzt und nach außen rotiert.

Eingestauchte Abduktionsfrakturen können konservativ mit 1–2 Wochen Bettruhe und dann zunehmender Mobilisation und Belastung behandelt werden.

Alle anderen Schenkelhalsfrakturen werden operativ versorgt. Bei jungen Patienten ist eine hüftkopferhaltende Osteosynthese mit 2–3 Zugschrauben indiziert, seltener eine DHS oder Winkelplatte. Diese Osteosynthese ist bewegungs-, aber nicht belastungsstabil.

Bei Patienten über 65 Jahren (biologisches Alter) erfolgt die Versorgung der Schenkelhalsfraktur üblicherweise mit einer (belastungsstabilen) Endoprothese. In der Regel wird eine **Totalendopro-** these (kurz *TEP*) gewählt. Eine **Hemiendoprothese** (kurz *HEP, Hüftkopfendoprothese*) kommt bei Menschen über 80 Jahren in Betracht (geringeres Operationsrisiko).

Bei Kindern sind Schenkelhalsfrakturen selten. Nicht verschobene Frakturen werden in der Regel durch einen mehrwöchigen Beckenbeingips behandelt, verschobene operativ versorgt.

Oberschenkelschaftfrakturen

Oberschenkelschaftfrakturen sind Folge einer kräftigen direkten oder indirekten Gewalteinwirkung (Verkehrsunfälle!).

In der Regel sind sichere Frakturzeichen nachweisbar. Hauptkomplikationen sind die Begleitverletzung von Gefäßen, Nerven und Weichteilen und ein hoher Blutverlust mit Schock.

Eine konservative Therapie durch Extension ist nur bei jüngeren Kindern möglich (typischerweise als *Overhead-Extension* mit Heftpflastern oder auf dem *Weber-Tisch*).

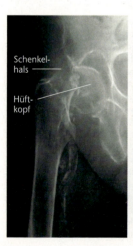
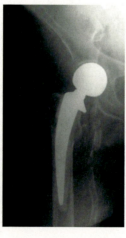

Abb. 25.55: Mediale Schenkelhalsfraktur bei einer 93-jährigen Patientin, links vor, rechts nach Versorgung mit einer Hemiendoprothese (kurz HEP ☞ Text). [M161]

Beim Erwachsenen wird operiert. Osteosynthese der Wahl ist häufig eine Marknagelung, ggf. mit Verriegelung. Diese erlaubt eine baldige Belastung des betroffenen Beins. Insbesondere bei Begleitverletzungen werden Plattenosteosynthesen durchgeführt. Offene Frakturen werden zur Schonung der Weichteile und aufgrund der Infektionsgefahr zunächst temporär mittels eines Fixateur externe versorgt.

25.8.9 Verletzungen des Knies und des Unterschenkels

Meniskusläsionen ☞ 24.7.10
Pflege nach Operationen an Bein und Knie ☞ 24.1.3

Patellaluxation

Traumatische Patellaluxationen sind selten. Viel häufiger sind **habituelle Luxationen** auf dem Boden einer Gelenkdysplasie (abgeflachter Femurkondylus, abgeflachte Patellagelenkfläche).

Häufig reponiert sich die Patella spontan. Ansonsten genügt eine Blickdiagnose: Die Patella liegt außen „neben dem Knie".

Ist die Patella noch luxiert, wird sie nach Schmerzmittelgabe bei gestrecktem Knie manuell reponiert. Nach traumatischen Luxationen folgt eine Arthroskopie zum Ausschluss intraartikulärer Begleitverletzungen. Danach wird das Knie im Gipstutor für ca. 3–4 Wochen ruhig gestellt. Bei habituellen Luxationen ist meist eine Operation zur Beseitigung der luxationsfördernden Faktoren angezeigt.

Patellafraktur

Eine **Patellafraktur** ist überwiegend Folge eines direkten Sturzes aufs Knie oder eines Knieanpralls bei gebeugtem Kniegelenk.

25.8 Spezielle Frakturen, Luxationen und Bandverletzungen

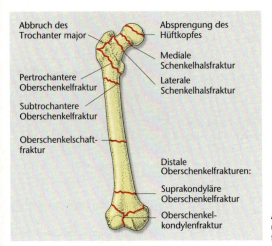

Abb. 25.56: Überblick über die Oberschenkelfrakturen. [A300-190]

- Abbruch des Trochanter major
- Pertrochantere Oberschenkelfraktur
- Subtrochantere Oberschenkelfraktur
- Oberschenkelschaftfraktur
- Absprengung des Hüftkopfes
- Mediale Schenkelhalsfraktur
- Laterale Schenkelhalsfraktur
- Distale Oberschenkelfrakturen:
- Suprakondyläre Oberschenkelfraktur
- Oberschenkelkondylenfraktur

Das Knie ist geschwollen und schmerzt. Bei einer (kompletten) Querfraktur kann der Patient das Knie nicht aktiv strecken. Meist liegt auch ein (blutiger) Gelenkerguss vor. Eine nicht verschobene Längsfraktur wird konservativ behandelt. Bei allen anderen Frakturen wird üblicherweise operiert, um eine Stufenbildung im Gelenk mit nachfolgender Arthrose zu vermeiden.

Kreuzbandruptur

Kreuzbandrupturen sind am häufigsten Folge von Fußball- oder Skiverletzungen (Verdrehung des Knies bei fixiertem Fuß).

Der Patient hat Schmerzen, das Knie schwillt an, und es bildet sich ein Kniegelenkerguss. Oft ist eine Restbelastungsfähigkeit vorhanden. Die Diagnose wird durch klinische Untersuchung, (gehaltene) Röntgenaufnahmen und ggf. Gelenkpunktion, Kernspintomographie und/oder Arthroskopie (☞ Abb. 25.7) gestellt.

Bei einer Kreuzbanddehnung oder Teilruptur sowie bei älteren Patienten und länger zurückliegender Verletzung wird meist konservativ behandelt, z.B. Kniegelenksorthese mit speziellem Muskeltraining zur kompensatorischen Stabilisierung des Kniegelenks. Bei jüngeren Patienten, insbesondere Sportlern, und kombinierten Verletzungen wird das verletzte Kreuzband durch eine Plastik (z.B. Patellarsehne) ersetzt.

Tibiakopffraktur

Ursache der **Tibiakopffraktur** *(Schienbeinkopfbruch)* ist meist eine stauchende Kraft in Längsrichtung, etwa beim Sprung aus großer Höhe. Leitsymptome sind Schmerzen, Schwellung, Bewegungs- und Belastungsunfähigkeit. Oft ist ein Gelenkerguss vorhanden.

Eine konservative Therapie ist nur bei unverschobenen, stabilen Frakturen möglich. Meist ist die Gelenkfläche der Tibia jedoch eingedrückt (imprimiert) und die Kniegelenkflächen dadurch inkongruent (Gefahr der sekundären Arthrose). Dann wird die eingedrückte Gelenkfläche operativ wieder angehoben und mit einer Platte abgestützt bzw. ein nicht überbrückbarer Defekt mit Knochenspongiosa (z.B. vom Beckenkamm) aufgefüllt. Begleitverletzungen der Bänder oder Menisken werden in gleicher Sitzung mitversorgt.

Unterschenkelschaftfrakturen

Unterschenkelschaftfrakturen können durch direkte Gewalt (z.B. Tritt) und indirekte Gewalt (z.B. bei Skiunfall) entstehen. Meist sind Tibia *und* Fibula gebro-

chen. In aller Regel sind sichere Frakturzeichen nachweisbar. Ganz wichtig ist die genaue Beobachtung der Weichteile (offene Fraktur? Kompartmentsyndrom?).

Eine konservative Behandlung im Oberschenkelgips ist bei geschlossenen, unverschobenen Frakturen und bei Frakturen im Kindesalter möglich. Ansonsten wird operiert, wobei heute oft dem Marknagel gegenüber der Plattenosteosynthese der Vorzug gegeben wird. Offene Frakturen werden je nach Ausmaß der Weichteilschädigung zunächst mit einem Fixateur externe versorgt und später auf ein anderes Osteosyntheseverfahren gewechselt.

25.8.10 Verletzungen des Sprunggelenks und des Fußes

Bandverletzungen des Sprunggelenks

Ursache sowohl der **Sprunggelenkdistorsion** (d.h. der Zerrung der Sprunggelenksbänder) als auch der **Außenbandruptur des Sprunggelenks** ist ein **Supinationstrauma** *(Umknicktrauma)*.

Der Außenknöchelbereich ist geschwollen und schmerzt. Die Diagnose wird durch gehaltene Röntgenaufnahme gestellt.

Bei einer Sprunggelenkdistorsion reichen ein ruhig stellender Verband (elastische Binde, Tape-Verband oder Gipsschale), Schonung und Entlastung des Beins, Hochlagerung und Kühlung.

Bei nachgewiesener Bandruptur ist eine Ruhigstellung mit Knöchelschiene (z.B. Arthrofix®, Aircast®) für mindestens sechs Wochen erforderlich. Operiert wird

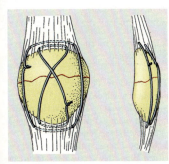

Abb. 25.57: Versorgung einer Patellaquerfraktur mit Zuggurtungsosteosynthese. [A300-190]

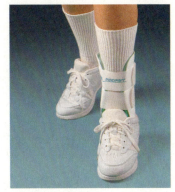

Abb. 25.58: Arthrofix®-Schiene zur Ruhigstellung des Sprunggelenks. [V320]

1009

25 Pflege von Menschen mit traumatologischen Erkrankungen

insbesondere bei Sportlern oder deutlicher Instabilität, da hier von einer schweren Kapsel-Band-Zerreißung auszugehen ist. Das Hämatom wird aus dem Gelenkspalt gespült, die Bandstümpfe werden vernäht. Danach erfolgt ebenfalls eine Therapie mit Gips oder Schiene für mindestens sechs Wochen. Auch die verhältnismäßig häufigen knorpeligen oder knöchernen Bandausrisse bei Kindern werden operativ versorgt.

Sprunggelenkfrakturen

Bei einer **Sprunggelenkfraktur** *(Malleolarfraktur, Knöchelfraktur)* erklärt der Patient am häufigsten, er sei mit dem Fuß „umgeknickt". Meist handelt es sich um eine Kombination aus Supination, Plantarflexion und Adduktion.

Unterschieden werden **Frakturen des Außenknöchels** (eingeteilt nach Weber ☞ Abb. 25.59) und **Frakturen des Innenknöchels.** Bei einer Fraktur von Außen- und Innenknöchel spricht man von einer **bimalleolären Fraktur,** bei einer zusätzlichen Abrissfraktur der hinteren Tibiakante (= *Volkmann-Dreieck*) von einer **trimalleolären Fraktur.** Als **Maisonneuve-Fraktur** (Sonderfall der Weber-C-Fraktur) wird eine hohe Fibulafraktur zusammen mit einer Läsion der Membrana interossea bezeichnet.

Die (Außen-)Knöchelregion ist stark geschwollen, hämatomverfärbt und schmerzt.

Nicht dislozierte Weber-A-Frakturen können konservativ im Unterschenkelgips für ca. sechs Wochen versorgt werden. Alle anderen Sprunggelenkfrakturen werden osteosynthetisch mittels Platten, Schrauben oder Zuggurtung stabilisiert.

Kalkaneusfraktur

Die **Kalkaneusfraktur** *(Fersenbeinbruch)* ist Folge einer axialen Stauchung bei Sturz aus großer Höhe. Hierbei drückt sich der harte Talus (Sprungbein) in den „weicheren" Kalkaneus (Fersenbein). Fersenbeinfrakturen werden v. a. bei jungen Patienten zunehmend offen reponiert und osteosynthetisch stabilisiert.

Achillessehnenruptur

Eine **Achillessehnenruptur** ist meist Folge einer plötzlichen Anspannung der Wadenmuskulatur bei vorbestehender degenerativer Veränderung der Sehne.

Der Patient kann auf der betroffenen Seite nicht mehr auf den Zehenspitzen stehen, und in der Regel ist eine deutliche Delle im Achillessehnenbereich tastbar. Bei ca. 70 % gelingt der sonographische Rupturnachweis.

Die Therapie ist überwiegend operativ. Am häufigsten wird die Sehne End-zu-End genäht und die Naht durch Faszienumkippplastik oder Fibrinklebung gesichert. Postoperativ ist eine Ruhigstellung in einer Gipsschale mit Spitzfußstellung

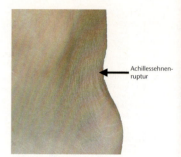

Abb. 25.60: Achillessehnenruptur rechts mit deutlich sichtbarer Delle. [R182]

zur Entlastung der Sehne und der Naht erforderlich.

Zeigt die Sonographie, dass die Sehnenenden in Spitzfußstellung aneinanderliegen, kann auch konservativ behandelt werden. Dann wird in Spitzfußstellung ein Gips angelegt, den der Patient mehrere Wochen lang tragen muss. Danach trägt der Patient für mehrere Wochen einen Spezialschuh mit Absatzerhöhung und ventraler Verstärkung.

Mittelfußfrakturen

Marschfrakturen ☞ 25.6.1

Mittelfußfrakturen sind meist auf direkte Gewalteinwirkung zurückzuführen. Der Mittelfußbereich ist schmerzhaft geschwollen und schmerzt beim Auftreten.

Die meisten Mittelfußfrakturen können konservativ durch Ruhigstellung im Unterschenkel(geh)gips für 4–6 Wochen behandelt werden. Operativ stabilisiert werden üblicherweise nur verschobene Frakturen des ersten und fünften Strahls sowie dislozierte Serienfrakturen.

25.9 Thoraxverletzungen

Polytrauma ☞ 25.11

> Ungefähr $^2/_3$ aller polytraumatisierten Unfallopfer haben schwere Thoraxverletzungen.

Es werden zwei Formen von Thoraxverletzungen unterschieden:
▶ **Geschlossene Thoraxverletzungen** durch *stumpfe Traumen,* bei denen die äußere Haut unverletzt bleibt
▶ **Offene Thoraxverletzungen,** bei denen Haut und Brustwand durchtrennt sind (dadurch Entstehung eines Pneumothorax ☞ 18.9).

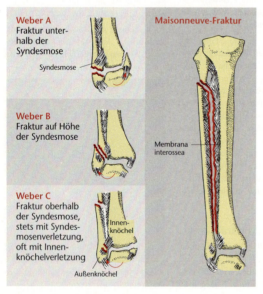

Abb. 25.59: Sprunggelenkfrakturen und Klassifikation der Außenknöchelfrakturen nach Weber. [A300-190]

25.9 Thoraxverletzungen

Notfall: Erstmaßnahmen bei (Verdacht auf) Thoraxverletzungen

▶ Bei allen polytraumatisierten Patienten auf die Leitsymptome von Thoraxverletzungen achten: (atemabhängige) Schmerzen, Dyspnoe, Husten (evtl. mit Hämoptoe), Zyanose, Emphysem, Schock (vor allem bei Herz- und Gefäßverletzungen)
▶ Oberkörper hochlagern. Patienten nicht auf die gesunde Seite legen, weil dies die Atmung weiter erschwert
▶ Auf Arztanordnung Sauerstoff verabreichen (☞ 12.2.5.9)
▶ Patienten beruhigen, ihn nicht alleine lassen
▶ Materialien richten für das Legen eines intravenösen Zugangs (☞ 15.4.3), evtl. auch für Pleuradrainage (☞ 18.1.4), Intubation und Beatmung (Intensivpflege ☞ 🖥️).

Rippenfrakturen

Rippenfrakturen sind vornehmlich durch direkten Schlag, Sturz, Lenkradaufprall oder Gurtprellung bei Verkehrsunfall bedingt. Von einer **Rippenserienfraktur** spricht man, wenn *mindestens drei benachbarte Rippen* gebrochen sind, von einer **Rippenstückfraktur** bei einer *Doppelfraktur einer Rippe.*

Das klinische Bild reicht von einer geringen schmerzbedingten Hypoventilation (☞ 18.2.6) bis zum instabilen Thorax mit schwersten Atemstörungen.

Die Diagnose wird durch Röntgenaufnahmen gestellt (sog. knöcherne Thoraxaufnahme bzw. knöcherne Zielaufnahme der Rippen in zwei Ebenen). Eine Thoraxübersichtsaufnahme zum Ausschluss intrathorakaler Verletzungen (z. B. Blutungen, Pneumothorax) ist obligat. Ggf. sind weitere technische Untersuchungen (z. B. EKG, abdominelle Sonographie, Urinuntersuchung) zum Ausschluss von Begleitverletzungen innerer Organe erforderlich.

Die Therapie besteht in erster Linie in Gabe von Analgetika und schleimlösenden Arzneimitteln sowie Atemtherapie und Pneumonieprophylaxe. Dies soll die schmerzbedingte Hypoventilation vermindern und einer Pneumonie vorbeugen. Eine osteosynthetische Stabilisierung der betroffenen Rippen ist fast nie nötig, wohl aber bei instabilem Thorax oft eine ca. dreiwöchige Beatmungstherapie mit PEEP („innere Schienung").

Pflege

Die Lagerung hängt von den Schmerzen ab und ist auf beiden Seiten möglich, wenn kein instabiler Thorax und keine anderslautende Arztanordnung vorliegen. Die Lagerung auf der nicht frakturierten Seite tolerieren die Patienten meist besser. Bei einer Lagerung auf der betroffenen Seite wird der nicht geschädigte (oben liegende) Lungenanteil besser belüftet. Stets kommen der ausreichenden und rechtzeitigen Analgetikagabe und der Pneumonieprophylaxe besondere Bedeutung zu.

Verletzung	Kurzcharakterisierung	Leitsymptome	Behandlung
Aortenruptur	Reißen der Aorta z. B. bei Dezelerationstrauma, bevorzugt am Übergang des Aortenbogens zur Aorta descendens	Rücken-Schulter-Schmerz, Schock, Zyanose, Dyspnoe, Einflussstauung, Fehlen der Pulse der unteren Extremität bei Hypertonie im Kopf-Arm-Bereich. 70 % der Patienten verbluten noch an der Unfallstelle	Volumenersatz, Intubation, Beatmung, Thoraxdrainage, Sofortoperation
Bronchus-(ab)riss	Ein- oder Abriss eines Bronchus	Pneumothorax, respiratorische Insuffizienz, Haut- und Mediastinalemphysem, evtl. Hämoptoe	Bei kleinem Riss konservative Therapie, sonst Operation
Hämatothorax (☞ auch 18.11.2)	Blutaustritt in die Pleurahöhle	Dyspnoe, evtl. Schocksymptome durch den Blutverlust. Meist durch Rippenfrakturen bedingt, daher oft Schmerzen	Pleuradrainage. Bei anhaltend hohem oder zunehmendem Blutverlust über die Drainage Operation
Herzkontusion	Herzprellung durch stumpfe Traumen	Schmerzen in der Herzgegend, Herzinsuffizienz, Herzrhythmusstörungen. In schweren Fällen Herzmuskelnekrosen	Intensivmedizinische Betreuung, ggf. Intubation und Beatmung, Therapie der Herzrhythmusstörungen entsprechend den allgemeinen Richtlinien (☞ 16.7). Ggf. Perikardpunktion, Notfalloperation
Lungen-kontusion	Quetschung der Lunge durch stumpfe Traumen	Dyspnoe, respiratorische Insuffizienz, Husten, evtl. mit Hämoptoe, thorakale Schmerzen	In leichten Fällen Analgetika und physikalische Atemtherapie. Meist aber Intubation und Beatmung. Antibiotikaprophylaxe (hohe Pneumoniegefahr). Evtl. initial einmalig Glukokortikoide zur Ödembekämpfung (umstritten)
Pneumothorax ☞ 18.9			
(Solitäre) Rippenfraktur ☞ Text			
Rippenserien-fraktur	Fraktur von mindestens drei benachbarten Rippen	☞ Solitäre Rippenfraktur. Bei Rippenserienstückfraktur Gefahr eines instabilen Thorax mit respiratorischer Insuffizienz (☞ Abb. 25.63)	Bei komplikationslosem Verlauf Therapie wie solitäre Rippenfraktur, bei instabilem Thorax Intubation und Beatmung, evtl. Operation
Sternumfraktur	Fraktur des Brustbeins, meist mit gleichzeitigen Rippenfrakturen	Atemabhängige Schmerzen, Druckschmerzen, evtl. tastbare Stufe	Meist konservative Therapie mit Analgetika, Atemtherapie. Kurzzeitige stationäre Überwachung
Zwerchfell-ruptur	Einreißen des Zwerchfells bei erheblicher abdomineller Druckerhöhung, in 90 % links	Dyspnoe, Schmerzen im Bereich von Hals und Schulter, evtl. gastrointestinale Symptome	Lagerung mit erhöhtem Oberkörper, ggf. Beatmung, Operation

Tab. 25.61: Wichtige Thoraxverletzungen.

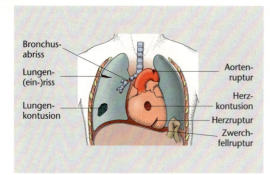

Abb. 25.62: Thoraxverletzungen. Rippen- und Sternumfrakturen ☞ Text, Hämatothorax ☞ Tab. 25.61. [A400-190]

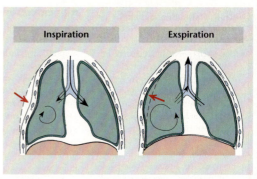

Abb. 25.63: Instabiler Thorax bei Rippenserienstückfraktur rechts. Bei der Inspiration bewegt sich der instabile Bereich nach innen, bei der Exspiration nach außen. Folgen sind Pendelluft und respiratorische Insuffizienz. [A400-190]

25.10 Stumpfes Bauchtrauma

Am häufigsten ist ein **stumpfes Bauchtrauma** Folge eines Verkehrsunfalls. Dabei sind 70 % aller Patienten mit einem stumpfen Bauchtrauma polytraumatisiert, d. h. mehrfachverletzt (☞ 25.11).

Die Hauptgefahr des stumpfen Bauchtraumas besteht in der Verletzung innerer Organe. Eine Milzruptur, ein Leberriss oder ein abgerissenes Mesenterialgefäß können innerhalb kürzester Zeit zum lebensbedrohlichen Blutverlust führen.

> **Notfall: Erstmaßnahmen bei stumpfem Bauchtrauma**
> ▶ Bei allen polytraumatisierten Patienten auf die Leitsymptome eines Bauchtraumas achten: Schmerzen, Abwehrspannung der Bauchdecke, Schocksymptome
> ▶ Vitalzeichen engmaschig kontrollieren
> ▶ Oberkörper leicht erhöht lagern, bei Dyspnoe Sauerstoff verabreichen (Arztanordnung)
> ▶ Patienten beruhigen, ihn nicht alleine lassen
> ▶ Ggf. Materialen richten zum Legen eines intravenösen Zugangs, Infusionstherapie überwachen
> ▶ Ggf. diagnostische Maßnahmen vorbereiten und OP-Vorbereitung beginnen (Arztanordnung).

Bei der klinischen Untersuchung sind häufig oberflächliche Schürfungen, Prellmarken und Hämatome zu beobachten. Eine offene Wunde zur Bauchhöhle fehlt definitionsgemäß.

Diagnostisch folgen eine Sonographie des Abdomens zum Nachweis von freier Flüssigkeit (Blut) und Organrupturen, Röntgenaufnahmen des Thorax (Pneumo-, Hämatothorax?), des Abdomens („freie" Luft als Zeichen einer Hohlorganruptur?) und evtl. Kontrastmitteldarstellungen des Magen-Darm-Traktes mit wasserlöslichem Kontrastmittel zum Rupturnachweis.

Bei weiter unklarem Befund können ein CT, Angiographie oder Laparaskopie/Laparotomie erforderlich sein. Bei dringendem Verdacht auf eine Verletzung intraabdomineller Organe ist eine Laparotomie mit genauer Inspektion aller Abdominalorgane nötig.

Die weitere Behandlung hängt von Art und Ausmaß der dabei diagnostizierten intraabdominellen Verletzungen ab.

25.11 Polytrauma

> **Polytrauma** (Mehrfachverletzung): Gleichzeitig entstandene Verletzung mehrerer Organe oder Organsysteme, wobei eine der Verletzungen oder die Kombination der Verletzungen lebensbedrohlich ist.

Häufigste Ursache von **Polytraumen** sind Verkehrsunfälle.

Die Versorgung eines Polytraumatisierten läuft nach einem Stufenplan mit genauer Aufgabenteilung ab. Wichtig ist dabei vor allem die erste Stunde unmittelbar nach dem Unfallgeschehen: Fehler oder Unterlassungen in dieser Zeit können zu irreversiblen Schäden führen.

Reanimationsphase

> **Zeit:** Erste Stunde („Goldene Stunde")
> **Ziel:** Stabilisierung der Vitalfunktionen.

Der Verletzte wird am Unfallort fachgerecht versorgt, z. B. erhält er Infusionen und wird ggf. intubiert, der Kreislauf wird stabilisiert, gebrochene Extremitäten werden ruhig gestellt und offene Wunden steril abgedeckt.

Im Krankenhaus legt der verantwortliche Chirurg nach der Erstuntersuchung die diagnostische Reihenfolge fest und entscheidet, welche Ärzte anderer Fachrichtungen hinzugezogen werden müssen. Möglichst zeitgleich überprüft ein weiterer Chirurg mittels Sonographie des Abdomens und ggf. des Thorax, ob freie Flüssigkeit als Hinweis auf eine Blutung oder Organperforation vorliegt.

Der Anästhesist und sein Team überwachen und sichern die Vitalfunktionen des Patienten, z. B. durch Infusionstherapie, Intubation und Beatmung, und entnehmen Blut zur Bestimmung der Blutgruppe und weiterer wichtiger Laborparameter. Reicht die Gabe von Plasmaexpandern (☞ 15.4.1) nicht aus, wird bei starker Blutung evtl. *Universalspenderblut* der Blutgruppe 0 oder ungekreuztes Blut der Blutgruppe des Patienten gegeben (☞ 22.3.2).

Dieser Teil der klinischen Maßnahmen darf höchstens 15–20 Min. dauern. Ein gut eingearbeitetes Team aus Pflegenden, Ärzten und MTA ist hier von unschätzbarem Wert.

Befindet sich der Verletzte in einem stabilen Zustand, schließt sich die Röntgendiagnostik an, die beim Bewusstlosen zumindest mehrere definierte Standardaufnahmen (Thorax, HWS in zwei Ebenen) umfasst und entsprechend der Extremitätenverletzungen ergänzt wird. Bei mutmaßlichem oder gesichertem Schädel-Hirn-Trauma wird je nach Schwere der übrigen Verletzungen und je nach neurologischem Zustand entweder direkt nach Erstdiagnostik und -therapie oder nach Durchführung der Röntgendiagnostik oder den Maßnahmen der Akutchirurgie (☞ unten) eine Computertomographie angeschlossen. Durch breitere Verfügbarkeit und kürzer gewordene Untersuchungszeiten erlangt die routinemäßige Mehrzeilen-Spiral-CT zunehmende Bedeutung in der Frühdiagnostik bei Polytrauma.

Muss so schnell wie möglich operiert werden, damit der Patient eine Überlebenschance hat, gelten die allgemeinen Regeln der OP-Vorbereitung bezüglich Diagnostik, Vorbereitung, Aufklärung und Einwilligung nur sehr eingeschränkt.

Operative Phase
Erste operative Phase

Ziel: Versorgung lebensbedrohlicher Verletzungen, um den Zustand des Patienten zu stabilisieren und möglichst günstige Voraussetzungen für eine spätere Versorgung, z. B. von geschlossenen Frakturen, zu schaffen.

In kritischen Situationen muss der Patient ohne weitere Diagnostik notfallmäßig in der **ersten operativen Phase** operiert werden *(Akutchirurgie)*.

Folgende Verletzungen werden typischerweise in dieser Phase operiert:

▸ *Schädel-Hirn-Traumen,* die z. B. infolge einer Einblutung (etwa bei epiduralem Hämatom ☞ 33.6.2) zu einem erhöhten Hirndruck geführt haben mit Kreislaufversagen und Atemstillstand

▸ *Verletzungen, die mit starkem Blutverlust einhergehen,* z. B. Organverletzungen (Leber, Milz, Niere), Gefäßverletzungen, Beckenfrakturen

▸ *Verletzungen, bei denen irreversible neurologische Schäden auftreten können,* beispielsweise Wirbelsäulenverletzungen mit neurologischen Ausfällen

▸ *Verletzungen, bei denen irreversible Schäden durch die erhöhte Infektionsgefahr drohen,* z. B. offene Gelenkverletzungen und Frakturen. Zur vorübergehenden Stabilisierung wird häufig ein *Fixateur externe* (☞ Abb. 25.1) verwendet. Bei sehr schweren Extremitätenverletzungen mit ausgedehnten Weichteilzerstörungen ist wegen der akuten Lebensgefahr gelegentlich eine Amputation einer zeitaufwändigen und wenig aussichtsreichen Rekonstruktion vorzuziehen

▸ *Verletzungen im Gesicht, die mit starker Schwellung einhergehen,* z. B. Kiefer- und Gesichtsschädelverletzungen, sowie *Augenverletzungen.* Diese werden aber nur dann sofort operiert, wenn keine dringlicheren Operationen anstehen bzw. der Patient nach den lebensrettenden Operationen noch operationsfähig ist.

Nach dieser ersten operativen Phase schließt sich in der Regel ein Aufenthalt auf der Intensivstation an. Je nach geplanten weiteren Eingriffen und zusätzlichen Problemen bleibt der Patient evtl. auch beatmet.

Zweite operative Phase

Hat sich der Zustand des Patienten stabilisiert, folgt die **zweite operative Phase,** in der weitere Operationen zur Versorgung der nicht lebensbedrohlichen Verletzungen vorgenommen werden, z. B.:

▸ Endgültige Versorgung von Frakturen, Ersatz des Fixateur externe durch eine Osteosynthese (☞ 25.6.3), Gelenkrekonstruktionen
▸ Weichteilplastiken
▸ Abtragen von Nekrosen
▸ Ausräumen von Infektionsherden oder Hämatomen.

Postaggressionsphase

Zeit: Stunden bis zehn Tage nach dem Unfall bzw. der ersten operativen Phase

Ziel: Stabilisierung insbesondere von Kreislauf und Atmung des Patienten, aber auch von allen infolge des Traumas und der Operationen gestörten Körperfunktionen.

Als **Postaggressionssyndrom** werden Allgemeinveränderungen des Organismus bezeichnet, die Folge einer Schädigung von Körpergeweben („Aggression") durch Verletzungen oder Operation sind. Das Ausmaß der Veränderungen hängt vom Ausmaß der Schädigung ab. Im Vordergrund stehen:

▸ Katabole („abbauende") Stoffwechsellage mit Fett-, Eiweiß- und Glykogenabbau
▸ Veränderungen des Säure-Basen- und Elektrolythaushalts (Azidose, Störungen des Na^+-K^+-Stoffwechsels), Wasserretention
▸ Glukoseverwertungsstörung mit Blutzuckeranstieg
▸ Fieber (bis 38,5 °C ohne Schüttelfrost über 2 – 5 Tage)

Phase	Dauer	Ort	Maßnahmen
Reanimations-phase	Minuten bis Stunden	Unfallstelle, Notarzt-wagen, Rettungshub-schrauber, Notfallauf-nahme, Röntgenabtei-lung	(Notfall-)Diagnostik und Therapie sowie Schaffung der Voraussetzungen zur OP
Erste operative Phase	Stunden	Operationsabteilung	Versorgung akut lebensbedrohlicher Verletzungen und/oder Verletzungen, die mit irreversiblen Schäden einhergehen (☞ Text)
Erste Post-aggressionsphase	Stunden bis Tage	Intensivstation	Schaffung der Voraussetzungen zu weiteren optimierenden OPs sowie (intensiv-)pflegerische Maßnahmen
Zweite operative Phase	Stunden	Operationsabteilung	Versorgung von nicht akut lebensbedrohlichen Verletzungen, deren Komplikationen aber lebensbedrohlich werden können, und/oder Versorgung von Verletzungen mit aufgeschobener Dringlichkeit (☞ Text)
Zweite Post-aggressionsphase	Stunden bis Tage	Intensivstation	Endgültige Stabilisierung aller Funktionen, (intensiv-)pflegerische Maßnahmen
Heilungsphase	Wochen	Intensivstation, Allgemeinstation	(Intensive) pflegerische Einleitung der Rehabilitationsmaßnahmen

Tab. 25.64: Versorgung eines Polytraumatisierten. [A150]

- Blutgerinnungsstörungen
- Organfunktionsstörungen infolge Minderdurchblutung des betreffenden Organs (v. a. akutes Nierenversagen ☞ 29.5.8, ARDS ☞ 18.13).

Heilungsphase

Ziel: Weitere Stabilisierung und Erholung des Patienten.

In dieser Phase wird der Patient anfangs noch auf der Intensivstation, später dann auf der Allgemeinstation gepflegt, und die notwendigen Rehabilitationsmaßnahmen werden eingeleitet.

Die Heilungsphase beinhaltet beispielsweise:
- Entwöhnung vom Beatmungsgerät
- Enteralen Kostaufbau
- Mobilisation.

Nicht immer ist eine genau Abgrenzung der einzelnen Phasen möglich. Frühmobilisationen sind auch während der Beatmungstherapie denkbar, so früh wie möglich wird mit dem enteralen Kostaufbau begonnen. Rehabilitive Maßnahmen (z. B. Sprachtraining durch Logopäden) beginnen direkt auf der Intensivstation und werden so lange wie nötig fortgeführt.

Literatur und Kontaktadressen

Literaturnachweis

1. Vgl. Protz, K.: Prävention und Therapie von Wundinfektionen. In: Die Schwester/Der Pfleger 2/2006, S. 102–107.

Vertiefende Literatur ☞ 🖥

Kontaktadresse

1. www.schulterchirurg.de (Stiftung Orthopädische Universitätsklinik Heidelberg-Schlierbach).
2. www.netzwerk-wundtherapie.de (IWG Individuelle Wundtherapie Gosebrink).
3. Deutsche Gesellschaft für Wundheilung und Wundbehandlung e.V. (DGfW), c/o Brigitte Nink-Grebe, Glaubrechtstraße 7, 35392 Gießen,
   Tel.: 0641/6868518,
   Fax: 0641/6868517,
   www.dgfw.de

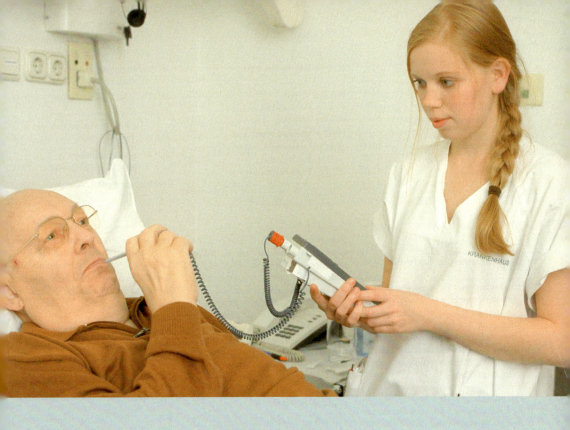

26 Pflege von Menschen mit Infektionskrankheiten

26.1	**Grundbegriffe der klinischen Infektionslehre ... 1016**	26.3.5	Indirekter Erregernachweis durch serologische Blutuntersuchungen 1023	26.5.11	Erkrankungen durch Korynebakterien: Diphtherie 1033
26.1.1	Infektion – Infektionskrankheit 1016	**26.4**	**Sepsis 1023**	26.5.12	Erkrankungen durch Listerien 1033
26.1.2	Infektionsquellen, Übertragungswege und Eintrittspforten... 1017	**26.5**	**Bakterielle Infektionen .. 1024**	26.5.13	Erkrankungen durch Sporenbildnern 1034
26.1.3	Ablauf einer Infektionskrankheit 1017	26.5.1	Aufbau von Bakterien 1024	26.5.14	Erkrankungen durch Mykobakterien 1034
26.2	**Pflege von Menschen mit Infektionskrankheiten .. 1018**	26.5.2	Erkrankungen durch Staphylokokken 1025	26.5.15	Erkrankungen durch Spirochäten 1034
26.2.1	Situation des Patienten 1018	26.5.3	Erkrankungen durch Streptokokken........... 1028	26.5.16	Erkrankungen durch Mykoplasmen............ 1035
26.2.2	Beobachten, Beurteilen und Intervenieren 1018	26.5.4	Erkrankungen durch Meningokokken und Gonokokken ... 1028	26.5.17	Erkrankungen durch Chlamydien und Rickettsien 1035
26.2.3	Quellenisolierung bei Patienten mit ansteckenden Infektionskrankheiten 1018	26.5.5	Infektiöse Diarrhöen durch Salmonellen, Shigellen und andere Erreger 1029	**26.6**	**Virale Infektionen 1036**
26.3	**Der Weg zur Diagnose bei Infektionskrankheiten .. 1020**	26.5.6	Typhus und Paratyphus 1030	26.6.1	Aufbau von Viren 1036
26.3.1	Leitsymptome und -befunde bei Infektionen 1020	26.5.7	Erkrankungen durch weitere Enterobakterien 1031	26.6.2	Dreitagefieber............ 1036
26.3.2	Strategien der Labordiagnostik 1020	26.5.8	Erkrankungen durch Pseudomonaden 1031	26.6.3	Masern 1036
26.3.3	Mikroskopischer Erregernachweis und Erregerkultur 1021	26.5.9	Erkrankungen durch Legionellen.............. 1032	26.6.4	Mumps 1037
26.3.4	Immunologischer und molekularbiologischer Erregernachweis 1022	26.5.10	Erkrankungen durch Haemophilus-Bakterien, Bordetellen und Gardnerellen 1032	26.6.5	Röteln 1037
				26.6.6	Ringelröteln 1037
				26.6.7	Herpes-simplex-Virus-Infektionen 1038
				26.6.8	Herpes-zoster-Virus-Infektionen 1038

26.6.9	Zytomegalie 1040
26.6.10	Poliomyelitis 1040
26.6.11	Tollwut 1040
26.6.12	Gelbfieber 1040
26.7	**Prionenerkrankungen ... 1041**
26.8	**Infektionen durch Pilze (Mykosen) 1041**
26.8.1	Aufbau von Pilzen 1041
26.8.2	Candidose 1042
26.8.3	Systemmykosen 1043

26.9	**Infektionen durch Protozoen 1043**
26.9.1	Malaria 1043
26.9.2	Toxoplasmose 1044
26.9.3	Amöbiasis 1044
26.10	**Wurmerkrankungen 1044**
26.10.1	Erkrankungen durch Bandwürmer 1044
26.10.2	Erkrankungen durch Saugwürmer: Bilharziose ... 1046

26.10.3	Erkrankungen durch Rundwürmer 1047
26.11	**Infektionsprophylaxe ... 1047**
26.11.1	Möglichkeiten der Prophylaxe 1047
26.11.2	Impfprophylaxe 1048
26.12	**Meldepflicht bei Infektionskrankheiten .. 1049**
Literatur und Kontaktadressen ... 1050

Fallbeispiel ☞ 💻

Das medizinische Fachgebiet

Mikrobiologie, Virologie und Infektionsepidemiologie: Medizinisches Fachgebiet, das vor allem die Labordiagnostik von Infektionskrankheiten, die Aufklärung ihrer Ursachen und epidemiologischer Zusammenhänge sowie die Infektionsprophylaxe zum Gegenstand hat.

Infektionskrankheiten kommen in allen medizinischen Fachgebieten vor. Besonders häufig sind sie aber in der *Pädiatrie:* Das Immunsystem des Kindes muss sich mit zahlreichen „neuen" Krankheitserregern seiner Umwelt auseinandersetzen, gegen die der Erwachsene aufgrund früherer Kontakte *immun* (unempfänglich) ist.

26.1 Grundbegriffe der klinischen Infektionslehre

26.1.1 Infektion – Infektionskrankheit

Infektion: Übertragung, Haftenbleiben, Eindringen und Vermehrung von Mikroorganismen oder Parasiten im menschlichen Körper.

Infektionskrankheit: Erkrankung durch eine Infektion. Viele, aber längst nicht alle Infektionskrankheiten werden von Mensch (oder Tier) zu Mensch übertragen, sind also **ansteckend** *(kontagiös)*.

Als große Gruppen infektiöser Krankheitserreger werden **Bakterien** (☞ 26.5), **Viren** (☞ 26.6), **Prionen** (☞ 26.7), **Pilze** (☞ 26.8), **Protozoen** (☞ 26.9) und **Parasiten** (☞ 26.10) unterschieden.

Bakterien, Viren, Pilze und Protozoen werden dabei üblicherweise als **Mikroorganismen** (*Mikroben,* mikroskopisch kleine Organismen) zusammengefasst. Mikroorganismen sind nicht nur in der Umwelt allgegenwärtig, sondern in riesiger Zahl auch auf und im Menschen zu finden. Die meisten Mikroorganismen wie z. B. die der **physiologischen Standortflora** *(Normalflora)* schaden dem Menschen nicht, etliche sind sogar nützlich, und nur ein verhältnismäßig geringer Teil der Mikroorganismen zählt zu den Krankheitserregern.

Dringen Mikroorganismen in den Körper ein und vermehren sich dort, spricht man von einer **Infektion.** Ob aus der Infektion eine **Infektionskrankheit** wird, hängt von der **Pathogenität** (Fähigkeit, krank zu machen) des Mikroorganismus, seiner **Virulenz** („Aggressivität" eines Erregerstammes) sowie der Abwehrlage des Infizierten ab. Viele Infektionen verlaufen *stumm* (**inapparent**, ohne Symptome) oder **abortiv** mit nur leichten Beschwerden. Klinisch manifeste **(apparente) Infektionskrankheiten** sind nur „die Spitze des Eisbergs".

Lokale und generalisierte Infektionen

Lokale Infektionen wie etwa eine Wundinfektion bleiben auf die Eintrittspforte des Erregers beschränkt. Bei **generalisierten Infektionen** *(systemischen Infektionen, Allgemeininfektionen)* wie dem Typhus (☞ 26.5.6) dringen die Erreger bis ins Gefäßsystem vor und ziehen den gesamten Organismus in Mitleidenschaft.

Obligate und opportunistische Infektionen

Erreger, die bei (fast) jedem nicht-immunen Individuum krankheitserregend sind, heißen **obligat pathogen** („unvermeidlich" krankmachend).

Dagegen rufen **fakultativ** („gelegentlich") **pathogene** Keime nur bei *allgemeiner* oder *lokaler* Abwehrschwäche Infektionen hervor. Zu diesen **opportunistischen Infektionen** gehört z. B. der Mundsoor nach Zytostatikatherapie.

Nosokomiale Infektionen

Wird eine Infektion im Krankenhaus oder einer vergleichbaren Einrichtung erworben, spricht man von einer **nosokomialen Infektion.** Häufig handelt es sich dabei um opportunistische Infektionen.

Bis zu 10% aller Krankenhaus- und bis zu 25% der Intensivpatienten bekommen eine nosokomiale Infektion, am häufigsten der Atemwege einschließlich der Lungen oder der Harnwege. Als Erreger stehen Bakterien im Vordergrund. Knapp ein Drittel der nosokomialen Infektionen wäre vermeidbar – vor allem durch hygienegerechtes Verhalten des gesamten medizinischen Personals (☞ 12.1.3.2). Am wichtigsten und gleichzeitig am häufigsten vernachlässigt: die Händehygiene (☞ auch Abb. 12.1.16).

Epidemie, Pandemie und Endemie

Eine **Epidemie** ist eine zeitlich und örtlich begrenzte Häufung von Infektionskrankheiten (z. B. Grippe-Epidemie). Breitet sich eine Epidemie über einen Kontinent oder die ganze Welt aus, spricht man von einer **Pandemie** (z. B. HIV-Pandemie). Bei einer **Endemie** („Dauerverseuchung") ist der Erreger in einer bestimmten Region ständig vorhanden, z. B. in bestimmten warmen Gebieten die Plasmodien als Malariaerreger. Dann erkranken insbesondere Kinder und Zugereiste, während ältere Einheimische durch einen früheren Kontakt mit dem Erreger immun sind.

26.1.2 Infektionsquellen, Übertragungswege und Eintrittspforten

Infektionsquellen und Übertragungswege

Jede Infektion hat ihren Ursprung in einer **Infektionsquelle,** von der aus die Erreger weiterverbreitet werden. Am wichtigsten ist dabei der (gesunde oder kranke) *Mensch.* Die Keime können z. B. mit dem Sputum (Tuberkulose ☞ 18.4.5), dem Stuhl (Salmonellosen ☞ 26.5.5) oder dem Urin (Bilharziose ☞ 26.10.2) ausgeschieden werden. *Tierische Infektionsquellen* sind etwa Rinder und Schweine für die entsprechenden Bandwurmerkrankungen (☞ 26.10.1). Viele Mikroorganismen können auch in der *unbelebten* Umwelt überleben, so etwa die Tetanuserreger im Erdreich (☞ 26.5.13).

Dringt der Erreger von *außen* in den Körper ein, handelt es sich um **exogene Infektionen. Endogene Infektionen** hingegen werden von *körpereigenen* Keimen hervorgerufen, die sich entweder durch Veränderungen der physiologischen Standortflora stark vermehren und zu Krankheitserscheinungen führen (z. B. vaginale Pilzinfektion nach Antibiotikatherapie) oder in für sie untypische Körperregionen verschleppt werden, z. B. Darmkeime in die Harnröhre.

Der **Übertragungsweg** einer Infektionskrankheit hängt unter anderem von der Empfindlichkeit des Erregers gegenüber äußeren Bedingungen und von seiner Ein- und Austrittspforte ab.

- Am häufigsten ist die **Kontaktinfektion:**
  - Eine direkte Kontaktinfektion liegt dann vor, wenn der Erreger durch unmittelbaren Kontakt übertragen wird
  - Bei der **indirekten Kontaktinfektion** sind kontaminierte Gegenstände, aber auch (nicht desinfizierte/gewaschene) Hände zwischengeschaltet, die vorher mit den erregerhaltigen Körperstellen in Kontakt gekommen sind
- Bei der **Tröpfcheninfektion** setzt der Infizierte v. a. beim Husten, Niesen oder Sprechen infektiöse Tröpfchen frei, die dann vom Nächsten über die Schleimhäute der Nase, der Augen oder des Mund-Rachen-Raumes aufgenommen werden. Die großen Tröpfchen halten sich aber nicht in der Luft und können nur kurze Distanzen von maximal 2 m „überspringen"
- Vergleichbar läuft die **aerogene Infektion** ab, jedoch sind die Tröpfchen so klein, dass sie in Luft oder auf Staubpartikeln schweben und daher mit dem Luftstrom über größere Entfernungen verschleppt werden können.
Teilweise werden Tröpfchen- und aerogene Infektion zusammengefasst und dann meist als aerogene Infektion bezeichnet.
- Bei einigen Erregern sind unbelebte **Vehikel** *(passive Überträger)* wie z. B. Wasser, Lebensmittel oder Gegenstände zwischengeschaltet
- Manche Übertragungswege erfordern spezielle **Vektoren** *(aktive Überträger),* etwa Mücken oder Ratten. Die tierischen Vektoren nehmen die Infektionserreger auf und übertragen ihn z. B. durch Stich auf den Menschen
- Meist abgegrenzt wird die **diaplazentare Übertragung** von der infizierten Schwangeren auf das Ungeborene über die Plazenta.

Die Einteilung der Übertragungswege ist allerdings nicht einheitlich. So wird z. B. die Übertragung über Infusionen, Transfusionen oder einen Stich mit einer verunreinigten Kanüle auch als **parenterale Übertragung** bezeichnet. Andere Einteilungen wiederum sind eher beschreibend, z. B. bezeichnet **fäkal-orale Übertragung** *(Schmierinfektion)* die Übertragung durch Verschmieren infektiösen Stuhls mit nachfolgender Wiederaufnahme der Erreger über den Mund und *genitale* oder **sexuelle Übertragung** die Übertragung durch intensiven Schleimhautkontakt und kleinste Schleimhautverletzungen, wie sie vor allem beim Geschlechtsverkehr stattfindet. Die sexuelle Übertragung wird gleichzeitig als Sonderform der Kontakt- wie auch der parenteralen Übertragung angesehen.

Eintrittspforten

Der Erreger muss nicht nur *zum* Menschen kommen, sondern auch in ihn *hinein.* Die wichtigsten **Eintrittspforten** zeigt Abbildung 26.1.

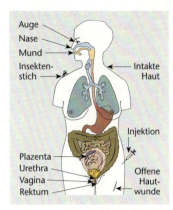

Abb. 26.1: Die verschiedenen Eintrittspforten für Mikroorganismen. [A400-215]

26.1.3 Ablauf einer Infektionskrankheit

Stadien von Infektionskrankheiten

Jede Infektionskrankheit verläuft in Stadien:

- In der **Invasionsphase** *(Ansteckung)* bleibt der Erreger am Organismus haften und dringt in ihn ein
- Nach einer „Eingewöhnungszeit" beginnt sich der Erreger im Körper zu vermehren, der Infizierte hat aber noch keinerlei Beschwerden. **Inkubationszeit** *(Ansteckungszeit)* bezeichnet den zeitlichen Abstand zwischen Ansteckung und Krankheitsausbruch. Viele Infektionen sind am Ende der Inkubationszeit besonders ansteckend
- In der **Phase des Krankseins** ist der Patient teils nur leicht beeinträchtigt, teils aber auch lebensgefährlich krank
- In der **Überwindungsphase** wird der Erreger aus dem Körper entfernt. Gelingt dies nicht, kommt es zum Tod des

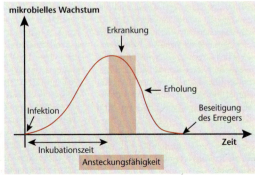

Abb. 26.2: Beispiel für den Verlauf einer akuten Infektion (Schemazeichnung).

Patienten oder zur örtlichen Eingrenzung des Erregers, z. B. in einer Kapsel oder in einem Organ. Bei Abwehrschwäche besteht dann die Gefahr des Wiederaufflackerns der Infektion (☞ auch 26.4). Die Eingrenzung kann mit *Dauerausscheidung* des Keimes verbunden sein, beispielsweise bei der Salmonellose (☞ 26.5.5).

Immunität

> **Immunität:** Unempfänglichkeit eines Organismus für eine Infektion mit pathogenen Mikroorganismen bzw. deren Toxinen (**antiinfektiöse** bzw. **antitoxische Immunität**).

Bei der **(erworbenen) Immunität** sind nach einem früheren Antigenkontakt (durch Infektion oder Impfung) spezifische Antikörper und ein **immunologisches Gedächtnis** gegenüber dem Mikroorganismus gebildet worden. Diese schützen den Organismus mehrere Monate bis lebenslang vor einer abermaligen Erkrankung durch den *gleichen* Mikroorganismus.

Auch inapparente Infektionen können eine Immunität hinterlassen (**stille** oder *stumme* **Feiung**). Dann lässt sich die durchgemachte Infektion durch serologische Bluttests (☞ 14.5.6, 26.3.5) nachweisen.

Kinderkrankheiten

Dies erklärt auch das Phänomen der **Kinderkrankheiten:** Deren Erreger waren früher endemisch und hinterließen nach durchgemachter Erkrankung eine bleibende Immunität. Infolgedessen erkrankten praktisch nur (und praktisch alle) Kinder, während fast alle Erwachsenen nach einem früheren Kontakt (und nicht durch ihr Alter!) immun waren.

Leihimmunität

Das Blut jeder Schwangeren enthält Antikörper der Klasse IgG. Diese sind plazentagängig, treten ab etwa der 32. Schwangerschaftswoche in das Blut des Feten über und schützen das Neugeborene vor den Erregern, gegen die die Mutter immun ist. Dieser Schutz ist jedoch nur vorübergehend, da die mütterlichen Antikörper mit der Zeit abgebaut werden. Daher spricht man von **Leihimmunität** oder *Nestschutz*.

Im Alter von 3 – 12 Monaten sind die Antikörperspiegel im kindlichen Blut stark abgesunken, der Säugling wird nun anfälliger für Infektionen.

26.2 Pflege von Menschen mit Infektionskrankheiten

Kenntnisse über Infektionsquellen, Übertragungswege und Eintrittspforten der Erreger sind Grundlage für hygienegerechtes Verhalten im Krankenhaus und damit Voraussetzung für die Unterbrechung von Infektionsketten. Ein Überblick über die verschiedenen Isolationsformen ist in 12.1.3.2 zu finden. Die Besonderheiten der Pflege auf Infektionsstationen werden in 26.2.2 dargestellt, spezifische Isolations- und Hygienemaßnahmen in 26.2.3 und bei den jeweiligen Erkrankungen.

> **Prävention und Gesundheitsberatung**
>
> Ein Schwerpunkt der Prävention und Gesundheitsberatung bei Infektionskrankheiten liegt in der Aufklärung von Patient wie Angehörigen über die Übertragungswege der Erkrankung, die Gefährdung für die Umgebung und die sinnvollen Hygienemaßnahmen zur Verhinderung einer weiteren Erregerausbreitung. Während einige Angehörige, oft aus Unkenntnis, zu sorglos sind, haben andere ungerechtfertigte Ängste, was die Isolierung des Kranken verstärkt. Der zweite Schwerpunkt liegt in Gesprächen über Impfungen (☞ 26.11.2).

26.2.1 Situation des Patienten

Infektionskrankheiten können eine Isolierung des Patienten erfordern, um eine weitere Ausbreitung der Erkrankung zu verhindern. Für den Patienten bedeutet dies, nicht nur aus der vertrauten Umgebung herausgerissen zu werden, sondern auch längere Zeit *allein* in einem Zimmer verbringen zu müssen (Ausnahme Kohortenisolierung ☞ 26.2.3). Die persönlichen Kontakte zur Außenwelt sind eingeschränkt. Der Patient kann sich selbst als „eine Gefahr" für die anderen sehen, sich „aussätzig" fühlen und unter einem reduzierten Selbstwertgefühl leiden. Dieses Gefühl kann durch nicht angemessenes Verhalten der Umgebung (meist aus Unkenntnis) noch verstärkt werden. Aufklärung, Anteilnahme und Zeit für Gespräche von Seiten der Pflegenden sind daher besonders wichtig.

26.2.2 Beobachten, Beurteilen und Intervenieren
Körpertemperatur

Viele Infektionskrankheiten gehen mit **Fieber** (Pflege bei Fieber ☞ 12.4.4.2, 12.4.5.2) einher. Eine genaue Beobachtung des Fieberverlaufs ermöglicht Rückschlüsse auf die zugrunde liegende Erkrankung, vor allem, wenn nicht frühzeitig fiebersenkende Arzneimittel und Antibiotika eingesetzt werden.

Ernährung

Patienten mit Infektionskrankheiten sind häufig appetitlos. Dann bieten die Pflegenden Wunschkost an. Bei Entzündungen im Mund sind säurehaltige sowie harte Speisen zu meiden, pürierte, weiche Kost ist zu bevorzugen.

Wichtig ist eine ausreichende Flüssigkeitszufuhr, um ein *Flüssigkeitsdefizit* durch Erbrechen, Durchfälle oder Fieber zu vermeiden. Die Pflegenden führen ggf. eine Flüssigkeitsbilanz (☞ 12.7.1.2). Kann der Flüssigkeitsbedarf durch Trinken allein nicht gedeckt werden, sind Infusionen (☞ 15.4) erforderlich.

26.2.3 Quellenisolierung bei Patienten mit ansteckenden Infektionskrankheiten

Ob und welche Maßnahmen bei Patienten mit Infektionskrankheiten zum Schutz vor Weiterverbreitung der Erreger erforderlich sind, hängt vor allem vom Stadium der Erkrankung, Eigenschaften des Erregers sowie ihrem Übertragungsweg ab.

In Krankenhäusern werden die zu treffenden Hygiene- und Isolierungsmaßnahmen im **Hygieneplan** für die einzelnen Erkrankungen festgelegt. Im Einzelfall kann es notwendig sein, diese Festlegungen unter Hinzuziehung des Hygienefachpersonals der jeweiligen Situation anzupassen. Die folgenden Ausführungen sind daher als Anhaltspunkte zu verstehen. Die Maßnahmen zur Verhinderung der Ausbreitung einer Infektion werden als **Quellenisolierung** zusammengefasst (🕮 1, 2).

Weitere Informationen zu Übertragungswegen und Maßnahmen der Quellenisolierung bei einzelnen Infektionskrankheiten, aber auch weitere Überlegungen zur Prävention finden Pflegende z. B. in Publikationen des Robert Koch-Instituts, Berlin, oder der Centers for Disease Control, Atlanta/USA (✉ 1, 2).

26.2 Pflege von Menschen mit Infektionskrankheiten

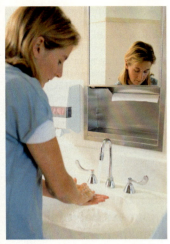

Abb. 26.3: Eine der bedeutendsten und gleichzeitig die wohl am häufigsten vernachlässigte Maßnahme zur Verhinderung einer Erregerverbreitung: die Händehygiene (☞ 12.1.3.2). [J666]

Allgemeine Grundsätze im Umgang mit dem Patienten

Über spezielle **Infektionsstationen** verfügen meist nur Krankenhäuser der Maximalversorgung oder Zentren für Infektionskrankheiten. Ganz überwiegend werden für die Quellenisolierung Einzelzimmer einer normalen Pflegestation zum Isolierzimmer „umgerüstet". Letztere verfügen nur zum Teil über eine vorgeschaltete Schleuse und nur selten über die Möglichkeit, einen (Luft-)Unterdruck im Zimmer herzustellen, der eine Erregerausbreitung nach draußen verhindern soll.

Unabhängig von diesen baulichen Gegebenheiten gilt:
- Die **Patientenzimmer** sind überwiegend *Einbettzimmer*. Patienten mit dem gleichen Erreger können ggf. in einem gemeinsamen Zimmer untergebracht werden (**Kohortenisolierung**). Die Patientenzimmer sind mit einer Nasszelle (inkl. Dusche) ausgestattet und die Patienten dürfen die Zimmer nicht verlassen. Patiententransporte werden auf die absolut notwendigen beschränkt
- Das Zimmer wird von außen als „infektiös" gekennzeichnet. Alle auf der Station Tätigen sowie Besucher werden informiert
- In den Schleusen bzw. vor dem Zimmer befinden sich saubere *Schutzkittel*
- Ein geeigneter *Mund-Nasen-Schutz* soll das Aus- bzw. Einatmen kontagiöser Partikel verhindern. Er muss Mund und Nase bedecken und dicht abschließen. Ärzte, Pflegende und Besucher schützt der Mund-Nasen-Schutz bei über die Luft oder Tröpfchen übertragenen Infektionen vor dem Einatmen der Keime. Der Patient trägt im Zimmer keinen Mund-Nasen-Schutz, bei Transporten jedoch schon. Beim Husten oder Niesen soll er sich im Zimmer ein Papiertuch vor Mund bzw. Nase halten. Welcher Mund-Nasen-Schutz geeignet ist, hängt unter anderem vom Erreger (Übertragung „nur" durch Tröpfchen oder auch aerogen) und von der voraussichtlichen Kontaktzeit ab.
Generell wird der **medizinische Mund-Nasen-Schutz** (*MNS, chirurgischer Mund-Nasen-Schutz, OP-Maske*) von den **FFP-Masken** (*filtering facepiece particle*) der Filterklassen FFP 1–3 (je kleiner die Leckage, desto größer die Filterklasse) unterschieden. Im Folgenden ist vereinfachend nur von „Mund-Nasen-Schutz" die Rede. Erst in den letzten Jahren seit Aufkommen von Vogelgrippe und SARS wird die Frage des Atemschutzes bei Infektionen verstärkt diskutiert, die Diskussion diesbezüglich ist noch nicht abgeschlossen
- Bei allen Pflegetätigkeiten sind *Handschuhe* zu tragen (Details ☞ unten)
- Alle *Pflegeutensilien* werden streng patientenbezogen eingesetzt und bleiben im Patientenzimmer, bevorzugt werden Einmalmaterialien eingesetzt. Die *Krankenakte* wird außerhalb aufbewahrt und auch zur Visite nicht mit hineingenommen
- Schmutzwäsche und Abfälle werden noch im Zimmer entsorgt und die Säcke oder anderen Behältnisse verschlossen. Keinesfalls werden sie in andere Patientenzimmer mitgenommen
  - Die sog. *infektiöse Wäsche*, also Wäsche, die direkt mit erregerhaltigem Material in Berührung gekommen ist, wird in speziell gekennzeichneten Textilsäcken verpackt und in der Wäscherei getrennt von der anderen Krankenhauswäsche desinfizierend aufbereitet. Bei nasser Wäsche wird zusätzlich ein Kunststoffsack über den Stoffsack gezogen
  - Kontaminierte Abfälle werden je nach Erkrankung entweder als *kontaminierter Abfall* (normale Sammelbehältnisse und normale Entsorgung) oder als *infektiöser Abfall* (spezielle Sammelbehältnisse und separate Entsorgung) gehandhabt
- Entweder wird Einweggeschirr verwendet, das danach entsorgt wird, oder das Geschirr wird in einer für die thermisch-desinfizierende Aufbereitung geeigneten Spülmaschine aufbereitet
- Die *Ausscheidungen* des Patienten gelangen über das Steckbeckenspülgerät der Nasszelle ins Abwasser, das nicht desinfiziert werden muss, da die Krankenhäuser im deutschsprachigen Bereich an Kanalisation und Kläranlage angeschlossen sind. Tuberkulöses Sputum wird in Einwegbehältern zur Desinfektion oder Verbrennung gegeben
- Die fortlaufenden Reinigungs- und Desinfektionsmaßnahmen werden modifiziert (z. B. andere Mittel bzw. Konzentrationen).

> **Arbeitsabläufe gut planen**
> Auf einer Infektionsstation ist es wichtig, die Arbeitsabläufe richtig zu organisieren. Unnötiges Betreten der Patienteneinheit erhöht das Risiko der Keimverschleppung.

Umgang mit kontagiösem Labormaterial ☞ 26.3.3

Erreger- und patientenabhängige Maßnahmen

Die **Standardhygienemaßnahmen** (*Basishygienemaßnahmen*, ☞ auch 12.1.3.2), die generell bei *allen* Patienten eingehalten werden, reichen bei vielen Infektionserkrankungen bereits aus. Sie werden ergänzt durch übertragungsabhängige, *zusätzliche Maßnahmen*, wobei Kontakt-, Tröpfchen- und aerogene Infektion unterschieden werden. Wird ein Erreger durch Kontakt- und Tröpfchen- oder aerogene Infektion übertragen (häufig!), werden die jeweiligen Maßnahmen kombiniert.

Außerdem werden die genannten Maßnahmen je nach Erreger (z. B. schwer desinfizierbar) und individueller Patientensituation (z. B. „Steigerung" der Maßnahmen bei Kindern, unbeherrschbaren Durchfällen, verwirrtem Patienten) modifiziert. Besonders strenge (hier nicht aufgeführte) Maßnahmen sind bei der Tuberkulose und bei sehr gefährlichen Erkrankungen erforderlich. Wie lange die Maßnahmen nötig sind, hängt von der Erkrankung und der Verfügbarkeit einer antiinfektiven Therapie ab und wird ebenfalls entweder dem Hygieneplan oder der individuellen Anordnung entnommen.

1019

26

Pflege von Menschen mit Infektionskrankheiten

Standardhygienemaßnahmen

- Angewendet z. B. bei Patienten mit Hepatitis B, Borreliose, Tetanus
- Einzelzimmerunterbringung nicht erforderlich
- Sorgfältige Händehygiene (Händewaschen, -desinfektion, -pflege)
- Tragen von Handschuhen bei jedem Kontakt mit Schleimhäuten, Körperflüssigkeiten (einschließlich Blut) oder anderen potentiell kontaminierten Materialien
- Zusätzliches Tragen von Schutzkittel, Mund-Nasen-Schutz oder Schutzbrille, wenn die Gefahr von Verspritzen infektiösen Materials besteht (z. B. Blutspritzer auf die Kleidung oder ins Auge)
- Schutz vor Stichverletzungen (z. B. kein Recapping)
- Desinfektion der patientennahen Umgebung (regelmäßig und bei Kontamination)
- Adäquate Abfall-, Wäsche- und Instrumentenentsorgung.

Zusätzliche Maßnahmen bei Kontaktübertragung

- Angewendet z. B. bei Patienten mit ausgedehntem Herpes simplex oder großen Wundinfektionen
- Einzelzimmer, ggf. Kohortenisolierung (☞ oben). Ist beides nicht möglich, Rücksprache mit dem Krankenhaushygieniker. Die Notwendigkeit einer Einzelunterbringung wird vorrangig vom betreffenden Erreger abhängig gemacht und teils auch kontrovers diskutiert
- Tragen von Handschuhen bei Patientenkontakt. Da sich der Patient im Zimmer frei bewegt, sollen die Handschuhe vielfach bereits bei Betreten des Zimmers angezogen werden. Wechseln der Handschuhe nach Kontakt mit infektiösem Material, das möglicherweise hohe Erregerkonzentrationen enthält
- Händedesinfektion (nach Ausziehen der Handschuhe) vor Verlassen des Raumes
- Anlegen eines Schutzkittels bei zu erwartendem Kontakt der Kleidung mit dem Patienten oder kontaminierten Gegenständen sowie bei Patienten, die die Hygieneregeln nicht einhalten können oder eine nicht mit einem Verband bedeckte Wunde haben
- Patiententransport nur wenn unbedingt nötig, Kontamination von Umgebung oder anderer Personen vermeiden.

Als Sonderfall der Kontaktübertragung kann die fäkal-orale Übertragung angesehen werden. Eine Einzelzimmerunterbringung ist hier nur notwendig, wenn der Betroffene die Standardmaßnahmen nicht einhalten kann, wovon z. B. bei jüngeren Kindern, verwirrten Patienten oder sehr starken Durchfällen auszugehen ist, außerdem bei einigen Erregern, bei denen bereits eine geringe Dosis zur Infektion ausreicht oder die zu sehr schweren Erkrankungen führen. Ansonsten reicht eine eigene Toilette bzw. Nasszelle. Vergleichbar ist das Tragen von Handschuhen nur bei Kontakt mit Stuhl oder kontaminierten Materialien notwendig.

Zusätzliche Maßnahmen bei Tröpfchen-/aerogener Übertragung

- Maßnahmen bei Tröpfcheninfektion angewendet z. B. bei Patienten mit Keuchhusten, Influenza
- Maßnahmen bei aerogener Infektion angewendet z. B. bei Patienten mit Masern, Windpocken (beide nur unter bestimmten Bedingungen), Tuberkulose
- Einzelzimmer, bei aerogener Übertragung möglichst mit Unterdruck und mit geschlossener Tür
- Tragen eines Mund-Nasen-Schutzes, bei der Tröpfcheninfektion bei einem Abstand zum Patienten unter 1–1,5 m, bei der aerogenen Infektion bei Betreten des Zimmers. Es gibt auch Krankenhäuser, in denen nicht zwischen Tröpfchen- und aerogener Infektion unterschieden wird und der Mund-Nasen-Schutz stets bei Betreten des Zimmers angelegt werden soll
- Patiententransport nur wenn unbedingt nötig und mit geeigneten Vorsichtsmaßnahmen (der Patient muss einen Mund-Nasen-Schutz tragen).

Abschließende Maßnahmen

Bei Beendigung der Ansteckungsfähigkeit, nach Entlassung oder Verlegung des betreffenden Patienten wird das Isolierzimmer für die Aufnahme neuer Patienten vorbereitet (**Schlussdesinfektion**). Die Aufgabenverteilung zwischen dem Pflege- und dem Reinigungspersonal variiert von Haus zu Haus, weshalb die Pflegenden stets die entsprechenden Richtlinien beachten.

- Die beweglichen Gegenstände (z. B. Bett, Nachtschrank, Infusionsständer) werden im Zimmer wischdesinfiziert und erst nach der vorgeschriebenen Einwirkzeit aus dem Zimmer genommen

- Abnehmbare Textilien (z. B. Bettbezug, Gardinen) werden in geschlossenen Säcken aus dem Zimmer gebracht
- Danach werden alle Flächen und Sanitäreinrichtungen des Zimmers mit geeigneten Mitteln wischdesinfiziert (erregerabhängig – Richtlinien beachten)
- Bei besonders gefährlichen, meldepflichtigen Infektionserkrankungen wird auf behördliche Veranlassung eine Desinfektion des gesamten Raumes durch Vernebelung von Desinfektionsmitteln durchgeführt.

26.3 Der Weg zur Diagnose bei Infektionskrankheiten

26.3.1 Leitsymptome und -befunde bei Infektionen

Infektionskrankheiten können praktisch alle Symptome und (körperlichen) Untersuchungsbefunde verursachen. Aus diesen Gründen ist es kaum möglich, Leitsymptome und -befunde bei Infektionskrankheiten zu definieren. Besonders häufig sind aber Fieber (☞ 12.4.4.2), Lymphknotenschwellung (☞ 22.2), Hautausschläge und Organ-Fehlfunktionen.

> Viele Infektionen, darunter die sehr häufigen Atemwegsinfekte (☞ 18.4.1, 18.4.2), verlaufen beim Kind ähnlich wie beim Erwachsenen. Andere, teils lebensbedrohliche Infektionen (z. B. Meningitis) zeigen sich vor allem bei jüngeren Kindern nur durch uncharakteristische Symptome wie beispielsweise Fieber, Trinkschwäche, Erbrechen und Apathie. Auch bei älteren Menschen verlaufen Infektionen nicht selten atypisch, insbesondere besteht oft wenig oder gar kein Fieber.

26.3.2 Strategien der Labordiagnostik

Entzündungsantwort des Organismus

Viele Infektionskrankheiten führen zu einer generalisierten entzündlichen Reaktion des Organismus, die im Blut nachgewiesen werden kann.

BSG und CRP

Die Beschleunigung der *Blutkörperchensenkungsgeschwindigkeit* (kurz **BSG** ☞ 22.3.1) und ein Anstieg des **CRP** (*C-*

1020

reaktives-Protein, ein *Akutphasenprotein*) sind unspezifische Entzündungsmarker. Sie sind nicht nur bei Infektionen krankhaft verändert, sondern z. B. auch bei Entzündungen infolge anderer Gewebeschädigungen oder Tumoren.

Das CRP ist sehr empfindlich und spricht sehr schnell an. Es ist daher gut geeignet für die Frühdiagnostik und die Verlaufskontrolle von Infektionen. Bakterielle Infektionen rufen in aller Regel einen stärkeren CRP-Anstieg hervor als virale. Ein normaler CRP-Wert schließt eine systemische Infektion praktisch aus, nicht aber eine (leichte) lokalisierte Infektion.

Die BSG-Bestimmung hat durch breite Verfügbarkeit der CRP-Bestimmung erheblich an Bedeutung verloren und dient in erster Linie als Suchtest.

Blutbildveränderungen bei Infektionen

Viele Infektionen gehen mit Veränderungen des (Differential-)Blutbildes (☞ 22.3.1) einher:
- Bei *bakteriellen Infektionen* steigt die Leukozytenzahl häufig auf über 15 000 Leukozyten/μl Blut an (**Leukozytose**), wobei vor allem die neutrophilen Granulozyten vermehrt sind
- Bei *Viruserkrankungen* kann die Gesamtleukozytenzahl erhöht, normal oder sogar erniedrigt sein. Meist sind die Lymphozyten erhöht (**Lymphozytose**)
- Ein Anstieg der eosinophilen Granulozyten (**Eosinophilie**) bei normaler Gesamtleukozytenzahl kommt oft bei *parasitären Erkrankungen* (z. B. Wurmbefall) vor.

Erregernachweis

Ziel jeder Infektionsdiagnostik ist aber der **Erregernachweis**, der nicht nur die Infektion sichert, sondern auch eine genaue Therapieplanung ermöglicht.
- Beim **direkten Erregernachweis** werden der Erreger, Erregerbestandteile oder -produkte nachgewiesen. Lange bekannt sind der mikroskopische Erregernachweis und die verschiedenen Erregerkulturen. Neue immunologische und molekularbiologische Verfahren ermöglichen den direkten Nachweis von Erregerantigenen oder -erbsubstanz
- Beim **indirekten Erregernachweis** werden spezifische Antikörper des Organismus gegen den Erreger nachgewiesen.

26.3.3 Mikroskopischer Erregernachweis und Erregerkultur

Die **mikroskopische Beurteilung** eines ungefärbten oder gefärbten Präparates vor oder nach Anzüchten einer Kultur ist oft diagnostisch entscheidend: Bakterien, Pilze, Protozoen und (kleinere) Parasiten bzw. bei Würmern deren Eier sind im Gegensatz zu Viren sichtbar.

Sehr oft führt die Untersuchung des **Nativpräparates** *(Frischpräparates)* direkt nach der Probenentnahme jedoch nicht zum Erfolg, weil die Keimmenge zu gering ist. Deshalb werden Bakterien und Pilze vor der mikroskopischen Untersuchung zunächst in *Kulturmedien* vermehrt.

Viren wachsen nur auf Gewebekulturen oder z. B. in Hühnerembryonen. Auch andere Verfahren wie etwa die Elektronenmikroskopie sind für die Routinediagnostik entweder zu aufwändig oder nicht zuverlässig genug und spielen deshalb eine untergeordnete Rolle.

Bakterien- und Pilzkultur

Um eine **Bakterienkultur** anzuzüchten, wird das Sekret bzw. die Körperflüssigkeit des Patienten auf ein geeignetes Nährmedium aufgetragen und in einem Brutschrank bebrütet. Die Bakterien bilden dann auf festen Nährmedien makroskopisch sichtbare **Kolonien**.

Die genaue Differenzierung der Bakterien erfolgt u. a. durch makroskopische und mikroskopische Betrachtung, durch Geruchsprüfung und durch Untersuchung der Stoffwechseleigenschaften. Für eine Bakterienkultur incl. Erregeridentifizierung sind ca. drei Tage erforderlich, bei fraglichem Ergebnis länger.

Eine Pilzkultur wird in vergleichbarer Weise angelegt. Die erforderlichen Bebrütungszeiten betragen je nach Pilz wenige Tage bis drei Wochen.

Materialgewinnung für die mikrobiologische Diagnostik

Urinkultur ☞ 29.3.2
- Material „vom Ort des Geschehens" abnehmen, also z. B. beim Harnwegsinfekt Urin, bei einer Gelenkinfektion Gelenkpunktat
- Material korrekt gewinnen:
  – Haut vor der Punktion von geschlossenen Wund- oder Körperhöhlen desinfizieren, nicht hingegen beim Wundabstrich

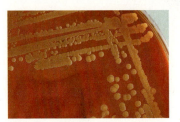

Abb. 26.4: Bei Bakterienkulturen auf festen Nährmedien liefert manchmal schon das Aussehen der Kolonien erste Hinweise auf das Bakterium – hier typisch goldgelbe Staphylococcus-aureus-Kolonien. [R173]

– Sterile Instrumente und Transportgefäße benutzen und Transportbehälter sofort verschließen
- Geeignete Transportform wählen. Art des Nährmediums und notwendige Temperatur während des Transports hängen u.a. vom Untersuchungsmaterial und vom vermuteten Erreger ab. Bei seltenen Kulturen rechtzeitig im mikrobiologischen Labor erkundigen
- Proben als „infektiös" kennzeichnen, falls im Haus üblich (in einigen Häusern wird dies nicht mehr praktiziert, da Blut u. a. Untersuchungsmaterial immer als potentiell infektiös anzusehen ist)
- Bei Postversand besondere Schutzmaßnahmen (Umverpackung, Kennzeichnung) beachten. Meist werden vom Untersuchungslabor entsprechende Behältnisse bereitgestellt.

> Das Untersuchungsmaterial muss immer *vor* Beginn einer Antibiotikatherapie abgenommen werden. Eine einzige Dosis eines Antibiotikums kann ausreichen, um den Keim so zu schädigen, dass er in der Kultur nicht mehr wächst und somit nicht mehr identifizierbar ist. Er kann aber trotzdem noch schwere Krankheitserscheinungen hervorrufen.

Blutkultur

Bei Verdacht auf eine Sepsis, z. B. auch bei ungeklärtem Fieber oder Schüttelfrost (☞ 12.4.4.2), werden **Blutkulturen** angelegt. Die Vorbereitung einer Blutkultur fällt in den Aufgabenbereich der Pflegenden, die Blutabnahme in den des ärztlichen Personals.

Materialien

- Alles zur venösen Blutentnahme (☞ 14.5.1). Das Blut darf nicht aus lie-

26 Pflege von Menschen mit Infektionskrankheiten

Wundabstrich [K183]

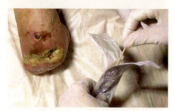

Abb. 26.5: Sterile Verpackung des Watteträgers öffnen und diesen entnehmen.

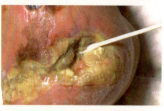

Abb. 26.6: Mit dem Watteträger aus der Tiefe der Wunde (hier an einem infizierten Oberschenkelstumpf) Sekret entnehmen.

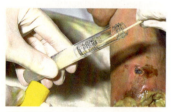

Abb. 26.7: Watteträger in das von einer assistierenden Person angereichte Nährmedium eintauchen.

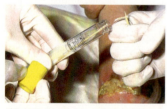

Abb. 26.8: Holzstäbchen am Rand des Röhrchens abbrechen, ohne das Röhrcheninnere zu kontaminieren.

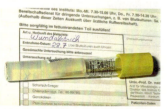

Abb. 26.9: Röhrchen verschließen und mit Patientendaten sowie Entnahmezeitpunkt und -datum beschriften. Begleitzettel ausfüllen und beides ins mikrobiologische Labor geben.

genden Kanülen oder Kathetern abgenommen werden
▶ Entweder zwei Blutkulturröhrchen mit Nährlösung (aerob und anaerob zur späteren Bebrütung des Blutes mit bzw. ohne Sauerstoffeinfluss), die zur direkten Blutabnahme geeignet sind, oder zwei Blutkulturflaschen *und* ein steriles Überleitungssystem mit Anschluss für den Venenzugang und Einstichdorn für die Blutkulturflaschen. In vielen Kliniken wird das Blut aber auch mit einer sterilen Spritze abgenommen und mit jeweils neuer Kanüle (z. B. 20 G, gelb) in die beiden Blutkulturflaschen hineingespritzt. Für Kinder gibt es spezielle Blutkulturflaschen, für die nur 0,5–4 ml Blut (statt 5–10 ml beim Erwachsenen) benötigt wird
▶ *Sterile* Handschuhe, evtl. Mundschutz, Desinfektionslösung und Tupfer für die Gummipfropfen der Flaschen.

Steigt das Fieber des Patienten, wird der Arzt benachrichtigt, damit er die Blutprobe abnimmt. Manche Blutkulturflaschen sollten auf 37 °C vorgewärmt werden, andere können bei Raumtemperatur beimpft werden (Herstellerangaben beachten). Auch ob die aerobe Blutkulturflasche belüftet werden muss, hängt vom verwendeten System ab.

Nach der Blutabnahme werden die Flaschen mit Patientendaten, Station, Datum und Uhrzeit beschriftet und mit Begleitschein sofort ins (mikrobiologische) Labor transportiert oder bis zum Transport im Brutschrank warm gehalten. Die Nachsorge des Patienten entspricht derjenigen nach einer venösen Blutentnahme.

Häufigkeit und Zeitpunkte der Blutabnahmen

Die einmalige Entnahme einer Blutkultur reicht zum Ausschluss einer Sepsis nicht aus, und die Wahrscheinlichkeit, einen vorhandenen Erreger zu identifizieren, steigt mit der Zahl der abgenommenen Blutkulturen. Daher werden, falls irgend möglich, vor Therapiebeginn mindestens *drei* aerobe und anaerobe Blutkulturen im Abstand von 1/2–6 Std. an verschiedenen Körperstellen entnommen. Das genaue Vorgehen hängt von der Grunderkrankung und dem vermuteten Erreger ab und wird vom Arzt angeordnet.

Antibiogramm

Wachsen in einer Bakterien- oder Blutkultur Keime, so schließt sich eine **Resistenzbestimmung** (*Sensibilitätsprüfung,*

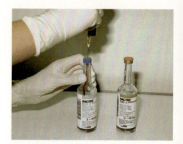

Abb. 26.10: Bei der Blutkulturabnahme werden stets zwei Flaschen beimpft. [M161]

Sensibilitätsbestimmung) an, die testet, wie stark der Zusatz bestimmter Antibiotika das Wachstum hemmt. Ergebnis ist das **Antibiogramm** (☞ Abb. 26.11), mit dessen Hilfe eine gezielte Behandlung von Infektionen möglich ist.

26.3.4 Immunologischer und molekularbiologischer Erregernachweis

Immunologischer Antigennachweis

Der **immunologische Antigennachweis** weist Erregerantigene ohne vorherige Anzüchtung nach. Bei Vorhandensein des Erregerantigens in der Probe kommt es durch Zugabe von Antikörpern zu einer Antigen-Antikörper-Reaktion (☞ 14.5.6), die z. B. durch Agglutination, Farbveränderung oder Fluoreszenz („Aufleuchten") sichtbar gemacht wird. Teilweise sind auch Schnelltests verfügbar. Die Tests sind allerdings nur mäßig empfindlich.

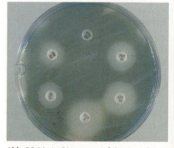

Abb. 26.11: Antibiogramm. Auf den Agar, der mit einem Bakterienstamm beimpft ist, werden mit verschiedenen Antibiotika getränkte Blättchen gelegt. Die Bakterien wachsen nun auf dem Agar. Im Bereich der Antibiotikablättchen wird ihr Wachstum unterschiedlich stark gehemmt (rote Ringe). Das Testblättchen mit dem größten Hemmhof verspricht die Bakterien am besten bekämpfen zu können. Gegen das Antibiotikum oben im Bild ist der Bakterienstamm resistent. [R173]

Molekularbiologischer Erregernachweis

Der **molekulargenetische Erregernachweis** basiert auf zwei Methoden:
- Bei **Hybridisierungstechniken** wird ein markiertes DNA-Stück, das genau komplementär („entgegengesetzt") ist zum gesuchten Stück, als **DNA-Sonde** zur (vorbehandelten) Probe gegeben. Enthält die Probe das gesuchte DNA-Stück (also den Erreger), „paaren" sich beide, was über die Markierung sichtbar gemacht wird
- Bei **Nukleinsäure-Amplifikationstechniken** wird die gesuchte DNS zunächst z. B. durch *Polymerase-Kettenreaktion* (**PCR**) stark vervielfältigt (amplifizieren = vervielfältigen) und dann mit molekularbiologischen Methoden nachgewiesen.

26.3.5 Indirekter Erregernachweis durch serologische Blutuntersuchungen

Die Auseinandersetzung des Organismus mit den Infektionserregern führt zur Bildung spezifischer Antikörper (☞ Abb. 26.12).

Das Vorhandensein von Antikörpern beweist aber nur, dass *irgendwann* eine Infektion mit dem Erreger stattgefunden hat.

Für den Nachweis einer *akuten* Infektion ist in der Regel der Nachweis spezifischer IgM, die **Serokonversion** (erstmaliges Auftreten von Antikörpern bei vorheriger *Seronegativität*) oder ein Anstieg des **Antikörpertiters** (der Antikörperkonzentration) beweisend.

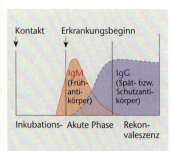

Abb. 26.12: Bei einer Infektion werden als erstes IgM-Antikörper und erst später IgG-Antikörper gebildet. Während die IgM-Konzentration im Blut nach der Akutphase der Erkrankung schnell wieder absinkt, sind IgG-Antikörper oft noch sehr lange (manchmal lebenslang) nachweisbar. [A400]

26.4 Sepsis

> **Sepsis** *(Septikämie, Blutvergiftung):* Lebensbedrohliche Allgemeininfektion mit systemischer Entzündungsantwort des Organismus. Trotz optimaler Behandlung und Pflege nach wie vor hohe Sterblichkeit bis zu 50%.

Krankheitsentstehung

Aus einem Infektionsherd irgendwo im Körper gelangen immer wieder infektiöse Erreger, -bestandteile oder toxische Produkte ins Blut und rufen eine Entzündungsantwort des Organismus hervor. Die im Rahmen der Entzündungsreaktion freigesetzten Botenstoffe richten sich letztlich gegen den Organismus selbst bis hin zum tödlichen Multiorganversagen.

Früh- und Neugeborene sowie abwehrgeschwächte Patienten sind besonders gefährdet.

> **Neue Sepsisdefinition**
> - **Systemisches Entzündungssyndrom** *(SIRS):* Systemische Entzündungsreaktion mit mindestens zwei der folgenden Kriterien:
>   – Körpertemperatur < 36 oder > 38 °C
>   – Herzfrequenz > 90/Min.
>   – Atemfrequenz > 20/Min. und/oder arterieller pCO_2 < 33 mmHg (4,3 kPa) und/oder maschinelle Beatmung
>   – Leukozyten > 12000 oder < 4000/µl und/oder Linksverschiebung im Differentialblutbild
> - **Sepsis:** Systemisches Entzündungssyndrom als Folge einer Infektion
> - **Schwere Sepsis:** Sepsis mit Organstörungen (z. B. Verwirrtheit, Lungen-, Nierenfunktionsstörung, Thrombozytenabfall, arterielle Hypotonie, Azidose)
> - **Septischer Schock:** Sepsis mit Schock.

Bakteriämie hingegen bezeichnet das Vorkommen von Bakterien im Blut ohne Zeichen eines systemischen Entzündungssyndroms.

Symptome und Untersuchungsbefund

- Hohes, *intermittierendes* Fieber mit *Fieberzacken* (☞ 12.4.4.2)
- Atmung und Herzschlag zu schnell, Blutdruck niedrig
- Appetitlosigkeit, bei jüngeren Kindern oft Durchfälle und Erbrechen
- Allgemeiner Verfall
- Grau-blasse, marmorierte Haut, evtl. Petechien (punktförmige Hautblutungen) oder Exanthem durch Bakterienembolien
- Bewusstseinsstörung, Verwirrtheit
- Leber- und Milzvergrößerung
- Zusätzliche Krankheitszeichen je nach Sepsisherd, z. B. Rückenschmerzen bei einer Nierenbeckenentzündung.

Eine *Pilzsepsis* beginnt meist schleichend mit nur leichtem Fieber.

> **Nicht jede Sepsis verursacht Fieber**
> Bei Säuglingen, alten oder abwehrgeschwächten Patienten fehlt Fieber oft, bei Säuglingen ist sogar eine zu niedrige Körpertemperatur möglich.

Komplikationen

Hauptkomplikationen einer Sepsis sind:
- **Gerinnungsstörungen,** vor allem Verbrauchskoagulopathie (DIC ☞ 22.8.2)
- **Multiorganversagen,** insbesondere Nieren- (☞ 29.5.8) und Lungenversagen (ARDS ☞ 18.13)
- **Septische Metastasen** im Gehirn mit vielen kleinen Bakterien- und Eiterherden **(embolische Herdenzephalitis)**
- **Septischer Schock** (*septisch-toxischer*, *infektiös-toxischer* Schock ☞ 13.5.4). Anfangs ist die Haut des Patienten warm und gut durchblutet, der Blutdruck normal. Der Patient sieht gesünder aus, als er ist. Atmung und Herzschlag sind aber beschleunigt, und es besteht meist hohes Fieber. Später sinkt der Blutdruck ab, die Haut wird kalt, und häufig treten Bewusstseinsstörung, Hautblutungen sowie alle oben genannten Komplikationen hinzu.

Diagnostik

Die Verdachtsdiagnose einer Sepsis wird klinisch gestellt. Die Diagnosesicherung erfordert den Erregernachweis in der Blutkultur. Außerdem ordnet der Arzt Untersuchungen zur Herdsuche und zur Erfassung evtl. Komplikationen an. Folgende diagnostische Maßnahmen bzw. Anordnungen sind zu erwarten:
- Blutkulturen, bei Verdacht auf eine Pilzsepsis evtl. zusätzlich arterielle Blutkulturen
- Blutabnahme, meist BB mit Differentialblutbild, BSG, CRP, Blutzucker,

26 Pflege von Menschen mit Infektionskrankheiten

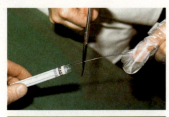

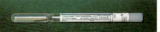

Abb. 26.13 – 26.14: Steriles Verpacken von Katheterspitzen. Die eine Pflegekraft fasst mit einem sterilen Einmalhandschuh den Katheter und schneidet die Spitze mit einer sterilen Schere ab. Eine andere Pflegekraft hält das Röhrchen. Das Röhrchen wird zur mikrobiologischen Untersuchung weitergeschickt. [M161]

- Kreatinin, Elektrolyte, Leberwerte, Laktat, Gerinnungsparameter, BGA
- Ultraschall des Abdomens (z. B. Abszess?)
- Röntgenaufnahme des Thorax (z. B. Pneumonie?)
- Urinstatus und Urinkultur
- Evtl. Lumbalpunktion (☞ 33.3.2) mit zus. Anlegen einer Liquorkultur
- Evtl. Anlegen von Stuhlkulturen.

Behandlungsstrategie

Entscheidend ist der sofortige Behandlungsbeginn:
- Antibiotikatherapie. Sie wird *nach* Abnahme der Blutkulturen (☞ 26.3.5), aber *vor* Vorliegen der Befunde begonnen. In aller Regel wird eine Kombination mehrerer Antibiotika i. v. gegeben. Dabei überlegt der Arzt für jeden Einzelfall, welche Erreger am wahrscheinlichsten sind, und wählt eine Kombination, die diese wahrscheinlichsten Erreger erfasst *(kalkulierte Antibiotikatherapie)*. Nach Vorliegen der mikrobiologischen Untersuchungsergebnisse wird die Therapie ggf. geändert
- Sanierung des Sepsisherdes
- Unterstützende intensivmedizinische Behandlung.

Pflege bei Sepsis
Patientenbeobachtung
- Vitalzeichen, Körpertemperatur, Bewusstsein und Hautzustand engmaschig kontrollieren und dokumentieren
- Flüssigkeitsbilanz erstellen
- Katheter, Drainagen und venöse Zugänge regelmäßig auf ihre Funktion überprüfen und Haut um die Punktionsstellen auf Infektionszeichen beobachten.

Weitere Maßnahmen
Die Aufgaben der Pflegenden umfassen:
- Patienten strenge Bettruhe einhalten lassen
- Oben erwähnte diagnostische Maßnahmen organisieren und vorbereiten
- Urinstix zur Erstorientierung durchführen und Urinkultur nach Arztanordnung anlegen lassen
- Blutkultur vorbereiten (☞ 26.3.5), bei Temperaturanstieg Arzt rufen.

Patienten mit einer Sepsis werden meistens intensivmedizinisch betreut:
- Die bettlägerigen Patienten sind bei nahezu allen Verrichtungen einschließlich der Körperpflege auf Hilfe angewiesen
- Alle notwendigen Prophylaxen werden gewissenhaft durchgeführt (☞ 12.2.5.2, 12.3.5, 12.5.1.4, 12.5.2.4, 12.7.5.2, 12.8.5.7). Zusätzlich ist eine Blutungsprophylaxe erforderlich, z. B. das Vermeiden von jeglichen Verletzungen. Liegen bereits Petechien vor, benutzen Pflegende beispielsweise zum Fixieren von Zugängen keine Pflaster, sondern Binden
- Bei Ödemen der Arme und Beine lagern die Pflegenden die betroffene Extremität hoch; die Hochlagerung fördert die Rückbildung der Ödeme
- Infusions- und Arzneimittelpläne halten die Pflegenden exakt ein. Besonders wichtig ist der Zeitabstand bei Antibiotikainfusionen, damit immer ein ausreichender Spiegel im Blut gewährleistet ist
- Die Kostform richtet sich danach, ob der Patient essen kann (und möchte) oder ob er parenteral ernährt werden muss (☞ 15.5.2).

> Die Pflegenden tragen maßgeblich zur Sepsisprophylaxe bei: Entscheidend ist das hygienegerechte, **aseptische Vorgehen** bei allen Pflegemaßnahmen, etwa beim Umgang mit Blasenkathetern (☞ 12.7.1.5), beim Verabreichen von Infusionen (☞ 15.4.2 und 15.4.5) und beim Verbandswechsel.

26.5 Bakterielle Infektionen

26.5.1 Aufbau von Bakterien

Bakterien sind 0,2 – 5 μm große, einfach gebaute Einzeller. Sie besitzen weder Zellorganellen noch Zellkern (**Prokaryonten**) und vermehren sich ungeschlechtlich durch Querteilung. Ein Teil der Bakterien ist aktiv beweglich oder bildet hitze- und trockenresistente *Dauerformen* (**Sporen**).

Bakterien können auch **Toxine** (Gifte) bilden. **Exotoxine** werden von lebenden Bakterien abgegeben, z. B. das Tetanustoxin (☞ 26.5.13). **Endotoxine** werden erst nach Auflösung der Bakterien frei. Sie verursachen z. B. die Mehrzahl der Lebensmittelvergiftungen.

Einteilung der Bakterien
Die wichtigsten Kriterien für die Einteilung der Bakterien sind:
- *Bakterienform:* z. B. **Kokken** (*Kugelbakterien*), **Stäbchenbakterien**, **Vibrionen** (gebogene, einfach gekrümmte Stäbchen), **Spirochäten** (*Schrauben-

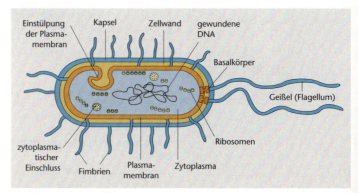

Abb. 26.15: Aufbau eines Bakteriums in der Schemazeichnung. Bakterien haben keinen Zellkern, das Erbgut liegt lose im Zytoplasma. Fimbrien, Geißeln und Kapsel sind nicht bei allen Bakterien vorhanden. [R172]

26.5 Bakterielle Infektionen

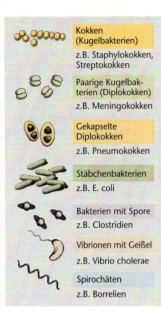

Kokken (Kugelbakterien)
z.B. Staphylokokken, Streptokokken

Paarige Kugelbakterien (Diplokokken)
z.B. Meningokokken

Gekapselte Diplokokken
z.B. Pneumokokken

Stäbchenbakterien
z.B. E. coli

Bakterien mit Spore
z.B. Clostridien

Vibrionen mit Geißel
z.B. Vibrio cholerae

Spirochäten
z.B. Borrelien

Abb. 26.16: Verschiedene Bakterienformen, die lichtmikroskopisch zu unterscheiden sind.

bakterien, schraubenförmig gekrümmte Stäbchen)
▶ *Verhalten gegenüber Sauerstoff:* **Aerobe Bakterien** können nur bei Anwesenheit von Sauerstoff wachsen. **Fakultativ anaerobe Bakterien** können mit und ohne Sauerstoff leben. Für **obligat anaerobe Bakterien** dagegen ist Sauerstoff ein Gift
▶ *Fähigkeit zur Sporenbildung* (☞ oben)
▶ *Verhalten in der Färbung nach Gram:* Bei der **Gramfärbung** wird das **Murein** der Zellwand angefärbt. **Grampositive Bakterien** wie etwa Staphylokokken (☞ 26.5.2) enthalten viel Murein und erscheinen in der Gramfärbung unter dem Lichtmikroskop dunkelviolett. **Gramnegative Bakterien** haben nur eine dünne Mureinschicht und sehen in der Gramfärbung rot aus.

Behandlung bakterieller Infektionen

Kausal werden bakterielle Infektionen durch **Antibiotika** behandelt (☞ Tab. 26.18, Pharma-Info 26.17). Bei Infektionen mit Toxin produzierenden Bakterien kann die frühzeitige Gabe eines **Antitoxins** *(Gegengifts)* entscheidend sein, so etwa bei der Diphtherie (☞ 26.5.11). Hinzu treten *symptomatische Maßnahmen* je nach Art und Schwere der Erkrankung.

26.5.2 Erkrankungen durch Staphylokokken

Staphylokokken: Traubenförmig angeordnete, grampositive Kugelbakterien. Staphylokokkeninfektionen führen sehr häufig zur Eiterbildung.
Eiter *(Pus):* Bei bakteriellen Entzündungen abgesonderte Flüssigkeit aus eingeschmolzenem Gewebe und neutrophilen Granulozyten.

Staphylokokkeninfektionen können nahezu jedes Organ und jede Körperhöhle befallen.
Während der fakultativ pathogene **Staphylococcus epidermidis** zur physiologischen Bakterienbesiedelung des Menschen zählt, ist der pathogene **Staphylococcus aureus** nur bei einer Minderheit der Bevölkerung auf der Hautoberfläche zu finden.

Krankheitsbilder durch Staphylococcus aureus

▶ *Lokalinfektionen* sind **Wundinfektionen, Furunkel** und **Karbunkel** (abszedierende Haarbalgentzündungen ☞ 28.5.2) sowie die **Impetigo contagiosa** (eitrige Hautentzündung bei Kindern ☞ 28.5.2). Sie neigen zur eitrigen Einschmelzung mit Abszessbildung. Sind die Schleimhäute befallen, entsteht z. B. die eitrige Bindehautentzündung
▶ Beispiele für *systemische Erkrankungen* sind die Brustdrüsenentzündung der stillenden Mutter (**Mastitis puerperalis** ☞ 30.22.1), die **Staphylokokken-Pneumonie** und die auf dem Blutweg entstandene Knochenmarkentzündung (**Osteomyelitis** ☞ 24.12.1)
▶ Von Staphylokokken gebildete Exotoxine sind vor allem verantwortlich für die **Staphylokokken-Lebensmittelvergiftung** (☞ 26.5.5), das **staphylogene Lyell-Syndrom** *(Syndrom der*

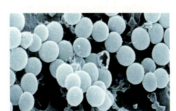

Abb. 26.19: Staphylokokken im elektronenmikroskopischen Bild. Typisch ist die haufen- oder traubenförmige Anordnung. [U136]

verbrühten Haut ☞ 28.5.2) und das **toxische Schocksyndrom** *(TSS)* mit Schocksymptomen, Fieber und feinfleckigem Ausschlag.
Lebensgefährliche Komplikationen sind die Staphylokokken-Sepsis (☞ 26.4) oder -Endokarditis mit oft rascher Herzklappenzerstörung (☞ 16.8.1).

Staphylococcus aureus ist ein gefürchteter Erreger von nosokomialen Infektionen. Diese sind fast immer auf menschliche Träger (Patienten, Personal) zurückzuführen.
Vorbeugend sollten Personen mit aktiven Staphylokokken-Infektionen keine Neugeborenenstationen, Intensiv- oder Operationsabteilungen betreten.

Behandlungsstrategie

Zur Behandlung von Staphylokokken-Infektionen eignen sich vor allem **Staphylokokkenpenicilline** (z.B. Stapenor®, Staphylex®) sowie staphylokokkengeeignete Cephalosporine.
Lokalinfektionen müssen chirurgisch drainiert werden, wenn sie sich nicht von selbst entleeren.

Problem: Resistenzen

Gefürchtet sind *methicillin-* oder *oxacillinresistente Staphylococcus-aureus-Stämme* (**MRSA** bzw. **ORSA**), die wegen der oft gleichzeitigen Resistenz gegenüber weiteren Antibiotika auch *multiresistente Staphylococcus-aureus-Stämme* heißen.
MRSA rufen zwar nicht häufiger Infektionen hervor als andere Staphylokokken, sind aber aufgrund ihrer Resistenzen wesentlich schwerer zu bekämpfen. Noch wirksam sind Vancomycin (z.B. Vancomycin Lilly®), Teicoplanin (Targocid®) und Linezolid (Zyvoxid®).

Pflege bei MRSA-Befall

Vor allem folgende Maßnahmen sollen die weitere Ausbreitung multiresistenter Erreger verhindern (hausinterne Standards berücksichtigen):
▶ Patienten isolieren (Einzelzimmer mit Nasszelle, möglichst auch mit Schleuse), möglichst nicht transportieren. Bei unumgänglichen Transporten entsprechende Abteilung vorher informieren, wenn irgend möglich Transportliege (nicht Bett) benutzen und danach desinfizieren. Patienten Schutzkittel/fri-

1025

26 Pflege von Menschen mit Infektionskrankheiten

sche Kleidung, bei Besiedelung des Nasen-Rachen-Raumes Mund-Nasen-Schutz, Begleitpersonen frische Schutzkittel tragen lassen. Kontakte zu Mitpatienten vermeiden
- Patientenzimmer möglichst selten betreten, Zahl der Kontaktpersonen möglichst gering halten, Visite/Verbandswechsel jeweils am Ende der Stationsvisite durchführen
- Schutzkittel und Mund-Nasen-Schutz bei Betreten des Zimmers anziehen, Einmalhandschuhe bei möglichem Kontakt mit kontaminierten Materialien. Penible Händehygiene durchführen
- Patientennahe Flächen täglich desinfizieren, nach Entlassung, Verlegung oder erfolgreicher Keimvernichtung (drei negative Abstriche von vorher positiven Körperstellen an drei aufeinanderfolgenden Tagen) Schlussdesinfektion durchführen
- Pflegeutensilien sowie Blutdruckmanschette, Stethoskop etc. im Zimmer lassen und ebenso wie Gebrauchsgegenstände (z. B. Brille) desinfizieren
- Kleidung und Wäsche des Patienten einschließlich Bettwäsche täglich wechseln. Wäschesäcke noch im Zimmer verschließen. Essenstablett erst unmittelbar vor dem Abtransport des Essenwagens aus dem Zimmer holen und direkt auf den Wagen stellen
- Zur Keimvernichtung (MRSA-Eradikation) gibt es verschiedene Schemata, z. B. das folgende: Haut und Haare des Patienten an drei aufeinanderfolgenden Tagen mit speziellen Präparaten waschen. Darauf achten, dass bereits gewaschene Körperpartien nicht mit benutzter Wäsche oder noch nicht behandelten Körperteilen in Kontakt kommen. Danach Wäsche wechseln. Mund-Rachen-Raum mehrfach täglich mit Schleimhautantiseptikum, Nasenvorhöfe mit Mupirocinsalbe (Turixin®) behandeln
- Abstriche auf Arztanordnung entnehmen, ggf. Umgebungsuntersuchungen durchführen (z. B. Abstriche bei Mitpatienten des gleichen Zimmers). Bei Feststellung von MRSA bei Mitarbeitern Behandlung wie bei Patienten vornehmen. Umgang mit Patienten erst wieder nach drei negativen Kontrollen (📖 3)
- Angehörige und andere Krankenhausmitarbeiter mit Patientenkontakt über die erforderlichen Hygienemaßnahmen informieren (📖 4).

🖉 Pharma-Info 26.17: Antibiotika

Antibiotika: Gegen Bakterien wirksame Arzneimittel, die das Wachstum von Bakterien hemmen (*Bakteriostase*) oder diese abtöten (*Bakterizidie*). Sonderfall **antituberkulöse Arzneimittel** oder *Tuberkulostatika* (☞ 18.4.5).

Antibiotika nutzen die Unterschiede im Stoffwechsel zwischen der menschlichen und der Bakterienzelle aus. Daher ist das Verhältnis zwischen therapeutischem Nutzen und Nebenwirkungen – verglichen etwa mit Virostatika – häufig gut.

Nebenwirkungen ergeben sich aber zum einen durch die Schädigung der *physiologischen Standortflora* in Darm, Haut, Schleimhaut und (weiblichem) Genitale. Zudem liegen bei einigen Substanzen Wirksamkeit und Toxizität sehr eng beieinander (z. B. bei Gentamycin) oder es drohen seltene, aber schwere Nebenwirkungen, z. B. Knochenmarkzerstörung bei Chloramphenicol.

Antibiotikaresistenz

Kann ein Antibiotikum einen bestimmten Erreger nicht schädigen, spricht man von **Resistenz** des Erregers gegenüber der Substanz. Die Resistenz kann eine *natürliche*, von Anfang an vorhandene Eigenschaft sein oder z. B. infolge von Mutationen oder Übertragung von Bakterien-DNA *erworben*.

Multiresistente, d. h. gegenüber *mehreren* Antibiotika unempfindliche Bakterien (z. B. MRSA ☞ 26.5.2) sind im Krankenhaus ein großes Problem.

Grundsätze der Antibiotikatherapie

- Im Idealfall wird das Präparat nach *Antibiogramm* ausgewählt
- Kann in schweren Fällen mit der Behandlung nicht so lange gewartet werden, wird die Therapie *kalkuliert*, d. h. nach dem *vermuteten* Erreger, begonnen und nach Vorliegen des Antibiogramms evtl. umgestellt
- Falls irgend möglich, werden *Schmal-* oder *Engspektrumantibiotika* verabreicht, da *Breitspektrumantibiotika* bakterielle Resistenzen begünstigen und die Standortflora mehr schädigen
- Eine einmal begonnene Antibiotikatherapie wird in vorgeschriebener Dosierung und ausreichend lange durchgeführt. „Halbe Sachen" führen eher

zur Ausbreitung von Resistenzen und einem Wiederaufflackern (*Rezidiv*) der Infektion. Dies wird auch dem Patienten erklärt.

Pflege bei Antibiotikatherapie

- Wichtig ist das genaue Einhalten von Dosierung und Dosierungsintervall mit gleichmäßiger Verteilung der Antibiotika über den Tag. „Dreimal täglich" bedeutet also einen 8-Stunden-Rhythmus
- Häufigste Nebenwirkungen sind Magen-Darm-Beschwerden (Übelkeit, Erbrechen, Durchfall) und Pilzinfektionen der Haut oder – bei der Frau – des Genitals durch die Beeinflussung der physiologischen Standortflora. Daher werden Ausscheidungen und Haut des Patienten beobachtet und Frauen nach Juckreiz oder Ausfluss im Genitalbereich gefragt. Bei oraler Behandlung können die gastrointestinalen Nebenwirkungen die Resorption sowohl des Antibiotikums als auch anderer Präparate vermindern!
- Auch Allergien gegen Antibiotika sind verhältnismäßig häufig, insbesondere Hautausschläge. Daher beobachten die Pflegenden die Haut des Patienten und informieren bei neu aufgetretenen Rötungen oder anderen Effloreszenzen den Arzt. Bedrohlich sind anaphylaktische Reaktionen, die v. a. bei Antibiotikainfusionen auftreten (☞ 13.5.5)
- Die Zubereitungsvorschriften sind beim Richten einer Infusion genau zu beachten, da viele Antibiotika sich z. B. nur mit bestimmten Lösungsmitteln mischen lassen. Die Pflegenden schützen sich durch das Tragen von Handschuhen vor direktem Kontakt, da dies zu einer Resistenzbildung z. B. der Hautbakterien führen kann. Die erste Infusion wird vom Arzt angehängt (Gefahr der allergischen Reaktion). Da Antibiotika die Gefäßwände reizen, beobachten die Pflegenden die Umgebung des Venenzugangs auf Entzündungszeichen
- Bei der oralen Gabe achten die Pflegenden auf Wechselwirkungen mit Nahrungsmitteln (siehe Packungsbeilage) und weisen auch den Patienten darauf hin.

1026

26.5 Bakterielle Infektionen · 26

Übersicht über häufig verwendete Antibiotika (Tuberkulostatika ☞ 18.4.5)

Penicilline

Ind.: Engspektrumpenicilline, z. B. Meningokokkenmeningitis, Streptokokkenangina, Erysipel, Pneumokokkenpneumonie. **Staphylokokkenpencilline**, z. B. Wundinfektionen durch Staphylokokken. **Breitbandpenicilline**, z. B. Harnwegsinfektionen durch Enterokokken oder E. coli, infektiöse Diarrhö durch Salmonellen, Atemwegsinfektionen durch Hämophilus

NW: In hohen Konzentrationen Neurotoxizität (Verwirrtheit, zerebrale Krämpfe)

Bsp.: Engspektrumpenicilline, z. B. Penicillin G/V (Penicillin Grünenthal®, Isocillin®), Staphylokokkenpencilline, z. B. Dicloxacillin (InfectoStaph®), Flucloxacillin (Staphylex®), Breitbandpenicilline, z. B. Ampicillin (Binotal®), Amoxicillin (Amoxypen®), Mezlocillin (Baypen®), Piperacillin (Piperacillin-ratiopharm®)

Cephalosporine

Ind.: Orale Cephalosporine, z. B. Harn- und Atemwegsinfektionen durch Enterobakterien oder Hämophilus, parenterale zusätzlich Gallenwegsinfektionen, Sepsis

NW: In hohen Konzentrationen Nephro- und Neurotoxizität, Blutbildveränderungen (auf Blutungsneigung achten), Transaminasenanstieg, z.T. Alkoholunverträglichkeit (→ Alkoholkarenz während der Einnahme)

Bsp.: Orale Cephalosporine, z. B. Cefaclor (Panoral®), Cefixim (Cephoral®). **Parenterale Cephalosporine,** z. B. Cefotaxim (Claforan®), Ceftazidim (Fortum®)

Makrolide

Ind.: Ersatzpräparat bei Penicillinallergie, bakterielle Atemwegsinfektionen, z. B. durch Hämophilus, Chlamydien, Mykoplasmen, Legionellen

NW: Hepatotoxizität

Bsp.: Erythromycin (Erythrocin®), Azithromycin (Zithromax®), Clarithromycin (Klacid®), Roxithromycin (Roxibeta®)

Gyrasehemmer = Chinolone

Ind.: Infektionen durch gramnegative Keime fast aller Lokalisationen, vor allem aber Harn- und Atemwegsinfektionen

NW: zentrale und periphere neurologische Störungen (z. B. Unruhe, Psychosyndrom → auf Auffälligkeiten achten), Blutbildveränderungen, Vaskulitis, Transaminasenanstieg, Photosensibilisierung (→ keine Sonnenbäder), Störungen der Knorpelentwicklung, Sehnenschäden

Bsp.: Ciprofloxacin (Ciprobay®), Ofloxacin (Tarivid®), Levofloxacin (Tavanic®), Moxifloxacin (Avalox®)

Tetrazykline

Ind.: v. a. Atemwegsinfektionen inkl. Sinusitis (möglichst nach vorheriger Austestung), Acne vulgaris

NW: Photosensibilisierung (→ keine Sonnenbäder), Gelbfärbung der Zähne (nur bei Kindern)

Bsp.: Doxycyclin (Supracyclin®)

Glykopeptide

Ind.: v. a. Infektionen durch multiresistente Staphylokokken, pseudomembranöse Kolitis, Sepsis bei Neutropenie

NW: Oto-, Neuro-, Nephrotoxizität, Blutbildveränderungen

Bsp.: Vancomycin (Vancomycin-ratiopharm®), Teicoplanin (Targocid®)

Aminoglykoside

Ind.: v. a. Sepsis und andere schwere Infektionen

NW: Oto-, Vestibulo-, Nephrotoxizität (geringe therapeutische Breite!) → auf Schwindel achten, Sturzgefahr

Bsp.: Amikacin (Biklin®), Gentamicin (Refobacin®), Tobramycin (Gernebcin®)

Andere

Chloramphenicol (Paraxin®) bei schweren Infektionen, z. B. durch grampositive Kokken oder Salmonellen (etwa Meningitis, Hirnabszess, Typhus), wenn weniger toxische Antibiotika nicht ausreichen. NW: Blutbildveränderungen, meist reversibel, jedoch selten irreversible Knochenmarkaplasie mit hoher Sterblichkeit möglich

Clindamycin (Sobelin®), z. B. bei Anaerobier-Infektionen (z. B. Peritonitis). NW: Blutbildveränderungen

Cotrimoxazol (Eusaprim®) v. a. bei unkomplizierten Harnwegsinfektionen, Pneumocystis-carinii-Pneumonie. NW: Blutbildveränderungen

Imipenem (Zienam®) und **Meropenem** (Meronem®) v. a. bei Sepsis u.a. schweren Infektionen durch nicht bekannten Erreger. NW: Neuro-, Nephrotoxizität, Blutbildveränderungen, Transaminasenanstieg

Metronidazol (Clont®), z. B. bei Anaerobier-, Amöbeninfektionen. NW: Störungen des peripheren und zentralen Nervensystems, Blutbildveränderungen; Alkoholkarenz während der Einnahme

Nebenwirkungen (NW) aller Antibiotika

Gastrointestinale Beschwerden, pseudomembranöse Colitis (selten), Allergie, Hauterscheinungen, Pilzinfektionen

Tab. 26.18: Häufig verordnete Antibiotika und antimikrobiell wirksame Chemotherapeutika.

26.5.3 Erkrankungen durch Streptokokken

> **Streptokokken:** Grampositive Kugelbakterien, die sich oftmals kettenförmig aneinander reihen ("Kettenkokken"). Häufige Erreger eitriger Infektionen beim Menschen mit oft *flächenhafter* Ausbreitung.

Die **Streptokokken** können eingeteilt werden:
- Nach ihrer Fähigkeit, den roten Blutfarbstoff aufzulösen (nicht, teilweise und vollständig *hämolysierende Streptokokken*, auch γ-, α- und β-*hämolysierende* Streptokokken genannt)
- Nach ihren antigenen Eigenschaften in die Gruppen A–Q.

Durch Streptokokken verursachte Krankheitsbilder

Angina tonsillaris und Scharlach ☞ 32.6.1
- Zu den *Lokalinfektionen* gehören **Wundinfektionen** (☞ 15.9.1, 25.4.1, 25.4.2), die **Impetigo contagiosa** (☞ 28.5.2), das **Erysipel** (☞ unten) und die **Phlegmone**, eine flächenhafte eitrige Entzündung der Unterhaut
- **Streptococcus pneumoniae** (früher *Pneumokokken*) ruft typischerweise Broncho- und Lobärpneumonien (☞ 18.4.4), Nasennebenhöhlen- und Mittelohrentzündungen (☞ 32.5.3 bzw. 32.4.2) sowie Meningitiden hervor. Die Übertragung erfolgt durch Tröpfcheninfektion. Insbesondere Alkoholkranke, Tumorkranke, Patienten nach einer Milzentfernung und andere Abwehrgeschwächte sind gefährdet
- **Enterokokken** (früher *Streptokokken der Gruppe D*) werden heute meist zu einer eigenen Gattung innerhalb der Familie der *Streptococcaceae* gerechnet. Sie leben physiologischerweise im Darm des Menschen und können, wenn sie durch Schmierinfektion in den Urogenitaltrakt gelangen, Harnwegsinfekte (☞ 29.4.2) und Eileiterentzündungen hervorrufen.

Auch Streptokokken-Erkrankungen können zur Sepsis (☞ 26.4) und Endokarditis (☞ 16.8.1) führen.

Streptokokken-Zweiterkrankungen

Nicht nur die Streptokokken selbst, sondern auch die durch sie ausgelösten Antigen-Antikörper-Reaktionen können Erkrankungen verursachen. Die **Streptokokken-Zweiterkrankungen** (auch *Streptokokken-Nachkrankheiten*) treten typischerweise 1–4 Wochen nach Abklingen der eigentlichen Erkrankung auf. Wichtig sind:
- Das *akute rheumatische Fieber* mit Schädigung der Herzklappen und des Herzmuskels (☞ 16.8.1)
- Die akute Glomerulonephritis (☞ 29.5.6).

Im Serum ist der *Antistreptolysin-Titer*, kurz **AST**, erhöht (*Streptolysin* ist eine von den Streptokokken produzierte Substanz).

Behandlungsstrategie

Streptokokkeninfektionen lassen sich meist mit Penicillin (z. B. Isocillin®) sehr gut behandeln. Ausnahme sind Enterokokken-Infektionen, hier wird v. a. Amoxicillin (z. B. Amoxypen®) gegeben.

Erysipel

> **Erysipel** *(Wundrose):* Flächenhafte Entzündung der Haut und Unterhaut, am häufigsten durch Streptokokken bedingt. Meist dringen die Erreger über kleine Wunden, z. B. zwischen den Zehen, in die Haut ein und breiten sich dann aus. Insgesamt gute Prognose. Allerdings Rezidivneigung mit Gefahr eines Lymphödems.

Symptome, Befund und Diagnostik

Nach einer Inkubationszeit von 1–3 Tagen bekommt der Patient hohes Fieber. Der betroffene Hautbezirk (meist Gesicht oder Unterschenkel) ist flammend gerötet, geschwollen und schmerzt. Typisch ist die scharfe Begrenzung der Rötung. Die Diagnose ist meistens schon anhand der typischen Klinik möglich.

Behandlungsstrategie und Pflege

Pflege bei Fieber ☞ 12.4.4.2, 12.4.5.2

Die Behandlung besteht in der systemischen Penicillingabe, anfangs i. v. Ursächliche oder begünstigende Grunderkrankungen (z. B. Fußpilz) werden wenn irgend möglich behandelt.

Der Patient muss Bettruhe einhalten. Entsprechend sind alle notwendigen Prophylaxen durchzuführen. Bei einem Unterschenkelerysipel wird das betroffene Bein durch Hochlagerung ruhig gestellt. Bei einem Gesichtserysipel erhält der Patient flüssige Kost und darf nicht sprechen. Lokal sind mehrfach täglich feuch-

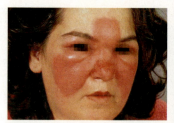

Abb. 26.20: Patientin mit Gesichtserysipel. Die Haut ist flammend rot (scharfe Begrenzung der Rötung!), geschwollen und überwärmt. [R189]

te Umschläge mit kühlenden und desinfizierenden Substanzen angezeigt, die immer feucht gehalten werden müssen.

Wichtig ist die sorgfältige Patientenbeobachtung (Haut, Vitalzeichen, Temperatur), um eine weitere Ausbreitung des Erregers mit der Gefahr einer Sepsis oder eines ZNS-Befalls sofort zu erfassen.

26.5.4 Erkrankungen durch Meningokokken und Gonokokken

Meningokokken (*Neisseria meningitidis*) und **Gonokokken** (*Neisseria gonorrhoeae*) sind gramnegative Kokken. Beide sind sehr empfindlich gegenüber Umwelteinflüssen und können außerhalb des Körpers nur kurz überleben.

Gonokokkenerkrankung Gonorrhö ☞ 28.5.5

Meningokokken-Meningitis und Meningokokken-Sepsis

> **Meningokokken-Meningitis:** Eine der häufigsten eitrigen Hirnhautentzündungen, v. a. bei Säuglingen und Kleinkindern (☞ 33.8.1).

Meningokokken-Meningitis und -Sepsis sowie unter bestimmten Bedingungen der Nachweis von Meningokokken unterliegen der Meldepflicht.

Meningokokken sind bei ca. 15% der Bevölkerung im Nasen-Rachen-Raum nachweisbar. Sie werden vorwiegend durch Tröpfcheninfektion übertragen.

Die **Meningokokken-Meningitis** setzt nach wenigen Tagen Inkubationszeit hochakut ein. Dabei erfolgt die Infektion des ZNS meist hämatogen nach vorangegangener Racheninfektion. Die Patienten zeigen mit hohem Fieber, Kopfschmerzen, Erbrechen und Nackensteife die typischen Zeichen einer Meningitis (☞ 33.8.1). Seltener verläuft die Erkrankung als fulminante Allgemeininfektion, bei der die Patienten unbehandelt an einem septischen Schock versterben, bevor sich das Bild der Meningitis zeigt.

Typisch für die **Meningokokken-Sepsis** sind massive Blutungen in die Haut (*Petechien* ☞ 22.8) und die inneren Organe. Sonderform ist das **Waterhouse-Friderichsen-Syndrom** bei Kindern, bei dem es zusätzlich zu Nebennierenversagen und Verbrauchskoagulopathie und raschem Tod nach wenigen Stunden kommt.

Aufgrund der Schwere der Krankheitsbilder beginnt die Behandlung *sofort* nach Sicherung des Untersuchungsmaterials durch Liquorpunktion und Blutkultur. Mittel der Wahl ist die intravenöse Gabe von Penicillin G oder neuerer Cephalosporine wie etwa Ceftriaxon (z. B. Rocephin®). Der Kranke muss bis 24 Std. nach Beginn der Antibiotikatherapie isoliert werden (☞ 26.2.3).

Bei engen Kontaktpersonen des Patienten, z. B. Familienangehörigen, kann die Gabe von Rifampicin (etwa in Rimactam®) angezeigt sein. Seit Sommer 2006 wird die Impfung gegen Meningokokken der Gruppe C (ca. 25% der invasiven Meningokokken-Erkrankungen in Deutschland) für alle Kinder im zweiten Lebensjahr empfohlen.

Pflege bei Meningitis ☞ 33.8.1
Pflege bei Sepsis ☞ 26.4

26.5.5 Infektiöse Diarrhöen durch Salmonellen, Shigellen und andere Erreger

Infektiöse Diarrhö *(infektiöse Gastroenteritis):* Ansteckende Durchfallerkrankung, verursacht durch eine Vielzahl verschiedenster Erreger. Jahreszeitlicher Gipfel in den Sommermonaten. Häufig bei Reisen in warme Länder. Bei ansonsten Gesunden meist selbstlimitierender Verlauf, Gefährdung vor allem für Säuglinge, alte oder (abwehr-)geschwächte Menschen.

Verdacht und Erkrankung an einer mikrobiell bedingten Lebensmittelvergiftung oder an einer infektiösen Diarrhö sind unter bestimmten Bedingungen meldepflichtig (☞ 26.12). Außerdem sind verschiedene Krankheitserreger infektiöser Diarrhöen meldepflichtig,

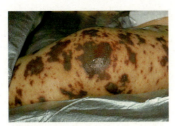

Abb. 26.21: Massive Hautblutungen durch Verbrauchskoagulopathie bei einem Kind mit Waterhouse-Friderichsen-Syndrom. [R190]

z. B. Salmonellen, Shigellen oder darmpathogene Campylobacter.

Salmonellenerkrankungen

Salmonellen sind gramnegative Stäbchen aus der Familie der Enterobakterien. Diese kommen vor allem im Magen-Darm-Trakt von Menschen und Tieren vor.

▶ **Enteritis-Salmonellen** *(enteritische Salmonellen)* rufen die **Salmonellen-Gastroenteritiden** *(Salmonellosen)* hervor
▶ **Typhus-Paratyphus-Salmonellen** *(typhöse Salmonellen)* verursachen mit *Typhus* und *Paratyphus* seltene, aber schwere Allgemeinerkrankungen (☞ 26.5.6).

Gastroenteritis durch Salmonellen

Während befallene Menschen die Salmonellen nur mit ihrem Stuhl ausscheiden, ist befallenes Geflügel am ganzen Körper kontaminiert, so dass z. B. Eierschalen und auch rohes Fleisch salmonellenhaltig sind. Bei Nichtbeachtung der Hygienevorschriften geraten die Salmonellen auf Lebensmittel und vermehren sich. Die Übertragung erfolgt *oral* durch die Aufnahme kontaminierter Nahrung.

Die Salmonellentoxine rufen im Dünndarm eine Entzündung mit nachfolgenden Durchfällen hervor. Die Inkubationszeit beträgt meist wenige Stunden bis einen Tag.

Ausbreitung von Salmonellen
Quelle einer Salmonellen-Infektion sind häufig Eier, Roheiprodukte, Geflügel und Milchprodukte. Arbeitet ein Salmonellenausscheider in einem Lebensmittelbetrieb oder einer Großküche, können praktisch alle Speisen Ausgangspunkt einer Erkrankungswelle sein. Vor allem Dauerausscheider erschweren die Krankheitsbekämpfung, da sie nicht erkennbar krank sind.

Gastroenteritiden durch Shigellen

Die **Shigellen** sind die Erreger der **bakteriellen Ruhr** (Amöbenruhr ☞ 26.9.3). Ungefähr die Hälfte der hiesigen Erkrankungen tritt nach einem Auslandsaufenthalt auf.

Die Shigellen werden durch Schmierinfektion, fäkalienversuchtes Wasser oder mit der Nahrung, im Sommer auch durch Fliegen übertragen.

Nach einer Inkubationszeit von 1–7 Tagen setzen *schleimig-blutige* Durchfälle ein, die mit starken, krampfartigen Bauchschmerzen und schmerzhaftem Stuhldrang (**Tenesmen**) verbunden sind. Neben leichten gibt es auch schwere Formen mit typhusähnlichem Bild, die mit toxischen Komplikationen (Herz-Kreislauf-Versagen, zerebrale Krämpfe, Bewusstseinsstörungen) und hoher Sterblichkeit verbunden sind.

Gastroenteritiden durch andere Bakterien

Mehrere Stämme von *E. coli* (☞ 26.5.7) können auf unterschiedlichem Wege (z. B. Toxinbildung, Eindringen in die Darmwand) Durchfallerkrankungen hervorrufen. Besonders zu erwähnen sind:
▶ Die Reisediarrhö durch **enterotoxische *E. coli*** *(ETEC)*
▶ Die den Shigellendurchfällen ähnelnden Erkrankungen durch **enteroinvasive *E. coli*** *(EIEC)*
▶ Die Säuglingsenteritis durch **enteropathogene *E. coli*** *(EPEC, Dyspepsie-Koli)*
▶ Die v. a. bei Kindern und Älteren auftretende hämorrhagische Dickdarmentzündung durch **enterohämorrhagische *E. coli*** *(EHEC)*, bei der als Komplikation ein lebensbedrohliches (und meldepflichtiges) **hämolytisch-urämisches Syndrom** *(HUS* ☞ 29.5.8) mit hämolytischer Anämie und Nierenversagen auftreten kann.

Campylobacter-Bakterien sind gramnegative, spiralförmige Stäbchen. Die Arten *C. jejuni* und *C. coli* rufen häufig infektiöse Durchfallerkrankungen mit hohem Fieber und schweren Allgemeinerscheinungen hervor. Hauptinfektionsquellen sind Geflügel, Rohmilch und Rohmilchprodukte, aber auch Haustiere mit Durchfall. Die Erkrankung dauert ungefähr eine Woche, Hauptfolgen sind Hautausschläge und reaktive Gelenkentzündungen.

Bestimmte *Staphylokokken* (☞ 26.5.2) verursachen durch ihre Toxine eine **Lebensmittelvergiftung.** Insbesondere in verdorbenen Milch-, Ei- und Fleischprodukten können Staphylokokkentoxine enthalten sein, die nach wenigen Stunden zu massivem Erbrechen und allgemeinem Krankheitsgefühl führen. Das hitzestabile Enterotoxin wird beim Kochen *nicht* zerstört. Bei ansonsten Gesunden heilt die Erkrankung nach 1–2 Tagen folgenlos aus.

Ebenfalls toxinbedingt ist die **Clostridien-Diarrhö** durch einige Stämme von *Clostridium perfringens* (☞ Tab. 26.25). Der Erreger wird mit der Nahrung, vornehmlich Fleischprodukte, aufgenommen, das Toxin bildet sich erst im Darm. Die Inkubationszeit beträgt 6, maximal 24 Std. Der Durchfall dauert nur 1–2 Tage.

Bestimmte *Yersinien* (☞ 26.5.7) führen bevorzugt bei Kindern zu einer Gastroenteritis, die in der Regel nach 1–2 Wochen von selbst ausheilt.

In Deutschland sehr selten, aber durch die hohen Flüssigkeitsverluste lebensbedrohlich ist die **Cholera** *(Gallenbrechdurchfall)* durch das gekrümmte, bewegliche Stäbchenbakterium **Vibrio cholerae** (unbehandelt Sterblichkeit bis 50%, rechtzeitig behandelt unter 5%).

Gastroenteritiden durch Viren

Unter den Viren sind vor allem **Noroviren** (bei Erwachsenen) und **Rotaviren** (bei Kleinkindern) von Bedeutung. Bei Kindern sind Viren häufigste Ursache einer infektiösen Diarrhö.

Diarrhöen durch Protozoen

In Deutschland selten sind Diarrhöen durch Protozoen wie etwa die Amöbiasis (☞ 26.9.3) oder die Kryptosporidiose bei Immunsuppression (☞ 15.11, 27.3).

Symptome und Untersuchungsbefund

Leitsymptome sind Übelkeit, Erbrechen, Bauchschmerzen, Durchfälle und Fieber. Der körperliche Untersuchungsbefund ist bis auf einen evtl. Abdominaldruckschmerz unauffällig.

Insbesondere Säuglinge und Kleinkinder trocknen aber durch die mit Durchfällen und/oder Erbrechen verbundenen Wasserverluste (v. a. bei gleichzeitigem Fieber) rasch aus. Daher ist die klinische Einschätzung des Wasserverlustes bei ihnen besonders wichtig (☞ 12.7.1.2).

Diagnostik

Ein Erregernachweis aus Stuhl, Erbrochenem oder Nahrungsmittelresten ist nur nötig bei schweren oder langen Verläufen oder besonders gefährdeten Patienten. Die Proben werden sofort („warm") zum Labor gebracht, da einige Erreger (z. B. Shigellen) auf Umwelteinflüsse (Austrocknen, Kälte) sehr empfindlich reagieren. Blutuntersuchungen können z. B. zur Kontrolle des Wasser- und Elektrolythaushaltes erforderlich sein.

Behandlungsstrategie

Die Behandlung besteht im oralen oder intravenösen Flüssigkeits- und Elektrolytersatz **(Rehydratation),** bei gefährdeten Patienten und schweren Verläufen evtl. auch in einer Antibiotikatherapie.

Rehydratation bei Kindern

Besonders dringlich ist die **Rehydratation bei Kindern.** Die Glukose-Elektrolyt-Lösung (z. B. GES 60®, Oralpädon®) wird v. a. bei Erbrechen häufig und in kleinen Mengen gegeben, z. B. alle fünf Minuten 1–2 Teelöffel. Wird die orale Rehydratation richtig (und mit der nötigen Geduld!) durchgeführt, ist ein intravenöser Flüssigkeitsersatz nur selten nötig. Vor allem die bei Kindern häufigen Diarrhöen durch Rotaviren lassen sich durch die Gabe von Lactobacillen (z. B. Infectodiarrstop®, Omnisept®, probiotische Joghurts) positiv beeinflussen. Letztere werden auch bei dem durch Antibiotika verursachten Durchfall mit Erfolg eingesetzt. Weder die früher übliche längere Nahrungskarenz oder „Stillpausen" noch die Gabe sog. *Heilnahrungen* im Anschluss an die Durchfallerkrankung können den Verlauf abkürzen und werden deshalb heute nicht mehr empfohlen.

Pflege bei erregerbedingter Diarrhö

Pflege bei Diarrhö ☞ 12.7.2.4, 12.7.2.5
Pflege bei Erbrechen ☞ 12.7.3.3
Pflege bei Fieber ☞ 12.4.4.2, 12.4.5.2
Quellenisolierung ☞ 26.2.3

Die Patienten werden bei noch unbekanntem Erreger in einem Einzelzimmer betreut. Bei möglichem Kontakt mit erregerhaltigem Material wie Stuhl sind Schutzkittel und Handschuhe zu tragen, bei Aerosolbildung auch Mund-Nasen-Schutz. Kontaminierte Wäsche und Geschirr werden desinfiziert (das Geschirr

noch innerhalb der Einheit). Alle patientennahen Flächen werden regelmäßig desinfiziert, nach Entlassung erfolgt die Schlussdesinfektion. Eine Desinfektion der Ausscheidungen ist nur bei Verdacht auf Cholera oder Typhus notwendig. Diese Richtlinien werden nach Erregernachweis bei Bedarf modifiziert.

Prävention und Gesundheitsberatung

Einige einfache Maßnahmen beugen nicht nur Salmonelleninfektionen, sondern auch anderen infektiösen Durchfallerkrankungen vor:

► Häufiges Händewaschen, v. a. nach jedem Toilettengang und vor dem Kontakt mit Lebensmitteln
► Sorgfältige Küchenhygiene
► Kontinuierliches Kühlen gefährdeter Nahrungsmittel
► Gründliches Erhitzen von Speisen, die erfahrungsgemäß häufig kontaminiert sind (z. B. Hähnchen). Achtung: Tiefgefrieren tötet Salmonellen nicht ab
► Verzicht auf den Genuss von Rohei und Roheiprodukten

Bei Reisen in südliche Länder gilt zusätzlich:

► Nur gekochte oder kurz zuvor selbst geschälte Speisen essen („boil it, cook it, peel it, or forget it")
► Meeresfrüchte und Soft-Eis meiden
► Zum Zähneputzen abgekochtes Leitungswasser oder Mineralwasser aus der Flasche verwenden
► Getränke nur aus Originalflaschen oder -dosen trinken. Eiswürfel in Restaurants ablehnen (sind meist aus Leitungswasser).

26.5.6 Typhus und Paratyphus

Typhus und **Paratyphus:** Schwere Allgemeinerkrankungen mit hohem Fieber und Durchfällen, bedingt durch **Typhus-Paratyphus-Salmonellen.** In Ländern mit niedrigem Hygienestandard ein ernstes Problem, in Deutschland jährlich ca. 100 eingeschleppte Erkrankungen. Aktive Impfung (z. B. mit Typhoral L®) in ca. 90% wirksam.

Quellenisolierung ☞ 26.2.3

Typhuserkrankungen sind bei Verdacht, Erkrankung und Tod meldepflichtig (☞ 26.12).

Der **Typhus** beginnt nach einer Inkubationszeit von etwa zwei Wochen mit Kopf- un

26.5 Bakterielle Infektionen

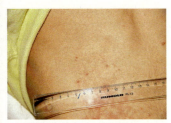

Abb. 26.22: Charakteristisch, aber nicht immer vorhanden: Roseolen der Bauchhaut bei Typhus. [R167]

Gliederschmerzen und allgemeinem Krankheitsgefühl. Das Fieber steigt treppenförmig an und erreicht nach etwa einer Woche ein Plateau um 40 °C bei im Vergleich zur Fieberhöhe zu niedrigem Puls *(relative Bradykardie)*. In dieser Phase hat der Patient (noch) keinen Durchfall, sondern Verstopfung. Häufig sind die Kranken benommen oder verwirrt *(griech.* typhos = Nebel). In der 2. Krankheitswoche treten erbsenbreiartige, oft blutige Durchfälle sowie bei etwa der Hälfte der Patienten v. a. auf der Bauchhaut linsengroße, rötliche Flecken, die Roseolen, auf

Der *Paratyphus* ist klinisch oft nicht vom Typhus zu unterscheiden, verläuft aber insgesamt kürzer und milder.

Seit der Verfügbarkeit von Breitbandantibiotika liegt die Sterblichkeit des Typhus bei rechtzeitiger Behandlung unter 2%. Bis zu 5% der Patienten werden jedoch zu *Dauerausscheidern* der Typhuserreger. Dann ist eine abermalige antibiotische Behandlung und bei Erregern in der Gallenblase evtl. eine Cholezystektomie (☞ 20.5.2) notwendig.

26.5.7 Erkrankungen durch weitere Enterobakterien

Enterobakterien *(Enterobacteriaceae)* gehören zur normalen Bakterienflora im Darm von Mensch und Tier. Die meisten Enterobakterien sind fakultativ pathogene Krankheitserreger und häufige Erreger nosokomialer Infektionen. Sie rufen – mit unterschiedlicher Gewichtung – Harnwegs- und Gallenwegsinfektionen (☞ 29.4.2 bzw. 20.5.4), Wundinfektionen, Pneumonien (☞ 18.4.4) und Hirnhautentzündungen (☞ 33.8.1) hervor. Gefürchtete Komplikation besonders bei ungünstiger Abwehrlage ist eine gramnegative Sepsis mit nachfolgendem septischen Schock (☞ 26.4).

Aus dem klinischen Bild allein lässt sich kaum eine genaue Diagnose stellen. Entscheidend ist deshalb der kulturelle Erregernachweis mit Antibiogramm. Meist muss die Therapie jedoch vor Vorliegen des Antibiogramms begonnen werden („kalkulierte" Therapie ☞ Pharma-Info 26.17). Am ehesten sind die Enterobakterien auf bestimmte Penicilline (z. B. Mezlocillin, etwa Baypen®), neuere Cephalosporine (z. B. Cefotaxim, etwa Claforan®), Aminoglykoside (z. B. Gentamycin, Tobramycin, etwa Refobacin® bzw. Gernebcin®) oder Gyrasehemmer (z. B. Ciprofloxacin, etwa Ciprobay®, Moxifloxacin, etwa Avalox®) empfindlich.

In den letzten Jahren weltweit zugenommen haben multiresistente gramnegative Stäbchen, die **ESBL** = *extended-spectrum-beta-lactamase*-**Bildner**.
Bei Patienten mit ESBL-Infektionen, je nach Einzelfall auch bei beschwerdefreien Keimträgern, sind besondere Hygienemaßnahmen ähnlich denen bei MRSA erforderlich (☞ 26.5.2, Hygieneplan des Hauses beachten). Eine Antibiotikabehandlung ist nur bei einer manifesten Infektion angezeigt.

Escherichia coli

Infektionen durch *Escherichia coli*, kurz **E. coli**, nehmen zahlenmäßig die Vorrangstellung unter den Infektionen durch Enterobakterien ein. Dabei werden *infektiöse Diarrhöen* durch E. coli (☞ 26.5.5) von den *extra-intestinalen* Manifestationen außerhalb des Darmes unterschieden.

Erreger	Wichtige Krankheitsbilder
Citrobacter	Harn- und Atemwegsinfektion, Wundinfektion
Enterobacter	Harnwegsinfektion, Pneumonien, Wundinfektion, Meningitis
Escherichia coli	Enteritis, Harn- und Gallenwegsinfektion, Wundinfektion, Meningitis
Klebsiellen	Atemwegsinfektion (sog. Friedländer Pneumonie), Harn- und Gallenwegsinfektion
Proteus, Providentia, Morganella	Harn- und Atemwegsinfektion, chronische Mittelohrentzündung, Meningitis
Salmonellen	Gastroenteritis, Typhus, Paratyphus
Serratia	Harn- und Gallenwegsinfektion, Wundinfektion
Yersinien	Diarrhö, Lymphknotenentzündung im Bauchraum, Pest

Tab. 26.23: Die wichtigsten Enterobakterien und ihre Krankheitsbilder.

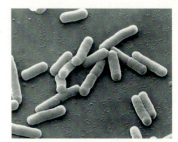

Abb. 26.24: E. coli im elektronenmikroskopischen Bild. [U136]

Bei den Letzteren überwiegen die Harnwegsinfektionen (E. coli ist der häufigste Erreger von Harnwegsinfektionen überhaupt). Zumindest die im häuslichen Bereich erworbenen E.-coli-Infektionen sind in der Regel auf nebenwirkungsarme Breitspektrumpenicilline wie etwa Ampicillin (z. B. Binotal®) empfindlich.

Yersinien

Y. enterocolitica und *Y. pseudotuberculosis* rufen je nach Alter des Infizierten unterschiedliche **enteritische Yersiniosen** hervor:

▶ Bei Kindern zeigen sie sich meist als (harmlose) infektiöse Diarrhö
▶ Jugendliche bekommen oft eine Lymphknoten-Entzündung im Bauchraum, die klinisch einer Appendizitis ähneln kann, aber eher mit Durchfall einhergeht
▶ Erwachsene erkranken nicht selten an einer enterokolitischen Form mit Durchfall und kolikartigen Bauchschmerzen über 1–2 Wochen
▶ Eher selten, aber im Gegensatz zu den bisher genannten Formen behandlungsbedürftig sind Manifestationen außerhalb des Darms (**extramesenteriale Yersiniosen**).

Y. pestis ist der Erreger der **Pest**, einer sehr schweren Erkrankung mit hoher Sterblichkeit.

26.5.8 Erkrankungen durch Pseudomonaden

Wichtigster Vertreter der **Pseudomonaden**, einer Gruppe gramnegativer, beweglicher Stäbchen, ist **Pseudomonas aeruginosa**.

Durch Pseudomonas-aeruginosa-Infektionen sind vor allem schwer erkrankte Patienten gefährdet und dabei besonders Patienten mit großflächigen Hautwunden (Verbrennungen).

26 Pflege von Menschen mit Infektionskrankheiten

Wegen seiner weiten Verbreitung (vor allem in Feuchträumen), seiner hohen Widerstandsfähigkeit gegenüber Umwelteinflüssen und zahlreicher Resistenzen ist Pseudomonas aeruginosa ein gefürchteter Problemkeim im Krankenhaus.

Wichtigste Erkrankungen sind:
► Wundinfektionen mit typischer blaugrüner Färbung des Eiters
► Meningitis, z.B. Verschleppung der Erreger durch Lumbalpunktion
► Harnwegsinfektionen, übertragen durch Katheter und urologische Geräte
► Infektionen der Atmungsorgane, beispielsweise als Folge verseuchter Inhalatoren oder Luftbefeuchter.

Aufgrund der häufigen *Vielfachresistenzen* sollte die Behandlung wenn irgend möglich nach Antibiogramm (☞ 26.3.5) erfolgen. Dennoch verlaufen Pseudomonas-Infektionen abwehrgeschwächter Patienten oft tödlich.

26.5.9 Erkrankungen durch Legionellen

Legionärskrankheit *(Veteranenkrankheit, Legionellen-Pneumonie):* Schwere Lungenerkrankung mit einer Sterblichkeit um 20%, hervorgerufen durch das gramnegative Stäbchenbakterium **Legionella pneumophila.** Betrifft v.a. Ältere und abwehrgeschwächte Menschen.

Die Legionellen gehören zu den meldepflichtigen Krankheitserregern (☞ 26.12).

Übertragung und Krankheitsentstehung

Legionellen kommen überall in der Umwelt vor. Der Mensch infiziert sich vor allem durch das Einatmen legionellenhaltiger Aerosole, z.B. aus Duschköpfen oder schlecht gewarteten Klimaanlagen.

Symptome, Befund und Diagnostik

Grippeähnliche Symptome, hohes Fieber und ein trockener Reizhusten leiten die Krankheit ein. Wenige Tage später entwickelt sich eine Pneumonie. Begleitet wird der Husten von starken Brustschmerzen und Tachypnoe. Ungefähr die Hälfte der Patienten hat außerdem Durchfälle. Benommenheit oder Verwirrtheit können Zeichen einer ZNS-Beteiligung sein.

Die Diagnose wird durch mikroskopischen Erregernachweis mittels Immunfluoreszenz, PCR oder Antigennachweis im Urin gestellt.

Behandlungsstrategie

Die Behandlung besteht in der mehrwöchigen Gabe von Makrolidantibiotika, etwa Erythromycin (z.B. Erythrocin®).
Pflege ☞ 18.4.4

26.5.10 Erkrankungen durch Haemophilus-Bakterien, Bordetellen und Gardnerellen

Hämophilus-Bakterien sind gramnegative Stäbchen. Medizinisch bedeutsam sind insbesondere:
► *Haemophilus influenzae* vom Typ b (kurz **Hib** ☞ unten)
► *Haemophilus ducreyi* als Erreger des **weichen Schankers,** einer seltenen Geschlechtskrankheit.

Bordetellen sind ebenfalls gramnegative Stäbchen. Erwähnenswert ist v.a. **Bordetella pertussis** als Erreger des Keuchhustens (☞ unten).

Ebenfalls früher zu den Hämophilus-Bakterien gerechnet, nun aber als eigene Gattung geführt wird **Gardnerella vaginalis** (früher *Hämophilus vaginalis*), ein häufiger Erreger sog. unspezifischer Scheiden- und Harnröhrenentzündungen (☞ auch 30.9.1).

Haemophilus influenzae vom Typ b (Hib)

Hämophilus-Bakterien werden durch Tröpfcheninfektion übertragen.

*Haemophilus influenzae vom Typ **b*** (kurz **Hib,** meldepflichtiger Krankheitserreger) ist bei Erwachsenen in erster Linie als Erreger von *sekundären* Infektionen der Atmungsorgane, z.B. als *bakterielle Sekundärinfektion* bei Grippe (☞ 18.4.1), bedeutsam. Schwere Infektionen wie etwa Hirnhaut- oder Lungenentzündungen treten nur bei abwehrgeschwächten Personen auf. Behandelt wird z.B. mit Ampicillin (etwa Binotal®) oder Cephalosporinen (etwa Claforan®). In bestimmten Fällen müssen Kontaktpersonen Erkrankter, in erster Linie Kinder unter sechs Jahren, prophylaktisch Antibiotika erhalten.

Bei Säuglingen und Kleinkindern war Haemophilus influenzae als Erreger von lebensbedrohlichen Meningitiden und Kehlkopfentzündungen (*Epiglottitis,* ☞ 32.8.4) gefürchtet. Beide Erkrankungen sind durch die aktive Schutzimpfung wesentlich seltener geworden.

Keuchhusten

Keuchhusten *(Pertussis, Stickhusten):* Bakteriell bedingte, insbesondere für Säuglinge lebensbedrohliche Allgemeinerkrankung mit typischen Hustenanfällen.

Krankheitsentstehung

Der Erreger des **Keuchhustens,** das Bakterium *Bordetella pertussis,* wird durch Tröpfcheninfektion übertragen.

Symptome, Befund und Diagnostik

Nach einer Inkubationszeit von meist 1–2 Wochen beginnt die Erkrankung mit dem *katarrhalischen Stadium,* das mit Schnupfen und Husten wie ein banaler Infekt aussieht und ca. 1–2 Wochen dauert. In dieser Zeit ist die Erkrankung aber am ansteckendsten. Erst dann folgt das charakteristische *konvulsive Stadium,* das bis zu zehn Wochen dauern kann. Die Hustenanfälle werden häufiger und schwerer, 10–20 Hustenstöße folgen stakkatoartig rasch hintereinander, wobei die Kinder zyanotisch werden können. Am Ende würgen die Kinder oft glasigen Schleim aus oder erbrechen. Täglich können bis zu 50 Anfälle das Kind quälen, nachts häufiger als tags. Die Anfälle werden oft durch Essen, Trinken oder auch eine Racheninspektion ausgelöst.

Lebensbedrohlich ist der Keuchhusten für Säuglinge: Er äußert sich bei ihnen oft nicht in Husten, sondern in Atempausen. Junge Säuglinge mit Keuchhusten müssen daher evtl. stationär aufgenommen und mit einem Monitor überwacht werden (Herzfrequenz, Atmung ☞ Intensivpflege ☞ 🖥).

Die Diagnose wird klinisch und evtl. durch einen Abstrich aus dem Nasen-Rachen-Raum gestellt.

Behandlungsstrategie

Da die Hustenanfälle durch von den Bakterien produzierte Toxine ausgelöst werden, bringt eine Antibiotikatherapie zu diesem Zeitpunkt keine Besserung mehr

26.5 Bakterielle Infektionen

26

Die Erreger werden zwar abgetötet, die Toxine wirken jedoch noch mindestens 2–3 Wochen weiter. Trotzdem wird möglichst frühzeitig antibiotisch behandelt (Erythromycin), um eine Verbreitung der Erreger zu verhindern. Bei Säuglingen, die Kontakt zu einem Keuchhusten-Kind hatten, ist eine prophylaktische Antibiotikagabe angezeigt.

Pflege

Quellenisolierung ☞ 26.2.3

> **Patientenbeobachtung und Dokumentation**
> ▶ „Hustenprotokoll" (Uhrzeit)
> ▶ Zyanose, Apnoe
> ▶ Spucken zähen Schleims, Erbrechen.

Probleme bereitet oft die Ernährung, weil Essen einen Hustenanfall auslösen kann. Da nach einem Hustenanfall die „Hustenschwelle" für einige Zeit erhöht ist, sollte man dem Kind in dieser Phase etwas zu essen anbieten. Häufige kleine Mahlzeiten werden besser vertragen als wenige große. Die Speisen sollten gut zu schlucken sein. Ungeeignet ist „raue", krümelige Kost (z.B. Zwieback). Erbrechen Säuglinge ihre Mahlzeit, sollte nach

15–20 Min. ein Nachfüttern versucht werden. Gerade wenn das Kind nicht viel essen kann, ist eine sorgfältige Mundpflege (☞ 12.5.2.4) wichtig. Frischluftzufuhr wirkt sich in der Regel günstig aus.

26.5.11 Erkrankungen durch Korynebakterien: Diphtherie

> **Diphtherie** *(Halsbräune):* Gefährliche Infektionskrankheit durch das toxinbildende Bakterium **Corynebacterium diphteriae** mit Geschwürs- und *Pseudomembranbildung* (Pseudomembran = fibrinöse Schleimhautauflagerung) im Mund-Rachen-Raum und ernsten systemischen Komplikationen, vor allem Herz- und Nervenschädigungen. Daher insgesamt ernste Prognose, vor allem bei später Diagnose oft tödlich. Einzig wirksame Prophylaxe ist die Impfung (☞ 26.11.2).

Quellenisolierung ☞ 26.2.3

Die (meldepflichtige) **Diphtherie** ist in Deutschland sehr selten (2004 keine Erkrankung, 2005 ein eingeschleppter Fall). Die *Rachendiphterie* wird gerade angesichts der Seltenheit der Erkrankung zu Beginn oft mit

einer „normalen" Angina tonsillaris verwechselt. Lebensbedrohlich sind vor allem die *Kehlkopfdiphterie* mit Erstickungsanfällen sowie ein *toxisches Herz-Kreislauf-Versagen.* Die Behandlung besteht in sofortiger Gabe eines Pferde-Antitoxin-Serums sowie Antibiotika.

26.5.12 Erkrankungen durch Listerien

Listerien sind grampositive Stäbchen, wobei nur **Listeria monocytogenes** menschenpathogen ist.

Trotz ihrer weiten Verbreitung rufen Listerien praktisch nur bei Abwehrgeschwächten ernste Erkrankungen hervor. Gefährlich ist jedoch die **angeborene Listeriose.** Steckt sich eine Schwangere (oft unbemerkt) an, so können die Listerien über die Plazenta das Ungeborene infizieren und zu einer Totgeburt oder schweren (ZNS-)Schäden des Kindes führen.

Eine Impfung ist nicht möglich. Schwangere sollten Tierkontakte meiden oder zumindest die Hygieneregeln streng befolgen. Außerdem wird vom Verzehr von Rohfleisch, z.B. Gehacktes, und Rohmilch abgeraten.

Der Listeriennachweis ist unter bestimmten Bedingungen meldepflichtig (☞ 26.12).

Erreger	Krankheit	Übertragung	Symptome	Therapie	Besonderes
Aerobe Sporenbildner					
Bacillus anthracis	Hautmilzbrand	Eindringen der Bazillen in oberflächliche Hautverletzungen	Rote, später blau-schwarze Papel, dann Blase, anfangs auffällig schmerzlos	Hoch dosiert Penicillin, Wunde nie öffnen, Extremität ruhig stellen	Erkrankung in tierverarbeitenden Berufen (z.B. Metzger, Landwirte, Kürschner)
	Lungenmilzbrand	Einatmen der Bazillen	Fieber, akute Pneumonie	Penicilline	Fast immer tödlich, zzt. nur als biologischer Kampfstoff relevant
Anaerobe Sporenbildner					
Clostridium botulinum	Botulismus	Verzehr mangelhaft sterilisierter Konserven mit Botulinustoxin, meist selbst Eingemachtes	Gastrointestinale Symptome, Lähmungen (→ Doppelbilder, Schluckbeschwerden, später z.B. Atemlähmung)	Antitoxingabe bereits bei Verdacht	Letalität unbehandelt 25–70% (Botulinustoxin ist stärkstes bekanntes Gift)
Clostridium difficile	Antibiotika-assoziierte pseudomembranöse Kolitis	I.d.R. endogene Infektion, selten durch Instrumente (z.B. Koloskopie)	Oft nur Fieber und Bauchschmerzen, seltener blutige Durchfälle bis zum toxischen Megakolon (☞ 19.6.4)	Vancomycin (Vancomycin Lilly®) oral	Nebenwirkung intensiver Antibiotikatherapie, die die normalen Darmbakterien zerstört, so dass Clostridien wuchern können
Clostridium perfringens	Gasbrand (Gasödem)	Eindringen der Clostridien in tiefe Wunden ohne ausreichende Sauerstoffversorgung	Dunkle Gewebeverfärbung, plötzlicher Schmerz, Gasentwicklung mit Hautemphysem („Knistern" bei Druck)	Wundrevision (→ aerobe Verhältnisse), Antibiotika, evtl. O₂-Überdrucktherapie	Typische (oft tödliche) Folge von Kriegsverletzungen, aber auch nach unsachgemäßer Operation oder Wundbehandlung
	Lebensmittelvergiftung	Aufnahme toxinverseuchter Lebensmittel	Krampfartige Bauchschmerzen mit Durchfall, kein Fieber	Rein symptomatisch	☞ 26.5.5
Clostridium tetani: Erreger des Wundstarrkrampfes ☞ 26.5.13					

Tab. 26.25: Übersicht über wichtige Erkrankungen durch aerobe und anaerobe Sporenbildner. Zur Meldepflicht ☞ 26.12.

1033

26.5.13 Erkrankungen durch Sporenbildner

Beispielhaft soll an dieser Stelle der **Tetanus** abgehandelt werden. Einen Überblick über die weiteren Erkrankungen durch Sporenbildner gibt Tabelle 26.25.

Tetanus

Tetanus *(Wundstarrkrampf):* Schwere Erkrankung mit Muskelkrämpfen, bedingt durch das Toxin von **Clostridium tetani,** einem grampositiven, anaeroben Sporenbildner. Ursache der Infektion sind in über 50% Bagatellverletzungen. In Deutschland weniger als 15 Fälle jährlich, Sterblichkeit ca. 25%.

Übertragung

Clostridium tetani ist praktisch überall im Erdreich vorhanden. Bei *jeder* verunreinigten Verletzung können Clostridien in die Wunde gelangen. In tiefen oder zerklüfteten Wunden mit mangelhafter Sauerstoffversorgung vermehren sich die anaeroben Bakterien (☞ 26.5.1) rasch und produzieren ein Toxin, das das Nervensystem angreift.

Symptome, Befund und Diagnostik

Wenige Tage bis zwei Wochen nach der Verletzung beginnt der **Tetanus** mit Kopfschmerzen und Müdigkeit, es folgen zunehmende Muskelkrämpfe schon auf geringe Reize. Dabei sind die Patienten bei vollem Bewusstsein. Für das Vollbild typisch sind:
- **Trismus** (Kieferklemme)
- **Risus sardonicus** (verzerrtes Grinsen durch Krämpfe der Gesichtsmuskulatur)
- **Opisthotonus** (Überstreckung des Rumpfes und Rückwärtsbeugung des Kopfes).

Die Verdachtsdiagnose wird durch Erreger- oder Toxinnachweis im Verletzungsbereich gesichert.

Behandlungsstrategie und Pflege

Meist kommt die Antitoxin-Gabe beim *manifesten* Tetanus zu spät, so dass nur eine symptomatische Behandlung mit Beruhigungsmitteln, Muskelrelaxantien, Intubation und Beatmung möglich ist.

Die Patienten müssen intensivmedizinisch betreut werden (Monitoring, künstliche Ernährung, Blasendauerkatheter, Flüssigkeitsbilanzierung).

Prävention und Gesundheitsberatung

Durch Verfügbarkeit einer gut verträglichen, wirksamen Impfung ist der Tetanus in Deutschland heute selten. Damit dies so bleibt, sollten die Pflegenden den Kontakt zu Patienten auch nutzen, um auf die Bedeutung der Auffrischimpfungen aufmerksam zu machen: Während Kinder bis etwa zum Ende des Grundschulalters in aller Regel über einen ausreichenden Schutz verfügen, ist dies bei 40% aller über 70-Jährigen nicht der Fall.
- Die Grundimmunisierung mit Tetanus-Toxoid (z.B. Tetanol®) erfolgt ab dem dritten Lebensmonat (☞ auch Tab. 26.44), Auffrischimpfungen vor der Einschulung und danach alle zehn Jahre.
  Dabei gilt heute im Gegensatz zu früher: Jede Impfung zählt, d.h. eine unterbrochene Grundimmunisierung wird nicht von vorne begonnen, sondern nur vervollständigt
- Bei banalen Verletzungen und ausreichendem Impfschutz sind keine weiteren Impfungen erforderlich, bei tiefen, verschmutzten Wunden wird mit Toxoid nachgeimpft, falls seit der letzten Gabe mehr als fünf Jahre vergangen sind.
  Tetanus-Immunglobulingabe (*Tetanus-Antitoxin,* z.B. Tetagam®) ist nur bei unvollständiger Grundimmunisierung erforderlich (eine Tabelle ist unter www.rki.de nachzulesen).
  Toxoid und Tetanus-Immunglobulin werden bei gleichzeitiger Gabe voneinander getrennt aufgezogen und an unterschiedlichen Körperstellen i.m. injiziert, damit sie sich nicht gegenseitig neutralisieren. Die Impfung wird im Impfausweis dokumentiert
- Zusätzlich werden Wunden je nach Art der Wunde desinfiziert oder chirurgisch versorgt, um den Keimgehalt der Wunde zu verringern und die Wuchsbedingungen der Bakterien zu verschlechtern.

26.5.14 Erkrankungen durch Mykobakterien

Mykobakterien sind grampositive, *säurefeste* Stäbchenbakterien (d.h. sie lassen sich nach der histologischen Färbung weder durch Säure noch durch Alkohol wieder entfärben). Die bedeutsamsten Mykobakterien sind:
- **Mycobacterium tuberculosis** als Erreger der Tuberkulose (☞ 18.4.5)
- **Mycobacterium leprae** als Erreger der **Lepra.** Die Lepra ist eine chronische Infektionskrankheit, die mit fleck- oder knotenförmigen Haut- und Nervenveränderungen beginnt und unbehandelt zu schweren Verstümmelungen führen kann. Sie ist heute durch Antibiotika heilbar
- **Atypische Mykobakterien,** die vor allem als HIV-assoziierte Infektion stark an Bedeutung zugenommen haben (☞ 27.1.3).

26.5.15 Erkrankungen durch Spirochäten

Spirochäten sind gramnegative, schraubenförmige Bakterien:
- *Treponemen* sind u.a. die Erreger der **Lues** (*Syphilis* ☞ 28.5.5)
- *Borrelien* sind für das sehr seltene **Rückfallfieber** und das wichtige Krankheitsbild der **Lyme-Borreliose** (☞ unten) verantwortlich
- Infektionen mit *Leptospiren* führen zu den **Leptospirosen** (☞ unten).

Lyme-Borreliose

Lyme-Borreliose *(Lyme-Krankheit):* Erkrankung mit wechselnder Kombination aus Allgemeinsymptomen, Hautveränderungen und neurologischen Erscheinungen.

Der Erreger, **Borrelia burgdorferi,** wird durch den Biss des Holzbocks, einer Zeckenart, übertragen. Saisonal gehäuftes Auftreten im Sommer und Herbst. Besonders gefährdet sind Personen, die sich viel im Wald aufhalten, z.B. Forstarbeiter. Prognose bei rechtzeitiger Behandlung gut.

Symptome und Untersuchungsbefund

Beim typischen Verlauf tritt Tage bis Wochen nach dem Zeckenbiss um die Zeckenbissstelle ein charakteristischer Hautausschlag auf, der sich ringförmig ausbreitet und in der Mitte abblasst (**Erythema chronicum migrans**). Kopf-, Glieder- und Muskelschmerzen sowie Fieber sind möglich, aber selten.

Nochmals Wochen bis Monate später können Entzündungen eines oder mehrerer Gelenke (**Lyme-Arthritis**), eine

Herzmuskelentzündung (☞ 16.8.2), weitere Hauterscheinungen und eine Entzündung der Hirnhäute, peripheren Nerven und Nervenwurzeln (*Meningopolyneuritis* bzw. *Meningopolyradikuloneuritis*) mit Müdigkeit, Kopf-, Nacken- und Muskelschmerzen, Sensibilitätsstörungen und Lähmungen, vor allem einer Gesichtslähmung, auftreten. Rezidive sind möglich.

Im chronischen Stadium kann es nach Jahren zu entzündlich-atrophischen Hautveränderungen und Gelenkentzündungen kommen.

Atypische Verläufe sind häufig, jedes Stadium kann fehlen.

Diagnostik

Bei typischen Hauterscheinungen wird ohne weitere Diagnostik behandelt. Die übrigen Manifestationen bereiten oft diagnostische Schwierigkeiten, da serologische Untersuchungen wie PCR nicht ausreichend zuverlässig sind. Oft sind weitere Untersuchungen wie etwa eine Lumbalpunktion notwendig.

Behandlungsstrategie

Die Lyme-Borreliose wird antibiotisch mit Penicillinen, Cephalosporinen oder Tetrazyklinen behandelt.

Prävention und Gesundheitsberatung

Eine Impfung ist in der Entwicklung, steht aber noch nicht zur Verfügung, Hauptsäule der Prophylaxe ist somit der Schutz vor Zeckenbissen (☞ 33.8.4). Kann die Zecke nicht mithilfe einer speziellen Zeckenzange oder -karte selbst entfernt werden oder bildet sich nach einem Zeckenbiss eine Rötung um die Bissstelle, sollte der Arzt aufgesucht werden (📖 5, ✉ 3).

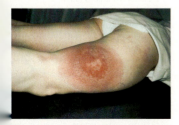

Abb. 26.26: Das Erythema chronicum migrans ist eine frühe und typische Manifestation der Borreliose. Hier ein ausgeprägter Befund. [R168]

Leptospirosen

Leptospirosen: Infektionskrankheiten mit zweigipfligem Fieberverlauf und zusätzlichen Organerscheinungen im 2. Fiebergipfel, hervorgerufen durch **Leptospiren.**

Die verschiedenen **Leptospiren** leben vor allem in Ratten, Mäusen, Schweinen, Hunden und Katzen. Kommt der Mensch in Kontakt mit infiziertem Urin, dringen die Leptospiren durch kleine Hautverletzungen oder intakte Schleimhäute (Wasserspritzer auf die Bindehaut der Augen) ein. Gefährdet sind entsprechend vor allem Landwirte, Tierärzte, Metzger und Kanalarbeiter.

In Deutschland werden jährlich etwa 30–60 Erkrankungen registriert, wobei leichtere Formen („Grippe") überwiegen.

Seltener ist der **Morbus Weil** mit zweigipfligem Fieberverlauf und Hirnhautentzündung, Leberbeteiligung oder Nierenentzündung im zweiten Gipfel (Sterblichkeit bis 25%).

Die Diagnose wird vor allem durch die Anamnese und serologisch gestellt. Antibiotika der Wahl sind Penicillin oder Doxyzyklin (etwa Vibramycin®). Pflegerisch ist zu beachten, dass der Patientenurin ansteckend ist.

26.5.16 Erkrankungen durch Mykoplasmen

Mykoplasmen sind die kleinsten bekannten Bakterien. Sie leben auf den Schleimhäuten des Menschen. Medizinisch bedeutsam sind die verschiedenen Mykoplasmen als häufige Erreger von:
▶ *Primär atypischen Lungenentzündungen* (☞ 18.4.4) und Infektionen der oberen Atmungsorgane
▶ Urogenitalinfektionen, v. a. der nicht-gonorrhöischen Harnröhren- und Prostataentzündung beim Mann (☞ 29.4.2) und der unspezifischen Eileiterentzündung der Frau (☞ 30.5.1).

26.5.17 Erkrankungen durch Chlamydien und Rickettsien

Chlamydien und **Rickettsien** sind *obligat intrazelluläre Prokaryonten.* Sie können also nicht auf *unbelebten* Nährböden angezüchtet werden, da ihre Vermehrung nur innerhalb von Wirtszellen möglich ist.

Erkrankungen durch Chlamydien

Von den verschiedenen Chlamydien sind Chlamydia trachomatis, Chlamydia psittaci und Chlamydia pneumoniae für den Menschen pathogen.
▶ Von **Chlamydia trachomatis** existieren verschiedene Unterarten:
  – Einige Unterarten gehören zu den häufigsten Erregern der sexuell übertragenen Urogenitalinfekte sowohl bei der Frau als auch beim Mann (Chlamydienadnexitis ☞ 30.5.1)
  – Gelangen die Chlamydien einer infizierten Schwangeren während der Geburt in die Augen des Neugeborenen, entwickelt sich eine eitrige Bindehautentzündung
  – Andere Unterarten verursachen das **Lymphogranuloma inguinale,** eine sehr seltene ansteckende Geschlechtskrankheit
  – In tropischen Ländern ist das Trachom (☞ Tab. 31.29) gefürchtet, eine Entzündung der Augenhornhaut und -bindehaut, die unbehandelt zu schweren Vernarbungen und Blindheit führt
▶ **Chlamydia psittaci** ist der Erreger der **Ornithose** (bei Übertragung durch Papageien auch **Psittakose** oder *Papageienkrankheit* genannt), einer atypischen Lungenentzündung (☞ 18.4.4), die mit dem getrockneten Kot infizierter Vögel übertragen wird. Antibiotika der Wahl sind Tetrazykline (vorzugsweise Doxycyclin, z. B. Vibramycin®) und Erythromycin (z. B. Erythrocin®). Chlamydia psittaci gehört zu den meldepflichtigen Krankheitserregern (Details ☞ 26.12)
▶ **Chlamydia pneumoniae** spielt wahrscheinlich bei den Atemwegserkrankungen Heranwachsender eine große Rolle. Die Erkrankung wird bei Kindern mit Erythromycin (z. B. Erythrocin®), bei Erwachsenen mit Tetrazyklinen (z. B. Vibramycin®) behandelt. Ein Zusammenhang zur Arteriosklerose (☞ 17.5.1) und KHK-Entstehung (☞ 16.5.1) wird nach wie vor diskutiert.

Erkrankungen durch Rickettsien

Rickettsien rufen vor allem in den warmen Ländern die verschiedenen Formen des **Fleckfiebers** hervor, das durch (hohes) Fieber mit Schüttelfrost, Kopf- und Gliederschmerzen sowie einen fleckförmigen Hautausschlag gekennzeichnet ist.

26 Pflege von Menschen mit Infektionskrankheiten

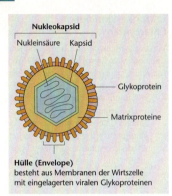

Abb. 26.27: Struktur eines Virus (hier mit Hülle) in der Schemazeichnung.

26.6 Virale Infektionen

26.6.1 Aufbau von Viren

Viren besitzen keinen eigenen Stoffwechsel und können sich nicht alleine vermehren. Sie bestehen nur aus DNA oder RNA, die in einen Proteinmantel (**Kapsid**) und evtl. noch eine Außenhülle (**Envelope**) verpackt sind.

Das Virus heftet sich an die Rezeptoren der Wirtszelle, schleust seine Erbsubstanz in die Wirtszelle ein und „programmiert" dann die Zelle um (☞ auch Abb. 27.3):

- Im typischen Fall produziert die infizierte Wirtszelle nur noch neue Viren, aber keine Eiweiße mehr „für sich selbst". Die Wirtszelle stirbt ab und setzt dabei zahlreiche neue Viren frei, die ihrerseits weitere Zellen infizieren.
- Bei der **latenten Infektion** „ruht" die in die Wirtszelle eingebaute Erbsubstanz des Virus über viele „Zellgenerationen" und wird an alle Tochterzellen der befallenen Zelle vererbt. Bei lokaler oder allgemeiner Abwehrschwäche vermehrt sich das Virus (wieder) und führt zu Erkrankungen (**Reaktivierung**).
- Viren spielen auch eine Rolle bei der Entstehung einiger bösartiger Tumoren, so z. B. bestimmte humane Papillomviren bei der Entstehung des Gebärmutterhalskrebses (☞ 30.6.3).

Behandlung von Viruserkrankungen

Meist ist nur eine *symptomatische Behandlung* der Krankheitserscheinungen möglich und sinnvoll. Einige Virusinfektionen erfordern aber die Gabe von (nebenwirkungsreichen) Virostatika (☞ Pharma-Info 26.28).

26.6.2 Dreitagefieber

Dreitagefieber *(Exanthema subitum):* Akute, harmlose Viruserkrankung des Kleinkindalters durch das **Humane-Herpes-Virus Typ 6** *(HHV 6).*

Die Kinder – meist zwischen sechs Monaten und zwei Jahren alt – bekommen unvermittelt hohes Fieber. Ihr Allgemeinzustand ist dabei recht gut, Organsymptome als Hinweis auf die zugrunde liegende Erkrankung fehlen.

Nach drei Tagen fällt das Fieber wieder ab. Gleichzeitig erscheint ein feinfleckiger Ausschlag vor allem am Körperstamm, der sehr diskret sein kann und vielfach nur wenige Stunden anhält.

Einzige Komplikation sind Fieberkrämpfe (☞ 33.7.1). Die Behandlung besteht in ausreichender Flüssigkeitszufuhr und ggf. fiebersenkenden Maßnahmen.

26.6.3 Masern

Masern *(Morbilli):* Akute Virusinfektion mit typischen Vorläufersymptomen und charakteristischem Hautausschlag. Wegen des Risikos vor allem der Masernenzephalitis mit bleibenden Schäden Impfung im Kleinkindalter empfohlen. Es besteht Meldepflicht.

Krankheitsentstehung

Das **Masern-Virus** wird durch Tröpfcheninfektion übertragen.

Symptome, Befund und Diagnostik

Nach einer Inkubationszeit von 10–12 Tagen treten typische Vorläufersymptome auf *(Prodromalstadium):* mäßiges Fieber, Husten, Schnupfen und eine Bindehautentzündung mit Lichtscheu. Diagnostisch wegweisend sind die **Koplik-Flecken**, kalkspritzerartige, weiße Flecken der Wangenschleimhaut gegenüber den Backenzähnen.

Nach 3–5 Tagen fällt das Fieber für 1–2 Tage ab, bevor es erneut auf ca. 40 °C steigt und das typische Masernexanthem auftritt. Meist beginnt der Ausschlag hinter den Ohren und breitet sich auf den ganzen Körper aus. Zunächst bilden sich kleine, rote Papeln, die dann zu unregelmäßigen großen Flecken oder flächigen Rötungen zusammenfließen. Nach ungefähr 3–4 Tagen klingen Fieber und Ausschlag wieder ab.

Die Diagnose wird in der Regel klinisch gestellt.

Komplikationen

Gefährlichste Akutkomplikation ist die **Masernenzephalitis** (Häufigkeit ca. 1 : 1000), die sich durch zerebrale Krampfanfälle, Bewusstseinsstörungen und neurologische Ausfälle zeigt und häufig Dauerfolgen hinterlässt.

Daneben tritt als weitere Komplikation nicht selten eine **Masernpneumonie** auf.

Behandlungsstrategie

Masern und Masernenzephalitits können nur symptomatisch behandelt werden.

🖉 Pharma-Info 26.28: Virostatika

Virostatika *(Virusstatika):* Arzneimittel zur kausalen Behandlung von Virusinfektionen.

Die meisten **Virostatika** greifen in die virale DNA- bzw. RNA-Synthese ein. Sie beeinträchtigen bisher immer auch den Stoffwechsel gesunder Körperzellen, da Viren sich menschlicher Enzyme und Stoffwechselreaktionen bedienen. Dies ist mitverantwortlich für die z. T. erheblichen Nebenwirkungen von Virostatika. Gastrointestinale Beschwerden sind häufig, aber meist tolerabel. An ernsten und oft zum Therapieabbruch führenden Nebenwirkungen sind v. a. Leber- und Nierenschäden sowie neurologische Symptome, z. B. Verwirrtheit oder Somnolenz, zu nennen.

Die wichtigsten Virostatika sind derzeit:
- Aciclovir (z. B. Zovirax®)
- Famciclovir (z. B. Famvir®)
- Foscarnet (z. B. Foscavir®)
- Ganciclovir (z. B. Cymeven®)
- Ribavirin (z. B. Rebetol®, Virazole®)
- Valaciclovir (z. B. Valtrex®)
- Die Neuraminidasehemmer Oseltamivir (Tamiflu®) und Zanamivir (Relenza®) sowie Amantadin (z. B. Infex®), die nur gegen Influenzaviren wirken.

Hinzu kommen Idoxuridin (z. B. Zostrum®), Penciclovir (z. B. Vectavir®) und Trifluridin (z. B. Triflumann®), die nur lokal angewendet werden.

26.6 Virale Infektionen

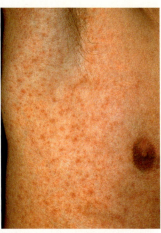

Abb. 26.29: Typisches Masernexanthem mit zum Teil konfluierenden Flecken. [R189]

Pflege

Quellenisolierung ☞ 26.2.3

Die Kinder sind so krank, dass sie von selbst Bettruhe einhalten. Die meisten möchten aufgrund der Bindehautentzündung ein abgedunkeltes Zimmer.

Die Patientenbeobachtung dient der rechtzeitigen Erkennung von Komplikationen, beispielsweise Atemstörungen als Hinweis auf eine Pneumonie, Bewusstseinsstörungen als Zeichen einer Enzephalitis.

26.6.4 Mumps

Mumps *(Parotitis epidemica, Ziegenpeter, Wochentölpel, Bauernwetzel):* Akute, viral bedingte Allgemeinerkrankung mit kennzeichnender Schwellung der Ohrspeicheldrüse (in 75% beidseits).

Symptome, Befund und Diagnostik

Nach einer Inkubationszeit von 2–3 Wochen fühlt sich das Kind müde und krank und bekommt Fieber. Dann schwellen die Ohrspeicheldrüsen schmerzhaft an („Hamsterbacken"). Nach ca. einer Woche gehen die Symptome von selbst wieder zurück.

Die Diagnose wird aufgrund der klinischen Untersuchung gestellt.

Komplikationen

Hauptkomplikationen sind:
- **ZNS-Beteiligung** mit *Meningitis* oder teils irreversiblen *Hörschädigungen*
- **Hodenentzündung** mit der Gefahr bleibender Sterilität (☞ 29.9.2) bei Jungen nach der Pubertät
- **Begleitpankreatitis**, meist gutartig verlaufend.

Wegen dieser möglichen Komplikationen wird empfohlen, alle Kinder aktiv gegen Mumps zu impfen (☞ 26.11.2).

Behandlungsstrategie

Die Therapie bei Mumps ist rein symptomatisch.

Pflege

Quellenisolierung ☞ 26.2.3

Den erkrankten Kindern sollte Breikost angeboten werden, da das Essen schmerzhaft ist. Feuchte Umschläge (z. B. mit Enelbinpaste) werden oft als lindernd empfunden.

26.6.5 Röteln

Röteln *(Rubeola):* Für den Erkrankten in der Regel harmlose Virusinfektion mit kleinfleckigem Ausschlag, jedoch schwere Schädigung des Ungeborenen bei Erkrankung einer Schwangeren.

Quellenisolierung ☞ 26.2.3

Symptome, Befund und Diagnostik

Etwa 14–16 Tage nach Ansteckung durch Tröpfcheninfektion kommt es zu einer leichten Erkrankung mit Schnupfen, etwas Fieber und einer typischen Schwellung der Hals- und Nackenlymphknoten. Gleichzeitig oder kurz danach breitet sich ein kleinfleckiger Hautausschlag vom Gesicht ausgehend über den ganzen Körper aus.

Rötelnembryopathie

Gefährlich ist das Rötelnvirus für das Ungeborene im Mutterleib: Eine frische Rötelninfektion der Schwangeren kann beim Kind eine **Rötelnembryopathie** *(Gregg-Syndrom)* mit Herzfehlern, Augen- und Ohrenschäden und erheblicher geistiger und motorischer Entwicklungsstörung hervorrufen (Risiko in der Frühschwangerschaft > 50%!).

Behandlungsstrategie

Eine kausale Therapie ist nicht möglich, in der Regel aber auch nicht nötig, da die Erkrankung gerade bei Kindern beschwerdearm verläuft und kaum Komplikationen verursacht.

> **Prävention und Gesundheitsberatung**
>
> Um Ungeborene vor einer Rötelnembryopathie zu schützen, wird die (zweimalige) Röteln-Impfung heute für alle Kleinkinder empfohlen, vor der Pubertät sollte der Impfstatus noch einmal überprüft werden. Zusätzlich wird das Blut aller Schwangeren auf Röteln-Antikörper untersucht, um gefährdete Frauen herauszufinden, bei denen eine Passivimpfung erforderlich werden kann.

26.6.6 Ringelröteln

Ringelröteln *(Erythema infectiosum acutum):* Harmlose Virusinfektion mit nur geringen Allgemeinerscheinungen und typischem Hautausschlag. Erreger ist das **Parvovirus B 19.**

Die betroffenen Kinder haben evtl. leichtes Fieber. Vielfach beginnt die Erkrankung aber direkt mit dem typischen Exanthem: Als Erstes zeigt sich eine Rötung der Wangen, dann ein girlandenförmiger Hautausschlag an den Streckseiten der Extremitäten und am Rumpf, der ungefähr 10–14 Tage bestehen bleibt. Gelenkbeteiligung ist möglich.

Die Erkrankung heilt spontan aus und ist in der Regel harmlos. Selten entwickelt

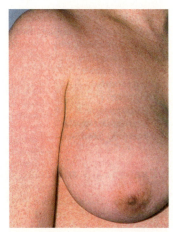

Abb. 26.30: Deutliches Rötelnexanthem bei einer jungen Frau mit zahlreichen kleinen, nicht konfluierenden Flecken. [C113]

1037

26 Pflege von Menschen mit Infektionskrankheiten

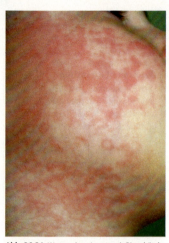

Abb. 26.31: Wange eines Jungen mit Ringelröteln. Das Exanthem ist ringel- und girlandenartig. Mund- und Kinnpartie sind ausgespart. [M123]

sich eine Knochenmarkshemmung mit aplastischer Anämie.

> Eine Infektion von Schwangeren kann zum Abort (Fehlgeburt) führen. Eine Prophylaxe durch Impfung ist bislang nicht möglich.

26.6.7 Herpes-simplex-Virus-Infektionen

Bei den **Herpes-simplex-Viren** werden zwei Typen unterschieden. Bei beiden erfolgt die Erstinfektion meist unbemerkt; die Durchseuchung der erwachsenen Bevölkerung liegt beim **Herpes-simplex-Virus Typ 1** um 90%, beim **Herpes-simplex-Virus Typ 2** um 30%.

Nach der Erstinfektion verbleibt *(persistiert)* das Virus aber häufig im Körper und führt zum typischen, wiederkehrenden Bläschenausschlag in der Mund- oder Genitalregion (*Herpes labialis* ☞ 32.6.1, und *Herpes genitalis*). Auslösende Faktoren sind beispielsweise Fieber oder Sonnenstrahlen. Für ansonsten Gesunde sind diese Ausschläge zwar lästig, da juckend und kontagiös, aber harmlos.

Die Behandlung der Hauterscheinungen erfolgt lokal mit Aciclovir.

> **Vorsicht**
> Die Pflegenden beachten bei allen Pflegemaßnahmen, dass der Bläscheninhalt erregerhaltig und damit ansteckend ist.

Komplikationen

Gefürchtet sind aber:
- Die **Herpes-Enzephalitis** (☞ 33.8.2) mit häufig tödlichem Ausgang durch das Herpes-simplex-Virus Typ 1. Sie ist sowohl bei einer frischen Infektion als auch bei einer Reaktivierung möglich
- Die **Herpes-Sepsis** des Neugeborenen, die meist bei einem Herpes genitalis der Mutter durch direkten Kontakt des Kindes mit der mütterlichen Schleimhaut während der Geburt hervorgerufen wird.

Hier besteht die Behandlung in der frühzeitigen Gabe von Aciclovir i. v.

26.6.8 Herpes-zoster-Virus-Infektionen

Windpocken

Windpocken (*Varizellen, Wasserpocken*): Hochansteckende, virusbedingte Allgemeinerkrankung mit typischem Bläschenausschlag, hervorgerufen durch das zur Herpes-Familie gehörende *Windpockenvirus* (**Varizella-Zoster-Virus**, kurz *VZV*). Die Windpockenimpfung wird seit 2004 in Deutschland für alle Kinder empfohlen.

Krankheitsentstehung

Die **Windpocken** werden durch das **Varizella-Zoster-Virus** hervorgerufen. Es wird durch aerogene Infektion übertragen, und die Viren können auf feinsten Tröpfchen oder Staubpartikeln weit fliegen.

Symptome, Befund und Diagnostik

Nach einer Inkubationszeit von 2–3 Wochen bekommen die Kinder Fieber. Gleichzeitig treten kleine rötliche Papeln

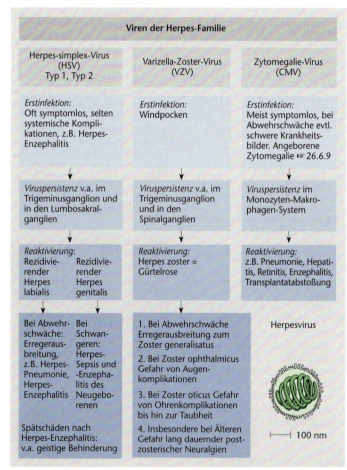

Abb. 26.32: Wichtige Erkrankungen durch Viren der Herpes-Familie. Gemeinsames Merkmal dieser Viren ist ihre Fähigkeit, bei einem Teil der Betroffenen im Körper zu persistieren.

26.6 Virale Infektionen

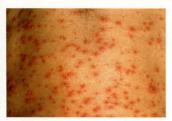

Abb. 26.33: Typisch für Windpocken ist das Nebeneinander von Bläschen und Krusten auf gerötetem Grund. Bei Kindern sind die Hauterscheinungen durchschnittlich leichter als bei Jugendlichen und Erwachsenen. [R189]

auf, die sich innerhalb eines Tages in juckende Bläschen mit erst klarem und später trübem Inhalt weiterentwickeln und von einem roten Hof umgeben sind. Die Bläschen trocknen unter Borkenbildung ein und heilen ohne Narben ab. Betroffen ist die gesamte Haut (d. h. auch die behaarte) sowie die Schleimhaut. In den ersten Erkrankungstagen schießen immer neue Bläschen auf, so dass ältere und frische Effloreszenzen nebeneinander zu beobachten sind *(Sternenhimmel)*. Die Diagnose wird klinisch gestellt.

Komplikationen
Komplikationen wie eine **Varizellen-Enzephalitis**, eine **Varizellen-Pneumonie** oder schwere *subkutane Staphylokokkeninfektionen* sind selten. Der Erreger kann im Körper verbleiben und später reaktiviert werden, was zum klinischen Bild der *Gürtelrose* (**Herpes zoster** ☞ unten) führt.

Auch die Windpockenerkrankung einer Schwangeren (nicht aber die Gürtelrose) kann zu einer Schädigung des Ungeborenen führen (☞ Tab. 30.131). Das Risiko ist aber viel geringer als bei Röteln.

Behandlungsstrategie
Die symptomatische Behandlung soll in erster Linie den Juckreiz lindern (☞ Pflege). Nur bei immungeschwächten Kindern sind Immunglobuline und Virostatika (☞ Pharma-Info 26.28) erforderlich.

Pflege
Quellenisolierung ☞ 26.2.3

Hauptpflegeproblem ist der Juckreiz, der zum Aufkratzen der Bläschen (mit nachfolgender Narbenbildung) führt. Hier hilft das regelmäßige Auftragen von Zinkschüttelmixturen (z. B. Tannosynth® Lotio). Besonders bei kleinen Kindern sollten die Fingernägel kurz geschnitten und nachts Handschuhe angezogen werden. Bei starkem Juckreiz werden auf Arztanordnung *Antihistaminika* (☞ Pharma-Info 27.11) verabreicht. Die Haare werden sehr vorsichtig gekämmt, um ein Aufkratzen der Bläschen auf der Kopfhaut zu vermeiden.

Herpes zoster

> **Herpes zoster** *(Zoster, Gürtelrose):* (Lokale) Zweiterkrankung durch das **Varizella-Zoster-Virus** mit meist nur geringen Allgemeinerscheinungen und einem typischen Hautausschlag aus vielen kleinen Bläschen. Betrifft vornehmlich den älteren Menschen. Meist gute Prognose.

Krankheitsentstehung
Nach einer Windpockenerkrankung im Kindesalter verbleiben Viren in den Spinalganglien nahe dem Rückenmark. Bei Abwehrschwäche werden die Viren reaktiviert. Die Viren wandern über die Nervenbahnen zu dem von diesem Spinalganglion sensibel versorgten Hautgebiet, das von der Wirbelsäule gürtelförmig nach vorne bis zur Mittellinie reicht. Weitere häufige Manifestationsorte sind die Versorgungsbereiche des N. trigeminus im Gesicht.

Symptome, Befund und Diagnostik
Nach kurzem Vorstadium mit allgemeinem Krankheitsgefühl, Schmerzen im betroffenen Hautgebiet und evtl. Fieber treten im Versorgungsgebiet des Ganglions gruppiert stehende, kleine Hautbläschen auf gerötetem Grund auf. Diese platzen und hinterlassen Krusten und Erosionen. Meist ist die Erkrankung einseitig. Die oft brennenden Schmerzen im betroffenen Hautareal können sehr stark sein und gerade bei älteren Patienten viele Wochen andauern.

Die Diagnose wird in der Regel klinisch gestellt, bei Zweifeln durch PCR und serologische Untersuchungen.

Behandlungsstrategie
Die Tendenz geht zur Gabe von Virostatika (Aciclovir, Brivudin, Famciclovir oder Valaciclovir) bei jedem Herpes zoster, meist oral, bei Abwehrschwäche oder Zoster der Augenregion *(Zoster ophthalmicus)* i.v. Allenfalls bei einem leichten Zoster an Stamm oder Extremitäten bei jüngeren Patienten kann darauf verzichtet

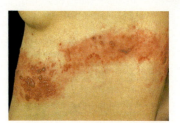

Abb. 26.34: Patientin mit Herpes zoster. Die gürtelförmige Ausbreitung der Bläschen gab der Erkrankung den Namen „Gürtelrose". [R132-001]

werden. Starke Schmerzen sollten frühzeitig v. a. mit Analgetika bekämpft werden. Entwickelt sich eine **postzosterische Neuralgie** im betroffenen Bezirk, werden Analgetika und Carbamazepin (z. B. Tegretal®) gegeben.

Pflege
Quellenisolierung ☞ 26.2.3

> Kinder ohne Immunität erkranken nach Kontakt mit dem Bläscheninhalt an Windpocken. Daher informieren die Pflegenden den Patienten, dass er sich von Kindern und abwehrgeschwächten Erwachsenen fern halten soll und sich nach dem Berühren der betroffenen Körperregion oder kontaminierter Kleidung die Hände desinfiziert.

- Die Pflegenden waschen die befallenen Hautpartien nicht, sondern behandeln sie – nach Arztanordnung – mit austrocknenden, desinfizierenden und antientzündlichen Mitteln. Bei Superinfektionen sind antibiotikahaltige Präparate angezeigt. Andere infektionsgefährdete Areale, z. B. Hautfalten, werden durch Trockenhalten (z. B. Kompressen einlegen) und eine sorgfältige Hautpflege geschützt.
- Wiederholung der Lokaltherapie am Abend zur Linderung von Juckreiz und Schmerzen fördert eine ausreichende Nachtruhe des Patienten
- Die Pflegenden legen nur leichte, möglichst luftdurchlässige Verbände an
- Der Patient soll Bettruhe einhalten und sich insgesamt schonen
- Die Pflegenden achten auf Schmerzäußerungen des Patienten. Schmerzen lassen sich medikamentös oder physikalisch durch Wärmezufuhr lindern
- Die Pflegenden tragen beim Waschen des Patienten Handschuhe und benutzen desinfizierende Waschzusätze.

26 Pflege von Menschen mit Infektionskrankheiten

Händedesinfektion ist zum Selbstschutz unerlässlich

▶ Die Pflegenden beobachten den Patienten sorgfältig, um Komplikationen rechtzeitig zu erfassen. Geachtet wird vor allem auf eine Beteiligung motorischer Nerven, z. B. des N. facialis bei einem *Zoster oticus* der Ohrregion. Bei Beteiligung des ersten Trigeminusastes *(N. ophthalmicus)* sind Hornhautschäden möglich.

26.6.9 Zytomegalie

> **Zytomegalie** *(Einschlusskörperchenkrankheit, Speicheldrüsenviruskrankheit):* Sehr häufige Infektion mit sehr variablem Krankheitsbild. Bei gesunden Erwachsenen meist völlig unbemerkt verlaufend, bei Abwehrgeschwächten oder pränataler Infektion des Ungeborenen oft schwere Krankheitsbilder verursachend. Die Zytomegalie-Infektion gilt heute als die häufigste pränatale (vorgeburtliche) Infektion.

Übertragung und Krankheitsentstehung

Das **Zytomegalie-Virus** (kurz *CMV*) gehört zur Gruppe der *Herpes-Viren*. Es wird wahrscheinlich durch Schmier- und Tröpfcheninfektion, sicher aber diaplazentar, sexuell, durch Blut und transplantierte Organe übertragen.

Symptome und Untersuchungsbefund

Bei gesunden Kindern und Erwachsenen verläuft die **Zytomegalie** meist asymptomatisch. Evtl. haben sie kurzzeitig grippe- oder mononukleoseähnliche (☞ 32.6.1) Beschwerden.

Dagegen stellt die Zytomegalie für abwehrgeschwächte Patienten ein ernstes Problem dar. Dabei sind sowohl die Neuinfektion als auch das Wiederaufflackern einer persistierenden Infektion von Bedeutung. Am häufigsten zeigt sich die Zytomegalie in solchen Fällen als Lungen- oder Leberentzündung sowie nach Transplantation als Abstoßungsreaktion.

Schwerste Verläufe mit ZNS-Befall (*Enzephalitis* ☞ 33.8.2), Darmentzündung oder Augenbeteiligung *(CMV-Retinitis)* werden bei AIDS-Patienten beobachtet (☞ 27.1.3).

Nach heutigem Kenntnisstand kann vor allem eine *frische* Zytomegalie-Infektion der Schwangeren zu einer schweren generalisierten Infektion des Ungeborenen mit Leber- und Milzvergrößerung, Fehlbildungen sowie Hör-, Seh- und Gehirnschäden führen.

Diagnostik

Antigene und DNA des Zytomegalie-Virus können im Urin, im Blut und durch eine bronchoalveoläre Lavage (☞ 18.3.4) nachgewiesen werden. Außerdem können die Zytomegalie-Antikörper bestimmt werden.

Behandlungsstrategie

Eine Behandlung mit Gabe von Ganciclovir (Cymeven®), Foscarnet (Foscavir®) oder – bei AIDS-Patienten – Cidofovir (Vistide®) i. v. ist nur bei schweren Verläufen notwendig.

Eine passive Immunisierung mit menschlichen Immunglobulinen ist möglich (z. B. Cytoglobin® Tropon).

26.6.10 Poliomyelitis

> **Poliomyelitis** *(Poliomyelitis epidemica anterior acuta, kurz Polio):* Akute virale Infektionskrankheit durch **Poliomyelitis-Viren.** Führt bei einem geringen Teil der Infizierten zu teils lebensbedrohlichen Lähmungen mit häufigen Dauerschäden. Meldepflichtig.

Quellenisolierung ☞ 26.2.3

Erreger der **Poliomyelitis** sind die **Poliomyelitis-Viren Typ I – III.** Sie werden fäkal-oral übertragen und schädigen die graue Substanz des Rückenmarks.

Bei den meisten Infizierten verläuft die Infektion inapparent oder abortiv. Etwa 0,1 – 1 % bekommen einen Meningismus (☞ 33.8.1) und schlaffe Lähmungen bis zu lebensbedrohlichen Atemlähmungen. Die Diagnose wird durch Klinik, Virusnachweis in Stuhl oder Rachenabstrich und serologische Blutuntersuchungen gestellt, die Behandlung ist rein symptomatisch.

Eine Impfprophylaxe wird in Deutschland für alle Kinder und gefährdete Erwachsene (z. B. bei Reisen in Risikoländer) empfohlen (Injektions-Totimpfung). Die letzten (importierten) Erkrankungsfälle durch das Wildvirus sind in Deutschland 1992 beobachtet worden.

26.6.11 Tollwut

> **Tollwut** *(Rabies, Hundswut, Lyssa, Hydrophobie):* Akute, meldepflichtige Infektionskrankheit des ZNS mit fast immer tödlichem Ausgang.

In Deutschland ist die **Tollwut** derzeit selten, Gefahr geht aber z. B. von streunenden Tieren in Reiseländern aus.

Tollwütige Tiere scheiden das Virus mit ihrem Speichel aus und infizieren den Menschen durch Biss oder durch Belecken verletzter Haut. Nach meist 1 – 3 Monaten treten Juckreiz, Brennen und Schmerzen der (bereits verheilten) Bisswunde, Kopfschmerzen, Nervosität und Depressionen auf. Die Reizbarkeit steigert sich, bis der Kranke nach ungefähr einer Woche schon bei den geringsten Reizen schreit und tobt („Tollwut"). Schmerzhafte Schluckkrämpfe treten beim bloßen Gedanken an Wasser auf *(Hydrophobie).* Überlebt der Kranke dieses *Erregungsstadium,* so stirbt er während des darauf folgenden *Lähmungsstadiums* an Atemlähmung. Eine Behandlung ist bislang nicht möglich.

Entscheidend ist daher die Impfprophylaxe, die nach einem verdächtigen Tierbiss oder Tierkontakt (Belecken) sofort beginnen muss. Ob nur aktiv oder sowohl aktiv als auch passiv gegen Tollwut geimpft wird, z. B. aktiv mit Rabivac® Tollwut-Impfstoff (HDC) und passiv mit Berirab® S Tollwut-Immunglobulin, kann einer entsprechenden Tabelle entnommen werden. Stellt sich heraus, dass das Tier doch nicht tollwutinfiziert war, wird die Impfung je nach der späteren Gefährdung des Patienten abgebrochen oder als *präexpositionelle* (prophylaktische) Impfung fortgesetzt. Letztere wird für Risikogruppen wie Forstarbeiter, Jäger, Tierärzte oder Laborpersonal, aber auch vor Reisen in Regionen mit erhöhter Gefährdung empfohlen.

26.6.12 Gelbfieber

> **Gelbfieber:** Akute, fieberhafte Infektionskrankheit der afrikanischen und lateinamerikanischen Tropen, die durch das gleichnamige Virus hervorgerufen und durch Mücken auf den Menschen übertragen wird. Ihr Name ist auf den im Krankheitsverlauf auftretenden Ikterus (☞ 20.2.1) durch die Leberschädigung zurückzuführen. Anstelle des früher gefürchteten **klassischen** („Stadt"-)**Gelbfiebers** mit Leber- und Nierenschädigung sowie Blutungsneigung überwiegt heute weltweit das **gutartigere** („Busch"-) **Gelbfieber.**

1040

26.8 Infektionen durch Pilze (Mykosen) — 26

Gelbfieber und Nachweis des **Gelbfieber-Virus** sind meldepflichtig (☞ 26.12). Behandlung und Pflege beschränken sich auf symptomatische Maßnahmen. Die einzig wirksame Prophylaxe ist die aktive Schutzimpfung vor Reisen in gefährdete Gebiete, die nur von WHO-autorisierten Impfstellen durchgeführt wird.

26.7 Prionenerkrankungen

> **Prionen:** Abnorme infektiöse Eiweiße oder eiweißähnliche Partikel, die sich von normalen Eiweißen nur durch ihre räumliche Struktur unterscheiden und bei benachbarten, noch gesunden Eiweißen auf noch unklare Art und Weise ebenfalls die abnorme Struktur auslösen.
>
> **Spongiforme Enzephalopathien:** Seltene ZNS-Erkrankungen, die unter dem Bild zunehmender Bewegungsstörungen, weiterer neurologischer Symptome und fortschreitenden geistigen Abbaus unaufhaltsam zum Tod führen. Mikroskopisch nach dem Tod typische „Löcher" im Gehirn (daher spongiform = schwammartig). Nach heutigem Kenntnisstand durch Prionen bedingt und daher auch als **Prionenerkrankungen** bezeichnet. Bis auf familiäre Formen meldepflichtig.

Die häufigste **spongiforme Enzephalopathie** beim Menschen ist die **Creutzfeldt-Jakob-Krankheit**.

Die **klassische Variante der Creutzfeldt-Jakob-Krankheit** *(CJK, Creutzfeldt-Jakob-Disease, CJD)* tritt mit einer Häufigkeit von 1 : 1 Million vor allem bei älteren Menschen auf. In 90% handelt es sich um sporadische Einzelfälle, ca. 10% der Fälle sind erblich bedingt. Sehr selten ist die Erkrankung durch Infektion erworben (z. B. durch Dura- oder Hornhauttransplantationen). Die Erkrankung beginnt mit Gedächtnis- und Konzentrationsstörungen, abnormer Reizbarkeit und Schlaflosigkeit. Bald entwickeln sich zunehmende Demenz und Bewegungsstörungen.

In Deutschland bislang nicht aufgetreten ist die *neue Variante der Creutzfeldt-Jakob-Krankheit* **(nvCJK)**, die durch Übertragung des BSE-Erregers auf den Menschen bedingt ist, wahrscheinlich vor allem durch Verzehr verseuchten Fleisches (und daraus hergestellter Produkte). **BSE** *(bovine spongiforme Enzephalopathie, Rinderwahnsinn)* ist die wohl bekannteste spongiforme Enzephalopathie im Tierreich. Die Betroffenen sind wesentlich

jünger als die an der „klassischen" Form Erkrankten und die Krankheit dauert bei ihnen erheblich länger.

EEG, Kernspintomographie und Liquoruntersuchungen können bei beiden Erkrankungen nur Hinweise geben. Eine sichere Diagnose ist bislang nur nach dem Tod des Betroffenen möglich. Behandlung wie Pflege können nur die Symptome lindern, den tödlichen Verlauf aber nicht aufhalten.

Prionen trotzen den üblicherweise gegenüber Bakterien und Viren wirksamen Desinfektionsverfahren und halten auch hohen Temperaturen hartnäckig stand. Deshalb sind bei invasiven medizinischen Maßnahmen besondere Vorsichtsmaßnahmen zu beachten, um eine Übertragung zu vermeiden (nachzulesen unter www.rki.de).

26.8 Infektionen durch Pilze (Mykosen)

26.8.1 Aufbau von Pilzen

Pilze *(Fungi)* sind wenig differenzierte Lebewesen mit einem Zellkern und charakteristischen, chitinhaltigen Zellwänden. Für die in Europa bedeutsamen menschenpathogenen Pilze wird in der Klinik die einfache **D-H-S-Klassifikation** bevorzugt. Man unterscheidet:

▶ **Dermatophyten** *(Fadenpilze* ☞ Abb. 26.35): Sie befallen die Haut des Menschen und ihre Anhangsgebilde
▶ **Hefen** *(Sprosspilze* ☞ Abb. 26.35): Hefen, v. a. *Candida albicans*, verursachen in erster Linie Infektionen der Haut und Schleimhäute (☞ 26.8.2), können jedoch bei Abwehrschwäche die inneren Organe befallen und zu einer *Pilzsepsis* führen
▶ **Schimmelpilze:** Die meisten Schimmelpilze befallen vor allem die inneren Organe. Darüber hinaus sind sie potente Allergene und führen nach Ein-

atmen insbesondere zu Beschwerden der Atemwege und der Lungen.

Mykosen

Erkrankungen durch Pilze heißen **Mykosen**. Die in Mitteleuropa verbreiteten Pilze sind fakultativ pathogen, einige siedeln auch beim Gesunden auf der Haut oder den Schleimhäuten. Sie verursachen:

▶ **Lokale Mykosen** durch umschriebenen Befall der Haut oder Schleimhaut (☞ 28.5.3). Lokale Mykosen beginnen schleichend, sind in aller Regel harmlos und durch *Lokalpräparate* gut zu behandeln
▶ Bei (hochgradiger) Abwehrschwäche **opportunistische systemische Mykosen** bis zur **Pilzsepsis**. Diese beginnen ebenfalls oft schleichend, nehmen dann aber häufig einen lebensbedrohlichen Verlauf und sind nur schwer durch *systemische* Gabe nebenwirkungsreicher Antimykotika zu behandeln.

Begünstigt werden Pilzerkrankungen durch eine lokale und/oder allgemeine Abwehrschwäche z. B. bei:

▶ Tumoren, Diabetes mellitus oder HIV-Infektion
▶ Glukokortikoid-, Immunsuppressiva- oder Zytostatikatherapie
▶ Mangel- und Fehlernährung
▶ Zerstörter physiologischer Bakterienbesiedelung durch eine Antibiotikabehandlung.

Einige wenige Pilzarten sind *obligat pathogen*. Sie sind vor allem in Nord- und Südamerika verbreitet, können aber nach Europa eingeschleppt werden. Diese Pilze führen zu (nicht-opportunistischen) **primären systemischen Mykosen** in inneren Organen, z. B. Lunge oder ZNS.

Viele Pilzarten können außerdem zu allergischen Erkrankungen führen, beispielsweise zu allergischen Atemwegserkrankungen (☞ 18.6 und 18.7.2).

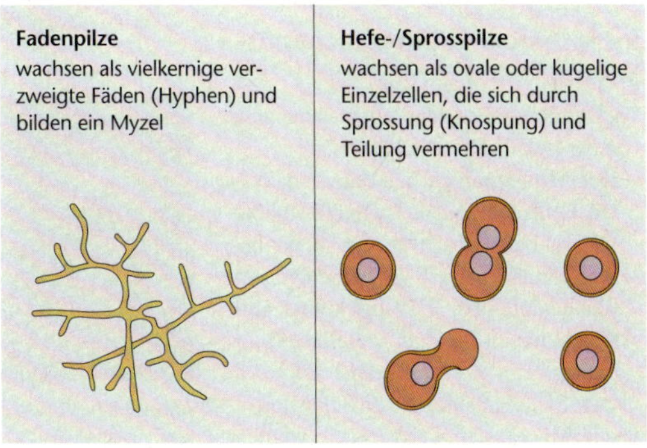

Fadenpilze wachsen als vielkernige verzweigte Fäden (Hyphen) und bilden ein Myzel

Hefe-/Sprosspilze wachsen als ovale oder kugelige Einzelzellen, die sich durch Sprossung (Knospung) und Teilung vermehren

Abb. 26.35: Charakteristische Wuchsformen von Pilzen. [R172]

1041

Pflege von Menschen mit Infektionskrankheiten

🔑 Pharma-Info 26.36: Antimykotika

Antimykotika: Arzneimittel gegen Pilzinfektionen.

Die Behandlung *lokaler* Pilzinfektionen ist mit modernen Antimykotika meist unproblematisch. Die Präparate werden auf Haut oder Schleimhaut aufgetragen und haben, da sie nicht resorbiert werden, praktisch keine Nebenwirkungen.

Substanzen zur lokalen Anwendung sind z. B. Amorolfin (z. B. Loceryl®), Ciclopirox (z. B. Batrafen®), Clotrimazol (z. B. Canesten®) und Nystatin (z. B. Moronal®), außerdem ist bei einem Teil der unten aufgeführten Antimykotika eine lokale Verabreichung möglich.

Bei schweren Infektionen reicht allerdings eine Lokalbehandlung nicht aus.

Substanzen zur systemischen Gabe sind unter anderem Amphotericin B (z. B. Amphotericin B®, Ampho-Moronal®), Caspofungin (z. B. Cancidas®), Fluconazol (z. B. Diflucan®, Fungata®), Flucytosin (z. B. Ancotil®), Griseofulvin (z. B. Likuden®), Itraconazol (z. B. Sempera®), Ketoconazol (z. B. Nizoral®), Terbinafin (z. B. Lamisil®) und Voriconazol (Vfend®).

Alle systemisch gegebenen Arzneimittel haben als Nebenwirkung gastrointestinale Symptome (Übelkeit, Erbrechen, Durchfall) und Leberfunktionsstörungen, viele außerdem Blutbildveränderungen und ZNS-Störungen. Die oft erforderliche lange Anwendungsdauer lässt die Rate von Nebenwirkungen weiter ansteigen.

Therapie von Mykosen

Die Therapie von Mykosen erfordert spezielle Antiinfektiva, die *Antimykotika* (☞ Pharma-Info 26.36).

26.8.2 Candidose

Candidose *(Kandidose, Candida-Mykose, Candidiasis, Soor):* Meist lokale Pilzinfektion der Haut- und Schleimhaut, in 90% der Fälle durch den Hefepilz *Candida albicans* (= weißer Pilz) und in 10% durch andere Hefen bedingt.

Krankheitsentstehung

Hefen siedeln auch bei vielen Gesunden auf Haut und Mund-Rachen-Schleimhaut und sind den fakultativ pathogenen Mikroorganismen zuzurechnen.

Symptome und Untersuchungsbefund

Die Beschwerden des Patienten hängen von der Lokalisation des Pilzes ab:
- Der **Mundsoor** ist bei Babys im ersten Lebensvierteljahr verhältnismäßig häufig, danach tritt er vor allem bei Abwehrschwäche (z. B. unter Zytostatikatherapie, bei HIV-Infektion) auf. Charakteristisch sind weißliche, nur anfangs abwischbare Beläge auf geröteter Schleimhaut, die bei Babys leicht mit Milchresten verwechselt werden können, aber durch Trinken von Tee nicht weggehen. Die Schleimhaut kann auch bluten und ulzerieren. Während ein leichter Mundsoor oft unbemerkt bleibt, bereitet in ausgeprägten Fällen jeder Essversuch Schmerzen.
- Der **Speiseröhrensoor** zeigt sich in erster Linie durch Schmerzen beim Schlucken der Nahrung. Er tritt praktisch immer bei AIDS-Patienten auf.
- Beim häufigen **Vaginalsoor** klagt die Patientin über Scheidenausfluss *(Fluor)* und Jucken im Genitalbereich. Begünstigende Faktoren sind Schwangerschaft, „Pilleneinnahme" und Antibiotika
- Eine **Candidose der Atemwege** zeigt sich durch Husten und Auswurf. Es besteht die Gefahr einer systemischen Beteiligung mit **Soorpneumonie**.
- Eine **Harnröhren-** oder **Harnblasenentzündung** durch Candida verursacht die gleichen Beschwerden wie andere Harnblasenentzündungen auch: Brennen beim Wasserlassen, Juckreiz, häufiger Harndrang. Eine Nierenbeteiligung mit dem Bild einer Nierenbeckenentzündung (☞ 29.5.3) ist möglich.
- Sehr häufig vor allem bei Babys im ersten Lebenshalbjahr ist der **Windelsoor**. Er unterscheidet sich von der *Windeldermatitis* (Wundsein ☞ 28.6.3) durch das Auftreten von Satelliten-Pusteln in der Umgebung. Oft ist die Haut intensiv gerötet, gelegentlich bestehen blutende Läsionen.

Komplikation: Soorsepsis

Bei starker Abwehrschwäche können die Pilze die normale Darmflora überwuchern und zu einer **Candidose des Darms** führen, die sich durch Durchfälle, in schweren Fällen auch durch Darmblutungen und -perforationen zeigt. Dringen die Pilze durch die Schleimhaut in die Blutbahn ein, kann eine lebensbedrohliche **Soorsepsis** *(Candida-Sepsis)* die Folge sein, z. B. nach Transplantationen.

Diagnostik und Differentialdiagnose

Das klinische Bild ist gerade beim Mund- oder Vaginalsoor typisch. Der Erreger lässt sich aus Abstrichen (vor allem aus dem Rand der Herde) mikroskopisch und kulturell nachweisen.

Behandlungsstrategie

Bei lokalem Haut- oder Schleimhautsoor bringen lokale Antimykotika in der Regel den gewünschten Erfolg. Um Rezidive zu vermeiden, muss die Behandlung nach Verschwinden der Symptome noch 2–3 Wochen weitergeführt werden. Die orale Gabe nicht resorbierbarer Arzneimittel behandelt auch den Ösophagus- und Darmsoor oder verhindert ständige, vom Darm ausgehende Scheideninfektionen.

Begünstigende Faktoren werden beseitigt, um Rückfälle zu verhüten. Ist dies nicht möglich, etwa bei AIDS-Patienten, Diabetikern oder Tumorpatienten, kann eine medikamentöse Prophylaxe angezeigt sein.

Pflege

Soorprophylaxe ☞ *12.5.2.4*
- Die candidabefallenen Körperregionen werden bei der Körperpflege immer zuletzt gewaschen, oder es werden Waschwasser, Waschschüssel, Waschlappen und Handtuch gewechselt

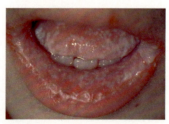

Abb. 26.37: Mundsoor mit den typischen weißlichen Belägen. [R175]

▸ Bei Mundsoor werden die Beläge abgewischt, bevor das Antimykotikum aufgetragen wird und die Mundschleimhaut sorgfältig beobachtet (ggf. mit Taschenlampe). Für die Zahnpflege werden Einmalzahnbürsten verwendet, bei Schluckbeschwerden weiche/pürierte Kost angeboten
▸ Bei Candidabefall im Genitalbereich muss der Sexualpartner mitbehandelt werden, um eine Wiederansteckung zu vermeiden.

26.8.3 Systemmykosen

Systemmykose: Pilzerkrankung *innerer Organe*, wobei die Pilze oft über die Atemwege aufgenommen werden. In Deutschland sind v. a. die **Aspergillose** durch den Schimmelpilz *Aspergillus* und die **Kryptokokkose** durch den Hefepilz *Cryptococcus* von Bedeutung. Beide sind fakultativ pathogen.

Aspergillose

Aspergillose *(Aspergillus-Mykose):* Schimmelpilzerkrankung vorzugsweise der Lunge, in erster Linie abwehrgeschwächte und ältere Patienten betreffend. Erreger meist *Aspergillus fumigatus* (= „Gießkannenschimmel"). Hohe Sterblichkeit bei schwerer Grunderkrankung, Pilzsepsis und ZNS-Beteiligung.

Schimmelpilz-Sporen werden ständig mit der Atemluft eingeatmet. Je nach Abwehrlage sind drei Krankheitsbilder möglich:
▸ Bei Lungenvorerkrankungen **allergische bronchopulmonale Aspergillose** (*ABPA*) mit Schleimhautödem, Bronchospasmus, Lungeninfiltraten und Bronchiektasen
▸ Bei Lungenkavernen Lungenrundherd (**Aspergillom**), evtl. mit umgebender Luftsichel
▸ Bei hochgradiger Abwehrschwäche diffuse **Aspergillus-Pneumonie**, evtl. mit Ausbreitung des Pilzes über den Blutweg in andere Organe.

Leitsymptome sind Fieber, Husten und Atemnot haben Fieber. Das Allgemeinbefinden ist – auch wegen des Grundleidens – meist stark beeinträchtigt.

Die Diagnose wird durch Röntgenuntersuchung des Thorax, ggf. CT, Blutuntersuchungen sowie Pilznachweis in Sputum oder – besser – Bronchialsekret gesichert.

Behandlung der Wahl bei der allergischen bronchopulmonalen Aspergillose ist die Glukokortikoidgabe, ansonsten die systemische

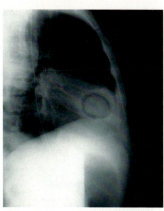

Abb. 26.38: Aspergillom der Lunge in der Tomographie. [T170]

Antmykotikagabe (evtl. zusätzlich lokal über einen Bronchialkatheter). Aspergillome müssen oft operativ entfernt werden.

Pflege ☞ 18.4.4

Kryptokokkose

Kryptokokkose *(Cryptococcus-Mykose):* Systemische Pilzinfektion, hervorgerufen durch den Hefepilz **Cryptococcus** und insbesondere bei AIDS- und Tumorpatienten unter dem klinischen Bild einer Hirnhaut- oder Gehirnentzündung auftretend. Schlechte Prognose.

Die Infektion beginnt zwar in der Lunge, doch hat der Patient von diesem Herd her allenfalls grippeähnliche Beschwerden. Bedrohlich ist die entstehende Meningitis, Meningoenzephalitis (☞ 33.8.1) oder (seltener) Pilzsepsis (☞ 26.4). Der Pilz kann in Bronchialsekret oder Liquor des Patienten nachgewiesen werden.

Die (oft leider erfolglose) Behandlung besteht in der Gabe von Amphotericin B (z. B. Amphotericin B®) und Flucytosin (z. B. Ancotil®), bei ZNS-Beteiligung auch Itraconazol (z. B. Sempera®).

Pflege ☞ 26.4, 33.8.1

26.9 Infektionen durch Protozoen

Protozoen *(Urtierchen)* sind tierische Einzeller, die sich durch Geißeln, Wimpern oder füßchenförmige Ausläufer fortbewegen können. Protozoen-Erkrankungen zählen bis auf Toxoplasmose (☞ 26.9.2) und Trichomoniasis (☞ 30.9.1) zu den **Tropenerkrankungen**.

26.9.1 Malaria

Malaria: Schwere Infektionskrankheit der warmen Erdzonen, die durch wiederholte Fieberschübe gekennzeichnet ist. In Deutschland jährlich über 1400 Erkrankungs- und 50 Todesfälle.

Der Nachweis der Malaria-Erreger, der **Plasmodien**, ist meldepflichtig (☞ 26.12).

Übertragung und Krankheitsentstehung

Die Plasmodien werden durch Stiche der **Anopheles-Mücke** übertragen.

Vier Plasmodienarten werden unterschieden:
▸ *Plasmodium falciparum* als Erreger der **Malaria tropica** (am häufigsten eingeschleppt und am gefährlichsten)
▸ *Plasmodium vivax* und *Plasmodium ovale* als Erreger der **Malaria tertiana**
▸ *Plasmodium malariae* als Erreger der **Malaria quartana**.

Symptome, Befund und Diagnostik

Nach einer Inkubationszeit von 1–5 Wochen, evtl. bis zu einem Jahr, beginnt die Erkrankung mit Kopf- und Gliederschmerzen. Es folgt (hohes) Fieber, das aber bei eingeschleppten Fällen selten die typischen Fieberrhythmen zeigt (Fieberattacken bis 40 °C, bei der Malaria tertiana jeden 3. Tag = alle 48 Std., bei der Malaria quartana jeden 4. Tag = alle 72 Std.). Die Malaria tropica zeigt gar keine regelmäßigen Rhythmen. Unbehandelt sind jahrelang Rückfälle möglich.

Lebensbedrohlich sind die Komplikationen der Malaria:
▸ Akutes Nierenversagen (☞ 29.5.8)
▸ Zerebrale Malaria mit enzephalitisartiger ZNS-Beteiligung
▸ Gerinnungsstörungen (*Verbrauchskoagulopathie* ☞ 22.8.2)

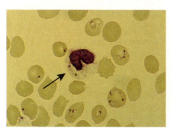

Abb. 26.39: Zahlreiche Plasmodium-falciparum-Ringformen in roten Blutkörperchen. Der Pfeil zeigt auf (prognostisch ungünstiges) Malariapigment in einem Monozyten. [R189]

26 Pflege von Menschen mit Infektionskrankheiten

- *Schwarzwasserfieber* durch Hämolyse (Zerfall der roten Blutkörperchen) mit Vielfachschädigung innerer Organe.

Am wichtigsten in der Diagnostik: daran zu denken (Frage nach Auslandsaufenthalten bei Patienten mit Fieber). Die Diagnosesicherung erfolgt durch mehrfache mikroskopische Blutuntersuchungen (Ausstrich oder „dicker Tropfen").

Behandlungsstrategie

Die Behandlung der Malaria wird wegen der zunehmenden Resistenzen möglichst mit einem Tropeninstitut oder in der Behandlung erfahrenem Krankenhaus abgestimmt (✉ 4).

Angewendet werden v.a. Chloroquin (z.B. Resochin®), Chinin (z.B. Chininum dihydrochloricum „Buchler"®), Doxycyclin, Mefloquin (Lariam®), die Kombination aus Proguanil und Atovaquon (Malarone®) sowie die aus Artemether und Lumefantrin (z.B. Riamet®). Bei der Malaria tertiana erfolgt nach der Akutbehandlung eine Nachbehandlung mit Primaquin, um überlebende Ruheformen der Plasmodien in der Leber abzutöten. Fast alle Arzneimittel sind reich an Nebenwirkungen.

Pflege bei Malaria

Pflege bei Fieber ☞ *12.4.4.2, 12.4.5.2*

- Häufige Temperaturkontrollen
- Flüssigkeitsbilanzierung, um Nierenkomplikationen frühzeitig zu erfassen
- Beobachtung des Bewusstseins
- Engmaschige Puls- und Blutdruckkontrollen wegen häufiger Kreislaufkomplikationen
- Beobachtung auf Zeichen einer erhöhten Blutungsneigung (z.B. Nasenbluten, Nachblutungen nach Punktionen)
- Je nach Zustand des Patienten Unterstützung oder Übernahme der Körperpflege sowie Durchführen notwendiger Prophylaxen wie Pneumonie-, Dekubitus- und/oder Thromboseprophylaxe.

Prävention und Gesundheitsberatung

Die Mücken stechen vor allem nachts. Mückengitter vor Fenster und Türen, Schlafen unter einem Moskitonetz, das Tragen langer, heller Kleidung bei abendlichen Aufenthalten, Anwendung insektenabweisender Substanzen und bevorzugter Aufenthalt in klimatisierten Räumen reduzieren die Zahl der Mückenstiche ganz erheblich.

Tropenreisende sollten sich zusätzlich vor Reiseantritt bei einem Tropeninstitut oder speziell ausgebildeten Ärzten erkun-

digen, welche medikamentöse Malariaprophylaxe in Abhängigkeit von der geplanten Aufenthaltsdauer für ihr Zielgebiet sinnvoll ist. Diese Arzneimittelprophylaxe bietet aber auch bei korrekter Durchführung keinen 100%igen Schutz und kann den Hautschutz nicht ersetzen. Eine Impfung gibt es noch nicht. Evtl. empfiehlt sich die Mitnahme von Medikamenten zur Notfall-Selbstbehandlung, wenn keine ärztliche Versorgung gegeben ist.

26.9.2 Toxoplasmose

> **Toxoplasmose:** Meist asymptomatische Infektion durch **Toxoplasma gondii.** Bedeutung inbesondere für abwehrgeschwächte Patienten und Ungeborene, dann in der Regel als *zerebrale Toxoplasmose* auftretend. Bei konnataler Infektion meldepflichtiger Krankheitserreger.

Die **Toxoplasmose** wird durch infizierten Katzenkot sowie den Genuss rohen Fleisches oder verseuchter Rohkostsalate auf den Menschen übertragen.

Das Risiko einer diaplazentaren Übertragung und pränataler Toxoplasmose steigt mit zunehmender Dauer der Schwangerschaft, wobei die kindlichen Schäden bei früher Infektion größer sind als bei später (v. a. geistige Behinderung, Blindheit).

Gefährlich ist außerdem die Infektion oder Reaktivierung einer latenten Infektion bei (hochgradiger) Abwehrschwäche, die vor allem als *Toxoplasmose-Enzephalitis* verläuft.

Die Diagnose wird serologisch oder mittels PCR gestellt. Bei Verdacht auf eine Toxoplasmose-Enzephalitis sind CT sowie evtl. Kernspintomographie des Gehirns sowie eine Liquoruntersuchung (☞ 33.3.2) angezeigt.

Trotz antibiotischer Kombinationstherapie ist die Prognose nach (Meningo-) Enzephalitis ernst. Oft bleiben Dauerschäden. Bei einer Infektion in der Schwangerschaft senkt eine sofortige Behandlung das Risiko für das Ungeborene erheblich.

> Da es keine Schutzimpfung gegen die Toxoplasmose gibt, sollen Schwangere den Kontakt mit fremden Katzen und Katzenkot meiden. Vorsichtshalber sollten sie auch auf den Genuss (halb-) rohen Fleisches verzichten.

26.9.3 Amöbiasis

> **Amöbiasis** *(Amöbenruhr, Amöbenkolitis, tropische Ruhr):* Infektiöse Erkrankung vorwiegend des Dickdarms durch die fakultativ pathogene Amöbe **Entamoeba histolytica.** In Deutschland vor allem eingeschleppt.

Die wichtigste Infektionsquelle sind symptomlose Dauerausscheider, die *Zysten* mit ihrem Stuhl ausscheiden. Bei schlechter Abwasserhygiene oder Düngung der Felder mit Stuhl werden die Zysten mit dem Trinkwasser, rohem Obst, Salat oder Gemüse aufgenommen. Möglich ist auch eine Übertragung durch Fliegen oder von Mensch zu Mensch.

Etwa 10–20% der Infizierten bekommen Beschwerden, in erster Linie schleimig-blutige Durchfälle mit Bauchschmerzen, seltener Fieber. Die Erkrankung kann in seltenen Fällen chronifizieren und zeigt dann das Bild einer chronischen Dickdarmentzündung.

Komplikationen sind hochakute Formen bis zur Darmperforation sowie **Amöbenabszesse** der Leber mit Fieber, Schmerzen im rechten Oberbauch und evtl. Ikterus (☞ 20.2.1).

Die Diagnose erfolgt durch Stuhluntersuchungen. Der Stuhl muss warm untersucht werden, oft mehrfach. Bei V. a. Leberabszesse sind bildgebende Verfahren und serologische Blutuntersuchung angezeigt. Im Stuhl sind oft keine Amöben mehr nachweisbar.

Mittel der Wahl sind Metronidazol (z.B. Clont®) und/oder Paromomycin (z. B. Humatin®). Chirurgische Maßnahmen sind z.B. bei Durchbruch eines Leberabszesses nötig.

Pflege bei infektiösem Durchfall
☞ *26.5.5*

26.10 Wurmerkrankungen

Wurmerkrankungen *(Helminthosen)* sind auf der ganzen Welt verbreitet und können alle Organe des Körpers in Mitleidenschaft ziehen. Impfungen gibt es nicht.

26.10.1 Erkrankungen durch Bandwürmer

Schweine- und Rinderbandwurm

> **Schweine- und Rinder(finnen)bandwurmerkrankung:** Häufigste und glücklicherweise fast immer gut therapierbare Bandwurmerkrankung des Menschen, hervorgerufen durch den **Schweine-** bzw. **Rinderbandwurm** (*Taenia solium* und *Taenia saginata*).

1044

26.10 Wurmerkrankungen

26

Übertragung und Krankheitsentstehung

Die geschlechtsreifen Würmer siedeln im Dünndarm des Menschen. Mit Bandwurmeiern gefüllte Bandwurmglieder (reife *Proglottiden*) werden mit dem Stuhl ausgeschieden. Die Eier gelangen mit Abwässern oder Dung auf Tierweiden und werden von Rindern bzw. Schweinen aufgenommen. Im Darm des Tieres werden die Larven frei und wandern auf dem Blutweg in dessen Organe, wo sich die *Finnen* entwickeln. Der Mensch infiziert sich durch den Verzehr rohen, finnenhaltigen Fleisches.

Selten wird der Mensch durch die Aufnahme von Schweinebandwurmeiern (etwa in fäkaliengedüngtem Gemüse) zum Zwischenwirt (**Zystizerkose**).

Symptome und Untersuchungsbefund

Im Vordergrund stehen unbestimmte Bauchbeschwerden, Appetitlosigkeit (oft im Wechsel mit Heißhunger) und Gewichtsverlust, obwohl der Patient genügend isst. Die Symptome einer Zystizerkose sind abhängig von der Lokalisation der Finnen. Während ein Muskelbefall in erster Linie Muskelschmerzen hervorruft, kann ein Augen- oder Gehirnbefall zu schweren Krankheitsbildern führen.

Diagnostik

Die Diagnose wird durch den Nachweis der (beweglichen) Proglottiden im Stuhl des Patienten gesichert. Bei der Blutuntersuchung zeigt sich oft eine Vermehrung der eosinophilen Leukozyten. Eine Antikörperbestimmung ist nur bei Verdacht auf Zystizerkose sinnvoll.

Behandlungsstrategie

Die Behandlung erfolgt durch die Gabe von Anthelminthika (☞ Pharma-Info 26.43) wie Niclosamid (Yomesan®), Mebendazol (z. B. Vermox®) oder Praziquantel (z. B. Cesol®). Der Behandlungserfolg wird durch Stuhluntersuchungen nach ca. drei Monaten kontrolliert.

Bei der Zystizerkose werden Albendazol oder Praziquantel gegeben, bei Befall des ZNS anfangs kombiniert mit Glukokortikoiden. Die Finnen müssen oft chirurgisch entfernt werden.

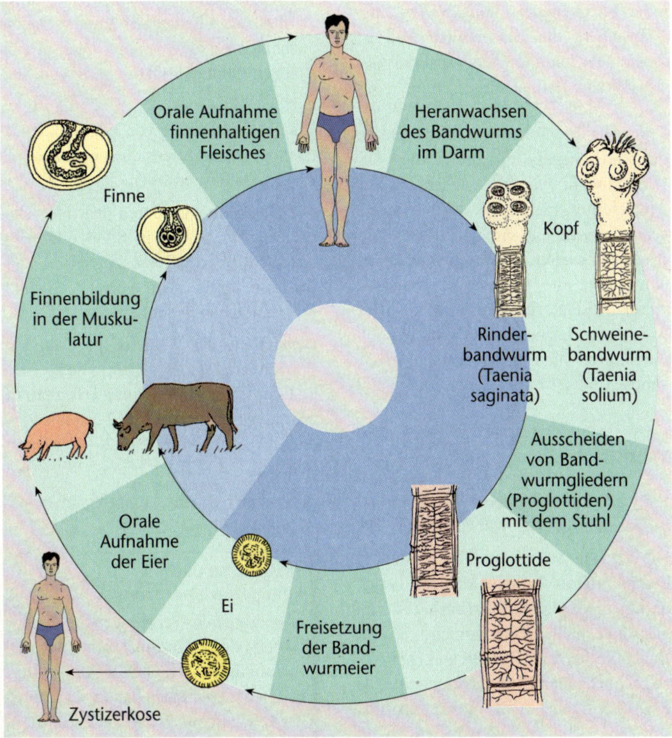

Pflege

Der Stuhl des Patienten enthält ansteckende Bandwurmeier, die bei oraler Aufnahme beim Schweinebandwurm zur Zystizerkose führen können. Deshalb ist sorgfältiges Händewaschen des Patienten nach jedem Toilettengang wichtig.

Die Pflegenden tragen beim Umgang mit dem Stuhl des Patienten Handschuhe. Da die gebräuchlichen Hände- und chemischen Desinfektionsmittel gegen die Eier des Schweinebandwurmes unzureichend wirksam sind, werden die Hände nach dem Ausziehen der Handschuhe zusätzlich gründlich gewaschen.

> **Prävention und Gesundheitsberatung**
>
> Gründliches Durchbraten aller Fleischgerichte oder das Tiefkühlen von rohem Fleisch über mindestens fünf Tage tötet die Parasiten ab.

Echinokokkose

> **Echinokokkose:** Erkrankung des Menschen durch den **Hundebandwurm** *(Echinokokkus)* mit Zystenbildung in inneren Organen. Arten: *Echinococcus granulosus* und *Echinococcus multilocularis*. Echinococcus multilocularis wird häufig als *Fuchsbandwurm* bezeichnet, da neben dem Hund vor allem auch der Fuchs Endwirt ist. Gute Prognose nur bei vollständiger Entfernung aller Zysten.

Echinokokken zählen zu den meldepflichtigen Krankheitserregern (☞ 26.12).

Übertragung und Krankheitsentstehung

Hunde und Füchse scheiden die eihaltigen Proglottiden (☞ oben) mit ihrem Kot aus. Der Mensch infiziert sich durch die orale Aufnahme der Bandwurmeier und wird zum Fehl-Zwischenwirt. Über Leber und Lunge können die Larven in den Körperkreislauf und damit in alle Organe gelangen, wo sie flüssigkeitsgefüllte Zysten (**Hydatiden**) bilden.

Symptome, Befund und Diagnostik

Typisch für *Echinococcus granulosus* ist, dass sich in der Regel nur eine große Zyste bildet (fast immer in der Leber). Erst wenn die Hydatide eine gewisse Größe erreicht hat, bekommt der Patient uncharakteristische Beschwerden in der Lebergegend. Verlegt die Zyste die Gallenwege, kann

Abb. 26.40: Entwicklungszyklus des Rinder- und Schweine(finnen)bandwurms.

1045

26 Pflege von Menschen mit Infektionskrankheiten

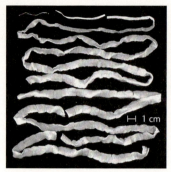

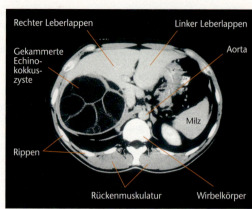

Abb. 26.41 (links): Teile eines Rinder(finnen)bandwurms. Der ausgewachsene Rinderbandwurm kann bis zu 10 m lang werden, die einzelnen Glieder sind ungefähr 1–2 cm lang. In der Abbildung nicht dargestellt ist der Kopf des Bandwurms mit den Haftorganen. [E158]

Abb. 26.42 (rechts): CT-Befund bei Echinokokkose der Leber mit ausgedehnter Zystenbildung. [X211]

ein Ikterus entstehen (☞ 20.2.1). Platzt die Blase, bilden sich neue Finnen. Daraufhin entwickelt der Patient häufig schwere allergische Reaktionen.

Echinococcus multilocularis hingegen bildet zahlreiche kleine Finnen, die einem Krebsgeschwür gleich in die Umgebung eindringen und das Gewebe nach und nach zerstören. Hauptsymptome des Leberbefalls sind Lebervergrößerung und Ikterus. An zweiter Stelle folgt der Befall der Lunge. Besonders ernst ist der Befall des ZNS, der bei ca. 3% der Patienten zu beobachten ist.

Die Diagnose wird durch Ultraschall, CT (☞ Abb. 26.42), ggf. Kernspintomographie und Antikörpernachweis gestellt.

Behandlungsstrategie
Die großen Zysten des Echinococcus granulosus können häufig chirurgisch entfernt werden. Auch bei den infiltrierend wachsenden Zysten des Echinococcus multilocularis wird eine vollständige operative Entfernung angestrebt. Zusätzlich wird Mebendazol (Vermox® forte) oder Albendazol (Eskazole®) gegeben. Häufig ist aber eine vollständige Entfernung nicht möglich. Dann wird eine Langzeit-Behandlung über mehrere Jahre mit Mebendazol oder Albendazol versucht.

26.10.2 Erkrankungen durch Saugwürmer: Bilharziose

> **Bilharziose** *(Schistosomiasis):* Chronische Infektionskrankheit mit Hauptmanifestationen in Harnblase und Darm durch die verschiedenen Arten der **Pärchenegel** *(Schistosoma).* Insbesondere die Blasenbilharziose ist eine sehr häufige Infektionskrankheit in der sog. Dritten Welt.

Erkrankte Menschen scheiden die Eier des Pärchenegels mit ihrem Stuhl oder Urin aus. In warmen, stehenden Süßgewässern werden diese von Süßwasserschnecken aufgenommen, in denen sich dann **Zerkarien** *(Gabelschwanzlarven)* entwickeln, die ins Wasser freigesetzt werden. Badet ein Mensch in dem Gewässer, durchdringen die Zerkarien *aktiv* die *intakte* Haut und gelangen in den venösen Blutstrom. Nach weiteren Entwicklungsschritten legen die Weibchen ihre Eier in den Venen der Darm- bzw. Harnblasenwand ab, diese werden wieder ausgeschieden, und der Entwicklungszyklus schließt sich.

Beschwerden bereitet vor allem die chronische Phase ab ungefähr drei Monate nach der Infektion:
▶ Bei der **Blasenbilharziose** bemerkt der Patient Blutbeimengungen im Urin (*Hämaturie* ☞ 29.2.9) und klagt über häufigen Harndrang
▶ Die **Darmbilharziose** zeigt sich durch Übelkeit, Erbrechen und Bauchschmerzen sowie einem Wechsel zwischen (blutigem) Durchfall und Verstopfung.

Eine Mitbeteiligung von Leber und Milz ist möglich und zeigt sich vor allem durch Abdominalbeschwerden.

Die Diagnose wird durch den mikroskopischen Einachweis in Stuhl oder Urin gesichert. Bei der Rektoskopie bzw. Zystoskopie zeigen sich typische entzündliche Knötchen in der Schleimhaut.

Behandlung der Wahl ist die Gabe von Praziquantel (z. B. Biltricide®). Die Spätstadien der Erkrankung erfordern oft operative Eingriffe wie beispielsweise die Korrektur von Harnleiter- oder Darmstenosen.

Besondere hygienische Maßnahmen sind nicht nötig.

> **Prävention und Gesundheitsberatung**
>
> In gefährdeten Gebieten (Mittelmeerländer, Afrika, Karibik) sollte man nie barfuß durch stehende Süßgewässer laufen oder gar darin baden, da bereits kurzer Hautkontakt den Zerkarien zum Eindringen ausreicht.

🔗 Pharma-Info 26.43: Anthelminthika

Anthelminthika *(Wurmmittel)* werden bei Wurmerkrankungen gegeben, um die Parasiten im Körper des Menschen abzutöten. Häufig eingesetzt werden:
▶ Albendazol (z. B. Eskazole®)
▶ Ivermectin (Stromectol®, in Deutschland nur über den Hersteller erhältlich)
▶ Niclosamid (z. B. Yomesan®)
▶ Mebendazol (z. B. Vermox®, Vermox forte®)
▶ Praziquantel (z. B. Cesol®)
▶ Pyrantel (z. B. Helmex®)
▶ Tiabendazol (z. B. Minzolum®).

Die meisten Anthelminthika werden am besten während einer Mahlzeit eingenommen. Bei allen Substanzen ist mit gastrointestinalen Symptomen wie etwa Bauchschmerzen, Übelkeit und Durchfall zu rechnen, auch Blutbildveränderungen, ZNS-Symptome und Leberfunktionsstörungen sind vor allem bei hoch dosierter oder längerer Gabe nicht selten.

26.10.3 Erkrankungen durch Rundwürmer

Erkrankungen durch Madenwürmer

> **Madenwurminfektion** *(Oxyuriasis):* Vor allem bei Kindern sehr häufige, in der Regel harmlose Wurmerkrankung.

Übertragung und Krankheitsentstehung

Die erwachsenen, bis zu 12 mm langen und fadenförmigen **Madenwürmer** *(Enterobius vermicularis, Oxyuris vermicularis)* leben im unteren Dünndarm, im Dickdarm und im Wurmfortsatz. Nachts verlassen die Weibchen den Darm durch den Anus, um in der Analgegend über 1000 Eier abzulegen. Innerhalb weniger Stunden entwickeln sich in den Eiern infektionsfähige Larven.

Die Übertragung erfolgt durch orale Aufnahme der kontagiösen Eier. Kleinere Kinder infizieren sich meist selbst, indem sie nachts in der Analgegend kratzen und dann die Finger in den Mund stecken.

Symptome, Befund und Diagnostik

Leitsymptom ist ein starker nächtlicher Juckreiz in der Analgegend, oft mit Müdigkeit über Tag durch das Schlafdefizit.

Die Diagnose wird durch den Wurmnachweis im Stuhl oder durch den Einachweis in der Analgegend gestellt. Hierzu eignet sich besonders die *Klebestreifenmethode:* Ein durchsichtiger Klebestreifen (z. B. Tesa-Film®) wird morgens auf die Perianalhaut gedrückt, gleich wieder abgezogen, ohne Falten auf einen Objektträger geklebt und mikroskopiert.

Behandlungsstrategie

Die Behandlung besteht z. B. in der Gabe von Mebendazol (etwa Vermox®).

Pflege

Die Beachtung folgender Hygieneregeln verhindert eine Streuung der Eier:
- Eng anliegende Nachtwäsche verhindert Kratzen
- Regelmäßiges Händewaschen und Nagelreinigen bzw. extrem kurz geschnittene Fingernägel sollen die Hände als „Depot" für Eier ausschalten
- Bei möglichem Kontakt mit erregerhaltigem Material werden Handschuhe und Schutzkittel getragen
- Die Patientenwäsche wird zweimal täglich gewechselt. In der häuslichen

Pflege ist der Hinweis auf Kochen der Wäsche und heißes Bügeln wichtig.

Erkrankungen durch Spulwürmer

> **Spulwurmerkrankung** *(Askariasis):* Wurmerkrankung durch den **Spulwurm** *(Ascaris lumbricoides)* mit Beschwerden v. a. des Darmes und der Lunge. Weltweit auftretend, besonders aber in warmen, ländlichen Gebieten mit Gemüseanbau.

Übertragung und Krankheitsentstehung

Der Mensch steckt sich insbesondere durch ungewaschenen Salat oder rohes Gemüse an, die durch Fäkaliendüngung mit Spulwurmeiern verseucht wurden.

Der Infizierte scheidet die Spulwurmeier mit seinem Kot aus. 3–6 Wochen später hat sich innerhalb des Eies eine infektionsfähige Larve gebildet. Nach oraler Aufnahme werden die Larven im Dünndarm des Menschen frei. Sie durchdringen die Darmwand und gelangen auf dem Blutweg über die Leber in die Lunge. Dort treten die jungen Würmer in die Alveolen über und wandern die Atemwege hinauf bis zum Kehlkopf. Durch Verschlucken gelangen sie wieder in den Magen-Darm-Kanal, wo sie nach 1,5–2 Monaten neue Eier produzieren.

Symptome, Befund und Diagnostik

Wenn die jungen Würmer die Lunge passieren, bekommen die Betroffenen leichtes Fieber und grippeähnliche Symptome mit Husten. Manche Patienten husten sogar kleine Würmer (Länge einige Zentimeter) aus. Sind die Spulwürmer im Darm des Patienten angelangt, treten Bauchschmerzen, Übelkeit und Durchfälle auf.

Die Diagnose wird durch mikroskopischen Einachweis im Stuhl gestellt.

Behandlungsstrategie

Mittel der Wahl ist Mebendazol (z. B. Vermox®).

Trichinose

> **Trichinose:** Weltweite Wurmerkrankung mit variablem Krankheitsbild, vor allem aber allergischen Symptomen und Muskelbeschwerden. Erreger ist **Trichinella spiralis.**

In Deutschland ist die **Trichinose** selten, in Osteuropa, den USA und Kanada, aber nach wie vor relativ häufig. Trichinella spiralis ist meldepflichtig (☞ 26.12).

Wenige Tage nach Aufnahme des trichinenhaltigen Fleisches (v. a. Schweinefleisch) können durch die Parasiten im Darm leichtes Fieber, Übelkeit, Erbrechen und andere Magen-Darm-Beschwerden auftreten. Frühestens nach einer Woche führt die Larvenwanderung zu mehrwöchigen Muskelschmerzen und Muskelsteife. Außerdem kann es zu Fieber, Blutungs- und Thromboseneigung sowie selten zu ZNS- oder Herz-Kreislauf-Komplikationen kommen.

Die Diagnose erfordert meist Muskelbiopsien und Antikörpertests. In Frühstadien können die Larven direkt im Blut nachgewiesen werden.

Mebendazol (z. B. Vermox®) wirkt sowohl auf die Darm- als auch auf die Muskeltrichinen. Hinzu treten Glukokortikoide und Analgetika.

> **Prävention und Patientenberatung**
>
> Am sichersten kann der Trichinose durch ausreichendes Erhitzen des Fleisches (über 70 °C) vorgebeugt werden. Längeres Tiefgefrieren (−15 °C für mindestens drei Wochen) tötet die Muskeltrichinen ebenfalls ab.

26.11 Infektionsprophylaxe

26.11.1 Möglichkeiten der Prophylaxe

> **Expositionsprophylaxe:** Vorbeugung von Infektionen durch Vermeidung des Kontakts zu den Infektionserregern.

Die wirksamste Prävention vor einer Infektion ist, erst gar nicht mit den Erregern in Kontakt zu kommen. Dies wird als **Expositionsprophylaxe** bezeichnet. Expositionsprophylaxe reicht von Wasser- und Abwasserhygiene über Bekämpfung tierischer Überträger bis hin zu sorgfältiger Einhaltung der einschlägigen Hygieneregeln.

> **Dispositionsprophylaxe:** Vorbeugung von Infektionen durch Verringerung der Empfänglichkeit eines Individuums für eine Infektion.

Viele Erreger sind allgegenwärtig, ein Meiden ist nicht möglich. Es kann aber versucht werden, den Menschen weniger empfänglich für den Erreger zu machen **(Dispositionsprophylaxe):**

26 Pflege von Menschen mit Infektionskrankheiten

- Unspezifisch ist die allgemeine Stärkung der Abwehr
- Spezifisch gegen einen Erreger gerichtet ist die **Impfprophylaxe** durch *passive* oder *aktive Immunisierung*
- Selten angezeigt ist eine **Chemoprophylaxe** mit vorbeugender Gabe gegen den Krankheitserreger wirksamer Arzneimittel bei möglichem oder sicherem Kontakt. Die Schutzwirkung ist auf die Zeit der Arzneimittelgabe begrenzt.

26.11.2 Impfprophylaxe

> **(Schutz)Impfung:** Künstliche Immunisierung gegen bestimmte Erkrankungen, ohne dass der Betroffene zuvor die Erkrankung durchmachen muss.

Ziel einer *Schutzimpfung* oder kurz **Impfung** ist eine (erworbene) Immunität ohne vorherige Erkrankung.

Passive Immunisierung

> **Passive Immunisierung:** Übertragung von spezifischen Antikörpern gegen bestimmte Erreger oder Toxine, die von einem anderen Organismus gebildet worden sind. Angezeigt immer dann, wenn ein *sofortiger* Schutz erforderlich ist.

Beispielsweise kann eine Schwangere, und damit v.a. das Ungeborene, innerhalb der ersten Tage *nach* Kontakt mit einem an Röteln Erkrankten durch Gabe von Röteln-Immunglobulin vor der Infektion geschützt werden. Bei manchen Erkrankungen kann der Verlauf noch nach Ausbruch der Erkrankung gemildert werden, z.B. bei Mumps. Nachteil der **passiven Immunisierung** ist ihre mit 1–3 Monaten nur kurze Wirksamkeit.

Aktive Immunisierung

> **Aktive Immunisierung:** Auslösung eines „kontrollierten Übungskampfes" und in der Folge Immunität durch Verabreichung von
> - **Lebendimpfstoffen** (abgeschwächten Krankheitserregern)
> - **Totimpfstoffen** (Antigenen toter Krankheitserreger)
> - **Toxoidimpfstoffen** („entschärften" Giftstoffen).

Bei der **aktiven Immunisierung** bildet der Organismus des Geimpften selbst

(„aktiv") Antikörper und Gedächtniszellen gegen die Erreger und ist im Fall eines tatsächlichen Eindringens des Erregers in der Lage, diese schnell und meist ohne erkennbare Krankheitszeichen zu vernichten. Toxoid- und Totimpfstoffe sind besser verträglich, aber weniger zuverlässig. Lebendimpfstoffe haben mehr Nebenwirkungen, führen aber häufiger zur erwünschten lebenslangen Immunität.

Während manche Impfungen für alle Personen empfohlen werden, etwa gegen Tetanus, Poliomyelitis und Diphtherie, sind andere nur bei besonderer Gefährdung wie bei Fernreisen angezeigt. Die *Ständige Impfkommission am Robert Koch-Institut (STIKO)* gibt ungefähr einmal im Jahr aktualisierte Impfempfehlungen heraus (☞ Tab. 26.44 und Tab. 26.45). Um die Zahl der Injektionen gerade bei Kindern möglichst gering zu halten, sollten vorzugsweise Kombinationsimpfstoffe verwendet werden (Herstellerangaben zu den Impfabständen beachten).

Wegen der angeborenen Leihimmunität sind aktive Schutzimpfungen erst ab dem 3. Lebensmonat sinnvoll. Die im Blut des Kindes enthaltenen mütterlichen Antikörper könnten sonst den Impfstoff inaktivieren.

Prävention und Gesundheitsberatung

Leider bestehen in Deutschland immer noch (zu große) Impflücken.

Nicht wenige Eltern unterschätzen die Gefährlichkeit vor allem der „klassischen" Kinderkrankheiten und glauben z.B., die Masern seien eine harmlose Kinderkrankheit (☐ 6). 2006 kam es in Nordrhein-Westfalen zu einem Masernausbruch mit mehr als 1500 Erkrankten. 15% mussten in Krankenhäusern behandelt werden, 38 bekamen eine Lungenentzündung, 5 eine Meningitis oder Enzephalitis.

Andere denken, Kinderkrankheiten würden die Kinder in ihrer Entwicklung voranbringen oder sehen in der Kinderkrankheit eine Stärkung des Immunsystems

Impfstoff (Erkrankung)	Alter in vollendeten Monaten					Alter in vollendeten Jahren			
	2	3	4	11–14	15–23	5–6	9–17	Ab 18	≥ 60
DTaP (Diphtherie, Tetanus, Pertussis = Keuchhusten)	1.	2.	3.	4.					
DT/Td (Diphtrie, Tetanus)						A	A	A	
aP/ap (Pertussis)						A	A		
Hib (Haemophilus influenzae Typ b)	1.	2.	3.	4.					
IPV (Polio)	1.	2.	3.	4.			A		
HB (Hepatitis B)	1.	2.	3.	4.			G		
Pneumokokken	1.	2.	3.	4.					S
Meningokokken (Serogruppe C)				1.					
MMR (Masern, Mumps, Röteln)				1.	2.				
Varizellen (Windpocken)				1.					
Influenza									S

A Auffrischimpfung (möglichst nicht früher als 5 Jahre nach der vorhergehenden letzten Dosis, bei Erwachsenen gegen Diphtherie und Tetanus alle 10 Jahre)
G Grundimmunisierung für alle Kinder und Jugendlichen, die bisher nicht geimpft wurden, bzw. Komplettierung eines unvollständigen Impfschutzes
S Standardimpfung mit allgemeiner Anwendung = Regelimpfung
d = verminderter Diphtherietoxoidgehalt ab 5 bzw. 6 Jahren (nach Herstellerangaben)

Tab. 26.44: Impfkalender nach den Empfehlungen der Ständigen Impfkommission am Robert Koch-Institut (Mitte 2006). Die verschiedenen Impfstoffe können sich in der Zahl der Injektionen und den Impfabständen unterscheiden, weshalb stets die Herstellerangaben zu beachten sind.

(das aber durchaus auch mit harmlosen Erregern „trainieren" kann).

Wieder andere Eltern haben Angst vor Impfschäden. Bei richtiger Indikationsstellung ist jedoch das Risiko eines bleibenden Impfschadens geringer als das Risiko eines Schadens durch die Erkrankung. Hier leistet paradoxerweise gerade der Impferfolg der Impfmüdigkeit Vorschub: Denn wer kennt in Deutschland heute noch das Leid durch Diphtherie? Eltern, die sich fragen, wozu denn ihre Kinder die Impfung gegen eine so seltene Erkrankung brauchen, sollte man zu bedenken geben, dass diese Erkrankungen in Osteuropa durchaus noch auftritt und von dort jederzeit eingeschleppt werden kann.

Und Erwachsene, insbesondere Ältere, meinen, Impfungen seien nur bei Kindern nötig oder vergessen Auffrischimpfungen ganz einfach.

26.12 Meldepflicht bei Infektionskrankheiten

Zweck des **Infektionsschutzgesetzes** (*IfSG*, genau *Gesetz zur Verhütung und Bekämpfung von Infektionskrankheiten beim Menschen*) ist es, übertragbaren Erkrankungen beim Menschen vorzubeugen, Infektionen frühzeitig zu erkennen und ihre Weiterverbreitung zu verhindern.

Zur Meldung verpflichtet sind zwar im Krankenhaus die Ärzte. Prinzipiell müssen aber *alle* mit der Therapie oder *Pflege* des Patienten berufsmäßig Befassten melden, also auch Pflegende, wenn kein Arztkontakt zustande kommt. Die Meldung muss unverzüglich, spätestens nach 24 Std. beim zuständigen Gesundheitsamt erfolgen.

Meldepflichtige Krankheiten

Namentlich meldepflichtig sind *Krankheitsverdacht, Erkrankung und Tod* bei folgenden Erkrankungen:
▸ Botulismus
▸ Cholera
▸ Diphtherie

Erkrankung (Art des Impfstoffes)	Kategorie*	Wichtige Indikationen (Auszug), z. B. Reiseziel oder Personengruppe
Cholera ☞ 26.5.5 (T)	R	Auf Verlangen des Ziel- oder Transitlandes
Diphtherie ☞ 26.5.11 (T)	S, A, P	Inkomplette Grundimmunisierung, Auffrischimpfung, bei regionalen Krankheitsausbrüchen, postexpositionell
FSME ☞ 33.8.4 (T)	I, B, R	Aufenthalt in Gefährdungsgebieten, berufliche Gefährdung (z. B. Forstarbeitern, Jäger)
Gelbfieber ☞ 26.6.12 (L)	R, B	Auf Verlangen des Ziel- oder Transitlandes, Aufenthalt in Gelbfieber-Infektionsgebieten
Hib ☞ 26.5.10	I, P	Zustand nach Milzentfernung, für Kinder allgemein empfohlen
Hepatitis A ☞ 20.4.1 (T) Hepatitis B ☞ 20.4.1 (T)	I, B, P, R	Gefährdete Personen (z. B. medizinisches Personal, Hämophilie, Patienten mit chronischen Lebererkrankungen, homosexuell aktive Männer), Aufenthalt in Gebieten mit hoher Durchseuchung, postexpositionell, regionale Krankheitsausbrüche (Hepatitis A), Hepatitis B für Kinder allgemein empfohlen
Influenza ☞ 18.4.1 (T)	S, I, B, R	Ältere oder durch Vorerkrankungen oder Beruf besonders gefährdete Menschen, bei (drohenden) Epidemien
Masern ☞ 26.6.3 (L)	B, P	Beruflich Gefährdete (z. B. medizinisches Personal), postexpositionell, für Kinder allgemein empfohlen
Meningokokken-Infektion (bestimmte Gruppen) ☞ 26.5.4 (T)	I, B, R, P	Patienen mit Immundefekten, besonders gefährdete Personen, z. B. Entwicklungshelfer in bestimmten Gebieten Afrikas, bei Krankheitsausbrüchen
Mumps ☞ 26.6.4 (L)	B, P	☞ Masern
Pertussis ☞ 26.5.10 (T)	I, B, P	☞ Masern, zusätzlich nicht-immune Frauen mit Kinderwunsch und enge Kontaktpersonen
Pneumokokken-Infektion ☞ 18.4.4, 26.5.3 (T)	S, I	Ältere oder durch Vorerkrankungen besonders gefährdete Menschen, z. B. mit chronischen Erkrankungen oder Immundefekten
Poliomyelitis (IPV = T, OPV = L) ☞ 26.6.10	S, I, B, P	Inkomplette Grundimmunisierung, Auffrischimpfung, bei besonderer beruflicher Gefährdung, Reisen oder regionalen Ausbrüchen, postexpositionell
Röteln ☞ 26.6.5 (L)	I, B, P	Gefährdete Personen (z. B. Personal in Kindertagesstätten), nicht-immune Frauen mit Kinderwunsch, postexpositionell, für Kinder allgemein empfohlen
Tetanus ☞ 26.5.13 (T)	S, A, P	Inkomplette Grundimmunisierung, Auffrischimpfung, bei Verletzung = postexpositionell
Tollwut ☞ 26.6.11 (T)	B, R, P	Nach Kontakt mit tollwutigen/tollwutverdächtigen Tieren Verletzung = postexpositionell, bei besonderer Gefährdung durch Beruf (z. B. Tierärzte, Jäger) oder Reise
Typhus ☞ 26.5.6 (L)	R	Reisen in Endemiegebiete
Varizellen ☞ 26.6.8 (L)	S, I, B, P	Besonders gefährdete Personen (z. B. Immundefekt), nicht-immune Jugendliche oder Frauen mit Kinderwunsch, erhöhte berufliche Gefährdung, postexpositionell, für Kinder allgemein empfohlen

* S = Standardimpfung mit allgemeiner Anwendung = Regelimpfung
  A = Auffrischimpfung
  I = Indikationsimpfung bei erhöhter Gefährdung (nicht beruflich), auch zum Schutz Dritter
  B = Impfung bei erhöhter beruflicher Gefährdung
  R = Reiseimpfung (die Impfindikation ergibt sich aus dem Reiseziel)
  P = Postexpositionelle Prophylaxe/Riegelungsimpfung oder andere Maßnahmen der spezifischen Prophylaxe (Immunglobulingabe oder Chemoprophylaxe) bei Kontaktpersonen

Tab. 26.45: Auffrisch- und Nachimpfungen für Erwachsene und Indikationsimpfungen für alle Altersgruppen nach den Impfempfehlungen der Ständigen Impfkommission am Robert Koch-Institut (2005). Alle genannten Impfungen sind Aktivimpfungen. T = Totimpfstoff; L = Lebendimpfstoff [A400]

26 Pflege von Menschen mit Infektionskrankheiten

- Humane spongiforme Enzephalopathien (☞ 26.7), ausgenommen familiär-hereditäre Formen
- Akute Virushepatitis (☞ 20.4.1)
- Enteropathisches hämolytisch-urämisches Syndrom (HUS) (☞ 29.5.8)
- Virusbedingte hämorrhagische Fieber
- Masern
- Meningokokken-Meningitis oder -Sepsis
- Milzbrand
- Poliomyelitis (☞ 26.6.10), wobei jede nicht traumatisch bedingte, akute, schlaffe Lähmung als Verdacht gilt
- Pest
- Tollwut
- Typhus/Paratyphus.

Namentlich meldepflichtig sind außerdem z. B.:

- Erkrankung und Tod an einer behandlungsbedürftigen Tuberkulose, außerdem Verweigern oder Abbruch einer Behandlung
- Verdacht und Erkrankung an einer mikrobiell bedingten Lebensmittelvergiftung oder an einer akuten infektiösen Gastroenteritis z. B. bei Beschäftigten in der Lebensmittelverarbeitung
- Die Verletzung eines Menschen durch ein tollwutkrankes oder -verdächtiges Tier sowie die Berührung eines solchen Tieres
- Das Auftreten einer bedrohlichen Erkrankung oder von mindestens zwei gleichartigen Erkrankungen bei vermu-

tetem epidemischem Zusammenhang und Gefahr für die Allgemeinheit
- Der Verdacht eines Impfschadens.

Nicht namentlich zu melden ist außerdem die Häufung nosokomialer Infektionen bei (mutmaßlichem) epidemischem Zusammenhang.

Meldepflichtige Nachweise von Krankheitserregern

Außerdem gibt es eine Anzahl namentlich oder nicht namentlich *meldepflichtiger Krankheitserreger* (sofern der Nachweis auf eine akute Infektion hinweist). Diese Meldepflicht hat für Pflegende keine praktische Bedeutung, da sie keine Erregernachweise durchführen.

Literatur und Kontaktadressen

📖 Literaturnachweis

1. Garner, J.S. and the Hospital Infection Control Practices Advisory Committee: Guideline for Isolation Precautions in Hospitals. Infect Control Hosp Epidemiol 17/1996, S. 53–80. Nachzulesen auch unter www.cdc.gov/ncidod/dhqp/gl_isolation.html (dort zuletzt geändert 4/2005).

2. Vgl. Bergen, P.: Basiswissen Krankenhaushygiene. 2. Aufl., Schlütersche Verlagsgesellschaft, Hannover 2006.

3. Vgl. Nussbaum, B.: Maßnahmenplan beim Auftreten von MRSA. Die Resistenzlage wird immer problematischer. In: Die Schwester/Der Pfleger 7/2002, S. 474–479.

4. Vgl. Meiser, M.; Brehmer, M.: Arbeitsabläufe bei der Pflege von MRSA-Erkrankten, 2. Teil: Pflegerische Alltags-

situationen. In: Die Schwester/Der Pfleger 1/2003, S. 32–36.

5. Vgl. Panknin, H.-Th.: Prävention und Therapie. Zeckenstich, Lyme-Krankheit und Frühsommer-Meningoenzephalitis. In: Die Schwester/Der Pfleger 07/2006, S. 516–519.

6. Vgl. Ebner, W.; Ludwig, A.-C.: Virale Erkrankungen, Teil 5: Virale Erreger von Kinderkrankheiten. In: Heilberufe 02/2006, S. 42–45.

Vertiefende Literatur ☞ 🖥

✉ Kontaktadressen

1. Robert Koch-Institut (RKI), Nordufer 20, 13353 Berlin,
Tel.: 030/187540,
Fax: 030/1875423 28,
www.rki.de

2. Centers for Disease Control and Prevention, 1600 Clifton Road, Atlanta, GA 30333, USA,
Tel.: 001/40463935 34,
www.cdc.gov

3. Borreliose Bund Deutschland e.V., Große Straße 205, 21075 Hamburg,
Tel.: 040/790 57 88,
Fax: 040/7924249,
www.borreliose-bund.de

4. Deutsche Gesellschaft für Tropenmedizin und Internationale Gesundheit e.V. (DTG), c/o Bernhard-Nocht-Institut für Tropenmedizin, Bernhard-Nocht-Straße 74, 20359 Hamburg,
Tel.: 040/42818478,
Fax: 040/428185 12;
Info Service: Postfach 40 04 66,
80704 München,
Tel.: 089/21803830,
Fax: 089/336038,
www.dtg.org

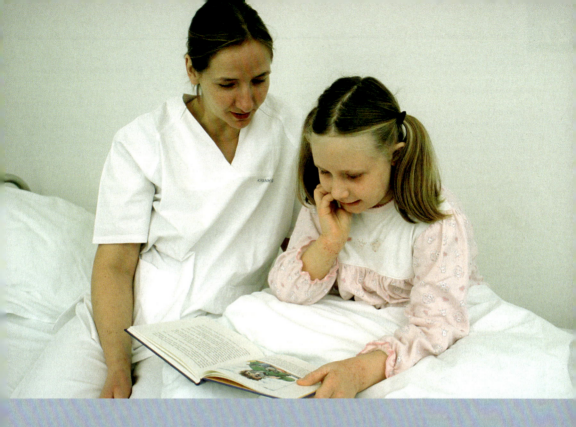

27 Pflege von Menschen mit Erkrankungen des Immunsystems

27.1	**Immundefekte** 1052	27.2	**Allergien** 1057	27.2.3	Grundprinzipien der Behandlung von Allergien .. 1059
27.1.1	Angeborene Immundefekte 1052	27.2.1	Typen allergischer Reaktionen 1057	27.3	**Autoimmunerkrankungen** 1061
27.1.2	Erworbene Immundefekte .. 1052	27.2.2	Allergologische Diagnostik .. 1058	**Literatur und Kontaktadressen** ... 1062
27.1.3	HIV-Infektion und AIDS 1052				

27 Pflege von Menschen mit Erkrankungen des Immunsystems

Fallbeispiel ☞ 🖳

Das medizinische Fachgebiet

> **Immunologie:** Lehre von den Abwehr-
> mechanismen des Immunsystems und
> den damit verbundenen Erkrankungen.
> Bisher kein eigenständiges medizini-
> sches Fachgebiet.

Das Immunsystem (Abwehrsystem) kann
auf zweierlei Art entgleisen: Zum einen
kann es zu schwach reagieren. Es entstehen *Immundefekte* (☞ 27.1). Zum anderen kann es Reaktionen gegen Antigene zeigen, die es normalerweise toleriert. Folge sind *Allergien* (☞ 27.2) oder
Autoimmunerkrankungen (☞ 27.3). Da
diese Erkrankungsgruppen jeweils völlig
andere ärztliche und pflegerische Maßnahmen erfordern, ist in diesem Kapitel
die sonst übliche allgemeingültige Darstellung zu Pflege, Leitbeschwerden und
Diagnostik nicht möglich.

Impfungen ☞ 26.11.2

27.1 Immundefekte

> **Immundefekt** *(Immuninsuffizienz, Im-
> munmangelkrankheit):* Geschwächte
> oder fehlende Abwehr durch:
> ► Entwicklungsstörungen der pluripo-
> tenten Stammzellen im Knochen-
> mark, der B- und/oder T-Lympho-
> zyten (angeboren; selten)
> ► Zerstörung der Abwehrzellen und/
> oder Antikörper durch Erkrankung
> oder therapeutische Maßnahmen (er-
> worben; häufig).

Leitsymptom: Infekt-
anfälligkeit

Klinisch äußern sich alle Immunschwä-
chen durch eine erhöhte, nicht selten lebensbedrohliche **Infektanfälligkeit:** Die
Betroffenen haben häufigere *und* schwerere Infektionen.

Bei einer B-Lymphozyten-Störung mit
Antikörpermangel kommt es vorwiegend
zu *bakteriellen* Infektionen, z. B. zu Lungenentzündungen durch Streptokokken
(☞ 26.5.3) oder Haemophilus influenzae
(☞ 26.5.10).

Bei Störungen der T-Lymphozyten ist im
Wesentlichen die Abwehr von Viren, Pilzen und Protozoen beeinträchtigt. Opportunistische Keime können schwere generalisierte Infektionen hervorrufen. Hierzu
zählen Lungenentzündungen durch Pneu-

mocystis carinii oder ein ausgedehnter
Befall durch Candida albicans (☞ 26.8.2,
28.5.3). Bestimmte Tumoren wie maligne Lymphome (☞ 22.7) oder gutartige
Warzen (Verrucae ☞ 28.5.1) treten gehäuft auf.

> Grundlage pflegerischen Handelns ist
> das hygienegerechte Verhalten, um die
> Infektionsgefahr möglichst gering zu
> halten (☞ 12.1.3.2, 26.2.3).

27.1.1 Angeborene Immun-
defekte

Am häufigsten sind Defekte der B-Lym-
phozyten mit nachfolgendem Antikörpermangel und dabei mit ca. 1 : 700 der **isolierte Ig-A-Mangel.** Er verläuft nicht selten symptomarm und bleibt dann lange
unbemerkt.

Hingegen treten bei der x-chromosomal ver-
erbten **Agammaglobulinämie Typ Bruton**
ab dem zweiten Lebenshalbjahr wiederholt
bakterielle Infekte auf. Diagnostisch wegweisend sind die Unterentwicklung der lymphatischen Gewebe (z. B. Tonsillen) und die Immunglobulinbestimmung im Blut. Therapeutisch stehen neben dem weitestmöglichen
Meiden von Infektionserregern Antibiotika-
und Immunglobulingaben im Vordergrund.
Nach Impfungen bleibt die Immunitätsbil-
dung aus, Lebendimpfungen dürfen nicht
durchgeführt werden.

An zweiter Stelle stehen **T-Lympho-
zyten- und kombinierte Defekte.** Beim
SCID *(severe combined immunodeficien-
cy)* bekommen die Säuglinge schon ab
den ersten Lebenswochen immer wieder
die verschiedensten Infektionen und sterben unbehandelt im ersten Lebensjahr.
Die Behandlung ist schwierig. Früher
konnten die Kinder nur in strenger Umkehrisolation (☞ 12.1.3.2) einschließlich
einer Art „Astronautenanzug" überleben.
Heute wird bei schweren Formen eine
Knochenmarktransplantation (☞ 22.4.7)
angestrebt.

> Ein Kleinkind mit „ständigen" Atem-
> wegsinfekten ist in aller Regel nicht,
> wie die Eltern oft annehmen, „abwehr-
> schwach", sein Immunsystem trainiert
> vielmehr den Umgang mit den Um-
> gebungskeimen. Aufmerksam werden
> sollte man, wenn mehrfach (schwere)
> Infektionen durch unterschiedliche,
> auch atypische Erreger an verschie-
> denen Stellen des Körpers auftreten
> oder z. B. Gedeihstörungen hinzukom-
> men.

27.1.2 Erworbene Immun-
defekte

Die wichtigsten Ursachen **erworbener
Immundefekte** sind Arzneimittel, Infektionen und erheblicher Eiweißmangel.

► **Arzneimittel** können das Immunsystem auf unterschiedliche Weise schädigen. So lösen einige Schmerzmittel
(z. B. Metamizol, etwa in Novalgin®)
in Einzelfällen eine lebensbedrohliche
allergische Agranulozytose (☞ 22.6.4)
aus. Dagegen hemmen Zytostatika
(☞ 22.4.1) *dosisabhängig* alle Zellver-
mehrungsvorgänge im Körper und damit auch das schnell wachsende lymphatische System.

► Manche **Infektionen** wie z. B. die „Kinderkrankheiten" Masern (☞ 26.6.3)
und Windpocken (☞ 26.6.8) ziehen
eine vorübergehende Immunschwäche
nach sich, die vor allem die T-Lymphozyten betrifft. Bis heute unheilbar ist
das Immunschwächesyndrom AIDS
(☞ 27.1.3)

► Hungerzustände oder chronische Eiweißverluste, z. B. bei Nierenerkrankungen, beeinträchtigen vor allem die
Bildung der Antikörper und dadurch
die spezifische humorale Abwehr.

> ### „Physiologische" Immun-
> schwäche im Alter
> Normal ist ein Nachlassen der Immun-
> abwehr im Alter. Dies führt bei einem
> Teil der älteren Menschen zu erhöhter
> Infektanfälligkeit und wird als *eine*
> Ursache für die Zunahme bösartiger
> Tumoren im Alter angesehen.

27.1.3 HIV-Infektion und
AIDS

> **AIDS** (kurz für *acquired immune de-
> ficiency syndrome, erworbenes Im-
> mundefektsyndrom*): Immunschwä-
> chekrankheit als Folge einer Infektion
> mit dem *Humanen Immundefizienz-
> Virus* (HIV). Zwei verschiedene HIV-
> Typen (HIV-1 und HIV-2) mit jeweils
> mehreren Subtypen. Bis heute unheil-
> bar, aber in den Industriestaaten durch
> medikamentöse Behandlung erheb-
> liche Lebensverlängerung.

In Deutschland infizieren sich etwa 2500
Menschen jährlich, wobei die Zahl der
Neuinfektionen seit 2002 trotz aller Auf-
klärungskampagnen wieder angestiegen
ist und 2006 etwa 50 % höher lag als

2001. Die Zahl der HIV-Infizierten in Deutschland wird insgesamt auf 49 000 geschätzt, davon 300(–500) Kinder. Weltweit sind ca. 40 Millionen Menschen infiziert, davon 2,3 Millionen Kinder, ebenfalls mit derzeit steigender Zahl der Neuinfektionen (📖 1).

Übertragung und Krankheitsentstehung

Das HIV wird durch Körpersekrete übertragen, wobei das Virus durch kleinste Haut- oder Schleimhautverletzungen in den Körper eindringt (v. a. beim Geschlechtsverkehr). *Alle* Körperausscheidungen sind potentiell infektiös, also z. B. Stuhl, Urin, Erbrochenes, Speichel, Sputum, Tränenflüssigkeit und Muttermilch. Blut und Sperma sind jedoch besonders virushaltig und bei Jugendlichen und Erwachsenen die Hauptübertragungswege.

Bei Neugeborenen stehen die diaplazentare Übertragung und die Ansteckung während der Geburt im Vordergrund. Auch Übertragung durch Stillen ist möglich.

Ausgeschlossen ist eine HIV-Infektion durch alltägliche Sozialkontakte wie Händeschütteln. Für die Patienten ist es wichtig, dass sie normal behandelt werden.

In der Lymph- und Blutbahn baut das Virus seine Erbsubstanz in Zellen mit dem CD4-Rezeptor ein, vor allem T-Helferzellen und verschiedene Phagozyten. Das HIV zerstört die Abwehrzellen bereits früh, der Organismus gleicht den Verlust jedoch lange durch vermehrte Produktion aus. Nach Jahren bricht das (zelluläre) Immunsystem zusammen. Es entwickelt sich eine zunehmende Abwehrschwäche mit Häufung opportunistischer Infektionen (☞ unten). Die Viren gelangen auch ins ZNS und führen dort zu einer chronischen Entzündung (Neuro-AIDS ☞ unten).

Hauptrisikogruppen

Hauptrisikogruppen sind:
- Männliche Homo- oder Bisexuelle mit häufig wechselnden Partnern, wenn sie keinen „safer sex" praktizieren
- I. v.-Drogenabhängige, wenn sie Injektionsbestecke gemeinsam benutzen *(needle sharing)*
- Prostituierte, die ohne Kondom arbeiten
- Kinder infizierter Mütter.

Durch die gesetzlich vorgeschriebene Testung von Blutprodukten treten Infektionen durch Blut/-produkte in Deutschland kaum noch auf (1985–2005 insge-

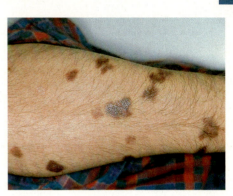

Abb. 27.1: Zahlreiche Kaposi-Sarkome bei einem Mann. [S. 00]

samt elf Fälle), in armen Ländern ist dies nach wie vor ein Problem. Die Berufsgruppen im Gesundheitswesen zählen *nicht* zu den Risikogruppen.

Symptome und Stadieneinteilung

Ein Teil der Infizierten bekommt Tage bis Wochen nach der Infektion vorübergehend mononukleoseartige Beschwerden. Nach einer beschwerdefreien Zeit von meist mehreren Jahren treten generalisierte Lymphknotenschwellungen auf, der Zustand verschlechtert sich allmählich bis zum AIDS-Vollbild (☞ Tab. 27.2). Zwischen Infektion und AIDS-Vollbild vergehen in Deutschland im Mittel um die zehn Jahre.

Ungefähr 25 % der infizierten Neugeborenen erkranken früh, oft schon im Babyalter, mit einer eher schlechten Prognose. Die übrigen Kinder erkranken erst wesentlich später, etwa im Schulalter.

HIV-assoziierte Infektionen

Bei AIDS-Erkrankten kommt es durch die hochgradige Abwehrschwäche regelmäßig zu sonst sehr seltenen Infektionen:

- **Pneumocystis carinii** ist ein Einzeller, am ehesten ein Pilz. Die **Pneumocystis-carinii-Pneumonie** ist die häufigste opportunistische Infektion und eine AIDS definierende Erkrankung. Klassisch ist die Kombination aus über Wochen zunehmendem Fieber, Belastungsdyspnoe (☞ 18.2.1) mit Leistungsknick und trockenem Husten. Die Erkrankung wird antibiotisch behandelt, bei hochgradiger Abwehrschwäche oder nach durchgemachter Pneumonie ist eine Antibiotikaprophylaxe erforderlich.
- **Pilzinfektionen,** am häufigsten ein Soor (☞ 26.8), später auch eine Kryptokokken-Meningitis (☞ 26.8.3) oder Aspergillose der Lunge (☞ 26.8.3), kommen bei AIDS-Kranken praktisch immer vor
- Typische **Virusinfektionen** des AIDS-Kranken sind die Zytomegalie (☞ 26.6.9) und die verschiedenen Herpes-Infektionen (☞ 26.6.7)
- Bei den **bakteriellen Infektionen** zu nennen sind bakterielle Lungenentzündungen (☞ 18.4.4), Tuberkulose (☞ 18.4.5) und Infektionen durch *atypische Mykobakterien,* die sich vor allem durch länger dauerndes Fieber und Gewichtsabnahme zeigen.

HIV-assoziierte Malignome

Typisch für die AIDS-Erkrankung sind:
- *Maligne Lymphome,* meist Non-Hodgkin-Lymphome (☞ 22.7.2), die bei ca. 5–10 % aller AIDS-Kranken auftreten
- Das *Kaposi-Sarkom,* das vor allem homosexuelle Männer betrifft
- Bei Frauen das Zervixkarzinom (☞ 30.6.3).

Das **Kaposi-Sarkom** wird durch das onkogene Herpes-Virus Typ 8 im Zusammenspiel mit weiteren Kofaktoren hervorgerufen. Bei AIDS-Kranken treten typischerweise zahlreiche Tumoren auf: An Haut und Schleimhaut zeigen sie sich oft als blau-braun-rote Flecken oder Knoten, die ulzerieren können. Bei einem Befall der inneren Organe verstirbt der Kranke meist rasch. Hauptsäulen der Behandlung sind die antiretrovirale Therapie (HAART ☞ unten) sowie lokale Maßnahmen (etwa Operation, Laser- oder Strahlenbehandlung).

Neuro-AIDS

Neuro-AIDS ist der *direkte* Befall des Nervensystems mit dem HIV. Dieses verursacht chronisch-entzündliche und atrophische Schädigungen von Gehirn (**HIV-Enzephalopathie**) und Rückenmark sowie eine periphere Neuropathie. Symptome sind motorische Störungen, psychische Veränderungen und intellektuelle Einbußen bis zur *Demenz* (☞ 33.9.5).

CDC-Klassifikation

Die **CDC-Klassifikation** (CDC = Center for Disease Control, USA) berücksichtigt das klinische Bild *und* die Anzahl der T-Helferzellen. Vereinfacht werden drei **klinische** und drei **Laborkategorien** unterschieden, so dass sich neun Zuordnungsmöglichkeiten ergeben.

Für Kinder unter 13 Jahren gibt es eine modifizierte CDC-Klassifikation. Sie unterscheidet vier klinische und drei immunologische Kategorien.

Diagnostik und Differentialdiagnose

Ungefähr drei Wochen bis drei Monate nach der Infektion sind im Blut des Patienten erstmalig Antikörper gegen HIV nachweisbar *(Serokonversion)*. Wichtigster *Suchtest* ist ein hoch empfindlicher

ELISA *(enzyme linked immuno sorbent assay)*, wobei eine – in Deutschland seltene – Infektion mit HIV-2 nur durch einen Teil der Tests erfasst wird. Bei positivem Testausfall schließt sich ein *Bestätigungstest* an (z. B. *Westernblot)*. Fällt auch dieser positiv aus, wird der Test an einer zweiten Blutprobe wiederholt.

Für spezielle Fragestellungen ist ein direkter Virusnachweis bzw. Nachweis von Virusbestandteilen möglich.

Als optimale *Verlaufskontrolle* gilt derzeit die Kombination aus klinischer Untersuchung, Messung der **Viruslast** (Konzentration der HIV-RNA im Blut) und Bestimmung sowohl der absoluten Zahl an T-Helferzellen als auch des Verhältnisses zwischen T-Helfer- und T-Suppressorzellen *(T4-/T8-Quotient)*.

Behandlungsstrategie
Anti(retro)virale Behandlungsstrategie

Bevorzugt wird heute eine *hochaktive antiretrovirale Therapie* (**HAART**) mit mindestens drei gegen das HIV gerichteten Arzneimitteln. Die Nebenwirkungen sind allerdings teils erheblich mit nach

wie vor unklaren Langzeitfolgen z. B. für Herz und Kreislauf: etwa Fettverteilungsstörungen (abgemagerter Körper, aber Fetteinlagerung im Bauch- oder Nackenbereich), Kopfschmerzen, Appetitlosigkeit, Hyperlipidämie, Neuropathie und Blutbildveränderungen (Leukozytopenie).

Während die Indikation zur anti(retro)viralen Therapie beispielsweise bei sehr wenigen T-Helferzellen oder Auftreten von Beschwerden nach heutigem Kenntnisstand eindeutig gegeben ist, ist sie etwa bei asymptomatischen Infizierten mit geringer Viruslast umstritten.

Weitere Behandlungsmaßnahmen

Infektionen und Malignome werden nach den üblichen Grundsätzen behandelt. Weitere abwehrschwächende Faktoren wie etwa unzureichende Ernährung werden möglichst vermieden.

HIV-infizierte Schwangere

In Deutschland kommen jährlich etwa 200 Neugeborene HIV-positiver Mütter zur Welt. Das Infektionsrisiko für das Kind beträgt ohne Prophylaxen ca. 25 %. Durch antiretrovirale Behandlung der Schwangeren sowie des Neugeborenen nach der Geburt, eine geplante Schnittentbindung *vor* Einsetzen der Wehen und Verzicht auf Stillen kann das Risiko auf ca. 2 % (!) gesenkt werden.

Pflege von aidskranken Menschen

Pflege in der Endphase des Lebens ☞ *Kapitel 10*

Situation des Patienten

Die Diagnose „HIV-positiv" stellt trotz aller therapeutischen Fortschritte nach wie vor die gesamte Lebensplanung infrage. Die Betroffenen fragen sich, wie lange sich die Krankheit wohl noch beherrschen lässt, sie haben Angst vor Partnerschaftsproblemen, vor gesellschaftlicher Isolierung und vor langem, einsamem Sterben. Möglicherweise können sie ihren Beruf nicht mehr weiter ausüben und benötigen die Unterstützung eines Sozialarbeiters bei der Neuorientierung. Muss der Betroffene zum Zeitpunkt der Diagnose Eltern oder Partner gestehen, dass er homo- oder bisexuell ist („Outing"), bringt dies nicht selten zusätzliche Konflikte. Gesprächsbereitschaft von Seiten der Pflegenden und der Ärzte ist hier ganz wichtig. Hilfreich sind oft auch

Labor-kategorie	CD4-T-Zellen	Klinische Kategorie		
		A	B (HIV-assoziierte Erkrankungen)*	C (AIDS definierende Erkrankungen)*
		▸ Akute HIV-Infektion, mononukleoseartiges Bild in der Anamnese ▸ Asymptomatische HIV-Infektion ▸ Generalisierte Lymphadenopathie	▸ Mund-Rachen- oder vulvovaginaler Soor (≥ 1/Monat oder nur schlecht therapierbar) ▸ Fieber ≥ 38,5 °C ▸ ≥ 4 Wochen bestehende Diarrhö ▸ Herpes zoster (mind. zweimal oder mehr als ein Dermatom) ▸ Adnexitis (Eileiterentzündung) ▸ Periphere Neuropathie	▸ Zerebrale Toxoplasmose (☞ 26.9.2) ▸ Tiefe Candida-Infektionen (z. B. des Ösophagus) ▸ Chronische Herpes-simplex-Ulzera, tiefe Herpes-Infektionen ▸ Netzhaut- oder generalisierte Zytomegalieinfektion (☞ 26.6.9) ▸ Pneumocystis-carinii-Pneumonie ▸ Tuberkulose, atypische Mykobakteriose ▸ Extrapulmonale Kryptokokken-Infektion ▸ **Kryptosporidiose:** Diarrhö ≥ 4 Wochen durch das Protozoon *Cryptosporidium parvum* ▸ Kaposi-Sarkom, maligne Lymphome, invasives Zervixkarzinom ▸ HIV-Enzephalopathie ▸ **Wasting-Syndrom** (fortschreitende Abmagerung)
1	≥ 500/μl	Stadium I	Stadium I	Stadium III
2	200–499/μl	Stadium I	Stadium II	Stadium III
3	< 200/μl	Stadium II	Stadium II	Stadium III
* Auswahl				

Tab. 27.2: Stadieneinteilung bei HIV-Infektion, modifiziert nach der CDC-Klassifikation 1993 (▢ 2).

27.1 Immundefekte

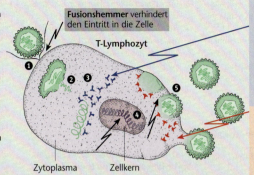

❶ Das HIV dockt am T-Lymphozyten an, dringt in ihn ein
❷ und setzt sein Erbgut, die Virus-RNA, frei.
❸ Die Virus-RNA wird vom Enzym *reverse Transkriptase* in DNA umgeschrieben.
❹ Im Zellkern wird die DNA mit Hilfe der viruseigenen *Integrase* in die DNA des T-Lymphozyten eingebaut
❺ und zwingt den T-Lymphozyten unter dem Einfluss des Enzyms *HIV-Protease* zur massenhaften Produktion neuer HI-Viren.

Fusionshemmer verhindert den Eintritt in die Zelle

Nukleosidanaloga *(NRTI)*, **Nukleotidanaloga** und **Nicht-nukleosidische Hemmer der reversen Transkriptase** *(NNRTI)* hemmen die reverse Transkriptase und erschweren dadurch die Neuinfektion von Zellen.

Proteinaseinhibitoren *(PI)*, hemmen die HIV-Protease, dadurch bilden sich **nicht-infektiöse** Virusteile, und Neuinfektionen von Zellen werden verhindert.

⚡ = weiterer möglicher Angriffspunkt für die Entwicklung antiretroviraler Substanzen

Nukleosidanaloga (Bsp. Handelsname): Abacavir (Ziagen®), Azidothymidin (= Zidovudin; Retrovir®), Didanosin (Videx®), Lamivudin (Epivir®), Stavudin (Zerit®), Zalcitabin (Hivid®)
Nukleotidanaloga (Bsp. Handelsname): Tenofovir (Viread®)

Nicht-nukleosidische Hemmer der reversen Transkriptase (Bsp. Handelsname): Delaviridin (Rescriptor®), Efavirenz (Sustiva®), Nevirapin (Viramune®)

Proteinaseinhibitoren (Bsp. Handelsname): Amprenavir (Agenerase®), Indinavir (Crixivan®), Nelfinavir (Viracept®), Ritonavir (Norvir®), Saquinavir (Fortovase®), Tripranavir
Fusionshemmer (Bsp. Handelsname): Enfuvirtide (Fuzeon®)

Abb. 27.3: Medikamentöse Strategien gegen das HI-Virus. [A400-190]

soziale Dienste, Psychologen und Theologen (Seelsorger, Pfarrer).

Schon in den Frühstadien der HIV-Infektion ist das Sexualleben durch die Infektion geprägt: Durch jeden ungeschützten Geschlechtsverkehr, d. h. ohne Verwendung eines Kondoms, kann das Virus an den Sexualpartner weitergegeben werden. Wurde der Partner bereits infiziert, führen Schuldgefühle einerseits und Zorn andererseits zu einer Beziehungskrise, an der die Partnerschaft zerbrechen kann.

HIV-infizierte Kinder möchten bei relativem Wohlbefinden wie ihre gesunden Altersgenossen leben. Dies wird ihnen aus Angst der anderen Eltern oft verweigert. Es ist aber davon auszugehen, dass für die Spielkameraden kein erhöhtes Risiko besteht (mit Ausnahme von besonders aggressiven Kindern, die andere Kinder beißen), sofern die allgemeinen Hygieneregeln sowie einige zusätzliche Vorsichtsmaßnahmen etwa beim Versorgen von Wunden eingehalten werden.

Pflegeinterventionen

Durch die lange Behandlungszeit entwickelt sich häufig ein enges Verhältnis zwischen Patient und Pflegenden. Sind die Kranken zusätzlich noch von sozialer Isolation betroffen, sind die Pflegenden manchmal die einzigen Menschen, denen sie sich anvertrauen. Die Ausgrenzung durch die Gesellschaft ist noch immer von großer Bedeutung. Hier ist Aufklärung, auch durch die Pflegenden, wichtig, um die Akzeptanz zu verbessern (📖 3).

Wie bei allen anderen Erkrankungen auch richtet sich die Pflege nach dem Zustand des Patienten. Außerdem gilt:

▶ Sorgfältige Mundpflege nach jeder Mahlzeit zur Vorbeugung vor Infektionen
▶ Regelmäßige Temperaturkontrollen, Haut- und Schleimhautbeobachtung zur Früherkennung von Verletzungen und Infektionen. Sorgfältige Pflege der oft sehr trockenen Haut
▶ Wegen der Blutungs- und Infektionsgefahr Vermeiden von Verletzungen bei der Körperpflege, etwa durch Zahnbürsten oder Rasierklingen
▶ Vitamin-, eiweiß- und kalorienreiche Ernährung, die Patienten sind oft kachektisch (Eingehen auf besondere Wünsche bzw. Mitbringenlassen von Lieblingsspeisen). Bei Soor-Ösophagitis ggf. passierte oder weiche Kost, bei fortschreitendem Gewichtsverlust zusätzlich Sondennahrung (zum Trinken)
▶ Achten auf ausreichende Flüssigkeits- und Elektrolytzufuhr (erhöhter Bedarf bei Durchfällen, Erbrechen oder Fieber)
▶ Sorgfältige Mundpflege zur Vermeidung von Schleimhautinfektionen (z. B. Mundsoor)
▶ Regelmäßige Gewichtskontrollen.

Bei der Betreuung des Aidskranken daheim steht häufig die Unterstützung bei der Medikamenteneinnahme im Vordergrund, denn trotz neuer Kombinationspräparate sind 20 Tabletten und mehr keine Seltenheit (📖 4). Die Pflegenden achten auf die korrekte Einnahme (Vor oder nach dem Essen? Nur mit Wasser? Nur zu einer leichten Mahlzeit?), erkundigen sich nach Nebenwirkungen und geben ihre Beobachtungen ggf. an den Hausarzt weiter.

Richtlinien für Hygiene- und Desinfektionsmaßnahmen

Die erforderlichen Hygiene- und Desinfektionsmaßnahmen gleichen denen bei anderen Erkrankungen, die vor allem durch Blut und andere Körperflüssigkeiten wie Sperma übertragen werden (etwa Hepatitis B ☞ 20.4.1).

▶ Unterbringung in einem Einzelzimmer ist nicht erforderlich. Ausnahmen sind beispielsweise gleichzeitig bestehende andere Infektionen, die eine Isolierung erfordern, oder eine hochgradige Abwehrschwäche des Patienten mit Notwendigkeit einer Umkehrisolation
▶ Über das Übliche hinausgehende Desinfektionsmaßnahmen sind nicht generell notwendig, können aber durch Begleiterkrankungen, etwa einen infektiösen Durchfall, erforderlich sein (☞ auch 26.5.5). Das Geschirr Infizierter gilt als nicht ansteckend, die

1055

27 Pflege von Menschen mit Erkrankungen des Immunsystems

Wäsche nur, wenn sie mit virushaltigem Material in direkten Kontakt gekommen ist
▶ Wenn irgend möglich, sollte Einmalmaterial bevorzugt werden. Alternative ist die streng patientenbezogene Verwendung medizinischer Geräte und tägliche Sterilisation von Therapiegegenständen aus Kunststoff.

Infektionsschutz des Personals

Hauptpfeiler der Infektionsprophylaxe

▶ Tragen von Handschuhen aus Latex oder sog. synthetischem Latex bei jedem Kontakt mit Körperflüssigkeiten; Einmalhandschuhe aus anderem Material bieten keinen ausreichenden Schutz
▶ Vermeiden von Verletzungen mit gebrauchten Instrumenten, insbesondere Kanülen.

Das Risiko, sich durch Pflegemaßnahmen mit dem HI-Virus zu infizieren, ist gering. Die häufigste Ursache waren versehentliche Nadelstiche durch Zurückstecken von Kanülen in ihre Schutzkappen *(Recapping)*. Es folgten Infektionen über die Schleimhäute bzw. über rissige Haut. Trotzdem müssen Pflegende (und Ärzte) im Umgang mit HIV-Infizierten Vorsichtsmaßnahmen treffen:
▶ Verletzungen durch benutzte Skalpelle, Infusionsbestecke, Kanülen etc. vermeiden. Kanülen *sofort* in geeignete Behälter entsorgen
▶ Bei Kontakt mit Blut, Ausscheidungen und Sekreten sowie beim Waschen des Patienten und beim Verbandswechsel Handschuhe benutzen und Hände regelmäßig desinfizieren
▶ Evtl. zusätzlich Schutzkittel (z.B. bei Durchfällen), Mundschutz und Schutzbrille (bei Aerosolbildung) tragen
▶ Die Hände regelmäßig eincremen, um rissiger Haut vorzubeugen. Bei Verletzungen an den Händen gut schließenden, wasserundurchlässigen Verband anlegen; bei zu erwartendem Kontakt mit infektiösem Material andere Pflegekraft bitten, die Maßnahme durchzuführen
▶ Material, das mit erregerhaltigen Körpersekreten in Berührung gekommen ist, sorgfältig entsorgen (Sondermüll, Kennzeichnung als „infektiös"). Verschüttetes Blut (oder andere Körperausscheidungen) aufwischen und die Fläche anschließend desinfizieren

▶ Infektiöse Laborproben nach den hausinternen Richtlinien kennzeichnen
▶ Bei Endoskopien oder beim Absaugen intubierter Patienten Mundschutz und Schutzbrille tragen, bei Operationen zwei Paar Handschuhe und Schutzbrille
▶ Für funktionsfähige Beatmungsgeräte (inkl. Zubehör wie z.B. Masken) sorgen, um eine Mund-zu-Mund-Beatmung zu vermeiden

Erstmaßnahmen bei Verletzungen mit HIV-kontaminiertem Material

Nadelstichverletzungen ☞ *13.13*

Hat sich eine Pflegekraft verletzt, so wird im deutschsprachigen Raum empfohlen, die verletzte Stelle mindestens eine Minute durch Druck auf das umliegende Gewebe ausbluten zu lassen, um evtl. eingebrachte Viren wieder herauszuschwemmen (international umstritten), und die Wunde dann intensiv mit einem Antiseptikum zu spülen. Ist kontaminiertes Material auf verletzte Haut gelangt, wird ebenfalls mit einem Antiseptikum gespült, bei Schleimhäuten (z.B. Augenbindehäuten) mit reichlich Wasser über mehrere Minuten. Die Nadel wird für evtl. mikrobiologische Untersuchungen asserviert. Unmittelbar danach sucht die Pflegekraft die chirurgische Ambulanz oder einen niedergelassenen D-Arzt auf.

Falls die Herkunft der Nadel feststellbar ist, wird dem Pflegebedürftigen, dessen Blut oder anderes Körpermaterial das Instrument kontaminiert hat, Blut abgenommen und auf HIV-Antikörper untersucht, sofern sein HIV- und Hepatitis-Status nicht ohnehin bekannt ist.

Zum Beweis, dass die Pflegekraft bisher HIV-negativ war, wird ein HIV-Test durchgeführt. Kontrollen erfolgen nach vier und sechs Wochen sowie drei und sechs Monaten. Diese Zeitabstände sind notwendig, da bei ganz frischer Infektion des Patienten ein (noch) negativer Test im Krankenhaus möglich ist, sich durch die weiteren Kontrollen aber trotzdem ein zeitlicher Zusammenhang zur Verletzung herstellen lässt.

HIV-Postexpositionsprophylaxe

Eine vierwöchige antiretrovirale Kombinationstherapie nach stattgefundener Exposition (**HIV-Postexpositionsprophylaxe,** *HIV-PEP*) kann das Risiko einer Infektion erheblich vermindern, jedoch nicht ausschließen.

▶ *Empfohlen* wird die HIV-PEP nach Stichverletzungen mit Injektions- oder anderen Hohlraumnadeln oder nach Schnittverletzungen unter Beteiligung von hoch virushaltigen Körperflüssigkeiten (Blut, Liquor, Punktat-, Organmaterial)
▶ *Angeboten* wird die HIV-PEP bei sichtbaren, aber oberflächlichen Verletzungen mit frischen Blutspuren auf dem verletzenden Instrument, außerdem bei Kontakt von geschädigter Haut (z.B. Ekzem) oder intakter Schleimhaut mit Flüssigkeiten hoher HIV-Konzentration
▶ *Nicht empfohlen* wird die HIV-PEP bei fraglicher HIV-Exposition mit eher geringem Risiko, beispielsweise Kontakt intakter Haut mit Speichel (📖 5, ✉ 1).

Die Behandlung sollte möglichst innerhalb von 1–2 Std. nach der Exposition beginnen. Ist die Infektionslage unklar, kann die PEP zunächst begonnen und nach Klärung jederzeit wieder abgebrochen werden.

Bis zum Ausschluss einer HIV-Infektion sollte sich die Pflegekraft so verhalten, als ob sie infiziert wäre, also z.B. kein Blut spenden oder keinen ungeschützten Geschlechtsverkehr haben.

Außerdem wird die Hepatitis-Serologie beim Pflegenden bestimmt und ggf. eine simultane aktive und passive Impfung durchgeführt.

Prävention und Gesundheitsberatung

Eine Vorbeugung ist nur durch Meiden infizierter Sekrete möglich. Hierzu gehört insbesondere das Benutzen von Kondomen bei Geschlechtsverkehr mit neuen oder promiskuitiven (= häufig den Geschlechtspartner wechselnden) Partnern („safer sex"). Hierauf weisen auch die Pflegenden hin und vermitteln ggf. Informationen zu Kontaktadressen (✉ 2). Drogensüchtige sollten keine Injektionsbestecke mit anderen teilen („safer use").

Im medizinischen Bereich sind die sorgfältige Herstellung von Blutprodukten (☞ 22.4.6), ihre gezielte, möglichst sparsame Anwendung und das weitestmögliche Umsteigen auf Eigenblutspenden (☞ 15.10.2) hervorzuheben. Das Risiko einer HIV-Übertragung durch Blutprodukte ist heute in Deutschland extrem niedrig (Details ☞ 22.4.6).

1056

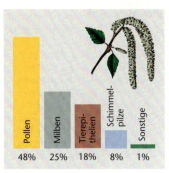

Abb. 27.4: Verteilung der wichtigsten Inhalationsallergene unter den Allergikern.

27.2 Allergien

Allergie: Erworbene, spezifische Überempfindlichkeit gegenüber bestimmten, an sich ungefährlichen Antigenen. Extremform ist der lebensbedrohliche **anaphylaktische Schock**.

Die **Allergie** wird ebenso wie die Immunität bei einem früheren Antigenkontakt erworben, man spricht von **Sensibilisierung**. Nach einer Ruhepause, während der die Bildung der Antikörper bzw. spezifisch sensibilisierten Zellen abläuft, kommt es bei einem erneuten Antigenkontakt zur **allergischen Reaktion**.

Antigene, die allergische Reaktionen, im engeren Sinne nur solche vom Typ I, auslösen, heißen **Allergene**. Es gibt:
- **Inhalationsallergene** wie Pollen und Schimmelpilze (☞ Abb. 27.4)
- **Ingestionsallergene** (= *Nahrungsmittelallergene*) wie Erdbeeren, Nüsse
- **Kontaktallergene** wie Salben
- **Injektionsallergene**, meist tierische Gifte, z. B. von Bienen, aber auch z. B. Röntgenkontrastmittel (☞ 14.6.3).

27.2.1 Typen allergischer Reaktionen

Allergische Reaktionen vom Typ I (Soforttyp)

Bei entsprechender Veranlagung (☞ unten) und Kontakt mit bestimmten Antigenen wie Pollen, Penicillin oder Kontrastmittel reagiert der Organismus mit einer besonders starken Bildung von Immunglobulinen des Typs IgE, die sich an die Oberfläche von Mastzellen und basophilen Granulozyten heften. Bei erneutem Allergenkontakt kommt es zu einer Antigen-Antikörper-Reaktion an der Zelle mit Freisetzung v. a. von Histamin. In Sekunden bis Minuten (deshalb *Soforttyp*) treten die Symptome auf: Hautrötung, Juckreiz, Augenbrennen, Niesen, Ödeme, Blutdruckabfall (durch Gefäßerweiterung) und Atemwegsverengung.

Oft bleibt die anaphylaktische Reaktion *örtlich* begrenzt, z. B. beim Heuschnupfen (☞ 32.5.2), bei der allergischen Bindehautentzündung (☞ 31.6.1), bei Urtikaria (☞ 28.6.1) oder beim allergischen Asthma (☞ 18.6).

Notfall: Anaphylaktischer Schock

Der **anaphylaktische Schock** ist die schwerste Form der allergischen Typ-I-Reaktion. Er kann in wenigen Minuten durch Blutdruckabfall und Krämpfe der Bronchialmuskulatur zum Tod führen. Bereits ein einziger Bienenstich reicht beim Patienten mit einer Bienengiftallergie als Auslöser aus! Die sofortige Injektion von Glukokortikoiden und Adrenalin ist oft lebensrettend (Details ☞ 13.5.5).

Allergische Reaktionen vom Typ II (zytotoxischer Typ)

Typ-II-Reaktionen werden durch Bindung von IgM- oder IgG-Antikörpern an zellständige Antigene ausgelöst. Es kommt zur Komplement-Aktivierung und nach Stunden oder Tagen zur Auflösung der das Antigen tragenden Zellen.

Beispiele sind bestimmte hämolytische Anämien (☞ Tab. 22.25) oder ein arzneimittelinduzierter Abfall der weißen Blutkörperchen (☞ 22.6.4) oder Blutplättchen (☞ 22.8.3).

Allergische Reaktionen vom Typ III (Immunkomplex-Typ)

Unter bestimmten Umständen können sich zirkulierende Immunkomplexe in Geweben ablagern und diese nach Komplementaktivierung schädigen (maximale Reaktion nach 6–8 Std.).

Hierzu zählen z. B. die allergische Alveolitis (☞ 18.7.2), einige Arzneimittelallergien oder die Immunkomplexglomerulonephritis (☞ 29.5.6).

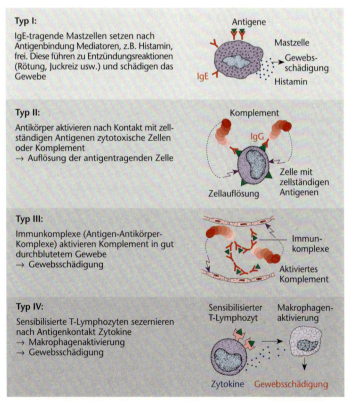

Typ I:
IgE-tragende Mastzellen setzen nach Antigenbindung Mediatoren, z. B. Histamin, frei. Diese führen zu Entzündungsreaktionen (Rötung, Juckreiz usw.) und schädigen das Gewebe

Typ II:
Antikörper aktivieren nach Kontakt mit zellständigen Antigenen zytotoxische Zellen oder Komplement
→ Auflösung der antigentragenden Zelle

Typ III:
Immunkomplexe (Antigen-Antikörper-Komplexe) aktivieren Komplement in gut durchblutetem Gewebe
→ Gewebsschädigung

Typ IV:
Sensibilisierte T-Lymphozyten sezernieren nach Antigenkontakt Zytokine
→ Makrophagenaktivierung
→ Gewebsschädigung

Abb. 27.5: Übersicht über die vier Typen von allergischen Reaktionen. Sie unterscheiden sich in der Zeit zwischen Allergenkontakt und Allergieausbruch sowie im Mechanismus der Immunantwort. [A400-190]

Allergische Reaktionen vom Typ IV (Spättyp)

Die allergische Reaktion vom Typ IV manifestiert sich erst verzögert 12–72 Std. nach dem (erneuten) Antigenkontakt. Sie wird durch sensibilisierte T-Lymphozyten ausgelöst, die Zytokine freisetzen sowie weitere Abwehrzellen – z. B. Makrophagen – aktivieren.

Klinisch bedeutsam sind z. B. die sehr häufigen Kontaktallergien (☞ 28.6.3) und die in der Tuberkulosediagnostik eingesetzte *Tuberkulinreaktion* (☞ 18.4.5).

Wichtigste Allergie im Kindesalter: Milcheiweißallergie

Häufigste Allergie im Kindesalter ist die **Nahrungsmittelallergie** (Typ I oder IV). Aber Vorsicht – nicht jede Nahrungsmittelunverträglichkeit ist eine Allergie!

Am bedeutsamsten dabei ist die **Milcheiweißallergie,** vielfach nicht ganz korrekt auch als *Kuhmilchproteinintoleranz* bezeichnet (einer Intoleranz liegt definitionsgemäß keine Immunreaktion zugrunde). Häufig ist sie mit einer Allergie gegen Sojaeiweiß vergesellschaftet. Die akute Form geht bei Säuglingen mit Erbrechen und schweren, teils blutigen Durchfällen einher, die häufigere chronische Form zeigt sich als Verdauungsstörung (Malabsorption ☞ 19.6.2) mit Gedeihstörung und chronischen Durchfällen. Die Milcheiweißallergie wird durch Nahrungen mit hochaufgeschlüsseltem Eiweißanteil wie Alfare® oder Pregomin® behandelt. Sie verliert sich meist im Kleinkindalter von selbst.

Daneben werden häufig Allergien gegen Hühnerei, Fisch, Nüsse, Soja, Getreideprodukte und Hülsenfrüchte beobachtet.

Atopie

Die Allergiebereitschaft ist erblich mitbedingt. Ca. 10 % der Bevölkerung gehören zur Gruppe der *Atopiker* (griech. „seltsame Menschen"). Unter dem Begriff der **Atopie** fasst man die Bereitschaft zu folgenden Erkrankungen zusammen: allergisches Asthma bronchiale (☞ 18.6), allergischer Schnupfen (☞ 31.5.2), Urtikaria (☞ 28.6.1), allergische Bindehautentzündung des Auges (☞ 31.6.1) sowie Neurodermitis (endogenes Ekzem ☞ 28.7.1). Atopiker durchlaufen im Laufe ihres Lebens oft mehrere dieser Erkrankungen.

Erkrankung	Details ☞
Allergische Agranulozytose	22.6.4
Allergische Alveolitis	18.7.2
Allergisches Asthma bronchiale	18.6
Allergische Bindehautentzündung	31.6.1
Allergischer Schnupfen (Sonderform: Heuschnupfen)	32.5.2
Allergische Thrombozytopenie	22.8.3
Allergische Urtikaria	28.6.1
Allergische Vaskulitis	23.7.5
Anaphylaktischer Schock	27.2.1, 13.5.5
Kontaktallergie	28.6.3
Arzneimittelallergie	22.6.4, 22.8.4, 27.2.1, 28.6.1

Tab. 27.6: Häufige, in diesem Buch dargestellte allergische Erkrankungen.

Die Häufigkeit atopischer Krankheitsbilder hat in den letzten Jahren und Jahrzehnten zugenommen. Dafür scheint der „hygienische" Lebensstil mitverantwortlich zu sein – es hat sich herausgestellt, dass häufiger Kontakt mit Mikroben und deren Abbauprodukten (Endotoxin), vor allem im Säuglingsalter, das Immunsystem stabilisiert, Entzündungsreaktionen dämpft und vor der Entwicklung von Allergien schützt **(Hygienehypothese).** Entsprechend sind Allergien seltener bei Kindern, die viel mit anderen Kindern in Kontakt kommen (etwa in großen Familien oder in Kindertagesstätten), Kindern auf Bauernhöfen und solchen, die mit Haustieren aufwachsen (⊠ 3).

27.2.2 Allergologische Diagnostik

Die diagnostischen Maßnahmen hängen von der Art der vermuteten Allergie ab. Bei allergischen Reaktionen vom Typ I sind in erster Linie Intrakutantests, Expositionstests und Blutuntersuchungen angezeigt, bei allergischen Reaktionen vom Typ IV werden vornehmlich Epikutantests und – falls erfolglos – spezielle histologische Methoden eingesetzt. Vor den Tests dürfen vier Tage keine Glukokortikoide (☞ Pharma-Info 21.13) oder Antihistaminika (☞ Pharma-Info 27.11) genommen werden, da sie die allergische Reaktion unterdrücken.

Intrakutantests

Hier werden drei Testarten unterschieden:

- ▶ Der **Prick-Test** ist wohl der häufigste Allergietest überhaupt. Zunächst wird ein Tropfen einer Allergenlösung auf den Unterarm des Patienten aufgetropft und dann mit einer Nadel durch den Tropfen oberflächlich in die Haut gestochen, möglichst ohne eine Blutung zu setzen. Zur Kontrolle werden ein Tropfen NaCl (*Negativkontrolle,* es darf *keine* Quaddelbildung erfolgen) und ein Tropfen Histaminlösung (*Positivkontrolle,* es *muss* Quaddelbildung erfolgen) appliziert. Abgelesen wird nach 20 Min. Dabei wird die Reaktion auf die Testsubstanz mit der Positiv- und Negativkontrolle verglichen.
- ▶ Beim **Scratch-Test** wird die Haut des Patienten mittels einer Lanzette oberflächlich angeritzt und dann die Allergenlösung aufgetragen. Der übrige Testablauf entspricht dem beim Prick-Test.
- ▶ Unter einem **Intradermaltest** versteht man die intrakutane Injektion von 0,02 ml Antigenlösung mit einer Tuberkulinspritze. Der übrige Testablauf entspricht dem beim Prick-Test.

Notfallmedikamente bei Intrakutantestungen

Bei allen Intrakutantests müssen die Materialien für einen venösen Zugang (☞ 15.4.3) und ein Tablett mit Notfallmedikamenten in der Nähe sein. Hierzu gehören:

- ▶ Infusionslösungen zum Auffüllen des intravasalen Volumens
- ▶ Adrenalinlösung 1:1000, z. B. Suprarenin®
- ▶ Glukokortikoide zur i. v.-Injektion (z. B. Decortin®, Urbason®)
- ▶ Theophyllin zur i. v.-Anwendung (z. B. Euphyllin®)
- ▶ Antihistaminika-Ampullen (z. B. Tavegil®), Antihypotensiva (z. B. Novadral®) und Aerosol-Inhalator (z. B. Alupent®).

Außerdem müssen kurzfristig Sauerstoffgabe und Intubation möglich sein.

Pflege

Da bei Intrakutantests stets die Gefahr eines anaphylaktischen Schocks (☞ 27.2.1, 13.5.5) besteht, ist eine sorgfältige Patientenbeobachtung während und

27.2 Allergien

mindestens eine halbe Stunde nach der Testung unabdingbar:
▸ Warnzeichen sind (generalisierter) Juckreiz und Quaddelbildung der Haut, Übelkeit, Heuschnupfen- oder Asthmasymptome (☞ 18.6) und Kreislaufstörungen (Tachykardie, Hypotonie) bis hin zum Kreislaufversagen
▸ Viele Patienten können anfangs ihre Beschwerden nicht genau angeben. Äußerungen wie „irgendwie ist was komisch" oder „mir ist so warm" müssen unbedingt ernst genommen werden
▸ Bei einem dieser Symptome informieren die Pflegenden unverzüglich den Arzt.

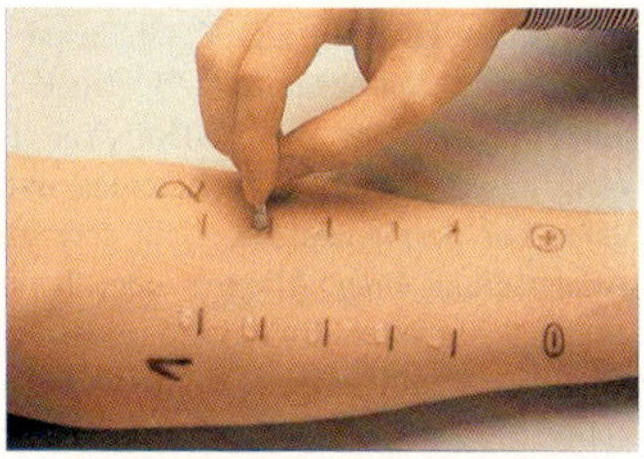

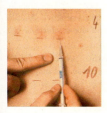

Abb. 27.7: Prick-Test. Auf den Unterarm wurde je ein Tropfen verschiedener Allergenlösungen aufgebracht. Nun wird mit der Lanzette an jedem Applikationsort eingestochen, so dass die Allergene in die Haut eindringen können. [U242]

Abb. 27.8: Intradermaltest. Mit einer feinen Nadel wird die Antigenlösung in die Haut gespritzt. [U242]

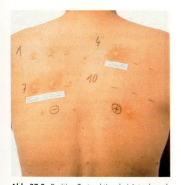

Abb. 27.9: Positive Testreaktion bei Intradermaltest. Auf dem Rücken der Patientin haben sich deutliche Zeichen einer Allergie gebildet: Rötung und Papeln entsprechen einem zweifach positiven Testergebnis. [U242]

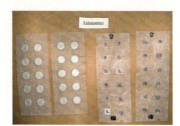

Abb. 27.10: Epikutantest. [M123]

Epikutantests

Ein **Epikutantest** (Läppchentest, Patch-Test) wird z. B. bei Verdacht auf ein allergisches Kontaktekzem durchgeführt. Die Testsubstanzen werden mithilfe spezieller Testpflaster (meist in Vaseline-Grundlage) auf die Haut des Patienten gebracht (nur auf erscheinungsfreie Hautareale!). Aufgrund des oft großen Platzbedarfs und der Tatsache, dass die Pflaster 48 Std. verbleiben und möglichst wenig stören sollen, wird meist der Rücken des Patienten als Testort gewählt. Nach 48 Std. werden die Pflaster entfernt und wird die Reaktion erstmalig abgelesen. Die zweite Ablesung erfolgt nach 72 Std. Bei einer positiven Reaktion treten Hautrötung (dokumentiert als „+"), Papeln („++") oder sogar Blasen („+++") auf.

Häufig getestete Kontaktallergene sind Nickel, Chromat, Kobalt, Formaldehyd, Gummichemikalien, Desinfektionsmittel, Antibiotika und Salbengrundlagen.

Expositionstests

Bei **Expositionstests** wird die verdächtige Substanz, z. B. Nahrungs- oder Arzneimittel, nach vorheriger **Allergenkarenz** (Allergenelimination, Weglassen des Allergens) zunächst in kleinen Dosen gegeben und die Reaktion beobachtet. Auch hier besteht die Gefahr eines anaphylaktischen Schocks.

Suchdiät

Manchmal ist bei Verdacht auf eine Nahrungsmittelallergie eine **Suchdiät** angezeigt. Der Patient darf zunächst nur absolut „allergieunverdächtige" Lebensmittel zu sich nehmen, bis alle Erscheinungen abgeklungen sind. Dann wird die Kost stufenweise wieder aufgebaut (alle 2–3 Tage ein neues Lebensmittel) und die Reaktion beobachtet. Eine Suchdiät dauert nicht selten mehrere Wochen und erfordert hohe Kooperativität von Seiten des Patienten, der sich genau an den Diätplan halten muss. Ein einziger „Ausflug" an die Imbissbude kann alle Untersucher in Ratlosigkeit versetzen und die vorherigen Bemühungen zunichte machen.

Blutuntersuchungen

Mehrere serologische Blutuntersuchungen können bei Allergien weiterhelfen, die Allergie aber nicht beweisen. Mit dem **RAST** (**R**adio-**A**llergo-**S**orbent-**T**est) beispielsweise können die antigenspezifischen IgE-Antikörper im Blut des Patienten bestimmt werden.

> Wichtig ist immer die kritische Beurteilung der Untersuchungsergebnisse. Anamnese, Beschwerden des Patienten, klinische Untersuchungsergebnisse und Laborbefunde müssen „zusammenpassen".

27.2.3 Grundprinzipien der Behandlung von Allergien

> Jeder Patient mit einer Allergie erhält einen **Notfallausweis** (Allergiepass), den er immer bei sich tragen sollte.

Allergenkarenz

Kausale und wichtigste Maßnahme bei der Behandlung von Allergien ist die **Allergenkarenz** (Expositionsprophylaxe), d. h. das Meiden des auslösenden Antigens. Welche Schwierigkeiten dabei entstehen können, deuten folgende Beispiele an:
▸ Der Patient kommt mit dem Antigen (nur) im Beruf in Kontakt und kann es auch durch entsprechende Schutzmaßnahmen, z. B. Tragen von Handschuhen, nicht meiden. Typisches Beispiel ist hier die Allergie gegen Haarfärbemittel bei Frisören. Oft hilft dann nur eine Umschulung
▸ Viele Antigene sind versteckt auch dort vorhanden, wo man sie zunächst gar nicht vermutet. Beispiele hierfür sind die zahlreichen – teilweise nicht deklarationspflichtigen – Zusatzstoffe in Nahrungsmitteln oder Textilien
▸ Bei den sehr häufigen Pollen- oder Milbenallergien, aber auch Bienen- oder Wespengiftallergien, ist ein völliges Meiden des Antigens nicht möglich. Eine Reduktion kann aber erreicht werden durch geeignete Freizeit- und Urlaubsplanung bei Pollenallergien sowie Wohnungssanierung bei Milbenallergien. Hierzu gehören z. B. Synthetik- statt Daunenbettdecken, Kunst-

1059

stoff- statt Rosshaarmatratzen, gut waschbare Fenstervorhänge, Bettvorleger und Badezimmerteppiche, leicht (und auch feucht) zu reinigende Möbel ohne „Staub fangende" Verzierungen sowie der Verzicht auf Tiere und Zimmerpflanzen.

Spezifische Hyposensibilisierung

Die **spezifische Hyposensibilisierung** *(Desensibilisierung)* ist bei Typ-I-Allergien angezeigt. Dabei wird versucht, durch regelmäßige subkutane Injektion stark verdünnter Antigenextrakte die Bildung von IgG zu provozieren. Diese verdrängen dann bei einem „tatsächlichen" Kontakt mit dem Antigen die symptomauslösenden IgE und besetzen den überwiegenden Teil der Antigene, so dass die Beschwerden des Patienten abnehmen.

Erfolgversprechend ist eine spezifische Hyposensibilisierung v. a. bei relativ jungen Patienten mit kurzer Krankheitsdauer, die nur gegen ein Allergen oder wenige Allergene allergisch sind. Die Behandlung muss über einen längeren Zeitraum, oft über Jahre, fortgeführt werden.

> Hauptrisiko einer Hyposensibilisierung ist das Auslösen eines anaphylaktischen Schocks (☞ 27.2.1) durch die Injektion. Daher muss ein Notfalltablett (☞ 27.2.2) stets bereitstehen, und der Patient muss nach der Injektion noch eine halbe Stunde beobachtet werden.

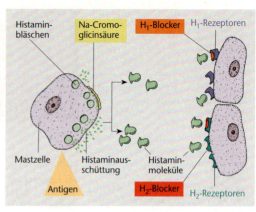

Abb. 27.12: Wirkprinzip von Antihistaminika und Cromoglicinsäure. Nach Antigenkontakt wird z.B. durch Komplement oder IgE Histamin freigesetzt. Cromoglicinsäure hemmt direkt an der Mastzelle diese Histaminfreisetzung. Antihistaminika blockieren die Histaminrezeptoren an den Körperzellen und verhindern so z.B. Quaddelbildung und Juckreiz. [A400-190]

Verhältnismäßig neu ist die **sublinguale Hyposensibilisierung** *(SLIT)*, bei der das Allergen über die Mundschleimhaut aufgenommen wird. Vorteilhaft sind die Nicht-Invasivität und die Möglichkeit der häuslichen Durchführung, es kann aber noch nicht abschließend beurteilt werden, wie wirksam die sublinguale im Vergleich zur subkutanen Hyposensibilisierung ist.

Medikamentöse Maßnahmen bei Allergien

Lokaltherapie bei Hautallergien ☞ 28.6.3

Trotz Allergenkarenz (soweit möglich) und Hyposensibilisierung bedürfen viele Patienten einer medikamentösen Therapie. Dabei gelangen v. a. **Antihistaminika** (☞ Pharma-Info 27.11) zur Anwendung, die auch prophylaktisch angewendet werden können.

Außerdem werden **(Dinatrium-)Cromoglicinsäure** *(DNCG, z.B. Cromohexal®, Intal®)* und **Nedocromil** (z.B. Tilade®) eingesetzt, welche die Histaminfreisetzung aus den Mastzellen hemmen und daher nur prophylaktisch, nicht aber im Akutstadium einer Allergie oder beim akuten Asthmaanfall wirken. Sie werden lokal angewandt und sind z.B. als Nasenspray, Dosieraerosol, Inhalationslösung, Pulver zur Inhalation und Augentropfen erhältlich. Allerdings kann es durch das Arzneimittel selbst zu Reizzuständen der Atemwege bis zum Bronchospasmus kommen.

Bei einem allergischen Asthma bronchiale kann eine antiobstruktive Anfalls- oder Dauerbehandlung erforderlich sein (☞ 18.6).

Im anaphylaktischen Schock ist die sofortige medikamentöse Behandlung oft lebensrettend (☞ 27.2.1, 13.5.5).

> Patienten mit lebensgefährlichen Manifestationen einer Typ-I-Allergie ist eine modifizierte Schockapotheke zur Selbstbehandlung anzuraten, die der Patient möglichst immer bei sich tragen sollte, beispielsweise beim Spaziergang für den Fall eines Insektenstichs.
>
> Die Arzneimittel müssen für die Anwendung durch Laien geeignet sein. Empfehlenswert sind beispielsweise ein Adrenalinpräparat zur Inhalation (etwa Adrenalin Medihaler®) und/oder eine Adrenalin-Fertigspritze zur i.m.-Gabe (nach entsprechender Schulung) sowie ein flüssiges Antihistaminikum und ein flüssiges Glukokortikoid zur oralen Gabe (z.B. Fenistil® und Celestamin®).

🖉 Pharma-Info 27.11: Antihistaminika

Histamin ist eine vornehmlich in Mastzellen gespeicherte Substanz, die z.B. bei allergischen Reaktionen freigesetzt wird. Über H_1-Rezeptoren führt Histamin zu einer Kontraktion von Darm- und Bronchialmuskulatur. Große Blutgefäße verengen, kleine erweitern sich. Die Kapillardurchlässigkeit steigt. Schmerz und Juckreiz bei allergischen Reaktionen erklären sich durch die Histaminwirkung auf sensible Nervenenden. Über H_2-Rezeptoren steigert Histamin die Magensaftproduktion und wirkt auf das Herz.

Antihistaminika *(Histaminantagonisten, Histaminrezeptorenblocker)* blockieren die Histaminrezeptoren und schwächen so die Histaminwirkung ab. Meist bezeichnet man als Antihistaminika nur die H_1-**(Rezeptoren-)Blocker** *(H_1-Antihistaminika)* wie z.B. Clemastin (etwa Tavegil®), Loratadin (etwa Lisino®), Pheniramin (etwa Avil®), Oxatomid (etwa Tinset®) und Terfenadin (etwa Teldane®). Mundtrockenheit, Schwindel und Sedierung, u. U. mit Beeinträchtigung der Fahrtüchtigkeit, sind die häufigsten Nebenwirkungen. Antihistaminika gibt es in verschiedenen oralen Darreichungsformen, als Suppositorien, als Injektionslösung, als Gele, Salben oder Stifte zum Auftragen auf die Haut, als Spray zum Einsprühen in die Nase und als Augentropfen.

Eine Sonderstellung nimmt **Ketotifen** (z.B. Zaditen®) ein, das am ehesten als Antihistaminikum mit zusätzlicher mastzellstabilisierender Wirkung zu bezeichnen ist.

27.3 Autoimmunerkrankungen **27**

Prävention und Gesundheitsberatung

Allergien sind ein seit Jahren zunehmendes Problem, sowohl bei Kindern als auch bei Erwachsenen. Vorbeugung ist nur in Maßen und ganz früh im Leben möglich.

Möglicherweise beginnt Vorbeugung schon vor der Geburt: Nimmt die Mutter ab dem letzten Schwangerschaftsdrittel Laktobazillen ein, so scheint sich dies günstig auf das Kind auszuwirken. Babys sollten sechs Monate ausschließlich gestillt werden. Säuglinge mit Allergien in der Familie sollten sogar im ganzen ersten Lebensjahr keine besonders „allergieträchtigen" Lebensmittel wie z.B. Eier, Fisch oder Nüsse bekommen. Auch Passivrauch ist vor wie nach der Geburt ungünstig. Entsprechend der „Hygienehypothese" sollten zumindest Kinder ohne Allergien in der Familie nicht in „Hygienewatte" gepackt werden, denn reichlich Kontakt zu „harmlosen" Mikroben verhilft dem Immunsystem zu Trainingserfahrungen (die allerdings auf jeden Fall weniger reichlich ausfallen als noch vor 50 Jahren). Was für erblich vorbelastete Kinder am besten ist, ist nach wie vor umstritten. Hundehaltung etwa scheint die Allergiegefahr nicht zu erhöhen, wohl aber Katzenhaltung.

Auch die Frage, ob es bei einer vorhandenen Allergie etwas nützt, weitere potente Allergene zu vermeiden, um eine Ausbreitung zu verhindern, ist nach wie vor offen.

27.3 Autoimmunerkrankungen

Autoimmunerkrankungen *(Autoimmunkrankheiten, Autoaggressionskrankheiten):* Krankheiten, bei denen sich Antikörper oder sensibilisierte Lymphozyten gegen körpereigene Gewebe richten und diese schädigen.

Die Antikörper und Zellen des Immunsystems sind aufgrund ihrer Vielfalt prinzipiell in der Lage, jeden beliebigen Eiweißkörper zu vernichten. Im Normalfall jedoch werden die gegen den eigenen Körper gerichteten Abwehrzellen bei der Prägung in Thymus und Knochenmark aussortiert, so dass nur solche Abwehrzellen in die Blutbahn gelangen, deren

Antikörper gegen die Antigene des eigenen Körpers keine Immunantwort bilden **(Immuntoleranz).**

Es kommt aber vor, dass im Lauf des Lebens die Immuntoleranz gegen das eine oder andere Körpergewebe verloren geht. Der Organismus bildet in der Folge Antikörper oder Abwehrzellen z.B. gegen sein eigenes Schilddrüsengewebe **(Auto-Antikörper).** Die daraus resultierenden **Autoimmunerkrankungen** zeigen je nach beteiligten Autoantikörpern unterschiedliche Symptome.

Da bei der Entstehung von Autoimmunkrankheiten wahrscheinlich zahlreiche Faktoren eine Rolle spielen (erbliche Veranlagung, exogene Faktoren), bevorzugen viele Mediziner den Begriff *autoimmun mitbedingte Erkrankungen.*

Symptome, Befund und Diagnostik

Die **Symptome** hängen von den beteiligten Organen ab. Ziel der **Diagnostik** ist stets der Nachweis der Autoantikörper, z.B. durch spezielle Blutuntersuchungen oder die Entnahme einer Gewebeprobe zur Darstellung etwaiger Antikörperablagerungen.

Behandlungsstrategie

Die **Behandlung** richtet sich nach dem betroffenen Organ und dem Krankheitsbild.

Beim Befall endokriner Organe, z.B. der Nebennierenrinde bei M. Addison, reicht häufig eine Hormonsubstitution aus. Dagegen erfordert ein Befall von Organen, deren Funktion nur schwer oder gar nicht ersetzt werden kann, z.B. Niere oder ZNS, eine aggressive **Immunsuppression** (Unterdrückung des Abwehrsystems, ☞ Pharma-Info 27.14). Begleitend können zur Entzündungshemmung Antiphlogistika (☞ Pharma-Infos 15.62, 23.11) eingesetzt werden.

Andere, teils noch experimentelle Verfahren, sind:

▶ Entfernung von Autoantikörpern durch **Plasmapherese** *(Plasmaseparation, Plasmaaustauschtherapie),* bei der das Patientenplasma gegen eine eiweißhaltige Ersatzlösung ausgetauscht wird
▶ Lymphknotenbestrahlung, vergleichbar derjenigen bei malignen Lymphomen (☞ 22.7)
▶ Gabe künstlich hergestellter Antikörper gegen T-Lymphozyten (Antilymphozytenglobuline).

Erkrankung
M. Addison (▲▲▲) ☞ 21.5.2
Akutes Rheumatisches Fieber (▲▲●) ☞ 16.8.1
Atrophische Gastritis (▲▲▲) ☞ 19.5.2
Autoimmunhepatitis (▲▲●)☞ 20.4.2
M. Basedow (▲▲●) ☞ 21.3.3
Colitis ulcerosa (▲▲●) ☞ 19.6.4
Dermatomyositis (= Polymyositis + Hautbefall) (▲▲●) ☞ 23.7.4
Diabetes mellitus Typ 1 (▲▲●) ☞ 21.6.1
Glomerulonephritis (bestimmte Formen) (▲▲▲) ☞ 29.5.6
Goodpasture-Syndrom (▲▲▲)
Hashimoto-Thyreoiditis (▲▲▲) ☞ 21.3.5
Idiopathische thrombozytopenische Purpura (▲▲●) ☞ 22.8.3
Leberzirrhose (v. a. primär biliäre Form) (▲▲●) ☞ 20.5.5
Myasthenia gravis (▲▲▲) ☞ 33.15.1
Multiple Sklerose (MS) (▲▲●) ☞ 33.8.6
Perniziöse Anämie (▲▲▲) ☞ 22.5.1
Polymyositis (▲▲▲) ☞ 23.7.4
Rheumatoide Arthritis (RA) (▲●●) ☞ 23.6.1
Sklerodermie (▲●●) ☞ 23.7.2
Systemischer Lupus erythematodes (SLE) (▲●●) ☞ 23.7.1
(▲▲▲) = eindeutig organspezifisch (▲▲●) = deutlich organspezifisch (▲●●) = kaum organspezifisch (Befall sehr vieler Organe und Gewebe)

Tab. 27.13: Alphabetische Übersicht über die häufigsten gesicherten oder wahrscheinlichen Autoimmunerkrankungen des Menschen.

Pflege

Pflege immunsupprimierter Patienten

Patienten sind während einer immunsuppressiven Therapie erhöht infektionsgefährdet (☞ 22.4.1) und bedürfen sorgfältiger Prophylaxen und Überwachung.

Außerdem führen Zytostatika auch in kleinsten Mengen gehäuft zu Fehlbildungen. Deshalb sollten sowohl Frauen als auch Männer, die Zytostatika einnehmen, unbedingt eine zuverlässige Methode der Empfängnisverhütung wählen (☞ 30.11).

1061

Pharma-Info 27.14: Immunsuppressiva

Immunsuppressiva: Arzneimittel, die das Immunsystem und die von ihm ausgehenden Abwehrreaktionen unterdrücken. Indiziert bei schweren Autoimmunerkrankungen und nach Transplantationen zur Verhinderung einer Abstoßung.

Zum Einsatz kommen vor allem (☞ auch 15.11):
- **Glukokortikoide** (☞ Pharma-Info 21.13). Glukokortikoide bessern bei vielen Allergien und Autoimmuner-krankungen schnell die entzündlichen (Begleit-)Erscheinungen. Langfristig führen sie zu einer deutlichen Einschmelzung lymphatischer Gewebe und damit zu einem Verlust an Abwehrkraft. Allerdings haben sie bei längerer Anwendung eine Reihe ernst zu nehmender Nebenwirkungen
- **Zytostatika,** z. B. Azathioprin (etwa in Imurek®), schwächen *unspezifisch* das Immunsystem. Ihr Hauptnachteil besteht darin, dass sie auch alle sich häufig teilenden Zellen des Körpers schädigen, vor allem die Knochen-markzellen (Anämie, Thrombozytopenie, Granulozytopenie ☞ 22.3.1). Deshalb kommen Zytostatika nur bei schweren Autoimmunerkrankungen zum Einsatz
- **Ciclosporin** (etwa in Sandimmun®) unterdrückt v. a. die T-Lymphozyten-vermittelten Abwehrreaktionen. Die Blutbildung im Knochenmark wird nicht unterdrückt. Hauptnebenwirkungen sind Leber- und Nierenschädigung, Hypertonie, verstärkte Körperbehaarung und Zahnfleischwucherungen.

Literatur und Kontaktadressen

Literaturnachweis

1. Vgl. Robert Koch-Institut: Zum Welt-AIDS-Tag 2005: Stand und Entwicklung der HIV-Epidemie in Deutschland. In: Epidemiologisches Bulletin 47/2005, 437–443; HIV-Infektionen und AIDS-Erkrankungen in Deutschland. Aktuelle epidemiologische Daten (Stand vom 01.09.2006). In: Epidemiologisches Bulletin, 31. Okt. 2006, Sonderausgabe B.

2. Vgl. 1993 Revised Classification System for HIV Infection and Expanded Surveillance Case Definition for AIDS Among Adolescents and Adults. MMWR **41** Recommendations and Reports Vol. 17, 18.12.1992. Nachzulesen unter http://wonder.cdc.gov/wonder/help/AIDS/MMWR-12-18-1992.html (Stand 30.10.2006)

3. Vgl. Brockmeyer, N.: HIV und AIDS. „Wir müssen weiter aufklären". In: Die Schwester/Der Pfleger 6/2006, S. 426–429.

4. Vgl. Heidkamp, P.; Kuch, J.: HIV und AIDS – Anforderungen an die Pflege. In: Die Schwester/Der Pfleger 6/2006, S. 416–420.

5. Vgl. Robert Koch-Institut: Empfehlungen zur HIV-Postexpositionsprophylaxe. Stand Nov. 2004. Nachzulesen unter www.rki.de

Vertiefende Literatur ☞ 🖥

Kontaktadressen

1. Robert Koch-Institut, Nordufer 20, 13353 Berlin, Tel.: 0 30/18 75 40, Fax: 0 30/1 87 54 23 28, www.rki.de

2. Deutsche AIDS-Hilfe e. V., Dieffenbachstraße 33, 10967 Berlin, Tel.: 0 30/6 90 08 70, Fax: 0 30/69 00 87 42, www.aidshilfe.de

3. Deutscher Allergie- und Asthmabund e. V. (DAAB), Fliethstraße 114, 41061 Mönchengladbach, Tel.: 0 21 61/81 49 40, Fax: 0 21 61/8 14 94 30, www.daab.de

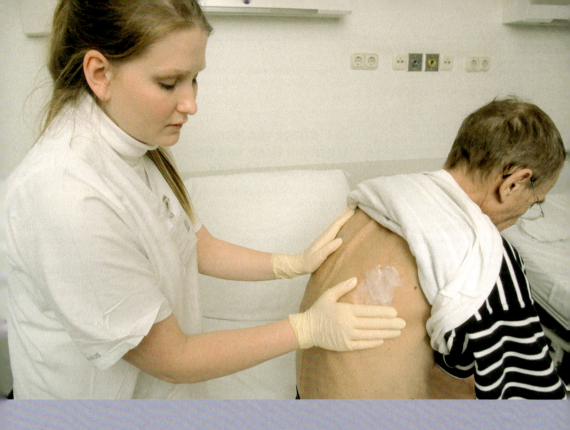

28 Pflege von Menschen mit Haut- und Geschlechtskrankheiten

28.1	Pflege von Menschen mit Haut- und Geschlechtskrankheiten 1064
28.1.1	Situation des Patienten 1064
28.1.2	Beobachten, Beurteilen und Intervenieren 1065
28.2	Symptome und Beschwerden des Patienten mit Hauterkrankungen 1066
28.2.1	Effloreszenzenlehre 1066
28.2.2	Entzündungszeichen 1068
28.2.3	Pruritus 1068
28.2.4	Nagelveränderungen 1068
28.3	Der Weg zur Diagnose bei Hauterkrankungen .. 1069
28.3.1	Hilfsmittel bei der Untersuchung 1069
28.3.2	Abstriche und Hautschuppenabtragung 1069
28.3.3	Biopsien 1069
28.4	Behandlungsstrategien in der Dermatologie 1070
28.4.1	Lokaltherapeutika 1070
28.4.2	Durchführung lokaltherapeutischer Maßnahmen 1071
28.4.3	Systemische Medikation ... 1074
28.4.4	Lichttherapie 1074
28.5	Erregerbedingte Erkrankungen in der Dermatologie 1075
28.5.1	Viral bedingte Hauterkrankungen 1075
28.5.2	Bakteriell bedingte Hauterkrankungen 1076
28.5.3	Dermatomykosen 1076
28.5.4	Parasitär bedingte Hauterkrankungen 1078
28.5.5	Sexuell übertragbare Erkrankungen 1080
28.6	Allergisch bedingte Hauterkrankungen und Urtikaria 1081
28.6.1	Urtikaria 1081
28.6.2	Insektenstichreaktionen ... 1082
28.6.3	Allergisches Kontaktekzem 1083
28.6.4	Arzneimittelexantheme ... 1084
28.7	Ekzematöse Hauterkrankungen 1085
28.7.1	Neurodermitis 1085
28.7.2	Seborrhoisches Ekzem 1087
28.7.3	Exsikkationsekzem 1088
28.8	Psoriasis vulgaris 1088
28.9	Tumoren der Haut 1089
28.9.1	Gutartige Tumoren und tumorartige Fehlbildungen .. 1089
28.9.2	Primäre bösartige Hauttumoren 1090
28.10	Akne und akneähnliche Erkrankungen 1092
28.10.1	Akne vulgaris 1092
28.10.2	Rosazea 1093
28.11	Erkrankungen der Haare und Nägel 1093
28.11.1	Hypertrichose und Hirsutismus 1093
28.11.2	Alopezie 1094
28.11.3	Paronychie 1094
	Literatur und Kontaktadressen ... 1094

28 Pflege von Menschen mit Haut- und Geschlechtskrankheiten

Fallbeispiel

Das medizinische Fachgebiet

Dermatologie *(Lehre von den Hautkrankheiten):* Teilgebiet der Medizin, das sich mit den Erkrankungen der Haut und ihrer Anhangsgebilde (Haare, Hautdrüsen und Nägel), der Unterhaut sowie der hautnahen Schleimhäute befasst.

Zum Teilgebiet der **Haut- und Geschlechtskrankheiten** gehören außerdem spezielle Kenntnisse der:
- **Allergologie** (☞ 27.2)
- **Onkologie** (☞ Kapitel 22)
- **Phlebologie** (*Lehre von den Venen und ihren Erkrankungen* ☞ 17.7)
- **Proktologie** (*Lehre von den Erkrankungen des Rektums* ☞ 20.7)
- **Andrologie** („Männerheilkunde", ☞ 29.9)
- Sexuell übertragbaren Krankheiten (☞ 28.5.5)
- Nicht übertragbaren Erkrankungen der äußeren Geschlechtsorgane (☞ 29.7, 29.8).

Viele **Dermatosen** *(krankhafte Hautveränderungen)* bleiben auf die Haut beschränkt, z. B. der Sonnenbrand. Andere können auf innere Organe übergreifen wie etwa der Hautkrebs. Hautveränderungen können aber auch eines von vielen Symptomen z. B. bei generalisierten Virusinfektionen (typische Hautausschläge bei Infektionskrankheiten) oder Kollagenosen (☞ 23.7) sein. Nicht selten treten Dermatosen als unerwünschte Arzneimittelnebenwirkung z. B. von Antibiotika auf.

28.1 Pflege von Menschen mit Haut- und Geschlechtskrankheiten

Durchführung lokaltherapeutischer Maßnahmen ☞ 28.4.2

28.1.1 Situation des Patienten

Welche Bedeutung eine gesunde Haut im Denken der Menschen hat, wird aus Redewendungen wie „sich in seiner Haut wohl fühlen" ersichtlich. Eine makellose Haut ist für viele gleichbedeutend mit Gesundheit schlechthin. Deshalb fühlt sich ein Mensch mit einer Hauterkrankung oft „zum aus der Haut fahren". Zudem ist er häufig für andere sichtbar gekennzeichnet. Vielfach rücken in Bus oder Warteschlangen andere Menschen von ihm ab, da sie sich – meist ungerechtfertigt – vor Ansteckung fürchten. Das äußere Erscheinungsbild eines Menschen hat außerdem Signalcharakter und kann Sympathie und Antipathie hervorrufen. Dies alles mindert das Selbstwertgefühl der Betroffenen, die sich manchmal kaum noch in Gesellschaft wagen.

> Die Beziehung zwischen Hautveränderungen und psychischem Befinden ist eng. Hautveränderungen können durch psychische Belastungen ausgelöst oder verschlimmert werden, umgekehrt können sie aber auch zur psychischen Belastung werden. Daher sind die psychische Betreuung und die Sorge um den Körper des Patienten gleich wichtig.

Durch die Begegnung und den Gedankenaustausch mit anderen Betroffenen während eines stationären Aufenthalts ändert sich die psychische Situation der Patienten manchmal und kann z. B. auch durch Selbsthilfegruppen verbessert werden.

Patienten mit Hauterkrankungen (die ja oft äußerlich sichtbar sind) reagieren sehr sensibel darauf, wie andere Menschen ihnen begegnen. Neben der Gesprächsbereitschaft (*verbale* Kommunikation ☞ 6.2.2) ist für die Betroffenen daher die spürbare Akzeptanz durch das Pflegepersonal wichtig (*nonverbale* Kommunikation ☞ 6.2.2).

Über die einzelnen therapeutischen Maßnahmen wird der Patient stets aufgeklärt. Vor allem bei unangenehmen Maßnahmen, z. B. der Anwendung schlecht riechender oder färbender Lokaltherapeutika, sollte ihm der Sinn der Maßnahme bekannt sein. Dadurch wird verhindert, dass er eine ablehnende Haltung entwickelt, die den Therapieerfolg gefährden würde.

Für die *dermatologische Therapie* trägt das Pflegepersonal insofern ein entscheidendes Maß an Mitverantwortung, als viele Therapieanwendungen äußerlich sind und von den Pflegenden durchgeführt werden. Der Heilerfolg beruht also nicht zuletzt auf dem Fachwissen und der Berufserfahrung der Pflegenden *(Therapiepflege).*

Den zahlreichen Therapieerfolgen steht die chronische Natur vieler dermatologischer Erkrankungen gegenüber, die zwar zu lindern, aber nicht zu heilen sind, etwa die Neurodermitis (☞ 28.7.1) oder die Psoriasis (☞ 28.8). Mit diesen Erkrankungen muss der Patient leben lernen. Dazu gehört, dass er sich und seinen Körper so annimmt, wie er ist (einschließlich der Hautveränderungen), und ein gesundes Selbstbewusstsein aufrechterhält oder entwickelt. Die Betroffenen sollten ihre – oft selbst gewählte – Isolation überwinden und wieder öffentliche Veranstaltungen besuchen. Misstrauischen Blicken aus der Umgebung können sie entweder ausweichen oder ihnen mit festem Blick und der Erklärung, dass die Erkrankung nicht ansteckend sei, begegnen.

Psychische Betreuung

Häufig werden Hauterkrankungen unabhängig von ihrer Lokalisation als körperlicher Makel erlebt. Die Betroffenen fühlen sich nicht mehr attraktiv und meiden jeglichen Körperkontakt. Oft meiden sie sogar den (Ehe-)Partner, auch wenn bekannt ist, dass er sich durch die Erkrankung nicht anstecken kann. Hier Hilfestellung anzubieten, ist sehr schwer:
- Teilt eine Patientin der Pflegekraft mit, dass sie beim letzten Besuch ihres Mannes den Eindruck gehabt habe, ihr Mann empfinde ihre Hauterkrankung als ekelerregend und abstoßend, kann diese ihr daraufhin ihre eigene Wahrnehmung beschreiben: z. B. dass sie beobachten konnte, wie liebevoll ihr Mann sie angesehen hat. Wichtig ist

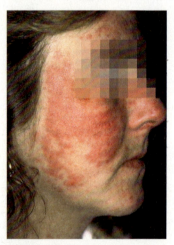

Abb. 28.1: Patientin mit kutanem Lupus erythematodes, einer Systemerkrankung (☞ 23.7.1) mit Hautbeteiligung. [M123]

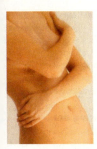

Abb. 28.2: Eine makellose Haut verbinden die meisten mit Gesundheit schlechthin. Deshalb fühlt sich ein Mensch mit einer Hauterkrankung oft nicht von seiner Umwelt akzeptiert. [J668]

hierbei auf jeden Fall, ehrlich zu sein. Unwahre Behauptungen werden von den Patienten schnell als Lügen enttarnt.

▶ Ist eine geringe Besserung etwa eines Hautausschlages aufgetreten, die der Patient bemerkt und auf die er das Pflegepersonal aufmerksam macht („Kann es sein, dass sich mein Hautausschlag etwas gebessert hat?"), sollten die Pflegenden den Optimismus des Patienten nicht durch unbedachte Äußerungen zerstören („Die Besserung hält nicht lange an. Warten Sie ab, übermorgen sieht es wieder schlimmer aus."), auch wenn die Realität gezeigt haben sollte, dass eine solche Besserung nur vorübergehend ist. Zwar kann es nötig sein, bei Gelegenheit behutsam auf die bisher gemachten Erfahrungen aufmerksam zu machen (Aufklärung durch den Arzt), doch kann niemand den genauen Verlauf der Erkrankung voraussagen. Alle Menschen sind unterschiedlich, entsprechend sind es auch ihre Krankheitsverläufe.

In Ausnahmefällen kann auch eine Psychotherapie (☞ 34.4) nützlich sein.

Intimsphäre der Patienten wahren

Die Pflegenden achten darauf:
▶ Den Patienten bei pflegerischen und therapeutischen Maßnahmen vor den Blicken anderer zu schützen
▶ Die Schweigepflicht z. B. gegenüber Mitpatienten streng zu beachten
▶ Zu respektieren, wenn der Patient über bestimmte Themen nicht sprechen möchte.

Pflege von Patienten mit infektiösen Hauterkrankungen

Patienten mit ansteckenden Hauterkrankungen durch Viren, Bakterien oder Parasiten sowie mit infizierten, offenen Wunden sind Keimträger. Daher ist bei der Pflege eine korrekte Händehygiene essenziell, damit keine Keime auf andere Patienten übertragen werden. Gefährdet sind z. B. Patienten mit großflächigen, infektionsanfälligen Hauterkrankungen (z. B. Neurodermitis) und Patienten mit durch die Erkrankung geschwächtem oder medikamentös unterdrücktem Immunsystem. Patienten mit hochansteckenden Erkrankungen oder resistenten Erregern müssen im Krankenhaus isoliert werden.

Patienten mit harmloseren Hauterkrankungen, z. B. Dermatomykosen (☞ 28.5.3), die nicht isoliert werden müssen, sollten den unmittelbaren Kontakt mit abwehrgeschwächten Mitpatienten oder Angehörigen meiden.

Prävention und Gesundheitsförderung

Die nicht mehr intakte Haut verliert weitgehend ihre Funktion als Barriere gegen Krankheitserreger, denen schon kleinste Defekte als Eintrittspforte genügen. Um Superinfektionen zu vermeiden, sind folgende hygienische Maßnahmen erforderlich (☞ auch 12.1.3.2):

▶ Zum Fremd- und Selbstschutz ist das Sauberhalten und Desinfizieren der Hände sowie das Tragen von Einmalhandschuhen bei Patientenkontakt oder Kontakt mit kontaminiertem Material oberstes Gebot
▶ Weder Patient noch Pflegepersonal dürfen die Krankheitsherde unnötig berühren
▶ Bei Patienten mit infektiösen Hauterkrankungen ist bei der Durchführung von Pflegemaßnahmen ein Schutzkittel zu tragen.

Hygiene bei Geschlechtskrankheiten
☞ 28.5.5
Hygiene bei Infektionskrankheiten
☞ 26.2

28.1.2 Beobachten, Beurteilen und Intervenieren

Haut

Baden und Duschen

Duschen oder Baden zur Körperreinigung (evtl. unter Aussparung erkrankter Hautpartien) ist bei fast allen Hauterkrankungen möglich. Bei großflächigen Hauterkrankungen sollte auf langes, heißes und allzu häufiges Duschen oder Baden verzichtet werden.

Bei der Auswahl der Körperreinigungs- und -pflegemittel müssen bestehende Allergien, z. B. auf Duft- oder Konservierungsstoffe, berücksichtigt werden. Zu empfehlen sind alkalifreie oder pH-neutrale Waschlotionen.

Die anschließende rückfettende Basistherapie ist ein essentieller Bestandteil des therapeutischen Gesamtkonzepts, z. B. bei der Behandlung chronisch ekzematöser Erkrankungen. Das geeignete Externum und die Häufigkeit der Anwendungen legt der Arzt fest.

Hilfestellung und vor allem Anleitung des Patienten zur korrekten Durchführung sind für den Therapieerfolg mitentscheidend.

Kleidung

Auf luftundurchlässige synthetische Kleidung sollte der Hautkranke verzichten, ebenso auf Wolle. Zu empfehlen ist lockere Baumwollkleidung.

Ein häufiger Wäschewechsel kann gerade bei stark schuppenden oder nässenden Hauterkrankungen zum Wohlbefinden des Patienten beitragen. Bei infektiösen Hauterkrankungen beugt dieser zudem Selbst- und Fremdinfektionen vor.

Atmung

Patienten mit allergisch bedingten Hauterkrankungen (☞ 28.6) können nicht nur Hautveränderungen aufweisen, sondern auch unter allergiebedingten Atembeschwerden leiden – bis hin zum lebensbedrohlichen Asthmaanfall (☞ 18.6). Daher wird bei jedem Patienten, der stationär zur Allergiediagnostik aufgenommen wird, auch die Atmung beobachtet (☞ 12.2.2, 12.2.3).

Körpertemperatur

Um Infektionen der Haut oder Sekundärinfektionen frühzeitig zu erkennen, ist eine regelmäßige Kontrolle der Körpertemperatur notwendig. Auch der therapeutische Erfolg einer Maßnahme kann hierdurch besser beurteilt werden (z. B. Rückgang des Fiebers bei antibiotischer Behandlung).

Ist die *Schweißsekretion* am ganzen Körper durch die Hauterkrankung beeinträchtigt, kann es zu Störungen der Temperaturregulation kommen, z. B. zum Hitzestau (☞ 12.4.4.2). Lokalisierte Störungen der Schweißdrüsensekretion haben in der Regel keine Bedeutung für die Temperaturregulation.

Ernährung

Bei einigen dermatologischen Erkrankungen, z. B. bei der *allergischen Urtikaria* infolge Nahrungsmittelunverträglichkeit (☞ 28.6.1), sollte auf bestimmte Nahrungsbestandteile verzichtet werden. Dabei sind die notwendigen Einschränkungen aber zu präzisieren. Handelt es sich bei den Allergenen z. B. um exotische Früchte, sollen dem Allergiker nicht *alle* Früchte untersagt werden.

Manchmal kann eine spezielle Diät die Therapie unterstützen. So sollten Patienten mit großflächigen Hautentzündungen, blasenbildenden Hautleiden und Hauterkrankungen, die mit Ödemen oder Geschwüren einhergehen, auf eine ausreichende Zufuhr von Nahrungseiweißen achten (Eier, Fleisch, Fisch, Sojaeiweiß, Milch und Milcherzeugnisse), da es bei diesen Hauterkrankungen zu *Proteinverlusten* kommt.

Besonders Patienten mit *chronischen* Dermatosen versuchen häufig, den Krankheitsverlauf durch Einhalten diverser Diäten zu beeinflussen. Oft gibt es keine wissenschaftlichen Belege für die Wirksamkeit dieser Diäten. Um eine Ernährungsform zu finden, die den physiologischen Bedarf an Proteinen, Kohlenhydraten, Fetten, Mineralstoffen und Vitaminen deckt und gleichzeitig für den Patienten akzeptabel ist, wird dem Kranken und ggf. auch seinen Angehörigen eine Ernährungsberatung angeboten.

> Eine gesunde Ernährung wirkt sich positiv auf Lebensgefühl, Gesundheit und manchmal auch Hautbefunde aus. Ziel ist eine langfristige Verbesserung der Lebensfreude und Lebensqualität. Generell gilt: So viel Verbote wie nötig, aber so wenig wie möglich.

Schlaf

Viele Hautkranke leiden unter einem quälenden *Juckreiz* (**Pruritus** ☞ 28.2.3), der sie am Ein- und Durchschlafen hindert. Während der Patient den Juckreiz tagsüber vielfach noch ertragen kann (Ablenkungen), lässt ihm das Hautjucken nachts keine Ruhe, zumal es durch die Bettwärme verstärkt wird. Die Patienten leiden unter einem Schlafdefizit und sind tagsüber müde und nervös. Abhilfe können in diesen Fällen antipruriginöse Maßnahmen schaffen (☞ 28.2.3). Die sonst unerwünschte sedierende Wirkung einiger Antihistaminika (☞ Pharma-Info 27.11) erleichtert dem Patienten zusätzlich das Einschlafen. Die Raumtemperatur wird entsprechend des Patientenwunsches eingestellt. Insbesondere Patienten mit Neurodermitis bevorzugen kühle Raumtemperaturen. Durch Schutzverbände, Schutzkleidung (z. B. Baumwollhandschuhe) und extrem kurz geschnittene Fingernägel (besonders bei Kleinkindern) können Hautabschürfungen oder Verletzungen durch unkontrolliertes nächtliches Kratzen sowie die damit verbundenen Schmerzen und Schuldgefühle verhindert werden. Da Kratzen während des Juckreizes zumindest subjektiv Erleichterung bringt und der Verletzungsschmerz vielfach erträglicher erscheint als der Juckreiz, kratzen sich viele Patienten blutig (Gefahr einer Superinfektion).

28.2 Symptome und Beschwerden des Patienten mit Hauterkrankungen

Haarausfall ☞ 28.11.2
Zu starke Behaarung ☞ 28.11.1

28.2.1 Effloreszenzenlehre

Trotz der Vielzahl an Hauterkrankungen gibt es nur eine begrenzte Zahl unterschiedlicher Reaktionsmuster der Haut. Die Einzelelemente, **Effloreszenzen** (lat., „Aufblühen") genannt, werden mithilfe der **Effloreszenzenlehre** *(Terminologie der Hautveränderungen)* eingeteilt und beschrieben.

> Die Effloreszenzenlehre bildet die Basis für eine eindeutige und nachvollziehbare Befundbeschreibung in der Dermatologie.

Hautausschläge werden üblicherweise als **Exantheme** bezeichnet, solche der Schleimhaut als **Enantheme**.

Primäre und sekundäre Effloreszenzen

Primäre Effloreszenzen werden unmittelbar durch die Hauterkrankung hervorgerufen. **Sekundäre Effloreszenzen** entstehen auf dem Boden von Primäreffloreszenzen, z. B. durch Entzündung.

Für die Diagnostik sind v. a. die Primäreffloreszenzen von Bedeutung. Leider sind diese manchmal nur schwer zu erkennen, etwa wenn der Patient juckende Primäreffloreszenzen aufgekratzt hat und in erster Linie Kratzeffekte sichtbar sind, oder wenn er sich so spät vorstellt, dass sich aus den Primär- schon Sekundäreffloreszenzen gebildet haben.

Charakterisierung der Effloreszenzen

Der Untersucher achtet auf Art, Form, Begrenzung und Anordnung (Verteilung) der Effloreszenzen:
- *Art* (☞ Tab. 28.4, Abb. 28.3)
- *Form*. Effloreszenzen sind z. B. rund, polygonal (vieleckig) oder elliptisch
- *Begrenzung*. Der Übergang zur gesunden Haut ist scharf oder unscharf. Eine unscharfe Begrenzung bei einem Naevus („Leberfleck") kann z. B. auf Bösartigkeit hinweisen
- *Anordnung*. Beispielsweise treten die Bläschen bei einer Gürtelrose (☞ 26.6.8) gruppiert auf, während diejenigen bei Windpocken (☞ 26.6.8) einzeln über den Körper verteilt sind *(disseminiert)* und die Effloreszenzen bei Masern (☞ 26.6.3) zusammenfließen *(konfluieren)*.

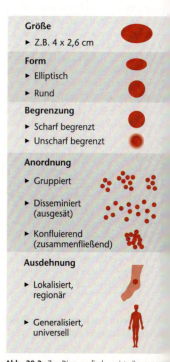

Abb. 28.3: Zur Diagnosefindung ist die genaue Beschreibung der Effloreszenzen wesentlich.

28.2 Symptome und Beschwerden des Patienten mit Hauterkrankungen

Fleck *(Macula)*: Umschriebene Farbänderung der Haut im Hautniveau durch:
- *Vasodilatation* (Gefäßweitstellung) → mit Glasspatel wegdrückbare Rötung. *Vasokonstriktion* (Gefäßverengung) → Blässe
- (Umschriebene) Hypopigmentierung. Pigmenteinlagerung (z. B. **Sommersprossen**, ☞ rechts rechte Bildhälfte)
- *Blutaustritt ins Gewebe.* **Petechien** (punktförmige Hautblutungen), **Sugillationen** (münzgroß), **Ekchymosen** (Suffusionen, flächenhaft), **Hämatom** (tiefer gelegene Einblutung). Mit Glasspatel nicht wegdrückbar

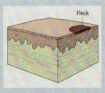
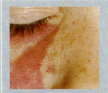

Papel *(Papula, Knötchen)*: Umschriebene, über dem Hautniveau liegende tastbare Gewebsverdickung, Durchmesser < 5 mm. Durch Verdickung der Epidermis (*epidermale Papeln*, z. B. bei der gewöhnlichen Warze ☞ rechts), Gewebsvermehrung im Korium (*kutane Papeln*) oder beides (*epidermokutane Papeln*)
Knoten *(Nodus)*: ☞ Papel, jedoch > 5 mm, z. B. bei Hauttumoren
Plaque: plattenartige, erhabene Hautveränderung durch Zusammenfließen von Papeln

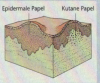
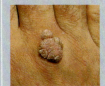

Bläschen *(Vesicula)* und **Blase** *(Bulla)*: Mit seröser oder blutiger Flüssigkeit gefüllte, erhabene Hohlräume < bzw. > 1 cm, in oder unter der Epidermis, z. B. beim Herpes labialis (☞ 33.6.1). *Fluktuierend*, d. h. ihr Inhalt lässt sich durch Fingerdruck verschieben
Pustel *(Pustula, Eiterbläschen)*: Mit Eiter gefüllter Hohlraum in oder unter der Epidermis. *Primäre Pusteln* ohne Infektion (Inhalt steril, z. B. bei Verbrennung, ☞ rechts). *Sekundäre Pusteln* aus Bläschen/Blasen entstanden, z. B. bei Impetigo
Zyste *(Cystis)*: Epithelumkleideter Hohlraum mit dünn- oder dickflüssigem Inhalt

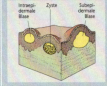
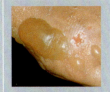

Quaddel *(Urtica)*: Umschriebenes, akutes Ödem im Korium (Lederhaut) durch Plasmaaustritt aus den Gefäßen, z. B. nach Brennnesselkontakt. In der Regel leicht erhaben, blassrosa oder weiß, stark juckend, Rückbildung innerhalb von Stunden

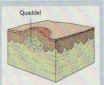
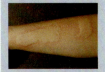

Schuppe *(Squama)*: Locker oder fest anliegendes, lamellenartiges Hornzellenmaterial durch pathologische oder vermehrte Verhornung. Trockene Schuppen sehen weißlich aus, fettdurchtränkte gelblich. Je nach Größe spricht man von *klein-* oder *groblamellärer Schuppung* (Lamelle = dünnes Blättchen). Fest haftende Hornmassen heißen **Keratose**

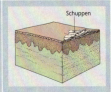

Erosion: Oberflächlicher, auf die Epidermis beschränkter Substanzdefekt, z. B. durch Platzen von Bläschen (☞ rechts). Abheilen ohne Narbenbildung
Exkoriation Substanzdefekt bis ins obere Korium, z. B. durch Kratzen
Ulkus *(Ulcus, Geschwür,* Plural *Ulzera, Ulcera)*: Tiefer, schlecht heilender Defekt mindestens bis ins tiefe Korium, z. B. Ulcus cruris. Hinterlässt immer eine Narbe

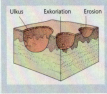
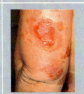

Kruste *(Crusta, Borke)*: Eingetrocknetes Sekret auf der Hautoberfläche, z. B. bei Impetigo
Narbe *(Cicatrix)*: Bindegewebiger, wenig dehnbarer Ersatz eines Defekts mindestens bis zum Korium. Zuerst rötlich, später weiß. *Atrophe* Narben liegen unter Hautniveau, *hypertrophe* durch überschießende Bindegewebsneubildung darüber (☞ rechts)
Rhagade *(Schrunde)*: Spaltförmiger Hautriss durch Dehnung trockener/stark verhornter Haut, z. B. am Mundwinkel. Einrisse in nicht verhornter (Schleim-)Haut heißen meist **Fissur** (z. B. Analfissur)

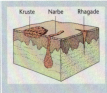

Atrophie *(Gewebeschwund)*: Rückbildung („Dünnerwerden") von Epidermis, Lederhaut und Hautanhangsgebilden ohne vorangegangenen Hautdefekt
Lichenifikation: Verdickung und Vergröberung der Hautfelder, z. B. bei chronischer mechanischer Hautreizung, ☞ rechts

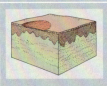
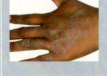

Tab. 28.4: Die wichtigsten Effloreszenzen im tabellarischen Überblick. [A400-190, M123, R162, R179, R180]

Häufig besteht eine Dermatose aus einer Kombination mehrerer Effloreszenzen. So sind etwa Rötung und Schuppung der Haut die Hauptsymptome der *Psoriasis* (Schuppenflechte ☞ 28.8), die deshalb auch zu den *erythematosquamösen* Dermatosen gerechnet wird (von Erythem = Rötung und Squama = Schuppe).

Auch die *Lokalisation* der Hautveränderungen gibt diagnostische Hinweise auf die zugrunde liegende Erkrankung. Areale, an denen krankheitsspezifische Hautveränderungen bevorzugt auftreten, heißen **Prädilektionsstellen.**

28.2.2 Entzündungszeichen

Die fünf klassischen Entzündungszeichen, nämlich Rubor (Rötung), Calor (Überwärmung), Dolor (Schmerz), Tumor (Schwellung) und Functio laesa (Funktionsverlust), lassen sich auch an der Haut beobachten. Dies erlaubt oft eine Unterscheidung zwischen entzündlichen und nicht-entzündlichen Erkrankungen.

28.2.3 Pruritus

> **Pruritus** *(Juckreiz, Hautjucken):* Häufiges, manchmal sogar erstes oder einziges Symptom vieler Haut- und Allgemeinerkrankungen. Kann den Patienten unerträglich quälen.

Pruritus ist das häufigste Symptom im Bereich der Haut. Er tritt sowohl bei Haut- als auch bei Allgemeinerkrankungen auf (☞ Tab. 28.5). Auch eine trockene Haut, etwa durch zu häufiges Waschen bei ungenügender Rückfettung, kann jucken. Bei Allgemeinerkrankungen tritt der Juckreiz eher generalisiert (am ganzen Körper) als lokalisiert auf, und meist sind nur Kratzeffekte, jedoch keine Primäreffloreszenzen sichtbar. Jeder Pruritus muss diagnostisch abgeklärt werden, wobei oft schon die Anamnese Hinweise gibt (Lokalisation, plötzlich oder langsam entstanden, Bedürfnis zu reiben oder zu kratzen, weitere Personen in der Familie betroffen?). Die weiteren Untersuchungen hängen vom Hautbefund und der Verdachtsdiagnose ab.

Behandlung

Vorrangig ist zwar die Ursachenbeseitigung. Juckreiz kann aber den Patienten sehr quälen und sollte daher auch symptomatisch gelindert werden. Je nach Ursache kommen in Betracht:

Äußere Anwendungen

Äußere Anwendungen gegen Juckreiz sind:
► Rückfettende Basistherapeutika (z.B. Neribas® Salbe)
► Lokalanästhetikazubereitungen (z.B. Optiderm® Creme)
► Topische Glukokortikoide
► Ggf. Ölbäder (nicht zu lange und zu warm baden ☞ auch 12.5.1.4)
► Lichttherapie (☞ 28.4.4).

Systemische Therapien

Zur systemischen Anwendung werden in der Regel Antihistaminika verordnet. Für tagsüber sind nicht-sedierende Präparate geeignet, z.B. Fexofenadin (etwa Telfast®, ☞ auch Pharma-Info 27.11). Bei unzureichender Wirksamkeit oder zur Nacht werden „klassische" sedierende Antihistaminika wie Dimetinden (z.B. Fenistil®) eingesetzt. Bei ihrer Verordnung für den Tag wird der Patient auf Müdigkeit und Beeinträchtigung der Reaktionsfähigkeit als Nebenwirkung hingewiesen, nachts sind diese kein Problem oder sogar erwünscht.

In Ausnahmefällen werden auch Sedativa, trizyklische Antidepressiva, Neuroleptika (alle ☞ Kapitel 34) oder Glukokortikoide (☞ Pharma-Info 21.13) eingesetzt.

Weitere Maßnahmen

► Kühle Raumtemperatur, leichte Bettdecke, kein heißes Baden oder Duschen, da Wärme den Juckreiz erfahrungsgemäß fördert
► Nächtliches Tragen von Baumwollhandschuhen zum Schutz vor Superinfektionen durch Kratzen
► Vermeiden äußerer Reizungen, z.B. durch harte Kleidungsstücke, ungeeignete Seifen oder Waschmittel
► Nach „Kratzorgien" keine Vorhaltungen, meist wird der Patient ohnehin schon von Schuldgefühlen geplagt
► Bei psychogenem Pruritus ggf. Psychotherapie (z.B. Verhaltenstherapie ☞ 34.4.3).

28.2.4 Nagelveränderungen

Nagelveränderungen können sowohl Ausdruck einer lokalen Erkrankung des Nagels als auch einer Allgemeinerkrankung sein.

Schwere Nagelveränderungen beeinträchtigen den Patienten im täglichen Leben. So ist der Fingernagel als „Widerlager" beim Tasten (und somit bei feinen Arbeiten) unentbehrlich.

Hauterkrankungen mit starkem Juckreiz	
Allergisches Kontaktekzem	☞ 28.6.3
Insektenstichreaktionen	☞ 28.6.2
Neurodermitis	☞ 28.7.1
Parasitär bedingte Erkrankungen	☞ 28.5.4
Pilzinfektionen (Dermatomykosen)	☞ 28.5.3
Skabies	☞ 28.5.4
Urtikaria	☞ 28.6.1

Allgemeinerkrankungen mit starkem Juckreiz	
Arzneimittelreaktionen	☞ 15.2.4
Cholestase jeglicher Ursache	☞ 20.2.1
Diabetes mellitus	☞ 21.6
Leukämien	☞ 22.6.1
Lymphome	☞ 22.7.
Neuropathien	☞ 33.10.1
Niereninsuffizienz	☞ 29.5.9
Polycythaemia vera	☞ 22.5.2
Psychosen	☞ 34.5.2

Tab. 28.5: Wichtige Haut- und Allgemeinerkrankungen, die typischerweise mit starkem Juckreiz einhergehen.

Veränderungen der Nagelfarbe

► **Weißliche Verfärbungen:** *Weiße Nagelflecken* und *-streifen* (**Leukonychia punctata** oder **striata**) können umschrieben auftreten oder zu einer *kreideweißen Verfärbung der ganzen Nagelplatte* (**Leukonychia totalis**) führen. Als Ursache für die partielle Leukonychie kommen Traumen oder Mykosen (☞ 28.5.3) in Frage. Die totale Leukonychie wird meist vererbt, tritt aber auch bei Leberzirrhose (☞ 20.4.4) oder Herzfehlern (☞ 16.4) auf. Wie die weißlichen Flecken genau entstehen, ist dabei noch ungeklärt
► **Bläuliche Verfärbung** tritt z.B. bei Zyanose (☞ 16.2.4) auf
► **Gelbgraue Verfärbung** weist meist auf eine Nagelpilzerkrankung (**Onychomykose** ☞ 28.5.3) hin
► **Braune Verfärbung** kommt beim M. Addison (☞ 21.5.2) durch Melanineinlagerung sowie bei Einwirkung verschiedener Chemikalien vor. Umschriebene Braunverfärbungen treten z.B. bei einem (harmlosen) Naevus oder einem (bösartigen) Melanom auf
► Für **schwarze Verfärbungen** kommen ursächlich ein Hämatom, ein Naevus

oder ein Melanom in Betracht. Bei Melanomen greift die Verfärbung oft auf den Nagelfalz über
- **Halb-und-halb-Nägel:** Hier ist die körpernahe Nagelhälfte weißlich, die distale Nagelhälfte rotbraun verfärbt. Sie treten bei vielen Patienten mit einer chronischen Urämie (☞ 29.5.9) auf und verschwinden wieder bei Besserung der Grunderkrankung.

Veränderungen der Nagelform

Zu den **Veränderungen der Nagelform** gehören die *Reliefveränderungen* (Rillen, Furchen), die *Gestaltveränderungen* (Uhrglasnägel, Löffelnägel) und die *Veränderungen der Nageldicke*:
- **Längsriffelung.** Diese etwas erhabenen, parallel verlaufenden Riffel stellen sich im Alter bei vielen Menschen ein. Sie kommen aber auch z.B. bei Durchblutungsstörungen vor
- **Beau-Reil-Furchen** *(Querbänder, Querfurchen).* Rissartige Furchen, die sich an allen Nägeln quer über die ganze Nagelplatte erstrecken. Ursache ist eine vorübergehende Schädigung der Matrixzellen, z.B. durch Systemerkrankungen, schwere Infekte oder Zytostatikatherapie
- **Trommelschlegelfinger** und **Uhrglasnägel.** Die Endglieder der Finger sind infolge einer Weichteilverdickung kolbenförmig aufgetrieben (Trommelschlegelfinger). Der Nagel ist vergrößert, rundlich und stark nach außen gewölbt (Uhrglasnagel). Trommelschlegelfinger können vererbt sein, am häufigsten treten sie jedoch bei Herzfehlern oder chronischen Lungenerkrankungen mit Hypoxie auf
- **Löffelnägel** *(Koilonychie, Hohlnägel).* Die Nagelplatten sind dünn und löffelartig eingedellt, am Rand neigen sie zum Splittern. Sie kommen meist an den Fingernägeln vor und treten v.a. bei Eisenmangelanämien auf. Weitere Ursachen sind das Arbeiten im feuchtwarmen Milieu und ein langer Kontakt mit Waschmitteln oder Chemikalien.

Veränderungen der Nagelkonsistenz

- *Abnorme Brüchigkeit der Nägel* **(Onychorrhexis):** Häufigste Ursache brüchiger Nägel sind ständiger Wasserkontakt und häufige Anwendung von Nagellackentfernern. Weitere Ursachen sind innere Erkrankungen wie die Hyperthyreose (☞ 21.3.1), Vitamin-A- und -B-Mangel und Unterernährung.

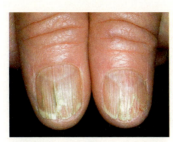

Abb. 28.6: Onychoschisis. Der Patient spricht bei Onychoschisis wie Onychorrhexis oft von „brüchigen Nägeln". [M123]

Liegt ein Eisenmangel vor, ist die abnorme Brüchigkeit der Nägel nicht selten mit Löffelnägeln (☞ oben) kombiniert
- *Aufspaltung der Nagelplatte* **(Onychoschisis):** Hierbei spaltet sich der Nagel vom freien Rand aus in zwei horizontal aufeinanderliegende Platten.

Nagelablösung

Eine partielle Ablösung der Nagelplatte vom Nagelbett kommt recht häufig vor und ist meist exogen bedingt, z.B. durch Verletzungen mit Hämatombildung oder mechanische Belastung. Eine totale Nagelablösung ist selten und oft Folge von Nagelentzündungen oder Allgemeinerkrankungen (z.B. Schilddrüsenerkrankungen, Eisenmangel, Diabetes mellitus).

> **Prävention und Gesundheitsberatung**
> Zur Vorbeugung von Nagelschäden sind empfehlenswert:
> - Bei der Maniküre nicht am Nagelhäutchen manipulieren, die Nägel nicht zu oft lackieren, bewusst mit Nagellackentfernern (ohne Aceton) umgehen. Angegriffene Nägel kurz halten, evtl. nur feilen, Fußnägel gerade schneiden, nicht an den Ecken abrunden. Nägel häufig einfetten, z.B. durch Nagelsalben oder Nagelbäder in Olivenöl
> - Kontakt mit Chemikalien meiden. Bei Feuchtarbeiten Handschuhe tragen. Weite Schuhe wählen, Füße trocken halten, z.B. durch mehrmals täglichen Schuhwechsel, Tragen von Baumwollstrümpfen, Meiden von Kunstfasern
> - Sich ausgewogen ernähren, um Vitaminmangelzuständen oder einer Eisenmangelanämie vorzubeugen.

28.3 Der Weg zur Diagnose bei Hauterkrankungen

Allergologische Diagnostik ☞ 27.2.2

28.3.1 Hilfsmittel bei der Untersuchung

In der Dermatologie ganz wesentlich ist die Inspektion der Hautveränderungen. Dabei helfen:
- **Holz- oder Kunststoffspatel** zur Inspektion der Mundhöhle und zum Entfernen von Auflagerungen
- **Glasspatel** zum „Wegdrücken" des durch die Effloreszenz fließenden Blutes, um die Eigenfarbe einer Hautveränderung darstellen zu können
- **Lupe**
- **Dermatoskop** zur *Auflichtmikroskopie der Haut* **(Dermatoskopie),** hilfreich insbesondere bei der Untersuchung pigmentierter Hautveränderungen (Verdacht auf einen bösartigen Tumor? ☞ 28.9.2)
- **Wood-Lampe** (Lichtquelle von UV-A-Strahlen, die mit speziellen Filtern ausgestattet ist) zur Diagnostik bestimmter Hauterkrankungen, vor allem Pilzinfektionen, deren Herde im Wood-Licht fluoreszierend aufleuchten.

Zunehmende Bedeutung gewinnen außerdem:
- Die **hochfrequente Sonographie der Haut,** z.B. bei Hämangiomen (☞ 28.9.1), verschiedenen entzündlichen Hauterkrankungen oder pigmentierten Hauttumoren (☞ 28.9.1)
- Die **Lymphknotensonographie** bei bösartigen Hauttumoren (☞ 28.9.2).

28.3.2 Abstriche und Hautschuppenabtragung

In der Dermatologie wird Untersuchungsmaterial durch Abstriche von Bläschen, Pusteln, Erosionen und Ulzera und durch Abschaben von Hautschuppen gewonnen und mikroskopisch oder mikrobiologisch untersucht. Häufig wird auch eine Kultur angelegt (☞ 26.3.3).

28.3.3 Biopsien

Bei unklaren Hauterkrankungen wird Gewebe sowohl aus der veränderten als auch aus der unveränderten Haut entnommen. Dabei soll das Untersuchungsmaterial Zellen aller Hautschichten aufweisen.

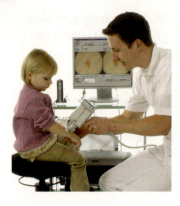
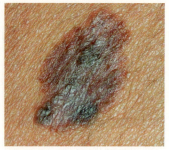
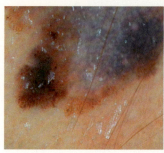

Abb. 28.7: Mithilfe der Dermatoskopie kann der Arzt pigmentierte Hautveränderungen in 10- bis 400-facher Vergrößerung betrachten und so besser beurteilen. Links Dermatoskop und Untersuchungssituation, Mitte Melanom in der Aufsicht, rechts der untere Teil bei Betrachtung mit dem Dermatoskop. [K314, V419]

Die Aufgaben der Pflegenden reichen von der Vorbereitung des Patienten auf den Eingriff (u. a. Rasur) über die Vorbereitung des Eingriffs selbst (z. B. Raum, Material) bis hin zur Assistenz des Arztes und der Nachsorge von Patient und Material.

28.4 Behandlungsstrategien in der Dermatologie

Lasertherapie ☞ 15.7.2

28.4.1 Lokaltherapeutika

Viele Hauterkrankungen werden äußerlich mit **Lokaltherapeutika** *(Externa)* behandelt. Gegenüber der systemischen Therapie hat dies den Vorteil, dass die Wirkstoffe am Erkrankungsherd eine höhere Konzentration erreichen und die Nebenwirkungen geringer sind. Voraussetzung ist allerdings, dass die Arzneimittel in die erkrankte Haut eindringen können.

Dermatologische Lokaltherapeutika bestehen meist aus drei Komponenten:
▸ Dem **Grundstoff** *(Salbengrundlage, Trägerstoff)*
▸ Dem **Wirkstoff** *(Arzneisubstanz* ☞ Tab. 28.9)
▸ Den **Zusatzstoffen**.

Grundstoffe

Der Grundstoff ist Träger- und meist auch Verdünnungssubstanz des Wirkstoffs. Seine Zusammensetzung hat einen entscheidenden Einfluss auf die Eindringtiefe und damit Wirksamkeit. Eine Faustregel besagt, dass die Tiefenwirkung des Präparats mit zunehmendem Fettgehalt steigt, während die Verdunstung abnimmt. Da auch der Grundstoff selbst Wirkungen auf die Haut ausübt, wird er sorgfältig auf den Hauttyp des Patienten (Ermittlung ☞ 12.5.1.3), die Art der Hauterkrankung und die Körperregion abgestimmt. Beispielsweise werden bei stark fettender Haut eher wasserreiche Cremes, bei trockener Haut dagegen fettreiche Salben eingesetzt.

Bestehende Allergien sind bei der Wahl der Grundstoffe unbedingt zu berücksichtigen.

Mittel zur Hautpflege ☞ 12.5.1.4

Fette Grundstoffe

Fette Grundstoffe, z. B. Vaseline, Lanolin oder Silikon, behindern die Verdunstung und Wärmeabgabe der Haut. Durch den Wärme- und Sekretstau weicht die Haut auf, lösen sich Schuppen und Krusten und dringen die Wirkstoffe tief in die Haut ein. Deshalb eignen sich Fette zum Glätten einer rauen, spröden Haut und zur Behandlung schuppender Dermatosen. Kontraindiziert sind sie bei akut nässenden Entzündungsprozessen (noch stärkere Durchfeuchtung) und bei von Natur aus stark fettender Haut.

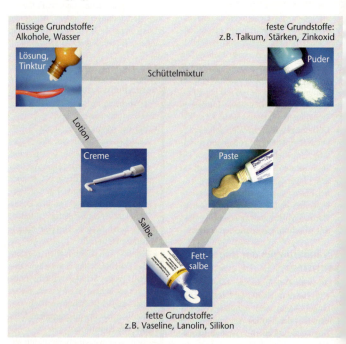

Abb. 28.8: Die drei Grundstoffe dermatologischer Lokaltherapeutika und ihre Kombinationen im Phasendreieck. Verschieden eingeordnet werden die Öle. Meist werden sie den flüssigen Grundstoffen zugerechnet [O147, K155, K183]

28.4 Behandlungsstrategien in der Dermatologie

Flüssige Grundstoffe

Flüssige Grundstoffe, etwa Wasser oder Alkohol, ermöglichen eine gleichmäßige Verteilung der Wirkstoffe auf der Haut. Die Flüssigkeit verdunstet, und der Wirkstoff bleibt als dünner Film auf der Haut zurück. Durch die Verdunstung wird Kälte erzeugt, die nicht nur kühlt, sondern auch Entzündungen hemmt und Juckreiz mildert. Der Kühleffekt ist umso größer, je schneller die Flüssigkeit verdunstet. Bei häufigem Gebrauch trocknet die Haut allerdings aus.

Feste Grundstoffe

Feste Grundstoffe, z. B. Zinkoxid oder Talkum, saugen als **Puder** Sekrete von der Hautoberfläche auf und wirken austrocknend und kühlend. Sie finden vor allem als Inhaltsstoffe von Pasten und Schüttelmixturen Verwendung. Puder selbst werden in der Dermatologie nur noch in Ausnahmefällen verwendet.

Kombinationen von Grundstoffen

Um eine für den jeweiligen Hauttyp optimal angepasste Grundlage zu erhalten, werden die Grundstoffe häufig kombiniert. Am weitesten verbreitet sind die streichfähigen Salben und Cremes.

Lotionen, Cremes und **Salben** sind Gemische aus Fett und Flüssigkeit. Salben sind Wasser-in-Öl-Emulsionen, Cremes und Lotionen Öl-in-Wasser-Emulsionen. Lotionen enthalten also am meisten, Salben am wenigsten Wasser. Wasserhaltige Zubereitungen eignen sich besonders für Anwendungen am behaarten Kopf, weil sie sich eher auswaschen lassen. Je wasserhaltiger eine Zubereitung ist, desto geringer ist ihre Tiefenwirksamkeit und desto stärker ihre kühlende und austrocknende Wirkung.

Eine **Schüttelmixtur** ist eine Kombination aus Flüssigkeit und Puder. Nach dem Auftragen verdunstet der flüssige Anteil, während der Puder auf der Haut trocknet und haften bleibt. Schüttelmixturen wirken in etwa wie Puder, lassen sich aber leichter verteilen, haften besser, kühlen für kurze Zeit und mindern dadurch Juckreiz. Sie sind für oberflächliche, entzündliche Dermatosen geeignet, die weder sehr trocken sind noch zu stark nässen. Bei wiederholter Anwendung besteht die Gefahr der Austrocknung!

Eine **Paste** (Pudersalbe) ist ein Gemisch aus Puder und Salbe. Bei hohem Puderanteil entsteht eine harte Paste mit austrocknender Wirkung, bei niedrigem eine weiche Paste, die leichter aufzutragen ist und die Haut stärker einfettet (z. B. „weiche" Zinkpaste). Harte Pasten ziehen nicht ein, sondern decken die Haut ab und schützen sie vor irritierenden Einflüssen, etwa im Randbereich eines Ulcus cruris oder bei Säuglingen im Windelbereich.

Wirkstoffe

Die **Wirkstoffe** werden den Grundstoffen einzeln oder in Kombination zugesetzt. Wichtige Wirkstoffgruppen zeigt Tabelle 28.9.

Zusatzstoffe

Zu den Zusatzstoffen gehören z. B. die Emulgatoren, die Stabilisatoren, die Geruchs- und Konservierungsstoffe:

▶ **Emulgatoren** verbessern die Vermischung (Emulgation) *lipophiler* (fettlöslicher und Wasser abweisender) und *hydrophiler* (Wasser aufnehmender und Fett abweisender) Substanzen
▶ **Stabilisatoren** in Form von **Konservierungsstoffen** und **Antioxidantien** halten die vermischten Substanzen dauerhaft zusammen und schützen die Arzneimittelzubereitung vor dem Verderben
▶ **Geruchsstoffe** (Duftstoffe) sorgen für einen angenehmen Geruch des Präparates.

28.4.2 Durchführung lokaltherapeutischer Maßnahmen

Die äußeren Therapieanwendungen obliegen meist den Pflegenden. Ihre Aufgabe ist aber nicht nur die fachgerechte Durchführung der angeordneten Maßnahmen, sondern auch die Anleitung des Patienten zur Selbstpflege. Über die unangenehmen Begleiterscheinungen wird der Patient zu Beginn der Therapie informiert, z. B. darüber, dass manche Externa unangenehm riechen, die Haut verfärben und die Kleidung oder Bettwäsche mit nicht auswaschbaren Flecken verunreinigen (z. B. Dithranol). Über die Nebenwirkungen einer Therapie, etwa eine Hautatrophie während einer lang andauernden Glukokortikoidtherapie, oder über bestimmte Verhaltensregeln (z. B. keine Sonnenbäder) klärt der Arzt den Patienten auf. Erfahrungsgemäß sind den Patienten die Verhaltensregeln nicht immer bewusst, so dass die Pflegenden sie gelegentlich daran erinnern müssen.

Die erste Externabehandlung findet meist nach der morgendlichen Visite, eine eventuelle zweite Behandlung nach dem Abendessen statt. Bettlägerige und operierte Patienten sowie Patienten mit erhöhter Infektionsgefahr werden im Krankenzimmer behandelt, die anderen in einem separaten Behandlungszimmer, in dem alle notwendigen Materialien zur Verfügung stehen. Auch beachten die Pflegenden individuelle Wünsche des Patienten.

Allgemeine Regeln für den Umgang mit Lokaltherapeutika

Pflegende behandeln niemals nur das Organ „Haut", sondern berücksichtigen immer auch das psychische Befinden des Patienten. Lokaltherapie und psychische Betreuung können nicht getrennt werden.

▶ Vor der Anwendung im Behandlungszimmer die Vielzahl der Präparate mit den verschiedenen Dosierungen übersichtlich ordnen oder die für einen Patienten benötigten Präparate auf einem Tablett zusammenstellen
▶ Bett und Kleidung vor dem Kontakt mit Lokaltherapeutika schützen
▶ Aus hygienischen Gründen immer mit Einmalhandschuhen arbeiten (v. a. mit Folienhandschuhen). Latexhandschuhe (ungepudert) dürfen nur verwendet werden, wenn bei Patienten und Pflegepersonal keine Latexallergie vorliegt
▶ Nie mit den Fingern in das Arzneimittelgefäß greifen. Bei Salbentöpfen immer einen Spatel, bei Lösungen oder Tinkturen einen Watteträger benutzen. Diese nach jedem Patientenkontakt wechseln
▶ Verbandstoffe sind immer Einmalmaterial
▶ Nach Abnahme des Verbandes zügig arbeiten, da ein bestehender Juckreiz meist nach Abnahme des Verbandes zunimmt
▶ Reste von Lokaltherapeutika vor jeder neuen Anwendung mit Öl oder warmem Wasser entfernen (entsprechend der Arztanordnung oder hausinterner Standards). Medikamentös bedingte Hautverfärbungen lassen sich in der Regel nicht beseitigen
▶ Vor dem Auftragen des Präparates Haut beobachten (möglichst bei Tageslicht). Auf Wirkung und Nebenwirkungen achten und Juckreiz erfragen
▶ Gefäße nach Verbrauch sorgfältig verschließen
▶ Präparate rechtzeitig nachbestellen (oftmals steigt der Verbrauch durch einen Patienten schlagartig an).

1071

28 Pflege von Menschen mit Haut- und Geschlechtskrankheiten

Wirkgruppe/Bsp.	Handelsname	Wichtigste Indikationen	Besonderheiten
Antibiotika *(Mittel gegen bakterielle Infektionen)*			
Fusidinsäure Neomycin Tetracyclin	Fucidine® Nebacetin® Aureomycin®	▸ Bakterielle Hauterkrankungen ▸ Superinfektionen (☞ 28.7.1), z. B. bei Mykosen und Ekzemen	▸ Auf Zeichen einer Sensibilisierung achten (☞ 28.6.3) ▸ Cave Resistenzentwicklung!
Antimykotika *(Mittel gegen Pilzinfektionen)*			
Nystatin Clotrimazol Econazol Terbinafin	Candio-Hermal® Canesten® Epi-Pevaryl® Lamisil®	▸ Mykosen	▸ Anwendung nicht zu früh beenden (1–2 Wochen über optische „Heilung" hinaus), da Rezidivgefahr
Antiparasitika *(Mittel gegen Parasiten wie z. B. Milben oder Läuse)*			
Hexachlorcyclohexan (Lindan) Permethrin	Jacutin® Infektoscab® Infektopedicul®	▸ Skabies ▸ Pedikulosen (Erkrankungen durch Läuse)	Wegen Toxizität und häufiger Hautreizungen: ▸ Keine Berührung mit Augen und Schleimhäuten ▸ Nicht mit heißem Wasser abduschen ▸ Hexachlorcyclohexan nicht bei kleinen Kindern, in Schwangerschaft und Stillzeit
Benzoylbenzoat	Antiscabiosum Mago®	▸ Skabies	▸ Auch für Schwangere und Stillende geeignet
Glukokortikoide *(Hormon, Details ☞ Pharma-Info 21.13)*			
▸ Hydrocortison (schwach) ▸ Prednicarbat (mittelstark) ▸ Betamethason (stark) ▸ Clobetasolpropionat (sehr stark)	Hydrocortison Wolff® Dermatop® Betnesol® Dermoxin®	▸ Allergische und entzündliche Hauterkrankungen	▸ Bei umschriebener Anwendung keine systemischen Nebenwirkungen ▸ Bei Langzeitbehandlung evtl. Hautatrophie und Teleangiektasien (erweiterte Hautgefäße). Daher stark wirksame Glukokortikoide möglichst nur kurzzeitig anwenden und im Intervall mit schwach wirksamen Glukokortikoiden behandeln
Antipsoriatika *(Arzneimittel gegen Psoriasis = Schuppenflechte ☞ 28.8)*			
Dithranol (= Cignolin)	Psoradexan®, Psoralon® MT (in Kombination mit Harnstoff bzw. Salicylsäure)	▸ Psoriasis (vorwiegend im stationären Bereich)	▸ Reversible Braunfärbung der Haut und irreversible Wäscheverfärbung ▸ Augenkontakt vermeiden ▸ Beim Auftragen Handschuhe verwenden
Calcipotriol (Vitamin-D-Abkömmling)	Psorcutan®	▸ Psoriasis (vorwiegend im ambulanten Bereich)	▸ Auf evtl. auftretende Hautreizungen achten
Antipruriginosa *(Juckreiz stillende Arzneimittel)*			
Lokalanästhetika	Optiderm®	▸ Insektenstichreaktionen ▸ Juckende Altershaut	
Antihistaminika	Soventol®	▸ Insektenstiche	▸ Relativ hohes Sensibilisierungsrisiko (☞ 28.6.3). Insgesamt eher untergeordnete Rolle
Keratolytika *(„Horn auflösende" Mittel)*			
Harnstoff	Onychomal (20 %ig) Basodexan (10 %ig)	▸ 20 %: Ablösung von Nägeln ▸ 5–10 %: Hautpflege bei trockener und/oder rauer Haut	
Salicylsäure	Squamasol®, Psorimed®	▸ Entfernung von Schuppen	▸ Kontakt mit gesunder Haut vermeiden
Antiseptika *(Desinfizierende Mittel)*			
Octenidin	Octenisept	▸ Infektionsprophylaxe	
Povidon-Iod	Braunol® Betaisodona®	▸ Infizierte Hauterkrankungen, z. B. Ulzera, Dekubitus	▸ Strenge Indikationsstellung in der Schwangerschaft, Stillzeit und bei Hyperthyreose (☞ 21.3.3)
Farbstoffe		▸ Bakteriell infizierte Wunden (z. B. Ulcus cruris) ▸ Mykosen	▸ Nach dem Auftragen an der Luft trocknen lassen ▸ Farbstoff nur an abgeblassten Stellen erneuern, da sonst Nekrosen entstehen
Weitere Lokaltherapeutika			
Gerbmittel	Tannolact®	▸ Nässende Hauterkrankungen ▸ Juckreiz	▸ Augenkontakt meiden
(Iso-)Tretinoin (Vitamin-A-Abkömmling)	Isotrex®, Airol®, Cordes® VAS	▸ Akne ▸ Verhornungsstörungen	▸ Auf Hautreizungen achten ▸ Photosensibilisierung, daher nach Anwendung nicht der Sonne aussetzen

Tab. 28.9: Häufige Wirksubstanzen dermatologischer Lokaltherapeutika.

Lokaltherapeutische Formen

Die häufigsten Anwendungsformen von Lokaltherapeutika sind:
- Auftragen eines Präparates (z. B. Creme, Salbe, Schüttelmixtur)
- Anlegen eines Verbandes zum Abdecken des behandelten Hautareals (☞ unten)
- Anlegen eines feuchten Umschlags (☞ unten)
- Voll- oder Teilbad mit entsprechenden Zusätzen (☞ 12.5.1.4).

Auftragen von Lokaltherapeutika

Aus einem Salbentopf werden Cremes, Salben und vergleichbare Präparate mit einem Spatel entnommen, aus Tuben werden sie auf einen Spatel, einen Tupfer oder einen frischen Handschuh gedrückt. Um Kontaminationen zu vermeiden, darf der austretende Tubeninhalt niemals den Patienten oder kontaminierte Gegenstände (Handschuhe, Spatel) berühren.

Beim Einreiben sind Einmalhandschuhe zu verwenden. Tupfer können benutzt werden, wenn die Salbe dick aufgetragen werden soll. Kommt die Pflegekraft mit dem Präparat in Berührung, sollte sie es so schnell wie möglich abwaschen, da die Substanzen auf ihrer Haut in gleichem Maße wirken wie auf der des Patienten.

In der Dermatologie ist es üblich, auch individuell hergestellte Spezialitäten einzusetzen (Zusatzstoffe ☞ 28.4.1). Da diese Externa oft in gleich aussehenden „Salbentöpfchen" lagern, besteht Verwechslungsgefahr, deshalb ist die eindeutige Kennzeichnung unerlässlich. Außerdem muss das Verfallsdatum unbedingt beachtet werden.

Verbände

Tuchverband: Beim Tuchverband wird der Patient auf zwei Bettlaken gelegt, anschließend – meist dick – eingesalbt, in die Bettlaken eingeschlagen und zum Schluss gut zugedeckt. Durch die Bettwärme werden die Wirkstoffe besonders gut aufgenommen. Alternativ ist das Anlegen eines **Schlauchverbands** möglich (☞ Abb. 28.12–28.17). Die Dauer der Anwendung wird vom Arzt festgelegt, meist beträgt sie eine Stunde.

Okklusivverband: Beim Okklusivverband (*Okklusion* = Verschluss, Abdichtung) wird über das eingesalbte Hautareal eine gewöhnliche Haushaltsfolie (Polyäthylenfolie) gespannt und an allen Seiten mit Binden oder Pflaster luftdicht

Okklusivverband [K183]

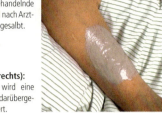
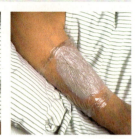

Abb. 28.10 (links): Das zu behandelnde Hautareal wird nach Arztanordnung eingesalbt.

Abb. 28.11 (rechts): Anschließend wird eine Plastikfolie darübergedeckt und fixiert.

Anlegen eines Schlauchverbands [K183]

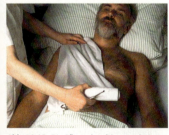

Abb. 28.12: Die Pflegende schätzt am Patienten ab, wie viel Schlauchverband für den Oberkörper benötigt wird.

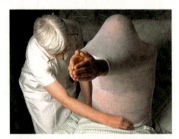

Abb. 28.13: Dann streift sie den Schlauchverband über die ausgestreckten Arme und den Kopf des Patienten …

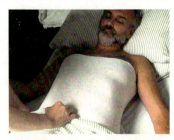

Abb. 28.14: … und schlägt ihn auf Achselhöhe einmal um. Anschließend überprüft sie den korrekten Sitz des Verbands (keine Faltenbildung).

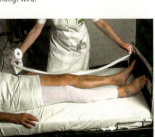

Abb. 28.15: In vergleichbarer Weise kann ein Schlauchverband am Bein angelegt werden, hier das Abschätzen der benötigten Länge.

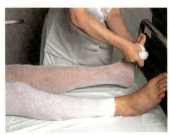

Abb. 28.16: Dann streift die Pflegende die eine Hälfte des Schlauchs über das Bein, schlägt die zweite Hälfte am Fuß um …

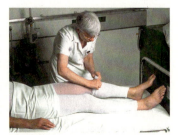

Abb. 28.17: … und führt sie faltenlos bis zum Oberschenkel. Anschließend überprüft sie den korrekten Sitz des Verbands.

abgeschlossen (☞ Abb. 28.11). Einen Okklusivverband an Kopf, Armen oder Beinen sichern die Pflegenden mit einem Schlauchverband (z. B. Stülpa®), einen Verband an den Händen mit Baumwollhandschuhen. Okklusivverbände werden bevorzugt bei Glukokortikoidtherapie eingesetzt. Sie intensivieren die Resorption der Wirkstoffe über die Haut, dürfen aber gerade wegen der starken Wirkungserhöhung nur einige Stunden auf der Haut verbleiben. Okklusivverbände werden stets vom Arzt angeordnet.

Feuchte Umschläge

Feuchte Umschläge verwendet man bei entzündlichen oder nässenden Dermatosen zur Kühlung und zum Austrocknen der Wunden, sie sind aber auch zum Aufweichen und Ablösen von Krusten und Schuppen geeignet. Bei mehrtägiger Anwendung trocknen die behandelten Hautareale sehr stark aus. Ist dies unerwünscht, müssen rückfettende Maßnahmen ergriffen werden.

Für feuchte Umschläge sind dünne Baumwolltücher oder Kompressen geeignet, die mit der verordneten Flüssigkeit getränkt werden (destilliertes Wasser, physiologische Kochsalzlösung, Betaisodona®, Octenisept®). Damit die Flüssigkeit nicht durchschlägt, werden weitere (trockene) Baumwolltücher darübergelegt. An Armen oder Beinen kann der Umschlag mit Mullbinden oder speziellen Sicherheitsnadeln fixiert werden. Dies ist allerdings nicht unbedingt notwendig, da der Patient mit dem Umschlag nicht herumlaufen sollte. Das Bett wird zusätzlich durch eine Einmalunterlage geschützt. Nach einer halben Stunde erneuert man den Umschlag oder befeuchtet ihn wieder.

Da die kühlende Wirkung bei großflächigen Behandlungen erheblich ist und der Patient folglich schnell friert, wird er gut zugedeckt.

28.4.3 Systemische Medikation

Viele dermatologische Erkrankungen bedürfen zusätzlich systemisch wirksamer Arzneimittel:

- **Antibiotika.** Antibiotika werden bei bakteriell bedingten Haut- und Geschlechtskrankheiten eingesetzt (☞ Pharma-Info 26.17). Am häufigsten verwendet werden die verschiedenen Penicillinabkömmlinge (z. B. beim Erysipel) und Tetrazykline (bei Akne vulgaris)
- **Antimykotika.** Tief reichende Pilzinfektionen bedürfen einer systemischen Gabe von Antimykotika, meist über mehrere Wochen oder Monate (☞ Pharma-Info 26.36)
- **Antihistaminika.** Antihistaminika werden bei allergisch bedingten Erkrankungen und zur symptomatischen Behandlung (starken) Juckreizes eingesetzt (☞ Pharma-Info 27.11)
- **Glukokortikoide.** Glukokortikoide sind häufig bei schweren entzündlichen Dermatosen indiziert (☞ Pharma-Info 21.13)
- **Retinoide.** Retinoide (Vitamin-A-Abkömmlinge), z. B. Acitretin in Neotigason® oder Isotretinoin in Roaccutan®, sind bei bestimmten Formen der Psoriasis und bei schwerer Akne oder Rosazea (☞ 28.10.2) angezeigt. Wichtige Nebenwirkungen sind Veränderungen der Blutfette und der Leberwerte, weshalb diese vor und während der Therapie regelmäßig kontrolliert werden. Aufgrund der starken teratogenen Wirkung muss eine Schwangerschaft ausgeschlossen werden und ist eine Kontrazeption während und bis zu vier Wochen (Isotretinoin) bzw. zwei Jahren (Acitretin) nach der Therapie zwingend. Kontaktlinsenträgern wird geraten, während der Therapie auf eine Brille auszuweichen, da Haut und Schleimhäute (speziell der Augen) sehr stark austrocknen. Während der Behandlung und noch vier Wochen bis ein Jahr danach dürfen die Patienten kein Blut spenden
- **Immunsuppressiva.** Immunsuppressiva (☞ Pharma-Info 27.14) wie etwa Methotrexat (z. B. Metex®) oder Ciclosporin (z. B. Imurek®) werden vor allem bei Hauterkrankungen im Rahmen von Autoimmunerkrankungen sowie bei schwerer Psoriasis eingesetzt

28.4.4 Lichttherapie

Einige Hauterkrankungen sprechen gut auf eine **Lichttherapie** (Phototherapie) an. Folgende Therapieformen werden unterschieden:

- Die **UVB-Lichttherapie** wird z. B. bei Psoriasis oder chronischem Juckreiz angewendet. Ihre Wirksamkeit kann durch lokal aufgetragene Glukokortikoide, Vitamin-D-Präparate oder Retinoide verstärkt werden
  - Bei der **UVB-Breitspektrum-Therapie** wird der Patient mit UVB-Licht der Wellenlängen 280–320 nm bestrahlt
  - Bei der **SUP-Therapie** (Selektive UV-Phototherapie) wird Breitbandstrahlung mit Maxima im Bereich der Wellenlängen 305 und 325 nm verwendet
  - Bei der **UVB-Schmalspektrum-Therapie** wird monochromatisches Licht der Wellenlänge 311 nm verwendet
- Indikationen der **UVA-Lichttherapie** sind beispielsweise Neurodermitis, umschriebene Sklerodermie oder Juckreiz. Die **Breitspektrum-UVA-Lichttherapie** arbeitet mit Wellenlängen von 320–400 nm, die **UVA1-Lichttherapie** mit solchem von 340–400 nm
- Auch Anwendung von UVA und UVB ist möglich
- Die **PUVA-Therapie** (kurz für *Psoralen + UV-A* ☞ 15.12.5) ist eine **Photochemotherapie**, die 3- bis 4-mal wöchentlich durchgeführt wird. Bei der **systemischen PUVA** schluckt der Patient zwei Stunden vor der Bestrahlung eine lichtsensibilisierende Substanz (Psoralen), welche die Lichtempfindlichkeit der Haut steigert. Bei der neueren **lokalen PUVA** nimmt er unmittelbar vor der Bestrahlung ein Wannenbad, wobei dem Badewasser die lichtsensibilisierende Substanz zuge-

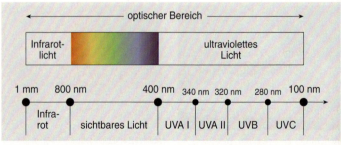

Abb. 28.18: Licht ist elektromagnetische Strahlung unterschiedlicher Wellenlänge. Die langwelligere UVA-Strahlung ist energieärmer und dringt tiefer in die Haut ein als UVB-Strahlung. [R179]

28.5 Erregerbedingte Erkrankungen in der Dermatologie

setzt wird (**PUVA-Bad-Photochemotherapie**) oder trägt eine psoralenhaltige Creme auf. Vorteile sind die Minimierung systemischer Nebenwirkungen, das rasche Nachlassen der gesteigerten Lichtempfindlichkeit und die Möglichkeit, befallene Hautregionen selektiv zu behandeln.

Jede Lichttherapie wird individuell auf den Hauttyp des Patienten abgestimmt und nur auf Arztanordnung durchgeführt. Wegen möglicher Langzeitfolgen des UV-Lichts im Bereich der Haut (vorzeitige Hautalterung, Tumoren) wird die empfohlene maximale Strahlenbelastung nicht überschritten und die Bestrahlungstherapie bei Kindern nur mit äußerster Zurückhaltung eingesetzt. (3)

Pflege bei Lichttherapie

Bei jeder Lichttherapie trägt der Patient eine UV-Schutzbrille, um Augenschäden zu verhindern. Hautbezirke, die nicht behandelt werden sollen, werden abgedeckt. Die Pflegenden achten außerdem auf den korrekten Abstand zwischen Gerät und Patient sowie auf eine sorgfältige Hautpflege nach der Lichttherapie.

Pflege bei PUVA-Therapie

Die erhöhte Lichtsensibilisierung dauert auch nach der PUVA je nach Therapieform noch 3–12 Std. an. Während dieser Zeit muss Sonnenlicht konsequent gemieden werden. Nach systemischer PUVA müssen die Patienten außerdem für mindestens zwölf Stunden eine spezielle PUVA-Sonnenbrille tragen, da die Augen bei Lichtexposition geschädigt werden. Die PUVA-Brillen haben einen seitlichen Lichtschutz und werden vom Optiker angefertigt.

28.5 Erregerbedingte Erkrankungen in der Dermatologie

28.5.1 Viral bedingte Hauterkrankungen

Herpes-simplex-Infektionen ☞ 26.6.7
Herpes-zoster-Infektionen ☞ 26.6.8

Verrucae

Verrucae *(Warzen):* Gutartige Hautneubildungen, die durch Viren hervorgerufen werden.

Verucae vulgares

Verrucae vulgares *(gewöhnliche Warzen, vulgäre Warzen)* werden durch **humane Papilloma-Viren** *(HPV)* hervorgerufen und sind insbesondere bei Kindern sehr häufig (☞ Abb. 28.19). Sie beginnen als harte Papeln, wachsen allmählich und werden durch zunehmende Verhornung immer rauer und dunkler. Durch Bluteinlagerungen können sie sich schwärzlich verfärben.

Die gewöhnlichen Warzen kommen v.a. an Händen und Fingern vor, aber auch im Gesicht oder an den Fußsohlen. Da sie hier nicht nach außen wachsen können, sondern durch das Körpergewicht in die Haut eingedrückt werden, sehen sie anders aus und rufen häufig Schmerzen hervor (**Verrucae plantares**, *Dornwarzen, Plantarwarzen, Sohlenwarzen* ☞ Abb. 28.20).

Therapie: Da Warzen vor allem bei Kindern nach einiger Zeit oft spontan abheilen, kann man zunächst zuwarten. Wird bei großem Leidensdruck eine Therapie gewünscht, sollte sie möglichst nicht invasiv sein und keine Narben hinterlassen. Bewährt hat sich z. B. das Zytostatikum Fluorouracil in Kombination mit Salizylsäure (z. B. Verrumal®), ggf. in Kombination mit regelmäßigem Abtragen, z. B. mittels Kürettage. Weitergehende Maßnahmen sind eher selten erforderlich.

Condylomata acuminata

Auch **Condylomata acuminata** *(Feigwarzen, spitze Kondylome* ☞ Abb. 28.21) werden durch humane Papilloma-Viren hervorgerufen, im Gegensatz zu den bisher genannten aber durch Geschlechtsverkehr übertragen (☞ auch 30.6.3). Sie entstehen bevorzugt im feuchten Milieu des Genital- und Analbereiches. Im Frühstadium werden die kleinen Papeln leicht übersehen, später sehen sie durch Lappen- und Furchenbildung blumenkohlartig aus.

Therapie: Spitze Kondylome werden durch Imiquimod lokal (Aldara®) behandelt oder mit dem Laser oder einer Diathermieschlinge (☞ Abb. 19.41) entfernt. Evtl. ist eine Mitbehandlung des Sexualpartners erforderlich.

Mollusca contagiosa

Verursacher der rundlichen **Mollusca contagiosa** *(Dellwarze)* ist ein Virus der Pockengruppe. Nach Anritzen lässt sich eine breiartige Masse herausdrücken. Die Erkrankung wird von Mensch zu Mensch übertragen. Über kleine Hautdefekte gelangt das Virus durch Schmierinfektion, Handtücher oder Kleidungsstücke in die Haut. Bei allgemeiner Abwehrschwäche oder großflächigen Hauterkrankungen wie der Neurodermitis treten sie gehäuft auf.

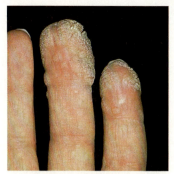

Abb. 28.19: Verrucae vulgares (gewöhnliche Warzen) an den Fingern. [M123]

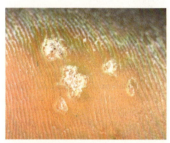

Abb. 28.20: Verrucae plantares der Fußsohle. Sie sind nach außen meist flach und unterbrechen optisch die Fußsohlenfurchung. [M123]

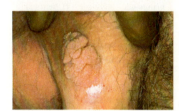

Abb. 28.21: Condylomata acuminata (spitze Kondylome). [M123]

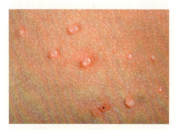

Abb. 28.22: Mollusca contagiosa heißen wegen ihrer Delle in der Mitte auch Dellwarzen. [M123]

Therapie: Manchmal reicht die Behandlung mit einem salizylhaltigen Pflaster (Guttaplast®). Ansonsten werden Dellwarzen mit einer gebogenen Pinzette (Eihautpinzette) ausgedrückt und mit einem Skalpell oder scharfen Löffel abgetragen. Um ein schmerzloses Entfernen zu ermöglichen, wird vor dem Eingriff eine anästhesierende Salbe (EMLA®) aufgetragen und 30–60 Min. unter einem Okklusivverband (☞ 28.4.2) belassen.

28.5.2 Bakteriell bedingte Hauterkrankungen

Erysipel ☞ 26.5.3
Erythema chronicum migrans ☞ 26.5.15

Impetigo contagiosa

> **Impetigo contagiosa** *(Impetigo vulgaris, Grindblasen, Grindflechte)*: Oberflächliche Infektion der Haut durch Streptokokken oder Staphylokokken. Betrifft überwiegend Kinder, selten Erwachsene (häufigste bakterielle Hauterkrankung im Kindesalter). Sehr ansteckend, daher nicht selten gehäufte Erkrankungen in Kindergärten und Schulen. Begünstigt durch mangelnde Hygiene (Übertragung durch Schmierinfektion) und Abwehrschwäche.
>
> **Pyodermie:** Hautinfektion durch eiterbildende Bakterien.

Bei der **Impetigo contagiosa** bilden sich oberflächliche Bläschen und Blasen, die sich zu Pusteln weiterentwickeln, platzen und typische honiggelbe Krusten auf gerötetem Grund hinterlassen. Oft besteht Juckreiz. Besonders betroffen sind Gesicht und Extremitäten.

Nach Aufweichen der Krusten z. B. mit Octenisept®-Umschlägen werden lokal desinfizierende Substanzen oder Antibiotika (Fucidine®) aufgetragen. In schweren Fällen ist die systemische Gabe von Antibiotika erforderlich. Die Prognose der Erkrankung ist in der Regel gut.

Hauptkomplikationen sind bei der streptokokkenbedingten Impetigo contagiosa Streptokokkenzweiterkrankungen (☞ 27.5.4), bei der staphylokokkenbedingten ein **Staphylococcal scalded skin Syndrome** (*SSS-Syndrom*, früher *staphylogenes Lyell-Syndrom*) mit großflächiger Hautrötung und später -ablösung und – bei rechtzeitiger Antibiotikabehandlung – guter Prognose.

Pflege

▶ Die Betroffenen kratzen sich häufig die Bläschen/Blasen auf, so dass die Erreger mit den Fingern an andere Körperstellen verschleppt werden, wo sie neue Herde hervorrufen. Abdecken der Herde z. B. mit Mullgaze verhindert die Weiterverbreitung
▶ Bettwäsche, Handtücher und ggf. Kleidung des Patienten werden täglich gewechselt und möglichst heiß gewaschen
▶ Hautreinigung mit desinfizierenden Zubereitungen oder Syndets (z. B. Dermofug®, Sebamed® flüssig) unterstützt die Behandlung.

Follikulitis, Furunkel und Karbunkel

> **Follikulitis:** Oberflächliche Entzündung des Haarbalges, meist durch Staphylococcus aureus.
>
> **Furunkel:** Tiefe Entzündung des Haarbalges mit Abszessbildung.
>
> **Furunkulose:** Rezidivierendes oder kontinuierliches Auftreten mehrerer Furunkel an verschiedenen Körperteilen, oft über Jahre hinweg.
>
> **Karbunkel:** Flächenhafte, eitrige Entzündung durch Verschmelzen mehrerer Furunkel.

Die **Follikulitis** zeigt sich als gelbliche Pustel um ein Haar herum. **Furunkel** sind schmerzhafte, gerötete Knoten mit Eiterpfropf. Meist ist auch die Umgebung des Herdes gerötet und geschwollen. Im Lippen-, Nasen- und Wangenbereich sind Furunkel besonders gefürchtet, da der venöse Abfluss aus diesem Gesichtsbereich über die V. angularis zum Sinus cavernosus im Gehirnschädel erfolgt und eine Keimverschleppung zu einer Sinusthrombose (☞ 33.6.4), einer Meningitis (☞ 33.8.1) oder Enzephalitis (☞ 33.8.2) führen kann. Die sehr schmerzhaften **Karbunkel** entstehen durch Verschmelzen mehrerer Furunkel und kommen v. a. im Nackenbereich vor.

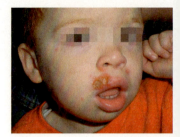

Abb. 28.23: Kind mit Impetigo contagiosa im Gesicht. Ein Großteil der Bläschen ist bereits geplatzt und hat zu den typischen, honiggelben Krusten geführt. [R126]

Behandlungsstrategie und Pflege

Eine Follikulitis und ein unreifer Furunkel müssen nicht unbedingt behandelt werden. Häufig gelangen aber Antiseptika zur Anwendung (Arztentscheidung). Ein reifer Furunkel oder Karbunkel wird vom Arzt eröffnet, ausgeräumt, ggf. eine Drainage eingelegt und z. B. mit PVP-Iodsalbe (Betaisodona®) antiseptisch weiterbehandelt. Wegen der drohenden Komplikationen (☞ oben) sind bei Lokalisation im Gesichtsbereich eine systemische Antibiotikagabe, Bettruhe sowie ein Kau- und Sprechverbot notwendig: Der Patient darf also nur das Allernötigste sprechen und nur flüssige oder breiige Kost zu sich nehmen. Bei einer Furunkulose muss nach begünstigenden Erkrankungen gesucht werden, z. B. einem Diabetes mellitus (☞ 21.6).

28.5.3 Dermatomykosen

Candidose der Schleimhäute ☞ 26.8.2
Windelsoor ☞ 26.8.2

> **Dermatomykosen:** Lokale Pilzinfektionen der Haut meist durch Dermatophyten und Hefen und die häufigsten infektiös bedingten Hauterkrankungen überhaupt; in der Regel harmlos.

Dermatomykosen durch **Dermatophyten** (*Fadenpilze*, DHS-Klassifikation ☞

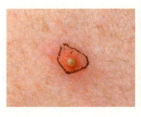
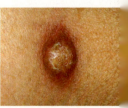

Abb. 28.24: Links Follikulitis, rechts Furunkel [R179]

28.5 Erregerbedingte Erkrankungen in der Dermatologie

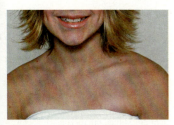

Abb. 28.25: Dermatophyteninfektion am Rumpf (Tinea corporis). [R179]

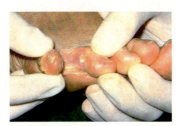

Abb. 28.26: Stark juckende Interdigitalmykose bei einer Diabetikerin. [T195]

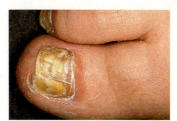

Abb. 28.27: Nagelmykose. [M123]

26.8.1) werden meist als **Tinea** bezeichnet (am Körper z. B. als *Tinea corporis*), solche durch **Hefepilze** (*Sprosspilze*, am häufigsten *Candida albicans*) erhalten zur Lokalisationsbezeichnung den Zusatz „Candida" (z. B. *Candida-Intertrigo* bei Befall der Hautfalten).

Insbesondere wenn eine Unterscheidung ohne weitere Hilfsmittel nicht möglich ist, wird auch nur die Lokalisation benannt, z. B. *Interdigitalmykose* (Mykose der Zehenzwischenräume) oder *Onychomykose* (Nagelbefall).

Symptome und Untersuchungsbefund

Die Beschwerden hängen ab von der Lokalisation der Erkrankung.

Im Bereich der *Zehenzwischenräume* ähneln sich die Erscheinungen eines Dermatophyten- und Candidabefalls so sehr, dass eine Differenzierung klinisch kaum möglich ist. Die Haut ist gerötet, eingerissen, schuppt und juckt stark. Da über die Rhagaden Bakterien eindringen können, ist das Bild vielfach durch eine Superinfektion maskiert. Die Fußsohle ist oft ebenfalls gerötet und schuppt.

Greift die Erkrankung auf den *Nagel* über, verfärbt sich die Nagelplatte gelbbräunlich. Später wird der Nagel durch Wachstumsstörungen dicker und höckerig. Während Dermatophyten den Nagel meist vom freien Rand aus befallen, beginnt die Erkrankung bei einer Candidamykose eher am Nagelwall.

Am übrigen *Körper* können Dermatophyten- und Candidabefall dagegen oft schon mit dem bloßen Auge voneinander unterschieden werden:
▶ Typisch für Dermatophyten sind scheibenförmige, relativ scharf begrenzte, gerötete und schuppende Herde, die in der Mitte abblassen und sich ringförmig nach außen hin ausbreiten. Der „Randwall" ist dunkler und zum Teil erhaben

▶ Charakteristisch für einen Candidabefall sind eine entzündlich gerötete Haut mit Pustelbildung, eine nach innen gerichtete Schuppenkrause am Rand des Herdes und eine satellitenartige Aussaat. Bei beiden Formen verspürt der Patient Juckreiz.

Dermatophyten können auch die *Haare* befallen. Leitsymptom ist das Abbrechen der Haare knapp oberhalb der Kopfhaut. Je nach Stärke der entzündlichen Reaktion sind deutliche, rötliche Hautherde, evtl. mit Pusteln und Krusten, erkennbar.

Diagnostik

Die Verdachtsdiagnose wird anhand des Untersuchungsbefundes gestellt. Eine sichere Diagnose ist jedoch nur durch den Erregernachweis möglich:
▶ Oft können die fadenförmigen oder rundlichen Pilze bereits im *Nativpräparat* unter dem Mikroskop gesehen werden. Besonders geeignet sind Haare, Schuppen oder Nagelspäne aus den Herdrändern
▶ Im *Wood-Licht* leuchten einige Pilzarten bzw. die befallenen Körperpartien verschiedenfarbig auf
▶ Eine genaue Identifizierung der Erreger gelingt durch *Pilzkultur* (☞ 26.3.3).

Bei Dermatophytenbefall müssen Haustiere des Patienten vom Tierarzt untersucht werden, da sie häufige Ansteckungsquelle sind.

Behandlungsstrategie

Dermatomykosen der Haut werden mit lokalen Antimykotika behandelt, z. B. Clotrimazol (etwa Canesten®, Mykofug®). Bei starker entzündlicher Reaktion sind zuvor kurzzeitig anti-entzündliche Maßnahmen z. B mittels glukokortikoidhaltiger Cremes (etwa Ecural®) nötig.

Bei *Nagelbefall* können antimykotische Nagellacke (z. B. Loceryl® Nagellack)

über 9–12 Monate aufgetragen werden, so dass die Gabe oraler Antimykotika (☞ Pharma-Info 26.36) oft vermeidbar ist. Bei stark verdickter Nagelplatte kommt zur Reduktion der Pilze ein nichtinvasives Abtragen der Nagelplatte mithilfe von hochprozentigen Harnstoffsalben (etwa Onychomal®) in Betracht. Dabei wird die Harnstoffsalbe auf den Nagel aufgetragen und mit Plastikfolie bedeckt; die umliegende Haut wird durch eine Zinkpaste geschützt. Nach mehrtägiger Wiederholung lässt sich der Nagel nach einem warmen Fußbad abtragen.

Bei tief reichenden Infektionen und nicht beherrschbarem Nagel- oder Haarbefall ist die orale Gabe z. B. von Griseofulvin (etwa Likuden® M) oder Itraconazol (etwa in Sempera®) angezeigt. Diese Behandlung muss über einen längeren Zeitraum, bei Nagelbefall bis zu einigen Monaten, durchgehalten werden.

Candidamykosen der Haut werden lokal, z. B. mit Nystatin (etwa Candio-Hermal®) oder Clotrimazol (z. B. Canesten®), therapiert. Bei schwerem Befall ist die orale Gabe von Fluconazol oder Itraconazol (z. B. Sempera®) erforderlich.

Pflege

Antipruriginöse Maßnahmen ☞ 28.2.3

Hautpflege

Maßgeblich für den Therapieerfolg ist das „Trockenlegen von Feuchtgebieten":
▶ Nässende Hautpartien z. B. mit Povidontinktur oder gerbstoffhaltigen Externa behandeln
▶ An den Körperstellen, an denen Haut auf Haut zu liegen kommt (Zehenzwischenräume, Leisten, weibliche Brüste oder Fettschürzen), Mullstreifen oder Kompressen aus Baumwolle einlegen. Diese sorgen für „Abstand und Belüftung"
▶ Für Waschungen desinfizierende Seifen, etwa Betaisodona® Wasch-Anti-

1077

septikum Flüssigseife, benutzen, dabei stets Handschuhe anziehen. Alkalische Seifen meiden. Infizierte Areale zuletzt waschen, Waschlappen und Handtuch danach gewissenhaft entsorgen (Einmalartikel bevorzugen). Hautregionen, die mit antimykotisch wirkender Farbstofflösung behandelt wurden, nach dem Waschen trockenföhnen, ehe die Lösung erneut aufgetragen wird. Körperstellen, die sich schlecht abtrocknen lassen, z. B. die Zehenzwischenräume, ebenfalls trockenföhnen (nicht zu heiß)

▶ Auf ausgedehnte warme Bäder verzichten. Sie lassen die Haut aufquellen, wodurch die Pilzsporen leichter in die Haut eindringen können
▶ Alle Utensilien (Badewanne, Waschschüssel, Steckbecken) nach Gebrauch mit einem geeigneten Desinfektionsmittel behandeln (z. B. Sekusept®, Incidin®) und trocknen lassen.

Kleidung

▶ Patienten bezüglich geeigneter Kleidung beraten. Günstig ist kochbare, atmungsaktive Leibwäsche, ungünstig nicht waschbare Kleidung, v. a. wenn sie direkt auf der Haut getragen wird, z. B. Leder
▶ Während der Behandlung mit Farbstofflösungen alte Unterwäsche oder Klinikwäsche anziehen lassen, da sich diese auf jeden Fall verfärbt
▶ Luftige Schuhe und Baumwollstrümpfe bevorzugen, keine Gummistiefel oder Synthetiksocken tragen (Wärme- und Sekretstau).

Prävention und Gesundheitsberatung

Vorbeugend wirken:
▶ Information über Übertragungswege, z. B. Fußböden öffentlicher Bäder (Tragen von Badesandalen) oder Schuhe, die von mehreren Leuten getragen werden. Die Fußsprühanlagen in Schwimmbädern sind wegen des Sensibilisierungsrisikos und unzuverlässiger Wirksamkeit umstritten
▶ Vermeidung „feuchter" Kammern, z. B. gründliches Abtrocknen der Zehenzwischenräume und Füße nach dem Baden, geeignetes Schuhwerk
▶ Unspezifische Maßnahmen zur Stärkung des Immunsystems, z. B. gesunde Ernährung, regelmäßig körperliche Aktivität.

28.5.4 Parasitär bedingte Hauterkrankungen

Skabies

Skabies *(Krätze):* Durch die **Krätzmilbe** *(Sarcoptes scabiei)* hervorgerufene, ansteckende Hauterkrankung mit starkem Juckreiz.

Krankheitsentstehung

Übertragen werden die **Krätzmilben** in der Regel durch direkten Körperkontakt, in Ausnahmefällen durch benutzte Bettwäsche oder Kleidungsstücke. Der Mensch ist einziger Wirt.

Nach der Paarung auf der Hautoberfläche graben sich die Weibchen in die Epidermis ein. Am Ende des Milbenganges *(Milbenhügel)* bleibt das Weibchen sitzen und legt täglich 2–3 Eier, bis es nach wenigen Wochen stirbt. Aus den Eiern entwickeln sich zunächst die *Larven* und dann die *Nymphen*, die wie die Männchen auf der Haut in Mulden unter den Hornschuppen leben. Nach etwa drei Wochen sind die Milben geschlechtsreif, und der Zyklus beginnt aufs Neue. Außerhalb der Hornschicht können Milben ca. 2–3 Tage überleben.

Symptome, Befund und Diagnostik

Die Beschwerden setzen 3–6 Wochen nach einer Erstinfektion ein, bei einer Reinfektion wegen der bereits stattgefundenen Sensibilisierung bereits nach 1–4 Tagen. Leitsymptom ist Juckreiz, der v. a. in der Bettwärme zunimmt. Prädilektionsstellen sind die Interdigitalfalten an Händen und Füßen, die Nabelregion, die Handgelenke und Ellenbeugen, der innere Fußrand, die Brustwarzen und der Penisschaft.

Die Milbengänge sind – ggf. unter Zuhilfenahme einer Lupe – als kleine, bräunliche Linien unter der Haut sichtbar. Bei der Inspektion fallen Kratzspuren und entzündliche Papeln an den Gängen auf. Oft entwickelt sich ein pruriginöses, papulovesikulöses Exanthem als Ausdruck der immunologischen Auseinandersetzung mit der Milbe. Fast immer besteht eine bakterielle Superinfektion mit eitrigkrustösen Herden.

Bei gepflegten Menschen treten nur minimale Hauterscheinungen auf, die diagnostisch große Schwierigkeiten bereiten können (**gepflegte Skabies**). Bei abwehrgeschwächten Patienten kann sich die hochansteckende **krustöse Skabies** *(Scabies norwegica)* entwickeln, oft nur mit geringem Juckreiz.

Krätzeähnliche Hauterscheinungen werden auch durch andere Milben hervorgerufen, die normalerweise auf Getreide oder Gräsern (z. B. **Trombidiose,** *Erntekrätze*), Katzen, Vögeln oder Kleinnagern leben und sich auf den Menschen „verirren" können. Die Erscheinungen klingen oft nach etwa einer Woche von selbst wieder ab („Fehlwirt" Mensch). Ansonsten reichen in aller Regel kurzzeitige Antihistaminika, lokale juckreizlindernde Maßnahmen oder Glukokortikoide.

Um die Milben mikroskopisch nachweisen zu können, holt der Arzt sie mit einer nicht zu spitzen Nadel oder einer Kanüle aus dem Milbenhügel heraus oder macht einen Tesafilmabriss der Haut, an dem die Milben hängen bleiben.

Behandlungsstrategie

Die Behandlung besteht in der äußerlichen Anwendung eines Antiparasitikums. Mittel erster Wahl ist mittlerweile Permethrin (bei Erwachsenen 5%ige Creme, z. B. Infectoscab®, bei Kindern niedriger konzentriert). In der Regel reicht eine einmalige Anwendung, die meist ambulant möglich ist. Bei Säuglingen, krustöser Skabies und Erfolglosigkeit vorangegangener Therapien wird stationär behandelt. (1)

Mittel zweiter Wahl sind Benzylbenzoat (etwa Antiscabiosum Mago®), Crotamiton (z. B. Crotamitex®) und Hexachlorcyclohexan (etwa Jacutin®). Sie müssen mehrfach angewendet werden, Details sind der Packungsbeilage zu entnehmen.

Mit Ivermectin (Stromectol®, Mectizan®) steht zwar ein Präparat zum Schlucken zur Verfügung (Wiederholung der Gabe nach zwei Wochen), es ist aber in Deutschland nicht zugelassen und muss über eine internationale Apotheke bezogen werden.

Anschließend kann der Juckreiz durch Antihistaminika, das skabiesbedingte Ekzem mit Kortikoidsalben (z. B. Dermatop®) therapiert werden.

Alle Kontaktpersonen (einschließlich des Personals in Einrichtungen) müssen untersucht und beim geringsten Verdacht mitbehandelt werden.

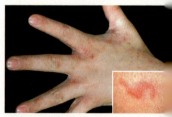

Abb. 28.28: Milbengänge (im Bildausschnitt vergrößert). [M123, R179]

Pflege

Für die Körperpflege während der Behandlung mit einem Antiparasitikum wird empfohlen: (◻ 1)
▶ Vor dem Auftragen des Lokaltherapeutikums baden, Haut gut trocknen lassen
▶ Den Körper vom Hals abwärts mit dem Antiparasitikum einreiben, dabei besonders auf die Prädilektionsstellen achten. Bei Säuglingen, Kleinkindern, krustöser Skabies oder entsprechenden Hautveränderungen wird auch der Kopf behandelt
▶ Danach frische Wäsche anziehen, Baumwollhandschuhe tragen, auch Bettwäsche wechseln
▶ Permethrin nach 8–12 Std. abduschen (übrige Präparate nach Gebrauchsanweisung)
▶ Nach Abschluss der Behandlung die gereizte und ausgetrocknete Haut mit Ölbädern, Pflegesalben und bei starken Ekzemen auch glukokortikoidhaltigen Salben (Arztanordnung) nachbehandeln.

An **Hygienemaßnahmen** sind erforderlich:
▶ Bettwäsche des Patienten und alle anderen Wäschestücke mit direktem Hautkontakt täglich wechseln und bei mindestens 60 °C waschen (Wäsche dabei nicht aufschütteln). Für Krankenhauswäsche ist das Routinewaschverfahren der Krankenhauswäscherei ausreichend. Nicht waschbare Kleidungsstücke oder Schuhe mindestens vier Tage bei Raumtemperatur in einen trockenen Plastiksack geben oder über Nacht in einen Gefrierschrank legen. Mäntel oder Jacken können auch in die (chemische) Reinigung gegeben werden, nachdem sie vier Tage lang nicht getragen worden sind. Bei Gegenständen mit längerem Kontakt zum Patienten (z. B. Kuscheltieren) vergleichbar vorgehen
▶ Alle Flächen im Patientenzimmer routinemäßig reinigen, dabei sind die üblichen Reinigungsmittel der Reinigungsdienste ausreichend. Möbel oder Polster im Patientenzimmer sowie Teppiche werden gesaugt und vier Tage möglichst nicht benutzt
▶ Bei krustöser Skabies auch Gegenstände mit nur kurzem Kontakt zum Patienten gründlich reinigen.

Schulbesuch bzw. Berufstätigkeit sind bereits nach einer fachgerecht durchgeführten Behandlung wieder möglich.

Beim Bettenmachen sowie allen Pflegemaßnahmen mit direktem Kontakt zum Patienten, zu kontaminierten Gegenständen oder zu erregerhaltigem Material, Einmalhandschuhe und bei engem Kontakt/Kindern auch Schutzkittel anziehen. Die Schutzkittel in einem dicht schließenden Wäschesack entsorgen, der unmittelbar neben der Tür des Patientenzimmers steht. Das Tragen eines Mund-Nasen-Schutzes und ein Wechseln der Schuhe sind nicht erforderlich.

Nach allen Verrichtungen am Patienten oder im Patientenzimmer Hände (einschließlich der Nägel) gründlich mit Seifenlösung waschen. Die Händedesinfektion ist nicht wirksam!

Pedikulose

Pedikulose: Erkrankungen durch **Läuse**, beim Menschen durch die **Kopf-, Filz-** und **Kleiderlaus.** Insbesondere die Kopflauserkrankungen haben in den letzten Jahren an Häufigkeit zugenommen.

Läuse können außerdem in seltenen Fällen Krankheiten übertragen, z. B. das Rückfallfieber durch Borrelien (☞ 26.5.15) oder das Fleckfieber und Fünftagefieber durch Rickettsien (☞ 26.5.17).

Krankheitsentstehung

Die befruchteten Weibchen kleben ihre 150–300 Eier, die **Nissen,** mit einem wasserunlöslichen Kitt an die Kopf- oder Schamhaare (Kopf-, Filzlaus) oder in die Kleidersäume (Kleiderlaus). Nach acht Tagen schlüpfen die Larven, nach 2–3 Wochen sind sie geschlechtsreif. Läuse ernähren sich vom Blut ihres Wirtes. Ohne Blut halten sie es nur wenige Tage aus. Sie werden meist durch direkten (Körper-)Kontakt, aber auch über Kleidung, Bettwäsche oder gemeinsam benutzte Utensilien (z. B. Kämme) übertragen.

Symptome und Untersuchungsbefund

Von *Kopfläusen* sind besonders die Partien hinter den Ohren betroffen. Die Läusebisse führen zu hochroten, quaddelähnlichen Papeln, die aufgrund des Läusespeichels stark jucken. Durch das Kratzen entstehen Hautwunden und Entzündungen, häufig sind die Haare stark verfilzt.

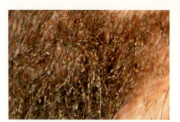

Abb. 28.29: Haar mit zahlreichen Nissen. [R179]

Filzläuse bevorzugen Gebiete mit Duftdrüsen, also den Genitalbereich, die Achselhaare sowie starke Behaarungen im Brust- und Bauchbereich. Bei Kindern treten sie auch am Kopf, in Wimpern und Augenbrauen auf. Der Juckreiz ist mäßig und nachts stärker als am Tag. Typisch sind bläuliche Flecken in der befallenen Region (**Maculae coeruleae,** *Taches bleues*).

Kleiderläuse rufen durch ihren Speichel Rötungen, Quaddeln und Knötchen mit starkem Juckreiz hervor, die sich durch das Kratzen entzünden können.

Diagnostik

Nissen sind mit dem bloßen Auge als weißliche Anhaftungen am Haarschaft zu erkennen, wobei bei geringem Befall längeres Suchen, ggf. mit einer Lupe, nötig ist. Bei Zweifeln, ob es sich um Schuppen oder Nissen handelt, kann der Versuch helfen, die Nisse oder Schuppe abzustreifen: Schuppen lassen sich abstreifen, Nissen nicht. Beim Filzlausbefall sind die Maculae coeruleae wegweisend.

Behandlungsstrategie

Therapeutisch werden in erster Linie Permethrin (z. B. Infectopedicul®) oder Pyrethrum (z. B. Goldgeist® forte) eingesetzt, seltener Hexachlorcyclohexan (Lindan, z. B. Jacutin®). Die Shampoos, Gele oder Lösungen werden streng nach den Vorschriften auf der Packungsbeilage angewendet, anzuraten ist eine Wiederholung der Behandlung nach 8–10 Tagen. Säuglinge werden stationär behandelt. Nach der Behandlung des Kopflausbefalls werden die toten Nissen mit Essigwasser (Essig : Wasser = 1 : 2) gelöst und mit einem engzahnigen „Nissenkamm" entfernt.

Pflege

▶ Unterbringung in einem Einzelzimmer
▶ Anziehen von Schutzkittel und Handschuhe bei engem Kontakt. Da Händedesinfektionsmittel nicht ausreichend

wirksam sind, ist gründliches Händewaschen besonders wichtig
▸ Nach jedem Behandlungsdurchgang Wechseln von Kleidung und Wäsche, Waschen der Wäsche bei mindestens 60 °C, danach möglichst Trocknen im Trockner oder Bügeln
▸ Auskochen oder Wegwerfen von Haarbürsten, Kämmen und Haarschmuck
▸ Bei nicht waschbaren Gegenständen „Aushungern" der Läuse in einem verschlossenen Plastiksack über mindestens zwei Wochen oder Einfrieren in einem verschlossenen Plastiksack über mindestens zwei Tage
▸ Gründliches Saugen von Polstern.

Bis zur Ausheilung dürfen die Betroffenen Schulen und Kindergärten nicht besuchen. Da sich aber nicht alle Betroffenen daran halten und der Lausbefall teils erst spät bemerkt wird, kommt es dort immer wieder zu kleinen Epidemien.

28.5.5 Sexuell übertragbare Erkrankungen

> **Sexuell übertragbare Erkrankungen** (engl. *sexually transmitted diseases,* kurz *STD*): Erkrankungen, die vorwiegend oder (fast) immer durch sexuelle Kontakte übertragen werden. Umfasst die **klassischen Geschlechtskrankheiten** Gonorrhö, Syphilis, Ulcus molle und Lymphogranuloma venerum sowie eine Reihe weiterer Erkrankungen mit häufiger Übertragung durch sexuelle Kontakte, etwa Trichomonadeninfektionen, Genitalinfektionen mit Mykoplasmen, Chlamydien, humanen Papillomviren oder Herpes-Viren, die Hepatitis-B- (☞ 20.4.1) und die HIV-Infektion (☞ 27.1.3). Trotz Fehlen genauer Zahlen ist von einer Häufigkeitszunahme seit etwa 10–15 Jahren auszugehen.

Meldepflicht bei Infektionskrankheiten ☞ *26.12*

Gonorrhö

> **Gonorrhö** *(Tripper):* Bakterielle, durch **Gonokokken** (*Neisseria gonorrhoeae* ☞ 27.5.5) verursachte Infektionskrankheit mit meist deutlichen Beschwerden beim Mann und symptomarmem Verlauf bei der Frau. Manifestiert sich v. a. an den Schleimhäuten des Urogenitaltraktes, des Analkanals und des Rachens. In Europa die häufigste „klassische" Geschlechtskrankheit.

Krankheitsentstehung

Die Gonokokken werden fast immer durch Sexualkontakt übertragen. Die Inkubationszeit beträgt 1–6 (–14) Tage.

Symptome und Untersuchungsbefund

Ungefähr 2–6 Tage nach der **genitalen Infektion** treten bei den meisten Männern deutliche Symptome auf:
▸ Glasiger bis eitriger Ausfluss aus der Harnröhre
▸ Dysurie (brennende, ziehende Schmerzen beim Wasserlassen ☞ 29.2.4).

Bei ca. 50 % der Frauen bleibt eine Gonorrhö zunächst unbemerkt, da die Infektion oft symptomarm verläuft (Dysurie, Fluor). Unbehandelt kann die Gonorrhö aber bei beiden Geschlechtern aufsteigen und zu bleibender Sterilität führen. Außerdem können durch hämatogene Aussaat extragenitale Komplikationen auftreten, am häufigsten die akute Entzündung meist eines großen Gelenks (**Monoarthritis gonorrhoica**) oder ein papulopustulöser Hautausschlag vorwiegend der Extremitäten.

Die **rektale Infektion,** z. B. durch Analverkehr, zeigt sich evtl. durch unklare Beschwerden, Juckreiz und Schmerzen im Analbereich, Tenesmen sowie Völlegefühl und Obstipation.

Beim Neugeborenen einer infizierten Mutter besteht die Gefahr einer **gonorrhoischen Blennorrhö** (Form der eitrigen Konjunktivitis ☞ 31.6.1) durch Kontakt der kindlichen Konjunktiven mit gonokokkenhaltigem Sekret im Geburtskanal.

Diagnostik

Zur mikroskopischen Untersuchung eignen sich gefärbte Ausstrichpräparate von Genitalsekreten. Dazu macht man

3–4 Std. nach der letzten Miktion einen Abstrich aus der Harnröhre, bei der Frau zusätzlich aus dem Zervikalkanal. Zur Sicherung der Diagnose wird eine Bakterienkultur auf Spezialnährböden angelegt, auch eine PCR steht zur Verfügung.

Eine weitere bzw. nachfolgende Diagnostik zum Ausschluss anderer, gleichzeitig erworbener STDs ist zu empfehlen.

Behandlungsstrategie

Die unkomplizierte **urogenitale Gonorrhö** wird heute mit einer *Einmaltherpaie* angegangen, beispielsweise mit Gyrasehemmern (z. B. Ofloxacin, etwa Tarivid®) oral oder Spectinomycin (Stanilo®) oder Ceftriaxon (Rocephin®) i. m.

Zur Vermeidung sog. *Ping-Pong-Infektionen* ist eine Partneruntersuchung und ggf. -behandlung erforderlich. Während der Behandlung ist auf Geschlechtsverkehr zu verzichten. 3–7 Tage nach Beendigung der Therapie werden Kontrollabstriche entnommen.

Pflege

Pflege bei Peritonitis ☞ *19.8*
Pflege bei Sepsis ☞ *26.4*
Pflege bei Adnexitis ☞ *30.5.1*
Pflege bei Prostatitis und Epididymitis ☞ *29.6.1 und 29.7.2*

Syphilis

> **Syphilis** *(Lues, harter Schanker):* Durch das Stäbchenbakterium **Treponema pallidum** hervorgerufene Geschlechtskrankheit mit typischem stadienhaftem Verlauf. Mit Antibiotika heute folgenloses Ausheilen früher Stadien. Aufgrund fehlender Immunität jedoch abermalige Infektion möglich.

Erkrankung	Erreger	Klinik und Therapie
Trichomonadeninfektion	Trichomonas vaginalis	Juckreiz, bei Frauen Fluor vaginalis, bei Männern (evtl. unbemerkte) Urethritis. Therapie mit lokaler oder oraler Gabe von Metronidazol (Clont®)
„Unspezifische" Urethritis (☞ 29.4.2)	Zu 80 % Mykoplasmen oder Chlamydien	Juckreiz und Brennen beim Wasserlassen. Therapie mit Tetrazyklinen oder Erythromycin. Als Komplikation Unfruchtbarkeit, v. a. bei Frauen
Herpes genitalis (☞ 26.6.7)	Herpes-simplex-Viren, meist Typ 2	Gruppierte Bläschen auf gerötetem Grund. Therapie mit lokal desinfizierenden Maßnahmen und z. B. Aciclovir oral
Ulcus molle	Haemophilus ducreyi	Weiche, schmerzhafte Geschwüre mit reaktiver Lymphknotenschwellung, evtl. mit Perforation
Lymogranuloma inguinale	Chlamydia trachomatis	Zerfallende Geschwüre, Lymphknotenschwellung, Lymphstau

Tab. 28.30: Weitere sexuell übertragbare Krankheiten.

Krankheitsentstehung

Die **Treponemen** dringen bei Sexualkontakten durch kleine Epitheldefekte der Haut oder Schleimhaut ein. Intrauterine Infektion (mit nachfolgender **angeborener Syphilis**, *Lues connata*), Übertragung durch Transfusion oder Schmierinfektion sind möglich, aber in Deutschland selten.

Symptome und Untersuchungsbefund

Erstes Stadium *(Primärstadium)*. Nach einer Inkubationszeit von ca. drei Wochen tritt an der Eintrittstelle der Erreger der **Primäraffekt** auf, eine schmerzlose Papel, die rasch zu einem harten Geschwür zerfällt. Entsprechend der Sexualpraktiken ist der Primäraffekt im Genital-, Anal- oder Mundbereich lokalisiert. Etwa 1–2 Wochen nach dem Auftreten des Primäreffekts schwellen die regionalen Lymphknoten an **(Primärkomplex)**. Typischerweise sind die entzündeten Lymphknoten hart, schmerzlos und gut verschieblich.

Zweites Stadium *(Sekundärstadium)*. Im Sekundärstadium überschwemmen die Treponemen den Organismus. Der Patient bekommt 6–8 Wochen nach der Infektion uncharakteristische Beschwerden, z.B. Kopf- und Gliederschmerzen, sowie generalisierte Lymphknotenschwellungen. Kurz darauf breitet sich ein meist makulopapulöser Ausschlag aus **(Syphilid)**, der den ganzen Körper einschließlich der Handteller und Fußsohlen befallen kann. Die Papeln sind reich an Erregern. Dieses Exanthem juckt typischerweise *nicht!* Das Exanthem klingt nach Monaten spontan ab, kann aber wiederkehren. Außerdem typisch sind **Condylomata lata**, breit aufsitzende, nässende Papeln vor allem an der Vulva, dem Damm und im Analbereich.

Diese **Frühsyphilis** dauert etwa zwei Jahre. Anschließend kann die Syphilis ausheilen, in ein unterschiedlich langes (sero-positives) **Latenzstadium** eintreten oder in die **Spät-Syphilis** übergehen.

Die Spätsyphilis ist heute sehr selten. Im **dritten Stadium** *(Tertiärstadium)* bilden sich zum einen oberflächliche Papeln, die entweder unter Narbenbildung abheilen oder ulzerieren, zum anderen typische Granulome **(Gummen)**, die ausgedehnte Zerstörungen hervorrufen können. 10–20 Jahre nach der Infektion können im **vierten Stadium** *(Quartärstadium)* neurologische Symptome auftreten.

Diagnostik

Am bedeutsamsten ist die Antikörperdiagnostik im Blut:
- Ungefähr 2–3 Wochen nach der Infektion wird der **FTA-Abs-Test** positiv (eine besondere Form des FTA-Tests: *Fluoreszenz-Treponemen-Antikörpertest*). Kurz darauf folgt der **TPHA-Test** (*Treponema-pallidum-Hämagglutinationstest*). Beide arbeiten mit abgetöteten Treponemen bzw. Treponemenfragmenten als Antigen und sind sehr spezifisch
- Zur Therapiekontrolle dienen der VDRL-Test (*Venereal Disease Research Laboratories*), der **Cardiolipinflockungstest** oder als Schnelltest der *Rapid-Plasma-Reagin-Test* (**RPR**). Bei erfolgreicher Behandlung fällt der Titer ab. Die Tests sind aber nur wenig spezifisch und daher differentialdiagnostisch von geringem Wert.

Behandlungsstrategie

Mittel der Wahl ist Penicillin (bei Penicillinallergie Doxyzyklin). Parenterale Gabe sichert eine ausreichende Dosierung auch bei weniger zuverlässigen Patienten. Spätstadien erfordern eine längere Behandlung.

Pflege

> **Patientenbeobachtung und Dokumentation**
>
> Kurz nach Therapiebeginn Temperatur mehrmals täglich kontrollieren, da es als Reaktion auf den Zerfall der Treponemen durch das Antibiotikum zu einer Zustandsverschlechterung mit Fieber bis zu Schocksymptomen kommen kann (sog. **Jarisch-Herxheimer-Reaktion**).

- Der Patient wird über die Infektionswege aufgeklärt (kein ungeschützter Geschlechtsverkehr bis zum Ausheilen der Erkrankung, sorgfältige Händehygiene inkl. Händedesinfektion)

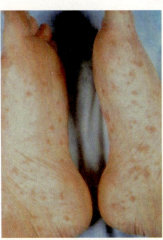

Abb. 28.32: Zweites Stadium (Sekundärstadium) der Syphilis mit typischem Exanthem. [R179]

- Erregerhaltig sind Läsionssekrete und Blut. Entsprechend ist ein Ansteckungsrisiko bei üblichen Sozialkontakten nicht gegeben
- Besondere Desinfektionsmaßnahmen sind nicht nötig.

28.6 Allergisch bedingte Hauterkrankungen und Urtikaria

Grundlagen der Allergologie ☞ *27.2*

28.6.1 Urtikaria

> **Urtikaria** (Nesselsucht, Quaddelsucht): Aus Quaddeln bestehendes Exanthem, das typischerweise stark juckt. Gehört zu den häufigsten Hauterkrankungen: 20–30% der Bevölkerung sollen einmal im Leben davon betroffen sein. Bei Dauer eines Schubes von unter sechs Wochen als **akute Urtikaria**, bei einer Dauer von über sechs Wochen als **chronische Urtikaria** bezeichnet.

Krankheitsentstehung und Einteilung

Urtikaria werden nach der Entstehung meist wie folgt eingeteilt, wobei sich die einzelnen Formen teils überlappen:
- *Urtikaria durch nichtallergische Intoleranzreaktionen*, z.B. gegen Arzneimittel oder Nahrungsmittelzusätze

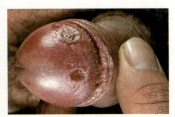

Abb. 28.31: Syphilitischer Primäraffekt an der Eichel. [R125]

Typ der allergischen Reaktion (☞ 27.2.1)	Krankheitsbild
Sofortreaktion (Typ I)	▸ Allergische Urtikaria (☞ 28.6.1) ▸ Quincke-Ödem (☞ 28.6.1) ▸ Insektenstichreaktionen (☞ 28.6.2)
Zytotoxische Immunreaktion (Typ II)	▸ Thrombozytopenische Purpura (☞ 22.8.3)
Immunkomplexreaktion (Typ III)	▸ Allergische Vaskulitis (☞ 22.8.4, 23.7.5)
Immunreaktion vom Spättyp (Typ IV)	▸ Allergisches Kontaktekzem (☞ 28.6.3) ▸ Allergische Photodermatitis (☞ 28.6.3)

Tab. 28.33: Übersicht der allergisch bedingten Hauterkrankungen.

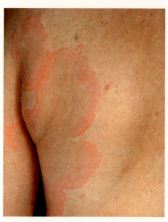

Abb. 28.34: Typische Urtikaria. [R179]

- *Kontakturtikaria* durch Hautkontakt z. B. mit Quallen, Brennnesseln oder Schalen von Zitrusfrüchten
- *Infektallergische Urtikaria* (z. B. nach Tonsillitis, Sinusitis)
- *Physikalische Urtikaria* durch Kälte, Wärme, Licht oder mechanischen Reiz, z. B. Druck
- *Autoimmunurtikaria* durch Autoantikörper gegen IgE oder dessen Rezeptor
- *Allergische Urtikaria*, z. B. durch Arzneimittel, Insektenstiche oder Nahrungsmittel
- *Cholinergische Urtikaria (Wärmereflexurtikaria)* durch Erhöhung der Körpertemperatur z. B. durch körperliche Anstrengung oder passive Überwärmung.

Durch die verschiedenen Auslöser wird Histamin aus Mastzellen und basophilen Granulozyten (☞ 27.2.1) freigesetzt. Dadurch werden die Kapillaren durchlässiger, und das austretende Plasma führt zu einem Ödem und damit zur Quaddelbildung.

Symptome und Untersuchungsbefund

Innerhalb von Minuten schießen unterschiedlich große, leicht erhabene und meist rötliche Quaddeln auf. Sie ähneln denen nach Brennnesselkontakt und bilden sich in der Regel nach Stunden selbst zurück. Der Patient klagt über heftigen Juckreiz. Typischerweise werden die Quaddeln aber nicht zerkratzt, sondern gescheuert oder gerieben. Im Rahmen der urtikariellen Reaktion können außerdem Magen-Darm-Beschwerden (insbesondere Durchfall), Luftnot und Kopfschmerzen auftreten. Ein anaphylaktischer Schock ist ebenfalls möglich, aber selten.

Als Sonderform der Urtikaria wird das **erworbene Quincke-Ödem** *(Angioödem, angioneurotisches Ödem)* angesehen, bei dem es hochakut zu einer entstellenden Gesichtsschwellung vor allem um die Augen und den Mund kommt. Bei Beteiligung der Luftwege, insbesondere der Stimmritzen, gerät der Patient rasch in lebensbedrohliche Atemnot. Die Auslöser sind die gleichen wie bei Urtikaria.

Diagnostik

Die Diagnose ist meist durch den Hautbefund zu stellen, anamnestisch stehen Fragen nach möglichen Auslösern im Vordergrund.

Wegen der hohen Spontanheilungsrate kann bei akuter Urtikaria oft zunächst mit weitergehenden diagnostischen Maßnahmen abgewartet werden. Bei chronischer Urtikaria sollen Blutuntersuchungen, Allergietests (☞ 27.2.2), Suchdiät und Expositionstests (z. B. mit Druck, Wärme, Kälte, Anstrengung, Nahrungsmitteln, ggf. stationär und unter Notfallbereitschaft) den Auslöser klären. Zusätzliche Untersuchungen erfolgen bei Verdacht auf Grunderkrankungen wie etwa Autoimmunerkrankungen oder Infektionen. Bei mehr als der Hälfte der Patienten, v. a. denen mit chronischer Urtikaria, bleibt aber die Ursache unklar.

Behandlungsstrategie

Erste Behandlungsmaßnahme ist das Ausschalten der auslösenden Faktoren. Extern können juckreizstillende Präparate (z. B. Optiderm® Creme) angewendet werden. Bei ausgeprägten Erscheinungen und beim Quincke-Ödem werden Antihistaminika und Glukokortikoide intravenös injiziert, außerdem kann beim Quincke-Ödem eine Intubation erforderlich sein. Kann – insbesondere bei chronischen Verläufen – keine Ursache gesichert werden, steht eine symptomatische Therapie mit oraler Antihistaminikagabe im Vordergrund. Bei Druckurtikaria helfen oft nur Glukokortikoide, bei Kälteurtikaria kann eine intravenöse Penicillinbehandlung versucht werden.

Pflege

Besonders wichtig ist die Patientenbeobachtung (Kreislaufparameter, Atmung, Schockzeichen), um eine Gefährdung des Patienten möglichst früh zu erkennen. Notfallmedikamente (☞ 13.5) und Intubationsbesteck müssen bereitstehen.

28.6.2 Insektenstichreaktionen

> **Insektenstichreaktionen:** Sammelbegriff für alle Reaktionen auf Insektenstiche, oft Bienen- oder Wespenstiche. Im Sommer häufige Notfälle.

Eine gewisse Rötung, Schwellung und Juckreiz über ca. 2–3 Tage ist normal und auch von der Art des Insektenstiches (Mücke, Biene, Wespe etc.) abhängig.

Leichteste Form der **Insektenstichreaktion** ist die *gesteigerte Lokalreaktion* mit ausgeprägter Schwellung und Rötung um den Stich herum (meist definiert als Durchmesser über 5 cm), gelegentlich begleitet von leichten Allgemeinbeschwerden. Lokale Maßnahmen und ggf. einmalig ein Antihistaminikum zur Nacht sind hier meist ausreichend.

Die Hauptgefahr aber besteht in der Entwicklung eines lebensbedrohlichen *anaphylaktischen Schocks* (☞ 13.5.5), weshalb bei Allgemeinbeschwerden kurz nach einem Insektenstich ein Arztbesuch und eine spätere Allergiediagnostik anzuraten sind. Neben Schutz vor Insekten sind bei Insektengiftallergikern meist eine Hyposensibilisierungsbehandlung und das Mitführen eines Notfallsets empfehlenswert.

28.6 Allergisch bedingte Hauterkrankungen und Urtikaria

Davon abzugrenzen sind zum einen bakterielle Infektionen eines Insektenstiches, die sich typischerweise wenige Tage nach dem Stich zeigen, sowie das noch später auftretende Erythema chronicum migrans als Erstsymptom einer Borreliose (☞ 26.5.15).

28.6.3 Allergisches Kontaktekzem

Allergisches Kontaktekzem: Akute oder chronische Dermatitis durch eine allergische Reaktion nach Hautkontakt mit einer allergisierenden Substanz. Bei kleinen Kindern selten, bei Erwachsenen eine der häufigsten Hauterkrankungen überhaupt mit erheblicher sozialer Bedeutung: 20 % aller Berufskrankheiten sind allergische Kontaktekzeme. Prädisponiert sind z. B. Maurer, Friseure, Maler/Lackierer und auch Pflegende. Bei einer **photoallergischen Reaktion** wirkt die allergisierende Substanz (z. B. Tetrazykline) erst nach Lichteinfluss (z. B. einem Sonnenbad) allergen.

Ein akutes allergisches Kontaktekzem heilt nach Antigenkarenz in der Regel narbenlos ab. Kann das Allergen nicht gemieden werden, so wird die Erkrankung chronisch.

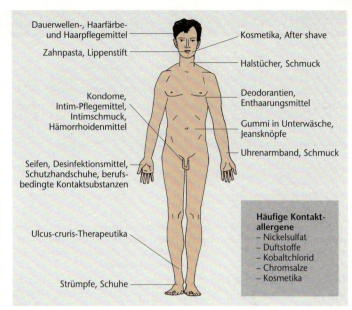

Abb. 28.36: Das Verteilungsmuster eines allergischen Kontaktekzems am Körper erlaubt oft Rückschlüsse auf den Auslöser.

Symptome und Untersuchungsbefund

Die Symptome beginnen typischerweise 12–48 Std. nach dem Allergenkontakt und erreichen nach zwei Tagen ihr Maximum. Beim **akuten Kontaktekzem** kommt es zu Rötung, Schwellung und Bläschenbildung am Einwirkungsort des Allergens, und der Patient verspürt starken Juckreiz. Die Blasen platzen und hinterlassen nässende Läsionen, die später verkrusten und unter Schuppenbildung abheilen.

Bei fortdauerndem Allergenkontakt kann ein **chronisches Kontaktekzem** entstehen. Die Haut des Patienten ist verdickt, lichenifiziert (mit vergröbertem Hautfaltenrelief) und schuppt. Da der Kranke meist unter Juckreiz leidet, sind Kratzeffekte häufig. Oft sind auch Rhagaden und entzündungsbedingte Pigmentverschiebungen zu beobachten.

Diagnostik und Differentialdiagnose

Die Diagnose wird aufgrund der typischen Klinik, der Anamnese und einer Epikutantestung (☞ 27.2.2 und Tab. 28.37) gestellt. Allerdings ist es in der Praxis oft schwierig, das verursachende Allergen herauszufinden. Die Lokalisation der Effloreszenzen gibt hierbei erste Hinweise. Dabei ist aber zu bedenken, dass die Patienten die allergenen Substanzen auch mit den Händen über den Körper verteilen können (z. B. beim Kratzen) und so das Bild verschleiern.

Abzugrenzen: toxische Kontaktdermatitis

Abgegrenzt werden muss die **toxische Kontaktdermatitis,** bei der die toxischen Substanzen, z. B. Chemikalien, *direkt* (also *nicht* antikörpervermittelt) die Zellen der Oberhaut schädigen. Von einem *irritativen* bzw. **toxisch-degenerativen Ekzem** spricht man, wenn *gering* toxische, irritative Substanzen bei *vorgeschädigter* Haut ein Kontaktekzem hervorrufen. Dann kann die irritative Substanz den Schutzmantel der Haut leicht durchbrechen. Dies ist z. B. bei vielen Hausfrauen nach häufigem Kontakt mit Wasser, Putz- oder Waschmitteln sowie bei Atopikern (☞ 27.2.1) der Fall. Phototoxische Substanzen wirken erst nach Lichteinfluss toxisch.

Windeldermatitis. Sonderform der toxischen Kontaktdermatitis ist die **Windeldermatitis,** das *Wundsein.* Ursächlich sind vor allem eine Hautreizung durch mechanische Reibung, Feuchtigkeit („feuchte Kammer" durch dichte Windel), Urin- und Stuhlkontakt. Die Windeldermatitis beginnt meist mit einer perianalen Rötung und kann über Papeln und Schuppung bis hin zu nässenden Läsionen reichen. Bakterielle oder mykotische Superinfektion ist häufig und führt zur Impetigo (☞ 28.5.2) bzw. zum Windelsoor (☞ 26.8.2). Wichtigste Behandlungsmaßnahme ist häufiges Wickeln (am besten alle zwei Stunden über Tag und einmal in der Nacht). Der Windelbereich wird vorsichtig saubergetupft (nicht reiben) und die Haut danach mit einer zinkhaltigen Creme nach Arztanordnung abgedeckt. Außerdem sollte man das Kind öfter nackt liegen lassen. Ist dies nicht möglich, kann „offen" gewickelt werden, d. h. die Windel wird nur

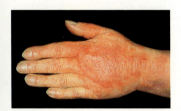

Abb. 28.35: Allergisches Kontaktekzem an der Hand mit Streuherden am Unterarm. [M123]

1083

28 Pflege von Menschen mit Haut- und Geschlechtskrankheiten

	Toxische/irritative Kontaktdermatitis	Phototoxische Kontaktdermatitis	Allergische Kontaktdermatitis	Photoallergische Kontaktdermatitis
Definition	Dosis- oder konzentrations-abhängige Reaktion auf ob-ligat toxisch bzw. irritierend wirkende Substanzen	Durch Kontakt mit Substanzen, die erst bei Lichteinwirkung toxisch wirken, z. B. Furo-cumarine in Kosmetika mit Bergamottöl **(Berloque-Dermatitis)** oder Teer in Lo-kaltherapeutika **(Teersonnendermatitis)**	Dosis- oder konzentrationsunab-hängige Reaktion nach voran-gegangener Sensibilisierung	Durch Kontakt mit Sub-stanzen, die bei Licht-einwirkung allergische Reaktionen hervorrufen, z. B. Duftstoffe
Klinik	Hautveränderungen nach Minuten bis Stunden, beschränkt auf das Einwirkungsgebiet		Hautveränderungen nach 12–48 Std., wobei einzelne Herde auch außerhalb des exponierten Gebietes auftreten können (Streuphänomen)	
Diagnostik	**Decrescendo-Reaktion** im Epikutantest, d. h. Nach-lassen der Reaktion nach Entfernen der Substanz	Belichteter Epikutantest (Photopatch-Test)	**Crescendo-Reaktion** im Epiku-tantest, d. h. Verstärkung der Reak-tion innerhalb von 24–48 Std. nach Entfernen der Substanz	Belichteter Epikutantest (Photopatch-Test)

Tab. 28.37: Kriterien zur Differenzierung zwischen allergischem und nichtallergischem Kontaktekzem.

umgeschlagen. Zusätzliche Maßnahmen, etwa antimykotische Cremes, werden vom Arzt angeordnet.

Behandlungsstrategie und Pflege

> **Prävention und Gesundheits-förderung: Latexallergie**
> 5–17% der im medizinischen Bereich Tätigen leiden unter einer **Latexaller-gie.** Diese kann aber auch Patienten betreffen.
>
> Die Symptomatik besteht unter ande-rem in Juckreiz, Urtikaria (☞ 28.6.1), Rhinitis (☞ 32.5.1), Asthma bronchi-ale (☞ 18.6) bis hin zum anaphylak-tischen Schock (☞ 13.5.5).
>
> Die Prävention der Latexallergie be-inhaltet u. a.:
> ▶ Aufklärung von Patienten und me-dizinischem Personal über Latex-allergien
> ▶ Das Suchen nach Alternativen und Beachten präventiver Verhaltens-weisen, beispielsweise Hautschutz-maßnahmen, Verwendung alter-nativer latexarmer (latexfreier) und weniger allergen wirksamer Hand-schuhe
> ▶ Das Bereithalten von Listen mit la-texhaltigen und alternativen latex-freien Produkten an den jeweiligen Arbeitsplätzen, die Information über Schutzmaßnahmen vor dem Ent-stehen einer Latexallergie, das Er-stellen von Richtlinien zum Schutz von latexallergischen Patienten und medizinischem Personal, vornehm-lich im chirurgischen Bereichen
> ▶ Die Information über Selbsthilfe-organisationen für Latexallergiker (✉ 2).

Wichtigste therapeutische Maßnahme beim allergischen Kontaktekzem ist das Meiden der auslösenden Substanz – die **Allergenkarenz.**

Ein akutes Kontaktekzem wird lokal mit Glukokortikoiden behandelt, wobei die Grundlage je nach Stadium der Erkran-kung gewählt wird. Bei nässenden Läsio-nen werden Lotionen oder Cremes und ggf. feuchte Umschläge verwendet. Bei sehr ausgeprägtem Befund kann eine kurzzeitige systemische Glukokortikoid-gabe angezeigt sein.

Die Behandlung chronischer Kontaktek-zeme erfolgt durch steroidhaltige Salben und evtl. Teerpräparate. Vor allem beim chronischen Kontaktekzem und beim sog. degenerativen Ekzem ist darüber hi-naus eine sorgfältige Hautpflege mit rückfettenden Salben wichtig.

28.6.4 Arzneimittel-exantheme

> **Arzneimittelexanthem:** Sammelbe-zeichnung für durch Arzneimittel aus-gelöste Hautausschläge. Häufig durch Antibiotika und dabei insbesondere durch die verschiedenen Penicilline und Sulfonamide bedingt.

Im ambulanten wie im stationären Be-reich stellen **Arzneimittelexantheme** ein häufiges Problem dar, Tendenz steigend.

Bei vielen Arzneimittelexanthemen wird eine allergische Entstehung vermutet oder ist sie gesichert (☞ 27.2.1). Auch eine pseudoallergische Reaktion ist möglich. Viele Arzneimittelexantheme sind jedoch bis heute pathogenetisch unklar.

Arzneimittelexanthem	Kurzcharakterisierung
Ampicillin-Exanthem	Makulopapulöses, konfluierendes Exanthem ca. eine Woche nach Ampicillingabe. Auftreten bei fast allen Patienten, die bei einer in-fektiösen Mononukleose unter der Fehlannahme einer Angina tonsil-laris Ampicillin erhalten
Erythema nodosum	Rote subkutane Knoten, bevorzugt an den Schienbeinen. Bei Kindern am häufigsten im Rahmen von Infektionen auftretend, bei Erwachse-nen überwiegend durch Arzneimittel oder eine Sarkoidose ausgelöst
Fixes Arzneimittel-exanthem	Arzneimittelinduzierte, nach Einnahme des Arzneimittels immer an der/den gleichen Stelle/n auftretende, scharf begrenzte, rot-braune Hautveränderung, in ausgeprägten Fällen mit Blasenbildung
Purpura (pigmentosa) progressiva	Symmetrische Petechien (vor allem der Beine), die unterschiedlich stark zusammenfließen, dann bräunlich werden (Hämosiderin-einlagerung) und teils erst nach Wochen abklingen
Stevens-Johnson-Syndrom	Dunkelrote, evtl. schießscheibenähnliche und konfluierende Flecken, beeinträchtigtes Allgemeinbefinden, evtl. Schleimhautbefall. Schwerstform: lebensbedrohliche **Toxische epidermale Nekrolyse** *(TEN,* früher *medikamentöses Lyell-Syndrom)* mit großflächiger, bla-siger Abhebung der Epidermis und Erosionen

Tab. 28.38: Überblick über die Arzneimittelexantheme. Zusätzlich sind alle Typen allergischer Reaktionen möglich, insbesondere allergische Urtikaria (☞ 28.6.1), ein (photo-)allergisches Kontaktekzem (☞ 28.6.3) und eine allergische Vaskulitis (☞ 22.8.4, 23.7.5).

1084

Arzneimittelexantheme sind außerordentlich vielgestaltig. Am häufigsten sind aber makulopapulöse Exantheme, Urtikaria und das fixe Arzneimittelexanthem. Schwere Formen sind insgesamt selten.

Da Arzneimittelexantheme fast jedes Erscheinungsbild annehmen können und zudem gehäuft bei Infekten auftreten, ist die Diagnose teils schwierig. Therapeutisch ist das Weglassen des auslösenden Medikaments vorrangig. Symptomatisch wird der Juckreiz angegangen, der oft das Hauptproblem des Patienten darstellt (☞ 28.2.3). In ausgeprägten Fällen werden Glukokortikoide oral gegeben.

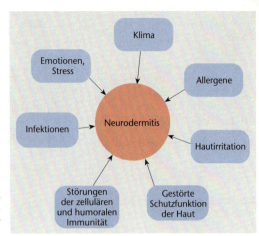

Abb. 28.39: Multifaktorielle Entstehung der Neurodermitis. Triggerfaktoren sind Inhalations- und Kontaktallergene, Nahrungsmittel, hautreizende Stoffe (z. B. Wolle), Schweiß, trockene Luft und psychische Belastungen.

28.7 Ekzematöse Hauterkrankungen

Ekzem *(Juckflechte):* Sammelbegriff für verschiedene entzündliche, in der Regel juckende Hauterkrankungen. Häufigste Hauterkrankungen überhaupt. Meist chronisch-schubförmiger Verlauf mit papulovesikulösen, nässenden Effloreszenzen und Krustenbildung im akuten Schub und trockener, schuppiger Haut sowie gesteigerter Verhornung und Rhagaden im chronischen Stadium. Kein Schleimhautbefall.

Kontaktekzem ☞ 28.6.3

28.7.1 Neurodermitis

Neurodermitis *(atopische Dermatitis, atopisches Ekzem, endogenes Ekzem):* Chronisch-rezidivierende, entzündliche Hauterkrankung mit genetischer Prädisposition. Leitsymptome Juckreiz, trockene Haut, Rötung, Nässen, Schuppung und Krustenbildung. Betrifft ca. 5% der Erwachsenen und 10–20% der Kinder, Tendenz zunehmend. Erstmanifestation meist bereits im Säuglingsalter (oft im 3. Lebensmonat). Oft deutliche Besserung mit zunehmendem Alter: Von den betroffenen Säuglingen sind ca. 70% bis zur Pubertät beschwerdefrei, die Haut bleibt in aller Regel aber erhöht pflegebedürftig. Ein Teil der Betroffenen entwickelt allerdings eine andere Erkrankung des atopischen Formenkreises.

Die **Neurodermitis** gehört zum **atopischen Formenkreis** (☞ 27.2.1).

Krankheitsentstehung

Die Krankheitsentstehung ist multifaktoriell und noch immer nicht ganz geklärt. Erbliche Veranlagung, abnorme zelluläre Immunreaktionen, eine Störung der Hautschutzfunktion und Veränderungen des vegetativen Nervensystems sind der Boden, auf dem die unterschiedlichsten Faktoren, z. B. Klima oder psychische Belastungen, die Hautentzündung auslösen.

Symptome und Untersuchungsbefund

Neurodermitis in der Säuglingszeit

Die Hautveränderungen beginnen oft um den 3. Lebensmonat an Wangen und Stirn und greifen dann auf den behaarten Kopf, das übrige Gesicht und später auf Rumpf und Streckseiten der Extremitäten über. Zunächst treten umschriebene Rötungen mit vesikulösen und papulösen Effloreszenzen auf, die stark jucken und massiv gekratzt werden. Dadurch kommt es zu entzündlich-nässenden oder entzündlich-krustösen Hauterscheinungen.

Im Krabbelalter sind häufig die Streckseiten der Knie bzw. der Ellenbogen betroffen. Wegen des quälenden Juckreizes können die Kinder nicht schlafen und sind tagsüber oft unleidlich. Die Neigung zu bakteriellen Sekundärinfektionen der Haut ist groß.

Neurodermitis in der Kindheit

Lokalisiert sind die Veränderungen nun v. a. an den großen Gelenkbeugen (Ellenbeugen, Handgelenke, Kniekehlen), außerdem am Nacken, dem seitlichen Gesicht, den Lidern, an den Fußrücken und Händen. Es treten entzündliche Rötungen und Papeln sowie Kratzeffekte mit Verkrustungen oder Vergrößerung der Hautfelderung (**Lichenifikation**) auf. Die Talgproduktion ist vermindert, die Haut trocken und die Haare glanzlos *(Sebostase)*.

Neurodermitis bei Jugendlichen und Erwachsenen

Hier treten die Hautveränderungen symmetrisch auf. Bevorzugt befallen werden Gesicht, Hals, oberer Brustbereich, Schultergürtel, Handrücken und Gelenkbeugen. In schweren Fällen ist die Kopfhaut gerötet, entzündet und zeigt wegen des starken Juckreizes Kratzeffekte. Die Haare sind trocken und glanzlos, manchmal kommt es zu Haarausfall. Im Augenbereich sind gelichtete Augenbrauen, eine doppelte Unterlidfalte und eine Fältelung der Haut kennzeichnend. Häufig haben die Betroffenen zusätzlich eingerissene Mundwinkel, trockene Lippen und Rhagaden am Ohrläppchenansatz. Am Körper finden sich verstreute Einzelknötchen

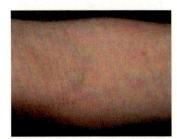

Abb. 28.40: Typisches Beugenekzem bei Neurodermitis. [M123]

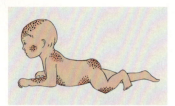

Abb. 28.41 (oben): Prädilektionsstellen der Neurodermitis im Säuglingsalter. Besonders häufig ist dabei der Kopf-Hals-Bereich betroffen. [A400-215]

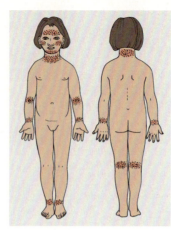

Abb. 28.42 (rechts): Prädilektionsstellen der Neurodermitis ab dem Kindesalter (klassische Beugenekzeme). [A400-215].

mit zentralen Krusten, im Bereich des Nackens und der Gelenkbeugen entzündliche Lichenifikationen mit Schuppung.

> Leitsymptome der Neurodermitis sind eine *trockene Haut* und *starker Juckreiz* bei symmetrischem Befall.

Die Betroffenen berichten oft über eine Verschlimmerung der Erkrankung durch psychische Belastungen, durch kaltes Wetter und gut geheizte Innenräume sowie durch bestimmte Waschmittel und Kleidermaterialien (v. a. Wolle).

Eine deutliche Besserung tritt bei Klimawechsel auf. Günstig sind Gebirgsklima in Höhen über 1500 m und Meeresklima.

Komplikationen

- Superinfektion mit Staphylokokken (☞ 26.5.2) mit zusätzlichen Pusteln und gelben Krusten
- Superinfektion mit dem Herpes-simplex-Virus (**Eczema herpeticatum**). Diese kann bei Säuglingen und Kleinkindern zu einer generalisierten, evtl. lebensbedrohlichen Herpesinfektion (☞ 26.6.8) führen
- Ausgedehnter Dellwarzenbefall (**Eczema molluscatum**, ☞ auch 28.5.1)
- **Erythrodermie** (Rötung der gesamten Haut).

Diagnostik

Die Diagnose wird aufgrund der Anamnese und des klinischen Bildes gestellt:
- Positive Familienanamnese für eine atopische Erkrankung (☞ auch 27.2.1)
- Juckreiz und typisches klinisches Bild (☞ oben)

- Neigung zu Hautreizungen, besonders durch Wolle und Seifen
- Veränderungen im Gesicht, z. B. die **Atopiefalte** im Bereich der Unterlider, das Fehlen der lateralen Augenbrauen (**Hertoghe-Zeichen**) und trockene Lippen
- Vermehrte und vertiefte Furchungen der Haut, insbesondere im Bereich der Hände
- Funktionelle Störungen der Haut: Verminderte Schweißbildung, gesteigerte Reaktion der Haaraufrichter bei Berührung, Kälte oder emotionellen Reizen *(Piloarrektion)*, **weißer Dermographismus** (weiße Verfärbung statt der physiologischen roten Verfärbung der Haut nach einem mechanischen Reiz, z. B. Kratzen).
- Neigung zu Kopfschuppen und Schuppung im Gesicht sowie an den oberen Extremitäten, zu nichtallergischem Handekzem, Mamillenekzem, zu Entzündungen der Lippen sowie zu Hautinfektionen
- Nahrungsmittelempfindlichkeit, teilweise Nahrungsmittelallergie (Eliminations- und Suchdiät ☞ 27.2.2)

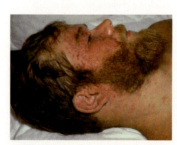

Abb. 28.43: Eczema herpeticatum bei einem Mann mit Neurodermitis. [R179]

- Augenärztliche Untersuchung (bei ca. 10% zusätzlich Katarakt, ☞ 31.7).

Behandlungsstrategie

Antipruriginöse Maßnahmen ☞ 28.2.3

Die Neurodermitis ist bis heute nicht zu heilen, aber zu lindern.

Die medikamentöse Behandlung richtet sich nach Lokalisation und nach Schweregrad der Erscheinungen.

Behandlung außerhalb eines Schubes

Konsequente Hautpflege auch außerhalb akuter Schübe ist für die Linderung der Erkrankung ganz wesentlich:
- Mehrfach tägliche Hautpflege mit sog. **Basistherapeutika** zur Rückfettung der Haut. Welches Basistherapeutikum verwendet wird, hängt dabei von der individuellen Verträglichkeit und dem aktuellen Hautzustand ab (im Winter fetthaltigere Präparate als im Sommer). Bei älteren Kindern und Erwachsenen kann ein Harnstoffzusatz versucht werden. Kleinere Kinder tolerieren diesen oft nicht, da er anfänglich auf der Haut brennen kann
- Regelmäßige Durchführung rückfettender Ölbäder (z. B. Ölbad Cordes® ☞ auch 12.5.1.4), unmittelbar danach Auftragen des Basistherapeutikums auf die noch feuchte Haut.

Behandlung im akuten Schub

Bei akuter Verschlechterung reichen die oben genannten Maßnahmen nicht aus.
- Möglichst frühzeitiges Abfangen des Schubes mit glukokortikoidhaltigen Externa (zunächst tägliche Anwendung, später Intervalltherapie)
- Alternativ **Cacineurininhibitoren**, z. B. Tacrolimus (Protopic®), welche als Immunmodulatoren die T-Zell-Immunreaktion in der Haut beeinflussen (nicht bei Kindern unter zwei Jahren)

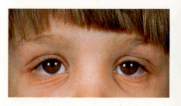

Abb. 28.44: Nicht wenige Patienten mit Neurodermitis haben sog. Atopiefalten an den medialen Unterlidern. [M123]

28.7 Ekzematöse Hauterkrankungen 28

- Bei nässenden, superinfizierten Läsionen nach dem Prinzip „feucht auf feucht" z. B. Octenisept®-Umschläge oder andere Antiseptika
- Ggf. spätabendliche orale Gabe von (sedierenden) Antihistaminika (z. B. Tavegil®) zur Verbesserung der Nachtruhe
- Bei schweren Verläufen evtl. orale Gabe von Glukokortikoiden, Immunsuppressiva oder Antibiotika (bei schweren bakteriellen Superinfektionen)
- Bei Erwachsenen ggf. UV-Therapie (☞ 28.4.4).

Pflege

Beobachten, Bewerten und Intervenieren
☞ 28.1.2

Patientenbeobachtung und Dokumentation

- Zustand von Haut und Anhangsgebilden regelmäßig kontrollieren, dabei auf Arzneimittel(neben)wirkungen und andere krankheitsbeeinflussende Faktoren achten
- Stimmungslage des Patienten beobachten
- Körpertemperatur täglich kontrollieren, um eine Superinfektion frühzeitig zu erkennen.

Die Pflegenden fragen den Patienten oder seine Angehörigen nach bekannten Triggerfaktoren wie etwa Nahrungsmitteln, Kleidung (z. B. Wolle), Pflegemitteln oder psychischen Faktoren, da diese im Krankenhausalltag unbedingt zu beachten sind. Hat der Patient noch nie bewusst auf derartige Zusammenhänge geachtet, raten ihm die Pflegenden zum Anlegen eines Ernährungs- und Symptomtagebuchs.

Hautpflege

Alle Pflegetätigkeiten werden extrem vorsichtig durchgeführt, da die Haut der Patienten insbesondere im akuten Schub bei Berührung schmerzt.
- Die Haut entsprechend der ärztlichen Anordnung behandeln und den Patienten zur Selbstpflege anleiten
- Hautaustrocknende Externa wie alkoholische Lösungen oder Gele vermeiden
- Häufiges Baden und Duschen unter Verwendung alkalischer Seifen vermeiden. Keine Schaumbäder nehmen
- Dem Patienten vom Schwimmen in chlorhaltigem Wasser abraten
- Fingernägel kurz halten.

Kleidung

Die Kleidung sollte aus atmungsaktiven Stoffen bestehen, da ein Wärmestau die Hautveränderungen aufgrund der Schweißretention verstärkt. Generell ist Baumwollkleidung zu bevorzugen. Kleidung aus Wolle sollte nicht getragen werden.

Um dem nächtlichen Wundkratzen betroffener Partien vorzubeugen, kann Kindern zum Schlafen ein spezieller **Neurodermitis-Overall** angezogen werden (z. B. Curaderm®-Neurodermitis-Overall mit integrierten Fäustlingen).

Ernährung

Eine besondere Diät ist nicht erforderlich, die Betroffenen sollten aber solche Speisen meiden, auf die ihre Haut erfahrungsgemäß mit einer Verschlechterung reagiert.

Patienten, bei denen eine gleichzeitige Nahrungsmittelallergie vorliegt, müssen wie andere Allergiker auch „ihre" Allergene meiden.

Psychische Betreuung

Mit Zustimmung des Patienten wird der Kontakt zu Selbsthilfegruppen hergestellt, die vielen Patienten bei der Bewältigung ihrer Krankheit helfen (✉ 1).

Bei stark psychischer Komponente sollte nach Absprache mit dem Arzt ein Psychotherapeut hinzugezogen werden (Verhaltenstherapie ☞ 34.4.3).

Allgemeines

- Die Räume, in denen sich der Patient aufhält, sollten nicht zu trocken sein (Luftfeuchtigkeit mindestens 55 %)
- Durch die Bettwärme wird der Juckreiz oft verstärkt oder ausgelöst. Daher wird dem Patienten geraten, nachts so wenig wie möglich zu heizen und möglichst dünne Bettwäsche zu benutzen. Außerdem kann es hilfreich sein, den Juckreiz lindernde Maßnahmen (☞ 28.2.3) in die Abendstunden zu verlegen
- Spaziergänge und sportliche Betätigung in frischer Luft wirken sich oft günstig aus
- Die Angehörigen des Patienten, v. a. die Eltern betroffener Kinder, werden in die Behandlung miteinbezogen und über alle Maßnahmen für das tägliche Leben beraten (Schulungsprogramme).

Prävention und Gesundheitsberatung

Familiär belastete Neugeborene sollten über mindestens sechs Monate ausschließlich gestillt werden, damit sie erst spät mit Fremdstoffen in Kontakt kommen. Ist Stillen nicht möglich, kann sog. hypoallergene Fertignahrung gegeben werden. Eine Erfolgsgarantie gibt es aber nicht. Nach der Stillzeit sollten die Kindern möglichst spät solche Nahrungsmittel erhalten, die oft Allergien auslösen (z. B. Nüsse, Ei, Fisch). (📖 2)

28.7.2 Seborrhoisches Ekzem

Seborrhoisches Ekzem *(seborrhoische Dermatitis):* Chronisch-rezidivierende Hauterkrankung der talgdrüsenreichen Areale in Form schuppender Eytheme.

Möglicherweise ist das seborrhoische Ekzem durch eine Abwehrreaktion gegen den Pilz **Pityrosporum ovale** mitbedingt.

Seborrhoisches Säuglingsekzem

Das **seborrhoische Säuglingsekzem** beginnt oft schon im ersten Lebensmonat, meist am Kopf (Stirn, Augenbraue, Nase, Wangen). Bei stärkerer Ausprägung sind die erythematosquamösen Herde auch in Leisten und Achseln zu finden. Juckreiz besteht in aller Regel nicht.

Die bei vielen Säuglingen vorhandenen dunklen, festen Schuppen am behaarten Kopf sind jedoch auf eine normale Abschilferung der Kopfhaut zurückzuführen und kein Ekzem.

Da das seborrhoische Säuglingsekzem in aller Regel nach Wochen bis Monaten von selbst abheilt, ist die Behandlung wenig invasiv. Meist reichen viel frische Luft und Ölbäder (z. B. Ölbad Cordes®), evtl. wird kurzzeitig mit lokalen Antimykotika oder lokalen Glukokortikoiden (☞ Tab. 28.9) behandelt.

Seborrhoisches Ekzem des Erwachsenen

Das **seborrhoische Ekzem des Erwachsenen** ist v. a. im Gesicht, am behaarten Kopf sowie in der Brust- und Rückenrinne lokalisiert. Die Behandlung erfolgt durch lokale Antimykotika, ggf. auch als Shampoo. Im akuten Schub kommen externe Glukokortikoide in Betracht.

1087

28.7.3 Exsikkationsekzem

Exsikkationsekzem *(Austrocknungsekzem, Eczema craquelé):* Entzündliche Hautreaktion durch zu geringen Fettgehalt und Austrocknung der Haut. Betrifft besonders häufig ältere Menschen.

Verschlechterung	Verbesserung
Verletzung, Kälte	Schwangerschaft
Systemische Infektionen, Alkoholkonsum	Sonneneinstrahlung
Deutliche Gewichtszunahme, Seelische Belastungen	Heißes Wetter
Medikamente	

Abb. 28.45: Zahlreiche exogene und endogene Faktoren beeinflussen eine Psoriasis. Die Abbildung zeigt, welche Faktoren oft zu einer Verschlechterung (rot) oder Verbesserung (grün) führen.

Krankheitsentstehung

Das **Exsikkationsekzem** entsteht auf dem Boden einer anlage- oder (häufiger) altersbedingt trockenen Haut durch exogene Einflüsse: Kälte und trockene Raumluft im Winter sowie übermäßiges Waschen und Duschen (vor allem mit Seife oder zusätzlichem Bürsten) trocknen die Haut noch mehr aus und führen letztlich zu einer entzündlichen Hautreaktion.

Symptome, Befund und Diagnostik

Der Hautbefund ist typisch: Netzartige, gerötete Hornhauteinrisse, die an ein ausgetrocknetes Flussbett oder eine antike Vase erinnern. Am stärksten betroffen sind oft die Unterschenkel. Die Herde können auch schuppen und jucken häufig stark, so dass zusätzlich Kratzeffekte sichtbar sind. Anamnestisch ist oft ein übertriebenes Waschverhalten eruierbar.

Behandlungsstrategie

In leichten Fällen reichen die im Kasten dargestellten Maßnahmen. In ausgeprägten Fällen werden kurzzeitig Antihistaminika gegen den Juckreiz (☞ 28.2.3) sowie lokal glukokortikoidhaltige Salben zur Entzündungsdämpfung gegeben.

Prävention und Gesundheitsberatung

Maßgeblich sowohl für Vorbeugung als auch Behandlung des Exsikkationsekzems ist die richtige Hautpflege bei trockener Haut:
- Besonders in der kalten Jahreszeit nicht zu häufig, zu lange und/oder zu heiß baden und duschen, da dies die Haut austrocknet. Dies gilt auch für Aufenthalte in Hallen- oder Thermalbädern sowie für Saunagänge.
- Nach dem Waschen auf Rückfettung der Haut durch entsprechende Salben oder Öle achten. Auch Ölbäder (☞ 12.5.1.4) helfen oft gut.

28.8 Psoriasis vulgaris

Psoriasis *(Psoriasis vulgaris, Schuppenflechte):* Chronische, meist schubförmig verlaufende Hauterkrankung mit genetischer Disposition, die durch eine gesteigerte Zellneubildung der Oberhaut mit Verhornungsstörungen sowie Entzündung gekennzeichnet ist. Häufigkeit etwa 1–3% der Bevölkerung, Gipfel der Erstmanifestation 10.–30. Lebensjahr.

Krankheitsentstehung

Wahrscheinlich ist die **Psoriasis** durch ein Zusammenspiel genetischer Faktoren und exogener Auslöser bedingt.

Symptome und Untersuchungsbefund

Psoriasis-Herde sind klassischerweise:
- Entzündlich gerötet *(erythematös)*
- Scharf begrenzt
- Von silbrig glänzenden Schuppen bedeckt *(squamös)*.

Die Effloreszenzen schmerzen nicht. Die Herde können punktförmig, aber auch über handtellergroß sein und sind symmetrisch verteilt. Prädilektionsstellen sind die Streckseiten der Extremitäten (Ellenbogen, Knie), die Region des Steißbeins und der behaarte Kopf. Bei Kindern sind exanthemartige Bilder mit punktförmigen Hautveränderungen häufig.

Häufig sind auch Nagelveränderungen:
- **Tüpfelnägel** mit grübchenförmigen Einsenkungen der Nagelplatte (☞ Abb. 28.48)
- **„Ölflecke"** (gelbliche Verfärbungen), die durch Veränderungen des Nagelbetts bedingt sind (☞ Abb. 28.49)
- **Krümelnägel** bei vollständiger Zerstörung der Nagelplatte.

Ist die ganze Haut des Patienten gerötet und psoriatisch verändert, spricht man von einer **psoriatischen Erythrodermie.** Schwerste, teils lebensbedrohliche Form ist die **Psoriasis pustulosa generalisata,** bei der sich am gesamten Körper zahllose Pusteln bilden. Bei der weitaus weniger bedrohlichen **Psoriasis pustulosa palmoplantaris** bleibt die Pustelbildung auf Handteller und Fußsohlen beschränkt, dabei ist der Allgemeinzustand des Patienten nicht beeinträchtigt. Daneben gibt es Minimalformen der Psoriasis, bei denen der Betroffene lediglich über verstärktes „Kopfschuppen" klagt.

Psoriasis arthropathica

Bei ca. 5–10% der Patienten ist das Skelettsystem beteiligt (**Psoriasis arthropathica** ☞ 23.6.2). Betroffen sind v. a. die distalen Finger- und Zehengelenke sowie die Sakroiliakalgelenke. Bei schweren Verlaufsformen, die mit Knochen- und Gelenkdeformierungen einhergehen, sind die Patienten erheblich behindert.

Diagnostik

Die Diagnosestellung ist in der Regel aufgrund der typischen Klinik und einiger charakteristischer Untersuchungsbefunde möglich. Zu diesen gehören drei **Psoriasis-Phänomene,** die an allen Herden auszulösen sind:

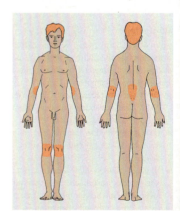

Abb. 28.46: Prädilektionsstellen der Psoriasis vulgaris. [A300-215]

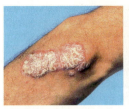
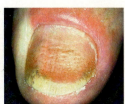
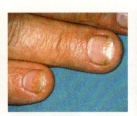
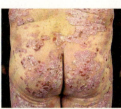

Abb. 28.47: Typischer Psoriasis-Herd an der Prädilektionsstelle am Ellenbogen. [K183]

Abb. 28.48: Tüpfelnägel sind grübchenförmige Vertiefungen der Nagelplatte bei Psoriasis. [T122]

Abb. 28.49: Ölflecknägel. Die „Ölflecke" sind gelblich-braun und unscharf begrenzt. [M123]

Abb. 28.50: Schwere Form der Psoriasis mit vielen, teils zusammenfließenden Herden. [M123]

- **Kerzen(wachs)phänomen:** Bei vorsichtigem Kratzen lösen sich silbrige Schüppchen, die aussehen, als habe man sie von einer Kerze abgeschabt
- **Phänomen des letzten Häutchens:** Kratzt man weiter, erscheint ein glänzendes Häutchen
- **Phänomen des blutigen Taus** (Auspitz-Phänomen)**:** Entfernt man das Häutchen, so treten punktförmige Blutungen auf.

Durch mechanische Reizung der Haut, z.B. Kratzen, kann ein neuer Psoriasis-Herd provoziert werden (**Köbner-Phänomen**, *isomorpher Reizeffekt*).

Behandlungsstrategie

Zunächst werden die Schuppenauflagerungen beseitigt, weil diese das Eindringen antipsoriatisch wirksamer Substanzen verhindern. Hierzu dienen z.B. Salizylsäurepräparate, etwa Squamasol®.

Die weitere äußerliche Therapie erfolgt mit folgenenden Pharmaka:
- Dithranolhaltige Salben (Cignolin®), meist Dithranol vermischt mit Salizylsäure und Vaseline (☞ Tab. 28.9). Dithranol wirkt lokal zytostatisch, hindert die Zellen also an der Zellteilung. Außerdem führt es zu einer entzündlichen Reizung der Haut (die Psoriasis „verbrennt im Feuer des Dithranols"), weswegen die Dithranoltherapie mit schwacher Konzentration begonnen und langsam gesteigert wird (erst 0,05%, dann 0,1 bis hin zu max. 4,0% Dithranol bei einem Zusatz von 1% Salizylsäure). Im Gesicht und an den Genitalien darf Dithranol nicht angewandt werden. Nebenwirkungen sind leichtes Brennen und geringe entzündliche Hautreaktion (*Cignolin-Dermatitis*). Eine zu hoch dosierte Anwendung kann zu einer starken Hautentzündung mit Psoriasisprovokation führen
- Vitamin-D$_3$-Präparate, z.B. Calcipotriol (Psorcutan®)
- Glukokortikoide (evtl. unter Okklusivverband)
- Topische Retinoide, z.B. Tazaroten (Zorac®).

Viele Patienten sprechen auch gut auf eine Lichttherapie an. Sie reduziert die Entzündungen und bremst den verstärkten Zellumsatz. Die Lichttherapie wird meist als UVB-Schmalspektumtherapie durchgeführt, in schweren Fällen auch als PUVA-Therapie (☞ 28.4.4).

In schweren Fällen ist eine systemische Behandlung erforderlich. Vorrangig kommt hierbei die Fumarsäure (Fumaderm®) zum Einsatz. Retinoide (z.B. Neotigason®), Methotrexat (ein Zytostatikum ☞ 22.4.1) und Ciclosporin (ein Immunsuppressivum ☞ Pharma-Info 27.14) werden vor allem bei Erfolglosigkeit anderer Therapien eingesetzt. Der Langzeitstellenwert sog. Biologicals (z.B. Etanercept, Infliximab, ☞ Pharma-Info 23.12) kann noch nicht beurteilt werden.

Pflege

Pflege bei PUVA-Therapie ☞ 28.4.4

Pflege bei Dithranoltherapie

Die befallenen Hautstellen werden einmal täglich dünn eingerieben und gerötete Hautareale zum Schutz mit Vaseline abgedeckt. Die Patienten werden darauf aufmerksam gemacht, dass sich Haut und Kleidung durch das Präparat violettbraun verfärben und sich die Flecken nur sehr schwer entfernen lassen. Empfehlenswert ist also das Tragen alter Kleidung.

Neben der *Langzeitbehandlung* mit einer Einwirkzeit des Wirkstoffs von 12–24 Std., die fast nur noch in Kliniken durchgeführt wird, gibt es noch die *Kurzzeittherapie* mit einer Einwirkzeit von 10–20 Min. bei höherer Dosierung und die *Minutentherapie* mit einer Einwirkzeit von einer Minute. (✉ 3)

28.9 Tumoren der Haut

28.9.1 Gutartige Tumoren und tumorartige Fehlbildungen

Naevuszellnaevus

> **Naevuszellnaevus** (*Leberfleck*)*:* Anhäufung pigmentbildender Zellen in der Haut.

Die sehr häufigen **Naevuszellnaevi** gehören zu den umschriebenen Fehlbildungen der Haut. Ihre Oberfläche ist meist glatt, seltener warzenähnlich, behaart oder tierfellartig.

Bei Entzündungen, Verletzungen oder Veränderungen der Form, Farbe, Größe oder Begrenzung müssen sie operativ entfernt werden. Großflächige Riesennaevi werden wegen ihres Entartungsrisikos nach Möglichkeit nach der Geburt abradiert („abgeschabt") oder im weiteren Kindesalter exzidiert. Dabei empfiehlt sich eine streifenförmige Teilexzision in mehreren Sitzungen, um der Haut Zeit zum Dehnen zu geben. Nach großflächigen Exzisionen ist eine plastische Deckung notwendig.

Gefäßtumoren

Feuermal

> **Feuermal** (*Naevus flammeus, Weinmal*)*:* Angeborener, hellroter, rotweinfarbener oder blauroter Fleck durch Kapillarerweiterungen.

Feuermale sind insbesondere in Gesicht und Nacken zu finden. Form und Größe der Flecken variieren stark. Die Färbung ist durch einen Spatel wegdrückbar. Im Gegensatz zu *medialen Feuermalen* (z.B. im Nacken = **Storchenbiss**) können *laterale Feuermale* (beispielsweise an der Wange) mit anderen Gefäßfehlbildungen (etwa in Auge, Gehirn) verbunden sein.

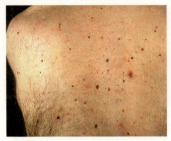

Abb. 28.51: Multiple Naevuszellnaevi. Diese Naevi sind nicht behandlungsbedürftig, sollten aber regelmäßig kontrolliert werden. [M123]

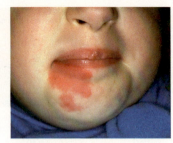

Abb. 28.52: Feuermal am rechten Unterkiefer, typischerweise nicht über die Mittellinie hinausgehend. [M123]

Für alle drei Formen bösartiger Hauttumoren geht man vom Hauptrisikofaktor Sonneneinstrahlung aus. Paradoxerweise wird in unserer Gesellschaft sonnengebräunte Haut immer noch mit Gesundheit gleichgesetzt, obwohl bekannt ist, dass die Sonnenanbeter ein deutlich erhöhtes Hautkrebsrisiko haben und ihre Haut schneller altert.

> Alle verdächtigen Hautherde müssen histologisch untersucht werden. Ist die Diagnose gesichert, wird geklärt, wie weit sich der Tumor ausgebreitet hat.

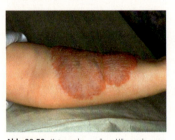

Abb. 28.53: Kutanes kavernöses Hämangiom am Unterarm eines Säuglings. [M123]

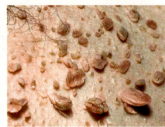

Abb. 28.54: Fibrome, hier gestielte, treten nicht selten in größerer Anzahl auf. [M123]

Pflege bei bösartigen Hauttumoren

Prä- und postoperative Pflege ☞ *13.1 und 13.2*
Onkologische Pflege ☞ *22.1*

> **Unerlässlich: Hautbeobachtung**
> Die Pflegenden beobachten die Haut, insbesondere auffällige Hauterscheinungen, bei ausnahmslos allen Patienten (z. B. beim Waschen). Die Angabe des Patienten, dass sich an einem Fleck „etwas tut", könnte ein Hinweis auf ein Melanom sein! In Zweifelsfällen ist stets der Stationsarzt zu informieren, ggf. ist eine fachärztliche Konsultation angezeigt.

Bei einem Teil reicht Abdecken durch spezielle Schminken. Ansonsten hat sich die Lasertherapie bewährt.

Hämangiom

> **Hämangiom** *(Blutschwamm):* Schwammartiger, gutartiger Blutgefäßtumor. Bei größeren Hohlräumen **kavernöses Hämangiom** genannt. Im Gegensatz zu Feuermalen zeigen Hämangiome eigenständiges Wachstum und auch Rückbildung.

Bei den **Hämangiomen** unterscheidet man drei Typen:
▶ Das *kutane Hämangiom* tritt als oberflächliche Erhabenheit mit sattroter Farbe auf
▶ Beim *kutan-subkutanen Hämangiom* tritt nur ein Teil des Hämangioms an die Oberfläche (wie die Spitze eines Eisberges). Am Rand schimmert der subkutane Anteil bläulich durch
▶ Das *subkutane Hämangiom* äußert sich in einer bläulich-schimmernden Erhabenheit und ist als weicher, manchmal schwammartig ausdrückbarer Tumor zu tasten.

Die Hämangiome des Säuglings zeigen sich ganz überwiegend im ersten Lebensmonat. Gewöhnlich wachsen sie im ersten Lebensjahr deutlich und sind häufig sehr auffällig.

Wegen der sehr guten Rückbildungstendenz wird zumeist abgewartet, evtl. Restzustände werden später operiert. Führt das Hämangiom jedoch zu Funktionsbehinderungen (etwa zur Sehbehinderung bei Lokalisation am Auge), wird mit Kontaktkryochirurgie, Lasertherapie oder (falls diese nicht möglich sind) oraler Glukokortikoidgabe behandelt. Auch bei entstellenden Hämangiomen nehmen die Befürworter einer frühzeitigen Behandlung zu.

Fibrom

Das **harte Fibrom** *(Dermatofibrom, Histiozytom)* ist ein gutartiger Tumor des Bindegewebes mit Fibroblasten- und Kollagenvermehrung. Es handelt sich um einen derben, leicht erhabenen, kugelförmigen Knoten. Da er Lipide und Pigmente speichern kann, ergibt sich meist ein gelb-bräunlicher Farbton.

Ein **weiches Fibrom** ist eine meist gestielte, weiche Papel und kommt nicht selten an Augenlidern, am Hals und unter der Achsel vor. Es kann von einer runzeligen Hülle umgeben sein oder gestielt herabhängen.

28.9.2 Primäre bösartige Hauttumoren

> **Primäre bösartige Hauttumoren** *(primäre Hautmalignome, Hautkrebs):* In unseren Breiten stark zunehmende Krebsart, z. B. als Spinaliom, Melanom oder Basaliom.

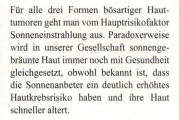

Hauttumoren stellen v. a. im Gesicht eine kosmetische Beeinträchtigung dar und

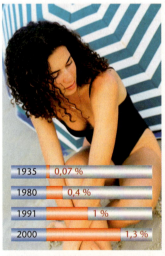

Abb. 28.55: In den letzten 60 Jahren hat sich das Hautkrebsrisiko mehr als verzehnfacht. Einige Hochrechnungen für das Jahr 2010 gehen sogar von einer Hautkrebsrate bis zu 2 % aus! [Foto: J668]

bieten in fortgeschrittenen Stadien einen erschreckenden Anblick. Zudem können sie in der Nähe von Mund, Auge, Ohr oder Nase zu funktionellen Behinderungen führen (☞ Pflege in der HNO bzw. Augenheilkunde, 32.1 und 31.1).

Patienten mit malignen Melanomen haben nur noch eine kurze Lebenserwartung, wenn diese erst spät diagnostiziert werden (Palliative Pflege ☞ Kap. 10).

> **Prävention und Gesundheitsberatung**
> ▶ Bedeutung der UV-Exposition bei der Entstehung und der daraus resultieren Bedeutung eines konsequenten, auf den Hauttyp abgestimmten Lichtschutzes – sowohl kurze, aber heftige als auch weniger starke, aber lang andauernde Exposition schadet. Sonnenbrände vermeiden. Insbesondere Babys und Kleinkinder vor Sonneneinstrahlung schützen, bei Männern mit nur noch lichtem Haar an die Kopfhaut denken (Kopfbedeckung).
> ▶ Regelmäßige Selbstbeobachtung der Haut
> ▶ Bei allen bösartigen Hauttumoren regelmäßige Nachuntersuchungen.

Basaliom

> **Basaliom** *(Basalzellkarzinom):* Semimaligner Hauttumor, der aus den basalen Zellschichten der Epidermis und dem Follikel entsteht. Häufigster maligner Tumor der hellhäutigen Rassen. Hauptrisikofaktor ist die lebenslange chronische UVB-Schädigung der Haut. Lokalisation zu über 80 % im Gesicht. Manifestation in der Regel nach dem 50. Lebensjahr. Bei vollständiger Entfernung sehr gute Prognose.

Symptome und Befund

Das **Basaliom** kommt überwiegend im Gesicht vor. Es entwickelt sich ohne Vorstufen auf gesund aussehender Haut. Oft bildet sich zunächst eine kleine, hautfarbene Verhärtung mit einzelnen *Teleangiektasien* (Gefäßerweiterungen), die nicht selten durch Kratzen oder Rasieren lädiert wird. Leitsymptom des Basalioms sind daher immer wieder an der gleichen Stelle auftretende Blutkrusten oder Verletzungen, die „nicht heilen wollen". Im weiteren Verlauf nehmen die Knötchen eine derbe Konsistenz an oder sinken im

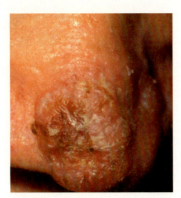

Abb. 28.56: Basaliome im Gesicht wachsen meist nodulär (knotig). [R179]

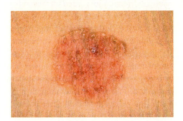

Abb. 28.57: Oberflächliches Basaliom am Rumpf. Deutlich zu erkennen sind der perlschnurartige Rand und die Teleangiektasien (Gefäßerweiterungen). [M123]

Zentrum ein und haben einen perlartig aufgeworfenen Rand. Unbehandelt zerstört das Basaliom im Verlauf von Monaten und Jahren die angrenzenden Knochen und Weichteile, setzt aber *keine* Metastasen. Daher wird es auch als **semimaligner Tumor** bezeichnet.

Behandlungsstrategie

Methode erster Wahl ist die *mikrographische Chirurgie* **(mikroskopisch kontrollierte Chirurgie, MKC)**, d.h. die sparsame Exzision des Basalioms mit nachfolgender mikroskopischer Kontrolle der gesamten Exzisataußenfläche auf Tumorfreiheit der Resektionsränder. Ggf. wird dann nachreseziert. Bei weit fortgeschrittenen Basaliomen mit z. B. Einbruch in Weichteile, Knochen oder benachbarte Organe sind radikale operative Maßnahmen und ein interdisziplinäres Vorgehen notwendig. Ist der Patient inoperabel oder scheidet aus anderen Gründen eine Operation aus, kann eine Kryotherapie mit flüssigem Stickstoff oder eine Strahlentherapie durchgeführt werden.

Bei oberflächlichen Basaliomen kommt im Einzelfall eine photodynamische Therapie (Auftragen einer lichtsensibilisierenden Substanz plus nachfolgende Lichttherapie) oder die Anwendung immunmodulierender Externa (Imiquimod, in Aldara®) in Betracht.

Spinaliom

> **Spinaliom** *(spinozelluläres Karzinom, Stachelzellenkarzinom, Plattenepithelkarzinom der Haut):* Zweithäufigster bösartiger Hauttumor, vorwiegend des älteren Menschen, der durch Entartung von Epithelzellen mit Verhornungstendenz in der Epidermis entsteht. Bei rechtzeitiger Behandlung haben Spinaliome sonnenbelasteter Hautbezirke eine gute Prognose, solche der Lippen, der Zunge oder der Genitalien insgesamt eine schlechtere.

Krankheitsentstehung

Auch bei den **Spinaliomen** spielt das Ausmaß der Sonnenexposition (v. a. UVB-Strahlen) im Laufe des Lebens im Zusammenhang mit dem genetisch bedingten Hauttyp eine entscheidende Rolle. Prädilektionsstellen des Spinalioms sind entsprechend Hautareale, die häufig dem Licht ausgesetzt sind (Gesicht, Kopf, Handrücken). Gefährdet sind v. a. Menschen mit sonnenempfindlicher Haut.

Weitere begünstigende Faktoren sind chronisch-degenerative und chronisch-entzündliche Hautveränderungen, z. B. Hautatrophien oder Narben etwa nach Verbrennungen. Infektionen mit humanen Papilloma-Viren gehen ebenfalls mit einem höheren Spinaliom-Risiko einher (Penis- oder Vulvakarzinom). Die Kombination von Alkohol- und Nikotinabusus erhöht das Risiko, an einem spinozellulären Karzinom der Mundschleimhaut oder der Zunge zu erkranken.

Symptome und Befund

Spinaliome entwickeln sich vielfach über *Präkanzerosen,* vor allem:
▶ **Aktinische** *(solare)* **Keratosen,** ein meist durch übermäßige Sonnenexposition hervorgerufener Hautschaden, anfangs mit Schuppung, später mit Keratose auf meist geröteter Haut
▶ Einen **Morbus Bowen,** das ist ein durch Licht oder Chemikalien bedingtes Carcinoma in situ, das nicht selten Psoriasis-Läsionen ähnelt.

Zuerst entsteht ein kleiner schmerzloser Knoten, der in der Folge wächst und ulzeriert. Dabei vernichtet er das umliegende Gewebe. Die vor allem lymphogene Metastasierung erfolgt meist relativ spät.

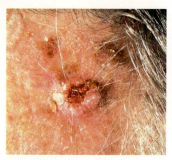

Abb. 28.58: Spinaliom an der Stirn mit zentraler Ulzeration. [M123]

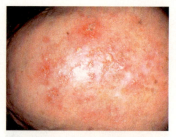

Abb. 28.59: Aktinische Keratosen treten häufig bei älteren Männern mit nur noch lichtem oder gar keinem Kopfhaar mehr auf. Generell sind alle „Sonnenterrassen" der Haut gefährdet. [M123]

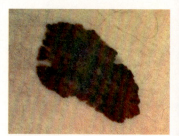

Abb. 28.60: Malignes Melanom auf dem Rücken eines 40-jährigen Patienten. Typisch sind die polyzyklische Randkontur und die unregelmäßige Pigmentverteilung. [M123]

Behandlungsstrategie

Neben einer Exzision im Gesunden mit Kontrolle der Tumorränder wie beim Basaliom kommt v. a. bei Patienten in schlechtem Allgemeinzustand auch eine Röntgenbestrahlung in Betracht.

Melanom

Malignes Melanom: Wegen seiner frühen Metastasierung sehr bösartiger Tumor, der durch Entartung von Melanozyten oder Naevuszellen auf klinisch gesunder Haut (70 %) oder im Bereich vorbestehender Nävuszellnävi (30 %) entsteht. Zurzeit in der weißen Bevölkerung zunehmende Erkrankungshäufigkeit mit einem Altersgipfel zwischen dem 30. und 60. Lebensjahr.

Symptome und Befund

Das klinische Bild des Melanoms ist nicht einheitlich. Folgende Kriterien wecken bei einem Naevus den Verdacht auf ein malignes Melanom (**ABCD-Regel**):
- **A**symmetrie des Herdes
- **B**egrenzung unscharf, unregelmäßig oder polyzyklisch
- **C**oloration (Färbung) variabel mit unterschiedlichen Farbnuancen, d. h. hellbraune, rötliche, weiße, dunkle und schwarze Anteile
- **D**urchmesser größer als 5 mm.

Weitere Hinweise sind rasche Größenzunahme eines Fleckes oder seiner Erhabenheit (diese Frage vermag der Patient oft nicht genau zu beantworten), Bluten bei geringen Reizen (z. B. beim Abtrocknen) oder Juckreiz. Besonders heimtückisch sind die sog. *amelanotischen Melanome*, die sich farblich kaum von der Umgebung abheben und daher erst spät erkannt werden.

Behandlungsstrategie

Maligne Melanome werden im Gesunden (mit Sicherheitsabstand) operativ entfernt. Ob die Entfernung der regionären Lymphknoten die Prognose verbessert, ist umstritten. Chemotherapie und Immuntherapie, z. B. mit Interferon, werden bei fortgeschrittenen Tumoren zusätzlich eingesetzt. Palliative Bestrahlungen z. B. von Hirn- oder Knochenmetastasen sind möglich.

Im histologischen Schnitt wird die Eindringtiefe des Melanoms gemessen, da sie von erheblicher prognostischer Bedeutung ist. Bei einer maximalen Tumordicke von bis zu 0,75 mm und fehlenden Metastasen liegt die 5-Jahres-Überlebensrate über 90 %, bei mehr als 3 mm dagegen unter 50 %.

28.10 Akne und akneähnliche Erkrankungen

28.10.1 Akne vulgaris

Akne vulgaris (kurz *Akne*, auch *Acne vulgaris*): Meist in der Pubertät auftretende hormonabhängige Hauterkrankung, die durch übermäßige und veränderte Talgdrüsensekretion (**Seborrhö**) und Verhornungsstörung der Talgdrüsenausführungsgänge zur Bildung von **Komedonen** führt. Betrifft Männer häufiger und schwerer als Frauen. Meist gute Prognose mit wesentlicher Besserung oder Verschwinden bis zum 30. Lebensjahr, jedoch störende Narben möglich.

Krankheitsentstehung

Die typische **Pubertätsakne** ist multifaktoriell bedingt: Auf dem Boden einer genetischen Veranlagung kommt es durch die hormonelle Umstellung in der Pubertät zu einer Talgdrüsenüberfunktion (**Seborrhö**) mit Verhornungsstörung der Ausführungsgänge. Auch Bakterien (v. a. *Propionibacterium acnes*) spielen eine Rolle.

Chemische Noxen (z. B. bestimmte Öle, Teerprodukte) und Arzneimittel (z. B. Glukokortikoide, Antiepileptika) können altersunabhängig eine Akne hervorrufen.

Symptome, Befund und Diagnostik

Vor allem in Gesicht sowie oberem Brust- und Rückenbereich bilden sich die allen bekannten **Komedonen** *(Mitesser)*, aus denen sich durch Entzündung Papeln und Pusteln entwickeln. Je nach vorherrschendem Effloreszenztyp unterscheidet man die **Acne comedonica** mit Mitessern und die **Acne papulopustulosa** mit „Pickeln". Schwerste Form ist die **Acne conglobata** mit Riesenkomedonen, Abszessen, Fistelungen und keloidartigen Narben.

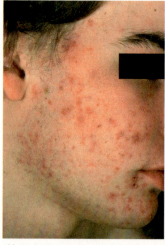

Abb. 28.61: Acne papulopustulosa. [R179]

28.11 Erkrankungen der Haare und Nägel

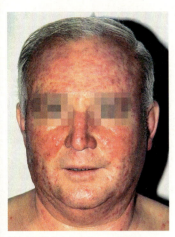

Abb. 28.62: Patient mit Rosazea. [M123]

Behandlungsstrategie und Pflege

Die lokale Therapie umfasst eine Schälbehandlung z. B. mit Benzoylperoxid in niedriger Konzentration (z. B. Aknefug®-oxid mild), Azelainsäure (z. B. Skinoren®) oder Vitamin-A-Säure-Präparaten (z. B. Isotrex®), bei starker entzündlicher Komponente ggf. in Kombination mit lokalen Antibiotika (v. a. Erythromycin, z. B. Aknemycin®)

In schweren Fällen ist eine systemische Antibiotikagabe (v. a. niedrig dosiertes Doxyzyklin oder Minozyklin, z. B. Klinomycin®) oder die Einnahme von systemischen Vitamin-A-Säure-Präparaten (Isotretinoin, z. B. Roaccutan®, teratogen!), bei Frauen auch einer „Pille" (☞ 30.11) mit antiandrogener Wirkung wie etwa Diane® angezeigt.

Die Betroffenen sollten alkalifreie Syndets zum Waschen benutzen. Das Einhalten einer Diät ist dagegen – abgesehen von im Einzelfall beobachteten Unverträglichkeiten – nicht erforderlich.

28.10.2 Rosazea

> **Rosazea** (Kupferfinne): Chronisch-entzündliche Hauterkrankung des Erwachsenenalters, die zu Rötung, Teleangiektasien, Papeln und Pusteln im Gesicht führt.

Die Ursache der **Rosazea** ist nach wie vor unbekannt.

Erstes Zeichen ist oft eine schmetterlingsförmige Hautrötung im Gesicht, gefolgt von erweiterten Blutgefäßen (Teleangiektasien), Papeln und Pusteln.

Komplikationen sind ein **Rhinophym** (*Knollennase* durch Hyperplasie des Bindegewebes und der Talgdrüsen im Bereich der Nase, fast nur bei Männern vorkommend) sowie eine Augenbeteiligung.

Die ärztliche Behandlung der Rosazea besteht in leichteren Fällen in antibiotischen Cremes (z. B. Metronidazol, etwa in Metrocreme®) oder Azelainsäure (Skinoren®). Reicht dies nicht oder liegt eine Augenbeteiligung vor, werden Tetrazykline oral gegeben, in sehr ausgeprägten Fällen Isotretinoin (z. B. Roaccutan®, ☞ 28.10.1).

Zur Hautreinigung sollten milde Syndets verwendet werden, auf Kosmetika sollte möglichst verzichtet werden (abdeckende Lotionen sind aber möglich). Da Sonne die Beschwerden erfahrungsgemäß verschlechtert, ist konsequenter Sonnenschutz anzuraten.

28.11 Erkrankungen der Haare und Nägel

Onychomykose ☞ 28.5.3
Psoriasisnägel ☞ 28.8

28.11.1 Hypertrichose und Hirsutismus

Hypertrichose

Eine verstärkte Körperbehaarung bei geschlechtstypischem Behaarungstyp heißt **Hypertrichose**. Allerdings variieren Behaarungsmuster und -intensität stark.

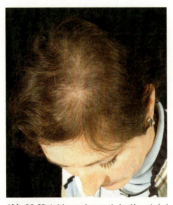

Abb. 28.63: Leichte androgenetische Alopezie bei einer Frau. Der Haaransatz an der Stirn bleibt typischerweise erhalten. [R179]

Die Hypertrichosen werden eingeteilt in:
- *Lokalisierte* Hypertrichosen, z. B. auf einem Leberfleck
- *Generalisierte* Hypertrichosen, etwa im Rahmen von Stoffwechselerkrankungen (beispielsweise Schilddrüsenstörungen), Tumoren oder nach Einnahme bestimmter Arzneimittel, unter anderem Glukokortikoide (☞ Pharma-Info 21.13), des Antihypertonikums Minoxidil (☞ Pharma-Info 18.24) oder des Antiepileptikums Phenytoin (☞ Pharma-Info 33.55).

Hirsutismus

Eine verstärkte, dem männlichen Behaarungstyp entsprechende Behaarung bei Frauen (und Kindern) ohne sonstige Virilisierungszeichen nennt man **Hirsutismus**. Die Schambehaarung der Patientinnen läuft spitz zum Bauchnabel hin zu und breitet sich deutlich auf die Oberschenkel aus. Außerdem beklagen die Frauen Bartwuchs und oft auch einen Ausfall des Kopfhaares.

Beim **Virilismus** zeigt die Frau neben dem männlichen Behaarungsmuster weitere Zeichen einer Vermännlichung, z. B. männliche Körperformen, Tieferwerden der Stimme, Klitorishypertrophie, Mammaatrophie und Amenorrhö (☞ 30.2.2).

Beim **idiopathischen Hirsutismus** ist keine Ursache für den Hirsutismus zu finden. Da die Androgenspiegel im Serum nicht erhöht sind, nimmt man als Ursache eine erhöhte Empfindlichkeit der Androgenrezeptoren der Haarfollikelzellen an.

Der **medikamentöse Hirsutismus** kann beispielsweise nach Gabe von Anabolika, Androgenen und Glukokortikoiden entstehen. Wird das Arzneimittel abgesetzt, normalisiert sich die Behaarung wieder.

Außerdem tritt ein **Hirsutismus bei endokrinen Störungen** auf, z. B. beim Nebennierenrindenkarzinom (☞ 21.5.1), beim Morbus Cushing (☞ 21.5.1) oder bei Androgen produzierenden Eierstocktumoren (☞ 30.5.2).

Behandlungsstrategie

Ist eine Ursache des Hirsutismus feststellbar, wird diese wenn irgend möglich beseitigt. Symptomatisch werden die Haare in kosmetisch störenden Hautbezirken durch Enthaarungsmaßnahmen entfernt (temporäre **Epilation** durch Rasieren, Cremes, Wachs, dauerhafte Epilation duch Lasern). Medikamentös können nach entsprechender Aufklärung des Patienten *Antiandrogene* versucht werden, z. B. bei Frauen eine entsprechende „Pille" (z. B. Diane®).

1093

28.11.2 Alopezie

> **Effluvium:** Haarausfall.
> **Alopezie:** Haarlosigkeit.

Die Ursachen für **verstärkten Haarausfall** (normal 70–100 Haare täglich) sind zahlreich. Erste Hinweise gibt die Beobachtung des Befallsmusters.

Androgenetische Alopezie. Die wohl häufigste Alopezie ist die „Glatzenbildung" des Mannes. Ursache ist eine genetisch bedingte Überempfindlichkeit der Haarfollikel gegenüber Androgenen.

Bei Männern lichten sich, oft schon im frühen Erwachsenenalter, die Haare zunächst im Stirn-Schläfen-Bereich („Geheimratsecken"), später auch zentral im Tonsurbereich. Die einzelnen Lichtungsareale fließen immer weiter zusammen, bis nur noch ein handbreiter Haarkranz besteht oder der Betroffene sogar haarlos ist. Bei Frauen beginnt der Haarausfall später und verläuft langsamer. Das Haar lichtet sich, ausgehend vom Scheitelbereich, diffus (☞ Abb. 28.63).

Bei Frauen werden lokal östrogenhaltige Lösungen (z. B. Ell-cranell® alpha) oder Minoxidil-Lösung (Regaine®) eingesetzt. Zur systemischen Therapie kommen nach sorgfältiger Abwägung aller Vor- und Nachteile *Antiandrogene* (z. B. Cyproteronacetat, etwa in Diane®-35) in Betracht.

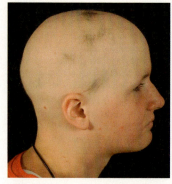

Abb. 28.64: Alopecia areata. [R179]

Wünschen Männer nach Aufklärung über die Zusammenhänge eine Behandlung, so kommt neben den genannten Östrogen- oder Minoxidillösungen eine Dauertherapie mit Finasterid (Propecia®) in Frage, das in den Testosteronhaushalt eingreift (kosmetische Indikation!). Eine weitere Option ist die Eigenhaartransplantation.

Alopecia areata. Bei der wahrscheinlich autoimmun bedingten **Alopecia areata** *(kreisrunder Haarausfall)* kommt es plötzlich zu meist kreisrundem Haarausfall. Die Herde können sich über den ganzen Kopf, sogar auf den ganzen Körper ausbreiten. Die Alopecia areata ist prinzipiell reversibel, Spontanheilung ist möglich. Auslösende Faktoren werden möglichst beseitigt. Bei geringer Ausprägung kann abgewartet werden. Ansonsten werden lokal Glukokortikoide, Dithranol, Minoxidil oder PUVA versucht, in schweren Fällen systemisch Glukokortikoide.

Symptomatischer diffuser Haarausfall. Reversible, diffuse Alopezien treten z. B. nach der Geburt, bei Schilddrüsenfunktionsstörungen, Eisenmangel, Infektionskrankheiten, durch Vergiftungen (Thallium, Arsen) oder medikamentös bedingt (Zytostatika) auf.

Vernarbende Alopezie. Bei vernarbenden Alopezien sind die Haarfollikel zerstört, so dass ein Haarwuchs an der betroffenen Stelle nicht mehr möglich ist. Ursachen sind z. B. tiefe Lokalinfektionen, Verbrennungen, Verätzungen oder Kollagenosen (☞ 23.7).

28.11.3 Paronychie

> **Paronychie** *(Nagelumlauf):* Meist durch Bakterien, seltener durch Pilze oder Herpes-simplex-Viren verursachte Entzündung des Nagelfalzes.

Bei der **Paronychie** ist der Nagelfalz gerötet, geschwollen und auf Druck oder spontan schmerzhaft, häufig ist die Eintrittspforte der Erreger (z. B. eine Verletzung bei der Maniküre) noch sichtbar. Eine Behandlung mit Ruhigstellung und lokalen Antiseptika ist meist ausreichend.

Literatur und Kontaktadressen

Verwendete Literatur

1. Vgl. Skabies. Leitlinie der Deutschen Dermatologischen Gesellschaft (DDG) – Arbeitsgemeinschaft Dermatologische Infektiologie (ADI), Stand Jan. 2006. Nachzulesen unter www.derma.de/leitlinien.0.html (Stand 30.10.2006).
2. Vgl. Traupe, H.; Hamm, H.: Pädiatrische Dermatologie. 2. Aufl., Springer Verlag, Heidelberg 2006.
3. www.neurodermitistherapie.info/therapie/lichttherapie.htm (Stand 30.10.2006).

Vertiefende Literatur ☞ 💻

✉ Kontaktadressen

1. Deutscher Allergie- und Asthmabund e. V. (DAAB), Fliethstraße 114, 41061 Mönchengladbach,
Tel.: 02161/814940,
Fax: 02161/8149430,
www.daab.de
2. Latex-Allergie-Informations-Vereinigung e. V. (L.A.I.V.), Postfach 210413, 72027 Tübingen,
Tel.: 07071/689738,
Fax: 07071/689748,
www.laiv.de
3. Deutscher Psoriasis Bund e. V. (DPB), Seewartenstraße 10, 20459 Hamburg,
Tel.: 040/2233 90,
Fax: 040/22339922,
www.psoriasis-bund.de

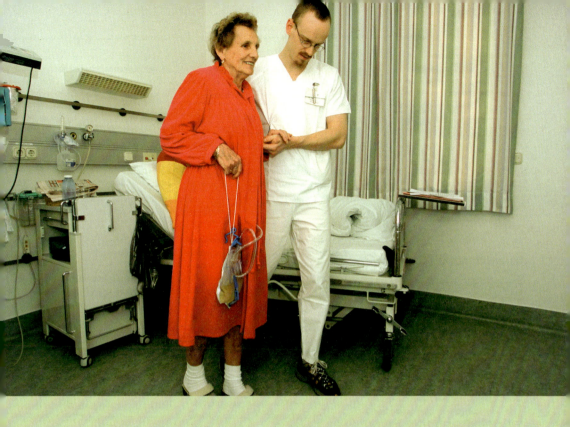

29 Pflege von Menschen mit Erkrankungen der Niere und der ableitenden Harnwege

29.1	**Pflege von Menschen mit nephrologischen und urologischen Erkrankungen . 1096**
29.1.1	Situation des Patienten 1096
29.1.2	Beobachten, Beurteilen und Intervenieren 1096
29.1.3	Pflege bei suprapubischer Blasendrainage und Blasenpunktion 1097
29.1.4	Pflege bei Nephrostomie ... 1098
29.1.5	Pflege bei Ureterenkatheter . 1099
29.1.6	Pflege bei Nierenersatztherapie 1099
29.1.7	Perioperative Pflege in der Urologie 1102
29.2	**Hauptbeschwerden und Leitbefunde in der Nephrologie und Urologie 1103**
29.2.1	Oligurie und Anurie 1103
29.2.2	Polyurie 1103
29.2.3	Pollakisurie und Nykturie ... 1103
29.2.4	Dysurie 1104
29.2.5	Restharn 1104
29.2.6	Harnverhalt 1104
29.2.7	Harninkontinenz 1104
29.2.8	Enuresis 1104
29.2.9	Hämaturie 1105
29.2.10	Leukozyturie und Pyurie 1105
29.2.11	Proteinurie 1105
29.2.12	Bakteriurie 1105
29.3	**Der Weg zur Diagnose in der Nephrologie und Urologie 1105**
29.3.1	Diagnostische Uringewinnung 1105
29.3.2	Urinuntersuchungen 1105
29.3.3	Blutuntersuchungen 1107
29.3.4	Bildgebende Verfahren 1107
29.3.5	Urodynamische Untersuchungen 1108
29.3.6	Endoskopische Untersuchungen 1108
29.3.7	Punktionen und Biopsien ... 1109
29.4	**Erkrankungen von Harnblase und Harnröhre 1110**
29.4.1	Fehlbildungen von Harnblase und Harnröhre 1110
29.4.2	Harnwegsinfektionen: Zystitis 1110
29.4.3	Harnblasenkarzinom 1111
29.4.4	Verletzungen von Harnblase und Harnröhre 1112
29.5	**Erkrankungen der Nieren und Harnleiter 1113**
29.5.1	Fehlbildungen von Nieren und Harnleitern 1113
29.5.2	Nierenarterienstenose 1114
29.5.3	Akute Pyelonephritis 1115
29.5.4	Chronische Pyelonephritis .. 1115
29.5.5	Abszesse im Nierenbereich . 1115
29.5.6	Glomerulonephritis 1115
29.5.7	Nephrotisches Syndrom 1117
29.5.8	Akutes Nierenversagen 1117
29.5.9	Chronische Niereninsuffizienz 1119
29.5.10	Bösartige Nierentumoren ... 1122
29.5.11	Verletzungen der Niere 1123
29.5.12	Nierensteine 1124
29.6	**Erkrankungen der Prostata 1125**
29.6.1	Prostatitis 1125
29.6.2	Prostatahyperplasie 1126
29.6.3	Prostatakarzinom 1128
29.7	**Erkrankungen von Hoden und Nebenhoden 1129**
29.7.1	Lageanomalien des Hodens . 1129
29.7.2	Hoden- und Nebenhodenentzündung 1130
29.7.3	Hodentorsion 1130

29.7.4	Varikozele und Hydrozele . . . 1131
29.7.5	Bösartige Hodentumoren . . . 1132
29.7.6	Verletzungen von Hoden, Nebenhoden und Skrotum . . 1132

29.8	**Erkrankungen des Penis**	**1132**
29.8.1	Fehlbildungen des Penis 1132
29.8.2	Phimose und Paraphimose . . 1133
29.8.3	Balanitis 1134
29.8.4	Peniskarzinom 1134
29.8.5	Verletzungen des Penis 1134

29.9	**Sexualfunktionsstörungen des Mannes** **1134**
29.9.1	Erektions- und Ejakulations- störungen 1134
29.9.2	Fertilitätsstörungen 1135

29.10	**Störungen des Wasser- und Elektrolythaushalts**	**1136**
29.10.1	Ödeme 1136
29.10.2	Störungen des Wasser- und Natriumhaushalts 1137

29.10.3	Störungen des Kalium- haushalts 1138
29.10.4	Störungen des Kalzium- haushalts 1139
29.10.5	Störungen des Magnesium- haushalts 1140

29.11	**Störungen des Säure- Basen-Haushalts** **1140**
29.11.1	Azidose 1140
29.11.2	Alkalose 1141

Literatur und Kontaktadressen . . . **1142**

Fallbeispiel ☞ 🖥

Das medizinische Fachgebiet

Nephrologie *(Lehre von den Nieren-krankheiten):* Teilgebiet der *Inneren Medizin.* Befasst sich mit den *konservativ* zu behandelnden Nierenerkrankungen (z.B. Nierenentzündungen), der eingeschränkten Nierenfunktion und der Nierenersatztherapie sowie dem (nierenbedingten) Bluthochdruck.

Urologie *(Lehre von den Krankheiten der Harnorgane):* Eigenständiges, *operativ* orientiertes Fachgebiet, das v.a. Erkrankungen der ableitenden Harnwege und der männlichen Geschlechtsorgane zum Gegenstand hat. Umfasst auch die **Andrologie,** die im engeren Sinne die Lehre von der Fortpflanzungsfähigkeit des Mannes und ihren Störungen bezeichnet.

29.1 Pflege von Menschen mit nephrologischen und urologischen Erkrankungen

Flüssigkeitsbilanzierung ☞ 12.7.1.2
Pflege bei transurethraler Harnableitung ☞ 12.7.1.5
Urinbeobachtung und -gewinnung beim Säugling und Kleinkind ☞ 12.7.1.2

29.1.1 Situation des Patienten

Erkrankungen der Niere und der ableitenden Harnwege verändern die **Situation des Patienten** auf vielfältige Weise. Eine Hodenerkrankung stellt den Betroffenen vor andere Fragen (z.B. die Sexualität betreffend) als eine chronische Nierenerkrankung.

Patienten mit *chronischen Nierenerkrankungen* müssen oft auf eine (regelmäßige) Berufsausübung und auf Hobbys verzichten oder sie stark reduzieren. Für einen Urlaub kommen nur ausgewählte Ferienorte mit Dialysemöglichkeit in Betracht. Die Betroffenen müssen mit zahlreichen Einschränkungen leben, sich u.a. peinlich genau an die Einstellung des Blutdrucks oder des Blutzuckers halten sowie nach strengen Diätvorschriften leben. Dies bedeutet für die meisten einen erheblichen Verlust ihrer Lebensqualität und ihres sozialen Status und führt dadurch zu einer ernsten Krise ihres Selbstbewusstseins.

Einige Erkrankungen und Behandlungsformen können zum Verlust sexueller Funktionen führen. Viele Patientinnen mit fortgeschrittener Niereninsuffizienz haben z.B. eine sekundäre Amenorrhö. Oft wird von einer Schwangerschaft abgeraten und damit die weitere Lebensplanung der Betroffenen entscheidend beeinflusst. Bei Männern haben viele Erkrankungen des Hodens oder die Chemotherapie bei bösartigen Hodentumoren (☞ 29.7.5) eine eingeschränkte Fruchtbarkeit zur Folge. Hinzu treten psychische Probleme: Bei nicht wenigen Männern löst eine Erkrankung am Hoden, auch wenn nur ein Hoden betroffen ist, *Kastrationsängste* aus. Die Betroffenen fühlen sich verstümmelt und haben Angst, keine „richtigen" Männer mehr zu sein.

Ausgesprochen sensible Themen sind auch Probleme der Kontinenz. Da „man über Erkrankungen am Urogenitaltrakt nicht spricht", gerät der Betroffene mehr als andere Kranke in die Isolation. Außerdem fühlt er sich durch die Eingriffe im Intimbereich „nackt und bloßgestellt". Gesprächsbereitschaft, Rücksicht auf das Schamgefühl des Patienten und Takt können dem Kranken sehr helfen. Dazu zählt z.B. das sorgfältige Abdecken bei Untersuchungen und die Gewissheit, dass kein Fremder während der Untersuchung den Raum betreten wird.

29.1.2 Beobachten, Beurteilen und Intervenieren
Ausscheidung

Kann der Patient alleine Wasser lassen, dokumentieren die Pflegenden vor allem die tägliche Urinmenge und beobachten den Harn auf krankhafte Veränderungen (☞ 12.7.1.2, 29.3.2).

Ist die Harn*ableitung* beeinträchtigt, wird der Urin meist über Katheter oder Drainagen nach außen geleitet. Die Aufgabe der Pflegenden besteht dann in der fachgerechten Katheter- und Drainagenversorgung (☞ 29.1.3 – 29.1.5) sowie der Anleitung des Patienten im Umgang damit.

Ist die Harn*produktion* in den Nieren selbst beeinträchtigt, sind durch die Schwere der Grunderkrankung oder durch die zunehmende Harnvergiftung (Urämie ☞ 29.5.9) mit Notwendigkeit der Dialyse (☞ 29.1.6) zahlreiche Lebensbereiche beeinträchtigt. Auch dann erstellen die Pflegenden eine genaue Ein- und Ausfuhrbilanz (☞ 12.7.1.2) und beobachten den Urin auf Veränderungen. Tägliches Wiegen des Patienten und Dokumentation des Gewichtsverlaufs geben ebenfalls einen guten Anhalt für den Wasserhaushalt und können im Einzelfall eine aufwändige Ein- und Ausfuhrbilanz ersetzen. Eine rasche Gewichtszunahme von Tag zu Tag spricht für Wassereinlagerung, Gewichtsabnahme dagegen für eine negative Flüssigkeitsbilanz mit drohender Dehydratation (☞ 29.10.2).

Ernährung

Viele Nierenkranke leiden im fortgeschrittenen Stadium einer Nierenfunktionsstörung (Niereninsuffizienz, Urämie ☞ 29.5.9) unter Appetitlosigkeit, Übelkeit oder Erbrechen. Darauf nehmen die Pflegenden bei der Essensbestellung Rück-

1096

sicht. Außerdem müssen viele Nierenkranke eine eiweiß-, kalium-, phosphat- und salzarme Diät einhalten, so dass manchmal kaum noch erlaubte Speisen übrig zu bleiben scheinen. Bei einer Diät ist es grundsätzlich wichtig, den Kranken miteinzubeziehen und seine Vorlieben und Lebensweisen weitestgehend zu berücksichtigen, um für eine möglichst gute Compliance zu sorgen. Zu bedenken ist, dass Übelkeit und Erbrechen außerdem zu Essstörungen und Mangelerscheinungen führen können. Ein reduzierter Ernährungszustand wiederum trägt zu einer Verschlechterung der Prognose bei.

Durch verschiedene Zubereitungsarten und appetitliches Anrichten der Speisen können Pflegende versuchen, den Kranken die Einschränkungen so wenig wie möglich spüren zu lassen.

Die erwünschte oder erlaubte Trinkmenge hängt von der Grunderkrankung ab:
▸ Patienten mit Nierensteinen oder Entzündungen der ableitenden Harnwege, aber gut erhaltener Diurese, sollen viel trinken, meist mindestens 2–3 l täglich. Ausnahmen sind Patienten, bei denen aufgrund von Begleiterkrankungen, z. B. einer Herzinsuffizienz (☞ 16.6), eine Trinkmengenbeschränkung erforderlich ist
▸ Bei Patienten mit einer Nierenfunktionseinschränkung ist die erlaubte Trinkmenge abhängig von der noch produzierten Urinmenge und wird vom Arzt individuell angeordnet
▸ Patienten unter Nierenersatztherapie haben häufig eine strenge Trinkmengenbeschränkung.

29.1.3 Pflege bei suprapubischer Blasendrainage und Blasenpunktion

Bei der **suprapubischen Blasendrainage** *(suprapubischer Blasenkatheter, suprapubische Blasenfistel, Zystostomie)* wird der Katheter durch die Bauchdecke hindurch in die gefüllte Blase eingeführt und fixiert. Die suprapubische Blasendrainage ist bei fachgerechter Durchführung im Vergleich zur transurethralen Katheterisierung komplikationsärmer (weniger mechanische Verletzungen und Infektionen), berührt nicht den Intimbereich des Patienten und ermöglicht ein Blasen- und Kontinenztraining. Die Indikationen zur suprapubischen Blasendrainage entsprechen denen der transurethralen Harnableitung (☞ 12.7.1.5).

Sie ist außerdem möglich bei Harnröhrenverletzungen und Harnröhrenverengungen, die für einen transurethralen Katheter nicht mehr passierbar sind.

Bei Blasentumoren, Blutgerinnungsstörungen, nicht füllbarer Blase und bei Schwangeren darf die suprapubische Blasendrainage nicht durchgeführt werden.

Legen einer suprapubischen Blasenpunktion/-drainage
Benötigte Materialien
Bei einer suprapubischen *Blasenpunktion* werden benötigt:
▸ Alles zur Hautdesinfektion und Rasur
▸ Sterile Spritze, ggf. mit Zwei-Wege-Hahn
▸ Sterile Kanüle (ca. 12 cm lang)
▸ Sterile Tupfer
▸ Beschriftetes, steriles Untersuchungsröhrchen
▸ Verbandmaterial
▸ Abwurf für Kanülen und Verpackungsmaterial.

Für das Legen eines suprapubischen *Blasenkatheters* sind folgende sterile Materialien erforderlich:
▸ Spaltbare Punktionskanüle und spezieller Katheter mit selbstaufrollender Spitze oder blockbarem Ballon an der Katheterspitze. Beide sind auch als Punktionsbesteck erhältlich, z. B. Cystofix® oder Curity® suprapubische Punktionsbestecke. Zum Teil enthalten diese Sets außerdem eine Fixierplatte
▸ Geschlossenes Urinableitungssystem
▸ Alles zur Hände- und Hautdesinfektion, Hautrasur
▸ Alles zur Lokalanästhesie
▸ Lochtuch
▸ Sterile Handschuhe
▸ Skalpell
▸ Ggf. Fixierplatte
▸ Nahtmaterial
▸ Verbandmaterial
▸ Abwurfgefäß
▸ Ggf. 8–10 cm lange Kanüle mit 20-ml-Spritze.

Vorbereitung des Patienten
▸ Patienten informieren
▸ Blase füllen, z. B. Patienten 500–1000 ml Tee zu trinken geben und bitten, nicht mehr die Toilette aufzusuchen, entsprechende Flüssigkeitsmenge infundieren oder Blase über transurethralen Einmalkatheter auffüllen
▸ Störende Kleidung entfernen (knappen Slip kann Patient anlassen), evtl. Unterbauch rasieren

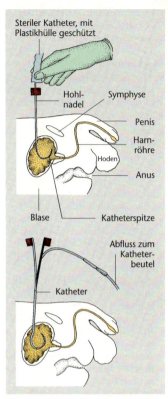

Abb. 29.1: Suprapubische Blasendrainage. [A400-157]

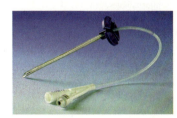

Abb. 29.2: Der vordere Teil des Katheters ist bereits in die Punktionskanüle vorgeschoben. Dies verhindert, dass sich das Lumen der Punktionskanüle während der Punktion mit einem Gewebezylinder füllt und dadurch verstopft. [U140]

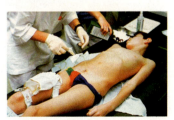

Abb. 29.3: Verbinden einer suprapubischen Blasendrainage. Der Urinbeutel wurde hier am Bein des Jungen befestigt, um ihm größtmögliche Bewegungsfreiheit zu ermöglichen. [K303]

- Patienten bitten, sich flach auf den Rücken zu legen, ggf. Becken durch ein Kissen leicht unterstützen.

Durchführung

Das Legen, Entfernen und Wechseln (alle 6–12 Wochen) einer suprapubischen Blasendrainage sind ärztliche Aufgaben. Die Pflegenden assistieren dabei.

Das Legen einer suprapubischen Blasendrainage umfasst folgende Schritte:
- Wenn möglich unmittelbar vor der Punktion Blasenfüllung (mindestens 300 ml) sonographisch kontrollieren und dokumentieren
- Hände desinfizieren
- Punktionsstelle (ca. 2–3 cm oberhalb des Symphysenoberrands) desinfizieren und mit Lochtuch abdecken
- Lokalanästhesie setzen, ggf. Probepunktion durchführen
- Urinableitungssystem mit dem Katheter verbinden
- Haut mit Skalpell inzidieren (entfällt bei neueren Punktionsbestecken) und Kanüle einstechen, bis Urin fließt. Katheter vorschieben, Kanüle zurückziehen, aufsplitten und entfernen. Katheter mit Naht an der Bauchdecke fixieren bzw. Ballonkatheter blocken
- Punktionsstelle abermals desinfizieren, Wunde verbinden, Katheter in Fixierplatte einlegen und Platte mit Heftpflaster befestigen.

Nachbereitung

- Patienten ankleiden und bequem lagern
- Materialien entsorgen
- Auf Blutbeimengungen im Urin achten. Patienten Bettruhe einhalten lassen, bis Komplikationen ausgeschlossen sind.

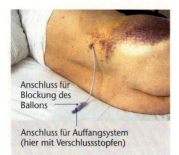

Abb. 29.4: Nephrostomiekatheter. Der Katheter liegt mit seiner Spitze im Nierenbecken der rechten Niere. [K183]

Pflege bei liegender suprapubischer Blasendrainage

Nach Anlage des Katheters erfolgt zunächst täglich ein steriler Verbandswechsel, später alle 2–3 Tage. Die weitere Pflege und der Umgang mit dem Katheter entsprechen der Pflege bei liegendem transurethralen Dauerkatheter (☞ 12.7.1.5).

Zum Blasentraining wird der Katheter abgeklemmt, und der Patient lässt bei Harndrang auf physiologischem Weg über die Harnröhre Wasser. Anschließend kann durch Öffnen der Klemme die Menge des verbliebenen Restharns im Urinauffangsystem bestimmt werden.

Wechseln und Entfernen eines suprapubischen Blasenkatheters

Der Wechsel einer suprapubischen Blasendrainage ist ebenfalls eine ärztliche Aufgabe. Hierzu gibt es spezielle Wechselsets, so dass der neue Katheter bei reizlosen Verhältnissen durch den alten Punktionskanal vorgeschoben werden kann.

Nach der Entfernung eines suprapubischen Blasenkatheters wird die Wunde kurz komprimiert und dann mit desinfizierenden Salben und sterilen Tupfern versorgt. Der Punktionskanal verschließt sich in den Folgetagen von selbst.

29.1.4 Pflege bei Nephrostomie

Bei einer **Nephrostomie** *(äußere Nierenfistel)* wird das Nierenbecken durch das Nierengewebe hindurch drainiert und der Urin über einen Katheter durch die Haut nach außen abgeleitet.
- Hauptindikation der **perkutanen Nephrostomie** ist die temporäre oder dauerhafte Harnableitung zur Entlastung der Niere bei einer Harnabflussstörung. Dabei wird das Nierenbecken unter sonographischer Kontrolle von außen durch die Haut (perkutan) punktiert, bei Erwachsenen in Lokalanästhesie, bei Kindern in Vollnarkose
- Eine Nephrostomie kann außerdem während einer Nierenoperation eingelegt werden, um die Harnableitung postoperativ sicherzustellen.

Nach dem Einlegen wird der Katheter geblockt und mit einigen Nähten und einer Platte aus Kunststoff fixiert. Bei komplikationslosem Verlauf wird der Nephrostomiekatheter alle 4–6 Wochen gewechselt.

Pflege bei perkutaner Nephrostomie

Die Pflegenden auf der Station betreuen den Patienten vor und nach Anlage der perkutanen Nephrostomie:
- Vor dem Eingriff werden Blutbild, Gerinnungswerte, Kreatinin und Elektrolyte bestimmt. Zum Eingriff bleibt der Patient nüchtern und erhält einen peripheren venösen Zugang
- Nach dem Eingriff werden Temperatur und Harnausscheidung engmaschig kontrolliert, außerdem Blutuntersuchungen auf Arztanordnung organisiert. Häufig ist eine Flüssigkeitsbilanzierung erforderlich. Der Verband wird zunächst täglich gewechselt und die Wunde auf Entzündungszeichen beobachtet.

Pflege bei liegendem Nephrostomiekatheter

- Die Urinausscheidung wird regelmäßig beobachtet (Menge, Farbe, Beimengungen), die Beobachtungen werden dokumentiert
- Der Katheter wird engmaschig auf Lage und Durchgängigkeit überprüft. Bei Verdacht auf Verstopfung kontrollieren die Pflegenden als Erstes, ob der Katheter unter dem Verband evtl. abgeknickt ist. Ist dies nicht der Fall muss unverzüglich der Arzt informiert werden, der den Katheter dann mit NaCl 0,9 % vorsichtig durchspült
- Um einer Katheterverstopfung vorzubeugen, soll der Patient – sofern keine Kontraindikation wie eine Herzinsuffizienz dagegen spricht – reichlich trinken, da dies den Urinfluss fördert
- Der Katheter sollte nie abgeklemmt werden, da dies – ebenso wie eine Katheterverstopfung – zu einem Überdruck im Nierenbecken und einem Harnaufstau führen würde; je nach Ausscheidungsleistung darf der Katheter allenfalls kurzfristig abgestöpselt werden (Arztanordnung)
- Bei komplikationslosem Verlauf reicht es aus, den Verband alle zwei Tage zu wechseln. Dabei die Katheteraustrittsstelle auf Entzündungszeichen (z. B. Rötung) untersuchen
- Der Katheter ist ein Fremdkörper im Nierenbecken und kann zu (chronischen) Infektionen durch Bakterien oder Pilze führen. Deshalb wird der Patient kontinuierlich auf Infektionszeichen wie trüben Harn, Fieber oder Verschlechterung des Allgemeinbefindens beobachtet.

29.1 Pflege von Menschen mit nephrologischen und urologischen Erkrankungen

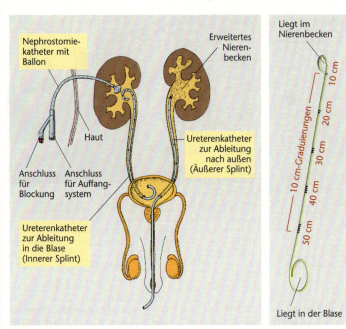

Abb. 29.5: Häufige Katheter nach nephrologischen und urologischen Operationen. [A400-190]

Abb. 29.6: Pigtail-Katheter. [K183]

29.1.5 Pflege bei Ureterenkatheter

Ein **Ureterenkatheter** *(Splint, Schienungsdrain, Ureterenschienung)* ist eine Hohlsonde aus Kunststoff, die *intraoperativ* oder im Rahmen einer *Zystoskopie* (Blasenspiegelung ☞ 29.3.6) in den Harnleiter (Ureter) eingebracht wird.

Diagnostisch wird ein Ureterenkatheter zur seitengetrennten Nierenfunktionsdiagnostik und retrograden Röntgendarstellung (☞ 29.3.4) verwendet. *Therapeutisch* schient er den Harnleiter z. B. postoperativ oder palliativ bei Tumoren von innen und gewährleistet so den Urinabfluss.

Beim **inneren Splint** wird der Urin aus der Niere über den Katheter in die Harnblase geleitet. Hierzu wird ein *Pigtail-Katheter* (☞ Abb. 29.6) verwendet, dessen Enden wie ein Schweineschwanz (engl. pigtail) eingerollt sind, um die Verletzungsgefahr für die Schleimhaut zu senken. Besondere pflegerische Maßnahmen sind nicht erforderlich.

Beim **äußeren Splint** wird der Urin durch die Harnröhre nach außen in ein Auffangsystem geleitet. Ggf. liegt zusätzlich ein herkömmlicher Blasendauerkatheter zur Ableitung des Urins aus der anderen Niere in ein zweites Auffangsystem. Folgende Maßnahmen sind nötig:

- Fixierung des Katheters (durch Faden oder Pflaster) an transurethralem Dauerkatheter oder Oberschenkel des Patienten regelmäßig überprüfen und ggf. erneuern (lassen)
- Ausscheidung engmaschig kontrollieren
- Katheterdurchgängigkeit regelmäßig testen. Bei Verstopfung Arzt informieren, auf Anordnung Katheter mit 1–2 ml NaCl 0,9 % vorsichtig durchspülen
- Patienten zur Förderung des Urinflusses reichlich trinken lassen (dies beugt Katheterverstopfung und Infektionen vor)
- Katheter nicht abklemmen (da sonst Überdruck im Nierenbecken und Harnstau entstehen können)
- Patienten nach Arztanordnung mobilisieren. Auf korrekten Umgang mit dem Katheter achten, um Lageveränderungen zu vermeiden.

Pflege bei Stoma ☞ 12.7.2.5

29.1.6 Pflege bei Nierenersatztherapie

Hauptindikation der **Nierenersatztherapie** *(Blutwäsche)* ist die fortgeschrittene Niereninsuffizienz (☞ 29.5.9). Seltener wird sie z. B. zur Giftelimination bei Vergiftungen (☞ 13.6) eingesetzt.

Hämodialyse und Hämofiltration

Hämodialyse und **Hämofiltration:** Extrakorporale Verfahren zum Ersatz der Ausscheidungsfunktionen der Nieren (d. h. das Blut wird außerhalb des Körpers gereinigt).

Hämodialyse

Die **Hämodialyse** *(Dialyse)* ist die heute gebräuchlichste Methode der Nierenersatztherapie. Das Blut des Patienten wird über eine Pumpe durch ein Schlauchsystem in einen zigarrenförmigen Kapillarfilter **(Dialysator)** geleitet. Dieser besteht aus vielen parallelen, millimeterdünnen Kapillaren, deren Wände aus einer semipermeablen (halb durchlässigen) Kunststoffmembran bestehen (☞ Abb. 29.8). Sie hält Blutzellen und Eiweiße des Blutes zurück, ist aber durchlässig für kleinmolekulare Substanzen wie Urämietoxine (☞ 29.5.9) und Elektrolyte. An der Außenseite der Kunststoffmembran strömt gegenläufig das **Dialysat** durch den Kapillarfilter. Dies ist eine Elektrolytlösung, in der die wichtigsten Elektrolyte in der Konzentration vorgegeben werden, auf die das Patientenblut korrigiert werden soll. Durch den Konzentrationsunterschied zwischen Patientenblut und Dialysierflüssigkeit entsteht eine Diffusionskraft, die die auszuscheidenden Substanzen so lange in das Dialysat diffundieren lässt, bis der Konzentrationsunterschied ausgeglichen ist.

Zusätzlich kann dem Körper je nach Wasserhaushalt durch **Ultrafiltration,** d. h. durch hydrostatischen Druck am Kapillarfilter, Wasser abgepresst werden. Nach Passage des Dialysators wird das „entgiftete" Blut dem Patienten über ein weiteres Schlauchsystem wieder zugeleitet.

Damit sich im Dialyseschlauchsystem keine Blutgerinnsel bilden, wird das Blut zur Dialysebehandlung heparinisiert, was allerdings zu Blutungskomplikationen führen kann. Meist sind drei Dialysebehandlungen wöchentlich über jeweils 3–5 Std. erforderlich, um die harnpflichtigen Substanzen auf tolerable Werte zu senken.

Ein kurzzeitiger Gefäßzugang, z. B. beim akuten Nierenversagen, ist über einen speziellen zentralvenösen Katheter möglich (sog. **Shaldon-Katheter**). Bei Langzeitdialyse muss aber ein spezieller Gefäßzugang angelegt werden. Meist erhalten die Patienten operativ einen subkutanen

1099

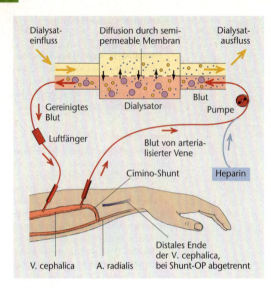
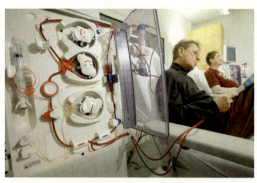

Abb. 29.7 (oben): Patient während der Dialyse. [U222-1]

Abb. 29.8 (links): Prinzip der Hämodialyse (Schemazeichnung). Aus dem punktierten Shuntgefäß wird Blut entnommen, durch ein System semipermeabler Membranen geleitet und in einen zweiten Gefäßzugang des Patienten zurückgeleitet. Bei jüngeren Kindern wird meist nur einmal punktiert (Single-Needle-System), dies erfordert jedoch zwei Pumpen, die abwechselnd Blut aus dem Shunt in den Dialysator und dann wieder zurück zum Patienten pumpen. [A400-190]

Brescia-Cimino-Shunt, der über einen Kurzschluss *(Shunt)* eine Armarterie (z. B. A. radialis) mit einer Armvene (z. B. V. cephalica) verbindet (☞ Abb. 29.9). Dadurch erhöht sich der Druck in der Vene und erweitert diese mit der Zeit, so dass sie gute Punktionsmöglichkeiten für die Gefäßzugänge während der Dialyse bietet. Diese Anpassung erfordert jedoch einige Wochen Zeit. Daher wird der Shunt rechtzeitig vor der ersten Dialyse angelegt. Bei Kleinkindern, deren Gefäße zu zart für eine Shuntanlage sind, wird mit speziellen Kathetern gearbeitet.

Hämofiltration

Unter intensivmedizinischen Bedingungen wird häufig die technisch einfachere **kontinuierliche Hämofiltration** durchgeführt (*CVVH = kontinuierliche [continuous] venovenöse Hämofiltration*). Dies ist ein **Ultrafiltrationsverfahren,** bei dem allein durch die (hydrostatische) Druckdifferenz ein Ultrafiltrat über eine Membran abgepresst wird. Das abgepresste Volumen wird durch Zufuhr geeigneter Infusionslösungen ausgeglichen. Eine gewünschte Minusbilanz kann dabei von der Maschine miteinberechnet werden.

Komplikationen

Durch Hämodialyse und Hämofiltration drohen vielfältige Komplikationen:
▶ Teils erhebliche Kreislaufprobleme durch den notwendigen raschen Flüssigkeitsentzug (trotz Trinkmengenbeschränkung Flüssigkeitseinlagerung zwischen den Dialysen durch die fast oder ganz fehlende Harnausscheidung)
▶ Herzrhythmusstörungen bei Hypo- oder Hyperkaliämie
▶ Allergische Reaktionen
▶ Shunt-Infektionen (Gefahr der Abszessbildung und der Sepsis), Shuntthrombosen
▶ Blutungen, v. a. an Punktionsstellen
▶ Selten und vor allem bei Dialyseeinleitung passageres Hirnödem (Leitsymptome Kopfschmerzen, Schwindel, Bewusstseinsstörungen, zerebrale Krampfanfälle), wahrscheinlich durch die schnelle Harnstoffentfernung und den Osmolaritätsabfall (*Erstdialyse-* oder **Dysäquilibrium-Syndrom**).

Pflege

Während der Dialyse wird der Patient durch speziell geschulte Pflegende betreut, die durch Seminare oder Mitgliedschaft in einem Berufsverband mit den laufenden Entwicklungen Schritt halten (☒ 1). Auch die **allgemeine Pflege von Dialysepatienten** stellt hohe Anforderungen:
▶ Zur täglichen Funktionskontrolle des Shunts gehören neben der Inspektion z. B. auf Rötungen, Schwellungen und Hämatome die Palpation und die Auskultation mit dem Stethoskop. Normal sind ein deutlich tastbares „Schwirren" und ein auskultatorisch hörbares Rauschen über dem Shunt. Die Hautpartie um den Shunt wird täglich mit Wasser

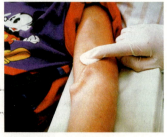

Abb. 29.9: Brescia-Cimino-Shunt, hier bei einem achtjährigen Jungen. Die erweiterte Vene ist deutlich zu erkennen. [K303]

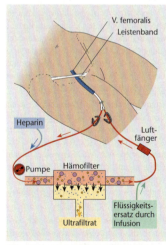

Abb. 29.10: Prinzip der Hämofiltration, hier der auf der Intensivstation häufig bevorzugten venovenösen Hämofiltration (Schemazeichnung). Das Blut wird allein durch Druck durch einen Filter gepresst. [A400-190]

und Seife gereinigt und an den dialysefreien Tagen gut eingecremt
▸ Körpergewicht und Blutdruck des Patienten werden täglich kontrolliert. Die Blutdruckmessung darf nicht am Shuntarm durchgeführt werden
▸ Wegen der Behandlung mit gerinnungshemmenden Arzneimitteln wird auf Blutungskomplikationen geachtet. Diese umfassen Hämatome, gastrointestinale, urologische sowie zerebrale Blutungen
▸ Je nach körperlicher Aktivität des Patienten ist bei älteren Kindern und Erwachsenen eine Kalorienzufuhr von täglich 30–35 kcal/kg angemessen (davon etwa 50% Kohlenhydrate), bei jüngeren Kindern mehr. Wegen der dialysebedingten Aminosäureverluste wird eine eiweißreiche Nahrung (Eiweißzufuhr mind. 1,2 g/kg täglich) empfohlen. Außerdem soll die Kost kalium- und phosphatarm sein. Die Einschränkung der Natriumzufuhr richtet sich nach Blutdruck, Durstgefühl und Restdiurese. Die Trinkmenge wird so bemessen, dass der erwachsene Patient im dialysefreien Intervall nicht mehr als 1 kg täglich zunimmt. Bei Kindern gilt 3% des Körpergewichts als Grenze. Um das Einhalten der Diät auch im häuslichen Bereich zu gewährleisten und die Compliance des Patienten zu erhöhen, ist das Einschalten einer Diätberaterin sinnvoll (☐ 1).

> **Vorsicht: Shuntgefäße schonen**
> Keine Blutabnahme und keine Blutdruckmessung am Shuntarm! Keine abschnürende Kleidung oder komprimierenden Verbände (Ausnahme: Druckverband bei Shuntblutungen sowie nach der Dialyse).

Durch die tägliche Konfrontation mit seiner Krankheit ist der Dialysepatient weit von einem normalen Leben entfernt. **Psychische Probleme** sind die Folge:
▸ Zu Beginn der Langzeitdialyse empfindet der Patient die Dialyse oft als Erleichterung, da die unmittelbare Lebensgefahr zunächst gebannt ist und er sich meist auch wohler fühlt. Mit der Zeit werden ihm und seiner Familie jedoch mehr und mehr die Ernährungsrestriktionen (strenge Diät, Trinkmengenbegrenzung mit Durst) und die Einschränkungen in Freizeit und Beruf bewusst
▸ Die Abhängigkeit von der „Maschine", aber auch von Ärzten und Pflegenden, führt oft zu aggressivem, seltener zu teilnahmslos-depressivem Verhalten
▸ Hinzu tritt die Angst vor medizinischen Komplikationen (☞ oben).

Heimdialyse und Selbsthilfegruppen

Bei der **Heimdialyse** steht das Dialysegerät in der Wohnung des Patienten. Er selbst kann mithilfe eines Angehörigen die Dialyse zu Hause durchführen, so dass er von dem starren Zeitplan und den Räumlichkeiten des Dialysezentrums unabhängig wird. Voraussetzung ist, dass bei Problemen stets ein Arzt erreichbar ist und er in Krisensituationen in einem **Dialysezentrum** dialysiert werden kann. Die Abhängigkeit von Familienangehörigen kann zu zwischenmenschlichen Konflikten führen.

Kontakte zu Selbsthilfegruppen können dem Patienten und seinen Angehörigen helfen. Dort ist auch ein Erfahrungsaustausch über die Dialysemöglichkeiten in ausgewählten Ferienorten möglich (✉ 2, 3, 4).

Peritonealdialyse

> **Peritonealdialyse** (kurz *PD*): Intrakorporales Blutreinigungsverfahren zur Nierenersatztherapie, bei das Bauchfell (Peritoneum) als semipermeable Membran dient.

Bei der **Peritonealdialyse** findet der Stoffaustausch über das Bauchfell (Peritoneum) als Dialysemembran statt. Ein Gefäßzugang oder eine Heparinisierung des Blutes sind nicht erforderlich, stattdessen allerdings ein auf Dauer implantierter **Peritonealkatheter,** über den das Dialysat in die Bauchhöhle eingefüllt und wieder abgelassen wird. Der erforderliche Wasserentzug erfolgt osmotisch, in der Regel durch Zusatz von Glukose zum Dialysat.

Meist wird die Peritonealdialyse als Heimdialyse durchgeführt. Voraussetzung sind daher gute Schulung und hohe Kooperationsbereitschaft des Patienten.

Heute gelangt die Peritonealdialyse nicht nur bei Patienten mit schlechten Gefäßverhältnissen zur Anwendung. Sie wird auch von vielen Patienten gewählt, weil sie ohne Hilfe durchgeführt werden kann, größtmögliche Unabhängigkeit bietet und diätetische Einschränkungen meist geringer sind als bei der Hämodialyse (☐ 2). Außerdem ist sie schonender, da sie die Urämietoxine nahezu rund um die Uhr herausfiltert. Ihr Nachteil liegt in der Gefahr einer Peritonitis (☞ 19.8) über den liegenden Peritonealkatheter.

Bei der **kontinuierlichen ambulanten Peritonealdialyse** (kurz *CAPD*) z.B. füllt der Patient 3- bis 5-mal täglich ca. 2 l Dialysat aus einem Beutel in die Bauchhöhle und lässt die Flüssigkeit nach einigen Stunden wieder in

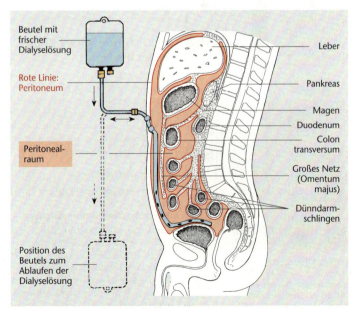

Abb. 29.11: Prinzip der kontinuierlichen ambulanten Peritonealdialyse (CAPD). [A400-190]

den Beutel ab. Bei der **automatischen** oder *apparativen* **Peritonealdialyse** *(APD)* übernimmt ein Gerät, der **Cycler**, den Dialysatwechsel. Nachts schließt sich der Patient für ca. acht Stunden an den Cycler an. Ob sich tags Dialysat in der Bauchhöhle befindet oder nicht und ob 1–2 zusätzliche Beutelwechsel über Tag nötig sind, wird im Einzelfall entschieden.

Pflege
- Dialyseflüssigkeit vorsichtig auf Körpertemperatur anwärmen, z. B. auf einer Wärmeplatte
- Dokumentieren, wie viel Flüssigkeit zugeführt und abgelassen wurde. Eine Trübung der ablaufenden Flüssigkeit weist immer auf eine mögliche Infektion (z. B. Peritonitis) hin
- Austrittsstelle des Tenckhoff-Katheters und umgebende Bauchhaut auf Zeichen einer Infektion beobachten (Rötung, Sekret, Druckschmerz) und jeden zweiten Tag unter aseptischen Bedingungen verbinden
- Regelmäßig Blutdruck und Gewicht kontrollieren
- Wegen des Proteinverlustes über das Peritoneum für eine ausreichende Eiweißzufuhr sorgen (täglich 1,5 g Eiweiß pro kg Körpergewicht)

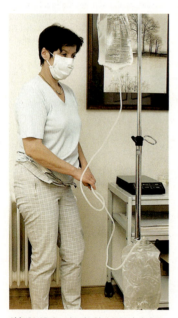

Abb. 29.12: Beutelwechsel bei CAPD duch die Patientin selbst, hier bei einem heute üblichen Doppelbeutelsystem. Der leere Beutel dient dem Auslauf des zuletzt im Bauch verbliebenen Dialysates. Danach kann aus dem vollen Beutel frisches Dialysat einlaufen. [V133]

- Wegen der Infektionsgefahr beim Baden und Schwimmen Katheter und Austrittsstelle mit wasserdichter Pflasterfolie (z. B. Tegaderm®) abdichten (beim Duschen im Allgemeinen nicht notwendig)
- Den Patienten zum selbstständigen Beutelwechsel anleiten.

> Der sorgfältige hygienische Umgang mit dem Katheter zur Verhinderung von Peritonitiden ist entscheidend für den Erfolg einer Peritonealdialyse.

Wichtig ist, dass der Patient bei Problemen immer einen Arzt oder eine Pflegekraft herbeirufen kann. Alle 4–6 Wochen erfolgt eine Kontrolle in der Klinik, bei der evtl. Probleme besprochen werden.

> **Prävention und Gesundheitsberatung**
> - Anleitung zur Selbstdiagnostik: Harnausscheidung, Körpergewicht, Ödeme, Blutdruck
> - Anleitung zum Umgang mit dem Shunt/Katheter, Infektionsprophylaxe
> - Grundsätze der Diät, Möglichkeiten der Linderung des Durstgefühls
> - Geeignete Haut-/Mundpflege
> - Warnzeichen, die eine sofortige Kontaktaufnahme mit dem Dialysezentrum notwendig machen
> - Ggf. Anleitung von Patient bzw. Angehörigen zur Heim-/Peritonealdialyse.

29.1.7 Perioperative Pflege in der Urologie

Die einzelnen Pflegemaßnahmen hängen stark von der Art der Operation ab. Deshalb beschränken sich die folgenden Ausführungen auf die allgemeinen Richtlinien bei urologischen Operationen. Einzelheiten sind den jeweiligen Krankheitskapiteln zu entnehmen.

Präoperative Pflege
Allgemeine präoperative Pflege ☞ 15.10.2

Kostabbau und Darmreinigung
Kostabbau und Darmreinigung hängen von der geplanten Operation ab und werden – falls nicht anders angeordnet – nach hausinternen Standards durchgeführt. Bei den meisten Eingriffen darf der Patient bis zum Abend des Operationsvortages essen und erhält am Vorabend der Operation ein Klysma.

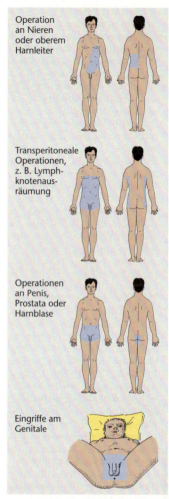

Abb. 29.13: Rasurschema bei Operationen an Niere, Harnwegen und männlichem Genitale (OPs am weiblichen Genitale ☞ Abb. 30.2). [A400-190, A400-215]

Kann eine intraoperative Eröffnung des Darms nicht ausgeschlossen werden oder ist sie sogar geplant, sind eine längere Nahrungskarenz und eine Darmspülung wie bei einer Kolonresektion (☞ 19.6.10) erforderlich.

Das Rasurschema je nach geplanter Operation zeigt Abbildung 29.13.

Vorbereitung auf ein Urostoma
Ist die Anlage eines **Urostomas** (künstliche Fistel zwischen Harnwegen und Hautoberfläche zur Urinableitung) geplant, wird der Patient bereits präoperativ darauf vorbereitet. Dies geschieht in ähnlicher Weise wie bei der Vorbereitung auf ein Ileo- oder Kolostoma (☞ 12.7.2.5).

29.2 Hauptbeschwerden und Leitbefunde in der Nephrologie und Urologie

29

Postoperative Pflege

Allgemeine postoperative Pflege
☞ *15.10.4*
Urinbeobachtung ☞ *12.7.1.2*

Pflege bei künstlicher Harnableitung

Nach den meisten urologischen Operationen wird der Urin vorübergehend über Katheter oder Drainagen abgeleitet. Diese erfordern spezielle Pflegemaßnahmen (☞ 29.1.3 – 29.1.5).

Flüssigkeitszufuhr

Zum „Spülen" der Harnwege ist nach urologischen Operationen eine reichliche Flüssigkeitszufuhr günstig. Diese wird in den ersten postoperativen Tagen durch Infusionen gewährleistet. Danach achten die Pflegenden darauf, dass der Patient mindestens 2 – 3 l täglich trinkt. Ist dies aufgrund einer anderen Erkrankung kontraindiziert, ordnet der Arzt die erwünschte Flüssigkeitszufuhr individuell an.

Lagerung

Postoperativ wird der Patient meist in Rückenlage mit leicht erhöhtem Oberkörper gelagert. Nach Operationen im Bereich des äußeren Genitales wird ggf. ein Bettbogen eingelegt, um Schmerzen durch den Druck der Bettdecke auf das Wundgebiet vorzubeugen.

Mobilisation

Grundsätzlich wird eine Frühmobilisation angestrebt. Ausnahmen werden mit dem Arzt abgesprochen, etwa bei Patienten nach Entfernung eines Nierentumors (schlechter Allgemeinzustand).

Ernährung

Nach kleineren Operationen (z. B. Zirkumzision ☞ 29.8.2) und komplikationslosem Verlauf können die Patienten bereits am Operationsabend leichte Kost zu sich nehmen. Bei größeren Eingriffen *ohne* Eröffnung der Bauchhöhle erhalten sie am ersten postoperativen Tag leichte Kost, die dann je nach Verträglichkeit bis zur Vollkost gesteigert wird. Bei Eingriffen *mit* Eröffnung der Bauchhöhle erhalten sie vom 1.– 3. postoperativen Tag Tee und, je nach Darmtätigkeit, ab dem 3.– 4. postoperativen Tag leichte Kost. Bei unzureichender Darmtätigkeit wird der Darm zwischen dem 3. und 5. postoperativen Tag stimuliert (☞ Tab. 15.101). Nach Operationen mit Darmresektionen gilt das in 19.6.10 Gesagte.

Beckenbodengymnastik und Reizstromtherapie

Für manche Patienten, etwa mit Inkontinenzproblemen nach einer Prostataoperation, empfiehlt sich eine regelmäßige und mehrwöchige Beckenbodengymnastik. Auch eine Reizstromtherapie, bei der über eine rektal eingeführte Stimulationssonde die Beckenbodenmuskulatur durch wiederholte Stromstöße aktiviert wird, kann eine Inkontinenz deutlich verbessern. Die Durchführung der Reizstromtherapie wie auch die Anleitung zur Beckenbodengymnastik erfolgt durch einen Physiotherapeuten. Das Kontinenztraining nach großen urologischen Operationen wird meist als mehrwöchige stationäre Anschlussheilbehandlung in darauf spezialisierten Rehabilitationskliniken durchgeführt.

29.2 Hauptbeschwerden und Leitbefunde in der Nephrologie und Urologie

Nierenkolik ☞ *29.5.12*

29.2.1 Oligurie und Anurie

> **Oligurie:** Harnausscheidung weniger als 200 ml/m² Körperoberfläche täglich. Beim 3-Jährigen entspricht dies etwa einer täglichen Harnmenge von 120 ml, beim 6-Jährigen 160 ml, beim 10-Jährigen 200 ml und beim normgewichtigen Erwachsenen 320 ml.
>
> **Anurie:** Harnausscheidung auf weniger als 50 ml/m² Körperoberfläche täglich (entsprechend ca. einem Viertel der für die Oligurie angegebenen Werte). Urologischer Notfall.

Oligurie und **Anurie** (☞ Tab. 12.7.10) sind die Leitsymptome des akuten Nierenversagens (☞ 29.5.8) sowie der fortgeschrittenen chronischen Niereninsuffizienz (☞ 29.5.9).

Die Erstdiagnostik umfasst Urin- und Blutuntersuchungen, eine Einschätzung der Kreislaufsituation sowie die Sonographie der Nieren und Harnwege.

Bei *Dehydratation* (☞ 29.10.2) kann es zu einer **funktionellen Oligurie** kommen. Gefährdet sind insbesondere jüngere Kinder und alte Menschen. Wird der Flüssigkeitsmangel behoben, geht sie von selbst zurück. Wird die Ursache nicht beseitigt, kann die funktionelle Oligurie in ein akutes Nierenversagen münden.

> **Vorsicht**
> Bei Oligurie oder Anurie und einem liegenden Blasendauerkatheter auch an die Möglichkeit eines verstopften oder abgeklemmten Katheters denken.

29.2.2 Polyurie

> **Polyurie:** Erhöhung der Urinmenge auf mehr als 1500 ml/m² Körperoberfläche täglich. Beim 3-Jährigen entspricht dies etwa einer täglichen Harnmenge von 900 ml, beim 6-Jährigen 1200 ml, beim 10-Jährigen 1500 ml und beim normgewichtigen Erwachsenen 2500 ml. In Extremfällen kann die Urinmenge 10 – 20 l täglich betragen.

Häufigste Ursache einer **Polyurie** (☞ Tab. 12.7.10) ist die Hyperglykämie beim Diabetes mellitus (☞ 21.6). Auch einige Nierenerkrankungen, vor allem bestimmte Phasen des akuten oder chronischen Nierenversagens, sind durch eine Polyurie gekennzeichnet (☞ 29.5.8, 29.5.9). Weitere Ursachen einer Polyurie sind ein Diabetes insipidus (☞ 21.9), eine Hyperkalzämie (☞ 29.10.4) oder eine Überdosierung von harntreibenden Arzneimitteln (Diuretika ☞ Pharma-Info 29.34).

29.2.3 Pollakisurie und Nykturie

> **Pollakisurie:** Häufiger Harndrang mit jeweils nur geringer Urinmenge bei in aller Regel normaler Urinmenge über 24 Stunden.

Typischerweise berichtet der Patient, dass er „ständig auf die Toilette müsse, aber immer nur für ein paar Tropfen". Häufige Ursachen einer **Pollakisurie** (☞ Tab. 12.7.10) sind z. B. Harnwegsinfekte bei Frauen oder eine Prostatavergrößerung bei älteren Männern. Aber auch ein Blasentumor kann sich hinter der „Rennerei" verstecken.

> **Nykturie:** Vermehrtes nächtliches Wasserlassen.

Bei der **Nykturie** (☞ Tab. 12.7.10) muss der Patient nachts *mehrfach* die Toilette aufsuchen und wird dadurch in seiner Nachtruhe gestört.

Häufigste Ursache ist eine Herzinsuffizienz (☞ 16.6). Körperliche Belastung

1103

29 Pflege von Menschen mit Erkrankungen der Niere und der ableitenden Harnwege

führt hier am Tag zu einer unzureichenden Nierendurchblutung mit geringer Urinausscheidung. Nachts werden die Nieren infolge der körperlichen Ruhe besser durchblutet, so dass die Urinproduktion ansteigt. Auch Nierenerkrankungen können zu einer Nykturie führen, wenn die Nieren krankheitsbedingt nicht mehr in der Lage sind, den Urin nachts zu konzentrieren.

29.2.4 Dysurie

> **Dysurie:** Erschwertes Wasserlassen, meist verbunden mit Schmerzen oder Brennen.
>
> **Algurie:** Schmerzhaftes Wasserlassen.

Dysurie und **Algurie** können so stark sein, dass der Patient aus Angst vor Schmerzen kaum noch wagt, die Toilette aufzusuchen. Ist ein Harnwegsinfekt die Ursache, liegt oft gleichzeitig eine Pollakisurie vor (☞ 29.2.3). Tumoren der unteren Harnwege (Blase und Harnröhre) verursachen ebenfalls häufig ein unangenehmes Gefühl oder Schmerzen beim Wasserlassen.

29.2.5 Restharn

> **Restharn:** Nach der Miktion in der Blase verbleibender Urin.

Bei **Restharn** ist die Blase auch nach der Miktion nicht leer. Ursachen sind z.B. eine Prostatavergrößerung (☞ 29.6.2), Tumoren der Blase oder Verengungen der Harnröhre, etwa durch von außen komprimierende Tumoren oder Narben. Die Restharnmenge kann heute nichtinvasiv durch Sonographie (☞ 29.3.4) ermittelt werden.

> Bei Restharn ist das Risiko für einen Harnwegsinfekt deutlich erhöht!

29.2.6 Harnverhalt

> **Harnverhalt** *(Harnretention):* Unvermögen, trotz praller und meist schmerzhafter Füllung der Harnblase Wasser zu lassen.

Beim **Harnverhalt** ist nicht die *Urinproduktion,* sondern die *Urinausscheidung* beeinträchtigt.

Ursache für einen **mechanischen Harnverhalt** sind bei älteren Männern oft eine

Prostatavergrößerung sowie Tumoren der Harnröhre oder der Blase nahe der Harnröhrenmündung, welche die ableitenden Harnwege verlegen. Ein **neurogener Harnverhalt** wird durch Störungen der Harnblaseninnervation, z.B. durch einen Bandscheibenvorfall (☞ 33.10.2) oder eine Polyneuropathie bei Diabetes mellitus (☞ 21.6.5) verursacht. Auch Arzneimittel, etwa Anästhetika, können zu einem Harnverhalt führen.

Eine Sonderform des Harnverhalts ist die **Überlaufblase:** Es können zwar kleine Mengen Urin aus der maximal gefüllten Blase entleert werden oder gehen unwillkürlich ab („Urintröpfeln"), die Blase ist aber weiterhin prall gefüllt und kann nicht entleert werden. Hier ist in aller Regel eine Katheterisierung notwendig.

Bei einem akuten Harnverhalt wird der Patient mit zunehmender Blasenfüllung meist unruhig und hat Schmerzen im Unterbauch. Bei chronischen Störungen sind die Beschwerden oft viel geringer (bei älteren, hinfälligen Patienten mit unklaren Beschwerden daran denken!).

Insbesondere bei einem länger bestehenden Harnverhalt können die Nieren durch Harnrückstau und Infektionen geschädigt werden.

29.2.7 Harninkontinenz

> **Harninkontinenz:** Unwillkürlicher Urinabgang aufgrund nachweisbarer organischer Störungen. Häufige Erkrankung insbesondere älterer Menschen, Frauen häufiger als Männer.

Da **Harninkontinenz** ein bedeutendes pflegerisches Problem darstellt, wird sie in Kapitel 12.7.1.6 ausführlich dargestellt.

29.2.8 Enuresis

> **Enuresis** *(Einnässen):* Unbeabsichtigte Blasenentleerung nach dem 5. Geburtstag, regelmäßig (unter 7-Jährige mindestens zweimal, über 7-Jährige mindestens einmal pro Monat), länger dauernd (mindestens drei Monate) und ohne Nachweis organischer Störungen. Mit einem Vorkommen von ca. 10% aller 7-Jährigen häufige, meist nicht krankhafte Normvariante mit guter Prognose.

Es werden differenziert:

▶ **Primäre** oder **sekundäre Enuresis,** je nachdem, ob das Kind vorher schon

einmal über mindestens ein halbes Jahr trocken war oder nicht
▶ **Enuresis nocturna** oder **diurna,** je nachdem, ob das Kind nachts oder tags einnässt.

Mit ca. 80% aller Fälle am häufigsten ist die **primäre Enuresis nocturna,** d.h. das Kind ist tagsüber unauffällig, nässt aber nachts regelmäßig ein. Jungen sind wesentlich häufiger betroffen als Mädchen. Als Ursache diskutiert werden vor allem genetische Einflüsse im Zusammenspiel mit einer verspäteten Ausbildung des ADH-Rhythmus: Beim älteren Kind und Erwachsenen wird abends und nachts mehr ADH (antidiuretisches Hormon) produziert als tags, so dass die nächtliche Urinmenge niedriger ist als die über Tag. Psychische Belastungen können eine Rolle spielen. Demgegenüber sind sog. *funktionelle Blasenfunktionsstörungen* selten verantwortlich und wahrscheinlich vor allem beim Einnässen über Tag bedeutsam.

Sind organische Störungen wie etwa Fehlbildungen der Harnwege nachweisbar, so wird meist von Harninkontinenz (12.7.1.6) gesprochen.

Bei Einnässen nach dem 5. Geburtstag ist eine urologische Abklärung (Miktionsprotokoll, Urin-, Blut-, Ultraschalluntersuchungen, evtl. Blasenfunktionsdiagnostik) sinnvoll.

Organische Ursachen werden wenn möglich behoben, bei funktionellen Störungen der Blasenkontrolle können spezielle Therapien die Wahrnehmung für Blasenfüllung und Beckenboden fördern. Sind keine organischen Ursachen zu finden (was die Regel ist), so kann z.B. ein „Sonne-Regen-Kalender" (Sonne für „trockene", Regen für „nasse" Nächte) die Motivation des Kindes unterstützen. Wirkungsvoll sind auch Einlagen für Schlafanzughose *(Klingelhose)* oder Bett *(Klingelmatte),* die durch Nässe aktiviert werden und Alarm geben. Das Kind wacht dann auf und entleert die Blase – nach und nach lernt es dann, auch ohne Alarmgerät trocken zu bleiben. Aufgrund des Aufwandes müssen Eltern wie Kind das Alarmgerät gleichermaßen wünschen. Insbesondere bei nachweislich verändertem ADH-Rhythmus oder als „Notbehelf" z.B. auf Klassenfahrten kann abends Desmopressin (ein Abkömmling des ADH, beispielsweise Minirin®) als Tablette oder Nasenspray gegeben werden, um die nächtliche Urinmenge zu reduzieren.

29.3 Der Weg zur Diagnose in der Nephrologie und Urologie **29**

Der unkontrollierte Stuhlabgang, als **Enkopresis** oder _Einkoten_ bezeichnet, ist demgegenüber eher selten.

29.2.9 Hämaturie

> **Hämaturie** („Blut im Urin"): Krankhafte Ausscheidung von roten Blutkörperchen mit dem Urin.

Man unterscheidet:
- **Makrohämaturie,** bei der das Blut bereits mit bloßem Auge sichtbar ist (ab ca. 1 ml Blut/l Urin)
- **Mikrohämaturie,** bei der das Blut nur mit Teststreifen oder mikroskopisch (☞ 29.3.2) nachweisbar ist. Da eine geringe Zahl von roten Blutkörperchen auch beim Gesunden im Urin vorhanden sein kann, spricht man erst bei 5 Erythrozyten/mm³ Urin oder mehr, entsprechend 2–3 Erythrozyten bei der Sediment-Gesichtsfeld-Untersuchung (☞ 29.3.2), von einer Mikrohämaturie.

Die medikamenten- oder ernährungsbedingte Rotfärbung des Urins bewirkt im Gegensatz zur Hämaturie keine Trübung.

Häufigste Gründe von Makro- und Mikrohämaturie sind Tumoren, Steine und Entzündungen von Nieren und Blase, seltener eine Blutungsneigung (☞ 22.8). Bei Frauen ist an eine Verunreinigung des (Spontan-)Urins durch gynäkologische Blutungen zu denken.

> _Jede_ Hämaturie erfordert eine weitergehende Diagnostik! Eine Makrohämaturie sollte möglichst noch während der Blutung abgeklärt werden.

29.2.10 Leukozyturie und Pyurie

> **Leukozyturie:** Krankhafte Ausscheidung von weißen Blutkörperchen mit dem Urin (> 10 Leukozyten/mm³ Urin bzw. > 5 Leukozyten pro Gesichtsfeld im Urinsediment).

Die häufigste Ursache einer **Leukozyturie** ist ein Harnwegsinfekt (☞ 29.4.2). Während die Leukozyturie erst durch eine Urinuntersuchung diagnostizierbar ist, bemerkt der Patient die **Pyurie,** den _Eiterharn,_ selbst: Es kommt zu Schlieren und wolkigen Trübungen im Urin. Dieses massenhafte Auftreten weißer Blutkörperchen ist meist Folge einer schweren Entzündung der Nieren oder Harnwege.

29.2.11 Proteinurie

> **Proteinurie:** Ausscheidung von Eiweiß im Urin > 150 mg/24 Std.

Eiweiße (Proteine) erscheinen beim Gesunden nur in Spuren im Urin. Eine geringe **Proteinurie** (150 mg – 3 g/24 Std.) kann ohne Krankheitswert bei Fieber, Kälte, körperlicher Anstrengung _(Anstrengungsproteinurie)_ sowie langem Stehen oder Laufen auftreten _(Marschproteinurie)._ Jede vermehrte Eiweißausscheidung, v. a. solche von mehr als 3 g täglich, kann jedoch Ausdruck einer Schädigung der Nierenkörperchen durch Entzündung sein (Glomerulonephritis ☞ 29.5.6). Bei krankhaft erhöhtem Bluteiweißspiegel (z. B. bestimmten Bluterkrankungen, Plasmozytom ☞ 22.7.2) kann Eiweiß in den Urin „überlaufen" _(Überlaufproteinurie)._ Führt eine schwere Proteinurie zu Eiweißmangel im Blut (Hypoproteinämie), treten _Ödeme_ (☞ 29.10.1) auf.

29.2.12 Bakteriurie

> **Bakteriurie:** Vorhandensein von Bakterien im Urin.

Der sterile Urin wird beim Wasserlassen mit Bakterien aus den äußeren Anteilen der Harnröhre oder der Genitalorgane verunreinigt. Daher spricht man erst dann von einer **signifikanten Bakteriurie,** d. h. einem bedeutsamen Bakteriengehalt des Urins, wenn in einer Urinkultur aus Mittelstrahlurin 100 000 Keime/ml (= 10⁵/ ml) oder mehr wachsen (☞ auch 29.3.2). Eine signifikante Keimzahl im Urin ohne Beschwerden des Patienten heißt **asymptomatische Bakteriurie.**

29.3 Der Weg zur Diagnose in der Nephrologie und Urologie

Fertilitätsdiagnostik ☞ 29.9.2

29.3.1 Diagnostische Uringewinnung

Sammelurin ☞ 12.7.1.2

Spontanurin

Am häufigsten wird **Spontanurin** _(Spontanharn),_ d. h. spontan gelassener Urin des Patienten, untersucht. Je nachdem, welche Harnportion des Spontanurins untersucht wird, unterscheidet man die **Mittelstrahlurinuntersuchung** (Gewinnung ☞ 12.7.1.2) sowie die **Zwei-** und **Dreigläserprobe.** Bei Babys und Kleinkindern wird die Spontanmiktion (ohne Windel) abgewartet oder ein spezieller Auffangbeutel aufgeklebt (Details ☞ 12.7.1.2).

Zwei- und Dreigläserprobe

Der erste Urinanteil, der beim Mittelstrahlurin verworfen wird, enthält Leukozyten, Erythrozyten, Epithelzellen und Bakterien aus der _Harnröhre._ Die getrennte Untersuchung der ersten und zweiten Urinfraktion in der **Zweigläserprobe** ermöglicht eine Unterscheidung zwischen krankhaften Prozessen der Harnröhre (pathologische Urinbestandteile in der _ersten_ Harnportion) und solchen in höheren Abschnitten der Harnwege (pathologische Urinbestandteile in der _zweiten_ Harnportion).

Bei Verdacht auf eine Infektion der Prostata wird die Zweigläserprobe durch Gewinnung einer _dritten_ Harnportion nach rektaler Massage der Prostata zur **Dreigläserprobe** erweitert. In der dritten Harnportion finden sich hauptsächlich Bestandteile des in die Harnröhre gedrückten Prostatasekrets.

Katheterurin und Blasenpunktionsurin

Bleibt trotz Wiederholung das Ergebnis bei Untersuchungen aus Mittelstrahlurin unklar, gewinnt der Arzt **Blasenpunktionsurin** durch eine _suprapubische Blasenpunktion_ (☞ 29.1.3).

Eine transurethrale Katheterisierung zur Gewinnung von **Katheterurin** (kurz _K-Urin)_ ist heute eher selten. Bei bereits liegendem Dauerkatheter kann Katheterurin aus der Punktionsstelle am Ableitungsschlauch des geschlossenen Drainagesystems entnommen werden (☞ 12.7.1.2).

29.3.2 Urinuntersuchungen

Streifen-Schnelltests

Streifen-Schnelltests (☞ auch 12.7.1.2) sind fingerlange Teststreifen, auf deren Testfeldern trockene chemische Reagenzien aufgebracht sind, die mit dem Urin oder anderen Körperflüssigkeiten wie etwa Blut reagieren und sich je nach Befund verfärben.

Am häufigsten benutzt werden **Kombinationsteststreifen** mit bis zu zehn Test-

1105

Streifen-Schnelltest zur Urinuntersuchung [K115]

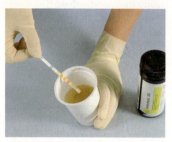

Abb. 29.14: Teststreifen kurz in den Urin tauchen, so dass alle Testfelder benetzt sind. Überschüssigen Urin am Gefäßrand abstreifen.

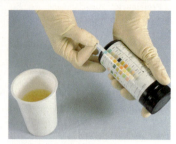

Abb. 29.15: Nach der vom Hersteller vorgegebenen Wartezeit die Testfelder mit der Farbskala auf dem Behälter vergleichen. Zu lange Wartezeiten können das Ergebnis verfälschen.

feldern für Leukozyten, Eiweiß, Blut, Nitrit, Glukose, Urobilinogen, Bilirubin, Ketone, pH-Wert (physiologischerweise pH 5–7, also leicht sauer) und Harndichte.

Die Teststreifen werden im verschlossenen Originalbehälter aufbewahrt, der nur für die Entnahme *kurz* geöffnet wird. Die Durchführung zeigen Abbildung 29.14–29.15, wobei die Herstellerangaben auf der Packungsbeilage zu beachten sind (Unterschiede z. B. bezüglich Farbgebung und Wartezeit). Für einen Teil der Schnelltests gibt es handliche Lesegeräte mit der Möglichkeit des Papierausdrucks.

Zu den Aufgaben der Pflegenden gehört auch die Anleitung des Patienten, falls dieser seinen Urin zu Hause selbst kontrollieren soll (z. B. bei Diabetes, Nierensteinen).

Streifen-Schnelltest auf Mikroalbuminurie ☞ 21.6.5

Urinsediment

Bei auffälligem Teststreifenbefund wird das **Urinsediment** untersucht. Der frisch gelassene Urin wird zentrifugiert und der Bodensatz *(Sediment)* unter dem Mikroskop ausgewertet; die Angaben erfolgen pro Gesichtsfeld:

- **Erythrozyten:** Hämaturie ☞ 29.2.9
- **Leukozyten:** Leukozyturie ☞ 29.2.10
- **Epithelzellen:** Abgeschilferte Zellen der Epithelgewebe von Nieren oder ableitenden Harnwegen dürfen nur vereinzelt vorkommen. Sie weisen bei vermehrtem Auftreten auf entzündliche Veränderungen hin
- **Zylinder:** Zylinder sind rollenförmige Zusammenballungen, die in den Nierentubuli entstehen. *Hyaline Zylinder* bestehen aus Eiweiß und sind auch beim Gesunden, z. B. beim starken Dursten, in geringer Zahl zu beobachten. Zylinder aus roten oder weißen Blutkörperchen oder Epithelzellen sind

immer pathologisch und damit Hinweis auf eine Nierenschädigung
- Krankhaft sind **Keime** wie Bakterien und Trichomonaden.

Zählkammermethode

Alternativ wird der frisch gelassene Urin *ohne* vorheriges Zentrifugieren in eine spezielle Zählkammer gegeben und mikroskopisch untersucht. Die Zellzahlen werden dann nicht pro Gesichtsfeld, sondern pro mm³ (= µl) Urin angegeben.

Urinkultur

Bei Verdacht auf eine *bakterielle* Infektion der Nieren oder der ableitenden Harnwege dient die **Urinkultur** der Keimzahlbestimmung, der Keimdifferenzierung und der Resistenztestung der Keime gegen Antibiotika (☞ 26.3.3).

Ein fertig vorbereiteter Eintauchnährboden (z. B. Uricult®) wird in den Urin getaucht und 24 Std. bei 37 °C bebrütet (☞ Abb. 29.16–29.18). Bakterienkolonien sind dann als runde Herde auf dem Nährmedium erkennbar. Ihre Zahl wird anhand einer Vergleichstabelle geschätzt. Bei < 1000 Keimen/ml Mittelstrahlurin liegt meist eine Verunreinigung vor, bei > 100 000 spricht man von einem eindeutig positiven Befund. Befunde in der „Grauzone" dazwischen sollten kurzfristig kontrolliert werden. Bei Katheterurin sind schon 1000 Keime/ml, bei Blasenpunktionsurin ist jeder Keimnachweis als pathologisch zu bewerten.

Bei pathologischem Befund wird der Nährboden zur weiteren Untersuchung in ein bakteriologisches Labor gesandt (☞ 26.3.3).

Anlegen einer Urinkultur [K115]

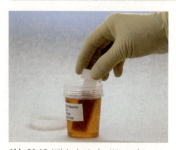

Abb. 29.16: Nährboden in den Urin tauchen.

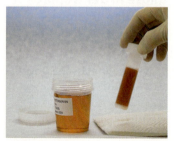

Abb. 29.17: Nährboden abtropfen lassen, dabei das Abtropfpapier nicht mit dem Nährboden berühren.

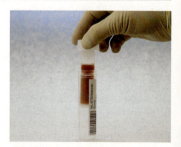

Abb. 29.18: Benetzten Nährboden im sterilen Röhrchen zum Brutschrank bringen.

29.3 Der Weg zur Diagnose in der Nephrologie und Urologie

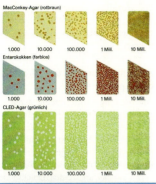

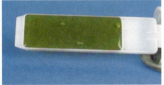

Abb. 29.19: Auf der vom Hersteller des Eintauchnährbodens mitgelieferten Vergleichstafel lässt sich die ungefähre Keimzahl auf dem entsprechenden Nährboden ablesen. Beim hier verwendeten liegt die Keimzahl unter 1000/ml. [U163, K183]

Spezifisches Gewicht des Urins

Die gesunden Nieren können den Urin je nach Flüssigkeitsangebot *verdünnen* oder *konzentrieren*. Die Konzentration des Urins wird heute bevorzugt durch Messung der **Urinosmolalität** bestimmt. Der Normwert liegt bei 50–1200 mosmol/kg, nach Durstversuch 855–1335 mosmol/kg bzw. ein Osmolalitätsverhältnis Urin : Serum ≥ 3.

Der Normalwert des spezifischen Gewichts liegt bei 1010–1025 mg/ml (= g/l = mg/cm³) oder, bezogen auf das spezifische Gewicht des Wassers, bei 1,010–1,025.

Ein erhöhtes spezifisches Gewicht bei sehr konzentriertem Urin oder Ausscheidung „schwerer" Stoffe heißt **Hypersthenurie**, ein erniedrigtes **Hyposthenurie** (z. B. bei hoher Flüssigkeitszufuhr oder nicht ausreichendem Konzentrationsvermögen der Nieren). **Isosthenurie** *(Harnstarre)* bezeichnet ein konstantes spezifisches Uringewicht um 1,012.

29.3.3 Blutuntersuchungen

Von Bedeutung sind folgende Blutwerte:
- **Kreatinin** (Endprodukt des Muskelstoffwechsels) und **Harnstoff** (Endprodukt des Eiweißstoffwechsels) sind *harnpflichtige Substanzen*, die nur durch die Nieren ausgeschieden werden und sich bei Nierenfunktionsstörungen zunehmend im Blut anreichern.
  – Der Normbereich für Kreatinin liegt nach dem Neugeborenenalter bis zum 5. Lebensjahr bei etwa 0,5 mg/dl (44 µmol/l), danach bei 0,5–1,1 mg/dl (44–97 µmol/l).
  – Der Normbereich für Harnstoff beträgt etwa 10–50 mg/dl (1,7–8,3 mmol/l).
- Nierenfunktionsstörungen haben Veränderungen der **Serumelektrolyte** (v. a. eine Hypo- oder Hyperkaliämie sowie eine Hyperphosphatämie ☞ 29.10.3) sowie eine **Harnsäureerhöhung** (☞ auch 21.8) zur Folge.
- Große Eiweißverluste über die Nieren durch eine starke Proteinurie führen zu einer Erniedrigung der **Serumeiweißkonzentration** (Hypoproteinämie).
- Hämoglobin und Hämatokrit sind bei chronischen Nierenfunktionsstörungen oft erniedrigt und zeigen dann eine renale Anämie an (Normwerte ☞ 22.5.1).
- Bei anfänglicher Erhöhung ermöglichen **Tumormarker** (☞ Abb. 22.18) eine Verlaufskontrolle bei Prostata-, Blasen- und Hodentumoren.

Kreatinin-Clearance

Bis zu einer Einschränkung der glomerulären Filtrationsrate von 50 % bleibt der Kreatininwert im Blut trotz gestörter Nierenfunktion normal. In diesem **kreatininblinden Bereich** erlaubt die Bestimmung der **Kreatinin-Clearance** die genaue Einschätzung der Nierenfunktion. Sie zeigt ungefähr die glomeruläre Filtrationsrate. Als **Clearance** *(engl. Klärung)* bezeichnet man die Plasmamenge, die pro Zeiteinheit von einer bestimmten Substanz befreit, „gereinigt" wird.

Die Kreatinin-Clearance kann aus dem Kreatininwert im Blut, dem Urinkreatinin und dem Urinminutenvolumen berechnet werden. Dann sind eine Blutabnahme und ein Sammelurin (☞ 12.7.1.2) über 24 Std. erforderlich. Orientierend kann die Kreatinin-Clearance aus Normogrammen abgelesen werden, wenn Serumkreatinin, Alter, Geschlecht und Gewicht des Patienten bekannt sind und der Serumkreatininwert stabil ist.

Der Normwert der Kreatinin-Clearance (☞ Kapitel 35) sinkt mit zunehmendem Alter. Die Normwerte für Kinder nach dem Babyalter liegen etwas tiefer als die für Erwachsene.

29.3.4 Bildgebende Verfahren

Angiographie ☞ 14.6.3
Computer- und Kernspintomographie ☞ 14.6.4, 14.6.5
Sonographie ☞ 14.6.7

Intravenöses Urogramm und Infusionsurographie

Komplikationen und Pflege bei Kontrastmitteluntersuchungen ☞ 14.6.3

Für ein **intravenöses Urogramm** *(Ausscheidungsurogramm, i. v.-Pyelogramm, i. v.-Py)* wird dem Patienten in der Röntgenabteilung nach der Abdomenübersichtsaufnahme ein jodhaltiges Kontrastmittel intravenös gespritzt, das durch die Nieren ausgeschieden wird. Fertigt man in einem bestimmten, z. B. fünfminütigen Zeitabstand Röntgenbilder an, lässt sich nach wenigen Minuten kontrastierter Harn im Nierenbecken darstellen, der bei normaler Nierenfunktion nach 15–20 Min. weitgehend in der Blase angekommen ist. Bei Nierenfunktionsstörungen ist die **Infusionsurographie** möglich, bei der eine größere Menge Kontrastmittel über einen längeren Zeitraum infundiert wird.

Beide Untersuchungen ermöglichen eine Aussage über Lage, Fehlbildungen und Funktion der Nieren und zeigen, ob der Harn regelrecht über Nierenbecken, Harnleiter und Blase abfließt, oder ob Hindernisse wie z. B. Steine oder Tumoren die Passage beeinträchtigen und evtl. sogar zu einem Harnaufstau führen. Bei chronischen oder nach häufigen Nierenbeckenentzündungen sind die Nieren-

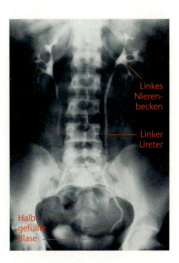

Abb. 29.20: Normalbefund eines i.v.-Urogramms. Erkennbar sind beide Nierenbecken, die Ureteren und Kontrastmittel in der Blase. [T170]

kelche des Nierenbeckens verbreitert und plump.

Kontraindikationen sind eine Kontrastmittelunverträglichkeit (☞ 14.6.3) und eine hochgradige Nierenfunktionseinschränkung (Kreatinin im Blut > 2,5 mg/dl), da Röntgenkontrastmittel nephrotoxisch wirken und ein akutes Nierenversagen verursachen können.

Pflege

- Am Vortag der Untersuchung Gabe leichter Kost und milder Abführmittel, am Untersuchungstag ggf. Abführmaßnahmen nach Arztanordnung und Verabreichung entblähender Mittel, da Luftüberlagerung die Darstellung der Harnwege erschwert
- In den letzten zwölf Stunden vor einem i. v.-Urogramm Nahrungskarenz. Keine Flüssigkeitskarenz, da Austrocknung das Risiko einer Nierenschädigung erhöht
- Nach Arztanordnung i. v.-Infusion von 500–1000 ml Flüssigkeit in den Stunden vor der Untersuchung, ggf. auch von Acetylcystein (ein Schleimlöser, ☞ 18.4.4), um die Nieren vor einer Kontrastmitteltoxizität zu schützen
- Aus dem gleichen Grunde nach der Untersuchung reichliches Trinken (sofern keine Kontraindikationen vorliegen), um das Kontrastmittel auszuschwemmen.

Retrograde Kontrastmitteluntersuchungen

Miktionszystourethrographie ☞ 29.5.1

Anstatt über den Blutweg kann das Kontrastmittel für spezielle Fragestellungen auch über einen Katheter *retrograd* (rückwärts) in Harnröhre (**Urethrogramm**), Harnblase (**Zystogramm**) oder die Harnleiter bis zum Nierenbecken (**retrograde Pyelographie**) eingebracht werden. Dabei zeigen sich z. B. Harnröhrenverengungen durch Vernarbungen oder angeborene Klappen besonders gut.

Isotopendiagnostik

Die Nierenszintigraphie (☞ Abb. 14.26) und Isotopennephrographie (☞ Abb. 14.27) erlauben für jede einzelne Niere Aussagen über deren Ausscheidungsleistung (seitengetrennte *renale Clearance* = die Plasmamenge in ml, die die Niere pro Minute von einer bestimmten Substanz reinigen kann ☞ auch Kreatinin-Clearance in 29.3.3).

Aufgaben der Pflegenden ☞ 14.6.6

29.3.5 Urodynamische Untersuchungen

Urodynamische Untersuchungen (also die Druckmessung von Blase und Harnröhre) werden zur Ursachenklärung bei Inkontinenz und zur Differenzierung von Blasenentleerungsstörungen (auch z. B. bei subjektiv verlangsamtem Wasserlassen oder schwachem Harnstrahl) eingesetzt.

Uroflowmetrie

Die **Uroflowmetrie** (*Harnflussmessung*) misst nichtinvasiv die Harnmenge pro Zeiteinheit. Der Untersuchungsplatz ist einer Toilette mit Durchflussmesser vergleichbar. Die Untersuchung ist völlig schmerzlos, der Patient lässt den Urin lediglich in einen speziellen Trichter. Die Ergebnisse sind am zuverlässigsten, wenn der Patient ungestört ist, da das Schamgefühl bei vielen Menschen das Wasserlassen „blockiert".

Der **Harnfluss** (*Flowrate*) ist z. B. bei Einengungen der Harnröhre (Prostatavergrößerung, Narben der Harnröhre) vermindert.

Zystomanometrie und Urethradruckprofil

Oft muss die Uroflowmetrie durch zusätzliche Druckmessungen ergänzt werden. Der Patient wird auf dem Urodynamik-Stuhl (erinnert an einen gynäkologischen Stuhl) gelagert. Für die **Zystomanometrie** (*Blasendruckmessung*, kurz *Zystometrie*) werden Drucksonden in Blase und Darm vorgeschoben und die Blase mit physiologischer, warmer Kochsalzlösung gefüllt. Am sitzenden Patienten werden der Blaseninnendruck (intravesikaler Druck) und der intraabdominelle (im Darm gemessene) Druck während der Blasenfüllung kontinuierlich aufgezeichnet. Der Patient soll angeben, wann er erstmals Harndrang verspürt, und zur Provokation eines unwillkürlichen Urinabgangs alle 2–3 Min. husten. Die dann folgende Blasenentleerung wird mit einer Uroflowmetrie und ggf. einer sonographischen Restharnbestimmung verbunden.

Beim **Urethradruckprofil** (*Sphinktermanometrie, Urethrometrie*) werden durch Verwendung spezieller Sonden oder kontinuierliches Herausziehen der Drucksonde einer Zystomanometrie der Druck in der Urethra in Ruhe und während abdomineller Druckerhöhung, z. B. beim Husten oder Niesen, sowie die funktionale Urethralänge gemessen. Bei gleichzeitiger Registrierung des intravesikalen Drucks kann auch der *urethrale Verschlussdruck* aufgezeichnet werden. Dadurch ist eine Einschätzung der Sphinkterfunktion (Verschlussfunktion) der Harnröhre möglich.

29.3.6 Endoskopische Untersuchungen

Die häufigste endoskopische Untersuchung in der Nephrologie und Urologie ist die **Zystoskopie** (*Blasenspiegelung*). Sie erlaubt die Betrachtung der Harnblase von innen und bildet die Basis für weitere Diagnose- und Therapieverfahren.

Das Zystoskop wird nach Desinfektion des Harnröhreneingangs und Lokalanästhesie der Schleimhaut, z. B. mit Instillagel®, in die Blase vorgeschoben. Dabei kann gleichzeitig die Harnröhre beurteilt werden. Bei der Beurteilung der Harnbla-

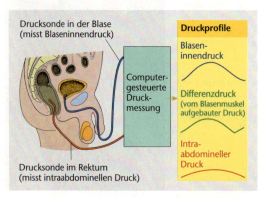

Abb. 29.21: Urodynamische Untersuchung. Zur Messung des urethralen Verschlussdruckes wird evtl. noch eine dritte Drucksonde in der Harnröhre platziert.

29.3 Der Weg zur Diagnose in der Nephrologie und Urologie

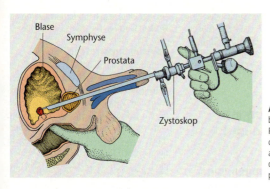

Abb. 29.22: Zystoskopie bei einem männlichen Patienten. Der Untersucher entfernt gerade eine auffällige Gewebeveränderung mit der Endoskopieschlinge. [A400-190]

se achtet der Untersucher auf Größe der Harnblase (normal sind beim Erwachsenen 250–500 ml), Lage und Form der Harnleitermündungen, raumfordernde Prozesse, Vorwölbungen und Ausstülpungen der Blasenwand sowie Schleimhautbeschaffenheit.

Spezialendoskope erlauben eine Beurteilung des Harnleiters und Nierenbeckens (**Ureteropyeloskopie**). Außerdem können *Sonden, Fasszangen* (zur Fremdkörper- oder Steinentfernung), *Elektroresektionsinstrumente* (z. B. für die elektrische Entfernung der Prostata), *Laser-Einsätze* (z. B. für die Behandlung bestimmter Tumoren) oder Katheter in die oberen Harnwege eingebracht werden.

Aufgaben der Pflegenden
Pflege bei Endoskopie ☞ 14.7

▶ Gründliche Intimtoilette vor der Untersuchung durchführen (lassen)
▶ Weitere vorbereitende Maßnahmen je nach geplantem Eingriff durchführen, z. B. Entblähen und Abführen, falls eine Kontrastmitteldarstellung von Harnleiter und Nierenbecken geplant ist

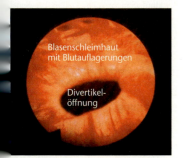

Abb. 29.23: Zystoskopisches Bild eines Blasendivertikels. Ein Blasendivertikel, d.h. eine Ausstülpung der Harnblasenwand, stellt sich endoskopisch als schwarzes Loch dar. [T196]

▶ Vor der Untersuchung – nach Arztrücksprache – transurethralen Dauerkatheter entfernen
▶ Prämedikation nach Anordnung verabreichen
▶ Nach dem Eingriff darauf achten, ob der Patient spontan Wasser lassen kann, und Urin auf Veränderungen, insbesondere auf eine Hämaturie (Blut im Urin ☞ 29.2.9) beobachten. Zur Infektionsfrüherkennung Temperatur des Patienten regelmäßig kontrollieren.

29.3.7 Punktionen und Biopsien
Perkutane Nierenbiopsie

Die **perkutane Nierenbiopsie** wird vor allem bei einer Glomerulonephritis (☞ 29.5.6) oder dem nephrotischen Syndrom (☞ 29.5.7) eingesetzt, um die Prognose abschätzen und die Therapie planen zu können.

Eine perkutane Nierenbiopsie wird in Bauchlage unter Ultraschallkontrolle durchgeführt. Bei Erwachsenen reicht in aller Regel eine Lokalanästhesie, bei Kindern wird eine Allgemeinanästhesie durchgeführt. Nach Markierung der Nierenlage, Hautdesinfektion und Lokalanästhesie entnimmt der Arzt die Gewebeprobe mit einer speziellen Biopsienadel nach *Silverman* oder *Menghini* (☞ Abb. 20.7) oder einem halbautomatischen Nadelschussapparat (z. B. BioptiCut). Nach der Punktion wird der Patient zurück auf den Rücken gedreht und im Bereich der Punktionsstelle auf einen Sandsack gelagert. Das Biopsiematerial wird in ein Gefäß mit gepufferter Formalin-Lösung gegeben und mit den Begleitpapieren zur Untersuchung geschickt.

Pflege vor der Untersuchung
▶ Sicherstellen, dass der Patient aufgeklärt ist und sein schriftliches Einverständnis für die Untersuchung gegeben hat, dass ein (aktueller) Gerinnungsstatus vorliegt und – nach voriger

Blutgruppenbestimmung – zwei Blutkonserven bestellt sind
▶ Patienten nüchtern lassen, da bei Zwischenfällen eine Intubation erforderlich werden kann
▶ Prämedikation nach Arztanordnung verabreichen
▶ Patienten direkt vor der Untersuchung bitten, nochmals die Blase zu entleeren und danach ein Flügelhemd anzuziehen
▶ Alle Patientenunterlagen (Kurve, Befundmappe einschließlich Röntgenbildern) und genügend Etiketten zum Bekleben des Probengefäßes und der Begleitpapiere mitgeben.

Pflege nach der Untersuchung
▶ Regelmäßig Vitalzeichen und Einstichstelle (Nachblutung?) kontrollieren. Pulsanstieg oder abfallender Blutdruck können Hinweis auf eine innere Nachblutung sein und machen eine Arztinformation erforderlich
▶ Patienten 24 Std. Bettruhe einhalten lassen, davon die ersten sechs Stunden in flacher Rückenlage, um das Nierenlager zu entlasten
▶ Auf das Einhalten einer zweistündigen Nahrungskarenz achten und Patienten zum reichlichen Trinken animieren (2–3 l täglich), falls nicht anders angeordnet
▶ Ersten Urin nach der Biopsie auf makroskopisch sichtbares Blut inspizieren. Für die weiteren Tage Urinkontrollen nach Arztanordnung durchführen bzw. organisieren
▶ Für den Tag nach der Biopsie Blutbild- und Ultraschallkontrolle einplanen
▶ Patienten darauf hinweisen, dass er für 1–2 Wochen größere körperliche Anstrengungen vermeiden soll.

Prostatabiopsie

Bei Verdacht auf ein Prostatakarzinom wird häufig eine **Prostatabiopsie** durchgeführt. Bei der **Prostataaspirationspunktion** *(Prostataaspirationszytologie)* werden Zellen aus dem Gewebeverband gelöst und abgesaugt, bei der **Prostatastanzbiopsie** wird ein Gewebezylinder entnommen. Beide können sowohl durch den Damm *(transperineal)* als auch vom Mastdarm her *(transrektal)* durchgeführt werden.

Heute bevorzugt wird die **transrektale Prostatastanzbiopsie** unter (transrektaler) Ultraschallkontrolle. Meist werden 6–12 kleine Gewebestücke aus dem verdächtigen Bezirk entnommen. Der Eingriff ist

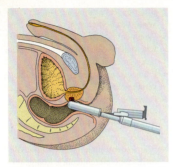

Abb. 29.24: Transrektale Prostatastanzbiopsie. Die transrektale Ultraschallsonde hat einen Führungskanal für die Biopsienadel. [L190]

schmerzarm. Hauptkomplikationen sind Nachblutungen sowie Infektionen durch den Stichkanal, weshalb routinemäßig eine Antibiotikaprophylaxe erfolgt.

Pflege bei transrektaler Prostatastanzbiopsie

- Thrombozytenaggregations- und Gerinnungshemmer auf Arztanordnung absetzen
- Rechtzeitig vorher Blutbild und Gerinnungsstatus bestimmen lassen (Arztanordnung)
- Antibiotika nach Arztanordnung geben
- Vor der Untersuchung Klysma zur Reinigung des Enddarmes verabreichen
- Unmittelbar vor Abruf Blase entleeren lassen und Prämedikation nach Arztanordnung geben
- Nach der Biopsie Patienten für 1–2 Std. ruhen lassen, auch an den folgenden 1–2 Tagen soll der Patient sich schonen

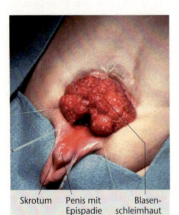

Abb. 29.25: Blasenekstrophie eines männlichen Neugeborenen. [T116]

- Patienten auf Blut in Stuhl oder Urin beobachten bzw. zur Selbstbeobachtung anleiten, Temperatur kontrollieren. Bei stärkeren oder zunehmenden Nachblutungen oder Fieber Arzt benachrichtigen.

29.4 Erkrankungen von Harnblase und Harnröhre

29.4.1 Fehlbildungen von Harnblase und Harnröhre

Epispadie und Hypospadie ☞ 29.8.1

Blasenekstrophie

Blasenekstrophie *(Spaltblase):* Angeborener Defekt der Blasenvorderwand und der vorderen Bauchwand unterhalb des Nabels mit Freiliegen der Blasenhinterwand. Mit einer Häufigkeit von ca. 1 : 10 000 Neugeborenen häufigste Fehlbildung im Bereich der Harnblase, Jungen häufiger betroffen als Mädchen.

Krankheitsentstehung

Infolge einer embryonalen Verschlussstörung fehlen der untere Abschnitt der vorderen Bauchwand und die vordere Blasen- und Harnröhrenwand, so dass die hintere Blasen- und Harnröhrenwand frei liegen. Die Harnblasenschleimhaut geht in die Haut des Unterbauchs über. In der Regel ist die Symphyse gespalten, und es bestehen weitere Genitalfehlbildungen.

Symptome, Befund und Diagnostik

Die Fehlbildung ist so auffällig, dass sie unmittelbar nach der Geburt diagnostiziert wird. Laboruntersuchungen (Urinuntersuchung, Bestimmung der Nierenwerte im Blut, BB) und technische Untersuchungen (Urogramm) erfassen die Komplikationen, z.B. eine chronische Pyelonephritis (☞ 29.5.4) oder eine Niereninsuffizienz (☞ 29.5.9).

Komplikationen

Durch den ständigen Kontakt des Urins mit der Haut entstehen bei mangelhafter Pflege schnell flächenhafte Entzündungen und Hautulzerationen. Durch das Freiliegen der Blase und der Harnleitermündungen können zudem Keime in die Niere aufsteigen und zu akuten Pyelonephritiden führen. Im Erwachsenenalter entwickelt sich gehäuft und frühzeitig ein Blasenkarzinom (☞ 29.4.3).

Behandlungsstrategie

Unmittelbar nach der Geburt wird die Blasenschleimhaut mit einer speziellen Folie steril abgedeckt und die raschestmögliche Verlegung des Neugeborenen in ein spezielles Zentrum organisiert. Dort wird versucht, Harnblase und Harnröhre wiederherzustellen. Ist dies nicht möglich, wird eine Harnab- oder -umleitung angelegt. Trotz mehrerer Operationen bleiben in der Regel teils schwere Defekte zurück.

Angeborene Harnröhrenstenosen

Harnröhrenklappen: Angeborene Klappenbildung in der Harnröhre bei Jungen.

Meatusstenose: Angeborene Verengung der Harnröhrenmündung.

Sowohl **Harnröhrenklappen** als auch **Meatusstenosen** zeigen sich durch abgeschwächten Harnstrahl, Harnstau und wiederholte Infektionen. Unbehandelt können sich Nierenfunktionsstörungen bis hin zur Niereninsuffizienz entwickeln. Die Behandlung besteht in einer operativen Beseitigung der Fehlbildung.

29.4.2 Harnwegsinfektionen: Zystitis

Harnwegsinfektion *(Harnwegsinfekt):* Meist bakteriell, selten viral oder parasitär verursachte Entzündung der ableitenden Harnwege, die sich durch schmerzhaftes und häufiges Wasserlassen sowie evtl. durch Fieber, allgemeines Unwohlsein und Nierenlagerklopfschmerz zeigt. Gehört bei Kindern (insbesondere Mädchen) und Frauen zu den häufigsten bakteriellen Infektionen überhaupt.

Akute Pyelonephritis ☞ 29.5.3
Chronische Pyelonephritis ☞ 29.5.4

Einteilung

Meist werden unterschieden:
- Je nach Lokalisation eine *untere Harnwegsinfektion* ohne und eine *obere Harnwegsinfektion* mit Beteiligung der Nieren
- *Akute* und *chronische Harnwegsinfektion* je nach zeitlichem Verlauf

29.4 Erkrankungen von Harnblase und Harnröhre **29**

- *Primäre* und *sekundäre Harnwegsinfektion,* je nachdem, ob der Harnwegsinfekt ohne äußere Ursache „spontan" auftritt oder ob Vorerkrankungen zugrunde liegen
- *Nicht-obstruktive* und *obstruktive Harnwegsinfektion* ohne bzw. mit Verengung (= obstruktiv) und Harnaufstau
- *Aszendierende* und *deszendierende Harnwegsinfektion,* je nachdem, ob die Infektion von den unteren Harnwegen zur Niere aufsteigt (aszendierend) oder von der Niere zu den unteren Harnwegen absteigt (deszendierend).

Zystitis und Urethritis

> **Akute Zystitis:** Akute Harnblasenentzündung. Meist durch Aufsteigen von Bakterien durch die Harnröhre bedingt und mit **akuter Urethritis** *(akuter Harnröhrenentzündung)* einhergehend. Bei Fehlen prädisponierender Faktoren in aller Regel folgenloses Ausheilen.

Krankheitsentstehung

Meist sind Bakterien die Ursache, welche aus dem Darm über die Harnröhre in die Harnblase wandern (aszendierende Infektion). Wegen der Nähe von Darm- und Harnröhrenöffnung und der kurzen Harnröhre sind Mädchen und Frauen wesentlich häufiger betroffen als Jungen und Männer.

Begünstigt wird eine Zystitis durch Harnabflussstörungen, Katheterisierung und bei Frauen durch Geschlechtsverkehr. Als weitere auslösende Faktoren sind Kälte, Nässe, Stress, mangelnde Intimhygiene und Menstruation zu nennen.

Symptome und Untersuchungsbefund

Wegweisend sind:
- Häufiger Harndrang mit jeweils nur geringer Urinmenge (**Pollakisurie** ☞ 29.2.3)
- Beschwerden beim Wasserlassen wie z. B. Schmerzen oder Brennen (**Dysurie** ☞ 29.2.4)
- Evtl. (krampfartiger) Schmerzen oberhalb des Schambeins (**Blasentenesmen).**

Fieber und eine stärkere Beeinträchtigung des Allgemeinbefindens weisen auf eine Mitbeteiligung der oberen Harnwege hin (☞ 29.5.3).

Der körperliche Untersuchungsbefund ist bis auf einen Druckschmerz in der Blasenregion unauffällig.

Diagnostik und Differentialdiagnose

Die Verdachtsdiagnose ist durch die typische Anamnese und den Urinstreifentest (☞ 29.3.2) möglich. Das Testfeld auf Leukozyten reagiert immer, die Testfelder auf Nitrit und Erythrozyten häufig positiv. Beweisend ist der Keimnachweis in der Urinkultur.

Bei Frauen zeigt sich meist ein Wachstum von *Escherichia coli* (☞ 26.5.7), bei Patienten mit begünstigenden Faktoren hingegen häufig „Problemkeime" oder eine Mischinfektion mit mehreren Keimen.

Zystitisähnliche Beschwerden ohne Keimnachweis werden oft als **Reizblase** bezeichnet. Ursachen sind z. B. leichte Formen der Dranginkontinenz oder psychisch mitbedingte Blasenfunktionsstörungen.

Bei wiederholten Harnwegsinfekten von Frauen sowie immer bei Männern muss abgeklärt werden, ob begünstigende Faktoren wie z. B. Abflusshindernisse (etwa eine Prostatavergrößerung) oder ein Diabetes mellitus vorliegen. Auch Kinder werden bereits nach dem ersten Harnwegsinfekt auf begünstigende Grunderkrankungen (z. B. vesikoureteraler Reflux oder andere Fehlbildungen der Harnwege) untersucht. Ausnahme sind ältere Mädchen, hier setzt die Diagnostik nach dem zweiten Harnwegsinfekt ein.

Behandlungsstrategie

Bei 80 % der älteren Mädchen und Frauen ist eine einmalige bis dreitägige Gabe von Cotrimoxazol (z. B. Cotrim® forte) oder Amoxicillin (etwa in Clamoxyl®) ausreichend. Bei Männern, Diabetikern oder Schwangeren werden die Antibiotika wegen der sonst hohen Rezidivgefahr über mindestens sieben Tage gegeben. Bei starken Schmerzen sind zusätzlich Schmerzmittel und krampflösende Arzneimittel indiziert.

Der Behandlungserfolg wird eine Woche nach Ende der Antibiotikabehandlung durch eine Urinuntersuchung mit Anlegen einer Kultur gesichert.

Pflege

- Den Patienten zu reichlichem Trinken animieren (ca. 3 l am Tag, auch Blasen- und Nierentee), um die Harnwege durchzuspülen. Lokal Wärme zur Beschwerdelinderung applizieren (vorher Arztgenehmigung einholen)

- Den Patienten dazu anhalten, bei bestehendem Harndrang sofort die Toilette aufzusuchen, auch wenn er dabei auf Hilfe angewiesen ist, um ein Aufsteigen der Infektion zu verhindern
- Temperatur regelmäßig kontrollieren (Pflege bei Fieber ☞ 12.4.4.2, 12.4.5.2).

> **Prävention und Gesundheitsberatung**
>
> Die Rezidivprophylaxe umfasst:
> - Reichliches Trinken zum „Spülen" der Harnwege und Ausschwemmen von Bakterien
> - Kein Aufschieben des Harndranges, sondern Aufsuchen der Toilette. Vollständiges Entleeren der Blase
> - Intimhygiene: Säubern des Genitalbereichs von vorne nach hinten, um eine Keimeinschleppung aus dem Darm zu verhindern. Keine hautreizenden Seifen, Intimsprays oder Scheidenspülung, die die normale Bakterienflora stören sollten
> - Bei zeitlichem Zusammenhang zum Geschlechtsverkehr („Flitterwochen-Zystitis" bei Frauen): Waschen des Intimbereichs vor und nach dem Geschlechtsverkehr, Wasserlassen nach dem Geschlechtsverkehr
> - Ggf. Verzehr von Cranberry-Produkten, die das Haften von Bakterien auf der Schleimhaut verschlechtern. Die **Cranberry** oder *Kranichbeere* ist in den USA beheimatet und wird dort seit langem als Heilmittel verwendet. Sie ist mit der deutschen Heidel- und Preiselbeere verwandt. Cranberry-Säfte sind in Apotheken, Reformhäusern, aber auch Getränkehandlungen und größeren Supermärkten erhältlich, weitere Produkte wie etwa getrocknete Beeren z. B. in Reformhäusern (📖 3)
> - Vernünftige Kleidung, z. B. ausreichend warme Unterwäsche.

29.4.3 Harnblasenkarzinom

> **Harnblasenkarzinom** *(Blasenkarzinom)*: Mit einer Häufigkeit von ca. 3 % aller Tumoren zweithäufigstes urologisches Karzinom, in ca. 90 % **Urothelkarzinom.** Leitsymptom schmerzlose Hämaturie. Männer 3-mal häufiger betroffen als Frauen, Altersgipfel 60.–70. Lebensjahr. Prognose abhängig von Histologie und Ausbreitung (5-Jahres-Überlebensrate 20–90 %).

1111

29 Pflege von Menschen mit Erkrankungen der Niere und der ableitenden Harnwege

Krankheitsentstehung

Wahrscheinlich schädigen z. B. industrielle, Nahrungs- und Genussmittelkarzinogene wie Nitrosamine und Tabak, aber auch chronische Entzündungen das Urothel und führen zur Entstehung von Tumoren. Im Einzelfall bleibt aber die Ursache meist unklar.

Symptome, Befund und Diagnostik

Bei 80% der Patienten ist eine schmerzlose Hämaturie erstes Symptom des Blasenkarzinoms. Knapp ein Drittel der Betroffenen klagt über Beschwerden ähnlich denen einer Zystitis (☞ 29.4.2).

Die Diagnostik umfasst **Urinzytologie** (Nachweis entarteter Zellen im Urin, allerdings 20–30% falsch-negative Resultate), Sonographie, i. v.-Urographie und Urethrozystoskopie (☞ 29.3.6) mit Biopsieentnahme zur histologischer Beurteilung des Gewebes. Weitergehende Untersuchungen (z. B. CT) werden vor allem durchgeführt, wenn der Tumor bereits in die Muskelschicht der Blase eingewachsen ist.

Kurative Behandlungsstrategien

Basis jeder kurativen Behandlung ist die Entfernung des Tumors.

Transurethrale Elektroresektion

Oberflächliche Tumoren können bei einem endoskopischen Eingriff *transurethral reseziert* werden (**TUR-Blase** oder kurz **TUR-B**). Aufgrund des großen Risikos für weitere Tumoren folgt häufig eine *intravesikale* (= innerhalb der Blase) *Rezidivprophylaxe* mit mehrfacher Instillation von Zytostatika (v. a. Mitomycin) oder dem Immuntherapeutikum BCG (Bacille-Calmette-Guérin) in die Blase.

Zystektomie

Bei Tumoren, die bereits die Muskelschicht der Harnblase infiltriert haben, ist eine **Zystektomie** erforderlich, d. h. die vollständige Entfernung der Harnblase (Harnableitung nach Zystektomie ☞ Tab. 29.26).

Bei der in der Regel durchgeführten **erweiterten Zystektomie** *(radikalen Zystektomie)* werden zusätzlich zum Tumor Prostata und Samenblasen bzw. Uterus, Ovarien, vordere Vaginalwand und Urethra mit entfernt. Da der Harn nun nicht mehr auf physiologischem Wege abfließen kann,

Bezeichnung	Zeichnung	Kurzcharakterisierung
Inkontinente Harnableitungen		
Ileum-Conduit *(Bricker-Blase)*		Implantation der Harnleiter in ein ausgeschaltetes Dünndarmsegment* und Anlage eines Urostomas
Kolon-Conduit		Implantation der Harnleiter in ein ausgeschaltetes Dickdarmsegment* und Anlage eines Urostomas
Kontinente Harnableitungen		
Kock-Pouch, Mainz-Pouch-I		Bildung eines Reservoirs aus einem ausgeschalteten Dünndarmsegment* (Kock-Pouch) oder Kolon-Ileum-Segment* (Mainz-Pouch-I), in das die Harnleiter eingenäht werden und das dann kontinent mit einem Hautstoma verbunden wird. Das Reservoir kann mittels Katheter über ein kutanes Urostoma (meist im Nabelbereich) entleert werden
Ileum- oder Kolon-Neoblase *(Darmersatzblase mit Urethraanschluss)*		Bildung eines Reservoirs aus einem ausgeschalteten Dünndarmsegment*, das zwischen Harnleiter und Harnröhre eingepflanzt wird und eine willkürliche Miktion durch Bauchpresse erlaubt. Bei Zystektomie wegen eines bösartigen Tumors nur bei tumorfreiem Blasenhals möglich. Verfahren bei Frauen wegen der kurzen Harnröhre schwieriger

* Bei den ausgeschalteten Darmsegmenten handelt es sich um völlig vom Darm abgetrennte körpereigene Darmabschnitte, die zur Blutversorgung weiterhin am Mesenterium hängen

Tab. 29.26: Überblick über die zurzeit gebräuchlichen Harnableitungen nach Zystektomie. Die Ureterosigmoidostomie, das heißt die Einpflanzung der Ureteren in das Sigma, hat an Bedeutung verloren. [A400-190]

ist eine neue Harnableitung erforderlich. *Inkontinente Harnableitungen* nach Zystektomie (Anlage eines **Urostomas**) sind heute eher selten, meist ist eine *kontinente Harnableitung* möglich.

Die Zystektomie ist eine große und verstümmelnde Operation. Ist eine Heilung des Patienten nicht mehr möglich, sollte sie dem Patienten in der Regel nicht zugemutet werden.

Palliative Behandlungsstrategien

Als Palliativmaßnahmen kommen z. B. die palliative TUR-Blase (etwa bei Tumorblutung), die Lasertherapie, die Strahlentherapie, die Interferongabe, systemische Chemotherapien oder die beidsei-

tige Embolisation (künstlicher Verschluss) der Aa. iliacae internae bei unstillbarer Blutung in Betracht. Auch eine palliative Zystektomie kann in Einzelfällen sinnvoll sein.

29.4.4 Verletzungen von Harnblase und Harnröhre

Harnblasenverletzungen

Offene Harnblasenverletzungen sind Stich-, Schuss- oder Pfählungsverletzungen.

Geschlossene Verletzungen sind die intra- und extraperitonealen **Blasenperforationen** *(Blasenrupturen)*, die durch direkte Gewalteinwirkung bei voller Blase oder eine Beckenfraktur mit Perforation der

1112

29.5 Erkrankungen der Nieren und Harnleiter

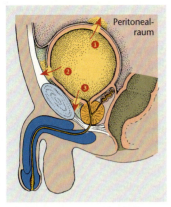

Abb. 29.27: Geschlossene Blasenverletzungen. Bei intraperitonealen Blasenperforationen (❶) reißt das „Dach" der Blase und damit das Peritoneum ein, Blut und Urin fließen in die freie Bauchhöhle. Bei der extraperitonealen Blasenperforation (❷, ❸) reißt die Blase weiter unten ein. Urin und Blut verteilen sich im kleinen Becken, nicht aber in der freien Bauchhöhle. [A300-157]

Blase durch Knochensplitter entstehen (☞ Abb. 29.27).

Symptome, Befund und Diagnostik

Der Patient klagt meist über Schmerzen im Unterbauch und hat Beschwerden beim Wasserlassen bis hin zur Anurie. Der Bauch ist oft durch Blut- und Urinaustritt vorgewölbt und als Zeichen einer Peritonitis (☞ 19.8) gespannt; es besteht eine Makrohämaturie.

Im Vordergrund der apparativen Diagnostik stehen die Röntgenleeraufnahme des Beckens (Beckenfrakturen?) und das Urogramm, bei dem ein Kontrastmittelaustritt *(Extravasat)* im Bereich der Blase typisch ist. Danach wird durch eine Röntgenaufnahme während des Wasserlassens *(Miktionszystourethrogramm ☞ 29.5.1)* oder durch eine retrograde Urethrographie eine Harnröhrenverletzung ausgeschlossen.

Behandlungsstrategie

Bei kleinen Blasenperforationen ohne Blutung wird die Blase meistens nur durch einen suprapubischen oder großlumigen transurethralen Katheter drainiert. Der Defekt verschließt sich dann meist schnell von selbst. Zur Sicherheit wird der Katheter eine Woche belassen und erst nach einem Kontroll-Zystogramm (☞ 29.3.4) wieder entfernt. Bei großen Blasenverletzungen wird die Blase operativ freigelegt und die Blasenwand zweischichtig vernäht.

Pflege

Bis zur Heilung der Naht wird der Urin 7–10 Tage lang über einen Katheter abgeleitet. Kostaufbau und Mobilisation hängen von der Schwere der Verletzung und evtl. Begleitverletzungen ab.

Harnröhrenverletzungen

Harnröhrenverletzungen sind meist Folge von Unfalltraumen der Beckenregion, z.B. einem Autounfall mit nachfolgender Schambein- oder Beckenfraktur oder einem Fall aus großer Höhe auf den Damm *(Straddle-Trauma)*, aber auch Folge eines (gewaltsamen) Versuchs zu katheterisieren. Am häufigsten ist der am Schambein fixierte hintere Teil der Harnröhre von der Verletzung betroffen, da er dem Druck nicht ausweichen kann. Folge sind **Harnröhrenein-** oder **-abrisse**.

Symptome, Befund und Diagnostik

Die Patienten haben Schmerzen in der Unterbauch- und Dammregion. Das Wasserlassen ist schmerzhaft, oft auch gar nicht möglich. Häufig tritt Blut aus der Harnröhre aus. Je nach Lokalisation der Verletzung sind Prellmarken und/oder Hämatome sichtbar. Die Diagnose einer Harnröhrenverletzung wird durch das retrograde Urethrogramm (ohne Katheter) gesichert.

> Bei Verdacht auf eine Harnröhrenverletzung ist eine Harnröhrenkatheterisierung wegen der hohen Verletzungs- und nachfolgend Infektionsgefahr kontraindiziert.

Behandlungsstrategie

Bei einem Harnröhren*einriss* reicht oft eine suprapubische Harnableitung bis zur Wundheilung aus. Bei einem Harnröhren*abriss* muss die Kontinuität der Harnröhre entweder sofort nach der Verletzung oder sekundär nach vorübergehender suprapubischer Harnableitung durch eine Operation wiederhergestellt werden. Häufige Komplikationen sind narbige Verengungen *(Strikturen)* der Harnröhre und beim Mann – je nach Ort der Verletzung – Erektionsstörungen.

29.5 Erkrankungen der Nieren und Harnleiter

29.5.1 Fehlbildungen von Nieren und Harnleitern

Fehlbildungen der Niere und der ableitenden Harnwege zählen zu den häufigsten Fehlbildungen überhaupt. Meist werden sie erst bei der diagnostischen Abklärung einer Hypertonie, von Nieren-

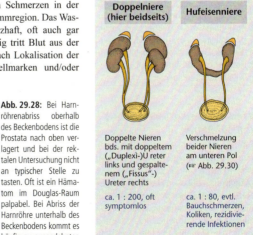

Doppelte Nieren bds. mit doppeltem („Duplexi-)Ureter links und gespaltenem („Fissus"-) Ureter rechts

ca. 1 : 200, oft symptomlos

Verschmelzung beider Nieren am unteren Pol (☞ Abb. 29.30)

ca. 1 : 80, evtl. Bauchschmerzen, Koliken, rezidivierende Infektionen

Abb. 29.29: Die häufigsten angeborenen Nierenfehlbildungen. [A400-190]

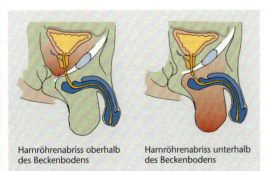

Harnröhrenabriss oberhalb des Beckenbodens

Harnröhrenabriss unterhalb des Beckenbodens

Abb. 29.28: Bei Harnröhrenabriss oberhalb des Beckenbodens ist die Prostata nach oben verlagert und bei der rektalen Untersuchung nicht an typischer Stelle zu tasten. Oft ist ein Hämatom im Douglas-Raum palpabel. Bei Abriss der Harnröhre unterhalb des Beckenbodens kommt es häufig zu ausgedehnten Penoskrotalhämatomen. [A300-157]

1113

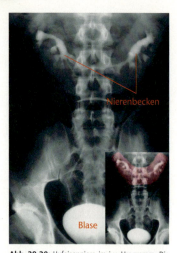

Abb. 29.30: Hufeisenniere im i.v.-Urogramm. Die Nierenbecken sind nicht in Längsachse angeordnet, sondern wenden sich schräg zur Mittellinie. Die Konturen der beiden unteren Nierenpole verschmelzen vor der Wirbelsäule. [T170]

funktionsstörungen und/oder ständig wiederkehrender Harnwegsinfekte entdeckt.

An der Niere sind insbesondere **Lage-** und **Verschmelzungsanomalien** zu erwähnen, etwa die nach unten verlagerte **Beckenniere** bzw. die **Hufeisenniere** (☞ Abb. 29.29 und 29.30). Im Bereich des Nierenhohlsystems und des Harnleiters können angeborene Verengungen am Übergang vom Nierenbecken zum Harnleiter **(subpelvine Stenose)** oder innerhalb des Harnleiters **(Harnleiterstenose)** bestehen. Als Folge der Verengung entwickelt sich ein Harnstau, der das Nierenbecken ausweitet und das Nierengewebe durch Druck zerstört. Es kommt zur **Hydronephrose** *(Wassersackniere)*.

> Die Indikation zur Behandlung einer Fehlbildung stellt sich nicht aus dem Vorhandensein der Fehlbildung, sondern aus ihren Folgen: gehäufte Infektionen, Abflussstörungen oder Beschwerden des Patienten.

Primärer vesiko-(ureteraler-)renaler Reflux

Infolge eines defekten Ventilmechanismus bei angeborener Fehleinmündung des Harnleiters in die Blase fließt beim **primären vesiko-(ureteralen-)renalen Reflux** während des Wasserlassens Urin nicht nur in die Harnröhre, sondern auch zurück in den Harnleiter. Im Extremfall steigt der Urin bis zur Niere auf. Im Krankheitsverlauf kann sich der betroffene Harnleiter immer mehr erweitern, es kommt zu ständigen Harnwegsinfekten und Nierenschädigung. Am empfindlichsten hierfür sind die Nieren in den ersten Lebensjahren, etwa bis zum Einschulungsalter.

Der **sekundäre vesiko-(ureterale-)renale Reflux** ist meist Folge einer angeborenen Harnwegsobstruktion (z. B. posteriore Harnröhrenklappen bei Jungen), in deren Folge der natürliche Harnleiterventilmechanismus bei der Mündung in die Blase überwunden wird und Urin zurück in den Harnleiter aufsteigen kann.

Manchmal ist bereits die Sonograpie auffällig. Zur sicheren Diagnose ist aber ein **Miktionszystourethrogramm** *(MZU, MCU)* erforderlich. Nach Einbringen eines Kontrastmittels in die gefüllte Blase lässt das Kind Wasser. In den während der Miktion angefertigten Röntgenbildern ist der Reflux sichtbar. Beim **Isotopen-MZU** mit einer radioaktiven Substanz ist die Strahlenbelastung geringer, es wird zur Verlaufskontrolle eingesetzt.

Die Behandlung besteht zunächst in einer konsequenten antibiotischen Prophylaxe, da der primäre Reflux eine große Neigung zur Spontanrückbildung mit Älterwerden des Kindes zeigt. Treten auch unter Prophylaxe immer wieder Infekte auf, ist der Reflux sehr stark oder kommt es nicht zu einer Rückbildung, wird die Fehlbildung in einer **Antirefluxoperation** korrigiert, um Nierenschäden zu vermeiden.

Zystennieren ☞ 29.5.9

29.5.2 Nierenarterienstenose

> **Nierenarterienstenose:** Angeborene oder erworbene Verengung der A. renalis. Für ca. 1–5 % aller *Hypertonien* (☞ 17.4.1) verantwortlich. Prognose abhängig von Ursache der Stenose und Zeitpunkt der Behandlung.

Krankheitsentstehung

In 70 % der Fälle ist die **Nierenarterienstenose** arteriosklerosebedingt (☞ 17.5.1), in 20 % durch eine **fibromuskuläre Dysplasie** (bindegewebige Fehlbildung) verursacht.

Die Verengung der Nierenarterie führt zu einer Minderdurchblutung der betroffenen Niere. Um die *(lokale)* Blutdruckerniedrigung auszugleichen, produziert die Niere mehr *Renin*, das über die Bildung von Angiotensin II und Aldosteron zu einer Blutdrucksteigerung des Gesamtorganismus führt (**renovaskuläre Hypertonie** ☞ 17.4.1).

Symptome und Untersuchungsbefund

Der Patient ist in aller Regel bis auf evtl. Beschwerden durch die Hypertonie (☞ 17.4.1) subjektiv beschwerdefrei. Bei ca. 40 % der Patienten ist neben dem Bauchnabel ein Stenosegeräusch auskultierbar.

Diagnostik

Bei Verdacht auf eine Nierenarterienstenose erfolgen:
- (Farb-)Doppler- und -Duplex-Untersuchung der Nierenarterien (☞ 14.6.7)
- Alternativ Gabe des *Angiotensin-converting-enzyme-Hemmers* Captopril® (☞ Pharma-Info 17.15), der bei Vorliegen einer für den Bluthochdruck maßgeblichen Nierenarterienverengung zu deutlichem Blutdruckabfall und hohem Reninanstieg nach einer Stunde führt. Dieser **Captopriltest** lässt eine Aussage über die blutdrucksenkende Wirkung einer Operation zu und kann mit einer Nierenszintigraphie (☞ 29.3.4) kombiniert werden
- MR-Angiographie, die oft für eine exakte Therapieplanung ausreicht
- Angiographie (meist als DSA ☞ 29.3.4), heute in aller Regel mit Option der gleichzeitigen Aufdehnung der Stenose.

Behandlungsstrategie

Die Behandlung besteht in:
- Der Aufdehnung der Stenose mittels eines eingeführten Ballonkatheters (*Ballondilatation*, kurz **PTA** für *perkutane transluminale Katheterangioplastie*)
- Der Einlage eines Drahtgeflechts (Stent ☞ auch 16.5.1, 17.5.2), das das Gefäß offen halten soll
- Der operativen Beseitigung der Stenose (heute selten).

Die medikamentöse Therapie der renovaskulären Hypertonie entspricht den allgemeinen Richtlinien bei Hochdruckerkrankungen. Ein bereits langjährig bestehender Hypertonus bessert sich mitunter auch nach Aufdehnung der Stenose nicht mehr (**fixierte Hypertonie**). Dann ist die Hypertoniemedikation auf Dauer erforderlich.

Pflege bei Gefäßoperationen ☞ 17.1.3
Pflege bei Hypertonie ☞ 17.4.1

29.5.3 Akute Pyelonephritis

Akute Pyelonephritis *(Nieren- und Nierenbeckenentzündung):* Meist bakteriell bedingte Entzündung des Nierenbeckens und Nierenparenchyms. Bei Fehlen prädisponierender Faktoren Prognose in der Regel gut, jedoch immer Risiko der Urosepsis. Bei nicht behebbaren prädisponierenden Faktoren häufig Fortschreiten zur chronischen Pyelonephritis (☞ 29.5.4).

Urosepsis: Von den Nieren oder den ableitenden Harnwegen ausgehende Sepsis (☞ 26.4).

Krankheitsentstehung

Die **akute Pyelonephritis** entsteht meist durch das Aufsteigen von Krankheitserregern bei einer Zystitis (☞ 29.4.2). Beim Neugeborenen kommt eine Keimbesiedelung auch über den Blutweg *(hämatogene Infektion)* vor, was beim Erwachsenen selten ist.

Symptome und Untersuchungsbefund

In der Regel sind die Krankheitszeichen eindrücklich:

▸ Der Patient hat Fieber über 38 °C und ist in seinem Allgemeinbefinden stark beeinträchtigt. Oft bestehen Übelkeit und Erbrechen

▸ Ein oder beide Nierenlager sind klopfschmerzhaft. Häufig hat der Patient schon in Ruhe Rücken- oder Flankenschmerzen.

Möglicherweise bestehen die Zeichen einer Zystitis (☞ 29.4.2).

Während ältere Kinder im Wesentlichen die gleichen Symptome zeigen wie Erwachsene, kann das Krankheitsbild gerade bei Säuglingen ganz unspezifisch sein: Hohes, scheinbar „grundloses" Fieber (oft mit Erbrechen, Durchfall und aufgetriebenem Bauch) kann im Vordergrund stehen.

Diagnostik und Differentialdiagnose

Die Diagnose der akuten Pyelonephritis wird anhand des klinischen Bildes, der Urinuntersuchung (Leukozyten-, Erythrozyten- und Nitritnachweis) und der Urinkultur (Keimwachstum) gestellt. Zur Ursachenklärung und um Komplikationen rechtzeitig zu erfassen, sind darüber hinaus erforderlich:

▸ Blutuntersuchung: Blutbild (Leukozytose?), BSG, Kreatininwertbestimmung (Nierenfunktionsverschlechterung?)

▸ Sonographie der Nieren: Größe der Nieren? Harnaufstau? Nierensteine? Abszessbildung (☞ 29.5.5)? Fehlbildungen?

▸ Suche nach begünstigenden Erkrankungen: Röntgenleeraufnahme („Niere leer", kalkhaltige Steine?), evtl. i. v.-Urogramm (Ausschluss von Abflussbehinderungen), Miktionszystourethrogramm (Reflux?).

Behandlungsstrategie

Die meist zunächst intravenöse Antibiose beginnt sofort nach Abnahme von Urin- und evtl. auch Blutkultur und wird evtl. nach Ergebnis des *Antibiogramms* (☞ 26.3.3) korrigiert. Zur Therapiekontrolle werden eine und sechs Wochen nach Absetzen der Antibiotika noch einmal Urinkulturen angelegt. Begünstigende Grunderkrankungen werden, wenn irgend möglich, beseitigt.

Pflege

Pflege bei Fieber ☞ 12.4.4.2, 12.4.5.2

Zusätzlich zu den Maßnahmen bei einer Zystitis (☞ 29.4.2) sind erforderlich:

▸ Bettruhe bei schwer kranken Patienten

▸ Durchführung aller notwendigen Prophylaxen

▸ Ggf. Flüssigkeitszufuhr über Infusionen, wenn der Patient nicht ausreichend trinken kann

▸ Flüssigkeitsbilanzierung, um ein drohendes akutes Nierenversagen zu erkennen.

29.5.4 Chronische Pyelonephritis

Chronische Pyelonephritis: Chronische, meist rezidivierend verlaufende bakterielle Entzündung von Nierenbecken und Nierenparenchym.

Die **chronische Pyelonephritis** ist überwiegend Folge nicht ausgeheilter Harnwegsinfekte, z. B. bei Harnabflussbehinderung durch Fehlbildungen der ableitenden Harnwege (v. a. bei vesikourenalem Reflux ☞ 29.5.1). Ein bedeutsamer Risikofaktor ist außerdem das Vorliegen eines Diabetes mellitus (☞ 21.6).

Die Symptome der chronischen Pyelonephritis sind häufig wenig ausgeprägt.

Oft fühlt sich der Patient einfach nicht wohl, ist matt, appetitlos und hat evtl. häufiger Kopfschmerzen oder einen dumpfen Rückenschmerz. Dem Arzt können eine abnorme Blässe und ein erhöhter Blutdruck auffallen. Im Urinbefund zeigen sich eine Leukozyturie und Bakteriurie. Die Sonographie ergibt je nach Dauer der Erkrankung Vernarbungen der Nieren.

Differentialdiagnostisch muss die **abakterielle chronische interstitielle Nephritis** abgegrenzt werden, für die Papillennekrosen typisch sind und der häufig ein Schmerzmittelmissbrauch zugrunde liegt.

Gelingt es, begünstigende Faktoren auszuschalten, so ist die Prognose gut. Oft kommt es allerdings durch die zunehmenden Vernarbung zur Zerstörung von Nierengewebe und langsam zur chronischen Niereninsuffizienz mit Dialysepflicht (☞ 29.5.9).

29.5.5 Abszesse im Nierenbereich

Abszesse im Bereich der Nieren verursachen schwere Krankheitsbilder mit hohem Fieber, Schüttelfrost und erheblicher Verschlechterung des Allgemeinbefindens. Schmerzen im Nierenlager und eine sekundäre *Pleuritis* (☞ 18.11.1) aufgrund der räumlichen Nähe beider Organe können hinzutreten. Bei neben der Niere gelegenen Abszessen wird der M. psoas, ein Oberschenkelbeuger, gereizt, so dass die Patienten mit angezogenen Beinen im Bett liegen.

Bei der **Eiterniere** *(Pyonephrose)* liegt der Abszess innerhalb der Niere und hat Anschluss an das Nierenbecken. Daher ist der Urin eitrig (Pyurie ☞ 29.2.10). Bei dem neben der Niere gelegenen **paranephritischen Abszess** ist der Urinbefund in der Regel normal, da der Abszess keinen Anschluss an das Nierenbecken hat.

In beiden Fällen besteht die Behandlung in Antibiotikagabe und Drainage des Eiters nach außen, bei einer Eiterniere ist in seltenen Fällen eine Nierenteilresektion oder eine Nephrektomie (☞ 29.5.10) nötig.

29.5.6 Glomerulonephritis

Glomerulonephritis (kurz *GN*): *Abakterielle* (nicht durch Bakterien bedingte) Entzündung der Nieren mit primärer Schädigung der Nierenkörperchen.

1115

Die Glomerulonephritiden werden nach unterschiedlichen Kriterien eingeteilt, z. B. nach zeitlichem Verlauf in *akute* und *chronische Glomerulonephritis.*

Akute Glomerulonephritis

> **Akute Glomerulonephritis:** Akute Verlaufsform einer Glomerulonephritis.
>
> ► Häufig: **postinfektiöse akute GN** im Rahmen einer fehlgeleiteten Immunreaktion, oft 1–4 Wochen nach einer Infektion. Prognose meist gut
>
> ► Selten: **rasch progrediente GN** (*rapid progressive GN,* kurz *RPGN,* auch *perakute GN*) mit rascher Verschlechterung der Nierenfunktion bis zum Nierenversagen. Oft im Rahmen von Autoimmunkrankheiten (☞ 27.3) auftretend. Prognose abhängig von Grunderkrankung und Zeitpunkt des Therapiebeginns.

Krankheitsentstehung

Bei der **akuten postinfektiösen Glomerulonephritis** bilden sich während und nach der Ersterkrankung (meist Streptokokkeninfektionen ☞ 26.5.3) Antikörper gegen die Krankheitserreger. Die entstehenden Antigen-Antikörper-Komplexe werden mit dem Blut in die Nieren getragen und rufen dort eine Entzündung der Glomeruli hervor.

Der **rasch progredienten Glomerulonephritis** liegen ebenfalls am häufigsten Immunvorgänge zugrunde, etwa im Rahmen von Vaskulitiden (☞ 23.7.5), einem systemischem Lupus erythematodes (☞ 23.7.1), bei Autoantikörpern gegen die glomeruläre Basalmembran (bei gleichzeitiger Lungenbeteiligung **Goodpasture-Syndrom** genannt) oder – seltener – nach Infektionen.

Symptome und Untersuchungsbefund

Bei der akuten postinfektiösen Glomerulonephritis kommt es ungefähr 1–4 Wochen nach einer „banalen" Infektion erneut zu starkem Krankheitsgefühl mit Müdigkeit, Übelkeit, Kopfschmerzen, subfebrilen Temperaturen oder Fieber und Rückenschmerzen. Ein dumpfer Schmerz in beiden Nierenlagern ist möglich. Das Gesicht des Erkrankten ist „verquollen" (Ödeme, besonders um die Augen), vielleicht fällt eine rötlich-braune Verfärbung des Urins auf (Hämaturie).

Bei der Untersuchung wird typischerweise *erstmalig* eine Hypertonie festgestellt, die Folge der Glomerulonephritis ist. Durch die meist vorhandene Oligurie mit nachfolgender Überwässerung ist v. a. bei älteren Patienten das Herz überfordert, wodurch es zu einem Lungenödem (☞ 16.6.3, 29.5.8) kommen kann. Evtl. ist der Krankheitsherd, z. B. eine chronische Tonsillitis (☞ 32.6.1), noch sichtbar.

Die rasch progrediente Glomerulonephritis beginnt ähnlich, mündet jedoch rasch in eine Niereninsuffizienz.

> Der Patient ist durch die eingeschränkte Nierenfunktion gefährdet, es droht ein akutes Nierenversagen (☞ 29.5.8).

Diagnostik und Differentialdiagnose

► Urinuntersuchung: Mikro- oder Makrohämaturie (Erythrozyten verformt), Erythrozytenzylinder, unterschiedlich starke Proteinurie, evtl. geringgradige Leukozyturie

► Blutuntersuchung: Kreatinin- und Harnstoffwert erhöht, BSG-Beschleunigung, evtl. Leukozytose. Zur Ursachensuche Antistreptolysin-Titer (nach Streptokokken-Infekt pathologisch hoch), Suche nach Autoantikörpern (z. B. ANA, ANCA, ☞ 23.4.1)

► Sonographie: Nieren meist angeschwollen

► Nierenbiopsie bei einer Eiweißausscheidung von mehr als 3 g sowie bei schnell zunehmendem oder länger als zwei Wochen dauerndem Kreatininanstieg: Verdacht auf eine rasch progrediente Glomerulonephritis.

Behandlungsstrategie

Bei einer Poststreptokokken-Glomerulonephritis sind Penicilline angezeigt. Bei der rasch progredienten Glomerulonephritis gelangen insbesondere Glukokortikoide (☞ Pharma-Info 21.13), Cyclophosphamid (z. B. Endoxan®) und die **Plasmapherese** (Plasmaaustausch) zur Anwendung.

Symptomatisch werden die Hypertonie, die Ödeme (☞ 29.10.1) und die Herzinsuffizienz behandelt.

Pflege

Die Pflege des Kranken dient dem Vermeiden von Komplikationen bzw. ihrem frühzeitigen Erkennen:

► Bei Hypertonie, Ödemen oder deutlichem Kreatininanstieg und damit drohendem akuten Nierenversagen körperliche Schonung, in ausgeprägten Fällen Bettruhe

► Unterstützung bei der Körperpflege. Thrombose-, Pneumonie-, Dekubitus- und Kontrakturenprophylaxe je nach Schwere der Erkrankung

► Engmaschige Kontrollen von Puls, Blutdruck, Gewicht und Temperatur. Beobachtung des Urins auf Aussehen und Menge, Flüssigkeitsbilanzierung. Organisieren von Blutkontrollen (insbesondere Kreatinin, Harnstoff und Elektrolyte) nach Arztanordnung

► Ernährung in Abhängigkeit vom Krankheitsbild: Hypertonie, Ödeme und/oder eine eingeschränkte Nierenfunktion erfordern eine Reduktion der Kochsalz-, Flüssigkeits- und Eiweißzufuhr. Als Richtwert für die Eiweißzufuhr gelten 0,7 g/kg Körpergewicht, wobei bei hochgradigem Eiweißverlust über die Nieren ein Zuschlag erforderlich ist. Steigt das Serumkalium infolge der Nierenfunktionseinschränkung an, muss der Patient auf kaliumhaltige Lebensmittel wie z. B. Bananen verzichten

► Nach der Krankenhausentlassung zunächst nur leichte körperliche Tätigkeiten.

Chronische Glomerulonephritis

> **Chronische Glomerulonephritis:** Schleichend über Jahre bis Jahrzehnte voranschreitende Glomerulonephritis, oft aus ungeklärter Ursache. Prognose insgesamt schlecht, häufig über die Jahre Dialysepflicht.

Da sich die Patienten häufig lange Zeit völlig gesund fühlen, wird die **chronische Glomerulonephritis** oft bei einer zufälligen Urinuntersuchung entdeckt, oder es kommt zu einem scheinbar akuten *(pseudoakuten)* Nierenversagen.

Meist liegen eine (Mikro-)Hämaturie und Proteinurie vor. Mit zunehmender Krankheitsdauer kommt es zur Hypertonie und weiteren Zeichen des chronischen Nierenversagens (☞ 29.5.9).

Eine spezifische Behandlung ist meist nicht möglich. Wesentlich für die Nierenfunktion ist die konsequente Blutdruckeinstellung auf Werte um 125/75 mmHg. Den Hemmstoffen des Renin-Angiotensin-Systems (☞ Pharma-Info 17.15) kommt dabei wegen ihrer zusätz-

29.5 Erkrankungen der Nieren und Harnleiter

29

lichen organprotektiven Wirkung die größte Bedeutung zu. Eine zusätzliche Nierenschädigung durch nierenschädigende Arzneimittel, z.B. frei verkäufliche Schmerzmittel, muss auf jeden Fall vermieden werden.

Die Patienten sollen sich körperlich schonen. Eine eiweißarme Kost kann empfohlen werden (0,5–0,7 g/kg tägl.), da eine hohe Eiweißzufuhr möglicherweise die noch funktionierenden Glomeruli überlastet. Kochsalzeinschränkung und Begrenzung der Trinkmenge sind nicht generell anzuraten, da sich durch Austrocknung (Dehydratation) die Nierenfunktion weiter verschlechtern kann.

29.5.7 Nephrotisches Syndrom

> **Nephrotisches Syndrom:** Sammelbezeichnung für verschiedene Erkrankungen, die mit massiven Eiweißverlusten über die Nieren und Ödemen einhergehen. Prognose unterschiedlich: Bei Kindern mit **Minimal-change-Glomerulonephritis** sehr gut, bei anderen histologischen Typen oder infolge eines Diabetes mellitus in ca. 50% über Jahre Entwicklung eines chronischen Nierenversagens.

Krankheitsentstehung

Beim **nephrotischen Syndrom** werden die normalerweise für großmolekulare Eiweiße sehr dichten Wände der Glomeruluskapillaren durchlässig, so dass es zu hohen Eiweißverlusten über den Urin kommt. Häufig ist eine Glomerulonephritis die Ursache. Bei Kindern ist dabei die sog. **Minimal-change-Glomerulonephritis** *(Glomerulonephritis mit Minimalveränderungen)* am häufigsten, bei Erwachsenen die sog. **membranöse Glomerulonephritis.** Mit zunehmender Häufigkeit wird ein nephrotisches Syndrom jedoch auch als Spätkomplikation beim Diabetes mellitus angetroffen.

Symptome und Untersuchungsbefund

Leitsymptom sind ausgeprägte *Ödeme,* meist zunächst begrenzt auf Füße und Knöchel sowie Lider und Gesicht („aufgedunsenes Aussehen"), später generalisiert mit Aszites und Pleuraergüssen. Oft beklagen die Patienten Unwohlsein, Übelkeit, Müdigkeit und Schwäche.

Diagnostik und Differentialdiagnose

Definitionsgemäß gehören zum nephrotischen Syndrom neben den Ödemen folgende Befunde:

▶ *Proteinurie* > 3,5 g/Tag, in Extremfällen bis zu 50 g/Tag
▶ Eiweißmangel im Blut *(Hypoproteinämie)* als Folge der Eiweißverluste. Besonders das Albumin wird in großen Mengen ausgeschieden; dadurch erniedrigt sich die „Wasserbindungsfähigkeit" *(osmotischer Druck)* des Blutes und trägt so wesentlich zu den Ödemen bei (☞ Abb. 29.56)
▶ *Erhöhung der Blutfette (Hyperlipidämie),* besonders des Cholesterins.

Die weitere Abklärung und Ursachensuche erfolgt vergleichbar der bei Glomerulonephritis durch Blutuntersuchungen, Sonographie und Nierenbiopsie.

Behandlungsstrategie

▶ Falls möglich, wird die Ursache der Erkrankung beseitigt
▶ Die Ödeme können meist durch Diuretika (☞ Pharma-Info 29.34) ausgeschwemmt werden
▶ ACE-Hemmer bzw. Angiotensin-II-Antagonisten vermindern die Proteinurie durch Reduktion des Filtrationsdrucks im Nierenkörperchen
▶ Wegen der Thromboseneigung der Patienten unter anderem durch den Verlust gerinnungshemmender Faktoren (z.B. AT III) über den Urin und die Diuretikatherapie ist eine hoch dosierte medikamentöse Thromboseprophylaxe auch ohne Bettlägerigkeit notwendig
▶ Bei längerem Bestehen eines nephrotischen Syndroms ist eine diätetische und medikamentöse Senkung der erhöhten Blutfettspiegel erforderlich
▶ In Einzelfällen werden Humanalbumin und/oder Immunglobuline infundiert
▶ Infektionen müssen aufgrund der geschwächten Abwehrlage (Immunglobulinverlust!) frühzeitig und konsequent antibiotisch behandelt werden

Bei manchen Patienten ist eine spezifische medikamentöse Behandlung möglich. Beispielsweise spricht das nephrotische Syndrom bei Kindern mit Minimal-change-Glomerulonephritis, aber auch bei Erwachsenen mit membranöser Glomerulonephritis gut auf Glukokortikoide (☞ Pharma-Info 21.13) oder Zytostatika wie Cyclophosphamid (z.B. Endoxan® ☞ 22.4.1) an.

Pflege

▶ Für körperliche Schonung des Patienten sorgen
▶ Thromboseprophylaxe durchführen (☞ 12.3.3, 15.10.3)
▶ Puls, Blutdruck und Körpergewicht engmaschig kontrollieren, Urinausscheidung beobachten und Flüssigkeit bilanzieren
▶ Kochsalzarme Kost reichen
▶ Patienten auf das Ausmaß peripherer Ödeme, Pleuraergüsse (☞ 18.11.2), Lungenödem (☞ 16.6.3) und Aszites (☞ 20.2.2) beobachten
▶ Auf Anzeichen einer Infektion achten.

29.5.8 Akutes Nierenversagen

> **Akutes Nierenversagen** (kurz *ANV,* auch *akute Niereninsuffizienz):* Plötzlicher Funktionsausfall der Nieren bei vorher Nierengesunden. Prinzipiell reversibel, jedoch hohe Letalität durch die oft schwere Grunderkrankung.

Krankheitsentstehung
Prärenales Nierenversagen

In 80% der Fälle liegt ein **prärenales ANV** vor, dem *zirkulatorisch-ischämische Störungen* der Nieren bei Schock oder Dehydratation zugrunde liegen *(Schockniere).* Hochgradige Volumenmangelzustände *(Hypovolämie)* mit Blutdruckabfall, z.B. nach massiven Blut-, Flüssigkeits- und Elektrolytverlusten, schädigen die Nieren so stark, dass die Nierenfunktion auch nach Beseitigung der Ursache – zunächst – nicht wiederkehrt.

Intrarenales Nierenversagen

In 15–20% der Fälle handelt es sich um ein **(intra-)renales ANV,** etwa durch *toxische* Tubulusschädigung durch körpereigene oder von außen zugeführte Substanzen oder Entzündungen der Nieren (z.B. rasch progrediente Glomerulonephritis, ☞ 29.5.6).

Hämolytisch-urämisches Syndrom *(HUS).* Das hämolytisch-urämische Syndrom ist gekennzeichnet durch die Kombination aus hämolytischer Anämie (☞ 22.5.1), Thrombozytopenie (☞ 22.8.3) und akutem Nierenversagen. Besonders häufig sind Kinder zwischen ein und fünf Jahren betroffen. Hauptursache sind Magen-Darm-Infektionen (vor allem mit EHEC-Bakterien ☞ 26.5.5), dann sind

1117

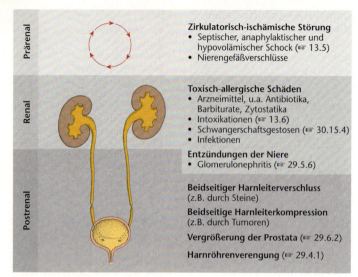

Abb. 29.31: Mögliche Ursachen des Nierenversagens (Auswahl). Sonderstellung des postrenalen Nierenversagens ☞ Text. [A400-190]

blutige Stühle nicht selten erstes Warnzeichen. Seltener sind z. B. Anomalien des Komplementsystems verantwortlich.

Postrenales Nierenversagen

Oft wird ein akuter Harnverhalt mit Anurie als **postrenales ANV** klassifiziert, obwohl hier kein Nierenversagen im engeren Sinne, sondern eine Abflussstörung vorliegt. Die Nierenfunktion wird erst sekundär beeinträchtigt. Wird die Abflussstörung rasch beseitigt, kann ein eigentliches postrenales Nierenversagen in der Regel vermieden werden.

Symptome und Untersuchungsbefund

Leitsymptom des akuten Nierenversagens ist in ca. 85 % der Fälle die *Oligurie* oder *Anurie.* In ca. 15 % ist die Urinmenge anfangs noch normal oder sogar erhöht.

Wasser- und Elektrolythaushalt entgleisen rasch:
▶ Als Folge der fehlenden Kochsalz- und Wasserausscheidung kommt es zur „Überwässerung". Diese zeigt sich v. a. in einem Lungenödem mit Luftnot und schneller Atmung des Patienten **(fluid lung).** Hypertonie und Ödeme weisen auf eine Überlastung von Herz und Kreislauf hin
▶ Es entwickelt sich rasch eine *Hyperkaliämie* (☞ 29.10.3) mit lebensbedrohlichen Herzrhythmusstörungen

▶ Die verminderte H^+-Ionenausscheidung führt zu einer *metabolischen Azidose* (☞ 29.11.1)
▶ Da keine harnpflichtigen Stoffe mehr ausgeschieden werden, reichern sich neben den ungiftigen „Markern" Kreatinin und Harnstoff auch **Urämietoxine** *(Harngifte)* im Blut an und führen zu den typischen *Urämiesymptomen* (Übelkeit, Erbrechen, Juckreiz, Bewusstseinsstörungen ☞ 29.5.9).

Diagnostik

Unabdingbar ist die schnelle Ursachenklärung:
▶ Sonographie zur Differenzierung einer Anurie bei Harnverhalt (volle Blase) oder fehlender Urinproduktion
▶ Kontrolle von Blutdruck, Puls, Füllungszustand der Halsvenen und Hautturgor zur Feststellung einer Hypovolämie oder Exsikkose
▶ Urinuntersuchung mit Streifen-Schnelltest, Sedimentuntersuchung, Urinkultur und Bestimmung des spezifischen Gewichts (☞ 29.3.2) sowie Messung des Einstunden-Urins. Während der Urin bei einer *Dehydratation* (☞ 29.10.2) maximal konzentriert ist, ist die Niere bei einem akuten Nierenversagen nicht mehr in der Lage, den Urin zu konzentrieren
▶ Blutuntersuchung zur Ursachensuche (z. B. BSG, BB, ggf. Bestimmung von Autoantikörpern) und zur Einschätzung der akuten Bedrohung (Harnstoff,

Kreatinin, Natrium, Kalium, Gerinnungsparameter, BGA)
▶ EKG, um die typischen Veränderungen einer Hyperkaliämie bis hin zu Herzrhythmusstörungen rechtzeitig zu erfassen
▶ Röntgenaufnahme des Thorax (fluid lung?)
▶ Zur weiteren Abklärung evtl. Duplex-Sonographie bzw. Angiographie (Gefäßverschlüsse?) oder Biopsie (Glomerulonephritis?).

Stadieneinteilung des akuten Nierenversagens

Das akute Nierenversagen verläuft unabhängig von der Ursache der Schädigung gleichförmig in vier Stadien (☞ Abb. 29.32).

Behandlungsstrategie

Die medikamentöse Therapie des Stadiums der Oligo- oder Anurie umfasst:
▶ Ausgleich eines evtl. bestehenden Flüssigkeitsverlusts, am besten Monitoring anhand des zentralen Venendrucks (ZVD)
▶ I. v.-Gabe hochwirksamer Diuretika, z. B. Furosemid (etwa in Lasix®). Voraussetzung ist ein Ausschluss bzw. Ausgleich einer Dehydratation (ZVD mindestens 8 – 12 mmHg), da Diuretika die Prognose des akuten Nierenversagens ansonsten weiter verschlechtern
▶ Ausgleich der Elektrolyte, vor allem bei Hyperkaliämie und metabolischer Azidose. Gegen die Hyperkaliämie sind Kationenaustauscher, z. B. Resonium® oral oder rektal, oder i. v.-Gabe von Insulin und Glukose wirksam (bewirkt eine Kaliumaufnahme in die Zellen mit Sinken des *Serum*kaliums), gegen die Azidose Natriumbikarbonat i. v.
▶ Antibiotikagabe bei Verdacht auf Infektionen
▶ (Kurzzeit-)Dialyse über ZVK, falls diese Maßnahmen ohne ausreichenden Erfolg bleiben.

Pflege im Stadium der Oligo- und Anurie

▶ Entsprechend dem Allgemeinzustand wird der Patient von den Pflegenden bei den alltäglichen Verrichtungen unterstützt. Sie führen alle notwendigen Prophylaxen durch, etwa die Dekubitus-, Pneumonie-, Soor- und Parotitis- bzw. Infektionsprophylaxe

29.5 Erkrankungen der Nieren und Harnleiter

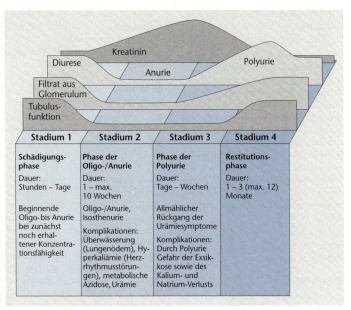

Abb. 29.32: Stadien des akuten Nierenversagens.

▶ Zur exakten Feststellung der Stunden-Urinmenge wird ein transurethraler oder suprapubischer Katheter gelegt (☞ 29.1.3). Dieser ermöglicht gleichzeitig die Harnableitung bei einem postrenalen Hindernis (z. B. einer Prostatavergrößerung). Nach Diagnosesicherung wird der Katheter wegen der Infektionsgefahr baldmöglichst entfernt
▶ Menge, Aussehen und Osmolalität bzw. spezifisches Gewicht des Urins werden beobachtet bzw. bestimmt und dokumentiert
▶ Messung des ZVD (☞ 16.1.3) und tägliche Gewichtskontrollen sind wichtig für die Flüssigkeitsbilanzierung (☞ 12.7.1.2)
▶ Die Flüssigkeitszufuhr wird dem Flüssigkeitsverlust angepasst. Als Faustregel gilt, dass die erlaubte Flüssigkeitsaufnahme der Ausscheidung des Vortags zuzüglich Flüssigkeitsverlusten durch Erbrechen, Durchfall oder Wundsekreten entspricht. Sorgfältige Mundpflege mit häufigem Ausspülen, und, falls erlaubt, Lutschen von Eiswürfeln können das Durstgefühl des Patienten vermindern. Das für die Eiswürfelzubereitung benötigte Wasser muss bei der Flüssigkeitsbilanzierung berücksichtigt werden
▶ Die kalorisch ausreichende Ernährung ist eiweißreduziert sowie natrium- und kaliumarm. Häufig ist eine parenterale Ernährung (☞ 15.5.2) notwendig
▶ Engmaschige Kontrollen von Blutdruck (Hypertonie?), Puls (Herzrhythmusstörungen?), Atmung (Lungenödem?), Temperatur (Infektion?) und Bewusstsein (Urämie?) sollen Komplikationen frühzeitig erfassen
▶ Wegen der trockenen Haut und des häufigen Juckreizes ist eine sorgfältige Hautpflege erforderlich (☞ 12.5.1.4)
▶ Die Pflegenden vermitteln den meist unruhigen und ängstlichen Patienten das Gefühl, nicht allein zu sein und dass ihnen bei Bedarf jederzeit Pflegende helfend zur Seite stehen. Bei älteren Patienten kann die Erkrankung zu Desorientiertheit führen. Sie brauchen ein ruhiges, klar strukturiertes und verständnisvolles Umfeld.

Pflege bei Juckreiz ☞ 28.2.3
Pflege bei Sepsis ☞ 26.4

Pflege im Stadium der Polyurie

Im polyurischen Stadium scheidet der Patient durchschnittlich 5 l Urin täglich aus und ist deshalb durch Mineralstoffverluste (z. B. Hypokaliämie) gefährdet:
▶ Körpergewicht und Ausscheidung (Urinvolumen) werden anfangs stündlich, später täglich kontrolliert
▶ Die Ernährungsvorschriften sind denen des anurischen Stadiums entgegengesetzt: Reichliches Trinken zum Ausgleich des Flüssigkeitsverlusts, kräftig gesalzene Kost (Natriumverlust mit dem Urin) und kaliumreiche Lebensmittel (Trockenobst, Nüsse, einige Gemüsesorten wie Hülsenfrüchte sowie Kräuter wie Petersilie und Schnittlauch). Evtl. ist eine medikamentöse Zufuhr von Kalium (z. B. Kalinor®) erforderlich. Mit Wiederkehr der Nierenfunktion wird der Eiweißgehalt der Nahrung schrittweise angehoben.

29.5.9 Chronische Niereninsuffizienz

Chronische Niereninsuffizienz (kurz *CNI*, auch *chronisches Nierenversagen*, kurz *CNV*): Langsam zunehmende Nierenfunktionsstörung auf dem Boden zahlreicher Grunderkrankungen, die zum völligen Funktionsverlust beider Nieren mit **terminaler Niereninsuffizienz** und Dialysepflicht fortschreitet.

Urämie *(Harnvergiftung)*: Durch die Anreicherung harnpflichtiger Substanzen bei fortgeschrittener Niereninsuffizienz bedingter Symptomkomplex.

Krankheitsentstehung

In Deutschland sind die beiden Hauptursachen der **chronischen Niereninsuffizienz** beim Erwachsenen:
▶ Mit ca. 30 % die **diabetische Nephropathie** bei langjährigem Diabetes mellitus (☞ 21.6.5), zunehmende Tendenz
▶ Mit 20 – 25 % die **chronischen Glomerulonephritiden** (☞ 29.5.6), relativ gesehen abnehmende Tendenz.

Bei Kindern sind in gut der Hälfte aller Fälle angeborene Erkrankungen wie etwa Nierenfehlbildungen oder eine **polyzystische Nierendegeneration** *(Zystennieren)* verantwortlich. Bei Letzterer durchsetzen zahllose Zysten die Nieren, bis kaum noch funktionstüchtiges Nierengewebe verbleibt. Glomerulonephritiden stehen hier mit rund 30 % an zweiter Stelle.

Weitere Ursachen sind z. B. chronische Pyelonephritiden (☞ 29.5.4) und schmerzmittelbedingte Nierenschädigungen (Analgetika-Nephropathie).

Symptome und Untersuchungsbefund

Aufgrund der hohen Leistungsreserve der Nieren ist ein Patient mit einer langsam

29 Pflege von Menschen mit Erkrankungen der Niere und der ableitenden Harnwege

fortschreitenden Nierenschädigung oft lange Zeit beschwerdefrei. Meist fällt dem Patienten zuerst ein Leistungsknick auf.

Die in späteren Stadien der Erkrankung auftretenden klinischen Zeichen der chronischen Niereninsuffizienz stehen in enger Beziehung zum Ausmaß der Nierenparenchymzerstörung und sind so regelhaft, dass eine klinische Stadieneinteilung der chronischen Niereninsuffizienz möglich ist (☞ Tab. 29.33).

Die Symptome der fortgeschrittenen Niereninsuffizienz **(Urämiesymptome)** gehen auf die Anhäufung harnpflichtiger Substanzen (☞ 29.3.3) im Blut zurück. Sie betreffen alle Organsysteme:

▶ *Herz und Kreislauf:* Hypertonie, Überwässerung, Perikarditis (evtl. mit Perikarderguss ☞ 16.8.3), Herzrhythmusstörungen mit der Gefahr eines Herzstillstands aufgrund der Hyperkaliämie (☞ 29.10.3)
▶ *Lunge:* Lungenödem (☞ 16.6.3), Pleuritis (☞ 18.11.1), Pneumoniegefahr bei allgemeiner Abwehrschwäche, vertiefte Atmung bei Azidose (☞ 29.11.1)
▶ *Magen-Darm-Trakt:* Mundgeruch, Geschmacksstörungen, Übelkeit, Erbrechen, Durchfälle, urämische Gastroenteritis
▶ *ZNS:* Konzentrationsstörungen, Kopfschmerzen, Wesensveränderung, Verwirrtheit, Krampfneigung, Bewusstlosigkeit bis hin zum urämischen Koma
▶ *Haut:* Juckreiz, bräunlich-gelbes Hautkolorit, Uringeruch
▶ *Blut:* Renale Anämie aufgrund verminderter Produktion des Hormons

Erythropoetin in der Niere, Blutungsneigung.

Auch das Knochensystem wird in Mitleidenschaft gezogen **(renale Osteopathie),** da die Niere ihre Fähigkeit verliert, das mit der Nahrung aufgenommene Vitamin D in seine aktive Form zu überführen. Dadurch wird im Darm zu wenig Kalzium aufgenommen und der Blutkalziumspiegel sinkt. Gleichzeitig ist die Phosphatausscheidung über die Nieren krankheitsbedingt vermindert. Dies führt zu gesteigerter Parathormonsekretion der Nebenschilddrüsen (*sekundärer Hyperparathyreoidismus* ☞ 21.5.1) und damit zu einem erhöhten Knochenum- und -abbau.

Bei Kindern sind außerdem ein Kleinwuchs und ein verspätetes Einsetzen der Pubertät zu beobachten.

Diagnostik

Die diagnostischen Maßnahmen sollen die (evtl. therapierbare) Grunderkrankung feststellen und eine stadiengerechte Behandlung ermöglichen:

▶ Urinuntersuchung mit Sedimentuntersuchung und Urinkultur
▶ Kreatinin-Clearance-Bestimmung zur Abschätzung des noch verbliebenen Glomerulumfiltrats und zur Stadieneinteilung
▶ Blutabnahme: BB (Anämie?), Elektrolyte (Entgleisung mit Azidose und Hyperkaliämie? Hyperphosphatämie?), Kreatinin, Harnstoff, Blutzucker (Diabetes mellitus?)
▶ Sonographie: Meist sind die Nieren bei einer chronischen Niereninsuffizinz

klein *(Schrumpfnieren).* Eine Zystennierenerkrankung ist leicht und nichtinvasiv diagnostizierbar
▶ Bei Verdacht auf Nierenarterienstenose Darstellung der Nierengefäße.

Behandlungsstrategie bei kompensierter Retention

Die medikamentöse Behandlung konzentriert sich auf die symptomatische Beschwerdelinderung sowie die Korrektur der Elektrolytentgleisungen und Störungen des Hormonhaushalts:

▶ Konsequente Einstellung der Hypertonie (Zielblutdruck etwa 125/75 mm Hg), bevorzugt mit Hemmern des Renin-Angiotensin-Systems (etwa in Pres®, ☞ Pharma-Info 17.15), um die Progredienz der Niereninsuffizienz zu verlangsamen. Für die oft nötige Kombinationstherapie gut geeignet sind auch **Diuretika** (☞ Pharma-Info 29.34), da die Hypertonie bei Niereninsuffizienz in erster Linie durch Natrium- und Wasserretention bedingt ist
▶ Bei Hyperlipidämie medikamentöse Senkung des Cholesterinspiegels, da man annimmt, dass sich ein hoher Blutcholesterinwert negativ auf die Nierenfunktion auswirkt (nach wie vor umstritten)
▶ Konsequente Behandlung von Harnwegsinfekten (☞ 29.4.2 und 29.5.3)
▶ Verminderung der Phosphataufnahme im Darm, zunächst diätetisch, in späteren Stadien zusätzlich medikamentös durch sog. Phosphatbinder (z. B. Calciumacetat-Nefro®)
▶ Bekämpfung einer renalen Anämie bei Hb-Werten < 11,5 g/dl mit Eisenpräparaten und gentechnisch hergestelltem Erythropoetin (z. B. Erypo®) oder Darbepoetin (Aranesp®). Möglichst s. c.-Gabe (und keine i. v.-Gabe) zur Schonung der Venen
▶ Bei drohender Überfunktion der Nebenschilddrüsen evtl. Gabe von Dihydroxycholecalciferol (beispielsweise Rocaltrol®)
▶ Bei Hyperkaliämie trotz Diät orale Gabe von Ionenaustauschern (z. B. Resonium® A)
▶ Bei schwerer Azidose (selten) Bikarbonat
▶ Engmaschige Kontrolle der Elektrolyte in Serum und Urin
▶ Vorbereitung des Patienten auf die Dialyse: Anlage einer Ciminofistel (Gefäßshunt ☞ 29.1.6) oder Implantation eines Peritonealkatheters (☞ 29.1.6) einige Wochen vor Dialysebeginn

Stadium nach WHO (Kreatinin-Clearance)	Klinisches Stadium	Symptome
I (≥ 90 ml/min)	Normale Nierenfunktion	Keine, evtl. Hypertonie
II (60 – 89 ml/min)	Volle Kompensation	Kreatinin-Clearance eingeschränkt, Serum-Kreatinin noch normal (kreatininblinder Bereich), keine klinischen Symptome, evtl. Hypertonie
III (30 – 59 ml/min)	Kompensierte Retention	Kreatinin- und Harnstoff-Anstieg im Serum, erste klinische Symptome. Bei Infektion oder verminderter Flüssigkeitszufuhr droht ein rascher Übergang in Stadium IV
IV (15 – 29 ml/min)	Dekompensierte Retention (präterminale Niereninsuffizienz)	Beginnende Urämiesymptome (☞ Text). Bei erfolgreicher Therapie wieder Übergang in Stadium III möglich
V (< 15 ml/min)	Terminale Niereninsuffizienz	Irreversibles Nierenversagen, Patient ist dialysepflichtig. Evtl. Transplantation

Tab. 29.33: Die Stadien der chronischen Niereninsuffizienz. Während vielerorts nach wie vor die Einteilung nach dem klinischen Stadium üblich ist, setzt sich zunehmend die genauere WHO-Einstufung anhand der Kreatinin-Clearance durch.

29.5 Erkrankungen der Nieren und Harnleiter

29

▶ Bei Kindern ggf. Gabe von Wachstumshormon s.c.

> Alle Arzneimittel, die wegen anderer Grunderkrankungen erforderlich sind, müssen auf eine notwendige Dosisreduktion bei Niereninsuffizienz überprüft werden.

Pflege bei chronischer Niereninsuffizienz

Zur Pflege eines Patienten mit chronischer Niereninsuffizienz zählt die Beratung des Patienten über eine geregelte und schonende Lebensweise:

▶ Solange sich der Patient leistungsfähig fühlt, kann er sich (maßvoll) körperlich anstrengen

▶ Die Ernährung sollte eiweiß- und phosphatarm, dabei aber kalorisch ausreichend sein (Reduktion der täglichen Eiweißmenge auf 0,5–0,7 g Eiweiß/kg Körpergewicht). Die Kaliumzufuhr wird von der Tendenz der Serumkaliumwerte abhängig gemacht

▶ Patient und Angehörige werden über die Diätvorschriften informiert. In aller Regel ist es sinnvoll, eine Diätberaterin einzuschalten, um die Einhaltung der Diät auch nach der Entlassung zu gewährleisten

▶ Flüssigkeits- und Kochsalzzufuhr werden individuell je nach Ausscheidung, Blutdruck und Ödemneigung gehandhabt. In früheren Stadien ist die Urinmenge infolge der nachlassenden Konzentrationsfähigkeit der Nieren eher hoch. Bei zu geringer Flüssigkeitszufuhr besteht hier die Gefahr einer Verschlechterung der Nierenfunktion, bei sehr hoher Flüssigkeitszufuhr (oberhalb etwa 2,5 l pro Tag) andererseits die der Überwässerung. Erst bei nachlassender Urinmenge ist eine Trinkmengenbeschränkung sinnvoll. Die Flüssigkeit wird am günstigsten gleichmäßig über den Tag verteilt, Flüssigkeitsbilanzierung und tägliche Gewichtskontrollen sind notwendig

▶ Bei der Krankenbeobachtung ist besonders auf Blutdruck, Puls, Atmung, Temperatur, beginnende Infekte, Urämiesymptome und Symptome einer Überdosierung über die Niere ausgeschiedener Arzneimittel wie z.B. Digoxin zu achten

▶ Bei aller Sorge um Urinmenge und Serumkalium darf das psychische Wohlbefinden des Patienten nicht vergessen werden: Nahezu alle Lebensbereiche sind krankheitsbedingt eingeschränkt

und im Gegensatz zu einer Akuterkrankung ist keine Besserung zu erwarten.

Pflege bei Juckreiz ☞ *28.2.3*

> Den Patienten informieren, dass seine Unterarmvenen beidseitig für eine evtl. spätere Shuntanlage (☞ 29.1.6) geschont werden müssen, damit er Ärzte, die ihn nicht kennen, vor einer Blutentnahme darauf aufmerksam machen kann.

Behandlungstrategie und Pflege bei (prä)terminaler Niereninsuffizienz

Behandlung und Pflege, einschließlich diätetischer Führung, bestehen bei **präterminaler Niereninsuffizienz** in einer „verschärften" Form der Richtlinien bei kompensierter Niereninsuffizienz. Mit dem Patienten wird frühzeitig besprochen, welche Nierenersatztherapie (☞ 29.1.6) für ihn infrage kommt. Außerdem wird der Betroffene psychisch auf ein Leben mit einer Nierenersatztherapie vorbereitet. Ggf. kümmert sich ein Sozialarbeiter z.B. um eine notwendige berufliche Umschulung.

🔖 Pharma-Info 29.34: Diuretika

> **Diuretika:** Arzneimittel, die durch direkten Angriff an der Niere harntreibend *(diuretisch)* wirken. Sie verstärken die Wasser- und Mineralstoffausscheidung in unterschiedlichem Maß und können daher zu Elektrolytentgleisungen führen.

Die gebräuchlichsten Diuretika sind:

▶ **Thiazidabkömmlinge,** z.B. Hydrochlorothiazid, etwa in Esidrix®. Schwach bis mittelstark wirksam mit relativ wenigen Nebenwirkungen wie beispielsweise Hypokaliämie, Blutzucker- und Harnsäureanstieg

▶ **Schleifendiuretika,** z.B. Furosemid und Torasemid, etwa in Lasix® oder Torem®. Stärker wirksam als Thiazide und auch bei beginnendem akuten Nierenversagen und chronischer Niereninsuffizienz noch wirksam. Die Nebenwirkungen entsprechen denen der Thiazide, zusätzlich ist bei zu rascher i.v.-Injektion ein (reversibler) Hörverlust möglich

▶ **Kaliumsparende Diuretika,** z.B. Triamteren, etwa in Jatropur®, oder Aldosteronantagonisten (z.B. Spironolacton, etwa in Aldactone®). Sie werden v.a. bei Herzinsuffizienz in Kombination mit Thiaziden oder Schleifendiuretika verordnet.

Dehydratationsprophylaxe ☞ *12.6.5.9*

Pflege bei Diuretikagabe

▶ Täglich Blutdruck messen und mindestens 2- bis 3-mal wöchentlich das Körpergewicht kontrollieren.

▶ Ggf. Flüssigkeitsein- und -ausfuhr bilanzieren (☞ 12.7.1.2)

▶ Thromboseprophylaxe durchführen, da eine schnelle Ödemausschwemmung (mehr als 500 g täglich) die Thrombosegefahr erhöht

▶ Patienten auf Zeichen einer Exsikkose beobachten. Da eine Exsikkose zu einem Blutdruckabfall mit Kreislaufbeschwerden und verschlechterter Gehirndurchblutung führen kann, sollten die Betroffenen bei Therapieeinleitung nur in Begleitung aufstehen

▶ Blutzucker bei Diabetikern häufiger überprüfen

▶ Diuretika morgens verabreichen, um die Nachtruhe des Patienten durch die harntreibende Wirkung der Diuretika nicht zu stören

▶ Auf Zeichen des Kaliummangels (*Hypokaliämie* ☞ 29.10.3) achten: Muskelkrämpfe, Herzrhythmusstörungen, Obstipation. Dann kaliumreiche Ernährung geben oder auf Arztanordnung medikamentös Kalium zuführen (z.B. Kalinor®)

▶ Puls und EKG regelmäßig kontrollieren, da sich auch die Hyperkaliämie bei kaliumsparenden Diuretika durch Herzrhythmusstörungen bemerkbar macht.

1121

Nierentransplantation

Eine Alternative zur lebenslangen Dialyse ist die **Nierentransplantation** (☞ auch 15.11).

Meist wird die Niere eines hirntoten Organspenders verpflanzt. Aufgrund des Organspendermangels und der besseren Ergebnisse werden aber zunehmend Lebendspenden (z. B. eines Elternteils oder Ehepartners) durchgeführt.

Die postoperativen Komplikationen bestehen in:
- *Lokalen Komplikationen,* z. B. Harnleiterverengungen, Anastomosenleck und Nierenarterienstenose
- *Abstoßungsreaktionen* (☞ 15.11). Während eine **akute Abstoßungsreaktion** oft durch eine Erhöhung der Arzneimittel (Steroidstoßtherapie) bekämpft werden kann, führt eine **chronische Abstoßungsreaktion** *(chronische Transplantatdysfunktion)* meist im Verlauf mehrerer Jahre zur abermaligen Niereninsuffizienz
- *Infektionen.*

Die Immunabwehr der Patienten wird prä- und postoperativ unterdrückt, heute meist durch eine Dreierkombination von Immunsuppressiva (☞ Pharma-Info 27.14): Glukokortikoide plus Ciclosporin (z. B. Sandimmun®) oder Tacrolimus (Prograf®) plus Mycophenolatmofetil (Cellcept®) oder Azathioprin (z. B. Imurek®). Kurzzeitig, etwa bei akuten Abstoßungsreaktionen, werden auch Antikörper gegeben. Nebenwirkung der dauerhaft einzunehmenden Immunsuppressiva ist neben den substanzspezifischen Nebenwirkungen eine hohe Infektgefährdung des Patienten, auch bestimmte Tumoren treten gehäuft auf. Die Patienten werden daher über Jahre engmaschig ärztlich kontrolliert.

Nach neueren Zahlen ist die Lebenserwartung nach Transplantation höher als die unter Dialyse. Vor allem aber ist die Lebensqualität der Patienten deutlich besser. Allerdings gefährden nicht nur Abstoßungsreaktionen die Funktion der Spenderniere. Die Fremdniere kann wieder von der gleichen Grunderkrankung befallen werden, die bereits die eigenen Nieren zerstört hat (z. B. Glomerulonephritis ☞ 29.5.6). Prinzipiell ist dann eine zweite oder gar dritte Nierentransplantation möglich, doch ist das sog. Transplantatüberleben geringer als bei der ersten Transplantation. Im Mittel überdauern transplantierte Nieren heute etwa 10–12 Jahre, bevor eine erneute Dialysebehandlung notwendig wird.

29.5.10 Bösartige Nierentumoren

Wilms-Tumor

Wilms-Tumor *(Nephroblastom):* Häufigster bösartiger Nierentumor bei Kindern, Altersgipfel 3. Lebensjahr. Histologisch embryonale Mischgeschwulst aus unreifen Geweben verschiedener Keimblätter. Trotz hoher Malignität verhältnismäßig gute Prognose (5-Jahres-Überlebensrate über 80%).

Häufig verursacht der **Wilms-Tumor** keine Beschwerden, und der Kinderarzt tastet bei einer Routineuntersuchung eine (schmerzlose) Schwellung im Bauch. Ansonsten sind die Erstsymptome eher unspezifisch (z. B. Abgeschlagenheit, Bauchschmerzen). Auch eine isolierte *Mikrohämaturie* (☞ 29.2.9) kann erstes Zeichen der Erkrankung sein.

Die Diagnostik umfasst Urin- und Blutuntersuchungen sowie verschiedene bildgebende Verfahren (meist Röntgenaufnahme des Thorax, Ultraschall und Kernspintomographie des Abdomens).

Erster Schritt der Behandlung ist meist eine Chemotherapie zur Verkleinerung des Tumors. Es folgen die operative Entfernung der erkrankten Niere und eine postoperative Chemotherapie in Abhängigkeit vom Tumorstadium.

Nierenzellkarzinom

Nierenzellkarzinom *(Nierenkarzinom, Hypernephrom, Grawitz-Tumor, Adenokarzinom der Niere):* Karzinom der Niere, das durch bösartige Entartung der Tubuluszellen in der Nierenrinde entsteht und ungefähr 2% aller bösartigen Tumoren des Erwachsenen ausmacht (dritthäufigster bösartiger urologischer Tumor). Altersgipfel um 60 Jahre, Männer häufiger betroffen als Frauen. 5-Jahres-Überlebensrate bei auf die Niere begrenzten Tumoren ohne Lymphknotenmetastasen ca. 80%, bei Einbruch in Nieren- oder Hohlvene oder Lymphknotenmetastasen deutlich schlechter.

Krankheitsentstehung

Die Ursache der Entartung ist unbekannt. Neben genetischen Faktoren werden Zusammenhänge mit narbigen Veränderungen, übermäßiger Schmerzmitteleinnahme, Chemikalien (Cadmium) und Rauchen diskutiert.

Symptome und Untersuchungsbefund

Aufgrund der Zunahme der Sonographien werden heute über 60% der Nierenzellkarzinome diagnostiziert, bevor sie zu Beschwerden geführt haben. Die „klassischen" (Spät-)Symptome sind:
- Schmerzlose Mikro- oder Makrohämaturie
- Schmerzen im Nierenlager oder in der Flanke.

Verlegen Blutgerinnsel nach einer Tumorblutung den Harnleiter, kann eine Nierenkolik erstes Symptom sein.

Diagnostik und Differentialdiagnose

- Sonographie des Abdomens zur Bestimmung der Tumorausdehnung
- Farb-Duplex-Sonographie (Einbruch in Nieren- oder untere Hohlvene?)
- Computer- oder Kernspintomographie des Abdomens, möglichst mit Gefäßdarstellung (☞ 14.6.4, 14.6.5)
- Blutuntersuchung: BSG-Erhöhung und erhöhter Blutkalziumspiegel. In fort-

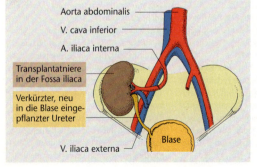

Abb. 29.35: Lage einer transplantierten Niere. Meist werden die eigenen, funktionsunfähigen Nieren belassen und die Spenderniere als zusätzliches Organ in die Fossa iliaca des Beckens eingepflanzt. Die Gefäßstümpfe der Spenderniere werden mit den Iliakalgefäßen des Empfängers und der fremde Harnleiter mit der Harnblase des Patienten verbunden. [A400-190]

29.5 Erkrankungen der Nieren und Harnleiter

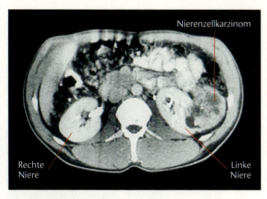

Abb. 29.36: Nierenzellkarzinom im CT. Am Rand der linken Niere befindet sich ein Tumor, der so groß wie die Niere selbst ist. [T196]

geschrittenen Stadien evtl. Tumoranämie oder Polyglobulie durch Erythropoetinbildung des Tumors
▶ Röntgen-/CT-Thorax und Knochenszintigramm zur Metastasensuche
▶ Präoperatives Urogramm
▶ Evtl. präoperative Angiographie zur Klärung der Gefäßverhältnisse
▶ Evtl. seitengetrennte Nierenszintigraphie zur Einschätzung der Funktion der anderen Niere.

Behandlungsstrategie
Erster Schritt ist die Operation. Meist wird die ganze Niere einschließlich der Nebenniere, eines Großteils des Harnleiters und der Lymphknoten entfernt (**Tumornephrektomie**). Nur selten, etwa bei sehr kleinen Tumoren oder Befall einer Einzelniere, wird organerhaltend operiert. Zunehmend wird laparoskopisch operiert, Langzeitergebnisse liegen aber noch nicht vor. Einzelne Metastasen werden ebenfalls operativ entfernt. Auch bei palliativer Zielsetzung kann eine Nierenentfernung angezeigt sein, um die Beschwerden zu lindern.

Strahlen-, Chemo- und Hormontherapie haben bislang keine Erfolge gezeigt. Im Spätstadium haben immuntherapeutische Verfahren (☞ auch 22.4.4) einen gewissen Stellenwert.

> Nach jeder Nephrektomie sind Kreatinin-Kontrollen und eine Flüssigkeitsbilanzierung erforderlich, um Komplikationen rechtzeitig zu erfassen.

Pflege
Allgemeine prä- und postoperative Pflege ☞ 15.10.2 – 15.10.4
Perioperative Pflege in der Urologie ☞ 29.1.7
Onkologische Pflege ☞ 22.1

29.5.11 Verletzungen der Niere

Die Nieren liegen relativ geschützt im oberen Retroperitonealraum. Bei starken Traumen kann es trotzdem zu **Nierenverletzungen** kommen. Je nach Art und Ausmaß der Verletzungen kann der Patient völlig beschwerdefrei sein oder innerhalb von Minuten in einen schweren Schock geraten (☞ Abb. 29.37).

Bei Verdacht auf eine Nierenverletzung sind Urinuntersuchung (Hämaturie?), Blutentnahme (Hb-Abfall?), Sonographie (Hämatom?) und Infusionsurogramm (z. B. unvollständige Darstellung bei Parenchymverletzungen) angezeigt. Bei Verdacht auf eine Gefäßverletzung ist eine Angiographie nötig. Bei unsicherem Befund können CT oder Kernspintomographie helfen.

Bei kleinen Nierenverletzungen ist ein konservatives Vorgehen mit absoluter Bettruhe und Antibiotikagabe (zur Verhinderung einer Infektion des Hämatoms) gerechtfertigt. Dann müssen Kreislaufparameter, Ausscheidung, Urinbefund, Nierenwerte und Ultraschallbefund engmaschig kontrolliert werden. Bei Versagen der konservativen Therapie oder bei schweren Verletzungen wird operiert, wobei die Niere nach Möglichkeit erhalten wird.

> Nach jeder Nierenverletzung sind Blutdruckkontrollen über Monate erforderlich, da bei Minderdurchblutung auch kleiner Nierenbezirke über den *Renin-Aldosteron-Mechanismus* eine Hypertonieentwicklung droht.

Bei **Harnleiterverletzungen** ist bei kleinen Wandeinrissen die Harnleiterschienung ausreichend. Ansonsten muss auch hier offen operiert und der Harnleiter rekonstruiert werden.

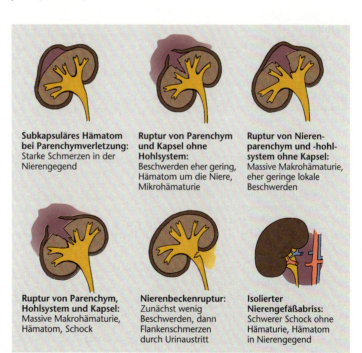

Abb. 29.37: Überblick über die verschiedenen Nierenverletzungen und ihre Symptome. [A300-157]

29.5.12 Nierensteine

Nephrolithiasis *(Urolithiasis, Nierensteinleiden, -krankheit):* Konkrementbildung in den ableitenden Harnwegen, häufig mit typischen Schmerzanfällen, den **Nierenkoliken,** verbunden. Betrifft ungefähr 5 % der mitteleuropäischen Bevölkerung, Männer häufiger als Frauen. Trotz Rückfallneigung meist gute Prognose.

Krankheitsentstehung

Die genauen Mechanismen der **Krankheitsentstehung** sind bis heute nicht vollständig geklärt. Die *Kristallisationstheorie* besagt, dass sich bei zu hoher Konzentration bestimmter Harninhaltsstoffe kleine Kristalle bilden, die sich in der Folge vergrößern. Bakterielle Infektionen und Harnstau können das Steinwachstum begünstigen.

Nierensteinleiden bei Kindern sind eher selten, meist liegen dann wiederholte Harnwegsinfekte, Stoffwechselerkrankungen oder Fehlbildungen als begünstigende Faktoren vor.

Kalziumhaltige Steine (*Kalziumoxalat* oder *-phosphat*) sind mit ca. 70–80 % die häufigste Steinart, gefolgt von *Harnsäuresteinen* (ca. 15 %).

Symptome und Untersuchungsbefund

Leitsymptom ist die **Nierenkolik** *(akuter Steinanfall)* durch Einklemmung des Steins. Der Patient hat stärkste, krampfartige Schmerzen, die wellenförmig wiederkehren. Typisch ist der Bewegungsdrang des Patienten während der Kolik. Während der im Nierenbecken oder oberen Bereich des Harnleiters festgeklemmte Stein höchstens in den Rücken ausstrahlt, strahlen die Schmerzen bei tief gelegenen Harnleitersteinen bis in den Hoden oder die Schamlippen aus. Dysurie und Makrohämaturie sind weitere Symptome. Viele Patienten leiden außerdem unter Übelkeit, Erbrechen oder einem *Subileus* (☞ 19.6.1).

Nicht jeder Stein führt zu Nierenkoliken. So verursachen z. B. große Nierenbeckensteine, die im Extremfall das ganze Nierenbecken ausfüllen (Nierenbeckenausgussstein), oftmals nur einen leichten Dauerschmerz, den der Patient unter Umständen nicht einmal bemerkt. Dennoch ist dieser Stein gefährlich, da er durch ständigen Reiz auf die Nierenschleimhaut zu Entzündungen und Dauerschäden bis hin zur Schrumpfniere mit chronischem Nierenversagen führen kann.

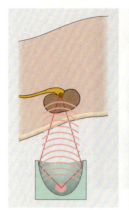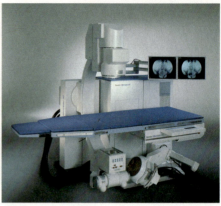

Abb. 29.38: Links Prinzip der extrakorporalen Stoßwellenlithotripsie in der Schemazeichnung. Rechts moderner Lithotripter. Er ermöglicht eine Steinlokalisation mittels Röntgen und/oder Ultraschall, unterschiedliche Lagerungen des Patienten und computergestützte Positionierung des Steines im Stoßwellenbrennpunkt. [A400-190, V343]

Diagnostik und Differentialdiagnose

Die Erstdiagnostik umfasst:
- Urinuntersuchung. Mikro- oder Makrohämaturie infolge der Schleimhautläsionen. Manchmal Kristalle im Urinsediment, die für einzelne Steinarten charakteristische Formen aufweisen können
- Urinkultur: Infektion?
- Blutuntersuchung. Kreatinin- und Harnstoffwert, um eine Nierenschädigung nicht zu übersehen. Gerinnungsstatus wegen der Blutungsgefahr durch den Stein
- Sonographie. Steine ab ca. 0,5–1 cm Durchmesser lassen sich darstellen, ebenso ein Harnstau durch den Stein
- Evtl. Nierenleeraufnahme (ca. 75 % aller Steine sind schattengebend und damit in der Leeraufnahme sichtbar) oder (Spiral-)CT
- I. v.-Urogramm. Das i. v.-Urogramm sichert die Diagnose eines Steins und dessen Lokalisation, ist aber erst nach Abklingen der Kolik möglich, da das Kontrastmittel die Harnbildung steigert und bei eingeklemmtem Stein zu einer Ruptur des Nierenkelchsystems führen kann.

Die weitere Diagnostik soll die Steinzusammensetzung bestimmen und Grunderkrankungen aufdecken:
- Die chemische Analyse abgegangener Steine ist wichtig für die Rezidivprophylaxe. Daher soll der Patient den Urin sieben, um abgehende Steine oder kleinste Konkremente (Harngries) zu erfassen
- Der Urin-pH wird mehrfach bestimmt
- Der Sammelurin (☞ 12.7.1.2) wird auf die wichtigsten Steinbestandteile (Kalzium, Phosphat, Oxalat, Harnsäure, Zitrat, Zystin) und Hemmstoffe (Magnesium) untersucht
- Im Blut werden Kalzium, Chlorid und Phosphat sowie Harnsäure bestimmt. Die Parathormonbestimmung im Blut ist zum Ausschluss einer Überfunktion der Nebenschilddrüsen (Hyperparathyreoidismus ☞ 21.5.1) angezeigt, die zu Nierensteinen führen kann.

Behandlungsstrategie

Zunächst werden Analgetika (z. B. Dolantin®) in Kombination mit krampflösenden Arzneimitteln (z. B. Buscopan®) zur Schmerzlinderung gegeben. Metamizol (z. B. Novalgin®) ist zwar gut wirksam, aber wegen der Agranulozytosegefahr umstritten. Hierdurch und durch geeignete pflegerische Maßnahmen (☞ unten) gehen 80 % der Steine spontan ab. Beim geringsten Verdacht einer Harnwegsinfektion werden wegen der Gefahr einer *Urosepsis* Antibiotika eingesetzt.

Bei 20 % der Patienten ist der Stein so groß, dass er nicht spontan abgeht. Verfahren erster Wahl ist dann meist die **extrakorporale Stoßwellenlithotripsie** *(ESWL)*. Dabei werden hochenergetische Stoßwellen erzeugt und auf den Stein gebündelt. Durch wiederholte Stoßwellenbelastung zerbröckelt der Stein in zahlreiche Fragmente, die mit dem Urin ausgeschieden werden (☞ Abb. 29.38). Dabei können sie Koliken auslösen.

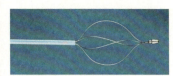

Abb. 29.39: Dormiakörbchen, das durch ein Endoskop vorgeschoben wird und in aufgespanntem Zustand den (Nieren-, Gallen-)Stein umfasst. Der Stein kann dann mit Herausziehen des Endoskops entfernt werden. [K183]

Kommt eine ESWL nicht in Betracht oder war sie erfolglos, werden – teils in Kombination mit ESWL – folgende Methoden angewendet:

- Bei Steinen im unteren Anteil des Ureters kommt eine Entfernung mit speziellen Instrumenten wie etwa *Fasszangen* oder *Dormiakörbchen* (☞ Abb. 29.39) in Betracht, die über das Zystoskop bzw. Ureteroskop eingeführt werden. Evtl. wird der Stein vorher durch **transurethrale Lithotripsie** zertrümmert
- Steine im oberen Harnleiter können über ein Ureteroskop in das Nierenbecken zurückgeschoben und dann wie Nierenbeckensteine durch (abermalige) ESWL behandelt werden. Auch ureteroskopisches Vorgehen kann angezeigt sein
- Vor allem bei großen Nierenbeckensteinen kann die **perkutane Nephrolitholapaxie (PCNL)** in einem Eingriff Steinfreiheit erzielen. In Vollnarkose und unter Antibiotikaprophylaxe wird ein Nephroskop *perkutan* in das Nierenbeckenkelchsystem eingeführt und der Stein über Spezialgeräte entfernt oder zertrümmert. Der danach liegende Nephrostoma-Drain wird nach 1–3 Tagen entfernt.
- Steine, die den Harnleiter passiert haben, gehen normalerweise problemlos über die Harnröhre ab. Liegen dennoch *Blasensteine* vor, ist die Harnröhre möglicherweise verengt, z. B. durch eine vergrößerte Prostata. Hier kann eine Zystoskopie zur Steinentfernung erforderlich sein.
- Eine offene Operation ist heute bei weniger als 1 % der Patienten notwendig.

Pflege bei Nierensteinen

- Der Patient soll 3–4 l täglich trinken (sofern keine Kontraindikationen vorliegen). Durch die erhöhte Urinausscheidung wird die Harnübersättigung mit steinbildenden Substanzen und damit eine erneute Konkrementbildung verhindert. Einer Harnübersättigung während der Nacht kann durch spätabendliches und nächtliches Trinken vorgebeugt werden
- Außerdem ist dem Patienten körperliche Bewegung, z. B. Treppensteigen oder Hüpfen, zu empfehlen, da hierdurch gelegentlich ein spontaner Steinabgang gelingt
- Viele Patienten empfinden lokale Wärme als sehr angenehm. Dies erfordert ärztliche Zustimmung
- Der Urin wird auf Farbe und Menge kontrolliert und der pH-Wert mittels Indikatorpapier oder im Labor bestimmt. Das spezifische Gewicht, bestimmt mit Teststreifen, sollte unter 1012–1015 liegen. Der Urin wird außerdem gesiebt, um abgehende Steine für eine chemische Untersuchung aufzufangen. Hierzu gibt es spezielle Papierfilter. Zusätzlich wird für Untersuchungszwecke in aller Regel ein 24-Stunden-Sammelurin (☞ 12.7.1.2) benötigt
- Regelmäßige Temperaturkontrollen dienen der Früherkennung eines Harnwegsinfekts (Gefahr der Urosepsis)
- Je nach Zusammensetzung des Steins ist eine Diät erforderlich, um die Blut- und damit indirekt die Harnkonzentration der steinbildenden Substanzen zu senken
- Die Pflegenden beraten den Patienten bezüglich einer geeigneten *Rezidivprophylaxe*, ohne die es bei einem Großteil der Betroffenen zu einer erneuten Steinbildung kommt (☞ Kasten rechts).

Pflege bei ESWL

Eine ESWL kann ambulant oder stationär durchgeführt werden.

- Am Vortag soll der Patient blähende Speisen und kohlensäurehaltige Getränke meiden. Manchmal ist die Gabe von entblähenden Arzneimitteln erforderlich
- Ob der Patient vor der Untersuchung nüchtern sein muss, hängt von der Art der Anästhesie und der weiteren Medikation ab
- Vor dem Eingriff kontrollieren die Pflegenden, ob aktuelle Blutgerinnungswerte und ein Blutbild vorliegen.

Nach dem Eingriff wird der Patient für einige Zeit überwacht. Dabei achten die Pflegenden insbesondere auf seine Herz-Kreislauf-Situation und die Ausscheidung (ggf. Flüssigkeitsbilanzierung und zur Steinanalyse Auffangen der Steinreste in einem Steinsieb). Nach einer ambulanten ESWL darf der Patient die Klinik bei unkompliziertem Verlauf nach 2–4 Std. verlassen und auch wieder essen. Wichtig ist vor allem die ausreichende Flüssigkeitszufuhr (mind. 2 l).

> **Prävention und Gesundheitsberatung**
>
> Die Vorbeugung vor erneuten Nierensteinen umfasst:
>
> - Reichliches Trinken (mehr als 2 l täglich) mit gleichmäßiger Flüssigkeitszufuhr über den ganzen Tag. Abendliches Trinken beugt einer zu starken Konzentration des Urins in der Nacht vor. Die Urinkonzentration wird mittels Teststreifen kontrolliert
> - Ausreichend Bewegung, Vermeiden von Übergewicht
> - Bei harnsäurehaltigen Steinen weitgehendes Meiden von Fleisch, Verzicht auf Innereien. Reduktion der Oxalatzufuhr bei Kalziumoxalatsteinen (z. B. in schwarzem Tee, Kakao, Schokolade, Spinat und Rhabarber), ggf. zusätzliche Gabe von Substanzen, welche die Steinbildung hemmen (z. B. Magnesium). Eine kalziumarme Ernährung bei kalziumhaltigen Steinen wird heute überwiegend für verzichtbar gehalten
> - Ansäuerung oder Alkalisierung des Urins (z. B. mit Acimethin® bzw. Uralyt-U®) je nach Steinart. Regelmäßige Kontrolle des Urin-pH durch Teststreifen (Anleitung durch die Pflegenden)
> - Behandlung von Harnwegsinfekten bei infektbedingten Steinen
> - Verabreichung von Arzneimitteln (selten), v. a. bei Harnsäuresteinen (Gabe von Allopurinol) und bei seltenen, oft erblich bedingten Stoffwechselkrankheiten.

29.6 Erkrankungen der Prostata

29.6.1 Prostatitis

> **Prostatitis:** Entzündung der Prostata. Bei konsequenter Behandlung meist gute Prognose.

Krankheitsentstehung

Die **akute Prostatitis** wird meist durch gramnegative Bakterien verursacht (☞ 26.5.1), die über die Harnröhre aufsteigen. Die **chronische Prostatitis** entsteht oft auf dem Boden einer nicht ausgeheilten akuten Prostatitis.

Symptome und Untersuchungsbefund

Bei der akuten Prostatitis bestehen schweres allgemeines Krankheitsgefühl und Fieber (ggf. mit Schüttelfrost). Die übrigen Beschwerden des Patienten erklären sich aus der räumlichen Nähe der Prostata zu Harnblase und Rektum:
- Dysurie, Pollakisurie, evtl. Hämaturie und Ausfluss aus der Harnröhre
- Spannungs- und Druckgefühl in der Dammregion
- Stuhldrang, Schmerzen beim Stuhlgang.

Bei der rektalen Untersuchung ist die Prostata stark druckschmerzhaft und entzündlich vergrößert.

Diagnostik und Differentialdiagnose

Die Diagnose wird gesichert durch:
- Rektale Untersuchung (äußerst schmerzhaft)
- Urinstatus, Urinkultur, Harnröhrenabstrich: In der ersten Portion und nach Prostatamassage (wegen der Gefahr der bakteriellen Streuung nicht bei akuter Prostatitis durchführen) finden sich Leukozyten und Bakterien. Stets werden Kulturen zur Erregeridentifizierung angelegt
- Blutkultur (☞ 26.3.3) bei Fieber über 38,5 °C.

Um eine Ausbreitung der Infektion in die höher gelegenen Harnwege zu verhindern, nimmt der Arzt bei Patienten mit akuter Prostatitis möglichst keine transurethralen Untersuchungen vor.

Hauptkomplikationen sind ein **Prostataabszess** (hochakutes, schmerzhaftes Krankheitsbild mit Sepsisgefahr) und der Übergang in die chronische Prostatitis mit Infertilität (☞ 29.9.2) als möglicher Folge.

Behandlungsstrategie

Die Behandlung der akuten Prostatitis besteht in der – initial meist intravenösen – Antibiotikagabe, möglichst nach Antibiogramm. Zur Linderung der Beschwerden erhält der Patient krampflösende Arzneimittel und Analgetika. Bei der chronischen Prostatitis müssen die Antibiotika über Monate gegeben werden, um die Entzündung auszuheilen. Bei Harnverhalt oder erheblichem Restharn legt der Arzt einen suprapubischen Blasenkatheter.

Pflege

Pflege bei Fieber ☞ 12.4.4.2, 12.4.5.2
Pflege bei suprapubischer Blasendrainage ☞ 29.1.3

- Bei akuter Prostatitis Patienten Bettruhe einhalten lassen
- Lokale Wärme zur Beschwerdelinderung applizieren (nach Arztrücksprache), etwa durch Wärmflasche oder feuchtwarme Auflagen
- Für regelmäßigen, weichen Stuhlgang sorgen (Obstipationsprophylaxe ☞ 12.7.2.5)
- Unterkühlungen vermeiden. So wird dem Patienten beispielsweise geraten, warme Unterwäsche zu tragen und nach dem Schwimmen sofort die nasse Badekleidung zu wechseln. Körperliche Schonung und sexuelle Karenz sind nicht erforderlich.

29.6.2 Prostatahyperplasie

> **Prostatahyperplasie** (*benigne Prostatahyperplasie*, kurz *BPH*, *Prostataadenom*): Vergrößerung der Prostata. Eine der häufigsten Erkrankungen des fortgeschrittenen Lebensalters: Ungefähr 50 % der über 50-Jährigen sind betroffen. Ohne Therapie langsames Fortschreiten der Erkrankung, nach Operation gute Prognose.

Krankheitsentstehung

Bei der **Prostatahyperplasie** vergrößern sich v. a. die harnröhrennahen (periurethralen) Drüsen der Prostata, so dass die Harnröhre zunehmend eingeengt wird. Als Ursache des Prozesses werden insbesondere Veränderungen des Östrogen-Testosteron-Haushalts und ein „Wiedererwachen" embryonaler Eigenschaften des prostatischen Bindegewebes diskutiert.

Symptome und Untersuchungsbefund

Die Symptome entstehen durch die zunehmende Verengung der Harnröhre mit daraus resultierender Harnabflussbehinderung:
- Im **Stadium I** *(Reizstadium)* ist der Harnstrahl abgeschwächt, und es dauert länger, bis die Miktion beginnt. Der Patient muss häufig auf die Toilette gehen (auch nachts) und die Bauchpresse einsetzen („drücken"), damit sich die Blase vollständig entleert
- Im **Stadium II** *(Restharnstadium)* ist die Harnröhre so stark eingeengt, dass sich Restharn bildet, d. h. dass eine vollständige Entleerung der Blase nicht mehr möglich ist. Der Patient hat fast ständig Harndrang, kann aber immer nur geringe Mengen Urin lassen. Der Restharn fördert die Entstehung von Harnwegsinfekten (☞ 29.4.2, 29.5.3)
- Im **Stadium III** *(Dekompensationsstadium)* kommt es zur Überlaufblase mit Harnrückstau bis zu den Nieren und Nierenfunktionsschädigung.

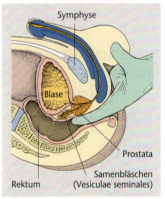

Abb. 29.40: Die digitale Untersuchung von Prostata, Rektum und kleinem Becken ist bei über 40-jährigen Männern obligater Bestandteil der körperlichen Untersuchung, da so nicht selten Prostatavergrößerungen und -tumoren entdeckt werden. [A400-190]

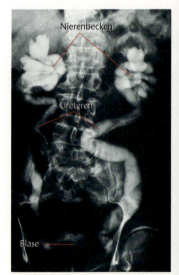

Abb. 29.41: I.v.-Urogramm im Spätstadium einer gutartigen Prostatahyperplasie. Die Harnleiter und das Nierenbeckenkelchsystem sind infolge des Abflusshindernisses deutlich erweitert. Der Blasenboden wird durch die vergrößerte Prostata angehoben. [T196]

Bei der rektalen Untersuchung ist die Prostata vergrößert tastbar.

> Ein Harnverhalt kann in jedem Stadium der Erkrankung auftreten. Dann ist eine transurethrale oder suprapubische Harnableitung erforderlich. Bei großem Harnvolumen (> 800 ml) ist eine fraktionierte Entleerung der Harnblase notwendig, um eine Entlastungsblutung aus der Blasenschleimhaut zu vermeiden.

Diagnostik und Differentialdiagnose

- Rektale Untersuchung (Größe, Form und Konsistenz der Prostata?)
- Urinuntersuchung: Harnwegsinfekt?
- Sonographie (transabdominal, ggf. auch transrektal): zur Größenbestimmung der Prostata und Restharnbestimmung
- Blutuntersuchung: Funktionseinschränkung der Niere? Tumormarker zur Unterscheidung vom Prostatakarzinom (vor der Palpation abnehmen, da sonst falsch positive Befunde)
- Uroflow: deutliche Harnstrahlabschwächung
- Urogramm und Urethrozystoskopie: Ausschluss anderer Ursachen der Harnröhrenverengung und Blasentumoren sowie zum exakten Ausmessen der Prostatavergrößerung
- Prostatapunktion/-biopsie (☞ 29.3.7) bei Karzinomverdacht.

Behandlungsstrategie

Die Behandlung ist stadienabhängig. Im Stadium I stehen pflegerische Maßnahmen und die geregelte Lebensführung des Patienten im Vordergrund. Beschwerdelindernd wirken pflanzliche Präparate, z. B. Prostagutt®, oder β-Sitosterin, z. B. Harzol®.

Ab Stadium II ist die Entfernung der vergrößerten Prostata angezeigt. Dabei wird die Prostata entweder endoskopisch (*Trans-urethrale Elektroresektion der Prostata*, kurz **TUR-Prostata** oder **TUR-P** ☞ Abb. 29.42) oder in einer offenen Operation (**Prostataadenomenukleation, -adenomektomie**) ausgeschält (die Kapsel bleibt stehen) und so die freie Harnröhrenpassage wiederhergestellt. Postoperativ kann es zu einer Inkontinenz kommen, die jedoch durch Beckenbodengymnastik meist rasch gebessert wird. Die Potenz bleibt bei 90 % der Operierten erhalten, der Patient wird aber unfruchtbar, da sich das Ejakulat in die Blase ergießt (*retrograde Ejakulation* ☞ auch 29.9.1).

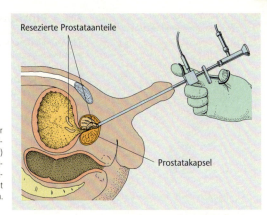

Abb. 29.42: Bei der transurethralen Resektion der Prostata (TUR-P) wird das Prostatagewebe mithilfe einer elektrischen Schlinge Schicht für Schicht abgetragen. [A400-190]

Standard dabei nach wie vor die TUR-P. Offen operiert wird vor allem bei erheblicher Prostatavergrößerung. Der Zugang erfolgt überwiegend **suprapubisch extra-** oder **transvesikal** (*oberhalb des Schambeins unterhalb bzw. durch die Harnblase*), seltener **perineal** (*vom Damm her*). Eine zunehmende Zahl von Kliniken setzt verschiedene **Laserverfahren** zur Abtragung des Gewebes ein.

Medikamentös ist die Gabe von α$_1$-Rezeptorenblockern (z. B. Terazosin, etwa in Flotrin®, Tamsulosin, etwa in Alna®) oder des 5α-Reduktase-Hemmers Finasterid (Proscar®) möglich, z. B. falls sich der Patient (noch) nicht zu einer Operation entschließen kann oder Kontraindikationen vorliegen. Hier sind zum einen die Nebenwirkungen zu beachten (Dauermedikation!), zum anderen ist bis heute umstritten, ob die Präparate eine Operation vermeiden oder nur verschieben, so dass dann viele der Patienten zu einem späteren (ungünstigeren) Zeitpunkt operiert werden müssen.

Im Stadium III wird zur Entlastung der Harnblase und der ableitenden Harnwege zunächst eine transurethrale oder suprapubische Blasenkatheterisierung vorgenommen. Nach Erholung der Nierenfunktion erfolgt die operative Sanierung. Bei allgemeiner Inoperabilität des Patienten ist die künstliche Harnableitung (☞ 29.1.3–29.1.5) die einzig mögliche Behandlungsmaßnahme.

Pflege

Künstliche Harnableitung ☞ 29.1.3–29.1.5

Im Stadium I der Erkrankung sind vor allem die Aufklärung des Patienten und die Beratung bezüglich der Lebensführung wichtig:

- Nicht zu lange sitzen und keine zu enge Unterwäsche tragen sowie eine Überdehnung der Blase (z. B. durch Trinken großer Flüssigkeitsmengen oder Nicht-auf-die-Toilette-Gehen bei Harndrang) vermeiden, da eine Blutüberfüllung (Kongestion = Anstauung) der Prostata die Miktion verschlechtert
- Kalte oder stark alkoholische Getränke sowie Kälteexposition meiden, da diese ebenfalls das Risiko eines Harnverhalts steigern
- Lokal Wärme applizieren (erleichtert die Miktion).

Pflege nach Prostataoperation

Perioperative Pflege in der Urologie ☞ 29.1.7

- Während einer TUR-Prostata wird ein transurethraler *dreilumiger Blasenspülkatheter* (☞ 20–24 Ch), auch *Hämaturie-* oder *Spülkatheter* genannt, in die Blase eingebracht, über den die Blase in den ersten 2–3 postoperativen Tagen kontinuierlich gespült wird. Bei einer Prostataadenomenukleation kann die Spülflüssigkeit alternativ über einen suprapubischen Katheter eingebracht und über einen transurethralen Katheter abgelassen werden. Der Spülkatheter wird meist um den 3. postoperativen Tag entfernt (Arztanordnung beachten). Liegen ein suprapubischer und ein transurethraler Katheter, wird der transurethrale Katheter nach Beendigung der Spülung und der suprapubische Katheter zwischen dem 10. und 14. Tag entfernt
- Die Pflegenden halten den Patienten nach Entfernen des Spülkatheters zu reichlichem Trinken an, um restliche Blutkoagel auszuspülen

1127

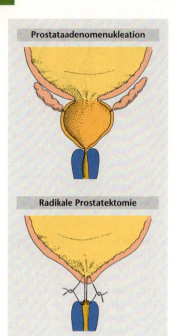

Abb. 29.43: Unterschied zwischen Prostataadenomenukleation bei Prostatahyperplasie und radikaler Prostatektomie bei Prostatakarzinom. [A400-190]

- Der Patient darf bereits abends leichte Kost zu sich nehmen und wird ab dem 1. postoperativen Tag mobilisiert
- Nach der Entfernung des Dauerkatheters müssen viele Patienten die normale Blasenentleerung erst wieder üben, evtl. ordnet der Arzt Beckenbodengymnastik an
- Die Pflegenden informieren den Patienten, dass Beschwerden beim Wasserlassen 4–6 Wochen andauern können, da die Wunde in der Harnröhre erst abheilen muss.

Vorsicht

Bei unzureichender Spülung kann sich rasch ein großes Blutkoagel bilden und den Spülkatheter verlegen. Dann droht eine **Blasentamponade,** d.h. Urin, Spüllösung und geronnenes Blut können nicht mehr abfließen, es entstehen die Symptome eines Harnverhalts (☞ 29.2.6). Um dies zu vermeiden, bei zunehmender Hämaturie die Spülung beschleunigen. Lässt die Hämaturie darunter nach, kann die Einlaufgeschwindigkeit der Spülung wieder reduziert werden.

29.6.3 Prostatakarzinom

Prostatakarzinom: Krebs der Vorsteherdrüse. Ursache unklar. Seit Jahren kontinuierliche Häufigkeitszunahme, mittlerweile häufigster urologischer Tumor und dritthäufigste Krebstodesursache bei Männern. Betrifft vor allem Männer über 50 Jahre: Schätzungsweise 50% aller über 70-Jährigen haben ein Prostatakarzinom, jedoch mit unterschiedlicher klinischer Bedeutung. In frühen Erkrankungsstadien gute Prognose.

Symptome und Untersuchungsbefund

Da das Prostatakarzinom zu 80% in den hinteren Drüsenanteilen fern der Harnblase entsteht, macht es lange Zeit keine Beschwerden. Erst spät klagt der Patient über Symptome ähnlich denen der Prostatahyperplasie (☞ 29.6.2). Oft sind die ersten Symptome bereits Zeichen einer Metastasierung in das Skelett, v.a. der unteren Wirbelsäule und des Beckens.

Bei erstmalig auftretenden Kreuzschmerzen, „Ischias" und „Rheuma" nach dem 50. Lebensjahr immer auch an ein Prostatakarzinom denken!

Meist kann das Prostatakarzinom bei der rektalen Untersuchung als unregelmäßiger, fast steinharter Knoten getastet werden.

Diagnostik und Differentialdiagnose

Bei klinischem Verdacht auf ein Prostatakarzinom erfolgen:
- Transrektale Sonographie (TRUS)
- Blutuntersuchung. Die Blutentnahme zeigt eine Anämie (☞ 22.5.1) als allgemeines Tumorzeichen. Wichtigster Tumormarker ist das **PSA** *(prostataspezifisches Antigen),* wobei ein Wert von 4 ng/ml als „Grenze" gilt. Die Blutentnahme erfolgt vor der rektalen Untersuchung, da sonst falsch positive Ergebnisse möglich sind
- Prostatapunktion/-biopsie (☞ 29.3.7). Sie sichert durch den Nachweis bösartiger Zellen die Diagnose.

Für die Behandlung maßgeblich ist die Ausbreitung des Karzinoms. Zur Diagnose der Tumorausbreitung dienen:
- Sonographie, CT, evtl. Kernspintomographie: Metastasen (Lymphknotenmetastasen)?
- Knochenszintigramm: Skelettmetastasen?
- Röntgenleeraufnahme des Thorax: Lungenmetastasen?
- Evtl. Kolonkontrasteinlauf: Einwachsen in die Darmwand?

Behandlungsstrategie

Ist das Karzinom noch auf die Prostata beschränkt und der Patient in gutem Allgemeinzustand, wird der Tumor durch eine *radikale Prostatovesikulektomie* **(radikale Prostatektomie),** d.h. eine Entfernung der gesamten Prostata einschließlich ihrer Kapsel, der Samenblasen und des durch die Prostata verlaufenden Harnröhrenabschnitts, entfernt. Die regionären Lymphknoten werden ebenfalls reseziert. Die radikale Prostatektomie führt stets zu einer Zeugungsunfähigkeit des Patienten und bei etwa der Hälfte der Patienten darüber hinaus zu einer Impotenz. Mit einer Inkontinenz ist bei etwa 10% der Patienten zu rechnen.

Die radikale Prostatektomie ist mittlerweile auch laparoskopisch möglich, Langzeiterfahrungen liegen aber noch nicht vor.

Strahlentherapien kommen vor allem für ältere oder inoperable Patienten in Betracht. Lange bekannt ist die perkutane Strahlentherapie. Vielversprechendes modernes Verfahren ist die **Brachytherapie:** Mehrere etwa reiskorngroße Strahlenquellen (engl. *seeds,* Samenkörner) werden in den Tumor eingebracht und sollen ihn allmählich von innen her lokal zerstören. Eine Kombination beider Verfahren ist möglich.

In fortgeschrittenen Krankheitsstadien steht die **Hormonbehandlung** an erster Stelle. Da ein Großteil der Prostatakarzinome hormonabhängig ist (männliche Geschlechtshormone fördern das Wachstum), ist durch Entzug der männlichen Geschlechtshormone oft eine Besserung zu erreichen. Diese erfolgt heute in aller Regel medikamentös, z.B. durch Antiandrogene (etwa in Androcur®) oder LH-RH-Analoga (GnRH-Analoga ☞ auch Pharma-Info 30.33). Wird die Harnröhre durch das Karzinom sehr eingeengt, kann eine transurethrale Resektion der Prostata (TUR-P ☞ 29.6.2) zur Beschwerdelinderung helfen.

Bei Erfolglosigkeit dieser Behandlung stehen als Mittel der zweiten und dritten Wahl z.B. das Arzneimittel Estramustin (Estracyt®, ein Arzneimittel mit zytostatischer und östrogener Wirkung) und Zytostatika zur Verfügung.

Pflege

Pflege nach Prostataoperation ☞ 29.6.2
Onkologische Pflege ☞ 22.1

Nach der radikalen Prostatektomie bleibt der transurethrale Dauerkatheter zur Anastomosensicherung zwischen Harnröhrenstumpf und Blase bis zu 21 Tagen liegen. Rutscht der Katheter versehentlich heraus, verständigen die Pflegenden den Arzt (wegen der großen Verletzungsgefahr darf der Katheter auf keinen Fall selbstständig wieder eingeführt werden). Auch Darmrohre, Suppositorien und Klistiere gefährden die Anastomose, weswegen in der ersten postoperativen Woche darauf verzichtet wird.

Nach der Entfernung des Katheters tritt bei vielen Patienten eine (vorübergehende) Stressinkontinenz auf. Die Pflegenden versorgen den Patienten mit geeigneten Inkontinenzhilfsmitteln, achten auf regelmäßige Hautpflege und vermitteln Kontaktadressen zur Information des Patienten (✉ 5).

Pflege bei Inkontinenz ☞ 12.7.1.6
Pflege bei Sexualstörungen des Mannes ☞ 29.9

29.7 Erkrankungen von Hoden und Nebenhoden

Die meisten Hodenerkrankungen treten bei Kindern oder jungen Männern auf. Da Erkrankungen der Hoden bei zu später Behandlung oft zu bleibender Beeinträchtigung der Fruchtbarkeit führen (☞ 29.9.2), müssen Schmerzen und Schwellungen im Bereich der Hoden stets ernst genommen werden.

29.7.1 Lageanomalien des Hodens

Hodenretention *(Retentio testis, Maldescensus testis, Hodenhochstand, Hodendystopie):* Ausbleiben des physiologischen Hodenabstiegs vom Bauchraum über den Leistenkanal in das Skrotum. Häufigkeit ca. 4% aller neugeborenen Knaben (bei Frühgeborenen höher), gegen Ende des ersten Lebensjahres noch ca. 1%.

Krankheitsentstehung und Einteilung

Ursächlich diskutiert werden z. B. eine verminderte mütterliche Hormonproduktion während der Schwangerschaft und Anomalien im Bereich des Samenstrangs. Das familiär gehäufte Auftreten weist auf eine genetische Disposition hin.

Einteilung

Je nach Lage des Hodens werden folgende Formen unterschieden:
▶ Beim **Bauchhoden** ist der Hoden innerhalb der Bauchhöhle.
▶ Am häufigsten ist der **Leistenhoden**, bei dem der Hoden auf physiologischem Weg bis in den Leistenkanal hinabgestiegen und dort liegen geblieben ist
▶ Von einem **Gleithoden** spricht man, wenn ein Leistenhoden zwar bis in den oberen Hodensack hinuntergezogen werden kann, sich jedoch nach dem Loslassen sofort wieder zurückzieht
▶ Dagegen bleibt ein **Pendelhoden** zeitweilig im Hodensack, wandert aber z. B. bei Kälte hoch in die Leiste
▶ Ein **ektoper** (nach außen verlagerter) **Hoden** hat einen völlig anderen Weg genommen als den physiologischen, etwa zur Peniswurzel oder in den Oberschenkel.

Symptome, Befund und Diagnostik

Krankheitswert gewinnen die Lageanomalien durch zwei Komplikationen:
▶ Ist der Hoden bis zum zweiten Geburtstag nicht im Hodensack, drohen (wahrscheinlich durch die höhere Temperatur im Bauchraum) irreversible Schädigungen mit Verminderung der Fruchtbarkeit

▶ Zudem ist das Entartungsrisiko deutlich erhöht.

Daher prüft der Arzt bei allen Vorsorgeuntersuchungen palpatorisch, ob sich beide Hoden im Hodensack befinden. Ist dies nicht der Fall, versucht er, den/die fehlenden Hoden in der Leiste zu ertasten. Gelingt dies nicht, hilft eine Sonographie weiter. Möglicherweise sind Hormonbestimmungen im Blut, ein CT, eine Kernspintomographie oder im Extremfall eine Laparoskopie erforderlich.

Behandlungsstrategie

Ein Pendelhoden ist in der Regel nicht behandlungsbedürftig. Bei Bauch-, Leisten- und Gleithoden wird spätestens zu Beginn des zweiten Lebensjahres eine mehrwöchige Hormontherapie mit β-HCG (z. B. Primogonyl®) und/oder Gn-RH (etwa Kryptocur®) durchgeführt, die bei Erfolglosigkeit nach drei Monaten wiederholt werden kann. Sie hat keine bleibenden Folgen.

Verlagert sich der Hoden auch nach zwei Hormonzyklen nicht oder liegt ein ektoper Hoden oder eine begleitende Leistenhernie (☞ 19.9.2) vor, wird der Hoden noch vor dem zweiten Geburtstag des Kindes operativ freigelegt, in den Hodensack verlagert und dort fixiert (**Funikulolyse** und **Orchidopexie**). Hauptkomplikationen des Eingriffs sind Blutungen, Infektionen (auch des Hodens) und Hodenatrophie. Die Orchidopexie wird zunehmend ambulant durchgeführt.

Pflege bei Orchidopexie

Allgemeine perioperative Pflege ☞ 15.10.2 – 15.10.4
Perioperative Pflege in der Urologie ☞ 29.1.7

Postoperativ wird der Hodensack auf Oberschenkelniveau gelagert und ggf. für 1–2 Tage gekühlt. Klagt das Kind über Schmerzen durch den Druck der Bettdecke, kann ein Bettbogen eingebracht werden.

Ein erstes kurzes Aufstehen mit Suspensorium oder enger Unterhose ist bereits am OP-Tag erlaubt, doch sollte das Kind so viel wie möglich liegen und sich in den nächsten zehn Tagen noch körperlich schonen. Dies erfordert von den Eltern und ggf. den Pflegenden viel Kreativität, zumal von Spielen, die dem Bewegungsdrang des Kindes entsprechen, abgeraten werden muss.

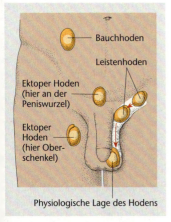

Abb. 29.44: Übersicht über die Lageanomalien des Hodens. [A400-190]

29.7.2 Hoden- und Nebenhodenentzündung

> **Orchitis:** Hodenentzündung.
> **Epididymitis:** Nebenhodenentzündung.
> Prognose in aller Regel gut, jedoch bei beidseitiger Ausprägung Gefahr der Unfruchtbarkeit.

Krankheitsentstehung

Während die **Orchitis** meist durch hämatogene Erregerstreuung bei Allgemeininfekten (z. B. Mumps ☞ 26.6.4) bedingt ist, entsteht die **Epididymitis** in der Regel durch fortgeleitete Infektionen von Prostatata und Harnwegen.

Symptome und Untersuchungsbefund

> Viele Hodenerkrankungen, beispielsweise Orchitis, Epididymitis und Hodentorsionen, führen zu einer akuten, schmerzhaften Schwellung des Skrotums. Für diese nicht-traumatische Schwellung wurde der Begriff **Akutes Skrotum** geprägt (analog zum Akuten Abdomen ☞ 19.2.3), der lediglich das klinische Bild bezeichnet und nichts über die Ursache der Erkrankung aussagt.

Die Beschwerden des Patienten sind bei Orchitis und Epididymitis praktisch gleich:
▸ Zunehmende Schwellung des Hodens bzw. Nebenhodens mit Rötung der Skrotalhaut
▸ Starke Schmerzen im Hodenbereich und – v. a. bei Epididymitis – Ausstrahlung in Samenstrang und Leiste
▸ Allgemeines Krankheitsgefühl mit Fieber.

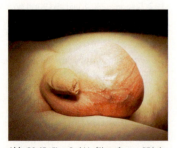

Abb. 29.45: Eine Orchitis führt oft zum Bild des „Akuten Skrotums" mit ausgeprägter Schwellung und verstärkter Gefäßzeichnung. [T196]

Oft kann der Arzt durch Tasten unterscheiden, ob Hoden oder Nebenhoden betroffen sind. In fortgeschrittenen Krankheitsstadien ist eine Abgrenzung meist nicht möglich. Typisch für die Epididymitis ist eine Linderung der Beschwerden bei Hochlagerung des Hodens (positives **Prehn-Zeichen**).

Diagnostik und Differentialdiagnose

Körperliche Untersuchung und Sonographie ermöglichen meistens die sofortige Abgrenzung zwischen Orchitis und Epididymitis einerseits und Hodentorsion andererseits (☞ 29.7.3). Wichtig sind außerdem:
▸ Urinuntersuchung (Streifen-Schnelltest und Urinkultur) zum Nachweis von Entzündungszeichen
▸ Harnröhrenabstrich (Erreger- und Resistenzbestimmung)
▸ Blutkultur sowie evtl. Virusserologie im Blut zum Erregernachweis.

Behandlungsstrategie

▸ Nach Abnahme von Urin- und Blutkultur muss die Antibiotikabehandlung, z. B. mit Penicillinen oder Gyrasehemmern, sofort beginnen. Bei Mumpsorchitis ist nur eine symptomatische Behandlung möglich
▸ Antientzündliche Arzneimittel, z. B. Diclofenac (etwa Voltaren®), lindern die Beschwerden des Patienten
▸ Bei starken Schmerzen ist eine „Samenstrangblockade", d. h. Infiltration des Samenstrangs mit Lokalanästhetikum (z. B. Xylocain® 1 %), angezeigt
▸ Bei Epididymitis ist zur Rezidivprophylaxe ein Ausschalten begünstigender Ursachen, z. B. einer Prostatahypertrophie mit Restharnbildung, angezeigt
▸ Bei chronisch rezidivierender Epididymitis oder Abszedierung ist eine **Epididymektomie** (Entfernung der Nebenhoden) erforderlich.

Pflege

Die pflegerischen Maßnahmen lindern die Beschwerden und fördern die Rückbildung der Entzündung:
▸ Der Patient hält Bettruhe ein
▸ Hochlagerung der Hoden auf Oberschenkelhöhe vermindert die Schmerzen und verbessert den Lymphabfluss. Im Bett ist dies durch ein *Hodenbänkchen* (Schlauchverband, der mit Verbandwatte gefüllt ist) möglich, bei

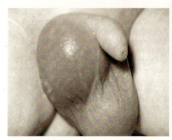

Abb. 29.46: Hodentorsion bei einem kleinen Jungen. [A300]

(kurzzeitigem) Aufstehen durch ein *Hodensuspensorium* oder eine enge Unterhose
▸ Auch Kühlung durch feucht-kalte Umschläge oder Kühlelemente lindert die Beschwerden.

29.7.3 Hodentorsion

> **Hodentorsion** *(Samenstrangtorsion):* Drehung von Hoden und Samenstrang um die Längsachse. Hochakutes Krankheitsbild, das sofort behandelt werden muss. In erster Linie betroffen sind Säuglinge, Jugendliche und junge Männer.

Krankheitsentstehung

Begünstigt durch eine abnorme Beweglichkeit des Hodens kommt es zu einer Drehung von Hoden und Samenstrang um die Längsachse. Die Unterbrechung des arteriellen und/oder venösen Blutflusses führt bereits nach wenigen Stunden zum Untergang von Hodengewebe.

Symptome und Untersuchungsbefund

Typisch ist das plötzliche Einsetzen der Beschwerden (meist nachts). Es kommt zu stärksten Schmerzen im betroffenen Hoden sowie einseitig im Unterbauch und in der Leistenregion, verbunden oft mit Übelkeit und Erbrechen. Der Patient kann kaum noch laufen. Im Gegensatz zur Orchitis bestehen aber kein Fieber und keine Zeichen eines Allgemeininfektes. Säuglinge fallen durch „Koliken", Nahrungsverweigerung, Erbrechen und Unruhe auf.
Der schmerzende Hoden steht höher als der gesunde, das betroffene Skrotum ist bläulich verfärbt. Das Prehn-Zeichen ist negativ, d. h. das Anheben des Hodens führt zu einer Schmerzverstärkung.

Diagnostik und Differentialdiagnose

Die Diagnosestellung erfolgt durch:
- Doppler-Sonographie der Samenstranggefäße (beeinträchtigter Blutfluss)
- Urin- und Blutuntersuchungen (Normalbefund).

Am häufigsten wird die Hodentorsion mit der Epididymitis verwechselt.

> **Vorsicht**
> Bei Verdacht einer Hodentorsion sofort Arzt verständigen.

Behandlungsstrategie

Die Behandlung besteht in der Frühoperation innerhalb der ersten 4–6 Stunden nach Beginn der Symptome, bei der die Stieldrehung des Hodens gelöst und der Hoden fixiert wird (**Orchidopexie**). Je früher die Operation durchgeführt wird, desto größer sind die Chancen, den Hoden zu retten. Da oft auch der andere Hoden abnorm beweglich ist, wird er prophylaktisch ebenfalls fixiert.

Pflege

Pflege bei Orchidopexie ☞ 29.1.7

Auf dem Weg zum Krankenhaus und bis zum Abschluss der Operationsvorbereitung auf der Station wird der Hoden gekühlt.

29.7.4 Varikozele und Hydrozele

Varikozele

> **Varikozele:** Krampfaderartige Erweiterung, Verlängerung und Schlängelung der Hodenvene (*V. testicularis*) und des Venengeflechts im Hodensack (*Plexus pampiniformis*). Altersgipfel 15.–25. Lebensjahr.

Symptome und Untersuchungsbefund

Eine Varikozele bereitet dem Patienten meist keine Beschwerden. Nur wenige Betroffene klagen über ziehende Schmerzen in der Hoden- und Leistengegend, v. a. bei körperlicher Anstrengung.

Die Varikozele beeinträchtigt aber über mehrere Mechanismen, darunter eine Erhöhung der Temperatur im Hodenbereich, die Fruchtbarkeit.

Diagnosik

Die Diagnose wird im Wesentlichen durch die körperliche Untersuchung gestellt: Im Stehen sind die erweiterten Venen v. a. hinter und oberhalb des Hodens deutlich sichtbar (☞ Abb. 29.47). Wichtig ist die Untersuchung im Liegen. Während bei der **idiopathischen Varikozele** die Varizen im Liegen leer laufen, bleiben die Venen bei der **symptomatischen Varikozele**, die meist Folge eines (Nieren-)Tumoreinbruchs in die Hodenvene ist, erweitert.

Nicht so offensichtliche Befunde werden mittels Doppler-Sonographie (☞ 14.6.7), Plattenthermographie (☞ Abb. 29.48) und Temperaturmessung mit dem Flash-Thermometer bestätigt.

Behandlungsstrategie

Eine Behandlung ist bei zunehmenden Beschwerden oder unerfülltem Kinderwunsch und pathologischem Spermiogramm (☞ 29.9.2) erforderlich.

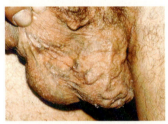

Abb. 29.47: Varikozele mit typischer Schlängelung der Venen. Die Varikozele ist eine häufige Sterilitätsursache beim Mann. Durch die operative Entfernung der „Krampfadern" gelingt es oft, die Fruchtbarkeit wiederherzustellen. [T196]

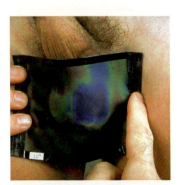

Abb. 29.48: Bei der Varikozele ist die Hodentemperatur erhöht (normal 34,5 °C). Dies zeigt die Plattenthermographie des Hodens, bei der die erhöhte Temperatur visualisiert wird. Die intensive Blaufärbung im Bereich des linken Skrotalfachs zeigt die erhöhte Hodentemperatur an. [T114]

Heute wird die Sklerosierung der V. testicularis durch Injektion eines Verödungsmittels nach einer kleinen Inzision im Skrotalbereich bevorzugt. Für diesen Eingriff reicht eine Lokalanästhesie aus. Eine Alternative ist die Unterbindung der Vene in einem offenen oder laparoskopischen Eingriff.

Hydrozele

> **Hydrozele:** Angeborene oder erworbene Ansammlung von seröser Flüssigkeit zwischen den Hodenhüllen (*Tunica vaginalis testis*, bestehend aus einem viszeralen Blatt, das direkt mit der Oberfläche des Hodens verbunden ist, und einem parietalen Blatt). Bei Kindern nicht selten zusammen mit einer Leistenhernie (☞ 19.9.2) auftretend.

Symptome, Befund und Diagnostik

Ursache des Arztbesuchs ist in aller Regel eine schmerzlose, prall-elastische Schwellung des Hodens. Bei einer hinter den Hodensack gehaltenen Lichtquelle schimmert das Licht im Gegensatz zu einem Tumor oder einer Leistenhernie durch (*positive Diaphanoskopie*). Die Sonographie ermöglicht meist eine eindeutige Diagnosestellung.

Behandlungsstrategie

Bei Babys kann zunächst abgewartet werden. Ansonsten ist die Behandlung vorwiegend operativ, da nach Punktionen erfahrungsgemäß Rezidive auftreten. Dabei wird das parietale Blatt der Hodenhüllen gefenstert oder reseziert.

Pflege nach Hydrozelenoperation

Mobilisation: Die Mobilisation beginnt bereits am OP-Tag. Der Patient soll sich aber einige Tage schonen und überwiegend Bettruhe einhalten, da das Operationsgebiet sonst stark anschwillt. Steht er für kurze Gänge auf, z. B. um auf die Toilette zu gehen, soll er ein Suspensorium oder eine enge Unterhose tragen.

Kostaufbau: Der Patient kann bereits am Abend des OP-Tages leichte Kost zu sich nehmen.

Wundgebiet: Für 1–2 Tage werden dem Patienten die im Krankenhaus üblichen Kühlelemente auf das Wundgebiet gelegt (abschwellende Wirkung). Die Drainage wird entfernt, wenn kaum mehr Wundsekret abfließt, die Hautfäden zwischen dem 5. und 7. postoperativen Tag.

29.7.5 Bösartige Hodentumoren

> **Bösartiger Hodentumor** (Hodenkrebs): Meist von den Keimzellen ausgehender, bösartiger Tumor des Hodens. Insgesamt ca. 1–2 % aller bösartigen Tumoren beim Mann, zählt jedoch zu den häufigsten bösartigen Tumoren junger Männer. Altersgipfel 20.–40. Lebensjahr. Prognose abhängig von Tumorart und -stadium, 5-Jahres-Überlebensrate insgesamt über 80 %.

Krankheitsentstehung

Bösartige Hodentumoren gehen meist von den Keimzellen aus, wobei die Unterscheidung von **Seminomen** und **Nicht-Seminomen** therapeutische Konsequenzen hat. Die Ursache der Entartung ist ungeklärt. Als Risikofaktor bekannt ist die Hodenretention (☞ 29.7.1). Ein erhöhtes Risiko besteht auch dann, wenn der Hoden bereits im Kindesalter operativ in den Hodensack verlagert wurde.

Symptome und Untersuchungsbefund

Leitsymptom des Hodentumors ist die langsam entstehende, schmerzlose Schwellung eines Hodens. Der Patient wird meist durch Zufall oder durch ein Schweregefühl im Hoden aufmerksam.

Bei der Untersuchung ist der Tumor als derber, meist nicht druckschmerzhafter Knoten tastbar.

Diagnostik und Differentialdiagnose

- Bei der Hodensonographie ist der Tumor als solides Gebilde darstellbar. Oft kann beurteilt werden, wie weit der Tumor Nachbargewebe infiltriert hat
- Das Blut des Patienten wird auf allgemeine Anzeichen einer fortgeschrittenen Tumorerkrankung wie z. B. erhöhte BSG und Leukozytose untersucht. Als Tumormarker sind vor allem α-**Fetoprotein** (kurz **AFP**), β-**HCG**, die **plazentare alkalische Phosphatase** (kurz **PLAP**) und LDH von Bedeutung
- In allen Zweifelsfällen ist eine Hodenbiopsie durch operative Freilegung des Hodens erforderlich (keine perkutane Biopsie wegen des Risikos der Tumorzellverschleppung)
- Die Suche nach Metastasen umfasst eine Sonographie des Abdomens, CT von Thorax, Abdomen und Becken sowie ggf. weitere Untersuchungen, z. B. ein CT des Schädels und eine Skelettszintigraphie bei großen Tumoren.

Behandlungsstrategie

Erste und dringlichste therapeutische Maßnahme ist die Operation, bei der der erkrankte Hoden von einem Leistengang aus entfernt wird **(inguinale Semikastration)**. Ausnahme sind weit fortgeschrittene, metastasierte Tumoren mit der Notwendigkeit einer sofortigen Chemotherapie. Die weitere Behandlung hängt von der Histologie des Tumors und seiner Ausbreitung ab. Fast immer ist eine Entfernung von Lymphknoten im Bauchraum, eine Bestrahlung und/oder Chemotherapie erforderlich.

Da in 5 % im Gegenhoden eine **testikuläre intraepitheliale Neoplasie** vorliegt (Vorstufe eines invasiven Tumors), wird eine Hodenbiopsie am anderen Hoden empfohlen.

> Nicht nur der Tumor, sondern auch die Behandlung kann die Fruchtbarkeit des Patienten beeinträchtigen. Der Arzt sollte den Patienten deswegen unbedingt auf die Möglichkeit der Konservierung von Sperma oder Hodengewebe aufmerksam machen. Die Möglichkeit, nach überstandener Krankheit (noch einmal) Vater werden zu können, ist für das Selbstwertgefühl der Patienten und meist auch die partnerschaftliche Beziehung enorm wichtig.

Pflege

Pflege nach Hodenoperation ☞ 29.1.7

Die besonderen Anforderungen an die Pflegenden resultieren aus der psychischen Krisensituation des Patienten:
- Mehr noch als andere Krebserkrankungen ist der Hodenkrebs in unserer Gesellschaft ein Tabu. Fehlen dem Patienten Ansprechpartner, kann er in eine tiefe Existenzkrise stürzen. Daher sind Pflegende dem Patienten wichtige Begleiter, offen für Gespräche und aufmerksam gegenüber einer womöglich gefährlichen Stimmungsverschlechterung. Evtl. kann ein Psychologe oder ein (Krankenhaus-)Seelsorger helfen
- Kastrationsängste des Patienten müssen ernst genommen werden. Manchen Patienten ist es eine Hilfe, wenn man ihnen erklärt, dass man den Verlust eines Hodens äußerlich nicht sehen kann

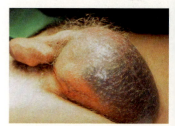

Abb. 29.49: Skrotalhämatom. [T196]

- Viele Patienten haben Schuldgefühle. Hodenkrebs ist keine Strafe für Sexualität!

> **Prävention und Gesundheitsberatung**
> Alle Männer sollten ihre Hoden einmal monatlich selbst untersuchen, am günstigsten in warmer Umgebung, da die Skrotalhaut dann erschlafft und Veränderungen gut tastbar sind.

29.7.6 Verletzungen von Hoden, Nebenhoden und Skrotum

Verletzungen des Hodensacks sind oft durch stumpfe Traumen bedingt. In dem lockeren Gewebe kommt es rasch zu ausgedehnten Hämatomen (☞ Abb. 29.49). Die Sonographie weist das Blut und Risse der Hodenhüllen nach.

Bei kleinen Hämatomen ist eine abwartende Haltung mit Hodenhochlagerung, Kühlung und engmaschigen Kontrollen möglich. Ansonsten ist eine operative Versorgung der Blutungsquelle erforderlich.

29.8 Erkrankungen des Penis

29.8.1 Fehlbildungen des Penis

Hypospadie

> **Hypospadie** (untere Harnröhrenspalte): Angeborene Verschlussstörung der Harnröhre mit Mündung der Harnröhre an Penisunterseite oder Skrotum. Mit einer Häufigkeit von ca. 0,5 % aller neugeborenen Knaben häufigste Fehlbildung des äußeren männlichen Genitale.

Bei der **Hypospadie** mündet die Harnröhre nicht an der Spitze der Eichel, sondern an Penisunterseite oder Skrotum.

29.8 Erkrankungen des Penis

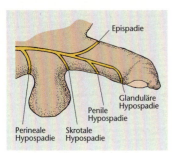

Abb. 29.50: Lokalisation von Hypospadie und Epispadie. [A300-157]

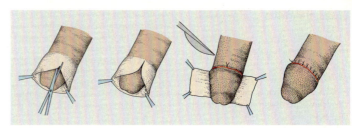

Abb. 29.51: Die Zirkumzision wird in unserem Kulturkreis als therapeutische Operation bei angeborener oder erworbener Vorhautverengung, in anderen Kulturen jedoch routinemäßig und prophylaktisch durchgeführt. [A400-157]

Vielfach ist der Penis zusätzlich nach unten gekrümmt, oder es bestehen Harnentleerungsstörungen und eine Neigung zu Harnwegsinfektionen.

Die Diagnose wird klinisch gestellt. Technische Untersuchungen (z. B. Sonographie, Urographie, Zystoskopie) dienen dem Ausschluss weiterer Fehlbildungen des Urogenitaltrakts.

Die Behandlung besteht in einer operativen Korrektur der Fehlbildung mit Harnröhrenneubildung und Penisaufrichtung. Hierzu können mehrere Operationen erforderlich sein. Die Behandlung sollte spätestens bis zur Einschulung abgeschlossen sein, um Hänseleien in der Schule zu vermeiden. Nur bei leichten Formen der glandulären Hypospadie ist keine Behandlung erforderlich.

Epispadie

> **Epispadie** *(obere Harnröhrenspalte):* Angeborene Verschlussstörung der Harnröhre mit Mündung der Harnröhre an der Penisoberseite. Wesentlich seltener als die Hypospadie.

Bei der **Epispadie** befindet sich die Harnröhrenmündung am Penisrücken, und die Harnröhre liegt rinnenförmig frei. In schweren Fällen reicht die Verschlussstörung bis zum Blasenschließmuskel. Der Übergang zur entwicklungsgeschichtlich verwandten Blasenekstrophie (☞ 29.4.1) ist fließend. Die Diagnose wird klinisch gestellt, die technischen Untersuchungen entsprechen denen bei einer Hypospadie. Die Behandlung ist operativ.

29.8.2 Phimose und Paraphimose

Phimose

> **Phimose:** Angeborene oder erworbene Verengung der Vorhaut.

Meist ist die **Phimose** angeboren. Die erworbene Phimose ist vielfach Folge von Entzündungen des Penis oder von zu frühen Versuchen während der Kindheit, die Vorhaut zurückzuziehen.

> Bei kleinen Jungen besteht physiologischerweise eine Verklebung von Vorhaut und Eichel, welche die Eichel vor ständigem Urinkontakt schützt und sich meist innerhalb der ersten drei Lebensjahre spontan löst. Während dieser Zeit sollte nicht versucht werden, die Vorhaut zurückzuschieben, da die Gefahr einer Paraphimose (☞ unten) oder einer erworbenen Phimose (durch Schleimhauteinrisse, Entzündungen und narbige Schrumpfung) besteht.

Als Folge der Phimose kann die Vorhaut nicht vollständig über die Eichel zurückgezogen werden. Bei hochgradigen Verengungen sind Störungen der Harnentleerung und wiederholte Entzündungen von Eichel und Vorhaut (**Balanitis**) möglich.

Die Behandlung besteht in einer plastischen Operation zur Erweiterung der Vorhaut oder in der **plastischen** oder **radikalen Zirkumzision** *(Beschneidung)*, bei der die verengte Vorhaut teilweise oder vollständig entfernt wird. Bei Kindern wird die Operation häufig ambulant durchgeführt, ist allerdings nur bei stärkeren Beschwerden nötig.

Pflege

Postoperativ achten die Pflegenden insbesondere auf Nachblutungen. Bei stärkeren Schwellungen wird der Penis hochgelagert. Ein Bettbogen verhindert Schmerzen durch den Auflagedruck der Bettdecke. Ab dem 2.–3. postoperativen Tag werden auf Arztanordnung Kamillenbäder durchgeführt. Wurde nicht die ganze Vorhaut entfernt, wird sie regelmäßig zurückgestreift (am besten anfangs während der Kamillenbäder), um Vorhautverklebungen zu vermeiden. Erwachsene Patienten sollten drei Wochen keinen Geschlechtsverkehr haben.

Paraphimose

> **Paraphimose:** Schnürringbildung hinter der Eichel durch zu enge Vorhaut.

Bei relativer Vorhautenge kommt es beim Zurückstreifen der Vorhaut zur Bildung eines Schnürrings und einer schmerzhaften ödematösen Schwellung von Eichel und Vorhaut (der arterielle Zufluss ist frei, der venöse Abfluss unterbrochen). Meist gelingt die manuelle Reposition unter Analgetika. Ansonsten sind eine Inzision auf der Penisoberseite und eine spätere Zirkumzision (☞ oben) nötig.

> **Vorsicht**
> Ursache einer Paraphimose kann auch das Legen eines transurethralen Dauerkatheters oder die Intimpflege bei liegendem Dauerkatheter sein, wenn die Vorhaut anschließend nicht wieder über die Eichel zurückgestreift wurde.

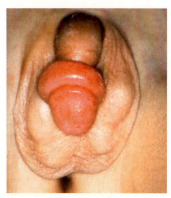

Abb. 29.52: Paraphimose. [T196]

29.8.3 Balanitis

> **Balanitis** *(Balanoposthitis):* Entzündung von Eichel und Vorhaut.

Die **Balanitis** ist oft Folge einer Phimose (☞ 29.8.2) oder einer unzureichenden Genitalhygiene. Begünstigend wirkt ein Diabetes mellitus (☞ 21.6).

Eichel und Vorhaut sind gerötet, jucken und schmerzen. Dem Untersucher fällt ein übel riechender Ausfluss auf.

Diagnostisch sind eine Abstrichentnahme und Urinkultur zur Erregeridentifizierung erforderlich. Eine Urogenitaltuberkulose wird durch spezielle Kulturen, eine Syphilis durch serologische Blutuntersuchungen ausgeschlossen. Ein Blutzuckertagesprofil deckt einen evtl. vorhandenen Diabetes mellitus auf.

Die Behandlung besteht in einer systemischen Antibiotikagabe. Bei Vorliegen einer Phimose erfolgt nach Abklingen der Entzündung eine Zirkumzision.

> **Prävention und Gesundheitsberatung**
>
> Aufklärung über die richtige Intimhygiene: Bei Erwachsenen nicht nur Waschen des Penis „von außen", sondern Zurückziehen der Vorhaut und Reinigung der Furche zwischen Eichel und Vorhaut.

29.8.4 Peniskarzinom

> **Peniskarzinom:** Peniskrebs, meist im Bereich der Kranzfurche. Histologisch fast ausschließlich Plattenepithelkarzinome. In Europa selten. Altersgipfel 50.–60. Lebensjahr.

Ursächlich spielen höchstwahrscheinlich das *Smegma* (talgige Absonderung der Eichel- und Vorhautdrüsen) und chronische Entzündungen eine Rolle. Bekannte Risikofaktoren sind wiederholte Penisentzündungen sowie eine unzureichende Genitalhygiene und eine Phimose, die beide zu einer intensiven Einwirkung des Smegmas auf die Eichel führen.

Im Frühstadium der Erkrankung lässt sich die Vorhaut nicht mehr über die Eichel zurückschieben, und es tritt ein übel riechender, evtl. auch blutiger Ausfluss auf. Unbehandelt wird der zunächst kleine Tumor immer größer, ulzeriert und greift auf den Penisschaft über. Die Diagnose wird durch eine Biopsie gesichert.

Die Behandlung ist primär operativ. Bei sehr kleinen Tumoren der Vorhaut kann eine Zirkumzision (☞ 29.8.2) ausreichen. Meist ist aber eine **Penisteilamputation**, bei fortgeschrittenen Karzinomen sogar eine **Penektomie** (Entfernung des Penis) und Einpflanzung einer neu gebildeten Harnröhre am Damm erforderlich. Oft schließt sich eine Bestrahlung der regionären Lymphknoten an.

Allgemeine perioperative Pflege ☞ 15.10.2–15.10.4
Onkologische Pflege ☞ 22.1
Perioperative Pflege in der Urologie ☞ 29.1.7

29.8.5 Verletzungen des Penis

Patienten mit **Penisverletzungen** kommen aus Schamgefühl oft erst spät zum Arzt, vor allem dann, wenn die Verletzung nicht Folge eines Arbeits- oder Verkehrsunfalls, sondern gewaltsamen Geschlechtsverkehrs oder anderer Sexualpraktiken ist. Die diagnostischen Maßnahmen hängen von der Art der Verletzung ab. Evtl. sind ein Urethrogramm oder ein **Cavernosogramm** (röntgenologische Darstellung der Schwellkörper) erforderlich. Die meisten Penisverletzungen müssen operativ versorgt werden. Insbesondere müssen größere Defekte der Schwellkörperhüllen sorgfältig übernäht werden. Dennoch sind Erektionsstörungen eine häufige Folge.

29.9 Sexualfunktionsstörungen des Mannes

29.9.1 Erektions- und Ejakulationsstörungen

Erektionsstörungen

> **Erektionsstörungen** *(Impotentia coeundi, Impotenz, erektile Dysfunktion):* Fehlende oder für den Geschlechtsverkehr unzureichende Versteifung des Penis auf sexuelle Stimulation.

Erektionsstörungen sind in ca. 40–50% der Fälle *psychisch* bedingt. Mangelndes Selbstwertgefühl, berufliche Belastung und Konflikte mit der Partnerin führen zu Erektionsstörungen und setzen oft einen Teufelskreis in Gang, aus dem der Patient alleine nicht mehr herausfindet. Die Diagnose ist eine Ausschlussdiagnose, die Behandlung umfasst verschiedene psychotherapeutische Verfahren wie Verhaltens-, Gesprächs- und Sexualtherapie.

Schätzungsweise 50–60% der Fälle sind auf körperliche Ursachen zurückzuführen. Dabei stehen im Vordergrund:

- *Medikamentös-toxische Ursachen,* z. B. Alkohol und Nikotinabusus, aber auch die β-Blocker in der Hypertonietherapie
- *Vaskuläre Ursachen,* z. B. Arteriosklerose
- *Störungen des Hormonhaushalts,* die an jeder Stelle des Regelkreises auftreten können
- *Neurologische Ursachen,* vor allem Multiple Sklerose (☞ 33.8.6), diabetische Polyneuropathie (☞ 21.6.5) und Querschnittslähmungen (☞ 33.14.2).

Diagnose und Ursachenklärung erfolgen durch Anamnese, körperliche Untersuchung, Blutuntersuchungen und technische Untersuchungen (z. B. Doppler- und Duplex-Sonographie, Schwellkörperinjektionstest).

Eine ursächliche Behandlung der organisch bedingten Impotenz, z. B. durch mikroskopische Operationen zur Durchblutungsverbesserung, ist nur selten möglich.

In der medikamentösen Behandlung erhebliche Bedeutung erlangt haben die **PDE-5-Hemmer** (z. B. Sildenafil, in Viagra®, oder Vardenafil, in Levitra®), welche präparatabhängig ca. eine halbe bis zwei Stunden vor dem Geschlechtsverkehr oral eingenommen werden und eine vorhandene, aber zu schwache Erektion verstärken (nicht bei schweren kardiovaskulären Erkrankungen oder Einnahme von Nitraten). Außerdem steht das über zentrale Mechanismen gefäßerweiternde Yohimbin (z. B. Yohimbin „Spiegel"®) zur Verfügung, das als Dauermedikation eingenommen wird.

Weitere Möglichkeiten sind die *Schwellkörperautoinjektionstherapie* (**SKAT**), bei der sich der Patient bei Bedarf gefäßwirksame Substanzen (z. B. Papaverin oder Prostaglandin E) in den Schwellkörper spritzt, die intraurethrale Prostaglandinanwendung sowie verschiedene technische Hilfsmittel.

Ejakulationsstörungen

> **Ejakulationsstörung:** Ungenügende Kontrolle über den Zeitpunkt der Ejakulation.

Am häufigsten ist die **Ejaculatio praecox** mit Samenerguss vor oder unmittelbar nach dem Einführen des Penis in die Vagina. Seltener ist die **Ejaculatio retarda** (verspäteter Samenerguss). Ejaculatio praecox und retarda sind meist psychisch bedingt.

Dagegen ist die **retrograde Ejakulation,** d. h. der Samenerguss in die Harnblase des Mannes, organisch bedingt, z. B. durch eine Entfernung der retroperitonealen Lymphknoten bei einem Hodenkarzinom oder eine Resektion des Blasenhalses bei Prostataadenomoperation.

29.9.2 Fertilitätsstörungen

Impotentia generandi *(Sterilität des Mannes, Zeugungsunfähigkeit):* Unfähigkeit des Mannes – trotz normaler Erektion – ein Kind zu zeugen.

Bei jedem Paar mit unerfülltem Kinderwunsch wird nicht nur die Frau (☞ 30.12), sondern auch der Mann untersucht.

Ursachen

Die Ursachen der Zeugungsunfähigkeit sind vielfältig:
- *Psychische Ursachen* (ähnlich wie bei der Frau ☞ 30.12)
- *Medikamentös-toxische Ursachen:* Nikotin, Rauschgift, Alkohol, Arzneimittel wie Zytostatika (☞ 22.4.1), Beruhigungsmittel und H_2-Antagonisten (☞ Pharma-Info 19.22)
- *Vaskuläre Ursachen,* z. B. Varikozele des Hodens (☞ 29.7.4)
- *Erkrankungen der männlichen Geschlechtsorgane:* Unbehandelte oder zu spät behandelte Hodenretention (☞ 29.7.1), Hodenentzündungen (☞ 29.7.2), Samenleiterverschluss nach Entzündungen wie etwa Prostatitis, aber auch Durchtrennung des Samenleiters z. B. bei Leistenbruchoperation
- *Hormonelle Ursachen* (beim Mann relativ selten)
- *Immunologische Ursachen,* z. B. Autoantikörperbildung gegen das eigene Sperma
- *Neurologische Ursachen,* z. B. Querschnittslähmung
- *Allgemeinerkrankungen,* z. B. ein schlecht eingestellter Diabetes mellitus (☞ 21.6)

Diagnostik

Die Diagnostik schreitet von nichtinvasiven zu invasiven Maßnahmen fort:
- Anamnese: z. B. frühere Erkrankungen und Operationen der Geschlechtsorgane, Mumps, oben genannte Medikamente und Toxine
- Untersuchung: z. B. Zeichen einer Hormonstörung wie etwa feminine Körperbehaarung, sichtbare Varikozele (☞ 29.7.4)
- Sonographie: Größe von Hoden und Nebenhoden? Zysten, Tumoren, Varikozele (☞ 29.7.4)?
- Urinsediment, Urinkultur und Harnröhrenabstrich: Infektion z. B. durch Chlamydien?
- Blutuntersuchungen: Blutbild, Blutzucker, Leber- und Nierenwerte, LH, FSH, Testosteron, Prolaktin. Funktionstests mit Stimulation des hormonellen Regelkreises sind nur bei begründetem Verdacht auf eine hormonelle Störung angezeigt
- Ejakulat- und Spermiendiagnostik ☞ unten
- **Hodenbiopsie.** Möglich sind die *ultraschallgesteuerte Aspirationsbiopsie,* bei der allerdings die Hodenstruktur und die Tubuli nicht sichtbar werden, sowie die wesentlich häufigere *chirurgische Gewebeentnahme* im Rahmen einer kleinen Operation. Wegen der Nachblutungsgefahr wird der Patient einige Tage stationär beobachtet und soll sich in den ersten postoperativen Tagen körperlich schonen.

Ejakulat- und Spermiendiagnostik

Unabdingbarer Bestandteil der Fertilitätsdiagnostik beim Mann ist die **Ejakulat-** und **Spermiendiagnostik.**

Das hierzu notwendige Sperma gewinnt der Patient durch *Masturbation* (Selbstbefriedigung). Das Sperma darf nicht älter als 20–30 Min. sein. Der Patient sollte 4–6 Tage vorher keinen Geschlechtsverkehr gehabt haben, da eine Verkürzung

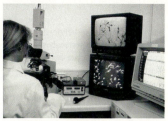

Abb. 29.53: Computergestützte Spermienanalyse. Auf dem oberen Monitor können Konzentration und Morphologie der Spermien beurteilt werden. Der untere Monitor zeigt eine computergestützte Beweglichkeitsanalyse der Spermien: die hellen, teils gezackten Linien entsprechen dem Weg, den die (nummerierten) Spermien zurückgelegt haben. [T133]

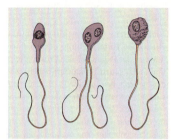

Abb. 29.54: Normales Spermium (links) und pathologisch geformte Spermien (Mitte und rechts). [A400-190]

Parameter	Normal	Pathologisch (Beispiele)
Farbe des Ejakulats	Gelblich-weißlich, trüb	Rot oder rotbraun (z. B. bei Verletzungen, Tumoren), gelbgrün (z. B. bei eitrigen Entzündungen)
Geruch des Ejakulats	Kastanienblütenartig	Fötid = übel riechend (z. B. bei eitrigen Entzündungen, Abszessen)
Volumen des Ejakulats	2–7 ml	**Aspermie:** Kein Ejakulat (z. B. bei retrograder Ejakulation) **Hypospermie:** < 2 ml Ejakulat (z. B. bei chronischer Prostataentzündung, Urogenitaltuberkulose) **Hyperspermie:** > 7 ml Ejakulat (z. B. bei akuter Prostataentzündung)
pH-Wert des Ejakulats	7,2–7,8	pH > 8 häufig bei akuten, < 7 bei chronischen Entzündungen der Genitalorgane
Zahl der Spermien	Gesamt 40–800 Mio., entsprechend 20–250 Mio./ml **(Normozoospermie)**	**Azoospermie:** Keine Spermien **Kryptozoospermie:** < 1 Mio. Spermien/ml **Oligozoospermie:** < 20 Mio. Spermien/ml
Vitalität der Spermien	≥ 50 % der Spermien vital	**Nekrozoospermie:** Nur avitale Spermien
Beweglichkeit der Spermien	≥ 50 % der Spermien beweglich, davon ≥ 30 % mit deutlicher Fortbewegung	**Asthenospermie:** < 50 % der Spermien beweglich
Morphologie der Spermien	> 50 % normal geformt	**Teratozoospermie:** > 50 % pathologisch geformt

Tab. 29.55: Normalwerte und pathologische Befunde der Ejakulatuntersuchung.

oder Verlängerung der sexuellen Karenz zu einer Veränderung der Spermaqualität führt und dann keine Vergleichsmöglichkeit mit den Normwerten besteht. Kondomsperma kann wegen der spermiziden Zusätze nicht verwertet werden.

Physikalische Untersuchung. Das Ejakulat ist bei Entleerung zähflüssig-flockig, nach 10–30 Min. verflüssigt es sich. Weitere Untersuchungskriterien sind pH-Wert, Farbe, Geruch und Volumen des Ejakulats (☞ Tab. 29.55).

Morphologische Untersuchung. Das **Spermiogramm** gibt eine Übersicht über die Spermienanzahl, -motilität (Beweglichkeit) und -morphologie (Form). Zur Erstellung des Spermiogramms wird das Sperma unter dem Mikroskop untersucht.

Biochemische Untersuchung. Die **biochemische Untersuchung** des Ejakulats umfasst die Parameter der Prostatafunktion (z. B. **saure Prostataphosphatase**), der Nebenhodenfunktion (z. B. α-**Glucosidase**) sowie der Samenblasenfunktion (**Fruktose**). Außerdem wird **L-Carnitin** im Ejakulat bestimmt. Es stammt aus den Nebenhoden und gelangt nur bei durchlässigen Samenleitern ins Ejakulat.

Biologische Aktivität der Spermien. Beim Penetrak®-Test wird z. B. überprüft, inwieweit die Samenzellen eine standardisierte Menge von Rinder-Zervikalschleim (besitzt in etwa die gleiche Viskosität wie beim Menschen) zu durchdringen vermögen.

Behandlungsstrategie

Die Behandlung hängt von der Ursache der Fruchtbarkeitsstörungen ab. Während die Prognose bezüglich der Wiederherstellung der Fruchtbarkeit z. B. bei der Varikozele gut und auch eine mikrochirurgische Wiedereröffnung der Samenwege durchaus erfolgversprechend ist, sind die Schäden nach einer Hodenentzündung nicht mehr rückbildungsfähig. Möglicherweise kommen dann Verfahren der künstlichen Befruchtung für das Paar in Betracht, wobei heute auch Spermien oder -vorstufen aus Hoden oder Nebenhoden entnommen werden können.

29.10 Störungen des Wasser- und Elektrolythaushalts

29.10.1 Ödeme

> **Ödem** *(Wassersucht):* Ansammlung wässriger Flüssigkeit im Gewebe, die sich durch eine schmerzlose, nicht gerötete Schwellung zeigt. Auftreten *lokalisiert* oder *generalisiert.* Prognose ursachenabhängig.

Krankheitsentstehung

Beim Gesunden ist das Verhältnis zwischen *Flüssigkeitsausstrom* ins Gewebe am arteriellen Schenkel der Kapillare und *Flüssigkeitseinstrom* in die Kapillaren am venösen Schenkel ausgewogen. Bei **Ödemen** sind die Druckverhältnisse im Kapillargebiet zugunsten der nach außen gerichteten Kräfte verschoben, so dass die am arteriellen Ende ausgetretene Flüssigkeit nicht vollständig in die Kapillaren zurückströmen kann. Es sammelt sich Flüssigkeit als Ödem im Gewebe an. Die häufigsten pathophysiologische Mechanismen zeigt Abbildung 29.56.

Symptome und Untersuchungsbefund

Geringe Wasseransammlungen im Gewebe werden vom Patienten in der Regel nicht bemerkt. Bei stärkeren Ödemen klagt der Patient über:
▶ (Rasche) Gewichtszunahme
▶ „Dicke Beine", typisch für die Herzinsuffizienz
▶ Zunahme des Leibesumfanges
▶ Verquollenes Gesicht (besonders im lockeren Bindegewebe der Lider kann sich leicht Flüssigkeit ansammeln).

Symptome und Untersuchungsbefund werden durch die Grunderkrankung modifiziert. So ist ein entzündlich bedingtes Ödem häufig gerötet und druckschmerzhaft.

Diagnostik und Differentialdiagnose

Basisuntersuchungen zur Einschätzung des Schweregrads und zur Ursachensuche sind:
▶ Blutuntersuchung: Blutbild, Elektrolyte, Kreatinin, Gesamteiweiß und Eiweißelektrophorese (Nierenschädi-

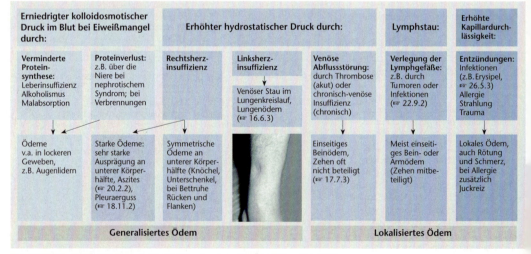

Abb. 29.56: Die möglichen Ursachen und unterschiedlichen Symptome einer Ödembildung. [Foto: T127]

29.10 Störungen des Wasser- und Elektrolythaushalts 29

gung? Elektrolytstörung?), Schilddrüsenwerte (Hypo-/Hyperthyreose?)
- Urinuntersuchung: Urinstatus, Eiweiß im 24-Std.-Urin (nephrotisches Syndrom?)
- Flüssigkeitsbilanzierung: Bilanz weiter positiv?
- Röntgenaufnahme des Thorax: Pleuraerguss? Herzgröße?
- Abdomensonographie: Aszites? Leberzirrhose?
- Sonographie/Duplexsonographie der Venen: Bein-/Beckenvenenthrombose?
- Echokardiographie: Perikarderguss? Herzleistung (☞ 16.3.4)?

Die weiteren Untersuchungen sind von der Verdachtsdiagnose abhängig.

Behandlungsstrategie

Ausgeprägte Ödeme werden durch *Diuretika* (☞ Pharma-Info 29.34) ausgeschwemmt. Anfangs werden oft stark wirksame Schleifendiuretika gegeben, später die schwächeren Thiaziddiuretika. Wegen der erhöhten Thrombosegefahr ist häufig eine Low-dose-Heparinisierung erforderlich. Bei sehr niedrigem Albumingehalt des Bluts können – je nach Ursache des Eiweißmangels – selten Albumininfusionen sinnvoll sein.

Begleitend wird die Ursache der Ödembildung (z. B. eine Herzinsuffizienz) behandelt, da die Ödeme sonst schnell wieder „nachlaufen".

Pflege bei Ödemen ☞ Pharma-Info 29.34

29.10.2 Störungen des Wasser- und Natriumhaushalts

Dehydratation

Dehydratation *(Hypohydration):* Volumenverminderung des extrazellulären Körperwassers. Je nach begleitender Na⁺-Konzentration und Osmolalität verbunden mit Volumenveränderungen des Intravasalraums und des Intrazellulärraums.

Krankheitsentstehung

Eine **Dehydratation** ist bedingt durch:
- Verminderte Flüssigkeitsaufnahme: z. B. bei gestörtem Durstempfinden (häufig bei alten Menschen) oder im Krankenhaus durch zu wenig Infusionen bei fehlendem Trinken

- Flüssigkeitsverluste: z. B. durch Erbrechen, Durchfall, Schwitzen, Fieber, erhöhte Urinausscheidung (etwa bei Diabetes mellitus, Diuretikabehandlung oder Nierenerkrankungen), ausgedehnte Verbrennungen oder bei beatmeten Patienten.

Wegen ihres hohen Flüssigkeitsumsatzes sind Babys und Kleinkinder besonders dehydratationsgefährdet. Hauptursache sind Infektionen und dabei vor allem Magen-Darm-Infektionen.

Symptome und Untersuchungsbefund

Hinweise auf eine Dehydratation sind:
- Durst, der aber bei älteren Menschen oder Bewusstseinsstörungen oft fehlt (ältere Menschen sind häufig desorientiert)
- Allgemeine Schwäche
- Produktion von wenig, aber stark konzentriertem (dunklen) Urin
- „Stehende" Hautfalten durch den verminderten Spannungszustand der Haut (hebt man mit Daumen und Zeigefinger eine Hautfalte ab, so verstreicht diese nicht sofort wieder, sondern bleibt – erst einmal – „stehen")
- Trockene Schleimhäute (rissige Zunge mit borkigen Belägen)
- Kreislaufsymptome (schneller, fadenförmiger Puls, niedriger Blutdruck, kollabierte Halsvenen)
- Bewusstseinseintrübung
- Evtl. Fieber.

Klinische Einschätzung der Dehydratation ☞ auch 12.6.5.9

Diagnostik und Differentialdiagnose

Die Diagnose wird durch das klinische Bild, Blutuntersuchung (Blutbild, Kreatinin, Elektrolyte) und Urinuntersuchung (Osmolarität, spezifisches Gewicht) gestellt.

Anhand des Blutnatriumgehalts erfolgt auch die therapie(mit)entscheidende Einteilung in **hypotone, isotone** und **hypertone Dehydratation** (☞ Tab. 29.57).

Oft wird der Begriff „Exsikkose" als Synonym für Dehydratation verwendet. Genau genommen handelt es sich dabei jedoch nur um die hypertone Dehydratation, d. h. Wasserverlust bei Natriumüberschuss, z. B. bei Diabetes mellitus (☞ 21.6).

Behandlungsstrategie

Vorrangige Maßnahmen sind die Beseitigung der Grunderkrankung und die Rehydratation, die in leichten und mittelschweren Fällen oral durchgeführt werden kann (☞ auch 12.6.5.9).

In schweren Fällen erhält der Patient Infusionen, die auf die Elektrolytstörung abgestimmt sind.

Abgesehen von Ausnahmefällen (z. B. Patienten mit schweren ZNS-Symptomen durch den Flüssigkeitsmangel) wird die Elektrolytstörung langsam über 2 – 3 Tage korrigiert, um Nebenwirkungen eines zu raschen Ausgleichs, insbesondere ein Hirnödem, zu vermeiden.

Die Prognose hängt von Ursache und Schweregrad der Störung ab.

Pflege

Pflege bei Dehydratation ☞ 12.6.5.9

Die **Dehydratation** ist ein zentrales Problem in der Pflege alter Menschen, sowohl in Institutionen als auch in der häuslichen Pflege. Sie tritt insbesondere im Sommer auf sowie im Alter wegen eines reduzierten Durstgefühls bzw. „Trinkunlust" aus Angst vor Inkontinenz. Die Exsikkose ist eine der Hauptursachen für Verwirrtheitszustände (☞ 12.11.3.3) älterer Menschen.

Die Pflegenden achten bei allen Tätigkeiten auf Zeichen einer Dehydratation und ergreifen bei gefährdeten Patienten Maßnahmen zur Dehydratationsprophylaxe (☞ 12.6.5.9).

Lässt sich trotz aller Bemühungen oral nicht ausreichend Flüssigkeit zuführen, wird rechtzeitig der Arzt informiert, damit er Infusionen anordnen kann. Neben der i. v.-Infusion wird die **s. c.-Infusion** dabei wieder zunehmend durchgeführt, da sie einfach und risikoarm durchzuführen ist und der Überwachungsbedarf geringer ist. Sie erfolgt mithilfe einer Butterfly-Kanüle vorzugsweise in das Subkutangewebe des Oberschenkels, kann aber auch im Bauchbereich oder am Rücken zwischen den Schulterblättern angelegt werden. Fixiert wird die Kanüle durch transparente Klebeverbände. Allerdings ist sowohl die Art als auch die Menge der Infusionen beschränkt (Richtlinie: 1000 ml in etwa sieben Stunden, 📖 4).

1137

Art der Dehydratation	Kurzcharakterisierung	Ursache (Bsp.)	Serum-Natrium und Serumosmolarität
Hypoton	Na⁺-Verlust relativ größer als Wasserverlust	Schwitzen, Verbrennungen, Nebenniereninsuffizienz	↓
Isoton	Verlust von Wasser und Na⁺ ausgewogen	Erbrechen, Durchfall, unzureichendes Trinken	Normal
Hyperton (Exsikkose)	Verlust von „freiem" Wasser	Diabetes mellitus, Diabetes insipidus	↑

Tab. 29.57: Hypotone, isotone und hypertone Dehydratation.

Hyperhydratation

Hyperhydratation: Volumenvermehrung des extrazellulären Körperwassers. Je nach begleitender Na⁺-Konzentration und Osmolalität verbunden mit Volumenveränderungen des Intravasalraums und des Intrazellulärraums.

Krankheitsentstehung

Häufige Ursachen der **Hyperhydratation** sind Herzinsuffizienz (☞ 16.6), akutes oder chronisches Nierenversagen (☞ 29.5.8, 29.5.9), nephrotisches Syndrom (☞ 29.5.7), Leberzirrhose (☞ 20.4.4) oder Nebennierenrindenüberfunktion (☞ 21.5.1).

Symptome und Untersuchungsbefund

Leitsymptome der Hyperhydratation sind Gewichtszunahme und Ödeme (☞ 29.10.1). Beim Fingerdrucktest, z. B. am Fuß, bleiben die Eindellungen kurze Zeit erhalten. Die Patienten fühlen sich oft abgeschlagen und haben Luftnot und Herzklopfen. Ihre Haut ist prall-glänzend, die Halsvenen sind gestaut. Auch wenn der Überwässerung nicht durch eine Herzinsuffizienz bedingt ist, kann ein vorgeschädigtes Herz durch die übermäßige Volumenzufuhr dekompensieren (Symptome der Herzinsuffizienz ☞ 16.6.1).

Insbesondere bei begleitenden Störungen der Serumosmolarität bestehen ZNS-Symptome, z. B. Verwirrtheit, Bewusstseinsstörungen, Krampfanfälle oder Fieber.

Diagnostik und Differentialdiagnose

Die Laboruntersuchungen entsprechen denen bei einer Dehydratation. Je nach der Serumnatriumkonzentration werden unterschieden:

- Die **hypotone Hyperhydratation** (Na⁺ erniedrigt)
- Die **isotone Hyperhydratation** (Na⁺ normal)
- Die **hypertone Hyperhydratation** (Na⁺ erhöht).

Behandlungsstrategie

Neben der Behandlung der Grunderkrankung ist eine Einschränkung der Flüssigkeitszufuhr, oft auch der Salzaufnahme mit der Nahrung, erforderlich. Reicht dies nicht aus, werden Diuretika (☞ Pharma-Info 29.34) gegeben.

In schwersten Fällen muss das überschüssige Wasser durch Dialyse oder Hämofiltration (☞ 29.1.6) entfernt werden.

Die Prognose hängt von Ursache und Schweregrad der Störung ab.

Pflege bei Hyperhydratation

Neben der Flüssigkeitsbilanzierung steht in der Pflege die Beachtung der diätetischen Vorschriften im Vordergrund. Insbesondere die Trinkmengenbegrenzung wird von vielen Patienten nicht eingehalten.

29.10.3 Störungen des Kaliumhaushalts

Hypokaliämie

Krankheitsentstehung

Häufigste Ursache einer **Hypokaliämie** (verminderte Kaliumkonzentration im Blut) beim Erwachsenen ist die Einnahme von Diuretika (☞ Pharma-Info 29.34) oder Abführmitteln (*Laxantien* ☞ Pharma-Info 19.7), bei Kindern stehen Durchfälle ursächlich im Vordergrund. Auch Erbrechen oder bestimmte Hormonstörungen wie beispielsweise Hyperaldosteronismus (☞ 21.5.1) können die Ursache eines Kaliummangels sein.

Symptome, Befund und Diagnostik

Klinisch zeigt sich eine Hypokaliämie durch Muskelschwäche an Skelettmuskulatur und Darm (dadurch Verstärkung der Obstipation und Einnahme von noch mehr Abführmitteln), Herzrhythmusstörungen sowie Apathie.

Die Diagnose wird durch die Bestimmung des Kaliumspiegels im Blut (normal 3,6–4,8 mmol/l, immer mit gleichzeitiger Blutgasanalyse, da die Kaliumkonzentration im Blut pH-abhängig ist) und ein EKG gestellt. Zur Ursachensuche kann eine Bestimmung des Urin-Kaliums erforderlich sein.

Behandlungsstrategie und Pflege

Häufig kann die Hypokaliämie durch den Verzehr kaliumreicher Nahrungsmittel (z. B. Bananen, Trockenobst) oder die orale Gabe von Kaliumpräparaten (z. B. Kalinor® Brause, Rekawan®) behoben werden. Dabei ist zu beachten, dass diese Arzneimittel die Schleimhäute des Magen-Darm-Traktes angreifen und daher mit viel Flüssigkeit genommen werden

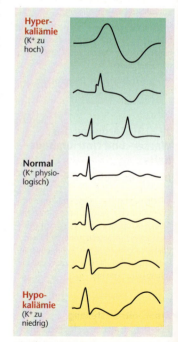

Abb. 29.58: Änderungen des EKGs bei zunehmend hoher (oben) und niedriger (unten) Kaliumkonzentration im Blut. Sowohl extreme Hyper- als auch Hypokaliämie führen unbehandelt rasch zum Tod.

29.10 Störungen des Wasser- und Elektrolythaushalts

sollen. Evtl. muss das Präparat gewechselt werden.

Nur in schweren Fällen ist eine *langsame* intravenöse Kaliumgabe erforderlich (max. 10–20 mmol/Std. über Infusionspumpe bzw. Perfusor), weil sonst lebensbedrohliche Herzrhythmusstörungen drohen.

Vorsicht: Kalium schädigt die Venenwände

Da Kalium die Venenwand reizt, dürfen Konzentrationen über 40 mmol/l nur über einen ZVK infundiert werden.

Hyperkaliämie
Krankheitsentstehung

Eine **Hyperkaliämie** (zu hohe Kaliumkonzentration im Blut) entsteht meist durch (chronische) Niereninsuffizienz (☞ 29.5.9) oder Arzneimittel, z. B. kaliumsparende Diuretika und/oder ACE-Hemmer (☞ Pharma-Infos 29.34 und 17.15).

Symptome, Befund und Diagnostik

Ähnlich wie die Hypokaliämie zeigt sich auch die Hyperkaliämie durch Kribbelgefühl in der Haut, Muskelschwäche (vor allem in der Oberschenkelmuskulatur, z. B. beim Aufstehen) bis hin zu Lähmungen und Herzrhythmusstörungen bis zum Herzstillstand.

Die Diagnose der Hyperkaliämie wird durch EKG und Blutuntersuchung gesichert.

Bei hohem Kaliumspiegel im Blut und „nicht passendem" klinischem Bild wird die Blutabnahme wiederholt, da z. B. langes Stauen Erythrozyten zum Platzen bringt und einen hohen Kaliumspiegel vortäuschen kann.

Behandlungsstrategie und Pflege

In leichten Fällen reichen das Absetzen ursächlicher Arzneimittel und der Verzicht auf kaliumreiche Lebensmittel (z. B. Obst, Gemüse, Säfte) aus. Ansonsten werden Kationenaustauscher, beispielsweise Resonium®, in ausreichend Flüssigkeit gegeben (bevorzugt oral, evtl. auch rektal).

Bei schwerer Hyperkaliämie (Serumkalium > 6–7 mmol/l) mit (drohenden) Herzrhythmusstörungen wird der Patient

auf der Intensivstation u. a. mit Schleifendiuretika (z. B. Lasix® i. v.), Infusionen (z. B. Glukose plus Insulinzusatz, da Insulin die Kaliumaufnahme in die Zellen fördert), Bikarbonatgabe bei azidosebedingter Hyperkaliämie und evtl. Kationenaustauschern behandelt. In Extremfällen ist eine sofortige Dialyse (☞ 29.1.6) erforderlich.

Notfall

Lebensrettende Erstmaßnahmen auf Station (Arztanordnung) können die langsame i. v.-Gabe einer Ampulle Kalziumglukonat 20 % (Kalzium macht die Herzmuskelzelle vorübergehend unempfindlicher gegenüber der Hyperkaliämie) oder zwei Hübe eines Asthmasprays (z. B. Sultanol®) sein, das kurzfristig den Kaliumspiegel geringfügig senkt.

29.10.4 Störungen des Kalziumhaushalts

Hypokalzämie
Krankheitsentstehung

Eine **Hypokalzämie** (verminderte Kalziumkonzentration im Blut, normal 2,2–2,6 mmol/l) hat ihre Ursache am häufigsten in hormonellen Störungen (Vitamin-D-Stoffwechselstörungen ☞ 21.7.3, Parathormon-Mangel ☞ 21.4.2, Kalzitonin produzierende Tumoren ☞ 21.3.6). Häufige *iatrogene* Ursache ist die Gabe von Schleifendiuretika, z. B. Lasix®.

In Pubertät, Schwangerschaft und Stillzeit ist der Kalziumbedarf erhöht und wird durch die Nahrung oft nicht gedeckt.

Symptome, Befund und Diagnostik

Eine akute Hypokalzämie führt zur **Tetanie**, d. h. einer gesteigerten Erregbarkeit von Nerven und Muskeln mit Pelzigkeitsgefühl und Kribbeln der Haut (meist um den Mund) und Krämpfen der Muskulatur (typische „Pfötchenstellung" der Hände, Spitzfußstellung der Füße). Auch zerebrale Krampfanfälle sind möglich (☞ auch Neugeborenenkrämpfe 30.24.6). Im Gegensatz hierzu besteht bei der **Hyperventilationstetanie** (☞ auch 18.2.6) kein eigentlicher Kalziummangel, sondern ein Mangel an *ionisiertem* Kalzium im Blut, der durch eine Alkalose infolge übersteigerter Atmung entstanden ist (☞ 29.11.2).

Chronischer Kalziummangel zeigt sich durch trophische Hautstörungen (trocke-

ne, rissige Haut), Haarausfall, Querrillen an den Nägeln sowie vor allem auch Knochenveränderungen. Die typische Veränderung beim Erwachsenen ist die **Osteomalazie**, die durch Kalzium- oder Vitamin-D-Mangel hervorgerufen wird und bei der die Knochengrundsubstanz zu wenig Mineralstoffe enthält. Dadurch wird der Knochen weich und biegsam, es kommt zu krankhaften Knochenverkrümmungen besonders der statisch belasteten Knochen, zu Gangstörungen und Schmerzen, vor allem im Brustkorb-, Wirbelsäulen- und Beckenbereich (☞ auch 24.9.1). Das entsprechende Krankheitsbild beim Kind ist die **Rachitis**, die jedoch heute durch prophylaktische Vitamin-D-Gabe kaum mehr zu beobachten ist.

Behandlungsstrategie und Pflege

Die Therapie der chronischen Formen besteht in der oralen Gabe von Kalzium (Milch- und Milchprodukte, Kalziumbrausetabletten) sowie evtl. der Gabe von Vitamin D.

Bei akuten Formen ist manchmal der intravenöse Kalziumersatz erforderlich (Vorsicht: nur langsam wegen der Gefahr von Herzrhythmusstörungen und nicht bei digitalisierten Patienten). Manchmal ist auch ein Magnesiumersatz erforderlich.

Hyperkalzämie
Krankheitsentstehung

Eine **Hyperkalzämie** *(zu hohe Kalziumkonzentration im Blut)* wird bei Nebenschilddrüsenüberfunktion (☞ 21.4.1) und bösartigen Tumoren *(paraneoplastisch* oder durch Knochenmetastasen) gefunden, aber auch bei Vitamin-D-Vergiftung oder Thiazid-Diuretika-Gabe.

Symptome, Befund und Diagnostik

Oft wird ein erhöhter Blutkalziumspiegel nur zufällig diagnostiziert. Symptomatische Patienten haben v. a. eine (Muskel-)Schwäche, Magen-Darm-Beschwerden (Appetitlosigkeit, Übelkeit, Erbrechen, Verstopfung), Herzrhythmusstörungen, eine Polyurie mit Exsikkose und in fortgeschrittenen Stadien Bewusstseinsstörungen bis hin zu Verwirrtheit und Koma.

Behandlungsstrategie und Pflege

Neben der Ursachenbeseitigung besteht die Behandlung in einer kalziumarmen

1139

Diät (keine Milch und -produkte), Flüssigkeitszufuhr und evtl. – scheinbar widersprüchlich – einer forcierten Diurese (☞ unten). Ist die Hyperkalzämie tumorbedingt, werden oft auch Glukokortikoide oder *Biphosphonate* (z. B. Aredia®) notwendig.

Hyperkalzämische Krise

> **Notfall: Hyperkalzämische Krise**
> Lebensbedrohlich ist die **hyperkalzämische Krise** mit massiver Polyurie und Polydipsie, Erbrechen, Exsikkose, Fieber, Herzrhythmus- und Bewusstseinsstörungen.

Die Behandlung der hyperkalzämischen Krise auf der Intensivpflegestation besteht in:
▶ Forcierter Diurese (z. B. Lasix i. v.) mit gleichzeitigem Flüssigkeits- und ggf. Elektrolytersatz (v. a. Kalium) unter sorgfältiger Flüssigkeitsbilanzierung
▶ Gabe von Kalzitonin
▶ Gabe von Glukokortikoiden und Biphosphonaten
▶ Evtl. Gabe des Zytostatikums Mithramycin
▶ Evtl. Hämodialyse (☞ 29.1.6) gegen ein kalziumarmes Dialysat.

29.10.5 Störungen des Magnesiumhaushalts

Bedeutendste Störung des Magnesiumhaushalts ist die **Hypomagnesiämie** *(erniedrigte Magnesiumkonzentration im Blut)* mit einem Blutmagnesiumspiegel von unter 0,7 mmol/l. Oft besteht gleichzeitig eine Hypokalzämie.

Krankheitsentstehung

Ursache sind häufig Mangelernährung (z. B. bei Alkoholmissbrauch), erhöhter Bedarf (etwa in der Schwangerschaft), verminderte Resorption (z. B. bei Erbrechen oder Durchfall) oder erhöhte Ausscheidung (etwa bei Diuretikagabe oder einigen hormonellen Störungen).

Symptome, Befund und Diagnostik

Als Folge einer übersteigerten neuromuskulären Erregbarkeit haben die Patienten Tetanien, Darmkrämpfe, Herzrhythmusstörungen und in schweren Fällen Bewusstseinsstörungen bis zum Koma sowie zerebrale Krampfanfälle. Leichter Magnesiummangel äußert sich häufig nur durch Beinschmerzen (v. a. der Waden) und Müdigkeit.

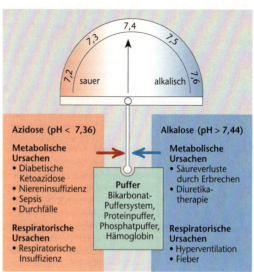

Abb. 29.59: Häufige Ursachen von Azidosen und Alkalosen: Die Puffersysteme im Körper halten den pH-Wert in einem engen Rahmen konstant. Durch Überlastung der Systeme kann es zu Azidosen oder Alkalosen kommen.

Die Diagnose wird durch eine Blutuntersuchung gestellt.

Behandlungsstrategie und Pflege

Als Behandlung reichen oft magnesiumreiche Ernährung (Obst, Gemüse, Nüsse) und/oder eine Medikation mit Magnesiumsalzen (z. B. Magnesium Verla®) aus. In schweren Fällen ist eine langsame intravenöse Magnesiumgabe unter ständiger Beobachtung des Patienten erforderlich.

29.11 Störungen des Säure-Basen-Haushalts

29.11.1 Azidose

> **Azidose**: Absinken des arteriellen Blut-pH-Wertes unter 7,36. Je nach Ursache Unterscheidung zwischen **metabolischer** und **respiratorischer Azidose**.

Metabolische Azidose

Die Ursache einer **metabolischen Azidose** liegt im Stoffwechsel begründet:
▶ In einem vermehrten Anfall von sauren Stoffwechselprodukten, z. B. durch
  – Ein diabetisches Koma mit erhöhter Produktion von Ketonkörpern
  – Sauerstoffmangel mit vermehrter Laktat-(= Milchsäure-)produktion bei Kreislaufversagen, Sepsis, Nierenversagen
  – Bestimmte Vergiftungen

▶ Im Verlust von (basischem) Bikarbonat (z. B. bei Durchfall).

Symptome, Befund und Diagnostik

Hauptsymptom einer metabolischen Azidose ist eine vertiefte, in fortgeschrittenen Stadien auch beschleunigte Atmung, da der Körper versucht, die Stoffwechselstörung durch vermehrtes Abatmen von CO_2 (= Bestandteil der Kohlensäure H_2CO_3) auszugleichen.

Vielfach erlaubt der Atemgeruch bereits Rückschlüsse auf die Ursache der Azidose (obstartiger Geruch der Ausatemluft beim diabetischen Koma).

Bei schwerer Azidose treten eine Herzinsuffizienz (☞ 16.6.2), ein Blutdruckabfall, psychische Veränderungen (z. B. Verwirrtheit) und Bewusstseinsstörungen (☞ 33.2.10) hinzu. Bei länger anhaltender Atemsteigerung durch die Azidose kann es gerade bei älteren Patienten auch zur allmählichen Erschöpfung der Atemmuskulatur mit drohender Beatmungspflicht kommen.

Die Diagnose wird durch eine Blutgasanalyse (☞ 18.3.2) gesichert. Dabei spricht man von einer **kompensierten Azidose**, wenn der Blut-pH zwar noch im Normbereich liegt, die übrigen Werte der BGA die Störung aber bereits anzeigen. Außerdem besteht häufig eine Hyperkaliämie (☞ 29.10.3).

Behandlungsstrategie

Die kausale Behandlung der Azidose besteht in der Behandlung der Grundkrankheit, z. B. des entgleisten Diabetes mellitus.

Symptomatisch müssen bei einer *schweren akuten Azidose* unter intensivmedizinischen Bedingungen Puffersubstanzen (z. B. Natriumbikarbonat, Tris-Puffer) infundiert werden. Bei einer *chronischen Azidose* kann auch Zitrat (etwa Acetolyt®) oral gegeben werden.

Respiratorische Azidose
Krankheitsentstehung
Eine **respiratorische Azidose** entsteht immer dann, wenn die Abatmung von Kohlendioxid gestört ist und sich damit CO_2 und Wasserstoffionen (als Kohlensäure) im Körper ansammeln.

Häufige Ursachen sind Ventilationsstörungen (z. B. bei Asthma bronchiale ☞ 18.6, chronisch obstruktiver Lungenerkrankung ☞ 18.5) oder eine Dämpfung des Atemantriebs durch Arzneimittel (beispielsweise Benzodiazepine ☞ 34.3.4, Opioide ☞ Pharma-Info 15.71).

Symptome, Befund und Diagnostik
Symptome sind Atemnot, Zyanose, Herzrhythmusstörungen, psychische Veränderungen und Bewusstseinstrübung bis zum Koma.

Die Diagnose wird durch eine Blutgasanalyse gestellt.

Behandlungsstrategie
Gelingt es nicht, die Atemstörung zu beheben, muss die Atmung des Patienten entweder durch eine nichtinvasive Maskenbeatmung unterstützt oder der Patient unter intensivmedizinischer Betreuung intubiert und beatmet werden (Grenz-pH ca. 7,2).

29.11.2 Alkalose

Alkalose: Anstieg des arteriellen pH-Wertes über 7,44. Je nach Ursache Unterscheidung zwischen **metabolischer** und **respiratorischer Alkalose.**

Störung	pH*	pCO₂ [mmHg]	Bikarbonat [mmol/l]	BE [mmol/l]
Normwerte	7,36 – 7,44	32 – 45	22 – 26	–2 bis +2
Metabolische Azidose	↓ oder ↔	↔ oder ↓	↓	Negativ
Metabolische Alkalose	↑ oder ↔	↔ oder ↑	↑	Positiv
Respiratorische Azidose	↓ oder ↔	↑	↔ oder ↑	Positiv
Respiratorische Alkalose	↑ oder ↔	Ø	↔ oder ↓	Negativ

* Bei kompensierten Veränderungen ist der pH durch erhöhte oder erniedrigte Bikarbonatausscheidung bzw. CO₂-Abatmung noch im Normbereich; pCO₂, BE bzw. Standardbikarbonat sind jedoch pathologisch.
Faustregel: Metabolisch **M**iteinander: Bei metabolischen Störungen verändern sich pH, Bikarbonat und pCO₂ stets gleichsinnig!

Tab. 29.60: Blutgasanalyse bei den verschiedenen Formen von Azidose und Alkalose.
BE (Base excess): Differenz der nachweisbaren gegenüber den normalen Pufferbasen.

Metabolische Alkalose
Krankheitsentstehung
Die **metabolische Alkalose** entsteht durch:
► Übermäßige Zufuhr von Basen (beispielsweise bei nicht ausgewogenen Infusionen)
► Verlust von Säuren, z. B. bei Erbrechen, längerem Absaugen des sauren Magensafts oder endokrinen Störungen (M. Cushing und Conn-Syndrom ☞ 21.5.1).

Symptome, Befund und Diagnostik
Der Organismus versucht zwar, durch Einschränkung der Atmung die Störung auszugleichen, doch wird diese durch den Sauerstoffbedarf der Gewebe begrenzt und ist klinisch nur schwer fassbar. Daher stehen die Symptome der begleitenden Hypokaliämie (☞ 29.10.3), der Verminderung des ionisierten Kalziums (☞ 29.10.4) sowie evtl. des Volumenmangels (Durst) im Vordergrund. Die Diagnose wird durch die BGA gestellt.

Behandlungsstrategie
In leichten Fällen reicht die Behandlung der Grunderkrankung aus. Schwere Störungen werden durch Infusionen (z. B. NaCl 0,9 %, HCl- oder L-Argininhydrochloridlösung) behandelt. Gleichzeitig wird oral oder durch Infusion Kalium ersetzt.

Respiratorische Alkalose
Ursache der **respiratorischen Alkalose** ist eine übermäßig gesteigerte Atmung (**Hyperventilation**). Am häufigsten ist dies *psychosomatisch* bedingt (**Hyperventilationstetanie**, z. B. bei Angst- oder Erregungszuständen), seltener durch Fieber, Gehirnerkrankungen (z. B. Meningitis, Enzephalitis ☞ 33.8.1 und 33.8.2) oder Sepsis (☞ 26.4).

Symptome, Befund und Diagnostik
Die gesteigerte Atmung fällt meist auf den ersten Blick auf. Typischerweise hat der Patient Atemnot und ist ängstlich, die Haut ist aber nicht zyanotisch (Teufelskreis Alkalose → Verengung der Atemwege → noch mehr Angst und weitere Steigerung der Atmung → noch stärkere Alkalose). Durch die Verminderung des *ionisierten* Kalziums entsteht eine *Tetanie* (☞ 29.10.4).

Behandlungsstrategie
Die Behandlung besteht in der Beseitigung der Atemstörung. Bei der „psychogenen" Hyperventilationstetanie sind dies Beruhigung des Patienten, die sog. Plastikbeutelrückatmung (Patient atmet langsam in eine möglichst große Tüte) und evtl. die medikamentöse Sedierung, z. B. mit Benzodiazepinen. Eine Kalziumgabe ist hier meist nicht erforderlich.

Literatur und Kontaktadressen

Literaturnachweis

1. Vgl. Pfaller, D.: Ernährungsberatung in der Hämodialyse. In: Die Schwester/Der Pfleger 8/2004, S. 590–593.

2. Vgl. N.N.: Heimdialyse bringt mehr Lebensqualität. In: Pflegen Ambulant 2/2005, S. 46–47.

3. Vgl. Wittig, J.; Stroeks, H.: Beerenstark. In: Altenpflege 3/2006, S. 58–59.

4. Vgl. Füsgen, I.: Geriatrie. Grundlagen und Symptome. Bd. 1, Kohlhammer Verlag, Stuttgart 2004, S. 140 f.

Vertiefende Literatur ☞ 💻

Kontaktadressen

1. Arbeitsgemeinschaft für nephrologisches Pflegepersonal e. V. (AfnP), Siebenbürger Straße 20, 33609 Bielefeld,
Tel.: 05 21/96 75 09 00,
Fax: 05 21/96 75 08 00,
www.afnp.de

2. KfH Kuratorium für Dialyse und Nierentransplantation e. V., Martin-Behaim-Straße 20, 63263 Neu-Isenburg,
Tel.: 0 61 02/35 90,
Fax: 0 61 02/35 93 44,
www.kfh-dialyse.de

3. Bundesverband Niere e. V.,
Weberstraße 2, 55130 Mainz,
Tel.: 0 61 31/8 51 52,
Fax: 0 61 31/83 51 98,
www.bundesverband-niere.de

4. www.dialyse-online.de
(Web-Community von Thomas und Bettina Wörpel).

5. Deutsche Krebshilfe e. V.,
Buschstraße 32, 53113 Bonn,
Tel.: 02 28/72 99 00,
Fax: 02 28/7 29 90 11,
www.krebshilfe.de
(mit Patientenratgebern zu Prostata-, Blasen- und Nierenkrebs).

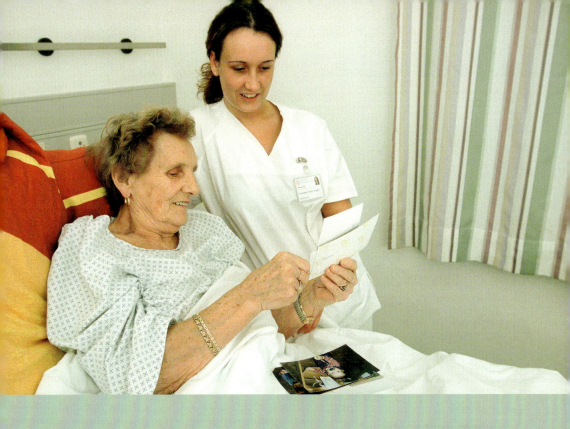

30 Pflege von Frauen mit gynäkologischen Erkrankungen und bei Schwangerschaft, Geburt und Wochenbett

30.1	**Pflege von Frauen mit gynäkologischen Erkrankungen und bei Schwangerschaft, Geburt und Wochenbett** **1144**	30.3.2	Bildgebende Verfahren zur Darstellung der weiblichen Brust 1153	**30.8**	**Endometriose** **1171**
30.1.1	Situation der Patientinnen .. 1144	30.3.3	Gynäkologische Untersuchung 1154	**30.9**	**Erkrankungen von Vulva und Vagina** **1172**
30.1.2	Beobachten, Beurteilen und Intervenieren 1145	30.3.4	Abstriche 1156	30.9.1	Vulvitis und Kolpitis 1172
30.1.3	Genitalspülung 1145	30.3.5	Kolposkopie 1156	30.9.2	Karzinome der Vulva und der Vagina 1174
30.1.4	Sitzbad 1146	30.3.6	Laparoskopie 1157	**30.10**	**Klimakterisches Syndrom** **1175**
30.1.5	Beckenbodengymnastik 1146	30.3.7	Gewebeentnahmen 1157		
30.1.6	Besonderheiten der Pflege bei gynäkologischen Operationen 1146	30.3.8	Vorgehen bei Vergewaltigung 1158	**30.11**	**Empfängnisverhütung** .. **1175**
		30.4	**Erkrankungen der Brust** **1159**	**30.12**	**Sterilität und Infertilität** **1176**
30.2	**Hauptbeschwerden in der Gynäkologie** **1150**	30.4.1	Gutartige Brusttumoren 1159	**30.13**	**Betreuung von Schwangeren** **1178**
		30.4.2	Mammakarzinom 1160		
30.2.1	Fluor 1150	**30.5**	**Erkrankungen der Tuben und der Ovarien** **1165**	30.13.1	Veränderungen des mütterlichen Organismus in der Schwangerschaft 1178
30.2.2	Zyklusstörungen 1152				
30.2.3	Unterbauchschmerzen 1152	30.5.1	Adnexitis 1165	30.13.2	Beratung der Schwangeren 1179
30.2.4	Beschwerden im Bereich der Brust 1152	30.5.2	Ovarialtumoren 1166	30.13.3	Schwangerschaftsvorsorgeuntersuchungen 1181
		30.6	**Erkrankungen des Uterus** **1167**		
30.3	**Der Weg zur Diagnose in der Gynäkologie** **1153**	30.6.1	Uteruspolyp 1167		
		30.6.2	Uterusmyom 1168	30.13.4	Pränatale Diagnostik 1182
		30.6.3	Zervixkarzinom 1169	**30.14**	**Schwangerschaftsabbruch** **1184**
		30.6.4	Endometriumkarzinom 1170		
30.3.1	Untersuchung der Brust 1153	**30.7**	**Descensus uteri** **1170**		

30.15	Pathologische Schwangerschaft 1185
30.15.1	Pränatale Schädigung des Kindes 1185
30.15.2	Extrauteringravidität 1186
30.15.3	Veränderungen des Trophoblasten und der Plazenta ... 1187
30.15.4	Gestosen 1189
30.15.5	Abort 1191
30.15.6	Frühgeburt 1193

30.16	Untersuchungen vor oder während der Geburt 1194
30.16.1	Fundusstand des Uterus und Lage des Kindes 1194
30.16.2	Kardiotokographie 1196
30.16.3	Amnioskopie 1197
30.16.4	Mikroblutuntersuchung 1198

30.17	Physiologische Geburt .. 1198
30.17.1	Eröffnungsperiode 1198
30.17.2	Austreibungsperiode 1200
30.17.3	Nachgeburtsperiode und Postplazentarperiode 1202

30.18	Erstversorgung des Neugeborenen 1202

30.19	Pathologische Geburt ... 1203
30.19.1	Lageanomalien 1203
30.19.2	Mütterliche Geburtsverletzungen 1204
30.19.3	Plazentalösungsstörung und Uterusatonie 1205
30.19.4	Geburtshilfliche Operationen 1205

30.20	Übernahme der Wöchnerin aus dem Kreißsaal 1208

30.21	Physiologisches Wochenbett 1209
30.21.1	Veränderungen des mütterlichen Organismus 1209
30.21.2	Wochenbettpflege 1210
30.21.3	Beratung vor der Entlassung 1211
30.21.4	Stillen 1212

30.22	Erkrankungen im Wochenbett 1214
30.22.1	Milchstau und Mastitis puerperalis 1214
30.22.2	Subinvolutio uteri 1215

30.22.3	Lochialstau 1215
30.22.4	Endometritis und Myometritis 1215
30.22.5	Psychiatrische Erkrankungen nach der Entbindung....... 1216

30.23	Pflege des Neugeborenen 1216
30.23.1	Postpartale Adaptation 1216
30.23.2	Beobachtung und Untersuchung des Neugeborenen . 1217
30.23.3	Körperpflege des Neugeborenen 1218

30.24	Kranke und gefährdete Neugeborene......... 1219
30.24.1	Fehlbildungen des Neugeborenen 1219
30.24.2	Atemstörungen des Neugeborenen 1221
30.24.3	Asphyxie 1223
30.24.4	Geburtsverletzungen 1223
30.24.5	Neugeborenenikterus 1224
30.24.6	Krampfanfälle des Neugeborenen 1225
30.24.7	Neugeborenenhypoglykämie 1225
30.24.8	Frühgeborene 1226

Literatur und Kontaktadressen ... 1229

Fallbeispiel ☞ 🖥

Die medizinischen Fachgebiete

Gynäkologie *(Frauenheilkunde):* Beschäftigt sich mit Prophylaxe, Diagnostik, konservativer und operativer Behandlung von Erkrankungen der weiblichen Geschlechtsorgane und der weiblichen Brust sowie weiterer frauenspezifischer Gesundheitsfragen und -problemen.

Geburtshilfe: Befasst sich mit der Betreuung der schwangeren und gebärenden Frau sowie der Wöchnerin. Umfasst auch die Erstversorgung des Neugeborenen.

Beide bilden aufgrund ihrer engen Verzahnung *ein* medizinisches Fachgebiet.

30.1 Pflege von Frauen mit gynäkologischen Erkrankungen und bei Schwangerschaft, Geburt und Wochenbett

Pflegende in der Gynäkologie und Geburtshilfe haben vielseitige Aufgaben: Präventive Tätigkeiten und die Assistenz bei diagnostischen und therapeutischen Maßnahmen zählen ebenso dazu wie die perioperative Versorgung, die Pflege konservativ behandelter Patientinnen sowie die Beratung und psychische Begleitung der Frauen in Krisensituationen. Gerade im ambulanten Bereich und in der Geburtshilfe nimmt die Betreuung *gesunder* Frauen großen Raum ein.

In der Geburtshilfe arbeiten Pflegende eng mit **Hebammen** zusammen. Hebammen dürfen in Deutschland allein Schwangere betreuen, Geburten leiten sowie die Wöchnerinnen und ihre Neugeborenen versorgen, doch müssen sie für einige in der Schwangerschaft vorgesehene Untersuchungen (z. B. Sonographie) sowie bei Komplikationen einen Arzt hinzuziehen.

30.1.1 Situation der Patientinnen

„Besondere" Organe

Frauen mit Erkrankungen der Brust oder der Geschlechtsorgane fühlen sich vor allem zu Beginn eines stationären Aufenthaltes oder beim ersten Pflege- bzw. Arztkontakt verunsichert. Das bei diesen Erkrankungen zwangsläufig notwendige Eindringen in den Intimbereich wird zumeist als (äußerst) unangenehm empfunden. Dieses Gefühl und die damit verbundenen Spannungen und Ängste werden auch durch direktes Ansprechen in aller Regel nicht völlig abgebaut und müssen daher bei allen Maßnahmen berücksichtigt werden. Nur so kann sich ein vertrauensvolles Verhältnis und damit eine auch in schweren Zeiten tragfähige Beziehung entwickeln.

Fragen, die den Intimbereich oder die Sexualität betreffen, werden mit besonderem Taktgefühl gestellt, wenn möglich erst, wenn sich Pflegende und Frau schon etwas kennen. Wird bei diagnostischen oder therapeutischen Maßnahmen der Intimbereich berührt, respektieren die Pflegenden stets das Schamgefühl der Frau: Sie sorgen dafür, dass z. B. Besucher den Raum nicht aus Versehen betreten, bitten, falls möglich, Mitpatientinnen aus dem Zimmer und bringen einen Sichtschutz sowohl zur Tür als auch zu Mitpatientinnen an. Außerdem wird die Frau nicht mehr als nötig entkleidet oder aufgedeckt.

Weibliche Identität

Häufig wird Frau-Sein mit der Intaktheit der Sexualorgane gleichgesetzt. Entsprechend fühlen sich viele Frauen bei Erkrankungen der Geschlechtsorgane in ihrer **weiblichen Identität** bedroht. Auch ältere Frauen empfinden so.

Bestimmte gynäkologische Eingriffe können das Selbst- und Körperbild (☞ 30.4.2)

30.1 Pflege von Frauen mit gynäkologischen Erkrankungen und bei Schwangerschaft, Geburt und Wochenbett

30

einer Frau stark beeinträchtigen, insbesondere solche, bei denen Organe entfernt werden oder infolge derer die Menstruation ausbleibt oder hormonelle Störungen auftreten. Ohne Gebärmutter fühlen sich beispielsweise viele Frauen „unvollständig", manche sprechen auch vom „Loch im Bauch". Besonders traumatisierend ist der Verlust der weiblichen Brust, der fast immer Folge eines Mammakarzinomes ist und daher dort ausführlich behandelt wird (☞ 30.4.2).

Existentielle Fragen

Onkologische Pflege ☞ 22.1
Palliativpflege ☞ Kapitel 10

Patientinnen, die zur Abklärung eines krebsverdächtigen Befundes kommen oder die bereits wissen, dass sie eine bösartige Erkrankung haben, werden zudem mit **existentiellen Fragen** konfrontiert. Sie sind unsicher und ängstlich und fragen sich, was wohl noch auf sie zukommen mag. Einige müssen das Fortschreiten der Krebserkrankung verarbeiten und leiden unter zunehmenden körperlichen Einschränkungen, andere spüren, dass sie sterben müssen und setzen sich mit dem nahenden Tod auseinander.

Sorge um das Ungeborene

Bei Schwangeren steht oft die **Sorge um das Ungeborene** im Vordergrund: Wird mein Kind gesund sein? Wird es vielleicht mit Behinderungen zu kämpfen haben? Muss es möglicherweise sterben, ist es vielleicht sogar schon tot, und ich habe es nicht gemerkt? Die Gedanken der Frau kreisen immer wieder um das Ungeborene, ihr Kind, und auch wenn die Frau weiß, dass Grübeln und Aufregung ihr und ihrem Kind schaden, kann sie dies nicht verhindern.

Neben Gesprächsbereitschaft kann es helfen, der Frau „ruhige" Beschäftigungen anzubieten, die trotz Bettruhe und Krankenhaus möglich sind, etwa Lesen oder Musikhören. Ist die Frau nach Besuchen sehr aufgewühlt, regen die Pflegenden eine Besuchsbeschränkung (evtl. auch nur einzelner Personen) an.

Ungewollte Kinderlosigkeit

Frauen, bei denen sich im Rahmen der Sterilitätsdiagnostik die Hoffnung auf eigene Kinder zerschlägt, und Frauen, die infolge einer gynäkologischen Erkrankung keine Kinder mehr bekommen können, durchleben oftmals eine Zeit der

Trauer. Nach der Überwindung dieser Trauer sollten sich die Frau und ihr Partner fragen, ob ein Kind für sie existentiell ist und ob Alternativen zum (eigenen) Kind vorstellbar sind (☞ auch 30.12).

Gesprächsbedarf

Bei fast allen Erkrankungen in der Gynäkologie und Geburtshilfe ist die psychische Betreuung und emotionale Unterstützung der Frau ein wesentlicher Bestandteil der Pflege.

Ganz wichtig ist Gesprächsbereitschaft: Die Pflegenden nehmen sich Zeit für Gespräche mit der Patientin und ermutigen sie, ihre Gefühle, Probleme und Ängste zu äußern. Äußerungen wie „das wird alles schon gut werden" oder „Sie sind noch jung, Sie können später noch Kinder haben" werden als Floskeln empfunden und helfen der Frau in aller Regel nicht. Konfliktbehaftete Themen brauchen nicht ausgespart zu werden, falls der Gesprächswunsch von der Frau ausgeht. Ein offenes Gespräch wirkt hier häufig nicht be-, sondern entlastend. Auch durch Information wird oft Angst abgebaut. Überschreiten die Fragen den Kompetenzbereich der Pflegenden, so holen sie die entsprechenden Professionen aus dem therapeutischen Team zur Hilfe.

Die Pflegenden versuchen außerdem, der Frau die Möglichkeit zu geben, mit ihr nahestehenden Menschen, meist dem Partner, gelegentlich ungestört zu sein. So sind offene Gespräche möglich, die die Krankheitsverarbeitung unterstützen. Den meisten Frauen hilft außerdem die Zuwendung und Nähe des Partners sehr.

30.1.2 Beobachten, Beurteilen und Intervenieren

Ausscheidung

Nach manchen gynäkologischen oder geburtshilflichen Eingriffen würde Pressen beim Stuhlgang einen zu starken Druck auf das Wungebiet bedeuten. Entsprechend wichtig ist die **Obstipationsprophylaxe.**

Die Pflegenden fragen die die Patientinnen daher nicht nur, ob sie Stuhlgang hatten, sondern auch, ob er weich oder hart war. Hatte eine Patientin etwa drei Tage lang keinen Stuhlgang oder muss sie bei der Defäkation pressen, wählen

die Pflegenden in Absprache mit dem Arzt ein geeignetes Abführmittel. Darf die Patientin essen, überlegen die Pflegenden zusammen mit der Frau, ob statt Arzneimitteln z. B. Weizenkleie oder Quellmittel wie Movicol® (☞ 12.7.2.5, Pharma-Info 19.7) in Betracht kommen.

Weiteres häufiges Problem insbesondere bei älteren Patientinnen und nach traumatischen Geburten ist eine **Harninkontinenz.** Sie wird in 12.7.1.6 zusammenhängend dargestellt.

Die **Intimhygiene** (☞ auch 12.5.1.4) dient dem körperlichen und psychischen Wohlbefinden und beugt aufsteigenden Infektionen vor. Besonders wichtig ist sie während der Menstruationsblutung, des Wochenbetts, bei Veränderungen oder Erkrankungen im Genitalbereich sowie nach Operationen zur Entfernung des Wundsekrets, da diese einen optimalen Nährboden für pathogene Keime darstellt.

Genauso wie andere Körperausscheidungen können auch vaginale Ausscheidungen infektiös sein. Deshalb tragen Pflegende beim Waschen des Intimbereichs oder beim Wechseln der Vorlagen Handschuhe. Neben den hygienischen Gründen ist dies Ausdruck des Respekts vor den Patientinnen.

Kommunikation

Aus den in 30.1.1 dargestellten Gründen fällt es vielen Frauen schwer, ihre Gesprächswünsche auszudrücken, insbesondere, wenn noch andere Personen mit im Zimmer sind, z. B. bei mehreren Patientinnen mit Bettruhe in einem Raum. Die Pflegenden achten daher bewusst auf versteckte Fragen und diskrete Gesprächssignale.

30.1.3 Genitalspülung

Die **Genitalspülung** (= Genital*ab*spülung, nicht zu verwechseln mit intravaginaler Spülung) wird angewendet, wenn das Waschen z. B. wegen Schmerzen oder erhöhter Infektionsgefahr nicht sinnvoll ist, etwa nach vaginalen Operationen oder Geburten.

Ist die Patientin mobil und muss keine Bettruhe einhalten, so ist die Durchführung der Genitalspülung auch auf einem Bidet oder der Toilette möglich. Oft kann die Patientin auch zur selbstständigen Durchführung angeleitet werden.

1145

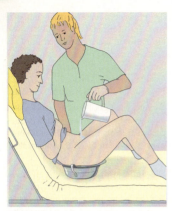

Abb. 30.1: Genitalspülung im Bett. [L157]

Vorbereitung
Vorbereitung der Materialien
- Händedesinfektionsmittel
- Zwei Paar Einmalhandschuhe
- Abwurfbeutel
- Einmalunterlage
- Steckbecken
- Messbecher mit 0,5–1 l Spülflüssigkeit, z. B. warmes Wasser oder Kamillenlösung
- Weicher Einmalwaschlappen
- Weiche Einmaltücher oder sauberes Handtuch
- Frische Vorlagen, Einmalslips
- Sichtschutz zur Wahrung der Intimsphäre.

Durchführung im Bett
- Sichtschutz anbringen
- Patientin bequem auf dem Rücken lagern, sie aber erst unmittelbar vor der Spülung aufdecken
- Einmalhandschuhe anziehen
- Einmalunterlage als Bettschutz unter das Gesäß legen
- Patientin ggf. beim Herunterziehen des Slips helfen
- Vorlagen entfernen und zusammen mit den Einmalhandschuhen in den Abwurfbeutel entsorgen
- Steckbecken unterschieben
- Hände desinfizieren und abermals Einmalhandschuhe anziehen
- Patientin Beine anwinkeln und leicht spreizen lassen
- Etwas Spülflüssigkeit zur Probe über die Innenseite des Oberschenkels fließen lassen (zu kaltes oder warmes Wasser kann sehr unangenehm sein)
- Spüllösung über die Oberschenkel und den Damm fließen lassen, die Schamlippen spreizen und erneut spülen

- Hartnäckige Blutreste, z. B. an den Oberschenkeln, mit Einmalwaschlappen entfernen
- Steckbecken aus dem Bett entfernen
- Mit den Einmaltüchern oder dem Handtuch zuerst Region um den Scheideneingang herum vorsichtig abtupfen, dann Vulva und zum Schluss Damm und Anus abtrocknen
- Einmalunterlage aus dem Bett entfernen und zusammen mit den Einmalhandschuhen entsorgen
- Patientin beim Vorlegen der Binden und beim Anziehen helfen (blutet die Patientin stark, hierbei wieder Einmalhandschuhe anziehen).

Nachbereitung
- Patientin bequem lagern
- Raum aufräumen, benutzte Utensilien reinigen und desinfizieren oder entsorgen
- Hände desinfizieren
- Spülung dokumentieren (Zustand der Schleimhaut, Stärke der Sekretion oder der Lochien ☞ 30.21.1, Schmerzen).

30.1.4 Sitzbad

Sitzbäder dienen der Säuberung des Wundgebietes und der Wundbehandlung durch therapeutische Zusätze, z. B. Kamillenextrakte. Sie werden vom Arzt angeordnet, der auch die Häufigkeit der Anwendungen und die Zusätze festlegt.

Sitzbäder sind umstritten. Einerseits ist ihr therapeutischer Nutzen für viele Indikationen nicht belegt. Wunden können aufweichen und die zugegebenen Substanzen die natürliche Scheidenflora angreifen. Außerdem besteht die Gefahr von Keimverschleppung und Kreuzinfektionen durch unsachgemäßes Desinfizieren der Sitzbadewanne. Andererseits gibt es aus subjektiver Sicht durchaus positive Ergebnisse. Sitzbäder sollten also nur nach sorgfältigem Abwägen der Vor- und Nachteile durchgeführt werden.

Vorbereitung
- Patientin informieren und sie unmittelbar vor dem Sitzbad zur Blasenentleerung auf die Toilette schicken
- Sich vergewissern, dass die Sitzbadewanne sauber und desinfiziert ist
- Sitzbadewanne mit körperwarmem Wasser füllen (36–38 °C). Das Wasser darf nicht zu warm sein, da sonst die Haut zu sehr aufweicht. Angeordneten Badezusatz hinzugeben
- Vorlagen, Einmalhöschen und Handtücher bereitlegen

- An der Badezimmertür ein Schild mit der Aufschrift „Besetzt" oder „Bitte nicht eintreten" anbringen.

Durchführung
- Patientin beim Hochziehen des Nachthemdes und Ausziehen des Slips helfen. Ihr zeigen, wo sie die Vorlagen entsorgen kann
- Patientin beim Hineinsetzen in die Sitzbadewanne helfen. Da es tief hinunter geht, bei adipösen Patientinnen im Zweifelsfall eine zweite Pflegekraft hinzuziehen
- Patientin bei guter Kreislaufsituation alleine lassen (die Patientenklingel muss aber erreichbar sein)
- Patientin nach etwa 3–5 Min. aus dem Sitzbad heraushelfen
- Während sich die Patientin abtrocknet und anzieht, Stöpsel aus der Badewanne entfernen (Handschuh anziehen) und Wasser ablaufen lassen.

Nachbereitung
Nach dem Sitzbad wird die Sitzbadewanne sorgfältig desinfiziert (z. B. mit Sekusept® 0,5%) und anschließend gereinigt. Dabei muss die Einwirkzeit des Desinfektionsmittels (bei Sekusept® z. B. zehn Minuten) genau beachtet werden.

30.1.5 Beckenbodengymnastik

Beckenbodentraining mit Konen ☞ 30.7
Kontinenzförderung ☞ 12.7.1.6

Die **Beckenbodengymnastik** soll die Beckenbodenmuskulatur straffen und stärken und den Beckenboden von Druck entlasten. Nach größeren Eingriffen im Bereich des Beckens, v. a. nach Descensusoperationen (☞ 30.7), ist die Kräftigung der Beckenbodenmuskulatur durch die Beckenbodengymnastik unerlässlich. Postoperativ werden die Übungen 2–3 Monate lang durchgeführt, bei Harninkontinenz (☞ 12.7.1.6) lebenslang. Für die Beckenbodengymnastik sind in der Regel die Physiotherapeuten zuständig.

30.1.6 Besonderheiten der Pflege bei gynäkologischen Operationen

Pflege bei Sectio caesarea ☞ 30.19.4

Gynäkologische Operationen umfassen sowohl diagnostische als auch therapeutische Eingriffe. Viele Eingriffe, z. B. die *Abrasio uteri*, die *Konisation* (beide ☞

30.1 Pflege von Frauen mit gynäkologischen Erkrankungen und bei Schwangerschaft, Geburt und Wochenbett

30.3.7) oder die *Laparoskopie* (☞ 30.3.6), können beiden Zwecken dienen.

Manche Operationen, z. B. die Entfernung des Uterus (**Hysterektomie** ☞ 30.6.2), können *abdominal*, also über einen Bauchschnitt *(Laparotomie), vaginal* (d. h. von der Scheide aus) oder *laparoskopisch* durchgeführt werden. Welcher Weg gewählt wird, hängt vor allem von der Grunderkrankung ab.

Präoperative Pflege

Allgemeine präoperative Pflege
☞ *15.10.2*

Die Besonderheiten vor gynäkologischen Operationen fassen Abbildung 30.2 und Tabelle 30.3 zusammen.

Postoperative Pflege

Allgemeine postoperative Pflege
☞ *15.10.4*
Überblick über die Pflege nach den häufigsten gynäkologischen Operationen
☞ *Tabelle 30.4*

Postoperative Überwachung

Neben den üblichen postoperativen Kontrollen (☞ 15.10.4) ist in der Gynäkologie besonders auf vaginale Blutungen zu achten. Anfänglich noch vorhandene vaginale Blutungen lassen in der Regel kontinuierlich nach. Bei starken oder (wieder) zunehmenden vaginalen Blutungen nach gynäkologischen Operationen verständigen die Pflegenden den Arzt.

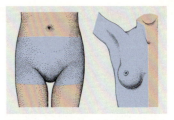

Abb. 30.2: Rasurschema bei abdominaler und vaginaler Hysterektomie sowie bei Mamma-Operationen. [A300, A400-190]

Positionsunterstützung

Der Oberkörper der Patientin wird leicht erhöht gelagert. Nach abdominellen Operationen sollten nur in Ausnahmefällen Kissen zur Bauchdeckenentlastung unter die Knie gelegt werden, da diese die Immobilität fördern. Besser ist es, wenn die Patientinnen ihre Beine öfter bewegen. Nach vaginalen Operationen erleichtert evtl. das Unterlegen eines weichen Kissens das Sitzen.

> Gummi- oder Sitzringe sollten nicht verwendet werden, da sie die Blutzirkulation beeinträchtigen und somit Nekrosen und Ödeme begünstigen. (💡 1)

Mobilisation

Beckenbodengymnastik ☞ *30.1.5*

Mit der Mobilisation wird in den meisten Fällen bereits am OP-Tag begonnen. Zum Aufstehen dreht sich die Patientin vorsichtig auf die Seite und steht dann mit Unterstützung einer Pflegenden auf (☞ 12.8.5.2). Um die Schmerzen an der Naht nach abdominellen Eingriffen zu mindern, legt die Patientin ihre Hand mit leichtem Druck auf den Verband.

Viele Patientinnen können schon gleich nach dem Aufstehen in Begleitung einer Pflegenden zur Toilette gehen, andere schaffen es kaum, sich vor das Bett zu stellen. Das Ausmaß der Mobilisation wird dann individuell je nach Befinden der Patientin von Tag zu Tag gesteigert.

Körperpflege

Viele Frauen wollen ihre Körperpflege schnell selbstständig durchführen, insbesondere auch, um die Intimsphäre wieder wahren zu können. Jedoch tut es nicht allen Frauen gut, so schnell auf die Unterstützung einer Pflegenden zu verzichten. Die Pflegenden schätzen ein, wie viel Hilfe eine Patientin tatsächlich benötigt (un-

	Abrasio (☞ 30.3.7)	**Konisation** (☞ 30.3.7)	**Laparoskopie** (☞ 30.3.6)	**Abdominale/vaginale Hysterektomie** (☞ 30.6.2)
Routineuntersuchungen	Blutuntersuchungen nach hausinternen Richtlinien (☞ auch 15.10.2), Urinstatus, Schwangerschaftstest bei allen Frauen im gebärfähigen Alter. EKG ab 40. Lj., Rö Thorax ab 60. Lj. (hausinterne Richtlinien beachten)			
Zusätzliche Blutuntersuchungen	Bei Abort (Fehlgeburt ☞ 30.15.5) Blutgruppenbestimmung	Keine	Blutgruppenbestimmung inkl. Rhesusfaktor	Blutgruppenbestimmung inkl. Rhesusfaktor
Körperpflege	Duschen, Entfernen des Nagellacks von Finger- und Zehennägeln, Reinigung des Bauchnabels, z. B. mit Benzin			
Rasur des OP-Gebietes ☞ auch 15.10.2	Evtl. Kürzen der Haare an den großen Labien	Kürzen der Haare an den großen Labien	Rasur des Abdomens einschließlich Mons pubis und Leisten	Bei abdominaler Hysterektomie wie bei Laparoskopie, bei vaginaler abwärts bis zum Anus
Darmreinigung	Keine	Keine	Meist am Vortag der OP Laxantien oral, am Vorabend Klysma	Meist am Vortag der OP Laxantien oral, am Vorabend Klysma
Ernährung am Vortag	Normale Kost	Normale Kost	Am Vorabend leichte Kost	Ab mittags nur flüssige Kost (mittags Suppe, abends Tee)
Nahrungskarenz	Ab 22.00 bzw. 24.00 Uhr des Vorabends der Operation			
Besondere Maßnahmen/ Dokumentation	▶ Messung und Dokumentation von Körpertemperatur, Puls, Blutdruck, Körpergröße und -gewicht ▶ Aufklärungsgespräche (☞ 15.1.2), anschließend schriftliche Einverständniserklärungen der Patientin ▶ Spätabendliche Verabreichung eines Schlaf- oder Beruhigungsmittels nach Arztanordnung			
Präoperative Maßnahmen am Tag der Operation	▶ Beziehen und Kennzeichnen des Bettes mit Namen der Patientin und Station ▶ Austausch des Nachthemdes der Patientin gegen ein OP-Hemd ▶ Entfernen von Prothesen, Schmuck und Kontaktlinsen ▶ Kontrolle des korrekten Sitzes der Antithrombosestrümpfe ▶ Bereitlegen der erforderlichen Patientenunterlagen ▶ Blasenentleerung vor Verabreichung der Prämedikation ▶ Verabreichung der angeordneten Prämedikation bei Abruf			

Tab. 30.3: Präoperative Maßnahmen vor den häufigsten gynäkologischen Operationen. Stets sind die hausinternen Richtlinien zu beachten.

1147

30 Pflege von Frauen mit gynäkologischen Erkrankungen und bei Schwangerschaft, Geburt und Wochenbett

	Abrasio/Konisation	Laparoskopie	Vaginale Hysterektomie	Abdominale Hysterektomie
Blutdruck-, Pulskontrolle, Atmung	**OP-Tag:** Zunächst 3-mal stdl., dann je nach Zustand der Patientin kontrollieren **1. postop. Tag:** Je nach RR-Wert und Zustand der Patientin kontrollieren		**OP-Tag:** Zunächst 3-mal stdl., dann alle 2 Std. messen; auf Arztanordnung während der ersten Stunden O_2 über Nasensonde geben **Ab 1. postop. Tag:** Bis zum Abführen 3- bis 5-mal täglich kontrollieren, dann je nach gemessenen Werten und Zustand der Patientin, mind. aber 1-mal täglich	
Körpertemperatur	Wird in der Regel nur bei Wundinfektionen gemessen (hausinterne Regelung beachten)		**OP-Tag:** 1-mal nachmessen **Ab 1. postop. Tag:** Bis zum Abführen 2-mal täglich messen, dann 1-mal täglich (bei Wundinfektionen und Resorptionsfieber häufiger)	
Allgemeinzustand	Hautfarbe, Schweißbildung, Bewusstseinslage beobachten			
Urinausscheidung	▸ Spontanharn abwarten (Toilettengang mit dem 1. Aufstehen verbinden) ▸ Liegt eine Tamponade, ist das Wasserlassen manchmal erschwert; Arzt fragen, ob sie entfernt werden kann. Bei starker Blutung neue Tamponade legen lassen		▸ Suprapubischen oder transurethralen Katheter kontrollieren (Durchgängigkeit) ▸ Urinmenge feststellen und protokollieren ▸ Auf Makrohämaturie achten wegen möglicher intraoperativer Harnblasen- oder Ureterverletzungen ▸ Bei transurethralem Katheter: 2-mal täglich Harnröhreneingang und den harnröhrennahen Katheterteil reinigen ▸ Bei suprapubischem Katheter: Einstichstelle und Ableitung täglich kontrollieren, alle 72 Std. Verband wechseln, auf gute Fixation achten	
			Katheter am 1. postop. Tag entfernen, bei Plastiken nach Rücksprache mit dem Operateur	Katheter in der Regel am 1. postop. Tag entfernen
Stuhlausscheidung	In der Regel keine Maßnahmen erforderlich, auf Blähungen achten		Patientin sollte in der Regel am 3. postop. Tag abführen ▸ Ab 1. postop. Tag Darmtätigkeit durch orale Nahrungszufuhr (☞ Ernährung/Kostaufbau) stimulieren ▸ Hat die Patientin am 3. postop. Tag noch nicht abgeführt, Laxantien nach Arztanordnung verabreichen	
Wundgebiet beobachten	▸ Auf Nachblutungen achten (☞ 30.3.7, normal sind am OP-Tag periodenstarke, dann nachlassende Blutungen) ▸ Zur selbstständigen vaginalen Blutungskontrolle anleiten	▸ Auf vaginale Blutungen achten ▸ **OP-Tag:** Pflaster belassen, auf Blutung kontrollieren	▸ Auf vaginale Blutungen achten ▸ Wundgebiet auf Entzündungszeichen beobachten ▸ Ab 2. postop. Tag Patientin zur selbstständigen Blutungskontrolle anleiten	▸ Am OP-Tag Verband zweistündlich kontrollieren, bei starker Blutung Sandsack zur Wundkompression auflegen ▸ Redons kontrollieren (☞ 15.9.5) ▸ Naht auf Entzündungszeichen beobachten ▸ Je nach Hausrichtlinien Eis zur Schmerzlinderung auflegen ▸ Vaginale Blutungen kontrollieren
Wundversorgung	▸ Entfällt bei Abrasio ▸ Bei Konisation: Tamponade innerhalb 24 Std. entfernen (Arzt), bei starker Blutung erneut Tamponade einlegen (Arzt) ▸ Fäden nicht entfernen (lösen sich auf)	**OP-Tag:** ▸ ☞ Wundgebiet beobachten/Körperpflege **1. postop. Tag:** ▸ Pflaster entfernen	▸ Tamponade innerhalb 24 Std. entfernen ▸ Genitalvorlagen kontrollieren ▸ Liegt eine Zieldrainage, diese am 2. postop. Tag entfernen (meist Arzt) ▸ Ab 10. Tag Beckenbodengymnastik bei Plastiken durchführen, rechtzeitig anmelden (Arztanordnung)	▸ Verband entfernen, sobald Wunde trocken ▸ Fäden in der Regel am 7., Klammern am 10. postop. Tag entfernen

Tab. 30.4: Pflegerische Maßnahmen nach den häufigsten gynäkologischen Operationen.

abhängig davon, was sie verbal äußert), und bieten ihr diese Hilfestellung so an, dass die Patientin sie akzeptieren kann.

Ausscheidungen

Bei vielen Operationen wird intraoperativ ein transurethraler oder suprapubischer Blasenkatheter gelegt, der das Wasserlassen und die Beobachtung des Urins (☞ 12.7.1.2) erleichtert. Nach abdominellen Eingriffen wird er in der Regel am ersten postoperativen Tag gezogen, bei einigen

vaginalen Operationen erst zwischen dem 3. und 5. postoperativen Tag. Wird der Urin nicht abgeleitet, sollte die Patientin 4–6 Std. nach der Operation Urin gelassen haben.

Die Darmtätigkeit ist nach größeren abdominellen Eingriffen für einige Tage stark eingeschränkt. Hörbare Darmgeräusche und das Abgehen von Darmgasen sind Zeichen einer beginnenden Darmperistaltik. Bei Blähungsbeschwerden helfen neben ärztlich angeordneten Arz-

neimitteln auch Fenchel- oder Anistee sowie eine frühe Mobilisierung. Ein zeitweise liegendes Darmrohr (☞ 12.7.2.5) kann zwar außerordentlich hilfreich sein, wird von vielen Patientinnen aber als unangenehm empfunden.

Während des gesamten Klinikaufenthaltes fragen die Pflegenden die Patientin täglich nach ihrer Darmentleerung (☞ 12.7.2.2 und 30.1.2). Die Darmentleerung kann am dritten postoperativen Tag durch orale Laxantien (☞ Pharma-Info

1148

30.1 Pflege von Frauen mit gynäkologischen Erkrankungen und bei Schwangerschaft, Geburt und Wochenbett

	Abrasio/Konisation	Laparoskopie	Vaginale Hysterektomie	Abdominale Hysterektomie
Körperpflege	▶ In der Regel keine Hilfe nötig ▶ Patientin zum regelmäßigen Wechseln der Genitalvorlage anleiten	☞ Abrasio/Konisation, zusätzlich: ▶ Genitale in Verbindung mit dem 1. Toilettengang spülen (Bidet: Wasserstrahl weich einstellen, Spülflüssigkeit nicht auf Duschkopf bringen) ▶ Genitalvorlage wechseln	**OP-Tag:** ▶ Mund- und Lippenpflege (☞ 12.5.2.4) mehrmals täglich anbieten ▶ Je nach Wunsch der Patientin kleine oder umfangreiche Körperwäsche durchführen bzw. Waschlappen zur Erfrischung anbieten ▶ Genitalspülung im Bett (☞ 30.1.3) durchführen **1. postop. Tag:** ▶ Bei der Ganzkörperwäsche helfen, je nach Zustand der Patientin im Bett, am Bettrand oder am Waschbecken **2. postop. Tag:** ▶ Ganzkörperwäsche am Waschbecken mit Unterstützung durchführen (lassen) Einmalvorlagen u. Wäsche regelmäßig wechseln; Patientin schrittweise zur Selbstständigkeit anleiten	
Positionsunterstützung	Keine besondere Unterstützung/Lagerung nötig		▶ Keine besondere Unterstützung/Lagerung nötig ▶ Nach vaginalen Eingriffen evtl. weiches Sitzkissen anbieten	
Mobilisation	▶ Patientin beim ersten Aufstehen beobachten (Kreislauf?), ggf. unterstützen		**OP-Tag:** ▶ Patientin am Abend erstmalig aufstehen lassen, dabei auffordern, tief durchzuatmen und nicht auf den Boden zu sehen **1. postop. Tag:** ▶ Je nach Zustand der Patientin wie OP-Tag. Patientin zu Bewegungsübungen im Bett anleiten **Ab 2./3. postop. Tag:** ▶ Patientin zur Selbstständigkeit anleiten	
Prophylaxen	▶ Thromboseprophylaxe (AT-Strümpfe, Antikoagulantientherapie nach Arztanordnung ☞ 12.3.3) ▶ Andere Prophylaxen in Abhängigkeit vom Allgemeinzustand durchführen		▶ **Thromboseprophylaxe:** MT-Strümpfe, Low-dose-Heparinisierung (Arztanordnung), Frühmobilisation, Bewegungsübungen im Bett ▶ **Pneumonieprophylaxe:** Oberkörperhochlagerung, Frühmobilisation, Überwindung der Schonatmung durch Atemgymnastik (☞ 12.2.5.3, SMI-Atemtrainer), Inhalation, Atemstimulierende Einreibung ▶ **Dekubitusprophylaxe:** Frühmobilisation, regelmäßiger Positionswechsel, Weichlagerung ▶ **Soor- und Parotitisprophylaxe:** Ggf. Mundpflege z. B. mit Bepanthen®-Lösung, Tee, Lemonsticks o. Ä.	
Ernährung/ Kostaufbau	**OP-Tag:** 6 Std. nach OP Vollkost geben (wenn im Anästhesieprotokoll nichts anderes vermerkt wurde)	**OP-Tag:** In der Regel abends Vollkost **1. postop. Tag:** Vollkost	**OP-Tag:** Nahrungskarenz (auch bei vaginaler Hysterektomie wird das Peritoneum eröffnet) **1. postop. Tag:** Schonkost **Ab 2. postop. Tag:** Vollkost	**OP-Tag:** Nahrungs- und Flüssigkeitskarenz **1. postop. Tag:** Nahrungskarenz, Tee **2./3. postop. Tag:** Tee, Zwieback, Suppe, Brei **3./4. postop. Tag:** Schonkost **Ab 5. postop. Tag:** Vollkost (hausinterne Richtlinien beachten)
	Infusionen nach Anästhesieprotokoll bzw. Arztanordnung verabreichen (☞ 15.4)			

Tab. 30.4 (Fortsetzung): Pflegerische Maßnahmen nach den häufigsten gynäkologischen Operationen.

19.7) oder durch ein Klistier angeregt werden (Arztanordnung).

Kostaufbau

Der Kostaufbau hängt von der durchgeführten Operation ab. Nach kleineren Eingriffen oder nach Operationen der Brust können die Patientinnen in der Regel bereits am Operationsabend leichte Kost zu sich nehmen.

Nach größeren Eingriffen wird der Kostaufbau davon abhängig gemacht, wann die normale Darmtätigkeit wieder einsetzt (Kriterien: Darmgeräusche auskultierbar, keine Übelkeit), in aller Regel ist am 3. postoperativen Tag die normale Kostform wieder erreicht. Eine Ausnahme bilden Patientinnen mit postoperativer Übelkeit und Erbrechen.

Nach der Operation müssen die Patientinnen nicht nur ihre körperlichen Kräfte und ihre Selbstständigkeit wiedererlangen, sondern sie haben oft auch noch die Diagnose, den Verlust eines Organs oder das Fortschreiten ihrer Erkrankung zu verarbeiten. Hilfreich sind hier verständnisvolle Angehörige, Pflegende und Ärzte, die die Patientin emotional unterstützen und Gesprächsbereitschaft signalisieren. Eine vertrauensvolle Atmosphäre ist hierfür unerlässlich.

Lymphödemprophylaxe

Bei bösartigen Tumoren werden im Rahmen der operativen Therapie meist auch Lymphknoten des Abflussgebietes entfernt, bei einem Mammakarzinom also axilläre Lymphknoten der betroffenen Seite, bei Ovarial-, Zervix- und Endometriumkarzinomen Beckenlymphknoten und bei einem Vulvakarzinom Leistenlymphkonten. Auch eine Strahlentherapie kann die Lymphabflusswege beeinträchtigen.

Mögliche Folge ist ein **chronisches Lymphödem** der betroffenen Extremität(en) mit einer teilweise erheblichen Einschränkung der Lebensqualität.

1149

Leitsymptome sind ein Anschwellen der Extremität, glatte und gespannte, vielleicht auch gerötete und überwärmte Haut, Parästhesien (☞ 33.2.9) und Schmerzen. Eine nicht seltene Komplikation ist das Erysipel (☞ 26.5.3). Bei Auftreten auch nur eines Symptoms sollte die Patientin sofort einen Arzt aufsuchen, zumal es sich auch um ein Tumorrezidiv handeln kann.

Ein Lymphödem kann durch komplexe physikalische Entstauungstherapie (☞ auch 22.9.2) mit häufiger Hochlagerung der Extremität, Tragen eines Armkompressionsstrumpfes mit Handteil bzw. einer Kompressionsstrumpfhose, spezieller Lymphdrainage und Bewegungsübungen behandelt werden.

Am wichtigsten jedoch ist die **Lymphödemprophylaxe,** die unmittelbar nach der Operation beginnt und nach der Entlassung konsequent weitergeführt werden muss. Günstig sind:

▸ Häufiges Hochlagern der Extremität und Betätigung der Muskelpumpe
▸ Frühzeitige und gezielte Bewegungstherapie der betroffenen Extremität unter Anleitung eines Physiotherapeuten
▸ Ausgewogene Ernährung (Sollgewicht anstreben, kochsalzarm essen, ausreichend trinken).

Ungünstig sind:

▸ *Herunterhängende Extremität.* Nach Entfernung von Achsellymphknoten (Axilladissektion) bei „gefährdenden" Situationen ggf. einen Kompressions-Armstrumpf/-Handschuh anlegen (wird vom Sanitätsfachgeschäft angepasst). Bei Entfernung der Becken- bzw. Leistenlymphknoten bei langen Reisen (im Flugzeug, Bus oder Auto) regelmäßig die Füße bewegen und ggf. eine Kompressionsstrumpfhose tragen
▸ *Überbelastung und monotone Bewegungen der entsprechenden Extremität.* Also bei Axilladissektion auf schweres Heben und Tragen verzichten und nur in kurzen Etappen Wäsche aufhängen sowie Fenster putzen, nicht lange Schreibmaschine schreiben. Bei Entfernung der Becken- bzw. Leistenlymphknoten Überbelastung durch übermäßigen Sport und langes Stehen vermeiden
▸ *Verletzungen.* Daher bei der Nagelpflege sehr vorsichtig sein und Nagelfalz nicht schneiden. Zur Haarentfernung Enthaarungscreme oder elektrische Rasierer verwenden und die Haut vor Insektenstichen schützen. An der betroffenen Extremität keine Blutentnahme oder Injektion durchführen lassen. Bei Axilladissektion im Garten nur mit Handschuhen arbeiten und nur mit Fingerhut nähen
▸ *Stauungen.* Entsprechend auf enge oder einschnürende Kleidung verzichten. Bei Axilladissektion keinen einschnürenden BH, keinen schweren Rucksack und kein enges Uhrenarmband auf der betroffenen Seite tragen, den Blutdruck nicht auf der operierten Seite messen (lassen). Bei Entfernung der Becken- bzw. Leistenlymphknoten keine engen Gürtel oder Hosen tragen
▸ *Sonnen- oder Wärmeeinwirkungen auf die Extremität.* Also auf Sauna und Sonnenbäder verzichten, nicht zu lange baden. Im Sommer bei Aufenthalt im Freien die Haut mit Sonnenschutzmittel mit hohem Lichtschutzfaktor vor Sonnenbrand schützen. Bei Axilladissektion den Arm keinen heißen Dämpfen aussetzen, z. B. beim Bügeln mit Dampf.

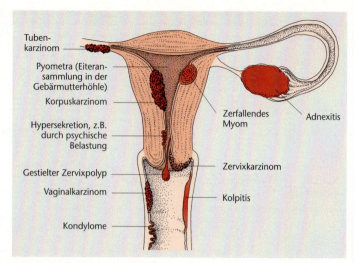

Abb. 30.5: Häufige Ursachen des Fluor genitalis (Ausfluss). Praktisch alle Abschnitte der weiblichen Geschlechtsorgane, auch die Vulva, können einen Fluor auslösen. [A400-190]

30.2 Hauptbeschwerden in der Gynäkologie

30.2.1 Fluor

Fluor *(Fluor genitalis, Fluor vaginalis, Ausfluss):* Physiologische oder pathologische Vaginalsekretion.

Vorkommen	Geruch	Farbe	Konsistenz
Ovulation	Geruchlos	Farblos, glasig	Schleimig, fadenziehend
Schwangerschaft	Geruchlos	Farblos	Dünnflüssig
Pilzinfektion (☞ 26.8.2)	Geruchlos	Weiß-gelblich	Krümelig
Trichomonadeninfektion (☞ 30.9.1)	Übel riechend	Gelblich	Schaumig
Gardnerelleninfektion (☞ 26.5.10)	Fischartig (Amingeruch)	Farblos bis weißlich	Normal, aber Zunahme der Menge
Mykoplasmeninfektion (☞ 26.5.16)	Geruchlos	Farblos bis weißlich	Dünnflüssig
Gonokokkeninfektion (☞ 26.5.4)	Unspezifisch	Eitrig-trübe bis gelblich-grün	Dickflüssig
Karzinome	Oft faulig	Blutig-bräunlich	Wässrig

Tab. 30.6: Geruch, Farbe und Konsistenz des Fluor genitalis geben erste Hinweise auf die Ursache und ermöglichen es, die weitere Diagnostik gleich in die richtige Richtung zu lenken.

30.2 Hauptbeschwerden in der Gynäkologie

Ein leichter, farb- und geruchloser, glasig-schleimiger *Ausfluss* (**Fluor**) ist normal. Er hält die Scheide feucht und schützt vor Infektionen. Dieser normale Ausfluss verstärkt sich bei sexueller Erregung, in der Zyklusmitte *(periovulatorischer Fluor)* und in der Schwangerschaft, aber auch bei psychischer Belastung.

Pathologischer Fluor ist eines der häufigsten Symptome in der Gynäkologie überhaupt und ruft bei den betroffenen Patientinnen oft starke Unsicherheit hervor. Insbesondere bei Infektionen besteht gleichzeitig ein quälender Juckreiz im Vulvabereich. Aus *Aussehen* und *Konsistenz* des Fluor sind oft bereits erste Rückschlüsse auf die Ursache möglich (☞ Abb. 30.5., Tab. 30.6).

Bezeichnung	Zyklus [Tage]	Blutungs-dauer [Tage]	Blutungs-stärke*	Schema	Ursachen/ Besonderheiten
Eumenorrhö Normale Menstruationsblutung	25–31	3–6	ca. 50–150 ml		
Störungen der Blutungsdauer					
Menorrhagie Verlängerte Regelblutung	25–31	> 6	Meist erhöht		Uteruspolypen (☞ 30.6.1), Myome (☞ 30.6.2), Endometriose (☞ 30.8), Gerinnungsstörungen
Brachymenorrhö Verkürzte Regelblutung	25–31	Stunden– 2,5 Tage	Normal– vermindert		Verschiedene Störungen in Uterus oder Ovarien; Nachtarbeit, Fernreisen, psychische Belastung; Ovulationshemmer (☞ 30.11)
Störungen der Blutungsstärke					
Hypermenorrhö Zu starke Regelblutung	25–31	3–6	> 150 ml (> 5 Vorlagen/Tampons pro Tag)		Myome, chronische Entzündungen von Uterus und Adnexen, hormonelle Störungen, Gerinnungsstörungen, Intrauterinpessar (☞ 30.11)
Störungen der Blutungshäufigkeit					
Polymenorrhö Unregelmäßig oder regelmäßig verkürzte Zyklen	< 25	3–6	Erhöht, normal oder erniedrigt		Verkürzung der prä- oder postovulatorischen Phase oder bei anovulatorischen Zyklen; Therapie nur bei Wunsch nach normalem Zyklus oder Kinderwunsch
Oligomenorrhö Stark verlängerte Zyklen	> 35	3–6	Erhöht, normal oder erniedrigt		Verlängerte Follikelreifungsphase, auch bei anovulatorischen Zyklen z.B. in Pubertät und Klimakterium
Zusatzblutungen (alle Blutungen im Verlauf eines Zyklus außerhalb der Menstruation)					
Spotting** Regelmäßige Zusatz- oder Schmierblutungen, prä-/postmenstruell oder mittzyklisch	25–31	Zusätzlich 1–2 Tage unmittelbar vor/nach der Menstruation oder in Zyklusmitte	Gering oder variabel		Gestörte Gelbkörper- oder Endometriumfunktion; evtl. Therapie durch Hormongabe. Uteruspolypen (☞ 30.6.1), Endometriumkarzinom (☞ 30.6.4)
Postkoitalblutung Unmittelbar nach Geschlechtsverkehr auftretend	25–31		Meist wenig, hellrotes Blut		Portioektopie (☞ 30.3.5), vaginale Verletzungen, Zervixkarzinom (☞ 30.6.3)

* Ein ungefähres Maß (in Abhängigkeit von individuellen Hygienebedürfnissen) ist die Zahl der pro Tag gebrauchten Vorlagen oder Tampons. Die physiologische Menge Blut und Schleimhaut, die eine Frau pro Menstruation verliert, beträgt ca. 50–150 ml.

** Zusätzlich zum "Spotting" werden auch die Begriffe Metrorrhagie und Zwischenblutung verwendet, z.B. wird Zwischenblutung synonym zum mittzyklischen Spotting und Metrorrhagie als zyklusunabhängige Zusatzblutung definiert.

Tab. 30.7: Normaler Menstruationszyklus und Zyklusstörungen im Vergleich.

30 Pflege von Frauen mit gynäkologischen Erkrankungen und bei Schwangerschaft, Geburt und Wochenbett

30.2.2 Zyklusstörungen

> **Zyklusstörungen** *(Menstruationsstörungen):* Abweichungen vom normalen Menstruationszyklus. Können sowohl organisch als auch psychisch bedingt sein.

Eine Übersicht über die wichtigsten Zyklusstörungen gibt Tabelle 30.7. Neben den genannten gynäkologischen Ursachen können auch Allgemeinerkrankungen wie z. B. Gerinnungsstörungen zu vaginalen Blutungen führen. Bei Zyklusstörungen ist das „Blutungsmuster" wichtig. Deshalb sollte immer ein Blutungskalender geführt und dem Arzt gezeigt werden.

> **Vaginale Blutungen,** die zyklusunabhängig außerhalb der Menstruation auftreten, müssen immer abgeklärt werden, da sie Leitsymptom des Endometriumkarzinoms sind (☞ 30.6.4).

Amenorrhö

> **Amenorrhö:** Ausbleiben der Menstruationsblutung.

Von einer **primären Amenorrhö** spricht man, wenn bei einem Mädchen auch im Laufe des 16. Lebensjahres keine Regelblutung eingesetzt hat. Ursächlich in Betracht kommen beispielsweise funktionsunfähige Ovarien, Störungen im Regelkreis von Hypothalamus und Hypophyse, Chromosomenstörungen sowie Atresien des Uterus oder der Vagina, wobei das Menstruationsblut nicht nach außen abfließen kann.

Bei der **sekundären Amenorrhö** bleibt die Regelblutung nach vorher normalen Zyklen mindestens drei Monate lang aus. Physiologisch ist eine Amenorrhö während der Schwangerschaft und in der Stillzeit. Weitere Ursachen sind körperliche oder psychische Belastungen, Magersucht (☞ 34.14.6), Ovarialinsuffizienz, Androgen bildende Ovarialtumoren (☞ 30.5.2) und hypothalamisch-hypophysäre Störungen.

Prämenstruelles Syndrom

Zu den Menstruationsstörungen im weiteren Sinne zählen auch die zyklusabhängigen Beschwerden wie das **prämenstruelle Syndrom** *(PMS).* Die Patientinnen leiden kurz vor der Menstruation unter Gereiztheit, depressiver Verstimmung, Kopfschmerzen, Kreislaufbeschwerden,

	Linker Unterbauch	Mittlerer Unterbauch	Rechter Unterbauch
Gynäkologische Ursachen	▸ Ovarialzysten und -tumoren ▸ Adnexitis ▸ Extrauteringravidität	▸ Dysmenorrhö ▸ Entzündungen der Vagina oder der Zervix ☞ 30.9.1 ▸ Fremdkörper in der Vagina	▸ Ovarialzysten und -tumoren ☞ 30.5.2 ▸ Adnexitis ☞ 30.5.1 ▸ Extrauteringravidität ☞ 30.15.2
Nicht-gynäkologische Ursachen	▸ Leistenhernie ▸ Pyelonephritis ▸ Nierenkolik ▸ Sigmadivertikulitis ☞ 19.6.7	▸ Zystitis (Harnblasenentzündung) ☞ 29.4.2	▸ Appendizitis ☞ 19.6.5 ▸ Leistenhernie ☞ 19.9.2 ▸ Pyelonephritis ☞ 29.5.3 ▸ Nierenkolik ☞ 29.5.12

Tab. 30.8: Lokalisation des Unterbauchschmerzes bei häufigen gynäkologischen und nicht-gynäkologischen Ursachen.

verstärkter Ödembildung und Spannungsgefühl in den Brüsten. Unmittelbar nach dem Einsetzen der Regelblutung normalisiert sich das Befinden wieder. Als Ursache wird eine Störung des Progesteronstoffwechsels vermutet.

Dysmenorrhö

> **Dysmenorrhö:** Starke, krampfartige Schmerzen im Unterleib unmittelbar vor und während der Menstruation, häufig verbunden mit einem allgemeinen Krankheitsgefühl.

Die **primäre Dysmenorrhö** besteht von der Menarche an, die **sekundäre Dysmenorrhö** tritt später im Leben auf. Beide können organisch bedingt sein. Bei der primären Dysmenorrhö wird v. a. eine gesteigerte Prostaglandinbildung im Endometrium diskutiert, die zu verstärkten Uteruskontraktionen und Durchblutungsstörungen führt. Der sekundären Dysmenorrhö liegt häufiger als früher angenommen eine Endometriose (☞ 30.8) oder ein Uterus myomatosus (☞ 30.6.2) zugrunde. Auch psychische Faktoren können eine Rolle spielen.

30.2.3 Unterbauchschmerzen

Unterbauchschmerzen können durch gynäkologische oder nicht-gynäkologische Ursachen bedingt sein (☞ Tab. 30.8).

Während die Ursachenklärung bei Schmerzen am äußeren Genitale häufig schon durch Inspektion gelingt, ist sie bei Unterbauchschmerzen oft schwieriger. Unterschieden werden *akute* Unterbauchschmerzen, beispielsweise durch eine Extrauteringravidität (☞ 30.15.2), und *chronische* Unterbauchschmerzen. Ne-

ben einer detaillierten Schmerzanamnese (☞ 12.12.2.2) ist die Frage nach zusätzlichen Beschwerden oft wegweisend.

30.2.4 Beschwerden im Bereich der Brust

Die häufigsten Beschwerden im Bereich der Brust sind:
- ▸ **Schmerzen.** Ein schmerzhaftes Spannungsgefühl beider Brüste kurz vor der Menstruation wird als **Mastodynie** bezeichnet. Ihr kann z. B. eine *Mastopathie* (☞ 30.4.1) zugrunde liegen. Auch Entzündungen oder der Milcheinschuss nach der Geburt bereiten Schmerzen
- ▸ **Knoten.** Druckschmerzhafte Knoten können z. B. bei einer *Mastitis* (☞ 30.22.1) auftreten. Auch Zysten im Brustdrüsenkörper sind häufig mäßig druckschmerzhaft. Nicht schmerzhafte Knoten können einem gutartigen (☞ 30.4.1), häufiger aber einem bösartigen Tumor entsprechen (☞ 30.4.2)

> Jeder Knoten in der Brust muss diagnostisch abgeklärt werden. Insbesondere nicht druckschmerzhafte oder unregelmäßig begrenzte Knoten sind dringend karzinomverdächtig.

- ▸ **Sekretion aus der Mamille.** Während *beidseitiger* Ausfluss aus den Mamillen auf eine Hormonstörung hinweist, liegen der *einseitigen* Sekretion oft gut- oder bösartige Tumoren der Brust zugrunde
- ▸ **Hautveränderungen.** Insbesondere einseitige Hautveränderungen der Brust, z. B. Hauteinziehungen, „Orangenhaut" oder Schuppung und Juckreiz einer Brustwarze, können auf eine bösartige Erkrankung der Brust hinweisen und müssen abgeklärt werden.

1152

30.3 Der Weg zur Diagnose in der Gynäkologie

Anamnese und körperliche Untersuchung
☞ *14.2 – 14.3*
Computertomographie ☞ *14.6.4*
Kernspintomographie ☞ *14.6.5*
Sonographie ☞ *14.6.7*

30.3.1 Untersuchung der Brust

Die Untersuchung der Brust besteht in:
- **Inspektion,** um *Größen-* und *Formungleichheiten* der Brüste und Mamillen sowie *Hautveränderungen* zu erkennen
- **Abtasten** der Brüste, wodurch Knoten, Schmerzen und Absonderungen aus den Mamillen festgestellt werden können
- **Abtasten der Lymphknotenregionen** in den Achselhöhlen, ober- und unterhalb des Schlüsselbeins sowie am Hals, um Lymphome (z. B. durch Metastasen bei Brustkrebs) zu erfassen.

Selbstuntersuchung der Brust

In Deutschland wird eine **Selbstuntersuchung der Brust** *(SUB)* zur Brustkrebsfrüherkennung nach vorheriger Aufklärung und Anleitung der Frau durch Fachpersonal überwiegend befürwortet. International ist sie umstritten, eine Mortalitätssenkung bislang weder belegt noch widerlegt. Sicher ist aber, dass die Selbstuntersuchung durch die Frau (☞ Abb. 30.9) keinesfalls regelmäßige Untersuchungen durch den Arzt ersetzen kann. (⌑ 2, 3)

30.3.2 Bildgebende Verfahren zur Darstellung der weiblichen Brust

Entdeckt der Arzt beim Abtasten der Brust eine Auffälligkeit, sind bildgebende Verfahren der nächste diagnostische Schritt.

Kernspintomographie ☞ *14.6.5*
Punktionen der Brust ☞ *30.3.7*

Mammographie

Die **Mammographie** ist eine spezielle Nativröntgenaufnahme (☞ 14.6.2) zur Darstellung der Brust (Weichteilgewebe stellen sich bei „normalen" Röntgenaufnahmen kaum dar). Es werden stets Aufnahmen beider Brüste in zwei Ebenen angefertigt, da eine genaue Beurteilung nur im Seitenvergleich möglich ist.

Die Mammographie dient in erster Linie der Früherkennung und Abklärung brustkrebsverdächtiger Veränderungen. Während gutartige Knoten glatt begrenzt sind, weisen Karzinome oft Ausläufer in die Umgebung *(Krebsfüßchen)* und viele kleine Verkalkungen auf **(Mikrokalk).** Die Mammographie sollte möglichst kurz nach der Menstruation durchgeführt werden, da das Brustdrüsengewebe zu die-

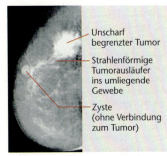

Abb. 30.10: Typische Mammographiebefunde. Während sich die links in der Mitte gelegene harmlose Zyste als glatt begrenzter, regelmäßiger Rundherd darstellt, handelt es sich bei dem Tumor rechts oben im Bild um ein Karzinom. Typisch sind das unregelmäßige Bild im Inneren des Tumors und die Ausläufer in die Umgebung („Krebsfüßchen"). [B117]

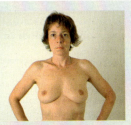

Betrachten der Brust vor dem Spiegel, zuerst mit auf die Hüften gestützten Armen, ...

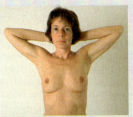

... anschließend mit erhobenen Armen (aus verschiedenen Blickwinkeln).

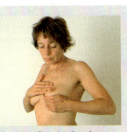

Abtasten aller vier Quadranten der Brust im Stehen und Liegen. Dabei haben die Finger permanenten Hautkontakt.

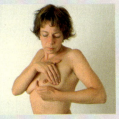

Nach der Untersuchung im Stehen Zusammendrücken der Brustwarze mit Daumen und Zeigefinger (Sekretaustritt? Farbe des Sekrets?).

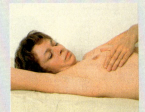

Wiederholung der Brustuntersuchung im Liegen.

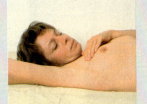

Abschließend Untersuchung der Achselhöhlen auf vergrößerte und veränderte Lymphknoten.

Abb. 30.9: Selbstuntersuchung der Brust. Die Untersuchung wird am besten jeweils kurz nach der Menstruation vorgenommen. [K115]

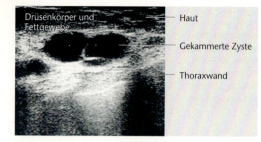

Abb. 30.11: Mithilfe der Mammasonographie können z. B. Zysten identifiziert werden. [T193]

sem Zeitpunkt am besten zu beurteilen ist. Eine besondere Vorbereitung ist nicht erforderlich.

Nach wie vor ist die Mammographie „Goldstandard" in der Früherkennung des Mammakarzinoms. Wegen des insgesamt hohen Brustkrebsrisikos wurde der Leistungskatalog der (gesetzlichen) Krankenkassen Ende 2003 erweitert: 50- bis 69-Jährige haben nun alle zwei Jahre einen Anspruch auf eine Screening-Mammographie. Bei unklaren Brustveränderungen ist nach wie vor eine *sofortige* Mammographie erforderlich, auch wenn die letzte Kontrolle noch nicht lange zurückliegt.

Mammasonographie

Die Ultraschalluntersuchung der Brust, die **Mammasonographie,** ist nicht mit einer Strahlenbelastung behaftet. Zysten lassen sich sehr gut von soliden Tumoren unterscheiden, erfahrene Untersucher vermögen oft auch eine Aussage über die Gut- oder Bösartigkeit einer Veränderung zu treffen. Der diagnostisch wichtige Mikrokalk lässt sich allerdings nicht darstellen. Die Mammasonographie kann die Mammographie bislang nicht ersetzen, ist aber eine wertvolle Ergänzung.

Galaktographie

Bei der **Galaktographie** (Röntgenkontrastdarstellung der Milchgänge) werden die Milchgänge von der Brustwarze aus sondiert, mit Kontrastmittel gefüllt und röntgenologisch dargestellt. Die Untersuchung ist bei unklarer Sekretion aus der Brustwarze angezeigt. Erkennbar sind Erweiterungen, aber auch Abbrüche der Milchgänge, z. B. durch einen Tumor. Eine Vorbereitung der Patientin ist nicht erforderlich.

30.3.3 Gynäkologische Untersuchung

Da eine volle Harnblase bei der **gynäkologischen Untersuchung** stört, soll die Frau vor der Untersuchung noch einmal Wasser lassen und dabei eine Urinprobe in einen Becher füllen. Dann entkleidet sie in einer Kabine ihren Unterleib und nimmt auf dem mit „Krepp" abgedeckten gynäkologischen Stuhl Platz. Eine Kopfhochlagerung erleichtert den Kontakt zum Untersucher und wird von den meisten Patientinnen psychisch als wesentlich angenehmer als eine Flachlagerung empfunden. Für ältere Patientinnen ist der Stuhl meist recht unbequem. Ein zusätzliches Kissen in Nacken oder Kreuz erleichtert diesen Frauen die Lagerung.

Auch aus juristischen Gründen sollte bei jeder gynäkologischen Untersuchung durch einen männlichen Gynäkologen eine Pflegende anwesend sein. Dies dient dem Schutz der Patientin und gleichzeitig dem Selbstschutz des Arztes. Wird ein Kind untersucht, sollte auch eine Vertrauensperson des Kindes anwesend sein.

Inspektion

Bei der Inspektion der Vulva achtet der Arzt auf den Behaarungstyp (weiblich oder männlich), die Klitoris (vergrößert?), das Hymen (intakt?) sowie auf Blutungen, Fluor, Entzündungen, Ulzera und Tumoren.

Spekulumuntersuchung

Spekula (*lat.* spekulum = Spiegel) dienen der Entfaltung der Vagina und der Darstellung der Portio. Sie werden in verschiedenen Größen und mehreren Ausführungen angeboten. Ausgewählt werden sie entsprechend:

▶ Der geplanten Untersuchung. *Selbsthalte-* oder *Entenschnabelspekula* (☞ Abb. 30.15 und 30.16) halten nach entsprechender Arretierung selbst und werden für Untersuchungen verwendet, bei denen der Arzt eine oder beide Hände frei haben muss, *zweiblättrige Spekula* (☞ Abb. 30.17 und 30.18) werden z. B. bei Inspektion der Portio benutzt
▶ Der anatomischen Gegebenheiten. Für Kinder werden schmale und kurze Spekula benutzt, für Mehrgebärende breitere und längere.

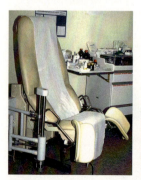 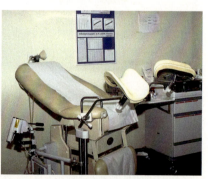

Abb. 30.12 – 30.13: Dieser gynäkologische Stuhl lässt sich hoch- und herunterfahren. Beim Hinsetzen rutscht die Frau mit dem Gesäß ganz bis zur Rückenlehne (links). Unmittelbar vor der Untersuchung wird der Stuhl hydraulisch hochgefahren und nach hinten gekippt (rechts), die Sitzfläche wird manuell nach unten weggeklappt. [T193]

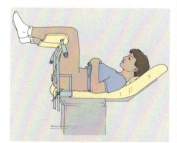

Abb. 30.14: Die Patientin liegt auf dem Rücken in der sog. Steinschnittlage. Die Beine sind gespreizt, Hüften und Knie gebeugt. Die Unterschenkel liegen in den dafür vorgesehenen Beinschalen, das Gesäß überragt knapp die Kante des Stuhls. Auf diese Weise ist eine weitgehend entspannte Lage der Patientin und damit eine bestmögliche Untersuchbarkeit gewährleistet. [A400-215]

30.3 Der Weg zur Diagnose in der Gynäkologie

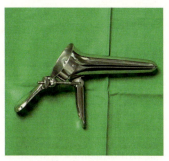

Abb. 30.15: Entenschnabelspekulum, hier in geschlossenem Zustand. [K183]

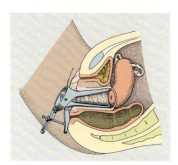

Abb. 30.16: Das eingeführte, geöffnete Entenschnabelspekulum im Sagittalschnitt. [A400-190]

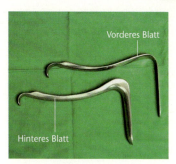

Abb. 30.17: Zweiblättriges Spekulum. Zuerst wird das hintere, rinnenförmige Spekulum eingeführt, dann das flache vordere Blatt. [K183]

Vor der Untersuchung werden die Spekula im Wärmeschrank oder warmen Wasser vorgewärmt. Ist die Vagina sehr trocken und ist die Entnahme eines Abstrichs nicht vorgesehen, kann Gleitmittel, z. B. Sonographie-Gel, auf die Spekula aufgetragen werden, damit das Einführen für die Frau weniger unangenehm ist. Während der Arzt die Spekula einführt, stellt die Pflegende die Untersuchungslampe ein. Nun beurteilt der Arzt Beschaffenheit von Vaginalschleimhaut und Portiooberfläche sowie die Sekretion aus der Zervix. Bevor die Spekula entfernt werden, entnimmt der Arzt oft Sekret für Untersuchungen (☞ 30.3.4) oder führt eine Kolposkopie (☞ 30.3.5) durch. Nach Entfernen der Spekula schließt sich ggf. eine Vaginalsonographie an. Bei allen Untersuchungen reicht die Pflegende dem Arzt das benötigte Instrumentarium an und nimmt es ihm auch wieder ab. Deswegen trägt sie – wie auch der Arzt – bei jeder Untersuchung Handschuhe.

Bimanuelle Palpation

Bei der **bimanuellen Palpation** (☞ Abb. 30.19) ertastet der Arzt:
▶ Konsistenz der Vagina und der Portio, z. B. Gewebeverhärtungen
▶ Lage und Konsistenz der Adnexen
▶ Lage, Konsistenz, Form, Größe und Beweglichkeit des Uterus.

Rektovaginale und rektale Untersuchung

Rektale und **rektovaginale Untersuchung** (☞ Abb. 30.20 bzw. 30.21) dienen der Beurteilung der **Parametrien** (Beckenbindegewebe neben dem Uterus), des Douglas-Raumes und des Rektums.

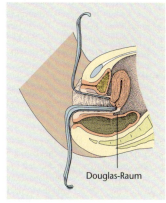

Abb. 30.18: Die beiden eingeführten Blätter des zweiblättrigen Spekulums im Sagittalschnitt. Sie sind nicht selbsthaltend, sondern müssen vom Arzt oder einer Hilfsperson gehalten werden. [A400-190]

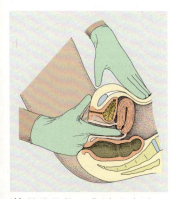

Abb. 30.19: Die bimanuelle Palpation bei der gynäkologischen Untersuchung. Während ein bis zwei Finger der einen Hand in die Vagina eingeführt werden und die Portio (und damit den Uterus) nach kranioventral (= vorne oben) schieben, kann die andere Hand des Untersuchers den Uterus von der Bauchseite aus tasten. [A400-190]

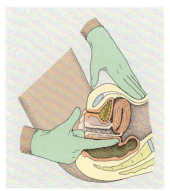

Abb. 30.20: Rektale Untersuchung. Bei Kindern kann der Arzt statt in die Vagina in das Rektum eingehen, um die Gebärmutter zu palpieren. Bei der erwachsenen Frau ergänzt die rektale Untersuchung die vaginale Palpation und erlaubt außerdem eine Beurteilung des Rektums. [A400-190]

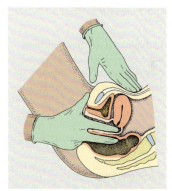

Abb. 30.21: Die rektovaginale Untersuchung erlaubt, Befunde in den bindegewebigen Aufhängestrukturen der Gebärmutter (Uterusligamente) zu ertasten. Während sich die Uterusligamente bei der gesunden Frau ohne größeren Schmerz dehnen und strecken lassen, äußert die Patientin z. B. bei Verwachsungen Schmerzen. [A400-190]

30

Pflege von Frauen mit gynäkologischen Erkrankungen und bei Schwangerschaft, Geburt und Wochenbett

Aufgaben der Pflegenden bei der gynäkologischen Untersuchung

Untersuchungsraum vorbereiten

Die Pflegenden achten darauf, dass während der Untersuchung keine weiteren Personen den Raum betreten, der Raum warm und der Untersuchungsplatz sauber und nicht von anderen einzusehen ist. In der Umkleide legen sie genügend Vorlagen (Binden) bereit.

Materialien vorbereiten

Die Pflegenden sorgen dafür, dass ausreichend (sterile) Instrumente, Arzneimittel und Untersuchungsmaterialien (z.B. Abstrichröhrchen) vorhanden sind und ein komplettes Spekulasortiment im Wärmeschrank bereitliegt. Geräte wie z.B. das Sonographiegerät oder das Kolposkop müssen stets betriebsbereit sein.

Patientin vorbereiten

Die Pflegende informiert die Frau über den Ablauf der Untersuchung und ggf. einzelne Maßnahmen. Unmittelbar vor der Untersuchung schickt sie sie zur Blasenentleerung zur Toilette. Ist eine Urinuntersuchung nicht auszuschließen, gibt sie der Frau ein Auffanggefäß mit und erklärt ihr, wo sie es abstellen kann. Dann zeigt die Pflegende der Frau die Umkleidekabine und gibt ihr Zeit, in Ruhe und ungestört den Unterleib zu entkleiden. Ggf. hilft sie der Patientin auf den Untersuchungsstuhl; sie lässt die Steinschnittlage aber erst dann einnehmen, wenn die Untersuchung wirklich stattfindet, da die meisten Frauen diese Lage als sehr unangenehm empfinden und sich ausgeliefert fühlen.

Assistenz bei der Untersuchung

Während der Untersuchung leistet sie der Patientin Beistand und beruhigt sie ggf.

Nach der Inspektion des äußeren Genitals durch den Arzt deckt sie, gerade bei längeren Untersuchungen, den Unterleib der Patientin mit einem Tuch ab, damit die Intimsphäre der Frau so weit wie möglich gewahrt bleibt.

Nachbereitung

Nach der Untersuchung hilft die Pflegende der Patientin beim Absteigen vom Untersuchungsstuhl und bietet ihr Tücher zum Abwischen von Gleitmittel sowie Vorlagen an. Kann sich die Frau nicht selbstständig anziehen, ist sie ihr beim Ankleiden behilflich. Dann räumt sie den Untersuchungsraum auf, reinigt die Geräte und sorgt für die Sterilisation der Instrumente. Das entnommene Untersuchungsmaterial leitet sie sachgerecht weiter.

30.3.4 Abstriche

Abstriche spielen in der gynäkolgischen Diagnostik eine große Rolle.

Nativpräparat

> **Nativpräparat:** Nicht gefärbtes oder fixiertes mikroskopisches Präparat.

Ein **Nativpräparat** wird in erster Linie angelegt bei Verdacht auf eine Entzündung der Vagina *(Kolpitis)*, z.B. durch Pilz- oder Trichomonadenbefall (☞ 30.9.1).

Benötigtes Material

▸ Steriler Watteträger
▸ Objektträger, Deckglas
▸ 0,9%ige Kochsalzlösung
▸ Mikroskop
▸ Löffler-Methylenblau bei Gonokokken-Suchtest
▸ 10%ige Kalilauge bei v.a. Infektion mit Gardnerella vaginalis.

Beim **Amin-Test** wird das Sekret auf dem Objektträger mit 10%iger Kalilauge versetzt. Entwickelt sich ein fischartiger Geruch, so besteht der Verdacht auf eine Infektion mit *Gardnerella vaginalis,* einem gramnegativen Stäbchenbakterium (**Aminkolpitis** ☞ 30.9.1).

Zytologischer Abstrich

> **Zytologischer Abstrich:** Abstrichentnahme mit nachfolgender zytologischer Untersuchung der Zellen auf entartungsverdächtige Zellveränderungen oder Tumorzellen. In der Gynäkologie bedeutendes Verfahren zur Frühdiagnose des Zervixkarzinoms.

Beim **zytologischen Abstrich** entnimmt der Arzt mithilfe eines speziell geformten Spatels Zellmaterial von der Portiooberfläche *(Ektozervix)* und mittels eines Bürstchens Material aus der Zervix *(Endozervix)* und streicht es auf jeweils einen Objektträger aus. Anschließend wird es *sofort* fixiert, z.B. mit Sprühfixierung, und ins zytologische Labor geschickt. Hier werden die Zellen nach einem von dem Anatom *George Papanicolaou* entwickelten Verfahren gefärbt (**Papanico-**laou-Färbung, kurz *Pap*) und unter dem Mikroskop beurteilt (Klassifizierung ☞ Tab. 30.22).

Die Zytologie erlaubt zum einen ein Screening zur Erfassung von Karzinomen der Portio und der Zervix und deren Vorstufen, zum anderen lässt sich auch der Hormonhaushalt der Frau beurteilen, da das Aussehen der Zellen hormonell beeinflusst wird.

Da Vaginalzäpfchen und Vaginalspülungen das Untersuchungsergebnis verfälschen können, muss in den 24 Std. vor der Abstrichentnahme auf Zäpfchen und Spülung verzichtet werden.

Bakteriologischer Abstrich

Für eine bakteriologische Untersuchung wird das Vaginalsekret meist mit sterilen Watteträgern gewonnen. Diese werden dann entweder mit in das dazugehörige Abstrichröhrchen gegeben und ins Labor geschickt, oder das Sekret wird auf einen Objektträger aufgetragen und mit dem beiliegenden Mittel fixiert.

Manche Erreger wie z.B. Gonokokken wachsen nur auf Spezialnährböden, die ebenfalls industriell vorgefertigt angeboten werden. Mittels „normaler" Nährböden kann der Erreger nicht nachgewiesen werden, und die Diagnose bleibt unklar.

30.3.5 Kolposkopie

> **Kolposkopie:** Betrachtung der Portio vaginalis uteri unter 6- bis 40facher Lupen-Vergrößerung.

Die **Kolposkopie** findet in der Regel im Rahmen einer gynäkologischen Untersuchung statt (☞ 30.3.3). Eine **Nativ-Kolposkopie** ist häufig nicht sehr aussagekräftig, da das Oberflächenrelief wenig Kontraste bietet. Daher folgen im Anschluss an die Nativ-Kolposkopie die Essigsäureprobe und die Schiller-Jodprobe.

▸ Bei der **Essigsäureprobe** wird die Portio mit 3%iger Essigsäure betupft. Essigsäure koaguliert den zervikalen Schleim und bewirkt eine Anämisierung der Portiooberfläche. So wird eine exaktere Beurteilung der Portiooberfläche möglich

▸ Bei der **Schiller-Jodprobe** wird die Portio mit einer 3%igen Jod-Kaliumjodidlösung *(Schiller-Jodlösung)* betupft. Jod wird von den glykogenhaltigen Plattenepithelzellen des Portioepithels gespeichert, so dass diese dunkelbraun erscheinen. Die Drüsen-

1156

30.3 Der Weg zur Diagnose in der Gynäkologie

Pap-Gruppe	Zytologischer Befund	Bewertung	Empfehlung	Zellform
0	Zellabstrich technisch unbrauchbar	Nicht möglich	Sofortige Wiederholung	
I	Normales Zellbild	Negativer Befund: Unverdächtig	Jährliche Wiederholung	
II	Leichte entzündliche, regenerative oder degenerative Veränderungen	Negativer Befund: Unverdächtig	Kontrolle nach 3–12 Monaten, evtl. Einleitung einer Kolpitis- oder Östrogentherapie	
III	Schwere entzündliche oder degenerative Veränderungen	Zweifelhaft	Kontrolle nach Therapie	
III D	Leichte bis mäßige Dysplasie*, enspricht CIN I–II** (☞ Abb. 14.34)	Vorstufe eines Karzinoms	Therapie; Kontrolle nach 2–3 Monaten, bei Weiterbestehen des Befundes Konisation	
IV a	Schwere Dysplasie* (entspricht CIN III**)	Positiver Befund: Vorstufe eines Karzinoms	Konisation (☞ 30.3.7)	
IV b	Carcinoma in situ*** (entspricht CIN III**)	Invasives Karzinom nicht auszuschließen	Konisation oder Gewebeprobe	
V	Eindeutig bösartige Tumorzellen	Positiver Befund: Verdacht auf invasives Karzinom	Sofortige Gewebeprobe	

* **Dysplasie**: Fehlentwicklung von Organen oder Geweben mit unzureichender Differenzierung und daher nicht ordnungsgemäßer Funktion.
** **CIN I–III**: Zervikale (cervikale) intraepitheliale Neoplasie, d.h. auf das Epithel beschränkte Atypien, gestörte Schichtung und gestörte Ausreifung zunehmender Schwere.
*** **Carcinoma in situ**: Karzinom, das die Basalmembran noch nicht durchbrochen hat.

Tab. 30.22: Auswertung, Klassifikation und Konsequenzen eines Papanicolaou-Abstrichs.

epithelzellen der Zervix und nicht ausgereifte Epithelzellen hingegen, die kein oder nur wenig Glykogen enthalten, färben sich gar nicht oder kaum. Diese *jodnegativen* Bezirke sind typisch, aber nicht beweisend für Veränderungen des Plattenepithels.

Ein häufiger Normalbefund ist die **Portioektopie**, bei der sich *ektopes* (= am falschen Ort befindliches) Zylinderepithel aus dem Zervixkanal auf der Portiooberfläche befindet, evtl. als zirkuläre *Ausstülpung* des Zervixepithels. Die Ektopie ist ungefährlich. Allerdings ist die **Umwandlungszone,** d.h. die Grenze zwischen dem Plattenepithel der Portio und dem Zylinderepithel, eine Prädilektionsstelle für pathologische Veränderungen. Alle pathologischen oder verdächtigen Befunde werden fotografisch dokumentiert. Bei auffälligen Befunden kann gezielt Gewebe zur histologischen Begutachtung entnommen werden.

30.3.6 Laparoskopie

Hysteroskopie ☞ *30.12*

Die *diagnostische* **Laparoskopie** (*Bauchspiegelung,* in der Gynäkologie auch **Pelviskopie** = *Beckenspiegelung* genannt) erlaubt eine direkte Betrachtung der inneren Geschlechtsorgane. Sie ist in der Sterilitätsdiagnostik, bei Verdacht auf eine Extrauteringravidität, zur Abklärung unklarer Unterbauchschmerzen, zur Bi-

opsieentnahme, zum Staging bei bösartigen Tumoren und zur Therapiekontrolle (z.B. bei Endometriose) angezeigt.

Therapeutisch kann die Laparoskopie zur Entfernung gutartiger Tumoren (Myome ☞ 30.6.2), zum Ausschälen von Zysten, zur Entfernung oberflächlicher Endometrioseherde (☞ 30.8), zum Lösen von Verwachsungen oder zur Durchführung einer Sterilisation (☞ 30.12) eingesetzt werden.

Die Durchführung entspricht der bei chirurgischen Laparoskopien (☞ 20.3.5), allerdings wird zusätzlich ein Portioadapter zur Führung des Uterus eingelegt.

Pflege bei Laparoskopie

Pflege bei Laparoskopie ☞ *20.3.5, Tab. 30.3 und Tab. 30.4*

Zusätzlich zu den Grundprinzipien der **Pflege bei Laparoskopie** können Pflegemaßnahmen bei einer therapeutischen Laparoskopie erforderlich sein. Die präoperative Pflege berücksichtigt dann den größtmöglichen Eingriff, die postoperative richtet sich nach der tatsächlich durchgeführten Therapie.

Der nach einer Laparoskopie häufige Schmerz im Rücken-Nacken-Bereich wird auf das eingeleitete CO_2 zurückgeführt und bildet sich in 1–3 Tagen zurück.

30.3.7 Gewebeentnahmen

Abrasio

Der zytologische Abstrich (☞ 30.3.4) gibt lediglich Auskunft über das Epithel im Zervixbereich. Besteht der Verdacht auf ein Karzinom in der Gebärmutterhöhle, muss die gesamte Funktionalis durch eine **Abrasio** *(Abrasio uteri, Kürettage, Curettage, Ausschabung)* abgetragen und histologisch untersucht werden. Therapeutisch wird eine Abrasio z.B. bei Gebärmutterpolypen oder nach einer Fehlgeburt (☞ 30.15.5) eingesetzt.

Der Eingriff wird in Vollnarkose durchgeführt. Als Hauptkomplikationen sind Nachblutungen und (aufsteigende) Infektionen zu nennen.

Bei Karzinomverdacht müssen Korpus- und Zervix-Schleimhaut getrennt (in „Fraktionen") gesammelt und untersucht werden. Deshalb spricht man auch von einer **fraktionierten Abrasio** oder *Cervix-Corpus-Curettage* (kurz *C-C-C*). So können Tumorzellen der Zervix oder dem Korpus zugeordnet werden. Dies hat Konsequenzen für die Behandlungsstrategie.

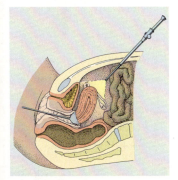

Abb. 30.23: Gynäkologische Laparoskopie (Pelviskopie). [A400-190]

1157

30 Pflege von Frauen mit gynäkologischen Erkrankungen und bei Schwangerschaft, Geburt und Wochenbett

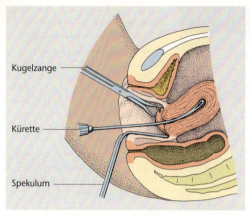

Abb. 30.24: Abrasio. Unter Spekulumsicht fasst der Arzt die Portio mit einer Kugelzange und zieht sie etwas nach unten. Dadurch wird der Uterus gestreckt, der Zervikalkanal kann leichter passiert werden. Er wird mit dicker werdenden Hegarstiften gedehnt, bis die Kürette hindurchpasst. In ringsum geführten Bewegungen in Uteruslängsrichtung wird die Funktionalis abgeschabt und dann der histologischen Untersuchung zugeführt. [A400-190]

Pflege bei Abrasio

Die postoperativen Schmerzen nach einer Abrasio entsprechen meist den Schmerzen während der Menstruation und bedürfen meist keiner medikamentösen Behandlung.

Allgemeine perioperative Pflege ☞ 15.10.2–15.10.4
Pflege bei gynäkologischen Operationen ☞ 30.1.6, Tab. 30.3 und Tab. 30.4

Knips- und Stanzbiopsien, Probeexzision

Bei einem mit bloßem Auge sichtbaren Tumor von Vulva, Vagina oder Zervix kann Material für die histologische Untersuchung durch eine einfache **Knips-** oder **Stanzbiopsie** gewonnen werden. Die Entnahme von Gewebe mit einem Skalpell wird auch als **Probeexzision (PE)** bezeichnet.

Die Pflegenden achten nach Biopsien vornehmlich auf das Auftreten von Nachblutungen.

Konisation

Mit der **Konisation** werden karzinomverdächtige Befunde der Zervix abgeklärt (☞ 30.6.3).

Der Arzt schneidet unter Vollnarkose ein kegelförmiges Gewebestück (*griech. konos = Kegel*) aus der Portio heraus und schickt es zur histologischen Untersuchung. Um auch hoch sitzende *(endozervikale)* Veränderungen zu diagnostizieren, schließt sich der Konisation immer eine Abrasio des Restzervikalkanals *(Abrasio cervicis)* an.

Wegen der Gefahr einer Nachblutung sind engmaschige Kontrollen notwendig.

Pflege bei Konisation

Pflege bei gynäkologischen Operationen ☞ 30.1.6, Tab. 30.3 und Tab. 30.4

Vorsicht
Nach einer Konisation können am 6.–10. postoperativen Tag Nachblutungen durch Ablösen des Wundschorfes auftreten. Die Patientin sollte hierüber informiert sein und sich trotz des nur geringen oder fehlenden Krankheitsgefühls schonen.

Douglas-Punktion

Der **Douglas-Raum** (☞ Abb. 30.18) zwischen Uterus und Rektum ist die tiefste Stelle der Bauchhöhle, so dass sich dort freie Flüssigkeit ansammeln und von der Vagina aus abpunktiert werden kann. Durchgeführt wird die **Douglas-Punktion** z.B. zur Diagnostik und Drainage eines Douglas-Abszesses, etwa bei Entzündungen der Adnexen mit Abszessbildung. Die Douglas-Punktion wird zunehmend von Sonographie und Laparoskopie (☞ 30.3.6) abgelöst.

Pflege

Vor der Punktion sollte die Patientin ihren Darm entleeren. Nach der Punktion fallen folgende pflegerische Maßnahmen an:
▶ Beobachtung der Patientin auf Zeichen einer Darmverletzung, also engmaschige Kontrolle von Blutdruck, Puls und Temperatur sowie des Abdomens auf Zeichen einer beginnenden Peritonitis (☞ 19.8)
▶ Beobachtung des Wundgebiets auf Entzündungszeichen. Hat der Arzt eine Gummi- oder Robinsondrainage (☞ 15.9.5) zur Abszessdrainage eingelegt, bleibt diese bis zur Ausheilung liegen.

Punktionen der Brust

Zysten der Brust werden meist unter Ultraschallkontrolle mit speziellen Nadeln punktiert (Feinnadelpunktion ☞ 21.3.1, Hochgeschwindigkeits-Stanzbiopsie). Anschließend wird das gewonnene Material histologisch untersucht.

Eine spezielle Vorbereitung der Patientin ist nicht erforderlich.

30.3.8 Vorgehen bei Vergewaltigung

Mädchen und Frauen nach einer **Vergewaltigung** (früher *Notzuchtdelikt*) befinden sich in einer psychischen Ausnah-

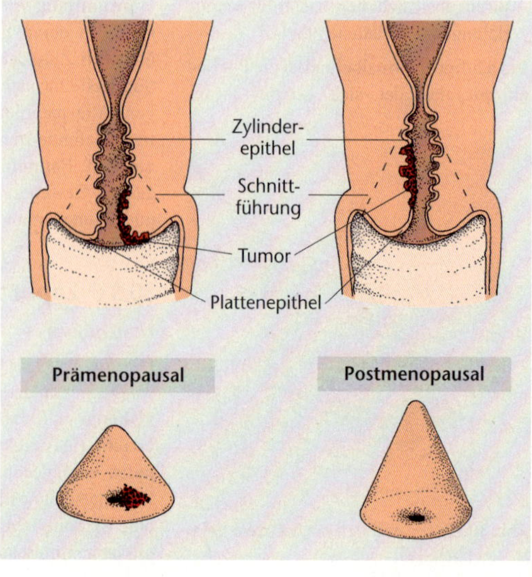

Abb. 30.25: Konisation. Die Schnittführung ist abhängig vom Alter der Patientin. Vor der Menopause finden sich vermehrt Portioektopien, d.h. die Prädilektionsstelle für Karzinome, die Umwandlungszone, ist eher auf der Portiooberfläche zu finden. Im Senium zieht sich die Umwandlungszone in den Zervikalkanal zurück. Bei geschlechtsreifen Frauen wird dementsprechend ein flacher Konus entfernt, bei Frauen in der Postmenopause ein spitzer Konus. [A400-190]

1158

mesituation. Durch Beachtung einiger Grundregeln können Ärzte und Pflegende dem Opfer die Lage zumindest etwas erleichtern:

- Wartezeit kurz halten
- Untersuchung nach Möglichkeit von einer Ärztin durchführen lassen. Der Patientin anbieten, dass eine Person ihres Vertrauens anwesend ist
- Anamnese in ruhigem Raum erheben. Behutsam mit dem Mädchen oder der Frau umgehen, zumal dieses der erste Besuch beim Gynäkologen sein kann. Ihr bereits jetzt die weiteren Schritte und die gynäkologische Untersuchung erklären und bei den einzelnen Maßnahmen erläutern, warum sie in ihrem eigenen Interesse notwendig sind.

Die ärztliche Untersuchung muss trotz der psychischen Situation des Opfers besonders gründlich sein, um keine Verletzungen des Opfers oder Spuren des Täters zu übersehen. Unbedingt erforderlich ist eine genaue Dokumentation, damit dem Opfer Wiederholungsbefragungen und -untersuchungen erspart bleiben, z.B. Blutergüsse mit Sofortbildkamera und Lineal als Maßstab fotografieren.

Die Untersuchung umfasst:

- *Ganzkörperuntersuchung*, um Blutergüsse, Würgemale oder Sturzverletzungen zu diagnostizieren. Dabei Mundhöhle nicht vergessen
- *Gynäkologische Untersuchung*, um Verletzungen im Genital- und Analbereich zu erfassen und Abstriche für den Nachweis von Sperma, die serologische Täteridentifikation und die mikrobiologische Untersuchung zu gewinnen. Kommt das Opfer in Begleitung von Kriminalpolizisten, bringen diese in der Regel entsprechende Untersuchungsröhrchen mit
- *Auskämmen der Schamhaare*, um Haare des Täters sicherzustellen
- *Asservieren der Kleidung*, sofern diese nicht bereits gewechselt worden ist
- *Serologische Untersuchungen* auf Lues, Gonorrhö und HIV sowie ein Schwangerschaftstest, um „negative Ausgangswerte" zu haben.

Bei Möglichkeit eines Schwangerschaftseintritts verschreibt der Arzt der Frau die „Pille danach" (Unofem®).

Pflege

Die Betroffenen reagieren sehr unterschiedlich auf das Geschehen. Die Reaktionen reichen von gefasster Ruhe und Aufmerksamkeit bis hin zu extremer Angst und Unruhe. Vorherrschende, aber in dieser Situation selten ausgedrückte

Gefühle sind Ohnmacht, Angst, Ekel, Selbstvorwürfe, Scham und Ärger. Manche Patientinnen leiden unter körperlichen Beschwerden wie Schmerzen oder Übelkeit.

Scheinbare Gefasstheit des Opfers spricht nicht gegen eine Gewalttat. Oft ist die Frau noch völlig fassungslos, hat noch nicht „so richtig begriffen", was passiert ist. Auch ein Fehlen massiver Befunde ist möglich, da das Opfer evtl. wegen Gewaltandrohung keine Gegenwehr zu leisten wagte oder sich aus Scham bereits geduscht und frisch eingekleidet hat.

Das Erlittene wird seine Verarbeitung nicht im Krankenhaus finden. Die Pflegenden können aber durch die situationsgerechte Begleitung der Opfer Hilfestellungen leisten:

- Die Pflegenden helfen der Patientin, rasch Kontakt zu einer vertrauten Person herzustellen. Außerdem weisen sie sie, sofern es die Allgemeinsituation zulässt, auf Notrufnummern und Selbsthilfegruppen hin
- Sie begleiten die Betroffene mit Sensibilität und Verständnis bei der Untersuchung und der Versorgung von Verletzungen und gehen auf körperliche Beschwerden der Patientin ein
- Möchte die Frau über das Geschehene sprechen, kommen die Pflegenden diesem Wunsch nach und hören aufmerksam zu.

30.4 Erkrankungen der Brust

Brustdrüsenentzündung (Mastitis) ☞ *30.22.1*
Brustdrüsenabszess ☞ *30.22.1*

30.4.1 Gutartige Brusttumoren

Jeder in der Brust tastbare Knoten muss diagnostisch abgeklärt werden, um ein Mammakarzinom auszuschließen.

Fibroadenome

Fibroadenome sind gutartige Tumoren, die sich aus Drüsen- und Bindegewebe zusammensetzen und bei knapp einem Drittel aller Frauen (oft multipel) vor-

kommen. Am häufigsten sind Frauen vor der Menopause betroffen. Fibroadenome erhöhen das Brustkrebsrisiko nicht.

Milchgangspapillome

Milchgangspapillome sind einzeln oder multipel vorkommende, zottenartige Wucherungen, die vom Milchgangsepithel ausgehen und sich durch blutige oder seröse Sekretion aus der Brustwarze bemerkbar machen. Sie kommen vor allem im mittleren Lebensalter vor. Ein Mammakarzinom muss stets ausgeschlossen werden.

Zysten

Durch Sekretretention entstehen **Zysten,** epithelumkleidete Hohlräume mit flüssigem Inhalt. Zysten kommen oft bei der *fibrös-zystischen Mastopathie* (☞ unten) vor. Sie lassen sich sonographisch gut darstellen.

Fibrös-zystische Mastopathie

Als **fibrös-zystische Mastopathie** (*Mastopathia cystica fibrosa, Dysplasie der Mamma*) werden hormonbedingte Veränderungen des Brustgewebes mit Vermehrung des Bindegewebes (Fibrosierung), Proliferationen des Milchgangepithels, Milchgangerweiterungen und Zystenbildung bezeichnet. In schweren Fällen fühlt sich die ganze Brust knotig an.

Die fibrös-zystische Mastopathie kommt bei 40–50% aller Frauen vor, der Altersgipfel liegt bei 45–55 Jahren. Bei einer Mastopathie Grad I und II ist das Brustkrebsrisiko nicht oder wenig erhöht, bei einer Mastopathie Grad III (ca. 10% der Patientinnen) steigt das Brustkrebsrisiko etwa um den Faktor fünf.

Behandelt wird die Mastopathie durch Gabe von Hormonen, z.B. Progesteron lokal oder systemisch. Engmaschige klinische und ggf. mammographische Kontrollen dienen der frühzeitigen Erkennung eines eventuellen Mammakarzinoms.

Eine sichere Abgrenzung zum Mammakarzinom ist trotz der heutigen nichtinvasiven Techniken oft nur durch eine histologische Gewebeuntersuchung möglich. Beim geringsten Zweifel an der Gutartigkeit wird eine Stanzbiopsie durchgeführt oder der Tumor entfernt und das Gewebe histologisch untersucht. Das kosmetische Ergebnis ist meist gut.

1159

30.4.2 Mammakarzinom

Mammakarzinom *(Brustkrebs):* An Häufigkeit zunehmende Krebserkrankung und mit knapp 25 % aller Tumoren häufigster bösartiger Tumor bei Frauen. In Deutschland jährlich rund 47 000 Neuerkrankungen. Leitsymptom „Knoten in der Brust", Behandlung meist multimodal. Prognose vor allem abhängig von histologischem Typ und Ausbreitung des Tumors sowie vom Hormonrezeptorbefund. Langzeitüberlebensrate ca. 40 %. Bei den 40- bis 50-jährigen Frauen häufigste Todesursache.

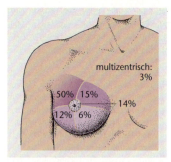

Abb. 30.26: Häufigkeitsverteilung der Mammakarzinome auf die Quadranten und die Brustwarzenregion. Am häufigsten entwickelt sich ein Karzinom im oberen äußeren Quadranten. [A300-190]

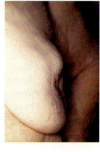

Abb. 30.27: Fortgeschrittenes Mammakarzinom der linken Brust mit Mammillenretraktion. [T192]

Nahezu jede zehnte Frau erkrankt im Laufe ihres Lebens an einem **Mammakarzinom**. Der Altersgipfel der Erkrankung liegt zwischen dem 50. und 70. Lebensjahr, doch können auch schon junge Frauen unter 30 Jahren ein Mammakarzinom bekommen.

Krankheitsentstehung

Das Mammakarzinom entsteht aus einer Entartung des Brustdrüsengewebes, wobei es sich in ca. 80 % um vom Gangepithel ausgehende **duktale Karzinome**, in ca. 10 % um **lobuläre Karzinome** der Drüsenläppchen und in den übrigen 10 % um Sonderformen wie das **Paget-Karzinom** der Mamille handelt.

Die genaue Ursache der Entartung ist unbekannt, jedoch konnten verschiedene Risikofaktoren definiert werden:
- Genetische Disposition, insbesondere Vorhandensein von BRCA-1- und BRCA-2-Gen-Mutationen (☞ unten)
- Mammakarzinom bei der anderen Brust
- Mammakarzinom bei engen Verwandten, z. B. der Mutter
- Mastopathie Grad III mit schweren Zellatypien
- Krebserkrankung des Uterus, der Ovarien oder des Darmes
- Erhebliches Übergewicht
- Einsetzen der Menarche vor dem 12. Lebensjahr
- Einsetzen der Menopause nach dem 50. Lebensjahr
- Kinderlosigkeit oder erste Schwangerschaft nach dem 35. Lebensjahr.

Bei schätzungsweise 5–10 % der Betroffenen ist die Erkrankung auf eine erbliche Veranlagung zurückzuführen. Dabei sind vor allem das **BRCA-1-** und das **BRCA-2-Gen** (*Breast-Cancer-Gen-1* bzw. *-2*) von Bedeutung. Sie zählen zu den sog. *Tumorsuppressorgenen*, die die Zelle vor maligner Entartung schützen. Mittlerweile sind eine Reihe verschiedener Mutationen bekannt, die das Risiko eines Mammakarzinoms und teilweise auch des Ovarialkarzinoms unterschiedlich stark erhöhen (beim Mammakarzinom auf bis zu 85–90 %!). Die Mutationen können auch im Blut nachgewiesen werden. Dieser Test ist aber nur sinnvoll für Frauen mit erheblicher familiärer Belastung, auf freiwilliger Basis und eingebettet in ein umfangreiches Gesamtkonzept zur Betreuung der betroffenen Frauen.

Symptome und Untersuchungsbefund

Leitsymptom des Mammakarzinoms ist der nicht druckschmerzhafte Knoten in der Brust.

Symptome des Mammakarzinoms können sein:
- Eine einseitige, meist derbe und nicht druckschmerzhafte Verhärtung in der Brust oder Achselhöhle. Bei hautnahem Tumor oder in fortgeschrittenem Krankheitsstadium können auch eine Rötung oder ein umschriebener (Druck-)Schmerz auftreten
- *Orangenhautphänomen*, d. h. Grobporigkeit und Lymphödem der Haut über dem Tumor
- Einziehung der Haut (z. B. der Mamille = *Mamillenretraktion*), wenn der Tumor mit der Haut verwächst
- Unverschieblichkeit der Haut über der Verhärtung
- Unverschieblichkeit des Drüsengewebes auf dem Brustmuskel
- Asymmetrie der Brüste. Bei vielen gesunden Frauen ist eine Brust etwas größer oder steht etwas höher als die andere. Immer verdächtig hingegen sind *neu* aufgetretene Asymmetrien
- Unterschiedliches Verhalten der Brüste beim Heben der Arme
- Sekretion aus der Brustwarze
- Ekzemartige Hautveränderungen, in späteren Stadien Geschwürbildung (*Ulzerationen*)
- Hautveränderungen ähnlich der einer starken Entzündung bei massiver Ausbreitung des Karzinoms in die Lymphspalten (**inflammatorisches Karzinom**).

Bei der körperlichen Untersuchung steht der Lokalbefund der Brust im Vordergrund. Wegen einer evtl. Metastasierung werden nicht nur die beiden Brüste, sondern auch die Lymphknoten in den Achselhöhlen, am Hals sowie ober- und unterhalb des Schlüsselbeins untersucht.

Diagnostik und Differentialdiagnose

Folgende Untersuchungen zur Diagnostik und Differentialdiagnose sind bei Verdacht auf Mammakarzinom angezeigt:

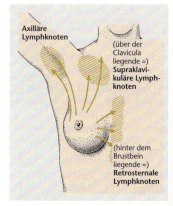

Abb. 30.28: Lymphabflusswege der Brustdrüse. Der Hauptabflussweg führt zu den Lymphknoten der Achselhöhle der gleichen Seite. Bei Verdacht auf ein Mammakarzinom sind deshalb insbesondere die Lymphknoten im Achselbereich sorgfältig abzutasten. [A400-190]

- Sonographie und Mammographie der Brüste, ggf. Kernspintomographie mit Kontrastmittel (☞ 14.6.5), Biopsie
- Blutuntersuchungen: BSG, BB, Leberwerte. Außerdem Bestimmung der Geschlechtshormone, falls unklar ist, ob die Patientin sich schon in der Menopause befindet, z. B. nach Gebärmutterentfernung. Oft geeigneter *Tumormarker* ist das Ca 15-3 (☞ 22.3.6), für Lebermetastasen CEA
- Sonographie der inneren Geschlechtsorgane und Sonographie des Oberbauches zur Metastasensuche, v. a. Lebermetastasen
- Skelettszintigraphie (☞ 14.6.6), da die Knochen häufigster Sitz von Metastasen sind. Außerdem Röntgen-Thorax und bei entsprechenden Beschwerden auch Thorax- oder Schädel-CT zur weiteren Metastasensuche. Ggf. Knochenmarkpunktion zur Diagnose von Knochenmarkmikrometastasen.

Gesichert wird die Diagnose durch die *histologische Untersuchung*. Der verdächtige Tumor wird entfernt und unter dem Mikroskop untersucht (☞ Behandlungsstrategie). Handelt es sich bei dem entfernten Tumor um ein Mammakarzinom, prüft der Pathologe, ob die Tumorzellen auf ihrer Oberfläche Östrogen-, Progesteron- und/oder Herceptin-2-Rezeptoren tragen, da sie in diesem Fall wahrscheinlich auf eine Hormon- bzw. Herceptinbehandlung ansprechen.

> Frauen mit Verdacht auf ein Mammakarzinom erleben die Phase vor der endgültigen Diagnosestellung als extrem belastend. Die Patientinnen sind ängstlich und verunsichert. Für den Abbau von Ängsten ist es sehr wichtig, der Patientin die Gelegenheit zu geben, Fragen zu stellen sowie über ihre Gefühle und Sorgen zu sprechen. (☐ 4)

Behandlungsstrategie

> Bei fast allen Frauen mit Mammakarzinom gelangen heute **multimodale Therapiekonzepte** zur Anwendung.

Das Mammakarzinom gehört zu den Erkrankungen, für die ein Disease-Mangement-Programm etabliert ist.

Operation

Grundlage der Therapie des Mammakarzinoms ist die *operative Entfernung* des Tumors.

Bei einer **brusterhaltenden Operation** *(BET)* werden lediglich Teile der Brustdrüse (**Quadrantektomie, Segmentresektion** oder **Lumpektomie** = Entfernung des Tumors mit ausreichendem Sicherheitsabstand) oder die gesamte Brustdrüse unter Belassen der Haut und der Mamille entfernt (**subkutane Mastektomie**). Stets werden die axillären Lymphknoten der gleichen Seite aufgesucht, reseziert (**Axilladissektion,** *axilläre Ausräumung*) und histologisch auf Metastasen untersucht. Eine brusterhaltende Operation wird heute häufiger als früher durchgeführt und ist unter folgenden Voraussetzungen möglich:
- Der Tumor darf weder in die Haut noch in den Brustmuskel eingewachsen sein
- Der Tumor darf nicht *multizentrisch* wachsen, d. h. an mehreren Stellen der Brust
- Der Tumor muss mit ausreichendem Sicherheitsabstand im Gesunden entfernt werden können.

Sind die Voraussetzungen für eine brusterhaltende Operation nicht gegeben, ist die **modifizierte radikale Mastektomie** *(Ablatio mammae nach Patey)* mit Entfernung der Brustdrüse einschließlich der Haut und der Mamille sowie der Achsellymphknoten Methode der Wahl. Die Brustmuskeln (Mm. pectorales) werden nur entfernt, wenn der Tumor bereits in sie eingewachsen ist (**radikale Mastektomie**).

Da die Lymphknotenentfernung mit erheblichen Nebenwirkungen verbunden ist, ersetzt die Untersuchung des *Wächter-* oder **Sentinel-Lymphknotens** *(SNL)*, d. h. der ersten Lymphknotens im Tumorabflussgebiet, heute in den meisten Fällen die komplikationsträchtige Axilladissektion. Eine Identifizierung dieses Lymphknotens ist durch präoperative Markierung mit ^{99m}Technetium und/oder intraoperative Blaufärbung möglich.

Bei einem *einzeitigen Vorgehen* wird der Tumor mit Sicherheitssaum entfernt und sofort, also noch während der Operation, histologisch untersucht (**Schnellschnittuntersuchung**). Ist der Befund positiv, werden Brustdrüse und (Sentinel-) Lymphknoten noch in der gleichen Narkose entfernt. Alternative ist ein *zweizeitiges Vorgehen,* bei dem die radikale Operation erst in einem zweiten Eingriff erfolgt.

Ob die psychische Belastung beim ein- oder beim zweizeitigen Vorgehen größer ist, ist umstritten und hängt sicher auch

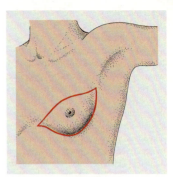

Abb. 30.29: Schnittführung bei Mastektomie. Von diesem Zugang aus können auch die Achsellymphknoten entfernt werden. Manche Operateure bevorzugen hierzu jedoch einen zweiten, kleinen Schnitt in der Axilla. [A300-190]

von der Persönlichkeit der Frau ab. Die Patientinnen dürfen während des Entscheidungsprozesses nicht unter Zeitdruck gesetzt werden, evtl. sind mehrere Gespräche nötig.

Hauptkomplikationen der Mastektomie sind Sensibilitätsstörungen des Armes der betroffenen Seite und ein **chronisches Lymphödem** (☞ 30.1.6). Die Häufigkeitsangaben zu Letzterem schwanken stark, 30–40% insgesamt (alle Schweregrade) scheinen realistisch (abhängig von der genauen Therapie, bei Entfernung nur des Sentinel-Lymphknotens wesentlich seltener).

Strahlentherapie

Eine postoperative adjuvante *Strahlentherapie* (☞ 15.7.1) der betroffenen Brustseite vermindert das Risiko eines *Lokalrezidivs*. Unbedingt notwendig ist die Strahlenbehandlung der Restbrust nach brusterhaltenden Operationen. Sie wird aber auch nach einer Mastektomie empfohlen, wenn ein besonders hohes Rezidivrisiko besteht. Auch die Bestrahlung der Axilla kann zu einem chronischen Lymphödem führen.

Eine *palliative* Strahlentherapie soll z. B. bei Skelett- und Gehirnmetastasen die Beschwerden lindern.

Pflege bei Strahlentherapie ☞ 22.4.2

Hormontherapie

Etwa 60–75% der Mammakarzinome, insbesondere solche postmenopausaler Patientinnen und mit positivem Hormonrezeptorstatus, wachsen *hormonabhängig*, d. h. ihr Wachstum wird durch weibliche Geschlechtshormone gefördert oder gehemmt. Prognoseverbessernd wirken dann oft **Antiöstrogene** (z. B. Tamoxifen, etwa in Nolvadex®), die die Östrogenrezeptoren blockieren, oder **Aromatasehemmer** (z. B. Anastrozol, etwa in Arimidex®, Letrozol, in Femara®, oder Exemestan, etwa in Aromasin®), die über eine Enzymhemmung die Östrogensynthese bremsen. **Gestagene** werden heute v. a. bei metastasiertem Mammakarzinom eingesetzt. Aber auch bei hormonrezeptornegativen Patientinnen kann die hormonelle Therapie durch rezeptorunabhängige Wachstumshemmung wirken. Bei prämenopausalen Patientinnen kann eine beidseitige **Ovarektomie** (Entfernung der Eierstöcke) oder – heute bevorzugt – eine medikamentöse Ausschaltung der Ovarien mit *Gonadotropin-Releasing-Hormon-Agonisten* (auch *GnRH-Analoga,* z. B. Goserelin, etwa in Zoladex®) den Einfluss der körpereigenen Hormone auf das Tumorwachstum bremsen.

Die Hormontherapie wird sowohl als postoperative adjuvante Therapie als auch als Palliativtherapie bei metastasierendem Mammakarzinom durchgeführt.

Übersicht über gynäkologische Hormone und Antihormone ☞ Pharma-Info 30.33 Hormontherapie ☞ 22.4.4

Chemotherapie

Chemotherapie ☞ 22.4.1

Eine *präoperative Chemotherapie* wird bei großen Tumoren durchgeführt, um die Chance der Frau auf eine brusterhaltende Operation zu erhöhen. Außerdem kann getestet werden, ob der Tumor auf die Chemotherapie anspricht.

Nach heutigem Kenntnisstand profitieren insbesondere jüngere Patientinnen mit großem Tumor und/oder Lymphknotenbefall von einer postoperativen (Poly-)Chemotherapie, die kleinste, noch nicht fassbare Fernmetastasen zerstören soll *(adjuvante Chemotherapie).*

Die besonders aggressive Hochdosis-Chemotherapie mit hohen Dosen Zytostatika und nachfolgender autologer Knochenmarktransplantation bei Frauen mit zahlreichen befallenen Lymphknoten kann bisher nicht abschließend beurteilt werden.

Eine *palliative Chemotherapie* wird bei symptomatischen Fernmetastasen durchgeführt, wenn die Hormonbehandlung versagt hat oder der Zustand der Patientin so bedrohlich ist, dass die Wirkung der Hormone zu spät einsetzen würde.

Anlegen einer selbsthaftenden Brustprothese [V158]

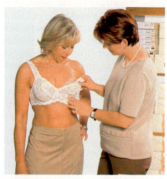

Abb. 30.30: Nach Hautreinigung Prothese nach Augenmaß anlegen.

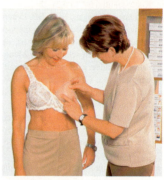

Abb. 30.31: Prothese zur Körpermitte und zum Arm hin andrücken, Luft entweichen lassen.

Neue Therapieansätze

Für 25–30 % der Patientinnen kommt eine Behandlung mit dem monoklonalen Tumorantikörper Trastuzumab (Herceptin®) in Betracht. Der Antikörper setzt selektiv an einem Rezeptor der Tumorzellen an, der mit besonders aggressivem Wachstum verbunden ist.

Brustrekonstruktion

Die Entfernung einer Brust beeinträchtigt das Körpergefühl einer Frau sehr. Heute gibt es mehrere Möglichkeiten, den betroffenen Frauen zu helfen:

▶ **Epithesen** *(Büstenhalterprothesen)* werden in BH oder Badeanzug eingelegt oder – physiologischer – mit einem Haftstreifen direkt am Körper befestigt *(Klebeprothese ☞* Abb. 30.30 und 30.31). Der Vorteil einer Epithese besteht darin, dass sie keinen zweiten operativen Eingriff erfordert. Viele Frauen kommen mit einer individuell angefertigten Büstenhalterprothese gut zurecht, andere fühlen sich unsicher und haben Angst vor einem Verrutschen der Prothese

▶ **Implantierbare Prothesen** *(alloplastische Rekonstruktionen)* werden im Rahmen der Erstoperation oder zu einem späteren Zeitpunkt unter oder über den Brustmuskel (M. pectoralis major) eingepflanzt. Manchmal wird nicht sofort die endgültige Prothese, sondern ein **Expander** eingesetzt, der 1- bis 2-mal wöchentlich mit Kochsalz aufgefüllt wird. Der Expander wird in einer zweiten Operation durch das endgültige, kleinere (Silikon-)Implantat ersetzt. Durch den „Hautüberschuss" infolge der vorangegangenen Dehnung „fällt" die rekonstruierte Brust lockerer und das kosmetische Ergebnis wird verbessert. Warzenhof und Brustwarze können z. B. aus der Haut der Leiste oder der großen Schamlippen oder durch Teilung der Mamille der anderen Seite neu gebildet werden.

Die Implantation eines Expanders oder einer endgültigen Prothese ist technisch relativ einfach, hinterlässt keine zusätzlichen Narben und ist auch bei älteren Patientinnen anwendbar. Nachteilig ist, dass sich eine bindegewebige Kapsel um das Implantat bilden kann *(Kapselfibrose)*

▶ Ein Wiederaufbau der Brust ist auch mit *körpereigenem* Material möglich **(autologe Rekonstruktion).** Am bekanntesten sind Rekonstruktionen mithilfe eines Haut-Muskel-Lappens aus dem M. rectus abdominis oder dem M. latissimus dorsi. Allerdings sind die Eingriffe technisch kompliziert, und es entstehen zusätzliche Narben. Außerdem sind sie nicht bei jeder Patientin möglich.

Rehabilitation und Nachsorge

Rehabilitative Maßnahmen umfassen Anschlussheilbehandlungen oder Kuren sowie meist auch psycho-soziale Beratungen und/oder physiotherapeutische Behandlungen.

Gesprächskreise oder Selbsthilfegruppen können bereits während des stationären Aufenthalts kontaktiert werden. Sie helfen der Frau, sich im Alltag zurechtzufinden, die Erkrankung anzunehmen und den Organverlust zu bewältigen.

Fernmetastasen treten auch noch mehr als zehn Jahre nach Diagnosestellung und

Erstbehandlung auf. Die Patientinnen sollen sich daher in den ersten zwei Jahren vierteljährlich, in den darauf folgenden drei Jahren halbjährlich und danach einmal jährlich untersuchen lassen, auch wenn sie keine Beschwerden haben.

> Jeder Kopfschmerz und jeder Kreuzschmerz kann Symptom von Knochenmetastasen, jede Dyspnoe und jeder Husten Anzeichen von Lungenmetastasen sein.

Präoperative Pflege bei Mammakarzinom

Allgemeine präoperative Pflege
☞ *15.10.2*
Onkologische Pflege ☞ *22.1*
Pflege bei gynäkologischen Operationen
☞ *30.1.6*
Pflege bei Strahlentherapie ☞ *22.4.2*

Vor einer Brustoperation ist besonders zu beachten:
- Alle Patienten- und Operationsunterlagen einschließlich der Mammographiebilder und der Begleitpapiere für die Schnellschnittuntersuchung und Hormonrezeptorbestimmung bereithalten (in einigen Häusern fällt Letzteres auch in den Aufgabenbereich der OP-Pflegenden)
- Physiotherapeuten über die Patientin und den Operationstermin informieren, da die physiotherapeutischen Übungen vom ersten postoperativen Tag an erforderlich sind. Die Übungen sollen den Lymphabfluss auf der operierten Seite unterstützen, die verbliebenen Muskelgruppen trainieren, die Versteifung des Schultergelenkes und körperliche Fehlhaltungen verhindern und die Elastizität der Narbe erhalten
- Axilla und Brust erst unmittelbar vor der Operation rasieren (☞ Abb. 30.2), teils geschieht dies auch im OP-Bereich
- Erstprothese besorgen. Diese ist sehr leicht und sorgt für einen optischen Ausgleich, ohne negativ auf das Wundgebiet einzuwirken
- Die Patientin über den Ablauf des OP-Tages und über das weitere Procedere informieren und ggf. noch offene Fragen klären
- Am Vorabend der Operation Patientin ab 22 bzw. 24 Uhr nüchtern lassen; zum Abendessen ist noch Vollkost erlaubt.

Pflegeforschung, Studie: Die Erfahrung, an Brustkrebs erkrankt zu sein ☞ 🖥

Postoperative Pflege bei Mammakarzinom

Allgemeine postoperative Pflege
☞ *15.10.4*

Vitalzeichenkontrolle

Die Häufigkeit der Vitalzeichenkontrollen entspricht der anderer Operationen. Jedoch darf der Blutdruck nie am Arm der betroffenen Seite gemessen werden, da dies zu Schmerzen und Lymphstauung führen würde.

Positionsunterstützung

Zur Vermeidung eines Lymphödems (☞ 30.1.6) wird der Arm der betroffenen Seite leicht abduziert und etwas erhöht (etwa Herzniveau) auf einem (Keil-)Kissen bequem gelagert (☞ Abb. 30.32).

Mobilisation

Die meisten Patientinnen können noch am OP-Tag erstmals mobilisiert werden.

Wundgebiet, Wundversorgung

- Redon-Saugdrainagen und Verband sind auf Nachblutungen zu beobachten, die v. a. nach axillärer Lymphknotenausräumung und großen Lappenplastiken auftreten
- Nach einer Mamma-PE liegt eine Redon-Saugdrainage (☞ 15.9.5), die in der Regel am zweiten postoperativen Tag entfernt wird
- Nach einer Ablatio mammae liegen ein oder zwei, bei zusätzlicher axillärer Lymphknotenausräumung bis zu drei Redon-Saugdrainagen. Abhängig von der Fördermenge wird die axilläre Redon-Saugdrainage am 5. oder 6., die anderen bereits am 2.–4. postoperativen Tag entfernt (☞ 15.9.5). Die Austrittsstellen werden auf Entzündungen hin kontrolliert und vorübergehend mit einem Druckverband versorgt
- Der Verbandswechsel wird häufig von den Pflegenden durchgeführt. Sobald die Wunde trocken ist, kann der Verband weggelassen werden

> Die erste Entfernung des Verbandes kann für die Frauen sehr traumatisch sein. Aus diesem Grund sollte die Pflegekraft besonders einfühlsam vorgehen, um die Anpassung an das stark veränderte Erscheinungsbild zu erleichtern. (📖 5)

- Wird mit nicht-resorbierbarem Nahtmaterial genäht, können die Fäden in

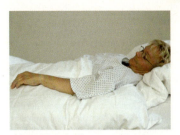

Abb. 30.32: Armhochlagerung auf Herzniveau zur Prophylaxe eines Lymphödems. [K115]

der Regel am 7. postoperativen Tag gezogen werden. Steht die Wunde unter Spannung, bleiben bis zum 10. Tag Restfäden
- Nach axillärer Ausräumung können *Serome* (Ansammlung von Wundsekret) auftreten, die vom Arzt unter sterilen Bedingungen abpunktiert werden. Die Pflegenden assistieren dabei.

Körperpflege

- Da die Haut des Narbengebiets sehr empfindlich ist, sollten nur milde Reinigungsmittel verwendet werden
- Bei kleineren Operationen ist kurzes Duschen bereits nach Entfernen des Verbands erlaubt, sonst nach Anordnung des Operateurs
- Mit dem Ankleiden wird auf der kranken Seite und mit dem Auskleiden auf der gesunden Seite begonnen. Sinnvoll ist Oberbekleidung, die vorn zu öffnen und zu schließen ist, z. B. Blusen statt Pullover
- Die Patientin sollte so bald wie möglich einen gut sitzenden Büstenhalter anziehen, dessen Träger nicht einengen und der ohne Bügel gefertigt ist. Möchte die Frau eine Prothese tragen, wird ihr bereits im Krankenhaus eine weiche und leichte Erstprothese angeboten, für die es spezielle Büstenhalter mit eingearbeiteter Prothesentasche gibt
- Die (endgültige) Prothese wird mit milder Seife gewaschen, mit klarem Wasser abgespült und mit einem weichen Tuch abgetrocknet. Bildet sich durch die Fettabsonderung des Körpers ein weißer Film auf der Prothese, kann er mit Alkohol, Wundbenzin oder speziellen Pflegemitteln entfernt werden (Angaben des Prothesenherstellers beachten). Da die Außenhaut einer Prothese sehr empfindlich ist, muss sie vor spitzen Gegenständen geschützt werden, z. B. vor Anstecknadeln, Tierkrallen, Scheren oder Nagelfeilen.

30 Pflege von Frauen mit gynäkologischen Erkrankungen und bei Schwangerschaft, Geburt und Wochenbett

Prophylaxen

▸ Thromboseprophylaxe ☞ 12.3.3
▸ Pneumonieprophylaxe wegen der Schonatmung ☞ 12.2.5.2
▸ Kontrakturenprophylaxe: Bewegungsübungen, um eine Versteifung des Schultergelenkes durch die Schonhaltung (Anheben der Schulter auf der operierten Seite über die Gesamtschulterlinie) zu vermeiden (☞ auch 12.8.5.7)
▸ Lymphödemprophylaxe ☞ 30.1.6.

Problem: Organverlust

Die Brust der Frau gilt als Symbol der Weiblichkeit. Nicht nur eine Brustamputation, auch eine brusterhaltende Operation ist ein einschneidendes Erlebnis und trifft die Frau in ihrer ganzen Persönlichkeit. In der Beziehung zum Partner, zu den Kindern, zu Freunden und Arbeitskollegen kann die Frau verunsichert oder verängstigt sein. Auch bei optimaler Unterstützung durch ihre Bezugspersonen

leidet sie meist unter dem Gefühl, etwas Wichtiges verloren zu haben, ohne es immer genau definieren zu können. Sie fühlt sich oft „unweiblicher" und ihr Selbstwertgefühl und Körperbild sind beeinträchtigt (☞ 30.1.1 und 5.4.6).

Die Pflegenden nehmen bei allen pflegerischen Tätigkeiten auf das seelische Befinden der Frau, auf ihre Unsicherheit, Angst oder Verzweiflung Rücksicht. Sie sollten sich für Gespräche Zeit nehmen

---

🔗 Pharma-Info 30.33: Gynäkologische Hormone und Antihormone

Orale Kontrazeptiva ☞ 30.11

In der Gynäkologie spielt der therapeutische Einsatz von **Hormonen** sowie ihren Abkömmlingen und Hemmstoffen (**Antihormone**) eine große Rolle. Die Anwendung dieser Präparate erfordert

eine strenge Indikationsstellung und ist an regelmäßige ärztliche Kontrollen gebunden.
Die Nebenwirkungen und Risiken hängen von der entsprechenden Substanz und ihrer Dosierung ab. Am bedeutsams-

ten sind Brustspannen, Appetitzunahme, Wassereinlagerungen, Kopfschmerzen, depressive Verstimmungen, Thromboembolien (☞ 17.7.3), Blutdrucksteigerung und eine Verminderung der Glukosetoleranz (☞ 21.6.2).

Gynäkologische Hormone und Antihormone		
Substanzgruppe	**Handelsname (Bsp.)**	**Indikationen in der Gynäkologie (Bsp.); Wirkmechanismus (WM)**
Geschlechtshormone und ihre Hemmstoffe		
Östrogene z. B. Estradiol, Estriol	Progynon®C, Ethinylestradiol 25 µg Jenapharm®, Ovestin®; in Kombination mit Gestagenen: Gynodian® Depot, Nuriphasic®	Zyklusstörungen, Östrogentest (☞ 30.12), Östrogenmangelerscheinungen (z. B. starke Beschwerden in den Wechseljahren, häufig in Kombination mit Gestagenen)
Antiöstrogene z. B. Tamoxifen, Toremifen, Raloxifen	Nolvadex®, Fareston®, Evista®	Hormontherapie des Mammakarzinoms. WM: Verdrängung des Östrogens von den Rezeptoren
Clomifen	Dyneric®, Clomifen-ratiopharm®	Ovulationsauslösung bei Sterilität. WM: Blockade der Östrogenrezeptoren im Zwischenhirn, dadurch gesteigerte Ausschüttung von LH und FSH
Gestagene Niedrig dosiert	Clinofem®, G-Farlutal® 5 mg, Primolut® Nor 5/10	Zyklusstörungen, Endometriose, Sterilität oder drohende Fehlgeburt bei Gelbkörperinsuffizienz, Gestagentest (☞ 30.12)
Hoch dosiert	Clinovir®, Farlutal®, Megestat®	Hormontherapie des Mamma- und Endometriumkarzinoms
Antigestagene Mifepriston	Mifegyne®	Schwangerschaftsabbruch (☞ 30.14)
Antiandrogene Niedrig dosiert in Kombination mit Östrogenen	Diane®, Neo-Eunomin®	Androgenabhängige Erkrankungen (z. B. androgenetischer Haarausfall) bei gleichzeitiger Empfängnisverhütung
Hoch dosiert	Androcur®	Schwere Virilisierungserscheinungen (☞ 28.11.1) bei Frauen
Aromatasehemmer z. B. Anastrozol, Formestan, Letrozol	Arimidex®, Lentaron®, Femara®	Mammakarzinom. WM: Antiöstrogene Wirkung infolge Steroidhormonsyntheseblockierung
Hypophysen- und Hypothalamushormone und ihre Hemmstoffe		
Oxytocin ☞ Pharma-Info 30.67		
Gonadotropine	Fertinorm®, Humegon®, Pregnesin®	Stimulation der Follikelreifung und Ovulationsauslösung bei Sterilität
Gonadotropinhemmer	Winobanin®	Endometriose, fibrös-zystische Mastopathie
Prolaktinhemmer	Pravidel®, Dostinex®	Prolaktinbedingte Sterilität und andere prolaktinbedingte Erkrankungen (z. B. Galaktorrhö, Milchfluss ☞ 21.2.2), (schnelles) Abstillen
GnRH-Analoga z. B. Buserelin, Goserelin	Suprefact®, Zoladex®	Uterusmyom, Endometriose, Mammakarzinom. WM: Blockierung der Gonadotropinausschüttung in der Hypophyse, dadurch Unterdrückung der Eierstockfunktion

1164

und der Patientin die Gelegenheit geben, ihre Gefühle zum Ausdruck zu bringen. Es hat einen positiven Effekt, wenn die Frauen über die Erkrankung und die Behandlung sprechen können.

Neben der Gesprächsbereitschaft können die Pflegenden der Frau noch in anderer Weise helfen:
- Die Trauer der Patientin um das verlorene Organ sollte von den Pflegenden zugelassen und unterstützt werden. Zeiten des Rückzugs sind notwendige Phasen des Trauerns
- Überschießende Reaktionen der Patientin richten sich oft gegen die Pflegenden. Sie sind aber nicht persönlich gemeint, sondern Ausdruck von Verzweiflung und Ohnmacht. Voraussetzungen, um richtig reagieren zu können, sind Verständnis für die Situation der Frau und eine professionelle Distanz zur Patientin (☞ 2.5.2)
- Manche Patientinnen schaffen es nicht, selbstständig Kontakt zu Leidensgefährtinnen oder Selbsthilfegruppen aufzunehmen. In diesem Fall vermitteln die Pflegenden entsprechende Kontakte, evtl. auch zu psychosozialen bzw. psychoonkologischen Beratungsstellen. (✉ 1)

> **Weiterbildung: Breast-Care-Nurse**
>
> *Weiterbildung in der Pflege* ☞ 2.2.5, 3.7.1
>
> Im angloamerikanischen Raum können sich Pflegende zur *Breast-Care-Nurse* weiterbilden. Diese Pflegespezialistinnen begleiten Frauen mit Brustkrebs von der Diagnosestellung bis zur Nachsorge.
>
> Der Aufbau von zertifizierten Brustzentren hat auch in Deutschland den Bedarf für eine solche Spezialisierung geweckt. Momentan gibt es noch keine Verpflichtung zum Einsatz von Breast-Care-Nurses in Brustzentren, obwohl die Leitlinien der Europäischen Gesellschaft für Brustkunde (EUSOMA) ihn empfehlen.
>
> Deutschlandweit werden mittlerweile zahlreiche Fortbildungsveranstaltungen für Pflegende zum Thema Brustkrebs angeboten, die sich allerdings sowohl in ihrer Berufsbezeichnung (und entsprechend Aufgaben, Qualifikationen und Kompetenzen) als auch bezüglich ihrer Inhalte, ihres Zeitrahmen und ihrer Abschlüsse erheblich unterscheiden. (📖 6, 7)

> **Prävention und Gesundheitsberatung**
> - Nachsorgetermine regelmäßig wahrnehmen
> - Bei unklaren Beschwerden den Arzt konsultieren
> - „Gesunde" Brust regelmäßig selbst untersuchen (☞ 30.3.1)
> - Bei Axilladissektion Lymphödemprophylaxe beachten, z. B. schweres Heben und Tragen vermeiden sowie nur in kurzen Etappen Wäsche aufhängen oder Fenster putzen.

30.5 Erkrankungen der Tuben und der Ovarien

30.5.1 Adnexitis

> **Adnexitis** (*pelvic inflammatory disease*, kurz *PID*): Entzündung der Adnexe, also der Tuben (**Salpingitis**, *Eileiterentzündung*) und der Ovarien (**Oophoritis**, *Eierstockentzündung*).

Schätzungsweise 10–15% der Frauen im gebärfähigen Alter erkranken mindestens einmal in ihrem Leben an einer **Adnexitis**. Der Altersgipfel liegt um 20 Jahre.

Krankheitsentstehung

Begünstigt durch Menstruation, Intrauterinpessar (☞ 30.11) oder Wochenbett kommt es durch Aufsteigen einer bakteriellen Infektion der unteren Geschlechtsorgane zu einer Entzündung der Tuben (*aszendierende Infektion*). Die Ovarien werden (selten) sekundär befallen. Neben Bakterien sind in bis zu 40% der Fälle Chlamydien (☞ 26.5.17) beteiligt. Eine z. B. vom Darm *fortgeleitete Entzündung* oder *hämatogene Entstehung* sind selten, z. B. bei Tuberkulose (☞ 18.4.5).

Symptome und Untersuchungsbefund

Symptome der *akuten* Adnexitis sind:
- Akute, meist seitenbetonte Unterbauchschmerzen
- Gelblich-grünlicher, übel riechender Fluor (☞ 30.2.1)
- Fieber
- Übelkeit und Erbrechen bei Mitbeteiligung des Peritoneums (Peritonitis ☞ 19.8).

Eine *subakute* oder *chronische* Adnexitis zeigt sich durch Unterleibsschmerzen wechselnder Stärke und vielfältige andere Beschwerden, z. B. Schmerzen bei körperlicher Betätigung. Der Übergang zwischen beiden Formen ist fließend.

Bei der gynäkologischen Untersuchung ist die Region um den Uterus und die Tuben druckschmerzhaft. Die Bewegung des Gebärmutterhalses während der bimanuellen Untersuchung bereitet der Patientin typischerweise Schmerzen (**Portioschiebeschmerz**).

Diagnostik und Differentialdiagnose

Der Diagnosesicherung dienen:
- *Abstrichentnahmen*. Nativabstrich (☞ 30.3.4), Abstrich auf Chlamydien (☞ 26.5.17), Anlegen von Bakterienkulturen (☞ 26.3.3). Ggf. zytologischer Abstrich zum Karzinomausschluss
- *Blutuntersuchung*. Entzündungsparameter (v. a. Leukozyten, Differentialblutbild, CRP), HCG zum Ausschluss einer Extrauteringravidität (☞ 30.15.2)
- *Urinuntersuchung*. Urinstatus und Urinkultur (☞ 29.3.2) aus dem Mittelstrahlurin zum Ausschluss eines Harnwegsinfekts
- *Transvaginale Sonographie*
  – In ca. 50% der Fälle typische Veränderungen der Adnexe
  – Abgrenzung gegenüber einer Appendizitis (☞ 19.6.5), einer Extrauteringravidität (☞ 30.15.2) oder einer geplatzten Ovarialzyste
  – Diagnose von Komplikationen wie z. B. **Hydro-** oder **Pyosalpinx** (Flüs-

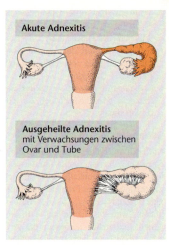

Abb. 30.34: Akute (oben) und ausgeheilte Adnexitis mit Verwachsungen zwischen Ovar und Tube (unten). [A400-190]

30 Pflege von Frauen mit gynäkologischen Erkrankungen und bei Schwangerschaft, Geburt und Wochenbett

sigkeits- bzw. Eiteransammlung in der Tube durch entzündliche Verklebung des Tubenendes)

▸ Evtl. *abdominale Sonographie* zum Ausschluss eines Nierensteines (☞ 29.5.12)

▸ Evtl. *Laparoskopie* bei weiter unklarer Diagnose oder therapeutisch zur **Abszessdrainage.**

Behandlungsstrategie

Nach den Abstrichen beginnt der Arzt mit einer kombinierten, meist intravenösen und oralen Antibiotikatherapie, die sich gegen die häufigsten Erreger einer Adnexitis richtet. Nach Vorliegen des Antibiogramms wird die Behandlung evtl. umgestellt. Zusätzlich verordnet der Arzt schmerzlindernde und antientzündliche Arzneimittel (z. B. Diclofenac, etwa in Voltaren®). Ist die Patientin Trägerin eines Intrauterinpessars, muss dieses entfernt werden, da es mit hoher Wahrscheinlichkeit infiziert ist.

Im Spätstadium oder chronischen Stadium erhält die Patientin auf Arztanordnung Kurzwellenbestrahlungen (☞ 15.12.4) und Moorpackungen. Diese sollen die Resorption der entzündungsbedingten Flüssigkeitsansammlungen beschleunigen und Adhäsionen (z. B. durch fibrinöse Verklebungen) verhindern.

> **Komplikationen der Adnexitis**
>
> Häufige Komplikationen einer Adnexitis sind:
> ▸ Chronifizierung der Erkrankung
> ▸ Abszessbildung (z. B. **Tuboovarialabszess**) mit Notwendigkeit einer Operation
> ▸ Erhöhtes Risiko für Tubargraviditäten (☞ 30.15.2)
> ▸ Sterilität infolge Eileiterverklebungen (in bis zu 30 % der Fälle).

Pflege

Pflege bei Fieber ☞ *12.4.4.2, 12.4.5.2*

▸ Die Patientin auf Zeichen einer Krankheitsverschlimmerung, z. B. auf Peritonitiszeichen (☞ 19.8), und auf vaginalen Pilzbefall infolge der Antibiotikatherapie (☞ 26.5.1) beobachten. Temperatur mindestens zweimal täglich kontrollieren

▸ Patientin regelmäßig nach Schmerzen fragen, ggf. nach Arztrücksprache Schmerzmittel verabreichen

▸ Die Patientin auf die Bedeutung einer sorgfältigen Intimhygiene hinweisen (☞ 30.1.2). Bei der Entsorgung von

Vorlagen wegen der Infektionsgefahr Handschuhe tragen. Die Patientin auffordern, nach dem Wechsel der Vorlagen die Hände zu desinfizieren

▸ Auf Ängste und Sorgen bezüglich einer möglichen Einschränkung der Fertilität achten und offene Fragen ggf. mit Einbeziehung des Arztes klären.

30.5.2 Ovarialtumoren

Funktionelle Ovarialzysten

> **Funktionelle Ovarialzysten:** Keine echten Tumoren, sondern durch Flüssigkeitsretention bedingte Zysten, die vor allem durch die Verwechslungsgefahr mit bösartigen Ovarialtumoren von Bedeutung sind. Am häufigsten sind **Follikelzysten** und **Corpus-luteum-Zysten.**

Krankheitsentstehung

Follikelzysten entstehen, wenn im Ovar zwar ein Eifollikel heranreift, die Ovulation jedoch aufgrund eines hormonellen Ungleichgewichts ausbleibt und der Follikel weiterbesteht. Sie treten am häufigsten zu Zeiten hormoneller Umstellungen auf, also während und kurz nach der Pubertät und im Klimakterium.

Corpus-luteum-Zysten bilden sich aus dem Gelbkörper, oft zu Beginn einer Schwangerschaft.

Symptome, Befund und Diagnostik

Funktionelle Ovarialzysten zeigen sich durch Zyklusstörungen und geringe Unterbauchschmerzen. Viele Frauen haben keine Beschwerden.

Bei der gynäkologischen Untersuchung ist das Ovar mäßig vergrößert und oft leicht druckschmerzhaft.

Die Ultraschalluntersuchung ergibt eine höchstens tennisballgroße, einkammerige Zyste ohne solide Anteile.

Die Hauptkomplikationen funktioneller Ovarialzystem sind **Zystenruptur** oder **Stieldrehung,** die beide mit akuten Unterbauchschmerzen einhergehen und zum Akuten Abdomen (☞ 19.2.3) führen können.

Behandlungsstrategie

Hat die Frau keine oder nur wenig Beschwerden und zeigt die Ultraschalluntersuchung keine soliden Anteile, kann zunächst abgewartet werden. Die meisten funktionellen Zysten bilden sich inner-

halb von 2–3 Zyklen spontan zurück. Ansonsten werden im nächsten Zyklus Hormone gegeben. Ist die Zyste auch hierunter nicht zurückgegangen oder zeigen sich bei der Erstuntersuchung Septen oder solide Anteile, besteht dringender Tumorverdacht, und es muss eine histologische Abklärung erfolgen.

Bei akuten Beschwerden muss sofort laparoskopiert oder laparatomiert werden.

Gutartige Ovarialtumoren

Das Ovar ist histologisch nicht einheitlich aufgebaut, und Tumoren können von allen Gewebetypen ausgehen, also von Epithelien, Bindegewebe, Keimstrang und Keimzellen.

Schätzungsweise 1 % aller Frauen entwickelt einen **gutartigen Ovarialtumor.** Da sich gut- und bösartige Ovarialtumoren in ihren Symptomen nicht unterscheiden und auch die Ultraschalluntersuchung keine Gewissheit bezüglich der Gutartigkeit des Tumors bringt, muss bei jedem soliden oder solid-zystischen Tumor laparaskopiert oder laparatomiert werden und eine histologische Abklärung erfolgen. Erweist sich der Tumor als gutartig, wird lediglich der Tumor selbst oder der befallene Eierstock entfernt. Die Prognose vollständig entfernter gutartiger Tumoren ist gut.

Ovarialkarzinom

> **Ovarialkarzinom:** Vom Oberflächenepithel ausgehender, bösartiger Tumor des Ovars. Mit einer Lebenszeithäufigkeit von knapp 1,5 % aller Frauen vierthäufigster bösartiger Tumor der Frau. Der Altersgipfel liegt im 6. Lebensjahrzehnt, es können aber auch Kinder erkranken.

Das Ovarialkarzinom ist der bei weitem häufigste bösartige Ovarialtumor. Vom Bindegewebe oder den Keimzellen *(Germinome, Chorionkarzinome, Dottersacktumoren, Embryonalzellkarzinome)* ausgehende Tumoren sind demgegenüber weit seltener.

Krankheitsentstehung

Die genaue Ursache des **Ovarialkarzinoms** ist unbekannt, es konnte jedoch eine familiäre Disposition nachgewiesen werden. Wahrscheinlich spielen auch hormonelle Ursachen eine Rolle, wobei Studien gezeigt haben, dass die langfristige Einnahme der „Pille" das Risiko der Erkrankung um ca. 60 % reduziert.

1166

Symptome und Untersuchungsbefund

Unabhängig von ihrer Gut- oder Bösartigkeit führen die meisten Ovarialtumoren erst sehr spät zu Beschwerden, da sie eine erhebliche Größe erreichen können, bevor sie andere Organe beeinträchtigen. Daher werden sie oft nur zufällig, etwa im Rahmen einer Früherkennungsuntersuchung, diagnostiziert.

Die **Symptome** des Ovarialkarzinoms sind meist unspezifisch:
- Unklare Unterbauchschmerzen
- Fremdkörpergefühl durch den Tumor, möglicherweise Zunahme des Leibesumfanges durch den Tumor selbst oder infolge tumorbedingten Aszites (☞ 20.2.2)
- Blasenbeschwerden und unspezifische Darmsymptome wie Blähungen, Völlegefühl oder Schmerzen beim Stuhlgang
- Bei Stieldrehung oder Ruptur des Tumors Bild eines Akuten Abdomens (☞ 19.2.3)
- In fortgeschrittenen Stadien Allgemeinsymptome wie Leistungsminderung und Gewichtsverlust.

Der Tumor lässt sich meist bei der körperlichen Untersuchung ertasten. Knoten im Douglas-Raum sind Zeichen einer bereits erfolgten Ausbreitung im kleinen Becken. Sie werden bei der rektovaginalen oder rektalen Untersuchung festgestellt (☞ Abb. 30.20–30.21).

Diagnostik und Differentialdiagnose

Die technischen Untersuchungen zur Diagnostik und Differentialdiagnose bestehen in:
- Vaginaler und abdominaler Sonographie
- Blutuntersuchung: CRP, BSG, BB (Anämie?), CEA und CA 125 als Tumormarker (☞ 22.3.6)
- Staging. Computer- oder Kernspintomographie, Rektoskopie bzw. Koloskopie, Zystoskopie und i.v.-Urogramm.

Behandlungsstrategie

Bei allen unklaren Ovarialtumoren ist die Laparotomie mit intraoperativer Schnellschnittuntersuchung des Tumorgewebes Methode der Wahl.

Ergibt die histologische Untersuchung ein Ovarialkarzinom, muss radikal operiert werden. Um alle Tumorherde zu entfernen, müssen nicht nur der Uterus, die Tuben, beide Ovarien, das große Netz und die pelvinen und paraaortalen Lymphknoten, sondern oft auch Blasen- oder Darmanteile, ggf. mit Anlage eines *Anus praeter* (☞ 12.7.2.5), entfernt werden.

Meist erfolgt im Anschluss an die Operation eine (Poly-)Chemotherapie.

Hormone werden bei palliativer Zielsetzung eingesetzt. Die Strahlentherapie spielt eine untergeordnete Rolle.

Präoperative Pflege

Allgemeine perioperative Pflege ☞ 15.10.2–15.10.4
Onkologische Pflege ☞ 22.1
Pflege bei gynäkologischen Operationen ☞ 30.1.6
Stomapflege ☞ 12.7.2.5

- Vor der Operation Darmreinigung (orale Laxantien oder orthograde Darmspülung, ☞ 20.1.5) entsprechend der Arztanordnung bzw. der hausinternen Richtlinien durchführen.
- Bei geplanter Anlage eines Anus praeter ggf. schon vor der OP eine Stomatherapeutin einschalten.

Postoperative Pflege

- Nach einer radikalen Operation werden die Frauen ggf. während der ersten postoperativen Tage auf der Intensivstation betreut
- Bei Entfernung der Beckenlymphknoten ist postoperativ auf eine Lymphödemprophylaxe (☞ 30.1.6) zu achten. Untere Extremitäten leicht erhöht lagern und s.c.-Injektionen zur Thromboseprophylaxe in den Oberarm verabreichen.

Psychische Begleitung

Eine radikale Unterleibsoperation mit Entfernung der inneren Geschlechtsorgane ist ein einschneidendes Erlebnis. Die Frau fühlt sich oft „unweiblicher" und ist in ihrem Selbstwertgefühl und Körperbild beeinträchtigt (☞ 30.1.1 und 5.4.6). Junge Frauen sind darüber hinaus evtl. mit der Tatsache konfrontiert, keine Kinder mehr bekommen zu können. Zusätzliche psychische Probleme entstehen, wenn ein Anus praeter angelegt werden musste.

Die Pflegenden sollten der Patientin in Gesprächen die Möglichkeit geben, ihre Gefühle und Trauer zu äußern und Fragen zu stellen (☞ auch 30.1.1).

30.6 Erkrankungen des Uterus

30.6.1 Uteruspolyp

Uteruspolyp: Gutartige Schleimhautwucherung entweder im Gebärmutterhalskanal **(Zervixpolyp)** oder in der Gebärmutterhöhle **(Korpuspolyp).**

Zervixpolypen können zu Fluor oder Kontaktblutungen (etwa beim Geschlechtsverkehr) führen, da sie häufig aus dem Gebärmuttermund herausragen. Viele Zervixpolypen machen jedoch gar keine Beschwerden und werden nur zufällig diagnostiziert.

Hauptsymptom von **Korpuspolypen** sind Blutungen außerhalb der Menstruation, meist Schmierblutungen, oder Blutungen nach der Menopause. Evtl. haben die Patientinnen Unterbauchschmerzen.

Zervixpolypen können fast immer, Korpuspolypen nur selten bei der Spekulumuntersuchung gesehen werden. Eine makroskopische Unterscheidung der gutartigen Polypen von *exophytisch* (= nach außen) wachsenden bösartigen Tumoren ist nicht möglich.

Ein Zervixpolyp wird – beispielsweise mit einer Kornzange – abgedreht, die Basis des Polypen durch eine anschließende Abrasio cervicis abgetragen.

Bei Korpuspolypen ist immer eine fraktionierte Abrasio (☞ 30.3.7) erforderlich, um den Polypen zu entfernen und ein Endometriumkarzinom (☞ 30.6.4) auszuschließen.

Pflege bei Abrasio ☞ 30.3.7

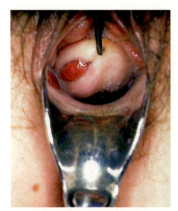

Abb. 30.35: Zervixpolyp, der aus dem Muttermund herausragt (Spekulum- oder Kolposkopiebefund). [T192]

30.6.2 Uterusmyom

> **Uterusmyom:** Gutartiger Tumor der glatten Uterusmuskulatur. Sehr häufige Erkrankung: Ca. 20 % aller Frauen über 30 Jahren haben Myome. Entstehungsursache unklar. Sicher ist jedoch, dass das Wachstum von Myomen durch Östrogene gefördert wird.
>
> **Uterus myomatosus:** Vorkommen zahlreicher Myome, so dass die Gebärmutterwand von Myomen durchsetzt ist.

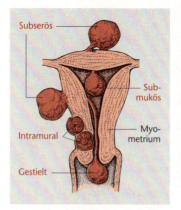

Abb. 30.36: Uterusmyome werden nach ihrer Wuchsrichtung benannt: Man unterscheidet subseröse (in Richtung Peritonealhöhle wachsende), submuköse (in die Gebärmutterhöhle wachsende) und die häufigen intramuralen (im Myometrium liegende) Myome. Auch gestielte Varianten kommen vor. [A400-190]

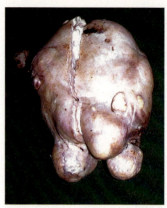

Abb. 30.37: Uterus myomatosus. In der Ansicht von außen werden bereits die enorme Größenzunahme des Uterus und seine erhebliche Formveränderung durch die Myome deutlich. Die pathologische Untersuchung ergab, dass der Uterus fast völlig von Myomknoten unterschiedlicher Größe durchsetzt war. [T173]

Symptome und Untersuchungsbefund

Viele Myome bereiten keine Beschwerden. Ansonsten sind die Symptome abhängig von Lage (☞ Abb. 30.36), Anzahl und Größe der Myome:
- Verlängerte und/oder zu starke Menstruationen (Menorrhagie bzw. Hypermenorrhö ☞ 30.2.2)
- Zwischenblutungen (Metrorrhagie ☞ 30.2.2)
- Dysmenorrhö (☞ 30.2.2)
- Gehäufte Fehlgeburten
- Bei Druck auf Nachbarorgane (Blase, Darm) Harnaufstau, Dysurie, Obstipation
- Druckgefühl im Unterleib
- Bei Stieldrehung Bild eines Akuten Abdomens (☞ 19.2.3).

Nach der Menopause beginnen die Myome durch die verminderte Östrogenproduktion in der Regel zu schrumpfen, und die Beschwerden der Patientin hören auf.

Bei der gynäkologischen Untersuchung können die Myome meist als Knoten ertastet werden.

Diagnostik und Differentialdiagnose

Die Diagnosesicherung eines Myoms erfolgt vor allem sonographisch. Gelegentlich kann eine Laparoskopie oder – bei submukösen Myomen – eine Hysteroskopie (☞ 30.12) oder eine fraktionierte Abrasio (☞ 30.3.7) erforderlich sein.

Bei Verdacht auf einen bösartigen Tumor sind weitere Untersuchungen analog denen bei Verdacht auf ein Karzinom angezeigt (☞ 30.6.3).

Behandlungsstrategie

Bei vielen Myomen ist (zunächst) keine Therapie erforderlich. Regelmäßige Kontrollen in Abständen von 3–6 Monaten sollen eine eventuelle Entartung zum **Leiomyosarkom** (von den glatten Muskelzellen ausgehender, bösartiger Tumor) frühzeitig erfassen, die in 0,2–0,5 % auftritt.

Macht das Myom Beschwerden oder sind Komplikationen zu befürchten, wird operiert. Bei jungen Frauen mit Kinderwunsch kann das Myom zunächst mit GnRH-Analoga (z.B. Enantone-Gyn®) verkleinert und dann – möglichst laparoskopisch – aus der Gebärmutter ausgeschält *(enukleiert)* werden. Ist die Familienplanung abgeschlossen, rät der Arzt in der Regel zu einer **vaginalen** oder **abdominalen Hysterektomie** (*Entfernung der Gebärmutter* durch die Vagina bzw. durch eine Laparotomie). Zunehmend durchgeführt wird die **laparoskopisch assistierte vaginale Hysterektomie (LAVH)**, bei der laparoskopisch durchgeführte Operationsschritte die vaginale Hysterektomie erleichtern oder überhaupt erst möglich machen.

Pflege bei Hysterektomie

Allgemeine perioperative Pflege ☞ *15.10.2–15.10.4*
Pflege bei gynäkologischen Operationen ☞ *30.1.6, Tab. 30.3 und Tab. 30.4*

Die *abdominale Hysterektomie* gehört zu den größeren gynäkologischen Operationen.

Patientinnen nach einer *vaginalen Hysterektomie* sind schneller mobil und selbstständig.

Wundbeobachtung und Wundversorgung

Nach vaginaler Hysterektomie ist zu beachten:
- Die Überwachung berücksichtigt besonders die vaginalen Nachblutungen. Meist liegt für 24 Std. eine Vaginaltamponade. Trotzdem müssen die Vorlagen regelmäßig kontrolliert und erneuert werden. Bei einer (wieder) zunehmenden Nachblutung informieren die Pflegenden den Arzt
- Vaginales Wundsekret entleert sich noch bis zu zwei Wochen nach der Operation. Kleinere Nachblutungen am 7.–10. postoperativen Tag sind durch den Krustenabfall bedingt und bedürfen im Regelfall keiner besonderen Therapie.

Psychische Begleitung

Nicht wenige Frauen empfinden die Gebärmutterentfernung, auch wenn sie keinen Kinderwunsch mehr haben und die Hysterektomie nach außen nicht sichtbar ist, als tief greifenden Organverlust, sie fühlen sich „nicht mehr vollständig" und weniger weiblich (☞ auch 30.1.1, 30.4.2). Auch die Frage nach dem sexuellen Empfinden nach der Operation beschäftigt die Frauen unterschiedlich stark und kann sie sehr ängstigen. Die Pflegenden bemühen sich, solche Befürchtungen der Frauen zu erspüren und auf sie einzugehen. Sie ermutigen die Frau, ihre Gefühle zu äußern und vermitteln ggf. ein Gespräch mit dem Arzt.

30.6 Erkrankungen des Uterus

Prävention und Gesundheitsberatung
- Notwendigkeit einer körperlichen Schonung auch nach dem stationären Aufenthalt. Keine Belastungen wie schweres Heben und Tragen oder Leistungssport
- Fortsetzung der Beckenbodengymnastik.

30.6.3 Zervixkarzinom

Zervixkarzinom *(Kollumkarzinom, Gebärmutterhalskrebs):* Karzinom des Gebärmutterhalses, weit überwiegend Plattenepithelkarzinom. Entwickelt sich über die Vorstadien **Dysplasie/zervikale intraepitheliale Neoplasie** und **Carcinoma in situ** (☞ Tab. 30.22 und Abb. 14.34). Früher häufigster Genitalkrebs der Frau, durch Früherkennungsuntersuchungen Häufigkeitssenkung in Deutschland auf noch ca. 20% aller Genitalkarzinome.

Altersgipfel für ein Carcinoma in situ 25–40 Jahre, für ein Karzinom ein erster Altersgipfel bei 35–45 Jahren und ein zweiter bei 65–75 Jahren. Langzeitüberlebensrate bei invasivem Karzinom je nach Ausdehnung des Tumors zwischen weniger als 10% und ca. 80%.

Krankheitsentstehung

Das **Zervixkarzinom** entsteht bevorzugt im Übergangsbereich *(Umwandlungszone)* zwischen dem Plattenepithel der Portio und dem Zylinderepithel der Zervix. Zunächst treten Atypien innerhalb des Epithels auf, die als **zervikale intraepitheliale Neoplasie** *(CIN)* oder (allgemeiner) **Dysplasie** bezeichnet werden und deren leichtere Formen zum Teil reversibel sind. Es folgt das **Carcinoma in situ,** das die Basalmembran noch nicht durchbrochen hat, und schließlich das **invasive Karzinom.** 95% der Karzinome sind Plattenepithelkarzinome, lediglich 4% sind Adenokarzinome.

Nach heutigem Kenntnisstand ist das Zervixkarzinom infektiös bedingt und Folge einer Infektion mit **humanen Papilloma-Viren,** kurz *HPV.* Früher erster Geschlechtsverkehr, häufiger Partnerwechsel (auch des Partners), mangelnde Hygiene und Rauchen erhöhen das Risiko der Tumormanifestation.

Symptome und Untersuchungsbefund

Das Zervixkarzinom bereitet lange Zeit keine Beschwerden. Erst wenn der Tumor größer wird und mit Geschwürsbildung zerfällt, kommt es zu:
- Fleischwasserfarbigem, süßlich riechendem Fluor
- Unregelmäßigen Zwischenblutungen (Metrorrhagien ☞ 30.2.2)
- Kontaktblutungen, z. B. beim Geschlechtsverkehr
- Schmerzen (erst sehr spät).

Oft ist das Zervixkarzinom bei der gynäkologischen Untersuchung im Gebärmuttermund sichtbar.

Diagnostik und Differentialdiagnose

Bei der Sicherung der Diagnose stehen die zytologische Untersuchung von Zellabstrichen und die histologische Untersuchung von entnommenem Gewebe (Konisation, Knipsbiopsie ☞ 30.3.7) an erster Stelle. Die übrigen technischen Untersuchungen dienen dem Staging:
- Blutentnahme: BSG, CRP, Leberwerte (erhöht bei Metastasen), Nierenwerte (Nierenfunktionseinschränkung, wenn die Harnleiter durch den Tumor zusammengedrückt werden), Tumormarker SCC und CEA (☞ 22.3.6)
- Vaginalsonographie, abdominale Sonographie
- Röntgen-Thorax, ggf. Kernspintomographie zur Metastasensuche (frühe lymphogene Metastasierung in die Lymphknoten entlang der Aa. iliacae und der Aorta sowie der Beckenwand)
- Zystoskopie und Rektoskopie wegen der möglichen Ausbreitung des Tumors in Blase bzw. Darm; i.v.-Urogramm, um festzustellen, ob der Tumor die Harnleiter komprimiert.

Behandlungsstrategie

Bei einer länger bestehenden leichten Dysplasie oder bei einer schweren Dysplasie wird eine Konisation durchgeführt, die gleichzeitig diagnostischen und therapeutischen Zwecken dient (Carcinoma in situ ☞ unten).

Die Behandlung des invasiven Zervixkarzinoms ist abhängig von der Ausbreitung des Tumors.

> Hauptpfeiler der Behandlung sind die Operation und die Strahlentherapie. Hormon- und Chemotherapie bringen nur wenig Nutzen.

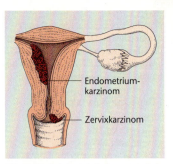

Abb. 30.38: Typische Lokalisationen von Endometriumkarzinom und Zervixkarzinom. [A400-190]

Operation

In frühen Krankheitsstadien ist die Behandlung primär operativ. Bei einem Carcinoma in situ reicht eine Konisation (☞ 30.3.7) in der Regel aus.

Konnte das Carcinoma in situ mit der Konisation nicht vollständig entfernt werden oder hat die Patientin ihre Familienplanung abgeschlossen, wird eine Hysterektomie vorgenommen. Die einfache Uterusentfernung ist auch bei sehr kleinen Karzinomen Methode der Wahl.

Meist aber ist die **Radikaloperation nach Wertheim-Meigs** erforderlich. Dabei werden der Uterus, das parametrane Gewebe, das obere Scheidendrittel und die Lymphknoten des Abflussgebietes entfernt. Ist eine postoperative Strahlentherapie erforderlich (☞ unten), können die Ovarien nach oben verlagert und mit je einem Metallclip markiert werden. Dieser ist röntgendicht und erleichtert bei der Bestrahlungsplanung die Lokalisation der Ovarien.

Strahlentherapie

Konnte der Tumor nicht sicher im Gesunden oder konnten nicht alle Lymphknoten entfernt werden, schließt sich die *postoperative* Strahlentherapie an. Sie erfolgt je nach Tumorrestlokalisation als *perkutane Bestrahlung* und lokale *Kontaktbestrahlung* (☞ 15.7.1). Bei inoperablen Patientinnen oder sehr fortgeschrittener Erkrankung ist die *primäre* Radiochemotherapie als Kombination von perkutaner und Kontaktbestrahlung mit einer radiosensibilisierenden Chemotherapie (Cisplatin) Behandlung der Wahl.

Die Kontaktbestrahlung wird heute aus Strahlenschutzgründen weitgehend im **Afterloading-Verfahren** durchgeführt: Ein Applikator (z. B. Zervixstift) wird in die Gebärmutter und/oder den Scheiden-

30 Pflege von Frauen mit gynäkologischen Erkrankungen und bei Schwangerschaft, Geburt und Wochenbett

stumpf eingelegt, dann werden die Iridi-um-Kügelchen apparativ eingebracht und wieder entfernt. Da Harnblase und Darm im Bestrahlungsgebiet liegen, ist mit Ne-benwirkungen wie Zystitis, Diarrhö und Strahlenproktitis zu rechnen.

Pflege bei Zervixkarzinom

Allgemeine perioperative Pflege
☞ *15.10.2 – 15.10.4*
Onkologische Pflege ☞ *22.1*
Pflege bei gynäkologischen Operationen
☞ *30.1.6*
Pflege bei Hysterektomie ☞ *30.6.2*
Pflege bei Strahlentherapie ☞ *22.4.2*

Präoperative Pflege

Am Vorabend wird der Darm mit einem hohen Reinigungseinlauf (☞ 12.7.2.5) oder durch eine orale Abführmaßnahme gesäubert (hausinterne Anweisungen be-achten).

Postoperative Pflege

► Nach der umfangreicheren Operation nach Wertheim-Meigs ggf. Intensiv-betreuung in den ersten 1 – 3 postope-rativen Tagen
► Lymphödemprophylaxe bei Entfer-nung der Beckenlymphknoten (☞ 30.1.6). Deshalb s. c.-Injektionen zur Thromboseprophylaxe in den Oberarm verabreichen und die unteren Extremi-täten leicht erhöht lagern
► Ggf. Kontaktvermittlung zu Sozial-dienst, Selbsthilfegruppen oder Ge-sprächskreisen
► Psychische Begleitung ☞ 22.1.1, 30.1.1.

Prävention und Gesundheitsberatung

► Möglichkeiten der Prävention: Ver-hinderung der Infektion mit huma-nen Papillomviren durch Kondom-benutzung bei häufigem Partner-wechsel. Zulassung des ersten Impfstoffes (Gardasil®) Ende 2006 erfolgt, des zweiten (Cervarix®) für 2007 geplant. Zielgruppe vor allem Mädchen in der Pubertät, (drei Imp-fungen), Auffrischungsimpfungen wahrscheinlich erforderlich. Mitt-lerweile Kostenübernahme durch viele Krankenkassen
► Regelmäßige Inanspruchnahme der für alle Frauen über 20 Jahren kos-tenfreien Früherkennungsuntersu-chungen mit zytologischem Ab-strich und ggf. HPV-Diagnostik.

30.6.4 Endometrium-karzinom

Endometriumkarzinom *(Korpuskar-zinom):* Gebärmutterhöhlenkrebs, aus-gehend vom Endometrium. Häufig-keitszunahme in den letzten Jahren, jetzt 30 % aller Genitalkarzinome. Al-tersgipfel 65. – 70. Lebensjahr, vor der Menopause selten. Prognose stadien-abhängig (5-Jahres-Überlebensrate bis zu 90 %).

Krankheitsentstehung

Beim **Endometriumkarzinom** handelt es sich meist um ein Adenokarzinom. Als Ursache der Entartung wird ein lang andauerndes Überwiegen der Östrogene gegenüber den Gestagenen diskutiert *(Östrogendominanz).*

Risikofaktoren sind Übergewicht, Blut-hochdruck, Diabetes mellitus sowie eine **Endometriumhyperplasie,** die z. B. durch Tamoxifenbehandlung (☞ Pharma-Info 30.33) begünstigt wird.

Symptome und Untersuchungs-befund

Symptome des Endometriumkarzinoms sind:
► Blutungen nach der Menopause, bei Frauen im gebärfähigen Alter Metror-rhagien (☞ 30.2.2)
► Eitriger, blutiger oder fleischwasser-farbener Fluor
► Möglicherweise Schmerzen im Unter-bauch.

Die gynäkologische Untersuchung ist oft unauffällig. Erst in Spätstadien ist die Gebärmutter vergrößert oder im Gebär-muttermund ein Tumor sichtbar.

Bei Verschluss des Gebärmuttermundes mit nachfolgender Entzündung kann es zur **Pyometra** *(Eiteransammlung in der Gebärmutterhöhle)* kommen.

Diagnostik und Differential-diagnose

Die Veränderungen des Endometriums können oft (vaginal-)sonographisch dar-gestellt werden. Die Sicherung der Dia-gnose erfolgt durch eine fraktionierte Abrasio (☞ 30.3.7), evtl. in Kombination mit einer Hysteroskopie (☞ 30.12).

Die Staging-Untersuchungen entspre-chen in etwa denjenigen des Zervixkarzi-noms (☞ 30.6.3).

Behandlungsstrategie

Wie beim Zervixkarzinom steht die ope-rative Behandlung mit abdomineller Ent-fernung des Uterus einschließlich Adnexe und Beckenlymphknoten im Vorder-grund. Vor allem bei nachgewiesenem Lymphknotenbefall, aber auch bei inope-rablen Patientinnen, erfolgt eine perku-tane und/oder intrakavitäre Strahlen-behandlung (☞ 15.7.1). Die Strahlen-therapie soll insbesondere Rezidive am Scheidenstumpf verhindern *(Scheiden-stumpfprophylaxe).*

Bei Fernmetastasen sprechen vor allem hoch differenzierte Adenokarzinome mit Hormonrezeptoren auf eine Hormon-therapie mit hoch dosierter Gestagengabe an. Chemotherapie hat nur selten Erfolg.

Pflege

Die Pflege bei Endometriumkarzinom entspricht weitgehend der Pflege bei Zer-vixkarzinom (☞ 30.6.3).

30.7 Descensus uteri

Descensus uteri: Gebärmuttersen-kung. Tiefertreten des Uterus und meist auch der Vaginalwände *(Des-census uteri et vaginae)* aufgrund einer Schwäche des bindegewebigen Halte-apparates. Trotz Rezidivneigung ins-gesamt gute Prognose.

Uterusprolaps: Gebärmuttervorfall. Schwerstform des Descensus uteri mit „Umstülpen" der Scheide. Beim Par-tialprolaps sinken die Scheidenwände und der Uterus teilweise, beim Total-prolaps vollständig vor die Vulva.

Krankheitsentstehung

Dem **Descensus uteri** liegt ein Missver-hältnis zwischen Belastbarkeit und tat-sächlicher Belastung des Beckenbodens zugrunde. Bedeutsam sind vor allem körperliche Anstrengung (z. B. schweres Heben), Übergewicht und Geburten im Zusammenspiel mit anlagebedingter Bin-degewebsschwäche.

Durch die Verbindung von Uterus und Vagina mit Harnblase und Rektum können diese mit heruntergezogen werden. Dann führt der Des-census der *vorderen* Vaginalwand zu einer **Zystozele** und der Descensus der *hinteren* Scheidenwand zu einer **Rektozele** (☞ Abb. 30.39). Die Kombination beider heißt dem-entsprechend **Zysto-Rektozele.**

1170

Symptome, Befund und Diagnostik

Viele Patientinnen haben überhaupt keine Beschwerden. Hauptsymptome sind:
- Druckgefühl nach unten („ich meine immer, mir würde alles da unten rausfallen")
- Uncharakteristische Schmerzen in Unterbauch und Kreuz
- Fluor, da Scheidenwände und Zervix häufig gereizt oder entzündet sind
- Harnwegsinfekte und Obstipation durch deszensusbedingte Veränderungen an Blase und Darm
- Harninkontinenz (☞ 12.7.1.6), zunächst nur bei körperlicher Anstrengung, später auch beim Gehen oder sogar im Liegen
- Geh- und Sitzbehinderung
- Schleimhautulzerationen an prolabiertem Uterus und Vaginalwänden.

Die Diagnosestellung erfolgt durch die gynäkologische Untersuchung, bei der das Tiefertreten des Uterus sichtbar wird. Beim Pressen kommt es oft zum unwillkürlichen Urinverlust. Technische Untersuchungen, in erster Linie urodynamische Druckmessungen (☞ 29.3.5) und röntgenologische Darstellungen der Harnwege, dienen der Planung der geeigneten Therapie.

Behandlungsstrategie

In leichten Fällen können Beckenbodengymnastik (☞ unten) und – bei älteren Frauen mit Östrogenmangel – die lokale oder systemische Gabe von Östrogenen (in Kombination mit Gestagenen, z. B. Presomen® 0,6 comp.) ausreichend sein.

Bei stärkerem Descensus besteht die Therapie in der Operation mit *vorderer* und *hinterer Scheidenplastik* (**Kolporrhaphie**), bei abgeschlossener Familienplanung im Anschluss an eine meist vaginale Hysterektomie. Bei alten Patientinnen, die keinen Geschlechtsverkehr mehr haben, kann in Ausnahmefällen der Scheideneingang ohne Gebärmutterentfernung verschlossen werden (**Kolpokleisis**), um das Operationsrisiko möglichst gering zu halten. Ist die Patientin inoperabel oder stimmt sie einer Operation nicht zu, kann als Notlösung ein der Scheidengröße angepasstes **Pessar** aus Porzellan oder Hartgummi in die Scheide eingelegt werden, um den Uterus in Position zu halten. Allerdings treten auch bei regelmäßigem Wechsel alle vier Wochen häufig Druckgeschwüre und Entzündungen der Vagina auf.

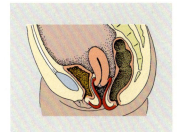

Abb. 30.39: Beginnender Descensus uteri. [A400-190]

Pflege bei Descensus uteri

Allgemeine prä- und postoperative Pflege ☞ 15.10.2 und 15.10.4
Pflege bei gynäkologischen Operationen ☞ 30.1.6
Pflege bei Hysterektomie ☞ 30.6.2
Pflege bei Inkontinenz ☞ 12.7.1.6

Prävention und Gesundheitsberatung

- Information über vorbeugende Maßnahmen:
  - Rückbildungsgymnastik nach Geburten über mehrere Monate
  - Vermeiden häufigen schweren Hebens oder anderer Druckerhöhungen im Abdomen (z. B. Pressen zum Stuhlgang)
  - Bei Übergewicht Gewichtsabnahme
- Motivation zur konsequenten Beckenbodengymnastik nach Anleitung durch die Physiotherapeutin. Das Durchhalten fällt zwar vielen Frauen schwer, da sich Erfolge erst nach Wochen bis Monaten zeigen, nicht selten kann aber eine Operation durch konsequente Beckenbodengymnastik vermieden werden
- Anleitung zur Benutzung von **Konen** (Scheidenkegeln). Die Konen werden wie ein Tampon in die Vagina eingeführt. Durch den Reiz zieht sich die Beckenmuskulatur zusammen und verhindert so ein Herausfallen. Geübt werden sollte mehrfach täglich. Die Frau beginnt mit dem leichtesten Konus und versucht, diesen 10–15 Min. lang zu halten, auch im Stehen und Gehen, beim Husten, Niesen oder Lachen. Gelingt dies zuverlässig, setzt sie die Übungen mit dem nächstschwereren Konus fort (☞ auch Kap. 12.7.1.6).

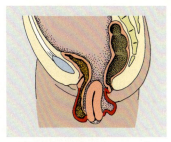

Abb. 30.40: Totalprolaps des Uterus mit „Umstülpen" der Vagina. [A400-190]

30.8 Endometriose

Endometriose: Vorkommen von ektoper (= am falschen Ort befindlicher) Gebärmutterschleimhaut, d. h. außerhalb des Cavum uteri. Lokalisation der Endometriumzellen sowohl im Bereich der inneren und äußeren Geschlechtsorgane (z. B. Myometrium, Ovarien, Tuben) als auch in entfernten Organen (Harnblase, Darm, Nabel, Lunge) oder Laparatomienarben. Befällt Frauen im gebärfähigen Alter und ist eine wichtige Sterilitätsursache.

Krankheitsentstehung

Es wird angenommen, dass während der Menstruation Endometriumzellen *retrograd* („rückwärts") durch die Tuben transportiert werden und sich in der Bauchhöhle einnisten. Auch soll Gebärmutterschleimhaut über den Blut- oder Lymphweg in andere Organe gelangen oder dort durch Veränderung ortsständiger Zellen entstehen können.

Symptome, Befund und Diagnostik

Ebenso wie die Gebärmutterschleimhaut reagiert auch das verschleppte Gewebe auf die Hormonschwankungen während

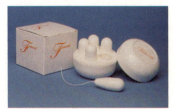

Abb. 30.41: Mit unterschiedlichem Gewicht erhältliche Vaginalkonen vermögen bei konsequenter Anwendung die Beckenbodenmuskulatur zu stärken. [V096]

30 Pflege von Frauen mit gynäkologischen Erkrankungen und bei Schwangerschaft, Geburt und Wochenbett

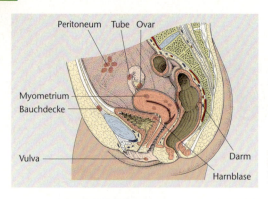

Abb. 30.42: Mögliche Lokalisationen von Endometrioseherden. [A400-190]

des Zyklus. Die Symptome sind abhängig von der Lokalisation der Schleimhaut:
- Dysmenorrhö und verstärkte Menstruationen bei Endometrioseherden in der Muskelschicht der Gebärmutter
- Kreuzschmerzen und Schmerzen beim Geschlechtsverkehr bei Lokalisation dorsal (= hinter) der Zervix
- Makrohämaturie und Blutung aus dem Darm bei Lokalisation in Blase bzw. Darm
- Zystische Auftreibungen des Ovars, die wegen ihrer Farbe auch als **Teer-** oder **Schokoladenzysten** bezeichnet werden, falls das Blut nicht abfließen kann
- Dauerschmerzen bei Verwachsungen infolge der Endometriose
- Sterilität (evtl. als einziges Symptom).

> Alle körperlichen Beschwerden in konstantem zeitlichem Zusammenhang mit dem Zyklus sind verdächtig auf eine Endometriose.

Die Diagnose kann meist durch eine Laparoskopie gestellt werden, da die häufigsten Endometrioselokalisationen dabei erkennbar sind. Die Darmendometriose wird durch Darmspiegelung und die Blasenendometriose durch Zystoskopie nachgewiesen.

Behandlung und Prognose

Die **Behandlung** besteht in leichten Fällen in der Gabe einer „Pille" mit hohem Gestagenanteil. Sind die Beschwerden der Patientin stark, wird versucht, die Herde laparoskopisch oder durch offene Operation zu entfernen. Hierbei können kleinere Herde koaguliert werden; sofern Darm oder Harnblase befallen sind, müssen je nach Befund Teile der befallenen Organe reseziert werden. Ist dies nicht vollständig möglich, können postoperativ Gestagene, der Gonadotropinhemmer Danazol (Winobanin®), ein Hormon mit antiöstrogenem Effekt oder auch Gn-RH-Analoga (z. B. Zoladex® oder Enantone®-Gyn) zur Unterdrückung der Hormonproduktion in den Ovarien gegeben werden. Mit der Menopause verschwinden die Beschwerden in der Regel von selbst, da der hormonelle Wachstumsreiz wegfällt.

30.9 Erkrankungen von Vulva und Vagina

Sexuell übertragbare Krankheiten
☞ 28.5.5

30.9.1 Vulvitis und Kolpitis

> **Vulvitis:** Entzündung der Vulva.
> **Kolpitis** *(Vaginitis, Scheidenkatarrh)*: Entzündung der Vagina.

Vulvitis und **Kolpitis** sind häufige Erkrankungen, die oft gemeinsam auftreten (**Vulvovaginitis**).

Krankheitsentstehung

Vulvitis

Ursache der **primären Vulvitis** ist zumeist die Reizung des äußeren Genitales:
- Mechanisch, z. B. durch zu enge Wäsche oder ungewöhnliche Sexualpraktiken
- Chemisch, z. B. durch Seifen oder Deos
- Infektiös, z. B. Herpes-Viren (☞ 26.6.7), Papilloma-Viren (☞ 28.5.1).

Die **sekundäre Vulvitis** entsteht als Folge von Entzündungen höher gelegener Abschnitte der Genitalorgane (z. B. einer Kolpitis), eines Östrogenmangels oder einer Allgemeinerkrankung, z. B. Diabetes mellitus.

Bartholinitis

Bei der **Bartholinitis** kommt es zu einer Entzündung der im dorsalen Teil der großen Schamlippen gelegenen Bartholin-Drüsen, meist nur auf einer Seite. Verschließt sich der Drüsenausführungsgang, so staut sich das Sekret, und es entsteht eine **Bartholin-Zyste,** also eine Pseudozyste, die tischtennisballgroß werden kann (☞ Abb. 30.45).

Kolpitis

Die gesunde Vagina ist durch ihren sauren pH-Wert recht widerstandsfähig gegen Entzündungen. Scheidenspülungen und Antibiotika können das Scheidenmilieu so verändern (☞ Pharma-Info 26.17), dass pathogene Bakterien (z. B. Gardnerella vaginalis, Entero-, Staphylo- und Streptokokken), Pilze oder Trichomonaden überwiegen und zu einer **Kolpitis** führen. Der Östrogenmangel nach der Menopause oder Diabetes mellitus begünstigen die Entwicklung einer Kolpitis.

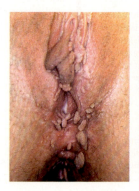
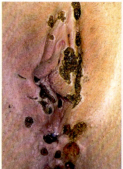

Abb. 30.43 – 30.44:
Links: Condylomata acuminata haben sich im Bereich der Vulva bis zum Anus hin ausgedehnt. Rechts: Die Vulva unmittelbar nach Abtragung der Condylomata mit einem Laser. [T192]

1172

30.9 Erkrankungen von Vulva und Vagina

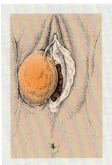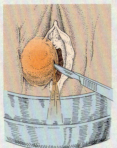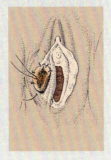

Abb. 30.45: Links: Bartholinitis mit Empyembildung (Eiteransammlung in einer Bartholin-Zyste).
Mitte: Inzision des Bartholin-Empyems und Abfluss des Eiters.
Rechts: Marsupialisation der infizierten Bartholin-Zyste: Die nach außen umgeschlagene Zystenwand wird mit der Haut vernäht, und die Zyste trocknet aus. [A400-190]

- Vorgehen bei Bakterien, Pilzen, Trichomonaden oder Aminkolpitis (Infektion mit Haemophilus vaginalis) ☞ Pharma-Info 30.46
- Bei Herpes genitalis je nach Schwere der Erkrankung lokal oder systemisch Aciclovir oder Valaciclovir (Zovirax® bzw. Valtrex® ☞ Pharma-Info 26.28)
- Entfernung von Condyloma acuminata z. B. mit Laser (☞ Abb. 30.44), elektrischer Schlinge oder scharfem Löffel (☞ 28.5.1)
- Bei Bartholinitis **Marsupialisation**, d. h. operative Eröffnung der Zyste und Vernähen der Zystenwand nach außen mit dem Wundrand (in Narkose). Drainage bis zur Wundheilung
- Wiederherstellung des sauren Milieus der Scheide zur Vermeidung von Rück-

Symptome und Untersuchungsbefund

Leitsymptom der Vulvitis sind brennende Schmerzen und Juckreiz des äußeren Genitales. Bei der Kolpitis stehen Schmerzen und Wundheitsgefühl der Vagina sowie ein pathologischer Fluor (☞ 30.2.1) im Vordergrund. Häufig hat die Patientin Schmerzen beim Wasserlassen und beim Geschlechtsverkehr. Bei einer Bartholin-Zyste bestehen Schmerzen beim Gehen und Sitzen.

Bei der gynäkologischen Untersuchung sind die erkrankten Bezirke deutlich gerötet, geschwollen und bei Berührung schmerzhaft. Bläschen weisen auf eine *Herpes*infektion, **Condylomata acuminata** (*spitze Kondylome, Feigwarzen, spitze Warze* ☞ Abb. 30.43) auf eine Infektion durch *Papilloma-Viren* und weiße Beläge auf *Pilze* hin.

Diagnostik und Differentialdiagnose

Die technischen Hilfsuntersuchungen dienen v. a. der Erregeridentifizierung:
- Erregersuche im Nativpräparat, evtl. Anlegen einer Kultur (mit speziellen Fertignährmedien z. B. für Gonokokken, Pilze und Chlamydien erhältlich)
- Bei älteren Patientinnen mit Vulvitis oder Kolpitis immer Ausschluss eines Karzinoms der Vulva oder der Vagina.

Behandlungsstrategie

Konnte ein Erreger nachgewiesen werden, steht dessen Beseitigung im Vordergrund. Oft ist dabei eine Lokalbehandlung ausreichend:

Pharma-Info 30.46: Vaginaltherapeutika

Auf Vagina und/oder Vulva beschränkte Erkrankungen wie beispielsweise die Kolpitis können oft durch alleinige Verabreichung von **Vaginaltherapeutika** behandelt werden.

Dies sind Vaginalcremes oder Vaginaltabletten *(Vaginalovula, Scheidenzäpfchen)*, die bei Körpertemperatur schmelzen oder im Vaginalsekret gelöst werden und dann eine lokale Wirkung ohne (wesentliche) systemische Nebenwirkungen entfalten. Dabei kann es sich um Einzel- oder Kombinationspräparate handeln.

Am häufigsten verschrieben werden Antimykotika gegen Pilzinfektionen.

Die Pflegenden informieren die Patientin, wie die Vaginaltherapeutika eingeführt werden:
- Am besten die Zeit unmittelbar vor dem Schlafengehen für die Verabreichung wählen, da im Liegen weniger von der Substanz aus der Vagina abfließt
- Handschuhe anziehen und das Vaginaltherapeutikum mit dem zusätzlich durch einen Fingerling geschützten Finger oder mit einem Trägergerät in die hintere Vagina positionieren
- Ggf. Vorlagen verwenden.

Vaginaltherapeutika

Substanz (Auswahl)	Bsp. Handelsname	Indikationen
Antibiotika und Antimykotika (☞ auch 26.5.1, 26.8.1)		
Clotrimazol Econazol Nystatin	Canifug® Gyno-Pevaryl® Moronal®	Pilzinfektionen der Scheide und/oder der Vulva (v. a. Candida-Infektionen)
Metronidazol	Clont®, Vagimid®	Trichomonadeninfektionen der Scheide (zusätzliche systemische Therapie erforderlich); Aminkolpitis
Hormone		
Östrogene	Estriolsalbe®, Ovestin®, Ortho-Gynest® Dekolp forte®	Östrogenmangelerscheinungen der Scheide, v. a. Austrocknung, Juckreiz, Infektionsanfälligkeit, entzündliche Veränderungen
Weitere		
Antiseptika	Betaisodona®, Octenisept®	Scheidendesinfektion vor operativen Eingriffen
Lactobacillen	Vagiflor®	Störungen der Vaginalflora
Milchsäure Vitamin C	Tampovagan® c. Acid. lact. Vagi-C®	Wiederherstellung eines sauren Scheidenmilieus

1173

fällen, z. B. durch Milchsäureovula zum Einlegen in die Scheide, etwa Vagiflor® oder Vagi-C®
- Bei älteren Patientinnen Ausgleich des Östrogenmangels durch lokale oder systemische Östrogengabe (z. B. Ovestin® Vaginalovula bzw. Presomen 0,6 comp.® Drg.).

Zur Vermeidung von Rezidiven ist eine Behandlung der Grunderkrankung sowie bei infektiöser Ursache erregerabhängig eine Partnerbehandlung erforderlich, da es sonst immer wieder zur erneuten Infektion (Reinfektion) durch den nicht behandelten, manchmal völlig beschwerdefreien Partner kommt (Ping-Pong-Infektion).

Pflege

Nach einer Marsupialisation entspricht die Pflege der nach einer Abrasio (☞ 30.3.7). Die Genitalvorlagen werden regelmäßig gewechselt und sofort entsorgt (nicht ablegen), um eine Keimverschleppung zu vermeiden.

Prävention und Gesundheitsberatung

- Keine übertriebene Hygiene mit Seifen, Deos oder Scheidenspülungen praktizieren, da eine Vulvitis durch die Zerstörung des natürlichen Keimschutzes der Scheidenflora begünstigt wird. Zur Intimhygiene nur milde Waschsubstanzen verwenden und Seifenreste gründlich abspülen
- Durch richtige Intimhygiene (☞ 12.5.1.4) Kolpitis durch Schmierinfektion vermeiden
- Atmungsaktive Unterwäsche aus Baumwolle tragen, die nicht einengt und täglich gewechselt wird
- Auf synthetische Unterwäsche, Nylonstrumpfhosen und Slipeinlagen mit Plastikfolie verzichten, da diese ein feucht-warmes Milieu begünstigen
- Vorgegebene Therapiedauer auch bei Beschwerdefreiheit einhalten, da sonst Rückfälle möglich sind.

30.9.2 Karzinome der Vulva und der Vagina

Vulvakarzinom und **Vaginalkarzinom** *(Scheidenkarzinom)*: Mit 4 bzw. 1,5 % aller bösartigen Genitaltumoren eher seltene Karzinome. Altersgipfel über 65 Jahre.

Krankheitsentstehung

90 % der Tumoren sind Plattenepithelkarzinome. Obwohl sich bei 90 % aller **Vulvakarzinome** Papilloma- oder Herpes-2-Viren nachweisen lassen, ist die Tumorentstehung des Vulvakarzinoms ebenso wie die des **Vaginalkarzinoms** unklar.

Symptome, Befund und Diagnostik

Bei *Vulvakarzinomen* führt die Patientin meist der quälende, chronische Juckreiz zum Arzt.

Symptome beim *Vaginalkarzinom* sind fleischwasserfarbiger Fluor, Blutungen und Beschwerden beim Wasserlassen. Große Tumoren können auch Druckgefühl und Schmerzen hervorrufen.

Bei der gynäkologischen Untersuchung ist der Tumor in der Regel als Verhärtung, Knoten oder Geschwür sicht- und tastbar. Wichtig ist das Abtasten der regionalen Lymphknoten, da beide Karzinome rasch lymphogen metastasieren.

Die Diagnose wird durch die histologische Untersuchung einer Biopsie aus dem verdächtigen Bezirk gesichert. Zystoskopie (☞ 29.3.6), Rektoskopie (☞ 19.3.3), i.v.-Urogramm (die Harnleiter können durch den Tumor verengt werden ☞ 29.3.4) und CT dienen der Feststellung der Tumorausbreitung und Metastasierung.

Behandlungsstrategie

Bei sehr kleinen Tumoren reicht die Tumorentfernung mit Sicherheitsabstand aus. Ansonsten ist beim *Vulvakarzinom* eine großflächige lokal **radikale Vulvektomie** erforderlich (☞ Abb. 30.47). Bei inoperablen Patientinnen kommen Strahlentherapie und elektrochirurgische Tumorabtragung in Betracht.

Das *Vaginalkarzinom* wird in der Regel primär bestrahlt. Angewendet wird dabei meist eine Kombination aus lokaler Bestrahlung des Tumors im Afterloading-Verfahren und perkutaner Bestrahlung der Lymphknoten. Wegen der Lage der Nachbarorgane im Bestrahlungsgebiet können Schleimhautschäden und Fistelbildungen in Harnblase und/oder Rektum vorkommen.

Pflege bei Vulvakarzinom

Allgemeine perioperative Pflege
☞ 15.10.2 – 15.10.4
Onkologische Pflege ☞ 22.1
Pflege bei gynäkologischen Operationen
☞ 30.1.6

Präoperative Pflege

Am Vorabend wird der Darm mit einem hohen Reinigungseinlauf (☞ 12.7.2.5) oder durch eine orale Abführmaßnahme, z. B. mit Klean-Prep®, gesäubert (hausinterne Richtlinien beachten). In der Regel wird vor der OP ein Blasendauerkatheter gelegt.

Postoperative Pflege

Nach einer radikalen Vulvektomie werden die Frauen in der Regel für die ersten postoperativen Tage auf der Intensivstation betreut.

- Da das Wundgebiet recht groß ist und die Haut in diesem Bereich unter starker Spannung steht, in den ersten Tagen Bettruhe einhalten lassen, möglichst in Rückenlage, damit das Wundgebiet so wenig wie möglich belastet wird. Alle Prophylaxen besonders sorgfältig durchführen, ggf. Spezialmatratze zur Weichlagerung einsetzen (☞ Dekubitusprophylaxe 12.5.1.4)
- Bei Entfernung der Leistenlymphknoten Lymphödemprophylaxe (☞ 30.1.6) durchführen. S.c.-Injektionen zur Thromboseprophylaxe nur in den Oberarm verabreichen und die unteren Extremitäten leicht erhöht lagern
- Wunde beobachten (Wundheilungsstörungen?). Zur Wundreinigung und Intimpflege in den ersten Tagen Genitalspülung (☞ 30.1.3) zweimal täglich und nach jedem Stuhlgang durchführen
- Blasendauerkatheter mehrere Tage belassen, er wird erst ca. am 5. postoperativen Tag bei guten Wundverhältnissen entfernt

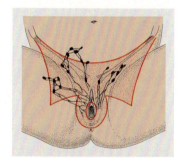

Abb. 30.47: Radikale Vulvektomie. Das bei der Operation entfernte Gewebe ist farbig unterlegt. Die inguinalen und femoralen Lymphknoten werden stets mit reseziert. [A300-190].

30.11 Empfängnisverhütung **30**

▶ Patientin psychisch unterstützen (☞ 30.1.1), da eine Vulvektomie das Erscheinungbild des äußeren Genitals sehr verändert und das Körperbild und die Sexualität der betroffenen Frau stark beeinträchtigen kann. (◻ 8)

30.10 Klimakterisches Syndrom

> **Klimakterium (der Frau):** Wechseljahre (der Frau). Übergangsphase zwischen der Zeit der vollen Geschlechtsreife mit Fortpflanzungsfähigkeit und dem Senium (Greisenalter).
>
> **Menopause:** Zeitpunkt der letzten von den Eierstöcken gesteuerten Menstruationsblutung.
>
> **Postmenopause:** Zeit ab etwa einem Jahr nach der Menopause.
>
> **Klimakterisches Syndrom** *(Menopausensyndrom, Wechseljahresbeschwerden):* Typische Beschwerdekombination, bedingt durch das Erlöschen der Ovarialfunktion mit den Hauptsymptomen Hitzewallungen und Schweißausbrüche.

Die etwa ab dem 45. Lebensjahr nachlassende Ovarialfunktion mit immer geringer werdender Gestagen- und Östrogenproduktion führt zu einer Reihe von Symptomen:
▶ Blutungsstörungen, z.B. durch Gelbkörperinsuffizienz. Diese können klinisch oft nicht von Blutungen durch bösartige Erkrankungen unterschieden werden und erfordern eine diagnostische Abklärung durch fraktionierte Abrasio (☞ 30.3.7)
▶ Vasomotorisch bedingte Hitzewallungen, Schweißausbrüche und fleckige Hautrötungen. Sie treten meist anfallsartig auf
▶ Neurovegetative und psychosomatische Beschwerden. Hier sind in erster Linie Schwindel, Herzklopfen, Schwächegefühl, erhöhte Reizbarkeit und Nervosität, Depressionen und Schlafstörungen zu nennen
▶ Allmähliche Rückbildung der Brust und Atrophie der Genitalien, die sich z.B. durch Trockenheit und Entzündungsanfälligkeit der Vagina und Vulva zeigt
▶ In späteren Jahren Osteoporose (☞ 24.9.1).

Wie eine Frau das Klimakterium erlebt, hängt von zahlreichen Faktoren ab:

▶ Während ein Mann Mitte fünfzig in unserer Gesellschaft trotz erster Falten gemeinhin als „Mann in den besten Jahren" angesehen wird, gilt eine gleichaltrige Frau oft als alt und weniger attraktiv. Diese Geringschätzung erschwert vielen Frauen die Akzeptanz der Altersveränderungen an ihrem Körper
▶ Vielfach fällt das Klimakterium zeitlich mit dem Auszug des letzten Kindes zusammen. Frauen, die sich bis dahin nur der Familie gewidmet haben, möchten oft in den Beruf zurückkehren und müssen erkennen, dass sie in vielen Bereichen kaum Chancen haben
▶ Sicher spielen auch die Persönlichkeit der Frau und ihre Art, mit körperlichen Beschwerden umzugehen und sich auf veränderte Lebensbedingungen einzustellen, eine Rolle.

Die meisten Frauen haben während des Klimakteriums ein gewisses Maß an Beschwerden. Insbesondere von Hitzewallungen und Schweißausbrüchen bleiben nur wenige verschont. Viele Frauen fühlen sich dadurch in ihrem täglichen Leben kaum beeinträchtigt oder kommen mit eigenen „Rezepten" gut zurecht.

Nicht wenige Frauen empfinden die Wechseljahre aber als so belastend, dass sie den Gynäkologen aufsuchen. Es gehört dann sehr viel Fingerspitzengefühl dazu herauszufinden, was die Patientin wirklich bedrückt. Sind es die organischen Probleme aufgrund des Hormonmangels, oder befindet sich die Patientin in einer tief greifenden Lebenskrise, in der die Hormonmangelerscheinungen nur ein Problem von mehreren sind? Dann muss die Frau motiviert werden, das Klimakterium auch als Beginn eines neuen und ebenfalls lebenswerten Abschnittes zu sehen. Viele Frauen haben beispielsweise nach jahrelanger Erziehungsarbeit um die Zeit der Wechseljahre erstmals die Möglichkeit privater Entfaltung.

Behandlungsmöglichkeiten

Wünscht die Patientin eine medikamentöse Therapie, kommen folgende Methoden in Betracht:
▶ Naturheilkundliche Vefahren, z.B. die Phytotherapie (☞ 15.15.2)
▶ Eine lokale Hormontherapie (z.B. mit Ovestin® Vaginalovula) gegen Beschwerden im Bereich der Vagina
▶ Eine systemische **Hormonersatztherapie,** wenn die Patientin sich stark beeinträchtigt fühlt oder nach entspre-

chender Beratung eine Osteoprose-Prophylaxe (☞ 24.9.1) wünscht. Welches Präparat gewählt wird, hängt z.B. davon ab, ob die Frau sich vor oder nach der Menopause befindet, ob sie eine gleichzeitige Empfängnisverhütung wünscht oder ob sie hysterektomiert ist. Die Kontraindikationen entsprechen in etwa denen für die Gabe oraler Ovulationshemmer (☞ 30.11).

> **Pro und Contra Hormonersatztherapie**
>
> Nachdem die Befürworter einer (langjährigen) Kombinationstherapie mit (natürlichen) Östrogenen und Gestagenen lange Zeit in der Mehrheit waren, wird die Hormongabe seit einiger Zeit skeptisch beurteilt. Zwar lindert sie eindrucksvoll viele Wechseljahresbeschwerden und vermindert das Risiko einer Osteoporose, doch erhöht sie nach heutigem Kenntnisstand das Risiko von Schlaganfall, venösen Thrombosen und auch Brustkrebs. (◻ 9, 10)
>
> Derzeit empfehlen die meisten Mediziner bei ausgeprägten Wechseljahresbeschwerden der Frau eine auf wenige Jahre beschränkte Hormontherapie, wohingegen eine langjährige Hormongabe nur bei erhöhtem Osteoporoserisiko nach sorgfältiger Risiko-Nutzen-Abwägung und nach entsprechender Aufklärung der Frau angeraten wird.

30.11 Empfängnisverhütung

Die meisten Paare möchten über ihre Kinderzahl und den Zeitpunkt der Geburten selbst entscheiden und wenden daher zumindest zeitweise empfängnisverhütende Maßnahmen an; insbesondere im ambulanten Bereich nimmt die Beratung zur Empfängnisverhütung breiten Raum ein. Eine absolut zuverlässige und dabei nebenwirkungsfreie Methode der **Empfängnisverhütung** *(Kontrazeption)* gibt es nicht. Beide Partner müssen *gemeinsam* überlegen, welche Methode ihren Bedürfnissen am ehesten gerecht wird. Tabelle 30.48 gibt einen Überblick.

Die Zuverlässigkeit einer Methode wird durch den **Pearl-Index** angegeben (Anzahl der ungewollten Schwangerschaften pro 100 Frauenjahre, d.h. Anzahl der Frauen, die schwanger werden, wenn 100

1175

30 Pflege von Frauen mit gynäkologischen Erkrankungen und bei Schwangerschaft, Geburt und Wochenbett

Verfahren	Pearl-Index	Anwendung/Wirkmechanismus
Natürliche Verhütungsmethoden: Begrenzung des Geschlechtsverkehrs auf die unfruchtbaren Tage im Zyklus		
Billingsmethode	ca. 25	Bestimmung der fruchtbaren-Tage durch Selbst-Beurteilung des Zervixschleimes (zum Zeitpunkt der Ovulation mehr, flüssiger, zu einem Faden ausziehbar)
Hormonspiegel-methode	ca. 5	Bestimmung der unfruchtbaren Tage aufgrund der LH- und Östradiolkonzentration im Urin, bestimmt von der Frau selbst mithilfe eines entsprechenden Gerätes und Teststreifen
Periodische Enthaltsamkeit nach Knaus-Ogino (Kalendermethode)	ca. 20	Bestimmung der unfruchtbaren Tage aufgrund des Menstruationskalenders
Temperaturmethode	1–3	Bestimmung der unfruchtbaren Tage aufgrund der Basaltemperatur, mittlerweile auch computergestützt möglich
Mechanische Verhütungsmethoden: „Barriere" für die Spermien		
Diaphragma	2–6*	Einführen in die Vagina kurz vor dem Geschlechtsverkehr bis mehrere Stunden danach
Kondom	3–7	Überstreifen über den erigierten Penis zum Auffangen des Spermas. Gleichzeitig Schutz vor Infektionen
Portiokappe	ca. 7	Einführen in die Vagina kurz nach der Menstruation bis kurz vor der nächsten Menstruation
Silikonkappe (Lea-Kontrazeptivum®)	ca. 5*	Kombination aus Diaphragma und Portiokappe, Liegedauer max. 48 Std.
Intrauterinpessare (IUP, Spirale): Einnistungshemmung		
▸ Ohne Hormonabgabe ▸ Levonorgestrel freisetzend (Mirena®)	0,2–3	Einlegen in die Gebärmutter durch den Arzt, Verweildauer 3–5 Jahre. Bei IUP ohne Hormongabe verstärkte, bei Gestagenabgabe schwache oder ausbleibende Menstruationen. Möglichst nicht bei Frauen, die noch nicht geboren haben. Selten Spontanausstoßung, sehr selten Uterusperforation
Hormonelle Empfängnisverhütung: Hemmen der Spermienwanderung durch zähen Zervikalschleim, veränderter Endometriumaufbau, bei Östrogen-Gestagen-Kombinationen Hemmen des Eisprungs		
Östrogen-Gestagen-Präparate	0,2–0,5	Tägliche Einnahme eines Hormonpräparates (orale Ovulationshemmer = „Pille"), Einlegen eines hormonhaltigen Kunststoffringes in die Vagina für drei Wochen oder Aufkleben eines Hormonpflasters (drei Wochen lang je ein Pflaster). Kontraindikationen z. B. Raucherinnen über 35 Jahren, hormonabhängige Tumoren, ausgeprägte Hypertonie, erhöhte Gerinnungsbereitschaft, bestimmte Lebererkrankungen
Reine Gestagen-präparate	0,2–3	▸ Minipille: tägliche Einnahme zur gleichen Tageszeit ▸ Dreimonatsspritze: i. m.-Injektion eines Depotgestagens ▸ Implanon®: Implantation eines hormonhaltigen Kunststoffstäbchens subkutan am Oberarm (Liegedauer drei Jahre) Auch für Frauen mit Kontraindikationen gegen Östrogene
Weitere		
Sterilisation	< 0,2	Beim Mann Unterbindung der Samenleiter, bei der Frau in der Regel laparoskopische Unterbindung der Eileiter. Irreversibel

* In Kombination mit Spermiziden = spermienabtötenden Cremes

Tab. 30.48: Verschiedene Verhütungsmethoden (Kontrazeptiva) im Überblick.

Paare die Methode ein Jahr lang anwenden). Ohne Empfängnisverhütung liegt der Pearl-Index bei ungefähr 80, beim

Coitus interruptus, bei dem der Mann den Penis vor dem Samenerguss aus der Vagina zurückzieht, bei ca. 25.

30.12 Sterilität und Infertilität

In Deutschland bleibt jedes 7. Paar ungewollt kinderlos. Dabei liegt die Ursache in etwa 30% bei der Frau, in ebenfalls ungefähr 30% beim Mann und in weiteren 30% bei beiden Partnern. In etwa 10% bleibt die Ursache unklar.

> Viele Paare in unserer Gesellschaft denken erst Anfang bis Mitte dreißig an die Verwirklichung ihres Kinderwunsches. Die Fruchtbarkeit lässt jedoch auch bei gesunden Frauen jenseits des 30. Lebensjahrs deutlich nach.

Bei der Frau wird unterschieden zwischen der **Sterilität,** d. h. dem Unvermögen, schwanger zu werden, und der **Infertilität,** d. h. dem Unvermögen, die Schwangerschaft auszutragen (*habituelle Fehlgeburten* ☞ 30.15.5).

Sterilitätsursachen bei der Frau

▸ Bei der **ovariell bedingten Sterilität** kommt es durch Störungen der Ovarialfunktion zum Ausbleiben des Eisprungs *(Anovulation)* oder zu Funktionsstörungen des Gelbkörpers. Von einer **primären Ovarialinsuffizienz** spricht man, wenn die Störung im Ovar selbst begründet ist, z. B. bei Fehlbildungen oder nach Bestrahlung. Zur **sekundären Ovarialinsuffizienz** führen Störungen der Regulationszentren Hypothalamus und Hypophyse, z. B. durch Prolaktin produzierende Tumoren der Hypophyse, aber auch durch Stress und – bewusste oder unbewusste – Partnerschaftskonflikte. Allein der Wunsch nach einem Kind mit entsprechend hohem Erwartungsdruck („Zeugungsstress") kann zum Ausbleiben des Eisprungs führen
▸ Bei der **tubar bedingten Sterilität** liegt ein Verschluss oder eine Beweglichkeitsstörung der Tuben vor. Häufige Ursachen sind frühere Adnexitiden (☞ 30.5.1), Endometrioseherde (☞ 30.8) oder Verwachsungen nach vorangegangenen Bauchoperationen
▸ Bei der **uterin bedingten Sterilität** handelt es sich zumeist um eine *Infertilität,* die das Wachstum des Keimes verhindert. Ursachen sind Myome (☞ 30.6.2), Fehlbildungen, etwa ein **Uterus bicornis** (Gebärmutter mit zwei hörnerartigen Ausstülpungen), oder

30.12 Sterilität und Infertilität

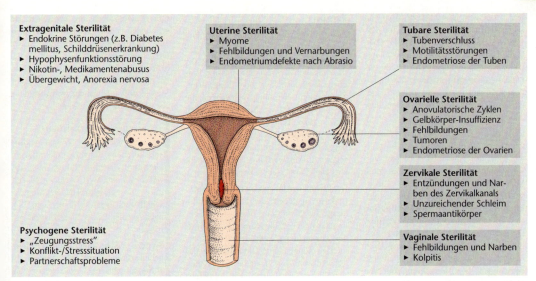

Abb. 30.49: Überblick über die Lokalisation wichtiger Sterilitätsursachen. [A400-190]

Septen innerhalb der Gebärmutter sowie intrauterine Verwachsungen oder Verklebungen nach Operationen
- Bei der **zervikal bedingten Sterilität** vermögen die Samenzellen den Schleimpfropf vor dem Gebärmuttermund nicht zu durchdringen. Dies kann bedingt sein durch eine mangelnde Produktion von Zervixschleim (etwa bei Östrogenmangel), anatomische Veränderungen (z. B. nach einer Konisation), entzündliche Veränderungen (Infektionen) oder immunologische Faktoren (Spermaantikörper)
- Auch **Allgemeinerkrankungen** wie beispielsweise Diabetes mellitus (☞ 21.6), Anorexia nervosa (☞ 34.14.5) oder Schilddrüsenstörungen (☞ 21.3) beeinträchtigen die weibliche Fruchtbarkeit.

Diagnostik

Eine weitergehende **Sterilitätsdiagnostik** ist in der Regel erst angezeigt, wenn es nach einem Jahr ungeschützten Geschlechtsverkehrs nicht zu einer Schwangerschaft gekommen ist. Sie schreitet von weniger eingreifenden zu invasiven Maßnahmen fort und bezieht von Anfang an **beide** Partner mit ein (also frühe nichtinvasive *Sperma-Diagnostik* beim männlichen Partner ☞ 29.9.2).

Nach gynäkologischer Anamnese (z. B. Zyklusstörungen?) und Untersuchung folgen:

- *Vaginale Sonographie* zum Nachweis v. a. von Ovarialtumoren oder Verdickungen der Eileiter. Im weiteren Verlauf der Diagnostik oder unter der Therapie kann der sprungbereite Follikel zur Zykluskontrolle nachgewiesen werden
- *Basaltemperaturkurve* (tägliche Temperaturmessung morgens vor dem ersten Aufstehen) zur Klärung, ob ein Eisprung stattgefunden hat und ob die Gelbkörperphase ausreichend lang ist. Die Temperatur sollte nach dem Eisprung um ca. 0,5 °C ansteigen und dann mindestens 10–11 Tage deutlich erhöht bleiben
- *Hormonbestimmungen* im Blut (z. B. Prolaktin, LH, FSH, Progesteron, Östradiol, Testosteron), ggf. Stimulationstests. Zum Routinelabor gehören außerdem Blutbild, Schilddrüsenwerte und Antikörper gegen bestimmte Infektionserreger wie z. B. der Lues (☞ 28.5.5)
- *Beurteilung des Zervixschleimes* zum Zeitpunkt der Ovulation, da die Spermien den Muttermund bei Ausbleiben der hormonell bedingten Verflüssigung des Schleimes nicht passieren können. Spezielle Tests dienen der Prüfung, inwieweit die Samenzellen den Zervixschleim durchdringen können
- *Gestagentest*, bei negativem Ausfall ggf. *Östrogen/Gestagentest*: Die Patientin nimmt für einen definierten Zeitraum ein Hormonpräparat mit Gestagenen bzw. einer Östrogen/Gestagen-Kombination ein. Bei positivem Testausfall setzt nach Absetzen der Gestagen- bzw. der Östrogen-Gestagen-Gabe eine vaginale Blutung ein *(Entzugsblutung)*
- Bei weiter unklarer Ursache **Hysterosalpingokontrastsonographie** (Prüfung der Eileiterdurchlässigkeit durch Einbringen eines speziellen Ultraschallkontrastmittels in die Gebärmutter mit nachfolgender Sonographie), **Hysterosalpingographie** (Kontrastmitteldarstellung des Uterus und der Eileiter, heute sehr selten) und Laparoskopie (☞ 20.3.5 und 30.3.6, Verwachsungen? Endometriose? Ovarialtumoren?). Letztere wird meist kombiniert mit einer **Hysteroskopie** (Spiegelung der Gebärmutterhöhle) und einer **Chromopertubation** (Einspritzen einer Farblösung in die Gebärmutter, bei durchgängigen Eileitern tritt Farbstoff in die Bauchhöhle aus).

Behandlungsstrategie

Die Behandlung ist von der Ursache der Sterilität abhängig:

Bei einer *primären Ovarialinsuffizienz* ist keine Behandlung möglich, da die Eierstöcke selbst irreversibel funktionsunfähig sind.

Bei der *sekundären Ovarialinsuffizienz* reicht manchmal eine Normalisierung des Lebensstils (Hektik und Schichtar-

1177

beit vermeiden, Konflikte zu lösen versuchen). Ansonsten werden durch Zufuhr verschiedener Hormone eine Ovulation und eine ausreichend lange Gelbkörperphase angestrebt. Ist die sekundäre Ovarialinsuffizienz durch Allgemeinerkrankungen wie etwa Schilddrüsenstörungen bedingt, werden diese zuerst behandelt.

Bei einer *tubaren Sterilität* kann manchmal bereits die Injektion des Kontrastmittels bzw. des Farbstoffs geringere Verwachsungen lösen. Ansonsten wird durch Mikrochirurgie versucht, die Tubenpassage wiederherzustellen. Bei Erfolglosigkeit kann die **In-vitro-Fertilisation** (*IVF*, „Reagenzglasbefruchtung") helfen: Durch Hormongabe werden mehrere Follikel zur Sprungreife gebracht und durch Laparoskopie oder vaginale Punktion entnommen. Die Befruchtung mit den Samenzellen des Mannes erfolgt in speziellen Kulturmedien in einem Reagenzgefäß („im Glas" = in vitro). Ungefähr zwei Tage später werden dann maximal drei Embryonen im Mehrzellenstadium mit einem Spezialkatheter in die Gebärmutterhöhle eingebracht *(Embryotransfer).*

Bei der *uterinen Sterilität* werden die mechanischen Ursachen wie Septen oder Myome nach Möglichkeit operativ entfernt.

Bei der *zervikalen Sterilität* muss zunächst eine evtl. zugrunde liegende Entzündung beseitigt werden. Ansonsten wird versucht, die Schleimqualität durch lokale oder systemische Östrogengabe zu verbessern. Bei Antikörperbildung gegen das Sperma des Mannes sind Kortikosteroide und Kondomverkehr für mehrere Monate angezeigt, um durch Antigenkarenz (☞ 27.2.3) ein Absinken des Antikörperspiegels zu erreichen.

Bei zervikaler Sterilität oder Antikörperbildung, aber auch bei verminderter Fruchtbarkeit des Mannes, kann eine **intrauterine Insemination,** d. h. künstliches Einbringen des Spermas in das Cavum uteri, die Zervix oder vor die Portio, Erfolg bringen.

Ist die Spermaqualität des Mannes sehr schlecht oder können Spermien nur aus dem Hoden gewonnen werden, kann eine **intrazelluläre Spermieninjektion** *(ICSI)* versucht werden, bei der die Spermienköpfe unter dem Mikroskop direkt in die Eizelle injiziert werden. Der Embryotransfer erfolgt wie bei der In-vitro-Fertilisation.

Pflege

Paare mit unerfülltem Kinderwunsch und dabei insbesondere die Frau sind psychisch enorm belastet. Sterilitätsdiagnostik und -therapie bedeuten massive Eingriffe in Sexualleben und Intimsphäre. Nach einer Behandlung schwanken die Paare jedes Mal wochenlang zwischen Hoffen und Bangen. Ein erheblicher „Erfolgsdruck" und Gefühle von Schuld, Ärger, Neid und Hilflosigkeit führen nicht selten zu Verzweiflung, Depressionen, aber auch Partnerschaftskonflikten.

Die Pflegenden versuchen in Gesprächen, Impulse zu geben, die helfen, die bisherige Lebensführung bewusster zu betrachten oder ggf. die schmerzliche Wahrheit anzunehmen, keine Kinder bekommen zu können. Zur Unterstützung der ggf. notwendigen Trauerarbeit können sich Frauen auch an eine Selbsthilfegruppe wenden. (✉ 2)

30.13 Betreuung von Schwangeren

30.13.1 Veränderungen des mütterlichen Organismus in der Schwangerschaft

Die Schwangere im ersten Trimenon

Im **ersten Trimenon** (*Frühschwangerschaft,* 1.–13. Schwangerschaftswoche = SSW) ist der Frau äußerlich noch nichts von der Schwangerschaft anzumerken.

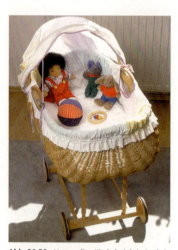

Abb. 30.50: Ungewollte Kinderlosigkeit ist kein Problem, das einmal besprochen und gelöst wird. Die Trauer um das nie gehabte Wunschkind wird sich immer wieder bemerkbar machen. [K183]

Oft setzen jedoch die typischen Beschwerden einer Frühschwangerschaft ein: Müdigkeit, Spannen der Brüste, Geruchsempfindlichkeit, Übelkeit und Erbrechen. Viele Frauen müssen sich erst an den Gedanken gewöhnen, (wieder) Mutter zu werden, nicht wenige erleben ein Wechselbad der Gefühle.

Schwangerschaftszeichen

Zu den wichtigsten frühen **wahrscheinlichen Schwangerschaftszeichen** zählt neben dem *Ausbleiben der Menstruation* der *HCG-Nachweis,* der durch frei verkäufliche Schwangerschaftstests meist ab dem ersten Tag nach Ausbleiben der Menstruation gelingt.

Sichere Schwangerschaftszeichen gehen vom Kind aus. Dazu zählen:
▶ Sonographischer Nachweis von Fruchtblase und Dottersackstrukturen (ab 5. SSW)
▶ Sonographischer Nachweis der Herzaktionen (ab 7. SSW)
▶ Tasten des Kindes (ab etwa 18. SSW)
▶ Fühlen von Kindsbewegungen (ab 20. SSW)
▶ Hören von fetalen Herztönen (Zeitraum sehr variabel je nach Untersuchungsmethode).

Die Schwangere im zweiten Trimenon

Das **zweite Trimenon** (14.–26. SSW) ist weniger mit Komplikationen behaftet, die werdende Mutter fühlt sich meist recht wohl. Die körperlichen Veränderungen werden nun äußerlich erkennbar: Die Brüste werden voller, der Bauch wächst. Hautpigmentierungen treten insbesondere an den Brustwarzen und in der Mittellinie des Bauches auf. Dunkle Flecken im Gesicht (**Chloasma gravidarum)** bleiben manchmal nach der Geburt bestehen. Infolge der hormonellen Veränderungen und der starken Hautdehnung durch die Zunahme des Leibesumfangs entstehen bei einem Teil der Frauen *Schwangerschaftsstreifen* (**Striae gravidarum).**

Eine Gewichtszunahme von 1,5 kg pro Monat ist jetzt normal. Die Gesamtzunahme von ca. 11 kg bis zum Ende der Schwangerschaft verteilt sich im Durchschnitt wie folgt:
▶ Kind: 3,5 kg
▶ Fruchtwasser: 0,8 kg
▶ Plazenta: 0,5 kg

30.13 Betreuung von Schwangeren

30

- ▶ Uterus: 1,2 kg
- ▶ Wasseranreicherung: 2,5 kg
- ▶ Fettanreicherung: 2,5 kg.

Um ausreichend Sauerstoff zum Kind transportieren zu können, nimmt das Blutvolumen um 1–1,5 l zu. Da die Hämoglobinbildung nicht im gleichen Maße steigt, wird das Blut verdünnt, es kommt zur **physiologischen Schwangerschaftsanämie** mit einer Abnahme des Hb auf ca. 12 g/dl. Gleichzeitig steigt das Herzminutenvolumen (☞ 12.3.1.1) bei unverändertem Blutdruck an.

Der Tonus der gesamten glatten Muskulatur nimmt ab. Hierdurch werden Obstipation (verminderte Kolonperistaltik), Harnwegsinfekte (Ureteratonie und Neigung zur Restharnbildung), Varizen (☞ 17.7.1) und Hämorrhoiden (☞ 19.7.1) begünstigt. Dabei spielen auch mechanische Faktoren, z. B. Erschwerung des venösen Rückflusses durch den größer werdenden Uterus, eine Rolle.

Die Schwangere im dritten Trimenon

Das **dritte Trimenon** (*Spätschwangerschaft*, ab 27. SSW) ist für die werdende Mutter oft beschwerlich. Viele Frauen haben Sodbrennen, und der dicke Bauch stört selbst beim Schlafen, Sitzen und Laufen. Die Leistungsfähigkeit der Frau ist vermindert, ihre Unfallgefährdung erhöht (Mutterschutz ☞ 30.13.2). Trotzdem empfinden die meisten Frauen die Spätschwangerschaft als beglückend, da sie die Kindsbewegungen spüren und sich immer mehr eine Beziehung zu dem Ungeborenen aufbaut.

Viele Hochschwangere leiden an einem **Vena-cava-Kompressionssyndrom** *(Rückenlage-Schock-Syndrom, Vena-cava-Syndrom)*: Der Uterus drückt in Rückenlage auf die untere Hohlvene (V. cava inferior), und das Herzminutenvolumen nimmt infolge des verminderten venösen Rückstroms zum Herzen ab. Der Frau ist schwindelig, ggf. bis zur Ohnmacht, und sie wird blass und schwitzt. Legt sich die Mutter direkt bei Symptombeginn auf die linke Seite, bilden sich die Erscheinungen praktisch sofort zurück und das Kind wird nicht geschädigt.

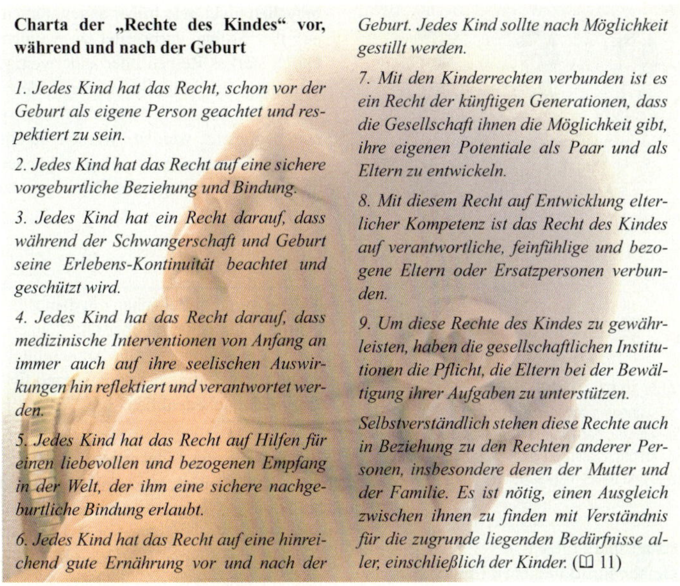

30.13.2 Beratung der Schwangeren

Schwangerschaft, Geburt und Mutterschaft sind einschneidende Ereignisse im Leben einer Frau. Neben großem Glück fühlen nicht wenige Frauen sich mit der damit verbundenen psychischen Umstellung und Verantwortung überfordert oder

Charta der „Rechte des Kindes" vor, während und nach der Geburt

1. Jedes Kind hat das Recht, schon vor der Geburt als eigene Person geachtet und respektiert zu sein.

2. Jedes Kind hat das Recht auf eine sichere vorgeburtliche Beziehung und Bindung.

3. Jedes Kind hat ein Recht darauf, dass während der Schwangerschaft und Geburt seine Erlebens-Kontinuität beachtet und geschützt wird.

4. Jedes Kind hat das Recht darauf, dass medizinische Interventionen von Anfang an immer auch auf ihre seelischen Auswirkungen hin reflektiert und verantwortet werden.

5. Jedes Kind hat das Recht auf Hilfen für einen liebevollen und bezogenen Empfang in der Welt, der ihm eine sichere nachgeburtliche Bindung erlaubt.

6. Jedes Kind hat das Recht auf eine hinreichend gute Ernährung vor und nach der

Geburt. Jedes Kind sollte nach Möglichkeit gestillt werden.

7. Mit den Kinderrechten verbunden ist es ein Recht der künftigen Generationen, dass die Gesellschaft ihnen die Möglichkeit gibt, ihre eigenen Potentiale als Paar und als Eltern zu entwickeln.

8. Mit diesem Recht auf Entwicklung elterlicher Kompetenz ist das Recht des Kindes auf verantwortliche, feinfühlige und bezogene Eltern oder Ersatzpersonen verbunden.

9. Um diese Rechte des Kindes zu gewährleisten, haben die gesellschaftlichen Institutionen die Pflicht, die Eltern bei der Bewältigung ihrer Aufgaben zu unterstützen.

Selbstverständlich stehen diese Rechte auch in Beziehung zu den Rechten anderer Personen, insbesondere denen der Mutter und der Familie. Es ist nötig, einen Ausgleich zwischen ihnen zu finden mit Verständnis für die zugrunde liegenden Bedürfnisse aller, einschließlich der Kinder. (📖 11)

Abb. 30.51: Forschungen belegen, dass das individuelle und soziale Leben des Kindes bereits vor der Geburt beginnt. Die Charta der „Rechte des Kindes vor, während und nach der Geburt" versucht die Rechte des Kindes für eine gesunde Entwicklung konkret zu machen. [Foto: J669]

sehen sich sozialen Problemen (beispielsweise finanziellen Schwierigkeiten) gegenüber. Daher steht bei der Betreuung von Schwangeren immer auch die psychische Begleitung der Frau im Vordergrund. Insbesondere Frauen, die ihr erstes Kind erwarten, sind oft unsicher, was sie sich und dem Ungeborenen während der Schwangerschaft zumuten dürfen.

Lebensführung

Als Faustregel kann gelten, dass eine „gesunde und maßhaltende" Lebensweise mit ausgewogener Ernährung und regelmäßigem Lebensrhythmus das Beste für Mutter und Kind ist. Die Schwangere sollte sich nicht bis an die Grenzen ihrer Leistungsfähigkeit belasten, es gibt aber auf der anderen Seite nur wenige Sachen, die „verboten" sind.

Ernährung

Die **Ernährung** sollte den erhöhten Vitamin- und Mineralstoffbedarf einer Schwangeren berücksichtigen.

Zur Deckung des Jodbedarfs sind zwei Fischmahlzeiten pro Woche und die Verwendung von jodiertem Salz empfehlenswert. Täglich Milch und Käse sorgen für ausreichend Kalzium. Eine ballaststoffreiche Kost mit viel frischem Obst und Gemüse sowie Vollkornprodukten

kann der in der Schwangerschaft häufigen Obstipation vorbeugen.

Die Flüssigkeitszufuhr soll täglich mindestens 1,5–2 l betragen, da dies auch die Gefahr von Harnwegsinfekten vermindert.

Empfohlen wird außerdem die tägliche Einnahme von 200 μg Jodid (Deutschland ist ein Jodmangelgebiet ☞ 21.3.2) und 0,4 mg Folsäure (vor der Empfängnis und in der Frühschwangerschaft, senkt die Häufigkeit eines Neuralrohrdefekts, evtl. auch von Herzfehlern).

Vitaminpräparate, insbesondere Vitamin-A-Präparate, sollten nur nach Rücksprache mit dem Arzt genommen werden, da zu viel Vitamin A fruchtschädigend wirken kann.

Eine vegetarische Ernährung mit Milch, Milchprodukten und Eiern ist bei sorgfältiger Auswahl der übrigen Lebensmittel möglich. Die Gefahr einer Eisenmangelanämie ist aber erhöht. Wegen der Gefahr einer Toxoplasmoseinfektion (☞ 26.9.2) sollten Schwangere auf den Verzehr von rohem Hackfleisch und Rohmilchkäse verzichten und bei der Zubereitung von Hackfleischgerichten die allgemeinen Hygieneregeln streng beachten.

Der Kalorienbedarf ist in der Schwangerschaft nur gering erhöht. Gewichtsreduzierende Diäten sind in der Schwanger-

1179

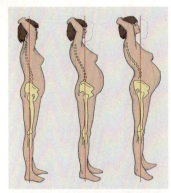

Abb. 30.52: Der Schwerpunkt des Körpers einer Schwangeren verlagert sich mit zunehmendem Leibesumfang nach vorn. Diese Veränderungen führen zu erhöhter Beanspruchung von Wirbelsäule, Muskeln und Bändern. [A300-157]

schaft und Stillzeit zu vermeiden, da die Gefahr einer kindlichen Unterversorgung besteht und die Schadstoffbelastung des Kindes durch die Mobilisierung von im Fett gespeicherten Schadstoffen steigen kann.

Genussmittel

Kaffee, schwarzer Tee und andere koffeinhaltige Erfrischungsgetränke sollten nur in geringen Mengen getrunken werden, höchstens 3 (–5) Tassen täglich.

Hingegen ist bei Alkohol völliger Verzicht anzuraten. Alkohol führt ab ca. 20 g/Tag (entspricht ca. 200 ml Wein/Tag oder 400 ml Bier/Tag) zu einer typischen Alkoholembryo- bzw. -fetopathie (☞ 30.24.1, Tab. 30.131) und steigert das Fehl- und Frühgeburtsrisiko. In Deutschland werden jährlich 2500 Kinder mit alkoholbedingten Schäden geboren.

Im eigenen und im Interesse ihres Kindes sollte die Frau außerdem unbedingt mit dem Rauchen aufhören und den Aufenthalt in verrauchten Räumen meiden. Durch jeden Zigarettenzug verengen sich die Plazentagefäße, die das Kind mit Sauerstoff versorgen. Raucherinnen gebären deshalb häufig untergewichtige Kinder, die zudem besonders anfällig für Atemwegserkrankungen sind.

Hautpflege

Bürstenmassagen, kalte Güsse und leichte Knet- und Zupfmassagen der Bauchhaut mit einem geeigneten Körperöl können den gefürchteten *Schwangerschaftsstreifen* vorbeugen oder sie zumindest mildern. Die Mamillen (Brustwarzen) brauchen nicht, wie früher angenommen, auf das Stillen vorbereitet zu werden. Durch starkes Reiben oder anderweitige Reizung der Mamille können kleine Hautrisse entstehen, durch die Infektionen begünstigt werden. Werden bereits kleine Milchmengen sezerniert, können diese zur Hautpflege der Brust genutzt werden.

Arzneimittel

> Viele Arzneimittel gehen mit dem Blut auf das Ungeborene über und können es schädigen, nur wenige Arzneimittel sind nach heutigem Kenntnisstand für das Kind unbedenklich.

Daher sollte eine Schwangere keine Arzneimittel eigenmächtig einnehmen und bei Arztbesuchen stets auf ihre Schwangerschaft hinweisen – auch z. B. bei „einfachen" Impfungen sind Einschränkungen zu beachten.

Ebenso gefährlich kann aber auch das Unterlassen einer notwendigen Behandlung sein. So sind unbehandelte Infektionen häufig Ursache von Fehl- und Frühgeburten oder kindlichen Schädigungen. (☞ 12)

Beruf

Das **Mutterschutzgesetz** schränkt die Berufstätigkeit Schwangerer dort ein, wo Mutter und/oder Kind durch die Berufstätigkeit gefährdet würden. So dürfen Schwangere z. B. nicht mit gesundheitsgefährdenden Stoffen – etwa Zytostatika – oder in der Nähe ionisierender Strahlung, z. B. zur Strahlendiagnostik und -therapie, arbeiten. Sie dürfen keine schweren Lasten heben und müssen Gelegenheit zu regelmäßigen Ruhepausen haben. Nacht- und Feiertagsarbeit sowie Überstunden sind, mit Ausnahmen, nicht zulässig. In den letzten sechs Wochen vor und den ersten acht Wochen nach der Entbindung (bei Frühgeburten und Mehrlingen zwölf Wochen) ist die Frau völlig von der Erwerbstätigkeit befreit.

Sexualität

Bei einer normal verlaufenden Schwangerschaft bestehen keine Bedenken gegen Geschlechtsverkehr, nur bei Komplikationen oder (mehrfachen) früheren Fehlgeburten wird der Arzt davon abraten. In der Spätschwangerschaft sollte der Bauch der Schwangeren auch bei der körperlichen Liebe keinem allzu großen Druck ausgesetzt werden.

Sport

Mindestens 20 Min. Bewegung am Tag tun der Schwangeren gut. Am besten sind Schwimmen, Fahrradfahren und Wandern. Nicht geeignet sind Leistungssport, Kraftsportarten und Sportarten, bei denen die Frau starken Erschütterungen ausgesetzt ist (z. B. Reiten, Tennis). Sportarten, die ohne Begleitung in einsamer Umgebung ausgeübt werden (Waldlauf) oder nicht spontan unterbrochen werden können (Bergsteigen), sind ungünstig.

Reisen

Prinzipiell ist bei einer gesunden Schwangeren nichts gegen Reisen einzuwenden. Am günstigsten ist für einen geplanten Urlaub das verhältnismäßig stabile zweite Schwangerschaftsdrittel. Als Verkehrsmittel am geeignetsten sind die Bahn und das Flugzeug (bis vier Wochen vor der Entbindung), da sich die Schwangere bewegen kann. Längere Autofahrten sind wegen des ununterbrochenen Sitzens zu vermeiden. Reisen mit starkem Milieu- und Klimawechsel, in Länder mit schlechter medizinischer Versorgung, in die Tropen oder ins Gebirge über 2500 m Höhe sollte die Schwangere auf später verschieben.

Vorbereitung auf die Geburt
Geburtsvorbereitungskurse

Ab der 25.–31. SSW sollte die Schwangere einen **Geburtsvorbereitungskurs** *(Schwangerschaftskurs)* besuchen. Bei unterschiedlicher Gestaltung beinhalten die Kurse:
▶ **Stärkung des Selbstvertrauens der Schwangeren** durch Information und Vermittlung von Verhaltensweisen für die Geburt
▶ **Schwangerschaftsgymnastik** einschließlich **Atemübungen** (☞ 30.17.1)
▶ **Entspannungsübungen,** z. B. wehenerleichternde und geburtsfördernde Körperhaltungen.

Wahl der Geburtsklinik oder der Hebamme

Die werdende Mutter sollte sich rechtzeitig überlegen, wo sie entbinden möchte und ob sie eine ambulante oder stationäre Entbindung wünscht. Viele Kliniken bieten eine Vorabbesichtigung von Kreißsaal und Wochenstation mit Führung an.

Manche Frauen müssen aus medizinischen Gründen in einem **Perinatalzentrum** entbinden, in dem Mutter und Kind maximal betreut werden können. Als Pe-

30.13 Betreuung von Schwangeren

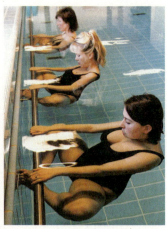

Abb. 30.53: Schwangerschaftsgymnastik, hier Yogaübungen im Wasser. [X223]

rinatalperiode wird die Zeit vom Ende der 29. SSW bis zum 7. Lebenstag des Kindes bezeichnet.

Auch gesunde Schwangere sollten im 8. Monat ihren „Klinikkoffer" packen. Neben dem allgemein üblichen persönlichen Bedarf enthält er Babybekleidung für den Entlassungstag, ggf. Stillbüstenhalter sowie Mutterpass und Familienstammbuch oder Heiratsurkunde (bei Unverheirateten Geburtsurkunde).

30.13.3 Schwangerschaftsvorsorgeuntersuchungen

Pränatale Diagnostik ☞ 30.13.4

Im Rahmen der **Schwangerschaftsvorsorge** sind nach den **Mutterschaftsrichtlinien** zehn Untersuchungen vorgesehen, zunächst alle vier Wochen, mit Fortschreiten der Schwangerschaft in engeren Abständen, ab dem errechneten Geburtstermin alle zwei Tage. Die Untersuchungsbefunde werden in den **Mutterpass** eingetragen, den die Frau nach Feststellung der ersten Schwangerschaft von Arzt oder Hebamme erhält und immer bei sich tragen sollte.

Bei einer **Risikoschwangerschaft** mit erhöhter Gefährdung für Mutter und/oder Kind führt der Arzt zusätzliche Untersuchungen durch.

Umfang der Vorsorgeuntersuchungen

Die Untersuchungen umfassen:
- Anamnese, bei der Erstvorstellung einschließlich Errechnen des voraussichtlichen Geburtstermins nach der **Naegele-Regel** (☞ Kasten)
- Feststellung des Körpergewichts
- Blutdruckmessung
- Körperliche Untersuchung (Fundusstand der Gebärmutter?) einschließlich vaginaler Untersuchung (Infektionen? Beschaffenheit des Muttermundes?)
- Urinuntersuchung mit Teststreifen (Harnwegsinfekt? Proteinurie? Glukosurie?)
- In regelmäßigen Abständen Hb-Bestimmung (hochgradige Anämie mit Notwendigkeit einer Eisengabe?)
- Serologische Blutuntersuchungen (☞ 26.3.5) zur Infektionsdiagnostik und Erkennen von Blutgruppenunverträglichkeiten
- Untersuchung eines Zervixabstrichs auf Chlamydien-Antigene.

Naegele-Regel
Entbindungstermin = Datum des 1. Tages der letzten Menstruation + 7 Tage – 3 Monate + 1 Jahr +/– x

x = Abweichung vom 28-tägigen Zyklus in Tagen

Beispiel: War der 1. November 2006 der 1. Tag der letzten Regelblutung und hatte die Frau eine durchschnittliche Zyklusdauer von 30 Tagen, so ist der voraussichtliche Entbindungstermin:

1. 11. 2006	+ 7 Tage	= 8. 11. 2006
8. 11. 2006	– 3 Monate	= 8. 8. 2006
8. 8. 2006	+ 1 Jahr	= 8. 8. 2007
8. 8. 2007	+ 2 Tage	= **10. 8. 2007**

Die meisten Kinder werden innerhalb des Zeitraums von zehn Tagen vor bis zehn Tage nach dem errechneten Termin geboren.

Sonographie

Zusätzlich sind mindestens drei **Sonographien** vorgesehen, die nur ein Arzt vornehmen darf:
- In der 9.–12. SSW (Schwangerschaftswoche) zur Feststellung der Schwangerschaft, Abschätzung des Entbindungstermins und Erkennung von Mehrlingsschwangerschaften. Außerdem achtet der Arzt auf eine abnorm dicke Nackenfalte des Embryos, die bei einem Down-Syndrom häufig zu beobachten ist (☞ 30.24.1). Die normale „Nackenfalte" heißt **Nacken(falten)transparenz** *(NT)*. Sie kann sonographisch gemessen werden und nimmt in der Frühschwangerschaft zunächst zu und dann wieder ab. Eine zu dicke Nackenfalte wird auch als **Nackenfaltenödem** oder *pathologische Nackentransparenz* bezeichnet. Sie ist in der 11.–13. SSW am ausgeprägtesten
- In der 19.–22. SSW zum Nachweis des kindlichen Wachstums, zum Screening auf kindliche Fehlbildungen und auf Veränderungen der Plazenta
- In der 30.–32. SSW zur Beurteilung der Plazenta, des kindlichen Wachstums und der Fruchtwassermenge. Beispielsweise können Fehlbildungen der kindlichen Nieren mit verringerter Urinproduktion zu einem **Oligohydramnion** (zu wenig Fruchtwasser)

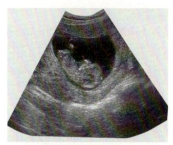

Abb. 30.54: Unauffälliger Embryo in der 12. Schwangerschaftswoche (SSW). [R194]

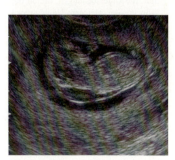

Abb. 30.55: Pathologische Nackentransparenz von 5 mm am Ende der 11. SSW. [R183]

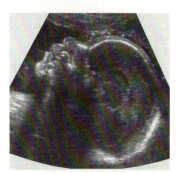

Abb. 30.56: Unauffälliger Fetus (Kopf) im dritten Trimenon. [R194]

30 Pflege von Frauen mit gynäkologischen Erkrankungen und bei Schwangerschaft, Geburt und Wochenbett

führen, Schluckstörungen und Speiseröhrenverschluss dagegen zu einem **Polyhydramnion** (zu viel Fruchtwasser).

Viele Gynäkologen sind dazu übergegangen, eine Frau, die eine Schwangerschaft vermutet, zusätzlich bei der Erstvorstellung routinemäßig (vaginal-)sonographisch zu untersuchen. Hierdurch kann nicht nur die Schwangerschaft bestätigt oder ausgeschlossen, sondern auch eine eventuelle Extrauteringravidität (☞ 30.15.2) frühestmöglich diagnostiziert werden.

Außerdem ermöglicht die Sonographie, die Lebenszeichen des Kindes (Herztöne, Bewegungen) in wenigen Sekunden zu überprüfen.

Eine besondere Vorbereitung ist nur vor der transabdominalen Sonographie in der Frühschwangerschaft erforderlich. Die Frau soll in diesem Fall ca. eine Stunde vor der Untersuchung reichlich trinken und nicht zur Toilette gehen, damit die Harnblase gefüllt ist.

30.13.4 Pränatale Diagnostik

> **Pränatale** *(vorgeburtliche)* **Diagnostik:** Alle Untersuchungen, die an der Schwangeren oder dem Ungeborenen durchgeführt werden mit dem Ziel, Erkrankungen des Ungeborenen *vor* der Geburt zu diagnostizieren.

Pränatale Diagnostik wird von vielen Schwangeren gleichgesetzt mit einer Fruchtwasseruntersuchung zur Diagnose kindlicher Chromosomenstörungen. Dies ist jedoch nicht korrekt. Auch die „routinemäßig" vorgesehenen Ultraschalluntersuchungen oder die Bilirubinbestimmung im Fruchtwasser bei Blutgruppenunverträglichkeit gehört zur pränatalen Diagnostik.

Eine *gezielte* Diagnostik zur Erfassung kindlicher Behinderungen wird meist aus folgenden Gründen durchgeführt:

- Höheres Alter der Schwangeren. Die Wahrscheinlichkeit, dass das Ungeborene ein Down-Syndrom (☞ 30.24.1) hat, wächst mit steigendem Alter der Mutter, z.B. von 0,15 % bei einer 31-jährigen Frau über 1 % mit 38 Jahren auf 9 % bei 46 Jahren
- Vorherige Geburt eines (erb-)kranken Kindes
- Vorkommen einer erblichen Erkrankung in der Familie eines Elternteils. Zurzeit sind etwa 4000 vererbbare Er-

krankungen bekannt, von denen höchstens 5–10 % während der Schwangerschaft erkannt werden können

- (Eventuelles) Einwirken einer schädigenden Substanz, insbesondere während der Frühschwangerschaft
- Allgemeine Angst der werdenden Eltern vor einem behinderten Kind.

Ethische Aspekte

Pränatale Diagnostik ist in aller Regel ethisch unproblematisch, wenn sie die Frage nach einer vorgeburtlichen Behandlung des Ungeborenen klären soll. Anders ist es bei der pränatalen Diagnostik genetischer Störungen oder anderer (schwerer) Behinderungen des Ungeborenen: Hier ist häufig ein Schwangerschaftsabbruch die Folge eines diagnostizierten Defekts.

> Die ethische Problematik der pränatalen Diagnostik gipfelt in der Frage nach dem selektiven Schwangerschaftsabbruch und dessen Berechtigung. Wann ist ein Leben lebenswert? Wer hat das Recht, über Leben und Tod zu entscheiden? Damit ist ein Großteil der pränatalen Diagnostik aus ethischer Sicht *grundsätzlich* in Frage gestellt.

Pränatale Diagnostik zur Feststellung angeborener Behinderungen ist somit nur sinnvoll, wenn die Frau im Fall einer schweren Schädigung des Kindes zu einem *Schwangerschaftsabbruch* bereit ist. Dies gilt insbesondere für die invasive pränatale Diagnostik. Kommt ein Schwangerschaftsabbruch für die Frau nicht in Frage, so wird von solchen Untersuchungen abgesehen.

Bei der **Präimplantationsdiagnostik** (kurz *PID*) werden nach einer **In-vitro-Fertilisation** („Reagenzglasbefruchtung" ☞ 30.12) einzelne Zellen des Embryos entnommen und z.B. auf Chromosomenschäden oder Stoffwechseldefekte untersucht. Nur wenn der Embryo gesund ist, wird er in die Gebärmutter implantiert. In Deutschland ist die Präimplantationsdiagnostik gemäß dem **Embryonenschutzgesetz** verboten, in einigen Nachbarländern jedoch erlaubt.

Psychologische Betreuung der werdenden Eltern

Manchen Paaren fällt die Entscheidung für pränatale Diagnostik relativ leicht. Sie verdrängen die Gedanken an mögliche Probleme und hoffen, dass schon „nichts sein wird". Ergibt eine Unter-

suchung dann eine schwere Erkrankung oder Fehlbildung des Kindes, kann das Paar mit der Entscheidung für oder gegen eine Abtreibung überfordert sein und ohne angemessene Betreuung in eine schwere Krise geraten.

Wegen der Tragweite möglicherweise zu treffender Entscheidungen (pränatale Diagnostik: ja oder nein, Abtreibung: ja oder nein, Leben mit einem behinderten Kind: ja oder nein) sollte der Arzt schon frühzeitig die Einstellung der Frau herauszufinden versuchen; zur weitergehenden, gezielten pränatalen Diagnostik gehört immer mindestens ein Beratungsgespräch mit dem Arzt.

Verfahren der pränatalen Diagnostik

Zu den Verfahren dieser pränatalen Diagnostik im engeren Sinne zählen:

Sonographie ☞ 30.13.3

AFP-Bestimmung

AFP (α-Fetoprotein) ist ein Eiweiß, das fast nur in der fetalen Leber produziert wird. Es gelangt mit dem Urin des Ungeborenen ins Fruchtwasser und über die Plazenta in das Blut der Mutter.

Bei **Neuralrohrdefekten** (☞ 33.4.1), **Anenzephalus** (☞ Tab. 30.132) sowie **Verschlussstörungen der kindlichen Bauchdecke** ist der AFP-Spiegel in Fruchtwasser und mütterlichem Blut erhöht, bei einem **Down-Syndrom** (☞ 30.24.1) dagegen erniedrigt.

Ersttrimesterscreening

Auf Wunsch der Schwangeren kann in der 12.–14. SSW ein **Ersttrimesterscreening** *(Ersttrimenonscreening)* mit sonographischer Bestimmung der Nackentransparenz (☞ 30.13.3) sowie Bestimmung von HCG und *PAPP-A* im mütterlichen Serum durchgeführt werden.

Das **schwangerschaftsassoziierte Plasmaprotein A** oder *PAPP-A* wird durch den Trophoblasten bzw. die Plazenta produziert. Erniedrigte Werte sind ein Hinweis auf Chromosomenstörungen des Feten.

Erbgutanalyse kindlicher Zellen

Durch eine **Erbgutanalyse kindlicher Zellen** kann festgestellt werden:

- Ob beim Kind Chromosomen überzählig sind oder fehlen
- Ob Chromosomenstücke fehlen oder auf andere Chromosomen verlagert sind, was durch Verlust von Erbsubstanz ebenfalls zu Fehlbildungen und geistiger Retardierung führen kann

1182

30.13 Betreuung von Schwangeren

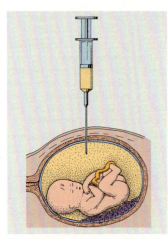

Abb. 30.57: Lage der Punktionsnadel bei der Amniozentese. Viele Frauen fürchten, dass sich das Kind während der Punktion an der Nadel verletzen könnte, jedoch zieht sich das Kind in der Regel in eine „Ecke" des Uterus zurück, wo es sich ganz still verhält. [A400-190]

▶ Welches Geschlecht das Kind hat. Dies spielt bei Verdacht auf geschlechtsgebundene Krankheiten, für die es heute noch keine Möglichkeit der pränatalen Diagnostik gibt, eine Rolle.

Außerdem können heute ca. 50 Stoffwechselkrankheiten vor der Geburt diagnostiziert werden, darunter auch die *Mukoviszidose* (☞ 18.12), die bei uns häufigste angeborene Stoffwechselerkrankung.

Die Routineauswertung in einem genetischen Labor dauert etwa 2–4 Wochen. Durch die **Fluoreszenz-in-situ-Hybridisierung** *(FISH)*, bei der unkultivierte Fruchtwasserzellen untersucht werden, liegt das Ergebnis für numerische Chromosomenaberrationen (☞ Tab. 30.59) bereits nach 24–48 Std. vor, sie kann jedoch die konventionellen Chromosomenanalysen nicht ersetzen. Während der Wartezeit ist die psychische Belastung für die werdenden Eltern groß.

Gewonnen werden die kindlichen Zellen vor allem mithilfe der *Amniozentese* und der *Chorionzottenbiopsie*.

Amniozentese

Amniozentese *(Amnionpunktion, Fruchtwasserpunktion):* Transabdominale Punktion der Amnionhöhle zur klinisch-chemischen Fruchtwasserdiagnostik oder Gewinnung kindlicher Zellen für die Erbgutanalyse.

Je nach Zeitpunkt der Durchführung werden unterschieden:

▶ **Standard-Amniozentese** ab der 14. SSW zur Gewinnung von kindlichen Zellen aus dem Fruchtwasser
▶ **Spätamniozentese** in der zweiten Schwangerschaftshälfte zur Bestimmung von Bilirubin im Fruchtwasser bei Unverträglichkeit im Rhesus-Blutgruppensystem und zur Beurteilung der Lungenreife bei drohender Frühgeburt (☞ 30.15.6), v.a. über den Lecithinspiegel im Fruchtwasser.

Die **Amniozentese** zur Gewinnung kindlicher Zellen wird am besten in der 15.–17. SSW durchgeführt. Unter Sonographiekontrolle wird eine Nadel durch die mütterliche Bauchdecke in die Fruchtwasserhöhle geführt und werden 10–20 ml Fruchtwasser entnommen (☞ Abb. 30.57). Nach der Punktion wird das versandfertige Fruchtwasser zusammen mit den Begleitpapieren in ein genetisches Labor geschickt.

Die Amniozentese ist nicht risikofrei. Die Komplikationen reichen von (Schmier-)Blutungen über leichten Fruchtwasserabgang bis hin zum Abort (☞ 30.15.5, die Abortrate nach Amniozentesen ist um 1,0% höher ist als in Kontrollgruppen ohne Eingriff). Ein weiterer Nachteil ist der relativ späte Zeitpunkt des unter Umständen folgenden Schwangerschaftsabbruchs.

Pflege

▶ Die Pflegenden informieren die Frau über den Ablauf der Untersuchung. Nach der Aufklärung durch den Arzt, der die Amniozentese durchführt, zeigen die Pflegenden der Schwangeren die Toilette, so dass diese ihre Blase entleeren kann
▶ Während der Untersuchung assistieren die Pflegenden dem Arzt und beruhigen ggf. die Patientin
▶ Nach der Untersuchung sind sie der Frau beim Wegwischen des Sonographie-Gels und des Hautdesinfektionsmittels behilflich und bereiten das gewonnene Material für den Versand vor
▶ Bei Rh-negativen Schwangeren verabreichen sie auf Arztanordnung vor oder nach der Amniozentese Rhesogam® i.m. (Blutgruppenunverträglichkeit, Rh-Prophylaxe ☞ 30.15.1), da durch die Amniozentese kindliche Zellen in den Blutkreislauf der Mutter gelangen und eine Immunisierung herbeiführen können
▶ Nach der Amniozentese sollte die Frau für zwei Stunden ruhen

▶ Für den Folgetag planen die Pflegenden eine Ultraschalluntersuchung zur Kontrolle des kindlichen Befindens.

Chorionzottenbiopsie

Chorionzottenbiopsie (kurz *CVS* von *Chorion Villus Sampling*): Gewinnung von Chorionzotten (d.h. von kindlichem Gewebe aus der Plazenta) in der Frühschwangerschaft zur pränatalen Diagnostik.

Der Vorteil der **Chorionzottenbiopsie** liegt darin, dass sie schon in der 11.–12. SSW durchgeführt werden kann, so dass im Fall einer Erkrankung des Kindes ein früherer und damit für die Frau komplikationsärmerer und weniger belastender Schwangerschaftsabbruch möglich ist.

Nachteilig sind die im Vergleich zur Amniozentese höhere Komplikationsgefahr (die Fehlgeburtsrate ist gegenüber der Amniozentese nochmals um ca. 1% erhöht), die größeren Schmerzen während des Eingriffs und die möglichen Fehlerquellen, z.B. dass mütterliches statt fetales Gewebe gewonnen wurde und deshalb Interpretationsschwierigkeiten auftreten. In Ausnahmefällen muss daher zusätzlich später eine Amniozentese durchgeführt werden.

Bei der **transzervikalen Chorionzottenbiopsie** wird die Plazenta unter sonographischer Kontrolle vom Zervikalkanal aus punktiert und werden Chorionzotten abgesaugt. Die **transabdominale Chorionzottenbiopsie** erfolgt vergleichbar einer Amniozentese.

Die Pflege entspricht im Wesentlichen der nach Amniozentese. Die Schwangere sollte sich über mehrere Tage schonen und nach einer Woche eine Kontroll-Sonographie machen lassen.

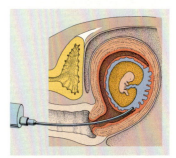

Abb. 30.58: Transzervikale Chorionzottenbiopsie. [A400-190]

Nabelschnurpunktion

Bei der **diagnostischen Nabelschnurpunktion** wird mit einer dünnen Nadel unter sonographischer Sicht durch die mütterliche Bauchwand hindurch kindliches Blut aus der Nabelvene entnommen. Die Nabelschnurpunktion wird vorwiegend bei Verdacht auf Blutgruppenunverträglichkeit (☞ 30.15.1) sowie bei Verdacht auf Infektionskrankheiten des Fetus, z. B. Röteln (☞ 26.6.5) oder Toxoplasmose (☞ 26.9.2), angewendet.

Die **therapeutische Nabelschnurpunktion** dient z. B. der pränatalen Bluttransfusion bei schwerer Blutgruppenunverträglichkeit oder der Injektion eines Allgemeinanästhetikums zur Vollnarkose des Feten vor intrauterinen (im Mutterleib) Eingriffen.

Die Nabelschnurpunktion kann ambulant durchgeführt und während der Schwangerschaft mehrmals wiederholt werden. Die Abortrate ist insgesamt um 1 – 2 % erhöht.

30.14 Schwangerschaftsabbruch

> **Schwangerschaftsabbruch** (*Abtreibung, Abruptio,* fälschlich auch *Interruptio = Schwangerschaftsunterbrechung*): Absichtliche Beendigung einer Schwangerschaft vor Beginn der extrauterinen Lebensfähigkeit des Kindes.

Eine Elternschaft verändert das Leben von Mutter und Vater einschneidend. Daher erwägen nicht wenige Paare bei einer ungewollten Schwangerschaft einen **Schwangerschaftsabbruch.** Aber auch bei einer gewollten Schwangerschaft kann es Situationen geben, die ein Fortsetzen der Schwangerschaft als nicht ratsam erscheinen lassen, beispielsweise eine Röteln-Infektion der Mutter in den ersten 16 SSW (Rötelnembryopathie ☞ 26.6.5).

Rechtlicher Rahmen

In Deutschland gilt eine **eingeschränkte Fristenregelung.** Nach § 218f. StGB ist der „mit Einwilligung der Schwangeren von einem Arzt vorgenommene Schwangerschaftsabbruch nicht rechtswidrig, wenn der Abbruch der Schwangerschaft [...] angezeigt ist, um eine Gefahr für das Leben oder die Gefahr einer schwerwiegenden Beeinträchtigung des körperlichen oder seelischen Gesundheitszustandes der Schwangeren abzuwenden, und die Gefahr nicht auf eine andere für sie zumutbare Weise abgewendet werden kann". Diese Voraussetzung gilt auch als erfüllt, wenn die Schwangerschaft Folge einer Vergewaltigung ist. Der Schwangerschaftsabbruch auf Verlangen der Schwangeren ist rechtswidrig, aber straffrei, wenn die Schwangere sich mindestens drei Tage vor dem Eingriff durch eine anerkannte Beratungsstelle hat beraten lassen, der Abbruch durch einen Arzt vorgenommen wird und seit der Empfängnis nicht mehr als zwölf Wochen, d. h. seit der letzten Menstruation nicht mehr als 14 Wochen, vergangen sind.

Für die Praxis bedeutet dies:
- Ein Abbruch aus **medizinischer Indikation** ist jederzeit während der Schwangerschaft möglich, wenn Gesundheit oder Leben der Schwangeren gefährdet sind, etwa bei einer (neu diagnostizierten) bösartigen Erkrankung. In dieser Indikation ist auch die frühere *embryopathische (kindliche) Indikation* bei schweren Fehlbildungen des Ungeborenen, z. B. einem Down-Syndrom (☞ 30.24.1), enthalten. Es wird dann von einer so erheblichen psychischen Beeinträchtigung der Schwangeren ausgegangen, dass eine medizinische Indikation gestellt werden kann. Hier ist allerdings eine mittelbare zeitliche Befristung durch die Lebensfähigkeit des Feten gegeben.
- Ein Abbruch aus **kriminologischer Indikation**, d. h. die Schwangerschaft ist Folge einer Vergewaltigung, ist bis zur 12. SSW nach der Befruchtung möglich. Die kriminologische Indikation kann nur von einem Amtsarzt festgestellt werden
- Die frühere *psycho-soziale Indikation* (Unvereinbarkeit der Mutterschaft mit der sozialen Situation der Frau, die in ca. 80 – 90 % aller Schwangerschaftsabbrüche zugrunde lag, entfällt. Sie ist von der oben dargestellten Fristenregelung mit Beratungspflicht abgelöst worden. Diese Schwangerschaftsabbrüche bedürfen nicht mehr der Indikationsstellung durch eine dritte Person.

Durchführung

Die Methode des Schwangerschaftsabbruchs hängt vom Alter der Schwangerschaft ab, wobei die Gefahr von Komplikationen umso größer ist, je weiter die Schwangerschaft fortgeschritten ist.

Bei jedem Schwangerschaftsabbruch wird mit Prostaglandinen eine Erweichung *(Softening)* der Zervix vorgenommen. Die Erweichung dient dazu, Verletzungen des Gebärmutterhalses während der Erweiterung *(Dilatation)* bei einer noch unreifen Zervix zu vermeiden.

Bei einem Schwangerschaftsabbruch vor der 12. SSW wird der Gebärmutterhals mittels Metallstiften (**Hegar-Stifte**, Abrasio 30.3.7) so weit aufgedehnt, dass eine stumpfe Kürette oder eine Saugkürette (**Absaug-Methode**) eingeführt werden kann. Der Eingriff wird üblicherweise in Vollnarkose durchgeführt.

Bis zum 49. Tag nach der letzten Menstruation ist außerdem ein Schwangerschaftsabbruch mit dem Antigestagen **Mifeproston** (Mifegyne®) mit nachfolgender lokaler Prostaglandingabe zur Ausstoßung des abgestorbenen Embryos möglich. Er wird in Deutschland eher selten praktiziert.

Bei einem Schwangerschaftsabbruch nach der 12. SSW wird z. B. mit Prostaglandinen eine geburtsähnliche Fruchtausstoßung eingeleitet. Auf jeden Fall ist dann wie nach einer spontanen Fehlgeburt eine (Nach-)Abrasio erforderlich, um sicherzustellen, dass keine Gewebereste in der Gebärmutter zurückgeblieben sind (☞ 30.15.5). Nach der 16. SSW wird zusätzlich der Milcheinschuss medikamentös, z. B. mit Cabergolin (etwa Dostinex®), unterdrückt.

Alle Frauen erhalten postoperativ zur Förderung der Uteruskontraktion Oxytocin (z. B. Syntocinon®) i. v.

Ethische Aspekte

Zur Frage des Schwangerschaftsabbruchs werden extrem unterschiedliche Positionen vertreten, die eng mit der Auffassung des Lebensbeginns und dem Menschenbild (☞ 1.1) zusammenhängen: Wann fängt menschliches Leben an? Ist es nicht Anmaßung, zwischen lebensunwertem und lebenswertem Leben zu unterscheiden? Könnten nicht kranke oder behinderte Menschen unter einer Verschiebung der moralischen Werte leiden, etwa ein Kind mit Down-Syndrom? Ist es nicht Hauptaufgabe der Medizin, Leben zu retten? Andererseits: Wenn absehbar ist, dass ein Kind nach wenigen Lebensmonaten oder -jahren sterben wird, welchen Sinn macht es, solches Leiden zuzulassen, wenn es durch heutige Methoden verhindert werden kann?

30.15 Pathologische Schwangerschaft

30

Alle im Bereich der Schwangerenbetreuung Tätigen, vor allem aber solche mit Kontakt zu Frauen, die sich aus psychischen oder sozialen Gründen gegen das Austragen des Kindes entschieden haben, müssen sich über ihre eigenen religiösen oder moralischen Einstellungen zum Schwangerschaftsabbruch klar werden. Die Professionalität verlangt es, diesen Frauen genauso wertfrei zu begegnen wie anderen auch, angesichts der meist schwierigen Situation der Frau sind sogar besonderes Taktgefühl und Sensibilität gefragt. Ist dies einer Pflegenden nicht möglich, sollte sie andere Patientinnen betreuen oder ggf. um ihre Versetzung bitten.

Pflege

Pflege bei Abrasio ☞ *30.3.7*
Pflege bei gynäkologischen Operationen ☞ *30.1.6*

▶ Bei Rh-negativen Frauen auf Arztanordnung Rhesus-Prophylaxe durchführen (☞ 30.15.1)
▶ Bei der Erhebung der Pflegeanamnese besonders taktvoll und sensibel vorgehen
▶ Patientin darüber informieren, dass Vollbäder und Geschlechtsverkehr ohne Kondom erst nach vollständigem Versiegen der vaginalen Blutung wieder durchgeführt werden sollten (nach ca. 10–12 Tagen)

▶ Patientin auf die Notwendigkeit einer gynäkologische Nachuntersuchung vier Wochen später hinweisen
▶ In allen Phasen der Betreuung Gesprächsbereitschaft signalisieren und auf Wunsch der Frau auch den Partner einbeziehen, jedoch auch das Nicht-Reden-Wollen akzeptieren. Unabhängig von der Ursache des Schwangerschaftsabbruchs mit einer Trauerreaktion der Frau rechnen.

30.15 Pathologische Schwangerschaft

30.15.1 Pränatale Schädigung des Kindes

Zahlreiche Faktoren können das Ungeborene schädigen. Welche Folgen schädigende Einflüsse für das Ungeborene haben, ist dabei v. a. vom Zeitpunkt der Einwirkung abhängig. Einen Überblick über die verschiedenen Störungstypen gibt Tabelle 30.59.

Manche Schäden sind so schwerwiegend oder auffällig, dass sie sofort nach der Geburt erkannt werden (☞ 30.24.1). Andere dagegen machen – wenn überhaupt – erst im späteren Leben Beschwerden. Sie werden in den jeweiligen Organkapiteln (kurz) erläutert.

Blutgruppenunverträglichkeit

Bei **Blutgruppenunverträglichkeiten** (☞ 22.3.2) zwischen Mutter und Kind kann das Ungeborene durch die Antikör-

per der Mutter geschädigt werden. Daher wird in der Frühschwangerschaft ein *Antikörpersuchtest* gegen die häufigsten Blutgruppenantigene im mütterlichen Blut durchgeführt. Bei negativem Testergebnis wird der Test in der 25.–33. SSW wiederholt (☞ 30.13.3).

Rhesus-Antikörper

Am häufigsten sind **Rh-Antikörper,** die gebildet werden, wenn z. B. durch Transfusion, Fehlgeburt oder Geburt Rh-positives Blut in den Kreislauf einer Rh-negativen Frau gelangt ist. In nachfolgenden Schwangerschaften mit einem Rh-positiven Kind führen die Antikörper bereits intrauterin zum Abbau der kindlichen Blutkörperchen. Anämie, Gelbsucht und Ödeme des Ungeborenen können in schweren Fällen zum Tod des Kindes führen (**Morbus haemolyticus fetalis et neonatorum**) und machen deshalb eine intensive Überwachung des Kindes durch Sonographie und Bilirubinbestimmung im Fruchtwasser notwendig.

Durch i. m.- oder i. v.-Injektion von Antikörpern gegen den Rhesusfaktor D (*Anti-D-Immunglobulin,* z. B. Rhesogam®) in den ersten 72 Std. nach Kontakt mit dem Rh-positiven Blut wird die Antikörperbildung der Mutter und damit die Erkrankung der Kinder späterer Schwangerschaften verhindert (**Rhesus-Prophylaxe,** *Anti-D-Prophylaxe*). Rh-negative Schwangere erhalten in der 29.–31. SSW routinemäßig eine Rhesus-Prophylaxe.

Störungstyp (Zeitpunkt der Störung)	Biologische Vorgänge zum Zeitpunkt der Störung	Resultierende Entwicklungsstörungen
Gametopathie (Vor der Befruchtung)	Bildung der männlichen und weiblichen Geschlechtszellen (Samen- bzw. Eizellen)	Strukturelle oder numerische (= zahlenmäßige) **Chromosomenaberrationen,** z. B. Down-Syndrom (☞ 30.24.1). Meist Keimtod (unbemerkt oder Frühabort) bei Überleben in der Regel mit komplexen und typischen Fehlbildungsmustern einhergehend (☞ Tab. 30.131)
Blastopathie (0.–18. Tag nach der Befruchtung)	Erste Teilungen der Zygote, Entwicklung der Blastozyste, Differenzierung in Embryo- und Trophoblast	Meist **Keimtod** mit Frühabort (☞ 30.15.5), selten Doppelfehlbildungen (z. B. doppelter Steiß), sehr selten **siamesische Zwillinge** (= unvollständig getrennte Zwillinge)
Embryopathie (18. Tag – 8. SSW p. c. = 10. SSW p. m.)*	Bildung der Organe und Organsysteme, Organdifferenzierung. Anschluss an den mütterlichen Kreislauf, Ausdifferenzierung der Plazenta	**Einzelfehlbildungen,** z. B. Fehlbildungen des ZNS, Spina bifida (☞ 33.4.1), Herz- und Gefäßanomalien (☞ 16.4.1), Lippenkiefergaumenspalte (☞ Tab. 30.132). Hohes Risiko kindlicher Schäden bei mütterlichen Virusinfektionen (z. B. Rötelnembryopathie ☞ 26.6.5), durch Arznei- oder Genussmittel (z. B. Alkoholembryofetopathie ☞ 30.24.1) oder Strahlenschäden. Art der Fehlbildung abhängig vom Zeitpunkt der Schädigung
Fetopathie (ab 9. SSW p. c. = 11. SSW p. m.)*	Abschluss der Organdifferenzierung, Wachstum und Ausreifung	Vor allem **Ausreifungsstörungen** mit funktionellen Defekten. Zahlenmäßig am bedeutsamsten: Infektionen, z. B. Zytomegalie (☞ 26.6.9), Toxoplasmose (☞ 26.9.2)

* p. c. = post conceptionem = nach der Befruchtung
p. m. = post menstruationem = nach der (letzten) Menstruation

Tab. 30.59: Pränatale Entwicklungsstörungen in verschiedenen Entwicklungsstadien des Kindes. Die Nennung einer Substanz in nur einer Phase bedeutet nicht, dass sie während der übrigen Phasen ungefährlich ist. Beispielsweise sind bei dem in der Regel länger andauernden Alkoholabusus embryo- und fetopathische Schäden kaum voneinander zu trennen. [A400]

1185

Weitere Blutgruppenunverträglichkeiten

Auch die übrigen Blutgruppenmerkmale können Ursache einer Antikörperbildung sein, so z. B. das **AB0-System** (☞ 22.3.2). Hierbei sind *vorgeburtliche* Schädigungen des Kindes aber sehr selten, da sich die Merkmale des AB0-Systems erst nach der Geburt voll ausbilden. *Nach* der Geburt ist das Kind durch Hämolyse mit Anstieg des Bilirubinspiegels im Blut gefährdet. Im Unterschied zu einer Rhesus-Unverträglichkeit kann eine **AB0-Unverträglichkeit** bereits während der ersten Schwangerschaft entstehen.

30.15.2 Extrauteringravidität

Extrauteringravidität *(EU, EUG, ektope Gravidität):* Einnisten der befruchteten Eizelle außerhalb des Uterus. In ca. 99 % der Fälle als **Tubargravidität** *(Eileiterschwangerschaft),* selten als **Ovarialgravidität** *(Eierstockschwangerschaft)* oder **Abdominalgravidität** *(Bauchhöhlenschwangerschaft, Peritonealgravidität)* mit Einnistung des Eies in das Peritoneum. Häufigkeit ca. 1–2 % aller Schwangerschaften. Prognose bei rechtzeitiger Diagnose gut, allerdings nach eileitererhaltender Operation Wiederholungsrisiko ca. 10–20 %.

Krankheitsentstehung

Die Ursache für die Fehleinnistung des befruchteten Eies bleibt in der Regel unklar. Oft bestehen begünstigende Faktoren, z. B. vorangegangene Entzündungen von Eierstock und Eileitern *(Adnexitis* ☞ 30.5.1), die zu Verklebungen und gestörter Beweglichkeit der Eileiter führen, eine Sterilitätsbehandlung, frühere Extrauteringraviditäten, eine Endometriose (☞ 30.8) oder das Tragen eines Intrauterinpessars (☞ Tab. 30.48).

Symptome und Untersuchungsbefund

Die Symptome einer Tubargravidität hängen davon ab, ob sich die Eizelle im relativ weiten, ovarnahen oder im engen, uterusnahen Eileiterteil eingenistet hat.

Bei Einnistung im weiten Abschnitt der Tube hat die Frucht zunächst Platz zum Wachsen. Die Periode bleibt aus, der Schwangerschaftstest wird positiv, die Frau verspürt Brustspannen und Übelkeit. Ungefähr zwei Wochen nach Ausbleiben der Menstruation (ca. 6.–7. SSW) stirbt der Keim durch Mangelernährung ab, der Hormonspiegel sinkt, es kommt zu einer vaginalen Blutung und meist zu einem **Tubarabort** *(Ausstoßung der Frucht in die Bauchhöhle).* Die Frau verspürt zunehmende, wehen- bis krampfartige, einseitig betonte oder einseitige Unterbauchschmerzen. Eine **Tubarruptur** *(Platzen der Tube)* mit plötzlichem Einsetzen der Schmerzen ist selten. Durch die Blutung in die Bauchhöhle kann es zum Schock kommen.

Bei Einnistung des Keims im engen Abschnitt der Tube sind die Beschwerden ungleich heftiger. Da nur wenig Platz ist, kann die Tube bereits ab der 5. SSW platzen. Die Frau weiß oft noch nichts von der Schwangerschaft. Sie hat plötzlich heftigste Schmerzen im Unterbauch und gerät schnell in einen Blutungsschock.

Die Patientinnen kommen häufig mit einem Akuten Abdomen (☞ 19.2.3) ins Krankenhaus, wo sie in der Regel zuerst vom Chirurgen und dann vom Gynäkologen untersucht werden. Bei der gynäkologischen Untersuchung ist die verdickte Tube evtl. tastbar. Der Uterus ist weich und aufgelockert, aber meist nicht so groß, wie es der Schwangerschaftsdauer entspräche. Manchmal besteht eine Blutung aus der Zervix. Der Unterbauch der Patientin ist stark druckschmerzhaft.

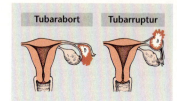

Abb. 30.61: Tubarabort bei Extrauteringravidität im weiten, ovarnahen Abschnitt der Tube und Tubarruptur bei Extrauteringravidität im engen, uterusnahen Abschnitt der Tube. [A400-190]

Diagnostik und Behandlungsstrategie

Der Schwangerschaftstest im Blut ist positiv, die vaginale Sonographie zeigt die Verdickung der Tube oder Flüssigkeit im Douglas-Raum bei leerer Gebärmutterhöhle. In der Regel erfolgt dann die Laparoskopie, welche die Diagnose sichert und gleichzeitig die Entfernung der Frucht unter Erhalt der betroffenen Tube ermöglicht. In Spätstadien oder im Schock kann eine Laparotomie erforderlich sein, häufig mit Entfernung der gesamten Tube. In frühen Stadien kann bei nur gering erhöhtem HCG auch das Zytostatikum Methotrexat gegeben werden.

Da die Symptome einer Extrauteringravidität vor allem denen einer Appendizitis (☞ 19.6.5), einer Nierenbeckenentzündung (☞ 29.5.3) oder einer Adnexitis (☞ 30.5.1) täuschend ähneln können, fragt der Arzt bei Bauchschmerzen einer Frau im gebärfähigen Alter zum Ausschluss einer Extrauteringravidität stets nach dem Zeitpunkt der letzten Regelblutung und veranlasst ggf. einen Schwangerschaftstest.

Pflege bei Extrauteringravidität

Allgemeine perioperative Pflege ☞ *Kapitel 15.10.2–15.10.4*
Pflege bei gynäkologischen Operationen ☞ *30.1.6*

Um die psychische Belastung der Frau durch den Anblick gesunder Neugebore-

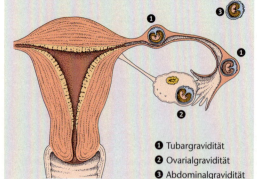

Abb. 30.60: Mögliche Lokalisationen einer Extrauteringravidität. Am häufigsten sind Tubargraviditäten (Eileiterschwangerschaften). [A400-190]

❶ Tubargravidität
❷ Ovarialgravidität
❸ Abdominalgravidität

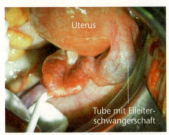

Abb. 30.62: OP-Situs einer Extrauteringravidität im engen, uterusnahen Abschnitt der Tube. Erkennbar sind der vergrößerte, gut durchblutete Uterus und das linke hyperämisierte Tubenende. Der uterusnahe Tubenabschnitt ist verdickt und schimmert weißlich-livide. [T194]

ner und glücklicher Mütter nicht noch zu vergrößern, werden Frauen mit dem Verdacht auf eine Extrauteringravidität auf einer gynäkologischen und nicht auf einer geburtshilflichen Station betreut. Die Patientinnen können bei Aufnahme schwer krank, aber auch nur leicht beeinträchtigt sein. Stets ist jedoch damit zu rechnen, dass sich sehr schnell ein akut lebensbedrohlicher Zustand entwickelt:

▸ Bis zur Operation regelmäßig die Vitalzeichen kontrollieren und auf Zeichen eines Akuten Abdomens (☞ 19.2.3) achten
▸ Auf Arztanordnung Hb- und Blutgruppenbestimmung bei der Mutter organisieren und zwei Erythrozytenkonzentrate bereitstellen lassen
▸ Patientin nach Arztanordnung nüchtern lassen, ggf. Infusionen nach Arztanordnung verabreichen
▸ Patientin auf Arztanordnung zur Laparoskopie oder Laparotomie vorbereiten (☞ 14.8.2, 20.3.5 und 30.3.6)
▸ Psychische Lage der Patientin berücksichtigen. Da es sich meist um junge Frauen handelt, verläuft die postoperative Phase in der Regel komplikationslos. Nicht unterschätzt werden darf aber die psychische Belastung der Frau. Ein Teil der Frauen trauert sehr um die Schwangerschaft und macht sich Sorgen um die spätere Fruchtbarkeit. Fragen bezüglich der Chance auf weitere Schwangerschaften sollten realistisch beantwortet werden, von Pflegenden allerdings erst nach Aufklärung der Patientin durch den Arzt (evtl. Gespräch vermitteln). Geht es der Frau psychisch schlecht, ist es manchmal sinnvoll, mit Einverständnis der Patientin soziale Dienste oder den Krankenhausseelsorger einzuschalten.

30.15.3 Veränderungen des Trophoblasten und der Plazenta

Blasenmole und Chorionkarzinom

> **Blasenmole:** Blasenartige Degeneration der Plazentazotten im ersten Schwangerschaftsdrittel. Die Embryonalanlage geht entweder sekundär zugrunde oder war nie entwicklungsfähig.

Bei der gynäkologischen Untersuchung ist der Uterus für die Schwangerschaftsdauer zu groß, und es sind keine kindlichen Herztöne nachweisbar. Die Diagnose wird durch Sonographie (typisches **Schneegestöberbild**) und HCG-Bestimmung im mütterlichen Blut (erhöhte Werte) gestellt. Die Therapie besteht in der medikamentösen Austreibung (☞ 30.14) mit nachfolgender vorsichtiger Abrasio (☞ 30.3.7).

Aus der Blasenmole und auch aus Resten, die im Uterus verblieben sind, kann sich das bösartige **Chorionkarzinom** (*Chorionepitheliom*) entwickeln, das frühzeitig auf dem Blutweg metastasiert, besonders in Lunge, Leber, Knochen und ZNS. Mit einer Chemotherapie (☞ 22.4.1) können dennoch fast alle Frauen geheilt werden.

Plazentainsuffizienz

> **Plazentainsuffizienz:** Unfähigkeit der Plazenta, einen ausreichenden Stoffaustausch zwischen Mutter und Kind zu gewährleisten.

Krankheitsentstehung

Die Ursachen für die Plazentainsuffizienz sind vielfältig. Besonders häufig betroffen sind Frauen mit Diabetes mellitus, Nierenerkrankungen, Spätgestosen (☞ 30.15.4) oder Mehrlingsschwangerschaften sowie Raucherinnen. Eine Plazentainsuffizienz kann auch bei Überschreitung des Geburtstermins auftreten, da die Plazentafunktion mit zunehmender Schwangerschaftsdauer abnimmt.

Symptome und Befund

Bei einer **chronischen Plazentainsuffizienz** bleibt das Ungeborene im Wachstum zurück, manchmal ist die Fruchtwassermenge vermindert. Unter zusätzlichen Belastungen, z. B. der Geburt, ist die Gefahr einer akuten (Sauerstoff-)Mangelsituation bis hin zum Kindstod erhöht. Eine **akute Plazentainsuffizienz** kann aber nicht nur auf dem Boden einer chronischen Plazentainsuffizienz entstehen, sondern beispielsweise auch durch eine vorzeitige Plazentalösung (☞ unten) bedingt sein.

Diagnostik

Ein wichtiger Funktionstest bei Verdacht auf eine Plazentainsuffizienz ist der **Oxytocin-Belastungstest** (kurz *OBT*, auch *Stresstest*), bei dem der Schwangeren über eine langsam laufende Infusionspumpe niedrig dosiert Oxytocin (☞ Pharma-Info 30.67) verabreicht wird. Bei einer Plazentainsuffizienz kommt es unter den durch das Oxytocin hervorgerufenen Wehen zu einer Herztonverlangsamung im CTG (späte Dezeleration ☞ 30.16.2). Bei CTG-Veränderungen bereits in Ruhe darf der Test nicht durchgeführt werden.

Behandlungsstrategie

Die Therapie ist abhängig von der Ursache der Plazentainsuffizienz. Wichtig sind das Einhalten von Bettruhe, die Behandlung von mütterlichen Grunderkrankungen sowie die engmaschige Überwachung des Kindes durch CTG, Doppler-Sonographie und abdominale Sonographie. Ob das Kind stärker durch die anhaltende Plazentainsuffizienz oder durch eine Frühgeburt gefährdet ist, wird im Einzelfall entschieden.

Placenta praevia

> **Placenta praevia:** Atypische Plazentalokalisation im unteren Anteil des Uterus (Formen ☞ Abb. 30.63). Häufigkeit ca. 0,4% der Schwangerschaften, Risiko für Mutter und Kind erhöht (Blutungsgefahr).

Krankheitsentstehung

Eine **Placenta praevia** tritt gehäuft nach früherer Schädigung der Gebärmutterschleimhaut, z. B. durch Entzündungen oder Abrasio (☞ 30.3.7), bei Mehr- oder Vielgebärenden und bei schnell aufeinander folgenden Schwangerschaften auf.

Symptome, Befund und Diagnostik

Leitsymptom der Placenta praevia ist eine *schmerzlose* Blutung ohne Blasensprung (☞ 30.17.1) im letzten Schwangerschaftsdrittel oder während der Geburt. Das Blut ist zumeist mütterlichen

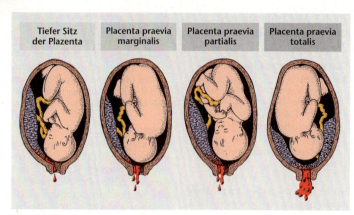

Abb. 30.63: Tiefer Sitz der Plazenta und Formen der Placenta praevia. Die Gefahr einer lebensbedrohlichen Blutung besteht bei allen Formen. [A400-190]

Ursprungs. Nur bei den seltenen Zottenabrissen verliert auch das Ungeborene Blut. Bei einer starken Blutung verschlechtert sich das Allgemeinbefinden der Schwangeren entsprechend der äußerlich sichtbaren Blutung.

> **Vorsicht**
> Bei Placenta praevia Gefahr des hämorrhagischen Schocks (☞ 13.5).

Durch Zunahme der sonographischen Untersuchungen in den letzten Jahren wird die Placenta praevia immer häufiger bei Routineuntersuchungen diagnostiziert, bevor die Schwangere Beschwerden hat.

Die Diagnosesicherung erfolgt durch Sonographie und vorsichtige Spekulumuntersuchung. Vaginale Tastuntersuchungen sind kontraindiziert, da sie eine Blutung auslösen können.

Behandlungsstrategie

Bei noch unreifem Kind und leichter Blutung kann unter engmaschiger Kontrolle von Vitalzeichen, Blutbild, CTG, Sonographie und Doppler-Sonographie eine Wehenhemmung (*Tokolyse* ☞ Pharma-Info 30.67) versucht werden. Gleichzeitig werden Glukokortikoide zur Lungenschnellreifung (☞ 30.15.6) gegeben.

Bei reifem Kind und/oder starker Blutung wird eine zügige Entbindung angestrebt. Bei einer **Placenta praevia totalis** (☞ Abb. 30.63) muss immer ein Kaiserschnitt (☞ 30.19.4) durchgeführt werden, bei einer **Placenta praevia marginalis** oder nur geringer **Placenta praevia partialis** ist ein vaginaler Entbindungsversuch möglich.

Pflege

Pflege bei Tokolyse ☞ Pharma-Info 30.67
Maßnahmen bei Schock ☞ 13.5

- Engmaschige Kontrollen von Mutter (Allgemeinbefinden, RR, Puls, Temperatur, vaginale Blutung) und Kind (CTG), Blutuntersuchungen nach Arztanordnung
- Absolute Bettruhe, bevorzugt (Links-)Seitenlage zur besseren Blutversorgung des Kindes
- Hilfestellung bei der Körperpflege
- Notwendige Prophylaxen ☞ 12.2.5.2, 12.5.1.4, 12.3.3, 12.8.5.7, 12.7.2.5
- Für die betroffene Frau handelt es sich um eine psychisch sehr belastende Situation, weshalb die emotionale Unterstützung durch die Pflegenden einen hohen Stellenwert hat (☞ 30.1.1).

Vorzeitige Plazentalösung

> **Vorzeitige Plazentalösung** *(Ablatio placentae, Abruptio placentae)*: Teilweise oder vollständige Ablösung der normal sitzenden Plazenta, meist nach der 29. SSW. Dadurch Blutung aus mütterlichen und teilweise auch aus kindlichen Gefäßen im Bereich der Haftfläche. Hohes Risiko für Mutter und Kind.

Krankheitsentstehung

Als Ursachen der **vorzeitigen Plazentalösung** werden Spätgestosen (☞ 30.15.4), plötzliche intrauterine Druckentlastungen, z.B. nach der Geburt des ersten Zwillings, oder – selten – Traumen (Sturz, Unfall) angenommen. Häufig bleibt die Ursache unklar.

Symptome, Befund und Diagnostik

Da es bei einer vorzeitigen Plazentalösung zunächst zwischen Uterus und Plazenta blutet (Ausbildung eines *retroplazentaren* Hämatoms), geht es der Mutter wesentlich schlechter, als aufgrund der sichtbaren Blutung anzunehmen wäre. Oft besteht ein Schock. Außerdem gibt die Schwangere starke Unterbauchschmerzen an.

Bei der Untersuchung ist der Uterus hart und druckempfindlich. Die Diagnose wird sonographisch gesichert.

Der Verbrauch von Gerinnungsfaktoren in dem retroplazentaren Hämatom kann zu einer lebensbedrohlichen Gerinnungsstörung bei der Mutter führen (*DIC* ☞ 22.8.2), daher wird die Blutgruppe der Mutter bestimmt.

Behandlungsstrategie

Nur bei einer kleinen, sonographisch diagnostizierten vorzeitigen Plazentalösung kann unter engmaschigen Kontrollen des mütterlichen und kindlichen Befindens abgewartet werden. Ansonsten ist, falls das Kind noch lebt, ein sofortiger Kaiser-

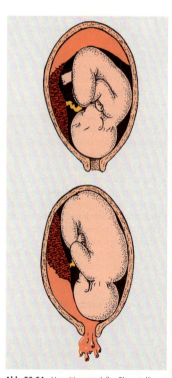

Abb. 30.64: Vorzeitige partielle Plazentalösung ohne und mit Blutung aus dem Muttermund. [A300-190]

30.15 Pathologische Schwangerschaft

30

schnitt erforderlich. Bei bereits abgestorbenem Feten und nicht zu starker Blutung sollte eine vaginale Entbindung angestrebt werden, um die Mutter nicht noch zusätzlich durch eine Operation zu belasten.

Bei unreifem Kind und nur kleiner partieller Lösung (Sonographiebefund) ist bei Wohlbefinden von Mutter und Kind ein Abwarten vertretbar. Die Behandlung entspricht dann derjenigen bei einer Placenta praevia (☞ oben).

Pflege

▶ Intensivüberwachung mit Kontrolle der Vitalzeichen von Mutter und Kind, Blutuntersuchungen nach Arztanordnung
▶ Überwachung der Infusion zur Volumensubstitution (☞ 15.4.5) und der Gabe von Blutprodukten (☞ 22.4.6)
▶ Für eine ruhige Umgebung sorgen und Aufregung nach Möglichkeit vermeiden. Die werdende Mutter in dieser Ausnahmesituation nicht mit ihren Gefühlen alleine lassen (☞ 30.1.1).

30.15.4 Gestosen

> **Gestose:** Erkrankung der Schwangeren, die *ursächlich* durch die Schwangerschaft bedingt ist. Nach dem Zeitpunkt ihres Auftretens unterteilt in **Früh-** und **Spätgestosen.**

Abzugrenzen sind die Dekompensation bereits vorgeschädigter Organe infolge der schwangerschaftsbedingten Mehrbelastung und das zeitlich zufällige Zusammentreffen von Schwangerschaft und Erkrankung.

Hyperemesis gravidarum

> **Hyperemesis gravidarum:** Übermäßiges Schwangerschaftserbrechen im ersten Trimenon mit erhöhter Gefährdung von Mutter und Kind. Häufige Frühgestose. Abzugrenzen von der (leichten) morgendlichen Übelkeit mit Erbrechen **(Emesis gravidarum)**, die geradezu typisch für die Frühschwangerschaft ist (betrifft ca. 30% aller Schwangeren) und spätestens in der 16. SSW von selbst aufhört.

Krankheitsentstehung

Die genaue Entstehung der **Hyperemesis gravidarum** ist noch unklar. Sicher spielen hormonelle Faktoren eine Rolle, da es z.B. bei Mehrlingsschwangerschaften

oder einer Blasenmole (☞ 30.15.3) mit ihrem erhöhten HCG-Spiegel häufiger zu einer Hyperemesis kommt. Auf der anderen Seite wird das Erbrechen durch psychische Belastungen (ungeplante Schwangerschaft, private oder berufliche Probleme) verstärkt.

Symptome, Befund und Diagnostik

Bei der Hyperemesis kann es ab der 6. Schwangerschaftswoche zu unstillbarem Erbrechen unabhängig von der Nahrungsaufnahme kommen. Die Frau nimmt an Gewicht ab. Der Flüssigkeitsmangel führt zu Kreislaufsymptomen (Tachykardie, Hypotonie) und evtl. Fieber.

In Extremfällen treten Leberschäden mit Ikterus auf (☞ 20.2.1) oder die Schwangere wird als Zeichen einer ZNS-Beteiligung benommen und verwirrt.

Die Diagnose ergibt sich aus der Anamnese. Blutuntersuchungen (Kalium, Ketonkörper, Nieren- und Leberwerte) können erforderlich sein, um das Ausmaß der Gefährdung für Mutter und Kind abzuschätzen und andere Ursachen auszuschließen. Auch die Schilddrüsenwerte werden bestimmt, da eine Schilddrüsenüberfunktion die Beschwerden verstärkt. Eine sonographische Untersuchung ermöglicht die Abgrenzung von der Blasenmole.

Behandlungsstrategie

Vorrangig ist der Ausgleich des Flüssigkeits- und Elektrolythaushalts durch Infusionen. Gelegentlich ist eine vollständige parenterale Ernährung angezeigt.

Eine medikamentöse Behandlung der Übelkeit, evtl. unterstützt durch eine Sedierung, erfolgt nur, wenn unbedingt nötig. Dann müssen für Schwangere geeignete Arzneimittel ausgewählt werden, z.B. Dimenhydrinat (etwa in Vomex A®). Bei psychischen Störungen kann eine Psychotherapie angezeigt sein.

Pflege

Pflege bei Erbrechen ☞ 12.7.3.3

Im Vordergrund der Pflege steht die Sorge um das psychische Wohlbefinden der Frau (☞ 30.1.1). Psychische Belastungen werden möglichst abgebaut, bei sozialen oder finanziellen Nöten sollte nach Rücksprache mit der Patientin eine Sozialarbeiterin hinzugezogen werden.

Manche Frauen können sich nicht damit abfinden, im Krankenhaus liegen zu müssen. Dann kann eine ambulante Versorgung eventuell die bessere Lösung sein.

Krankenbeobachtung: Blutdruck und Puls werden mehrfach, die Körpertemperatur einmal täglich kontrolliert. Zweimal wöchentlich wird die Patientin gewogen. Ebenso sollte täglich eine Flüssigkeitsbilanzierung (☞ 12.7.1.2) erfolgen, wobei diese durch das unkontrollierte Erbrechen erschwert sein kann.

Vermeiden auslösender Faktoren. Da die Schwangere häufig schon erbricht, wenn sie nur eine Nierenschale oder Zellstoff sieht, sollten diese Utensilien nicht in Sicht-, aber in Reichweite der Frau aufbewahrt werden. Auch Übelkeit auslösende Gerüche (oft z.B. bestimmte Nahrungsmittel, Parfüms) sowie individuelle Auslösefaktoren wie etwa zu viel Besuch werden wenn irgend möglich vermieden.

Ernährung: Die Ernährungsform wird vom Arzt angeordnet. Zu Beginn kann Nahrungskarenz angezeigt sein, oder die Patientin erhält vorerst nur Tee, Zwieback und trockenes Gebäck in kleinen Portionen. Verträgt sie diese Lebensmittel gut, wird die weitere Kost langsam aufgebaut, wobei auf die Wünsche und Vorlieben der jeweiligen Patientin besonders eingegangen werden sollte. Sinnvoll ist es, die Frau z.B. am Vormittag (und nicht am Vortag) zu fragen, was sie mittags essen möchte, und es dann in der Küche zu bestellen oder vom Partner mitbringen zu lassen. Stark fetthaltige Nahrungsmittel sind in aller Regel ungünstig.

Körperpflege: Bei Schwäche und Benommenheit ist die Patientin auf Hilfe angewiesen. Wegen der Mundtrockenheit durch die Exsikkose und die Reizung der Mundschleimhaut durch das ständige Erbrechen achten die Pflegenden v.a. auch auf die Mundpflege.

Schwangerschaftsinduzierte Hypertonie

> **Schwangerschaftsinduzierte Hypertonie** (kurz *SIH*, auch *schwangerschaftsinduzierter Bluthochdruck*, früher *EPH-Gestose*, *Schwangerschaftsnephropathie*, *Schwangerschaftstoxikose*): Spätgestose mit den Hauptsymptomen Hypertonie, Ödemen und Proteinurie. Mit einer Häufigkeit von 5–7% aller Schwangeren eine der häufigsten Schwangerschaftskomplikationen überhaupt. Gefährdung für Mutter und Kind abhängig vom Schweregrad der Erkrankung, perinatale Sterblichkeit bei ausgeprägten Formen bis zu 30%.

1189

30 Pflege von Frauen mit gynäkologischen Erkrankungen und bei Schwangerschaft, Geburt und Wochenbett

Krankheitsentstehung

Die genaue Ursache der **schwangerschaftsinduzierten Hypertonie** ist bis heute unklar. Diskutiert wird vor allem eine gestörte Endothelfunktion mit der Folge pathologischer Veränderungen im Prostaglandinstoffwechsel (☞ 15.6.1) und im Renin-Angiotensin-Aldosteron-System (☞ 17.4.1). Auch immunologische Faktoren werden diskutiert. Risikogruppen sind Erstgebärende und Frauen mit Mehrlingsschwangerschaften, Diabetes mellitus oder Nierenerkrankungen.

Es kommt zu einer Vasokonstriktion mit Blutdrucksteigerung und Durchblutungsminderung der Organe, wobei praktisch alle Organe betroffen sein können. Auch die Plazenta wird durch die Gefäßengstellung mangeldurchblutet, wodurch das Kind im Extremfall sterben kann.

Symptome und Untersuchungsbefund

Die Hauptsymptome der Erkrankung sind entsprechend der früheren Bezeichnung *EPH-Gestose* (**E**dema, dt. Ödem, **P**roteinurie, **H**ypertonie):

▸ Hypertonie: arterieller Blutdruck von 140/90 mmHg oder mehr
▸ Proteinurie: Eiweißausscheidung im 24-Std.-Sammelurin > 0,3 g/l
▸ *Generalisierte* Ödeme und eine abnorme Gewichtszunahme von über 500 g/ Woche durch die Wassereinlagerung (nicht zu verwechseln mit *peripheren* Ödemen in den Beinen, die auch bei gesunden Schwangeren auftreten).

Im Frühstadium der Erkrankung ist lediglich der Blutdruck erhöht, was von der Schwangeren selbst ebenso wie die Eiweißausscheidung selten bemerkt wird. Daher sind regelmäßige Blutdruckkontrollen und Urinuntersuchungen im Rahmen der Schwangerenbetreuung besonders wichtig.

Deutliche Beschwerden hat die Schwangere erst im Stadium der **Präeklampsie,** wenn durch Beeinträchtigung der Gefäßregulation im ZNS Schwindel, Ohrensausen, Kopfschmerzen, Augenflimmern, Sehstörungen (z. B. Doppelsehen), Übelkeit, Erbrechen oder eine Reflexsteigerung (☞ 33.3.1) auftreten.

Ein Notfall und für Mutter sowie Kind lebensgefährlich ist die schwerste Verlaufsform, die **Eklampsie,** bei der es zu tonisch-klonischen Krämpfen (☞ 33.7.1) und Bewusstlosigkeit kommt.

Eine alleinige, nach der 20. SSW auftretende und nach der Geburt wieder verschwindende

Hypertonie heißt auch *Schwangerschafts-* oder *Gestationshypertonie,* während die Schwangerschaftshypertonie mit Proteinurie auch als *leichte Präeklampsie* bezeichnet wird und die *schwere Präeklampsie* durch zusätzliches Auftreten deutlicher Organsymptome, z. B. des ZNS, gekennzeichnet ist.

Komplikationen der schwangerschaftsinduzierten Hypertonie sind vorzeitige Plazentalösung (☞ 30.15.3), Nierenversagen, neurologische Spätschäden nach einem *Status eclampticus* (= längere Zeit andauernder, nicht zu unterbrechender eklamptischer Anfall) sowie teils massive postoperative Blutungen nach einer Kaiserschnittentbindung.

Eine Sonderform der schwangerschaftsinduzierten Hypertonie stellt das **HELLP-Syndrom** dar, das mit **H**ämolyse, **e**rhöhten **L**eberwerten und Thrombozytopenie (engl. **l**ow **p**latelets) einhergeht.

Diagnostik und Differentialdiagnose

Die Diagnose ergibt sich aus dem *erstmaligen* Auftreten von Hypertonie und Proteinurie im letzten Trimenon.

Die technischen Untersuchungen dienen insbesondere der Verlaufskontrolle und der Risikoabschätzung für Mutter und Kind:

▸ Blutuntersuchung: Routinelabor einschließlich Blutbild (wegen möglicher Anämie und Thrombozytopenie), Nierenwerte (als Komplikation Nierenversagen möglich), Leberwerte und Gerinnungsstatus (HELLP-Syndrom)
▸ Urinuntersuchung (Eiweißausscheidung)
▸ Dreimal täglich CTG (☞ 30.16.2), um eine kindliche Gefährdung zu erfassen
▸ Doppler-Sonographie zur Beurteilung der Plazentadurchblutung und damit der Versorgung des Kindes
▸ Transabdominale Sonographie mit Wachstumsbeurteilung des Kindes, da zurückbleibendes Wachstum ein Warnzeichen ist.

Bei der **Pfropfgestose** lagert sich die Eklampsiesymptomatik auf eine bereits bestehende Hypertonie, einen Diabetes mellitus oder eine chronische Nierenschädigung auf. Die Symptome setzen in der Regel *vor* der 20. SSW ein. Auch eine Erstmanifestation anderer Hypertonieformen oder einer *genuinen Epilepsie* (☞ 33.7.2) ist in der Schwangerschaft möglich.

Behandlungsstrategie

Die Behandlung umfasst:
▸ Blutdrucksenkende Arzneimittel, v. a. α-Methyl-Dopa (etwa Presinol®) oder

Dihydralazin (etwa Nepresol®). In leichteren Fällen auch β-Blocker (z. B. Beloc®)
▸ Magnesium, meist intravenös, zur Minderung der Krampfbereitschaft
▸ Ggf. Sedierung, z. B. mit Diazepam.

Die ursächliche Behandlung bestünde in der Beendigung der Schwangerschaft. Dies ist jedoch wegen der in der Regel noch bestehenden Unreife des Kindes nicht immer sofort möglich. Es muss abgewogen werden, ob das Kind stärker durch die Minderdurchblutung oder durch eine Frühgeburt gefährdet ist, und wie hoch das Risiko für die Mutter ist.

Die Art der Entbindung (vaginal oder Kaiserschnitt) hängt von der Schwangerschaftsdauer und der Zahl der vorangegangenen Geburten ab. Bei Erstgebärenden oder sehr unreifen Kindern ist das Risiko für das Kind in der Regel bei einem Kaiserschnitt geringer, während bei Mehrgebärenden oft eine vaginale Geburt weniger belastend ist. Bei einer Eklampsie muss die Entbindung sofort erfolgen, meist durch Kaiserschnitt.

Allgemeine Pflege bei SIH

Die Patientin ist in einer psychischen Ausnahmesituation (☞ auch 30.1.1). Ruhige Atmosphäre, vertrauensvoller Kontakt zu den Pflegenden mit der Möglichkeit, über ihre Gefühle und Ängste zu sprechen, und Zuwendung durch andere Vertrauenspersonen wie etwa dem Partner tragen wesentlich zur Stabilisierung des Zustandes von Mutter und Kind bei. Ruhige Beschäftigungen können die Frau möglicherweise ein wenig ablenken.

Stets ist ein Notfalltablett mit Arzneimitteln nach ärztlicher Anordnung und Intubationsbesteck gerichtet.

Pflege bei leichter SIH

▸ Relative Bettruhe mit häufiger Linksseitenlage und körperliche Schonung, um den Blutdruck zu senken und die Plazentadurchblutung zu verbessern
▸ Eiweiß- und ballaststoffreiche Kost
▸ Ruhe, ggf. Einzelzimmer, Besucherzahl einschränken
▸ Regelmäßige Vitalzeichen- und Körpergewichtskontrollen.

Pflege bei Präeklampsie

▸ Absolute Bettruhe, bevorzugt Linksseitenlagerung
▸ Reizabschirmung: Lärm und grelles Licht vermeiden, Einzelzimmer. Das Patientenzimmer leise betreten, jedoch

1190

30.15 Pathologische Schwangerschaft

30

aufpassen, dass sich die Frau beim Ansprechen nicht erschrickt: Jeder Reiz kann eine Eklampsie auslösen
- Engmaschige Vitalzeichenkontrolle
- Tägl. Gewichts- und Ödemkontrolle
- Flüssigkeitsbilanzierung, ggf. mit Blasenkatheter und ZVK. Die Ausscheidung sollte 30 ml/Std. nicht unter-, der ZVD 6–8 cm H$_2$O nicht überschreiten
- Bestimmung von Blut und Eiweiß im Urin
- Prophylaxen (☞ 12.2.5.2, 12.5.1.4, 12.3.3, 12.8.5.7, 12.7.2.5)
- Unterstützung bei/Übernahme der Körperpflege
- Eiweiß- und ballaststoffreiche Kost
- Ausreichend Flüssigkeit, um die Ausscheidung harnpflichtiger Substanzen wie Kreatinin oder Harnsäure zu ermöglichen
- Ggf. Vorbereitung auf eine mögliche Frühgeburt, z.B. mit einem Fotoalbum der neonatologischen Intensivstation, Gespräch mit der zuständigen Pflegekraft und dem Neonatologen.

Prävention und Gesundheitsberatung
- Bei leichter bzw. behandelter SIH vor Entlassung Anleitung zur Blutdruckselbstkontrolle (Blutdruck messen ☞ 12.3.2.2)
- Bis zum Schwangerschaftsende Meiden von Anstrengung und Aufregung
- Regelmäßige Gewichtskontrollen, Achten auf Ödeme
- Warnsymptome, die sowohl zu Hause als auch im Krankenhaus eine sofortige Arztinformation notwendig machen: Kopf- und Oberbauchschmerzen, Ohrensausen, Schwindel, Erbrechen, Sehstörungen und Abnahme der Urinmenge
- Notwendigkeit einer ärztlichen Kontrolle 6–12 Wochen nach der Entbindung.

Pflege bei Eklampsie

Pflege bei zerebralem Krampfanfall ☞ 33.7

30.15.5 Abort

Abort *(Fehlgeburt):* Vorzeitige Ausstoßung des Embryos oder Fetus bei einem Gewicht von unter 500 g *und* Fehlen aller Lebenszeichen. Unterteilt in **Frühaborte** bis zur 16. SSW und **Spätaborte** nach der 16. SSW.

Bei einer **Totgeburt** liegt das Gewicht des Kindes über 500 g, es hat jedoch unmittelbar nach der Geburt weder das Herz geschlagen noch die Nabelschnur pulsiert noch hat die natürliche Lungenatmung eingesetzt. Hat auch nur eines dieser Lebenszeichen vorgelegen, so handelt es sich unabhängig vom Gewicht um eine **Lebendgeburt.**

Auf 100 ausgetragene Schwangerschaften kommen ca. 10–15 **Fehlgeburten.** Das Wiederholungsrisiko bei nachfolgenden Schwangerschaften ist ursachenabhängig erhöht.

Krankheitsentstehung

Bei **Frühaborten** ist der Embryo häufig, z.B. infolge von Chromosomenstörungen, nicht entwicklungsfähig (☞ Tab. 30.59).

Bei **Spätaborten** treten mütterliche Ursachen wie etwa Uterusmyome oder eine vorzeitige Öffnung des Muttermundes (**Zervixinsuffizienz,** z.B. nach Konisation) in den Vordergrund.

Mütterliche Infektionen – auch der Harnwege – können zu jedem Zeitpunkt der Schwangerschaft zu einer Fehl- oder Frühgeburt (☞ 30.15.6) führen.

Oft bleibt die Ursache des Aborts unklar.

Symptome und Untersuchungsbefund

Die Frau bemerkt die drohende oder beginnende Fehlgeburt meist durch eine *schmerzlose* vaginale Blutung. Im weiteren Verlauf wird die Blutung stärker und es kommen wehenartige, ziehende Unterbauchschmerzen hinzu. Spätaborte bei Zervixinsuffizienz beginnen oft mit dem Sprung der Fruchtblase ohne Wehen oder Blutungen. Fieber und eitriger Fluor weisen auf einen **febrilen Abort** mit Gebärmutterinfektion hin. Gelangt infektiöses Material in die mütterliche Blutbahn, so entwickelt sich der infektiöse, febrile Abort zum **septischen Abort,** bei dem zusätzlich Kreislaufsymptome, ggf. mit ZNS-Beteiligung wie Bewusstseinstrübung und Unruhe, bestehen.

Bei der körperlichen Untersuchung ist der Uterus gemäß der Schwangerschaftsdauer vergrößert. Ausnahme ist die **verhaltene Fehlgeburt** *(Missed abortion),* bei der die abgestorbene Frucht nicht ausgestoßen wird, sondern unter Umständen über Wochen in der Gebärmutter verbleibt. Die Gebärmutter ist hier kleiner als erwartet.

Diagnostik und Differentialdiagnose

Hauptziel der Diagnostik ist es, bei zweifelhaftem Untersuchungsbefund festzustellen, ob der Embryo noch lebt und daher ein Versuch gerechtfertigt ist, die Schwangerschaft zu erhalten. Heute geschieht dies mithilfe der Sonographie, welche die Herzaktionen und Bewegungen des Embryos darstellt. Außerdem kann eine Verlaufskontrolle des HCG-Spiegels im Blut angezeigt sein, da dieser nach Absterben der Frucht sinkt.

Bei drei oder mehr Fehlgeburten **(habitueller Abort)** ist außerdem eine gründliche Ursachenklärung empfehlenswert, da organische Ursachen wie Gebärmuttererkrankungen oder genetische Schädigungen der Eltern vorliegen können.

Behandlungsstrategie

Bei einem **Abortus imminens,** d.h. einer drohenden Fehlgeburt mit (noch) lebendem Embryo, ist die Behandlung konservativ, mit dem Ziel, die Schwangerschaft aufrechtzuerhalten:
- Körperliche Schonung (Bettruhe bringt keinen Vorteil)
- Wehenhemmung durch Magnesium, z.B. Magnesium Verla®, oder nach der 23. SSW Tokolytika (☞ Pharma-Info 30.67)
- Regelmäßige Sonographie- und HCG-Kontrollen.

Steht fest, dass der Embryo/Fetus abgestorben ist, muss sichergestellt werden, dass der Uterus völlig entleert wird, da Gewebereste unter anderem zu Infektionen, Blutungen und Polypen führen können. Ob die Gebärmutterentleerung nach einer spontanen Fehlgeburt vollständig ist **(Abortus completus)** oder ob Reste zurückgeblieben sind **(Abortus incompletus),** kann klinisch nicht festgestellt werden.

Bei **Frühabort** daher stets:
- Abrasio (☞ 30.3.7). Bei nicht ausreichend geöffnetem Muttermund können 4–6 Std. vor dem Eingriff Prostaglandine zur *Zervixreifung* verabreicht werden. Hierdurch wird die Zervix weicher, und der Muttermund öffnet sich
- Während oder nach der Abrasio Gabe von Oxytocin oder Methylergometrin (etwa Syntocinon® bzw. Methergin® ☞ Pharma-Info 30.67) zur Unterstützung der Uterusrückbildung
- Bei Rh-negativen Frauen Anti-D-Prophylaxe (☞ 30.15.1), da auch bei einer

1191

30 Pflege von Frauen mit gynäkologischen Erkrankungen und bei Schwangerschaft, Geburt und Wochenbett

Abortus imminens (drohende Fehlgeburt)	Abortus incipiens (beginnende, unabwendbare Fehlgeburt)	Abortus incompletus (unvollständige Fehlgeburt)	Abortus completus (vollständige Fehlgeburt)	Missed abortion (verhaltene Fehlgeburt, nicht ausgestoßene Fehlgeburt)
Symptome ▸ Leichte Blutung oder Wehen ▸ Muttermund ist geschlossen ▸ Embryo lebt	**Symptome** ▸ Stärkere Blutungen und Wehen ▸ Muttermund öffnet sich ▸ Schwangerschaft irreversibel gestört	**Symptome** ▸ (Starke) Blutung und/oder Wehen ▸ Muttermund ist offen oder wieder geschlossen ▸ Uterus ist nicht völlig entleert	**Symptome** ▸ Keine Blutung, evtl. etwas blutiger Fluor ▸ Keine Wehen ▸ Muttermund ist meist wieder geschlossen	**Symptome** ▸ Keine Blutung, keine Wehen ▸ Muttermund ist geschlossen ▸ Kein Wachstum des Uterus ▸ Embryo abgestorben
Befund	**Befund**	**Befund**	**Befund**	**Befund**

Tab. 30.65: Frühabortstadien und evtl. vorhandene Symptome. [A400-190]

Fehlgeburt kindliches Blut in den Blutkreislauf der Mutter gelangen kann.

Bei einem **febrilen** oder **septischen Abort** sind zusätzlich die intravenöse Antibiotikagabe sowie die Verhütung bzw. Behandlung des drohenden Schocks und der Gerinnungsstörungen erforderlich.

Eine Besonderheit stellt der **Spätabort** dar, bei dem der Fetus schon zu groß ist, um ausgeschabt zu werden. Er muss, wie auch eine Totgeburt bei intrauterinem Fruchttod, geboren werden. Zur Geburtseinleitung des nicht wehenbereiten Uterus werden Prostaglandine (z. B. Nalador®) i. v. und/oder lokal am Gebärmuttermund verabreicht. Wegen der Nebenwirkungen, z. B. Hypertonie, muss die Gebärende dabei engmaschig überwacht werden (Vitalzeichen, Flüssigkeitsbilanzierung, Infusionstherapie). Auf Wunsch erhält die Patientin vom Arzt Analgetika und/oder Sedativa.

Pflege

Pflege nach Abrasio ☞ 30.3.7
Pflege bei gynäkologischen Operationen ☞ 30.1.6

Sowohl bei einer drohenden als auch bei einer unabwendbaren Fehlgeburt befindet sich die Frau in einer Krisensituation, die von der Sorge um das Ungeborene bzw. von der Trauer um das verlorene Kind bestimmt ist. Daher ist die psychische Begleitung wesentlicher Bestandteil der Pflege (☞ 30.1.1). Um eine Konfrontation der „trauernden Frau" mit den meist glücklichen Müttern zu vermeiden, wird die Patientin auf einer gynäkologischen Station betreut, es sei denn, sie möchte auf der Entbindungsstation liegen.

Pflege bei Abortus imminens

▸ Frau bei der Körperpflege unterstützen, alle notwendigen Prophylaxen durchführen
▸ Regelmäßig Vitalzeichen kontrollieren, um Schocksymptome oder Infektionszeichen rechtzeitig zu erfassen. Patientin auf vaginale Blutungen beobachten und bei Abgang von Gewebsteilen diese zur eventuell nachfolgenden pathologischen Untersuchung aufheben
▸ Ruhe und Gelassenheit vermitteln, jedoch die Patientin über den drohenden Verlust des Kindes nicht hinwegtäuschen.

Pflege bei Abortus incipiens

Patientin wie beim Abortus imminens pflegen, bis feststeht, dass das Kind wirklich abgestorben ist. Dann Patientin wie bei Abortus completus, incompletus und missed abortion betreuen.

Pflege bei Abortus completus, incompletus und missed abortion

▸ Regelmäßig Vitalzeichen und Blutung kontrollieren

▸ Patientin zur Abrasio vorbereiten (☞ 30.3.7)
▸ Die Trauerarbeit um ein verlorenes Kind braucht Zeit. Die Patientin während dieser schweren Zeit emotional unterstützen, Gesprächsbereitschaft signalisieren, ggf. nach Rücksprache mit der Patientin einen Geistlichen hinzuziehen
▸ Kontakte vermitteln. Ist die Frau bei der Entlassung noch nicht in der Lage, Interesse an Elterninitiativen und Selbsthilfegruppen zu entwickeln, entsprechende Adressen mitgeben. (✉ 3)

Pflege bei Spätabort

Geburt eines toten oder sterbenden Kindes ☞ 30.19

▸ Engmaschig Vitalzeichen kontrollieren, Flüssigkeitsbilanz erstellen
▸ Die Betreuung einer Frau mit Spätabort ist für die Pflegenden nicht immer einfach. Eigene Sprachlosigkeit und Gefühle der Ohnmacht sollten dabei nicht unterdrückt, sondern zugelassen werden
▸ Den Eltern vor der Einleitung der Geburt Zeit geben, die schlechte Nachricht zu bewältigen
▸ Vor der Geburtseinleitung in ungestörter Umgebung ein Gespräch mit den Eltern führen, in dem geklärt wird, ob sie das Kind nach der Geburt sehen und ob sie ein Foto vom Kind erhalten möchten. Sie informieren, dass sie ihr

1192

Kind unabhängig vom Geburtsgewicht selbst beerdigen lassen können. Wünsche der Eltern stets respektieren und nichts über ihren Kopf hinweg zu ihrem vermeintlichen Wohl entscheiden
▶ Den Eltern nach der Geburt die Möglichkeit geben, sich in Ruhe und ohne Zeitdruck von ihrem Kind zu verabschieden. Hierzu das Kind gewaschen und bekleidet bzw. in ein Tuch gewickelt, eventuell auch in einem Körbchen liegend, zu den Eltern bringen und sie ermutigen, bei Wunsch das Kind auch zu berühren und im Arm zu halten
▶ Bezüglich des Entlassungstermins Wünsche der Frau berücksichtigen. Häufig möchten die Frauen rasch entlassen werden, um das Geschehene in Ruhe verarbeiten zu können. Dem Wunsch sollte wenn irgend möglich entsprochen und eine ambulante Nachsorge durch eine Hebamme organisiert werden.

30.15.6 Frühgeburt

Pflege und Behandlung des Frühgeborenen ☞ 30.24.8

> **Frühgeburt:** Geburt vor Vollendung der 37. SSW. In Deutschland ca. 9% aller Geburten. Im Vergleich zu früher wesentlich verbesserte Prognose für das Kind (Grenze der Lebensfähigkeit derzeit bei etwa 23 SSW), für sehr kleine Frühgeborene unter 500 g Geburtsgewicht jedoch nach wie vor zweifelhaft.

Krankheitsentstehung

Die Ursachen für eine **Frühgeburt** sind zahlreich, z. B. Uterusfehlbildungen oder -myome, vorzeitige Öffnung des Muttermundes *(Zervixinsuffizienz)*, Plazentainsuffizienz (☞ 30.15.3), schwangerschaftsinduzierte Hypertonie (☞ 30.15.4), lokale oder allgemeine mütterliche Infektionen, aber auch fetale Erkrankungen wie etwa Chromosomenanomalien oder Fehlbildungen.

Vorangegangene Fehl- oder Frühgeburten gelten als Risikofaktoren.

Auch Mehrlinge werden meist zu früh geboren. Sie sind im Vergleich zu Einlingen reifer, jedoch oft kleiner.

Symptome, Befund und Diagnostik

Die Schwangere erkennt eine *drohende* Frühgeburt am vorzeitigen Einsetzen von

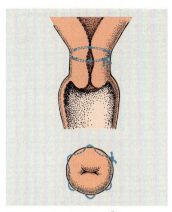

Abb. 30.66: Ist eine vorzeitige Öffnung des Muttermundes **(Zervixinsuffizienz)** Ursache der Fehlgeburt, so kann bei einer erneuten Schwangerschaft eine **Cerclage** (frz. *Umschlingung*) durchgeführt werden. Der Zervikalkanal wird durch Umschlingung der Zervix mit einem nicht-resorbierbaren Faden verschlossen, welcher rechtzeitig vor der Geburt wieder entfernt wird. [A300-190]

Wehen, die sich auch als uncharakteristische Rückenschmerzen äußern können. Häufig bemerkt sie aber gar nichts, und der Arzt stellt die vorzeitige Öffnung des Muttermundes bei einer Kontrolluntersuchung fest.

Ein viel zu früher Sprung der Fruchtblase mit Abgang von Fruchtwasser (**vorzeitiger Blasensprung** ☞ 30.17.1) ist bereits Zeichen einer *beginnenden* Frühgeburt.

Ziel der technischen Untersuchungen ist es, die Ursache der drohenden Frühgeburt herauszufinden und die Gefährdung des Kindes einzuschätzen:
▶ CTG (☞ 30.16.2): Wehen? Befinden des Kindes und Reaktion auf die Wehen?
▶ Sonographie zur Ursachensuche und zur Abschätzung des kindlichen Gewichts
▶ Bestimmung der Entzündungsparameter im Blut (mütterliche Infektion?)
▶ Urinstatus und Vaginalabstrich (Harnwegsinfekte? Vaginale Infektionen?). Messung des vaginalen pH-Wertes mit Teststäbchen, da der pH-Wert der Vagina bei Infektionen oder einem Blasensprung in den alkalischen Bereich ansteigt.

Mittlerweile gibt es einen einfachen Handschuhtest zum Infektionsscreening, der auch von der Frau selbst durchgeführt werden kann: Der behandschuhte Zeigefinger wird in die Vagina eingeführt. Der Handschuh enthält an der Spitze des Zeigefingerteils einen pH-Indikator, der sich bei einem zu hohen pH verfärbt und so auf die Notwendigkeit einer weiteren Diagnostik hinweist. Die Kosten dafür werden allerdings noch nicht flächendeckend von den gesetzlichen Krankenkassen getragen.

Behandlungsstrategie
Geschätztes Gewicht des Kindes unter 2500 g

Bei einem geschätzten **Gewicht des Kindes unter 2500 g** ist das Risiko durch die Unreife groß, so dass auch invasive Maßnahmen zur Verlängerung der Schwangerschaft gerechtfertigt sind:
▶ Bei *Zervixinsuffizienz* ist bis zur 29. SSW eine *Cerclage* (☞ Abb. 30.66) möglich
▶ Bei *anhaltender Wehentätigkeit* ist die **Tokolyse** (medikamentöse Wehenhemmung ☞ Pharma-Info 30.67) durch Magnesium, intravenöse Gabe von β-Sympathikomimetika (z. B. Partusisten®) oder den Oxytocinrezeptorantagonisten Atosiban (Tractocile®) erforderlich. Oft werden zusätzlich Sedativa gegeben, z. B. Diazepam
▶ Bei einem *vorzeitigen Blasensprung* ist das Risiko einer aufsteigenden Infektion von Eihäuten, Eihöhle, Plazenta und evtl. auch Fetus (**Amnioninfektionssyndrom**) groß. Die Entzündungsparameter der Mutter (Temperatur, Leukos, CRP, Blutbild) werden engmaschig kontrolliert. Die kindliche Lungenreifung kann insbesondere durch Gabe von Glukokortikoiden beschleunigt werden. Am schnellsten, d. h. nach frühestens 24 Std., wirkt dabei Betamethason (Celestan®) i. m. Wesentlich langsamer wirkt Ambroxol (z. B. Mucosolvan®) über fünf Tage als Infusion. Meist lässt sich die Geburt nur für wenige Tage aufschieben. Bei Infektionszeichen, z. B. Temperaturanstieg der Mutter oder Anstieg der fetalen Herzfrequenz, wird die Geburt trotz der Unreife des Kindes eingeleitet.

Geschätztes Gewicht des Kindes über 2500 g

Bei einem geschätzten **Gewicht des Kindes über 2500 g** ist in der Regel keine eingreifende Behandlung mehr erforderlich.

Wichtig ist in allen Fällen eine Kontrolle des kindlichen Befindens durch CTG, Sonographie und Doppler-Sonographie (☞ 14.6.7) der Nabelschnurgefäße. Bei kindlicher Gefährdung wird die Geburt eingeleitet.

30 Pflege von Frauen mit gynäkologischen Erkrankungen und bei Schwangerschaft, Geburt und Wochenbett

Pflege bei drohender Frühgeburt

CTG ☞ 30.16.2
Pflege bei Tokolyse ☞ Pharma-Info 30.67

▶ Schwangere zunächst strenge Bettruhe einhalten lassen, später evtl. nach Arztanordnung lockern. Patientin bei der Körperpflege und ggf. der Nahrungsaufnahme unterstützen und alle notwendigen Prophylaxen, z.B. Thromboseprophylaxe (☞ 12.3.3), durchführen
▶ Für weichen Stuhlgang sorgen (kein Pressen beim Stuhlgang). Erlaubt sind z.B. Quellmittel (Movicol®) oder Lactulose (☞ Pharma-Info 19.7)
▶ Schwangere vor unnötigen Reizen, z.B. Lärm, abschirmen und für eine ruhige Atmosphäre sorgen. Umgebung so gemütlich und praktisch wie möglich gestalten, da die Frauen nicht selten längere Zeit im Bett liegen müssen, z.B. oft benötigte Gegenstände in Reichweite der Frau platzieren (ggf. zweiten bzw. größeren Nachttisch besorgen)
▶ Auf Gesprächswünsche und Sorgen der Patientin eingehen (☞ 30.1.1).

Pflege bei vorzeitigem Blasensprung

▶ Regelmäßige Temperaturkontrollen (mind. viermal täglich) und Blutabnahme nach Arztanordnung zur Kontrolle der Entzündungsparameter, um eine Infektion möglichst frühzeitig zu erfassen
▶ Beobachtung des Fruchtwassers auf Menge, Farbe und Geruch
▶ Genitalspülungen zweimal täglich und nach jedem Stuhlgang, um die Gefahr von aufsteigenden Infektionen zu minimieren (☞ 30.1.3)
▶ Regelmäßiger Wechsel der Vorlagen/Unterlagen, um die Patientin trockenzuhalten bzw. auf Vorlagen verzichten, um Sekretansammlung zu verhindern.

30.16 Untersuchungen vor oder während der Geburt

Mit fortschreitender Schwangerschaft rückt das Kind immer mehr in den Mittelpunkt der gynäkologischen Untersuchung.

30.16.1 Fundusstand des Uterus und Lage des Kindes

Um den Verlauf der Schwangerschaft zu kontrollieren und den Geburtsverlauf abschätzen zu können, bestimmt der Arzt:
▶ Den **Fundusstand** des Uterus
▶ In der Spätschwangerschaft die **Lage** und die **Einstellung** des Kindes, die **Stellung** des kindlichen Rückens und die **Haltung** des Kopfes.

Fundusstand

> **Fundusstand des Uterus:** Höhe des oberen Gebärmutterrandes.

Lage

> **Lage:** Verhältnis der Längsachse des Kindes zur Längsachse des Uterus.

Unterschieden werden (☞ Abb. 30.69):
▶ **Längslage** (ca. 99% aller Geburten), wobei hier noch einmal zwischen der normalen *Schädellage* (ca. 96% aller Geburten) und der pathologischen *Beckenendlage* (ca. 3% aller Geburten) differenziert wird
▶ **Querlage**

🖉 Pharma-Info 30.67: Uterusmittel

Arzneimittel, bei denen die Wirkung auf die Uterusmuskulatur *im Vordergrund* ihres therapeutischen Einsatzes steht, heißen **Uterusmittel**.

Tokolytika

Bei vorzeitiger Wehentätigkeit, Operationen am schwangeren Uterus sowie mütterlicher und/oder kindlicher Gefährdung durch die Wehen können **Tokolytika** *(Wehenhemmer)* gegeben werden.

β_2-Sympathomimetika wie etwa Fenoterol (z.B. Partusisten®) oder Ritodrin (Prepar®) führen über Angriff an den β_2-Rezeptoren des Uterus zur Erschlaffung der glatten Uterusmuskulatur und damit zur Wehenhemmung. Ihre Nebenwirkungen, insbesondere Tachykardien, ergeben sich v.a. aus der Wirkung von β-Sympathomimetika an anderen Organen (☞ Pharma-Info 18.27).

Atosiban (z.B. Tractocile®) besetzt die Oxytocinrezeptoren und hemmt dadurch die Wehen. Häufigste Nebenwirkungen sind Übelkeit, Kopfschmerzen, Schwindel und Kreislaufbeschwerden.

Pflege

▶ Während der i.v.-Tokolyse Patientin engmaschig überwachen, insbesondere auf eine Tachykardie, Herzrhythmusstörungen, Blutdruckabfall, Wassereinlagerung, Unruhe und (Hand-)Tremor
▶ Besonders bei gleichzeitiger Glukokortikoidgabe Atmung beobachten sowie Flüssigkeitsbilanzierung (☞ 12.7.1.2) und Pneumonieprophylaxe (☞ 12.2.5.2) durchführen, da erhöhte Gefahr eines Lungenödems. Bei Atemstörungen Arzt benachrichtigen.

Wehenfördernde Substanzen

Wehenfördernde Substanzen steigern die Kontraktionsbereitschaft des schwangeren Uterus. Je nach Anwendung werden sie unterteilt in:
▶ **Wehenmittel** zur Geburtseinleitung oder bei Wehenschwäche unter der Geburt
▶ **Kontraktionsmittel** zur Einleitung eines Schwangerschaftsabbruchs, zur Förderung der Plazentaablösung nach der Geburt, zur Blutstillung nach Plazentaausstoßung, zur Förderung der

Uterusrückbildung im Wochenbett, beim Kaiserschnitt nach Herausholen des Kindes oder nach einer Abrasio.

Oxytocin

Oxytocin-Belastungstest ☞ 30.15.3

Therapeutisch wird **Oxytocin** (z.B. Orasthin®, Syntocinon®) i.v. zur Geburtseinleitung oder bei Wehenschwäche sowie i.v. oder i.m. zur Förderung der Plazentaentwicklung oder bei Uterusatonie nach der Geburt (☞ 30.19.3) eingesetzt. Sprüht man 2–3 Min. vor dem Stillen eine Spray-Dosis in die Nasenhöhle, fördert es den Milchfluss und dient damit der Mastitisprophylaxe (☞ 30.22.1).

Während der Oxytocingabe werden die Vitalzeichen der Frau engmaschig überwacht. CTG-Kontrollen zeigen die Reaktion des Ungeborenen auf die Wehen. Bei pathologischem CTG darf Oxytocin nicht gegeben werden.

Prostaglandine

Prostaglandine wirken direkt auf die glatte Uterusmuskulatur. Während Dino-

30.16 Untersuchungen vor oder während der Geburt

30

🔗 Pharma-Info 30.67: Uterusmittel (Fortsetzung)

Überwachungsmaßnahmen während i. v.-Tokolyse mit β-Sympathomimetika*

Vor der Therapie	Während der Therapie								
	1 Std.	2 Std.	4 Std.	6 Std.	12 Std.	24 Std.	2. Tag	3. Tag	> 3 Tage
Klinische Untersuchung	Täglich bzw. in Abhängigkeit von der klinischen Situation								Bei Beschwerden
CTG	Zweimal täglich über 30 Min.								Auf Anordnung
Puls/RR	+	+	+	+	+	+	Zweimal täglich		
EKG	Vor Beginn der Therapie, innerhalb des 1.–3. Tages und bei Auftreten kardialer Symptome								Wöchentlich
Temperatur	Zweimal täglich								
Gewicht	Empfehlenswert (Wasserretention?)								
Flüssigkeitsbilanz	Einmal täglich							Auf Anordnung	
Elektrolyte				+					

* Nach den Empfehlungen der Deutschen Gesellschaft für perinatale Medizin 1989

Bolustokolyse: Bolusgröße

Aktuelles Gewicht der Patientin	< 61 kg	61–79 kg	> 79 kg
Bolusgröße	3 µg	4 µg	5 µg

Dosierung

Beginn	Alle 3 Min. ein Bolus (unter CTG-Kontrolle im Kreißsaal)
Bei nachlassender Wehentätigkeit	Alle 6 Min. ein Bolus
Nach 12 Std., wenn möglich Dosisreduktion	Alle 12 Min. ein Bolus
Nach 24 Std., wenn möglich Dosisreduktion	Alle 24 Min. ein Bolus
Nach 48 Std., wenn möglich Dosisreduktion	Beenden

Bei unzureichender Wehenhemmung Steigerung auf Arztanordnung, jedoch maximal 3,5 µg/Min (unabhängig vom Gewicht)

Spritzenrezeptur: 20 ml Partusisten®, 20 ml NaCl 0,9 %, 1000 i. E. Heparin

proston (z. B. Cerviprost®, Minprostin® E₂) unter intensiver Überwachung von Mutter und Kind auch lokal an der Zervix oder (selten) i. v. zur Zervixerweichung und Geburtseinleitung eingesetzt wird, dürfen andere Prostaglandine (z. B. Cergem®, Nalador®) nur zur Einleitung eines Schwangerschaftsabbruchs im zweiten Trimenon (☞ 30.14), zur Geburtseinleitung bei intrauterinem Fruchttod oder bei atonischen Blutungen in der Nachgeburtsphase eingesetzt werden.

Secale-Alkaloide

Secale-Alkaloide (*Mutterkorn-Alkaloide,* z. B. Methylergometrin, etwa in Methergin®) wirken ebenfalls direkt auf die glatte Uterusmuskulatur. Sie werden zur Förderung der Plazentalösung nach der Geburt des Kindes, bei Uterusatonie, bei einer verzögerten Uterusrückbildung im Wochenbett, nach einem Kaiserschnitt oder einer Abrasio gegeben. Häufigste Nebenwirkungen sind Übelkeit bei i. v. Gabe, Unterleibsschmerzen, Schweißausbrüche, Schwindel oder Kopfschmerzen.

▶ **Schräglage** (oft auch als Sonderform der Querlage klassifiziert).

Haltung

> **Haltung:** Beziehung der Körperteile des Kindes zueinander, insbesondere Beziehung zwischen kindlichem Kopf und kindlichem Rumpf.

Normal ist eine **indifferente Haltung** (Kopf „gerade", Fontanellen auf gleicher Höhe zu tasten) bei Eintritt in den Beckeneingang mit nachfolgender **Flexionshaltung** (Kopf gebeugt, kleine Fontanelle zu tasten) beim Tiefertreten des Kindes unter der Geburt. So wird der zur Verfügung stehende Platz optimal ausgenutzt.

Typische Fundusstände:	Symphysen-Fundus-Abstand [cm]
40. SW: 2 QF unterhalb des Rippenbogens	34
36. SSW: Am Rippenbogen (höchster Stand)	36
32. SSW: Mitte zwischen Nabel und Xiphoid	29
28. SSW: 3 QF oberhalb des Nabels	26
24. SSW: Am Nabel	22
20. SSW: 3 QF unterhalb des Nabels	17
16. SSW: 2 QF über der Symphyse	6
12. SSW: Obere Symphysenkante	0

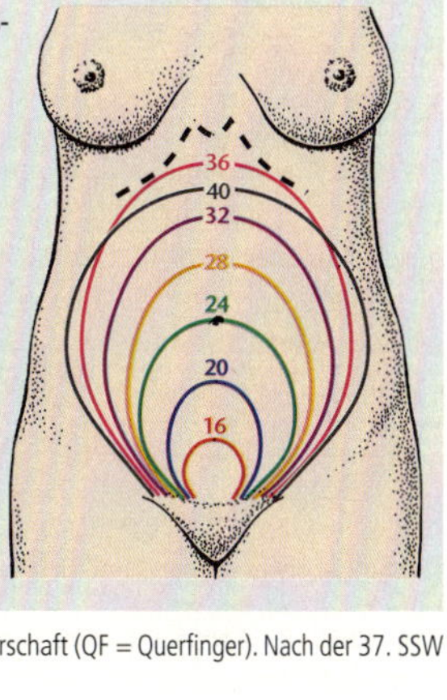

Abb. 30.68: Fundusstände des Uterus im Verlauf der Schwangerschaft (QF = Querfinger). Nach der 37. SSW senkt sich der Uterus wieder etwas ab. [A400-190]

1195

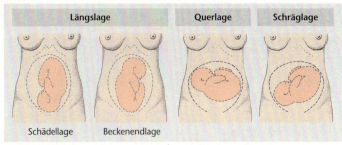

Abb. 30.69: Lageangaben des Kindes im Uterus. Längs-, Quer- und Schräglage beziehen sich nur auf die Längsachse des Kindes, unabhängig davon, in welche Richtung der Kopf zeigt; Schädel- und Beckenendlage beziehen sich auf die Poleinstellung, d.h. den Körperteil des Kindes, der dem Geburtskanal am nächsten ist. [A400-190]

Bei den **Haltungsanomalien** bleibt die Beugung des Kopfes beim Eintritt in das kleine Becken aus, so dass Scheitel (**Vorderhauptslage**), Stirn (**Stirnlage**) oder Gesicht (**Gesichtslage**) vorangehen. Diese **Deflexionshaltungen** (Kopf gestreckt) vergrößern den für den Geburtsverlauf maßgeblichen Kopfumfang, verzögern den Geburtsverlauf und erhöhen das Risiko für das Kind. Bei Stirn- und Gesichtslage ist in der Regel ein Kaiserschnitt notwendig.

Poleinstellung

> **Poleinstellung:** Bezeichnung des vorangehenden Kindsteils.

Bei der **Poleinstellung** werden die **Schädellage** und die **Beckenendlage** unterschieden.

In Zusammenhang mit der Haltung des kindlichen Kopfes werden bei der **Schädellage** die **Hinterhauptslage** (HHL), die **Vorderhaupts-**, **Stirn-** und **Gesichtslage** unterschieden (☞ Abb. 30.70).

Beckenendlagen ☞ Abb. 30.95

Einstellung

> **Einstellung:** Beziehung des vorangehenden kindlichen Körperteils zum Geburtskanal.

Physiologisch ist der **hohe Querstand**, d. h. der Kopf des Kindes steht quer im Beckeneingang. Danach dreht sich der Kopf des Kindes (☞ Abb. 30.80) und steht kurz vor dem Beckenausgang gerade bzw. längs (**tiefer Geradstand**).

Bei **Einstellungsanomalien** hat sich der kindliche Kopf nicht dem Geburtskanal angepasst.

Beim **hohen Geradstand** steht der Kopf des Kindes gerade (längs) im Beckeneingang, beim **tiefen Querstand** steht der Kopf des Kindes vor dem längsovalen Beckenausgang quer.

Stellung

> **Stellung:** Stellung des kindlichen Rückens in Längslage innerhalb des Uterus.

Bei der **I. Stellung** zeigt der Rücken nach links, bei der **II. Stellung** nach rechts (Merkspruch: **R**ücken **r**echts = zweimal „R" = **Z**weite Stellung).

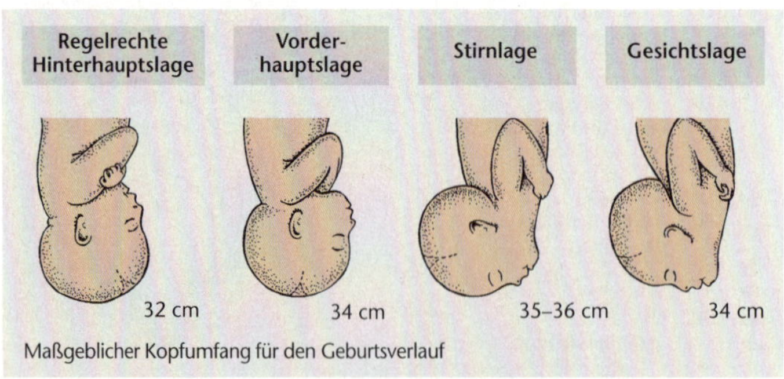

30.16.2 Kardiotokographie

> **Kardiotokographie** (*Cardiotokographie*, **CTG**): Kontinuierliche Aufzeichnung von kindlichen Herztönen und Wehentätigkeit. Wird zur Überwachung des kindlichen Befindens in der Spätschwangerschaft und unter der Geburt sowie zur Objektivierung der Wehentätigkeit eingesetzt.

Die *Wehentätigkeit* wird über einen mechanischen Druckabnehmer (*Tokographie-Aufnehmer, Wehen-Transducer*) auf der Bauchdecke der Mutter registriert. Die *Signale des Kindes* können entweder (doppler-)sonographisch über einen *Herzton-Transducer* auf der Bauchdecke der Mutter gewonnen werden (*externe Ableitung*) oder es wird nach dem Blasensprung eine **Kopfschwartenelektrode** (kurz *KSE*) am Kopf des Kindes befestigt (*interne Kardiographie, direktes fetales EKG*). In beiden Fällen ermöglichen **Telemetrieeinheiten** eine kontinuierliche Überwachung bei gleichzeitiger Mobilität der Mutter.

Anlegen eines CTG

▶ Papiervorrat des Geräts überprüfen. CTG-Streifen mit Namen, Vornamen und Geburtsdatum der Schwangeren, Schwangerschaftswoche, (Verdachts-)Diagnose und Medikation sowie aktuellem Datum und Uhrzeit beschriften
▶ Patientin eine möglichst bequeme Lage einnehmen lassen, evtl. zur Vermeidung einer V.-cava-Kompression (☞ 30.13.1) Linksseitenlage
▶ Kindslage und -stellung bestimmen. Schallkopf dort anbringen, wo die Herztöne am besten zu hören sind

Abb. 30.70: Regelrechte Hinterhauptslage und die verschiedenen Deflektionshaltungen des kindlichen Kopfes. [A300-190]

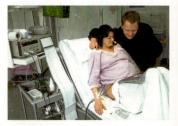

Abb. 30.71: CTG-Gerät mit Ausdruck der Kardiotokographiekurve auf Papier. [K206]

30.16 Untersuchungen vor oder während der Geburt

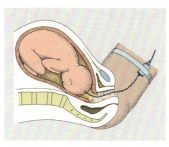

Abb. 30.72: Befestigung einer CTG-Kopfschwarten-Schraubelektrode. [A400-190]

- Tokographie-Aufnehmer mit einem elastischen Gurt (Gummi- oder Textilgurt) über dem Gebärmutterfundus befestigen
- Herzton-Transducer (Schallkopf) mit Sonographie-Gel vorbereiten und mit Gurt fixieren
- Aufzeichnung kontrollieren, bei guter Aufzeichnung Papiervorschub einstellen (1 cm/Min.) und CTG über mindestens 30 Min. registrieren lassen, falls keine anders lautende Anordnung besteht. Während der laufenden Aufzeichnung das CTG mehrmals kontrollieren
- Jede Lageveränderung und jede an der Frau durchgeführte Maßnahme, z. B. gynäkologische Untersuchungen oder die Einnahme von Arzneimitteln, auf dem CTG dokumentieren.

Auswertung eines CTG

Hebamme und Arzt werten das CTG nach folgendem Grundmuster aus:
- **Baseline** (Basalfrequenz, Niveau). Mittelwert der fetalen Herzfrequenz über 5–10 Min. Normal 120–150 Schläge/Min. (☞ Abb. 30.73).
- **Oszillationsfrequenz.** Herzfrequenzänderungen des Kindes innerhalb einer Minute. Bestimmt über die Zahl der Gipfelpunkte oder die Nulldurchgänge. Normal mehr als sechs **Nulldurchgänge** (oder halb so viele **Gipfelpunkte**) pro Minute. Die Nulldurchgänge sind die Kreuzungspunkte von kindlicher Herzfrequenzkurve und **Floating line** (gedachte Oszillationsmittellinie).
- **Oszillationsamplitude** (Oszillationstyp, Bandbreite, Amplitude): Differenz zwischen höchster und niedrigster Herzfrequenz des Kindes (also zwischen höchstem und niedrigstem Oszillationsumkehrpunkt). Normal 10–25 Schläge/Min.
- **Akzeleration:** Beschleunigungen der kindlichen Herzfrequenz bis zu zehn Minuten Dauer. Durch kindliche Bewegung oder Wehen, vermindert bei Schlaf oder als Warnzeichen
- **Dezeleration** (DIP). Kurzzeitige Verlangsamung der kindlichen Herzfrequenz.
  - **Dip I** (Frühdezeleration, Einer-Dip): Abfall der kindlichen Herzfrequenz *zeitgleich* zur Wehe. Meist nur kontrollbedürftig
  - **Dip II** (Spätdezeleration, Zweier-Dip): länger anhaltende Frequenzabfälle *nach* dem Höhepunkt der Wehe und in der Regel Zeichen eines kindlichen Sauerstoffmangels
  - **Variable Dezelerationen** (Dip I und II gemischt) und gehäufte **Dip 0** (Spike, Frequenzabfall von weniger als 30 Sek. Dauer unabhängig von den Wehen): häufig bei Nabelschnurkomplikationen zu beobachten.

Mithilfe des **FIGO-Scores** (☞ Tab. 30.74) wird das CTG-Ergebnis objektiviert. Für die genau definierten Kriterien werden, ähnlich dem Apgar-Schema (☞ 30.18), jeweils 0–2 Punkte vergeben.

30.16.3 Amnioskopie

> **Amnioskopie** (Fruchtwasserspiegelung): Betrachtung des Fruchtwassers durch die intakten Eihäute hindurch. Durchführung in der Spätschwangerschaft oder unter der Geburt, v. a. bei Verdacht auf Sauerstoffmangel des Ungeborenen.

Voraussetzung für eine **Amnioskopie** ist, dass der Muttermund zumindest für einen Finger des Untersuchers durchgängig ist. Das sterilisierte **Amnioskop** wird durch Vagina und Zervix eingeführt und das Fruchtwasser unter Beleuchtung betrachtet:
- Das Fruchtwasser ist normalerweise klar oder milchig. **Vernixflocken** (Käseschmiereflocken) sind Zeichen eines reifen Kindes. Bei fehlenden Vernixflocken besteht der Verdacht auf eine Übertragung
- Eine grüne Verfärbung ist durch **Mekonium** (Kindspech) bedingt und gibt damit einen Hinweis auf einen Sauerstoffmangel des Ungeborenen, da es bei intrauterinem Sauerstoffmangel häufig seinen ersten Stuhl absetzt
- Eine gelbliche Verfärbung tritt bei erhöhtem Bilirubinspiegel auf, z. B. bei Rhesusunverträglichkeit

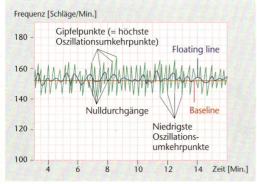

Abb. 30.73: CTG mit Bezeichnung von Baseline, Floating line, Nulldurchgängen und Gipfelpunkten.

Tab. 30.74: FIGO-Score zur Beurteilung des CTG.

Punkte	0	1	2
Baseline [Schläge/Min.]	< 100, > 180	100–120, 150–180	120–150
Oszillationsamplitude [Schläge/Min.]	< 5	5–10, > 25	10–25
Nulldurchgänge [Anzahl/Min.]	< 2	2–6	> 6
Akzelerationen	Keine	Periodisch	Sporadisch
Dezelerationen	Späte, variable mit ungünstigen Zusatzkriterien*	Variable	Keine, sporadische DIP 0

Beurteilung:
- 8–10 Punkte: Kein Anhalt für fetale Gefährdung
- 5–7 Punkte: Warnsignal
- ≤ 4 Punkte: Bedrohliche fetale Gefährdung

* Ungünstige CTG-Zusatzkriterien: z. B. flacher Wiederanstieg der Herzfrequenz, Nicht-Erreichen der ursprünglichen Basalfrequenz.

30 Pflege von Frauen mit gynäkologischen Erkrankungen und bei Schwangerschaft, Geburt und Wochenbett

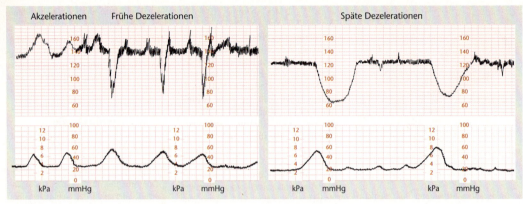

Abb. 30.75: Akzelerationen und Dezelerationen im CTG. Die obere Kurve stellt die kindliche Herzfrequenz dar, die untere Kurve parallel dazu den Verlauf und die Stärke der Wehen. Die kindliche Herzfrequenz liegt etwa bei 140 (links) bzw. 120 Schlägen/Min. (rechts) und schwankt physiologisch um ungefähr 10 Schläge/Min.

▶ Rotbraunes oder fleischfarbenes Fruchtwasser ist nach intrauterinem Kindstod zu beobachten.

Das Risiko der Untersuchung besteht in der Auslösung vorzeitiger Wehen oder eines Blasensprungs.

30.16.4 Mikroblutuntersuchung

Mikroblutuntersuchung (*MBU*, auch *Fetalblutuntersuchung, FBU*): Blutentnahme unter der Geburt aus der Kopfhaut des Kindes zur Blutgasanalyse und pH-Wert-Bestimmung. Indiziert zur Abschätzung der Gefährdung des Kindes bei zweifelhaftem CTG.

Voraussetzungen für die **Mikroblutuntersuchung** sind, dass der Blasensprung stattgefunden hat und der Muttermund ausreichend eröffnet ist. Normal ist ein pH > 7,3. Als kritische Grenze gilt ein pH von 7,25 in der Eröffnungsphase und ein pH von 7,2 in der Austreibungsperiode. Bei weiterem pH-Abfall ist eine operative Geburtsbeendigung erforderlich.

30.17 Physiologische Geburt

Physiologische Geburt (*normale Geburt, regelhafte Geburt*): Spontane Entbindung (**Spontanpartus**) der Schwangeren von einem reifen, normalgewichtigen Kind aus vorderer Hinterhauptslage nach einer Schwangerschaftsdauer von 38–42 Wochen. Ca. 80% aller Geburten.

Der Geburtsverlauf wird unterteilt in Eröffnungsperiode, Austreibungsperiode und Nachgeburtsperiode.

Treibende Geburtskraft sind v. a. die **Wehen**. Dies sind (schmerzhafte) Kontraktionen der Gebärmuttermuskulatur insbesondere während der letzten Schwangerschaftswochen und der Geburt, die das Kind nach unten drücken, den Muttermund öffnen und die Weichteile des Beckens dehnen.

Wehen werden unterteilt in:
▶ **Schwangerschaftswehen,** die von der Schwangeren als Verhärtung empfunden werden und gegen Ende der Schwangerschaft zunehmen
▶ **Senkwehen,** die während der letzten vier Schwangerschaftswochen das Kind tiefer treten lassen. Sie sind unregelmäßig und können leicht schmerzhaft sein
▶ **Vorwehen,** die noch unregelmäßig sind, aber intensiver werden und die nahende Geburt anzeigen
▶ **Eröffnungswehen:** regelmäßige, stärker und schmerzhafter werdende Wehen, die den Beginn der Geburt markieren und der Eröffnung des Muttermundes dienen (☞ 30.17.1)
▶ **Austreibungs-** und **Presswehen,** durch die das Kind nach vollständiger Muttermunderöffnung geboren wird (Presswehen = aktiv durch die Bauchpresse unterstützte Austreibungswehen)
▶ **Nachgeburtswehen,** die zur Lösung und Abstoßung der Plazenta nach der Geburt des Kindes führen
▶ **Nachwehen** im Wochenbett zur Rückbildung des Uterus.

30.17.1 Eröffnungsperiode

Eröffnungsperiode: Phase ab dem Einsetzen regelmäßiger Wehen *oder* dem Blasensprung bis zur vollständigen Eröffnung des Muttermundes. Dauer bei Erstgebärenden ca. 7–10 Std., bei Mehrgebärenden ca. 4–6 Std.

Während der Eröffnungsperiode wird der kindliche Kopf tiefer in das Becken ge-

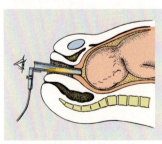

Abb. 30.76: Amnioskopie zur Fruchtwasserbeurteilung. [A400-190]

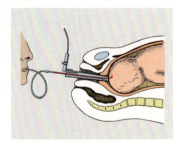

Abb. 30.77: Technik der Mikroblutuntersuchung. Durch ein Amnioskop hindurch wird mit einer kleinen Klinge die Kopfhaut des Kindes angeritzt und dann durch eine Kapillare Blut aspiriert. [A400-190]

1198

drängt und passt sich durch Drehen und Beugen der Beckenhöhle an. Unterer Uterusabschnitt, Zervix und Muttermund werden bis zur Kopfdurchlässigkeit (d. h. auf ca. 10–12 cm Durchmesser) gedehnt.

Blasensprung

Am Ende der Eröffnungsperiode wölbt sich die Fruchtblase in den erweiterten Zervikalkanal vor (**Vorblase**) und platzt bei ca. zwei Drittel aller Geburten. Man spricht von einem **rechtzeitigen Blasensprung.** Ab dem Zeitpunkt des Blasensprungs befindet sich die Schwangere *unter der Geburt,* auch wenn noch keine Wehen eingesetzt haben. Bei noch hoch stehendem kindlichen Kopf besteht die Gefahr eines Nabelschnurvorfalls (☞ 30.19.1). Bei einem **vorzeitigen Blasensprung** vor Beginn der Eröffnungsperiode ist das Risiko einer kindlichen Infektion groß (☞ 30.15.6).

Ist unklar, ob bereits ein Blasensprung stattgefunden hat, kann neben der Sonographie (nur noch wenig oder kein Fruchtwasser mehr in der Fruchthöhle) ein Streifen Lackmuspapier Aufschluss geben: Dieser wird auf einer Vorlage vor die Vulva gelegt und nach 30 Min. wieder entfernt. Blaufärbung (durch das neutrale bis alkalische Fruchtwasser) weist auf einen Blasensprung hin.

Geburtsvorbereitung durch die Hebamme

Üblicherweise sucht die Gebärende in der Eröffnungsperiode, wenn die Wehen regelmäßig alle 5–10 Min. kommen, das Krankenhaus auf. Hat die Aufnahmeuntersuchung durch Hebamme und ggf. Arzt einen Normalbefund ergeben, folgen:

▶ **Vollbad/Dusche.** Zur Behandlung von Wehenschmerzen kann die Schwangere ein entspannendes Vollbad nehmen, dabei achten die Pflegenden oder Hebammen auf mögliche Kreislaufprobleme
▶ **Rasur** der Schambehaarung. Bei vaginaler Entbindung ist ein Kürzen der Schambehaarung nicht notwendig. Ist ein Dammschnitt geplant, wird der Dammbereich rasiert (hausinterne Richtlinien beachten). Vor einem Kaiserschnitt (☞ 30.19.4) werden die Schamhaare im Bereich des Mons pubis entfernt
▶ **Nahrungskarenz.** Nach neuen Erkenntnissen ist eine Nahrungskarenz vor der Geburt nicht notwendig

▶ Im weiteren Verlauf der Eröffnungsperiode Kontrolle von Puls stündlich, Blutdruck zweistündlich und Temperatur vierstündlich (nach Blasensprung stündlich). Beurteilung des Geburtsfortschritts (Muttermundweite, Position des Kindes) durch wiederholte vaginale Untersuchungen.

Schmerzlinderung und psychische Begleitung

Insbesondere Erstgebärende empfinden die Eröffnungsperiode als qualvoll lang. Im Vergleich zu Mehrgebärenden sind bei ihnen sowohl die *geburtsfördernden* Wehen stärker als auch die *geburtshemmenden* Gewebewiderstände höher, und der Muttermund öffnet sich trotz kräftiger Wehen nur langsam. Viele Frauen haben Angst vor den Schmerzen während der Geburt und davor, „zu versagen" oder „es nicht zu schaffen".

Möglichst früh besprechen Arzt und Hebamme mit der Gebärenden, welche Möglichkeiten der Schmerzlinderung in Betracht kommen. In der Eröffnungsphase werden häufig **Spasmolytika** (z. B. Buscopan®) gegeben, die den Teufelskreis „Spasmen – Angst – Schmerz" durchbrechen helfen. Auch **Opioide** sind möglich, am gebräuchlichsten ist hier Pethidin (z. B. Dolantin® ☞ Pharma-Info 15.63). Sie führen u. U. zu einer Atemdepression und zu einer Sedierung von Mutter *und* Kind.

Die **Periduralanästhesie** (*PDA,* Anästhesiepflege ☞ 🖥) bietet die Möglichkeit einer effektiven Analgesie ohne Sedierung. Sie ist z. B. angezeigt bei einem verzögerten Geburtsverlauf, bei der vaginalen Geburt aus Beckenendlage oder einer Erstgebärenden oder auf Wunsch der Patientin bei starkem Geburtsschmerz. Wirkt die PDA noch während der Austreibungsphase, verspürt die Schwangere den Pressdrang manchmal nicht richtig, so dass sich die Geburt verzögert. Weitere unerwünschte Wirkungen der PDA können Kreislauf- und Atemstörungen, Kopfschmerzen und Rückenschmerzen im Punktionsbereich sein.

Beherrscht die Hebamme oder der Arzt die **Akupunktur,** so kann diese ebenfalls zur Schmerzlinderung eingesetzt werden.

Der Gebärenden gegenüber muss betont werden, dass ihre Wahl der Schmerztherapie der jeweiligen Situation angepasst werden kann. Denn der Wunsch nach einer „natürlichen" Geburt führt bei vielen (Erst-)Gebärenden zunächst zur

Ablehnung schmerzlindernder Maßnahmen. Während der Geburt bereuen manche Frauen diese Entscheidung, sie trauen sich dann aber oft nicht, ihre Haltung zu ändern.

Schmerzlindernd wirken nicht nur Arzneimittel, sondern auch **entspannungsfördernde Atemtechniken.** Viele Gebärende haben während der Schwangerschaft einen Geburtsvorbereitungskurs (☞ 30.13.2) besucht, der durch den Abbau von Informationsdefiziten, durch gymnastische Übungen und die Vermittlung schmerzlindernder Atemtechniken verhindern soll, dass die Gebärenden in einen Teufelskreis aus Angst, Verspannung und Schmerzen geraten, was im Extremfall zu einem Geburtsstillstand ohne anatomische Ursache führen kann. In der Eröffnungsphase atmet die Gebärende zu Beginn einer Wehe langsam durch die Nase in den Bauch hinein ein und durch den Mund wieder aus. Dieses Atmen wird wiederholt, bis die Wehe vorüber ist.

Die Anwesenheit vertrauter Personen, meist des (Ehe-)Partners, empfinden die meisten Gebärenden als sehr hilfreich. Voraussetzung ist, dass sowohl die Gebärende als auch der Mann die Anwesenheit wirklich wünschen. Ist keine vertraute Person dabei – etwa weil der Vater auf ältere Kinder aufpassen muss – übernimmt nach Möglichkeit eine zweite Hebamme diese Rolle so gut es geht und streichelt der Frau z. B. die Hände und ist ihr während einer Wehe beim Aufrichten des Oberkörpers behilflich.

Geht es Mutter und Kind gut und hat die Schwangere (noch) keine Schmerzmittel erhalten, dann kann und sollte sie sich während der Eröffnungsphase entsprechend ihren Wünschen bewegen. Den meisten Frauen hilft es, umherzulaufen und „auf den Beinen" zu sein. Außerdem beschleunigt die aufrechte Haltung die Eröffnung des Muttermundes, weil das Kind darauf drückt.

Viele Gebärende, v. a. Erstgebärende, sind nicht nur durch die Schmerzen, sondern auch durch den fehlenden Geburtsfortschritt zermürbt. Daher sollten Fortschritte, z. B. die weitgehende Muttermunderöffnung oder das Sichtbarwerden des kindlichen Kopfes, der Gebärenden mitgeteilt und evtl. mithilfe eines Spiegels vor der Vulva demonstriert werden.

Gebärpositionen

Die Schwangere kann selbst entscheiden, welche Position(en) sie während der Ge-

30 Pflege von Frauen mit gynäkologischen Erkrankungen und bei Schwangerschaft, Geburt und Wochenbett

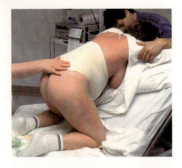

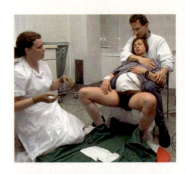

Abb. 30.78 und 30.79: Bei der Vierfüßler- (links) und der sitzenden Position (rechts) hilft die Schwerkraft bei der Geburt etwas mit. Bei beiden kann der Partner die Gebärende unterstützen. Gut sichtbar der Mullschlauch zur Fixierung der Bauchdecken-Transducer. [K206]

burt einnehmen möchte. Die „klassische" Rückenlage im Bett ist ergonomisch ungünstig, da z. B. die Schwerkraft nicht genutzt wird, um das Kind durch den Geburtskanal zu bringen; die Schwangere muss dies allein durch ihre Muskelarbeit leisten.

Zunehmend stehen der Schwangeren mehrere Hilfsmittel zur Verfügung: Das *Bett* ermöglicht die Rückenlage und die Vierfüßlerposition (☞ Abb. 30.78) und bietet bei einer langwierigen Geburt die beste Entspannungsmöglichkeit in der Wehenpause. Geräte für die mehr sitzende Position sind z. B. der *Gebärstuhl* (☞ Abb. 30.79), dessen Sitzfläche vorne einen halbrunden Ausschnitt hat, der *Gebärhocker* und das *Geburtsrad*, in dem eine Sitzfläche elastisch aufgehängt ist und das durch Gewichtsverlagerung Positionsänderungen ermöglicht. An der Decke aufgehängte *Haltebänder* dienen zum Festhalten in einer stehenden oder hockenden Position, bei der die Schwerkraft die größte Wirkung entfalten kann. Wegen ihrer entspannenden und schmerzlindernden Wirkung wird die *Wassergeburt* immer häufiger gewünscht.

30.17.2 Austreibungsperiode

Erstversorgung des Neugeborenen
☞ *30.18*

> **Austreibungsperiode:** Phase von der vollständigen Muttermundöffnung bis zur Geburt des Kindes. Dauer bei Erstgebärenden bis zu zwei Stunden, bei Mehrgebärenden 30–60 Min.
>
> **Pressperiode:** Letzte Phase der Austreibungsperiode. Dauer bei Erstgebärenden ca. 30 Min., bei Mehrgebärenden meist wesentlich weniger.

Mit der vollständigen Muttermundöffnung beginnt der Durchtritt des kindlichen Kopfes durch das Becken, und sowohl Wehenintensität als auch -häufigkeit nehmen stark zu (bis zu fünf Wehen innerhalb von zehn Minuten). Mit dem Tiefertreten des kindlichen Kopfes verspürt die Gebärende einen starken Pressdrang. Sie darf jedoch erst mitpressen, wenn der Muttermund vollständig eröffnet, die Fruchtblase gesprungen und der Kopf des Kindes mit vertikaler Pfeilnaht auf Höhe des Beckenbodens zu tasten ist. Ist dies noch nicht der Fall, veratmet die Schwangere die Wehe, d. h. sie atmet schnell und flach durch den Mund („hechelt") und legt den Kopf dabei zurück.

Unter Anleitung der Hebamme beugt und spreizt die Gebärende die Beine und fasst mit den Händen in die Kniekehlen. Danach nimmt sie den Kopf auf die Brust, atmet ein, hält die Luft an und „drückt dann nach unten", ohne sich jedoch dabei im Beckenbodenbereich zu verkrampfen. Die Möglichkeit, aktiv mitzuhelfen, bedeutet für die Frau meist eine große Erleichterung. Sie spürt, dass die Geburt bald vorüber sein wird und ist mit ihren

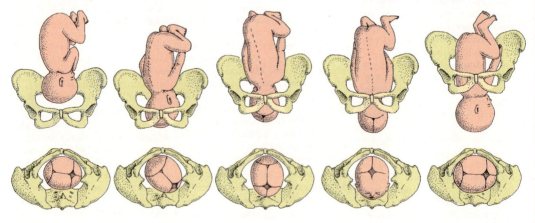

a Eintritt des Kopfes   b Rotation in Beckenmitte, Pfeilnaht schräg   c Kopf auf Beckenboden (BB), Pfeilnaht gerade   d Geburt des Kopfes über den Damm, Pfeilnaht gerade   e Äußere Drehung des Kopfes, Schultern jetzt gerade

Abb. 30.80: Durchtritt des Kindes durch den Geburtskanal bei der vorderen Hinterhauptslage, untere Abbildung jeweils aus der Sicht des Geburtshelfers. [R184]

30.17 Physiologische Geburt

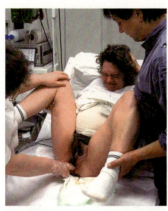

Abb. 30.81: Trotz großer Anstrengung empfinden viele Frauen die Pressphase als weniger unangenehm als die vorherigen Geburtsphasen. [K206]

Gedanken schon ganz beim Kind. Umgekehrt empfinden es viele Gebärende als sehr unangenehm, wenn sie einem Pressdrang nicht nachgeben dürfen, weil nicht alle Voraussetzungen erfüllt sind.

Als **Einschneiden** des Kopfes bezeichnet man das Sichtbarwerden des kindlichen Kopfes in der Vulva.

Während des **Durchschneidens** streckt sich der kindliche Kopf, Stirn und Gesicht erscheinen in der Vulva.

Schmerzlinderung

Zur Ausschaltung des Dehnungsschmerzes und zur Relaxation der Beckenbodenmuskulatur kann in der Austreibungsphase ein **Pudendusblock** *(Pudendusanästhesie)*, d.h. eine Leitungsanästhesie (Anästhesiepflege ☞ 🖵) des N. pudendus, gesetzt werden. Dadurch werden das untere Vaginaldrittel, die Vulva und der Damm analgesiert. Von Vorteil ist, dass die Gebärende weiter den Pressdrang verspürt.

Dammschutz

Um ein schonendes und langsames Herausgleiten des kindlichen Kopfes zu ermöglichen und um zu verhindern, dass mütterliches Gewebe zwischen Vagina

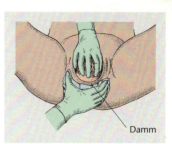

Abb. 30.82: Dammschutz. Die linke Hand der Hebamme führt den Kopf mit leichtem Gegendruck, die rechte Hand schützt ab dem Durchschneiden des kindlichen Kopfes den Damm. [A400-190]

und Anus (**Damm**) reißt, schützt die Hebamme den Damm (**Dammschutz** ☞ Abb. 30.82). Reicht dies nicht aus, kann eine *Episiotomie* (Dammschnitt ☞ 30.19.4) erfolgen.

Sobald der kindliche Kopf durchschneidet, soll die Gebärende nicht mehr pressen, sondern den Pressdrang „veratmen" (☞ oben).

Normaler Geburtsablauf [K206]

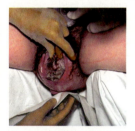

Abb. 30.83: Der Kopf des Kindes beim Durchschneiden. Die Hebamme ertastet die gerade stehende Pfeilnaht.

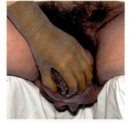

Abb. 30.84: Der Kopf ist weiter hervorgetreten. Die Hebamme reguliert durch leichten Gegendruck das Hervorgleiten.

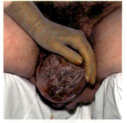

Abb. 30.85: Das Gesicht ist geboren, Kopf und Schultern drehen sich um 90°, damit die Schultern geboren werden können.

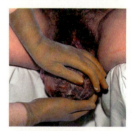

Abb. 30.86: Die Hebamme fasst den Kopf, der zur Seite blickt, und führt ihn nach unten, damit die vordere Schulter unter der Symphyse hervorgleiten kann.

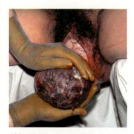

Abb. 30.87: Die vordere Schulter steckt nur noch in der Vulva. Die Hebamme führt in der nächsten Wehe zur Geburt der hinteren Schulter den Kopf nach oben

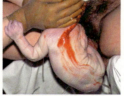

Abb. 30.88: Ist die zweite Schulter geboren, folgt oft der restliche Körper in einer Wehe nach. Die Füße verlassen den Geburtskanal zuletzt – das Kind ist geboren.

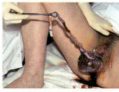

Abb. 30.89: Die Geburt der Plazenta wird von der Hebamme durch leichten Zug an der Nabelschnur und gleichzeitigem Druck von außen auf den Uterus in Richtung Vulva unterstützt.

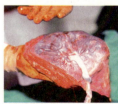

Abb. 30.90: Die Plazenta wird sowohl von der kindlichen Seite (hier im Bild) als auch von der mütterlichen Seite genau auf Vollständigkeit geprüft. Ebenso werden die Eihäute untersucht. [K206]

1201

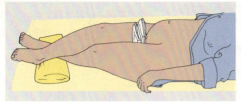

Abb. 30.91: Lagerung nach Fritsch. Die Beine sind gestreckt, die Unterschenkel übereinandergeschlagen. Eine Vorlage liegt vor der Vulva, ihr hinterer Teil wird unter das Gesäß geschoben. Eine abnorm starke Blutung kann sofort erkannt werden. [A400-215]

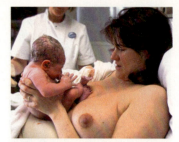

Abb. 30.92: Die erste intensive Kontaktaufnahme zwischen Mutter und Kind: Haut an Haut. [K206]

30.17.3 Nachgeburtsperiode und Postplazentarperiode

> **Nachgeburtsperiode:** Phase vom Abnabeln des Kindes bis zur Ausstoßung der Plazenta. Dauer bis zu einer Stunde.
>
> **Postplazentarperiode:** Umfasst die ersten zwei Stunden nach Ausstoßung der Plazenta und ist Beginn des *Wochenbetts*. Wegen der relativ hohen Komplikationsgefahr werden die Wöchnerinnen in dieser Zeit engmaschig von den Hebammen im Kreißsaal überwacht.

Wenige Minuten nach der Geburt des Kindes setzen die Nachgeburtswehen ein. Sie verkleinern den Uterus und damit die Plazentahaftfläche. Dadurch bildet sich ein *retroplazentares Hämatom* und die Plazenta wird ausgestoßen.

Zur Beschleunigung der Plazentalösung und zur Verringerung des Blutverlustes wird in vielen Kliniken kurz nach der Geburt des Kindes Oxytocin (z. B. Orasthin®, Syntocinon® ☞ Pharma-Info 30.67) i. v. gespritzt.

Hebamme und/oder Arzt kontrollieren die ausgestoßene Plazenta und die Eihäute auf Vollständigkeit (☞ Abb. 30.90). Plazentareste im Uterus können zu Infektionen und Blutungen im Wochenbett führen, selten zu polypartigen Wucherungen oder – sehr selten – zum *Chorionkarzinom* (☞ 30.15.3). Nach Ausstoßung der Plazenta wird oft Methylergometrin (z. B. Methergin®) zur Unterstützung der Uteruskontraktion und zur Verhütung von Nachblutungen verabreicht.

Nach Geburt der Plazenta werden Geburtsverletzungen und/oder Dammschnitt versorgt. Der Mutter wird beim Säubern und Umziehen geholfen und sie wird je nach Wunsch in flacher Rückenlage oder halb sitzend nach Fritsch (☞ Abb. 30.91) gelagert. Nach 15–30 Min. wird sie aufgefordert, sich im Bett zu bewegen. Ist die Frau thrombosegefährdet, stehen die Hebammen mit ihr bereits im Kreißsaal kurz auf. Treten keine Komplikationen wie z. B. Nachblutungen auf, werden Mutter und Kind nach ca. zwei Stunden auf die Wöchnerinnenstation verlegt.

Bonding

Der Begriff **Bonding** bezeichnet die Mutter- bzw. Eltern-Kind-Bindung (*engl.* bond = Bund). Schon während der Schwangerschaft entwickelt die Mutter eine Verbundenheit mit ihrem Kind. Diese Bindung vertieft sich nach der Geburt, auch der Vater lernt sein Kind immer mehr kennen, Eltern und Kind werden immer vertrauter, die Familie wächst zusammen.

Viel gemeinsame Zeit miteinander von den ersten Stunden an fördert das Bonding. Viele Väter dürfen ihr Baby selbst abnabeln, und das Neugeborene wird meist direkt nach der Geburt seiner Mutter auf den Bauch gelegt (☞ auch 30.18). Das Neugeborene sollte dann die ersten Stunden mit seinen Eltern verbringen dürfen, am günstigsten in einem separaten Raum, und auch schon angelegt werden. Nach einem Kaiserschnitt kann zumindest der Vater Kontakt zu dem Kind aufnehmen. Während des gesamten Krankenhausaufenthaltes wirken sich viel ungestörte Zeit mit dem Kind, direkter Kontakt zu ihm und Stillen günstig aus. (☐ 13, 14)

30.18 Erstversorgung des Neugeborenen

Das gesunde Neugeborene beginnt direkt nach der Geburt zu atmen und meist auch zu schreien. Es wird dann wie folgt versorgt:

▸ Absaugen mit einem sterilen Absaugkatheter ist nur bei Atemstörungen erforderlich. Für gesunde Neugeborene stellen Schleim und Fruchtwasser kein Problem dar
▸ In der Regel wird das Neugeborene 1–2 Min. nach der Geburt abgenabelt. Dabei wird die erste Nabelklemme ca. 10 cm, die zweite Klemme ca. 13 cm vom Nabel des Kindes entfernt gesetzt und die Nabelschnur zwischen beiden Klemmen mit der Nabelschere durch-

Beurteilungskriterium	Bewertung		
	0 Punkte	1 Punkt	2 Punkte
Atembewegungen	Keine (Apnoe)	Flach, unregelmäßig, Schnappatmung	Regelmäßige Atmung, kräftiges Schreien
Puls	Nicht wahrnehmbar	< 100/Min.	> 100/Min.
Grundtonus (Muskeltonus, Aktivität)	Schlaffer Tonus, keine Bewegungen	Geringer Tonus, wenig Bewegungen	Guter Tonus, aktive Bewegungen
Aussehen (Hautfarbe)	Blau (zyanotisch), weiß/blass	Stamm rosa, Extremitäten blau	Vollständig rosa
Reflexerregbarkeit (Reaktion auf Hautreiz oder Absaugen)	Keine Reaktion	Grimassieren, geringe Reaktion	Schreien, Husten, Niesen, abwehrende Reaktion
Beurteilung anhand der Gesamtpunktzahl: 7–10 unauffällig; 4–6 mäßige Depression; < 4 schwere Depression, akute Gefährdung			

Tab. 30.93: Apgar-Schema. Das von der Anästhesistin Virginia Apgar entwickelte Punkte-Schema dient der Zustandsbeurteilung von Neugeborenen unmittelbar nach der Geburt. Zur Gedächtnisstütze werden die Beurteilungskriterien so formuliert, dass ihre Anfangsbuchstaben ebenfalls das Wort „Apgar" ergeben (hier der gebräuchlichsten Bezeichnungen).

trennt. Die endgültige Nabelversorgung findet später statt
- Der Arzt entnimmt zur pH-Bestimmung Blut aus der Nabelschnurarterie. Außerdem bestimmt er oder die Hebamme eine, fünf und zehn Minuten nach der Geburt den **Apgar-Wert** (☞ Tab. 30.93). Alle Werte dienen der Beurteilung des kindlichen Zustands unmittelbar nach der Geburt
- Der ärztliche Geburtshelfer horcht Herz und Lungen ab (☞ Abb. 30.124)
- Danach wird das Kind – möglichst nackt – der Mutter auf den Bauch gelegt. Dort hört es die vertrauten Herztöne der Mutter und beruhigt sich meist bald. Während dieser Kennenlern- und Erholungsphase sollte es auch erstmalig an die Brust angelegt werden bzw. die Brustwarze selbst suchen (Stillen ☞ 30.21.4). Intensiver Körperkontakt in der ersten Stunde fördert die Bindung zwischen Mutter und Kind und sollte nur aus wichtigen Gründen unterbrochen werden
- Erst danach wird das Kind von der Hebamme übernommen, gemessen (Körperlänge und Kopfumfang), gewogen (☞ Abb. 30.94) und gebadet. Der Nabel wird nun endgültig versorgt (☞ 30.23.3, hausinterne Richtlinien beachten) und das Baby mit einem Armband gekennzeichnet und angezogen. Zur Prophylaxe einer Vitamin-K-Mangelblutung erhält es Vitamin-K-Tropfen. Zur Prophylaxe einer kindlichen Bindehautentzündung durch Gonokokken (*Gonoblennorrhö* ☞ 28.5.5) können in jedes Auge antibiotische oder jodhaltige Augentropfen geträufelt werden, die gleichzeitig gegen Chlamydien wirken. Die früher übliche **Credé-Prophylaxe** mit Silbernitratlösung ist nicht mehr gesetzlich vorgeschrieben

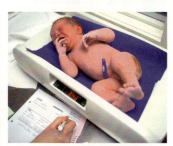

Abb. 30.94: Das frisch gebadete Neugeborene wird gemessen und gewogen. Die braunen Flecken an der linken Gesäßhälfte sind Mekoniumreste, die sehr klebrig sind und erst mit dem nächsten Bad abgelöst werden können. [K206]

- Nach Möglichkeit wird das Kind dann wieder der Mutter gegeben oder in die Nähe der Mutter in sein Bettchen gelegt (☞ Bonding 30.17.3)
- Im Laufe der ersten 24 Lebensstunden nimmt ein Kinderarzt die Neugeborenen-Erstuntersuchung (U1 ☞ 5.6.2, 8.2.3) vor.

Bei nicht wenigen Kindern besteht eine Diskrepanz zwischen dem errechneten und dem tatsächlichen Geburtstermin. Andere werden zwar am errechneten Termin geboren, scheinen aber noch nicht ausreichend reif oder übertragen. Bei diesen Kindern sowie allen Neugeborenen mit einem Geburtsgewicht unter 2500 g wird das **Gestationsalter** *(Tragzeit)* des Neugeborenen geschätzt.

Pflege des Neugeborenen ☞ *30.23*

30.19 Pathologische Geburt

Dystokie: Gestörter Geburtsverlauf. Bedingt durch *mechanische Ursachen*, z. B. Beckenverformungen der Mutter, Lageanomalien oder *funktionelle Störungen* wie **Wehendystokie** bei Wehenschwäche oder zu hoher Grundspannung der Gebärmutter oder **Zervixdystokie** bei unzureichender Eröffnung des Muttermundes.

Je nach Ursache des gestörten Geburtsverlaufs und Ausmaß der Gefährdung für Mutter und Kind kann zunächst abgewartet werden.

Oft reichen konservative Maßnahmen aus, bei Wehenschwäche etwa die Wehenstimulation durch ein warmes Bad oder eine Wärmflasche, die intravaginale Prostaglandinapplikation (z. B. Prepidil®-Gel, sog. *Priming*) und die CTG-überwachte Oxytocininfusion (☞ Pharma-Info 30.67). In dringenden Fällen muss die Geburt jedoch innerhalb weniger Minuten operativ beendet werden.

Geburt eines toten oder sterbenden Kindes

Auch heute noch kommt es vor, dass ein Kind vor oder kurz nach der Geburt stirbt. Einige Eltern wissen dies schon bei der stationären Aufnahme, andere werden plötzlich mit der Nachricht eines schwerstkranken und nicht lebensfähigen Kindes konfrontiert und in eine fundamentale Krise gestürzt.

Für die Mutter stellt das Gebären ihres toten Kindes einen nahezu übermenschlichen Akt dar, die Geburt wird oft als quälend und sinnlos empfunden. Die Eltern dürfen in dieser Krisensituation nicht alleine gelassen werden. Pflegende, Hebammen und Ärzte unterstützen und begleiten die Eltern in ihrer Trauerarbeit und akzeptieren *Trauerreaktionen*. Sie behandeln das Kind mit Respekt und Würde und ziehen es an. Nach heutigem Kenntnisstand gelingt die Trauerarbeit am besten, wenn die Mutter ihr Kind nach der Geburt anschauen und berühren darf. Daher legen die Pflegenden das Kind in eine Decke und ermutigen die Mutter bzw. Eltern, das Kind anzuschauen und zu berühren. Tränen und Gefühlsausbrüche sollen hier bewusst zugelassen werden. Möchte die Mutter das Kind erst später sehen, sollte dies ermöglicht werden. Möchte sie ihr Kind gar nicht sehen, wird dies ebenfalls akzeptiert. Auf keinen Fall dürfen die Eltern mit der Begründung, dies sei für sie das Beste, zu einer Kontaktaufnahme gedrängt werden.

In vielen Kliniken werden Fotos oder ein Fußabdruck des Kindes angefertigt oder eine kleine Haarlocke abgeschnitten, damit die Eltern das verstorbene Kind als ihr Kind *annehmen*, sich von ihm *verabschieden* und sich später an ihr Kind *erinnern* können. Zu einem geeigneten Zeitpunkt vermitteln die Pflegenden Adressen von *Selbsthilfegruppen*. (✉ 3)

30.19.1 Lageanomalien

Lageanomalie (kindliche Fehllage): Abweichung von der normalen Schädellage des Feten. Häufigkeit von **Beckenendlagen** ca. 3–5%, von **Querlagen** ca. 0,7% aller Geburten.

Krankheitsentstehung

Meist bleibt die Ursache der **Lageanomalie** unklar. Risikofaktoren sind Beckenanomalien der Mutter oder Fehlbildungen des Kindes, die beide eine zeitgerechte Drehung des Kindes erschweren. Auch bei Frühgeburten und Mehrlingen treten Lageanomalien gehäuft auf.

Symptome, Untersuchungsbefund und Diagnostik

Der Mutter fällt evtl. auf, dass „das Kind so weit unten strampelt". Bei der gynäkologischen Untersuchung ist der Kopf unter dem Rippenbogen oder seitlich tast-

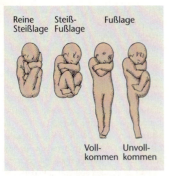

Abb. 30.95: Beckenendlagen. Am häufigsten ist die reine Steißlage. [A300-190]

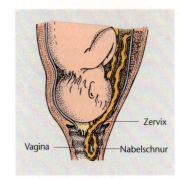

Abb. 30.96: Bei jeder 200. Geburt kommt es zu einem Nabelschnurvorfall. Die Gefahr ist besonders groß, wenn die Fruchtblase platzt, bevor der Kopf in das kleine Becken eingetreten ist. [A400-190]

bar. Heute ist eine sichere Diagnosestellung durch die Sonographie problemlos möglich.

Risiken der Lageanomalien

Das Risiko der *Beckenendlage* besteht darin, dass Füße und Steiß den Geburtskanal nicht so weit dehnen, dass der (größere) Kopf schnell nachfolgen kann. Ab einem bestimmten Zeitpunkt drückt der Kopf die Nabelschnur zusammen, die ja mit dem Nabel des Kindes vorangeht, aber noch nach oben Verbindung zur Plazenta hat, so dass die Sauerstoffversorgung des Kindes beeinträchtigt ist und die Geburt auf jeden Fall innerhalb der nächsten Minuten beendet werden muss. Wegen der unzureichenden Vordehnung der Geburtswege sind dabei v.a. Kopf, Wirbelsäule und Hals des Kindes erhöhten mechanischen Belastungen ausgesetzt. Bei der *Querlage* ist eine vaginale Geburt überhaupt nicht möglich.

In beiden Fällen ist das Risiko eines **Nabelschnurvorfalls** beim Blasensprung erhöht, da der Kopf die Muttermundöffnung nicht „abdichtet". Der Kopf oder andere Körperteile des Kindes klemmen dann die Nabelschnur mit den lebenswichtigen Blutgefäßen ab, es kommt zu einem lebensbedrohlichen Sauerstoffmangel des Kindes.

Behandlungsstrategie

Pflege bei Sectio caesarea ☞ 30.19.4

Liegt das Kind einer Erstgebärenden in Beckenendlage, wird meistens ein Kaiserschnitt *(Sectio caesarea)* durchgeführt, da das Risiko für das Kind hierbei geringer ist als bei einer vaginalen Geburt. Unter bestimmten Voraussetzungen (geschätztes Gewicht des Kindes 2500–3500 g, keine reine Fußlage, kein vorzeitiger Blasensprung, unauffällige Beckenaustastung, evtl. PDA) kann bei Einverständnis der Schwangeren eine vaginale Entbindung versucht werden. Bei einer Frau, die bereits Kinder geboren hat, sind die Geburtswege weicher, so dass eine vaginale Geburt möglich ist. Durch spezielle Handgriffe unterstützt der Arzt die Geburt des Kindes. Sobald Komplikationen auftreten, wird ein Kaiserschnitt durchgeführt. Bei einer Querlage ist stets ein Kaiserschnitt erforderlich. Bis dahin sind eine medikamentöse Wehenhemmung und Beckenhochlagerung der Gebärenden erforderlich. Bei einem Nabelschnurvorfall muss sofort ein Kaiserschnitt durchgeführt werden, um das Leben des Kindes zu retten.

> **Vorsicht**
> Wegen des erhöhten Risikos für das Kind muss bei jeder Beckenendlage der Baby-Notfallkoffer bereitstehen!

Nach der Geburt müssen sowohl die Mutter als auch das Kind auf Geburtsverletzungen untersucht und während der ersten Tage sorgfältig beobachtet werden.

30.19.2 Mütterliche Geburtsverletzungen

Dammriss

Die häufigsten mütterlichen Geburtsverletzungen sind **Dammrisse**, genauer *Scheidendammrisse*, die durch Überdehnung des Damms entstehen.

Je nach Schwere der Verletzung werden drei Grade unterschieden:
▶ **Grad I:** Hauteinriss des Introitus, der Vagina und des Damms ohne Verletzung der Dammmuskulatur
▶ **Grad II:** Riss der Dammmuskulatur bis zum äußeren Schließmuskel des Darms, der Schließmuskel selbst bleibt aber intakt
▶ **Grad III:** Dammriss mit Verletzung des Schließmuskels und manchmal auch der Rektumschleimhaut. Das Einreißen der Rektumschleimhaut wird gelegentlich auch als Dammriss *Grad IV* bezeichnet.

Die medizinische Versorgung bei Dammrissen Grad I und II besteht in einer Dammnaht (☞ 30.19.4).

Bei einem Dammriss Grad III muss der äußere Schließmuskel sorgfältig rekonstruiert werden, um eine spätere Stuhlinkontinenz zu vermeiden.

Pflege

Die Pflege bei Dammrissen I. und II. Grades entspricht der Pflege bei Episiotomie (☞ 30.19.4).

Bei Dammrissen III. und IV. Grades muss beispielsweise mit Laxantien für weichen Stuhlgang gesorgt werden (☞ Pharma-Info 19.7). Dabei dürfen keine Einläufe oder Suppositorien gegeben werden. Rektale Untersuchungen sind ebenfalls nicht erlaubt.

Zervixriss

Zervixrisse entstehen z.B. bei Zangenentbindungen (☞ 30.19.4) oder wenn sich der Muttermund noch nicht ganz geöffnet hat, die Gebärende aber schon presst. Sie können stark bluten und müssen sorgfältig genäht werden.

Uterusruptur

In Deutschland heute sehr selten, aber für Mutter und Kind sehr gefährlich ist die **Uterusruptur,** d.h. das Zerreißen der Gebärmutter.

Häufig handelt es sich um eine schmerzlose **Narbenruptur** nach Uterusoperationen. Die drohende **Überdehnungsruptur** eines intakten Uterus (z.B. bei Querlage) zeigt sich durch Steigerung der Wehentätigkeit bis zum Wehensturm und zunehmende Unruhe der Gebärenden. Nach der Ruptur hören die Wehen auf, die Frau gerät binnen kurzer Zeit in einen Schock.

Die Uterusruptur erfordert eine sofortige Operation. In günstigen Fällen ist eine Uterusübernähung möglich, ansonsten muss der Uterus entfernt werden.

30.19.3 Plazentalösungsstörung und Uterusatonie

Plazentalösungsstörung

> **Plazentalösungsstörung:** Gestörte Ablösung der Plazenta von der Uteruswand nach der Geburt des Kindes, evtl. mit stärkerer Blutung. Entweder funktionell (bei Wehenschwäche nach der Geburt, überfüllter Harnblase) oder durch zu tiefes Einwachsen der Plazentazotten in die Uteruswand.

Zunächst wird versucht, nichtinvasiv eine Plazentalösung herbeizuführen:
- Harnblase entleeren, Uterus leicht massieren, um eine Wehe „anzureiben", Eisblase auflegen
- Kontraktionsmittel injizieren (z. B. Methergin®, Syntocinon® i. m./i. v.)
- Credé-Handgriff durchführen (☞ Abb. 30.97).

Bleiben diese Maßnahmen erfolglos, wird die Plazenta – in der Regel unter Kurznarkose – manuell gelöst und vorsichtig eine Abrasio (☞ 30.3.7) vorgenommen. Ist die Plazenta in das Myometrium hineingewachsen (**Placenta accreta**, sehr selten), muss meist der Uterus entfernt werden.

Uterusatonie

> **Uterusatonie:** Unzureichende Kontraktion der Gebärmutter nach Ausstoßung der Plazenta. Zeigt sich meist durch massive vaginale Blutungen (> 500 ml), manchmal auch durch den kontinuierlichen Abgang kleinerer Blutmengen bei Einblutung in die Gebärmutterhöhle (hoher Fundusstand).

Ursachen einer **Uterusatonie** sind Kontraktionsschwäche und/oder Überdehnung des Myometriums, z. B. nach einer Zwillingsschwangerschaft, operativer Geburtsbeendigung oder Uterus myomatosus (☞ 30.6.2).

Atonische Nachblutungen können nicht nur in der Nachgeburtsperiode auftreten, sondern auch noch zu Beginn des Wochenbetts. Leitsymptom der Uterusatonie ist die vaginale Blutung.

Behandlungsstrategie und Pflege

Bei massiven Blutungen wird zunächst versucht, den Uterus während einer Nachwehe „auszudrücken" und mit der flachen Hand vom Fundus her komprimiert zu halten, damit die Gebärmutterhöhle nicht wieder vollblutet (☞ Abb. 30.97). Gleichzeitig wird manuell oder medikamentös versucht, neue Kontraktionen anzuregen. Pflegerisch ist auf eine leere Harnblase zu achten, auch Kälteanwendungen (Arztanordnung) können helfen.

Blutet die Frau weiterhin stark, werden Infusionen mit Oxytocin (z. B. Orasthin®), Methergin-Oxytocin (z. B. Syntometrin®) oder Prostaglandinen (z. B. Dinoproston, etwa Minprostin® E_2; Sulproston, etwa Nalador®) angehängt.

Helfen auch diese nicht, muss die Gebärmutterhöhle tamponiert werden. In seltenen Fällen bleibt als letzte Möglichkeit die Entfernung des Uterus.

Gleichzeitig müssen eine Schocktherapie durchgeführt und andere Ursachen einer Nachblutung ausgeschlossen werden (☞ unten).

> **Nachblutungen in der Nachgeburtsperiode**
> In der Nachgeburtsperiode ist die häufigste Komplikation eine zu starke Nachblutung. Ursachen sind:
> - Plazentalösungsstörung oder unvollständige Plazentaausstoßung
> - Uterusatonie
> - Mütterliche Geburtsverletzungen
> - Gerinnungsstörungen.

30.19.4 Geburtshilfliche Operationen

Episiotomie

Eine **Episiotomie** *(Dammschnit)* wird in der Pressperiode durchgeführt, wenn der Druck auf den kindlichen Kopf verringert werden muss (z. B. bei Frühgeburt), die Pressperiode bei pathologischem CTG verkürzt oder bei vaginal-operativen Entbindungen Raum gewonnen werden muss. Eine Episiotomie bei Blasswerden der Dammhaut zur Prophylaxe eines Dammrisses wird heute überwiegend abgelehnt, da Dammrisse Grad I und II bei adäquter Versorgung genauso gut heilen.

Die drei möglichen Schnittführungen der Episiotomie zeigt Abb. 30.99. Welche Technik angewandt wird, entscheidet der Arzt je nach Indikation. Erfolgt der Schnitt beim Durchschneiden des Kopfes auf dem Höhepunkt einer Wehe, ist keine Lokalanästhesie nötig. Ansonsten wird der Damm durch Infiltration eines Lokalanästhetikums betäubt.

Die **Dammnaht** erfolgt nach Geburt der Plazenta. Nach einer rektalen Untersuchung der Frau zum Ausschluss von Darmverletzungen werden die Vaginalschleimhaut, die tieferen Dammschichten

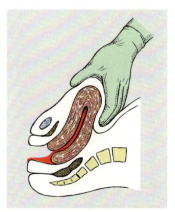

Abb. 30.97 (links): Credé-Handgriff. Der Uterus wird mit einer Hand umfasst (Daumen auf der Vorderseite, die übrigen Finger auf der Hinterseite) und komprimiert. [A300-190]

Abb. 30.98 (rechts): Manuelle Lösung der Plazenta. Anschließend wird vorsichtig eine Abrasio vorgenommen. [A400-190]

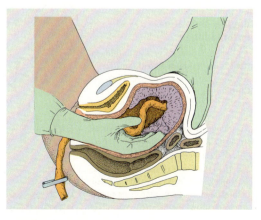

Episiotomie [K206]

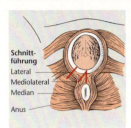

Abb. 30.99: Schnittführungen der Episiotomie. Am häufigsten ist die mediolaterale Schnittführung; bei der medianen ist die Gefahr eines Einrisses des analen Sphinkters am größten. [A400-190]

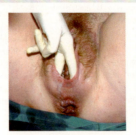

Abb. 30.100: Nach der Indikationsstellung zur Episiotomie schiebt die Hebamme oder der Arzt in der Wehenpause zwei Finger zwischen kindlichen Kopf und Dammhaut.

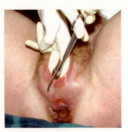

Abb. 30.101: Die Episiotomieschere wird zur mediolateralen Episiotomie angesetzt, hier im Bereich der Episiotomienarbe einer vorangegangenen Geburt.

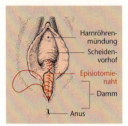

Abb. 30.102: Bei der Dammnaht werden zunächst die Ränder der Scheidenwunde genäht, dann folgen tiefe Nähte im subkutanen und Muskel-Gewebe, anschließend die Naht der Haut. [A400-190]

und die Haut in getrennten Schichten wieder verschlossen. Heute werden meist resorbierbare Fäden (Pflege im OP ☞ 🖥) benutzt, die nicht gezogen werden müssen.

Pflege nach Episiotomie
- In den ersten zwei Tagen zweimal täglich sowie nach dem Stuhlgang Genitalspülungen (☞ 30.1.3) vornehmen
- Die Dammnaht täglich auf Zeichen einer Infektion, eines Hämatoms oder einer verzögerten Wundheilung inspizieren. Bei Dehiszenzen *(Auseinanderweichen der Wundränder)* den Arzt informieren
- Salbentupfer werden nicht mehr aufgetragen, da sie die Wunde aufweichen
- Ist es für die Wöchnerin sehr unangenehm, auf der Naht zu sitzen, ein weiches Kissen unterlegen (keinen Sitzring ☞ 30.1.6)
- Bei stärkeren Schmerzen Analgetika nach Arztanordnung geben, z. B. Ibuprofen.

Vaginal-operative Entbindungen

Als **vaginal-operative Entbindungen** werden die **Vakuum-Extraktion** *(Saugglocken-Entbindung)* und die **Forzeps-Entbindung** (*Zangenentbindung;* lat. forceps = Zange) bezeichnet. Sie sind v. a. notwendig, wenn es während der Austreibungsperiode zu einem Geburtsstillstand oder einem Sauerstoffmangel des Kindes kommt.

Bei der Vakuum-Extraktion wird eine Saugglocke auf den kindlichen Kopf aufgesetzt und nach Erzeugung eines Unterdrucks das Kind mit der Wehe vorsichtig herausgezogen. Bei der Forzeps-Entbindung wird eine spezielle Zange um den Kopf des Kindes gelegt und ohne Kraftanwendung geschlossen. Die Entwicklung des Kindes erfolgt ebenfalls mit der Wehe.

In beiden Fällen muss eine Episiotomie gemacht und die Mutter anschließend sorgfältig auf Verletzungen (☞ 30.19.2) untersucht werden.

Nach der Geburt besteht ein erhöhtes Risiko der **Uterusatonie** (☞ 30.19.3). Prophylaktisch können Arzneimittel gegeben werden, welche die Uteruskontraktionen unterstützen (beispielsweise Syntocinon®).

Pflege nach vaginal-operativer Entbindung
- Die Patientin wird auf Blutungen oder eine verzögerte Rückbildung des Uterus kontrolliert (☞ 30.21.1, Abb. 30.114, Kontrolle des Fundusstandes im Wochenbett)
- Das Kind wird sowohl nach einer Vakuum-Extraktion als auch nach einer Zangenentbindung sorgfältig beobachtet. Nach einer Vakuumextraktion hat das Kind dort, wo die Saugglocke ansetzte, eine entsprechend geformte **Kopfgeschwulst** (☞ 30.24.4), die nach der Geburt jedoch rasch verschwindet.

Sectio caesarea

Eine **Sectio caesarea** (kurz *Sectio, Kaiserschnitt, Schnittentbindung*) ist indiziert, wenn die Geburt aufgrund mütterlicher oder kindlicher Gefährdung schnell beendet werden muss, eine vaginal-operative Geburt aber noch nicht möglich ist, weil das Kind noch nicht tief genug in den Geburtskanal eingetreten ist. Außerdem wird eine **elektive** *(geplante)* **Sectio** vorgenommen, wenn eine vaginale Ge-

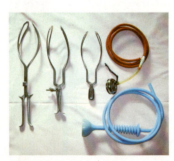

Abb. 30.103: Verschiedene Geburtszangen und Saugglocken. [R185]

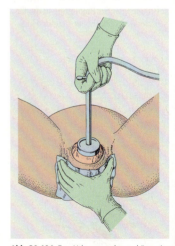

Abb. 30.104: Zum Vakuumextraktor gehören eine Saugglocke, ein Schlauchsystem mit integriertem Handgriff und eine Vakuumpumpe. [K183]

burt für Mutter oder Kind ein unverantwortlich hohes Risiko bedeuten würde, zunehmend auch auf Wunsch der Mutter. Dieser Kaiserschnitt auf Wunsch ist jedoch unter Eltern, Hebammen, Pflegenden und Ärzten umstritten. Die durchschnittliche Kaiserschnittrate liegt in Deutschland derzeit bei ca. 25%.

Je nach Wunsch der Schwangeren und Dringlichkeit des Eingriffs ist die Sectio caesarea unter Vollnarkose oder mit Periduralanästhesie möglich (bei Notfall meist Vollnarkose).

Nach Eröffnung der Bauchdecken durch einen Schnitt in der Schamhaargrenze und Eröffnung der Gebärmutter wird das Kind entwickelt, abgenabelt, abgesaugt und an die Hebamme weitergegeben. Anschließend werden alle durchtrennten Schichten der mütterlichen Bauchwunde sorgfältig wieder verschlossen.

Pflege bei Sectio caesarea
Allgemeine perioperative Pflege
☞ *15.10.2 – 15.10.4*
Pflege bei gynäkologischen Operationen
☞ *30.1.6*

▶ Vor der Sectio Blasendauerkatheter legen
▶ Nach der Sectio Patientin wie nach abdominaler Hysterektomie pflegen (☞ 30.6.2)
▶ Zusätzlich Lochien (☞ 30.21.1) und Fundusstand (☞ Tab. 30.113) kontrollieren
▶ Trotz der postoperativen Überwachung Mutter und Kind Zeit zum Kennenlernen mit intensivem Körperkontakt ermöglichen und das Kind möglichst bald an die Brust anlegen
▶ Bei Rh-negativer Mutter und Rh-positivem Kind notwendige Rhesus-Prophylaxe durchführen (auf Arztanordnung)
▶ Blasenkatheter ziehen, wenn die Wöchnerin genügend mobil ist und sich in der Lage fühlt, die Toilette aufzusuchen, möglichst am ersten Tag post partum.

> Nach einer Sectio ist die Mutter geschwächt. Die Pflegenden unterstützen sie in ihrem Wunsch nach Kontakt zu ihrem Kind, achten aber darauf, dass sich die Frau nicht überfordert. Sie helfen ihr bei der Versorgung ihres Kindes, ohne sie zu übergehen, beziehen den Vater des Kindes möglichst ein und ermöglichen der Frau ausreichende und ungestörte Ruhepausen.

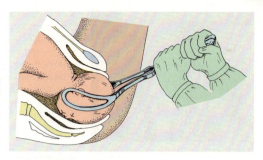

Abb. 30.105: Während einer Wehe wird das Kind mit der ohne Kraftanwendung geschlossenen Zange aus dem Geburtskanal gezogen. [A400-190]

Sectio caesarea (Kaiserschnitt) [K206]

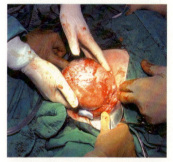

Abb. 30.106: Nach Eröffnung des Uterus fasst der Geburtshelfer den Kopf und zieht ihn aus der Uterushöhle heraus.

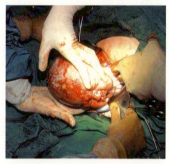

Abb. 30.107: Durch Seitneigung des Kopfes wird nun die Entwicklung der ersten Schulter eingeleitet, …

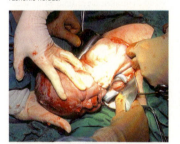

Abb. 30.108: …, die jetzt geboren ist.

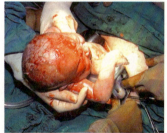

Abb. 30.109: Arme und Oberkörper folgen.

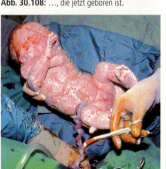

Abb. 30.110: Der Neugeborene wird sogleich abgenabelt. Die blassgelbe Käseschmiere ist deutlich erkennbar, ebenso die Nabelarterien, die um die Nabelvene geschlungen sind.

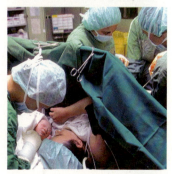

Abb. 30.111: Dann werden Uterus und Bauchdecken der Mutter schichtweise verschlossen. Bei Durchführung der Sectio unter PDA können Mutter und Kind bereits erstmalig Kontakt aufnehmen.

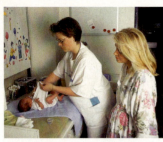

Abb. 30.112: Während des Krankenhausaufenthalts wird die Mutter auch in der Säuglingspflege angeleitet. Nur auf den ausdrücklichen Wunsch der Mutter hin übernimmt die Kinderkrankenschwester das Wickeln und Anziehen sowie die gesamte Pflege des Kindes wie auf diesem Bild. In der Regel steht sie neben Mutter und Kind und gibt Anregungen. [K183]

30.20 Übernahme der Wöchnerin aus dem Kreißsaal

Bei unauffälligem Verlauf der Zeit nach der Plazentaausstoßung (☞ 30.17.3) können Mutter und Kind nach ca. zwei Stunden den Kreißsaal verlassen.

Übergabegespräch

Im Übergabegespräch informieren sich die Pflegenden bei der Hebamme bzw. die Pflegenden untereinander über:
- Name und Alter der Frau
- Anzahl vorheriger Schwangerschaften und Geburten
- Geburtsmodus (Spontangeburt, Vakuum-Extraktion, Forzeps-Entbindung, Sectio caesarea)
- Termingerechte Geburt oder Frühgeburt
- Verlauf der Geburt und der Postplazentaperiode
- Höhe des Blutverlustes
- Art der Schmerzlinderung (PDA? Pudendusblock?)
- Verabreichung von Arzneimitteln (Ja/Nein? Welche?)
- Geburtsverletzungen oder Durchführung einer Episiotomie (Ja/Nein?)
- Ermittelte Werte bei Vitalzeichenkontrolle
- Psychischer Zustand der Mutter
- Erstes Aufstehen (Ja/Nein? Wann? Komplikationen?)
- Erste Mahlzeit (Ab wann darf die Frau essen?)
- Blasenentleerung (Ja/Nein? Spontan oder nach Katheterisierung? Wann? Wie viel?)
- Gesundheitszustand und Geburtsgewicht des Kindes
- Geschlecht des Kindes
- Beziehung zwischen Mutter und Kind (Freigabe zur Adoption?)
- Besteht Stillwunsch?
- Geplante Maßnahmen für Mutter oder Kind (z. B. Sterilisation der Mutter, orthopädisches Konsil beim Kind?)
- Bezugsperson (Partner? Eltern?).

Ankunft der Wöchnerin auf der Station

Nach der Begrüßung gratulieren die Pflegenden zur Geburt. Dann wird die Frau in ihr Zimmer gefahren oder begleitet und den anderen Müttern vorgestellt. Nun sollte sie sich zunächst von den Geburtsanstrengungen erholen können.

Die meisten Mütter können nach einer Spontangeburt ihr Kind gleich selbst versorgen; die Pflegenden fragen sie nach ihren Wünschen bezüglich der Unterbringung des Kindes.

Unterbringung von Mutter und Kind

Bonding ☞ 30.17.3

Beim **Rooming-in** ist das Neugeborene weite Teile des Tages (und in manchen Kliniken auch in der Nacht) bei der Mutter. Durch den engen Kontakt lernen sich Mutter und Kind besser kennen, v. a. Erstgebärende gewinnen durch den Umgang mit dem Baby Sicherheit für zu Hause. Auch für eine zufriedene Stillbeziehung bietet das Rooming-in ideale Bedingungen. In medizinischer und psychologischer Hinsicht ist das Rooming-in allen anderen Formen der „Säuglingsbetreuung" überlegen und sollte nur aus gewichtigen Gründen unterbleiben oder zeitweilig ausgesetzt werden.

Auf der anderen Seite kann das Rooming-in für die Wöchnerin auch anstrengend sein. Sind beispielsweise drei Mütter und Kinder in einem Zimmer untergebracht, kann der Geräuschpegel durch Besucher und das unvermeidliche Weinen der Babys so ansteigen, dass die für Mutter und Kind notwendige Ruhe nicht mehr gewährleistet ist. Ein Schild an der Tür „Bitte nicht stören – Mutter und Kind schlafen" kann zumindest etwas Abhilfe schaffen. Auch das Einhalten einer Mittagsruhe, in der die Mütter nicht gestört werden, sowie der Hinweis auf Besucherzimmer bzw. einen Aufenthaltsraum können sinnvoll sein. Falls von der Mutter gewünscht (etwa weil sie Schlaf nachholen will), kann das Kind in manchen Krankenhäusern einige Stunden tags und vor allem nachts zeitweise von den Pflegenden oder auf der Säuglingsstation betreut werden („Teilzeit-" oder „intermittierendes Rooming-in").

In einigen Kliniken ist es noch üblich, dass selbst gesunde Neugeborene zunächst für einige Stunden im Neugeborenenzimmer beobachtet werden, wobei die medizinische Notwendigkeit dieser Praxis jedoch umstritten ist.

Die **Versorgung des Kindes** wird in vielen Krankenhäusern noch von *Kinderkrankenschwestern* im Neugeborenenzimmer übernommen. Dennoch müssen auch Pflegende der Entbindungsstation mit Neugeborenen umgehen können (☞ 30.23), da sich die Neugeborenen oft im Zimmer der Mutter aufhalten und sich die Mutter mit Fragen an die ihr vertrauten Pflegenden der Entbindungsstation wendet. Hierbei ist es wichtig, dass die Mutter von allen Mitarbeiterinnen übereinstimmende Auskünfte erhält, da sie sonst (unnötig) verunsichert wird.

> **Integrierte Wochenbettpflege**
>
> Bei der **integrierten Wochenbettpflege** werden Mutter und Kind in *einem* Zimmer untergebracht und von nur *einer* Person (Gesundheits- und [Kinder-] Krankenpflegerin oder stationär tätigen Hebamme) betreut. Dies ermöglicht eine umfassende Begleitung und Unterstützung von Mutter und Kind ohne Trennung. (📖 15)

Hygienemaßnahmen auf der Entbindungsstation

- Bereichspflege (☞ 3.3.3) durchführen, um die Gefahr der Keimverschleppung durch die Pflegenden zu reduzieren
- Keine Infektionskranken auf der Station pflegen. Patientinnen mit entsprechenden Erkrankungen verlegen
- Wegen der in Blumenerde allgegenwärtigen Tetanuserreger und Schimmelpilze keine Topfpflanzen auf der Station erlauben
- Abfalleimer mit Fußbedienung in der Nasszelle für benutzte Vorlagen, bei Rooming-in auch im Patientenzimmer für gebrauchte Windeln bereitstellen und mehrmals täglich leeren
- Wöchnerin über den hygienischen Umgang mit Vorlagen, Windeln und Genitalreinigung des Kindes informieren

- Besucher nicht auf den Betten sitzen lassen (Mütter legen ihre Kinder oft dort ab); dementsprechend für eine ausreichende Zahl von Stühlen sorgen
- Für saubere Bettwäsche sorgen
- Vor jedem Kontakt mit dem Kind oder vor jeder Berührung der Brust Hände desinfizieren.

30.21 Physiologisches Wochenbett

Wochenbett (*Puerperium, Kindbett*): Zeit unmittelbar nach Ausstoßung der Plazenta bis zur Involution *(Rückbildung)* aller Schwangerschaftsveränderungen. Dauer etwa 6–8 Wochen.

30.21.1 Veränderungen des mütterlichen Organismus

Lochien

Die Wunde im Cavum uteri nach Ablösung der Plazenta heilt unter Einwanderung von Leukozyten ab. Zellreste, Wundsekret, Leukozyten und Blutgerinnsel werden mithilfe der **Lochien** *(Wochenfluss)* nach außen abtransportiert.

Die Farbe der Lochien verändert sich in den ersten drei Wochen (☞ Tab. 30.113) und die Lochienmenge nimmt ständig ab. Nach 4–6 Wochen versiegen sie. Gleichzeitig fangen die Ovarien langsam mit der Östrogenproduktion an, so dass sich das Endometrium wieder aufbaut und die Wunde nach 6–8 Wochen verschlossen ist. Vaginal- und Dammwunden heilen trotz der Lochien gut.

Pflege

Lochien sind primär nicht infektiös. Bereits nach 24–36 Std. haben jedoch aus der Vulvaregion aufsteigende Keime die Gebärmutterhöhle besiedelt. Aufgrund des guten Abwehrsystems des Endometriums kommt es aber in der Regel nicht zu einer Entzündung des Uterus (☞ 30.22.4).

Vorlagen häufig wechseln, da diese einen optimalen Nährboden für Keime darstellen und das Aufsteigen von Keimen begünstigen können. Keine Tampons benutzen!

Im Umgang mit Lochien ist zu beachten:
- Genitalbereich der Frau nur mit Handschuhen säubern

Wochen nach Entbindung	Lochien	Uterusgröße
1. Woche	Blutig (Lochia rubra/cruenta)	
Ende der 1. Woche	Braun-rötlich (Lochia fusca)	
Ende der 2. Woche	Dunkelgelb (Lochia flava)	1. Tag
Ende der 3. Woche	Grau-weiß (Lochia alba)	5. Tag / 10. Tag
Ca. 4–6 Wochen	Versiegen der Lochien	6 Wochen

Tab. 30.113: Uterusrückbildung und Veränderung der Lochien. Die Uterusrückbildung wird täglich durch Tasten des Fundusstandes durch Pflegende bzw. Hebamme oder Arzt kontrolliert. [A400]

- Zum Entfernen der Vorlagen Handschuhe tragen
- Lochien auf Menge (Anzahl der Vorlagen), Farbe, Geruch und Beimengungen kontrollieren
- Gebrauchte Vorlagen und Handschuhe sofort in einen Hygienebeutel geben und diesen in den Hygieneeimer entsorgen (nicht „zwischenlagern")
- Nach dem Umgang mit Lochien erst Hände desinfizieren und dann waschen.

Uterusinvolution

In den Tagen und Wochen nach der Geburt bildet sich der Uterus rasch zurück **(Uterusinvolution)**. Dies beruht auf dem verminderten Zellstoffwechsel nach Wegfall der hormonellen Stimulation durch die Plazentahormone und auf der verringerten Uterusdurchblutung durch die Nachwehen.

Pflege

Die Rückbildungsvorgänge werden von Arzt und Pflegenden regelmäßig überprüft. Da der Fundusstand (☞ Tab. 30.113) auch abhängig ist von der Blasenfüllung, sollte die Frau vor der Funduskontrolle die Toilette aufsuchen. Um den Fundusstand zu kontrollieren, legt der Untersucher die Handkante in Bauchnabelhöhe senkrecht auf den Bauch der Wöchnerin und drückt die Hand leicht fußwärts. Der Uterus sollte fest kontrahiert und somit als deutlicher Widerstand tastbar sein (☞ Abb. 30.114). Wird die Hand dann so gekippt, dass die Handfläche dem Bauch aufliegt, kann der Abstand zwischen Uterusfundus und Nabel oder Uterusfundus und Symphyse direkt in Querfingern abgelesen werden.

Am 1. Tag nach der Entbindung (lat. *post partum*, kurz **p. p.**) ist der Fundus des Uterus in der Regel einen Querfinger unterhalb des Nabels zu tasten, am 2. Tag zwei Querfinger und am 3. Tag drei Querfinger. Nach einer Woche kann der Fundus zwei Querfinger über der Symphyse ertastet werden, zehn Tage nach der Entbindung in Symphysenhöhe (☞ Tab. 30.113). Nach zwei Wochen kann der Fundus abdominal nicht mehr getastet werden.

Rückbildung sonstiger Schwangerschaftsveränderungen

Auch die übrigen Schwangerschaftsveränderungen bilden sich in den Tagen bis Monaten nach der Geburt in unterschiedlichem Tempo zurück.

Nach der Geburt kommt es über 48–72 Std. zur sog. *Harnflut*. Die Wöchnerin scheidet bis zu 300 ml pro Stunde bzw. bis zu 4 l am Tag aus. Außerdem schwitzt sie sehr stark. Durch die Wasserausscheidung nimmt die Frau an Gewicht ab (zusammen mit der Uterusinvolution bis zu 5 kg innerhalb der ersten Woche zusätzlich zu den ca. 5 kg durch die Geburt selbst).

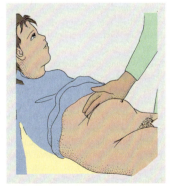

Abb. 30.114: Überprüfung des Fundusstandes. [A300-157]

30 Pflege von Frauen mit gynäkologischen Erkrankungen und bei Schwangerschaft, Geburt und Wochenbett

Der Tonus der glatten Muskulatur nimmt wieder zu. Bemerkbar macht sich das v. a. bei Blase und Darm. Der Darm hat nun wieder mehr Platz und es bilden sich unter Umständen vermehrt Darmgase.

Die Durchblutung des Herzens nimmt ab, das Herzminutenvolumen (☞ 12.3.1.1) sinkt. Bei Vorschäden am Herzen kann es im äußersten Fall zum Herzversagen kommen. Die Gefäßlumina werden enger, der Widerstand in den Gefäßen größer. Das Blutvolumen nimmt ab und die Schwangerschaftsanämie schwindet.

Die Bauch- und Beckenbodenmuskulatur gewinnt ihren Tonus zurück und wird straffer. Gerade bei Frauen, die schon mehrere Kinder geboren haben, kann dies einige Zeit in Anspruch nehmen.

Der alte Spannungszustand der Haut kehrt langsam zurück, die Striae vernarben und sehen dann weiß-glänzend aus. Pigmentveränderungen blassen langsam ab, können aber auch über Jahre bestehen bleiben.

	1. Tag p.p.	2. Tag p.p.	3. Tag p.p.	4.–8. Tag p.p.
Temperatur, Puls, RR	1- bis 2-mal tägl. (bei Bedarf häufiger)			1-mal tägl.
Fundusstand (☞ 30.21.1)	3- bis 6-stdl. kontrollieren	1-mal tägl. kontrollieren		
Lochien (☞ 30.21.1)	3- bis 6-stdl. beobachten	1-mal tägl. beobachten		
Brust/ Laktation	Einmal am Tag nach dem Stillen Brust und Brustwarzen inspizieren und evtl. palpieren, bei Bedarf häufiger (fällt ggf. in den Aufgabenbereich der Gesundheits- und Kinderkrankenpflegerinnen im Säuglingszimmer)			
Miktion (☞ Text)	Auf ersten Spontanurin spätestens 6 Std. p.p. achten	1-mal tägl. nachfragen (bei Problemen entsprechend häufiger)		
Defäkation	Auf erste Defäkation spätestens 48 Std. p.p. achten	1-mal tägl. nachfragen (bei abführenden Maßnahmen ggf. öfter). Ggf. abführende Maßnahmen durchführen (Arztanordnung und stationsinterne Richtlinien beachten)		
Psychischer Zustand	Bei jeder Begegnung auf depressive Verstimmung oder postpartale Psychose (☞ 30.22.5) achten			
Blutgruppe der Mutter	Blutgruppe der Mutter im Mutterpass überprüfen. Bei Rh-negativer Frau und Rh-positivem Kind innerhalb 24 Std. p.p. Rh-Prophylaxe durchführen (☞ 30.15.1)			

Tab. 30.115: Maßnahmen zur Überwachung der Wöchnerin in der ersten Woche p.p. (kurz für **p**ost **p**artum = nach der Entbindung).

30.21.2 Wochenbettpflege

Die gesunde Wöchnerin ist zwar nicht krank, aber oft erschöpft und bedarf der Unterstützung, da sie große Veränderungen ihres Körpers an sich erfährt und sich auf eine neue Rolle einstellen muss. Gespräche, Anleitung und Beratung sind dabei ebenso wichtig wie andere pflegerische Tätigkeiten.

Beobachtung der Wöchnerin

Die pflegerischen Überwachungsmaßnahmen in der ersten Woche nach der Geburt fasst Tabelle 30.115 zusammen.

Blasenentleerung

Regelmäßige Blasenentleerung im Wochenbett ist sehr wichtig, da eine volle Blase die Uterusrückbildung behindern kann.

Viele Wöchnerinnen können problemlos Wasser lassen. Der erste Spontanurin sollte nach ca. sechs Stunden abgegeben worden sein.

Beim Wasserlassen darf die Patientin nicht unter Zeitdruck gesetzt werden. Die Wöchnerin sollte den Unterleib und die Füße warm halten und auch ohne starken Harndrang regelmäßig die Toilette aufsuchen, wobei sie darauf hingewiesen wird, dass in der ersten Woche die Harnproduktion erheblich gesteigert ist.

Störungen der Blasenentleerung (☞ 29.2.6), insbesondere in den ersten Tagen nach der Geburt, entstehen manchmal dadurch, dass sich durch die Geburt ein Blasenhals- oder Harnröhrenödem entwickelt oder die versorgenden Nerven *reversibel* (vorübergehend) geschädigt sind. Kann die Frau auch nach Einnahme von Spasmolytika oder tonussteigernden Arzneimitteln kein Wasser lassen, wird einmalkatheterisiert, da es sonst zur Blasenüberdehnung mit Refluxgefahr und aufsteigender Infektion von Harnleitern und Nieren kommt.

Stuhlausscheidung

Die Darmfunktion kommt meistens am 2. oder 3. Wochenbetttag von selbst in Gang.

Über die gesamte Dauer des stationären Aufenthalts sollte auf regelmäßige Darmentleerung geachtet und für weichen Stuhlgang gesorgt werden. Ggf. wird eine Kolonmassage durchgeführt oder ein leichtes Abführmittel gegeben (Arztanordnung). Geeignet sind beispielsweise Quellmittel, Lactulose, Glycerinzäpfchen oder Mikroklysmen.

Leidet die Wöchnerin unter starken Blähungen, schaffen Fenchel- oder Kümmeltee bzw. das Legen eines Darmrohrs (☞ 12.7.2.5) Erleichterung.

Körperpflege

▸ Am Tag der Geburt Wöchnerin ggf. bei der Körperpflege am Waschbecken unterstützen. Ab dem 1. Tag p. p. kann die Frau bei guten Kreislaufverhältnissen duschen

▸ Getrennte Waschlappen und Handtücher für Brust und Genitalregion verwenden, Genitalregion zuletzt reinigen (um Infektionen der Brust zu vermeiden)

▸ Bei Geburtsverletzungen oder Episiotomie Genitalspülung (☞ 30.1.3) zweimal täglich und nach jedem Stuhlgang durchführen. Anfangs im Bett spülen, nach vollständiger Mobilisation über dem Bidet

▸ Patientin zu sorgfältigem Händewaschen und zur Händedesinfektion nach jedem Toilettengang sowie vor dem Stillen und jedem Kontakt mit ihrem Baby anhalten

▸ Brust einmal täglich mit klarem Wasser ohne Seife waschen. Seife kann die Brustwarzen reizen und Risse begünstigen (☞ auch Stillen 30.21.4)

▸ Wöchnerin darauf vorbereiten, dass es einige Wochen nach der Geburt zu vermehrtem Haarausfall kommen kann. Dieser Haarausfall ist durch die hormonelle Umstellung bedingt und bildet sich in der Folgezeit fast immer wieder zurück

1210

30.21 Physiologisches Wochenbett **30**

Frühmobilisation

Wegen der erhöhten Thrombosegefahr im Wochenbett sollte die Wöchnerin bereits 2–4 Std. nach einer physiologischen Geburt aufstehen, nach Sectio, Mehrlings- oder Zangengeburten etwas später. Die Frühmobilisation dient gleichzeitig der Obstipations- und Pneumonieprophylaxe, ist gut für den Kreislauf und fördert das allgemeine Wohlbefinden der Frau.

Manche Frauen haben anfangs wegen des Blutverlustes unter der Geburt und des starken Wasserverlustes durch die Harnflut erhebliche Kreislaufprobleme. Daher die Wöchnerin zunächst zum Kreislauftraining im Bett anleiten (Füße kreisen etc.), dann an der Bettkante sitzen und vor dem Bett stehen lassen. Danach die Wöchnerin so lange zur Toilette und bei der Körperpflege begleiten, bis sie kreislaufstabil ist.

Bei Eklampsie (☞ 30.15.4), Beckenringlockerung, tiefer Phlebitis oder Thrombose sowie nach PDA wird mit der Mobilisation länger gewartet (Arztanordnung beachten).

Wochenbettgymnastik und Rückbildungsgymnastik

Die **Wochenbettgymnastik** beginnt am zweiten Tag nach der Geburt. Sie wird vom Arzt angeordnet und unter Anleitung von Hebammen oder Physiotherapeuten durchgeführt. Die Wochenbettgymnastik regt Kreislauf und Atmung an, unterstützt die Blasen- und Darmentleerung, beschleunigt die Rückbildung und fördert das allgemeine Wohlbefinden der Frau.

Nach 6–8 Wochen löst eine gezielte **Rückbildungsgymnastik** zur Festigung der Bauch- und Beckenbodenmuskulatur (Descensusprophylaxe ☞ 30.7) die Wochenbettgymnastik ab. Sie ist für mindestens sechs Monate zu empfehlen, wobei die Frau auch zu Hause selbstständig üben sollte.

Ernährung

Stillen ☞ 30.21.4

▸ Es gibt keine Ernährungseinschränkungen, jede stillende Fraue muss individuell ausprobieren, was ihr und ihrem Kind gut tut. Die meisten Frauen können alles, was sie mögen, in Maßen essen, ohne dass sich das auf ihr Baby auswirkt. Am günstigsten ist eine ausgewogene und abwechslungsreiche Mischkost (eiweiß-, ballaststoff-, vitamin- und mineralstoffreich)

▸ Stillende Frauen sollten nach Empfehlung der Deutschen Gesellschaft für Ernährung pro 100 ml gebildeter Milch zusätzlich zum normalen Bedarf 120 kcal und 5 g Eiweiß zu sich nehmen. Richtet sich die Mutter nach ihrem Hungergefühl, ist dies meist ausreichend

▸ Die Trinkmenge sollte (wie auch sonst) ausreichend sein, muss aber zum Stillen nicht gesteigert werden. Die Milchmenge wird nicht durch die Trinkmenge beeinflusst

▸ Während der Stillzeit sollten keine Schlankheitskuren durchgeführt werden (erst nach der Stillperiode ☞ 30.21.4): Im Fettgewebe gespeicherte Schadstoffe werden beim Abnehmen mit abgebaut und gelangen in die Muttermilch

Psychische Begleitung

▸ Für jede Frau bedeutet die Geburt eines Kindes eine einschneidende Veränderung in ihrem Leben. Zusätzlich sind die Wöchnerinnen von der anstrengenden Geburt erschöpft und leiden unter Schlafmangel. All dies trägt zusammen mit einem Hormonabfall dazu bei, dass viele Mütter am 2.–4. Tag nach der Geburt traurig, weinerlich und ängstlich sein können (**maternity blues**). Der Frau und ihrem Partner die Gründe erklären; verdeutlichen, dass dies völlig normal und kein Anlass zur Besorgnis ist

▸ Viele Frauen sind in ihrer neuen Rolle als Mutter unsicher, fragen sich, ob sie den Anforderungen gewachsen sein werden. Wöchnerin bestärken; bei anfänglichen Problemen mit dem Kind erklären, dass auch das Kind Anpassungsschwierigkeiten hat und die Probleme nicht ein Zeichen dafür sind, dass sie alles falsch macht

▸ Viele Wöchnerinnen sind ruhebedürftig. Besuch in Grenzen halten, vor allem bei mehreren Frauen in einem Zimmer.

30.21.3 Beratung vor der Entlassung

Treten keine Komplikationen auf, werden Mutter und Kind nach einer vaginalen Entbindung im deutschsprachigen Raum derzeit meist am 3.–4. Tag p.p., nach einer Sectio caesarea am 5.–7. Tag p.p. entlassen. In einem abschließenden Beratungsgespräch (meist vor oder nach der gynäkologischen Abschlussunter-

suchung) werden folgende Punkte angesprochen:

▸ *Nachsorge von Mutter und Kind.* Die Mutter informieren, dass sie Anspruch auf häusliche Hebammenhilfe täglich bis zum 10. Tag nach der Geburt hat – auch wenn sie aus dem Krankenhaus entlassen wurde. Eventuell ein Verzeichnis von wohnortnahen Hebammen aushändigen bzw. den Kontakt zu einer Hebamme vermitteln

▸ *Hygiene.* Ein Kontakt des Neugeborenen mit Lochien sollte weiterhin vermieden werden. Bis zum vollständigen Versiegen der Lochien sollte die Frau möglichst duschen und nur in Ausnahmefällen baden

▸ *Menstruation.* Die erste Menstruation ist bei nicht stillenden Wöchnerinnen nach 5–10 Wochen zu erwarten. Bei Stillenden ist eine Vorhersage nicht möglich

▸ *Geschlechtsverkehr.* Geschlechtsverkehr sollte bis zum Versiegen des Wochenflusses (nach ca. sechs Wochen) nur mit Kondom vollzogen werden. Ausschlaggebend für den Zeitpunkt des ersten Geschlechtsverkehers nach der Entbindung sollte die innere Bereitschaft der Frau sein. Die Wöchnerin darauf hinweisen, dass auch volles Stillen keinen sicheren Schutz vor einer Schwangerschaft bietet

▸ *Nächste gynäkologische Untersuchung.* Hat die Mutter keine besonderen Beschwerden, sollte sie sich nach 4–6 Wochen beim niedergelassenen Gynäkologen vorstellen, bei Beschwerden (insbesondere Fieber, Atemnot, Unterbauchschmerzen, erneut blutige Lochien oder plötzliches Abbrechen der Lochien, Brustschmerzen oder -rötung) sofort

▸ *Weitere Schwangerschaften.* Nach einer normalen vaginalen Entbindung wird der Frau empfohlen, mit einer weiteren Schwangerschaft mindestens ein halbes Jahr zu warten, nach einer Sectio caesarea ein Jahr, damit sich die Gebärmutter wieder optimal zurückbilden kann

▸ *Früherkennungsuntersuchungen des Kindes* (☞ 5.6.2, Tab. 8.23). Die Mutter wird auf die U3 in der 4.–6. Lebenswoche aufmerksam gemacht, für die sie einen Termin beim Kinderarzt braucht. Die U2 am 3.–10. Lebenstag sowie die Screening-Untersuchungen im Blut des Neugeborenen erfolgen in der Regel im Krankenhaus.

Pflegerische Entlassungsplanung ☞ 3.3.4

1211

30.21.4 Stillen

Ernährung des Säuglings ☞ 12.6.1.2

Physiologie des Stillens

Muttermilch *(Frauenmilch)* ist sowohl von der Nährstoffzusammensetzung als auch durch den Immunitätsschutz die beste Nahrung für das Neugeborene (☞ 12.6.1.2). Außerdem fördert das Stillen die Mutter-Kind-Beziehung. Der Stillförderung kommt daher in der Wochenpflege besonderes Gewicht zu.

Der **Milcheinschuss** erfolgt in der Regel am 2.–4. Tag nach der Geburt. Bis zu einem gewissen Grad ist eine Brustdrüsenschwellung im Rahmen des Milcheinschusses als physiologisch anzusehen. Bei gutem Stillmanagement lassen sich eine pathologische Brustdrüsenschwellung und Fieber vermeiden. Gegen die Beschwerden helfen Kühlen der Brust z. B. mit Quarkumschlägen (☞ auch Abb. 30.122), häufiges Anlegen des Kindes und evtl. das Ausstreichen der überschüssigen Milch sowie Tiefdruckmassage und Lymphdrainage durch die Physiotherapie oder eine andere Fachkraft.

„Technik" des Stillens

▶ Das Kind sollte bereits in der ersten Stunde nach der Geburt angelegt werden. Dies ist meist auch nach einer Sectio caesarea möglich

▶ Uneingeschränktes Stillen nach Bedarf (Füttern ad libitum) ist der Grundstein für eine erfolgreiche Stillbeziehung und beugt zudem Problemen beim Milcheinschuss vor. In den ersten Wochen ist damit zu rechnen, dass das Kind etwa 8- bis 12-mal in 24 Std. nach der Brust verlangt (☞ auch Clusterfeeding, Abb. 30.117).

▶ Normale Körperhygiene reicht aus. Insbesondere ist es nicht notwendig, die Hände oder gar die Brust zu desinfizieren

▶ Das Tragen eines Still-BHs ist nicht zwingend und sollte vom Empfinden der Mutter abhängig gemacht werden. In den ersten Wochen sind Stilleinlagen empfehlenswert, nach einiger Zeit können viele Frauen darauf verzichten

▶ Das Kind sollte zeitlich uneingeschränkt an der Brust trinken dürfen. Die früher empfohlene Beschränkung des Anlegens auf eine bestimmte Zeit zur „Schonung" der Mamillen ist überholt. Wunde Mamillen entstehen nicht durch zu langes Anlegen, sondern in über 80% durch eine falsche Anlegetechnik. Deshalb wird die Frau von Anfang an zu korrektem Anlegen und einer guten und gleichzeitig bequemen Stillposition angeleitet (☞ Abb. 30.118–30.120)

▶ Bis sich die Stillbeziehung gut eingespielt hat, ist es ratsam, bei jeder Stillmahlzeit beide Brüste anzubieten. Das nächste Stillen wird in der Regel an der Brust begonnen, an der das letzte Stillen beendet wurde

▶ Wesentlich für den Stillerfolg ist das Einsetzen des *Milchspendereflexes*. Entspannungsübungen können der Mutter helfen, wenn der Milchspendereflex zu schwer einsetzt. In besonderen Situationen steht Oxytocin als Nasenspray zur Verfügung (z. B. ein Hub Syntocinon® Nasenspray 2–3 Min. vor dem Anlegen)

▶ Beim Abnehmen des Kindes von der Brust zieht die Mutter die Mamille nicht aus dem Mund des Kindes heraus (begünstigt Rhagadenbildung), sondern schiebt zuerst einen Finger in seinen Mundwinkel und löst so das Vakuum

▶ Nach dem Stillen lässt die Frau die Milchreste an der Brust trocknen. Bilden sich Rhagaden, werden als erstes Anlegetechnik, Stillposition und Saugverhalten des Kindes überprüft und ge-

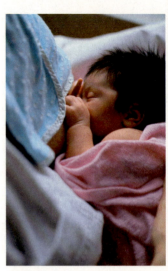

Abb. 30.117: Muttermilch ist in 60–90 Min. verdaut und der Organismus des Babys auf häufige Mahlzeiten eingestellt. Dabei trinkt das Baby nicht immer zügig 20 Min., um sich erst nach drei Stunden das nächste Mal zu melden, sondern es kommt immer wieder zu kurzen Stillepisoden. Dieses *Clusterfeeding* ist normal für junge Säuglinge, verstärkt am späten Nachmittag und Abend. [J666]

gebenenfalls korrigiert. Der Heilungsprozess kann durch die Verwendung von hochgereinigtem Lanolin, z. B. Lansinoh®, beschleunigt werden. Bei anhaltend wunden Mamillen muss eine Soorinfektion ausgeschlossen werden.

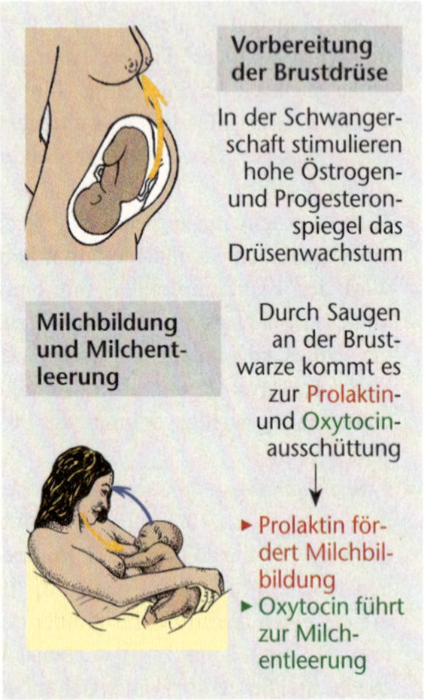

Nicht nur Erstgebärende haben anfangs Probleme beim Stillen und bedürfen der psychischen Unterstützung. Hierzu gehört auch Ruhe während der Stillzeiten.

Das früher übliche Wiegen des Kindes vor und nach jeder Mahlzeit ist bei gesunden Säuglingen nicht erforderlich und verunsichert die Mutter nur unnötig, da Schwankungen in der Trinkmenge normal sind. (✉ 4)

> Bei Erkrankungen in der Stillzeit ist es wichtig, stillverträgliche Medikamente auszuwählen. (📖 12), (✉ 5)

Stillhindernisse

Es gibt nur sehr wenige Erkrankungen, die eine Kontraindikation für das Stillen darstellen. Die meisten Infektionskrankheiten erlauben das Stillen bzw. Weiterstillen, solange die Mutter sich dazu in der Lage fühlt. Dies gilt bei entsprechenden Vorsorgemaßnahmen (z. B. Imp-

Abb. 30.116: Hormonelle Regulation von Brustdrüsenentwicklung, Milchbildung und Milchentleerung im Überblick. [A400-190].

30.21 Physiologisches Wochenbett

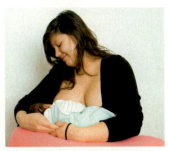

Abb. 30.118: Stillen in Wiegengriff: Das Kind liegt der Mutter zugewandt auf der Seite mit dem Kopf in der Ellenbeuge der Mutter. Auf einem Kissen befindet sich das Kind auf Brusthöhe (immer das Kind zur Brust bringen – nicht umgekehrt!). Die Mutter stützt mit ihrem Unterarm den Rücken des Kindes. [K115]

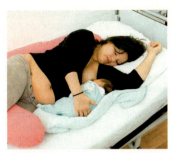

Abb. 30.119: Stillen im Liegen: Mutter und Kind liegen einander zugewandt auf der Seite, der Kopf der Mutter wird durch ein Kissen abgestützt und zwischen den Knien der Frau ein Kissen eingebracht. Ein weiteres Kissen im Rücken der Frau verleiht insbesondere im frühen Wochenbett mehr Stabilität. [K115]

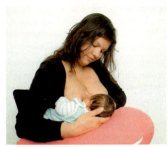

Abb. 30.120: Fußballhaltung: Insbesondere nach einer Sectio, aber auch bei unruhigen Kindern oder extrem großer Brust hat sich die Fußballhaltung bewährt. Die Mutter legt ihr Kind dazu neben sich auf ein (Still-)Kissen und hält den Kopf des Babys in ihrer Hand, wobei der Unterarm auf dem Kissen aufliegt und den kindlichen Rücken stützt. [K115]

fung des Kindes) bzw. Behandlung auch für Hepatitis und Tuberkulose. Eine Mastitis ist keine Kontraindikation zum Stillen, im Gegenteil: Weiterstillen fördert die Heilung.

Absolute mütterliche Stillhindernisse

- Frauen mit HIV-Infektion und HTLV-I-positive Frauen (Human-T-Zell-Leukämievirus Typ 1)
- Medikamentöse Behandlung der Mutter, z. B. mit Zytostatika oder radioaktiven Substanzen, sowie Medikamenten- und Drogenmissbrauch.

Atemwegsinfekte, bei denen die Mutter einen Atemschutz tragen kann, stellen ebenso wenig ein Stillhindernis dar wie chronische Erkrankungen ohne Beeinträchtigung des Allgemeinzustands der Mutter.

Absolute kindliche Stillhindernisse

Erkrankungen des Galaktosestoffwechsels (Galaktosämie). Bei einigen anderen Stoffwechselerkrankungen ist unter Umständen das Stillen nur eingeschränkt möglich (z. B. Phenylketonurie).

Relative kindliche Stillhindernisse

- Trinkschwäche bei unreifen Kindern oder Säuglingen mit Herzfehlern, Pneumonie, Neuropathien
- Fehlbildungen, z. B. eine schwere Lippenkiefergaumenspalte oder ein abnorm kleiner Unterkiefer
- Mundkrankheiten, z. B. Mundsoor oder Aphten.

Bei relativen Stillhindernissen pumpt die Mutter die Milch ab. Diese kann dem Baby dann mittels alternativer Fütterungsmethoden (z. B. Brusternährungssets, Fingerfeeding) oder Flasche gegeben werden. So bleiben dem Kind wenigstens einige Vorteile der Muttermilchernährung erhalten.

Abstillen

Möchte oder darf die Frau nicht stillen oder wurde das Kind tot geboren, wird die Mutter über die verschiedenen Möglichkeiten des Abstillens informiert. Aufgrund der nicht unbeträchtlichen Nebenwirkungen der Prolaktinhemmer (z. B. Dostinex®) sollte dem natürlichen Abstillen Vorrang eingeräumt werden (□ 16). Dazu wird die Brust bei Bedarf gerade so weit entleert wie unbedingt notwendig und anschließend gekühlt. Ein gut stützender, aber keinesfalls einengender BH wird unter Umständen als angenehm empfunden. Hochbinden der Brust und Einschränkung der Flüssigkeitszufuhr sind obsolet. Unterstützend kann z. B. Salbeitee wirken.

WHO-Initiative Babyfreundliches Krankenhaus

Die Weltgesundheitsorganisation (WHO) und das Kinderhilfswerk der Vereinten Nationen (UNICEF) haben 1991 die Initiative „Babyfriendly Hospital" ins Leben gerufen. Seit 1993 gibt es diese Initiative (zunächst unter dem Namen „Stillfreundliches Krankenhaus") auch in Deutschland. Ziel ist es, Mütter zum Stillen zu ermutigen sowie die Rahmenbedingungen für das Stillen zu verbessern. In Deutschland gelten nach den Kriterien der WHO zurzeit ca. 30 Krankenhäuser als „babyfreundlich" (Stand 2006).

Für die Anerkennung als „Babyfreundliches Krankenhaus" sind die „Zehn Schritte zum erfolgreichen Stillen" zu erfüllen. Dazu gehören z. B.:

- Alle Mitarbeiter in Theorie und Praxis so schulen, dass sie die Richtlinien zur Stillförderung mit Leben füllen können
- Alle schwangeren Frauen über die Vorteile des Stillens informieren
- Müttern ermöglichen, ihr Kind innerhalb der ersten halben Stunde nach der Geburt anzulegen
- Neugeborenen Kindern weder Flüssigkeit noch sonstige Nahrung zusätzlich zur Muttermilch geben, wenn es nicht aus gesundheitlichen Gründen angezeigt ist
- 24-Std.-Rooming-in praktizieren
- Mütter zum Stillen nach Bedarf ermuntern

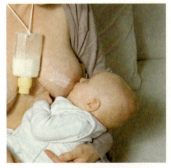

Abb. 30.121: Mit dem Brusternährungsset kann das Baby an der Brust saugen und über den dünnen Schlauch zusätzliche Nahrung aufnehmen. So wird das Baby satt und stimuliert gleichzeitig die Milchbildung. [U144]

- Entstehung von Stillgruppen fördern und Mütter bei der Entlassung aus der Klinik oder Geburtseinrichtung mit diesen Gruppen in Kontakt bringen.

Zudem muss auch der „Internationale Kodex zur Vermarktung von Muttermilchersatzprodukten" berücksichtigt werden. Dieser sieht beispielsweise vor, dass in der Klinik keine kostenlosen oder verbilligten Muttermilchersatzprodukte abgegeben bzw. verkauft werden. (🕮 17)

> **Weiterbildung Still- und Laktationsberaterin**
> *Weiterbildung in der Pflege* ☞ 2.2.5, 3.7.1
> Examinierte Pflegende mit mindestens 1800 Praxisstunden in der Stillberatung können sich zur **Still- und Laktationsberaterin IBCLC** *(International Board Certified Lactation Consultant)* weiterbilden, um Schwangere und Eltern von Säuglingen und Kleinkindern kompetent und bedürfnisgerecht bei komplexen Stillproblemen beraten zu können (🕮 18), (✉ 6).

30.22 Erkrankungen im Wochenbett

30.22.1 Milchstau und Mastitis puerperalis

> **Mastitis puerperalis** (kurz *Mastitis*): Brustdrüsenentzündung im Wochenbett. Neben dem **Milchstau** eine der häufigsten Wochenbettkomplikationen. Vor allem bei Erstgebärenden auftretend. Beginn typischerweise gut eine Woche nach der Geburt, kann aber während der gesamten Stillzeit auftreten. In 75 % einseitig. Bei rechtzeitiger Behandlung meist gute Prognose.

Krankheitsentstehung

Ein **Milchstau** ist eine normale (physiologische) Erscheinung, die alle Mütter betrifft. Verstärkt werden können die Probleme durch:
- Einen gestörten Milchspendereflex mit Abflussbehinderung (begünstigt durch Stress)
- Mangelnde Entleerung der Brust beim Stillen.

Erreger der **Mastitis puerperalis** sind Bakterien, meist *Staphylokokken*. Die Keime gelangen meist über kleine Einrisse *(Rhagaden)* in Brustwarze und Warzenvorhof in die Brust. Ursache ist entweder eine direkte Kontamination durch mangelnde Hygiene, z. B. die Berührung der Brust nach dem Umgang mit Lochien, oder eine Übertragung der Bakterien aus dem keimbesiedelten Nasenrachenraum von Mutter, Kind und/oder Krankenhauspersonal. Im lockeren Bindegewebe führen die Erreger rasch zu einer Entzündung. Auch ein Milchstau kann durch ungenügende Entleerung der Brust eine Mastitis begünstigen, da vorhandene Keime sich wie im „stehenden Gewässer" rasch vermehren können (Stauungsmastitis).

In 30 % der Fälle tritt eine Mastitis außerhalb des Wochenbettes auf **(Mastitis nonpuerperalis).**

Symptome, Befund und Diagnostik

Symptome und Untersuchungsbefund von Milchstau und Mastitis sind ähnlich, die Übergänge fließend:
- Schmerzhafte Schwellung der betroffenen Brustpartie mit Rötung und Überwärmung der Haut
- Häufig (hohes) Fieber und allgemeines Krankheitsgefühl mit Kopf- und Gliederschmerzen (bei Mastitis immer vorhanden)
- Begleitend Schwellung der Achsellymphknoten
- Bei Mastitis in 4–12 % der Fälle Abszessbildung nach 1–3 Tagen.

Die Diagnose erfolgt anhand des klinischen Bildes. Zusätzlich sind die Bestimmung der Entzündungszeichen im Blut und bei Verdacht auf Abszessbildung eine Sonographie notwendig.

Bei der Mastitis nonpuerperalis muss ein Mammakarzinom (☞ 30.4.2) ausgeschlossen werden.

Behandlungsstrategie bei Mastitis

Bei fortgeschrittener Mastitis und anhaltendem Fieber über 24–48 Std. beginnt der Arzt mit einer Antibiotikatherapie (Flucloxacillin, z. B. Staphylex®, oder Cephalosporine, z. B. Zinacef® i. v., Elobact® oral). Nach Einschmelzung des Abszesses erfolgt eine sonographisch gesteuerte Punktion oder alternativ eine meist radiäre Inzision, eine Gegeninzision am tiefsten Punkt des Abszesses und das Einlegen einer Lasche zur Sekretab-

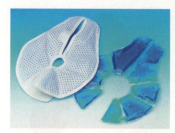

Abb. 30.122: Die speziellen Temperature-Packs für die Brust können sowohl zum Wärmen vor dem Anlegen als auch zum Kühlen nach dem Stillen verwendet werden. [U143-002]

leitung. Zusätzlich werden entzündungshemmende Arzneimittel verabreicht, z. B. Diclofenac (etwa Voltaren®) oder Bromelaine (etwa Traumanase®). Selten werden Prolaktinhemmer in niedriger Dosierung gegeben (z. B. Pravidel®).

Pflege bei Milchstau und Mastitis

- Frau zu einer effektiven Brustentleerung durch häufiges und korrektes Anlegen des Kindes anleiten und ermutigen. Dies ist für die Wöchnerin meist sehr schmerzhaft, aber trotzdem die wirksamste Therapie. Es gibt keine Belege dafür, dass Fortsetzen des Stillens ein Risiko für gesunde, reife Neugeborene bedeutet.
  Wechselnde Stillpositionen unterstützen eine optimale Entleerung. Die Positionierung des Kindes an der Brust mit Kinn oder Nase auf der gestauten Stelle hilft, das betroffene Areal zu entleeren. Nach dem Stillen kann zusätzlich das Ausstreichen der Milch von Hand oder mit Hilfe einer Pumpe den Abfluss beschleunigen. Eine warme Dusche oder ein Umschlag direkt vor dem Anlegen kann ebenfalls den Milchfluss verbessern
- Der Wöchnerin Ruhe gönnen (bei der Versorgung des Neugeborenen unterstützen), sie emotional unterstützen und bestärken. Umgebung ruhig halten, Stressfaktoren möglichst vermeiden
- Trinken von Pfefferminz-, Hibiskus- oder Salbeitee, um die Milchproduktion zu reduzieren
- Brust durch festen BH ruhig stellen. Zwischen den Stillmahlzeiten zur Schmerzlinderung und Abschwellung kühlen, z. B. durch Quarkumschläge, Eisbeutel (immer mit Stoff umhüllt) oder spezielle Kühlpacks (☞ Abb. 30.122)

30.22 Erkrankungen im Wochenbett

30

▸ Bei beginnender Einschmelzung Wärme anwenden (Rotlicht) zur Abszessreifung

▸ Auf Arztanordnung Medikamente gegen Fieber und Schmerzen verabreichen (bevorzugt Ibuprofen).

> Ein sofortiges Abstillen kann die Mastitis verschlimmern und das Risiko für eine Abszessbildung erhöhen.

> **Prävention und Gesundheitsberatung: Mastitisprophylaxe**
> ▸ Kind nach Bedarf (auch nach dem Bedarf der Mutter) richtig anlegen, eventuell zusätzlich die Brust ausstreichen und Brust sorgfältig pflegen (Stillen ☞ 30.21.4)
> ▸ Für regelmäßige Ruhephasen der Mutter sorgen
> ▸ Rhagaden der Brustwarzen sofort behandeln, z.B. mit sparsam aufgetragener Lansinoh®-Salbe (reines Lanolin). Evtl. Brustwarzenschoner benutzen lassen
> ▸ Kontakt zwischen Brust und Lochien vermeiden.

30.22.2 Subinvolutio uteri

Uterusinvolution ☞ *30.21.1*

> **Subinvolutio uteri:** Verzögerte Uterusrückbildung im Wochenbett.

Eine *asymptomatische Verzögerung* der Uterusrückbildung tritt insbesondere nach Mehrlingsschwangerschaften, nach einer Sectio caesarea oder bei Frauen auf, die schon mehrere Kinder geboren haben.

Die Wöchnerin hat keine Beschwerden. Bei der routinemäßigen Funduskontrolle stellt der Untersucher fest, dass der Uterus höher steht als erwartet. Er ist aber weich und nicht druckschmerzhaft.

Therapeutisch werden Kontraktionsmittel (z.B. Methergin®) gegeben. Eine regelmäßige Blasen- und Darmentleerung und ausreichend Bewegung fördern die Uterusrückbildung.

Hat die Patientin zusätzlich zur Rückbildungsverzögerung Fieber, kommen ursächlich vor allem ein Lochialstau (☞ 30.22.3) und eine Gebärmutterentzündung (☞ 30.22.4) in Betracht.

Tabelle 30.123 zeigt die Differentialdiagnosen.

30.22.3 Lochialstau

> **Lochialstau** *(Lochiometra):* Stauung der Lochien in der Uterushöhle.

Krankheitsentstehung

Ist der Muttermund im Wochenbett verschlossen (etwa infolge unzureichender Aufdehnung nach einer Sectio caesarea) oder durch Blutkoagel verlegt, können die Lochien nicht abfließen und sammeln sich in der Uterushöhle an.

Symptome, Befund und Diagnostik

Typischerweise bekommt die Patientin 3–7 Tage nach der Entbindung hohes Fieber. Der Uterus ist für den Wochenbetttag zu groß und stark druckschmerzhaft. Die Lochien sind (fast) versiegt.

Bei der Spekulumuntersuchung zeigt sich ein (fast) geschlossener Muttermund. Sonographisch kann das gestaute Lochialsekret in der Uterushöhle dargestellt werden.

Behandlungsstrategie

Die Behandlung besteht in der Gabe von Spasmolytika und Kontraktionsmitteln. Manchmal ist eine instrumentelle Erweiterung des Muttermundes erforderlich, damit die Lochien abfließen können.

Pflege

Die Pflegenden achten auf eine regelmäßige Blasen- und Darmentleerung der Wöchnerin und ausreichend Bewegung durch Aufstehen und Rückbildungsgymnastik.

Oft können durch eine Massage am Uterusfundus Wehen „angerieben" werden. Ebenso effektiv ist das Anlegen des Babys zum Stillen, wodurch bei der Mutter das Hormon Oxytocin ausgeschüttet wird, das zu Nachwehen führt.

30.22.4 Endometritis und Myometritis

> **Endometritis:** Entzündung der Uterusschleimhaut.
>
> **Myometritis:** Entzündung der Uterusmuskulatur, fast immer mit gleichzeitiger Endometritis. **(Endomyometritis).** Prognose meist gut, allerdings Gefahr eines Aufsteigens der Entzündung in die Tuben.
>
> **Puerperalfieber** *(Kindbettfieber, Wochenbettfieber):* Alle fieberhaften Erkrankungen im Wochenbett, die durch bakterielle Infektion der Geburtswunde bedingt sind.
>
> **Puerperalsepsis:** Lebensgefährliche Komplikation mit Ausbreitung der Erreger von der Gebärmutter in die Blutbahn.

Außerhalb des Wochenbettes sind Entzündungen der Gebärmutter sehr selten und meist auf Manipulationen am Uterus mit aufsteigender bakterieller Infektion zurückzuführen.

Symptome und Untersuchungsbefund

Endometritis und **Myometritis** im Wochenbett zeigen sich durch:

▸ Verzögerte Rückbildung des Uterus mit Druckschmerz *(Funduskantenschmerz)*

▸ Übel riechende Lochien

▸ Allgemeinerscheinungen wie Fieber und Kopfschmerzen.

Gebärmutterentzündungen außerhalb des Wochenbettes führen die Patientin wegen Blutungsstörungen und Unterbauchschmerzen zum Arzt. Ist der Gebärmutterhals verklebt, können sich Eiter oder Blut in der Uterushöhle ansammeln (**Pyometra** bzw. **Hämatometra**).

	Asymptomatische Verzögerung der Uterusrückbildung	Lochialstau	Endometritis	Endomyometritis
Uterus	Groß, weich, nicht druckschmerzhaft	Groß, weich, druckschmerzhaft	Groß, weich, druckschmerzhaft	Groß, weich, spontan und auf Druck schmerzhaft
Lochien	Normal	Reduziert oder fehlend	Vermehrt, übel riechend	Vermehrt, übel riechend
Vaginale Blutung	Keine	Keine	Gering	Stark
Fieber	Nein	38–40 °C	Ca. 38 °C	38–40 °C

Tab. 30.123: Klinische Differenzierung zwischen asymptomatischer Verzögerung der Uterusrückbildung, Lochialstau, Endometritis und Endomyometritis.

1215

Diagnostik und Differentialdiagnose

Bei der Blutuntersuchung sind die Entzündungsparameter (CRP, BSG, Leukozyten im BB) auffällig. Ein mikrobiologischer Abstrich zur Erregeridentifizierung sollte versucht werden.

Bei einer Pyometra außerhalb des Wochenbettes muss nach Abklingen der akuten Entzündung ein Karzinom durch diagnostische Abrasio (☞ 30.3.7) ausgeschlossen werden.

Behandlungsstrategie

Zunächst werden symptomatisch krampflösende Arzneimittel, z. B. Butylscopolamin (etwa Buscopan®), gegeben. Bei fortschreitender Erkrankung, vor allem bei Auftreten von hohem Fieber, sind die rasche Gabe von Antibiotika und die Erstellung eines Antibiogramms indiziert. Im Wochenbett sollten zusätzlich Arzneimittel gegeben werden, die den Uterus zur Kontraktion anregen, z. B. Oxytocin und Methylergometrin (im Kombinationspräparat Syntometrin® oder das Einzelpräparat Methergin®).

Die Puerperalsepsis erfordert auch heute, trotz Antibiotika und Gerinnungspräparaten, oft noch eine Entfernung des Uterus, um das Leben der Mutter zu retten.

Pflege bei Endometritis und Myometritis ☞ *Pflege bei Adnexitis, 30.5.1*

30.22.5 Psychiatrische Erkrankungen nach der Entbindung

Neben dem als normal anzusehenden maternitiy blues (☞ 30.21.2) können nach der Entbindung auch „echte" psychiatrische Erkrankungen auftreten, die fachärztlicher Behandlung bedürfen. Sie können sich schon im Krankenhaus oder erst nach der Entlassung zeigen.

▶ Frauen mit einer **postpartalen Neurose** sind weinerlich, außergewöhnlich müde und haben Angst, bei der Betreuung des Kindes zu versagen. Betroffen sind v. a. Erstgebärende. Suizidgefahr und Kindstötungsrisiko sind gering

▶ Teilweise der postpartalen Neurose zugeordnet, teilweise als eigenständige Erkrankung geführt wird die (behandlungsbedürftige) **postpartale Depression**. Sie setzt meist später ein als die maternity blues, ist schwerer und dauert länger an, im Einzelfall aber kann die Abgrenzung schwer fallen (✉ 7)

▶ Etwa 1–2 von 1000 Wöchnerinnen entwickeln eine **postpartale Psychose**

(Wochenbettpsychose, puerperale Psychose): Die Frau ist unruhig und verwirrt, hat starke Stimmungsschwankungen, Depressionen, Halluzinationen und evtl. Wahnvorstellungen. Die Suizidgefahr ist groß, das Kindstötungsrisiko liegt bei etwa 4 %.

> Die Symptome der postpartalen Psychose sind typischerweise wechselnd und werden von der Umgebung oft verkannt oder verharmlost. Wegen der Gefahr für Mutter und Kind sollten Pflegende bei jedem Verdacht den Arzt ansprechen, damit ein Psychiater hinzugezogen werden kann.

30.23 Pflege des Neugeborenen

30.23.1 Postpartale Adaptation

> **Postpartale Adaptation** *(postnatale Adaptation, postnatale Anpassung):* Gesamtheit der körperlichen Veränderungen beim Übergang von der Fremdversorgung durch die Plazenta auf die Eigenversorgung mit allen lebensnotwendigen Stoffen.

Atmung

Der erste Atemzug wird durch Kälte, Berühren des Kindes, den Anstieg der Kohlendioxidkonzentration und das Absinken der Sauerstoffkonzentration im Blut ausgelöst. Ein Kollabieren der frisch entfalteten Lungenbläschen *(Alveolen)* wird u. a. durch **Surfactant** verhindert, einen dünnen Lipoproteinfilm, der die Alveolen auskleidet und die Oberflächenspannung reduziert. Da dieser Film erst in den letzten Schwangerschaftswochen gebildet wird, sind unreife Frühgeborene durch Atemprobleme bedroht (☞ 30.24.8).

Regelung der Körpertemperatur

Das Neugeborene ist an die Temperaturverhältnisse im Mutterleib gewöhnt und kann der kalten Welt zunächst wenig entgegensetzen. Es ist von Untertemperatur (Hypothermie) bedroht.

Aufgrund der großen Körperoberfläche (☞ 12.4.1) sind die Wärmeverluste hoch. Ein Neugeborenes, das bei 23 °C Raum-

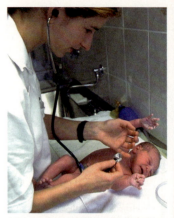

Abb. 30.124: Nachdem nach der Geburt Mutter und Kind den ersten Kontakt aufnehmen konnten und das Kind abgenabelt und gesäubert wurde, erfolgt die erste Vorsorgeuntersuchung, die U1 (☞ 5.6.2). [J680-001]

temperatur ausgezogen wird, ist zu vergleichen mit einem nackten Erwachsenen bei 1 °C Außentemperatur. Neugeborene können Wärme zudem nicht durch Muskelzittern („Zähneklappern" des Erwachsenen), sondern nur durch die Verstoffwechselung besonderer Fettdepots (sog. *braunes Fett* im Bereich der Nieren) erzeugen.

Für alle Pflegemaßnahmen an Neugeborenen und Säuglingen gilt daher: längeren „Kältestress" vermeiden, d. h. Neugeborene und Säuglinge nicht unnötig ausziehen, Räume aufheizen, Wärmelampe am Wickel- bzw. Untersuchungsplatz anschalten.

Energiestoffwechsel

Mit der Durchtrennung der Nabelschnur wird die Energiezufuhr von der Mutter unterbrochen. Wegen des hohen Glukoseverbrauchs sinkt der Blutzuckerspiegel des Neugeborenen rasch auf 40–60 mg/dl (= 2,2–3,3 mmol/l) ab. Stoffwechselbelastungen, z. B. eine Asphyxie (☞ 30.13.3) oder Infektionen, können beim Neugeborenen rasch zu bedrohlich niedrigen Blutzuckerwerten unter 40 mg/dl (= 2,2 mmol/l) führen (**Neugeborenenhypoglykämie** ☞ 30.24.7).

Verdauungsapparat

Der erste Stuhlgang geht bei den meisten Neugeborenen innerhalb der ersten zwölf Stunden ab. Dieses **Mekonium** *(Kindspech* ☞ Abb. 30.94) ist eine zähe, grünschwarze Masse, die unter anderem aus abgeschilferten Epithelzellen des Darms, Körperhärchen und eingedickter Galle besteht.

Ist nach 48 Std. noch kein Mekonium abgegangen, kann dies auf eine schwerwiegende Erkrankung hinweisen:
- Engstelle oder Verschluss im Darm- oder Anal-Bereich (☞ Tab. 30.132)
- Mangelnde Transportfähigkeit des Darms, z.B. bei Morbus Hirschsprung (☞ 19.6.6)
- Darmverschluss durch zu zähes Mekonium (Mekonium-Ileus bei Mukoviszidose ☞ 18.12).

Wird das Mekonium bereits intrauterin abgegeben (das Fruchtwasser ist dann grün), kann dies auf einen Sauerstoffmangel des Feten hinweisen (*intrauterine Asphyxie* ☞ 30.24.3). In diesem Fall besteht die Gefahr, dass mit den ersten Atemzügen Mekonium in die Lungen des Neugeborenen gelangt mit der Folge einer oft schwerwiegenden Aspirationspneumonie **(Mekonium-Aspirationssyndrom).**

Die nach dem Mekonium etwa bis zum 4.–5. Lebenstag abgesetzten helleren Stühle werden als **Übergangsstühle** bezeichnet.

30.23.2 Beobachtung und Untersuchung des Neugeborenen

Vorsorgeuntersuchungen U1 und U2 ☞ *5.6.2*

Einteilung der Neugeborenen:

Nach dem Gestationsalter
- *Termingeboren:* Geburt zwischen 38. und vollendeter 42. SSW.
- *Frühgeboren:* Geburt vor Ende der 37. SSW.
- *Übertragen:* Geburt nach vollendeter 42. SSW.

Nach dem Geburtsgewicht
- *Normalgewichtig:* 2500–4200 g
- *Untergewichtig:* < 2500 g
- *Übergewichtig:* > 4200 g.

Nach dem auf das Gestationsalter bezogene Geburtsgewicht
- *Eutroph:* Geburtsgewicht innerhalb des nach dem Gestationsalter zu erwartenden „Zielkorridors"
- *Hypotroph:* Geburtsgewicht für Gestationsalter zu niedrig
- *Hypertroph:* Geburtsgewicht für Gestationsalter zu hoch.

Gestationsalter

Die Erkrankungshäufigkeit im Neugeborenenalter hängt stark von der *intrauterinen Entwicklungszeit* des Kindes ab, dem **Gestationsalter** (*Tragzeit,* Schwangerschaftsdauer in Wochen p. m.).

Bei der Schätzung des Gestationsalters werden für Hautbeschaffenheit, Hautfarbe, Hautdurchsichtigkeit am Rumpf, Ohrform und -festigkeit, Lanugobehaarung am Rücken, Brustdrüsengröße, Brustwarze und Fußsohlenfurchung jeweils 0–4 Punkte vergeben. Die Gesamtpunktzahl steht in direkter Beziehung zum Gestationsalter.

Als *reif* oder **termingerecht** wird ein Kind mit einem Gestationsalter von 260 bis 293 Tagen (vollendete 37. bis vollendete 42. SSW) bezeichnet. Diese Kinder haben den risikoärmsten Start ins Leben. Dagegen sind **frühgeborene** (Gestationsalter < 37 Wochen) oder **übertragene** Neugeborene (Geburt in der 42. SSW oder später) komplikationsgefährdet.

Reife

Folgende Merkmale zeichnen das reife Neugeborene aus:
- Es hat eine rosige bis rote Haut
- Ohr- und Nasenknorpel sind tastbar
- Bei Jungen sind die Hoden im Hodensack, bei Mädchen bedecken die großen Schamlippen die kleinen
- Die Fingernägel überragen die Fingerkuppe
- **Lanugobehaarung** (*Flaumhaar* des Feten) findet sich nur noch an Schultergürtel und Oberarmen
- Die Fußsohlenfalten verlaufen über die ganze Sohle
- Das Baby hat eine fette, blassgelbe Schmiere auf der Haut (**Käseschmiere**, *Vernix caseosa* ☞ Abb. 30.110)
- Rand des Brustwarzenhofs leicht über Hautniveau
- Brustwarzen beidseitig tastbar.

Geburtsgewicht

Neben dem Gestationsalter ist das **Geburtsgewicht** ein wichtiges Maß für die Reife eines Neugeborenen. Das Normalgewicht beträgt 2500–4200 g.

Dabei ist zum einen der reine Gewichtswert von Interesse:
- Untergewichtige Säuglinge (< 2500 g, engl. *infants of low birth weight, LBW*), wobei Frühgeborene noch in weitere „Untergewichts-Klassen" eingeteilt werden
- Übergewichtige Säuglinge (> 4200 g).

Noch aussagekräftiger ist das *auf die Tragzeit bezogene Geburtsgewicht*:
- **Eutrophe Neugeborene** (engl. *appropriate for gestational age, AGA*): Das Geburtsgewicht entspricht dem nach der Tragzeit zu erwartenden Wert, es liegt im „Zielkorridor", d.h. innerhalb der 10.–90. Perzentile.
- **Hypotrophe Neugeborene** (*Mangelgeborene,* engl. *small for gestational age, SGA*): Diese Kinder sind für ihr Gestationsalter zu leicht (Geburtsgewicht < 10. Perzentile). Ursachen sind z.B. ein intrauteriner Mangel, etwa durch Infektionen, und Fehlbildungen. Trotz des oft „normalen" Geburtstermins werden hypotrophe Neugeborene wie Frühgeborene gepflegt.
- **Hypertrophe Neugeborene** (engl. *large for gestational age, LGA*): Die Kinder sind im Vergleich zum Gestationsalter zu schwer (Geburtsgewicht > 90. Perzentile). Hypertrophe Neugeborene werden z.B. von Müttern mit schlecht eingestelltem (Gestations-) Diabetes geboren und sind trotz ihrer Übergröße unreif. Sie neigen zu Stoffwechselentgleisungen wie Hypoglykämie (☞ 30.24.7) und Tetanie.

Allgemeinzustand

Beurteilung der Vitalität (Apgar-Schema) ☞ *30.18*

Gerade die Beurteilung des Allgemeinzustands ist bei Säuglingen nicht einfach. Die Krankenbeobachtung stützt sich hier auf zwei Säulen:
- Vitalzeichenkontrolle: Kenntnis der altersentsprechenden Normwerte für Atem- und Herzfrequenz sowie Blutdruck und Sauerstoffsättigung ist unerlässlich (☞ 12.2.3.2, 12.3.1.3, 12.3.2.3)
- Allgemeinzustand des Neugeborenen. *Wie sieht es aus?* Gute Zeichen sind: rosig, entspannt, keine Einziehungen. Schlechte Zeichen sind: blass, grau, schlaff, angestrengt.
- *Was macht es?* Gute Zeichen sind: bewegt alle Glieder, sucht nach der Brust (*rooting*), saugt. Schlechte Zeichen sind: stöhnt, bewegt sich nicht beim Umlagern, kein Saugen.

Harmlose Auffälligkeiten des Neugeborenen

Viele Neugeborenen zeigen eine oder mehrere Auffälligkeiten, welche die Eltern teils sehr beunruhigen, aber harmlos sind und innerhalb weniger Wochen von selbst zurückgehen.

Drehen von der Rücken- in die Bauchlage [K115]

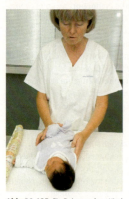 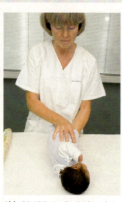 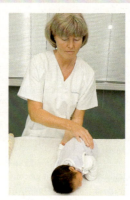 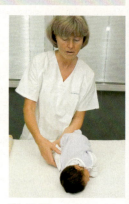

Abb. 30.125: Ein Bein strecken, Kind am gegenüberliegenden Oberschenkel festhalten.

Abb. 30.126: In die Seitlage bringen.

Abb. 30.127: Bein loslassen und die unten liegende Schulter greifen …

Abb. 30.128: … und hervorholen, bis Bauchlage erreicht ist.

Hauterscheinungen

Viele Neugeborene zeigen harmlose Hauterscheinungen:

- **Hautschuppung.** In den ersten Tagen beginnt die Haut am ganzen Körper zu schuppen (meist feinschuppig, bisweilen auch in zentimetergroßen Fetzen).
- **Erythema toxicum.** Dies sind kleine, rasch aufschießende und wieder verschwindende gelblich-weiße Papeln mit rotem Hof, vor allem am oberen Körperstamm
- **Milien.** Infolge einer Zystenbildung in Talg- und Schweißdrüsen entwickeln sich bei ca. 50% der Neugeborenen kleine, weiße, talggefüllte Pünktchen vor allem im Bereich der Nase. Sie bilden sich in den ersten Lebenswochen von selbst zurück
- **Storchenbiss.** Als Storchenbiss bezeichnet der Volksmund hellrote Flecken am Nacken. Sie sind auf die Erweiterung oberflächlicher Hautgefäße zurückzuführen und bilden sich bis zum Ende des ersten Lebensjahres zurück
- **Mongolenfleck.** Hierunter versteht man umgangssprachlich eine blaugraue Pigmentierung über dem Kreuzbein. Bei asiatischen Kindern ist diese Pigmentierung fast regelmäßig vorhanden, bei mitteleuropäischen Kindern mit ca. 1 % selten
- **Leichte Zyanose.** Hände und Füße können auch beim gesunden Neugeborenen in den ersten Tagen noch leicht bläulich sein.

Schwangerschaftsreaktionen des Neugeborenen

Nach der Geburt sind im Körper des Neugeborenen noch mütterliche Geschlechtshormone vorhanden, die erst allmählich abgebaut werden. Diese Hormone führen typischerweise zu:

- **Neugeborenenakne,** d. h. feinen Pusteln, die sich entzünden können
- **Brustdrüsenschwellung,** evtl. mit Absonderung einer milchartigen Flüssigkeit (*Hexenmilch*)
- Vaginalen Schleimabsonderungen oder Blutungen bei Mädchen.

Risikokinder

Neben den vom normalen Termin (Frühgeborene und übertragene Neugeborene) und vom normalen Gewicht (hypotrophe und hypertrophe Neugeborene) abweichenden Säuglingen weisen auch andere Kinder ein erhöhtes Risiko für eine gestörte Entwicklung auf. Sie werden deshalb als **Risikokinder** bezeichnet und entsprechend sorgfältig überwacht bzw. behandelt:

- Mehrlinge
- Neugeborene nach einem Kaiserschnitt (☞ 30.19.4)
- Neugeborene nach vaginaler Entbindung aus Beckenendlage (☞ 30.19.1)
- Neugeborene von Müttern mit *Gestosen* (☞ 30.15.4)
- Neugeborene mit Geburtskomplikationen (z. B. Asphyxie ☞ 30.24).

30.23.3 Körperpflege des Neugeborenen

Erstversorgung des Neugeborenen ☞ *30.18*

Die Pflege des Neugeborenen entspricht im Wesentlichen der des älteren Säuglings (☞ 12.5.1.4, 12.4.5.1) mit „verschärften

Drehen von der Bauch- in die Rückenlage [K115]

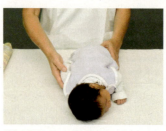 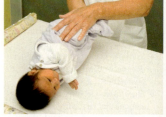

Abb. 30.129: Arm nach unten, seitlich am Körper des Säuglings lagern.

Abb. 30.130: Über die Seitenlage in die Rückenlage drehen.

30.24 Kranke und gefährdete Neugeborene **30**

Regeln zur Hygiene und zum Schutz vor Abkühlung und Austrocknung. Die Körperpflege des Neugeborenen wird oft übertrieben. Neugeborene schwitzen nicht und werden außerhalb des Windelbereichs nur selten schmutzig. Da das Neugeborene noch keine Kopfkontrolle hat, muss das Köpfchen stets gestützt werden.

Nabelpflege

Eine Besonderheit der Neugeborenenpflege ist die **Nabelpflege**, die dem Infektionsschutz dient. Nach dem *Abnabeln* (Abtrennen der Nabelschnur ☞ 30.18) steht noch ein 1–2 cm langer Nabelstumpf, der in den Folgetagen eintrocknet und nach 7–10 Tagen abfällt. Die dadurch entstehende kleine Wunde heilt rasch ab.

Bezüglich der korrekten Nabelpflege gibt es verschiedene Ansichten (hausinterne Richtlinien beachten). Heute wird in den meisten Häusern der *offenen Nabelpflege* der Vorzug gegeben. Nach vorheriger Händedesinfektion wird der Nabelstumpf bei jedem Wickeln mit einer sterilen Kompresse und evtl. einem geeigneten Desinfektionsmittel gereinigt. Auf Puder wird heute zunehmend verzichtet, da dieser bei unbedachtem Gebrauch in die Atemwege des Säuglings gelangen kann. Zum Schluss wird der Nabelstumpf mit einer weiteren Kompresse abgedeckt.

Die Neugeborenen werden heute oft auch gebadet, *bevor* der Stumpf abgefallen ist. Ansonsten werden sie gewaschen.

30.24 Kranke und gefährdete Neugeborene

Muss ein Neugeborenes wegen Krankheit in eine Kinderabteilung verlegt oder als Frühgeborenes z. B. in einem Inkubator gepflegt werden, treten Gefühle der Ver-

lassenheit, Sorge und Angst an die Stelle eines vertraulichen Kennenlernens.

Um die psychische Belastung für Mutter und Baby zu vermindern, gilt:
▶ Kann die Mutter ihr Kind nicht sofort besuchen, geben die Pflegenden ihr Fotos von ihrem Baby. Mit diesen und Bildern oder Prospekten sowie Gesprächen mit den Pflegenden der Frühgeborenenstation wird die Mutter auf die Situation in der Kinderklinik vorbereitet
▶ Auch wenn die Mutter nur „Gast" auf der Neugeborenenabteilung ist, weil sie meist auf einer geburtshilflichen Station untergebracht ist, sollte sie möglichst weitgehend in den Pflegeprozess einbezogen werden
▶ Die versorgenden Ärzte und Pflegenden sollten die Eltern kranker Kinder intensiv beraten und betreuen. Dabei sollte berücksichtigt werden, dass die Eltern „bei Null" anfangen, d. h. keine Fachausdrücke verwenden und Krankheiten in einfachen Worten erklären
▶ Auch nach der Entlassung besteht oft – gerade bei Frühgeborenen – ein im Vergleich zum gesunden Neugeborenen erhöhter Pflegebedarf. Alle entsprechenden Fähigkeiten werden mit den Eltern auf Station eingeübt.

30.24.1 Fehlbildungen des Neugeborenen

Fehlbildung: Angeborene Anomalie mit funktioneller oder sozialer Bedeutung durch eine Störung in der pränatalen Entwicklung.
▶ **Agenesie:** Völliges Fehlen einer Organanlage infolge einer Störung der Embryonalentwicklung, z. B. Nierenagenesie (Tab. 30.132)
▶ **Aplasie:** Organ ist zwar angelegt, jedoch nicht ausgebildet, es finden sich lediglich Fett- oder Bindegewebsreste. Bei paarig angelegten Organen, z. B. den Nieren, ist die Aplasie eines Organs relativ häufig
▶ **Dysplasie:** Fehlentwicklung von Organen oder Geweben mit unzureichender Differenzierung und daher nicht ordnungsgemäßer Funktion
▶ **Fehlbildungssyndrom** *(Dysmorphiesyndrom):* Typische Kombination mehrerer Fehlbildungen, z. B. Down-Syndrom.

Rund 5% aller Neugeborenen kommen mit einer **angeborenen** *(kongenitalen)*

Syndrom	Klinische Kurzcharakterisierung
Genetisch bedingte Syndrome	
Down-Syndrom (Trisomie 21 ☞ Text)	Typische Gesichts- und Extremitätendysmorphie, gehäuft Fehlbildungen innerer Organe, geistige Retardierung
Klinefelter-Syndrom (Trisomie 47, XXY)	Nur bei Jungen. Symptome gering und teils erst im Erwachsenenalter auftretend, daher oft späte Diagnose. Gesicht unauffällig, Hochwuchs, Hypogonadismus, Gynäkomastie, unterentwickelte Schambehaarung, Unfruchtbarkeit. IQ (niedrig–) normal, evtl. verspätete Entwicklung, Verhaltensauffälligkeiten
Turner-Syndrom (Monosomie, XO)	Nur bei Mädchen. Hand- und Fußrückenödeme beim Neugeborenen. Minderwuchs. Kurzer Hals mit Pterygium colli (Flügelfell), breiter Brustwarzenabstand, Abwinkelung der gestreckten Unterarme nach außen (Cubita valga). Evtl. Fehlbildungen innerer Organe. Amenorrhö, Infertilität. IQ meist normal
Exogen bedingte Syndrome	
Nikotinembryofetopathie	Gehäuft Fehlbildungen (z. B. Lippenkiefergaumenspalte, ☞ Abb. 30.133), niedriges Geburtsgewicht, gestörte Gehirnentwicklung mit niedrigem IQ und Verhaltensproblemen. Außerdem erhöhtes Risiko von Tot- und Frühgeburten durch die eingeschränkte Plazentadurchblutung
Alkoholembryofetopathie (☞ Text)	Typische Auffälligkeiten v. a. des Gesichts. Gehäuft Fehlbildungen innerer Organe. Psychomotorische Entwicklungsverzögerung, Verhaltensauffälligkeiten
Diabetische Embryofetopathie	Gehäuft Fehlbildungen, v. a. des Herzens, des Lumbosakralbereichs und des Kolons. Neugeborene groß, aber unreif
Zytomegalieembryo-/ -fetopathie (☞ 26.6.9)	Bei leichten Formen psychomotorische Retardierung im Kleinkindalter, bei schweren Formen erhebliche ZNS-Schäden, intrazerebrale Verkalkungen, evtl. zerebrales Krampfleiden, Hörschäden
Rötelnembryopathie (☞ 26.6.5)	Gregg-Syndrom: Katarakt, Innenohrschwerhörigkeit oder -gehörlosigkeit, Herzfehler. Oft Mikrozephalie und geistige Retardierung
Toxoplasmosefetopathie (☞ 26.9.2)	Oft Früh- und/oder Mangelgeburt. Hydrozephalus, intrazerebrale Verkalkungen, Chorioretinitis (Ader-Netzhaut-Entzündung), Leber- und Milzvergrößerung, Ikterus, Entwicklungsstörungen
Varizellenembryopathie (☞ 26.6.8)	ZNS-Schäden mit psychomotorischer Retardierung, Augendefekte, Unterentwicklung von Skelett und Muskeln, Hautschäden

Tab. 30.131: Die wichtigsten Fehlbildungssyndrome.

1219

30 Pflege von Frauen mit gynäkologischen Erkrankungen und bei Schwangerschaft, Geburt und Wochenbett

Fehlbildung zur Welt. Fehlbildungen können einzeln oder in Kombination auftreten und jedes Organ oder Organsystem betreffen.

Endogen („von innen") verursachte Fehlbildungen sind genetisch bedingt, z.B.

die Fehlbildungen im Rahmen des *Down-Syndroms* (☞ unten). Bei den *exogenen* („von außen") Schädigungsfaktoren sind vor allem mütterliche Infektionen während der Schwangerschaft sowie Arzneimittel, Chemikalien, Genussmittel (Al-

kohol, Nikotin) und ionisierende Strahlung (☞ 15.7) zu nennen. Endogen und exogen bedingte Fehlbildungen sind äußerlich oft nicht voneinander zu unterscheiden. In der Mehrzahl der Fälle bleibt die genaue Ursache der Fehlbildung un-

	Definition und klinisches Bild	Behandlung	Prognose
Anenzephalus	Schwerste Hirnfehlbildung mit Fehlen des Schädeldachs und wesentlicher Gehirnteile	Nicht möglich	Tod spätestens nach Wochen
Mikrozephalus	Zu kleiner Kopf, meist als Folge eines zu kleinen Gehirns	Symptomatisch	Bzgl. der geistigen Entwicklung i.d.R. schlecht
Makrozephalus	Zu großer Kopf, teils familiär, teils bei Hydrozephalus, Stoffwechsel-, Gehirn- oder Knochenerkrankung	Symptomatisch	Ursachenabhängig
Hydrozephalus (*Wasserkopf* ☞ 33.12.2)	Erweiterung der Liquorräume im Gehirn, bei Säuglingen mit Vergrößerung des Kopfes	☞ 33.12.2	
Meningo- und Meningomyelozele (☞ 33.4.1)	Spaltbildung der Wirbelsäule mit Vorwölbung der Hirnhäute bzw. Austreten von Hirnhäuten und Rückenmark	☞ 33.4.1	
Lippenkiefergaumenspalte	Ein- oder beidseitige Spaltbildung von Lippen, Kiefer, hartem oder weichem Gaumen. Von kleiner Lippenkerbe (☞ Abb. 30.133) bis zum sehr auffälligen „Wolfsrachen"	In 1. Woche Einlegen einer Gaumenplatte, OP ab 3.–6. Monat, später Logopädie	Meist gut, jedoch oft geringe funktionelle Defekte (Sprache)
Ösophagusatresie oder -fistel	Verschluss der Speiseröhre, meist mit Fistel zur Trachea. Speichelfluss, Erbrechen, beim Trinken Husten, Zyanose	Sofortige Operation	In der Regel gut
Dünndarmatresie	Verschluss des Dünndarms. Klinisch Ileus (je höher der Verschluss, desto früher)	Sofortige Operation	In der Regel gut
Anal- oder Rektumatresie	Fehlen der Analöffnung oder des Rektums, oft mit Fistelbildung. Klinisch kein Mekoniumabgang	Sofortige Operation	Evtl. spätere Kontinenzprobleme
Gallenwegsatresie	Verschluss der intra- oder extrahepatischen Gallenwege. Ikterus ab der 1.–5. Lebenswoche	OP im 2. Lebensmonat, später evtl. Lebertransplantation	Trotz Therapie oft ungünstig
Herzfehler (☞ 16.4.1)	Angeborene Fehlbildung des Herzens, der Herzklappen oder der herznahen Gefäße	☞ 16.4.1	
Zwerchfellhernie	Zwerchfellloch bis hin zum praktisch völligen Fehlen des Zwerchfells mit Verlagerung von Bauchorganen in den Thorax (**Enterothorax**) und mangelhafter Lungenentwicklung mit schwerer Atemstörung	Reanimation, Zustandsstabilisierung, dann Operation	Bei schweren Defekten Letalität um 40 %
Nabelschnurbruch (*Omphalozele*)	Verlagerung von Bauchorganen in die Nabelschnur	Baldmöglichst Operation	Meist gut
Gastroschisis	Herausquellen des Abdominalinhalts durch einen Bauchwanddefekt	Baldmöglichst Operation	Meist gut
Nierenagenesie	Angeborenes Fehlen einer oder beider Nieren	Nicht möglich	Bei einseitigem Fehlen gut, bei beidseitigem letal
Hypospadie (☞ 29.8.1)	Mündung der Harnröhre im Bereich von Sulkus, Penisschaft, Hodensack oder Damm	☞ 29.8.1	
Blasenekstrophie (*Spaltblase* ☞ 29.4.1)	Defekt der vorderen Blasenwand und der Bauchwand mit Freiliegen der Blasenschleimhaut	☞ 29.4.1	
Steißteratom	Teils sehr große, embryonale Mischgeschwulst im Steißbereich	Baldmöglichst Operation	Abhängig von Tumorhistologie, meist gut
Syndaktylie	Verwachsung von Zehen- oder Fingeranteilen	Evtl. Operation	Gut
Polydaktylie	Überzählige Finger oder Zehen	Operation im 2. Lebenshalbjahr	Gut
Hüftdysplasie/-luxation (☞ 24.7.1)	Verknöcherungsstörung und Deformierung der Hüftpfanne, evtl. mit (Teil-)Verrenkung des Hüftkopfes	☞ 24.7.1	
Klumpfuß (☞ 24.7.14)	Komplexe Fußfehlbildung	☞ 24.7.14	

Tab. 30.132: Häufige Fehlbildungen mit Manifestation im Neugeborenenalter.

30.24 Kranke und gefährdete Neugeborene

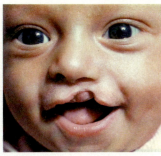

Abb. 30.133: Baby mit Lippenkiefergaumenspalte. [T112]

klar und es ist von einem Zusammenspiel (größtenteils noch unbekannter) endogener und exogener Faktoren auszugehen.

Viele Fehlbildungen sind schon bei Neugeborenen äußerlich erkennbar, z. B. Lippenkiefergaumenspalten, oder manifestieren sich kurz nach der Geburt, z. B. eine Ösophagusatresie (☞ Tab. 30.132). Andere verursachen erst im Jugend- oder Erwachsenenalter Beschwerden. Therapie und Prognose sind von Art und Schwere der Fehlbildung abhängig.

Eltern haben nicht selten Schwierigkeiten, ihr behindertes Kind anzunehmen. In dieser Situation bedarf es großen Einfühlungsvermögens, um Eltern und Kind zu helfen.

Down-Syndrom

Down-Syndrom (Trisomie 21, Morbus Langdon-Down): Numerische Chromosomenanomalie mit dreifachem Chromosom 21, einhergehend mit typischen Fehlbildungen und geistiger Retardierung. Häufigkeit 1 : 650 Lebendgeborene, damit häufigste Chromosomenanomalie.

Meist sterben Embryonen mit überzähligen oder fehlenden Autosomen (Nicht-Geschlechtschromosomen) schon früh ab.

Krankheitsentstehung

Bei der überwiegenden Mehrzahl der Kinder mit **Down-Syndrom** ist das Chromosom 21 in *allen* Körperzellen dreimal vorhanden. Ursache ist meist eine fehlende Trennung der beiden Chromosomen 21 in der *Meiose* (Reduktionsteilung) bei der Mutter, so dass eine Keimzelle mit zwei Chromosomen 21 statt nur einem gebildet wird. Die Erkrankungshäufigkeit nimmt mit zunehmendem Alter der Mutter deutlich zu (☞ 30.13.4).

Symptome und Untersuchungsbefund

Die Kinder sind schon als Neugeborene an ihrem typischen Aussehen zu erkennen. Der Schädel ist kurz mit abgeflachtem Hinterkopf, das Gesicht flach. Die Augen stehen weit auseinander *(Hypertelorismus)*, die Lidachsen verlaufen schräg nach seitlich oben *(mongoloide Lidachsenstellung)*. Die Ohren sind klein, die Zunge ist groß, der Mund steht häufig offen. Die Hände der Kinder sind kurz und plump und im Bereich der Zehen fällt ein großer Abstand zwischen der ersten und zweiten Zehe auf. Die Muskelspannung (Muskeltonus) ist erniedrigt.

Begleitend bestehen bei ca. 50 % der Kinder Fehlbildungen der inneren Organe, vor allem Herzfehler und Stenosen oder Verschlüsse im Bereich des Darms. Das Immunsystem ist gestört, was sich durch die erhöhte Infektanfälligkeit und Leukämierate zeigt.

Die geistige Entwicklung der Kinder ist vermindert (IQ ca. 50) und das abstrakte Denken wenig entwickelt. Die Variabilität ist jedoch groß.

Diagnostik

Pränatale Diagnostik ☞ 30.13.4

Besteht aufgrund des äußeren Erscheinungsbildes der Verdacht auf ein Down-Syndrom (oder eine andere Chromosomenanomalie), wird eine Chromosomenanalyse durch ein *humangenetisches Institut* eingeleitet.

Behandlungsstrategie und Pflege

Eine kausale Behandlung der Erkrankung ist nicht möglich. Wesentlicher Bestandteil der symptomatischen Therapie ist die individuell angepasste Frühförderung des Kindes, z. B. in Kindergärten und Schulen. Den Eltern werden auf Wunsch Adressen von Selbsthilfegruppen oder Elterninitiativen sowie genetischen Beratungsstellen vermittelt. (✉ 8)

Alkoholembryofetopathie

Alkoholembryofetopathie: Schädigung des Ungeborenen durch Alkoholkonsum der Mutter. Eine der häufigsten Ursachen angeborener geistiger Retardierung (ca. 2500 Kinder/Jahr in Deutschland)!

Alkoholkonsum der Mutter während der Schwangerschaft führt nicht nur zu einer gesteigerten Fehlgeburtsrate, sondern auch zu teils erheblichen Schädigungen des Kindes.

Schwer betroffene Kinder sind bei der Geburt zu klein und zu leicht. Sie sind hypoton, und es bestehen in ca. ⅓ der Fälle Ess- und/oder Schluckstörungen. Äußerlich fallen die Kinder durch Mikrozephalie, kurze Lidspalten, schmales Lippenrot, verstrichenes *Philtrum* (Einbuchtung zwischen Nase und Oberlippe), kurzen Nasenrücken und ein fliehendes Kinn auf. Fehlbildungen innerer Organe, vor allem des Herzens, der Niere und der Genitalien, sind häufig. Die geistige Entwicklung der Kinder ist verzögert. An Verhaltensauffälligkeiten sind insbesondere Hyperaktivität sowie Aufmerksamkeits- und Konzentrationsstörungen zu nennen.

Keines der genannten Einzelsymptome ist für die Alkoholembryofetopathie spezifisch, sondern kann auch bei zahlreichen anderen Störungen und als Normvariante beobachtet werden.

30.24.2 Atemstörungen des Neugeborenen

Atemstörungen des Neugeborenen können vielfältige Ursachen haben, am häufigsten ein Atemnotsyndrom (☞ unten), eine Mekoniumaspiration (☞ 30.23.1) oder eine Pneumonie. Atemstörungen beim Neugeborenen zeigen sich durch folgende Leitsymptome:

▶ **Apnoe** *(Atempause von über 15 Sek. Dauer)*. Sie weist in der Regel auf eine *zentrale Atemstörung* durch beeinträchtigte Atemsteuerung im ZNS hin
▶ **Dyspnoe** *(Atemnot)*. Eine Dyspnoe tritt bei allen die Lunge selbst betreffenden Störungen auf. Sie geht meist einher mit einer *Tachypnoe* (zu schnelle Atmung, d. h. Atemfrequenz > 60/Min.), „Nasenflügeln" und Einziehungen während der Einatmung, z. B. zwischen

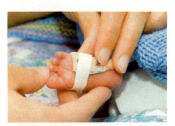

Abb. 30.134: Sensor zur Pulsoxymetrie, der mittels Schaumstoff am Fuß des Kindes befestigt wird und die Sauerstoffsättigung bei einem Frühgeborenen misst. [K115]

1221

30 Pflege von Frauen mit gynäkologischen Erkrankungen und bei Schwangerschaft, Geburt und Wochenbett

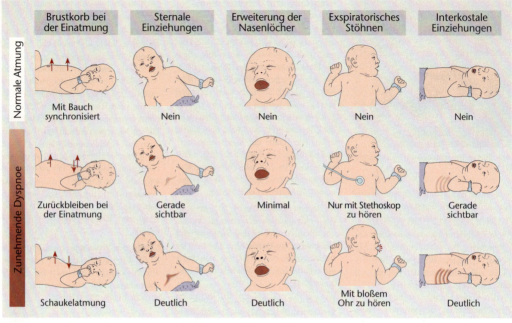

Abb. 30.135: Sichtbare und hörbare Dyspnoe-Zeichen beim Neugeborenen. (→ 19) [L190]

den Rippen, unter dem Brustbein und über den Schlüsselbeinen. Am auffälligsten ist oft ein Stöhnen während der Ausatmung (☞ Abb. 30.135).

Überwachung bei Atemstörungen

Bei allen gefährdeten Kindern und bei Frühgeborenen unter einer Tragzeit von 34 Wochen werden Atemfrequenz, EKG und Pulsfrequenz kontinuierlich überwacht und der Blutdruck engmaschig gemessen. Die Sauerstoffsättigung des Hämoglobins in arteriellem Blut (S_aO_2) wird durch eine auf die Haut aufgebrachte Sonde gemessen (Pulsoximetrie ☞ Abb. 30.134). Zudem werden regelmäßig arterielle Blutproben auf pH-Wert und Sauerstoff- bzw. Kohlendioxidpartialdrücke (pO_2 und pCO_2 ☞ 18.3.2, 18.3.3) untersucht.

Apnoen

Ursache von **Apnoen** sind Störungen der zentralen, im Stammhirn lokalisierten Atemsteuerung durch Unreife, Sauerstoffmangel, Azidose oder Erkrankungen des Gehirns, z.B. Hirnblutung. Auch während der Geburt an die Mutter verabreichte Arzneimittel können beim Neugeborenen den Atemantrieb dämpfen. Bei termingeborenen Kindern sind Apnoen extrem selten.

Eine spezifische Therapie ist meist nicht erforderlich. Die Atmung kommt in der Regel von selbst wieder in Gang. Bei einem Abfall der Herzfrequenz muss die Atmung aber durch Wecken, Reiben der Fußsohlen und in schweren Fällen durch Maskenbeatmung stimuliert werden. Bestimmte Arzneimittel (Theophyllin, Koffein) unterstützen den Atemantrieb und werden bei Frühgeborenen eingesetzt.

Atemnotsyndrom

Atemnotsyndrom *(Syndrom der hyalinen Membranen, Respiratory Distress Syndrome, Surfactantmangel-Syndrom):* Schwere Atemstörung des unreifen Neugeborenen durch einen Mangel an Surfactant. Früher häufige Todesursache bei Frühgeborenen.

Krankheitsentstehung

Durch einen Mangel an Surfactant in den Alveolen (☞ 30.23.1) können sich die Alveolen nicht entfalten oder gerade entfaltete Bläschen sinken wieder in sich zusammen. Folgen sind unzureichende Sauerstoffaufnahme, die Störung der Lungendurchblutung durch die Verdichtung des Lungengewebes und die Bildung membranartiger Auskleidungen *(hyaline Membranen)* in den kleinsten Atemwegen, welche die Sauerstoffaufnahme weiter behindern.

Gefährdet sind insbesondere Frühgeborene unter einer Tragzeit von 32 Wochen und Kinder diabetischer Mütter.

Symptome, Befund und Diagnostik

Kurz nach der Geburt oder im Verlauf der ersten Lebensstunden tritt Atemnot auf, die ohne Atemhilfen in den folgenden 24 Std. zunimmt. Die Diagnose wird durch eine Röntgenaufnahme des Thorax gesichert.

Behandlungsstrategie

Die Kinder müssen evtl. endotracheal intubiert und künstlich beatmet werden. Eine Besserung bringt die Substitutionsbehandlung mit natürlichem Surfactant, der durch den Tubus *intratracheal* instilliert wird. Muss dennoch länger beatmet werden, kann sich durch die zusätzliche Schädigung der Lunge durch den zur Beatmung notwendigen Druck und die oft nötigen hohen Sauerstoffkonzentrationen eine chronische Lungenkrankheit entwickeln, die **bronchopul-**

monale Dysplasie (kurz *BPD*). Diese Kinder kommen zum Teil erst nach Monaten von der Beatmungsmaschine los und leiden oft noch als Erwachsene unter einer eingeschränkten Lungenfunktion.

30.24.3 Asphyxie

Asphyxie (griech., *Pulslosigkeit*): Umfassender Begriff für einen *Sauerstoffmangel mit all seinen Folgen*. In der Neonatologie Bezeichnung für einen *Depressionszustand des Neugeborenen* mit Atemstörung, Azidose, Kreislaufbeeinträchtigung und evtl. dadurch ausgelöster ZNS-Schädigung. Man unterscheidet **intrauterine** und **postnatale Asphyxie**, zusammenfassend auch als **perinatale Asphyxie** bezeichnet. Häufigkeit: bei ca. 0,5% aller Neugeborenen und bis zu 10% der Frühgeborenen. Ursache von 20% aller Todesfälle bei Neugeborenen.

Postnatale Asphyxie
Krankheitsentstehung

Sauerstoffmangel nach der Geburt ist oft durch kindliche Erkrankungen bedingt, am häufigsten:
- Unreife, insbesondere der Lunge, v. a. bei Frühgeborenen
- Atemstörungen anderer Ursache, z. B. Pneumonie
- Infektion (Sepsis)
- Angeborene Herzfehler
- Hirnblutungen.

Symptome, Befund und Diagnostik

Der **Apgar-Index** (☞ 30.18) ist zu niedrig, weshalb er oft auch als *Asphyxie-Index* bezeichnet wird: Ein Wert unter 7 zeigt eine drohende, ein Wert unter 4 eine erhebliche Asphyxie an.

Behandlungsstrategie

Die Therapie richtet sich nach dem Ausmaß des Sauerstoffmangels:

- Warm halten, da Kälte den Sauerstoffverbrauch steigert
- Kurzes Absaugen von Mund und Nase
- Bei geringgradiger Asphyxie Stimulierung der Atmung durch Reiben oder Beklopfen der Fußsohlen und Reiben des Rückens. Sauerstoffgabe über Schlauch oder Maske
- Bei höhergradiger Asphyxie (in der Regel mit Apnoe und Bradykardie verbunden) Beutel-Beatmung mit Sauerstoff
- Bei schwerster Asphyxie (neben Apnoe meist schon Asystolie) Reanimation durch Intubation und Beatmung, Herzmassage und Kreislaufstimulation durch Adrenalin (Gabe über den Tubus oder durch die Nabelvene).

30.24.4 Geburtsverletzungen

Geburtsverletzungen: Durch die Geburt bedingte Verletzungen des Neugeborenen. Meist harmlos, bisweilen jedoch bedrohlich.

Verletzungen am Schädel
Geburtsgeschwulst

Als **Geburtsgeschwulst** *(Caput succedaneum)* wird eine teigige, ödemartige und meist runde Schwellung am bei der Geburt vorangehenden Kopfteil bezeichnet. Sie ist durch eine Blut- und Lymphstauung der Kopfhaut bedingt und hält sich in ihrer Ausdehnung im Gegensatz zum Kephalhämatom (☞ unten) deshalb *nicht* an die Grenzen der Schädelknochen (☞ Abb. 30.136).

Die Geburtsgeschwulst verschwindet spontan innerhalb von 1–2 Tagen und bedarf keiner Behandlung.

Seltener wird eine Geburtsgeschwulst durch Blutung unter die Kopfhautschwarte (Galea) ausgelöst. Bei dieser *subgaleatischen Blutung* kann es zu teils erheblichen Blutverlusten kommen.

Kephalhämatom

Beim Durchtritt durch das knöcherne Becken kann es am kindlichen Schädel, häufig über den Scheitelbeinen, zu einer Abscherung der äußeren Knochenhaut *(Periost)* mit Zerreißung von Blutgefäßen und Blutung *unter* das Periost kommen. Da sich die Blutung von selbst tamponiert, sind große Blutverluste selten. Aus anatomischen Gründen kann sich das **Kephalhämatom** *(Kopfblutgeschwulst)* nur bis an die Grenze eines Schädelknochens ausdehnen, die resultierende Kopfschwellung ist also typischerweise durch die Schädelnähte begrenzt. Auch Kephalhämatome bedürfen keiner Behandlung.

Nervenschädigungen

Nervenschädigungen bis hin zum Nervenabriss entstehen durch Zerrung oder Quetschung, vor allem bei Zangengeburten, manchmal auch bei schwierigen Spontangeburten. Betroffen sind etwa drei von 1000 Neugeborenen.

In der Regel bleibt der Nerv mit seinen bindegewebigen Hüllen intakt und lediglich die darin verlaufenden Nervenausläufer werden durch Zug geschädigt. Leichte Schädigungen zeigen sich durch eine vorübergehende Funktionsstörung, die innerhalb weniger Tage verschwindet. Bei stärkeren Schädigungen gehen die Nervenausläufer jenseits der Verletzungsstelle zugrunde, können sich aber bei intakten Nervenhüllen durch Aussprossung langsam regenerieren.

Plexusparesen

Bei starkem Zug oder Quetschung am Hals während der Geburt kann der Plexus brachialis geschädigt werden **(Plexusparese)**:

Obere Plexuslähmung *(Erb-Lähmung)*. Bei dieser häufigeren Lähmung werden vor allem die oberen Plexusanteile geschädigt, die Schulterbereich und Oberarm versorgen. Der Arm des Kindes hängt

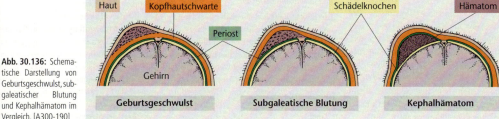

Abb. 30.136: Schematische Darstellung von Geburtsgeschwulst, subgaleatischer Blutung und Kephalhämatom im Vergleich. [A300-190]

schlaff herab, der Oberarm ist nach innen gedreht ("Kellnerarm"). Die Hand kann teilweise bewegt werden und der Handgreifreflex ist erhalten. Schmerzen scheinen die Kinder nicht zu haben. Bei der Pflege muss darauf geachtet werden, dass das Kind nicht auf dem geschädigten Arm liegt. Dieser wird deshalb am besten mit dem Hemd an den Körper gebunden.

Untere Plexuslähmung *(Klumpke-Lähmung)*. Hier sind die unteren Plexusanteile betroffen, die vor allem die Muskeln des Unterarms und der Hand versorgen. Die Hand- und Fingermuskeln sind gelähmt, der Handgreifreflex fällt aus. Charakteristisch ist eine „Pfötchenstellung" der Hand. Die untere Plexuslähmung tritt entweder isoliert oder in Kombination mit der oberen Plexuslähmung auf.

Bessert sich die Lähmung nicht rasch, wird vom 7. Lebenstag an mit Krankengymnastik begonnen. Die gelähmten Muskeln werden passiv bewegt, damit keine Kontrakturen entstehen, und aktiv (elektrisch) stimuliert, damit sie nicht atrophisch werden. Im Alter von vier Monaten sind 90% der Paresen überwunden.

Fazialisparese

Seltener wird der N. facialis geschädigt (**Fazialisparese** ☞ 33.10.3). Betroffen sind vor allem die motorischen Anteile und damit die Muskeln von Mund, Auge und Mittelgesicht. Die Lähmung äußert sich durch Gesichtsasymmetrie beim Schreien (verzerrter Mund) und Herausfließen der Nahrung aus dem Mund, vor allem auf der kranken Seite. Die teilweise Lähmung der Lidmuskulatur führt zum unvollständigen Augenschluss. Durch Salbenbehandlung muss deshalb die Austrocknung der Hornhaut vermieden werden. Meist kommt es zur Spontanheilung innerhalb weniger Tage.

Klavikulafraktur

Mit einer Häufigkeit von ca. 1 % recht häufig ist die **Klavikulafraktur** *(Schlüsselbeinfraktur* ☞ 25.8.3).

Die Fraktur wird häufig gar nicht direkt nach der Geburt bemerkt. Oft weisen erst die Entwicklung eines Blutergusses oder noch später die Kallusbildung (☞ 25.6.5) mit dem dabei entstehenden Höcker über dem Schlüsselbein auf die Fraktur hin. Evtl. schonen die betroffenen Kinder den Arm und schreien bei der Umlagerung.

Eine spezielle Therapie ist in der Regel nicht erforderlich, die Fraktur heilt rasch und ohne Fehlstellungen aus.

Da die Kinder bei Berührung des Thorax auf der betroffenen Seite Schmerzen empfinden, werden sie vorsichtig und nicht auf die kranke Seite gelegt. Beim Anziehen und allen anderen Pflegemaßnahmen ist ebenfalls Vorsicht geboten. Beispielsweise wird das Hemd an der kranken Seite zuerst an- und beim Ausziehen zuletzt ausgezogen, um „Verdrehungen" des Brustkorbs zu vermeiden.

30.24.5 Neugeborenenikterus

> **Neugeborenenikterus** *(Icterus neonatorum, Hyperbilirubinämie des Neugeborenen)*: Gelbe Verfärbung von Haut, Schleimhäuten und Skleren durch Einlagerung von Bilirubin (Abbauprodukt des im roten Blutfarbstoff enthaltenen Hämoglobins). Bei sehr hohen Bilirubinkonzentrationen gefährlich durch Einlagerung von Bilirubin in die sich entwickelnden Kerngebiete des Gehirns **(Kernikterus)** mit daraus resultierenden irreversiblen Schädigungen.

Krankheitsentstehung und Einteilung

Ein gewisses Maß an Gelbfärbung tritt bei fast allen Neugeborenen auf und ist auf die Unreife der Leberfunktion zurückzuführen: Die für die Bilirubinausscheidung zuständigen Enzyme sind noch nicht voll funktionsfähig und können das natürlich anfallende Bilirubin deshalb nicht in die gallengängige, direkte Bilirubinform überführen. Dieser **physiologische Neugeborenenikterus** tritt in der Regel am 3.–10. Lebenstag auf und ist mild. Gestillte Kinder haben in der Regel höhere Bilirubinwerte, da ihre Darmtätigkeit in den ersten Tagen in der Regel infolge der geringen Muttermilchmenge noch träge ist und das über die Galle ausgeschiedene Bilirubin deshalb in tieferen Darmabschnitten wieder in den Körper aufgenommen wird *(Stillikterus*, nicht zu verwechseln mit dem unten beschriebenen *Muttermilchikterus)*.

Ein Ikterus kann jedoch auch ein ernst zu nehmendes Krankheitszeichen sein:

▶ **Icterus gravis.** Stark ausgeprägter Ikterus, der in der Regel behandelt werden muss, z. B. bei schweren Erkrankungen des Neugeborenen oder vermehrtem Abbau von Hämoglobin (etwa bei Kindern mit Kephalhämatomen)

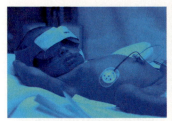

Abb. 30.137: Kind mit Neugeborenenikterus im Inkubator unter der Phototherapie-Lampe. [K115]

▶ **Icterus praecox.** Verfrüht, also z. B. schon am ersten Lebenstag auftretender Ikterus, in der Regel durch vermehrten Anfall von Bilirubin bei Hämolyse (etwa bei Blutgruppenunverträglichkeit ☞ 30.15.1)

▶ **Icterus prolongatus.** Länger als normal anhaltender Ikterus, z. B. bei einer Abflussstörung der Gallenflüssigkeit (etwa bei Gallengangsatresie). Selten ist der *Muttermilchikterus,* bei dem eine in der Muttermilch enthaltene Eiweißsubstanz die Bilirubinausscheidung in der Leber beeinträchtigt.

Symptome, Befund und Diagnostik

Das Kind erscheint „gelber als normal" und die „Gelbsucht" tritt nicht nur im Gesicht und oberen Körperstamm auf (wie beim physiologischen Ikterus), sondern auch über dem Bauch und der unteren Extremität. Mit ansteigendem Bilirubinspiegel werden viele Kinder apathisch und trinken schlecht. Die Diagnose wird durch eine Blutuntersuchung gestellt. Diese wird in Deutschland bei allen im Krankenhaus geborenen Kindern routinemäßig ein- oder mehrfach während der ersten Lebenstage durchgeführt.

Behandlungsstrategie und Pflege

Ob eine und welche Therapie erforderlich ist, hängt vom Bilirubinwert sowie von Alter, Gewicht und Gesamtzustand des Kindes ab und kann anhand von Grenzwertkurven einfach abgelesen werden. Es gilt folgendes Stufenschema:

▶ **1. Stufe: Häufiges Füttern.** Ausreichende Milchzufuhr, z. B. durch häufigeres Stillen, führt zur Anregung der Darmperistaltik und damit zu einer besseren Ausscheidung des bereits in der Leber veränderten Bilirubins. Häufig bedarf es hierzu einiger Geduld, da die betroffenen Kinder eher schlecht trinken. In diesem Fall kann die Füt-

30.24 Kranke und gefährdete Neugeborene

terung über eine Magensonde angezeigt sein, z. B. mit abgepumpter Muttermilch. Intravenöse Flüssigkeitszufuhr ist in der Regel nicht hilfreich

▶ **2. Stufe: Phototherapie** (Pflege ☞ unten). Bestimmte Wellenlängen im blauen Bereich des Lichtes wandeln das in der Haut vorhandene indirekte (also noch nicht von der Leber veränderte) Bilirubin in die wasserlösliche Form, die dann mit dem Urin ausgeschieden werden kann. Ein – wenn auch geringer – phototherapeutischer Effekt ist schon durch das Sonnenlicht gegeben. In der Klinik werden zur Phototherapie spezielle Leuchtröhren verwendet. Neuerdings gibt es auch fiberoptische Decken, die trotz der Lichtabgabe kalt bleiben. In diese Decke wird das Kind eingewickelt, auf diese Weise kann auch zu Hause eine Phototherapie durchgeführt werden

▶ **3. Stufe: Austauschtransfusion.** Bei schweren Formen des Ikterus oder bei sehr schnellem Bilirubinanstieg, etwa bei Blutgruppenunverträglichkeiten, muss das Bilirubin schnell entfernt werden, um einen Kernikterus zu verhindern. Hierzu wird mehrfach Blut aus der Blutbahn abgezogen und durch blutgruppenverträgliches Fremdblut ersetzt.

Pflege bei Phototherapie

▶ Vor Beginn der Phototherapie für angemessene Raumtemperatur sorgen und Funktionsfähigkeit der Lampe überprüfen

▶ Bei Verwendung einer Leuchtröhre Kind bis auf die Windel entkleiden. Augen zum Schutz vor Netzhautschäden mit spezieller Schutzbrille abdecken. Die Schutzbrille darf die Nasenlöcher nicht zusammendrücken, da sonst Atemstörungen möglich sind. In schweren Fällen wird auch die Windel ausgezogen und durch eine Unterlage ersetzt. Während der Bestrahlung regelmäßig Position wechseln (ca. alle zwei Stunden). Bestrahlung zur Nahrungsaufnahme und bei Besuch der Eltern unterbrechen (außer in schweren Fällen)

▶ Bei Benutzung einer fiberoptischen Decke (etwa BiliBlanket®) wird diese zunächst in die mitgelieferte Einwegweste oder -strampler gelegt und dem nur mit einer Windel bekleideten Kind angezogen, die Decke liegt also direkt auf der Haut. Um die Weste oder den Strampler herum kann das Kind nor-

male Kleidung tragen. Ein Augenschutz ist nicht nötig

▶ Bilirubinkontrollen wie angeordnet durchführen, da es unter Phototherapie schwierig ist, einen Ikterus einzuschätzen (die Kinder sehen unter dem Licht „röter" aus)

▶ Engmaschig Körpertemperatur kontrollieren (Gefahr der Hyperthermie)

▶ Ausreichende Flüssigkeitszufuhr durch häufiges Anlegen oder Füttern sicherstellen (zusätzliche Wasserverluste durch Verdunstung).

Patienten und Dokumentation bei Phototherapie

▶ Aktivität und Allgemeinzustand des Kindes (Apathie? Trinkschwäche?)

▶ Hautfarbe

▶ Urin-, Stuhlproduktion

▶ Dauer der Phototherapie und ggf. Gründe für Unterbrechungen dokumentieren.

30.24.6 Krampfanfälle des Neugeborenen

Krampfanfälle des Neugeborenen *(Neugeborenenkrämpfe):* Zusammenfassende Bezeichnung für zerebrale Krampfanfälle (☞ 33.7) beim Neugeborenen. Häufigkeit ca. 1 % aller Neugeborenen. Prognose abhängig von der Grunderkrankung.

Krankheitsentstehung

Obwohl die Krampfanfälle des Neugeborenen im Gehirn entstehen, sind sie oft durch Krankheiten anderer Organsysteme bedingt, die z. B. durch Sauerstoff- oder Glukosemangel zur Einschränkung der Gehirnfunktion und damit zum Krampfanfall führen.

Erkrankungen des Gehirns selbst oder genetisch bedingte Anfallserkrankungen sind beim Neugeborenen seltenere Ursachen.

Wichtige, mit Krampfanfällen einhergehende Erkrankungen beim Neugeborenen sind:

▶ Unterzuckerung (Neugeborenenhypoglykämie ☞ 30.24.7)

▶ Kalziummangel im Blut (*Hypokalzämie* ☞ 29.10.4)

▶ ZNS-Infektionen (☞ 33.8.1 und 33.8.2)

▶ Hirnblutungen.

Symptome und Befund

Aufgrund der Unreife des Gehirns können Krampfanfälle bei Neugeborenen zahlreiche Erscheinungsformen annehmen. Viele verlaufen als Atempausen (Apnoen) oder plötzliche Muskelschlaffheit, und sogar hinter normalen Alltagsphänomenen wie Saugen und Schmatzen können sich Krampfanfälle verbergen. Andere Formen verlaufen mit feinen Zuckungen der Augen, Hände oder Zehen oder auch mit konstanten Blickwendungen zu einer bestimmten Seite.

Größere Zuckungen oder gar generalisierte tonisch-klonische Krämpfe (☞ 33.7.2) sind seltener.

Diagnostik und Therapie

Wegen der Uneinheitlichkeit der Symptome ist es nicht ganz einfach, Krampfanfälle bei Neugeborenen klinisch zu erkennen. Auch das EEG ist nicht immer typisch verändert und kann den Verdacht nicht verlässlich bestätigen.

Wichtig bei Verdachtsfällen ist deshalb der rasche Ausschluss von behandelbaren Ursachen, beispielsweise durch Bestimmung der Blutglukose und -elektrolyte, aber auch durch Lumbalpunktion (Ausschluss einer Meningitis oder Enzephalitis) und Schädelsonographie (Ausschluss einer Hirnblutung).

Bei unklarer Ursache wird blind Glukose gegeben, bei niedrigen Kalziumspiegeln im Blut wird Kalzium intravenös infundiert.

Die anderen Formen der Krampfanfälle werden mit antiepileptischen (krampfunterdrückenden) Arzneimitteln behandelt.

Bei therapieresistenten Krämpfen wird Vitamin B_6 gegeben, da ein Teil der Krampfanfälle in der Neugeborenenzeit durch einen genetisch bedingten erhöhten Bedarf an Vitamin B_6 entstehen.

30.24.7 Neugeborenenhypoglykämie

Neugeborenenhypoglykämie: Mit klinischen Symptomen einhergehender Abfall des Blutzuckerspiegels eines Neugeborenen unter 25–45 mg/dl (1,4–2,5 mmol/l, je nach Gewicht und Lebenstag).

Ein Blutzuckerspiegel unter 30 mg/dl (1,65 mmol/l) tritt bei 5 % der Neugeborenen auf.

1225

Die Neugeborenen fallen durch Lethargie, Muskelschlaffheit, Apnoen, aber auch durch Übererregbarkeit, Zittern und Krampfanfälle auf.

Die Diagnose wird durch eine Blutzuckerbestimmung gestellt. Die Behandlung besteht in der Gabe von Glukose i.v.

Da bei ausgeprägter Hypoglykämie (Krampfanfälle, Koma) die Gefahr bleibender Hirnschädigungen besteht, wird insbesondere bei Risikokindern, beispielsweise Früh- und Mangelgeborenen, regelmäßig der Blutzuckerspiegel kontrolliert und möglichst frühzeitig mit der Ernährung (ggf. auch intravenös) begonnen.

30.24.8 Frühgeborene

Frühgeborenes: Neugeborenes, das vor Vollendung der 37. SSW geboren wurde. Die relative Häufigkeit hat in den letzten Jahren zugenommen; heute werden ca. 9 % aller Neugeborenen, das sind etwa 55 000 Kinder pro Jahr, zu früh geboren.

Im Vergleich zu früher wesentlich bessere Prognose, die Grenze der Überlebensfähigkeit liegt derzeit bei etwa 400–500 g (entsprechend ca. 23–24 Schwangerschaftswochen). Langzeitprognose stark abhängig von der Ursache der Frühgeburtlichkeit (vorbestehende eigene Erkrankungen oder Erkrankungen der Mutter?) und Ausmaß der Unreife. Meist fast völlig normale Entwicklung, jedoch bei sehr kleinen Frühgeborenen häufig Spätschäden, vor allem Störungen der motorischen und geistigen Entwicklung, zerebrale Krampfanfälle, Seh- und Hörstörungen, Wachstumsverzögerungen, chronische Lungenerkrankungen.

Ursachen der Frühgeburtlichkeit ☞ 30.15.6
Prophylaktische Maßnahmen vor der Geburt ☞ 30.16

Äußere Zeichen des Frühgeborenen

Die äußeren Merkmale eines Frühgeborenen ergeben sich aus dem Fehlen der Reifezeichen (☞ 30.23.2). Insbesondere bei unklarer Schwangerschaftsdauer muss das Gestationsalter des Neugeborenen direkt nach der Geburt durch die klinische Reifebestimmung abgeschätzt werden.

Geburtsgewicht von Frühgeborenen

Je kürzer die Schwangerschaftsdauer, desto leichter ist das Kind. Etwa ein Sechstel der Frühgeborenen gehört zur Gruppe der stark untergewichtigen Säuglinge (Geburtsgewicht < 1500 g ☞ 30.23.2).

Neben dem absoluten Geburtsgewicht ist vor allem die *relative Reife* des Frühgeborenen für die Prognose entscheidend. Der Neonatologe legt deshalb gleich nach der Geburt anhand von tragzeitbezogenen Gewichtskurven fest, ob das Frühgeborene für seine Tragzeit normalgewichtig (eutroph) oder untergewichtig (hypotroph ☞ 30.23.2) ist.

Unreife der Organe

Je früher das Kind geboren ist, desto unreifer sind seine Organe. Ab der 35. SSW kommen die meisten Organfunktionen in der Regel ohne größere Probleme und auf normale Weise in Gang. Vor der 32. SSW geborene Kinder dagegen haben ein erhebliches Risiko für Komplikationen.

Durch Unreife der Organe bedingte Hauptprobleme des Frühgeborenen:
▶ Atempausen (Apnoen)
▶ Surfactantmangel-Syndrom (☞ unten und 30.24.2)
▶ Gehirnschädigung im Rahmen der hypoxisch-ischämischen Enzephalopathie oder bei Hirnblutung (☞ unten)
▶ Frühgeborenenretinopathie (☞ unten)
▶ Hypoglykämie (☞ 30.24.7)
▶ Hyperbilirubinämie (Neugeborenenikterus ☞ 30.24.5)
▶ Infektneigung mit hoher Sepsisgefahr
▶ Nekrotisierende Enterokolitis (☞ unten)
▶ Persistierende fetale Kreislaufverhältnisse, persistierender Ductus arteriosus Botalli (☞ unten)
▶ Auskühlung.

Atemstörungen

Durch die Unreife des Atemzentrums kann es zu einer unzulänglichen Atemsteuerung mit *Atempausen* (Apnoen ☞ 30.24.2) kommen. Diese gehen meist mit einer Bradykardie einher.

Durch die noch mangelhafte Auskleidung der Alveolen mit *Surfactant* (☞ 30.23.1) kollabieren die Alveolen leicht. Ca. 90 % der vor der 30. SSW Geborenen leiden an

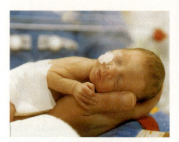

Abb. 30.138: Eine „Handvoll Mensch" – so klein können Frühgeborene sein. Dieses Frühgeborene erhält Nahrung über eine Gastroduodenalsonde, Herzaktion und Atmung werden mit Elektroden überwacht und es „wohnt" im wärmenden Inkubator. [V162]

einem durch Surfactantmangel bedingtem Atemnotsyndrom (☞ 30.24.2).

Persistierender Ductus arteriosus Botalli

Bei Frühgeborenen vor der 34. SSW verschließt sich der *Ductus arteriosus Botalli* nach der Geburt oft nicht oder nicht vollständig (**persistierender Ductus arteriosus**, kurz *PDA, offener Ductus Botalli*). Der daraus resultierende **Links-Rechts-Shunt** aus der Aorta zurück in den Lungenkreislauf (☞ 16.4.1) führt zu einer **Lungenstauung** mit weiterer Verschlechterung der Sauerstoffversorgung sowie bisweilen einer **Herzinsuffizienz** durch die vermehrte Pumparbeit.

Klinische Zeichen sind zunächst ein „springender" Puls, deutlich auf der Brustwand sichtbare Pulsationen des Herzens sowie ein systolisches Herzgeräusch. Schnelle und erschwerte Atmung, Apnoen sowie Leberstauung und Ödeme bei Herzinsuffizienz sind möglich.

Verschließt sich ein höhergradig offener Ductus arteriosus nicht in wenigen Tagen spontan, so muss er medikamentös (durch intravenöse Gabe von Indometacin) oder chirurgisch verschlossen werden.

Eine weitere Form der Kreislaufstörung beim Frügeborenen ist die **persistierende fetale Zirkulation.** Hier fällt der Blutdruck in den Lungengefäßen nach der Geburt nicht wie beim normalen Neugeborenen ab. Dies kann beispielsweise durch Asphyxie, Sepsis, Mekoniumaspiration oder Lungenunterentwicklung bedingt sein. Auch hier bleibt der Ductus Botalli offen, allerdings fließt das Blut aufgrund des hohen Blutdrucks in der Lungenstrombahn größtenteils vom Lungenkreislauf in den Körperkreislauf *(Rechts-Links-Shunt).* Es kommt dadurch zur Sauerstoffuntersättigung mit Zyanose (☞ 16.2.4).

Gehirnschädigung

Die meisten bedrohlichen Krankheiten des Frühgeborenen, z. B. Atemstörungen, Sepsis, Schock oder Hirnblutung, führen letztendlich zum Sauerstoffmangel *(Hypoxie)* und zur Minderdurchblutung bestimmter Gewebe *(Ischämie)*. Beide Faktoren können das diesbezüglich besonders empfindliche Gehirn nachhaltig schädigen. Der resultierende Schaden wird als **hypoxisch-ischämische Enzephalopathie** *(durch Sauerstoffmangel und Minderdurchblutung bedingter Gehirnschaden)* bezeichnet.

Einen Sonderfall der hypoxisch-ischämischen Enzephalopathie stellen **Hirnblutungen** dar. Die Blutgefäße des Frühgeborenen zerreißen leichter als die des reifen Neugeborenen, was durch einen Sauerstoffmangel noch verstärkt wird.

Klinisch macht sich eine Hirnschädigung nicht immer sofort bemerkbar. Insbesondere die *ersten Symptome* sind oft unspezifisch:
▶ Muskelhypotonie, Schläfrigkeit, Trinkschwäche
▶ Bei ausgeprägten Schäden (insbesondere nach Blutungen) Krampfanfälle, Apnoen, Schwankungen der Körpertemperatur und Vorwölbung der vorderen Fontanelle
▶ Blutdruckabfall und plötzlicher Atemstillstand als Alarmzeichen.

Hirnblutungen können infolge der noch offenen Fontanellen („Schallfenster") durch Sonographie früh erfasst werden, so dass Risikokinder routinemäßig und in regelmäßigen Abständen „geschallt" werden. Dagegen lassen sich die durch Sauerstoffmangel bedingten Nekrosen erst später nachweisen.

Bei schwerem Sauerstoffmangel und ausgedehnten Blutungen ist die Sterblichkeit trotz intensivmedizinischer Maßnahmen mit über 30 % hoch.

Die *Langzeitfolgen* hängen sehr stark vom Ausmaß der ursächlichen Schädigung ab und sind in ihrer Ausprägung äußerst variabel. Da in den vorzugsweise geschädigten Gebieten in Nähe der Seitenventrikel vor allem motorische Bahnen verlaufen, treten typischerweise motorische Entwicklungsprobleme auf *(infantile Zerebralparese* ☞ 33.4.2). Nur bei schwersten Schädigungen resultieren eine psychomotorische Retardierung (☞ 33.2.1), Hydrozephalus (☞ 33.12.2),

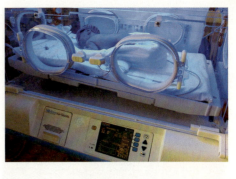

Abb. 30.139: Im Inkubator hat das Früh- oder Risikogeborene einen besonderen Schutzraum, da dort ein konstantes Milieu, z. B. bezüglich Temperatur und Sauerstoffkonzentration, aufrechterhalten werden kann. [K115]

Krampfanfälle und Mikrozephalie. Inwieweit Teilleistungsschwächen und Lernbehinderungen, beispielsweise Legasthenie, auf perinatale Hirnschädigungen zurückzuführen sind, ist nach wie vor umstritten.

Frühgeborenenretinopathie

Im Gegensatz zur durch Sauerstoff*mangel* bedingten Gehirnschädigung liegt der **Frühgeborenenretinopathie** (Schädigung der Netzhaut des Frühgeborenen) ein Sauerstoff*überschuss* zugrunde, der durch die mitunter notwendige längerfristige Beatmung mit hohen Sauerstoffkonzentrationen bedingt ist. Bleibende Sehstörungen bis hin zur Erblindung können resultieren, sind heute jedoch selten geworden.

Der erhöhte arterielle Sauerstoffpartialdruck verengt die bereits vorhandenen Netzhautgefäße und blockiert die beim Frühgeborenen noch erforderliche Bildung neuer Blutgefäße in den äußeren Anteilen der Netzhaut. Es kommt zum Sauerstoffmangel und nachfolgend zu einer überschießenden Bildung von kleinen Arterien, die auch in den Glaskörper einsprossen. Es bilden sich bindegewebige, für das Licht undurchdringbare Schwarten **(retrolentale Fibroplasie)**. Die neu gebildeten Gefäße neigen außerdem zu Blutungen und das neu gebildete Gewebe zur Netzhautablösung mit Gefahr der Erblindung.

Zur Prävention wird beim Frühgeborenen die O_2-Sättigung des Blutes kontinuierlich über auf eine auf die Haut aufgebrachte Sonde (transkutane Messung) überwacht (☞ Abb. 30.134).

Regelmäßige Augenuntersuchungen durch geschulte Augenärzte werden bei allen extrem unreifen Frühgeborenen durchgeführt. Deutet sich bei diesen Untersuchungen eine Netzhautablösung an, wird frühzeitig mit einer Lasertherapie begonnen, d. h. die Netzhaut wird durch punktuelle Laserapplikation wieder „angeheftet" (☞ 31.10.1).

Nekrotisierende Enterokolitis

Bei der **nekrotisierenden Enterokolitis** *(NEC)* kommt es durch Minderdurchblutung und Infektion des Darms bei gleichzeitiger oraler Ernährung zu einer Darmentzündung.

Die Kinder vertragen keine Nahrung mehr, bekommen ein geblähtes, druckschmerzhaftes Abdomen und (blutige) Durchfälle. Die Darmgeräusche sind vermindert. In fortgeschrittenen Stadien treten Atmungs- und Kreislaufbeeinträchtigung, Schocksymptome, Azidose, Gerin-

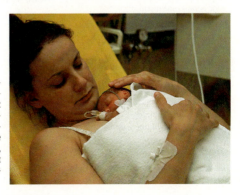

Abb. 30.140: Das Bild von Eltern, die ihr Kind nur durch die Inkubatorscheiben betrachten, ist auf Frühgeborenenintensivstationen seltener geworden. Wo immer möglich, werden sie in die Pflege ihres Kindes einbezogen, und der Hautkontakt wird gezielt gefördert, z. B. durch die Känguru-Methode. [K115]

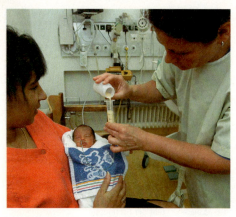

Abb. 30.141: Bis sich die Schluckfähigkeit ausgebildet hat, erhalten Frühgeborene ihre Nahrung über eine Ernährungssonde. [K115]

nungsstörungen, Peritonitis (☞ 19.8) und evtl. Darmperforation hinzu.

Die Behandlung besteht in intravenöser Ernährung bei gleichzeitigem Stopp der oralen Nahrungszufuhr, Legen einer Magenablaufsonde, Antibiotikagabe und in schweren Fällen einer Operation mit Entfernung irreversibel geschädigter Darmabschnitte.

Behandlungsstrategie und Pflege

Frühgeborene < 2000 g Geburtsgewicht werden in Deutschland frühestmöglich auf eine spezielle Frühgeborenen(intensiv)station verlegt.

Dort werden sie in einem speziellen **Wärmebett** oder – bei noch kleineren Kindern – in einem **Inkubator** *(Brutkasten)* gepflegt. Durch die durchsichtige Plexiglashaube können die Kinder gut beobachtet werden. Wärme- und Sauerstoffzufuhr werden an die Bedürfnisse des Frühgeborenen angepasst. Eine hohe Luftfeuchtigkeit verhindert das Austrocknen der Atemwege. Seitliche Durchgriffsöffnungen ermöglichen Pflegemaßnahmen, ohne das Kind aus dem Inkubator herauszunehmen.

Die Vitalzeichen des Kindes werden ständig mithilfe eines Monitors überwacht.

Ernährung

Die **Ernährung des Frühgeborenen** ist eine Gratwanderung zwischen erhöhtem Nährstoffbedarf einerseits und der oft begrenzten Aufnahmefähigkeit andererseits (geringes Magenvolumen, unzureichende Verdauungsfunktion).

Frühgeborene unter 30–32 Wochen Tragzeit werden zunächst ganz oder teilweise *parenteral* ernährt.

Die *enterale Ernährung* wird langsam und vorsichtig aufgebaut. Zunächst ist oft eine Magensonde erforderlich, da die kleinen Frühgeborenen nicht koordiniert schlucken können (Aspirationsgefahr). Erst ab der 32.–34. Gestationswoche sind Saug- und Schluckreflexe so weit entwickelt, dass mit der *oralen* Ernährung angefangen werden kann. Ab diesem Stadium kann auch das Trinken an der Mutterbrust versucht und gefördert werden. Bei der enteralen Ernährung, ob über Sonde oder oral, muss stets die geringe Magenkapazität berücksichtigt werden, die je nach Gestationsalter unter 10 ml betragen kann! Bei sehr kleinen Frühgeborenen wird die Sondennahrung deshalb kontinuierlich über 24 Std. „eingeträufelt".

Die beste Nahrung ist auch für Frühgeborene die Muttermilch. Sie wird besonders gut vertragen, muss allerdings bei Frühgeborenen unter 1500 g mit Eiweiß, Kalorien, Kalzium und Phosphat angereichert werden. Bei unzureichender Milchbildung der Mutter kann entweder auf gespendete Frauenmilch oder auf spezielle Frühgeborenennahrung ausgewichen werden.

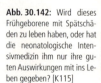

Abb. 30.142: Wird dieses Frühgeborene mit Spätschäden zu leben haben, oder hat die neonatologische Intensivmedizin ihm nur ihre guten Auswirkungen mit ins Leben gegeben? [K115]

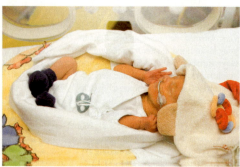

Frühgeborene mit ihrem labilen Flüssigkeitshaushalt werden peinlich genau bilanziert (☞ 12.7.1.2). Hierzu gehört auch die Dokumentation von Blutverlusten – ein 750 g leichtes Baby hat ein Blutvolumen von lediglich 50–60 ml, so dass sich z. B. Blutabnahmen schnell zu gefährlichen Verlusten addieren.

Die Vitalzeichen (Puls, Atemfrequenz, Blutdruck) werden bis zu viertelstündlich kontrolliert. Die Umgebungstemperatur im Inkubator wird kontinuierlich an die Körpertemperatur des Frühgeborenen angepasst.

Beatmung

Extrem kleine Frühgeborene müssen nicht selten in den ersten Lebenstagen *künstlich beatmet* werden.

Danach wird die Atemluft vielfach noch für eine gewisse Zeit über kleine Nasensonden mit Sauerstoff angereichert, um die oft noch unreife Lungenfunktion zu unterstützen.

Überleben – auf Kosten eines gesunden Lebens?

Der Neugeborenen- und insbesondere der Frühgeborenenmedizin wird immer wieder vorgeworfen, sie könne zwar ein Überleben extrem unreifer Kinder erreichen, bewerkstellige dies aber zum Preis einer schweren Behinderung und/oder langfristigen Krankheit der „geretteten" Kinder.

Die Überlebensrate der Frühgeborenen ist in den letzten Jahrzehnten konstant angestiegen: Immer kleinere und unreifere Frühgeborene erhalten eine realistische Lebenschance. In den zurückliegenden 35 Jahren ist das Geburtsgewicht, bei dem 50 % der Frühgeborenen überleben, von 1200 g auf 600 g gesunken.

Die Rate bleibender Schädigungen ist bei solch fließenden Grenzen jedoch schwer zu vergleichen. Betrachtet man eine gegebene Gewichtsmarke, z.B. Frühgeborene mit 1500 g und darunter, so sind Fortschritte zu erkennen: Hatten in den 1950er Jahren noch etwa 50% der ehemaligen Frühgeborenen dieser Gewichtsklasse mit Spätschäden zu rechnen, sind es heute nur noch 10–20%. Je weiter das Geburtsgewicht jedoch abfällt, desto drastischer steigt die Rate der späteren Behinderungen. Etwa die Hälfte der in oder vor der 25. SSW geborenen Frühgeborenen haben bleibende und oft schwerwiegende Behinderungen.

Viele Perinatalmediziner fordern deshalb, das Hauptaugenmerk mehr auf die Qualität des Überlebens zu richten, anstatt auf eine weitere Senkung der Überlebensgrenze abzuzielen. (✉ 9)

Die Seele der „Frühchen"

Angesichts der Vielzahl körperlicher Komplikationen wurden die seelischen Probleme der Frühgeborenen und ihrer Eltern lange vernachlässigt.

Ursprünglich die Notlösung eines kolumbianischen Kinderarztes, ist heute die „sanfte" **Känguru-Methode** auch in Europa etabliert: Die frühgeborenen Kinder werden ihren Müttern oder Vätern an den nackten Körper gelegt.

Studien zeigen, dass „känguruende" Frühgeborene weniger Atemstörungen haben, besser wachsen und schneller entlassen werden können als Kinder, die nicht „gekängurut" haben, auch wenn technische Unterstützung und künstliche Beatmung meist nach wie vor als lebens-

rettende Maßnahmen fortgeführt werden müssen.

Auch sehr kleine und beatmete Frühgeborene können aus dem Inkubator herausgenommen werden, wenn sie stabil sind und gut überwacht werden. Sie müssen allerdings in Decken eingehüllt sein, um nicht auszukühlen.

Den Eltern hilft die Nähe zu ihrem Baby, sich in der neuen Situation zurechtzufinden und eine Beziehung zu ihrem Kind aufzubauen. Denn häufig leiden sie unter Schuld- und Versagensgefühlen, Enttäuschung und Trauer, die nur durch den praktischen Umgang mit dem Kind überwunden und in eine realistische, fördernde Eltern-Kind-Beziehung gelenkt werden können.

Literatur und Kontaktadressen

📖 Literaturnachweis

1. Vgl. Walsh, M.; Ford, P.: Pflegerituale. Verlag Hans Huber, Bern 2000, S. 115f.

2. Vgl. NBCC National Breast Cancer Coalition (NBCCA, USA): Position Statement on Breast Self-Exam, updated April 2006. Nachzulesen unter www.stopbreastcancer.org, Breast Cancer Information, Position Papers.

3. Vgl. Schulz, K.-D., et al.: Kurzfassung der Stufe-3-Leitlinie „Brustkrebs-Früherkennung in Deutschland". Z. ärztl. Fortbild. Qual. Gesundh.wes. (2004) 98, S. 361–373.

4. Vgl. Schmid-Büchi, S. et al.: Die Erfahrung, an Brustkrebs zu erkranken, und wie die betroffenen Frauen ihr Leben wieder unter Kontrolle bringen. In: Pflege 6/2005, S. 345–352.

5. Vgl. Salter, M.: Körperbild und Körperbildstörung. Ullstein Medical, Wiesbaden 1998, S. 141.

6. Vgl. Marquard, S.: Breast Care Nurse. Berufsbild, Qualifizierung und Aufgaben am Beispiel von Australien, Irland und Großbritannien. In: Die Schwester/Der Pfleger 06/2005, S. 472–475.

7. Vgl. Marquard, S. et al.: Pflegerische Spezialisierung: Breast Care Nurse. In: Pflege Aktuell 11/2005, S. 589–591.

8. Vgl. Lamb, M: Psychosexual Issues: The woman with gynecologic cancer. In: Seminars in Oncology Nursing, Vol 6, No 3/1990, S. 237–243.

9. Vgl. Meyer, R.: Postmenopausale Hormontherapie. Östrogen allein erhöht das

Brustkrebsrisiko nicht. In: Deutsches Ärzteblatt 2006, 103, S. C 980.

10. Vgl. Zylka-Menhorn, V.; Koch, K.; Meyer, R.: Hormontherapie. Konträre Einschätzungen. Deutsches Ärzteblatt 2005, 102, S. C 1830f.

11. www.isppm.de/charta_de.html (Stand 30.10.2006).

12. Vgl. Schaefer, C. et al. (Hrsg): Arzneiverordnung in Schwangerschaft und Stillzeit. 7. Aufl., Elsevier/Urban & Fischer Verlag, München 2006.

13. Vgl. Spielbichler, C.: Die ersten Augenblicke nach der Geburt, Informationen für Eltern über den Bondingprozess. In: Laktation und Stillen 1/2004, S. 12–18.

14. Vgl. Verney, T: Bonding Teil 1. In: Deutsche Hebammenzeitschrift 2/2004, S. 59–60.

15. Vgl. Jenkner, G.: Von Kopf bis Fuß auf Wochenbettpflege eingestellt – Das Konzept der integrativen, ganzheitlichen Wochenbettpflege. In: Die Schwester/Der Pfleger 10/2003, S. 770–776.

16. Vgl. Arzneimittelkommission Bundesärztekammer: Medikamentöses Abstillen nur in medizinisch begründeten Fällen. Dtsch. Ärzteblatt 86/1989, S. 12–32.

17. www.babyfreundlich.org/infomaterial.html (Stand 30.10.2006).

18. www.velb.org/welcome.html (Stand: 30.10.2006).

19. Vgl. The Lippincott Manual of Nursing Practise, 5th. Ed., 1991, S. 1223.

Vertiefende Literatur ☞ 💻

✉ Kontaktadressen

1. Frauenselbsthilfe nach Krebs e.V., Thomas-Mann-Straße 40, 53111 Bonn,
   Tel.: 02 28/33 88 94 00,
   Fax: 02 28/33 88 94 01,
   www.frauenselbsthilfe.de

   Brustkrebs Deutschland e.V., Charles-de Gaulle-Straße 6, 81737 München,
   Tel.: 0 89/41 61 98 00,
   Fax: 0 89/41 61 98 01,
   www.brustkrebsdeutschland.de

   DKMS LIFE gGmbH, Scheidtweilerstraße 63–65, 50933 Köln,
   Tel.: 02 21/9 40 28 11,
   Fax: 02 21/94 05 82 22,
   www.aktiv-gegen-krebs.de

   www.brustkrebs.de

   www.mammazone.de (Englisch)

2. Wunschkind e.V., Fehrbellinerstraße 92, 10119 Berlin,
   Tel./Fax: 01 80/5 00 21 66,
   www.wunschkind.de

3. Initiative Regenbogen „Glücklose Schwangerschaft" e.V.,
   www.initiative-regenbogen.de
   www.glueckl* oseschwangerschaft.at
   www.verein-regenbogen.ch

   Verwaiste Eltern München e.V., St.-Wolfgangs-Platz 9, 81669 München,
   Tel.: 0 89/48 08 89 90,
   Fax: 0 89/4 80 88 99 33,
   www.verwaiste-eltern-muenchen.de

4. La Leche Liga Deutschland e.V. (LLL), Dannenkamp 25, 32479 Hille, Tel.: 0571/48946, Fax: 0571/4049480, Stillberatung: 06851/2524, www.lalecheliga.de

5. Beratungszentrum für Embryonaltoxikologie, Haus 10B, Spandauer Damm 130, 14050 Berlin, Tel.: 030/3030 8111, Fax: 030/3030 8122, www.embryotox.de

6. www.velb.org
www.bdl-stillen.de
www.iblce-europe.org

7. Schatten & Licht – Krise nach der Geburt e.V., 1. Vorsitzende Frau S. Surholt, Obere Weinbergstraße 3, 86465 Welden, Tel.: 08293/965864, Fax: 08293/965868, www.schatten-und-licht.de

8. Deutsches Down-Syndrom InfoCenter, Hammerhöhe 3, 91207 Lauf a.d. Pegnitz, Tel.: 09123/982121, Fax: 09123/982122, www.ds-infocenter.de

www.down-kind.de (Selbsthilfegruppe betroffener Eltern).

9. Bundesverband „Das frühgeborene Kind" e.V., Kurhessenstraße 5, 60431 Frankfurt a.M., Tel.: 08131/908559, Fax: 08131/908559, www.fruehgeborene.de

www.fruechchen-netz.de (Virtuelle Selbsthilfegruppe für Eltern frühgeborener Kinder).

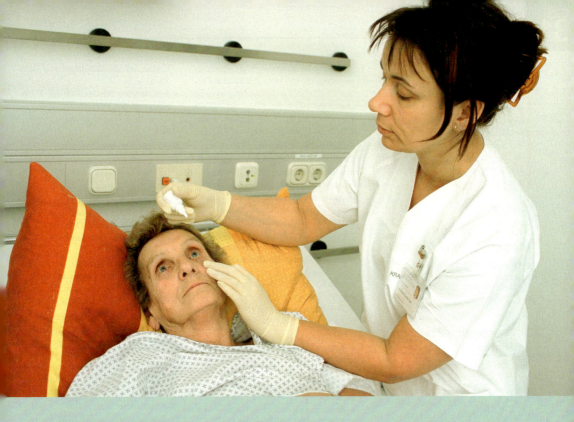

31 Pflege von Menschen mit Augenerkrankungen

31.1	**Pflege von Menschen mit Augenerkrankungen** 1232	31.3.2	Spiegelung des Augenhintergrunds 1240
31.1.1	Situation des Patienten 1232	31.3.3	Untersuchung mit der Spaltlampe 1241
31.1.2	Beobachten, Beurteilen und Intervenieren 1232	31.3.4	Messung des Augeninnendrucks 1241
31.1.3	Augenspülung 1232	31.3.5	Prüfung des Gesichtsfelds .. 1241
31.1.4	Applikation von Augentropfen und -salben 1233	31.3.6	Prüfung der Tränensekretion 1242
31.1.5	Umgang mit Kontaktlinsen 1234	31.3.7	Bindehautabstrich......... 1242
31.1.6	Umgang mit Augenprothesen 1235	31.4	**Arzneimittel in der Augenheilkunde** 1242
31.1.7	Pflege bei Augenoperationen 1235	31.4.1	Lokaltherapeutika......... 1242
31.1.8	Augenverbände und Verbandswechsel 1236	31.4.2	Systemische Medikation ... 1242
31.2	**Hauptbeschwerden bei Augenerkrankungen** 1238	31.5	**Erkrankungen des Augenlids** 1242
31.2.1	Sehstörungen und Blindheit 1238	31.5.1	Gerstenkorn 1242
31.2.2	Augenschmerzen 1239	31.5.2	Hagelkorn 1244
31.2.3	Rötung des Auges 1239	31.5.3	Lagophthalmus 1244
31.3	**Der Weg zur Diagnose** .. 1240	31.6	**Erkrankungen von Bindehaut und Hornhaut** 1244
31.3.1	Sehschärfeprüfung 1240		

31.6.1	Konjunktivitis 1244
31.6.2	Keratitis 1244
31.6.3	Hornhauterosion 1246
31.6.4	Keratoplastik 1246
31.7	**Katarakt** 1246
31.8	**Glaukom** 1247
31.9	**Glaskörpererkrankungen** 1248
31.10	**Erkrankungen der Netzhaut** 1249
31.10.1	Netzhautablösung 1249
31.10.2	Altersbedingte Makuladegeneration 1249
31.11	**Brechungsfehler** 1250
31.11.1	Kurzsichtigkeit 1250
31.11.2	Weitsichtigkeit 1250
31.11.3	Alterssichtigkeit 1251
31.11.4	Stabsichtigkeit 1251
31.12	**Schielen** 1251
	Literatur und Kontaktadressen ... 1252

31 Pflege von Menschen mit Augenerkrankungen

Fallbeispiel ☞ 💻

Das medizinische Fachgebiet

Augenheilkunde *(Ophthalmologie):*
Medizinisches Fachgebiet, das sich
mit den Erkrankungen des Augapfels
und seiner Hüllen, der Augengefäße,
der Augenmuskeln, der Augenhöhle,
des Sehnervens, der Lider und des Trä-
nenapparats befasst.

31.1 Pflege von Menschen mit Augenerkrankungen

Umgang mit stark Sehbehinderten
☞ *12.9.4.4*

31.1.1 Situation des Patienten

Eine stationäre Augenbehandlung bedeutet für den Patienten oft eine zumindest
zeitweilige *Einschränkung des Sehvermögens, z.B.* durch eine Operation oder diagnostische Maßnahmen. Dies versetzt besonders den Erwachsenen in Hilflosigkeit
(er steht plötzlich „im Dunkeln") und
kann vorübergehend zur Pflegebedürftigkeit führen.

Der sehbehinderte Patient ist erhöht verletzungsgefährdet. Die durch die Sehbehinderung bedingte Unsicherheit steigert
die *Verletzungsgefahr* noch weiter. Daher:

▶ Für ausreichende Beleuchtung sorgen
▶ Türrahmen farblich markieren und
  Zimmernummern plastisch hervorhe-
  ben
▶ Räumlichkeiten ausführlich vorstellen,
  abgehen und ggf. ertasten lassen
▶ Tisch und Stühle ohne ausgestellte
  Beine bevorzugen
▶ Möglichst eine Flurseite freilassen
▶ Auf durchgehende Griffleisten und
  Haltegriffe achten
▶ Bewegliche Gegenstände feststellen
▶ Inventar und persönliche Sachen am
  gewohnten Platz belassen
▶ Sicheres Schuhwerk anziehen (lassen)
▶ Patienten vor nassen Böden warnen
▶ Bettklingel griffbereit anbringen. Da-
  mit der Patient die Klingel auch auf
  Anhieb findet, sie vor Verlassen des
  Krankenzimmers ertasten lassen.

Sehbehinderte und Blinde sind in ihrer
Kommunikationsfähigkeit beeinträchtigt.
Sie sehen den Gesichtsausdruck ihres Ge-

genübers oder die Mimik ihres Gesprächspartners nicht und können bei vielen Themen (z.B. über Fernsehsendungen) nicht
„mitreden". Ziel der Pflege ist es, die
Kommunikation des Patienten zu unterstützen und Vereinsamung und Rückzug
zu vermeiden (Details ☞ 12.9.4.4).

Durch seine Sehbehinderung oder Blindheit ist vor allem der vorübergehend sehbehinderte Patient (z.B. nach Augenoperationen) in seiner Freizeit oftmals
zum Nichtstun verdammt. Auf der Station werden ihm meist halb- bis ein-
stündlich Augentropfen verabreicht, so
dass er (fast) ständig anwesend sein
muss. Gewohnte Beschäftigungen wie
Spazierengehen, Lesen, Schreiben und
Handarbeiten sind ihm erschwert. Daher:

▶ Tropfzeiten im Rahmen der ärztlichen
  Anordnung möglichst flexibel handhaben
▶ Kurze Spaziergänge mit dem Patienten
  machen oder ihn von einem ihm zuvor
  vorgestellten „mobileren" Patienten begleiten lassen
▶ Vorlesen und Gespräche führen
▶ Radio einstellen oder das Hören von Li-
  teratur- oder Musikkassetten bzw. -CDs
  ermöglichen
▶ Besucherkontakte fördern, Verwandte
  und Bekannte einbeziehen
▶ Patienten zur Eigeninitiative/Selbsthilfe
  ermutigen.

31.1.2 Beobachten, Beurteilen und Intervenieren

Bewegung

Im Krankenhaus ist der sehbehinderte
oder blinde Patient stark bewegungseingeschränkt, weil er sich in unbekannter
Umgebung neu orientieren und zu fremden Menschen Vertrauen fassen muss.
Folgende Maßnahmen erleichtern die
Eingewöhnung:

▶ Umgebung möglichst sicher gestalten
  (☞ 12.8.5.5)
▶ Den Patienten auffordern, die Arme
  beim Gehen leicht angewinkelt vorzu-
  strecken, damit er sich im Falle einer
  Kollision „auffangen" kann
▶ Beim Führen einen halben Schritt vor-
  ausgehen und den Patienten unterha-
  ken oder seine Hand auf die Schulter
  des Begleiters legen lassen. Auf Bo-
  denunebenheiten, Absätze, Richtungs-
  wechsel, Schwingtüren und Hindernisse aller Art aufmerksam machen
▶ Vor dem Hinsetzen Stuhl abtasten lassen, beim Hinsetzen die Hand des Pa-

tienten auf die Stuhllehne oder Sitzfläche legen
▶ Evtl. weißen Blindenstock zur Verfügung stellen.

Haut

Körperpflege und Kleidung

Pflege von Augenprothesen ☞ *31.1.6*
Pflege von Kontaktlinsen ☞ *31.1.5*

Körperpflege und äußeres Erscheinungsbild sind Teil der Persönlichkeit und sollen dem sehbehinderten oder blinden Patienten erhalten bleiben. Deshalb:

▶ Die persönliche Ordnung des Patienten
  einhalten
▶ Den Patienten fragen, was er anziehen
  und wie er frisiert werden möchte
▶ Auf defekte oder beschmutzte Kleidung taktvoll aufmerksam machen.

Das gesunde Auge bedarf im Rahmen der
Körperpflege keiner besonderen Behandlung (☞ auch 12.5.1.4). Absonderungen
werden bei geschlossenem Auge mit
einem fusselfreien Tuch und klarem warmen Wasser entfernt (Wischrichtung entsprechend des Tränenflusses von außen
nach innen).

Fremdkörper, z.B. ausgefallene Wimpern
oder kleine Insekten, werden durch Druck
auf die Lider nach nasal verschoben und
dort mit einem Watteträger entfernt.

Ernährung

Gerade Patienten mit einer erst kürzlich
eingetretenen Sehbehinderung sind häufig appetitlos, weil „das Auge nicht mehr
mitisst". Zudem bereitet die Nahrungsaufnahme Probleme. Folgende Maßnahmen können helfen:

▶ Große Serviette bereithalten
▶ Große Teller nehmen, Besteck (Mes-
  ser, Gabel, Löffel) auswählen lassen,
  Tassen nur halb füllen
▶ Erklären, was es zu essen gibt und wo
  sich was auf dem Teller befindet („Kar-
  toffeln bei 12 Uhr, Gemüse bei 4 Uhr,
  Fleisch bei 8 Uhr")
▶ Nahrung auf Wunsch herrichten.

31.1.3 Augenspülung

Nach dem Eindringen fester Fremdkörper (z.B. Kalkpartikel, Metallspäne) oder
einer Verätzung durch Kalk, Säuren oder
Laugen wird das Auge noch am Unfallort
mit Wasser, zur Not auch Bier oder Spru-
del, gespült (pro Spülung 250–500 ml,
anfangs häufige Wiederholungen). Lose
sitzende feste Partikel im Bereich der
Bindehaut können auch mit einem fussel-

freien, sauberen Tuch ohne Druck herausgewischt werden. Scharfkantige oder fest sitzende Partikel sowie Fremdkörper im Bereich der Hornhaut werden belassen.

> Die möglichst rasche Entfernung der schädigenden Substanz ist entscheidend für eine günstige Prognose.

Dann wird der Verletzte in die nächste Augenklinik gebracht, wo die **Augenspülung** bei schweren Verätzungen während des gesamten ersten Tages viertel- bis halbstündlich wiederholt wird (Arztanordnung beachten).

Benötigte Materialien

An Materialien werden benötigt:
- Spülflüssigkeit nach Anordnung des Arztes, z. B. NaCl 0,9 %, vorzugsweise in gebrauchsfertig gelieferten Plastikflaschen (diese haben den Vorteil, dass *eine* Person mit *einer* Hand den Druck des Strahls bestimmen kann ☞ Abb. 31.1)
- Ggf. 50-ml-Spritze
- Tropfanästhetikum, z. B. Novesine® 0,4 %
- Tupfer, Lidhalter, Watteträger
- Auffangschale
- Tücher zum Abdecken
- Handschuhe.

Durchführung

Eine Augenspülung wird wie folgt durchgeführt:
- Patienten informieren. Bett vor Nässe schützen
- Im Liegen oder Sitzen Kopf zur betroffenen Seite neigen (lassen), damit die kontaminierte Spülflüssigkeit nicht ins andere Auge läuft
- Lokalanästhetikum direkt auf die Hornhaut tropfen, damit der Patient bei der anschließenden Spülung nicht vor Schmerz die Lider zusammenkneift
- Zum Eigenschutz Handschuhe anziehen
- Augenlider mit Daumen und Zeigefinger spreizen, besser noch die Lider mit einem Lidhalter offen halten oder mit einem von außen auf das Lid gelegten Watteträger *ektropionieren* (nach außen stülpen)
- Fest sitzende Partikel vorsichtig mit einem (sterilen) Watteträger entfernen
- Spülflüssigkeit, insgesamt etwa 500 ml pro Spülung, aus ca. 10 cm Entfernung mit leichtem Druck über das Auge und den Bindehautsack laufen lassen

- Patienten während der Spülung auffordern, nacheinander nach oben, unten, links und rechts zu schauen, z. B. bei der Spülung der unteren Übergangsfalte nach oben.

Nach der Augenspülung verabreichen die Pflegenden je nach Arztanordnung Augensalbe oder -tropfen und/oder legen einen Augenverband an.

31.1.4 Applikation von Augentropfen und -salben

Indikationen der einzelnen Arzneimittelgruppen ☞ 31.4

Benötigte Materialien

Die Pflegenden richten zuerst die benötigten Materialien:
- Händedesinfektionsmittel
- Sterilisierte Tupfer
- Gebrauchsfertiges Augenmedikament
- Abwurfschale.

Durchführung

> **Regeln zum Umgang mit Augenmedikamenten**
> - Patientennamen überprüfen
> - Gebräuchliche Abkürzungen kennen:
>   - OD = Oculus dexter
>   = Rechtes Auge = RA
>   - OS = Oculus sinister
>   = Linkes Auge = LA
>   - OU = Oculi uterque
>   = Beide Augen = R/L, bds.
> - Arzneimittel auf Gebrauchsfähigkeit überprüfen (Lagerung bei vorgeschriebener Temperatur? Einhaltung des Verfalldatums? Keine Ausflockung oder Verfärbung?)
> - Angeordnete Dosierung, Tropfzeiten und -abstände einhalten
> - Arzneimittel mit Patientendaten kennzeichnen und ausschließlich für diesen Patienten verwenden
> - Flaschen- und Tubenverschlüsse nicht verwechseln. Kontakt zwischen Applikator und Auge vermeiden, um eine Kontamination auszuschließen
> - Augentropfen stets vor Augensalbe verabreichen
> - Trägt der Patient Kontaktlinsen, diese entfernen. Patienten darauf aufmerksam machen, dass er diese nicht vorzeitig wieder einsetzen darf, da viele Augentropfen die Kontaktlinsen auf Dauer verfärben

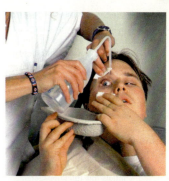

Abb. 31.1: Augenspülung. [K183]

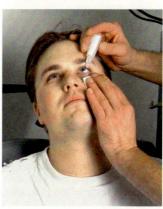

Abb. 31.2: Applikation von Augentropfen. [K183]

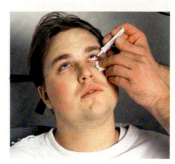

Abb. 31.3: Applikation von Augensalbe. [K183]

- Patienten informieren
- Hände desinfizieren
- Patienten hinsetzen oder -legen, Kopf rückwärts anlehnen und leicht nach hinten neigen lassen
- Sich auf die Seite des zu behandelnden Auges stellen
- Patienten nach oben blicken lassen, damit die Augentropfen nicht direkt auf die empfindliche Hornhaut fallen
- Unterlid nahe dem Wimpernrand mit einem Tupfer leicht nach unten ziehen

31 Pflege von Menschen mit Augenerkrankungen

- Arzneimittel applizierende Hand an der Stirn des Patienten abstützen
- Einen Tropfen bzw. einen 0,5 cm langen Salbenstrang in die Mitte des Bindehautsacks geben. Niemals direkt auf die empfindliche Hornhaut tropfen
- Patienten zur gleichmäßigen Verteilung des Arzneimittels die Augen langsam schließen lassen, ohne zu kneifen
- Überflüssige Lösung abtupfen
- Flasche bzw. Tube sofort wieder verschließen, um Verunreinigungen des Arzneimittels mit Infektionsgefahr für den Patienten vorzubeugen
- Hände desinfizieren.

Prävention und Gesundheitsberatung

Viele Patienten müssen zu Hause kurzzeitig oder auf Dauer „tropfen": Die Pflegenden leiten sie oder ihre Angehörigen rechtzeitig hierzu an:

- Der Patient stellt sich die benötigten Materialien zurecht und wäscht sich die Hände
- Er liegt oder lehnt den Kopf beim Sitzen möglichst an
- Der Patient führt den Finger nahe an den Wimpernrand, zieht das Unterlid leicht herunter und blickt nach oben
- Mit der anderen Hand hält er das Tropffläschchen schräg über sein Auge, fixiert den Konus und verabreicht sich den Tropfen durch leichten Druck auf die Kunststoffflasche
- Dann schließt er langsam das Auge, tupft überschüssige Tropfen von der Wange und verschließt die Flasche gleich wieder
- Zur Salbenapplikation verfährt der Patient analog. Anstatt zu tropfen gibt er aber einen etwa 0,5 cm langen Salbenstrang in den unteren Bindehautsack.

Ggf. muss ein ambulanter Pflegedienst zur Gabe eingeschaltet werden.

31.1.5 Umgang mit Kontaktlinsen

Kontaktlinsen *(Kontaktgläser, Haftgläser, Haftschalen):* Durchsichtige Kunststoffschalen, die der Form der Hornhaut angepasst sind und auf dieser beweglich haften. In der Regel klar und farblos, seltener (aus kosmetischen Gründen) eingefärbt.

Indikationen

Kontaktlinsen dienen meist dem Ausgleich von Brechungsfehlern (☞ 31.11). Viele Patienten ziehen Kontaktlinsen aus kosmetischen oder beruflichen Gründen einer Brille vor.

Sehkraftverbessernd wirken Kontaktlinsen bei höhergradiger Kurzsichtigkeit ab ca. 5 Dioptrien, da dann bei einer Brille im Randbereich der Brillengläser erhebliche Verzerrungen und Farbränder auftreten. Patienten mit großer Brechkraftdifferenz beider Augen bis hin zu einseitig linsenlosen (aphaken) Patienten können mit Hilfe einer Kontaktlinse evtl. (wieder) beidäugig sehen, während bei einer Brillenkorrektur die auf den beiden Netzhäuten entstehenden Bilder unterschiedlich groß sind und bei der zentralen Bearbeitung im Gehirn nicht zur Deckung gebracht werden können.

Auch Kinder werden bei schweren Sehfehlern teilweise mit Kontaktlinsen versorgt, die dann mindestens bis zum Schulalter von den Eltern eingesetzt werden.

Unterstützend werden Kontaktlinsen z. B. bei der Behandlung einer Hornhautentzündung (☞ 31.6.2) eingesetzt.

Kontraindikationen

Bei zu geringer Tränensekretion sowie Berufstätigkeit in staubiger Umgebung dürfen Kontaktlinsen nicht getragen werden. Außerdem kommen viele ältere Menschen mit dem Einsetzen und Herausnehmen nur schwer zurecht.

Nachteile von Kontaktlinsen sind außerdem eine erhöhte Blendempfindlichkeit sowie Lichthofbildungen („Heiligenschein") um Straßenlaternen und ähnliche Lichtquellen bei Dunkelheit, über die aber auch viele Träger nichtentspiegelter Brillen klagen.

Arten von Kontaktlinsen

Am häufigsten verwendet werden *harte* und *weiche Kontaktlinsen* (☞ Tab. 31.4), die in der Regel nur tagsüber getragen werden.

Seit einigen Jahren gibt es auch „halbharte" sauerstoffdurchlässige Kontaktlinsen, z. B. aus Silikon, die bis zu vier Wochen ununterbrochen im Auge belassen werden können.

Eine Sonderform stellen Kontaktlinsen aus Kollagen dar, die die Hornhaut schützen sollen und sich nach 24 Std. von selbst auflösen.

Umgang mit Kontaktlinsen

Der korrekte Umgang mit Kontaktlinsen ist nicht einfach und muss vom Patienten geduldig erlernt werden.

Einsetzen der Kontaktlinsen

Zum Einsetzen der Kontaktlinsen benötigt der Patient:

- Die Linsen in dem mit Reinigungs- oder Spülflüssigkeit gefüllten Aufbewahrungsbehälter
- Spülflüssigkeit, z. B. NaCl 0,9 % oder spezielle Präparate (Herstellerangaben beachten)
- Ggf. Unterlage
- Ggf. einen Spiegel
- Ggf. Händedesinfektionsmittel.

Es folgt das eigentliche Einsetzen:

- Ggf. Reinigungsflüssigkeit durch Spülflüssigkeit ersetzen und mind. zehn Minuten warten
- Hände gründlich waschen. Im Krankenhaus mit seinem erhöhten Infektionsrisiko entweder Handschuhe tragen oder Hände desinfizieren und danach nochmals waschen
- Bequem mit nach vorn geneigtem Kopf an den Tisch setzen oder sich vor den Spiegel stellen

Eigenschaft	Harte Linsen	Weiche Linsen
Preis	Niedriger	Höher
Haltbarkeit	Länger (bis 4 Jahre)	Kürzer (max. 1,5 Jahre)
Sehen	Besser	Eher schlechter
Eingewöhnungszeit	Länger	Kürzer
Verträglichkeit	Schlechter	Besser
Tragezeit (Richtwert)	8 Std. täglich	12 Std. täglich
Fremdkörpergefühl	Stärker	Schwächer
Pflege	Einfacher und schneller	Komplizierter und langwieriger

Tab. 31.4: Vor- und Nachteile von harten und weichen Kontaktlinsen.

1234

- Linse vorsichtig aus dem Behälter nehmen und nach den Angaben des Herstellers mit der Spülflüssigkeit abspülen (z. B. in der hohlen Hand).

Rechte und linke Linse nicht verwechseln, Linse nicht umstülpen oder knicken.

- Linse mit der gewölbten Außenseite auf die Spitze des einsetzenden Zeigefingers legen
- Mit der freien Hand das Auge aufhalten und dabei geradeaus blicken
- Linse langsam auf die Hornhaut setzen
- Langsam das Auge schließen und „zur Lagekontrolle" mehrmals blinzeln
- Ggf. Hände desinfizieren
- Aufbewahrungsbehälter unter heißem Wasser oder mit speziellen Lösungen abspülen und trocknen lassen.

Herausnehmen der Kontaktlinsen

Da Kontaktlinsen beim Herausnehmen gelegentlich herunterfallen, sollte der Patient auf eine geeignete Unterlage achten, damit die Linsen weder beschädigt werden noch verloren gehen (beispielsweise kein Linsenwechsel über fließendem Wasser).
- Hände gründlich waschen
- Bequem mit nach vorn geneigtem Kopf an den Tisch setzen oder sich vor einen Spiegel stellen
- Auge aufhalten
- *Weiche Linsen* entfernen, indem die Augenlider vorsichtig mit dem Daumen bzw. Zeige- oder Mittelfinger der einen Hand und mit dem Zeige- bzw. Mittelfinger der anderen Hand in Richtung Augapfel zusammengedrückt werden. Die Linsen lösen sich dann und bleiben meist an den Wimpern hängen. *Harte Linsen* werden durch Zug am äußeren Lidwinkel nach oben außen hin entfernt und in der Hohlhand aufgefangen (während des Zugs geradeaus sehen und zwinkern). Löst sich die Linse trotz aller Bemühungen nicht, kann ein Sauger eingesetzt werden
- Linse sofort in den bis zur Markierung mit Reinigungs- oder Spülflüssigkeit gefüllten Aufbewahrungsbehälter legen.

Bei einer verrutschten Linse empfindet der Patient ein Fremdkörpergefühl und sieht verzerrt. In diesem Fall Ruhe bewahren und die Linse durch leichten Druck auf das geschlossene Lid vorsichtig zurückschieben.

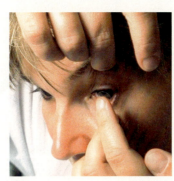

Abb. 31.5: Einsetzen einer Kontaktlinse. [K183]

Notfall
Kontaktlinsen sind nicht komplikationsfrei! Insbesondere bei unsachgemäßem Umgang und zu langer Tragzeit drohen schwere, evtl. irreversible Schäden von Horn- und Bindehaut. Daher sollten sich Kontaktlinsenträger regelmäßig augenärztlich untersuchen lassen und sich beim Auftreten von Beschwerden (z. B. verstärktes Fremdkörpergefühl) sofort beim Augenarzt vorstellen.

Außerdem sollen Kontaktlinsenträger eine Brille der richtigen Stärke besitzen, um bei Beschädigung oder Verlust einer Kontaktlinse bzw. bei Unverträglichkeit sofort eine Ersatzsehhilfe zu haben.

31.1.6 Umgang mit Augenprothesen

Augenprothese *(künstliches Auge)*: Flache, halbkugelförmige Glas- oder Kunststoffprothese, die der kosmetischen Korrektur nach Entfernung eines Auges dient und im Aussehen dem sichtbaren Teil des gesunden Auges gleicht.

(Augen-)Enukleation: Entfernung des Augapfels. Schwerer Eingriff, der nur selten nötig ist, z. B. bei schwersten Verletzungen oder Entzündungen, chronischen starken Schmerzen eines schwerst geschädigten Auges oder bösartigen Tumoren.

Die Entfernung eines Auges und der damit verbundene Umgang mit einer **Augenprothese** bedeuten für den Betroffenen eine schwere Belastung. Der Patient hat Angst um sein verbleibendes Auge. Manchmal kann er seinen erlernten Beruf nicht mehr ausüben. Viele Kranke fühlen sich sowohl bei alltäglichen Verrichtungen als auch im Umgang mit Mitmenschen unsicher.

Der erste Verbandswechsel nach einer **Enukleation** erfolgt am 1.–2. postoperativen Tag durch den Arzt. Nach Inspektion der Augenhöhle wird eine vorläufige Lochprothese als Platzhalter eingesetzt, durch die entzündungshemmende Arzneimittel verabreicht werden können. Diese Prothese wird einmal täglich herausgenommen, gereinigt und wieder eingesetzt. Bereits in diesen Tagen beginnt die Anleitungsphase für den Patienten.

Zum Prothesenwechsel und zur Prothesenpflege werden benötigt (zur Reinigung stets auch Herstellerangaben beachten):
- Weiche Unterlage
- Handschuhe
- NaCl 0,9 %
- Spiegel
- Evtl. ein Aufbewahrungsbehälter.

Die günstigste Stellung für den Wechsel ist bequemes Sitzen (bei Durchführung durch die Pflegenden auch Liegen). Eine weiche Unterlage verhindert Beschädigungen der Prothese – sowohl die meist verwendeten Glas- als auch Kunststoffprothesen sind empfindlich. Das Herausnehmen und Einsetzen der Prothese zeigt Abbildung 31.6. Pflegende ziehen dazu Handschuhe an.

31.1.7 Pflege bei Augenoperationen

Ambulante Operationen ☞ *15.10*

Viele Augenoperationen können in *Lokalanästhesie* durchgeführt werden. Bei der **Tropfanästhesie** (etwa bei einer Lasertherapie, Fremdkörperentfernung und vermehrt bei Katarakt-Operationen, z. B. bei Patienten mit einer Marcumartherapie) wird das Lokalanästhetikum auf Binde- und Hornhaut getropft, bei **Leitungs-** oder **Infiltrationsanästhesien** z. B. hinter den Augapfel *(retrobulbär)* eingespritzt (etwa bei einer Linseneinpflanzung). Operationen an den hinteren Augenabschnitten und Eingriffe, die eine absolute Unbeweglichkeit des Patienten erfordern (z. B. Netzhautoperationen oder Schieloperationen bei Kindern), finden in **Allgemeinanästhesie** (*Vollnarkose* ☞ 🖥) statt. Auch bei wenig kooperativen Patienten empfiehlt sich eine Allgemeinanästhesie.

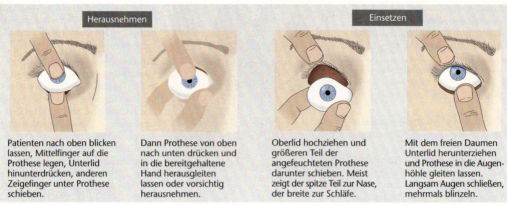

Abb. 31.6: Herausnehmen und Einsetzen der Augenprothese. [A400-190]

Präoperative Pflege
Senkung des Operationsrisikos
Zusätzlich zu den Grundregeln der präoperativen Pflege (☞ 15.10.2) sind vor Augenoperationen folgende Richtlinien zu beachten:
▶ Der Patient wird nach einer bestehenden Erkältung einschließlich Husten befragt, da Operationen in Lokalanästhesie eine absolute Kopfruhigstellung erfordern. Bei (leichtem) Reizhusten können 45 Min. vor der Operation 20 Tropfen Kodein verabreicht werden (Arztanordnung)
▶ Eventuell wird ein Bindehautabstrich (☞ 31.3.7) entnommen (Arztanordnung)
▶ Bei vielen Operationen müssen die Wimpern vor der Operation gekürzt werden, um einen intraoperativen Wimpernausriss und eine Keimübertragung zu vermeiden. Kurze Wimpern erleichtern außerdem die postoperative Tropfengabe. Manchmal können die Wimpern auch hochgeklebt werden
▶ Je nach Operation werden am Operationstag unterschiedliche Augenmedikamente verabreicht, die nach genauem Schema „getropft" werden müssen (☞ 31.1.4)
▶ Um einen intraoperativen Anstieg des Augeninnendrucks zu vermeiden, wird bei manchen Operationen auf Arztanordnung zusätzlich ein augendrucksenkendes Arzneimittel oral oder i.v. gegeben, z.B. Diamox®.

Psychische Begleitung
Zusätzlich zu den „normalen" Ängsten vor einer Operation haben viele Patienten Angst, ihr Augenlicht bei der Operation zu verlieren. Häufig helfen dann ein ruhiges Gespräch und klare Informationen, z.B. über postoperative vorübergehende Sehverschlechterung und unbequeme aber notwendige Lagerungen.

Postoperative Pflege
Neben den nach jeder Operation erforderlichen Pflegemaßnahmen sind nach manchen Augenoperationen spezielle Maßnahmen erforderlich:
▶ Nach Gasfüllung des Glaskörperraums Patienten auf dem Bauch oder auf der Seite lagern, da dies ein gutes Anlegen der Netzhaut an den Lösungsstellen bewirkt. Zur Erleichterung zeigen die Pflegenden dem Patienten verschiedene Lagerungsmöglichkeiten und Sitzpositionen
▶ Übelkeit, Erbrechen, Verstopfung und Husten medikamentös (Arztanordnung) und mittels entsprechender Pflegemaßnahmen bekämpfen, da sie zu einer akuten Steigerung des Augeninnendrucks und dadurch zu Einblutungen und Druck auf die Operationswunde führen können
▶ Schmerzen können immer ein Hinweis auf einen Anstieg des Augeninnendrucks sein. Deswegen vor der Gabe von Schmerzmitteln vom Arzt den Augeninnendruck messen lassen (☞ 31.3.4), um ein Glaukom auszuschließen
▶ Den Augenverband regelmäßig auf Nachblutungen und einen korrekten Sitz überprüfen.

Auch die Information des Patienten, was er zu Hause zur Sicherung des Operationserfolges beachten muss, zählt oft zum Aufgabenbereich der Pflegenden.

Prävention und Gesundheitsberatung
Zur Entlassungsberatung gehören:
▶ Anleitung zur Verabreichung von Augentropfen oder -salben (☞ 31.1.4)
▶ Information über richtiges Verhalten in den ersten postoperativen Tagen bis Wochen (je nach Eingriff):
  – Eine weitgehende Ruhigstellung des Auges und ein konstanter Augeninnendruck fördern die Heilung. Daher nicht kopfüber bücken (stattdessen in die Hocke gehen), nicht schwer heben, nicht stark pressen und möglichst wenig lesen (Hörbuch hören)
  – Das operierte Auge vor zusätzlichen Reizen schützen. Auge nicht reiben oder drücken, zum Duschen und Haarewaschen einen Uhrglasverband anlegen, kein Augen-Make-up benutzen
▶ Ggf. Pflegedienst einschalten.

31.1.8 Augenverbände und Verbandswechsel
Postoperativer Verbandswechsel
Unmittelbar nach der Operation besteht der **Augenverband** aus einer ovalen Kompresse, über der zum Schutz vor Stoß und Druck eine **Augenklappe** aus Kunststoff oder Metall befestigt wird. Das Anlegen und Entfernen des Verbands findet unter Berücksichtigung der üblichen Hygieneregeln (☞ 12.1.3.2) statt. Der erste Verbandswechsel erfolgt meist am Morgen nach der Operation. Sondert das operierte Auge Wundsekret ab, wird die Mullkompresse häufiger gewechselt.

Materialien

- Zwei Nierenschalen
- Mit 0,9%iger Kochsalzlösung angefeuchtete Kompressen
- Augenklappe, Augenkompresse
- Sterilisierte Tupfer
- Hautfreundliches Pflaster
- Evtl. Handschuhe.

Durchführung

- Patienten informieren
- Patienten hinsetzen oder hinlegen und den Kopf leicht in den Nacken legen lassen. Ein Anlehnen des Kopfs sorgt für eine ruhige Kopfhaltung
- Hände desinfizieren, evtl. Handschuhe anziehen
- Den alten Verband und die Klappe vorsichtig lösen, dabei nicht an der Haut zerren. Verband entsorgen
- Den Patienten bitten, das Auge zu schließen, dann eine äußerliche Reinigung des Auges (Sekret und Salbenreste) mit angefeuchteten Kompressen vornehmen. Dabei jeglichen Druck auf das Auge vermeiden. Die Reinigung wird von den meisten Patienten als sehr angenehm empfunden. Außerdem dient sie der Infektionsprophylaxe, da angesammeltes Wundsekret einen optimalen Nährboden für Keime darstellt. Handschuhe ausziehen
- Die sterile Augenkompresse und die Augenklappe ans Auge halten, dabei die dem Auge zugewandte Seite des Verbands zur Verhinderung einer Keimübertragung nicht berühren
- Kompresse und Augenklappe mit zwei bis drei Pflasterstreifen festkleben (☞ Abb. 31.7). Den Patienten dabei um Mithilfe bitten, damit der Verband vor dem Fixieren nicht herunterfällt
- Benutztes Material entsorgen und Hände desinfizieren.

Verbandsformen

Einige Verbandsformen kommen (praktisch) nur in der Augenheilkunde vor.

- **Einfacher Augenverband:** Ovale Augenkompresse, die mit 2–3 Pflasterstreifen fixiert ist (☞ Abb. 31.7). Brillenträger können mit diesem Verband ihre Brille weiterhin tragen. Zur Nacht sollte zum Schutz zusätzlich eine Augenklappe getragen werden
- **Uhrglasverband:** Mit Pflaster eingefasste, durchsichtige Plexiglaskappe (gebrauchsfertig hergestellt). Vermeidet bei fehlendem Lidschluss ein Austrocknen der Hornhaut und schützt das operierte und/oder verletzte Auge vor Druck und Fremdkörpern (☞ Abb. 31.8).
- **Druckverband:** Mehrere übereinander gelegte Kompressen, die fest mit breiten Pflasterstreifen oder einer elastischen Binde fixiert werden. Verhindert z. B. nach einer Enukleation Nachblutungen und wird in der Regel am zweiten postoperativen Tag vom Arzt entfernt (☞ Abb. 31.10).
- **Hohlverband:** Kunststoffsiebklappe ohne Kompresse, die v. a. zur Druckvermeidung nach einer Hornhauttransplantation und nach Verletzungen angelegt wird
- **Salbenverband:** Sammelbegriff für verschiedene Verbände, die aufgetragene Salbe möglichst lange am Wirkort halten sollen. Es wird reichlich Salbe in den unteren Bindehautsack gegeben, Kompressen aufgelegt und diese mit einer Siebklappe fixiert. Angezeigt z. B. bei postoperativer Fistelung (nässende Naht) oder bei Hornhauterosionen
- **Binokulus:** Beidäugiger Augenverband zur absoluten Ruhigstellung des erkrankten Auges, meist durch Abdecken beider Augen mit Kompressen. Angezeigt z. B. präoperativ bei einer Netzhautablösung. Bei einem einseitigem Verband „arbeitet" das kranke Auge bei Blickbewegungen oder Pupillenreaktionen mit dem sehenden Auge

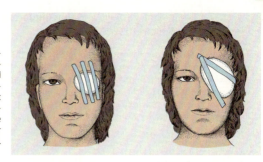

Abb. 31.7: Augenverband: Die Pflaster werden entweder parallel zum Nasenflügel der betroffenen Seite geklebt (links) oder V-förmig angebracht, wobei die Spitze des „V" auf der Stirn klebt (rechts). [A300-157]

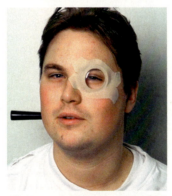

Abb. 31.8: Gebrauchsfertiger Uhrglasverband. [K183]

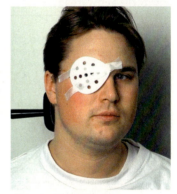

Abb. 31.9: Siebklappe. [K183]

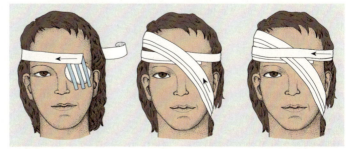

Abb. 31.10: Anlegen eines Druckverbands mit einer elastischen Binde. [A400-157]

mit. Der Patient mit einem Binokulus ist extrem hilflos und ängstlich und bedarf besonderer Zuwendung

► **Lochklappe, Siebklappe:** Kunststoffklappe mit einem größeren Loch bzw. vielen kleinen Löchern, z. B. nach Kataraktoperationen. Ermöglicht einen Schutz der Augen bei gleichzeitig zur Orientierung ausreichender Sehfähigkeit (☞ Abb. 31.9).

31.2 Hauptbeschwerden bei Augenerkrankungen

31.2.1 Sehstörungen und Blindheit

Umgang mit Sehbehinderten und Blinden
☞ *12.9.4.4, 31.1.1*

Sehstörungen äußern sich in verminderter Sehschärfe („verschwommen sehen" oder gar nur noch Schatten- und Umrisssehen), aber auch einer Verzerrung des Bildeindrucks, Doppeltsehen oder Gesichtsfeldeinschränkungen bis hin zum „Tunnelblick". Eine Sehstörung kann langsam oder plötzlich eintreten, reversibel oder unwiderruflich sein.

Plötzliche Sehstörung

> **Notfall**
> Eine **plötzliche Sehstörung** oder gar **Erblindung** ist für den Patienten stets ein dramatisches Ereignis und ein ophthalmologischer Notfall!

Tabelle 31.11 fasst die klinischen Kennzeichen der häufigsten Erkrankungen mit plötzlicher *einseitiger* Sehstörung zusammen.

Eine plötzliche *beidseitige* erhebliche Sehverschlechterung bzw. Erblindung ist demgegenüber seltener. Sie kann z. B. bedingt sein durch beidseitige Durchblutungsstörungen der Aa. cerebri posteriores (☞ Tab. 33.23) oder durch Allgemeinerkrankungen, etwa Vergiftungen (z. B. mit Methylakohol).

Langsam entstehende Sehstörung

Eine langsam entstehende Sehstörung wird vom Patienten zunächst als weniger dramatisch empfunden. Sie ist z. B. durch Altersweitsichtigkeit (☞ 31.11.3), Katarakt (Grauer Star ☞ 31.7), Glaukom (Grüner Star ☞ 31.8) oder Makuladegeneration (☞ 31.10.2) bedingt.

Sehbehinderung und Blindheit

> **Amaurose:** Totale Erblindung mit Fehlen jeglicher Lichtwahrnehmung; eher selten.
>
> **Definitionen nach dem Bundessozialhilfegesetz** (Grundlage der Beurteilung sind die Sehschärfe des besseren Auges und das beidäugige Gesichtsfeld):
>
> **Blindheit:** Sehschärfe bei intaktem Gesichtsfeld < 0,02 ($^1/_{50}$ eines Normalsichtigen) oder eine Sehschädigung, die dieser gleichzusetzen ist (z. B. röhrenförmige Gesichtsfeldeinschränkung auf weniger als 5°).
>
> **Hochgradige Sehbehinderung:** Sehschärfe bei intaktem Gesichtsfeld < 0,05 (= $^1/_{20}$ eines Normalsichtigen).

> Die drei häufigsten Ursachen für hochgradige Sehbehinderung oder Blindheit bei Erwachsenen sind in unserer Gesellschaft:
> ► Makuladegeneration (☞ 31.10.2)
> ► Glaukom (Grüner Star ☞ 31.8)
> ► Diabetes mellitus (☞ 21.6).

Hochgradige Sehbehinderung bei Babys und Kleinkindern

Während ältere Kinder und Erwachsene eine Sehverschlechterung in aller Regel selbst bemerken und den Augenarzt aufsuchen, klagen gerade Babys und Kleinkinder trotz hochgradiger Sehschwäche nicht, da sie es ja „nicht anders kennen". Gleichzeitig ist die Frühdiagnose einer Sehbehinderung für die weitere Entwicklung des Kinds entscheidend. Alle Pfle-

Erkrankung	Klinische Kennzeichen
Akuter Glaukomanfall	Nebel- oder Schleiersehen, Sehen farbiger Ringe um Lichtquellen und teils hochgradige Sehverschlechterung, verbunden mit heftigen Augen- und Kopfschmerzen sowie häufig Übelkeit und Erbrechen. Details ☞ 31.8
Amaurosis fugax	Schmerzlose Erblindung meist eines Auges für Sekunden bis Minuten durch vorübergehende Durchblutungsstörung. Details ☞ 33.5.2
Arteriitis temporalis	Plötzlicher, weitgehender Sehverlust, evtl. Doppelbilder, verbunden mit starkem, ein- oder beidseitigem Schläfenkopfschmerz, Kauschmerzen und Störungen des Allgemeinbefindens. Details ☞ 23.7.5
Chorioretinitis	U.: Netz-Aderhaut-Entzündung, z. B. bei Toxoplasmose, Virus-, Pilzinfektionen S: Je nach Verteilung der Herde z. B. Verschwommensehen, Gesichtsfelddefekte. Bei Makulabefall plötzliche, hochgradige Sehverschlechterung mit zentralem Gesichtsfeldausfall. Keine Schmerzen Th: Bekämpfung der Ursache (z. B. Antibiotika), Glukokortikoide zur Entzündungsdämpfung
Glaskörperblutung	Sehen von „Wolken", „Bienenschwärmen", „Rußregen", aber auch hochgradige Sehverminderung. Details ☞ 31.9
Netzhautablösung	Je nach Lokalisation der Ablösung „Vorhang vor dem Auge", „aufsteigende Mauer", Schleier oder Schatten in bestimmten Bereichen des Gesichtsfelds. Evtl. zusätzlich Verzerrtsehen, Visuseinschränkung und Gesichtsfeldausfälle. Keine Schmerzen. Details ☞ 31.10.1
Neuritis nervi optici *(Sehnervenentzündung)*	U: **Papillitis** (Entzündung des Sehnervenkopfes), oft viral oder immunologisch; **Retrobulbärneuritis** (Entzündung des Sehnervteils hinter dem Augapfel), oft bei Multiple Sklerose S: Einseitige, hochgradige Sehschärfenverminderung und zentraler Gesichtsfeldausfall, bei Retrobulbärneuritis häufig mit einem leichten, dumpfen Augenschmerz, der sich bei Druck auf den Augapfel verstärkt Th: Bei infektiöser Ursache antiinfektive Therapie, sonst hoch dosiert Glukokortikoide
Zentralarterienverschluss	U: Z. B. embolisch, thrombotisch bei vorbestehender Arteriosklerose, Vaskulitis S: Schlagartiger, schmerzloser Gesichtsfelddefekt, der bis hin zur Erblindung des betroffenen Auges führen kann Th: Lokale Thrombolyse, Antikoagulantien, Hämodilution, ggf. Augeninnendrucksenkung
Zentralvenenverschluss	U: Thrombotisch, oft in höherem Lebensalter bei kardiovaskulären Risikofaktoren oder bei Raucherinnen, die gleichzeitig die „Pille" einnehmen S: Zunächst Schleiersehen, dann in Stunden bis Tagen stärkere Gesichtsfeldverdunkelung (je nach betroffenem Abflussgebiet), Sehschärfenminderung Th: Hämodilution, Antikoagulation, Thrombolyse, evtl. Injektion von Glukokortikoiden oder monoklonalen Antikörpern in den Glaskörper

Tab. 31.11: Klinische Charakteristika häufiger Erkrankungen mit plötzlicher einseitiger Sehstörung. U = Ursache, S = Symptome, Th = Therapie.

genden sollten daher auf die Warnzeichen schlechten Sehens bei Babys und Kleinkindern achten und bereits beim geringsten Verdacht eine augenärztliche Untersuchung anregen:
- Kein Anlächeln von Bezugspersonen bei Babys über zwei Monaten
- Kein Verfolgen von Bewegungen, keine Aufnahme von Blickkontakt
- Fehlende Reaktion auf Spielzeuge, die keine Geräusche machen (aber z. B. Umdrehen nach einer Rassel)
- Schreien oder Abwehrbewegungen bei Zuhalten eines Auges (das Baby mag es nicht, wenn man sein besseres Auge zuhält, und wehrt sich)
- Auffällig graue oder große Pupillen, Nystagmus (Augenzittern ☞ 32.3.4), Schielen (☞ 31.12)
- Auffällige Kopfschiefhaltung, ständiges Augenreiben, Blinzeln oder Zusammenkneifen der Augen
- Entwicklungsverzögerung, Ungeschicklichkeit.

> **Vorsicht: Die Augen schützen**
> Auch mit den Hilfsmitteln der modernen Medizin gelingt es nur selten, Blinden das Sehen wieder zu ermöglichen.
> Daher sind der Schutz der empfindlichen Augen vor Verletzungen und die Früherkennung von Augen- oder Allgemeinerkrankungen, die das Augenlicht gefährden, von besonders großer Bedeutung.
> Hierzu zählen:
> - Anschnallen beim Autofahren
> - Besondere Vorsicht im Umgang mit Laugen, Säuren, chemischen Giftstoffen, Gasen und Stäuben sowie das Tragen einer Schutzbrille bei Schleif- und Schweißarbeiten
> - Schutz vor Verletzungen durch spitze Gegenstände
> - Schutz der Augen vor UV-Strahlen (z. B. durch eine geeignete Sonnenbrille)
> - Regelmäßige Augendruck-Kontrollen durch den Arzt: Kontrollen sollten routinemäßig ab dem 40. Lebensjahr erfolgen, bei starker Weitsichtigkeit bereits ab dem 20. Lebensjahr
> - Regelmäßige augenärztliche Untersuchung bei Allgemeinerkrankungen, die häufig mit einer Augenbeteiligung einhergehen (beispielsweise Diabetes mellitus, Hypertonie).

31.2.2 Augenschmerzen

Augenschmerzen können sowohl durch Erkrankungen der Augen als auch durch Allgemeinerkrankungen bedingt sein:
- Häufige Ursache von Augenschmerzen sind lokale Entzündungen, z. B. ein Gerstenkorn (☞ 31.5.1), eine Bindehautentzündung (☞ 31.6.1) oder eine Iritis. Auch ein Hornhautdefekt (☞ 31.6.3) bereitet Schmerzen. Manchmal kann der Patient nicht genau angeben, wo der Schmerz sitzt
- Sind die Augenschmerzen mit Kopfschmerzen verbunden, so ist in erster Linie an ein Glaukom (☞ 31.8), eine Arteriitis temporalis (☞ 23.7.5), eine Migräne (☞ 33.11.1), eine Trigeminusneuralgie (☞ 33.11.3) oder einen Zoster ophthalmicus (☞ 26.6.8) zu denken
- Schmerzen beim Bewegen der Augen kommen beispielsweise bei der Neuritis nervi optici (☞ Tab. 31.11), bei Entzündungen der Augenmuskeln oder bei Fremdkörpern im Auge vor. Bei einer **Orbitalphlegmone** sind die Schmerzen typischerweise pulsierend
- Schmerzen nach längerem Lesen weisen oft auf einen nicht korrigierten Brechungsfehler hin (☞ 31.11).

31.2.3 Rötung des Auges

Eine Rötung des Auges ist oft durch eine (entzündliche) *Gefäßerweiterung* bedingt:
- Sind die einzelnen Gefäße erkennbar und ist der Farbton hellrot, so spricht man von einer **konjunktivalen Injektion.** Bei einer **Konjunktivitis** (*Bindehautentzündung* ☞ 31.6.1) liegt das Maximum der Rötung eher in der Peripherie zu Lidern und Augenwinkeln hin. Ist vornehmlich der hornhautnahe Bereich betroffen, muss z. B. an eine *Hornhautentzündung* (**Keratitis** ☞ 31.6.2) gedacht werden
- Eine bläulich-rote Verfärbung der Bindehaut nahe dem Hornhautrand, ohne dass einzelne Gefäße erkennbar sind, heißt **ziliare Injektion** und weist v. a. auf eine tiefere Entzündung (z. B. eine *Iridozyklitis*) hin, kann aber auch bei Hornhautentzündung auftreten

Bei der **Iridozyklitis** sind Iris und Ziliarkörper durch bakterielle Infektion oder Allgemeinerkrankungen (vor allem rheumatische Erkrankungen) entzündet. Leitsymptome sind Augenrötung, Lichtscheu, Schleiersehen, eine enge, nur träge reagierende Pupille, Eiter in der Vorderkammer (**Hypopyon**) und ein dumpfer Augenschmerz. Die Behandlung besteht in der Ursachenbekämpfung, Glukokortiko-

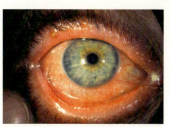

Abb. 31.12: Rötung des Auges bei Konjunktivitis. Vorherrschend sind die geröteten Gefäße. Ihre Anzahl nimmt zur Übergangsfalte hin zu. [T132]

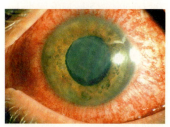

Abb. 31.13: Rötung des Auges bei einer Iridozyklitis. Die Iris ist wolkig aufgelockert und die Hornhaut getrübt. [T132]

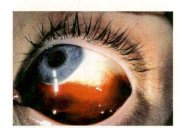

Abb. 31.14: Hyposphagma. Die Bindehaut ist flächig unterblutet und gleichmäßig intensiv rot gefärbt. [T132]

iden lokal und medikamentöser Weitstellung der Pupille, um Verwachsungen zwischen Iris und Hornhaut oder Linse (**Synechien**) vorzubeugen
- Eine Kombination aus konjunktivaler und ziliarer Injektion nennt man **gemischte Injektion.** Sie kommt z. B. bei einer Hornhautentzündung (☞ 31.6.2) oder einem Glaukomanfall (☞ 31.8) vor.

Eine Rötung des Auges kann aber auch durch eine *Blutung* bedingt sein. Ein **Hyposphagma,** d. h. eine flächenhafte Blutung unter die Augenbindehaut (*subkonjunktivale Blutung* ☞ Abb. 31.14), kann Zeichen einer Hypertonie (☞ 17.4.1), eines Diabetes mellitus (☞ 21.6) oder einer Blutgerinnungsstörung (☞ 22.8) sein. Es tritt aber auch nach starkem Husten oder Pressen und natürlich nach Verletzungen auf.

31.3 Der Weg zur Diagnose

31.3.1 Sehschärfeprüfung

> **Sehschärfe** = *Visus cum correctione (c.c.)* = Sehvermögen bei Korrektur durch Brillengläser
>
> **Sehleistung** = *Visus sine correctione (s.c., Rohvisus)* = Sehvermögen ohne Korrektur durch Brillengläser.

Die **Prüfung der Sehschärfe für die Ferne** *(Fernvisus)* erfolgt bei Erwachsenen in der Regel mit Hilfe eines *Sehzeichenprojektors,* der die *Sehprobenzeichen (Optotypen)* auf einen fünf Meter vom Patienten entfernten Wandschirm projiziert. Übliche Sehprobenzeichen sind verschieden große Zahlen- oder Buchstabenreihen.

Für Kinder und Analphabeten werden *Snellenhaken* („Wohin zeigen die Haken?"), *Landolt-Ringe* („Wo ist der Ring offen?") oder Bilder als Sehprobenzeichen verwendet (☞ Abb. 31.17).

Abstand: Patient – Projektionstafel	Kleinste vom Patienten lesbare Zeile	Formel	Sehschärfe
5 m	Zeile, die bei normaler Sehschärfe in einem Abstand von 5 m gelesen werden kann	5/5	1
5 m	Zeile, die bei normaler Sehschärfe in einem Abstand von 10 m gelesen werden kann	5/10	0,5
5 m	Zeile, die bei normaler Sehschärfe in einem Abstand von 50 m gelesen werden kann	5/50	0,1
1 m	Zeile, die bei normaler Sehschärfe in einem Abstand von 20 m gelesen werden kann	1/20	0,05
1 m	Zeile, die bei normaler Sehschärfe in einem Abstand von 50 m gelesen werden kann	1/50	0,02

Tab. 31.15: Berechnung der Sehschärfe.

Die Berechnung der Sehschärfe erfolgt nach der Formel Istentfernung/Sollentfernung (☞ Tab. 31.15). Normal ist eine Sehschärfe von 1,0.

Durch Vorschaltung unterschiedlicher Linsen (Brillengläser) können Brechungsfehler *(Refraktionsfehler* ☞ 31.11) bestimmt werden, indem der Patient angibt, mit welcher Linse er am besten sieht.

Die **Sehschärfe für die Nähe** *(Nahvisus)* wird mit Lesetexten unterschiedlicher Schriftgröße in 30–40 cm Abstand geprüft.

Bei Kindern oder nicht kooperationsfähigen Erwachsenen kann die Sehschärfe auch mit Hilfe der *Schattenprobe* **(Skiaskopie)** ermittelt werden. Die Pupille wird durch Eintropfen eines Mydriatikums erweitert und die Akkommodation dadurch vorübergehend ausgeschaltet. Mit Hilfe einer in der Hand gehaltenen Speziallampe **(Skiaskop)** wird nun ein Lichtstrahl über die Pupille geführt. Durch Zwischenschalten von Probelinsen kann der Brechkraftfehler vom Augenarzt durch Beobachtung des Lichtreflexes auf der Pupille exakt gemessen werden.

31.3.2 Spiegelung des Augenhintergrunds

Bei der **Spiegelung des Augenhintergrunds** *(Funduskopie, Ophthalmoskopie)* werden Veränderungen der Netzhautgefäße, Netzhautablösungen, Netzhautblutungen oder eine Stauungspapille (**Papille** = Bereich des Sehnervenaustritts) sichtbar. Dabei sind die **indirekte** und die **direkte Ophthalmoskopie** (☞ Abb. 31.18 und Abb. 31.19) zu unterscheiden. Bei beiden wird starkes Licht von vorne durch die Pupille eingestrahlt, so dass die Netzhaut hell aufleuchtet und vergrößert betrachtet werden kann.

Günstig sind ein verdunkelter Raum und evtl. eine medikamentöse Pupillenerweiterung, z.B. durch Gabe von Mydrial® oder Mydriaticum Roche® (Arztanordnung).

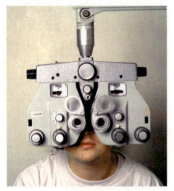

Abb. 31.16: Sehschärfenprüfung mit dem Phoropter (Gerät zur Bestimmung der Refraktion mittels wechselbarer Linsen). Der Patient sitzt hinter dem Gerät und gibt an, wann er die Sehprobenzeichen am besten erkennen kann. [K183]

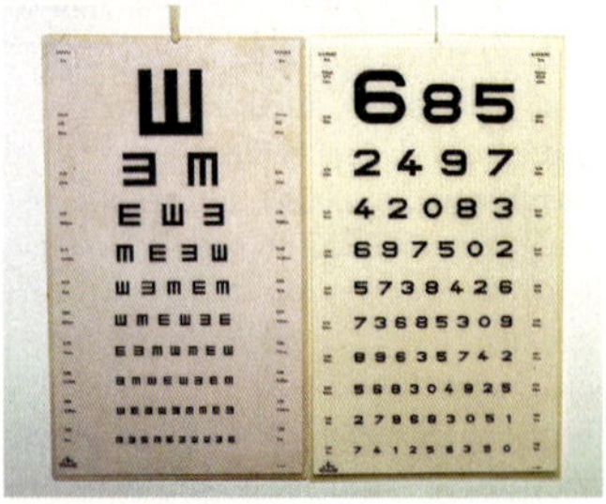

Abb. 31.17: Übliche Sehprobenzeichen. Links Snellenhaken, rechts Ziffern. [K183]

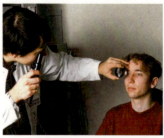

Abb. 31.18: Indirekte Ophthalmoskopie. Der Untersucher hält in der rechten Hand die Lichtquelle, mit der linken Hand hält er dem Patienten eine Lupe vor das Auge. Vorteilhaft ist der gute Überblick bei allerdings nur 1,5- bis 6-facher Vergrößerung. [K183]

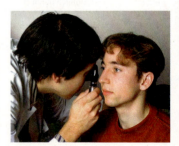

Abb. 31.19: Direkte Ophthalmoskopie. Der Untersucher nähert sich dem Patienten bis auf wenige Zentimeter. Vorteilhaft ist die gute Detailerkennbarkeit bei starker (ca. 16-facher) Vergrößerung, der betrachtete Netzhautausschnitt ist allerdings relativ klein. [K183]

31.3 Der Weg zur Diagnose

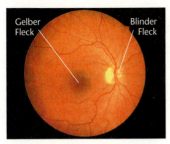

Abb. 31.20: Augenhintergrund eines Gesunden. Rechts ist der blinde Fleck, der Austritt des Sehnervs, zu erkennen. Dort verlassen die Gefäße die Netzhaut bzw. treten in sie ein. Ca. in der Bildmitte liegt der fast gefäßfreie gelbe Fleck, der Ort des schärfsten Sehens. [T132]

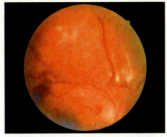

Abb. 31.21: Diabetische Netzhautschädigung (Retinopathia diabetica) mit Gefäßerweiterungen (Aneurysmen) und punktförmigen Blutungen. [T132]

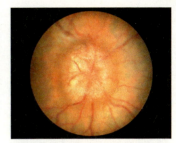

Abb. 31.22: Stauungspapille als Zeichen eines erhöhten intrakraniellen Drucks (☞ 33.12), z. B. als Folge eines Hirntumors. [T132]

31.3.3 Untersuchung mit der Spaltlampe

Mit Hilfe der **Spaltlampe** werden die vorderen Augenabschnitte und die brechenden Augenmedien in 6- bis 60-facher Vergrößerung untersucht. Beispielsweise können Leukozyten im Kammerwasser nachgewiesen werden.

Die (verschiebbare) Spaltlampe ist auf einem besonderen Tisch montiert. Der Patient nimmt vor dem Apparat auf einem Drehstuhl Platz und stützt seinen Kopf auf eine Kinn- und Stirnstütze auf (☞ Abb. 31.23). Bei Kindern hilft ein Elternteil oder eine Pflegekraft, indem sie den Kopf fixiert und/oder die Lider auseinander zieht. Die Reflektion des Lichts aus der Spaltlampe ergibt ein „Schnittbild" durch die vorderen Augenabschnitte (☞ Abb. 31.24), das durch Vergrößerungsgläser hindurch betrachtet werden kann (☞ Abb. 31.23).

Durch Aufsatz eines speziellen Kontaktglases mit integriertem Spiegel auf die (anästhesierte) Hornhaut kann der Kammerwinkel genau beurteilt werden **(Gonioskopie)**.

31.3.4 Messung des Augeninnendrucks

Da ein erhöhter Augeninnendruck (*Glaukom* ☞ 31.8) zu schwerwiegenden Komplikationen führen kann, sollte bei jedem Erwachsenen über 40 Jahren der Augeninnendruck regelmäßig kontrolliert werden (Messung des Augeninnendrucks = **Tonometrie**).

Heute wird meist das **Applanationstonometer nach Goldmann** eingesetzt (☞ Abb. 31.25). Mit diesem misst der Augenarzt die Kraft, die notwendig ist, um die Hornhaut mit Hilfe eines planen Messstempels auf einer definierten Fläche abzuplatten *(applanieren)*. Für die Messung sitzt der Patient an der Spaltlampe. Die Hornhaut wird durch Tropfanästhesie betäubt, außerdem wird die Tränenflüssigkeit durch ein farbstoffgetränktes Papierchen oder Verwendung eines Tropfanästhetikums mit Farbstoff angefärbt. Mittlerweile gibt es auch Handgeräte für den mobilen Einsatz und ein Gerät zur Augeninnendruckselbstmessung.

Ein zunehmend eingesetztes Verfahren ist die **Luftstoß-Nonkontakt-Tonometrie:** Ein definierter Luftstoß wird gegen die Hornhaut gerichtet. Aus der gemessenen Verformung der Hornhaut wird der Augendruck abgeleitet. Das Auge muss bei dieser Methode nicht lokal betäubt werden. Auch kann die Methode bei Frischoperierten oder bei Hornhautverletzungen eingesetzt werden, da das Messgerät die Augenoberfläche nicht berührt.

Da der Augeninnendruck tageszeitlichen Schwankungen unterliegt, wird die Tageszeit dokumentiert. Vielfach gibt ein *Augendruck-Tagesprofil* bessere Hinweise auf chronische Druckerhöhungen als die einmalige Messung.

31.3.5 Prüfung des Gesichtsfelds

Gesichtsfeld: Wahrnehmungsfeld des Auges bei unbewegtem Auge.

Das Gesichtsfeld eines oder beider Augen kann insbesondere bei Erkrankungen des Sehnerven (z. B. Schädigung durch Glaukom), der Netzhaut (z. B. Netzhautablösung) oder bei Krankheiten des Ge-

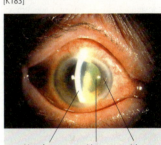

Abb. 31.23: Untersuchung mit der Spaltlampe. [K183]

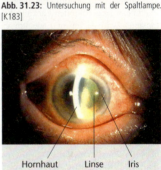

Abb. 31.24: (Spaltlampen-)Aufnahme während eines akuten Glaukomanfalls. Die episkleralen und konjunktivalen Gefäße sind stark gestaut, die Pupille unregelmäßig erweitert und die Zeichnung der Iris verwaschen. Außerdem besteht ein Hornhautödem. [T132]

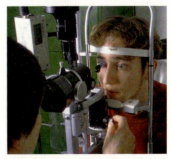

Abb. 31.25: Applanationstonometer nach Goldmann. [K183]

1241

hirns (z. B. Gehirntumor) eingeschränkt sein. Solche **Gesichtsfeldausfälle** *(Skotome)* können sowohl am Rand des Gesichtsfelds beginnen als auch von zentralen Bereichen des Gesichtsfelds ausgehen.

Zur *Gesichtsfeldprüfung* **(Perimetrie)** sitzt der Patient vor einem halbkugelähnlichen Gerät (Öffnung zum Patienten hin). Er legt sein Kinn auf eine Kinn- und die Stirn an eine Stirnstütze, sodass seine Kopfposition konstant bleibt. Jeweils ein Auge wird abgedeckt, der Blick des anderen Auges ist auf einen zentralen Fixationspunkt innerhalb der Halbkugel gerichtet. Dann werden verschiedene Leuchtmarken in die Halbkugel projiziert, und der Patient gibt an, wann er diese erstmalig registriert, ohne aber den Blick von dem zentralen Fixationspunkt zu wenden.

31.3.6 Prüfung der Tränensekretion

Mithilfe des **Schirmer-Tests** wird die Tränenproduktion geprüft. Ein mehrere Zentimeter langer Streifen Lackmus-Filterpapier wird an einem Ende um ca. 0,5 cm umgeknickt und hinter das Unterlid eingelegt. Das Filterpapier saugt die leicht alkalische Tränenflüssigkeit auf und verfärbt sich dadurch blauviolett. Normalerweise sind nach fünf Minuten mindestens 10–20 mm (gemessen ab der Lidkante) benetzt.

Krankhaft sind eine Befeuchtungslänge unter 5 mm oder eine Seitendifferenz über 30 %. Eine verminderte Tränensekretion ist beispielsweise bei einer peripheren Fazialislähmung (☞ 33.10.3) oder einer Conjunctivitis sicca (☞ 31.6.1) zu beobachten.

Ein zu trockenes Auge kann auch durch Messung der **Tränenfilmaufrisszeit** erkannt werden. Der Augenarzt färbt die Tränenflüssigkeit mit Fluoreszein an und misst an der Spaltlampe unter Vorschalten eines Kobaltfilters, nach welcher Zeit der Film bei offen gehaltenem Auge aufreißt (normal über 15 Sek.).

31.3.7 Bindehautabstrich

Mikrobiologische Untersuchung ☞ 26.3.3 *und 26.3.4*

Ein **Bindehautabstrich**, d. h. die Entnahme von Sekret aus dem Bindehautsack mit einem sterilen Watteträger, ist – auf Arztanordnung – vor operativen Eingrif- fen und bei entzündlichen Veränderungen angezeigt, um eine gezielte Antibiotikabehandlung zu ermöglichen. Der Abstrich muss *vor* der antibiotischen Erstbehandlung erfolgen.

Durchführung
▶ Patienten informieren
▶ Patienten wie bei der Gabe von Augentropfen lagern (☞ 31.1.4)
▶ Watteträger steril auspacken und nur am dafür vorgesehenen Griffteil berühren
▶ Vorsichtig durch den freigelegten unteren Bindehautsack streichen und den Watteträger gleich in das Transportmedium zurückstecken bzw. den Abstrich sofort auf ein Nährmedium auftragen
▶ Abstrich nach Herstellerangaben weiter versorgen, mit den Daten des Patienten und dem Tagesdatum beschriften und mit dem ausgefüllten Begleitschein an das mikrobiologische Labor schicken.

31.4 Arzneimittel in der Augenheilkunde

31.4.1 Lokaltherapeutika

Bei vielen Augenerkrankungen reicht eine *lokale* medikamentöse Therapie aus, die mit weniger Nebenwirkungen behaftet ist als die *systemische* Arzneimittelgabe (☞ 31.4.2). Die Lokaltherapeutika verteilen sich rasch auf Binde- und Hornhaut und werden gut resorbiert. Allerdings müssen sie relativ häufig aufgetragen werden, da die Wirksubstanz schnell durch die Tränenwege in die Nase fortgespült wird.

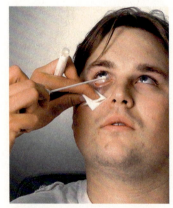

Abb. 31.26: Durchführung eines Bindehautabstrichs. [K183]

▶ **Augentropfen** sind meist wässrige Lösungen, die schnell resorbiert werden. Ihre Wirkdauer beträgt ca. 3–6 Stunden
▶ **Ölhaltige Augentropfen** und -salben haben eine längere Wirkungsdauer bis zu zwölf Stunden und werden deshalb v. a. zur Nacht verabreicht. Sie bilden kurzzeitig einen Schmierfilm auf dem Auge und behindern dadurch das Sehen, werden aber als angenehm kühlend und pflegend empfunden
▶ Durch **subkonjunktivale Injektionen** *(Injektionen unter die Bindehaut)* hoch konzentrierter Wirkstoffe wird eine verhältnismäßig lange Wirkungsdauer erzielt.

31.4.2 Systemische Medikation

Bei der systemischen Medikation stehen folgende Arzneimittel bzw. Arzneimittelgruppen im Vordergrund:
▶ *Antibiotika* gegen Infektionen (☞ Pharma-Info 26.17)
▶ *Glukokortikoide* v. a. gegen nicht-infektiöse (z. B. allergische oder durch Autoimmunerkrankungen bedingte) Entzündungen (☞ Pharma-Info 21.13)
▶ *Immunsuppressiva* gegen schwere immunologisch bedingte Erkrankungen, die das Augenlicht bedrohen (☞ Pharma-Info 27.14)
▶ *Arzneimittel zur Senkung des Augeninnendrucks.* Bewährt haben sich vor allem Carboanhydrasehemmer sowie β-Blocker (Details ☞ 31.8).

31.5 Erkrankungen des Augenlids

31.5.1 Gerstenkorn

Gerstenkorn *(Hordeolum):* Meist staphylokokkenbedingte, akute, eitrige Infektion der Liddrüsen. Als **Hordeolum externum** im Lidkanten- oder Wimpernbereich, als **Hordeolum internum** an der Lidinnenseite lokalisiert.

Leitsymptome des **Gerstenkorns** sind Rötung, Schwellung und starke Schmerzen des betroffenen Lids. Innerhalb weniger Tage abszediert die Entzündung, und eine Eiterkuppe an der Lidaußen- oder -innenseite wird sichtbar. Manche Patienten sind in ihrem Allgemeinbefinden beeinträchtigt.

31.5 Erkrankungen des Augenlids

Arzneimittel	Indikationen	Wirkungsweise	Nebenwirkungen
Mydriatika (pupillenerweiternde Arzneimittel)			
Atropin, z.B. Atropin EDO® (Wirkdauer bis 2 Wochen) **Scopolamin,** z.B. Boro-Scopol® (Wirkdauer ca. 3 Tage) **Cyclopentolat,** z.B. Cyclopentolat Alcon® 0,5 %/1 % (Wirkdauer bis 1 Tag) **Tropicamid,** z.B. Mydraticum Stulln® (Wirkdauer 3–4 Std.)	► Untersuchung der Linse, des Glaskörpers und der Netzhaut, Refraktionsbestimmung bei Kindern ► OP-Vorbereitung bei Linsen- und Netzhautoperationen ► Ruhigstellung des Auges bei Entzündungen der Iris, bei Netzhautablösungen oder z.B. nach Katarakt-OP	► Pupillenerweiterung und Akkommodationslähmung durch Lähmung des M. sphincter pupillae und des Ziliarmuskels	► Auslösen eines Glaukomanfalls bei engem Kammerwinkel ► Herabsetzung des Seh- und Reaktionsvermögens ► Evtl. systemische Wirkungen, z.B. Tachykardie, Halluzinationen, Harnverhalt
Miotika (pupillenverengende Arzneimittel)			
Carbachol, z.B. Isopto-Carbachol® 1,5 %–3 % **Pilocarpin,** z.B. Pilomann® 0,5 %–3 %	► (Engwinkel-)Glaukom ► OP-Vorbereitung	► Pupillenverengung durch Erregung des M. sphincter pupillae ► Abflussverbesserung des Kammerwassers durch Erhöhung des Ziliarmuskeltonus und nachfolgender Erweiterung des Kammerwinkels	► Sehstörungen, Kopfschmerzen und Übelkeit durch Akkommodationskrampf
Weitere augeninnendrucksenkende Arzneimittel			
Adrenalinabkömmlinge, z.B. Epifrin® 0,1 % Augentropfen	► Weitwinkel- und Sekundär-Glaukom	► Kammerwasserproduktion ► Verbesserung des Kammerwasserabflusses	► (Leichte) Weitstellung der Pupille
β-Blocker, z.B. Betoptima®	► Weitwinkel- und Sekundär-Glaukom	► Drosselung der Kammerwasserproduktion. Keine Änderung von Pupillenweite und Akkommodation (Vorteil z.B. für Autofahrer)	► Müdigkeit, Kopfschmerzen, Depressionen ► Kontraindiziert bei Asthma bronchiale sowie manchen Herzrhythmusstörungen
Carboanhydrasehemmer, z.B. Brinzolamid (Azopt®), Dorzolamid, z.B. Trusopt®	► Weitwinkel- und Sekundär-Glaukom	► Drosselung der Kammerwasserproduktion ► Entwässerung	► Überempfindlichkeitsreaktionen (das Arzneimittel gehört zur Gruppe der Sulfonamide)
Antiinfektiosa			
Antibiotika Erythromycin plus Colistimethat in Ecolicin® Gentamicin, z.B. Refobacin® Tetrazykline, z.B. Aureomycin®	► Bakterielle Infektionen insbesondere der Binde- und Hornhaut, Infektionsprophylaxe	☞ Pharma-Info 26.17	► Überempfindlichkeitsreaktionen ► Therapiebeginn sofort nach Abstrich, evtl. Umstellung je nach Antibiogramm (☞ 26.3.3)
Antimykotika Natamycin, z.B. Pima Biciron® N	► Pilzinfektion des Auges und seiner Umgebung	☞ Pharma-Info 26.36	► Überempfindlichkeitsreaktionen ► Erregeridentifizierung anstreben
Virostatika Aciclovir, z.B. Zovirax®	► (Herpes-simplex-)Virus-Infektionen der Hornhaut	☞ Pharma-Info 26.28	► Hemmung der Heilung z.B. von Epithelien, daher nur zeitlich befristete Gabe
Lokalanästhetika			
Procain, z.B. Novesine® 0,4 %, Thilorbin® (mit Fluorescein)	► Hornhautbetäubung vor diagnostischen (Augeninnendruckmessung) oder therapeutischen Eingriffen (Fremdkörperentfernung, kleine Operationen)	► Reversible, lokale Ausschaltung der Schmerzempfindung/-weiterleitung	► Entstehung schwerer Nekrosen des Hornhautepithels. Daher die Tropfen nicht dem Patienten zum Eigengebrauch überlassen!
Glukokortikoide			
Prednisolon, z.B. Inflanefran® forte	► Entzündungen des Auges, v.a. nicht-infektiöser und immunologischer Ursache	☞ Pharma-Info 21.13	► Bei längerer Behandlung Gefahr von Hornhautschäden, Linsentrübung und Druckerhöhung
Wund- und Heilsalbe			
Dexpanthenol, z.B. Bepanthen®	► Reizungen des Auges ► Fremdkörperverletzungen ► Leichte Hornhauterosionen	► Reizlinderung und schnellere Epithelialisierung	► Kurzzeitige Sehbehinderung durch „Schmierfilm"
Filmbildner („Künstliche Tränen")			
Povidon, z.B. Vidisept® N **Polyvinylalkohol,** z.B. Liquifilm®	► Austrocknung der Hornhaut (verminderte Tränensekretion, fehlender Lidschluss, z.B. bei Fazialis- und Trigeminusparese)	► Bildung eines schützenden, feuchten Films auf dem Auge	► Augenbrennen

Tab. 31.27: Übersicht über Lokaltherapeutika in der Augenheilkunde. Um den Patienten die Tropfbehandlung zu erleichtern, werden häufig Mischpräparate eingesetzt, z.B. Cosopt® (Betablocker + Carboanhydrasehemmer).

31 Pflege von Menschen mit Augenerkrankungen

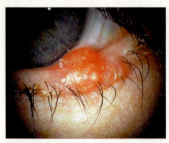

Abb. 31.28: Gerstenkorn und Follikulitis des Unterlids. [T132]

Behandelt wird mit trockener Wärme (z. B. Rotlicht) sowie antibiotischen und desinfizierenden Augensalben. Trockene Wärme beschleunigt die Abkapselung bzw. den Durchbruch des Eiters. Ein Verband ist wegen des dann auftretenden Sekretstaus eher ungünstig, kann aber bei Kindern erforderlich sein, um ein Reiben der Augen zu unterbinden. Da sich das Gerstenkorn nach einigen Tagen in der Regel öffnet und dann komplikationslos abheilt, ist eine Stichinzision nur selten notwendig.

> Bei rezidivierendem Gerstenkorn nach Diabetes mellitus fahnden.

31.5.2 Hagelkorn

Hagelkorn *(Chalazion):* Chronische Entzündung infolge eines Sekretstaus in den Meibom-Talgdrüsen im Ober- oder Unterlid.

Das **Hagelkorn** zeigt sich als derber, nicht verschieblicher, etwa hagelkorngroßer Knoten des Lids. Der Patient hat zwar keine (Druck-)Schmerzen, aber ein störendes Spannungsgefühl.

Meist muss ein Hagelkorn operativ entfernt werden. Der Eingriff findet in lokaler Infiltrationsanästhesie statt und kann ambulant durchgeführt werden. Die Wunde wird mit einem antibiotischen Augensalbenverband versorgt.

31.5.3 Lagophthalmus

Lagophthalmus *(Hasenauge):* Unvollständiger Lidschluss.

Bedingt durch Narben, einen Exophthalmus (☞ 21.3.3), ein Koma oder eine Fazialisparese (☞ 33.10.2) mit Lähmung des ringförmigen *M. orbicularis oculi* kann der Patient mit **Lagophthalmus** eines oder beide Lider nicht mehr vollständig schließen. Der normalerweise geschlossene Tränenfilm reißt auf und die Hornhaut trocknet aus. Ohne Behandlung entwickeln sich eine Hornhautentzündung (Keratitis ☞ 31.6.2) und ein Hornhautgeschwür (☞ 31.6.3).

Bewusstseinsklare Patienten klagen über andauerndes Trockenheitsgefühl und Brennen im Auge, evtl. auch über eine herabgesetzte Sehschärfe.

Augensalben, ein Uhrglasverband (☞ 31.1.8 und Abb. 31.8) oder eine weiche Kontaktlinse, die aber ständig befeuchtet werden muss, können das Auge vor dem Austrocknen schützen. Auch eine häufige Applikation von tränenersetzenden Augentropfen, z. B. Vidisept N®, ist hilfreich. Außerdem ist eine sorgfältige Augenpflege (☞ 12.5.1.4) notwendig.

Je nach Ursache und damit Prognose des Lagophthalmus ist ein operativer Teilverschluss der Lider durch **Tarsorrhaphie** *(Lidrandnaht)* zu erwägen.

31.6 Erkrankungen von Bindehaut und Hornhaut

31.6.1 Konjunktivitis

Konjunktivitis: Akute oder chronische Entzündung der Augenbindehäute.

Krankheitsentstehung

Je nach Ursache werden unterschieden:
- **Infektiöse Konjunktivitis** durch Viren, Bakterien, Chlamydien oder Pilze (Details zu den Erregern ☞ Kapitel 26)
- **Nicht-infektiöse Konjunktivitis**, z. B. durch Fremdkörper (auch „ungepflegte" Kontaktlinsen), Tabakrauch, Staub, unbehandelte Brechungsfehler, Allergien oder **Ektropium** (nach außen gekehrtes Lid mit Austrocknung und Reizung der Konjunktiva). Relativ häufig ist eine Konjunktivitis auch Folge eines „trockenen Auges" vor allem bei verminderter Tränensekretion. Meist ist auch die Hornhaut betroffen *(Keratokonjunktivitis).*

Symptome, Befund und Diagnostik

Auch wenn ein Auge oft stärker betroffen ist als das andere, befällt die Konjunktivitis in der Regel beide Augen:

- Jucken, Brennen, Fremdkörpergefühl („Sand in den Augen") und geringe bis mäßige Schmerzen der Augen
- **Abwehrtrias** aus Lichtscheu, Tränenfluss und Blepharospasmus (krampfhafter Lidschluss)
- Rötung der Bindehaut (☞ 31.2.3)
- Schwellung
- Sekretion, die je nach Krankheitsursache wässrig, schleimig oder eitrig ist.

Die Symptome der akuten Konjunktivitis sind in der Regel stärker als bei der chronischen Konjunktivitis.

Die Diagnose wird durch die klinische Untersuchung und Bindehautabstriche zur Erregersicherung und Resistenzbestimmung (☞ 31.3.7) gestellt. Außerdem muss eine Hornhautbeteiligung ausgeschlossen werden (☞ 31.6.2).

Behandlungsstrategie und Pflege

Die Behandlung ist ursachenabhängig (☞ Tab. 31.29) und kann meist ambulant durchgeführt werden. Die Patienten sind in der Regel nicht erhöht pflegebedürftig.

31.6.2 Keratitis

Keratitis: Hornhautentzündung des Auges. Am häufigsten verursacht durch Viren.

Keratitis bei Lagophthalmus ☞ 31.5.3
Keratokonjunktivitis epidemica ☞ Tab. 31.29
Keratokonjunktivitis sicca ☞ Tab. 31.29

Vor der Untersuchung wird die Hornhaut durch Auftropfen eines geeigneten Lokalanästhetikums (☞ Tab. 31.27) betäubt. Die Diagnose wird durch Spaltlampenuntersuchung, Sensibilitätsprüfung und Anfärben der Epitheldefekte mit Fluoreszenz-Lösung gestellt. Horn- und Bindehautabstriche dienen der Erregersicherung.

Viral: Herpes corneae

Der **Herpes corneae** wird durch das Herpes-simplex-Virus hervorgerufen:
- Bei der oberflächlichen **Keratitis dendritica** bestehen bäumchenartige Defekte des *Hornhautepithels.* Der Patient klagt über Lichtscheu, Fremdkörpergefühl, Schmerzen und Tränenträufeln. Typisch ist die Sensibilitätsminderung der Hornhaut. Behandlung der ersten Wahl ist die Gabe virostatischer Augentropfen. Nur bei Thera-

1244

31.6 Erkrankungen von Bindehaut und Hornhaut

Krankheitsbild	Ursache	Typische Klinik	Therapie und Pflege	Besonderes
Infektiöse Konjunktivitiden				
Bakterielle Konjunktivitis	Z. B. Staphylokokken, Pneumokokken, Hämophilus influenzae	Oft eitrige Sekretion, evtl. Blutaustritt in die Schleimhaut	Antibiotikahaltige Augentropfen 3- bis 5-mal täglich	▸ Beachtung der einschlägigen Hygieneregeln ▸ Keine Verbände (Keimnährböden)
	Pseudomonas aeruginosa (☞ 26.5.8)	Viel eitriges Sekret	Antibiotikahaltige Augentropfen halbstündlich	▸ Erblindungsgefahr! ▸ Oft Übertragung durch kontaminierte Tropfflaschen, weiche Kontaktlinsen oder deren Pflegematerialien
Trachom (*Körnerkrankheit, ägyptische Augenkrankheit*)	Chlamydia trachomatis Typ A, C	Langsame Symptomentstehung über Monate, unregelmäßige Bindehautfollikel, die einschmelzen und vernarben	Antibiotikahaltige Augentropfen/-salben, evtl. systemische Therapie. Ggf. später OP von Defekten (Narbenresektion, Hornhauttransplantation)	▸ Weltweit häufigste Erblindungsursache ▸ Übertragung z. B. durch Fliegen und mangelhafte Hygiene
Schwimmbad-Konjunktivitis (*Einschlusskörperchen-Konjunktivitis, Paratrachom*)	Chlamydia trachomatis Typ D, K	Schleimig-eitrige Sekretion, hahnenkammartige Bindehautfollikel, evtl. Schwellung der Lymphknoten vor dem Ohr	Antibiotikahaltige Augentropfen oder -salben. Evtl. systemische Antibiotikagabe	▸ Trotz des teils langwierigen Verlaufs gute Prognose. Bei Erwachsenen evtl. gleichzeitig Befall des Urogenitaltraktes (☞ 26.5.17)
Keratokonjunktivitis epidemica	Adenoviren	Beginn meist einseitig, dann Übergreifen auf zweites Auge. Bindehautrötung, seröses Sekret, Lidschwellung, teils starke Augenschmerzen. Lymphknotenschwellung vor dem Ohr	Patienten möglichst aus dem Krankenhaus entlassen, ansonsten isolieren. Symptomatisch gefäßverengende Augentropfen, Heilsalbe. Bei Bedarf Schmerzmittel. Evtl. glukokortikoidhaltige Präparate (umstritten)	▸ Hornhautbeteiligung möglich ▸ Übertragung durch Tröpfcheninfektion, aber auch durch kontaminierte medizinische Geräte
Nichtinfektiöse Konjunktivitiden				
Conjunctivitis simplex (*Reizkonjunktivitis, einfache Bindehautentzündung*)	Z. B. Staub, nicht korrigierte Brechungsfehler, chloriertes Wasser. Oft keine Ursache festellbar	Fremdkörpergefühl, Jucken, Brennen, morgens verklebte Lidränder	Möglichst Ursache beseitigen, ansonsten symptomatisch gefäßverengende Augentropfen, Wund- und Heilsalbe	
Akute allergische Konjunktivitis	Allergische Reaktion, z. B. auf Pollen, Staub, Salben oder Kosmetika	Juckreiz, brennende Schmerzen, starke Lidschwellung	Allergen-Karenz. Gefäßverengende und antihistaminikahaltige Augentropfen, evtl. kurzzeitig Glukokortikoide. Ggf. Augentropfen mit Cromoglicinsäure (vorbeugend)	Gehäuftes Auftreten in Frühjahr und Sommer. Oft gleichzeitiges Bestehen eines allergischen Schnupfens
Chronische allergische Konjunktivitis		Augenbrennen, Patienten reiben die Lider, schleimiges Sekret, unregelmäßige Vorwölbungen der Bindehaut („Pflastersteine")		Oft Verschlimmerung im Frühjahr
(Kerato-)Konjunktivitis sicca (*lat. sicca = trocken*)	Unzureichende Tränensekretion	Augenbrennen	„Künstliche Tränen" (☞ Tab. 31.27)	Vor allem ältere Patienten betreffend; Diagnose durch Schirmer-Test (☞ 31.3.6)

Tab. 31.29: Übersicht über die wichtigsten Konjunktivitiden.

pieresistenz wird das oberflächliche Epithel mit einem arzneimittelgetränkten Tupfer abgetragen

▸ Bei der **Keratitis disciformis** ist das tiefer liegende *Hornhautendothel* (☞ Abb. 31.30) befallen und das *Hornhautstroma* scheibenförmig getrübt. Hauptsymptome sind Lichtscheu, Tränenträufeln, herabgesetzte Hornhautempfindlichkeit und deutliche Sehverschlechterung. Die Behandlung besteht in der lokalen und/oder systemischen Gabe von Virostatika (z. B. Zovirax®)

und – bei intaktem Epithel – Glukokortikoid-Augentropfen. Der Verlauf ist oft langwierig und Rezidive sind möglich.

Bakteriell: Ulcus serpens

Eine Verletzung der Hornhaut mit verschmutzten Gegenständen oder das Eindringen von Bakterien (etwa bei einer chronischen Infektion der Tränenwege) in Epitheldefekte führt zu einer **tiefen bakteriellen Keratitis** und oft innerhalb weniger Stunden durch Hornhauteinschmelzung zu einem **Ulcus serpens** *(kriechendes Hornhautulcus)* oder gar einer **Hornhautperforation.** Der Patient hat Schmerzen, Lichtscheu und Tränenträufeln sowie eine starke Bindehautreizung. Typisch ist eine Eiteransammlung in der Vorderkammer (**Hypopyon** ☞ Abb. 31.31). Sofort nach Abstrichentnahme wird mit der lokalen, evtl. auch systemischen Gabe von Breitspektrumantibiotika begonnen (z. B. stündlich Refobacin®-Augentropfen). Die Pupille wird wegen der Sekundär-Iritis z. B. mit

1245

Boro-Scopol®-Augentropfen zweimal täglich erweitert. Eine weitere Komplikation ist die Entwicklung eines Sekundär-Glaukoms (☞ 31.8). Ist der Tränensack infiziert, muss er evtl. operativ entfernt werden.

31.6.3 Hornhauterosion

Hornhauterosion: Oberflächlicher Epitheldefekt der Hornhaut.

Hervorgerufen wird die Hornhauterosion z. B. durch Zweige, Fingernägel, auf der Hornhaut scheuernde Wimpern bei **Entropium** (nach innem gekehrten Lid) oder UV-Strahlen (Schweißen, Höhensonne = *Keratitis photoelectrica*).

Der Patient klagt über ein Fremdkörpergefühl im Auge, hat oft starke Schmerzen und zeigt die typische *Abwehrtrias* aus Lichtscheu, Tränenfluss und Lidkrampf. Häufig kann er sich an das auslösende Trauma erinnern. Bei einer Auslösung durch UV-Bestrahlung treten charakteristischerweise nach einer Latenz von 4–6 Std. plötzlich starke Schmerzen auf.

Das betroffene Auge ist gerötet. Der Epitheldefekt lässt sich nach Anfärben der Hornhaut mit Fluoreszein darstellen.

Die Behandlung besteht in der Gabe desinfizierender Salben (z. B. Noviform®-Augensalbe) oder Heilsalben (z. B. Bepanthen®-Augensalbe) sowie evtl. antibiotikahaltiger Augensalben. Das Auge wird ruhig gestellt, wozu ein beidäugiger Augenverband notwendig sein kann. Gegen die Schmerzen wird z. B. Paracetamol gegeben. Unter dieser Behandlung heilt die Erosion in der Regel rasch ab.

31.6.4 Keratoplastik

Keratoplastik: Hornhauttransplantation (Hornhautübertragung).

Ist z. B. nach Verätzungen oder schweren Entzündungen die Hornhaut stark getrübt, kann eine Hornhautübertragung helfen. Die getrübte Hornhaut des Patienten wird operativ entfernt und durch ein Hornhautscheibchen des Spenders ersetzt (☞ Abb. 31.32). Die Gabe von Immunsuppressiva ist nicht erforderlich, da die immunologischen Probleme aufgrund der Gefäßlosigkeit der normalen Hornhaut gering sind. Allerdings kann es bei Augenentzündungen zu Gefäßeinsprossungen kommen; die dadurch induzierte Immunreaktion muss dann mit lokaler oder systemischer Gabe von Glukokortikoiden, evtl. auch Ciclosporin A, behandelt werden.

31.7 Katarakt

Katarakt *(Grauer Star):* Trübung der Augenlinse. Bei rechtzeitiger Operation einer angeborenen Katarakt und bei erwobener Katarakt meist gute Prognose.

Krankheitsentstehung und Einteilung
Angeborene Katarakt
Die angeborene Katarakt kann erblich oder durch verschiedene (Virus-)Infektionen der Mutter während der Schwangerschaft hervorgerufen (z. B. Röteln! ☞ 26.6.5) bedingt sein.

Erworbene Katarakt
▶ Die häufigste erworbene Katarakt ist der **Altersstar** *(Cataracta senilis).* Veränderungen der Linseneiweiße führen zu einer verminderten Lichtdurchlässigkeit und einer Streuung der einfallenden Lichtstrahlen
▶ Linsentrübungen treten aber auch bei einigen Allgemeinerkrankungen (z. B. Diabetes mellitus, Dialyse), unter Glukokortikoidmedikation oder nach einer Röntgenbestrahlung im Augenbereich gehäuft auf
▶ Als **Cataracta complicata** wird eine Linsentrübung bei anderen Augenerkrankungen (z. B. Netzhautablösung, Glaukom), als **Cataracta traumatica** diejenige nach Augenverletzungen bezeichnet.

Symptome, Befund und Diagnostik
Die Patienten sehen unscharf und wie durch einen „grauen Nebel", Farben und Konturen verschwimmen. Evtl. sehen die Betroffenen auch Doppelbilder. Sie klagen über Blendungserscheinungen bei Tageslicht und können typischerweise in der Dämmerung besser sehen, weil sie bei weiter Pupille an der meist zentral gelegenen Trübung „vorbeischauen" können und die Lichtstreuung geringer ist. Schmerzen treten nicht auf. Die Sehstörungen nehmen allmählich zu und schränken den Erkrankten schließlich in allen Aktivitäten erheblich ein.

Die Katarakt wird bei weitgestellter Pupille am Spaltlampenmikroskop diagnostiziert. Eine fortgeschrittene Linsentrübung ist bereits bei bloßer Betrachtung des Auges erkennbar (☞ Abb. 31.33).

Behandlungsstrategie
Bei Allgemeinerkrankungen kann die Katarakt durch eine Behandlung des Grundleidens (z. B. die optimale Einstellung eines Diabetes) aufgehalten werden. Bei allen anderen Starformen ist nur die Operation unter dem Mikroskop erfolgversprechend. Sie wird ambulant oder kurzstationär durchgeführt. Bei beidseitiger Katarakt wird in der Regel zunächst das schlechtere Auge operiert, das andere dann nach 1–6 Wochen.

Operationsverfahren
Bei der **extrakapsulären Operation** werden nur die vordere Linsenkapsel und das ge-

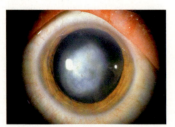

Abb. 31.30: Keratis disciformis mit typischer scheibenförmiger Hornhauttrübung. [T132]

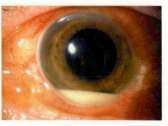

Abb. 31.31: Hypopyon (Eiteransammlung in der Vorderkammer). [T132]

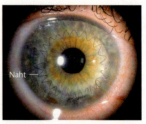

Abb. 31.32: Keratoplastik mit zickzackförmiger Naht. [T132]

31.8 Glaukom

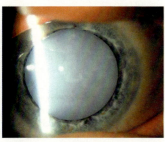

Abb. 31.33: Oben angeborene Katarakt (Grauer Star) bei einer 25-jährigen Frau. Die Linsentrübung ist bereits mit dem bloßen Auge sichtbar. [T132] Rechts Verfahren der Staroperation (li. extrakapsulär, re. intrakapsulär). [A400-190]

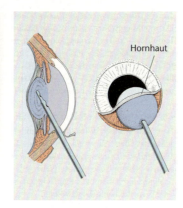

trübte Linsenmaterial entfernt, die hintere Linsenkapsel bildet weiter die Begrenzung zum Glaskörper. Die extrakapsuläre Operation ist heute am gebräuchlichsten. Auf der hinteren Linsenkapsel kann sich allerdings ein (operationsbedürftiger) **Nachstar** bilden. Auch kann sich die verbleibende hintere Linsenkapsel verdichten; eine solche **Kapselfibrose** kann meist problemlos mit einem Laser entfernt werden.

Bei der **intrakapsulären Operation** wird die Linse einschließlich Kapsel entfernt. Wegen des höheren Komplikationsrisikos ist sie speziellen Indikationen vorbehalten.

Ersatz der Linsenbrechkraft

Die Linse hat eine Brechkraft von etwa 15 Dioptrien, die bei der postoperativ bestehenden **Aphakie** (Linsenlosigkeit) ausgeglichen werden muss, damit ein scharfes Bild auf der Netzhaut entsteht. Heute wird hierzu ganz überwiegend eine künstlichen **Vorder-** oder **Hinterkammerlinse** implantiert.

Pflege

Nach der Operation werden tagsüber ein- bis zweistündlich (manchmal sogar halbstündlich) Glukokortikoide oder ein Glukokortikoid-Antibiotika-Präparat getropft. Zur Nacht wird eine entsprechende Salbe verabreicht. Postoperativ wird die Pupille mit einem Mydriatikum weitgestellt, um den Augenhintergrund inspizieren zu können und um Verklebungen zwischen Iris und Linse **(hintere Synechien)** mit nachfolgender Pupillenentrundung vorzubeugen. Das frisch operierte Auge wird für ca. drei Tage mit Kompresse und Schale oder Lochschale über 24 Std. verbunden. Danach reicht ein Hohlverband zur Nacht aus.

Nach Entlassung sind regelmäßige Augenarztbesuche einzuhalten und die Behandlung nach Arztanordnung (ca. sechs Wochen) weiterzuführen.

31.8 Glaukom

Glaukom (Grüner Star): Erhöhung des Augeninnendrucks. Gefährlich durch Druckschädigung des Sehnerven mit nachfolgender Erblindung **(absolutes Glaukom)**. Häufigste Form ist das symptomarme **Glaucoma simplex**, das vornehmlich den älteren Menschen betrifft (ca. 3% der über 60-Jährigen).

Krankheitsentstehung und Einteilung

Der erhöhte Augeninnendruck wirkt auf die zuleitenden Gefäße des Sehnervenkopfes und führt zu einer Druckschädigung und Versorgungsstörung mit nachfolgender Atrophie des Sehnerven.

Primäres Glaukom

Das primäre Glaukom ist eine eigenständige Erkrankung:
▶ Beim **Glaucoma simplex** (Weitwinkelglaukom, Offenwinkelglaukom) ist der Kammerwasserabfluss durch altersbedingte, mikroskopische Ablagerungen im feinen Maschenwerk des Kammerwinkels erschwert. Der Kammerwinkel, d.h. die von Hornhaut und Ziliarkörper gebildete Begrenzung der Vorderkammer, ist dabei makroskopisch unverändert („offen"). In einem Drittel der Fälle tritt das Weitwinkelglaukom trotz normaler Augeninnendruckwerte auf (Normaldruckglaukom).
▶ Beim **Winkelblockglaukom** ist die Vorderkammer schon makroskopisch verändert und der Abfluss des Kammerwassers erschwert. Beim **akuten Winkelblockglaukom** (akutes Glaukom) ist die Vorderkammer anlagebedingt so flach, dass die Regenbogenhaut den Kammerwinkel blockieren kann. Dies tritt typischerweise durch Pupillenerweiterung in dunkler Umgebung oder bei Schreckreaktionen auf. Beim **chronischen Winkelblockglaukom** (chronisches Engwinkelglaukom) ist der Abfluss durch Verklebungen und Verwachsungen des Kammerwinkels erschwert.

Sekundäres Glaukom

Bei **sekundären Glaukomen** dagegen liegt der Augeninnendruckerhöhung eine Ersterkrankung zugrunde, z.B. Verletzungen, Gefäßneubildung bei Diabetes mellitus oder Entzündungen. Diese behindern dann durch Vernarbung oder Verlegung den Kammerwasserabfluss.

Kongenitales Glaukom

Beim **kongenitalen Glaukom** (angeborenes Glaukom, Hydrophthalmus, Buphthalmus = Ochsenauge) wird der Kammerwinkel durch mesodermales Gewebe verlegt. Die Augeninnendrucksteigerung führt zu einer Vergrößerung des kindlichen Auges. Die Behandlung besteht in einer frühzeitigen Operation.

Diagnostik

Die Diagnosestellung und Differenzierung ist durch Messung des Augeninnendrucks (☞ 31.3.4), Gesichtsfelduntersuchungen (☞ 31.3.5), Inspektion des Kammerwinkels (Gonioskopie ☞ 31.3.3) und Beurteilung der Papille durch Fundoskopie, neuerdings auch Ultraschall und CT, möglich. Der normale Augeninnendruck liegt bei 15–21 mmHg und schwankt im Tagesverlauf um höchstens 4 mmHg (Maximum morgens).

> Ein einmalig gemessener, normaler Augeninnendruck schließt ein Glaukom nicht aus. Im Verdachtsfall ist stets ein Tagesprofil mit täglich 4- bis 5-maliger Augeninnendruckmessung nötig.

Symptome und Behandlungsstrategie

Glaucoma simplex

Das Heimtückische ist, dass der Patient keinerlei Beschwerden hat. Erst wenn die Gesichtsfelddefekte das zentrale Sehen erfassen, bemerkt der Patient den hochgradigen, irreversiblen Sehverlust.

Das Glaucoma simplex wird möglichst konservativ behandelt, z.B. durch die lokale Anwendung von β-Blockern (z.B.

1247

Betoptima®), welches die Kammerwasserproduktion vermindert. Bei obstruktiven Lungenerkrankungen (☞ 19.5) und Herzrhythmusstörungen (☞ 17.7) dürfen sie allerdings nicht gegeben werden. Alternativ oder zusätzlich können Carboanhydrasehemmer oder Prostaglandine gegeben werden. Der Patient muss wissen, dass konsequentes Tropfen entscheidend für den Therapieerfolg ist, da auch gelegentliche Druckerhöhungen das Auge weiter schädigen.

Bei Erfolglosigkeit der konservativen Behandlung wird operiert oder mit Laser behandelt.

Akutes Winkelblockglaukom

Vorboten des Anfalls wie etwa leichte Sehverschlechterung, Nebelsehen oder das Sehen farbiger Ringe um Lichtquellen *(Newton'sche Ringe)* nimmt der Patient oft nicht ernst.

Die Symptome der exzessiven Druckerhöhung (bis 80 mmHg) sind dramatisch:
- Stärkste Schmerzen im Auge mit dumpfer Ausstrahlung in den gesamten Trigeminusbereich und auch in den Körper
- Übelkeit und Erbrechen, die so heftig sein können, dass eine Baucherkrankung vermutet wird
- Deutlich herabgesetztes Sehvermögen (nur Erkennen von Handbewegungen).

Der Bulbus ist bei der Untersuchung steinhart, die Pupille entrundet, erweitert und lichtstarr.

Die Behandlung muss sofort einsetzen, da höchste Gefahr für das Augenlicht besteht:
- Verbesserter Kammerwasserabfluss durch
  – Pupillenverengung durch Tropfen von Pilocarpin während der ersten Stunde alle zehn Minuten (z. B. Borocarpin®)
  – Direkt durch das Eintropfen von Prostaglandinen (z. B. Latanoprost) oder Alpha-Agonisten wie Brimonidin oder Clonidin
- Hemmung der Kammerwasserbildung durch orale oder intravenöse Gabe von Carboanhydrasehemmern (z. B. Azetazolamid, etwa Diamox®) und Betablockern (z. B. Betaxolol, in Kerlone®).

Gleichzeitig werden die Schmerzen bekämpft.

Im Intervall wird dann ein Shunt (künstliche Verbindung) zwischen vorderer und hinterer Augenkammer angelegt, durch die das Kammerwasser abfließen kann. Dazu wird entweder operativ eine **basale Iridektomie** mit Entfernung eines kleinen Irisstückchens an der Irisbasis durchgeführt, oder mit einem Laser eine Verbindung zwischen Hinter- und Vorderkammer geschaffen (**YAG-Laseriridotomie**).

Chronisches Winkelblockglaukom

Beim chronischen Winkelblockglaukom schwankt der Augeninnendruck stark. Während der Druckspitzen sehen die Patienten Newton'sche Ringe, Nebel oder Schleier und haben evtl. Kopfschmerzen oder bemerken eine Augenrötung.

Da beim chronischen Winkelblockglaukom jederzeit ein akutes Winkelblockglaukom droht, muss zunächst durch medikamentöse Pupillenverengung eine Blockade des Kammerwinkels verhindert werden (durch die Pupillenverengung werden die Iris und der Ziliarkörper aus dem Kammerwinkel „gezogen"). Anschließend wird wie beim akuten Winkelblockglaukom eine basale Iridektomie oder YAG-Laseriridotomie durchgeführt.

Sekundäre Glaukome

Bei Sekundärglaukomen ist die Behandlung des Grundleidens vorrangig. Symptome und (symptomatischer) Behandlungsplan entsprechen im Wesentlichen denjenigen des primären Glaukoms.

Prävention und Gesundheitsberatung

Ab dem 40. Lebensjahr sollten auch bei Beschwerdefreiheit regelmäßige Augeninnendruckmessung durch den Arzt zur Früherkennung des Glaukoma simplex erfolgen.

Bei bekanntem Glaukom umfasst die Beratung:
- Information über die Bedeutung einer konsequenten Therapie für das Augenlicht
- Anleitung zur selbstständigen Gabe von Augentropfen
- Aufklärung über die Warnzeichen einer akuten Druckerhöhung, die eine sofortige Augenarztvorstellung erforderlich machen
- Hinweise auf günstige Verhaltensweisen im Alltag: Augeninnendruck-Erhöhung meiden (Anstrengung, Pressen, Heben, Bücken), Medikamente nur nach Rücksprache mit dem Arzt einnehmen, da viele Arzneimittel als Nebenwirkung den Augeninnendruck erhöhen.

31.9 Glaskörpererkrankungen

Glaskörpererkrankungen: Beeinträchtigungen der Transparenz des Glaskörpers.

Mouches volantes *(fliegende Mücken):* Kleine Trübungen im Glaskörper, gehäuft in höherem Lebensalter und bei starker Kurzsichtigkeit auftretend. In der Regel harmlos und nicht therapiebedürftig.

Glaskörperblutung: Blutung in den Glaskörper, meist aus veränderten Netzhautarterien oder pathologischerweise in den Glaskörper eingesprossten Gefäßen (etwa bei Diabetes).

Symptome, Befund und Diagnostik

Die Symptome reichen von Schatten- oder „Schneegestöbersehen" bis hin zum (plötzlichen) Sehverlust.

Die Diagnose wird durch Augenspiegelung, Untersuchung an der Spaltlampe, **Diaphanoskopie** (Durchleuchtung des Auges durch Aufsetzen einer Lichtquelle direkt auf den Augapfel) und Ultraschalluntersuchung gestellt.

Behandlungsstrategie

Zur Behandlung ist meist eine **Vitrektomie** *(Entfernung des Glaskörpers)* in Vollnarkose erforderlich. Der Glaskörper wird abgesaugt und z. B. durch Silikonöl ersetzt. Bei einer **Glaskörperinfektion** werden zusätzlich Antibiotika oder Antimykotika in das Augeninnere eingebracht. Als postoperative Komplikationen drohen insbesondere Linsentrübungen, (Sekundär-)Glaukome, neue Blutungen und Netzhautablösungen.

Pflege

Pflege nach Katarakt-Operation ☞ *31.7*

Pflege und Tropfschema entsprechen denjenigen bei einer Katarakt. Außerdem wird die Pupille des operierten Auges mit Boro-Scopol®-Augentropfen zweimal täglich dauerhaft erweitert, um Verwachsungen der Iris mit der Linse (hintere Synechie) vorzubeugen, einen Vorderkammerreiz zu reduzieren und jederzeit den Augenhintergrund beobachten zu können. Der Verband muss über 24 Std. angelegt werden. Die Verweildauer auf der Station beträgt etwa eine Woche.

31.10 Erkrankungen der Netzhaut

Frühgeborenenretinopathie ☞ 30.24.8

31.10.1 Netzhautablösung

Netzhautablösung *(Ablatio retinae, Amotio retinae):* Ablösung von Netzhaut oder Netzhautanteilen vom Pigmentepithel mit Ernährungsstörung der Netzhaut und Untergang der bildaufnehmenden Rezeptorschicht im abgelösten Bezirk.

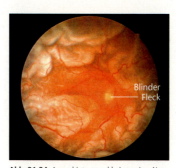

Abb. 31.34: Augenhintergrund bei massiver Netzhautablösung. Nur um den Blinden Fleck haftet die Netzhaut noch dem Untergrund an. [T132]

Krankheitsentstehung

Am häufigsten ist die **rhegmatogene Netzhautablösung** durch Risse in der Netzhaut z. B. bei starker Kurzsichtigkeit oder nach einer Augapfelprellung. Durch die kleinsten Risse dringt Glaskörperflüssigkeit ein und schiebt sich wie ein Keil zwischen Netzhaut und Pigmentepithel.

Bei der **Traktionsablatio** übt ein durch Narben oder Verwachsungen krankhaft veränderter Glaskörper Zug auf die Netzhaut aus. Zugrunde liegen Entzündungen, Frühgeborenenretinopathie, diabetische Netzhautschäden, eine vorausgegangene Netzhautablösung oder eine altersbedingte Degeneration. Bei der **exsudativen Ablatio** tritt Flüssigkeit aus geschädigten Netzhautgefäßen aus und gelangt zwischen die Netzhautschichten, etwa bei Aderhaut- oder Netzhautentzündungen, schwerem Bluthochdruck oder Leukämien.

Symptome, Befund und Diagnostik

Alarmsymptome sind das Sehen von Lichtblitzen, gehäufter *mouches volantes* (☞ 31.9) oder schwarzer Punkte, die auf Zug an der Netzhaut hinweisen.

Nach erfolgter Netzhautablösung sieht der Patient plötzlich Schatten in dem der abgelösten Netzhaut entsprechenden Teil des Gesichtsfelds. Typisch sind ein „sich senkender Vorhang" oder eine „aufsteigende Mauer". Weitere Symptome sind Verzerrtsehen und Abnahme der Sehfähigkeit. Schmerzen hat der Patient keine.

Die Diagnosesicherung erfolgt durch Spiegelung des Augenhintergrunds (☞ 31.3.2) bei erweiterter Pupille, wobei der abgelöste Bezirk als Blase sichtbar wird. Evtl. sind eine Ultraschalluntersuchung oder weitere technische Untersuchungen erforderlich.

Behandlungsstrategie

Die Behandlung ist stadienabhängig. Kleine Netzhautrisse oder eine sehr kleine Netzhautablösung können durch Lasertherapie *abgeriegelt* und so an der weiteren Ausbreitung gehindert werden. Die Laserbehandlung ruft eine entzündliche Reaktion mit Narbenbildung hervor, die zur „Verklebung" von Netzhaut, Pigmentepithel und Aderhaut führt und dadurch den Ablöseprozess stoppt. Diese Eingriffe können nach Pupillenerweiterung unter Lokalanästhesie durchgeführt werden und sind meist ambulant möglich.

Größere Risse und Netzhautablösungen erfordern eine stationäre Aufnahme des Patienten mit nachfolgender Operation in Vollnarkose. Dabei stehen je nach Ausmaß und Lokalisation der Ablösung mehrere Techniken zur Verfügung:

▶ Eine *Silikonplombe* wird im Bereich der Ablösung so auf die Sklera aufgenäht, dass die Sklera sich nach innen vorwölbt und Netz- und Aderhaut wieder aneinander liegen. Anschließend werden die betroffenen Netzhautpartien von außen mit einem Kältestab *(Kryosonde)* oder von innen mit Laserstrahlen „angeheftet".

▶ Bei der *Cerclage* wird der Augapfel durch ein Silikonband gürtelförmig umschnürt und eingedellt und anschließend die betroffenen Stellen wie bei der Silikonplombe angeheftet.

▶ Manchmal ist das Eindellen von außen nicht möglich. Dann wird versucht, die Netzhaut nach Vitrektomie (☞ 31.9) durch das Einbringen eines schwer resorbierbaren Gases oder von Silikonöl in den Glaskörperraum auszudehnen und anzulegen. Das Silikonöl führt langfristig zu Linsen- und Hornhauttrübung und muss daher nach einigen Monaten operativ wieder entfernt werden.

Pflege

Nachsorge und Pflege gleichen der nach einer Glaskörperoperation. Nach Installation von Silikonöl darf die Pupille bei Linsenlosigkeit (Aphakie) nicht geweitet werden, da sonst der Inhalt des Glaskörpers in die Vorderkammer eindringt und gegen die Hornhaut drückt.

31.10.2 Altersbedingte Makuladegeneration

Altersbedingte Makuladegeneration *(altersabhängige Makuladegeneration, AMD):* Fortschreitende Degeneration der Makula (gelber Fleck). Mit ca. 5 % aller über 60-Jährigen häufige Erkrankung und 25 % aller über 75-Jährigen häufige Erkrankung und häufigste Ursache einer Sehbehinderung im Alter. Prognose bezüglich der Lesefähigkeit schlecht (Makula betroffen), bezüglich der Orientierungsfähigkeit besser (peripheres Gesichtsfeld in der Regel erhalten).

Krankheitsentstehung

Aus unbekannten, genetisch mitbedingten Gründen lagern sich bei den Betroffenen im retinalen Pigmentepithel Eiweißstoffe ab, wodurch das zentrale Sehen zunehmend beeinträchtigt wird.

▶ Die mit 85 % weitaus häufigere **trockene Makuladegeneration** kann über Monate oder Jahre bei einigermaßen erhaltener Sehschärfe stabil bleiben, aber auch jederzeit in die feuchte Form übergehen

▶ Bei der mit 15 % selteneren, aber gefährlicheren **feuchten Makuladegeneration** führen Durchblutungsstörungen zu Gefäßneubildungen im Bereich der Makula. Die neuen Gefäße wuchern unter die Netzhaut und geben beständig Serum ab. Die Netzhaut schwillt dadurch an (sie wird „feucht"), es kommt zu verzerrtem, welligem Sehen und langfristig zu einer Zerstörung der Sehsinneszellen mit fortschreitendem, zentralem Gesichtsfeldausfall.

Symptome und Untersuchungsbefund

Die Patienten berichten über eine langsame Abnahme der Sehschärfe in Form von Verschwommensehen, Verzerrtsehen und Verblassen der Farben im Zentrum des Gesichtsfelds. Durch das in der Regel erhaltene periphere Gesichtsfeld finden sich die Patienten aber oft noch in ihrer

31 Pflege von Menschen mit Augenerkrankungen

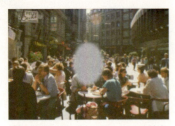

Abb. 31.35: Blick eines Patienten mit Makuladegeneration. Der graue Fleck in der Blickmitte wird zunehmend größer. [V225]

Umgebung zurecht. Die Diagnosesicherung erfolgt durch Spiegelung des Augenhintergrunds (☞ 31.3.2) sowie durch einen speziellen Sehtest mit einem Rastermotiv (**Amsler-Netz**). Detailliertere Ergebnisse ergibt die **Fluoreszenzangiographie**, bei der abnorme Gefäße nach i.v. Injektion eines Farbstoffes unter Beleuchtung der Netzhaut mit blauem Licht dargestellt werden können.

Behandlungsstrategie

Bei der trockenen Form wird versucht, das Fortschreiten durch hoch dosierte Vitamingaben (Vitamin C, E, Beta-Karotin) zu verlangsamen. Bei gut abgrenzbaren feuchten Befunden kommt evtl. eine Laserbehandlung zur Verödung abnormer Gefäße in Frage. Eine Ergänzung ist die **photodynamische Therapie**, bei der ein spezieller Farbstoff i.v. gespritzt wird, der sich in den krankhaften Gefäßen anreichert und sie für bestimmtes Laserlicht empfindlich macht. So können die Gefäße gezielt zerstört werden. Vielversprechend bei der feuchten Makuladegeneration erscheint die seit kurzem mögliche Hemmung der Neubildung abnormer Gefäße durch neu entwickelte, allerdings sehr teure und direkt in den Glaskörper zu spritzende Medikamente (*Antiangiogenese-Medikamente*, z.B. Macugen®, Lucentis®, Avastin®). Langzeiterfahrungen stehen jedoch noch aus.

Pflege ☞ Glaskörper- und/oder Netzhautoperation 31.9, 31.10.1

31.11 Brechungsfehler

Brechungsfehler *(Refraktionsanomalie, Ametropie):* Durch abnorme Brechkraft der Hornhaut oder der Linse oder durch abnorme Länge des Augapfels bedingte *unscharfe* Abbildung der Außenwelt auf der Netzhaut. Unterschieden werden
- *Kurzsichtigkeit* (☞ 31.11.1)
- *Weitsichtigkeit* (☞ 31.11.2)
- *Alterssichtigkeit* (☞ 31.11.3)
- *Stabsichtigkeit* (☞ 31.11.4).

Normalsichtigkeit *(Emmetropie):* Entstehung eines scharfen Bilds auf der Netzhaut.

Dioptrie *(dpt):* Maß für die Brechkraft optischer Linsen.

Brechkraft [dpt] = 1/Linsenbrennweite [m]

Sammellinsen haben eine positive, Zerstreuungslinsen eine negative Brechkraft.

31.11.1 Kurzsichtigkeit

Kurzsichtigkeit *(Myopie):* Vereinigung parallel einfallender Lichtstrahlen *vor* der Netzhaut (☞ Abb. 31.36).

Ursächlich liegt der Myopie meist ein zu langer Augapfel (**Achsenmyopie**, *Dehnungsmyopie*), seltener eine zu starke Brechkraft der optischen Medien (**Brechungsmyopie**) zugrunde.

Die Patienten können Gegenstände in der Nähe klar erkennen, in der Ferne aber nur verschwommen sehen.

Die Kurzsichtigkeit wird durch *konkave* Brillengläser *(Zerstreuungsgläser, Minusgläser)* korrigiert, die die einfallenden Strahlen zerstreuen (☞ Abb. 31.36). Bei hochgradiger Kurzsichtigkeit sind meist Kontaktlinsen günstiger. Seit den 1980er Jahren stehen auch Laseroperationen der Hornhaut zum Ausgleich der Kurzsichtigkeit zur Verfügung, diese können allerdings erst ab dem Abschluss des Augenwachstums und damit nicht vor dem 18. Lebensjahr durchgeführt werden.

Eine Sonderform der Myopie ist die **maligne Myopie** *(Myopia magna, progressive Myopie)*, bei der sich der Augapfel kontinuierlich weiter dehnt (die „normale" Myopie kommt in der Regel um das 20. Lebensjahr zu einem weitgehenden Stillstand). Als Komplikationen droht eine Überdehnung der inneren Augenhäute mit Netzhautrissen und -ablösung (☞ 31.10.1).

31.11.2 Weitsichtigkeit

Weitsichtigkeit *(Hypermetropie, Hyperopie, Übersichtigkeit):* Vereinigung parallel einfallender Strahlen *hinter* der Netzhaut (☞ Abb. 31.36).

Bei der Weitsichtigkeit ist entweder der Augapfel zu kurz (**Achsenhyperopie**, häufig) oder die Brechkraft des optischen Systems zu gering (**Brechungshyperopie**, selten).

Die Betroffenen können in der Ferne gut sehen, da durch Akkomodation ein scharfes Bild auf der Netzhaut erreicht wird. Nahe Gegenstände erscheinen aber unscharf.

Die Weitsichtigkeit kann durch *konvexe* Brillengläser *(Sammelgläser, Plusgläser)* korrigiert werden, die die einfallenden Strahlen zusätzlich bündeln (☞ Abb. 31.36).

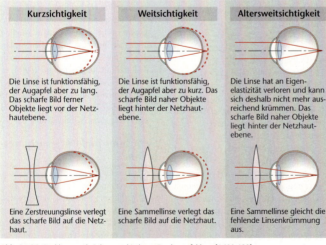

Abb. 31.36: Strahlengang bei den verschiedenen Brechungsfehlern. [A400-190]

31.11.3 Alterssichtigkeit

Alterssichtigkeit *(Presbyopie):* Altersbedingte Weitsichtigkeit. Kein eigentlicher Brechungsfehler, sondern durch (physiologische) Alterungsprozesse bedingt (☞ Abb. 31.36).

Mit zunehmendem Alter nimmt die Eigenelastizität der Linse ab und wird die Akkommodationsfähigkeit immer geringer, bis um das 65. Lebensjahr keine Akkommodation mehr möglich ist.

Beginnend um das 45. Lebensjahr können nahe Gegenstände nicht mehr klar erkannt werden („die Arme werden zu kurz zum Zeitunglesen"). Das Sehen in der Ferne ist normal.

Die Korrektur erfolgt wie bei der „normalen" Weitsichtigkeit durch Konvexgläser.

31.11.4 Stabsichtigkeit

Stabsichtigkeit *(Astigmatismus):* Linienförmige Abbildung eines Punkts auf der Netzhaut.

Aufgrund einer meist angeborenen, abnormen Hornhautkrümmung werden die von einer punktförmigen Lichtquelle ausgehenden Lichtstrahlen auf der Netzhaut nicht als Punkt, sondern als Linie abgebildet, und der Patient sieht unscharf und verzerrt.

Meist kann der Astigmatismus durch zylindrisch geschliffene Brillengläser oder Kontaktlinsen ausgeglichen werden. In Extremfällen ist eine Hornhauttransplantation (☞ 31.6.4) notwendig.

31.12 Schielen

Schielen *(Strabismus):* Abweichung der Augenachsen von der (normalen) Parallelstellung beim Blick in die Ferne. Mit ca. 4 % der Gesamtbevölkerung häufig.

Krankheitsentstehung

Je nach Ursache werden unterschieden:
▶ Das **Begleitschielen** *(Strabismus concomitans):* Häufigste Form, der Schielwinkel ist in alle Blickrichtungen in etwa gleich groß. Zugrunde liegen meist Augenfehler, insbesondere eine höhergradige Weitsichtigkeit. Betroffen sind vor allem Kleinkinder. Zu über 80 % handelt es sich um einseitiges oder wechselseitiges (alternierendes) Einwärtsschielen. Um störende Doppelbilder zu vermeiden, unterdrückt das Gehirn das „nicht passende" Bild des schielenden Auges. Auf Dauer wird das schielende Auge immer mehr „abgeschaltet", es wird **schwachsichtig** *(amblyop)*
▶ Das **Lähmungsschielen** *(Strabismus incomitans* oder *paralyticus):* Durch Augenmuskellähmung bedingtes Schielen, das in jedem Alter auftreten kann. Ursachen der Augenmuskellähmung können Verletzungen (z. B. Schädelbasisfraktur), Entzündungen (z. B. Meningitis, Enzephalitis, Multiple Sklerose) oder Tumoren sein. Im Gegensatz zum Begleitschielen sehen die Patienten Doppelbilder und versuchen häufig, die Doppelbilder durch eine Kopfschiefhaltung zu vermeiden
▶ Bei Kindern kann häufig keine Ursache gefunden werden.

Symptome, Befund und Diagnostik

Leichtes Schielen bleibt oft unbemerkt. Manchmal fallen Kinder durch große Ungeschicklichkeit auf. Umgekehrt kann Schielen bei Babys auch beispielsweise durch einen breiten Nasenrücken oder eine Lidfalte vorgetäuscht werden.

Die Diagnose wird u. a. durch Beobachtung der Fixationsbewegungen des Auges nach dem einseitigen Abdecken des Auges gestellt (Abdecktest). Typischerweise ist der Schielwinkel beim Begleitschielen immer gleich, wohingegen der Schielwinkel beim Lähmungsschielen beim Blick in Zugrichtung des gelähmten Muskels am größten ist.

Patienten mit einem Lähmungsschielen nehmen nicht selten eine kompensatorische („ausgleichende") Kopfschiefhaltung ein. So kann z. B. bei einer Lähmung des M. rectus lateralis rechts der rechte Augapfel beim Blick nach rechts nicht über die Mittellinie hinaus bewegt werden, der Patient schielt und sieht Doppelbilder. Diese kann er durch eine Kopfhaltung vermindern, in der der gelähmte

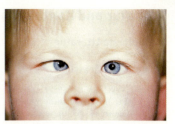

Abb. 31.37: Begleitschielen. Das Kind schaut geradeaus, dabei weicht das rechte Auge nach innen ab (Einwärtsschielen). [E282]

Muskel kaum oder nicht benötigt wird, in diesem Fall also durch eine Kopfdrehung nach rechts (dann überwiegt das Blicken nach links).

Schielen ist kein Schönheitsfehler, sondern eine behandlungsbedürftige Erkrankung! Insbesondere droht bei einseitigem kindlichem Schielen eine **Schielamblyopie**.

Behandlungsstrategie
Begleitschielen

Die Behandlung muss so früh wie möglich einsetzen, um eine gute Sehschärfe zu erreichen. Sie umfasst insbesondere:
▶ Die Korrektur einer evtl. Weitsichtigkeit
▶ Intermittierende (zeitweilige) *Okklusion* des sehtüchtigen (nicht schielenden) Auges (Abdecken z. B. mit speziellen Pflastern), um das schwache Auge zum Fixieren zu „zwingen"
▶ Ggf. Behandlung mit speziellen Übungen in sog. *Sehschulen.*

In schweren Fällen sind ein oder mehrere Schieloperationen erforderlich, bei denen Augenmuskeln gekürzt oder verlagert werden.

Das kosmetische Ergebnis ist beim kindlichen Schielen in der Regel sehr gut, und bei frühem Behandlungsbeginn kann meist ein guter Visus erreicht werden. Ein normales räumliches Sehen aber kann selbst unter optimalen Bedingungen nur bei einem Teil der Kinder erzielt werden.

Lähmungsschielen

Die Behandlung beim Lähmungsschielen ist ursachenabhängig. Bildet sich die Lähmung nicht zurück, kann auch hier operiert werden.

Literatur und Kontaktadressen

Vertiefende Literatur ☞ 💻

✉ Kontaktadressen

Deutsche Ophthalmologische Gesellschaft e V. (DOG), Geschäftsstelle München, c/o Augenklinik der Universität, Mathildenstraße 8, 80336 München,
Tel.: 0 89/51 60 30 62,
Fax: 0 89/51 60 30 34,
www.dog.org

Deutscher Blinden- und Sehbehindertenverband e.V. (DBSV), Rungestraße 19, 10179 Berlin,
Tel.: 0 30/2 85 38 70,
Fax: 0 30/28 53 87 20,
www.dbsv.org

Liste mit elektronischen Hilfsmitteln für Blinde unter www.himilis.de, Liste mit Hilfsmitteln für Blinde bei PC-Arbeit unter www.satis.de, außerdem Link unter http://www.bildungsserver.de/zeigen.html?seite=1125

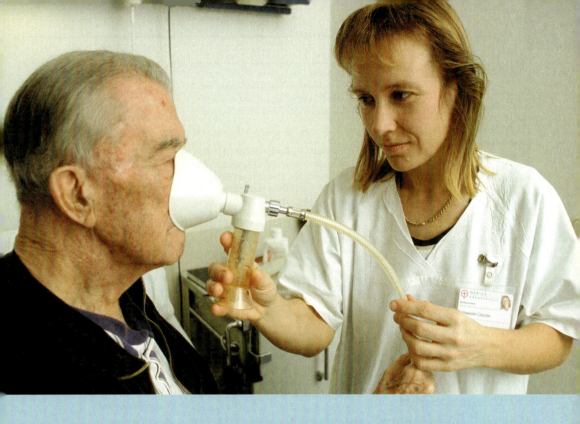

32 Pflege von Menschen mit Hals-Nasen-Ohren-Erkrankungen

32.1 **Pflege von Menschen mit Hals-Nasen-Ohren-Erkrankungen** **1254**	32.3.6 Endoskopie 1261	32.6.2 Tumoren von Lippen, Mundhöhle und Oropharynx 1271
32.1.1 Beobachten, Beurteilen und Intervenieren 1254	**32.4** **Erkrankungen des Ohres** **1262**	**32.7** **Erkrankungen des Hypopharynx** **1271**
32.1.2 Applikation von Salben und Tropfen in Nase und Ohr ... 1255	32.4.1 Erkrankungen des äußeren Ohres 1262	**32.8** **Erkrankungen des Larynx** **1272**
32.1.3 Vordere Nasentamponade .. 1255	32.4.2 Erkrankungen des Mittelohres 1262	32.8.1 Stimmlippenlähmungen 1272
32.1.4 Ohrspülung 1256	32.4.3 Erkrankungen des Innenohres 1264	32.8.2 Laryngitis 1272
32.1.5 Pflege bei HNO-Operationen 1256	32.4.4 Akustikusneurinom 1266	32.8.3 Pseudokrupp 1272
32.2 **Hauptbeschwerden und Leitbefunde des Patienten mit HNO-Erkrankungen** **1258**	32.4.5 Otogene Erkrankungen des N. facialis 1266	32.8.4 Epiglottitis 1272
	32.5 **Erkrankungen von Nase, Nasennebenhöhlen und Nasopharynx** **1266**	32.8.5 Gutartige Larynxtumoren ... 1273
		32.8.6 Bösartige Larynxtumoren ... 1273
32.2.1 Ohrenschmerzen 1258	32.5.1 Erkrankungen der äußeren Nase 1266	**32.9** **Erkrankungen der Trachea 1279**
32.2.2 Schwerhörigkeit 1258		32.9.1 Fremdkörper in der Trachea . 1279
32.2.3 Tinnitus 1258	32.5.2 Erkrankungen der Nasenhaupthöhle 1266	32.9.2 Tracheitis 1279
32.2.4 Behinderte Nasenatmung .. 1258		32.9.3 Trachealstenose und Tracheomalazie 1279
32.2.5 Heiserkeit 1259	32.5.3 Erkrankungen der Nasennebenhöhlen 1268	
32.2.6 Dyspnoe 1259	32.5.4 Erkrankungen des Nasopharynx 1269	**32.10** **Erkrankungen der Kopfspeicheldrüsen** **1279**
32.3 **Der Weg zur Diagnose** .. **1259**		
32.3.1 HNO-ärztliche Untersuchung 1259	**32.6** **Erkrankungen von Lippen, Mundhöhle und Oropharynx** **1269**	32.10.1 Bakterielle Entzündungen und Speicheldrüsensteine .. 1279
32.3.2 Audiologische Diagnostik... 1260		32.10.2 Tumoren der Speicheldrüsen 1279
32.3.3 Gleichgewichtsprüfung 1261		**32.11** **Halszysten** **1280**
32.3.4 Nystagmusprüfungen 1261	32.6.1 Entzündungen von Lippen, Mundhöhle und Oropharynx 1269	**Literatur und Kontaktadressen** ... **1280**
32.3.5 Allergietests 1261		

Pflege und Erste Hilfe bei Nasenbluten ☞ 32.5.2

Das medizinische Fachgebiet

Hals-Nasen-Ohrenheilkunde *(Oto-Rhino-Laryngologie):* Medizinisches Fachgebiet, das sich aus der Zusammenlegung von **Otologie** *(Lehre von den Ohrenerkrankungen)* und **Rhino-Laryngologie** *(Lehre von den Nasen- und Kehlkopferkrankungen)* entwickelt hat. Beinhaltet auch Krankheitsbilder der Mundhöhle, des Rachens, der oberen Luft- und Speiseröhrenanteile, der Kopfspeicheldrüsen und des Halses mit Ausnahme von Schilddrüse und Nebenschilddrüsen.

Phoniatrie und Pädaudiologie: Medizinisches Fachgebiet, das sich mit Diagnostik und Behandlung von Sprach- und Stimmstörungen sowie den kindlichen Hörstörungen und ihren Folgen befasst.

32.1 Pflege von Menschen mit Hals-Nasen-Ohren-Erkrankungen

Obwohl es sich bei vielen HNO-Operationen um relativ kleine Eingriffe handelt, beeinträchtigen sie den Patienten teils erheblich: Beispielsweise behindern Kehlkopfoperationen die Atmung (☞ 32.8.5, 32.8.6) und Operationen in Mundhöhle, Rachen und Ösophagus die Nahrungsaufnahme (☞ 32.6, 32.7). Bei Patienten mit bösartigen Tumorerkrankungen des Kehlkopfes oder des Rachens besteht zudem nicht selten ein langjähriger Alkohol- und/oder Nikotinmissbrauch (Abhängigkeitskrankheiten ☞ 34.8). Dies führt immer wieder zu Notfallsituationen, z. B. einem Alkoholentzugsdelir.

Umgang mit Alkoholkranken ☞ 34.8.2

32.1.1 Beobachten, Beurteilen und Intervenieren

Atmung

Atemerleichternde Maßnahmen ☞ *12.2.5.2–12.2.5.8*

Sekretansammlungen oder Schwellungen (Entzündung, Tumoren) des Rachenraumes und der Trachea führen häufig zur Behinderung der Atmung, hier verschaffen *atemerleichternde Maßnahmen* Linderung.

Vorsicht
Atemstörungen bedeuten immer eine latente Gefährdung und können innerhalb kurzer Zeit lebensbedrohlich werden!

Ein Patient, der unter ständiger **Atemnot** leidet, kann zunehmend Angst um sein Leben verspüren. Dies führt zu Verkrampfung und Unruhe und damit zu vermehrtem Sauerstoffverbrauch, der wiederum die Atemnot verstärkt. Durch Ankündigung aller Pflege- und Behandlungsmaßnahmen und ausführliche Informationen lässt sich Sicherheit vermitteln, ebenso durch die routinierte Handhabung der pflegerischen und therapeutischen Hilfsmittel.

Ernährung

Bei Erkrankungen im HNO-Bereich kommt es besonders postoperativ häufig zu **Schluckstörungen**, v. a. nach Operationen in Mundhöhle und Rachen (☞ 32.6, 32.7), und zu **Schmerzen beim Schlucken**, z. B. nach Entfernung der Gaumenmandeln (Tonsillektomie ☞ 32.6.1) durch große Wundflächen in der Rachenschleimhaut. Bei diesen Patienten ist postoperativ eine Aufbaukost notwendig, zu Beginn mit kaltem Tee, dann mit flüssigen Speisen bis zu pürierter Kost (☞ auch 15.10.4). Auf Alkoholgenuß und Rauchen sollte verzichtet werden.

Patient und Angehörige werden bereits vor der Operation, evtl. mit Unterstützung von Informationsblättern, darüber informiert, welche Nahrungsmittel für die Wundheilung förderlich sind und welche Speisen und Getränke eher das Risiko einer Nachblutung erhöhen oder sich schmerzverursachend auswirken können.

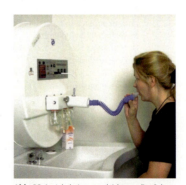

Abb. 32.1: Inhalationen erleichtern die Sekretlösung bei vielen HNO-Erkrankungen und mindern die Atembeschwerden. [K183]

Nach bestimmten Operationen (z. B. Resektion großer Tumoren in Mundhöhle und Oropharynx) oder nach Strahlentherapie (☞ 15.7) dieser Region können oder dürfen die Patienten einige Zeit weder essen noch trinken und müssen über eine gastrointestinale Sonde ernährt werden.

Pflege bei künstlicher enteraler Ernährung ☞ *12.6.5.4, 15.5.1*

Haut

Bei Patienten mit weit fortgeschrittenen, unheilbaren Tumoren kann durch Tumorzerfall ein unangenehmer Geruch entstehen, unter dem die Patienten oft so stark leiden, dass sie sich sozial zurückziehen und mit Depressionen reagieren. Durch Auflegen von Kompressen mit Kohlealginaten, mit Ofloxacin-Lösung getränkter Kompressen, Gabe von Antibiotika (z. B. Sobelin®) oder Einnahme von Chlorophyll-Medikamenten sowie Aromatherapie im Patientenzimmer kann die Situation oft verbessert und die Lebensqualität des Betroffenen damit gesteigert werden.

Kommunikation

Hörstörungen

Hörgeräte ☞ *12.9.4.3*

Die Kommunikationseinschränkung durch **Schwerhörigkeit** oder **Hörverlust** stellt für den Patienten eine schwere Behinderung dar, weil er von seinem Umfeld weitgehend abgeschottet ist. Hieraus können Einsamkeit und Resignation resultieren. Je nach Ausprägung der Hörminderung oder Art des technischen Hilfsmittels sind verschiedene Hilfsmaßnahmen angezeigt, z. B. Unterstützung beim Einsetzen der Hörgeräte oder beim Training des Lippenablesens sowie Informationen über Schwerhörigenvereine (✉ 1).

Sprechstörungen

Bei Erkrankungen des Rachens, der Mundhöhle (☞ 32.6) oder des Larynx (☞ 32.8) kann das Sprechen gestört sein. Der Patient mit Tracheotomie (☞ 32.8.6) beispielsweise ist zumindest in der Anfangsphase auf nonverbale Kommunikation angewiesen. Auch Unsicherheit und Angst beeinflussen in der neuen Situation die Verständigungsmöglichkeiten. Diesen Schwierigkeiten kann durch ausführliche Beratung und Information von Patient und Angehörigen begegnet werden, wobei die **Einschränkungen bei der Kommunikation** angesprochen und geeignete Kommunikationsmittel vorbereitet

32.1 Pflege von Menschen mit Hals-Nasen-Ohren-Erkrankungen

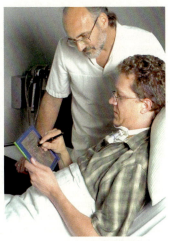

Abb. 32.2: Mit einer Schreibtafel kann sich ein Patient, der (vorübergehend) nicht sprechen kann, seiner Umwelt verständlich machen. [K183]

werden sollten, z. B. Schreibtafel, Block mit Bleistift.

Bewusstsein

Einzelne Patientengruppen mit Erkrankungen im HNO-Bereich (vor allem Patienten mit Tumorerkrankungen) müssen intensiv auf eine Umstellung ihrer gewohnten beruflichen und privaten **Lebenssituation** vorbereitet werden, da die zugrunde liegenden Erkrankungen bzw. die therapeutischen Maßnahmen zu einschneidenden Änderungen führen:
- Mit Hilfe des Sozialdienstes werden berufliche Rehabilitation bzw. Umschulung eingeleitet
- Für Patienten, denen eine Kehlkopftotalentfernung (☞ 32.8.2) bevorsteht, wird vor der Operation ein Gespräch mit einem seit längerer Zeit ohne Larynx lebenden Patienten veranlasst, der eine Ersatzsprache (☞ 32.8.2) gut beherrscht (Kontaktaufnahme über *Kehlkopflosenverband* oder *Logopädieabteilung*). Dem Patienten wird so ermöglicht, die Angst vor der Operation und dem Leben danach zu äußern, und er erfährt, dass das Leben nach der Operation ohne Kehlkopf weiterhin lebenswert und sinnvoll sein kann; Ängste können so abgebaut werden (✉ 2)
- Suchtkranke Patienten, im HNO-Bereich vor allem Personen mit Alkohol- und Nikotinabusus, werden über die Notwendigkeit aufgeklärt, sich wegen ihrer Abhängigkeitskrankheit behandeln zu lassen (☞ 34.8.1).

32.1.2 Applikation von Salben und Tropfen in Nase und Ohr

> Bei jeder **Gabe von Salben und Tropfen** sind folgende Hygienemaßnahmen einzuhalten:
> - Tuben, Flaschen und Pipetten nur für jeweils einen Patienten benutzen und peinlich sauber halten, z. B. Deckel nach dem Aufschrauben mit der Außenseite auf eine saubere Unterlage legen, um eine Kontamination des Präparates und eine (erneute) Infektion des Patienten zu vermeiden
> - Tropfen sind nach dem Öffnen nur begrenzt haltbar (siehe Beipackzettel), daher auf der Flasche das Öffnungsdatum vermerken.

Applikation von Nasentropfen und Nasensalben

Applikation von Nasentropfen bei akuter Mittelohrentzündung ☞ 32.4.2

Bei der Verwendung von Nasentropfen und -salben wird der angeordnete Anwendungszeitraum genau eingehalten, da z. B. abschwellende und gefäßverengende Nasentropfen bei zu langer Anwendung zu Schleimhautschäden führen.

Applikation von Nasentropfen
- Vor der Applikation putzt sich der Patient die Nase
- Dann neigt er den Kopf leicht nach hinten und zur Seite
- Anschließend träufelt er die verordnete Tropfenzahl in beide Nasenlöcher und atmet sofort durch die Nase ein („Flüssigkeit hochziehen"), damit die Nasentropfen nicht in den Rachen abfließen.

Applikation von Nasensalben
- Vor der Applikation Patienten die Nase putzen lassen
- Applikator (verlängerten Tubenaufsatz) vorsichtig in ein Nasenloch einführen
- Nach Einbringen der Nasensalbe das andere Nasenloch zuhalten und bei der Einatmung die Salbe hochziehen.

Patienten, die an der Nase operiert wurden, sollten Manipulation an der inneren und äußeren Nase unbedingt vermeiden. Deshalb soll sich die Nasensalbe hier durch leichtes Überstrecken des Kopfes nach hinten und vorsichtiges Hochziehen im Wundgebiet verteilen. Regelmäßiges Anwenden der Nasensalbe (mindestens 6-mal tgl.) schützt die Nasenschleimhaut vor Austrocknung und Borkenbildung und beugt damit einer Nachblutung vor.

Applikation von Ohrentropfen
- Die Ohrentropfen werden vor der Anwendung auf Körpertemperatur erwärmt
- Der Patient legt sich auf die Seite des nicht zu behandelnden Ohres
- Dann träufelt er (oder eine Hilfsperson) die verordnete Tropfenzahl in den Gehörgang, wobei die Ohrmuschel sanft nach oben hinten außen gezogen wird, um den Gehörgang zu strecken
- Der Patient bleibt anschließend 15–20 Min. auf der Seite liegen.

> Keine Watte ins Ohr stecken, da diese die Ohrentropfen aufsaugen würde!

32.1.3 Vordere Nasentamponade

Indikation

Ist Nasenbluten nicht durch einfache Kompression der Nasenflügel oder eine Eiskrawatte im Nacken zu beseitigen, muss eine **vordere Nasentamponade** durchgeführt werden (die *hintere Nasentamponade* wird angewandt bei Blutungen im hinteren Rachenbereich).

Aufgaben der Pflegenden

Die Aufgaben der Pflegenden umfassen:
- *Vorbereitung des Materials.* Industriell vorgefertigte Tamponadenpackung oder (je nach Blutung) pro Nasenloch 4–6 Tamponadenstreifen (30–40 cm lang, 2 cm breit), Nasenspreizer, Tamponadenzange, Pinzette
- *Vorbereitung des Patienten.* Blutdruck des Patienten messen. Ihn anschließend in sitzende (oder liegende) Stellung bringen und seine Nase z. B. mit angefeuchtetem Watteträger säubern
- *Assistenz bei der Durchführung.* Patienten beruhigen und zum ruhigen Weiteratmen durch den Mund auffordern. Kopf des Patienten dabei stabil halten. Äußerungen des Patienten (z. B. Schmerzen, Atemnot) stets nehmen.

Die Nasentamponade wird in der Regel nach 2–3 Tagen entfernt, anschließend wird die Nase sorgfältig gepflegt, z. B. mit panthenolhaltiger Nasensalbe (Bepanthen® Augen- und Nasensalbe). Un-

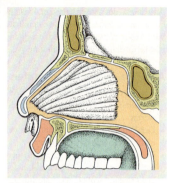

Abb. 32.3: Vordere Nasentamponade zur Stillung von Nasenbluten im vorderen Nasenbereich. [A300-157]

mittelbar nach Entfernung der Nasentamponade soll der Patient auf anstrengende körperliche Aktivitäten, Bücken, Rauchen und Alkoholgenuss verzichten und darf sich die Nase nicht putzen.

32.1.4 Ohrspülung
Indikation
Indikationen für eine **Ohrspülung** sind Fremdkörper im äußeren Gehörgang oder ein Zeruminalpfropf (☞ 32.4.1), der den äußeren Gehörgang verlegt und so die Sicht auf das Trommelfell behindert oder zu Schwerhörigkeit des Patienten führt.

Materialien
An Materialien werden eine Ohrspritze (100–250 ml) oder ein spezielles Spülsystem, *körperwarmes* Leitungswasser, eine Nierenschale oder die Ohrtulpe der Untersuchungseinheit, ein (wasserdichtes) Abdecktuch, ein Handtuch, ein Otoskop und ggf. Cerumenex®-Tropfen benötigt.

Durchführung
Ist der Zeruminalpfropf sehr hart, kann er durch Einträufeln von z.B. Cerumenex®-Tropfen vor der Ohrspülung aufgeweicht werden (☞ Abb. 32.4). Für die Ohrspülung sitzt der Patient bequem. Seine Kleidung wird durch ein (wasserdichtes) Abdecktuch geschützt. Die Nierenschale/Ohrtulpe wird unter das betreffende Ohr gehalten, evtl. vom Patienten selbst. Dann zieht die Pflegekraft die Ohrmuschel des Patienten nach hinten oben, um den Gehörgang zu strecken und spritzt das Wasser unter mäßigem Druck zügig in den Gehörgang ein (☞ Abb. 32.5). Das Wasser und die darin enthaltenen Ohrpropf-

oder Fremdkörperanteile laufen wieder ab. Die Spülung kann ggf. mehrfach wiederholt werden. Der Erfolg der Spülung wird mit dem Otoskop kontrolliert, bei Nicht-Erfolg muss der Arzt hinzugezogen werden. Da die Spülung des Gehörgangs durch Reizung des Gleichgewichtsorgans zu Schwindel und Übelkeit führen kann, fragen die Pflegenden den Patienten immer wieder nach seinem Befinden.

> Eine Ohrspülung erfolgt nur nach ärztlicher Untersuchung und Anordnung, da sie z.B. bei einer Trommelfellperforation kontraindiziert ist.

Nachsorge
Die Pflegenden helfen dem Patienten nach der Ohrspülung ggf. beim Abtrocknen. Da auch nach der Ohrspülung Schwindel und Kreislaufstörungen auftreten können, ruht der Patient noch für ungefähr zehn Minuten unter Kreislaufkontrolle.

32.1.5 Pflege bei HNO-Operationen
Allgemeine Prinzipien
Beratung und Information
Vor **Operationen im HNO-Bereich** werden der Patient und evtl. auch seine Angehörigen zu den notwendigen Maßnahmen, Medikamenten, Materialien und Geräten umfassend beraten, um die für den Heilungsverlauf wichtige Kooperation zu fördern. Das Gespräch kann durch Patientenbroschüren unterstützt werden. Beratung und Anleitung werden postoperativ jeweils individuell auf den Patienten zugeschnitten weitergeführt.

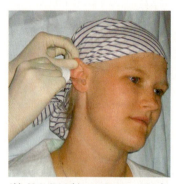

Abb. 32.4: Einträufeln von Cerumenex®-Tropfen zum Aufweichen des Zeruminalpfropfes vor der Ohrspülung. [M270]

Lagerung
Die Lagerung richtet sich nach der OP bzw. Arztanordnung. Die Regel ist die bequeme *Oberkörperhochlagerung*.

Bei Operationen im Bereich des Larynx/Pharynx darf der Kopf nicht abknicken (ggf. mit kleinem Kissen unterstützen). Der Kopf darf nur mit Unterstützung der Hand im Nacken hochgehoben und vorsichtig bewegt werden.

Mobilisation
Am Abend des OP-Tages darf der Patient in der Regel am Bettrand sitzen und in Begleitung einer Pflegekraft zur Toilette aufstehen. Ausnahmen sind beispielsweise Kreislaufstörungen und ein Spontannystagmus (☞ 32.3.4), etwa nach Ohroperationen.

Pflege bei Ohroperationen
Präoperative Beratung
Die Pflegenden informieren den Patienten, dass er nach der Operation ruckartige Kopfbewegungen und Manipulationen am operierten Ohr unbedingt vermeiden soll und dass er sich die Nase nicht putzen darf, sondern herauslaufendes Sekret nur abwischen soll, um einen Überdruck im Ohr zu verhindern. Der Patient wird auf die Möglichkeit des zeitweisen Auftretens von Schwindel und dann notwendig werdende Maßnahmen hingewiesen.

Postoperative Pflege
Nach Ohroperationen erfolgt der erste äußere Verbandswechsel am ersten postoperativen Tag, dabei achten die Pflegenden auf eine Nachblutung. Bei ruhigen Patienten genügt die Fixierung des Verbandes mit einer Ohrenklappe. Eine evtl. Haarwäsche erfolgt durch die Pfle-

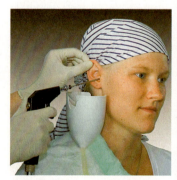

Abb. 32.5: Ohrspülung. Die Spülung wird erst durchgeführt, wenn die Temperatur des Spülwassers aus der Untersuchungseinheit 37°C erreicht hat. [M270]

genden (auf Haarpflege unter dem Verband achten).

Pflege bei Schwindel.
- Sturzprophylaxe: Patienten mit Schwindel nie alleine aufstehen lassen, Bettplatz nahe bei WC/Waschbecken ermöglichen
- Patienten bei der Körperpflege unterstützen
- Bei Übelkeit Nierenschale und Zellstoff bereitstellen, auf ausreichende (ggf. parenterale) Flüssigkeits- und Nährstoffzufuhr achten.

Pflege bei Nasenoperationen
Präoperative Beratung
- Patienten über Maßnahmen zur Minderung der Nachblutungsgefahr aufklären:
  – Regelmäßiges Kühlen des Nackens mit Hilfe von Coldpacks/Halskrawatte (Kühlelemente immer mit Schutzbezug anwenden) sowie evtl. Dauerkühlung mit Hilotherapiegeräten (☞ Abb. 32.6).
  – Bei Schmerzen keine Azetylsalizylsäure
  – Vermeiden von Anstrengung und ruckartigen Kopfbewegungen, kein Naseputzen (Sekret mit Kompressen abtupfen)
- Patienten darauf hinweisen, bei evtl. Nachblutung die Pflegenden frühzeitig zu informieren und blutiges Sekret nicht zu schlucken, sondern auszuspucken
- Erstmobilisation nach der Operation nur mit examinierten Pflegenden durchführen (Gefahr eines Kreislaufkollapses)
- Patienten zu ausreichender Mundpflege und -befeuchtung sowie Lippenpflege anhalten (mind. 3-mal täglich): Da der Patient während der Nasentamponade durch den Mund atmen muss, entfällt die Befeuchtung der Atemluft durch die Nasenschleimhaut, und die Mundschleimhaut trocknet aus
- Über postoperative Körperpflege beraten: Duschen, Baden, Haarewaschen entsprechend dem Heilungsverlauf erst nach einer Woche
- Schmerzskala und Schmerzmanagement erklären (☞ 12.12.2, 12.12.3)
- Schleimhautreizende Noxen, z. B. Nikotin, in der Umgebung vermeiden
- Bis drei Wochen nach der Operation nicht die Nase putzen, zum Druckausgleich nur mit offenem Mund niesen, nicht schwer körperlich belasten, keinen Sport treiben (aber für ausreichend Bewegung sorgen), beim Stuhlgang nicht pressen (ggf. stuhlregulierende Maßnahmen anwenden), direkte Sonnenbestrahlung bis zur völligen Abheilung von Hämatomen vermeiden (Gefahr von bleibenden Hautverfärbungen, z. B. an den Augenlidern), Sauna meiden, keine Flugreisen unternehmen.

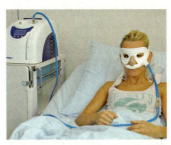

Abb. 32.6: Pat. nach Nasenoperation mit externer Nasenschiene, Nasenschleuder und Hilothermgerät® zur Dauerkühlung. [M270]

Postoperative Pflege
Nach einer Nasenoperation, z. B. zur Begradigung der Nasenscheidewand, ist Folgendes zu beachten:
- Oberkörper hochlagern
- Kreislauf engmaschig kontrollieren, Rachen inspizieren und korrekte Lage der Tamponade prüfen
- Bei geringfügiger Nachblutung Eisbeutel in den Nacken legen
- Bei starker Blutung Arzt rufen. Dieser verordnet gerinnungsfördernde Arzneimittel oder veranlasst ggf. eine erneute Operation
- Die *Nasenschleuder* (spezieller Nasenverband ☞ Abb 32.6) je nach Bedarf wechseln. *Externe Nasenschienen* nach Korrektur-Operationen verbleiben für ca. 7 – 8 Tage. Die Nasentamponade sowie *interne Nasenschienen* werden am 2. – 3. postoperativen Tag vom Arzt entfernt *(Detamponade)*. Dem Patienten vorher Schmerzmittel verabreichen, da die Entfernung der Tamponade oft schmerzhaft ist. Zur Blutgefäßkontraktion vorher den Nacken mit Eisbeuteln kühlen
- Patienten nach der Detamponade zur selbständigen Pflege der Nasenschleimhaut mit Nasensalbe sowie zur Anwendung einer (ärztlich angeordneten) Nasendusche anleiten.

Pflege bei Operationen im Mund- und Rachenbereich
Präoperative Beratung
Um eine optimale Wundheilung zu erreichen, ist der Patient über die der jeweiligen Situation entsprechenden Mundpflegemaßnahmen zu informieren. Zu erwartende Schmerzen und mögliche Komplikationen (z. B. Nachblutung) einschließlich ihrer Therapiemöglichkeiten werden ebenso angesprochen wie eine evtl. notwendige Nahrungsumstellung oder die zeitweise Ernährung über eine Magensonde zur Schonung des Wundgebietes nach der Operation.

Postoperative Pflege
Postoperativ können Eingriffe im Mund- und Rachenbereich nicht nur zu Schluck-, sondern auch zu Kommunikationsstörungen führen.

Pflege bei Schluckstörungen ☞ *12.6.5.8*
Pflege bei Kommunikationsstörungen ☞ *12.9.4*

Pflege bei Operationen am Hals
Präoperative Beratung
Der Patient ist über zu erwartende Sprach- und Schluckstörungen, sinnvolle Maßnahmen zu deren Bewältigung sowie über eine evtl. beginnende Atemnotsymptomatik (Aufklärung über notwendige Verhaltensmaßnahmen, z. B. Funktion der Rufanlage erklären!) und ggf. Bewegungseinschränkungen zu informieren. Der Patient sollte ruckartige Kopfdreh- und Kopfnickbewegungen unterlassen (z. B. beim Aufstehen), um die Wunde nicht zu belasten und Schmerzen zu vermeiden.

Postoperative Pflege
Nach ausgedehnten Operationen am Hals, z. B. einer *Neck dissection* (Entfernung der Halslymphknoten bei bösartigen HNO-Tumoren ☞ 32.8.6), kann es zu erheblichen Bewegungseinschränkungen im Kopf-Hals-Bereich kommen. Pflegerisch ist dabei zu beachten, dass:
- In Rücken- und Seitenlagerung der Arm der operierten Seite zur Unterstützung des Lymphabflusses so gelagert wird, dass Hand und Unterarm höher als der Ellbogen liegen. Der Arm liegt in 30°-Abduktion und leichter Flexion
- Der Patient den Arm der operierten Seite nur eingeschränkt nach oben heben kann. Daher braucht er Hilfe bei der Körper- und Haarpflege sowie beim An- und Auskleiden
- Frühzeitige physiotherapeutische Maßnahmen (ab dem 6. postoperativen Tag) nach einem festgelegten Übungsplan wichtig sind, um Kontrakturen der betroffenen Halsseite vorzubeugen.

Pflege nach Tracheotomie/Koniotomie ☞ *32.8.6*

32.2 Hauptbeschwerden und Leitbefunde des Patienten mit HNO-Erkrankungen

Nasenbluten ☞ 32.5.2
Schwindel ☞ 33.2.2

32.2.1 Ohrenschmerzen

Ohrenschmerzen *(Otalgien)* sind zumeist durch Erkrankungen des äußeren Ohres oder Mittelohres bedingt, z. B. durch eine Gehörgangs- (☞ 32.4.1) oder Mittelohrentzündung (☞ 32.4.2). Schmerzen können aber auch von anderen Organen ins Ohr fortgeleitet werden, etwa bei *Tonsillitis* (☞ 32.6.1), *Parotitis* (Entzündung der Ohrspeicheldrüse ☞ 32.10.1) oder einem Rachentumor (☞ 32.6.2).

Bei Ohrenschmerzen hat der Patient oft noch weitere Beschwerden wie beispielsweise eine Hörminderung bei Mittelohrentzündung (☞ 32.4.2) oder „Ohrlaufen", d. h. eine Sekretion aus dem Ohr *(Otorrhö)*, bei einer Gehörgangsentzündung (☞ 32.4.1).

Babys und Kleinkinder, die ihre Schmerzen noch nicht richtig lokalisieren und nur durch Schreien oder Weinen äußern können, fallen oft dadurch auf, dass sie sich mit der Hand immer wieder ans schmerzende Ohr fassen.

32.2.2 Schwerhörigkeit

Angeborene Innenohrschwerhörigkeit
☞ *32.4.3*

Die Ursache einer **Schwerhörigkeit** liegt zumeist im Mittelohr, z. B. Mittelohrentzündung, oder Innenohr, z. B. Hörsturz (☞ 32.4.3). Aber auch ein Zeruminalpfropf (☞ 32.4.1) mit Verlegung des Ge-

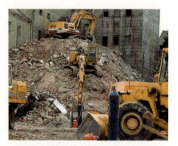

Abb. 32.7: Lärmbelästigung in Beruf und Freizeit nimmt als Ursache von Hörstörungen mehr und mehr zu. [J660]

hörgangslichtung kann zu einer akuten Hörminderung führen.

> Bei der **Schallleitungs-Schwerhörigkeit** ist der physiologische Weg der Schallwellen durch krankhafte Prozesse im äußeren Gehörgang, Mittelohr *(Mittelohrschwerhörigkeit)* oder am ovalen Fenster gestört. Hingegen liegt die Ursache der Schwerhörigkeit bei der **Schallempfindungs-Schwerhörigkeit** im Bereich des Innenohres *(Innenohrschwerhörigkeit)* oder des Hörnervs.

Je nach zugrunde liegender Ursache kann sich eine Schwerhörigkeit *rasch*, z. B. bei einer Mittelohrentzündung, oder *langsam* entwickeln, etwa bei einer Lärmschwerhörigkeit.

Häufige Begleitsymptome sind Schwindel (☞ 33.2.2), Tinnitus (☞ 32.2.3) oder Ohrenschmerzen (☞ 32.2.1). Die genaue Diagnose erfolgt mit Hilfe von Hörtests (☞ 32.3.2).

32.2.3 Tinnitus

> **Tinnitus [aurium]** *(Ohrgeräusche)*: In der Regel Bezeichnung für rauschende, klingende oder pfeifende Geräusche im Ohr, die nur vom Patienten wahrnehmbar sind und denen keine nachvollziehbaren Schallereignisse zugrunde liegen.

Krankheitsentstehung

Ursachen des **Tinnitus** können Lärmbelastung in Freizeit oder Beruf oder verschiedene otologische Krankheitsbilder sein (z. B. Hörsturz ☞ 32.4.3, M. Menière ☞ 32.4.3, Otosklerose ☞ 32.4.2). Auch Erkrankungen der Halswirbelsäule können zu einem Tinnitus führen. Stress spielt ebenfalls eine Rolle. Man geht heute davon aus, dass auch ein primär organischer Tinnitus Veränderungen im ZNS hervorrufen und dadurch chronisch werden kann. Ursachen und Krankheitsentstehung sind jedoch bisher nicht im Detail geklärt.

Symptome, Befund und Diagnostik

Charakter und Intensität der Geräusche sind sehr variabel, z. B. Brummen, Summen, Pfeifen, Zischen.

Viele Patienten empfinden den Tinnitus z. B. in stiller Umgebung als unange-

nehm, fühlen sich aber im Alltag nicht (wesentlich) gestört **(kompensierter Tinnitus)**. Ein **dekompensierter Tinnitus** ist so stark und belastend, dass sich der Betroffene deutlich beeinträchtigt fühlt bis zu Depressionen und Angstzuständen als Folge.

Je nach zeitlichem Verlauf werden **akuter, subakuter** und **chronischer Tinnitus** unterschieden.

> Oft kann trotz gründlicher Untersuchung keine Ursache für den Tinnitus gefunden werden.

Behandlungsstrategie

Sind zugrunde liegende Erkrankungen fassbar, werden diese behandelt.

Beim **akuten Tinnitus,** der in erster Linie auf Stoffwechsel- und/oder Durchblutungsstörungen zurückgeführt wird, besteht die Behandlung ansonsten in der Gabe durchblutungsfördernder Arzneimittel.

Beim **chronischen Tinnitus** soll der Patient mit seinen Ohrgeräuschen leben lernen. Als hilfreich erwiesen hat sich der Einsatz eines leise rauschenden **Tinnitusmaskers** oder *Noisers*, wodurch der Patient den Tinnitus weniger wahrnimmt. Eingebettet in ein interdisziplinäres, individuelles Gesamttherapiekonzept mit Aufklärung des Patienten über die Rolle des ZNS bei der Tinntusentstehung, spricht man vielfach von **Tinnitus-Retraining-Therapie** *(TRT)*. Den Betroffenen kann oft auch der Kontakt zu Selbsthilfegruppen helfen, z. B. der Tinnitus-Liga (✉ 3).

32.2.4 Behinderte Nasenatmung

Die **behinderte Nasenatmung** ist das häufigste Leitsymptom bei Erkrankungen von Nase, Nasennebenhöhlen und Nasopharynx.

Zu den häufigsten Ursachen einer „verstopften Nase" zählen neben der Septumdeviation (☞ 32.5.2) der *grippale Infekt* (**Rhinitis** ☞ 32.5.2) und der *Heuschnupfen*. Bei Kindern sind außerdem Fremdkörper und **Adenoide** („Polypen", Vergrößerung der Rachenmandel ☞ 32.5.4) häufig die Ursache.

Auch bestimmte Arzneimittel, z. B. die „Pille" und bestimmte Antihypertensiva, können zu einer behinderten Nasenatmung führen.

Bei Säuglingen kann eine behinderte Nasenatmung zu Atemschwierigkeiten und Trinkproblemen führen, da sie physiologischerweise durch die Nase atmen. In diesen Fällen fragen die Pflegenden den Arzt, welche Maßnahmen sie zum Freimachen der Nase anwenden dürfen.

32.2.5 Heiserkeit

Bei **Heiserkeit** klagt der Patient über eine „raue, kratzige" Stimme. Die Ursachen reichen von der einfachen Erkältung über exzessive Stimmbelastung, Inhalation von Stäuben oder Allergenen und ärztlichen Eingriffen (z.B. endotrachealer Intubation) bis zu Tumoren.

Jede **Heiserkeit**, die länger als drei Wochen besteht, muss unabhängig vom Lebensalter HNO-ärztlich abgeklärt werden, da vor allem bei Rauchern ein bösartiger Larynxtumor (☞ 32.8.6) die Ursache sein kann.

32.2.6 Dyspnoe

Eine **Dyspnoe** (Atemnot ☞ 12.2.4.1, 18.2.1) kann durch zahlreiche Erkrankungen bedingt sein. Wichtige HNO-spezifische Ursachen sind:
- Bei der *akuten Dyspnoe* die Fremdkörperaspiration (☞ 32.9.1), allergische Ödeme im Atemwegsbereich, etwa nach einem Bienenstich, und bei Kindern außerdem der Pseudokrupp-Anfall (☞ 32.8.3) und die Epiglottitis (☞ 32.8.4).
- Bei der *chronischen Dyspnoe* Tumoren von Rachen und Kehlkopf (☞ 32.6.2, 32.8.5, 32.8.6).

Die Kranken haben ein quälendes Gefühl des Luftmangels bis hin zur Todesangst. Dem Untersucher fällt ein *ziehendes Atemgeräusch* (**Stridor** ☞ 18.2.4) auf. Die Diagnostik umfasst neben der Spiegeluntersuchung von Rachen und Kehlkopf (*indirekte Laryngoskopie* ☞ 32.3.1) die endoskopische Abklärung (☞ 32.3.6). Besteht der Verdacht auf eine Erkrankung der Trachea, sind zusätzlich gezielte Röntgenuntersuchungen notwendig.

Bei ausgeprägter, akuter Dyspnoe kann eine Intubation oder ein Luftröhrenschnitt (**Tracheotomie, Koniotomie** ☞ 32.8.6) notwendig werden.

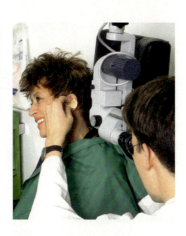

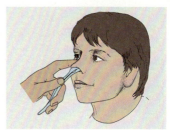

Abb. 32.9 (oben): Vordere Rhinoskopie mit dem Nasenspekulum. [A300-157]

Abb. 32.8 (links): Ohrmikroskopie. [K183]

32.3 Der Weg zur Diagnose

32.3.1 HNO-ärztliche Untersuchung

Bei der **HNO-ärztlichen Untersuchung** untersucht der Arzt Ohren, Nase und Rachen mit Hilfe kleiner Spiegel (daher auch *Spiegeluntersuchung*), mikroskopisch oder endoskopisch. Bei Kindern wird die Untersuchung auf dem Schoß eines Elternteils oder einer Pflegenden durchgeführt, die das Kind gut festhält (☞ Abb. 14.3).

Untersuchung der Ohren

Für die **Untersuchung der Ohren** wird nach der Inspektion der Ohrmuschel ein Metalltrichter in den äußeren Gehörgang eingeführt und der Gehörgang durch Zug an der Ohrmuschel nach hinten oben gestreckt. Nun können Trommelfell und äußerer Gehörgang bei mikroskopischer Vergrößerung (**Ohrmikroskopie, Otoskopie**) beurteilt werden.

Untersuchung der Nase

Zur **Untersuchung der Nase** zählt die Beurteilung der äußeren Nasenform, z.B. Sattel- oder Höckernase (☞ 32.5.1). Anschließend werden die vorderen Nasenabschnitte mit dem *Stirnreflektor* und dem *Nasenspekulum* betrachtet (**vordere Rhinoskopie** ☞ Abb. 32.9). Zur Beurteilung der hinteren Nasenabschnitte bzw. der Nasennebenhöhlenausführungsgänge und des Nasopharynx (**hintere Rhinoskopie** ☞ Abb. 32.10) wird meist ein starres oder flexibles *Endoskop* benutzt. Es kann durch die Nase hindurch oder in die Mundhöhle eingeführt werden. Oft muss vor der Untersuchung die Nase ab-

geschwollen und örtlich betäubt werden. Dazu wird ein Gemisch aus abschwellenden Nasentropfen und Lokalanästhetikum als Spray auf die Nasenschleimhaut aufgebracht.

Untersuchung der Mundhöhle und des Oropharynx

Für die **Untersuchung von Mundhöhle und Oropharynx** werden *Stirnreflektor* und *Mundspatel* benötigt. Der Untersu-

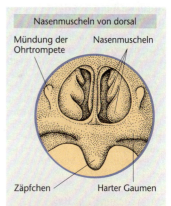

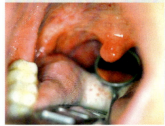

Abb. 32.10: Oben: Sicht bei der hinteren Rhinoskopie auf die Nasenhaupthöhle von dorsal aus dem Nasopharynx heraus. Unten: Durchführung der Untersuchung im Bild, hier mit einem Spiegel. [A300-157, T144]

1259

32 Pflege von Menschen mit Hals-Nasen-Ohren-Erkrankungen

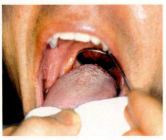

Abb. 32.11: Bei der indirekten Laryngoskopie fasst die linke Hand des Untersuchers die Zunge des Patienten und zieht sie vorsichtig aus dem Mund nach vorne. Ein kleiner, runder Spiegel wird an einem langen Stiel hinter das Gaumensegel geführt und so gekippt, dass Hypopharynx und Larynx einsehbar sind. [T144]

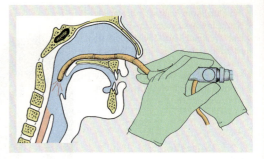

Abb. 32.12: Die flexible transnasale Laryngoskopie wird bei unübersichtlichen Verhältnissen im Larynxbereich und bei stark würgenden Patienten nach Lokalanästhesie der Nasenschleimhaut durchgeführt. [A300-157]

cher achtet besonders auf den Zustand von Tonsillen, Gaumenbögen und Zunge sowie die Beweglichkeit von Zunge und Gaumenbögen. Die Untersuchung dient außerdem der Beurteilung der Schleimhaut sowie der Ausführungsgänge der Ohrspeicheldrüsen *(Parotiden, Glandulae parotides)* und der Unterkieferspeicheldrüsen *(Glandulae submandibulares)*, die in die Mundhöhle münden.

Untersuchung des Hypopharynx und Larynx

Es folgt die **Untersuchung von Hypopharynx und Larynx** mit einem kleinen *Spiegel* und dem Stirnreflektor (**indirekte Laryngoskopie,** *indirekte Kehlkopfspiegelung* ☞ Abb. 32.11). Alternative ist die transnasale oder transorale Endoskopie mit flexiblem oder starrem Endoskop mit der Möglichkeit der optischen Vergrößerung (**direkte Lupenlaryngoskopie,** *direkte Kehlkopfspiegelung* ☞ Abb. 32.12, Mikrolaryngoskopie).

Untersuchung der Halsweichteile

Die **Untersuchung der Halsweichteile** schließt den HNO-ärztlichen Untersuchungsgang ab. Dabei tastet der Untersucher besonders nach vergrößerten Lymphknoten in den Lymphabflussgebieten oder nach anderen pathologischen Raumforderungen.

32.3.2 Audiologische Diagnostik

Die wohl häufigste Untersuchung in der **audiologischen Diagnostik** ist das **Ton-(schwellen)audiogramm.** Es dient der Schwellenbestimmung des Tongehörs und ist die häufigste und wichtigste Hörprüfung zum Nachweis einer Hörstörung. Der Untersucher stellt im **Audiometer** Töne einer definierten Frequenz ein, deren Lautstärke langsam zunimmt. Der Patient gibt an, wann er den Ton erstmalig hört. Die Töne werden in einem ersten Untersuchungsgang über Kopfhörer (Luftleitung) und in einer zweiten Serie über spezielle, auf das Mastoid aufgesetzte Bügel gegeben (Knochenleitung). Hiermit lassen sich die meisten Hörstörungen quantitativ und qualitativ diagnostizieren.

Die **Sprachaudiometrie** prüft einen Großteil der Signalverarbeitung des Gehörs. Neben der Hörweitenprüfung (Verstehen von Flüster- und normaler Sprache aus bestimmten Entfernungen) stehen standardisierte Sprachtests mit Testwörtern zur Verfügung.

Die **elektrische Reaktionsaudiometrie** (kurz *ERA*) ist eine *objektive,* von der Mitarbeit des Patienten *unabhängige* Hörprüfung. Über auf der Kopfhaut angebrachte Oberflächenelektroden wird die elektrische Nervenaktivität abgeleitet, die beim Hören im Innenohr aufgebaut und zum Gehirn weitergeleitet wird (evozierte Potentiale ☞ 33.3.5). Geschieht diese Ableitung im Bereich des Hirnstammes, spricht man von **Hirnstammaudiometrie** oder *BERA (brainstem evoked response audiometry)*. Sie findet zum einen bei Kleinkindern zur Erfassung frühkindlicher Hörstörungen Anwendung, zum anderen bei Erwachsenen zur weiteren Differenzierung einer Schwerhörigkeit und zum Ausschluss eines Akustikusneurinoms (☞ 32.4.4). Außerdem lassen sich in begrenztem Maße Simulanten überführen.

Die Messung der **otoakustischen Emissionen** (kurz *OAE*) wird insbesondere

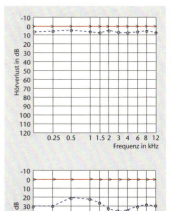

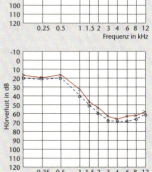

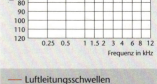

Abb. 32.13: Typische Ton(schwellen)audiogramme. Während beim Schallleitungs-Schwerhörigen (Mitte) nur bei der Luftleitung eine Hörminderung besteht, ist das Gehör beim Schallempfindungs-Schwerhörigen (unten) sowohl bei Knochen- als auch bei Luftleitung vermindert.

1260

32.3 Der Weg zur Diagnose

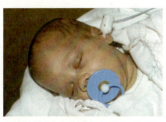

Abb. 32.14: Messung der otoakustischen Emission bei einem schlafenden Säugling. [M270]

zum Hörscreening bei Säuglingen eingesetzt. Dabei wird eine kleine Sonde in den äußeren Gehörgang eingeführt, die kurze Schallimpulse abgibt (Abb. 32.14). Sind die Sinneszellen im Innenohr intakt, geben sie auf diese Schallimpulse ihrerseits Geräusche ab, die von einem ebenfalls in der Sonde lokalisierten Empfänger registriert werden. Bei mehr als nur geringfügigen Hörstörungen bleiben die otoakustischen Emissionen aus.

32.3.3 Gleichgewichtsprüfung

Bei der **Gleichgewichtsprüfung** wird der Patient aufgefordert, meist mit geschlossenen Augen bestimmte Anweisungen auszuführen, z. B. Auf-der-Stelle-Treten oder Geradeausgehen. Anhand seiner Reaktionen lässt sich in vielen Fällen der Ursprung der Gleichgewichtsstörung lokalisieren.

32.3.4 Nystagmusprüfungen

Nystagmus *(Augenzittern):* Unwillkürliche rhythmische Augenbewegungen. Können physiologisch oder pathologisch sein.

Physiologisch werden ständig Nervenimpulse vom Gleichgewichtsorgan zu den Gleichgewichtszentren im Gehirn geleitet, wobei beim Gesunden ein Gleichgewicht zwischen den von rechts und den von links kommenden Impulsen besteht. Eine Störung des Gleichgewichts, etwa durch einen einseitigen Ausfall des Gleichgewichtsorgans nach Verletzung, führt zu einer Seitendifferenz der Impulse und wegen der Verschaltung der vestibulären Kerngebiete mit den Augenmuskelkernen zu unwillkürlichen, reflektorischen Augenbewegungen, dem *Nystagmus*.

Häufigste Form des **Nystagmus** ist der – meist horizontale – **Rucknystagmus**.

Dabei bewegen sich die Augen zuerst langsam zu einer Seite und dann, ruckartig und besser sichtbar, zur Gegenseite. Die Richtungsbezeichnung erfolgt nach der (besser sichtbaren) schnellen Bewegung.

Physiologisch ist ein Nystagmus z. B. während oder nach Drehbeschleunigungen oder bei Wärme- oder Kältereizen auf das Gleichgewichtsorgan (unten). Dagegen ist ein **Spontannystagmus** ohne äußere Reize in der Regel *pathologisch*.

Bei **Nystagmusprüfungen** versucht der Untersucher durch verschiedene Provokationen einen Nystagmus auszulösen. Dies geschieht z. B. durch Kopfschütteln oder durch die so genannte **Lageprüfung**. Hierbei wird der Patient in Rückenlage auf der Untersuchungsliege nacheinander in die linke und zwischenzeitlich erneuter Rückenlage in die rechte Seitenlage gedreht. Bei der **Lagerungsprüfung** befindet sich der Patient in sitzender Ausgangsposition. Die Reizung des Vestibularorgans erfolgt hierbei durch wechselndes Aufsetzen und Wiederhinlegen mit geradeaus gerichtetem und nach links bzw. rechts gedrehtem Kopf.

Eine weitere Prüfung zur Reizung der peripheren Vestibularorgane ist die **kalorische Prüfung**. Hierbei wird durch eine Spülung des äußeren Gehörgangs mit warmem (40°C) oder kaltem Wasser (30°C) über 30–40 Sekunden ein thermischer Reiz auf den horizontalen Bogengang ausgeübt. Über eine Volumenveränderung der Endolymphe im Vestibularapparat und die daraus folgende Reizung der Sinneszellen kommt es physiologischerweise zu einem Nystagmus.

Oft reicht es, wenn der Untersucher den Nystagmus unter der *Frenzel-Brille* (Abb. 32.15) beobachtet. Objektiviert werden kann ein Nystagmus durch die **Elektronystagmographie** (kurz *ENG*), bei der die Potentialdifferenz zwischen Horn- und Netzhaut abgeleitet wird.

Die Diagnose einer Störung des peripheren Gleichgewichtsorgans ergibt sich aus dem Vergleich beider Vestibularorgane (Seitendifferenzen) sowie dem Auftreten eines pathologischen Nystagmus.

32.3.5 Allergietests

Bei Verdacht auf z. B. eine allergische Rhinitis (32.5.2) oder Nasenpolypen (32.5.2) ist ein **Allergietest** notwendig. Hierzu stehen im Wesentlichen zur Verfügung (auch 27.2.2):

▶ *Prick-Test* (27.2.2)
▶ *Bestimmung der IgE-Antikörper* (27.2.2)
▶ *Nasensekretchemie.* Durch Einlegen eines Wattebausches in die Nase wird Sekret gewonnen, das auf IgE untersucht wird
▶ *Intranasaler Provokationstest.* Hierbei wird eine Allergenlösung in die Nasenhöhle eingebracht. Bei positiver Reaktion schwillt die Schleimhaut an, und die Luftdurchlässigkeit der betreffenden Nasenhöhle ist eingeschränkt.

32.3.6 Endoskopie

Ösophagoskopie 19.3.3

Einige anatomische Strukturen im HNO-Bereich (z. B. Nasopharynx, Larynx, obere Trachea und Ösophagus) sind nur endoskopisch beurteilbar. Die **Endoskopie** kann diagnostisch (z. B. Gewebeentnahme bei Verdacht auf einen bösartigen Tumor) oder therapeutisch (z. B. Entfernung von Polypen) sein und in Lokalanästhesie (*Nasenendoskopie* 32.3.1, *direkte* und *indirekte Laryngoskopie* 32.3.1) oder in Vollnarkose (*Mikrolaryngoskopie* 32.8.6, *Tracheoskopie*) erfolgen. Vor- und Nachsorge des Patienten entsprechen den allgemeinen Endoskopierichtlinien (14.7).

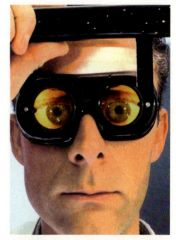

Abb. 32.15: Frenzel-Brille. Die Frenzel-Brille ist eine spezielle Leuchtbrille für die Nystagmusprüfung. Durch sehr starke Gläser kann der Patient den Blick nicht mehr fixieren und der Nystagmus tritt deutlicher hervor. Außerdem kann der Untersucher durch Vergrößerung und Beleuchtung der Augäpfel des Patienten einen Nystagmus besser erkennen. [T180]

32.4 Erkrankungen des Ohres

32.4.1 Erkrankungen des äußeren Ohres

Abstehende Ohren

Abstehende Ohren *(Apostasis otum)* sind die häufigste Fehlbildung des äußeren Ohres. Sie treten meist beidseitig auf und können operativ korrigiert werden. Der optimale Operationszeitpunkt ist das Vorschulalter, da oft mit der Einschulung die psychische Belastung des Kindes durch Hänseleien der Mitschüler zunimmt.

Entzündungen

Entzündungen des äußeren Ohres sind die **Ohrmuschel-Perichondritis** *(Entzündung der Ohrmuschel)* und die **Otitis externa** *(Entzündung des äußeren Gehörgangs)*.

Krankheitsentstehung

Die *Ohrmuschel-Perichondritis* kann nach einer Verletzung oder Operation der Ohrmuschel auftreten. Die *Otitis externa* wird durch Hautschädigung von außen, etwa durch unsauberes Badewasser oder mechanische Manipulation mit Wattestäbchen, begünstigt. Erreger sind in beiden Fällen vorwiegend Bakterien (bei der Otitis externa selten Pilze).

Symptome, Befund und Diagnostik

Bei der *Perichondritis* ist die Ohrmuschel des Patienten gerötet, geschwollen und sehr schmerzhaft.

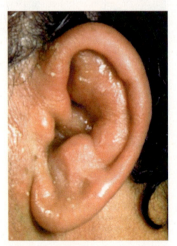

Abb. 32.16: Perichondritis der Ohrmuschel mit geröteter, teigiger und schmerzhafter Schwellung. [M117]

Bei der *Otitis externa* ist die Gehörgangshaut schmerzhaft geschwollen, Druck auf den Tragus schmerzt. In Extremfällen ist der äußere Gehörgang durch Sekret verlegt, der Patient ist dann schwerhörig. Bei Pilzbefall steht ein Juckreiz im Vordergrund.

In schweren Fällen bestehen Fieber und lokale Lymphknotenschwellungen.

Behandlungsstrategie

Bei der *Ohrmuschel-Perichondritis* wird ein Verband mit antibiotika- und kortisonhaltiger Salbe angelegt, z. B. sog. Reliefverband mit Jellin-Neomycin®. Außerdem ist die orale Gabe eines Breitbandantibiotikums angezeigt, da es sonst zu Komplikationen mit Deformierung der Ohrmuschel kommen kann (**Ringerohr**).

Bei der *Otitis externa* wird nach Entnahme eines Abstrichs zum Erregernachweis der Gehörgang gereinigt und ein alkohol- oder antibiotika- und kortisonhaltiger Salbenstreifen (bei Pilzbefall antimykotikahaltige Salbe) eingelegt. In leichteren Fällen reichen entsprechende Ohrentropfen, z. B. Panotile® N.

Ohrenschmalzpfropf

Ein gestörter Selbstreinigungsprozess des äußeren Gehörgangs kann dazu führen, dass das Sekret der Ohrenschmalzdrüsen und das abgeschilferte Epithel nicht aus dem Gehörgang abtransportiert werden. Im Extremfall führt dies zur vollständigen Verlegung des äußeren Gehörganges mit Hörminderung (**Cerumen obturans**, *Zeruminalpfropf*). Die Diagnose erfolgt durch Inspektion des äußeren Gehörgangs mit dem Ohrtrichter. Der Pfropf wird durch Ohrspülung, evtl. nach vorheriger Auflösung mit Ohrtropfen (☞ 32.1.4), oder mechanische Extraktion entfernt.

> **Prävention**
> Den Gehörgang verlegende Zeruminalpfröpfe sind häufig Folge einer regelmäßigen „Ohrsäuberung" mit Wattestäbchen. Daher sollten Wattestäbchen am besten gar nicht und wenn, dann nur im Bereich der Ohrmuschel benutzt werden.

Fremdkörper

Fremdkörper wie Murmeln oder Glasperlen werden meist von Kleinkindern in den äußeren Gehörgang gesteckt und müssen dann vorsichtig unter ohrmikroskopischer Kontrolle mit einem speziellen Häkchen entfernt werden.

> **Vorsicht: Fremdkörper im Ohr lassen**
> Insbesondere bei der von Laien oft versuchten Entfernung mit der Pinzette besteht die Gefahr, dass der Fremdkörper noch weiter in den Gehörgang rutscht und Trommelfell und Gehörknöchelchenkette verletzt.

32.4.2 Erkrankungen des Mittelohres

Tubenmittelohrkatarrh

> **Tubenmittelohrkatarrh:** Ein- oder beidseitige, akute oder chronische Funktionsstörung der Ohrtrompete mit Belüftungsstörung der Paukenhöhle des Mittelohres. Dadurch Sekretansammlung in der Paukenhöhle (**Paukenerguss**) mit daraus resultierender Schallleitungs-Schwerhörigkeit. Häufige Erkrankung vor allem im (Klein-) Kindesalter.

Krankheitsentstehung

Ein **akuter Tubenmittelohrkatarrh** tritt am häufigsten bei einer Erkältung auf. Durch die Schleimhautentzündung schwillt die Ohrtrompete zu, die Belüftung der Paukenhöhle ist gestört, und es bildet sich ein **Paukenerguss** mit (zunächst) dünnflüssigem Sekret in der Paukenhöhle (**Serotympanon**). Trommelfell und Ohrknöchelchen können nicht mehr richtig schwingen, die Schallleitung ist beeinträchtigt.

Hält die Funktionsstörung länger an, etwa wenn bei Kindern Adenoide (*Polypen* ☞ 32.5.4) die Mündung der Ohrtrompete in den Rachen verlegen oder die Schleimhaut bei einer chronischen Nasennebenhöhlenentzündung (☞ 32.5.3) oder Allergie ständig geschwollen ist, so beginnt die Paukenschleimhaut Schleim zu produzieren – der Mediziner spricht von einem **Seromukotympanon** bei **chronischem Tubenmittelohrkatarrh**.

Symptome, Befund und Diagnostik

Leitsymptome sind Druck und Völlegefühl im Ohr, möglicherweise mit „Knacken" beim Schlucken sowie Schwerhörigkeit. Kinder haben manchmal kurzzeitige Ohrenschmerzen, Erwachsene klagen gelegentlich über Tinnitus. Das Allgemeinbefinden ist nicht beeinträchtigt.

Die Diagnose wird durch eine Ohrmikroskopie gesichert. Weitergehende Untersuchungen können zur Einschätzung der Schwerhörigkeit und zur Ursachensuche nötig sein.

> Bei Kindern wird die Diagnose oft lange nicht gestellt, da die Kinder den Druck im Ohr und die Schwerhörigkeit häufig tolerieren. Folge können bleibende Mittelohrveränderungen und eine Sprachentwicklungsverzögerung sein.

Behandlungsstrategie

Vorrangig ist die Behandlung der Grunderkrankung, z. B. durch Entfernung der Adenoide oder Therapie der chronischen Nasennebenhöhlenentzündung, um die Belüftung der Paukenhöhle wieder herzustellen.

Einige Kinder haben jedoch immer wieder Paukenergüsse, ohne dass eine Ursache feststellbar ist. Dann legt der Arzt ein **Paukenröhrchen** in das Trommelfell ein, das die Belüftung des Mittelohres auf Dauer sicherstellt.

Pflege nach Paukenröhrcheneinlage

Eine **Paukenröhrcheneinlage** wird in aller Regel ambulant durchgeführt, und die Kinder sind – abgesehen von den ersten postoperativen Stunden – nicht erhöht pflegebedürftig.

> **Prävention und Gesundheitsberatung**
>
> Bei liegendem Paukenröhrchen Mittelohr vor Wasser schützen:
> ▶ Vor dem Duschen/Baden ein wenig handelsübliche Hautcreme zwischen die Finger nehmen und dann einen Wattebausch so drehen, dass er möglichst gut in den Gehörgang passt. Beim Baden darf der Kopf nicht unter Wasser kommen
> ▶ Patienten bzw. Eltern über die Möglichkeit einer **Schwimmotoplastik** informieren: Sie wird vergleichbar einem Hörgerätepassstück vom Hörgeräteakustiker individuell angefertigt und schützt das Mittelohr vor Spritzwasser. Beim Schwimmen (kein Tauchen, kein Springen) eng anliegende Badekappe zusätzlich tragen.

Otitis media acuta

> **Otitis media acuta:** Akute Mittelohrentzündung. Meist bakteriell bedingt und insbesondere bei (Klein-)Kindern häufiges Krankheitsbild mit guter Prognose.

Krankheitsentstehung

Die **Otitis media acuta** entsteht zumeist als über die Ohrtrompete aufsteigende Infektion „von innen" bei einem Infekt der oberen Luftwege. Eine hämatogene Infektion oder ein Eindringen der Erreger von außen (bei Trommelfellverletzungen) sind selten. Die Paukenhöhlenschleimhaut entzündet sich, und es bildet sich (eitriges) Sekret.

Symptome, Befund und Diagnostik

Die Patienten klagen typischerweise über heftige, pulsierende Ohrenschmerzen und Schwerhörigkeit. Sie fühlen sich krank und haben Fieber und Kopfschmerzen. Kleine Kinder zeigen oft ein uncharakteristisches Bild mit Fieber, Nahrungsverweigerung, Unruhe und gastrointestinalen Beschwerden.

Kommt es zu einer Spontanperforation des Trommelfells, die der Patient durch Austritt von Flüssigkeit aus dem Gehörgang (**Otorrhö**, *Ohrlaufen*) bemerkt, lassen die Schmerzen fast schlagartig nach.

Bei der Ohrmikroskopie (☞ 32.3.1) ist das Trommelfell gerötet, aufgelockert und vorgewölbt.

Behandlungsstrategie

Zur Verbesserung der Tubenbelüftung werden abschwellende Nasentropfen (z. B. Nasivin®) und zur Bekämpfung des bakteriellen Infektes meist orale Antibiotika (z. B. Amoxypen®) verabreicht. Bei Bedarf bekommen die Patienten Analgetika.

Bei sehr starken Schmerzen und vorgewölbtem Trommelfell ist ein kleiner Trommelfellschnitt nötig, damit der Paukenerguss abfließen kann (**Parazentese**). Bei Nichtansprechen auf die Therapie oder beim Auftreten von Komplikationen, z. B. einer Schädigung des Innenohrs, wird ein *Paukenröhrchen* (☞ oben) eingelegt.

Komplikation: Mastoiditis

Bei unzureichender Behandlung besteht die Gefahr der *Entzündung des Warzenfortsatzes* (**Mastoiditis**), der häufigsten

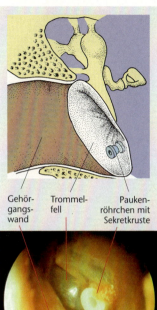

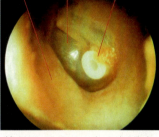

Abb. 32.17 – 32.18: Liegendes Paukenröhrchen, oben im Längsschnitt durch Gehörgang und Mittelohr, unten im ohrmikroskopischen Bild. [A300-157, M117]

Komplikation einer Mittelohrentzündung: Das Fieber steigt wieder an, das Allgemeinbefinden verschlechtert sich, Druckschmerz über dem Mastoid und eine retroaurikuläre Schwellung mit abstehendem Ohr (☞ Abb. 32.19) treten auf. Die Diagnose wird durch eine spezielle Röntgenaufnahme (nach Schüller) gesichert.

Therapeutisch kann in leichten Fällen eine konservative Therapie mit Parazentese und Paukenröhrchen, intravenöser Antibiotikatherapie und Nasentropfen versucht werden. Im fortgeschrittenen Stadium müssen die entzündeten Warzenfortsatzzellen operativ ausgeräumt werden (**Mastoidektomie**). Die Mastoiditis stellt wegen der Gefahr endokranieller Komplikationen, z. B. Hirnabszess (☞ 33.8.3), eine sehr ernste Erkrankung dar.

Pflege bei Otitis media acuta

Da die Tropfen bei der Otitis media den Rachen erreichen sollen – dort liegt die Öffnung der Ohrtrompete – tropft der Patient die Nasentropfen in Rückenlage bei

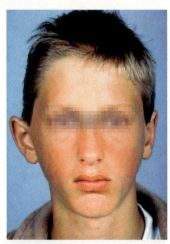

Abb. 32.19: Abstehende Ohrmuschel rechts bei akuter Mastoiditis. [M117]

zurückgelegtem Kopf ein und bleibt mindestens weitere zwei Minuten in Rückenlage. Je nach Schwere der Erkrankung sind auf Arztanordnung Wärmebehandlung (☞ 15.12.3), Ohrspülungen (☞ 32.1.4) oder fiebersenkende Maßnahmen (☞ 12.4.4.2, 12.4.5.2) erforderlich.

Wichtig ist die Krankenbeobachtung, um Komplikationen rechtzeitig zu erkennen (☞ oben).

Otitis media chronica

> **Otitis media chronica:** Chronische Mittelohrentzündung.

Die **Otitis media chronica** ist gekennzeichnet durch Störungen der Tubenventilation und der Mittelohrschleimhaut, häufig bei Patienten, die als Kind rezidivierende akute Mittelohrentzündungen hatten.

Symptome, Befund und Diagnostik

Leitsymptome sind ständiges Ohrlaufen und Schwerhörigkeit. Schmerzen bestehen in der Regel nur bei einer aufgepfropften akuten Mittelohrentzündung.

Diagnostisch sind ein Abstrich zur Erregerbestimmung, ein Hörtest und eine Röntgenaufnahme nach Schüller erforderlich. Bei der Ohrmikroskopie zeigt sich die Perforation des Trommelfells.

Behandlungsstrategie

Im Akutstadium wird die Otitis media chronica mit oralen Antibiotika behandelt. Im entzündungsfreien Intervall wird der Trommelfelldefekt operativ verschlossen **(Tympanoplastik)**, da es sonst immer wieder zu Rezidiven kommt.

Cholesteatom

> **Cholesteatom:** Chronischer Entzündungsprozess der Mittelohrräume, bei dem es durch fehlgeleitetes Wachstum von Gehörgangsepithel zur Zerstörung der knöchernen Mittelohrstrukturen kommt.

Symptome, Befund und Diagnostik

Symptome sind eine rezidivierende, meist stinkende *(fötide)* Ohrsekretion und zunehmende Schwerhörigkeit. Im akuten Stadium hat der Patient auch Ohrenschmerzen.

In der Ohrmikroskopie sind meist eine (ausgedehnte) Trommelfellperforation sowie weiße Cholesteatom-Schuppen zu sehen. Je nach Fortschreiten der Destruktion ergibt die Hörprüfung eine Einschränkung des Hörvermögens. Eine Röntgenaufnahme nach Schüller, ggf. auch ein CT, zeigt das Ausmaß der Knochendestruktion.

Behandlungsstrategie

Die fortschreitende Zerstörung der knöchernen Strukturen im Mittelohr muss unbedingt aufgehalten werden, um endokranielle Komplikationen zu verhindern, z. B. Meningitis (☞ 33.8.1) oder Hirnabszess (☞ 33.8.3). Die Operation besteht in der Entfernung des Cholesteatoms mit Verschluss des Trommelfelldefektes und Rekonstruktion der Gehörknöchelchenkette.

Otosklerose

> **Otosklerose:** Herdförmige Knochenstoffwechselstörung des knöchernen Labyrinths mit den Leitsymptomen Schwerhörigkeit und Tinnitus. Erstmanifestation meist im mittleren Erwachsenenalter, Frauen häufiger betroffen als Männer.

Bei der **Otosklerose** kommt es zu Verknöcherungsherden v. a. im Bereich des ovalen Fensters und damit zu einer Fixierung der Steigbügelfußplatte. Hierdurch entsteht eine Behinderung der Beweglichkeit der Gehörknöchelchenkette mit zunehmender Schwerhörigkeit. Weiteres Leitsymptom ist Tinnitus. Die Diagnose wird durch Hörprüfungen gesichert. Die operative Behandlung besteht in einem Ersatz des Steigbügels durch eine Prothese **(Stapesplastik).**

32.4.3 Erkrankungen des Innenohres

Angeborene Innenohrschwerhörigkeit

Ungefähr 1–2 von 1000 Neugeborenen sind schwerhörig oder gar gehörlos, wobei es sich häufig um eine **angeborene Innenohrschwerhörigkeit** handelt. Ursachen sind z. B. genetische oder toxische Einflüsse, pränatale Infektionen oder ein Sauerstoffmangel unter der Geburt.

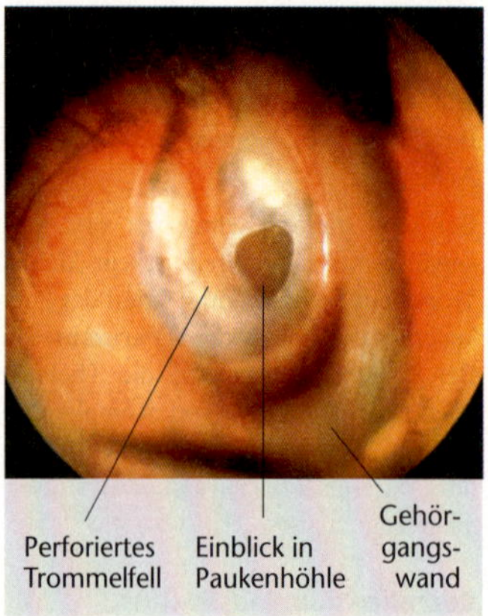

Abb. 32.20: Kleine reizlose Trommelfellperforation in kalknarbig verändertem Trommelfell. Folgen sind Ohrlaufen und Schwerhörigkeit. [M117]

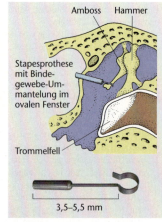

Abb. 32.21: Prinzip der Stapesplastik mit einer Titanprothese. [V150, L157]

32.4 Erkrankungen des Ohres

Die Schwerhörigkeit beeinträchtigt nicht nur den Spracherwerb des Kindes, der im Extremfall sogar völlig ausbleibt, sondern seine gesamte Entwicklung. Da die Schwerhörigkeit eines Kindes ohne spezielle Tests oft lange Zeit unbemerkt bleibt, eine frühestmögliche Behandlung aber prognostisch entscheidend ist, befürworten die meisten Mediziner Screening-Untersuchungen aller Babys.

Die Behandlung besteht in einer frühestmöglichen *Hörgeräteanpassung* sowie in einer umfassenden Frühförderung des Kindes. Für einen Teil der gehörlosen Kinder kommt heute auch die Implantation eines **Cochlearimplantats** *(Innenohrstimulationsprothese)* in Betracht, welches die Schallschwingungen in elektrische Signale umwandelt und auf den Hörnerv überträgt.

Hörsturz

> **Hörsturz:** Plötzlich auftretende, (meist) einseitige Schallempfindungs-Schwerhörigkeit bis Taubheit, häufig von Tinnitus begleitet, aber ohne Schwindelsymptomatik. Ursache sind wahrscheinlich Durchblutungsstörungen im Innenohr. HNO-ärztlicher Notfall, der der sofortigen Behandlung bedarf.

Der **Hörsturz** lässt sich meist schon durch ein Tonschwellenaudiogramm (☞ 32.3.2) diagnostizieren. Differentialdiagnostisch müssen vor allem Infektionen und das *Akustikusneurinom* ausgeschlossen werden.

Die Therapie besteht in Infusionen zur Verbesserung der Innenohrdurchblutung, z. B. HAES (etwa HAES-Steril®) und Pentoxifyllin (etwa Trental®). Die Prognose ist umso günstiger, je früher die Therapie einsetzt.

Pflege

Bei der Pflege von Patienten mit einem Hörsturz ist Folgendes wichtig:

► Regelmäßige Kontrollen von Blutdruck, Puls, ggf. BZ, Gewicht und gute Krankenbeobachtung sind wegen der Medikamentenwirkung bei Infusionstherapie erforderlich

► Günstig ist eine ruhige Atmosphäre. Anstrengende Besuche sollten eingeschränkt werden

► Beratung: Der Patient soll sich körperlich schonen und auch nach der Entlassung Stresssituationen vermeiden.

Morbus Menière

> **Morbus Menière** *(Menière-Krankheit):* Ursächlich noch nicht ganz geklärte Innenohrerkrankung mit der Symptomtrias Schwindel, Schwerhörigkeit und Tinnitus.

Krankheitsentstehung

Ursächlich wird eine Elektrolytstörung zwischen Endo- und Perilymphe angenommen.

Symptome, Befund und Diagnostik

Beim **Morbus Menière** steht meist der „aus heiterem Himmel" einsetzende, anfallsweise Drehschwindel im Vordergrund, der Minuten bis Stunden anhält. Während es im Frühstadium der Erkrankung wieder zu einer Normalisierung des Hörvermögens kommt, nimmt es mit zunehmender Krankheitsdauer und rezidivierenden Anfällen ab.

Die Diagnose wird durch klinische Untersuchung, Hör- und Gleichgewichtsprüfungen gestellt.

Behandlungsstrategie

Die Therapie besteht neben der Gabe von Antiemetika (z. B. Vomex A®) in einer Infusionstherapie mit durchblutungsfördernden Substanzen.

Im späteren Verlauf der Erkrankung wird bei schweren Fällen mit operativen Maßnahmen versucht, dem Patienten das belastende Schwindelgefühl zu nehmen.

Pflege

Im Akutstadium besteht durch den Drehschwindel Sturzgefahr und die Gefahr des Erbrechens (Aspirationsgefahr):

► Sturzprophylaxe: Patienten im akuten Anfall Bettruhe einhalten und später zuerst nicht alleine, sondern nur in Begleitung aufstehen lassen, Rufanlage gut erreichbar platzieren, Bettenstellplatz in Toiletten-/Badnähe organisieren

► Bei Erbrechen auf ausreichende Flüssigkeitszufuhr achten

► Vitalzeichen regelmäßig kontrollieren, Infusionstherapie durchführen und überwachen.

Altersschwerhörigkeit

> **Altersschwerhörigkeit** *(Presbyakusis):* Wohl häufigste Form der *beidseitigen* Innenohrschwerhörigkeit. Beginn meist im 50.–60. Lebensjahr.

Die Ursache der **Altersschwerhörigkeit** ist im Detail unklar, neben einem neuralen und zentralen Abbau wird heute auch die jahrzehntelange tägliche Lärmbelastung verantwortlich gemacht.

Typischerweise kann der Betroffene vor allem im Gespräch mit mehreren Personen und bei Nebengeräuschen Sprache nur schlecht verstehen. Gleichzeitig ist er aber lärmempfindlich („Kind, schrei doch nicht so, ich bin doch nicht schwerhörig").

Therapeutisch ist die Hörgeräteversorgung (☞ 12.9.4.3) in vielen Fällen hilfreich.

Pflege

Da leider nur ein geringer Teil der altersschwerhörigen Menschen adäquat mit Hörgeräten versorgt ist, ist es besonders wichtig, dementsprechende Defizite zu erkennen sowie diesbezügliche Informationen an den behandelnden Arzt weiterzugeben. Dies glit sowohl für die stationäre als auch die ambulante Pflege.

Lärmschwerhörigkeit

Die **chronische Lärmschwerhörigkeit** ist eine häufige Ursache der *beidseitigen* Innenohrschwerhörigkeit. Verursacht wird sie durch eine langfristige Lärmexposition, z. B. am Arbeitsplatz, zunehmend aber auch bei jüngeren Menschen durch laute Musik (MP3-Player, Disco). Für das Entstehen einer Lärmschwerhörigkeit sind Lautstärke, Frequenzzusammensetzung (hohe Frequenzen sind schädlicher als tiefe), Dauer der Lärmeinwirkung und individuelle Lärmempfindlichkeit maßgeblich. Prophylaktisch ist konsequenter *Lärmschutz* (Stöpsel, Kapseln, Kopfhörer) zu empfehlen.

Weitere Innenohrerkrankungen

Das Innenohr kann außerdem geschädigt werden durch:

► Entzündungen **(Labyrinthitis)**, z. B. bei verschiedenen bakteriellen oder Virusinfektionen (etwa Varizella-Zoster-Infektion ☞ 26.6.8). Leitsymptome sind Schwindel mit Übelkeit und eine (rasch zunehmende) Hörstörung

► **Ototoxische** *(ohrschädigende)* **Arzneimittel**, etwa Aminoglykosidantibiotika, Schleifendiuretika, Salizylate, verschiedene Lokalanästhetika, Zytostatika und Tuberkulostatika, aber auch *gewerbliche Gifte*

► Verletzungen des Innenohres, die sog. **Commotio** oder **Contusio labyrinthi** bei stumpfem Schädeltrauma (☞ 33.14.1).

1265

32.4.4 Akustikusneurinom

Das **Akustikusneurinom** ist ein gutartiger Tumor des N. vestibulocochlearis (VIII. Hirnnerv), der sich meist zuerst im inneren Gehörgang und dann im Kleinhirnbrückenwinkel ausbreitet. Leitsymptome sind einseitiger Tinnitus und eine fortschreitende (Schallempfindungs-)Schwerhörigkeit. Schwindel ist aufgrund des langsamen Tumorwachstums selten, da das Gehirn den zunehmenden Verlust des Gleichgewichtsorgans kompensieren kann. Wichtigstes bildgebendes Verfahren zur Diagnosesicherung ist heute die Kernspintomographie. Die Behandlung besteht in der operativen Entfernung des Tumors.

32.4.5 Otogene Erkrankungen des N. facialis

Symptome und Untersuchungsbefund bei Fazialisparese ☞ 33.10.3

Eine **entzündliche, otogen bedingte Fazialisparese** kann als Begleiterscheinung einer Otitis media acuta oder eines Cholesteatoms auftreten. Auch bei bestimmten Schädelfrakturen (z. B. Felsenbeinfraktur) kann eine periphere Fazialisparese entstehen, die dann als **traumatische Fazialisparese** bezeichnet wird.

Die genaue Diagnose wird durch eine Funktionsprüfung der mimischen Muskulatur und verschiedene elektrophysiologische Tests gestellt. Die Therapie richtet sich nach der Ursache.

32.5 Erkrankungen von Nase, Nasennebenhöhlen und Nasopharynx

32.5.1 Erkrankungen der äußeren Nase

Nasenfurunkel

> **Nasenfurunkel:** Eitrige Entzündung an Nasenspitze oder Naseneingang, die sich aus einer *Follikulitis* (Haarbalgentzündung) entwickelt. Erreger sind in der Regel Staphylokokken.

Von einem **Nasenfurunkel** (☞ Abb. 32.22) sind oft abwehrgeschwächte Patienten betroffen, beispielsweise Diabetiker oder kachektische Patienten.

Die Nasenspitze des Patienten ist gerötet und geschwollen und schmerzt. Häufig ist die Oberlippe aufgetrieben.

Gefährlich ist die Möglichkeit der Verschleppung von Keimen in das Gehirn.

Die medikamentöse Therapie besteht in lokaler und systemischer Antibiotikagabe, z. B. Aureomycin® Salbe und Staphylex® i. v.

Die pflegerischen Maßnahmen haben v. a. eine Ruhigstellung der Oberlippe zum Ziel: wenig sprechen, Breikost oder flüssige Ernährung (z. B. über einen Strohhalm).

> **Vorsicht: Nasenfurunkel in Ruhe lassen**
> An einem Nasenfurunkel darf niemals herumgedrückt werden, da dies das Komplikationsrisiko (v. a. Sinus-cavernosus-Thrombose) erheblich steigert!

Nasenpyramidenfraktur

Die sehr häufige **Nasenpyramidenfraktur** zeigt sich durch Schiefstand oder Einsinken der knöchernen Nasenpyramide (☞ Abb. 32.23), was jedoch anfangs durch eine hämatombedingte Schwellung maskiert werden kann.

Die Diagnose wird klinisch und röntgenologisch gestellt.

Bei einer geschlossenen Fraktur ist meist die operative Aufrichtung innerhalb einer Woche angezeigt, um spätere Formfehler der Nase mit evtl. Behinderung der Nasenatmung zu vermeiden. Eine offene Fraktur erfordert eine chirurgische Sofortversorgung der Weichteilverletzungen mit zusätzlicher Tetanusprophylaxe (☞ 26.5.13).

Formfehler der äußeren Nase

Formfehler der äußeren Nase betreffen die knöchernen und knorpeligen Bestandteile des Nasenskeletts. Am häufigsten werden – isoliert oder kombiniert – **Schief-, Höcker-** und **Sattelnase** beobachtet. Ursache ist oft eine Verletzung. Häufig ist die innere Nase, z. B. durch eine Nasenscheidewanddeformität (**Septumdeviation** ☞ 32.5.2), mitbetroffen.

Bei der Indikationsstellung zu einem operativen Eingriff sind neben ästhetischen und funktionellen Gesichtspunkten (Nasenatmungsbehinderung) auch psychische Komponenten zu berücksichtigen. Die Operation, eine **Septorhinoplastik** (☞ 32.5.2), sollte in der Regel nicht vor dem Abschluss des Wachstums durchgeführt werden.

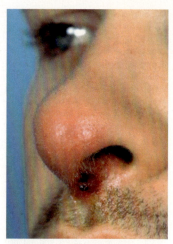

Abb. 32.22: Nasenfurunkel. [M117]

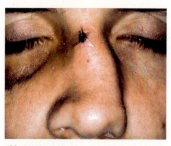

Abb. 32.23: Dislozierte Nasenpyramidenfraktur. Die Deformation der Nase ist deutlich zu erkennen. Eine kleine Hautwunde an der Nasenwurzel wurde mit einigen Stichen genäht. [M117]

Tumoren der äußeren Nase

Die Tumoren der äußeren Nase entsprechen denen in anderen Hautbezirken. Am häufigsten sind Basaliome und spinozelluläre Karzinome (☞ 28.9.2).

32.5.2 Erkrankungen der Nasenhaupthöhle

Septumdeviation

Septumdeviation bezeichnet eine Verbiegung der Nasenscheidewand, die zu Behinderung der Nasenatmung führen kann. Sie ist angeboren oder durch Verletzungen erworben. Die Diagnose lässt sich meist durch Inspektion der Nase stellen. Eine operative Begradigung der verkrümmten Knorpel- und Knochenanteile der Nasenscheidewand (**Septumplastik**) ist nur bei stärkeren Beschwerden notwendig. In manchen Fällen muss zusätzlich die äußere Nase mitoperiert werden *(Septorhinoplastik)*.

32.5 Erkrankungen von Nase, Nasennebenhöhlen und Nasopharynx

Akuter Schnupfen

Akuter Schnupfen *(akute Rhinitis):*
Akuter Katarrh der Nasenschleimhaut mit Niesreiz, Brennen in Nase und Rachen, Nasensekretion sowie allgemeinem Krankheitsgefühl. Häufigste Erkrankung überhaupt.

Der **akute Schnupfen** ist praktisch ausschließlich virusbedingt (Rhino-, Corona-, Influenza-, Adenoviren). Die Übertragung erfolgt durch Tröpfcheninfektion, die Inkubationszeit beträgt 3–7 Tage.

Der Patient hat eine „laufende Nase", wobei das Sekret anfangs wässrig, später auch gelblich-grün und manchmal leicht blutig ist. Die Nasenatmung ist behindert. Allgemeine Krankheitszeichen wie Abgeschlagenheit, Kopfschmerzen und leichtes Fieber sind häufig. Bei der Inspektion ist die Nasenschleimhaut gerötet und geschwollen.

Die Behandlung ist symptomatisch mit abschwellenden Nasentropfen (z. B. Nasivin®) für höchstens zehn Tage, Kamille-Inhalationen, Kopflichtbädern und Rotlicht. V. a. bei entsprechend Veranlagten besteht die Gefahr der Nasennebenhöhlenentzündung (*Sinusitis* ☞ 32.5.3).

Chronischer Schnupfen

Chronischer Schnupfen *(chronische Rhinitis):* Überbegriff für chronische Schleimhauterkrankungen der Nasenhaupt- und -nebenhöhlen.

Ursachen des **chronischen Schnupfens** sind Reizstoffe wie z. B. Staub, extreme Dauertemperaturen sowie Polypen und Tumoren von Nase und Nasennebenhöhlen.

Der Patient kann nur schlecht durch die Nase atmen und klagt über ständige schleimige Nasensekretion. Da Sekret aus der Nase in den Rachen läuft, muss der Patient sich ständig räuspern. Sind die Nasennebenhöhlen verlegt, hat der Patient zusätzlich Kopfdruck oder Kopfschmerzen. Differentialdiagnostisch muss immer eine Allergie ausgeschlossen werden.

Die Therapie besteht zunächst in der Beseitigung der Ursache, ansonsten in symptomatischen Maßnahmen wie z. B. Nasenspülungen mit Salzwasser.

Allergischer Schnupfen

Der **allergische Schnupfen** *(Rhinitis allergica)* kann *saisonal* durch Pollen *(Heu-*

schnupfen), aber auch das ganze Jahr über *(perennial)* durch Nahrungsmittel, Hausstaubmilben, Tierhaare, Bettfedern oder Berufsallergene bedingt sein (z. B. Mehl bei Bäckern).

Hauptsymptome sind behinderte Nasenatmung, Niesattacken, wässrige Nasensekretion sowie Juckreiz in Nase und Augen. Die Diagnose erfordert einen Allergietest (☞ 32.3.5).

Der Patient muss die allergenen Reizfaktoren so weit wie möglich meiden. Lindernd wirken abschwellende Nasentropfen (z. B. Nasivin®, für höchstens zehn Tage), Antihistaminika (z. B. Terfenadin, etwa in Teldane®), Kortisonsprays (z. B. Nasonex®, Rhinisan® ebenfalls für eine begrenzte Zeit) und Substanzen, die die Freisetzung von Histamin hemmen (z. B. Cromoglicinsäure, etwa in Vividrin comp.®). Außerdem kann eine *Hyposensibilisierung* (☞ 27.2.3) versucht werden.

Vasomotorischer Schnupfen

Der **vasomotorische Schnupfen** *(Rhinopathia vasomotorica)* ähnelt dem allergischen Schnupfen. Es ist jedoch keinerlei Allergennachweis möglich. Ursächlich werden vegetative Störungen der Nasenschleimhautgefäße vermutet. Die Therapie besteht zunächst in einer „Kneipp-Kur" der Nase: mehrmals tägliches Hochschnupfen von eiskaltem Wasser zum „Training" der neurovegetativen Regulation. Bei therapieresistenten Formen können abschwellende Nasentropfen, Antihistaminika und kortikoidhaltige Sprays versucht werden.

Bei Langzeitgebrauch abschwellender Nasentropfen besteht die Gefahr der **Rhinopathia medicamentosa**, bei der es zu einer Austrocknung der Nasenschleimhaut mit Borkenbildung, behinderter Nasenatmung und evtl. Riechstörung kommen kann. Deshalb sollten Nasentropfen nicht länger als eine Woche eingenommen werden (Packungsbeilage beachten, längere Anwendung nur nach ausdrücklicher Arztanordnung).

Polyposis nasi

Polyposis nasi *(Nasenpolypen):* Ödematöse, polypöse Schleimhauthyperplasie in Nase und Nasennebenhöhlen.

Krankheitsentstehung

Ursächlich liegt der **Polyposis nasi** zumeist eine chronische Rhinitis oder Sinusitis (☞ unten) zugrunde, in ca. 25 % der Fälle ein allergischer Schnupfen. Bei Kindern tritt das Bild auch im Rahmen der Mukoviszidose (☞ 18.12) auf.

Symptome, Befund und Diagnostik

Die Nasenatmung der Patienten ist behindert. Außerdem klagen sie häufig über Kopfschmerzen und Riechstörungen. Angehörige berichten über Schnarchen im Schlaf. Die Diagnose wird durch Inspektion der Nasenhaupthöhle (☞ 32.3.1) gesichert.

Behandlungsstrategie

Therapeutisch kann zunächst konservativ mit kortikoidhaltigen Nasensprays und Antihistaminika vorgegangen werden. In aller Regel wird aber eine operative Entfernung der Nasenpolypen durch Nebenhöhlen-Operation nötig. Rezidive sind häufig.

Nasenbluten

Nasenbluten *(Epistaxis)* sieht oft dramatischer aus, als es ist.

Krankheitsentstehung

Nasenbluten kann durch lokale Veränderungen oder Erkrankungen der Nase bedingt sein:

▶ In der vorderen Nasenscheidewand liegt ein oberflächliches Gefäßnetz **(Locus Kiesselbachi)**, aus dem es beim „Nasebohren", aber auch heftigem Schnäuzen rasch blutet

▶ Verletzungen bei Frakturen oder durch Fremdkörper in der Nase können die Blutgefäße betreffen

▶ Tumoren wie z. B. gutartige Polypen, Karzinome oder das *juvenile Nasenrachenfibrom* können sich durch Nasenbluten zeigen.

Symptomatisches Nasenbluten dagegen ist Ausdruck einer Allgemeinerkrankung. Häufige Ursachen sind Störungen der Blutgerinnung (☞ 22.8), fieberhafte Infekte (Nasenbluten nur gering) und Herz-Kreislauf-Erkrankungen wie z. B. Hypertonie (☞ 17.4.1).

Symptome, Befund und Diagnostik

Die Lokalisation der Blutung gelingt meist durch vordere oder hintere Rhinoskopie oder Nasenendoskopie (☞ 32.3.1). Hierdurch ist auch die Abgrenzung vom **Pseudonasenbluten** möglich, bei dem

1267

das Blut aus einer anderen Blutungsquelle, z. B. dem Rachen, in die Nase gelangt. Findet sich keine lokale Ursache, muss nach der Blutstillung eine gründliche Allgemeinuntersuchung erfolgen.

Behandlungsstrategie
▶ Bei geringfügigen Blutungen aus dem Locus Kiesselbachi reicht eine vorsichtige lokale Ätzung mit Silbernitrat, die Elektrokoagulation oder die Laserung in der Regel aus
▶ Ansonsten muss eine beidseitige *vordere Nasentamponade* (☞ 32.1.3) angelegt werden (beidseits, um einen Gegendruck zu erzeugen)
▶ Bei Blutungen aus dem hinteren Nasenabschnitt ist eine Blutstillung beispielsweise mit speziellen Ballonkathetern erforderlich (☞ Abb. 32.24 und 32.25).

Pflege und Erste Hilfe bei Nasenbluten
▶ Der Patient sitzt aufrecht mit etwas nach vorn gebeugtem Oberkörper. Kann oder darf er nicht sitzen, legt er sich so hin, dass das Blut herauslaufen und in einer Nierenschale aufgefangen werden kann. Bei dem viel geübten Kopf-nach-hinten-Legen mit Verschlucken des Blutes besteht Aspirationsgefahr, zudem kann der Blutverlust nicht beurteilt werden
▶ Die Kleidung des Patienten wird durch Kittel, Einmalunterlagen oder Tücher geschützt
▶ Der Patient drückt die Nasenflügel fest zusammen, um die Blutung durch Kompression zu stillen. Blutstillend wirkt auch eine Eiskompresse im Nacken, da Kälte zu einer reflektorischen Kontraktion der Blutgefäße führt

▶ Blutet es dennoch weiter, wird der Arzt benachrichtigt und eine Nasentamponade sowie eine Blutentnahme (BB, Gerinnung) vorbereitet
▶ Bei starkem Nasenbluten werden Blutdruck und Puls regelmäßig kontrolliert
▶ Auch wenn das Nasenbluten bereits wieder aufgehört hat, informieren die Pflegenden den Arzt, damit er die Blutungsquelle feststellen und ggf. eine Therapie einleiten kann.

32.5.3 Erkrankungen der Nasennebenhöhlen
Akute Sinusitis

Akute Sinusitis *(akute Nasennebenhöhlenentzündung):* (Bakterielle) Entzündung der Nasennebenhöhlenschleimhaut mit Sekretbildung, häufig bei Schnupfen, begünstigt durch Verlegung der Nasennebenhöhlenausführungsgänge durch die angeschwollene Nasenschleimhaut. Betrifft oft nur eine Nasennebenhöhle. Prognose in der Regel gut.

Pansinusitis: Entzündung aller Nasennebenhöhlen.

Symptome, Befund und Diagnostik
Die Beschwerden des Patienten sind abhängig davon, welche Nebenhöhlen von der Erkrankung betroffen sind:
▶ Bei der *Kieferhöhlenentzündung* (**Sinusitis maxillaris**) hat der Patient starke, pochende Schmerzen im Bereich der Kieferhöhle, im angrenzenden Mittelgesicht und in der Schläfenregion. Diese Schmerzen verstärken sich typischerweise beim Bücken. Die Nasenatmung ist behindert

▶ Eine *Stirnhöhlenentzündung* (**Sinusitis frontalis**) führt zu Schmerzen in der Stirnregion, die in den inneren Augenwinkel ausstrahlen
▶ Bei einer *Entzündung der Siebbeinzellen* (**Sinusitis ethmoidalis**) ist der Druck im Bereich der Nasenwurzel und des inneren Augenwinkels am größten
▶ Dagegen ist das Beschwerdebild einer *Entzündung der Keilbeinhöhlen* (**Sinusitis sphenoidalis**) eher uncharakteristisch (Kopfschmerzen in der Mitte des Kopfes mit Ausstrahlung zum Hinterkopf).

Während eine Sinusitis ethmoidalis bereits bei Neugeborenen vorkommen kann, tritt eine Sinusitis maxillaris erst etwa ab dem 5. und eine Sinusitis frontalis und sphenoidalis erst ab dem 10. Lebensjahr auf, da diese Nebenhöhlen sich erst während der Kindheit entwickeln.

Die Diagnostik umfasst neben der klinischen und endoskopischen Untersuchung die Röntgenaufnahme der Nasennebenhöhlen (☞ Abb. 32.26).

Behandlungsstrategie
Die meisten akuten Entzündungen der Nasennebenhöhlen lassen sich konservativ mit abschwellenden Nasentropfen (nicht länger als zehn Tage) und Antibiotika sowie Schleimlösern behandeln. Manchmal ist eine Spülung der Höhle oder eine Operation erforderlich.

Wichtige Komplikation bei unzureichender Behandlung ist die entzündliche Beteiligung der Augenhöhle (**orbitale Komplikation** ☞ Abb. 32.27) mit Gefahr von

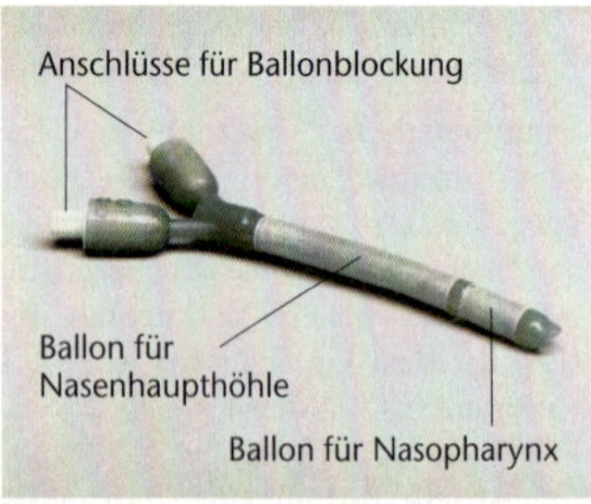

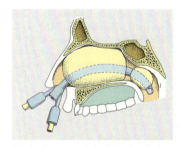

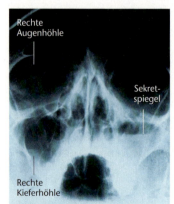

Abb. 32.24: Ballonkatheter (pneumatische Nasentamponade Xomed Epistat®) mit zwei Ballons zur hinteren Nasentamponade. Die Ballons umgeben eine stabile Röhre, durch die ein geringer Teil der Einatemluft in den Nasopharynx gelangen oder Sekret abgesaugt werden kann. [K183]

Abb. 32.25: Pneumatische Nasentamponade in situ. Der längere vordere Ballon komprimiert die Blutungsquelle in der Nasenhaupthöhle, der kürzere hintere Ballon liegt im Nasopharynx. [A300-190]

Abb. 32.26: Röntgenaufnahme der Nasennebenhöhlen bei Sinusitis maxillaris links. Deutlich ist in der linken Kieferhöhle der Sekretspiegel als weißliche Verschattung sichtbar. [M117]

32.6 Erkrankungen von Lippen, Mundhöhle und Oropharynx

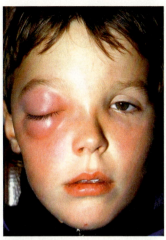

Abb. 32.27: Orbitale Komplikation bei einer rechtsseitigen Sinusitis maxillaris mit massiver Rötung und Schwellung des Auges. [M117]

Erblindung und Fortleitung der Infektion ins ZNS. Die Therapie ist, abgesehen vom Frühstadium der orbitalen Komplikation, immer operativ.

Postoperative Pflege ☞ Pflege nach Nasenoperationen, 32.1.5

Tumoren der Nasennebenhöhlen

Bösartige Tumoren kommen eher beim älteren Patienten vor und bleiben dadurch, dass sie in die Nebenhöhlen hinein wachsen, klinisch häufig lange Zeit stumm. Erste Zeichen können einseitig behinderte Nasenatmung und blutiger Sekretfluss aus der Nase sein. Zur Diagnose ist ein CT notwendig. Die Therapie besteht in der chirurgischen Entfernung des Tumors. Inoperable Tumoren werden bestrahlt.

Postoperative Pflege ☞ Pflege nach Nasenoperationen, 32.1.5

32.5.4 Erkrankungen des Nasopharynx
Adenoide

> **Adenoide** *(adenoide Vegetationen, „Polypen"):* Hyperplasie der Rachenmandel. Fast ausschließlich bei (Klein-)Kindern auftretend.

Symptome, Befund und Diagnostik

Kinder mit einer vergrößerten Rachenmandel atmen ständig durch den Mund, da die Nasenatmung erheblich behindert ist. Die Eltern berichten, das Kind habe ständig Infekte, esse wenig, höre schlecht und schnarche. Da die vergrößerte Rachenmandel die Mündung der Ohrtrompete im Nasopharynx verlegt, kommt es außerdem zu Paukenergüssen und zu gehäuften Mittelohrentzündungen (☞ 32.4.2). Die Schwerhörigkeit birgt längerfristig die Gefahr der Sprachentwicklungsverzögerung.

Die Diagnose lässt sich in aller Regel leicht durch Anamnese, klinische Untersuchung sowie Hörtests sichern.

Behandlungsstrategie

Therapie der Wahl ist die operative Entfernung der hyperplastischen Rachenmandel (**Adenotomie**, „Polypenentfernung") in Intubationsnarkose. Häufig wird in gleicher Sitzung eine Parazentese (☞ 32.4.2) durchgeführt, um begleitende Mittelohrergüsse, die durch die Funktionsstörungen der Ohrtrompete entstanden sind, abzulassen. Dieser Trommelfellschnitt verschließt sich nach ca. einer Woche spontan.

Adenotomie und Parazentese werden bei Kindern über drei Jahren meist ambulant durchgeführt.

Pflege

- Auf Temperaturanstieg, Nachblutung im Rachen und Sekretion aus dem Gehörgang (evtl. blutig) achten, wegen der Nachblutungsgefahr nicht zu heiß essen oder trinken lassen
- In der ersten Woche nach der Parazentese möglichst nicht duschen, baden oder die Haare waschen. Ist dies unbedingt nötig, eingecremte Watte zum Schutz vor Mittelohrinfektionen in den Gehörgang einlegen (☞ 32.4.2)
- Bei Schmerzen (selten) Paracetamol nach ärztlicher Anordnung geben, z.B. Treupel mono®.

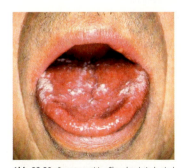

Abb. 32.28: Soorstomatitis. Charakteristisch sind die abwischbaren weißlichen Beläge, hier an den Zungenrändern und in der Zungenmitte. [M117]

32.6 Erkrankungen von Lippen, Mundhöhle und Oropharynx

32.6.1 Entzündungen von Lippen, Mundhöhle und Oropharynx

Diphtherie ☞ 26.5.11

Entzündungen von Mund- und Rachenschleimhaut
Herpes-simplex-Infektionen

Persistieren Herpes-simplex-Viren nach der Erstinfektion in den Neuralganglien, kann die Infektion bei unterschiedlichen Belastungsfaktoren wieder aufflackern (☞ 26.6.7). Der Patient verspürt zunächst ein schmerzhaftes Spannen der betroffenen Region. Dann bilden sich schmerzhafte Bläschen in der Mundhöhle (**rezidivierende herpetische Stomatitis**) oder als **Herpes labialis** im Bereich der Lippen.

Im Frühstadium können adstringierende Pasten (z.B. Zinkpaste, Labiosan®) oder Aciclovir-Salben (Zovirax®) den Verlauf mildern. Der betroffene Bezirk heilt ohne Narben ab.

Soorstomatitis

Die **Soorstomatitis** ist eine durch Candida albicans (☞ 26.8.2) hervorgerufene Entzündung der Mundschleimhaut und der Zunge, die besonders bei abwehrgeschwächten Patienten (Patienten mit bösartigen Systemerkrankungen, HIV-infizierte Patienten, Patienten unter Strahlen- und/oder Chemotherapie) auftritt. Typisch sind mäßig fest haftende, weiße Beläge auf geröteter Schleimhaut (☞ Abb. 32.28). Therapie der Wahl ist die Mundspülung mit einem Antimykotikum, z.B. Amphomoronal®, nach Sicherung der Diagnose durch einen Abstrich.

Pharyngitiden

> **Pharyngitis:** Entzündung der Rachenschleimhaut.

Akute Pharyngitiden kommen meist bei Infektionen der oberen Atemwege vor. Sie können durch Bakterien (häufig Streptokokken) oder Viren (z.B. Influenza-, Parainfluenzaviren) bedingt sein.

Die Patienten haben Schluckbeschwerden, ein „Kratzen" oder „Wundgefühl" im Hals und evtl. Fieber. Ein plötzlicher Beginn spricht für eine bakterielle, Husten und Schnupfen für eine virale Entstehung.

Die Therapie richtet sich nach der Ursache: Bei bakterieller Genese wird Penicillin oral gegeben, bei viraler Genese ist die Behandlung symptomatisch (kalte Halswickel, Trinken warmer Flüssigkeiten, ggf. Analgetika).

Die **chronische Pharyngitis** ist Folge langfristiger Einwirkung verschiedener Noxen wie Staub, Nikotin, Alkohol, Chemikalien oder Reizgase. Sie kann aber auch bei chronisch behinderter Nasenatmung, etwa durch eine Septumdeviation (☞ 32.5.2), auftreten. Der Patient klagt über einen ständig trockenen Hals sowie Räusperzwang und zähen Schleim. Die Beschwerden nehmen besonders nach längerem Sprechen zu.

Nach Abklärung der Ursache sollte versucht werden, die auslösenden Noxen zu meiden. Außerdem können zusätzliche Maßnahmen versucht werden, z. B. die Befeuchtung der Atemwege durch Inhalation von Salbei oder Emser Salz (keine Kamille, da diese weiter austrocknet), das Lutschen von Salbeibonbons oder Emser-Salz-Pastillen sowie die Anwendung öliger Nasentropfen (z. B. Coldastop®), die dann den Rachenraum herunterlaufen.

Angina tonsillaris

> **Angina tonsillaris** (*Mandelentzündung, Tonsillitis*): Akute Entzündung der Gaumenmandeln. In der Regel durch β-hämolysierende Streptokokken bedingt.
>
> **Scharlach:** Sonderform der Streptokokkenangina, bei der die Bakterien ein Toxin bilden, das den kleinfleckigen *Scharlachausschlag* hervorruft.

Symptome, Befund und Diagnostik

Typischerweise entwickeln die Patienten, am häufigsten betroffen sind Kindergarten- und Grundschulkinder, innerhalb weniger Stunden hohes Fieber mit Schüttelfrost sowie starke Halsschmerzen und Schluckbeschwerden, die in die Ohrregion ausstrahlen können. Oft ist das Mundöffnen schmerzhaft. Der Allgemeinzustand ist deutlich reduziert. Husten und andere „Erkältungszeichen" fehlen typischerweise. Bei extrem großen Tonsillen besteht manchmal eine „kloßige" Sprache.

Die Gaumentonsillen sind beidseits hochrot und geschwollen, evtl. sind eitrige Beläge sichtbar (☞ Abb. 32.29). Oft sind die Kieferwinkel-Lymphknoten geschwollen und druckschmerzhaft. Ein Abstrich weist die Erreger nach, mit einem Streptokokken-Schnelltest können die häufigsten Erreger sogar innerhalb weniger Minuten identifiziert werden.

Behandlungsstrategie

Die Behandlung besteht in der oralen Gabe von Penicillin (z. B. Megacillin®), bei einer Penicillinallergie ersatzweise von Erythromycin. Bei starken Schmerzen kann ein Analgetikum (z. B. Paracetamol) notwendig sein.

Kommt es in kurzen zeitlichen Abständen immer wieder zu eitrigen Anginen, ist evtl. eine **Tonsillektomie** (operative Entfernung der Gaumenmandeln, kurz *TE*) notwendig. Insbesondere bei Kindern sollte diese Entscheidung jedoch gut überlegt werden, da die Tonsillen besonders in diesem Alter für die Immunabwehr wichtig sind.

Eine Tonsillektomie ist auch bei der **chronischen Tonsillitis** erforderlich. Dabei besteht eine schwelende Entzündung, die als Herdgeschehen eine Glomerulonephritis (☞ 29.5.6), Endokarditis (☞ 16.8.1) oder ein rheumatisches Fieber (☞ 16.8.1 und 26.5.3) auslösen kann.

Pflege bei Angina tonsillaris
Pflege bei Fieber ☞ 12.4.4.2, 12.4.5.2

Der Patient soll Bettruhe einhalten. Die Beschwerden können durch (kalte) Halswickel, Mundpflege mit desinfizierenden Substanzen und weiche Kost gelindert werden.

Wegen der Gefahr von Streptokokkenzweiterkrankungen (☞ 26.5.3) muss der Patient die Antibiotika auch nach Beschwerdebesserung unbedingt über den gesamten vom Arzt verordneten Zeitraum einnehmen.

Pflege bei Tonsillektomie
Präoperative Patienteninformation:
- Förderung der Wundheilung durch Mundspülungen mit Dexpanthenol-Lösung (bis zu 6-mal täglich, sehr wichtig nach den Mahlzeiten), Rauchverbot vor und nach OP, postoperative Ernährungsanpassung (☞ unten)
- Senkung des Nachblutungsrisikos durch Kälteanwendung von innen (kalte Getränke) und außen (Eiskrawatte) sowie körperliche Schonung. Blutiges Sekret nicht schlucken, sondern ausspucken.

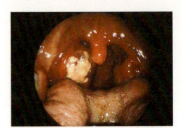

Abb. 32.29: Angina tonsillaris. Die Tonsillen sind geschwollen und hochrot mit den typischen Eiterstippchen und Fibrinbelägen. [M270]

Postoperative Pflege
Allgemeine postoperative Pflege ☞ 15.10.4

- **Lagerung:** Patienten halb sitzend oder auf der Seite (Kinder) lagern. Ruckartige Bewegungen vermeiden
- **Mobilisation:** Eine Mobilisation ist in aller Regel am Abend des OP-Tages möglich. Erstmobilisation wegen der Gefahr eines Kollapses nur mit examiniertem Pflegepersonal durchführen
- **Wundkontrolle, Wundversorgung:** Wegen der Nachblutungsgefahr Mundhöhle regelmäßig inspizieren, evtl. mit einer Taschenlampe. Blut aus Mund und Nase, zunehmende Blässe und Tachykardie weisen auf eine Nachblutung hin. Eiskrawatte anlegen, am OP-Tag 1- bis 2-stdl. erneuern, dann nach Bedarf
- **Ernährung:** Am OP-Tag nach 4–6 Std. kalten Tee geben, sofern keine längere Flüssigkeitskarenz angeordnet ist. Anschließend Kost aufbauen, von flüssiger über breiige Kost und, sobald es die Schmerzen zulassen, zu fester Nahrung. Vorsicht mit Gewürzen und Obst(-säften), da diese brennende Schmerzen verursachen können. Auf Kaffee verzichten. Bei Kindern auf eine ausreichende Trinkmenge achten, da diese oft schmerzbedingt das Schlucken vermeiden – reizlos liegende Venenkanüle für evtl. notwendige Flüssigkeitssubstitution bis zum dritten postop. Tag belassen
- **Körperpflege:** Am OP-Tag abends Mund mit z. B. Bepanthen® Lösung spülen, ab 1. postop. Tag nach eingehender Information vorsichtige Zahnpflege mit mentholfreier oder ohne Zahnpasta – kein Mundwasser benutzen, nicht gurgeln. Bei Kindern besondere Vorsicht, im Zweifelsfall Zahnpflege erst ab dem 2. postop. Tag. Nur lauwarm duschen und kein Vollbad nehmen lassen, Haare waschen erst nach ca. einer Woche

▶ **Schmerzen:** Ca. 30 Min. vor den Mahlzeiten nach Arztanordnung schmerzlindernde Arzneimittel verabreichen, z. B. Paracetamol oder Diclofenac (Voltaren®), in den ersten Tagen am besten als Zäpfchen. Salizylathaltige Schmerzmittel wie Azetylsalizylsäure (etwa in Aspirin® ☞ Pharma-Infos 15.62 und 23.11) sind kontraindiziert, da sie die Blutungsneigung fördern.

Entlassungsberatung
▶ In den ersten drei postoperativen Wochen sollte der Patient alles vermeiden, was die Gefahr einer Nachblutung erhöht, z. B. Blutdrucksteigerung durch körperliche Anstrengungen, Vollbäder, Pressen beim Stuhlgang oder Sonnenbaden
▶ Etwa für die gleiche Zeit sind Speisen ungünstig, welche die Wunde beeinträchtigen können, z. B. scharfkantige Brotrinden, Vollkornbrötchen, Krokanteis.

Infektiöse Mononukleose

> **Infektiöse Mononukleose** *(Pfeiffer-Drüsenfieber, M. Pfeiffer, Monozytenangina, Kissing disease):* Durch das **Epstein-Barr-Virus** verursachte Allgemeinerkrankung mit Beschwerden vorwiegend an den Gaumenmandeln; wichtige Differentialdiagnose zur bakteriellen Angina tonsillaris. Betrifft vor allem Jugendliche und junge Erwachsene. Inkubationszeit 1–3 Wochen.

Symptome und Untersuchungsbefund
Nach kurzem Vorstadium mit Müdigkeit, Schlafstörungen und Appetitlosigkeit bekommt der Patient mäßiges Fieber und teils sehr starke Schluckbeschwerden. Kieferwinkel- und Halslymphknoten können massiv angeschwollen sein. Bei der Spiegeluntersuchung zeigen sich hochrote, mit grauweißen Fibrinbelägen bedeckte Tonsillen. Evtl. stellt der Untersucher eine generalisierte Lymphknotenschwellung sowie eine Milz- und Leberschwellung fest. Oft ist das klinische Bild aber uncharakteristisch und der Patient fühlt sich kaum krank.

Diagnostik
Die Diagnosesicherung erfolgt durch ein Blutbild (Leukozytose mit 80–90% atypischen Lymphozyten, sog. *lymphomonozytoiden Zellen*) und Virus-Antikörperbestimmung. Schnelltests (z. B. Monosticon®-Test) werden um den vierten Krankheitstag positiv.

Behandlungsstrategie
Die Behandlung ist symptomatisch mit schmerz- und fiebersenkenden Arzneimitteln. Sollen zur Verhütung einer bakteriellen Superinfektion Antibiotika gegeben werden, sind Ampicillin oder Amoxicillin zu vermeiden, da sich sonst ein Exanthem ausbildet, das mit einer Penicillinallergie verwechselt werden kann *(pseudoallergisches Exanthem)*. Bei sehr schwerem Verlauf muss evtl. eine Tonsillektomie im akuten Stadium erfolgen.

Pflege und Patienteninformation
Um eine Tröpfchen- oder Kontaktinfektion zu vermeiden, wird der Kranke während des Fieberstadiums isoliert, außerdem soll er Bettruhe einhalten. Die Mundpflege, z. B. mit Kamillespülungen, empfinden viele Patienten als angenehm. Bei Schmerzen darf keine Azetylsalizylsäure (z. B. Aspirin®) gegeben werden, da dies die Nachblutungsgefahr bei einer evtl. notwendigen Tonsillektomie vergrößert.

> Die Patienten sollen sich auch nach Abklingen des akuten Krankheitsbildes vor stumpfen Traumen in der Milzgegend schützen, da die Gefahr der Milzruptur deutlich erhöht ist.

32.6.2 Tumoren von Lippen, Mundhöhle und Oropharynx
Bösartige Tumoren der Mundhöhle entstehen meist in der Rinne zwischen unterer Zahnreihe und Zungenrand (☞ Abb. 32.30). **Bösartige Tumoren des Oropharynx** finden sich zu 80% an den Tonsillen. Bei einem Großteil der Patienten besteht anamnestisch ein langjähriger *Nikotin- und Alkoholabusus.* (Spät-)Symptome sind Schluckbeschwerden, Behinderung beim Sprechen oder bei der Mundöffnung und blutiger Speichel. Im Gegensatz zum **Lippenkarzinom** (☞ Abb. 32.31) sind die Tumoren anfangs nur schlecht sichtbar.

Therapie der Wahl ist, nach histologischer Diagnosesicherung, die chirurgische Entfernung des Tumors (ggf. mit **Neck dissection** ☞ 32.8.6). Postoperativ schließt sich meist eine Strahlentherapie (☞ 15.7, 22.4.2) an.

32.7 Erkrankungen des Hypopharynx

Fremdkörper im Hypopharynx ☞ *19.4.3*
Hypopharynx-Divertikel ☞ *19.4.4*
Tumoren des Ösophagus ☞ *19.4.6*

Tumoren des Hypopharynx
Bösartige Hypopharynx-Tumoren treten zunehmend häufiger auf. Vor allem Patienten mit Alkohol- und Nikotinabusus sind betroffen.

Da diese Tumoren erst spät Beschwerden (z. B. Schluckbeschwerden) bereiten, werden sie meist erst in fortgeschrittenem Stadium diagnostiziert und haben eine entsprechend schlechte Prognose. Die Diagnosesicherung erfolgt über die Endoskopie mit Probeexzision.

Bei relativ kleinen Tumoren wird eine Tumorresektion durchgeführt, unter Umständen mit (Teil-)Entfernung des Larynx, Neck dissection (☞ 32.8.6) und meist mit postoperativer Bestrahlung. Fortgeschrittene Tumoren werden meist durch alleinige Strahlentherapie, evtl. in Kombination mit Chemotherapie (sog. *simultane Radio-Chemotherapie*), behandelt (☞ 22.4.1, 22.4.2).

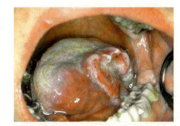

Abb. 32.30: Großes Zungenrandkarzinom. [M117]

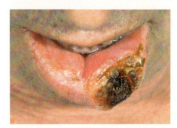

Abb. 32.31: Unterlippenkarzinom. Bösartige Tumoren der Lippe befinden sich zum größten Teil an der Unterlippe und treten häufig bei Pfeifenrauchern auf. Therapie der Wahl ist die operative Entfernung und plastische Defektdeckung, die oft durch Gewebe aus der unmittelbaren Nachbarschaft möglich ist. [M117]

32.8 Erkrankungen des Larynx

32.8.1 Stimmlippenlähmungen

> **Stimmlippenlähmung** *(Stimmlippenparese):* Durch Lähmung oder isolierte Schädigung der Kehlkopfmuskulatur bedingte, ein- oder beidseitige Fehlstellung und Beweglichkeitseinschränkung der Stimmlippen.

Krankheitsentstehung

Häufige Ursache der **Stimmlippenlähmung** ist die Schädigung des N. laryngeus recurrens *(Recurrensparese),* etwa:
- Nach Schilddrüsenoperationen
- Traumatisch
- Bei Entzündungen
- Bei Tumoren im Nervenverlauf.

Bei unklarer Ursache spricht man von einer *idiopathischen Stimmlippenparese.*

Symptome, Befund und Diagnostik

Klinisch steht bei einseitiger Stimmlippenlähmung die Heiserkeit, bei doppelseitiger die Atemnot im Vordergrund.

Aufgrund der zahlreichen möglichen Ursachen für eine Stimmlippenlähmung ist die diagnostische Abklärung umfangreich mit Prüfungen der Atem- und Stimmfunktion, Spiegeluntersuchung und Lupenlaryngoskopie des Kehlkopfes (☞ 32.3.1, 32.8.6) bis hin zum CT von der Schädelbasis bis zum oberen Thorax.

Behandlungsstrategie

Die Therapie richtet sich nach der Ursache. Grundsätzlich sollten stimmliche Überlastungen im Akutstadium einer Parese vermieden werden. Gelegentlich kann eine **logopädische** *(sprachtherapeutische)* **Behandlung** nützlich sein. Bei Verdacht auf entzündliche Genese wird zusätzlich antibiotisch behandelt.

32.8.2 Laryngitis

> **Laryngitis:** Kehlkopfentzündung.

Krankheitsentstehung

Die **Laryngitis** tritt auf:
- Viral bei Infekten der Nase, Nasennebenhöhlen und Tonsillen

- Bakteriell bei einer Superinfektion
- Toxisch, beispielsweise nach Reizgasinhalation
- Thermisch bei starken Temperaturschwankungen und trockenem oder heißem Raumklima
- Mechanisch durch akute Stimmüberlastung.

Symptome, Befund und Diagnostik

Der Patient ist heiser oder völlig stimmlos **(aphon).** Oft hat er leichte Halsschmerzen, Hustenreiz und subfebrile Temperaturen.

Bei der Laryngoskopie zeigen sich gerötete, ödematöse Stimmlippen.

Behandlungsstrategie

Medikamentös können bei Reizhusten entsprechende Hustenmittel (z. B. Codipront®) und bei produktivem Husten schleimverflüssigende Substanzen (z. B. Fluimucil®) gegeben werden. Antibiotika sind nur bei einer bakteriellen Kehlkopfentzündung indiziert.

> Für den Behandlungserfolg entscheidend ist eine absolute Stimmruhe (auch kein Flüstern!). Außerdem darf der Patient nicht rauchen und sich nicht in der Umgebung von Rauchern aufhalten.

Das Raumklima kann durch mindestens 50 % Luftfeuchtigkeit und Senken der Raumtemperatur auf 18–20 °C verbessert werden.

Lokale Maßnahmen bestehen in warmen Halswickeln und Inhalation mit Salbeitee.

32.8.3 Pseudokrupp

> **Pseudokrupp** *(subglottische Laryngitis):* Kindliche Sonderform der Laryngitis mit Schwellung der Schleimhaut unterhalb des Kehlkopfes im Rahmen eines viralen Atemwegsinfektes. Gekennzeichnet durch Heiserkeit und typischen, „bellenden" Husten.

Als **(echter) Krupp** wird die heute seltene Kehlkopfentzündung im Rahmen einer Diphtherie (☞ 26.5.11) bezeichnet – alle übrigen Krankheitsbilder mit einer entzündlichen Schwellung von Kehlkopf und Luftröhre heißen zur Abgrenzung **Pseudokrupp** *(„scheinbarer Krupp").*

Symptome, Befund und Diagnostik

Typischerweise bekommt das Kind im Rahmen eines Infektes nachts bellenden Husten und wird heiser (☞ auch Tab. 32.32). In schweren Fällen besteht ein inspiratorischer Stridor. Die komplette Verlegung der Atemwege ist selten.

Behandlungsstrategie

Oft reichen einfache physikalische Maßnahmen (☞ Pflege) zur Behandlung aus. In schweren Fällen sind Inhalationen mit Adrenalin zur Erweiterung der Atemwege erforderlich. Auch Glukokortikoide lassen die entzündete Schleimhaut abschwellen, brauchen aber ungefähr eine Stunde, bis sie wirken. Selten ist eine Intubation mit Beatmung nötig.

Pflege

Da sich der Pseudokrupp durch Aufregung verschlechtert, ist bei allen Tätigkeiten Hektik zu vermeiden (Eltern beruhigen!). Unangenehme Maßnahmen werden aufs Nötigste beschränkt und ggf. verschoben. Kalte, feuchte Luft reduziert die Schwellung. Entsprechend werden die Fenster geöffnet und die Badewanne gefüllt (zur Verdunstung) oder nasse Tücher ins Zimmer gehängt.

> **Prävention**
> Eltern über die hohe Rezidivgefahr (oft schon in der folgenden Nacht) und das richtige Verhalten informieren.

32.8.4 Epiglottitis

> **Epiglottitis:** Akute, lebensbedrohliche Entzündung des Kehldeckels *(Epiglottis),* vornehmlich beim Vorschulkind. Leitsymptome sind Schluckstörung und kloßige Sprache. Hauptsächlich verursacht durch das Bakterium **Haemophilus influenzae Typ b** und durch Impfung in Deutschland heute selten.

Symptome, Befund und Diagnostik

Typischerweise beginnt die Epiglottitis mit beeinträchtigtem Allgemeinbefinden, Fieber und Halsschmerzen. Innerhalb kurzer Zeit schwillt dann die Epiglottis ballonartig an, und das Kind bekommt eine „karchelnde" Atmung, häufig mit Stridor, eine kloßige Stimme („Heiße-

32.8 Erkrankungen des Larynx

Kartoffel-Stimme"), erhebliche Schluckbeschwerden und starken Speichelfluss. In späteren Krankheitsstadien haben die Kinder stärkste Atemnot.

> **Vorsicht**
> Gerade bei (Klein-)Kindern ist eine Epiglottitis wegen der engen anatomischen Verhältnisse im Kehlkopfbereich sehr gefährlich und oft lebensbedrohlich. Bereits „harmlose" Maßnahmen wie eine Racheninspektion können eine komplette Verlegung der Atemwege provozieren.

Behandlungsstrategie

Das Kind wird unverzüglich auf die Intensivstation gebracht. Eine eventuell erforderliche Intubation wird möglichst im Operationssaal in Gegenwart eines Anästhesisten und HNO-Arztes durchgeführt, da die verlegten Atemwege nicht selten eine Tracheotomie (Intensivpflege ☞ 🖥) erforderlich machen. Zusätzlich werden Antibiotika gegeben.

Pflege

Kommt ein Kind mit Epiglottitis-Verdacht in die Klinik, muss sofort der Dienst habende Arzt gerufen und das Kind rasch, aber ohne Hektik, auf die Intensivstation (Intensivpflege ☞ 🖥) verlegt werden. Das Kind soll dabei die Position seiner Wahl einnehmen.

> **Prävention**
> Gegen den Haupterreger der Epiglottitis steht eine zuverlässige Impfung zur Verfügung. Diese Hib-Impfung wird wegen der Gefährlichkeit der Erkrankung für alle Säuglinge ab dem 3. Lebensmonat empfohlen (☞ auch Tab. 26.44).

32.8.5 Gutartige Larynxtumoren

Gutartige Larynxtumoren sind relativ häufig und äußern sich, vor allem wenn sie primär die Stimmlippen betreffen, frühzeitig durch *Heiserkeit.* Atemnot tritt nur bei großen Tumoren auf.

Der **Stimmlippenpolyp** ist die häufigste gutartige stimmstörende Veränderung. Vorwiegend sind Männer im mittleren Lebensalter betroffen. Häufige Ursache ist eine Stimmüberlastung. Leitsymptom der Erkrankung ist die Heiserkeit. Therapeutisch wird eine mikrochirur

	Pseudokrupp	Epiglottitis
Allgemeinzustand	Befriedigend	Stark reduziert
Fieber	Nur leicht	Ca. 39–40 °C
Schluckstörung	Nein	Leitsymptom
Halsschwellung	Nein	Meist stark
Speichelfluss	Nein	Leitsymptom
Kloßige Stimme	Nein	Leitsymptom
Heiserkeit	Leitsymptom	Nein
Bellender Husten	Leitsymptom	Nein
Inspiratorischer Stridor	Bei sehr schweren Formen	Unterschiedlich
Position des Kindes	Unterschiedlich	Sitzend
Häufiges Lebensalter	6 Monate–3 Jahre	2–6 Jahre
Jahreszeit	Gehäuft im Herbst	Ganzjährig
Rezidive	Häufig	Sehr selten

Tab. 32.32: Die wichtigsten Kriterien zur Differenzierung zwischen Pseudokrupp und Epiglottitis.

gische Abtragung des Polypen durchgeführt (Mikrolaryngoskopie ☞ 32.8.6). Anschließend muss der Patient 14 Tage Stimmruhe einhalten.

Stimmlippenknötchen kommen vorwiegend bei Kindern beiderlei Geschlechts („Schreiknötchen") und bei hoher Stimmbelastung vor („Sängerknötchen"). Therapeutisch steht die logopädische Behandlung im Vordergrund.

32.8.6 Bösartige Larynxtumoren

> **Bösartige Larynxtumoren** *(Larynxmalignome, Kehlkopfkrebs):* Mit ca. 40–50 % aller Kopf-Hals-Karzinome verhältnismäßig häufiges Krankheitsbild. Betrifft Männer ungefähr neunmal häufiger als Frauen, Altersgipfel bei ca. 60 Jahren. Hauptrisikofaktoren sind hoher Zigaretten- und Alkoholkonsum. In über 90 % Plattenepithelkarzinome.

Symptome, Befund und Diagnostik

Die Beschwerden des Patienten hängen von der Tumorlokalisation ab (☞ Abb. 32.33).

Heiserkeit ist nur bei den Stimmlippentumoren ein Frühsymptom. Entspringt der Tumor oberhalb *(supraglottisch)* oder unterhalb *(subglottisch)* der Stimmlippenebene *(Glottis),* kommt es erst bei fortgeschrittenem Wachstum mit Infiltration der Stimmlippen zu Heiserkeit. Auch

Schluckstörungen, Husten und Dyspnoe können auf ein Larynxmalignom hinweisen.

Die Verdachtsdiagnose lässt sich meist schon im Rahmen der allgemeinen HNO-ärztlichen Untersuchung stellen. Die Diagnosesicherung erfolgt durch die endoskopische Untersuchung des Kehlkopfes **(Mikrolaryngoskopie),** die in Vollnarkose nach endotrachealer Intubation mit einem starren Laryngoskop vorgenommen wird und bei der auch eine Gewebeprobe möglich ist. Zur genauen Feststellung der Tumorausdehnung und zur Metastasensuche sind Blutuntersuchungen, CT oder Kernspintomographie des Halses, Oberbauchsonographie, Thorax-CT und evtl. Skelettszintigraphie nötig.

Behandlungsstrategie

Grundsätzlich ist die **operative Entfernung** des Tumors Therapie der Wahl. Bei kleinen Stimmlippentumoren ist eine **Chordektomie** *(Stimmlippenentfernung)* ausreichend. Meist ist aber eine (teilweise) Kehlkopfentfernung **(Kehlkofteilresektion** bzw. **Laryngektomie** ☞ unten) notwendig. Zunehmend werden auch laserchirurgische Verfahren eingesetzt.

Zusätzlich ist bei Verdacht auf Lymphknotenmetastasen eine **Neck dissection** erforderlich. Bei dieser operativen Sanierung der Halsweichteile werden auf der betroffenen Seite die regionären Lymphknoten von der Schädelbasis bis zum Thoraxeingang, der M. sternocleidomastoideus und die V. jugularis interna entfernt.

1273

Pflege von Menschen mit Hals-Nasen-Ohren-Erkrankungen

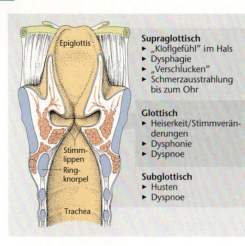

Abb. 32.33: Symptome bei bösartigen Larynxtumoren in Abhängigkeit von der Lokalisation des Tumors. Bei allen Lokalisationen können (schmerzlose) Schwellungen eines oder mehrerer Halslymphknoten das erste Symptom sein. [A400-190]

Supraglottisch
- „Kloßgefühl" im Hals
- Dysphagie
- „Verschlucken"
- Schmerzausstrahlung bis zum Ohr

Glottisch
- Heiserkeit/Stimmveränderungen
- Dysphonie
- Dyspnoe

Subglottisch
- Husten
- Dyspnoe

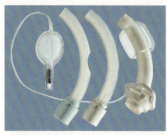

Abb. 32.34: Gefensterte Tracheostomiekanüle mit Niederdruckmanschette (zur Abdichtung der Trachea) und flexiblem Kanülenschild, sowie gefensterter und ungefensterter Innenkanüle. [M270]

Bei Lymphknotenmetastasen wird eine postoperative **Strahlentherapie** (☞ 15.7) durchgeführt. Manchmal, z. B. bei Inoperabilität des Patienten, ist die Bestrahlung primäre Behandlungsform. Die Chemotherapie spielt kaum eine Rolle.

Laryngektomie

Laryngektomie: Vollständige Entfernung des Kehlkopfs vom Zungengrund bis zur Trachea bei malignen Larynxtumoren. *Tracheostomaanlage* notwendig, Verlust der normalen Stimme und der Nasenatmung.

Kehlkopfteilresektion: Teilweise Entfernung des Kehlkopfes. Je nach Tumorlokalisation Stimmerhalt möglich.

Präoperativ müssen Patienten und Angehörige auch psychisch auf das Tracheostoma und die fehlende stimmliche Kommunikationsfähigkeit nach der Operation vorbereitet (☞ 32.1.1) und über die Möglichkeiten der **Stimmrehabilitation** (☞ unten) aufgeklärt werden.

Tracheostoma: Durch **Tracheotomie** *(Luftröhrenschnitt)* operativ angelegte Öffnung der Luftröhre nach außen. *Passager,* meist auf Höhe der Schilddrüse, z. B. bei Langzeitbeatmung mit Offenhalten des Tracheostomas durch blockbare Trachealkanüle (☞ Abb. 32.34). *Endgültig* z. B. nach Laryngektomie bei Larynxkarzinom, dann mit größerer Öffnung unterhalb der Schilddrüse im Jugulum (☞ Abb. 32.39); meist nur vorübergehende Trachealkanülenversorgung.

Trachealkanülen

Die Trachealöffnung beim passageren oder in der Anfangsphase beim endgültigen Tracheostoma wird mit einer **Trachealkanüle** offengehalten. Je nach Anwendungsbereich gibt es verschiedene Ausführungen von Kanülen (☞ Abb. 32.34–32.36). Allen Kanülen gemeinsam ist der *Kanülenschild,* der bei eingeführter Kanüle auf der Haut liegt und an dem das *Kanülenbändchen* befestigt und um den Nacken gebunden wird. So kann die Kanüle sicher in ihrer Position fixiert werden. Die Kanülen-Außendurchmesser variieren mit dem Material.

Pflege bei Tracheotomie
Vorbereitungen am Bett

- Absauggerät (Funktionskontrolle!), Absaugkatheter CH 14/16 für das Tracheostoma, Absaugkatheter CH10/12 für Mund und Nase, Luftbefeuchter (Funktionskontrolle – Hygienerichtlinien beachten!) und Kanülenbürstchen mit Desinfektionslösung bereitstellen
- Notfallset richten: Schere oder Skalpell, Kilianspekulum (Länge 55 oder 75 mm), Intubationsrohr nach Brünings (☞ Abb. 32.38), blockbare Cuffkanüle in passender Größe, 20 ml-Spritze zur Cuffblockung, Kompressen, Einmalhandschuhe, Nierenschale.

Atmung

Patienten, die ein passageres oder nach Laryngektomie ein endgültiges Tracheostoma haben, werden zur **Aspirationsprophylaxe** postoperativ mit einer *Cuff-Trachealkanüle* (☞ Abb. 32.34) versorgt. Blutet es jedoch aus dem OP-Gebiet in die Trachea oder wird Sekret aus den tieferen Atemwegen in die Trachea transportiert, so löst dies zwar einen Hustenreflex aus, Blut und Sekret können aber weder ausgespuckt noch über den Umweg Hypopharynx heruntergeschluckt werden – stattdessen kann das geringe Lumen der Trachealkanüle rasch verstopfen, so dass diese Patienten besonders erstickungsgefährdet sind. Aus diesem Grund ist eine engmaschige Krankenbeobachtung unerlässlich. Die Überwachung wird durch Unterbringung des Patienten in der Nähe des Stationszimmers erleichtert.

Jede Einschränkung der Atmung muss sofort durch Absaugen (☞ unten) oder Kanülenwechsel behoben werden!

> **Vorsicht**
> Der erste postoperative Kanülenwechsel erfolgt immer durch den Arzt!

Weitere Besonderheiten sind:
- Bei auffälliger Atmung (Beobachtung der Atmung ☞ 12.2.2–12.2.4) wird die Sauerstoffversorgung des Patienten

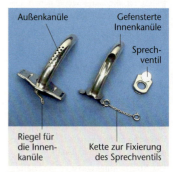

Abb. 32.35: Sprechventilkanüle aus Silber. Die Innenkanüle ist gefenstert, die Außenkanüle gesiebt und die Kanülenöffnung mit einem Ventilkäppchen versehen. Dieses Ventil öffnet sich beim Einatmen und schließt sich beim Ausatmen. Die Ausatemluft gelangt durch das Sieb in den Kehlkopf und kann zur Stimmbildung benutzt werden. [K183]

32.8 Erkrankungen des Larynx

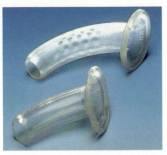

Abb. 32.36: Kurzkanülen aus Silikon zum Offenhalten des Tracheostomas. Die obere ist gesiebt. Sprechmöglichkeit bei Verschluss der Kanüle durch Zuhalten mit dem Finger. [V156]

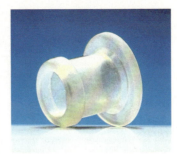

Abb. 32.37: Stoma-Button aus Silikon, der nur noch dem Offenhalten des Tracheostomas dient. [V156]

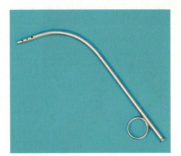

Abb. 32.38: Intubationsrohr nach Brünings, sog. „Lebensretter". [M270]

permanent durch ein Pulsoximeter kontrolliert. Niedrige O_2-Werte können durch Sauerstoffgabe über einen T-Adapter (bei Cuffkanülen), einen Sauerstoffanschluss an der „künstlichen Nase" (Intensivpflege ☞ 🖥) oder eine Sauerstoffmaske (bei anderen Kanülen) verbessert werden
▶ Damit kein Blut aspiriert wird, kommen die Patienten mit geblockter Trachealkanüle aus dem OP – wenn zwei Stunden postoperativ keine Blutung festgestellt wird, kann die Trachealkanüle nach ärztlicher Anordnung entblockt werden
▶ Verband und Kanüle (☞ unten) werden in Abhängigkeit vom Sekretfluss gewechselt; meist ist dies mehrmals am Tag erforderlich.

Pflege der oberen Atemwege

Sekretabsaugung: Die Atemluft trifft ohne Vorfilterung, Befeuchtung und Anwärmung in den oberen Luftwegen auf die Trachealschleimhaut. Dies führt zunächst zu einer ständigen Reizung der Schleimhaut und zu verstärkter Sekretion. Da der Schleim aber weder abgehustet noch heruntergeschluckt werden kann und er das Lumen der Kanüle rasch verlegt, muss er abgesaugt werden. Die Patienten mit endgültigem Tracheostoma werden angeleitet, dies mit Hilfe eines Spiegels selbst zu lernen, damit sie bei der Entlassung geübt und sicher sind.

Schleimhautbefeuchtung: Durch Austrocknung der Schleimhaut kann es zur Bildung von Borken kommen, die das Lumen der Trachea verlegen. Deshalb ist eine konsequente Schleimhautbefeuchtung für tracheotomierte Patienten sehr wichtig. Für zu Hause gibt es kleinformatige Absaug- und Inhaliergeräte (☞ Abb. 32.41). Außerdem stehen „künstliche Nasen" zur Verfügung, die auf die Trachealkanüle aufgesteckt werden und einige Funktionen der Nase wie Befeuchten und Filtern der Atemluft imitieren können. Die für einen Kanülenwechsel benötigten Gegenstände einschließlich einer Ersatzkanüle müssen immer griffbereit sein. Bei stärkerer Borkenbildung kann eine endotracheale Spülung mit NaCl und Tacholiquin® nötig werden.

> **Notfall: Plötzliche Atemnot bei Tracheostoma**
> Bei plötzlicher Atemnot eines Tracheostoma-Trägers ist die Kanüle meist aufgrund von Borkenbildung verstopft: Hier hilft nur rasches Entfernen zumindest der Innenkanüle, meist der gesamten Trachealkanüle (Offenhalten des Stomas mit Kilian-Nasenspekulum)!

Ernährung

▶ **Tracheotomierte Patienten** ohne Laryngektomie erhalten am OP-Tag abends Tee und breiige Nahrung, z.B. Pudding (auf Verschlucken achten), am 1. postoperativen Tag leichte passierte Kost, danach passierte Vollkost (je nach Situation des Patienten)
▶ **Laryngektomierte Patienten** werden ca. 8–12 Tage postoperativ über eine gastrointestinale Sonde (☞ 15.5.1 und 12.6.5.4) ernährt, da die Anschwellung des OP-Gebietes und die Schmerzen zu Schluckstörungen führen und so Wundheilungsstörungen durch oral zugeführte Nahrung vermieden werden. Erst nach einer Röntgenkontrolle mit Kontrastmittel wird die Magensonde entfernt und mit dem Kostaufbau begonnen.

Körperpflege

Bei der **Körperpflege** ist darauf zu achten, dass kein Wasser in die Kanüle läuft.

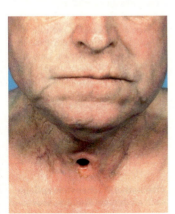

Abb. 32.39: Patient mit Tracheostoma nach Laryngektomie. Das Tracheostoma ist vernarbt und bleibt auch ohne eingesetzte Trachealkanüle offen. [M117]

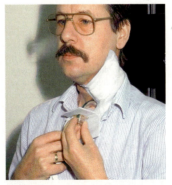

Abb. 32.40: Dieser Patient hat bald nach seiner Operation gelernt, vor dem Spiegel selbst die Trachealkanüle einzusetzen. Das Trageband hat er schon an einer Seite der Kanüle befestigt, damit er es rasch anlegen und die Kanüle fixieren kann. [K183]

1275

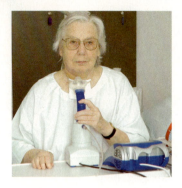

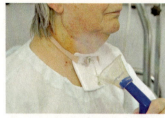

Abb. 32.41: Anleitung des Patienten zur regelmäßigen direkten Inhalation mit Feucht-Warmvernebler (links). Der richtige Abstand beträgt ca. 5 cm vor dem Tracheostoma (rechts). [M270]

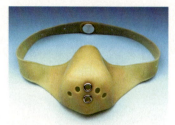

Abb. 32.42: Duschschutz, der – über dem Tracheostoma fixiert – verhindert, dass Wasser in die Trachea eindringt. [V156]

Zum Duschen und Haarewaschen kann der Patient einen speziellen Schutz tragen, der ein Eindringen von Wasser in das Stoma verhindert (☞ Abb. 32.42). Männern wird die Nassrasur empfohlen, wobei sie an Hals und Kinn beginnen sollten; bei Trockenrasur können Haarstoppeln als Fremdkörper in das Tracheostoma eindringen.

Um Komplikationen durch den Ausfall der physiologischen Funktion der Nase so gering wie möglich zu halten, inspizieren die Pflegenden Mund und Nase regelmäßig und pflegen sie sorgfältig (☞ auch 12.5.2.4, Soor- und Parotitisprophylaxe).

Tracheostomapflege und Kanülenwechsel

In der Regel sind Patienten außerhalb von Intensivstationen und HNO-Abteilungen Langzeit-Tracheostoma-Träger, die sich mit Pflege und Handhabung von Stoma und Kanülen auskennen. Gelegentlich müssen Pflegende jedoch diese Aufgabe übernehmen (☞ Abb. 32.43 a–h), z. B. in der Anfangsphase nach Anlage des Tracheostomas oder wenn der Patient aufgrund schlechten Allgemeinzustands nicht dazu in der Lage ist.

Wichtig ist der tägliche Wechsel der kompletten Trachealkanüle einschließlich der Tracheokompresse („Tracheostomalätzchen"). Bei vermehrter Sekretion werden zur Vermeidung eines Sekretstaus und daraus resultierender Infektionsgefahr stark saugende Doppeltracheokompressen ohne Metalline oder spezielle Drainageschwammkompressen (z. B. Pri-medisorb®) verwendet. Zum Schutz der umgebenden Haut kann dabei zusätzlich ein Hydrokolloid-Verband (☞ 15.9.2, 15.9.3, Abb. 32.43 f) hilfreich sein.

Grundsätzlich gilt: Je gereizter die Haut und je frischer die Tracheostoma-Wunde ist, desto „aseptischer" muss der Kanülenwechsel erfolgen. Dazu:
▶ Material bereitlegen (☞ Abb. 32.43 a)
 – Absauggerät
 – Nierenschale zum Abwurf
 – Reinigungstücher oder Kompressen
 – Zinkpaste zum Hautschutz um das Tracheostoma
 – Ggf. sterile Wattestäbchen zur Versorgung des Tracheostoma-Wundrandes
 – Evtl. Hydrokolloidverband zum Schutz vor Hautschädigung durch extreme Trachealsekretion
 – Trachealkanüle zum Wechseln
 – Ggf. Kilianspekulum
 – Ggf. bei schwierigen Kanülenwechseln Bereitlegen eines Intubationsrohrs nach Brünings („Lebensretter")
 – Tracheostomakompresse
 – Kanülenbändchen
▶ Patienten über die vorgesehene Maßnahme informieren
▶ Ggf. vor dem Wechsel absaugen, z. B. bei starker Verschleimung
▶ Innenkanüle am Ansatz anfassen und herausziehen
▶ Innenkanüle mit steriler Kompresse außen reinigen oder ggf. in Reinigungslösung einlegen und hinterher gut mit Wasser abspülen. Kanülenreinigungsbürsten zur inneren Reinigung nur verwenden, wenn sich die Sekretreste nicht von selbst lösen (Beschädigungsgefahr), auch Beipackzettel zu Rate ziehen
▶ Bei Kunststoffkanülen Innenkanüle nach dem Trocknen zur besseren Gleitfähigkeit dünn mit Stomaöl® oder Silikonspray einreiben bzw. einsprühen
▶ Kanülentrageband lösen, Außenkanüle herausnehmen (bei Unsicherheit Rücksprache mit erfahrenem Kollegen oder Arzt, ☞ 32.43 b)
▶ Tracheostoma und Wundrand inspizieren, ggf. mit Lichtquelle
▶ Haut feucht reinigen (ohne Seife, nicht mit Watte). Zum Schutz vor Hautreizung mit Zinkpaste abdecken, bei entzündeter Haut bis zum Abklingen der akuten Reizung Wundsalbe auftragen, z. B. Bepanthen® (☞ Abb. 32.43 c + e)
▶ Tracheokompresse so an die Außenkanüle anlegen, dass sie beim Einführen der Außenkanüle zwischen Haut und Kanüle zu liegen kommt. Bei Verwendung spezieller Kompressen mit metalliner Beschichtung (antibakterielle und entzündungshemmende Wirkung) soll die silberne Seite der Haut anliegen (☞ Abb. 32.43 g)
▶ Außenkanüle einführen und mit Trageband fixieren. Kanüle bis zum Anschlag einführen und festhalten, bis der Hustenreiz abgeklungen ist. Das Kanülentrageband sollte nur so straff sitzen, dass mindestens noch eine Fingerbreite Platz dahinter ist (☞ Abb. 32.43 h)
▶ Innenkanüle einsetzen
▶ Ggf. Patienten noch einmal absaugen.

> **Patientenbeobachtung**
>
> Während des Wechsels der Kanüle achten die Pflegenden auf eine stets ausreichende Atmung des Patienten; bei starker Verschleimung kann auch während des Wechsels ein Absaugen durch ein (mit Spekulum) offen gehaltenes Tracheostoma notwendig werden. Bei starkem Hustenreiz und Atemnot versuchen die Pflegenden den Patienten zu beruhigen und arbeiten zügig weiter. Bei einer Blutung rufen sie sofort den Arzt.

Alternative Tracheostomapflege nach modernem Wundmanagement

▶ Bei persistierender umschriebener Hautrötung Haut mit flüssigem Wundantiseptikum (z. B. Lavasept-Lösung 0,1 %) gründlich reinigen, trocknen

32.8 Erkrankungen des Larynx

Tracheostomapflege und Kanülenwechsel [M270]

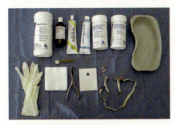

Abb. 32.43 a: Materialien. Es fehlen Absauggerät und Intubationsrohr nach Brünings.

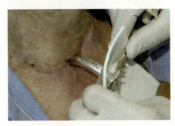

Abb. 32.43 b: Entfernen der Außenkanüle.

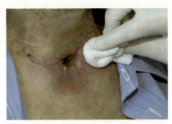

Abb. 32.43 c: Reinigen des Wundrandes mit einer Kompresse.

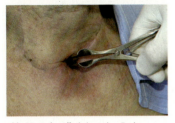

Abb. 32.43 d: Offenhalten des Tracheostomas mithilfe eines Spekulums.

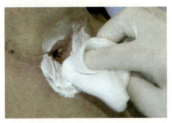

Abb. 32.43 e: Abdecken des Wundrandes mit Zinkpaste, entzündete Haut mit Fettsalbe behandeln.

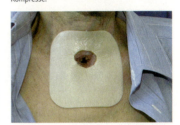

Abb. 32.43 f: Auftragen eines Hydrokolloidverbandes bei einem Tracheostoma mit gereizten Wundrändern.

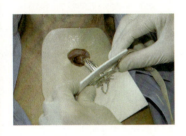

Abb. 32.43 g (links): Einsetzen der Trachelakanüle (Silberkanüle mit Sprechventil und Siebeinsatz). Zwischen Hydrokolloidverband und Kanülenansatz liegt die Tracheokompresse.

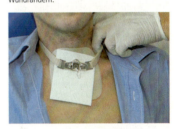

Abb. 32.43 h (rechts): Erfolgter Kanülenwechsel. Für ein bis zwei Finger sollte noch Platz sein zwischen Kanülenbändchen und Hals.

und reizfreien Hautschutz auftragen (z. B. Cavilon®, Wirkungszeitraum 48–72 Std.). In Extemfällen häufigere Reinigung und erneute Applikation erforderlich, jedoch max. alle 12 Std.
▶ Bei Schädigung bis zum Korium Wunde reinigen. Nach Trocknen intakte Wundränder abtupfem und hydrophile Schaumkompressen, z. B. Tracoe-purofoam-Trachealkompressen®, zur Wundheilungsförderung verwenden
▶ Bei Schädigung oder Nekrose des subkutanen Gewebes Wunde mit Lavasept® flüssig reinigen, Wundbeläge entfernen, Wundtaschen spülen und mit Alginat-Präparaten (z. B. Hyalogran® Pulver, Aquacel® Kompressen, Tamponade mit Calcium-Alginatfasern) füllen. Geeignete nichtklebende Trachealkompresse auflegen, Kanüle evtl. mit sterilen Gazestreifen ohne Wirkstoff oder mit Lavasept®-Gel getränkt umwickeln

▶ Bei ausgedehnter Gewebsnekrose Wunde mit Lavasept® flüssig reinigen, Nekrosen abtragen (Arzt) und mit Alginat-Kompressen abdecken. In der Regel ist außerdem eine chirurgische Stomarevision erforderlich.

Besonderheiten bei tracheotomierten Patienten außerhalb der Klinik

Im häuslichen Bereich werden häufig thermoflexible Kunststofftrachealkanülen verwendet, die bei komplikationslosem Tracheostoma bis zu 29 Tagen belassen werden können und dann erst gewechselt bzw. gereinigt werden.

Stimmrehabilitation

Bei Patienten, denen der Kehlkopf entfernt werden musste, sind Luft- und Speiseweg getrennt. Da durch das Stoma am Hals geatmet wird, gelangt die Ausatemluft nicht mehr durch den Mund und kann somit nicht zur Stimmbildung benutzt werden. Die Betroffenen können aber eine **Ersatzstimme** erlernen.

Ösophagus-Ersatz-Sprache

Eine Möglichkeit ist die **Ösophagus-Ersatz-Sprache** *(Ruktusstimme)*. Der neue Sprechvorgang benötigt Luft, die über die Mundhöhle durch Ansaugen in die Speiseröhre befördert wird. Am oberen Ende der Speiseröhre befindet sich ein Ringmuskel, den man mit der Zeit durch Übung willkürlich zusammenziehen und entspannen lernen kann (sog. *Ösophagusmund* ☞ Abb. 32.44). Dieser Ringmuskel, wie auch andere Muskelgewebe und Schleimhautfalten in dieser Höhe, sind an der Tonbildung beteiligt.

Im Idealfall kann die Stimmtherapie schon 8–10 Tage nach der Operation (d. h. nach Entfernen der Gastroduodenalsonde) beginnen. Motivationsfördernd zum Erlernen der Ösophagus-Ersatz-Sprache ist für viele Betroffene ein Treffen mit gut sprechenden Laryngektomierten, evtl. auch schon vor der Operation. Das Erlernen erfordert vom Patienten viel Disziplin, Übungsbereitschaft und Geduld, und nicht alle Patienten können die Technik erlernen. Außerdem kann der Patient nur verhältnismäßig kurze Zeit sprechen.

Die Mehrzahl der laryngektomierten Frauen will die Ersatzstimme nicht erlernen, weil die neue Stimme sehr tief ist. Sie behelfen sich mit der Flüstersprache (nur stimmlose Sprachlaute bilden).

Stimmprothesen

Stimmprothesen sind operative Wege zur Stimmrehabilitation. Es wird eine ventilartige Verbindung zwischen Trachealstumpf und oberem Ösophagusabschnitt geschaffen. Dieses Ventil besteht entweder aus körpereigenem Gewebe oder einem Plastikröhrchen. Wird das Tracheostoma nun mit dem Finger oder durch ein sog. *Tracheostoma-Ventil* verschlossen, wird die Luft umgelenkt und der obere Ösophagus füllt sich mit Luft bei gleichzeitiger Verhinderung eines Übertritts von Speiseröhreninhalt in die Trachea. Diese Luft wird dann wie bei der Ösophagus-Ersatz-Sprache zum Sprechen genutzt. Fest sitzende Stimmprothesen, z.B. die Provox®-Prothese (☞ Abb. 32.44–32.45), können Monate verbleiben und müssen ggf. vom Arzt gewechselt werden, andere wie etwa die Blom-Singer Prothese können und müssen vom Patienten täglich gewechselt werden (Geschicklichkeit erforderlich!).

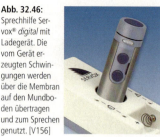

Abb. 32.46: Sprechhilfe Servox® *digital* mit Ladegerät. Die vom Gerät erzeugten Schwingungen werden über die Membran auf den Mundboden übertragen und zum Sprechen genutzt. [V156]

Diese Ersatzstimme wird rasch erlernt, da wie gewohnt mit der Lungenluft gesprochen wird; die Stimme ist lauter und gestaltungsfähiger und die Luft reicht für längere Sprechphasen als bei der Ösophagus-Ersatz-Stimme. Nachteilig ist der höhere Pflegeaufwand, auch Undichtigkeiten sind möglich.

Elektronische Sprechhilfen

Bei Patienten, die keine Ersatzsprache lernen wollen oder können, ist der Einsatz einer elektronischen Sprechhilfe indiziert. Elektronische Sprechhilfen, wie z.B. Servox® *digital* (☞ Abb. 32.46), sind Gerätestimmen, die ohne Luft auskommen. Die erzeugten Schallschwingungen, die beim Ansetzen des Gerätes an den Mundboden übertragen werden, lassen sich durch die gewohnten Sprechbewegungen und die jeweiligen Artikulationsstellungen zu einer gut verständlichen Sprache formen. Das Atmen erfolgt völlig unabhängig durch das Tracheostoma.

> ## Prävention und Gesundheitsberatung
>
> Ziel der **Beratung eines Patienten mit einem Tracheostoma** ist, dass der Betroffene den Verlust von Kehlkopf und Stimme akzeptiert und sich auf die Veränderung seiner Lebenssituation einstellt.
>
> Deshalb sollte er *vor der Operation* auf die Beeinträchtigungen (z.B. Stimmverlust, Atmung über das Tracheostoma, Geschmacksbeeinträchtigung, fehlende Bauchpresse) vorbereitet werden. Dazu zählen:
> ▸ Dem Patienten und den Angehörigen die Möglichkeit zu bieten, sich mit einem anderen Betroffenen auszutauschen
> ▸ Durch Kontakt mit dem zuständigen Sozialdienst mögliche Veränderungen im weiteren Berufsleben sowie eine AHB in die Wege zu leiten
> ▸ Durch frühzeitigen Kontakt mit einem Logopäden die Erfolgsaussichten der später notwendigen logopädischen Therapie zu steigern. Auch der Umgang mit Sprechhilfen kann geübt werden, solange die Kommunikationsfähigkeit des Patienten noch nicht eingeschränkt ist
> ▸ Mit dem Patienten die erfolgreiche Bewältigung verschiedener Probleme im späteren Alltag einzuüben, z.B. den Einsatz von Geräten (Absauggerät, Vernebler) und Hilfsmitteln (z.B. Duschschutz).
>
> *Postoperativ* sind patientenorientierte Schulungskonzepte während des stationären Aufenthaltes am günstigsten. Sie umfassen:
> ▸ Pflege des Tracheostomas, tägliche Reinigung des Shunt- und Tracheostomaventils, Verwendung von Absauggerät, Vernebler, Duschschutz. Um Scheuerstellen am Kanülende in der Trachea zu vermeiden, sollte zwischen zwei unterschiedlich langen Kanülen abgewechselt werden, z.B. 7 cm und 8 cm. Die Innenkanüle soll zusätzlich, je nach Bedarf, mehrmals täglich herausgenommen und gereinigt werden
> ▸ Kommunikationsmittel: Je früher die Kommunikationsfähigkeit wieder hergestellt werden kann, desto weniger treten Isolation sowie Probleme im Berufsleben auf
> ▸ Informationen über Selbsthilfegruppen, Raucherentwöhnung, Alkoholkarenz.

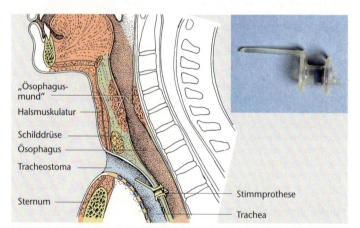

Abb. 32.44–32.45: Halssitus nach Laryngektomie mit eingesetzter Provox®-Prothese (☞ auch Detail). Der Kehlkopf wurde komplett entfernt und die Trachea zwischen Schilddrüse und Sternum mit der Haut vernäht (Tracheostoma). Der Pharynx blieb erhalten, so dass der Patient Nahrung wie gewohnt aufnehmen kann. Später wurde eine Provox®-Prothese in die Wand zwischen Trachea und Ösophagus eingesetzt, das das Sprechen mit einer Ersatzstimme ermöglicht. [A400-190, K183]

32.9 Erkrankungen der Trachea

32.9.1 Fremdkörper in der Trachea

Erste Hilfe bei Verschlucken ☞ 13.12

Fremdkörper in der Trachea finden sich am häufigsten bei Kleinkindern (1.–3. Lebensjahr) und alten Menschen mit Oberkieferprothese, da die Prothese die sensible Gaumenschleimhaut verdeckt.

Leitsymptom ist ein Erstickungsanfall zu Beginn, gefolgt von Hustenanfällen und Atemnot. Kleine Fremdkörper können aber insbesondere bei Kindern zunächst unbemerkt bleiben und sich erst durch eine Pneumonie hinter der Engstelle (☞ auch 18.4.4) zeigen. Besonders gefährlich sind Fremdkörper, die in der Trachea aufquellen und zu einer Verlegung der Luftwege mit lebensbedrohlicher Atemnot und der Gefahr des Erstickungstodes führen können.

Die Behandlung besteht in der endoskopischen Entfernung des Fremdkörpers durch **Tracheobronchoskopie** (☞ 18.3.4).

32.9.2 Tracheitis

Eine **Tracheitis** *(Luftröhrenentzündung)* ist meist viral, gelegentlich aber auch bakteriell bedingt. Sie ist häufig eine Begleiterscheinung bei Laryngitis *(Tracheolaryngitis)* oder Bronchitis *(Tracheobronchitis)*. In seltenen Fällen kann sie auch isoliert auftreten.

Die Patienten haben Reizhusten und brennende Schmerzen hinter dem Brustbein, einige auch (eitrigen) Auswurf.

Die medikamentöse Behandlung besteht in der Gabe von Entzündungshemmern. Bei sicher bakterieller Ursache sind Antibiotika und ggf. Kortikoide indiziert. Der Patient darf nicht rauchen. Pflegerisch sind kalte Halsumschläge sowie Inhalationen mit Salbei sinnvoll.

32.9.3 Trachealstenose und Tracheomalazie

Trachealstenosen *(Verengungen der Luftröhre)* können z. B. durch narbige Schrumpfung geschädigter Luftröhrenanteile (z. B. bei Langzeitintubation oder Autoimmunerkrankungen) entstehen. Die **Tracheomalazie** ist eine pathologische Erweichung des Knorpels und entsteht am häufigsten durch Druck von außen (Struma ☞ 21.3.2).

Typisch für die Trachealstenose ist eine meist langsam einsetzende, aber ständig zunehmende Atemnot mit inspiratorischem Stridor (☞ 32.2.6, 18.2.4).

Bei der Tracheomalazie lässt sich die Atemnot wegen der Instabilität der Trachea durch forcierte Inspiration noch verstärken.

Die Diagnose lässt sich durch starre oder flexible Tracheobronchoskopie und durch bildgebende Untersuchungsverfahren (z. B. Tracheazielaufnahme „Saug-Press-Versuch", CT) sichern.

Die Therapie ist ursachenabhängig und besteht entweder in einer Operation **(Tracheaquerresektion)** oder im endoskopischen Einsetzen eines **Trachealstents**, der die Trachea von innen stabilisiert.

32.10 Erkrankungen der Kopfspeicheldrüsen

Mumps ☞ 26.6.4

32.10.1 Bakterielle Entzündungen und Speicheldrüsensteine

Bakterielle Entzündungen der Speicheldrüsen werden meist durch Streptokokken oder Staphylokokken verursacht und treten bei vermindertem Speichelfluss, z. B. infolge reduzierter Nahrungsaufnahme, auf. Meist ist die *Glandula parotis* betroffen **(Parotitis)**.

Entzündungen der **Glandula submandibularis** liegen meist *Speichelsteine* zugrunde **(Sialolithiasis)**. 85–90 % aller Speichelsteine überhaupt treten in der Unterkieferspeicheldrüse auf. Sie führen zu einer Verlegung des Speichelganges. Der Speichelstau begünstigt Infektionen, die immer wieder zu entzündlichen Schwellungen führen.

Symptome, Befund und Diagnostik

Die entzündete Drüse ist schmerzhaft geschwollen, die darüber liegende Haut gerötet und warm. Bei den speichelsteinbedingten Entzündungen tritt die Drüsenschwellung charakteristischerweise im Zusammenhang mit der Nahrungsaufnahme, also verstärkter Speichelproduktion, auf. Die Diagnose wird durch die klinische Untersuchung, ergänzt durch Spiegeluntersuchung der Mundhöhle, Sonographie und ggf. **Sialographie** (Röntgenkontrastdarstellung der Speicheldrüsengänge) gestellt.

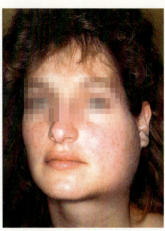

Abb. 32.47: Akute Parotitis links. [M117]

Behandlungsstrategie

Die konservative Behandlung besteht in:
- Oraler Gabe hochdosierter Breitbandantibiotika, z. B. Amoxicillin (z. B. Amoxypen®)
- Anregung des Speichelflusses, z. B. durch Vitamin C, Zitronenscheiben oder saure Bonbons.

Abszesse werden gespalten und drainiert. Bei Speichelsteinen wird der Ausführungsgang der Speicheldrüse geschlitzt und der Stein entfernt, oder, falls der Stein in der Drüse selbst liegt, diese exstirpiert.

Pflege

Lokale Salbenverbände, z. B. mit Enelbinpaste, unterstützen die Heilung.

32.10.2 Tumoren der Speicheldrüsen

Der häufigste **gutartige Speicheldrüsentumor** ist das **pleomorphe Adenom**. Es wächst meist langsam und zeigt sich als zunehmende, fast ausschließlich einseitige Schwellung. Die Therapie ist chirurgisch.

Maligne Tumoren machen etwa 30 % der Speicheldrüsentumoren aus. Sie lassen sich klinisch im Unterschied zu den gutartigen Tumoren oft schlecht gegen die Umgebung abgrenzen und weisen eine eingeschränkte oder aufgehobene Verschieblichkeit auf.

> Eine Fazialisparese (☞ 33.10.3) kann Zeichen eines malignen Tumors der Parotis sein.

Pflege von Menschen mit Hals-Nasen-Ohren-Erkrankungen

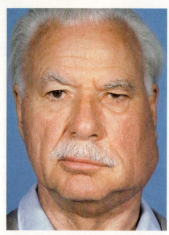

Abb. 32.48: Karzinom der linken Glandula parotis mit Fazialisparese (hängendes Lid und hängender Mundwinkel links ☞ 33.10.3). [M117]

Therapie der Wahl ist die operative Entfernung des Tumors unter Resektion der gesamten Speicheldrüse und Ausräumung der ableitenden Lymphwege (Neck dissection ☞ 32.8.6). Manchmal muss auch der N. facialis mitentfernt werden; er wird dann in gleicher Sitzung durch Einsetzen eines Nerventransplantates (z. B. N. suralis) rekonstruiert.

32.11 Halszysten

Laterale Halszysten

Laterale Halszysten äußern sich als rezidivierende, entzündliche, gerötete und schmerzhafte Schwellungen am Vorderrand des M. sternocleidomastoideus. Die Krankheitsentstehung ist nicht völlig geklärt.

Grundsätzlich wird jede laterale Halszyste operativ entfernt. Danach ist die Prognose sehr gut.

Mediane Halszysten

Mediane Halszysten liegen in der Mittellinie des Halses in Höhe des Zungenbeins. Durch Verbindung mit dem Zungenbein bewegen sie sich beim Schlucken auf und ab.

Im akut entzündlichen Stadium mit Rötung und Schwellung steht die antibiotische Therapie im Vordergrund. Im entzündungsfreien Intervall sollte die Zyste chirurgisch entfernt werden, da es sonst immer wieder zu Entzündungen kommt.

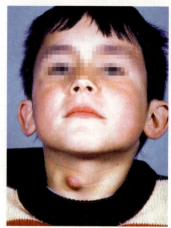

Abb. 32.49: Mediane Halszyste. [M117]

Literatur und Kontaktadressen

Vertiefende Literatur ☞ 🖥

✉ **Kontaktadressen**

1. Deutscher Schwerhörigenbund e. V. (DSB), Breite Straße 23, 13187 Berlin, Tel.: 0 30/47 54 11 14, Fax: 0 30/47 54 11 16, www.schwerhoerigen-netz.de

2. Bundesverband der Kehlkopflosen und Kehlkopfoperierten e. V., Postfach 10 01 06, Klunkau 19, 38201 Salzgitter, Tel.: 0 53 41/2 23 95 68, Fax: 0 53 41/2 26 90 19, www.kehlkopfoperiert-bv.de

3. Deutsche Tinnitus-Liga e. V. (DTL), Am Lohsiepen 18, 42369 Wuppertal, Tel.: 02 02/24 65 20, Fax: 02 02/2 46 52 20, www.tinnitus-liga.de

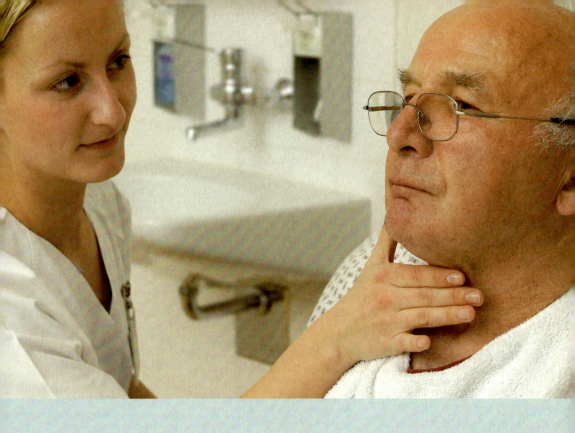

33 Pflege von Menschen mit neurologischen und neurochirurgischen Erkrankungen

33.1	Pflege von Menschen mit neurologischen und neurochirurgischen Erkrankungen .. **1282**	33.3.4	Elektroenzephalographie ... 1292	33.6	Weitere Durchblutungsstörungen und Blutungen des ZNS **1306**
33.1.1	Situation des Patienten 1282	33.3.5	Evozierte Potentiale 1293	33.6.1	Subarachnoidalblutung 1306
33.1.2	Beobachten, Beurteilen und Intervenieren 1283	33.3.6	Elektromyographie, Elektroneurographie 1293	33.6.2	Epiduralblutung 1308
33.2	Hauptbeschwerden des Patienten **1284**	33.3.7	Biopsien 1293	33.6.3	Chronische Subduralblutung 1308
33.2.1	Entwicklungsverzögerung und -störung 1284	33.4	Fehlbildungen und Entwicklungsstörungen des Nervensystems **1293**	33.6.4	Sinusthrombose und andere venöse Thrombosen des Gehirns 1308
33.2.2	Schwindel 1284	33.4.1	Neuralrohrdefekte 1293	33.6.5	Durchblutungsstörungen des Rückenmarks 1309
33.2.3	Kopfschmerz 1285	33.4.2	Infantile Zerebralparese 1294	33.7	Zerebrale Krampfanfälle und Epilepsie **1309**
33.2.4	Lähmungen 1285	33.4.3	Geistige Behinderung 1294	33.7.1	Gelegenheitskrämpfe 1309
33.2.5	Tremor 1285	33.4.4	Teilleistungsstörungen 1295	33.7.2	Epilepsie 1309
33.2.6	Ataxie 1286	33.5	Durchblutungsstörungen und Blutungen des ZNS: Schlaganfall **1295**	33.8	Infektiöse und entzündliche Erkrankungen des ZNS .. **1312**
33.2.7	Aphasie und weitere „Werkzeugstörungen" 1286	33.5.1	Krankheitsentstehung und Risikofaktoren 1295	33.8.1	Meningitis 1312
33.2.8	Veränderungen des Muskeltonus 1287	33.5.2	Symptome und Untersuchungsbefunde 1296	33.8.2	Enzephalitis 1313
33.2.9	Sensibilitätsstörungen 1288	33.5.3	Diagnostik 1297	33.8.3	Hirnabszess 1314
33.2.10	Bewusstseinsstörungen 1288	33.5.4	Therapie und Rezidivprophylaxe 1297	33.8.4	Zeckenbedingte ZNS-Infektionen 1314
33.3	Der Weg zur Diagnose .. **1288**	33.5.5	Komplikationen 1298	33.8.5	Guillain-Barré-Syndrom ... 1315
33.3.1	Reflexprüfung 1288	33.5.6	Pflege nach dem Bobath-Konzept 1300	33.8.6	Multiple Sklerose 1315
33.3.2	Lumbalpunktion 1289			33.8.7	Myelitis 1317
33.3.3	Bildgebende Verfahren 1291				

33.9	**Degenerative Erkrankungen des zentralen Nervensystems 1317**	**33.11**	**Kopf- und Gesichtsschmerz 1326**	**33.13.1** Gehirntumoren 1330	**33.13.2** Spinale Tumoren 1332

33.9 **Degenerative Erkrankungen des zentralen Nervensystems 1317**

33.9.1 Parkinson-Syndrom 1317
33.9.2 Chorea Huntington 1319
33.9.3 Torticollis spasticus 1319
33.9.4 Amyotrophe Lateralsklerose 1319
33.9.5 Demenz 1319

33.10 **Erkrankungen des peripheren Nervensystems . . 1322**

33.10.1 Polyneuropathie 1322
33.10.2 Nervenwurzelsyndrome: Bandscheibenvorfall 1323
33.10.3 Erkrankungen einzelner Nerven 1325

33.11 **Kopf- und Gesichtsschmerz 1326**

33.11.1 Migräne 1326
33.11.2 Chronischer Spannungskopfschmerz 1327
33.11.3 Trigeminusneuralgie 1328

33.12 **Intrakranielle Druckerhöhung 1328**

33.12.1 Chronische intrakranielle Druckerhöhung 1328
33.12.2 Hydrozephalus 1329
33.12.3 Akute intrakranielle Druckerhöhung 1329

33.13 **Tumoren des Nervensystems 1330**

33.13.1 Gehirntumoren 1330
33.13.2 Spinale Tumoren 1332

33.14 **Verletzungen des ZNS . . . 1332**

33.14.1 Schädel-Hirn-Trauma 1332
33.14.2 Verletzungen des Rückenmarks und Querschnittssyndrom 1334

33.15 **Muskelerkrankungen . . . 1335**

33.15.1 Myasthenia gravis 1335
33.15.2 Progressive Muskeldystrophie und spinale Muskelatrophie 1335
33.15.3 Myotonie 1336

Literatur und Kontaktadressen . . . 1336

Fallbeispiel ☞ 🖳

Die medizinischen Fachgebiete

Neurologie: Teilgebiet der Medizin, das sich mit Prophylaxe, Diagnose, *nichtoperativer Behandlung* und Rehabilitation bei Erkrankungen des zentralen und peripheren Nervensystems sowie bei Muskelerkrankungen befasst.

Neurochirurgie: Teilgebiet der Medizin, das vor allem die *operative Behandlung* von Erkrankungen, Verletzungen und Fehlbildungen des Nervensystems sowie bestimmter Funktionsstörungen (Schmerz, Epilepsie, Bewegungsstörungen) zum Gegenstand hat.

Neuropathologie: Teilgebiet der Medizin, das sich mit den krankhaften organisch-anatomischen Veränderungen des Nervensystems und der Skelettmuskulatur beschäftigt.

33.1 Pflege von Menschen mit neurologischen und neurochirurgischen Erkrankungen

33.1.1 Situation des Patienten

Viele Patienten, die in der Neurologie und der Neurochirurgie behandelt werden, haben in der Schaltstelle des menschlichen Körpers, dem Gehirn, eine Schädigung erlitten. Bei anderen ist zwar das Gehirn intakt, dessen „Befehle" können jedoch aufgrund von Nerven- oder Muskelschädigungen nicht mehr umgesetzt werden.

Beides bedeutet einen prägenden Einschnitt für das weitere Leben des Patienten.

Die Pflege hat den Auftrag, den Patienten und seine Angehörigen fachkompetent zu betreuen, sie in ihrem Erleben zu begleiten und zu beraten.

Grundlage ist immer eine angemessene, aktivierende Pflege (☞ 2.4.1) – die Anleitung zur Selbsthilfe. Ziel ist es, den Patienten und sein soziales Umfeld zu größtmöglicher Eigenständigkeit anzuleiten. Welche Maßnahmen hierzu erforderlich sind, ist sehr unterschiedlich. Beispielsweise soll ein Patient mit einem Bandscheibenvorfall lernen, wie er sich am besten rückenschonend bewegt, wie er seine Rücken- und Bauchmuskulatur stärken und wie er ein gutes Schmerzmanagement erreichen kann. Hingegen muss ein Patient nach einem Schlaganfall unter anderem lernen, seinen Alltag mit einer Halbseitenlähmung zu bewältigen.

Bei allen Patienten wird das soziale Umfeld in die Behandlung miteinbezogen, um eine möglichst hohe Compliance (☞ 5.4.2) mit allen Beteiligten zu erarbeiten. Ziel ist es, die Motivation zur Bewältigung einer oft chronischen Erkrankung aufzubauen und zu erhalten.

Der Aufbau einer therapeutischen Beziehung mit dem Patienten und seinem sozialen Umfeld legt den Grundstein dafür, dass die Zeit, die der Patient im Krankenhaus verbringt, optimal und gewinnbringend genutzt werden kann.

> Der Aufbau einer therapeutischen Beziehung und die aktivierende Pflege sind die Eckpfeiler der neurologischen Pflege.

Das Entlassungsmanagement ist für den Patienten und sein soziales Umfeld sehr wichtig. Die Organisation einer Nachsorge, z. B. die Verlegung in eine Rehabilitationseinrichtung oder die Versorgung zu Hause durch eine Sozialstation und ggf. eine ambulante Rehabilitation, stellt eine entscheidende Unterstützungsmaßnahme dar. Auch sollte auf die Möglichkeit der Teilnahme an Selbsthilfegruppen aufmerksam gemacht werden.

Sexualität

Vor allem jüngere Patienten mit einer bleibenden Behinderung fühlen sich oft nicht mehr attraktiv. Dazu können organische Probleme wie z. B. Erektionsstörungen kommen. Der Arzt spricht das Thema der Sexualität im Verlauf des Klinikaufenthalts an, so dass sich der Patient noch in der Klinik damit auseinandersetzen und ggf. kompetente Unterstützung, z. B. von einem Psychologen oder von Pflegenden, erhalten kann. Wichtig ist es, den Partner miteinzubeziehen und ihm die Möglichkeit zu geben, seine Ängste zu äußern, um Missverständnisse ausräumen zu können.

Coping

Wenn Menschen mit der Diagnose einer schweren, oft chronischen Erkrankung konfrontiert werden, erleben sie verschiedene Phasen einer Krise (☞ 5.4.6). Auch im weiteren Verlauf der Erkrankung erleben der Patient und sein soziales Umfeld immer wieder psychische Tiefpunkte. Die Pflegenden sind sich bei der Behandlung von neurologischen Patienten dieses Umstandes bewusst, holen den Patienten und seine Angehörigen dort ab, wo sie im Moment stehen und bieten Hilfen an.

In diesem Erleben kann es für den Patienten hilfreich sein, wenn er eine sinnvolle Beschäftigung hat. Oft sind aber gewohnte Beschäftigungen für den Patienten nicht mehr ausführbar, da die Erkrankung unterschiedliche Einschränkungen auf verschiedenen Ebenen mit sich bringt. Hier müssen gemeinsam neue Wege gesucht werden.

33.1.2 Beobachten, Beurteilen und Intervenieren

Bewegung

Viele der neurologischen und neurochirurgischen Patienten sind in ihrer Bewegungsfähigkeit eingeschränkt. Bewegungseinschränkungen müssen differenziert erfasst und ihre Auswirkungen für den Patienten beurteilt werden.

Folgende Grundsätze sind zu beachten:
- Der Patient erhält Hilfe zur Selbsthilfe, aktivierende Pflege
- Die Angehörigen werden in die Behandlung miteinbezogen. Ein erster Schritt dazu ist, dass sie möglichst früh und kontinuierlich Informationen erhalten. Inwieweit ein Einbezug in Pflegehandlungen sinnvoll ist, muss individuell mit jedem Patienten und seinen Angehörigen besprochen und geplant werden
- Pflegehandlungen werden immer so ausgeführt, dass der Patient möglichst viel davon profitiert. Hat der Patient bei einer Pflegehandlung z. B. Schmerzen, ist eine gute Schmerztherapie grundlegend (☞ 12.12.3, 15.6)
- Ein Vorgehen nach dem Bobath-Konzept ist in vielen Fällen zu empfehlen (☞ 33.5.6).

Bei bettlägerigen Patienten sind Pneumonie-, Thrombose-, Dekubitus- und Kontrakturenprophylaxe elementar. Sobald es von medizinischer Seite möglich ist, wird der Patient mobilisiert, um Komplikationen zu vermeiden.

Im Rahmen der Dekubitusprophylaxe (☞ 12.5.1.4) hat der Lagerungswechsel eine besonders große Bedeutung: Solange allein durch den regelmäßigen Lagerungswechsel ein Dekubitus verhindert werden kann, wird bei den oft wahrnehmungseingeschränkten Patienten auf Superweichlagerung und Luftkammermatratzensysteme verzichtet. Letztere vermindern die für die Aufrechterhaltung oder Wiedererlangung des Körpergefühls notwendige Aufnahme von Reizen (☞ Abb. 33.2).

Haut

Oft benötigten Patienten aufgrund von Bewegungseinschränkungen sowie Planungs- und Handlungsschwierigkeiten Unterstützung bei der Körperpflege. Eine Förderung der Selbstständigkeit ist möglich durch folgende Interventionen:
- Vorgehen nach dem Bobath-Konzept (☞ 33.5.6)
- Der Hilfsmitteleinsatz richtet sich nach dem Grundgedanken der aktivierenden Pflege. Die Hilfsmittel sind so einzusetzen, dass sie den Patienten fördern. Sie dürfen ihn nicht daran hindern, einen Bewegungsablauf so wiederzuerlernen, dass er auch ohne Hilfsmittel möglich ist
- Das Festlegen eines immer gleichen Ablaufs bei der Körperpflege bewirkt, dass der Patient mit der Zeit den Ablauf kennt und sich an ihn halten kann.

Atmung

Bei vielen neurologischen Erkrankungen kann es durch Beeinträchtigung der Atemzentren im Gehirn oder durch Lähmung der Atemmuskulatur zu Störungen der Atmung kommen. Hier hat die Beobachtung der Atmung (☞ 12.2.3, 12.2.4) besondere Bedeutung. Durch die Pneumonieprophylaxe (☞ 12.2.5.2) und den gezielten Einsatz von Atemübungen und Atemgymnastik (☞ 12.2.5.3) bietet die Pflege Unterstützung in diesem Bereich.

Körpertemperatur

Bei zahlreichen Erkrankungen des Gehirns kann die Regulation der Körpertemperatur gestört sein. Mögliche Folgen sind z. B. starke Schwankungen der Körpertemperatur oder zentrales Fieber (☞ 12.4.4.2). Daher wird die Körpertemperatur bei gefährdeten Patienten z. B. nach einem Schlaganfall oder mit einem Schä-

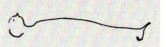

Abb. 33.2: Diese Zeichnung, die ein Patient nach 12-tägiger Lagerung auf einem Mikroglaskugelbett gezeichnet hat, macht deutlich, wie stark eine Superweichlagerung die Wahrnehmung des eigenen Körpers vermindern kann. [E121]

del-Hirn-Trauma, regelmäßig und häufiger als bei anderen Patienten kontrolliert.

Ernährung

Neurologische Erkrankungen können zu Schluckstörungen (Dysphagie ☞ 19.2.2) während allen Phasen des Schluckens führen. Spezifisches Schlucktraining (☞ 12.6.5.8) kann sinnvoll sein. Dieses wird möglichst in Zusammenarbeit mit einer Dysphagietherapeutin erarbeitet.

Die Mundpflege (☞ 12.5.2.4) ist eine bedeutende Pflegeintervention und prophylaktische Maßnahme bei schluckgestörten Patienten und muss konsequent durchgeführt werden.

Die Nahrungsaufnahme kann nicht nur durch eine Dysphagie, sondern auch durch andere motorische Einschränkungen, z. B. einen Tremor, beeinträchtigt sein. Hier müssen individuell an den Patienten angepasste Maßnahmen getroffen werden, damit das Essen trotz der körperlichen Einschränkung ein Genuss bleibt. Taktiles Führen, der Einsatz von Hilfsmitteln und das Eingehen auf Essenswünsche können dabei hilfreich sein.

Ausscheidung

Viele Patienten, die in der Neurologie behandelt werden, haben Probleme mit der Blasen-Darm-Entleerung. Hier ist zunächst die Ursache einzugrenzen:
- Einige neurologische Erkrankungen gehen mit Inkontinenz einher. Anfänglich kann das Legen eines transurethralen Dauerkatheters (☞ 12.7.1.5) oder eines suprapubischen Katheters (☞ 12.7.1.5) sinnvoll sein. Möglichst früh sollte aber mit einem Kontinenztraining begonnen werden, das bei konsequenter Durchführung oft gute Resultate erzielt
- Oft sind Patienten mit einer neurologischen Erkrankung, die scheinbar unkontrolliert Blase und/oder Darm entleeren, jedoch nicht inkontinent. Vielmehr erreichen sie aufgrund von

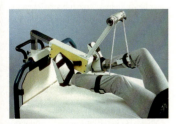

Abb. 33.1: Auch bettlägerige Patienten mit erheblichen Einschränkungen profitieren von körperlicher Betätigung. Dieses Übungsgerät mit stabiler Beinführung ist z. B. auch für Patienten mit Multipler Sklerose oder M. Parkinson geeignet. [V159]

Bewegungseinschränkungen die Toilette nicht schnell genug oder können nicht sagen, dass sie auf die Toilette möchten. Hier ist nach individuellen Hilfsmöglichkeiten zu suchen.

Schlafen

Neurologische Patienten sind erkrankungsbedingt oft in ihrem Schlaf-Wach-Rhythmus gestört. Durch Einhalten einer festen Tagesstruktur kann der Patient dabei unterstützt werden, am Tag wach zu bleiben und in der Nacht zu schlafen. Durch sinnvolles und überlegtes Einsetzen von Aktivitäten, verteilt auf den ganzen Tag, kann auf einen geregelten Schlaf-Wach-Rhythmus hingearbeitet werden.

Kommunikation

Pflege bei Aphasie ☞ *12.9.4.2*

Die Kommunikationsfähigkeit kann durch eine neurologische Erkrankung auf ganz unterschiedliche Weise beeinträchtigt sein. Über Hindernisse einer Kommunikationseinschränkung eine therapeutische Beziehung aufzubauen, in der sich der Patient wahr- und ernst genommen fühlt, stellt eine große Herausforderung für die Pflegenden dar. Es muss unbedingt darauf hingearbeitet werden, dass sich kommunikationseingeschränkte Patienten nicht zurückziehen und mit der Zeit ganz verstummen.

Gerade bei der Begleitung von Menschen mit Kommunikationseinschränkungen ist die Zusammenarbeit mit den Angehörigen ein wichtiges Element. Über sie können Informationen über die Biographie des Patienten eingeholt werden, die helfen können, den Patienten besser zu verstehen. Auf der anderen Seite können sie dem Patienten auf ihre Art ein „Verstanden werden" vermitteln.

Pflege bei Aphasie ☞ *12.9.4.2, 33.2.7*
Validation ☞ *33.9.5*

33.2 Hauptbeschwerden des Patienten

Querschnittssyndrom ☞ *33.14.2*
Zerebrale Krampfanfälle ☞ *33.7*

33.2.1 Entwicklungsverzögerung und -störung

> **Entwicklungsverzögerung** *(Retardierung):* Verzögerung der Entwicklung eines Kindes im Vergleich zu Gleichaltrigen.

Kindliche Entwicklung ☞ *5.6*

Mediziner bezeichnen die Entwicklung eines Kindes als „normal", wenn diese im gleichen Tempo verläuft wie bei der überwältigenden Mehrheit (nämlich 90 %) der Kinder. Fällt ein Kind aus diesem (letztlich willkürlich gesetzten) Rahmen, so spricht man von einer **Entwicklungsverzögerung**. Die Entwicklungsverzögerung kann Teilbereiche der Entwicklung (z. B. **Sprachentwicklungsverzögerung, motorische** oder **geistige Retardierung**) oder die gesamte kindliche Entwicklung **(globale Retardierung)** betreffen. Der Entwicklungsrückstand ist hier potentiell aufholbar. Ist dies nicht (mehr) der Fall, sollte nicht von einer Entwicklungsverzögerung, sondern von einer **Entwicklungsstörung** gesprochen werden. Bei jüngeren entwicklungsverzögerten Kindern ist es oft selbst Spezialisten unmöglich zu entscheiden, ob sie einmal einen normalen „Endstand" erreichen werden oder nicht. Insgesamt wachsen sich Entwicklungsverzögerungen in Teilbereichen eher aus als globale Störungen, die nicht selten mit einer insgesamt verminderten Intelligenz einhergehen.

Die Entwicklungsverzögerung mit zwar nicht altersentsprechenden, aber doch kontinuierlichen Entwicklungsfortschritten muss vom Verlust bereits erworbener Fähigkeiten abgegrenzt werden, wie er z. B. bei einigen Stoffwechselerkrankungen auftreten kann.

Die Ursachen der Entwicklungsstörung entsprechen in weiten Bereichen denen der geistigen Behinderung. Kann eine Ursache festgestellt werden (etwa ein Hörfehler), so wird diese möglichst beseitigt. Ansonsten soll eine optimale Förderung des Kindes weitestmögliche Selbstständigkeit erreichen.

33.2.2 Schwindel

> **Schwindel** *(Vertigo):* Gleichgewichtsstörung, bei der der Betroffene nicht vorhandene (Schein-)Bewegungen empfindet. Kann physiologisch (z. B. Bewegungs-, Höhenschwindel) oder pathologisch sein. Oft zusammen mit Übelkeit, Erbrechen und anderen vegetativen Symptomen auftretend.

Systematischer Schwindel

Der **systematische Schwindel** äußert sich als **Dreh-, Schwank-** oder **Liftschwindel:** Der Patient fühlt sich wie in einem Karussell oder immer zu einer

Seite hin gezogen (Fallneigung immer zur gleichen Seite hin) oder glaubt zu sinken oder hochgehoben zu werden. Häufig tritt auch ein **Nystagmus** auf (*Augenzittern* durch unwillkürliche Augenbewegungen ☞ *32.3.4*), viele Patienten leiden gleichzeitig unter Übelkeit, Erbrechen und Koordinationsstörungen (Ataxie ☞ *33.2.6*).

Dem systematischen Schwindel liegt eine Erkrankung des *Vestibularapparates* zugrunde. Unterschieden werden:

► Der **peripher-vestibuläre Schwindel** durch eine Störung im Innenohr, z. B. bei einem Morbus Menière (☞ *32.4.3*)
► Der **zentral-vestibuläre Schwindel**, bei dem die Störung im ZNS oberhalb der Medulla oblongata liegt, z. B. bei einer Minderdurchblutung im Hirnstammbereich (dort liegen die *Vestibulariskerne*, gewissermaßen die „Schaltzentrale" des Gleichgewichtssystems).

Benigner paroxysmaler Lagerungsschwindel

Häufigste peripher-vestibuläre Schwindelform ist der **benigne paroxysmale Lagerungsschwindel:** Durch bestimmte Kopfbewegungen oder Lagewechsel werden Schwindelattacken von meist weniger als 30 Sek. Dauer ausgelöst, begleitet von einem Nystagmus und heftiger Übelkeit. Manchmal beobachtet der Patient schon selbst, dass der Schwindel bei wiederholter Kopfbewegung bzw. Lagewechsel abnimmt. Die in aller Regel erfolgreiche Behandlung besteht in sog. *Befreiungsmanövern* durch den Arzt und einem *Lagerungstraining*.

Unsystematischer Schwindel

Demgegenüber sind die Angaben eines Patienten mit **unsystematischem Schwindel** vage. Der Schwindel hat keine „konstante Richtung". Die Patienten fühlen sich beim Stehen, Sitzen oder Gehen unsicher und „taumelig", viele klagen über Benommenheit.

Der unsystematische Schwindel wird zurückgeführt auf widersprüchliche Meldungen aus den verschiedenen Sinnesorganen (z. B. bei Sehstörungen) oder gestörte Weiterverarbeitung der aus dem Körper kommenden Informationen im ZNS (z. B. bei Blutdruckregulationsstörungen oder Arteriosklerose der hirnversorgenden Gefäße mit Minderdurchblutung des Gehirns). Auch psychische Störungen können zugrunde liegen. Eine (zentral-)vestibuläre Störung als Ursache eines unsystematischen Schwindels ist selten.

33.2.3 Kopfschmerz

Kopfschmerz kann sowohl ein eigenständiges Beschwerdebild (☞ 33.11) als auch Symptom einer anderen Erkrankung sein. Ein starker, akuter Kopfschmerz tritt z. B. bei einer Hirnhautentzündung (*Meningitis* ☞ 33.8.1) oder *Subarachnoidalblutung* (☞ 33.6.1) auf. Zu rezidivierenden Kopfschmerzattacken kommt es bei *Migräne* (☞ 33.11.1) oder *Trigeminusneuralgie* (☞ 33.11.3). Dagegen ist der von degenerativen Veränderungen der Halswirbelsäule ausgehende Kopfschmerz eher chronisch.

Zur exakten Diagnosestellung und Therapieplanung erfragt der Arzt Lokalisation (ggf. mit Seitenwechsel) und zeitlichen Verlauf der Kopfschmerzen, Art (dumpf, reißend, stechend), Begleitsymptome und Auslöser des Kopfschmerzes und erhebt eine Familienanamnese.

33.2.4 Lähmungen

Querschnittslähmung ☞ 33.14.2

> **Motorische Lähmung:** Bewegungseinschränkung oder -unfähigkeit durch Ausfall der motorischen Nervenbahnen oder durch Störungen in der Skelettmuskulatur. Je nach Schweregrad unterteilt in:
> ▸ **Parese** = Minderung der Muskelkraft
> ▸ **Paralyse** *(Plegie)* = Völlige Unfähigkeit zur aktiven Bewegung.

Einteilung entsprechend der Lokalisation der Störung

Zentrale Lähmung

Bei einer **zentralen Lähmung,** z. B. bei einem Schlaganfall (☞ 33.5.2) oder einer Rückenmarksläsion, ist das *erste* motorische Neuron (erstes Motoneuron) geschädigt, dessen Nervenzellkörper in der motorischen Hirnrinde liegt und dessen Axon über die Pyramidenbahn zu den Vorderhörnern des Rückenmarks zieht. Da ca. 90 % der Pyramidenbahnfasern in der Medulla oblongata zur Gegenseite kreuzen, hat eine Schädigung im Gehirn eine *gegenseitige,* hingegen eine Schädigung des Rückenmarks eine *gleichseitige* Lähmung zur Folge.

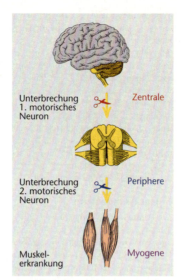

Abb. 33.3: Zentrale, periphere und myogene Lähmung. [A400-190]

Bei einer zentralen Lähmung bleiben die Schaltkreise für die Muskeleigenreflexe im Rückenmark in der Regel erhalten, hemmende Impulse aus dem Gehirn erreichen das Rückenmark aber unterhalb der Läsion nicht mehr. Deshalb:
▸ Ist die Muskelgrundspannung im Sinne einer Spastik (*griech.* = Krampf ☞ 33.2.8) erhöht (daher *spastische Lähmung*)
▸ Kommt es in der Regel nicht zur **Muskelatrophie** *(Muskelschwund)*
▸ Sind die Muskeleigenreflexe gesteigert
▸ Sind **pathologische Reflexe,** d. h. physiologisch nicht vorhandene (Fremd-)Reflexe, auslösbar (☞ Abb. 33.4, 33.3.1, 33.5.6).

Periphere Lähmung

Bei einer **peripheren Lähmung** ist das *zweite* Neuron der motorischen Nervenbahn geschädigt (☞ Abb. 33.3). Sein Nervenzellkörper liegt im Vorderhorn des Rückenmarks, sein Axon gelangt als Bestandteil eines peripheren Nerven zur Skelettmuskulatur. Es werden nur noch wenige oder gar keine Bewegungsimpulse mehr zu den Muskeln weitergeleitet. Infolgedessen:
▸ Sind die betroffenen Muskeln schlaff (daher die Bezeichnung *schlaffe Lähmung*)
▸ Kommt es wegen fehlenden Gebrauchs der Muskeln zur Muskelatrophie

▸ Sind die Muskeleigenreflexe vermindert oder erloschen
▸ Treten keine pathologischen Reflexe auf.

Myogene Lähmung

Bei der **myogenen Lähmung** sind die Muskelzellen in ihrer Funktion gestört. Die Folgen ähneln denen der peripheren Lähmung.

Einteilung der Lähmungen entsprechend der betroffenen Gliedmaße

Eine weitere Möglichkeit, Lähmungen einzuteilen, ergibt sich aus der Verteilung der Lähmungen:
▸ **Monoparese** bzw. **Monoplegie.** Unvollständige bzw. vollständige Lähmung einer einzelnen Gliedmaße (Arm oder Bein)
▸ **Hemiparese** bzw. **Hemiplegie.** Unvollständige bzw. vollständige Lähmung einer Körperhälfte (rechts oder links)
▸ **Paraparese** bzw. **Paraplegie.** Unvollständige bzw. vollständige Lähmung beider Arme oder beider Beine
▸ **Tetraparese** bzw. **Tetraplegie.** Unvollständige bzw. vollständige Lähmung aller vier Gliedmaßen (beide Arme und beide Beine).

33.2.5 Tremor

> **Tremor:** Rhythmisches, unwillkürliches, meist symmetrisches Zittern insbesondere der Extremitäten, aber auch des Kopfes und (selten) des ganzen Körpers durch abwechselnde Kontraktionen gegensätzlich wirkender Muskelgruppen. Je nachdem, wie schnell und ausladend das Zittern ist, wird der Tremor als *grob-, mittel-* oder *feinschlägig* bezeichnet.

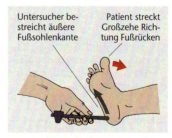

Abb. 33.4: Das Babinski-Zeichen gehört zu den **Pyramidenbahnzeichen.** Dies sind pathologische Reflexe, die bei Schädigung des ersten motorischen Neurons, der Pyramidenbahn, auftreten. [A400-215]

Der bei jedem Menschen vorhandene **physiologische Tremor** wird beispielsweise durch Angst oder Erregung verstärkt und dadurch sichtbar. Die übrigen Tremorformen werden nach ihrem Erscheinungsbild eingeteilt in:

▶ **Ruhetremor.** Der Ruhetremor tritt in Ruhe auf und wird bei gezielten Bewegungen oft geringer. Er betrifft vor allem die Hände, gelegentlich aber auch den Kopf und – selten – die Beine.
Der Ruhetremor des Parkinsonkranken (☞ 33.9.1) betrifft vor allem die Daumen- und Zeigefingermuskeln; die entstehenden Bewegungen erinnern an diejenigen beim Pillendrehen oder Geldzählen (daher auch *Pillendreher-* oder *Münzenzählertremor*). Auch beim **senilen Tremor** des älteren Menschen handelt es sich meist um einen Ruhetremor. Er zeigt sich vor allem an den Händen sowie an Kopf- und Unterkieferbereich (z. B. ständiges „Kopfnicken").

▶ **Aktionstremor.** Der Aktionstremor hingegen wird vor allem bei Bewegung beobachtet, wobei zwischen **Haltetremor** (bei Bewegung gegen die Schwerkraft, also z. B. Arme nach vorne gestreckt halten) und **Intentionstremor** (bei zielgerichteter Aktivität und bei näher kommendem Ziel stärker werdend) differenziert wird. Der familiär gehäuft auftretende klassische **essentielle Tremor** etwa ist überwiegend ein Haltetremor, der Tremor bei Kleinhirnerkrankungen ein Intentionstremor.

Starker Tremor behindert den Betroffenen sehr und kann zu Isolation führen, etwa wenn Essen oder Trinken nicht mehr ohne Verschütten möglich sind.

33.2.6 Ataxie

Ataxie: Gestörter Bewegungsablauf durch mangelhafte Koordination der Muskeln.

Ursächlich durch Schädigung des Kleinhirns, des Rückenmarks (insbesondere der Hinterstränge) oder peripherer Nerven bedingt.

Kleinhirnataxie

Die Ursache der **Kleinhirnataxie** *(zerebellare Ataxie)* liegt in einer Kleinhirnschädigung. Das Kleinhirn kann seine Aufgaben im Rahmen der Bewegungskoordination nicht mehr erfüllen.

Typischerweise leidet der Betroffene unter einer **Rumpf-** und **Standataxie,** er kann nicht gerade sitzen oder stehen, sondern fällt nach hinten oder zur Seite um, sowie einer **Gangataxie** mit breitbeinigem, taumelndem Gang, oft mit Abweichtendenz zu einer Seite. Der Kranke kann keine feinen Bewegungen mehr ausführen. Die Bewegungen sind „verwackelt" und schießen vielfach über das Ziel hinaus. Da der Patient die Störung nicht durch den Sehsinn ausgleichen kann, sind die Symptome bei geschlossenen und geöffneten Augen gleich.

Hinterstrangataxie

Die **Hinterstrangataxie** *(spinale Ataxie)* tritt bei Erkrankungen der sensiblen Leitungsbahnen in den Hintersträngen des Rückenmarks auf, z. B. bei Multipler Sklerose (☞ 33.8.6). Informationen, etwa über die Beschaffenheit des Bodens oder die Stellung der verschiedenen Körperteile zueinander, werden nicht mehr ausreichend zum Gehirn weitergeleitet.

Bei geöffneten Augen ist die Hinterstrangataxie wesentlich geringer ausgeprägt als bei geschlossenen, da die Informationen des Sehsinns einen Teil der Informationen der Tiefensensibilität ersetzen. Beispielsweise geht der Patient verhältnismäßig sicher, solange er auf seine Füße blicken kann. Soll er aber mit geschlossenen Augen gehen, muss er sich festhalten.

Begleitend bestehen oft Sensibilitätsstörungen (☞ 33.2.9), da auch die Berührungs- und Druckempfindung über die Hinterstränge zum Gehirn geleitet wird.

33.2.7 Aphasie und weitere „Werkzeugstörungen"

Pflege bei Aphasie ☞ 12.9.4.2

Aphasie: Zentrale *Sprachstörung* (nach abgeschlossener Sprachentwicklung) bei intakten Sprechorganen. Eine der häufigsten Werkzeugstörungen.

Werkzeugstörung: Zentralnervös bedingte Störung sog. „höherer" Hirnleistungen (z. B. komplexer Handlungen oder Gedankengänge), wobei die Sinnesorgane und die ausführenden Organe intakt sind.

Abzugrenzen sind **Sprechstörungen** (z. B. eine Artikulationsstörung oder Stottern) mit intaktem Sprachverständnis, Wortfindung und Satzbau sowie **Sprachentwicklungsstörungen** bei Kindern.

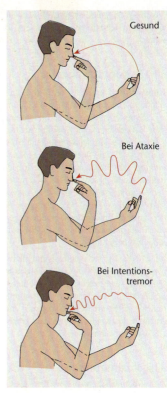

Abb. 33.5: Finger-Nase-Versuch. Oben: Normal.
Mitte: Bei Ataxie, die z. B. bei Schädigungen der Hinterstränge im Rückenmark oder bei Kleinhirnerkrankungen auftritt.
Unten: Bei Intentionstremor, der ebenfalls häufig bei Kleinhirnerkrankungen zu beobachten ist. [A400-215]

Aphasie

Eine der häufigsten **Werkzeugstörungen** ist die **Aphasie.** Hierbei hat der Patient durch eine zentralnervöse Störung, etwa durch einen Schlaganfall, die Fähigkeit zu sprechen verloren.

Das Sprachverständnis und die sprachnahen Fähigkeiten des Lesens und Schreibens sind meist mitbetroffen (wenn auch in unterschiedlichem Ausmaß), so dass der Patient Handlungsaufforderungen oft nicht verstehen und seinen Sprachverlust nicht durch schriftliche Mitteilungen kompensieren kann.

Die Bedeutung von Mimik oder Gestik hingegen kann in der Regel auch noch von schwer Erkrankten erfasst werden.

Tabelle 33.6 fasst die Charakteristika der verschiedenen Aphasien zusammen.

33.2 Hauptbeschwerden des Patienten

	Broca-Aphasie (motorische Aphasie)	**Wernicke-Aphasie** (sensorische Aphasie)	**Amnestische Aphasie**	**Globale Aphasie**
Schädigungsort im ZNS*	Broca-Sprachzentrum im Stirnlappen	Wernicke-Sprachzentrum im Schläfenlappen	Scheitel- und Schläfenlappen	Diffuse, kombinierte Störungen
Sprachverständnis	Wenig beeinträchtigt	Erheblich beeinträchtigt oder fast fehlend	Wenig oder nicht beeinträchtigt	Erheblich beeinträchtigt oder fast fehlend
Sprache:				
▶ Sprachproduktion	Stark vermindert	Meist gesteigert	Wenig oder gar nicht verändert	Stark vermindert
▶ Sprachanstrengung	Groß (oft „Ringen um Worte" mit gequältem Gesichtsausdruck)	Gering (müheloses, flüssiges Sprechen)	Wortfindungsstörungen, sonst nicht verändert	Groß
▶ Sprachmelodie	Erheblich beeinträchtigt	Unverändert	Unverändert	Erheblich beeinträchtigt
▶ Satzbau	Erheblich beeinträchtigt (kurze Sätze, Telegrammstil, evtl. nur einzelne Worte)	Durcheinander	Satzunterbrechung oder -abbruch durch Suche nach Wörtern, sonst nicht beeinträchtigt. Viele Floskeln und Füllwörter	Erheblich beeinträchtigt (Sprechen nur einzelner Worte)
▶ Laute und Worte	Insbesondere Lautvertauschung	Bildung neuer Laute, Silben und Worte z. B. durch Umstellung oder Wiederholung, Wortvertauschung	Suchen von Worten, Umschreiben des nicht gefundenen Begriffs	Stereotypien (ständige Lautwiederholungen, z. B. dadada)
Lesen	Erheblich beeinträchtigt	Erheblich beeinträchtigt	Wenig oder nicht beeinträchtigt	Praktisch nicht möglich
Schreiben	Erheblich beeinträchtigt	Erheblich beeinträchtigt	Beeinträchtigt	Praktisch nicht möglich

* Bezogen auf die dominante Hemisphäre, d.h. bei ca. 90% aller Menschen die linke.

Tab. 33.6: Die verschiedenen Aphasieformen.

Bei der Begleitung von aphasischen Patienten müssen Möglichkeiten gefunden werden, dem Patienten das Gefühl zu geben, dass er verstanden wird (☞ 12.9.4.2). So früh wie möglich wird eine Logopädin eingeschaltet.

Weitere Werkzeugstörungen

- **Agraphie.** Unfähigkeit zu schreiben
- **Alexie.** Unfähigkeit zu lesen
- **Akalkulie.** Unfähigkeit zu rechnen
- **Apraxie.** Unfähigkeit, bestimmte Handlungen koordiniert und in der richtigen Reihenfolge auszuführen. Der Patient ist z. B. nicht in der Lage sich zu kämmen, obwohl keine Lähmungen vorliegen
- **Agnosie.** Störung des Erkennens, wobei die verschiedenen Sinneswahrnehmungen betroffen sein können
  - Bei der **visuellen Agnosie** etwa sieht der Patient einen Gegenstand zwar, erkennt ihn aber nicht als solchen. Der Patient beschreibt eine Banane z. B. völlig richtig als gelben, gebogenen Gegenstand. Er kann aber nicht den Zusammenhang zur essbaren Frucht herstellen. Durch Betasten oder Schmecken hingegen erkennt der Patient die Banane sofort
  - Bei der **Anosognosie** ist der Patient unfähig, seine eigene Erkrankung zu erkennen. Beispielsweise ist ein Ge-

lähmter der festen Ansicht, er könne aufstehen, wenn er wolle.
- **Neglect.** Vernachlässigen einer Körper- und/oder einer Raumhälfte bis hin zum Ignorieren. Wird der Patient z. B. gleichzeitig an beiden Beinen berührt, gibt er an, nur an einem Bein berührt worden zu sein.

33.2.8 Veränderungen des Muskeltonus

> **Muskeltonus** *(Muskelgrundspannung):* Spannungszustand des (ruhenden) Muskels.

Muskelhypertonie

Bei der **Muskelhypertonie** ist der Muskeltonus krankhaft erhöht. Dies äußert sich in einem erhöhten Widerstand des Muskels bei passiver Dehnung. Die zwei Hauptformen der Muskelhypertonie heißen **Spastik** (*griech.* = Krampf) und **Rigor** (*lat.* = Steifheit).

Spastik

Die spastischen Muskelpartien setzen einer passiven Dehnung vor allem zu Beginn der Bewegung einen erhöhten Widerstand entgegen, der im weiteren Verlauf der Bewegung plötzlich nachlässt *(Taschenmesserphänomen)*. Betroffen sind vor allem Muskelgruppen, die der Schwerkraft entgegenwirken (Armbeuger und Beinstrecker). Bei schnellen Bewegungen, einseitigen Anstrengungen, Schmerzen oder Angst ist die Spastik besonders stark. Im Gegensatz zum Rigor

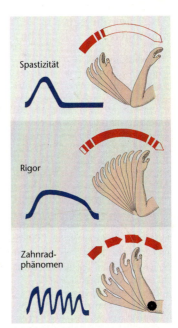

Abb. 33.7: Bei Spastik und Rigor ist der Muskeltonus auf jeweils charakteristische Weise erhöht. [A400-190]

1287

33 Pflege von Menschen mit neurologischen und neurochirurgischen Erkrankungen

(☞ unten) bleibt die Spastik bei vorsichtigem Bewegen sehr gering.

Rigor

Beim Rigor liegt die Ursache in einer Störung des extrapyramidalen Systems (z. B. beim M. Parkinson ☞ 33.9.1). Der Widerstand bleibt während der ganzen Bewegung gleich, ähnlich dem „wächsernen" Widerstand beim Biegen einer Kerze. Außerdem kann es bei Überlagerung des Rigor durch einen Tremor zum **Zahnradphänomen** kommen, d. h. zum rhythmischen Nachlassen des Widerstands in der Frequenz des Tremors beim passiven Bewegen.

Muskelhypotonie

Bei der **Muskelhypotonie** ist der Muskeltonus erniedrigt. Der Widerstand der Muskeln gegenüber passiven Bewegungen ist deutlich herabgesetzt. Dies äußert sich beispielsweise in einem abnorm starken Schlenkern der Arme, wenn man die Schultern des Kranken schüttelt.

Säuglinge mit einer Muskelhypotonie sind „schlaff" *(floppy infant)*, können z. B. beim Hochziehen zum Sitzen Kopf und Rumpf schlechter halten als gesunde Gleichaltrige und rutschen beim Hochnehmen „durch".

33.2.9 Sensibilitätsstörungen

> **Sensibilitätsstörungen** *(Empfindungsstörungen):* Störung der Reizwahrnehmung infolge einer Schädigung der Sinnesrezeptoren, einer gestörten Weiterleitung der Erregungen zum Gehirn oder einer beeinträchtigten Verarbeitung der Reize im Gehirn.

Peripher bedingte Sensibilitätsstörungen treten unter anderem nach Durchtrennung oder Einklemmung peripherer Nerven und nach Verbrennungen der Haut auf.

Zentral bedingte Sensibilitätsstörungen beruhen auf einer Schädigung z. B. der hinteren Zentralwindung des Gehirns oder der Hinterstränge des Rückenmarks.

Folgende Formen von Sensibilitätsstörungen werden unterschieden:

▶ **Hypästhesie** und **Hyperästhesie.** Herabgesetzte bzw. erhöhte Berührungsempfindung
▶ **Hypalgesie** und **Hyperalgesie.** Herabgesetzte bzw. gesteigerte Schmerzempfindung

▶ **Allästhesie** und **Dysästhesie.** Andersartige bzw. unangenehme Wahrnehmung eines vorhandenen Reizes. So liegt z. B. eine Dysästhesie vor, wenn der Patient eine leichte Berührung als Schmerz empfindet
▶ **Parästhesie.** Subjektive Missempfindung (z. B. Ameisenlaufen) ohne von außen nachvollziehbaren Reiz.

33.2.10 Bewusstseinsstörungen

Notfallversorgung des Bewusstlosen ☞ *13.3.1, 13.4*

> **Bewusstseinsstörung** (☞ auch 34.2.1): Störung des menschlichen Gesamterlebens. Unterteilt in **quantitative Bewusstseinsstörungen** mit Minderung der Wachheit und **qualitative Bewusstseinsstörungen** mit veränderten Bewusstseinsinhalten.

In der Neurologie besonders wichtig ist die Einstufung **quantitativer Bewusstseinsstörungen.**

Im klinischen Sprachgebrauch ist nach wie vor folgende Einteilung gebräuchlich, wobei die Nomenklatur aber nicht einheitlich ist:

▶ **Benommenheit.** Leichteste Form der Bewusstseinsstörung mit verlangsamtem Denken und Handeln. Der Patient ist orientiert
▶ **Somnolenz.** Abnorme Schläfrigkeit. Der Patient ist für kurze Zeit weckbar und gerade noch orientiert, vermag aber nur noch einfache Fragen zu beantworten
▶ **Sopor.** Schlafähnlicher Zustand. Der Patient ist durch Ansprache nicht mehr weckbar, reagiert aber auf Schmerzreize gezielt und mit kurzzeitigen Orientierungsversuchen
▶ **Koma.** Bewusstlosigkeit. Der Kranke zeigt keinerlei Reaktionen auf Ansprache. Evtl. sind noch Reaktionen auf Schmerzreize vorhanden.

Zur exakten Einstufung wird meist die **Glasgow-Koma-Skala** (☞ Tab. 33.8) verwendet, bei der sprachliche und motorische Reaktionen sowie Augenöffnen des Patienten mit Punkten „benotet" werden. Der Schweregrad der Bewusstseinsstörung ergibt sich aus der Summe aller Punkte **(Koma-Score):** je weniger Punkte, desto schwerer die Bewusstseinsstörung. Für Kinder gibt es einen modifizierten Score.

> Bei einem Koma liegt die Ursache nur bei 50 % der Patienten im zentralen Nervensystem selbst (z. B. Schlaganfall, Hirnblutung, Tumor, Entzündung, Verletzung). Bei den übrigen 50 % der Kranken sind Vergiftungen, Stoffwechselentgleisungen (z. B. bei Diabetes mellitus ☞ 21.6) oder Schockzustände verantwortlich.

33.3 Der Weg zur Diagnose

Die neurologische Untersuchung entspricht einer gründlichen Allgemeinuntersuchung mit systematischer Untersuchung von Sensibilität (Unterscheidung von spitz – stumpf, warm – kalt, Vibration), Bewegung und Koordination (z. B. Steh- und Gehversuche, Finger-Nase-Versuch ☞ Abb. 33.5).

Bei Kindern vor dem Schulalter fußt die neurologische Untersuchung auf der Beobachtung von Spontanmotorik und -verhalten und der Einschätzung der Entwicklung (☞ 5.6.2). Ggf. werden spezielle Skalen und Tests wie etwa die *Denver Developmental Scale* (☞ Abb. 5.24) für Kinder bis zu sechs Jahren oder Sprachentwicklungstests eingesetzt.

33.3.1 Reflexprüfung

Reflexe des Neugeborenen ☞ *Tab. 5.20*
Pupillenreflexe/-reaktionen ☞ *Tab. 33.79*

Wesentlicher Bestandteil der neurologischen Untersuchung ist außerdem die **Reflexprüfung.** Dabei werden solche Reflexe geprüft, die sich leicht von außen auslösen lassen. Hierzu gehören z. B. der:

▶ *Bizepssehnenreflex* (kurz **BSR**) und *Radiusperiostreflex* (kurz **RPR**). Schlag auf den Bizeps bzw. dem distalen Radius aufliegenden Finger führt zur Armbeugung
▶ *Trizepssehnenreflex* (kurz **TSR**). Schlag gegen die Trizepssehne des gebeugten Armes führt zur Kontraktion des M. triceps brachii
▶ *Patellarsehnenreflex* (kurz **PSR,** auch *Kniesehnenreflex* genannt). Schlag auf die Patellarsehne bei (leicht) gebeugtem Knie führt zur Kontraktion des M. quadriceps femoris und damit zur Kniestreckung
▶ *Achillessehnenreflex* (kurz **ASR**). Schlag auf die Achillessehne (bei dorsalflektiertem Fuß) führt zur Plantarflexion.

33.3 Der Weg zur Diagnose

Neurologische Funktion	(Beste) Reaktion des Patienten	Bewertung [Punkte]
Augen öffnen	Spontan	4
	Auf Ansprechen	3
	Auf Schmerzreiz	2
	Kein Öffnen	1
Verbale Reaktion	Orientiert	5
	Verwirrt, desorientiert	4
	Unzusammenhängende Worte	3
	Unverständliche Laute	2
	Keine verbale Reaktion	1
Motorische Reaktion Motorische Reaktion auf Schmerzreize	Befolgen von Aufforderungen	6
	Gezielte Schmerzabwehr	5
	Ungezielte Schmerzabwehr (sog. Massenbewegungen)	4
	Beugesynergien (Beugehaltung)	3
	Strecksynergien (Streckhaltung)	2
	Keine motorische Reaktion	1

Tab. 33.8: Glasgow-Koma-Skala. Die Summe der Punkte ergibt den Koma-Score und ermöglicht eine standardisierte Einschätzung des Schweregrades einer Bewusstseinsstörung. Pupillenreaktionen ☞ Tab. 33.79

Wichtige Hinweise auf eine neurologische Erkrankung sind:
- Seitenunterschiede zwischen rechts und links. Steigerung von Eigen- und/oder Abschwächung von Fremdreflexen weisen dabei auf eine Schädigung der Pyramidenbahn, Abschwächung beider auf eine Schädigung peripherer Nerven oder Nervenwurzeln hin. Da die Reflexleitung über die peripheren Nerven und die Verschaltung im Rückenmark immer gleich erfolgen, ist durch Prüfung von *Kennreflexen* eine Eingrenzung des Schädigungsortes möglich (☞ auch Tab. 33.67)
- Fehlen eines physiologischen Reflexes
- „Unerschöpflichkeit" eines Reflexes („das Zucken hört gar nicht mehr auf")
- Auslösbarkeit pathologischer Reflexe wie etwa des **Babinski-Reflexes** (☞ Abb. 33.4).

33.3.2 Lumbalpunktion

Lumbalpunktion (kurz *LP*): Punktion des liquorhaltigen Duralsacks im Lendenwirbelsäulenbereich mit einer langen Hohlnadel zu diagnostischen und/oder therapeutischen Zwecken.

Viele neurologische Erkrankungen führen zu einer veränderten Zusammensetzung des Liquors. Hauptindikationen der **Lumbalpunktion** sind der Verdacht auf eine infektiöse oder entzündliche Erkrankung des ZNS (☞ 33.8), auf eine Subarachnoidalblutung sowie onkologische Erkrankungen mit häufiger Infiltration ins ZNS, z. B. Leukämie (☞ 22.6.1). Eine Lumbalpunktion kann auch dazu dienen, Arzneimittel in den Liquorraum einzubringen, etwa Kontrastmittel, Lokalanästhetika oder Zytostatika.

Bei einem erhöhten Hirndruck (☞ 33.12) darf die Lumbalpunktion nicht durchgeführt werden, da das Gehirn dann infolge der Druckentlastung im Lumbalbereich nach unten in Richtung Wirbelkanal „rutschen" kann und lebenswichtige Zentren im großen Hinterhauptloch eingeklemmt würden. In vielen Kliniken wird daher bei jedem Patienten vor einer Lumbalpunktion eine Computer- oder Kernspintomographie des Gehirns durchgeführt. Ansonsten spiegelt der Arzt den Augenhintergrund des Patienten, um eine Stauungspapille (☞ Abb. 31.22) als Zeichen einer Hirndruckerhöhung auszuschließen.

Auch bei Gerinnungsstörungen ist eine Lumbalpunktion kontraindiziert, da eine Blutung in den Spinalkanal mit nachfolgendem Querschnittssyndrom droht.

Vorbereitung

- Benötigtes Material bereitstellen: Alles zur Hautdesinfektion und Lokalanästhesie (Venenpunktion ☞ 14.5.1), evtl. Utensilien zur Hautrasur. Mehrere Lumbalpunktionskanülen mit unterschiedlichem Durchmesser und Länge (bei Kindern altersentsprechend kleiner bis zu einer Länge von 3,75 cm bei Säuglingen), sterile Handschuhe, sterile Unterlage, 3–5 beschriftete (sterile) Liquorröhrchen, sterile Tupfer, Verbandsmaterial. Evtl. ein graduiertes Steigrohr nach Queckenstedt mit Ansatz für die Liquordruckmessung (☞ Abb. 33.9). Ggf. alles für einen Eiweißschnelltest (z. B. Reagenzglas und *Pandy-Reagenz*) und einen Blutzucker-Stix. Für viele Erkrankungen ist die gleichzeitige Bestimmung von Albumin, IgG und verschiedenen Antikörpern im Blutserum erforderlich, dann richten die Pflegenden zusätzlich alle zur Blutentnahme notwendigen Materialien (☞ 14.5.1)
- Prüfen, ob aktuelle Blutgerinnungswerte des Patienten vorliegen
- Sicherstellen, dass der Patient vom Arzt aufgeklärt wurde und – je nach Klinik verschieden – eine Einverständniserklärung unterschrieben hat. Im Aufklärungsgespräch sollte der Patient unter anderem auch darauf vorbereitet worden sein, dass es zu „elektrisierenden", in ein Bein ausstrahlenden Schmerzen kommen kann, wenn eine Nervenwurzel berührt wird (die Nervenwurzel nimmt hierdurch aber keinen Schaden)
- Auf Ängste des Patienten eingehen: Die Angst vieler Patienten vor einer Rückenmarkverletzung durch die Lumbalpunktion ist bei fachgerechter Durchführung unbegründet, da das Rückenmark beim Erwachsenen bereits auf Höhe der Bandscheibe zwischen erstem und zweitem Lendenwirbelkörper endet und der Arzt zur Punktion weiter unten einsticht. Evtl. noch einmal die einzelnen Schritte der Punktion durchgehen, dabei besonders betonen, wie der Patient selbst helfen kann, indem er den Rücken so weit wie möglich krümmt und möglichst ruhig liegen bleibt

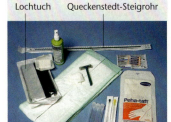

Abb. 33.9: Materialien für die Lumbalpunktion. Für einen Eiweißschnelltest müssen noch ein Reagenzglas oder Blockschälchen und die Reagenzien hinzugefügt werden. [K183]

Pflege von Menschen mit neurologischen und neurochirurgischen Erkrankungen

- Patienten bitten, die Blase zu entleeren
- Ggf. Prämedikation nach Anordnung verabreichen (nur selten erforderlich)
- Kurz vor der Punktion BZ-Stix durchführen (in manchen Kliniken ist auch eine venöse Blutentnahme mit Blutzuckerbestimmung im Labor üblich), da der Glukosespiegel im Liquor blutzuckerabhängig ist
- Patienten geeignete Kleidung anziehen (lassen): Der Patient muss seinen Oberkörper während der Punktion ganz oder zumindest am Rücken freimachen können. Die Unterwäsche kann anbehalten werden, auf mögliche Verunreinigungen durch das Desinfektionsmittel wird hingewiesen.

Durchführung

- Die Lumbalpunktion erfolgt bei Säuglingen im Liegen, bei älteren Kindern und Erwachsenen im Liegen oder Sitzen, wobei die Lendenwirbelsäule maximal gebeugt sein soll, damit die Dornfortsätze auseinanderweichen. Bei der Punktion im Sitzen sitzt der Patient am seitlichen Rand der Untersuchungsliege mit dem Rücken zum Arzt (möglichst weit zu der dem Arzt gegenüberliegenden Seite), stellt die Füße auf einen Hocker, beugt Kopf und Schultern weit nach vorn und macht einen Rundrücken ("Katzenbuckel"). Zur Unterstützung dieser Lage umfasst er außerdem seine Knie mit den Armen.
  Der liegende Patient liegt auf der Seite, mit dem Rücken nahe dem seitlichen Rand der Untersuchungsliege, an dem der Arzt sitzt, und macht einen Rundrücken, indem er Kopf und Schultern weit nach vorn neigt, die Knie anzieht und sie eventuell mit den Armen umfasst
- Nach Hautdesinfektion und ggf. Lokalanästhesie sticht der Arzt die Lumbalpunktionsnadel zwischen dem 3. und 4. (alternativ und bei Kindern 4. und 5.) LWS-Dornfortsatz ein und schiebt sie vor, bis Liquor fließt. Währenddessen beruhigt die Pflegekraft den Patienten, unterstützt seine korrekte Position und verhindert Abwehrbewegungen.
  Viele Patienten tolerieren die Punktion besser, wenn sie vor jedem Schritt „vorgewarnt" werden, z. B. vor der Desinfektion „jetzt wird es kalt" sagen. Besonders hilfreich ist es, dem Patienten zu sagen, wenn der Liquor fließt, und dass nun „das Meiste" überstanden sei, es aber noch ein paar Minuten dauern werde, da der Liquor nur langsam heraustropfe
- Bei Verdacht auf einen erhöhten Liquordruck oder eine behinderte Liquorzirkulation, etwa bei einem Rückenmarkstumor, wird im Liegen ein Steigrohr zur Liquordruckmessung angesetzt (☞ Abb. 33.9). Erfolgt bei Kompression der V. jugularis oder Bauchpresse des Patienten *kein* Anstieg des spinalen Drucks, besteht der Verdacht auf ein Hindernis (**Queckenstedt-Versuch**)
- Dann wird die benötigte Liquormenge aufgefangen, die Punktionsnadel entfernt und die Punktionsstelle steril verbunden. Es werden drei Reagenzgläser zum Auffangen des Liquors benutzt; evtl. Blutbeimengungen können so herausgewaschen und von einer Subarachnoidalblutung abgegrenzt werden (**Drei-Gläser-Probe**)
- Direkt nach der Untersuchung wird ggf. der Eiweißschnelltest durchgeführt (evtl. eine zweite Pflegekraft hinzubitten): Die Pflegekraft gibt 1 ml *Pandy-Reagenz* in ein Schälchen oder Reagenzglas und fügt einige Tropfen Liquor hinzu. Bei krankhaft hohem Eiweißgehalt des Liquors trübt sich die Mischung, oder es fallen sogar Bestandteile aus. Die Beurteilung der Trübung erfolgt vor dunklem Hintergrund.

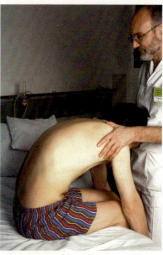

Abb. 33.10: Lagerung eines Erwachsenen für eine Lumbalpunktion im Sitzen. Die Pflegekraft unterstützt die Krümmung der Wirbelsäule. Zur Stabilisierung kann der Patient seine Knie mit den Armen umfassen. [K183]

Nachbereitung

- Patienten nach seinem Befinden fragen, Vitalzeichen kontrollieren
- Material entsorgen und Liquor rasch ins Labor transportieren (lassen)
- Ggf. Bettruhe nach Klinikstandard bzw. Arztanordnung einhalten lassen
- Patienten in den Folgestunden und Folgetagen aufmerksam beobachten (Kopfschmerzen? Sensibilitätsstörungen?) und Auffälligkeiten dem (diensthabenden) Arzt mitteilen

Risiken einer Lumbalpunktion

Ungefähr ein Drittel der Patienten bekommt nach der Punktion ein **postpunktionelles Syndrom** mit Kopfschmerzen (beim Aufrichten/Stehen zunehmend), Übelkeit sowie evtl. Schwindel und Sehstörungen. Seine Ursache liegt am ehesten in einem Liquorverlust durch den

---

Durchführung der Lumbalpunktion [K115]

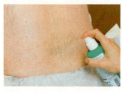

Abb. 33.11: Desinfektion der Punktionsstelle.

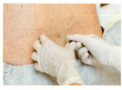

Abb. 33.12: Einstechen der Spinalnadel mit innen liegendem Mandrin.

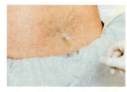

Abb. 33.13: Zurückziehen des Mandrins.

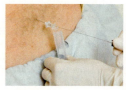

Abb. 33.14: Abtropfen des Liquors in das Laborröhrchen.

33.3 Der Weg zur Diagnose

	Normalbefund	Pathologische Befunde (Bsp.)
Aussehen	Wasserklar	Trübe, eitrig, blutig, gelblich (= xanthochrom, bei länger zurückliegender Blutung)
Zellen	Bis 4/μl	Erhöhte Zellzahl und Verschiebung des Verhältnisses der weißen Blutkörperchen zueinander bei Entzündungen, abnorme Zellen z. B. bei Leukämie
Eiweiß	0,2–0,4 g/l	Erhöht bei sog. Schrankenstörung oder Antikörperproduktion im ZNS, beide z. B. bei Entzündungen
Glukose	45–75 % des Blutzuckers	Erniedrigt bei bakteriellen und tuberkulösen Entzündungen durch den Glukoseverbrauch der Bakterien
Mikrobiologie/ Serologie	Keine Bakterien, keine Antikörper	Bakterien oder Pilze unter dem Mikroskop sichtbar, im Labor Nachweis von Antikörpern oder Erregern selbst (z. B. mittels PCR)

Tab. 33.15: Normale und pathologische Liquorbefunde.

Stichkanal. Meist reichen Bettruhe, Koffein- und Theophyllingabe sowie ggf. Schmerzmittel aus. Ansonsten wird meist ein sog. **epiduraler Eigenblutpatch** durchgeführt, bei dem das mutmaßliche Leck durch Injektion von 10–20 ml (steril entnommenem) Eigenblut „abgedichtet" wird. Die früher empfohlene *prophylaktische* Bettruhe wird heute überwiegend abgelehnt, auch die Wirksamkeit reichlicher Flüssigkeitszufuhr ist umstritten.

Ernste Komplikationen wie eine durch die Punktion verursachte Hirnhautentzündung (zeigt sich erst nach 1–2 Tagen) sind bei sorgfältigem und sterilem Arbeiten sehr selten.

33.3.3 Bildgebende Verfahren

Computer- und Kernspintomographie nehmen heute eine Vorrangstellung unter den bildgebenden Verfahren in der Neurologie ein (Prinzipien ☞ 14.6.4 und 14.6.5). Doppler- und Duplex-Sonographie (☞ 14.6.7) dienen der Beurteilung der hirnversorgenden Gefäße, wobei mittlerweile auch die intrakraniellen Gefäße beurteilt werden können (**transkranielle Dopplersonographie**, kurz *TCD*).

SPECT und PET (☞ 14.6.6) werden vor allem zur weitergehenden Diagnostik bei Epilepsien, Parkinson-Syndrom, Demenz und Tumoren eingesetzt.

Schädelsonographie bei Säuglingen

Bei Säuglingen können die noch offenen Fontanellen und Nähte als Schallfenster genutzt werden. Dementsprechend wird die **Schädelsonographie** bei Säuglingen z. B. eingesetzt bei Verdacht auf Gehirnfehlbildungen, intrazerebrale Blutungen (auch zum Screening der besonders gefährdeten Frühgeborenen) oder Infektionen.

Angiographie

Die rein **diagnostische Angiographie** ist heute teilweise ersetzt durch CT- und MR-Angiographie (☞ 14.6.4, 14.6.5). Reichen diese nicht aus, wird eine Angiographie in DSA-Technik (☞ 17.3.2) durchgeführt. Therapeutisch wird die Angiographie zur minimalinvasiven Behandlung vor allem von Gefäßstenosen und -aneurysmen eingesetzt (**interventionelle Neuroradiologie**).

Zusätzlich zu den allgemeinen Komplikationen nach Angiographien (☞ 17.3.2) können neurologische Ausfälle auftreten, z. B. Lähmungen oder Verwirrtheit. Sie sind Folge von Durchblutungsstörungen durch das Kontrastmittel und meist flüchtig. Die Behandlung besteht in der Gabe von Volumenersatzmittel und Dexamethason.

Die Pflegenden achten nach der Untersuchung insbesondere auf das Auftreten neurologischer Auffälligkeiten (z. B. Lähmungen, Sprachstörungen), auf Blutdruckveränderungen und Herzrhythmusstörungen sowie auf Nachblutungen an der Punktionsstelle.

Myelographie

> **Myelographie:** Kontrastmitteldarstellung des spinalen Subarachnoidalraums.

Bei der **Myelographie** wird nach einer Lumbalpunktion Kontrastmittel in den spinalen Subarachnoidalraum injiziert. Nach entsprechender Lagerung des Patienten können die Nervenwurzeln und die Weite des Spinalkanals dargestellt werden. Die Kernspintomo-

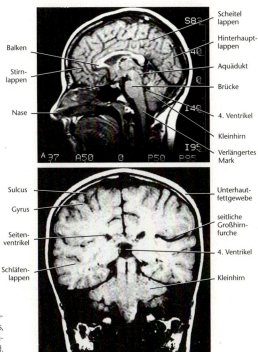

Abb. 33.16: Kernspintomographie des Gehirns, oben Sagittal-, unten Frontalschnitt. Normalbefund. [E283]

graphie hat die Myelographie heute weitgehend verdrängt. Bei den wenigen verbleibenden Indikationen wird die Myelographie heute in aller Regel mit einer Computertomographie kombiniert (**Myelo-CT**).

Die Nachsorge entspricht der nach Lumbalpunktion (☞ 33.3.2). Zusätzliche Oberkörperhochlagerung soll verhindern, dass Kontrastmittel in Richtung Gehirn abfließt. Vermehrte Flüssigkeitszufuhr beschleunigt die Ausscheidung des Kontrastmittels.

33.3.4 Elektroenzephalographie

Elektroenzephalogramm (kurz *EEG, Hirnstrombild*): Kontinuierliche Registrierung und Aufzeichnung der durch die Aktivität von Nervenzellen im Bereich der Hirnrinde auftretenden elektrischen Spannungen.

Indikationen und Durchführung

Ein **Elektroenzephalogramm** ist beispielsweise indiziert zur Diagnostik und Verlaufskontrolle bei Epilepsie, im Rahmen der Schlaflaboruntersuchung, zur Beurteilung der Gehirnaktivität im Koma und zur Feststellung des Hirntods (☞ 10.7).

An definierten Positionen der Schädeldecke werden Kopfhautelektroden zur Registrierung der elektrischen Spannungen angebracht. Im *Elektroenzephalographen* werden die elektrischen Spannungen dann verstärkt und – ähnlich wie beim EKG – aufgezeichnet. Die Untersuchung ist völlig ohne Nebenwirkungen und schmerzlos.

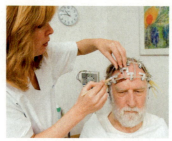

Abb. 33.17: Patient beim Anlegen der Kopfhautelektroden für ein EEG. Manche Patienten empfinden die Untersuchung wegen der vielen Elektroden und der zahlreichen Kabel zum Aufzeichnungsgerät als unangenehm. [K115]

Aufgaben der Pflegenden

- Ggf. Haare und Kopfhaut vor der Untersuchung waschen (lassen), da Fett und Haarspayreste die Registrierung behindern
- Patienten nicht nüchtern lassen, da eine Unterzuckerung das EEG verändern kann. Keine anregenden Getränke wie Cola, Kaffee oder Tee geben, da diese ebenfalls das EEG beeinflussen
- Eingenommene Arzneimittel des Patienten auf dem Anmeldeformular notieren oder Patientenkurve mitgeben, da verschiedene Arzneimittel (z. B. auch Diazepam) das EEG verändern und der auswertende Arzt darüber Bescheid wissen muss. Ggf. Arzneimittel vorher nach Arztanordnung absetzen
- Den Patienten (nochmals) über die Ungefährlichkeit der Untersuchung informieren; v.a. bei Patienten mit psychiatrischen Erkrankungen kann das Ableiten eines EEGs starke Ängste auslösen
- Patienten ggf. begleiten
- Nach der Untersuchung Patienten ggf. beim Reinigen der Haare helfen.

Normalbefund

- Bei Kindern altersabhängige Muster
- Beim Erwachsenen bei geöffneten Augen ein hochfrequenter (sehr schneller) β-Rhythmus, bei geschlossenen Augen und Entspannung niederfrequentere α-Wellen. Die τ- und δ-Wellen sind am langsamsten und kommen normalerweise nur im Tiefschlaf vor (☞ Abb. 33.18).

Typische pathologische Befunde

- Bei der Epilepsie (☞ 33.7.2) werden während, manchmal auch zwischen den Anfällen typisch veränderte Kurvenmuster (**Krampfpotentiale**) aus *Spikes und Waves* („Zacken und Wellen") registriert, die z. B. durch Schlafentzug oder Lichtreize provoziert werden können
- Tumoren oder Blutungen können zu **Herdbefunden** mit kontinuierlich oder intermittierend langsamen Wellen über den geschädigten Hirnarealen führen
- **Allgemeinveränderungen** (meist eine Verlangsamung, in allen Ableitungen) treten z. B. bei diffusen Gehirnentzündungen oder Vergiftungen sowie bei Bewusstlosen auf

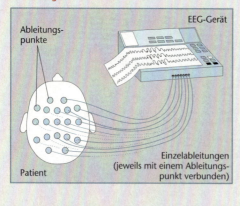

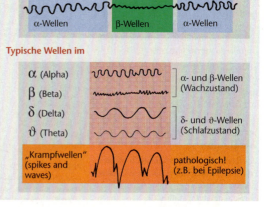

Abb. 33.18: Ableitung eines EEGs und einige typische EEG-Befunde.

▶ Beim **Hirntod** (☞ 10.7) sind keine elektrischen Spannungen der Nervenzellen mehr nachweisbar (**Nulllinien-EEG**, *isoelektrisches EEG*). Achtung: Meist sieht man dann im EEG die EKG-Kurve, da die Spannungen der noch arbeitenden Herzmuskelzellen bis zur Kopfschwarte fortgeleitet werden.

33.3.5 Evozierte Potentiale

> **Evozierte Potentiale** (kurz *EP*): EEG-gestützte Spezialuntersuchung, die die Reizantwort des ZNS auf definierte Sinnesreize erhebt.

Bei der Untersuchung der **evozierten Potentiale** wird das zu untersuchende Sinnesorgan durch einen definierten Reiz erregt, die aus diesem Reiz resultierende Antwort an verschiedenen Punkten der gesamten Leitungsbahn (peripherer Nerv, ggf. Rückenmark, Gehirn) gemessen und von einen Computer ausgewertet:

▶ Bei den **visuell evozierten Potentialen** (kurz *VEP*) wird der Sehsinn z. B. durch das Betrachten von Schachbrettmustern erregt. Diese Untersuchung wird häufig bei Verdacht auf Multiple Sklerose (☞ 33.8.6) zum Nachweis einer (abgelaufenen) Sehnervenentzündung eingesetzt, die oft Erstsymptom der Multiplen Sklerose ist

▶ Bei den **akustisch evozierten Potentialen** (kurz *AEP*) werden dem Ohr definierte Schallreize zugeführt. Die Untersuchung ist z. B. bei Verdacht auf Hirnstammschädigung angezeigt, etwa nach einem Schädel-Hirn-Trauma (☞ 33.14.1). Außerdem ermöglicht sie eine objektive Gehörprüfung, beispielsweise bei Kleinkindern

▶ Die Ableitung der **somatosensibel evozierten Potentiale** (kurz *SSEP*) erfordert eine direkte Nervenreizung und ist bei Verdacht auf eine Störung der Leitung im Rückenmarks- oder Gehirnbereich indiziert (etwa bei Rückenmarkstumoren)

▶ Bei den **motorisch evozierten Potentialen** (kurz *MEP*) wird die motorische Großhirnrinde mittels eines Magneten stimuliert. Gemessen wird, wann und wie stark der Reiz beim Muskel (z. B. Unterschenkelstrecker) ankommt. Diese Untersuchung ist für den Patienten unangenehm, da der Magnet laut knallt und der Muskel unwillkürlich zum Zucken gebracht wird. Die Indikationen entsprechen denen der SSEP.

Elektronystagmographie ☞ 32.3.4

33.3.6 Elektromyographie, Elektroneurographie

> **Elektromyographie** (*EMG*): Ableitung und Registrierung der Aktionsströme eines Muskels.
> **Elektroneurographie**: Ableitung und Registrierung der Aktionsströme eines Nerven.

Im Gegensatz zum EEG sind **Elektromyographie** und **Elektroneurographie** für den Patienten unangenehm und manchmal auch schmerzhaft.

Hauptzweck der Elektromyographie ist die Feststellung, ob eine Lähmung Folge einer Muskelschädigung (myogene Lähmung ☞ Abb. 33.3), einer (peripheren) Nervenschädigung oder aber psychogen bedingt ist. Dünne Nadelelektroden werden in den Muskel eingestochen. Danach wird die elektrische Aktivität des Muskels in Ruhe und bei willkürlicher Bewegung untersucht.

Bei der Elektroneurographie reichen in aller Regel Oberflächenelektroden. Der Nerv wird gereizt und der Impuls ein Stück weiter wieder registriert. Dies erlaubt die Berechung der (stark altersabhängigen) **Nervenleitgeschwindigkeit** (kurz *NLG*), z. B. bei Verdacht auf Polyneuropathie (☞ 33.10.1).

33.3.7 Biopsien

In der Neurologie sind vor allem **Muskel-** und **Nervenbiopsien** von Bedeutung. Da diese jedoch invasiv sind und bei der Nervenbiopsie stets – wenn auch kleine – Ausfälle zurückbleiben, steht die Biopsie am Ende aller möglichen Untersuchungen.

Dies gilt noch mehr für die **Hirnbiopsie**, die praktisch nur bei Tumorverdacht (*und therapeutischer Konsequenz*) durchgeführt wird (Neuronavigation ☞ 33.13.1).

33.4 Fehlbildungen und Entwicklungsstörungen des Nervensystems

Anenzephalus, Mikro- und Makrozephalus ☞ Tab. 30.132

33.4.1 Neuralrohrdefekte

> **Neuralrohrdefekte:** Angeborene Verschlussstörung der Wirbelsäule, in stärkerer Ausprägung verbunden mit Fehlbildung des Rückenmarks, meist im Lendenwirbelsäulen- oder Sakralbereich. Prognose abhängig von Ausprägung und Höhe des Defekts, viele Kinder bleiben auf den Rollstuhl angewiesen.

Krankheitsursache und Einteilung

Neuralrohrdefekten liegt ein unvollständiger Verschluss der Hinterseite der Wirbelsäule und des Neuralrohrs zugrunde.

▶ Eine Minimalform ist die **Spina bifida occulta**, bei der lediglich ein Spalt im Wirbelbogen vorhanden ist, das Rückenmark und seine Hüllen jedoch meist intakt sind

▶ Bei der **Meningozele** wölben sich die Hirnhäute durch den Spalt vor

▶ Bei der **Meningomyelozele** wölben sich neben Hirnhäuten auch das an dieser Stelle geschädigte Rückenmark bzw. Nervenwurzeln vor

▶ Bei der **Myelozele** liegt das fehlgebildete Rückenmark durch einen Duradefekt völlig frei

▶ Ein Großteil der Kinder hat zusätzlich eine **Chiari-Malformation** (*Arnold-Chiari-Syndrom*), bei dem Anteile von Kleinhirn und Medulla oblongata durch das Formanen magnum in den Spinalkanal verschoben sind. Häufige Folge ist ein Hydrozephalus.

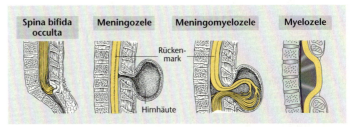

Abb. 33.19: Spina bifida occulta, Meningozele, Meningomyelozele und Myelozele in der Schemazeichnung. [A300-190]

Die Ursache ist nach wie vor unklar. Es hat sich aber gezeigt, dass eine gute Folsäureversorgung der Mutter vor der Empfängnis und in der Frühschwangerschaft das Risiko zu senken vermag (☞ 30.13.2).

Symptome, Befund und Diagnostik

Bei der Spina bifida occulta bestehen oft keine neurologischen Ausfälle. Häufig fällt die Hautpartie über dem Defekt z. B. durch Behaarung, auffällige Pigmentierung oder eine abnorme Einziehung auf. Dann veranlasst der Arzt eine Kernspinuntersuchung des Rückenmarks, um ein „Festhängen" des Rückenmarks an Umgebungsstrukturen auszuschließen **(tethered cord)**, was zu neurologischen Problemen führen kann.

Bei den übrigen Formen bestehen unterschiedlich schwere neurologische Ausfälle wie z. B. Lähmungen der unteren Extremität, Fußdeformitäten, Sensibilitätsstörungen sowie Blasen- und Darmentleerungsstörungen. Ein Teil wird schon vor der Geburt sonographisch diagnostiziert, nach der Geburt zeigt eine Kernspintomographie die Ausdehnung der Fehlbildung.

Behandlungsstrategie

Die Behandlung besteht in der neurochirurgischen Operation (bei Hautdefekten wegen der Infektionsgefahr bereits am ersten Lebenstag), Krankengymnastik sowie orthopädischer und urologischer Behandlung. (☒ 1)

Behandlung bei Hydrozephalus ☞ *33.12.2*

33.4.2 Infantile Zerebralparese

Infantile Zerebralparese (kurz *CP*, *zerebrale Kinderlähmung*): Durch eine vor, während oder kurz nach der Geburt erlittene *(frühkindliche)* Hirnschädigung ausgelöstes Krankheitsbild mit spastischen Lähmungen und Koordinationsstörungen. Manchmal mit Intelligenzminderung und Epilepsie einhergehend. Häufigkeit ca. 0,1 %.

Krankheitsentstehung

Die wichtigsten Ursachen einer **infantilen Zerebralparese** sind:
- *Während der Schwangerschaft:* intrauterine Infektionen (z. B. Röteln), Plazentainsuffizienz

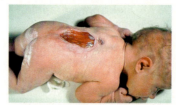

Abb. 33.20: Säugling mit thorakolumbaler Myelomeningozele. [T112]

- *Während der Geburt:* Asphyxie (☞ 30.24.3), Hirnblutung (☞ 30.24.2)
- *In der Neugeborenenzeit:* ZNS-Infektionen (☞ 33.8.1, 33.8.2), Hirnblutung.

Symptome, Befund und Diagnostik

Die betroffenen Säuglinge fallen zunächst durch Veränderungen des Muskeltonus und abnorme Reflexe (☞ 30.24) auf. Später (6.–18. Lebensmonat) treten die typischen Lähmungen mit spastischer Muskeltonuserhöhung (*Spastik* ☞ 33.2.8) und gesteigerten Muskeleigenreflexen auf. Häufig bestehen zusätzlich *extrapyramidale Bewegungsstörungen* (vor allem ausfahrende, unkoordinierte, z. T. schraubenartige Bewegungen) und eine Beeinträchtigung der Körperhaltungs- und Bewegungskontrolle. In schweren Fällen zeigt das Kind auch eine geistige Entwicklungsstörung, Krampfanfälle, Seh- und Sprachentwicklungsstörungen.

Behandlungsstrategie und Pflege

Ein Ausheilen der Zerebralparese ist nicht möglich, wohl aber sind bei vielen Kindern Entwicklungsfortschritte zu erzielen. Die Behandlung erfolgt vorrangig durch Physiotherapie (im deutschen Sprachraum vor allem nach *Bobath* und *Vojta*), später auch Logopädie. Häufig werden stabilisierende und korrigierende orthopädische Maßnahmen erforderlich (Innenschuhe, Schienen, aber auch operative Eingriffe). Eine evtl. bestehende Epilepsie wird medikamentös behandelt, auch der erhöhte Muskeltonus kann bisweilen medikamentös gesenkt werden (z. B. durch Baclofen).

Grundlegend ist es, die Eltern in alle Maßnahmen einzubeziehen, sie zu unterstützen und zu motivieren, ihre Hoffnung zu erhalten und sie dort abzuholen, wo sie stehen. So kann Vertrauen entstehen, das grundlegend für einen positiven Behandlungsverlauf ist.

33.4.3 Geistige Behinderung

Geistige Behinderung: Bezeichnet in der Medizin die (deutliche) Minderung der kognitiven Fähigkeiten mit den daraus resultierenden Verhaltens- und emotionalen Auffälligkeiten.

Eine einheitliche Definition gibt es nicht, da in die Begriffsbestimmung immer die Sicht des Betrachters mit einfließt und etwa eine Intelligenzminderung nicht zwangsläufig z. B. eine *soziale Behinderung* bedeutet. Da jedoch auch Alternativbezeichnungen wie etwa *kognitive Behinderung* nicht unumstritten sind, soll der Begriff an dieser Stelle beibehalten werden.

Krankheitsentstehung

Leichte intellektuelle Behinderungen sind häufig auf in der Familie verankerte Faktoren zurückzuführen. Meist wirken dabei genetische Faktoren (niedrige Intelligenz der Eltern) *und* Umwelteinflüsse zusammen, z. B. ein geringeres Maß an Förderung oder Alkoholkonsum während der Schwangerschaft.

Schwerere Formen geistiger Behinderung sind zurückzuführen auf:
- Chromosomenstörungen, z. B. Down-Syndrom (☞ 30.24.1) oder **Fragiles-X-Syndrom** (*Martin-Bell-Syndrom*, Syndrom unter anderem mit erhöhter Brüchigkeit des X-Chromosoms, äußeren Auffälligkeiten und geistiger Retardierung), sowie andere genetische Fehlbildungssyndrome

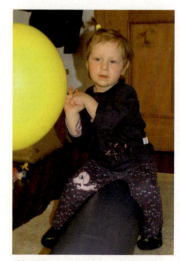

Abb. 33.21: Die Physiotherapie hat einen festen Platz bei der Behandlung der Zerebralparese. [K307]

33.5 Durchblutungsstörungen und Blutungen des ZNS: Schlaganfall

Klassi-fikation	IQ	Erreichbares Entwicklungsalter	Förderungsmöglichkeiten
Leichte intellektuelle Behinderung	69–50	9–12 Jahre	Sonderschule für Lernbehinderte, Erwerb von Kulturtechniken (z. B. Lesen, Schreiben) möglich
Mäßige intellektuelle Behinderung	49–35	6–unter 9 Jahre	Sonderschule für praktisch Bildbare; begrenzter Erwerb von Kulturtechniken bei guter Förderung möglich. In beschütztem Rahmen arbeits- und eingliederungsfähig
Schwere intellektuelle Behinderung	34–20	3–unter 6 Jahre	Kein Erlernen z. B. von Lesen und Schreiben möglich, jedoch lebenspraktisch bildbar. Bedürfen dauerhaft der Unterstützung
Schwerste intellektuelle Behinderung	< 20	Unter 3 Jahre	Hochgradige Beeinträchtigung von Sprache, Kontinenz. Hilfsbedürftigkeit in fast allen lebenspraktischen Fähigkeiten

Tab. 33.22: Klassifikation der Intelligenzminderung nach WHO und ICD-10.

▶ Stoffwechselstörungen, z. B. unbehandelte Schilddrüsenunterfunktion (☞ 21.3.4) oder Phenylketonurie (☞ 21.1), aber auch **neurometabolische Erkrankungen,** z. B. **Zellweger-Syndrom** mit multiplen Fehlbildungen und neurologischen Auffälligkeiten
▶ Prä- und perinatale Schädigungen des ZNS, z. B. Alkoholkonsum der Mutter während der Schwangerschaft (☞ 30.13.2), Infektionen, Asphyxie oder Hirnblutung
▶ Postnatale Faktoren wie ZNS-Infektionen oder Schädel-Hirn-Trauma.

Symptome, Befund und Diagnostik

Die intellektuellen Fähigkeiten werden durch den **Intelligenzquotienten** beschrieben, der durch verschiedene Testverfahren (z. B. *Hamburg-Wechsler-Intelligenztest*) ermittelt werden kann. Zwar sagen abstrakte Tests wenig über die Fähigkeiten eines Einzelnen aus, sich in seiner Umwelt zurechtzufinden; dennoch ist eine grobe Einteilung, z. B. zur Festlegung erreichbarer Förderungsziele, sinnvoll (☞ Tab. 33.22).

Zur Ursachenklärung und Differentialdiagnose sind oft technische Untersuchungen erforderlich (z. B. Blutuntersuchung, EEG, Chromosomenanalyse).

Behandlungsstrategie

Eine ursächliche Therapie ist meist nicht möglich. Um eine höchstmögliche Selbstständigkeit der Kinder zu erreichen, sollten diese in Familie und sonderpädagogischen Einrichtungen ihren Fähigkeiten gemäß gefördert werden. Ziel ist immer eine möglichst weitgehende Integration des behinderten Kindes in die umgebende Gesellschaft.

33.4.4 Teilleistungsstörungen

> **Teilleistungsstörung** *(Teilleistungsschwäche, spezifische Lernstörung):* Spezifische Leistungsschwäche in Teilbereichen intellektueller Fähigkeiten bei insgesamt im Normbereich liegender Intelligenz. Fällt oft erst im Grundschulalter durch schlechte Schulleistungen auf.

Die wichtigsten Teilleistungsschwächen sind:
▶ **Lese- und Rechtschreibstörung** *(Legasthenie).* In einem Drittel der Fälle liegt gleichzeitig eine Verzögerung der Sprachentwicklung vor. Jungen sind dreimal häufiger als Mädchen betroffen
▶ **Rechenstörung** *(Dyskalkulie,* sehr viel seltener).

Gelegentlich finden sich bei Kindern mit Teilleistungsstörungen weitere Auffälligkeiten wie z. B. Überaktivität oder eine nicht voll entwickelte Körperhaltungs- und Bewegungskontrolle, die der Umwelt zum Teil als Ungeschicklichkeit auffällt.

Für die Diagnostik von Teilleistungsstörungen gibt es standardisierte Testbögen, die ab dem Ende des ersten Schuljahres eingesetzt werden können.

Kinder mit einer Teilleistungsstörung bedürfen zum einen einer gezielten Förderungs- und Übungsbehandlung zur weitestmöglichen Kompensation der Schwäche. Zum anderen müssen durch Beratung Fehlreaktionen der Umwelt und sekundäre Verhaltensstörungen des Kindes verhindert werden. Da Anerkennung in einer einseitig auf intellektuelle Leistungen ausgerichteten Umwelt für diese Kinder schwerer zu erlangen ist als für andere Kinder, sind sekundäre Störungen (mangelndes Selbstbewusstsein, Verhaltensstörungen) nicht selten.

33.5 Durchblutungsstörungen und Blutungen des ZNS: Schlaganfall

> **Schlaganfall** *(zerebraler Insult, apoplektischer Insult, Apoplex, Apoplexie, Gehirnschlag,* engl. *stroke):* Akute Durchblutungsstörung oder Blutung des Gehirns mit neurologischen Ausfällen (Bewusstseinstrübung, Lähmungen, Sensibilitätsstörungen). Sehr häufige und folgenschwere Erkrankung: In Deutschland an die 200 000 Schlaganfälle jährlich, dritthäufigste Todesursache (Sterblichkeit im ersten Monat ca. 15–20 %) und wesentliche Ursache von Pflegebedürftigkeit. Von den Überlebenden sind $1/3$ kaum und $1/3$ deutlich behindert, $1/3$ bleibt pflegebedürftig. Starke Häufigkeitszunahme nach dem 60. Lebensjahr.

33.5.1 Krankheitsentstehung und Risikofaktoren

Krankheitsentstehung

Dem klinischen Bild eines Schlaganfalls liegt in 80 % der Fälle eine *verminderte Blutversorgung* (Ischämie) des Gehirns zugrunde, die zum Untergang von Hirngewebe **(Hirninfarkt)** führt. Mögliche Ursachen einer Hirnischämie sind:
▶ *Thrombotischer Gefäßverschluss* einer Hirnarterie oder einer hirnversorgenden Arterie bei Arteriosklerose (☞ 17.5.1)
▶ *Arterio-arterielle Embolie:* Blutgerinnsel oder atheromatöses Material aus arteriosklerotisch geschädigten Arterien (häufig aus der Halsschlagader) können sich lösen, mit dem Blutstrom in das Gehirn verschleppt werden und dort Hirngefäße verlegen
▶ *Embolie aus dem Herzen,* z. B. bei Vorhofflimmern (☞ 16.7.2), die ebenfalls zu einer Verlegung von Hirngefäßen führt. Bei einem persistierenden Fora-

1295

men ovale kann auch ein venöser Embolus über die Öffnung in das arterielle System gelangen und einen Schlaganfall verursachen.

In ca. 15 % der Fälle ist der Schlaganfall Folge einer geplatzten Hirnarterie mit nachfolgender Blutung ins Gehirn (**intrazerebrale Blutung**), typischerweise im Bereich der Stammganglien.

Ungefähr 5 % der Schlaganfälle sind durch eine Subarachnoidalblutung (☞ 33.6.1) verursacht. Andere Ursachen wie Gefäßentzündungen oder Hirnvenen- oder Sinusthrombosen sind demgegenüber weit seltener (☞ 33.6.1) und vor allem bei jüngeren Patienten anzutreffen.

Risikofaktoren

Risikofaktoren für eine thrombotisch bedingte Hirnischämie sind Hypertonie, Diabetes mellitus, Rauchen, Fettstoffwechselstörungen und Ovulationshemmer („Pille").

Der wichtigste Risikofaktor für einen Schlaganfall durch Gehirnblutung ist die arterielle Hypertonie.

33.5.2 Symptome und Untersuchungsbefunde

Typisch für einen Schlaganfall ist der plötzliche, „schlagartige" Ausfall von Hirnfunktionen. Die Kombination der Symptome kann sehr variieren und hängt davon ab, welche Hirnarterie betroffen ist und welche Hirnzentren ausfallen (Übersicht ☞ Tab. 33.23). Eine Unterscheidung von Hirninfarkt und Hirnblutung aufgrund der Symptome ist nicht möglich.

Bei der häufigsten Form des Schlaganfalls, dem Carotis-interna- bzw. Cerebri-media-Infarkt, sind zu erwarten:

- **Halbseitenlähmung.** Unvollständige oder – eher selten – vollständige Lähmung der Muskulatur einer Körperhälfte (*Hemiparese* bzw. *Hemiplegie* ☞ 33.2.4). Der Patient kann z. B. nach dem Schlafen nicht mehr aufstehen. Die Halbseitenlähmung ist typischerweise armbetont, oft liegt auch eine Fazialisparese (☞ 33.10.3) vor. Die Lähmung ist anfangs *schlaff* und wird nach Tagen bis Wochen *spastisch*. Der pathologische Babinski-Reflex (☞ Abb. 33.4) ist meist von Anfang an auslösbar
- **Sensibilitätsstörungen** auf einer Körperseite, z. B. Taubheitsgefühl oder Kribbelparästhesien („Ameisenlaufen")
- **Aphasie** (☞ 33.2.7), v.a. bei Verschluss der linken A. cerebri media. Der Kranke hat Störungen des Sprachverständnisses und/oder der Sprachproduktion, die von *Sprechstörungen* bei beeinträchtigter Artikulation durch Lähmungen der Zungen- und Schlundmuskulatur abzugrenzen sind
- **Apraxien** (☞ 33.2.7)
- **Harninkontinenz** oder **-verhalt**
- **Bewusstseinstrübung** bis hin zu tagelanger Bewusstlosigkeit (*Koma*)
- Akute **Verwirrtheit** mit Orientierungsverlust und Teilnahmslosigkeit.

> Aufgrund der Kreuzung sowohl der (absteigenden) Pyramidenbahn als auch der (aufsteigenden) sensiblen Bahnen ist bei einem Verschluss der rechten A. cerebri media die linke Körperhälfte des Patienten betroffen und umgekehrt.

Warnzeichen: TIA

Wichtigstes Warnsignal für einen drohenden Schlaganfall ist die *transitorische ischämische Attacke* (**TIA**), bei der es durch kurzzeitig gestörte Hirndurchblutung zu neurologischen Ausfällen von oft nur wenigen Minuten und nachfolgend völliger Rückbildung kommt. Häufig sind beispielsweise Sehstörungen auf einem Auge (**Amaurosis fugax**) oder Sensibilitätsstörungen und kurzzeitige Lähmungen („Gestern Morgen fiel mir irgendwie die Tasse aus der Hand, und kurz danach war wieder alles in Ordnung.").

Die Höchstdauer für die neurologischen Ausfälle lag früher definitionsgemäß bei 24 Std. Heute wird sie meist nur noch bei einer Stun-

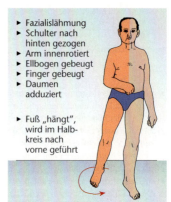

Abb. 33.24: Rechtsseitige Hemiparese nach Schlaganfall. [A400-215]

Betroffene Arterie	Dominierende neurologische Ausfälle*
A. cerebri media oder A. carotis interna → Großhirninfarkt	▸ Kontralaterale Hemiparese/Hemiplegie, gesichts- und armbetont ▸ Kontralaterale halbseitige Empfindungsstörungen ▸ Auge: Kontralateraler halbseitiger Gesichtsfeldausfall ▸ Bei Befall der dominanten** Hemisphäre: Aphasie, Dyskalkulie, Dyslexie, Dysgraphie ▸ Bei Befall der nicht-dominanten Hemisphäre: Neglect, Anosognosie, Verwirrtheit
A. cerebri anterior → Großhirninfarkt	▸ Hemiparese/Hemiplegie, beinbetont ▸ Inkontinenz
A. cerebri posterior → Großhirninfarkt	▸ Halbseitiger kontralateraler Gesichtsfeldausfall ▸ Bei Befall der dominanten Hemisphäre: Dyslexie
A. basilaris → Hirnstamminfarkt	▸ Drehschwindel, Übelkeit, Erbrechen ▸ **Drop attacks** (plötzliches Hinfallen) ▸ Schluck-, Sprech-, Sehstörungen ▸ Augenbeweglichkeitsstörungen, Doppelbilder, Nystagmus ▸ Bei komplettem Basilarisverschluss: Para- und Tetraparese (☞ 33.2.4), **Locked-in-Syndrom** = erhaltene Wahrnehmung und Bewusstsein bei Unfähigkeit zu willkürlichen Bewegungen (außer Lidschluss)
A. cerebelli inferior posterior → Hirnstamminfarkt	**Wallenberg-Syndrom:** Drehschwindel, Erbrechen, Heiserkeit, Nystagmus, Trigeminusparese, Gaumensegelparese, dissoziierte Schmerz- und Temperaturempfindungsstörung

* Bei allen Gefäßen: Bewusstseinstrübung unterschiedlichen Ausmaßes, psychische Veränderung des Patienten
** Die dominante Hemisphäre ist bei Rechtshändern meist die linke, bei Linkshändern häufig die rechte Hirnhälfte Aphasie, Dyslexie, Dysgraphie, Dyskalkulie, Anosognosie, Neglect ☞ 33.2.7

Tab. 33.23: Schlaganfall ist nicht gleich Schlaganfall. Die neurologischen Ausfälle unterscheiden sich stark, je nachdem, welches Gefäßversorgungsgebiet betroffen ist und welche Hirnleistungszentren ausfallen. Die Ausführungen im Text konzentrieren sich auf den häufigen Carotis-interna- bzw. Cerebri-media-Infarkt.

de angesetzt, da bei längerer Dauer mit modernen bildgebenden Verfahren doch oft Ischämien nachweisbar sind.

Da rund 10% der Betroffenen innerhalb der nächsten Woche einen Schlaganfall erleidet, muss jede TIA baldmöglichst diagnostisch abgeklärt werden.

33.5.3 Diagnostik

Zur Erstdiagnostik bei Schlaganfallsymptomen gehören neben der (Gefäß-)Anamnese und neurologischen Untersuchung:
- BZ-Stix, da auch ein *hypoglykämisches Koma* (☞ 21.6.4) zu Bewusstlosigkeit und den Zeichen einer (vorübergehenden) Hemiparese führen kann und außerdem eine behandlungsbedürftige Hyperglykämie (☞ 21.6.3) ausgeschlossen werden muss
- EKG, um z. B. Vorhofflimmern (☞ 16.7.2) zu erkennen, das die Entstehung von Thromben im Herzen begünstigt
- CT des Gehirns (CCT) zum Ausschluss einer Hirnblutung. Eine Blutung lässt sich sofort als Bereich erhöhter Dichte erkennen (☞ Abb. 33.54). Frühzeichen des ischämischen Infarkts werden nach 2–4 Std. sichtbar. In der Folge bildet sich eine Zone verminderter Dichte (dunkle „Höhle") im geschädigten Gebiet aus. Mit zunehmender Verfügbarkeit immer häufiger eingesetzt wird die Kernspintomographie. Insbesondere moderne Programme mit sog. *Diffusions-* und *Perfusionswichtung* sowie *MR-Angiographie* in einer Sitzung ermöglichen eine frühe Darstellung ischämiebedingter Veränderungen, geschädigtem aber noch lebendem sowie totem Gewebe und Gefäßverschlüssen.

Die weiterführende Diagnostik umfasst:
- Langzeit-EKG (☞ 16.3.3), um eine Synkope bei Herzrhythmusstörungen (☞ 16.2.3) auszuschließen
- Doppler-Sonographie (☞ 14.6.7) der hirnversorgenden Arterien, um Stenosen oder arteriosklerotische Plaques als mögliche Emboliequelle zu diagnostizieren
- Ultraschall des Herzens (*Echokardiographie* ☞ 16.3.4), um in den Herzhöhlen „schwimmende" Thromben zu erfassen
- Weiterführende Gerinnungsuntersuchungen, insbesondere bei jungen Schlaganfallpatienten ohne andere Risikofaktoren
- Ggf. Angiographie (vor geplanter OP).

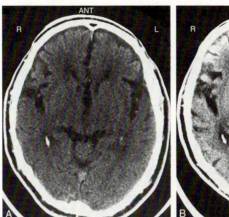
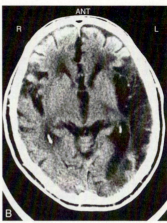

Abb. 33.25: Schlaganfall (Hirninfarkt), links im computer-, rechts im kernspintomographischen Bild drei Tage nach dem Ereignis. Das Kernspintomogramm zeigt das betroffene Gebiet weit deutlicher als das Computertomogramm. Der Pfeil links weist auf die verlagerte Mittellinie als Ausdruck der raumfordernden Wirkung. Beachte die unterschiedliche Darstellung des infarzierten Gebietes (im CT dunkler, im Kernspintomogramm heller als das normale Gehirngewebe)! [E283]

33.5.4 Therapie und Rezidivprophylaxe

> **Notfall: Erstmaßnahmen bei Verdacht auf akuten Schlaganfall**
>
> Die Erstmaßnahmen der Pflegenden bei Verdacht auf Schlaganfall sind:
> - Vitalzeichen kontrollieren, Atmung sichern, Sauerstoff geben (☞ 13.4.1 und 13.4.3)
> - Arzt verständigen (lassen)
> - Venösen Zugang legen (lassen), Infusion (z. B. Ringer-Lösung) anhängen
> - Akutdiagnostik organisieren: Notfall-Labor (Blutbild, Blutzucker, CRP, Kreatinin, Elektrolyte, Quick, PTT, BZ-Stix), EKG, CT/Kernspintomographie des Gehirns.

Um das abgestorbene Gewebe herum gibt es eine Zone (*Periinfarktgebiet* oder **Penumbra**), in der die Funktion der Nervenzellen zwar durch die Minderdurchblutung vermindert ist, die Zellen aber noch nicht unwiderruflich geschädigt sind. Wird der Sauerstoffmangel rechtzeitig behoben, erholen sich diese Nervenzellen wieder, hält er jedoch an, sterben sie ab. Dementsprechend sind die Überlebenschancen des Patienten und die Wahrscheinlichkeit einer (weitgehenden) Rückbildung der neurologischen Ausfälle umso größer, je früher die Therapie beginnt. Diese Erkenntnis spiegelt sich auch in der Tatsache wider, dass mittlerweile in Deutschland fast flächendeckend spezielle Schlaganfallstationen (**Stroke Units**) zur optimalen Versorgung von Schlaganfallpatienten eingerichtet worden sind.

Die Basistherapie des häufigen ischämisch verursachten Schlaganfalls umfasst:
- **Sicherung der Atmung.** Bewusstlose Patienten sind oft ateminsuffizient. Deshalb muss die Atmung des Patienten in den ersten Tagen engmaschig überwacht werden. Evtl. ist Sauerstoffgabe oder Intubation erforderlich
- **Sicherung der Herz- und Kreislauftätigkeit.** Eine eventuelle Herzinsuffizienz und Herzrhythmusstörungen müssen unbedingt behandelt werden, da sonst eine Verschlechterung der Hirndurchblutung droht. Da sich ein zu niedriger Blutdruck ebenfalls ungünstig auf die Hirndurchblutung auswirkt, wird in der Akutphase ein systolischer Blutdruck von mindestens 140 mmHg angestrebt, ggf. durch Infusionstherapie mit z. B. HAES oder mittels Katecholaminen (☞ 16.6.1). Ein zu hoher Blutdruck wird, sofern keine anderen Begleiterkrankungen vorliegen, nur bei Werten über 200/110 mmHg *vorsichtig* gesenkt, da auch eine zu schnelle Blutdrucksenkung die Hirndurchblutung verschlechtert
- **Korrektur des Flüssigkeitshaushalts** durch Infusionen
- **Regulation des Blutzuckers.** Ein erhöhter Blutzuckerspiegel geht mit einer schlechteren Prognose einher. Des-

halb wird der Blutzuckerspiegel in den ersten drei Tagen engmaschig kontrolliert und durch Gabe von (Alt-)Insulin auf maximal 160 mg/dl eingestellt

▶ **Normalisierung der Körpertemperatur.** Eine erhöhte Körpertemperatur wirkt sich ungünstig auf die (noch) nicht irreversibel geschädigten Zellen im Infarktrandgebiet aus. Daher wird bereits eine leicht erhöhte Körpertemperatur oberhalb 37,5 °C durch physikalische Maßnahmen wie Wadenwickel oder durch Arzneimittel gesenkt. Gleichzeitig wird nach der Ursache der Temperaturerhöhung gesucht und diese nach Möglichkeit beseitigt

▶ **Behandlung des Hirnödems.** Je größer das Infarktgebiet ist, desto wahrscheinlicher ist die Entwicklung eines Hirnödems. Zuerst wird dieses konservativ v.a. mittels Hyperventilationsbeatmung und Barbituratnarkose behandelt. Der Oberkörper des Patienten wird hoch, der Kopf achsengerecht in Neutralstellung gelagert, um auch minimale venöse Abflussbehinderungen zu vermeiden. Zur Dekubitusprophylaxe wird der Patient auf einer Wechseldruckmatratze gelagert. Bleibt die konservative Therapie erfolglos, kann eine operative Dekompression mit Entfernung (und späterem Wiedereinsetzen) von Teilen der Schädelkalotte und Duraerweiterungsplastik erwogen werden

▶ **Thromboseprophylaxe** (☞ 12.3.3) durch Low-dose-Heparinisierung

▶ **Vollheparinisierung** (☞ Pharma-Info 17.28). Bei Patienten mit Embolien aus dem Herzen oder Gefäßdissektionen (☞ 17.5.6) wird eine Vollheparinisierung durchgeführt. Obligatorische Voraussetzung ist der vorherige Ausschluss einer Hirnblutung und der Ausschluss von sehr großen Infarkten, die die Gefahr einer Einblutung bergen

▶ **Lysetherapie:** Nach heutigem Kenntnisstand kann die Fibrinolysetherapie mit rt-PA (**r**ecominant **t**issue **p**lasminogen **a**ctivator, Actilyse®) die Prognose eines ischämisch bedingten Schlaganfalls verbessern. Voraussetzungen sind ein sicherer Blutungsausschluss, rascher Therapiebeginn (möglichst innerhalb von drei Stunden nach Symptombeginn, nur unter bestimmten Umständen länger) und fehlende Kontraindikationen von Seiten des Patienten (hohes Alter, kurz zurückliegende Operation, schwerste Krankheitsbilder). Auch Patienten, deren Zustand

sich seit Symptombeginn fortlaufend bessert, werden nicht lysiert, da sie höchstwahrscheinlich eine gute Prognose haben.

Unterschieden werden die *systemische Lyse* mit intravenöser Infusion von rt-PA und die *lokale Lyse,* bei der das Arzneimittel nach vorheriger Angiographie über einen Katheter in unmittelbare Nähe des Verschlusses gebracht wird. Nach der Lysetherapie wird der Patient auf einer neurologischen Intensivstation betreut

▶ **Intensive Frührehabilitation:** Ebenso wichtig wie die genannten medikamentösen Maßnahmen ist eine intensive Frührehabilitation des Patienten, die bereits kurz nach der Krankenhausaufnahme beginnt. Eine neurophysiologisch ausgerichtete Pflege, die sich am Bobath-Konzept orientiert (☞ 33.5.6), Physiotherapie (ebenfalls auf neurophysiologischer Grundlage) sowie ggf. Logopädie und Ergotherapie sollen die bleibenden neurologischen Ausfälle und die spastische Tonuserhöhung der Muskulatur mit typischem Haltungsmuster möglichst gering halten

▶ **Verhinderung weiterer Komplikationen:** Entsprechende Prophylaxen bzw. Therapiemaßnahmen beugen Komplikationen vor, insbesondere einer Pneumonie, einem Dekubitus und einer (bleibenden) Harninkontinenz.

Auf *Stroke Units* werden zum Therapieentscheid und zum wissenschaftlichen Nachweis der Wirksamkeit medizinischer Therapien (**evidenzbasierte Medizin**) folgende internationale standardisierte Beurteilungen regelmäßig erhoben:

▶ **Schlaganfallskala der NIHSS** (*National Institutes of Health Stroke Scale* des US-amerikanischen Bundesgesundheitsamtes), die das Ausmaß der Gehirnschädigung beschreibt (☐ 1)

▶ **Barthel-Index,** der die Einschränkungen des Patienten erfasst (☐ 2)

▶ **Erweiterter Barthel-Index,** der zusätzlich die kognitiven und kommunikativen Fähigkeiten des Patienten ermittelt (☐ 3)

▶ **European Stroke Scale** *(ESS),* die die Kraft der Arme, Beine und des Gesichts, die Sprache und das Gesichtsfeld beurteilt. (☐ 4)

Verhütung von Rezidivschlaganfällen

Die konsequente Behandlung von Grunderkrankungen und die Beseitigung von Risikofaktoren vermindern das Rezidivrisiko erheblich:

▶ Bei Vorhofflimmern, Herzwandaneurysma, Thromben in den Herzhöhlen oder Gefäßdissektion wird je nach individuellem Risiko des Patienten eine langfristige orale Hemmung der Blutgerinnung eingeleitet, z. B. mit Marcumar® (☞ Pharma-Info 17.29)

▶ Ist eine Indikation für eine orale Antikoagulation nicht gegeben, erhalten die Patienten einen Thrombozytenaggregationshemmer, meist Azetylsalizylsäure 100–300 mg/Tag (z. B. Aspirin® 100), um weiteren Durchblutungsstörungen entgegenzuwirken. Bei schweren Unverträglichkeitserscheinungen (z. B. Magenblutung ☞ 19.5.3) oder Therapieversagen wird auf Clopidogrel (Iscover®, Plavix®) oder Dipyridamol (in Kombination mit Azetylsalizylsäure; Aggrenox®) ausgewichen. Tiklopidin (Tyklid®) wird aufgrund seiner Nebenwirkungen kaum noch verschrieben

▶ Bei erhöhtem Blutdruck ist eine Blutdrucksenkung langfristig zwingend erforderlich, da eine Hypertonie einen erneuten Hirninfarkt begünstigt

▶ Die Behandlung von Herzrhythmusstörungen (☞ 16.7) verringert das Risiko der Bildung von Thromben in den Herzhöhlen

▶ Bei Karotisstenosen wird abhängig vom Ausmaß der Verengung und der aufgetretenen neurologischen Symptome sowie vom Allgemeinzustand des Patienten eine *Karotis-Thrombendarteriektomie* (**Karotis-TEA**) vorgenommen. In spezialisierten Zentren ist die Anlage eines Stents möglich, insbesondere dann, wenn sich aufgrund des Allgemeinzustandes des Patienten eine TEA verbietet oder die Stenose operativ schlecht zugänglich ist. Selten kann vor allem bei jüngeren Patienten ein **extra-intrakranieller Gefäß-Bypass** angezeigt sein, meist zwischen der in der Schläfenregion gelegenen extrakraniellen A. temporalis superficialis und einem Ast der intrakraniell gelegenen A. cerebri media.

Im Anschluss an die stationäre Pflege im Krankenhaus ist für viele Patienten ein Aufenthalt in einer Reha-Klinik sinnvoll.

33.5.5 **Komplikationen**

Pneumonie ☞ *18.4.4*
Harnverhalt und/oder Harninkontinenz ☞ *29.2.6 und 29.2.7*
Dehydratation ☞ *29.10.2*

33.5 Durchblutungsstörungen und Blutungen des ZNS: Schlaganfall

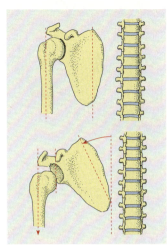

Abb. 33.26: Anatomische Normalstellung der Schulter eines Gesunden (oben) und Stellung der subluxierten Schulter eines Hemiplegikers (unten). Beim Gesunden wird das Schulterblatt durch den Ruhetonus aller ansetzenden Muskelgruppen in seiner physiologischen Lage gehalten. Durch die schlaffe Lähmung in der Anfangsphase der Hemiplegie fehlt jedoch dieser muskuläre Halt. Das Schulterblatt, das die flache Gelenkpfanne bildet, rutscht aus seiner normalen Stellung und bietet somit keinen knöchernen Halt mehr für den Oberarmkopf. [A400-190]

Schulterkomplikationen
Schmerzhafte Schulter

Die **schmerzhafte Schulter** ist eine der häufigsten Komplikationen bei Hemiplegie. Ihre Ursache sind unphysiologische, nicht-normale Bewegungen. Durch die Störung im ZNS wird die Balance der einzelnen Muskeln gestört: Einzelne Muskeln werden hypoton, andere reagieren mit einer erhöhten Spannung. Für die Schulter kann diese Dysbalance bedeuten, dass der Arm in eine unphysiologische Stellung gerät. Wird bei Bewegungen, z. B. zur Mobilisation, der Arm nicht gelenknah geschützt (☞ Abb. 33.27), kommt es zu schmerzhaften Verletzungen im Schultergelenk.

Subluxierte Schulter

Die **subluxierte Schulter** ist Folge einer muskulären Dysbalance. Die Schwerkraft zieht den Arm bei aufrechter Haltung nach unten, so dass der Oberarmkopf aus der kleinen Pfanne herausrutscht (Subluxation); in diesen Spalt rutschen Weichteile wie z. B. die Muskulatur. Um diese Weichteile nicht einzuklemmen, muss der Oberarmkopf in die Gelenkpfanne gebracht werden.

Prophylaxe von Schulterkomplikationen

Schulterkomplikationen lassen sich durch ein geeignetes Handling verhindern:
- Arm oberhalb des Ellenbogens, nahe des Schultergelenks anfassen (Pflegende „übernehmen" das Gewicht des Arms ☞ Abb. 33.27)
- Vor dem Bewegen Oberarmkopf mit leichter Außenrotation und einem kleinen Schub nach oben ins Gelenk bringen
- Arm nicht abduziert anheben
- Arm nicht über 60 Grad nach oben bewegen
- Bei sämtlichen Pflegemaßnahmen Zug auf den Arm vermeiden
- Bei Lagerung auf der stärker betroffenen Seite sicherstellen, dass das Gewicht des Oberkörpers nicht direkt auf dem Schultergelenk liegt.

Transfer

Die Pflegenden achten darauf, dass bei einem **Transfer** (☞ 33.5.6) der Arm der stärker betroffenen Seite des Patienten nicht auf der Schulter der Pflegekraft liegt. Der Arm könnte beim Transfer aus der Gelenkpfanne gehebelt werden, z. B. durch das Herunterfallen von der Schulter oder durch eine unbeabsichtigte Bewegung des Patienten.

Pflegende sorgen dafür, dass ein Patient mit einem (noch) hypotonen Arm ausreichend Unterstützungsfläche hat, die das Eigengewicht des Armes trägt (Unterstützungsfläche ☞ 33.5.6). Dies gilt sowohl

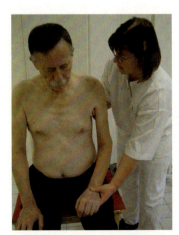

Abb. 33.27: Handling des Arms der stärker betroffenen Seite. [R188]

für eine aufrechte Körperhaltung im Sitzen, z. B. am Tisch, als auch für das Liegen auf der weniger oder stärker betroffenen Seite. Darüber hinaus leiten die Pflegenden den Patienten dazu an, den betroffenen Arm schonend zu behandeln, indem er ihn z. B. unter dem Ellenbogen anfasst.

Hüftkomplikationen

Ähnlich der Schulterkomplikation kann es bei Patienten mit einem Schlaganfall durch eine anfangs hypotone Muskulatur zu einer Fehlstellung des Hüftgelenkes kommen. Die Folge ist eine schmerzhafte **Hüftkomplikation**. In Rückenlage liegt dabei das Becken asymmetrisch, das stärker betroffene Bein ist abnormal außenrotiert. Der Oberschenkelkopf gleitet zum Teil aus der Gelenkpfanne. Damit ist eine harmonische Bewegung im Hüftgelenk unmöglich, eine Traumatisierung der Gelenkkapsel ist die Folge. Die betroffenen Patienten haben Schmerzen beim Anbeugen der Beine, z. B. beim Drehen oder Sitzen.

Handling bei Hüftkomplikationen

Hüftkomplikationen lassen sich durch ein geeignetes Handling verhindern:
- Betroffenes Bein in Mittelstellung bringen
- Dazu Bein weit oben am Oberschenkel anfassen und nah am Gelenk zentrieren (☞ Abb. 33.41)
- Bei Lagerung in *Rückenlage* oder im *Sitzen*. Bein aufstellen und Trochanter major mit einem Handtuch oder Kissen unterlegen. So lässt sich eine abnormale Außenrotation verhindern (☞ Abb. 33.35)
- Bei Lagerung in *Seitlage*. Beide Beine aufstellen, Becken versetzen und drehen.

> **Vorsicht bei Patienten, die zu ihrer stärker betroffenen Seite pushen**
>
> Einen besonderen Umgang erfordern Patienten, die beim Bewegen, insbesondere beim Umsetzen vom Bett in den Rollstuhl (Transfer), zu ihrer stärker betroffenen (gelähmten) Seite drücken (**pushen**). Diese Patienten sind stark sturzgefährdet, da sie ihre Körpermitte nicht wahrnehmen und sehr schnell aus dem Gleichgewicht kommen. Jeder Transfer sollte mit geschultem Personal und in der Anfangsphase mit zwei Personen durchgeführt werden.

33.5.6 Pflege nach dem Bobath-Konzept

Die Entwicklung des Bobath-Konzeptes 🖙 💻
Schlucken und Schlucktraining: Therapie des Facio-Oralen-Traktes (F.O.T.T.®) 🖙 *12.6.5.8*

Zu den **neuro-physiologischen Grundlagen** des Bobath-Konzeptes zählen die lebenslange Lernfähigkeit des Gehirns und die Tatsache, dass die Kapazitäten des menschlichen Gehirns nicht vollständig genutzt werden, so dass z. B. durch einen Schlaganfall verloren gegangene Funktionen neu geweckt werden können. Dazu ist die Unterstützung und Anleitung der Pflegenden notwendig. Mit ihrer Hilfe lernt der Patient physiologische Bewegungsabläufe aufs Neue. Bliebe diese Unterstützung aus, würde der Patient mithilfe der weniger betroffenen Seite die ausgefallenen Körperfunktionen zu kompensieren versuchen. Spastische Bewegungsmuster wären die Folge.

Grundlage des Bobath-Konzeptes: Normale Bewegung

Das Bobath-Konzept basiert auf der Grundlage der normalen Bewegung. Diese setzt einen normalen Haltungstonus und eine intakte Sensorik voraus. Nach einer Hirnschädigung kann beides gestört sein. Daher ist die Kenntnis der gesunden, **normalen Bewegung** und jener Faktoren, die auf die normale Bewegung Einfluss nehmen, für Pflegende notwendig, um auf pathologische Haltung und Bewegung eines Patienten mit erworbenen Hirnschädigungen intervenieren zu können.

Normale Bewegung ist
▶ *Zielgerichtet:* Jede Bewegung hat ein Ziel, dient einem Zweck
▶ *Ökonomisch:* Jede Bewegung wird mit so wenig Kraftaufwand wie möglich durchgeführt
▶ *Situationsentsprechend:* Jede Bewegung ist der vorliegenden Situation angepasst
▶ *Koordiniert:* Jede Bewegung setzt sich aus der Koordination verschiedener Bauteile zusammen
▶ *Individuell:* Jeder Mensch hat sein individuelles Bewegungsmuster.

Normale Bewegung wird von folgenden Faktoren beeinflusst:
▶ *Unterstützungsfläche.* Unterstützungsfläche ist die Kontaktfläche zwischen Körper und Umwelt. Diese Kontaktfläche ist z. B. beim Gehen klein (Fläche Fuß – Boden), hingegen z. B. beim Liegen groß (Körperfläche – Matratze/Kopfkissen). Die Größe der Fläche wirkt sich auf den Haltungstonus aus:
– Je kleiner die Unterstützungsfläche ist, desto mehr Haltungstonus ist nötig
– Je größer die Unterstützungsfläche ist, desto weniger Haltungstonus ist nötig

Beispielsweise können die Pflegenden zur Entspannung eines Patienten für eine große Unterstützungsfläche sorgen; sie achten darauf, dass beim Liegen große Körperpartien Kontakt zu Matratze oder Kissen haben
▶ *Schwerkraft.* Die Schwerkraft beeinflusst jede Bewegung. Je nach Position des Patienten (Liegen, Sitzen oder Stehen) wirkt die Schwerkraft ein. So ist Trinken im Liegen anstrengender als im Sitzen oder Stehen. Pflegende achten daher darauf, insbesondere bei Patienten mit pathologischen Bewegungs- und Haltungsmustern die Ausgangsstellung für Bewegung günstig zu beeinflussen, indem sie z. B. den Patienten zum Trinken aufsetzen
▶ *Schlüsselpunkte.* Schlüsselpunkte (🖙 Abb. 33.28) sind Körperregionen mit einer hohen Dichte von Rezeptoren. Schlüsselpunkte und ihre Stellung zueinander nehmen Einfluss auf Haltung und Bewegung. Über Schlüsselpunkte lassen sich Bewegungen anbahnen.

> **Bewegung anbahnen über Schlüsselpunkte**
> Wenn Erwachsene Kinder an die Hand nehmen und ohne viele Worte an den Ort steuern, wo der Erwachsene hingehen möchte, nutzen sie die Hand als Schlüsselpunkt. So erfolgt auch das Führen beim Tanz über Schlüsselpunkte. Der eine Partner gibt dem anderen über den Kontakt zu dessen Schlüsselpunkten die Information für eine harmonische Bewegung.

Therapieziele des Bobath-Konzeptes

Therapieziele des Bobath-Konzeptes sind:
▶ Regulation des Muskeltonus
▶ Förderung der normalen Bewegung
▶ Wahrnehmungsförderung
▶ 24-Std.-Konzept im therapeutischen Team.

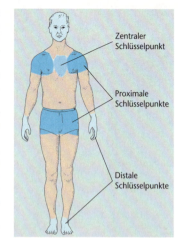

Abb. 33.28: Übersicht über die Schlüsselpunkte. [L190]

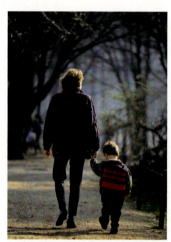

Abb. 33.29: Über den Schlüsselpunkt führt der Vater das Kind beim Spazierengehen. [J666]

Regulation des Muskeltonus

Die **Regulation des Muskeltonus** gilt insbesondere der *Hemmung der Spastizität* und damit der normalen Bewegung. Pflegende räumen dem Patienten genügend Zeit ein, die einzelne Bewegung durchzuführen und verloren gegangene Funktionen einzuüben. Zu unterscheiden ist ein *hypertoner Muskeltonus* und ein *hypotoner Muskeltonus*.

Förderung der normalen Bewegung

Zur **Förderung der normalen Bewegung** wird die stärker betroffene Seite in den Bewegungsablauf miteinbezogen (🖙 Abb. 33.36 und 33.39).

Wahrnehmungsförderung

Nur wenn der Mensch sich bewegt oder bewegt wird, bekommt das ZNS ein Bild über das momentane Körperschema. Die **Wahrnehmungsförderung** geschieht am effektivsten bei Bewegungsübungen, z. B. bei:
- *Lagewechseln.* Regelmäßige Lagewechsel bieten dem Gehirn einen wichtigen Wechsel stimulierender Reize
- *Beidseitigen Bewegungen*
- *Bewegungsübergängen* (Transfer).

Pflege von Patienten mit einem Neglect

Es gibt Patienten, die durch einen Schlaganfall ihre gelähmte Körperseite komplett vernachlässigen und keinerlei Reize von dieser Seite wahrnehmen. Dies wird als **Neglect** bezeichnet.

In der Akutphase ist es für diese Patienten sehr wichtig, dass die Ansprache über die *weniger* betroffene Seite erfolgt, damit die Patienten eine Chance haben, überhaupt Kontakt aufnehmen zu können. Wichtige Gegenstände wie Klingel, Telefon, Getränk sollten in jedem Fall für sie erreichbar sein.

Die Unterstützung bei Bewegungsübergängen hingegen erfolgt wie bei allen anderen Patienten an der stärker betroffenen Seite. Denn vor allem über das Bewegen und Spüren an der *stärker* betroffenen Seite haben die Patienten die Chance, die „vernachlässigte" Seite wieder wahrzunehmen.

24-Stunden-Konzept im therapeutischen Team

Lernen findet ununterbrochen statt. Um das Bobath-Konzept kontinuierlich anzuwenden, ist die Mitarbeit aller Mitglieder des therapeutischen Teams sowie die der Angehörigen des Patienten notwendig.

Lagerung des Schlaganfallpatienten

Ziele der Lagerung sind:
- Wohlbefinden des Patienten
- Schmerzfreiheit
- Sicherheit
- Bewegungserleichterung
- Verbesserung der Sensorik
- Durchführen der Prophylaxen
  - Dekubitusprophylaxe (☞ 12.5.1.4)
  - Pneumonieprophylaxe (☞ 12.2.5.2)
  - Kontrakturenprophylaxe (☞ 12.8.5.7).

Die **Lagerung des Schlaganfallpatienten** richtet sich nach dem Patienten. Nicht ein starrer Lagerungsplan, sondern das aktuelle Bedürfnis des Patienten bestimmt die Lagerung: je nachdem, ob der Patient entspannen und schlafen möchte oder in der Lagerungsposition aktiv sein kann.

Lagerung zur Spitzfußprophylaxe

Liegt der Patient auf dem Rücken, wird zur **Spitzfußprophylaxe** der Vorfuß des stärker betroffenen Beins durch ein Kissen unterlagert (☞ Abb. 33.30). Sollte der Patient jedoch mit Gegendruck reagieren, kann dies die Spitzfußgefahr noch erhöhen. In einem solchen Fall kann es sinnvoll sein, den Fuß gezielt zu desensibilisieren, z. B. im Rahmen der Körperpflege (☞ Abb. 33.31).

Lagerung zur Kontrakturenprophylaxe

Bei einer hypotonen Hand achten die Pflegenden darauf, dass die Finger im Wechsel in Beugung (☞ Abb. 33.32) und Streckung gelagert werden. Sollte die Hand bei Berührung mit einem Faustschluss reagieren, kann die Hand – ähnlich wie beim hypersensiblen Fuß – durch gezielte Spürinformation desensibilisiert werden.

Lagerung auf dem Rücken

Für die **Lagerung auf dem Rücken** bei einem Patienten ohne Eigenaktivität werden 3–4 große Federkissen, 1–2 kleine Kissen und evtl. 1–2 Handtücher benötigt. Mit ihrer Hilfe kann dem Patienten eine große Unterstützungsfläche angeboten werden, um hohen Haltungstonus zu vermeiden.

- Zwei Kissen (80 × 40 cm) A-förmig übereinander legen (☞ Abb. 33.33); Öffnung so gestalten, dass die Schultern unterstützt werden und die Brustwirbelsäule genügend Raum hat, nach unten zu sinken (die Positionierung der beiden Kissen ist durch Drehen des Patienten möglich). Sollte die Überlappung der Kissen für die Unterlagerung des Kopfes nicht ausreichen, zusätzliches Kissen für den Kopf einlegen
- Damit der Rücken auf der Matratze vollständig aufliegt, Beine maximal beugen (Becken kommt in Kippung ☞ Abb. 33.34). Gerät der Rücken beim anschließenden Ablegen der Beine wieder in ein Hohlkreuz, Knie unterlagern (Unterlagerung bringt Becken in Kippung)
- Für eine maximale Unterstützungsfläche mit beiden Händen jeweils unter Schultern und Hüften greifen, leicht anheben und sie einzeln und nacheinander mit leichtem Zug nach außen positionieren
- Stärker betroffenen Arm mit zusätzlichem Kissen (unter dem Ellenbogen) unterlagern, sofern er der Unterstützungsfläche nicht aufliegt. Hand und Unterarm neben den Körper oder auf den Bauch des Patienten legen; darauf achten, dass das Handgelenk nicht abknickt
- Sollte das stärker betroffene Bein in Außenrotation fallen, Handtuchrolle oder Kissen seitlich vom Becken bis zum Trochanter major anlegen (☞ Abb. 33.35)
- Bei *Patienten mit erhöhtem Tonus* sicherstellen, dass der Körper der Unterstützungsfläche aufliegt; ggf. sind zusätzliche Lagerungshilfsmittel erforderlich.

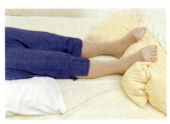

Abb. 33.30: Mit einem Kissen unterstützte Fußflächen. [K115]

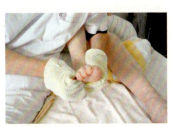

Abb. 33.31: Kräftiges Waschen macht den Fuß unempfindlicher. [M292]

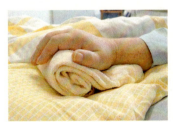

Abb. 33.32: Lagerung der Hand in Beugung bei hypotonen Tonusverhältnissen. [M292]

Lagerung auf dem Rücken

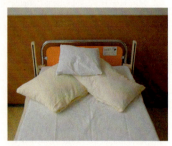

Abb. 33.33: Anordnung der Kissen zur Lagerung auf dem Rücken. [M292]

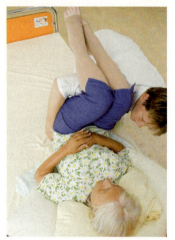

Abb. 33.34: Beine maximal beugen. [K115]

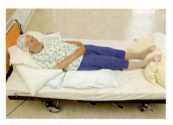

Abb. 33.35: Außenrotiertes Bein mit einem zusätzlichen Kissen unterstützen. [K115]

Lagerung auf der stärker betroffenen Seite

Die **Lagerung auf der stärker betroffenen Seite** stimuliert diese und dient somit der Wahrnehmungsförderung. Gleichzeitig bleibt die oben liegende, weniger betroffene Seite frei beweglich, der Patient hat einen Aktionsradius.

▶ Kopfteil flach stellen, Patienten mit der weniger betroffenen Seite an die Bettkante bewegen (☞ unten)
▶ Vor dem Drehen auf die Seite stärker betroffenen Arm in Außenrotation bringen (Ellenbeuge zeigt zur Decke ☞ auch Abb. 33.36) und ca. 30 Grad vom Körper weg positionieren (dient dem Schulterschutz)
▶ Kopfkissen so anordnen, dass Patient nach der Drehung noch auf dem Kissen liegt
▶ Drehung des Patienten:
 – Patienten unterstützen, das stärker betroffene Bein aufzustellen (durch Druck das Knie des stärker betroffenen Beins stabilisieren ☞ 33.43)
 – Zeitgleich das weniger betroffene Bein aufstellen
 – Anschließend hebt und versetzt der Patient das Becken
 – Drehung zur Seite über die Beine einleiten
 – Stärker betroffenen Arm am Oberarm beim Drehen des Oberkörpers mitführen, damit der Patient nicht auf dem Arm zu liegen kommt (☞ Abb. 33.36)
▶ Nach der Drehung Patienten an die Bettkante zurückziehen (☞ Abb. 33.37)
▶ Rücken durch Handtuchrolle und Kissen unterstützen (☞ Abb. 33.38). Untenliegende Taille mit kleinem Kissen unterstützen (fördert die Rumpfstabilität)
▶ Oben liegendes, weniger betroffenes Bein vollständig auf einer Decke lagern (Unterstützungsfläche von der Leiste bis zu den Zehen)
▶ Stärker betroffene Bein nach hinten bringen (Streckung hängt von den Möglichkeiten des Patienten ab)
▶ Innenrotierten stärker betroffenen Arm in leicht außenrotierte Stellung korrigieren
▶ Gestreckten Unterarm mit einem kleinen Kissen oder Handtuch leicht anheben (nimmt Spannung von der Bizepssehne).

Lagerung auf der weniger betroffenen Seite

Die **Lagerung auf der weniger betroffenen Seite** wird wie folgt durchgeführt:
▶ Patienten an die Bettkante bewegen, stärker betroffene Seite schließt mit Bettkante ab (☞ Bewegen im Bett)
▶ Kopfkissen so richten, dass der Kopf nach der Drehung noch auf dem Kissen liegt
▶ Pflegekraft unterstützt Patienten, das stärker betroffene Bein aufzustellen und stabilisiert das Knie (☞ Abb. 33.41–33.43)

Lagerung auf der stärker betroffenen Seite

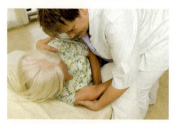

Abb. 33.36: Den stärker betroffenen Arm beim Drehen mitführen. [K115]

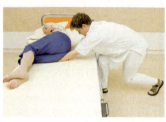

Abb. 33.37: Passives Zurückziehen des Beckens. Dazu Hände links und rechts des Gesäßes ganz durchschieben und das Becken zu sich herholen. [K115]

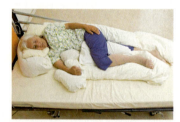

Abb. 33.38: Lagerung auf der stärker betroffenen Seite. [K115]

▶ Drehung zunächst über die Beine, der Oberkörper folgt
▶ Bei der Drehung führt der Patient seinen stärker betroffenen Arm. Ist der Patient dazu nicht in der Lage, führen die Pflegenden den Arm (☞ Abb. 33.39). Den stärker betroffenen Arm auf einem Kissen ablegen. Die Pflegenden achten darauf, dass das Handgelenk nicht in Beugung (abgeknickt) zu liegen kommt
▶ Nach Wunsch des Patienten seiten- oder bauchbetonte Lage wählen. Beine in Schrittstellung lagern:
 – Zur *bauchbetonten* Lagerung (☞ Abb. 33.40) stärker betroffenes Bein auf der Matratze ablegen, Arm bis unter die Achseln unterlagern
 – Zur *seitenbetonten* Lagerung zusätzlich eine Decke unter das stärker be-

Lagerung auf der weniger betroffenen Seite

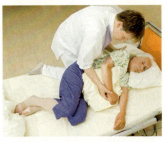

Abb. 33.39: Stärker betroffenen Arm beim Drehen auf die weniger betroffene Seite mitführen. [K115]

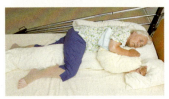

Abb. 33.40: *Bauchbetonte* Lagerung auf der weniger betroffenen Seite. Unterstützungsfläche ist eine Decke, die vor dem Bauch liegt und unter dem Oberschenkel hindurchgeht. Der stärker betroffene Arm wird in Beugung gelagert und bis in die Achselhöhle unterstützt. [K115]

troffene Bein und ein größeres Kissen unter den stärker betroffenen Arm legen
- Stärker betroffenen Arm in Beugung lagern (☞ 33.40). Bei unruhigen Patienten ist u. U. ein zusätzliches Kissen im Rücken notwendig (Kissen gibt Unterstützung, wenn der Patient sich in Rückenlage drehen will).

Bewegen im Bett
Anheben des Beckens

Das **Anheben des Beckens** ist eine gute Möglichkeit, das normale Bewegungsmuster einzuüben, weil sowohl die weniger als auch die stärker betroffen Seite in die Bewegung integriert sind. Die Pflegenden unterstützen den Patienten so, dass er mit ihrer Hilfe die normale Bewegung durchführen kann. Sie achten darauf, den Patienten seinen Möglichkeiten nach zu fördern. Denn hat der Patient für die Bewegung nicht die notwendigen Ressourcen, führt er meistens kompensatorische Bewegungen durch, die in das Erlernen pathologischer Bewegungen und in Spastizität münden können (z. B. versucht der Patient, sich durch Festhalten am Kopfteil des Bettes nach oben zu ziehen).

Das Anheben des Beckens ist notwendig bei der Lagerung (☞ oben) oder der Ankleidehilfe. Darüber hinaus dient es der Spitzfußprophylaxe.
- Patient ist in Rückenlage, Kissen sind A-förmig (☞ Abb. 33.33). Die Pflegekraft steht auf der stärker betroffenen Seite des Patienten. Sie nimmt den Vorfuß des stärker betroffenen Beins, die andere Hand liegt seitlich am Oberschenkel (☞ Abb. 33.41).
- Patienten bitten, das stärker betroffene Bein aufzustellen. Die Pflegekraft erspürt die Eigenaktivität des Patienten und gibt nur die notwendige Unterstützung. Beim Aufstellen achtet sie darauf, dass die Ferse nahe dem Gesäß positioniert wird (☞ Abb. 33.42)
- Anschließend mit der Achsel auf das knienahe Drittel des stärker betrof-

fenen Oberschenkels lehnen. Dadurch wird der stärker betroffene Fuß belastet und ein Wegrutschen verhindert (☞ Abb. 33.43).
- Beide Hände links und rechts am Gesäß des Patienten ablegen. Den Patienten sein Becken möglichst aktiv anheben lassen. Patientenaktivität abwarten und sich in dem Moment, in dem der Patient die Bewegung einleitet, mit dem Körpergewicht auf das Knie nach hinten lehnen, so dass neben dem Druck zusätzlich ein Zug in Richtung Fuß entsteht. Mit den Händen kann die Pflegekraft die Bewegung steuern (☞ Abb. 33.44).
- Anschließend den Patienten bitten, sein Gesäß nach links oder rechts zu bewegen.

An den Bettrand bewegen
- Durch Anheben (☞ oben) Becken versetzen (lassen)
- Hände unter den Schultergürtel des Patienten legen
- Patienten bitten, den Kopf zu heben (☞ Abb. 33.45)
- Sich zurücklehnen und durch die eigene Gewichtsverlagerung in leichter Rotationsbewegung den Oberkörper des Patienten zur Seite bewegen
- Bei schweren oder sehr inaktiven Patienten rückenschonend arbeiten. Bewegung dann mehrmals wiederholen (Wege verkürzen) oder durch passive Methoden ersetzen. Passive Methoden, etwa das kinästhetische Rollen und Ziehen zur Seite (☞ Kap. 12.8.5.1), sind immer dann erforderlich, wenn der Patient zu wenig Eigenaktivität zeigt.

Anheben des Beckens

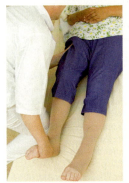

Abb. 33.41: Unterstützung beim Aufstellen des stärker betroffenen Beins. [K115]

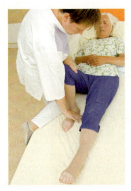

Abb. 33.42: Den Fuß nahe beim Gesäß aufstellen. [K115]

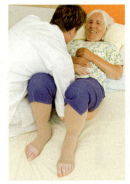

Abb. 33.43: Stabilisieren des stärker betroffenen Beins. [K115]

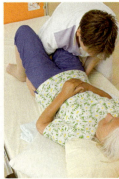

Abb. 33.44: Becken anheben. [K115]

Aufrichten des Patienten vom Liegen zum Sitzen auf der Bettkante

- Patient liegt in Rückenlage auf A-förmig angeordneten Kissen
- Patienten unterstützen, mit aufgestellten Beinen das Becken an die Bettkante zu bewegen
- Den Oberkörper dem Becken zuordnen, so dass Schulter und Hüfte jeweils eine Linie bilden und der Patient diagonal im Bett liegt (☞ Abb. 33.46)
- Der Kopf ist hoch genug unterlagert (ggf. zusätzlich mit einem kleinen Kissen)
- Das stärker betroffene Bein aus dem Bett holen. Das weniger betroffene Bein stellt der Patient auf der Matratze auf
- Bett tiefstellen, damit der Patient nach dem Aufrichten sofort Bodenkontakt und damit Stabilität hat
- Die Pflegekraft dreht den Patienten leicht mit dem Oberkörper und unterstützt ihn beim Aufrichten zum Sitz. Dazu legt sie eine Hand an Rumpf und Schulter (der nahen, stärker betroffenen Seite) und die andere Hand an den Schultergürtel der nicht betroffenen Seite. Dabei legt der Patient seinen weniger betroffenen Arm auf die Schulter der Pflegekraft, wird von ihr aber darauf hingewiesen, sich beim Hochkommen nicht an der Schulter der Pflegekraft hochzuziehen
- Beim Hochsetzen nimmt der Patient das andere Bein mit heraus aus dem Bett
- Die Pflegekraft unterstützt den Patienten am Rumpf, gerade an der Bettkante zu sitzen, damit das Becken gleichmäßig (symmetrisch) belastet wird.

Transfer von der Bettkante in den Stuhl

Der **Transfer von der Bettkante in den (Roll-)Stuhl** wird bei schwer betroffenen Patienten zunächst als *tiefer Transfer* (☞ unten) durchgeführt. Gewinnt der Patient zunehmend Kontrolle über seine Hüft- und Kniefunktionen, wird der *Transfer über den Stand* (☞ unten) durchgeführt.

In der Anfangsphase ist es günstig, wenn der Transfer über die weniger betroffene Seite durchgeführt wird. Wenn der Patient dann genügend Tonus im stärker betroffenen Bein hat und wenn das Fußgelenk stabil ist, erfolgt der Transfer über die stärker betroffene Seite.

Bei halbseitengelähmten und somit wahrnehmungsgestörten Patienten werden Transfers *nicht* mit einer Drehscheibe durchgeführt. Die Patienten würden dadurch stark verunsichert und darüber hinaus würde kein Lerneffekt entstehen, weil sie die Bewegung nicht nachvollziehen können.

Tiefer Transfer

Bewegen im Bett ☞ oben

- Der Patient sitzt am Bettrand und hat vollständigen Fußsohlenkontakt zum Boden. Er hat Schuhe an, am besten Straßenschuhe, weil diese dem Fuß Halt geben. Turnschuhe sind ungeeignet, weil sie mit ihrem Gummiprofil die Drehung behindern könnten. Ein Transfer, bei dem der Patient nur Strümpfe trägt, ist wegen der Sturzgefahr kontraindiziert
- Der Rollstuhl steht mit angezogenen Bremsen parallel zum Bett, Seitenlehne und Fußraste sind entfernt oder Letztere zur Seite geklappt (sonst Sturzgefahr)

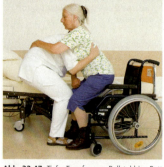

Abb. 33.47: Tiefer Transfer vom Rollstuhl ins Bett über die stärker betroffene Seite. Durch die Schrittstellung behindert die Pflegekraft nicht die Vorwärtsbewegung des Patientenknies und sie kann den gesamten Bewegungsablauf ohne Gleichgewichtsverlust bewältigen. [K115]

- Die Füße des Patienten sind so weit zurückgestellt, dass von oben gesehen die Fußspitzen ungefähr in Kniehöhe stehen
- Die Pflegekraft steht vor dem Patienten, der stärker betroffene Arm liegt auf dem Schoß des Patienten oder hängt neben dem Körper
- Grundsätzlich wird immer das Drehbein stabilisiert. Bei der Drehung nach rechts ist dies das rechte Bein, bei der Drehung nach links das linke Bein
- Die Pflegekraft steht mit zusammengebrachten Knien vor dem Patienten: die Knie stabilisieren das Drehbein von vorne (☞ Abb. 33.47)
- Die Pflegekraft greift mit einer Hand unter der Achsel der weniger betroffenen Seite hindurch auf das Schulterblatt. Der Patient nimmt seine Hand (der weniger betroffenen Seite) auf den Rücken der Pflegekraft; sie achtet darauf, dass der Patient sich nicht an sie klammert
- Die Pflegekraft hat ihre Hände am Rumpf (nähe Rippenbogen) des Patienten, bewegt den Rumpf zu sich und bringt somit das Becken des Patienten in Aufrichtung, bis der Oberkörper aufgerichtet ist. Anschließend verlagert sie ihr Gewicht nach hinten und hilft somit dem Patienten, seinen Oberkörper so weit nach vorne zu verlagern, bis sein Körpergewicht auf den Beinen ruht. Dabei wird der Oberkörper weit nach vorne über die Unterstützungsfläche Füße gebracht
- Sobald die Pflegekraft die Aktivität des Patienten spürt (er das Gesäß anhebt), wird das Gesäß des Patienten einige

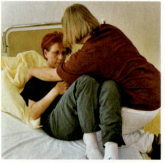

Abb. 33.45: Die Pflegekraft hat ihre Hände unter dem Schultergürtel, die Patientin hebt den Kopf an. [R188]

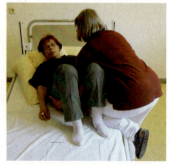

Abb. 33.46: Die Patientin liegt diagonal im Bett, Schulter und Hüften bilden je eine Linie. [R188]

33.5 Durchblutungsstörungen und Blutungen des ZNS: Schlaganfall

Zentimeter zur Seite Richtung Rollstuhl bewegt und dann wieder abgesetzt
▶ Ggf. wird der Fuß des stärker betroffenen Beins nach dem Absetzen in der Achse stehend (Knie zum Fuß) nachgeholt
▶ Der gesamte Vorgang wird 2- bis 3-mal wiederholt, bis der Patient in einem weiteren Schwenk in den Rollstuhl gelangt.

Transfer über den Stand

Bewegen im Bett ☞ oben

▶ Der **Transfer über den Stand** kann nur bei solchen Patienten durchgeführt werden, die auch im stärker betroffenen Bein so viel Tonus haben, dass sie das gesamte Körpergewicht auf diesem Bein übernehmen können, damit das andere Bein einen Schritt machen kann
▶ Für das Hinstellen wird dem Patienten geholfen (die Pflegekraft unterstützt ihn mit den Händen am Rumpf), den Oberkörper nach vorne zu verlagern, damit er den Körperschwerpunkt über die Beine verlagert
▶ Beim Stehen hält die Pflegekraft eine Hand am Becken des Patienten in Höhe des Sitzbeinhöckers und die andere Hand am gegenüberliegenden Rumpf
▶ Der Patient verlagert sein Gewicht auf ein Bein und kann nun mit dem anderen Bein einen Schritt machen. In zwei bis drei Schritten steht er vor dem Rollstuhl oder Stuhl
▶ Beim Hinsetzen müssen die Knie leicht in Beugung kommen und das Gesäß des Patienten muss nach hinten gebracht werden, indem der Oberkörper nach vorne verlagert wird. Die Pflegekraft macht die gleiche Bewegung nach unten mit
▶ Der Patient kommt zum Sitzen, ohne sich fallen zu lassen.

Sitzen

Sitzen im Bett

Das aufrechte Sitzen (z. B. zum Essen oder Trinken, zur Körperpflege) im Pilotsitz bzw. Langsitz ist eine zusätzliche Variante der Lagerung oder Mobilisation, wenn der Patient noch nicht lange im Stuhl oder Rollstuhl sitzen kann oder aus medizinischen Gründen noch nicht mobilisiert werden darf.

Häufigstes Problem ist das Herunterrutschen des Patienten beim Hochstellen des

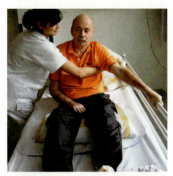

Abb. 33.48: Aufrichten des Oberkörpers in Rotationsbewegungen und durch Gewichtsverlagerung der Pflegekraft nach hinten. [M292]

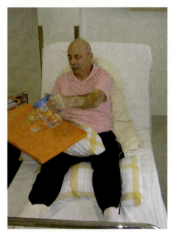

Abb. 33.49: Aufrechter Sitz im Bett („Langsitz"). [M292]

Kopfteils oder beim längeren Sitzen. In dieser ungünstigen halbhohen Lage ist z. B. das Schlucken erschwert und bei Schluckstörungen das Verschlucken begünstigt.

Damit der Pflegekraft das Aufsetzen des Patienten leichter fällt, werden die Beine des Patienten in Abduktion gebracht und die Knie unterlagert. Die Kissen sind unter dem Oberkörper wie bei der Rückenlage angeordnet (☞ oben). Jetzt wird durch Gewichtsverlagerung der Pflegekraft nach hinten und in Rotationsbewegungen des Oberkörpers des Patienten der Patient zum Sitzen gebracht (☞ Abb. 33.48). Erst nachdem der Patient sitzt, wird das Kopfteil hochgestellt.

Um den Rücken des Patienten wird eine lang gerollte Decke angebracht und für den stärker betroffenen Arm zusätzlich ein Kissen eingelegt (☞ Abb. 33.49).

Sitzen am Tisch

▶ Das Sitzen auf einem normalen Stuhl anstatt im Rollstuhl ermöglicht eine bessere Aufrichtung des Rumpfes. Die Patienten können sich zum Essen mit dem Oberkörper leichter nach vorne bewegen
▶ Der Patient sitzt mit dem Gesäß möglichst hinten an der Rückenlehne des Stuhls. Ein Kissen im Lendenwirbelsäulenbereich unterstützt die Aufrichtung
▶ Die Füße stehen hüftbreit nebeneinander und mit der ganzen Sohle auf dem Boden
▶ Bei kleinen Patienten werden die Füße mit einer festen Unterlage unterstützt
▶ Eventuell ist ein großes Kissen unter dem stärker betroffenen Arm notwendig, das in einem Dreieck mit einer Ecke den Rücken stabilisiert und eine Verlängerung zum Tisch bietet, damit der Ellenbogen am Körper verbleiben kann (☞ Abb. 33.50). Meistens reicht es jedoch aus, den stärker betroffenen Arm so mit kleinen Kissen zu unterlagern, dass er genügend Unterstützungsfläche hat, auf der das Gewicht des Arms liegt
▶ Bei Patienten, die noch keine stabile Rumpfhaltung haben und somit noch nicht frei sitzen können, kann der Rumpf, umwickelt mit einer längs gefalteten Decke, stabilisiert werden. Zusätzlich wird an den Seiten ein Kissen eingebracht.

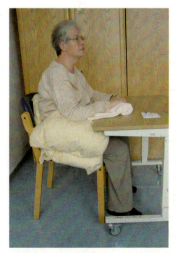

Abb. 33.50: Das Sitzen in einem normalen Stuhl anstatt im Rollstuhl ermöglicht eine bessere Aufrichtung des Rumpfes. [M292]

1305

Sitzen im Rollstuhl

Der *Rollstuhl* ist in erster Linie ein Transportmittel. Im Stationsalltag wird er jedoch bei immobilen Patienten häufig zum Sitzen verwendet. Seine flexible Rückenlehne und durchhängende Sitzfläche führen zu ungünstigen Sitzpositionen und bei spastischen Patienten zum Herausrutschen aus dem Rollstuhl. Deshalb gilt:

- Der Patient hat seine Füße nur für Transporte auf den Trittbrettern. Ansonsten stehen die Füße auf dem Boden (Spitzfußprophylaxe). Auf den Trittbrettern werden die Füße nicht gleichmäßig belastet, diese ungleichmäßige Belastung fördert die Spastizität
- Um den Oberkörper bei flexiblen Rückenlehnen aufrecht zu halten, wird ein festes Kissen in den Lendenwirbelsäulenbereich eingebracht
- Der stärker betroffene Arm wird vor dem Körper auf dem Rollstuhltisch gelagert, um Schulterproblemen vorzubeugen (☞ Abb. 33.51).

Das Sitzen im Stuhl am Tisch vermittelt Normalität, fördert das Interesse an der Umwelt und ist die effektivste Form der *Spitzfußprophylaxe*.

Gehen mit dem Patienten

Durchführung

- Sich hinter den Patienten stellen und mit beiden Händen flächig den Thorax abstützen. Durch die Gewichtsabnahme können die Patienten (häufig) leichter Schritte durchführen
- Gewicht auf das stärker betroffene Bein verlagern, worauf das weniger betroffene Bein vorangestellt wird. Die Hände der Pflegekraft unterstützen Thorax und Rumpf, indem die Seite für das Schwungbein verkürzt wird (☞ Abb. 33.52).

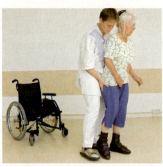

Abb. 33.52: Unterstützung an der stärker betroffenen Seite beim Gehen mit dem Patienten. [K115]

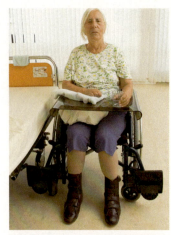

Abb. 33.51: Wird der Patient im Rollstuhl nicht gefahren, sollten die Füße festen Bodenkontakt haben. Der stärker betroffene Arm ist durch einen Rollstuhltisch oder Kissen unterstützt. [K115]

Vorsicht

Die Mobilisation orientiert sich grundsätzlich immer an den Belastungsgrenzen des Patienten. Wenn der Patient z. B. im Stuhl einschläft, wird er wieder ins Bett gebracht, denn das Schlafen im Stuhl ist nicht nur unbequem, sondern fördert einen abnormen Muskeltonus und nachfolgend Fehlhaltungen.

Das Gehen mit dem Patienten ist erst dann sinnvoll, wenn der Patient sein stärker betroffenes Bein (mit Hilfe der Pflegenden) belasten kann und wenn das Gehen vorher ausreichend mit dem Physiotherapeuten geübt wurde.

Prävention und Gesundheitsberatung

Die vorgenannten Ansätze und Therapieverfahren müssen von den Betroffenen und ihren Angehörigen verstanden und weitergeführt werden. Besonders das Bobath-Konzept mit Förderung der stärker betroffenen Seite muss von Kranken und Angehörigen fortgesetzt werden. Je nach weiteren Störungen kommen Hilfe bei Aphasie, Schluckstörungen oder Inkontinenz zusätzlich infrage. Die Rehabilitation gelingt meistens erst lange Zeit nach der klinischen Erstphase.

Zur Volkskrankheit „Schlaganfall" gibt es für die Betroffenen besonders viele Ratgeber und Hemiplegie-Merkblätter (📖 5; ✉ 2, 3).

33.6 Weitere Durchblutungsstörungen und Blutungen des ZNS

33.6.1 Subarachnoidalblutung

Intrazerebrale Blutung ☞ 33.5.1

Subarachnoidalblutung (SAB): Überwiegend akute Blutung in den Subarachnoidalraum zwischen Arachnoidea und Pia mater. Sterblichkeit ca. 30%, je schlechter der anfängliche Zustand, desto schlechter die Prognose. Dauerfolgen häufig, vor allem Hydrozephalus oder Hirnleistungsschwäche.

Krankheitsentstehung

Häufigste Ursache einer nicht-traumatischen **Subarachnoidalblutung** ist die Ruptur eines **Hirnarterienaneurysmas** *(zerebrales Aneurysma)*. Eine anlagebedingte Gefäßwandschwäche, meist im Bereich der Hirnbasis, führt zu einer Gefäßaussackung, die sich bis zum 40.–50. Lebensjahr so weit ausgedehnt hat, dass es spontan oder bei geringer Blutdruckerhöhung zu einem Platzen des Aneurysma kommt.

Symptome und Untersuchungsbefund

Bereits vor der Blutung können Warnsymptome wie beispielsweise kurzzeitiges Doppeltsehen bestanden haben, die aus der Kompression benachbarter Strukturen durch das Aneurysma herrühren.

Etwa ein Viertel der schwer Betroffenen hatte vorher eine leichtere **Warnblutung,** die sich meist durch heftigen Kopfschmerz und nachfolgend „Nackenverspannung" und Dauerkopfschmerz zeigt. Solche Beschwerden werden oft verkannt und sind dringend abklärungsbedürftig.

Typisch für eine Subarachnoidalblutung sind:
- Plötzliches Auftreten stärkster, oft hinterkopfbetonter Kopfschmerzen „wie noch nie im Leben"
- Übelkeit und Erbrechen
- Bewusstseinstrübung bis zu Bewusstlosigkeit
- Möglicherweise (zunehmende) Hirndruckzeichen (☞ 33.12).

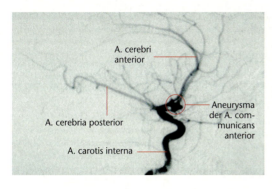

Abb. 33.53: Hirnarterien-Aneurysma in der Angiographie (Ansicht von der Seite). Im Bereich der A. communicans anterior, die normalerweise sehr schmal ist, ist eine Gefäßerweiterung zu sehen. Zerreißt dieses Aneurysma, kann es zu einer lebensbedrohlichen Subarachnoidalblutung kommen. [T170]

Hauptkomplikationen der Subarachnoidalblutung sind eine Rezidivblutung, Vasospasmen mit Minderdurchblutung des Gehirns und Hydrozephalus.

Bei den neurologischen Ausfällen sind insbesondere Hirnnervenstörungen zu erwähnen.

Im neurologischen Untersuchungsbefund fällt ein **Meningismus** auf (typischer Symptomenkomplex bei Reizung der Hirnhäute ☞ 33.8.1), der beim Bewusstlosen jedoch fehlen kann.

Diagnostik

- Das CT des Gehirns kann eine frische Subarachnoidalblutung in 95 % nachweisen
- Eine Lumbalpunktion wird nur bei fehlendem Blutungsnachweis in der CT und weiterhin dringendem klinischen Verdacht durchgeführt (Kontraindikation: Hirndruck!). Sie ergibt blutigen Liquor bei einer frischen, xanthochromen (gelblichen) Liquor bei einer älteren Blutung (☞ 33.3.2)
- Eine zerebrale Angiographie ist bei Patienten in gutem Allgemeinzustand indiziert und sollte frühzeitig angestrebt werden, bevor Vasospasmen (☞ unten) auftreten. Sie ermöglicht eine Lokalisierung der Blutungsquelle in ca. 90 % der Fälle
- MR-Angiographie (☞ 14.6.5) bei negativer Angiographie.

Behandlungsstrategie

Alle **akuten intrakraniellen Blutungen**, d. h. Blutungen in den Schädelinnenraum hinein, sind lebensbedrohlich, weil jede stärkere Blutung wegen der Volumenbegrenzung des Schädels schnell einen starken Druck auf das empfindliche Gehirn ausübt.

Außerdem führen intrakranielle Blutungen oft zu einem Hirnödem, das den Hirndruck weiter erhöht.

Die besten Erfolge bringt die frühzeitige Gefäßoperation. Dabei wird das Aneurysma durch spezielle Clips an seinem Gefäßabgang von der Blutzirkulation abgeschnitten und so eine erneute Blutung verhindert. Ist dies nicht möglich, wird die Aneurysmawand mit Muskel- oder Kunststoffgewebe verstärkt.

Insbesondere bei Inoperabilität, beispielsweise wegen weiterer Erkrankungen des Patienten, kommt eine interventionell-radiologische Behandlung mit Einbringen kleiner Metallspiralen in den Aneurysmasack **(Coiling)** in Betracht. Generell kann das Coiling derzeit noch nicht empfohlen werden, da Langzeiterfahrungen noch ausstehen.

Ist die Operation z. B. wegen des schlechten Zustands eines Patienten nicht binnen 72 Std. möglich, muss mindestens zwölf Tage gewartet werden, weil während dieser Zeit krampfartige Hirngefäßverengungen *(Vasospasmen)* die Hirndurchblutung weiter verschlechtern und dadurch das Operationsrisiko, insbesondere das Risiko eines Schlaganfalls, unvertretbar erhöhen. Die Vasospasmen sind eine Reaktion der Blutgefäße auf das bei der Subarachnoidalblutung ausgetretene Blut. Sie können mittels transkranieller Dopplerunterrsuchung erfasst werden.

Zur Vasospasmusprophylaxe bzw. -behandlung kann eine Therapie mit *Kalziumantagonisten* durchgeführt werden (z. B. Nimodipin, Nimotop®). Gleichzeitig wird der Blutdruck auf Werte angehoben, die einen permanenten zerebralen Blutfluss garantieren. Möglich ist dies unter anderem durch Katecholamin- oder Volumengabe mit Hypervolämie und Hämodilation (z. B. Hydroxyäthylstärke, HAES 6 %). Die Therapieform Hypertonie – Hypervolämie – Hämodilation wird auch als **Triple-H-Behandlung** bezeichnet. Blutdruckwerte von permanent über 180 mmHg sind dabei keine Seltenheit.

Pflege

Patienten mit einer Subarachnoidalblutung werden – nach Möglichkeit – auf neurologisch-neurochirurgischen Intensivstationen gepflegt:

- Vitalzeichen und Temperatur kontrollieren: kontinuierliches Monitoring mit EKG-Ableitung, direkter arterieller Blutdruckmessung und Pulsoximeter (Intensivpflege ☞ 🖥), bei Bedarf auch intrakranieller Druckmessung, Flüssigkeitsbilanzierung und ZVD-Messung
- Bewusstseinslage überwachen (Reaktionsvermögen, Glasgow-Koma-Skala ☞ 33.2.10), auf Pupillendifferenzen, Nackensteifigkeit und vegetative Symptome achten
- Oberkörper hochlagern (maximal 30°), um den Hirndruck zu senken. Dabei aufpassen, dass der Kopf des Patienten nicht seitlich abkippt, da ansonsten durch Kompression der Vv. jugulares der venöse Abfluss behindert werden kann
- Patienten Bettruhe einhalten lassen
- Zur Thromboseprophylaxe Patienten regelmäßig durchbewegen und ihm medizinische Thromboseprophylaxestrümpfe anziehen. Je nach dem individuellen Thromboserisiko kann ab dem dritten Tag eine Low-dose-Heparinisierung durchgeführt werden
- Patienten auf Zeichen einer erneuten Blutung oder Gefäßspasmen beobachten: z. B. Verschlechterung des Allgemeinbefindens, erneuter Kopfschmerz, Übelkeit, neurologische Ausfälle.

Sowohl bei konservativ behandelten als auch bei operierten Patienten muss je nach Arztanordnung für mindestens zwei Wochen wegen der sonst erhöhten Nachblutungsgefahr jegliche körperliche Anstrengung vermieden werden. Die Unterstützung des Patienten muss darauf ausgerichtet werden.

Unverzichtbar ist die Obstipationsprophylaxe (☞ 12.7.2.5), da der Patient beim Stuhlgang nicht pressen darf. Bei der Pneumonieprophylaxe (☞ 12.2.5.2) darf der Patient nicht abgeklopft, abgeklatscht oder zum Husten aufgefordert werden. Außerdem vermeiden die Pflegenden al-

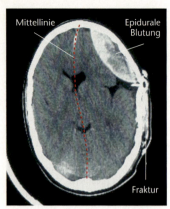

Abb. 33.54: Epiduralblutung im Schädel-CT. Die Schädelfraktur an der rechten Schläfe hat die Blutung verursacht, welche die rechte Hirnhälfte über die Mittellinie hinaus nach links verdrängt. [T166]

les, was den Blutdruck und damit das Nachblutungsrisiko erhöht, z. B. koffeinhaltige Getränke, Fieber (muss frühzeitig gesenkt werden) oder psychischer Stress, z. B. durch Besucher.

33.6.2 Epiduralblutung

> **Epiduralblutung:** Blutung in den Epiduralraum (☞ Abb. 33.54). Meist Folge des Zerreißens einer Meningealarterie (Hirnhautarterie) bei Schädelfraktur. Nur bei schneller Operation gute Prognose.

Symptome, Befund und Diagnostik

Klassisch für die **Epiduralblutung** ist folgender Symptomverlauf:
- Unmittelbar nach der Verletzung ist der Betroffene durch die direkte Gehirnschädigung nur für kurze Zeit oder gar nicht bewusstlos.
- Es folgt ein *freies Intervall* von wenigen Stunden, in dem der Patient (wieder) bei Bewusstsein und ansprechbar ist. Bei schweren Hirnverletzungen kann das freie Intervall allerdings fehlen
- Danach wird der Patient durch das mittlerweile entstandene Hämatom erneut bewusstlos.

Bei der Untersuchung sind *Halbseitenzeichen* (auf eine Körperseite beschränkte Symptome, z. B. Hemiparese), je nach Schwere der Blutung auch weitere Hirndrucksymptome feststellbar (☞ 33.12.1).

Hauptmittel der Diagnostik ist die CCT, die die Blutung nachweist.

Behandlungsstrategie

Das Hämatom muss sofort nach Diagnosestellung operativ ausgeräumt werden. Ansonsten wird das Gehirnparenchym infolge der Kompression durch den Bluterguss und der intrakraniellen Druckerhöhung (☞ 33.12.3) rasch irreparabel geschädigt.

33.6.3 Chronische Subduralblutung

> **Chronische Subduralblutung** *(chronisches Subduralhämatom)*: Langsame Blutung in den Subduralraum mit allmählicher Symptomentwicklung innerhalb von 2–3 Monaten. Bei rechtzeitiger Operation gute Prognose.

Krankheitsentstehung

Ein zumeist nur leichtes Trauma, an das sich der Patient eventuell gar nicht mehr erinnert (z. B. Anstoßen des Kopfes), führt zu einer langsamen, venösen Sickerblutung in den Subduralraum. Risikopatienten sind alte Menschen und Menschen mit Gerinnungsstörungen wie etwa Alkoholkranke.

> Bei Säuglingen können Subduralblutungen und -ergüsse Folge eines *Schütteltraumas* sein. Der Untersucher achtet dann besonders auf weitere Hinweise auf eine Kindesmisshandlung (☞ 34.14.1).

Symptome, Befund und Diagnostik

Bei den meist älteren Patienten kommt es typischerweise erst Wochen nach dem Trauma zu:
- Kopfschmerzen (meist einseitig)
- Persönlichkeitsveränderungen („Unserem Opa ist seit kurzem alles egal")
- Bewusstseinstrübung
- Halbseitenzeichen (☞ 33.5.2), z. B. Kraftminderung eines Armes
- Sprachstörungen.

Schlüssel für die Diagnostik ist die Computertomographie. Eine frische Blutung im CCT erscheint hell (*hyperdens* ☞ Abb. 33.54), ein älteres Hämatom dunkel (*hypodens*).

Nur selten ergibt das CCT keinen eindeutigen Befund. Dann helfen die Kontrastmittelgabe oder als überlegene Methode die Kernspintomographie.

> Veränderungen des Patienten auch bei „leerer" Anamnese nicht einfach auf das zunehmende Alter schieben.

Behandlungsstrategie

Meist ist trotz des oft höheren Alters der Patienten eine neurochirurgische Operation angezeigt. Manchmal reicht eine Drainage über kleine „Bohrlöcher" aus, über die das Blut abfließen kann.

33.6.4 Sinusthrombose und andere venöse Thrombosen des Gehirns

> **Sinusthrombose:** Thrombose eines venösen Hirnsinus. Letalität ca. 5 %.

Krankheitsentstehung

Weitaus am häufigsten sind **blande** *(nichtentzündliche)* **Sinusthrombosen**. Ihre Ätiologie entspricht in etwa der anderer venöser Thrombosen (☞ 17.7.3). Als Folge des venösen Verschlusses und der damit verbundenen Druckerhöhung in den Kapillaren kann eine **Diapedeseblutung** (Austritt von Erythrozyten durch die unverletzte Kapillarwand) entstehen. Risikofaktoren sind Rauchen, Schwangerschaft und Einnahme der Pille.

Die sehr seltenen und daher hier nicht weiter ausgeführten **septischen Sinusthrombosen** entstehen durch Fortleitung eitriger Entzündungen aus dem Ohr- oder Gesichtsbereich.

Symptome, Befund und Diagnostik

> Das klinische Bild zerebraler Thrombosen ist sehr vielgestaltig. Daher wurden sie noch vor wenigen Jahren oft nicht diagnostiziert und in ihrer Häufigkeit unterschätzt.

Bei einer Thrombose eines großen Sinus haben viele Patienten zunächst hartnäckige Kopfschmerzen. Nach Stunden bis Tagen (selten Wochen) folgen neurologische Ausfälle (oft Lähmungen), zerebrale Krampfanfälle und Bewusstseinstrübung. Bei Thrombosen einer zerebralen Vene dominieren oft die lokalen neurologischen Ausfälle.

Diagnostisch wird eine Computer- oder (besser) Kernspintomographie mit Ge-

33.7 Zerebrale Krampfanfälle und Epilepsie

fäßdarstellung durchgeführt, so dass die invasive Angiographie heute oft nicht mehr nötig ist.

Behandlungsstrategie

Behandlung der Wahl ist die sofortige Vollheparinisierung des Patienten mit späterer Umstellung auf orale Antikoagulantien (☞ Pharma-Infos 17.28, 17.29 und 17.30). Zerebrale Krampfanfälle, Kopfschmerzen und eine eventuelle Hirndruckerhöhung werden symptomatisch behandelt.

Nach einer zerebralen Venenthrombose während einer Schwangerschaft oder unter der Einnahme von oralen Ovulationshemmern sollten die betroffenen Frauen auf die weitere Einnahme von Hormonpräparaten verzichten, da sie mit hoher Wahrscheinlichkeit ursächlich (mit-) beteiligt waren. Das Rezidivrisiko während einer (erneuten) Schwangerschaft ist erhöht.

33.6.5 Durchblutungsstörungen des Rückenmarks

Durchblutungsstörungen des Rückenmarks durch Ischämie oder Blutung sind weit seltener als die des Gehirns. Als Ursache kommen z. B. Verengungen der zuführenden Gefäße, Aortenaneurysmen oder Gefäßfehlbildungen im Rückenmark selbst infrage.

Die klinischen Symptome reichen von kurzzeitigen Beschwerden nach längerem Gehen bis zu einem meist nur motorischen Querschnittssyndrom (☞ 33.14.2) durch Verschluss der vorderen Spinalarterie. Eine Operation ist nur selten möglich, die Prognose insgesamt schlecht.

33.7 Zerebrale Krampfanfälle und Epilepsie

Krampfanfälle des Neugeborenen ☞ 30.24.6

Ein **zerebraler Krampfanfall** beruht auf einer Funktionsstörung der Nervenzellen im Gehirn. Dabei steht eine *abnorme synchronisierte Aktivitätssteigerung des ZNS*, bildhaft am ehesten mit Gewitterentladungen vergleichbar, am Anfang des Geschehens. Nach heutigem Kenntnisstand ist das Gehirn *jedes* Menschen krampffähig. Unterschiedlich ist allerdings die Belastung, die erforderlich ist, um einen zerebralen Krampfanfall auszulösen **(Krampfschwelle).**

33.7.1 Gelegenheitskrämpfe

Gelegenheitskrampf *(Okkasionskrampf)*: Zerebraler, meist generalisierter, tonisch-klonischer (☞ 33.7.2) Krampfanfall, der nur im Zusammenhang mit außergewöhnlichen Belastungen des Gehirns auftritt. Häufigkeit ca. 5 (–10) % der Gesamtbevölkerung.

Fieberkrampf: Häufigster Gelegenheitskrampf, der im Rahmen fieberhafter Infekte bei ansonsten gesunden Säuglingen oder Kleinkindern auftritt. Vorkommen bei ca. 5 % aller Kinder, Altersgipfel 1–4 Jahre. Prognose meist gut, nur etwa 5 % der Kinder entwickeln eine Epilepsie.

Auslöser

Zerebrale **Gelegenheitskrämpfe** treten nur unter außergewöhnlichen Belastungen auf. Auslöser sind insbesondere:

- ▶ Schwere Infektionen, z. B. Enzephalitis (☞ 33.8.2)
- ▶ Stoffwechselentgleisungen und Vergiftungen
- ▶ Fieber (v. a. bei Kindern)
- ▶ Übermäßiger Alkoholkonsum, aber auch Alkoholentzug
- ▶ Drogenkonsum
- ▶ Schlafentzug, Überanstrengung
- ▶ Zu starke Sonnenexposition
- ▶ Arzneimittel
- ▶ Hyperventilation.

Symptome, Befund und Diagnostik

Bei einem zerebralen Gelegenheitskrampf handelt es sich meist um einen generalisierten, tonisch-klonischen Krampfanfall (☞ 33.7.2).

Die Diagnose ergibt sich aus dem klinischen Bild und dem Vorhandensein eines Auslösers; eine dauerhafte Funktionsstörung des Gehirns muss ausgeschlossen werden.

Fieberkrämpfe bei Kindern

Häufigste Form der Gelegenheitskrämpfe sind **Fieberkrämpfe** bei Kindern: Typischerweise bekommen die Kinder im Rahmen einer fieberhaften Infektion während des Fieberanstiegs einen tonisch-klonischen, generalisierten Krampfanfall.

Da auch eine Meningitis oder Enzephalitis mit Fieber und Krampfanfällen einhergehen kann, wird in Zweifelsfällen eine Lumbalpunktion durchgeführt.

Behandlungsstrategie und Pflege

Ein einzelner Gelegenheitskrampf bedarf meist keiner Behandlung. Nur lang andauernde Anfälle, bei Erwachsenen über 10–15 Min., bei Kindern über fünf Minuten, müssen medikamentös unterdrückt werden. Ansonsten reicht es aus, den Betroffenen vor Verletzungen zu schützen (☞ Pflege in 33.7.2).

Eine medikamentöse Dauerbehandlung ist nicht angezeigt. Der Patient sollte den Auslösefaktor kennen und in Zukunft wenn irgend möglich meiden.

> **Prävention und Gesundheitsberatung**
>
> Nach einem Fieberkrampf liegt das Risiko eines erneuten Fieberkrampfes bei Fieber ungefähr bei 1 : 3. Deshalb sollte schon mäßiges Fieber gesenkt werden. Evtl. verordnet der Arzt krampfunterdrückende Zäpfchen oder Klistiere zur häuslichen Anwendung (z. B. Diazepam®-Rektiole) bei erneuten Krampfanfällen.

33.7.2 Epilepsie

Epilepsie *(Krampfleiden, hirnorganisches Anfallsleiden,* früher *Fallsucht)*: Wiederholtes Auftreten zerebraler Krampfanfälle. Häufigkeit ca. 0,8 % der Gesamtbevölkerung. Für nahe Verwandte von Epileptikern ist das Erkrankungsrisiko etwas erhöht, die Epilepsie ist jedoch von seltenen Epilepsieformen abgesehen keine Erbkrankheit. Prognose abhängig von Ursache und Anfallsform. Bei ca. 60 % Anfallsfreiheit unter medikamentöser Therapie, in ca. 10 % Therapieresistenz.

Krankheitsentstehung

Nach heutigem Kenntnisstand wirken bei *allen* Epilepsien exogene Momente (z. B. Verletzungen, Schlafentzug) und endogene Faktoren (erbliche Veranlagung) zusammen.

Trotzdem wird nach wie vor unterschieden zwischen der **genuinen Epilepsie** ohne erkennbare Ursache, die sich meist bis zum 20. Lebensjahr manifestiert, und der **symptomatischen Epilepsie,** bei der eine ursächliche Hirnschädigung (z. B. frühkindliche Hirnschädigung, Hirntumor) feststellbar ist.

33 Pflege von Menschen mit neurologischen und neurochirurgischen Erkrankungen

Symptome, Einteilung und Untersuchungsbefund

Generalisierte Anfallsformen

Bei **generalisierten Anfallsformen** ist das gesamte Gehirn von der abnormen elektrischen Aktivität betroffen, was sich daran zeigt, dass „der ganze Körper mitmacht".

Bei den **primär generalisierten Anfallsformen** ist das gesamte Gehirn *von Beginn an* beteiligt. Typische Bilder sind:
► **Grand-mal-Anfälle.**
  – Als Erstes stürzt der Patient, evtl. mit einem Schrei *(Initialschrei)*, bewusstlos zu Boden
  – Dann kommt es zur *klonischen Phase* mit steif gestreckten Gliedmaßen, Atemstillstand (Patient wird blau) und weiten, lichtstarren Pupillen
  – Nach Sekunden folgt die *klonische Phase* mit Zuckungen am ganzen Körper, häufig mit Urin- und Stuhlabgang. Der Patient hat Schaum vor dem Mund, und es besteht die Gefahr eines Zungen- oder Wangenbisses
  – Nach wenigen Minuten hören die Zuckungen auf, und es setzt eine längere Schlafphase *(Terminalschlaf)* ein
  – Später erinnert sich der Patient nicht an den Anfall *(Amnesie)*
  – Eine Bindung der Anfälle an eine bestimmte Tageszeit, häufig an die Aufwachphase, ist möglich
  – Dem Anfall kann eine **Aura** vorangehen, d. h. die Wahrnehmung z. B. eines Gefühls, Geruchs, Geschmacks oder von Lichtblitzen.
► Als **Petit-mal-Anfälle** werden alle primär generalisierten Anfälle zusammengefasst, die nicht als Grand-mal-Anfall verlaufen.
  – **Absenzen** sind kurz dauernde Bewusstseinsstörungen, bei denen der Betroffene aber nicht ohnmächtig wird. Sie können mit meist diskreten motorischen Phänomenen einhergehen, etwa Mundbewegungen oder Nesteln. Oft sind Kinder, vor allem im Grundschulalter, betroffen. Treten die Anfälle mehrfach in der Stunde auf, werden sie wegen ihrer kurzen Dauer oft als Konzentrationsstörung verkannt
  – **Myoklonische Anfälle** sind durch kurze Muskelzuckungen gekennzeichnet
  – **Tonische Anfälle** zeigen sich durch teils Minuten dauernde Muskelverkrampfungen

– Bei **astatischen Anfällen** kommt es durch Tonusverlust der Muskulatur zum Sturz.

Gerade die Petit-mal-Anfälle manifestieren sich häufig in einem bestimmten Lebensalter (**altersgebundene Anfallsformen** oder *Epilepsiesyndrome*). Bei den **BNS-Krämpfen** des 1.–2. Lebensjahres z. B. zuckt das Kind plötzlich mit dem ganzen Körper zusammen *(Blitz)*, dann folgen eine Beugung des Kopfes *(Nick)* und eine langsame Beugung von Rumpf und Extremitäten, die an die indische Begrüßungsverbeugung erinnert *(Salaam)*. Weitere spezifisch pädiatrische Anfallssyndrome sind die **myoklonisch-astatischen Anfälle** (1.–5. Lebensjahr, kurzes „Zusammensacken" des ganzen Körpers) oder die reine Absence-Epilepsie des Kindesalters **(Pyknolepsie).**

Fokale Anfälle

Die **fokalen** *(partiellen)* **Anfälle** gehen immer von einer lokalen Veränderung des Gehirns aus, z. B. Tumor, Verletzung oder Fehlbildung. Auch sie können mit einer Bewusstseinsstörung einhergehen und heißen dann *komplexe partielle Anfälle*. Die wichtigsten fokalen Anfallsformen sind:
► **Fokal motorische (sensible, somatosensorische) Anfälle.** (Klonische) Zuckungen und/oder Parästhesien („Pelzigsein") in der von dem betroffenen Hirnbezirk versorgten Körperregion, z. B. einer Hand
► **Jackson-Anfälle.** Beginn der Zuckungen oder Sensibilitätsstörungen an einer bestimmten Körperregion, dann – bei erhaltenem Bewusstsein – Ausbreitung meist von distal nach proximal auf die benachbarten Regionen **(March of convulsion),** beispielsweise Übergreifen der Zuckungen von den Fingern über die Hand auf den Arm, bis eine Körperhälfte davon betroffen ist oder sich zum sekundär generalisierter Krampfanfall entwickelt hat (☞ unten)
► **Psychomotorische Anfälle** *(Dämmerattacken).* Nach sehr unterschiedlicher *Aura* (etwa Wahrnehmung eines bestimmten Geruchs) kommt es zu einer Bewusstseinstrübung. Dauern die Anfälle nur kurz (einige Sekunden), werden den automatische Handlungsabläufe wie z. B. Essen oder Anziehen fortgesetzt, ohne dass sich die Patienten später daran erinnern können. Der Dämmerzustand kann im Extremfall mehrere Tage andauern. Im Anschluss daran folgt eine Reorientierungsphase.

Jeder fokale Anfall kann durch Ausbreiten der abnormen Nervenzellerregung sekundär generalisieren (**sekundär generalisierte Anfallsformen**). Findet diese Generalisation sehr schnell statt, entspricht das klinische Bild praktisch dem einer (primären) Grand-mal-Epilepsie. Hinweise auf einen fokalen Ursprung kann dann der Anfallsbeginn geben, z. B. das Vorhandensein einer Aura oder die Beobachtung, dass die Zuckungen in einer bestimmten Körperregion angefangen haben.

Diagnostik und Differentialdiagnose

Da sich hinter jedem zerebralen Krampfanfall eine Gehirnerkrankung verbergen kann, muss jeder erstmalig auftretende Anfall diagnostisch abgeklärt werden:
► Ein EEG zeigt die für den entsprechenden Anfall typischen Veränderungen (☞ 33.3.4) und ist oft auch zwischen den Anfällen pathologisch, vor allem bei Provokation durch flackerndes Licht, Schlafentzug oder bestimmte Arzneimittel.
► Kernspintomographie, falls nicht möglich (z. B. wegen Metallimplantaten) CCT. Sie dienen der Suche nach evtl. Ursachen wie Tumoren, Gefäßanomalien und posttraumatischen Narben
► Eine Angiographie ist zur weiteren Abklärung nur selten angezeigt, z. B. bei Gefäßfehlbildung und präoperativ (z. B. vor geplanter Tumorentfernung)
► Ggf. Blutuntersuchungen. Sie sind z. B. bei Verdacht auf Niereninsuffizienz oder Alkoholmissbrauch erforderlich, die ebenfalls Ursache einer Epilepsie sein können.

Differentialdiagnostisch werden berücksichtigt:
► Synkopen (☞ 16.2.3), die ebenfalls mit motorischen Phänomenen, z. B. leichten Armzuckungen, einhergehen können **(konvulsive Synkope)**
► Hypoglykämien (☞ 21.6.4) und Vergiftungen
► **Psychogene Anfälle,** welche keiner der bekannten Anfallsformen zugeordnet werden können, sich oft vor Publikum ereignen und manchmal theatralisch verlaufen
► **Hyperventilationstetanie,** welche meist psychisch bedingt und durch klonisches, tetanisches Krampfen gekennzeichnet ist (☞ auch 18.2.6, 29.11.2)

1310

33.7 Zerebrale Krampfanfälle und Epilepsie

33

▶ Bei Kindern die zorn- oder frustrationsbedingten **Affektkrämpfe.** Hier sind die (leichten) krampfartigen Störungen auf die mit dem „Emotionsausbruch" verbundene Atemstörung und den daraus resultierenden Sauerstoffmangel des Gehirns zurückzuführen.

Behandlungsstrategie

Notfall: Status epilepticus
Immer medikamentös unterbrochen werden muss der **Status epilepticus** (Serie von Anfällen über mehr als 20 Min. ohne zwischenzeitliche Erholung), der mit einer Letalität von 5–10% behaftet ist. Mit zunehmender Dauer des Anfalls kann dabei die motorische Aktivität verschwinden, auffällig ist meist nur noch ein Nystagmus. Das Gehirn befindet sich aber weiterhin im generalisierten Krampfzustand **(nonkonvulsiver Status).**

▶ Erstmaßnahmen ☞ Pflege
▶ Gabe von Sauerstoff (anfangs 4–6 l/Min.)
▶ Durchführung einer Blutgasanalyse (☞ 18.3.2)
▶ Legen eines venösen Zugangs
▶ Ggf. wiederholte i. v.-Injektion von Benzodiazepinen wie Lorazepam (Tavor®), Diazepam (z. B. Valium®) oder Clonazepam (z. B. Rivotril®). Bei Therapieresistenz Versuch der Schnellaufsättigung i. v. mit einem Antiepileptikum, z. B. Phenytoin (Phenhydan®, zentraler Venenkatheter erforderlich) oder Valproinsäure (z. B. Convulex®)
▶ Bei anhaltender Therapieresistenz Barbituratnarkose, notwendigerweise mit Intubation und Beatmung des Patienten auf der Intensivstation.

Ein einzelner hirnorganischer Anfall bedarf im Allgemeinen keiner Behandlung, sondern lediglich der diagnostischen Klärung. Meistens hört der Anfall von selbst wieder auf, oft bevor eine intravenöse oder rektale Arzneimittelgabe überhaupt möglich ist. Die Gabe z. B. von Diazepam erschwert aber sowohl die klinische Beurteilung (Zeitdauer bis zur völligen Orientiertheit des Patienten?) als auch die EEG-Diagnostik (☞ 33.3.4).

Bei einer genuinen Epilepsie mit mehr als zwei Anfällen jährlich ist in der Regel eine medikamentöse Behandlung mit Antiepileptika (☞ Pharma-Info 33.55) angezeigt, die über mindestens zwei Jahre, oft aber lebenslang, fortgeführt werden muss.

Ergibt die Diagnostik eine symptomatische Epilepsie, steht die Beseitigung der Ursache im Vordergrund der Behandlung. Ist dies nicht möglich (z. B. bei einem inoperablen Tumor), wird medikamentös versucht, Anfallsfreiheit zu erreichen.

Bei einer schweren, therapieresistenten Epilepsie kann bei einem Teil der Patienten die operative Ausschaltung des Epilepsieherdes helfen **(Epilepsiechirurgie).** Dies ist jedoch nur in speziellen Zentren möglich und erfordert eine umfangreiche Diagnostik (einschließlich SPECT oder PET) zur sicheren Lokalisation des epileptogenen Herdes. Spricht die Epilepsie nicht auf Medikamente an und kommt der Patient auch für einen epilepsiechirurgischen Eingriff nicht in Betracht, ist die Implantation eines **Vagusnervstimulators** eine verhältnismäßig neue Option: Das herzschrittmacherähnliche Gerät wird im Brustbereich eingepflanzt, seine Reizelektrode an den linken N. vagus im Halsbereich angeschlossen. Die vom Pulsgenerator abgegebenen elektrischen Reize werden über den N. vagus ans Gehirn weitergeleitet und sollen dort die abnorme Erregung hemmen. Die elektrischen Reize werden in einprogrammierten Intervallen automatisch abgegeben, zusätzlich kann der Patient selbst von außen mittels eines Magneten Stimulationen auslösen (etwa wenn er eine Aura verspürt). Die Nebenwirkungen sind in aller Regel gering. Eine **Selbstkontrolle** epileptischer Anfälle gelingt derzeit nur einem geringen Teil der Patienten.

Pflege

Im Anfall:
▶ Besonders bei noch unklarer Diagnose Arzt sofort benachrichtigen (lassen), Patienten möglichst nicht alleine lassen
▶ Sicherheit des Patienten gewährleisten, z. B. Stühle oder scharfkantige Gegenstände aus der Umgebung des Patienten entfernen und Patienten von naher Treppe wegziehen. Das Schieben eines Gummikeils o. Ä. zwischen die Zähne wird nicht mehr empfohlen. Meist findet der Zungenbiss schon ganz am Anfang statt, und das Einschieben birgt nur eine zusätzliche Gefahr von Mundhöhlenverletzungen
▶ Keine Flüssigkeiten (oder Arzneimittel) oral einflößen (Aspirationsgefahr)
▶ Arzneimittel nach ärztlicher Anordnung verabreichen

Prävention und Gesundheitsberatung
▶ Meiden anfallsauslösender Faktoren wie Schlafentzug, Flackerlicht (Diskothek, Videospiele) und Alkohol in größeren Mengen
▶ Führen eines Anfallskalenders, um Auslöser und Medikamentenwirkungen nachvollziehen zu können
▶ Bei-sich-Tragen eines Notfallausweises mit Erste-Hilfe-Maßnahmen; Information von Erzieherinnen, Lehrern oder Arbeitskollegen
▶ Umgang mit Antiepileptika: Kein eigenmächtiges Umstellen oder Absetzen, wegen der häufigen Wechselwirkungen behandelnden Arzt fragen, welche Medikamente z. B. bei Schmerzen oder Fieber eingenommen werden können (💻 6; ✉ 4, 5)
▶ Bei neuen Arztkontakten Information des Arztes über die Erkrankung
▶ Teilnahme an einem Schulungsprogramm, z. B. am „Modularen Schulungsprogramm Epilepsie" oder „Modularen Schulungsprogramm Epilepsie für Familien" (✉ 6)
▶ Meist Möglichkeit eines selbstbestimmten, weitgehend „normalen" Lebens, falls keine Grunderkrankungen wie eine schwere perinatale Hirnschädigung vorliegen.
  – Schulbesuch nach intellektuellen Fähigkeiten
  – Kein Beruf mit erhöhter Selbst- und Fremdgefährdung (z. B. Dachdecker, Kraftfahrer) oder unregelmäßiger Lebensführung (Schichtarbeit). Textverarbeitung am PC in der Regel möglich
  – Sportausübung sinnvoll, allerdings Wahl im Hinblick auf Selbst- oder Fremdgefährdung durch einen Anfall, ggf. nur in Begleitung ausüben. Fahrradfahren nur mit Schutzhelm
  – Führen eines (Privat-) Fahrzeugs nur erlaubt nach Anfallsfreiheit von wenigen Monaten bis zwei Jahren (je nach Erkrankungsform) bei unauffälligem EEG (✉ 7)
  – Familiengründung in aller Regel möglich. Bei Frauen möglichst nur geplante Schwangerschaften, vorher Rücksprache mit dem Arzt und ggf. Arzneimittelwechsel.

1311

33 Pflege von Menschen mit neurologischen und neurochirurgischen Erkrankungen

🔗 Pharma-Info 33.55: Antiepileptika

Arzneimittel zur Unterdrückung zerebraler Krampfanfälle heißen **Antiepileptika** (Antikonvulsiva).

Indiziert sind Antiepileptika bei einem Status epilepticus (☞ Text) oder als Prophylaxe bei mehr als zwei epileptischen Anfällen im Jahr.

Es sollte immer versucht werden, mit einer Monotherapie, d. h. mit nur einem Arzneimittel, auszukommen. Erst wenn die Dosis infolge starker Nebenwirkungen nicht mehr erhöht werden kann und der Patient immer noch nicht anfallsfrei ist, wird das Arzneimittel gewechselt oder (bei Versagen mehrerer Monotherapien) eine Arzneimittelkombination versucht. Ansetzen, Umstellen oder Absetzen dürfen nie abrupt geschehen, sondern müssen immer schrittweise erfolgen ("Einschleichen" und "Ausschleichen"). Eine Arzneimittelspiegelkontrolle (Blutentnahme morgens nüchtern) kann bei der Dosisfindung helfen. Sie ist auch bei Verdacht auf Einnahmefehler oder Überdosierung angezeigt. Ist ein Patient mit einem Blutspiegel unterhalb des "normalen" therapeutischen Spiegels anfallsfrei, wird die Dosis nicht geändert. Umgekehrt kann bei einem nicht anfallsfreien Patienten ohne Nebenwirkungen die Dosis noch weiter gesteigert werden, auch wenn sein Blutspiegel schon im oberen Bereich liegt.

Substanz Handelsname (Bsp.)	Nebenwirkungen*
Carbamazepin (Tegretal®, Timonil®)	Magenbeschwerden, Hyponatriämie, Schwindel, BB-Veränderungen. Meist aber gut verträglich
Ethosuximid** (Petnidan®)	Magenbeschwerden, Schluckauf, Kopfschmerzen, Schlafstörungen, psychotische Symptome, BB-Veränderungen
Gabapentin (Neurontin®)	Schwindel. Dosisanpassung bei Niereninsuffizienz. Meist aber gut verträglich
Lamotrigin (Lamictal®)	Exantheme, Psychose, Depression
Levetiracetam (Keppra®)	Schwindel. Meist aber gut verträglich, kaum Wechselwirkungen mit anderen Antiepileptika
Oxcarbazepin (Trileptal®)	Verwandt mit Carbamazepin, Nebenwirkungen ähnlich, aber insgesamt milder
Phenobarbital (Luminal®)	Schwindel, Ataxie, psychische Störungen (v. a. bei Kindern), Schultersteife
Phenytoin (Epanutin®, Phenhydan®, Zentropil®)	Zahnfleischhyperplasie, Hypertrichose (verstärkte Behaarung), Kleinhirnatrophie
Pregabalin (Lyrica®)	Ödeme, Gewichtszunahme, sonst wie Gabapentin
Primidon (Liskantin®)	Wie Phenobarbital
Topiramat (Topamax®)	Kribbelparästhesien, Gewichtsverlust, kognitive Störungen
Valproinsäure (Convulex®, Ergenyl®)	Gewichtszunahme, Haarausfall, Tremor; selten, aber oft tödlich: Leberkoma (v. a. bei Kleinkindern)
Vigabatrin (Sabril®)	Gewichtszunahme, Psychose, Gesichtsfelddefekte

* Alle Antiepileptika können zu allergischen Reaktionen (selten, aber gefährlich: Agranulozytose), Müdigkeit und eingeschränktem Reaktionsvermögen führen. Bei Überdosierung treten Doppelbilder, Schwindel, Ataxie und Nystagmus auf. Außerdem beschleunigen einige Antiepileptika den Östrogenabbau und vermindern so die Wirksamkeit der "Pille".
** Zur besseren Verträglichkeit Tabletten nach dem Essen einnehmen

---

▶ Patienten nach dem Anfall bis zur vollständigen Wiedererlangung des Bewusstseins in die stabile Seitenlage bringen (Aspirationsprophylaxe). Nach Erbrechen während des Anfalls Mund auswischen. Wenn der Patient während des Anfalls eingenässt oder -gekotet hat, ihn bei der Körperpflege unterstützen

▶ Für den Fall eines Status epilepticus Spritzentablett mit Venenverweilkanüle (☞ Abb. 15.26, Spritze allerdings erst auf Arztanordnung aufziehen), Medikamente nach Verordnung (z. B. Diazepam- und Phenytoin-Ampullen), Guedel-Tubus (Anästhesiepflege ☞ 💻) und Intubationsbesteck richten

▶ Während der ganzen Zeit Anfallstyp und -verlauf beobachten und dokumentieren, da dies von erheblicher diagnostischer und therapeutischer Bedeutung sein kann. In diesem Rahmen auch Uhrzeit zu Beginn und am Ende des Anfalls notieren

33.8 Infektiöse und entzündliche Erkrankungen des ZNS

Creutzfeldt-Jakob-Krankheit ☞ 26.7
Meldepflicht bei Infektionen ☞ 26.12
Poliomyelitis ☞ 26.6.10

33.8.1 Meningitis

Meningitis *(Hirnhautentzündung):* Vielfach lebensbedrohliche Infektion des ZNS mit vorwiegendem Befall der Hirnhäute (Meningen). Leitsymptome hohes Fieber, Kopfschmerzen, Nackensteife, Licht- und Geräuschüberempfindlichkeit, Übelkeit. Sterblichkeit ca. 15%, bei Neugeborenen und Meningokokkensepsis aber über 50%.

Besonders bei Kleinkindern Dauerschäden möglich, z. B. Hör- und Sehstörungen, Konzentrationsschwäche.

Krankheitsentstehung

Die häufigsten Erreger einer **Meningitis** sind:

▶ Bakterien. Bei Erwachsenen insbesondere Streptococcus pneumoniae (☞ 26.5.3) und Meningokokken (☞ 26.5.4, meldepflichtig). Bei Kindern heute hauptsächlich Meningokokken und Pneumokokken. Bei Säuglingen vor allem Streptokokken der Gruppe B (☞ 26.5.3) und E. coli (☞ 26.5.7)

▶ Viren, z. B. Herpes-simplex-Viren (☞ 26.6.7), Enteroviren (etwa Polioviren ☞ 26.6.10, meldepflichtig), Mumpsviren (☞ 26.6.4).

Demgegenüber sind Protozoen oder Pilze bei Abwehrgesunden selten Ursachen einer Meningitis.

Die Erreger gelangen meist im Rahmen einer generalisierten Infektion (☞ 26.1.1) mit dem Blutstrom in das Gehirn, insbesondere bei immunsupprimierten Patienten.

1312

Seltener werden sie aus benachbarten Entzündungsprozessen, z.B. bei einer Mastoiditis (☞ 32.4.2), fortgeleitet oder gelangen über offene Verbindungen zwischen Gehirn und Außenwelt ins Gehirn, etwa bei einer Verletzung oder einer Fistel.

Symptome und Untersuchungsbefund

Meist setzen die Symptome einer bakteriellen Meningitis rascher ein und sind heftiger als bei einer viralen Meningitis.

Oft kommt es innerhalb von Stunden bei einem harmlos erscheinenden Infekt zu einem schweren Krankheitsbild mit:
▶ Hohem Fieber
▶ Übelkeit und Erbrechen
▶ Kopfschmerzen bis hin zur Unerträglichkeit
▶ Licht- und Geräuschüberempfindlichkeit
▶ Nackensteife, *Opisthotonus* (Rückwärtsbeugung des Kopfes mit Überstreckung von Rumpf und Extremitäten)
▶ Bewusstseinsveränderungen bis zum Koma.

Diese Symptomkombination, die typisch für Erkrankungen der Hirnhäute ist, wird als **meningitisches Syndrom** bezeichnet. Hinzu treten die Symptome der jeweiligen Grunderkrankung.

Bei alten Menschen und Kindern ist das klinische Bild bei Meningitis oft uncharakteristisch. Bei Säuglingen kann sich eine Meningitis z.B. allein durch grau-blasse, marmorierte Hautfarbe, Trinkschwäche und Erbrechen, Teilnahmslosigkeit oder abnorme Unruhe und Reizbarkeit, gespannte Fontanelle sowie Atemstörungen zeigen.

Diagnostik und Differentialdiagnose

Entscheidend für die Diagnose ist die Liquoruntersuchung (☞ 33.3.2): trüber oder gar eitriger Liquor mit Zellvermehrung, Eiweißerhöhung sowie – bei bakteriellen und tuberkulösen Meningitiden – einer Zuckererniedrigung; mikroskopisch können Bakterien sichtbar sein. Vor Therapiebeginn wird stets eine Liquorkultur zum Erregernachweis angelegt. Zusätzlich können serologische Untersuchungen zum indirekten Erregernachweis (☞ 26.3.5) angezeigt sein.

Wichtig ist die Suche nach abwehrschwächenden Grunderkrankungen (z.B. eine HIV-Infektion ☞ 27.1.3) und Liquorfisteln (z.B. nach einem Schädel-Hirn-Trauma ☞ 33.14.1), da das Risiko einer erneuten Keimeinwanderung mit Infektion der Hirnhäute dann sehr groß ist.

Behandlungsstrategie

Bei bakteriellen Meningitiden ist eine hoch dosierte intravenöse Antibiotikabehandlung oft lebensrettend, bei unbekanntem Erreger zunächst kalkuliert (☞ 26.4). Bei einem Teil der Erreger vermag eine Glukokortikoidgabe die Häufigkeit von Folgeschäden zu reduzieren. Ein Teil der Meningitis verursachenden Viren ist gegenüber Virostatika (z.B. Aciclovir, Zovirax® ☞ Pharma-Info 26.28) empfindlich.

Die zusätzliche symptomatische Behandlung umfasst eine ggf. notwendige Hirndruckbehandlung (☞ 33.12.3) und medikamentöse Unterdrückung von Krampfanfällen (☞ 33.7.2).

Manchmal werden die Angehörigen des Patienten prophylaktisch mit Antibiotika behandelt, um weitere Erkrankungen und eine Keimausbreitung zu verhindern.

Pflege

Die Patienten sind häufig schwer krank und benötigen intensivmedizinische Betreuung:
▶ Engmaschige Kontrolle von Vitalfunktionen, Temperatur, Bewusstsein und Symptomverlauf; Flüssigkeitsbilanzierung
▶ Bei Lichtempfindlichkeit Abdunkeln des Raums, bei Geräuschempfindlichkeit ruhige Umgebung
▶ Unterstützung bei der Körperpflege je nach Zustand des Patienten
▶ Durchführung aller notwendigen Prophylaxen (☞ 12.2.5.2, 12.5.1.4, 12.3.3, 12.8.5.7, 12.7.2.5, 12.5.2.4)
▶ Ausreichende Flüssigkeitszufuhr (Infusionen), besonders wichtig bei hohem Fieber
▶ Isolierung des Patienten je nach Grunderkrankung, evtl. bereits bei Verdacht auf Ansteckungsgefahr (vor allem bei Meningokokken). Sind die Erreger noch nicht identifiziert, gehen die Pflegenden von dem Erreger aus, der die strengsten Maßnahmen erfordert (☞ 26.2.3).

> **Prävention und Gesundheitsberatung**
>
> Die Impfungen gegen Pneumokokken und Meningokokken der Gruppe C gehören mittlerweile zu den für alle Säuglinge bzw. Kleinkinder empfohlenen Impfungen (☞ Tab. 26.44).

33.8.2 Enzephalitis

> **Enzephalitis** *(Gehirnentzündung)*: ZNS-Infektion mit überwiegendem Befall des Gehirns. Verlauf von Begleitenzephalitiden bei viralen Allgemeininfektionen oft milde, Sterblichkeit bei der gefürchteten Herpes-Enzephalitis trotz Behandlung bis 25% mit häufigen Dauerschäden bei den Überlebenden.

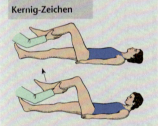

Brudzinski-Zeichen

Positiver Brudzinski:
Passive Kopfbewegung nach vorn führt zum reflektorischen Anziehen der Beine

Kernig-Zeichen

Positiver Kernig:
Hüft- und Kniegelenk um 90° gebeugt, Schmerzen beim Strecken des Kniegelenkes nach oben

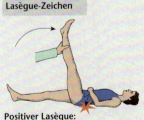

Lasègue-Zeichen

Positiver Lasègue:
Pat. liegt flach, Anheben des gestreckten Beins führt zu Rückenschmerz (auch bei Bandscheibenvorfall und Ischialgie)

Abb. 33.56: Klinische Meningitiszeichen. [A400-215]

Krankheitsentstehung

Eine **Enzephalitis** kann durch die gleichen Erreger verursacht werden wie die Meningitis (☞ 33.8.1). An erster Stelle stehen allerdings die Viren.

Symptome, Befund und Diagnostik

Während eine leichte (Begleit-) Enzephalitis im Rahmen einer Allgemeininfektion oft unbemerkt bleibt, ist das klinische Bild beim Vollbild der Erkrankung ernst mit:
- Bewusstseinsveränderungen bis zur Bewusstlosigkeit
- Psychischen Veränderungen, vor allem Unruhe, Verwirrtheit und psychotischen Symptomen wie etwa Wahnvorstellungen (☞ 34.2.5)
- Neurologischen Ausfällen wie Lähmungen oder Sprachstörungen
- Zerebralen Krampfanfällen (☞ 33.7.1).

Da es sich meist nicht um eine reine Enzephalitis, sondern um Mischformen (**Meningoenzephalitis**) handelt, bestehen oft zusätzlich die Symptome einer Meningitis (☞ 33.8.1).

Die Diagnose wird durch Liquoranalyse (meist Zell- und Eiweißvermehrung) und serologische Untersuchungen (Titerverlauf) gestellt. Meist werden auch ein EEG und eine Computer- bzw. Kernspintomographie durchgeführt. Beide zeigen bei einer Herpes-simplex-Enzephalitis (☞ 26.6.7) typische Veränderungen im Schläfenlappen, jedoch für den Behandlungsentscheid oft zu spät.

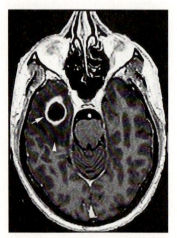

Abb. 33.57: Kernspintomographie eines Hirnabszesses. Typisch ist die ringförmige Formation mit zentraler Einschmelzungshöhle. Hier besteht zusätzlich ein ausgeprägtes Ödem um den Abszess. [S008-3]

Behandlungsstrategie

Antibiotika sind bei Virusenzephalitiden wirkungslos, werden jedoch gegeben, wenn (noch) unklar ist, ob die Erkrankung durch Bakterien oder Viren verursacht ist. Bei Verdacht auf Herpes-simplex-Enzephalitis ist wegen des schweren Verlaufs die *sofortige* intravenöse Gabe des Virostatikums Aciclovir (Zovirax®, Acic®) angezeigt, auch wenn Bildgebung und PCR (noch) negativ sind.

Pflege ☞ 33.8.1

33.8.3 Hirnabszess

Hirnabszess: Umschriebene, teils abgekapselte bakterielle Entzündung im Gehirn. Sterblichkeit ca. 15%.

Ein **Hirnabszess** entsteht, wenn eine bakteriell bedingte Enzephalitis eitrig einschmilzt und sich ein eitergefüllter Hohlraum ausbildet.

Die **Symptome** eines Hirnabszesses sind vielgestaltig. Nur schätzungsweise die Hälfte der Patienten zeigt die typische Symptomkombination aus Kopfschmerzen, Fieber und (fokalen) neurologischen Ausfällen.

Die Diagnose wird durch Computer- oder Kernspintomographie gesichert (☞ Abb. 33.57).

Die Behandlung besteht aus:
- Neurochirurgischer Abszessausräumung durch offene Operation oder Punktion
- Systemischer hoch dosierter Antibiotikagabe über 4–6 Wochen
- Ggf. Bekämpfung des begleitenden Hirnödems
- Behandlung der ursächlichen Erkrankung, z.B. einer Mittelohrentzündung.

Pflege ☞ 33.8.1, 33.12, 33.13

33.8.4 Zeckenbedingte ZNS-Infektionen

Zeckenbedingte ZNS-Infektionen: Bezeichnet im engeren Sinne bakterielle oder virale ZNS-Infektionen, die durch den Biss einer Zecke übertragen worden sind. In (Mittel-)Europa von Bedeutung sind:
- **FSME** *(Frühsommer-Meningoenzephalitis)* – viral bedingt
- **Lyme-Borreliose** – bakteriell bedingt.

Prävention und Gesundheitsberatung

Richtiges Verhalten verringert das Risiko eines Zeckenbisses und damit von zeckenbedingten ZNS-Infektionen:
- In gefährdeten Gebieten, auch im eigenen Garten, das Unterholz und Dickicht meiden
- Möglichst wenige Körperteile unbekleidet lassen. Hosenbeine in Stiefel oder Strümpfe stecken, Kopfbedeckung tragen
- Freie Körperteile mit Insekten-Repellents (z.B. Autan®) einreiben
- Nach einem Aufenthalt im Freien Körper auf Zecken absuchen, dabei insbesondere auf Achselhöhlen, Leiste und Kniekehle achten, da die Zecken gerne in wärmere Körperregionen wandern
- Zecken baldmöglichst mit einer in Apotheken erhältlichen Zecken-Pinzette oder -Karte entfernen oder hierzu Arzt aufsuchen. Bisswunde desinfizieren und Hände gründlich reinigen. Zecke vorher nicht z.B. mit Öl oder Klebstoff bestreichen, da die Zecke dann vermehrt Erreger freisetzt
- Haustiere und ihre Schlafplätze regelmäßig auf Zecken kontrollieren.

Eine (aktive) Impfung gibt es bislang nur gegen die FSME; sie wird für Menschen in gefährdeten Gebieten empfohlen, die durch Beruf oder Freizeitverhalten im Hinblick auf einen Zeckenkontakt gefährdet sind.

FSME

Die Zecken bilden das Reservoir für das meldepflichtige **FSME-Virus** und übertragen es bei ihrem Biss auf den Menschen. Die Zecken sind aber nur in bestimmten Gegenden (z.B. Süddeutschland, Österreich, Schweiz, Südosteuropa) in höherer Zahl von dem FSME-Virus befallen, entsprechend besteht auch nur in diesen Gegenden eine Infektionsgefahr (✉ 8).

Die **FSME** verläuft meist zweigipfelig: Ungefähr eine Woche nach dem Zeckenbiss beginnt die Krankheit mit grippeähnlichen Symptomen. Nach mehrtägiger Beschwerdefreiheit folgt eine *Meningoenzephalitis* mit guter Prognose oder eine *Myelomeningitis* mit Lähmungen und einer Sterblichkeit um 1%. Durchschnittlich ist der Krankheitsverlauf bei Erwachsenen schwerer als bei Kindern.

Die Diagnose erfolgt durch Liquor- und Blutuntersuchung. Die Therapie ist rein symptomatisch.

Lyme-Borreliose

Wesentlich häufiger und ohne regionale Begrenzung, aber weniger beachtet, ist die bakteriell bedingte **Lyme-Borreliose** (☞ auch 26.5.15 und Tab. 29.78).

33.8.5 Guillain-Barré-Syndrom

> **Guillain-Barré-Syndrom** *(Guillain-Barré-Strohl-Syndrom, Landry-Paralyse,* **a**kute **id**iopathische **P**olyneuritis, *AIDP):* Ätiologisch ungeklärte Entzündung der peripheren Nerven (Polyneuritis) und der Nervenwurzeln mit Sensibilitätsstörungen, motorischen Lähmungen und vegetativen Störungen. Letalität heute unter 5%. In etwa 80% (fast) völlige Wiederherstellung nach allerdings meist monatelangem Verlauf.

Dem **Guillain-Barré-Syndrom** liegt wahrscheinlich eine durch Viren ausgelöste Autoimmunreaktion gegen die Markscheiden des peripheren Nervensystems zugrunde.

Erstes klinisches Symptom sind meist Parästhesien. Rasch treten von unten aufsteigende Lähmungen hinzu, die insbesondere bei Atemlähmung und Beteiligung vegetativer Fasern (Herzrhythmusstörungen) lebensbedrohlich werden. Der Patient ist dabei bei vollem Bewusstsein.

Die Diagnose wird durch Liquoruntersuchung (Eiweißerhöhung bei normaler Zellzahl = **zytoalbuminäre Dissoziation**), elektrophysiologische Untersuchungen (Nervenleitgeschwindigkeit vermindert) und ggf. Nervenbiopsie gestellt.

Gabe von Immunglobulinen oder eine Plasmapherese (☞ 27.3) können die Krankheitsdauer verkürzen. Etwa 20% der Patienten müssen intubiert und beatmet werden. Bei lebensbedrohlichen Herzrhythmusstörungen wird ein (passagerer) Herzschrittmacher gelegt.

Pflegerisch ist die konsequente Durchführung aller Prophylaxen erforderlich (☞ 12.5.2.4, 12.2.5.2, 12.5.1.4, 12.3.3, 12.8.5.7, 12.7.2.5). Die Atmung wird regelmäßig mit dem Spirometer (☞ 18.3.1) kontrolliert, um eine bedrohliche Verschlechterung mit Beatmungspflicht frühzeitig zu erfassen. Auch die Muskelkraft wird regelmäßig überprüft, z. B. die Kraft beim Faustschluss. Die psychische Belastung des Patienten und seiner Angehörigen ist während der Zeit der Intensivpflege enorm hoch.

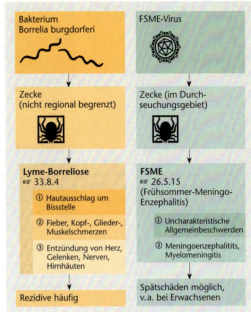

Abb. 33.58: Die beiden häufigsten, von Zecken übertragenen Krankheiten sind die Lyme-Borreliose und die FSME.

33.8.6 Multiple Sklerose

Multiple Sklerose (kurz *MS, Encephalomyelitis disseminata*, kurz *ED*): Ätiologisch ungeklärte, chronisch-entzündliche ZNS-Erkrankung, die zur herdförmigen Zerstörung der Markscheiden führt. In Deutschland ca. 100 000 – 120 000 Erkrankte, damit eine der häufigsten neurologischen Erkrankungen. Erstmanifestation vor allem im 20.–40. Lebensjahr (sehr selten vor der Pubertät), Frauen häufiger betroffen als Männer. Prognose besser als vielfach angenommen. Sterblichkeit nach 20 Jahren 20% (meist an Komplikationen wie Infektionen), ca. 35% sind noch berufstätig.

Krankheitsentstehung

Ursächlich diskutiert werden Autoimmunvorgänge, ausgelöst durch Umweltfaktoren (Infektionen?), auf dem Boden einer genetischen Disposition.

Am Anfang soll eine Aktivierung von gegen die Markscheidenoberfläche gerichteten T-Zellen stehen. In der weißen Substanz des ZNS kommt es zu herdförmigen Entzündungen mit Zerstörung der Markscheiden (*Entmarkung*, **Demyelinisation**) und Narbenbildung. Die Ausfälle sind Folge der durch den Verlust der Markscheiden verlangsamten oder unterbrochenen Erregungsleitung.

Symptome und Untersuchungsbefund

Obwohl jede beliebige Stelle der weißen Substanz betroffen sein kann, gibt es immer wiederkehrende Symptome:

▶ Augensymptome. Sehr häufig und oft Erstsymptome sind Sehnerventzündungen (Patient klagt über verschwommenes Sehen und geht zum Augenarzt) und Augenmuskellähmungen infolge Hirnstammbeteiligung (Doppelbilder). Oft besteht gleichzeitig ein Nystagmus (☞ 32.3.4)
▶ Sensibilitätsstörungen, z. B. Parästhesien („Ameisenlaufen", „pelziges Gefühl") oder verminderte Berührungs- und Schmerzempfindungen
▶ Motorische Störungen, vor allem eine spastische Lähmung der Beine
▶ Kleinhirnsymptome, besonders Sprechstörungen (d. h. die Wörter werden undeutlich artikuliert ☞ auch 33.2.7), zerebellare Ataxie (☞ 33.2.6) und Intentionstremor (☞ 33.2.5). Die Kombination aus Koordinationsstörungen und spastischer Lähmung führt zu einem typisch veränderten, breitbeinig-steifen Gangbild (☞ Abb. 33.59)
▶ Blasen-Darm-Störungen durch Rückenmarkbeteiligung
▶ Psychische Störungen, sowohl durch die Erkrankung selbst (häufig Euphorie) als auch reaktiv (dann meist reaktive Depression ☞ 34.7.1)

- Gesichtsschmerzen, oft ein Dauerschmerz im Versorgungsgebiet des N. trigeminus (☞ 33.10.3).

Krankheitsverläufe

Am häufigsten ist ein *schubförmiger Verlauf* mit deutlicher, anfangs oft vollständiger Rückbildung der Symptome zwischen den Schüben. Ein MS-Schub ist definiert als das Auftreten von subjektiven oder objektiven neurologischen Symptomen, die mindestens 24 Std. anhalten, mit mindestens 30 Tagen Abstand zum vorausgegangenen Schub auftreten und nicht anderweitig (z. B. durch eine Infektion) erklärbar sind. Nach langjährigem schubförmigen Verlauf verschlechtert sich bei einem Teil der Betroffenen die Symptomatik kontinuierlich, ohne dass Schübe feststellbar sind *(sekundär progredienter Verlauf)*. Besonders bei Patienten mit später Manifestation der Erkrankung kommt ein *primär progredienter Verlauf* vor, bei dem die Symptome von Beginn an ohne zwischenzeitliche Rückbildung immer weiter zunehmen. Selten sind der *schubförmig-progrediente Verlauf* mit Kombination von Schüben und kontinuierlicher Verschlechterung von Anfang an oder ein sehr rascher Verlauf *(akuter Verlauf)*.

Diagnostik

Die eindeutige Diagnosestellung erfordert den Nachweis von mindestens zwei zeitlich und räumlich voneinander getrennten Herden im ZNS. Dabei helfen insbesondere:
- Sorgfältige Anamnese mit ausdrücklichem Fragen nach früherer, auch mehrjährig zurückliegender Sehverschlechterung oder Doppelbildern
- Evozierte Potentiale. Das VEP (☞ 33.3.5) weist auch eine lange zurückliegende Sehnervenentzündung nach, pathologische AEPs (☞ 33.3.5) sprechen für Herde im Hirnstammbereich. SSEP und MEP (☞ 33.3.5) können Hinweise auf entzündliche Herde im Rückenmark geben
- Kernspintomographie zur Darstellung der Entmarkungsherde.

Bei der Liquoruntersuchung zeigen sich im Schub eine geringe Zell- und Gesamteiweißvermehrung sowie eine Immunglobulin-G-Erhöhung. Bei 95 % aller Patienten sind *oligoklonale Banden* nachweisbar (starke, „klonhafte" Vermehrung einer bestimmten Untergruppe der IgG).

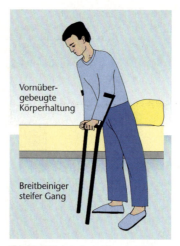

Abb. 33.59: Typische Gangstörung eines Patienten mit Multipler Sklerose. Die spastische Lähmung der Beine und die Koordinationsstörungen führen zu einem charakteristisch steifen Gangbild mit breiter Beinstellung. [A400-215]

Behandlungsstrategie

Da die Entzündung wahrscheinlich (auto-)immunogen mitbedingt ist, werden Arzneimittel eingesetzt, die entzündungshemmend wirken und/oder das Immunsystem unterdrücken.

Behandlung im Schub

Im akuten Schub werden Glukokortikoide hoch dosiert i. v. über 3–5 Tage gegeben (☞ Pharma-Info 21.13), dann je nach Schema abgesetzt oder oral „ausgeschlichen". Hierdurch wird die Rückbildung der Symptome beschleunigt, der Krankheitsverlauf aber nicht beeinflusst. Daher ist eine Glukokortikoiddauerbehandlung nicht angezeigt.

Bei schweren Schüben werden bei Nicht-Ansprechen Azathioprin (z. B. Imurek®), Mitoxantron (ein Zytostatikum) in Kombination mit Glukokortikoiden oder Plasmapherese versucht.

Behandlung zwischen den Schüben

Für die Basistherapie bei der schubförmigen Form sind Interferone (z. B. Betaferon®, Avonex®) derzeit Mittel der Wahl. Sie werden s. c. oder i. m. vom Patienten selbst oder vom Arzt gespritzt. Die grippeähnlichen Nebenwirkungen können großteils durch eine Arzneimittelgabe am Abend „verschlafen" werden und werden bei Bedarf mit Paracetamol therapiert. Oft lassen sie nach 1–2 Monaten von selbst nach.

Ein zweites Präparat zur Verminderung von Schüben ist das s. c. applizierte Glatiramerazetat (Copaxone®), das einem Oberflächenbestandteil der Markscheiden ähnelt und evtl. gegen das Myelin gerichtete T-Zellen blockiert.

Bei Versagen dieser Substanzen können Immunglobuline i. v., Mitoxantron, Cyclophosphamid (Endoxan®) oder Azathioprin (z. B. Imurek®) eingesetzt werden.

Symptomatische Behandlung

Außerdem ist eine symptomatische Behandlung einzelner Erscheinungen erforderlich, so beispielsweise:
- Gabe von Baclofen (z. B. Lioresal®) gegen die Spastik
- Antidepressiva bei reaktiver Depression (☞ 34.7.1)
- Carbachol (z. B. Doryl®) bei Blasenentleerungsstörungen
- Carbamazepin (z. B. Tegretal®) bei Trigeminusneuralgie.

Pflege

Eine professionelle Pflege kann Komplikationen vermeiden, die Selbstständigkeit erhalten helfen und so die Prognose des Kranken verbessern. Daher:
- Regelmäßige Durchführung der mit dem Physiotherapeuten erlernten Übungen. Bereitstellung technischer Hilfen vor allem bei Ataxie und Intentionstremor, um die Selbstständigkeit so lange wie möglich zu erhalten
- Bei Bettlägerigen Bobath-Lagerung gegen die Spastik (☞ 33.5.6), außerdem Dekubitus-, Thrombose- und Kontrakturenprophylaxe (☞ 12.5.1.4, 12.3.3, 12.8.5.7)
- Pneumonie- und Infektionsprophylaxe, da die Infektionsgefahr vor allem bei hohen Glukokortikoiddosen groß ist. Hierzu gehört auch das Meiden von Personen mit akuten Infekten
- Blasen- und Darmtraining analog dem Vorgehen bei Querschnittslähmung. Wegen der Infektionsgefahr keinen transurethralen Dauerkatheter legen, sondern intermittierend einmalkatetisieren oder einen suprapubischen Blasenkatheter legen lassen (☞ 12.7.1.5). Den Patienten über das erhöhte Risiko von Harnwegsinfekten aufklären, dabei die Prophylaxe durch reichliches Trinken betonen.

Die Begleitung chronisch kranker Menschen stellt eine große Herausforderung für die Pflege dar. Oft wird der Patient zum Experten für seine Krankheit und hat klare Erwartungen an das Behandlungsteam. Den Patienten dort abzuholen, wo er steht, und ihm die Unterstützung zu geben, die er für seine Bewältigung/Coping (5.5.1) braucht, ist grundlegend.

Prävention und Gesundheitsberatung

- Anleitung zur s.c-Injektion ☞ 15.3.3
- Vorsichtsmaßnahmen bei Glukortikoidmedikation (☞ Pharma-Info 21.13)
- Übermäßige Wärme (z. B. durch Sonne) vermeiden, Fieber senken, da dies die Symptomatik verschlechtern kann
- Berufstätigkeit, Hobbys und Sport möglichst „normal", jedoch ohne Überforderung (im Sport nicht bis an die Belastungsgrenze gehen)
- Familiengründung möglich, bei Frauen möglich nur geplante Schwangerschaften, ggf. vorher Arzneimittelumstellung
- Vermittlung des Kontaktes zu Selbsthilfegruppen (✉ 9).

33.8.7 Myelitis

Myelitis: Rückenmarkentzündung.

Myelitiden sind wesentlich seltener als Gehirnentzündungen. Oft sind sie viral oder parainfektiös bedingt. Die Symptome reichen von Rückenschmerzen und Sensibilitätsstörungen bis zum Querschnittssyndrom (Querschnittsmyelitis ☞ auch 33.14.2). Die Diagnosestellung erfolgt durch Lumbalpunktion und CT.

33.9 Degenerative Erkrankungen des zentralen Nervensystems

33.9.1 Parkinson-Syndrom

Parkinson-Syndrom (Schüttellähmung): Symptomkomplex aus Akinese (Bewegungsarmut), Rigor (☞ 33.2.8) und Ruhetremor (☞ 33.2.5). Betrifft ca. 1 % aller über 60-Jährigen, Männer häufiger als Frauen. Beim ursächlich unklaren **Morbus Parkinson** meist langsam zunehmende Pflegebedürftigkeit, Prognose bei **symptomatischen Parkinson-Syndromen** ursachenabhängig.

Krankheitsentstehung

- Beim **Morbus Parkinson** (idiopathisches Parkinson-Syndrom, primäres Parkinson-Syndrom, Paralysis agitans) kommt es aus unbekannter Ursache zu einem Untergang Dopamin produzierender Zellen im Mittelhirn
- Beim **symptomatischen Parkinson-Syndrom** (sekundäres Parkinson-Syndrom) entwickelt sich die Parkinsonsymptomatik aufgrund arteriosklerotischer Veränderungen der Hirngefäße, Hirnentzündungen, Vergiftungen, wiederholter Kopftraumen oder Arzneimitteleinnahme (z. B. Antipsychotika ☞ 34.3.1, Metoclopramid).

Folge ist der Verlust des Gleichgewichts zwischen Dopamin (zu wenig) und Azetylcholin (relativ zu viel).

Bei **atypischen Parkinson-Syndromen** treten Bewegungsarmut und Rigor im Rahmen anderer degenerativer ZNS-Erkrankungen auf, etwa bei **Multisystematrophien** (typisch: zahlreiche vegetative Symptome wie etwa Kreislaufregulationsstörungen; Kleinhirnzeichen) oder der **Lewy-Körperchen-Demenz**.

Symptome, Befund und Diagnostik

Entsprechend der Funktion der Stammganglien und des extrapyramidalen Systems kommt es bei Funktionseinschränkungen nicht zu Lähmungen, sondern zu Störungen der normalen Bewegungsabläufe. Drei Symptome dominieren:

- **Hypo- oder Akinese:** Allgemeine Bewegungsarmut mit starrer Mimik (Maskengesicht), Fehlen der normalen Mitbewegungen (beim Gehen schwingen die Arme z. B. nicht mit), kleinschrittigem Gang (Patient trippelt), immer kleiner werdender Schrift (Mikrographie) und leiser, monotoner Stimme
- **Rigor** ☞ 33.2.8
- **Tremor** (☞ 33.2.5): Grobschlägiger, relativ langsamer Ruhetremor v. a. der Hände (Münzenzählertremor).

Der Betroffene geht gebückt mit leicht gebeugten Armen und Beinen (☞ Abb. 33.60). Schwierigkeiten bereiten ihm insbesondere das Starten (z. B. Loslaufen) und Stoppen (z. B. Stehenbleiben) einer Bewegung; der Patient hat Mühe, nicht vornüber zu fallen.

Weitere Zeichen der Erkrankung sind:

- **Vegetative Störungen:** Speichelfluss, Schwitzen, abnorme Talgsekretion (**Salbengesicht**, das Gesicht sieht immer aus wie gerade eingecremt)
- **Psychische Störungen:** Stimmungsschwankungen (v. a. Depressivität), Überempfindlichkeit und Gereiztheit sowie geistige Verlangsamung.

Diagnostik

Die Diagnose wird anhand des klinischen Bildes und der (Medikamenten-)Anamnese gestellt. Schwierigkeiten können die Anfangsstadien bereiten, wenn z. B. häufige Stürze infolge beeinträchtigter reflektorischer Ausgleichsbewegungen einziges Symptom der Erkrankung sind. Technische Untersuchungen wie Computer- oder Kernspintomographie oder in spezialisierten Zentren auch SPECT können zur Differentialdiagnose zwischen Morbus Parkinson, sekundärem Parkinson-Syndrom oder einem atypischen Parkinson-Syndrom erforderlich sein.

Behandlungsstrategie

Eine Heilung des Morbus Parkinson ist nicht möglich. Dementsprechend soll die medikamentöse Therapie das Ungleichgewicht im Gehirn zwischen Dopamin und Azetylcholin bessern (☞ Pharma-Info 33.61). Dies kann erreicht werden, indem die Dopaminkonzentration durch Dopaminsubstitution oder Abbauhemmung gesteigert oder der Dopaminrezeptor durch andere Substanzen aktiviert wird. Die meisten Medikamente werden einschleichend dosiert, oft lässt ihre Wirksamkeit mit der Zeit nach. Wichtig ist auch die kontinuierliche Physiotherapie.

Neben denen unten (Pharma-Info 33.61) näher beschriebenen Medikamenten ist als Reservemedikation die subkutane Gabe von

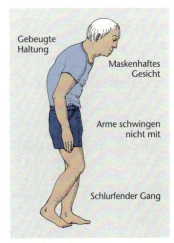

Abb. 33.60: Charakteristische Körperhaltung beim Morbus Parkinson. [A400-190]

Apomorphin, einem Dopaminagonisten, mittels eines Pens oder einer speziellen Pumpe möglich.

Bei medikamentöser Therapieresistenz lassen sich Tremor, aber auch Akinese in ausgewählten Fällen durch einen *stereotaktischen neurochirurgischen Eingriff* in den Stammganglien bessern, heute überwiegend durch Elektrodenimplantation mit einem subkutan angeschlossenen neuronalen Stimulator (oft als „Hirnschrittmacher" bezeichnet). Die Transplantation Dopamin produzierender Zellen befindet sich noch im Versuchsstadium.

Die Behandlung der symptomatischen Parkinson-Syndrome entspricht in der Regel derjenigen des Morbus Parkinson, da die bereits gesetzten Schäden oft irreversibel sind. Medikamentös bedingte Parkinson-Syndrome bessern sich nach Absetzen des Arzneimittels.

Pflege

Die Unterscheidung zwischen den oben genannten Formen des Parkinson-Syndroms ist für die Pflege des Patients nicht bedeutsam. Daher wird im Folgenden nur vom Parkinson-Syndrom gesprochen.

Physiotherapie und aktivierende Pflege sind für den Erhalt der Selbstständigkeit von herausragender Bedeutung:

▶ Krankengymnastik allein durch die Physiotherapeutin reicht bei weitem nicht aus. Der Patient muss auch mit den Pflegenden und den Angehörigen mehrfach täglich Bewegungsübungen machen. Wichtig ist dabei, den Bewegungsablauf mit dem Patienten im Voraus zu besprechen. Nach kurzer Pause soll sich der Patient auf die Durchführung der Bewegung konzentrieren und sie dann ausführen. Evtl. den Bewegungsablauf mitsprechen (lassen), ggf. vor dem Spiegel üben. Stets realistische Ziele setzen, um den Patienten nicht durch vorhersehbare Misserfolge zu frustrieren und zu demotivieren. Bei Erfolg Patienten bestärken und loben,

aber kein „unehrliches" und übertriebenes Verhalten an den Tag legen

▶ Patienten beim Üben nicht unter (Zeit-)Druck setzen, da es durch die Aufregung zu einer Verstärkung des Tremors und damit zum Misserfolg der Übungen kommt, wodurch der Patient noch hektischer wird. Es entsteht ein Teufelskreis mit immer stärkerer Behinderung des Patienten. Ermüdet der Patient während des Trainings, Ruhepause einlegen. Bei Ablenkung mit der Übung aufhören und erst weiterüben, wenn die Konzentrationsfähigkeit des Patienten wiederhergestellt ist.
  - **Beispiel Gehtraining:** Patient soll aufrecht stehen, Fersen fest auf den Boden. Beim Laufen berühren die Fersen den Boden zuerst, die Beine sollen leicht gespreizt sein. Patient darf nicht „schlurfen"
  - **Beispiel Kommunikationstraining:** Täglich mit dem Patienten das Schreiben üben und darauf achten,

---

🖉 Pharma-Info 33.61: Überblick über häufig eingesetzte Parkinson-Medikamente

Präparat	Handelsname (Bsp.)	Wirkmechanismus	Nebenwirkungen
MAO-B-Hemmer (MAO = Enzym Monoaminooxidase)			
Selegilin Rasagilin	Movergan® Azilect®	Verminderung des Dopamin-Abbaus	☞ L-Dopa Kopfschmerzen, grippeähnliche Symptome
Dopaminagonisten			
Bromocriptin Lisurid Ropinirol Cabergolin Pramipexol Pergolid Rotigotin	Pravidel® Dopergin® Requip® Cabaseril® Sifrol® Parkotil® Neupro® (Pflaster)	Angriff an Dopaminrezeptoren, bessern Rigor und Akinese	Magen-Darm-Beschwerden, Lungen- und Pleurafibrosen, Hypotonie, Unruhe, Hypersexualität, Halluzinationen Ropinirol: Einschlafattacken?
L-Dopa			
L-Dopa	Madopar®, Nacom®	Dopamin-Ersatz. Da Dopamin selbst nicht vom Blut ins Gehirn übertreten kann, wird die Vorstufe L-Dopa zugeführt	Dyskinesien*, Hypotonie, Herzrhythmusstörungen, Übelkeit, psychische Störungen, erhöhter Augeninnendruck
NMDA-Rezeptor-Antagonisten (NMDA = Rezeptor für bestimmte Aminosäuren im ZNS)			
Amantadin Budipin	PK-Merz®, Symmetrel® Parkinsan®	Durch Blockierung von NMDA-Rezeptoren Verbesserung des Verhältnisses zwischen Hemmung und Stimulation cholinerger Nervenzellen	Psychische Störungen, Magen-Darm-Beschwerden. Wirkung lässt nach 2–3 Monaten nach Vor allem ☞ Anticholinergika
COMT-Hemmer (COMT = Enzym Catechol-O-Methyltransferase)			
Entacapon Tolcapaon**	Comtess® Tasmar®	Periphere Hemmung des L-Dopa-Abbaus	Dyskinesien, Diarrhö, Leberfunktionsstörung
Anticholinergika			
Biperiden Metixen	Akineton® Tremarit®	Hemmung des (zu starken) cholinergen Systems	Mundtrockenheit, Obstipation, Harnverhalt, Herzrhythmusstörungen, psychische Störungen

* Dyskinesien = unwillkürliche, nicht unterdrückbare Fehlbewegungen, z. B. Grimassenschneiden, Schmatzen, Kauen
** Tolcapon wurde wegen Lebertoxizität in Deutschland vom Markt genommen, ist jetzt aber unter strengen Auflagen (z. B. regelmäßige Leberenzymbestimmung) wieder erhältlich

dass die Schrift des Patienten nicht kleiner wird. Im Sprachtraining (evtl. Logopädin) darauf achten, dass der Patient klar, deutlich und mit angemessener Sprachmelodie spricht

► Viele Parkinsonpatienten atmen nicht tief genug ein und sind daher pneumoniegefährdet. Deshalb konsequent Atemübungen (☞ 12.2.5.3) durchführen

► Dem Patienten nur so viel abnehmen wie unbedingt nötig, dafür immer wieder zur selbstständigen Ausführung anleiten und ermutigen (aktivierende Pflege)

► Der Patient braucht für alles viel Zeit. Daher Geduld haben, evtl. Hilfen bereitstellen, z. B. spezielles Essbesteck

► Beim Essen ausprobieren, bei welcher Kost sich der Patient am wenigsten verschluckt. Nach dem Essen Mundpflege durchführen (lassen)

► Auf ausreichende Flüssigkeitszufuhr achten

► Die Intelligenz der oft teilnahmslos aussehenden Patienten ist meist erhalten, daher Patienten nicht wie unmündige Kinder behandeln. Häufige und angemessene Gespräche bessern die depressive Verstimmung

► Angehörige in die Pflege miteinbeziehen und bezüglich des Bewegungs- und Kommunikationstrainings schulen.

Prävention und Gesundheitsberatung

Was sollten Betroffene wissen/können?

► Umgang mit den Medikamenten (Medikamentenplan)

► Ernährung: Achten auf ausreichend Flüssigkeit, L-Dopa nicht zusammen mit eiweißreicher Mahlzeit

► Konsequente Bewegungsübungen, auch fürs Sprechen und Schreiben

► (Allgemeine) Sturzprophylaxe ☞ 12.8.5.5

► Förderung sozialer Aktivitäten und des Kontakts zu Selbsthilfegruppen (✉ 10).

33.9.2 Chorea Huntington

Chorea Huntington (kurz *HC*): Autosomal-dominant vererbte Erkrankung mit typischen extrapyramidalen Bewegungsstörungen (v. a. Hyperkinesen), organisch bedingter Wesensänderung und Demenz. Führt meistens nach ca. 15–20 Jahren zum Tod.

Die **Chorea Huntington** wird autosomal dominant vererbt.

Die Erkrankung manifestiert sich meist im 30.–50. Lebensjahr, oft mit zunächst diskreten Wesensveränderungen. Im Lauf weniger Jahre bildet sich das Vollbild der Erkrankung aus mit:

► *Bewegungsstörungen.* Bei der *choreatischen Form* dominieren unwillkürliche, regel- und ziellose Bewegungen der Extremitäten sowie Sprachstörungen, bei der *akinetisch-rigiden Form* eine Bewegungsarmut

► Organischer Wesensveränderung

► Demenz (☞ 33.9.5).

Die unheilbare Erkrankung schreitet unaufhaltsam fort. Eine kausale Therapie ist nicht bekannt, die Bewegungsstörungen können mit Tiaprid (Tiapridex®) oder Sulpirid (Dogmatil®) behandelt werden. Aufgrund der Überbeweglichkeit ist auf eine ausreichende Kalorienzufuhr zu achten.

Kinder Betroffener haben ein Erkrankungsrisiko von 50%. Bei Verwandten betroffener Patienten kann heute durch einen direkten Gentest festgestellt werden, ob sie Träger des pathologischen Gens sind und damit später in ihrem Leben an Chorea Huntington erkranken werden. Durch die Gewissheit, in 10 oder 20 Jahren kognitive Fähigkeiten zu verlieren, entsteht bei vielen Betroffenen eine schier unerträgliche psychische Belastung mit Suizidgefahr. Daher sollte ein solcher Test nur freiwillig nach eingehender Beratung des Patienten und flankiert von entsprechender psychischer Betreuung des Patienten erfolgen.

33.9.3 Torticollis spasticus

Beim **Torticollis spasticus** (*Torticollis spasmodicus, spastischer Schiefhals*) bestehen auf den Halsbereich beschränkte Bewegungsstörungen. Der Patient dreht den Kopf in langsamen, krampfartig anmutenden Bewegungen auf eine Seite und neigt ihn gleichzeitig zur Gegenseite. Bei beidseitiger Ausprägung wird der Kopf nach hinten gezogen.

Helfen bestimmte Handgriffe (z. B. Abstützen) nicht, ist heute die Injektion von Botulinumtoxin in die ausführenden Muskeln Therapie der Wahl. Ansonsten kommt die Gabe von Anticholinergika (z. B. Trihexyphenidyl, Artane®), muskelentspannenden Arzneimitteln (z. B. Baclofen, Lioresal®) oder Carbamazepin in Betracht.

33.9.4 Amyotrophe Lateralsklerose

Amyotrophe Lateralsklerose (kurz *ALS, myatrophische Lateralsklerose, Charcot-Krankheit*): Ätiologisch ungeklärte Erkrankung mit fortschreitender Degeneration des ersten und zweiten motorischen Neurons. Häufigkeit ca. 5 von 100 000 Einwohnern, betrifft Männer häufiger als Frauen. 10-Jahres-Überlebensrate 10–15%.

Die **amyotrophe Lateralsklerose** beginnt meist mit einer asymmetrischen Muskelschwäche oder einem Muskelschwund *(Muskelatrophie)* v. a. der Hände. Innerhalb von Monaten bis wenigen Jahren entwickelt sich das Vollbild der Erkrankung mit gleichzeitigem Bestehen von spastischen Lähmungen, Pyramidenbahnzeichen und Muskelatrophien (Symptome, die sich sonst ausschließen).

Die Diagnose wird durch das klinische Bild und elektrophysiologische Untersuchungen (z. B. EMG, NLG) gestellt.

Die Erkrankung ist unheilbar, die Therapie symptomatisch. Ergo- und Physiotherapie stärken Ersatzfunktionen und beugen Kontrakturen vor, Hilfsmittel helfen dem Kranken, seine Selbstständigkeit so lange wie möglich zu erhalten. Bei Sprachstörungen werden Kommunikationshilfen eingesetzt, Schluckstörungen erfordern die Möglichkeiten zum sofortigen Absaugen und später die Ernährung über eine PEG, bei Atemstörungen kann eine nichtinvasive Heimbeatmung erfolgen. Ganz wesentlich ist die psychische Unterstützung des Patienten, der seinen Verfall bei vollem Bewusstsein miterlebt.

33.9.5 Demenz

Demenz *(Demenzsyndrom):* Organisch bedingter, fortschreitender Verlust zuvor vorhandener geistiger Fähigkeiten. Komplexes Symptombild eines *chronischen Verwirrtheitszustands* (☞ 12.11.3.3) mit Gedächtnis-, Wahrnehmungs- und Denkstörungen (☞ 34.2.4, 34.2.5, 34.2.7), Desorientiertheit, Persönlichkeitsveränderungen (☞ 34.12) und in der Folge auch körperlichem Abbau. In Deutschland mehr als eine Million Betroffene, $^2/_3$ davon älter als 80 Jahre.

Ca. 50–60% der Betroffenen leiden an einer *Alzheimer-Demenz* (☞ unten), der häufigsten Form der ursächlich ungeklärten *degenerativen Demenzen*. An zweiter Stelle steht in der geriatrischen Alters-

Typische Symptome einer Demenz

Intellektueller und kognitiver Bereich:
- Zerstreutheit, Konzentrationsstörung
- Störungen der Merkfähigkeit
- Räumliche und zeitliche Orientierungsstörungen mit Verlust des Tag-Nacht-Rhythmus
- Probleme in Sprachverständnis und sprachlichem Ausdruck
- Werkzeugstörungen (Aphasie, Apraxie, Akalkulie).

Stimmung und Befindlichkeit:
- Interesselosigkeit
- Affektiver Rückzug (keine Gefühlsregungen mehr erkennbar)
- Ängstlichkeit, Unruhe
- Stimmungslabilität, Neigung zu diffuser Verstimmtheit.

Verhalten:
- Apathie
- Reizbarkeit und Aggressivität.

Körperliche Funktionen:
- Gangstörungen (kleinschrittiges Trippeln)
- Stuhl- und Harninkontinenz.

Schweregrade einer Demenz

Leichte Demenz: Störungen des Kurzzeitgedächtnisses, Wortfindungsstörungen, Unmöglichkeit anspruchsvoller Tätigkeiten. Beginnende Schwierigkeiten in fremder Umgebung und eingeschränktes Urteilsvermögen. Vielfach Stimmungsschwankungen. Die meisten Alltagstätigkeiten sind in vertrauter Umgebung aber noch möglich.

Mittlere Demenz: Störungen auch des Langzeitgedächtnisses, Orientierungsstörung auch in vertrauter Umgebung und Verkennen vertrauter Personen, zunehmender Verlust von Sprache und Alltagskompetenzen. Zwanghaftes Verhalten (z. B. Räumen), Unruhe, Wahnvorstellungen, Störungen des Tag-Nacht-Rhythmus. Beginnende Hilfs- und Aufsichtsbedürftigkeit. Krankheit kann nach außen hin nicht mehr verleugnet werden.

Schwere Demenz: Hilfe in allen lebenspraktischen Bereichen nötig, Sprechen allenfalls noch weniger Wörter, fortschreitender Verlust motorischer Fähigkeiten, zunehmende neurologische Symptome und körperliche Komplikationen.

gruppe die *vaskuläre Demenz* (☞ unten) mit 15–20% der Fälle. Schätzungsweise 15% der Demenzen älterer Menschen werden als Mischform der Alzheimer- und der vaskulären Demenz angesehen. Die übrigen verteilen sich auf zahlreiche seltenere Ursachen.

Alzheimer-Demenz

Alzheimer-Demenz (*Demenz vom Alzheimer-Typ*, kurz *DAT*): Häufigste primär degenerative Demenz ungeklärter Ursache. Schätzungsweise 5% der über 60-Jährigen und 20% der über 80-Jährigen sind betroffen, Frauen häufiger als Männer. Prognose schlecht.

Krankheitsentstehung

Die Krankheitsentstehung ist nach wie vor weitgehend ungeklärt. Genetische Faktoren scheinen eine Rolle zu spielen (die Alzheimer-Demenz ist aber nur selten erblich bedingt), aber auch Umweltfaktoren sind wohl von Bedeutung (z. B. geistige und körperliche Aktivität).

Intrazellulär lagern sich krankhafte **Tauproteine** im Gehirn ab, extrazellulär unlösliches **Beta-Amyloid-Eiweiß**. Nervenzellen sterben ab, und das Gehirn der Patienten schrumpft immer mehr (**Hirnatrophie**), so dass große, liquorgefüllte Hohlräume entstehen.

Auch der Neurotransmitterhaushalt ist durch den Nervenzelluntergang krankhaft verändert, insbesondere besteht ein Ungleichgewicht zwischen Azetylcholin (zu wenig) und Glutamat (zu viel).

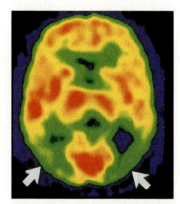

Abb. 33.62: Hirn-PET bei einem Patienten mit Alzheimer-Demenz mit deutlich reduziertem Glukosestoffwechsel in beiden Schläfenlappen (Pfeile). [S008-3]

Symptome und Befund

Die Krankheit beginnt – zunächst kaum merklich – mit leichten Gedächtnisstörungen (Vergessen von Erledigungen oder Verabredungen), wobei kürzlich Geschehenes zuerst vergessen wird. Viele Kranke versuchen die Störung z. B. durch das Schreiben von „Merkzettelchen" auszugleichen. Charaktereigenschaften spitzen sich nicht selten zu, die Persönlichkeit bleibt dabei in aller Regel lange erhalten. Es folgen Orientierungsstörungen, bevor immer mehr Alltagsfähigkeiten „vergessen" werden.

Im Endstadium ist der Patient völlig verwirrt. Er hört zwar, wenn man zu ihm spricht, versteht das Gesagte aber nicht. Seine nächsten Angehörigen erkennt er nicht mehr, er klammert sich wie ein Kind an einen Gegenstand (z. B. einen Teddy) und ist stuhl- wie harninkontinent.

Diagnostik und Differentialdiagnose

Die körperliche Untersuchung ist in den Anfangsstadien der Erkrankung nur wenig ergiebig. Erst in fortgeschrittenen Krankheitsstadien sind diskrete neurologische Auffälligkeiten feststellbar. Zur Einschätzung der Defizite gibt es spezielle Tests wie etwa den *Mini-Mental-Status-Test*.

Durch Liquor- und Blutuntersuchungen sowie bildgebende Verfahren (z. B. CCT, MRT, evtl. auch PET ☞ 14.6.4) kann die Diagnose heute wahrscheinlich gemacht und können z. B. Hirntumoren oder chronische Hirnblutungen ausgeschlossen werden. Eine psychiatrische Untersuchung dient dem Ausschluss von *Depressionen*, die eine Demenz vortäuschen können (**Pseudodemenz** ☞ auch 34.7.1) und anders behandelt werden.

Behandlungsstrategie

Eine kausale Therapie ist nicht möglich. Die symptomatische Behandlung stützt sich auf drei Säulen:
- **Internistische Basistherapie** (☞ unten, Behandlungsstrategie bei vaskulärer Demenz)
- **Antidementiva** (*Nootropika, Neurotropika*) ☞ Pharma-Info 33.64
- Ggf. symptomorientierter Einsatz von **Psychopharmaka**, z. B. die Gabe von Promethazin (z. B. Atosil®) oder Pipamperon (Dipiperon®) bei einem Verlust des Tag-Nacht-Rhythmus mit nächtlichem „Umherwandern".

Milieugestaltung ☞ unten

Vaskuläre Demenz

Vaskuläre Demenz: Sammelbezeichnung für solche Demenzen, die auf Gefäßerkrankungen zurückzuführen sind. Prognose abhängig von der Durchblutungssituation, kein zwangsläufiges Fortschreiten der Erkrankung.

Krankheitsentstehung

▶ Die **Multiinfarkt-Demenz** ist Folge vieler kleiner Schlaganfälle
▶ Bei der **Binswanger-Krankheit** ist die Demenz Folge einer Mikroangiopathie der kleinen Hirngefäße, meist bei langjährigem Bluthochdruck.

Symptome und Untersuchungsbefund

Typisch für die **vaskuläre Demenz** ist ein wechselhafter, oft auch schubweiser Verlauf durch erneute Phasen der Mangeldurchblutung. Bei der körperlichen Untersuchung zeigen sich häufig neurologische Auffälligkeiten wie etwa Gangstörungen, Sensibilitätsstörungen oder Lähmungen.

Diagnostik und Differentialdiagnose ☞ oben

Behandlungsstrategie

Die Behandlung der vaskulären Demenz entspricht im Wesentlichen derjenigen der Alzheimer-Demenz. Allerdings hat die *internistische Basistherapie* größere Bedeutung: Die Therapie der zugrunde liegenden Gefäßerkrankung soll erneute Mangeldurchblutungen des Gehirns mit Verschlechterung der Hirnleistung vermeiden. Hierzu gehört die Behandlung einer Herzrhythmusstörung (☞ 16.7) und einer arteriellen Hypertonie (☞ 17.4.1). Dabei darf der Blutdruck nur langsam und mäßig gesenkt werden, um Hypotonien (vor allem *nächtliche* Blutdruckabfälle) und eine dadurch bedingte Minderdurchblutung des Gehirns zu vermeiden. Außerdem werden Arzneimittel zur Hemmung der Blutplättchenaggregation gegeben (z. B. niedrig dosiert Azetylsalizylsäure, etwa in Aspirin 100®). Marcumar® wird nur bei hoher Emboliegefahr und zuverlässiger Arzneimitteleinnahme mit regelmäßiger Gerinnungskontrolle gegeben, da die Patienten sonst zu sehr durch Blutungen gefährdet werden.

Zur internistischen Basistherapie zählen ferner:
▶ Die kritische Überprüfung aller vom Patienten eingenommenen Arzneimittel
▶ Die medikamentöse Therapie der Harninkontinenz (welche jedoch in erster Linie durch Kontinenztraining zu behandeln ist).

Pflege von Demenzkranken ☞ unten

Pflege von Demenzkranken

Pflegephänomen chronische Verwirrtheit ☞ 💻

Die Demenz ist die häufigste Einzelursache von Pflegebedürftigkeit im Alter. Verbindliche Vorgehensweisen für den Umgang mit Demenzkranken gibt es nicht. Die Pflege des einzelnen Dementen wird individuell auf ihn abgestimmt. Allerdings gibt es Richtlinien, die den Umgang mit Dementen erleichtern und zu ihrem Wohlbefinden beitragen.

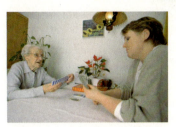

Abb. 33.63: Demente Patienten brauchen noch mehr als psychisch gesunde Menschen kontinuierliche Zuwendung von Pflegenden und Angehörigen, damit Lebensfreude und -orientierung wenigstens ein Stück weit erhalten bleiben. [K115]

Anfangs: Orientierungshilfen

Am Anfang einer Demenz sucht der Kranke (noch) nach Hinweisen zur Orientierung. Helfen können ihm dabei diejenigen Mittel und Maßnahmen, die auch der Prophylaxe von Verwirrtheit dienen (☞ 12.11.3.3), etwa gut sichtbare Uhren, Tür- und Namensschilder und ein fest strukturierter Tagesablauf. Im Verlauf der Erkrankung werden die Orientierungshilfen dem Zustand des Patienten angepasst; es werden nur solche Hilfen geboten, die der Patient auch verstehen kann.

Später: Validierendes Arbeiten

Spätere Stadien einer Demenz sind gekennzeichnet durch zunehmende Verwirrung und einen fortschreitenden Wirklichkeitsverlust, der sich oft durch verzweifeltes, abweisendes, aggressives Verhalten und/oder einen zunehmenden

---

🖉 Pharma-Info 33.64: Antidementiva

Unter dem (nicht einheitlich verwendeten) Begriff **Antidementiva** *(Nootropika, Neurotropika)* werden chemisch und vom Wirkprinzip her völlig unterschiedliche Arzneimittel zur Verbesserung der Hirnleistung zusammengefasst.

Cholinesterasehemmer wie beispielsweise Donepezil (Aricept®), Galantamin (Reminyl®) oder Rivastigmin (Exelon®) greifen in den Azetylcholinhaushalt ein (☞ Krankheitsentstehung siehe oben). Ihre Wirksamkeit ist bei leichter bis mittelschwerer Demenz belegt, jedoch begrenzt, und sie wirken auch nicht bei jedem Patienten.

Memantin (z. B. Ebixa®) beeinflusst Glutamat- und Kalziumstoffwechsel im Gehirn. Es ist zugelassen zur Behandlung der mittelschweren bis schweren Demenz und wird zunehmend mit Cholinesterasehemmern kombiniert.

Keines der genannten Präparate vermag das Fortschreiten einer Demenz zu stoppen oder sie gar zu heilen. Realistisch ist ein Erhalt der zerebralen Funktionen und damit letztlich auch der Alltagskompetenzen für ca. 6–12 Monate sowie eine Verlangsamung der Krankheitsprogredienz, v. a. bei leichter bis mäßiger Demenz. Bei einem Teil der Patienten ist sogar eine (temporäre) Zustandsverbesserung zu beobachten. Da die zerebrale Leistungsfähigkeit der Betroffenen auch ohne medikamentöse Therapie fluktuiert, wird ein Präparat ein halbes Jahr gegeben und dann erst über Erfolg oder Fehlschlagen der Therapie geurteilt. Eine Kombinationstherapie kann versucht werden.

Weiter häufig eingesetzte Medikamente, deren Wirkung jedoch umstritten ist, sind insbesondere:
▶ Ginkgo-biloba-Präparate, die aus Extrakten des Fächerblattbaums hergestellt werden
▶ Dihydroergotoxin (z. B. Circanol®)
▶ Nicergolin (z. B. duracebrol®)
▶ Piracetam (z. B. Nootroop® oder Normabrain®)
▶ Kalziumantagonisten (☞ Pharma-Info 17.15) wie etwa Cinnarizin (z. B. Cinnacet®) oder Nimodipin (z. B. Nimotop®).

Rückzug des verwirrten Menschen in seine eigene Erlebniswelt zu erkennen gibt. Viele Patienten leben „in der Vergangenheit" (deuten z. B. Pflegende als längst Verstorbene), „vergessen" immer mehr Alltagshandlungen (können sich z. B. nicht mehr anziehen), verstehen Aufforderungen nicht mehr.

Eine geeignete Methode, die Kommunikation zu verbessern bzw. neu entstehen zu lassen, ist **validierendes Arbeiten** nach *Naomi Feil*. Validieren bedeutet hier „annehmen" und „wertschätzen" (*engl.* value = Wert).

Validation ☞ 🖥

Grundsätzlich gilt für die Pflege eines Demenzkranken

- ▶ Konstante Bezugspersonen
- ▶ Klare Anweisungen in einfachen, kurzen Sätzen geben, deutlich sprechen
- ▶ Wichtige Informationen bei Bedarf wiederholen. Geduldig sein, dem Patienten für seine Reaktion Zeit geben
- ▶ Bei „richtigem" Reagieren Patienten durch Worte, Berührung oder ein Lächeln loben, unangemessene oder „falsche" Reaktionen nicht kritisieren
- ▶ Einfache Regeln und feste Gewohnheiten etablieren
- ▶ Aktivitäten des Kranken fördern, ohne ihn zu überfordern
- ▶ Bei nachlassendem Sprachverständnis versuchen, den Demenzkranken durch Mimik, Gesten und/oder Berührungen zu erreichen und zu beruhigen
- ▶ Dem Menschen Geborgenheit geben, ihn wertschätzen.

Ernährung und Ausscheidung

- ▶ Verwirrte Menschen vergessen oft zu trinken und zu essen, oder aber sie essen übermäßig viel. Deswegen achten die Pflegenden auf eine ausgewogene Ernährung
- ▶ Im fortgeschrittenen Krankheitsstadium braucht der Patient in allen Bereichen Unterstützung und Begleitung
- ▶ Ein häufiges und sehr belastendes Problem sind Harn- und (seltener) Stuhlinkontinenz. Kann ein konsequentes Toilettentraining (☞ 12.7.1.6) nicht helfen, ist der Einsatz von Inkontinenzhilfen (☞ 12.7.1.6, 12.7.2.5) notwendig, die allerdings nicht alle Patienten tolerieren.

Tagesgestaltung und Tag-Nacht-Rhythmus

- ▶ Günstig sind Beständigkeit und Routine im Tagesablauf des Patienten sowie eine strukturierte und verlässliche Umgebung. Sinnesüberforderungen (z. B. durch Gedränge mit Lärm oder große, weite Räume) wirken sich ungünstig aus
- ▶ Der Kranke sollte täglich leichte Gymnastik betreiben, z. B. Gehen (wenn möglich ein Spaziergang in der bekannten Umgebung)
- ▶ Bei Störungen des Schlaf-Wach-Rhythmus ist eine angepasste Stimulierung tagsüber zu empfehlen. Evtl. kann auch mit einer Tasse Kaffee oder (in Ausnahmefällen und nach Rücksprache mit dem behandelnden Arzt) mit Medikamenten unterstützt werden. In der Nacht ist der Einsatz von Dunkelheit und Licht hilfreich, angepasst an die Bedürfnis des Patienten. Hier muss individuell beobachtet werden, was ihm hilft. Ein dunkles Zimmer kann dazu führen, dass der Patient eher liegen bleibt, unter Umständen macht es aber auch Angst und fördert dadurch Unruhe und nächtliches Aufstehen. Umgekehrt kann Licht räumliche Orientierung geben, aber auch dem Patienten das Gefühl von Tagesanbruch vermitteln
- ▶ Am ehesten kann der Kranke durch Beschäftigungen, die er von früher kennt, aktiviert werden; dabei wird jede Überforderung des Patienten vermieden
- ▶ Beruhigungsmittel werden nicht „routinemäßig" gegeben. Es kann aber angezeigt sein, bei Angstzuständen Neuroleptika zu geben oder das abendliche Einschlafen z. B. mit einem vorwiegend sedierenden Neuroleptikum zu fördern. Häufig kommt es jedoch zu paradoxen Reaktionen bei Neuroleptika und der Patient wird eher unruhiger, aus diesem Grund ist eine genaue Beobachtung der Reaktion dringend angezeigt.

Angehörigenberatung und -betreuung

Meist ruht die Hauptlast der Betreuung in der Familie auf den Schultern *einer* Person (meist des Ehepartners, der Tochter oder Schwiegertochter), die oft selbst schon älter und auf Dauer der enormen Belastung nicht gewachsen ist. Daher werden frühzeitig Hilfen für die Angehörigen organisiert (z. B. ambulante

Dienste), denn ständige Überforderung führt zu Unzufriedenheit, Hektik und Aggressionen und schadet dadurch auch dem Kranken. Auch ein Urlaub von der Pflege ist für die pflegenden Angehörigen wichtig. Hierzu stehen Kurzzeitpflegeplätze zur Verfügung, die von den Angehörigen auch ohne schlechtes Gewissen genutzt werden sollten. Helfen kann außerdem der Gedankenaustausch mit den Angehörigen anderer Betroffener (✉ 11; 📖 7, 8).

Prävention und Gesundheitsberatung

- ▶ Frühzeitige Regelung von finanziellen Belangen und Betreuungsangelegenheiten
- ▶ In weiten Bereichen Angehörigenberatung: Sinnvolle Regeln für den Umgang finden (☞ oben), rechtzeitige Organisation von Hilfen (z. B. Tagesbetreuung), Kontakt mit Angehörigen anderer Betroffener.

33.10 Erkrankungen des peripheren Nervensystems

33.10.1 Polyneuropathie

Polyneuropathie (kurz *PNP*): Nichtverletzungsbedingte Erkrankung mehrerer peripherer Nerven (im Extremfall des ganzen peripheren Nervensystems) mit möglicher Beeinträchtigung sensibler, motorischer und vegetativer Nerven. Bei deutlich entzündlicher Komponente auch **Polyneuritis** genannt. Sehr häufige Erkrankung, insbesondere im Rahmen eines Diabetes mellitus oder eines Alkoholabusus. Prognose abhängig von Ursache und Ausprägung.

Krankheitsentstehung und Einteilung

Über die Hälfte aller Polyneuropathien in Deutschland sind durch Diabetes mellitus oder Alkohol verursacht.

Die genauen Vorgänge bei der Entstehung einer **Polyneuropathie** sind nach wie vor Gegenstand wissenschaftlicher Diskussion.

Am häufigsten werden die Polyneuropathien nach ihrer (mutmaßlichen) Ursache eingeteilt. Differenziert werden:

33.10 Erkrankungen des peripheren Nervensystems

- Toxische Polyneuropathie durch Alkohol, Arzneimittel (z. B. Zytostatika) oder Gifte
- Polyneuropathie bei Stoffwechselstörungen, beispielsweise Diabetes mellitus (☞ 21.6), Niereninsuffizienz (☞ 29.5.9) oder Gicht (☞ 21.8)
- Polyneuropathie bei Mangel- und Fehlernährung oder Resorptionsstörungen (z. B. Vitamin-B$_{12}$- oder Folsäuremangel ☞ 21.7.3)
- Polyneuropathie bei Infektionskrankheiten, z. B. bei Diphtherie (☞ 26.5.11)
- Idiopathische Polyneuropathie (Ursache ungeklärt)
- Polyneuropathie bei Malignom, insbesondere beim Bronchialkarzinom (☞ 18.8.1) und hämatologischen Erkrankungen (☞ Kap. 22)
- Autoimmun bedingte Polyneuropathie, z. B. Guillain-Barré-Syndrom (☞ 33.8.5), bei Kollagenosen (☞ 23.7)
- Genetisch bedingte Polyneuropathien.

Bei Kindern sind Polyneuropathien selten und meist genetisch bedingt.

Symptome und Untersuchungsbefund

Hauptsymptome der Polyneuropathien sind:
- Meist symmetrische Sensibilitätsstörungen und Parästhesien mit Betonung der körperfernen Abschnitte, wobei die untere Extremität stärker betroffen ist. Häufig ist eine socken- oder handschuhförmige Verteilung. Die Kranken sagen oft, es kribbele überall an den Beinen, oder die Füße seien „taub" und „wie in Eis". Die Schmerzwahrnehmung kann vermindert sein (z. B. „stummer Herzinfarkt" ☞ 16.5.2), es können aber auch Spontanschmerzen auftreten
- Koordinationsstörungen wie z. B. Ataxie (☞ 33.2.6)
- Periphere, schlaffe Lähmungen mit Muskelatrophie und verminderten oder fehlenden Reflexen (☞ 33.2.4). Diese sind ebenfalls symmetrisch und beginnen an den unteren Gliedmaßen
- Bei Beteiligung des vegetativen Nervensystems trophische Hautveränderungen bis zum Ulkus, verminderte Schweißsekretion, Magen-, Blasen- und Darmentleerungsstörungen sowie Blutdruckregulationsstörungen und unzureichender Herzfrequenzanstieg bei Belastung.

Diagnostik
- Blutuntersuchungen zur Klärung der Ursache: BSG und Blutbild (Entzündung?), Kreatinin (Niereninsuffi-

zienz?), Nüchtern-Blutzucker (Diabetes mellitus?), γ-GT und CDT (Alkoholabusus?), Serumspiegel von Vitamin B$_{12}$ und Folsäure, serologische Untersuchungen zum Infektionsausschluss (z. B. einer Borreliose), Autoantikörper (Kollagenose?)
- Elektromyo- und -neurographie
- Evtl. Nerven- und/oder Muskelbiopsie
- Evtl. Lumbalpunktion und Liquoruntersuchung (Entzündung? Tumorzellen?).

Behandlungsstrategie

An erster Stelle steht die Behandlung der Ersterkrankung, z. B. absolute Alkoholkarenz oder optimale Einstellung eines Diabetes mellitus (☞ 21.6).

Ein Arzneimittel, das zuverlässig die Polyneuropathie zu bessern vermag, gibt es nicht. Eine Vitaminsubstitution ist bei eindeutigem Vitaminmangel durch Fehlernährung, verminderte Resorption oder Alkoholkrankheit (hier auch Gabe von Vitamin B$_1$) angezeigt. Eine Therapie mit α-Liponsäure (z. B. Thioctacid®) kann v. a. zur Besserung der Sensibilitätsstörungen versucht werden.

Häufig ist eine medikamentöse symptomatische Behandlung besonders störender Beschwerden erforderlich, beispielsweise die Gabe von Antiepileptika (etwa Carbamazepin, z. B. Tegretal®, Timonil®) oder Antidepressiva (etwa Amitriptilin, z. B. Saroten®) bei neuralgieähnlichen Schmerzen (Neuralgie = auf das Ausbreitungsgebiet eines Nerven beschränktes Schmerzsyndrom).

Pflege

Die Pflege der Betroffenen gestaltet sich sehr unterschiedlich, je nachdem, welche peripheren Nerven betroffen sind:
- Physiotherapie mit ständigem Üben der im häuslichen und beruflichen Alltag notwendigen Bewegungen (Vorgehen analog 33.9.1)
- Ergotherapie (☞ 15.13) v. a. zur Verbesserung der Feinmotorik und der Koordination. Außerdem lenkt die Betätigung den Patienten von seinen quälenden Parästhesien ab
- Bei Magenentleerungsstörungen mehrere kleine Mahlzeiten statt weniger großer
- Bei orthostatischer Hypotonie langsames Aufstehen über das Sitzen, evtl. Wickeln der Beine oder Anziehen von Kompressionsstrümpfen
- Fußpflege wie bei Diabetikern (☞ 21.6.9)
- Evtl. Blasentraining (☞ 7.8.8).

Bei bettlägerigen Patienten werden alle notwendigen Prophylaxen (☞ 12.2.5.2, 12.5.1.4, 12.3.3, 12.8.5.7, 12.7.2.5, 12.5.2.4) durchgeführt. Die Dekubitusgefahr ist hoch, da der Kranke nicht nur trophische Störungen hat, sondern Druckstellen infolge der Sensibilitätsstörungen oft nicht bemerkt.

Die Patienten werden immer wieder zur Beseitigung der auslösenden Ursache motiviert und die Angehörigen in die Pflege einbezogen.

33.10.2 Nervenwurzelsyndrome: Bandscheibenvorfall

Nervenwurzelsyndrom: Typische Symptomkombination bei Schädigung einer Nervenwurzel.

Bandscheibenvorfall *(Bandscheibenprolaps, Diskusprolaps, Diskopathie):* Vorwölbung bzw. Austritt von Bandscheibengewebe in die Zwischenwirbellöcher oder den Wirbelkanal mit Kompression der Spinalnervenwurzeln oder des Rückenmarks selbst. Sehr häufige Erkrankung, meist aber gute Prognose.

Krankheitsentstehung

Durch ein Missverhältnis zwischen (Fehl-) Belastung und Belastbarkeit im Zusammenspiel mit Alterungsvorgängen der Bandscheibe wölbt sich der Anulus fibrosus vor **(Protrusion)** oder treten Anteile des Nucleus pulposus in die Zwischenwirbellöcher oder den Spinalkanal **(Prolaps)** und komprimieren die Nervenwurzeln bzw. das Rückenmark. Es kann sich auch ein Teil der Bandscheibe ganz lösen und frei im Wirbelkanal liegen **(Sequester).**

Am häufigsten ist der Lendenwirbelsäulenbereich zwischen L4 und L5 oder L5 und S1 betroffen, seltener der Halswirbelsäulenbereich zwischen C5 und C6 sowie C6 und C7.

Symptome und Untersuchungsbefund

Oft löst eine ruckartige Bewegung, insbesondere plötzliches Drehen, oder schweres Heben bei gebeugtem Rumpf die Beschwerden aus:

Ein (massiver) **medialer Bandscheibenvorfall** führt im zervikalen und thorakalen Bereich zu einer Kompression des

1323

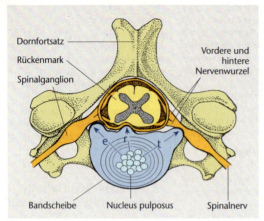

Abb. 33.65: Abhängig von der Richtung eines Bandscheibenvorfalls (1: medio-lateral, 2: medial, 3: lateral) werden unterschiedliche Strukturen komprimiert und in ihrer Funktion beeinträchtigt. Die häufigen Vorfälle im Lendenwirbelbereich gefährden meist nicht mehr das Rückenmark, sondern die Cauda equina, da das Rückenmark bereits bei L2 endet (Myelographie ☞ 33.3.3). [A400-190]

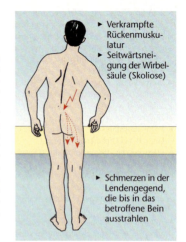

Abb. 33.66: Typische Fehlhaltung bei lumbalem Bandscheibenvorfall. [A400-215]

Rückenmarks und damit zum (inkompletten) Querschnittssyndrom (☞ 33.14.2), im lumbalen Bereich hingegen zum **Konus-** oder **Kaudasyndrom.** Leitsymptome sind dann Blasen- und Mastdarm- sowie bei Männern Potenzstörungen, bei einem Kaudasyndrom zusätzlich Sensibilitätsstörungen in der Analregion und an der Oberschenkelinnenseite (**Reithosenanästhesie**) sowie schlaffe Lähmungen der unteren Extremität (die bei Lokalisation zwischen L5 und S1 allerdings fehlen können).

Notfall
Patienten mit Querschnitts- oder Konus-Kauda-Syndrom müssen unverzüglich operiert werden, da die Schäden sonst irreversibel sind.

Bei einem **lateralen Bandscheibenvorfall** werden die Spinalnervenwurzeln komprimiert mit der Folge eines **Nervenwurzelsyndroms.** Ein akutes *lumbales* Nervenwurzelsyndrom infolge eines lateralen Bandscheibenvorfalls ist gekennzeichnet durch (☞ auch Tab. 33.67):
▶ Akute Rückenschmerzen mit Ausstrahlung in das Versorgungsgebiet der betroffenen Wurzel, die sich bei Husten, Pressen oder Niesen verstärken. Der Patient spricht wegen des plötzlichen Einsetzens der Schmerzen oft von *Hexenschuss* oder *Ischias*, obwohl der Ischiasnerv selbst nicht betroffen ist, da er sich erst außerhalb des Wirbelkanals aus mehreren Ästen des Plexus sacralis bildet
▶ Muskelhartspann, Schonhaltung
▶ Bandartige Sensibilitätsstörungen im betroffenen Gebiet (☞ 33.2.9)
▶ Lähmung bestimmter *Kennmuskeln*.

Bei der Untersuchung fallen zusätzlich Schonhaltung, eingeschränkte Beweglichkeit und Klopfschmerz der Wirbelsäule auf. Der Kennreflex des betroffenen Segments ist abgeschwächt oder fehlt, oft besteht ein Nervendehnungsschmerz (Lasègue-Zeichen ☞ Abb. 33.56).

Analog bestehen bei zervikalen Nervenwurzelsyndromen Schmerzen und neurologische Ausfälle im Bereich der Schulter, des Arms und der Hand.

Diagnostik und Differentialdiagnose

Am besten werden Bandscheibenvorfall und Wurzelkompression durch die Kernspintomographie, die knöchernen Strukturen hingegen durch CT dargestellt. Röntgenleeraufnahmen der Wirbelsäule oder Myelo-CT können im Einzelfall sinnvoll sein.

Bandscheibenvorfälle im Brustwirbelsäulenbereich sind so selten, dass man bei Nervenwurzelsymptomen in diesem Bereich stets an einen Tumor denken sollte.

Nerven-wurzel	Reflexausfall	Abgeschwächte Funktion	Sensibilitätsstörung
C6	Bizepssehnenreflex, Radius-Periost-Reflex	Armbeugung	Seitlicher Oberarm, Speichenseite des Unterarms bis zum Daumen
C7	Trizepssehnenreflex	Armbeugung	Dorsalseite von Ober- und Unterarm bis Zeige-, Mittel- und Ringfingerrücken
C8	(Trizepssehnenreflex)	Kleine Handmuskeln, z. B. Kleinfingerabduktion	Mittlerer Oberarm, Ellenseite des Unterarms, Kleinfingerseite der Hand
L4	Patellarsehnenreflex	Kniestreckung, Hebung und Supination des Fußes, Fersenstand	Oberschenkelaußenseite übers Knie bis Unterschenkelinnenseite
L5	(Tibialis-posterior-Reflex)*	Großzehenhebung gegen Widerstand, Fersenstand	Unterschenkelaußenseite über Fußrücken bis Großzehe
S1	Achillessehnenreflex	Zehenstand	Ober- und Unterschenkelaußenseite („Hosennaht"), Fußsohle und Fußaußenrand bis Kleinzehe

* Schlag auf die Sehne des M. tibialis posterior unterhalb des Innenknöchels führt zu Supination des Fußes. Auch beim Gesunden nur inkonstant auslösbarer Reflex.

Tab. 33.67: Neurologische Ausfälle bei Bandscheibenvorfall im LWS-Bereich in Abhängigkeit von der betroffenen Nervenwurzel.

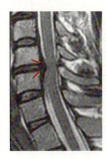

Abb. 33.68: Die Kernspintomographie ist heute Mittel der Wahl zur Darstellung von Rückenmark, Nervenwurzeln, Bandscheiben und Bändern. Hier ein zervikaler Bandscheibenvorfall. [O403]

Behandlungsstrategie

Falls keine oder nur geringe neurologischen Ausfälle vorliegen, ist die Behandlung konservativ mit:

- Schmerzmitteln, in erster Linie nichtsteroidalen Antiphlogistika, z.B. Diclofenac (z.B. Voltaren® ☞ Pharma-Infos 15.62 und 23.11)
- Muskelentspannenden Arzneimitteln, z.B. Tetrazepam (Musaril®). Der Patient sollte dann wegen deren sedierender Wirkung nicht Auto fahren
- Evtl. lokalen Anästhesierungen
- Frühzeitigen und individuellen physikalischen Maßnahmen (☞ Pflege).

Bleibt die konservative Behandlung trotz konsequenter Durchführung erfolglos, wird operiert, heute meist mikrochirurgisch, selten (aber zunehmend) endoskopisch. Durch schonendere Operationsverfahren sind andere Therapien weitgehend zurückgedrängt worden.

Pflege

> **Vorsicht**
> Wenn der Patient auf einmal strahlend sagt, die Schmerzen seien verschwunden, kann dies den „Wurzeltod" anzeigen (kompletter Funktionausfall = operativer Notfall)!

Pflege bei konservativer Therapie

- Bettruhe wird nur noch für die akute Schmerzphase zu Beginn empfohlen, wobei sich beim lumbalen Prolaps die Stufenbettlagerung (☞ Abb. 33.69) bewährt hat
- Je nach individueller Verträglichkeit wird möglichst früh mit physikalischen Therapien begonnen, z.B. Fango und isometrischen Übungen der Rückenmuskulatur
- Während des gesamten Krankenhausaufenthalts beobachten die Pflegenden den Patienten bei allen Tätigkeiten bei seinen Bewegungen und machen ihn auf ungünstige Bewegungsabläufe aufmerksam
- Individuell angepasstes Schmerzmanagement (☞ 12.12.2 und 12.12.3).

Rückengerechte Arbeitsweise ☞ 8.3.3

Pflege nach Bandscheibenoperation

Nach allen Operationen im Wirbelsäulenbereich ist postoperativ vor allem auf Störungen der Blasenfunktion, der Sensibilität und der Motorik zu achten.

Im Lendenwirbelsäulenbereich operierte Patienten werden in den ersten sechs Stunden postoperativ flach auf dem Rücken gelagert, danach zur Dekubitusprophylaxe auch in Seitlagerung (Patienten „en-bloc" drehen). Wann der Patient mobilisiert werden darf, hängt von der Operationsmethode ab und wird vom Arzt angeordnet. Insbesondere (längeres) Sitzen ist für mehrere Wochen nicht erlaubt. Stattdessen soll der Patient am hochgefahrenen Nachttisch im Stehen essen oder schreiben.

Nach einer zervikalen Bandscheibenoperation werden Kopf und Schultern des Patienten in der ersten postoperativen Nacht auf einem großen Kissen gelagert. Ab dem ersten postoperativen Tag können sich die Patienten unter Schonung der Halswirbelsäule bewegen. Eine Halskrawatte (Schanz-Krawatte oder Zervikalstütze ☞ 25.8.2) wird heute wegen der Gefahr von Druckstellen und Muskelatrophie bei postoperativ stabiler HWS überwiegend abgelehnt.

Besonders wichtig sind krankengymnastische Übungen zur Stärkung der Rückenmuskulatur und das Einüben von Bewegungen unter Aufrechthaltung der Wirbelsäule. Die Aktivität wird langsam und ohne Schmerzen gesteigert.

In vielen Fällen schließt sich ein Aufenthalt in einer Reha-Klinik an.

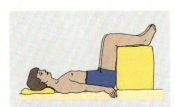

Abb. 33.69: Stufenbettlagerung zur Schmerzlinderung bei lumbalem Bandscheibenvorfall. [A400-215]

> **Prävention und Gesundheitsberatung**
> - Bedeutung der konsequenten Kräftigung der Bauch- und Rückenmuskulatur sowohl präventiv als auch bei schon vorhandenen Bandscheibenproblemen. Schonung schadet, passive Maßnahmen (z.B. Fango, Massagen) bereiten die aktiven Maßnahmen nur vor. Vermittlung entsprechender Anlaufstellen
> - Postoperative Verhaltensregeln je nach Art der Operation. Sport ist frühestens sechs Wochen nach der Operation erlaubt, wirbelsäulenbelastende Sportarten (z.B. Tennis) und das Heben von Lasten über 5–10 kg erst nach drei Monaten.

33.10.3 Erkrankungen einzelner Nerven

Paresen der Augenmuskeln ☞ 31.12

Erkrankungen einzelner Hirnnerven

Trigeminusneuralgie ☞ 33.11.3

Idiopathische periphere Fazialisparese

> **Idiopathische periphere Fazialisparese:** Schlaffe, ursächlich ungeklärte Lähmung der vom N. fazialis (HN VII) versorgten Muskeln einer Gesichtshälfte. Mit ca. 75% aller Fälle häufigste Form der peripheren Fazialisparese. In 80% Ausheilung ohne Restbeschwerden.

Als Ursache der **idiopathischen peripheren Fazialisparese** vermutet wird eine virale oder durch Viren getriggerte Entzündung des peripheren N. fazialis.

Innerhalb von Stunden stellen sich eine unvollständige oder vollständige Gesichtslähmung (☞ Abb. 33.70), Minderung der Tränensekretion, Geschmacksstörungen und evtl. auch eine gesteigerte Hörempfindung ein. Typischerweise bemerkt der Patient morgens, dass sein Gesicht „völlig verzogen" ist. Im Gegensatz zur *zentralen* Fazialislähmung kann der Patient auch nicht die Stirn runzeln. Weitere neurologische Auffälligkeiten bestehen nicht.

Die (Verdachts-)Diagnose wird klinisch gestellt. Zum Ausschluss von Erkrankungen im Bereich von Mittelohr

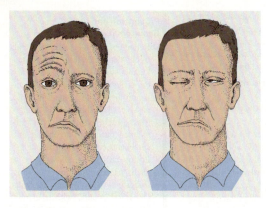

Abb. 33.70: Linksseitige periphere Fazialislähmung. Links wurde der Patient aufgefordert, die Stirn zu runzeln, rechts sollte er die Augen fest verschließen. [A300-190]

(☞ 32.4.2) oder Ohrspeicheldrüse (Parotis ☞ 32.10.1) sowie eines Zoster oticus (☞ 26.6.8) wird der Patient dem HNO-Arzt vorgestellt. Serologische Untersuchungen dienen dem Ausschluss einer Borreliose (☞ 26.5.15, 33.8.4).

Die idiopathische Fazialisparese wird mit Glukokortikoiden behandelt.

Bei unvollständigem Lidschluss wird die Augenhornhaut durch Augentropfen oder -salbe und einen Uhrglasverband (☞ 31.1.8) vor dem Austrocknen geschützt. Da Kosmetika und z. B. Zigarettenqualm das Auge irritieren, soll der Patient auf Make-up und Rauchen verzichten. Regelmäßiges Training der mimischen Muskulatur vor dem Spiegel (anfangs unter krankengymnastischer Anleitung) fördert die Rückbildung der Parese.

Schädigungen einzelner peripherer Nerven

Karpaltunnelsyndrom ☞ 25.6.5

Schädigungen einzelner peripherer Nerven sind meist auf anhaltenden Druck, Dehnung, Quetschung oder auch direkte Verletzung zurückzuführen.

Die Symptome bestehen in neurologischen Ausfällen (je nach Nerv sensibel, motorisch, gemischt), Muskelatrophie, Störungen der Schweißsekretion, evtl. auch Parästhesien und Schmerzen im Versorgungsgebiet des betroffenen Nerven (☞ Abb. 33.71).

Technische Hilfsmittel zur Diagnosestellung sind Elektromyographie und Elektroneurographie (☞ 33.3.6). Bei der Ursachenklärung gelangt heute insbesondere die Kernspintomographie zum Einsatz.

Die Behandlung ist ursachenabhängig. Bei vollständiger Durchtrennung peripherer Nerven (**Neurotmesis**) z. B. durch Verletzung oder Tumor wird in der Regel eine mikrochirurgische Nervenrekonstruktion angestrebt.

33.11 Kopf- und Gesichtsschmerz

33.11.1 Migräne

> **Migräne:** Kopfschmerzerkrankung mit rezidivierenden, meist halbseitig auftretenden Kopfschmerzanfällen und vegetativen Symptomen. Häufigkeit ca. 10 % der Erwachsenen (Frauen häufiger als Männer) und 4–5 % der Kinder.

Krankheitsentstehung

Die Ursache der **Migräne** ist unklar. Sicher spielt eine erbliche Veranlagung eine Rolle. Für die Entstehung des Kopfschmerzes wird die Freisetzung von Entzündungsmediatoren mit nachfolgender Vasodilatation und Entzündungsreaktion verantwortlich gemacht, die nach heutigem Kenntnisstand jedoch nicht am Anfang des Geschehens steht, sondern durch eine Aktivierung bestimmter Nervenzellen im Hirnstamm bedingt ist (sog. **Migränegenerator**).

Die teils vorhandene Aura (☞ unten) wird durch eine über die Gehirnrinde wandernde Welle verminderter Nervenzellaktivität *(cortical spreading depression)* mit nachfolgender Minderdurchblutung *(spreading oligemia)* hervorgerufen. Die Entstehungsmechanismen dieser neuronalen „Störungswelle" sind derzeit noch unklar.

Symptome, Befund und Diagnostik

Die Patienten leiden immer wieder unter halbseitigen Kopfschmerzanfällen von Stunden bis Tagen Dauer. Dabei liegt eine Seitenbevorzugung, jedoch keine strenge Begrenzung auf eine Kopfseite vor.

Unterschieden werden:

▶ **Migräne ohne Aura** *(einfache Migräne):* Es bestehen lediglich vegetative Begleitsymptome, z. B. Übelkeit und Erbrechen, sowie Licht- und Geräuschüberempfindlichkeit
▶ **Migräne mit Aura** *(komplizierte Migräne, Migraine accompagnée):* Zusätzlich kommt es vor dem Kopfschmerz zu kurzzeitigen neurologischen Funktionsstörungen, am häufigsten visuellen Symptomen wie etwa Lichtblitzen oder Flimmerskotom.

Ausgelöst werden die Migräneattacken durch bestimmte Nahrungs- oder Arznei-

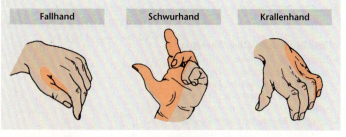

Abb. 33.71: Links: Bei einer Schädigung des **N. radialis** im Oberarmbereich kommt es zur **Fallhand**, bei der der Patient die Hand nicht mehr gegen die Schwerkraft strecken kann.
Mitte: Typisch für eine Schädigung des **N. medianus** ist die **Schwurhand**. Der Patient kann die Hand nicht mehr zur Faust ballen, sondern nur noch die ulnaren Finger beugen.
Rechts: Die **Krallenhand** ist kennzeichnend für eine Läsion des **N. ulnaris**. Insbesondere Ring- und Kleinfinger sind im Grundgelenk überstreckt und im Mittelgelenk gebeugt.
Farbig unterlegt sind die von Sensibilitätsstörungen betroffenen Areale. [M139]

mittel, psychische Faktoren (z.B. Belastung, aber auch Entlastung, etwa am Wochenende), physikalische Einflüsse (z.B. Lärm, Flackerlicht) oder – bei Frauen – die Menstruation.

Bei Kleinkindern ist das Bild oft atypisch, z.B. mit periodischen Bauchschmerzen oder Erbrechen, bevor im Schulalter die Kopfschmerzen hinzutreten. Der charakteristische Halbseitenkopfschmerz wird meist erst ab dem späten Grundschulalter angegeben.

Die Diagnosestellung erfolgt anhand von Anamnese und Klinik. Die Familienanamnese ist häufig positiv, der neurologische Befund bei der einfachen Migräne unauffällig.

Apparative Untersuchungen wie etwa Kernspintomographie und stationäre Einweisung des Patienten sind gelegentlich zum Ausschluss anderer mit Kopfschmerzen einhergehender Erkrankungen erforderlich.

Behandlungsstrategie

> Wie bei allen chronischen Erkrankungen überlegen Patient und Arzt vor dem Griff zur Tablette, ob nicht z.B. durch Ruhe, Entspannungsübungen und geregelten Tagesablauf auf Arzneimittel verzichtet werden kann.

Behandlung im akuten Anfall

Die medikamentöse Behandlung des akuten Anfalls besteht in:
▶ Arzneimitteln gegen die Übelkeit zu Beginn der Attacke, z.B. Metoclopramid (etwa in Paspertin®, nicht bei Kindern)
▶ Schmerzmitteln, vorzugsweise Azetylsalizylsäure (etwa Aspirin®), Ibuprofen (etwa Dolormin® Migräne) oder Paracetamol (etwa ben-u-ron®) in schnell resorbierbarer Form (Brause-, Kautabletten). Bei Kindern können Paracetamol oder Ibuprofen gegeben werden
▶ Spezifischen *Serotonin-1-Agonisten* **(Triptane),** z.B. Sumatriptan®, die jedoch niemals nach Gabe von Ergotaminpräparaten (☞ unten) gegeben werden dürfen (Gefahr kardialer Durchblutungsstörungen). Die Triptane sollen zu Beginn des Kopfschmerzes eingenommen werden (bei Patienten mit Aura erst nach der Aura!)
▶ Ergotaminabkömmlingen, z.B. Dihydergot® (nur bei schweren Anfällen). (🕮 9)

Behandlung zwischen den Anfällen

Bei häufigen Migräneattacken mit regelmäßiger Einnahme von Analgetika entwickelt sich bei nicht wenigen Patienten ein **Analgetikakopfschmerz** *(medikamenteninduzierter Kopfschmerz)*. Schon 8 g Paracetamol oder Azetylsalizylsäure monatlich können ausreichen (zum Vergleich: die Einzeldosis liegt bei 0,5–1 g). Es wird empfohlen, an nicht mehr als zehn Tagen im Monat Schmerzmittel einzunehmen und insbesondere Kombinationspräparate zu vermeiden.

Daher ist bei häufigen Attacken eine vorbeugende Behandlung zwischen den Anfällen angezeigt. Ein Arzneimittel wird hierbei über 3–5 Monate konsequent eingenommen, bevor seine Wirksamkeit beurteilt werden kann. Eingesetzt werden vor allem:
▶ β-Blocker, etwa Metoprolol (z.B. Beloc®), Propranolol (z.B. Dociton®, ☞ Pharma-Info 17.15)
▶ Flunarizin, z.B. Sibelium®, ein Kalziumantagonist
▶ Trizyklische Antidepressiva wie z.B. Amitriptylin
▶ Antikonvulsiva, z.B. Valproinsäure (Ergenyl®), Topiramat (Topamax®) oder Gabapentin (Neurontin®).

Auch Verhaltenstherapien, insbesondere Entspannungsverfahren, können sinnvoll sein.

Pflege

Prävention und Gesundheitsberatung

▶ Während des Anfalls Hinlegen, Reizabschirmung (dunkler, ruhiger Raum) und (falls als angenehm empfunden) Kälteanwendungen auf die Stirn. Gerade bei kleinen Kindern reichen diese Maßnahmen oft aus
▶ Umgang mit Medikamenten
▶ Führen eines Kopfschmerzkalenders, um Auslöser der Migräneanfälle und Wirksamkeit therapeutischer Maßnahmen herauszufinden
▶ Meiden bekannter Auslöser, geregelte Lebensweise
▶ Achten auf ausreichende Flüssigkeitszufuhr, insbesondere bei Kindern auch regelmäßiger Mahlzeiten
▶ Treiben von Ausdauersport (im aeroben Bereich), der sich als prophylaktisch wirksam erwiesen hat.

33.11.2 Chronischer Spannungskopfschmerz

> **Chronischer Spannungskopfschmerz** *(vasomotorischer Kopfschmerz):* Chronisch-rezidivierender, meist dumpfer Kopfschmerz im gesamten Kopf über mindestens sechs Monate an mindestens 15 Tagen pro Monat. Mit einer Häufigkeit von 2–3% der Bevölkerung seltener als die Migräne.

Krankheitsentstehung

Der **Spannungskopfschmerz** ist wahrscheinlich multifaktoriell bedingt (beispielsweise) erbliche Veranlagung, erniedrigte Schmerztoleranz durch Störung der zentralen Schmerzmechanismen, erhöhter Muskeltonus).

Symptome, Befund und Diagnostik

Der Spannungskopfschmerz ist ein eher dumpfer Schmerz und im ganzen Kopf „wie ein Ring um den Kopf" zu spüren. Leichte vegetative Begleiterscheinungen sind möglich. Als Auslöser spielen oft klimatische Faktoren, Stress, erhöhte Muskelanspannung und Alkohol eine Rolle.

Behandlungsstrategie

Bei starken Kopfschmerzen können einfache Analgetika wie etwa Azetylsalizylsäure (z.B. Aspirin®) gegeben werden. Kombinationspräparate sind nicht sinnvoll, da sie oft zu Schmerzmittelmissbrauch und Analgetikakopfschmerz (☞ 33.11.1) führen.

Bei sehr häufigen Kopfschmerzen wird eine medikamentöse Prophylaxe durchgeführt, v. a. mit trizyklischen Antidepressiva (z.B. Saroten® ☞ 34.3.2), alternativ mit dem Antidepressivum Mirtazapin (z.B. Mirtazapin STADA®) oder dem Muskelrelaxans Tizanidin (z.B. Sirdalud®).

Immer sinnvoll sind nicht-medikamentöse Behandlungsverfahren (Ausdauersport, gezielte Physiotherapie, Entspannungstraining, ggf. psychotherapeutische Behandlungen).

Pflege

Beim Spannungskopfschmerz stehen noch mehr als bei der Migräne allgemeines Gefäßtraining (z.B. kalt-warmes Duschen), geregelte Lebensweise, Sport und Stressbewältigung (z.B. autogenes Training ☞ 15.14) im Vordergrund.

33.11.3 Trigeminusneuralgie

> **Trigeminusneuralgie:** Schmerzerkrankung im Versorgungsgebiet des N. trigeminus (HN V). Betrifft fast ausschließlich Menschen über 50 Jahre.

Krankheitsentstehung und Einteilung

Heute nimmt man an, dass die *klassische* oder **idiopathische Trigeminusneuralgie** (idiopathisch = ursächlich ungeklärt) Folge einer hirnstammnahen Kompression der sensiblen Trigeminuswurzel durch ein Gefäß ist (neurovaskuläre Kompression), also letztlich eine organische Ursache hat.

Trigeminusschmerzen infolge von Tumoren, Entzündungen oder Multipler Sklerose (☞ 33.8.6) heißen abgrenzend **symptomatische Trigeminusneuralgie.**

Symptome, Befund und Diagnostik

Bei der idiopathischen Trigeminusneuralgie ist meist der Ober-(HN V_2) oder Unterkieferast (HN V_3) betroffen. Die Patienten leiden unter blitzartig einsetzenden, reißenden Schmerzen, ausgelöst durch bestimmte Bewegungen wie Kauen oder Sprechen, aber auch leichte Berührung bestimmter Gesichtspartien. Die Schmerzen dauern nur wenige Sekunden an und können nach wenigen Minuten erneut auftreten. Viele Patienten vermeiden wegen der quälenden Schmerzen das Essen und magern ab. Der neurologische Befund ist normal.

Hinweise für eine symptomatische Trigeminusneuralgie sind ein veränderter Schmerzcharakter, z. B. ein Dauerschmerz, und zusätzliche neurologische Auffälligkeiten wie z. B. Sehminderung oder Sensibilitätsstörungen.

Eine zahnärztliche Untersuchung schließt Veränderungen des Kiefergelenks, die Kernspintomographie z. B. Tumoren als Ursache aus.

Behandlungsstrategie

Die medikamentöse Behandlung der idiopathischen Trigeminusneuralgie erfolgt in erster Linie mit Carbamazepin (z. B. Tegretal®) oder Oxcarbazin (z. B. Trileptal®), bei Erfolglosigkeit auch mit anderen Antiepileptika, z. B. Gabapentin (Neurontin®). Bei Versagen kann mithilfe verschiedener Verfahren (z. B. Thermo-

koagulation, Glyzerininjektion) versucht werden, das sensible Ganglion des N. trigeminus im Bereich der Felsenbeinspitze selektiv zu zerstören. Kann durch all dies kein ausreichender Erfolg erzielt werden, wird bei Patienten in gutem Allgemeinzustand mikrochirurgisch operiert, um die Trigeminuskompression zu beseitigen.

Bei der symptomatischen Trigeminusneuralgie wird möglichst die Grunderkrankung behandelt.

Pflege

Im Umgang mit dem Kranken berücksichtigen die Pflegenden, dass der Patient von den teils seit Jahren bestehenden, fast unerträglichen Schmerzen völlig zermürbt ist. Die betroffenen Menschen sind oft verzweifelt. Hier ist es wichtig, dass die Patienten Unterstützung erfahren. Immer muss auch auf Zeichen einer Suizidgefahr geachtet werden (☞ 34.16).

33.12 Intrakranielle Druckerhöhung

> **Intrakranieller Druck:** Druck innerhalb der Schädelhöhle. Beim gesunden Erwachsenen 3 – 12 mmHg intraventrikulär und 5 – 17 mmHg epidural mit kurzzeitigen Spitzen bis 60 mmHg (z. B. beim Pressen). Normwerte für Kinder niedriger.
>
> **Intrakranielle Druckerhöhung** (engl. *increased intracranial pressure*, kurz *IICP*): Pathologischer Anstieg des Drucks innerhalb des Schädels mit daraus resultierender Schädigung des Gehirns, bedingt durch eine Vielzahl von Ursachen. Lebensgefährliches Krankheitsbild.

33.12.1 Chronische intrakranielle Druckerhöhung

> **Chronische intrakranielle Druckerhöhung:** Langsames Anwachsen des Drucks im Schädelinnern, oft über Monate. Prognose abhängig von Höhe und Dauer der Hirndrucksteigerung und ursächlicher Erkrankung.

Krankheitsentstehung

Häufige Ursachen einer allmählichen Drucksteigerung sind Hirntumoren oder

Liquorresorptionsstörungen, z. B. nach einer Meningitis (☞ 33.8.1) oder Subarachnoidalblutung (☞ 33.6.1).

Symptome, Befund und Diagnostik

Symptome der akuten Entgleisung ☞ *33.12.3*

Die ersten Anzeichen der Hirndruckerhöhung sind unspezifisch und bestehen in:

► Zunehmenden Kopfschmerzen
► Sehstörungen durch Druck auf den Sehnerven
► Hirnnervenstörungen, vor allem des N. oculomotorius und des N. abducens mit den Folgen eingeschränkter Augenbeweglichkeit und des Sehens von Doppelbildern
► Psychischen Veränderungen (Antriebslosigkeit, Gedächtnisstörungen)
► Übelkeit, Nüchternerbrechen nach dem Aufstehen, Schluckauf
► Zerebralen Krampfanfällen.

Später treten Bewusstseinstrübung bis zum Koma und vegetative Störungen durch Hirnstammbeteiligung, z. B. Störungen der Temperaturregulation und **Druckpuls** (Pulsverlangsamung ☞ auch 33.12.3), hinzu.

Wenn der erhöhte Hirndruck bereits einige Zeit besteht, kann der Arzt beim Spiegeln des Augenhintergrunds eine Stauungspapille (☞ Abb. 31.22) feststellen. Eine CCT oder Kernspintomographie zeigt häufig die Ursache.

Behandlungsstrategie

Die Behandlung erfolgt zweigleisig:

► Symptomatische Bekämpfung des Hirndrucks insbesondere durch Gabe von Glukokortikoiden und osmotisch wirksamen Substanzen (☞ 33.12.3), z. B. bei Hirnödem
► Behandlung der zugrunde liegenden Erkrankung, z. B. Entfernung des Gehirntumors.

Pflege

Pflegerisch bedeutsamste Maßnahme zur symptomatischen Drucksenkung ist die Oberkörperhochlagerung auf maximal 30°, die den venösen Abfluss verbessert und dadurch den Hirndruck senkt. Beim Lagern des Patienten achten die Pflegenden darauf, dass der Kopf des Patienten nicht seitlich abkippt, da sonst die Vv. jugulares komprimiert werden und der venöse Abfluss behindert wird. Die übrigen Maßnahmen hängen von der Grunderkrankung des Patienten ab.

33.12.2 Hydrozephalus

> **Hydrozephalus** *(Wasserkopf):* Pathologische Erweiterung der Liquorräume. Im eigentlichen Sinne nur solche Erweiterungen der Liquorräume, die durch eine Erhöhung des Liquordrucks (nicht aber z. B. eine Gehirnatrophie) bedingt sind.

Krankheitsentstehung

Bei erhöhter Liquorproduktion (**Hydrocephalus hypersecretorius**), behinderter Liquorresorption z. B. nach Meningitis (**Hydrocephalus aresorptivus**) oder – wesentlich häufiger – behindertem Liquorabfluss (**Verschlusshydrozephalus**), z. B. durch Tumoren oder angeborene Verschlüsse der liquorableitenden Wege, wird das empfindliche Gleichgewicht zwischen Liquorproduktion und Liquorabfluss gestört. Die Liquorräume innerhalb des Gehirns erweitern sich.

Eine Sonderform ist der ursächlich noch nicht völlig geklärte **(idiopathische) Normaldruckhydrozephalus,** der vor allem ältere Menschen betrifft (Leitsymptome Gangstörung, Demenz, Inkontinenz) und bei dem der Hirndruck nur minimal oder immer wieder nur kurzzeitig erhöht ist.

Symptome, Befund und Diagnostik

Beim Säugling und Kleinkind führt der **Hydrozephalus** zu einer Aufweitung der noch offenen Schädelnähte und zu einer

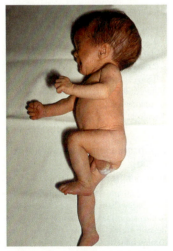

Abb. 33.72: Hydrozephalus bei einem Säugling, der bereits zu einer deutlichen Vergrößerung des Schädels geführt hat. [T112]

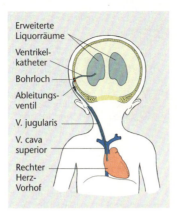

Abb. 33.73: Liquorableitung in den rechten Herzvorhof. Um eine Druckentlastung für das Gehirn zu erreichen, wird durch ein Bohrloch im Schädelknochen ein Ventrikelkatheter in den erweiterten Seitenventrikel vorgeschoben. Der überschüssige Liquor wird über V. jugularis und rechten Herzvorhof in den Blutkreislauf abgeleitet. [A400-190]

Vorwölbung der Stirn und der Fontanellen. Der Schädelumfang des Kindes ist für seine Körpergröße viel zu groß. Typisch ist außerdem das sog. **Sonnenuntergangsphänomen:** Durch eine Blicklähmung sind die Pupillen nach unten gerichtet, und oberhalb der Pupillen ist ein weißer Sklerasaum sichtbar. Die psychomotorische Entwicklung der Kinder ist verzögert, viele haben eine Spastik oder epileptische Anfälle (☞ 33.7.2).

Beim Jugendlichen und Erwachsenen zeigt sich der Hydrozephalus durch die Symptome der chronischen intrakraniellen Druckerhöhung (☞ 33.12.1).

Die Diagnostik besteht u. a. in Schädelsonographie (bei offenen Schädelnähten und -fontanellen), Computer- und Kernspintomographie.

Behandlungsstrategie

Bei akuter Entgleisung kann es notwendig sein, den Liquor vorübergehend über eine **externe Ventrikeldrainage** abzuleiten. Hierbei wird über ein Bohrloch im Schädel ein Seitenventrikel punktiert und ein spezielles System mit Liquorauffangbeutel angeschlossen.

Eine kausale Behandlung des Hydrozephalus (z. B. durch operative Beseitigung einer Fehlbildung) wird angestrebt, ist aber oft nicht möglich.

Ansonsten wird bei einem Verschlusshydrozephalus versucht, den Verschluss mikrochirurgisch zu umgehen, z. B. durch Anlage einer Verbindungsöffnung zu basalen Zisternen (**endoskopische Ventrikulostomie**).

Ist auch dies nicht möglich oder liegt die Ursache in Liquorresorptionsstörungen, kann der Liquor durch einen in einen Seitenventrikel eingesetzten Katheter in den rechten Herzvorhof (**ventrikulo-atrialer Shunt**) oder – günstiger – in die Bauchhöhle (**ventrikulo-peritonealer Shunt**) geleitet und so das Gehirn entlastet werden. Der Schlauch wird dabei unter der Haut entlanggeführt.

Die Prognose hängt v. a. von der Grunderkrankung ab.

33.12.3 Akute intrakranielle Druckerhöhung

> **Akute intrakranielle Druckerhöhung:** Sich rasch entwickelnde Druckerhöhung im Schädelinnenraum. Lebensgefährlicher Notfall. Prognose abhängig von Dauer und Ausprägung der Druckerhöhung und insgesamt ernst, Dauerschäden möglich.

Krankheitsentstehung

Die **akute intrakranielle Druckerhöhung** ist Folge anderer Grunderkrankungen, v. a. Volumenzunahmen (Raumforderungen) jeglicher Ursache. Hierzu gehören in erster Linie Blutungen (☞ 33.5.1 und 33.6) oder ein Hirnödem, z. B. durch Tumoren (☞ 33.13.1) oder Schädelverletzungen (☞ 33.14.1).

Durch die rasche Steigerung des Hirninnendrucks kommt es zu einer Verlagerung (Massenverschiebung) des Gehirns mit Einklemmungen verschiedener Hirnanteile in Abhängigkeit von der Lokalisation des raumfordernden Prozesses. Möglich sind:

▶ Einklemmung medialer Großhirnanteile unter die Hirnsichel (Falx cerebri)
▶ Einklemmung des Mittelhirns in den *Tentoriumschlitz* (= Aussparung im Tentorium cerebelli für den Hirnstamm)
▶ Einklemmung von Medulla oblongata und Kleinhirnteilen ins Foramen magnum

Symptome, Befund und Diagnostik

Zusätzlich zu häufig schon zuvor erkennbaren Zeichen einer chronischen intrakraniellen Drucksteigerung (☞ 33.12.1)

1329

Pflege von Menschen mit neurologischen und neurochirurgischen Erkrankungen

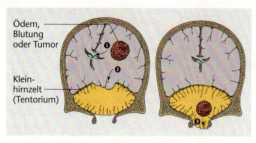

Abb. 33.74: Mögliche Einklemmungen bei einer Raumforderung im Bereich einer Großhirnhemisphäre. ❶ Einklemmung medialer Großhirnanteile unter die Falx cerebri. ❷ Einklemmung in den Tentoriumschlitz. ❸ Einklemmung in das Foramen magnum. [A400-190]

zeigt sich die drohende Einklemmung durch:
- Zunehmende Kopfschmerzen, Übelkeit, Unruhe
- Bewusstseinstrübung bis zur Bewusstlosigkeit
- Atemstörungen, z. B. unregelmäßige Atmung, bis hin zur Atemlähmung
- Entwicklung eines **Druckpulses,** d. h. eines langsamen Pulses infolge Schädigung des N. vagus durch den Hirndruck
- Nicht zu senkenden Blutdruckanstieg **(Cushing-Reaktion)**
- Opisthotonus (☞ 33.8.1) und Streckkrämpfe der Gliedmaßen
- Lähmungen durch Pyramidenbahnschädigung oder Hirnnervenausfälle
- Pupillenstörungen (auch einseitig ☞ 33.3.1), insbesondere Pupillenerweiterung mit verminderter oder fehlender Pupillenreaktivität, Augenmuskellähmungen, Ausfall der Hirnstammreflexe.

Behandlungsstrategie

Die Hirndruckbehandlung beinhaltet:
- Gabe von Glukokortikoiden, z. B. Dexamethason (etwa Fortecortin®)
- Verabreichung osmotisch wirksamer Substanzen, z. B. Mannit (etwa in Eufusol M 20®, Osmofundin®)
- Sedierung des Patienten
- Vermeidung hirndrucksteigernder Situationen wie zu hohem oder zu niedrigem Blutdruck, zerebralen Krampfanfällen, Fieber, Schmerzen, Husten, Niesen, Pressen
- In schweren Fällen Intubation und vorsichtige kontrollierte Hyperventilation („zu viel" an Beatmung mit einem pCO$_2$ nicht unter 30 mmHg). Die CO$_2$-Erniedrigung führt über eine Vasokonstriktion und Reduktion des Blutvolumens im Gehirn zu einer Hirndrucksenkung, ist aber nur kurze Zeit wirksam
- Ggf. Liquordrainage über einen am Druckmessung liegenden Ventrikelka-

theter oder eine externe Ventrikeldrainage
- Bei jüngeren Hirnverletzten mit posttraumatischer Hirnschwellung, nicht zu schwerem primären Hirnschaden und Versagen der konservativen Therapie rechtzeitiges Erwägen einer Entfernung der Schädeldecke mit Duraerweiterungsplastik **(operative Dekompression).**

Gleichzeitig muss die Behandlung der Grunderkrankung einsetzen.

Wachkoma

Beim **Wachkoma** *(apallisches Syndrom, Coma vigile)* besteht eine (funktionelle) Entkoppelung der Großhirnrinde vom Stammhirn mit komplexer klinischer Symptomatik:
- Die Vitalfunktionen des Patienten sind erhalten (Regulation durch das Stammhirn)
- Die Augen eines Wachkoma-Patienten sind geöffnet, der Blick geht aber „ins Leere"
- Der Patient zeigt keine von außen sichtbaren „sinnvollen" Reaktionen auf Berührung oder Ansprache, auch zielgerichtete Bewegungen oder Versuche der Kontaktaufnahme sind von außen nicht erkennbar.

Das Wachkoma kann z. B. Folge einer akuten intrakraniellen Druckerhöhung sein. Es kann sich wieder zurückbilden, es kann aber auch lebenslang bestehen bleiben.

Die Sicht des Wachkomas und damit Behandlung und Pflege des Wachkoma-Patienten haben sich in den letzten Jahren erheblich geändert. Neben der pflegerische Unterstützung wie bei anderen schwerstkranken Patienten auch ist heute die individuelle Förderung des Patienten ein Hauptanliegen der Pflege: Durch ausgewählte Reize wird der Patient stimuliert und ein Kontakt mit ihm gesucht (Basale Stimulation® ☞ 12.11.3).

Pflege

- Intensivmedizinische Betreuung (Intensivpflege ☞ 🖥) einschließlich Flüssigkeitsbilanzierung (☞ 12.7.1.2)
- Unterstützung bei der Körperpflege entsprechend den Bedürfnissen des Patienten
- Oberkörperhochlagerung auf 30°. Dabei den Kopf gerade in Mittelstellung lagern, um eine Kompression der Vv. jugulares zu vermeiden (☞ 33.12.1).

Risikopatienten (z. B. Patienten mit Schädel-Hirn-Trauma, Schlaganfall oder Gehirntumoren) müssen sorgfältig auf die Symptome einer Hirndruckerhöhung oder drohenden Einklemmung beobachtet werden, vor allem auf Bewusstseinstrübung, Nackensteife, vegetative Symptome, Pupillenveränderungen und Atemstörungen.

33.13 Tumoren des Nervensystems

33.13.1 Gehirntumoren

Hirntumoren *(intrakranielle Tumoren):* Tumoren des Gehirns. Unterteilt in **primäre Hirntumoren,** die vom Gehirngewebe selbst oder seinen Hüllen ausgehen, und **sekundäre Hirntumoren,** das sind Metastasen von Tumoren außerhalb des Gehirns. Neuerkrankungsrate primärer Hirntumoren ca. 8/100 000 Einwohner jährlich. Bei Kindern zweithäufigste bösartige Erkrankung überhaupt.

Prognose abhängig von Gewebeart des Tumors und Lokalisation: Prognose bei gutartigen, vollständig entfernten Tumoren gut. Bei niedrig malignen Tumoren häufig nach Jahren Rezidive. Bei hoch malignen gliomatösen Tumoren und Metastasen Prognose schlecht.

Symptome und Untersuchungsbefund

Herdsymptome

Die Symptome durch die Schädigung des Nervengewebes am Ort des Tumors selbst deuten auf seine Lokalisation und heißen deshalb **Herdsymptome.** Häufig sind bei Tumoren im:
- Frontallappen (☞ Abb. 33.75) z. B. Lähmungen, Verhaltensänderung oder motorische Aphasie (☞ 33.2.7)

33.13 Tumoren des Nervensystems

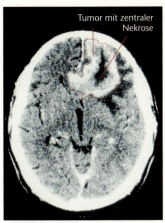

Abb. 33.75: Gliazelltumor (Glioblastom) im Gehirn. Dieser bösartige Tumor hat schon die Hirnmittellinie überschritten. [X113]

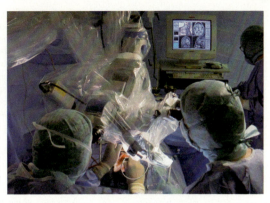

Abb. 33.76: Neuronavigation ermöglicht äußerst präzises Arbeiten, nicht nur bei der Operation von Hirntumoren, sondern z. B. auch bei Gefäßfehlbildungen. Mittlerweile ist sogar eine intraoperative Kernspintomographie und damit z. B. eine Kontrolle der Tumorentfernung möglich. Hier ein Blick in den Operationssaal und auf den Monitor. [T353]

- Scheitellappen Sensibilitätsstörungen und Werkzeugstörungen (☞ 33.2.7).
- Schläfenlappen z. B. sensorische Aphasie (☞ 33.2.7)
- Hypophysenbereich Gesichtsfeldausfälle durch Druck auf den Sehnerven. Einige Tumoren der Hypophyse sind hormonaktiv und führen zu entsprechenden Hormonüberschusserscheinungen (☞ 21.2.2).

Bei ca. einem Drittel der Hirntumoren kommt es zu zerebralen Krampfanfällen (☞ 33.7.1), die sogar einziges Symptom der Erkrankung sein können.

Allgemeinsymptome

Die **Allgemeinsymptome** sind Folge der chronischen intrakraniellen Druckerhöhung durch den Tumor oder das ihn umgebende Hirnödem (Symptome ☞ 33.12.1). Kommt es zu einer Tumorblutung oder einem Hirnödem (Hirnschwellung), ist das Gehirn durch die rasche Drucksteigerung akut gefährdet (☞ 33.12.3).

> Das klinische Bild eines Gehirntumors ist sehr variabel. Manchmal treten lediglich Kopfschmerzen oder Konzentrationsstörungen auf, manchmal (z. B. bei einer Tumorblutung) handelt es sich um ein dramatisches, schlaganfallähnliches Bild.

Im neurologischen Befund ist neben den neurologischen Ausfällen oft eine Stauungspapille als Zeichen der chronischen intrakraniellen Druckerhöhung nachweisbar.

Diagnostik und Differentialdiagnose

Bedeutsamste Methode sind die Computer- und/oder Kernspintomographie mit Kontrastmittel, welche die Mehrzahl der Tumoren darstellt und weitgehende Aussagen über die (mutmaßliche) Dignität des Tumors erlaubt (☞ Abb. 33.76). Eine präoperative Angiographie zur Operationsplanung ist durch CT- und MR-Angiographie seltener als früher erforderlich.

Besteht der Verdacht auf eine Gehirnmetastase, wird außerdem nach dem Primärtumor (oft ein Bronchial- oder Mammakarzinom) gesucht.

Die Gewebeart des Tumors (☞ Tab. 33.77) lässt sich durch die bildgebenden Verfahren nicht sicher bestimmen. Daher wird meist versucht, durch Biopsie oder im Rahmen einer Operation Gewebe zu gewinnen, um die Gewebeart feststellen und die Behandlung planen zu können.

Behandlungsstrategie

Bei allen umschriebenen Tumoren, insbesondere gutartigen Tumoren sowie langsam wachsenden Gliomen, steht die Operation im Vordergrund. Voraussetzung ist, dass der Tumor ohne Beeinträchtigung lebenswichtiger Zentren entfernt werden kann. Mit Hilfe moderner

Histologischer Tumortyp	Ausgangszellen	Malignitätsgrad, Verlauf, Prognose
Gliome ▸ Astrozytome Grad I–II	Gliazellen	Benigne – mäßig maligne; nach Operation gute Prognose, falls umschrieben und resezierbar
▸ Astrozytom Grad III		Maligne, oft in ein Astrozytom Grad IV übergehend, daher schlechte Prognose
▸ Astrozytom Grad IV (Glioblastoma multiforme)		Sehr maligne; sehr schlechte Prognose (mittlere Überlebenszeit ≤ 1 Jahr)
▸ Oligodendrogliom		Benigne – mäßig maligne, nach Operation relativ gute Prognose, aber häufig Rezidive
Medulloblastom	Wahrscheinlich embryonale Zellen des sympathischen Nervensystems	Auftreten v. a. bei Kindern. Sehr maligne mit früher Metastasierung innerhalb des ZNS, heute jedoch mit Chemotherapie bis 50 % Heilung. Bei Säuglingen bessere Prognose als bei älteren Kindern, teilweise sogar spontane Rückbildung
Meningeom	Hirnhäute	Benigne, nach vollständiger operativer Entfernung gute Prognose
Neurinom	Myelinscheide	Benigne, nach Operation gute Prognose
Metastasen	Extrakranielle Organtumoren	Maligne, bei Diagnose oft schon multipel, daher schlechte Prognose
Lymphom	Lymphatisches Gewebe	Bösartig, sehr rasch und infiltrierend wachsend; häufig bei immunsupprimierten Patienten
Hypophysenadenom	Hypophyse	Gutartig, nach OP meist gute Prognose

Tab. 33.77: Die häufigsten Hirntumoren.

1331

Neuronavigationsmethoden (auch *rahmenlose Stereotaxie* genannt) ist es heute weit besser als noch vor wenigen Jahren möglich, die Operation zu planen und bei weitestmöglicher Radikalität des Eingriffs gesundes Gewebe zu schonen. Bei nicht vollständig entfernten Tumoren können Rezidive auftreten.

Schnell wachsende bösartige Tumoren sind zum Zeitpunkt der Diagnosestellung oft bereits so ausgebreitet, dass eine Entfernung nicht möglich ist. In solchen Fällen wird versucht, den Tumor mikrochirurgisch möglichst weitgehend zu entfernen und anschließend das weitere Tumorwachstum durch Bestrahlung und/oder Chemotherapie einzudämmen.

Sprechen die Tumoren auf keine Behandlungsform an, sollen symptomatische Behandlung des Hirndrucks (☞ 33.12) sowie medikamentöse Unterdrückung zerebraler Krampfanfälle (☞ 33.7.2) die Beschwerden des Patienten lindern.

Pflege

Bobath-Konzept ☞ *33.5.6*
Pflege onkologischer Patienten ☞ *22.1*

Neben der psychischen Betreuung treten bei neurochirurgisch operierten Patienten hinzu:

▶ Intensivüberwachung (☞ Kasten)
▶ Vorsichtsmaßnahmen gegen Hirndruckerhöhung: Oberkörperhochlagerung auf höchstens 30°, Lagerung des Kopfes in Mittelstellung sowie das Vermeiden von Husten, Niesen und Pressen
▶ Beobachtung des Patienten auf Komplikationen wie Nachblutung in das Gehirn oder zerebrale Ischämien sowie ein postoperatives Hirnödem (☞ 33.12.3). Symptome der postoperativen Nachblutung sind die Zeichen einer intrakraniellen Druckerhöhung (☞ 33.12.1), neu auftretende oder zunehmende Bewusstseinstrübung, neu auftretende oder zunehmende Paresen, Sprachstörungen (☞ 33.2.7), Hirnnervenausfälle oder Krampfanfälle
▶ Schmerzbekämpfung und Sedierung nach Arztanordnung
▶ Wegen hoher Stressulkusgefahr Antazida und evtl. H_2-Blocker (☞ 19.5.3) nach Arztanordnung; frühzeitiger oraler Kostaufbau
▶ Bei postoperativen neurologischen Ausfällen Krankengymnastik und Logopädie
▶ Einschalten des Sozialarbeiters, der die Verlegung in ein Reha-Zentrum oder die häusliche Versorgung des Patienten vorbereitet. Die Patienten erhalten eine aktivierende Pflege, angepasst an ihren Krankheitszustand.

33.13.2 Spinale Tumoren

> **Spinale Tumoren** *(Rückenmarkstumoren)*: Vom Rückenmark selbst, seinen Hüllen oder anderen Strukturen innerhalb des Wirbelkanals ausgehende, meist gutartige Tumoren ($^2/_3$ sind Meningeome oder Neurinome). Wesentlich seltener als Hirntumoren. Prognose abhängig von Gewebeart, Lokalisation und Größe des Tumors.

Die meist langsam wachsenden Tumoren komprimieren das Rückenmark oder die Nervenwurzeln und führen zu:

▶ Lähmungen (Paraparese)
▶ Gürtelförmigen oder ins Bein ausstrahlenden Schmerzen, die von vielen Patienten als „Ischias" bezeichnet und oft als „Bandscheibenvorfall" fehldiagnostiziert werden
▶ Blasen-Mastdarm-Störungen.

Kernspintomogramm (☞ 14.6.5), selten CT mit Myelographie (☞ 33.3.3), sichern die Diagnose.

Bei gutartigen Tumoren wird eine Operation angestrebt. Postoperativ wird der Patient intensivmedizinisch betreut. Manchmal kommt es vorübergehend zu einem Querschnittssyndrom (☞ 33.14.2). Die neurologischen Ausfälle können sich unter konsequenter krankengymnastischer Behandlung wieder zurückbilden. In diesem Fall ist die Prognose positiv. Bei Metastasen oder den seltenen bösartigen Tumoren des Rückenmarks ist die Prognose meist schlecht.

33.14 Verletzungen des ZNS

Patienten mit Verletzungen des ZNS werden meist in spezialisierten Zentren betreut. Daher werden hier vorrangig diejenigen Aspekte behandelt, die für das *erstversorgende* Team maßgeblich sind.

33.14.1 Schädel-Hirn-Trauma

Intrazerebrale Blutungen ☞ *33.5.1*
Intrakranielle Blutungen
☞ *33.6.1 – 33.6.3*
Schädelfrakturen ☞ *25.8.1*

> **Schädel-Hirn-Trauma** (kurz *SHT*): Sammelbezeichnung für alle Schädelverletzungen mit Gehirnbeteiligung. Hauptursache Verkehrsunfälle. Jährliche Inzidenz ca. 800/100 000 Einwohner. Bei den mäßigen und schweren Schädel-Hirn-Traumen oft Spätfolgen, z. B. Lähmungen, rezidivierende Krampfanfälle oder psychische Veränderungen. Eine der häufigsten Todesursachen bei jungen Menschen unter 40 Jahren.

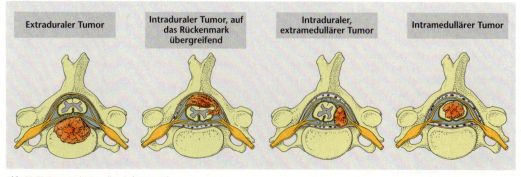

Abb. 33.78: Tumoren des Spinalkanals. [A400-190]

	Ohne Lichtreiz	Direkte Belichtung	Belichtung des Gegenauges
Normal	Re Li ● | ● Pupillen gleich weit	Re Li Prompte Verengung beider Pupillen auf gleiche Endgröße	Re Li Prompte Verengung beider Pupillen auf gleiche Endgröße
Amaurotische Pupillenstarre (rechtes Auge blind)	Re Li ● | ● Pupillen gleich weit	Re Li Nicht-Wahrnehmung des Lichtreizes durch das blinde rechte Auge, daher keinerlei Reaktion auf beiden Augen	Re Li Prompte Verengung beider Pupillen auf gleiche Endgröße (Reizaufnahme durch das gesunde linke Auge, der efferente Reflexschenkel des rechten Auges ist intakt)
Okulomotorius-Lähmung (beidseitig z. B. bei Hirndruck oder einseitig, hier rechts, z. B. bei Tumor, wenn der N. oculomotorius gegen die Schädelbasis gedrückt wird)	Re Li ⬤ | ● Rechte Pupille weiter, da der pupillenverengende Okulomotorius gestört ist. Oft auch beeinträchtigte Augenbeweglichkeit rechts	Re Li Lichtstarre Pupille rechts, links normale Verengung (normale Reizwahrnehmung durch das rechte Auge, jedoch nur links normale Verengung, da rechts der efferente Reflexschenkel gestört ist)	Re Li Lichtstarre Pupille rechts, links normale Verengung (normale Reizwahrnehmung durch das linke Auge, jedoch nur links normale Verengung, da rechts der efferente Reflexschenkel gestört ist)

Tab. 33.79: Physiologische und pathologische Pupillenreaktionen. Vor der Pupillenreaktion werden lokale Erkrankungen des Auges ausgeschlossen, die eine (Mit-)Reaktion des Auges verhindern, z. B. Synechien (☞ 31.2.3). Hinweis: Entrundete Pupillen sind praktisch immer ein Alarmsignal.

Einteilung

Schweregradeinteilungen

Meist wird heute zwischen **leichtem, mittelschwerem** und **schwerem Schädel-Hirn-Trauma (SHT)** differenziert. Die Einteilungen nach klinischen Kriterien wie Bewusstlosigkeit, Symptomen und Symptomrückbildung unterscheiden sich erheblich, weshalb zunehmend die Glasgow-Koma-Skala (☞ Tab. 33.8) verwendet wird. Bei einem anfänglichen Wert von 13 – 15 liegt ein leichtes Schädel-Hirn-Trauma vor, bei einem Wert von 9 – 12 ein mittelschweres und bei einem Wert ≤ 8 ein schweres. Die strukturelle Hirnschädigung wird durch bildgebende Verfahren präzisiert.

Immer noch benutzt wird aber auch die alte Einteilung in:
► **Commotio cerebri** (*Gehirnerschütterung* ohne fassbare morphologische Gehirnschädigung)
► **Contusio cerebri** (*Hirnprellung* mit organischen Gehirnschäden)
► **Compressio cerebri** (*Gehirnquetschung*, d. h. Schädigung des Hirns durch Druck, insbesondere eine Hirndrucksteigerung).

Nicht zu den Schädel-Hirn-Traumen gezählt wird die **Schädelprellung** *ohne* Bewusstlosigkeit des Patienten.

Offene und gedeckte Hirnverletzung

Je nachdem, ob eine direkte Verbindung zwischen Gehirn und Außenwelt besteht, wird zwischen **offener** und **gedeckter Hirnverletzung** unterschieden. Da bei offenen Hirnverletzungen durch die Verbindung zwischen Gehirn und Außenwelt die Gefahr von ZNS-Infektionen groß ist, werden sie frühzeitig operiert.

Symptome, Befund und Diagnostik

Leitsymptome des Schädel-Hirn-Traumas sind:
► Unspezifische Symptome wie Kopfschmerz, Schwindel, Übelkeit, Erbrechen oder Hörstörung. Sie sind sehr häufig, können aber auch auf z. B. eine gleichzeitige Innenohrschädigung zurückzuführen sein
► Bewusstseinsstörung. Sie ist das Kardinalsymptom des SHT und weist auf eine *diffuse* Störung der Hirnfunktion hin
► Amnesie. Hierunter versteht man eine Erinnerungslücke für die Zeit kurz vor dem Unfall (**retrograde Amnesie**) und die Zeit kurz nach dem Unfall (**anterograde Amnesie**)
► Neurologische Ausfälle, z. B. Halbseitensymptome, Pupillenstörungen (☞ 33.3.1) oder Hirnnervenausfälle, sind oft Folge einer *umschriebenen* Hirnschädigung
► Verletzungen wie etwa Prellmarken, Hämatome oder offene Wunden
► Krampfanfälle ☞ 33.7.1
► Hirndruckzeichen ☞ 33.12.1

► **Liquorrhö** bei offenem Schädel-Hirn-Trauma. Liquorrhö bezeichnet das Ausfließen von Liquor über eine **Liquorfistel,** d. h. eine pathologische Verbindung zwischen Liquorräumen und Außenwelt, meist im Bereich von Nase oder Ohren.

Bei Erhebung der **Anamnese** sind der genaue Unfallhergang, Begleitumstände oder -erkrankungen, z. B. Alkohol- oder Drogenabusus, Diabetes mellitus, Krampfleiden, und das bisherige Befinden des Patienten (Initialer Zustand? Seitdem Verbesserung oder Verschlechterung?) zu erfragen.

Auch wenn der Verunglückte selbst antworten kann, ist wegen der Amnesie und versicherungsrechtlicher Folgen zusätzlich eine Fremdanamnese zu erheben.

Die **Sofortdiagnostik** durch den Arzt dient der unmittelbaren Zustandsbeurteilung und der Ursachenklärung:
► Vitalzeichen (Monitoring)
► Körperliche Untersuchung: Verletzungszeichen (auch außerhalb des Kopfes)? Brillenhämatom? Liquorrhö (positive Reaktion des herausgelaufenen Sekretes bei BZ-Stix, heller Hof um Blut bei Beimischung in Blutung)? Alkohol- oder Azeton-Foetor?
► Neurologische Basisuntersuchung mit Beobachtung und Dokumentation des Bewusstseins (Glasgow-Koma-Skala ☞ 33.2.10), der Augenmotorik (Fixa-

33 Pflege von Menschen mit neurologischen und neurochirurgischen Erkrankungen

tion? Pendeln?), der Pupillenreaktionen (☞ Tab. 33.79), der Motorik, der Sensibilität und der Reflexe, ggf. neurochirurgische Konsiliaruntersuchung
▶ Notfalllabor (BB, Gerinnung, Elektrolyte, BZ, Blutgruppe, Kreuzprobe, hausinterne Richtlinien beachten). Falls möglich EKG, Temperatur.

An **apparativen Untersuchungen** stehen Nativröntgenaufnahmen des Schädels und der Wirbelsäule sowie die Computertomographie im Vordergrund, die in Spiraltechnik Schädel, Rumpf und Wirbelsäule erfassen kann. Bei Säuglingen und Kleinkindern wird außerdem eine Schädelsonographie durchgeführt.

Behandlungsstrategie
Leichtes SHT
Beim leichten Schädel-Hirn-Trauma sind außer der symptomatischen Behandlung von Kopfschmerz, Übelkeit und Erbrechen sowie kurzzeitiger Bettruhe keine speziellen Maßnahmen nötig. Allerdings soll der Patient wegen der Gefahr eines intrakraniellen Hämatoms (☞ 33.6.2) in den ersten 12–24 Std. stationär beobachtet werden.

Mittelschweres und schweres SHT

> **Notfall: Erstmaßnahmen bei schwerem SHT**
> ▶ Sicherung der Vitalfunktionen: Freimachen der Atemwege (Vorsicht beim Abnehmen des Helms bei Motorradfahrern), Sauerstoffgabe, ggf. Intubation und Beatmung
> ▶ Legen eines venösen Zugangs (dabei Abnehmen des Notfall-Labors) und eines A.-radialis-Katheters zur arteriellen Blutdruckmessung (Intensivpflege ☞ 🖳)
> ▶ Flüssigkeitssubstitution je nach Flüssigkeitsverlust
> ▶ Ggf. Schockbehandlung (☞ 13.5)
> ▶ Legen von Magensonde und Blasendauerkatheter
> ▶ Hirndruckbekämpfung durch Gabe von Glukokortikoiden, z.B. Fortecortin® (Wirksamkeit bei Schädel-Hirn-Trauma allerdings umstritten), Oberkörperhochlagerung und optimale O$_2$-Versorgung des Gehirns
> ▶ Bei Unruhe Sedierung des Patienten, bei Hirndruck Osmotherapeutika (☞ 33.12.3)
> ▶ Ggf. medikamentöse Unterdrückung zerebraler Krampfanfälle (☞ 33.7.1).

Der Verletzte wird nach Stabilisierung der Vitalfunktionen so schnell wie möglich in eine neurochirurgische Klinik verlegt, wo je nach Art der Verletzung eine neurochirurgische Operation, z.B. zur Hämatomausräumung oder Fremdkörperentfernung, erfolgt. Nur wenn bei einer Blutung auch für eine sofortige Hubschrauberverlegung keine Zeit mehr ist, wird in einer *Nottrepanation* nach telefonischer Rücksprache mit dem Neurochirurgen (CT-Bildübertragung, Telekommunikation) ein Bohrloch zur sofortigen Entlastung der Blutung angelegt und der Patient dann verlegt.

33.14.2 Verletzungen des Rückenmarks und Querschnittssyndrom

Versorgung bei Wirbelsäulenverletzungen ☞ 25.8.1, 25.8.2

> **Querschnittssyndrom:** Komplexe Symptomkombination infolge des *völligen* oder teilweisen Funktionsausfalls des Rückenmarks auf einer bestimmten Höhe. Am häufigsten durch Verletzungen bedingt mit umso schlechterer Prognose, je höher die Verletzung im Rückenmark liegt. Bei Überleben einer Verletzung oberhalb des 4. Halssegments nachfolgend Lähmung beider Arme und Beine.

Häufigste Ursache eines **Querschnittssyndroms** sind Verletzungen. Daher beschränken sich die folgenden Ausführungen auf das **traumatische** *(unfallbedingte)* **Querschnittssyndrom.**

Prinzipiell können auch Entzündungen (Querschnittsmyelitis ☞ 33.8.7), Durchblutungsstörungen sowie spinale Tumoren und Bandscheibenvorfälle zu inkompletten oder – seltener – kompletten Querschnittssyndromen führen.

> **Vorsicht**
> Jedes neue Querschnittssyndrom ist ein neurologischer Notfall!

Symptome, Befund und Diagnostik
Bei schweren Rückenmarksverletzungen besteht durch den Wegfall aller zentral erregenden Impulse anfangs ein **spinaler Schock** mit:
▶ Kompletter schlaffer Lähmung unterhalb der Läsion
▶ Völligem Sensibilitätsausfall unterhalb des verletzten Rückenmarkabschnitts

(der Patient fühlt beide Beine nicht mehr)
▶ Ausfall der Reflexe, der Gefäß- und Wärmeregulation
▶ Lähmung von Blase und Mastdarm (Harnretention) sowie bei Männern Erlöschen der Potenz.

Je nach Höhe der Rückenmarksverletzung treten Störungen der Atmung durch Lähmung der Interkostalmuskulatur und des Zwerchfells (ab C4 aufwärts) sowie Störungen der Temperaturregulation hinzu. Während dieses Stadiums ist die Dekubitusgefahr sehr hoch.

Nach etwa 3–6 Wochen haben die Nervenzellen des Rückenmarks einen Teil ihrer Funktionen wiedererlangt, das Symptombild ändert sich (einige Autoren sprechen vom *Querschnittssyndrom im engeren* oder *eigentlichen Sinne*):
▶ Schlaffe Lähmung der Muskeln, die von den geschädigten Vorderhornzellen innerviert werden (Läsion des zweiten motorischen Neurons ☞ 33.2.4)
▶ Spastische Para- oder Tetraplegie unterhalb der Läsion durch Schädigung der (absteigenden) Pyramidenbahnen und damit des ersten motorischen Neurons (☞ 33.2.4)
▶ Steigerung der Muskeleigenreflexe unterhalb des verletzten Niveaus
▶ Positive Pyramidenbahnzeichen (☞ Abb. 33.4)
▶ Auftreten **spinaler Automatismen,** z.B. einer Beugung in den Hüft-, Knie- und Sprunggelenken auf einen Schmerzreiz sowie automatischer Blasenentleerung (☞ unten)
▶ Kompletter Sensibilitätsausfall unterhalb der Läsion
▶ Trophische („ernährungsbedingte") Störungen der Haut durch Beeinträchtigung vegetativer Rückenmarksnervenzellen und vegetativer Bahnen
▶ Sexualstörungen und charakteristische Blasen-Darm-Störungen, z.B.:
  – Bei Läsionen oberhalb Th 12 Ausbildung einer **Reflexblase** *(obere Blasenlähmung)*. Die willkürliche Entleerungsfunktion ist ausgefallen, die Blase entleert sich aber ab einem gewissen Füllungsgrad reflektorisch (wie beim Säugling)
  – Bei Läsionen unterhalb Th 12 Ausbildung einer **autonomen Blase** *(untere Blasenlähmung)*. Die Blase ist von allen nervalen Impulsen „abgeschnitten" und entleert sich alle 10–20 Min. durch unregelmäßige – von intramuralen Ganglien ausgelöste – Kontraktionen.

1334

33.15 Muskelerkrankungen

Die neurologische Untersuchung wird zur Diagnosestellung ergänzt durch Röntgenleeraufnahmen der Wirbelsäule (Fraktur?), CT in Spiraltechnik, Kernspintomographie sowie evtl. elektrophysiologische Untersuchungen (☞ 33.3.5).

Commotio und Contusio spinalis

Von einer **Commotio spinalis** spricht man, wenn sich anfängliche neurologische Funktionsstörungen innerhalb von 72 Std. völlig zurückbilden.

Bei einer **Contusio spinalis** ist eine morphologische Rückenmarksschädigung z. B. durch Knochenfragmente oder Blutungen nachweisbar. Die Rückbildung der neurologischen Störungen ist verzögert und oft unvollständig.

Behandlungsstrategie

Die Ersthelfer am Unfallort und im erstbehandelnden Krankenhaus können durch fachgerechte Lagerung des Patienten auf einer festen Unterlage weitere Rückenmarksschäden vermeiden (Transport mit Vakuummatratze, mit Halsextension oder -orthese). Bei unvorsichtigen Bewegungen kann beispielsweise ein frakturierter Wirbelkörper abgleiten und das Rückenmark irreversibel schädigen. Der Notarzt spritzt hohe Dosen Glukokortikoide i. v., um das Ödem möglichst gering zu halten. Dann wird der Patient raschestmöglich in eine neurochirurgische Klinik oder ein Querschnittszentrum verlegt, wo die Entscheidung für oder gegen eine Operation gefällt wird.

Einschließlich der Nachbehandlung in einer speziellen Reha-Klinik dauert die Behandlung meist mehrere Monate.

33.15 Muskelerkrankungen

Dermato-, Polymyositis ☞ 23.7.4

33.15.1 Myasthenia gravis

Myasthenia gravis *(Myasthenia gravis pseudoparalytica):* Autoimmunerkrankung (☞ 27.3) mit Antikörperbildung gegen die Azetylcholinrezeptoren der motorischen Endplatte. Leitsymptom ist eine belastungsabhängige Muskelschwäche. Häufigkeit ca. 5 – 10/100 000 Einwohner, betrifft Frauen häufiger als Männer.

Krankheitsentstehung

Die Ursache der Autoantikörperbildung ist letztlich unklar. Die Antikörper besetzen die Azetylcholinrezeptoren am Muskel und führen zu einer Störung der Erregungsübertragung vom Nerven auf den Muskel.

Symptome und Untersuchungsbefund

Leitsymptom der Erkrankung ist eine abnorme Ermüdung der Muskulatur unter Belastung. Nach einer längeren Ruhepause (z. B. Nachtruhe oder Mittagsschlaf) ist die Muskelkraft wieder normal. Prinzipiell können alle Muskeln beteiligt sein. Für das Anfangsstadium typisch ist jedoch der vorwiegende Befall kleiner Muskeln mit hängendem Oberlid und Doppeltsehen, Schluck- und Sprachstörungen (etwa einer näselnden Sprache bei längerem Reden).

Bei ca. 10 % der Betroffenen kommt es zur **myasthenen Krise** mit lebensbedrohlicher Funktionseinschränkung der Atemmuskulatur.

Diagnostik

Die Diagnosestellung erfolgt durch:
- Elektromyographie mit wiederholter Stimulation (☞ 33.3.6)
- Nachweis von Antikörpern gegen Azetylcholinrezeptoren im Blut
- **Tensilon-Test.** Da das Enzym Cholinesterase das Azetylcholin zerstört, führt die Gabe des Cholinesterasehemmers Tensilon® zu deutlicher Symptombesserung. Es ist dann mehr Azetylcholin vorhanden, das die Antikörper vom Rezeptor verdrängt.
- CT des Thorax wegen oft bestehender Tumoren des Thymus, die mit dem Autoimmunprozess in Zusammenhang gebracht werden.

Behandlungsstrategie

Die Krankheitserscheinungen werden durch Cholinesterasehemmer (z. B. Mestinon®) gebessert, welche die Konzentration von Azetylcholin im synaptischen Spalt erhöhen. Mit Glukokortikoiden, Immunsuppressiva (z. B. Ciclosporin, Mycophenolatmofetil oder Azathioprin) und ggf. Entfernung des Thymus wird versucht, in den Krankheitsprozess selbst einzugreifen. Die Antikörperentfernung durch Plasmaseparation (☞ 27.3) wird vor allem bei lebensbedrohlichen Zuständen angewandt.

Gefährlich: Jede Fehldosierung des Cholinesterasehemmers

Die Unterdosierung von Cholinesterasehemmern kann zur **myasthenen Krise** führen, die Überdosierung zur **cholinergen Krise.** Beiden gemeinsam ist eine Muskelschwäche, Unruhe und in schweren Fällen eine Bewusstseinstrübung. Bei der (drohenden) cholinergen Krise hat der Patient zusätzlich oft Wadenkrämpfe und *Faszikulationen* (unwillkürliche Kontraktionen kleiner Muskelfasergruppen) der Gesichtsmuskulatur sowie Bradykardie, Darmbeschwerden, Durchfall, Speichelfluss, Verschleimung der Atemwege und enge Pupillen durch die Azetylcholinwirkung an anderen Organen.

Prävention und Gesundheitsberatung

- Ausstellen eines Notfallausweises
- Bei neuen Arztkontakten auf die Erkrankung aufmerksam machen. Keine Medikamente eigenmächtig einnehmen, da viele Arzneimittel eine Myasthenie verstärken
- Senken auch mäßigen Fiebers, da Fieber die Gefahr einer myasthenen Krise erhöht
- Mithilfe heutiger Arzneimittel Führen eines weitgehend normalen Lebens möglich, jedoch keine Ausübung von Berufen mit hoher körperlicher Belastung
- Vermittlung des Kontakts zu Selbsthilfegruppen (✉ 12).

33.15.2 Progressive Muskeldystrophie und spinale Muskelatrophie

Progressive Muskeldystrophie: Gruppe erblicher Erkrankungen mit unterschiedlichem Erbgang, die zu fortschreitendem Muskelumbau und zunehmender Muskelschwäche führen.

Spinale Muskelatrophie: Gruppe erblicher Erkrankungen mit unterschiedlichem Erbgang, bei denen die motorischen Vorderhornzellen im Rückenmark degenerieren, so dass ebenfalls eine meist symmetrische Muskelschwäche resultiert.

Die häufigste Form ist die **progressive Muskeldystrophie vom Typ Duchenne.**

1335

Aufgrund der geschlechtsgebundenen rezessiven Vererbung sind nur Knaben betroffen. Als Folge des Gendefektes kommt es zur fehlerhaften Bildung von Dystrophin, einem wichtigen Bestandteil der Muskelzellmembran.

Die Krankheit beginnt bereits im Kleinkindalter. Die Kinder verlieren motorische Fähigkeiten, z. B. das Gehen, wieder, werden nach und nach invalide und sterben meist vor dem 20. Lebensjahr. Durch die häusliche künstliche Langzeitbeatmung hat sich die Prognose teilweise erheblich verbessert. Andere, gutartigere Formen führen erst spät zur Beeinträchtigung des Patienten.

Differentialdiagnostisch sind vor allem die **spinalen Muskelatrophien** zu berücksichtigen. Sie beruhen auf einer fortschreitenden Degeneration der Motoneurone im Rückenmark und im Hirnstamm und sind ebenfalls oft erblich bedingt. Sie zeigen sich teilweise schon im Säug-

lingsalter durch häufige Aspirationen und Ateminsuffizienz.

Die Diagnose wird durch Blutuntersuchungen (z. B. Erhöhung der Kreatinkinase bei der Duchenne-Muskeldystrophie, genetische Marker), Elektromyographie und (falls nötig) Muskelbiopsie gestellt.

Die unheilbaren Krankheiten schreiten unweigerlich fort. Die Patienten werden zunehmend technologieabhängig (Heimbeatmung, maschinelle Bronchialtoilette, Rollstuhl). Oft wird eine operative Stützung der sich unweigerlich entwickelnden Skoliose (☞ 24.5.3) erforderlich. In den Spätstadien mit Immobilität muss die komplette körperliche Versorgung durch die Pflegenden übernommen werden.

Angesichts der schlechten Prognose ist die psychische Begleitung des Patienten wie seiner Angehörigen äußerst wichtig.

33.15.3 **Myotonie**

> **Myotonie:** Erblich bedingte Muskelerkrankungen mit verzögerter Erschlaffung nach Muskelkontraktion.

Am häufigsten ist die **myotone Dystrophie Typ I** (früher *dystrophische Myotonie Curschmann-Steinert*), die besonders Männer um das 25. Lebensjahr befällt und autosomal-dominant vererbt wird. Typisch ist die Kombination aus Muskelschwäche und generalisierter Myotonie (Patient kann z. B. die Faust nicht sofort wieder öffnen), begleitet von Katarakt, Stirnglatze, Herzbeteiligung und endokrinen Symptomen (z. B. Hodenatrophie oder Ovarialinsuffizienz).

Die Diagnose stützt sich neben Anamnese und Klinik auf elektromyographische und humangenetische Untersuchungen, den Nachweis erhöhter Muskelenzyme und ggf. eine Muskelbiopsie.

Literatur und Kontaktadressen

📖 Literaturnachweis

1. National Institute of Neurological Disorders and Stroke. Stroke Scales and Related Information. www.ninds.nin.gov

2. Mahoney, F.; Barthel, D.: Functional evaluation: the Barthel index. In: Md Med J 14/1965, S. 61–65.

3. Prosiegel, M. et al.: Der erweiterte Barthel-Index (EBI) – eine neue Skala zur Erfassung von Fähigkeitsstörungen bei neurologischen Patienten. In: Neurol Rehabilitation 1/1996, S. 7–13.

4. Hantson, L. et al.: The European Stroke Scale. Stroke 25 (1994), S. 2215–2219.

5. Schriften der BAG Rehabilitation, Eysseneckstraße 55, 60322 Frankfurt a. M. Schriften der BAG Hilfe für Behinderte, Kirchfeldstraße 149, 40215 Düsseldorf. Schriften der Stiftung Deutsche Schlaganfall-Hilfe, Postfach 104, 33311 Gütersloh, Bundesverband für die Rehabilitation der Aphasiker, Robert-Koch-Straße 34, 97080 Würzburg.

6. Arnheim, K.: Moses – Schulungsprogramm für Epilepsiekranke. In: Heilberufe 10/2001, S. 30f.

7. Vgl. Jürgs, M.: Alzheimer. Spurensuche im Niemandsland. List Verlag, München 1999.

8. Vgl. Funke, A.: Mit einer Alzheimerkranken leben. Ein Erfahrungsbericht. Luther-Verlag, Bielefeld 1998.

9. May, A.: Diagnostik und moderne Therapie der Migräne. In: Deutsches Ärzteblatt 2006, 103 (17), S. A 1157–1166.

Vertiefende Literatur ☞ 💻

✉ Kontaktadressen

1. Arbeitsgemeinschaft Spina bifida und Hydrocephalus Bundesverband e.V., Münsterstraße 13, 44145 Dortmund, Tel.: 02 31/8 61 05 00, Fax: 02 31/86 10 50 50, www.asbh.de

2. Bobath-Initiative für Kranken- und Altenpflege (BIKA), Kontakt: Gabriele Jacobs, Wikingerstraße 28, 76307 Karlsbad-Langensteinbach, Tel./Fax: 0 72 02/14 31, www.bika.de

3. www.bobath.net (Seite von Wolfgang Hasemann)

4. Deutsche Epilepsievereinigung e.V. (DE), Zillestraße 102, 10585 Berlin, Tel.: 0 30/3 42 44 14, Fax: 0 30/3 42 44 66, www.epilepsie.sh

5. Informationszentrum Epilepsie (IZE), Herforder Straße 5–7, 33602 Bielefeld, Tel.: 05 21/12 41 17, Fax: 05 21/12 41 72, www.izepilepsie.de

6. www.moses.epilepsy-academy.org bzw. www.famoses.epilepsy-academy.org

7. Richtlinien unter www.fahrerlaubnisrecht.de, Menüpunkt Leitlinien

8. Karte der Risikogebiete z. B. unter www.rki.de

9. Deutsche Multiple Sklerose Gesellschaft, Bundesverband e.V. (DMSG), Küsterstraße 8, 30519 Hannover, Tel.: 05 11/96 83 40, Fax: 05 11/9 68 34 50, www.dmsg.de

10. Deutsche Parkinson Vereinigung Bundesverband e.V. (dPV), Moselstraße 31, 41464 Neuss, Tel.: 0 21 31/41 01 67, Fax: 0 21 31/4 54 45, www.parkinson-vereinigung.de

11. Deutsche Alzheimer Gesellschaft e.V. (DAlzG), Friedrichstraße 236, 10969 Berlin, Tel.: 0 30/25 93 79 50, Fax: 0 30/2 59 37 95 29, www.deutsche-alzheimer.de

12. Deutsche Myasthenie Gesellschaft e.V. (DMG), Langemarckstraße 106, 28199 Bremen, Tel.: 04 21/59 20 60, Fax: 04 21/50 82 26, www.dmg-online.de

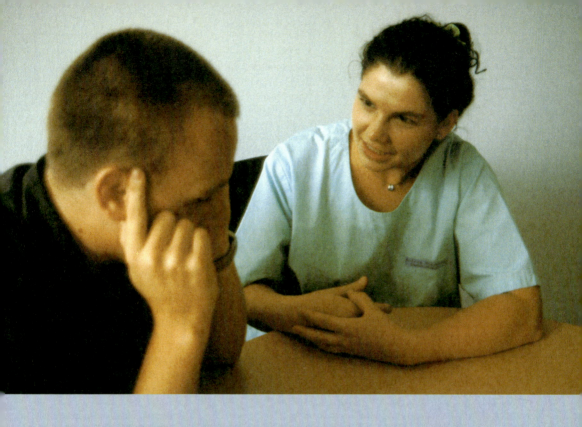

34 Pflege von Menschen mit psychischen Erkrankungen

34.1	**Pflege bei psychischen Erkrankungen** **1339**
34.1.1	Aufnahme und Entlassung des Patienten auf psychiatrischen Stationen ... 1339
34.1.2	Patientenbeobachtung bei psychischen Erkrankungen .. 1341
34.1.3	Beziehungsaufbau 1342
34.1.4	Umgang mit Angehörigen .. 1344
34.1.5	Milieugestaltung 1344
34.1.6	Alltagsbewältigung, Beschäftigungs- und lebenspraktisches Training 1344
34.1.7	Sozialarbeit 1345
34.1.8	Weitere Therapieformen 1345
34.1.9	Gefühle der Pflegenden in der Psychiatrie 1345
34.1.10	Gewalt in der Psychiatrie ... 1346
34.2	**Der Weg zur Diagnose: Erhebung des psychopathologischen Befunds** **1348**
34.2.1	Erkennen von Bewusstseinsstörungen 1348
34.2.2	Erkennen von Orientierungsstörungen 1348
34.2.3	Erkennen von Aufmerksamkeits- und Konzentrationsstörungen 1348
34.2.4	Erkennen von Gedächtnisstörungen 1349
34.2.5	Erkennen von Denkstörungen 1349
34.2.6	Erkennen von Ängsten und Zwängen 1350
34.2.7	Erkennen von Wahrnehmungsstörungen 1351
34.2.8	Erkennen von Störungen des Ich-Erlebens 1351
34.2.9	Erkennen von Affektstörungen 1352
34.2.10	Erkennen von Antriebs- und psychomotorischen Störungen .. 1352
34.3	**Psychopharmaka** **1353**
34.3.1	Antipsychotika 1353
34.3.2	Antidepressiva 1354
34.3.3	Lithium 1355
34.3.4	Anxiolytika 1355
34.3.5	Besonderheiten im Umgang mit Arzneimitteln in der Psychiatrie 1356
34.4	**Psychotherapie** **1357**
34.4.1	Psychodynamische Verfahren 1357
34.4.2	Gesprächspsychotherapie 1358
34.4.3	Verhaltenstherapie 1358
34.4.4	Systemtherapie 1359
34.4.5	Kunst- und Gestaltungstherapie 1359
34.5	**Einteilungen psychischer Erkrankungen** **1359**
34.5.1	Einteilung nach ICD-10 und DSM IV 1359
34.5.2	Triadisches System nach Huber 1360
34.6	**Erkrankungen des schizophrenen Formenkreises** . **1360**
34.6.1	Schizophrenie 1360
34.6.2	Anhaltende wahnhafte Störungen 1363
34.6.3	Schizoaffektive Störungen .. 1363
34.7	**Affektive Störungen** **1363**
34.7.1	Depression 1364
34.7.2	Manie 1367
34.7.3	Rezidivierende affektive Störungen 1368
34.8	**Abhängigkeit** **1368**

34.8.1	Behandlung und Pflege von Abhängigkeitskranken 1370	34.11	Dissoziative Störungen .. 1377	34.14.4	Emotionale Störungen des Kindesalters 1385
34.8.2	Alkoholkrankheit und Alkohol-Entzugsdelir....... 1371	34.12	Persönlichkeitsstörungen 1378	34.14.5	Mutismus 1385
		34.13	Organisch bedingte psychische Störungen .. 1380	34.14.6	Essstörungen 1385
34.9	Belastungs- und Anpassungsstörungen .. 1374	34.14	Ausgewählte Aspekte der Kinder- und Jugendpsychiatrie und -psychotherapie 1381	34.15	Psychosomatik 1386
34.10	Angst- und Zwangsstörungen 1375			34.16	Suizid 1387
34.10.1	Angststörungen 1375	34.14.1	Einführung 1381	34.17	Psychiatrie und Gesellschaft 1390
34.10.2	Zwangsstörungen 1376	34.14.2	Frühkindlicher Autismus ... 1383		
		34.14.3	ADHS 1384	Literatur und Kontaktadressen ... 1390

Fallbeispiel ☞ 💻

Die medizinischen Fachgebiete

Psychiatrie: Fachgebiet der Medizin, das sich mit Prophylaxe, Diagnose und Therapie psychischer Erkrankungen einschließlich der Rehabilitation des psychisch Kranken befasst.

Psychotherapie: Systematische Behandlung von körperlichen und/oder seelischen Störungen mit aus der Psychologie entwickelten Verfahren, also mit Therapiemethoden, bei denen Gespräche, Rollenspiele, verschiedene Entspannungs- und suggestive Techniken sowie Einübung neuer Verhaltensweisen therapeutische Mittel sind.

Kinder- und Jugendpsychiatrie und -psychotherapie: Eigenes Teilgebiet der Medizin im Schnittpunkt zwischen *Psychiatrie, Kinderheilkunde* und *Entwicklungspsychologie*.

Psychosomatik: Befasst sich mit solchen Krankheiten, die körperliche Symptome und Veränderungen hervorrufen, aber seelisch (mit-)bedingt sind.

Psychologie: Lehre vom (normalen) Erleben und Verhalten des Menschen.

Psyche *(griech.:* Hauch, Seele): Gesamtheit des Erlebens, Denkens, Fühlens und Wollens eines Menschen.

Körper und Psyche beeinflussen sich wechselseitig. Körperliche Krankheiten führen auch zu seelischen Störungen und umgekehrt. In allen Fachgebieten der Medizin bemühen sich Ärzte und Pflegende um einen ganzheitlichen Blick und achten auf psychosomatische Aspekte der Erkrankungen.

Spezialisierung in der Psychiatrie

Die zahlreichen Aufgaben haben auch in der Psychiatrie zur Spezialisierung geführt. So stellt beispielsweise die **Gerontopsychiatrie** *(Alterspsychiatrie)* den alten Menschen mit psychischen Störungen in den Mittelpunkt, und die **forensische Psychiatrie** befasst sich mit rechtlichen Fragen der Psychiatrie und mit der Betreuung psychisch kranker Straftäter.

Psychische Gesundheit – psychische Krankheit

Es ist sehr schwer, **psychische Gesundheit** zu definieren. Als psychisch gesund gilt, wer weitgehend:
▶ Wohlbefinden erlebt, sich positiv fühlt, zufrieden und frei von Beschwerden und Angst ist, sich selbst akzeptieren und seine Bedürfnisse befriedigen kann
▶ Psychisch kompetent Stress und Einbußen kompensieren und sich kontrollieren kann
▶ Sozial kompetent ist
▶ Arbeits- und liebesfähig ist (laut *Freud*)
▶ Sich an einem Sinn orientiert.

Nicht minder schwierig ist der **psychiatrische Krankheitsbegriff**: Psychische Krankheiten verändern die seelischen Funktionen. Der psychisch Kranke fühlt sich etwa niedergeschlagen oder erlebt die Welt anders, z. B. hört er Stimmen, die Mitmenschen nicht hören. Dies hat Folgen für sein Verhalten und seine Kommunikation.

Allerdings ist nicht jedes ungewöhnliche Verhalten Ausdruck einer psychischen Krankheit. Oft ist es nicht einfach zu entscheiden, ob verändertes Erleben, Denken, Fühlen und Verhalten nur vom gesellschaftlich Üblichen abweicht oder ob es Ausdruck einer Erkrankung ist. Unsere Vorstellung von normal und anormal ist stark abhängig von kulturellen und individuellen Normen und Ansichten.

Der psychiatrische Krankheitsbegriff ist problematisch, denn er hängt stark vom kulturell geformten Menschenbild ab. Er kann auch missbraucht werden, um Andersdenkende (z. B. politische Widersacher) oder gesellschaftliche Randgruppen aus der Gesellschaft zu entfernen.

Ursachen psychischer Erkrankungen

Zur Frage, warum Menschen psychisch erkranken, gibt es verschiedene Theorien:
▶ **Biomedizinisches organisches Modell.** Hiernach sind psychische Krankheiten durch Veränderungen der Nervenzellen oder der Neurotransmitterübertragung bedingt, also organische Gehirnkrankheiten. Zur Behandlung muss der anatomische oder physiologische Defekt entdeckt und behoben werden
▶ **Psychoanalytisches Modell.** Laut Freud entstehen zwischen biologischen Triebansprüchen und sozialen Normen Spannungen, die im Lauf der frühkindlichen psychosexuellen Entwicklung bewältigt werden müssen. Unzureichende Bewältigung führt zu Störungen und Krankheiten

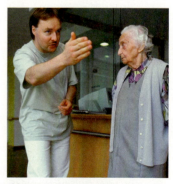

Abb. 34.1: Die Gerontopsychiatrie wird in unserer Gesellschaft in den nächsten Jahrzehnten immer wichtiger werden. [K150]

► **Lerntheoretisches Modell.** Ungünstige Lernprozesse – Lernen am Modell, Lernen durch klassische und operante Konditionierung – führen zu extrem abweichenden Erlebens- und Verhaltensweisen, die vom Betroffenen und/oder der Gesellschaft als änderungsbedürftig beurteilt werden

► **Sozialwissenschaftliche Krankheitsmodell.** Psychisch krank ist, wer von der Gesellschaft so diagnostiziert wird und damit die Krankenrolle zugeschrieben bekommt

► **Antipsychiatrisches/sozialkritisches Krankheitsmodell.** Die zentrale Störung liegt in der Funktion der Gesellschaft und zeigt sich am individuellen Leid von Menschen, die mit der gestörten Umwelt nicht zurechtkommen

► **Systemisches Krankheitsmodell.** Der als psychisch krank bezeichnete Mensch zeigt als Indexpatient (Symptomträger) gestörte Prozesse in sozialen Systemen an, besonders in der Familie

► **Humanistisches Modell.** Nach Rogers entstehen psychische Störungen, wenn natürliche Entwicklungs- und Wachstumsprozesse gestört verlaufen.

Ein wichtiger weiterer Ansatz besteht darin, die Frage nach der Kausalität, also der Ursächlichkeit psychischer Erkrankungen gar nicht zu stellen, sondern die verschiedenen Störungsbilder nur so genau wie möglich zu beschreiben. Auf diesem **phänomenologischen Ansatz** basieren die wichtigsten heute verwendeten Einteilungen psychischer Erkrankungen: die ICD-10-Klassifizierung und die DSM-VI-Klassifizierung.

> Keines der exemplarisch und vereinfacht aufgeführten Modelle kann die Entstehung psychischer Krankheiten schlüssig erklären. Heute gehen nahezu alle in der Psychiatrie Tätigen von einem **biopsychosozialen Krankheitsmodell** aus, das die oben aufgeführten Modelle integriert.

Die biomedizinische Krankheitssicht geht in das biopsychosoziale Krankheitsmodell als **Vulnerabilitätskonzept** ein: Nicht die Störung ist vorgegeben, sondern eine „Verwundbarkeit", unter körperlicher oder psychischer Belastung (Stress) eine solche zu entwickeln. Diese Sicht ermöglicht die Kombination verschiedener Behandlungsansätze und unterstützt die Zusammenarbeit zwischen den Berufsgruppen. Sie ist nicht zu verwechseln mit Beliebigkeit, einer Haltung,

nach der alles auf irgendeine nicht näher überlegte Weise eine Rolle spielt.

Diese Krankheitssicht wird zunehmend ergänzt durch die Frage nach den **gesundheitserhaltenden Schutzfaktoren.** Dazu zählen Kontrollüberzeugungen (das Gefühl, auf das eigene Schicksal Einfluss nehmen zu können, ☞ auch Salutogenesemodell nach Antonovsky, Kohärenzsinn, 8.1.3), Optimismus, positive Zukunftserwartungen und angemessene soziale Unterstützung. Moderne Behandlungskonzepte zielen darauf, die Ressourcen der Patienten zu nutzen.

34.1 Pflege bei psychischen Erkrankungen

Ziel: soziale Heilung

Ziel der Psychiatrie ist die **soziale Heilung** des Patienten, d. h. seine Wiedereingliederung in seine gewohnte Lebenswelt. Hierzu gehört:

► Dass der Patient sich selbst und seine Umgebung einigermaßen realistisch einzuschätzen vermag

► Dass der Patient möglichst umfassend Verantwortung für sein Leben übernehmen kann

► Dass der Patient fähig ist, unter möglichst normalen Bedingungen weiterzuleben.

Die Pflege von psychisch kranken Patienten unterscheidet sich in vielen Punkten von der Pflege somatisch erkrankter Menschen (griech. Soma = Körper). Die Patienten wirken zunächst oft befremdlich, verhalten sich auffällig und haben in vielen alltäglichen Dingen Schwierigkeiten, ohne dass hierfür ein äußerer Grund ersichtlich ist. Sie wollen z.B. nichts essen, obwohl sie Hunger haben, oder behaupten, sie würden vergiftet. Andere Patienten liegen antriebslos im Bett. Unerfahrenen Pflegenden und Laien ist es oft unverständlich, warum die Kranken nicht durch ein paar klare Worte wieder „zur Vernunft" zu bringen sind und warum ihnen alltägliche Aufgaben so schwer fallen.

Beziehungsgestaltung

Im Zentrum der Pflege eines psychisch Kranken stehen nicht so sehr die körperliche Grund- und Behandlungspflege, vielmehr sind Beziehungs- und Alltagsgestaltung wesentliche Teile der pflegerischen Begleitung.

> Psychisch Kranke sind oft in ihrer Beziehungsfähigkeit zu anderen Menschen gestört. Dies erschwert den Zugang der Pflegenden und Therapeuten zum Patienten ganz erheblich: Sehr viel häufiger als bei der Pflege somatisch Kranker liegt zunächst keine Einsicht und kein Einverständnis des Patienten zu Pflege und Behandlung vor. Oft muss die Bereitschaft, sich auf eine Behandlung einzulassen (Compliance, ☞ 5.4.2), erst durch einen bewussten Beziehungsaufbau erarbeitet werden.

Soziotherapie

Obwohl viele psychische Erkrankungen durch Störungen der Funktion des ZNS (mit-)bedingt sind (☞ 33.5.3), beeinflusst die Umgebung des Kranken den Krankheitsverlauf entscheidend. Dementsprechend ist ein Schwerpunkt in der Pflege psychisch Kranker die **Soziotherapie,** die sich auf die zwischenmenschlichen Beziehungen und die soziale Umgebung des Patienten konzentriert. Hierzu gehören beispielsweise:

► **Milieugestaltung und Milieutherapie:** Umgebung und Betreuung sollten so eingerichtet sein, dass ein therapeutisches – gesundheitsförderndes – Milieu entsteht

► Training der Alltagsbewältigung: Regelmäßiges Aufstehen, persönliche Hygiene

► Beschäftigungs- und Arbeitstherapie

► Sozialarbeit.

34.1.1 Aufnahme und Entlassung des Patienten auf psychiatrischen Stationen
Aufnahme
Situation des Patienten

Die genauen Umstände der Aufnahme auf eine psychiatrische Station sind unterschiedlich. Einige Patienten kommen freiwillig zur Aufnahme und fühlen sich durch die stationäre Behandlung entlastet. Andere aber kommen unfreiwillig, manche werden sogar von der Polizei gebracht. Für fast alle Patienten bedeutet die Klinikaufnahme eine große Kränkung und erhebliche psychische Belastung. Viele fürchten den Verlust persönlicher Beziehungen z. B. zum Lebenspartner oder zu Freunden oder haben Angst um ihren Arbeitsplatz (☞ auch 34.17).

1339

> Wegen der starken seelischen Belastung sollten die Pflegenden den Patienten in der ersten Zeit nach der Aufnahme nicht alleine lassen. Bei notwendigen Gängen innerhalb der Klinik, z. B. zur Verwaltung, wird er begleitet.

Erstkontakt

Im Idealfall wird der neu angekommene Patient von seiner späteren *Bezugsperson* in der Klinik empfangen. Sie zeigt ihm die Station und sein Zimmer und macht ihn mit seinen Zimmernachbarn bekannt.

Die Vorstellung des Patienten in der (Patienten-)Gruppe kann eventuell einem Mitpatienten übertragen werden.

Die Pflegekraft beschreibt außerdem den Tagesablauf, händigt Informationsblätter aus und weist auf die Besuchszeiten und Telefonregelung hin. Sie erklärt und begründet darüber hinaus die Stationsregeln, vor allem das Alkohol-, Arzneimittel- und Fahrverbot sowie die Ausgangsregelungen, und informiert den Patienten darüber, wann er mit einem Arzt sprechen kann.

> Für psychisch Kranke sind Unklarheiten noch wesentlich belastender als für Gesunde und deshalb zu vermeiden.
> Erregten Patienten werden zunächst nur die notwendigsten Informationen gegeben.

Durchsuchen

Auf *geschützten (geschlossenen) Stationen* ist es unbedingt notwendig, das Gepäck und die Kleidung, die der Patient am Körper trägt, nach gefährlichen Gegenständen zu **durchsuchen.** Auf *offenen Stationen* bestehen unterschiedliche Regelungen.

Die Maßnahme wird dem Patienten erklärt und sachlich begründet, z. B. damit, dass die Durchsuchung bei allen neu aufgenommenen Patienten durchgeführt wird und der eigenen Sicherheit, der der Mitpatienten und der des Teams dient. Die Durchsuchung geschieht im Beisein des Patienten und eventuell in Gegenwart eines Zeugen.

Arzneimittel, Drogen, Alkohol und Waffen werden auf allen Stationen in Verwahrung genommen, auf vielen geschlossenen Stationen darüber hinaus auch Nassrasierer, Glas, Taschenmesser, Nadeln, Scheren usw.

Diese Kontrolle ist für Patienten und Pflegende unangenehm und bedeutet einen massiven Eingriff in die Intimsphäre des Patienten. Um den negativen Charakter der Durchsuchung etwas abzumildern, wird sie am besten mit einer weiteren sinnvollen Tätigkeit verknüpft, z. B. indem die Pflegende zusammen mit dem Patienten seinen Schrank einräumt.

Erstgespräch

Im **Erstgespräch** erfasst die Bezugspflegekraft die Probleme aus Sicht des Patienten („Warum sind Sie in die Klinik gekommen?", „Welche Hilfe benötigen Sie?"). Die Gründe für die Klinikaufnahme werden ebenso erfragt wie die Erwartungen und Ziele des Patienten, seine soziale Situation und frühere Erkrankungen sowie Krankenhauserfahrungen. Außerdem erkundigt sich die Pflegekraft nach den Ressourcen des Patienten, nach seinen Stärken und Hobbys.

Da der Patient viele Informationen im Arztgespräch nochmals geben muss, sollte das Erstgespräch nicht zu lange dauern oder, noch besser, gemeinsam von Arzt und Pflegendem geführt werden (es sei denn, der Patient möchte den Arzt ausdrücklich alleine sprechen).

Fremdanamnese

Die Begleiter des Patienten sind eine wichtige Informationsquelle. Sie sollten möglichst nur mit Einverständnis des Patienten befragt werden.

Maßnahme	Beispiel
Die Selbstständigkeit des Patienten fördern	Den Patienten auf den Sozialdienst und dessen Funktionen hinweisen. Ist er interessiert, mit ihm die verschiedenen Wege besprechen, wie ein Kontakt zum Sozialdienst hergestellt werden kann (z. B. schriftlich, telefonisch)
Eine dem Patienten hilfreiche Umgebung schaffen	Nummer, Telefonzeiten und Aufgabenbereiche des Sozialdienstes über dem Telefon aufhängen
Den Patienten unterstützen	Patienten nach vorbereitendem Gespräch zum Telefon begleiten. Ihm helfen, die Nummer des Sozialdienstes zu wählen
Für den Patienten etwas erledigen	Den Sozialdienst über ein Problem des Patienten informieren

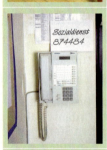
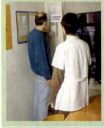
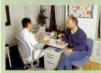

Tab. 34.2: Es gibt unterschiedliche Wege, dem Patienten zu helfen. Wie viel Eigenständigkeit man dem Kranken zutrauen und welche Ansprüche man an ihn stellen darf, hängt von der Persönlichkeit des Patienten sowie von Art und Schwere der Erkrankung ab. Was der eine Patient ohne große Mühe bewältigt, kann den anderen überfordern. [Fotos: K183]

Umgang mit der Schweigepflicht

Die **Schweigepflicht** gilt *allen* Patienten gegenüber, also auch den Patienten in der Psychiatrie. Deshalb:
- Keine Gespräche mit Angehörigen ohne Erlaubnis des Patienten führen. Reine Befragungen ohne jede eigene Mitteilung über den Patienten sind zwar zulässig, aber nur schwer zu realisieren. Außerdem können sich in der Folge Probleme in der therapeutischen Beziehung zum Patienten ergeben. Sie sollten daher die Ausnahme bleiben
- Keine Auskünfte über Patienten am Telefon erteilen. In Ausnahmefällen Telefonnummer geben lassen, diese mit dem Patienten kontrollieren und selbst zurückrufen, um die Identität des Telefonpartners sicherzustellen.

Entlassung

Die **Entlassung** sollte langfristig vorbereitet und die Situation, die den Patienten außerhalb der Klinik erwartet, umfassend geklärt werden. Zur Belastungserprobung wird der Patient mehrfach für Stunden bis Tage (ggf. einschließlich Übernachtung) nach Hause entlassen. Oft bietet sich dafür das Wochenende an, da der Patient dann keine Therapien verpasst. Nach entsprechender Vorbereitung führt der Patient gezielt einzelne Alltagsaufgaben durch, z. B. Einkaufen. Die ambulante Therapie ist bei den oft chronischen oder rezidivierenden Erkrankungen von zentraler Bedeutung. Neben der weiteren ärztlichen und psychotherapeutischen Betreuung werden ggf. auch Kontakte zu Beratungsstellen, Patientenclubs oder Selbsthilfegruppen vorbereitet.

Geht der Patient überraschend, vielleicht sogar gegen ärztlichen Rat, wird trotz des Zeitmangels versucht, ihn, seine Angehörigen und sein soziales Umfeld bestmöglich vorzubereiten, z. B. durch Vermittlung von Adressen des ambulanten sozialpsychiatrischen Dienstes oder durch Angehörigengespräche. Auf keinen Fall darf der Patient durch mangelnde Unterstützung „bestraft" werden.

Manchen Patienten fällt der Abschied vom Krankenhaus schwer. Das Krankenhaus ist für sie sicherer und angenehmer als das, was sie draußen erwartet. Oft haben sie Angst vor Einsamkeit oder Überforderung. Ihren Wunsch, im Krankenhaus bleiben zu können, darf das therapeutische Team nicht verurteilen, auch wenn ihm nicht nachgegeben werden kann.

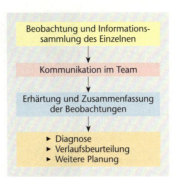

Abb. 34.3: Die Kommunikation im Team über die verschiedenen Beobachtungen ist ein wesentlicher Schritt, um Subjektivität zu verringern.

> **Vorsicht: Keine Entlassung zur falschen Zeit**
> Manche Patienten reagieren auf die bevorstehende Entlassung mit einer Verschlechterung ihres psychischen Befindens. Pflegende sprechen die Ängste vor der Entlassung an und erleichtern die Ablösung von der Klinik.
>
> Daneben wird der Zustand des Patienten sorgfältig beobachtet und der Entlassungszeitpunkt kritisch überprüft, da in dieser Situation eine erhöhte Suizidgefahr bestehen kann.

34.1.2 Patientenbeobachtung bei psychischen Erkrankungen

Diagnostik und Therapie werden in der Psychiatrie stark von den Wahrnehmungen des therapeutischen Teams bestimmt. Im Vergleich zu anderen Fachdisziplinen werden auch heute noch viele Diagnosen aufgrund von Beobachtungen gestellt. Labortechnische und apparative Diagnostik dient im Wesentlichen dem Ausschluss organischer Erkrankungen und der Vorbereitung oder Kontrolle medikamentöser Therapien.

Schwerpunkte der **Patientenbeobachtung** (☞ 12.1.1) in der Psychiatrie sind:
- Aufgeschlossenheit, Gesprächsbereitschaft, Ansprechbarkeit
- Auffällige Vorstellungen (z. B. Äußerung über Stimmenhören) und auffälliges Verhalten
- Mimik, Gestik, Sprache und Körperhaltung
- Körperpflege und Kleidung
- Stimmungsschwankungen im Tagesverlauf
- Umgang mit der Erkrankung, Krankheitseinsicht
- Soziale Fähigkeiten wie Pünktlichkeit und Ordnung
- Gestaltung des „Privatbereiches" (Nachttisch, Schrank)
- Integration in die Stations- und Zimmergemeinschaft
- Verhalten bei Besuchen
- Freizeitverhalten und Beschäftigung
- Wirkung und Nebenwirkungen der Arzneimittel.

Subjektivität der Beobachtungen

Beobachtungen sind *subjektiv*. Ob z. B. ein Patient auf eine Pflegekraft einen unruhigen Eindruck macht oder nicht, hängt auch von deren Temperament und ihrer momentanen Befindlichkeit ab.

Gleichzeitig haben die Beobachtungen teils große Bedeutung für den Kranken. Zunehmende Unruhe kann z. B. als Hinweis auf eine Zustandsverschlechteruzg gewertet werden, so dass der Patient keinen Ausgang erhält oder seine Medikation verändert wird.

Die eigene Wahrnehmung wird durch verschiedene Faktoren beeinflusst:
- *Vorinformationen.* Weiß man etwa, dass der Patient früher einmal suizidal (entschlossen zur Selbsttötung) gewesen ist, achtet man automatisch stärker auf neue Hinweise für Suizidalität
- *Vorurteile.* Ein verbreitetes Vorurteil ist z. B., dass Patienten mit langen Krankheitsverläufen keine Chancen auf Besserung haben. Man erwartet bei solchen Patienten folglich keine Erfolge und bemüht sich nicht im gleichen Maß um sie wie um erstmals Erkrankte. Die fehlenden Therapiefortschritte bestätigen dann das Vorurteil
- *Kulturelle Besonderheiten.* Das Verhalten von Menschen aus unbekannten Kulturkreisen ist unvertraut und kann leicht missverstanden werden
- *Geschlechtsspezifisches Rollendenken.* Beispielsweise wird von Frauen erwartet, dass sie sich hingebungsvoll um ihre Kinder kümmern. Tun sie es nicht, fällt dies auf. Bei Männern wird dem oft keine Beachtung geschenkt, so dass eine schwere Beziehungsstörung eventuell übersehen wird
- *Gewöhnung.* Die Pflegenden in der Psychiatrie haben sich an die Nebenwirkungen der Arzneimittel „gewöhnt", z. B. an die Müdigkeit bei Antidepressiva. Im Normbereich liegende

1341

Nebenwirkungen werden von den Pflegenden daher als unbedeutend eingestuft, Patienten und Angehörigen aber erschrecken sie
▶ *Eigene Wünsche und Bedürfnisse.* So will man oft bei Patienten, für die man sich sehr eingesetzt hat, keine Verschlechterungen wahrnehmen.

Hinzu kommt, dass die Pflegenden nicht „von außen" beobachten, sondern selbst Teil der beobachteten Situation sind (☞ 12.1.1). So gilt ein Patient möglicherweise als „grundlos aggressiv", tatsächlich hat er sich aber über den unfreundlichen Ton der Pflegekraft geärgert.

> Beobachtungen sind zum größten Teil nicht messbar, sondern subjektiv. Der Einzelne nimmt immer nur einen Teil der Wirklichkeit wahr.

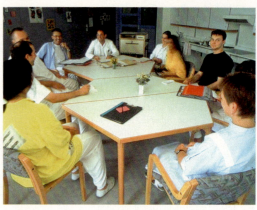

Abb. 34.4: Täglich finden Teambesprechungen statt, um aus den vielen Einzelbeobachtungen im Austausch mit anderen ein annähernd zutreffendes Bild des Patienten zu formen. [K150]

Umgang mit Subjektivität

Krankenbeobachtungen sind subjektiv und unsicher, haben in der Psychiatrie aber große Bedeutung für Krankheitsverlauf und letztlich Lebensweg des Kranken.

Daher werden die Beobachtungen der einzelnen Mitarbeiter laufend reflektiert und mit den Beobachtungen der Kollegen verglichen. Berufsgruppenübergreifende Teambesprechungen und Übergaben nehmen darum in der Psychiatrie breiten Raum ein. Gemeinsam werden die Beobachtungen zu einem zutreffenderen Bild des Patienten geformt. Auch die Interpretation der Beobachtungen wird am besten gemeinsam geleistet.

34.1.3 Beziehungsaufbau
Basis jeder Therapie: der Beziehungsaufbau

> Der Aufbau einer tragfähigen Beziehung zum Patienten ist der erste Schritt zur Heilung.

Der **Beziehungsaufbau** zum psychisch Kranken ist ein zentraler Aspekt in der Psychiatrie und unter Umständen schwierig. Nahezu jede psychische Erkrankung führt zu einer Einschränkung der sozialen Beziehungsfähigkeit. Aber nicht nur durch den Patienten kann die Beziehung zum Problem werden: Auch durch die (notwendigen) Aufsichts- und Kontrollfunktionen der Pflegenden wird das Verhältnis auf die Probe gestellt.

Ziele der Beziehungsgestaltung sind:
▶ Der Patient kann die Möglichkeiten der Klinik nutzen
▶ Er fühlt sich sicher und angenommen
▶ Er hat wenig oder keine Angst vor der Behandlung
▶ Er arbeitet aktiv mit.

Schwierig: „Grenzziehung"

Wie in allen Beziehungen geht es auch in der psychiatrischen Pflege darum, die angemessene **Nähe und Distanz** zu finden. Dies gilt sowohl auf der psychischen Ebene (z. B. bei zu intimen und persönlichen Gesprächsthemen) als auch auf der physischen Seite (Berührungen sind nicht immer gewünscht und können Ängste hervorrufen).

Auch für Gesunde ist es schwierig, die Grenzen des eigenen (Verantwortungs-)Bereichs zu finden und entsprechende Grenzen bei anderen zu akzeptieren. Viele Menschen haben z. B. Mühe zu verstehen, dass gut gemeinte Ratschläge als Bevormundung erlebt werden und Abwehrreaktionen hervorrufen.

Psychisch Kranke haben infolge ihrer Erkrankung mit ihrem Erleben von Nähe und Distanz möglicherweise größere Probleme als Gesunde. Oft fühlen sie sich bedroht, wenn ein gesunder Mensch noch gar keine Anzeichen für eine Bedrohung erkennt. Pflegende dürfen ihre eigenen Vorstellungen von angemessenen Grenzen nicht auf die Patienten übertragen, sondern müssen versuchen, die der Patienten wahrzunehmen und zu respektieren. Anderenfalls treten sie den Kranken eventuell zu nahe. Solche Grenzüberschreitungen können zu seelischen Verletzungen führen und so scheinbar unerklärliche (Abwehr-)Reaktionen des Patienten oder Krankheitsverschlechterungen hervorrufen.

Bei psychisch Kranken ist es besonders schwer, das richtige Maß zwischen zu viel und zu wenig Zuwendung zu finden. Beides kann dem Patienten schaden.

Versuche der Pflegenden oder der Ärzte, Angehörige, Partner oder Eltern zu ersetzen, haben auf Dauer keinen Erfolg. Therapeutische und private Beziehungen müssen auseinandergehalten werden; eine therapeutische Beziehung schließt eine Liebesbeziehung aus.

Gespräche im Beziehungsaufbau

Gespräche stehen meist im Mittelpunkt des Beziehungsaufbaus und der weiteren Behandlung. Daher wird der Verlauf des Gesprächs nicht dem Zufall überlassen, sondern bewusst gestaltet. Der Gesprächsführende orientiert sich am Befinden des Patienten (z. B. Konzentrations- und Denkstörungen berücksichtigen).

Die Gesprächsgestaltung beginnt mit dem Schaffen einer für das Gespräch günstigen Umgebung. Die Pflegenden sollten sich hinsetzen, möglichst entspannen und ohne Zeitdruck auf ihr Gegenüber einlassen. Die Gesprächsdauer wird zu Beginn festgelegt. Das schafft Klarheit, hilft dem Patienten bei der Tagesplanung und verhindert unproduktive Endlosgespräche. Störungen während dieser Zeit werden vermieden.

Der Patient bestimmt den Inhalt des Gesprächs in der Regel selbst. Ausschlaggebend ist, was den Patienten momentan bewegt. Dabei ist nicht nur die verbale, sondern auch die nonverbale **Kommunikation** wichtig. Emotionen werden oft durch Gesten oder durch den Gesichtsausdruck mitgeteilt.

Oft hilft es weiter, wenn man dem Gesprächspartner seine Aussagen zurückgibt (*Paraphrasieren* ☞ 6.4.1). Auf diese Weise fühlt sich der Patient ernst genommen („Sie haben also heute Nacht kaum geschlafen"). Manchmal sind Nachfragen zur Klärung nötig. („Habe ich Sie richtig verstanden, dass Sie sich in der Kochgruppe überfordert gefühlt haben?" ☞ Gesprächsführung, 6.4.1).

Keine fertigen Lösungen präsentieren

Ein typischer Fehler der Gesprächsführung besteht darin, dass der Gesprächsführende meint, eine Lösung für die Probleme des Patienten gefunden zu haben und ihm diese fertig präsentiert. Schnelle Lösungen sind zum einen oft ungeeignet, zum anderen wirken sie respektlos. Der Patient fühlt sich nicht ernst genommen oder bekommt das Gefühl, er sei eigentlich selbst Schuld an seinen Problemen, denn die (scheinbare) Lösung liegt ja offensichtlich auf der Hand. Er wird sich zurückziehen und vom Gespräch nicht profitieren.

Dagegen hilft es, sich ein Problem ganz genau erklären zu lassen. Der Patient kann dabei eventuell selbst neue Seiten dieses Problems entdecken.

> Der Gesprächsführende sollte nicht für den anderen suchen, sondern ihm zeigen, wie er selbst suchen kann.

Konfrontation im Gespräch

Im Mittelpunkt vieler Gespräche steht die Konfrontation des Patienten mit seinen – von ihm selbst nicht immer wahrgenommenen – Einschränkungen und Defiziten. Sich in diesen Situationen richtig zu verhalten, kann sehr schwer sein:

Wollte ein Patient beispielsweise zum ersten Mal in die Arbeitstherapie gehen, ist dort aber nicht aufgetaucht, so ist die Reaktion der Pflegenden, die dies bemerken, maßgeblich für den weiteren Verlauf. Kommentieren die Pflegende: „Das macht nichts, morgen ist auch noch ein Tag", weichen sie dem Konflikt aus. Die Bemerkung hilft dem Patienten nicht, es gibt keinen Grund, dass es am nächsten Tag von selbst anders laufen wird.

Auch im Konfliktgespräch sollte der Patient die Wertschätzung seines Gesprächspartners spüren und sich nicht persönlich angegriffen fühlen. Vorwürfe sind nicht nur prinzipiell der Situation des Patienten unangemessen, sondern auch ungeeignet,

Konflikte zu lösen. Es ist besser, den Patienten zu fragen, *warum* er es nicht geschafft hat, in die Arbeitstherapie zu gehen, und gemeinsam nach Lösungsmöglichkeiten zu suchen.

Häufige Probleme während des Gesprächs

Einige Probleme treten immer wieder auf:
- *Der Patient möchte oder kann nicht sprechen.* Falls der Patient es zulässt, bleiben Patient und Gesprächspartner still zusammen. Damit die Spannung nicht ins Unerträgliche wächst, werden diese Kontakte in der Regel kurz gehalten, eventuell ist ein gemeinsamer Spaziergang angenehmer.
- *Der Patient weint.* Der Gesprächspartner sollte sich weder schuldig noch erfolgreich fühlen (etwa weil er glaubt, er habe jetzt einen Zugang zum Patienten gewonnen). Am besten bleibt er beim Patienten und gibt ihm zu verstehen, dass Weinen in Ordnung ist
- *Der Patient wünscht oder fordert, ein Geheimnis zu wahren.* Am besten sagt die Pflegekraft offen, dass ein Geheimnis weitergegeben werden muss, falls es für die Gesundheit oder Sicherheit des Patienten oder Anderer relevant ist. Es ist eine Frage des Taktgefühls, ob man alles, was der Patient einem anvertraut (besonders weltanschauliche oder sexuelle Dinge) weitergibt und wie dies geschieht
- *Der Patient bricht das Gespräch ab.* Der Gesprächsführende sollte sich nicht abgelehnt fühlen und beleidigt reagieren. Eventuell war das Gespräch zu belastend für den Kranken oder zu lang.

> **Vorsicht: Psychiatrischer Notfall Suizidankündigung**
> Kündigt der Patient im Gespräch an, er überlege sich selbst zu töten, muss dies immer ans Team weitergegeben werden, selbst wenn der Pflegende glaubt, die Situation alleine im Griff zu haben! Der Einzelne kann nicht selber entscheiden, er muss die Verantwortung mit den anderen Teammitgliedern teilen.

Bezugspflege

Bezugspflege und Primary Nursing ☞ *3.3.3*

Viele Patienten in der Psychiatrie haben Schwierigkeiten, sich im Verlauf des Tages auf wechselnde Bezugspersonen einzustellen und zu ihnen eine Beziehung aufzubauen: Sie brauchen einen verlässlichen Partner. Daher ist die **Bezugspflege** als Pflegesystem besonders geeignet. Der Patient findet in der Bezugspflegekraft eine Vertrauensperson, wodurch es ihm leichter fällt, sich zu öffnen und über Probleme zu sprechen. Außerdem werden zurückhaltende, ängstliche oder schon fast gesunde Patienten im Stationsalltag weniger leicht vernachlässigt.

Auch die Pflegenden können nicht zu allen Patienten der Station eine für die Behandlung ausreichend intensive Beziehung aufbauen. Es hat sich außerdem gezeigt, dass Pflegende im persönlichen „Bezug" ihren Blick weniger auf die Symptome (defizitorientierte Sichtweise) und mehr auf die Stärken des Patienten richten als bei funktionsorientierten Pflegesystemen. Die Betonung der Stärken und der gesunden Anteile des Patienten ist erfolgversprechender als die Konzentration auf Symptome und Defizite.

Bezugspflege bringt aber auch typische Probleme: Manchmal kommt das Paar nicht gut miteinander zurecht – Sympathie und Antipathie sind etwas ganz Menschliches. Ein Wechsel der Bezugsperson muss im Extremfall möglich sein.

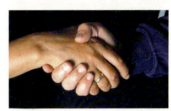

Abb. 34.5: Der psychisch kranke Mensch braucht einen verlässlichen Partner. Daher ist die Bezugspflege als Pflegesystem besonders geeignet. [K183]

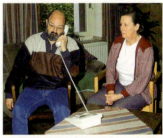

Abb. 34.6: Während Freundschaften und Partnerschaften eines psychisch (Schwer-)Kranken nicht selten langsam zerbröckeln, halten die Eltern die Verbindung oft aufrecht. [K183]

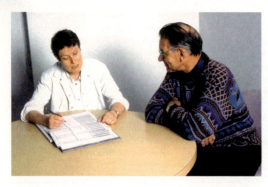

Abb. 34.7: Eine gemeinsam diskutierte Pflegeplanung gibt dem psychisch Kranken Sicherheit und gewährleistet, dass der Kranke sich und seine Probleme in der Planung wiederfindet. [K183]

Außerdem steigt die psychische Belastung für die Mitarbeiter, da diese sich in viel stärkerer Weise für ihre Patienten verantwortlich fühlen, was aber auf der anderen Seite auch zu höherer Arbeitsfreude beitragen kann.

Pflegeplanung in der Psychiatrie

Pflegeprozess ☞ *Kapitel 11*

Ebenso wie auf somatisch orientierten Stationen erstellen die Pflegenden in der Psychiatrie die **Pflegeplanung** nach Möglichkeit *mit* dem Patienten. Das Wissen um die geplanten Maßnahmen verleiht dem Patienten Sicherheit. Außerdem werden durch das gemeinsame Planen die Wahrnehmungen und Wünsche des Patienten mit berücksichtigt, da die Bezugsperson mit dem Patienten bespricht, wo seine Probleme, Grenzen und Stärken liegen. Die in der Pflegeplanung angestrebten Ziele sollten realistisch und während der Behandlung erreichbar sein. Nicht erreichbare Ziele führen zu Frustration und Versagensgefühlen bei Patienten und Mitarbeitern.

34.1.4 Umgang mit Angehörigen

Nicht nur für den Patienten, sondern auch für seine Angehörigen bricht mit der psychischen Erkrankung oft eine Welt zusammen. Der Aufnahme des Patienten auf eine psychiatrische Station ist oft eine lange Leidenszeit vorangegangen. Eventuell ist eine schwierige soziale Situation entstanden, z.B. wenn der Patient seine Arbeit verloren oder sich verschuldet hat. Häufig muss die gesamte Lebensplanung geändert werden. Oft haben die Angehörigen die Einweisung ins Krankenhaus mit durchgesetzt und fühlen sich dafür verantwortlich.

Daneben werden Familien psychisch Kranker oft auch Opfer von Schuldzuweisungen durch Außenstehende („Bei *der* Mutter wäre ich auch krank" oder „Sie haben ihn in die Klapse abgeschoben"). In dieser Situation sind Schuldgefühle und Wut nicht selten.

Ziel der Begegnung zwischen Angehörigen, dem Patienten und dem Pflegepersonal der psychiatrischen Klinik ist der Aufbau eines Arbeitsbündnisses. Es hilft den Angehörigen, wenn mögliche Schuld- und Versagensgefühle angesprochen und abgebaut werden, z. B. indem man mitteilt, dass die Entscheidung für die Klinik aus fachlicher Sicht richtig war.

Auf der Station werden die Angehörigen ernst genommen und nicht mit Vorwürfen und Vorurteilen konfrontiert. Bei Einverständnis des Patienten (Schweigepflicht ☞ auch 34.1.1) erhalten sie umfassende, sachliche Informationen über die Erkrankung, da oft erhebliche Wissenslücken bestehen, auch wenn die Erkrankung schon lange bestanden hat. Empfehlenswert ist die Vermittlung von Angehörigengruppen. Dort tauschen die Angehörigen ihre Erfahrungen aus und erleben, dass sie mit ihrem Schicksal nicht alleine sind. Oft erfolgt dabei auch eine Schulung durch Fachleute.

Beim Kontakt mit Angehörigen sollte man sich vor Augen halten, dass sie für den Patienten in der Regel unersetzbar sind. So übernehmen sie z.B. eine wesentliche Rolle bei der Wiedereingliederung. Das Team ist auf die Mitarbeit der Angehörigen angewiesen, sie werden daher von Anfang an in die Behandlung einbezogen.

Von dieser Regel gibt es allerdings Ausnahmen, z.B. wenn die Angehörigen selbst psychisch krank oder (Mit-)Auslöser der bestehenden Probleme sind. Dann muss eventuell auf eine stärkere Trennung von Angehörigen und Patienten hingearbeitet werden, zumindest bis sich der Zustand des Patienten gebessert hat.

34.1.5 Milieugestaltung

Unter **Milieugestaltung** versteht man alle Faktoren der Umgebung: Die Gestaltung der Räumlichkeiten, der zwischenmenschliche Umgang und auch die Regeln und Strukturen der Station.

Im Krankenhaus sollten die Patienten ein Klima vorfinden, das es ihnen erleichtert, sich auf die Behandlung einzulassen, das ihre Gesundung fördert und den Erhalt oder Erwerb von Selbstständigkeit ermöglicht. Hierzu wird die Station möglichst hell und freundlich gestaltet und auf einen wertschätzenden Umgangston geachtet (auch zwischen den Mitarbeitern). Die Patienten werden in das Stationsleben einbezogen.

Milieugestaltung erfolgt für jeden Patienten individuell und angepasst an sein Krankheitsbild und seine Bedürfnisse: Wohnen (Gestaltung des Patientenzimmers, möglichst weitgehende Selbstversorgung), Tagesstrukturierung (persönliche Tagespläne, Stationsuhren), Teilnahme am Tagesgeschehen (Tageszeitungen, Nachrichtensendungen, Kalender), Arbeiten (Einbeziehen in häusliche Tätigkeiten, Stationsdienst, Arbeitstherapie), Freizeitgestaltung (Ermöglichen von gewohnten Freizeitaktivitäten) und Behandlung (selbstständiges Durchführen von Therapien, Einbeziehen von Therapiewünschen des Patienten).

Für Kritik und Anregungen, die das Miteinander betreffen, wird am besten ein fester Termin (Stationsversammlung, Patientenforum) eingerichtet – und dort sollten die Patienten auch wirklich zu Wort kommen.

Je „normaler" das Milieu im Krankenhaus ist, desto eher wird sich auch der lange behandelte Patient wieder außerhalb des Krankenhauses zurechtfinden und selbstständig versorgen können.

34.1.6 Alltagsbewältigung, Beschäftigungs- und lebenspraktisches Training

Fast alle akut psychisch Erkrankten benötigen Hilfe bei der Alltagsbewältigung. Sie müssen langsam (wieder) an ihren gewohnten Alltag herangeführt werden und lebenspraktische Dinge (wieder) erlernen.

Da die Probleme der Patienten in Abhängigkeit von Krankheitsart und -schwere sehr unterschiedlich sind, muss für jeden Patienten ein individuelles Konzept zur Förderung seiner Selbstständigkeit überlegt werden. Was der eine Patient ohne Mühe bewältigt, kann für einen anderen zu viel sein. Beispielsweise kann sich eine schwer depressive, antriebslose Patientin durch die Anforderung, pünktlich zum Essen zu erscheinen, stark überfordert fühlen. Manche Patienten sind auf einigen Gebieten selbstständig, auf anderen dagegen (noch) sehr hilfsbedürftig. Daher gibt es in größeren psychiatrischen Kliniken Abstufungen zwischen den Stationen, den Wohngruppen innerhalb des Geländes und den teilstationären Einrichtungen.

Es ist am sinnvollsten, nach den Stärken und Ressourcen (☞ 11.3) des Patienten zu suchen und diese systematisch zu fördern. Der „defizitorientierte" Blick auf die Krankheitssymptome ist wenig nutzbringend.

Die Hilfe zur Alltagsbewältigung nimmt einen breiten Raum in der psychiatrischen Pflege ein. Sie erstreckt sich auf alle Bereiche des Alltags:
- Voraussetzung zur Teilnahme am „normalen Leben" ist ein sinnvoller Tagesablauf. Pünktliches Aufstehen und regelmäßige Teilnahme an Terminen sind notwendig und werden trainiert
- Ungepflegte Menschen wirken abstoßend und sind dadurch im Kontakt mit anderen behindert. Solche Patienten werden bei ihrer persönlichen Hygiene unterstützt – auch wenn es für sie unangenehm sein mag, wenn sie z. B. auf ihren Körpergeruch angesprochen werden
- Die Fähigkeit, selbstständig zu wohnen, wird in Koch- oder Backgruppen, beim gemeinsamen Richten der Betten, Aufräumen der Zimmer oder Waschen der Wäsche erarbeitet (Haushaltstraining)
- Oft müssen Patienten nach einer schweren Erkrankung wieder neu lernen, allein einkaufen zu gehen oder öffentliche Verkehrsmittel zu nutzen. Dabei ist am Anfang die Begleitung durch die Bezugsperson sinnvoll
- Gemeinsames Zeitunglesen fördert die Konzentration und den Kontakt zur Außenwelt.

Zur Alltagsbewältigung gehören im weiteren Sinne auch die Beschäftigungs- und Arbeitstherapie. In der *Arbeitstherapie*

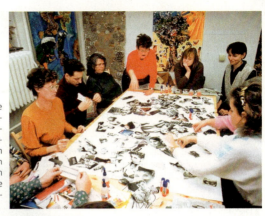

Abb. 34.8: Gemeinsame Spielnachmittage, Bastelgruppen, Gymnastikgruppen, organisierte Spaziergänge oder Fernsehen machen dem Patienten nicht nur Spaß, sondern führen ihn auch an eine eigenständige Freizeitgestaltung heran. [K303]

werden besonders Leistungsvermögen und Selbstverantwortung trainiert. Die Bedingungen sollten möglichst realistisch sein. Dazu gehören festgelegte Arbeitszeiten und -pausen, Leistungskontrollen und die Übernahme auch unangenehmer Aufgaben, ebenso der Einsatz von Computern und die finanzielle Entlohnung des Patienten.

> **Vorsicht bei der Zuweisung von Verantwortung**
> Selbstverantwortung ist das Ziel und nicht die Voraussetzung der Behandlung. Zu frühe Zuschreibung von Verantwortung kann den Patienten überfordern.

34.1.7 Sozialarbeit

Die soziale Situation (z. B. Wohnsitz, Arbeitsplatz) psychisch Kranker ist oft problematisch. Dies verschlechtert die Prognose. Der *Sozialdienst* hilft bei Behördengängen, Planung der Wohn- und Lebenssituation, Organisation von Arbeitsversuchen, Klärung finanzieller Probleme, Suche nach geeigneten Reha-Möglichkeiten und vielen anderen Problemen. Da hierfür viel Zeit benötigt wird, müssen die Kontakte zwischen Sozialdienst und Patienten frühzeitig hergestellt werden.

34.1.8 Weitere Therapieformen

Bewegungstherapie, Sportgruppen und Krankengymnastik unterstützen die Behandlung zahlreicher körperlicher Beschwerden, z. B. von Kreislaufproblemen, Schwächegefühlen, Antriebsarmut oder medikamentös bedingter Steifheit des Körpers. Möglicherweise hat Ausdauertraining einen eigenständigen Effekt bei depressiven Verstimmungen. Daneben wird durch solche Therapien die Körperwahrnehmung geschult und das Selbstvertrauen gefördert.

Entspannungs- und Konzentrationsübungen werden meist auf der Station durchgeführt und oft von Pflegenden geleitet.

34.1.9 Gefühle der Pflegenden in der Psychiatrie

Supervision ☞ 8.3.1

In der Psychiatrie ist die ganze Person der Pflegenden gefragt. Alle Mitarbeiter sind nicht nur als fachlich qualifiziertes Personal, sondern als Mensch und Persönlichkeit wichtig und gefordert.

Vorlieben und Interessen der Pflegenden sind wichtige Bestandteile in der Beziehung zum Patienten. Wer gerne spielt, kann andere motivieren, und wer sich für Fußball interessiert, weiß, wer am Wochenende gewonnen hat.

Die gemeinsame Arbeit auf einer Station kann nur gelingen, wenn alle Mitarbeiter

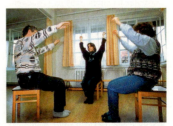

Abb. 34.9: Bewegung unterstützt die Behandlung zahlreicher Beschwerden. Hier eine Dreiergruppe bei der Schwunggymnastik. [K303]

zu Selbsterkenntnis und Reflexion bereit sind und ihre Handlungen und Gefühle immer wieder hinterfragen. So sehr die eigenen Gefühle ihr Recht haben: Sie können die Beobachtung trüben und Fehlentscheidungen auslösen. Persönliche Unsicherheit kann zu mangelnder Verantwortungsbereitschaft führen. Die Verantwortung wird dann dem – vielleicht überforderten – Patienten übertragen. Angst, Enttäuschung, Mitleid, Hoffnungslosigkeit, Freude und andere Gefühle sind nicht nur Begleiter der Patienten, sondern auch aller professionellen Helfer.

> Die Pflegenden in der Psychiatrie müssen immer wieder versuchen, sich über die *eigenen Anteile* bei der Wahrnehmung und in den Beziehungen klar zu werden.
>
> Da sich jeder diesem Prozess immer wieder von neuem aussetzen muss, können hier nur einige Anregungen gegeben werden.

Übertragung und Gegenübertragung

> **Übertragung:** Gefühle, die der Patient dem Therapeuten gegenüber entwickelt und die eigentlich einem anderen Menschen (z. B. der Mutter) gelten.
>
> **Gegenübertragung:** Gefühle, mit denen der Therapeut auf eine Übertragung antwortet.

Das Begriffspaar der **Übertragung** und **Gegenübertragung** stammt aus der *Psychoanalyse* (☞ 34.4.1, 34.5.2). Beide spielen eine große Rolle in der Psychiatrie und müssen erkannt werden, da sie den Therapieerfolg gefährden können.

Beispielsweise wird eine Pflegende durch einen Patienten stark an ihren älteren, verabscheuten Bruder erinnert. Sie empfindet ihn als extrem schwierig, verwöhnt und unkooperativ, und es gelingt ihr nicht mehr, eine professionelle Beziehung zu ihm aufzubauen.

> Die Anforderung, nicht nur die Patienten, sondern auch sich selbst zu beobachten, kann zur großen Belastung werden. Plötzlich sieht man überall nur noch persönliche Fehler und Schwächen. Deshalb sollte man nicht nur bei anderen, sondern auch bei sich selbst nach Stärken suchen.

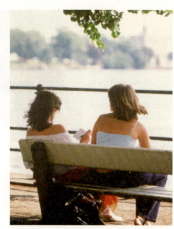

Abb. 34.10: Es hilft, Kollegen und Freunden die Erlebnisse und Gefühle aus dem Beruf mitzuteilen. Dabei muss die Schweigepflicht beachtet werden. [V225]

Angst in der Psychiatrie

Psychisch Kranke lösen bei vielen Menschen Unverständnis, Wut oder Distanziertheit aus. Das Rätselhafte der Erkrankung kann zur diffusen Angstquelle werden. Auch Pflegende sind gegen diese Gefühle nicht immun.

Dazu kommen die in der Psychiatrie nicht immer vermeidbaren, oft auch durch die Unterbringungssituation begründeten, verbalen und körperlichen Auseinandersetzungen. Diese Belastungssituation löst bei vielen Betroffenen Ängste aus.

Angstquelle sind aber nicht nur die Patienten. Häufig bereiten auch die Ansprüche Angst, die an die Pflegenden gestellt werden oder von denen sie glauben, dass sie an sie gestellt werden, z. B. immer einfühlsam, geduldig und ausgeglichen zu sein.

Besonders zu Beginn ihrer Tätigkeit haben viele Mitarbeiter das Gefühl, selbst auf dem Prüfstand zu stehen. Dadurch geraten sie unter Druck und entwickeln nicht selten Versagensangst. Dieser Versagensangst sollten sie sich widersetzen, denn die Anforderungen an psychiatrische Mitarbeiter sind Ideale, die kein Mensch hundertprozentig umsetzen kann.

Aus der Angst der Mitarbeiter entsteht in der Psychiatrie immer wieder Probleme. Aber Angst ist normal und berechtigt. Im Idealfall sollte man sich im Team sicher fühlen und dort die Möglichkeit haben, über seine Ängste zu sprechen.

34.1.10 Gewalt in der Psychiatrie

Vor allem auf geschlossenen Stationen kann es zu **Gewalt** kommen. Dies ist nicht ausschließlich auf die Erkrankung des Patienten zurückzuführen, auch der Umstand, nicht frei über den eigenen Aufenthaltsort bestimmen zu können, birgt vielerlei Konfliktpotenzial.

Aggression

> **Aggression:** Angriffsverhalten gegen Dinge, andere Menschen und/oder die eigene Person (**Autoaggression**).

Aggressionen treten in allen zwischenmenschlichen Beziehungen auf. Auslöser in der Psychiatrie können sein:
▶ Frustrationen, z. B. Änderung der Ausgangsregelung
▶ Zwang, z. B. die vom Patienten verweigerte und trotzdem durchgeführte Injektion
▶ Mangel an Zuwendung und Aufmerksamkeit, die der Patient durch aggressives Verhalten erlangen möchte (negative Kontaktaufnahme)
▶ Bestrebungen des Patienten, unbedingt seine Wünsche durchzusetzen
▶ Krankheitsbedingte Erregungszustände, Verlust der Impulskontrolle
▶ Angst, z. B. wenn sich der Patient im Wahn vom Personal bedroht fühlt.

> Angst fördert Aggression und Aggression fördert Angst: Es entsteht ein Teufelskreis, der in (offener) Gewalt gipfeln kann. Gewalttätige Patienten haben oft selbst Angst vor ihren aggressiven Impulsen und suchen Hilfe.

Pflege von aggressiven Patienten

Aggressiven Patienten, die evtl. sogar ihre Mitpatienten unter Druck setzen, werden deutliche Grenzen aufgezeigt. Aggression als für den Patienten normales Verhaltensmuster kann nicht geduldet werden. Gleichzeitig wird nach den Ursachen der Aggression gesucht. Neben klaren Verhaltensregeln werden dem Patienten Möglichkeiten zum Aggressionsabbau und zum Rückzug angeboten.

Im Umgang mit sehr gereizten Patienten denken die Teammitglieder daran, dass die Patienten mental eingeengt sind und ihre Umwelt nur begrenzt wahrnehmen. Beleidigungen und Drohungen sollten nicht persönlich genommen werden. Die Sprache muss klar und deutlich sein.

34.1 Pflege bei psychischen Erkrankungen

> Bei Gefahr: Keine Konfrontation, sondern Beruhigung und „talking down".

Drohen Gewalttätigkeiten, schicken die Pflegenden die Mitpatienten in ihre Zimmer, benachrichtigen den Arzt und holen Unterstützung (und zwar lieber zu viel als zu wenig): Sichtbare Übermacht verhindert oft tatsächliche Gewalt. Hat der Patient eine Waffe, wird die Polizei gerufen. Derjenige, der zum Patienten den besten Kontakt hat, versucht, ihn durch Zusprache zu beruhigen. Dabei wahren alle Helfer Sicherheitsdistanz: Zum einen aus Selbstschutz, zum anderen, damit sich der Patient nicht in die Enge getrieben fühlt. Auf keinen Fall konfrontiert man den Patienten zu diesem Zeitpunkt mit seinem (Problem-)Verhalten („Sie haben schon wieder getrunken!").

Gelingt es nicht, den Patienten durch Zusprache zu beruhigen, und besteht eine Fremd- oder Eigengefährdung, wird ggf. eine Zwangsmedikation oder eine Fixierung erforderlich. Diese Maßnahmen werden in der Regel vom (Stations-)Arzt nach Rücksprache mit dem Oberarzt schriftlich angeordnet und stellen immer die letzte aller Möglichkeiten dar.

Ist der Patient wieder zugänglich, wird das gesamte Vorgehen mit ihm besprochen und ihm ausführlich erklärt. Die Rolle der Krankheit, aber auch sein Verhalten in der Krankheit, wird reflektiert. Wichtig ist auch, mit dem Patienten zu überlegen, durch welche Maßnahmen Aggressionsausbrüche zukünftig abgewendet werden können.

> **Vorsicht**
> Die Fixierung muss in jedem Fall gelöst werden, wenn nach der Beurteilung eines erfahrenen Arztes oder – bei längerer Fixierung – des Gerichts keine Eigen- oder Fremdgefährdung mehr besteht. Bleibt die Fixierung trotzdem bestehen, liegt eine *Freiheitsberaubung* gem. § 239 StGB vor, die mit bis zu 10 Jahren Freiheitsstrafe geahndet werden kann.

Umgang mit Zwang und Fürsorge

Die Psychiatrie ist nicht nur ein Teil des medizinischen Versorgungssystems, sie ist auch ein Teil staatlicher Gewalt. Beispiele sind der *Maßregelvollzug* (gesicherte Unterbringung und Behandlung psychisch kranker Rechtsbrecher), der gerichtlich angeordnete Drogenentzug („Alternative" zur Gefängnisstrafe), aber auch die Behandlung psychisch Kranker gegen ihren Willen auf geschlossenen Stationen.

> Der Umgang mit Zwang in der Psychiatrie ist für viele Mitarbeiter eine seelische Belastung. Er erfordert große Verantwortungsbereitschaft.

Bei der Umsetzung von Zwangsmaßnahmen gehört zu den Aufgaben des therapeutischen Teams z. B.:

▶ Patienten auch gegen ihren Willen zu behandeln und dabei, falls nötig, Zwangsmaßnahmen wie Arzneimittelinjektionen und Fixierungen anzuwenden (Pflegende handeln hier nur auf Arztanordnung)
▶ Ausgangs- und andere Regelungen gegebenenfalls mit Zwang durchzusetzen
▶ Suizidgefährdete Patienten an selbstgefährdenden Handlungen zu hindern
▶ Patienten voreinander zu schützen; besonders auf Langzeitstationen und in der forensischen Psychiatrie kann es ausgeprägte Hierarchien mit Gefährdung der Schwächsten geben.

Während der Zwangsbehandlung wird die Basis für eine spätere Zusammenarbeit gelegt. Gerade deshalb muss man im Zwang respektvoll mit den Patienten umgehen. Auch dem scheinbar nicht zugänglichen Patienten wird jede Maßnahme erklärt und betont, dass er Hilfe braucht. Zwang darf nicht in Brutalität ausarten. Patienten bemerken sehr wohl „Unterschiede im Zwang". Beispiel: Eine Patientin erzählt weinend, dass sie während einer Fixierung eingenässt habe, weil ihr niemand ein Steckbecken gebracht habe. Sie fühlt sich dadurch – nicht durch die Fixierung selbst – gedemütigt und will auf dieser Station nicht mehr behandelt werden.

> Grundsätzlich gilt: Zwangsmaßnahmen sind immer das letzte Mittel, das angewendet werden darf! Auch wenn es in der Psychiatrie immer wieder zu Situationen kommen kann, in denen Gewalt angewendet werden muss: Zwang darf nicht zur Normalität werden.

Entweichen

Manche Patienten versuchen, sich der psychiatrischen Behandlung zu entziehen. Dies liegt meist in der psychischen Erkrankung bzw. der fehlenden Krankheitseinsicht begründet: Der Patient fühlt sich z. B. verfolgt und versucht, sich durch Flucht zu retten.

Bemerkt eine Pflegekraft das Verschwinden eines Patienten, muss sie sofort ihr Team und den Arzt informieren. Er entscheidet, ob eine polizeiliche Fahndung notwendig ist. In jedem Fall wird versucht, den Aufenthaltsort des Patienten zu erfahren und z. B. über Angehörige herauszufinden, wie es ihm geht und ob eine Gefahr für ihn selbst und für andere besteht. Ggf. wird auf dem Klinikgelände oder in der Umgebung nach dem Patienten gesucht.

Rechtliche Grundlagen von Zwangs- und Gewaltmaßnahmen

Im Grundgesetz der Bundesrepublik Deutschland wird die Freiheit der Person garantiert. Die oben dargestellten Zwangsmaßnahmen greifen erheblich in dieses und andere Rechte ein. Sie müssen selbst durch Gesetze geregelt werden.

Die **Unterbringungsgesetze** der einzelnen Länder sind unterschiedlich. Gemeinsam ist allen:

▶ Über die Notwendigkeit einer Unterbringung zur Behandlung entscheidet ein Richter, nicht etwa ein Arzt, ein Angehöriger oder eine Behörde. Der Richter stützt sich dabei auf ein ärztliches Zeugnis und die persönliche Anhörung des Betroffenen
▶ Es muss eine psychische Erkrankung vorliegen, die zu einer erheblichen Selbst- oder Fremdgefährdung führt
▶ Die Gefahr kann nicht durch eine andere Maßnahme (z. B. ambulante Behandlung) beseitigt werden.

Für Kranke, die wegen ihrer Krankheit bestimmte Angelegenheiten nicht erledigen können, kann nach dem Betreuungsrecht eine gesetzliche *Betreuung* eingerichtet werden. Der Betreuer bekommt Aufgabenbereiche zugewiesen, in denen er den Betreuten unterstützen soll (z. B. Vermögensbetreuung, medizinische Behandlung, Bestimmung des Aufenthaltsortes).

Eine **Fixierung** ohne Einwilligung des Patienten ist nur zulässig bei *Notwehr* (§ 32 StGB) oder bei *Notstand* (§ 34 StGB), d. h. deutliche Anzeichen unmittelbar drohender Gefahren für den Patienten oder andere. Notstand liegt etwa vor, wenn zu befürchten ist, dass ein Patient Aggressionen gegen sich und andere richtet. Die Fixierung darf als letztes Mittel nur eingesetzt werden, wenn alle anderen Möglichkeiten versagt haben.

1347

34.2 Der Weg zur Diagnose: Erhebung des psychopathologischen Befunds

Psychopathologie: Lehre, die sich damit beschäftigt, wie der Mensch sich selbst und seine Umwelt krankhaft erleben und wie er sich ihr gegenüber pathologisch verhalten kann. Sie liefert Begriffe zur Beschreibung psychischer Auffälligkeiten.

Psychopathologischer Befund: Befunde von Gesprächen, Beobachtungen und psychologischen Tests. Hierauf stützt sich die Diagnose bei psychischen Erkrankungen.

Während der Erhebung der *Anamnese* ist wichtig, dass man den Lebenslauf des Patienten erfährt *(biographische Anamnese)* und ein Bild von seiner Persönlichkeit gewinnt. Kann der Patient selbst wenig zu seinen Problemen sagen, ist die Fremdanamnese von besonderer Bedeutung.

Aufgrund der engen Beziehung zwischen Psyche und Körper können körperliche Erkrankungen nahezu jedes psychiatrische Krankheitsbild imitieren, außerdem können bei psychischen Krankheiten auch zahllose somatische Beschwerden auftreten. Häufig sind Schlafstörungen, Kopfdruck, Appetitlosigkeit, Heißhunger, Magenbeschwerden, Obstipation, Schwindel, Herzklopfen, Zyklusstörungen und sexuelle Störungen. Deshalb müssen körperliche Erkrankungen stets durch Anamnese (Drogenkonsum? Alkohol- oder Arzneimittelmissbrauch?), körperliche Untersuchung und technische Diagnostik ausgeschlossen werden. In der Regel werden ein EEG, ein EKG, eine Laboruntersuchung mit Prüfung der Schilddrüsenfunktion, manchmal ein CT des Kopfes und eventuell eine Liquoruntersuchung angeordnet.

Psychische Krankheiten verändern das Empfinden, Erleben oder Verhalten eines Menschen. Im Gegensatz zu somatischen Krankheiten gehen sie in der Regel nicht mit körperlichen Symptomen, auffälligen Laborwerten oder krankhaften Befunden bei bildgebenden Verfahren einher. Dementsprechend stützt sich die Diagnose bei psychischen Erkrankungen vor allem auf Gespräche, Beobachtungen, standardisierte Fragebögen und psychologische Tests.

Beurteilt werden unter anderem Bewusstsein und Orientierung, Aufmerksamkeit und Gedächtnis. Beim Denken sind einerseits die Denkvorgänge und andererseits die Gedankeninhalte bedeutsam. Wichtig sind außerdem Wahrnehmung, Ich-Erleben, Stimmung, Antrieb und Psychomotorik sowie eine grobe Beurteilung der Intelligenz.

Daneben achten die Pflegenden auf Tagesschwankungen, Störungen der Sozialkontakte, Aggressionstendenzen, Suizidalität und Neigung zur Selbstschädigung. Außerdem bemühen sie sich herauszufinden, ob sich der Patient krank fühlt **(Krankheitsgefühl),** ob er seine Störungen als Krankheit verstehen kann **(Krankheitseinsicht)** und wie er zur Behandlung steht.

Befunde der Pflegenden werden dem Arzt mitgeteilt, da psychiatrische Diagnosen durch Zunahme der Informationen sicherer werden oder möglicherweise auch korrigiert werden müssen.

Beispielsweise verneint ein Patient, der wegen Verfolgungswahn eingewiesen worden ist, im Arztgespräch das Vorliegen von Verfolgungsideen und wirkt unauffällig. Den Pflegenden fällt aber auf, dass der Patient nicht isst. Auf Nachfrage erklärt er, er könne nicht essen, weil seine Nachbarn ihn vergiften wollten. Das Nicht-Essen-Wollen ist hier ein entscheidender Hinweis auf das Vorliegen eines Verfolgungswahns.

34.2.1 Erkennen von Bewusstseinsstörungen

Bewusstsein: Gesamtheit aller psychischen Vorgänge (Gedanken, Gefühle, Wahrnehmungen) verbunden mit dem Wissen um das eigene „Ich" und die Subjektivität dieser Vorgänge. Bei einer **Bewusstseinsstörung** oder *Bewusstseinstrübung* ist diese Gesamtheit gestört.

Bewusstseinsstörungen sind Leitsymptom organisch bedingter psychischer Störungen.

Quantitative Bewusstseinsstörungen *(Vigilanzstörungen)* äußern sich als Minderung der Wachheit. In leichten Fällen sind die Patienten nur schläfrig und benommen. Bei stärkerer Ausprägung schlafen sie, sind aber weckbar. Die schwerste Form ist das **Koma** (☞ auch 33.2.10).

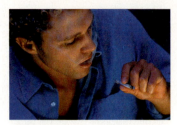

Abb. **34.11:** Beim Drogenkonsum werden Bewusstseins-„Erweiterungen" – medizinisch also Bewusstseinsstörungen – bewusst angestrebt. [J668]

Typisch für **qualitative Bewusstseinsstörungen** sind produktiv psychotische Symptome wie Halluzinationen. Typisches Beispiel ist das Alkoholdelir.

34.2.2 Erkennen von Orientierungsstörungen

Orientierungsstörung: Beeinträchtigung der Fähigkeit, sich bezüglich Zeit, Ort, Situation und eigener Person zurechtzufinden.

Desorientiertheit *(Aufhebung der Orientierung):* Schwerste Form der Orientierungsstörung.

Orientierung ist das Wissen um die gegenwärtige Situation. Der wache, gesunde Mensch weiß, wo er sich befindet, welcher Tag ist, was gerade geschieht und wer er selbst ist. Bei **Orientierungsstörungen** ist dieses Wissen nur noch zum Teil oder gar nicht mehr vorhanden. In der Regel wird mit zunehmendem Schweregrad zunächst die zeitliche, dann die örtliche und situative und zuletzt die Orientierung zur eigenen Person beeinträchtigt. Zu erkennen sind Orientierungsstörungen am Verhalten des Patienten und an den Antworten, die er auf Fragen zu Zeit, Ort, Situation oder eigener Person gibt (☞ Tab. 34.12).

34.2.3 Erkennen von Aufmerksamkeits- und Konzentrationsstörungen

Aufmerksamkeitsstörung: Störung der Fähigkeit, sich einem Ausschnitt der Gesamtwahrnehmung oder des Gesamterlebens *zuzuwenden.*

Konzentrationsstörung: Störung der Fähigkeit, über längere Zeit bei einem Ausschnitt der Gesamtwahrnehmung oder des Gesamterlebens zu *verweilen.*

34.2 Der Weg zur Diagnose: Erhebung des psychopathologischen Befunds | **34**

Störung der ...	Definition	Klinik	Ursache (Bsp.)
... zeitlichen Orientierung	Nichtwissen von Datum, Tag, Monat, Jahr, Jahreszeit	Der Patient sagt, es sei der erste Januar. Tatsächlich aber ist es Hochsommer	Organisch bedingte psychische Störungen (OPS ☞ 34.13) wie Demenz
... örtlichen Orientierung	Nichtwissen des Ortes, an dem man sich aufhält (z. B. Stadt, Krankenhaus, Büro)	Der Patient meint, er sei zu Hause (und verhält sich auch so). Dabei ist er im Krankenhaus	OPS (☞ 34.13) wie Demenz, Delir
... situativen Orientierung	Nichtwissen der Situation, in der man sich befindet (z. B. Patient im Krankenhaus)	Der Patient glaubt, man wolle ihm seine Kleidung stehlen. Er erkennt nicht, dass er sich für eine ärztliche Untersuchung ausziehen soll	OPS (☞ 34.13) wie Demenz, Wahn, Delir
... Orientierung zur eigenen Person	Nichtwissen, wer man ist (z. B. Name, Vorname, Geburtsdatum)	Der Patient weiß nur noch seinen Vornamen, nicht mehr aber seinen Nachnamen. Er sagt, er sei schon vor längerer Zeit geboren	Schwere Demenz (☞ 33.9.5, 34.13), Wahn

Tab. 34.12: Vergleich der Orientierungsstörungen.

Ein Gesunder ist beispielsweise in der Lage, konzentriert dem Vortrag eines Redners zuzuhören. Andere Wahrnehmungen, etwa das Hören eines entfernten Telefonklingelns oder das Sehen vorbeifahrender Autos, lenken ihn nicht ab.

Bei Störungen der Aufmerksamkeit und Konzentration kann der Patient „nicht richtig zuhören" und sich nicht über längere Zeit mit einer Sache beschäftigen. Hat ein Untersucher im Gespräch den Eindruck, dass der Patient an einer **Aufmerksamkeits- oder Konzentrationsstörung** leidet, kann er diesen Eindruck z. B. durch Rechenaufgaben, Buchstabieren oder spezielle Tests kontrollieren. Diese Störungen treten unter anderem beim ADHS (Aufmerksamkeitsdefizit-Hyperaktivitäts-Syndrom, ☞ 34.13.3), bei psychotischen und bei depressiven Erkrankungen auf.

34.2.4 Erkennen von Gedächtnisstörungen

Gedächtnisstörung: Beeinträchtigung der Fähigkeit, sich Wahrnehmungen und Empfindungen zu merken und sich später daran zu erinnern.

Gedächtnisstörungen können die Merkfähigkeit, das Kurzzeit- und das Langzeitgedächtnis betreffen. Sie betreffen meist zuerst neue Gedächtnisinhalte und erst später alte. Das bedeutet, dass lang zurückliegende Erinnerungen am längsten bewahrt werden. Beispielsweise vergisst der Patient mit einer zunehmenden

Gedächtnisstörung zunächst nur die Namen der Pflegenden, dann die der Enkel und schließlich die der eigenen Kinder. Kompliziertes wird in der Regel schneller vergessen als Einfaches, Ungewohntes schneller als lang Eingeübtes.

Zur einfachen Prüfung des Gedächtnisses kann man den Patienten Zahlenfolgen nachsprechen lassen. Störungen des Langzeitgedächtnisses sind Leitsymptom für Demenzen.

Amnesie

Als **Amnesien** werden (zeitlich oder inhaltlich) begrenzte *Gedächtnislücken* bezeichnet. Typisches Beispiel einer zeitlich begrenzten Amnesie ist die Erinnerungslücke für die Zeit direkt vor einer Gehirnerschütterung.

Konfabulationen

Konfabulationen sind *Pseudoerinnerungen* („scheinbare Erinnerungen"). Der Patient füllt eine Erinnerungslücke mit einem (zufälligen) Einfall aus und hält diesen Einfall für eine echte Erinnerung.

34.2.5 Erkennen von Denkstörungen

Denkstörungen *(Störungen des Denkens):* Unterteilt in
▶ **Formale Denkstörungen** mit Störungen des *Gedankenganges*
▶ **Inhaltliche Denkstörungen** mit gestörtem *Gedankeninhalt*.

Formale Denkstörungen

Formale Denkstörungen sind Störungen des Gedankengangs (Details ☞ Tab. 34.13). Bei Verdacht auf eine formale Denkstörung achtet der Untersucher besonders darauf, wie der Patient auf Fragen eingeht, ob er beim Thema bleiben kann und ob ihm das Nachdenken sichtlich Mühe macht.

Wichtig: die richtige Umgebung
Im Umgang mit denkgestörten Patienten ist es besonders wichtig, die Gespräche in einem ruhigen, beschützten Rahmen zu führen, um den Kranken nicht zu überfordern. Denkgehemmte Kranke brauchen viel Zeit, da Zeitdruck und Unruhe das Krankheitsgefühl verstärkt. Bei flüchtigem Denken spricht man nur wenige Themen an und stellt ganz klare Fragen. Bei sehr schweren Denkstörungen sind die Gespräche ganz kurz und stark strukturiert.

Inhaltliche Denkstörungen

Von **inhaltlichen Denkstörungen** spricht man, wenn die Urteilsfähigkeit des Patienten beeinträchtigt ist und sich das Denken offensichtlich mit veränderten, für Außenstehende nicht nachvollziehbaren Inhalten beschäftigt. Diese Störung liegt beim *Wahn* vor.

Wahn

Wahn: Objektiv nicht nachvollziehbare Überzeugung, die ohne entsprechende Anregung von außen entsteht, vom Patienten mit großer Gewissheit erlebt und trotz beweisbarer Gegengründe aufrechterhalten wird.

Es ist leichter, einen **Wahn** zu erkennen, als zu erklären, was ein Wahn ist.

Fallbeispiel: Ein Patient kommt nachts in die Klinik, um sich beim Notarzt zu beschweren. Er werde durch die Ärzte der Klinik zu Hause durch Kameras überwacht. Letzte Nacht habe man ihm sogar einen kleinen Sender in die Brust eingebaut, um jederzeit seinen Aufenthaltsort feststellen zu können. Auf den Einwand, das könne nicht sein, da keine Narbe an der Brust zu sehen sei, antwortet der Patient, die hätten die Ärzte listigerweise unsichtbar gemacht.

Die wahnhafte Überzeugung wird mit großer Gewissheit erlebt. Ein Wahn ist

1349

34 Pflege von Menschen mit psychischen Erkrankungen

Störung	Definition	Klinik	Ursache (Bsp.)
Denkhemmung	Subjektives Gefühl des Patienten, dass das Denken „gebremst ist"	Der Patient klagt, er könne nicht mehr denken und er komme zu keinem Ergebnis	Depressionen
Denkverlang-samung	Objektive Verlangsamung des Denkens	Der Patient spricht langsam, sein Wortschatz ist redu-ziert. Das Mitdenken fällt ihm schwer	Depressionen
Umständliches Denken	Unfähigkeit, Nebensäch-liches von Wichtigem zu trennen	Der Patient kommt beim Erzählen von „Hölzchen auf Stöckchen" und bleibt an jeder Kleinigkeit hängen	Organisch be-dingte psychische Störungen (OPS), Minderbegabung
Grübeln *(Perseveration)*	Ständige Beschäftigung mit bestimmten, meist unange-nehmen Gedankengängen	Der Patient sagt, er müsse pausenlos über die finanziel-le Lage der Familie grübeln und könne an nichts ande-res mehr denken	Depressionen
Einengung des Denkens	Fixierung des Denkumfangs auf wenige Themen	Der Patient redet nur von der Ungerechtigkeit seines Rentenbescheids. Auf etwas anderes angesprochen, antwortet er kurz, um dann sofort zum Thema Rente zurückzukehren	Organisch be-dingte psychische Störung (OPS ☞ 34.13)
Ideenflucht *(Vorstufe: **asso-ziativ gelocker-tes Denken**)*	Vermehrung von Einfällen, ohne dass diese zu Ende gedacht werden	Der Patient spricht von der kastanienbraunen Haarfarbe seiner Ehefrau, wechselt zum Thema Bäume, springt zum Waldsterben und dann zu den verstorbenen Groß-eltern	Manie, Drogen-konsum
Gedanken-sperre/ -abreißen	Plötzliches Abbrechen eines bis dahin flüssigen Gedan-kenganges ohne erkennba-ren Grund. Evtl. kombiniert mit einer Störung des Ich-Erlebens (Sperre ist „von außen" gemacht ☞ 34.2.8)	Der Patient spricht über sei-ne Schulzeit. Plötzlich hält er inne, schaut sich irritiert um und fährt dann mit der Schilderung seiner Ehe fort	Schizophrenien
Zerfahrenes *(inkohärentes)* **Denken**	Völlig zusammenhangloses und zerrissenes (inkohären-tes) Denken und Sprechen. Im Extremfall „Wortsalat"	Beispiel: „Mein meiner Mut-ter mal mein meine – mein Nachbar malt macht – ges-tern macht es und stinkt nach Gas und im Ofen"	Schizophrenien

Tab. 34.13: Die häufigsten formalen Denkstörungen.

durch Argumente nicht korrigierbar und wird von der Umwelt nicht geteilt. Die **Wahnthemen** *(Wahninhalte)* werden kulturell und sozial mitbeeinflusst.

Typisch in unserer Gesellschaft sind bei-spielsweise:

► **Beziehungswahn.** Die Ereignisse in der Umgebung haben eine besondere Bedeutung für den Kranken. Er bezieht alles, was geschieht, auf sich. Bei-spielsweise kommt eine Patientin ins Krankenhaus, weil die Leute in der Straßenbahn nur noch darüber sprächen, dass sie krank sei und Medi-kamente brauche

► **Verfolgungswahn.** Der Verfolgungs-wahn kann als Sonderform des Bezie-

hungswahns betrachtet werden. Der Kranke bezieht nicht nur alles, was ge-schieht, *auf* sich, sondern *gegen* sich und fühlt sich als Ziel von Feindselig-keit. Infolgedessen haben viele Pati-enten mit Verfolgungswahn große Angst

► **Verarmungswahn.** Der Kranke ist un-erschütterlich vom drohenden finan-ziellen Ruin überzeugt

► **Größenwahn.** Die Patienten über-schätzen sich. Sie erleben sich z. B. als ungeheuer begabt, schön, mächtig oder halten sich für Gott, Jesus oder den Bundeskanzler

► **Schuldwahn.** Der Patient ist sicher, dass er gegen ein göttliches oder sitt-

liches Gebot verstoßen und große Schuld auf sich geladen hat

► **Hypochondrischer Wahn.** Der Pati-ent ist sich sicher, krank oder dem Tod verfallen zu sein. Auch positive Untersuchungsergebnisse beruhigen ihn nicht.

Wahn ist immer Zeichen einer Erkran-kung und kommt z. B. vor bei isolierten Wahnerkrankungen, Schizophrenien und schizoaffektiven Störungen, Depressio-nen und exogenen Psychosen.

> **Richtig mit dem Wahn umgehen**
>
> Dem Kranken den Wahn auszureden, ist in der Regel nicht nur sinnlos, son-dern sogar gefährlich, weil es den Be-troffenen verunsichert und er sich nicht ernstgenommen fühlt. Ebenso falsch ist es, auf den Wahn einzugehen, als teile man die Überzeugung des Pa-tienten. Damit wird es einerseits schwerer für den Patienten, den Wahn aufzugeben, wenn sich die Krankheit bessert, andererseits ist die Glaub-würdigkeit des Personals gefährdet.
>
> Eine gute und ehrliche Strategie ist, dem Kranken zu sagen, dass man seine Überzeugung nicht teilen kann, aber seine Ansicht der Sache akzeptiert.
>
> Darüberhinaus versucht man, am Wahn vorbei die gesunden Anteile des Kranken zu erreichen, etwa durch Ge-spräche über Themen, die nicht mit dem Wahn verknüpft sind.

34.2.6 Erkennen von Ängsten und Zwängen

Ängste sind oft realitätsgerecht und tre-ten auch bei Gesunden auf. Ängste sind dann krankhaft, wenn sie vom Patienten und der Umwelt als unangemessen oder gar unsinnig empfunden werden oder das Erleben eines Menschen und sein Verhal-ten fast ausschließlich bestimmen. Miss-trauen, beim Vertreter an der Tür sicher angebracht, wird zum krankhaften Sym-ptom, wenn der Betreffende gegenüber *allen* Personen Misstrauen empfindet.

Patienten mit einer **Hypochondrie** *(ein-gebildetes Kranksein)* befürchten stän-dig, krank zu sein oder in Kürze zu er-kranken, ohne dass dies durch vorhan-dene Befunde zu rechtfertigen wäre. Hypochondrische Patienten beobachten ihren Körper in übertriebener Weise.

Hypochondrische Befürchtungen können bei verschiedenen Krankheiten auftreten.

1350

34.2 Der Weg zur Diagnose: Erhebung des psychopathologischen Befunds

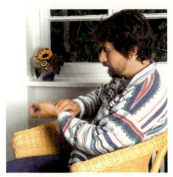

Abb. 34.14: Patienten mit Hypochondrie suchen ständig nach Krankheitszeichen. Durch ihre Ängste können sich zudem (vegetative) Körperfunktionen wirklich verändern. So kann der Pulsschlag eines Kranken, der aus Furcht vor Herzrhythmusstörungen immer wieder seinen Puls fühlt, infolge der Aufregung ansteigen und so den Kranken in seinen Ängsten bestätigen. [K183]

Phobien (☞ 34.10.1) sind Angstgefühle angesichts bestimmter Objekte oder Situationen, wobei dem Betroffenen vom Verstand her klar ist, dass diese Angst objektiv unbegründet ist. Beispielsweise empfindet ein Mann beim Anblick einer Spinne panische Angst, obwohl er genau weiß, dass die Spinne harmlos ist.

Kennzeichnend für den (krankhaften) **Zwang** ist, dass sich dem Betroffenen Ideen, Vorstellungen oder Handlungsimpulse immer wieder stereotyp aufdrängen. Sie werden als quälend oder sinnlos erlebt, aber dennoch kann ihnen der Kranke nicht ausweichen. Häufig ist beispielsweise der *Waschzwang*, bei dem sich der Patient alle paar Minuten die Hände wäscht, aus Angst, dass sie schmutzig sein könnten.

Zwänge sind Leitsymptom der Zwangsstörung (☞ 34.10.2), kommen aber auch bei Depression und Schizophrenie vor.

Im Umgang mit Patienten, die unter unangemessenen Befürchtungen leiden, versuchen die Pflegenden, sachlich zu bleiben, die Ängste des Patienten aber dennoch ernst zu nehmen. Sie achten darauf, dass sie ihre Mitpatienten durch ihre Rituale nicht zu stark beeinträchtigen.

> **Vorsicht**
> Es ist gefährlich, Patienten, die unter Zwängen leiden, an ihren Zwangshandlungen zu hindern. Es kommt zu großer innerer Anspannung, Unruhe und Angst, da der Patient den zugrunde liegenden Zwangsimpulsen nicht ausweichen kann.

34.2.7 Erkennen von Wahrnehmungsstörungen

> **Halluzination** (*Trugwahrnehmung*): Wahrnehmungserlebnis ohne reales Objekt und ohne Reizquelle in der Außenwelt, das der Kranke aber für einen wirklichen Sinneseindruck hält.

Ein Kranker hört beispielsweise Stimmen in einem stillen Raum. Kein anderer im Raum hört etwas. Der Kranke ist fest davon überzeugt, dass es die Stimmen tatsächlich gibt und dass es sich nicht um Trugwahrnehmungen handelt.

Halluzinationen gibt es auf allen Sinnesgebieten (☞ Tab. 34.15).

Manchmal gibt der Inhalt der Halluzination Hinweise auf die zugrunde liegende Erkrankung. So sind z. B. *dialogische Stimmen*, d. h. Stimmen, die über den Kranken reden, ein häufiges Symptom bei schizophrenen Störungen.

> Halluzinierende Patienten sind durch ihr inneres Erleben oft völlig in Anspruch genommen und daher manchmal sozial nicht mehr handlungsfähig. Häufig haben sie große Angst. Sie brauchen Abschirmung von äußeren Belastungen und Rückzugsmöglichkeiten. Gespräche sollten kurz sein und sich um unverfängliche Themen drehen.

Im Gegensatz zu Halluzinationen handelt es sich bei **Illusionen** um Verkennungen tatsächlich vorhandener Sinneseindrücke. Beispielsweise hält das fiebernde, „phantasierende" Kind den Schrank im Zimmer für einen bedrohlichen Riesen.

34.2.8 Erkennen von Störungen des Ich-Erlebens

> **Störung des Ich-Erlebens:** Gestörtes Erleben der eigenen Persönlichkeit (des „Ichs") mit Störung der Abgrenzung zwischen eigener Person und Umwelt.

Das „Ich" ist der Teil der Psyche, der dem Menschen Sicherheit über seine Individualität und Persönlichkeit gibt. Dazu gehört, dass eigene psychische Vorgänge (beispielsweise Gefühle, Gedanken) auch als eigen oder „meinhaftig" erkannt werden.

Bei einigen psychischen Erkrankungen, besonders bei Schizophrenien, kommt es zu einer Störung der „Ich-Grenzen" und dadurch zu Unsicherheiten: Denke ich, oder denkt ein anderer in mir?

Zu den Ich-Störungen gehören:
- **Derealisation.** Die Umgebung scheint dem Patienten verändert, unwirklich, fremdartig und unvertraut
- **Depersonalisation.** Die eigene Person kommt dem Kranken verändert, unwirklich oder fremd vor. Er steht sich selbst fremd gegenüber („Ich bin ein Roboter geworden", „Ich lebe nicht mehr")
- **Gedankenausbreitung.** Die Patienten haben den Eindruck, dass ihre Gedanken von anderen gelesen würden, dass andere wüssten, was sie denken
- **Gedankenentzug.** Die Patienten klagen, dass andere ihnen ihre Gedanken wegnehmen würden
- **Gedankeneingebung.** Die Kranken spüren, dass andere ihre Gedanken von außen beeinflussen und steuern

	Definition	Klinik	Ursache (Bsp.)
Akustische Halluzination	Hören von Stimmen oder Geräuschen	Der Patient hört die Stimme eines Bekannten, der sagt, das alles sei doch Unsinn	Schizophrenie
Optische Halluzination	Sehen von Personen, Gegenständen oder ganzen Szenen und Handlungsabläufen	Der Patient sieht eine Teufelsfratze an einer völlig weißen Wand	Organisch bedingte psychische Störung (OPS)
Körperhalluzination (Leibhalluzination)	Fühlen von Berührung, Druck, Schmerzen oder Ähnlichem	Der Patient klagt über elektrische Schläge und Bestrahlungen, die aus der Wand kämen	Schizophrenie
Olfaktorische (Geruchs-) **und gustatorische** (Geschmacks-) **Halluzination**	Riechen bzw. Schmecken. Oft gemeinsam auftretend und meist unangenehm	Der Patient isst nicht, weil das Essen nach Blut schmecke. Außerdem hat er Angst im Zimmer, weil es so stark nach Gas rieche	Schizophrenie

Tab. 34.15: Übersicht über die Halluzinationen.

34 Pflege von Menschen mit psychischen Erkrankungen

▶ **Fremdbeeinflussungserlebnisse.** Hier erlebt der Patient seine Handlungen und Handlungsantriebe als von außen beeinflusst. Beispielsweise sagt ein Patient, er wolle nicht schreien, aber es schreie aus ihm heraus, und das liege an den Strahlen.

> **Angst nicht verstärken**
> Die Auflösung der eigenen Ich-Grenzen bereitet erhebliche Angst. Es besteht die Gefahr, diese Angst durch ungeschickte Gespräche weiter zu vergrößern. Oft versuchen die Patienten, sich z. B. durch Rückzug vor zu großer Nähe zu schützen.

34.2.9 Erkennen von Affektstörungen

> **Affektivität** *(Emotionalität):* Gesamtheit der Gefühlsregungen, Stimmungen und Selbstwertgefühle.

Ob Gefühle angemessen sind oder nicht, hängt immer von der Situation ab. Gesunde kennen eine große Breite möglicher Affekte von rasender Wut bis zu stillem Glück – je nach Situation sind auch extreme Gefühlsregungen adäquat und normal. Andererseits können Gefühle unangemessen erscheinen, selbst wenn sie wenig dramatisch sind, z. B. Gleichgültigkeit nach einem Todesfall oder ständige, mürrische Gereiztheit.

Bei der Beurteilung des Affektes achtet das Team auf die Grundstimmung (z. B. deprimiert, fröhlich), die Angemessenheit angesichts der Situation, die Stabilität der Gefühle und die emotionale Schwingungsfähigkeit („Schwankungsbreite").

Überblick über die wichtigsten Affektstörungen

▶ **Depression:** Niedergeschlagenheit („Ich kann mich über nichts mehr freuen")
▶ **Hoffnungslosigkeit** („Ich werde nie mehr gesund")
▶ **Ängstlichkeit** („Ich habe Angst vor allem und jedem")
▶ **Gefühl der Gefühllosigkeit:** Gefühl, nichts mehr empfinden zu können und innen leer zu sein („In mir ist alles tot, wenn ich wenigstens weinen könnte")
▶ **Insuffizienzgefühle:** Gefühl, nichts wert zu sein („Ich bin unfähig zu denken oder zu arbeiten. Eigentlich bin ich absolut überflüssig")
▶ **Affektstarre:** Verringerung der emotionalen Schwingungsfähigkeit (Spannbreite der Gefühle)
▶ **Euphorie:** Gesteigertes Wohlbefinden („Ich bin so glücklich wie nie zuvor")
▶ **Übersteigerte Selbstwertgefühle** („Ich habe ein Firmenkonzept, mit dem bin ich in vier Wochen Milliardär")
▶ **Dysphorie:** Missmut
▶ **Affektarmut:** Gefühlsarmut
▶ **Ambivalenz:** Gleichzeitige Existenz widersprüchlicher, eigentlich einander ausschließender Gefühle
▶ **Paradoxer Affekt** *(Parathymie):* Gefühl und Erlebnis passen nicht zusammen (der Patient berichtet lächelnd, die Ärztin habe ihm gerade ein Gift gespritzt, das seine Knochen auflöse).

Hoffnungslosigkeit, Ängstlichkeit, Gefühl der Gefühllosigkeit, Insuffizienzgefühle und Affektstarre sind typisch für Depressionen, können aber auch bei anderen Krankheiten vorkommen. Euphorie und übersteigerte Selbstwertgefühle sowie Dysphorie sind häufig bei Manien zu beobachten, Affektarmut, Ambivalenz und paradoxe Affekte bei Schizophrenen.

> Es ist nicht möglich und sinnvoll, dem Patienten unangemessen erscheinende Gefühle und Stimmungen ausreden zu wollen. Das Team muss sie zulassen, auch wenn dies auf die Dauer sehr belastend ist. Oft kann man die Kranken sprachlich erreichen („Ich weiß, dass Sie keine Hoffnung haben. Das ist Ausdruck Ihrer Krankheit").

34.2.10 Erkennen von Antriebs- und psychomotorischen Störungen

Antriebsstörung

> **Antriebsstörung:** Minderung oder Steigerung der inneren Kraft zur (zielgerichteten) Aktivität.

Der **Antrieb** ist gewissermaßen der „seelische" Motor, der dem Menschen Tätigkeit überhaupt erst ermöglicht. Antrieb ist vom Willen weitgehend unabhängig.

Antriebsarmut

Als **Antriebsarmut** wird ein Mangel an Initiative und seelischer Energie bezeichnet. Die Patienten können „sich kaum zu etwas aufraffen", es fehlt ihnen an Spontaneität, Initiative und Tatgeist. In maximaler Ausprägung führt Antriebsarmut zur völligen motorischen Bewegungslosigkeit, dem **Stupor**. Antriebsmangel ist eine mögliche Ursache seelisch bedingter Stummheit (**Mutismus**). Antriebsarmut ist ein häufiges Symptom bei Depressionen und Schizophrenien.

> Im Umgang mit antriebsarmen Patienten ist zu beachten, dass die Antriebslosigkeit nicht Ausdruck von Charakter- oder Willensschwäche ist. Die Kranken müssen immer wieder motiviert, dürfen aber nicht überfordert werden.

Antriebssteigerung

Ein Patient mit **Antriebssteigerung** platzt geradezu vor Energie. Er ist ständig in Bewegung und unermüdlich tätig. Antriebsgesteigerte Patienten haben Mühe, die Distanz (den angemessenen Abstand zu anderen) zu wahren und können ihre Mitmenschen dadurch verletzen.

Die Pflege antriebsgesteigerter Patienten kostet viel Kraft. Die Kranken brauchen Möglichkeiten, ihre Energien ausleben zu können, z. B. beim Sport oder beim Malen auf großen Flächen.

Ein gesteigerter Antrieb ist typisch für Manien.

Psychomotorische Störung

> **Psychomotorische Störung:** Störung in der *Art,* sich zu bewegen (Erscheinungsbild der Bewegung, Körperhaltung während der Bewegung).

Alle Bewegungen eines Menschen werden nicht nur von seinem Willen, sondern auch von seiner Psyche mitbeeinflusst und können bei psychischen Störungen verändert sein.

▶ **Hyperkinese** bezeichnet eine Steigerung der motorischen Aktivität mit Bewegungsunruhe und ziellosen Bewegungen
▶ **Hypokinese** meint Bewegungsarmut, **Akinese** Bewegungslosigkeit
▶ **Raptus** ist ein schwerer motorischer Erregungszustand
▶ **Stereotypien** sind Bewegungen oder Worte, die immer wieder gleichförmig wiederholt werden (beispielsweise unruhiges Nesteln beim alkoholischen Entzugsdelir)
▶ Bei der **Katalepsie** verharrt der Patient in unnatürlichen Stellungen

1352

34.3 Psychopharmaka

- **Manierierte** und **bizarre Bewegungen** sind an sich alltägliche Bewegungen, die aber auffällig geziert, schwülstig oder posenhaft ausgeführt werden, etwa das hoheitliche Winken einer Patientin, die im Rollstuhl durch den Gang gefahren wird.

Auffällige Veränderungen der Psychomotorik findet man manchmal bei Schizophrenien und organisch bedingten psychischen Störungen.

34.3 Psychopharmaka

> **Psychopharmaka:** Arzneimittel, die hauptsächlich auf das ZNS einwirken und Gefühle und Denken eines Menschen verändern. In erster Linie eingesetzt zur Behandlung psychischer Erkrankungen.

Psychopharmaka sind nicht unumstritten. Viele Menschen befürchten, sie dienten nur der Ruhigstellung, nicht aber der eigentlichen Behandlung des Patienten. Allgemein gilt jedoch:
- Der Nutzen von Psychopharmaka ist bei vielen Krankheiten nachgewiesen. Psychopharmaka können den Weg für andere Therapien ebnen, etwa indem sie Ängste in den Hintergrund treten lassen
- Oft ist die soziale Reintegration auch von einer wirksamen (Langzeit-)Psychopharmakomedikation abhängig
- Für viele Patienten hängt ihre langfristige Prognose davon ab, ob sie regelmäßig Psychopharmaka einnehmen.

34.3.1 Antipsychotika

Als **Antipsychotika** oder *Neuroleptika* (engl. *major tranquilizer*) werden Arzneimittel bezeichnet, die die gestörten psychischen Funktionen bei psychotischen Erkrankungen zu „ordnen" vermögen. Daneben haben sie eine sedierende Wirkung. Man unterscheidet **typische** *(klassische, konventionelle)* und **atypische Antipsychotika.**

Atypische Antipsychotika

Atypische Antipsychotika haben eine gute antipsychotische Wirksamkeit und wirken oft auch bei Therapieresistenz auf typische Antipsychotika. Sie rufen deutlich weniger extrapyramidalmotorische Störungen (EPS) hervor als typische Antipsychotika, ihre Langzeiteffekte insbesondere auf das kardiovaskuläre Risiko

sind jedoch noch nicht abschließend zu beurteilen. (🕮 1)

Am bekanntesten ist Clozapin (Leponex®). Wegen des Risikos schwerer Kreislaufstörungen wird die Therapie mit einer niedrigen Dosierung unter regelmäßigen Blutdruckkontrollen begonnen. Für die Patienten belastend sind starker Speichelfluss zu Beginn der Therapie sowie eine häufig starke Gewichtszunahme. Da Clozapin außerdem in ca. 0,8 % Agranulozytosen auslöst (☞ 22.6.4), wird es nur bei Erfolglosigkeit anderer Antipsychotika eingesetzt. Weitere atypische Antipsychotika mit ähnlichem Wirk- und Nebenwirkungsprofil, jedoch geringerem Agranulozytoserisiko, sind z.B. Olanzapin (Zyprexa®) Risperidon (Risperdal®), Zotepin (Nipolept®), Quetiapin (Seroquel®) Aripriprazol (Abilify®) und Amisulprid (Solian®).

Typische Antipsychotika

Nach der Wirkstärke unterscheidet man zwischen **hochpotenten, mittelpotenten** und **niederpotenten Antipsychotika.**
- **Hoch-** und **mittelpotente Antipsychotika** sind stark antipsychotisch wirksam. Darüber hinaus sind sie leicht antriebshemmend und gering beruhigend. Zu den hochpotenten typischen Antipsychotika zählen etwa Haloperidol (z.B. Haldol®), Glianimon (z.B. Benperidol®) und Flupentixol (z.B. Fluanxol®), zu den mittelpotenten beispielsweise Clopenthixol (etwa Ciatyl®) und Triflupromazin (etwa Psyquil®)
- **Niederpotente Antipsychotika** wirken stark sedierend und gering antipsychotisch. Sie dämpfen Erregungszustände und fördern den Nachtschlaf. Zu den niederpotenten typischen Antipsychotika zählen unter anderem Thioridazin (Melleril®), Chlorprothixen (Truxal®), Promethazin (Atosil®) und Levomepromazin (Neurocil®).

Unerwünschte Wirkungen betreffen bei *hochpotenten Antipsychotika* in erster Linie das extrapyramidalmotorische System:
- **Dyskinesien** sind spontan auftretende, unwillkürliche Bewegungen. **Frühdyskinesien** *(initiale Dyskinesien),* meist schmerzhafte Zungen-, Schlund- und Blickkrämpfe oder Krämpfe der Kiefermuskulatur, treten zu Beginn der Therapie auf. Frühdyskinesien müssen sofort mit Biperiden (etwa Akineton®) behandelt werden. Die Antipsychotikatherapie kann fortgesetzt werden.

Spätdyskinesien *(tardive Dyskinesien)* entwickeln sich erst nach länger dauernder Antipsychotikatherapie. Am häufigsten sind unwillkürliche Bewegungen der Mund-, Schlund- und Gesichtsmuskulatur, z.B. Schmatz- und Kaubewegungen. Bei einigen Patienten sind die Spätdyskinesien therapieresistent
- Bei der **Akathisie** hat der Patient einen solchen Bewegungsdrang, dass er weder ruhig sitzen noch stehen kann. Die Betroffenen trippeln auf der Stelle, laufen unruhig auf und ab und „zappeln" auf dem Stuhl herum. Die Patienten leiden oft sehr darunter. Eine Akathisie ist manchmal nur schwer von einer krankheitsbedingten Unruhe zu unterscheiden. Die Behandlung der Akathisie besteht in der Dosisreduktion des Neuroleptikums (falls möglich) und der Gabe eines β-Blockers
- Das **pharmakogene Parkinson-Syndrom** (☞ auch 33.9.1) zeigt sich durch Muskelsteifigkeit *(Rigor)*, Zittern *(Tremor)* und vor allem Bewegungsarmut *(Hypokinese)*. Die Patienten wirken steif und bewegen sich roboterhaft mit kleinen Schritten und starrer Mimik. Das pharmakogene Parkinson-Syndrom wird durch Gabe von Biperiden (beispielsweise Akineton®) und evtl. Umstellung des Neuroleptikums therapiert.

Bei *niederpotenten Antipsychotika* ist die wichtigste unerwünschte Wirkung die starke Müdigkeit mit Störung der Arbeitsfähigkeit. Motorische Störungen hingegen sind sehr selten.

Weitere Nebenwirkungen der typischen Antipsychotika sind unter anderem vegetative Nebenwirkungen wie Schwitzen, Mundtrockenheit und Obstipation, Blutdrucksenkung, Kreislauflabilisierung und – besonders belastend und oft übersehen – Libido- und Potenzstörungen. Außerdem können Antipsychotika depressive Verstimmungen und delirante Symptome auslösen! Dagegen machen sie *nicht* abhängig.

> **Vorsicht: Gefährliche Antipsychotika-Nebenwirkungen**
>
> Selten, aber lebensgefährlich sind:
> - Das **maligne neuroleptische Syndrom** mit Fieber, Rigor und Akinese, Bewusstseinsstörungen, starkem Schwitzen und Tachypnoe
> - Störungen in der Bildung der weißen Blutkörperchen *(Agranulozytose ☞ 22.6.4).*

34 Pflege von Menschen mit psychischen Erkrankungen

Um die regelmäßige medikamentöse Behandlung bei chronisch Kranken zu sichern, gibt es von einigen hoch wirksamen Antipsychotika Depotformen, die nur alle 2–4 Wochen als i.m.-Injektion verabreicht werden.

Indikationen

Die wichtigsten Indikationen für Antipsychotika sind:
- Psychotische Symptome bei Schizophrenien, schizoaffektiven Störungen, wahnhaften Depressionen, organisch bedingten psychischen Störungen und Delir
- Manie
- Rückfallprophylaxe bei chronisch verlaufenden Erkrankungen aus dem schizophrenen Formenkreis
- Erregungs-, Angst- und Spannungszustände sowie Schlafstörungen.

Entsprechend der Zielsymptomatik wählt man bei psychotischen Symptomen höherpotente, bei Angst- oder Spannungszuständen eher niederpotente Antipsychotika.

Pflege bei Behandlung mit Antipsychotika

Die Medikation mit Antipsychotika ist wegen der zahlreichen Nebenwirkungen für viele Patienten sehr belastend.

Neben der Beobachtung und Behandlung der Nebenwirkungen ist es notwendig, die Patienten wiederholt über die Medikation zu informieren und auf ihre Fragen einzugehen, um langfristige Compliance zu erreichen.

Als Prävention der häufigen und viele Patienten stark belastenden Gewichtszunahme dienen regelmäßige Gewichtskontrollen. Je nach Situation sind Maßnahmen zur Gewichtsreduktion (angemessene Ernährung, vermehrte körperliche Bewegung) notwendig.

Bei erhöhtem Speichelfluss helfen Salbeitropfen.

Wichtig ist die Beurteilung der Pflegenden, wie zuverlässig der Patient bei der Arzneimitteleinnahme ist. Davon hängt beispielsweise ab, ob der Arzt Tabletten verschreiben wird oder ob er die Einstellung des Patienten auf ein Depot-Neuroleptikum anstrebt, oder auch, ob das Medikament dem Patienten in Einzeldosen von den Pflegekräften ausgehändigt oder in größeren Mengen zur eigenverantwortlichen Einnahme abgegeben wird.

34.3.2 Antidepressiva

Arzneimittel, die stimmungsaufhellend und angstlösend wirken, heißen **Antidepressiva** *(Thymoleptika)*. Sie hellen die *depressive* Verstimmung auf, heben aber nicht die ausgeglichene Stimmung eines Gesunden. Einige Antidepressiva wirken außerdem beruhigend, andere antriebssteigernd.

Antidepressiva wirken darüber hinaus gegen weitere psychische Störungen, die Untergruppe der Serotonin-Wiederaufnahme-Hemmer (☞ unten) z.B. gegen Zwänge.

> **Antidepressiva machen nicht abhängig!**
> Entgegen eines häufigen Vorurteils besteht keine Abhängigkeitsgefahr!

Einteilung der Antidepressiva

Antidepressiva werden nach ihrer chemischen Struktur oder nach ihrem primären Angriffspunkt im ZNS eingeteilt.

Selektive Serotonin-Wiederaufnahme-Hemmer

Selektive Serotonin-Wiederaufnahme-Hemmer (kurz *SSRI*, RI = *re-uptake inhibitor*) wie etwa Paroxetin (Seroxat®), Fluoxetin (etwa Fluctin®), Fluvoxamin (etwa Fevarin®), Sertralin (Gladem®) oder Citalopram (Cipramil®) gehören zu den neueren Antidepressiva. Sie sind ebenso wirksam wie die älteren trizyklischen Antidepressiva, aber insgesamt besser verträglich.

Wichtigste Nebenwirkungen sind gastrointestinale Symptome, Unruhe und Schlafstörungen besonders bei Beginn der Behandlung.

Tri- und tetrazyklische Antidepressiva

Zu den **tri- und tetrazyklischen Antidepressiva** *(TZA)* zählen beispielsweise Amitriptylin (etwa Laroxyl®, Saroten®), Doxepin (etwa Aponal®), Imipramin (etwa Tofranil®) und Maprotilin (etwa Ludiomil®).

Tri- und tetrazyklische Antidepressiva haben zahlreiche unerwünschte Wirkungen. Sie wirken unter anderem anticholinerg und lösen daher Kreislaufregulationsstörungen, Herzklopfen, Schwindel, Mundtrockenheit, Schwitzen, Akkomodationsstörungen, Glaukom, Fingerzittern, Obstipation und Blasenentleerungsstörun-

gen aus. Viele Patienten sind bei Therapiebeginn müde und benommen.

Bei Patienten mit Prostatavergrößerung, Glaukom oder Herzrhythmusstörungen sind tri- und tetrazyklische Antidepressiva kontraindiziert.

MAO-Hemmer

Der neue **MAO-Hemmer** (kurz für *Monoaminoxidase-Hemmer*) Moclobemid (Aurorix®) hemmt vorübergehend eine Enzym im ZNS, so dass die Konzentration von Noradrenalin und Serotonin im ZNS erhöht wird. Er ist relativ gut verträglich und wirkt nicht sedierend.

Substanzen mit weiteren Wirkmechanismen

Nicht in das obige Schema einordnen lassen sich beispielsweise Trazodon (Thombran®) und Mirtazapin (Remergil®), bei denen im Gegensatz zu den TZA und SSRI bisher keine sexuellen Funktionsstörungen beobachtet wurden.

Das wichtigste *Phytopharmakon* zur Behandlung von Depressionen ist **Johanniskrautextrakt**. Johanniskrautextrakt eignet sich für die Behandlung leichter bis mittelschwerer Syndrome. Häufig wird es allerdings unterdosiert, daneben sind die nicht standardisierten Zubereitungen problematisch.

Indikationen

Indikationen für Antidepressiva sind v.a. mittelschwere und schwere depressive Verstimmungen, Zwangsstörungen und Panikattacken. Gelegentlich werden Antidepressiva zur Rückfallprophylaxe bei rezidivierenden depressiven Störungen eingesetzt. Es ist heute noch weitgehend unklar, welche Antidepressiva bei welcher Depression am wirksamsten sind. Üblich ist ein kontrolliertes Ausprobieren verschiedener Antidepressiva, wobei jedes Medikament ausreichend lange (einige Wochen) und ausreichend hoch dosiert gegeben werden muss.

Bei chronischen Schmerzen (☞ 15.6.3) können Antidepressiva unterstützend gegeben werden.

Pflege bei Behandlung mit Antidepressiva

Bei Behandlung mit Antidepressiva dauert es ca. 10–20 Tage, bis die stimmungsaufhellende Wirkung eintritt (☞ unten). Die Nebenwirkungen der antidepressiven Therapie treten jedoch vorher auf und

1354

34.3 Psychopharmaka

machen dem depressiven Patienten noch mehr Angst. Besonders die oft eintretende Obstipation gibt Anlass zu hypochondrischen Befürchtungen. Ein schwer depressiver Patient kann durchaus die Angst entwickeln, dass er an der Obstipation sterben müsse.

Neben einer Obstipationsprophylaxe ist eine regelmäßige Miktionskontrolle (Frage nach Beschwerden wie Nachtröpfeln und unwillkürlicher Harnabgang) notwendig. Bei Beginn der Therapie sind EKG, Blutdruck- und Pulskontrollen sowie eine Beratung des Patienten über kreislaufanregende Gymnastik nötig. Patienten mit Mundtrockenheit helfen Kaugummis, saure Bonbons und reichliches Trinken. Klagen über Schwierigkeiten beim Lesen sind ein Hinweis auf harmlose, meist vorübergehende Akkomodationsstörungen. Die Patienten brauchen keine neue Brille. Sinnvoll ist es, für solche Patienten auf der Station schwächere Lesebrillen zur Überbrückung dieser Zeit bereitzuhalten. Bei akuter, starker Sehstörung und Augenschmerzen hingegen besteht Glaukomverdacht (☞ 31.8). Dann muss sofort der Arzt informiert werden.

Der Fingertremor (Tremor ☞ 33.2.5) behindert feinmotorische Arbeiten. Für depressive Patienten ist das „Versagen" bei entsprechenden Beschäftigungen (z. B. Stricken) ein weiterer Beweis ihrer Unzulänglichkeit. Die Pflegenden ermutigen sie daher zu Tätigkeiten, die ihre Feinmotorik nicht zu sehr in Anspruch nehmen (Ballspiele, Spazieren gehen, Lesen).

> **Vorsicht**
> Die Zeit bis zum Eintritt der Stimmungsaufhellung ist für den Patienten nur schwer zu ertragen. Zum Wesen seiner Erkrankung gehört es, dass er nicht auf Besserung hofft. Dafür muss er sich mit unangenehmen Nebenwirkungen auseinander setzen. In dieser Phase braucht er besondere Unterstützung.
>
> Während des gesamten Behandlungsverlaufs ist auf Suizidalität zu achten! Die Pflegenden beobachten den depressiv Kranken sorgfältig auf Suizidsignale (☞ 34.16).

34.3.3 Lithium

Lithium (z. B. Quinolum®, Hypnorex®) wird zur Prophylaxe rezidivierender depressiver Störungen und Manien und zur Akutbehandlung der Manie eingesetzt (☞ 34.7.2). Schätzungsweise 75 % der Patienten erfahren durch Lithiumsalze eine Verbesserung ihrer Erkrankung.

Unerwünschte Wirkungen und Kontraindikationen

Hauptnebenwirkungen einer Lithiumtherapie sind gastrointestinale Störungen, Fingerzittern, Müdigkeit, Polyurie, verstärkter Durst, Schilddrüsenunterfunktion und -vergrößerung sowie – für viele besonders belastend – Gewichtszunahme. Lithiumsalze sind außerdem teratogen (d. h. Fehlbildungen hervorrufend ☞ 30.15.1).

Kontraindikationen sind Herz- und Nierenleiden, Nebennieren- und Schilddrüsenunterfunktion sowie eine (geplante) Schwangerschaft.

> **Vorsicht**
> Gefährlich ist die **Lithiumintoxikation.** Sie wird durch kochsalzarme Diät oder Verlust von Natrium und Flüssigkeit (Schwitzen, Fieber, Diuretika) begünstigt und zeigt sich zunächst durch gastrointestinale Symptome sowie uncharakteristische ZNS-Erscheinungen (Müdigkeit, Apathie, Schwindel, Tremor). In schwersten Fällen kommt es zu zerebralen Krampfanfällen, Koma, Herzrhythmusstörungen und akutem Nierenversagen. Die Behandlung erfolgt auf einer Intensivstation.

Wegen der zahlreichen Nebenwirkungen werden regelmäßig Körpergewicht, Urinstatus, Blutbild, Kreatinin, Elektrolyte, Blutzucker, Schilddrüsenwerte und EKG kontrolliert.

Außerdem wird regelmäßig der Serumlithiumspiegel bestimmt, zusätzlich bei jedem Verdacht auf Überdosierung oder Einnahmefehler.

> Jeder Patient, der ein Lithiumpräparat einnimmt, sollte stets einen *Lithiumausweis* bei sich tragen, in welchem die Tagesdosis und die Ergebnisse der letzten Kontrolluntersuchungen vermerkt sind.

Pflege bei Behandlung mit Lithium

Die Pflegenden beobachten den Patienten auf mögliche Nebenwirkung der Lithiumbehandlung, auf Überdosierungserscheinungen und auf Erkrankungen, die mit Flüssigkeitsverlust einhergehen und dadurch zu einer Intoxikation führen können, beispielsweise Durchfall, Erbrechen oder Fieber.

Einmal wöchentlich wird der Halsumfang des Patienten gemessen (Lithium kann eine Schilddrüsenvergrößerung begünstigen). Da psychisch Kranke häufig ein verändertes Essverhalten haben, achten die Pflegenden auf ausreichende Salzzufuhr. Bei ausgeprägtem Appetitmangel wird Salzgebäck gegeben.

Der Patient wird informiert, dass er auch langfristig keine Arzneimittel ohne Absprache einnehmen darf, denn verschiedene freiverkäufliche Schmerzmittel oder harntreibende Tees können den Lithiumspiegel erhöhen.

34.3.4 Anxiolytika

Anxiolytika (*Tranquilizer, Beruhigungsmittel,* engl. *minor tranquilizer*) sind Arzneimittel, die angstlösend, sedierend (beruhigend), schlafanstoßend, antikonvulsiv (antiepileptisch) und (zentral) muskelentspannend wirken. Dabei gelangen in Deutschland vorwiegend *Benzodiazepine* zur Anwendung.

Benzodiazepine sind in der Psychiatrie kurzzeitig zur Behandlung von Angst indiziert, z. B. bei psychotischen Spannungszuständen oder schwersten Depressionen. Außerdem sind sie zur Therapie akuter Anspannung (z. B. präoperativ), als Antiepileptikum (☞ 33.7.2) und zur Sedierung geeignet, z. B. bei Herzinfarkt.

Benzodiazepine sind in der Regel gut verträglich. Die wichtigste akute Nebenwirkung ist Müdigkeit (Beeinträchtigung der Fahrtüchtigkeit!). Die Toxizität von Benzodiazepinen – auch bei Überdosierungen in Suizidabsicht – ist relativ gering, d. h. sie sind verhältnismäßig „sichere" Arzneimittel. Für die Behandlung akuter Überdosierungen (etwa bei Suizidversuch mit gesammelten Tabletten) gibt es ein spezifisches Antidot namens Flumazenil (Anexate®).

Kontraindikationen sind akute Alkohol-, Rauschgift- oder Psychopharmakavergiftungen, Schwangerschaft, Stillzeit und Abhängigkeitsgefährdung.

Benzodiazepine werden meist oral als Tabletten, Dragees oder Tropfen verabreicht. Ein Teil der zahlreichen Präparate ist auch für die rektale Anwendung (z. B. zur Prämedikation und Anfallsbehandlung bei Kindern) oder zur intravenösen Injektion erhältlich.

Bei der intravenösen Gabe muss die Atmung des Patienten beobachtet werden, da Benzodiazepine eine zentrale Atemhemmung bewirken!

Vorsicht: Abhängigkeitspotenzial

Benzodiazepine gehören in Deutschland zu den meistverkauften Arzneimitteln überhaupt. Sie werden weitaus häufiger eingesetzt als sinnvoll (etwa als Schlafmittel) und sind in zahlreichen Kombinationspräparaten (z.B. gegen Muskelverspannungen) enthalten. Ihr Abhängigkeitspotenzial wird oft unterschätzt. Viele Patienten brauchen immer höhere Dosen, einige von ihnen entwickeln psychotische Symptome. Bei plötzlichem Absetzen kommt es zu Entzugssymptomen wie Schlaflosigkeit, Unruhe, Zittern, Angstzuständen und Alpträumen, in schweren Fällen zu zerebralen Krampfanfällen und psychotischen Entwicklungen.

34.3.5 Besonderheiten im Umgang mit Arzneimitteln in der Psychiatrie

Grundsätzlich trägt der Arzt die Verantwortung für die Psychopharmakotherapie und die notwendige Aufklärung des Patienten. Bemerken die Pflegenden, dass der Patient das erste Aufklärungsgespräch nicht verstanden oder vergessen hat, erläutern sie – je nach Umfang des Informationsdefizits – dem Patienten

den Sachverhalt oder informieren den Arzt darüber, dass ein weiteres Gespräch notwendig ist. Die tägliche Arzneimittelgabe ist ein guter Zeitpunkt, um die Patienten wiederholt über Wirkungen und Nebenwirkungen der Arzneimittel zu informieren und sie zur Einnahme zu motivieren.

Erfahrungsgemäß ist die Gabe von Psychopharmaka mit mehr Ängsten und Widerstand behaftet als z.B. die eines herzstärkenden Arzneimittels (☞ unten). Folgende Maßnahmen sollen Konflikte und Missbrauch verhindern und dem Patienten helfen:

► Alle Arzneimittel werden für die Patienten unzugänglich aufbewahrt, damit suizidale oder abhängige Patienten sie nicht entwenden können
► Die Arzneimittel werden regelmäßig und pünktlich gegeben; dies trägt als eines von vielen Elementen zu einem strukturierten Tagesablauf bei
► Der Patient nimmt die Arzneimittel in Gegenwart einer Pflegekraft ein; ausreichend Wasser steht bereit
► Manche Patienten täuschen die Einnahme der Arzneimittel vor, da sie mit der Medikation nicht einverstanden sind. In seltenen Fällen versuchen suizidgefährdete Patienten, die verordneten Arzneimittel im Mund aufzubewahren, um sie im Zimmer wieder herauszunehmen, zu sammeln und sich dann zu vergiften. Sind die Pflegenden unsicher, ob ein Patient die verordneten Arzneimittel wirklich genommen hat, fragen sie nach und schauen erst bei begründetem Verdacht in den Mund.

Möglicherweise können Tropfen anstelle von Tabletten gegeben werden (Wasser nachtrinken lassen).

Manche Patienten wollen zu viele oder ungeeignete Arzneimittel einnehmen. Dies gilt besonders für Beruhigungsmittel und das Parkinsonmittel Akineton®. Beide wirken angenehm auf die Psyche und können deshalb abhängig machen. Sie werden oft als Bedarfsmedikation angeordnet. Hierbei ist es die Aufgabe der Pflegenden darauf zu achten, dass die Tageshöchstdosierung nicht überschritten wird. Im Zweifel halten sie Rücksprache mit dem Dienst habenden Arzt.

Andere Patienten wollen gar keine Arzneimittel einnehmen. Dies ist besonders häufig bei Antipsychotika der Fall, die einerseits unangenehme Nebenwirkungen haben können und andererseits häufig bei Erkrankungen verordnet werden, die mit fehlender Krankheitseinsicht einhergehen. Es ist grundsätzlich nicht Aufgabe der Pflegenden, die Patienten zur Arzneimitteleinnahme zu zwingen. Bei Arzneimittelverweigerung informieren sie den Arzt. In Ausnahmefällen, z.B. wenn der Patient aufgrund einer Fremd- oder Eigengefährdung gegen seinen Willen aufgenommen wurde, kann eine zwangsweise Verabreichung der Medikation notwendig werden, da manche Patienten in der akuten Phase ihrer Erkrankung nicht in der Lage sind, den Sinn einer Arzneimittelgabe zu verstehen. In solchen Situationen ersparen die Pflegenden dem Patienten vielleicht eine belastende Fixierung und Injektion des Arzneimittels, wenn es ihnen gelingt, mit Nachdruck und einfühlsamer Motivation die Einnahme der oralen Medikation zu erreichen.

Langfristig kann das Team die Einnahme von Arzneimitteln nicht erzwingen. Es ist notwendig, dass der Patient eigenverantwortlich mitarbeitet und sich für oder gegen die Medikation entscheidet. Theoretisches Wissen reicht dafür nicht aus. Genauso wichtig ist Training zur Selbstständigkeit bei der Arzneimitteleinnahme. Die Patienten üben unter Anleitung, ihre Arzneimittel zu richten. Die Anforderungen werden dabei stufenweise gesteigert, bis der Patient in der Lage ist, seine Langzeitmedikation völlig selbstständig einzunehmen und sich rechtzeitig um Wiederverschreibung zu bemühen, bevor die Packung leer ist.

Substanzname	Handelsnamen (Bsp.)
Kurz wirksame Benzodiazepine (< 6 Std.)	
Brotizolam	Lendormin®
Midazolam	Dormicum®
Triazolam	Halcion®
Mittellang wirksame Benzodiazepine (6–24 Std.)	
Bromazepam	Lexotanil®
Lorazepam*	Tavor®
Oxazepam	Adumbran®, Noctazepam®
Lang wirksame Benzodiazepine (> 24 Std.)	
Clorazepat	Tranxilium®
Diazepam**	Diazepam-ratiopharm®, Valiquid®, Valium®

* Lorazepam gibt es in einer Form, die sich sofort im Mund auflöst und nicht ausgespuckt werden kann (Tavor expidet®)
** Diazepam ist auch in Tropfenform erhältlich

Tab. 34.16: Häufig verordnete Benzodiazepine.

34.4 Psychotherapie

Übende Verfahren ☞ 15.14

Die **Psychotherapie** gelangt in erster Linie bei psychischen oder psychosomatischen Störungen zur Anwendung. Es können aber auch primär körperlich bedingte Erkrankungen positiv beeinflusst werden, indem die Psychotherapie beispielsweise dem Patienten bei der Verarbeitung einer chronischen Erkrankung hilft.

Ursprünglich war die Psychotherapie als Einzeltherapie angelegt. Heute gibt es zusätzlich viele Verfahren der Gruppen-, Familien- und Paartherapie.

> Psychotherapie bedeutet nicht, dass ein Therapeut die Probleme des Patienten löst. Die Rolle des Psychotherapeuten kann eher mit der eines Spiegels verglichen werden, in dem der Patient sich selbst neu findet und so sein gestörtes Gleichgewicht (wieder) erlangt.
>
> Die meisten Psychotherapieformen sehen den Patienten entsprechend nicht als *Behandelten,* sondern als *Handelnden.*

Die psychotherapeutischen Methoden sind zahlreich und vielfältig. Unterteilt werden können sie beispielsweise:

▶ Nach dem *Therapieansatz*, also je nachdem, ob der zugrunde liegende Konflikt aufgedeckt werden soll **(aufdeckende Verfahren)** oder die Verhaltensänderung im Vordergrund steht **(übende Verfahren)**
▶ Nach den *eingesetzten Mitteln* wie dem Gespräch oder der Musik
▶ Nach den *beteiligten Personen,* z. B. Familientherapie, Paartherapie. Hierunter werden verschiedene Verfahren zusammengefasst, die alle darauf basieren, dass zwar nur ein Familienmitglied sichtbar erkrankt, das Beziehungsgefüge jedoch insgesamt gestört ist. Entsprechend steht der Umgang aller Beteiligten miteinander im Zentrum.

Die konkrete Indikationsstellung, d. h. die Beurteilung, welches Verfahren am ehesten Erfolg verspricht, kann nur ein erfahrener Therapeut leisten.

> Für das Gelingen einer Psychotherapie ist die Mitarbeit des Patienten, das *Arbeitsbündnis* zwischen Patient und therapeutischem Team, maßgeblich.

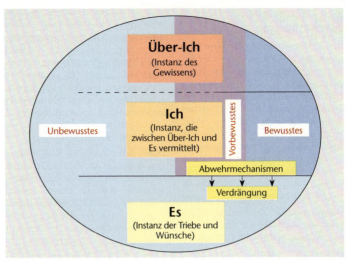

Abb. 34.17: Beziehung von Es, Ich und Über-Ich (☞ auch 6.3.3).

34.4.1 Psychodynamische Verfahren

Bei den **psychodynamischen Verfahren** steht die Frage nach dem psychodynamischen Geschehen, das dem Symptom zugrunde liegt, in Zentrum. Sie werden deshalb auch als *aufdeckende* oder *einsichtsfördernde* Verfahren bezeichnet.

Die psychodynamischen Verfahren gehen auf die von *Sigmund Freud* (1856–1939) begründete **Psychoaynalyse** zurück. Nach Freuds Auffassung entstehen psychische Störungen durch unverarbeitete Konflikte zwischen Bewusstem und Unbewusstem bzw. den Instanzen **Es** (Triebe), **Über-Ich** (Gewissen) und **Ich** (Bewusstsein). Das Ich ist die Instanz, die den Kontakt zur Realität herstellt und zwischen den Ansprüchen des Es, des Über-Ichs und der Realität vermittelt. Ziel der Psychoanalyse ist, ins Unbewusste verdrängte Konflikte wieder ins Bewusstsein zu rufen und in der Beziehung zum Therapeuten zu verarbeiten.

Dabei werden Gefühle gegenüber verschiedenen Bezugspersonen vom Patienten unbewusst auf den Therapeuten übertragen (**Übertragung**), ebenso überträgt der Therapeut Gefühle auf den Patienten (**Gegenübertragung**). Das Übertragungsgeschehen wird vom Therapeuten analysiert. Psychodynamische Psychotherapien erfordern einen gewissen Grad an Sprachgewandtheit, Intelligenz und Introspektionsfähigkeit. Bei schweren Psychosen sind sie in der Regel nicht indiziert.

▶ Bei der **klassischen (großen) Psychoanalyse** über mehrere Jahre liegt der Patient auf einer Couch, an deren Kopfende der Therapeut sitzt. Der Patient teilt dem Therapeuten in freien Gedankensprüngen seine Gedanken und Empfindungen mit, die der Therapeut auf Grund der psychoanalytischen Theorien deutet. Die klassische Psychoanalyse ist mit mehreren Sitzungen pro Woche über mehrere Jahre sehr aufwändig und spielt heute vor allem als Ausbildungsanalyse der Therapeuten eine Rolle
▶ Die **psychoanalytisch orientierte Psychotherapie** und die **psychoanalytische Kurzzeittherapie** stellen die aktuellen Probleme des Patienten in den Mittelpunkt und bearbeiten bewusstseinsfähige Konflikte
▶ Eine weitere Modifikation sind **analytisch orientierte Gruppenpsychotherapien,** die die aktuellen, in der Gruppe auftretenden zwischenmenschlichen Beziehungen in die psychoanalytische Deutung und Bearbeitung einbeziehen
▶ Auch dem **katathymen Bilderleben** nach *Leuner* liegt ein psychodynamisches Konzept zugrunde. Der entspannt liegende Patient wird mit Bildern wie „Wiese", „Weg" zu Tagträumen angeregt, die direkten Zugang zu seiner unbewussten Psychodynamik ermöglichen. Die Bilder werden vom Therapeuten genutzt, um mit dem Patienten Details der Bilder zu deuten, die damit verbundenen Gefühle zu analysieren, Zusammenhänge mit aktuellen Konflikten zu deuten und den Patienten zu ermutigen.

34.4.2 Gesprächs-psychotherapie

Bei der **klientenzentrierten Gesprächs-psychotherapie,** die 1942 von *Carl Rogers* begründet wurde, fasst der Therapeut die Gefühle und Widersprüche bezüglich der unmittelbaren Erfassungswelt und der Wahrnehmungen des Patienten (hier als *Klienten* bezeichnet) in Worte, indem er das vom Klienten Gesagte, einem Spiegel gleich, wiederholt und *verdeutlicht,* ohne aber zu *deuten.* Dadurch lernt der Klient, seine Gefühle wahrzunehmen und zu erkennen und kann sie anschließend näher beleuchten.

Die therapeutische Grundhaltung ist geprägt von Wertschätzung der Klienten, Empathie und Authentizität (Echtheit).

Heute existieren gerade im deutschsprachigen Raum die verschiedensten Modifikationen. Insbesondere bezeichnet die **Gesprächspsychotherapie** oft auch beratende psychotherapeutische Gespräche, die den Patienten *stützen* sollen. Diese kann – soweit es die äußeren Umstände zulassen – auch der Stationsarzt auf der Station durchführen, um so z. B. in akuten Lebenskrisen Beistand zu leisten.

34.4.3 Verhaltenstherapie

Die **Verhaltenstherapie** (kurz *VT*) wendet Lerntheorien zur Behandlung psychischer Störungen an. Dabei wird zunächst davon ausgegangen, dass menschliches Verhalten erlernt wird und dass psychische Störungen als Ergebnis von Lernprozessen auch wieder verlernt werden können. Bei der Verhaltenstherapie werden also störende Verhaltensweisen abgebaut und *gleichzeitig* alternative Verhaltensweisen erlernt.

Obwohl die Verhaltenstherapie die Bedeutung von Lernprozessen betont, wird der Einfluss biologischer oder sozialer Faktoren auf die Krankheitsentstehung in die Behandlung einbezogen. So kann z. B. bei der Behandlung eines Patienten, der auf die Einnahme von Psychopharmaka angewiesen ist, die Compliance im Zentrum der therapeutischen Arbeit stehen.

Positive und negative Verstärkung

Eine große Rolle bei Lernprozessen spielen die sog. **Verstärker.** Erfolgt auf bestimmte Verhaltensweisen eine positive Reaktion, eine „Belohnung", wird dieses Verhalten in der Folge möglicherweise häufiger auftreten. Unangenehme Konsequenzen werden vielleicht dazu führen, dass bestimmte Verhaltensweisen seltener werden. Systematisches Belohnen wird als **positive Verstärkung,** das Wegfallen von „Strafen" als **negative Verstärkung** und „Strafen" als **negative Konsequenz** bezeichnet. Werden Verstärker systematisch eingesetzt, um Verhaltensänderungen zu erreichen, spricht man von **operanter Konditionierung.**

Damit durch operantes Konditionieren Langzeiterfolge erreicht werden, müssen bestimmte Prinzipien beachtet werden:

▶ Positive Verstärker müssen attraktiv sein, sonst „wirken" sie nicht. Ist der Verstärker weniger attraktiv als ein unerwünschtes Alternativ-Verhalten, wird das Alternativ-Verhalten bleiben
▶ Der positive Verstärker darf nicht auf anderem, bequemeren Weg erreichbar sein
▶ Die positive Verstärkung muss anfangs konsequent und zeitnah zum gewünschten Verhalten erfolgen
▶ Langfristig muss der positive Verstärker unregelmäßig auf das Wunschverhalten folgen, damit eine gewisse Frustrationstoleranz und Verhaltensstabilität erreicht wird
▶ Negative Konsequenzen sind problematisch. Hat unerwünschtes Verhalten unangenehme Folgen, wird es vielleicht seltener. Konsequenzen mit Strafcharakter sind allerdings meist Ausdruck von Hilflosigkeit und schaden der Beziehung. Außerdem stellen sie dem unerwünschten Verhalten kein sozial akzeptables Alternativverhalten gegenüber. Negative Verstärkung und negative Konsequenzen führen zu Vertrauensverlust und eher zu Heimlichkeiten als zu Verhaltensänderungen.

Lernen am Modell

Eine weitere Möglichkeit, etwas zu erlernen, ist das **Lernen am Modell** *(Lernen durch Imitation).* In der Psychiatrie bedeutet das u. a., dass die Mitarbeiter auch Lernmodelle sind, an deren Verhalten sich die Patienten möglicherweise orientieren. Aber auch die anderen Patienten sind „Modelle", und der Patient wird v. a. solche Verhaltensweisen nachahmen, von denen er sieht, dass diese Erfolg haben.

Verhaltenstherapeutische Techniken

Eine wichtige verhaltenstherapeutische Technik ist die **systematische Desensi-** bilisierung (kurz *SD*), die bevorzugt bei **Phobien** angewandt wird (☞ 34.10.1) und bei der der Patient *stufenweise* immer stärker mit seinem Angstobjekt konfrontiert wird. Auch die **Reizkonfrontation** dient dem Abbau von Ängsten. Dabei wird der Patient *direkt* der gefürchteten Situation ausgesetzt. Auf diese Weise erlebt er, dass die Angst nicht nur auszuhalten ist, sondern mit der Zeit sogar nachlässt.

Daneben wurden in der Verhaltenstherapie zahllose Übungsprogramme entwickelt:

▶ **Kognitive Trainingsprogramme** verlangsamen den Verlust von Fähigkeiten bei Demenzkranken und verbessern die kognitiven Fertigkeiten bei Schizophreniekranken. Auch das gezielte **Training sozialer Kompetenzen** ist möglich
▶ Bei **kognitiven Selbstinstruktionsverfahren** erarbeitet der Patient mit dem Therapeuten zusammen Anweisungen, die sich der Patient in symptomauslösenden Situationen selbst erteilt
▶ Weitere Möglichkeit ist das Einüben von Verhaltensweisen, die mit dem Problemverhalten nicht vereinbar **(inkompatibel)** sind.

Gut erprobt sind inzwischen auch verschiedene Verfahren mit gezieltem Lernen an Modellen.

Verfahren der operanten Konditionierung werden gelegentlich in der Langzeitpsychiatrie eingesetzt, um systematisch sozial erwünschtes Verhalten zu fördern. Die Anwendung ist nicht einfach, da solche Verhaltensprogramme die Patienten schnell entmündigen und in ihrer Autonomie verletzen. Es ist auch sehr schwer, geeignete positive Verstärker zu finden, die erwachsenen Menschen angemessen sind. Im Gegensatz dazu werden in der Kinder- und Jugendpsychiatrie Programme, die systematisch mit Verstärkern arbeiten, z. T. mit großem Erfolg eingesetzt, etwa beim ADHS (☞ 34.14.3).

Ein weiterer Bereich, der große Bedeutung hat, ist die verhaltenstherapeutische systematische Aufdeckung von Situationen und Bedingungen, die psychische Störungen auslösen oder unterhalten. Im Anschluss daran können mit dem Patienten Möglichkeiten erarbeitet werden, diese Situationen zu vermeiden oder anders auf diese Situationen zu reagieren.

Kognitive Therapien gewinnen in der Verhaltenstherapie laufend an Bedeu-

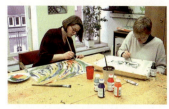

Abb. 34.18: Die Maltherapie kann helfen, verborgene Empfindungen zu entdecken, auszudrücken und zu verarbeiten. [K183]

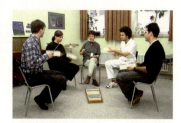

Abb. 34.19: Musiktherapie als spezielle Psychotherapie. [K183]

tung. Sie stellen kognitive Funktionen wie Wahrnehmung, Bewertung, Gedächtnis, Denken und Urteilen in den Mittelpunkt der Behandlung. Psychodynamische Elemente, die Lebensgeschichte des Patienten und sein individuelles Erleben finden stärker Beachtung als rein auf Verhaltensveränderungen ausgerichtete Konzepte.

34.4.4 Systemtherapie

Die **Systemtherapie** stellt die Wechselbeziehungen zwischen dem Individuum und der Gesellschaft ins Zentrum. Verhalten, auch auffälliges, normabweichendes Verhalten, wird als Anpassungsleistung des Einzelnen an seine jeweilige Umgebung gesehen. Der Patient ist also Symptomträger eines gestörten Systems und wird deshalb als Indexpatient bezeichnet. Ziel ist, unter Nutzung der Ressourcen der betroffenen Systeme (meist Familien), dieses so zu ändern, dass der Indexpatient seine Symptome aufgeben kann.

Methodisch wird unter anderem mit **paradoxen Interventionen** (Ratschlägen, die dem Ziel der Therapie entgegenstehen), Umdeutungen von Verhaltensmustern und Skulpturen (Darstellung von familiären Beziehungen als Standbild im Raum) gearbeitet.

Als systemische Beratung spielt die Systemtherapie eine bedeutende Rolle im sozialpädagogischen Arbeitsfeld.

34.4.5 Kunst- und Gestaltungstherapie

Die **Kunst- und Gestaltungstherapie** *(Kunst- und Kreativtherapie)* umfasst im weiteren Sinne alle Therapieformen, die künstlerische Medien (Tanz, Musik, Kunst, Poesie) als zentrales Mittel einsetzen. Im engeren Sinne werden darunter die Therapieformen verstanden, die mit *bildnerischen* Medien (Farbe, Ton, Stein usw.) arbeiten.

Der Konzeption liegt die Annahme zugrunde, dass krank macht, was nicht ausgedrückt werden kann. In diesem Fall hat der künstlerische *Ausdruck* an sich heilende Wirkung. Mittels Symbolbildung kann sich Unbewusstes verständlich machen. Die Fähigkeit, sich in einem künstlerischen Medium auszudrücken, kann sich positiv auf die Lebensqualität und die Entwicklungsmöglichkeiten des Patienten auswirken. So können durch künstlerische Tätigkeiten das Ich gestärkt, Angst reduziert, die Entwicklung des Selbstgefühls gefördert und Selbstheilungskräfte entwickelt werden.

Musiktherapie

Die **Musiktherapie** ist in diesem Zusammenhang als *Musikpsychotherapie* zu verstehen und nicht als heil- oder sonderpädagogische Methode.

Die Musiktherapie verfügt über eine Vielzahl von Behandlungsmethoden und -techniken. So gehört das Musikhören ebenso zur Musiktherapie wie das Spielen von Musikinstrumenten. Die Musiktherapie wird stets in Verbindung mit Bewegung, Malen, Poesie oder Rollenspiel angewandt. Ziel ist es, emotionale und kommunikative Vorgänge im Patienten zu aktivieren und seine Erlebnisfähigkeit auszuweiten. Ebenso kann die Musiktherapie in einer Gruppe Entfremdungsprozessen entgegenwirken und bei der Entwicklung der Begegnungs- und Beziehungsfähigkeit helfen.

Tanztherapie

Die **Tanztherapie** beruht auf der Annahme, dass Körper, Seele und Geist eine Einheit bilden, der Mensch also von der körperlichen, der gefühlsmäßigen und der geistigen Ebene her beeinflusst werden kann. Die Therapieform geht davon aus, dass es in jedem Menschen gesunde und kranke Anteile gibt. Bei der Tanztherapie soll nun nicht der kranke Anteil betont, sondern die gesunde Seite gefördert und gestärkt werden, so dass das Selbstvertrauen des Patienten gekräftigt und die Basis für eine Konfliktbearbeitung geschaffen wird. Der Patient kann sich über das Medium Tanz erfahren und ausdrücken. Tanz wird als elementare Körper- und Symbolsprache und als Kommunikations- und Interaktionsmöglichkeit verstanden.

34.5 Einteilungen psychischer Erkrankungen

Es gibt verschiedene Einteilungssysteme psychischer Erkrankungen. Verschiedene Schulen und Gebräuche führen dazu, dass unterschiedliche Dinge mit gleichem Namen und gleiche Dinge mit unterschiedlichen Namen benannt werden (☞ auch 34.5.2).

34.5.1 Einteilung nach ICD-10 und DSM IV

Am häufigsten werden zurzeit zwei Klassifikationssysteme verwendet, das *ICD-* und das *DSM-System*. Beide sind beschreibend aufgebaut: Die Erkrankungen werden in Störungsgruppen mit ähnlichem Erscheinungsbild zusammengefasst. Traditionelle psychiatrische Krankheitsbegriffe wie Neurose, Psychose, psychogen und psychosomatisch, endogen und exogen beinhalten Theorien über die Ursache psychischer Erkrankungen. ICD- und DSM-System verzichten auf den Gebrauch solcher Begriffe als Einteilungskriterium, festgelegte Diagnosekriterien sollen die Willkür psychiatrischer Diagnosen verringern. Die Symptome und Beschwerden des Patienten werden durch Diagnoseleitlinien zu Krankheitsbildern zusammengefasst.

ICD-10

Die **ICD-10** (engl.: *international classification of diseases;* die *Internationale Klassifikation der Krankheiten, 10. Version* ☞ auch 14.10.1) ist seit einigen Jahren das wichtigste Einteilungsverfahren. Sie ist an den Symptomen psychischer Krankheiten orientiert und nicht an ihren möglichen Ursachen, die traditionelle Unterscheidung zwischen Neurosen und Psychosen wurde aufgegeben. Festgelegte Diagnosekriterien sollen die Willkür psychiatrischer Diagnosen verringern. Die ICD-10 ist von den Krankenkassen für die Praxis vorgeschrieben.

34

Pflege von Menschen mit psychischen Erkrankungen

DSM IV

Das **DSM IV** (engl.: *diagnostic and statistical manual of mental disorders*; **Di**agnostisches und **s**tatistisches **M**anual für psychische Krankheiten, 4. Ausgabe) definiert ebenso wie die ICD-10 psychische Krankheiten anhand unterschiedlicher spezifischer Kriterien. Dabei kommt den Symptomen einer Erkrankung größere Bedeutung zu als den theoretischen Annahmen und Vermutungen über die Ursachen. Das DSM IV beschreibt jede Störung auf mehreren Ebenen; so wird z. B. neben reinen Symptomen auch das gesellschaftliche Umfeld des Patienten berücksichtigt. Das DSM IV findet v. a. bei Forschungsprojekten und im anglo-amerikanischen Sprachraum Anwendung.

34.5.2 Triadisches System nach Huber

Dem *traditionell triadischen System nach Kurt Schneider*, modifiziert durch *Gerd Huber*, liegt im Gegensatz zur ICD-10 und der DSM IV ein stark nach den *Krankheitsursachen* fragendes Denken zugrunde. Wesentliche Begriffe aus dem triadischen System prägen auch heute noch die Sprache in der deutschen Psychiatrie. Huber unterscheidet:

▶ **Exogene** *(körperlich begründbare)* **Psychosen.** Durch primäre Hirnkrankheiten (z. B. Demenz oder Hirntumoren) oder hirnbeteiligende körperliche Erkrankungen wie Infektions- und Stoffwechselerkrankungen. In der ICD-10 werden diese Erkrankungen als *organisch bedingte psychische Störungen* (kurz *OPS* ☞ 34.13) bezeichnet

▶ **Endogene** *(körperlich [noch] nicht begründbare)* **Psychosen.** Schizophrenie (☞ 34.6.1), affektive Psychose mit den Polen endogene Depression und Manie, schizoaffektive Psychose. In der ICD-10 entsprechen dem die Schizophrenie, die schizoaffektive Störung und Teile der affektiven Störungen

▶ **Abnorme Variationen seelischen Wesens.** Darunter versteht Huber Extremvarianten
  – Der Intelligenz (geistige Behinderung, *Oligophrenien* ☞ 33.4.3)
  – Der Persönlichkeit (Persönlichkeitsstörungen ☞ 34.12)
  – Des Verhaltens (Neurosen ☞ unten, Abhängigkeit ☞ 34.8)
  – Der sexuellen Triebanlagen

▶ Typisch ist die unscharfe Grenze zwischen abnormen Variationen und „Gesundem und Normalem".

Psychosen

> **Psychose** (allgemeine Bedeutung: *schwere psychische Krankheit*): Unterschiedlich benutzter Begriff, der am häufigsten solche psychischen Krankheiten bezeichnet, bei denen der Kranke in seinem Kontakt zur Realität erheblich gestört ist und in die sich ein Gesunder nur schwer einfühlen kann. Manchmal soll die Bezeichnung „Psychose" (im Gegensatz zu „Neurose") auf die besondere Schwere einer seelischen Störung hinweisen.

Neurosen

> **Neurose:** Schillernder Begriff mit vielen Bedeutungen. Im weitesten Sinne die nicht gelungene Lösung eines seelischen Problems. Bezeichnet in der psychoanalytischen Schule psychische Störungen, die in der Regel aus ungelösten Konflikten in der Kindheit entstehen.

Die umfassendsten Neurosetheorien entstammen der *Psychoanalyse* (☞ 34.4.1). Ursache einer **Neurose** ist demnach ein ungelöster Konflikt aus der Kindheit. Können seelische Wünsche und Strebungen des Es vom Ich oder vom Über-Ich nicht akzeptiert werden, entsteht ein **Konflikt**. Konflikte zwischen den einzelnen psychischen Instanzen sind normal und können auf verschiedene Weise gelöst werden. Ein möglicher (aber nicht optimaler) Lösungsmechanismus ist die Verdrängung ins Unbewusste. Damit ist der Konflikt aber nicht „aus der Welt". Vielmehr kann er sich aus dem Unbewussten als *neurotisches Symptom* wieder bemerkbar machen. Das Symptom ist quasi symbolischer Ausdruck des unbewussten innerseelischen Konfliktes. Der Zusammenhang zwischen dem zugrunde liegenden Konflikt und dem neurotischen Symptom ist für den Betroffenen nicht ohne weiteres sichtbar. Vielmehr muss der Konflikt in einer lang dauernden und mühevollen psychoanalytischen Therapie wieder zutage gefördert und dann bearbeitet werden.

Zu den Neurosen wurden traditionellerweise die Angstneurosen (☞ 34.10.1), Phobien (☞ 34.10.1), Zwangsneurose (☞ 34.10.2), Teile der affektiven Störungen als sog. neurotische Depressionen (☞ 34.7.1), Konversionsneurosen (☞ 34.11) und psychosomatische Erkrankungen gezählt.

In der ICD-10 wird der Begriff Neurose nicht mehr als Einteilungskriterium verwendet. Die Krankheitsbezeichnungen werden in aller Regel mit dem Begriff Störung gebildet, beispielsweise Zwangsstörung anstelle von Zwangsneurose.

Neurosen werden nach *psychoanalytischer Schule* durch Aufdeckung des Konflikts und Ermöglichung einer besseren Verarbeitung behandelt. Heute sind die psychoanalytischen Theorien stark umstritten. Nach der *Lerntheorie* sind neurotische Symptome (falsch) angelernte Gewohnheiten, die ebenso wieder „verlernt" werden können. Für viele der oben genannten „Neurosen" konnten biologische Einflussfaktoren nachgewiesen werden. Auch therapeutisch sind symptombezogene verhaltenstherapeutische Ansätze, gegebenenfalls kombiniert mit Psychopharmakatherapie, den psychoanalytischen Behandlungen in den meisten Fällen deutlich überlegen.

34.6 Erkrankungen des schizophrenen Formenkreises

34.6.1 Schizophrenie

> **Schizophrenie:** Psychische Erkrankung, die durch eine schwere Störung der Gesamtpersönlichkeit mit Verlust von Einheit und Ordnung der Wahrnehmung, des Denkens, der Affekte und der Identität gekennzeichnet ist. Da es viele Erscheinungsformen der Schizophrenie gibt, spricht man auch von der *Gruppe der Schizophrenien* oder von *Erkrankungen des schizophrenen Formenkreises*. Häufigkeit ca. 1% der Bevölkerung, Manifestationsgipfel 20.–30. Lebensjahr, vor dem 10. Lebensjahr selten.
>
> Schwere Erkrankung mit einer hohen Suizidrate von 5–10%. Faustregel für die Prognose: In $1/3$ keine oder nur wenige Rezidive, keine Residuen, in $1/3$ häufige Rezidive, unterschiedlich ausgeprägte Residuen, in $1/3$ ungünstiger Verlauf mit erheblich beeinträchtigenden Symptomen auf Dauer.

Das Wesen der **Schizophrenie** ist schwer zu erklären. Schizophrene Erlebnisweisen sind so ungewöhnlich, dass man sie kaum mitteilen oder nachvollziehen kann. Im Zentrum der Erkrankung stehen charakteristische Veränderungen von Denken, Wahrnehmung und Affekt. Der Bezug des Kranken zur Realität ist gestört. Die intellektuellen Fähigkeiten bleiben in der Regel erhalten.

Krankheitsentstehung

Die Ursache der Schizophrenie ist letztlich nicht bekannt. Vermutlich wirken viele Faktoren zusammen.

1360

34.6 Erkrankungen des schizophrenen Formenkreises

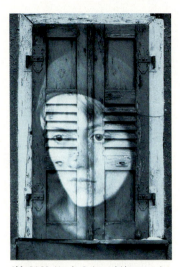

Abb. 34.20: Manche Patienten leiden unter einer Gefühlssperre, durch die sie vollkommen gleichgültig wirken. Die Gefühle sind aber nicht verschwunden, eher hinter einer Tür verschlossen, die der Kranke nicht mehr öffnen kann. [K153]

Familien- und Zwillingsstudien deuten darauf hin, dass Schizophrenien genetisch mitbedingt sind. Neurobiochemisch wird eine Störung der Dopamin- und Noradrenalinwirkung im Bereich des limbischen Systems vermutet *(Katecholaminhypothese)*. Diese Veränderungen sollen zu einer Störung der Informationsverarbeitung führen, als deren Folge der Patient z. B. nicht mehr Wichtiges von Unwichtigem trennen kann *(Filterstörung)*.

In psychologischen Theorien werden familiäre Probleme in der frühen Kindheit als ursächlich angesehen. Gerade hier ist es aber schwer zu entscheiden, ob das auffällige Verhalten Ursache oder Folge der Erkrankung ist.

Das **Vulnerabilitätskonzept** integriert die verschiedenen Ansätze (☞ Kapiteleinführung): „Verletzungen" durch besondere psychische oder körperliche Belastungen verändern den Hirnstoffwechsel. Je höher die Vulnerabilität eines Menschen ist, desto geringere zusätzliche Belastungen können zum Ausbruch der Schizophrenie führen.

Der *Nachweis* von sozialen und psychologischen Krankheits*ursachen* ist bisher nicht sicher gelungen. Gesichert ist aber, dass psychosoziale Faktoren erheblich auf den Krankheits*verlauf* einwirken (☞ 34.1, 34.17).

Symptome und Einteilung

Die Schizophrenie äußert sich in einer Vielzahl von Symptomen, die aber nicht alle bei *einem* Patienten und nicht *gleichzeitig* auftreten müssen.

Plus- und Minussymptome

Bei den vorherrschenden Symptomen werden *Plus-* und *Minussymptome* unterschieden.

- **Plussymptome** *(Positivsymptome)* sind Phänomene, die bei einem gesunden Menschen nicht auftreten, z. B. Wahn, Halluzinationen und Denkzerfahrenheit
- Auffällig verminderte oder fehlende psychische Funktionen werden dagegen als **Minussymptome** *(Negativsymptome)* bezeichnet. Minussymptome sind z. B. Affekt-, Antriebs- und Sprachverarmung, Lustlosigkeit, sozialer Rückzug und Mangel an Körperpflege.

Bei akut Kranken stehen meist Plussymptome im Vordergrund, in der Rehabilitation Minussymptome und kognitive Störungen.

Einteilung schizophrener Erkrankungen

Je nachdem, welche Symptome beim Patienten vorherrschen, wird die Erkrankung einer von vier Unterformen zugeordnet. Diese Zuordnung gilt immer nur für die aktuelle Krankheitsphase, die Übergänge sind fließend:

- **Paranoide Form.** Vorherrschend sind Halluzinationen und Wahn
- **Katatone Form.** Bei dieser Form stehen die Störungen des Antriebs und der Psychomotorik im Vordergrund
- **Hebephrene Form.** Es dominieren Affektstörungen (flacher Affekt, Enthemmung, „läppisch-alberne" Gestimmtheit), und oft entwickelt sich schnell eine Minussymptomatik (☞ oben)
- **Schizophrenia simplex.** Leitsymptome der Schizophrenia simplex sind Denkstörungen, Antriebslosigkeit und Verkümmerung des Realitätsbezugs.

Formale Denkstörungen

Die typischen Denkstörungen bei Schizophrenie sind die *Denkzerfahrenheit* (der außenstehende Untersucher kann den Gedankengängen des Patienten nicht mehr folgen) und das *Gedankenabreißen* (☞ auch 34.2.5). Dabei wird das Gedankenabreißen von den Kranken oft als Folge eines *Gedankenentzugs* beschrieben: Der Patient sagt, der Gedanke sei plötzlich weg, irgendjemand habe ihn weggenommen. Die formale Denkstörung wird also vom Patienten als Störung des Ich-Erlebens wahrgenommen.

Die Bedeutungen der verschiedenen Wörter werden nicht mehr scharf gegeneinander abgegrenzt (**Begriffszerfall**). Manchmal bilden die Patienten durch Verknüpfung von Begriffen neue Wörter (**Neologismen**), z. B. „Eiskönigschießen".

Affektstörungen

Im emotionalen Bereich gilt die **Ambivalenz** als charakteristisches Symptom. Ambivalenz bedeutet, dass sich zwei gegensätzliche, unvereinbare Gefühlsregungen, Wünsche oder Bestrebungen beziehungslos gegenüberstehen. Ambivalenz kann sich zum Beispiel darin zeigen, dass eine Patientin gleichzeitig lacht und weint.

Typisch sind auch **paradoxe Affekte** *(inadäquate Affekte, Parathymie)*. Dabei ist die innere Zusammengehörigkeit von Erlebnis und begleitendem Affekt zerbrochen. Dann können grauenhafte Erlebnisse munter lächelnd erzählt werden – und umgekehrt.

Viele Menschen, die an Schizophrenie leiden, haben außerdem große Angst oder sind deprimiert als Folge des veränderten Erlebens.

Autismus

Ein weiteres Grundsymptom der Schizophrenie ist der **Autismus**. Hierunter versteht man eine „Ich-Versunkenheit" und Abkapselung von der Realität. Die Patienten leben gewissermaßen in einer „Privatwelt". Autistische Patienten können sich nicht so verhalten, wie es die jeweilige Situation erfordern würde. Beispielsweise befragt ein Patient stundenlang seine Mitpatienten nach ihren Vorfahren und erstellt Stammbäume, ohne das Desinteresse und den Ärger der Mitpatienten überhaupt wahrzunehmen. Autismus ist ein Mechanismus, durch den sich der Ich-gestörte Kranke vor Überforderungen schützt. Extrem autistische Kranke nehmen keinen Anteil mehr an ihrer Umgebung, sprechen kaum noch *(Mutismus)* oder bewegen sich nicht mehr *(Stupor)*.

Der Begriff Autismus wird in etwas anderer Bedeutung auch bei einem anderen Krankheitsbild, dem **frühkindlichen Autismus**, verwendet (☞ 34.14.2).

Störungen des Ich-Erlebnisses

Zum Kern der schizophrenen Erkrankung gehört die Veränderung des Ich-Erlebens. An Schizophrenie Erkrankte können sich selbst als fremd oder unheimlich erleben

1361

34 Pflege von Menschen mit psychischen Erkrankungen

(Depersonalisation). Beispielsweise erzählt ein Patient, in seinem Körper sei rechts ein Pfarrer und links ein Soldat, die sich ständig stritten. Die Grenze zwischen „Ich" und „Umwelt" kann zerbrechen, so dass der Kranke die eigenen Denk- und Willensprozesse nicht mehr als eigene erkennt. Im Bereich des Denkens führt das zu den Symptomen Gedankeneingebung, Gedankenausbreitung und Gedankenentzug (☞ 34.2.8). Werden Bewegungen und Handlungen als von außen gelenkt erlebt, spricht man von Willensbeeinflussung (☞ Wahrnehmungsstörungen).

Störungen des Antriebs und der Psychomotorik

Katatone Erscheinungen (engl. *catatonia,* Erkrankungen mit gestörter Willkürmotorik) durch Störungen des Antriebs und der Psychomotorik sind heute im Vergleich zu früher weniger deutlich ausgeprägt. Zur Katatonie gehören z. B. motorische Erstarrung, bizarre Haltungen, Automatismen, Manierismen, Grimassieren oder Bewegungsstürme. Dabei nehmen die Patienten alles wahr, was in ihrer Umwelt geschieht, sie können sich aber nicht am Geschehen beteiligen. Katatone Erscheinungen gehen meist mit starker innerer Anspannung des Patienten einher.

Sehr selten, aber lebensbedrohlich, ist die **perniziöse** *(maligne)* **Katatonie** mit hochgradiger Erregung, Fieber, Kreislaufstörungen und Herzrasen, die mit einer Elektrokrampftherapie (☞ 34.7.1) behandelt wird und intensivmedizinische Behandlung erfordert.

Sehr häufig dagegen ist eine ausgeprägte **Apathie,** die die Rehabilitation massiv erschweren kann.

Wahrnehmungsstörungen

Nahezu jeder an Schizophrenie Erkrankte hat mindestens einmal im Verlauf der Erkrankung Wahrnehmungsstörungen. Besonders häufig sind akustische Halluzinationen und Körperhalluzinationen.

Bei den akustischen Halluzinationen unterscheidet man:

▶ **Kommentierende Stimmen,** die das Verhalten des Kranken mit Bemerkungen versehen („Sie wäscht sich.")
▶ **Imperative Stimmen,** die Befehle geben und oft gefährlich sind („Wirf dich vor den Zug!")
▶ **Dialogisierende Stimmen,** also mehrere Stimmen, die sich unterhalten

▶ **Gedankenlautwerden,** d. h. der Patient hört seine eigenen Gedanken laut von außen.

Körperhalluzinationen werden typischerweise als von „außen gemacht" empfunden. Die Patienten erzählen etwa, sie würden bestrahlt oder von außen mit Nadeln durchbohrt *(leibliche Beeinflussungserlebnisse).*

Geschmacks-, Geruchs- und optische Halluzinationen sind seltener.

Inhaltliche Denkstörungen: Wahn

Der Patient erkennt die oben genannten Symptome (z. B. die Halluzinationen) nicht als krankheitsbedingt. Er erlebt sie als wirklich. In der Auseinandersetzung mit diesem Erleben suchen viele Patienten eine Erklärung und konstruieren dazu einen **Wahn** (☞ 34.2.5). Es riecht z. B. nach Gas, weil die Nachbarn Gas in die Wohnung einleiten, oder der Patient hört Stimmen, weil Gott zu ihm spricht. Am häufigsten sind der Beziehungs- und Verfolgungswahn.

Residuen

Eine akute Krankheitsepisode kann bleibende Veränderungen hinterlassen. Hier unterscheidet man *uncharakteristische Residuen* (mit Verlust von Spannkraft, Schwung, Konzentrations- und Gedächtnisstörungen) von *charakteristischen Residuen,* bei denen das typisch Schizophrene dominiert. Kennzeichen dieser **schizophrenen Defektpsychose** sind Autismus mit Abkapselung und Realitätsferne, Affektverflachung und inadäquatem Affekt, Denkzerfahrenheit und fehlende Krankheitseinsicht.

Symptombild bei Kindern

Kleine Kinder mit einer Schizophrenie zeigen vor allem Affektstörungen, Störungen des Antriebs der Motorik und der Sprache, sie haben keine Lust zu spielen, auch Zwangsphänomene sind häufig. Demgegenüber sind Wahn und Halluzinationen im Vergleich zu Erwachsenen selten, sie treten erst bei älteren Kindern auf. Bei älteren Kindern und Jugendlichen sind Interessenverlust, Schulprobleme, Antriebsminderung und depressive Verstimmung nicht selten erste Zeichen der Erkrankung, generell zeigt sich eine Schizophrenie bei ihnen aber ähnlich wie bei Erwachsenen.

Diagnostik

Die Diagnose einer schizophrenen Störung wird aufgrund des psychopathologischen Befundes gestellt. Insbesondere bei schleichend beginnendem Verlauf ist eine exakte Diagnose manchmal unmöglich.

Denkstörungen (insbesondere Zerfahrenheit), Affektstörungen (in erster Linie Ambivalenz) und Autismus haben bei der Diagnosestellung die größte Bedeutung. Auch akustische Halluzinationen, Körperhalluzinationen, die typischen Störungen des Ich-Erlebnisses und Wahnwahrnehmungen erlauben die Diagnose, falls eine organisch bedingte psychische Störung ausgeschlossen ist. Die übrigen Symptome (z. B. sonstige Halluzinationen, Wahneinfälle, Manierismen) sind demgegenüber von geringerem Gewicht.

Behandlungsstrategie

Die Behandlung setzt an mehreren Punkten an:

Medikamentöse Therapie

Die medikamentöse Therapie mit klassischen Antipsychotika (☞ 34.3.1) wirkt besonders auf die Plussymptomatik. Neuere atypische Antipsychotika wirken darüber hinaus auf die im Langzeitverlauf stark beeinträchtigend wirkenden Minussymptome und sind auch bei kognitiven Störungen wirksamer als klassische Antipsychotika. Antipsychotika werden außerdem zur Langzeitbehandlung und Rezidivprophylaxe eingesetzt. Bei starken Angstzuständen werden zusätzlich Anxiolytika (z. B. Benzodiazepine ☞ 34.3.4) gegeben.

Psycho- und Soziotherapie

Verhaltenstherapeutisch können die verschiedensten Probleme bearbeitet werden: Krankheitsauslösende Situationen und Faktoren werden analysiert, damit der Patient ihnen in Zukunft ausweichen kann. Rollenspiele helfen, die sozialen Kompetenzen zu verbessern. Bei den häufigen Konzentrations- und kognitiven Störungen ist kognitives Training wichtig. Strukturierte Krankheitsinformationen helfen dem Patienten, bei Rezidiven den Beginn der Krankheit zu erkennen und einen Arzt aufzusuchen. Die Patienten müssen auch lernen, wie sie Belastungen sinnvoll bewältigen können.

Studien legen nahe, dass es häufiger zu Rückfällen kommt, wenn in der Familie des Patienten ein besonders emotionaler, oft vorwurfsvoller Umgangston herrscht *(expressed-emotions-Konzept).* Betroffene Familien können im Rahmen von Fa-

34.7 Affektive Störungen — **34**

milientherapien andere Kommunikationsstile erarbeiten und einüben.

Psychoanalytisch orientierte Verfahren werden nur in Ausnahmefällen angewandt, da die Gefahr einer emotionalen Überstimulation mit Anstieg der Rezidivhäufigkeit besteht.

Ein großes Problem für die soziale Reintegration ist die Minussymptomatik, die auf Arzneimittel oder sprachliche Behandlungsmethoden schlecht anspricht. Für die notwendige Aktivierung sind die pflegerisch angewandten Therapieformen, z. B. Alltagsbewältigung, besonders wichtig. Ergänzt wird das Behandlungskonzept z. B. durch körperliche Aktivierung (Sport), Ergo- und Arbeitstherapie.

Pflege

> Ziel der Pflege schizophrener Patienten ist es, dem Patienten eine äußere Struktur zu vermitteln und ihm den Bezug zur Realität zu erleichtern.

Der Zerfall des „Ichs" und der Grenzen zur Außenwelt bedroht den Kranken, viele Symptome der Schizophrenie sind mit großem Leidensdruck verbunden. Zunächst soll sich der Patient ernstgenommen und sicher fühlen. Bestimmte Symptome, etwa der Wahn, sind als Bewältigungsversuche und Schutzmechanismen anzusehen. Diese können dem Patienten nicht einfach genommen werden. Die Pflegenden sollten also nicht versuchen, dem Patienten seinen Wahn auszureden. Dies gelingt ohnehin nicht, kann den Kranken aber gefährden (☞ 34.2.5).

Die Bezugspersonen sollten nicht ständig wechseln. Die Kranken müssen wissen, wer für sie zuständig ist. Die Bezugspersonen müssen ein ausgewogenes Verhältnis von Nähe und Distanz finden: Zu viel Nähe bedroht und kann die Krankheit verschlimmern. Zu viel Distanz verstärkt die Einsamkeit und lässt den Kranken mit seiner Angst alleine.

Wichtig für schizophren Erkrankte sind klare, einfache und übersichtliche Informationen. Der Kommunikationsstil muss eindeutig sein. Ironische Bemerkungen, komplizierte Erklärungen und vage Aussagen werden vermieden (also „um 9.00 Uhr komme ich und spiele mit Ihnen" und nicht „vielleicht spielen wir nachher zusammen").

Oft ergeben sich aus den Symptomen Hinweise auf mögliche seelische Konflikte, etwa wenn eine Patientin immer

die Stimme eines ehemaligen Bekannten hört, in den sie unglücklich verliebt war und der sie nun auffordert, sich auszuziehen. Solche Hinweise darf man im Gespräch nicht einfach aufgreifen und bearbeiten, denn dazu ist das „Ich" der Patienten in der akuten Krankheitsphase nicht stabil genug. Konflikte und auslösende Bedingungen werden erst besprochen, wenn die positiven Symptome abgeklungen sind.

Stark psychotischen Patienten ermöglichen die Pflegenden genügend Rückzugsmöglichkeiten. Die Teilnahme an Therapien oder mehr als die notwendige Körperpflege werden nicht erzwungen. Um eine Beziehung zu diesen schwer kranken Patienten aufzubauen, eignen sich besonders einfache gemeinsame Tätigkeiten. Vor Reizüberflutung durch Lärm, vor emotionalen Belastungen, zu vielen sozialen Kontakten oder Überforderung durch Therapien werden die Kranken geschützt. Über- und Unterstimulation werden vermieden, um weder die Minussymptome durch zu wenig Reize noch die Plussymptome durch Reizüberflutzung zu begünstigen.

Akut Kranke können manchmal wegen Vergiftungsängsten nicht essen. Solange sie genug trinken, kann diese Essensverweigerung kurzfristig toleriert werden. Manchmal hilft es, Obst oder originalverpacktes Essen anzubieten. Beispielsweise trinkt ein Patient, der das Stationsessen verweigert, evtl. Säfte aus vor seinen Augen geöffneten Flaschen.

In jeder Krankheitsphase versuchen die Pflegenden, die gesunden Anteile der Patienten zu entdecken und zu fördern. Erfährt man etwa, dass ein Patient gerne spielt, kann diese Fähigkeit durch das regelmäßige Schachspielen mit einer Pflegekraft einmal täglich gestärkt werden. Für einen Patienten, der wieder arbeiten möchte, ist nach ausreichender Stabilisierung die Arbeitstherapie geeignet.

34.6.2 Anhaltende wahnhafte Störungen

Bei manchen Kranken sind Wahnvorstellungen das auffälligste oder einzige Krankheitssymptom. Denken und Persönlichkeit wirken unverändert. Die Beziehung solcher wahnhafter Störungen zu den Schizophrenien ist nicht eindeutig geklärt. Sie werden je nach Lehrmeinung als **Paranoia** *(Wahn)*, paranoides Zu-

standsbild, Paraphrenie oder *sensitiver Beziehungswahn* bezeichnet.

Wahnhafte Störungen sind schwer zu behandeln. Medikamentös werden hochpotente Antipsychotika (☞34.3.1) gegeben. Gelegentlich sind kognitive, tiefenpsychologische und verhaltenstherapeutische Therapien erfolgreich.

34.6.3 Schizoaffektive Störungen

Bei **schizoaffektiven Störungen** treten gleichzeitig schizophrene *und* affektive Symptome auf. Sie stellen eine schwierig einzuordnende Zwischenform zwischen Schizophrenie und affektiven Störungen dar.

Schizoaffektive Störungen beginnen oft abrupt, häufig lässt sich ein psychischer Auslöser feststellen. Die Prognose ist insgesamt besser als bei Schizophrenien. Oft sprechen sie auf eine Phasenprophylaxe an.

34.7 Affektive Störungen

> **Affektive Störungen:** Psychische Erkrankungen, bei denen krankhafte Veränderungen der *Stimmung* im Vordergrund stehen. Bei gesenkter Stimmung spricht man von **depressiven Störungen,** bei gehobener Stimmung von **Manie.**

Krankheitsentstehung

Heute wird davon ausgegangen, dass **affektive Störungen** multifaktoriell bedingt sind, d. h. durch ein Zusammenspiel von genetischer Veranlagung und Umwelteinflüssen entstehen. Belastende Lebensereignisse, hormonelle Umstellungen oder körperlicher Erkrankungen kommen als mögliche Auslöser infrage.

Einteilung

Die ICD-10 unterscheidet zwischen:
- Manischen Episoden
- Depressiven Episoden
- Bipolaren affektiven Störungen mit depressiven und manischen Episoden
- Rezidivierenden depressiven Störungen
- Anhaltenden affektiven Störungen.

Der Schweregrad der affektiven Störungen wird durch Klassifizierung in

1363

„leicht", „mittelschwer", „schwer ohne psychotische Symptome" und „schwer mit psychotischen Symptomen" beschrieben.

Insbesondere Depressionen können bei den unterschiedlichsten psychischen Erkrankungen auftreten und entweder führendes Symptom oder Teil einer komplexen Störung sein. In der ICD-10 wird auf Erklärungen durch die Klassifikation weitgehend verzichtet und eine beschreibende Diagnose gestellt.

Im Gegensatz dazu enthalten zahlreiche traditionelle psychiatrische Diagnosebegriffe Vorstellungen über die mögliche Ursache der Erkrankung. Viele dieser Begriffe werden immer noch verwendet und darum im Folgenden zur Orientierung kurz vorgestellt:

- **Affektive Psychose** (*Zyklothymie*, auch *bipolare Psychose*, *manisch-depressive Krankheit*). Endogen bedingte (☞ 34.5.2) affektive Störung. Phasenweise depressive oder manische Verstimmung des Kranken. Die Phasen können rezidivieren, heilen aber in der Regel folgenlos aus. Häufigkeit ca. 0,5–1%, familiär gehäuft auftretend. Es gibt monopolare Verläufe mit ausschließlich depressiven Phasen ($^2/_3$ der Fälle) und bipolare Verläufe mit Wechsel von depressiven und manischen Phasen ($^1/_3$ der Fälle).
  Assoziierte Begriffe aus der ICD-10: bipolare affektive Störung, rezidivierende depressive Störung
- **Endogene Depression,** auch *Melancholie, zyklothyme Depression* oder engl. *major depression*. Depressive Phase der affektiven Psychose.
  Assoziierte Begriffe aus der ICD-10: bipolare affektive Störung, rezidivierende depressive Störung
- **Organische Depression.** Ausdruck einer körperlichen Erkrankung, beispielsweise einer Schilddrüsenunterfunktion.
  Assoziierte Begriffe aus der ICD-10: organische depressive Störung
- **Psychogene Depression.** Depression, die durch psychische Faktoren ausgelöst wurde.
  Assoziierte Begriffe aus der ICD-10: depressive Episode, rezidivierende depressive Störung, anhaltende affektive Störung, Reaktion auf schwere Belastung und Anpassungsstörung
- **Reaktive Depression.** Psychogene Depression, die durch belastende äußere Faktoren (z. B. Tod eines geliebten Menschen) ausgelöst wurde
- **Neurotische Depression.** Psychogene Depression, bei der unbewusste, nicht ausreichend gelöste seelische Konflikte die depressive Symptomatik hervorrufen
- **Erschöpfungsdepression.** Psychogene Depression als Antwort des Organismus auf Dauerbelastung.

34.7.1 Depression

> **Depression:** Affektive Störung mit krankhaft niedergedrückter Stimmung des Kranken, die mit einer Vielzahl psychischer, psychosozialer und körperlicher Symptome einhergehen kann. Sehr häufige Störung: Schätzungsweise 15% aller Menschen leiden (mindestens) einmal im Leben an einer behandlungsbedürftigen Depression.

Krankheitsentstehung

Die Entstehung affektiver Störungen ist noch nicht ausreichend geklärt. Neurobiochemisch werden Neurotransmitterstörungen im Serotonin- und Noradrenalinhaushalt diskutiert. Aber auch Stress, belastende Lebensumstände, ungelöste psychische Konflikte und Traumaerfahrungen können zu Depressionen führen.

Depressionen treten im Alter gehäuft auf, sind aber keine natürliche Folge des Alterungsprozesses. Ihre Entstehung wird begünstigt durch die im Alter oft abnehmende Fähigkeit zur Stressbewältigung, die häufigen belastenden „life events", wie etwa der Verlust von Freunden oder des Ehepartners sowie neurodegenerative Veränderungen.

Weil die Ursachen von Depressionen auch beim einzelnen Patienten letztlich nie sicher zu klären sind und weil depressive Störungen verschiedener Genese ähnlich auf Antidepressiva reagieren, wird auf die weitere Einteilung der Depressionen in psychogen, endogen, reaktiv etc. zunehmend verzichtet. Das bedeutet nicht, dass auf die Reflexion hinsichtlich *möglicher* Ursachen verzichtet wird.

Symptome

> **Depressionen** sind nicht nur durch besondere Schwere und Dauer von Trauer und Niedergeschlagenheit im Vergleich zu normaler Niedergedrücktheit gekennzeichnet, sie sind auch qualitativ anders als die „normale" Traurigkeit. Sie verändern den Menschen und können von ihm alleine oft nicht bewältigt werden.

Depressive Patienten sind niedergeschlagen, bedrückt und freudlos. Einige bezeichnen sich als traurig, andere betonen, dass sie noch nicht einmal echte Traurigkeit empfinden können, sie seien vielmehr „leer" und „wie abgestorben" (*Gefühl der Gefühllosigkeit*). Oft leiden die Kranken insbesondere unter dem Fehlen liebevoller Gefühle gegenüber anderen („Ich bin nur noch Mutter vom Kopf her, vom Herzen her bin ich tot."). Auch sich selbst können depressive Patienten nicht mehr positiv wahrnehmen: Sie fühlen sich wertlos, überflüssig oder schuldig (*Insuffizienzgefühle*). Sie haben keine Hoffnung auf Besserung oder auf eine schöne Zukunft. Oft erscheint ihnen das Weiterleben unerträglich und sinnlos, so dass sie den Suizid als letzten Ausweg ansehen.

Weder für Hobbys noch für ihren Beruf können die Kranken Interesse aufbringen. Der Antrieb ist typischerweise vermindert, die Patienten haben keinen Schwung und werden schnell müde. Sie bewegen sich nur langsam, der Gesichtsausdruck ist leidend oder erstarrt. In Extremfällen kommt es zu einem depressiven Stupor: Der Kranke ist nahezu bewegungslos und stumm und reagiert nicht mehr auf die Umwelt.

Wegen dieser Antriebshemmung kann man die innere Unruhe nur schwer wahrnehmen, die viele Patienten quält. Oft leiden sie auch unter Angst. Manchmal aber sind depressive Patienten psychomotorisch erregt, sie ringen die Hände oder laufen rastlos auf und ab. Dann spricht man von **agitierter Depression**.

Depressive Verstimmung
- Denkhemmung
- Psychomotorische Hemmung
- Vitalstörungen
- Wahnthemen Schuld und Verarmung

Manische Verstimmung
- Ideenflucht
- Psychomotorische Erregung
- Steigerung der Vitalgefühle
- Wahnthema Größenideen

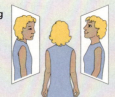

Abb. 34.21: Die zwei Pole der affektiven Störung: Depression und Manie. [A400-117]

34.7 Affektive Störungen

Auch das Denken ist erschwert und verlangsamt *(Denkhemmung).* Manchmal müssen die Patienten zwanghaft über einige wenige, bedrückende Themen nachgrübeln *(Grübelzwang).* Daneben sind Störungen von Konzentration, Aufmerksamkeit und Gedächtnis häufig. Sie können so ausgeprägt sein, dass gerade bei alten Menschen eine Demenz anstelle einer Depression diagnostiziert wird *(Pseudodemenz* ☞ auch 33.9.5).

Manchmal werden Depressionen sehr leibnah erlebt. Die Patienten klagen über ein Druck- oder Schweregefühl im Brustbereich, über Gesichtsschmerzen oder schwere Glieder. Typische vegetative Symptome sind Ein- und Durchschlafstörungen mit morgendlichem Früherwachen, Appetitstörungen, Verstopfung und Durchfall, Herzjagen, Libido- und Potenzstörungen und Schwitzen. Tagesschwankungen mit „Morgentief" und „abendlicher Aufhellung" weisen auf eine Störung des Biorhythmus hin.

> Bei einer **larvierten Depression** (larviert = maskiert) stehen die Vitalstörungen (leibliche Missempfindungen) und vegetativen Symptome so im Vordergrund, dass sie die depressive Verstimmung überdecken (maskieren).

Bei schweren Depressionen können psychotische Symptome (Wahn und Halluzinationen) auftreten. Der Wahninhalt spiegelt typischerweise das negative Erleben der Kranken wider: Schuldwahn, Verarmungswahn und hypochondrischer Wahn sind am häufigsten zu beobachten. Fallbeispiel: Eine depressive Patientin fühlt sich schuldig an einer schweren Erkrankung ihrer Tante, weil sie diese vor Jahren gekränkt und ihr so das Herz gebrochen habe.

Die Phasendauer rezidivierender depressiver Störungen schwankt zwischen einigen Tagen und Jahren, im Durchschnitt beträgt sie ein halbes Jahr. Schwere Depressionen verlaufen wegen der hohen Suizidalität der Patienten nicht selten tödlich.

Kindliche Depressionen

Auch Kinder können schon depressiv sein. Gerade bei kleinen Kindern zeigt sich eine Depression vornehmlich durch uncharakteristische Symptome wie Spielunlust, Schlafstörungen oder Appetitveränderungen (sowohl ein Zuviel als auch ein Zuwenig ist möglich). Etwas ältere Kinder sind über Wochen „ohne Grund" traurig, können sich schlecht konzentrieren, haben oft keine Lust mehr, sich mit Freunden zu verabreden und haben nur ein geringes Selbstwertgefühl.

Diagnostik

Die Diagnostik basiert auf der psychopathologischen Symptomatik, der Biographie, der Krankengeschichte, der aktuellen Lebenssituation und der Familienanamnese. Aus dem Krankheitsverlauf ergibt sich, ob eine rezidivierende depressive Störung oder eine depressive Episode einer bipolaren affektiven Störung vorliegt.

Möglicherweise ist dem Beginn der depressiven Symptomatik auch ein belastendes Ereignis vorausgegangen, das den Zustand des Patienten ausreichend erklärt.

Wichtig ist die Abgrenzung der affektiven Störung zu anderen psychischen Erkrankungen, bei denen Depression ein mögliches Symptom darstellt, z. B. Angststörungen, schizoaffektive Störungen oder organisch bedingte psychische Störungen, z. B. bei einer Schilddrüsenunterfunktion.

Behandlungsstrategie

Ob eine Depression ambulant behandelt werden kann oder eine Krankenhausaufnahme sinnvoller ist, hängt von der Schwere der Erkrankung (Suizidgefahr), dem sozialen Umfeld und der Persönlichkeit des Kranken ab. Während einige Patienten die Krankenhausaufnahme als Entlastung empfinden (Entlastung von Pflichten, „Anerkennung" als Kranker), stellt die Aufnahme in eine psychiatrische Klinik für andere eine Belastung mit Gefahr der Krankheitsverschlimmerung dar.

Die Therapie von Depressionen stützt sich auf:
- Antidepressiva (☞ unten) zur Akutbehandlung jeder schweren Depression
- Lithiumsalze, Antidepressiva und evtl. Antiepileptika zur Phasenprophylaxe rezidivierender depressiver Störungen
- Schlafentzugsbehandlung
- Lichttherapie
- Elektrokrampftherapie bei schweren therapieresistenten depressiven Störungen
- Psychotherapeutische Verfahren

Antidepressiva

Schätzungsweise 70 % der Patienten mit rezidivierenden depressiven Störungen sprechen gut auf Antidepressiva an. Bei den übrigen Depressionsformen sind die

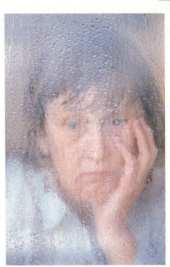

Abb. 34.22: Häufig ist der Gesichtsausdruck von Menschen, die an einer Depressionen erkrankt sind, leidend oder erstarrt. Die Betroffenen sehen die Welt um sich herum nur noch grau in grau. [J666]

Erfolge nicht so gut. Zu beachten ist, dass die Antidepressiva 4–9 Monate nach Abklingen der depressiven Phase gegeben werden müssen (Erhaltungstherapie), da es sonst zu einem Rezidiv kommen kann. Dann werden sie schrittweise ausgeschlichen. Bei Patienten mit chronisch depressiver Verstimmung ist eventuell eine jahrelange Behandlung indiziert. Die Antidepressiva werden in der Regel oral gegeben.

Medikamentöse Phasenprophylaxe

Nach zwei depressiven Episoden sollte eine **medikamentöse Phasenprophylaxe** überlegt werden, vorzugsweise mit *Lithiumsalzen* (☞ 34.3.3). Ihre volle Wirksamkeit ist aber erst nach einem halben Jahr gegeben, und sie müssen mindestens drei Jahre lang regelmäßig eingenommen werden. Dies erfordert viel Motivation und Krankheitsverständnis von Seiten des Patienten.

Andere Möglichkeiten zur Phasenprophylaxe bestehen in der Langzeittherapie mit Antidepressiva (v. a. bei monopolaren Verläufen), mit Carbamazepin, z. B. Tegretal® (v. a. bei bipolaren Verläufen) oder mit Valproinsäure (☞ auch Pharma-Info 33.55). Zur Phasenprophylaxe gehören auch psychotherapeutische Betreuung und Anpassungen des Lebensstils,

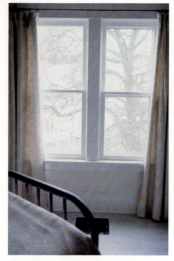

Abb. 34.23: Einige depressive Menschen bezeichnen sich als traurig, andere betonen, dass sie noch nicht einmal echte Traurigkeit empfinden können, sie seien vielmehr „leer" und „wie abgestorben" (Gefühl der Gefühllosigkeit). [J666]

beispielsweise Stressminimierung und -bewältigung.

Schlafentzug

Einer Theorie zufolge ist das morgendliche Früherwachen bei Depressiven ein Selbstheilungsversuch des Körpers. Entsprechend soll **Schlafentzug** *(Wachtherapie)* diesen Selbstheilungsversuch unterstützen. Insbesondere depressive Störungen mit ausgeprägten Tagesschwankungen reagieren oft auf Schlafentzug.

Beim kompletten Schlafentzug wird der Patient die ganze Nacht wach gehalten, beim partiellen Schlafentzug wird er um 1.30 Uhr morgens geweckt und nur der depressionsfördernde Schlaf der frühen Morgenstunden entzogen. Die Behandlung kann nach ca. einer Woche, bei partiellem Schlafentzug nach drei Tagen wiederholt werden und hat keine Nebenwirkungen. Leider hält der Effekt nur kurz (einen Tag bis – selten – eine Woche) an. Aber auch eine kurze Besserung ist für viele Patienten eine große Erleichterung und gibt ihnen die Kraft, den Wirkungseintritt des Arzneimittel abzuwarten.

Am besten ist es, den Schlafentzug in einer Gruppe durchzuführen. Dies ermöglicht einen Erfahrungsaustausch und die gemeinsame Beschäftigung. Am folgenden Tag dürfen die Patienten erst am Abend zu Bett gehen, da sonst die Wirkung der Therapie aufgehoben wird.

Schlafentzug
Schlafentzug stellt hohe Anforderungen an die Pflegenden. Die müden, erschöpften Patienten sehnen sich nach Ruhe – und sollen auf ihre letzte Rückzugsmöglichkeit, ein paar Stunden Schlaf, auch noch verzichten. Nachts gibt es keine Therapien, die die Zeit vertreiben könnten. Alle Beschäftigungsangebote hängen von der Phantasie der Pflegenden im Nachtdienst ab. Schon ein kurzes Nickerchen hebt die Wirkung des gesamten Schlafentzugs auf. Die Patienten sollten daher komplett angezogen bleiben und sich nicht im Patientenzimmer aufhalten. Ruhepausen auf dem Bett sind ebenfalls nicht erlaubt. Möglichkeiten zur Ablenkung sind z.B. leichte Lektüre, Fernsehen oder Gesellschaftsspiele.

Lichttherapie

Beobachtungen einer saisonalen Häufung von Depressionen („Winterdepression") lenkten das Augenmerk auf die Bedeutung des (Sonnen-)Lichts und seinen therapeutischen Nutzen.

Bei der **Lichttherapie** wird der Patient bis zu zwei Stunden täglich (meist vormittags) sehr starkem Licht entsprechend ungefähr dem eines hellen Sommertags ausgesetzt (ein durch normale Glühbirnen heller Raum reicht nicht). Die Behandlung ist nebenwirkungsfrei und vor allem bei den sog. *saisonalen Depressionen* wirksam.

Psychotherapie

Prinzipiell werden bei depressiven Störungen alle Psychotherapieverfahren angewendet. Ein besonderer verhaltenstherapeutischer Ansatz ist die Bearbeitung kognitiver Inhalte, besonders der negativen Selbstwahrnehmungen und Gedankenkreise. Daneben wird der Umgang des Patienten mit Belastungssituationen eingeübt.

Elektrokrampftherapie

Bei therapieresistenten rezidivierenden depressiven Störungen ist die **Elektrokrampftherapie** (kurz *EKT, Heilkrampfbehandlung*) oft noch wirksam.

Die Elektrokrampftherapie wird heute in Narkose und unter medikamentöser Muskelentspannung durchgeführt, so dass es entgegen weit verbreiteter Vorurteile nicht zu starken Krämpfen kommt. Auch führt sie nicht zu bleibenden Persönlichkeitsveränderungen. Häufige Folge sind leichte Gedächtnisstörungen, die sich jedoch innerhalb einiger Wochen zurückbilden. Irreversible Hirnschäden treten bei 0–10 Fällen auf 1 Million Behandlungen auf. Angesichts der Risiken schwerer therapieresistenter Depressionen wird verständlich, dass einige Kliniken die Elektrokrampftherapie weiter anbieten.

> Weder im Team noch gegenüber dem Patienten verwenden Pflegende und Ärzte den angsteinflößenden Begriff „Elektroschock"!

Pflege

> Der wichtigste Grundsatz bei der Pflege depressiver Patienten ist es, die Balance zwischen aktivierenden Maßnahmen und der Gefahr einer Überforderung zu finden.

Der Depressive befindet sich bildhaft ausgedrückt in einem seelischen Gefängnis, aus dem er andere emotional nicht mehr erreichen kann. Es ist sehr schwer, eine warme Gefühlsbindung zu ihm aufzubauen. Auch durch Zuwendung von Seiten der Pflegenden werden die traurigen Gedanken nicht überwunden.

Unangebrachter Trost („Es ist doch völlig unnötig, dass Sie sich wegen solcher Kleinigkeiten schuldig fühlen") ist falsch, denn hierdurch signalisiert der Pflegende dem Patienten, dass er ihn nicht versteht. Es hilft eher, genau zuzuhören, worüber der Patient klagt, und ihm zu erklären, dass diese Symptome zu seinem Krankheitsbild gehören, z.B. zu erzählen, dass man ähnliche Schuldgefühle von anderen Patienten kenne. Sie seien mit der Krankheit verknüpft und würden wieder weggehen. Sachliche Informationen erreichen den Patienten und helfen ihm, auch wenn er das oft (zunächst) nicht ausdrücken kann.

Besserungssignale müssen vom Patienten selbst kommen. Es bringt den Patienten unter Druck, wenn ihm Mitarbeiter sagen, dass es doch „offensichtlich" schon aufwärts gehe. Sinnvoller ist es, den Patienten selbst beschreiben zu lassen, wie er sich fühlt, und ihn durch Fragen zu motivieren, auch Besserungen wahrzunehmen.

Depressive Patienten lösen bei ihren Mitmenschen nach einer kurzen Phase des „Mitleidens" oft Wut, Hoffnungslosig-

34.7 Affektive Störungen

34

keit und Hilflosigkeit aus. Ihr monotones Klagen strengt an, und irgendwann entsteht das Gefühl, dass sie sich eigentlich in ihrer depressiven Haltung ganz wohl fühlen. Damit übernimmt man die negative Sicht der Patienten und ihre depressive Selbsteinschätzung. Diese Gegenübertragung, die die Krankheit des Patienten nicht ernst nimmt, muss erkannt werden, damit sie sich nicht gegen den Kranken richtet.

Akute schwere Depression: Entlastung

Depressive Patienten können nur unter großer Anspannung und für kurze Zeiträume äußeren Anforderungen gerecht werden.

Im akuten Stadium muss der Patient zunächst entlastet werden. Aufforderungen zum „Zusammenreißen" und „positiv Denken" sind falsch. Das müssen auch die Angehörigen wissen.

Aktivierung: Fördern ohne Überfordern

Zu starker Rückzug und Schonung sind problematisch. Schlafen am Tag verstärkt beispielsweise die Schlafprobleme in der Nacht. Daher sollten so bald wie möglich aktivierende Maßnahmen einsetzen, die die Patienten nicht überfordern (tatsächliche Überforderung bestätigt die Patienten in ihrer negativen Selbstwahrnehmung) und ihnen genug Ruhe- und Erholungsphasen gestatten.

Viele Patienten brauchen Hilfe bei der Körperpflege. Außerdem beobachten die Pflegenden die Nahrungs- und Flüssigkeitsaufnahme (bei Appetitmangel Wunschkost anbieten) und kontrollieren wöchentlich das Gewicht des Patienten.

Bei gemeinsamen Arbeiten (z.B. Küchendienste) und Therapien erfahren die Patienten, dass sie mehr können, als sie sich zugetraut hätten. Da sie oft langsam sind, braucht die begleitende Pflegekraft viel Geduld.

Die Angehörigen, und bei religiösen Patienten die seelsorgerischen Dienste, werden in die Betreuung eingebunden.

Bei Schlafstörungen helfen neben Arzneimitteln eine ruhige Umgebung am Abend, warme Milch als Schlummertrunk und Entspannungstechniken (☞ 12.10.4, 12.10.5). Die Pflegenden fördern den Tag-Nacht-Rhythmus und versuchen, den depressionsfördernden Schlaf tagsüber zu verhindern.

> **Hauptproblem: Suizidgefahr**
>
> Ein großes pflegerisches Problem ist die Selbsttötungsgefahr! Bei Patienten mit wahnhaften Depressionen ist die Absprachefähigkeit (☞ 34.16) erheblich gemindert.

34.7.2 Manie

> **Manie:** Affektive Störung mit gehobener Stimmung, Antriebssteigerung, Denkstörungen sowie evtl. Wahn. Episode bei bipolaren affektiven Störungen. Manische Zustände sind auch bei Intoxikationen mit Psychostimulantien, bei Schizophrenien, bei Benzodiazepinentzug oder bei Gehirnerkrankungen möglich.

Symptome

Manische Patienten sind grundlos heiter, ihre Stimmung ist gehoben, übermütig strahlend und ansteckend. Oft überschätzen sie ihre Möglichkeiten. Sie fühlen sich sehr wohl und keineswegs krank. Manche Patienten sind aber auch gereizt und aggressiv, v.a. wenn ihre Umgebung sich ihnen widersetzt.

Typische Denkstörung bei einer Manie ist die *Ideenflucht*. Die Kranken denken schneller und flüchtiger als sonst und hüpfen von Einfall zu Einfall. Durch äußere Eindrücke werden sie sofort abgelenkt, sie können sich nicht konzentrieren.

Entsprechend der Grundstimmung dominieren beim Wahn Größenideen. Fallbeispiel: Eine manische Patientin ist der felsenfesten Überzeugung, durch ihre Spenden die Armut auf der Welt beseitigt zu haben und feiert dies mit allen Mitpatienten.

Die Antriebssteigerung führt zu einer psychomotorischen Erregung mit gesteigertem Bewegungsdrang und Redefluten. Manische Patienten eilen von einer Beschäftigung zur nächsten (meist ohne Ergebnis) und entwickeln große Energien. In schweren Fällen sind die Patienten so erregt, dass sie toben und Gegenstände zerstören.

Gehobene Stimmung, Größenideen und Antriebssteigerung führen oft zu einem Realitätsverlust des Kranken und zu unüberlegten Handlungen. Typisch sind Verschuldung durch maßlose Einkäufe, Übernahme unerfüllbarer Verpflichtungen und unüberlegte Geschäftsgründun-

gen. Zwischenmenschliche Kontakte werden schnell hergestellt und ebenso schnell wieder gelöst, manchmal kommt es zu sexuellen Exzessen.

Dadurch entsteht nicht nur großes Leid für die Angehörigen, sondern auch großer Schaden für die Zukunft der Kranken (beispielsweise Verschuldung oder Zerstörung partnerschaftlicher Bindungen).

Die fehlende Realitätseinschätzung kann auch zu akuter Selbstgefährdung führen, z.B. durch „grenzenloses" Verhalten beim Autofahren oder wenn ein Patient überzeugt ist, er müsse als Jesus Christus die Welt durch seinen Opfertod erlösen.

Vegetative Symptome, besonders eine Verkürzung der Schlafdauer, kommen vor, werden aber nicht als störend erlebt. Die Patienten fühlen sich ausgeruht. Die Libido ist gesteigert.

Die Phasen dauern in der Regel einige Tage bis Wochen, selten auch Jahre.

Behandlungsstrategie

Obwohl manische Patienten sich subjektiv bestens fühlen, müssen sie behandelt werden, um Schaden von ihnen und ihrer Umgebung abzuwenden.

Die Therapie stützt sich in erster Linie auf die Gabe von Lithium und Antipsychotika. Zur Phasenprophylaxe werden Lithium und Carbamazepin eingesetzt.

Eine Psychotherapie ist während der akuten Erkrankung meist nicht möglich, da der Patient seine Probleme nicht erkennen kann.

Pflege

Dem inneren Gefängnis von depressiven steht die Grenzenlosigkeit der manischen Patienten gegenüber. Sie kennen in ihrer Lebensgestaltung und in Beziehung zu anderen kein angemessenes Maß. Daher ist es wichtig, den Patienten notwendige Grenzen und Regeln klar und deutlich zu vermitteln. Andererseits werden sie in ihrem übersteigerten Aktivitäts- und Bewegungsdrang nicht zu stark eingeschränkt, da zu wenig Freiräume die Patienten reizbar und aggressiv machen und die Compliance verringern können. Falls möglich, bietet man den Patienten großzügige Bewegungsräume und Arbeiten, damit sie ihre überflutende Energie abreagieren können: Malen auf großen Flächen (Packpapier, Leintücher), Gartenarbeiten und Sportangebote.

Manische Patienten sollten Pflegende in ihrer ansteckenden Heiterkeit nicht be-

1367

stärken und im Umgang mit ihnen ruhig bleiben. Auf ihre übersteigerte Selbsteinschätzung und ihre Wahnideen sollte weder verstärkend noch konfrontativ eingegangen werden, da manische Patienten auf Widerspruch mit Wut und Aggression reagieren können.

Aufgrund ihrer erhöhten Vitalität nehmen die Patienten Warnsymptome ihres Körpers wie Schmerzen oder Überhitzung nicht wahr. Die Pflegenden achten auf entsprechende Hinweise, besonders um eine Gefährdung des Herz-Kreislauf-Systems zu vermeiden. Das Gewicht wird wöchentlich kontrolliert.

Wichtig ist auch der Schutz des Patienten vor unsinnigen Geldausgaben. Telefonate werden beschränkt oder kontrolliert, damit sich die Patienten weder durch hohe Telefongebühren noch durch telefonische Bestellungen finanziell ruinieren. In der akuten Phase sollte das Team auch sexuelle Kontakte zu Mitpatienten verhindern – eventuell verstoßen die Kranken gegen Normen, die ihnen sonst viel bedeuten.

Die Mitpatienten werden geschützt, indem beispielsweise Geld- und Tauschgeschäfte mit dem manischen Patienten unterbunden werden und auf das Einhalten der Stationsregeln geachtet wird. Patienten mit geringer Belastbarkeit muss man eventuell von manisch Kranken räumlich trennen, damit sie nicht überfordert werden. Da die Patienten meist keine Krankheitseinsicht haben, müssen die Pflegenden die Medikamenteneinnahme intensiv begleiten.

Um selbst nicht überfordert zu werden, übernehmen Pflegende die Betreuung manischer Patienten möglichst zu zweit. Durch anzügliche Bemerkungen und derbe Witzeleien sollten sie sich nicht gekränkt fühlen – diese sind krankheitsbedingt. Nach der Akutphase leiden die Patienten häufig unter Scham- und Schuldgefühlen, bei deren Bewältigung man durch Krankheitsaufklärung und Verständnis helfen kann. Depressive Nachschwankungen können mit erhöhter Suizidgefahr einhergehen.

34.7.3 Rezidivierende affektive Störungen

Viele affektive Störungen zeigen einen rezidivierenden Verlauf. Erlebt ein Patient depressive und manische Phasen im Wechsel, spricht man von einer **bipolaren affektiven Störung.** Wiederholen sich depressive Episoden, handelt es sich um eine **rezidivierende depressive Störung.** Die einzelnen Phasen können Tage bis Monate andauern. Die meisten Patienten sind zwischen den Phasen symptomfrei.

Zur Behandlung ist eine **Phasenprophylaxe** mit Lithium oder anderen Phasenprophylaktika wie Carbamazepin (z. B. Tegretal®) oder Valproinsäure (z. B. Ergenyl®) indiziert. Bei depressiven Störungen können auch Antidepressiva eingesetzt werden. Psychotherapeutische Verfahren wirken unterstützend.

34.8 Abhängigkeit

> **Abhängigkeit** *(Sucht):* Unbeherrschbares Verlangen eines Menschen, sich eine bestimmte Substanz immer wieder zuzuführen oder eine bestimmte Tätigkeit immer wieder auszuführen, obwohl er sich selbst oder anderen dadurch schadet.

Umgangssprachlich wird nach wie vor häufig der Ausdruck „Sucht" verwendet. WHO und ICD sowie Fachpublikationen sprechen hingegen von „Abhängigkeit".

Krankheitsentstehung

Trotz zahlloser Theorien ist die Ursache der Abhängigkeitsentstehung immer noch unklar. Wahrscheinlich spielen viele Faktoren eine Rolle, teils als Ursache, teils als Auslöser.

Als seelische Voraussetzung gilt heute eine *süchtige Fehlhaltung.* Der Betroffene versucht, der Realität in eine Phantasiewelt zu

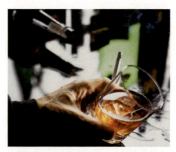

Abb. 34.24: „Genussmittel" sind immer auch potentielle Suchtmittel. Beim Konsum von Zigaretten oder Alkohol ist deshalb immer Vorsicht geboten. Unterschätzt man sie – oder überschätzt man die eigene Widerstandsfähigkeit – können sie das ganze Leben zerstören. [J660]

entkommen. Er erhofft sich von der Droge z. B. höhere Leistungsfähigkeit, die Lösung finanzieller Schwierigkeiten, Angst- und Schmerzfreiheit, Ruhe, Entspannung und Harmonie oder neue Erfahrungen. Durch den Griff zur Droge werden aber die Probleme nicht gelöst. Nach der Traumwelt der Droge erscheint die Realität noch härter und bedrückender. Da liegt es für viele nahe, erneut zur Droge zu greifen und so wenigstens für kurze Zeit den Alltag zu vergessen.

In der Biographie Abhängigkeitskranker findet man relativ häufig gestörte Familienverhältnisse *(broken home).* Oft sind Eltern oder Geschwister abhängig oder persönlichkeitsgestört. Häufig ist die Vater-Kind-Beziehung negativ. Ein Erziehungsstil, der mit übermäßiger Verwöhnung und unangemessenem Schutz des Kindes einhergeht und so die Autonomieentwicklung des Kindes erschwert, soll ebenfalls zur Abhängigkeitsentwicklung beitragen.

Psychoanalytiker beschreiben bei Abhängigkeitskranken eine Fixierung (Stehen bleiben) auf der „oralen" Entwicklungsstufe, in der die Triebe besonders durch Stimulation im Mundbereich befriedigt werden.

> Jeder Mensch kann im Prinzip abhängig werden. Dennoch ist nicht jeder Mensch gleichermaßen gefährdet.

Ob und vor allem welche Abhängigkeit ein Mensch entwickelt, hängt aber nicht nur von der Persönlichkeit des Betroffenen, sondern auch von den sozialen Bedingungen und den Eigenschaften der verschiedenen Drogen ab.

Gesellschaft und Droge

Welche Drogenabhängigkeit in einer Gesellschaft am häufigsten ist, hängt auch von der Einstellung der Gesellschaft zu den verschiedenen Drogen ab. Ein Beispiel: Alkohol etwa wird im Islam missbilligt. In unserer Gesellschaft dagegen ist Alkoholgenuss „in Maßen" in weiten Bevölkerungskreisen durchaus üblich. Alkoholische Getränke werden offen zum Verkauf angeboten, und die Werbung dafür ist legal. „Trinken" wird erst dann nicht mehr toleriert, wenn gewisse Verhaltensregeln missachtet werden (z. B. vormittags über die Straße torkeln). Intravenöser Drogenkonsum wird hingegen vom größten Teil unserer Gesellschaft abgelehnt.

> Es gibt zahlreiche Drogenkranke, die ihre Droge (z. B. Benzodiazepine) per Rezept durch das medizinische Versorgungssystem erhalten.

34.8 Abhängigkeit

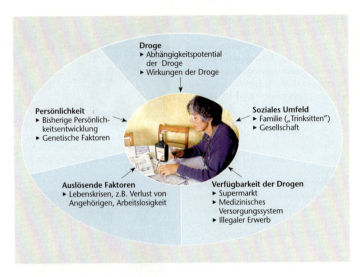

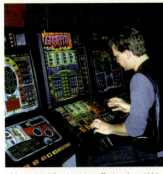

Abb. 34.25 (oben): Nichtstoffgebundene Abhängigkeiten sind wahrscheinlich häufiger, als man zunächst glauben mag: Es wird geschätzt, dass allein 1 % der Bevölkerung glücksspielsüchtig ist. [K183]

Abb. 34.26 (links): Ob und welche Abhängigkeit sich entwickelt, hängt von vielen Faktoren ab. [K183]

Einteilung

Man unterscheidet **stoffgebunde Abhängigkeiten** *(Stoffsüchte)* und **nichtstoffgebundene Abhängigkeiten** *(Verhaltens-, Tätigkeitssüchte)*.

Nichtstoffgebunde Abhängigkeiten

Praktisch jede menschliche Tätigkeit, jedes menschliche Verhalten kann „entgleisen". Am häufigsten sind die Esssucht *(Bulimie ☞ 34.14.6)*, die Spielsucht und dranghaftes Stehlen. Aber auch Arbeiten *(Workaholic)* oder Sporttreiben können zur Sucht werden. Tätigkeitssüchte erfordern eine spezielle psychotherapeutische Behandlung.

Die ICD-10 klassifizert die nichtstoffgebundenen Abhängigkeiten als Störungen der Impulskontrolle.

Stoffgebunde Abhängigkeiten

Der Begriff **Droge** bezeichnet meist zur Abhängigkeit führende Substanzen, in erster Linie suchterzeugende Arzneimittel, die sog. *Rauschmittel* und Alkohol (☞ 34.8.2). Ihnen gemeinsam ist, dass sie das Bewusstsein oder das Erleben verändern und im weitesten Sinne „angenehme" Gefühle hervorrufen können. Stoffe, die diese Eigenschaften nicht besitzen (z. B. Antipsychotika), „eignen" sich nicht als Suchtmittel.

Ob schon nach einmaligem „Ausprobieren" oder (wenn überhaupt) erst nach vielfachem Konsum tatsächlich eine Abhängigkeit entsteht, hängt von der Persönlichkeit des Betreffenden und von den Eigenschaften der Droge ab. Mäßiger Alkoholkonsum ohne Abhängigkeitsentwicklung ist beispielsweise vielen Menschen möglich. Missbräuchlich verwendetes Heroin führt innerhalb weniger Tage zur Abhängigkeit, „Crack" (ein Kokainprodukt) manchmal schon nach einmaligem Gebrauch.

> Bei Schmerzpatienten führen Opiate praktisch nie zu psychischer Abhängigkeit. Es ist ein Fehler, diesen Patienten wegen der Gefahr einer „Suchtentwicklung" die angemessene Medikation zu verweigern.

Einteilung von Drogen

Nach ihren Wirkungen auf die Psyche unterscheidet man bewusstseinsaktivierende, bewusstseinsverengende und bewusstseinsverändernde Drogen.

Zu den **bewusstseinsaktivierenden** *(anregenden)* **Drogen** gehören:
▶ Legale Drogen wie Koffein, Nikotin oder Alkohol in kleinen Mengen
▶ *Aufputschmittel (Psychostimulantien)* wie Amphetamine, Kokain und Designer-Drogen wie beispielsweise Ecstasy
▶ *Schnüffelstoffe* wie Äther, Klebstoffe und Chloroform.

Bewusstseinsverengende *(beruhigende)* **Drogen** sind:
▶ *Anxiolytika* („Beruhigungsmittel" (☞ 34.3.4), in erster Linie Benzodiazepine wie z. B. Diazepam (etwa in Valium®)
▶ *Schlafmittel* (z. B. Barbiturate)
▶ *Alkohol* in größeren Mengen
▶ *Opiate* wie Morphium oder Heroin.

Zu den **bewusstseinsverändernden** *(halluzinogenen)* **Drogen** zählen:
▶ *Cannabis* (indischer Hanf), wobei *Haschisch* aus dem Harz und *Marihuana* aus den Blüten und Blättern der Pflanze hergestellt wird
▶ *LSD* (kurz für Lysergsäure-diethylamid), eine Halluzinationen und psychische Veränderungen hervorrufende Substanz.

Nicht selten ist zu beobachten, dass Abhängige zwar von einer Droge „loskommen", dafür aber von einer anderen Substanz abhängig werden. Beispielsweise gelingt einer Frau zwar die Alkoholabstinenz, dafür entwickelt sie aber nun eine Arzneimittelabhängigkeit. Der Grund für dieses „Umsteigen" wird in der süchtigen Fehlhaltung des Betreffenden gesehen.

> **Rauchen**
> Auch **Nikotin** kann psychisch und physisch abhängig machen. In Deutschland rauchen etwa ein Drittel aller Erwachsenen, davon gelten gut 7,5 Millionen als abhängig. Lange gesellschaftlich toleriert, werden die gravierenden gesundheitlichen Spätfolgen für den Raucher selbst wie auch für seine Mitmenschen in letzter Zeit zunehmend thematisiert (Details zur Raucherentwöhnung ☞ 18.1.3).
>
> Wer eigene Erfahrungen mit dem „Rauchstopp" gesammelt hat, kann sich möglicherweise besser in die Schwierigkeiten Heroinabhängiger oder Alkoholkranker einfühlen, sich dauerhaft von der Droge zu verabschieden.

1369

Entwicklung und Symptome einer Abhängigkeit

Eine Abhängigkeit entwickelt sich typischerweise über mehrere Stadien.

Schädlicher Gebrauch

Schädlicher Gebrauch *(Missbrauch)* wird definiert als übermäßiger Konsum einer Substanz, so dass es zu körperlichen und/oder psychosozialen Schäden kommt. Schädlicher Gebrauch liegt also beispielsweise beim Lehrling vor, der „bekifft" am Ausbildungsplatz erscheint und dem nun die Kündigung droht.

Abhängigkeit

Der schädliche Gebrauch kann in die **psychische** und/oder **physische** *(körperliche)* **Abbhängigkeit** übergehen.

Psychische Abhängigkeit

Das weitaus größere Problem ist meist die *psychische Abhängigkeit*. Der Abhängige kann dem Sog der Droge nicht widerstehen, sein Verlangen nach der Droge ist unbeherrschbar *(craving)*. Ihn interessiert nur noch, wie er an „seine" Droge kommt. Hat er die Droge endlich beschafft, kann er nicht mehr kontrollieren, wie er sie zu sich nimmt, z. B. teilt er die Nadel mit anderen *(needle sharing)*, obwohl er die Gefahren kennt. Er hat auch nicht mehr im Griff, wie viel er konsumiert.

Physische Abhängigkeit

Als Folge der *physischen Abhängigkeit* muss die Dosis gesteigert werden, um die gleiche Wirkung zu erzielen. Bei Wegfall der Droge, z. B. bei Beschaffungsproblemen oder Krankenhausaufenthalt, entwickeln sich **Entzugserscheinungen** wie Schwitzen, Zittern, Darmkrämpfe und zerebrale Anfälle.

> Schnell bildet sich ein Teufelskreis aus: Durch die Abhängigkeit entstehen soziale Probleme, z. B. kann der Betreffende seinen Arbeitsplatz verlieren oder die Partnerschaft in die Brüche gehen. Seine Fähigkeit Probleme zu lösen ist aber ebenso gering wie vorher. Jetzt wird die Droge auch gebraucht, um die Folgen der Abhängigkeit ertragen zu können. Die sozialen Probleme werden in der Folgezeit immer größer (z. B. drohender Wohnungsverlust). Der Suchtkranke findet aus diesem Teufelskreis allein nicht mehr heraus.

Psychische Störungen durch psychotrope Substanzen

Da Drogen auf das ZNS wirken, können sie nicht nur zur Abhängigkeit, sondern auch zu organisch bedingten psychischen Störungen (☞ 34.13) führen, etwa:
- Entzugssyndrom mit Delir (☞ 34.8.2)
- Vorwiegend halluzinatorische psychotische Störung (Alkoholhalluzinose ☞ 34.8.2) durch Alkohol
- Psychotische Störungen durch hochdosierte Amphetamine, Kokain oder Ecstasy
- **Akute Intoxikationen** mit Wahrnehmungsverzerrung, Farbhalluzinationen und dem Gefühl der Bewusstseinserweiterung durch LSD oder Cannabis
- Substanzbedingte Demenzen, z. B. durch Alkohol
- Verzögert auftretende psychotische Störungen.

Da viele substanzinduzierte psychotische Störungen nur kurz andauern, ist die Abgrenzung z. B. zur Schizophrenie besonders wichtig, um Patienten und Gesundheitssystem teure Fehldiagnosen zu ersparen.

34.8.1 Behandlung und Pflege von Abhängigkeitskranken

Ein Ziel in der Behandlung Abhängigkeitskranker ist die dauernde Abstinenz. Für die meisten Abhängigen ist ein späterer kontrollierter Konsum („Ein Glas Sekt am Geburtstag") mit großer Rückfallgefahr verbunden. Die Kranken müssen sich innerlich endgültig von der Droge verabschieden. Ein solches Ziel kann nur erreicht werden, wenn der Abhängigkeitskranke vollständig hinter dem Entzug steht.

Viele Abhängigkeitserkrankungen verlaufen aber eher schubartig und mit häufigen Rückfällen. Gerade bei Alkoholkranken wird heute daher auch ein „kontrolliertes Trinken" *(harm reduction)* als möglicherweise realistischeres Ziel angestrebt.

Motivationsphase

Am Anfang steht die **Motivation** des Kranken, beispielsweise durch Beratungsstellen, Ärzte, Freunde oder Verwandte.

Dabei sollte nicht nur die Abstinenz, sondern auch der Aufbau neuer Lebensziele von Beginn an Thema sein. Ein Patient, der sich nur dem Druck der Umgebung beugt, wird mit hoher Wahrscheinlichkeit rückfällig werden.

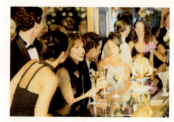

Abb. 34.27: Der Genuss von Suchtmitteln wird in unserer Gesellschaft ganz unterschiedlich bewertet. Zum einen können Suchtmittel das Image verbessern … [J666]

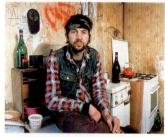

Abb. 34.28: … zum anderen sind sie Symbol „heruntergekommener" Menschen. [K303]

Entgiftungsphase

Erst beim wirklich interessierten, motivierten Patienten ist eine stationäre Aufnahme zur **Entgiftung** Erfolg versprechend. Diese dauert ungefähr zwei Wochen und ist für den Kranken sehr unangenehm. Er hat Angst, ist unruhig und verspürt ein unbeherrschbares Verlangen nach der Droge. Bei vielen Kranken treten körperliche Probleme auf, z. B. zerebrale Krampfanfälle beim Alkohol-, Barbiturat- oder Benzodiazepinentzug. Es besteht erhöhte Suizidgefahr.

Da die körperlichen Erscheinungen in Extremfällen lebensbedrohlich sein und eine Pflege auf der Intensivstation erforderlich machen können, wird die Entgiftung in der Regel in einem Akutkrankenhaus durchgeführt. Alternativ ist die Betreuung in speziell ausgestatteten psychiatrischen Krankenhäusern möglich.

Bezüglich der Arzneimittelgabe während dieser Entgiftungsphase werden unterschiedliche Ansichten vertreten. In der Regel wird die medikamentöse Unterstützung bewusst knapp gehalten, damit sich die Abhängigkeit nicht von einem Suchtmittel zum nächsten verschiebt.

Pflegerisch ist – neben der Sorge für körperliches Wohlbefinden – während der Entgiftung einfühlsame Unterstützung und Ermutigung besonders wichtig. Eine Konfrontation mit dem eigenen Verhalten

34.8 Abhängigkeit

oder forcierte Auseinandersetzung mit Problemen ist nicht sinnvoll: Der Patient ist (noch) nicht zu konstruktiver Mitarbeit in der Lage.

Entwöhnungsphase

In spezialisierten Langzeiteinrichtungen findet nach der Entgiftung die Entwöhnung von der Droge statt. Um einen Drogenkonsum zwischen Entgiftung und Entwöhnung zu vermeiden, werden die Patienten nach der Entgiftung möglichst direkt in die Langzeiteinrichtung verlegt. Dort steht der Aufbau neuer Lebensgewohnheiten und eines anderen Selbstverständnisses im Vordergrund. Die süchtige Fehlhaltung und das Ausweichen vor der Realität sollen erkannt und abgebaut werden. In dieser Zeit werden regelmäßige Kontrollen (Screening des Urins auf Drogen, Bestimmung des Blutalkoholspiegels) durchgeführt. Sie sollen das Einhalten der Stationsregeln sicherstellen. Im Idealfall stärken Kontrollen das Vertrauen zwischen Patienten und Team und damit die therapeutische Beziehung, ohne den Patienten von seiner Selbstverantwortung zu entlasten.

Substitutionstherapien

Bei Patienten mit intravenösem Drogenabusus ist das soziale Umfeld oft völlig zerstört, der körperliche Gesundheitszustand schlecht und das Ziel einer Abstinenz zunächst unrealistisch (keine Abstinenzwilligkeit). Für opiatabhängige Problempatienten sind mittlerweile Substitutionstherapien mit Opiaten wie Methadon (Polamidon®), Levo-Alpha-Azetyl-Methadol (kurz LAAM, in Orlacem®) oder Buprenorphin (Subutex®) möglich.

Die Substitution führt zu einem Weiterbestehen der Abhängigkeit, sie ist keine Entwöhnungsmaßnahme. Im besten Fall ermöglicht sie aber den Wegfall der Beschaffungskriminalität und der Prostitution, eine Minderung des Infektionsrisikos und die soziale Reintegration.

Nachsorge- und Resozialisierungsphase

Bei der **Nachsorge** und **Resozialisierung** muss manchmal das gesamte Umfeld des Kranken verändert werden. Partner, Freunde und eventuell auch der Arbeitgeber werden einbezogen. Oft ist eine jahrelange Weiterbehandlung notwendig, um den Behandlungserfolg zu stabilisieren. Dabei sind Selbsthilfegruppen von besonderer Bedeutung.

Umgang mit Abhängigkeitskranken

Stoffgebundene Abhängigkeiten sind chronische Erkrankungen mit hohem Rezidivrisiko: Zwei Drittel aller entgifteten und entwöhnten Patienten greifen früher oder später wieder zur Droge. Rückfälle gehören also zur Krankheit und dürfen weder als Misserfolg der Patienten noch als Misserfolg des Behandlungsteams angesehen werden.

Für die Arbeit hat die hohe Rückfallgefahr praktische Konsequenzen. Gutgläubigkeit im Umgang mit den Patienten ist falsch. Es ist immer damit zu rechnen, dass der Patient sich sein Suchtmittel verschaffen will – egal um welchen Preis. Häufige Wege sind Besucher (auffällige Fröhlichkeit des Patienten nach Empfang von Besuchern), der Griff in den unbeaufsichtigten Arzneimittelschrank oder das Einschmuggeln von „Notvorräten".

Bei der Haltung gegenüber den Patienten gibt es zwei gleichermaßen falsche Extrempositionen. Bei der einen wird der Patient als willensschwacher Mensch angesehen, der selbst an allem schuld ist – der Patient wird also nicht als Kranker akzeptiert und ernst genommen. Solche Mitarbeiter werden im Umgang mit dem Abhängigen dann schnell vorwurfsvoll oder sogar aggressiv. Bei der anderen wird der Patient als unschuldiges Opfer schwieriger sozialer oder familiärer Verhältnisse betrachtet – die gesunden Anteile und Möglichkeiten zur Selbstverantwortung werden dabei nicht wahrgenommen und gestärkt.

Keinesfalls dürfen die Pflegenden sich in die Traumwelt des Abhängigen (z. B. als möglicher Liebespartner) einbeziehen lassen, zum „Drogenersatz" werden und den Kranken in seiner Realitätsflucht bestärken.

> Viele mögliche Konflikte zwischen Team und Abhängigkeitskranken werden von vornherein durch eine klare, offene und konsequente Kommunikation und Regeln vermieden, die für alle Patienten gelten und von allen Pflegenden beachtet werden.

Mangelndes Selbstwertgefühl und unbefriedigende Lebensumstände stehen oft am Beginn einer „Suchtkarriere", und durch die Flucht in die Abhängigkeitserkrankung sinkt das Selbstvertrauen des Patienten noch weiter. Daher ist es wichtig, das Selbstwertgefühl des Abhängigen

zu kräftigen und ihn bei der Suche nach Zukunftsperspektiven zu unterstützen. Auch kleine Erfolge sollten ihm – mit Hinweis auf seine Ressourcen – gespiegelt werden. Dem Patienten sollte das Gefühl vermittelt werden, als der Mensch angenommen zu sein, der er ist. Hierzu gehört, sich Zeit für den Patienten zu nehmen, auf ihn und seine Probleme einzugehen und ihn nicht wie ein unmündiges Kind zu behandeln. Alle Bezugspersonen müssen ein einheitliches Konzept verfolgen.

34.8.2 Alkoholkrankheit und Alkohol-Entzugsdelir

> **Alkoholkrankheit** *(Alkoholismus)*: Alkoholkrank ist, wer länger als ein Jahr größere Mengen an Alkohol konsumiert, die Kontrolle über den Alkoholkonsum verloren hat und dadurch körperlich, psychisch und in seiner sozialen Stellung geschädigt ist (neben dieser Definition existieren noch andere, die jedoch auch die Komponenten Abhängigkeit *und* Schädigung umfassen).

Die **Alkoholkrankheit** ist in unserer Gesellschaft sehr häufig: Ca. 3 % der Bevölkerung, d. h. schätzungsweise 2,4 Millionen Deutsche, sind alkoholkrank. Sie

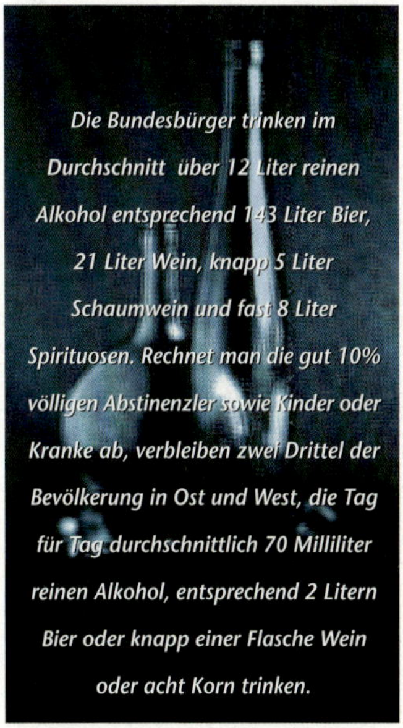

Die Bundesbürger trinken im Durchschnitt über 12 Liter reinen Alkohol entsprechend 143 Liter Bier, 21 Liter Wein, knapp 5 Liter Schaumwein und fast 8 Liter Spirituosen. Rechnet man die gut 10% völligen Abstinenzler sowie Kinder oder Kranke ab, verbleiben zwei Drittel der Bevölkerung in Ost und West, die Tag für Tag durchschnittlich 70 Milliliter reinen Alkohol, entsprechend 2 Litern Bier oder knapp einer Flasche Wein oder acht Korn trinken.

Abb. 34.29: Der Alkoholkonsum des deutschen „Otto Normalverbrauchers". [A400]

34 Pflege von Menschen mit psychischen Erkrankungen

wird im Folgenden ausführlich dargestellt. Viele der hier dargestellten Elemente der Beziehungsgestaltung und Behandlungsstrategie lassen sich aber auch auf andere Abhängigkeitserkrankungen übertragen.

Krankheitsentstehung

Sicher ist, dass zahlreiche Faktoren bei der Entstehung einer Alkoholabhängigkeit eine Rolle spielen, unter anderem:

▶ **Soziales Umfeld.** Wie wird z. B. im Elternhaus mit Konflikten umgegangen, können Problembewältigungsstrategien erlernt werden, welche Rolle nimmt der Alkohol bei Bezugspersonen ein („Alkoholtradition" im Elternhaus, hoher Alkoholkonsum im Freundeskreis)

▶ **Erbliche Veranlagung.** Eine erbliche Veranlagung zur Alkoholkrankheit gilt heute als wahrscheinlich. Zwillingsstudien und Studien an Adoptivkindern haben ergeben, dass nahe Verwandte von Alkoholikern ein höheres Risiko als die Durchschnittsbevölkerung haben, eine Alkoholkrankheit zu entwickeln

▶ **Krisen.** Krisensituationen im Leben spielen wohl eher eine Rolle als Auslöser und weniger als Ursache. Beispielsweise kann der Tod eines nahen Angehörigen oder der Verlust des Arbeitsplatzes einen labilen Menschen völlig aus dem Gleichgewicht bringen.

Manche Alkoholkranken leiden an weiteren psychischen Erkrankungen, besonders Angststörungen und Depressionen. Der Alkoholmissbrauch kann in diesen Fällen auch Versuch einer Selbstmedikation sein.

Abhängigkeitsphasen nach Jellinek

Mäßiger, zum Teil auch regelmäßiger Alkoholkonsum gilt in breiten Teilen unserer Gesellschaft als normal. Umso schwerer fällt es vielen, bei sich selbst oder anderen die Zeichen einer (beginnenden) Alkoholkrankheit zu erkennen und einzugestehen:

▶ **Präalkoholische Phase.** Die meisten Alkoholkranken trinken täglich Alkohol, wobei die Menge langsam, aber kontinuierlich gesteigert wird. Die seelische Belastbarkeit nimmt ab

▶ **Prodromalphase.** Angesprochen auf ihren Alkoholkonsum, beteuern viele Kranke, sie „hätten alles unter Kontrolle und könnten jederzeit aufhören". Andere wiederum reagieren gereizt oder werden aggressiv. Die meisten trinken in dieser Phase heimlich und verstecken ihre Flaschen

▶ **Kritische Phase.** Kontrollverlust setzt ein. Scheinbar grundlose Verhaltensänderungen und Verhaltensschwankungen (z. B. Aggressivität, nachlassendes Verantwortungsgefühl) kommen hinzu. Durch den Alkoholkonsum treten Probleme am Arbeitsplatz auf, die zur Arbeitslosigkeit führen können

▶ **Chronische Phase.** In fortgeschrittenen Krankheitsstadien wechseln viele zu höherprozentigen Alkoholika (etwa Whisky statt Bier) und/oder trinken auch schon am Vormittag Alkohol, z. B. zum Frühstück. Der Beginn eines allgemeinen körperlichen Abbaus und die Abnahme der Alkoholtoleranz sind kennzeichnend für diese Phase. Häufig ist eine Gesichtsröte, vor allem im Bereich der Nase und Wangen, feststellbar.

Viele Alkoholiker sind äußerlich und bei nur flüchtigen Kontakten völlig unauffällig, und die Fassade der Normalität bleibt bis kurz vor dem Zusammenbruch erhalten.

Gesprächsführung bei Verdacht auf Alkoholerkrankung

Beim Versuch, den Alkoholkonsum eines Patienten genau abzuklären, werden folgende Gesprächsfallen vermieden:

▶ „Frage-Antwort-Falle". Dies ist autoritäres Nachfragen, das dem Patienten letztlich nur Ja-Nein-Antworten ermöglicht

▶ „Verleugnungsfalle". Eine zweite Falle ist scharfe Konfrontation – sie löst Abwehr aus („Die anderen trinken noch mehr")

▶ „Etikettierungsfalle". Es wird eine Fehldiagnose gestellt, weil der Untersucher unbedingt im Gespräch eine Diagnose stellen will

▶ „Fokussierungsfalle". Durch Konzentration auf das Thema „Abhängigkeit" werden wesentliche Mitteilungen des Patienten über andere Problembereiche ignoriert.

Experten empfehlen Fragen wie:

▶ Haben Sie schon einmal versucht, Ihren Alkoholkonsum zu verringern?

▶ Ärgern Sie sich, wenn man Sie auf Ihren Alkoholkonsum anspricht?

▶ Haben Sie Schuldgefühle/fühlen Sie sich schlecht wegen Ihres Alkoholkonsums?

▶ Trinken Sie gelegentlich morgens, um in die Gänge zu kommen?

Weitere Fragen klären, ob der Patient schon Filmrisse (*blackouts*) gehabt hat, ob er seinen Alkoholkonsum kontinuierlich steigert, ob er alkoholische Getränke hinunterstürzt, damit die Wirkung schnell eintritt und Ähnliches.

Das Gespräch sollte empathisch sein – das fällt vielleicht leichter, wenn sich der Pflegende auch mit seinen eigenen süchtigen Anteilen (Nikotin? Helfersucht?) auseinander gesetzt hat. Der Patient sollte spüren, dass er selbst für Verhaltensänderungen zuständig ist und dass sein Gegenüber ihm dieses auch zutraut.

Von Anfang an sollten alternative Entspannungsmöglichkeiten, sog. **Gegenaktivitäten,** thematisiert werden.

Einteilung der Trinkmuster (nach Jellinek)

Alpha-Trinker

Alpha-Trinker (*α-Trinker, Konflikt-, Sorgen-* oder *Erleichterungstrinker*) trinken, um zu entspannen, um Angst oder Verstimmungen zu beseitigen oder Ärger runterzuspülen. Sie bauen so Hemmungen ab. Es besteht durchaus eine psychische Abhängigkeit vom Alkohol, sie haben aber noch die Freiheit aufzuhören. Alpha-Trinker sind nicht alkoholkrank, aber gefährdet.

Beta-Trinker

Das Trinkverhalten von **Beta-Trinkern** (*β-Trinker, Gelegenheitstrinker*) wird oft vom sozialen Umfeld mitbestimmt. Anlass sind Familienfeiern, Jubiläen oder Verabredungen. Das Trinken wird so zur Gewohnheit. Beta-Trinker haben einen alkoholnahen Lebensstil: Beliebt ist das gemütliche Trinken beim Fernsehen. Beta-Trinker bekommen selten Organschädigungen. Sie sind weder körperlich noch psychisch abhängig, aber gefährdet.

Gamma-Alkoholiker

Gamma-Alkoholiker (*γ-Alkoholiker*) können ihren Alkoholkonsum nicht mehr steuern. Sie erleiden den Kontrollverlust, das eigentliche Merkmal der Alkoholkrankheit. Sie müssen trinken, weil ihr Körper nach Alkohol verlangt. Zwischendurch haben sie allerdings auch völlig alkoholfreie Perioden (bis zu mehreren Monaten). Gamma-Alkoholiker sind krank.

Delta-Alkoholiker

Delta-Alkoholiker (*δ-Alkoholiker, Spiegeltrinker*) entwickeln sich von gewohnheitsmäßigen Trinkern (Beta-Trinkern) zu Spiegeltrinkern: Sie müssen einen ständigen Blutalkoholspiegel aufrechterhalten, um sich wohlzufühlen und sozial unauffällig zu sein. Delta-Alkoholiker sind nicht abstinenzfähig und krank.

Epsilon-Alkoholiker

Epsilon-Alkoholiker (*ε-Alkoholiker, Quartalstrinker*) verspüren in zeitlichen Abständen einen unwiderstehlichen Drang nach Alkohol, der sich tagelang vorher durch Ruhelosigkeit und Reizbarkeit ankündigt. Sie veranstalten dann regelrechte Trinkexzesse und leben oft tagelang in einem Rauschzustand. In dieser Trinkphase erleiden sie den Kontrollverlust: Sie trinken hemmungslos und haben Gedächtnislücken. Zwischen diesen Trinkphasen leben sie oft wochenlang ohne Alkohol und haben auch kein Bedürfnis danach. Sie sind ebenfalls krank.

> **Vorsicht**
> Durch süße alkoholhaltige Getränke („Alco-Pops") werden insbesondere Jugendliche zum Alkoholtrinken verleitet, denen die sonst oft bitteren oder scharfen Alkoholika eigentlich gar nicht schmecken. Besonders bedenklich ist, dass in den letzten Jahren die Zahl der Jugendlichen mit mehrfachen „Rauscherfahrungen" zugenommen hat.

Alkoholassoziierte Erkrankungen

Die Alkoholkrankheit führt zu gravierenden körperlichen Schäden:

- Alkoholbedingte Leberschäden (☞ 20.4.3)
- Am Nervensystem:
  - Entzugsdelir mit akuten psychotischen Symptomen (☞ unten)
  - Evtl. **Korsakow-Syndrom** mit massiver Störung des Kurzzeitgedächtnisses, Desorientiertheit und *Konfabulationen* („erfundene Geschichten")
  - Evtl. **Wernicke-Enzephalopathie** mit Gangunsicherheit, Augenmuskellähmungen, Reflex- und Bewusstseinsstörungen
  - *Polyneuropathien* (häufig, ☞ 33.10.1)
- Makrozytäre Anämie (☞ 22.5.1)
- Herzinsuffizienz infolge alkoholbedingter dilatativer Kardiomyopathie (☞ 16.9)
- Pankreasschäden mit akuten und chronischen Pankreatitiden (☞ 20.6.1, 20.6.2)
- Neigung zu Hypoglykämien – bei allein stehenden Alkoholikern nicht selten Todesursache
- Veränderungen des Immunsystems mit stark erhöhtem Risiko für Tuberkulose, Pneumonien und Meningitiden (☞ 33.8.1).

Alkoholentzugsdelir

Wird ein Alkoholkranker stationär aufgenommen (beispielsweise wegen einer Verletzung) und die Alkoholzufuhr unterbrochen, kann es zum **Entzugsdelir** kommen.

Mäßig abhängige Patienten durchleben „nur" ein **Prädelir,** das Tage bis Wochen dauern kann. Der Patient leidet vor allem morgens unter Tremor (Zittern) der Hände, quälender Unruhe, ist sehr reizbar und hat Schweißausbrüche. Die Orientierung ist meist noch erhalten.

Beim vollen alkoholischen Entzugsdelirl fallen *körperlich* Fieber, Schweißausbrüche, Durchfall und Erbrechen, starke Kurzatmigkeit sowie Tachykardie auf. Typisch ist ein grobschlägiger Tremor. Der Gleichgewichtssinn des Patienten ist gestört, es besteht eine starke Gangunsicherheit und dementsprechend Sturzgefahr. Weitere Komplikationen sind zerebrale Krampfanfälle (☞ 33.7.1).

Psychisch ist der Patient örtlich und zeitlich hochgradig desorientiert, leidet unter szenenhaften visuellen Trugwahrnehmungen (*Halluzinationen,* z.B. „kleine Tiere"), ist hochgradig unruhig, kann nicht schlafen und durchlebt Phasen von extremer Angst oder Euphorie.

Behandlungsstrategie bei Entzugsdelir

Ziel der Therapie ist es, notwendige medizinische Behandlungen sicherzustellen (☞ unten) und die extreme Stresssituation des Patienten zu mildern.

Die heute übliche medikamentöse Therapie umfasst:

- Clomethiazol (Distraneurin®) oral oder intravenös. Während die orale Gabe von Distraneurin auf einer Normalstation möglich ist, können Distraneurin-Infusionen wegen ihrer Nebenwirkungen (v.a. Atemdepression) nur auf Intensivpflegestationen verabreicht werden
- Clonidin (z.B. Paracefan®) zusätzlich zu Clomethiazol bei ausgeprägter Herz-Kreislauf-Problematik
- Haloperidol (z.B. Haldol®) oral oder intravenös gegen Unruhe und Angstzustände
- Parenterale Ernährung mit Flüssigkeits- und Elektrolytsubstitution. Es können bis zu fünf Liter Flüssigkeit erforderlich sein. Häufigste Elektrolyt-störung ist eine Hypokaliämie (☞ 29.10.3)
- Vitamin B₁ täglich intravenös bis zum Abklingen des Delirs
- Bei Krämpfen z.B. Diazepam i.v. (etwa Valium®)
- Bei Erhöhung des Blutammoniaks Laktulose oral (z.B. Bifiteral®).

Zunehmend werden in der Entwöhnung neben psycho- und soziotherapeutischen Verfahren auch Arzneimittel ohne Abhängigkeitspotenzial unterstützend eingesetzt.

Die *Anticraving-Substanz* Acamprosat (Campral®) hat einen gesicherten Effekt bei der Rückfallverhütung. Komplikationsreich ist die Gabe von Disulfiram (Antabus®). Es führt zu einer heftigen Reaktion mit Übelkeit, Erbrechen, Kopfschmerz, Angst, Herzrasen und weiteren unangenehmen Symptomen, wenn nach seiner Einnahme Alkohol getrunken wird. Der Effekt von Alkoholzufuhr wird deshalb als unangenehm erlebt und vermieden **(Aversivbehandlung).** Trotz dieses einleuchtenden Prinzips konnte aber ein positiver Effekt auf Abstinenz oder Rückfallquote bisher nicht nachgewiesen werden. Die Therapie mit Disulfiram ist wegen ihrer Risiken nur für einzelne besonders motivierte und zuverlässige Patienten geeignet.

Pflege bei Entzugsdelir

Zeichnet sich bei einem Patienten ein beginnendes Delir ab (oft abends), wird der Patient engmaschig überwacht und sofort der Dienst habende Arzt informiert: Setzt die von ihm angeordnete Medikation zu spät ein, sind oft erhebliche Arzneimittelmengen notwendig, um den Erregungszustand des Patienten zu überwinden. Dann droht der Patient in einen komaähnlichen Zustand zu fallen.

Bei höherem Fieber werden fiebersenkende Maßnahmen ergriffen (☞ 12.4.4.2, 12.4.5.2). Ist der Patient noch bereit zu trinken, erhält er Mineralwasser oder Tee nach Belieben, ist er nach der Gabe von Distraneurin® sehr verschleimt, muss er ggf. abgesaugt werden. Wegen der Sturzgefahr darf der Patient nur in Begleitung auf die Toilette oder auf den Gang. Viele der Patienten müssen fixiert werden, um eine Infusionstherapie zu gewährleisten und um das medizinische Personal zu schützen. Selbschädigungen, z.B. durch herausgerissene Infusionsschläuche, müssen ggf. durch permanente Überwachung verhindert werden.

Behandlungsstrategie

Nach der akuten Entgiftungsphase schließt sich eine Entwöhnungsbehandlung über mehrere Monate an. Ohne eine solche Langzeittherapie fallen fast alle Betroffenen innerhalb weniger Wochen oder Monate zurück in alte Trink- und Lebensgewohnheiten. In jedem Fall ist der Weg aus der Abhängigkeit schwer. Daran sind auch die psychischen und sozialen Probleme schuld, die den Abhängigen einst zur Flasche haben greifen lassen oder sich inzwischen als Folge der Abhängigkeit aufgetürmt haben (insbesondere der Verlust von Ehepartner und Arbeitsplatz). Nach der Entzugstherapie können die Patienten in Selbsthilfegruppen wie etwa den *Anonymen Alkoholikern* oder dem *Blauen Kreuz* die auf Dauer notwendige psychische Unterstützung finden.

Pflege von Alkoholkranken

Alkoholkranken sollte ohne Vorurteile, wertfrei und mit der gleichen Fürsorge begegnet werden wie anderen Patienten auch. Trotzdem gibt es Besonderheiten in der Pflege:

- ▶ Vielfach sehen Alkoholkranke Pflegende und Ärzte zunächst als Gegner an, da diese ihnen den Alkohol entziehen. Der Beziehungsaufbau ist besonders erschwert
- ▶ In den Gesprächen sollte der Alkoholkranke selbst erkennen, dass er krank ist und über längere Zeit Hilfe braucht. Schuldzuweisungen und Anklagen werden vermieden
- ▶ Debatten über Alkohol im Allgemeinen und den fraglichen Alkoholkonsum des Kranken im Besonderen sind sinnlos
- ▶ Meist reichen Gespräche allein nicht aus, um dem Alkoholkranken die Erkenntnis zu vermitteln, dass er krank ist. Viele Patienten müssen hierfür einen längeren Lernprozess durchmachen
- ▶ Eine einheitliche Haltung aller Pflegenden verhindert, dass der Patient festgelegte Regeln durch das Ausspielen der Pflegenden gegeneinander unterläuft
- ▶ Der Wille nach Veränderung muss vom Kranken selbst ausgehen. Eine durch Ärzte, Pflegende oder Arbeitgeber aufgezwungene Therapie scheitert in der Regel ebenso wie eine Therapie, die dem (Ehe-)Partner zuliebe angefangen wird. Der Patient soll selbst Initiative entwickeln und zeigen, dass er an sei-

ner Genesung interessiert ist. Beispielsweise soll er die Termine mit dem Sozialamt selbst ausmachen oder Formalitäten innerhalb des Hauses selbst erledigen

- ▶ Mögliche Rückfälle dürfen nicht „katastrophisiert" werden, um den „Abstinenzverletzungseffekt" zu vermeiden („wenn schon, denn schon" oder „jetzt ist sowieso alles vorbei")
- ▶ Der Alkoholkranke darf nicht alleingelassen werden, wenn seine Scheinwelt zerbricht und er mit der Realität seiner Krankheit konfrontiert wird. Alle an der Behandlung Beteiligten sind aufgefordert ihm beizustehen, sein Selbstbewusstsein zu stärken und mit ihm Perspektiven zu entwickeln.

> **Vorsicht: Suizidgefahr**
> Alkoholkranke sind insbesondere bei gerade zusammengebrochenem sozialem Umfeld in hohem Maß *suizidgefährdet*.

34.9 Belastungs- und Anpassungsstörungen

> **Erlebnisreaktion:** Psychische Störung bei zuvor psychisch gesunden Menschen als Folge einer extremen (äußeren) Belastung. Unterteilt in **Belastungsstörungen** nach akuter und **Anpassungsstörungen** nach länger dauernder Belastung.

Noch vor einiger Zeit war umstritten, ob extreme äußere Belastungen gesunde Menschen psychisch krank machen können: Die äußere Belastung wurde eher als Auslöser denn als Ursache gesehen. Heute herrscht die Lehrmeinung vor, dass extreme Erlebnisse wie Vergewaltigungen, dramatische Unfälle oder politische Verfolgungen *Ursache* psychischer Erkrankungen sein können. Die Persönlichkeit der Betroffenen, ihre körperliche Disposition und ihr soziales Umfeld haben zusätzlichen Einfluss auf die Krankheitsentstehung.

Erlebnisreaktionen sind charakterisiert durch:

- ▶ Ein notwendiges auslösendes Erlebnis (es ist nicht vorstellbar, dass es ohne das Ereignis zur Erkrankung gekommen wäre)
- ▶ Einen zeitlichen Zusammenhang zwischen Erlebnis und Reaktion

- ▶ Häufig einen thematischen Zusammenhang zwischen Erlebnis und Reaktion.

Belastungsstörungen
Akute Belastungsstörung

Eine **akute Belastungsstörung** *(Krisenreaktion, Nervenschock)* ist Folge akuter Ereignisse und tritt innerhalb weniger Minuten nach der extremen Belastung auf.

Zunächst kommt es zu einer Art „Betäubung". Die Aufmerksamkeit des Betroffenen ist eingeschränkt und er ist orientierungslos. Erst dann folgen vielfältige Symptome wie Depression, Angst, Ärger, Verzweiflung, Wut, Überaktivität (als Fluchtreaktion) oder innerer Rückzug (Erstarrung). Nach einigen Stunden, spätestens aber nach wenigen Tagen, klingen die Symptome wieder ab.

Posttraumatische Belastungsstörung

Bei der **posttraumatischen Belastungsstörung** tritt die Reaktion verzögert ein, also nach Wochen bis Monaten. Sie ist Folge außergewöhnlicher Bedrohungssituationen, z. B. schwerer Naturkatastrophen oder Unfälle.

Die posttraumatische Belastungsstörung ist dadurch gekennzeichnet, dass der Betroffene die Katastrophe in seinen Erinnerungen immer wieder erlebt (*Nachhallerinnerungen* oder **Flashbacks**), von ihr träumt und sich vor allem fürchtet, was die Erinnerung wach halten könnte (Fotos, Bücher, Gespräche). Er verliert die Lebensfreude und das Interesse an seiner Umgebung und zieht sich emotional und sozial zurück. Hinzu kommt eine vegetative Übererregtheit (Schlaflosigkeit, Schreckhaftigkeit, erhöhte Wachsamkeit). Depressionen, Angst und Suizidgedanken treten auf und manchmal entsteht ein Abhängigkeitsproblem (Flucht z. B. in den Alkohol).

Die posttraumatische Belastungsstörung verläuft wechselhaft. Meist kommt es aber – eventuell mit psychotherapeutischer Unterstützung – zu einer Heilung.

Anpassungsstörungen

Von **Anpassungsstörungen** spricht man, wenn eine länger dauernde Extrembelastung zur Erkrankung geführt hat, etwa eine schwere Erkrankung oder Entwurzelung durch Flucht, Umzug oder Wechsel in ein Altenheim.

Die betroffenen Patienten sind depressiv und ängstlich, der Übergang zu depressiven Episoden (☞ 34.7.1) ist fließend.

34.10 Angst- und Zwangsstörungen

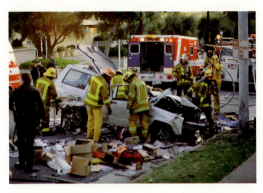

Abb. 34.30: Die individuellen Verarbeitungsmöglichkeiten (coping mechanisms) und die persönliche Belastbarkeit sind von Mensch zu Mensch unterschiedlich: Die Verwicklung in einen dramatischen Unfall kann, muss aber nicht zu einer psychischen Erkrankung führen. [J668]

Sie fühlen sich unfähig, mit der neuen Lebenssituation umzugehen und haben Schwierigkeiten mit der Alltagsbewältigung. Gerade bei Jugendlichen sind Störungen im Sozialverhalten häufig.

Neben psychotherapeutischer Bearbeitung der Verlusterlebnisse ist die Wiedereinbindung ins (neue) gesellschaftliche Leben durch sozialpsychiatrische Maßnahmen wichtig.

34.10 Angst- und Zwangsstörungen

Angst gehört zu den menschlichen Grunderfahrungen. Wer keine Angst kennt oder empfinden kann, ist krank.

Angst ist ein seelisches und körperliches Phänomen. Sie führt zu einem intensiven Gefühl der Bedrohung und des Ausgeliefert-Seins sowie zu vegetativen Symptomen wie Herzklopfen, Zittern („wie Espenlaub"), Schweißausbrüchen (feuchte Hände), Schwindel, trockener Kehle, Übelkeit und Durchfall.

Formen der Angst
Realangst
Menschen reagieren auf bedrohliche Situationen mit Angst. Angst ist hier ein Signal, der Gefahr auszuweichen und im Kampf gegen die Gefahr besondere Energien zu mobilisieren. Diese Angst bezeichnet man als **Realangst**.

Realängste sind z. B. die Angst vor Prüfungen und die Angst bei tätlichen Angriffen, aber auch die *vitalen Angstgefühle* bei einem Herzinfarkt.

Kindliche Ängste
Kinder durchleben in ihrer Entwicklung Phasen, in denen Ängste geradezu normal sind. Der ältere Säugling fremdelt, das Kindergartenkind hat zu Beginn Trennungsängste, und fast alle Kinder durchleben eine Zeit, in der sie sich z. B. vor Dunkelheit fürchten und ein Nachtlicht möchten.

Existenzangst
Existenzangst ist eine scheinbar unmotivierte, nicht an bestimmte Situationen gebundene Angst.

Angst bei psychischen Erkrankungen
Angst ist schließlich häufiges Symptom psychischer Erkrankungen und bei Angsterkrankungen das vorherrschende Phänomen.

Neurobiologisch gibt es Hinweise, dass Angstgefühle durch eine Störung im serotonergen System des ZNS ausgelöst werden. Psychoanalytisch wird Angst als Folge seelischer, möglicherweise ungelöster Konflikte gedeutet.

34.10.1 Angststörungen

Angststörungen: Psychische Erkrankungen mit Angst als dominierendem Symptom.

Angst als *psychopathologisches Phänomen* kommt bei nahezu allen psychischen Krankheiten vor. Bei **Angsterkrankungen** wird sie zum *zentralen Symptom*. Man unterscheidet generalisierte Angststörungen, Panikstörung (Panikattacken) und Phobien.

Bei Kindern treten Angststörungen vor allem ab dem Schulalter auf. Sie sind daran zu erkennen, dass sie nicht die „alterstypischen" Motive haben und das Kind im Alltag (erheblich) beeinträchtigen.

Generalisierte Angststörung und Panikstörung

Kennzeichen der **generalisierten Angststörung** ist die unerträgliche, *frei flottierende Angst*, d. h. die Angst bezieht sich nicht auf ein bestimmtes Objekt oder eine bestimmte Situation. Generalisierte Angststörungen gehen mit motorischer Anspannung und vegetativen Symptomen einher und treten oft über längere Zeit auf. Recht häufig sind Frauen in chronischen Belastungssituationen betroffen.

Panikattacken sind anfallsartige Angstzustände, die meist nur Minuten anhalten. Die Patienten haben das Gefühl, sie müssten gleich sterben oder „verrückt" werden.

Patienten mit einer generalisierten Angststörung oder Panikattacke können nicht angeben, wovor sie genau Angst haben. Nicht wenige klagen aber über somatische Beschwerden, häufig Herzsymptome *(Herzneurose)*. Die Patienten werden beispielsweise mit „Herzschmerzen, Druck und Angst" in die internistische Notaufnahme gebracht. Manchmal verschwinden die Schmerzen und das Herzrasen schon, wenn der Arzt auftaucht. Das EKG ist unauffällig.

Die Behandlung von Angst- und Panikstörungen erfolgt durch eine Kombination von Antidepressiva, besonders SSRI (☞ 34.3.2), und Verhaltenstherapie, seltener auch durch eine psychoanalytische Psychotherapie. Bei starker körperlicher Symptomatik werden auch β-Blocker eingesetzt.

Phobien

Bei **Phobien** *(phobische Störungen)* empfindet der Patient unangemessene Angst angesichts bestimmter konkreter Gegenstände oder Situationen. Er erlebt diese Angst als quälend und unsinnig. Ein Patient mit einer Angst vor großen Plätzen „weiß" genau, dass er vor dem Über-

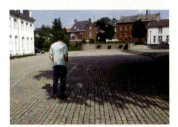

Abb. 34.31: Ein Mensch mit einer Phobie vor einem Platz, den er nicht zu überqueren wagt. [K183]

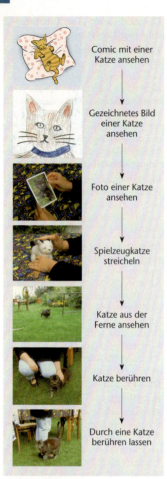

Abb. 34.32: Erster Schritt der verhaltenstherapeutischen Behandlung von Phobien ist die Erstellung einer sog. Angsthierarchie. Für diese Patientin mit einer Katzenphobie ist das Lesen eines Comics mit einer Katze die relativ am wenigsten angstbesetzte Situation, das Berührtwerden von einer Katze das Schlimmste, was sie sich vorstellen kann. [A400-104, O350, K183]

Unter **Agoraphobie**, die früher nur die Angst vor großen Plätzen bezeichnete, versteht man heute eine Gruppe von Phobien. Sie äußern sich z. B. als Angst, das Haus zu verlassen, ein Geschäft zu betreten, mit Bus oder Bahn zu reisen oder eine Menschenmenge zu durchqueren. Gemeinsam ist den gefürchteten Situationen, dass man sich ihnen nicht einfach und schnell entziehen kann. Diese Phobien sind besonders bedrohlich, da sie den Patienten in seiner sozialen Beweglichkeit massiv einschränken. Manche Menschen können überhaupt nicht mehr ihre Wohnung verlassen.

Soziale Phobien beziehen sich auf Situationen, in denen man sich dem Blick eines anderen ausgesetzt fühlt, z. B. auf gemeinsames Essen, Treffen mit Angehörigen des anderen Geschlechts oder Sprechen in kleineren Gruppen. Die Betroffenen befürchten, etwas zu tun, was für sie peinlich oder beschämend wäre, z. B. zu erbrechen oder zu erröten (**Erythrophobie**). Oft leiden die Kranken auch unter niedrigem Selbstwertgefühl und Angst vor Kritik.

Spezifische Phobien beziehen sich auf genau umgrenzte Situationen. Praktisch jedes Objekt kann Gegenstand einer Phobie werden, daher gibt es unendlich viele (und überflüssige) Namen für Phobien. Am häufigsten sind:
- **Tierphobien:** Angst vor Spinnen, Mäusen, Würmern, Insekten und Schlangen
- **Klaustrophobie:** Angst vor geschlossenen Räumen, z. B. Fahrstühlen oder CT-Röhre
- **Akrophobie:** Angst vor Höhe, vor dem „Sog des Abgrunds"
- Bei Kindern und Jugendlichen gibt es **Schulphobien**, die wegen der schwerwiegenden Auswirkungen auf die kindliche Entwicklung bei fehlendem Schulbesuch eine dringliche Behandlungsindikation darstellen. Der Schulbesuch muss so rasch wie möglich wieder erfolgen.

Behandlungsstrategie

Die Behandlungsstrategie hängt von der Schule ab, die der Therapeut vertritt. Analytisch orientierte Psychotherapeuten versuchen, den angenommenen zugrunde liegenden Konflikt zu lösen.

Verhaltenstherapeuten arbeiten daran, den Kreislauf von Angst – Vermeidung – mehr Angst durch Konfrontation mit der angstbesetzten Situation zu durchbrechen. Die **Dekonditionierung** oder *Desensibilisierung* ist eine störungsspezifische Behandlungsmethode, die sich als recht erfolgreich erwiesen hat. Der Patient erstellt zunächst eine Rangliste der angstbesetzten Situationen (**Angsthierarchie** ☞ Abb. 34.32). Nachdem er eine Methode der Angstbewältigung, z. B. eine Entspannungstechnik (☞ 15.14), erlernt hat, beginnt das **Expositionstraining:** Der Patient wird als erstes mit der Situation konfrontiert, vor der er am wenigsten Angst hat. Kann er diese Situation angstfrei aushalten, wird die nächste Stufe trainiert, bis der Patient seine Phobie wieder „verlernt" hat.

Umgang mit angstgestörten Patienten

Angststörungen werden in der Regel ambulant behandelt. Manchmal müssen die Patienten aber wegen massiver Probleme im Alltag oder begleitender Depressionen ins Krankenhaus aufgenommen werden. Diesen Patienten sollten Pflegende Sicherheit und Wohlbefinden vermitteln und sie dann dabei unterstützen und begleiten, durch gezielte Übungen ihre Alltagsfertigkeit wieder zu erlangen. Angstlösende Medikamente tragen nicht zur effektiven, dauerhaften Bewältigung bei.

34.10.2 Zwangsstörungen

> **Zwangsstörung** *(Zwangserkrankung, Zwangsneurose):* Psychische Erkrankung mit Zwangsphänomenen (Zwangsgedanken oder -handlungen) als Leitsymptom, etwa zwanghaftem, ständigem Händewaschen. Beim Versuch, die Zwangsphänomene zu unterbinden, bekommt der Betroffene große Angst. Unbehandelt Neigung zur Verschlimmerung, durch Behandlung meist deutliche Besserung, jedoch keine völlige Symptomfreiheit zu erzielen.

Zwänge in leichter Form sind häufig. Viele Menschen können nicht aus dem Haus gehen, ohne vorher den Herd kontrolliert oder sich dreimal vergewissert zu haben, dass der Schlüssel in der Handtasche ist. Zwänge können auch die Gedanken betreffen. Bestimmte Gedanken oder Erinnerungen tauchen immer wieder auf, obwohl sich der Betroffene dagegen wehrt.

Bei **Zwangsstörungen** werden diese Phänomene so ausgeprägt, dass sie den Patienten in seiner gesamten Lebensführung beeinträchtigen. Der Betroffene kontrolliert dann nicht dreimal, sondern hundertmal den Taschenhalt oder wäscht nicht zweimal, sondern dreißigmal hintereinander die Hände. Der Patient erlebt die Handlung als völlig sinnlos, kann sie aber trotzdem nicht unterlassen.

---

queren eines Platzes keine Angst haben „müsste", hat sie aber trotzdem. Oft leiden die Betroffenen schon vor der eigentlichen angstbehafteten Situation unter *Erwartungsangst*.

Typisch für Phobien ist außerdem, dass der Betroffene versucht, die angstauslösende Situation zu vermeiden (etwa, indem er einen Umweg durch kleine Straßen geht) und dass die Phobie den Handlungsspielraum des Kranken einengt.

Phobische Störungen kommen häufiger bei Frauen vor und gehen oft mit Depressionen einher.

Krankheitsentstehung

Als gesichert in der Entstehung einer Zwangsstörung gelten heute der Einfluss erblicher Faktoren und das Vorliegen von Neurotransmitterstörungen.

Symptome

Zwangsstörungen zeigen sich durch häufig auftretende Zwangsgedanken und -handlungen, die den Patienten erheblich beeinträchtigen.

Zwangsgedanken

Zwangsgedanken sind Ideen, Vorstellungen oder Impulse, die sich dem Betroffenen gegen seinen Willen aufdrängen. Sie sind oft obszön oder gewalttätig und werden als sehr quälend erlebt. Beispielsweise hat eine Mutter immer, wenn sie ein Messer sieht, den Impuls, damit ihre Tochter zu erstechen. Dabei hat sie panische Angst, diesen Impuls eines Tages nicht mehr kontrollieren zu können. Zwangsimpulse führen aber in der Regel nicht zu Gewalttätigkeiten. Meist entwickeln sich **Zwangsrituale,** durch die der Impuls abreagiert wird. Die Patienten drehen sich z. B. um die eigene Achse, gehen ein paar Schritte rückwärts oder sprechen einen bestimmten Satz.

Zwangshandlungen

Unter **Zwangshandlungen** *(Zwangsverhalten)* versteht man Tätigkeiten, die der Kranke unter innerem Zwang ständig wiederholt, obwohl sie weder Spaß bereiten noch eine sinnvolle Funktion haben. Die Patienten wissen das, können aber die entsprechende Handlung nicht unterlassen, ohne in Angst und Spannung zu geraten. Am häufigsten sind Wasch-, Ordnungs-, Zähl- oder Kontrollzwänge.

Fallbeispiel: Ein junger Mann leidet unter der Vorstellung, sich durch Berührung von Türklinken, Händen oder anderen Gegenständen mit HIV zu infizieren. Kommt es trotz seiner Anstrengung, jeden Kontakt zu verhindern, doch zu einer vermeintlichen Beschmutzung, wäscht er sich bis zu zweihundertmal hintereinander die Hände.

Behandlungsstrategie

Auch bei Zwangsstörungen konkurrieren verhaltens- und psychoanalytisch orientierte Psychotherapien. In einem verhaltenstherapeutischen Programm lernen die Patienten beispielsweise zunächst, Situationen zu erkennen, die Zwänge auslösen, und trainieren dann, sich den Zwängen

stärker zu widersetzen und die damit verbundene Angst auszuhalten. Als erfolgreichste Behandlungsstrategie gilt zur Zeit eine Therapie mit Serotonin-Wiederaufnahme-Hemmern (☞ 34.3.2) in Kombination mit einer Verhaltenstherapie.

Pflege

Die Betreuung von Zwangskranken kann im Stationsalltag zu großen Problemen führen. Patienten mit Waschzwängen beispielsweise blockieren oft stundenlang Bad und WC, und Kranke mit Kontrollzwängen geraten manchmal in Konflikte mit ihren Zimmernachbarn. Die Pflegenden müssen den Patienten und seine zwanghaften Verhaltensweisen zunächst durch gute Patientenbeobachtung kennenlernen und eine Vertrauensbasis aufbauen. Erst dann wird zusammen mit dem Patienten überlegt, inwieweit er – mit Unterstützung des Pflegepersonals – seine Zwänge unterbrechen und schrittweise reduzieren kann, z. B. durch feste Zeitabsprachen. Da die Patienten dadurch unter hohe Anspannung geraten, ist es wichtig, ihnen in dieser Situation hilfreiche Alternativen anzubieten wie z. B. ablenkende Beschäftigungen, Spaziergänge oder Gespräche.

34.11 Dissoziative Störungen

> **Dissoziative Störung** *(Konversionsstörung, -reaktion, -syndrom, Hysterie):* Psychische Erkrankung mit Verlust der normalen Kontrolle über Erinnerungen, Identitätsbewusstsein, Empfindungen oder Körperbewegungen. Äußert sich als Funktionsstörung ohne organische Ursache, z. B. als Erinnerungsverlust **(dissoziative Amnesie),** Pseudoanfall **(dissoziativer Anfall)** oder Lähmung **(dissoziative Bewegungsstörung).** Meist Ausdruck eines (verdrängten) psychischen Konflikts.

Krankheitsentstehung

Nach psychoanalytischer Lehre wird ein ungelöster psychischer Konflikt auf körperliche Erscheinungen „verschoben" und dadurch eine Scheinlösung des Konflikts erreicht. Sicherlich spielen bei der Entstehung von dissoziativen Störungen auch soziale Faktoren (z. B. „Nachahmung", sekundärer Krankheitsgewinn, Reaktion der Umwelt) eine Rolle.

Symptome

Die Patienten entwickeln funktionelle Störungen ohne pathologische Organveränderungen. Besonders häufig sind Lähmungen, „Anfälle" verschiedenster Art, Zittern, Empfindungsstörungen, Gedächtnisverlust, Schmerzzustände, Erbrechen und Blind- oder Taubheit.

Dem Untersucher fällt auf, dass die Erscheinungen nicht so recht zu einer der bekannten Organerkrankungen passen wollen. Beispielsweise sind die Lähmungen oder die Sensibilitätsstörungen nicht mit der Innervation der gelähmten Gebiete in Einklang zu bringen oder die „epileptischen Anfälle" gehen regelmäßig ohne Stürze und Verletzungen einher. Auffällig ist außerdem, dass die Symptome vor anderen Menschen in der Regel stärker werden, bei fehlender Beachtung durch die Umwelt dagegen abnehmen.

Die Körpersymptome haben häufig symbolischen Charakter: Eine Lähmung der Beine kann bedeuten, dass es „nicht mehr weitergeht", eine Blindheit, dass der Patient von der Welt nichts mehr sehen möchte.

Patienten mit Konversionsstörungen verleugnen oft Schwierigkeiten und Probleme, die für alle anderen offensichtlich sind.

Fallbeispiel: Eine Frau wurde von ihrem alkoholkranken Mann verprügelt. Nach einem Schlag auf den linken Hinterkopf trat plötzlich eine Lähmung der gesamten linken Körperhälfte auf. Eine organische Ursache konnte ausgeschlossen werden. Nach Ansicht der Patientin gab es keine seelischen oder sozialen Probleme. Ihre einzige Sorge sei die Lähmung, wegen der sie nicht mehr nach Hause könne.

Dissoziative Identitätsstörung

Zu den Konversionsstörungen rechnet man auch die **dissoziative Identitätsstörung** oder *multiple Persönlichkeitsstörung.* Die Betroffenen verhalten sich so, als bestünden sie aus zwei oder mehr Persönlichkeiten. Jede Persönlichkeit hat ihren eigenen Namen, ihre eigenen Interessen, Vorlieben und Erinnerungen. Vermutlich ist die Störung sehr selten, vielleicht wird sie sogar durch nicht fachgerechte Psychotherapien ausgelöst.

Behandlungsstrategie und Pflege

Meist werden Patienten mit Konversionsstörungen zunächst auf somatische Stationen zur diagnostischen Abklärung eingewiesen. In diesem Rahmen neigen viele

34 Pflege von Menschen mit psychischen Erkrankungen

Ärzte und Pflegende zur Verharmlosung der Beschwerden. Bemerkungen wie „Das bilden Sie sich doch nur ein!" oder „Sie machen uns was vor" sind falsch. Im Umgang mit den Patienten sollte versucht werden, ihre Symptome ernst zu nehmen, ohne sie jedoch in den Mittelpunkt der Beziehung zu stellen.

Die Behandlung erfolgt psychotherapeutisch. Ob diese verhaltens- oder konfliktorientiert ist oder ob dem Patienten z. B. krankengymnastische Übungen als „Weg aus der Krankheit ohne Gesichtsverlust" zusätzlich angeboten werden, hängt vom Einzelfall ab. Im Idealfall lernen die Kranken, ihr Symptom als Signal „aus dem Inneren" zu verstehen und sich mit den damit verbundenen Konflikten aktiv auseinanderzusetzen.

34.12 Persönlichkeitsstörungen

> **Persönlichkeitsstörung** (*Charakterneurose, abnorme Persönlichkeit*, veraltet: *Psychopathie*): „Extremvarianten" des menschlichen Charakters, d. h. das Erleben und Verhalten eines Menschen weicht über einen längeren Zeitraum erheblich gegenüber der Mehrheit der Bevölkerung ab. Häufigkeit ca. 5 % der Bevölkerung.

Manche Menschen fallen im Alltag durch die starke Ausprägung einzelner Charakterzüge auf: Sie sind ordentlicher, besorgter oder fröhlicher als der „Durchschnittsmensch". Nicht wenige provozieren dadurch ihre Umwelt. Aber erst wenn die Dominanz einzelner Merkmale so stark ist, dass es zu Störungen im sozialen Bereich *und/oder* zu persönlichem Leid kommt, ist es gerechtfertigt, von einer (krankhaften) **Persönlichkeitsstörung** zu sprechen.

Persönlichkeitsstörungen beginnen in der Kindheit oder Jugend und dauern beim Erwachsenen an. Abzugrenzen sind dagegen **Persönlichkeitsänderungen**, die z. B. als Folge psychischer oder neurologischer Erkrankungen oder erheblicher Belastungen im Erwachsenenalter erworben werden.

Die Ursache von Persönlichkeitsstörungen ist ungeklärt. Je nach Schule werden erbliche Faktoren, ein falsch erlernter „Stil" oder frühe Konflikte als ursächlich angesehen.

Die Therapie von Persönlichkeitsstörungen ist schwierig und langwierig. Meist gelingt es nicht, die Persönlichkeitsstruktur des Patienten wesentlich zu ändern. Im Vordergrund stehen daher die Bewältigung akuter Krisen und die Hilfe im konkreten Alltag. Zum Einsatz gelangen psychotherapeutische und sozialtherapeutische Methoden.

> **Pflege**
> Unabhängig von der genauen Art der Störung gilt in der Pflege von Menschen mit Persönlichkeitsstörungen, dass die pflegerische Grundhaltung klar und für die Patienten durchschaubar sein muss. Persönlichkeitsgestörte Menschen können im alltäglichen Umgang sehr manipulierend und anstrengend sein. Durch genaue Absprachen untereinander wird vermieden, dass der Patient die einzelnen Mitarbeiter gegeneinander ausspielt. Im Stationsalltag werden die eingeschränkten, zum Leidensdruck führenden Verhaltensweisen reflektiert und neue Verhaltensstrategien eingeübt. Um das häufig gestörte Verhalten im zwischenmenschlichen Bereich bewusst zu machen und zu verbessern, ist eine tragfähige, vertrauensvolle Beziehung zwischen Patient und (Bezugs-)Pflegekraft wichtig.

Jeder der unzähligen Charakterzüge eines Menschen kann sich im Sinne einer Persönlichkeitsstörung verändern. Besonders häufig sind folgende Formen:

Borderline-Persönlichkeitsstörung

Borderline (engl. Grenzgebiet) bezeichnet eine umschriebene Persönlichkeitsstörung, die von instabilen zwischenmenschlichen Beziehungen, instabilem Selbstbild und instabilen Affekten sowie von deutlicher Impulsivität geprägt ist. Der Beginn liegt im frühen Erwachsenenalter.

Patienten mit einer **Borderline-Persönlichkeitsstörung** (nach ICD-10 *emotional instabile Persönlichkeit vom Borderline-Typus*) sind sehr impulsiv, zeigen ausgeprägte Stimmungsschwankungen und reagieren überaus empfindlich auf Kritik. Die Beziehungen zu anderen sind heftig und schwanken zwischen übermäßiger Idealisierung und massiver Entwertung. Die Impulskontrollstörung kann zu Abhängigkeitsproblemen, Arzneimittelmissbrauch oder Essstörungen führen.

Daneben beschreiben die Patienten ein Gefühl innerer Leere und diffuse Ängste. Depersonalisations- und Derealisationserlebnisse treten gehäuft auf. So wird beispielsweise der eigene Körper als fremd erlebt. Oft empfinden die Patienten hohe innere Anspannung und können nicht aktiv entspannen. Die Patienten neigen zu Selbstverletzungen wie Kratzen oder Zufügen von Hautschnitten oder Verbrennungen, z. B. durch Zigaretten. Gefürchtet ist die hohe Suizidneigung der Betroffenen.

> **Diagnostische Kriterien nach DSM IV**
> ▶ Verzweifeltes Bemühen, tatsächliches oder vermutetes Verlassenwerden zu vermeiden
> ▶ Ein Muster instabiler, aber intensiver zwischenmenschlicher Beziehungen, das durch einen Wechsel zwischen den Extremen der Idealisierung und Entwertung gekennzeichnet ist
> ▶ Identitätsstörung: ausgeprägte und andauernde Instabilität des Selbstbildes oder der Selbstwahrnehmung
> ▶ Impulsivität in mindestens zwei potenziell selbstschädigenden Bereichen: Geldausgaben, Sexualität, Substanzmissbrauch, rücksichtsloses Fahren, Essanfälle
> ▶ Wiederholtes Selbstverletzungsverhalten, suizidale Handlungen, Suizidandrohungen oder -andeutungen
> ▶ Affektive Instabilität infolge einer ausgeprägten Reaktivität der Stimmung, z. B. hochgradige episodische Dysphorie, Reizbarkeit oder Angst, wobei diese Verstimmungen gewöhnlich einige Stunden und nur selten mehr als einige Tage andauern
> ▶ Chronische Gefühle von Leere
> ▶ Unangemessene, heftige Wut oder Schwierigkeiten, die Wut zu kontrollieren (z. B. heftige Wutausbrüche, andauernde Wut, wiederholte körperliche Auseinandersetzungen)
> ▶ Vorübergehende, durch Belastungen ausgelöste paranoide Vorstellungen oder schwere dissoziative Symptome.

Nach den psychoanalytischen Erklärungsmodellen verwenden Patienten mit einer Borderline-Störung typische Abwehrmechanismen, um bedrohliche Gefühle abzuwehren, nämlich **Spaltung** (positive und negative Seiten können

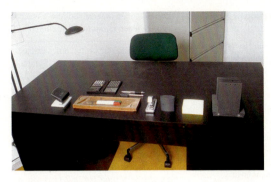

Abb. 34.33: Menschen mit einer zwanghaften Persönlichkeitsstörung sind überaus ordentlich. [K183]

nicht einem „Objekt" = Gegenüber zugeordnet bleiben), primitive **Idealisierung** und **projektive Identifikation**. Projektive Identifikation verlagert die negativ bewerteten Selbstanteile in die Umwelt; dadurch entstehen „böse Objekte", die dann bekämpft werden. Es ergeben sich typische Beziehungsstörungen: Die Menschen in der Umgebung werden entweder als absolut gut oder als absolut böse wahrgenommen, die „Guten" werden oft idealisiert und dann beim ersten „Versagen" entthront und als „Böse" enttarnt.

Nähe wird gewünscht und gesucht, gleichzeitig gefürchtet und durch aggressives Verhalten wieder abgewehrt.

Die Patienten können durch ihre spezifischen Beziehungsstörungen therapeutische Teams schnell auseinanderbringen („spalten"): Die Teammitglieder übernehmen die Wertung des Patienten in gute und böse Mitarbeiter. Sie nehmen ihn unterschiedlich wahr und entwickeln heftige Sympathien oder Antipathien ihm gegenüber; die innere Zerrissenheit des Patienten spiegelt sich in Auseinandersetzungen des Teams wider. Besonders wichtig ist daher der Schutz des Teams durch Reflexion der ausgelösten Gefühle, Supervision und engen Gesprächskontakt untereinander.

In der pflegerischen Beziehung sind Kontinuität und Verlässlichkeit von großer Bedeutung. Beim Umgang mit selbstverletzungsgefährdeten Patienten ist es das Ziel, den Patienten Strategien zur Druckentlastung zu ermöglichen: Sport, Boxsack, Gespräch, Ablenkung durch Spiele etc.

Auf eine erfolgte Selbstverletzung reagieren Pflegende nicht mit Vorwürfen, sondern versorgen die Wunde, reflektieren die auslösende Situation und vermitteln Bewältigungsmöglichkeiten.

Als störungsspezifische Behandlungsmethode wird zunehmend die **dialektisch-behaviorale Therapie** *(DBT)* nach *M. Linehan* eingesetzt. In der Einzeltherapie stehen zunächst die therapeutische Beziehung und der Aufbau des therapeutischen Bündnisses mit wechselseitigen Verpflichtungen von Patient und Therapeut im Mittelpunkt. Die Patienten führen Tagebuchkarten, die dann gemeinsam analysiert werden; die Patienten sollen lernen, wie sie Spannungsaufbau vermeiden und neue Fertigkeiten in ihren Alltag einbauen können. Weiterer Baustein ist das Fertigkeitentraining in der Gruppe. Für Krisen sind telefonische Kontakte zum Therapeuten nach zuvor etablierten Regeln möglich.

Histrionische Persönlichkeitsstörung

Histrionische Persönlichkeiten *(hysterische Persönlichkeitsstörung, hysterische Charakterneurose)* wollen auf jeden Fall im Mittelpunkt stehen.

Leitsymptome sind *Geltungsbedürfnis* und *Erlebnissucht*. Histrionische Menschen legen ein auffälliges, theatralisches Verhalten an den Tag und tendieren dazu, jede Kleinigkeit zu dramatisieren. Dabei sind sie sehr phantasievoll.

Außerdem sind noch die *Beziehunglosigkeit* und die *Kommunikationsstörung* zu nennen. Histrionische Persönlichkeiten drängen sich in Gesprächen geradezu auf und knüpfen schnell Kontakte, die aber oberflächlich bleiben und nicht zu einer tiefen Beziehung führen.

Auch *Körperkrankheiten* können der Befriedigung des Geltungsbedürfnisses und dem Rückzug aus der Wirklichkeit dienen. Psychogene körperliche Symptome, z.B. heftigste Trigeminusneuralgien, sind daher häufig zu beobachten.

Im Vordergrund von Therapie und Beziehungsgestaltung steht die realistische Bearbeitung aktueller Probleme. Finden die Patienten während der therapeutischen Gespräche die von ihnen gesuchte Zuwendung und Aufmerksamkeit oder gelingt es, ihr Selbstwertgefühl durch Leistungen auf bestimmten Bereichen zu stärken, können sie vielleicht auf einen Teil ihrer Symptome verzichten.

Teil der Persönlichkeitsstörung ist das gierige Aufgreifen von Therapievorschlägen, die in der Regel nicht umgesetzt werden. Dieses Verhalten kann beim Team heftige Enttäuschung auslösen.

> **Pflege**
> Im pflegerischen Umgang mit den Patienten sollte weniger auf theatralisches und dramatisierendes Verhalten reagiert werden, vielmehr sollten Echtheit und authentisches Verhalten verstärkt werden, um das Selbstwertgefühl zu stärken und das Bedürfnis nach Anerkennung und Geltung zu reduzieren. Durch regelmäßige Zuwendung werden Vertrauen und Beziehungsfähigkeit gefördert. Dramatisierendes Verhalten wird am besten durch Sachlichkeit gelöscht.

Paranoide Persönlichkeitsstörung

Menschen mit einer **paranoiden Persönlichkeitsstörung** sind leicht kränkbar, nachtragend und fühlen sich schnell verletzt. Freundliche Handlungen anderer werden feindlich umgedeutet, und diese Feindseligkeit wird z. B. durch „Verschwörungstheorien" erklärt. Manchmal kämpfen sie in streitsüchtiger, unbelehrbar und unangemessen wirkender Weise um ihr Recht, wobei es ihnen in erster Linie um das „Recht bekommen", nicht um materielle Güter, geht. Dann spricht man auch von **querulatorischer Persönlichkeitsstörung**.

Die Pflegenden bleiben im Umgang ruhig und höflich und vermeiden Streitigkeiten auf jeden Fall, um dem Patienten zu verdeutlichen, dass er sich in keiner feindlichen Umgebung befindet.

Schizoide Persönlichkeitsstörung

Schizoide Persönlichkeiten wirken kühl, abweisend und desinteressiert an ihrer Umwelt. Selten können sie wirkliche Freude empfinden oder herzliche Beziehungen eingehen. Im Inneren leiden sie oft unter ihrer Isolierung und sind sehr verletzlich. Im Umgang mit ihnen gilt es,

34 Pflege von Menschen mit psychischen Erkrankungen

Ablehnung und Kränkungen auszuhalten. Damit die Menschen langsam aus ihrer Distanziertheit finden können, sind regelmäßige Kontaktangebote sinnvoll.

Zwanghafte Persönlichkeitsstörung

Die **zwanghafte Persönlichkeitsstörung** *(anankastische Persönlichkeitsstörung)* ist durch Ordnungsliebe, Sparsamkeit und Eigensinn gekennzeichnet, die zwanghafte Züge annehmen können. Stört man die Ordnung oder Pläne der Patienten, können ernsthafte Krisen ausgelöst werden. Im Umgang respektieren Pflegende das Verlangen nach Ordnung, Struktur und Perfektionismus und versuchen dem Patienten zu vermitteln, dass das von ihm als unzulänglich und fehlerhaft gewertete Verhalten lediglich in seiner Wahrnehmung „schlimm" ist.

Depressive Persönlichkeitsstörung

Patienten mit einer **depressiven Persönlichkeitsstörung** sind meistens still, unauffällig und überaus angepasst. Sie wirken niedergeschlagen und sehen pessimistisch in die Zukunft. Oft neigen sie zu hypochondrischer Selbstbeobachtung.

Ziel pflegerischer Beziehungsgestaltung ist zunächst das Schaffen einer vertrauensvollen und herzlichen Atmosphäre. Die Kranken neigen dazu, sich für andere aufzuopfern. Oft sind sie anschließend enttäuscht, wenn ihre Aufopferung keine ausreichende Beachtung findet. Diese Opferrolle sollte nicht verstärkt werden, indem man sie z.B. bittet, überdurchschnittlich viele Stationsarbeiten zu übernehmen.

Dissoziale Persönlichkeitsstörung

Menschen mit einer **dissozialen Persönlichkeitsstörung** *(antisoziale Persönlichkeitsstörung, Soziopathie)* fallen durch Reizbarkeit, Verantwortungslosigkeit, Missachtung sozialer Normen und Desinteresse an den Gefühlen anderer auf. Sie haben eine gering ausgeprägte Frustrationstoleranz und neigen zu aggressivem Verhalten. Auch aus negativen Erfahrungen (Strafen) können sie nicht lernen. Bei ihnen ist Ziel, sie durch Annahme und Verständnis wenigstens ein Stück weit in die Gemeinschaft zu integrieren. Regelverstöße und Konflikte werden ausführlich reflektiert.

Narzisstische Persönlichkeitsstörung

Menschen mit einer **narzisstischen Persönlichkeitsstörung** haben ein großartiges Selbstbild, das einhergeht mit Phantasien von Macht, Ruhm und Erfolg (sie sind gewissermaßen in sich selbst verliebt). Gegenüber anderen sind sie wenig einfühlsam.

Bei der Pflege narzisstischer Menschen ist zu beachten, dass sie leicht kränkbar sind. Ihrem Streben nach einer Sonderrolle gibt das Team nicht nach.

34.13 Organisch bedingte psychische Störungen

> **Organisch bedingte psychische Störung** *(OPS, symptomatisch begründbare psychische Störung, körperlich begründbare psychische Störung,* früher *exogene Psychose)*: Psychische Störung, deren Ursache eine diagnostizierbare körperliche Erkrankung ist.

Zu den organisch bedingten psychischen Störungen gehören nach ICD-10:
► Demenzen (☞ 33.9.5)
► Organisches amnestisches Syndrom (nicht durch Alkohol oder psychotrope Substanzen bedingt)
► Delir (nicht durch Alkohol oder psychotrope Substanzen bedingt)
► Andere psychische Störung wie z.B.:
  – Organische Halluzinose
  – Organische wahnhafte (schizophreniforme) Störung
  – Organische affektive Störung
  – Organische Angststörung
► Persönlichkeits- und Verhaltensstörungen aufgrund einer Erkrankung oder Schädigung des Gehirns.

Ausgeklammert werden in der ICD-10 Störungen der Hirnfunktion z.B. durch Alkohol oder Drogen, etwa das Alkoholdelir, die der Logik nach mit zu diesem Begriff gehören, der Einheitlichkeit halber aber dem Bereich „Störung durch psychotrope Substanzen" zugeordnet werden.

Krankheitsentstehung

Zahlreiche körperliche Erkrankungen können zu psychischen Störungen führen, wobei die Krankheit im ZNS lokalisiert sein (z.B. Hirntumor oder Demenz) oder das Gehirn sekundär in Mitleidenschaft ziehen kann (z.B. Leberschäden).

Dabei können unterschiedliche Ursachen zum gleichen klinischen Bild führen.

> Das Gehirn antwortet auf verschiedene Schäden mit gleichen Symptomen.

Symptome

Akute organisch bedingte psychische Störung

Leitsymptom der **akuten organisch bedingten psychischen Störung** ist die *Bewusstseinsstörung* (☞ 34.2.1). Fehlt die Bewusstseinsstörung, wird dies auch als **Durchgangssyndrom** bezeichnet.

Typische klinische Bilder einer akuten organisch bedingten psychischen Störung sind die Verwirrtheit und das **Delir** mit Bewusstseinsstörung, Desorientierung, (ängstlicher) Unruhe, meist optischen Halluzinationen, Verkennung der Umgebung, Angst, Schwitzen, Tremor und Schlaflosigkeit.

Durchgangssyndrome äußern sich z.B. als organische Halluzinose, organische wahnhafte Störung oder organische Depression. Sie müssen sorgfältig gegen andere psychische Erkrankungen abgegrenzt werden.

Akute organisch bedingte psychische Störungen bilden sich mit Besserung der ursächlichen Erkrankung meist innerhalb von Tagen bis Wochen zurück.

Chronische organisch bedingte psychische Störung

Die wichtigsten Erscheinungsbilder **chronischer organisch bedingter psychischer Störungen** (auch *hirnorganische Psychosyndrome* genannt) sind:
► **Gedächtnisstörung.** Diese betrifft in der Regel zunächst das Kurzzeitgedächtnis
► **Organisch bedingte Persönlichkeitsveränderung.** Diese zeigt sich gelegentlich durch eine Zuspitzung bereits vorhandener Persönlichkeitszüge (sparsam → geizig, vorsichtig → misstrauisch), erhöhte Reizbarkeit, weinerliche Affektlabilität, Verlangsamung und Antriebsminderung, oder auch durch auffällige Veränderung des prämorbiden Verhaltens
► Fortschreitender Verlust vorher vorhandener geistiger Fähigkeiten im Sinne einer **Demenz** (☞ 33.9.5).

Chronische organisch bedingte psychische Störungen sind in der Regel irreversibel.

34.14 Ausgewählte Aspekte der Kinder- und Jugendpsychiatrie und -psychotherapie

Diese Einteilung darf nicht darüber hinwegtäuschen, dass die Übergänge zwischen akuten und chronischen Störungen fließend sind. Die Symptome psychoorganischer Störungen hängen immer auch von der Persönlichkeit und Biographie des Einzelnen ab.

Diagnostik

Die Diagnose wird durch technische Untersuchungen zur Feststellung der zugrunde liegenden Erkrankung, den psychopathologischen Befund (☞ 34.2) und durch spezielle, standardisierte Tests gestellt. Manchmal ist die Ähnlichkeit zwischen körperlich begründbaren psychischen Störungen und anderen psychischen Erkrankungen, z. B. einer Depression oder Schizophrenie, sehr groß. Daher sollten bei psychischen Störungen stets organische Erkrankungen ausgeschlossen werden.

Behandlungsstrategie und Pflege

Zugrunde liegende Erkrankungen müssen behandelt werden (z. B. Alkoholentzug oder andere Giftelimination, Entfernung eines Hirntumors). Gleichzeitig erfordern die psychischen Erscheinungen oft eine symptomatische Behandlung mit Psychopharmaka.

Die pflegerischen Maßnahmen hängen von den Symptomen ab. Aufgrund von Unruhe und Verwirrtheit müssen die Patienten besonders engmaschig überwacht werden. Patienten mit Merkfähigkeitsstörungen brauchen ständig wiederholte, geduldige Anleitung. Als Orientierungshilfe kann man große Schilder anbringen, z. B. Namensschilder an der Zimmertür (☞ auch 34.1.5). Das Milieu der Station sollte ruhig und angstmindernd sein.

34.14 Ausgewählte Aspekte der Kinder- und Jugendpsychiatrie und -psychotherapie

34.14.1 Einführung

Bei psychischen Störungen im Kindesalter gibt es im Vergleich zu Erwachsenen wichtige Besonderheiten, die der Grund dafür sind, dass sich die Kinder- und Jugendpsychiatrie als eigenes Fachgebiet durchsetzen konnte. Psychische Störungen bei Kindern und Jugendlichen:

- Zeigen oft *altersspezifische Symptome.* Zum Beispiel entwickelt ein junges Kind mit einer depressiven Störung andere Symptome als ein Jugendlicher
- Haben häufig *typische Verlaufsformen.* Frühe und schwere Störungen wie etwa der *frühkindliche Autismus* beginnen in der Kindheit und bleiben im Erwachsenenalter bestehen. Eine weitere Gruppe von Störungen (z. B. *kindliche Phobien*) beginnt ebenfalls früh, hängt aber stark mit körperlichen und seelischen Reifungsprozessen zusammen und nimmt mit zunehmender Entwicklung des Kindes in der Intensität ab. Andere Störungen, z. B. viele *Angststörungen,* beginnen später in der Kindheit und haben meist einen günstigen Verlauf. Zuletzt gibt es Erkrankungen, die vorwiegend bei Erwachsenen auftreten, z. B. *Schizophrenien* oder *affektive Störungen,* aber schon in der Kindheit oder Jugend beginnen können
- Stehen oft im Zusammenhang mit *Entwicklungsaufgaben,* die sich Kindern stellen
- Können die weitere Entwicklung beeinträchtigen und dadurch gravierende Langzeitwirkungen haben, die möglicherweise bedeutender sind als die zunächst bestehende Störung. Beispielsweise kann eine Angststörung zu Schulverweigerung führen und dann zu Schulversagen mit Beeinträchtigung des Selbstbilds, negativen Reaktionen der Familie und Einschränkung weiterer Bildungsmöglichkeiten.

Multiaxiale Klassifikation

Auch die kinder- und jugendpsychiatrischen Erkrankungen werden nach der ICD-10 eingeteilt. Bei der Diagnose einer Störung werden *mehrere* Dimensionen berücksichtigt (**multiaxiale Klassifikation**):

- Psychiatrisches Syndrom
- Umschriebene Entwicklungsrückstände
- Intellektuelles Leistungsniveau
- Körperliche Erkrankungen
- Psychosoziale Umstände
- Ausmaß der Beeinträchtigung durch die psychische Störung.

Eine weitere Betrachtungsweise unterteilt **externalisierte** und **internalisierte Symptomgruppen**, je nachdem, ob sich die Störung eher in der Außenwelt oder in der Innenwelt des Kindes zeigt.

- Kinder mit externalisierten Störungen, etwa übermäßiger Aggressivität, machen auf sich aufmerksam. Die Tatsache, dass ein

Problem vorliegt, wird schnell deutlich. Häufig provozieren sie allerdings vor allem negative Reaktionen ihrer Umgebung, ohne dass sie geeignete Hilfsangebote erreichen

- Internalisierte Störungen, etwa Zwänge oder depressiver Rückzug, verlaufen oft „leise" und werden manchmal lange Zeit übersehen. Die Kinder werden als ruhig und unauffällig eingeschätzt, und ihr Leidensdruck wird nicht erkannt.

Entstehungsbedingungen von kinder- und jugend-psychiatrischen Störungen

Wie bei Erwachsenen, so sind auch psychische Erkrankungen bei Kindern überwiegend multifaktoriell bedingt, d. h. durch eine Vielzahl innerer und äußerer Faktoren.

Dabei spielen bei Kindern die so genannten **Entwicklungsaufgaben** eine ganz besondere Rolle.

Entwicklungsaufgaben und typische Störungsbilder

Säuglinge müssen sich zunächst an die Bedingungen ihrer Umwelt anpassen und Kontakt mit ihren Bezugspersonen aufnehmen. **Anpassungsstörungen** oder *Regulationsstörungen* zeigen sich vor allem in exzessivem Schreien (bekannt als „Dreimonatskolik" oder „Schreibaby"), in ausgeprägten Schlafproblemen oder in Fütterstörungen mit extrem langer Dauer der Mahlzeiten. Alle genannten Störungen sind im Zusammenhang mit der (sich entwickelnden) Eltern-Kind-Beziehung und dem komplexen Wechselspiel zwischen Säugling und Eltern zu sehen. Anpassungsstörungen führen oft zur Erschöpfung der Bezugspersonen; viele Eltern fühlen sich unzulänglich in ihrer Rolle. Die Überforderung kann sogar zu Fehlhandlungen wie Kindesmisshandlung führen.

Bei Vernachlässigung kleiner Kinder kann eine **reaktive Bindungsstörung** auftreten. Die Kinder nehmen keinen Kontakt bei Annäherung auf, drehen z. B. den Kopf weg, und sind für Zuspruch wenig zugänglich.

Klein- und Vorschulkinder werden zunehmend motorisch, sprachlich, beim selbstständigen Schlafen und bei der Kontrolle der Ausscheidungsfunktionen gefordert. Schwierigkeiten zeigen sich z. B. als Schlaf- und Essstörungen, Enuresis und Enkopresis (☞ 29.2.8), Tic-störungen oder Sprachentwicklungsverzögerungen.

1381

Um die Einschulungszeit treten Trennungsprobleme und Kommunikationsschwierigkeiten in den Vordergrund. Während der Schulzeit müssen zunehmend kognitive Prozesse bewältigt werden, Schwierigkeiten zeigen sich z. B. als Leistungsstörungen. Schulkinder müssen aber auch hohe Anforderungen im sozialen Bereich bewältigen und lernen, ihre eigenen Bedürfnisse über längere Zeit zurückzustellen. Kindern mit ADHS (☞ 34.14.3) fällt es sehr oft schwer, diesen Anforderungen gerecht zu werden.

Bei Jugendlichen sind besonders das eigene körperliche Erscheinungsbild (z. B. Anorexia nervosa), die Auseinandersetzung mit Autoritäten (dissoziales Verhalten, Abhängigkeitserkrankungen), die Integration in Gruppen (peer groups) und das Hineinwachsen in die Geschlechtsrolle störanfällig.

Belastungsfaktoren

Auch wenn die genaue Ursache psychischer Störungen unklar ist, sind durchaus einzelne Faktoren bekannt, die bei der Entstehung psychischer Störungen eine belastende (krankheitsfördernde) oder schützende (protektive) Rolle spielen.

Konstitutionelle belastende Faktoren sind z. B. männliches Geschlecht, Intelligenzbeeinträchtigungen (☞ 33.4.3), Teilleistungsstörungen (☞ 33.4.4), bestimmte Erkrankungen (z. B. Hirnschädigungen oder chronische Erkrankungen) oder auch ein „schwieriges" Temperament (☞ unten).

Auch viele *soziale* Einflüsse sind nachweislich belastend. Besonders bedeutend ist die **Deprivation,** d. h. der Mangel an Anregungen, die ein Kind für seine Entwicklung braucht.

Weitere *äußere* Belastungsfaktoren sind z. B. psychische Erkrankungen, Behinderung oder Straffälligkeit eines Elternteils, belastete Beziehungen innerhalb der Familie, Migration und soziale Verpflanzung, aber auch akute belastende Ereignisse wie Todesfälle in der Familie oder Trennung der Eltern.

Bei der Beurteilung des familiären Interaktionsstils ist es wichtig, daran zu denken, dass problematisches Verhalten der Eltern nicht unbedingt *Ursache* der kindlichen Störung ist, sondern möglicherweise auch *Reaktion* auf kindliches Verhalten.

Schutzfaktoren

Viele Kinder entwickeln trotz schlechter Entwicklungsbedingungen keine psychischen Störungen. Schutzfaktoren sind unter anderem weibliches Geschlecht, ein „leichtes Temperament", ein positives Selbstwertgefühl, Interesse an anderen sowie das Verfügen über gute Problemlösestrategien und sprachliche Kompetenz. Das subjektive Gefühl, sein Schicksal selbst beeinflussen zu können und selbst dafür verantwortlich zu sein (Kontrollüberzeugung) ist ein besonders wichtiger Schutzfaktor bei älteren Kindern und Jugendlichen.

> Auch Temperamentsfaktoren sind in erheblichem Maß genetisch mitbestimmt. Schützend ist ein „leichtes" Temperament. Kinder mit „leichtem" Temperament haben stabile biologische Rhythmen. Sie nähern sich erwartungsvoll neuen Reizen und Erfahrungen und können sich gut an Veränderungen anpassen. Meist sind sie in guter oder ausgeglichener Stimmungslage. Belastend dagegen ist das entgegengesetzte „schwierige" Temperament mit gering ausgeprägten Biorhythmen, Rückzugstendenzen in neuen Situationen, Schwierigkeiten bei der Anpassung und negativer Stimmungslage.

Äußere Schutzfaktoren sind:

▶ Freundschaften
▶ Beziehungen zu Erwachsenen außerhalb der eigenen Familie
▶ Geregelte Lebensbedingungen
▶ Angemessene schulische Förderung
▶ Ein Erziehungsstil der Eltern, bei dem sich die Eltern für ihr Kind interessieren, seine Bedürfnisse wahrnehmen und erfüllen und seine Autonomie fördern
▶ Angemessene Kontrolle durch die Eltern. Das heißt, die Eltern wissen, wo ihr Kind ist und was es dort treibt, und das Kind weiß auch, dass die Eltern dieses Wissen haben.

Besondere Risikokonstellationen
Misshandlung und sexueller Missbrauch

Körperliche und emotionale Vernachlässigung, körperliche und seelische Misshandlung und sexueller Missbrauch führen nicht nur zu akuten somatischen und seelischen Problemen, sondern haben außerdem einen weitreichenden ungünstigen Einfluss auf den Lebenslauf.

Die Langzeitfolgen sind unspezifisch, unter anderem treten Schlafstörungen, Autoaggressionen (gegen sich selbst gerichtete Gewalt), Sprachentwicklungsverzögerungen, sozialer Rückzug oder soziale Überanpassung und nicht alterstypisches sexuelles Verhalten auf. Psychische Störungen wie Depressionen, Alkohol und Drogenmissbrauch und Somatisierungsstörungen sind Spätfolgen, die das betroffene Kind durchs Leben begleiten können.

> **Wer misshandelt wurde, neigt selbst auch zum Misshandeln**
> Bei der Behandlung misshandelter/ missbrauchter Kinder muss zunächst deren Schutz und auch der Schutz der Geschwister gewährleistet, dazu eventuell das Kind aus der Familie genommen werden. Therapeutisch werden analytisch orientierte Verfahren eingesetzt.
>
> Hinweis: Indirekte Signale von Missbrauch und Misshandlung werden oft übersehen und die Spätfolgen unterschätzt.
>
> In Sorgerechtsauseinandersetzungen werden Missbrauchsvorwürfe gelegentlich fälschlich eingesetzt, um die Position des Partners zu schwächen.

Scheidung/Trennung der Eltern

Die Trennung der Eltern wird von Kindern belastender erlebt als der Tod eines Elternteils.

Gemildert wird die Belastung durch ein positives Familienklima, einen guten Zusammenhalt in der Familie und durch die Orientierung an externen Wertordnungen. Partnerkonflikte zwischen den Eltern und Konflikte des Kindes mit dem Elternteil, der die Familie verlässt, fördern psychische Störungen.

Zur Unterstützung der Kinder werden immer häufiger gruppentherapeutische Programme angeboten.

Stellungnahmen zu Sorgerecht oder Umgangsrecht müssen sich immer am Kindeswohl orientieren. Bindungen des Kindes und dessen eigene Wünsche sind dabei das wichtigste Kriterium, dabei muss das Kind vor übermäßiger Verantwortung und Loyalitätskonflikten geschützt werden.

Behinderungen und chronische Erkrankungen

Behinderte Kinder können alterstypische Entwicklungsaufgaben nur schwer oder gar nicht bewältigen. Chronische Er-

34.14 Ausgewählte Aspekte der Kinder- und Jugendpsychiatrie und -psychotherapie

krankungen, die die Lebensqualität stark beeinträchtigen, können dabei Behinderungen entsprechen. Zur Vorbeugung psychischer Störungen ist es notwendig, die Behinderung möglichst früh zu diagnostizieren und zu behandeln bzw. das Kind bestmöglich zu fördern.

Die Eltern müssen über die Erkrankung Ihres Kindes informiert und in ihrer Rolle als Co-Therapeuten unterstützt und ernstgenommen werden. Um sekundäre Entwicklungsdefizite möglichst zu vermeiden, muss das Kind angemessen gefördert und gefordert werden. Unter- wie Überforderung sind gleichermaßen ungünstig.

Ungünstige familiäre Copingstrategien, wie zum Beispiel übermäßiges Verwöhnen des Kindes oder Verheimlichung der Behinderung, sollten erkannt und bearbeitet werden.

Für den Verlauf ist wichtig, dass die Betroffenen auch emotional unterstützt werden. Die Bewältigungsfähigkeit der Familie ist für das Kind noch bedeutender als die soziale Unterstützung von außen – die ganze Familie muss lernen, mit der Behinderung umzugehen. Selbsthilfegruppen helfen bei dieser Auseinandersetzung.

Abhängigkeitserkrankungen der Eltern

Abhängigkeitserkrankungen der Eltern wirken sich in verschiedener Hinsicht belastend für die Kinder aus. Schon vorgeburtlich können Alkohol- und Drogenmissbrauch die embryonale Entwicklung schädigen, oft können die kranken und sozial nicht integrierten Eltern die Kinder nicht versorgen und erziehen. Bei Kindern drogenkranker Mütter ist das Vernachlässigungs- und Misshandlungsrisiko stark erhöht.

Bei der Betreuung der Kinder muss immer geprüft werden, ob sie in ihrer familiären Situation ausreichend geschützt sind. Für den Verlauf ist entscheidend, ob die Weitergabe des Abhängigkeitsverhaltens an die Kinder unterbrochen werden kann.

> Abhängigkeitsverhalten wird über die Generationen weitergegeben (Transgenerationeneffekt).

Allgemeine Therapieprinzipien

Psychische Störungen im Kindesalter müssen behandelt werden, falls sie die Entwicklung des Kindes gefährden.

Ambulante Therapien sind – bei Kooperation der Eltern – möglich, wenn die Krankheitsintensität nicht zu hoch ist. Therapeutisch erzielte Verhaltensänderungen können dann gleich im Alltag erprobt werden. Bei Einbezug von Co-Therapeuten in der normalen kindlichen Umgebung (z.B. von Erzieherinnen) spricht man von *Behandlung im natürlichen Milieu.* Sie ist sinnvoll bei chronischen Störungen, die sich im sozialen Umfeld des Kindes stark auswirken, z.B. bei hyperkinetischen Störungen. *Teilstationäre Behandlung* ist sinnvoll, um dem Kind eine gewisse Zeit intensive Lern- und Entwicklungsmöglichkeiten zu geben. *Stationäre Behandlung* ist notwendig in Notfallsituationen, bei sehr schweren Störungen, wenn die Trennung des Kindes von seiner Umgebung indiziert ist oder wenn keine geeigneten ambulanten oder teilstationären Behandlungsangebote in erreichbarer Nähe sind.

Generell können viele der bei Erwachsenen angewandten Psychotherapieverfahren auch bei Kindern angewandt werden. Am wichtigsten sind Verhaltenstherapie, tiefenpsychologische orientierte Verfahren und Familientherapie. Die Verfahren werden dem Entwicklungsstand des Kindes angepasst, z.B. durch spielerische Elemente wie Sternchen-Sticker kleben als „positive Verstärkung" in Verhaltenstherapieprogrammen. Neben Sprache verwendet z.B. Spielbeobachtung und gemeinsames Rollen- oder Puppenspiel zur Kommunikation verwendet. Familientherapien sind sinnvoll, wenn familiäre Beziehungsschwierigkeiten vorliegen, die für die Symptome des Kindes wesentlich sind, oder wenn für die Familie Möglichkeiten bestehen, besser bei der Therapie des Kindes mitzuarbeiten. Die Ergebnisse sind umso besser, je belastbarer und reifer die Familie ist; heftige innerfamiliäre Konflikte oder Partnerkonflikte stellen Kontraindikationen dar. Kindbezogene therapeutische Interventionen sind häufig erfolgreicher als familienbezogene Interventionen, denn Kinder sind adaptionsfähiger und Eltern sind oft überlastet und weniger veränderungsfähig. Außerdem können auch Psychotherapien unerwünschte Wirkungen entfalten. Beispiele dafür sind zu schnelle, gewaltsame Ablösungsprozesse von Jugendlichen aus dem Elternhaus, Beziehungsabbrüche, schlechtere schulische Leistungen, Verhaltensänderungen und Trennungsprozesse bei Elternpaaren.

Daneben spielt bei Kindern die **Übungsbehandlung** („Heilpädagogik") eine besondere Rolle. Sie ist indiziert bei Kindern mit Entwicklungsrückständen, die durch Üben verringert werden können.

Außerdem nimmt die **Elternberatung** und **Elternarbeit** großen Raum ein. Die Beratung sollte Schuldzuweisungen vermeiden und der ganzen Familie gerecht werden, allerdings steht das Interesse des Kindes im Vordergrund.

Manchmal ist eine weitgehende **Milieuveränderung** für das Kind notwendig, z.B. die Unterbringung in einer heilpädagogischen Einrichtung (erfolgt meist durch das Jugendamt).

> ### Kinder- und jugendpsychiatrische Notfälle
> In manchen Situationen muss eine sofortige Behandlung des betroffenen Kindes bzw. Jugendlichen eingeleitet werden, wenn nötig auch gegen den Willen der Eltern und/oder des Kindes.
>
> Solche Notfälle sind:
> ► Zustand nach Kindesmisshandlung oder bedrohlicher Vernachlässigung
> ► Zustand nach sexuellem Kindesmissbrauch
> ► Suizidale Handlungen oder hohes Suizidrisiko
> ► Bedrohliche Intoxikationen (Alkohol, Drogen)
> ► Schwere Anorexie und Bulimie
> ► Akute Krisensituationen bei Trennungsangst oder Zwangsstörungen
> ► Schwere Verläufe manischer oder schizophrener Störungen.

34.14.2 Frühkindlicher Autismus

> **Frühkindlicher Autismus** *(Kanner-Syndrom):* Schwere, umfassende Entwicklungsstörung mit Beginn vor dem dritten Lebensjahr, die gekennzeichnet ist durch:
> ► Störung der sozialen Interaktion
> ► Störung der Kommunikation
> ► Ritualisierte, stereotype oder zwanghafte Verhaltensweisen
> ► Zusätzlich häufig Störungen im Schlaf-Wach Rhythmus, scheinbar grundlose Angst- und Wutausbrüche und Intelligenzminderung.
>
> Die meisten Betroffenen bleiben auch als Erwachsene auf Unterstützung angewiesen.

Krankheitsentstehung

Die Ursache des **frühkindlichen Autismus** ist unklar, möglicherweise führt eine Entwicklungsstörung der rechten Hirnhälfte zur Beeinträchtigung zentraler Wahrnehmungsprozesse. Es gibt eine genetische Disposition.

> Autismus ist sicher *nicht* Folge familiärer Konflikte oder frühkindlicher Traumata.

Symptome und Untersuchungsbefund

Autistische Kinder zeigen kaum Reaktionen auf emotionale Signale und erwidern sie nicht. Sie wirken „ich-versunken" und desinteressiert an anderen. Schon Säuglinge reagieren nicht auf Lächeln oder Ansprache, suchen keinen Blickkontakt und lächeln andere nicht an, später zeigen sie kein Imitationsverhalten (Nachahmungsverhalten).

Obwohl die Kinder sprachliche Fähigkeiten entwickeln, wenden sie diese nicht oder nur unter besonderen Bedingungen an. Ihre Sprache ist oft monoton, auffällig sind z. B. Echolalien (Nachsprechen gehörter Wörter) und Neologismen (Wortneubildungen).

Beim Spiel autistischer Kinder fallen stereotype und ritualisierte Handlungen auf. Kleinkinder spielen keine Rollenspiele oder „Als-ob"-Spiele. Viele Kinder entwickeln bizarre Eigeninteressen. Sie können erstaunliche Spezialkenntnisse besitzen, meist ohne sie sinnvoll anwenden zu können. Trotzdem darf man nicht übersehen, dass viele autistische Kinder intellektuell beeinträchtigt sind.

Manche Kinder fügen sich selbst Verletzungen zu **(Automutilation).**

Weitere **autistische Störungen** beginnen später oder zeigen nicht alle Merkmale **(atypischer Autismus).** Wenn keine sprachlichen oder kognitiven Entwicklungsverzögerungen bestehen und Sonderinteressen, Verhaltensrituale und Ähnliches im Vordergrund stehen, spricht man vom **Asperger-Syndrom.**

Diagnostik

Die Diagnose beruht auf dem klinischen Bild. Wichtig sind der Ausschluss von Behinderungen wie beispielsweise Blind- oder Taubheit, die Beurteilung der geistigen Entwicklung und die Abgrenzung anderer psychischer Störungen, z. B. von Bindungsstörungen bei Vernachlässigung.

Behandlungsstrategie und Pflege

Eltern und Geschwister des Kindes werden umfassend aufgeklärt und entlastet. Das Kind wird verhaltenstherapeutisch von einem Spezialisten behandelt, der systematisch pathologisches Verhalten abbaut und alternative Verhaltensweisen einübt. Ohne Therapie droht zunehmende Verschlechterung! Zusätzlich erfolgen Psychomotorik und Heilpädagogik, eventuell bei starken Spannungszuständen auch eine Psychopharmakatherapie.

Eltern und Erzieher sollten als Co-Therapeuten geschult und einbezogen werden.

Im Umgang mit den Kindern darf nicht zu viel autistischer Rückzug zugelassen werden. Um Spannungszustände und Angst zu vermeiden, halten sich alle Bezugspersonen genau an einen Behandlungsplan.

34.14.3 ADHS

> **ADHS** *(Aufmerksamkeitsdefizit-Hyperaktivitäts-Syndrom, -Störung, hyperkinetisches Syndrom):* Kombination von Aufmerksamkeitsstörung, motorischer Überaktivität und Impulskontrollstörung in unterschiedlicher Gewichtung. Beginn vor dem fünften Lebensjahr, Bestehen der Symptome über längere Zeit und in unterschiedlichen Umgebungen. Häufigkeit etwa 3–4 % aller Kinder und 2 % aller Jugendlichen, vorwiegend Jungen. Mit zunehmendem Alter meist Besserung, jedoch oft Restsymptome im Erwachsenenalter. Prognose stark abhängig vom Vorhandensein sekundärer Probleme.

Krankheitsentstehung

Bei der Entstehung des **ADHS** gilt heute eine genetische Komponente als sicher. Die häufigen (geringen) neurologischen Auffälligkeiten weisen zudem auf organische Gehirnveränderungen als Mitursache zumindest bei einem Teil der Kinder hin. Familiäre und Umweltfaktoren beeinflussen die Schwere, den Verlauf und das Auftreten sekundärer Symptome.

> Oft werden Nahrungsmittelallergien in Zusammenhang mit ADHS gebracht. Sie spielen aber wohl eher eine geringe Rolle, diätetische Maßnahmen bringen selten Erfolge.

Symptome und Untersuchungsbefund

Die Unruhe von Kindern mit ADHS zeigt sich besonders, wenn sie ruhig sitzen sollen, etwa beim Essen, im (späten) Kindergartenalter beim Vorlesen oder Basteln und in der Schule. Sie wackeln, zappeln mit den Beinen oder stehen auf und laufen umher. Aufgaben werden schnell abgebrochen, besonders wenn die Kinder abgelenkt werden. Es fällt ihnen schwer, ihre Aufmerksamkeit zu fokussieren. Im Verhalten mit anderen sind sie unangemessen impulsiv und missachten soziale Regeln, indem sie sich in Gespräche einmischen, anderen ins Wort fallen oder sich nicht an festgelegte Reihenfolgen halten. Kinder mit ADHS geraten aufgrund ihrer Impulsivität auch öfter in gefährliche Situationen und haben häufiger Unfälle.

Die Gewichtung der Symptome ist dabei durchaus unterschiedlich: Insbesondere bei Mädchen kann z. B. die Unruhe weitgehend fehlen.

Diese Kombination von Verhaltensauffälligkeiten ist für die Umwelt nur schwer zu ertragen. Disziplinprobleme führen zu Tadel und Strafen, oft sind die Kinder auch bei Gleichaltrigen unbeliebt. So geraten die Kinder in einen Teufelskreis: Sie werden in eine Außenseiterrolle gedrängt und fühlen sich selbst als Störenfried oder Versager. Je nach Persönlichkeit reagieren sie auf zunehmenden Druck mit mangelndem Selbstwertgefühl, depressivem Rückzug, psychosomatischen Störungen, Aggressivität oder dissozialem Verhalten. Auch diese sekundären Symptome führen oft nicht zu zunehmender Unterstützung, möglicherweise verstärkt sich die Ablehnung des Kindes weiter.

Diagnostik und Differentialdiagnose

Die Diagnose stützt sich auf das klinische Bild. Ganz wichtig ist, dass die Symptome nicht nur zu Hause *oder* in der Schule, sondern in *verschiedenen* Umgebungen bestehen. Zur hierzu nötigen Beurteilung des Kindes durch Eltern, Erzieher und Lehrer haben sich vor allem die **Conners-Bögen** bewährt.

Abgegrenzt werden muss unter anderem eine **reaktiv bedingte Unaufmerksamkeit und Unruhe,** die auf belastende Lebensumstände oder auf Überforderung des Kindes hinweisen.

34.14 Ausgewählte Aspekte der Kinder- und Jugendpsychiatrie und -psychotherapie

34

Das ADHS wird einerseits häufig übersehen und fehldiagnostiziert, andererseits droht mit zunehmendem Bekanntheitsgrad die vorschnelle Diagnose bei solchen Kindern, deren Unruhe und Unaufmerksamkeit in erster Linie psychogen oder sozial bedingt sind.

Behandlungsstrategie

Eine Behandlung ist wegen der sonst fast zwangsläufigen Folgeprobleme unbedingt erforderlich. Ihr Erfolg hängt sehr von der Mitarbeit der Eltern und des Kindes ab.

Im **Elterntraining** werden die Eltern umfassend informiert. Sie üben, soziales Verhalten bei dem Kind zu erkennen und zu verstärken.

Aufgaben und Anforderungen an das Kind werden so weit reduziert, bis sie vom Kind bewältigt werden können.

Durch **verhaltenstherapeutische Techniken** der operanten Konditionierung (☞ 34.4.3) wird positives Verhalten systematisch unterstützt, auf fortgesetztes Problemverhalten wird mit Time-out (beispielsweise ruhiges Sitzen auf einem Stuhl) reagiert. Nach Möglichkeit wird in Schule oder Kindergarten vergleichbar geübt.

Heilpädagogik und weitere Therapieformen ergänzen diesen Behandlungsansatz.

Wichtig sind nicht nur Verhaltensänderungen, das Kind muss wieder Freude am Leben und Lernen gewinnen.

Bei unzureichendem therapeutischem Erfolg, Gefährdung des Kindes oder seiner Umgebung, drohender Sonderschulbedürftigkeit oder Heimunterbringung wird das Kind außerdem pharmakologisch behandelt, in erster Linie mit Stimulantien wie Methylphenidat (Ritalin®, Concerta®). Diese wirken gezielt auf die Aufmerksamkeit, das Kind kann besser aufpassen und sich auch besser steuern. Auch der übermäßige Bewegungsdrang wird normalisiert. Oft sind die Ergebnisse sehr beeindruckend.

Der zunehmende Einsatz von Psychopharmaka im Kindesalter wird von vielen Therapeuten sehr kritisch gesehen. Ohne gleichzeitige psychotherapeutische Behandlung sollte keine medikamentöse Behandlung erfolgen.

Im Umgang mit ADHS-Kindern, die wegen körperlicher Erkrankungen stationär behandelt werden, sind klare, einfache Regeln und gleichzeitige liebevolle emotionale Unterstützung wichtig. Nach Möglichkeit werden reichlich Bewegungsräume angeboten.

34.14.4 Emotionale Störungen des Kindesalters

Emotionale Störungen bei Kindern sind recht häufig, haben aber meist eine gute Prognose.

Die **Trennungsangststörung** ist gekennzeichnet durch nicht altersgemäße Bindung an eine Bezugsperson. Die Kinder reagieren auf drohende Trennung mit irrationaler Angst oder Panik. Evtl. wird der Kindergarten- oder Schulbesuch verweigert. Zur Behandlung muss die Trennungssituation eingeübt werden. Vermeidungsverhalten darf nicht unterstützt werden (also keine Befreiung vom Schulbesuch!), und oft benötigen die Eltern ebenso Unterstützung wie das Kind.

Kinder mit Trennungsangststörung sind bei Krankenhausaufnahme wegen körperlicher Erkrankungen stark belastet. Nach Möglichkeit wird die Hauptbezugsperson mit aufgenommen: Der Zeitpunkt ist ungeeignet zur Behandlung der psychischen Störung.

Bei **phobischen Störungen des Kindesalters** sind altersspezifische Ängste, z. B. die Angst vor Gewitter, pathologisch verstärkt. Wie bei weiteren Phobien gilt, dass der Umgang mit Angst in der Familie vorbildhaft wirkt. Die Behandlung erfolgt verhaltenstherapeutisch.

34.14.5 Mutismus

Mutismus *(psychisch bedingte Stummheit):* Gehört zu den Störungen sozialer Funktionen mit Beginn in Kindheit und Jugend. Vorhandene Sprachkompetenzen werden nicht eingesetzt.

Die Kinder sprechen immer weniger und leiser. Oft wird nur in bestimmten Situationen, z. B. der Schule, nicht gesprochen. Die Störung neigt zur Chronifizierung. Die verhaltenstherapeutische Behandlung muss oft stationär erfolgen, Häufigkeit und Intensität sprachlicher Äußerungen werden schrittweise erweitert.

34.14.6 Essstörungen

Anorexia nervosa

Anorexia nervosa *(Magersucht, Pubertätsmagersucht):* Essstörung mit absichtlichem, möglicherweise lebensbedrohlichem Gewichtsverlust unter 85 % des zu erwartenden Gewichtes. Dabei Körperschemastörung mit tief verwurzelter Gewissheit, zu dick zu sein, oder Angst, zu dick zu werden. Tritt überwiegend bei Mädchen auf (hier Häufigkeit etwa 1–2 %) mit einem Altersgipfel bei etwa 14–15 Jahren. Prognose desto besser, je früher die Behandlung einsetzt. Insgesamt in etwa 40 % später (fast) normales Leben, in ca. 30 % Rezidiv, bei ca. 20 % chronischer Verlauf und in 5–10 % tödlicher Ausgang.

Krankheitsentstehung

Wie bei anderen psychiatrischen Erkrankungen spielen auch bei der **Anorexia nervosa** verschiedene Faktoren eine Rolle:

▶ Eine genetische Komponente gilt als gesichert
▶ Die Auslösung erfolgt durch psychische Mechanismen. Psychodynamisch bedeutsam ist der Autonomie- und Ablösungsprozess, der von Jugendlichen geleistet werden muss und dem durch magersüchtiges Verhalten ausgewichen werden kann. Auch die Auseinandersetzung mit den körperlichen Veränderungen in der Pubertät wird durch die Störung umgangen. Die Betroffenen fürchten die emotionale und körperliche Reifung
▶ Nicht selten ist die Kommunikation in der Familie gestört
▶ Soziokulturell ist der zunehmende Schlankheitswahn von besonderer Bedeutung.

Symptome, Befund und Diagnostik

Die Anorexia nervosa beginnt meist in der Adoleszenz. Leitsymptom ist der starke Gewichtsverlust, den die Betroffenen aber oftmals durch weite Kleidung kaschieren. Viele Patientinnen sind dabei außerordentlich aktiv, sportlich und leistungsbewusst. Meist wird die Bedeutung des Gewichtsverlusts abgeleugnet, die Patientinnen haben sich oft ein Idealgewicht zum Ziel gesetzt, das weit unter dem Normalen liegt. Psychopathologisch wirken die Betroffenen oft depressiv und gleichzeitig wenig flexibel, das Denken

1385

34 Pflege von Menschen mit psychischen Erkrankungen

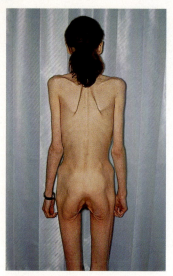

Abb. 34.34: Patientin, die an einer Anorexia nervosa leidet. [R101]

ist auf Essen, Diäten, Figur und Gewicht eingeengt. Kombinierte Persönlichkeitsstörungen sind häufig.

Bei Mädchen setzt die Monatsblutung oft schon früh aus.

Laborchemisch werden zahlreiche Veränderungen als Folge des Nahrungsmangels festgestellt, darunter typischerweise eine Hypokaliämie. In schweren Fällen kann im CT sogar eine Atrophie des Gehirns beobachtet werden, die bei verbesserter Ernährung reversibel ist.

Behandlungsstrategie

Die Behandlung kann nur bei leichten Verläufen ambulant erfolgen, sonst ist eine stationäre Aufnahme erforderlich. Zunächst muss oft die körperliche Verfassung verbessert werden, damit überhaupt Psychotherapiefähigkeit erreicht wird. Nahrungsmenge, Mahlzeitendauer, körperliche Aktivität und notwendige Gewichtszunahme werden genau festgelegt und kontrolliert. Bei Erreichen des Zielgewichts werden die Vereinbarungen gelockert, die Patientin muss dann lernen, selbst ihr Gewicht zu halten.

Psychotherapeutisch werden in erster Linie die subjektive Wahrnehmung der Patientin und ihre Autonomiewünsche bearbeitet, in zweiter Linie problematische Beziehungen. Die Eigenverantwortung wird gestärkt. Auch nach Stabilisierung des Körpergewichts ist eine langfristige Behandlung notwendig.

Pflege

Die Patientinnen benötigen meist intensive pflegerische Begleitung bei der Nahrungsaufnahme, da sie aufgrund ihrer Angst vor dem Essen und einer Gewichtszunahme zahlreiche Strategien anwenden, um die Behandlung zu manipulieren. Typisch sind Verstecken von Lebensmitteln, Trinken großer Flüssigkeitsmengen vor dem Wiegen oder selbstinduziertes Erbrechen nach den Mahlzeiten. Auch auf übermäßige, zum Teil heimliche Bewegung müssen Pflegende achten.

Bulimia nervosa

> **Bulimia nervosa** *(Bulimie):* Wiederholte Anfälle von Heißhunger mit Aufnahme großer Mengen an Nahrungsmitteln, gleichzeitig übertriebene Beschäftigung mit der Kontrolle des Körpergewichts und Anwenden teils extremer Mittel, um eine Gewichtszunahmen trotz der Essanfälle zu verhindern. Häufigkeit ca. 3 % der jungen Frauen, Beginn oft um das 18.–20. Lebensjahr. Prognose insgesamt günstiger als bei Anorexie.

Krankheitsentstehung

Psychopathologisch fällt bei den Patientinnen der Widerspruch zwischen hohen Selbstansprüchen und geringem Selbstwertgefühl auf. Nachahmungseffekte und der Wunsch, gesellschaftliche Normen an das körperliche Erscheinungsbild zu erfüllen, spielen eine wichtige Rolle bei der Krankheitsentstehung. Bei einem Teil bulimischer Patientinnen findet sich eine Anorexie in der Vorgeschichte.

Symptome, Befund und Diagnostik

Die Betroffenen sind andauernd mit Nahrung, Essen und Gewicht beschäftigt. Oft verwenden sie viel Energie zur Vorbereitung ihrer Essanfälle, bei denen hohe Kalorienmengen (bis 6000 kcal) verzehrt werden. Gegessen wird in der Regel heimlich, oft sind die Patientinnen während des Essens in ihrer Wahrnehmung der Umwelt beeinträchtigt und haben kein Sättigungsgefühl. Auf die Essanfälle folgen heftige Scham- und Schuldgefühle.

Um nicht dick zu werden, spucken die Patientinnen durchgekaute Nahrung wieder aus, erbrechen sich, hungern zwischen den Essanfällen und/oder nehmen Abführmittel oder Diuretika ein.

Obwohl auch bulimische Patientinnen ebenfalls ein Idealgewicht weit unter der Norm anstreben, haben sie keine so ausgeprägte Körperschemastörung wie solche mit Anorexie.

Bei der körperlichen Untersuchung finden sich oft Zahn- und Mundschäden als Folge des Erbrechens, bei den Laborwerten fallen Elektrolytverschiebungen auf.

Behandlungsstrategie

Die Therapie zielt auf die Verbesserung des gestörten Essverhaltens mit regelmäßigen Mahlzeiten, bei Untergewicht wird eine Gewichtszunahme angestrebt. Ist eine Gewichtsreduktion erforderlich, erfolgt sie langfristig und steht keinesfalls im Vordergrund. Psychotherapeutisch werden Selbstbewertung und Selbstansprüche besprochen und Selbstfürsorge eingeübt. Auch das Körperbild und die weibliche Rolle werden thematisiert, Konflikte und ungünstige Interaktionsmuster in der Familie werden bearbeitet.

> **Pflege**
> Bei der Pflege geht es darum, die Patientinnen darin zu unterstützen, zu regelmäßigen Mahlzeiten und angemessenen Portionen zurückzufinden, evtl. mit Hilfe eines Ernährungsplans. Auch den Umgang mit Erbrechensdruck sollen die Patientinnen lernen.

34.15 Psychosomatik

> **Psychosomatik:** Medizinisches Fachgebiet, das sich mit den Wechselwirkungen zwischen Körper und Seele befasst. Ihre zentrale Behandlungsmethode ist die Psychotherapie.
>
> **Psychosomatische Störungen:** Erkrankungen, bei denen psychische Faktoren Krankheitsentstehung und -verlauf wesentlich mitbestimmen.

In der Medizin besteht bis heute zwar Uneinigkeit über den genauen Einfluss der Psyche auf die Krankheitsentstehung, man betrachtet jedoch jede Erkrankung als das Ergebnis eines Zusammenspiels von *sozialen*, *psychischen* und *biologischen Faktoren*.

Drei Gruppen von Krankheiten bilden den Schwerpunkt der Psychosomatik:
- ▶ **Klassische psychosomatische Erkrankungen:** Körperliche Erkrankungen

Bezeichnung	Krankheitsentstehung	Behandlungsstrategie
Asthma bronchiale ☞ 18.6	Psychische Faktoren (Angst, Aufregung, Ärger usw.) gelten als Mitauslöser der Anfälle	Somatische und psychotherapeutische Verfahren (z.B. autogenes Training, progressive Muskelrelaxation und Verhaltenstherapie)
Ulkuskrankheit ☞ 19.5.3	Zwar spielt z.B. Helicobacter pylori eine wichtige Rolle, die Pepsin- und Salzsäureproduktion wird aber u.a. durch Angst, Stress oder Wut gesteigert	Internistische Therapie des Ulkus und Behandlung der möglicherweise bestehenden Konflikte durch Psychotherapie
Primäre Hypertonie ☞ 17.4.1	Multifaktoriell bedingt. Risikofaktoren sind Adipositas, Fehlernährung, Stress, genetische Veranlagung	Internistische Therapie und psychotherapeutisch Entspannungsverfahren, Verhaltenstherapie und evtl. Psychoanalyse
Anorexia nervosa *(Magersucht)* ☞ 34.14.6	Multifaktoriell bedingt. Mitbeteiligt sind z.B. die Identitätskrise der Pubertät, stark behütende Eltern, genetische Veranlagung, Schönheitsideale oder Missbrauchserfahrungen	Erzielen einer Gewichtszunahme. Erreichen einer Krankheitseinsicht, im weiteren Verlauf psychotherapeutische Verfahren: Verhaltenstherapie, Körpertherapie, ggf. Familientherapie
Bulimie *(Ess-Brech-Sucht)* ☞ 34.14.6	Als mitursächlich gelten insbesondere Identitätskonflikte, Schönheitsideale, Missbrauchserfahrungen	Psychotherapeutische Behandlung: Verhaltenstherapie, Gesprächstherapie
Adipositas *(Fettsucht)* ☞ 21.7.1	Neben somatischen Ursachen und genetischen Faktoren ist z.B. fehlgelerntes Essverhalten von Bedeutung, es besteht auch ein Zusammenhang zum sozialen Status	Gewichtsreduktion durch dauerhafte Kostumstellung, Ernährungsberatung, körperliche Betätigung. Verhaltenstherapie, Selbsthilfegruppen, evtl. Gesprächstherapie
Schlafstörungen ☞ 12.10.4, 12.10.5	Ursächlich können organische Ursachen (z.B. Schmerzen), äußere Faktoren (z.B. Lärm) oder innere Konflikte sein	Möglichst Ursachenbeseitigung (z.B. Behandlung der organischen Krankheit), Änderung der Lebensgewohnheiten. Entspannungstechniken: Autogenes Training oder progressive Muskelentspannung
Funktionelle psychosomatische Störungen	Keine organischen Ursachen feststellbar, der Patient ist jedoch fest davon überzeugt an einer körperlichen Krankheit zu leiden, wobei alle Organsysteme betroffen sein können	Erreichen von Krankheitseinsicht, Ernstnehmen des Patienten mit seinen Beschwerden, jedoch immer auf die psychische Ursache der Beschwerden hinweisen. Psychotherapie

Tab. 34.35: Die häufigsten psychosomatischen Erkrankungen.

mit einer hohen Bedeutung psychischer Faktoren, z.B. Asthma bronchiale und die Ulkuskrankheit
▸ **Ess- und Schlafstörungen**
▸ **Funktionelle psychosomatische Störungen,** d.h. Störungen der körperlichen Funktion ohne krankhaften klinischen Befund.

Krankheitsentstehung

Bei der Entstehung psychosomatischer Krankheiten spielen sowohl psychische Faktoren (z.B. die Persönlichkeitsstruktur, aktuelle persönliche Konflikte) als auch die körperliche Disposition eine Rolle (z.B. Alkohol- und Nikotinmissbrauch).

Behandlungsstrategie

Bei der Behandlung steht neben der somatischen Behandlung die Psychotherapie (☞ 34.4) im Vordergrund.

Viele Patienten stehen Psychotherapien jedoch ablehnend gegenüber, da sie sich nicht als psychisch krank empfinden. Ziel ist es dann, beim Patienten zumindest mehr Einsicht und Verständnis für seine Erkrankung zu wecken.

Tabelle 34.35 gibt einen Überblick über die häufigsten psychosomatischen Erkrankungen.

34.16 Suizid

Suizid *(Selbsttötung, Freitod):* Absichtliche Selbsttötung. Häufigkeit etwa 21 auf 100 000 Einwohner pro Jahr. Damit eine der häufigsten Todesursachen in unserer Gesellschaft, bei Jugendlichen sogar die häufigste Todesursache überhaupt. Noch viel höher ist die (schwer schätzbare) Zahl der **Suizidversuche.** Es wird angenommen, dass auf einen gelungenen oder „vollendeten" Suizid 5–100 Suizidversuche kommen.

Der Begriff „Selbstmord" enthält eine unzeitgemäße wertende Komponente und sollte nicht mehr verwendet werden.

Von einem **gemeinsamen Suizid** spricht man, wenn mehrere Menschen zusammen Suizid begehen. Bei einem **erweiterten Suizid** tötet der suizidale Mensch zuerst noch andere Personen, meist Angehörige (z.B. weil er ihnen Leid ersparen will), dann sich selbst.

Nur wenige Suizide sind echte *Bilanzsuizide,* bei denen ein psychisch Gesunder nach langem Nachdenken seine „Rechnung" mit dem Leben macht (Bilanz zieht) und sich dann das Leben nimmt.

Viel öfter sind Suizidhandlungen *Kurzschlussreaktionen* beim Auftreten von Le-

benskrisen. Der Betroffene sieht keinen anderen Ausweg mehr als „Schluss zu machen". Meist liegen zwischen dem Entschluss zur Selbsttötung und der Ausführung nur wenige Stunden, und der direkte „Auslöser" wirkt auf andere oft unbedeutend (z.B. ein Streit oder eine Kränkung): Er war tatsächlich mehr Auslöser als Ursache, er war der berühmte Tropfen, der das (fast) volle Fass zum Überlaufen gebracht hat.

Manchmal hat man den Eindruck, der Patient habe es mit seinem Suizidversuch gar nicht wirklich „ernst gemeint", weil er so demonstrativ wirkt oder weil die gewählten Mittel auffallend ungeeignet waren. Fallbeispiel: Ein Patient trinkt einige Gläser Sekt, nimmt fünf Kopfschmerztabletten ein und ruft sofort danach seine Ex-Freundin an, um sich von ihr zu verabschieden. Trotzdem darf das Ereignis nicht verharmlost werden, sondern muss zumindest als dringender Ruf nach Hilfe verstanden werden. Auch das Bedürfnis nach Ruhe kann zum Suizidversuch – meist mit Schlaftabletten – führen.

> **Vorsicht**
>
> Jeder Suizidversuch muss ernst genommen werden, ebenso jede Ankündigung eines Suizides.

Oft geht einem Selbsttötungsversuch bei nicht psychotischen Patienten ein sog. **präsuizidales Syndrom** voran. Die Betroffenen fühlen sich einsam und ziehen sich von ihrer Umwelt zurück. Sie entwickeln Aggressionen gegen ihre Mitmenschen, denen sie aber keinen Ausdruck verleihen. Schließlich wenden sie ihre aggressiven Gefühle gegen sich selbst. In der Phantasie beschäftigen sie sich mit dem Suizid und mit den Folgen für ihre Angehörigen. Bei psychotischen Patienten kommt es dagegen manchmal zum völlig überraschenden, *raptusartigen* Suizid (lat. raptus: Fortreißen; med.: plötzlich einsetzender Erregungszustand).

Untersuchungen haben gezeigt, dass Menschen in bestimmten Lebenssituationen ein **erhöhtes Suizidrisiko** haben:
- Psychisch Kranke
- Abhängigkeitskranke
- Sehr alte Menschen
- Jugendliche, besonders während der Ablösung vom Elternhaus
- Flüchtlinge und rassisch, religiös oder politisch Verfolgte
- Menschen ohne enge Beziehungen, besonders ohne familiäre Bindungen (Alleinstehende)
- Menschen, die schon einmal mit einem Suizid gedroht oder einen Suizidversuch unternommen haben (nach einem Suizidversuch sinkt die Schwelle, es in späteren Krisen noch einmal zu probieren)
- Chronisch oder unheilbar Kranke.

> Mehr als die Hälfte aller gelungenen Suizide wird von psychisch Kranken verübt.

Nach einem **Suizidversuch** werden die meisten Patienten zunächst in somatischen Abteilungen behandelt, bis sicher ist, dass keine lebensgefährlichen Organkomplikationen mehr drohen. Die Maßnahmen entsprechen den gewählten Mitteln: Bei Vergiftungen ist oft eine Magenspülung (☞ 13.6.1) oder medikamentöse Entgiftung notwendig, eventuell auch eine Beatmung. Stich- oder Schusswunden müssen chirurgisch versorgt werden. Zur Abschätzung, ob das Suizidrisiko weiter besteht, wird ein Psychiater zugezogen. Eventuell erfolgt die Verlegung in die Psychiatrie.

Gibt es nicht das Recht auf Suizid?

Oft wird diskutiert, ob Ärzte und Pflegende überhaupt das Recht haben, einen suizidalen Menschen an der Selbsttötung zu hindern, da dieser doch seine Entscheidung frei getroffen habe und keine anderen Menschen schädige. Die meisten Psychiater und auch der Gesetzgeber gehen aber sowohl bei psychotischen als auch bei zuvor (scheinbar) gesunden Patienten davon aus, dass zumindest im Rahmen der akuten Krise die freie Willensbestimmung des Patienten eingeschränkt ist und auch Zwangsmaßnahmen gerechtfertigt sind, um das Leben des Betroffenen zu retten (☞ auch 15.1.2). Hierfür spricht, dass sich die überwiegende Mehrzahl der Patienten schon bald nach ihrem Suizidversuch positiv darüber äußert, dass man sie von der Ausübung des geplanten Suizids abgehalten hat.

Behandlungsstrategie

Bei psychotischen Erkrankungen wird zunächst die Grundkrankheit behandelt. Der Versuch, in einer psychotischen Krise Lebensprobleme zu bearbeiten, darf nur mit äußerster Vorsicht durchgeführt werden. Die Patienten haben durch die Erkrankung keine ausreichenden Verarbeitungsmöglichkeiten.

Bei nicht psychotischen Patienten ist eine *akute Krisenintervention* indiziert. Sie beginnt mit dem Beziehungsaufbau zum Patienten, durch den seine Einsamkeit und Isolation durchbrochen wird. Oft baut der Betroffene nach einem Suizidversuch schnell wieder eine Fassade auf, hinter der er seine Probleme vor sich und den anderen verbirgt. Dadurch wird es unmöglich, langfristige Lösungen zu suchen. Daher sollte die Krise nicht abgeschwächt werden („Wie gut, dass Sie jetzt alles anders sehen", „Sehen Sie, eigentlich haben Sie doch alles im Griff"), sondern mit dem Patienten ausgehalten werden. Entsprechend der Sicht, dass die akute Krise nur Auslöser, nicht aber eigentlicher Grund war, muss mit Patienten nach einem Suizidversuch nicht nur die akute Krise, sondern vor allem deren Hintergrund, die lang andauernden Probleme bearbeitet werden. Manchmal muss der Patient seine Lebensgestaltung tiefgreifend ändern, und meist benötigt er auch sozialpsychiatrische Hilfe.

Fallbeispiel: Einem seit längerem arbeitslosen Mann droht der Verlust des eigenen Hauses. Als er eines Morgens eine unerwartete hohe Rechnung erhält, vergiftet er sich mit Pflanzenschutzmittel. Er wird tief komatös von seiner Frau aufgefunden und intensivmedizinisch behandelt. Nach einer kurzen Phase des Entsetzens macht er „dicht"

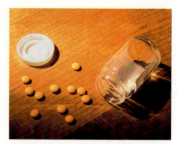

Abb. 34.36: Etwa $2/3$ aller Suizidversuche werden mit Tabletten verübt. [K183]

und sagt, so etwas würde er nie wieder machen, er trage schließlich Verantwortung für seine Familie. Der Anlass sei lächerlich gewesen. Man könne ein Haus auch verkaufen. Erst in längeren Gesprächen wird ihm seine Verzweiflung, seine Kränkung durch die Arbeitslosigkeit und seine Vereinsamung in den letzten Monaten deutlich und erfahrbar. Gleichzeitig erhält er sozialpsychiatrische Unterstützung bei der Beantragung von Sozialhilfe, Umschuldung und Verhandlungen mit dem Arbeitsamt.

Pflege

Wichtig ist zunächst, Suizidalität bei den Patienten überhaupt zu erkennen. Besonders gefährliche Krankheitsphasen sind akute Depressionen, depressive Nachschwankungen bei Manien sowie Schizophrenien in der Rehabilitationsphase, während der sich die Kranken mit ihren Defiziten auseinander setzen müssen.

> **Vorsicht: Warnsignale für einen drohenden Suizid**
> - Antriebssteigerung durch Arzneimittel bei weiter bestehender depressiver Verstimmung
> - Plötzliche, unerklärliche Ruhe und Freude (Erleichterung durch den Entschluss, sog. *präsuizidale Aufhellung*)
> - Schreiben eines Testamentes
> - Verschenken von Sachen
> - Sammeln von Arzneimitteln
> - Heftige Schuldvorwürfe oder Schuldwahn
> - Aussagen über Sinnlosigkeit des Lebens
> - Reden über Tod und Suizid, besonders bei Angabe konkreter Vorstellungen und Pläne
> - Bericht über drängende Impulse, sich umzubringen
> - Angabe von *imperativen* (befehlenden) *Stimmen*, die den Suizid befehlen.

34.16 Suizid

34

		Ja	Nein
Je mehr Fragen im Sinne der angegebenen Antwort beantwortet werden, umso höher muss das Suizidrisiko eingeschätzt werden.			
1.	Haben Sie in letzter Zeit daran denken müssen, sich das Leben zu nehmen?	X	
2.	Häufig?	X	
3.	Haben Sie auch daran denken müssen, ohne es zu wollen? Haben sich Selbstmordgedanken aufgedrängt?	X	
4.	Haben Sie konkrete Ideen, wie Sie es machen wollen?	X	
5.	Haben Sie Vorbereitungen getroffen?	X	
6.	Haben Sie schon zu jemandem über Ihre Selbstmordabsichten gesprochen?	X	
7.	Haben Sie einmal einen Selbstmordversuch unternommen?	X	
8.	Hat sich in Ihrer Familie oder in Ihrem Freundes- und Bekanntenkreis schon jemand das Leben genommen?	X	
9.	Halten Sie Ihre Situation für aussichts- und hoffnungslos?	X	
10.	Fällt es Ihnen schwer, an etwas anderes als an Ihre Probleme zu denken?	X	
11.	Haben Sie in letzter Zeit weniger Kontakte zu Ihren Verwandten, Bekannten und Freunden?	X	
12.	Haben Sie noch Interesse daran, was in Ihrem Beruf und in Ihrer Umgebung vorgeht?		X
13.	Haben Sie jemanden, mit dem Sie offen und vertraulich über Ihre Probleme sprechen können?		X
14.	Wohnen Sie zusammen mit Familienmitgliedern oder Bekannten?		X
15.	Fühlen Sie sich unter starken familiären oder beruflichen Verpflichtungen stehend?		X
16.	Fühlen Sie sich in einer religiösen bzw. weltanschaulichen Gemeinschaft verwurzelt?		X

Anzahl der entsprechend beantworteten Fragen _____   Endzahl maximal 16

Abb. 34.37: Fragenkatalog zur Abschätzung der Suizidalität nach Pöldinger. Er kann nicht nur als „fertiger" Katalog benutzt werden, sondern auch für die Formulierung eigener Fragen hilfreich sein. [R114]

Jede Beobachtung, die auf akute Suizidgefahr hinweist, muss sofort an das Team und an den behandelnden Arzt weitergegeben werden.

Um sich vom Wunsch und den Gedanken an den Tod lösen zu können, ist es notwendig, dass der zum Tod entschlossene Mensch wieder in Beziehung mit anderen kommt. Pflegende sorgen für regelmäßige und engmaschige Kontrolle und sprechen den Kranken auf Suizidalität an. Das kann indirekt geschehen („Was meinen Sie damit, dass das ganze Leben sinnlos sei?", „Warum verschenken Sie Ihre Bücher?"), aber auch direkt („Denken Sie daran, sich zu töten?", „Planen Sie einen Suizid?" ☞ auch Abb. 34.37). Viele Pflegende haben Angst, die Patienten so erst auf Selbsttötungsideen zu bringen. Das ist falsch. Das Gegenteil ist vielmehr richtig: Das Gespräch über Todeswünsche und -gedanken entlastet. Es befreit den Patienten aus seiner Isolation, er wird wieder beziehungsfähig.

Vielfach schützt es vor einem Suizid, Absprachen über einen konkreten Zeitraum zu treffen, z. B. bis zum nächsten Morgen. Der Patient verspricht, sich in dieser Zeit nichts anzutun und drängende Impulse oder Pläne mitzuteilen. Allerdings ist nicht jeder Patient ausreichend absprachefähig. Evtl. ist er infolge seiner Krankheit nicht frei in seiner Entscheidung, etwa, wenn er imperative Stimmen hört.

Für akut suizidale oder nicht absprachefähige Patienten muss das Team die Sicherheit schaffen, für die der Patient selbst im Moment nicht sorgen kann. Hierzu gehören beispielsweise die Unterbringung auf einer geschützten Station, die Kontrolle bezüglich gefährlicher Gegenstände (Gürtel, Messer) sowie eine engmaschige Überwachung oder eine 1 : 1-Betreuung. Die Überwachung der Patienten sollte in einer Weise geschehen, die ihn weder kränkt noch verletzt und sie wird ihm ausführlich erklärt.

Im Gespräch machen die Pflegenden dem Patienten keine Vorwürfe („Sie können Ihre Kinder doch nicht alleine zurücklassen!"). Ebenso falsch ist es, die Suizidalität zu verharmlosen („So schlimm, wie Sie im Moment denken, ist es nicht. Es wird schon wieder werden"). Damit nähme man die Verzweiflung des Patienten nicht ernst und ließe ihn somit alleine.

Selbsttötungen auf Station

Nicht jeder Suizid lässt sich verhindern. Nach einem vollendeten Suizid braucht das Team Zeit und Raum für Gespräche, um sich mit Trauer, Angst, Schuld- und Versagensgefühlen auseinanderzusetzen (☞ auch 10.9.5). Insbesondere die Pflegekraft, die den Toten gefunden hat, die Bezugspflegende sowie Krankenpflegeschüler können in eine persönliche Krise geraten.

Vom Suizid geht eine gefährliche Faszination aus, die aufgefangen werden muss. Es ist bekannt, dass Suizide zur Nachahmung anregen (sog. *Werther-Effekt*, nach der Romanfigur von Goethe). Daher sollte das Team einen Suizid auf der Station mit den übrigen Patienten offen besprechen, damit diese ihrer Angst, Unsicherheit und Betroffenheit gegenüber dem Personal Ausdruck verleihen können. Umgekehrt erleben die Mitpatienten, dass auch das Team über Schwächen und Scheitern reden kann. Hilflose Ablenkungsversuche sind nutzlos, ein Suizid lässt sich nicht auf Dauer verheimlichen.

1389

34.17 Psychiatrie und Gesellschaft

Psychisch Kranke wurden und werden in vielen Gesellschaften ausgegrenzt, diffamiert und zum Teil verfolgt. Die letzten Jahrzehnte haben zwar entscheidende Fortschritte gebracht. Nach wie vor gilt aber die Diagnose einer psychischen Erkrankung als Makel und haben Erkrankte mit Vorurteilen zu kämpfen, was die Eingliederung Betroffener in die Gesellschaft erheblich erschwert.

> Das Ziel der „sozialen Heilung" psychisch Kranker ist nur im Zusammenwirken verschiedenster sozialer und medizinischer Einrichtungen erreichbar.

Medizinische Einrichtungen

Stationäre Einrichtungen

Die psychiatrische Fachpflege ist mit ca. 21 % aller Krankenhausbetten in Deutschland die zahlenmäßig bedeutendste Fachpflege überhaupt.

Die meisten psychisch Kranken werden in **psychiatrischen Landeskrankenhäusern** behandelt. Dies sind größere psychiatrische Kliniken, die für ein bestimmtes Einzugsgebiet zuständig sind. Sie liegen oft entfernt von größeren Orten. Dies erschwert den Kontakt zu Angehörigen wie auch die Rehabilitation durch Arbeitsversuche und die Freizeitgestaltung z. B. durch Kinobesuche.

Daneben gibt es psychiatrische Betten an Unikliniken, Privatkliniken und gelegentlich in Allgemeinkrankenhäusern.

Nicht wenige Kliniken und Sanatorien haben sich auf die Betreuung Abhängiger oder psychosomatisch Erkrankter spezialisiert.

Viele ältere Menschen mit psychiatrischen Erkrankungen werden auf Dauer in Alten- und Pflegeheimen betreut.

Teilstationäre Einrichtungen

Teilstationäre Einrichtungen sollen psychisch Kranken den Weg zurück in die Gesellschaft erleichtern. Tages- und Nachtkliniken kombinieren die Vorteile einer Krankenhausbehandlung mit regelmäßigen Aufenthalten in der häuslichen Umgebung oder mit einer Berufstätigkeit.

Eine gute Möglichkeit zur Wiedereingliederung stellen *psychiatrische Wohngemeinschaften* dar. Sie unterstützen den Einzelnen bei der schrittweisen Annäherung an das „Alltagsleben". Meist stehen sozialpsychiatrisch ausgebildete Betreuer für die Bewohner zur Verfügung.

Wohnheime bieten beschützende Wohnmöglichkeiten für Schwerkranke, bei denen zumindest zurzeit keine besseren Möglichkeiten zur Behandlung und Resozialisation bestehen.

Ambulante Einrichtungen

Die ärztliche Versorgung psychisch Kranker erfolgt weit überwiegend ambulant durch Allgemein- und Nervenärzte. Zahlreiche speziell ausgebildete *klinische Psychologen* führen neben Ärzten psychotherapeutische Behandlungen durch.

Außerdem existieren viele psychotherapeutische Beratungsstellen, die bei bestimmten Problemstellungen große Er-

fahrung haben. Beispiele sind die *Telefonseelsorge*, die Krisenintervention durchführt; in der *Familienberatung* werden verhaltensgestörte Kinder mitbetreut; *Drogenberatungen* leisten Motivationsarbeit zur Abhängigkeitsbehandlung.

Nicht zu unterschätzen ist auch die Bedeutung von *Selbsthilfegruppen*. Betroffene können sich oft effektiver gegenseitig unterstützen, als es den professionellen Helfern gelingt. Das bekannteste Beispiel im psychiatrischen Bereich sind die *Anonymen Alkoholiker*, eine Selbsthilfegruppe für Alkoholkranke.

Arbeitslosigkeit und Armut

Bei der Arbeit in der Psychiatrie begegnet man zahlreichen sehr armen Patienten. Viele chronisch psychisch kranke Menschen verlieren ihren Arbeitsplatz, jung Erkrankten gelingt es oft gar nicht erst, in der Arbeitswelt Fuß zu fassen. Oft sind die Patienten auf Sozialhilfe angewiesen und geraten auch dadurch an den Rand der Gesellschaft.

Zusätzlich zu finanziellen Problemen belasten Sinnkrisen, Verschlechterung sozialer Beziehungen, fehlende Tagesstruktur und Langeweile die psychische Stabilität und verschlimmern oft die Erkrankung.

Lösungsansätze bieten industrielle Rehabilitationszentren, Berufsförderungswerke und Programme von Arbeitsämtern zur Erprobung der Arbeitsfähigkeit unter möglichst realistischen Bedingungen und Wiedereingliederung der Patienten in den normalen Arbeitsmarkt. Für Kranke und Behinderte, die dieses Ziel (noch) nicht erreichen können, stehen *beschützte Werkstätten* zur Verfügung.

Literatur und Kontaktadressen

📖 Literaturnachweis

1 Agelink, M.K. et al.: Allgemeinmedizinische Aspekte der Therapie mit Antipsychotika der zweiten Generation. In: Deutsches Ärzteblatt 2006, 103(42), S. A 2802–2808.

Vertiefende Literatur ☞ 💻 💻

✉ Kontaktadressen

1. Deutsche Hauptstelle für Suchtfragen (DHS) e.V., Westenwall 4, 59065 Hamm, Tel.: 0 23 81/9 01 50, Fax: 0 23 81/90 15 30, www.dhs.de

2. Anonyme Alkoholiker Deutschland (AA), Postfach 46 02 27, 80910 München, Tel.: 0 89/3 16 95 00, Fax: 0 89/3 16 51 00, www.anonyme-alkoholiker.de

3. Akzept e.V., Bundesverband für akzeptierende Drogenarbeit und Drogenpolitik, Südwestkorso 14, 12161 Berlin, Tel./Fax: 0 30/8 22 28 02, www.akzept.org

4. Arbeitsgemeinschaft der deutschen Abstinenzverbände (AGAV), Nelkenstraße 20, 66386 St. Ingbert, Tel.: 0 68 94/75 92, Fax: 0 68 94/87 03 31

5. Bundesverband der Elternkreise drogengefährdeter und drogenabhängiger Jugendlicher e.V. (BVEK), Ansbacher Straße 11, 10787 Berlin, Tel.: 0 30/5 56 70 20, Fax: 0 30/5 56 70 21, http://home.snafu.de/bvek/

6. AAS-Anonyme Arbeitssüchtige, Postfach 1204, 77902 Lahr, www.arbeitssucht.de

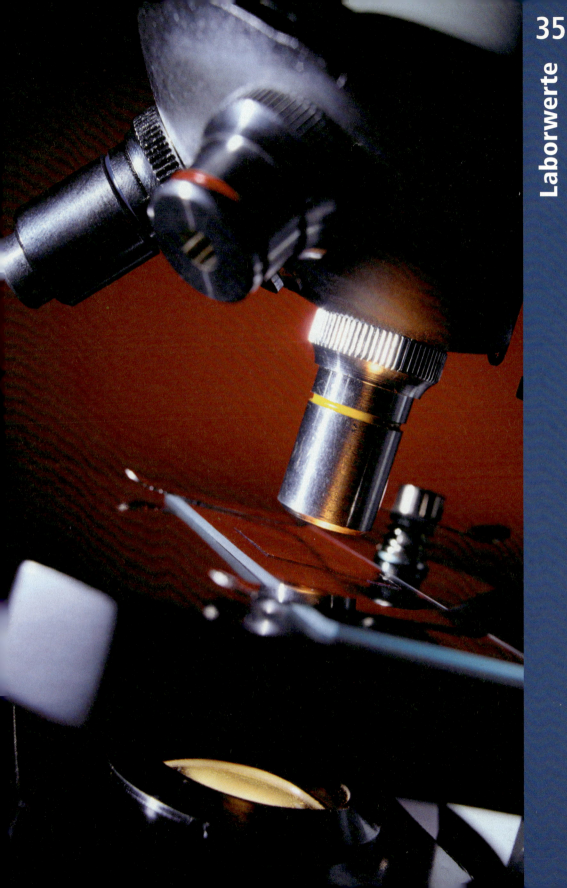
35 Laborwerte

35 Laborwerte

- Sortierprinzip: alphabetisch (griechische Buchstaben und Ziffern ignorierend)
- Berücksichtigt werden auch Parameter, die einen 24-Std.-Sammelurin erfordern. Bei Sammelurin immer 24-Std.-Menge dokumentieren und mitteilen
- Seit dem 01.04.2003 sind zum einen die Enzymmessungen von 25°C auf

37°C Messtemperatur umgestellt, zum anderen werden für viele Enzyme neue Bestimmungsmethoden empfohlen. Aus beiden resultieren teils erhebliche Änderungen der Normwertbereiche, die insbesondere bei Kindern teils noch vorläufig sind. Zur besseren Vergleichbarkeit mit älteren Befunden werden im Folgenden sowohl der alte als auch

der neue Wert angegeben, Normwertbereiche des jeweiligen Labors jedoch stets beachten
- Normwerte nach: Thomas, L.: Labor und Diagnose. TH-Books, Frankfurt a. M., 6. Aufl. 2005; Neumeister, B. et al.: Klinikleitfaden Labordiagnostik, Elsevier/Urban & Fischer Verlag, München, 3. Aufl. 2003.

Laborgröße	Normwerte bei Erwachsenen und Kindern nach dem 1. Lebensjahr	Bestimmung vor allem bei Verdacht auf/als	Probenmaterial
ACTH (Adrenocorticotropes Hormon)	Labor- und tageszeitabhängig, z. B. 7.00–10.00 Uhr 9–52 ng/l 20.00–22.00 Uhr < 30 ng/l	Störungen von Hypothalamus, Hypophysenvorderlappen und Nebennierenrinde, paraneoplastische ACTH-Produktion	1 ml EDTA-Plasma (Blut sofort ins Labor)
AFP (Alpha-Fetoprotein, α-Fetoprotein) ☞ auch 20.4.6, 29.7.5	< 10 µg/l (7 U/ml) Schwangere je nach Schwangerschaftswoche bis 500 µg/l (420 U/ml)	Tumormarker für primäres Leberzellkarzinom und Keimzelltumoren	1 ml Serum
ALT (ALAT, Alanin-Amino-Transferase, Glutamat-Pyruvat-Transaminase, GPT)	25°C: ♀ < 19 U/l, ♂ < 23 U/l 37°C: ♀ < 35 U/l, ♂ < 50 U/l Kinder < 21 U/l (25°C) bzw. 40 U/l (37°C)	Lebererkrankungen	1 ml Serum/Plasma
Albumin	Serum: 60,6–68,6 % des Serumeiweißes (36–50 g/l) Liquor: < 0,7 % des Serumalbumins Sammelurin: < 20 mg/l	☞ Gesamteiweiß	1 ml Serum, 1 ml Liquor oder 10 ml Sammelurin
Aldosteron (☞ auch 21.5.1)	Serum, 8.00–9.00 Uhr liegend 30–145 ng/l, stehend 65–285 ng/l Urin: gesamt 3–19 µg/24 h Kinder altersabhängig höher	Nebennierenrindenerkrankungen, Abklärung einer Hypertonie oder von Elektrolytstörungen	1 ml Serum/Plasma, 5 ml Sammelurin
Alkalische Phosphatase (AP, ALP)	25°C: ♀ < 150 U/l, ♂ < 180 U/l 37°C: ♀ < 105 U/l, ♂ < 130 U/l Kinder bis 700 U/l (25°C) bzw. 400 U/l (37°C)	Lebererkrankungen, Cholestase (Gallenstau), Knochenerkrankungen	1 ml Serum/Heparinplasma
AMA (Antimitochondriale Antikörper) ☞ auch 20.5.5	Negativ	Autoimmunerkrankungen, v. a. der Leber, Lupus erythematodes	1–2 ml Serum
Ammoniak	27–90 µg/dl (16–53 µmol/l)	Vor allem Lebererkrankungen	1 ml EDTA-/Heparinplasma (sofort auf Eiswasser ins Labor)
α-Amylase (Alpha-Amylase)	Laborabhängig, z.B.: 25°C < 120 U/l, 37°C < 100 U/l	Pankreaserkrankungen, Parotitis	1 ml Serum/Heparinplasma
ANA (Antinukleäre Antikörper, Antinukleäre Faktoren, ANF) ☞ auch 23.4.1	Laborabhängig, negativ oder Titer ≤ 1 : 80	Verschiedene Autoimmunerkrankungen	1–2 ml Serum
Anti-CCP (Antikörper gegen zyklisch zitrullinierte Peptide) ☞ auch 23.4.1	Laborabhängig, negativ oder < 25 U/ml	Rheumatoide Arthritis	1–2 ml Serum
Antithrombin III ☞ AT III			
α₁-Antitrypsin ☞ 18.5.2			
AST (ASAT, Aspartat-Amino-Transferase, Glutamat-Oxalazetat-Transaminase, GOT)	25°C: ♀ < 15 U/l, ♂ < 19 U/l 37°C: ♀ < 35 U/l, ♂ < 50 U/l Kinder < 22 U/l (25°C) bzw. 40 U/l (37°C)	Herz-, Leber-, Skelettmuskelerkrankungen	1 ml Serum/Plasma
AT III (Antithrombin III)	70–120 % (0,14–0,39 g/l)	Verbrauchskoagulopathie, erhöhte Thrombosegefährdung	3–4 ml Zitratblut
Basophile Granulozyten ☞ Differentialblutbild			
Bence-Jones-Proteine ☞ auch 22.7.2	Negativ	Plasmozytom	3–4 ml Morgenurin
Bilirubin im Blut ☞ auch Tab. 20.4 Direktes Bilirubin Indirektes Bilirubin = Gesamt-Bilirubin – direktes Bilirubin Gesamt-Bilirubin	Nach dem Neugeborenenalter: < 0,3 mg/dl (5,1 µmol/l) < 0,8 mg/dl (13,7 µmol/l) < 1,1 mg/dl (18,8 µmol/l)	Lebererkrankungen, Hämolyse	1 ml Serum/Plasma

35 Laborwerte

Laborgröße	Normwerte bei Erwachsenen und Kindern nach dem 1. Lebensjahr			Bestimmung vor allem bei Verdacht auf/als	Probenmaterial
Bilirubin im Urin (immer direktes Bilirubin, da indirektes nicht nierengängig ist)	Negativ			Erkrankungen mit erhöhtem (direktem) Serum-Bilirubin	5 ml Sammelurin
Blutgasanalyse *(BGA)* pH paO$_2$ Sauerstoffsättigung paCO$_2$ Bikarbonat (HCO$_3$) BE (Base excess, Basenüberschuss)	7,36–7,44 Altersabhängig 70–100 mmHg (9,5–13,9 kPa) 90–96 % 32–45 mmHg (4,2–6,1 kPa) 22–26 mmol/l -2–+2 mmol/l			Lungenerkrankungen, zur Kontrolle bei allen maschinell beatmeten Patienten	Arterialisiertes Kapillarblut oder 1–2 ml arterielles Blut in mit Heparin benetzter Spritze oder speziellem Entnahmeröhrchen
Blutgruppe ☞ 22.3.2					
Blutkörperchensenkungsgeschwindigkeit *(BSG, BKS, BSR)* ☞ auch 22.3.1, 26.3.5	♀ < 50 J. ≤ 20 mm/1. h, ≥ 50 J. ≤ 30 mm/1. h ♂ < 50 J. ≤ 15 mm/1. h, ≥ 50 J. ≤ 20 mm/1. h			Entzündungen, Infektionen, Tumoren	2 ml Zitratblut (0,4 ml Zitrat + 1,6 ml Blut); Durchführung ☞ 22.3.1
Blutzucker *(BZ)* ☞ Glukose					
Calcitonin ☞ Kalzitonin					
Calcium ☞ Kalzium					
CDT *(carbohydrate-defiziente Transferrine)*	Stark methodenabhängig, z. B. ♀ < 26 U/l, ♂ < 20 U/l bzw. ♀ < 0,6 %, ♂ < 1 % des Transferrins			Alkoholabusus (mind. 50–80 g täglich über mind. 1 Woche)	1 ml Serum
Chlorid *(Cl)*	Serum: 95–105 mmol/l Kinder 96–109 mmol/l Urin: je nach Serumelektrolyten und Säure-Basen-Haushalt			Störungen des Wasser- und Elektrolythaushaltes	1 ml Serum/Plasma oder 5 ml Sammelurin
Cholesterin ☞ auch 21.7.2	Normgrenze strittig, von < 200 mg/dl (5,2 mmol/l) bis < 250 mg/dl (6,5 mmol/l) Kinder ca. 175 mg/dl (mmol/l)			Fettstoffwechselstörungen	1 ml Serum/Plasma
CK ☞ Kreatinphosphokinase					
C-reaktives-Protein *(CRP)* ☞ auch 26.3.5	Laborabhängig, z. B. < 5 mg/l			Entzündungen, Infektionen	1 ml Serum/Plasma
Differentialblutbild Segmentkernige Granulozyten Lymphozyten Eosinophile Granulozyten Basophile Granulozyten Monozyten	Zellen/nl 1,7–6,8 0,9–2,6 < 0,4 < 0,08 0,2–0,5	% der Leukos (Erw.) 45–75 16–45 0,4–6,6 0,3–1,5 2,6–8,2	% der Leukos (Kinder) 30–75 13–55 0–5 0–1 4–13	Veränderungen der Leukozytenzahl, Infektionen, bösartige hämatologische Erkrankungen	2 ml EDTA-Blut oder 50 µl Kapillarblut
Eisen *(Fe^{2+})* ☞ auch 22.5.1	♀ 23–165 µg/dl (4,1–29,6 µmol/l) ♂ 35–168 µg/dl (6,3–30,1 µmol/l) Kinder 22–155 µg/dl (4–28 µmol/l)			DD der Anämien	1 ml Serum/Plasma (hämolysefrei, ohne EDTA)
Eosinophile Granulozyten ☞ Differentialblutbild					
Entzündungswerte (Screening) ☞ Blutkörperchensenkungsgeschwindigkeit, C-reaktives Protein, Differentialblutbild, Leukozyten					
Erythrozyten *(Erys)* ☞ auch 22.3.1	♀ 3,5–5,0/pl, ♂ 4,3–5,9/pl Kinder altersabhängig 3,9–5,1/pl			Anämie, Polyglobulie	1 ml EDTA-Blut oder 50 µl Kapillarblut
Erythrozyten-Indizes ☞ auch 22.3.1 MCV = mittleres korpuskuläres Volumen MCH = mittleres korpuskuläres Hb MCHC = mittlere Hb-Konzentration des Erythrozyten	80–96 fl (80–96 µm³) 27–33 pg (1,7–2,1 fmol) Kinder etwas weniger 33–36 g/dl Ery (20,5–22,3 mmol/l)			DD der Anämien	1 ml EDTA-Blut
Ferritin ☞ auch 22.5.1	Laborabhängig, z.B.: ♀ 10–140 µg/l, ♂ 20–360 µg/l im mittleren Erwachsenenalter Kinder 20–360 µg/l			Eisenmangel (DD der Anämien), Eisenüberladung	1 ml Serum/Plasma
α-Fetoprotein ☞ AFP					

1393

35 Laborwerte

Laborgröße	Normwerte bei Erwachsenen und Kindern nach dem 1. Lebensjahr	Bestimmung vor allem bei Verdacht auf/als	Probenmaterial
Fibrinogen	Laborabhängig, z. B. 1,5 – 3,5 g/l (4,4 – 10,3 µmol/l),	Gerinnungsstörung, erhöhte Thrombosegefährdung	1 ml Zitratplasma
Fibrin(ogen)spaltprodukte *(FSP)*, **D-Dimere**	Laborabhängig, z. B.: Fibrin(ogen)spaltprodukte ≤ 1 mg/l D-Dimere ≤ 0,2 mg/l		1 ml Zitratplasma
Folsäure ☞ auch 22.5.1	≥ 4 µg/l (Normgrenze strittig)	DD der Anämien	1 ml Serum/Plasma
fT₃ ☞ Trijodthyronin			
fT₄ ☞ Thyroxin			
Gerinnung (Screening) ☞ Quick, partielle Thromboplastinzeit, Thrombozyten			
Gesamteiweiß	Serum: 66 – 83 g/l, Kinder 57 – 80 g/l Liquor: 0,2 – 0,4 g/l Urin: laborabhängig, meist ≤ 150 mg/24 Std.	Eiweißmangel bei verschiedenen Erkrankungen, Produktion abnormer Eiweiße (z. B. Plasmozytom), chronische Entzündungen	1 ml Serum/Heparinplasma oder 1 ml frischer Liquor oder 10 ml Sammelurin
α-, β-, γ-**Globuline** ☞ Serumelektrophorese			
Glukose im Blut ☞ auch 21.6.1	Plasma, nüchtern: 70 – 110 mg/dl (3,8 – 6,1 mmol/l) Kinder 60 – 100 mg/dl (3,5 – 5,6 mmol/l) Kapillar- oder venöses Vollblut 10 % weniger	Diabetes mellitus, Insulinom	1 ml Serum/Plasma oder 0,01 – 0,1 ml Kapillarblut
Glukose im Urin ☞ auch 21.6.1	< 150 mg/l (0,84 mmol/l), Teststreifen negativ	Diabetes mellitus, Nierenerkrankungen	5 ml Spontanurin bzw. Urin definierter Sammelperioden
Glukosetoleranztest *(GTT, oGTT)* ☞ 21.6.2			
Glutamat-Dehydrogenase *(GLDH)*	25°C: ♀ < 3 U/l, ♂ < 4 U/l 37°C: ♀ < 5 U/l, ♂ < 7 U/l Kinder < 5 U/l	(Schwere, mit Zelluntergang einhergehende) Lebererkrankungen	1 ml Serum/Plasma
Glutamat-Oxalazetat-Transaminase *(GOT)* ☞ AST			
Glutamat-Pyruvat-Transaminase *(GPT)* ☞ ALT			
γ-**Glutamyl-Transferase** *(γ-GT, GGT)*	25°C: ♀ < 18 U/l, ♂ < 28 U/l 37°C: ♀ < 38 U/l, ♂ < 55 U/l Kinder < 17 U/l (25°C) bzw. altersabhängig 20 – 30 U/l (37°C), Neugeborene höher	Lebererkrankungen, Cholestase (Gallenstau)	1 ml Serum/Plasma
Glykosyliertes Hämoglobin *(glykiertes Hämoglobin, Glykohämoglobin, HbA)* ☞ auch 21.6.2	Laborabhängig, z. B. HbA, 5 – 8 %, HbA₁c 3 – 6 % (des Gesamt-Hb)	Diabetes mellitus (Blutzucker-Kontrolle über die letzten Wochen)	2 ml Heparin-/EDTA-Blut
Hämatokrit *(Hk, Hkt)* ☞ auch 22.3.1	♀ 35 – 47 %, ♂ 40 – 52 % Kinder altersabhängig 32 – 44 %	Anämie, Polyglobulie, Störungen des Wasserhaushaltes	1 ml EDTA-Blut oder 50 µl Kapillarblut
Hämoglobin *(Hb)* ☞ auch 22.3.1	♀ 12 – 16 g/dl (7,4 – 9,9 mmol/l) ♂ 13,5 – 17,5 g/dl (8,4 – 10,9 mmol/l) Kinder altersabhängig 11 – 15 g/dl (6,8 – 9,3 mmol/l)	Anämie, Polyglobulie, Störungen des Wasserhaushaltes	1 ml EDTA-Blut oder 50 µl Kapillarblut
Harnsäure ☞ auch 21.8	Serum: ♀ 2,3 – 6,1 mg/dl (137 – 363 µmol/l), ♂ 3,6 – 7,0 mg/dl (214 – 420 µmol/l) Urin: < 800 mg/24 Std. (4,8 mmol/24 Std.), kostabhängig, Beurteilung im Zusammenhang mit Serumwert	Gicht, Nierensteine	1 ml Serum/Plasma oder 5 ml Sammelurin
Harnstoff *(Urea)* ☞ auch 29.3.3	10 – 45 mg/dl (1,7 – 7,5 mmol/l) Kinder 10 – 40 mg/dl (1,7 – 6,7 mmol/l)	Niereninsuffizienz	1 ml Serum/Plasma
HbA₁, HbA₁c ☞ Glykosyliertes Hämoglobin			
HBDH *(Hydroxibutyratdehydrogenase, LDH1)*	37°C < 50 U/l bzw. bis ca. 30 % der Gesamt-LDH	Herzinfarkt, Lebererkrankungen, Hämolyse, Lungenembolie	1 ml Serum
HDL-Cholesterin ☞ auch 21.7.2	♀ ≥ 45 mg/dl (1,2 mmol/l), ♂ ≥ 35 mg/dl (0,9 mmol/l), Schutzfaktor wenn ≥ 55 mg/dl (1,42 mmol/l)	Fettstoffwechselstörungen	1 ml Serum/Plasma (nüchtern!)
INR *(international normalized ratio)* ☞ auch 22.3.3	0,9 – 1,1	Kontrolle einer Marcumar®-Therapie	5 ml Zitratblut

Laborwerte 35

Laborgröße	Normwerte bei Erwachsenen und Kindern nach dem 1. Lebensjahr	Bestimmung vor allem bei Verdacht auf/als	Probenmaterial
Kalium *(K+)* ☞ auch 29.10.3	3,6–4,8 mmol/l Kinder 3,3–4,6 mmol/l	Störungen des Elektrolythaushaltes, z.B. bei Niereninsuffizienz, Azidose	1 ml Serum/Plasma (hämolysefrei)
Kalzitonin *(Calcitonin, HCT)* ☞ auch 21.3.6	Laborabhängig, z.B.: ♀ < 10 ng/l (2,8 pmol/l), ♂ < 48 ng/l (13,4 pmol/l)	Schilddrüsen(C-Zell)-Karzinom	1 ml Serum/Plasma
Kalzium *(Ca²⁺)* ☞ auch 29.10.4	Serum: 2,2–2,6 mmol/l (8,8–10,2 mg/dl) Urin: < 300 mg/24 Std. (7,5 mmol/24 Std.), auch kostabhängig	Störungen des Elektrolythaushaltes, Nebenschilddrüsenerkrankungen	Gesamt: 1 ml Serum/Plasma oder 5 ml Sammelurin
Kortisol	8.00 Uhr 5–25 µg/dl, 16.00 Uhr ca. 50 %, 20.00 Uhr < 5 µg/dl Kinder 8.00 Uhr 5–15 µg/dl	Nebennierenrindenerkrankungen	1 ml Serum/Plasma
Kreatinin *(Krea)* ☞ auch 29.3.3	♀ < 0,9 mg/dl (80 µmol/l), ♂ < 1,1 mg/dl (97 µmol/l) Kinder < 0,7 mg/dl (62 µmol/l)	Niereninsuffizienz	1 ml Serum/Plasma
Kreatinin-Clearance ☞ auch 29.3.3	♀ 50–130 ml/(min x 1,73 m² Körperoberfläche), ♂ 70–160 ml/(min x 1,73 m² Körperoberfläche), mit dem Alter abnehmend (75 Jahre 40–80 ml/min x 1,73 m² Körperoberfläche)	Beginnende Nierenfunktionsstörungen. Bei Serumkreatinin ≥ 3 mg/dl (265 µmol/l) wenig aussagekräftig	1 ml Serum/Plasma und 5 ml Sammelurin (Gewicht und Größe des Patienten mit angeben)
Kreatinphosphokinase *(Kreatinkinase, CK)* ☞ auch 16.5.2	25°C: ♀ < 70 U/l, ♂ < 80 U/l 37°C: ♀ < 145 U/l, ♂ < 170 U/l CK-MB < 10 U/l (25°C) bzw. 24 U/l (37°C) Kinder < 230 U/l (37°C)	Herzerkrankungen (v. a. Herzinfarkt), Skelettmuskelerkrankungen	1 ml Serum/Heparinplasma
Laktat *(Milchsäure)*	0,5–2,2 mmol/l (4,5–20 mg/dl)	Hypoxie, Azidose	2 ml venöses Vollblut/Plasma
LAP *(Leucinarylpeptidase, -amidase)*	25°C: ♀ < 32 U/l, ♂ < 35 U/l 37°C: < 80 U/l	Gallenwegserkrankungen, Cholestase, Lebererkrankungen. Normal bei AP-Erhöhung durch Knochenerkrankungen	1 ml Serum/Plasma
LDH *(Laktatdehydrogenase)* ☞ auch 16.5.2	25°C < 240 U/l, 37°C < 250 U/l Kinder < 280 U/l (37°C)	Herz-, Leber- und Skelettmuskelerkrankungen, DD der Anämien	1 ml Serum/Plasma
LDL-Cholesterin ☞ auch 21.7.2	< 135 mg/dl (3,5 mmol/l), Kinder weniger, Normgrenze strittig	Fettstoffwechselstörungen	1 ml Serum/Plasma
Leberwerte (Screening) ☞ ALT, Alkalische Phosphatase, AST, Bilirubin, γ-Glutamyl-Transferase, LDH, Quick			
Leukozyten *(Leukos)* ☞ auch 22.3.1	4–10/nl (4000–10 000/µl) Kinder bis etwa 12/nl (12 000/µl)	Entzündungen, Infektionen, bösartige hämatologische Erkrankungen, Knochenmarkschädigung	1 ml EDTA-Blut
Lipase ☞ auch 20.6.1	Laborabhängig, z.B. 25°C < 200 U/l 37°C: < 60 U/l Kinder < 315 U/l (25°C) bzw. 40 U/l (37°C)	Pankreaserkrankungen	1 ml Serum/Heparinplasma
Liquordiagnostik ☞ 33.3.2			
Lymphozyten ☞ Differentialblutbild			
Magnesium *(Mg²⁺)* ☞ auch 29.10.5	0,74–1,1 mmol/l (1,8–2,7 mg/dl) Kinder 0,6–1 mmol/l (1,5–2,3 mg/dl)	Störungen des Elektrolythaushaltes	1 ml Serum/Plasma
MCH, MCHC, MCV ☞ Erythrozytenindizes			
Monozyten ☞ Differentialblutbild			
Natrium *(Na+)* ☞ auch 29.10.2	135–145 mmol/l, Kinder 134–143 mmol/l	Störungen des Wasser- und Elektrolythaushaltes	1 ml Serum/Plasma
Neutrophile Granulozyten ☞ Differentialblutbild			
Nierenwerte (Screening) ☞ Harnstoff, Kalium, Kalzium, Kreatinin, Natrium			
Parathormon ☞ 21.5.1			
(Aktivierte) Partielle Thromboplastinzeit *(PTT, aPTT)* ☞ auch 22.8.1, 22.8.2	Bis 40 Sek.	Gerinnungsstörungen, Kontrolle einer Heparintherapie	1 ml Zitratplasma
Phosphat (anorganisch)	0,84–1,45 mmol/l (2,6–4,5 mg/dl) Kinder 0,95–1,95 mmol/l (3–6 mg/dl)	Nieren-, Knochen-, Nebenschilddrüsenerkrankungen	1 ml Serum/Heparinplasma

35 Laborwerte

Laborgröße	Normwerte bei Erwachsenen und Kindern nach dem 1. Lebensjahr	Bestimmung vor allem bei Verdacht auf/als	Probenmaterial
p$_a$O$_2$, p$_a$CO$_2$ ☞ Blutgasanalyse			
Protein im Serum ☞ Gesamteiweiß			
Protein im Urin	< 150 mg/24 Std., Teststreifen negativ	Nierenerkrankungen	5 ml Sammelurin
PSA *(Prostataspezifisches Antigen)* ☞ auch 29.6.3	< 4 µg/l, Grauzone 4–10 µl/l	Tumormarker des Prostatakarzinoms	1 ml Serum/Plasma
PTT ☞ Partielle Thromboplastinzeit			
Quick *(Prothrombinzeit, Thromboplastinzeit, TPZ)* ☞ auch 22.3.3	70–130 %	Gerinnungsstörungen, Kontrolle einer Marcumar®-Therapie	1 ml Zitratplasma
Renin ☞ 17.4.1			
Retikulozyten *(Retis)* ☞ auch 22.3.1	0,5–2 % der Erys Kinder etwas mehr	DD der Anämien, Knochenmarkschädigung	2 ml EDTA-Blut
Rheumafaktoren ☞ auch 23.6.1	Laborabhängig, meist nicht nachweisbar	Rheumatoide Arthritis, Kollagenosen	1–2 ml Plasma
Sauerstoffpartialdruck und Sauerstoffsättigung *(SaO$_2$)* ☞ Blutgasanalyse			
Schilddrüsenwerte *(Screening)* ☞ freies Thyroxin, Thyreoidea stimulierendes Hormon			
Serumelektrophorese Albumin α$_1$-Globulin α$_2$-Globulin β-Globulin γ-Globulin	Methodenabhängig, z.B.: 60,6–68,6 % 1,4–3,4 % 4,2–7,6 % 7,0–10,4 % 12,1–17,7 %	Veränderungen des Gesamteiweißes, Entzündung, Verdacht auf Plasmozytom	1 ml Serum
T$_3$, fT$_3$ ☞ Trijodthyronin			
T$_4$, fT$_4$ ☞ Thyroxin			
Thrombinzeit *(TZ, Plasmathrombinzeit, PTZ)* ☞ auch 22.3.3	17–24 Sek.	Gerinnungsstörungen, Kontrolle einer Fibrinolyse- oder Heparintherapie	1 ml Zitratplasma
Thrombozyten *(Thrombos, Blutplättchen)* ☞ auch 22.3.2, 22.3.3	140–360/nl (140 000–360 000/µl)	Blutungsneigung, bösartige hämatologische Erkrankungen, Knochenmarkschädigung	1 ml EDTA-Blut oder 50 µl Kapillarblut
(Gesamt-)Thyroxin *(T$_4$)* **Freies Thyroxin** *(fT$_4$)* ☞ auch 21.3	55–110 µg/l (77–142 nmol/l) 8–18 ng/l (10–23 pmol/l) Kinder etwas mehr	Erkrankungen von Hypothalamus, Hypophysenvorderlappen und Schilddrüse	1 ml Serum
Thyreoidea stimulierendes Hormon *(TSH)* ☞ auch 21.3	Basal 0,4–4 mU/l	Erkrankungen von Hypothalamus, Hypophysenvorderlappen und Schilddrüse	1 ml Serum
Transferrinsättigung *(TfS)* ☞ auch 22.5.1	Erwachsene 15–45 % Kinder 6–44 %	DD der Anämien	1 ml Serum/Plasma (ohne EDTA)
(Gesamt-)Trijodthyronin *(T$_3$)* **Freies Trijodthyronin** *(fT$_3$)* ☞ auch 21.3	0,9–1,8 µg/l (1,4–2,8 nmol/l) 3,5–8 ng/l (5,4–12,3 pmol/l) Kinder etwas mehr	Erkrankungen von Hypothalamus, Hypophysenvorderlappen und Schilddrüse	1 ml Serum
Triglyzeride *(Neutralfette)* ☞ auch 21.7.2	< 200 mg/dl (2,3 mmol/l), Normgrenze strittig, manchmal < 150 mg/dl (1,7 mmol/l)	Fettstoffwechselstörungen	1 ml Serum/Plasma
(Kardiales) Troponin I *(cTnI)* **Kardiales Troponin T** *(cTnT)*	Laborabhängig, < 0,04 µg/l	Akutes Koronarsyndrom, Herzinfarkt, Kontrolle einer Lysetherapie	1 ml Serum/Plasma
Tumormarker ☞ 22.3.6			
Vanillinmandelsäure *(VMS)* **im Urin**	< 7 mg/24 Std. (35 µmol/24 Std.) Kinder altersabhängig weniger, z.B. Kindergartenkinder ca. 50 %	Hypertonie-Diagnostik, Phäochromozytom, Tumoren des Sympathikus (z.B. Neuroblastom)	20 ml Sammelurin (mit 10 ml 10%iger Salzsäure ☞ auch 17.4.1)
Vitamin B$_{12}$	≥ 220 ng/l	DD der Anämien, neurologische Störungen	1–2 ml Serum/Plasma

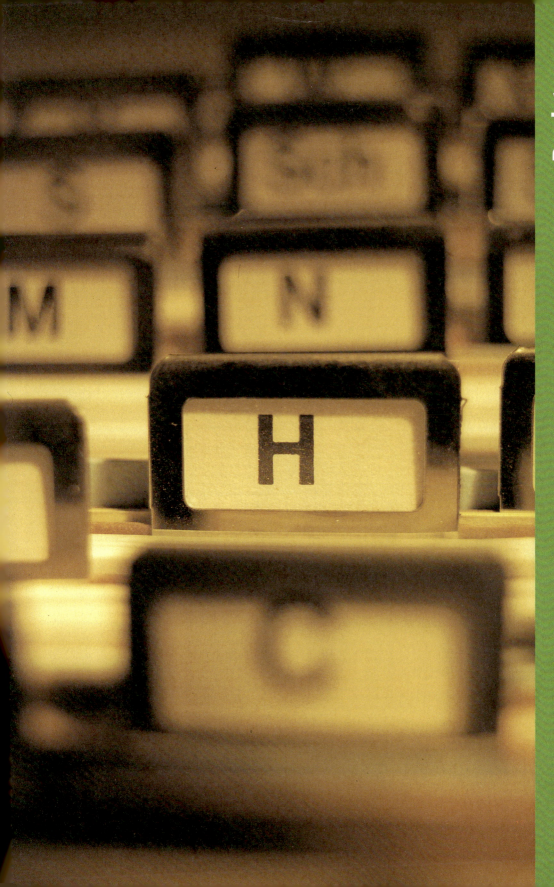
Register

A

α-Amylase 1392, 856
α-Fetoprotein ☞ AFP 1182, 1392, 1393
α-Glucosidase 1136
α-Interferon (IFN-a) 916
α-Methyl-Dopa 1190
α₁-Antitrypsin 1392
α₁-Antitrypsin-Mangel
  Bronchitis, chronische 776
  Lungenemphysem 778
α₁-Globulin 1396
α₁-Rezeptorenblocker 1127
α₂-Globulin 1396
A-Bild-Methode 617
AB0-System 908
AB0-Unverträglichkeit 1186
Abbaustoffwechsel 418
ABC-Klassifikation
  Gastritis 813
ABCD-Regel 579
Abdellah, Faye Glenn 106
Abdomen, akutes 801, 802
Abdominalatmung 329
Abdominalgravidität 1186
Abduktionsfrakturen 1008
Abduktionsorthesen 959
Abführmittel ☞ Laxantien 804
  Dehydratation 452
Abhängigenpflege 102, 103
abhängige Variable 89
Abhängigkeit 1368
  Alkoholkrankheit, Phasen nach
    Jellinek 1372
  psychische 1370
  Schlafmittel 539
Abhusten 346
Abklopfen
  Kontraindikation 342
Ablatio placentae 1188
Ablatio retinae 1249
ablative Hormontherapie 916
Ablaufsonde 440
Ablederungswunde 988
Abmagerung 432
Abnabeln 1219
Abortus **1191**, 1192
Abrasio **1157**
  fraktionierte 1157
  Frühabort 1191
  postoperative Pflege 1148
  präoperative Pflege 1147
  Spekulumsicht 1158
Abruptio placentae 1188
Absaugen 347
  Atemwegssekret 347
  bronchoskopisches 347
  Durchführung 348
  endotracheales 347
  Katheter 347, 348
  Mundpflege 348
  Nasenpflege 348
Absauggerät 347
  Desinfektionsplan 326
Abschaben von Hautschuppen 1069
Abspreizbehinderung
  Hüft(gelenk)dysplasie,
    angeborene 964
Abstillen 1213
Abstoßungsreaktion 687
  Nierentransplantation 1122
Abstrich
  bakteriologischer 1156
  Bindehaut 1242
  Gynäkologie 1156
  Hauterkrankungen 1069
  Zytologie 1156
Abszess
  Gehirn 1314
  Niere 1115
  paranephritischer 1115
  perityphlitischer, Appendizitis 825

Abszessdrainage
  Adnexitis 1166
Abteilungspflegesatz 48
Abtreibung ☞ Schwangerschafts-
  abbruch 1184
Abwehrschwäche
  Tumorpatienten 907
Abwehrspannung
  Abdomen, akutes 802
Abwehrtrias 1244
Acarbose 886
ACE-Hemmer 717, **737**, 1117, 1120, 1139
Acerbon® 737
Acetyldigoxin 717
Achalasie 810
Achillessehnenreflex 1288
  Bandscheibenvorfall 1324
Achillessehnenruptur 1010
Achsenhyperopie 1250
Achsenknickung 992
Achsenmyopie 1250
Aciclovir 1243
  Herpes labialis 1269
Acitretin 1074
Acne conglobata 1092
ACTH (Adrenocortikotropes Hor-
mon) 1392
ACTH-Bildung
  Cushing-Syndrom 873
Actilyse® 748
Actonel 974
Actos® 886
Actosolv® 748
ACVB (aorto-koronarer
  Venen-Bypass) 711
Ad-libidum-Fütterung 426
ADA-Kriterien 877
Adalat® 737, 738, 744
Adams-Stokes-Anfall 722
  Synkope 701
Adaptation 105
Adaptation, postpartale 1216
Adaptationsmodell nach Roy 105
Addison-Syndrom 875
additive Hormontherapie 916
Adduktionsfrakturen 1008
Adenoide 1269
  Nasenbeatmung, behinderte 1258
Adenokarzinom 900, 1122
Adenom 900
Adenom, pleomorphes 1279
Adenom-Karzinom-Sequenz 828
Adenomatosis coli 828
Adenomenukleation 1127
Adenosin 721
Adenotomie 1269
Aderlass 741
Adhäsionsileus 819
adherence 123
ADHS (Aufmerksamkeitsdefizit-
Syndrom) 1384
Adipositas **432, 891**
  Body-Mass-Index 891
  Diabetes mellitus Typ 2 877
  Diät 892
  Fettverteilungstyp 892
  genetische Disposition 432
  Idealgewicht nach Broca 892
  körperliches Training 893
  Kurzzeitdiät 892
  per magna 432
  primäre 891
  Psychosomatik 1387
  sekundäre 891
  Selbsthilfegruppen 893
  Verhaltenstherapie 893
Adiuretin 458
adjuvante Chemotherapie 913
Adnexitis 1165
Adrekar® 721
Adrenalektomie
  Cushing-Syndrom 873

Adrenalin 583
  Allergien 1060
Adrenalinabkömmling 1243
Adrenalinlösung 1058
Adrenalinspiegel
  Angst 126
Adrenocortikotropes Hormon
  ☞ ACTH 1392
adrenogenitales Syndrom 865
adult oder acute respiratory distress
syndrome
  ☞ ARDS 792
Adumbran 538, 1356
AEDL (Aktivitäten und existentiellen
  Erfahrungen des Lebens) 102
AEP (akustisch evozierte
  Potentiale) 1293
AeroBec® 781
Aerodur® 782
Aeromax® 781
Aerophagie 433
Aerosol-Inhalator 1058
Aerosolapparate 344
Aerosole 344, 629
Affekt
  paradoxer 1352
  Schizophrenie 1361
Affektarmut 1352
affektive Störungen 1363
  bipolare 1368
  Einteilung 1363
  Kindesalter 1381
  Phasenprophylaxe 1368
  rezidivierende 1368
  Schizophrenie 1361
Affektivität 1352
Affektkrampf 701, 1311
Affektstarre 1352
Affektstörungen 1352
Afferent-loop-Syndrom 818
AFP 1182
  Fruchtwasseruntersuchung 1182
  hepatozelluläres Karzinom 850
  Hodentumoren 1132
AFP (Alpha-Fetoprotein) 1392
Afterloading-Verfahren 1169
AGA (appropriate for gestational
  age) 1217
Agar-Agar 804
Agenesie 1219
Aggression 194, 1346
  Burnout-Syndrom 236
  Entstehung 194
  Helfer-Syndrom 238
  Körperhaltung 182
  Krisenmodell nach Schuchardt 130
  medikamentös induzierte 194
  Pflegephänomen 111
  Psychiatrie 1346
  psychische Faktoren 194
  Störungen im Erleben 238
Aggressionsstörungen
  Kindesalter 149
Agiolax® 804, 832
Agnosie 1287
Agoraphobie 1376
Agranulozytose
  allergische 923, 1052, 1058
  Chemotherapie 914
  toxische 923
Agraphie 1287
Agrelin 922
AHB (Anschlussheilbehandlung) 714
Ahornsiruperkrankung 865
AICD (automatic implantable
  cardioverter defibrillator)
  Kammerflattern/-flimmern 721
AIDP (akute idiopathische
  Polyneuritis) 1315
AIDS 1053
AIDS-definierende
  Erkrankungen 1054
AIH (Autoimmunhepatitis) 845

Air-Fluidised 402
Airol 1093
Ajmalin 721, 722
Akalkulie 1287
Akathisie 1353
Akinese 494, 1352
  Parkinson-Syndrom 1317
Akineton® 1353
Akne 1092
  Neugeborene 1218
Aknemycin 1093
Akne vulgaris 1092
Akromegalie 866
Akrophobie 1376
Aktivierende Pflege 35, 253
Aktivität
  Druck 398
  Krisenmodell von Schuchardt 131
  Schlaf 534
Aktivitäten
  des täglichen Lebens nach
    Juchli 102
  und existentielle Erfahrungen
    des Lebens (AEDL) nach
    Krohwinkel 102
Aktivkohle 589
Akupressur 691
Akupunktur 691
  Geburtsschmerz 1199
  Schmerztherapie 660
Akustikusneurinom 1260
  Differentialdiagnose 1265
akustisch evozierte Potentialen
  (AEP) 1293
akutes Koronarsyndrom 712
Akutschmerzdienste 571
Akzeleration 1197
Akzelerationen 1197
Alanin-Amino-Transferase
  ☞ ALAT 840, 1392
Alasenn® 804
ALAT (ALT, Alanin-Amino-
  Transferase)
  Hepatitis 844
  Normwerte 840, 1392
Albendazol 1046
Albumin 609, 1392, 1396
Alco-Pops 1373
Aldactone® 875, 1121
Aldara® 1075
Aldehyde 325
Aldosteron 458
  Mehrproduktion 875
Aldosteronantagonisten 1121
Alemtuzumab 916, 923
Alendronat 974
Alexie 1287
Alfare® 1058
Algodystrophie 998
Algurie 459, 1104
Alizaprid 913
Alkalische Phosphatase (AP) 840, 1392
Alkalose 1140, 1141
Alkohol
  Desinfektion 325
  Energiegehalt 423
  Vergiftung 589
Alkohol-Hepatitis 845
alkoholassoziierte Erkrankungen 1373
alkoholbedingte Leberzirrhose 846
Alkoholembryofetopathie 1180, 1219, **1221**
Alkoholentzugsdelir 1373
Alkoholfettleber 845, 1373
Alkoholismus 1371
  Burnout-Syndrom 237
Alkoholkarenz
  Lebertransplantation 849
  Pankreatektomie 859
Alkoholkrankheit 1371
  Abhängigkeitsphasen nach
    Jellinek 1372
  Aversivbehandlung 1373

Register A

erbliche Veranlagung 1372
Gesprächsführung 1372
Krisen 1372
Prädelir 1373
soziales Umfeld 1372
Umgang 1374
Entzugsdelir 838
ALL (akute lymphatische
Leukämie) 922
Allästhesie 1288
Allergene 1057
Allergenkarenz 1059
Kontaktekzem, allergisches 1084
Allergien **1057**
Adrenalin 1060
Allergenkarenz 1059
Antibiotikatherapie 1026
Antihistaminika 1060
Diagnostik 1058
Expositionsprophylaxe 1059
Expositionstests 1059
Histaminfreisetzung 1060
Hygienehypothese 1058
Hyposensibilisierung 1060
Intrakutantests 1058
Kindesalter 1058
Kontrastmittel 611
Lokaltherapie 1060
Notfallausweis 1059
Schockapotheke 1060
Therapie 1059
Typen 1057
Allergiepass 1059
allergische Agranulozytose 923
allergische Hauterkrankungen 1082
allergische Reaktionen 1057
Infusionen 652
Injektion 642
allergischer Schnupfen 1267
allergisches Kontaktekzem 1083
Allergologie 1064
Allgemeinanästhesie
Augenoperationen 1235
Allgemeinuntersuchung 603
Allgemeinzustand 430
Soorprophylaxe 413
allogene Transplantation 687
Allopurinol 1125
Allpresan® 887
Alltalk 526
Alma Ata 227
Alna® 1127
Alopezie 414, 1094
Alpha-Amylase 1392
Alpha-Fetoprotein ☞ AFP 1392
Alpha-Trinker 1372
Alrheumun® 936
ALS (amyotrophe
Lateralsklerose) 1319
Alter, biologisches 157
Bewegungsmangel 494
Dehydratation 452
Dekubitus 399
drug monitoring 627
Gesundheitsförderung 232
Immunschwäche 1052
Multimorbidität 627
Pharmakodynamik 627
Pharmakokinetik 627
Schlafdauer 534
Schlafstörungen 537
Altern 157
Dimensionen des Alterns 176
Strukturmerkmale des Alterns 177
alternative Medizin 691
Altersappendizitis 825
Alterspsychiatrie 1338
Altersschwerhörigkeit 1265
Alterssichtigkeit 1251
Altersstar 1246
Alterstheorien 156
Alterungsprozess 158
Altinsulin 882

Alupent® 1058
Alveolitis
allergische 1057, 1058
exogen-allergische 784
Alzheimer-Demenz 1319, **1320**
Aggression 194
AMA (Antimitochondriale
Antikörper) 1392
Amantadin 1318
Amaryl® 886
Amaurosis 1238
Amaurosis fugax 1296
amaurotische Pupillenstarre 1333
Ambivalenz 1352
Schizophrenie 1361
Amblyopie 1251
ambulante Einrichtungen
psychiatrische 1390
ambulante Pflegeeinrichtungen 54
Ambulanzen 82
AMD (altersabhängige
Makuladegeneration) 1249
Amenorrhoe 1152
Ametropie 1250
Amin-Test 1156
Aminkolpitis 1156
Aminoglutethimid 873
Aminoglykosidantibiotika
Ototoxizität 1265
Aminoglykoside 1027, 1031
Aminosalizylsäure 822
Aminosäuren 418, 420, **421**
Amiodaron 583, 721
Amisulprid 1353
Amitriptilin 1353
Amitriptylin 657, 1354
AML (akute myeloische
Leukämie) 922
Amlodipin 737
Ammoniak 1392
Ammoniakgeruch 765
Ammoniumverbindungen, quarterne
(Quats) 325
Amnesie 1333, 1349
dissoziative 1377
retrograde 1333
Amnioninfektionssyndrom 1193
Amnionpunktion
☞ Amniozentese 1183
Amnioskopie 1197
Amniozentese 1183
Amöbenkolitis 1044
Amöbenruhr 1029, 1044
Amöbiasis 1044
Amotio retinae 1249
Amoxicillin 816, 1028, 1111
Amoxypen® 1028
Amphetamine 1369
Ampho-Moronal® 1042
Amphotenside 325
Amphotericin B 1043
Ampicillin 1032
Amplituden-Scan 617
Ampullenhals 637
Ampullensäge 637
Amputat 998
Transport 999
Amputation 959, **998**
Komplikationen 999
Notfall 998
Prothesenschulung 1000
Prothesenversorgung 1000
psychische Betreuung 1000
Replantation 998
Stumpfpflege 999
Amputationsstumpf
Lagerung 999
Ödemprophylaxe 999
Pflege 999
Wundheilung 1000
Amuno® 655, 896, 936
Amyloidose
Arthritris, rheumatoide 939

amyotrophe Lateralsklerose
1319
ANA (Antinukleäre Antikörper) 934,
1392
Anabolismus 418
Anaesthesin® 1072
Anagrelide 922
Anakinra 937
Analatresie 1220
Analgesie 657
Analgetika 962, 1124
Begleitmedikamente 657
Co-Analgetika 657
Nicht-Opioide 654
on-demand 657
Opioide 654
postoperativ 684
Analgetika-Kopfschmerz 654, 1327
Analgetika-Nephropathie 1119
Analoginsuline 881
Analogskala, visuelle (VAS) 565
Anämie **920**
Alkoholkrankheit 1373
Dyspnoe 763
Ferritin 920
hypochrome mikrozytäre 920
perniziöse 895, 1061
Polymyalgia rheumatica 944
Schwangerschaft 1179
Transferrin 920
Anamnese 601
Notfall 602
soziale 602
vegetative 602
anankastische Persönlichkeits-
störung 1380
anaphylaktischer Schock 586, 1057,
1058
Anasarka 716
Anästhesie
Augenoperation 1235
lokale 659
retrobulbäre 1235
rückenmarknahe 659
Anastomose, biliodigestive 858
Anastomosenperforation
Ösophaguskarzinom 812
Anastrozol 1164
Mammakarzinom 1162
Anatomie, funktionale
Kinaesthetics 497
Anazidität 813
ANCA (antineutrophile
zytoplasmatische Antikörper)
934
Anco® 655
Ancotil® 1043
Androcur® 1128, 1164
Androgene 1128, 1164
Alopezie 1094
androgenetische Alopezie 1094
androider Fettverteilungstyp 892
Andrologie 1064, 1096
ANE-Syndrom 913
Anenzephalus 1220, 1182
Aneurysma 744
arteriosklerotisches 740
Bauchaorta 745
dissecans **745**
Embolie 744
Größenzunahme 744
Ruptur 744
Thrombose 744
zerebrales 1306
Anexate® 589
ANF (Antinukleäre Faktoren) 1392
Anflugkeime 321
Angehörige
Eltern kranker Kinder 188
Familie 165
islamischer Glauben 126
pflegende Angehörige 32, 211, 233
Angiitis 945
Angina intestinalis 744
Angina pectoris 710, 711

Angina tonsillaris 1270
Schluckstörungen 450
Streptokokken 1028
Angiographie 734
Angiographiekatheter 705
Angiologie 728
angioneurotisches Ödem 1082
Angioödem 1082
Angioplastie 711, 734
Angiotensin-II-Antagonisten 717,
1117
Hypertonie 737
Angiotensin-II-AT1-Rezeptor-
Antagonisten 737
Angst 1350, 1352, 1375
Adrenalinspiegel 126
Coping 127
frei flottierende 1375
Kindesalter 1375
Merkmale 127
nächtliche 535
Pflegediagnose 127
Pflegephänomen 111, 126
psychische Erkrankungen 1375
Symptome 126
Angsthierarchie 1376
Angststörungen 1375
Kindesalter 149, 1381
Anhidrosis 375
Anionenaustauscher 893
Anis 692
Anlaufschmerzen-Arthrose 933
Ann-Arbor-Klassifikation 924
Anopheles-Mücke 1043
Anorexia nervosa 433, 1385
Psychosomatik 1387
Anosognosie 1287
Anovulation 1176
Anpassungsmodell 105
Anpassungsstörungen 1374
Kindesalter 1381
Anpassungssyndrom nach Hans
Selye 225
Anstrengung
Kinaesthetics 499
Anstrengungsasthma 779
Anstrengungsproteinurie 1105
Antazida 816
anterograde Amnesie 1333
Anthelminthika 1045, 1046
Anthrachinone 804
Anthropologie 105
Anti-D-Immunglobulin 1185
Anti-D-Prophylaxe 1185
Frühabort 1191
Anti-TPO-Ak 866
Antiandrogene 1128, 1164
Alopezie 1094
Antiarrhythmika 721
Antibiogramm 1022, 1026
Antibiotika 645, **1026**
Augentropfen 1243
Dermatologie 1072
Kontaktallergene 1059
Lokaltherapeutika 1072
Resistenz 1026
Ulkustherapeutika 816
Vaginaltherapeutika 1173
Wirkmechanismen 1026
Antibiotikaeinnahme
Soorprophylaxe 413
Antibiotikatherapie
Allergien 1026
Antibiogramm 1026
Dosierungsintervalle 1026
Grundsätze 1026
Mastitis 1214
Nebenwirkungen 1026
Pflege 1026
Anticholinergika 1318, 1319
Asthma bronchiale 781
Antidekubitusmatratzen 402
Antidementiva 1320, 1321

Register A

Antidepressiva 786, **1354**, 1365
  Schmerztherapie 657
  Urgeinkontinenz 467
Antidiabetika
  Insuline 881
  orale 885
Antidot 589
Antiemetika 786
  Erbrechen 801
  Menière-Krankheit 1265
Antiepileptika 1312, 1328
  Schmerztherapie 657
Antigen-Antikörper-Reaktionen 610
Antigen D 909
Antigennachweis 1022
Antigestagene 1164
Antihistaminika **1060**, 1066, 1078
  Allergien 1060
  Lokaltherapeutika 1072, 1074
  Schlafstörungen 538
  Windpocken 1039
  Wirkprinzip 1060
Antihistaminika-Ampullen 1058
Antihormone 916, 1164
Antihypertonika
  ☞ Antihypertensiva 737
Antihypotensiva 1058
Antikoaglation 746, 747
Antikoagulation 745, 748
  Venenthrombose 751
Antikonvulsiva 1312
  Fieberkrampf 373
Antikörper
  antineutrophile
    zytoplasmatische (ANCA) 934
  antinukleäre (ANA) 934, 1392
  gegen das Sm-Nukleoprotein 942
  gegen doppelsträngige DNA 942
  gegen Thyreoglobulin 866
  gegen TSH-Rezeptoren 866
  irreguläre 909
  Tumoren 916
Antikörpernachweis 609, 610
Antikörpersuchtest 909
  Blutgruppenunverträglichkeit 1185
Antilymphozytenglobuline
  Autoimmunerkrankungen 1061
Antimon 423
Antimykotika 772, 1042, 1077
  Lokaltherapeutika 1072, 1074
  Vaginaltherapeutika 1173
antineoplastische Therapie
  Tumoren 912
antineutrophile zytoplasmatische
  Antikörper (kANCA) 934
antinukleäre Antikörper (ANA) 934
antinukleäre Faktoren (ANF) 1392
antiobstruktive Dauertherapie 780
Antiokoagilation 748
Antiöstrogene 916, 1164
  Mammakarzinom 1162
Antiparasitika 1072
Antiphlogistika, nichtsteroidale
  (NSAR) 655
Antipruriginosa
  Hauterkrankungen,
    pilzbedingte 1077
  Lokaltherapeutika 1072
  Neurodermitis 1086
Antipsoriatika 1072
Antipsychotika 1353
Antipyrese 373, 374
Antirheumatika 935
Antirheumatika, nichtsteroidale 935,
  936
  Osteoporose 974
Antiscabiosum Mago® 1072, 1078
Antisepsis 320
Antiseptika 1072
  Dekubitusprophylaxe 403
  Vaginaltherapeutika 1173
antisoziale Persönlichkeits-
  störung 1380

Antistreptolysin-Titer (AST) 1028
Antisympathotonika 737
Antithrombin III 746, 1392
Antithrombosestrümpfe 363
Antitoxine 1025
Antitranspirantien 379
antituberkulöse Arzneimittel 775,
  1026
Antitussiva 771, 786
Antriebsarmut 1352
Antriebssteigerung 1352
Antriebsstörungen 1352
  Schizophrenie 1362
Anurie 459, 1103
  Nierenversagen, akutes 1118
Anusol® Supp. 831
Anus praeter 481
ANV ☞ Nierenversagen, akutes 1117
Anxiolyse 680
Anxiolytika 1355, 1369
Aortenaneurysma
  dissezierendes 700
Aortenisthmusstenose 708
  Hypertonie 738
Aortenklappeninsuffizienz 709
Aortenklappenstenose 709
  Kind 708
  Synkope 701
Aortenruptur
  Thorax, instabiler 1011
Aortenstenose 708
aorto-koronarer Venen-Bypass 711
Aortoangiographie 706
AP (alkalische Phosphatase)
  Hepatitis 844
  Leberzirrhose 848
apallisches Syndrom 1330
  basale Stimulation 552
Apathie
  Kinder, kranke 152
  Schizophrenie 1362
APC-Resistenz 751
Apgar-Wert 1202, 1203, 1223
Aphakie 1247
Aphasie 181, **524**, 1286
  amnestische 1287
  Einteilung 525
  globale 1287
  Großhirninfarkt 1296
  motorische 1287
  Schlaganfall 1296
  sensorische 1287
  Telegrammstil 525
Aphonie
  Ösophaguskarzinom 811
Aphthen 406
Aplasie 1219
Apnoe 331, 764
  Frühgeborene 1226
  Neugeborene 1221, **1222**
Aponal® 1354
Aponti 1 425
apoplektischer Insult 1295
Apoplex 1295
Apostasis otum 1262
Apotheke 82
Appellohr
  Kommunikation 186
Appendektomie 825, 826
Appendizitis 825
  akute 825
  Appendektomie 825
  Differentialdiagnose 1165
  Erstmaßnahmen 825
  Perforation 825
  perityphlitischer Abszess 825
Appendizitisähnliche Beschwerden
  Meckel-Divertikel 825
Appetit 431
Appetitlosigkeit 432
Applanationstonometer nach
  Goldmann 1241
Applikationsform 628

appropriate for gestational age
  (AGA) 1217
Apraxie 1287
  Schlaganfall 1296
APSAC (azetylierter
  Plasminogen-Streptokinase-
  Aktivator-Komplex) 748
Aptamil Pre 424
Apudom 897
Aquapack® 344
ARA-Diagnosekriterien
  Arthritris 939
Arava 937
Arbeit 131
Arbeiten, aseptisches 323
Arbeiten, rückengerechtes 503
Arbeitgeberverbände 41
Arbeitsbelastung 497
Arbeitsdiagnose 600
Arbeitsgemeinschaft Deutscher
  Schwesternschaften (ADS) 41
Arbeitstherapie 690
  Ergotherapie 937
  psychische Erkrankungen 1344
Arbeitsüberlastung
  Mobbing 198
Arbeitsunfall 982
Archiv 82
ARDS 792
  Bauchlagerung 793
  ECMO (extracorporeal membrane
    oxygenation). 792
  kinetische Therapie 792
  Rotationstherapie 792
  Sepsis 1023
Argon-Laser 661
Aricept® 1321
Arimidex® 1164
  Mammakarzinom 1162
Arirpriprazol® 1353
Armbad 392
  Schlafstörungen 538
Armprothesen 1001
Armut 1390
Arnika
  Badezusatz 392
Arnikablüten 660
Arnold-Chiari-Syndrom 1293
Aromasin® 1162
Aromatasehemmer 916, 1164
  Mammakarzinom 1162
Aromatherapie 693
Arrhythmie 719, 720
Arrhythmien 354, **356**
Arsen 423
Artane® 1319
arterielle Durchblutungsstörungen
  985
  chronische 744
  des Darms 743
arterielle Verschlusskrankheit **740**
  Aderlass 741
  Amputationen 742
  Arteriosklerose 740
  Becken-, Oberschenkel- und
    Unterschenkeltyp 740
  Bewegung 742
  Bypass-Operation 742
  Ernährung 742
  Fontaine-Klassifikation 740
  Gehtraining 741
  Hämodilution 741
  Interponat 742
  Kollateralen 741
  Lagerung 742
  Lyse 741
  PTA 741
  PTCA 741
  PTRA 741
  rekanalisierende Maßnahmen 741
  Rheologika 741
  Sympathektomie 742
  Thrombendarteriektomie 742

Arterienerkrankungen **739**, 728, 729
Arterienverletzungen 752, 753
Arterienverschluss
  akuter, Arteriosklerose 740
  Extremität 731, 742
  Schmerzen 731
  thrombotischer 743
Arteriitis 1238
Arteriographie 613, 734
Arteriosklerose 739, 740
  Hypertonie 736
arteriosklerotische Aneurysmen 740
arteriovenöse Fistel 752
Arthralgie 933
Arthritis 930
  eitrige 979, 980
  infektiöse 979
  mikrobielle 979
  Psoriasis 934, **941**
  reaktive 941
  rheumatoide 934, **938**, 1061
  septische 979
  urica 896
Arthrodese 959
  Gonarthrose 968
Arthrolyse 959
Arthrorise 959
Arthrose 930, **975**, 976
Arthroskopie 959, **987**
arthroskopische Operation 987
Arthrotomie 980
Arzneimittel
  apothekenpflichtige 626
  Applikationsformen 628
  Bestellung 630
  Entsorgung 631
  Formen 628
  freiverkäufliche 626
  Haltbarkeit 630
  Hilfsstoffe 626
  Immundefekte 1052
  Kumulation 626
  Lagerung 630
  Richten 631
  Schlafstörungen 537
  Schwangerschaft 1180
  therapeutische Breite 627
  Verabreichung 632
  verschreibungspflichtige
    (rezeptpflichtige) 626
  Wirkstoffe 626
  Zubereiten 631
Arzneimittelallergie 1057, 1058
Arzneimittelexanthem 1082
Arzneimittelgabe
  bei Kindern 632
Arzneimittelgesetz 626
Arzneimittelinteraktionen
  Alter 627
Arzneimittelkunde ☞ Pharmakologie
  626
Arzneimittelnebenwirkungen 627
Arzneimittelpräparate 626
Arzneimittelreaktionen
  Pruritus 1068
Arzneimittelschrank 630
Arzneimittelspezialitäten 626
Arzneimittelsucht 1369
Arzneimitteltherapie 627, 628
Arzneimittelwirkungen 627
Arzneirezepturen 626
ärztliche Diagnose 600
ASAT (Aspartat-Amino-Transferase)
  Hepatitis 844
  Herzinfarkt 713
  Normwerte 840, 1392
Ascaris lumbricoides 1047
Ascorbinsäure 422
  Mangel 895
ASE ☞ Einreibung,
  atemstimulierende 341
Asepsis 320
aseptische Wunden 988

1400

Register A

Askariasis 1047
Aspartam 890
Aspartat-Amino-Transferase
☞ ASAT 840, 1392
Asperger-Syndrom 1384
Aspergillom 1043
Aspergillose 1043
AIDS 1053
Aspergillus fumigatus 1043
Aspergillus-Mykose 1043
Aspermie 1135
Asphyxie 1223
Asphyxie-Index 1223
Aspiration 337, **448**, 594, 684
Heimlich-Handgriff 449
Hustenreflex 449
Klopfen auf den Rücken 449
Mekonium 1217
Pflege 449
Regurgitation 449
Risiken 449
Aspirationsbiopsie 1135
Aspirationsgefahr
Mundpflege 411
Schlucktraining 450
Aspirationspneumonie 449
Ösophaguskompressionssonde 798
Zenker-Pulsionsdivertikel 810
Aspirationsprophylaxe **449**
Erbrechen 491
Gastrointestinalsonde 799
Mundhygiene 449
Oberkörperhochlagerung 449
Refluxprophylaxe 449
Säugling 449
Aspirin® 100, 655, 710, 747, 771,
936, 1321, 1327
ASR ☞ Achillessehnenreflex 1288
ASS® 100 655, 747, 710
Assessment
Schmerzen 564
Pflege 302
ÁST (Antistreptolysin-Titer) 1028
Astemizol 1060
Asthenospermie 1135
ästhetische Erfahrungen 128
Asthma, allergisches 1058
Asthma bronchiale **779**
allergisches 781
Atemhilfsmuskulatur 779
Azetylsalizylsäure
Kontraindikation 783
b2-Sympathomimetika 781
Bronchospasmolytika 781
Dosieraerosole 782
Dyspnoe 763
Erleichterungsmedikamente 780
Erstmaßnahmen bei Atemnot 782
exogen-allergisches 779
Kontrollmedikamente 780
nicht-allergisches 779
PARI-Inhaltionsgerät 783
Pflege 782
Psychosomatik 1387
Pulverinhalatoren 782
Schweregradeinteilung 780
Stufenschema 780
Theophyllin 781
Therapie 780
Asthma cardiale
Lungenödem 718
Asthmaschulungsprogramme 783
Astigmatismus 1251
Astonin H® 875
Astrozytome 1331
Asystolie 356
Aszites 839
Ovarialkarzinom 1167
Aszitespunktion 840
AT-Strümpfe 363
Atacand® 737
Ataxie 1286
Multiple Sklerose 1315

Atelektasen 334, 335, 337
Dyspnoe 763
Atelektasenprophylaxe 334
Durchführung 336
Lungenoperationen 762
atemabhängige Thoraxschmerzen
788
Atembeeinträchtigung
Einschätzung 334
Erfassung 335
Patientenberatung 336
Risikobeurteilung 335
Ursachen 337
Atemfrequenz 330
Atemgeräusch **332**, 764
abgeschwächtes 603
brodelndes, Notfall 765
fehlendes 603
ziehendes 1259
Atemgeruch 332, 765
Atemgymnastik 337
Bronchitis, chronische 777
SMI-Trainer 338
Threshold 339
Atemhilfsmuskulatur 779
Atemintensität 330
pathologische 765
Atemlähmung
Sauerstofftherapie 352, 758
Atemmechanik 328
Atemmuster, pathologische 332
Atemnot 330, 763, 1221, 1254
herzkranke Patienten 696
Orthopädie 948
Atemnotsyndrom 1222
des Erwachsenen 792
Atempause (Apnoe) 1221
Atemrhythmus 330
Atemskala 335
Atemstillstand 331
Atemstillstand ☞ Apnoe 764
Atemstörungen
Frühgeborene 1226
Neugeborene 1221
Atemtechniken,
entspannungsfördernde
Geburtsschmerz 1199
Atemtraining
IPPB-Gerät 345
Atemtyp 329
Atemübungen 337
Bronchitis, chronische 777
atemunterstützende Lagerungen 339
Dehnlagerungen 340
Kutschersitz 339
Lagewechsel 339
Oberkörperhochlagerung 339
Atemurv® 693
Atemvolumina 766
Atemwege
Candidose 1042
freimachen 579
Sekretansammlung 337
Atemwegserkrankungen
chronisch-obstruktive 776
Atemwegssekret 346, 347
Atemwegswiderstand
Dyspnoe 763
Atemzentrum 328
Atemzug 330
Atemzugvolumen 330
Atenolol 737
ätherische Öle 693
Dekubitusprophylaxe 403
Atherosklerose 739
atherosklerotische Plaques 740
AT III (Antithrombin III) 1392
Atmung
Beobachtung 328
Neugeborene 1216
normale 329
Prüfung im Notfall 576
Steuerung 328

Atmungssystem
Infektionen 769
Atopiefalte 1086
Atorvastatin 893
Atosiban
Tokolyse 1194
Atosil® 1320, 1353
Atresien
Mekoniumileus 818
atrioventrikulärer Block 722
Atrophie 1067
Gedeihstörungen 149
Atropin 583, 1243
Atrovent® 781
Attributionstheorie 121
Audiometrie 1260
auditive Wahrnehmung 548
Aufbaukost 439
Aufbaustoffwechsel 418
aufdeckende Verfahren 1357
Auffanggefäß
Absauggerät 347
Auffrischimpfung 1049
Aufhellung
präsuizidale 1388
Aufklärung
Diagnose 600, 601
Sterbender Patient 278
Therapie 625
Aufklärungspflicht
Anästhesist 625
Operateur 625
Auflagedruck
Körperposition 398
Auflagen 396
Auflichtmikroskop 1069
Aufmerksamkeitsdefizit-
(Hyperaktivitäts-)Syndrom
1384
Kindesalter 149
Aufmerksamkeitsstörung 1348, 1349
Aufnahmegespräch 299
Aufnahmevorbereitung
Kinder 153
Aufputschmittel 1369
Aufsetzen 507
Aufstehen
Mobilisation 507
spiralförmiges 499
über die Bauchlage 507
Aufwachraum 682, 683
Auge
Druckverband 1237
Enukleation 1235
Glaskörpererkrankungen 1248
halonierte, Dehydratation 452
Hohlverband 1237
künstliches 1235
Medikamentenapplikation 1233
Prothese 1235
Rötung 1239
Salbenverband 1237
schützen 1239
Spaltlampenuntersuchung 1241
Trockenes, Sjögren-Syndrom 934
Verband 1236
Augenerkrankungen
ägyptische 1245
Hauptbeschwerden 1238
Lokalanästhetika 1243
Lokaltherapeutika 1242
Medikamente 1243
Wund- und Heilsalben 1243
Augenhintergrund
Spiegelung 1240
Augeninnendruck
Messung 1241
augeninnendrucksenkende
Arzneimittel 1243
Augenklappe 1236
Augenliderkrankungen 1242
Augenoperationen 1235, 1236
Augenpflege 393

Augenprothese 1235, 1236
Augenrötung
Konjunktivitis 1244
Augensalbe
Applikation 1233
ölhaltige 1242
Augenschmerzen 1239
Augenspülung 1232, 1233
Augentropfen **1242**
Antibiotika 1243
Applikation 1233
ölhaltige 1242
Augenverband 1236, 1237
Augenzittern (Nystagmus) 1261
Augmentan® 1025
Aura
Grand-mal-Anfälle 1310
Migräne 1326
Aureomycin® 1072, 1243
Auriculo-Therapie 691
Aurorix® 1354
Aus- und Fortbildung
Pflegestandards 76
Ausatmen, gegen Widerstand 338
Ausbildung
Pflege 28
Studiengänge 32
Ausdauertraining 729
Ausdruck 523
Ausfluss (Fluor) 1150
Ausfuhr
Flüssigkeitsbilanz 457
Ausgangslage
Forschung 92
Ausgangspunkt
Forschungsanwendung 96
Auskultation 603
Auspitz-Phänomen 1089
Ausräumung, digitale 480
Ausreifungsstörungen 1185
Ausschälplastik 742
Ausscheidung 454
Magen-Darm-Erkrankungen 796
Wirbelsäulenoperationen 951
Ausscheidungsfunktion
Kinder 140
Ausscheidungsstörungen
Kindesalter 149
Ausscheidungsurogramm 1107
Außenbandruptur 1009
Ausstreichen der Venen
Thrombose 362
Ausstreifbeutel
Stomaversorgung 484
Austauschtransfusion
Neugeborenenikterus 1225
Austreibungsperiode
Geburt 1198, **1200**
Pudendusblock 1201
Schmerzlinderung 1201
Austreibungswehen 1198
Austrocknung
Haut 377
Dehydrationsprophylaxe 453
Auswertung
Pflegeprozess 304
Auswurf ☞ Sputum 333, 764
Auszehrung 432
Ausziehen 395
Hilfe 394
Autan® 1314
Authentizität
Dokumentationssystem 307
Autismus
atypischer 1384
frühkindlicher 1361, 1381, **1383**
Automutilation 1384
Elterntraining 1385
Verhaltenstherapie 1385
Schizophrenie 1361
Auto-Antikörper 1061
Autoaggression 1346
Autoaggressionskrankheiten 1061

1401

Autoantikörper 1061
  Rheuma 934
Autofluoreszenz-Bronchoskopie 785
autogenes Training 690
  Schmerztherapie 570
autogene Transplantation 687
Autoimmunerkrankungen 1061
Autoimmungastritis 813
  Anazidität 813
Autoimmunhepatitis 845, 1061
Autoimmunkrankheiten 1061
autologe Rekonstruktion
  Mammakarzinom 1162
Automatismen 1334
Automutilation
  Autismus, frühkindlicher 1384
autonome Blase 1334
Autonomie 97
  Profession 38
Autonomie-Prinzip 9
Autopsie 601
autoritärer Führungsstil 197
Autostimulation 552
Autotransfusion 584, 677
Auxiliaratmung 329, **331**
AV-Block 722
AV-Dissoziation 722
AV-Fistel 752
Avalox® 1031
Avandia® 886
Aversivbehandlung
  Alkoholkrankheit 1373
Avil® 1060
Avitaminosen 894
Avonex® 1316
axiale Hernie 808
Axilladissektion
  Mammakarzinom 1161
Azathioprin 822, 1122, 1316
  Multiple Sklerose 1316
  Transplantationen 687
Azelainsäure 1093
Azetabulumfraktur 1007
Azeton 891
azetonämisches Erbrechen 801
Azetongeruch
  Atmung 765
  Koma, ketoazidotisches 878
Azetylcholinrezeptoren 1335
Azetylsalizylsäure 655, 747, 771,
  926, 936, 1321, 1327
  Endokarditis 725
  Fiebersenkung 374
  Herzinfarkt 714
  Kindesalter 850
  Kontraindikation bei Asthma
    bronchiale 783
  koronare Herzkrankheit 710
  Reye-Syndrom 374, 850
Azidose 1140, **1141**
Azidose-Atmung 332
Azoospermie 1135

B

B-Bild-Methode 617
B-Scan 617
β-Blocker 710, 721, **737**
  Augentropfen 1243
  erektile Dysfunktion 1134
  Herzinsuffizienz 717
  Schwangerschaftshypertonie 1190
β-Globulin 1396
β-HCG 1129
  Hodentumoren 1132
β-Sympathikomimetika 1193
β-Sympathomimetika* 1195
β2-Sympathomimetika 776, 780, 781
  Asthma bronchiale 781
Babcock-Operation 749
Babcock-Sonde 749
Babinski-Reflex
  Schlaganfall 1296

Babinski-Zeichen 1285
Babyfreundliches Krankenhaus
  WHO-Initiative 1213
Bachelor-Abschluss 28
Bacillus anthracis 1033
Baclofen 1316
Baden 381, 389
  Herz- und Kreislauferkrankungen
    389
  Notfall 390
  Lifter einsetzen 391
  Säuglinge 391
  Unterstützung 390
Bäder, warme 689
Badewanne 390
  Desinfektionsplan 327
  Handling eines Säuglings 391
Badezimmer 390
Badezusätze 392
Bagatellisieren 191
Bakterien **1024**, 1025
  Stuhl 473
Bakterienfilter 644
Bakterienflora, physiologische 317,
  1016
Bakterienkultur 1021
Bakteriostase 1026
Bakteriurie 459, 1105
Bakterizidie 1026
BAL (bronchoalveoläre Lavage) 768
Balancereflex
  Sturzprophylaxe 515
Balanitis 1134
  Phimose 1133
Balanoposthitis 1134
Baldrian 539
Baldrianwurzel 692
Ballaststoffe 418, **420**
  Laxantien 804
  Obstipationsprophylaxe 420
Ballondilatation
  Achalasie 810
  koronare 711
  Nierenarterie 1114
Ballonpumpe, intraaortale 699
Bandscheibenoperation 1325
Bandscheibenvorfall 1323
  Stufenbettlagerung 1325
Bandverletzungen 1009
Bandwürmer **1044**, 1045
Barbiturate 1369
  Schlafstörungen 538
Bärentraubenblätter 692
Barthel-Index 1298
Bartholin-Zyste 1172
Bartholinitis 1172, 1173
Bartpflege 392, 393
Basale Stimulation® 689
  Anwendungsbereiche 553
  apallisches Syndrom 552
  ARDS 793
  auditive Anregung 556
  Berührung 554
  Gerüche 555
  olfaktorische Anregung 555
  somatische Anregung 553
  vestibuläre Angebote 555
  vibratorische Anregung 554
  visuelle Anregung 556
  Ziele 553
Basal Insuman® 882
Basaliom 1091
Basaltemperaturkurve
  Sterilität 1177
Basalzellkarzinom 1091
Basedow-Syndrom 868, 1061
Base excess (BE) 1141
Baseline 1197
Basis-Bolus-Konzept 883
Basispflegesatz 48
Basistherapeutika
  Rheuma 937
Basodexan 1072

Bathmotropie 717
Batrafen® 1042
Bauch, akuter 801
Bauch, brettharter 802
  Ulkuskomplikationen 815
Bauchaortenaneurysma 745
Bauchaortenaneurysmaruptur 745
Bauchatmung 329, 337
Bauchauflagen 397
Bauchdeckenentspannung 797
Bauchfellentzündung ☞ Peritoni-
  tis 832
Bauchhoden 1129
Bauchhöhlenpunktion
  (Aszitespunktion) 840
Bauchhöhlenschwangerschaft 1186
Bauchkompressen
  Schlafstörungen 537
Bauchlage 547
  Aufstehen 507
Bauchlagerung
  ARDS 793
Bauchpunktion
  ☞ Aszitespunktion 840
Bauchschmerzen 797
Bauchspeicheldrüsenentzündung
  ☞ Pankreatitis 856
Bauchspeicheldrüsenerkrankungen
  Thoraxschmerzen 700
Bauchspeicheldrüsenkrebs
  ☞ Pankreaskarzinom 857
Bauchspeicheldrüse ☞ Pankreas 857
Bauchspiegelung
  ☞ Laparoskopie 842, 1157
Bauchtrauma, stumpfes 1012
Bauchwanddefekte
  AFP im Fruchtwasser 1182
Bauchwassersucht ☞ Aszites 839
Bauernwetzel ☞ Mumps 1037
Bayotensin® 737, 738
Baypen® 1031
BE (Base excess) 1141
BE = Broteinheiten 889
Beatmung
  Beutel-Masken- 581
  Frühgeborene 1228
  Mund zu Nase 581
  Schluckstörungen 450
Beau-Reil-Furchen 1069
Beba Pre 424
Bechterew-Syndrom 940
Beckenbodengymnastik 1103, 1146
  gynäkologische Operationen 1147
  urologische Operationen 1103
  Inkontinenz 467
  Stressinkontinenz 470
Beckenendlage **1203**, 1196, 1204
Beckenerkrankungen 964
Beckenkammbiopsie 910
Beckenkammpunktion 910
Beckenniere 1114
Beckenoperationen
  Pflege, postoperative 949
Beckenrandfraktur 1007
Beckenringfraktur 1007
  Extension, suprakondyläre 994
Beckenspiegelung
  ☞ Pelviskopie 1157
Beckenverletzungen 1007
Beclometason 781
Bedarfs-Schrittmacher 723
Bedside-Test 909
bedürfnisorientiertes Pflegemodell
  nach Henderson 100
Bedürfnispyramide nach Mas-
  low 101, 242
Bedürfnistheorien 100, 106
Befallsmuster
  rheumatische Erkrankungen 933
Befeuchterfieber 784
Befindlichkeit 111
Befragung, schriftliche 89
Befund 111

Befundmappe 307
Begleitmedikamente
  Schmerztherapie 657
Begleitschielen 1251
Begriffszerfall 1361
Behandlung ☞ Therapie 624
Behandlungsaufklärung 625
Behandlungspfad 64
Beikost 425
Bein, offenes ☞ Ulcus cruris 732
Beinlängendifferenz 956
Beinlängenmessung 956
Beinprothesen 1000
Beinschmerzen 731
Beinschwellung 732
Beinumfangsmessung 732
Beinvenenthrombose 361
Beinverkürzung 956
  Hüft(gelenk)dysplasie,
    angeborene 964
Beipackzettel ☞ Packungsbeilage
  628
Bekunis® 804
Belastungs-EKG 702, **704**
Belastungsdyspnoe 763
Belastungsinkontinenz 465
Belastungsschmerzen
  Arthrose 933
Belastungsstabilität
  Wirbelsäulenoperationen 950
Belastungsstörungen 1374
Beloc® 721, 737, 1327
ben-u-ron® 655, 773, 1327
Bence-Jones-Protein 925, 1392
Benchmarking 73
Beneficence-Prinzip 9
Benefizienz 97
Benner, Patricia 25
Benommenheit 1288
  Sturzprophylaxe 515
Benperidol® 1353
Benzodiazepine **1355**
  Schlafstörungen 538
  Schmerztherapie 657
  Vergiftung 590
  Wirkung, unerwünschte 539
Beobachtung 90, 312
  bei Kindern 315
  Gütekriterien 316
  Hilfsmittel 314
  Neugeborene 1217
  objektive 312
  qualitative 91
  subjektive 312
  Voraussetzungen 314
  Dokumentation 315
Beobachtungsfähigkeit 315
Bepanthen® 1243
Bepanthen® Augensalbe 1246
Bepanthen® (Salbe) 380
BERA (brainstem evoked response
  audiometry) 1260
Beratung
  Patientenberatung 210
  Patientenschulungen 209
  pflegender Angehöriger 234, 257
  schwangerer Frauen 1179
Beratungs- und Fördergespräch
  Gespräche führen 188
  Pflegeleitbild 78
Bereichspflege 56
Bergamottöl 1084
Beri-Beri 895
Berinin HS® 917, 926
Berirab® S Tollwut-
  Immunglobulin 1040
Berloque-Dermatitis 1084
Berne, Eric 188
Berotec® 781
Berufsalltag
  Entlastungshaltungen 241
  Burnout 236
Berufsethik 9

Register B

Berufsgenossenschaft 982
Berufsgesetze der Krankenpflege 26
Berufsorganisation der Krankenpflegerinnen Deutschlands sowie der Säuglings- und Wohlfahrtspflegerinnen (BO) 23
Berufstätigkeit
  Schwangerschaft 1180
Berufsverband 41, 42
Berufsverständnis 36
Beruhigungsmittel 1355
Berührung 554
  Interaktion 497
Beschäftigungstherapie
  ☞ Ergotherapie 937, 1344
Beschneidung ☞ Zirkumzision 1133
Beschwerdemanagement 77
Beschwerden 195
  aktuelle 602
  Umgang 195
Besenreiservarizen 748
Besnier-Boeck-Schaumann-Syndrom 784
Bestätigung
  Helfer-Syndrom 238
bestrahlte Haut 915
Bestrahlungstherapie
  ☞ Strahlentherapie 660
Besuchszeit
  Kinder 154
Beta-Trinker 1372
Betaisodona® 1072, 1173
Betäubungsmittel 633
Betäubungsmittelbuch 633
Betäubungsmittelgesetz (BtMG) 633
Betäubungsmittelkarten 633
Betäubungsmittelrezept 626, 633
Betnesol® 1072
Betoptima® 1243, 1248
betriebsärztlicher Dienst 82
Betroffenheit
  subjektive des Patienten 39, 40
Bett
  Patientenbett 540
  Liegefläche, unphysiologische 541
  Mobilisation 502
  Zubehör 541
Bettband 507
Bettduschsystem 389
Betten 542
  Desinfektionsplan 327
  Inkubator 545
Bettenmachen 542
  Arbeitsweise, rückengerechte 542
  Material richten 542
  Patienten, bettlägerige 543
Bettenzentrale 82
Bettgitter 541
Bettknick 540
Bettlägerigkeit
  Kontrakturen 521
  Pneumonieprophylaxe 334
  Prävention 518
Bettwaage 427
Beugekontraktur 522
Beugespastik
  Kontrakturenprophylaxe 521
Beurteilen 312, 316
Beutel
  Stoma 483
Beutelurin 456
Bewältigung
  Pflegephänomen 111
Bewegen
  gehendes zum Kopfende 504
  gehendes zum Kopfende zu zweit 505
  gleitendes zum Kopfende 505
  in Etappen zum Kopfende 505
  mit einem Tuch 506
  mit Patientenhaltegriff 505

Beweglichkeit
  eingeschränkte 494
Bewegung 492
  Abläufe, physiologische 493
  am Ort 500
  Beobachtung 493
  Dokumentation 493
  Muster, individuelle 493
  stereotype 494
Bewegungen
  bizarre 1353
  manierierte 1353
Bewegungsarmut
  Kinder 495
  Parkinson-Syndrom 1317
Bewegungseinschränkung
  Orthopädie 955
Bewegungselemente
  Kinaesthetics 497
Bewegungsförderung
  Dekubitusprophylaxe 401
  Kinaesthetics 496
Bewegungskoordination
  Störungen 494
Bewegungslosigkeit 494
Bewegungsmangel 494
  Obstipation 477
Bewegungsplan 502
Bewegungsstörung 1377
Bewegungsübungen 514, 515, 688
Bewusstlosigkeit 575, 576
Bewusstsein 548, 1348
  Beobachtung 549
  Glasgow-Koma-Skala 549
  Pupillenreaktion 549
bewusstseinsaktivierende
  Drogen 1369
Bewusstseinsstörungen 574, 549, 1288, 1348
  Dehydratation 452
  qualitative 549, 1288, 1348
  quantitative 549, 1288
  Sturzprophylaxe 515
Bewusstseinstrübung
  Schlaganfall 1296
bewusstseinsverändernde
  Depression 1369
Beziehungsaspekt 184
Beziehungsaufbau
  psychisch Kranke 1342
Beziehungsohr 186
Beziehungswahn 1350
  sensitiver 1363
Bezugspersonenpflege 56
Bezugspflege 58
  Primary Nursing 58
  Psychiatrie 1343
  psychische Erkrankungen 1343
BGA ☞ Blutgasanalyse 766
Biegungsfraktur 992
Bienenstichreaktionen 1082
Bienstein, Christel 552
Bifiteral® 786, 804, 1373
Bigeminus 719
Biguanide 886
  Desinfektion 325
bildgebende Verfahren 604, 610
Bildsymbole 181
Bildung 24
Bilhämie 851
Bilharziose 1046
biliodigestive Anastomose 858
Bilirubin 1392, 1393
Bilirubinurie 459
Biltricide® 1046
bimalleoläre Fraktur 1010
Bindehautabstrich 1242
  Augenoperationen 1236
Bindehautentzündung
  allergische 1058
  einfache 1245
Bindehauterkrankungen 1244
Bindungsstörung 1381

Binotal® 1032
Biofeedback
  Harninkontinenz 468
  Schmerztherapie 660
Biografiearbeit 135
Bioprothese
  Herzklappe 709
Biopsie 620
  Gynäkologie 1158
  Hauterkrankungen 1069
  Hoden 1079
  Knochenmark 910
  Komplikationen 620
  Leber 841
  Neurologie 1293
  Niere 1109
  Prostata 1109
Biorhythmus 531
Biot-Atmung 332
Biotin 422
Biphosphonate 657, 1140
  Osteoporose 974
Bisswunde 988
Bittersalz 804
BKS (Blutkörperchensenkungsgeschwindigkeit) 610
Blähungen 433
Bläschen 1067
Blase 1067
  autonome 1334
  neurogene 465
Blasen-Darm-Fistel 466
Blasenbilharziose 1046
Blasendauerkatheter 464
Blasendivertikel
  Zystoskopie 1109
Blasendrainage 1097, 1098
Blasendruckmessung 1108
Blasenekstrophie 1110, 1220
Blasenentleerung 455
  Wochenbett 1210
Blasenfistel 1097
Blasenfunktionsstörungen 1104
Blasenkatheter
  Arten 461
  Harninkontinenz 471
  Katheterisieren 462, 463
  Katheterset 461
  suprapubischer 1097
  transurethraler 461
  Wechsel/Entfernung 464
Blasenkatheterisierung 609
Blasenlähmung 1334
Blasenmole 1187
Blasenperforation 1112, 1113
Blasenpunktion 609, 1097
Blasenpunktionsurin 1105
Blasenspiegelung ☞ Zystoskopie 1108
Blasensprung 1199
  Amnioninfektionssyndrom 1193
  Frühgeburt 1193
Blasentamponade 1128
Blasentenesmen 1111
Blasentraining 1098
Blässe 378
Blastopathie 1185
bläuliche Verfärbung
  Haut 378
Blei 851
Blenorrhoe 1080
Blepharospasmus 1244
Blinddarmentzündung ☞ Appendizitis 825
Blindenschrift 530
Blindenstock 530
Blindheit 529, 1238
Block
  atrioventrikulärer 722
  faszikulärer 722
  intraventrikulärer 722
  sinuatrialer 722
Blumberg-Zeichen 825

Blumenvasen
  Desinfektionsplan 326
Blut, okkultes im Stuhl 804
  kolorektales Karzinom 828
Blutbild 610, 908
Blutbilduntersuchung 908
Blutbildveränderungen 1021
Blutdruck 357
  arterieller 357
  diastolischer 357
  Dokumentation 359
  Hypertonie 360
  Hypotonie 360
  Messung 357
  Normalwerte 360
  systolischer 357
Blutdruckamplitude 357
Blutdruckerhöhung 360
Blutdruckerniedrigung 360
Blutdruckmessgeräte 359
Blutdruckmessung
  am Bein 358
  auskultatorische 358
  Fehlerquellen 359
  indirekte, unblutige 357
  palpatorische 358
Blutdruckregulationsstörungen 735
Bluteiweiße 609
Blutentnahme
  arterielle 605
  arterielle, Blutgasanalyse 767
  Befundauswertung 607
  Blutkultur 1022
  Hämatom 607
  venöse 606, 607
Bluterbrechen 764, 802
Bluterguss ☞ Hämatom 663
Bluterkrankheit 925
Blutfette
  Labordiagnostik 610
  Richtwerte 893
Blutgasanalyse 766, 1141
  Blutentnahme, arterielle 767
  Normwerte 1393
Blutgerinnung 909
Blutgruppenbestimmung 908
Blutgruppenunverträglichkeit 1185
Bluthochdruck ☞ Hypertonie 735
  schwangerschaftsinduzierter 1189
Bluthusten 333, 764
Blutkörperchensenkungsgeschwindigkeit (BSG, BKS, BSR) 610, 907, 1393
Blutkultur 1021, 1022
Blutpfropfbildung ☞ Thrombose 361
Blutplasma 609
Blutprodukte 916, 917
Blutschwamm 1090
Blutsenkung 907
Blutstammzelltransplantation 918
Blutströmung
  verlangsamte, Thrombose 361
Blutstuhl 802
Bluttransfusion 917
Blutung
  Arterienverletzung, scharfe 753
  äußere 985
  epidurale 1308
  gastrointestinale 802
  innere 985
  intrakranielle 1307
  intrazerebraler 1296
  subarachnoidale 1306
  subdurale 1308
  subkonjunktivale 1239
  thrombozytär bedingte 926
  vaginale 1152
Blutungsdauer 1151
Blutungshäufigkeit 1151
Blutungsneigung 925
Blutungsstärke 1151

1403

Register B–C

Blutuntersuchung
Einflussgrößen 605
Infektionskrankheiten 1023
urologische Erkrankungen 1107
Blutvergiftung ☞ Sepsis 1023
Blutverlust
Frakturen 993
Infusionen 652
Blutwärmegeräte 917
Blutzucker
Nierenschwelle 891
Blutzucker-Einstellung 885
Blutzucker-Selbstkontrolle
Diabetes mellitus 891
Blutzuckerkontrolle
nächtliche 888
Blutzucker ☞ Glukose 1393
BNS-Krämpfe 1310
Bobath-Konzept 501, 689
Kinaesthetics 501
Körperpflege 386
Physiologie 1300
Schlaganfall 1300
Schlüsselpunkte 1300
Schwerkraft 1300
therapeutisches Team 1301
Unterstützungsfläche 1300
Wahrnehmungsförderung 1300, 1301
Body-Mass-Index 430, 431
Adipositas 891
Boeck-Syndrom 784
Bogen, schmerzhafter 962
Bohrloch-Osteomyelitis 982
Bologna-Prozess 27
Bolustokolyse
Pharma-Info 1194, 1195
Bonding 1202
Borderline-Persönlichkeits-
störung 1378
Aggression 194
Bordetella pertussis 1032
Borg-Skala 331
Borke 1067
Boro-Scopol® 1243
Boro-Scopol® Augentropfen 1246, 1248
Borrelia burgdorferi 1034
Borstenhaar 413
Botulinumtoxin 1319
Botulismus 1033
Meldepflicht 1049
Bouchard-Arthrose 976
Bougierung 808
Bowen-Syndrom 1091
Bowlby, John 290
BPH (benignes Prostata-
hyperplasie) 1126
Brachymenorrhoe 1151
Brachytherapie
Prostatakarzinom 1128
Brackets 409
Braden-Skala 400, 401
Bradyarrhythmie 356, 719
bradykarde Herzrhythmus-
störungen 723
Bradykardie **356**, 719
Absaugen 349
Typhus 1031
Ursachen 356
Bradykardie-Tachykardie-
Syndrom 723
Bradypnoe 331
Brailleschrift 530
Braunol® 1072
Braunovidon® 1173
Brechungsfehler 1250
Brechungshyperopie 1250
Brechungsmyopie 1250
Brechzentrum des Gehirns 490
Breitlonguetten 951
Breiumschläge 689
Brennnesselkraut 692

Brescia-Cimino-Shunt 1100
bretthharter Bauch 802
Ulkuskomplikationen 815
Bricanyl® 781
Bricker-Blase 1112
Bridenileus 819
Bridging
Harninkontinenz 467
Brief Pain Inventory (BPI) 565
Brightness-Scan 617
Brillenhämatom 1001, 1002
Broca-Aphasie 1287
Broca-Formel
Idealgewicht 892
Normalgewicht 430
broken home 1368
Bromazepam 1356
Bromhidrose 375
Bromocriptin 866, 1318
Bronchialasthma 779
Bronchialatmen 603
Bronchialkarzinom 784, 785
Antitussiva 786
Autofluoreszenz-
Bronchoskopie 785
Husten 786
palliative Therapie 786
Tumormarker 786
Bronchialsekret 333
Bronchiektasen 772
Sputum 333
Bronchiektasie
VRP-Gerät 342
Bronchiolitis 771
Bronchitis
akute 771
chronisch-obstruktive 776
chronische 776
Dyspnoe 763
obstruktive 771
bronchoalveoläre Lavage (BAL) 768
bronchogenes Karzinom 784
Bronchographie 613
Bronchopneumonie 772
bronchopulmonale Dysplasie 1223
Bronchoskopie 619, 768
Bronchospasmin® 781
Bronchospasmolysetest 766
Bronchospasmolytika 781
Bronchus-(ab)riss
Thorax, instabiler 1011
Broteinheiten (BE)
Diabetes mellitus 889
Brotizolam 1356
Schlafstörungen 538
Bruch ☞ Hernie 833
Bruchband 834
Bruchinhalt 833
Bruchpforte 833
Bruchpfortenverschluss 834
Bruchsack 833
Bruchspalt
Frakturen 992
Brudzinski-Zeichen 1313
Brufen® 936
Brummen 765
Brust, weibliche
Amputation 1161, 1164, 1167
Hautveränderungen 1152
Karzinom 1160
Lymphabflusswege 1160
Punktion 1158
Rekonstruktion 1162
Selbstuntersuchung 1153
Brustamputation 329
Brustdrüsenentzündung ☞ Mastitis 1152
Brustdrüsenschwellung 1218
Brustfellentzündung 790
Brustkrebs ☞ Mammakarzinom 1160
Brustprothese 1162
Brustrekonstruktion 1162
Brustschmerzen 1152

Brusttumor 1159
Brustwickel 341, 344
Brutkasten 1228
BSE (Bovine spongiforme
Enzephalopathie) 1041
BSG (Blutkörperchensenkungs-
geschwindigkeit) 610, 907, 1020
BtM ☞ Betäubungsmittel 633
BtM-Buch 634
BtM-Karte 634
BtM-Rezept 633
BtMG (Betäubungsmittelgesetz)
633
BtMVV (Betäubungsmittel-
verschreibungsverordnung) 633
Budecort® 781
Bülau-Drainage 758
Bulimia nervosa 433, 1386 1387
Bullying 197
Buphthalmus 1247
burning feet
Diabetes mellitus 881
Burnout-Syndrom 236, 237
Bursitis 933
Bursitis subacromialis 962
Busch-Gelbfieber 1040
Buscopan® 852
Büstenhalterprothesen 1162
Butazolidin® 936
Butterfly 607
BWS-Fraktur 1003
Bypass
anatomischer 742
aorto-bifemoraler 742
axillo-bifemoraler 742
extraanatomischer 742
kardiopulmonaler 698, 699
Koronarchirurgie 711
Bypass-Operation 742
Byssinose 784
BZ-Stix 879

C

C-reaktives-Protein 1393
Infektionskrankheiten 1021
C-Zell-Karzinom 871
CA 125
Ovarialkarzinom 1167
Ca²⁺-Antagonisten 721
Cabergolin 866
Calcitonin ☞ Kalzitonin 1393
Osteoporose 974
Calciumacetat-Nefro® 1120
Calcium ☞ Kalzium 1393
Cameco-(Pistolet-)Handgriff 867
Campath® 916, 923
Campral® 1373
Campylobacter 1029
Candesartan 737
Candida-Sepsis 1042
Candida albicans 1041, **1042**
Candidose 412, 413, 1042
Darm 1042
Mund 406
Canesten® 1072, 1077
Cannabis 1369
CAPD 1101
Captopriltest 1114
Caput medusae 846
Caput succedaneum 1223
Capval® 786
Carbamazepin 1312, 1316, 1328, 1367, 1368
Schmerztherapie 657
Carbimazol 869
Carcinoma in situ 900, 1157, 1169
Cardiolipinflockungstest 1081
Care Management 63
Carotis-TEA 1298
Carotis-Thrombendarteriektomie
Schlaganfall 1298

Case Management 63
Cast-Stützverband 951
Cataracta 1246
Cavakatheter 647
Cavernosogramm 1134
CCD-Winkel 965
CD4-Lymphozyten 1054
CDC-Klassifikation 1054
CDE-Nomenklatur 909
CEA
Bronchialkarzinom 786
kolorektales Karzinom 828
Magenkarzinom 816
Ovarialkarzinom 1167
Celebrax® 655
Celebrex® 655, 936
Celestamin® 1060
Cellcept® 1122
Transplantationen 687
Cellsaver 677
Centrum-Collum-Diaphysen-
Winkel 965
Cephalosporine 1027, 1029, 1031, 1032, 1035
Mastitis 1214
Cerclage 1193
Ceres®-Margarine 857
Cerumen 393, 1262
Cerumenex®-Tropfen 1256
cervikale intraepitheliale
Neoplasie 1157
Cervix-Corpus-Curettage 1157
Cesol® 1045
Chalazion 1244
Charakterneurose 1378, 1379
Charcot-Krankheit 1319
Charcot-Trias
Cholangitis 855
Charrière
Katheterstärken 461
Charta für Kinder im
Krankenhaus 151
Chassaignac 1005
ChE (Cholinesterase) 840
Chemikalien 325
Chemoprophylaxe 1048
Chemotherapie 912, 913
adjuvante 913
Agranulozytose 914
ANE-Syndrom 913
Downstaging 913
Erbrechen 913
Haarausfall 914
Hickman-Katheter 913
hormonelle Nebenwirkungen 914
Kältekappen 914
Katheter, implantierbare 648
Knochenmarkdepression 914
Leukozytopenie 914
Mammakarzinom 1162
neoadjuvante 913
Paravasatbildung 913
Port 648
Portkatheter 913
regionale 913
Schutzisolierung des Patienten
914
systemische 913
Thrombozytopenie 914
Übelkeit 913
Venenkatheter 648
Zubereitung von Zytostatika
914
CHE ☞ Cholezystektomie 853
Cheyne-Stokes-Atmung 332
Chiari-Malformation 1293
Children's Hospital of Eastern On-
tario Pain Scale (CHEOPS) 567
Chinn, Peggy L. 25
Chinosol
Dekubitusprophylaxe 403
ChiPS (chirurgischer
portosystemischer Shunt) 848

Register C–D

Chirurgie, minimal-invasive 675
Chlamydia pneumoniae
koronare Herzkrankheit 709
Chlamydien **1035**, 1080
Chloasma gravidarum 1178
Chlor 422
Desinfektion 325
Chloraldurat 538
Chloralhydrat 538
Chlorid 1393
Cholangio-Pankreatikographie
endoskopisch-retrograde
(ERCP) 840
Cholangitis 855
Choledochojejunostomie 858
Choledocholithiasis 851
Choledochotomie 853
Choledochusrevision 853, 854
Cholegraphie 613
Cholelithiasis **851**, 852, 853
Cholera 1030
Meldepflicht 1049
Choleserinsyntheseenzymhemmer
893
Cholestase 839
Pruritus 1068
cholestatischer Ikterus 839
Cholesteatom 1264
Cholesterin **421**
Labordiagnostik 610
Normwerte 1393
Cholesterinsenker 893
Cholesterinsteine 851
Cholezystektomie 853
Patientenbeobachtung 854
Lagerung 854
laparoskopisch 676
Magensonde 854
Cholezystitis 855
Cholezystojejunostomie 858
Cholezystolithiasis 851
cholinerge Krise
Cholinesterasehemmer 1335
cholinergische Urtikaria 1082
Cholinesterase
Leberzirrhose 848
Cholinesterase (ChE) 840
Cholinesterasehemmer 1321, 1335
Chondromalacia patellae 969
Chondropathia patellae 969
Chondroprotektiva
Arthrose 975
Chordektomie 1273
Chorea Huntington 1319
Chorionepitheliom 1187
Chorionkarzinom 1187, 1202
Chorion Villus Sampling 1183
Chorionzottenbiopsie 1183
Chorioretinitis 1238
christliche Religion 125
Chrom 422
Chromat
Kontaktallergene 1059
Chromosomenaberrationen 1185
Chromosomenanalyse 1221
chronisch-venöse Insuffizienz 752
Chronobiologie 531
Chronotropie 717
Chylothorax 790
Chymotrypsinbestimmung 805
CI (Corporate identity) 78
Ciatyl® 1353
Cicatrix 1067
Ciclopirox 1042
Ciclosporin 1089, 1122
Immunsuppression 1062
Transplantationen 687
Cidofovir 1040
Cignolin 1072
Cignolin-Dermatitis 1089
CIN (cervikale intraepitheliale
Neoplasie) 1157, 1169
Cinnacet® 1321

Cinnarizin 1321
Cipramil® 1354
Ciprobay® 1031, 1166
Ciprofloxacin 1031
Circanol® 1321
Citalopram 1354
Citrobacter 1031
CJD (Creutzfeldt-Jakob-
Krankheit) 1041
CK (Kreatinphosphokinase) 1393,
1395
CK-MB 713
Claforan® 1027, 1031, 1032
Clamoxyl® 1111
Clarithromycin 816
Classification for Nursing Practice
306
Claudicatio intermittens 731
arterielle Verschlusskrankheit 740
Claversal® 822
Clearance 1107
Clemastin 1060
Clexane® 746
Clinical Pathways 64
Clinofem® 1164
Clinovir® 1164
CLL (chronisch lymphatische
Leukämie) 923
Clobutinol 786
Clomifen® 1164
Clonidin 738, 1373
Clont® 822, 1044, 1173
Clopenthixol 1353
Clopidogrel 741, 747, 1298
Clorazepat 1356
Clostridien-Diarrhoe 1030
Clostridium 1033
Clotrimazol 1072, 1073, 1177
Clozapin 1353
CML (chronisch myeloische
Leukämie) 922, 923
CMV-Enzephalitis 1040
CMV-Infektion 1040
CMV-Retinitis 1040
Co-Analgetika 658
Schmerztherapie 657
CO_2-Laser 661
Cochicum-dispert® 896
Cochlearimplantat 1265
Codein 786
Cognex® 1321
Cohn, Ruth 189
Coitus interruptus 1176
Colchizin 896
Colitis ulcerosa 823, 824, 1061
Diarrhoe 803
Colles-Fraktur 1005, 1006
Coma hepaticum 847
Coma diabeticum 878
Coma vigile 1330
Comfeel plus 989
Commotio cerebri 1333
Commotio spinalis 1335
Communicator 526
Compliance 123
Compressio cerebri 1333
Computertomographie 613, 614
rheumatische Erkrankungen 935
COMT (Catechol-O-
Methyltransferase) 1318
Concor® 737
Condylomata acuminata 1075, 1172,
1173
Condylomata lata 1081
Conjunctivitis 1245
Conners-Bögen 1384
Conn-Syndrom 875
Contac® H 786
Contusio
cerebri 1333
labyrinthi 1265
spinalis 1335
Convulex® 1311

Coombes-Technik 451
Coombs-Test 909
cooperation 123
Copaxone® 1316
COPD (chronic obstructive
pulmonary diseases) 776
Disease-Management-Programm
778
Schweregradeinteilung 777
Coping 132, 226
Angst 127
Copingstrategien 133
Corangin 710
Cordarex® 721
Coric® 737
Coronararterien-Bypas
minimal-invasiver, direkter
(MIDCAB) 699
Corporate-Identity (CI) 78
Cor pulmonale **789**
akutes 788
Bronchitis, chronische 776
Lungenemphysem 778
Corpus-luteum-Zysten 1166
Cortison Ciba® 875
Corvaton® 710
Cotrim® forte 1111
Courvoisier-Zeichen 858
COX-2-Hemmer 655
Coxa 965
Coxarthrose ☞ Koxarthrose
966
Coxitis fugax 965
Crack 1369
craving 1370
Credé -Handgriff 1205
Credé -Prophylaxe 138, 1203
Cremes 380, 629, 1071
Dekubitusprophylaxe 402
Crescendo-Angina 710
Crescendo-Reaktion 1084
Creutzfeldt-Jakob-Krankheit
1041
CRH-Stimulations-Test
Cushing-Syndrom 873
Crista-Methode
Injektion, ventroglutäale 641
Crohn-Krankheit 822, 823
Diarrhoe 803, 822
Ernährung 822
Komplikationen 821
MCT-reiche Kost 823
psychische Betreuung 822
Schmerzen 823
Untersuchungsbefund 821, 824
Cromoglicinsäure
Allergien 1060
Heuschnupfen 1267
Wirkprinzip 1060
Cromohexal® 1060
CRP (C-reaktives-Protein)
1021
Crusta 1067
Crutchfield-Extension 1002, 1003
Cryptococcus-Mykose 1043
CSE-Hemmer 893
CTG ☞ Kardiotokografie 1196
Cubita valga
Turner-Syndrom 1219
Cuff-Trachealkanüle 1274
Cumarine 746, 747
Cumarintherapie 682
Curity® Kendall 1097
Curschmann-Steinert-Myotonie
1336
Cushing-Reaktion 1330
Cushing-Syndrom 873
Bronchialkarzinom 785
Cushingschwelle
Glukokortikoide 874
Cutiplast 989
CVS ☞ Chorionzottenbiopsie
1183

cw-Methode 617
CYFRA 21-1
Bronchialkarzinom 786
Cyklooxygenase 654
Cymeven® 1036, 1040
Cystis 1067
cystische Fibrose 791
Cystofix® 1097
Cytoglobin® Tropon 1040

D

D-Arzt 982
D-H-S-Klassifikation
Pilze 1041
D-Penicillamin 943
D-Xylose-Test 807
Dachdeckerlunge 784
Dämmerattacken 1310
Dammnaht 1205
Dammriss 1204
Dammschnitt 1201
Dammschutz 1201
Dampfinhalationsgeräte 344
Darmausgang, künstlicher 481
Darmbilharziose 1046
Darmblutung 802
Darmeinlauf 478, 479
Darmersatzblase 1112
Darmfistel 481
Darmgangrän 834
Darminkontinenz 475
Darmischämieschmerz
Abdomen, akutes 802
Darmlähmung 818
Darmpolypen
Ileus, mechanischer 818
Darmreinigung
gynäkologische Operationen 1147
Ileozökalresektion 823
Kolonresektion 830
urologische Operationen 1102
Darmrohr
Reinigungseinlauf 478
Darmspülung **480**
Koloskopie 806
Komplikationen 487
orthograde 800
Stoma 486
Darmtätigkeit, Stimulation
urologische Operationen 1103
Darmwandbruch 834
Darreichungsformen
Arzneimittel 628
Dashboard injury 1007
Datenanalyse 90, 91
Datenauswertung 93
Datenbank 94
Datenerhebung 93
bei Kindern 315
Methoden 89, 91
Dattelner Schmerzfragebogen 568
Dauerausscheider 1031
Dauerinfusionen 642
Dauerkatheter 461
Daumensattelgelenk 976
Dawn-Phänomen 888
DBfK 41
Débridement 989
Decollement 988
Decortin® 874, 1058
Decrescendo-Reaktion
Kontaktdermatitis 1084
deduktives Vorgehen
Pflegeforschung 88
Defäkation 454, 473
Wochenbett 1210
Defektfraktur 992
Defektpseudarthrose 997
Defektpsychose, schizophrene 1362
Defibrillation 582
Tachykardie, ventrikuläre 721
Deflexionshaltungen 1196

1405

Register D

Deformierungen 931, 933
Dehnlagerung 340
  Bronchitis, chronische 777
Dehnungsmyopie 1250
Dehydratation 423, **452**, 1137
  Dekubitus 399
  Diarrhoe 803
  Durstfieber 371
  Erbrechen 801
  Harninkontinenz 468
  Hautfalten, stehende 452
  hypertone 1137
  hypotone 1137
  im Alter 452
  isotone 1137
  Notfall 453
  Risikofaktoren 452
  Symptome 452
  Ursachen 452
Dehydratationsprophylaxe 423, 453
Dekolp forte® 1173
Dekompression
  Dünndarmsonde 799
Dekonditionierung
  Phobien 1376
Dekontaminations-Set
  Zytostatika 915
Dekortikation
  Pleuraerguss 791
Dekubitus **398**
  Alter 399
  Behandlung 403
  Beobachtung 404
  Blutdruck 399
  Braden-Skala 400, 401
  Dehydratation 399
  Dokumentation 404
  Druck 398
  Druckdauer 398
  Druckentlastung 404
  Durchmesser 404
  Eiweißmangel 405
  Entstehung 398
  Fieber 372
  Gewebemasse 399
  Gewebetoleranz 399
  Glukokortikoide 399
  Gradeinteilung 403, 404
  Größe 404
  Hautfeuchtigkeit 398
  Immobilität 494
  Kräfte, komprimierende 398
  Lage und Tiefe 404
  Lokalisation 399, **399**
  Nekrose 398, 404
  Norton-Skala 401
  Patientenberatung 405
  Pflege 403
  Proteinmangel 399
  Risikoeinschätzung 401
  Scherkräfte 398
  Schmerzempfinden und
    -reaktion 398
  Schmerzen 405
  Schweregrade 403, 404
  Stress 399
  Unterlage 398
  Vitamin-C-Mangel 399
  Vitaminmangel 405
  Wundauflagen 405
  Wundreinigung 405
  Zinkmangel 405
Dekubitusprophylaxe 108, 398, **401**
  Bewegungsförderung 401
  Ernährung 402
  Extensionsbehandlung 984
  Fingertest 403
  Gummi 403
  Hautbeobachtung 403
  Hautpflege 402
  Hilfsmittel, druckreduzierende 402
  Kontinuität 402
  Patitenenbett 542

Lagewechsel 402
Orthopädie 949
Patienten- und
  Angehörigenschulung 403
Plastik 403
Plegerituale 402
Dekubitusrisiko 377
Delir 1380
Dellwarzen 1075, 1076
Delta-Alkoholiker 1372
Delta-Gehrad 509, 510
Demand-Schrittmacher 723
Demenz 1319, 1380
  Alzheimer-Typ 1320
  Angehörigenberatung
    und -betreuung 1322
  Ernährung und Ausscheidung 1322
  Fingerfood 556
  HIV-Enzephalopathie 1054
  Orientierungshilfen 1321
  primär degenerative 1319
  Schweregrade 1320
  Symptome 1320
  Tag-Nacht-Rhythmus 1322
  Tagesgestaltung 1322
  validierendes Arbeiten 1321
  vaskuläre 1321
  vom Alzheimer-Typ 1320
Demographie 244
demokratischer Führungsstil 197
Demyelinisation 1315
Denkhemmung 1350
  Depression 1365
Denkstörungen 1349, 1350
  Schizophrenie 1361
Denkzerfahrenheit 1361
Denver-Entwicklungsskalen 1288
Denver-Shunt 839
Deodorants 379
Deoseifen 379
dependent care 103
Depersonalisation 1351
  Schizophrenie 1362
Depotinsuline 882
Depression 1352, **1364**
  agitierte 1364
  bewusstseinsverändernde 1369
  bewusstseinsverengende 1369
  Elektrokrampftherapie 1366
  endogene 1364
  Entlastung 1367
  halluzinogene 1369
  Kinder, kranke 152
  Kindesalter 1365
  Krisenmodell von Schuchardt 131
  larvierte 1365
  Lichttherapie 1366
  neurotische 1364
  organische 1364
  Pflege 1366
  postpartale 1216
  psychogene 1364
  reaktive 1364
  rezidivierende 1368
  Schlafentzug 1366
  Sterbephase 160
  Symptome 1364
  Therapie 1365
  zyklothyme 1364
depressive Persönlichkeitsstörung
  1380
Deprivation 1382
Derealisation 1351
Dermatitis
  atopische 1085
  seborrhoische 1087
Dermatofibrom 1090
Dermatologie 1064, 1070
Dermatomykosen 1076, 1077
Dermatomyositis 944, 1061
Dermatop® 1072, 1078
Dermatophyten 1041
Dermatophyten-Nachweis 1022

Dermatosen 1064
  chronische 1066
Dermatoskopie 1069
Dermographismus 1086
Desault-Verband 958
  Humerusfraktur 1004
Descensus uteri 1170, 1171
Desensibilisierung
  Allergien 1060
  systematische 1358
Designer-Drogen 1369
Desinfektion **325**
  Hände 321
  Häusliche Pflege 324
Desinfektionsmaßnahmen
  HIV-Infektion 1055
Desinfektionsmittel
  Dekubitusprophylaxe 403
  Händedesinfektion 322
  Kontaktallergene 1059
Desinfektionsplan 325, 326, 327
deskriptive Studien 89
Desmopressin 926
Desorientiertheit 1348
  alter Mensch 549
Desorientierungsprophylaxe 550
Destillat 693
Detergenzien 379
Detharding, Georg 22
Detoxikation 990
Deutsche AIDS-Hilfe e.V. 1062
Deutsche Alzheimer Gesellschaft
  e.V. 1336
Deutsche Diabetes-Gesellschaft e.V.
  898
Deutsche Gesellschaft für pädiatrische
  Kardiologie 726
Deutsche Hämophilie Gesellschaft
  zur Bekämpfung von Blutungs-
  krankheiten 928
Deutsche Herzstiftung e.V. 726
Deutsche Krebshilfe e.V. 928
Deutsche Myasthenie
  Gesellschaft 1336
Deutsche Parkinson Vereinigung
  Bundesverband e.V. 1336
Deutscher Allergie- und Asthmabund
  e.V. (DAAB) 1062, 1094
Deutscher Berufsverband
  für Pflegeberufe (DBfK). 41
Deutscher Pflegerat (DPR) 41
Deutscher Psoriasis Bund e.V.
  (DPB) 1094
Deutscher Schwerhörigenbund
  e.V. 1280
Deutsches Benchmarking Zentrum 73
Deutsche Tinnitus-Liga e.V.
  (DTL) 1280
Dexamethason-Kurztest
  Cushing-Syndrom 873
Dexpanthenol 1243
Dexpanthenolsalbe
  Mundpflege 412
Dezeleration 1197, 1198
Diabetesassistenten 890
Diabetesdiät 438, 439
Diabetes insipidus 897
Diabetes mellitus 876
  Arteriosklerose 740
  Blutzucker-Selbstkontrolle 891
  Broteinheiten 889
  Ernährungsberatung 889
  Getränke 890
  Hefepilzinfektionen 887
  Kohlenhydrate 889
  koronare Herzkrankheit 709
  Pruritus 1068
  Schlaganfall 1296
  schlecht eingestellter,
    Dehydratation 452
  Schwangerschaft 876, 888
  Selbstkontrolle 890
  Sexualität 888

Spätkomplikationen 880
Süßungsmittel 890
Therapie 878
Typ 1 876, 1061
Typ 2 876, 877
Urinazeton-Selbstkontrolle 891
Urinzucker-Selbstkontrolle 891
Zuckeraustauschstoffe 890
Diabetiker-Süße® 890
Diabetikerschulung 890
diabetische Embryofetopathie 1219
diabetischer Fuß 881
diabetisches Koma 878
Diagnose 600
  ärztliche 600
  Aufklärung 601
  bildgebende 610
  funktionelle 604
  therapeutische Konsequenz 600
Diagnoseprozess 301, 600
Diagnoseschlüssel 621
Diagnosis Related Groups
  (DRGs) 51, 621
Diagnostik
  Allergologie 1058
Diagnostizieren 191
Dialysat 1099
Dialysepatienten 1100
Dialyse ☞ Hämodialyse 1100
Diane® 1164
Diapedeseblutung 1308
Diaphanoskopie 1248
Diarrhö **803**
  Clostridien 1030
  Crohn-Krankheit 822
  E. coli 1031
  infektiöse 1029
  Pflege 1030
  Rehydratation 1030
  Sondenernährung 652
  Stuhlgangfrequenz 474
Diastolikum 603
Diät **438**
  Adipositas 892
  eiweißdefinierte 439
  elektrolytdefinierte 439
  Ernährungsberatung 438
  fettarme 439
  Formen 438
  galaktosefreie 439
  Gewichtsreduktion 448
  glutenfreie 439
  hochmolekulare, nährstoffdefinierte
    652
  keimarme 439
  krebshemmende 904
  milcheiweißfreie 439
  nährstoffmodifizierte 653
  phenylalaninfreie 439
  purinarme 439, 896
  salzreiche 439
Diazepam® 645, 657, 714, 789, 1311,
  1356
  Schlafstörungen 538
  Tokolyse 1193
Diazoxid 897
DIC (disseminierte intravasale
  Gerinnung) 926
Dickdarmpolyp 828
Dickdarmdivertikel 826
Dickdarmkarzinom 828
Diclofenac 655, 896, 936, 1130
  Adnexitis 1166
Differentialblutbild 908, 1393
Differentialdiagnose 600
Digimerck® 717
digitale Ausräumung 480
Digitalisglykoside 717
  Schlafstörungen 537
Digitalisintoxikation 717
Digitalthermometer 367
Digitoxin 717
Digoxin 717

1406

Register D – E

Dihydergot® 739
Dihydralazin 738
  Schwangerschaftshypertonie 1190
Dihydrocodein 786
Dihydrocodein retard 656
Dihydroergotamin 739
Dihydroergotoxin 1321
Dihydroxycholecalciferol 1120
Dilatation, pneumatische
  Achalasie 810
Dilatrend® 737
Diltiazem 737
Dilzem® 737
Dimenhydrinat 801
Dinatrium-Cromoglicinsäure
  Allergien 1060
Dinoproston 1195
Dioptrie 1250
Diovan® 737
Diphtherie 1033
  Meldepflicht 1049
Dip I 1197
Dipidolor® 656
Dip II 1197
Dipiperon® 1320
Dipyramidol 747
Dirigieren
  Gesprächsführung 191
Disaccharide 420, 889
disease modifying antirheumatic
  drugs (DMARD's) 937
Diskhaler® 782
Diskontinuitätsresektion nach
  Hartmann 827
  kolorektales Karzinom 829
Diskopathie 1323
Diskus® 782
Diskusprolaps 1323
Dislocatio 992
Dislokation 992
Disopyramid 721
Dissekat 970
dissezierendes Aneurysma 745
dissoziale Persönlichkeits-
  störung 1380
dissoziative Amnesie 1377
dissoziative Identitätsstörung 1377
dissoziativer Anfall 1377
dissoziative Störung 1377
Distanz 40
Distanzrasseln 718
Distraneurin® 1373
Dithranol 1072, 1089
dithranolhaltige Salben 1089
Dithranoltherapie 1089
Diurese, forcierte 589
Diuretika 1117, 1118, 1120, 1137
  Dehydratation 452
  Herzinsuffizienz 717
  kaliumsparende 1121
  Pharma-Info 1121
Divertikel 810
Divertikelblutung 826
Divertikulitis 810, 826
Divertikulose 826
DMARD's (disease modifying
  antirheumatic drugs) 937
DMS-Kontrolle
  Frakturen 993
  Orthopädie 949
Dobutamin 714, 719
Dobutrex® 714, 717
Dociton® 737
Doctor-Hopping 558
Dokumentation 306
  Beobachtungen 315
  Dekubitus 404
  häusliche Pflege 52
Dokumentationssystem
  Anforderungen 307
  Aufbau 307
  Authentizität 307
  Befundmappe 307

Datenschutz 307
  Durchführungsnachweis 307
  EDV-gestütztes 307
  Eindeutigkeit 307
  Informationen 309
  Pflegebericht 307
  Sicherheit 307
  Signalleiste 308
  Stammblatt 307
  zeitliche Nähe 307
Dokumentenlieferdienst 94
Dolantin® 656, 852, 856, 1124
Doloreduct® 655
Donabedian, Avedis 69
Donepezil 1321
Dopamin 717, 719
  Herzinfarkt 714
Dopaminagonisten 1318
Dopamin Nattermann® 714
Dopergin® 866
Doppelballonsonde 797
Doppelbilder
  Multiple Sklerose 1315
  Schielen 1251
Doppelbruch 992
Doppelkontrastaufnahme 612
Doppelkontrasteinlauf 805
Doppelniere 1113
Doppler-Sonographie 617
  transkranielle 1291
Dormiakörbchen 852, 1125
Dormicum® 1356
Dornwarzen 1075
Doryl® 1316
Dosieraerosole 629, 781, 782
Dostinex® 866, 1164
Douglas-Punktion 1158
Douglas-Raum 1158
Down-Syndrom 1219, 1220, 1221
  Pränataldiagnostik 1182
Downstaging 913
Doxepin 1354
Doxycyclin 1035
Dragee 629
Drainage 671, 673
  Mukoviszidose 792
  Pneumothorax 788
Drainageblut
  Retransfusion 677
Drainagelagerung 345
Drainageoperation
  Pankreatitis 857
Dranginkontinenz 465
Drehdehnlage 340
Drehfehler
  Frakturen 992
Drehschwindel 1284
Drehstabilität
  Wirbelsäulenoperationen 950
Drei-Punkte-Griff 514
Dreigläserprobe 1105
Dreimonatskolik 1381
Dreimonatskoliken 433
Dreitagefieber 1036
Dreiwegehahn 644, 645
Dreizeugentestament 280
DRGs (Diagnosis Related
  Groups) 48, 621
Drogen 1369
Drogen-Screening 588
Drogensucht 1368
Dromotropie, negative 717
Drop attacks
  Hirnstamminfarkt 1296
Druck
  Aktivität 398
  Dekubitus 398
  intrakranieller 1328
  Körpergewicht 398
  Mobilität 398
  osmotischer 1117
Druckempfindlichkeit 398
Druckentlastung 404

Druckerhöhung, intrakranielle 1328
  akuter 1329
  chronische 1328
  Dekompression 1330
Druckgeschwür ☞ Dekubitus 398
Druckpuls 1330
Druckulzera
  Ösophaguskompressionssonde 798
Druckverband 1237
drug monitoring 627
DSM-VI-Klassifizierung 1339
DT/Td (Diphterie Tetanus)
  Schutzimpfung 1048
DTaP (Diphtherie Tetanus
  Pertussis = Keuchhusten)
  Schutzimpfung 1048
Dubois-Formel 427
Duchenne-Muskeldystrophie 1335
Duchenne-Zeichen 956
Ductus arteriosus Botalli,
  persistierender 708, 1226
duktale Karzinome 1160
Dulcolax® 786, 804
Dünndarmatresie 1220
Dünndarmerkrankungen 818
Dünndarmsaugbiopsie 807
Dünndarmsonde 799
Duodenopankreatektomie 858
Duodenoskopie 806
Duplex-Sonographie 617
  Gefäßerkrankungen 734
Dupuytren-Kontraktur 964
Durchblutungsstörung
  arterielle 985
  Eingeweidearterie 743
  periphere 985
  Rückenmark 1309
  Traumatologie 985
  venöse 986
Durchfall 803
Durchführungsverantwortung
  Injektion 634
Durchgangsarzt 982
Durchgangssyndrom 1380
Durchleuchtung 611
Durchschlafstörungen 535
Durchwanderungsperitonitis 832
Durogesic® 656
Durst 430, 431
Durstfieber 371
  beim Säugling 452
Dusche 327
Duschen 381, 387
  Hautbeobachtung 389
  Geburtsvorbereitung 1199
Dynamic® 1164
Dysäquilibrium-Syndrom 1100
Dysarthrie 181, 525
  Alltalk 526
  Schluckreflex 450
Dysästhesie 1288
Dysbalance 239
Dyskalkulie 1295
Dyskinesien 1353
Dyskrinie 776
Dyslexie 1296
Dysmelie 973
Dysmenorrhoe 1152
  Uterusmyom 1168
Dysmorphiesyndrom 1219
Dyspepsie-Koli 1029
Dysphagie 801
  Ösophaguskarzinom 811
  Zenker-Pulsionsdivertikel 810
Dysphorie 1352
Dysplasie 1219
  bonchopulmonale 1223
  fibromuskuläre 1114
  Mamma 1159
Dyspnoe 330, 763
  Atemwegswiderstand 763
  HNO-Erkrankungen 1259
  Borg-Skala 331

Einschätzung 331
  Lagerung 330
  Lippenbremse 334, 764
  Neugeborene 1221, 1222
  Notfall 334
  Pneumonie 771
  Sauerstofftherapie 334, 764
  Säugling 330
  Ursachen 763
Dysregulation, orthostatische 739
Dyssomnien 535
Dystokie 1203
Dystrophie 149
Dysurie 459, 1104, 1111
  Prostatitis 1126

E

E. coli 1029, 1031
EAA (exogen-allergische Alveolitis)
  784
EACH-Charta 151
Easy-Flow-Drain 672
Easyhaler® 782
Ebrantil® 738
Echinokokkose 1045, 1046
Echokardiographie 705
Echtheit 191
ECMO (extracorporeal membrane
  oxygenation) 792
Econazol 1072, 1173
Ecstasy 1369
ED 1315
Edelsteintherapie 691
EDV-gestützte Pflegeplanung 50
EDV-gestütztes Dokumentations-
  system 307
EEG 604, 1292
  Herdbefunde 1292
  Hirntod-Nachweis 286
  Krampfpotentiale 1292
Efeublätter 692
Effloreszenzen 377, 1066
Effortil® 739
EFQM (European Foundation for
  Quality Management) 72
Eibisch 692
EIEC (enteroinvasive E. coli) 1029
Eierbecher mit Saugfuß 436
Eierstockentzündung ☞ Oophoritis
  1165
Eierstockschwangerschaft 1186
Eigenanamnese 601, 602
Eigenblutspende 677
Eileiterentzündung
  ☞ Salpingitis 1165
Eileiterschwangerschaft 1186
Ein-Helfer-Methode 580
Einbein-Kniestand 500
Einfachzucker 419, 889
Einfühlungsvermögen 40
Eingeweidearterien
  Durchblutungsstörungen 743
Eingeweidearteriendurchblutungs-
  störungen
  Arteriosklerose 740
Eingeweideschmerzen 559
Eingeweidevorfall 833
Eingriffsaufklärung 625
Einhandbesteck 436
Einkoten ☞ Enkopresis 1105
Einlagen
  Beinverkürzung 956
  Harninkontinenz 470
Einmalkatheterisierung 469
Einnässen ☞ Enuresis 472, 1104
Einreibung
  atemstimulierende 341
  ätherische Öle 341, 343
  kältereizfördernde 343
  Schlafstörungen 538
Einschlafphase 532
Einschlafrituale 534

Register E

Einschlafstörungen 535
Einschlusskörperchen-Konjunktivitis 1245
Einschlusskörperchenkrankheit 1040
Einschwemm-Katheter 705
Einsekundenkapazität 766
Eintrittspforte 319, 1017
Einwegwindeln 460
Einzelknopfnaht 674, 675
Eisbeutel 689
Eisen 422
  Normwerte 1393
Eisenmangel 895
Eisenmangelanämie 920
Eisenpräparate
  Stuhlverfärbung 920
Eismassage 689
Eistauchbad 689
Eiterbläschen 1067
Eitergeruch
  Atmung 332, 765
Eiterharn 459, 1105
Eiterniere 1115
Eiweiße 418, 420, 421
Eiweißdefinierte Diät 439
Eiweißelektrophorese 925
Eiweißmangel
  Dekubitus 399, 405
Eiweißverluste 1052
Ejakulat 1135
Ejakulatdiagnostik 1135
Ejakulationsstörungen 1134
EK 917
EKG 604, 702, 704
  Antiarrhythmika-Therapie 721
  Auswertung 704
  AV-Block 722
  Belastungs-EKG 704
  Brustwandableitungen, unipolare nach Wilson 703
  Ergometrie 704
  Extrasystolen 719
  Extremitätenableitungen 703
  fetales, direktes 1196
  Herzinfarkt 712, 713
  Indikationen 702
  intrakardiales 702
  Langzeit-EKG 705
Eklampsie 1190
EKT (Elektrokrampftherapie)
  Depression 1366
Ektromelien 973
EKZ (extrakorporaler Kreislauf) 698
Ekzem 1085
  atopisches 1085
  endogenes 1085
  herpeticatum 1086
  seborrhoisches 1087
  toxisch-degeneratives 1083
Eland-Farbskala 567
Elastase 1 805
Elektroenzephalogramm 604, 1292
Elektroenzephalogramm (EEG) 533
Elektrokardiografie 1196
Elektrokardiogramm ☞ EKG 604, 702
Elektrokrampftherapie
  Depression 1366
elektrolytdefinierte Diät 439
Elektrolyte 609
Elektrolythaushalt
  Störungen 1136
  Obstipation 478
Elektrolytkonzentrate 643
Elektromyogramm (EMG) 533
Elektromyographie 1293
Elektroneurographie 1293
elektronische Orientierungshilfen
  Sehbehinderte 530
Elektronystagmographie 1261, 1293
Elektrookulogramm (EOG) 533

elektrophysiologische Untersuchung 702
Elektroresektion, transurethrale 1127
Elektrorollstuhl 510
Elektrostimulation 468
Elektrotherapie 689
Elementardiäten 653
Elephantiasis 927
ELISA-Test 1054
Elixier 693
Ellbogenluxation 1004
Ellenbogen-Bauch-Lage 500
Ellenbogengelenk 1004
Eltern-Ich 187, 188
Embolektomie 743
Embolie 750
  Aneurysma 744
  arterielle 743, 744
  arterio-arterielle 1295
Embolisation
  hepatozelluläres Karzinom 850
Embryofetopathie 1219
Embryonenschutzgesetz 1182
Embryopathie 1185
Emesis 433, **490**, **800**
Emesis gravidarum 1189
Eminase® 748
Emla® Pflaster 568
Emmetropie 1250
Emotionalität 1352
Empathie 191
Empfängnisverhütung 1175
Empfindungsstörungen 1288
Empowerment, Patienten 231
Empyem 852
Emulgatoren
  Lokaltherapeutika 1071
Emulsion 629, 1071
Enalapril 737
en bloc Aufsetzen 507
Encephalomyelitis 1315
Endarteriektomie 742
Endemie 1016
endogenistischen Entwicklungs-modell 114
Endokarditis 724
Endokarditisprophylaxe 725
endokrine Ophthalmopathie 869
endokrine Störungen 1093
Endokrinologie 864
Endometriose 1171
Endometritis 1215
Endometriumkarzinom 1170
  Hormontherapie 916
Endomyometritis 1215
Endomysiumantikörper 821
Endoprothese 995
  Gelenkersatz 967
  Gonarthrose 968
Endorphinrezeptoren 654
Endoskopie 618, 806
  diagnostische 618
  Gynäkologie 1157
  HNO-Erkrankungen 1261
  Leberzirrhose 848
  Pflegemaßnahmen 619
  therapeutische 618
endoskopische Operation 675
Endosonographie 618
Endoxan® 937, 1116, 1117
Energiebedarf 418
  geschlechtsbezogener 419
  Grundumsatz 418
  Kindesalter 419
  Richtwerte 419
energiedefinierte Kost 439
Energiegehalt 419
  Alkohol 423
  Eiweiße 420
  Fette 421
  Kohlenhydrate 419
  Nährstoffe 419

Energiestoffwechsel
  Neugeborene 1216
ENG (Elektronystagmographie) 1261
Engwinkelglaukom 1247
Enkopresis 1105
Enkulturation 118
Entacapon 1318
Entamoeba histolytica 1044
Entbindung
  psychiatrische Erkrankungen 1216
  vaginal-operative 1206
Entbindungsstation
  Hygienemaßnahmen 1208
Entbindungstermin
  Naegele-Regel 1181
Entenschnabelspekulum 1154, 1155
enterale Applikationsform 628
Enteritis-Salmonellen 1029
Enteritis regionalis 821
Enterobakterien 1031
Enterobius vermicularis 1047
enterohämorrhagische E. coli (EHEC) 1029
Enteroklysma nach Sellink 805
Enterokokken 1028
Enterokolitis
  Abdomen, akutes 802
  nekrotisierende, Frühgeborene 1227
Enteropathie
  glutenindizierte 820
enteropathogene E. coli (EPEC) 1029
Enterostoma 481
  Arten 482
  Einteilung 481
  Markierung 483
  postoperative Pflege 483
  psychische Begleitung 482
Enterothorax 1220
Entfiebern 372
Entgiftung 1370
Enthaltsamkeit, periodische nach Knaus-Ogino 1176
Enthesiopathien 933
Enthirnungsstarre 1330
Entlassungsmanagement
  Expertenstandard 60
Entlassungsplanung
  Dokumentation 59
  Kompetenzen 63
  Organisationsformen 58
  Pflegebericht 60
  pflegerische 58
  Schnittstellen 59
  Überleitungsbogen 60
Entlassungsprozess 61
  Anleitung 62
  Auswertung 63
  Durchführung 62
  Organisation 62
  Informationssammlung 61
  Information und Beratung 62
  Patientenschulung und -beratung 62
  Planung 61
Entlastungshaltungen
  rückengerechte Arbeitsweise 241
Entschuldigung 195
Entspannungstechniken 690
  Schmerztherapie 570
Entspannungsübungen
  Schwangerschaft 1180
Entwicklung 138
Entwicklungsbedürfnisse im Krankenhaus
  Kinder 151
Entwicklungspsychologie 116
Entwicklungsstörungen **138**, 1284
  Aufgabe der Pflegenden 150
  Betreuung 150
  geistige 149
  pränatale 1185

Schwangerschaft 1185
  sprachliche 149
Entwicklungsverzögerung 524, 1284
  Motorik 138
  Warnzeichen 138
Entwöhnung 1371
Entzugsdelir 1373
  Alkoholzufuhr 838
Entzugserscheinungen 757
Enukleation 1235
Enuresis 1104
Enuresis nocturna 459, **472**
Enzephalopathie
  hypoxisch-ischämische 1227
Enzephalitis 1313, 1314
  CMV-Infektion 1040
  Herpes-simplex-Virus Typ 1 1038
  Masern 1036
  Windpocken 1039
Enzephalopathie
  bovine, spongiforme 1041
  hepatische 847
  spongiforme 1041
Enzyme 609
eosinophile Granulozyten 1393
Eosinophilie
  Infektionskrankheiten 1021
EPH-Gestose 1189, 1190
Epi-Pevaryl 1072
Epicondylitis 963
Epidemie 1016
Epididektomie 1130
Epididymitis 1130
Epiduralanästhesie 659
Epiduralblutung 1308
Epifrin® 0,1% Augentropfen 1243
Epiglottitis 1272
  Haemophilus influenzae vom Typ b 1032
Epikutantest 1059, 1084
Epilepsie 1309
  Chirurgie 1311
  Fieberkrampf 373
  genuine 1309
  Grand mal 1310
  Lebensführung 1311
  symptomatische 1309
  Vagusnervstimulator 1311
Epiphysenfugenverletzung 993
Epiphysenlösung 965
Epiphyseolysis capitis femoris 965
Episiotomie 1201
Epispadie 1133
Epistaxis ☞ Nasenbluten 1267
Epithelzellen
  Urinsediment 1106
EPO® 1120
Eprosartan 737
Epsilon-Alkoholiker 1373
Epstein-Barr-Virus 1271
EPU (elektrophysiologische Untersuchung) 702
ERA (elektrische Reaktions-audiometrie) 1260
Eradikationstherapie 815
Erb-Lähmung 1223
Erbrechen 433, **490**, **800**
  Antiemetika 801
  Aspirationsprophylaxe 491
  azetonämische 801
  Beobachtung 491
  Chemotherapie 913
  Dehydratation 801
  Flüssigkeits- und Elektrolyt-verluste 491
  Gastrointestinalblutung, 491
  Ileus 819
  induziertes 588
  Magen-Darm-Erkrankungen 490
  Mundpflege 491
  Pflegemaßnahmen 491
  Pylorusstenose 490, 491

1408

Register E–F

reflektorisches 490
Ulkuskomplikationen 815
Ursachen 800
zerebrales 490
Zytostatikatherapie 491
ERCP (endoskopisch-retrograde
Cholangio-Pankreatikographie)
840
erektile Dysfunktion 1134
Erektionsstörungen 1134
Erfahrungen
existentielle und Aktivitäten des
Lebens nach Krohwinkel 102
Erfrierung 592, 988
Ergebniskriterien 76
Ergebnisqualität 69
Ergenyl® 1368
Ergometrie 704
Ergotamin 1327
Ergotherapie 690
rheumatische Erkrankungen 937
Erhaltungsmodell 107
Erikson, Erik 116
Erkältung 770
Erkältungskrankheiten 769
Erlebnisreaktion 1374
Erleichterungstrinker 1372
Ermüdung
Pflegephänomen 111
Ermüdungsfraktur 992
Ernährung
Appendektomie 826
arterielle Verschlusskrankheit,
periphere 742
Beratung 438
Crohn-Krankheit 822
Dekubitusprophylaxe 402
Eisenmangelanämie 920
enterale 446, 652
Bolus-Gabe 446
Komplikationen 652
Sonden 440
Frühgeborene 1228
Gallenkolik 853
Gefäßoperationen 730
Herzinfarkt 715
Herzoperationen 700
Ileozökalresektion 823
im Alter 426
künstliche 651
Lebererkrankungen 838
Neurodermitis 1087
Obstipation 477
Pankreaserkrankungen 838
Pankreatektomie 838, 859
purinarme 896
rheumatische Erkrankungen
937
Säuglinge 423
Schwangerschaft 1179
Stoffwechsel 418
Stoma 490
vegetarische 437
Wochenbett 1211
ernährungsbedingte Erkrankungen
891
Ernährungsberatung
Diabetes mellitus 889
Diät 438
Prinzipien 447
Ernährungsgewohnheiten 447
Ernährungspumpe 446
Ernährungssonde 438
Anlage 441
Arten 440
Entfernen 444
Längenbestimmung 442
Nasenolive 441
Pflege 443
Ernährungstagebuch 438
Ernährungsverhalten 429, **430**
Ernährungszusätze
Säugling 425

Ernährungszustand 430, 432
Beobachtung 426
Dokumentation 429
Eröffnungsperiode 1198, 1199
Eröffnungsphase 1199
Eröffnungswehen 1198
Eros 194
Erosion 1067
Erprobung
Forschungsanwendung 96
Erreger 319
Erregerreservoir 317, 318
Ersatzsprache 526, 1255
Erschöpfung
Pflegephänomen 111
Erschöpfungsdepression 1364
Erste Hilfe **574**
Esmarch-Handgriff 579
Notfallmedikamente 582
Erstgespräch
Pflege 299
präoperativ 678
Erstversorgung
Apgar-Wert 1202, 1203
Credé -Prophylaxe 1203
Geburtsgewicht 1203
Neugeborene 1202
Ertrinken 594
Erwachen, frühes 535
Erwachsenen-Ich 187, 188
Erwärmen, aktives 373
Erwartungsangst
Phobien 1376
Erysipel 1028
Erythema
nodosum 774
toxicum 1218
Erythrocin® 1035
Erythromycin 1033, 1035, 1093
Erythropoetin 1120
Erythrozyten 1393
Urinsediment 1106
Erythrozyten-Indizes 1393
Erythrozytenkonzentrate 917
Erythrozytenzahl 908
Es 1357
Escherichia coli ☞ E. coli 1031
Esidrix® 1121
Eskazole® 1046
Esmarch-Handgriff 579
Essen
Hemianopsie 437
Hilfestellung 435
Kinaesthetics 500
reichen 435
Essgewohnheiten
Kindesalter 431
Esshilfen 436
Essigsäureprobe 1156
Essstörungen 1385
Kindesalter 149
psychosomatische 433, 1387
Estracyt® 1128
Estriolsalbe® 1173
ESWL 1124
Etagenbruch 992
Etagenschuh 956
Ethikkomitees 19
Ethikkommission 92,98
Ethinylestradiol® 1164
ethische Fallbesprechungen 19
ethische Fragestellungen 92
Ethnografie 91
Eucerin 3% Urea Lotion 916
Euglucon® 886
Eukalyptusblätter 692
Eulenburg-Gehwagen 509
Eumenorrhoe 1151
Euphorie 1352
Euphyllin® 1058
Eupnoe 329
European Association for Children
in Hospital (EACH) 151

European Foundation for Quality
Management (EFQM) 72
European Stroke Score 1298
Eurotransplant 688
Euthanasie 281
Euthyreose 866
Euthyrox® 870
Evidence-based Nursing 96
Evidenz-basierte-Medizin
Schlaganfall 1298
Evista® 974, 1164
evozierte Potentiale 1293
Exanthem
Arthritis, rheumatoide 934
Masern 1036
Röteln 1037
Exanthema subitum 1036
Exazerbationen 776
Exelon® 1321
Exemestan
Mammakarzinom 1162
Existenzangst 1375
exogenistische Entwicklungsmodell
114
Exophthalmus 869
Exostosen 976
Expektorantien 333, 773
Experiment 88
Expertenstandard
Dekubitusprophylaxe 398
Entlassungsmanagement 60
Kontinenzförderung 465
nationale 76
Schmerzmanagement 568
Sturzprophylaxe 515
Expositionsprophylaxe 1059
Expositionstests 1059
Expositionstraining 1376
expressed-emotions-Konzept
Schizophrenie 1362
Exsikkose 432
Exspiration 328
Exstirpation 911
Extension 994
Extensionsbehandlung 984
extrakorporale Zirkulation 698
Extrakt 693
Extrasystolen 356, 719, 720
Extrauteringravidität 1186
extravaskuläre Aktivierung
Gerinnungssystem 910
Extremität 949, 964
Extremitätenableitungen
EKG 703
Extremitätenarterienverschluss
akuter 742
Extremitätenumfang 732
extrinsic-Asthma 779
extrinsic system 910

F

F.O.T.T-Therapeuten 451
Faces Pain Scale (FPS-R) 567
Fachassistenz
algesiologische 558
Fadenpilze 1041
Fäden ziehen 674
Faecanostik® 804
Faeces ☞ Stuhl 473
Fahrrad-Ergometrie 704
Fäkalkollektor 477
Faktor-IX-Mangel 925
Faktor-V-Leiden-Mutation
751
Faktor-VIII-Mangel 925
Faktorenkonzentrate 926
Faktu® 831
Fallhand 1326
Fallmanagement 63
Fallot-Tetralogie 708
Fallsucht 1309
Falschgelenkbildung 997

Faltenasymmetrie
Hüft(gelenk)dysplasie,
angeborene 964
Faltrollstuhl 510
Familienanamnese 602
familienbezogene Pflege 167
Famotidin 816
Farb-Doppler-Echokardiographie
705
Farb-Doppler-Sonographie 617
Färbekoeffizient 908
Fareston® 1164
Farlutal® 1164
Farmerlunge 784
Fassthorax
Lungenemphysem 778
Fastenkuren 448
faszikulärer Block 722
Faszikulationen 1335
Fäulnisdyspepsie
Stuhlgeruch 474
Fäulnisgeruch
Atmung 332, 765
Favistan® 869
Fäzes ☞ Stuhl 473
Fazialisparese
entzündliche, otogen bedingte
1266
Neugeborene 1224
periphere 1325, 1326
Schluckreflex 450
traumatische 1266
Fazies mitralis 709
FBU (Fetalblutuntersuchung) 1198
Feedback 189, 190
Fehlbildungen 1220
Fehlbildungssyndrom 1219, 1221
Fehlgeburt 1191
drohende 1192
Trauer 293
Uterusmyom 1168
Fehlhaltungen 494
Fehlstellungsprophylaxe
rheumatische Erkrankungen 935
Feigwarzen 1075
Feil, Naomi 551
validierendes Arbeiten 1322
Feinnadelbiopsie 911
Feinnadelkatheter-Jejunostomie
(FKJ) 440, **446**
Feinnadelpunktion 867
Feiung 1018
Feldbeobachtung 91
Felden® 936
femoropatellares Schmerzsyndrom
969, 970
Femurkorrekturosteotomie 967
Fenbufen 936
Fenchel 692
Fenistil® 1060
Fenoterol 781
Fentanyl 656
Ferritin
Anämie 920
Normwerte 1393
Fersenbeinbruch 1010
Fertigarzneimittel 626
Fertilitätsstörungen 1135
Fertinorm® 1164
Festhalter 982
Fetalblutuntersuchung 1198
fetale Zirkulation
persistierende 1226
Fetopathie 1185
fettarme Diät 439
Fettbestimmung
im Stuhl 805
Fette 418, 421
Fettleber 845
Fettleber-Hepatitis 845
Fettleibigkeit 891
Fettsäuren 418, 421

1409

Register F

Fettstoffwechselstörungen 893
Arteriosklerose 740
Schlaganfall 1296
Fettstreifen
Arteriosklerose 740
Fettstuhl 820, 838
Fettsucht ☞ Adipositas 891
Fettverteilungstypen 432
Fetus
Lageanomalien 1203
Feuermal 1089, 1090
FEV1 (Einsekundenkapazität)
766
Fevarin® 1354
FFP 917
Fibrate 893
Fibrinolyse 748
Schlaganfall 1298
Fibrinolytika 748
Fibroadenom.Brust 1159
Fibrom 1090
fibromuskuläre Dysplasie 1114
Fibroplasie 1227
Fidelity-Prinzip 9
Fieber 370, 372
aseptisches 371
Dehydratation 452
Erkrankungen 371
Gradeinteilung 371
Ileus 819
Infektionserkrankungen 371
intermittierendes
Sepsis 1023
Pflege 371
Phasen 371
Pyrogene 370
rheumatisches 724
Tachykardie 355
Tumorpatienten 907
zentrales 371
Fieberabfall 372
Fieberanstieg 371
fiebererzeugende Stoffe
☞ Pyrogene 370
Fieberhöhe 372
Fieberkrampf 373, 1309
Fieberkurve 307
Fiebersenkung 373, 374
Fieberthermometer 367, 368
Desinfektionsplan 326
Fiechter, Verena 298
Filmbildner 1243
Filterstörung
Schizophrenie 1361
Filtration
Desinfektion 325
Filzlaus 1079
FIM (Functional Independence
Measure) 302
Finasterid 1094, 1127
Finger(glied)frakturen 1006
Finger-Boden-Abstand 957
Fingerendgelenke 976
Fingerfraktur 1006
Fingermittelgelenke 976
Fingertest
Dekubitusprophylaxe 403
Finkelstein-Regel 426
Finnen 1045
Fissur 992
Fistel
arteriovenöse 752
Fixateur externe 982
Fixateur interne 1003
Fixierung 1347
Fixomull 989
FKJ (Feinnadelkatheter-Jejuno-
stomie) 440, 447
Flankenatmung 337, 338
Flash-Thermometer
Varikozele 1131
Flashback
Belastungsstörungen 1374

Flatulenz 820
Flecainid 721
Fleck 1067
Fleckfieber 1035
Flexionshaltung 1195
Fliedner, Friederike 23
Fliedner, Theodor 23
Floating-line
Kardiotokografie 1197
floppy infant 1288
Flotrin® 1127
Flowrate
Harn 1108
Fluanxol® 1353
Fluctin® 1354
Flügelresektion
Lunge 761
Fluidextrakt 693
fluid lung 1118
Fluor 422, 1150, 1151
Adnexitis 1165
Endometriumkarzinom
1170
Fluoreszenz-in-situ-Hybridisierung
(FISH)
Pränataldiagnostik 1183
Fluoreszenz-Treponemen-
Antikörpertest 1081
Fluoreszenzangiographie 1250
Fluoride
Osteoporose 974
Fluormangel 895
Fluoxetin ratiopharm® 1354
Flush-Syndrom 897
Flüssigkeitsbedarf 452
Flüssigkeitsbilanz 457
Flüssigkeitshaushalt
Kinder 140
Flüssigkeitshaushaltstörungen
Obstipation 478
Flüssigkeitskarenz 447
Flüssigkeitsumsatz
Empfehlung der DGE 452
Flüssigkeitsverluste
Erbrechen 491
Flüssigkeitszufuhr
Dehydratationsprophylaxe 453
parenterale 653
Schwangerschaft 1179
urologische Operationen 1103
Flutide® 781
FNKJ 440
Foetor 332, 765
Fogarty-Ballonkatheter 743
Fogarty-Kathete 853
fokale Anfälle 1310
Folgeprinzip 14
Folgerichtigkeit 91
Follikelzysten 1166
Follikulitis 1076
Nase 1266
Folsäure 422
Schwangerschaft 1179
Folsäuremangel 895
Neuralrohrdefekt 1179
Fontaine-Klassifikation 740
Fontanelle, eingesunkene
Dehydratation 452
Durstfieber 371
Foradil 781
Forcierte Diurese 589
Formaldehyd 1059
formale Qualität 95
Formatio reticularis 531
Formeldiäten 652
Forschung
experimentelle 88
nicht-experimentelle 89
qualitative 88
quantitative 88, 92
Forschungsanwendung 96
Forschungsdesign 88
Forschungsfragen 92

Forschungsprozess 92
Ablauf 92
Datenauswertung 93
Datenerhebung 93
Forschungsziel 92
Ressourcen 92
Schlussfolgerungen 93
theoretischer Rahmen 92
Untersuchungsplan 92
Veröffentlichung 93
Vortest 92
Fortbewegung
Kinaesthetics 500
Fortbildung 78
innerbetriebliche 29
Fortecortin® 786, 874
Forzeps-Entbindung 1206
Foscavir® 1036, 1040
FOTT (facio-oraler Trakt, Therapie)
451
Fractura non sanata 997
Fragebogen der DGSS 565
Fragiles-X-Syndrom 1294
Fragmente 992
Fragmentverschiebung 992
Frakturen 992
Achsenknickung 992
Außenknöchel 1010
Azetabulum 1007
Becken 1007
Begleitverletzungen 993
Behandlung 994, 996
bimalleoläre 1010
Blutverlust 993
Bruchspalt 992
BWS/LWS 1003
direkte 992
Dislokation 992
DMS-Kontrolle 993
Drehfehler 992
einfache 992
Einteilung 992
Entstehungsmechanismen 992
Epiphysenfugen 993
Extension 994
Extremitäten 1004
Fragmente 992
Fragmentverschiebung 992
Frakturlinienverlauf 992
frühfunktionelle Behandlung 996
geschlossene 993
Gesichtsschädel 1001
Gipsbehandlung 994, 996
Handwurzel 1006
Hautverletzungen 993
Heilungsdauer 996
Hüftgelenkspfanne 1007
Humerus 1004
HWS 1002
indirekte 992
Infektion 997
inkomplette 992
Innenknöchel 1010
Kalkaneus 1010
Kindesalter 993
Kontrolle 998
Krepitation 993
Längsverschiebung 992
Mittelfuß 1010
Mittelhand und Finger 1006
Oberschenkelschaft 1008
offene 993
Olekranon 1005
Osteitis 997
Osteosynthese 994, 996
Patella 1008
pathologische 992
Pseudarthrose 997
Rehabilitation 996
Reposition 994
Retention 994
Röntgendiagnostik 993
Schädelbasis 1001

Schädelkalotte 1001
Schenkelhals 1007
Seitverschiebung 992
Sprunggelenk 1010
subperiostale 993
Tibiakopf 1009
traumatische 992
trimalleoläre 1010
Unterarmschaft 1005
Unterschenkelschaft 1009
unvollständige 992
Verbände, ruhigstellende 994
Weichteilverletzungen 993
Wirbelsäule 1002
Frakturheilung 996
Frakturzeichen 993
Franzbranntwein 343
Dekubitusprophylaxe 402
Frauenheilkunde
☞ Gynäkologie 1144
Frauenmilch 424, 1212
Fraxiparin® 746
Freitod 1387
Freka-Button 445
Fremdanamnese 601, 602
Fremdbeeinflussungserlebnisse
1352
Fremdbeobachtung 312
Fremdgefährdung 625
Fremdkörper
Ohren 1262
Ösophagus 810
Trachea 1279
Fremdkörperaspiration 595
Dyspnoe 763
Fremdkraftprothesen 1001
Fremdwahrnehmung 184
Frenzel-Brille 1261
Fresh Frozen Plasma 917
Friedrich-Wundexzision 989
Frischplasma, gefrorenes 917
Fristenregelung 1184
Fritsch-Lagerung 1202
Fröhlich, Andreas 552
Frottierhandtuchtechnik 689
Frozen shoulder 963
Fruchttod, intrauteriner
Spätabort 1192
Fruchtwassermenge 1181
Fruchtwasserpunktion
☞ Amniozentese 1183
Fruchtwasserspiegelung
☞ Amnioskopie 1197
Fruchtwasseruntersuchung 1182
Fructosan® 890
Fructose 890
Frühabort 1191
Frühdezeleration 1197
Frühdyskinesien 1353
Frühgeborene 1217
Apnoe 1226
Atemstörungen 1226
äußere Zeichen 1226
Beatmung 1228
Enterokolitis, nekrotisierende
1227
Enzephalopathie 1227
Ernährung 1228
Geburtsgewicht 1226
Gehirnschädigung 1227
Hirnblutungen 1227
Inkubator 1228
Organunreife 1226
Retinopathiee 1227
Schmerzeinschätzung 567
Wärmebett 1228
Frühgeborenennahrung 425
Frühgeburt 1193
Frühgestose 1189
Frühinfektionen
Gelenkersatz 979
Frühmobilisation
Wochenbett 1211

1410

Register F–G

Frührehabilitation
Frühförderung behinderter
Neugeborener 255
Schlaganfall 1298
Frühschwangerschaft 1178
Frühsommer-Meningoenzephalitis
(FSME) 1314
Fruktose 419
Ejakulat 1136
Fruktoseintoleranz 865
Frustration 194
Frustrations-Aggressions-Hypothese
194
FSME (Frühsommer-Meningo-
enzephalitis) 1314
fT_3 ☞ Trijodthyronin 1394
fT_4 ☞ Thyroxin 1394
FTA-Abs-Test 1081
Fuchsbandwurm 1045
Fucidin 1072
Führungsschwäche 198
Führungsstil 197
Füllmittel 804
Functional Independence Measure
(FIM) 51, 302
Fundophrenikopexie 809
Fundoplikatio 809
Funduskopie 1240
Fundusmanschette 809
Fundusstand
Schwangerschaft 1195
Uterus 1194
Wochenbett 1209, 1210
Fundusvarizenblutungen 848
Fungata® 1042
Funikulolyse 1129
funktionelles Training 690
Funktionsdiagnose 604
Funktionspflege 55, 57
Funktionsprüfung 604
Furosemid 645, 719, 738, 872,
1118, 1121
Fürsorge 1347
Fürsorgevielfalt und
-gemeinsamkeit
transkulturelle 104
Furunkel 1076
Nase 1266
Staphylococcus aureus 1025
Fuß, diabetischer 881
Fußbad 392
Füttern mit der Flasche
Säugling 434
Fütterung nach Bedarf
Säugling 426

G

γ-Globulin 1396
γ-Glutamyl-Transferase (g-GT) 840,
1394
γ-GT
Hepatitis 844
Leberzirrhose 848
Gabapentin 1312, 1328
Schmerztherapie 657
Gabelschwanzlarven 1046
Gähnatmung 310
Galaktographie 1154
Galaktosämie 865, 1213
Neugeborenenscreening 142
galaktosefreie Diät 439
Galantamin 1312, 1328
Galeazzi-Fraktur 1005
Gallenblasenempyem 852
Gallenblasenerkrankungen 851
Gallenblasenhydrops 852
Gallenbrechdurchfall ☞ Cholera
1030
Gallenfarbstoffe
Stuhl 473
Gallengangatresie 851
Gallenkolik 852, 853

Gallensäuren
Cholesterin 421
Gallensteine 851, 852, 853
Gallensteinileus 852
Gallenwegsatresie 1220
Gallenwegserkrankungen 851
Thoraxschmerzen 700
Gametopathie 1185
Gamma-Alkoholiker 1372
Gangataxie 494, 1286
Gangbild 493, **494**
Ganglion 964
Gangrän 734
Gangstörungen
Multiple Sklerose 1316
Ganor® 816
Gänsehaut 366
Ganzkörperbäder 689
Ganzkörperdusche
im Bett 389
Ganzkörperwaschung 381, 382
am Waschbecken 381
basal stimulierende
Schlafstörungen 538
Durchführung 382
fiebersenkende 386
geruchsreduzierende 386
im Bett 381
Lagerung 382
schweißreduzierende 375
Gardnerella vaginalis 1032
Gardnerelleninfektion 1150
Gärungsdyspepsie
Stuhlkonsistenz 474
Gasbrand 1033
Gase 629
Gasödem 1033
Gastrax® 816
Gastrektomie 816, 817
Gastrinom 897
Gastritis **813**
atrophische 1061
Thoraxschmerzen 700
Gastroenteritis 1029, 1030
Gastroenterologie 796, 838
Gastroenterostomie 817
Gastrointestinalblutung 802, 803
Erbrechen 491
Gastrointestinalonde
Ileozökalresektion 823
Gastrointestinalsonde
Appendektomie 826
Kolonresektion 830
Magenoperationen 817
Gastrojejunostomie 858
gastroösophageale Hernie 808
Gastropexie 809
Gastroschisis 1220
Gastroskopie 619, 806
Gastrostomie (PEG) 440, **444**
Gate-Control-Theorie 560
Gaumensegellähmung
Schluckreflex 450
Gebärdensprache 528
Gebärmutterhalskrebs
☞ Zervixkarzinom 1169
Gebärpositionen 1199
Gebet 125
Gebiss 146
Geburt
Ablauf 1201
Austreibungsperiode 1200
Dammriss 1204
Dammschutz 1201
Eröffnungsperiode 1198
Gebärpositionen 1200
Mechanismus 1198
Nachgeburtsperiode 1202
normale 1198
pathologische 1203
Phasen 1198
physiologische 1198
Plazentalösungsstörung 1205

Postplazentarperiode 1202
Pressperiode 1200
regelhafte 1198
Schmerzlinderung 1199
sterbendes Kind 1192, 1203
Störungen 1203
Untersuchungen 1194
Uterusatonie 1205
Uterusruptur 1204
Zervixriss 1204
Geburtseinleitung 1194
Geburtsgeschwulst 1223
Geburtsgewicht 429, 1217
Erstversorgung 1203
Frühgeborene 1226
Neugeborene 1217
Geburtshilfe 1144
geburtshilfliche Operationen 1205
Geburtskraft 1198
Geburtsschmerz 1199
Pudendusblock 1201
Geburtsverletzungen
mütterliche 1204
Neugeborene 1223
Geburtsvorbereitung 1199
Geburtsvorbereitungskurs
1180
Gedächtnisstörung 1349, 1380
Gedankenabreißen 1361
Gedankenausbreitung 1351
Gedankeneingebung 1351
Gedankenentzug 1351, 1361
Gedankenlautwerden 1362
Gedankensperre/-abreißen 1350
Gedeihstörungen 431,148, 149
Gefahrstoff-Verordnung 78
Gefäßchirurgie 728
Gefäßdruckmessungen 604
Gefäßerkrankungen
Arteriographie 734
Duplex-Sonographie 734
Ernährung 729
Hauptbeschwerden 731
Hautpflege 729
Kälte 729
Kleidung 729
Kompressionsstrümpfe 730
Pediküre 729
physikalische Therapie 729
Wärme 729
Gefäßoperationen
arteriell bedingte 730
Ernährung 729
Patientenenbeobachtung 730
Lagerung 730
Mobilisation 730, 731
Pflege, perioperative 730
Prophylaxen 731
Thromboseprophylaxe 731
venös bedingte 731
Wundbehandlung 731
Gefäßtraining 728
Gefäßverletzungen 752
TEP 967
Gefäßwandschaden 361
Gefühl 183
Gefühlsarmut 1352
Gegenseitigkeit
Helfer-Syndrom 238
Gegenstandsbereich
Pflegeforschung 87
Gegenübertragung 1346
Gehbock 508, 509
Gehen 508
Gehgestell 508
Gehgips 952
Gehhilfen 508
Gehirnentzündung 1313
Gehirnerschütterung 1333
Gehirnquetschung 1333
Gehirnschädigung
Frühgeborene 1227
Gehirnschlag 1295

Gehirntumor 1330
Gehörgang, äußerer
Entzündung 1262
Gehörlosigkeit 527, 528
Gehstock 509
Gehstütze 509
Gehtraining 741, 742
Gehwagen 509
geistige Behinderung 1294
geistige Entwicklungsstörungen
149
geistige Retardierung 1284
Gel 629
Gelbfärbung 378
Gelbfieber 1040, 1041
Gelbsucht ☞ Ikterus 838
Gelegenheitskrampf 1309
Gelegenheitstrinker 1372
Gelenkbeschwerden 942
Gelenkbeweglichkeit 957
Gelenkdeformitäten 933
Gelenkeinblutungen 925
Gelenkendoprothesen 959
Gelenkerguss 933
Gelenkersatz
Endoprothese 967
infizierter 979
Lockerungssaum 979
Gelenkkörper, freie
Arthrose 975
Gelenkmaus 970
Gelenkpunktion 605, 986, 987
Gelenkschmerzen 933
Gelenkschwellung 933
Gelenkspiegelung 987
Gelenksteifigkeit 933
Gelenktoilette 968
Gelotherapie 180
Gelotologie 180
generic name 626
Generika 626
Genfer Ärzte-Gelöbnis 10
Genitalbereich
Waschen 383
Genitalspülung 384, 1145
Genussmittel 537
Genu varum/valgum 968
Geradstand 1196
Gerbmittel 1072
Gerechtigkeit 97
Gerinnungsfaktorkonzentrate 917
Gerinnungsneigung
Thrombose 361
Gerinnungsstörungen
Malaria 1043
Nachblutungen, postpartale
1205
Sepsis 1023
Gerinnungssystem 909, 910
Gerinnungstests 909
Gernebcin® 1031
Gerontogene 156
Gerontopsychiatrie 1338
Gerstenkorn 1242, 1244
Geruchshalluzination 1351
Geruchsstoffe 1071
Gesamt-CK 713
Gesamteiweiß 1394
Gesamtschlafzeit 532
Gesäßpflege
Säugling 459, 475
Geschäftsführung 625
Geschlechtskrankheiten 1080
Geschlechtsmerkmale 155
Geschmackserfahrung
Kinder 141
Geschmackshalluzination 1351
Geschmacksverlust
Strahlentherapie 915
Geschwür 813, 1067
Gesellschaft für Ernährungsmedizin
und Diätetik e.V. 453
Gesellschaftsethik 8, 18

1411

Register G–H

Gesicht
Waschen 383
Gesichterskalen
Schmerzen 565
Gesichtserysipel 1028
Gesichtsfeld 1241
Gesichtsfeldausfälle 1242
Gesichtslage 1196
Gesichtsschädel 1001
Gesichtsschmerzen
Multiple Sklerose 1316
Gespräch
Datenerhebung 314
mit Patient 178
Psychiatrie 1342
Gesprächsführung 189
Alkoholkrankheit 1372
Bagatellisieren 191
Diagnostizieren 191
Dirigieren 191
Examinieren 191
Feedback 189
Identifizieren 191
Interpretieren 191
Moralisieren 191
Paraphrasieren 191
patientenzentrierte 190, 191
Verbalisieren 191
Zuhören, aktives 189
Gesprächspsychotherapie 1358
Gesprächstechniken 190
Gestagene 1164
Mammakarzinom 1162
Gestaltungstherapie 1359
Gestationsalter 1203, 1217
Gestationsdiabetes 876
Gestik 183, 523
Gestose 1189
Gesundheit 104, 214
gesundheitsfördernde Schule 230
gesundheitsförderndes Verhalten 34
Gesundheitsförderung
Burnout 236
Definition 215
Helfer-Syndrom 238
Methoden 217
Ottawa-Deklaration 228
pflegender Angehöriger 253
Programme 229
rückengerechte Arbeitsweise 239
Stress 224
von Pflegebedürftigkeit 217
Ziele 217
Gesundheitspsychologie 222
Getränke 423, **438**
Schlafstörungen 538
Gewalt
Pflegephänomen 111
Gewaltmaßnahmen
rechtliche Grundlagen 1347
Gewebekleber 989
Gewebemasse
Dekubitus 399
Gewebeschwund ☞ Atrophie 1067
Gewebetoleranz 399
Gewebetransplantationen 687
Gewerkschaft 41, 42
Gewichtsabnahme
Ernährungsberatung 438
physiologische, Neugeborene 429
Tumorpatienten 907
Gewichtsentwicklung
Faustregel 429
Gewichtsreduktion 448
Gewichtsverlagerung
Kinaesthetics 500
Gewichtsverlust
Dehydratation 452
Gewichtszunahme
Schwangerschaft 1178
Gewissheit
Krisenmodell von Schuchardt 130
Gicht 896

Gichtnephropathie 896
Gichtniere 896
Giemen 332, 765
Gießkannenschimmel 1043
Giftaufnahme 587
Giftelimination 587
Giftinformationszentrale 587
Gilchrist-Verband 958
Humerusfraktur 1004
Gilurytmal® 721, 722
Gingivitis 406
Gips 951, 952
Gipsbehandlung 994, 996
Gipsbinden 953
Gipshülse 952
Gipskorsett 951, 952
Gipsraum 953
Gipssäge 955
Gipsschale 952
Gipsschiene 952
Gipsspreizer 955
Gipstutor 952
Gipsverband 951
Abnahme 955
Anlegen 953
Becken-Bein-Fuß-Gips 952
druckgefährdete Stellen 954
gefensterter 955
geschlossener 953
Hautschutz 953
Indikationen 951
Komplikationen 953, 594
Kontrollen 954
Körperpflege und Ankleiden 955
Krepppapier 953
Materialien 951
Minervagips 952
Mobilität 955
Pflege 953, 954
Polsterung 953
Thorax-Arm-Abduktionsverband 952
Wundauflage 953
Gitterbett 540
Gladem® 1354
Glandula submandibularis 1279
Glasampulle 637
Glasgow-Koma-Skala 549, 1288, 1289
Glasknochenkrankheit 973
Glaskörper
Entfernung 1248
Glaskörperblutung 1238, 1248
Glaskörpererkrankungen 1248
Glatirameracetat 1316
Glatzenbildung 414, 1094
Glaubersalz 589, 804
Glaubwürdigkeit 91
Glaukom 1247
absolutes 1247
akuter Anfall 1241
akutes 1247
Diabetes mellitus 881
kongenitales 1247
Patientenberatung 1248
primäres 1247
sekundäres 1247, 1248
simplex 1247
Glaukomanfall 1238, 1248
Gleichgewichtsprüfung 1261
Gleithernie 808, 833
Gleithoden 1129
Gleitmittel 510
Gleitunterlage 510
Gliadinantikörper 821
Glianimon 1353
Glibenclamid 886
Glibornurid 886
Gliedmaßenfehlbildungen 973
Glimepirid 886
Glioblastoma 1331
Gliom 1331
Gliquidon 886

Glitazone 886
Glivec® 916
globale Retardierung 1284
Globalinsuffizienz 715
Glomerulonephritis 1115, 1116, 1061
Streptokokken 1028
Glomerulosklerose
Kimmelstiel-Wilson 880
Glucobay® 886
Glukagon-Fertigampulle 880
Glukokortikoide 786, 896, 1058, 1116, 1117, 1122, 1140, 1326, 1330
Asthma bronchiale 780, 782
Augenheilkunde 1243
Cushingschwelle 874
Dekubitus 399
Dermatologie 1072
Endokarditis 725
Immunsuppression 1062
Lokaltherapeutika 1072, 1074
Multiple Sklerose 1316
Pharma-Info 874
rheumatische Erkrankungen 935
Schmerztherapie 657
Transplantationen 687
Glukose 420, 878
im Blut 1394
im Urin 1394
Glukoseaufnahme 420
Glukoseregulatoren 886
Glukosetoleranz, gestörte
Diabetes mellitus Typ 2 877
Glukosetoleranztest 1394
Glukosetoleranztest, oraler 877, 878
Glukosurie 888
Diabetes mellitus 876
Glurenorm® 886
Glutamat-Oxalazetat-Transaminase (GOT) ☞ ASAT 840, 1392, 1394
Glutamat-Pyruvat-Transaminase (GPT) ☞ ALAT 1394
glutenfreie Diät 439
glutensensitive Enteropathie 820
Glutril® 886
Glycerin 421
glykosyliertes Hämoglobin 1394
Goldmann-Applanationstonometer 1241
Golferellenbogen 963
Gonadotropinhemmer 1164
Gonarthrose 967, 968
Gonioskopie 1241
Gonokokken **1028**, 1080
Cré dé -Prophylaxe 138
Gonokokkeninfektion 1150
Gonorrhoe 1080
gonorrhoische Blenorrhoe 1080
Goodpasture-Syndrom 1061
Goserelin
Mammakarzinom 1162
GOT (Glutamat-Oxalazetat-Transaminase) ☞ ASAT 840, 1392
GPT (Glutamat-Pyruvat-Transaminase) ☞ ALAT 840, 1392
Graft-versus-Host-Krankheit 919
Graft-versus-Hst-Reaktion 687
Graft-versus-Leukämie-Effekt 919
Gramfärbung 1025
Grand-mal-Anfälle 1310
Granulat 629
Granulom
Tuberkulose 774
Granulozyten 1393
grauer Star 1246
Gravidität, ektope
☞ Extrauteringravidität 1186
Grawitz-Tumor 1122
Gregg-Syndrom 1037, 1219
Greifen, palmares 144
Greifprothesen 1001
Grindblasen 1076
Grindflechte 1076
grippaler Infekt 770

Grippe, echte 769
Griseofulvin 1077
Größenwahn 1350
Großhirninfarkt 1296
Großzehengrundgelenk 976
Grounded Theory 91
Grübelzwang
Depression 1365
Grundausbildung 28
Grundbedürfnisse 100
Grundinformationen 40
Grundstoffe 1070
Grundumsatz 418
grüner Star 1247
Grünholzfraktur 993
gruppendynamische Aspekte 195
Gruppenführung 197
Gruppenpflege 56
Gruppenpsychotherapie
analytisch orientierte 1357
Gruppenstruktur 196
Guajakholz 660
Guanethidin 744
Guillain-Barré -Strohl-Syndrom 1315
Guillain-Barré -Syndrom 1315
Gummen 1081
Gummibauch
Pankreatitis 856
Gummichemikalien
Kontaktallergene 1059
Gummiligatur 848
Gürtelrose 1039
Güsse 689
Gütekriterien 90, 91
Guthrie-Test 142
GvHD (Graft-versus-Host-Krankheit) 919
Gymnastik
Schwangerschaft 1181
Gymnastik, rückstromfördernde
Thrombose 362
gynäkologische Operationen
Ausscheidungen 1148
Beckenbodengymnastik 1147
Darmreinigung 1147
Körperpflege 1149
Kostaufbau 1149
Lagerung 1149
Mobilisation 1149
postoperative Pflege 1147, 1148, 1149
präoperative Pflege 1147
Thromboseprophylaxe 1147
gynäkologische Untersuchung 1154, 1156
Gynodian® Depot 1164
Gyrasehemmer 1031

H

H1-(Rezeptoren-)Blocker 1060
H1-Antihistaminika 1060
H2-Antagonisten 816
Impotentia generandi 1135
H2-Atemtest 807
H2-Blocker 816
H2-Rezeptoren 1060
HA-Nahrung 425
Haar
Beobachtung 414
Beschaffenheit 413
Farbe 413
Typen 413
Haarausfall 414
Chemotherapie 914
verstärkter 1094
Haarpflege 413, 415
Milchschorf 415
HAART (hochaktive antiretrovirale Therapie) 1054
Haarwäsche 414
Habituation 552
Haemate® HS 926

Register H

Haemophilus
  ducreyi 1032, 1080
  influenzae 1032
Haemophilus influenzae Typ B
  Epiglottitis 1272
Haemophilus vaginalis 1173
HAES-steril® 741
Haftgläser 1234
Haftschalen ☞ Kontaktlinsen 1234
Hagelkorn 1244
Hahnbank 644, 645
Hakengriff 514
Halb-und-halb-Nägel 1069
Halbmondlage 340
Halbseitenlähmung 1296
Halcion® 1356
Haldol® 1353
Hall, Lydia E. 106
Hallensteine 852
Hallux
  rigidus 976
  valgus 971
Halluzination 1351
halluzinogene Depression 1369
Halo-Fixateur 1002, 1003
Halogene 325
Haloperidol 657, 1353, 1373
Hals-Nasen-Ohrenheilkunde 1254
Halsbräune ☞ Diphtherie 1033
Halsoperationen 1257
Halsweichteile 1260
Halswirbelsäule ☞ HWS 1002
Halszysten 1280
Haltung 493
  des Kindes im Uterus 1195, 1196
  indifferente 1195
  proferssionelle 237
Haltungsanomalien
  des Kindes im Uterus 1196
Hämangiom 1090
Hämarthros 925
Hämatemesis 764, 802
  Ulkuskomplikationen 815
Hämatochezie 802
Hämatokrit 908
  Normwerte 1394
Hämatologie 900
hämatologischen Untersuchungen 610
Hämatom 663, 1067
  Blutentnahme 607
  Injektion 642
  Leber 851
  Milz 860
  retroplazentares 1202
Hämatometra 1215
Ilämatothorax 790
Hämaturie 459, 1105, 1116
  Prostatitis 1126
Hamburg-Wechsler-Intelligenztest
  1295
Hämobilie 851
Hämoccult® 804
Hämochromatose 845, 846
Hämodialyse **1099,** 1100
Hämodilution **741**
  akute präoperative 677
Hämofiltration 1099, 1100
Hämoglobin
  Gehalt des Blutes 908
  mittleres korpuskuläres (MHC) 908
  Normwerte 1394
Hämoglobinurie 459
Hämolyse 605
hämolytisch-urämisches Syndrom
  (HUS) 1117, 1029
Hämophilie A 925
Hämophilie B 925
Hämophilus 1032
Hämoptoe 333, 764
Hämoptyse 333, 764
hämorrhagische Diathese 926
hämorrhagisches Fieber
  Meldepflicht 1049

Hämorrhoidektomie 831
Hämorrhoiden 831
  Pfortaderhochdruck 847
Hämostaseologie 900
Hand 1006
Hand-Kniestand 500
Handbad 392
Händedesinfektion
  chirurgische 321
  Desinfektionsmittel 322
  Desinfektionsplan 326
  hygienische 321, 322
Händehygiene 320
Handeln, professionelles 40
Handelsname 626
Händewaschen 320
  Desinfektionsplan 326
Handgelenkgriff 514
Handgreifreflex 140
Handling 689
Handlungsethik Pflege 19
Handlungsfeldethik 9, 18
Handlungskompetenz
  Injektion 634
Handlungsprinzipien in der
  Rehabilitation 247
Handschuhe, sterile 323
Handwurzelfraktur 1006
Hanf, indischer 1369
Harnableitung 1096
  inkontinente 1112
  Kathetermaterialien und -arten
    461
  kontinente 1112
  künstliche 460
    Pflege 1103
    Prostatahyperplasie 1127
    transurethrale 460
Harnblase
  Fassungsvermögen 455
  Fehlbildungen 1110
Harnblasenentzündung
  Candidose 1042
Harnblasenkarzinom 1111, **1112**
Harnblasenverletzungen 1112
Harnfluss 1108
Harnflussmessung 1108
Harnflut 1209
Harninkontinenz 381, 465, 1104
  absolute 465
  Beckenbodentraining 467
  Behandlungsstrategie 466
  Bewegungen 468
  Biofeedback 468
  Blasenkatheter 471
  Bridging 467
  Dehydratation 452, 468
  Durchblutungsförderung 467
  Einlagen 470
  Einteilung 465
  Elektrostimulation 468
  extraurethrale 466, 467
  Hautpflege 472
  Hilfsmittel 466
  Hysterektomie 466
  Kondom-Urinal 470
  kontinenzförderndes Verhalten
    im Alltag 468
  Krankheitsentstehung 465
  Miktionsprotokoll 471
  neurogene 465
  PAD-Test 466
  Patientenberatung 468
  Prostatektomie 466
  relative 465
  Sonographie 466
  soziale Folgen 472
  Tampons 470
  Toilettengang 468
  Toilettentraining 471
  Trinkgewohnheiten 468
  Urin-Auffangsysteme 471
  Vaginalkonen 470

  Versorgung 470
  Wahrnehmungsschulung 467
  Wäscheschutz 470
  Zystoskopie 466
Harnleiterfehlbildungen 472
Harnleitersteine 1114
Harnleiterverletzungen 1123
harnpflichtige Substanzen
  1107
Harnproduktion 1096
Harnretention 1104
Harnröhrenabriss 1113
Harnröhrenentzündung
  Candidose 1042
Harnröhrenfehlbildungen 1110
  Enuresis nocturna 472
Harnröhrenklappen 1110
Harnröhrenspalte 1132, 1133
Harnröhrenstenose 1110
Harnröhrenverletzungen 1113
Harn 455, 1105
Harnsäure 1394
Harnsäureerhöhung 896, 1107
Harnstarre 1107
Harnstoff 1107
  Keratolytika 1072
  Normwerte 1394
Harnvergiftung ☞ Urämie 1119
Harnverhalt
  mechanischer 1104
  neurogener 1104
  postoperativ 684
Harnwegsinfektion 1110, 1111
  Pseudomonas aeruginosa 1032
  Schwangerschaft 1179
Hartmann-Diskontinuitätsresektion
  827
  kolorektales Karzinom 829
Haschisch 1369
Hasenauge 1244
Hashimoto-Thyreoiditis **871,** 1061
Häufigkeitsverteilungen 90
häuslicher Pflegedienst 52, 53
Haut
  Austrocknung 377
  Beobachtung 377
  Blässe 377
  bläuliche Verfärbung 378
  Desinfektionsplan 326
  Erkrankungen 1085
  Farbveränderung 378
  fettige 377
  Funktionen 376
  Gelbfärbung 378
  Pflegemittel 379
  Physiologie 376
  Reinigung 379
  Rötung 378
  seborrhoische 377
  sebostatische 377
  Sonographie 1069
  Temperatur 378
  trockene 377
  Wundwerden 378
Hautalter 377
Hautbeobachtung 376, 377
  Dekubitusprophylaxe 403
Hautbeschaffenheit
  Dokumentation 377
Hautdesinfektion 605, 606
  Händedesinfektion, chirur-
    gische 322
  Wundversorgung 989
Hauterkrankungen
  Abstriche 1069
  allergisch bedingte 1081
  bakteriell bedingte 1076
  Biopsien 1069
  diagnostische Hilfsmittel 1069
  ekzematöse 1085
  Hygiene 1065
  infektiöse 1076
  Körperpflege 1065

  Lokaltherapeutika 1070
  parasitär bedingte 1078
  pilzbedingte 1077
  psychische Betreuung 1064
  viral bedingte 1075
Hautfalten, stehende 452
Hautfarbe 377
Hautfeuchtigkeit
  Dekubitus 398
Hautinfiltrat 922
Hautkontakt
  Schmerztherapie 571
Hautmilzbrand 1033
Hautpflege 378, 402
  Baden 378
  Dekubitusprophylaxe 402
  Duschen 378
  Franzbranntwein 380
  Gefäßerkrankungen 729
  Harninkontinenz 472
  Körperpflege 380
  Neurodermitis 1087
  Pflegemittel 379
  Prinzipien 378
  Stuhlinkontinenz 477
  Ulcus cruris 733
  Ziele 379
Hautschuppenabtragung 1069
Hautschuppung
  Neugeborene 1218
Hautschutz
  Gipsverband 953
  Stomaversorgung 484
Hautspannung 377
Hauttransplantation 591
Hauttumor 1090
Hautturgor 377
  Dehydratation 452
Hauttyp 377
Hautveränderungen
  Brust 1183
Hautverletzungen
  Frakturen 993
Hautzustand
  Körperpflege 381
HAV (Hepatitis-A-Virus) 842
HB (Hepatitis B)
  Schutzimpfung 1048
HbA1 878
HbA1, HbA1c ☞ Glykosyliertes
  Hämoglobin 1394
HbA1c 878
HBDH (Hydroxybutyrat-
  dehydrogenase) 1394
HbF. 908
HBs-Ag positiv 843
HBV (Hepatitis-B-Virus) 843
HCG-Bestimmung
  Blasenmole 1187
HCV (Hepatitis-C-Virus) 843
HDL-Cholesterin 893, 1394
Health-Belief-Modell 222
Hearit 527
Hebamme 1144
  Geburtsvorbereitung 1199
  Wahl 1180
Heben
  rückengerechte Arbeitsweise 240
hebephrene Form 1361
Heberden-Arthrose 976
Hebereinlauf 478, **480**
Hefen 1041
Hefepilzinfektionen
  Diabetes mellitus 887
Hegar-Stifte 1184
Heidegger, Martin 110
Heider, Fritz 121
Heilkrampfbehandlung
  Depression 1366
Heilpädagogik 1383
Heilpflanzen 692
Heilsalben
  Augenheilkunde 1243

1413

Register H

Heilungsrate 912
Heilverfahren, invasive 662
Heimatgerüche 555
Heimdialyse 1101
Heimgesetz 70
Heimlich-Handgriff 594
  Aspiration 449
Heiserkeit 1259
Heißhunger 431
Helfer-Syndrom 238
Helicobacter-pylori-Infektion 814
Helicobacter-Stuhl-Antigen-Test
  814
Heller-Myotomie
  Achalasie 810
Helligkeits-Scan 617
HELLP-Syndrom 1190
Helminthosen 1044
Hemianopsie 437
Hemiendoprothese (HEP) 1008
Hemihyperhyperhidrosis 375
Hemiparese 1285
  Großhirninfarkt 1296
  Schlaganfall 1296
Hemiplegie 1285
  Großhirninfarkt 1296
  Schlaganfall 1296
Hemithyreoidektomie 872
Hemmung, segmentale
  Schmerzmodulation 560
Hemo-Fec-Test® 804
Henderson, Virginia 100
Hentig, Hartmut von 24
HEP (Hemi-Endoprothese) 967, 1008
Heparin 746, 789
heparininduzierte Thrombozytopenie
  746
Heparinisierung
  prophylaktische 746
  Schlaganfall 1298
  Thrombose 1298
hepatische Enzephalopathie 847
Hepatitis
  akute 842
  autoimmune 845
  chronische 845
  Diagnostik 844
  fulminante 844
  Hygienemaßnahmen 844
  ikterisches Stadium 843
  infektiöse 842
  Komplikationen 844
  Krankheitsphase 843
  Leberzellkarzinom 844
  Prodromalphase 843
  Rekonvaleszenzphase 843
  Typen 843
  Wilson-Syndrom 845
Hepatitis-A-Virus (HAV) 842
Hepatitis-B-Virus (HBV) 843
Hepatitis-C-Virus (HCV) 843
Hepatitis A 842, 843
Hepatitis B 843
Hepatitis C 843
Hepatitis D 843
Hepatitis E 843
hepatorenales Syndrom 847
hepatozelluläres Karzinom 850
  Leberzirrhose 847
Herceptin®
  Mammakarzinom 1162
Herdbefunde 1292
Herdsymptome
  Hirntumor 1330
Hernien 833, 835
  angeborene 833
  äußere 833
  axiale 808
  Bruchband 834
  erworbene 833
  gastroosöphageale 808
  inkarzierte 833, 834
    Abdomen, akutes 802

innere 833
irreponible 833
paraösophageale 808
parastomale 488
reponible 833, 834
Reposition 834
Zwerchfell 808
Hernienreparation 834
Hernioplastik 834
Herniotomie 834
Herpes-Enzephalitis 1038
Herpes-Sepsis 1038
Herpes-simplex-Infektionen 1269
Herpes-simplex-Viren 1312
Herpes-simplex-Virus-Infektionen
  1038
Herpes-simplex-Virus Typ 1/2 1038
Herpes-Virus, humanes
  Typ 6 (HHV 6). 1036
Herpes-zoster-Virus-Infektionen 1038
Herpes corneae 1244
Herpes genitalis 1038, 1173
Herpes labialis 406, 1038
Herpes simplex 1038
Herpes zoster 1039
Hertoghe-Zeichen 1086
Herz
  Auskultation 603
  Ischämietoleranz 699
Herz-Lungen-Maschine 698, 699
Herz- und Kreislauferkrankungen
  Baden 389
Herzbettlage 542, 696
Herzbeuteltamponade 698
Herzchirurgie 696
Herzerkrankungen
  entzündliche 724
    Körpertemperatur 696
  Pflege 696
Herzfehler 707, 1220
Herzfrequenz 353
  Kindesalter 355
Herzgeräusche 603
Herzinfarkt **720**, **720**
  AHB (Anschlussheilbehandlung)
    714
  CK-MB 713
  Differentialdiagnose 713
  EKG 712, 713
  Ernährung 715
  Erstmaßnahmen 714
  Heparin 714
  Hypertonie 714
  Patientenbeobachtung 714
  Labordiagnostik 713
  Lysetherapie 714
  Mobilisation 715
  Monitoring 714
  Pflege 714
  Re-Infarkt 714
  Ruhe-EKG 712
  Schock, kardiogener 713
  stummer 712
  Symptome 712
  Thoraxschmerzen 700
  Thrombolyse 714
  Überwachung 714
  Vernichtungsschmerz 714
Herzinsuffizienz 684, **715**
  ACE-Hemmer 717
  akute 715
  Alkoholkrankheit 1373
  Angiotensin-II-Antagonisten 717
  β-Blocker 717
  chronische 715, 716, 718
  Diuretika 717
  Dyspnoe 763
  Herzinfarkt 714
  Herzmuskelhypertrophie 715
  Katecholamine 717
  Knöchelödeme 717
  kompensierte 715
  koronare Herzkrankheit 709

PDA 1226
Pflege 718
postoperativ 684
  Stauungszeichen 716
  ZVD 698
Herzkatheteruntersuchung 705, 706
HERZKIND e.V. 726
Herzklappenfehler 707, 709
Herzklopfen 701
Herzkontusion 1011
herzkranke Patienten 696
Herzkranzgefäßstenose 709, 711
Herzlähmung ☞ Kardioplegie 699
Herzminutenvolumen 354
Herzmuskelenzyme
  Herzinfarkt 713
Herzmuskelhypertrophie
  Herzinsuffizienz 715
Herzmuskelschwäche 715
Herzneurose 1375
Herzoperationen
  Ernährung 700
  extrakorporale Zirkulation 698
  geschlossene 698
  Hypothermie 699
  Komplikationen 699
  Lagerung 700
  Mobilisation 700
  offene 698
  postoperative Pflege 700
  präoperative Pflege 699
  Verlegung 700
  Wundversorgung 700
Herzrasen 701
Herzrhythmusstörungen **719**
  bradykarde 723
  Herzinfarkt 713
  Herzinsuffizienz 716
  koronare Herzkrankheit 709
  Lungenödem 718
  Rechtsherzkatheteruntersuchung
    706
  Reizleitungsstörung 722
  tachykarde **720**, **720**
Herzschmerzen 700
Herzschrittmacher 723, 724
Herzstolpern 354, 701
Herztod, plötzlicher 709
Herztöne 603
Herzvitien, kongenitale 707
Herzwandaneurysma 714
Heublumen 660
  Badezusatz 392
Heuschnupfen
  Hyposensibilisierung 1267
  Nasenbeatmung, behinderte 1258
Hexachlorcyclohexan 1072, 1078
Hexenmilch 1218
Hexoral® 412
HHCC (Home Health Care
  Classification) 51
HHV 6 (humanes Herpes-Virus
  Typ 6) 1036
Hiatoplastik 809
Hiatushernie 808, 809
Hib (Haemophilus influenzae
  Typ b) 1012
  Schutzimpfung 1048
Hickman-Katheter 649, 913
Hierarchie 53
High-dose-Heparinisierung 746
high resolution CT 613
Hilde-Steppe-Archiv 22
Hilfsmittel 959
  Beobachtung 314
  Essen 436
  Mobilisation 508
  Orthopädie 959
  Trinken 436
Hilfsstoffe 626
Hilfstuch 513
Himbeerzunge 406
Hinken, intermittierendes 731, **740**

Hinter-dem-Ohr-Geräte 528
Hinterhauptslage 1196
Hinterkammerlinse 1247
Hinterstrangataxie 1286
Hinterwandinfarkt 712
Hirnabszess 1314
Hirnarterienaneurysma 1307
Hirnatrophie 1320
Hirnbiopsie 1293
Hirnblutungen 1227
Hirnhautentzündung 1312
Hirninfarkt 1295
Hirnmetastasen 1331
Hirnödem
  Schlaganfall 1298
  Strahlentherapie 915
hirnorganisches Anfallsleiden
  1309
Hirnprellung 1333
Hirnreifung
  Entwicklungsstadien 142
Hirnstammaudiometrie 1260
Hirnstamminfarkt 1296
Hirnstrombild 1292
Hirntod 285
  Feststellung 688
Hirntumor 1330, 1331
Hirnverletzung 1333
Hirschsprung-Krankheit 826
Hirsutismus 1093
Hismanal® 1060
Histamin 1060
Histamin-H2-Anagonisten 816
Histaminfreisetzung 1060
Histiozytom 1090
Histoacryl 989
Histokompatibilitätsantigene
  rheumatische Erkrankungen 934
histologische Untersuchungen 620
histrionische Persönlichkeit 1379
HIV-assoziierte Erkrankungen 1054
HIV-assoziierte Infektionen 1053
HIV-assoziierte Malignome 1053
HIV-Enzephalopathie 1053
HIV-Infektion 1052
  antiretrovirale Therapie 1055
  CDC-Klassifikation 1054
  Diagnostik 1054
  ELISA-Test 1054
  HAART (hochaktive antiretrovirale
    Therapie) 1054
  Hauptrisikogruppen 1053
  Hygiene 1055
  Infektionsprophylaxe 1056
  Kanülenverletzung 1056
  Postexpositionsprophylaxe 1056
  Sexualleben 1055, 1056
  Stadieneinteilung 1053, 1054
  Symptome 1053
  Übertragung 1053
  Viruslast 1054
  Westernblot 1054
HIV-kontaminiertes Material 1056
HIV-RNA 1054
HLA-Antigene
  rheumatische Erkrankungen 934
  Transplantationen 687
HLA-B27 934
HMG-CoA-Reduktasehemmer
  893
HNO-Erkrankungen 1261
HNO-Heilkunde
  Diagnostik 1259
HNO-Operationen 1254, 1256
Hochbewegen, gehendes 506
Hochdosis-Chemotherapie 918
Hochfrequenz-Diathermieschlinge
  828
Hochlagern der Beine 362
Hochstetter
  Injektionsmethode 641
Hochwuchs 148, 431
Höckernase 1266

1414

Register H–I

Hoden
  Biopsie 1135
  ektoper 1129
  Entzündung 1130
  Lageanomalien 1129
  Tumor, bösartiger 1132
Hodenbänkchen 1130
Hodendystopie 1129
Hodenentzündung 1037
Hodenerkrankungen 1129
Hodenhochstand 1129
Hodenkrebs 1132
Hodenoperation 1132
Hodenretention 1129
Hodensack 1132
Hodensuspensorium 1130
Hodentorsion 1130
Hodentumor 1132
Hodgkin-Lymphom 924
  Pruritus 1068
Hoffnung
  Pflegephänomen 111
Hoffnungslosigkeit 1352
  Pflegephänomen 111
Hohlfuß 970
Hohlnägel 1 069
Hohlverband 1237
Holunderblüten 692
Holzlunge 784
Home Health Care Classification
  (HHCC) 51
Homöopathie 691
Hopfen 692
  Schlafstörungen 540
Hörbibliotheken 530
Hörbrillen 528
Hordeolum externum/internum 1242
Hörgeräte 528
Hörhilfen 381
Hormone 610
Hormonstörungen 864
Hormontherapie
  ablative (abtragende) 916
  additive 916
  Gynäkologie 1164
  Mammakarzinom 1161
  Osteoporose 974
  Tumoren 916
Hornhautentzündung 1244
Hornhauterkrankungen 1244
Hornhauterosion 1246
Hornhauttransplantation 1246
Hornhautübertragung 1246
Hornhautulcus 1245
Hörschädigungen 1037
Hörscreening 142
Hörstörungen 527, 1254
Hörsturz 1265
  Tinnitus 1258
Hörverstärker 527
Hospitalismus 152
Hospizbewegung 132, 268
Host-versus-graft-Reaktion 687
Huber-Nadel 648
Hufeisenniere 1113, 1114
Hüft(gelenk)dysplasie, angeborene
  964
hüftbetonter Fettverteilungstyp 892
Hüftdysplasie/-luxation 1220
Hüftgelenk
  Arthrose 976
  Verletzungen 1007
Hüftgelenkarthrose 966
hüftgelenkerhaltende Operationen
  Koxarthrose 967
Hüftgelenkoperationen 949
Hüftgelenkspfanne 1007
Hüfthinken 956
Hüftkopf-Epiphysen-Lösung 965
Hüftkopfnekrose 966
Hüftprotektoren 517
  Osteoporose 974
Hüftschnupfen 965

Humalog® 882
Humanalbumin 917
Humane-Herpes-Virus Typ 6 (HHV 6)
  1036
Humaninsulin 881
humanistische Theorien 100, **104**,
  107
Humegon® 1164
humero-ulnare Luxation 1004
Humerusfraktur 1004
Huminsulin® Basal 882
Huminsulin® Normal 882
Humor **180**
  Klinik-Clowns 179
  Pflegephänomen 111
Hundebandwurm 1045
Hunger 437
Hungerzustände 1052
Husserl, Edmund 110
Husten **333**, 786
Hustendämpfer ☞ Antitussiva 771,
  786
Hustenreflex 450
Hustenstoß 333
Hutchinson-Gilford-Syndrom 156
HWS-Distorsion 1002
HWS-Fraktur 1002
HWS-Luxation 1002
HWS-Verletzungen 1002
hyalines Membran-Syndrom 792
Hybrid-Prothese 967
Hydrocodon 786
Hydrocortison 874, 875, 1072
Hydrokolloidverbände 989
Hydronephrose 1114
Hydrophobie 1040
Hydrophthalmus 1247
Hydrops
  Gallenblase 852
Hydrosalpinx 1165
Hydrotherapie 689
Hydroxibutyratdehydrogenase
  ☞ HBDH 1394
Hydroxyäthylstärke 741
Hydroxyharnstoff 923
Hydrozele 1131
Hydrozephalus 1220, **1329**
Hygiene 317
  Bettenmachen 542
  Ganzkörperwaschung 383
  Händewaschen 320
  HIV-Infektion 1055
  Lagerungshilfsmittel 546
  Verhalten 320
  Wäsche 324
Hygienehypothese
  Allergien 1058
Hygieneregeln 324
Hypalgesie 1288
Hypästhesie 1288
  Karpaltunnelsyndrom 963
Hyperaldosteronismus 874, 875
Hyperalgesie 1288
hyperämisierende Hautpflegemitteln
  Dekubitusprophylaxe 403
Hyperammonämie 865
Hyperästhesie 1288
Hyperbilirubinämie 1224
Hypercholesterinämie
  familiäre (monogene) 894
  koronare Herzkrankheit 709
  polygene 894
Hyperemesis gravidarum 1189
Hyperglykämie 878
  Aggression 194
hyperglykämisches Koma 878, 879
Hyperhidrosis 375
Hyperhydratation 1138
Hyperkaliämie 1139
  Nierenversagen, akutes 1118
Hyperkalzämie 1139
  Paget-Syndrom 975
hyperkalzämische Krise 872, 1140

Hyperkalzurie 975
Hyperkapnie 767
hyperkinetisches Syndrom 1384
Hyperkoagulabilität
  Thrombose 751
Hyperlipidämie 893
Hyperlipoproteinämie 610, **893**
  kardiovaskuläre Erkrankungen 696
Hypermenorrhoe 1151
Hypermetropie 1250
Hypernephrom 1122
hyperosmolares Koma 877, **878**, 879
Hyperparathyreoidismus **872**
  sekundär 1120
Hypersensitivitätspneumonie 784
Hypersomnie 535
Hyperspermie 1135
Hypersplenismus 860, 907, 926
Hypersthenurie 1107
Hypertelorismus
  Down-Syndrom 1221
hypertensive Krise 738
  Aggression 194
hypertensiver Notfall 738
Hyperthermie 370, 373
Hyperthyreose 866, 868, **869**
hypertone Infusionslösungen 643
Hypertonie 360, 685, **735**
  24-Std.-Blutdruckmessung 736
  Antihypertensiva 737
  Aortenisthmusstenose 738
  arterielle 736, 735
  Arteriosklerose 736, 740
  β-Blocker 737
  Belastungs-EKG 704
  Blutdruck 360
  Blutdruckmessung 357, 736
  Diagnostik 736
  Ernährung 729
  Herzinfarkt 714
  Herzinsuffizienz 716
  Kälteexposition 729
  milde 736
  mittelschwere 736
  Netzhautschäden 736
  primäre (essentielle) 735
  pulmonale 789
  Pulsqualität 356
  renovaskuläre 1114
  RR-Tagesprofil 736
  Schlaganfall 736, 1296
  Schrumpfniere 736
  schwangerschaftsinduzierte 1190
  Schweregrade 736
  sekundäre 735
  Spätkomplikationen 736
  systolische 736
  Übergewicht 738
Hypertonietherapie
  erektile Dysfunktion 1134
Hypertrichose 1093
Hyperurikämie 896
Hyperventilation 765, 1141
  kontrollierte 1330
Hyperventilationstetanie 1139, 1141
  Hypoparathyreoidismus 873
Hypervitaminosen 421, 894, **895**
Hypervolämie
  ZVD 698
Hypnorex® 1355
Hypnotika 539
Hypochondrie 1350, 1351
Hypoglykämie **879**
  Aggression 194
  nächtliche 888
  Neugeborene 1225
  Synkope 701
hypoglykämischer Schock 879
Hypohidrosis 375
Hypohydratation 1137
Hypohydration 452
Hypokaliämie **1138**, 1139
Hypokalzämie **1139**

Hypokapnie 765, 767
Hypokinese 1352
  Parkinson-Syndrom 1317
Hypomagnesiämie 1140
Hypoparathyreoidismus 872, 873
  Strumektomie 868
Hypopharynx 1271, 1260
hypophysäres Koma 864
Hypophysenadenom 1331
Hypophysenerkrankungen 864
Hypophysenvorderlappen
  Überfunktion 866
  Unterfunktion 864
Hypophysenvorderlappen-
  Stimulationstest 864
Hypophysenvorderlappeninsuffizienz
  864
Hypopituitarismus 864
Hypoproteinämie 1107, 1117
Hypopyon 1245, 1246
Hyposensibilisierung
  Allergien 1060
  Heuschnupfen 1267
Hyposomnie 535
Hypospadie 1132, 1133, 1220
Hypospermie 1135
Hyposphagma 1239
Hyposthenurie 1107
Hypothermie 370, 592
  Herzoperationen 699
  Maßnahmen 373
Hypothesen 92
Hypothyreose 866, **870**
hypothyreotes Koma 870
hypotone Infusionslösungen 643
Hypotonie **739**
  Blutdruck 360
  essentielle 739
  Schellong-Test 739
  symptomatische 739
Hypoventilation 765
Hypovitaminosen 894
Hypovolämie 452
  ZVD 698
Hypoxämie 767
Hypoxie 767
Hysterektomie 1168
  Harninkontinenz 466
  Pflege 1147, 1148
Hysterie 1377

I

i.m.-Injektion 640
i.v.-Injektion 642
i.v.Infusion 642
Ibuprofen 655, 936
ICD-Diagnosestatistik 621
ICD-O-3 621
ICD 10 1359
ICF 621
ICF, International Classification
  of Functioning, Disability and
  Health 245
Ich 1357
Ich-Botschaft 189
Ich-Ebenen 187
Ich-Erlebnisstörungen 1351
  Schizophrenie 1361
Ich-Zustände
  Berne, Eric 188
ICN-Ethikkodex 9
ICNP (Internationale Klassifikation
  pflegerischer Praxis) 306
ICSI (intrazelluläre
  Spermieninjektion) 1178
Idealisierung
  Borderline-Persönlichkeitsstörung
  1379
Ideenflucht 1367
Identifikation, projektive
  Borderline-Persönlichkeitsstörung
  1379

1415

Register I

Identifikationskarte 287
Identifikationsphase 104
Identitätsstörung, dissoziative 1377
IgA
　Muttermilch 424
Ikterus **838**, 839, 1224
　cholestatischer 839
　Gelbfärbung der Haut 378
　intrahepatischer 839
　Neugeborene 1224
　obstruktiver 839
　physiologischer 1224
　posthepatischer 839
　prähepatischer 839
IL-1-Blocker 937
Ileitis, terminalis 821
Ileoaszendostomie 822
Ileostoma 482, 483
Ileotransversostomie 831
Ileozökalresektion 822
Ileum-Conduit 1112
Ileum-Neoblase 1112
Ileus **818, 819**
　Gallensteine 852
　mechanischer 818, 819, 820
　　Divertikulitis 827
　Pankreatitis 856
　paralytischer 818, 819
　　Mesenterialinfarkt 743
Illness Constellation Model **107**, 109
Illusion 1351
Im-Ohr-Geräte 528
IMA-Bypass 711
Imagination, gelenkte 570
Imbun® 655, 936
Imipramin 1354
Imiquimod 1075
Immobilisation
　Orthesen 959
Immobilität **494**, 495
　Folgen 494
　Kontrakturen 521
　Pflegephänomen 111, 495
Immundefekte 1052
Immunglobuline 917, 923
Immuninsuffizienz 1052
Immunisierung 1048
Immunität 1018
Immunkomplex-Typ
　allergische Reaktionen 1057
Immunkomplexglomerulonephritis
　1057
Immunmangelkrankheit 1052
Immunologie 1052
immunologisches Gedächtnis 1018
Immunschwäche 1052
Immunsuppression **1062**
　Transplantationen 687
immunsupprimierte Patienten 1061
Immuntherapie 916
Immuntoleranz 1061
Immunzellen, modifizierte 916
Impetigo contagiosa **1076**
　Staphylococcus aureus 1025
　Streptokokken 1028
Impetigo vulgaris 1076
Impfkalender 1048
Impfschutz 991
Impfstoffe 1048
Impfungen 1048
Implantate 629
Impotentia coeundi 1134
Impotentia generandi 1135
Impotenz 1134
Impressionsfraktur 992
　Schädelkalotte 1002
Imurek® 822, 1316
　Transplantationen 687
In-vitro-Fertilisation 1182
　Sterilität 1178
inapparent 1016
Inappetenz 432
Incontinentia alvi 475

increased intracranial pressure (IICP)
　1328
Indikation 624
Individualethiken 7, 8
Individuation 119
Indometacin 655, 896, 936
induktives Vorgehen 90
Infant Handling 500
Infekt, grippaler 770
Infektanfälligkeit 1052
Infektasthma 779
Infektion 317, 1016
　bakterielle 1024
　Blutprodukte 917
　Eintrittspforten 318, 1017
　endogene 318, 1017
　exogene 318, 1017
　Frakturen 997
　generalisierte 1016
　HIV-assoziierte 1053
　Immundefekte 1052
　Isolierung 320
　Knochenmarktransplantation 906
　lokale 1016
　nosokomiale 319, 1016
　obligate 1016
　opportunistische 1016
　Pilze 1041
　Übertragungsweg 318, 1017
Infektionsepidemiologie 1016
Infektionskette 317
Infektionskrankheiten 1016
　Antibiogramm 1022
　apparente 1016
　Bakterienkultur 1021
　Blutbildveränderungen 1021
　Blutkultur 1021
　Blutuntersuchungen 1023
　BSG 1020
　CRP 1020
　Diagnostik 1020
　Immunität 1018
　inapparente 1016
　Inkubationszeit 1017
　Invasionsphase 1017
　Leitsymptome/-befunde 1020
　Materialgewinnung 1021
　Meldepflicht 1049
　mikroskopische Beurteilung 1021
　Pathogenität 1017
　Serokonversion 1023
　Stadien 1017
　Überwindungsphase 1017
Infektionsneigung 907
Infektionsquelle 317, 318, 1017
Infektionsschutz 1056
Infektionsschutzgesetz (IfSG) 319,
　1049
Infektpseudarthrose 997
Infertilität 1176
Infiltrationsanästhesie 659
　Augenoperationen 1235
inflammatorisches Karzinom 1160
Inflanefran® forte 1243
Infliximab 822
Influenza 769, 770
　Schutzimpfung 1048
Informationen 299, 300
　dokumentierte 309
Informationsmanagement 306, 307
Informationsquellen 299
Informationssammlung 299
　Entlassungsprozess 61
Informationstechnologie 307
informelle Pflege 22, 32
Infraktion 992
Infrarot-Ohrthermometer 368
Infrarot-Therapie 690
Infrarotbestrahlung 689
Infus 693
Infusionen **642**
　allergische Reaktionen 652
　Arten 642

Blutverlust 652
　Dokumentation 651
　Gefahren und Komplikationen 651
　intraarterielle 642
　intraossäre 642
　intravenöse 642
　Patientenbeobachtung 651
　Luftembolie 652
　periphervenöse 645
　Risiken 652
　Sepsis 652
　Thrombophlebitis 652
　Tropfgeschwindigkeit 649
　Venenzugänge 644
　Vorbereitung 643
　zentralnervöse 647
Infusionsbehälter 644
Infusionsbesteck 644
Infusionsgeschwindigkeit 650
Infusionslösungen **643, 644**
　Kompatibilitätslisten 645
Infusionssysteme 644
Infusionstherapie 653
Infusionsurographie 1107
Infusionsysteme 644
Infusionszubehör 644
Ingestionsallergene 1057
Inhacort® 781
Inhalation 341, **344**
　Sekretlösung 1254
Inhalationsallergene 1057
Inhaltsaspekt 184
Initialberührung 554
Initialschrei
　Grand-mal-Anfälle 1310
Injektion **634**
　Arten 634, 635
　Auflösen von Trockensubstanzen
　　638
　Aufziehen aus Glasampullen 637
　Aufziehen aus Stechampullen 638
　Dosierbarkeit 634
　Handlungskompetenz 634
　intraarterielle 634, 938
　intramuskuläre 640, 641, 641
　intravenöse 642
　Magen-Darm-Beschwerden 635
　subkutane **638**, 639
　Unverträglichkeitsreaktionen 635
　ventroglutäale 640, **641**
　Vorbereitung 635, 637
　Vorteile 634
　Wirkstoffverlust 634
　Wirkungseintritt 634
Injektionsallergene 1057
Injektionskanülen 636
Injektionsort
　intramuskuläre 640
　subkutane 638
Injektionsspritzen 636
Inkarzeration 834
Inkontinenz 381, 454
　anorektale 475
　Beckenbodentraining 467
　neurogene 468
　Pflegephänomen 111, 469
　soziale Folgen 472
　Stuhl 475
Inkontinenzhose 470
Inkontinenzmaterialien 469
Inkontinenztampons 470
Inkontinenzversorgung 470
Inkubationszeit 1017
Inkubator 351, 540, 545, 1226
　Frühgeborene 1228
Inkubator-Waage 427
Innenknöchel 1010
Innenohrerkrankungen 1264
Innenohrschwerhörigkeit 1258, 1264
Innenohrstimulationsprothese 1265
Inotropie 717
Inspektion 603
Inspiration 328
Instillagel® 1108
Instrumente
　Desinfektionsplan 326
Insuffizienz, chronisch-venöse 752
Insuffizienzgefühle 1352
Insuffizienzhinken 956
Insulin
　Diabetes mellitus Typ 1 876
　Dosierung 882
　Glukoseaufnahme 420
　Injektion 884
　Lagerung 882
　Tagesbedarf 883
　Therapieschema 882
　Wirkbeginn/-dauer 885
Insulin-Analoga 881, 882
Insulin Actraphane® 882
Insulin Actrapid® HM 882
Insulin glargin 882
Insulinom 897
Insulinpen 883, **884**
Insulin Protaphan® 882
Insulinpumpentherapie 882, **884**
Insulinresistenz 877
Insulinsensitizer 886
Insulinspritze 636
Insulintherapie
　Basis-Bolus-Konzept 883
　intensivierte, konventionelle 883
　Kohlenhydratzufuhr 890
　konventionelle 883
　Schema 882
　Spritz-Ess-Abstand 884
　Spritzenkalender 882
　Zwischenmahlzeiten 884
Insulin Ultratard® HM 882
Insuman® Rapid 882
Intal® 1060
Intelligenzquotient 1295
Intensivstation 82
Intentionstremor 1286
　Multiple Sklerose 1315
Inter-Rollen-Konflikte 196
Interaktion 97
　themenzentrierte (TZI) 189
Interaktionstheorien 100, **104**, 109
Interdentalzahnbürste 407
Interdigitalmykose 1077
Interessengemeinschaft Hämophiler
　e.V. 928
Interessenvertretungen 41
Interferone
　Multiple Sklerose 1316
Interleukin I (IL-1) 916
Interleukin II (IL-2) 916
intermittent positive pressure
　breathing ☞ IPPB 345
International Council of Nurses
　(ICN) 36
Internationale Klassifikation
　pflegerischer Praxis (ICNP)
　306
International Organisation for
　Standardisation (ISO) 72
Interponat 742
Interpretation 183
interpretative Auswertungsmethoden
　90
Interpretieren 191
Interpunktion 184
Interruptio ☞ Schwangerschafts-
　abbruch 1184
interstitielle Strahlentherapie 661
Intertrigo 379

INR (international normalized ratio)
　1394
Insektenstichreaktionen
　Pruritus 1068
Insemination, intrauterine 1178
Insertionstendopathien 933
Insomnie 535

1416

Register I–K

Intertrigoprophylaxe 375
Intertrigorisiko 377
Intervenieren 312
  personenbezogenes 316
interventionelle radiologische
  Therapie 662
Interview 90, 91
Intimektomie 742
Intimhygiene 1145
Intimpflege 384
Intoleranzreaktionen 1081
Intoxikation 587
Intra-Rollen-Konflikte 196
intraarterielle Infusionen 642
Intradermaltest 1058, 1059
intrakavitäre Strahlentherapie 661
intrakranieller Tumor 1330
Intrakutantest 1058
intramuskuläre Injektion **640**
intraossäre Infusionen 642
Intrauterinpessare (IUP) 629
intravenöse Infusion 642
intravenöse Injektion **642**
intraventrikulärer Block 722
intrinsic-Asthma 779
Intrinsic factor 421
Invagination 818
Invasionsphase 1017
invasive Heilverfahren 662
ionisierende Strahlung 660
Ipecacuanha-Sirup 588
IPPB (intermittent positive pressure
  breathing) 345
IPPB-Gerät 345
Ipratropiumbromid 781
Irbesartan 737
Irenat® Tropfen 869
Iridektomie 1248
Iridozyklitis 1239
  Sjögren-Syndrom 934
Irrigation 489
Ischämie
  Arterienverletzung, stumpfe 753
Ischämietoleranz 699
Iscover® 1298
ISDN-Stada 710
Islam 125
  Angehörige und Besucher 126
  Bekleidung 125
  Ernährung 126
  Körperpflege 125
Isländisch Moos 692
Ismelin® 744
Ismo 710
ISO (International Organisation for
  Standardisation) 72
Iso-Mack 710
ISO-Normen 72
Isocillin® 1028
Isoket 710
Isolierung 320
Isoniazid 775
Isoptin® 721, 737
Isopto®-Pilocarpin 1243, 1248
Isosorbiddinitrat 710
Isosorbidmononitrat 710
Isosthenurie 1107
isotone Infusionslösungen 643
Isotopen-MZU 1114
Isozid® 775
ITP (idiopathische thrombozytope-
  nische Purpura) 926
Itraconazol 1077
IVAC®-Thermometer 367
Ivermectin 1078
IVF (In-vitro-Fertilisation) 1178

J

Jackson-Anfälle 1310
Jacutin® 1072, 1078
Jarisch-Herxheimer-Reaktion
  Syphilis 1081

Jasmin
  Badezusatz 392
Jatropur® 1121
Jatrox® 816
Jejunostomie 446
  perkutan-endoskopische (PEJ) 440,
    444
Jellin-Neomycin®
  Ohrmuschel-Perichondritis 1262
Jellinek-Einteilung 1372
JENAPHARM® 874, 875
Jetlag 535
Jod 422
  Desinfektion 325
Jodid 867
Jodmangel 895, 1179
Jodprobe 1156
Johanniskraut 692
  Schlafstörungen 540
Johanniskrautextrakt 1354
Johnson, Dorothy E. 107
Johnson, Joy L. 107
Joule 418
Juchli, Liliane 102
Juckflechte 1085
Juckreiz 1066, **1068**
Jugendbett 540
Jugulariskatheter
  Verband 651
juvenile idiopathische rheumatoide
  Arthritis 938

K

K-Antagonisten 721
Kachexie 432
Kahler-Syndrom 925
Kahnbeinfraktur 1006
Kaiserschnitt ☞ Sectio caeserea 1206
Kaiserswerther Diakonie 23
Kalendermethode 1176
Kalinor® 1119
Kalinor® Brause 1138
Kalium 422, 1119
  Normwerte 1395
Kaliumhaushalt
  Störungen 1138
Kaliumpermanganat 325
Kalkaneusfraktur 1010
Kallus 996
Kalorie 418
Kalorienbedarf
  Schwangerschaft 1179
  täglicher 889
kalorienreiche Kost 439
kalorische Prüfung 1261
Kälte
  Gefäßerkrankungen 729
  Schmerztherapie 570
Kälteanwendungen
  rheumatische Erkrankungen 935
  Schlafstörungen 538
Kältekappen 914
kältereizfördernde Einreibungen 343
Kälteschaden 592
Kältetherapie 689
Kalzitonin 872
  Normwerte 1395
  Schmerztherapie 657
Kalzium 422, 872
  Normwerte 1395
Kalziumantagonisten **737**, 1307, 1321
  Hypertonie 737
  Raynaud-Syndrom 744
  Subarachnoidalblutung 1307
Kalziumbilirubinatsteine 851
Kalziumhaushalt
  Störungen 1139
Kalziumkanal-Blocke 737
Kalziumoxalatsteine 1124, 1125
Kamille
  Badezusatz 392
  Mundpflege 412

Kamillenblüten 660, 692
Kämmen 414
Kammer für Pflegeberufe 42
Kammerflattern 720, **721**
Kammertachykardie 721
Kampfer
  Badezusatz 392
Kandidose 1042
Känguru-Methode 1229
Kanner-Syndrom 1383
Kanülenverletzung
  HIV-Infektion 1056
Kanülenwechsel
  Tracheostoma 1276
Kapillarmikroskopie 943
Kapillaroskopie 943
Kaposi-Sarkom 1053
Kapsel 629
Karbunkel 1076
  Staphylococcus aureus 1025
Kardiaruptur
  Ösophaguskompressionssonde 798
Kardiochirurgie 696
kardiogener Schock 586, 713
Kardiologie 696
Kardiomyopathie **726**
  Herzinsuffizienz 716
  Lungenödem 718
Kardiomyotomie 810
Kardioplegie 699
kardioplegische Lösung nach
  Bretschneider 699
kardiopulmonaler Bypass 698
Kardiotokografie 1197
kardiovaskuläre Erkrankungen 696
Kardioversion 720
Kardotokografie 1197
Karies 406, 407, 895
  Streptococcus mutans 435
Kariesprophylaxe 425
Karil® 657, 872, 974
Karnofsky-Index 902
Karll, Agnes 23
Karnoid 897
Karotis-Druckversuch 723
Karotissinus-Syndrom **723**
  Synkope 701
Karpaltunnelsyndrom 963, 1326
Karvea® 737
Karzinoid 897
Karzinom
  Chorion 1187
  Fluor 1150
  Kolon 828
  Leber 850
  Mamma 1160
  Niere 1122
  Ovarien 1166
  Pankreas 857
  Penis 1164
  Prostata 1128
  Scheide 1174
  Schilddrüse 871
  spinozelluläres 1091
Kasai-Operation
  Gallengangatresie 851
Käseschmiere 1217
Käseschmiereflocken
  ☞ Vernixflocken 1197
Katabolismus 418
Katalepsie 1352
Kataplasma 689
Katarakt 1246, 1247
  Diabetes mellitus 881
Katarrh 1267
katatone Form 1361
Katatonie 1362
Katecholamine
  Herzinsuffizienz 717
Katecholaminhypothese
  Schizophrenie 1361
Kategorienschema 90
Katharsis 194
Katheter, transtracheale 351

Katheter ☞ Blasenkatheter 460
Katheterablation 722
Katheterinfektionen
  Pseudomonas aeruginosa 1032
Katheterisieren
Kathetermaterialien 461
Katheterset
  Harnableitung 461
Katheterstärken 461
Katheteruntersuchungen 604
Katheterurin 456, 1105
Kaudasyndrom 1324
Kavernen 775
KE (Kolonkontrasteinlauf) 805
Keel-Schiene 731
  Varizenoperation 749
Kehldeckelentzündung 1272
Kehlkofteilresektion 1273
Kehlkopfentfernung 1274
Kehlkopfdiphterie 1033
Kehlkopfentfernung 1273
Kehlkopfentzündung 1272
Kehlkopfkrebs 1273, 1274
Kehlkopflosenverband 1255
Kehlkopfspiegelung 1260
Kehlkopfteilresektion **1274**
Kehr-Zeichen
  Milzverletzungen 860
Keilbeinhöhlenentzündung 1268
Keilresektion
  Lunge 761
keimarme Kost/Diät 439
Keimgehalt
  Wunden 988
Keimtod 1185
Keimzelltumor 1132
Kephalhämatom 1223
Keratitis 1244, 1245
Keratoconjunctivitis 1244, 1245
Keratolytika 1072
Keratoplastik 1246
Keratose 1067
Kernig-Zeichen
  Meningitis 1313
Kernikterus 1224
Kernspintomographie 614
  rheumatische Erkrankungen 935
Kerntemperatur 370
Kerzenwachsphänomen
  Psoriasis arthropathica 1089
Ketoazidose
  diabetische
    Abdomen, akutes 801
ketoazidotisches Koma 876, 878,
  879
Ketoconazol 873
Ketonkörper 891
Ketoprofen 936
Ketotifen 1064
Keuchhusten 1032
Keuschlammfrüchte 660
Kevatril 801
KfH Kuratorium für Dialyse und
  Nierentransplantation e.V. 1142
KHK (koronare Herzkrankheit) 709
Kieferhöhlenentzündung 1268
Kieferklemme 1034
Kiefernsprossen 660
Kilojoule 418
Kilokalorie 418
Kimmelstiel-Wilson-Syndrom 880
Kinaesthetics **496**, 498, 689
  Aktivitäten, menschliche 500
  Anatomie, funktionale 497
  Anstrengung 499
  Aufstehen, spiralförmiges 499
  Bewegungen am Ort 500
  Bewegung fördern 498
  Bewegungselemente 497
  Bobath-Konzept 501
  Drücken 499
  Essen 500
  Fortbewegung 500

1417

Gewichtsverlagerung 500
Grundlagen 496
Grundpositionen 499
Haltungsbewegungen 498
Infant Handling 500
Interaktionsformen 497
Interaktionskonzept 497
Konzepte 497
Kurse 496
Massen-Zwischenraum-Modell 498
menschliche Funktionen 499
Muskeln 498
Parallelbewegungen 498
Positionen 499
Rückenschule 501
Spiralbewegungen 498
Transfer 513
Transportbewegungen 498
Trinken 500
Umgebungsgestaltung 500
Umlagerung 513
Ziehen 499
Ziele 496
Zwischenräume 498
Kind
Ausscheidungsfunktion 140
Entwicklung
Nervensystem 140
Nieren 140
Sinnesorgane 141
sprachliche 143
Entwicklungsbedürfnisse im Krankenhaus 151
Flüssigkeitshaushalt 140
Kopfumfang 430
Körperoberfläche 430
Körperproportionen 429
krankes
Abwehr 152
Apathie 152
Aufnahmevorbereitung 153
Besuchszeit 154
Bezugsperson 151
Eltern 154
Kommunikation 151
Krankenhausaufenthalt 152
psychischer Hospitalismus 152
Rechte der Eltern 154
Regression 152
Umgang 151
Krankheitserleben 150
psychosomatische Störungen 149
Regression 150
Schreien 145
Sprachförderung 524
sterbendes, Geburt 1203
trauerndes 293
Untersuchung 603
Kind-Ich 187, 188
Kindbett 1209
Kindbettfieber 1215
Kinder-Früherkennungsuntersuchungen 138
kinder- und jungendpsychiatrische Störungen
Belastungsfaktoren 1382
Elternberatung 1383
Entstehungsbedingungen 1381
Milieuveränderung 1383
Notfälle 1383
Scheidung/Trennung der Eltern 1382
Schutzfaktoren 1382
Suchterkrankungen bei den Eltern 1383
Transgenerationeneffekt 1383
Übungsbehandlung 1383
Kindergartenalter 147
Kinderhaut 377
Kinderkrankenpflege
häusliche 154
Kinderkrankheiten 1018

Kinderlähmung, zerebrale 1294
Kindesalter
Allergien 1058
Angst 1375
Azetylsalizylsäure 850
Depression 1365
Energiebedarf 419
Fieberkrampf 373
Frakturen 993
Herzfrequenz 355
Neurodermitis 1085
Obstipation 803
Schizophrenie 1362
schmerzpräventive Pflegekonzepte 568
Selbsteinschätzungsskalen 567
Übergewicht 448
Kindliche Unbehagens- und Schmerzskala (KUSS) 567
Kindspech ☞ Mekonium 1197, 1216
kinetische Therapie 792
King, Imogene 100, 106
Kiniret, 937
Kissing disease 1271
Klammerentfernungsgerät 674, 675
Klammergabel 436
Klammernaht 674
Klammerpflaster 989
Klappenersatzoperation 707
Klappenrekonstruktion 707
Klappentransplantate 708
Klaustrophobie 1376
Klavikulafraktur 1004
Neugeborene 1224
Klebsiellen 1031
Kleiderlaus 1079
Kleidung 394, 395
Kleie
Badezusatz 392
Kleinert-Gipsschiene 1006
Kleinhirnataxie 1286
Kleinkinder
Familienkost 425
Schmerzeinschätzung 567
Umgang 148
Zahnpflege 408
Kleinwuchs 148
Klimakterium 1175
Klinefelter-Syndrom 1219
Klinik-Clowns 179
Klinomycin 1093
Klistier 478, **479**
Klopfschall 603
Klopfuntersuchung ☞ Perkussion 603
Klumpfuß 970, 971, 1220
Klumpfußgips 951, 971
Klumpke-Lähmung 1224
Klysma 479
KM-Histologie 910
KMT 918
Knaus-Ogino-Methode 1176
Knie-TEP (Totalendoprothese)
Spitzfußprophylaxe 950
Kniegelenk
Arthroskopie 987
Kniegelenkarthrose 967
Kniesehnenreflex 1288
Knieverletzungen 1008
Knöchelfraktur 1010
Knöchelödeme
Herzinsuffizienz 717
Knochen
Kinaesthetics 497
Tumoren 976
Knochenbruch ☞ Frakturen 992
Knochendensitometrie
Osteoporose 974
Knochendichtemessung
Osteoporose 974
Knochenmark
Histologie 910
toxische Schädigung 923
Knochenmarkaplasie 911

Knochenmarkbiopsie 910
Knochenmarkdepression 914
Knochenmarkpunktion 910, 911
Knochenmarktransplantation **918**
Konditionierung 918
Leukämie 923
Life island 904
Pflege 919
psychische Betreuung des isolierten Patienten 906
Risiken 919
Schutzisolierung 904
Umgebungskeime, Reduktion 904
Vorbereitung des Patienten 918
Knochenmetastasen 977
Knochenresektion 959
Knochenschmerzen 657
Knochenspan 995
Knochentransplantation 995
Knochentumoren 976
Knollennase 1093
Knopflochdeformität
Arthritis, rheumatoide 938
Knorpelshaving
Gonarthrose 968
Knoten 1067, 866
Knotenrhythmus 722
Knotenstruma 867
Koagulopathien 925
Kobalt 422
Kontaktallergene 1059
Kobaltmangel 895
Köbner-Phänomen
Psoriasis arthropathica 1089
Kocher-Kragenschnitt
Strumaresektion 867
Kock-Pouch 1112
Kock-Reservoir 482
KOF (Körperoberfläche) 427
kognitive Trainingsprogramme 1358
Kohlendioxidnarkose 352, 758
Kohlenhydrate 418, **419**
Diabetes mellitus 889
Kohlenhydratgehalt 889
Kohlenhydratresorption
Hemmstoffe 886
Kohlenhydratzufuhr
Insulintherapie 890
Kohlensäure
Badezusatz 392
Koilonychie 415, 1069
Kokain 1369
Koliken
Erbrechen 491
Gallensteine 852
Niere 1124
Kolitis
antibiotika-assoziierte pseudomembranöse 1033
Kollagenosen 930, **941, 942**
Glukokortikoide 935
Kollateralen
arterielle Verschlusskrankheit, periphere 741
Kollumkarzinom 1169
Kolon-Rektum-Karzinom 828
Kolondivertikel 826
Kolonkarzinom 828
Kolonkontrastaufnahme 613
Kolonkontrasteinlauf 611, 805
Kolonresektion 829, 830
kolorektales Karzinom 828
Koloskopie 806
Kolostoma 482, 487
Kolostrum 424
Kolpitis 1172
Kolpokleisis
Descensus uteri 1171
Kolporrhaphie
Descensus uteri 1171
Kolposkopie 1156
Koma 1288

diabetisches 878
hepatisches 847
hyperglykämisches 878, 879
hyperosmolares 877, 878, **879**
hypophysäres 864
hypothyreotes 870
ketoazidotisches 876, 878, 879
Koma-Score 1288
Komedonen 1092
Kommunikation 177, 178, 523
Arten 181
Basale Stimulation 552
Beobachtung 523
bewusstlos wirkende Patienten 552
Beziehungen 185
Ebenen 186
Gebärden 523
Gestik 183, 524
Grundlagen, physiologische 523
Grundsätze 184
gruppendynamische Aspekte 195
Ich-Ebenen 187
Inhaltsaspekt 184
Interpunktion 184
Kinder, kranke 151
Körperhaltung 182
Körpersprache 182
Kreuz-Transaktionen 187
Kritikgespräche 185
Metakommunikation 190
Mimik 183, 524
Modalitäten 185
nonverbale 181, 523
Parallel-Transaktionen 187
Pflegealltag 178
Piktogramme 181
Quadrat der Nachricht 186
Satzbau 181
Schwerhörigkeit 1254
Sender-Empfänger-Problem 186
Sprache 524
Sprechstörungen 1254
Störungen 185, 524
verbale 181, 523
Wahrnehmung 183
Widerstände 191
Wortschatz 181
Kommunikationsbuch 525
Kommunikationsforschung 177
Kommunikationsmodell
der Transaktionsanalyse 187
nach Schulz von Thun 186
nach Watzlawick 178, 184
Kommunikationsstörungen
Pflegephänomen 111
verbale als Pflegephänomen 526
kommunikative Kompetenz 178, 190
Kompartment-Syndrom 996
Volkmann-Kontraktur 1005
Kompatibilitätslisten
Infusionslösungen 645
kompensatorische Pflege 35
Kompetenz 26
Komplikation, postoperative 684
Kompressen, feucht-heiße 689
Kompressionsbandage 592
Kompressionsfraktur 992
Kompressionsstrümpfe
Gefäßerkrankungen 730
Kompressionsklassen 363, 750
medizinische 749
Thrombose 363
Venenerkrankungen **749**
Kompressionstherapie
Kreuzverband nach Pütter 364
Kompressionsverband 364
Anlegen 364
Thrombose 363
Konakion® 747
Konditionierung
Knochenmark-/Stammzelltransplantation 918
operante 1358

Kondom-Urinal 470
Konduktion 366
Kondylome, spitze 1075
Konen
  Descensus uteri 1171
Konfabulation 1349
Konflikt **192**
  Eskalation vermeiden 194
  Lösung 193
  Situationsbeschreibung 193
  Unbehagen 195
Konfliktmanagement 192
Konflikttrinker 1372
Konfrontation 1343
Kongruenz 182
Koniotomie
  Dyspnoe 1259
Konisation 1146, 1158
konjunktivale Injektion 1239
Konjunktivitis 1244, 1245
  Augenrötung 1239
Konsens 193
Konservierungsstoffe
  Lokaltherapeutika 1071
Konstipation ☞ Obstipation 803
konstruktivistische Entwicklungs-
  modell 115
kontagiös 1016
Kontaktallergene 1057, 1059
Kontaktallergie 1058
Kontaktatmung 338
Kontaktbestrahlung 661
Kontaktdermatitis 1084
Kontaktekzem
  akutes 1083
  allergisches 1059, 1068, 1083
  chronisches 1083
Kontaktgläser 1234
Kontaktlinsen 1234, 1235
  Sehbehinderte 530
Kontakturtikaria 1082
Kontinenz
  Stuhl 473
  Urin 455
Kontinenzförderung 466
Kontinenzorgan 475
Kontraindikation 624
Kontraktionsmittel
  Schwangerschaftsabbruch 1194
Kontrakturen 931, **520**
  Bettlägerigkeit 521
  dermatogene 521
  Immobilität 494, 521
  ischämische 996
  Lähmungen 521
  Narben 521
  Quengelgipse 951
  Schonlagerung 521
  Ursachen 521
Kontrakturenprophylaxe 520, **521**
  Beugespastik 521
  Durchbewegen der Gelenke 521
  Lagerung 521
  Lungenoperationen 762
  Maßnahmen 521
  Mobilisieren 521
  Orthopädie 949
  Spastikminderung 521
  Wirbelsäulenoperationen 950
Kontrastmittel 611
  jodhaltige 869
  thyreotoxische Krise 612
Kontrastmittelallergie 611
Kontrastmitteluntersuchungen,
  retrograde 1108
Kontrazeption 1175
Kontrollverlust 124
Konus
  Injektionsspritzen 636
Konus-Syndrom 1324
Konvektion 366
Konversionsstörung, -reaktion
  bzw. -syndrom 1377

Konzentrationsstörung 1348, 1349
Konzept 99
Kooperation für Transparenz und
  Qualität im Krankenhaus (KTQ) 72
Koordinationsstörungen
  Schluckreflex 450
Kopenhagen-Prozess 28
Kopfblutgeschwulst ☞ Kephalhäma-
  tom 1223
Kopfendoprothese (HEP) 967
Kopferkrankungen
  orthopädische 960
Kopfgeschwulst
  Vakuum-Extraktion 1206
Kopflaus 1079
Kopfschmerzen **1285**
  Lumbalpunktion 1290
  medikamenteninduzierte 1327
  Migräne 1326
  Nitrate 710
  Spannungskopfschmerz 1327
  Strahlentherapie 915
  vasomotorische 1327
Kopfschwartenelektrode
  EKG, fetales 1196
Kopfspeicheldrüsen
Kopfumfang
  Kinder 430
Koplik-Flecken
  Masern 1036
Koran 125
Koriander 692
Körnerkrankheit 1245
Koronarangiographie 613, 706
Koronararterienstenose 711
Koronarchirurgie 711
koronare Ballondilatation 711
koronare Herzkrankheit 709
  Arteriosklerose 740
  Azetylsalizylsäure 710
  Bypass 711
  Chlamydia pneumoniae 709
  Koronarchirurgie 711
  Nitrate 710
  Restenose 711
  Statine 710
  Stent 711
  Thoraxschmerzen 700
Koronarstenose 709
Körperakupunktur 691
Körperbild 554
Körperflüssigkeiten
  krankhafte, Untersuchung 609
Körpergewicht 427, 429
  Druck 398
  Reduktion 448
Körpergröße 429
  Abweichungen 431
  Ermittlung 426
  Neugeborene 429
  Säugling 429
Körperhalluzination 1351
Körperhaltung 182, **493**, 494
  Störungen, Sturzprophylaxe 515
Körperhöhlen
  Punktion 605
Körperkerntemperatur 370
  Fieber 370
Körperlage 494
körperliches Training
  Adipositas 893
  Schmerztherapie 660
körperliche Untersuchung 603
Körpermassen-Index 430
Körperoberfläche 427
  Berechnungsformel 429
  Dubois-Formel 427
  Kinder 430
Körperpflege 380
  am Waschbecken 381, **387**
  Bedürfnisse, individuelle 380
  Bobath-Konzept 386
  Durchführung 380

Ganzkörperwaschung 381, 382
Gewohnheiten 381
gynäkologische Operationen
  1149
Hautzustand 381
im Bett 381, 386
Informationssammlung 381
Intimsphäre 381
islamischer Glauben 125
Lagerung 381
Lungenoperationen 762
Mammakarzinom 1163
Methoden 381
Neugeborene 1218
Planung 381
Reinigungsmittel 379
Unterstützung 386
Wochenbett 1210
Zeitpunkt 380
Körperposition
  Auflagedruck 398
Körperproportionen
  Kinder 429
Körperschalentemperatur 370
Körpersprache 182
Körpertemperatur
  Beobachtung 366
  Dokumentation 370
  Neugeborene 1216
  Regulation 366
  Schwankungen 370
Körperwärme 366
Körperwaschung
  basal stimulierende 384
  belebende 384
  beruhigende 384, 385
  hautstabilisierende 386
  schweißreduzierende 386
Korpuskarzinom 1170
Korpuspolyp 1167
Korrelationen 90
Korrelationsstudien 89
Korsakow-Syndrom 1373
Korsett
  Gipskorsett 952
Kortisol 875
Kortisonsprays
  Heuschnupfen 1267
Korynebakterien 1033
koscher 126
Kost **437**
  energiedefinierte 439
  kalorienreiche 439
  keimarme 439
  lakto-vegetabile 437
  natriumarme 439
  ovo-lakto-vegetabile 437
  pürierte 439
  vegane 437
  vegetabile 437
  vegetarische 437
Kostabbau
  urologische Operationen 1102
Kostaltkontrug 329
Kostaufbau
  Cholezystektomie 854
  gynäkologische Operationen
    1149
  Leber(teil)resektion 850
  Lungenoperationen 763
  Ösophaguskarzinom 812
  Pankreasoperationen 859
  postoperativ 686
  Splenektomie 861
  urologische Operationen 1103
Kostform
  Krankenhaus 439
Kot ☞ Stuhl 473
Koxarthrose 966, 367
Kräfteverfall 432
Kraftfeld, soziales 195
Krallenhand
  Ulnarislähmung 1326

Kramer, Maeona K. 25
Krampfadern ☞ Varizen 745
Krampfanfall 1309
  Erste Hilfe 594
  Neugeborene 1225
Krampfpotentiale
  EEG 1292
Krampfschwelle 1309
Krankengymnastik ☞ Physiotherapie
  688
Krankenhaus 53
  Abteilungen 82
  Apotheke 82
  Archiv 82
  Aus-, Fort- und Weiterbildung
    82
  betriebsärztlicher Dienst 82
  Bettenzentrale 82
  Diagnostikabteilungen 82
  hauswirtschaftlicher Bereich 82
  Hol- und Bring-Dienst 82
  Intensivstationen 82
  Normalstationen 82
  Notfallaufnahme 82
  Operationsabteilung 82
  Organisation 53
  Patientenaufnahme, zentrale 83
  physikalische Therapie 83
  psychologischer Dienst 83
  Sozialdienst 83
  technischer Dienst 83
  Versorgungsstufe 53
  Verwaltung 83
  Zentralküche 83
  Zentralsterilisation 83
Krankenhausbett
  Höhe, Sturzprophylaxe 517
Krankenhausdirektorium 82
Krankenhausfinanzierungsgesetz 47
Krankenhaushemden 394
Krankenhaushygiene
  Umweltschutz 78
Krankenhausinfektion 319
Krankenhausleitung 82
Krankenhausmanagement 82
Krankenhausorganisation 53
Krankenhausträger 53
Krankenpflegegesetz 26
Krankenpflegemodell
  als Lebensmodell nach Roper,
    Logan und Tierney 101
Krankheit 150
  aus der Sicht des Kindes 150
  Erleben 136
Krankheitseinsicht 1348
Krankheitsgefühl 1348
Krankheitsverarbeitung 133
Krätzmilbe 1078
Kratzwunde 988
Kreatinin 1107
  Normwerte 1395
Kreatinin-Clearance 1107
  Normwerte 1395
Kreatinphosphokinase ☞ CK 1393
Kreativtherapie 1359
krebsassoziierte Fatigue 906
Krebsfüßchen
  Mammographie 1153
Kreislauf
  Beobachtung 354, 357
  Prüfung bei Kindern 577
Kreislauferkrankungen
  Ernährung 729
  Hauptbeschwerden 731
Kreon®-Granulat 857
Krepitation 993
Krepppapier
  Gipsverband 953
Kreuz-Transaktionen 187
Kreuzbandruptur 1009
Kreuzprobe 909
Kreuzverband nach Pütter
  Kompressionstherapie 364

Register K–L

Kribbelparästhesien
Karpaltunnelsyndrom 963
Krise
Abwehr 134
Pflegephänomen 111, 134
Suizidprophylaxe 134
Überforderung 134
Krisenmodell von Schuchardt **128**, 134
Aggression 130
Aktivität 130
Annahme 131
Depression 131
Gewissheit 131
Krisenverarbeitung 131
Solidarität 131
Ungewissheit 130
Verhandlung 130
Krisenreaktion 1374
Krisenverarbeitung
Arbeit 131
Krisenmodell von Schuchardt 131
Mittel und Ziele 131
religiöse Wertbestimmung 131
Sprache 131
Krisis
Fieberabfall 372
Kritikgespräche
Kommunikation 185
Krohwinkel, Monika 102
Krümelnägel
Psoriasis vulgaris 1088
Krupp 12732
Kruste 1067
Kryomanschette 689
Kryopack 689
Kryotherapie 689
Kryptocur® 1129
Kryptokokken-Meningitis
AIDS 1053
Kryptokokkose 1043
Krypton-Laser 661
Kryptosporidiose
AIDS 1054
Kryptozoospermie 1135
KST ☞ Kernspintomographie 614
KTQ (Kooperation für Transparenz
und Qualität im Krankenhaus) 72
Kübler-Ross, Elisabeth
Sterbephasen 160
Kuhmilch 424
Kuhmilchproteinintoleranz 1058
Kultur 104
Kultur- bzw. Gesellschaftswissen-
schaften
Menschenbild 6
kulturkongruente Pflege 105
Kümmel 692
künstlerische Erfahrungen 128
künstliche Tränen 1243
Kunstmilch 424
Kunststoffverband 951
Kunsttherapie 1359
Kupfer 422
Kupferfinne 1093
Kupfermangel 895
Kuration 34
kurative Strahlentherapie 661
Kürbissamen 692
Kürettage 1157
Kurz(zeit)infusion 642
Kurzdarmsyndrom
Ileozökalresektion 823
Kurzhaar 413
Kurzsichtigkeit 1250
Kurzzeitdiäten
Adipositas 892
Kurzzeittherapie
psyochanalytische 1357
Kurzzugbinde 364
Kussmaul-Atmung 332
Koma, ketoazidotisches 878
Kutschersitz 339
Bronchitis, chronische 777

L

L-Carnitin 1136
L-Dopa 1318
Labordiagnostik 604, **605**
Blut 605
Bluteiweiße 609
Einflussgrößen 605
Elektrolyte 609
Enzyme 609
Hämatologie/Onkologie 908
Hormone 610
Liquor cerebrospinalis 609
Plasmaproteine 609
Stuhl 609, 805
Urin 608
Lachtherapie 180
Lacktablette 629
Lackzunge 406
Leberzirrhose 846
Lactobacillen
Vaginaltherapeutika 1173
Lactulose 804
Laevokardiographie 706
Laevoral® 890
Lageanomalien
Fetus 1203
Lageprüfung
Nystagmus 1261
Lagerung 546
Amputationsstumpf 999
arterielle Verschlusskrankheit
742
Arterienerkrankungen 728
Atemunterstützung 339
Bandscheibenvorfall 1325
Cholezystektomie 854
Extensionsbehandlung 984
Ganzkörperwaschung 382
Gefäßoperationen 730
gynäkologische Operationen 1149
Herzoperationen 700
Hüftgelenkoperationen 949
Knochenmarkpunktion 911
Kontrakturenprophylaxe 521
Körperpflege 381
Leber(teil)resektion 850
nach der Geburt 1202
Orthopädie 948, 949
Ösophaguskarzinom 812
Osteosynthese 983
Physiotherapie 689
Pneumonie 773
Säugling 546
Schmerztherapie 570
stabile Seitenlage 578
Thrombose 362
Traumatologie 982
urologische Operationen 1103
Varizenoperation 749
Verletzte 983
Wirbelsäulenoperationen 950
Lagerung der Gelenke
rheumatische Erkrankungen 935
Lagerung in Sitzposition
Essen und Trinken 435
Lagerungshilfsmittel
Hygiene 546
Schlafförderung 546
Lagerungsprüfung
Nystagmus 1261
Lagerungsschwindel
paroxysmaler 1284
Lagerungsstabilität 950
Wirbelsäulenoperationen 950
Lagewechsel 339
Dekubitusprophylaxe 402
Lagophthalmus 1244
Lähmungen 1285
Kontrakturen 521
motorische 1285
myogene 1285
periphere 1285

schlaffe 1323
spastische 1285
zentrale 1285
Lähmungsschielen 1251
Laienpflege 32
Laissez-Faire-Stil 197
Laktat 1395
Laktatazidose
Biguanide 886
Laktation 1210
Laktationsberaterin 1214
Laktose-Toleranztest 806
Laktulose 1373
Lamisil® 1042, 1072
Lamotrigin 1312
Landeskrankenhäuser
psychiatrische 1390
Landolt-Ringe 1240
Landry-Paralyse 1315
Langhaar 413
Längslage 1194
Längssternotomie
Herzoperationen 698
Längsverschiebung
Frakturen 992
Langzeit-EKG 702, **705**
Langzeit-pH-Metrie 806
Refluxösophagitis 808
Langzeitinsuline 882
Langzugbinde 364
Lanitop® 717
Lansoprazol 816
Lantarel, 937
Lantus® 882
Lanugobehaarung 1217
Lanugohaar 413
Lanz-Punkt
Appendizitis 825
Lanzor® 816
Laparoskopie 619, 842
Gynäkologie 1157
Pflege 1147, 1148
laparoskopische Cholezystektomie
853
Laparotomie 620
Läppchentest 1059
Lappenresektion
Lunge 761
large for gestational age (LGA)
1217
Lärmschwerhörigkeit 1265
Laroxyl® 1354
larvierte Depression 1365
Laryngektomie 1273, **1274**
Laryngitis 1272
Laryngoskopie 1260
Laryngospasmus 685
Larynx
Erkrankungen 1272
Untersuchung 1260
Larynxmalignome 1273
Larynxtumoren 1273
Lasègue-Zeichen
Meningitis 1313
Laser-Akupunktur 691
Lasertherapie 661
Lasix® 738, 872, 1118, 1121
Lateralsklerose, amyotrophe 1319
Latexallergie 1084
Latexallergie-Informationsvereini-
gung (L.A.I.V e.V.) 1094
Latissimus-dorsi-Lappen 1162
Laufband-Ergometrie 704
Läuse 1079
Lavendelöl
Aromatherapie 693
Badezusatz 392
LAVH (laparoskopisch assistierte
vaginale Hysterektomie) 1168
Laxantien 786, 804
schleimhautreizende 804
Laxantienabusus
Obstipation 804

LDH (Laktatdehydrogenase)
Herzinfarkt 713
Normwerte 1395
LDL-Cholesterin
Lipidapherese 894
Lebendimpfstoffe 1048
Lebendspende 688
Lebensaktivitäten 101
Lebensbewältigung 132
lebenslanges Lernen 25
Lebensmittel 418
Lebensmittelvergiftung 1024, 1033
Clostridium 1033
Staphylococcus aureus 1025
Staphylokokken 1030
Lebensmodell 101
Lebensphasen 114
Lebenstrieb 194
Lebensverlängerung 270
Leber
Entzündung ☞ Hepatitis 842
Syntheseleistung, beeinträchtigte
847
Leber(teil)resektion 850
Leberabszess
Gallensteine 852
Leberausfallkoma 847
Leberbiopsie/-punktion 841
Leberentzündung ☞ Hepatitis 845
Lebererkrankungen 842
Ernährung 838
Prävention 838
Leberfleck 1089
Leberhautzeichen
Leberzirrhose 846
Leberkarzinome 850
Leberkoma 847
Leberlebendspende 849
Lebermetastasen 850
Leberruptur 851
Leberschädigungen
alkoholische 845
Noxen 849
Lebertransplantation 849
Lebertrauma 851
Leberverletzungen 851
Leberversagen 849
Leberzellkarzinom
Hepatitis 844
Leberzirrhose 847
Leberzellverfettung 845
Leberzerfallkoma 847
Leberzirrhose 846
alkoholbedingte 846
Aszites 839, 848
Caput medusae 846
Diagnostik 848
Hämochromatose 846
Hepatitis 844
hepatorenales Syndrom 847
Lackzunge 846
Leberhautzeichen 846
Leberkoma 846
Lebertransplantation 849
Leberzellkarzinom 847
Milzvergrößerung 847
Palmarerythem 846
Pfortaderhochdruck 846
primär biliäre 855, 1061
sekundär biliäre 846
Spider naevi 846
Wilson-Syndrom 846
Lederfen® 936
Leflunomid 937
Legasthenie 1295
Legg-Calvé-Perthes-Syndrom 966
Legionärskrankheit 1032
Legionellen-Pneumonie 1032
Leibhalluzination 1351
Leichenflecke 286
Leichenöffnung ☞ Obduktion 601
Leichenstarre 286
Leichenversorgung 286

1420

Register L

Leid 136
Leiden
  Pflegephänomen 111, 135
Leihimmunität 140, 1018
Leininger, Madeleine 100, 104
  transkulturelle Pflege 104
Leinsamen 804
Leistenhernie 833, **835**
Leistenhoden 1129
Leistungen der Rehabilitation 249
Leistungsabbau
  Burnout-Syndrom 237
Leistungserbringung 71
Leistungserfassung 51
Leistungsknick
  Tumorpatienten 907
Leistungsprinzip 14
Leitungsanästhesie 659
Lemonsticks
  Mundpflege 412
Lendormin® 538, 1356
Lentaron® 1164
LEP (Leistungserfassung in der
  Pflege) 51
Leponex® 1353
Leptospiren 1034, **1035**
Leptospirose 1035
Lernen am Modell 1358
Lernstörung
  spezifische 1295
lerntheoretisches Modell
  psychische Erkrankungen 1339
Lesestörung 1295
Letrozol 1164
Leukämie 922, 923
  Pruritus 1068
leukämisches Hautinfiltrat 922
Leukomax, 914
Leukonychia 1068
Leukonychie 1068
Leukotrien(rezeptor)antagonisten
  Asthma bronchiale 780
Leukozyten
  Normwerte 1395
  Urinsediment 1106
Leukozytenstimulation 914
Leukozytenszintigraphie 615
Leukozytopenie 914
Leukozytose
  Ileus 819
  Infektionskrankheiten 1021
Leukozyturie 459, 1105
Levine, Myra Estrin 107
Levitra® 1134
Levomepromazin 1353
Lewin, Kurt 195, 197
Leymann, Heinz 197
LGA (large for gestational age) 1217
LH-RH-Analoga 1128
Lichenifikation 1085
Lichtscheu 1244
Lichttherapie 689
  Depression 1366
Lichtverhältnisse
  Sturzprophylaxe 516
Lidachsenstellung
  Down-Syndrom 1221
Lidocain 568, 583, 721
Lidrandnaht 1244
Liegen 494
  Positionsunterstützung 502
Life island 904
Liftschwindel 1284
Lignin
  Ballaststoffe 420
Likuden M 1077
Lindenblüten 692
Liner-Systeme
  Beinprothesen 1000
Links-Rechts-Shunt 707
  Herzinfarkt 714
Links-Rechts-Shunt 1226

Linksappendizitis 826
Linksherzhypertrophie
  Hypertonie 736
Linksherzinsuffizienz 715
  akute 718
  chronische 716
  Herzinfarkt 713
  Lungenödem 718
  Nykturie 716
Linksherzkatheteruntersuchung 706
Linksherzsyndrom,
  hypoplastisches 708
Linksschenkelblock 722
Linola Fettsalbe, 380
Linsenbrechkraft
  Ersatz, Katarakt 1247
Linsenlosigkeit 1247
Linton-Nachlas-Sonde 797
Linusit® 804
Lioresal® 1316
Lipase
  Normwerte 1395
  Pankreatitis 856
Lipid-Apherese 894
Lipide ☞ Fette 421
Lipoproteine
  Labordiagnostik 610
Lippen 411
Lippen-Kiefer-Gaumen-Spalte 1221
Lippenbremse 338
  Dyspnoe 334, 764
Lippen-Kiefer-Gaumen-Spalte 1220
Lippenkarzinom 1271
Lippentumor 1271
Liquemin® 746
Liquifilm® 1243
Liquor cerebrospinalis 609
Liquorfistel 1333
Liquorrhoe 1333
Lisino® 1060
Lisinopril 737
Liskantin® 1312
Lispeln 149
Listeria monocytogenes 1033
Listerien 1033
Listeriose 1033
Lisurid 866, 1318
Literaturrecherche 93
Lithium 1355, 1367, 1368
  Struma 867
Lithiumintoxikation 1355
Lithotripsie, transurethrale 1125
Lithotripter
  ESWL 1124
Littré-Hernie 834
Livores 286
Lobärpneumonie 772
Lobektomie 761
lobuläre Karzinome
  Mamma 1160
Loceryl® 1042
Loceryl Nagellack 1077
Lochialstau 1215
Lochien 1209, 1210
Lochiometra 1215
Lochklappe 1238
Locked-in-Syndrom
  Hirnstamminfarkt 1296
Lockerungssaum
  Gelenkersatz 979
Locol® 710
Locus Kiesselbachi 1267
Locus of Control 223
Löffelnagel 415, 416, 1069
Löfgren-Syndrom 784
Logan, Winifred W. 101
Lokalanästhetika 658
  Augenheilkunde 1243
  Lokaltherapeutika 1072
  Ototoxizität 1265
Lokalbefunde 603
Lokaltherapeutika
  Antibiotika 1074

Antihistaminika 1074
Antimykotika 1072, 1074
Antiparasitika 1072
Antipruriginosa 1072
Antipsoriatika 1072
Antiseptika 1072
  Auftragen 1073
  Augenheilkunde 1242
  Dermatologie 1070, 1072
  Formen 1073
  Glukokortikoide 1072, 1074
  Grundstoffe 1070
  Hauterkrankungen 1070
  Keratolytika 1072
  Lokalanästhetika 1072
  Okklusiv-Verband 1073
  Retinoide 1074
  Schlauchverband 1073
  systemische Medikation 1074
  Tuchverband 1073
  Umgang 1071
  Verbände 1073
  Wirkstoff 1070
  Zusatzstoffe 1071
longitudinale Defekte
  Dysmelie 973
Longuette
  Gipsverband 951
Lopirin® 717
Lopresor® 737
Loratadin 1060
Lorazepam 1356
Lorenz, Konrad 194
Lormen 530
Lorzaar® 737
Losartan 737
Loslassschmerz
  Appendizitis 825
Lösung 629
Lösungsmittel 423
Lotion 380, 1071
Lovastatin 893
Low dose-Heparinisierung 682
LSB (Linksschenkelblock) 722
LSD (Lysergsäure-diethylamid)
  1369
LTX ☞ Lebertransplantation 849
Luer-Lock-Ansatz
  Injektionsspritzen 636
Lues 1034
  Syphilis 1080
Luftembolie
  Infusionen 652
Luftröhre
  Verengung 1279
Luftröhrenentzündung 1279
Luftröhrenschnitt
  ☞ Tracheotomie 1274
Lumbalpunktion 1289, 1290
Lumpektomie 1161
Lungenabszess
  Pneumonie 772
Lungenbelüftung
  unzureichende 331, 337
Lungenembolie 788
  Dyspnoe 763
  Lysetherapie 789
  postoperativ 685
  Thoraxschmerzen 700
  Venenthrombose 751
  ZVD 698
  Zyanose 702
Lungenemphysem 778
  Dyspnoe 763
Lungenentzündung
  ☞ Pneumonie 771
  Aspiration 449
Lungenerkrankungen
  Auskultation 603
  chronisch-obstruktive, 777
  endoskopische Untersuchungen
  768

Inspektion 603
  interstitielle 783
Lungenfibrose 783
  Dyspnoe 763
  Sklerodermie 943
  Strahlentherapie 915
Lungenfunktionsdiagnostik 766
Lungenfunktionsprüfung 766
  Lungenresektionsverfahren 762
  Ventilationsstörungen 766
Lungeninfarkt
  Dyspnoe 763
Lungenkarzinom 784
Lungenkontusion 1011
Lungenkreislauf
  Erkrankungen 788
Lungenmalignome 787
Lungenmetastasen 787
Lungenmilzbrand 1033
Lungenödem 718, 719
  Dyspnoe 763
Lungenoperationen 761
Lungenresektionsverfahren 762
Lungensarkoidose 784
Lungenstauung
  PDA 1226
Lungentransplantation 778
  Mukoviszidose 792
Lungentuberkulose 774
Lupenlaryngoskopie 1260
Lupus erythematodes 942
Lustprinzip 14
Luxation 991
  atraumatische 991
  Ellenbogen 1004
  habituelle 991
  humero-ulnare 1004
  HWS 1002
  Patella 1008
  Pflege 991
  radio-ulnare 1005
  Reposition 991
  rezidivierende 991
  Schulter 1004
  TEP 967
  traumatische 991
  Zeichen, (un)sichere 991
LWS-Fraktur 1003
Lyell-Syndrom 1084
  Staphylococcus aureus 1025
Lyme-Arthritis 1034
Lyme-Borreliose **1034**, 1314, 1315
Lymogranuloma inguinale 1080
Lymphadenitis 927
Lymphangitis 927
lymphatische Leukämie 922
Lymphknoten 927
Lymphknotenschwellung 907
Lymphknotenvergrößerung 907
Lymphödem 927
  Mastektomie 1161
Lymphödemprophylaxe 1163
  Mammakarzinom 1150
Lymphogranuloma inguinale 1035
Lymphogranulomatose 924
  gutartige 784
Lymphographie 613
Lymphologie 900
Lymphom **907**, 924,925, 1331
  AIDS 1053
Lymphozyten 1393
Lymphsystem
  Erkrankungen 927
Lyse 741
  Schlaganfall 1298
Lysetherapie 745
  Herzinfarkt 714
  Lungenembolie 789
  pAVK 741
  Pflege 748
  Präparate 748
  Venenthrombose 751

1421

Register L–M

Lysis
Fieberabfall 372
Lysodren® 873
Lyssa 1040

M

Maaloxan® 816
Mabthera® 916
Macula 1067
Maculae coeruleae 1079
Madentherapie 669
Madenwurminfektion 1046, 1047
Madonnenfinger
Sklerodermie 943
Magenresektion 817, 818
Magen-Darm-Atonie
postoperativ 685
Magen-Darm-Beschwerden
Injektion 635
Magen-Darm-Erkrankungen 796
Thoraxschmerzen 700
Magen-Darm-Passage 613, 805
Magen-Darm-Störungen
Ernährung, enterale 652
Magenerkrankungen 813
Magenfundusvarizen 847
Magengeschwür 813, **814**
Magenkarzinom 815, 816
Magenkrebs 815
Magenpförtnerverengung 813
Magenresektion 816
Magenschleimhautentzündung
813
Magensonde 444
Cholezystektomie 854
Ösophaguskarzinom 812
Pankreasoperationen 859
Magenspülung 588
Magenverstimmung 813
Magenvolvulus 808
Magersucht 1385, 87
Magnesium 422, 1140
Normwerte 1395
Magnesiumhaushalt
Störungen 1140
Magnesium Verla® 1140
Magnetresonanz-Cholangiographie
☞ MRC 840
Magnetresonanz-Cholangiopank-
reaticographie ☞ MRCP 840
Maiglöckchenkraut 692
Mainz-Pouch-I 1112
Maisonneuve-Fraktur 1010
Majortest 909
major tranquilizer 1353
Makroangiopathie
diabetische 880
Makrohämaturie 459, 1105
Glomerulonephritis 1116
Makrozephalus 1220
Makuladegeneration, altersbedingte
1249
Malabsorption 820
Diarrhoe 803
Stuhlmenge 474
Malaria 1043
Malariaprophylaxe 1044
Malassimilation 820
Maldescensus testis 1129
Maldigestion 820
Stuhlmenge 474
Malgaigne-Fraktur 1007
Malignome
HIV-assoziierte 1053
Malleolarfraktur 1010
Mallory-Weiss-Syndrom 802
Mal perforans 881
Mamille
Paget-Karzinom 1160
Sekretion 1152
Mamillenretraktion
Mammakarzinom 1160

Mammakarzinom 1160, 1161,1162
Hormontherapie 916, 1161
Lymphödemprophylaxe 1150
Pflege 1163
Rehabilitation 1162
Mammaria-Bypass 711
Mammographie 1153
Managerdiät 448
Mandelentzündung 1270
Mangan 422
Mangelernährung 432
im Alter 437
Manie 1363, 1364, **1367**
Maniküre 417
Manipulation 89
manisch-depressive Krankheit 1364
Männchen-Schema
Arthritis, rheumatische 934
Mannit 1330
Manschettenresektion
Lunge 761
MAO (Monoaminooxidase) 1318
MAO-B-Hemmer 1318
MAO-Hemmer 1354
Maprotilin 1354
Marasmus 149
March of convulsion 1310
Marcumar® 747, 1321
Marcumarnekrose 747
Marfan-Syndrom 745
Mariendistelfrüchte 692
Marihuana 1369
Marschfraktur 992, **1010**
Marschproteinurie 1105
Marsupialisation
Bartholinitis 1173
Martin-Bell-Syndrom 1294
Masern 1036
Masernenzephalitis 1036
Masernexanthem 1037
Masernpneumonie 1036
Maskengesicht
Parkinson-Syndrom 1317
Maslow, Abraham
Bedürfnispyramide 100, 101, 222
Massage
Schmerztherapie 570
Dekubitusprophylaxe 403
Massen
Kinaesthetics 498
Massen-Zwischenraum-Modell
Kinaesthetics 498
Maßschuhe
orthopädische 960
Mastdarmkarzinom 828
Mastektomie 1161
Mastitis 1152, **1214**
Mastitisprophylaxe 1215
Mastodynie 1152
Mastoidektomie 1263
Mastoiditis 1264
Paukenerguss 1263
Mastopathie 1152
fibrös-zystische 1159
Masturbation 1135
maternity blues
Wochenbett 1211
Matratze
Patientenbett 542
Matratzen
Desinfektionsplan 327
May, Franz Anton 23
Mazeration 693
MBU (Mikroblutuntersuchung)
1198
MCB (Mammaria-koronarer-
Bypass) 711
McBurney-Punkt
Appendizitis 825
McGill-Pain-Questionaire (MPQ)
565
MCH (mittleres korpuskuläres
Hämoglobin) 908, 1393

MCHC (mittlere korpuskuläres
Hämoglobinkonzentration) 908,
1393
MCT-Fette 838
MCT-reiche Kost
Crohn-Krankheit 823
MCV (mittleres korpuskuläres
Volumen) 908
Normwerte 1393
MDP (Magen-Darm-Passage) 805
MEA (multiple endokrine
Adenomatose)
C-Zell-Karzinom 871
Meatusstenose 1110
Mebendazol 1045, 1046, 1047
Meckel-Divertikel
Appendizitisähnliche Beschwerden
825
Medianuskompressionssyndrom
963
Medianuslähmung 1326
Mediastinitis 793
Mediastinoskopie 619, 768
Mediflow® 339
Medihaler® 1060
Medikamente ☞ Arzneimittel 626
Meditation 691
medizinisch-technische Geräte
Desinfektionsplan 326
medizinische Gase 629
Medizinprodukt
Reinigung, Desinfektion und
Sterilisation 324
Medizinprodukte-Betreiberverord-
nung (MPBetreibV) 78, 324
Medulloblastom 1331
Medusenhaupt
Leberzirrhose 846
Megakolon, toxisches 824
Megakolon congenitum 826
Megestat® 1164
Mehrfachverletzung 1012
Mehrfeld-Bestrahlung 661
Mehrfragmentfraktur 992
Mekonium 474, 1197, 1216
Mekonium-Aspirationssyndrom
1217
Mekoniumileus 818
Mukoviszidose 791
Melaena 474, 802
Melancholie 1364
Melanom, malignes 1092
Melanosis coli
Laxantien 804
Meldepflicht
Botulismus 1049
Cholera 1049
Diphtherie 1049
hämorrhagisches Fieber 1049
Infektionskrankheit 1049
Infektionskrankheiten 1049
Listeriose 1033
Masern 1049
Meningokokken-Meningitis 1050
Meningokokken-Sepsis 1050
Milzbrand 1050
Pest 1050
Tollwut 1050
Typhus/Paratyphus 1030, 1050
Virushepatitis 1049
Melisse
Badezusatz 392
Melissentee 438
Melleril® 1353
Memantin 1321
Membran-Syndrom, hyalines 792
MEN (Multiple endokrine Neoplasie)
C-Zell-Karzinom 871
Mendel-Mantoux-Test 775
Mengenelemente 418, **422**
Menghini-Nadel 1109
Menghini-Punktion 841
Menière-Krankheit 1265

Menière-Syndrom
Tinnitus 1258
Meningeom 1331
Meningismus
Subarachnoidalblutung 1307
Meningitis 1312
Erbrechen 490
Erreger 1312
Hirndruckbehandlung 1313
Meningokokken 1028
Mumps 1037
Opisthotonus 1313
Pseudomonas aeruginosa 1032
Virostatika 1313
meningitisches Syndrom 1313
Meningokokken **1028**
Meningitis 1028, 1312, 1050
Sepsis 1029, 1050
Meningomyelozele 1220, 1293
Meningoradikulitis
Lyme-Borreliose 1035
Meningozele 1220, 1293
Meniskektomie 969
Meniskuserkrankungen 968, 969
Meniskusrefixation 969
Meniskusteilresektion 969
Menopause 1175
Menorrhagie 1151
Mensch als Maschine 6
Menschenbild 2, 6
Der abhängige und endliche
Mensch 2
Der bedürftige und lebensfrohe
Mensch 3
Der empfindende und lernende
Mensch 3
Der vernünftige und unvernünftige
Mensch 2, 5
individuelles 6
naturwissenschaftliches 6
philosophisches 6
sozialwissenschaftliches 6
theologisches 7
wissenschaftliches 6
Menschengerüche 555
Menstruationszyklus
Störungen 1151, 1152
MEP (motorisch evozierte Potentiale)
1293
Mercurochrom® 403
Meridiane
Akupunktur 691
Mesalazin
Crohn-Krankheit 822
Mesenterialarterieninfarkt
Abdomen, akutes 801
Mesenterialarterienverschluss 743
Mesenterialinfarkt 743
Mesenterikographie 743
Meshgraft 591
Mesotheliom
Pleura 791
Mestinon® 1335
Metakommunikation 190
Metallentfernung
Osteosynthese 995
Metalyse® 714
Metamizol 645, 655
Fiebersenkung 374
Metastasen
Knochen 977
Metastasenleber 850
Metastasierung 900
Metatheorien 99
Meteorismus 433
Ileus 819
Immobilität 494
Methergin-Oxytocin
Uterusatonie 1205
Methotrexat 913, 937, 1089
Methyldigoxin 717
Methylergometrin 1216
Frühabort 1191

Register M

Methylprednisolon 874
Metixen 1318
Metoclopramid 801, 913, 1327
Metopiron® 873
Metoprolol 721, 737
Metrogel, 1093
Metronidazol 1044, 1093, 1173
  Crohn-Krankheit 822
Metrorrhagie
  Zervixkarzinom 1169
Metyrapon 873
Mevinacor® 893
Mexiletin 721
Mexitil® 721
Mezlocillin 1031
MHC-Antigene
  Transplantationen 687
Micardis® 737
Mictonorm 467
Midazolam 1356
MIDCAB-Operation 699
Midline-Katheter 645
Mifegyne® 1164
Mifeproston
  Schwangerschaftsabbruch 1184
Migraine accompagnée 1326
Migräne 1326
Mikroangiopathie
  diabetische 880
Mikrobiologie 1016
mikrobiologische Diagnostik
  Infektionskrankheiten 1021
Mikroblutuntersuchung 1198
Mikrographie
  Parkinson-Syndrom 1317
Mikrohämaturie 459
  Glomerulonephritis 1116
  Wilms-Tumor 1122
Mikrokalk
  Mammographie 1153
Mikroklist 479
Mikrolagerung 503
Mikrolaryngoskopie
  Kehlkopfkrebs 1273
Mikrometastasen 912
Mikroorganismen 317
mikroskopische Beurteilung
  Infektionskrankheiten 1021
Mikrostomie 943
Mikrozephalus 1220
Miktion 454, **455**
  Häufigkeit 458
  Wochenbett 1210
Miktionsprotokoll 472
  Harninkontinenz 471
Miktionsstörungen 458, 459
Miktionszeitpunkt
  Störungen 459
Miktionszysturethrogramm 1108,
  1113, 1114
Milbengänge
  Krätzemilbe 1078
Milbenhügel
  Krätzemilbe 1078
Milch 423
Milch-Semmel-Diät nach Mayr
  448
Milcheinschuss 1212
  Schwangerschaftsabbruch 1184
Milcheiweißallergie 1058
milcheiweißfreie Diät 439
Milchgangspapillom 1159
Milchgebiss 146
Milchsäure
  Vaginaltherapeutika 1173
Milchsäure ☞ Laktat 1395
Milchschorf 415
Milchstau 1214
Milien
  Neugeborene 1218
Miller-Abbott-Sonde 799
Milz
  Entfernung 860

Milzbrand 1050
Milzerkrankungen 860
Milzexstirpation 860
Milzruptur 860
Milzschwellung ☞ Splenomegalie
  860
Milztumor ☞ Splenomegalie 860
Milzvergrößerung
  Pfortaderhochdruck 847
  Tumorpatienten 907
Milzverletzungen 860
Mimik 183, 523
Minderbelüftung 331
Minderwuchs 148, 431
Mineralstoffe 418, **421**
Mineralwasser 423
Miniklistier 479
minimal-change Glomerulonephritis
  1117
minimal-invasive Chirurgie 675
Mini Nutritional Assessment 430
Minirin® 926
Ministernotomie 699
Minocyclin 1093
Minortest 909
minor tranquilizer 1355
Minoxidil 1093
Minusbildungen 973
Minusgläser 1250
Minussymptome 1361
Minzöl
  Aromatherapie 693
Miotika 1243
Mirtazapin 1354
Mischatmung 329
Mischhaut 377
Mischinsuline 882
Miserere 819
Missbrauch
  Sucht 1370
Missed abortion 1191, 1192
Mitarbeiterbeurteilung 78
Mitesser 1092
Mitomycin 1112
Mitotan 873
Mitoxantron 1316
Mitralklappeninsuffizienz 709
Mitralklappenprolaps 709
Mitralklappenstenose 709
Mitteldruck 357
Mittelfußfraktur 1010
Mittelgesichtsfraktur 1001, 1002
Mittelhandfraktur 1006
Mittelhirneinklemmung 1329
Mittelohrentzündung 1258
Mittelohrerkrankungen 1262
Mittelohrschwerhörigkeit
  1258
Mittelstrahlurin 455, 609, 1105
Mittelzugbinde 364
Mitternachtsstatistik 286
mittlere korpuskuläre
  Hämoglobinkonzenration
  (MCHC) 908
mittleres korpuskuläres Hämoglobin
  (MCH) 908
mittleres korpuskuläres Volumen
  (MCV) 908
MMR (Masern Mumps Röteln)
  Schutzimpfung 1048
Mobbing 197, 198
  Burnout-Syndrom 237
Mobilisation 502
  an die Bettkante setzen 507
  Aufsetzen 507
  Aufstehen 507
  Bewegen 504, 505, 506
  Bewegungsplan 502
  en bloc Aufsetzen 507
  Gefäßoperationen 730, 731
  Gehen 508
  gewebeschonende 502
  Grundprinzipien 502

gynäkologische Operationen 1149
  Herzoperationen 700
  Hilfsmittel 508
  Hochbewegen
    gehendes im Sitzen 506
    im Bett 502, 503
  Körperpflege 381
  Leber(teil)resektion 850
  Orthopädie 948, 949
  Osteosynthese 983
  Positionsunterstützung im Liegen
    502
  Positionswechsel 503
  Rutschbrett 510
  Scherkräfte vermeiden 503
  Sicherheit des Patienten 502
  Thrombose 502
  urologische Operationen 1103
  Varizenoperation 749
  Vorbereitung 502
  Wirbelsäulenoperationen 950
  zur Seite bewegen in Etappen
    504
Mobilisationsgürtel 517
Mobilisationsstabilität 950
Mobitz-Periodik
  AV-Block 722
Moby Dick 453
Moclobemid 1354
Modell 99
  der 21 Pflegeprobleme 106
  der drei Kreise 106
  der Gesundheitsarbeit 33
  der mitmenschlichen Beziehung
    106
  der Pflege als Zuwendungsprozess
    107
  ☞ auch Pflegemodelle 99
  Modell der systemischen
    Organisation 108
  vom einheitlichen Menschen 107
Modellierstreifen
  Stoma 485
Modelllernen 1358
Modulation 560
Mohammed 125
Mollusca contagiosa 1075
Molsidomin 710
Molybdän 422
Mongolenfleck 1218
mongoloide Lidachsenstellung 1221
Monitor-EKG 702
Mono-Mack 710
Monoaminoxidase-Hemmer
  ☞ MAO-Hemmer 1354
Monoarthritis 930
Monoarthritis gonorrhoica 1080
Monokelhämatom 1001
Mononukleose 1271
Monoparese 1285
Monoplegie 1285
Monosaccharide 420, 889
Monosomie 1219
Monozyten 1393
Monozytenangina 1271
Monteggiafraktur 1005
Montelukast 780
Moorpackungen
  Adnexitis 1166
Morbilli 1036
Morbus
  Addison 875, 1061
  Basedow 868, 869, 1061
  Bechterew 940
  Besnier-Boeck-Schaumann 784
  Boeck 784
  Bowen 1091
  Crohn 821
  Cushing 873
  Dupuytren 964
  Hodgkin 924, **924**
  Kahler 925
  Langdon-Down 1221

Legg-Calvé-Perthes 966
Menière 1265
Osgood-Schlatter 970
Paget 975
Parkinson 1317
Perthes 966
Pfeiffer 1271
Raynaud 744
Reiter 941
Scheuermann 960, 961
Still 939
Sudeck 998
Weil 1035
Werlhof 925
Wilson 845, 846
Morbus haemolyticus fetalis et
  neonatorum 426, 1185
Morganella 1031
Morgensputum 333
Morgenurin 456
Moronal® 915, 1173
Morphinderivate 633
Morphin Merck® 654, 656
Morphium 633
Morse, Janice M. 107
Moslems/Muslime 125
Motivation
  Patientenschulung 209
  Suchtkranke 1370
Motorik
  Entwicklungsverzögerung 138
  motorische Lähmung 1285
  motorische Retardierung 1284
  motorische Störungen
    Kindesalter 149
    Multiple Sklerose 1315
  motorisch evozierte Potentialen
    (MEP) 1293
Mouches volantes 1248
Movicol, 804
Moxifloxacin 1031
MRC (Magnetresonanz-
  Cholangiographie) 840
MRCP (Magnetresonanz-
  Cholangiopankreaticographie) 840
MRSA (methicillinresistente
  Staphylococcus-aureus-Stämme)
  1025
MRT ☞ Kernspintomographie 614
MS (Multiple Sklerose) 1315
MSR® 10/20/30 656
MST Continus® 656
MT-Strümpfe 363
Mücken 1248
Mukolytika 773
Mukositis
  WHO-Einteilung 410
Mukoviszidose **791**, 792, 865
Müllarbeiterbung 784
multiaxiale Klassifikation
  kinder- und jugendpsychiatrische
    Erkrankungen 1381
Multiinfarkt-Demenz **1321**
  Arteriosklerose 740
Multilind®-Heilpaste 477
Multimorbidität 158
  Alter 627
Multiorganversagen
  Sepsis 1023
multiple endokrine Neoplasie
  ☞ MEN 871
Multiple Sklerose 1061, 1315
  Dysarthrie 525
  Gangstörungen 1316
  Glukokortikoide 1316
  Interferone 1316
  Schluckstörungen 450
  schubförmiger Verlauf 1316
multiples Myelom 925
Mumps 1037
Mund
  -zu-Mund-Beatmung 581
  -zu-Nase-Beatmung 581

1423

Schleimhautbeläge 411
  trockener 411
Mundbodenabszesse
  Schluckstörungen 450
Mundbodenmuskulatur 405
Munddusche 409
Mundgeruch 405
Mundhöhle 405
  Beobachtung 405
  Inspektion 407
  Tumoren 1271
  Untersuchung 1259
Mundhöhlenvorhof 405
Mundhygiene 407
  Aspirationsprophylaxe 449
Mundoperationen 1257
Mundpflege 407
  Absaugen 348
  allgemeine 407
  Aspirationsgefahr 411
  Dentaswab-Tupfer 407
  desinfizierende Lösungen 412
  Durchführung 410
  Erbrechen 491
  Patientenberatung 410
  Pflegemittel 407
  Pflegeplan 411
  Säuglinge 410
  spezielle 409
Mundpflegelösungen 411
Mundpflegeset 410
Mundschleimhaut 405
  trockene, Dehydratation 452
  Veränderungen 406
Mundschlussstörung
  Schluckreflex 450
Mundsoor 406, 413, 1042
Mundspülung 409
Mundtrockenheit
  Soorprophylaxe 413
Mundwasser 407
Mundwinkelrhagaden
  Anämie 920
  Leberzirrhose 846
Münzenzählertremor 1286
  Parkinson-Syndrom 1317
Musiktherapie 1359
Muskel-Venen-Pumpe 361
Muskelatrophie 1285
  spinale 1335, 1336
Muskelbiopsien 1293
Muskeldystrophie 1335
Muskelerkrankungen 1335
Muskelgrundspannung 1287
Muskelhypertonie 1287
Muskelhypotonie 1288
Muskelkammer-Syndrom
  ☞ Kompartment-Syndrom 996
Muskeln
  Kinaesthetics 498
  Operationen 959
Muskelnähte 959
Muskelrelaxanzien
  Urgeinkontinenz 467
Muskelrelaxation, progressive nach
  Jacobson 690
Muskelschmerzen
  Polymyalgia rheumatica 944
Muskelschwund 1285
  Immobilität 494
Muskeltonus 1287
  Entwicklungsverzögerung 138
  erhöhter 494
  erniedrigter 494
  Normalisierung,
    Bobath-Konzept 1300
Muskelverpflanzungen 959
Muskelzittern 494
Mutismus 1352
Mutter-Kind-Bindung 425
Muttermale 377
Muttermilch 424, 1212
  Aufbereitung 434

IgA 424
  Sensibilisierungen 424
Muttermilchikterus 1224
Muttermilchstuhl 140
Mutterpass 1181
Mutterschaftsrichtlinien 1181
Mutterschutzgesetz 1180
Myambutol® 775
myasthene Krise 1335, 1336, 1061,
Myasthenia gravis 449,1335
myatrophische Lateralsklerose 1319
Mycobacterium 1034
Mycobacterium tuberculosis 774
Mycophenolatmofetil 1122
  Transplantationen 687
Mydraticum Roche® 1243
Mydrial® 1240
Mydriatika 1243
Myelitis 1317
Myelo-CT 1292
Myelographie 1291, 1292
myeloische Leukämie 922
Myelom, multiples 925
Myelomeningozele 1293
myeloproliferative Syndrome 921
Mykobakterien 1034
Mykofug 1077
Mykoplasmen 1035, 1080
Mykoplasmeninfektion 1150
Mykosen 1041
myogene Lähmung 1285
Myokardinfarkt ☞ Herzinfarkt 712
Myokarditis 725
Myokardruptur 714
Myokardszintigraphie 705
myoklonisch-astatische Anfälle
  1310
Myome 1168
Myometritis 1215
Myopia magna 1250
Myosarkom 1168
Myotomie 959
Myotonie 1336
Myxödem 869,

N

Nabelhernie 833, 835
Nabelpflege 1219
Nabelschnurbruch 1220
Nabelschnurpunktion 1184
Nabelschnurvorfall 1204
Nachahmerpräparate 626
Nachblutungen
  Nachgeburtsperiode 1205
  Nasenoperationen 1257
Nachgeburtsperiode 1198, 1202
Nachgeburtswehen 1198, 1202
Nachhallerinnerung
  Belastungsstörungen 1374
Nachstar 1247
Nächstenpflege ☞ Laienpflege 32
Nachtblindheit 895
Nachtschmerzen 933
Nachtschweiß 375
  Tumorpatienten 907
Nachwehen 1198
Naegele-Regel 1181
Naevus 377, 1089
Nägel 415, 416
  Brüchigkeit, abnorme 1069
Nagelablösung 1069
Nagelbettentzündung 416
Nageldicke 1069
Nagelentfernung 1077
Nagelfarbe 1068
Nagelflecken 1068
Nagelform 1069
Nagelmykose 416
Nagelpflege 415
Nagelpflegeset
  Desinfektionsplan 326
Nagelplatte 1069

Nagelschäden
  Prophylaxe 417, 1069
Nagelumlauf 1094
Nagelveränderungen 416
  Psoriasis vulgaris 1088
Nagelverfärbungen 1068
Nährstoffe 418, 419
nährstoffmodifizierte Diäten 653
Nahrung 434
Nahrungsablehnung 433
Nahrungsaufnahme
  mit eingeschränktem
    Sehvermögen 436
Nahrungsbestandteile
  essentielle 418
Nahrungsgerüche 555
Nahrungskarenz 433, 447
  Geburtsvorbereitung 1199
  präoperativ 680
Nahrungsmenge
  Säugling 426
Nahrungsmittel
  Kohlenhydratgehalt 889
Nahrungsmittelallergene 1057
Nahrungsmittelunverträglichkeiten
  Diarrhoe 803
Nahrungsverweigerung
  Säugling 433
Nahtmaterial 674
Naloxon 589
  Opiatvergiftung 657
NANDA (North American Nursing
  Diagnosis Association) 301
NANDA-Pflegediagnosen 306
Narbe 1067
Narbenbildung, hypertrophe 592
Narbenhernie 833, 835
Narbenkontrakturen 521
Narkosegase 629
narzistische Persönlichkeitsstörung
  1380
Nase 1259, 1266, 1267
Nasenatmung 329
  behinderte 1258
Nasenbluten 1267
Nasenflügeln 330, 772
Nasenfurunkel 1266
Nasenhaupthöhle 1266
Nasennebenhöhlenentzündung 1268
Nasenolive 441
Nasenoperationen 1257
Nasenpflege 394
  Absaugen 348
Nasenpyramidenfraktur 1266
Nasenschienen 1257
Nasenschleuder 1257
Nasensekretchemie 1261
Nasensonde 351
Nasenspekulum 1259
Nasentamponade 1268
Nasentropfen 1267, 1263
Nasivin® 771
Nasopharynx 1269
Nassrasur 392
nationale Expertenstandards 76
Nativpräparat 1156
Natrium 422
  Normwerte 1395
Natrium-Chlorid 422
natriumarme Kost 439
Naturheilkunde 691
naturwissenschaftliches
  Menschenbild 6
Nausea 800
nCPAP-Therapie 764
Nebenhodenentzündung 1130
Nebenhodenerkrankungen 1129
Nebennierenrinde 873, 875
Nebennierenrindeninsuffizienz 875
Nebenschilddrüsen 872
Nebenschilddrüsenadenom 872
NEC (nekrotisierende Enterokolitis)
  1227

Neck dissection
  Kehlkopfkrebs 1273
  Lippen-, Mundhöhlen- bzw.
    Oropharynxtumoren 1271
  Schilddrüsenkarzinom 871
needle sharing 1370
Neglect 1287
Neisseria 1028
Neisseria gonorrhoeae 1080
Nekrolyse 1084
Nekrose 734
  Dekubitus 398, 404
  Marcumarnekrose 747
neoadjuvante Chemotherapie 913
Neologismen 1361
Neonatal infant pain Skala
  (NIPS) 567
Neoplasie 900
Nephritis 1115
Nephroblastom 1122
Nephrolithiasis 1124
Nephrolitholapaxie, perkutane 1125
Nephrologie 1096
Nephropathie
  diabetische 880, 1119
  Gicht 896
Nephrostomie 1098
Nephrostomiekatheter 1098
nephrotisches Syndrom 1117
Nepresol® 738
Nervenbiopsien 1293
Nervenblockade 659
Nervenleitgeschwindigkeit
  (NLG) 1293
Nervenschädigungen
  Neugeborene 1223
Nervenschmerzen 660
Nervenschock 1374
Nervenstimulation, transkutane
  elektrische ☞ TENS 660
Nervenverletzungen 967
Nervenwurzelsyndrom 1323
Nesselsucht 1081
Nestschutz 140, 1018
Netzhautablösung 1238, 1249
Netzhauterkrankungen 1249
Netzhautschäden
  Hypertonie 736
Neugeborene
  Adaptation, postpartale 1216
  Agenesie 1219
  Akne 1218
  Allgemeinzustand 1217
  Apnoe 1221, 1222
  Asphyxie 1223
  Atemstörungen 1221
  Atmung 1216
  Auffälligkeiten, harmlose 1217
  Beobachtung 1217
  Betten im Inkubator 544
  Dyspnoe 1221
  Einteilung nach dem
    Gestationsalter 1217
  Energiestoffwechsel 1216
  Erstversorgung 1202
  Erythema toxicum 1218
  eutrophe 1217
  Fazialisparese 1224
  Geburtsgeschwulst 1223
  Geburtsgewicht 1217
  Geburtsverletzungen 1223
  Hautschuppung 1218
  Hyperbilirubinämie 1224
  hypertrophe 1217, 1217
  Hypoglykämie 1225
  hypotrophe 1217, 1217
  Kephalhämatom 1223
  Klavikula-Fraktur 1224
  Klumpke-Lähmung 1224
  Körperpflege 1218
  Körpertemperatur 1216
  Milien 1218
  Mongolenfleck 1218

Register N–O

Nabelpflege 1219
Nervenschädigungen 1223
reife, Merkmale 1217
Pflege 1216
Risikokinder 1218
Rooming-in 1208
Schleimabsonderungen, vaginale 1218
Schmerzeinschätzung 567
Schwangerschaftsreaktionen 1218
Storchenbiss 1218
Surfactant 1216
übergewichtige 1217
übertragene 1217
untergewichtige 1217
Untersuchung 1217
Verdauungsapparat 1216
Vernix caseosa 1217
Versorgung 1216
Vitamin-K-Gabe 138
Zyanose 1218
Neugeborenenikterus 1224, 1225
Neugeborenenkrämpfe 1225
Neugeborenenperiode
Sicherheitsmaßnahmen 146
Neugeborenenscreening 138
Hörscreening 142
Neuner-Regel 591
Neupogen 914
Neuralrohrdefekte 895
AFP im Fruchtwasser 1182
Folsäuremangel 1179
Neurinom 1331
Neuritis 1238
Neurochirurgie 1282
Neurocil® 1353
Neurodermitis 1085, 1086
Neuroendokrinome 897
Neuroleptika 786, 1353
Aggression 194
Schlafstörungen 538
neuroleptisches Syndrom, malignes 1353
Neurologie 1282
Biopsien 1293
neurologische Ausfälle
Schlaganfall 1296
Subarachnoidalblutung 1307
neurometabolische Erkrankungen
geistige Behinderung 1295
Neurontin® 1328
Neuropathien 1068
Neuroradiologie 1291
Neurose 1360
postpartale 1216
neurotisches Symptom 1360
Neurotmesis 1326
Neurotransmitter 194
Neurotropika 1320
Neutral-Null-Stellung 935
Neutralfette 421
Neutralfette ☞ Triglyzeride 610
Newtonsche Ringe 1248
NHL (Non-Hodgkin-Lymphome) 924
Nicht-Direktivität
Gesprächsführung 191
Nicht-Opioid-Analgetika 654
Nicht-Seminom 1132
Nickel 1059
Niere 1113, 1115
Kinder, Entwicklung 140
Nierenagenesie 1220
Nierenarterienstenose 1114
Nierenbeckenausgussstein 1124
Nierenbiopsie 1109
Nierenerkrankungen 1096
Nierenersatztherapie 1099
Nierenfistel 1098
Niereninsuffizienz 1096
akute 1117
chronische 1119

fortgeschrittene 1120
präterminale 1121
Pruritus 1068
terminale 1119
Nierenkarzinom 1122
Nierenkolik 1124
Nierenleeraufnahme 1124
Nierenschädigungen 1119
Nierenschwelle 891
Nierensequenzszintigraphie 616
Nierensteine
Paget-Syndrom 975
Nephrolitihiasis 1124
Nierenszintigraphie 1108
Nierentransplantation 1122
Nierenverletzungen 1123
Nierenversagen
Kontrastmittelallergie 612
Malaria 1043
Pankreatitis 856
Nierenversagen, akutes 1117, 1118
Nierenzellkarzinom 1122, 1123
Nifedipin 737, 738
Nightingale, Florence 106
NIHSS
Schlaganfallskala 1298
Nikotin 1369
Nikotinabusus
Arteriosklerose 740
Gewebetoleranz für Sauerstoffmangel 399
Prävention 758
Nikotinersatzpräparate 757
Nikotinnasenspray 757
Nikotinpflaster 757
Nikotinsäure 893
Nikotinsäureabkömmlinge 893
Nissen 1079
Nitrate 710, 744
Nitratkopfschmerzen 710
Nitratpflaster 710
Nitratsalben 710
Nitrendipin 737, 738
Nitroderm, TTS 710
Nitroglycerin 710
Nitrolingual® 710, 738
Nitrosamine
Magenkarzinom 816
Nizatidin 816
NLG (Nervenleitgeschwindigkeit) 1293
NMDA-Rezeptor-Antagonisten 1318
NMR ☞ Kernspintomographie 614
Noctazepam® 1356
Nolvadex® 1164
non-adherence 123
Non-Compliance 123
non-cooperation 123
Non-Hodgkin-Lymphome 924
Non-Malefizienz 97
Non-REM-Schlaf 532
nonkonvulsiver Status 1311
Nonmaleficence-Prinzip 9
Nootroop® 1321
Nootropika 1320
Normabrain® 1321
Normalgewicht 432
Normalgewicht nach Broca 430
Normalinsulin 878, 882
Normalisation 82
Normalsichtigkeit 1250
Normalstation 583
Norprolac® 866
Norton-Skala 401
Norvasc® 737
nosokomiale Infektionen 1016
nosokomiale Pneumonie 772
Nosokomialinfektion 319
Nosologie 600
Notfall 574
Addison-Krise 875
Amputation 998

anaphylaktischer Schock 1057
Angina pectoris 711
Apnoe 764
Arterienverletzungen 753
Asystolie 356
Atemgeräusche, brodelnde 765
Atemnot, plötzliche bei Tracheostoma 1275
Atemstillstand 331
Baden, Komplikationen 390
Bauchaortenaneurysmaruptur 745
Bauchtrauma, stumpfes 1012
Dehydratation 453
Dyspnoe 334
Einwilligung 574
Epiphyseolysis capitis femoris 965
Erblindung 1238
Gastrointestinalblutung, obere 803
Hämoptoe 764
hypertensiver 738
Kauda-Syndrom 1324
kinder- und jungendpsychiatrische Störungen 1383
Kollaps bei orthostatischer Hypotonie 739
Kontaktlinsen 1235
Konus-Syndrom 1324
Krisis, Fieberfall 372
Medikamente 582
psychiatrischer, Suizidalität 1343
Pulstastung 354
Schädel-Hirn-Trauma 1334
Schlaganfall 1297
Schweiß, kalter, klebriger, kleinperliger 375
Sehstörung, plötzliche 1238
Spannungspneumothorax 788
Status epilepticus 1311
Stridor 765
Thoraxverletzungen 1011
thyreotoxische Krise 869
Transfusionszwischenfall 918
Wirbelsäulenverletzungen 1002
Notfallanamnese 602
Notfallaufnahme 82
Notfallausstattung
Medikamente 584
Normalstation 583
Notfallausweis
Allergien 1059
Notfallmedikamente
Intrakutantest 1058
Notfalloperation 675
Notruf 577
Nottaufe 277
Nottestament 280
Notzuchtdelikt 1158
Novadral® 1058
Novalgin® 374, 655, 852, 915, 1052
Novaminsulfon 655
Novesine® 0,4% 1243
Noviform® Augensalbe 1246
Novodigal® 717
NovoNorm® 886
NovoRapid® 882
Noxen 849
NRS (numerische Rangskala) 565
NSAR 655, 936
NSE (Neuronspezifische Enolase)
Bronchialkarzinom 786
Nüchternerbrechen 491
Nüchternsputum 333
Nuklearmedizin 615
nuklearmedizinische Untersuchungen 615
Null-Stellung 957
Nulllinien-EEG 286, 1293
nurse made elbow 1005
nvCJK 1041
NYHA-Stadieneinteilung
Herzinsuffizienz 716
Nykturie 459, 1103
Linksherzinsuffizienz 716

Nymphen
Krätzemilbe 1078
Nystagmus 1261, 1284
Nystagmusprüfungen 1261
Nystatin 915, 1042, 1072, 1077, 1173

O

O/W-Emulsionen 380
O_2-Therapie 350
OAE (otoakustische Emissionen) 142, 1261
Obduktion 601
Oberarmschaftbruch 1004
Oberflächen-EKG 702
Oberflächenanästhesie 659
Oberflächenkarzinom 900
Oberflächenschmerz 559
Oberkörperhochlagerung 339
Aspirationsprophylaxe 449
Oberschenkel 1007
Oberschenkel-Gips 952
Oberschenkelfraktur 1009
Oberschenkelgipsschiene 952
Oberschenkelmuskel
Injektion, intramuskuläre 642
Oberschenkelprothese 1000
Oberschenkelschaftfraktur 1008
objektive Informationen 111
Objektivität 90, 316
Obstipation 473, 477, **803**
Dehydratation 452
Einlauf 479
Elektrolythaushaltstörungen 478
Fieber 372
Flüssigkeitshaushaltstörungen 478
Immobilität 494
Laxantien 804
psychische Ursachen 478
Obstipationsprophylaxe **478**
Ballaststoffe 420
Hämorrhoiden 831
OBT (Oxyrocin-Belastungstest)
Plazentainsuffizienz 1187
Ochsenauge 1247
Octenisept® 464, 982, 1173
Octreotid 866, 897
Ödeme 1136
angioneurotisches 1082
einschwellung 732
Hautspannung 378
Symptome 1136
Thrombose 363
Ödemprophylaxe
Amputationsstumpf 999
Oevermann, Ulrich 38
Offenwinkelglaukom 1247
Ohrakupunktur 691
Ohren 1262, 1259
Ohrenpflege 393, 394
Ohrensausen 1258
Ohrenschmalz 393
Ohrenschmalzpfropf 1262
Ohrenschmerzen 1258
Ohrentropfen 1255
Ohrgeräusche 1258
Ohrlaufen 1258, 1263
Ohrmikroskopie 1259
Ohrmuschel-Perichondritis 1262
Ohrsekretion 1264
Ohrspülung 1256
Okkasionskrampf 1309
Okklusion
Begleitschielen 1251
Okklusiv-Verband 1073
Ökologie 78
okulo-urethro-synoviales Syndrom 941
Okulomotorius-Lähmung 1333
Öl-in-Wasser-Emulsionen 380
Ölbäder 379

Register O–P

Öle
  ätherische 397
  Einreibungen 341, 343
  Inhalation 341
  Wasserdampfbad 344
Olekranonfraktur 1005
olfaktorische Wahrnehmung 548
Ölflecke 1088
Ölflecknägel 1089
Oligoarthritis 930
Oligodendrogliom 1331
Oligohydramnion 1181
Oligozoospermie 1135
Oligurie 459, 1103
  Nierenversagen 1118
Ölkompressen 397
Omarthrose 976
Omphalozele 1220
Onkologie 900, 1064
  Leitsymptome 907
  Pflege 900
  Schmerztherapie 916
  Therapie 912
Onychomal 1072
Onychomykose 1068, 1077
Onychorrhexis 1069
Onychoschisis 1069
Oophoritis 1165
Operateur
  Aufklärungspflicht 625
Operation 675
  ambulant 676
  Aufklärung 625
  Diagnostik 676
  endoskopisch 675
  geburtshilfliche 1205
  offene 675
  Patiententransport 681
  postoperative Komplikation 684
  postoperative Pflege 682
  postoperative Pflege b. Kindern 684
  präoperative Pflege 678
Operationsabteilung 82
Operationsfeld 679
Operationsvorbereitung
  bei Kindern 681
Ophthalmologie 1232
Ophthalmopathie 869
Ophthalmoskopie 1240
Opiate 654
Opiatvergiftung 657
Opioid-Analgetika 654, 656
Opioide 654
  Geburtsschmerz 1199
  Nebenwirkungen 656
  Schmerzlinderung bei der Geburt 1199
  Vorurteile und Ängste 656
  Wirkprofil 654
Opioide Toleranzentwicklung 654
opioid rotation 656
Opisthotonus
  Meningitis 1313
  Tetanus 1034
opportunistische Infektionen 1016
OPS (organisch bedingte psychische Störungen) 1360, **1380**
OPSI-Syndrom 861
Optimismus-Pessimismus-Modell 223
Optotypen 1240
Oral-Cephalosporine 1027
orale Wahrnehmung 548
Orangenblüten
  Badezusatz 392
Orangenhautphänomen 1160
Orangenöl
  Aromatherapie 693
Orbitalphlegmone 1239
  Augenschmerzen 1239
Orchidopexie 1129, 1131
Orchitis 1130
Orem, Dorothea E. 100, 102
Organisationsethik 9, 18

organisch bedingte psychische Störungen (OPS) 1360, **1380**
Organoazidopathien 865
Organspendegesetz 688
Organtuberkulose 774
Orientierungshilfen 550
Orientierungsphase 104
Orientierungsstörungen 1348, 1349
Orlando, Ida Jean 106
Ornithose 1035
oropharyngeale Dysphagie 801
Oropharynx
  Tumoren 1271
  Untersuchung 1259
ORSA (oxacillinresistente Staphylococcus-aureus-Stämme) 1025
Orthesen 959, 960
Ortho-Gynest 1173
Orthopädie 948
  Behandlungsstrategien 957
  Beinlängendifferenz 956
  Bewegungseinschränkung 955
  Dekubitusprophylaxe 949
  DMS-Kontrolle 949
  Finger-Boden-Abstand 957
  Gelenkbeweglichkeit 957
  Hilfsmittel 959
  Hinken 956
  Kontrakturenprophylaxe 949
  Mobilisation 949
  Null-Stellung 957
  operative Verfahren 959
  Orthesen 959
  Schmerzen 955
  Thromboseprophylaxe 949
  Untersuchung 957
  Verbände 957
Orthopnoe 330, 763
Orthoprothese 956
Orthostase 494
orthostatische Dysregulation **739**
orthostatische Hypotonie 739
orthostatische Synkope 701
Ortolani-Zeichen
  Hüft(gelenk)dysplasie, angeborene 964
Ortsfixierung 519
Os-naviculare-Fraktur 1006
Osgood-Schlatter-Syndrom 970
Osmofundin® 1330
Osmolalität 643
Osmolarität 643
Osmose 643
ösophageale Dysphagie 801
Ösophagektomie 811
Ösophagitis 807
  Chemotherapie 913
Ösophaguskompressionssonde 798
  Reflux 807
  Thoraxschmerzen 700
Ösophagographie 613
Ösophagoskopie 806
Ösophagus
  Atresie/Fistel 1220
  Fremdkörper 810
Ösophagus-EKG 702
Ösophagus-Ersatz-Sprache 1277
Ösophagusatresie 450
Ösophagusbreischluck 805
Ösophagusdivertikel 810
Ösophagusinkarzeration 808
Ösophaguskarzinom 811, 812
Ösophaguskompressionssonde 797
Ösophagusmanometrie 806
Ösophagusperforation 810
Ösophagusresektion 811
Ösophagusruptur 798
Ösophagusstents 812
Ösophagusvarizen 847, 848
Ösophagusvarizenblutung 848

Ossifikationen 967
Ostac® 657, 1140
Osteitis 997
osteoblastische Metastasen 977
Osteochondrosis dissecans 970
Osteodystrophia deformans 975
Osteogenesis imperfecta 973
osteolytische Metastasen 977
Osteomalazie 895, 974, 1139
Osteomyelitis 977, 978
  Staphylococcus aureus 1025
Osteomyelosklerose/-fibrose 922
Osteopathie 1120
Osteoporose 973, 974
Osteosynthese 983
  Frakturen 994, 996
  Lagerung 983
  Metallentfernung 995
  Mobilisation 983
  Schenkelhalsfraktur 1008
  Verfahren 994, 995
  Wundversorgung 983
Osteotomie 968, 938
Östrogen/Gestagentest 1177
Östrogendominanz 1170
Östrogene 1164, 1173
Oszillationsamplitude
  Kardotokografie 1197
Otalgien ☞ Ohrenschmerzen 1258
Otitis externa 1262
Otitis media 1263, 1264
Oto-Rhino-Laryngologie 1254
otoakustische Emissionen (OAE) 142, 1261
Otologie 1254
Otorrhoe 1258
  Otitis media 1263
Otosklerose 1264
  Tinnitus 1258
Otoskopie 1259
Ototoxische Arzneimittel 1265
Ott-Zeichen 957
Ottawa-Charta 228
Ottawa-Deklaration 228
Oucher-Skala 567
Ovarektomie 1162
Ovarialerkrankungen 1166
Ovarialgravidität 1186
Ovarialinsuffizienz 1176
Ovarialkarzinom 1166, 1167
Ovarialtumoren 1166
Ovarialzysten 1166
Overwhelming post splenectomy infection syndrome ☞ OPSI-Syndrom 861
Ovestin® 1164, 1173
Ovestin® Vaginalovula 1174, 1175
Ovulation 1150
Ovulationshemmer
  Schlaganfall 1296
Oxatomid 1060
Oxazepam 1356
  Schlafstörungen 538
Oxidationsmittel 325
Oxidationswasser 423
Oxis® 781
Oxis® Turbohaler® 782
Oxitropiumbromid 781
Oxycodon 656
Oxygesic® 656
Oxyphenbutazon 936
Oxytocin 1164, 1216
  Frühabort 1191
  Geburtseinleitung 1194
  Plazentalösung 1202
  Schwangerschaftsabbruch 1184
  Uterusatonie 1194, 1205
Oxytocin-Belastungstest 1194
  Plazentainsuffizienz 1187
Oxytocinrezeptoren 1194
Oxyuriasis 1046
Oxyuris vermicularis 1047
Ozon 325

P

p53-Autoantikörper 911
Packungsbeilage
  Arzneimittelnebenwirkungen 628
PAD-Test 466
Pädaudiologie 1254
Pagavit® 412
Paget-Karzinom 1160
Paget-Syndrom 975
Painful arc 962
Pain Nurse 558
palliative Strahlentherapie 661
Palliativmedizin 268
Palliativpflege 268
Palmarerythem 846
Palpation 603
  bimanuelle 1155
Panaritium 416
Pancoast-Tumor 785
Pandemie 1016
Pandy-Reagenz 1290
Pangonarthrose 967
Panikattacken 1375
Pankarditis 724
Pankreasenzyme 856
Pankreaserkrankungen 856
  Ernährung 838
Pankreasinsuffizienz **857**
  Alkoholkrankheit 1373
  Mukoviszidose 791
Pankreaskarzinom 857, 858
Pankreaslinksresektion 858
Pankreasoperationen 858
Pankreasresektion 858
Pankreasverletzungen 860
Pankreatektomie 859
Pankreatitis **856,** 857
Pannusbildung 933
Pansinusitis 1268
Pantothensäure 422, 895
Papanicolaou-Färbung 1156
Papel 1067
Papeln 1067
Papille 1240
Papilloma-Viren 1075
Papillotomie 840
Paprikafrüchte 660
Papula 1067
Paracefan® 1373
Paracetamol 655, 773, 1327
  Fiebersenkung 374
Paracodin® 786
paradoxer Affekt 1352
  Schizophrenie 1361
Parallel-Transaktionen 187
Parallelbewegungen
  Kinaesthetics 498
Paralyse 1285
paraneoplastisches Syndrom 907
paranephritischer Abszess 1115
Paranoia 1363
paranoide Form 1361
paranoide Persönlichkeitsstörung 1379
paraösophageale Hernie 808
Paraparese 1285
Paraphimose 1133, **1133**
Paraphrasieren 191
Paraphrenie 1363
Paraplegie 1285
Paraprotein 925
Parasitäre Erkrankungen 1068
Parasiten
  Stuhl 475
Parasomnie 535
Parästhesie 1288
Parasympathikus
  Schlaf 533
Parasympathikusblockade
  Überlaufinkontinenz 465
Parasympatholytika 781

Register P

Parathymie 1352
  Schizophrenie 1361
Paratrachom 1245
Paratyphus **1030**, 1031, 1050
Paravasate
  Chemotherapie 913
  Injektion 642
Parazentese 1263
Pärchenegel 1046
Parenchymikterus 839
parenterale Applikationsform 628
Parese 494, 1285
PARI-Inhaltionsgerät 783
Parkinson-Syndrom 1317
  pharmakogenes 1353
  Schluckstörungen 450
Parodontitis 406
Parodontose 406
  Strahlentherapie 915
Paronychie 1094
Parotitis 413, 1279
  epidemica 1037
  Ohrenschmerzen 1258
Parotitisprophylaxe 412, **413**
Paroxetin 1354
Partielle Thromboplastinzeit
  (PTT) 1395
Partusisten 1195
Parvovirus B 19 1037
Paspertin® 786, 801, 913, 1317
Paste 629, 1071
Patch-Plastik 741
Patchtest 1059
Patellafraktur 1008, 1009
Patellaluxation 1008
Patellarsehnenreflex 1288
  Bandscheibenvorfall 1324
Patey-Operation 1161
Pathogenität 1016
Pathologie 620
Patient
  Bedürfnisse 54
  bettlägeriger 543
  bewusstlos wirkender 552
Patient-Pflege-Beziehung 104, 105
Patientenakte, elektronische 307
Patientenanwalt, medizinischer 280
Patientenaufnahme, zentrale 83
  Assessment 302
Patientenaufrichter 506
Patientenberatung 202
  Atembeeinträchtigung 336
  Beratungstheorien 210
  Broschüren 207
  Chemotherapie 913
  Gespräche 207
  Lernbedarf 205
  Patientenedukation 202
  personale Kompetenz 211
  Schulungsprogramme 209
Patientenbett 540, 541
  Bettenmachen 542
  Liegefläche 541
  Spezialbetten 542
Patientenedukation 202
  Einschätzung des Lernbedarfs
    205
  Festlegung von Lernzielen 206
  Forschung 205
  Lernvereinbarung 206
  Mitarbeit der Patienten 206
  Pädagogik und Psychologie 206
  Qualitätskriterien 204
Patientenempowerment 231
Patientenfallkonferenz 40
Patientenheber 510
Patientenhemd 394
Patienteninformation 202, 207
Patientenlifter 510, 555
Patientenorientierung 39, 40
Patientenressourcen
  rückengerechte Arbeitsweise
    240

Patientenschulung 202
  Mikroschulungen 209
  Schulungsprogramme 209
  Strukturierte Programme 210
Patientenschutz 320
Patiententestament 280
Patienten tragen 513
Patientenverfügung 280, 281, 574
Pattison 161
Paukenerguss 1262
Paukenröhrchen 1263
pAVK (periphere arterielle
  Verschlusskrankheit) 740
Pavlik-Bandage 964
Pavor nocturnus 535
Payr-Zeichen 969
PBC 855
PBST 918
PCA (Pumpengesteuerte
  on-demand-Analgesie) 657
PCA-Analgesie 657
PcP ☞ Pneumocystis-carinii-
  Pneumonie 1027
PCR (Polymerase-Kettenreaktion)
  1023
PDA (persistierender Ductus
  arteriosus) 659, 1226
PDCA-Zyklus 19, 72
Peak-flow-Meter 766
Pearl-Index 1175
Pedikulose 1079
Pediküre 729
Peergroup 118, 148
PEG (perkutan-endoskopische
  Gastrostomie) 444
PEG-Interferon 844
PEJ (perkutan-endoskopische
  Jejunostomie) 440, **444**
  Sondenkostverabreichung
    447
Peloide 689
pelvic inflammatory disease
  (PID) 1165
Pelviskopie 1157
Pendelbestrahlung 661
Pendelhoden 1129
Penektomie 1134
Penetrak®-Test 1136
Penicillin 725, 1028
  Scharlach 1270
Penicillin 1027, 1029, 1035
Penis 1132
Peniskarzinom 1134
Penisteilamputation 1134
Penisverletzungen 1134
Penrose-Drainage 672
Penumbra
  Schlaganfall 1297
Pepdul® 816
Peplau, Hildegard 100, 104
Perchlorat 869
Peressigsäure 325
Perfan® 717
Perforansvenen 748
Perforation
  Appendizitis 825
  Divertikulitis 826
Perforationsschmerz
  Abdomen, akutes 802
Perfusionskardioplegie 699
Pergamenthaut
  Strahlentherapie 915
Pericarditis 725
Perichondritis 1262
Periduralanästhesie 659
  Geburtsschmerz 1199
  Sectio caesarea 1207
Perikarderguss 763
Perikarditis **725**
  Dyspnoe 763
  Lupus erythematodes 942
Perikardpunktion 725

Perikardtamponade 714
  Rechtsherzkatheteruntersuchung
    706
Perimetrie 1242
perinatale Vorsorge 138
Perinatalperiode 1181
Perinatalzentrum 1180
periphervenöser Zugang 645
Peritonealdialyse 1101
Peritonealgravidität 1186
Peritonealkatheter 1101
Peritoneallavage 1012
Peritonealpunktion
  ☞ Aszitespunktion 840
peritoneovenöser Shunt 839
Peritonitis 832
  Divertikulitis 826
  Ernährung, enterale 445
  generalisierte 832
  lokale 832
  Mesenterialinfarkt 743
  perityphlitischer Abszess 825
Perkussion 603
perkutane Strahlentherapie
  661
Peroneus-Orthese 960
  Spitzfuß 972
Peroneusschiene 960
Perseveration 1350
Personalentwicklung 78, 235
Personalführung 235
Persönlichkeit
  abnorme 1378
Persönlichkeitsentwicklung 114
Persönlichkeitsstörung 1378, 1379,
  1380
Persönlichkeitsstörungen 1378
Perspiratio 458
Perspiratio insensibilis 423
Perthes-Syndrom 966
Pertussis 1032
Perzentilenkurven 429
Perzeption 554
Pessar 1171
Pest 1031, 1050
Petechien 925, **926**
Pethidin 633, 656, 856
  Schmerzlinderung bei der Geburt
    1199
Petit-mal-Anfälle 1310
Pfefferminzblätter 692
Pfefferminze
  Badezusatz 392
Pfeifen 765
Pfeiffer-Drüsenfieber 1271
Pflasterunverträglichkeiten
  PEG 652
Pflege
  Adaptationsmodell nach Roy
    105
  aktivierende 35
  als Beruf 37
  als helfende Kunst 106
  Ausbildung 24, 28
  aus Nächstenliebe 22
  berufliche 22
  Berufsverständnis 36
  Entwicklung 22
  Fortbildung 29
  häusliche 47
  Kinder 150
  kompensatorische 35, 103
  kulturkongruente 105
  Leistungserfassung 51
  Patientenorientierung 39
  postoperative 682
  präoperativ 678
  primäre 56
  Profession 37
  Professionalisierung 37
  professionelle 103
  Salutogenese 220
  Studiengänge 30

teilweise kompensatorische 103
transkulturelle nach Leininger 104
Weiterbildung 29
Zentralwert 38
Zwischenmenschliche nach Peplau
  104
Pflegeassessment 302
Pflegeausbildung in europäischen
  Ländern 27
Pflegebedarf 59
Pflegebedürftigkeit 217
Pflegebericht 307
  Entlassungsplanung 60
Pflegeberufe
  Ausbildungen 27, 28
  Interessenvertretungen 41
Pflegediagnose **301**, 302
  ätiologische oder beeinflussende
    Faktoren 301
  NANDA 306
  Risikofaktoren 302
Pflegediagnosetitel 301, 302
Pflegedokumentation 74
Pflegeergebnisse, ICNP 306
Pflegeergebnistheorien 100, **105**, 107
Pflegeethik 16
Pflegeforschung
  deduktives Vorgehen 88
  experimentelle 88
  Gegenstandsbereich 87
  induktives Vorgehen 90
  nicht-experimentelle 89
  quantitative 88
Pflegehandeln 38
Pflegehandlung
  Aspekt, hygienischer 317
Pflegeinterventionen 303
Pflegekammer 42
Pflegeklassifikation 306
  internationale 305
Pflegekompetenz
  Ausstrahlung 305
  Erwerb und Sicherung 305
  Stufen 25
Pflegekonzept 99
  schmerzpräventive 568
Pflegekraft-Patient-Beziehung 164
Pflegeleitbild 33, 77, 78
Pflegemaßnahmen
  Basale Stimulation 553
  Durchführung 304
  Effizienz 305
  Erfolge 305
  Planung 303
Pflegemittel
  Haut 379
  Mundpflege 407
Pflegemodelle 98, 99
  als Lebensmodell nach Roper 101
  bedürfnisorientierte nach
    Henderson 100
Pflegepersonalregelung (PPR) 51
Pflegephänomen **110**, 123
  Angst 111, 126
  Grundlage pflegerischen Handelns
    111
  Immobilität 495
  Krise 134
  Leiden 135
Pflegeplanung **298**
  EDV-gestützte 50, 303, 307
  pro und contra 304
Pflegeprobleme 301
Pflegeprozess 74, **298**
  Pflegediagnose 301
Pflegeprozesstheorie 106
Pflegequalität 68, 69
  pflegerische Betrachtung 111
  pflegerische Entlassungsplanung 58
Pflegerituale
  Dekubitusprophylaxe 402
Pflegestandards 75, 76
Pflegesysteme **55**

1427

Register P

Pflegetheoretikerinnen 101
Pflegetheorie 98, 300
Pflegetheorien 99, 109
Pflegeutensilien 324
Pflegeversicherung 47, 245
Pflegeverständnis 33
Pflegevisite **74, 75**
Pflegewissen 25
Pflegewissenschaft 86
Pflegeziele 303
Pfortaderhochdruck 846
Pfropfgestose 1190
pH-Metrie 806
pH-Wert
  Urin **455**, 458
Phänomenologie 110
phänomenologische Forschung 90
Phantasiereisen 570
Phantomschmerz 999
Phäochromozytom 736
Pharma-Info
  Antidementiva 1321
  Antiepileptika 1312
  Antihypertensiva 737
  Antirheumatika, lang wirksame 937
  Antirheumatika, nichtsteroidale 936
  Antitussiva 786
  Cholesterinsenker 893
  Cumarine 746, 747
  Diuretika 1121
  Fibrinolytika 748
  Glukokortikoide 874
  Heparin 746
  Nitrate 710
  Thrombozytenaggregations-
    hemmer 747
  Ulkustherapeutika 816
Pharmakodynamik 626, 627
Pharmakokinetik 626, 627
Pharmakologie 626
Pharmakon ☞ Arzneimittel 626
Pharyngitis 1269, 1270
Pharynx 405
Phasenmodell
  nach A. Kruse 161
  Sterben 160
  Trauer 290
Phenhydan® 1311
Pheniramin 1060
Phenobarbital 1312
  Schlafstörungen 538
Phenprocoumon 747
phenylalaninfreie Diät 439
Phenylbutazon 936
Phenylketonurie 865
  geistige Behinderung 1295
  Neugeborenenscreening 142
  Sondernahrungen 425
Phenytoin 1311, 1312
  Hypertrichose 1093
philosophisches Menschenbild 6
Phimose 1133
Phlebographie 613, 734
Phlebologie 1064
Phlebothrombose 361, **750**
Phlegmasia coerula dolens 751
Phlegmone
  Streptokokken 1028
Phlogont® 936
Phobien 1351, 1358, **1375**
Phosphat 1395
Phosphatase 1132
Phosphatase, alkalische (AP)
  Normwerte 840, 1392
Phosphatbinder 1120
Phosphodiesterasehemmer 717
Phospholipide 421
Phosphor 422
photoallergischen Reaktion 1083
Photopatch-Test 1084
Photosynthese 419
Phototherapie 689
  Neugeborenenikterus 1225

physikalische Therapie
  Krankenhaus 83
  rheumatische Erkrankungen 935
Physiotherapie 688, 689
  rheumatische Erkrankungen 935
Phytotherapie 691, 692
  Klimakterium 1175
PID (pelvic inflammatory disease)
  1165
Pigmenteinlagerung 1067
Pigmentflecken 377
Pigmentsteine 851
Pigtail-Katheter 1099
Piktogramm 181
Pillendrehertremor 1286
Pilocarpin 1243, 1248
Pilze 1041
Pilzinfektion
  Fluor 1150
  Stoma 488
Pilzinfektionen 1041
  Pruritus 1068
Pilzpneumonie 772
Pilzsepsis 1023, 1041
Pima Biciron® N 1243
Pin-Track-Infektion **982**, 983
Pinzettengriff 144
PK-Merz® 1036
Placebo 626
Placenta praevia 1187, 1188
Planification informatisée des soins
  infirmiers requis 303
Plantarwarzen 1075
Planungsphase 96
Plaques 406
  atherosklerotische 740
  Streptococcus mutans 407
Plasmaaustauschtherapie 1061
Plasmapherese 1116
  Autoimmunerkrankungen 1061
Plasmaproteine 609
Plasmaseparation 1061
Plasmathrombinzeit 910, 1396
Plasmodien 1043
Plasmodium 1043
Plasmozytom 925
Plastikbeutelrückatmung 1141
Platten, Mundraum 409
Plattenepithelkarzinom 1091
Plattenosteosynthese 995
Platzwunde 988
Plavix® 741, 747, 1298
Plazebo ☞ Placebo 626
Plazenta 1201, 1202
Plazentaausstoßung
  unvollständige 1205
Plazentainsuffizienz 1187
Plazentalösung 1188,1202
Plazentalösungsstörung 1205
Plegemaßnahmen 304
Plegie 1285
Pleon RA 937
Pleuradrainage 758, 759
  atemunterstützende Lagerung 759
  Durchgängigkeit 760
  Entfernen 760
  Material 758
  Nachsorge 758
  Ösophaguskarzinom 812
  Patientenvorbereitung 758
  Pflege 759, 762
  Pneumektomie 763
  Sogstärke 760
  Wasserstand 760
Pleuraempyem 772, 790
Pleuraerguss **790**
  Dyspnoe 763
  eitriger 772
  Pneumonie 772
  Tuberkulose 774
  Tumor 790, 792
Pleuraerkrankungen 790
Pleurakarzinose 790

Pleuramesotheliom 791
Pleurapunktion 769
Pleurektomie 791
Pleuritis 790
  Lupus erythematodes 942
Pleurodese 791
Pleuropneumonie 772
Plexuslähmung 1223, 1224
Plexus pampiniformis 1131
Plexusparese 1223
Plummer-Vinson-Syndrom 920
Plusbildungen 973
Plusgläser 1250
Plussymptome
  Schizophrenie 1361
PMS (prämenstruelles Syndrom)
  1152
pneumatische Nasentamponade 1268
Pneumaturie 466
Pneumektomie 761, 763
  Bronchialkarzinom 786
Pneumocystis-carinii-Pneumonie
  1053
Pneumokokken 1028
  Meningitis 1312
Pneumologie 756
Pneumomassage 365
Pneumonie 771
  alveoläre 772
  Aspiration 449
  Candidose 1042
  Drainagelagerung 773
  Dyspnoe 763
  Fieber 372
  infektiöse 772
  interstitielle 772
    allergische 784
  Legionellen 1032
  Lungenabszess 772
  Masern 1036
  Mykoplasmen 1035
  nicht-infektiöse 772
  nosokomiale 772
  Pflege 773
  Pleuraempyem 772
  Pleuraerguss 772
  Röntgenaufnahme 772
  Sekretlösung 773
  Varizellen 1039
Pneumonieprophylaxe 334, 344,
  773
  Durchführung 336
  Lungenoperationen 762
  Wirbelsäulenoperationen 950
Pneumoperitoneum
  Ernährung, enterale 445
Pneumothorax 78, 788, 1011
  Dyspnoe 763
  Patientenberatung 788
  Thoraxschmerzen 700
PNL (perkutane Nephrolitholapaxie)
  1125
PNP 1322
Podagra 896
Poleinstellung 1196
Polio-Schutzimpfung 1048
Poliomyelitis 1040
Poliomyelitis-Viren 1040
Pollakisurie 459, 1103, 1111
  Prostatitis 1126
Polyarthritis, chronische 930, 938
  ☞ auch Arthritis, rheumatoide
  938
Polychemotherapie 913
Polycythaemia vera 920, 922, 1068
Polydaktylie 973, 1220
Polydipsie 876
Polyglobulie 920, 921
Polyhydramnion 1182
Polymenorrhoe 1151
Polymyalgia rheumatica 944
  Glukokortikoide 935
Polymyositis 944, 1061

Polyneuritis 1322
  akute, idiopathische (AIDP) 1315
Polyneuropathie 881, 1322
Polyneuropathien
  Alkoholkrankheit 1373
Polypektomie 828
Polypen 1269
  Stimmlippen 1273
  Uterus 1167
  Zervix 1167
Polypose 828
Polyposis nasi 1267
Polysaccharide 419, 420
Polytrauma 1012
  Arterienverletzungen 753
  Heilungsphase 1014
  operative Phase 1013
  Postaggressionsphase 1013
  Reanimationsphase 1012, 1013
  Universalspenderblut 1012
Polyurie 459, 1103
  Diabetes mellitus Typ 2 877
  Nierenversagen, akutes 1119
Polyvinylalkohol 1243
Polyvinylalkoholschwamm 990
Polyzythämie 922
Population 88
Port 648
Port-Access-System 699
portale Hypertension
  ☞ Pfortaderhochdruck 847
Portioektopie 1157
Portioschiebeschmerz 1165
Portkatheter 913
portokavaler Shunt 848
portosystemischer Shunt 848
portovenöser Shunt 848
Porzellangallenblase 852
Position 196
Positionen
  Kinaesthetics 499
Positionsunterstützung 504
Positionsunterstützung im Liegen 502
Positionswechsel 503
Post-Fall-Syndrom 516
Postaggressionssyndrom 1013
Postcholezystektomiesyndrom 854
Postexpositionsprophylaxe 1056
Postkoitalblutung 1151
Postmenopause 1175
postnatale Vorsorge 138
postoperative Pflege
  gynäkologische Operationen 1147
postoperatives Überwachungs-
  protokoll
  ☞ Abb. 683
Postplazentarperiode 1202
Postsplenektomiesepsis 861
Poststreptokokken-Glomerulo-
  nephritis 1116
postthrombotisches Syndrom 752
posttraumatische Belastungs-
  störungen 1374
Potentiale, evozierte 1293
Pouch, ileoanaler 824
Povidon 1243
Povidon-Iod 1072
Povidontinktur 1077
PPR (Pflegepersonalregelung) 51
PPSB 917
Practo-Clyss® 804
Prädelir 1373
Präeklampsie 1190
Präexzitationssyndrom 722
Präimplantationsdiagnostik 1182
Präinfarktangina 710
Präkanzerose 900
Prämedikation 680
prämenstruelles Syndrom 1152
Pränataldiagnostik **1182**, 1183
pränatale Vorsorge 138
präoperative Pflege
  gynäkologische Operationen 1147

Register P

Präparate, alkoholische 380
Präparatenamen 626
präsuizidale Aufhellung 1388
präsuizidales Syndrom 1388
Prätest-Posttest-Design 88
Pravasin® 710
Prävention 34
Prävention ☞ Gesundheitsberatung
  Allergien 1061
  Antikoagulation 747
  Arteriosklerose 740
  Balanitis 1134
  Bewegung bei Rheuma 932
  Chronische Herzinsuffizienz 718
  Eisenmangelanämie 920
  Endokarditisprophylaxe 725
  Exsikkationsekzems 1088
  Fettstoffwechselstörung 894
  Gelenkpunktion 987
  Harnwegsinfektionen 1111
  Hauterkrankungen 1091
  Herzinfarkt 715
  Herzschrittmachertherapie 724
  HIV-Prophylaxe 1056
  Hodentumoren 1132
  Hypertonie 738
  Hypoglykämie 880
  Hypothyreose 871
  Hypotonie 739
  krebsassoziierte Fatigue 907
  Lymphödemprophylaxe 928
  Nagelveränderungen 1069
  Nebenniereninsuffizienz 875
  Neurodermitis 1087
  Osteosynthese 984
  pAVK 742
  Peritonealdialyse 1102
  Phlebothrombose 752
  primäre 217
  Rheuma 931
  sekundäre 218
  tertiäre 218
  Ulcus cruris 734
  Unterfunktion des
    Hypophysenvorderlappens 864
  Varikosis 750
  Verhaltensprävention 181
  Verhältnisprävention 218
Prävention und Patientenberatung
  Ernährung bei Rheuma 938
  Haarausfall bei Chemotherapie
    914
  hämorrhagische Diathese 926
  Hyperthyreose 870
  Knochenmarktransplantation 919
  Schilddrüsenoperation 868
Pravidel® 866, 1164, 1318
Praxistheorien 99, **108**
Praxiswissenschaft 87
Praziquantel 1045, 1046
Prednicarbat 1072
Prednisolon 874, 1243
Prednison 780
Pregnesin® 1164
Pregomin® 425, 1058
Prehn-Zeichen 1130
Pres® 717, 1737, 1120
Presbyakusis 1265
Presbyopie 1251
Presomen 1174
Pressperiode 1200
Presswehen 1198
Pricktest 1058, 1059, 1261
Prilocain 568
Primäraffekt 1081
primäre Sozialisation 118
Primärherd 774
Primärkomplex
  Syphilis 1081
  Tuberkulose 774
Primärnaht 988
primary-health-care-Deklaration
  227

Primary Nursing 56, 57, 58
Primidon 1312
Primogonyl® 1129
Primolut® Nor 5/10 1164
Probeexzision 1158
Probiotika 822
Procain 1243
Profession 37, 38
Professionalisierung 37
professionelle Haltung 237
professionelle Identität 98
Progeria adultorum 156
Progeria infantilis 156
Proglicem® 897
Proglottiden 1045
Prograf® 687, 1122
Prognyon® C 1164
Projektion 192
Prokaryonten 1024
Proktokolektomie 824
Proktologie 1064
Proktoskopie 806
Prolaktinhemmer 1164
Prolaktinom 866
Prolaps 833, 1323
Promethazin 1320, 1353
Pronation 493
Propafenon 721
Propecia 1094
Prophylaxe
  Aspiration 449
  Dehydratation 453
  Kontrakturen 521
  Stürze 515
Propionibacterium acnes 1092
Propiverin 467
Propranolol 737
Propycil® 869
Propylthiouracil 869
Proscar® 1127
Prostaglandine 654, 741, 936
  Schwangerschaftsabbruch 1184
  Uterusatonie 1205
  Uterusmuskulatur 1194
Prostaglandinsynthese 654
Prostaglandinsynthesehemmer 654,
  655
Prostata
  Entzündung 1125
  Karzinom 1128
  Resektion, transurethrale 1127
  Untersuchung, rektale 1126
Prostataabszess 1126
Prostataadenom 1126
Prostataadenomenukleation 1127,
  1128
Prostataaspirationspunktion 1109,
  1110
Prostataaspirationszytologie 1109
Prostatabiopsie 1109
Prostatahyperplasie 1126
Prostatakarzinom 1128, 916
Prostataoperation 1127, 1128
Prostataphosphatase 1128
Prostataspezifisches Antigen
  ☞ PSA 1396
Prostatastanzbiopsie 1109
Prostatektomie 1128, 1129
  Harninkontinenz 466
Prostatitis 1125, 1135
Prostatovesikulektomie, radikale 1128
Prostavasin® 741
Protamin Roche® 746
Proteine ☞ Eiweiße 420
Proteinurie 459, 1105, 1117, 1396
Protest 152
Proteus 1031
Prothesen 381, **1000**
Prothesen, implantierbare
  Mammakarzinom 1162
Protheseninfektionen 967
Prothesenlockerung 967
Prothesenschulung 1000

Prothesenversorgung
  Amputation 1000
Prothrombinzeit 910
  Normwerte 1396
Protopic® 1086
Protozoen 1043
Protrusion
  Bandscheibe 1323
Providentia 1031
Provokationstest 1261
Proxen® 655, 936
Prozesskriterien 76
Prozessqualität 69
Pruritus 1066, **1068**
PSA (Prostataspezifisches Antigen)
  1128, 1396
Pseudarthrose 997
Pseudodemenz 1365
Pseudodivertikel 810
Pseudoerinnerungen 1349
Pseudoexostose 971
Pseudokonflikt 186
Pseudokrupp 345, 1272
  Influenza 770
Pseudomembranen 1033
Pseudomonaden 1031
Pseudomonas aeruginosa 1032
Pseudonasenbluten 1267
Pseudoperitonitis
  Abdomen, akutes 801
  Koma, ketoazidotisches 878
Pseudozysten 856
Psoradexan® 1072
Psoralon MT 1072
Psorcutan 1089
Psorcutan® 1072
Psoriasis **1088**, 1089
  SUP-Therapie 1074
Psoriasis-Arthritis 934, **941**
PSR ☞ Patellarsehnenreflex 1288
Psyche 1338
Psychiatrie 1338
  ambulante Einrichtungen 1390
  Arzneimittelumgang 1356
  Einrichtungen 1390
  Gefühle der Pflegenden 1345
Psychiatrie-Personalverordnung
  (Psych PV) 51
psychiatrische Erkrankungen
  Entbindung 1216
psychiatrische Landeskrankenhäuser
  1390
psychiatrischer Notfall
  Suizidankündigung 1343
psychiatrische Stationen 1339,
  1341
psychiatrische Wohngemein-
  schaften 1390
psychische Abhängigkeit 1370
psychische Begleitung
  Wochenbett 1211
psychische Erkrankungen
  Alltagsbewältigung 1344
  Angst 1375
  Arbeitstherapie 1344
  Beschäftigungstherapie 1344
  Beziehungsgestaltung 1339
  Einteilungssysteme 1359
  Entweichen 1347
  ICD-10 1359
  körperlich begründbare 1380
  Milieugestaltung 1344
  Pflege 1339
  Pflegeplanung 1344
  psychotrope Substanzen 1370
  Schweigepflicht 1341
  Sozialarbeit 1345
  soziale Heilung 1339
  Soziotherapie 1339
  Subjektivität der Beobachtungen
    1341
  symptomatisch begründbare
    1380

  Umgang mit Angehörigen 1344
  Ursachen 1338
  Zwang und Fürsorge 1347
psychischer Hospitalismus 152
psychische Veränderungen
  Sturzprophylaxe 515
Psychoanalyse 1357
psychoanalytisches Modell 1338
Psychologie 1338
psychomotorische Anfälle 1310
psychomotorische Störungen 1352
  Schizophrenie 1362
Psychopathologie 1348
Psychopharmaka 1353
  Co-Analgetika 657
Psychose
  postpartale 1216
Psychosen 1360, 1364, 1380
  Pruritus 1068
Psychosomatik 1338, 1386
psychosomatische Störungen
  1386
  funktionelle 1387
  Kinder 149
Psychostimulantien 1369
Psychosyndrom 1380
psychotherapeutische Verfahren
  Schmerztherapie 660
Psychotherapie 1338, 1357
  Depression 1366
psychotrope Substanzen 1370
Psyquil® 801, 1353
PTA (perkutane transluminale
  Angioplastie) 734, 741, 1114
PTC (perkutane transhepatische
  Cholangiographie) 613
PTCA (perkutane transluminale
  koronare Angioplastie) 711, 741
Pterygium colli 1219
PTH-Sekretion 872
PTRA (perkutane transluminale renale
  Angioplastie) 741
PTT (partielle Thromboplastinzeit)
  910
PTZ (Plasmathrombinzeit) 910
Pubertät 155
Pubertätsmagersucht 1385
Pudendusblock 1201
Puder 380, 1071
Pudersalbe 1071
Puerperalfieber 1215
Puerperium 1209
Puffersystem 1140
Pulmicort® 781
Pulmologie 756
pulmonale Hypertonie 789
pulmonale Zyanose 702
Pulmonaliskatheter 705
Pulmonalstenose 708
Puls 353
  Beobachtung 353
  beschleunigter 354
  langsamer 354
  peripherer 354
  Taststellen 354
  zentraler 354
Puls, paradoxer
  Asthma bronchiale 779
Pulsdefizit 356
Pulsfrequenz 355
Pulsionsdivertikel 810
Pulskontrolle 577
Pulslosigkeit 356
Pulsqualität 355
Pulsrhythmus 356
Pulstastung 354
Pulver 629
Pulverinhalate 629
Pulverinhalatoren 781, 782
Pumpengesteuerte
  on-demand-Analgesie (PCA) 657
Punktat 987
Punkte-Schrift 530

Punktion 605, **620**
Aszites 840
Brust 1158
Gefäße, periphere 605
Knochenmark 910
Komplikationen 620
Leber 841
Lymphknoten 911
Tumoren 911
Venen 607
pupillenerweiternde Arzneimittel 1243
Pupillenreaktion 549, 1333
Pupillenstarre 1333
pupillenverengende Arzneimittel 1243
purinarme Diät 439, 896
Purine 896
Purpura 925, 926, 927, 1061
Pustel 1067
Pustula 1067
Pütter-Verband 364
PUVA-Bad-Photochemotherapie 1075
PUVA-Therapie 1075
Psoriasis 1074, 1089
PVA-Schwamm 990
pw-Methode 617
Pyelogramm 1107
Pyelographie 1108
Pyelonephritis 1115
Pylorushypertrophie 813
Pylorusstenose 813
Erbrechen 490, 491
Pyometra 1170, 1215
Pyonephrose 1115
Pyosalpinx 1165
Pyothorax 790
Pyramidenbahnzeichen 1285
Pyrazinamid® 775
Pyridoxin 422, 895
Pyrogene 370
Injektionslösungen 643
Pyurie **459**, 1105

Q

Qi Gong 691
Quaddel 1067
Quaddelsucht 1081
Quadrantektomie 1161
Quadrat der Nachricht 186
Qualität 68, 69, 70
Qualitätskontrolle 75
Qualitätslenkung 74
Qualitätsmanagement 68, **70**
Grundsätze 71
Instrumente 73
Qualitätsmanagementsysteme 71, 72
Qualitätsplanung 74
Qualitätspolitik 70
Qualitätsprüfung 74
Qualitätssicherung **70**
Pflegevisite 75
Qualitätsstandards 76
Qualitätszirkel 73
Quantalan® 893
Quarkauflagen 397
Quartalstrinker 1373
Quasi-Experimente 89
Queckenstedt-Versuch 1290
Quecksilber 423
Quecksilberthermometer 367
Quellenisolierung 320
Quellmittel 804
Quengelgipse 951
Querbänder/-furchen
Nägel 1069
Querfraktur 992
Querlage 1194
Querlaken 542
Querrillen 416
Querschnittssyndrom 1334
Querstand 1196

querulatorische Persönlichkeitsstörung 1379
Quetelet-Index 430
Quetiapin 1353
Quetschwunde 988
Quick 1396
Quick-Test 910
Quinagolid 866
Quincke-Ödem 1082
Quinolum® 1355

R

r-PA 748
Rabenschnabel 955
Rabies 1040
Rabivac® Tollwut-Impfstoff 1040
Rachen 405
Rachenbereich 1257
Rachenschleimhaut 1269
Rachitis 895, 1139
Rachitisprophylaxe 425
Radialislähmung 1326
Radikaloperation 1169
Radio-Allergo-Sorbent-Test 1059
radio-ulnare Luxation 1005
Radioisotopennephrogramm 616
Radioisotope ☞ Radionuklide 615
Radiojodtest 872
Radiojodtherapie **871**
Struma 868
Radiokarpalgelenk 976
Radiokarpalgelenk-Arthrose 976
Radiologie 610
Radiologie ☞ Röntgendiagnostik 610
radiologische Therapie 662
Radionuklide 615, 661
Radiopharmaka 615
Radiotherapie ☞ Strahlentherapie 660
Radiusfraktur 1005
Radiusköpfchen 1005
RAI (Residence Assessment Instrument) 303
Raloxifen 974
Ramadan 126
Randomisierung 89
Rangskala, numerische (NRS) 565
Rangskalen, verbale 565
Ranitidin 816
Raptus 1352
Rasierapparat 326
Rasselgeräusche 332, **765**
Lungenödem 718
RAST 1059
Rasur 392, 1199
Ratschow-Rollübung 728
Rattenbissnekrosen 943
Rauchen 1369
Raucherbein 740
Raucherentwöhnung 758
Rauschmittel 1369
Raynaud-Syndrom **744**
Sklerodermie 943
RC-Cornet 341, **343**
RCT 89
RDS (Respiratory Distress Syndrome) 1222
Re-Infarkt 714
Reaktionsaudiometrie 1260
reaktive Arthritis 941
REAL-Klassifikation 924
Realangst 1375
Realtime-Scan 617
Reanimation 285
Abbruch 583
ABCD-Regel 579
Apnoe 764
Ein-Helfer-Methode 580
Medikamente 582
Zwei-Helfer-Methode 580
Reanimationsphase 1012, 1013

Rebetol® 1036
Rechenstörung 1295
Recherche 96
Rechts-Links-Shunt 707, 1226
Rechtschreibstörung 1295
Rechtsherzinsuffizienz 715
akute 718
Anasarka 716
Aszites 839
Bronchitis, chronische 776
chronische 716
ZVD 698
Rechtsherzkatheteruntersuchung 705, 706
Rechtsschenkelblock 722
Recrurrensparese 1272
Recto-Serol® Salbe 831
Redon-(Saug-)Drainage 673
Redression 959
Reduktionsdiät 439
Diabetes mellitus 889
Reentry-Tachykardie 722
Reflex 1326
Bandscheibenvorfall 1324
pathologischer 1285
Schluckstörungen 450
Reflexblase 1334
Reflexdystrophie 998
Reflexinkontinenz 465
Einmalkatheterisierung 469
Therapie 467
Reflexion 2
Reflextachykardie 710
Reflux 1114, 807
Refluxösophagitis 807, 808
Sklerodermie 943
Refluxprophylaxe 449
Refobacin® 1031, 1243
Refobacin®-Augentropfen 1245
Refraktionsanomalie 1250
Regelanwendung 39
Regelblutung 1151
Regeln
Abweichen, begründetes 39
Gruppe 196
regionale Chemotherapie 913
Regression 150, 152
Regulationsstörungen
Kindesalter 1381
Regurgitation 447
Achalasie 810
Aspiration 449
Zenker-Pulsionsdivertikel 810
Rehabilitation 34, 243, 625
berufliche 625
Frakturen 996
Mammakarzinom 1162
medizinische 625
soziale 625
Ziele 244
Rehabilitationsteam 253
Rehydratation 1030
Reinigungsbad 390, 391
Reinigungseinlauf 478, 479
Reinigungsmittel 379
Reiter-Syndrom 941
Reithosenanästhesie 1324
Reiz-Reaktionstheorie 225
Reizhusten
ACE-Hemmer 737
Legionellen 1032
trockener 333
Reizkolon 827
Reizkonfrontation 1358
Reizkonjunktivitis 1245
Reizleitungsstörungen, Herz 722
Reizstromtherapie 1103
Rekawan® 1138
rektale Untersuchung 1155
Rektokolektomie 824
Rektoskopie 806
Zervixkarzinom 1169
rektovaginale Untersuchung 1155

Rektozele 1170
Rektum 1126
Rektumatresie 1220
Rekurrensparese 867
Reliabilität 90, 316
Religion 125
religiöse Wertbestimmung 131
Religiösität 275
Reluxation 991
REM-Schlaf 532
Remedacen® 786
Remergil® 1354
Remicade, 822
Reminyl® 1321
Remission 912
Renin 875
Renin-Angiotensin-System 737
renovaskuläre Hypertonie 1114
Repaglinid 886
Replantation 998
Reposition
Frakturen 994
Hernie 834
Luxation 991
Reproterol 781
Requip® 1318
Resektions-Interpositions-Arthroplastiken 971
Resident Assessment Instrument (RAI) 51, 303
Resignation 152
Resistenz 1025, 1026
Resistenzbestimmung 1022
Resochin 937
Resonium® 1118
Resonium A® 1120
Resorptionsfieber 371
Resozialisierung 1371
Respiratorische Insuffizienz 685
Respiratory Distress Syndrome (RDS) 1222
Respiratory Syncytial Virus (RSV) 771
Ressourcen 301
finanzielle und personelle, Forschungsprozess 92
Management 71
Restenose 711
Restharn 1104, 1126
Diabetes mellitus 888
Prostatahyperplasie 1126
Restharnbildung 459
Schwangerschaft 1179
Retardierung
geistige 1284, 1294
globale 1284
motorische 1284
☞ auch Entwicklungsverzögerung 524, 1284
systematische 1284
unsystematische 1284
Retention 994
Retentionspneumonie 785
Retentio testis 1129
Retikulozyten 1396
Retikulozytenzahl 908
Retikulozytose 908
Retinitis 1040
Retinoide 1074, 1089
Retinol 422, 895
Retinopathie
diabetische 880
Frühgeborene 1227
retrolentale Fibroplasie 1227
Retransfusion 677
retrograde Amnesie 1333
retrolentale Fibroplasie 1227
Retropatellararthrose 967
Reye-Syndrom 849
Azetylsalizylsäure 374, 655
rezeptpflichtige Arzneimittel 626
Rezidivschlaganfall 1298
Reziprokal-Gehhilfe 509
Rh-Antikörper 1185

Rhachischisis 1293
Rhagaden 406, 411, 1067
Rheologika 741
Rhesus-Antikörper 1185
Rhesus-negativ (Rh neg., D neg.) 909
Rhesus-Prophylaxe 1185
Rhesus-System 909
Rheuma 930
Rheumafaktoren 934
　Normwerte 1396
Rheumaknoten 934, 938
Rheumapatienten 934
rheumatische Erkrankungen
　Durchbewegen der Gelenke 935
　Ergotherapie 937
　Ernährung 937
　Glukokortikoide 935
　Kälteanwendungen 935
　Kräftigung der Muskulatur 936
　Lagerung der Gelenke 935
　medikamentöse Therapie 935
　Neutral-Null-Stellung 935
　physikalische Therapie 935
　Physiotherapie 935
　Röntgendiagnostik 934
　Schmerzen 933
　Wärmeanwendungen 935
rheumarinos Fieber
　akutes 1061
　Endokarditis 724
　Streptokokken 1028
rheumatoide Arthritis 938, 1061
Rheumatologie 930
Rhinitis 1267
　Nasenbeatmung, behinderte 1258
Rhino-Laryngologie 1254
Rhinopathia 1267
Rhinoskopie 1259
Rhinotussal® 786
Rhizarthrose 958
Rhythmodul® 721
Riboflavin 422
　Mangel 895
Richter-Littré-Hernie 834
Rickettsien 1035
Ridaura 937
Riesenwuchs 431
　Prolaktinom 866
Rifa® 775
Rifampicin 775, 1029
Rigor 1287, 1288
　Parkinson-Syndrom 1317
Rigor mortis 286
Rimactam® 1029
Rinderbandwurm 1044, 1045
Rinderwahnsinn 1041
Ringelröteln 1037, 1038
Ringerohr 1262
Riopan® 816
Rippenfellentzündung 790
Rippenfraktur 1011
Risedronat 974
Risikoaufklärung 625
Risikokinder 1218
Risikoschwangerschaft 1181
Risperdal® 1353
Risperidon 1353
Risswunde 988
Risus sardonicus 1034
Rituximab 916
Riva-Rocci, Scipione 357
Rivanol-Lösung 403
Rivastigmin 1321
Rivotril® 1311
Rizinusöl 804
Roaccutan® 1074, 1093
Robinson-Drainage 672
Rocaltrol® 974
Rocephin® 1029, 1080
Rofecoxib 936
Rogers, Carl R. 190
Rogers, Martha E. 100, 107

Rohrskelettbauweise 1000
Rohvisus 1240
Rollator 509
Rollbrett 513, 514
Rolle 196
Rollstuhl **510**, 326
Röntgen-Thorax 612
Röntgenapparat 610
Röntgenaufnahme **611**, 1268
Röntgendiagnose 611
　Frakturen 993
　rheumatische Erkrankungen 934
　Traumatologie 986
Röntgenfilm 610
Röntgenkontrastmittel 611
Röntgenröhre 610
Röntgenschirm 610
Röntgenstrahlung 610
Röntgenverfahren 610
Röntgenverordnung 610
Rooming-in 1208
Rooting-Reflex 140
Roper, Nancy 100, 101
Rosazea 1093
Rosiglitazon 886
Rosmarin
　Badezusatz 392
Rosmarinöl
　Aromatherapie 693
Rosskastaniensamen 692
Rotationsfehler 992
Rotationstherapie 792
Rotaviren 1030
Röteln 1037
Rötelnembryopathie 1037, 1219
Rötelnexanthem 1037
Rotes Kreuz 23
Rotfärbung der Zunge 406
Rötung
　Entzündung 988
　Haut 378
Rötung des Auges 1239
Routineuntersuchungen 603
Roux-Y-Technik 817
Roxatidin 816
Roxit® 816
Roy, Callista 100, 105
RS-Virus 770
RSB (Rechtsschenkelblock) 722
RSV (Respiratory Syncytial Virus) 771
rt-PA 748, 789
　Schlaganfall 1298
Rubeola 1037
Rückbildungsgymnastik 1211
rückengerechte Arbeitsweise 239, 503
　Arbeitshöhe anpassen 240
　Bücken 240
　Dysbalance 239
　Entlastungshaltungen 241
　Heben 240
　Patientenressourcen 240
　Prinzipien 239
　Schwerpunktverlagerung 240
　Sitzhaltung, physiologische einnehmen 239
　Standfläche und Standstabilität 239
　Tragen 240
　Umfeld organisieren 240
Rückenlage 500, 547
　ZVD-Messung 698
Rückenlage-Schock-Syndrom
　☞ Vena-cava-Syndrom 1179
Rückenlagerung
　Schlaganfall 1301
rückenmarknahe Anästhesie 659
Rückenmarksstimulation 660
Rückenmarkstumoren 1332
Rückenschale 952
Rückenschmerzen 237
Rückenschule 501
Rückfallfieber 1034

Rückfetter 379
Rucknystagmus 1261
Rucksackverband 957
Ruhe-EKG 702
　Herzinfarkt 712
Ruhedyspnoe 763
Ruheschmerzen
　arterielle Verschlusskrankheit 740
　Rheuma 933
Ruhetremor 1286
　Parkinson-Syndrom 1317
Ruhr 1029, 1044
Ruktusstimme 1277
Rumpfataxie 1286
Rumpferkrankungen, orthopädische 960
Rumpfgips 952
Rumpfliegeschale 952
Rundgesicht 873
Rundgips 952
Rundwürmer 1046
Ruptur
　Aneurysma 744
Rutschbrett 510
Rytmonorm® 721

S

☞ s.c.-Injektion 638
SA-Block 722
SAB (Subarachnoidalblutung) 1306
Säbelscheidentibia 975
Sabril® 1312
Saccharin 890
Sachohr 186
Sachtleben-Methode 641
SAFEHIP-Hüftprotektor 517
safer sex 1056
Säfte 632
Sägepalmenfrüchte 692
Salbe 629
Salbei 392
Salbeilösung
　Mundpflege 412
Salbeitee 438
Salben 380, 1071
　Dekubitusprophylaxe 402
　dithranolhaltige 1089
　steroidhaltige 1084
Salbengesicht 1317
Salbenverband 1237
Salbu Easyhaler® 782
Salbutamol 780, 781
Salicylsäure 1072
Salizylate 1265
Salmeterol 781
Salmonellen **1029**, 1030, 1031
Salofalk® 822
Salpingitis 1165
Salutogenese 220
Salvage-Chemotherapie 913
salzreiche Diät 439
Samenstrangblockade 1130
Samenstrangtorsion 1130
Sammelgläser 1250
Sammelurin 456
Sanasthmyl® 781
Sandimmun® 687, 1122
Sandostatin® 866, 897
Sandwich-Gips 952
Sängerknötchen 1273
Sarkoidose 784
Saroten® 1323, 1354
SARS (schweres akutes respiratorisches Syndrom) 771
Sarstedt-Monovetten®-System 606, 607
Sartane 737
Sattelnase 1266
Sauerstoff 583, 349
Sauerstoffbrillen 351
Sauerstoffflasche 350
Sauerstoffmangel 399

Sauerstoffmaske 351
Sauerstofftherapie 349, 350
　Asthma bronchiale 780
　Atemlähmung 352, 758
　Dyspnoe 334, 764
　Inkubator 351
　Kinder 352
　Lungenoperationen 762
　Nasensonde 351
　Patientenüberwachung 352
　transtracheale Katheter 351
　Wärmebett 351
　zu Hause 349, 352, 760
Saugbiospie 807
Saugglocken-Entbindung 1206
Säugling
　Aspirationsprophylaxe 449
　Baden 391
　Beikost 425
　Bett 540
　Bronchiolitis 771
　Dreimonatskoliken 433
　Dyspnoe 330
　Ernährungszusätze 425
　Füttern mit der Flasche 434
　Fütterung nach Bedarf 426
　Gesäßpflege 459, 475
　Handling in der Badewanne 391
　Kariesprophylaxe 425
　Körpergröße 426
　Lagerung 546
　Mahlzeiten 426
　Nagelpflege 416
　Nahrungsmenge 426
　Nahrungsverweigerung 433
　Neurodermitis 1085
　Rachitisprophylaxe 425
　Schlafumgebung 546
　Spucken 433
　Wickeln 459, 475
　Wundsein 460
Säuglingsanfangsnahrungen 424
Säuglingsekzem 1087
Säuglingsflaschennahrung 424, 425
　Zubereitung 434
Säuglingswaage 427
Saugwürmer 1046
Säure-Basen-Haushalt 1140
Scaphoidfraktur 1006
Schädel-Hirn-Trauma 1332, 1334
Schädel-Hirn-Verletzungen
　Aggression 194
Schädelbasisfraktur 1001
Schädelkalotte 1001
Schädellage 1196
Schädelprellung 1333
Schädelsonographie 1291
Schalentemperatur 370
Schallempfindungs-Schwerhörigkeit 1258
Schallleitungs-Schwerhörigkeit 1258
Schanker 1032, 1080
Schanz-Krawatte 1002
Scharlach 1270
　Streptokokken 1028
Schattenprobe 1240
Schaufensterkrankheit 731, 740
Schaukeleinlauf 478, **480**
Scheidendammrisse 1204
Scheidenkarzinom
　☞ Vaginalkarzinom 1174
Scheidenkatarrh 1172
Scheidenkegel 1171
Scheidenzäpfchen 1173
Scheinmedikament ☞ Placebo 626
Scheintod 593
Schellong-Test 604
　Hypotonie 739
Schenkelblock 722
Schenkelhals-Schaft-Winkel 965
Schenkelhalsfraktur 974, 1007
Schenkelhernie 833, **835**

Register S

Scherkräfte
Dekubitus 398
Mobilisation 503
Scheuermann-Krankheit 960
Schichtaufnahme
☞ Tomographie 611
Schiefhals 960, 1319
Schiefnase 1266
Schielamblyopie 1251
Schielen 1251
Schienbeinkopfbruch 1009
Schienungsdrain 1099
Schilddrüse
Entzündung 871
Feinnadelpunktion 867
Knoten 866
Sonographie 866
Struma 867
Suppressionstest 867
Unterfunktion 870
Schilddrüsen(auto)antikörper 866
Schilddrüsenautonomie 868
Schilddrüsenerkrankungen 866
Schilddrüsenkarzinom 871
Schilddrüsenoperation 867, 689,
1272
Schilddrüsenszintigraphie 866
Schilddrüsentumor 871
Schilddrüsenüberfunktion 868
Schilddrüsenunterfunktion 870
Schiller-Jodprobe 1156
Schirmer-Test 1242
Schistosomiasis 1046
schizoaffektive Störungen 1363
schizoide Persönlichkeit 1379
Schizophrenia simplex 1361
Schizophrenie 1360, 1361, 1362
Kindesalter 1362, 1381
Schlaf 531
Begleitgeräusche 532
Beobachtung 532
Einflüsse, fördernde/hemmende
535
Einschlafrituale 534
geistige Aktivitäten 534
Haltung 532
körperliche Aktivitäten 534
Lagerungen 546
Lagerungshilfsmittel 546
leichter 532
orthodoxer 532
paradoxer 532
Phasen 532
Protokoll 532
Struktur, altersabhängige 534
Untersuchung im Schlaflabor 533
Zyklus 532
Schlaf-Wach-Rhythmus 531, 532
Schlafapnoesyndrom 536, 764
Schlafbedürfnis 533
Schlafdauer 534
Schlafentzug 1366
Schlafförderung 539
Schlafhygiene 537, 538
Schlaflabor 533, 764
Schlafmittel 539
Schlafneigung 535
Schläfrigkeit 1288
Schlafstörungen 535, 537
akute 535
Arzneimittel 537
Aufgaben im Nachtdienst 65
Bäder 537
chronische 535
chronobiologische 535
Einreibungen, atemstimulierende
538
exogene 535
Ganzkörperwaschung 538
Genussmittel 537
im Alter 537
Immobilität 494
Kälteapplikationen 538

Kindesalter 149
organische 536
Pflegephänomen 111, 536
physikalische Maßnahmen 537
psychoreaktive 536
Psychosomatik 1387
Schlafhygiene 537
Teesorten 538
Ursachen 535
Schlafumgebung 546
Schlafzyklus 532
Schlaganfall 1295
Arteriosklerose 740
Aspirationspneumonie 449
Barthel-Index 1298
Bewegen 1303
Blutdrucksenkung 1298
Bobath-Konzept 1300
Carotis-Thrombendarteriektomie
1298
CCT 1297
Erstversorgung 1297
European Stroke Score 1298
Evidenz-basierte-Medizin 1298
Fibrinolyse 1298
Frührehabilitation 1298
Gehen mit dem Patienten 1306
Halbseitenlähmung 1296
Hirnödem 1298
Hypertonie 736
Komplikationen 1298
Lagerung 1302
Lyse, lokale 1298
Mobilisation 1306
neurologische Ausfälle 1296
Notfall 1297
Penumbra 1297
Prophylaxen 1298
Rezidivverhütung 1298
Schluckstörungen 450
Schulterkomplikationen 1299
Sensibilitätsstörungen 1296
Spastizität 1303
Spitzfußprophylaxe 1306
stroke units 1297
Thromboseprophylaxe 1298
Transfer 1304
Vollheparinisierung 1298
Schlaganfallskala der NIHSS 1298
Schlagfrequenz 353
Schlagvolumen 353
Schlauchverband 1073
Schleifendiuretika **1121**, 1139
Ototoxizität 1265
Schleimabsonderungen 1218
Schleimbeutelentzündungen 933
Schleimhaut 326
Schleimhautatrophie 920
Schleimhautbefeuchtung 1275
Schleimhautbeläge 411
Schleimhauthernie 810
Schleimhautverletzungen 349
Schluckauf 332, 685, 765
Schluckbehinderung 801
Schluckbeschwerden 801
Schluckreflex **450**, 451
Schluckstörungen **449**, 1254
Anzeichen 449
Dehydratation 452
Hirnstamminfarkt 1296
Reflexe, Überprüfung 450
Schlucktraining 450, 451
Schluckvorgang 449
Schlüsselbein-Fraktur
☞ Klavikula-Fraktur 1224
Schlüsselbeinbruch 1004
Schlüsselpunkt 1300
Schlüsselqualifikation 26
Schlussfolgerungen 93
Schmerzambulanz 571
Schmerzausstrahlung
Abdomen, akutes 802
Schmerzbeeinflussung 560

Schmerzbewältigungsverfahren
660
Schmerzeinschätzung 567
Schmerzeinschätzungsinstrumente
564, 565
Schmerzempfinden
Dekubitus 398
Schmerzen **557**
Adaptation 560
affektiv-motivationale
Komponente 558
Akutdienste 571
akute 561, **657**
Akzeptanz 563
als Herausforderung 563
als Schulderlebnis 563
Analogskala, visuelle 565
Arterienverschluss 731
Auswirkungen 564
Beeinflussung 560
Behandlung, medikamentöse 569
beim Schlucken 1254
Beobachtung 563
Children's Hospital of Eastern
Ontario Pain Scale 567
Chronifizierung 658
chronische 561, 565, **658**
Dekubitus 405
Demenz 566
Einschätzung 564
Eland-Farbskala 567
Entstehung 559
Entzündung 988
Erkennung 564
Faces Pain Scale – Revised 567
Folgen 558
Formen 559
Gate-Control-Theorie 560
Gesichterskalen 565
Glutamat 560
im Alter 562
Kinder 561
kindliche Unbehagens- und
Schmerzskala 567
kognitiv-evaluative Komponente
558
lindernde Faktoren 562
Lokalisation 563
maligne 561
Mund 411
Neonatal Infant Pain Scale 567
neuropathische 558
nicht-maligne 561
nozizeptive 558
Oucher-Skala 567
Pflegekonzepte, präventive 568
Phantom-/Stumpfschmerz 999
postoperative **657**
projizierte 559
Prophylaxe 658
prozedurale 568
Psychologie 570
Qualität 564
Rangskala, numerische 565
Rangskala, verbale 565
Schwelle 561
sensorisch-diskriminative
Komponente 557
somatische 559
somatoforme 559
Sprachgebrauch 565
Stärke 564
sterbender Patient 271
Substanz P 560
Tactile Scale 567
Toleranz 561
Traumatologie 985
unverstandene 563
verstärkende Faktoren 562
viszerale 559
Wahrnehmung 560
zeitliche Dimension 564
Schmerzerleben 562, 570

Schmerzevaluierungsskala (SES)
565
Schmerzfragebogen, Dattelner 567
Schmerzgedächtnis 558
Kinder 562
neuronales 657
Schmerzkonzepte 563
Schmerzleitung 560
Schmerzlinderung
Geburt 1199
Maßnahmen, pflegerische 569
Schmerzmanagement 568
Schmerzmittel
Wirksamkeitsüberprüfung 569
Schmerzmodulation 560
Schmerzprotokoll/-tagebuch 566
Schmerzschwelle 560
Schmerzsyndrom 969, 970
Schmerztagebuch 565
Schmerztherapie
Akupunktur 660
Begleitmedikamente 657
Beratung 571
Betreuung von Kindern 571
Biofeedback 660
chirurgische 660
Co-Analgetika 657
Elektrotherapie 660
Entspannungstechniken 570
gelenkte Imagination 570
Grundsätze 657
Haustiere 570
Hautkontakt 571
Kälte 570
Kommunikationsprobleme,
interprofessionelle 571
körperliches Training 660
Lagerung 570
Lokalanästhetika 659
lokale 658
Massage 570
medikamentöse **654**
multimodale 561
Onkologie 916
patientenzentrierte 558
peripher wirksame 570
Phantasiereisen 570
Phytotherapie 660
Probleme 558
psychotherapeutische Verfahren
660
Stressbewältigungsprogramme 660
systemische 657
TENS 570, 660
Verhaltenstherapie 660
Versorgungskontinuität 571
Vertrauensbeziehung 571
Vibrationstherapie 570
Wärme 570
WHO-Stufenplan 658
Schmerztoleranz 560
Schmetterlingserythem 942
Schmetterlingsfraktur 1007
Schmidbauer, Wolfgang 238
Schmierblutungen 1151
Schmierinfektion 1017
Schmorl-Knötchen 960
Schmuckprothesen 1001
Schnarchen 332, 764
Schneegestöberbild 1187
Schneidehilfen 436
Schnellschnittuntersuchung 1161
Schnittwunde 988
Schnüffelatmung 338
Schnüffelstoffe 1369
Schnupfen 1267
allergischer 1058
Schnürstiefel 956
Schober-Zeichen 957
Schock 584
anaphylaktischer 586, 1057, **1057**,
1058
hypoglykämischer 879, **879**

1432

Register S

Ileus 819
infektiös-toxischer 1023
kardiogener 586, 713
septisch-toxischer 1023
septischer 1023
Sofortdiagnostik 585
spinaler 1334
Ulkuskomplikationen 815
Volumenmangel- 585
Schockapotheke 1060
Schockindex 584
Schocklagerung 584
Schocklunge 792
Pankreatitis 856
Schocksyndrom
toxisches 1025
Schoenlein-Henoch-Purpura 927
Schokoladenzyste 1172
Schonatmung
Minderbelüftung 331
Pneumonie 772
schmerzbedingte 337
Schonhaltung 494, 521
Schonkost 439
Schrägfraktur 992
Schräglage 1195
Schraubenbakterien 1025
Schreibaby 1381
Schreibtafel 526
Schreien 145
Schrittmacher 723
Schrotschussschädel 925
Schrumpfleber ☞ Leberzirrhose 846
Schrumpfniere 1120
arteriosklerotische, Hypertonie 736
Schrunde 1067
Schuchardt, Erika 128
Schuchardt-Krisenmodell 128
Schuh 956
Sturzprophylaxe 516
Schuhzurichtung 960
Schulalter 147
Schuld
Pflegephänomen 111
reale 122
Schuldbewusstsein 122
Schuldeingeständnisse
Beschwerden 195
Schuldgefühle 122
Schuldwahn 1350
Schuldzuschreibung 192
Schulter, subluxierte 1299
Schultergelenk 976
Schultergürtel 1004
Schulterluxation 1004
Schultersteife 963
Schulz-von-Thun-Modell der
Kommunikation 186
Schulz von Thun, Friedemann 186
Schuppe 1067
Schuppenflechte 1088
Schürfwunde 988
Schusswunde 988
Schüttelfrost 371
Schüttellähmung 1317
Schüttelmixtur 1071
Schütteltrauma 1308
Schutzfilmbildner 816
Schutzimpfung 1048,
Schutzisolierung 320, 904
Schwanenhalsdeformität 938
Schwangere 1178, 1179
Schwangerenberatung 1179
Schwangerschaft
AB0-Unverträglichkeit 1186
Arzneimittel 1180
Ausreifungsstörungen 1185
Berufstätigkeit 1180
Blutgruppenunverträglich-
keiten 1185
Diabetes mellitus 888
Entspannungsübungen 1180
Entwicklungsstörungen 1185

Ernährung 1179
Fluor 1150
Flüssigkeitszufuhr 1179
Folsäure 1179
Fruchtwassermenge 1181
Gewichtszunahme 1178
Jodmangel 1179
pathologische 1185
Rhesus-Antikörper 1185
Sonographie 1181
Toxoplasmoseinfektion 1179
Veränderungen 1178
Vitamin-A-Präparate 1179
Vorsorgeuntersuchungen 1181
Schwangerschaftsabbruch 1184
Trauer 293
Schwangerschaftsdiabetes 876
Schwangerschaftserbrechen 1189
Schwangerschaftsgymnastik 1180,
1181
Schwangerschaftskurs 1180
Schwangerschaftsnephropathie 1189
Schwangerschaftsreaktionen 1218
Schwangerschaftsstreifen 1178,
1180
Schwangerschaftstoxikose 1189
Schwangerschaftsveränderungen
1209
Schwangerschaftsvorsorge 1181
Schwangerschaftswehen 1198
Schwangerschaftszeichen 1178
Schwankschwindel 1284
Schwarzwasserfieber 1044
Schwefel 422
Badezusatz 392
Schweigepflicht 66
Schweinebandwurm 1044, 1045
Schweiß 374
Schweißsekretion 374, 1065
Schweißtest 374
Schwellkörperautoinjektionstherapie
(SKAT) 1134
Schwellung
Entzündung 988
Extremität 732
Traumatologie 985
Schwenkeinlauf 478, **480**
Schwerhörige 527
Schwerhörigkeit 527, 1258
Kommunikation 1254
Schwerkraft
Bobath-Konzept 1300
Schwerpunktkrankenhäuser 53
Schwimmbad-Konjunktivitis 1245
Schwindel 1284
Schwindsucht 773
Schwitzen 452
Schwurhand 1326
Scopolamin 1243
Scratchtest 1058
SCS (spinal cord stimulation) 660
Seborrhoe 1092
seborrhoische Dermatitis 1087
seborrhoisches Säuglingsekzem 1087
Sebostase 1085
Secale-Alkaloide 1195
Sectio caesarea **1206**
Beckenendlage 1204
Periduralanästhesie 1207
Pflege 1146
Sedativa 539
Seelenblindheit 529
seelischer Zustand 111
Seelsorge 83
Segmentresektion
Lunge 761
Mamma 1161
Pflege 762
Sehbehinderung 529, 530, 1238
Sehhilfen 381
Sehleistung 1240
Sehnen 959
Sehnenansätze, entzündete 933

Sehnendurchtrennung 959
Sehnenentzündung 933
Sehnenraffungen 959
Sehnenscheidenentzündungen 933
Sehnenverletzungen 1006
Sehnenverpflanzungen 959
Sehnervenentzündungen 1315
Sehprobenzeichen 1240
Sehschärfe 1240
Sehschulen 1251
Sehschwäche 1238
Sehstörung 1238
Sturzprophylaxe 515
Seifen 379
Seitenastvarizen 748
Seitenband 1006
Seitenlage 547, 578
Seitverschiebung 992
Sekret
Abhusten 346
Sekretabsaugung
Tracheostoma 1275
Sekretansammlung 337
Sekretauffanggläser 326
Sekretlösung 1254, 773
Sekretolytika 341, 773
Sekretomotorika 773
Sektion 601
sekundäre Sozialisation 118
Sekundärnaht 990
Sekundenherztod 709
Sekusept® 1078
Selbstbeobachtung 312
Selbstbestimmungsaufklärung
625
Selbstbewusstsein 237
Selbsteinschätzungsskalen
für Erwachsene 565
Kindesalter 567
Selbstfürsorgebedürfnisse 103
Selbstgefährdung 625
Selbsthaltespekulum 1154
Selbsthilfe 103
Selbsthilfegruppen 626
Adipositas 893
Heimdialyse 1101
Selbsthilfetraining 690
Selbstinstruktionsverfahren 1358
Selbstkatheterisierung 461, 462, 464
Selbstkonzept
Pflegephänomen 111
Störungen 222
Selbstoffenbarungsohr 186
Selbstpflege 31, 102, 103
Selbstpflege-Defizit-Modell nach
Orem 102
Selbstpflegebedarf 103
Selbstpflegedefizit 103
Selbstpflegeerfordernisse 103
Selbstpflegefähigkeit 103
Selbstpflegekompetenz 103
Selbsttötung 1387
Selbstuntersuchung der Brust 1153
Selbstwahrnehmung 184
Selbstwertgefühl 222, 1352
Selbstwirksamkeitserwartung 223
Seldinger-Technik 648
Selegilin 1318
Selen 422
Self-demand-feeding 426
Sellick-Handgriff 581
Semikastration, inguinale 1132
Seminom 1132
Sempera 1077
Sender-Empfänger-Problem 186
Seneszenz 159
Sengstaken-Blakemore-Sonde 797
Senkwehen 1198
Sennesblätter/-früchte 692, 804
Sensibilisierung 1057, 424
Sensibilitätsstörungen 1288
Bandscheibenvorfall 1324
Multiple Sklerose 1315

perpher bedingte 1288
Schlaganfall 1296
Sentinel-Lymphknoten 1161
Sepsis **1023**
Antibiotikatherapie, kalkulierte
1024
ARDS 1023
Behandlungsstrategie 1024
Candida albicans 1041
Candidose 1042
Diagnostik 1023
Fieber, intermittierendes 1023
Gerinnungsstörungen 1023
Herdenzephalitis, embolische
1023
Herpes simplex 1038
Infusionen 652
Komplikationen 1023
Krankenbeobachtung 1024
Meningokokken 1029
Multiorganversagen 1023
Nierenversagen, akutes 1023
Pankreatitis 856
Pflege 1024
Septikämie ☞ Sepsis 1023
septischer Abort 1191
septischer Schock 586, 1023
septische Wunden 988
Septorhinoplastik 1266
Septumdeviation 1266
Septumplastik 1266
Sequester
Bandscheibenvorfall 1323
Osteomyelitis 978
Serevent® Diskus® 781, 782
Serokonversion 1023
serologisch-immunologische
Untersuchungen 610
Seromukotympanon 1262
Seronegative Spondylarthritis 940
Seronegativität 1023
Seroquel® 1353
Serothorax 790
Serotonin-Wiederaufnahme-Hemmer
1354
Serotonin-1-Antagonisten 1327
Serotonin-5-HT₃-Rezeptor-
Antagonisten 801, 913
Serotympanon 1262
Seroxat® 1354
Serratia 1031
Sertralin 1354
Serum-Eiweißelektrophorese 609,
925
Serumcholesterin 893
Serumeiweißkonzentration 1107
Serumelektrolyte 1107
Serumelektrophorese 1396
Serumhepatitis 843
Serumlipide 610
Sevredol® 10/20 656
sexually transmitted diseases
(STD) 1080
SGA (small for gestational age) 1217
Shigellen 1029
SHT ☞ Schädel-Hirn-Trauma 1332
Shunt
Dialyse 1100
portosystemischer **848**
ventrikulo-atrialer 1329
ventrikulo-peritonealer 1329
Sialolithasis 1279
siamesische Zwillinge 1185
Sibelium® 1327
Sicca-Syndrom 934, 943
Sichelfuß 970
Sick-Sinus-Syndrom 723
Siebbeinzellenentzündung 1268
Siebklappe 1237, 1238
Sigmadivertikulitis 826
Sigmaresektion 827
Sigmatismus 149
Sigmoidostoma 481, 482, 486

1433

Register S

SIH (schwangerschaftsinduzierte Hypertonie) 1189
Sildenafil 1134
Silikon-Kurzdrain 672
Silomat® 786
Silverman-Nadel 1109
Simvastatin 893
Singulair® 780
Singultus 332, 765
  postoperativ 685
Sinnesorgane
  Beobachtung 314
  Entwicklung 141
Sinnfindung 128
Sinnorientierung 120, 121
Sinnsystem, kinästhetisches 497
sinuatrialer Block 722
Sinusarrest 723
Sinusbradykardie 723
Sinus caroticus 723
Sinusitis 1268
Sinusknoten-Syndrom 723
Sinusknotentachykardie 720
Sinusthrombose 1308
Sinusvenenthrombose 1266
Sionon® 890
Sitosterin 893
situationsspezifische Theorien **108**
Sitzbad 392, 1146
Sitzen 500
Sitzposition 435
Sitzstabilität 493
Sitzwaage 427
Sitzwagen 326
Sjögren-Syndrom 934
Skabies 1078, 1079
  Pruritus 1068
Skalen zur Einschätzung der
  Schmerzstärke 564
SKAT (Schwellkörperauto-
  injektionstherapie) 1134
Skatol 474
Skelettszintigraphie 935
Skiaskopie 1240
Skidaumen 1006
Skinoren 1093
Sklerenikterus 838, 839
Sklerodermie 934, 943, 1061
Sklerosierung
  Ösophagusvarizen 848
  Varizen 749
Skoliose 961
  Dyspnoe 763
Skorbut 895
Skotome 1242
Skrotalhämatom 1132
Skrotalhernie 835
Skrotum, akutes 1130
small for gestational age (SGA) 1217
SMI-Trainer (sustained maximal
  inspiration) 338
Smith-Fraktur 1005, 1006
Snellenhaken 1240
Sodbrennen 807
Soforttyp 1057
Sohlenwarzen 1075
Sojabasis
  Kunstmilch 424
Solidarität
  Krisenmodell von Schuchardt 131
SOM 425
somatische Wahrnehmung 548
somatosensibel evozierte Potentiale
  (SSEP) 1293
Sommersprossen 1067
Somnolenz 1288
Somogyi-Effekt 888
Sonden
  doppellumige (doppelläufige) 441
  Dünndarmsonde 799
  einlumige (einläufige) 441
  gastrale 444
  nasogastrale **440**

nasojejunale 440, **444**
orogastrale 440
Ösophaguskompressionssonde
  797
Sondenernährung 438
Sondenkost 652
  Arten 652
  Ernährungspumpe 446
  Regurgitation 447
  Verabreichung 446, 447
Sondenlegen
  Vorsichtsmaßnahmen 443
Sonderdiäten 448
Sondernahrung 425
Sonnenuntergangsphänomen 1329
Sonographie 616, 617
  Adnexitis 1165
  Harninkontinenz 466
  Haut 1069
  interventionelle 618
  intraoperative 618
  Ovarialkarzinom 1167
  Pflege 617
  rheumatische Erkrankungen 934
  Schädel 1291
  Schilddrüse 866
  Schwangerschaft 1181
  Sonderformen 618
  Time-Motion-Verfahren 617
  Traumatologie 986
Soor 412, 413, **1042**
  AIDS 1053
  Strahlentherapie 915
Soorpneumonie 1042
Soorprophylaxe 412, 413
Soorsepsis 1042
Soorstomatitis 1269
Sopor 1288
Sorbit 890
Sorgentrinker 1372
Sortis® 710, 893
Sostril® 816
Sotalex® 721
Sotalol 721
Soventol® 1072
Sozialbilisierung 118
Sozialanamnese 602
Sozialarbeit 1345
Sozialdienst 83
soziale Kompetenzen 1358
soziales Engagement 128
soziales Kraftfeld 195
Sozialethiken 8, 9
soziale Vorurteile 197
Sozialgesetzbuch 247, 70
Sozialisationstheorien 117
Sozialwissenschaftliches Krankheits-
  modell Modell
  psychische Erkrankungen 1339
Sozialwissenschaftliches
  Menschenbild 6
Soziopathie 1380
Soziotherapie
  psychische Erkrankungen 1339
Spacer 782
Spaltblase 1220, 1110
Spaltgips 952
Spalthaut 591
Spaltlampenuntersuchung 1241
Spaltung
  Borderline-Persönlichkeits-
    störung 1378
Spanner, äußerer 982
Spannungskopfschmerz 1327
Spannungspneumothorax **787,**
  788
Spasmoanalgetika
  Urgeinkontinenz 467
Spasmolysetest 766
Spasmolytika 1199
Spastik 1287
Spastikminderung
  Kontrakturenprophylaxe 521

Spastizität
  Schlaganfall 1303
Spätabort 1191, 1192
Spätamniozentese 1183
Spätdezeleration 1197
Spätdyskinesien 1353
Spätgestose 1189
Spätinfektionen 979
Spätschwangerschaft 1179
Spätsyphilis 1081
Spättyp
  allergische Reaktionen 1058
Spectinomycin 1080
Speed-banding 848
Speichel 411, 412
Speicheldrüsenkarzinom 1279
Speicheldrüsensteine 1279
Speicheldrüsentumor 1279
Speicheldrüsenviruskrankheit
  1040
Speichelproduktion 411
Speichelsteine 1279
Speiseröhreneinklemmung 808
Speiseröhrenkrebs 811
Speiseröhrensoor 1042
Speiseröhrensprache 526
Spekulumuntersuchung 1154
Spermakryokonservierung 1132
Spermien 1135
Spermienanalyse 1135
Spermieninjektion, intrazelluläre
  (ICSI) 1178
Spermiogramm 1136
Spezial-Essbesteck 932
Spezialbett 540, 542
Spezies 693
Sphinktermanometrie 1108
Spider naevi 846
Spiegelung
  Augenhintergrund 1240
Spiegeluntersuchung
  HNO-Erkrankungen 1259
Spina bifida 895, 1293
Spinalanästhesie 659
  Überlaufinkontinenz 465
spinale Automatismen 1334
spinaler Schock 1334
spinaler Tumor 1332
Spinaliom 1091
spinozelluläres Karzinom 1091
Spiral-CT 613
Spiralbewegungen 498
Spirale 629
Spiralfraktur 992
spirituelle Suche 121
Spirochäten 1024, **1034**
Spirometrie 766
Spironolacton 875, 1121
Spissumextrakt 693
Spitzfuß **521**, 970
Spitzfußprophylaxe **522**
  Knie-TEP 950
Spitzwegerichkraut 692
Splenektomie 860, 861
Splenomegalie 860
  Pfortaderhochdruck 847
  Tumorpatienten 907
Splint 1099
Split-Leber-Transplantation 849
Spondylarthritis, seronegative 940
Spondylitis 977
Spondylitis ancylopoetica 940
Spondylolisthesis 961
Spondylolyse 961
Spondyloptose 961
Spongiosaplastik 995
Spongiosaschraube 995
Spontanfraktur 992
Spontanfrakturen 976, 977
Spontannystagmus 1261
Spontanpneumothorax 787

Spontanurin 455, 609, 1105
Sporenbildner 1033, 1034
Sporttherapie 691
Sportunfall 982
Spotting 1151
Sprachaudiometrie 1260
Sprache 524
  Krisenverarbeitung 131
  verwaschene 149
Sprachentwicklung 146
Sprachentwicklungsverzögerung 149,
  524, 1284
Sprachförderung 524
sprachliche Entwicklungsstörungen
  149
Sprachstörung 524, 525, 1286
Sprachvermögen 149
Sprechhilfe, elektronische 1278
Sprechstörungen 149, **524,** 1254
  Alltalk 526
  Communicator 526
  Hilfsmittel 526
  Hirnstamminfarkt 1296
  Kommunikation 1254
  Multiple Sklerose 1315
  Patientenumgang 526
  Schlaganfall 1296
  Schreibtafel 526
  Sprechtafel 526
Sprechventilkanüle 1274
Spreizhose 964
Spritzenhepatitis 843
Sprosspilze 1041
Sprue 820
Sprunggelenk 1009
Sprunggelenkarthrose 976
Sprunggelenkdistorsion 1009
Sprunggelenkfraktur 1010
Spül-Saug-Drainage 674, 978
Spulwurmerkrankungen 1047
Spurenelemente 418, **422**
  Mangelsyndrome 895
Sputum 333, 764
Squama 1067
Squamasol® 1072
SSEP (somatosensibel evozierte
  Potentiale) 1293
SSP-Syndrom 962
SSRI (selektive Serotinin-
  Wiederaufnahme-Hemmer) 1354
SSS (Sick-Sinus-Syndrom) 723
SSS-Syndrom (staphylococcal
  scalded skin syndrome) 1076
Stabilisatoren 1071
Stabsichtigkeit 1251
Stachelwarzen 1075
Stachelzellenkarzinom 1091
Staging 912
  Tumoren 912
stammbetonter Fettverteilungstyp 892
Stammblatt 307
Stammfettsucht 873
Stammvarizen 748
Stammzellapherese 919
Stammzellen 687
Stammzelltransplantation 687, 918
Stan-Patientenfragebogen 565
Standard-Amniozentese 1183
Standard-EKG 704
Standardpflegeplan 75
Standardspritze 636
Standataxie 494, 1286
Standstabilität 493
Stanilo 1080
Stanzbiopsie 1158
Stapenor® 1025
Stapesplastik 1264
Staphylex® 1025
Staphylococcus 1025
Staphylokokken-Lebensmittel-
  vergiftung 1025
Staphylokokkeninfektionen **1025**
Staphylokokkenpenicilline **1025**

1434

Register S

Star
  grauer 1246
  grüner 1247
Starlix® 886
Statine 710
Station 54
Statistik 90
Status asthmaticus 779
Status epilepticus 1311
Stauungspapille 1241
Stauungszeichen 716
STD (sexually transmitted diseases) 1080
Steatorrhoe 474, 820, 838
Stechampullen 638
Steckbecken 475, 476
  Desinfektionsplan 326
Stecklaken 542
Steckschuss 988
Stehlifter 511
Stehwaage 427
Steinmann-Test 969
Steinschnittlage 1154
Steißteratom 1220
Stent 711
Stentimplantation
  Ösophaguskarzinom 812
Steppe, Hilde 22
Sterbebegleiter 270, 283
Sterbehelfer 274
Sterbehilfe 281, 282
Sterben 159
  Hospizbewegung 268
  körperliche Beschwerden 271
  Phasenmodelle 160
  Religiösität 275
Stereotypie 1352
Sterilbetteinheit 904
Sterilität
  Basaltemperaturkurve 1177
  des Mannes 1135
  der Frau 1176
  gynäkologische Untersuchung 1177
  In-vitro-Fertilisation 1178
  Insemination, intrauterine 1178
  Östrogen/Gestagentest 1177
  ovariell bedingte 1176
  Spermieninjektion, intrazelluläre 1178
  tubar bedingte 1176
  Ursachen 1177
  uterin bedingte 1176
  zervikal bedingte 1177
Steristrip 989
Sterkobilin 473
Sternalpunktion 910
Sternenhimmel 1039
Sternotomie 761
  Herzoperationen 698
Steroidhormone 421
Stethoskope 326
Stichprobe 88
Stichwunde 988
Stickhusten 1032
Stieldrehung 1166, 1167, 1168
Stigma
  Pflegephänomen 111
Still-Syndrom 939
Stillberaterin 1214
Stillen 424, 425, 1212, **1213**
Stillfreundliches Krankenhaus 230, 1213
Stillhinderniss 1213
Stillikterus 1224
Stimmbanddysfunktion
  Asthma bronchiale 780
Stimme 524
Stimmenhören 1362
Stimmlippenentfernung 1273
Stimmlippenknötchen 1273
Stimmlippenlähmung 1272
Stimmlippenparese 1272
Stimmlippenpolyp 1273

Stimmprothesen 526, 1278
Stimmrehabilitation
  Kehlkopfkrebs 1274
  Tracheostoma 1277
Stimmstörungen 526
Stimulation
  auditive 556
  facio-orale 451
  olfaktorische 555
  orale 555
  somatische 553
  taktil-haptische 556
  vestibuläre 555
  vibratorische 554
  visuelle 556
Stimulation, basale 689
Stirnhöhlenentzündung 1268
Stirnlage 1196
Stoffsucht 1369
Stoffwechsel 418
Stoffwechselentgleisungen
  Blutprodukte 917
Stoffwechselstörungen 864
Stoffwindeln 460
Stöhnen 332
Stolperfallen 515
Stoma 481
  Abdeckpflaster 485
  Ausstreifbeutel 484
  Darmspülung 486
  Ernährung 490
  Hautschutz 484
  Hilfsmittelversorgung 485
  Irrigation 486, 489
  Kohlefilter 489
  Komplikationen 488
  Markierung 483
  Modellierstreifen 485
  Pflege 485
  Pilzinfektion 488
  psychische Situation des Patienten 481
  Reinigung 485
  Schablone 485
  System 483
  Versorgungsartikel 483
Stomaanlage 482
Stomaberatung 481
Stomablockade 488
Stomablutung 488
Stomakappe 485
Stomanekrose 488
Stomaprolaps 488
Stomaretraktion 488
Stomastenose 488
Stomatherapie 481
Stomatitis 406
  Candida albicans 1269
  Chemotherapie 913
  herpetische 1269
  herpetische, rezidivierende 1269
  Strahlentherapie 915
Storchenbiss 1089, 1218
Stoßwellenlithotripsie, extrakorporale + ESWL 1124
Stottern 149
Strabismus 1251
Straddle-Trauma 1113
Strahlenkater 915
Strahlenproktitis 915
Strahlenschutzverordnung 610
Strahlentherapie 660, 915
  Arthrose 975
  Bestrahlungstechniken 661
  Desinfektion 325
  fraktionierte 661
  Indikationen 661
  interstitielle 661
  intrakavitäre 661
  Kehlkopfkrebs 1274
  kurative 661
  Mammakarzinom 1161

  Nebenwirkungen 915
  lokale 915
  palliative 661
  perkutane 661
  protrahierte 661
  Zervixkarzinom 1169
Strahlenwirkung, biologische 661
Strahlung, ionisierende 660
Strangulationsileus 819
Streckbehandlung 984, 994
Streckkontraktur 522
Streifen-Schnelltest 456, 1105, 1106
Streifschuss 988
Strepto-Fatol® 775
Streptococcus 1028, 1312
Streptococcus mutans 435
  Plaque 407
Streptokinase 789
Streptokokkeninfektionen 1028
Streptomycin 775
Stress 224
  Dekubitus 399
Stressbewältigungsprogramme
  Schmerztherapie 660
Stressechokardiographie 705
Stressinkontinenz 465
  Beckenbodengymnastik 469, 470
  Bewegungen 468
  Etilefrin 466
  Gradeinteilung 465
  Kontinenzförderung 466
  PAD-Test 466
  Therapie 466
  Toilettentraining 471
  Urodynamik 466
  Vaginalkonen 470
Stressmodell nach Lazarus 226
Stresstest
  Plazentainsuffizienz 1187
Stressulkus 814
Streustrahlung 610
Streuungsmaße 90
Striae gravidarum 1178
Striae rubrae 873
Stridor **332**, 765, 1259
  Krupp 1272
Struma 867
Strikturoplastik 822
stroke 1295
Stromectol 1078
Stromunfall 593
Strukturqualität 69
Struma 866, 867
Strumektomie 868
Stückfraktur 992
Studien 89
Studiengänge 30
Stufenbettlagerung 1325
Stufenmodell der Kompetenzentwicklung 25
Stuhl
  acholischer 474, 838
  Beimengungen 474
  bleistiftförmiger 474
  Eigenschaften 473
  höhenverstellbarer 510
  Konsistenz 473
  Parasiten 475
  Physiologie 473
  schafkotähnlicher 474
  voluminös, salbenartig-glänzend 474
Stuhlauffangbeutel 477
Stuhlausscheidung
  gynäkologische Operationen 1148
  Wochenbett 1210
Stuhlfarbe 474
Stuhlfettbestimmung 805
Stuhlfrequenz 803
Stuhlgang
  Beobachtung 473
  Dokumentation 473

  Farbe 473
  Frequenz 473
  Konsistenz 474
Stuhlgeruch 474
Stuhlinkontinenz 381, 469, 475, **475**
  Hautpflege 477
  Hilfsmittel 476
  Kontinenzförderung 477
  Pflege 476
  Therapie 475
Stuhlkontinenz 473
Stuhlkultur 805
Stuhlmenge 473
Stuhlschmieren 803
Stuhluntersuchung 609, 804, 805
  Blut, okkultes 804
  Chymotrypsinbestimmung 805
  Elastase 1, pankreatische 805
  Parasiten/Wurmeier 805
Stuhlverfärbung 920
Stuhlverstopfung ☞ Obstipation 803
Stumpfneurom 999
Stumpfschmerz 999
Stundenurinmesskammer 464
Stupor 1352
Sturzangst 516
Sturze 508, 516
Sturzereignisprotokoll 518
Sturzgefahren 515
Sturzhäufigkeit 517
Sturzphobie 516
Sturzprävention 516
Sturzprophylaxe **515, 516**
Sturzsenkung 925
Sturzursachen 515
Subarachnoidalblutung 1306, 1307
Subcutin Lösung, 915
Subduralblutung 1308
Subduralhämatom 1308
Subileus
  Nierenkolik 1124
  Pankreatitis 856
Subinvolutio uteri 1215
subjektive Betroffenheit 39
subjektive Informationen 111
Subklaviakatheter 651
subkonjunktivale Blutung 1239
subkonjunktivale Injektionen 1242
subkutane Injektion 639
Subluxation 991, 1005
Substanz P 560
Substitutionstherapie 1371
Subtraktionsangiographie, digitale 734
Suchbegriffe 93, 94
Suchdiät 1059
Suchhilfe 94
Suchstrategien 94
Sucht 1368
Suchtkranke
  Entgiftungsphase 1370
  Entwöhnungsphase 1371
  Motivation 1370
  Nachsorge 1371
  Resozialisierung 1371
  Substitutionstherapie 1371
  Umgang 1371
Sucralfat 816
Sudeck-Dystrophie 998
Sudeck-Syndrom 998
Suizid 294
Suizid(alität) 1387, 1388
  Depression 1367
Suizidprophylaxe 134
Sulfonylharnstoffe 886
Sultanol® 781
Sultanol® Rotadisk® 782
Sumatriptan® 1327
SUP-Therapie 1074
Supervision 237
Superweichlagerung 402
Supination 493
Supinationstrauma 1009

1435

Register S–T

supportive Therapie 912
Suppressionsszintigraphie 867
Suppressionstest 867
Suprarenin® 1058
Supraspinatussehnensyndrom 962
supraventrikuläre Extrasystole 719
supraventrikuläre Tachykardie 721
Suprefact® 1164
Surfactant 1216
Surfactantmangel-Syndrom 1222, 1223
Suspension 629
Süßstoffe 890
SVES (supraventrikuläre Extrasystole) 719
Swan-Ganz-Katheter 705
Symmetrel® 1318
Sympathektomie 742, 744
Sympathikolytika 737
Sympathikus 533
Sympatholytika 737
Sympathomimetika 739
Syndaktylie 1220
Syndaktylien 973
Syndet 379
Syndrom
  delirantes 550
  der abführenden Schlinge 818
  der hyalinen Membranen 1222
  der verbrühten Haut 1084
    Staphylococcus aureus 1025
  der zuführenden Schlinge 818
  des kranken Sinusknotens (SKS) 723
  postthrombotisches 752
Synechien 1247, 1248
syngene Transplantation 687
Synkope 701
Synovektomie 938, 959, 980
Synovialis 933
Synoviorthese 938
Syphilid 1081
Syphilis 1080, 1081
systemische Chemotherapie 913
systemisches Entwicklungsmodell 115
systemische Sklerose 943
Systemmykosen 1043
Systemtherapie 1359
Szintigraphie 615
  Schilddrüse 866
SZT 918

T

T-Drainage 853
Tabaksbeutelmund 943
Tablette 629
Tabus 191
Taches bleues 1079
Tachyarrhythmie 356, 719
Tachykardie 355, 719, 721
  Fieber 355
  pathologische 355
  Reentry-Tachykardie 722
  supraventrikuläre 721
    paroxysmale 720
  Ursachen 356
  ventrikuläre 720, 721
Tachypnoe 331
Tacrolimus 1086, 1122
  Transplantationen 687
Tactile Scale 567
Taenia 1044
Tagesform 111
taktil-haptische Wahrnehmung 548
Tambocor® 721
Tamiflu® 770
Tamoxifen 1162
Tampons 470
Tampovagan® c. Acid. lact. 1173
Tamsulosin 1127
Tannolact® 1072
Tannosynth 1039

Tanzen 1300
Tanztherapie 1359
Tape-Verband 958, 959
Tarifabschlüsse 42
Tarivid® 1027
Tarsorrhaphie 1244
Taschengerät 528
Taschenmesserphänomen 1287
Tastbrett 556
Tastsinn 141
Tätigkeitssucht 1369
Taubenzüchterlunge 784
Tavegil® 1058, 1060
Tavor® 1356
Tbc ☞ Tuberkulose 773
TEA 741, 742
technische Regeln für Gefahrstoffe (TRGS) 78
Tee 629
Teegemisch 693
Teersonnendermatitis 1084
Teerstuhl 474, 802
  Ulkuskomplikationen 815
Teerzyste 1172
Teesorten 629
Tegretal® 657, 1316, 1323, 1328, 1368
Tegretal® 1312
Teicoplanin 1025
Teilbäder 537
Teilhabe 245
Teilkörperbäder 689
Teilleistungsschwäche 1295
Teilremission 912
Teilwäsche 387
Teldane® 1060, 1087
Telegrammstil 525
Telmisartan 737
Temgesic® 656
Temperaturmessung
  axillare 369
  Körperstellen 367
  rektale 369
  sublinguale 368
Temperaturskala
  Celsius 367
  Fahrenheit 367
TEN (toxische epidermale Nekrolyse) 1084
Tendinitis 933
Tendinitis calcarea 962
Tendovaginitis 933
Tenecteplase 714
Tenesmen 1111
  Darm 804
  Shigellen 1029
Tennisellenbogen 963
Tenormin® 737
Tenotomie 959
TENS (transkutane elektrische Nervenstimulation) 570, 660, 689
Tensilon-Test 1335
TEP (Totalendoprothese) 967, 1008
Teratozoospermie 1135
Terazosin 1127
Terbinafin 1072
Terbutalin 781
Terfenadin 1060
  Heuschnupfen 1267
Terlipressin 848
Terminalschlaf 1310
tertiäre Sozialisation 118
Tertiärprävention 218
Testament 280
testikuläre intraepitheliale Neoplasie 1132
Tetagam® 1034
Tetanie 1139
  Hypoparathyreoidismus 873
Tetanol® 1034
Tetanus 1034
Tetanus-Antitoxin 1034
Tetanus-Immunglobulin 1034

Tetanusschutz 991
tethered cord 1294
Tetracyclin 1072
Tetraparese 1285
Tetraplegie 1285
Tetrazykline 1027, 1035, 1243
Teveten® 737
TFT Thilo® 1% 1243
TgAK 866
Thalidomid 973
Thallium 423
Thanatologie 268
Thanatos 194
theologisches Menschenbild 7
Theophyllin 781, 1058
  Aggression 194
Theorien 99
  Ebenen 99
  geringer Reichweite 99, 108
  globale 99
  großer Reichweite 99, 100
  humanistische 100, 104, 107
  mittlerer Reichweite 99, 106
  situationsspezifische 99, 108
  wissenschaftliche 99
therapeutische Breite 627
Therapie 624, 625
  supportive 912
  thermische Wunden 988
Thermometer 367
Thermorezeptoren 366
Thermotherapie 689
Thiamazol 869
Thiamin 422
  Mangel 895
Thiaziddiuretika 1121
Thioctacid® 1323
Thioridazin 1353
Thrombran® 1354
Thorakalatmung 329
Thorakoskopie 619, 768
  videoassistierte 761
Thorakotomie 761
Thorax, instabiler 1012
Thorax-Röntgen 612
Thoraxchirurgie 761
Thoraxdrainage 758
Thoraxschmerzen 700
  atemabhängige 788
  Pleuritis 790
Thoraxverletzungen 1010, 1011
  Dyspnoe 763
Threshold® 339
Thrombektomie 743
  Venenthrombose 751
Thrombendarteriektomie (TEA) 742
Thrombinzeit (TZ) 910, 1396
Thromboembolie 750
  Splenektomie 861
Thrombolyse 748
  Herzinfarkt 714
  Venenthrombose 751
Thrombopenie 746
Thrombophlebitis 750
  Infusionen 652
  Varikosis 748
Thromboplastinzeit 910
Thromboplastinzeit (TPZ)
  Normwerte 1396
Thromboplastinzeit, partielle (PTT)
  Normwerte 1395
Thrombose 361, 750, 751
  Aneurysma 744
  Ausstreichen der Venen 362
  Blutströmung, verlangsamte 361
  Fieber 372
  Gefäßwandschaden 361
  Gerinnungsneigung, erhöhte 361
  Heparinisierung 365
  Hochlagern der Beine 362
  Hyperkoagulabilität 751
  Immobilität 494

Kompressionsverband 363
  Lagerung 362
  Mobilisation 362
  Pneumomassage 365
  Risikoeinschätzung 361
  Risikofaktoren 361
  rückstromfördernde Gymnastik 362
  Splenektomie 861
  Venenkompression 363
  Venenkompression, intermittierende 365
  Virchow-Trias 361
Thromboseprophylaxe 361
  Gefäßoperationen 731
  gynäkologische Operationen 1147
  Maßnahmen 362
  medikamentöse 362
  Orthopädie 949
  Patientenberatung 362
  perioperativ 682
  physikalische 362
  Schlaganfall 1298
  Varizenoperation 749
  Wirbelsäulenoperationen 950
Thromboseprophylaxestrümpfe 363
thrombozytär bedingte Blutungen 926
Thrombozyten 1396
  Transfusion 927
Thrombozytenaggregationshemmer
  Pharma-Info 747
Thrombozytenkonzentrate 917
Thrombozythämie 922
Thrombozytopathie 925, 926
Thrombozytopenie 925, 926
  allergische 1058
  Chemotherapie 914
Thymian
  Badezusatz 392
Thymian-Ölkompresse 344
Thymoleptika 1354
Thyreoglobulin 871
Thyreoidea stimulierendes Hormon (TSH) 1396
Thyreoidektomie 871
Thyreoiditis 871
  Hyperthyreose 869
Thyreostatika 869
thyreotoxische Krise 869
  Kontrastmittel 612
  kontrastmittelinduzierte 869
Thyroxin (T4) 1396
TIA (transitorische ischämische Attacke) 1296
  Synkope 701
Tibiakopfextension 994
Tibiakopffraktur 1009
Tibialis-posterior-Reflex 1324
Tibialis anterior-Syndrom 997
Ticlopidin 741, 747
Tiefenmuskelentspannung (TME) 690
Tiefenschmerz 559
Tiefschlaf 532
Tierney, Alison J. 101
Tierphobien 1376
Tiffeneauwert 766
Tiklyd® 741
Tilade® 1060
Tilidin-Naloxon 656
Time-Motion-Verfahren 617
Tinktur 629, 693
Tinnitus 1258
Tinnitus-Retraining-Therapie (TRT) 1258
Tinset® 1060
TIPS (transjugulärer intrahepatischer portosystemischer 848
TME (Tiefenmuskelentspannung) 690
TNF-alpha-Blocker 937
TNF-Antikörper 822
TNM-Klassifikation 621
Tobramycin 1031

Register T–U

Tod 159
  biologischer 286
  klinischer 285
  Umgang mit Angehörigen 287
  Versorgung des Toten 286
Todesbescheinigung 286
Todesfall 574
Todestrieb 194
Todeszeichen 285, 286
Todeszeitpunkt 285
Tofranil® 1354
Toilettenstuhl 476, 477
Toilettentraining 471
Tokolyse 1193, 1194
Tokolytika 1194
Tokopherol 422
  Mangel 895
Tollwut 1040
Tollwutimmunisierung 991
Tomographie 611
Tonometrie 1241
Tonschwellenaudiogramm 1260
  Hörsturz 1265
Tonsillektomie 1270
Tonsillitis 1270
  Ohrenschmerzen 1258
Torticollis spasmodicus 1319
Torticollis spasticus 1319
Tortikollis, muskulärer 960
Totalendoprothese (TEP) **967**, 1008
Total Quality Management (TQM) 72
Totenflecke 286
Totenlade 978
Totenstarre 286
Totgeburt 1191, 1203
  Trauer 293
Totimpfstoffe 1048
Toxine 1024
toxische Agranulozytose 923
Toxoidimpfstoffe 1048
Toxoplasma gondii 1044
Toxoplasmose 1044
Toxoplasmosefetopathie 1219
Toxoplasmoseinfektion 1179
TPHA-Test 1081
TQM (Total Quality Management) 72
Trachea 1279
Trachealkanülen 1274
Trachealstenose 1279
Trachealstents 1279
Tracheaquerresektion 1279
Tracheitis 1279
Tracheobronchitis 771
Tracheobronchoskopie 1279
Tracheoektomie 1274
Tracheomalazie 1279
Tracheostoma 1274, 1275, 1276
Tracheotomie
  Dyspnoe 1259
  Pflege 1274
Trachom 1245
Tragen eines Patienten 513
  Grifftechniken 514
Träger der Rehabilitation 248
Trägerlösung 645
Tragzeit 1203, 1217
Traktionsdivertikel 810
Tramadol 656
Tramal® 656, 962
Tränen, künstliche 1243
Tränenfluss 1244
Tranquilizer 1355
Transaktion 187
Transaktionsanalyse 187
Transaminasen 848
Transduktion 559
Transfer 512, 513
  im Stehen 513
  schrittweiser in einen Stuhl ohne
    Stand 513
  tiefer 1304, 1305
  vom Bett zum Stuhl 512

  von Bett zu Bett 513
  mit Rollbrett 514
Transferrin 1396
  Anämie 920
Transfusion
  Aufwärmen der Konserve 917
  Beenden 918
  Durchführung und Überwachung
    918
  Händedesinfektion 918
  Thrombozyten 927
  Tropfgeschwindigkeit 918
  Vorbereitung des Patienten 918
Transfusionsbesteck 917
Transfusionsreaktionen 918
Transfusionszwischenfall 918
Transgenerationeneffekt 1383
transitorische ischämische Attacke
  (TIA) 1296
transkulturelle Pflege nach Leininger
  104
Transparenz und Qualität im
  Krankenhaus (KTQ) 72
Transplantatabstoßung 849
Transplantation **686**
  Abstoßungsreaktionen 687
  allogene Transplantation
    (homogene oder homologe) 687
  autogene 687
  Einteilung 687
  ethische Probleme 687
  Feststellung des Hirntodes 687
  Graft-versus-host-Reaktion 687
  HLA-Antigene 687
  Host-versus-graft-Reaktion 687
  Haut 591
  immunologische Aspekte 687
  Immunsuppression 687
  Lebendspende 688
  MHC-Antigene 687
  Niere 1122
  Risiken 687
  syngene 687
  xenogene 687
Transportbewegungen 498
Transposition der großen Gefäße
  707
Transposition der großen Arterien
  708
Transtec Matrixpflaster® 656
transthorakale Echokardiographie
  (TTE) 705
transversale Defekte 973
Tranxilium® 1356
Trastuzumab 1162
Traubenzucker 420
Trauer 289
  Erleben 136
  Kinder 293
  Pflegediagnosen 291
  Pflegeinterventionen 291
  Pflegephänomen 111
  Phasen nach V. Kast 291
  Phasenmodell 289
  Reaktionen 290
  Suizid 294
  Traueraufgaben 290
Traumatologie 982
  bildgebende Diagnostik 986
  Durchblutungsstörungen 985
  Lagerung 982
  Leitsymptome 985
  neurologische Ausfälle 985
  Schmerzen 985
  Schwellungen 985
  Weichteilverletzungen 987
Travelbee, Joyce 106
Trazodon 1354
Tremor 494, 1285
  Parkinson-Syndrom 1317
  physiologischer 1286
  seniler 1286
Trendelenburg-Zeichen 956

Trennkost nach Hayer 448
Trental® 741
Treponema-pallidum-
  Hämagglutinationstest 1081
Treponema pallidum 1080
triadisches System nach Huber
  1360
Trichinella spiralis 1047
Trichinose 1047
Trichomonadeninfektion 1080, 1150
Trichomonas vaginalis 1080
Triflumann® 1036
trigemino-vaskulärer Reflex 1326
Trigeminusneuralgie 1328
Triglyzeride 421, 893
  Labordiagnostik 610
Trijodthyronin (T3) 1396
trimalleoläre Fraktur 1010
Trinken 435, 436
Trinkhilfen 436
Trinkmuster 1372
Trinknahrungen 438
Trinkröhrchen 436
Trinktraining 451
Triplex-Sonographie 617
Tripper 1034
Trismus 1034
Trisomie 21 1219, 1221
Trisomie 47, XXY 1219
Trockenextrakt 693
Trockenrasur 392
Trockensubstanz 638
Trommelfellperforation 1264
Trommelschlegelfinger 1069
Tropenerkrankungen 1043
Tropfanästhesie 1235 1235
Tropfen
  Verabreichung an Kinder 632
TRT (Tinnitus-Retraining-Therapie)
  1258
Trugwahrnehmung 1351
Trümmerfraktur 992
Truxal® 1353
TSH (Thyreoidea stimulierendes
  Hormon) 1396
TTE (transthorakale
  Echokardiographie) 705
Tubarabort 1186
Tubargravidität 1186
Tubarruptur 1186
Tubenerkrankungen 1165
Tubenmittelohrkatarrh 1262
Tuberkel 774
Tuberkulinreaktion 1058
Tuberkulinspritze 636
Tuberkulintest 775
Tuberkulose 773, 774
Tuberkulostatika 775, 1026
Tuboovarialabszess 1166
Tuchverband 1073
Tumormarker 911, 912
  Bronchialkarzinom 786
  kolorektales Karzinom 828
  Magenkarzinom 816
  Urologie 1107
Tumornephrektomie 1123
Tumorpatienten
  Abwehrschwäche 907
  Angehörige 907
  Betreuung von Kindern 902
  Blutveränderungen 907
  endokrine Störungen 907
  Fieber 907
  Gerinnungsstörungen 907
  Gewichtsabnahme 907
  Infektionsneigung 907
  Karnofsky-Index 902
  körperlicher Zustand 902
  Leistungsknick 907
  Lymphknotenvergrößerung 907
  Milzvergrößerung 907
  Nachtschweiß 907
  psychische Betreuung 901

  psychische Situation der
    Pflegenden 903
  WHO-Aktivitätsindex 902
Tumorrezidiv 912
Tumorschmerzen 561
Tumorvakzinetherapie 916
Tunica vaginalis testis 1131
Tüpfelnägel 1088, 1089
TUR-Blase 1112
TUR-Prostata 1127
Turbohaler® 782
Turner-Syndrom 1219
Tussipect® Codein Tropfen 773
Tyklid® 1298
Tyklit® 747
Tympanoplastik 1264
Typ-I-Reaktionen
  allergische 1057
Typ-II-Reaktionen
  allergische 1057
Typ-IV-Reaktionen
  allergische 1058
Typhus **1030**, 1031
  Meldepflicht 1030, 1050
Typhus-Paratyphus-Salmonellen
  1029
Typhus abdominalis
  Bradykardie, relative 356
Tyrosinämie Typ 1 865
TZI (themenzentrierte Interaktion)
  189

U

Übelkeit 800
  Chemotherapie 913
  Erbrechen 490
  Ileus 819
  Ulkuskomplikationen 815
  Ursachen 800
übende Verfahren 1357
Über-Ich 1357
Überbein 964
Überengagement 236
Überforderung 134
Übergabe am Krankenbett 75
Übergangsstuhl 140
Übergewicht **432**
  Ernährungsgewohnheiten 448
  Fehl- oder Überernährung 432
  Gesundheitsrisiko 448
  Gewichtsreduktion 448
  Hypertonie 738
  kardiovaskuläre Erkrankungen 696
  Kindesalter 448
Überlaufblase 1104
Überlaufinkontinenz 465
  Selbstkatheterisierung 470
  Therapie 467
Überlaufproteinurie 1105
Überlebensrate 912
Überleitungsbogen 60
Überleitungskanüle 638
Überleitungspflege 83
Überschussvarianten 973
Übersichtigkeit 1250
Übertragung 1346
Übertragungsweg 318, 1017
Überwärmung 988
Uhrglasnägel 416, 1069
Uhrglasverband 1237
UICC-Klassifikation 621
Ulcogant® 816
Ulcus 813, 814
Ulcus cruris 732, 733
  Thrombose 363
Ulcus molle 1080
Ulcus serpens 1245
Ulkus 813, 814, 815, 1067
Ulkuskrankheit 813
  Psychosomatik 1387
Ulkustherapeutika
  Pharma-Info 816

1437

Register U–V

Ulnardeviation 938
ulnares Seitenband 1006
Ulnarislähmung 1326
Ultracortin® 874
Ultrafiltration 1099, 1100
Ultraschall 616
Ultraschalluntersuchung
☞ Sonographie 616
Ultraschallvernebler 344
Ulzerationen 1160
Umkehrisolation 320
Knochenmarktransplantation 904
Umlagerung 513
Umschläge
feuchte 1074
feuchtwarme 344
Umstellungsoperation 959
Umwandlungszone 1157
Umwelt 104
umweltbezogene Pflege 167
Umweltgestaltungsmodell 106
Umweltschutz 78, 79
unabhängige Variable 89
Unaufmerksamkeit 1384
Unbehagen 195
Unfallchirurgie 982
Unfallursachen 602
Ungewissheit
Krisenmodell von Schuchardt 130
Universalspenderblut 1012
Unterarmfraktur 1005
Unterarmgehstützen 509
Unterarmprothesen 1001
Unterarmschaftfraktur 1005
Unterbauchschmerzen 1152
Adnexitis 1165
Unterbringungsgesetze 1347
Unterernährung 149
Untergewicht 431
Unterkühlung 370, 592, 593
Unterlippenkarzinom 1271
Unternehmensleitbild 77, 78
Unterschenkel-Kurzprothese 1000
Unterschenkelfraktur
Fixateur externe 982
offene, Vakuumversiegelung 991
Unterschenkelschaftfraktur 1009
Unterschenkelulkus/-geschwür
☞ Ulcus cruris 732
Unterschenkelverletzungen 1008
Untersuchungen
hämatologische 610
histologische 620
gynäkologische 1154
Kinder 603
klinisch-chemische 609
körperliche 603
Neugeborene 1217
nuklearmedizinische 615
pathologische 620
rektale 1155
rektovaginale 1155
Schwangerschaft 1181
serologisch-immunologische 610
zytologische 620
Untersuchungsplan
Forschungsprozess 92
Unterwerfung
Körperhaltung 183
Unterzuckerungsschock 879
Unverträglichkeitsreaktionen
Blutprodukte 916
Injektion 635
Upside-down-Magen 808
Uralyt-U® 1125
Urämie 1096, **1119**
Urapidil 738
Urbason® 874, 1058
Ureteratonie 1179
Ureterenkatheter 1099
Ureterenschienung 1099
Ureteropyeloskopie 1109
Ureterosigmoidostomie 1112

Urethradruckprofil 1108
urethraler Verschlussdruck 1108
Urethritis 1111
Urethrogramm 1108
Urethrographie 1113
Urethrometrie 1108
Urgeinkontinenz 465
Muskelrelaxanzien 467
Spasmoanalgetika 467
Therapie 466
Toilettentraining 471
Trink- und Miktionsgewohnheiten 469
Uricult® 1106
Urikopathie 896
Urin
Ausscheidung beim Säugling 458
Beobachtung 455, 458
Diagnostik 1105
Dokumentation 457
Farbabweichungen 458, 459
Farbe 458
Flüssigkeitsbilanzierung 457
Geruch 458
Gewinnung 455
Menge 458
pathologische Veränderungen 459
pH-Wert 458
Probengewinnung bei Kindern 456
Qualität 455
Schnelltests 456
spezifisches Gewicht 458, 1107
Streifen-Schnelltest 456, 1105, 1106
Zählkammermethode 1106
Zusammensetzung 455
Urin-Kontinenz 455
Urinauffangsystem 464, 471
Urinazeton-Selbstkontrolle
Diabetes mellitus 891
Urinflasche 460
Urinkultur 457, 1106
Urinosmolarität 1107
Urinproduktion
Störungen 458, 459
Urinsediment 1106
Urinstreifentest 1111
Urintröpfeln 1104
Urinuntersuchung 608, 1105
Urobilinogen 455
Urodynamik 466
Urofalk® 855
Uroflowmetrie 1108
Urogenitalinfektionen 1035
Urogramm 1107
Urographie 613
Urokinase 748, 789
Urolithiasis 1124
Urologie 1096
perioperative Pflege 1102
Tumormarker 1107
urologische Operationen
Beckenbodengymnastik 1103
Darmtätigkeit, Stimulation 1103
Flüssigkeitszufuhr 1103
Kostabbau bzw. Darmreinigung 1102
Kostaufbau 1103
Lagerung 1103
Mobilisation 1103
präoperative Pflege 1102
Reizstromtherapie 1103
Urosepsis
Nephrolithiasis 1124
Urostoma 1102, 1112
Urothelkarzinom 1111
Ursodesoxycholsäure 855
Urtica 1067
Urtikaria **1081**, 1082
allergische 1058, 1066
Pruritus 1068

Uterus
Fehlbildungen 1176
Fundusstand 1194
Uterusatonie 1205, 1206
Oxytocin 1194, 1205
Uterus bicornis 1176
Uterusinvolution 1209
Uterusmittel 1194, 1195
Uterusmuskulatur 1194
Uterusmyom 1168
Uteruspolyp 1167
Uterusprolaps 1170, 1171
Uterusrückbildung 1209, 1215
Uterusruptur 1204
Uterustumor 1167
Utilitäts-Prinzip 9

V

V-, A-, T-, I-Lagerungen 340
Vacutainer®-System
Blutentnahme 606, 607
vaginal-operative Entbindung 1206
Vaginalblutungen 1152
Vaginalcremes 1173
Vaginalkarzinom 1174
Vaginalkonen 470
Vaginalovula 1173
Vaginalsoor 1042
Vaginaltabletten 1173
Vaginaltampons 470
Vaginaltherapeutika 1173
Vaginitis 1172
Vagotomie 815
Vagusnervstimulator 1311
Vagusreizung 349
Vakuum-Extraktion 1206
Vakuumversiegelung 990
Valgusgonarthrose 968
Validation 551, 1322
Validität 90, 316
Valiquid® 1356
Valium® 538, 714, 789, 1311, 1356
Valoron® N 656
Valproinsäure 1311, 1312, 1368
Valsartan 737
Vancomycin 1025
Vanillinmandelsäure (VMS) im Urin 1304
Vardenafil 1134
Varikosis 745, 748, 749
Thrombose 363
Varikozele 1131
Impotentia generandi 1135
Varizella-Zoster-Virus 1038, 1039
Varizellen 1038
Varizellen-Pneumonie 1039
Varizellenembryopathie 1219
Varizen 745, 748
Varizenoperation 749
Varizenruptur 748
Varizenstripping 749
Varusgonarthrose 968
VAS (visuelle Analogskala) 565
vaskuläre Demenz 1321
Vaskulitis 945
allergische 1058
Vasodilatation 1067
Vasokonstriktion 1067
vasomotorischer Schnupfen 1267
Vasopathien 925
Vasospasmen 1307
vasovagale Synkope 701
VATI-Lagerungen 340
Vaughan-Williams-Klassifikation 721
VDRL-Test 1081
Veganer 438
Vena-cava-Kompressions-syndrom 1179
Vena-cava-Syndrom ☞ Vena-cava-Kompressionssyndrom 1179
Venen ausstreichen 362

Venendruck, zentraler ☞ ZVD 696, 697
Venenerkrankungen 728, 729, **745**
Kompressionsstrümpfe 749
Venenkatheter 648, **650, 651**
Venenkatheter, zentraler 649
Venenkompression
intermittierende 365
Thrombose 363
Venenpunktion 607, 608
Venenthrombose 750, 751
Venenverletzungen 753
Venenverschluss
Beinschmerzen 731
Schwellung, akute 732
Venenverweilkanüle
Fixierung 647
Pflege 649
Venenzugänge 644
venöse Durchblutungsstörungen 986
venöse Insuffizienz
chronische 752
Thrombose 363
Ventilat® 781
Ventilationsstörungen 766
Ventilpneumothorax 787
Ventrikeldrainage 1329
ventrikuläre Extrasystolen 720
ventrikuläre Tachykardie 721
ventrikulo-atrialer Shunt 1329
ventrikulo-peritonealer Shunt 1329
Ventrikulostomie 1329
ventroglutäale Injektion
nach Sachtleben 641
nach von Hochstetter 640
VEP (visuell evozierte Potentiale) 1293
Ver.di 41
Verabreichung
Arzneimittel 632
Verabreichungsform 628
Verantwortungsethik 10
Verapamil 721, 737
Verarmungswahn 1350
Verätzung 590
Schluckstörungen 450
Verbalisieren 191
Verbände
Orthopädie 957
Rucksackverband 957
Verbandmaterial 670
Verbandswagen 670
Desinfektionsplan 326
Verbandswechsel
Augenoperationen 1236
bei Drainagen 673
Fixateue externe 982
Materialien 982
postoperativ 670
septische Wunden 671
Varizenoperation 749
Venenkatheter 650
Verbrauchskoagulopathie **926**
Malaria 1043
Pankreatitis 856
Ursachen 926
Verbrennung 590, 591, 988
Verbrennungskrankheit 591
Verbrühungen 590, 988
Verdachtsdiagnose 600
Verdauungssystem
Neugeborene 1216
Verdunsten
Wärmeabgabe 366
Vergentan® 913
Vergewaltigung 1158
Vergiftungen 587, 589, 590
Opiate 656
Verhalten, hygienegerechtes 320
Verhaltenskybernetik 496
Verhaltensstörungen 149
Verhaltenssystem-Modell 107

1438

Register V–W

Verhaltenstherapie 1358
  Adipositas 893
  Autismus, frühkindlicher 1385
  Schmerzen 660
Verhandlung
  Krisenmodell von Schuchardt 130
Verkäsung
  Tuberkulose 774
Verletzungen 583
  HIV-kontaminiertes Material 1056
  Nieren 1123
Verlust 290
  Pflegephänomen 111
Vermox® 1045, 1047
Vermox® forte 1046
Vernichtungsschmerz 714
Vernix caseosa 1217
Verrenkung 991
Verrucae 1075
Verschlucken 594
Verschlussdruck 1108
Verschlusshydrozephalus 1329
Verschlussikterus 839
Versorgungspfad 64
Versorgungsstufe 53
Versorgung von Toten 288
Verstärkung 1358
Verstehen
  einfühlendes ☞ Empathie 191
Verstopfung ☞ Obstipation 473, 477
Vertigo 1284
Verweilsonden
  Langzeitanwendung 441
Verwirrtheit 549, 685
  akute 550
  chronische 550
  Orientierungshilfen 550
  postoperativ 685
  Sturzprophylaxe 515
Verwirrtheitsprophylaxe 550
Verzögerungsinsulin 882
VES (ventrikuläre Extrasystolen) 720
Vesikulärratmen 603
Veteranenkrankheit 1032
Viagra® 1134
Vibramycin® 1035
Vibrationsgerät 342, 554
Vibrationsmassage 341
Vibrationstherapie 570
Vibrio cholerae 1030
Vibrionen 1024
Vidisept® N 1243
Vielfachzucker 419
Vielzweckkatheter 705
Vier-Punkt-Gehstock 509
Vigabatrin 1312
Vioxx® 936
Virazole® 1036
Virchow-Trias
  Thrombose 361
  Venenthrombose 751
Viren 1036
Virilismus 1093
Virostatika 1036
Virulenz 1016
Virusgrippe 769
Virushepatitis 842
  Meldepflicht 1049
Virusinfektionen
  Reaktivierung 1036
Viruslast 1054
Virustatika 1243
Visken® 737
visuell evozierte Potentialen
  (VEP) 1293
visuelle Wahrnehmung 548
Visus 1240
Viszeralchirurgie 796
Vitalfunktion 574
Vitalzeichen
  Atmung 328
  Herz/Kreislauf 353
  Körpertemperatur 366

Vitamin-A-Präparate
  Schwangerschaft 1179
Vitamin-B$_{12}$-Mangel 438
Vitamin-C-Mangel 399
Vitamin-K-Antagonisten 746
Vitamin-K-Gabe
  Neugeborene 138
Vitamin-D 872
Vitamin A 422, 895
Vitamin B$_1$ (Thiamin) 422, 895
Vitamin B$_{12}$ 422, 895
Vitamin B$_2$ 422, 895
Vitamin B$_6$ 422, 895
Vitamin C 422, 895
Vitamin D 422, 895
Vitamin E 422, 895
Vitamine 418, **421**
Vitamin H 422, 895
Vitaminima 593
Vitamin K 422, 894, 895
Vitaminmangel
  Dekubitus 405
Vitaminmangelsyndrome 894, 895
Vitaminresorption 421
Vitaminzufuhr 421
Vitrektomie 1248
Vogelhalterlunge 784
Volkmann-Kontraktur 997
  Unterarmschaftfraktur 1005
Vollbad 392
  Geburtsvorbereitung 1199
  Schlafstörungen 537
Völlegefühl
  Ulkuskomplikationen 815
Vollheparinisierung 746
Vollkost 439
Vollremission 912
Volmac® 781
Voltaren® 655, 896, 936, 1130, 1166
Volumenmangel
  Ileus 819
  postoperativ 685
  Ulkuskomplikationen 815
Volumenmangelschock 585
Volvulus 818
Vomex® 786, 801
Vomitus 490, **800**
von-Willebrand-Jürgens-Syndrom
  (vWS) 926
Vorblase 1199
Vorderhauptslage 1196
Vorderkammerlinse 1247
Vorderwandinfarkt 712
Vorerkrankungen 602
Vorgehen
  deduktives 88
  induktives 90
Vorgespräch 74
Vorhofflattern 720
Vorhofflimmern 720
Vorhofseptumdefekt 708
Vorlesegeräte 530
Vormilch 424
Vorsorgeuntersuchungen
  Kinder 138
  Neugeborenenscreening 142
  Schwangerschaft 1181
Vortest 92
Vorurteile 197
Vorwehen 1198
Votum® 737
VRP-Gerät 343
Vulnerabilitätskonzept 1361
Vulvakarzinom 1174
Vulvektomie 1174
Vulvitis 1172
Vulvovaginitis 1172

W

W/O-Emulsionen 380
Wacholder
  Badezusatz 392

Wachkoma 1330
Wachstumsfaktoren 914
Wachstumsstörungen 148
Wachtherapie 1366
Wadenwickel
  Fieber 373
  Schlafstörungen 538
Wahn 1349, 1363
Wahninhalte 1350
Wahnthemen 1350
Wahrnehmen 312
Wahrnehmung 183, 312, 548
  akustische 314
  auditive 548
  haptische 314
  Interpretation 183
  Kommunikation 183
  menschliche 548
  olfaktorische 314, 548
  optische 314
  orale 548
  somatische 548
  taktil-haptische 548
  vestibuläre 548
  vibratorische 548
Wahrnehmungsförderung
  Basale Stimulation 552
  Bobath-Konzept 1300, 1301
  Harnkontinenz 467
Wahrnehmungsstörungen **551**, 552, 1351
Waldarbeiterlunge 784
Wallenberg-Syndrom 1296
Wandel der Pflege 245
Wärmeabgabe 366
Wärmeabstrahlung 366
Wärmeanwendungen
  rheumatische Erkrankungen 935
Wärmebett 351, 540, 1228
Wärmebildung 366
Wärmeentzug 689
  Vorsichtsmaßnahmen 374
Wärmeleitung 366
Wärmeproduktion 366
Wärmeregulationszentrum 366
Wärmetherapie 689, **689**
Warzen 1075
Warzenfortsatz, Entzündung
  ☞ Mastoiditis 1263
Wäsche
  Desinfektionsplan 326
  Hygiene 324
  infektiöse 1019
  Reinigung 324
Waschen
  auf dem Wickeltisch 381
  des Genitalbereichs 383
  des Gesäßes 384
  des Gesichtes 383
Waschschüssel
  Desinfektionsplan 326
Waschungen 689
Waschzwang 1351
Wasser-in-Öl-Emulsionen 380
Wasserbedarf 653
Wasserdampfbad 344
Wassereinsparung 79
Wasserhaushalt 1136, 1137
Wassermangel 1137
Wasserpocken 1038
Wassersackniere 1114
Wasserstoffperoxid 325
Wassersucht ☞ Ödeme 1136
Waterhouse-Friderichsen-Syndrom 1029
Watson, Jean 107
Watzlawick, Paul 184
Watzlawick-Modell der
  Kommunikation 184
Weber-C-Fraktur 1010
Weber-Klassifikation 1010
Wechselfußbad 392
  Schlafstörungen 538

Wechseljahre 1175
  Osteoporose 973
Wechseljahresbeschwerden 1175
Wehen 1198
  wehenfördernde Substanzen 1194
Wehenhemmung 1193
Wehenmittel 1194
Wehentätigkeit 1196
Weichlagerung 402
Weichteilen 896
Weichteilverletzungen
  Frakturen 993
  geschlossene 987
  offene 987
  Traumatologie 987
Weidner, Frank 33
Weight Watchers 453, 893, 898
Weil-Krankheit 1035
Weisman
  Sterbephasen 161
Weißdorn 692
Weiterbildung 29, 78
Weitsichtigkeit 1250
Weitwinkelglaukom 1247
Weizenkleie 804
Wenckebach-Periodik 722
Werferellenbogen 963
Werkzeugstörung 1286
Werlhof-Syndrom 926
Werner-Syndrom 156
Wernicke-Aphasie 1287
Wernicke-Enzephalopathie 1373
Wertbestimmung 131
Wertheim-Meigs-Operation 1169
Wertigkeit, biologische 421
Wertorientierung 120
Wertschätzung 191
Whiplash-injury 1002
Whipple-Operation
  Pankreaskarzinom 858
WHO-Aktivitätsindex 902
WHO-Initiative
  Babyfreundliches Krankenhaus 1213
WHO-Stufenschema 658
Wickel 344, **396**, 689
Wickeln 459, 460, 475
Wick Formel 44 Plus® Hustenstiller 786
Widerwille gegen Lebensmittel 432
Wiedenbach, Ernestine 106
Wiegen 427
Wilms-Tumor 1122
Wilson-Brustwandableitung 703
Wilson-Syndrom
  Hepatitis 845
  Leberzirrhose 846
Windelarten 460
Windeldermatitis 1042, **1083**
Windeln
  flüssigkeitsdichte 460
Windelsoor 460, 1042, 1083
Windpocken 1038, 1039
Winkelblockglaukom 1247, 1248
Wirbelgleiten 961
Wirbelsäulenerkrankungen 960
Wirbelsäulenoperationen 950, 951
Wirbelsäulenverletzungen 1002
Wirkstoffe
  Arzneimittel 626
  Lokaltherapeutika 1070
Wismutpräparate 816
Wissenschaft 86
Wissensquellen 86
Wissensvermehrung 87
Wochenbett 1209
  Beratung vor der Entlassung 1211
  Blasenentleerung 1210
  Endometritis 1215
  Ernährung 1211
  Frühmobilisation 1211

1439

Register W–Z

Fundusstand 1209
Gymnastik 1211
Harnflut 1209
Komplikationen 1214
Körperpflege 1210
maternity blues 1211
Pflege 1210
psychische Begleitung 1211
Puerperalfieber 1215
Stuhlausscheidung 1210
Uterusinvolution 1209
Uterusrückbildung 1209
Vitalzeichen, Überwachung 1210
Wochenbettfieber 1215
Wochenbettpflege 1208
Wochenfluss 1209
Wochentölpel ☞ Mumps 1037
Wöchnerin 1208
Wohlfühlgewicht 430
Wohngemeinschaften 1390
Wolff-Parkinson-White-Syndrom 722
Wollhaar 413
Worden, J. William 290
WPW-Syndrom 722
Wundabstrich 1022
Wundauflage 405, 953
Wundbehandlung
  Gefäßoperationen 731
  Verbrennung 591, 592
Wunddehiszenz 663
Wunden 988
  infiziert 670
  Keimgehalt 988
  mechanische 988
  offene 991
  septische 988
  thermische 988
Wundexzision nach Friedrich 989
Wundheilung
  Amputationsstumpf 1000
  sekundäre 663
Wundheilungsstörungen 663
Wundinfektion
  Ernährung, enterale 444
  PEG 652
  Pseudomonas aeruginosa 1032
  Staphylococcus aureus 1025
  Streptokokken 1028
Wundkontrolle
  Tonsillektomie 1270
Wundnaht
  primäre 988
  sekundäre 990
Wundrandnekrose 663
Wundreinigung 405
Wundrose 1028
Wundsalben 1243
Wundschmerz 684
Wundsein
  Säugling 460
Wundstarrkrampf ☞ Tetanus 1034

Wundverschluss 988
Wundversorgung
  gynäkologische Operationen 1148
  Hautdesinfektion 989
  Herzoperationen 700
  Hysterektomie 1168
  konservative 989
  Materialien 989
  offene 989
  ohne Primärnaht 989
  Osteosynthese 983
  Primärnaht 988
  Sekundärnaht 990
  Tonsillektomie 1270
  Vakuumversiegelung 990, 991
  Wunden, größere und/oder verschmutzte 989
  Wunden, kleine und saubere 989
Wunschkost 439
Wurmerkrankungen 1044, 1045
Wurmmittel 1046

X

Xanef® 737
xenogene Transplantation 687
Xylit 890
Xylocain® 721

Y

Yamshidi-Stanznadel 910
Yersinien 1030, 1031
Yoga 691
Yohimbin 1134
Yomesan® 1045

Z

Zaditen® 1060
Zählkammermethode 1106
Zahnbelag 406
Zahnbürste 407
Zähne 405
Zähnefäule 407
Zähneputzen 408
Zahnfäule 407
Zahnfleisch
  Läsionen 411
Zahnfleischentzündung 406
Zahnpasta 407
Zahnpflege 408
Zahnprothesen 409
Zahnradphänomen 1288
Zahnstein 406
Zangenentbindung 1206
Zantic® 816
Zäpfchen 629, 633
Zecken 1314
Zehenrolle 970
Zellkulturepidermis 592
Zellulose 420
Zellweger-Syndrom 1295
Zentralarterienverschluss 1238
Zentralvenenverschluss 1238

zentralvenöse Infusionen 647
Zentralwert 38
zerebraler Insult 1295
Zerebralparese, infantile 1294
Zerstreuungsgläser 1250
Zeruminalpfropf 1262
zervikale intraepitheliale Neoplasie (CIN) 1169
Zervixinsuffizienz 1191, 1193
Zervixkarzinom 1169
Zervixpolyp 1167
Zervixriss 1204
Zielerreichungstheorie 106
ziliare Injektion 1239
Zimmerpflege 56
Zink 422
Zinkleimverband 958
Zinkmangel 895
  Dekubitus 405
Zinkpaste 1071
  Herpes labialis 1269
Zirkulation 1226
Zirkumzision 1133
Zitronenöl 693
ZNS-Infektionen 1314
ZNS-Verletzungen 1332
Zocor® 710, 893
Zofran 801, 913
Zökalfistel 482
Zökostoma 482
Zoladex® 1164
  Mammakarzinom 1162
Zöliakie 820
Zollinger-Ellison-Syndrom 815, **897**
Zolpidem 538
Zopiclon 538
Zoster 1039
Zoster oticus 1326
Zostrum® 1036
Zotepin 1353
Zovirax® 1243
Zuckeraustauschstoffe 890
Zuckerkrankheit ☞ Diabetes mellitus 876
Zuhören, aktives 189
Zunge 405, 406
  Läsionen 411
  trockene, Dehydratation 452
Zungenbelag 406, 411
Zungenbürste 407
Zungenrandkarzinom 1271
Zusatzblutungen 1151
Zusatzstoffe 1071
ZVD 696, 697, 698
ZVK (zentraler Venenkatheter) 647
Zwänge 1347, 1351, 1376
zwanghafte Persönlichkeitsstörung 1380
Zwangserkrankung 1376
Zwangsgedanken 1377
Zwangshandlungen 1377
Zwangsmaßnahmen 1347
Zwangsneurose 1376
Zwangsrituale 1377

Zwangsstörungen 1376
  Kindesalter 149
Zwangsverhalten 1377
Zwei-Helfer-Methode 580
Zweibeinstand 500
Zweier-Dip 1197
Zweifachzucker 419, 889
Zweigläserprobe 1105
Zweikammer-Schrittmacher 723
Zweiprobe 1105
Zwerchfellatmung 140, 329
Zwerchfellbruch 808
Zwerchfellhernie 1220
Zwerchfellruptur 1011
Zwergwuchs 431
  greisenhafter 156
Zwillinge, siamesische 1185
Zwölffingerdarmgeschwür 813, **814**
Zyanose **701**, 702
  Blaufärbung der Haut 378
  Neugeborene 1218
  zyanotische Herzfehler 707
Zyklen 1151
Zyklothymie 1364
Zyklusstörungen 1151, 1152
Zylinder
  hyaline 1106
  Injektionsspritzen 636
  Urinsediment 1106
Zystektomie 1112
Zysten
  Mamma 1159
  Ovarien 1166
Zystenruptur 1166
zystische Fibrose 791
Zystitis 1111, 1115
Zystizerkose 1045
Zystogramm 1108
Zystomanometrie 1108
Zystometrie 1108
Zystoskopie 619, 1108, 1109
  Harninkontinenz 466
  Zervixkarzinom 1169
Zystostomie 1097
Zystozele 1170
zytoalbuminäre Dissoziation 1315
Zytodiagnose 620
Zytokine 916
zytologischer Abstrich 1156
zytologische Untersuchungen 620
  Zervixkarzinom 1169
Zytomegalie 1040, 1219
Zytomegalie-Virus 1040
Zytostatika 645, 912, 913
  Immunsuppression 1062
  Ototoxizität 1265
  Zubereitung 914
Zytostatikatherapie 912
  Erbrechen 491
zytotoxischer Typ
  allergische Reaktionen 1057

Wichtige Fachbegriffe in Pflege und Medizin

absorbieren   aufnehmen

Ätiologie   Ursache(n) einer Erkrankung

afferent   zum Zentrum hinführend

Aminosäure   Grundmolekül der Eiweiße

Anatomie   (griech. zerschneiden), Lehre vom Bau der Körperteile

Anastomose   operativ hergestellte Verbindung

Antigen   Struktur, die eine Immunreaktion des Organismus auslösen kann

Antikörper   vom Abwehrsystem produzierter Abwehrstoff

Aorta   Körperschlagader

Arteriosklerose   „Gefäßverkalkung"

aspirieren   ansaugen

autonom   selbstständig

benigne   gutartig

Chromosom   Träger von Erbinformation

dexter, dextra   rechts

DNA   (engl. Abk. für Desoxyribonukleinsäure, kurz DNS) Erbsubstanz

dys...   Wortteil für krankhafte Störung eines Zustands oder einer Funktion

efferent   vom Zentrum wegführend

Elektrolyt   (gelöstes) Körpermineral, z. B. Natrium oder Kalium

endogen   im Körper selbst entstehend

exogen   von außen

extra   außerhalb von

fixieren   befestigen

gastrointestinal   den Magen-Darm-Trakt betreffend

Gen   Erbanlage

genital   zu den Geschlechtsorganen gehörend

hormonal   das innersekretorische System betreffend

hyper...   das normale Maß übersteigend

hypo...   das normale Maß unterschreitend

Hypophyse   Hirnanhangdrüse

Hypothalamus   wichtiger Abschnitt des Zwischenhirns

Immunität   erworbene Abwehrkraft gegen Krankheitserreger

Indikation   „Heilanzeige", Kriterium, bei dessen Vorliegen ein bestimmtes Verfahren zu wählen ist

injizieren   einspritzen

Insuffizienz   unzureichende Funktionstüchtigkeit

intrazellulär   innerhalb der Zellen

ischämisch   nicht (ausreichend) durchblutet

Joule   Einheit für Energie – sowohl bei der Berechnung von Nahrungsmitteln (4,1 Joule = 1 kcal [Kilo-Kalorie]) als auch in der Elektrizitätslehre

Kapillare   kleinstes Blutgefäß

kardiovaskulär   das Herz-Kreislauf-System betreffend

Karzinom   bösartiger epithelialer Tumor

kaudal   Richtung Fuß

Koma   tiefe Bewusstlosigkeit

Kompensation   Ausgleich

komprimieren   zusammenpressen

kranial   Richtung Kopf

lateral   seitwärts, von der Medianebene entfernt

maligne   bösartig

Manifestation   Offenbarwerden, zu Tage treten

medial   in der Mitte gelegen, mittelwärts

Membran   dünne Scheidewand

Morbus   Krankheit (Abk. M.)

motorisch   die Bewegung betreffend

nerval   durch das Nervensystem vermittelt

oral   den Mund betreffend, durch den Mund

parainfektiös   während oder nach einer Infektion auftretend, aber nicht durch deren spezifischen Erreger bedingt

Parasympathikus   „entspannungs-" und regenerations-orientierter Teil des vegetativen Nervensystems

Parenchym   Organfunktionsgewebe

parenteral   unter Umgehung des Magen-Darm-Traktes

Pathologie   Lehre von den erkrankten Geweben

peri...   um ... herum

Physiologie   Lehre von den normalen Körpervorgängen

post...   nach, hinter

prä...   vor

primär   erstrangig, auch: ursprünglich, ohne andere Ursachen

Prognose   zu erwartender Krankheitsverlauf

Protein   Eiweiß

pulmonal   die Lunge betreffend

Punktion   Einstechen

reflektorisch   auf dem Reflexwege

rektal   den Mastdarm betreffend

retro...   zurück-, rückwärts liegend

Rezeptor   „Empfänger" für bestimmte Reize oder Stoffe

Rezidiv   Rückfall

Sekretion   Ausscheidung

sekundär   nachfolgend, als Folge einer Erkrankung

sensibel   die Sinne betreffend, empfindungsfähig

sensorisch   die Sinne betreffend, empfindungsfähig

sinister, sinistra   links

spinal   das Rückenmark betreffend

superfizial   oberflächlich, zur Körperoberfläche hin

superior   oberer

Sympathikus   „leistungsorientierter" Teil des vegetativen Nervensystems

Symptom   Krankheitszeichen

Syndrom   Symptomenkomplex, Gruppe von Krankheitszeichen

Trauma   Verletzung, Wunde

Tumor   Geschwulst

Ulkus   Geschwür

vegetativ   das autonome (vegetative) Nervensystem betreffend

versus   gegen

ventral   bauchwärts, vorn

zerebral   das Gehirn betreffend

Prophylaxen in *Pflege heute*

Prophylaxe	Seite	Kapitel
Aspirationsprophylaxe	449	12.6.5.7
Dehydratationsprophylaxe	452	12.6.5.9
Dekubitusprophylaxe	398	12.5.1.4
Intertrigoprophylaxe	378	12.5.1.4
Kontinenzförderung	468	12.7.1.6
Kontrakturenprophylaxe	520	12.8.5.7
Obstipationsprophylaxe	477	12.7.2.5
Pneumonieprophylaxe	334	12.2.5.2
Soor-/Parotitisprophylaxe	412	12.5.2.4
Prävention von Bettlägerigkeit	518	12.8.5.6
Sturzprophylaxe	515	12.8.5.5
Thromboseprophylaxe	361	12.3.3
Verwirrtheitsprophylaxe	550	12.11.3.3

Notfälle in *Pflege heute*

Notfall	Seite	Kapitel
Addison-Krise	875	21.5.2
Akutes Abdomen	802	19.2.3
Amputation, traumatische	998	25.7
Angina pectoris	709	16.5.1
Arterienverletzungen	753	17.9.1
Asphyxie, bei Neugeborenen	1223	30.24.3
Atemnot	763 und 764	18.2.1 und 18.2.2
Bauchaortenaneurysmaruptur	745	17.5.6
Bauchtrauma, stumpfes	1012	25.10
Beinschmerz, akuter	731	17.2.1
Blutung nach Unfall	985	25.2.3
Dehydratation	453 und 1137	12.6.5.9 und 29.10.2
Epiglottitis	1273	32.8.4
Fehlgeburt	1191	30.15.5
Fremdkörpergefühl im Auge	1235	31.1.5
Frühgeburt	1193	30.15.6
Gastrointestinalblutung	802	19.2.4
Glaukomanfall, akuter	1248	31.8
Hämoptoe	764	18.2.3
Herzinfarkt	712	16.5.2
Herz-Kreislauf-Stillstand	582	13.4.4
Herzrhythmusstörung	701 und 720	16.2.2 und 16.7.2
Hirnbedingte Krampfanfälle	594 und 1311	13.11 und 33.7.2
Hodentorsion	1131	29.7.3
Hörsturz	1265	32.4.3

Notfall	Seite	Kapitel
Hyperkalzämische Krise	1140	29.10.4
Hypertensive Krise	738	17.4.2
Hypoglykämischer Schock	879	21.6.4
Intoxikation	587	13.6
Kälteschäden	592	13.8.2
Kollaps bei orthostatischer Hypotonie	739	17.4.3
Lungenembolie	789	18.10.1
Lungenödem	718	16.6.3
Netzhautablösung	1249	31.10.1
Paravasat bei Zytostatikagabe	913	22.4.1
Pneumothorax	787	18.9
Psychiatrischer Notfall	1343 und 1388	34.1.3 und 34.16
Schädel-Hirn-Trauma	1334	33.14.1
Schlaganfall	1297	33.5.4
Schock	584	13.5
Stromunfälle	593	13.9
Synkope	701	16.2.3
Thoraxverletzungen	1011	25.9
Thyreotoxische Krise	869	21.3.3
Transfusionszwischenfall	918	22.4.6
Verätzungen	590	13.7
Verbrauchskoagulopathie	926	22.8.2
Verbrennungen	590	13.8.1
Verschlucken von Fremdkörpern	594	13.12
Wirbelsäulenverletzungen	1002	25.8.2